中华人民共和国药典

临床用药须知

化学药和生物制品卷

2020年版

国家药典委员会 编

中国健康传媒集团

中国医药科技出版社

内 容 提 要

《中华人民共和国药典临床用药须知》（以下简称《临床用药须知》）是《中华人民共和国药典》（以下简称《中国药典》）配套丛书之一。

2020 年版《临床用药须知·化学药和生物制品卷》是由第十一届药典委员会医学专业委员会组织全国范围内各学科具有丰富专业知识、工作严谨的医药学权威专家，根据临床用药经验并结合国内外公认的资料编写而成。本版是在前六版的基础上，结合我国临床用药的实际情况进行了充实、修订和完善。全书共收载药品 1860 种（按原料药计），除 2020 年版《中国药典》二部所收载品种外，尚包括部分《中国药典》未收载、但国家已正式批准生产且临床应用广泛的品种，并根据需要新增了部分临床广泛应用的进口药品的相关信息。

本书收集药品品种众多，信息广博，内容科学、翔实，论述严谨、有序，具有较强的实用性和较高的权威性，是一部密切结合临床实际、反映目前我国用药水平的优秀著作，也是广大临床医务工作者案头必备的工具书。

图书在版编目（CIP）数据

中华人民共和国药典临床用药须知：2020 年版. 化学药和生物制品卷 / 国家药典委员会编.
—北京：中国医药科技出版社，2022.11
ISBN 978-7-5214-3438-5

Ⅰ.①中⋯　Ⅱ.①国⋯　Ⅲ.①临床药学–基本知识②化学合成–药物–基本知识③生物制品–药物–基本知识　Ⅳ.①R97

中国版本图书馆 CIP 数据核字（2022）第 175714 号

责任编辑　高雨濛　王　梓　吴思思　于海平
责任校对　曹化雨
美术编辑　陈君杞

出版　**中国健康传媒集团 | 中国医药科技出版社**
地址　北京市海淀区文慧园北路甲 22 号
邮编　100082
电话　发行：010-62227427　邮购：010-62236938
网址　www.cmstp.com
规格　880×1230mm ¹⁄₁₆
印张　137
字数　4523 千字
版次　2022 年 11 月第 1 版
印次　2022 年 11 月第 1 次印刷
印刷　三河市万龙印装有限公司
经销　全国各地新华书店
书号　ISBN 978-7-5214-3438-5
定价　**798.00 元**

获取新书信息、投稿、为图书纠错，请扫码联系我们。

ISBN 978-7-5214-3438-5

第十一届药典委员会委员名单

主任委员	焦　红(女)			
副主任委员	曾益新	陈时飞	张伯礼	陈凯先	曹雪涛

执　行　委　员　(按姓氏笔画排序)

丁　健	丁丽霞(女)	马双成	王　平	王　阶
王小刚	王广基	王军志	王佑春	尤启冬
田保国	丛　斌	兰　奋	朱　俊	刘景起
江英桥	孙飘扬	李　松	李　波	李　昱
李大鹏	杨　威	杨宝峰	杨昭鹏	肖　伟
吴以岭	吴海东	沈　琦(女)	张　伟	张　玫(女)
张　锋	张伯礼	张清波	陈　钢	陈志南
陈时飞	陈凯先	陈桂良	陈赛娟(女)	林瑞超
果德安	罗卓雅(女)	金宁一	周建平	周思源
赵　冲	胡昌勤	南　楠(女)	钟廷雄	钟国跃
侯仁萍(女)	饶春明	施亚琴(女)	贺浪冲	钱忠直
涂家生	黄璐琦	曹雪涛	屠鹏飞	董润生
程　京	程翼宇	焦　红(女)	曾益新	裴　钢
熊先军	魏于全			

顾　问　委　员　(按姓氏笔画排序)

王永炎	刘又宁	刘昌孝	孙　燕	李大魁
李连达	肖培根	陈可冀	罗国安	金少鸿
金有豫	赵　铠	侯惠民	俞永新	姚乃礼
姚新生	高学敏	高润霖		

委　　员　(按姓氏笔画排序)

丁　健	丁　野	丁丽霞(女)	马　辰(女)	马　融
马双成	马玉楠(女)	马超美(女)	王　玉	王　平
王　伟	王　阶	王　杰(天津)	王　杰(山东)	王　建
王　柯	王　彦(女)	王　勇	王　浩	王　璇(女)
王　薇(女)	王小刚	王广基	王永炎	王向峰
王庆全	王庆国	王军志	王如伟	王佑春
王国治	王知坚	王春龙	王荣福	王峥涛
王铁杰(女)	王跃生	王智民	王箐舟(女)	支志明
尤启冬	毛秀红(女)	公雪杰(女)	孔令义	邓艳萍(女)

石远凯	石建功	叶 敏	叶 强	叶文才
叶正良	申玉华(女)	申昆玲(女)	田保国	田瑞华
史大卓	白 玉(女)	白政忠	仝小林	丛 斌
乐 健	邝耀深	冯 芳(女)	冯 丽(女)	冯 怡(女)
兰 奋	宁保明	尼玛顿珠	匡海学	朴晋华(女)
毕开顺	吕 扬(女)	吕佩源	吕爱平	朱 俊
朱凤才	朱立国	朱依谆	朱晓新	仲 平
多 杰	刘 平	刘 英(女)	刘 浩	刘又宁
刘大为	刘万卉	刘玉玲(女)	刘永利	刘昌孝
刘建勋	刘保奎	刘海青	刘海静(女)	刘菊妍(女)
刘铜华	刘雁鸣(女)	刘景起	米亚娴(女)	江英桥
安国红(女)	那生桑	孙 逊(女)	孙 黎	孙 燕
孙宁玲(女)	孙会敏	孙苓苓(女)	孙建宁(女)	孙晓波
孙增涛	孙飘扬	阳长明	芮 菁(女)	花宝金
苏来曼·哈力克	杜冠华	杜增辉	李 宁	李 军(女)
李 松	李 波	李 昱	李 剑	李 高
李 萍(女)	李 晶(女)	李大魁	李大鹏	李云霞(女)
李长贵	李文莉(女)	李玉华(女)	李向日(女)	李会林(女)
李连达	李青翠(女)	李泳雪(女)	李绍平	李玲玲(女)
李振国	李琦涵	李敬云(女)	杨 明	杨 威
杨 焕(女)	杨化新(女)	杨世林	杨汇川	杨永健
杨利红(女)	杨秀伟	杨宏伟(女)	杨宝峰	杨建红(女)
杨昭鹏	杨美成(女)	杨晓明	肖 伟	肖小河
肖培根	肖新月(女)	吴 松	吴以岭	吴永林
吴传斌	吴海东	吴婉莹(女)	邱明华	邱模炎
何 兰(女)	何仲贵	余 立(女)	余伯阳	狄 斌
邹全明	邹忠梅(女)	沈 琦(女)	沈心亮	沈平孃(女)
宋平顺	张 伟	张 玫(女)	张 锋	张 强
张小茜(女)	张卫东	张玉英(女)	张立群	张永文
张亚杰(女)	张志荣	张伯礼	张启明	张陆勇
张奉春	张春涛	张保献	张爱华(女)	张清波
张雯洁(女)	张尊建	张满来	陆益红(女)	陆敏仪
阿 萍(女)	阿吉艾克拜尔·艾萨	陈 英(女)	陈 钢	陈 楠(女)
陈 震	陈 薇(女)	陈士林	陈万生	陈卫衡
陈可冀	陈代杰	陈志南	陈时飞	陈国广
陈凯先	陈桂良	陈恩强	陈惠鹏	陈道峰
陈碧莲(女)	陈赛娟(女)	邵 泓(女)	苗 虹(女)	范 颖(女)

范骁辉	范慧红(女)	茅向军	林彤(女)	林 娜(女)
林 梅(女)	林文翰	林丽英(女)	林瑞超	果德安
罗 萍(女)	罗志福	罗卓雅(女)	罗国安	罗建辉
罗跃华	季 申(女)	金 方(女)	金 斌	金于兰(女)
金少鸿	金宁一	金有豫	金红宇	金征宇
周 旭(女)	周立春(女)	周国平	周建平	周思源
周跃华	郑 台	郑 健(女)	郑国钢	郑海发
单炜力	孟淑芳(女)	练鸿振	赵 冲	赵 明
赵 明(女)	赵 铠	赵中振	赵志刚	赵维良
赵瑞华(女)	郝海平	胡 欣	胡昌勤	南 楠(女)
钟大放	钟廷雄	钟国跃	钟瑞建	钟赣生
侯仁萍(女)	侯雪梅(女)	侯惠民	俞 辉	俞永新
饶春明	施亚琴(女)	闻京伟	姜 红(女)	姜雄平
洪利娅(女)	洪建文(女)	祝 明(女)	姚乃礼	姚新生
贺浪冲	秦少容(女)	秦冬梅(女)	袁 军(女)	都广礼
热娜·卡斯木(女)	聂 晶(女)	聂小春	莫结丽(女)	贾立群
顾政一	钱忠直	钱家鸣(女)	笔雪艳(女)	倪 健
倪维芳(女)	徐 飞	徐丽华(女)	徐兵河	徐宏喜
徐寒梅(女)	徐愚聪	高 月(女)	高 申	高 华(女)
高 凯	高 春(女)	高 颖(女)	高 磊(女)	高秀梅(女)
高学敏	高润霖	郭 青(女)	郭巧生	郭旻彤
郭洪祝	郭景文	郭殿武	唐旭东	唐启盛
唐素芳(女)	唐锁勤	唐黎明	涂家生	陶巧凤(女)
黄 民	黄 瑛(女)	黄尧洲	黄晓龙	黄璐琦
梅 丹(女)	梅之南	曹 玲(女)	曹 晖	曹晓云(女)
曹雪涛	常俊标	崔一民	崔俊明	庚石山
梁成罡	梁争论	梁蔚阳(女)	屠鹏飞	绳金房
彭 成	斯拉甫·艾白	董关木	董顺玲	董润生
蒋 琳(女)	嵇 扬(女)	程 京	程作用	程奇珍(女)
程鹏飞(女)	程翼宇	傅欣彤(女)	焦 红(女)	奥乌力吉
鲁 静(女)	鲁卫星	鲁秋红(女)	曾 苏	曾 明
曾令冰	曾令高	曾益新	谢贵林	蔡少青
蔡姗英(女)	蔡美明(女)	裴 钢	廖嵩平	谭 睿(女)
谭仁祥	熊先军	樊夏雷	潘 阳	戴 红(女)
戴 忠	魏 锋	魏于全	魏立新	魏建和

中华人民共和国药典
临 床 用 药 须 知
化 学 药 和 生 物 制 品 卷
2020 年版

工作委员会

孙安修	孙凌云	孙路路	劳海燕	苏乐群
杜 光	杜智敏	李 妍	李 明	李 茹
李 晓	李 静	李乃适	李大魁	李元平
李正翔	李光伟	李华芳	李秀菊	李若瑜
李国辉	李朋梅	李冠军	李振水	李朝辉
李澎灏	杨 帆	杨 华	杨 红	杨 莉
杨立山	杨宏昕	杨艳敏	吴 燕	吴玉波
吴平平	吴东方	吴汀溪	吴建龙	吴晓玲
吴琼诗	吴新民	邱 峰	何 英	何 琴
何建国	何彦林	余 婷	谷庆隆	邹 洋
邹多武	邹海东	汪 芳	汪永忠	沈建平
宋宗华	宋燕青	张 凡	张 波	张 弨
张 峻	张 勤	张奉春	张春丽	张相林
张美芬	张美祥	张晓岚	张晓碧	张献娜
陈 凡	陈 红	陈 孝	陈 敏	陈 楠
陈 攀	陈万一	陈万生	陈文瑛	陈东生
陈庆云	陈庆淑	陈海波	武明芬	武新安
范国荣	林 慧	林东昉	季 波	岳向峰
金征宇	周 东	周翔天	郑利光	封卫毅
封宇飞	赵 军	赵 彬	赵东宝	赵电红
赵永强	赵宇新	赵志刚	赵荣生	赵冠人
赵爱华	赵维纲	胡 欣	柳 芳	侯晓华
侯锐钢	饶春明	姜 玲	姜明燕	洪 楠
洪绵慧	贺桂芳	秦 侃	袁 芃	袁杰力
都丽萍	莫菁莲	栗占国	夏 雨	夏晓波
原永芳	顾建青	晏晓明	钱家鸣	徐 莉
徐 萍	徐兵河	徐彦贵	徐爱强	高志强
郭向阳	郭晓蕙	唐锁勤	陶 骅	黄如训
黄 欣	黄品芳	黄海辉	黄敏琴	黄富宏
菅向东	菅凌燕	梅 丹	曹 玮	曹学东
崔红元	康维明	梁成罡	梁晓峰	隋忠国
彭 菲	彭 歆	葛卫红	董占军	董亚琳
蒋朱明	韩方璇	韩晓蘋	曾正陪	谢 娟
赖伟华	蔡本志	缪丽燕	潘宏铭	潘晓玉
薛华丹	薛张纲	穆殿平	戴海斌	魏国义

前　言

　　《中华人民共和国药典临床用药须知》（以下简称《临床用药须知》）是《中华人民共和国药典》（以下简称《中国药典》）配套丛书之一。

　　2020 年版《临床用药须知》由第十一届药典委员会医学专业委员会、中医专业委员会组织全国范围内各学科具有丰富专业知识、工作严谨的医药学权威专家，根据临床用药经验并结合国内外公认的相关资料编写而成。本版在前几版基础上做了大胆的探索和创新，明确《临床用药须知》为《中国药典》服务，防范《中国药典》收载品种的盲目性和随意性，做到覆盖《国家基本药物目录》《国家基本医疗保险、工伤保险和生育保险药品目录》及临床常用药品，达到信息广博、内容丰富、与时俱进、科学合理、经典实用、准确权威的总目标。本书内容科学、翔实，论述严谨、有序，紧密结合临床实际，具有较高的实用性和权威性。

　　为了指导临床应用和适应近年来药品迅速发展的形势，2020 年版《临床用药须知》分为三卷。

　　《临床用药须知·化学药和生物制品卷》是在前六版的基础上，结合我国临床用药的实际情况进行了充实、修订和完善，使其更具科学性、实用性。全书共收载药品 1860 种（按原料药计），除 2020 年版《中国药典》二部所收载品种外，尚包括部分国家已正式批准生产且临床应用广泛的品种，并根据需要新增了部分临床广泛应用的进口药品的相关信息。部分药品虽然临床长年应用或已收载于《中国药典》，但由于临床研究和药理研究的资料、数据欠缺，未能收入本版中。

　　《临床用药须知·中药成方制剂卷》是在 2015 年版《临床用药须知·中药成方制剂卷》的基础上进行修订编写而成。本卷在总论中首先回顾了从先秦、两汉、两晋南北朝、唐宋、明清、民国不同历史时期中成药的发展历史，重点介绍了中华人民共和国成立以来中成药事业蓬勃发展的光辉历程。在总论中还介绍了中成药的命名、分类组成、常用剂型、用法用量、使用注意、不良反应等内容，并重点从辨证合理用药、配伍合理用药、安全合理用药、依法合理用药四个方面，为指导临床安全、有效、科学地使用中成药介绍了理论和方法。各论部分按科系、病证分类，共分为 11 个科系，合计 2678 个品种。在每类中成药的前面增加概述部分，以高度概括、简洁明快的语言说明本类药物的定义、功能与主治、分类特点、临床应用及使用注意。每类项下的具体品种针对方解、临床应用、药理毒理、不良反应、注意事项、用法与用量、参考文献等方面逐项进行了系统介绍。

《临床用药须知·中药饮片卷》包括总论和各论两部分。总论系统介绍了中药的发展历史、遣药组方规律以及中药化学、中药药理毒理与遣药组方的关系；各论按药物功能分类，共介绍了 665 种药物，其中包括正品 550 种，附药 115 种。每类药物设有概述，包括该类药物的基本概念、作用特点、适用范围、药物分类、配伍规律、使用注意、药理毒理等内容，每类药物内容的最后总结性介绍病证用药。正品药物按中文名称、汉语拼音名、药材来源、炮制、性味与归经、功能与主治、效用分析、配伍应用、鉴别应用、方剂举隅、成药例证、用法与用量、注意、本草摘要、化学成分、药理毒理、参考文献等项分别撰写。本卷以指导临床安全合理使用中药为中心，系统地阐述中医辨证论治、遣药组方的规律，从临床实践出发，多角度多环节阐述安全合理用药的经验与方法，做到了基础理论与临床实践密切结合。本书在详尽地论述传统用药规律的同时，又吸取了国内外中药饮片的临床应用、化学成分及药理毒理的研究成果，为安全合理使用中药提供了现代的科技支撑，较好地解决了继承与发扬、传统与现代的关系，既发皇古义，又汲取新知，做到了继承不离古，发扬不离宗。本书在编写过程中注意正本清源，去伪存真，搞清药物的基原，并介绍了新版《中国药典》最新研究制定的饮片质量标准，较好地实现了权威性与科学性的统一。本卷涉猎广博，内容丰富，信息量大，定位准确，取舍有度，博而不杂。

2020 年版《临床用药须知》收载品种众多，内容宏丰，资料翔实，文字简洁，是一部密切结合临床实践，反映当代用药水平的优秀书目，是广大中西医临床工作者的案头必备工具书，也是从事中医药教学、科研、药品生产工作者的重要参考书目。

《临床用药须知》各卷的编写仍可能存在一些不足之处，希望广大读者提出意见和建议，以便不断提高本书的质量，更好地为医药卫生工作人员和我国药品监督管理工作服务。

国家药典委员会

2020 年 10 月

编 写 说 明

一、本书为《中华人民共和国药典》（以下简称《中国药典》）配套丛书之一，主要提供国家药品标准（系指《中国药典》标准、卫生部颁布的药品标准以及国家药品监督管理局颁布的药品标准）中收载药品的临床使用信息资料，以供读者正确掌握和合理使用参考。

二、药品名称右上角标注的^[ ]字样，其内容系指该药品在《中国药典》或国家的有关药品目录收载的情况：^[药典（二）]系指 2020 年版《中国药典》二部；^[药典（三）]系指 2020 年版《中国药典》三部；^[基]系指 2018 年版《国家基本药物目录》；^[医保（甲）]系指 2021 年版《国家基本医疗保险、工伤保险和生育保险药品目录》的甲类；^[医保（乙）]系指《国家基本医疗保险、工伤保险和生育保险药品目录》的乙类。这些信息供读者选用药物时参考。

三、本书按药品的临床应用和作用分为 29 章，每章按具体情况分为若干节。各章前（或节前）叙述有关本章（或节）药物的临床应用概况、类别和(或)其共性等方面内容。其后对本章（或节）收载的药品，一般情况下按【成分】【适应证】【药理】【不良反应】【禁忌证】【注意事项】【药物相互作用】【给药说明】【用法与用量】【制剂与规格】等项目进行叙述；个别药品可因其具体情况调整叙述方式。对于临床多科应用的药品，于其所在主要应用章节内系统详述，而于其他相关章节内则重点叙述相关内容，其他内容采取参阅相应章节的方式说明，并进行标注。

四、本书中药品的中文名称、英文名称均为 2020 年版《中国药典》收载的名称或国家药典委员会编纂的《中国药品通用名称》收载的名称。为便于读者了解和掌握，将一些曾用名称列于其后的括号中。

五、本书【适应证】描述可能包括 CDE 适应证、国外适应证和超说明书适应证。CDE 适应证为国家药品监督管理局药品审评中心批准的临床适应证；国外适应证是指美国 FDA 或欧盟批准的适应证；非 CDE、美国 FDA 或欧盟批准的适应证，被定义为超说明书适应证。【适应证】中未标注来源的内容均来自于 CDE 适应证。

六、为了加强对儿童用药安全性的重视，关于儿科用药剂量，经儿科学专家严谨编审后，在文中特增设了【儿科用法与用量】和【儿科注意事项】。

七、本书使用国家法定计量单位，一般用国际符号表示。例如：kg（千克，公斤）；g（克）；mg（毫克）；µg（微克）；ng（纳克）；L（升）；ml（毫升）；µl（微升）；m（米）；mm（毫米）；Bq（贝可）；Gy（戈瑞）等。有的计量单位与习惯使用者不同，则采用对照列出。

八、本书中的药动学参数以中文或英文缩写形式表示。例如：生物利用度（F）、半衰期（$t_{1/2}$）、分布相（第一相）半衰期（$t_{1/2\alpha}$）、消除相（第二相）半衰期（$t_{1/2\beta}$）、血药浓度峰值（C_{max}）、血药浓度达峰时间（t_{max}）、血药浓度-时间曲线下面积（AUC）、稳态血药浓度（C_{ss}）、表观分布容积（V_d）等。

目　录

第一章　神经系统用药

神经系统用药种类繁多，作用机制复杂，本章将神经系统用药分为镇静催眠药、抗癫痫药与抗惊厥药、抗帕金森病药及治疗其他运动障碍性疾病药、抗偏头痛药、中枢神经兴奋药、脑血管病治疗药、脑功能改善药与抗记忆障碍药、抗重症肌无力药、抗脑水肿及降颅压药以及其他神经系统用药共十节分别阐述。

第一节　镇静催眠药

镇静催眠药物是治疗失眠的核心手段。此类药物属于中枢神经系统抑制剂，可以降低中枢神经系统的兴奋性，维持生理性睡眠。根据作用机制和靶点不同分为作用GABA受体的苯二氮䓬类和非苯二氮䓬类药物、具有镇静助眠效果的抗焦虑抑郁药物、抗组胺药物、治疗生物节律紊乱引起的睡眠障碍的褪黑素及褪黑素受体激动剂，以及新型催眠药如食欲素受体拮抗剂和5-HT$_{2A}$受体拮抗剂、5-HT$_{2A}$受体反向激动剂。特殊情况下抗精神病药物也会作为对症治疗药物而谨慎短期使用。临床应用不同作用机制的镇静催眠药物时，应遵循最小有效剂量、间断用药、短期使用、避免多种药物联合使用的原则，以减少不良反应、药物滥用及成瘾风险。同时药物使用中应注意监测肌肉松弛、跌倒、记忆障碍、呼吸抑制及突然停药导致的戒断症状等风险。

一、苯二氮䓬类镇静催眠药

苯二氮䓬类药物除了镇静催眠作用外，同时还具有抗焦虑、中枢性肌肉松弛、抗惊厥、抗癫痫、抗震颤等作用。

苯二氮䓬类药物有几十种之多，这些药物的药理作用大同小异，仅是程度上的差异，而临床应用则各有不同。

(1)抗焦虑　阿普唑仑、溴西泮(bromazepam)、氯氮䓬、氯䓬酸钾(dipotassium clorazepate)、哈拉西泮(halazepam)、地西泮、劳拉西泮、奥沙西泮、普拉西泮(prazepam)、凯他唑仑(ketazolam)等。

(2)镇静、催眠　氯氮䓬、氯䓬酸钾、地西泮、氟西泮、劳拉西泮、溴西泮、艾司唑仑、替马西泮、硝西泮、普拉西泮、夸西泮、咪达唑仑等。

(3)抗惊厥与抗癫痫　地西泮静脉注射为治疗癫痫持续状态的首选药之一，氯硝西泮、硝西泮、氯䓬酸钾、劳拉西泮等也有此作用。

(4)松弛骨骼肌　地西泮、劳拉西泮。

(5)抗惊恐　阿普唑仑、氯硝西泮、地西泮、劳拉西泮。

(6)抗震颤　阿普唑仑、氯氮䓬、地西泮、劳拉西泮均为口服。

(7)基础麻醉或麻醉前给药　地西泮、劳拉西泮。

临床药理学研究表明，此类药物在镇静、催眠方面与巴比妥类及其他类镇静催眠药都有显著不同，而且药物过量一般不致引起生命危险，与香豆素类抗凝药也无药物相互作用。因此苯二氮䓬类在目前已取代其他药物而成为镇静、催眠、抗焦虑的首选药物。应用较早且广泛的有地西泮，用于催眠的有氯氮䓬、硝西泮、氟西泮、艾司唑仑、咪达唑仑等，其中以氟西泮和咪达唑仑应用最为广泛。氟西泮较少改变睡眠周期中的慢波相和快速眼动相的比例，因此比较合乎生理睡眠过程。半衰期较长的药物有去甲西泮(nordazepam)，这种药物应用后次晨有明显宿醉现象。半衰期短的药物有奥沙西泮(oxazepam)、劳拉西泮(lorazepam)、替马西泮(temazepam)、咪达唑仑(midazolam)、三唑仑(triazolam)等，其中，后两者的半衰期最短，在5小时以内，代谢产物无活性，宿醉现象较少。短期应用时可能有较好的催眠作用。

【适应证】 (1)抗焦虑　治疗焦虑或用于短期缓解焦虑症状。阿普唑仑、劳拉西泮(口服)和奥沙西泮也可作为焦虑伴有抑郁的联合治疗用药；但对日常生活中紧张应激状态引起的紧张兼焦虑无益。4个月以上的长期用药应慎重。

(2)镇静催眠　氯西泮、替马西泮、三唑仑和咪达唑仑用于难以入睡、夜间多醒或早醒的患者，劳拉西泮适用于焦虑或暂时性、环境性应激状态的失眠。长期每晚给药，氟西泮的有效性可维持到28日，替马西泮可维持至35日。每夜服用三唑仑，连续两周，常有觉醒时间延长而入睡时间缩短。

(3)麻醉前给药　麻醉前口服地西泮可减轻焦虑和紧张。成人静脉注射劳拉西泮可出现镇静、减轻紧张和导致顺行性遗忘，适用于某些内窥镜检查或心律失常电转复。

(4)抗惊厥　常用的有氟西泮、硝西泮、地西泮。口服地西泮短期(7~14日)作为辅助用药，不能用来单独治疗惊厥性疾患。氯硝西泮可单独或联合应用于治疗伦-加(Lennox-Gastaut)综合征、运动不能(akinetic)和肌阵挛性等发作，并可用于乙琥胺、丙戊酸治疗无效的失神发作及某些难治的如单纯或复杂部分性发作。氯硝西泮可能对全面强直-阵挛性发作也有效，但若用于有多种发作的患者，则可能增加甚至导致强直-阵挛性发作，在此情况下需加用其他抗癫痫药和(或)加大用药量。氯硝西泮对子痫、婴儿痉挛、反射性癫痫(阅读刺激)和肌阵挛发作也有效。氯草酸钾可作为单纯部分性发作的辅助用药。地西泮静脉注射为治疗癫痫持续状态的首选用药之一。劳拉西泮、氯硝西泮静脉注射也可用于治疗癫痫持续状态。

(5)骨骼肌痉挛　地西泮可用于缓解由于局部病变(如肌肉和关节的炎症或继发于外伤的炎症)引起的骨骼肌反应性痉挛，上运动神经元疾患如脑性瘫痪、截瘫引起的肌肉痉挛、手足徐动症以及僵人综合征，也能缓解颞颌关节疾病引起的咬肌痉挛。

(6)震颤　口服氯氮草和地西泮也可用于治疗特发性震颤。

(7)紧张性头痛　氯氮草、地西泮、劳拉西泮、其他苯二氮草类也可用于治疗紧张性头痛。

(8)恐惧性疾病　氯氮草注射、阿普唑仑和氯硝西泮口服，用于治疗恐惧性疾病。

【药理】 (1)药效学　苯二氮草类药物为中枢神经抑制药，可引起中枢神经系统不同部位的抑制，表现为抗焦虑、镇静催眠、抗惊厥、抗癫痫和骨骼肌松弛作用。本类药物的作用机制尚未完全阐明，认为可以加强或易化γ-氨基丁酸(GABA)抑制性神经递质的作用，GABA在苯二氮草类受体相互作用下，主要在中枢神经各个部位，起突触前和突触后的抑制作用。

本类药物为苯二氮草受体的激动药，苯二氮草受体为功能性超分子的功能单位，又称为苯二氮草-GABA受体-亲氯离子复合物的组成部分。受体复合物位于神经细胞膜，调节细胞的放电，主要起氯离子通道的阈阀(gating)功能。GABA受体激活导致氯通道开放，使氯离子通过神经细胞膜内流，细胞膜超极化，抑制神经元的放电，神经细胞兴奋性降低。苯二氮草类药物可增加氯离子通道开放的频率，可能通过增强GABA与其受体的结合或易化GABA受体与氯离子通道的联系来实现。苯二氮草类还作用在GABA依赖性受体。

①抗焦虑作用。能选择性地抑制边缘系统中的海马和杏仁核神经元电活动的发放和传播，产生抗焦虑作用。

②镇静催眠作用。通过刺激上行性网状激活系统内的GABA受体，提高GABA在中枢神经系统的抑制。分子药理学研究提示，如减少或拮抗GABA的合成，本类药物的镇静催眠作用降低；如增加其浓度则能加强苯二氮草类药物的催眠作用。苯二氮草类药物的镇静催眠作用强于巴比妥类，但其宿醉的不良反应低于巴比妥类。能够明显缩短入睡潜伏期，延长睡眠时间，减少觉醒次数。主要是延长慢波睡眠第Ⅱ期、缩短第Ⅲ期，对于快速眼动睡眠时间的影响不明显。

③抗惊厥与抗癫痫作用。可能由于增强突触前抑制，抑制皮质-丘脑和边缘系统的致痫灶引起的异常放电的扩散，但不能消除原发病灶的异常放电。

④骨骼肌松弛作用。主要抑制脊髓多突触传出通路和单突触传出通路。地西泮由于具有抑制性神经递质或阻断兴奋性突触传递而抑制多突触和单突触反射。苯二氮草类也可能直接抑制运动神经和肌肉功能。

⑤其他作用。苯二氮草类药物可能引起暂时性记忆缺失。地西泮、劳拉西泮、三唑仑、咪达唑仑等在大剂量时可以干扰记忆通路的建立或记忆信息的保存，表现为顺行性遗忘或逆行性遗忘，从而影响到用药后对于部

分经历事件的记忆或对于用药前经历事件的部分遗忘。

(2)药动学 口服后 1～2 小时内从胃肠道吸收。地西泮与氯草酸盐吸收最快，普拉西泮、奥沙西泮、替马西泮吸收最慢。半衰期长的苯二氮䓬类药物如氯氮䓬、氯草酸盐、地西泮、氟西泮、哈拉西泮及普拉西泮，长时期多次用药，常有原型药物和(或)其代谢产物在体内蓄积，直至达到稳态血药浓度，该时间一般需 5～14 日。药效消失很慢，在治疗结束后，因为有活性的代谢产物可以在血液内持续数日甚至数周，在此期间可能仍保持着药效。半衰期中等或短的苯二氮䓬类药物如氯硝西泮、劳拉西泮、奥沙西泮、替马西泮、阿普唑仑及三唑仑等连续应用时，一般无活性代谢产物，药物后继作用的程度很轻，常在数日内即可达到稳态；在治疗停止后 24 小时即失效，约 4 日左右血药浓度即难以测得。起效时间，单剂量应用后取决于吸收的快慢；多剂量应用时部分取决于药物积蓄的速度和程度，以及与消除半衰期和清除有关。本类药的蛋白结合率均高或很高。经肾脏排泄。

【不良反应】 (1)较少见的不良反应 精神错乱、情绪抑郁、头痛、恶心、呕吐、排尿障碍等。详见各药项下。老年、体弱、幼儿、肝病和低蛋白血症患者，对本类药的中枢抑制作用较敏感。注射给药时容易引起呼吸抑制、低血压、肌无力、心动过缓或心跳停止。高龄衰老、危重、肺功能不全以及心血管功能不稳定等情况的患者，静脉注射速度过快或与中枢抑制药合用时，发生率更高，情况也更严重。逾量表现有：持续的精神紊乱，嗜睡深沉，震颤，持续的说话不清，站立不稳，心动过缓，呼吸短促或困难，严重的肌无力。

(2)突然停药后可能发生撤药症状。一般半衰期短或中等的本类药，停药后 2～3 出现，半衰期长者则在停药后 10～20 日发生。撤药症状中，较多见的为睡眠困难，异常的激惹状态和神经质；较少见的或罕见的有腹部或胃痉挛、精神错乱、惊厥、肌肉痉挛、恶心或呕吐、颤抖、异常的多汗。严重的撤药症状多见于长期服用过量的患者；也有曾在连续服用，血药浓度一直保持在安全有效范围内，几个月后突然停药而发生。失眠反跳现象、神经质、激惹，多数见于长时期单次夜间服药，撤药后发生。半衰期短的药物停药后发生快而严重的撤药反应。至于地西泮、氯氮䓬等的活性代谢产物即奥沙西泮等，在血液内可持续数日至数周，所以停药后如果发生失眠反跳现象，要在 10～20 日之后才出现。

【禁忌证】重症肌无力(尤其是伴呼吸困难的)患者，急性或隐性闭角型青光眼发作者，及严重慢性阻塞性肺部病变患者，禁用苯二氮䓬类药物。

【注意事项】 (1)对苯二氮䓬类某一药物过敏者，对同类的其他药物也可能过敏。

(2)本类药大都可以通过胎盘。在妊娠初期 3 个月内，氯氮䓬和地西泮有增加胎儿致畸的危险，其他苯二氮䓬类也有此可能，除用作抗癫痫外，在此期间尽量勿用。妊娠期妇女长期使用可引起依赖，使新生儿呈现撤药症状。在妊娠最后数周用于催眠，可使新生儿中枢神经活动有所抑制，在分娩前或分娩时使用本类药，可导致新生儿肌张力软弱。

(3)氯氮䓬、地西泮及其代谢产物可分泌入乳汁，氯硝西泮、氟西泮、奥沙西泮及其代谢产物也有此可能，由于新生儿代谢本类药较成人慢，哺乳期妇女服用可使婴儿体内该药及其代谢产物积聚，使婴儿嗜睡，甚至喂养困难，体重减轻。

(4)小儿特别是幼儿的中枢神经对苯二氮䓬类药物异常敏感，新生儿不易将本类药代谢为无活性的产物，因此中枢神经可持久的抑制。

(5)老年人的中枢神经对本类药也较敏感，静脉注射亦可出现呼吸暂停、低血压、心动过缓甚至心跳停止。

(6)下列情况应慎用：①中枢神经系统处于抑制状态的急性乙醇中毒；②昏迷或休克时注射地西泮可延长消除半衰期；③有药物滥用或成瘾史；④癫痫患者突然停药可导致发作；⑤肝功能损害时可延长本类药物的消除半衰期；⑥在运动过多症患者，可发生药效反常；⑦在低蛋白血症患者可导致嗜睡，尤其是氯氮䓬和地西泮；⑧对严重的精神抑郁可使病情加重，甚至产生自杀倾向，应采取预防措施，但阿普唑仑例外；⑨肾功能损害可延长本类药物的消除半衰期。

【药物相互作用】 (1)与易成瘾的和其他可能成瘾药合用时，成瘾的危险性增加。

(2)饮酒及与全麻药、可乐定、其他镇静催眠药、镇痛药、单胺氧化酶 A(MAO-A)抑制药和三环抗抑郁药合用时，可彼此相互增效。阿片类镇痛药的用量至少应减至 1/3，而后按需逐渐增加。

(3)与抗酸药合用时可延迟氯氮䓬和地西泮的吸收。

(4)与抗高血压药或利尿降压药合用时，可使本类药的降压增效。

(5)与钙拮抗药合用时，可能使低血压加重。

(6)与西咪替丁合用时，可以抑制苯二氮䓬类药物在肝脏的氧化代谢，如抑制氯氮䓬和地西泮代谢，血药浓度升高。但对劳拉西泮可无影响。

(7)普萘洛尔与苯二氮䓬类药物合用时可导致癫痫发作的类型和(或)频率改变，应及时调整剂量，包括普萘洛尔在内的血药浓度可能明显降低。

(8)卡马西平与苯二氮䓬类药物,特别是氯硝西泮合用时,由于肝微粒体酶的诱导使卡马西平和(或)本类药物的血药浓度下降,消除半期期缩短。

(9)与扑米酮合用,由于药物代谢的改变,可能引起癫痫发作类型改变,需调整扑米酮的用量。

(10)与左旋多巴合用时,可降低后者的疗效。

【给药说明】(1)对本类药耐受量小的患者初始剂量宜小。尤其是半衰期长的清除可能减慢,过度镇静、眩晕或共济失调等中枢神经体征发生机会多。出现呼吸抑制和低血压,常提示已超量或静脉注射速度过快。

(2)避免长期大量使用和成瘾;长期使用本药,停药前应逐渐减量,不要骤停。

(3)本类药物静脉注射后,应卧床观察 3 小时以上,应用劳拉西泮时则应观察 8 小时以上。

(4)本类药品误注入动脉,可引起动脉痉挛,导致坏疽。

(5)本类药超量或中毒时,应该立即静脉使用特效拮抗剂氟马西尼,并应及早进行对症处理,包括催吐或洗胃等,以及呼吸和循环方面支持疗法;如有兴奋异常,不能用巴比妥类药,以免中枢性兴奋加剧或延长中枢神经系统的抑制。

地 西 泮 [药典(二);国基;医保(甲)]

Diazepam

【适应证】(1)CDE 适应证 ①焦虑症;②镇静催眠;③抗癫痫和抗惊厥:静脉注射为治疗癫痫持续状态的首选药物,但同时需用其他抗癫痫药巩固与维持;对破伤风轻度阵发性惊厥也有效;④口服可用作麻醉前给药以减少焦虑和紧张,也可起基础麻醉的效能,静脉注射可用于全麻的诱导;⑤可缓解局部肌肉或关节的炎症所引起的反射性肌肉痉挛,上运动神经元的病变,手足徐动症和僵人综合征的肌肉痉挛,颞颌关节病变引起的咬肌痉挛;⑥恐惧症;⑦紧张性头痛;⑧特发性震颤。

(2)国外适应证 焦虑障碍。

【药理】(1)药效学 参阅"苯二氮䓬类镇静催眠药"。

(2)药动学 口服吸收快而完全,达峰时间(t_{max})为 1～2 小时,肌内注射吸收慢且不规则,峰浓度(C_{max})低于同剂量口服。蛋白结合率为 98%;脂溶性高,易通过血脑屏障,静脉注射可快速起效,但药物很快再分布入其他组织,疗效快速消失;可通过胎盘屏障,并可进入乳汁。在肝脏经 CYP2C19 代谢,活性代谢产物包括去甲西泮、替马西泮和奥沙西泮。地西泮及其代谢产物主要

经尿排出,终末消除半衰期($t_{1/2\beta}$)约 1～2 日;代谢产物的半衰期更长(2～5 日)。

【不良反应】(1)常见不良反应 嗜睡、头晕、乏力、皮疹、低血压等;大剂量时可有共济失调、震颤。

(2)个别患者发生兴奋、多语、欣快感、睡眠障碍甚至幻觉,停用后上述症状很快消退。也可见腹泻、肌无力、疲劳、呼吸抑制等。

(3)严重的不良反应如中性粒细胞减少。

(4)其他参阅"苯二氮䓬类镇静催眠药"。

【禁忌证】(1)对地西泮过敏者。

(2)严重肝功能、呼吸功能不全。

(3)睡眠呼吸暂停综合征。

(4)重症肌无力。

(5)急性闭角型青光眼。

【注意事项】(1)在分娩前 15 小时内应用本品 30mg 以上,尤其是肌内或静脉注射,可使新生儿发生致命性的心律失常,以及窒息、肌张力减退、低体温、吸吮不能、食欲缺乏和对冷刺激反应微弱以及抑制代谢。

(2)哺乳期妇女使用本品可能对乳儿产生危害。

(3)静脉注射易发生静脉血栓或静脉炎。

(4)不推荐用于精神病患者。

(5)慢性肺功能不全患者使用本品有出现呼吸抑制的风险,应调整剂量。

(6)儿童和老年患者使用苯二氮䓬类药物,有出现精神反应和异常反应的报道,一旦出现,应停药。

(7)老年或体质虚弱的患者使用本品,应调整剂量,防止出现共济失调或过度镇静,同时注意防范跌倒风险。

(8)静脉注射宜慢,否则可引起心脏停搏和呼吸抑制。

(9)静脉注射用于经口腔作内窥镜检查时,若有咳嗽、呼吸抑制、喉头痉挛等反射活动,应同时应用局部麻醉药。

(10)其他参阅"苯二氮䓬类镇静催眠药"。

儿童 (1)6 个月以内的婴儿慎用。

(2)久服可产生耐受性和依赖性。

【药物相互作用】(1)抗酸药可延迟但不减少地西泮吸收。

(2)本品与苯妥英钠合用时可改变后者的代谢速度和血药浓度。

(3)与利福平合用时,可增加本品的代谢,血药浓度随之降低。

(4)与酒精及其他中枢神经抑制药(如巴比妥类、吩噻嗪类、三环类抗抑郁药等)合用,中枢抑制作用增强。

(5)其他参阅"苯二氮䓬类镇静催眠药"。

【给药说明】　(1)静脉注射速度过快可导致呼吸暂停、低血压、心动过缓或心跳停止。

(2)本品治疗癫痫时，可能增加全面强直-阵挛性发作的频度和严重度，需要增加其他抗癫痫药的用量，本品突然停用也可使癫痫发作的频度和严重度增加。

(3)本品属于长效苯二氮䓬类药物，原则上不应作连续静脉滴注，但在癫痫持续状态时例外。此外，本品有可能沉淀在静脉输液器壁上，或吸附在塑料输液袋的容器和导管上。

(4)分次注射时，总量应从初量算起。

(5)其他参阅"苯二氮䓬类镇静催眠药"。

【用法与用量】　成人　(1)口服　①抗焦虑，一次2.5～10mg，一日2～4次。②镇静、催眠、急性酒精戒断，第一日，一次10mg，一日3～4次，以后按需要减少到一次5mg，一日3～4次。老年或体弱患者应减量。

(2)肌内或静脉注射　①基础麻醉或静脉全麻，10～30mg。②镇静、催眠或急性酒精戒断，开始10mg，以后按需每隔3～4小时加5～10mg。24小时总量以40～50mg为限。③癫痫持续状态和严重复发性癫痫，开始静脉注射10mg，每间隔10～15分钟可按需增加甚至达最大限用量。破伤风时可能需要较大药量。老年和体弱患者，肌内注射或静脉注射的用量减半。静脉注射宜缓慢，每分钟2～5mg。

儿童　(1)口服　<1岁，一日1～2.5mg；幼儿一日不超过5mg；5～10岁小儿一日不超过10mg。

(2)静脉注射　一次0.25～0.5mg/kg，但一次不能超过20mg，缓慢注射。

【制剂与规格】　地西泮片：(1)2.5mg；(2)5mg。地西泮注射液：2ml:10mg。

氯 氮 䓬 [药典(二)]
Chlordiazepoxide

【适应证】　主要用于焦虑症和一般性失眠；偶尔作为麻醉前用药以减少焦虑和紧张；也用于特发性震颤。

【药理】　(1)药效学　为长效苯二氮䓬类药物。参阅"苯二氮䓬类镇静催眠药"。

(2)药动学　口服易吸收，达峰时间(t_{max})为0.5～2小时；肌内注射吸收慢，且不规则。血浆蛋白结合率96%。可通过胎盘屏障，并经乳汁分泌。在肝脏代谢，一般先去甲基然后脱氨基氧化，生成去甲氯氮和去甲西泮两种活性代谢产物。半衰期($t_{1/2}$)为5～30小时。口服后15～45分钟开始作用，恒量多次给药，5～14日血药浓度达稳态。原型药物和代谢产物(结合型)从尿排泄，长期用药在体内有一定量的蓄积，代谢产物可滞留在血液中数日甚至数周，消除缓慢。

【不良反应】　参阅"苯二氮䓬类镇静催眠药"。

(1)常见不良反应　恶心、便秘、水肿、嗜睡、精神错乱、共济失调、月经不规则和月经量少。

(2)严重、罕见不良反应　粒细胞缺乏、造血系统疾患和肝功能下降。

【禁忌证】　对氯氮过敏者禁用。

【注意事项】　参阅"苯二氮䓬类镇静催眠药"。

(1)哺乳期妇女使用本品可能对乳儿有风险。

(2)孕妇，老人，疲劳患者，肝、肾功能损害者，严重抑郁或有自杀倾向者，卟啉病患者慎用。

(3)可损害执行危险或重要任务者的精神和体力。

(4)可引起精神病患者的双相反应。

(5)用量达2g以上可致急性中毒，出现动作失调、言语含糊不清、嗜睡、易惊醒、重者昏迷和呼吸抑制。应该立即静脉使用特效拮抗药氟马西尼，并给予对症和一般治疗。

儿童　(1)嗜睡、便秘等；大剂量可发生共济失调。

(2)长期大量服用可产生耐受性并成瘾，久服骤停可引起惊厥。

(3)可使儿童活动亢进。

【药物相互作用】【给药说明】　参阅"苯二氮䓬类镇静催眠药"。

【用法与用量】　成人　口服。(1)抗焦虑　一次5～25mg，一日3～4次；老年人或体弱患者，一次5mg，一日2～4次，用量按需要逐渐递增到能耐受。

(2)镇静　一次5～10mg，一日15～40mg。

(3)失眠　一次10～20mg，睡前服。

(4)抗癫痫　一次10～20mg，一日30～60mg。

儿童　口服。一日0.5mg/kg，分3～4次服；常用于5岁以上患儿，一次5mg。

【制剂与规格】　氯氮䓬片：(1)5mg；(2)10mg。

硝 西 泮 [药典(二)；医保(乙)]
Nitrazepam

【特殊说明】　儿童，尤其幼儿，长期应用有可能对躯体和神经发育有影响，应慎用；在新生儿可产生持续性中枢神经系抑制，应禁用。

【适应证】　失眠以及抗惊厥、婴儿痉挛、肌阵挛性癫痫。

【药理】　(1)药效学　为中效苯二氮䓬类药物。口服后30～60分钟内入睡，持续6～8小时，在一般常用量和稍微超量时，中毒反应相对少见，与其他药物的相互作用也轻微。其余参阅"苯二氮䓬类镇静催眠药"。

（2）药动学　口服经胃肠道快速吸收，达峰时间（t_{max}）为 2 小时。血浆蛋白结合率 87%，可通过胎盘屏障，进入胎儿血循环。在肝脏代谢，先硝基还原，然后乙酰化，代谢产物没有药理活性。大部分以代谢产物随尿排出，20%随粪便排出。半衰期（$t_{1/2}$）为 24～30 小时。恒量多次给药，2～3 日血药浓度可达稳态。

【不良反应】　（1）嗜睡、梦魇、宿醉、头晕眼花，驾驶能力损害、行走无力、呼吸抑制。

（2）老年人可有精神错乱。

（3）流涎、吞咽困难、食欲缺乏；儿童大量服用可有黏液和唾液分泌增多。

（4）长期使用可出现生理依赖性、震颤性谵妄。

（5）服用一段时间后突然停药，可出现反跳性失眠、焦虑、不随意运动、感觉异常、知觉改变、精神错乱、持续性耳鸣等撤药症状。

【禁忌证】　对硝西泮或苯二氮䓬类药物过敏者禁用。白细胞减少者、重症肌无力者禁用。

【注意事项】　（1）妊娠期妇女使用该药对胎儿不致畸，但可引起或可怀疑会引起危害作用。这些作用可能是可逆转的。

（2）其他参阅"苯二氮䓬类镇静催眠药"。

【药物相互作用】　参阅"苯二氮䓬类镇静催眠药"。

【给药说明】　参阅"苯二氮䓬类镇静催眠药"。服用本品时不应驾驶车辆或操作机床，以免困倦而发生意外。

【用法与用量】　建议 1～2 岁患者使用 125μg/kg 的初始剂量，每日给药 2 次，根据治疗反应，2～3 周内将剂量增加到每日 2 次，每次 250～500μg/kg（最高剂量 500μg/kg，但不应超过 5mg，每日 2 次）；同样的日剂量也可分 3 次给予。

【制剂与规格】　硝西泮片：（1）5mg；（2）10mg。

盐酸氟西泮 [药典（二）]
Flurazepam Hydrochloride

【适应证】　各种失眠，如入睡困难、夜间多醒和早醒。

【药理】　（1）药效学　为长效苯二氮䓬类药物。参阅"苯二氮䓬类镇静催眠药"。

（2）药动学　口服后由胃肠道充分吸收。在肝脏代谢，主要活性代谢产物为 N-去烷基氟西泮，其半衰期（$t_{1/2}$）为 30～100 小时。口服后 15～45 分钟作用开始，0.5～1 小时血药浓度达峰值。恒量多次给药，7～10 日血药浓度达稳态。结合型代谢产物从尿排泄，代谢产物可

滞留在血液中数日。

【不良反应】　（1）常见不良反应　味觉障碍、嗜睡、宿醉、眩晕、共济失调、视物模糊、呼吸暂停、药物依赖性、撤药症状或体征。

（2）严重、罕见不良反应　中性粒细胞生成障碍和白细胞减少。

（3）其他　参阅"苯二氮䓬类镇静催眠药"。

【禁忌证】　（1）白细胞减少者禁用。

（2）对氟西泮药品或苯二氮䓬类药物过敏者禁用。

（3）睡眠呼吸暂停综合征患者禁用。

【注意事项】　（1）孕妇及哺乳期妇女　①在妊娠三个月内，本药有增加胎儿致畸的危险，除特殊需要应尽量不用。②孕妇长期服用可成瘾，使新生儿呈现撤药症状；妊娠后期用药影响新生儿中枢神经活动，应慎用。③分娩前及分娩时用药可导致新生儿肌张力较弱，应慎用。④哺乳期妇女慎用。

（2）15 岁以下儿童使用本品的有效性和安全性尚未确定，不宜使用。

（3）其他　参阅"苯二氮䓬类镇静催眠药"。

【药物相互作用】　（1）氟西泮的疗效在连续用药第 2 日或第 3 日增加，在停药后第 1 日至第 2 日仍维持药效。入睡潜伏期和总觉醒时间仍缩短。

（2）其他　参阅"苯二氮䓬类镇静催眠药"。

【给药说明】　（1）氟西泮的疗效在连续用药第 2 或第 3 日增加，在停药后第 1 日至第 2 日仍维持药效。入睡潜伏期和总觉醒时间仍缩短。

（2）其他　参阅"苯二氮䓬类镇静催眠药"。

【用法与用量】　口服。成人 15～30mg，睡前服用。老年或体弱患者，从小量 7.5mg 开始，以后按需调整。

【制剂与规格】　盐酸氟西泮胶囊：15mg。

单盐酸氟西泮胶囊：（1）15mg；（2）30mg。

奥 沙 西 泮 [药典（二）；医保（乙）]
Oxazepam

【适应证】　主要用于焦虑、紧张、激动；也可用于催眠、焦虑伴有精神抑郁的辅助用药；并能缓解急性酒精戒断症状。

【药理】　（1）药效学　为短效苯二氮䓬类药物。参阅"苯二氮䓬类镇静催眠药"。

（2）药动学　口服吸收慢，口服 45～90 分钟生效，达峰时间（t_{max}）为 2～4 小时。血浆蛋白结合率为 86%～97%，本品可以通过胎盘屏障，也可进入乳汁中。代谢生成无活性的葡萄糖醛酸结合物，从尿排泄。半衰期（$t_{1/2}$）

为 5～12 小时。

【不良反应】　(1)常见不良反应　嗜睡、眩晕、头痛、药物依赖、撤药症状或体征。严重的不良反应如晕厥。

(2)其他　参阅"苯二氮䓬类镇静催眠药"。

【禁忌证】　(1)对苯二氮䓬类药物过敏者。

(2)精神病和急性闭角型青光眼。

【注意事项】　(1)哺乳期妇女使用本品，可能对乳儿有危害。

(2)6 岁以下儿童使用本品的安全性和有效性尚未建立。6～12 岁患者使用本品的剂量尚未确定。

(3)老年患者使用本品较易引起低血压、兴奋。

(4)使用本品后血压下降的患者可导致心脑并发症或意外跌倒。

(5)其他参阅"苯二氮䓬类镇静催眠药"。

【药物相互作用】　参阅"苯二氮䓬类镇静催眠药"。

【给药说明】　参阅"苯二氮䓬类镇静催眠药"。

【用法与用量】　口服。成人：①抗焦虑，一次 15～30mg，一日 3～4 次。②镇静催眠、急性酒精戒断症状，一次 15～30mg，一日 3～4 次。③一般性失眠，15mg，睡前服。④老年或体弱患者抗焦虑时开始用小量，一次 7.5mg，一日 3 次。按需增至一次 15mg，一日 3～4 次。

【制剂与规格】　奥沙西泮片：15mg。

溴西泮 [药典(二)]
Bromazepam

【适应证】　主要用于抗焦虑；亦可用于镇静催眠。

【药理】　(1)药效学　为短至中效苯二氮䓬类药物。作用和作用机制参阅"苯二氮䓬类镇静催眠药"。

(2)药动学　口服吸收较快，达峰时间(t_{max})1～4 小时，半衰期($t_{1/2}$)为 8～20 小时，重复用药蓄积甚少，经肾脏排泄，停药后消除快。

【不良反应】　参阅"苯二氮类镇静催眠药"。

【禁忌证】　(1)对溴西泮过敏者。

(2)闭角型青光眼患者。

【注意事项】　肾脏功能减退者慎用，其他参阅"苯二氮䓬类镇静催眠药"。

妊娠　妊娠期妇女使用该药对胎儿或新生儿不致畸，但可能引起其他危害，这些作用可能是可逆转的。

哺乳期　哺乳期妇女使用本品可能对乳儿发生危害。

儿童　儿童使用的安全性和有效性尚未建立。

老年人　为避免过度镇静，老年患者剂量一般应减半，并根据患者具体反应作相应调整。

【药物相互作用】【给药说明】　参阅"苯二氮䓬类镇静催眠药"。

【用法与用量】　口服。成人一日 3～18mg，分次服，按反应和病情调整剂量。老年体弱者由一日 3mg 开始，按需调整剂量。

【制剂与规格】　溴西泮片：(1)1.5mg；(2)3mg。

艾司唑仑 [药典(二)；国基；医保(甲)]
Estazolam

【适应证】　主要用于失眠；也可用于焦虑、紧张、恐惧；还可用于抗癫痫和抗惊厥。

【药理】　(1)药效学　为短效苯二氮䓬类药物，具有高效的镇静、催眠、抗焦虑作用，其他参阅"苯二氮䓬类镇静催眠药"。

(2)药动学　口服易吸收，达峰时间(t_{max})为 1～2 小时。分布广泛，血浆蛋白结合率 93%。体内代谢，主要生成两种失活代谢产物。主要以代谢产物的形式从尿排出。消除半衰期($t_{1/2}$)约 10～24 小时。

【不良反应】　乏力、眩晕、口干、嗜睡、活动减少。持续服用后亦可出现依赖，但程度较轻。

【禁忌证】　(1)对本品和苯二氮䓬类药物过敏者、孕妇禁用。

(2)服用伊曲康唑患者禁用。

【注意事项】　参阅"苯二氮䓬类镇静催眠药"。

哺乳期　哺乳期妇女使用本品对乳儿的危害不能排除。

儿童　18 岁以下儿童使用本品的安全性和有效性尚未建立。

【药物相互作用】　(1)CYP3A4 的强抑制药如红霉素、酮康唑和伊曲康唑能升高艾司唑仑的血药浓度，CYP3A4 的诱导药如卡马西平、苯妥英、利福平和巴比妥类能降低艾司唑仑的血浓度。

(2)其他　参阅"苯二氮䓬类镇静催眠药"。

【给药说明】　参阅"苯二氮䓬类镇静催眠药"。

【用法与用量】　(1)口服　①镇静：一次 1～2mg，一日 3 次。②失眠：1～2mg，睡前服。③抗癫痫、抗惊厥：一次 2～4mg，一日 3 次

(2)肌内注射　成人一次 2～4mg。抗焦虑，参阅第三章第三节。

【制剂与规格】　艾司唑仑片：(1)1mg；(2)2mg。

艾司唑仑注射液：(1)1ml:2mg；(2)1ml:1mg。

阿 普 唑 仑 [药典(二);国基;医保(甲)]
Alprazolam

【适应证】 主要用于抗焦虑;在用苯二氮䓬类药治疗焦虑伴抑郁时,本品可作为辅助用药,也可作为抗恐惧药;并能作催眠用。

【药理】 (1)药效学 为短至中效苯二氮䓬类药物。作用及作用机制参阅"苯二氮䓬类镇静催眠药"。

(2)药动学 口服易吸收,达峰时间(t_{max})为 $1\sim2$ 小时。血浆蛋白结合率 80%。本品可以通过血脑屏障和胎盘屏障,还可进入乳汁中。在肝脏经 CYP3A4 代谢,生成的 α-羟基阿普唑仑,活性约为母药的一半。原型药和代谢产物从尿排出,消除半衰期($t_{1/2}$)约 $11\sim15$ 小时。

【不良反应】 参阅"苯二氮䓬类镇静催眠药"。

【禁忌证】 (1)对苯二氮䓬类药物过敏者。

(2)闭角型青光眼。

【注意事项】 (1)哺乳期妇女使用本品可对乳儿产生危害。

(2)有报道,精神抑郁者用本品时可出现躁狂或轻度躁狂。停药和减药需逐渐进行。在治疗恐惧症过程中发生晨起焦虑症状,表示有耐药性或两次间隔期的血药浓度不够,可考虑增加服药次数。

(3)长期应用本药有明显的成瘾或依赖现象,应予特别注意。

(4)18 岁以下儿童用量尚未确定。

(5)其他 参阅"苯二氮䓬类镇静催眠药"。

【药物相互作用】 禁止与酮康唑或伊曲康唑同用。其他参阅"苯二氮䓬类镇静催眠药"。

【给药说明】 参阅"苯二氮䓬类镇静催眠药"。

【用法与用量】 口服。成人:①抗焦虑,开始一次 $0.4\sim1.2mg$,一日 2 次,用量按需递增。最大限量一日可达 4mg。②镇静催眠,$0.4\sim0.8mg$,睡前服。老年和体弱患者开始用小量,一次 0.2mg,一日 3 次,逐渐递增至最大耐受量。③抗恐惧,一次 0.4mg,一日 3 次,需要时逐渐增加剂量,一日最大量可达 10mg。

【制剂与规格】 阿普唑仑片:0.4mg。

阿普唑仑胶囊:0.3mg。

三 唑 仑 [药典(二)]
Triazolam

【适应证】 镇静、催眠。

【药理】 (1)药效学 为短效苯二氮䓬类药物,口服后 $15\sim30$ 分钟起效。作用及作用机制参阅"苯二氮䓬类

镇静催眠药"。

(2)药动学 口服吸收快而几乎完全,2 小时内血药浓度达峰值。血浆蛋白结合率 89%,经肝脏代谢,大部分以代谢产物经肾排出,仅少量以原型排出,半衰期($t_{1/2}$)为 $1.5\sim5.5$ 小时。多次服用很少蓄积,治疗中断后很快排除。

【不良反应】 头晕、头痛、紧张、焦虑、眩晕、嗜睡、疲劳、恶心、呕吐、头晕眼花、语言模糊、健忘、动作失调、共济失调、欣快感较多见。少数还可发生晕倒、幻觉,逆行性遗忘较其他苯二氮䓬类更易发生。严重的不良反应:肝毒性、血管性水肿(罕见)、抑郁加重、行为怪癖、严重过敏反应(罕见)。

【禁忌证】 (1)对三唑仑或其他苯二氮䓬类药物过敏者禁用。

(2)孕妇禁用。

【注意事项】 (1)哺乳期妇女使用,对乳儿可能产生危害。

(2)儿童使用的安全性和有效性尚未建立。

(3)有报道,若连续应用本品 10 日后出现白昼焦虑症状,应换药。

(4)可加重失眠。

(5)其他 参阅"苯二氮䓬类镇静催眠药"。

【药物相互作用】 (1)与伊曲康唑、氨普那韦、阿扎那韦、达芦那韦、地拉韦啶、依法韦仑、呋山那韦、洛匹那韦、奈法唑酮、奈非那韦、利托那韦、沙奎那韦、替拉那韦等药物合用,可抑制 CYP3A4 对三唑仑的代谢,三唑仑血药浓度升高,可出现严重的甚至是威胁生命的过度镇静作用,为禁忌。

(2)与西咪替丁和红霉素合用,可抑制本品在肝脏的代谢,引起血药浓度升高,必要时减少药量。

(3)异烟肼可抑制本品消除过程,引起血药浓度升高。

(4)其他 参阅"苯二氮䓬类镇静催眠药"。

【给药说明】 参阅"苯二氮䓬类镇静催眠药"。

【用法与用量】 口服。成人:$0.25\sim0.5mg$,睡前服。老年人及体弱患者,初始剂量 0.125mg,按需增加剂量。

【制剂与规格】 三唑仑片:(1)0.125mg;(2)0.25mg。

咪 达 唑 仑 [药典(二);国基;医保(甲)]
Midazolam

【适应证】 镇静、催眠、全身或局部麻醉时辅助用药。

【药理】 (1)药效学 咪达唑仑是一种作用时间相对较短的苯二氮䓬类药物,它对受体的亲和力较高,约为地西泮的 2 倍。有资料表明,咪达唑仑分别具有苯二氮䓬

类 GABA 受体与离子通道(氯离子)结合和产生膜超极化与神经元抑制的两方面作用。所以认为咪达唑仑在诱导麻醉中的作用与通过神经突触部 GABA 沉积有关。肌内注射后 15 分钟内起效，静脉注射后 1.5~5 分钟起效。有效作用时间一般为 2 小时，个别可达 6 小时。

(2)药动学 不同途径给药后很快吸收，达峰时间(t_{max})为 15~60 分钟，口服后有明显首过消除，生物利用度低；肌内注射后，生物利用度超过 90%。吸收后分布于全身各部位，包括脑脊液和脑，可通过胎盘，从乳汁分泌。表观分布容积为 1~2L/kg(0.96~6.6L/kg)。但应注意，在充血性心力衰竭和肥胖者表观分布容积增加。血浆蛋白结合率很高，健康人中高达 97%，肾功能衰竭的患者亦达 93.5%。在肝脏代谢，主要代谢产物 1-羟甲基咪达唑仑和 4-羟咪达唑仑有部分药理作用，代谢产物多数以糖苷结合形式经尿排泄。健康人半衰期($t_{1/2}$)平均 2.5 小时(1~5 小时)，偶有长达 12.3 小时。新生儿、老年人和充血性心力衰竭者半衰期($t_{1/2}$)延长。肾功能不全者没有改变。两个代谢产物的半衰期($t_{1/2}$)与原型药物相似。

【不良反应】 (1)麻醉或外科手术时最大的不良反应为降低呼吸容量和呼吸频率，发生率约为 10.8%~23.3%；静脉注射后，有 15%患者可发生呼吸抑制。严重的呼吸抑制易见于老年人和长期用药的老年人，可表现为呼吸暂停、窒息、心跳暂停，甚至死亡。

(2)咪达唑仑静脉注射，特别当与阿片类镇痛药合用时，可发生呼吸抑制、停止，有些患者可因缺氧性脑病而死亡。

(3)长期服用，患者可发生精神运动障碍。亦可出现肌肉颤动、躯体不能控制的运动或跳动，罕见有兴奋，不能安静等。出现这些症状时应当处理。

(4)常见的不良反应 ①低血压，静脉注射的发生率约为 1%；②急性谵妄、朦胧、失定向、幻觉、焦虑、神经质或不安宁等。此外还有心跳增快、不规则、静脉炎、皮肤红肿、皮疹、过度换气、呼吸急促等；③肌内注射后局部硬块、疼痛、静脉注射后静脉触痛等；④恶心、呕吐、头痛、嗜睡、咳嗽、打嗝。

(5)较少见的不良反应 视物模糊、轻度头痛、头晕、咳嗽、飘飘然；肌肉和静脉发硬及疼痛；手脚无力、麻痛或针刺样感等。

【禁忌证】 (1)对咪达唑仑或苯二氮䓬类过敏者。

(2)急性闭角型青光眼患者和未经治疗的开角型青光眼患者。

【注意事项】 (1)使用本品可引起呼吸抑制和呼吸暂停，尤其是在用于镇静的情况下。因此仅在能提供持续心肺功能监测的条件下使用。

(2)急性酒精中毒时，与之合用将危及生命。①患者可出现昏迷或休克，低血压的作用将延长；②血性心力衰竭可使半衰期($t_{1/2}$)延长，表观分布容积增加 2~3 倍；③出现肝功能损害。

(3)对重症肌无力和其他神经肌肉接头病、肌营养不良症、肌强直等患者可加重症状。

(4)对慢性阻塞性肺疾病患者，可由于呼吸抑制而出现严重的肺功能不足，慎用。

(5)在慢性肾功能衰竭者，咪达唑仑的峰浓度可比正常人增高，诱导麻醉发生更快，而且恢复延长。

(6)肝功能损害、休克、昏迷、充血性心衰以及严重的水、电解质失衡患者慎用。

(7)静脉注射时避免渗出，不能动脉注射。

(8)开角型青光眼患者仅在接受了适当的青光眼治疗后才可使用本品。

(9)严重疾病的患者、新生儿使用本品可出现低血压，尤其是在同时使用芬太尼或快速使用本品时。

(10)老年人危险性的手术和斜视、白内障切除的手术中，可推荐应用咪达唑仑，但可能会有意识朦胧或失定向的感觉。

(11)60 岁以上老人为高风险病人之列，使用时建议小量滴定使用并防范跌倒意外风险。

(12)哺乳期妇女使用本品，对乳儿的危害不能排除。

【药物相互作用】 (1)参阅"三唑仑"的〔药物相互作用〕。

(2)与酒精或其他中枢神经系统抑制药同时应用时，可增强中枢神经系统的抑制作用，表现为心搏停止(罕见)、呼吸停止(罕见)、血压降低、麻醉复苏延长等。合用时应当减少剂量。

(3)与阿片类或其他镇痛药联合使用时，呼吸抑制、气道阻塞或肺换气不足的风险增加。

(4)与西咪替丁或雷尼替丁合并应用时，由于肝代谢降低，使咪达唑仑的血药浓度增高，半衰期($t_{1/2}$)延长。

(5)与降压药物同时应用时，可增强降压作用，因此当两药合用时，应当注意控制血压。

【给药说明】 (1)咪达唑仑剂量必须个体化。老年人应当从小剂量开始，逐步调节剂量。仅用于失眠，不用作麻醉诱导。

(2)静脉注射仅在医院或急救站由有经验的医师操作，在具有呼吸机等辅助设备处进行。静脉注射速度必须缓慢。一般为每分钟 1mg/ml。

【用法与用量】 (1)口服用于失眠症者，一次 15mg，每晚 1 次。连续应用后作用减效，应间断服用。老年人从 7.5mg 开始。每晚 1 次。

(2)肌内注射术前准备，术前 20～30 分钟注射，成人 10～15mg，儿童剂量每 1kg 体重 0.15～0.2mg。

(3)静脉注射术前准备，术前 5～10 分钟注射 2.5～5mg；用于诱导麻醉时，成人为 10～15mg，儿童剂量可稍高，每 1kg 体重 0.2mg；用于维持麻醉时，小剂量静脉注射，剂量及注射间隔视患者个体差异而定。

【制剂与规格】 马来酸咪达唑仑片：(1)7.5mg；(2)15mg。

咪达唑仑注射液：(1)1ml:5mg；(2)2ml:10mg；(3)3ml:15mg；(4)2ml:2mg；(5)5ml:5mg。

替马西泮
Temazepam

【适应证】 睡眠习惯突然改变时预防或治疗失眠。

【药理】 (1)药效学 替马西泮为短至中效苯二氮䓬类药物，作用及作用机制参阅"苯二氮䓬类镇静催眠药"。

(2)药动学 口服易吸收，达峰时间(t_{max})为 1～2 小时。血浆蛋白结合率为 96%。主要以结合型代谢产物从尿排泄，半衰期($t_{1/2}$)为 8～15 小时。重复应用蓄积很少，停药后消除快。

【不良反应】 (1)常见的不良反应 低血压、嗜睡、视物模糊。

(2)严重的不良反应 梦游、行为怪癖、药物依赖、血管性水肿(罕见)。

(3)其他 参阅"苯二氮䓬类镇静催眠药"。

【禁忌证】 对替马西泮或苯二氮䓬类药物过敏者及妊娠期妇女。

【注意事项】 (1)哺乳期妇女使用本品对乳儿可能产生危害。

(2)18 岁以下儿童使用的安全性和有效性尚未建立。

(3)慢性肺功能不全者、严重抑郁或有自杀倾向者、老人和体质虚弱者、饮酒或合用其他中枢神经系统抑制药者以及有成瘾倾向者慎用。

(4)肝功能损害时消除半衰期轻微延长。

【药物相互作用】 (1)参阅"咪达唑仑"的〔药物相互作用〕(2)(3)。

(2)西咪替丁、口服避孕药、双硫仑和红霉素等抑制苯二氮䓬类药物的氧化代谢，但这些药物对本品代谢影响很少，因为本品与葡萄糖醛酸结合代谢。

(3)丙磺舒可影响本品与葡萄糖醛酸结合，使本品疗

效增强，以致过度睡眠。

【用法与用量】 口服。成人：睡前口服 7.5～30mg。一过性失眠，口服 7.5mg 即可缩短入睡潜伏期。老年体弱患者用 7.5mg，以后按需调整剂量。

【制剂与规格】 替马西泮片：(1)7.5mg；(2)15mg；(3)22.5mg；(4)30mg。

劳 拉 西 泮 [药典(二)；国基；医保(甲)]
Lorazepam

【适应证】 ①抗焦虑，包括伴有精神抑郁的焦虑；②镇静催眠；③抗惊厥及癫痫持续状态；④癌症化疗时止吐(限注射剂)；⑤治疗紧张型头痛；⑥麻醉前及内窥镜检查前的辅助用药。

【药理】 (1)药效学 劳拉西泮为短至中效苯二氮䓬类药物，作用及作用机制参阅"苯二氮䓬类镇静催眠药"。

(2)药动学 口服易吸收，达峰时间(t_{max})为 2 小时，生物利用度(F)约 90%，肌内注射后吸收情况类似口服。血浆蛋白结合率 85%。本品可以通过血脑屏障和胎盘屏障，还可进入乳汁中。在肝脏代谢为无活性的葡萄糖醛酸盐，然后从尿排出。半衰期($t_{1/2}$)为 10～20 小时。恒量、恒定间隔时间多次服药，2～3 日达稳态血浓度。

【不良反应】 (1)静脉注射可发生静脉炎或静脉血栓形成。

(2)常见的不良反应 抑郁、虚弱、头晕、步履不稳。

(3)严重的不良反应 酸中毒。

【禁忌证】 (1)对苯二氮䓬类药物或对丙二醇、苯甲醇、聚乙二醇以及本品中的任何成分过敏者。

(2)急性闭角型青光眼患者。

(3)严重呼吸功能不全者(在无复苏设备的情况下)。

(4)睡眠呼吸暂停综合征患者。

(5)动脉用药者。

【注意事项】 (1)哺乳期妇女使用本品可能对乳儿发生危害。

(2)18 岁以下儿科患者使用本品注射剂或 12 岁以下儿科患者使用本品片剂的安全性和有效性尚未建立。

(3)50 岁以上或虚弱患者使用的剂量大于每日 2mg 时，可出现通气不足、低氧性心脏停搏或过度镇静的风险上升。

(4)突然停药，可导致撤药症状或加重症状。

(5)原发性抑郁症患者，口服本品后自杀或加重症状的风险增加。

(6)有成瘾可能。

(7)大剂量或长期口服，以及有药物或酒精滥用(成

癌)史者或人格障碍患者口服本品，出现药物依赖性风险增加。

(8) 肾功能损害者使用本品，出现毒性的风险增加。

(9) 肝功能损害偶可引起本品消除半衰期的延长。其他参阅"苯二氮䓬类镇静催眠药"。

(10) 严重肝功能损害或脑病患者口服本品，有加重症状的风险。

(11) 呼吸功能不全(如睡眠呼吸暂停综合征和慢性阻塞性肺疾病)患者口服本品，出现呼吸抑制的风险增加。

(12) 精神病患者口服本品，精神症状加重的风险增加。

(13) 癫痫患者口服本品，如突然停用，癫痫发作的风险增加。

(14) 癫痫持续状态患者单用本品注射治疗，呼吸抑制和神经持续损害的风险增加。

(15) 静脉注射速度不超过每分钟 2mg；深部肌内注射用于经口做内窥镜检查时，需同时用局部麻醉以减少咳嗽、喉头痉挛等反射性活动。

【药物相互作用】 (1) 同时使用中枢神经系统抑制药或酒精，本品(片剂)的耐受性下降，出现潜在的致死性呼吸抑制的风险增加。服药期间不能饮酒或同时使用其他中枢神经抑制药。

(2) 注射剂与阿片类或其他镇痛药联合使用时，出现深度镇静或气道阻塞的风险增加。

(3) 注射剂与东莨菪碱合用，出现镇静、幻觉和行为怪癖的可能增加。

(4) 与降低癫痫发作阈值的药物(如抗抑郁药)合用，如果本品突然停用，癫痫发作的风险增加。

(5) 西咪替丁、口服避孕药、双硫仑、红霉素等抑制苯二氮䓬类氧化代谢，但这些药物对本品的影响不大，因为本品通过与葡萄糖醛酸结合代谢。

(6) 丙磺舒可影响本品与葡萄糖醛酸结合作用，引起血药浓度升高和过度睡眠。

(7) 本品麻醉前给药可减少芬太尼衍生物作麻醉诱导时的剂量，并在诱导剂量时缩短达到意识丧失的时间。

【用法与用量】 (1) 口服 成人:抗焦虑，一次 0.5～1mg，一日 2～3 次。镇静催眠，睡前服 2～4mg。年老体弱者应减量。

(2) 肌内注射 抗焦虑、镇静催眠，一次按体重 0.05mg/kg，总量不超过 4mg。

(3) 静脉注射 用于癌症化疗止吐，在化疗前 30 分钟注射 2～4mg，与奋乃静合用效果更佳，必要时重复使用给药；癫痫持续状态，按体重 0.05mg/kg，一次不超过

4mg，如 10～15 分钟后发作仍继续或再发，可重复注射 0.05mg/kg，如再经 10～15 分钟仍无效，需采用其他措施，12 小时内用量一般不超过 8mg。

【制剂与规格】 劳拉西泮片：(1) 0.5mg；(2) 1mg；(3) 2mg。

劳拉西泮注射液：(1) 1ml:2mg；(2) 1ml:4mg。

氯 草 酸 钾
Dipotassium Clorazepate

【适应证】 ①抗焦虑；②镇静催眠；③抗惊厥；④缓解急性酒精戒断综合征。

【药理】 (1) 药效学 参阅"苯二氮䓬类镇静催眠药"。

(2) 药动学 为口服吸收最快的苯二氮䓬类药物之一，达峰时间(t_{max})约 0.5～2 小时。半衰期长，其代谢产物去甲西泮半衰期($t_{1/2}$)为 30～100 小时。恒量多次给药后，5～14 日达稳态血药浓度。经肾脏排泄，由于活性代谢物蓄积，消除缓慢。

【不良反应】 参阅"苯二氮䓬类镇静催眠药"。

【禁忌证】 (1) 对本品过敏者。

(2) 急性闭角型青光眼患者。

(3) 重症肌无力患者。

【注意事项】 参阅"苯二氮䓬类镇静催眠药"

(1) 哺乳期妇女使用本品可能对乳儿发生危害。

(2) 不推荐本品用于 9 岁以下儿童。

(3) 老年或体质虚弱患者开始剂量宜小，逐渐增量，防止过度镇静或共济失调。

(4) 可干扰精神运动能力，对操作机械、驾驶交通工具等带来不安全因素。

(5) 使用本品增加自杀的风险，尤其是抑郁患者。宜处方最小适宜剂量，并作监测。

(6) 长期使用宜作监测。

【药物相互作用】 参阅"苯二氮䓬类镇静催眠药"

(1) 参阅"劳拉西泮"的〔药物相互作用〕(1)(2)。

(2) 抗酸药能减缓其代谢，但不影响吸收速度。

【用法与用量】 成人 口服。①抗焦虑，一次 7.5～15mg，一日 2～4 次，或每晚睡前顿服 15mg。②用于酒精戒断综合征，首次口服 30mg，然后一次 15mg，一日 2～4 次，以后逐步减量。③抗惊厥，初量 7.5mg，一日 3 次，需要时每周增加 7.5mg，一日剂量最大不超过 90mg。年老体弱者减量。

儿童 抗惊厥，9～12 岁，首次 7.5mg，一日 2 次，以后每周增加 7.5mg，一日总量不超过 60mg。12 岁以上

同成人。

【制剂与规格】氯草酸钾片：(1)3.75mg；(2)7.5mg；(3)11.25mg；(4)15mg。

氯草酸钾胶囊：(1)3.75mg；(2)7.5mg；(3)15mg。

二、巴比妥类镇静催眠药

巴比妥类药物曾经是常用的催眠药，种类很多，其中临床中最常用的有苯巴比妥、异戊巴比妥、戊巴比妥、司可巴比妥等。按药物作用时间，依次分为长效类(苯巴比妥)、中效类(异戊巴比妥)、短效类(戊巴比妥、司可巴比妥)和超短效类(如硫喷妥钠)。

【适应证】①镇静、催眠：目前已少用。因为人体对此类药物易产生耐受性和依赖性，加上此类药物能干扰其他药物代谢及不良反应多见；②预防癫痫发作和癫痫持续状态的治疗；③缺血性脑卒中，脑外伤后神经元保护；④静脉麻醉和全麻诱导：用硫喷妥钠。

【药理】(1)药效学 巴比妥类药物起中枢神经系统非特异性抑制作用，作用于中枢的不同水平，使之从兴奋转向抑制，出现镇静、催眠、抗惊厥抗癫痫、麻醉等作用，中毒剂量时出现昏迷，甚至死亡。巴比妥类的镇静、催眠和抗惊厥作用可能与其激活 $GABA_A$ 受体有关，在无 GABA 时，巴比妥类能模拟 GABA 的作用，增加 Cl^- 的通透性(主要通过延长氯离子通道开放的时间)，使细胞膜超极化。此外，巴比妥类中枢抑制作用还可能与其减弱谷氨酸的兴奋性有关。

①镇静、催眠。巴比妥类药物对脑干网状激活系统有抑制作用，下丘脑、延髓等部位的神经元也受到巴比妥类药物的影响。巴比妥类对睡眠结构产生影响，可引起快速眼动睡眠(REMS)总量减少，故在用药一段时间后突然停用，可以产生噩梦、梦魇等 REMS 的反跳现象，甚至失眠。

缺血性卒中和脑外伤时选用巴比妥类药物是利用其对神经元的保护作用，机制尚未完全清楚，可能与降低神经元的代谢有关。

②抗惊厥。抑制中枢神经单突触和多突触传递，提高大脑运动皮质电刺激的阈值。

③抗高胆红素血症。可能通过诱导葡萄糖醛酸转移酶，增强葡萄糖醛酸结合胆红素的能力，从而降低了血清胆红素的浓度。

(2)药动学 口服后容易从胃肠道吸收；其钠盐的水溶液经肌内注射也易吸收。吸收后分布至全身组织，其中脑和肝脏内浓度较高。药物进入脑组织的快慢主要取决于药物的脂溶性。脂溶性低的巴比妥类药物如苯巴比

妥，从血液进入脑组织的速度慢，静脉注射也需 15 分钟以上才能出现中枢抑制作用。而异戊巴比妥、司可巴比妥的脂溶性则较高。本类药物与血浆蛋白的结合不一致，脂溶性高的血浆蛋白结合率高，反之则较低，如苯巴比妥为 20%~45%，司可巴比妥为 40%~70%。血浆半衰期($t_{1/2}$)，司可巴比妥为 20~28 小时，苯巴比妥为 72~144 小时。脂溶性高的巴比妥类药物在体内主要是经肝脏代谢；脂溶性低的巴比妥类药物部分在肝脏代谢，部分以原型由肾脏排出。药物在肝内经肝微粒体酶的作用，使其侧链氧化，氧化后的产物与葡萄糖醛酸结合，然后由尿液排出。

【不良反应】(1)对巴比妥类药物过敏的患者可出现皮疹，严重者发生剥脱性皮炎和 Stevens-Johnson 综合征，这种患者可能致死。一旦出现皮疹等皮肤反应，应当停用。

(2)静脉注射巴比妥类药物，特别是快速给药时，可出现严重呼吸抑制、呼吸暂停、喉痉挛和支气管痉挛或伴发高血压。

(3)常见的不良反应 恶心、呕吐、便秘等胃肠道反应；笨拙或步态不稳、眩晕或头晕、头痛、失眠、嗜睡或醉态等神经系统反应；焦虑、紧张不安、易怒等精神症状。

(4)长期大剂量应用巴比妥类药可发生药物依赖，表现为强烈要求继续应用或要增加剂量，或出现心因性依赖、戒断综合征等。

(5)较少见的不良反应 ①过敏而出现意识障碍，抑郁或逆向反应(兴奋)，这种反应以老年、儿童和糖尿病患者为多见；②皮疹、环形红斑、湿疹，眼睑、口唇和面部水肿等；③幻觉、低血压；④血栓性静脉炎，中性粒细胞减少，血小板减少，巨幼红细胞性贫血；⑤肝功能损害，黄疸；⑥骨骼疼痛、骨量减少、软骨病、肌肉无力等。

(6)在停药后发生惊厥或癫痫发作、晕厥、幻觉、多梦、梦魇、震颤、不安、入睡困难、异常乏力等，则提示可能为撤药综合征。

【注意事项】(1)对一种巴比妥过敏的患者，对其他巴比妥类药物也可能过敏。

(2)巴比妥类药物能通过胎盘，在妊娠晚期或分娩期应用，由于胎儿肝功能尚未成熟而引起新生儿(尤其是早产儿)的呼吸抑制，在妊娠期间长期应用本品，可引起依赖性及导致新生儿的撤药综合征。妊娠时应用可能由于维生素 K 含量减少而引起新生儿出血。苯巴比妥用于抗癫痫时胎儿可能致畸。

(3)巴比妥类急性过量时表现中枢神经和呼吸系统

抑制，甚至进展到潮式呼吸的程度，反射消失、瞳孔缩小、流涎、心律失常、体温降低、昏迷等。亦可发生典型的休克症候群。极度巴比妥过量时，大脑的一切电活动消失，脑电图变为一条平线，若不并发缺氧性损害，这种情况完全是可逆的，而不代表为临床死亡。

(4) 巴比妥过量常可并发肺炎、肺水肿、心律不齐、充血性心力衰竭及肾功能衰竭等。

(5) 因本类药物能分泌至乳汁，因此哺乳期妇女应用可引起乳儿的中枢神经系统抑制，对乳儿的危害不能排除。

(6) 某些儿童应用本类药物可能引起反常的兴奋。

(7) 老年患者对本类药物的常用量可引起兴奋、精神错乱或抑郁，因此用量应减小。

(8) 对诊断的干扰　因酶的诱导促使胆红素结合的葡萄糖醛酸转化，抑制血清胆红素，使之浓度有所降低。

(9) 下列情况应慎用　抑郁、老年、严重贫血、哮喘史、心脏病、糖尿病、药物滥用或依赖史、肝功能损害、多动症、高血压、甲状腺功能亢进症、肾上腺功能减退已处于临界状态、不能控制的疼痛、卟啉病、肾功能损害、呼吸困难，尤其是哮喘持续状态。

(10) 当作为抗惊厥应用时，应定期测定血药浓度，以达最大的疗效，并根据情况做其他有关检查。

(11) 长期使用的患者，应避免突然停药。

【药物相互作用】　(1) 与雷诺嗪、伏立康唑等主要由 CYP3A4 调节代谢的药物合用，由于巴比妥类药物为 CYP3A4 的诱导药，导致这两个药物的血药浓度显著下降，合用为禁忌。

(2) 乙酰氨基酚类药物，如对乙酰氨基酚，在长期应用巴比妥类药物治疗的患者中，由于肝微粒体酶的诱导，使乙酰氨基酚类代谢增加，疗效降低，不良反应增加。在乙醇成瘾或长期应用巴比妥类药物治疗的患者中，给予一次中毒剂量或长期高剂量乙酰氨基酚类治疗会增加肝中毒的危险性。

(3) 与他克莫司、西罗莫司、厄洛替尼、伊马替尼、舒尼替尼、拉帕替尼、尼洛替尼、索拉非尼、喹硫平、伊沙匹隆、依曲韦林、洛匹那韦、奈非那韦、马拉韦罗、依立替康、屈奈达隆等主要由 CYP3A4 代谢的药物合用时，由于巴比妥类药物为 CYP3A4 诱导药，这些药物的清除增加，血药浓度降低。应适当调整剂量。

肾上腺皮质激素、环孢素、洋地黄苷类、奎宁等与巴比妥类药，特别是苯巴比妥联合应用时，这些药物的药效将降低。

(4) 乙醇或其他中枢神经抑制药物可增强巴比妥药物对中枢神经系统的抑制效应，合用时，呼吸抑制作用叠加，应加强监测，两种药物的剂量均应减少。

(5) 麻醉药　在应用氟烷、恩氟烷、甲氧氟烷等制剂麻醉之前有长期服用巴比妥类药物者，可增加麻醉药的代谢产物，增加肝脏毒性的危险。在应用甲氧氟烷之前服用巴比妥类药物，可增加肾代谢产物的产生，以致肾脏中毒的危险性增加。巴比妥类与氯胺酮同时应用时，特别是大剂量静脉给药，有血压降低、呼吸抑制的危险。

(6) 抗凝药与巴比妥类药物合并应用时，由于增加肝脏微粒体酶的活性，使抗凝药代谢加快、作用减弱。而在巴比妥类药停用后又可引起出血倾向。因此在调整抗凝剂量时需定期检测凝血酶原时间。

(7) 抗癫痫药物　①与苯妥英钠等乙内酰脲类药物合用时，对其血浓度的影响不定，因此必须密切控制血药浓度；②与乙琥胺和卡马西平合用时，由于巴比妥能引起代谢加快，引起这两种药物的血浓度降低，半衰期 ($t_{1/2}$) 缩短。因此，当卡马西平、乙琥胺等药物与苯巴比妥合用时，须密切控制血药浓度，然后调节药物剂量，特别是加药或撤药时应当更加注意；③与丙戊酸钠合用时，巴比妥类药物的代谢减慢，使血药浓度增高，增强中枢神经抑制；而丙戊酸钠的代谢加快、血浓度降低、半衰期 ($t_{1/2}$) 缩短，所以丙戊酸钠剂量必须调整。此外，苯巴比妥可以增加丙戊酸钠的肝脏毒性。

(8) 与钙通道阻滞药合用，可引起血压下降。

(9) 与口服避孕药、雌激素等合用时，可以降低避孕药物的可靠性。这一作用与加快药物代谢作用有关。

(10) 与环磷酰胺合用，可增加环磷酰胺烷基化代谢产物，但实际作用尚不清楚。

(11) 与灰黄霉素合用，可引起后者吸收不良，降低疗效，应调整灰黄霉素使用剂量。

(12) 与奎尼丁合用，由于增加奎尼丁的代谢产物而降低疗效，需调整剂量。

(13) 与氟哌啶醇联合应用治疗癫痫时，可引起癫痫发作形式发生改变，抗惊厥药的血浓度需要调整。

(14) 与吩噻嗪类和四环类抗抑郁药合用时可降低抽搐阈值，例如氯丙嗪与苯巴比妥合用时，由于对药酶的诱导作用，使氯丙嗪和苯巴比妥的血药浓度都降低；与马普替林合用时，降低抽搐阈值，增加中枢神经的抑制作用。

(15) 与布洛芬类药合用，可以缩短消除半衰期，降低作用强度。

(16) 与碳酸酐酶抑制药同时应用，将增强苯巴比妥的药效。

【给药说明】（1）药物起效时间及药效持续时间取决于用量、剂型和给药途径。

（2）肝功能不全患者，用药时应从小剂量开始。

（3）长期服用本类药都可产生耐药性，尤其是常用量的长效类药或大量的短效类药。

（4）长期不间断的用药，尤其是短效类药，可能引起精神或躯体的药物依赖性，停药时须逐渐减量，以免引起撤药症状。

（5）静脉注射应选择较粗的静脉，减少局部刺激，否则有可能引起血栓形成，切勿选择曲张的静脉。

（6）肌内注射应选择大肌肉，如臀大肌或股外侧肌的深部注射；不论药液浓度大小，每次注射量不应大于5ml。

（7）静脉注射应避免药物外渗或注入动脉内，外渗可引起组织化学性创伤；注入动脉内则可引起局部动脉痉挛，顿时剧痛，甚至发生肢端坏死。

苯巴比妥 [药典(二)；国基；医保(甲)]
Phenobarbital

【适应证】 主要用于治疗焦虑、失眠、癫痫及运动障碍；也可用作抗高胆红素血症药。

【药理】（1）药效学 长效巴比妥类的典型代表。中枢抑制的程度，随用量而异。表现为镇静、催眠、抗惊厥等不同的作用。作用机制参阅"巴比妥类镇静催眠药"。服后0.5～1小时起效，作用持续时间平均为10～12小时。

（2）药动学 口服易由消化道吸收，达峰时间(t_{max})2～18小时。吸收后分布于体内各组织，脑组织内浓度最高，骨骼肌内药量最大，并能透过胎盘，从乳汁分泌。血浆蛋白结合率为20%～45%。约65%被吸收的苯巴比妥在肝内代谢，转化为羟基苯巴比妥，大部分与葡萄糖醛酸或与硫酸盐结合，而后经肾随尿排出；有25%以原型从尿中排出。半衰期($t_{1/2}$)成人为72～144小时，小儿为40～70小时，肝、肾功能不全时$t_{1/2}$延长。有效血药浓度为10～40μg/ml，超过40μg/ml即可出现毒性反应。

【不良反应】 参阅"巴比妥类镇静催眠药"。

【禁忌证】（1）对苯巴比妥药品过敏者禁用。

（2）肝功能严重损害者禁用。

（3）呼吸系统疾患(呼吸困难或呼吸阻塞、支气管哮喘、呼吸抑制)患者禁用。

（4）卟啉病患者禁用。

【注意事项】 参阅"巴比妥类镇静催眠药"。

（1）用苯巴比妥治疗癫痫时，可能需要10～30日才

能达到最大效果。按体重计算药量。在儿童需要较大剂量才能达到有效血药浓度。

（2）长期服用苯巴比妥可产生耐药性，并且容易形成依赖性，突然停药可出现撤药综合征。如作为抗癫痫药治疗，则突然停药可促发癫痫持续状态。长期服用本品者不可突然停药。

（3）过敏体质者服用本品后可出现荨麻疹、血管神经性水肿、皮疹以及哮喘等，甚至可发生剥脱性皮炎。

（4）肾功能损害、抑郁、药物滥用史、肺功能不足、老年患者慎用。

（5）静脉注射速度不应超过每分钟60mg，过快可引起呼吸抑制。

儿童 使用本品，可能出现嗜睡、眩晕、头痛、乏力、精神不振等延续效应。

【药物相互作用】 参阅"巴比妥类镇静催眠药"。

【给药说明】 参阅"巴比妥类镇静催眠药"。

【用法与用量】成人（1）口服 ①催眠：30～100mg，晚上一次顿服；②镇静：一次15～30mg，一日2～3次；③抗惊厥：一日90～180mg，可在晚上一次顿服，或30～60mg，一日3次。极量一次250mg，一日500mg。老年人或虚弱患者应减量，常用量即可产生兴奋、精神错乱或抑郁。抗高胆红素血症，一次30～60mg，一日3次。

（2）肌内注射 ①催眠：一次100mg；②麻醉前用药：一次100～200mg；③术后应用：一次100～200mg，必要时重复，24小时内总量可达400mg。极量一次250mg，一日500mg。抗癫痫的用法与用量参阅本章第二节。

儿童（1）口服 镇静、催眠：一次2～3mg/kg，一日2～3次。

（2）肌内注射 抗惊厥：一次6～10mg/kg，必要时4小时后可重复，一次极量不超过0.2g。

【制剂与规格】 苯巴比妥片：(1)15mg；(2)30mg；(3)50mg；(4)100mg。

注射用苯巴比妥钠：(1)50mg；(2)100mg；(3)200mg。
苯巴比妥钠注射液：(1)1ml:0.1g；(2)2ml:0.2g。

异戊巴比妥 [药典(二)]
Amobarbital

【适应证】 催眠、镇静、抗惊厥(小儿高热惊厥、破伤风惊厥、子痫、癫痫持续状态)以及麻醉前给药。

【药理】（1）药效学 为中效巴比妥类药物，对中枢神经系统有抑制作用，因剂量不同而表现为镇静、催眠、抗惊厥等不同作用。作用机制参阅"巴比妥类镇静催眠

药"。口服后15～30分钟起效,作用持续3～6小时。

(2)药动学 口服易由胃肠道吸收,达峰时间个体差异很大。吸收后分布于全身各组织内,因本品的脂溶性稍高,易通过血脑屏障,故作用出现较快,能透过胎盘。血浆蛋白结合率61%。本品在肝内代谢,约有50%以3′-羟基异戊巴比妥、30%以 N-羟基异戊巴比妥从尿排出,极少量(<1%)以原型随尿排出。半衰期($t_{1/2}$)为14～40小时。

【不良反应】 参阅"巴比妥类镇静催眠药"。

(1)常见的不良反应 精神错乱、头晕、头痛、嗜睡。

(2)严重的不良反应 Stevens-Johnson 综合征(罕见),中性粒细胞减少(罕见),巨幼红细胞性贫血(罕见,长期使用后),肝脏损害(罕见,长期使用后),呼吸暂停,肺换气不足。

【禁忌证】 (1)对异戊巴比妥药品过敏者。

(2)有严重肝功能损害者。

(3)有卟啉病史者。

(4)严重呼吸疾病,明显呼吸困难或呼吸阻塞者。

【注意事项】 (1)本品不宜作为催眠药长期使用,如连续使用14日,则可出现快速耐药性,并出现常用量使用不再见效。长期使用可出现精神依赖性和生理依赖性。

(2)慎与酒精或其他中枢神经系统抑制药物合用。

(3)慎与抗凝药、肾上腺皮质激素、灰黄霉素、多西环素、苯妥英、丙戊酸钠、丙戊酸、单胺氧化酶抑制药、甾体激素合用。

(4)抑郁、有自杀倾向、有药物滥用史、老人或虚弱患者慎用。

儿童 (1)大剂量时可产生眼球震颤、共济失调和严重呼吸抑制。

(2)不用于新生儿高胆红素血症。

【药物相互作用】 参阅"巴比妥类镇静催眠药"。

【给药说明】 (1)用量过大或静脉注射速度过快易出现呼吸抑制、呼吸暂停、喉痉挛及血压下降,成人静脉注射速度每分钟应不超过 100mg,儿童静脉注射速度每分钟应不超过 $60mg/m^2$。

(2)不宜在肌内浅表部位或皮下注射,因可引起疼痛,并可产生无菌性坏死或脓肿。静脉应用避免渗出血管。

(3)本品注射液不稳定,应在临用前用灭菌注射用水或氯化钠注射液溶解成5%溶液后使用。如5分钟内溶液仍不澄清或有沉淀物,不宜应用。

【用法与用量】 成人 (1)口服 ①催眠:100～200mg,晚上一次顿服;②镇静:一次30～50mg,一日

2～3 次。成人极量一次 0.2g,一日 0.6g。老年人或虚弱患者,即使是常用量也可产生兴奋、精神错乱或抑郁,须减量。

(2)肌内或静脉注射 ①催眠:一次 100～200mg;②镇静,一次 30～50mg,一日 2～3 次;③抗惊厥(常用于治疗癫痫持续状态):缓慢静脉注射 300～500mg。成人极量一次 0.25g,一日 0.5g。

儿童 肌内注射或静脉缓慢推注抗惊厥:一次 5mg/kg。

【制剂与规格】 异戊巴比妥片:0.1g。

注射用异戊巴比妥钠:(1)0.1g;(2)0.25g。

司可巴比妥 [药典(二)][医保(乙)]
Secobarbital

【适应证】 ①不易入睡的失眠患者;②抗惊厥(如破伤风)。

【药理】 (1)药效学 本品为短效巴比妥类药,服后15 分钟起效,作用持续时间约 3 小时。作用机制参阅"巴比妥类镇静催眠药"。

(2)药动学 口服易由胃肠道吸收。脂溶性较高,易透过血脑屏障进入脑组织。血浆蛋白结合率 40%～70%。在肝内代谢,与葡萄糖醛酸结合后从尿排出,仅少量(约 5%)为未结合的原型药物。半衰期($t_{1/2}$)为20～28 小时。

【不良反应】【禁忌证】【注意事项】【药物相互作用】【给药说明】 参阅"巴比妥类镇静催眠药"。

【用法与用量】 成人 (1)口服 ①催眠:50～200mg,临睡前一次顿服;②镇静:一次 30～50mg,一日 3～4 次;③麻醉前用药:200～300mg,术前 1～2 小时服。成人极量一次 0.3g。老年或虚弱者常用量即可产生兴奋、精神错乱或抑郁,应减量。

(2)肌内或静脉注射 ①催眠:肌内注射一次 100～200mg,或静脉注射一次 50～250mg;②镇静:每次按体重 1.1～2.2mg/kg;③抗惊厥(用于破伤风),每次按体重 5.5mg/kg,需要时可每隔 3～4 小时重复给药。静脉注射速度每 15 秒不能超过 50mg。

儿童 (1)肌内或静脉注射 ①催眠:每次按体重 3～5mg/kg 或按体表面积 125mg/m²;②镇静:每次按体重 1.1～2.2mg/kg。

(2)口服 ①镇静:每次按体重 2mg/kg 或按体表面积 60mg/m²,一日 3 次;②麻醉前给药:50～100mg,术前 1～2 小时给药。

【制剂与规格】 司可巴比妥钠胶囊:0.1g。

注射用司可巴比妥钠：0.1g。

三、其他类镇静催眠药

酒石酸唑吡坦 [药典(二)；国基；医保(乙)]

Zolpidem Tartrate

【适应证】 镇静、催眠，短期失眠患者。

【药理】 (1)药效学 本品是强有力的GABA$_A$受体A-1亚型氯离子复合体的激活药。GABA$_A$受体A-1亚型主要分布于小脑、感觉运动皮质、黑质、小脑绒球、嗅球、丘脑腹侧部、脑桥和苍白球等部位。受体复合物结合在神经细胞膜上，起氯通道的阀门功能。GABA$_A$受体的激活引起氯通道的开放，允许氯离子经细胞膜进入神经元内，如此引起超极化，并抑制神经元的放电。

与苯二氮䓬类非选择性结合的GABA$_A$受体的三种亚型受体各不相同，唑吡坦选择性作用于GABA$_A$的A-1亚型受体。由于这一特性，使其仅有镇静、催眠作用，而无抗惊厥、肌松及抗焦虑作用。

动物实验中，应用成人剂量的26～876倍实验证明，未发现有致畸性和致癌性。

(2)药动学 口服后迅速吸收，达峰时间(t_{max})0.5～2小时，食物可以延缓吸收。口服5mg和10mg后，峰浓度(C_{max})分别为29～113μg/ml(平均59μg/ml)和58～272μg/ml(平均121μg/ml)，有首过消除，口服生物利用度约70%。血浆蛋白结合率92%。健康志愿者静脉注射8mg后，表观分布容积为0.54L/kg。本品口服后，可通过乳汁分泌。主要在肝脏代谢，生成三个主要的和七个次要的失活代谢产物。半衰期($t_{1/2}$)为1.4～4.5小时，平均2.6小时。老年人和肝肾功能损害者可以延长。一次口服量的48%～67%由尿排出，29%～42%由粪便排出，主要为失活代谢产物，也可有微量的原型药物。

【不良反应】 (1)常见不良反应 共济失调或手足笨拙，精神紊乱，尤以老年人多见；精神抑郁。

(2)较少见不良反应 过敏反应，皮疹；心跳增快，面部水肿，呼吸困难等；晕倒，以老年人多见；低血压(表现为头晕、眼花、晕倒)；发作性反应，包括激惹，如不明的兴奋或神经紧张；易激动、幻觉(视、听等)或失眠等。

(3)过量症状 严重的共济失调；心血管方面的心动过缓；复视；严重头晕、严重嗜睡、恶心、呕吐、呼吸困难(吸气困难)；严重者昏迷等。

(4)下列症状在用药过程中出现，但可继续用药。较多见的是：多梦、包括噩梦、逆行性遗忘、麻醉状态等，

白天嗜睡，头痛、头晕、眼胀或眩晕；口干、胃肠道反应，如腹痛或胃痛、腹泻、恶心、呕吐以及肌肉酸痛等。

(5)出现下列症状需要停药：严重过敏反应、血管性水肿、行为改变(幻觉、怪癖、兴奋、人格解体)、抑郁加重、自杀意念；激惹、神经症；肝性脑病、肌肉痉挛、胸痛、心动过速、抽搐、出汗、震颤、难以控制的哭喊、不明原因的疲劳和无力等。

【禁忌证】 对唑吡坦或本制剂中的任何成分过敏者。

【注意事项】 (1)服用期间出现异常睡眠行为，需要停药。

(2)哺乳期妇女使用对乳儿可能产生危害。

(3)儿童使用的安全性和有效性尚未建立。

(4)老年或体质虚弱的患者使用本品，运动和认知能力降低的风险增加，宜减小剂量。

(5)超过推荐量使用，出现睡眠相关的行为和其他不良事件的风险增加。

(6)酗酒的患者不宜应用唑吡坦。唑吡坦与酒精联合，可增加中枢神经抑制。

(7)酒精成瘾或有药物滥用、药物依赖史的患者，可能产生依赖性。

(8)肝、肾功能损害者，唑吡坦清除时间可以延长，宜减小剂量。

(9)严重抑郁患者建议在充分抗抑郁药物使用基础上，酌情短期使用。有强烈自杀风险患者不宜使用。

(10)严重慢性阻塞性肺疾病，或睡眠呼吸暂停综合征者，可以加重疾病的症状。

(11)重症肌无力患者使用本品，可以抑制呼吸功能。

(12)使用后失眠症状加重(如使用本品7～10日后症状未缓解)，可能是另有其他精神和身体疾患。

(13)突然撤药或快速减小用量可引起严重的撤药症状。

【药物相互作用】 (1)与酒精和其他中枢神经抑制药物合用时，增加该药的镇静作用，应谨慎或避免之。

(2)与磷丙泊酚合用，因两药对心、肺的作用叠加，宜加强监测，并按需要作剂量调整。

(3)与他喷他多合用，中枢神经系统和呼吸系统抑制的作用增强，应减小剂量。

(4)与氯丙嗪合用可延长氯丙嗪的半衰期($t_{1/2}$)。

(5)与丙米嗪联合应用可以增加嗜睡反应和逆行遗忘的发生，并降低丙米嗪的峰浓度。

【给药说明】 (1)由于共济失调等不良反应，在治疗中(特别是老年人)出现步态不稳、手足笨拙时，应当核对剂量。

(2)肝、肾功能损害者应当减少剂量。

(3)唑吡坦剂量的个体差异很大,短期固定剂量开始后,应当逐步进行调整。

(4)本品作用快,应当在睡前服用,若要使之快速起效,必须空腹服用。

(5)长期应用后,应当逐步停药,避免出现戒断反应。

【用法与用量】 口服。成人睡前口服 10mg。肝、肾功能损害者,每晚睡前 5mg 开始。成人限量为每日 20mg。老年人开始剂量为 5mg,睡前口服,限量每晚 10mg。

【制剂与规格】 酒石酸唑吡坦片(胶囊):(1)5mg;(2)10mg。

酒石酸唑吡坦分散片:10mg。

酒石酸唑吡坦口腔崩解片:(1)5mg;(2)10mg。

佐匹克隆 [药典(二);国基;医保(乙)]
Zopiclone

【适应证】 失眠。

【药理】 (1)药效学 属于环吡咯酮类化合物,但药理作用与苯二氮䓬类药物相似,它们作用于 GABA$_A$ 受体/氯离子通道复合物中苯二氮䓬位点的不同结合位点(A-1 亚型受体)。动物实验和临床应用均显示有镇静、催眠、抗焦虑、肌松和抗惊厥等作用。口服 7.5mg 后慢波睡眠的比例增加,快速眼动相睡眠并不减少。

(2)药动学 口服后吸收迅速,达峰时间(t_{max})1.5~2 小时。生物利用度约 80%。药物迅速分布全身,健康人的表观分布容积为 100L。血浆蛋白结合率约为 45%~80%。在肝脏代谢,2 个主要代谢产物大部分从尿排泄。半衰期($t_{1/2}$)约 5 小时。重复给药无蓄积作用。

【不良反应】 (1)常见不良反应 皮疹、味苦口干、宿醉、恶心、呕吐、消化不良、噩梦、嗜睡、焦虑、抑郁、紧张、幻觉、头晕、头痛、偏头痛、精神错乱、男性乳房发育、痛经、性欲减退等。

(2)严重不良反应 胸痛、外周水肿、严重过敏反应。

【禁忌证】 对本品过敏者。

【注意事项】 (1)哺乳期妇女使用可能对乳儿有危害。

(2)儿童使用本品的安全性和有效性尚未建立。

(3)老年或体质虚弱者使用本品,可损害运动和认知能力,宜减量使用。

(4)严重肝功能损害者,宜减量使用。

(5)呼吸功能不全者使用本品,呼吸抑制的风险增加。

(6)用药后如未立即就寝,可出现眩晕、幻觉、头晕、短期记忆丧失等中枢神经系统的作用。

(7)有药物或酒精滥用史者或精神疾病史者使用本品、滥用本品可出现依赖性的风险增加。

(8)严重抑郁症或有严重抑郁症史患者使用本品,可导致抑郁加重,出现自杀的意念或行为。

(9)使用后失眠症状加重(如使用本品 7~10 日后症状未缓解),可能是另有其他精神和身体疾患。

(10)突然停药或快速减小剂量可出现撤药症状。

(11)应在临睡前口服。

(12)肝硬化患者因去甲基作用减慢,血浆清除能力明显降低,应调整剂量。

(13)动物实验表明对本品的依赖性小于地西泮,但仍不宜长期应用。

【药物相互作用】 (1)参阅"唑吡坦"〔药物相互作用〕(1)(2)(3)。

(2)与肌松药或其他中枢神经抑制药同用会增强镇静作用。

(3)与苯二氮䓬类抗焦虑药或催眠药同用,可增加戒断症状出现的风险。

【用法与用量】 口服。成人临睡前服 7.5mg,老年和体弱或肝功能不全患者 3.75mg。

【制剂与规格】 佐匹克隆片(胶囊):(1)3.75mg;(2)7.5mg。

艾司佐匹克隆
Eszopiclone

【适应证】 失眠。

【药理】 (1)药效学 属于环吡咯酮类化合物,但本品是佐匹克隆右旋单一异构体,艾司佐匹克隆对中枢苯二氮䓬受体的亲和力比佐匹克隆强 50 倍。选择性作用于苯二氮䓬受体偶联的 GABA 受体的 A-1 亚型、A-2 亚型,对 A-1 亚型受体选择性更强。动物实验和临床应用均显示有镇静、催眠、抗焦虑、肌松和抗惊厥等作用。

(2)药动学 口服吸收迅速,约 1 小时后血药浓度达峰值。血浆蛋白结合率 52%~59%。口服半衰期平均为 6 小时,约 75%经尿液排出,主要为代谢产物,10%为母体药物。口服后经氧化和脱甲基作用被广泛代谢,主要血浆代谢产物为艾司-佐匹克隆-*N*-氧化物和右旋-*N*-去甲基佐匹克隆,后者与 GABA 受体结合能力弱于艾司佐匹克隆,前者不与该受体结合。肝微粒体酶 CYP3A4 和 CYP2E1 参与本品代谢,本品对肝微粒体酶 CYP1A2、CYP2A6、CYP2C9、CYP2C19、CYP2D6、CYP2E1、CYP3A4 无抑制作用。高脂肪食物对本品的药时曲线下面积(AUC)及半衰期($t_{1/2}$)无影响,但使达峰时间延迟约 1 小时,峰浓度(C_{max})降低约 21%。

【不良反应】 主要不良反应为口苦和头晕，其他如嗜睡、乏力、恶心和呕吐等轻度消化系统和中枢神经系统的不良反应。一般持续时间短，症状轻微，不会影响受试者的生活和功能，可自行缓解，停药后症状即可消失。

【禁忌证】 对本品及其成分过敏、失代偿的呼吸功能不全、重症肌无力、重症睡眠呼吸暂停综合征患者。

【注意事项】 (1)本品应在临睡前服用。

(2)服用镇静催眠药物有可能产生短期记忆损伤、幻觉、协调障碍、眩晕和头晕眼花。服药后及第二天患者应该小心从事危险性工作(如驾驶或操作设备)。

(3)老年和(或)虚弱患者使用 老年患者和(或)虚弱患者使用镇静催眠药物应考虑到重复使用或对药物敏感引起的运动损伤和(或)认知能力损伤。对于此类患者推荐起始剂量为1mg。

(4)哺乳期妇女用药 本品由于具有适当的亲脂性，容易进入大脑，本品及其代谢产物可部分通过胎盘屏障，同时本品在乳汁中浓度可能较高，因此妊娠期妇女及哺乳期妇女慎用此药。

(5)儿童用药 有关18岁以下儿童用药的安全性、有效性尚未确立，不推荐服用此药。

(6)剂量快速减量或者突然停药时，有可能出现戒断症状。

(7)伴有呼吸障碍或其他疾病的患者慎用，合并抑郁症的患者建议在抗抑郁治疗的基础上联合使用。

【药物相互作用】 与其他精神科药物、抗癫痫药物、抗组胺药物、酒精和其他中枢神经系统抑制剂合用，可能产生额外的中枢神经系统抑制作用。

【用法与用量】 口服。(1)成人推荐起始剂量为入睡前2mg，可根据临床需要增加到3mg。

(2)主诉入睡困难的老年患者 推荐起始剂量为睡前1mg，必要时可增加到2mg。睡眠维持障碍的老年患者推荐剂量为入睡前2mg。

(3)特殊人群 严重肝损伤患者应慎重使用本品，初始剂量为1mg。

(4)合用CYP抑制剂 与CYP3A4强抑制药合用时，初始剂量不应大于1mg。

【制剂与规格】 艾司佐匹克隆片:(1)1mg;(2)2mg;(3)3mg。

扎 来 普 隆 [药典(二);医保(乙)]

Zaleplon

【适应证】 成人入睡困难的短期治疗。

【药理】 (1)药效学 本品属非苯二氮䓬类催眠药，具有镇静、催眠、肌肉松弛、抗焦虑和抗惊厥作用。通过作用于γ-氨基丁酸受体-苯二氮䓬(GABA-BZ)复合物而产生中枢抑制作用，对$GABA_A$的A-1亚型受体选择性强，同时亦能与A-2亚型受体结合，但不与其他神经递质结合。

(2)药动学 本品属脂溶性化合物，口服后吸收迅速且完全，达峰时间(t_{max})为0.9～1.5小时，高脂肪和饱餐可延缓其吸收，峰浓度(C_{max})降低。有明显的首关消除，生物利用度约30%。单次服用10mg后，C_{max}为29μg/L，浓度-时间曲线下面积($AUC_{0-\infty}$)为59(μg·h)/L。表观分布容积(V_d)为1.4L/kg，表明药物在组织分布比较多。血浆蛋白结合率为60%。在肝脏通过CYP3A4代谢，形成去乙基扎来普隆及5-氧-去乙基扎来普隆，代谢产物无药理活性，经葡糖醛酸化后经过尿液排出。半衰期($t_{1/2}$)为0.9～1.1小时，血浆清除率为0.94L/(h·kg)。肝功能受损者，药物清除率为正常人的70%～80%。耐受性与唑吡坦相似，优于苯二氮䓬类药物。

【不良反应】 (1)与所用的剂量有关。主要为头痛、嗜睡、眩晕、口干、出汗及食欲缺乏、腹痛、恶心呕吐、乏力、记忆困难、多梦、情绪低落、震颤、站立不稳、复视和精神错乱等。40mg大剂量单次用药时，可导致语言功能下降、记忆力减退;20mg剂量可使语言学习、记忆能力略微降低;但反复用药(每日10mg或20mg，连用12日)时，20mg剂量组稍有反应迟钝。与其他中枢神经抑制药合用，可导致抑制作用相加。

(2)严重的不良反应 撤药后癫痫发作(罕见)、严重过敏样反应(罕见)、行为异常、怪癖、梦游、抑郁、自杀意念或行为、血管性水肿(罕见)等。

【禁忌证】 (1)对本品及其成分过敏者。

(2)严重肝功能损害的患者。

(3)抑郁症患者的使用，需要在抗抑郁药物治疗的基础上短期使用。有高自杀风险患者慎用。

(4)哺乳期及计划或已经怀孕妇女禁用本品。

【注意事项】 (1)儿童使用的安全性和有效性尚未建立。

(2)老年或体质虚弱患者，出现不良反应的风险增加，宜减量使用。应尽可能用最小有效剂量，特别是老年人。

(3)超出推荐剂量使用，出现与睡眠相关的复杂行为的风险增加。

(4)本品起效快，服用后应即就寝，或在上床后难以入睡时服用。服用后不应从事需要精神集中或协调运动的工作。

(5)轻中度的肝功能损害者减量使用。肾功能损害者慎用。

【药物相互作用】 (1)参阅"唑吡坦"〔药物相互作用〕(1)(2)(3)。

(2)同时饮食高脂食物，本品的吸收时间延长，疗效下降。不要在用完高脂肪的饮食后立即服用本品。

【用法与用量】 口服。成人剂量为10mg，老年或虚弱的患者可减至5mg，正在使用西咪替丁治疗或轻中度肝损害的患者也应减至5mg。睡前或夜间觉醒后难眠时服用。治疗时间为7～10日。

【制剂与规格】 扎来普隆片（胶囊）：(1)5mg；(2)10mg。

格 鲁 米 特
Glutethimide

【适应证】 ①失眠症的短期治疗；②麻醉前给药；③防止晕动病（小剂量，125mg）。

【药理】 (1)药效学 具有催眠、镇静、抗惊厥等中枢抑制作用。格鲁米特尚有抗胆碱作用。口服后30分钟内起效，作用持续时间4～8小时。作用机制尚不明确，类似巴比妥类药。

(2)药动学 口服吸收不规则。血浆蛋白结合率约50%，可通过血脑屏障和胎盘。几乎全部在肝内代谢，代谢产物和少量原型药物（<2%）从尿排泄，另有20%随粪便排泄。半衰期（$t_{1/2}$）约为10～12小时。

【不良反应】 (1)常见的不良反应 白天嗜睡。

(2)罕见的不良反应 皮疹、咽喉疼痛、发热、异常出血、瘀斑、异常的疲乏无力、反常的兴奋反应、视物模糊、动作笨拙不稳、精神错乱、头晕、头痛等。

(3)急性中毒体征 皮肤呈蓝色、发热、低体温、肌痉挛或抽搐、癫痫发作、呼吸短促、异常缓慢或困难、反射迟钝或消失、心率异常缓慢、严重乏力。

(4)慢性中毒体征 持久的精神错乱，记忆障碍，言语含糊不清，步态不稳，震颤，注意力不集中。

(5)撤药综合征 一般表现为精神错乱、幻觉、多梦、肌肉痉挛、恶心、呕吐、梦魇、胃痛、震颤、睡眠困难、心率异常增快。

【禁忌证】 (1)对格鲁米特过敏者。

(2)妊娠期妇女 使用本品对人类胎儿能引起或怀疑可引起，或预期能引起致畸率的上升，或是不可逆转的伤害。可能还有不良的药理作用。中长期应用本品，可引起新生儿出现撤药征象。

(3)能分泌入乳汁，哺乳期妇女使用本品可能对乳儿产生危害。

【注意事项】 (1)诊断的干扰 ①酚妥拉明试验出现假阳性，试验前至少24小时，最好48～72小时停药；②尿类固醇测定：用改良的Glenn-Nelson法，本品可能干扰17-羟皮质类固醇的吸收。

(2)下列情况应慎用 ①膀胱颈梗阻、心律失常、青光眼、消化性溃疡、前列腺肥大、幽门十二指肠梗阻等，可使症状加重；②有药物滥用史或依赖史者；③不能控制的疼痛；④血卟啉症；⑤严重的肾功能损害。

(3)儿童 12岁以下小儿常用量未定，须慎用。

【药物相互作用】 (1)饮酒，阿片类镇痛药，中枢作用的肌松药，中枢性降压药（如可乐定、硫酸镁），单胺氧化酶抑制药，三环类抗抑郁药以及其他具有呼吸和中枢抑制的药物与本品合用时均可增效，格鲁米特的中枢性抑制作用也更明显，应减少用量。

(2)与抗凝药同用时，抗凝效应减弱，因本品能诱导肝微粒体酶，加快抗凝药的代谢。应及时调整后者的用量。

【给药说明】 (1)遵医嘱服用，勿超过常用量服用，并定期随访。长期大量服用可产生药物依赖性或成瘾，撤药时且可出现撤药综合征，应逐渐撤药，可分阶段的减少用量，如撤药综合征已经发生，可再用本品或改用戊巴比妥过渡，逐渐停药。

(2)过量中毒时的抢救和治疗包括通气道的维持，监测生命体征及意识水平；连续心电图监护；补充血容量；对于昏迷患者应给予洗胃，可用1:1混合的蓖麻油与水灌洗，给予25%～40%的山梨醇或甘露醇溶液100～200ml肠道灌洗，以去除小肠内尚未吸收的部分。维持血气接近正常，必要时可作气管切开。遇有重症又伴有肝、肾功能损害者，可进行血液透析。对于昏迷持久者，还应防治肺部感染等并发症。

【用法与用量】 口服。成人催眠，0.25～0.5g，睡前服，必要时可重复一次，但不要在起床前4小时服用。老年或虚弱者对本品常更为敏感，初量宜小。

【制剂与规格】 格鲁米特片：0.25g。

氯 美 扎 酮 [药典(二)]
Chlormezanone

【适应证】 用于中度焦虑和紧张状态，慢性疲劳以及由焦虑激动和某些疾病引起的烦躁、失眠等。亦可与消炎镇痛药合用治疗颈硬、四肢疼痛、风湿性关节痛等。

【药理】 药效学 具有弱的安定及肌肉松弛作用，能改善没有意识障碍的中度焦虑的情绪状态。在服药后15～20分钟可显著缓解症状，持续6小时以上。

【不良反应】 (1)常见不良反应 疲倦、药疹、眩晕、潮红、恶心、口干、水肿、排尿困难、无力、抑郁、兴奋、嗜睡、头晕、震颤、意识错乱和头痛。

(2)罕见不良反应 多形红斑、Stevens-Johnson 综合征(重型大疱性多形红斑)、中毒性表皮坏死、低血压、急性间歇性卟啉病。偶有黄疸、肝炎的报道，但系可逆性。

【禁忌证】 对本品过敏者。

【注意事项】 (1)可能对胎儿和乳儿有危害；妊娠、哺乳或生育期妇女应慎用。

(2)如有困倦发生，应减少剂量。需集中精力的工作，如驾车、操纵机器等患者，应当避免应用。

(3)服药期间避免饮酒。

(4)服药过量，有引起昏迷、低血压、反射消失等报告，应予洗胃及对症处理。

(5)不宜与吩噻嗪类药物同用。

【药物相互作用】 可加强其他中枢神经系统药物的作用，饮酒亦可加强本品的中枢抑制作用。

【用法与用量】 口服。一日 0.2～0.8g，分 2～3 次服用。

【制剂与规格】 氯美扎酮片：0.2g。

水 合 氯 醛
Chloral Hydrate

【适应证】 ①不易入睡的失眠；②解除焦虑，用于麻醉和手术前及睡眠脑电图检查前；③癫痫持续状态。

【药理】 (1)药效学 类似于巴比妥类药物，具有镇静、催眠作用，较大剂量有抗惊厥作用。口服后30分钟内即能入睡，作用持续时间为 4～8 小时。本品不缩短REMS 期。水合氯醛的中枢性镇静作用被认为是由于它的代谢产物三氯乙醇所致，但其作用机制尚不清楚，可能与巴比妥类相似。

(2)药动学 口服或直肠给药均能迅速吸收，吸收后在肝脏和其他组织内经乙醇脱氢酶作用，生成具有活性的三氯乙醇而起效。三氯乙醇的血浆蛋白结合率为35%～40%，可通过血脑屏障和胎盘，也可从乳汁分泌。三氯乙醇进一步与葡萄糖醛酸结合而失活，并经肾脏排出，无滞后作用和蓄积性。三氯乙醇的半衰期($t_{1/2}$)为7～10小时。

【不良反应】 (1)常见不良反应 头晕、腹痛、腹泻、恶心、呕吐、头晕、笨拙、宿醉、嗜睡、步履不稳。

(2)严重不良反应 心律失常、尖端扭转型室性心动过速、过敏性皮疹或荨麻疹(罕见)、精神错乱、幻觉、异常兴奋(罕见)。

(3)过量的体征 持续的精神错乱、吞咽困难、嗜睡、体温低、顽固性恶心、呕吐、胃痛、癫痫发作、呼吸短促或困难、心率过慢、严重乏力，并有可能损害肝肾功能，在恢复时可产生短暂的黄疸或(和)蛋白尿。

(4)撤药综合征 精神错乱、幻觉、恶心、呕吐、神经质、烦躁、发抖、异常兴奋。

【禁忌证】 (1)对本品过敏者。

(2)严重或明显的肝、肾功能损害患者。

(3)本品能分泌入乳汁，可能对乳儿有危害。

【注意事项】 (1)对诊断的干扰 ①尿儿茶酚胺荧光测定，试验前48小时内，不得服用水合氯醛；②酚妥拉明试验，试验前至少24小时，最好48～72小时，应停用本品，否则会引起假阳性；③当应用 Reddy、Jenkins 及 Thorn 法测定尿 17-羟皮质类固醇时，服用本品可导致数据不可靠；④用班氏液测定尿葡萄糖时，可产生假阳性。

(2)下列情况应慎用 ①严重心脏病；②有药物滥用或依赖史；③胃炎、食管炎和溃疡病(仅指口服时)；④严重肝功能损害；⑤间歇性血卟啉病(本品可使急性发作)；⑥直肠炎或结肠炎时不可直肠给药；⑦严重的肾功能损害。⑧精神抑郁患者或有自杀倾向者。

儿童 (1)儿童一次极量不超过 1g。

(2)刺激性强。

(3)应用时须稀释，有成瘾性。

【药物相互作用】 (1)与苄普地尔、西沙必利、硫利达嗪、美索达嗪、匹莫齐特、齐拉西酮、左醋美沙朵等已知可延长 Q-T 间期的药物合用，Q-T 间期延长的作用叠加，出现 Q-T 间期延长、尖端扭转型室性心动过速、心脏停搏等心脏毒性的风险增加。禁忌合用。

(2)与ⅠA 类和Ⅲ类抗心律失常药、三环类抗抑郁药、抗精神病药、氟喹诺酮类以及其他证实具有 Q-T 间期延长作用的药物(如特非那定、三氧化二砷、甲氧苄啶、复方磺胺甲噁唑、克拉霉素、红霉素、螺旋霉素、泰利霉素、氟康唑、氟西汀、三氟拉嗪、氟烷、异氟烷、甲氟喹、奥曲肽、喷他脒、后叶加压素等)合用，Q-T 间期延长的作用叠加，出现 Q-T 间期延长、尖端扭转型室性心动过速、心脏停搏等心脏毒性的风险增加。不作推荐。

(3)与阿片类镇痛药、巴比妥类、苯二氮䓬类、中枢作用的肌松药等具有呼吸和中枢神经系统抑制作用的药物合用，呼吸抑制的风险增加。

（4）与磷丙泊酚合用，因两药对心肺的作用相加，宜加强监测，并按需要作剂量调整。

（5）与抗凝药同用，抗凝效应减弱，应定期测定凝血酶原时间，以决定抗凝药用量。

（6）与酒精同用，镇静作用增强，患者可出现心悸、活动能力下降等。

（7）服用水合氯醛后静脉注射呋塞米注射液，可导致出汗、烘热、血压升高。

【给药说明】（1）按规定用药，不得随便超量，长期服用大于常用量时，可产生精神或躯体依赖性，可成瘾；一般连续用药两周，即可出现耐药性，停药时又可出现撤药综合征；不得漏服，也不要一次服双倍量。

（2）长期应用本品作为镇静或解除焦虑，应定期就医随访，不要随便增减用量，撤药时宜递减。

（3）口服逾量的处理应考虑洗胃，支持呼吸与循环的功能，维持体温正常；并按需给氧或做人工呼吸，心电图监测，保持水电解质平衡。清除血液中三氯乙醇，可考虑血液透析。

【用法与用量】成人　口服。①催眠，一次 0.5～1g，睡前 15～30 分钟服用。②镇静，一次 0.25g，一日 3 次，饭后服用。③基础麻醉，一次 0.5～1g，术前 30 分钟服用。成人一最大限量为 2g。

儿童　口服或灌肠。①镇静、催眠：一次 30～40mg/kg。②抗惊厥：一次 40～60mg/kg。

【制剂与规格】水合氯醛溶液：10%。

第二节　抗癫痫药与抗惊厥药

癫痫是常见的神经系统疾病，世界卫生组织（WHO）与国际抗癫痫联盟（International League Against Epilepsy，ILAE）提出的癫痫定义为：癫痫系不同病因引起的一种慢性脑疾病，其特点是大脑神经元反复地过度放电所致的发作性短暂的脑功能障碍。2014 年 ILAE 提出了癫痫新的实用性定义，根据新的定义，癫痫是由以下标准定义的脑部疾病。

（1）间隔超过 24 小时发生的、至少 2 次的非诱发性（或反射性）痫性发作。

（2）未来 10 年内，与 2 次非诱发性痫性发作总体再发风险（至少 60%）有近似再发可能性的、单次非诱发性（或反射性）痫性发作。

（3）诊断为癫痫综合征。

2017 年 ILAE 再次对癫痫及癫痫发作类型的分类进行了更新，根据癫痫发作起源分为局灶性发作、全面性发作和不明起源的发作。

据估计患病率为 5‰，全球约有 5000 万癫痫患者，我国约有 600 万活动性癫痫患者。有两个发病高峰：儿童及老年人。我国年发病率为 35/10 万，每年新发患者约 30 万。

惊厥是临床症状，可以由多种原因引起，其中包括癫痫。人口中 3.5% 曾有至少一次惊厥发作的历史，惊厥发作的表现与癫痫全面强直-阵挛性发作相似。

一、癫痫的分类

1981 年，国际抗癫痫联盟根据癫痫发作临床症状及脑电图变化进行了分类，1989 年 ILAE 提出癫痫及癫痫综合征的分类；2001 年 ILAE 又根据近年癫痫临床研究和基础研究的成果提出一个新的分类草案；2017 年 ILAE 修订了癫痫发作类型和癫痫的分类。

2017 年 ILAE 癫痫发作类型的分类是根据癫痫发作起源分为局灶性发作、全面性发作和不明起源的发作。①局灶性发作分为意识清楚或意识受损。按起始有无运动性症状分为运动性、非运动性和局灶性进展为双侧强直-阵挛。运动性发作包括自动症、失张力发作、阵挛发作、癫痫样痉挛发作、过度运动发作、肌阵挛、强直发作；非运动性发作包括自主神经性发作、行为终止、认知性发作、情绪性发作、感觉性发作。②全面性发作分为运动性和非运动性（失神发作）。运动性发作包括强直-阵挛发作、阵挛发作、强直发作、肌阵挛发作、肌阵挛-强直阵挛发作、肌阵挛-失张力发作、失张力发作、癫痫性痉挛发作；失神发作包括典型失神、不典型失神、肌阵挛失神、眼睑肌阵挛失神。③不明起源的发作分为运动性和非运动性。运动性包括强直-阵挛发作、癫痫性痉挛发作；非运动性表现为行为停止。

2017 年 ILAE 癫痫的分类是一个具可操作性的多级分类，旨在使癫痫分类适应不同的临床环境。癫痫的分类适用于所有年龄段，在可能的情况下，应寻求 3 个层次的诊断：癫痫分类框架的起始点是癫痫发作类型。第二个层次是癫痫类型，癫痫类型分为：①局灶性；②全面性；③全面性合并局灶性；④不明分类的癫痫。第三层次是癫痫综合征的诊断。

二、抗癫痫药的分类

1. 按照化学结构的分类　目前应用的抗癫痫药物（AEDs）有下列类型：①乙酰脲类，如苯妥英钠；②亚芪胺类,如卡马西平;③巴比妥类,如苯巴比妥、扑米酮等;④琥珀酰亚胺类,如乙琥胺;⑤双酮类,如三甲双酮、甲乙双酮;⑥侧链脂肪酸,如丙戊酸钠;⑦苯二氮䓬类,如地西泮、氯硝西泮、硝西泮;⑧磺胺类,如唑尼沙胺;⑨其他,如水合氯醛、溴化物。新一代 AEDs 的化学结构各不相同。

2. 按作用机制的分类 随着癫痫发生机制研究的深入,了解到抗癫痫药物的作用机制亦不相同(表 1-1)。

(1)钠通道调节药 苯妥英钠、卡马西平、拉莫三嗪、唑尼沙胺、丙戊酸钠、托吡酯、奥卡西平等。这组药物均选择性作用于 Na^+ 通道,阻滞 Na^+ 依赖性动作电位的快速发放,调节电压依赖性 Na^+ 通道,然而它不影响超极化膜电压。此外,这些药物还可以阻滞 Ca^{2+} 通道,调节 Na^+,K^+-ATP 酶活性,从而达到抗惊厥作用。拉考沙胺是一慢失活的钠通道阻滞剂,促进钠离子通道进入慢失活状态,减少或阻断动作电位的产生。

(2)γ-氨基丁酸调节药 γ-氨基丁酸(GABA)为中枢神经系统的抑制性递质,可以促使 Cl^- 内流,使细胞膜超极化,产生膜稳定作用。凡能增加 GABA 含量或延长作用、增加敏感性者均有抗癫痫作用。因此,抗癫痫药物可通过:①增加 GABA 合成,如丙戊酸钠可增强 GABA 合成酶谷氨酸脱羧酶活性;②GABA 受体的激动药或前体,如苯二氮䓬类药物均为 $GABA_A$ 受体的激动药;③抑制 GABA 降解代谢,如氨己烯酸(VGB);④抑制 GABA 再摄取,如噻加宾(TGB);⑤$GABA_A$ 受体增强药,如托吡酯等。

(3)兴奋性氨基酸受体拮抗药和兴奋性氨基酸释放调节药 如拉莫三嗪通过调节钠通道,阻断谷氨酸的释放;AMPA(α-氨基-5-羟基-3-甲基-4-唑异丙酸)受体拮抗药,如托吡酯可限制 AMPA 受体的激活。吡仑帕奈属于非竞争性谷氨酸 AMPA 受体拮抗剂,与突触后膜上的 AMPA 受体非竞争性结合,抑制谷氨酸诱导的过度神经传递,发挥抗癫痫作用。

(4)与乙琥胺有关的抗失神发作的药物 如三甲双酮,为选择性 T 型钙通道阻滞药。

此外,还有非尔氨酯(FBM)、加巴喷丁(GBP)和左乙拉西坦(keppra)等作用机制仍未明了。

表 1-1 常用抗癫痫药的作用机制

抗癫痫药	阻滞钠通道	阻滞 T 型钙通道	阻滞 L、N、P、Q 型钙通道	增强 GABA 活性	降低谷氨酸活性	抑制碳酸酐酶
苯妥英钠	+++		+	+		
卡马西平	+++			+		
苯巴比妥	++		+	++	++	
扑米酮	++		+			
丙戊酸	++	+			+	
乙琥胺		+++				
地西泮	+		+	+++		
拉莫三嗪	+++		+			
氨己烯酸				+++		
噻加宾				+++		
加巴喷丁	+			++		
奥卡西平	+++	+		+		
非尔氨酯	+		+	+	++	
托吡酯	+++			+++		+
拉考沙胺	+++					
唑尼沙胺	++	++				+
吡仑帕奈					+++	

+++主要机制,++可能有临床意义,+仅在实验性或仅见于超过治疗浓度时。

三、癫痫的药物治疗及其基本原则

抗癫痫药物治疗是癫痫治疗最重要和最基本的治疗，也往往是癫痫的首选治疗。癫痫患者期望的药物治疗目标有三个：①完全控制发作；②没有不良反应；③改善生活质量。为实现抗癫痫药物的治疗目标，制定治疗方案应多维度考虑。如果正确选择一种抗癫痫药物，新诊断癫痫患者的无发作率能达到约 50%，联合治疗后，癫痫无发作率可达到 60%～70%。

（1）抗癫痫药物的选择可依据癫痫的发作类型、不良反应的耐受、药物可及、价格、患者年龄、性别、合并症等多种因素来决定。其中最主要的是要根据发作类型选用 AEDs。一般情况下可参照表 1-2、表 1-3 选药，选药不当，不仅无效，而且可能加重癫痫发作（表 1-4）。

表 1-2　根据发作类型选用 AEDs（传统抗癫痫药）

发作类型	首选单药治疗	其他对此型发作有效的药物
部分性发作和部分继发全面性发作	CBZ	PHT，PB，VPA
全面强直-阵挛发作	VPA	CBZ，PRM
强直性发作	CBZ	VPA，PHT，PB
阵挛性发作	VPA	CBZ
典型失神、肌阵挛发作	VPA	ESM，CZP
非典型失神发作	VPA，ESM	CZP

药品名称缩写，按字母顺序排列。CBZ：卡马西平；CZP：氯硝西泮；ESM：乙琥胺；PB：苯巴比妥；PHT：苯妥英钠；VPA：丙戊酸；PRM：扑米酮。

表 1-3　根据发作类型选用 AEDs（在中国上市的抗癫痫药）

发作类型	可选择药物
部分性发作和部分继发全面性发作	TPM，LEV，OXC，LTG，LCS，PAP，ZNS
全面强直-阵挛发作	TPM，LTG，OXC，GBP
强直性发作	TPM，LTG，LEV
阵挛性发作	TPM，LEV，OXC
失神	LTG
肌阵挛发作	TPM，LEV

药品名称缩写，按字母顺序排列。GBP：加巴喷丁；LEV：左乙拉西坦；LTG：拉莫三嗪；OXC：奥卡西平；TPM：托吡酯；LCS：拉考沙胺；PAP：吡仑帕奈；ZNS：唑尼沙胺。

表 1-4　已报道能增加痫性发作的抗癫痫类药物

AEDs	增加痫性发作类型
CBZ，PB，PHT，GBP，VGB	失神发作
CBZ，GBP，LTG，VGB	肌阵挛发作
CBZ	强直-失张力性发作
VGB	自动症

药品名称缩写，按字母顺序排列。CBZ：卡马西平；GBP：加巴喷丁；LTG：拉莫三嗪；PB：苯巴比妥；PHT：苯妥英钠；VGB：氨己烯酸。

（2）长期规则用药　服药后 5 个半衰期的时间才能达到稳态有效血浓度，发挥最高疗效。长期规则服药才能保证药物血浓度波动范围小。

（3）单药治疗　这是目前公认的治疗原则。其优点是：①无药物间的相互作用；②不良反应少；③费用少；④依从性好。单药治疗可使 60%～70% 的发作得到控制。

（4）合理的多药治疗　单药治疗证明无效时可以考虑多药治疗，但需特别注意它们之间有无相互作用，并以不超过 2～3 种为宜。①应选用不同机制的 AEDs；②相互间可以减少不良反应；③药动学及药效学有优势互补。

（5）AEDs 的换用　一种 AEDs 证实其无效（治疗观察期应长达使用本药物前癫痫平均发作间隔 5 倍以上的时间），在换用另一种 AED 时应遵守先加后减的原则，即先加新药证明有效以后，再缓慢减原用 AED。

（6）AEDs 的停用　持续 2～3 年以上无发作，经医生系统评估后，低复发风险者可考虑逐渐减停 AEDs，停药过程需 0.5～1 年。

（7）注意 AEDs 的不良反应　①剂量相关的不良反应。②特异性不良反应。③慢性不良反应。④致畸作用。⑤矛盾反应。所谓矛盾反应指的是应用适当的 AED 和剂量，血药浓度在有效浓度范围内，发作频率增加，停用后发作频率又恢复到原有水平。现已证明一线抗癫痫药都可能出现矛盾反应，最明显的是卡马西平和苯妥英钠可使肌阵挛及失神发作加重，乙琥胺可使强直-阵挛发作加重。其机制尚不完全了解。⑥特别要提出的是美国 FDA 在分析了 11 种抗癫痫药（卡马西平、非尔氨酯、加巴喷丁、拉莫三嗪、左乙拉西坦、奥卡西平、普瑞巴林、噻加宾、托吡酯、丙戊酸盐、唑尼沙胺）与安慰剂对照的自杀相关事件的报告，报告显示服用这些药物的患者，自杀想法和自杀行为的风险（0.43%）约为服用安慰剂患者（0.22%）的 2 倍。

苯妥英钠 [药典(二); 国基; 医保(甲)]

Phenytoin Sodium

【适应证】 ①全身强直-阵挛性发作、复杂部分性发作(精神运动性发作、颞叶癫痫)、单纯部分性发作(局限性发作)和癫痫持续状态；②三叉神经痛；③隐性营养不良性大疱性表皮松解；④发作性舞蹈手足徐动症；⑤发作性控制障碍(包括发怒、焦虑和失眠的兴奋过度等的行为障碍疾患)；⑥肌强直症；⑦三环类抗抑郁药过量时心脏传导障碍；⑧洋地黄中毒所致的室性及室上性心律失常。

【药理】 (1)药效学 其抗癫痫作用机制尚未阐明，一般认为，增加细胞钠离子外流，减少钠离子内流，而使神经细胞膜稳定，提高兴奋阈，减少病灶高频放电的扩散。缩短动作电位间期及有效不应期，还可抑制钙离子内流，降低心肌自律性，抑制交感中枢，对心房、心室的异位节律点有抑制作用，提高房颤与室颤阈值。

苯妥英钠可稳定细胞膜作用及降低突触传递作用，而具抗神经痛及骨骼肌松弛作用。可抑制皮肤成纤维细胞合成(或)分泌胶原酶。

(2)药动学 口服吸收较慢,85%～90%由小肠吸收，吸收率个体差异大，受食物影响。新生儿吸收甚差。口服生物利用度约为79%，分布于细胞内外液，细胞内可能多于细胞外，表观分布容积为0.6L/kg。血浆蛋白结合率为88%～92%，主要与白蛋白结合，在脑组织内蛋白结合可能还高。口服后4～12小时血药浓度达峰值。主要在肝脏代谢，代谢物无药理活性，其中主要为羟基苯妥英(约占50%～70%)，此代谢存在遗传多态性和人种差异。存在肠肝循环，主要经肾排泄，碱性尿排泄较快。$t_{1/2}$为7～42小时，长期服用苯妥英钠的患者，$t_{1/2}$可为15～95小时，甚至更长。应用一定剂量药物后肝代谢(羟化)能力达饱和，此时即使增加很小剂量，血药浓度非线性急剧增加，有中毒危险，应监测血药浓度。有效血药浓度为10～20μg/L，每日口服300mg，7～10日可达稳态浓度。能通过胎盘，能分泌入乳汁。

【不良反应】 (1)常见齿龈增生，儿童发生率高，应加强口腔卫生和按摩齿龈。

(2)长期服用后或血药浓度达30μg/ml，可能引起恶心、呕吐甚至胃炎，饭后服用可减轻。

(3)神经系统不良反应与剂量相关，常见眩晕、头痛，严重时可引起眼球震颤、共济失调、语言不清和意识模糊，调整剂量或停药可消失；较少见的神经系统不良反应有头晕、失眠、一过性神经质、抽搐、舞蹈症、肌张

力不全、震颤、扑翼样震颤等。

(4)可影响造血系统，致粒细胞和血小板减少，罕见再障；常见巨幼红细胞性贫血，可用叶酸加维生素 B_{12}防治。

(5)可引起过敏反应，常见皮疹伴高烧，罕见严重皮肤反应，如剥脱性皮炎、多形糜烂性红斑、系统性红斑狼疮、致死性肝坏死、淋巴系统霍奇金病等。一旦出现症状立即停药并采取相应措施。

(6)小儿长期服用可加速维生素 D 代谢造成软骨病或骨质异常。

(7)孕妇服用偶致畸胎。

(8)可抑制抗利尿激素和胰岛素分泌使血糖升高。

【禁忌证】 (1)对乙内酰脲类药有过敏史者。

(2)有阿斯综合征、Ⅱ～Ⅲ度房室阻滞、窦房结阻滞、窦性心动过缓等心功能损害者。

【注意事项】 (1)有酶诱导作用，可对某些诊断产生干扰，如地塞米松试验，甲状腺功能试验，使血清碱性磷酸酶、丙氨酸氨基转移酶、血糖浓度升高。

(2)用药期间需检查血象、肝功能、血钙、口腔、脑电图、甲状腺功能并经常随访血药浓度，防止中毒性反应；其妊娠期每月测定一次、产后每周测定一次血药浓度以确定是否需要调整剂量。

(3)下列情况应慎用 嗜酒，使本品的血药浓度降低；贫血，增加严重感染的危险性；心血管病(尤其老人)；糖尿病，可能升高血糖；肝肾功能损害，改变本药的代谢和排泄；甲状腺功能异常者。

儿童 (1)齿龈增生、眩晕、头痛，眼球震颤、共济失调、语言不清和意识模糊。

(2)小儿不作首选。

(3)需做血药浓度测定。

【药物相互作用】 (1)长期应用对乙酰氨基酚患者应用本品可增加肝脏中毒的危险，并且疗效降低。

(2)为肝酶诱导剂，与皮质激素、洋地黄类(包括地高辛)、口服避孕药、环孢素、雌激素、左旋多巴、奎尼丁、土霉素或三环类抗抑郁药合用时，可降低这些药物的效应。

(3)长期饮酒可降低本品的浓度和疗效，但服药同时大量饮酒可增加血药浓度；与氯霉素、异烟肼、保泰松、磺胺类合用可能降低本品代谢使血药浓度增加，增加本品的毒性。

(4)与抗凝剂合用，开始增加抗凝效应，持续应用则降低。

(5)与含镁、铝或碳酸钙等合用时可能降低本品的生

物利用度，两者应相隔 2～3 小时服用。

(6) 与降糖药或胰岛素合用时，因本品可使血糖升高，需调整后两者用量。

(7) 原则上用多巴胺的患者，不宜用本品。

(8) 本品与利多卡因或普萘洛尔合用时可能加强心脏的抑制作用。

(9) 虽然本品消耗体内叶酸，但增加叶酸反可降低本品浓度和作用。

(10) 苯巴比妥或扑米酮对本品的影响很大，应经常监测血药浓度。

(11) 与丙戊酸类合用有蛋白结合竞争作用，应经常监测血药浓度，调整本品用量。

(12) 与卡马西平合用，卡马西平血药浓度降低。

(13) 如合并用大量抗精神病药或三环类抗抑郁药可能会诱发癫痫发作，需调整本品用量。

【给药说明】(1) 血药浓度超过 20μg/L 时易产生毒性反应，出现眼球震颤；超过 30μg/L 时，出现共济失调；超过 40μg/L 时往往出现严重毒性作用。

(2) 药物过量可出现视物模糊或复视，笨拙或步态不稳和步态蹒跚、精神紊乱，严重的眩晕或嗜睡，幻觉、恶心、语言不清。无解毒药，仅对症治疗和支持疗法，如催吐、洗胃、给氧、升压、辅助呼吸、血液透析。

(3) 老年人慢性低蛋白血症的发生率高，应用本品时须慎重，用量应偏低，并经常监测血药浓度。

【用法与用量】(1) 抗癫痫 成人常用量：每日 250～300mg(2.5～3 片)，开始时 100mg(1 片)，每日 2 次，1～3 周内增加至 250～300mg(2.5～3 片)，分 3 次口服。极量一次 300mg(3 片)，一日 500mg(5 片)。如发作频繁，可按体重 12～15mg/kg，分 2～3 次服用，每 6 小时一次，第二天开始给予 100mg(或按体重 1.5～2mg/kg)，每日 3 次直到调整至恰当剂量为止。小儿常用量：开始每日 5mg/kg，分 2～3 次服用，按需调整，以每日不超过 250mg 为度。维持量为 4～8mg/kg 或按体表面积 250mg/m²，分 2～3 次服用，如有条件可进行血药浓度监测。

(2) 抗心律失常 成人常用量：100～300mg(1～3 片)，一次服或分 2～3 次服用，或第一日 10～15mg/kg，第 2～4 日 7.5～10mg/kg，维持量 2～6mg/kg。小儿常用量：开始按体重 5mg/kg，分 2～3 次口服，根据病情调整每日量不超过 300mg，维持量 4～8mg/kg，或按体表面积 250mg/m²，分 2～3 次口服。

(3) 胶原酶合成抑制剂 成人常用量：开始每日 2～3mg/kg，分 2 次服用，在 2～3 周内，增加到患者能够耐受的用量，血药浓度至少达 8μg/ml。一般每日 100～

300mg(1～3 片)。

【制剂与规格】苯妥英钠片：(1) 50mg；(2) 100mg。

卡 马 西 平 [药典(二)；国基；医保(甲)；医保(乙)]

Carbamazepine

【适应证】①单纯或复杂部分性发作、继发性全面强直-阵挛性发作或其他部分性或全面性发作，亦有用于全面性发作中的强直-阵挛性发作者；对典型或不典型失神发作、肌阵挛或失张力发作无效。②三叉神经痛和舌咽神经痛发作，亦用作三叉神经痛缓解后的长期预防性用药。也可用于脊髓结核和多发性硬化、糖尿病性周围性神经痛、幻肢痛和外伤后神经痛，以及疱疹后神经痛。③预防或治疗双相情感障碍对锂、抗精神病药或抗抑郁药无效的或不能耐受的双相情感障碍，可单用或与锂和其他抗抑郁药合用。④中枢性部分性尿崩症，可以单用或与氯磺丙脲或氯贝丁酯等合用。⑤对某些精神疾病包括精神分裂症性情感性疾病，顽固性精神分裂症及与边缘系统功能障碍有关的失控综合征。⑥不宁腿综合征(Ekbom 综合征)，偏侧面肌痉挛。⑦酒精成瘾的戒断综合征。

【药理】(1) 药效学 化学结构和三环类抗抑郁药相似，有抗胆碱作用、抗抑郁、抑制神经肌肉接头的传递。卡马西平抗惊厥作用，可能是通过抑制多突触反应和阻断强直后增强而发挥作用，对单纯或复杂部分性发作、全面强直-阵挛性发作疗效好；对失神发作、肌阵挛或失张力发作无效。卡马西平能明显降低或消除大鼠和猫眶下神经刺激引起的疼痛，降低猫丘脑电位、延髓和多突触反射，包括舌下颌反射。其作用机制为：①抗癫痫机制为阻滞电压依赖性钠通道，抑制突触后神经元高频动作电位的发放，以及通过阻断突触前 Na⁺通道和动作电位发放，阻断神经递质的释放，从而调节神经兴奋性，达到抗惊厥作用；②抗神经痛的作用机制尚不清楚，可能是通过 GABA_B 受体，与 Ca²⁺通道调节有关；③用于精神疾病，则与抗惊厥机制有关。抗精神病和躁狂症的作用可能抑制了边缘系统和顶叶的点燃作用。

(2) 药动学 在人体内吸收比较缓慢，但吸收完全。普通片在单剂量服药后，12 小时内达平均血药峰值浓度。单剂量口服 400mg 卡马西平后，平均峰值血药浓度约为 4.5μg/ml。单次口服缓释胶囊 200mg 后，约 28 小时血药浓度达峰值，血药峰浓度约为 1.45μg/ml，消除半衰期约为 48.29 小时。卡马西平在"治疗范围"的稳态血药浓度具有极大的个体差异，大多数患者在 4～12μg/ml(即 17～50μmol/L)之间。10,11-环氧卡马西平(药理学活性代谢产物)的浓度大约是卡马西平浓度的 30%。在乳汁中，相当于血浆浓度的 25%～60%；能通过胎盘屏障；表观分布容积（V_d）为 0.8～1.9L/kg。在肝脏中代谢，环氧化是其最主要的生物转化途径，其主要代谢产物为 10,11-反式二醇衍生物和它的葡萄糖醛酸化物。单剂量口服卡马西平的平均清除半衰期为 36 小时，由于肝脏的单胺氧化酶系统自身诱导作用，重复给药后为 16～24 小时，与其他肝酶诱导剂合并用药后（如苯妥英钠）平均半衰期为 9～10 小时。10,11-环氧卡马西平在血浆中的平均清除半衰期约为 6 小时。单剂量口服 400mg 卡马西平后，72%从尿液中排出，28%从粪便中排出。在尿液中约 2%是以原型药排出，约 1%以 10,11-环氧卡马西平排出。

【不良反应】 (1)本品可刺激抗利尿激素分泌，引起水的潴留和容量扩大以及稀释性低钠血症。患者出现浮肿、体重增加、无力、恶心、呕吐和精神紊乱，神经系统异常，昏睡以及痫性发作增多。虽然这些症状亦可能与其他不良反应有关，但低钠血症仍被认为是主要的可能性。值得注意的是，有 1 例合并无菌性脑膜炎的肌阵挛性癫痫患者，接受本品治疗后引起脑膜炎复发。

(2)很常见的不良反应 白细胞减少，共济失调、头晕、嗜睡，呕吐、恶心，严重的荨麻疹、过敏性皮炎，乏力，γ-谷氨酰转移酶升高（肝酶引起，通常无临床意义）。

(3)常见的不良反应 嗜酸性细胞增多症、血小板减少，由于抗利尿激素（ADH）样作用而引起的浮肿、体液潴留、体重增加、低钠血症和血浆渗透压下降，复视，头痛，眼部调节障碍（如视物模糊），口干，乏力，血液碱性磷酸酶升高。

(4)少见的不良反应 异常的不自主运动（如震颤、姿势保持不能、手足徐动症、肌张力障碍、抽搐），眼球震颤，腹泻、便秘，剥脱性皮炎，氨基转移酶升高。

(5)罕见的不良反应 淋巴结病；白细胞增多症；迟发性多器官过敏反应，伴有发烧、皮疹、血管炎、淋巴结病、假性淋巴瘤、关节痛、白细胞减少、嗜酸性粒细胞增多、肝脾大、肝功能异常和胆管消失综合征（肝内胆管破坏或消失），可发生在各种联合治疗中，也可能影响其他器官（如肺脏、肾脏、胰腺、心肌、结肠）；心脏传导功能障碍；精神异常，出现幻觉（幻视或幻听）、抑郁、攻击行为、易激惹、躁动、意识模糊；神经系统异常，出现运动障碍、眼球运动失常、语言障碍（构音障碍、发音含糊）、舞蹈症、周围神经病、感觉异常和局部麻痹；叶酸缺乏，食欲下降；高血压或低血压；腹痛，淤胆性肝炎、肝实质（肝细胞）性肝炎或混合型肝炎、胆管消失综合征、黄疸；系统性红斑狼疮样综合征、瘙痒；肌无力。

(6)药物过量产生的症状 主要发生在中枢神经系统、心血管系统、呼吸系统等，首发体征和症状在 1～3 小时后出现。中枢神经系统可出现中枢抑制、定向力障碍、嗜睡、激越、幻觉、昏迷、视物模糊、发音含糊、构音障碍、眼球震颤、共济失调、运动障碍、初期反射亢进，后期反射减弱、惊厥、精神运动性障碍、肌阵挛、体温过低、瞳孔散大；呼吸系统可出现呼吸抑制、肺水肿。常见呕吐、胃排空迟缓、肠蠕动减少、尿潴留、少尿或无尿、液体潴留，以及由于卡马西平的 ADH 样作用而引起的水中毒。

此外，由于本品的化学结构与三环类抗抑郁药相似，可能会激发潜在精神病以及老年人的精神紊乱或激动不安。中枢神经系统的不良反应发生率随着血药浓度增高（大于 8.5～10μg/ml）。

【禁忌证】 (1)对三环类抗抑郁药过敏者。

(2)房室传导阻滞者。

(3)血清铁严重异常者。

(4)有骨髓抑制史的患者。

(5)具有肝卟啉病病史的患者（如急性间歇性卟啉病、变异型卟啉症、迟发性皮肤卟啉症），严重肝功能不全等病史者。

【注意事项】 (1)HLA-B*1502、HLA-A*3101 等位基因阳性者，使用本品出现 Stevens-Johnson 综合征、中毒性表皮坏死松解症等致死性的皮肤反应的风险大。使用本品前如条件许可，应测试该基因，阳性者不能使用本品。

(2)有引起再生障碍性贫血和粒细胞减少的报道，用药前应做血液学检查供对照。用药过程中如出现白细胞和血小板计数降低或减少，应严密监测。如出现明显的骨髓抑制的证据，应考虑停药。

(3)本品能通过胎盘屏障，已经有报道，妊娠期服用卡马西平可能致发育障碍、畸形，包括脊柱裂和其他先天性异常，如颅面缺损、心血管畸形、尿道下裂和各种机体系统异常等。

(4)本品能随乳汁分泌，约为血药浓度的 25%～60%，哺乳期妇女服用可能对乳儿有危害，如过度嗜睡、皮肤过敏反应。

(5)老年患者对本品敏感者多，可引起精神错乱或激动不安、焦虑、房室传导阻滞或心动过缓。

(6)不典型失神发作史的患者，全身痉挛发作的频率可能增加。

(7)心电图异常或心脏传导障碍史的患者，出现房室传导阻滞的风险增加。

(8)有三环类抗抑郁药过敏反应史的患者,有出现交叉过敏的风险。

(9)眼内压升高患者,由于本品的抗胆碱作用,病情可加重。

(10)精神病史患者,有激活潜在精神病的风险。

(11)有报道,使用本品,自杀的风险增加。

(12)下列情况应慎用　①酒精中毒;②心脏损害,包括器质性心脏病和充血性心脏病;③冠状动脉病;④糖尿病;⑤青光眼;⑥对其他药物有血液方面不良反应史的患者(易产生卡马西平诱发骨髓抑制的危险);⑦肝损害,抗利尿激素分泌异常,其他内分泌异常及紊乱,可能使垂体功能低下、甲状腺功能低下或肾上腺皮质功能减退所引起的低钠血症加剧;⑧有本品治疗中断史;⑨肾损害;⑩肝卟啉病,有报道可引起急性发作,应避免使用本品。

(13)用药期间注意随访检查　①全血细胞计数,包括血小板和网织红细胞以及血清铁检查。在给药前检查一次,治疗开始后经常复查达2~3年;②尿常规;③血尿素氮;④肝功能试验;⑤电解质;⑥卡马西平血浓度测定。

【药物相互作用】　同时服用CYP3A4抑制剂可导致卡马西平血浆浓度增加,从而诱发不良反应。如果同时服用CYP3A4诱导剂则可能增加卡马西平的代谢速率,导致卡马西平血浆水平及疗效的潜在下降。卡马西平是CYP3A4的强效诱导剂,因此可降低主要通过CYP3A4代谢的药物的血浆浓度。

(1)丙戊酸钠及新型抗癫痫药萘咪酮(nafimidone)、登齐醇(denzimol)、司替戊醇(stiripentol)等可抑制本品的代谢;苯巴比妥、苯妥英钠、扑米酮可诱导本品的代谢;此外,本品有诱导丙戊酸的肝毒性代谢产物增加的趋势,可缩短乙琥胺和氯硝西泮的半衰期。本品对苯妥英钠的作用不恒定,两药合用时须监测血药浓度。

(2)雷诺嗪主要由CYP3A4代谢。本品与之合用,雷诺嗪的血药浓度大幅下降,两者合用为禁忌。

(3)与奈法唑酮、伏立康唑或奈非那韦合用,CYP3A4调节的这些药物或其活性代谢物的代谢被诱导,血药浓度降低,而CYP3A4调节的本品代谢被抑制,血药浓度上升,出现毒性的风险增加。与奈法唑酮或伏立康唑合用为禁忌。

(4)与腺苷合用,对心脏传导的作用相加,传导阻滞的风险加大。

(5)与曲马多、厄洛替尼、伊马替尼、拉帕替尼、达沙替尼、舒尼替尼、尼罗替尼、依曲韦林、洛匹那韦、

地拉韦啶、马拉韦罗、依立替康、伊沙匹隆、托伐普坦、屈奈达隆、他克莫司、西罗莫司、坦罗莫司、多西环素等CYP3A4的底物合用,这些药物或其活性代谢物的代谢被本品诱导,因而血药浓度降低,应避免。如必须合用,应增加这些药物的剂量并严密监测出现毒性反应的可能。

(6)与氯氮平合用,CYP3A4调节的氯氮平的代谢被诱导,而两药骨髓抑制和神经毒性的作用叠加。

(7)与对乙酰氨基酚合用使肝脏毒性增加,并可加速后者的代谢,疗效降低。

(8)与香豆素类抗凝药合用,由于本品对肝药酶的诱导作用,抗凝药的血浓度降低,半衰期缩短,抗凝作用减弱,应监测凝血酶原时间,调整药量。

(9)与碳酸酐酶抑制药合用可引起骨质疏松的危险性增加,出现早期症状时碳酸酐酶抑制药即应停用,必要时给予相应的治疗。

(10)与氯磺丙脲、氯贝丁酯、去氨加压素、赖氨加压素(lypressin)、垂体后叶素、加压素等合用,可加强抗利尿作用,合用的各药都需减量。

(11)与含雌激素的避孕药、环孢素、洋地黄类(可能地高辛除外)、雌激素、左甲状腺素或奎尼丁合用时,由于本品对肝药酶的诱导,可加快上述药物的代谢,降低疗效,用量应作调整。

(12)氨己烯酸、达芦那韦、右丙氧芬以及红霉素、醋竹桃霉素可抑制本品的代谢,使其血药浓度升高,引起不良反应。

(13)氟哌啶醇、洛沙平、噻吨类、马普替林或三环类抗抑郁药可使本品及其活性代谢产物的血浓度升高,可引起不良反应。此外,上述药物可降低惊厥阈,从而降低本品的抗癫痫疗效,需调整上述药物的用量以控制癫痫发作。

(14)与锂盐合用可引起严重的神经毒性。锂盐还可以降低本品的抗利尿作用。

(15)可以降低诺米芬辛(nomifensine)的吸收并加快其清除。

【给药说明】　(1)轻微的、一般性疼痛不要用本品。

(2)饭后立即服药,可减少胃肠道反应。漏服时应尽快补服,不得一次补服双倍量,可在1日内分次补足用量。如已漏服1日以上,注意有复发可能。

(3)癫痫患者突然停药可引起惊厥或癫痫持续状态。如发生嗜睡、眩晕、头晕、软弱或肢体乏力,共济失调,须注意可能为中毒症状。服药过程中可能有口干,糖尿病患者可能引起尿糖增加,急诊或需进行手术时

（4）开始时应用小量，然后逐渐增加，到获得良好疗效为止，每日用量抗癫痫可分2～3次、三叉神经痛可分2～4次饭后口服。加用或已用其他抗癫痫药治疗的患者，用量也应逐渐递增。在开始治疗后4周左右可能需要增加剂量，以避免由于自身诱导所致的血药浓度降低。

（5）遇有下列情况应停药 ①肝脏中毒症状或活动性肝病，有骨髓抑制的明显证据，如血红蛋白<100g/L；血小板<50×10⁹/L；中性粒细胞绝对值（ANC）<1.5×10⁹/L时应立即停药。其中以白细胞下降为最常见，但如癫痫只有应用本品才能控制，其他药物无效时可考虑减量，密切随访白细胞计数，可能会停止下降，逐渐回升，那时再加大剂量，以达到控制癫痫发作的剂量。②有心血管方面不良反应或皮疹出现，治疗应即停止。③用作特异性疼痛综合征的止痛时，如果疼痛完全缓解，应每月试行减量或停药。

（6）过量时的治疗 治疗首先应依据患者的临床状况判断是否需住院治疗。检测血药浓度以证实是否卡马西平中毒和确定过量的程度。对危重患者应送入ICU病房，并给予支持疗法（胃排空、洗胃、使用活性炭），进行心脏监护和纠正电解质紊乱。低血压推荐使用多巴胺，或静脉注射多巴酚丁胺；心律失常：根据具体病情处理；惊厥推荐使用苯二氮䓬类（如地西泮）或其他抗惊厥药，如苯巴比妥（需小心此药可增加呼吸抑制的危险）或水合氯醛；低钠血症（水中毒）应限制液体摄入，且缓慢地静脉滴注0.9%氯化钠注射液。推荐活性炭吸附透析法，有报告强迫利尿、血液透析和腹膜透析法无效。应预见到由于延缓吸收，过量后2～3天中可能会出现症状反复和加重。小儿严重中毒时可换血，并需继续观察呼吸、循环、肾功能数日，根据临床情况，采取相应措施。

【用法与用量】 成人 口服。①抗惊厥：开始一次0.1g，一日2～3次；第2日后每日增加0.1g，直到出现疗效为止，要注意个体化，最大量一日不超过1.6g。②镇痛：开始一次0.1g，一日2次；第2日后每隔一日增加0.1～0.2g，直至疼痛缓解；维持量一日0.4～0.8g，分次服用；最高量一日不超过1.2g。③抗躁狂或抗精神病：开始一日0.2～0.4g，以后每周逐渐增加至最大量一日1.6g，分3～4次服用。

儿童 ①抗惊厥：按体重每天10～20mg/kg。4岁或4岁以下儿童，初始剂量20～60mg/d，然后隔日增加20～60mg；4岁以上儿童，初始剂量可100mg/d，然后每周增加100mg。②抗躁狂或抗精神病：起始剂量为一日200～400mg，分3～4次服用，以后每周逐渐增量。12～

15岁儿童，日剂量不超过1000mg；15岁以上儿童，日剂量不超过1200mg；少数患者日剂量可达1600mg。

【制剂与规格】 卡马西平片：（1）0.1g；（2）0.2g。

卡马西平胶囊：0.2g。

卡马西平缓释胶囊：0.1g。

扑 米 酮 [药典（二）；医保（乙）]
Primidone

【适应证】 ①用于癫痫强直阵挛性发作（大发作），单纯部分性发作和复杂部分性发作的单药或联合用药治疗；②特发性震颤和老年性震颤。

【药理】 （1）药效学 在体内的主要代谢产物为苯巴比妥，可以共同发挥抗癫痫作用。体外电生理实验见其使神经细胞的氯离子通道开放，细胞过极化，拟似γ-氨基丁酸（GABA）的作用。在治疗浓度时可降低谷氨酸的兴奋作用、加强γ-氨基丁酸的抑制作用，抑制中枢神经系统单突触和多突触传递，导致整个神经细胞兴奋性降低，提高运动皮质电刺激阈。使发作阈值提高，还可以抑制致痫灶放电的传播。

（2）药动学 口服易吸收，达峰时间（t_{max}）2.7～5.2小时（成人），4～6小时（儿童）。生物利用度约为92%。血浆蛋白结合率较低，约为20%，分布广泛，表观分布容积约为0.6L/kg，$t_{1/2}$约10～15小时。由肝脏代谢为活性产物苯乙基二酰胺（PEMA）和苯巴比妥，前者$t_{1/2}$为24～48小时，后者成人$t_{1/2}$为50～144小时，小儿为40～70小时。成人被吸收的扑米酮15%～25%转化为苯巴比妥，服药一周血药浓度达稳态，血浆有效浓度为10～20μg/ml。单独用扑米酮时，代谢产物苯巴比妥与扑米酮的比例约为1:1。与苯妥英钠合用时，这个比例明显加大，提示扑米酮的代谢在加快。给药后约20%～40%以扑米酮、30%以PEMA、25%以苯巴比妥的形式由肾排泄。可通过胎盘屏障、可分泌入乳汁。

【不良反应】 （1）患者不能耐受或过量的症状 视力改变，复视，眼球震颤，共济失调，认识迟钝，情感障碍，精神错乱，呼吸短促或障碍。

（2）较少见的不良反应 在儿童和老年人中容易发生异常的兴奋或不安等反常反应。

（3）偶见的不良反应 有过敏反应（呼吸困难，眼睑肿胀，喘鸣或胸部紧迫感）、粒细胞减少，以及血小板减少（罕见）、巨幼细胞贫血（罕见）。

（4）持续出现而需注意的不良反应 手脚不灵活或步态不稳、关节挛缩，眩晕、嗜睡。少数患者出现性功能减退、头痛、食欲不振，疲劳感，恶心或呕吐，但继续服用往往会减轻或消失。

【禁忌证】　(1)对本品或苯巴比妥过敏者。

(2)卟啉症患者。

【注意事项】　(1)对巴比妥类过敏者,对本品也可能过敏。

(2)本品能通过胎盘屏障,可能致畸,但因往往与其他抗癫痫药合并应用而难以肯定,有胎儿发生畸形(生长迟缓、颜面部及心脏异常、指甲及指节的发育不良)的报道。因此癫痫患者怀孕后应尽量减少合并用药,否则胎儿致畸的可能性增大。通过对胎儿肝药酶诱导,本品可导致维生素K缺乏,在妊娠最后一个月应补充维生素K,防止新生儿出血。

(3)本品可从乳汁分泌,哺乳期妇女用药可能对乳儿有危害,可致乳儿中枢神经受到抑制或嗜睡。

(4)对其他临床试验的干扰　血清胆红素可能降低。酚妥拉明试验可出现假阳性,如果需做此试验时需停药至少24小时,最好48～72小时。

(5)下列情况应慎用　①肝、肾功能损害;②可引起多动症的病情加重;③哮喘、肺气肿或其他可能加重呼吸困难或气道不畅等呼吸系统疾患。

(6)用药期间应注意检查全血细胞计数,定期测定本品及其代谢产物苯巴比妥的血药浓度。扑米酮血浆有效浓度为10～20μg/ml;苯巴比妥血浆有效浓度为15～40μg/ml。

(7)有增加自杀风险的报道,宜加强监护。

【药物相互作用】　(1)酒精、麻醉药、主要作用于中枢部位的抗高血压药、其他中枢抑制药、注射用硫酸镁与扑米酮合用时,中枢抑制作用增强,可出现呼吸抑制,需调整剂量。

(2)与抗凝药、肾上腺皮质激素、地高辛、多西环素或三环类抗抑郁药合用时,由于苯巴比妥对肝药酶的诱导,使这些药物代谢增快,而疗效降低。

(3)与单胺氧化酶抑制药合用时,本品的血浓度升高,可引起不良反应。

(4)与灰黄霉素合用,后者的吸收发生障碍,疗效降低。

(5)本品可增加维生素C由肾排出,可减少维生素B$_{12}$自胃肠道的吸收。由于对肝药酶的诱导作用,可使维生素D的代谢加快。

(6)与垂体后叶素合用,可引起心律失常或冠状动脉供血不足。

(7)与卡马西平合用,由于本品的代谢产物苯巴比妥对肝药酶的诱导作用,使卡马西平的疗效降低,反之亦然。因此合用时应监测两药的血浓度。

(8)与其他抗癫痫药合用,由于代谢的变化而引起癫痫发作的形式改变,需及时调整剂量。

(9)与丙戊酸钠合用,扑米酮的代谢物苯巴比妥清除减慢,可产生严重的中枢抑制作用。

(10)与喹硫平合用,CYP调节的喹硫平代谢被诱导,喹硫平的血药浓度下降,需调整剂量以维持对精神病的控制。

【给药说明】　(1)口服　一次量血药浓度可在0.5～9小时内达到峰值,一般约4小时,由于个体间血药浓度差异很大,给药需个体化。

(2)应自小剂量开始服用,若一开始即服250mg,一日3次,有些患者会产生剧烈眩晕、呕吐,以致拒绝服药。

(3)本品的主要代谢产物之一苯巴比妥会影响扑米酮的血药浓度、不良反应、相互作用和疗效。

(4)停药时本品的用量应递减,防止复发。

(5)当用本品代替其他抗癫痫药时,用量应逐渐增加,而原用抗癫痫药渐减,以求维持对发作的控制。

(6)继续长期服用时,许多常见的不良反应如恶心、眩晕和嗜睡的频度和强度会逐渐减弱,终至消失。

(7)治疗期间须按时服药,发现漏服应尽快补服,距下次给药前1小时内则不必补服,勿一次补服双倍量。

【用法与用量】　成人　口服。自50mg开始,睡前服用,3日后改为一日2次,一周后改为一日3次,第10日开始改为250mg,一日3次,总量不超过一日1.5g;维持量一般为250mg,一日3次。

儿童　8岁以下,每日睡前服50mg;3日后增加为每次50mg,每日2次;一周后改为0.1g,每日2次;10日后根据情况可以增加至0.125～0.25mg,每日3次;或每日按体重10～25mg/kg分次服用。8岁以上同成人。

【制剂与规格】　扑米酮片:(1)50mg;(2)100mg;(3)250mg。

苯 巴 比 妥　[药典(二);国基;医保(甲)]
Phenobarbital

【适应证】　①焦虑;②失眠(用于睡眠时间短早醒者);③惊厥、癫痫,包括癫痫持续状态、癫痫大发作及局限性发作;④运动障碍;⑤麻醉前给药;⑥高胆红素血症。

【药理】　(1)药效学　本品对中枢的抑制作用随着剂

量加大，表现为镇静、催眠、抗癫痫。苯巴比妥可使神经细胞的氯离子通道开放，细胞过极化，拟γ-氨基丁酸(GABA)的作用。治疗浓度的苯巴比妥可降低谷氨酸的兴奋作用、加强γ-氨基丁酸的抑制作用，抑制中枢神经系统单突触和多突触传递，增加运动皮质的电刺激阈值，从而提高癫痫发作的阈值；抑制痫灶的高频放电及其向周围扩散。也有调节钠及钙通道的作用。本品可产生依赖性，包括精神依赖和身体依赖。

(2)药动学　参阅本章第一节。

【不良反应】　参阅本章第一节。

【禁忌证】　参阅本章第一节。

【注意事项】　参阅本章第一节。

儿童　使用本品后，可能出现嗜睡、眩晕、头痛、乏力、精神不振等延续效应。可能引起反常的兴奋。

【药物相互作用】　参阅本章第一节。

【给药说明】　(1)需数周后才能达到最大抗癫痫效果。

(2)停药阶段应逐渐减量以免导致发作或癫痫持续状态。

(3)当用其他抗癫痫药替代苯巴比妥时，苯巴比妥的用量应逐渐减少，同时逐渐增加替代药的剂量，以求控制癫痫发作。

(4)控制发作的有效血浓度为 15～40μg/ml，超过 40μg/ml 可出现中毒症状。

(5)静脉注射苯巴比妥钠时每分钟不应超过 60mg，注射速度过快可导致严重呼吸抑制。

(6)静脉注射后需 30 分钟左右才能达到最大效果。

(7)老年或体弱患者对一般常用量即可产生兴奋、精神错乱或抑郁，应减量。

(8)肌内注射或缓慢静脉注射多用于癫痫持续状态，粉针剂临用前加灭菌注射用水适量溶解。

【用法与用量】　成人　(1)口服　每日 90～180mg，可在晚上一次顿服，或每次 30～60mg，每日 3 次；极量一次 0.25g，一日 0.5g。

(2)肌内或缓慢静脉注射　肌内注射 0.1g，可每 6 小时 1 次，24 小时内不超过 0.5g。治疗癫痫持续状态时剂量加大，静脉注射一次 200～300mg(速度不超过每分钟60mg)，必要时 6 小时重复一次。其他适应证的用法与用量参阅本章第一节。

儿童　(1)口服　①镇静催眠：一次 2～3mg/kg，一日 2～3 次；②抗惊厥：一次 3～5mg/kg，一日 2～3 次。

(2)肌内注射　抗惊厥：一次 3～5mg/kg 或 125mg/m²，必要时 4 小时后可重复，一次极量不超过 0.2g。

【制剂与规格】　苯巴比妥片：(1)15mg；(2)30mg；

(3)100mg。

注射用苯巴比妥钠：(1)50mg；(2)100mg；(3)200mg。

苯巴比妥钠注射液：(1)1ml:0.1g；(2)2ml:0.2g。

异戊巴比妥钠[药典(二)]
Amobarbital Sodium

【适应证】　(1)CDE 适应证　癫痫持续状态。一般在地西泮、苯妥英钠等静脉注射不能控制时。其他适应证参阅本章第一节。

(2)国外适应证　①镇静；②催眠，用于短期治疗失眠，因为它在 2 周后对睡眠诱导和睡眠维持失去效力；③麻醉前。

【注意事项】　参阅本章第一节。

儿童　(1)大剂量时可产生眼球震颤、共济失调和严重呼吸抑制。

(2)不用于新生儿高胆红素血症。

【药理】【不良反应】【禁忌证】【药物相互作用】【给药说明】　参阅本章第一节。

【用法与用量】　用灭菌注射用水或氯化钠注射液溶解成 5%溶液，肌内注射或缓慢静脉注射。

成人　一次 0.1～0.25g。

儿童　肌内注射或静脉缓慢推注。抗惊厥，一次 3～5mg/kg 或 125mg/m²。

【制剂与规格】　注射用异戊巴比妥钠：(1)0.1g；(2)0.25g。

乙 琥 胺[药典(二)]
Ethosuximide

【适应证】　典型失神发作。

【药理】　(1)药效学　仅对失神发作有效，对其他类型的发作无效。通过提高癫痫发作阈值，抑制皮质每秒 3 次的棘慢复合波发放。有效阻断 T 型 Ca^{2+} 通道，调节细胞膜兴奋功能，抑制运动皮质的神经传递。

(2)药动学　口服易吸收，达峰时间(t_{max})为 2～4 小时(成年人)，3～7 小时(儿童)，生物利用度(F)近 100%。血浆蛋白结合率低(<10%)，广泛分布到除脂肪以外的全身各组织，可通过血脑屏障。成年人表观分布容积(V_d)为 0.65L/kg。有效治疗血浓度为 40～100μg/ml(350～700μmol/L)。在肝内代谢，生成失活代谢产物，主要以代谢产物从尿排泄，尿中原型药物为 20%。半衰期($t_{1/2}$)在成人为 50～60 小时，在儿童为 30～36 小时。

【不良反应】(1)较少见的不良反应 行为或精神状态改变、皮疹、咽喉疼痛、发热、粒细胞减少、淋巴结肿大、血小板减少和瘀斑。

(2)持续出现而需要注意的不良反应 较常见的有食欲缺乏、呃逆、恶心、呕吐和胃部不适;较少见的有头晕、头痛、眩晕、嗜睡、共济失调、激惹或疲乏。

(3)其他严重的不良反应 Stevens-Johnson 综合征、再生障碍性贫血、嗜酸粒细胞增多、白细胞减少、系统性红斑狼疮、癫痫发作。

【禁忌证】 对本品及其他琥珀酰亚胺类药物过敏者禁用。

【注意事项】(1)哺乳期妇女用药可能对乳儿有危害。

(2)贫血、肝功能损害和肾功能不全者,用药应慎重。

(3)服药期间应定期随访全血细胞和肝、肾功能。

(4)如为混合型癫痫,单用本品强直-阵挛性发作的次数可能更多。

(5)有报道可增加自杀的风险,宜加强监护。

儿童(1)与丙戊酸钠合用可使乙琥胺的血药浓度升高。

(2)与卡马西平合用可使其血药浓度降低。

【药物相互作用】(1)与氟哌啶醇合用时可改变癫痫发作形式和频率,同时氟哌啶醇血药浓度降低。

(2)与三环类抗抑郁药及吩噻嗪类抗精神病药合用时,抗癫痫作用减弱。

(3)与其他抗癫痫药合用时,药物相互作用不明显。偶有使苯妥英钠血药浓度增高的报告。与卡马西平合用时,两者代谢均可增快而使血药浓度降低。

【给药说明】(1)为减少胃部刺激,可与食物或牛奶同服。

(2)停药时须逐步减量,以免出现失神发作持续状态。

(3)当用于代替其他抗癫痫药时应逐步增量。合并用药时亦应逐步增加药量,以便达到所需的血药浓度。当与静脉注射地西泮合用时,初次剂量可以较大,以求迅速达到有效血药浓度 40~100μg/ml。

(4)当成人剂量一日超过 1.5g,6 岁以下儿童剂量一日超过 1.0g 时,应密切注意毒性反应。

【用法与用量】成人 口服。开始一次 0.25g,一日 2 次,4~7 日后增加 0.25g,直至控制发作。最大剂量不超过一日 1.5g。

儿童 口服。一日 5~10mg/kg,分 3 次服(从小量开始渐增量,直至发作控制)。

【制剂与规格】 乙琥胺胶囊:0.25g。

乙琥胺糖浆:100ml:5g。

丙 戊 酸 钠 [药典(二);国基;医保(甲);医保(乙)]
Sodium Valproate

【适应证】(1)CDE 适应证 全身性或部分性癫痫,尤其是以下类型:失神发作;肌阵挛发作;强直-阵挛发作、失张力发作及混合型发作以及部分性癫痫:局部癫痫发作伴有或不伴有全身性发作;特殊类型的综合征(West,Lennox-Gastaut)。

(2)国外适应证 ①癫痫;②双向情感障碍;③偏头痛。

【药理】(1)药效学 抗癫痫作用机制尚未阐明,可能与脑内抑制性神经递质γ-氨基丁酸(GABA)的浓度升高有关。可能的作用机制是通过影响 GABA 的合成或其代谢来增强 GABA 的抑制作用。余参阅第三章第四节。

(2)药动学 口服吸收快而完全,口服普通片后达峰时间(t_{max})为 1~4 小时,饭后服用延缓吸收。缓释片在胃内可有少量释放,在肠道亦缓慢吸收,因此达峰时间较长,峰浓度较低,可以避免一日内血药浓度的波动过大。各种剂型的生物利用度(F)近 100%。与血浆蛋白结合的程度与血药浓度有关,血药浓度为 50μg/ml 时,血浆蛋白结合率为 90%~95%;血药浓度为 100μg/ml 时,血浆蛋白结合率为 80%~85%。随着血药浓度的增高,游离型药物逐渐增多,从而进入脑组织量增多。可通过血脑屏障,可通过胎盘屏障进入胎儿血液循环,也可从乳汁分泌,表观分布容积(V_d)0.1~0.4L/kg。在肝中代谢,包括葡糖醛酸化和某些氧化过程。主要以代谢产物从尿排泄,少量随粪便排出。普通片剂的半衰期为 7~10 小时,口服溶液的半衰期为 8~20 小时,缓释片的半衰期 10~17 小时,注射剂的半衰期为 15~17 小时,儿童通常更短。已报道有效血药浓度为 40~100mg/L(300~700μmol/L)。

【不良反应】(1)很常见的不良反应 震颤,恶心。

(2)常见的不良反应 贫血,血小板减少,静脉注射几分钟后可能发生锥体外系障碍、木僵、嗜睡、记忆障碍、头痛、眼球震颤、头晕(头晕可能在几分钟内发生,该反应会在几分钟后自动消失),耳聋,牙龈异常(主要是牙龈增生),口腔黏膜炎、恶心、上腹痛、腹泻(多发生于治疗开始阶段,这些异常通常在继续服药几天后消失),超敏反应,一过性和(或)剂量相关的脱发,指甲和甲床的疾病,低钠血症,体重增加,出血,肝脏损伤,痛经,意识错乱、幻觉,儿童患者中常见攻击行为、情绪激动、注意力障碍。

【禁忌证】 (1)对丙戊酸或丙戊酸盐过敏者。

(2)肝病或明显肝功能损害者。

(3)有严重肝炎病史或家族史者，特别是与药物相关的。

(4)肝性卟啉症患者

(5)已知患有由核基因编码的线粒体酶聚合酶γ突变引起的线粒体疾病(POLG，例如 Alpers-Huttenlocher 综合征)的患者和 2 岁以下疑似患有 POLG 相关疾病的儿童。

(6)尿素循环障碍、高氨性脑病患者。

【注意事项】 (1)本药能透过胎盘屏障，妊娠最初 3 个月服用丙戊酸，胎儿脊柱裂发生率为 1%～2%，亦可见与其他抗癫痫药相似的畸形。

(2)丙戊酸可经乳腺分泌入乳汁，浓度为母体血药浓度的 1%～10%，哺乳期妇女服用可能对乳儿有危害。

(3)儿童使用丙戊酸钠时推荐单药治疗；由于存在肝脏毒性风险和出血风险，3 岁以下儿童服用本品时应避免合用水杨酸类药物。

(4)老年患者使用本品不良反应的发生率升高，有时与营养摄入减少和体重下降有关。

(5)不推荐用于急性头部外伤引起的癫痫发作的预防用药。

(6)使用丙戊酸及其衍生物的患者可引起肝衰竭致死。2 岁以下儿童出现致死性肝毒性的风险显著升高。在治疗前及治疗过程中应严密监测患者的肝功能，尤其是开始用药的 6 个月内。

(7)肝病史、先天性代谢障碍、器质性脑病、严重癫痫伴智力迟钝或同时使用多种抗惊厥药，出现肝毒性的风险增加。

(8)超剂量用药，血小板减少和肝酶升高的风险增加。

(9)有报道在使用丙戊酸钠的成人和儿童中，引起致命的胰腺炎，如患者诊断为胰腺炎，一般应停药。

(10)高血氨患者仍可能肝功能正常，高血氨有可能是尿素循环障碍引起，禁忌使用本品。

(11)低血尿素氮或蛋白、血谷氨酰胺升高、与蛋白负荷相关的脑病、与妊娠相关的或产后脑病、共济失调、偏激、突然发作、易怒、不可解释的智力迟钝或呕吐嗜睡交替等均有可能是尿素循环障碍引起，禁忌使用本品。

(12)有不可解释的脑病或昏迷史，有尿素循环障碍家族史均为尿素循环障碍的易患因素，禁忌使用本品。

(13)有报道在开始治疗后的 40 日内可引起多器官性的过敏反应，有生命威胁。

(14)有报道可增加自杀的风险，宜加强监护。

(15)对其他临床试验的干扰 尿酮试验可以由于酮性代谢产物随尿排出，出现假阳性。甲状腺功能试验可能受影响。乳酸脱氢酶、ALT、AST 可能轻度升高，提示无症状性肝脏中毒。血清胆红素升高可能提示潜在的严重肝脏中毒。

(16)用药前和用药期间应作全血细胞包括血小板计数，肝、肾功能检查。肝功能在最初半年内最好每 1～2 月复查一次，半年后复查间隔酌情延长。

儿童 (1)在儿童可蓄积于发育的骨骼中。

(2)需定期复查肝功能、血常规及血药浓度(已报道有效血药浓度 40～100μg/ml)。

【药物相互作用】 (1)酒精可加重本品的中枢抑制作用。

(2)麻醉药或其他中枢抑制药与本品合用，中枢抑制作用增强。

(3)与亚胺培南、美罗培南、厄他培南、多立培南合用，本品的血药浓度显著降低，癫痫失控的风险增加，应避免对丙戊酸水平稳定的患者联合使用碳青霉烯类药物。

(4)与拉莫三嗪合用，拉莫三嗪的代谢下降，消除半衰期延长，导致出现毒性以及增加严重皮肤反应的风险。

(5)与华法林或肝素等抗凝药及溶血栓药合用，可引起出血。

(6)与阿司匹林或双嘧达莫合用，可由于抑制血小板聚集而使出血时间延长。

(7)与苯巴比妥合用使后者的代谢减慢，血药浓度升高，出现中枢神经系统严重抑制的风险增加，特别是儿童。

(8)与扑米酮合用，扑米酮活性代谢物苯巴比妥的清除受到影响，出现中枢神经系统严重抑制的风险增加。

(9)与氯硝西泮合用治疗失神发作时，曾有报道少数病例反而诱发失神持续状态。

(10)与苯妥英钠合用时，因在血浆蛋白结合部位的竞争可使两者的血药浓度发生改变，因此需定期监测血药浓度，并视临床情况调整剂量。

(11)与卡马西平合用，由于后者对肝药酶的诱导而使二者的血药浓度降低，须监测血药浓度调整剂量。

(12)与具有肝脏毒性的药物合用时，可增强肝毒性，应避免合用。有肝病史者应用本品须经常检查肝功能。

(13)与氟哌啶醇、洛沙平、马普替林、单胺氧化酶抑制药、吩噻嗪类、噻吨类和三环类抗抑郁药合用，中枢抑制作用增强，另外，这些药物可降低惊厥阈，减弱丙戊酸钠的作用，须及时调整上述药物的剂量。

（14）与伏林司他（vorinostat）合用，可出现严重的血小板减少和胃肠道出血。

【给药说明】 （1）于进餐后立即服用，以减少药物对胃部的刺激。

（2）用药期间避免饮酒。

（3）如拟停药，应逐渐减量，以防复发；当取代其他抗惊厥药物时，丙戊酸钠用量应逐渐增加，而被取代的药物应逐渐减少，以维持对发作的控制。

（4）外科手术或其他急症治疗时应考虑可能遇到出血时间延长或中枢神经抑制药作用的增强。

【用法与用量】 成人 （1）口服 最初每日剂量通常为 10～15mg/kg，然后剂量调整到最佳剂量。一般剂量为 20～30mg/kg，该剂量适用于成人和体重超过 17 千克的 6 岁以上儿童（缓释片），当用此剂量范围不能控制发作时，可进一步增加至剂量足够。如果患者每日用量超过 50mg/kg，应对患者仔细监测。当一日用量超过 250mg时，应分次服用，以减少胃肠道刺激。

（2）注射 ①用于临时替代时（例如等待手术时）：本品静脉注射剂溶于 0.9%氯化钠注射液，按照之前接受的治疗剂量（通常平均剂量 20～30mg/(kg·d)，末次口服给药 4～6 小时后静脉给药。或持续静脉滴注 24 小时，或每日分 4 次静脉滴注，每次时间需约一小时。②需要快速达到有效血药浓度并维持时：以 15mg/kg 剂量缓慢静脉推注，持续至少 5 分钟；然后以 1mg/(kg·h)的速度静滴，使血浆丙戊酸浓度达到 75mg/L，并根据临床情况调整静滴速度。一旦停止静滴，需要立刻口服给药，以补充有效成分。口服剂量可以用以前口服的剂量或注射的剂量。

儿童 以口服溶液为例。

（1）体重超过 20kg 的儿童 一般从 400mg/d 起步（与体重无关），间隔加药直到症状得到控制；一般剂量范围为每日 20～30mg/kg。若症状未得到控制，剂量可以增加至 35mg/(kg·d)。

（2）体重 20kg 以下的儿童 一般为每日 20mg/kg，严重病例可加量，但仅限于那些可以监测丙戊酸血药浓度的患者。剂量若高于每日 40mg/kg，就必须监测临床生化指标及血液学指标。

【制剂与规格】 丙戊酸钠片：（1）100mg；（2）200mg。

丙戊酸钠缓释片：（1）200mg；（2）500mg。

丙戊酸钠糖浆：100ml:5g。

丙戊酸钠口服溶液：（1）300ml:12g；（2）100ml:4g。

注射用丙戊酸钠：400mg。

氯硝西泮 [药典(二)；国基；医保(甲)；医保(乙)]
Clonazepam

【适应证】 （1）CDE 适应证 ①控制各型癫痫发作，对失神发作、婴儿痉挛症、肌阵挛及运动不能性发作疗效较好；②Lennox-Gastaut 综合征。

（2）国外适应证 ①癫痫：Lennox-Gastaut 综合征、运动不能性发作、肌阵挛性发作的单一治疗或辅助治疗；对琥珀酰亚胺类抗癫痫药（如乙琥胺）无效的失神发作；②惊恐障碍。

（3）超说明书适应证 ①失眠；②强迫症；③原发性震颤；④快速眼球运动睡眠期行为障碍；⑤不宁腿综合征；⑥面肌痉挛。

【药理】 （1）药效学 既抑制癫痫病灶的发作性放电，也抑制放电活动向周围组织的扩散。该药作用于中枢神经系统的苯二氮䓬受体，加强中枢抑制性神经递质γ-氨基丁酸（GABA）与 GABA$_A$ 受体的结合，促进氯通道开放，细胞过极化，增强 GABA 能神经元所介导的突触抑制，使神经元的兴奋性降低。

（2）药动学 口服吸收快而完全，约 81.2%～98.1%，1～2 小时血药浓度达峰值。蛋白结合率约为 80%，表观分布容积为 1.5～4.4L/kg。可通过胎盘屏障进入胎儿血液循环，并分泌到乳汁。脂溶性高，易通过血脑屏障，口服 30～60 分钟生效，作用维持 6～8 小时。几乎全部在肝脏内代谢，代谢产物以游离或结合形式经尿排出，在 24 小时内仅有小于口服量的 0.5%以原型排出。$t_{1/2}$ 为 26～49 小时。有效血药浓度范围 20～90ng/ml。

【不良反应】 （1）常见的不良反应 异常兴奋、神经过敏易激惹、肌力减退；较少发生的有：行为障碍、思维不能集中、易暴怒（儿童多见）、紧张、精神错乱、幻觉、精神抑郁；罕见的有：皮疹或瘙痒（过敏反应）、咽痛、发热或出血异常、瘀斑或极度地疲乏及骨髓抑制。

（2）持续出现须注意的不良反应较多见的有不灵活、步态不稳、共济失调、嗜睡、认知能力下降，与用量有关，在治疗开始时最严重，继续服用会逐渐消失；少见的有视物模糊、便秘、腹泻、眩晕或头晕、头痛、气管分泌增多或流涎、恶心、呕吐、排尿障碍、语言不清、口干、呼吸抑制、癫痫加重。

（3）持续性精神错乱、严重嗜睡、抖动、持续的语言不清、步态蹒跚、心跳异常减慢、呼吸短促或困难，以及严重乏力，均可能为药物过量的症状，须引起注意。

【禁忌证】 （1）对苯二氮䓬类过敏者。

(2) 严重肝病患者。

(3) 新生儿。

(4) 妊娠期妇女。

(5) 哺乳期妇女。

【注意事项】 (1) 能随分泌进入乳汁, 新生儿代谢这类药较成人慢, 可使氯硝西泮在体内蓄积, 引起乳儿嗜睡、吮乳困难和体重下降等。

(2) 儿童, 尤其是幼儿, 中枢神经系统对苯二氮䓬类更为敏感。由于不能将这类药降解成为无活性的代谢物, 新生儿可产生持续性中枢神经系统抑制, 长期应用有可能对躯体和神经发育有影响。

(3) 老年人中枢神经系统对氯硝西泮较为敏感, 注射用药时更易产生呼吸困难、低血压、心动过缓甚至心跳停止。

(4) 可影响认知和动作协调能力, 机械操作、交通工具驾驶人员慎用。

(5) 长期使用, 应监测全血细胞计数、肝功能和肾功能。

(6) 停药后可出现撤药症状, 癫痫患者突然停药可引起癫痫持续状态。

(7) 有报道使用本品增加自杀的风险, 宜加强监护。

(8) 下列情况应慎用 ①有生命体征受抑制的急性酒精中毒, 可加重中枢神经抑制作用; ②有药物滥用或成瘾者, 易产生依赖性; ③肝功能损害, 可延长清除期; ④多动症者可有反常反应; ⑤低蛋白血症, 易产生嗜睡; ⑥重度重症肌无力, 病情可能加重; ⑦慢性呼吸系统疾病, 可导致流涎增加和呼吸抑制; ⑧严重慢性阻塞性肺疾病, 可加重呼吸衰竭; ⑨肾功能损害, 可延长清除期; ⑩外科或长期卧床患者, 咳嗽反射可受到抑制; ⑪急性闭角型青光眼, 可因本品的抗胆碱能效应而使病情加重。

儿童 中枢神经系统对本药异常敏感, 长期应用有可能对躯体和神经发育有影响。

【药物相互作用】 (1) 与阿片类镇痛药、镇静催眠药、中枢作用的肌松药、单胺氧化酶抑制药、主要作用于中枢部位的抗高血压药等中枢抑制药或酒精合用时, 呼吸抑制作用增强。用药期间不能饮酒或同时使用其他中枢抑制药。

(2) 与三环类抗抑郁药合用时, 除了可增强中枢抑制作用外, 还可降低惊厥发作阈值、降低本品的抗癫痫作用。

(3) 与他喷他多 (tapentadol) 合用, 作用叠加, 中枢神经系统和呼吸抑制作用均增强, 可出现低血压、过度镇静或昏迷。

(4) 与左旋多巴合用可降低后者的作用。

(5) 与卡马西平合用, 使两药的代谢均加快, 血浓度降低。

(6) 与丙戊酸钠合用, 在少数病例可发生失神持续状态。

(7) 与扑米酮合用, 可能由于药物代谢的改变, 导致癫痫发作形式改变, 需调整扑米酮的剂量。

【给药说明】 (1) 老年、体弱、肝肾功能损害、低蛋白血症或呼吸功能障碍者, 开始时用小量, 因为这些患者的排泄可能降低, 中枢神经不良反应多, 甚至出现呼吸抑制。

(2) 药物用量因人而异, 开始时均用小量, 根据临床情况逐渐调整用量。

(3) 当用于代替其他抗惊厥药时, 氯硝西泮用量应逐渐递增, 而其他的药逐渐减量, 反之亦然, 不能骤然停药以免使发作增多或导致持续状态。

(4) 氯硝西泮在应用约 3 个月之后疗效降低, 需调整药量, 氯硝西泮的疗程最好不超过 3～6 个月。

(5) 氯硝西泮过量时, 应该立即静脉使用特效拮抗药氟马西尼, 并应给予对症处理, 患者清醒时可用催吐剂, 意识不清则可洗胃。监测呼吸、脉搏、血压, 必要时可用升压药如多巴胺、去甲肾上腺素等。

【用法与用量】 成人 (1) 癫痫 口服。起始剂量为一次 0.5mg, 一日 3 次, 每 3 日增加 0.5～1mg, 直到发作被控制或出现不良反应为止。用量应根据患者具体情况而个体化, 成人最大量一日不超过 20mg。

(2) 癫痫持续状态 ①静脉注射: 为 1～4mg, 30 秒左右缓慢注射完毕, 必要时 20 分钟后可重复使用 (10 分钟即可达峰浓度), 最大剂量一日不超过 20mg。因有明显的呼吸抑制或心血管抑制作用, 故必须监护心肺功能。

儿童 口服。10 岁或体重 30kg 以下的儿童开始每日按体重 0.01～0.03mg/kg, 分 2～3 次服用, 以后每 3 日增加 0.25～0.5mg, 至达到按体重每日 0.1～0.2mg/kg 或出现不良反应为止。

【制剂与规格】 氯硝西泮片: (1) 0.5mg; (2) 2mg。
氯硝西泮注射液: (1) 1ml:1mg; (2) 2ml:2mg。

水 合 氯 醛 [药典(二)]
Chloral Hydrate

【特殊说明】 目前, 10%水合氯醛的口服制剂为医院制剂, 儿童一次极量不超过 1g, 成人一次剂量不超过

2g。

【适应证】　(1)CDE 适应证　儿童检查、操作前的镇静、催眠。监护条件下抗惊厥。

(2)国外适应证　①各种类型患者的夜间镇静；②准备手术患者的术前镇静剂，可以减轻焦虑、诱导睡眠，而不会抑制呼吸或咳嗽反射；③辅助治疗术后镇痛。

(3)超说明书适应证　治疗和预防酒精戒断综合征。

【药理】　(1)药效学　水合氯醛为类似于巴比妥类的中枢神经抑制作用的镇静催眠药。其作用机制尚不完全清楚，目前认为中枢神经系统抑制作用主要来自于其活性代谢产物三氯乙醇。

(2)药动学　口服水合氯醛后，容易从胃肠道吸收，血浆半衰期为 8～10 小时。水合氯醛直肠给药迅速吸收，30 分钟内起效，作用持续时间 4～8 小时。水合氯醛广泛分布于全身，活性代谢物三氯乙醇的分布类似。脑脊液、脐带血、胎儿血液和羊水中均可检测到这两种成分。活性代谢物的蛋白结合率为 70%～80%。给予治疗剂量的水合氯醛，仅有少量的活性代谢物分布到母乳中。通过乙醇脱氢酶和其他酶催化，水合氯醛在肝脏、红细胞和其他组织迅速被代谢，生成三氯乙醇(活性代谢物)。三氯乙醇的血浆半衰期约为 4～12 小时。新生儿中的血浆半衰期增加到 1～2 天。少量水合氯醛(但量不定)和较大部分三氯乙醇在肝脏和肾脏中可被氧化成的三氯乙酸(无活性的代谢物)。三氯乙醇也可以结合形成另一种非活性代谢物三氯乙醇葡萄糖醛酸。水合氯醛的代谢物在尿液中缓慢排泄。一些代谢物也可能排泄到胆汁和粪便中。水合氯醛不会以原型药物在尿液中排泄。尿液中排泄的量在不同个体间以及同一个体在不同日之间的变异很大。

【不良反应】　(1)严重不良反应　①呼吸暂停、呼吸抑制(发生率不明)，应严密进行呼吸状态观察，发现异常时应及时进行适宜处理；②休克(发生率不明)，应严密观察，出现呼吸困难、发绀、血压降低、水肿、全身发红等情况时，应停止给药并进行适宜处理；③依赖性(发生率不明)，连续用药时会产生药物依赖性，因此应严密观察，并注意用量以及用药期限，谨慎用药。

(2)胃肠道不良反应　常见腹痛、腹泻。可见恶心、呕吐。还可见食管狭窄、胃刺激、肠梗阻、黏膜损害。

(3)在连续用药期间快速减少药量甚至终止给药，偶尔会出现痉挛发作、谵妄、震颤、心慌等戒断症状，因此在终止给药时，必须逐步减量。

【禁忌证】　(1)重度肝/肾功能不全者。

(2)心脏病患者。

(3)有呼吸功能障碍者。

(4)卟啉病患者。

(5)正在接受抗凝血药治疗的患者。

(6)有阻塞性睡眠呼吸暂停综合征的儿童。

(7)妊娠期妇女。

(8)哺乳妇女。

【注意事项】　(1)患者对本品的敏感性个体差异较大，剂量上应个体化。

(2)胃炎及溃疡患者不宜口服给药，直肠炎或结肠炎时不可直肠给药。

(3)新生儿反复或长期用药可能导致药物蓄积，并引起高胆红素血症。

(4)直肠给药注射器，只能一次性用于一个患者。

(5)因有可能引起呼吸抑制，所以必须仔细观察患者的状态。特别是婴幼儿，必须监控并注意呼吸频率、心率、经皮血氧饱和度与动脉血氧饱和度。

(6)长期使用可能导致药物依赖。

(7)连续服用 2 周后，药效可能有所减轻。

(8)如长期使用，不可骤然停药，以免骤然戒断引起不良后果。

(9)因对实验室检查有干扰，应注意　①尿儿茶酚胺荧光测定，试验前 48 小时内，不得服用水合氯醛。②酚妥拉明试验，试验前至少 24 小时，最好 48～72 小时，应停用本品，否则会引起假阳性。③应当应用 Reddy、Jenkins 及 Thorn 法测定尿 17-羟皮质类固醇时，服用本品可导致数据不可靠。④用班氏液测定尿葡萄糖时，可产生假阳性。

(10)用药过量可产生持续的精神错乱、癫痫发作、严重嗜睡、心率过慢、心律失常、严重乏力、体温低、吞咽困难、顽固性恶心、呕吐、胃痛、呼吸短促或困难，并可能有肝、肾功能损害，在恢复时可产生短暂的黄疸或(和)蛋白尿。用药过量应考虑洗胃，维持呼吸和循环功能，维持体温正常，按需给氧或做人工呼吸，气管插管，心电图监测，保持水、电解质平衡。血液透析有助于清除本药及三氯乙醇，给予氟马西尼可改善清醒程度、扩瞳、恢复呼吸频率和血压。

【药物相互作用】　(1)与苄普地尔、西沙必利、硫利达嗪、美索达嗪、匹莫齐特、齐拉西酮、左醋美沙朵等已知可延长 Q-T 间期的药物合用，Q-T 间期延长的作用叠加，出现 Q-T 间期延长、尖端扭转型室性心动过速、心脏停搏等心脏毒性的风险增加，禁忌合用。

(2)与ⅠA 类和Ⅲ类抗心律失常药、三环类抗抑郁药、抗精神病药、氟喹诺酮类以及其他证实具有 Q-T 间期延长作用的药物(如特非那定、三氧化二砷、甲氧苄啶、复方磺胺甲噁唑、克拉霉素、红霉素、螺旋霉素、泰利霉素、氟康唑、氟西汀、三氟拉嗪、氟烷、异氟烷、甲氟喹、奥曲肽、喷他脒、后叶加压素等)合用,Q-T间期延长的作用叠加,出现Q-T间期延长、尖端扭转型室性心动过速、心脏停搏等心脏毒性的风险增加,不推荐合用。

(3)与阿片类镇痛药、巴比妥类、苯二氮䓬类、中枢作用的肌松药等具有呼吸和中枢神经系统抑制作用的药物合用,呼吸抑制的风险增加。

(4)与磷丙泊酚合用,因两药对心肺的作用相加,宜加强监测,并按需要作剂量调整。

(5)与抗凝药同用,抗凝效应减弱,应定期测定凝血酶原时间,以决定抗凝药用量。

(6)与酒精同用,镇静作用增强,患者可出现心悸、活动能力下降等。

(7)服用水合氯醛后静脉注射呋塞米注射液,可导致出汗、烘热、血压升高。

【用法与用量】 成人 (1)催眠 ①口服给药:一次0.5~1g,睡前15~30分钟服用。一次最大剂量2g。②直肠给药:一次0.5~1g,睡前将10%的溶液再稀释1~2倍后灌肠。一次最大剂量2g。

(2)镇静 ①口服给药:一次0.25g,一日3次,餐后服用。一次最大剂量2g。②癫痫持续状态:直肠给药。用10%溶液20~30ml稀释1~2倍后1次灌肠。一次最大剂量2g。

(3)基础麻醉:口服给药。一次0.5~1g,术前30分钟服用。

儿童 (1)灌肠 镇静、催眠、抗惊厥常规剂量为30~50mg/kg,可根据年龄、症状及目的酌情增减,总量不可超过1.5g;小于1个月的早产儿、新生儿,起始剂量应酌情减至20~40mg/kg。最大剂量不超过1g。

(2)口服 催眠一次50mg/kg或1.5g/m²,睡前服用;亦可一次16.7mg/kg或500mg/m²,一日3次;一次最大限量1g。镇静一次8mg/kg或250mg/m²,一日3次,餐后服用,一次最大限量500mg。

【制剂与规格】 水合氯醛灌肠液:1.34g:0.5g。

加巴喷丁 [药典(二);医保(乙)]

Gabapentin

【适应证】 (1)CDE适应证 ①疱疹感染后神经痛:用于成人带状疱疹后神经痛的辅助治疗。②癫痫:用于成人和3岁及以上儿童部分性发作的辅助治疗。

(2)超说明书适应证 ①不宁腿综合征。②糖尿病周围神经病变。③慢性疼痛性失眠。④偏头痛预防性治疗。⑤面肌痉挛。⑥慢性肾病相关瘙痒、胆汁淤积性瘙痒和瘢痕相关的瘙痒以及神经病理性瘙痒。⑦特发性震颤。

【药理】 (1)药效学 加巴喷丁为人工合成的γ-氨基丁酸(GABA)类似物,抗癫痫作用机制尚不清楚。它对GABA受体无激动作用,也不抑制GABA的再摄取与降解,它能与L型钙通道蛋白结合,但不影响钙内流。有报道本品可能促进GABA的释放。

(2)药动学 口服吸收快,达峰时间(t_{max})为2~3小时。加巴喷丁的生物利用度与剂量不成比例,当剂量增加时,生物利用度下降。在每日分三次给予剂量为900、1200、2400、3600和4800mg加巴喷丁时,其生物利用度分别约为60%、47%、34%、33%和27%。食物对加巴喷丁的吸收速度和程度只有轻微的影响(AUC和C_{max}有14%的增加)。在体内分布广,可通过血脑屏障,脑脊液中药物浓度约为血药浓度的20%,脑组织内药物浓度可达血药浓度的80%;可从乳汁分泌。血浆蛋白结合率很低(<5%),正常肾功能状态下,表观分布容积(V_d)为0.9L/kg。在体内不被代谢,以原型药物从尿中排出,其消除速率常数、血浆清除和肾清除与肌酐清除率成正比。消除半衰期($t_{1/2}$)为5~7小时;肾功能异常者$t_{1/2}$延长达6.5~52小时。无尿者在未透析时的表观消除半衰期大约为132个小时;一周透析3次(每次持续4小时),加巴喷丁的表观消除半衰期从132小时减少到51小时,减少了大约60%。有效治疗浓度不肯定,一般有效浓度>2μg/ml(11.7μmol/L)。在口服苯妥英钠同时口服400mg每日3次后浓度为2~4.8μg/ml(11.7~28μmol/L)。

【不良反应】 (1)较常见的有共济失调,站立不稳;头晕、嗜睡、眼球震颤;外周性水肿。较少见的不良反应有遗忘、疲劳、抑郁、易激动、心境不稳、敌对行为及其他情绪和精神方面改变。罕见粒细胞减少症,一般没有症状。偶有发热、咳嗽、下背痛及排尿困难等。严重的反应有Stevens-Johnson综合征(罕见)。

(2)过量可出现复视、口齿不清、嗜睡、淡漠和腹泻。

(3)12岁以下儿童可见攻击性行为、情绪不稳定、多动(过多的运动,部分不能控制)、病毒感染、发热。

【禁忌证】 急性胰腺炎的患者。

【注意事项】 (1)用药之前应当注意对本品是否过敏。

(2)哺乳期妇女用药对乳儿的危害不能排除。

(3)肾功能减退和老年患者应注意减少药物剂量,减量标准应与肌酐清除率成比例。

(4)抗酸药能减少本品的吸收20%以上,因此必须在服制酸剂 2 小时后服用。

(5) 本品口服后可出现假性蛋白尿和白细胞减少。

(6) 使用本品,自杀的风险增加。

(7) 撤药促使癫痫发作以及癫痫持续状态,应逐渐减量。

(8) 可降低反应速度,使驾驶能力、操纵复杂机器的能力和在暴露环境中工作的能力受到损害,特别在治疗初期、药物加量、更换药物时或者同时饮酒时。

【药物相互作用】 (1) 氢氧化铝降低加巴喷丁的生物利用度大约 20%。服用氢氧化铝后 2 小时服用加巴喷丁,生物利用度下降大约 5%。因此,建议加巴喷丁应在氢氧化铝服用后至少 2 小时服用。

(2) 本药与中枢神经系统抑制药(包括阿片类)联用,或用于有潜在呼吸功能损害的患者,可能出现严重、危及生命或致死性呼吸抑制。若为以上用法,应监测患者呼吸抑制和镇静症状,并考虑从本药低剂量开始治疗。

【给药说明】 (1) 本品的用药剂量由临床效果决定,不由血药浓度决定。

(2) 不能突然停用,若换其他药物,至少要有一周的减量期。

(3) 老年人和肾功能不全者应当减少药物用量。

(4) 首次给药应当睡前服用,以减少不良反应。

(5) 当每日服用 3 次时,每次给药间距不得大于 12 小时。

(6) 血液透析患者,若从未应用加巴喷丁者,首剂口服 300~400mg。然后,每透析 4 小时给予 200~300mg。

【用法与用量】成人 第 1 日 300mg,第 2 日 600mg,分 2 次服;第 3 日 900mg,分 3 次服。以后根据临床情况可继续增加至维持量,带状疱疹后神经痛可逐渐增加剂量至每天 1800mg,部分癫痫患者在用药剂量达每日 2400mg 仍能耐受。

老年人 使用剂量由肾功能肌酐清除率决定。调节方案为:①肌酐清除率>60ml/min 者,一日最大剂量<1200mg(一次 400mg,一日 3 次);②30~60ml/min 者,一日最大剂量<600mg(一次 300mg,一日 2 次);③15~30ml/min 者,一日最大剂量<300mg(一次 300mg,一日 1 次);④<15ml/min 者,一日最大剂量<150mg(一次 300mg,隔日 1 次)。

3~12 岁的儿童患者 开始剂量应该为 10~15mg/(kg·d),每日 3 次,在大约 3 天达到有效剂量。在 5 岁以上的患者加巴喷丁的有效剂量为 25~35mg/(kg·d),每日 3 次。3~4 岁的儿科患者的有效剂量是 40mg/(kg·d),每日 3 次。如有必要,剂量可增为 50mg/(kg·d)。

【制剂与规格】 加巴喷丁胶囊:(1) 100mg;(2) 300mg;(3) 400mg;(4) 600mg。

加巴喷丁片:300mg。

奥卡西平 [药典(二);国基;医保(乙)]
Oxcarbazepine

【适应证】 (1) CDE 适应证 成年人和 2 岁以上儿童原发性全面性强直-阵挛发作和部分性发作,伴有或不伴有继发性全面性发作。

(2) 超说明书适应证 ①老年慢性非癌痛。②慢性肌肉骨骼疼痛。③面肌痉挛。④三叉神经痛。⑤神经病理性疼痛。

【药理】 (1) 药效学 奥卡西平及其代谢产物单羟基衍生物(MHO)阻滞电压敏感性钠通道。体外实验中,当达到治疗浓度时,两者均能阻滞大鼠神经元钠依赖性动作电位的发放,阻止癫痫灶异常放电活动的扩散。此外,亦作用于钾、钙离子通道而起作用。

(2) 药动学 奥卡西平在服用后,迅速且几乎完全地降解为药理活性代谢物(10-单羟基衍生物,MHD)。生物利用度(F)>95%,与食物同服 F 增加。单次口服 400mg 和 800mg,峰浓度(C_{max})分别为 17.7mmol/L 和 18.8mmol/L。体内分布广,表观分布容积(V_d)为 0.3~0.8L/kg。MHD 达峰时间(t_{max})为 4~6 小时。MHD 的血浆蛋白结合率为 40%,与血清蛋白结合,特别是白蛋白,不与 α-1 酸糖蛋白结合。奥卡西平和 MHD 均可通过胎盘进入胎儿血液循环;也可通过乳汁分泌。主要以代谢产物(原型药物不到 1%)从尿排出(94%~97.7%),仅少量(1.9%~4.3%)由粪便排泄。奥卡西平的半衰期($t_{1/2}$)为 1~2 小时,MHD 的 $t_{1/2}$ 为 8~10 小时。MHD 有效血浓度尚未确定,推荐值为 10~35μg/ml(50~130μmol/L)。

【不良反应】 与卡马西平相似。

(1) 最常见的为头晕、疲劳、眩晕、头痛、复视、眼球震颤、步态异常、震颤。过量后可出现共济失调。

(2) 较少见的有视物模糊、恶心、嗜睡、鼻炎、感冒样综合征、消化不良、皮疹和协调障碍等。低钠血症的出现率高于卡马西平。由于不良反应需要停药者仅占 1%~9.5%。

(3) 严重的有 Stevens-Johnson 综合征、中毒性表皮坏死、血管性水肿、严重多器官的过敏反应。

【禁忌证】 (1) 对本品任何成分或艾司利卡西平过敏者。

(2) 房室传导阻滞者。

【注意事项】(1)奥卡西平和其活性代谢物能通过乳汁分泌,二者的乳汁/血清浓度比值为 0.5,哺乳期妇女用药可能对乳儿有危害。

(2)对卡马西平过敏的患者中有 25%～35%对奥卡西平也过敏。

(3)低钠血症在开始治疗的头 3 个月更易出现,治疗 1 年以上仍可出现。

(4)肾功能损害(肌酐清除率小于 30ml/min)者,奥卡西平活性代谢物清除慢,血药浓度升高。

(5)Stevens-Johnson 综合征、中毒性表皮坏死的平均潜伏期约为 19 日。多器官过敏反应的平均潜伏期约为 13 日。

(6)使用本品可降低 T_4,但不降低 T_3 或 TSH。

(7)迅速撤药,可引起癫痫更频繁发作。

(8)使用本品,自杀的风险增加。

【药物相互作用】奥卡西平和其活性代谢物 MHD 抑制了 CYP2C19,对 CYP3A4、CYP3A5 有诱导作用,仅能轻微地诱导 UDP-葡萄糖醛酸转移酶。

(1)由于结构与三环类抗抑郁药相似,不推荐本品与单胺氧化酶抑制剂同时使用。与司来吉兰合用,司来吉兰的血药浓度显著上升,属禁忌,司来吉兰停药与奥卡西平启用应有 2 周以上的间隔。

(2)与酒精合用,可引起额外的镇静作用。

(3)与其他可降低血钠水平的药物合用,出现低血钠的风险增加。

(4)本品可诱导 CYP3A 的活性,与托伐普坦合用时,托伐普坦的代谢加快,血药浓度下降,应避免合用。如必须合用,则托伐普坦的剂量应作调整。

(5)对需经过 CYP2C19 主要代谢的药物可致其血药浓度升高,如苯巴比妥可升高 14%～15%,苯妥英钠升高 0～40%。

(6)酶诱导剂卡马西平可致 MHD 血药浓度降低 40%,苯巴比妥可致 MHD 血药浓度降低 30%～31%,苯妥英钠可致 MHD 血药浓度降低 29%～35%。

(7)本品对肝药酶的诱导作用比卡马西平弱,故对苯妥英钠、丙戊酸钠血浓度的影响也较后者小。

(8)本品通过诱导 CYP3A 的活性,增加甾体类避孕药的代谢,从而降低甾体类避孕药的血药浓度,降低其有效性。如必须合用,宜加用避孕措施。

【用法与用量】 成人 起始剂量可以为 8～10mg/(kg·d),分 2 次给药。为了获得理想的效果,可以每隔一个星期增加每天的剂量,每次增加剂量不要超过 600mg。每日维持剂量范围在 600～2400mg 之间。

儿童 治疗起始剂量为 8～10mg/(kg·d),分 2 次给药。根据临床需要,调整剂量的间隔不小于 1 周,每次增加剂量不要超过 10mg/(kg·d),为达到理想的临床疗效,可增加至最大剂量 60mg/(kg·d)。

肾功能损害的患者(肌酐清除率<30ml/min) 起始剂量应该是常规剂量的一半(300mg/d),并且增加剂量时间间隔不得少于 1 周,直到获得满意的临床疗效。

【制剂与规格】奥卡西平片:(1)150mg;(2)300mg。

奥卡西平口服混悬液:(1)100ml:6g;(2)250ml:15g。

拉 莫 三 嗪 [国基;医保(乙)]
Lamotrigine

【适应证】(1)CDE 适应证 ①对 12 岁以上儿童及成人的单药治疗:简单部分性发作;复杂部分性发作;继发性全身强直-阵挛性发作;原发性全身强直-阵挛性发作。②2 岁以上儿童及成人的添加疗法:简单部分性发作;复杂部分性发作;继发性全身强直-阵挛性发作;原发性全身强直-阵挛性发作。③本品也可用于治疗合并有 Lennox-Gastaut 综合征的癫痫发作。

(2)国外适应证 Ⅰ型双相情感障碍的维持治疗。

(3)超说明书适应证 ①带状疱疹后神经痛。②预防性治疗前庭性偏头痛。③神经病理性疼痛。④强迫症。

【药理】(1)药效学 拉莫三嗪为电压依赖性钠通道阻滞药,通过减少钠内流而稳定神经细胞膜。同时抑制谷氨酸的病理性释放(这种氨基酸对癫痫发作的形成起着关键性的作用),也抑制谷氨酸诱发的动作电位爆发。

(2)药动学 本药口服后吸收迅速而完全,无明显的首过代谢,生物利用度(F)可达 98%。口服后约 2.5 小时达 C_{max}。单次给予本药最高达 450mg 时,药代动力学仍呈线性。本药血浆蛋白结合率为 55%,分布容积为 0.92～1.22L/kg。药物主要在肝脏通过与葡萄糖醛酸结合而代谢,UDP-葡萄糖醛酸转移酶是其主要代谢酶。主要以代谢产物形式随尿液排泄(原型药物<10%),约 2%随粪便排泄。健康成人的半衰期为 24～35 小时;当与葡萄糖醛酸化诱导剂如卡马西平和苯妥英合用时,平均半衰期缩短到 14 个小时左右;当单独与丙戊酸钠合用时,平均半衰期增加近 70 小时。本品的半衰期一般来说儿童短于成人,当与酶诱导剂如卡马西平和苯妥英合用时,儿童半衰期平均值约为 7 小时;当单独与丙戊酸钠合用时,半衰期平均值增加为 45～50 小时。通常,B 和 C 级肝功能受损患者起始、递增和维持剂量应减量 50%和 75%。拉莫三嗪推荐的有效血浓度范围 2.5～15μg/ml。

【不良反应】 (1)最常见的不良反应 头痛、头晕、嗜睡、失眠、眩晕、视物模糊、复视、震颤、共济失调、恶心、呕吐、腹痛、腹泻、消化不良、虚弱、焦虑、抑郁、痛经、鼻炎和皮疹(出现率5%~10%),其中以头痛(29%)、头晕(19%)最为多见。

(2)较少见的不良反应 变态反应、面部皮肤水肿、肢体坏死、腹胀、光敏性皮炎等。此外,还有胃食欲缺乏、体重减轻等。

(3)严重的不良反应多形红斑(罕见)、Stevens-Johnson综合征、中毒性表皮坏死、贫血、弥散性血管内凝血、嗜酸粒细胞计数上升、白细胞减少、血小板减少、再生障碍性贫血、单纯红细胞再生障碍、肝衰竭、血管性水肿(罕见)、多器官衰竭、癫痫持续状态。

(4)与剂量相关的不良反应共济失调、视物模糊、复视、头晕、恶心、呕吐等。

(5)剂量过大时,出现严重嗜睡、头痛,甚至昏迷。

【禁忌证】 对拉莫三嗪或拉莫三嗪药品中的任一成分过敏者。

【注意事项】 (1)可引起严重的、致命的皮肤反应。与丙戊酸类合用,出现皮肤反应的风险增加。拉莫三嗪相关的致命皮肤反应在用药开始后的2~8周内发生。一般在皮肤反应最初的体征出现,又未能发现其他的病因时即应停药。

(2)哺乳期妇女使用本品可能对乳儿有危害。

(3)2岁至16岁的儿科患者使用本品,严重皮疹的发生率较高。

(4)对其他抗惊厥药过敏的患者使用本品,出现非严重的皮疹的风险增加。

(5)使用本品,自杀的风险增加。

(6)避免突然停药,防止癫痫发作增加的可能。

(7)肝、肾功能损害者,给药剂量应当减少,因为$t_{1/2}$将明显延长。血液透析者$t_{1/2}$亦可延长至58小时。

(8)年老、体弱者开始剂量减半。

(9)能与眼睛及全身其他色素组织结合,使眼睛和皮肤组织中毒。

【药物相互作用】 (1)在服用丙戊酸钠患者中加服拉莫三嗪后,两药对肝脏代谢的竞争,引起丙戊酸钠浓度降低,而拉莫三嗪的代谢减慢,半衰期大幅延长,出现不良反应的风险增加。

(2)与苯妥英钠、卡马西平、苯巴比妥和扑米酮合用,拉莫三嗪的代谢加快,血浓度降低。

【用法与用量】 成人及12岁以上儿童 (1)单药治疗 初始剂量是25mg,每日1次,连服两周;随后用50mg,每日1次,连服两周;此后,每1~2周增加剂量,最大增加量为50~100mg,直至达到最佳疗效。通常达到最佳疗效的维持剂量为100~200mg/d,每日1次或分2次给药。但有些患者每日需服用500mg本品才能达到所期望的疗效。

(2)添加疗法 合用丙戊酸钠者,不论其是否服用其他抗癫痫药,本品的初始剂量为25mg,隔日服用,连服两周;随后两周每日1次,每次25mg;此后,应每1~2周增加剂量,最大增加量为25~50mg,直至达到最佳的疗效,通常达到最佳疗效的维持量为每日100~200mg,1次或分2次服用。合用具酶诱导作用的抗癫痫药的患者,不论是否服用其他抗癫痫药(丙戊酸钠除外),本品的初始剂量为50mg,每日1次,连服两周;随后两周每日100mg,分2次服用。此后,每1~2周增加一次剂量,最大增加量为100mg,直至达到最佳疗效,通常达到最佳疗效的维持量为每日200~400mg,分2次服用,有些患者需每日服用本品700mg,才能达到所期望的疗效。在使用其他不明显抑制或诱导本品葡萄糖醛酸化药物的患者中,本品的初始剂量为25mg,每日1次,连服两周;随后两周每日50mg,每日1次。此后每1~2周增加一次剂量水平,增加幅度为50~100mg/d,随后剂量应增加至达到最佳疗效,通常达到最佳疗效的维持量为每日100~200mg/d,每日1次或分2次服用。

儿童(2~12岁) 合用丙戊酸钠的患者,本品的初始剂量是0.15mg/(kg·d),每日服用1次,连服两周;随后两周每日1次,每次0.3mg/kg;此后,应每1~2周增加剂量,最大增加量为0.3mg/kg,通常达到最佳疗效的维持量为1~5mg/(kg·d),单次或分两次服用,每日最大剂量为200mg。

合用抗癫痫药(AEDs)或其他诱导本品葡萄糖醛酸化的药物的患者,本品的初始剂量为0.6mg/(kg·d),分2次服,连服两周;随后两周剂量为1.2mg/(kg·d),分2次服;此后,应每1~2周增加一次剂量,最大增加量为1.2mg/kg,通常达到最佳疗效的维持量是5~15mg/(kg·d),分2次服用,每日最大剂量为400mg。

使用其他不明显抑制或诱导本品葡萄糖醛酸化药物的患者,本品的初始剂量为0.3mg/(kg·d),每日1次或分2次服用,连服两周;接着0.6mg/(kg·d),每日1次或分2次服用,连服两周;此后每1~2周增加一次剂量,每日最大增加量为0.6mg/(kg·d),通常达到最佳疗效的维持量为每日1~10mg/kg,每日1次或分2次服用,每日最大剂量为200mg。

【制剂与规格】 拉莫三嗪片:(1)25mg;(2)50mg;

(3)100mg。

拉莫三嗪分散片：(1)2mg；(2)5mg；(3)25mg；(4)50mg；(5)100mg；(6)200mg。

托 吡 酯 [医保(乙)]

Topiramate

【适应证】 (1)CDE适应证 用于初诊为癫痫的患者的单药治疗或曾经合并用药现转为单药治疗的癫痫患者。用于成人及2～16岁儿童部分性癫痫发作的加用治疗。

(2)国外适应证 ①2岁及以上患者的部分性发作、原发性全面强直-阵挛发作；Lennox-Gastaut综合征相关的癫痫；②12岁及以上患者偏头痛的预防性治疗。

【药理】 (1)药效学 可阻滞电压依赖性钠通道(主要影响失活态通道)，从而减少Na^+内流；也可在$GABA_A$受体处增加GABA的抑制作用；并可限制AMPA受体的激活；此外，本品还是一种弱的碳酸酐酶抑制药。可使大脑皮质癫痫样放电持续时间和动作电位数量减少。动物实验中，亦可抑制各类癫痫模型(大鼠的强直、失神发作，小鼠听觉强直发作，大鼠杏仁核点燃发作和外伤癫痫以及其他动物由戊四氮诱导)的抽搐发作等。

(2)药动学 口服后吸收迅速、完全。单次口服本品100mg，2～3小时后达C_{max}。口服本品一次100mg、一日2次，平均C_{max}为6.76μg/ml。肾功能正常者可在4～8日达稳态血药浓度。剂量为100～400mg时，药代动力学呈线性。蛋白结合率为13%～17%。分布容积与剂量呈负相关。单次给药100～1200mg，平均表观分布容积为0.80～0.55L/kg。约20%在体内代谢；与具肝酶诱导作用的抗癫痫药合用时，约50%的药物被代谢。主要经羟基化作用、水解作用和葡萄糖醛酸化作用进行代谢。代谢产物几乎无抗惊厥活性。主要经肾脏排泄(至少为给药量的81%)。血浆清除率为20～30ml/min。一日2次给药，半衰期($t_{1/2}$)约为21小时。血液透析可有效清除本品。中、重度肾功能损害者使用本品，血浆清除率和肾脏清除率均降低。中、重度肝功能损害者使用本品，血浆清除率平均降低26%。与成人相比，儿童使用本品具有较高的清除率及较短的消除半衰期。有效血浓度为2～10mg/L。

【不良反应】 多数不良反应为轻中度。成人添加治疗中，推荐剂量范围(200～400mg/d)用药，不良反应发生率不少于1%，发生率大于5%的不良反应包括：嗜睡、头晕、疲乏、易激惹、体重下降、思想迟钝、感觉异常、复视、协调失常、恶心、眼球震颤、困倦、厌食、构音不良、

视物模糊、食欲下降、记忆损害、腹泻。儿童添加治疗中，推荐剂量范围[5～9mg/(kg·d)]用药，不良反应发生率不少于2%，发生率大于5%的不良反应包括：食欲下降、疲乏、嗜睡、困倦、易激惹、注意力障碍、体重下降、攻击、皮疹、行为异常、厌食、平衡障碍、便秘。

【禁忌证】 对托吡酯及本制剂中的任一成分过敏者禁用。

【注意事项】 (1)哺乳期妇女使用本品可能对乳儿有危害。

(2)本品在2岁以下的儿科患者中治疗癫痫的有效性尚未建立。

(3)肝功能损害，托吡酯的清除下降，慎用。

(4)中度或重度肾损害，出现药物中毒的风险增加，可能需要调整剂量。

(5)有酸中毒易患因素(如肾病、严重呼吸疾患、癫痫持续状态、腹泻、手术等)者，使用本品引起代谢性酸中毒的风险增加。

(6)与丙戊酸合用时，先天性代谢异常患者或肝脏线粒体活性降低患者出现高血氨症的风险增加。

(7)使用本品可引起急性近视和继发性青光眼，一旦出现，应停药。

(8)可引起高热少汗，在儿科患者中风险增加。

(9)可增加自杀的风险。

(10)为避免癫痫发作，不宜突然停药。

【药物相互作用】 (1)与乙酰唑胺、唑尼沙胺等其他碳酸酐酶抑制药合用，可加重代谢性酸中毒，并增加发生肾结石的风险。

(2)与丙戊酸合用，出现高氨血症的风险增加。

(3)苯妥英钠和卡马西平可降低本品的血药浓度50%。本品可降低雌激素的血药浓度，可影响含雌激素口服避孕药的避孕效果。

【用法与用量】 成人 口服。(1)抗癫痫 从一日25～50mg开始，服用1周；随后每间隔1～2周加量25～50mg/d，分2次服用。常用日剂量200～400mg，单药日剂量最高为500mg。

(2)偏头痛的预防性治疗 宜从小剂量开始，一日25mg，睡前服，以后酌情逐周增剂量，可达一日100～200mg，分2次服用。

儿童 口服。每日1～3mg/kg开始，服用1周，然后每间隔1～2周增加1～3mg/(kg·d)，分2次服用。推荐维持剂量5～9mg/(kg·d)。

【制剂与规格】 托吡酯片：(1)25mg；(2)100mg。

托吡酯胶囊：(1)15mg；(2)25mg。

唑尼沙胺 [医保(乙)]

Zonisamide

【适应证】 (1)CDE 适应证　成人癫痫部分性发作的添加治疗。

(2)国外适应证　①癫痫发作：部分性发作，包括简单部分性发作、复杂部分性发作、继发性全身强直-阵挛发作；全面性发作，包括强直-阵挛发作、强直发作、非典型失神发作；癫痫混合发作。②帕金森病。

【药理】 (1)药效学　抗癫痫机制可能与其阻滞钠通道及 T 型钙通道有关。

(2)药动学　口服唑尼沙胺 200～400mg 后，达峰时间 (t_{max}) 2～6 小时。进食后，达峰时间延后，但是进食对唑尼沙胺的生物利用度不产生影响。由于唑尼沙胺主要黏附于红细胞，因此唑尼沙胺在红细胞中的浓度是其血浆中浓度的 8 倍。唑尼沙胺在血浆中的半衰期 $(t_{1/2})$ 约为 63 个小时，在红细胞中的半衰期 $(t_{1/2})$ 约为 105 个小时。口服唑尼沙胺 400mg，其表观分布容积 (V/F) 大约为 1.45L/kg，血浆蛋白结合率约为 40%。唑尼沙胺通过乙酰化作用，生成 N-乙酰唑尼沙胺；通过 CYP3A4 代谢还原，生成开环代谢物和 2-氨基磺酰胺乙酰(SMAP)。主要通过尿液排出；在排泄的药物中，35% 为唑尼沙胺，15% 为 N-乙酰唑尼沙胺，50% 为 2-氨基磺酰胺乙酰(SMAP)的葡糖苷酸。唑尼沙胺以细胞色素 P450 同工酶 3A4(CYP3A4)为介导，通过还原作用，生成 2-氨基磺酰胺乙酰(SMAP)。肾清除率大约为 3.5ml/min，红细胞中的清除率为 2ml/min。

【不良反应】 (1)常见不良反应　衰弱、呕吐、白细胞减少、贫血、免疫缺陷和淋巴结病、震颤、抽搐、异常步态、感觉过敏和共济失调、咽炎、咳嗽增加、瘙痒症、弱视、耳鸣、尿频、排尿困难、遗尿、血尿、阳痿、尿潴留、尿急、多尿、闭经。

(2)严重不良反应　Stevens-Johnson 综合征(罕见)、中毒性表皮坏死(罕见)；粒细胞缺乏(罕见)、再生障碍性贫血(罕见)；精神分裂样精神障碍；红斑狼疮。

【禁忌证】 对唑尼沙胺或磺胺类药物过敏者。

【注意事项】 (1)唑尼沙胺是否分泌到母乳中还未知，哺乳期妇女使用本品可能对乳儿有危害。

(2)肾功能衰竭(肾小球滤过率小于 50ml/min)患者避免使用本品。

(3)有酸中毒易患因素(如肾病、严重呼吸疾患、癫痫持续状态、腹泻、手术等)者，使用本品引起代谢性酸中毒的风险增加。应作监测并考虑减小剂量或停药。

(4)有报道使用本品可升高肌酸磷酸激酶(CPK)，宜监测。如出现血浆 CPK 升高，可考虑减量或停药。

(5)有报道使用本品可引起血肌酐和尿素氮(BUN)升高，如出现急性肾衰或肌酐/BUN 浓度持续升高的状况，应监测肾功能并停药。

(6)有报道可引起胰腺炎，建议作监测并且在出现胰腺炎体征时考虑减量或停药。

(7)有报道，使用本品自杀的风险增加。

(8)突然停药可引起癫痫持续状态或增加癫痫发作次数，应避免。

(9)儿科患者似乎出现与唑尼沙胺有关的少汗以及中暑的危险更大。

(10)出现脑病的体征或症状(如不明原因的精神状态改变、呕吐或嗜睡)，应测量血清氨浓度。高血氨症在停药后可消退，每日剂量减少可减轻严重程度或消退。

【药物相互作用】 卡马西平、苯妥英钠或苯巴比妥可加速本品的代谢，使半衰期缩短。

【用法与用量】 成人　口服。每日分 1～2 次服用。初始剂量应为每日 100mg，两周后可增至 200mg/d，持续两周后可以再增加至 300mg/d 甚至 400mg/d。每种剂量都要至少持续两周时间以达到稳态。

儿童　初始剂量为每日 2～4mg/kg，分 1～3 次服，在 1～2 周内增至 4～8mg/(kg·d)，分 1～3 次服，一日最大剂量为 12mg/kg。

【制剂与规格】 唑尼沙胺片：100mg。

左乙拉西坦 [医保(乙)]

Levetiracetam

【适应证】 用于成人、儿童及一个月以上婴幼儿癫痫患者部分性发作(伴或不伴继发性全面性发作)、癫痫全面性强直-阵挛发作。

【药理】 (1)药效学　作用机制尚不了解，但体外研究显示左乙拉西坦可对抗 GABA 激活电流和甘氨酸门控电流的负向调节因子的活性，并可部分抑制神经元细胞的 N-型钙电流；其特异性结合位点是突触囊泡蛋白 SV2A，与 SV2A 蛋白的相互作用可能与其抗癫痫作用机制有关。对很多动物模型有抗惊厥作用，如毛果芸香碱及红藻氨酸的模型以及杏仁核点燃模型；但对超强电刺激引起的强直性惊厥及戊四氮引起的阵挛性惊厥无效。

(2)药动学　口服吸收快而完全，饮食对吸收无影响。生物利用度(F)近 100%，达峰时间 (t_{max}) 为 0.3～1.6 小时。仅有少量代谢(约 25%)，66% 以原型药物从尿排出。表观分布容积 (V_d) 0.5～0.7L/kg。半衰期 $(t_{1/2})$ 在成人为 6～8 小时，在儿童为<6 小时。血浆蛋白结合率<10%。

【不良反应】 成人最常见的不良反应有嗜睡、乏力和头晕；儿童最常见的不良反应有困倦、敌意、神经紧张、情绪不稳、激越、食欲减退、乏力和头痛，儿童行为和精神方面不良反应发生率较成人高。随用药时间的推移，中枢神经系统相关的不良反应发生率和严重程度会随之降低。

(1)非常常见的不良反应(≥1/10) 嗜睡、头痛、鼻咽炎。

(2)常见的不良反应(≥1/100，<1/10) 乏力/疲劳、惊厥、头晕、震颤、平衡失调、易激惹、抑郁、敌意、攻击性、失眠、神经质、腹痛、腹泻、消化不良、恶心、呕吐、厌食、眩晕、咳嗽、皮疹。

【禁忌证】 (1)对本品过敏者。

(2)对吡咯烷酮衍生物过敏者。

【注意事项】 (1)哺乳期妇女使用本品可能对乳儿有危害。

(2)本品对于治疗 1 个月以下的婴儿患者，目前尚无充足的临床疗效和安全性资料。

(3)肾功能损害，本品在体内的清除下降，宜调整剂量。

(4)血液透析患者使用本品需要调整剂量。

(5)使用本品，自杀的风险增加。

(6)突然停药有可能增加癫痫发作的次数。

儿童 1 个月至 4 岁(不包括 4 岁)儿童用药时应监测舒张压。

【药物相互作用】 左乙拉西坦及其主要代谢物，既不是人体肝脏细胞色素 P450、环氧化水解酶或尿苷二磷酸-葡糖苷酶的抑制药，也不是它们具有高亲和力的底物。因此，不易出现药代动力学相互作用。另外，其血浆蛋白结合率低(<10%)，不易产生因与其他药物竞争蛋白结合位点所致临床显著性相互作用。

【用法与用量】 成人 口服。起始剂量为一次 500mg，一日 2 次；根据临床疗效及耐受性，可将剂量增至一次 1500mg，一日 2 次。无法使用口服制剂时的替代给药：起始剂量为一次 500mg，一日 2 次；根据临床疗效及耐受性，日剂量每 2~4 周增加或减少 1000mg，最大剂量为一次 1500mg，一日 2 次。肾功能损害者应根据肌酐清除率(Ccr)调整剂量，具体见表 1-5。

表 1-5 肾功能损害的成人的剂量调整表

C_{cr} [ml/(min·1.73m²)]	剂量和使用次数	
	普通片剂、口服溶液、注射用浓溶液	缓释片
≥80	一次 500~1500mg，一日 2 次	一次 1000~3000mg，一日 1 次
50~79	一次 500~1000mg，一日 2 次	一次 1000~2000mg，一日 1 次
30~49	一次 250~750mg，一日 2 次	一次 500~1500mg，一日 1 次
<30	一次 250~500mg，一日 2 次	一次 500~1000mg，一日 1 次

儿童 (1)6 个月以上婴幼儿、儿童和青少年 起始治疗剂量是 10mg/kg，每日 2 次。根据临床疗效及耐受性，剂量可以增加至 30mg/kg，每日 2 次。剂量变化应以每 2 周增加或减少 10mg/kg，每日 2 次。应尽量使用最低有效剂量。儿童体重≥50kg，剂量和成人一致。

(2)1~6 个月的婴幼儿 初始治疗剂量 7mg/kg，每日 2 次。根据临床疗效及耐受性，剂量可以增加至 21mg/kg 每日 2 次。剂量变化应以每 2 周增加或减少 7mg/kg，每日 2 次。应尽量使用最低有效剂量。

【制剂与规格】 左乙拉西坦片：(1)250mg；(2)500mg；(3)1000mg。

左乙拉西坦缓释片：(1)500mg；(2)750mg。

左乙拉西坦口服溶液：10%。

左乙拉西坦注射用浓溶液：5ml:500mg。

硫 酸 镁 [药典(二)；国基；医保(甲)]
Magnesium Sulfate

【适应证】 可作为抗惊厥药，用于妊娠高血压，用以降低血压，治疗先兆子痫和子痫。

【药理】 (1)药效学 镁离子可抑制中枢神经的活动，抑制运动神经-肌肉接头乙酰胆碱的释放，阻断神经肌肉联接处的传导，降低或解除肌肉收缩作用。同时对血管平滑肌有舒张作用，使痉挛的外周血管扩张，降低血压，因而对子痫有预防和治疗作用。

(2)药动学 肌内注射后 20 分钟起效，静脉注射几乎立即起作用。作用持续 30 分钟，治疗先兆子痫和子痫且有效血镁浓度为 2~3.5mmol/L，治疗早产的有效血镁浓 2.1~2.9mmol/L，个体差异较大。肌内注射和静脉注射，药物均由肾脏排出，排出的速度与血镁浓度和肾小球滤过率相关。

【不良反应】 (1)静脉注射硫酸镁常引起潮热、出汗、口干等症状，快速静脉注射时可引起恶心、呕吐、心慌、头晕，个别出现眼球震颤，减慢注射速度症状可消失。

(2)肾功能不全，用药剂量大，可发生血镁积聚，血镁浓度达 5mmol/L 时，可出现肌肉兴奋性受抑制，感觉反应迟钝，膝腱反射消失，呼吸开始受抑制，血镁浓度达 6mmol/L 时可发生呼吸停止和心律失常，心脏传导阻滞，浓度进一步升高，可使心跳停止。

(3)连续注射使用硫酸镁可引起便秘，部分患者可出现麻痹性肠梗阻，停药后好转

(4)极少数血钙降低，再现低钙血症。

(5)镁离子可自由透过胎盘，造成新生儿高镁血症，表现为肌张力低，吸吮力差，不活跃，哭声不响亮等，少数有呼吸抑制现象。

(6)少数妊娠期妇女出现肺水肿。

(7)还可引起皮疹、低血压及休克。

【禁忌证】 哺乳期妇女禁用。心肌损害、心脏传导阻滞者禁用。

【注意事项】 (1)肾功能不全者慎用，用药量应根据肾功能情况进行调整。严重肾功能受损时，48 小时内用药剂量不应超过 20g，并密切监测血镁浓度。

(2)每次用药前和用药过程中应定时观察膝腱反射、呼吸频率、排尿量及血镁浓度，若发现膝腱反射明显减弱或消失，呼吸频率低于 14～16 次/分，尿量少于 25～30ml/h 或 600ml/24 小时等任一情况，应及时停药。

(3)用药过程中突然出现胸闷、胸痛、呼吸急促，应警惕肺水肿，及时听诊，必要时行胸部 X 线摄片检查。

(4)保胎治疗时，不宜与肾上腺素β受体激动剂，如利托君同时使用，否则容易引起心血管系统不良反应。

使用限制 静脉使用治疗子痫应限于为立即控制危及生命的抽搐。

对胎儿的危害 孕妇在妊娠期间连续使用硫酸镁注射液超过 5～7 天可能导致发育中的胎儿低钙和骨骼异常。骨骼异常包括骨骼的脱矿物质化和骨量减少，并有新生儿骨折的报道。怀孕期间只有在确实需要时才可使用硫酸镁。

高镁血症 肾功能不全，用药剂量大，可发生血镁积聚，血镁浓度达 5mmol/L 时，可出现肌肉兴奋性受抑制，感觉反应迟钝，膝腱反射消失，呼吸开始受抑制。血镁浓度达 6mmol/L 时可发生呼吸停止和心律失常，心

脏传导阻滞，浓度进一步升高，可使心跳停止。

【药物相互作用】 (1)与硫酸镁配伍禁忌的药物有硫酸多黏菌素 B、硫酸链霉素、葡萄糖酸钙、盐酸多巴酚丁胺、盐酸普鲁卡因、四环素、青霉素和萘夫西林(乙氧萘青霉素)。

(2)镁可降低链霉素、四环素和妥布霉素的抗菌活性。

(3)镁剂可增加对 CNS 的抑制作用，与中枢神经系统抑制剂如巴比妥类药物、麻醉药或其他的安眠药(或全身麻醉药)合用时，应该谨慎调整剂量。

(4)硫酸镁应慎用于接受洋地黄治疗的患者，因为如果要求给予钙剂治疗镁中毒，则可能发生导致心传导阻滞的严重心传导变化。

【用法与用量】 成人 首次负荷剂量为 2.5～4g，用 25%葡萄糖注射液稀释至 20ml 后，5 分钟内缓慢静脉注射，以后每小时 1～2g 静脉滴注维持。治疗应持续至发作停止。控制抽搐理想的血清镁浓度为 6mg/100ml。24 小时用药总量不应超过 30g，根据膝腱反射、呼吸频率和尿量监测调整用量。

儿童 小儿惊厥肌内注射或静脉注射：每次 0.1～0.15g/kg，以 5%～10%葡萄糖注射液将本品稀释成 1%溶液，静脉滴注或稀释成 5%溶液缓慢静脉注射。25%溶液可作深层肌内注射。一般儿科仅用肌内注射或静脉注射。

【制剂与规格】 硫酸镁注射液：(1)10ml:1g；(2)10ml:2.5g。

丙 戊 酸 镁 [药典(二); 医保(乙)]
Magnesium Valproate

【适应证】 ①各型癫痫，尤其是以下类型：失神发作、肌阵挛发作、强直-阵挛发作、失张力发作及混合型发作以及部分性癫痫的简单性或复杂性发作；继发性全身性发作；特殊类型的综合征(West，Lennox-Gastaut)。②双相情感障碍的躁狂发作。

【药理】 (1)药效学 具有抗惊厥、抗躁狂作用。其机制一般认为丙戊酸类药物使全脑或脑神经末梢 GABA 都升高，丙戊酸类药物及其丙戊酸代谢物，既抑制 GABA 降解，又增加 GABA 合成。

(2)药动学 口服吸收迅速而完全。普通片服药后 1～2 小时达血药浓度峰值，饭后服药吸收较慢，但不影响吸收总量；脑脊液中药物浓度为血药总浓度的 10%～20%，血浆蛋白结合率为 85%～95%，半衰期($t_{1/2}$)为 9～18 小时。缓释片服药后药物在体内缓慢释放，单剂量口服本品 500mg 后，达峰时间为 14.0 小时±6.5 小时；相对生物利用度为 101%±6%；多剂量口服本品 500mg，每

日 2 次，每次 250mg，达稳态谷浓度约为 52.87μg/ml±11.03μg/ml。有效血药浓度为 40～100μg/ml，超过 120μg/ml 时可出现明显不良反应。主要分布在细胞外液和肝、肾、肠和脑组织等。大部分由肝脏代谢，包括与葡萄糖醛酸结合和某些氧化过程，主要由肾排出，少量随粪便排出及呼出。肝损害患者的半衰期明显延长。能通过胎盘，大约为母亲血清水平的 1%～10%。

【不良反应】 (1)常见消化道紊乱(恶心、胃痛)、嗜睡，多出现在治疗开始时，但是不需停止治疗，症状通常可在数天内消失。

(2)极个别有报道严重肝损害甚至死亡，最高危的患者(特别是接受多种抗癫痫药治疗)是有严重癫痫发作的婴儿和 3 岁以下的儿童，尤其是那些伴有脑损害，精神发育迟缓和(或)遗传代谢或退化性疾病，3 岁以后，危险性明显下降，并随年龄增长而进一步下降，在大多数病例，肝损害在治疗头六个月里出现。通常突然出现，如乏力、厌食、嗜睡、思睡，有时伴有反复呕吐和腹痛应考虑到肝损害的可能，特别是那些高危患者。在治疗前应进行肝功能检查，在治疗头 6 个月内也应定期作肝功能检查。

(3)常见体重增加、脱发、轻度姿势性震颤。

(4)血液系统 ADR 多为血小板减少，罕有贫血，白细胞减少或全血细胞减少。

(5)无肝功能异常的单纯和轻度高氨血症时有出现，但不需要停止治疗。

(6)少见闭经及月经紊乱。

(7)可引起皮肤反应，如皮疹。在某些病例有毒性上皮坏死溶解，Stevens-Johnson 综合征，多形性红斑也有报道。

(8)有单独报道，伴随丙戊酸治疗出现可逆性 Fanconi 综合征，但其作用机制未明。

【禁忌证】 (1)白细胞减少与严重肝脏疾病者。

(2)对丙戊酸类药物过敏者。

(3)卟啉症。

【注意事项】 (1)有血液病、肝病史、肾功能损害、器质性脑病、肝病、血小板减少症、系统性红斑狼疮时慎用。

(2)孕妇慎用。

(3)本品可蓄积在发育的骨骼内 6 岁以下儿童应慎用。

(4)丙戊酸在母乳分泌量是低下的，大约为母亲血清水平的 1%～10%。

(5)逐渐加减量，有条件时进行血药浓度检查。

(6)用药期间避免饮酒，饮酒可加重镇静作用。

(7)血清胆红素升高可能提示潜在的严重肝脏中毒。

(8)当患者患急性腹痛时，在手术前应查血清淀粉酶，排除胰腺炎。

【药物相互作用】 (1)全麻药或中枢神经抑制药与丙戊酸合用，前者的临床效应可更明显。

(2)与抗凝药如华法林或肝素等，以及溶血栓药合用，出血的危险性增加。

(3)与阿司匹林或双嘧达莫合用，由于减少血小板凝聚而延长出血时间。

(4)与苯巴比妥类合用，后者的代谢减慢，血药浓度上升，因而增加镇静作用而导致嗜睡。

(5)与扑米酮合用，也可引起血药浓度升高导致中毒，必要时需减少扑米酮的用量。

(6)与氯硝西泮合用防治失神发作，曾有报道少数病例反而诱发失神状态。

(7)与苯妥英合用时，因与蛋白结合的竞争可使两者的血药浓度发生改变，由于苯妥英浓度变化较大，须经常测定。但是否需要调整剂量应视临床情况与血药浓度而定。

(8)与卡马西平合用，由于肝酶的诱导而致药物代谢加速，可使二者的血药浓度和半衰期降低，故须监测血药浓度以决定是否需要调整用量。

(9)与氟哌啶醇、洛沙平 (loxapine)、马普替林 (maprotiline)、单胺氧化酶抑制药、吩噻嗪类、噻吨类和三环类抗抑郁药合用，可以增加中枢神经系统的抑制，降低惊厥阈和丙戊酸的效应，须及时调整用量以控制发作。

(10)制酸药可降低本品的血药浓度。

(11)拉莫三嗪 丙戊酸能减少拉莫三嗪代谢，需要时应调整剂量(减少拉莫三嗪剂量)。

(12)齐多夫定 丙戊酸可提高齐多夫定血药浓度导致齐多夫定毒性的增加。

(13)当与红霉素同时应用时，血清丙戊酸水平可以增高(由于肝脏代谢等降低的结果)。

【给药说明】 当丙戊酸血药浓度>120μg/ml，不良反应明显增加，早期表现为恶心、呕吐、腹泻、畏食等消化道症状，继而出现肌无力、四肢震颤、共济失调、嗜睡、意识模糊或昏迷、肝功能异常、血小板减少、胰腺炎等，一旦发现中毒征象，应立即停药。对服药过量的患者应采取以下救助措施：消化道排空并保证有效的排尿和心脏呼吸检测；对非常严重的患者，必要时应对其进行体外透析。

【用法与用量】 成人 小剂量开始。丙戊酸镁片一次 200mg，一日 2～3 次，根据病情、血药浓度逐渐加量，逐渐增加至一次 300～400mg，一日 2～3 次。丙戊酸镁缓释片每次 250mg，每天 2 次，根据病情、血药浓度逐渐加量。最高剂量不应高于普通片的每日最高剂量 1.6g。

6 岁以上儿童　按体重一日 20～30mg/kg，分 3～4 次服用。

【制剂与规格】　丙戊酸镁片：(1)100mg；(2)200mg。丙戊酸镁缓释片：250mg。

吡仑帕奈[医保(乙)]
Perampanel

【适应证】　(1)CDE 适应证　成人和 12 岁及以上儿童癫痫部分性发作患者(伴有或不伴有继发全面性发作)的加用治疗。

(2)国外适应证　①4 岁及以上患者伴或不伴继发全身性发作的癫痫部分性发作。②用于 12 岁及以上原发性全身性强直-阵挛性癫痫发作患者的加用治疗。

【药理】　(1)药效学　吡仑帕奈是突触后神经元离子型 α-氨基-3-羟基-5-甲基-4-异噁唑丙酸(AMPA)谷氨酸受体的非竞争性拮抗剂。谷氨酸是中枢神经系统内主要的兴奋性神经递质，并参与神经元过度兴奋所引起的多种神经系统疾病。吡仑帕奈在人体中发挥抗癫痫作用的确切机制尚不清楚。

(2)药动学　口服后，本品容易被吸收。在摄入高脂肪膳食的同时给予本品，对本品 C_{max} 或总暴露量(AUC_{0-inf})没有影响。与空腹条件下相比，进食状态下达峰时间(t_{max})延迟约 1 小时。中国健康受试者 t_{max} 为 0.75～1.25 小时。大约 95% 的吡仑帕奈与血浆蛋白相结合。本品的代谢主要由 CYP3A 介导，$t_{1/2}$ 值范围为 85.6～122 小时；与强效 CYP3A 诱导剂卡马西平合用时，平均 $t_{1/2}$ 为 25 小时。在健康受试者中，吡仑帕奈血药浓度与给药剂量(2～12mg 范围内)成正比增加。轻度肝脏损害(306 小时 vs.125 小时)和中度肝脏损害(295 小时 vs.139 小时)受试者的 $t_{1/2}$ 长于匹配的健康受试者。在一项安慰剂对照临床试验中，部分性癫痫发作患者接受剂量达 12mg/d 的吡仑帕奈治疗，患者的肌酐清除率范围为 39～160ml/min 的群体药代动力学分析显示，本品的清除率不受肌酐清除率影响，无需调整老年人的用药剂量，儿科人群的群体药代动力学分析与总体人群之间没有显著差异。吡仑帕奈对 CYP2C8 和 UGT1A9 产生弱抑制作用，对 CYP2B6 和 CYP3A4/5 产生弱诱导作用。

【不良反应】　(1)十分常见的不良反应　头晕和嗜睡。

(2)常见的不良反应　食欲下降、食欲增加、攻击、愤怒、焦虑、易激惹、共济失调、构音障碍、平衡障碍、意识模糊状态、复视、视物模糊、眩晕、恶心、背痛、步态障碍、疲乏、体重增加、跌倒。

(3)青少年比成年人更常出现攻击。

【禁忌证】　(1)对本品的活性成分或乳糖过敏者禁用。

(2)有罕见的遗传性半乳糖不耐受问题、Lapp 乳糖酶缺乏症或葡萄糖-半乳糖吸收不良的患者不应使用本品。

(3)不建议用于重度肝脏损害、中度或重度肾脏损害患者或接受血液透析的患者。

【注意事项】　(1)应对患者进行自杀观念和自杀行为迹象的监测，同时应考虑给予恰当的治疗。

(2)本品可能导致头晕和嗜睡，因此可能影响驾驶或机器操作的能力。

(3)使用本品时建议采用其他非激素方法的避孕。

(4)跌倒风险增加，尤其是老年患者。

(5)临床试验吡仑帕奈治疗组的患者中，攻击、愤怒和易激惹在高剂量组中报告频率更高。大部分事件为轻度或中度，均自愈或在剂量调整后痊愈。如有这些症状出现，本品应减量，如症状加重应立即停止用药。

(6)除非明确必要，不推荐本品用于未采取避孕措施的育龄妇女。

(7)本品对雄性生育力没有影响。

(8)单次漏服　由于吡仑帕奈半衰期长，患者应等待至预定时间服用下一次剂量；如果多次漏服，但持续时间小于 5 个半衰期(未服用本品代谢诱导性抗癫痫药物的患者为 3 周，服用本品代谢诱导性抗癫痫药物的患者为 1 周)，应考虑从末次剂量水平起重新开始治疗；如果患者持续停用本品的时间超过 5 个半衰期，建议应遵循上文给出的推荐初始剂量重新滴定。

(9)必须按照患者个体应答滴定吡仑帕奈剂量，以优化疗效与耐受性的平衡。减停时，应逐步减量至停药使癫痫复发的可能性降到最低；由于吡仑帕奈的半衰期较长且停药后血药浓度下降缓慢，因此在必要时(如出现严重不良反应)可立即停药。

【药物相互作用】　(1)对需要本品 12mg/d 的女性应考虑含孕酮的口服避孕药疗效降低的可能性，并使用其他可靠的方法(宫内节育器、避孕套)。

(2)一些已知为酶诱导剂的抗癫痫药物(卡马西平、苯妥英、奥卡西平)可升高本品的清除率，从而降低本品的血药浓度，卡马西平降低 3 倍、苯妥英降低 2 倍、奥卡西平降低 2 倍。患者的治疗方案中增加或停止这些抗癫痫药物时，应考虑并处理该影响。

(3)细胞色素 P450 的强诱导剂，如利福平和圣约翰草，预期会降低吡仑帕奈浓度，且联合用药时不能排除血浆中活性代谢物浓度升高的可能。

（4）本品对涉及警觉性和警惕性任务（如驾驶能力）的影响与酒精、其他中枢神经系统抑制剂联用的影响有累积或超累积效应。

【给药说明】　人体吡仑帕奈过量用药的临床经验有限。本品半衰期较长，产生的效应也可能持续较长时间。由于肾脏清除率较低，因此特殊干预措施（如强行利尿、透析或血液灌流）意义不大。

【用法与用量】　每日 1 次，睡前口服，空腹或与食物同服均可。本品治疗起始剂量为 2mg/d。可根据临床应答及耐受性以每次 2mg 的增量来增加剂量，每次加量

间隔至少 1 周或 2 周。如患者合并使用的药物不缩短本品的半衰期，则本品每次加量滴定间隔至少 2 周；如患者合并使用的药物会缩短本品的半衰期，则间隔至少 1 周。本品维持剂量达到 4mg/d 至 8mg/d，根据个体临床应答及耐受性情况，剂量最高可增加至 12mg/d。对于轻度或中度肝脏损害患者，可按 2mg/d 剂量开始滴定；应根据患者耐受性和有效性，以 2mg 剂量，每 2 周或更长时间上调滴定剂量；轻度和中度肝脏损害患者，本品剂量不应超过 8mg/d。本品用于轻度肾脏损害患者时，不需要调整剂量。本品应整片吞服，切勿咀嚼、压碎或掰开。

【制剂与规格】　吡仑帕奈片：（1）2mg；（2）4mg。

第三节　抗帕金森病药及治疗其他运动障碍性疾病药

一、概论

运动障碍性疾病（movement disorders）是一大类常见的神经系统疾病，以随意运动减少、肌张力异常和以难以控制的不自主运动为特征，病变主要累及基底神经节等锥体外系结构，过去又称为锥体外系疾病（extrapyramidal diseases）。根据动作的特点，运动障碍性疾病可分为动作减少性疾病（hypokinetic disorders）和动作增多性疾病（hyperkinetic disorders）两类。前者以帕金森病（Parkinson disease，PD）为代表性疾病，以震颤、运动迟缓、肌强直等运动症状以及嗅觉减退、快速眼动期睡眠行为障碍等非运动症状为特征；后者以亨廷顿病（Huntington disease，HD）为代表性疾病，主要表现为各种异常不自主运动，如舞蹈症、投掷症、肌张力障碍等。基底节是产生运动障碍性疾病的主要部位。基底节位于两侧大脑半球的深部，由一组成对的神经核团组成，主要包括尾状核、壳核、苍白球、丘脑底核和黑质。壳核与苍白球合称为豆状核，苍白球属于旧纹状体，尾状核与壳核属于新纹状体，旧纹状体与新纹状体总称为纹状体。基底节中有三个重要的神经环路：①皮质-皮质环路：大脑皮质-尾壳核-内侧苍白球-丘脑-大脑皮质；②黑质-纹状体环路：黑质与尾状核、壳核之间的往返联系纤维；③纹状体-苍白球环路：尾状核、壳核-外侧苍白球-丘脑底核-内侧苍白球。在皮质-皮质环路中有两条通路，一是直接通路：纹状体-苍白球内侧核-丘脑腹外侧核-皮质，多巴胺易化该通路的传递；另一条是间接通路：纹状体-苍白球外侧核-丘脑底核-内侧苍白球-黑质网状部-苍白球内侧核复合体-丘脑腹外侧核-皮质，多巴胺抑制该通路的传递。这两条通路是基底节实现其运动调节功能的主

要结构基础，其兴奋以抑制的平衡对正常运动的实现至关重要，黑质纹状体多巴胺（DA）能投射对这两条通路的活动起重要调节作用。由于黑质纹状体多巴胺通路变性导致基底节输出过多，丘脑-皮质反馈活动受到过度抑制，对皮质运动功能的易化作用受到削弱，产生少动性疾病；由于纹状体神经元变性导致基底节输出减少，丘脑-皮质反馈对皮质运动功能的易化作用过强，则产生多动性疾病。运动障碍性疾病中的不同疾病，其主要生化变化特征各不相同，如帕金森病的主要改变是纹状体中多巴胺递质浓度显著降低和酪氨酸羟化酶（TH）活性减弱，而乙酰胆碱（ACh）的功能相对占优势；亨廷顿病主要是乙酰胆碱和γ-氨基丁酸（GABA）含量减少，胆碱乙酰转移酶（ChAT）活性下降。肝豆状核变性（hepatolenticular degeneration，HLD）主要是由于铜代谢障碍使过多铜在肝、脑的基底节等结构、角膜、骨骼等处异常沉积，血清中铜蓝蛋白浓度和铜氧化酶活性降低；进行性核上性麻痹（progressive supranuclear palsy，PSP）主要是黑质和黑质纹状体通路中多巴胺递质降低，TH、ChAT 活性下降，以及皮质、苍白球、纹状体区谷氨酸含量增加。因此，基底节递质生化异常和环路活动紊乱是发生各种运动障碍症状的主要病理基础；目前对运动障碍性疾病的治疗多是对症性的，是基于纠正递质异常和环路活动紊乱，改善运动症状；或是使用螯合剂清除过的铜以减少对基底节等组织器官的损伤。运动障碍性疾病的治疗原则主要包括对因治疗、对症治疗、康复和其他治疗。运动障碍性疾病包括原发性及继发性疾病。继发者若病因明确，或可对因治疗，如小舞蹈病以控制风湿为主。原发性病因未明以对症治疗为主。对肌张力增高-运动减少者可给予多巴胺替代疗法，补充多巴胺能药物，如左旋

多巴类药物、多巴胺受体激动药、单胺氧化酶B抑制药、儿茶酚-氧位-甲基转移酶抑制药、金刚烷胺、抗胆碱药等。肌张力降低-运动过多者如对舞蹈症、投掷症主要采用多巴胺受体拮抗药、多巴胺递质耗竭药等。对肌张力障碍主要采用抗胆碱能药、多巴胺受体拮抗药、肌松药巴氯芬、氯硝西泮等。局灶性及节段性肌张力障碍可局部注射A型肉毒素效果较佳。对抽动症可选用多巴胺受体拮抗药。治疗震颤的药物较多,应根据不同类别的震颤而选用不同药物,如帕金森病性震颤可选用抗胆碱能药、左旋多巴制剂、多巴胺受体激动药,原发性震颤可选用β受体拮抗药普萘洛尔、阿罗洛尔以及抗癫痫药物扑米酮、加巴喷丁等。其他治疗包括心理治疗(伴精神心理异常者)、体疗和康复治疗等。

二、抗帕金森病药

左旋多巴 [药典(二); 医保(甲)]
Levodopa

【适应证】 ①帕金森病和帕金森综合征。②急性肝功能衰竭引起的肝昏迷。

【药理】 (1)药效学 左旋多巴是体内合成多巴胺的前体,可通过血脑屏障。在脑内,左旋多巴被纹状体部位的多巴胺能神经元摄取,在多巴脱羧酶作用下脱羧生成多巴胺,储存于囊泡中,当发生神经冲动时,囊泡中的多巴胺可释放到突触间隙,从而激动了突触后膜上的多巴胺受体,产生抗帕金森病作用。左旋多巴治疗肝昏迷的机制不十分清楚。有人认为肝昏迷与中枢神经系统中的去甲肾上腺素(NA)能神经传递功能障碍有关;左旋多巴进入脑内后被NA能神经元摄取,先脱羧成为多巴胺,然后β-羟化生成NA,使NA能神经传递功能恢复,患者神志由昏迷暂时转为清醒。由于多巴脱羧酶在体内分布很广,服用左旋多巴后,大部分在外周脱羧变成多巴胺,与其不良反应有关。多巴胺激动心肌细胞膜上的β肾上腺素受体引起心律失常;作用于延髓化学感受器引起恶心、呕吐;并能促进垂体释放生长激素。

(2)药动学 口服后在小肠经芳香族氨基酸主动转运系统迅速吸收,30%～50%的左旋多巴到达全身循环。胃液的酸度高、胃排空延迟以及消化高蛋白饮食后出现某些氨基酸与本品竞争载体(主动转运系统)时,左旋多巴的吸收量减少。吸收后广泛分布于体内各种组织,可通过血脑屏障(经芳香族氨基酸主动转运系统),单用时进入中枢神经系统的量不足1%,绝大部分均在外周经脱羧酶作用脱羧成为多巴胺(为了使它能够更多地进入中

枢神经系统,可以将它与脱羧酶抑制药苄丝肼合用)。它也可通过胎盘进入胎儿血液循环,也可从乳汁分泌。$t_{1/2}$为1～3小时。空腹服药达峰时间(t_{max})为1～3小时,但进食时服药达峰时间延迟,峰浓度降低,作用时间可持续5小时。口服量的80%于24小时内以代谢产物(高香草酸及二羟苯乙酸)由肾脏排泄,代谢产物可使尿色变红。

【不良反应】 (1)消化系统 80%的患者会出现胃肠道反应,常见有恶心、呕吐、食欲缺乏等,主要是由于在左旋多巴治疗初期增量过快或过大所致,餐后1.5小时口服或缓慢增量,或加用多潘立酮可避免胃肠道反应。

(2)心血管系统 30%患者在治疗初期可出现轻度直立性低血压,随着剂量逐渐缓慢递增和药物耐受性逐渐增加,直立性低血压可逐渐减轻或消失。极少数患者有心悸、心律失常,一般不需抗心律失常治疗,很少需停用左旋多巴,必要时可加用β受体拮抗药。

(3)神经系统 随着帕金森病进展和长期服用左旋多巴后,50%患者在5年后可出现症状波动与异动症,主要表现为:①剂末现象(wearing-off):左旋多巴的作用时间逐渐缩短,血浆多巴浓度降低,症状呈节律性波动。对于一日3～4次左旋多巴治疗的患者,可缩短用药间隔时间,增加用药次数,也可改用左旋多巴控释片,或加用多巴胺受体激动药、MAO-B抑制药、COMT抑制药。②开关现象(on-off):症状在突然缓解("开期")与加重("关期")之间波动,"开期"常伴异动症,多见于疾病后期,与服药时间、血药浓度无关,处理困难,可加用多巴胺受体激动药或COMT抑制药。③异动症:表现为左旋多巴剂峰期躯干和肢体的舞蹈样动作(剂峰异动症)。约30%患者表现为肌张力障碍,常在左旋多巴作用消退时出现,以腿、足痉挛多见(关期肌张力障碍)。也有患者的不随意运动与左旋多巴的疗效出现和消退相关联(双相异动症)。对于剂峰异动症可减少左旋多巴剂量。关期肌张力障碍可加用多巴胺受体激动药、MAO-B抑制药或COMT抑制药;双相异动症的治疗较困难,可用弥散型多巴丝肼,不用控释剂,或增加服药次数,或加用多巴胺受体激动药,或加用COMT抑制药及MAO-B抑制药。

(4)精神行为改变 以精神障碍常见,表现为失眠、焦虑、噩梦、躁狂、幻觉、妄想、抑郁、梦境逼真等,多见于合用其他抗帕金森病药(如抗胆碱药、金刚烷胺、多巴胺受体激动药等),一般不需停用左旋多巴,减少剂量即可缓解症状。有些抑郁、焦虑、痴呆等是帕金森病本身的一种伴随表现,药物使用不当可使其加重,部分患者的精神症状常随运动症状的波动而波动,在"关期"

表现为抑郁、焦虑，在"开期"伴有欣快、轻躁狂。控制运动症状后即可缓解伴随的精神症状。5-HT 再摄取抑制药可治疗抑郁、焦虑，小剂量氯氮平或喹硫平等能较好地治疗精神症状。

【禁忌证】 （1）对本品过敏者。

（2）闭角型青光眼患者。

（3）有黑色素瘤病史或未明确诊断的皮肤溃疡史患者。

（4）与非选择性单胺氧化酶抑制药合用，或间隔不足 2 周者。

【注意事项】 （1）左旋多巴会影响乳汁分泌，哺乳期妇女使用可能对乳儿有危害，哺乳期妇女慎用。

（2）老年患者 ①对左旋多巴作用的耐受力减低，需注意剂量，不宜过大；②伴骨质疏松症用本品治疗有效者，应缓慢地恢复正常的活动，因为增加活动会增加骨折的危险性；③同时接受其他抗帕金森病药，特别是抗胆碱能药治疗时更易发生精神系统不良反应；④特别是已有冠状动脉病变者对左旋多巴的心脏作用特别敏感。若左旋多巴与卡比多巴或苄丝肼合用时，对心脏的不良作用可减轻或消除。

（3）用药期间如出现异动症，可能需减小剂量。

（4）应逐渐减量。突然停药或减量，出现撤药恶性综合征的风险增加，尤其是对同时使用精神抑制药（psychoplegic）的患者。

（5）对诊断的干扰 ①抗人球蛋白测定（Coombs 试验）：长期用左旋多巴治疗后，偶可呈阳性；②戈那瑞林（gonadorelin）试验：此剂与左旋多巴同用时可增高血清促性腺激素的含量；③甲状腺功能测定：长期应用左旋多巴可抑制促甲状腺激素（TSH）对促甲状腺激素释放激素的反应（TSHR）；④可使血尿素氮、ALT、碱性磷酸酶、AST、胆红素、乳酸脱氢酶及蛋白结合碘含量增高。

（6）下列情况应慎用 支气管哮喘、肺气肿、严重的心血管疾病、肝肾功能障碍、慢性开角型青光眼、有潜在精神异常者、有惊厥病史或黑色素瘤病史者。糖尿病及其他内分泌疾病，影响下丘脑或垂体功能者。胃肠道溃疡者可增加上消化道出血的危险性。

（7）用药期间需注意检查 ①血常规及血红蛋白测定；②检测有无心律失常或直立性低血压，一般在开始调整用量中进行；③肝肾功能；④对开角型青光眼患者应做眼科检查，并监测眼内压。

【药物相互作用】 （1）外周多巴脱羧酶抑制药（苄丝肼或卡比多巴）在脑外（外周）抑制左旋多巴脱羧成多巴胺，使血中有更多的左旋多巴进入脑内脱羧成多巴胺，因而左旋多巴用量可减少 75%。

（2）吩噻嗪类、丁酰苯类、硫杂蒽类等抗精神病药，利血平、萝芙木生物碱类、苯妥英钠、罂粟碱和甲氧氯普胺等药物可减弱、对抗左旋多巴作用。抗酸药、多巴胺受体激动药、金刚烷胺、MAO-B 抑制药和 COMT 抑制药可增强左旋多巴的作用，需适当减小左旋多巴的用量。

（3）与甲基多巴合用可改变左旋多巴的抗帕金森病作用，并产生中枢神经系统的不良反应，包括精神症状。与其他抗高血压药如胍乙啶合用时可产生累积性致低血压作用；中枢抗胆碱能药如苯海索可增强左旋多巴的治疗作用；但也能延迟胃排空，影响左旋多巴的吸收。

（4）吸入全麻药特别是氟烷与本品合用，由于增加内源性多巴胺含量，可引起心律失常；应先停用左旋多巴 6～8 小时后才能用吸入全麻药。

（5）食物特别是高蛋白食物与左旋多巴同用，或先进食后服本品，可减少左旋多巴的吸收。此外，食物中的蛋白质降解为氨基酸后可与左旋多巴竞争转运入脑，使左旋多巴的疗效减弱或不稳定。

（6）禁与单胺氧化酶 A（MAO-A）抑制药如呋喃唑酮及丙卡巴肼（procarbazine）以及非选择性 MAO 抑制药如苯乙肼等合用，以免引起高血压危象，在用左旋多巴前应先停用 MAO-A 抑制药 2～4 周。

（7）禁与维生素 B_6 同用，因维生素 B_6 为多巴脱羧酶的辅酶，能加强多巴脱羧酶的活性，促进左旋多巴在脑外脱羧为多巴胺，从而减少进入中枢神经系统左旋多巴的量，疗效降低，外周不良反应增加。但使用苄丝肼左旋多巴或卡比多巴左旋多巴时可合用维生素 B_6，因维生素 B_6 可通过血脑屏障，促进脑内左旋多巴脱羧为多巴胺，以增加脑内多巴胺的含量，从而提高其疗效。

（8）肾上腺素受体激动药与左旋多巴合用可能增加心律失常的发生，前者的用量应减少；与苄丝肼、卡比多巴等外周多巴脱羧酶抑制药合用时可减少心律失常的发生。

（9）与异烟肼合用，由于异烟肼对外周和中枢多巴脱羧酶的直接抑制作用，可降低左旋多巴的治疗作用，导致疾病症状加重。

【给药说明】 （1）须注意调整用量，使患者既能获得治疗所需的血药浓度，同时不良反应又极轻微，这对老年患者和同用其他药物的患者尤为重要。

（2）脑炎后及老年患者，往往比其他帕金森病患者耐受性差，用量宜小。

（3）不良反应的处理 ①有时应用下列方法可立即

缓解恶心与呕吐：减少每日剂量、减少每次剂量但增加服药次数、小剂量左旋多巴与苄丝肼或卡比多巴同用，或先服多潘立酮后服左旋多巴，或进食1.5小时后服左旋多巴。由于恶心主要由左旋多巴对中枢神经系统的作用所引起，故应用非吩噻嗪类止吐药有时可有效，吩噻嗪类止吐药疗效更好，但因可消除左旋多巴的疗效，故不宜应用。②出现舞蹈样动作及其他不自主运动时，须减少左旋多巴剂量。③严重的精神障碍须减少左旋多巴用量，甚或停药。如果患者同时使用多种抗帕金森病药物，又不明确是何种药物所致，一般按下列次序减量或停药：抗胆碱药、金刚烷胺、MAO-B抑制药、多巴胺受体激动药；④直立性低血压可用弹力袜，或多食钠盐，或米多君，或屈昔多巴而得到控制，但若将左旋多巴与苄丝肼或卡比多巴同用时，就可减少发生率。

(4)逾量中毒的处理　应立即洗胃并用一般支持疗法。必要时需用抗心律失常药。维生素B₆并不能逆转左旋多巴急性过量的作用。

【用法与用量】　口服。开始250mg，一日2～4次，以后视患者的耐受情况，每隔3～7日增加每日量125～750mg，直至疗效满意为止。维持量为一日1.5～4g，分4～6次服。老年患者对本品更敏感，应酌减剂量。目前应推荐使用复方左旋多巴药。

【制剂与规格】　左旋多巴片：(1)50mg；(2)125mg；(3)250mg。

左旋多巴胶囊：0.25g。

多 巴 丝 肼

Levadopa and Benserazide Hydrochloride

【适应证】　用于治疗帕金森病、症状性帕金森综合征(脑炎后、动脉硬化性或中毒性)，但不包括药物引起的帕金森综合征。

【药理】　(1)药效学　多巴丝肼是左旋多巴和苄丝肼组成的复方制剂。多巴胺是脑中的一种神经递质，帕金森病患者脑基底神经节中多巴胺含量不足。左旋多巴是多巴胺生物合成的中间产物，是多巴胺前体，在芳香族L-氨基酸脱羧酶的作用下生成多巴胺。左旋多巴可以通过血脑屏障，而多巴胺本身则不能，因此左旋多巴被用作前药来增加多巴胺水平。

给药后，左旋多巴在脑外以及大脑组织中发生快速脱羧反应生成多巴胺，使得大多数左旋多巴不能到达基底神经节，而外周产生的多巴胺常会引起不良反应。因此，抑制脑外组织中左旋多巴的脱羧反应是十分必要的。

左旋多巴与外周脱羧酶抑制剂苄丝肼同时给药即可达到这一目的。

多巴丝肼是左旋多巴与苄丝肼按4:1制成的复方制剂，在临床试验和治疗应用中已证明这一比例具有最佳疗效，与单独给予大剂量左旋多巴的效果相当。

(2)药动学　①吸收：左旋多巴主要在小肠上部区域被吸收，吸收与部位无关。摄入标准型多巴丝肼后约一个小时，左旋多巴的血药浓度达到峰值。左旋多巴的血药浓度峰值和吸收程度(AUC)随剂量(50～200mg 左旋多巴)增加而成比例增加。

摄入食物可降低左旋多巴吸收的速度和程度。在进食标准餐后给予多巴丝肼，左旋多巴的血药浓度峰值降低30%，达峰时间有所延长，吸收程度降低15%。

②分布：左旋多巴通过饱和转运系统穿过血脑屏障，不与血浆蛋白结合，分布容积为57L。左旋多巴在脑脊髓液中的AUC是血浆中的12%。与左旋多巴不同，治疗剂量的苄丝肼并不穿过血脑屏障，而主要集中在肾脏、肺、小肠和肝脏等部位。

③代谢：左旋多巴通过两种主要途径(脱羧作用和O-甲基化)和两种次要途径(氨基转移作用和氧化作用)进行代谢。左旋多巴在芳香族氨基酸脱羧酶的作用下转化为多巴胺。这一代谢途径的主要终产物是高香草酸和二羟基苯乙酸。在儿茶酚-O-转甲基酶的作用下，左旋多巴甲基化成3-O-甲基多巴。这种主要的血浆代谢产物的清除半衰期是15个小时，并可在使用治疗剂量多巴丝肼的患者体内蓄积。

与苄丝肼合并用药时，左旋多巴在外周的脱羧反应减少，反应为血浆中左旋多巴和3-O-甲基多巴的水平较高，以及血浆中儿茶酚胺(多巴胺、去甲肾上腺素)和酚羧酸(高香草酸和二羟基苯乙酸)的水平较低。

苄丝肼在小肠黏膜和肝脏中通过羟基化作用生成三羧基苄基肼。这种代谢产物是一种有效的芳香族氨基酸脱羧酶抑制剂。

④清除：在具有外周抑制作用的左旋多巴脱羧酶存在的情况下，左旋多巴的清除半衰期约为1.5个小时。在患有帕金森病的老年患者(65～78岁)中，清除半衰期略有延长(约延长25%)。左旋多巴的血浆清除速率约为430ml/min。

苄丝肼几乎可以通过代谢作用完全清除。代谢产物主要由尿液排泄(64%)，小部分通过粪便排泄(24%)。

特殊人群的药代动力学　目前尚无尿毒症患者和肝病患者的药代动力学数据。

目前尚无左旋多巴在肾功能损伤患者中的药代学

数据。

目前尚无左旋多巴在肝功能缺损患者中的药代学数据。

老年帕金森病患者(65～78 岁)与青年患者(34～64 岁)相比,左旋多巴的清除半衰期和 AUC 均高出约 25%。统计学意义显著的年龄影响在临床上可以忽略,且对于所有适应证的给药方案的影响都很小。

【不良反应】 (1)服用多巴丝肼期间可能会出现厌食、恶心、呕吐及腹泻,个别病例出现味觉丧失或改变。胃肠道反应主要发生在治疗的开始阶段,通常可以通过与食物或者饮料同服或者缓慢增加服用剂量等方式加以控制。

(2)瘙痒和皮疹等皮肤过敏反应罕见。

(3)偶见心律失常或直立性低血压,减少多巴丝肼剂量往往可减轻直立性低血压。

(4)极个别病例见溶血性贫血、一过性白细胞减少和血小板减少。因此在长期使用含左旋多巴的药物治疗时,应定期检查血细胞以及肝、肾功能。

(5)在治疗后期,可能出现不随意运动(如舞蹈病样动作或手足徐动症),减小剂量通常能消除此症状或对此反应耐受。

(6)随治疗时间延长,疗效可能产生波动,产生冻结发作、剂末恶化和开关现象等。通常可以通过调整剂量,如少量多次给药,来消除或者使其耐受,随后可逐步增加剂量来加强疗效。

(7)激动、焦虑、失眠、幻觉、妄想和短暂性定向力障碍等不良反应在老年患者或者既往有类似表现的患者身上发生。

(8)用多巴丝肼治疗的患者可能出现抑郁,但这亦可能是疾病的一种表现。

(9)可能有一过性肝氨基转移酶和碱性磷酸酶增高。

(10)服用多巴丝肼时可能有血液中尿素氮增高。尿液颜色可见改变,通常为淡红色,静置后颜色变深。

(11)服用多巴丝肼与嗜睡有关,在极少情况下与白天嗜睡或突然睡眠发作有关。

【禁忌证】 (1)多巴丝肼禁用于已知对左旋多巴、苄丝肼或其赋型剂过敏的患者。

(2)禁止将多巴丝肼与非选择性单胺氧化酶抑制剂合用,但选择性单胺氧化酶 B 抑制剂(如司来吉兰和雷沙吉兰)和选择性单胺氧化酶 A 抑制剂(如吗氯贝胺)则不在禁止合用之列。合用单胺氧化酶 A 与单胺氧化酶 B 抑制剂相当于非选择性单胺氧化酶抑制剂,因而不应与多巴丝肼联合应用。

(3)多巴丝肼禁用于内分泌、肾(透析者除外)、肝功能代偿失调或心脏病、精神病、闭角型青光眼患者。

(4)多巴丝肼禁用于 25 岁以下的患者(必须是骨骼发育完全的患者)。

(5)多巴丝肼禁用于妊娠期以及未采用有效避孕措施的有潜在妊娠可能的妇女(如妊娠或者哺乳期妇女)。如患者在用药期间怀孕,应停止用药(如处方医师所建议)。

【注意事项】 (1)在用多巴丝肼治疗期间,禁止与非选择性单胺氧化酶抑制剂合用。多巴丝肼可加强同时服用的拟交感神经药的作用。因此,密切监视心血管系统也是必不可少的。且拟交感神经药剂量亦应减少。其他的抗帕金森药不应当在多巴丝肼治疗一开始就突然停服,因为后者的作用至少需几天才见效。在某些病例中,其他药的用量在以后应逐渐地减少。

(2)对有心肌梗死、冠状动脉供血不足或心律不齐的患者,应定期进行心血管系统检查(特别应包括心电图检查)。

(3)治疗期间同时用各种抗高血压治疗是允许的,但应定期测量血压。在抗高血压药物中,利血平和α-甲基多巴可干扰多巴胺的代谢,因而可对抗多巴丝肼的作用。对吩噻嗪、丁酰苯的衍生物来说也是如此。

(4)在用低剂量的多种维生素制剂中,服用维生素 B_6 是允许的。

(5)患有胃、十二指肠溃疡或骨软化症的患者服用此药时应严密观察。

(6)对开角型青光眼患者应定期测量眼压,因为理论上左旋多巴能升高眼压。

(7)如同任何药的长期治疗一样,应定期检查血常规和肝、肾功能。

(8)使用多巴丝肼治疗的患者如需接受全身麻醉,多巴丝肼治疗应尽量延续至手术前,除非采用氟烷麻醉。因为用多巴丝肼治疗的患者在接受氟烷麻醉时可致血压波动和心律失常,因此需在进行外科手术前12～48 小时内应尽可能停用多巴丝肼,手术后可恢复使用多巴丝肼并将剂量逐步增至手术前水平。

(9)敏感患者可能发生过敏反应。

(10)用多巴丝肼治疗的患者可能出现抑郁,但这亦可能是疾病的一种表现。

(11)糖尿病患者应经常复查血糖,并根据血糖水平调整抗糖尿病药物剂量。

(12)多巴丝肼不可骤然停药,骤停多巴丝肼可能会导致危及生命的神经安定性恶性反应(如高热、肌肉强直、可能的心理改变以及血清肌酐磷酸激酶增高等)。如这些症状与体征同时存在,则应由医生严密监护患者(必要时住院)并给予及时适当的对症治疗,其中包括经适当评估后恢复使用多巴丝肼。

(13)服用多巴丝肼可引起嗜睡和突然睡眠发作。虽然有很少报道表明,患者可能在没有任何征兆的情况下在日常活动中突然发生睡眠,但应告知多巴丝肼治疗的患者,本品可能具有此方面的副作用,应在驾驭或操作机械的过程中予以注意。对于出现过嗜睡或突然睡眠发作的患者,应避免驾驶和操作机械,并且应考虑降低服用剂量或终止治疗。

(14)药物依赖及药物滥用、一小部分帕金森病患者出现认知和行为障碍,很可能是不遵医嘱增加用药量或服用远远超过治疗运动障碍所需的剂量造成的。

【药物相互作用】　抗胆碱药苯海索(安坦)与本品标准制剂合用时能够降低左旋多巴的吸收速率,但不会影响其吸收程度。硫酸亚铁能够使左旋多巴的最大血药浓度和 AUC 下降达 30%～50%。在一些患者中可以观察到与硫酸亚铁合用时临床药代动力学发生显著改变,但并非所有患者全都发生。甲氧氯普胺能提高左旋多巴的吸收速率。

【用法与用量】　口服。初始剂量一次 62.5～125mg,一日 2～3 次,根据病情而渐增剂量至疗效满意和不出现不良反应为止,餐前 1 小时或餐后 1.5 小时服药。一般日剂量最大不超过 1g,分 3～4 次或 4 次以上服用。改换成控释片时,前一、二日应保持与换药前多巴丝肼相同剂量与相同次数。因控释片的吸收量只有普通片的 70%,故换药后的剂量需增加 30%,以保证左旋多巴的总量不变。又因控释片的释放缓慢,服药后需 1.5 小时方起作用,故有时需并用普通片或弥散片,才可较快达到有效的血药浓度,早晨第一次服药时尤其需要。对夜间运动不能的患者,于夜间酌加控释片,可获改善。剂量因人而异。为维持控释特性应将控释片整剂吞服。

【制剂与规格】　多巴丝肼(片):苄丝肼 50mg(相当于盐酸苄丝肼 57mg)和左旋多巴 200mg。

多巴丝肼胶囊:(1)左旋多巴 200mg 与苄丝肼 50mg(相当于盐酸苄丝肼 57mg);(2)左旋多巴 100mg 与苄丝肼 25mg。

复方卡比多巴片 [药典(二);医保(乙)]
Compound Carbidopa Tablets

【成分】　卡比多巴和左旋多巴。

【适应证】　①复方卡比多巴片:抗震颤麻痹药。用于原发性震颤麻痹和症状性震颤麻痹综合征(不包括药物引起的震颤麻痹综合征)。

②卡左双多巴缓释片:原发性帕金森病;脑炎后帕金森综合征;症状性帕金森综合征(一氧化碳或锰中毒);对以前用过左旋多巴/脱羧酶抑制剂复方制剂或单用左旋多巴治疗有剂末恶化("渐弱"现象)、运动不能等特征的运动失调,或有类似短时间运动障碍现象的患者,可减少"关期"的时间。

【药理】　(1)药效学　帕金森病纹状体中多巴胺缺乏所致,故必须以多巴胺补充之,外源性多巴胺不能透过血脑屏障,而左旋多巴可穿过血脑屏障进入中枢,并在脑内脱羧,成为多巴胺。因此口服左旋多巴能有效治疗帕金森病,特别是对四肢僵直和运动障碍效果最佳。可是,左旋多巴在大脑外亦能迅速脱羧而转变成多巴胺,这就导致左旋多巴大量浪费和不良反应的频繁发生。卡比多巴为脑外脱羧酶抑制剂,与左旋多巴合用,能抑制在脑外脱羧,使血液中有更多的左旋多巴进入脑内,提高脑内多巴胺的浓度,故能减少左旋多巴的用量,减轻其恶心、呕吐等副作用,可使左旋多巴在治疗上发挥更大的效应。

(2)药动学　①复方卡比多巴片:卡比多巴口服后 3.81 小时血药浓度达到峰值。体内卡比多巴分布于肾、肺、小肠、血液和动脉管壁上,以肾中浓度最高,脑中含量极少。消除迅速,但对脱羧酶的抑制作用可维持 24 小时以上。卡比多巴 50% 的原型及其代谢产物从尿中排出。左旋多巴在胃中不吸收、因可被胃黏膜芳香氨酸脱羧酶代谢。在小肠经主动转运而吸收,空腹服后 1～2 小时,血药浓度达峰值。若与高蛋白、高脂食物同服可影响吸收。血浆半衰期($t_{1/2}$)为 1～3 小时,循环中左旋多巴 95% 在肝内脱羧转化为多巴胺。与卡比多巴合用后,左旋多巴的代谢途径由脱羧变为转氨。

②卡左双多巴缓释片:本品在 4～6 小时内释放出有效成分。该剂型使左旋多巴的血药浓度波动较小,血药峰值浓度比普通片低 60%。

【不良反应】　最常见的不良反应是异动症。其他较常见的不良反应(2%以上)有:恶心、幻觉、精神错乱、头晕、舞蹈病和口干。较少出现的不良反应(1%～2%)有:梦异常、肌张力障碍、嗜睡、失眠、抑郁、虚弱、呕吐和厌食。

【禁忌证】　(1)复方卡比多巴片　严重心血管疾病,肝、肾功能不全,内分泌失调、狭角青光眼患者、精神病患者、孕妇和哺乳期妇女禁用。胃与十二指肠溃疡患者慎用。

(2)卡左双多巴缓释片 非选择性单胺氧化酶(MAO)抑制剂类药物不能与本品同时服用。在使用本品开始治疗前至少2周,必须停止使用这些抑制剂。本品可与选择性B型单胺氧化酶抑制剂(如盐酸司来吉兰)按厂家推荐的剂量联合使用。本品禁用于已知对此药的任何成分过敏者和闭角型青光眼的患者。因为左旋多巴可能会激活恶性黑色素瘤,所以疑有皮肤损伤或有黑色素瘤病史的患者禁用本品。

【注意事项】(1)复方卡比多巴片 服用单胺氧化酶抑制剂(如苯乙肼、苯环丙胺等)的患者,必须停用2周后才能服用本品,当药物引起锥体外系反应时不宜使用。遵照医嘱调整剂量,能保证获得治疗所需的血药浓度,同时副作用又极轻微,这对老年人或接受其他药物治疗的患者尤为重要。

(2)卡左双多巴缓释片 正在接受左旋多巴治疗的患者,必须在停用左旋多巴至少12小时后,才可开始服用本品治疗。为了减少不良反应,有必要针对性治疗。若换用本品治疗,其剂量应至少提供约25%的左旋多巴剂量。卡比多巴不会降低左旋多巴中枢作用导致的不良反应。尤其当恶心和呕吐不为剂量限制因素时,相对于单独服用左旋多巴,在本品治疗过程中,通过允许更多的左旋多巴到达大脑,较低剂量时即会出现某些不利的中枢神经系统(CNS)影响,如运动障碍,且发生速度更快。接收本品治疗的患者可能会发生更多的运动障碍。运动障碍为卡比多巴左旋多巴治疗的常见副作用。若发生不随意运动,可能需要减少剂量。应细致观察所有患者,以防发生伴有自杀倾向的抑郁。

【药物相互作用】(1)复方卡比多巴片 用非选择性单胺氧化酶抑制剂(如苯乙肼、苯环丙胺等)的患者,必须停用2周后才能服用本品,当药物引起锥体外系反应时不宜使用。

(2)卡左双多巴缓释片 下列药物与本品同时使用时应谨慎服药。

①抗高血压药:服用某些降压药的患者,在同时服用左旋多巴/脱羧酶抑制剂复方制剂时可出现症状性体位性低血压。因此,开始服用本品治疗时,需调整降压药的剂量。

②抗抑郁药:三环类抗郁药与卡比多巴/左旋多巴制剂合用时,罕见诸如高血压和运动障碍等不良反应的报道。

③铁:研究表明,卡比多巴和(或)左旋多巴与硫酸亚铁或葡萄糖酸亚铁同服,会降低其生物利用度。

④其他药物:多巴胺 D_2 受体拮抗剂(如吩噻嗪类、

丁酰苯类和利培酮)和异烟肼可降低左旋多巴的疗效。有报道苯妥英和罂粟碱可逆转左旋多巴对帕金森病的疗效。服用这些药物的患者同时使用本品时,应仔细观察其是否有疗效降低。虽然甲氧氯普胺可通过增加胃排空增加左旋多巴的生物利用度,由于其多巴胺受体拮抗性,甲氧氯普胺也可能不利于控制疾病。不建议本品与多巴胺消耗剂(如利血平和四苯喹嗪)或其他用来消耗单胺存量的药物合并用药。司来吉兰和卡比多巴/左旋多巴同时用药可能会产生严重的直立性低血压,单用卡比多巴/左旋多巴制剂则不会有此不良反应。

【用法与用量】(1)复方卡比多巴片 卡比多巴与左旋多巴的比例为1:10,每片含25mg卡比多巴和250mg左旋多巴。应由医生根据患者病情作仔细调整后确定服用最佳剂量。常用量:口服,开始时一次半片,一日3次。服用一周后根据病情,每隔3~4日,每日增加半片,直至获得最佳效果。正在单服左旋多巴片的患者,如果改服本品,应停服左旋多巴片至少12小时。服用之初始剂量以左旋多巴计算,应相当于原来单用剂量的25%。每日最大剂量不得超过8片(分4次服用,每次2片)。维持量:一日3~4次,分3~4次服用。

(2)卡左双多巴缓释片 卡比多巴与左旋多巴的比例为1:4。每片含50mg卡比多巴和200mg左旋多巴。日剂量须谨慎调整确定。调整剂量期间应对患者进行严密监护,尤其要注意恶心或异常的不自主运动,包括:运动障碍、舞蹈症和肌张力障碍的出现或加重。本品可整片或半片服用。此服法可维持药片缓释特性,不能咀嚼和碾碎药片。服用本品时,除左旋多巴外还可继续服用其他标准抗帕金森病药物,但需调整剂量。因卡比多巴能够防止由维生素 B_6 引起的左旋多巴作用的逆转,因此本品可用于接受维生素 B_6 补充治疗的患者。同时,接受补充维生素 B_6 治疗的患者可以服用本品。

起始剂量:未接受过左旋多巴治疗的患者:本品的推荐起始剂量为每天2次,每次半片。对需要较多左旋多巴的患者,本品每天1~4片,分两次服用,一般耐受良好。本品在适当时亦可作起始治疗使用。本品的推荐起始剂量为每天2~3次,每次1片。左旋多巴的起始剂量每天不可高于600mg或服药间隔时间不短于6小时。

【制剂与规格】 复方卡比多巴片:卡比多巴25mg,左旋多巴250mg。

卡左双多巴缓释片:(1)125mg(卡比多巴25mg和左旋多巴100mg);(2)250mg(卡比多巴50mg和左旋多巴200mg)。

盐酸金刚烷胺 [药典(二); 国基; 医保(甲)]

Amantadine Hydrochloride

【适应证】　帕金森病和帕金森综合征(包括脑炎后、药物性、一氧化碳中毒后及血管性)。

【药理】　(1)药效学　治疗帕金森病的作用机制可能是促进黑质-纹状体多巴胺能神经元释放多巴胺，并抑制突触前膜对多巴胺的摄取，从而增强多巴胺的效应，此外尚有中枢抗胆碱作用。与左旋多巴合用治疗帕金森病可提高疗效，改善少动、强直等症状，对缓解震颤作用较弱。金刚烷胺亦是一种谷氨酸拮抗药，可抑制谷氨酸诱发的神经毒作用，因而可能是一种神经保护剂。另有抗流感病毒作用。

(2)药动学　口服易吸收，达峰时间(t_{max})为 2～4 小时。吸收后分布于唾液、鼻腔分泌液中。在动物组织尤其是肺内的含量高于血清的含量。血浆蛋白结合率67%。本品可通过血脑屏障，也可通过胎盘进入胎儿血液循环，并可进入乳汁。肾功能正常者半衰期($t_{1/2}$)为 11～15 小时，肾功能衰竭者为 24 小时。长期透析的患者可达 7～10 日。每日服药者在 2～3 日内可达稳态浓度，稳态血药浓度(C_{ss})为 0.2～0.9μg/ml。主要由肾脏排泄，90%以上以原型药物经肾小球滤过和肾小管分泌随尿排出，部分可被动再吸收；在酸性尿中排泄率可迅速增加；行血液透析的患者，只有少量(约 4%)可自血中清除。

【不良反应】　(1)较常见的不良反应　兴奋、焦虑、抑郁、紧张、幻觉、精神错乱，特别是老年患者，可能由于抗胆碱能作用所致；情绪或其他精神改变，一般由于中枢神经系统受刺激或中毒。其他尚有嗜睡、共济失调，以及腹泻。

(2)较少见的不良反应　排尿困难，由于抗胆碱作用所致，以老年人为多；晕厥常继发于直立性低血压。

(3)极少见的不良反应　构音不清，或不能控制的眼球滚动，一般是中枢神经系统兴奋过度或中毒的表现；咽喉炎及发热，可能因白细胞减少和(或)中性白细胞减少所致。

(4)持续存在或比较顽固难以消失的不良反应　注意力不能集中，头晕、目眩，易激动；食欲消失、恶心、神经质，皮肤出现紫红色网状斑点或网状青斑，睡眠障碍或噩梦(中枢神经系统受刺激或中毒)等为常见；视物模糊，便秘，口、鼻及喉干，头痛，皮疹，经常疲劳或无力，呕吐等为少见或极少见。

(5)长期治疗中，常见的不良反应　足部或下肢肿胀，不能解释的呼吸短促，体重增加，后者有可能因充血性心力衰竭所致。

(6)严重的不良反应　充血性心力衰竭、心律失常(罕见)、低血压(罕见)、心动过速(罕见)、心脏停搏(罕见)、恶性黑色素瘤、粒细胞减少(罕见)、白细胞减少、中性粒细胞减少、严重过敏反应、神经阻滞药恶性综合征、急性呼吸衰竭(罕见)、肺水肿(罕见)、自杀意念。

(7)逾量中毒的表现　惊厥，见于用 4 倍于常用量时；严重的情绪或其他精神改变，严重的睡眠障碍或噩梦；心(心动过速、心律失常、低血压)、肺、肾的毒性。

【禁忌证】　对盐酸金刚烷胺或盐酸金刚烷胺药品中任一成分过敏禁用。

【注意事项】　(1)哺乳期妇女使用可能对乳儿有危害。

(2)肾功能损害者，宜减量使用。

(3)65 岁以上老年患者，如有肾功能减退，宜减量。

(4)闭角型青光眼未治疗的患者使用本品，瞳孔散大的风险增加。

(5)出现直立性低血压者，宜调整剂量。

(6)有充血性心力衰竭史或有末梢性水肿史的患者使用本品，出现心力衰竭的风险增加，宜调整剂量。

(7)有惊厥或其他癫痫发作史的患者使用本品，癫痫发作的风险增加。

(8)有精神病疾患或有成瘾史者使用本品，可加重精神症状。

(9)有湿疹样皮疹史的患者使用本品，可引起症状复发。

(10)对情感冲动控制障碍者，可考虑减量使用，一旦出现症状，宜撤药。

(11)帕金森病患者使用本品，出现黑色素瘤的风险增加，宜加强监测。

(12)减量或撤药可引起神经阻滞药恶性综合征，尤其对于同时使用精神抑制药(psychoplegic)的患者。

(13)帕金森病患者突然停药，有临床症状显著加重的风险。

【药物相互作用】　(1)与固体剂型的氯化钾合用，由于本品的抗胆碱作用，固体剂型的氯化钾在胃肠道通过的速度减慢，出现胃肠道溃疡的风险增加，属禁忌。

(2)本品不宜与酒精合用，后者会加强中枢神经系统的不良作用，如头晕、晕厥、精神错乱及循环障碍。

(3)抗胆碱药或其他抗帕金森病药、抗组胺药、吩噻嗪类抗精神病药或三环类抗抑郁药与本品合用，抗胆碱作用增强，需调整这些药物或本品的剂量。

(4)中枢兴奋药与本品合用时，可加强中枢兴奋作用，甚至可引起惊厥或心律失常等不良反应。

(5)使尿液碱化的药物可使本品的排泄率降低。

【给药说明】 (1)血药浓度不得超过 1.5～2.0μg/ml。对一日用量超过 200mg 者,应严密观察不良反应或中毒的发生,注意监测其血压、脉搏、呼吸及体温,特别在增加剂量后数日内。一般认为一日服药 1 次或 2 次时,可消除或减轻头晕、目眩、失眠及恶心等不良反应。

(2)对有肾功能障碍、充血性心力衰竭、末梢性水肿、直立性低血压或老年人有肾清除率减低者,应酌情减少或停用本品;因本品在体内降解代谢的量极微,主要以原型随尿排出,有肾功能障碍者易致蓄积中毒,应监测其血药浓度,给予单次用量,血药浓度便有可能持续达 7～10 日之久。

(3)用于治疗帕金森病(或综合征)时应注意以下事项:①治疗数月后疗效可逐渐减弱;一日用量增至 300mg,或暂停数周后再用药,可使疗效恢复;②对合并有严重疾病或正在应用大剂量其他抗帕金森病药物的患者,开始治疗时金刚烷胺 50mg,一日 2～3 次,若必要,经一至数周后可增至 100mg,一日 2～3 次;③如最初金刚烷胺已与左旋多巴同用,则金刚烷胺的剂量应维持在 50mg,一日 2～3 次,必要时可增至 100mg,一日 2～3 次;④本品与抗胆碱能药或左旋多巴合用时,可有增效作用,如能减少单次左旋多巴用量,使所出现的不良反应有所改善或疗效不呈波动性;当疗效丧失时,若加用金刚烷胺,则疗效又可恢复;⑤对药物诱发锥体外系反应的患者,开始时金刚烷胺可用 100mg,一日 2 次,若仍未达到最佳的效应,可将一日剂量增至 300mg,分次服用;⑥停药时,金刚烷胺的用量应逐渐减少,以防帕金森病症状突然加重。

(4)逾量的处理 因金刚烷胺过量尚无特殊的解毒药,故过量时只能作对症与支持疗法。支持疗法包括立即洗胃、催吐,大量补液利尿,酸化尿液以增加本品的排泄率,同时监测血压、脉搏、呼吸、体温、电解质、尿 pH 与排出量,必要时可导尿;并观察有无动作过多、惊厥、心律失常及低血压等情况,按需分别给镇静剂、抗惊厥药、抗心律失常药,必要时可再加用其他药物。控制中枢神经系统中毒的症状,可缓慢静脉注射毒扁豆碱,成人每间隔 1～2 小时给 1～2mg;儿童每间隔 5～10 分钟给药 0.5mg,最大用量每小时甚至可达 2mg。

【用法与用量】 口服。一次 50～100mg,一日 2～3 次,一般不超过一日 300mg,最大量为 400mg。肾功能障碍者应减量,儿童不用。

【制剂与规格】 盐酸金刚烷胺片(胶囊):100mg。
盐酸金刚烷胺颗粒:(1)6g:60mg; (2)12g:0.14g。

盐酸金刚烷胺糖浆:(1)10ml:5mg; (2)60ml:30mg; (3)100ml:50mg; (4)120ml:60mg; (5)500ml:250mg。

盐酸苯海索 [药典(二);国基;医保(甲)]
Trihexyphenidyl Hydrochloride

【适应证】 ①帕金森病和帕金森综合征;②药物引起的锥体外系疾患,但迟发性运动障碍除外。

【药理】 (1)药效学 本品可部分阻断中枢(纹状体)胆碱受体,使黑质纹状体胆碱能神经与多巴胺能神经的功能获得平衡。用药后帕金森病症状及药物诱发的锥体外系症状可缓解,流涎可减少,但抗精神病药引起的迟发性运动障碍不会减轻,用抗胆碱能药后反而会加重。此外苯海索对平滑肌有松弛作用,小剂量时有抑制中枢神经系统作用,大剂量时则引起中枢神经系统兴奋。

(2)药动学 口服后胃肠道吸收快且完全,可通过血脑屏障进入中枢神经系统,口服 1 小时起效,作用持续 6～12 小时。口服量的 56%随尿排出。

【不良反应】 (1)常见不良反应 头晕、视物模糊、便秘、出汗减少、排尿困难、嗜睡、口鼻或喉干燥、畏光、恶心、呕吐等。长期用药可有紧张、失眠、精神错乱、幻觉、记忆认知障碍等。

(2)严重不良反应 眼内压升高、闭角型青光眼、定向障碍。

【禁忌证】 (1)对苯海索或苯海索药品中的任一成分过敏者。

(2)迟发性运动障碍患者。

(3)闭角型青光眼患者。

(4)4 岁以下儿童患者。

【注意事项】 (1)证据显示本品可改变乳汁的分泌或组成。如不能改用其他药品,应监测乳儿的不良反应以及授乳是否足够。

(2)老年患者长期应用容易促发青光眼。治疗期间应定期测定眼内压,特别对有闭角型青光眼的患者。前列腺肥大老年患者慎用。

(3)如发生神经阻滞药恶性综合征,宜减量或停药。

(4)下列情况应慎用 ①心血管功能不全有发生心律失常的危险;②迟发性运动障碍可能加剧;③锥体外系反应:如由吩噻嗪类及利血平引起者,以及有精神病的患者,可加重精神症状及促发中毒性精神病;④已有或倾向于有闭角型青光眼者,因散瞳可引起眼内压增高,并可促使急性发作;⑤肝功能障碍;⑥完全性或部分性肠梗阻或有此病史者可使肠道运动减弱及张力减低,加重或促发肠梗阻；⑦重症肌无力可因乙酰胆碱的作用受抑制而病情加重；⑧中度或重度前列腺肥大或尿潴留可促使排尿困难；⑨肾功能障碍时排泄减少，有增加不良反应的危险；⑩低血压。

儿童 (1)常见口干、视物模糊等。

(2)4岁以下儿童不用或慎用。

【药物相互作用】 (1)与固体剂型的氯化钾合用，由于本品的抗胆碱能作用，固体剂型的氯化钾在胃肠道通过的速度减慢，出现胃肠道溃疡的风险增加，属禁忌。

(2)与酒精、中枢抑制药合用使中枢抑制作用加强。

(3)与金刚烷胺、抗胆碱药或其他有抗胆碱作用的药物、单胺氧化酶抑制药包括呋喃唑酮、帕吉林及丙卡巴肼合用时，可加强抗帕金森病药的抗胆碱作用，并可发生麻痹性肠梗阻。

(4)与抗酸药或吸附性止泻药合用时，可减弱其抗帕金森病疗效，必须应用时两者至少要间隔1～2小时。

(5)与左旋多巴或其复方制剂合用，可加强左旋多巴的疗效，有精神病史的患者不宜合用。

(6)与氯丙嗪合用时，由于本品可减慢胃肠道蠕动，使氯丙嗪的吸收减少，血药浓度降低。

【给药说明】 (1)有蓄积作用，治疗开始剂量宜低，在治疗中用量应缓慢调整，用药需个体化，以能理想地控制患者的症状为度。

(2)对抗胆碱能药敏感的老年人，以及同时接受其他药物的患者，应格外谨慎。

(3)进食时或进食后服药均可减轻对胃黏膜的刺激。

(4)脑炎后帕金森综合征及青年型帕金森病，往往比血管性帕金森综合征或帕金森病的老年患者的用量要大，耐受性也更明显。

(5)大剂量会引起欣快感与幻觉等精神症状。

(6)停用时剂量应逐渐递减。超量或中毒量的处理：①除了患者处于昏迷前期、惊厥或精神病状态外，应予催吐或洗胃；②心血管与中枢神经系统的毒性，可肌内注射或缓慢静脉滴注水杨酸毒扁豆碱1～2mg，按需每隔2小时可重复，最大量可达2mg；③控制兴奋或激动可用小量的短效巴比妥类药，瞳孔扩大可用0.5%硝酸毛果芸香碱滴眼，必要时应即进行辅助呼吸和对症支持治疗。

【用法与用量】 成人 口服。第一日1～2mg，每日2次，逐渐增加至疗效满意而不出现明显不良反应为止，一般有效治疗量为2mg，每日3次，最大每日不超过10mg，分3～4次。老年患者对本品更敏感，应酌情减量。

儿童 口服。>5岁，一次1～2mg，一日3次。

【制剂与规格】 盐酸苯海索片：2mg。

甲磺酸苯扎托品
Benzatropine Mesylate

【适应证】 帕金森病和药物引起的锥体外系反应。

【药理】 药效学 具有抗胆碱及抗组胺作用，并有轻度局部麻醉作用。口服后吸收快而完全，口服1小时起效，肌内注射或静脉注射数分钟内起效，作用持续24小时。其他参阅"盐酸苯海索"。

【不良反应】【禁忌证】【药物相互作用】 参阅"盐酸苯海索"。

【用法与用量】 (1)口服 ①帕金森病：一次1～2mg，一日2次，以后视需要及耐受情况逐渐增量，一般一日最大量不超过6mg，分3次服。有些患者只需睡前服0.5～1mg。②药物诱发的锥体外系反应：一次1～4mg，一日1～2次。老年患者对本品较敏感，应酌情减量。儿童3岁以下不用本品，3岁或以上者用量由医生酌情使用。

(2)肌内注射或静脉注射 ①帕金森病：一次1～2mg，一日1～2次。②药物诱发的锥体外系反应：一次1～4mg，一日1～2次。

【制剂与规格】 甲磺酸苯扎托品片：(1)0.5mg；(2)1mg；(3)2mg。

甲磺酸苯扎托品注射液：2ml:2mg。

甲磺酸溴隐亭 [国基; 医保(乙)]
Bromocriptine Mesylate

【适应证】 ①原发性帕金森病或帕金森综合征，以及不宁腿综合征；②垂体泌乳素瘤、高泌乳素血症、肢端肥大症等。

【药理】 (1)药效学 为麦角类物质，具有强多巴胺D_2受体激动作用和弱D_1受体拮抗作用，对治疗帕金森病有较好疗效；单次口服后疗效达峰时间为2小时。其余参阅第九章内本品的资料。

(2)药动学 口服后吸收量约30%，有首过代谢，生物利用度(F)仅为6%，达峰时间(t_{max})为1.5～3小时。血浆蛋白结合率为90%～96%。在肝中代谢，代谢产物约95%从粪便排泄，2.5%～5.5%从尿排泄。排泄呈双相，第一相和第二相的半衰期($t_{1/2}$)分别为4～4.5小时和15小时。

【不良反应】 (1)最常发生于开始治疗时。大多数的不良反应都发生在连续治疗中，且与剂量有关。主要有：

直立性低血压、食欲缺乏、胃痛、恶心、呕吐、消化不良、便秘或腹泻、头痛、头晕、幻觉、精神错乱、异动症、心律失常、嗜睡、虚弱和疲倦、口干或鼻塞、鼻炎、夜间小腿痉挛、雷诺现象、消化性溃疡、腹膜后纤维化、弱视。

(2)严重的不良反应　产后冠状动脉血栓性、产后心肌梗死(罕见)、心包积液；胃肠道溃疡；脑血管意外(罕见)、癫痫发作(罕见)；幻觉、妄想、精神病症状；胸膜积液、肺纤维化、胸膜增厚。

【禁忌证】(1)对溴隐亭或溴隐亭制剂中的任一成分过敏者。

(2)对麦角生物碱或麦角相关的药品过敏者。

(3)哺乳期妇女。

(4)有冠状动脉病或严重的心血管病史的产后期女性(出现高血压、癫痫发作、卒中，以及心肌梗死的风险增加)。

(5)未能控制的高血压(出现高血压、癫痫发作、卒中，以及心肌梗死的风险增加)。

(6)晕厥性偏头痛患者(出现低血压的风险增加)。

【注意事项】(1)证据显示本品可改变乳汁的分泌或组成。如不能停药或改用其他药品，应监测乳儿的不良反应以及授乳是否足够。

(2)8岁以下患者用于儿科垂体瘤促乳激素分泌的安全性和有效性尚未建立；儿科患者用于其他各种适应证的安全性和有效性尚未建立。

(3)如出现进行性或持续性的严重头痛时，不论有无视力障碍均应停药，并对患者迅速作评价。

(4)出现高血压，宜停药。

(5)使用本品如出现不能解释的胸膜肺疾患，应考虑停用。

(6)可引起腹膜后纤维化，症状为背痛、下肢水肿、肾功能损害等。如诊断或怀疑腹膜后腔纤维变性，应停药。

(7)可加重阿尔茨海默病症状。

(8)可出现低血压，包括直立性低血压，尤其在开始用药或增大剂量时。

(9)在肢端肥大症患者中，有因消化性溃疡引起胃肠道出血的报道。

(10)下列情况应慎用　①肝功能障碍；②精神病(可加重，严重者禁用)；③有室律失常的心肌梗死史者。

(11)不推荐与多巴胺受体激动剂或拮抗药[包括精神抑制药(psychoplegic)]合用。

(12)本品可引起嗜睡或眩晕，故在用药期间，不宜从事驾驶或有危险性工作。

【药物相互作用】(1)与苯丙醇胺或异美汀合用，可增加溴隐亭的毒性(头痛、高血压、心动过速)。

(2)酒精可能会降低溴隐亭的耐受性，最大剂量限制为每日30ml。

(3)用溴隐亭的高血压患者合用其他麦角生物碱时，偶可使高血压加重。

(4)氟哌啶醇、洛沙平、吩噻嗪类、硫杂蒽类抗精神病药，吗茚酮、单胺氧化酶(MAO)抑制药(包括呋喃唑酮、丙卡巴肼及司来吉兰)、利血平、甲基多巴、甲氧氯普胺、多潘立酮等药物都可增高血清泌乳素的浓度并减弱溴隐亭的作用，故需调整溴隐亭的剂量。

(5)本品与其他能引起低血压的药物合用时，可使血压更加降低，故需调整抗高血压药的剂量。

(6)左旋多巴与溴隐亭两药有协同作用，合用时可酌量减少左旋多巴的剂量。

(7)与奥曲肽合用使溴隐亭的生物利用度增高。与红霉素合用使溴隐亭的生物利用度增加，清除减少，峰浓度升高。

【给药说明】开始治疗时用小剂量，逐渐增量至最小有效量。在进食时服用可减轻对胃的刺激。

【用法与用量】口服。(1)帕金森病　开始一日0.625mg，一周后每周一日增加0.625～1.25mg，分次服，一日治疗量为7.5～15mg，一日不超过25mg。

(2)不宁腿综合征　1.25～2.5mg，睡前2小时口服。

(3)其他适应证的用法与用量参阅第九章第一节。

【制剂与规格】甲磺酸溴隐亭片：2.5mg。

吡 贝 地 尔 [医保(乙)]
Piribedil

【适应证】用于帕金森病的治疗；可作为单药治疗；或与左旋多巴联合用药。

【药理】(1)药效学　吡贝地尔为多巴胺能激动剂(刺激多巴胺受体和大脑多巴胺能通路)，刺激清醒和睡眠状态下多巴胺能型皮质电发生。

多巴胺控制下的不同临床功能，已经通过行为或心理测定量表的测试证明。

此外，吡贝地尔增加股动脉血流量(股血管床多巴胺能受体的存在解释了吡贝地尔对周围循环的作用)。

(2)药动学　吡贝地尔吸收迅速。吡贝地尔口服1小时后达最大浓度。血浆清除为双相，第一时相的特征为半衰期1.7小时，第二时相较慢，其特征为半衰期6.9小时。吡贝地尔的代谢过程剧烈，产生两种代谢产物：羟化衍生物和双羟化衍生物。吡贝地尔基本上经尿液排出：吸收的吡贝地尔有 68%以代谢产物的形式经肾脏排出，25%经胆汁排出。

含量为 50mg 的吡贝地尔缓释片剂体内逐渐吸收及活性成分逐渐释放。以人为研究对象的动力学研究表明了治疗覆盖面的扩大，其每周期可超过 24 小时。服药的第 24 小时有大约 50%经尿液排出，在第 48 小时全部排出。

【不良反应】 在使用吡贝地尔治疗期间已观察到下列不良反应，按以下发生频率排序：非常常见(≥1/10)，常见(≥1/100，<1/10)，不常见(≥1/1000，<1/100)，罕见(≥1/10000，<1/1000)，非常罕见(<1/10000)，未知(无法根据已有数据估计)。可能出现下列症状。

(1)胃肠道　常见恶心、呕吐、胀气，症状可能消失，尤其在剂量进行个体化调整之后(通过逐步的滴定式剂量上调，如每周增加 50mg，可使肠胃症状明显减少)。

(2)精神障碍　常见精神障碍，如意识混乱，幻觉或激越，这些症状可在停药后消失。冲动控制障碍：使用包括本品在内的多巴胺受体激动剂治疗的患者可能出现的症状包括：病态赌博症、性欲亢进、性欲增加、强迫性消费或购物、暴饮暴食、强迫性进食等。

(3)神经系统　常见头晕，停药后可消失。

(4)有出现嗜睡的报道，非常罕见日间出现过度嗜睡和突然入睡。

(5)血管　不常见低血压，体位性低血压，血压不稳造成晕厥或全身乏力。

(6)因为本品含有胭脂红，所以存在过敏反应的风险。

【禁忌证】 (1)对本品中任何成分过敏者；心血管性休克；心肌梗死急性期。

(2)联合应用　止吐类精神安定药(参考〔药物相互作用〕)。

【注意事项】 在使用吡贝地尔进行治疗的患者中有出现昏睡和突然进入睡眠状态的情况，特别是帕金森患者。

在日常的活动中间突然入睡，没有前兆的情况罕有报道。有必要告知患者有此类副作用的可能，或者进行由于警觉改变可能导致患者及他人出现严重事故或死亡的危险活动(例如操纵机器)，直至此类状况完全消失。在服药治疗期间如果患者驾车或者是进行机器操作必须小心注意，建议不要驾车。曾经出现过昏睡或突然入睡的患者不可驾驶车辆或进行机器操作。应当考虑减少用药剂量和退出治疗。

由于本品含蔗糖成分，对于果糖不耐受，葡萄糖或半乳糖吸收不良或者蔗糖酶-异麦芽糖酶不足的患者不宜使用本品。

【药物相互作用】 (1)禁忌与下列药物联合使用①止吐类精神安定药。②多巴胺能激动剂和精神安定类药品之间存在着拮抗作用。③使用没有锥体外系作用的止吐药。

(2)不适宜的联合用药　安定类精神安定药(不包括氯氮平)。多巴胺能激动剂和精神安定类药品之间存在着拮抗作用，多巴胺能激动剂可以导致或者加重精神紊乱。如果正在使用多巴胺能激动剂进行治疗的帕金森患者必须要使用精神安定类药品，多巴胺能激动剂必须逐渐减少用量直到完全停药(多巴胺能药物的突然停药有可能导致"恶性精神安定药物综合征"的发生)。

(3)丁苯那嗪　多巴胺能激动剂和丁苯那嗪之间存在着拮抗作用。

(4)饮酒　酒精可增加吡贝地尔的镇静作用。

(5)警觉性改变会增加驾驶和使用机器的危险性。

(6)其他镇静剂　增加中枢抑制作用。

【给药说明】 药片应于进餐结束时用半杯水吞服，不要咀嚼。剂量必须逐渐增加，每三天增加一片。或遵医嘱。

【用法与用量】 口服。(1)除帕金森病之外的所有适应证　每日 1 片于正餐结束时服用，或对于病情较严重者每日 2 片分别于两次正餐结束时服用。

药片应于进餐结束时，用半杯水吞服，不要咀嚼。

(2)帕金森病的治疗　①作为单一用药：150～250mg，即每日 3～5 片，分 3～5 次服用。②作为多巴治疗的补充：每日 1～3 片(每 250mg 左旋多巴大约需50mg 吡贝地尔)。

【制剂与规格】 吡贝地尔缓释片：50mg。

甲磺酸-α-二氢麦角隐亭
Dihydro-α-Ergocryptine Mesylate

【适应证】 与溴隐亭相同。

【药理】 (1)药效学　属于麦角类多巴胺受体激动药，主要激动 D_2 受体，部分激动 D_1 受体。口服后吸收快，半衰期($t_{1/2}$)为 12 小时。

(2)药动学　本品的主要成分是α-二氢麦角隐亭的甲磺酸衍生物：甲磺酸-α-二氢麦角隐亭。其对神经的保护作用已在药理试验中得到了证实。本品对于缺血、老化、神经中毒性损伤所引起的大脑过度耗氧，继而导致的神经元损伤有抑制作用。因此，在长期服用α-二氢麦角隐亭的治疗过程中可以得到不同程度的纠正。同时，药理实验和临床试验又都证明：α-二氢麦角隐亭可以激活中枢神经系统和垂体的多巴胺受体。

【不良反应】【禁忌证】【注意事项】【药物相互作用】【给药说明】 参阅"甲磺酸溴隐亭"。

【用法与用量】 口服。由小剂量一日 2.5mg 开始，逐渐增至理想的最低有效剂量。一般用量为一日 30～50mg，分 3 次口服。

【制剂与规格】 甲磺酸-α-二氢麦角隐亭片：20mg。甲磺酸-α-二氢麦角隐亭胶囊：5mg。

盐酸普拉克索 [国基; 医保(乙)]
Pramipexole Hydrochloride

【适应证】 帕金森病或帕金森综合征，以及不宁腿综合征。

【药理】(1)药效学 是一种非麦角类多巴胺受体激动药。普拉克索选择性激动 D_2 样受体，其中特别是 D_2 和 D_3 受体，对治疗帕金森病有较好疗效，其中对震颤有较好效果。此外它具有较强的抗抑郁作用。

(2)药动学 口服吸收迅速完全，口服生物利用度高于 90%，达峰时间（t_{max}）为 1～3 小时，半衰期（$t_{1/2}$）为 8～12 小时，血浆蛋白结合率很低（小于 20%），与食物同服不影响吸收程度，但降低其吸收速率。呈线性动力学特点，患者间血药水平差异很小。总清除率约为 500ml/min，肾脏清除率约为 400ml/min，约 90%的普拉克索以原型从肾脏（通过肾小管分泌）排泄。

【不良反应】(1)常见的不良反应 头晕、恶心、便秘、嗜睡（偶发白天突然睡眠发作）或失眠、健忘、乏力、幻觉、精神错乱、外周水肿等。

(2)不常见的不良反应 性欲异常等。其中日剂量高于 1.5mg 时嗜睡的发生率增加，治疗初期增量过快时可能发生直立性低血压，与左旋多巴合用时最常见的不良反应是异动症。

【禁忌证】 对普拉克索或制剂中任何其他成分过敏者禁用。

【注意事项】(1)证据显示本品可改变乳汁的分泌或组成。如不能停药或改用其他药品，应监测乳儿的不良反应以及授乳是否足够。

(2)儿科患者使用的安全性和有效性尚未建立。

(3)突然撤药、减量或改变治疗可导致高热或精神错乱。

(4)可引发冲动控制障碍，一旦出现，宜减量或停药。

(5)帕金森病患者使用本品，引发黑色素瘤的风险增加，宜加强监测。

(6)可导致直立性低血压，尤其是在增大剂量时。宜加强监测。

(7)在伴随严重心血管疾病的患者中应用本品需监测血压，尤其在治疗初期。

(8)本品为肾脏排泄，肾功能损害的患者服用本品时需减少剂量。

(9)联合应用左旋多巴出现异动症时应减少左旋多巴用量。

(10)有睡眠障碍的患者使用本品，白天活动时突然入睡的风险增加。

(11)应用本品治疗的过程中需谨慎驾驶车辆或操作机器。已经发生过嗜睡和（或）突然睡眠发作的患者，必须避免驾驶或操作机器，而且应该考虑降低剂量或终止治疗。

(12)由于可能的累加效应，当患者在服用普拉克索时应慎用其他镇静类药物。应避免与抗精神病药物同时应用。

(13)有报道可能会引起纤维变性（腹膜后纤维化、肺浸润、胸膜积液、胸膜增厚）。

(14)使用本品出现幻觉的可能性随年龄增加。

【药物相互作用】 可抑制肾小管主动分泌的药物或通过肾小管主动分泌而清除的药物（如西咪替丁和金刚烷胺）可能与普拉克索发生药物相互作用，导致其中一种或两种药物的清除率降低。当同时应用时，应降低普拉克索的剂量。

【给药说明】 开始治疗时用小剂量，逐渐增量至最小有效量。在进食时服用可减轻对胃的刺激。

【用法与用量】 口服。(1)帕金森病 起始剂量为一次 0.125mg，一日 3 次；第 2 周为一次 0.25mg，一日 3 次；第 3 周为一次 0.5mg，一日 3 次。如需进一步增量，可每周加量一次，每次日剂量增加 0.75mg，以达到满意疗效，一日最大剂量为 4.5mg

(2)不宁腿综合征 0.125～0.75mg，睡前 2～3 小时口服。

【制剂与规格】 盐酸普拉克索片：(1)0.125mg；(2)0.25mg；(3)1.0mg。

盐酸普拉克索缓释片：(1)0.375mg；(2)0.75mg；

(3)1.5mg; (4)3.0mg; (5)4.5mg。

盐酸罗匹尼罗 [医保(乙)]
Ropinirole Hydrochloride

【适应证】 盐酸罗匹尼罗片适用于早期单用或与左旋多巴联用，治疗原发性帕金森病的症状和体征。

【药理】 (1)药效学 罗匹尼罗是非麦角碱类多巴胺受体激动剂，体外试验显示对多巴胺受体有高度选择性，对多巴胺 D_2、D_3 受体有内在活性，与 D_3 受体的亲和力高于与 D_2、D_4 受体的亲和力。与 D_3 受体的高亲和力与治疗帕金森病之间的关系不明。

体外试验显示罗匹尼罗对阿片受体有中度选择性。罗匹尼罗及其代谢产物与 D_1、5-HT_1、5-HT_2、苯二氮䓬类、GABA、M、α_1、α_2 和 β-肾上腺素受体的亲和力小。

罗匹尼罗治疗帕金森病的确切作用机制不明，但认为与其激动大脑纹状体突触后 D_2 受体有关。多种动物试验显示罗匹尼罗可以增强帕金森病动物模型的运动功能，尤其是当由 1-甲基 4-苯-1,2,3,6-四氢吡啶(MPTP)神经毒素破坏灵长类动物黑质纹状体多巴胺能上行通路出现病损，从而诱发动物的运动缺陷，使用罗匹尼罗后可以减轻动物的运动损伤。

(2)药动学 罗匹尼罗口服吸收迅速，口服后 1～2 小时达峰。临床试验显示，标记后的罗匹尼罗88%可出现在尿中，其的生物利用度为55%。相对生物利用度为85%。进食对罗匹尼罗的进一步吸收无影响，但 t_{max} 升高为 2.5 小时。患者经口给予罗匹尼罗的清除率为47L/h，消除半衰期约为 6 小时。罗匹尼罗进一步在肝脏代谢为非活性物质。罗匹尼罗在治疗剂量 1～8mg，每天 3 次范围内，表现为线性代谢动力学，服药 2 天后达到稳态。

罗匹尼罗全身广泛分布，其表观分布容积为7.5L/kg。其中40%与血浆蛋白结合，其在全血与血浆中的比值为1:1。

罗匹尼罗的主要代谢途径为经 N-去丙基化和羟基化代谢为非活性物质。体外研究显示罗匹尼罗的主要代谢酶系为细胞色素 P450 酶系中的CYP1A2，此酶可被吸烟和奥美拉唑激活，或被氟伏沙明、美西律及其老一代的氟喹诺酮类药物，如环丙沙星、诺氟沙星抑制。N-去丙基化代谢产物被转化为氨甲酰基葡萄糖醛酸苷，羧酸，N-去丙基化代谢产物。羟基化代谢产物迅速葡萄糖醛酸化。只有低于 10%以罗匹尼罗原型经尿排泄。N-去丙基化代谢产物为罗匹尼罗的主要代谢产物，为40%(尿中)，

下面依次为羧酸化代谢产物(10%)和羟基葡萄糖醛酸化代谢产物(10%)。

【不良反应】 (1)全身表现 少见蜂窝织炎、周围水肿、发热、类流感症状、腹部增大、心前区疼痛、非特异性水肿；罕见腹水。

(2)心血管系统 少见心衰、心动过缓、心动过速、室上性心动过速、心绞痛、传导阻滞、心脏骤停、心脏扩大、动脉瘤、二尖瓣缺损；罕见室性心动过速。

(3)中枢/外周神经系统 常见神经痛；少见非随意性肌肉收缩、肌张力亢进、发声困难、共济失调、锥体外系异常、偏头痛、手足徐动症、昏迷、失语、抽搐、肌张力减退、外周神经疾病、瘫痪；罕见抽搐大发作、偏瘫。

(4)内分泌系统 少见甲状腺功能减退、男性乳房发育、甲状腺功能亢进；罕见甲状腺肿、抗利尿激素分泌过多症。

(5)胃肠道系统 少见肝酶升高、胆红素血症、胆囊炎、胆石症、大肠炎、牙周炎、大便失禁、胃肠道反流、痔疮、牙痛、嗳气、胃炎、食管炎、打嗝、憩室炎、十二指肠溃疡、胃溃疡、黑便、十二指肠炎、胃肠道出血、舌炎、直肠出血、胰腺炎、口腔炎、口腔溃疡、舌肥厚；罕见出血性胃炎、咯血、唾液腺管堵塞。

(6)血液系统 少见紫癜、血小板减少、血肿、维生素 B_{12} 缺乏、低色素性贫血、嗜伊红细胞增高、白细胞增多或减少、淋巴细胞增多或减少、淋巴水肿。

(7)代谢/营养异常 常见血尿素氮升高；少见低血糖、碱性磷酸酶升高、乳酸脱氢酶升高、体重增加、高磷血症、高尿酸血症、糖尿病、尿糖升高、低血钾、血胆脂醇升高、高血钾、酸中毒、低钠血症、口渴、肌酸磷酸激酶升高、脱水；罕见低氯血症。

(8)运动系统 少见关节炎加重，肌腱炎、骨质疏松症、滑囊炎、风湿性多肌痛症、肌无力、骨痛、斜颈；罕见 Dupuytren 挛缩症。

(9)肿瘤 少见恶性乳房肿瘤；罕见膀胱癌、良性脑瘤、食道癌、脂肪瘤、直肠癌、子宫肿瘤。

(10)精神异常 少见性欲增加、激动、淡漠、人格解体、注意力分散、妄想症、性格紊乱、异常欣快、精神错乱、痴呆、错觉、情绪不稳、性欲降低、躁狂、梦游、好斗、神经衰弱；罕见自杀、攻击他人。

(11)生殖-泌尿系统 少见闭经、阴道出血、阴茎功能失常、前列腺功能失常、龟头包皮炎、附睾炎、会阴痛、排尿困难、尿频、夜尿、蛋白尿、肾结石、罕见乳房增大、佩罗尼氏(Peyronie's Disease)病乳腺炎、子宫

出血、射精异常、肾盂肾炎、急性肾衰、尿毒症。

【禁忌证】 对盐酸罗匹尼罗片有过敏反应的患者禁用。

【注意事项】 (1)日常活动中易产生困倦 有报道罗匹尼罗治疗的患者在日常活动中(如驾驶车辆时)会出现困倦,而这经常会导致事故的发生。虽然许多患者称服用罗匹尼罗后有嗜睡表现,但并没有过度昏睡的先兆。据报道这些表现也可以到治疗 1 年后才出现。如果患者在白天日常活动中出现明显的困倦和嗜睡(如谈话、吃饭等),应该停用罗匹尼罗(见剂量和用法部分)。如果决定继续使用罗匹尼罗,患者应避免开车或其他危险的活动。目前还无法确定减少罗匹尼罗剂量就可以消除出现的困倦。

(2)昏厥 早期帕金森病患者(未合用左旋多巴)和进展期帕金森病患者(合用左旋多巴)治疗过程中都会出现昏厥,有时还伴有心动过缓。

(3)症状性低血压 临床试验和临床经验显示,多巴胺激动剂可能影响血压调节,从而导致体位性低血压,且剂量越高作用越明显。此外,帕金森病患者对体位改变的反应也较弱。因此,用多巴胺激动剂治疗帕金森病时要注意观察体位性低血压的症状,尤其在提高用药剂量的时候,同时患者应了解可能出现的风险。患者应忌突然坐起、躺倒和直立,尤其在长时间保持一定姿势或治疗初期更须注意。

(4)运动障碍 罗匹尼罗可以加重左旋多巴的副作用,使已有的运动障碍更加严重。减少左旋多巴剂量可以消除这种副作用。

(5)肝脏和肾脏 轻度至中度的肾功能损伤(肌酐清除率 30～50ml/min)无需调整剂量。由于还没有相关研究,所以合并严重肝肾功能损伤的患者应慎用罗匹尼罗。

(6)已报道的多巴胺治疗相关事件 撤药后的急性高热和意识错乱,虽然没有关于罗匹尼罗的报道,但在撤药、突然减量或改变治疗时会发生类似恶性神经综合征(体温升高、肌肉僵硬、意识改变、自发性不稳)的表现。

(7)并发纤维化 有报道称一些患者使用麦角碱类多巴胺制剂后出现腹膜后纤维化、肺部浸润、胸腔积液和胸膜增厚。停药可以缓解症状,但并不能完全消除这些并发症。

这些副作用与化合物的麦角结构有关,但是还无法知道是否非麦角碱类多巴胺激动剂也可以引起类似情况。

(8)孕妇及哺乳期妇女用药 动物实验证实罗匹尼罗可以影响胚胎发育,如致畸胎效应。目前还没有足够的相关研究,故妊娠妇女服用罗匹尼罗应充分考虑到用药风险,权衡利弊。

罗匹尼罗能抑制妇女催乳素的分泌从而减少哺乳。大鼠试验显示乳汁中含有罗匹尼罗或其代谢物,但还不清楚罗匹尼罗是否会通过人乳排泄。由于许多药物都通过人乳排泄,可能会对婴儿造成影响,所以妊娠妇女要考虑是否需要停止哺乳或使用罗匹尼罗。

【药物相互作用】 (1)P450 作用 体外研究发现CYP1A2 是罗匹尼罗代谢过程中起主要作用的酶,服用了 CYP1A2 的作用底物或抑制剂就会改变罗匹尼罗的清除率,因此停止或使用 CYP1A2 强效抑制剂时应相应调整罗匹尼罗的剂量。

(2)左旋多巴 罗匹尼罗(2.0mg,每天 3 次)联用卡比多巴+左旋多巴并不会改变罗匹尼罗药物代谢动力学。口服罗匹尼罗(2.0mg,每天 3 次)和左旋多巴可以使左旋多巴的稳态 C_{max} 增加 20%,但 AUC 不受影响。

(3)地高辛 罗匹尼罗(2.0mg,每天 3 次)联用地高辛(0.125～0.25mg,每天 4 次)并不改变地高辛的药代谢动力学。

(4)氨茶碱 罗匹尼罗(2.0mg,每天 3 次)联用氨茶碱(300mg,每天两次,CYP1A2 的作用底物)不改变罗匹尼罗药代谢动力学。此外,罗匹尼罗(2.0mg,每天 3 次)不会改变氨茶碱(5mg/kg,静脉注射)药代谢动力学。

群体分析表明服用司来吉兰、阿曼丁、三环类抗抑郁药、苯二氮䓬类药、布洛芬、噻嗪类药、抗组胺药、抗胆碱能药不会影响罗匹尼罗的清除率。

【给药说明】 先从低剂量开始逐渐增加到治疗量,可以单独或与食物一起服用。

【用法与用量】 推荐起始量是每次 0.25mg,每天 3 次,然后根据每个患者的反应按照下表隔周逐渐增加剂量。如必要,4 周后可以在每周的基础上再每天增加 1.5mg,直至日服量 9mg,然后再次每天增加 3mg,直至日服量达 24mg。

停药时需缓慢,时间要超过 7 天。先在前 4 天将一天服用 3 次降为 2 次,在后 3 天降为每天 1 次。

【制剂与规格】 盐酸罗匹尼罗片:(1)0.5mg;(2)3mg。

罗 替 高 汀
Rotigotine

【适应证】 适用于早期特发性帕金森病症状及体征的单药治疗(不与左旋多巴联用),或与左旋多巴联合用于病程中的各个阶段,直至疾病晚期左旋多巴的疗效减退、不稳定或出现波动时(剂末现象或"开关"现象)。

【药理】(1)药效学 罗替高汀是一种非麦角碱多巴胺激动剂。罗替高汀治疗帕金森病的确切作用机制尚不明确，但认为与激活大脑尾状壳核的多巴胺受体有关。

(2)药动学 ①吸收 给药后，罗替高汀持续释放，并经皮肤吸收。贴片应用1～2天后达到稳态浓度；一日1次，贴片在皮肤上保留24小时，可维持血药浓度于稳定水平。在1mg/24h至24mg/24h剂量范围内，罗替高汀的血药浓度与剂量成正比。

本品约45%的活性成分在24小时内释放至皮肤。经皮给药后的生物利用度约为37%。

轮换贴片的应用部位可导致血药浓度每日之间的差异。罗替高汀的生物利用度差异在2%（上臂与侧腹）至46%（肩部与大腿）之间。但未显示对临床结果产生任何相关影响。

②分布：罗替高汀与血浆蛋白的体外结合率约为92%。在人体内的表观分布容积约为84L/kg。

③代谢：罗替高汀的代谢较充分。罗替高汀经 N-去烷基化作用以及直接和间接结合代谢。体外研究结果表明，不同的 CYP 亚型能催化罗替高汀的 N-去烷基化作用。主要代谢产物为硫酸盐和葡萄糖苷酸结合物，以及 N-去烷基化代谢产物，这些代谢产物均无生物活性。代谢产物的资料尚不完善。

④消除：约71%的罗替高汀剂量经尿液排泄，少部分（约23%）经粪便排泄。

经皮给药后，罗替高汀的清除率约为10L/min，总体消除半衰期为5～7小时。药代动力学特性显示双相消除，初始半衰期约为2～3小时。

本品经皮给药，预期无食物和胃肠系统情况的影响。

【不良反应】(1)睡眠突发和嗜睡 罗替高汀能引起嗜睡（包括白天过度嗜睡）和睡眠突发。在个别病例中，"睡眠突发"发生于驾驶过程中，并导致机动车事故。

(2)冲动控制障碍 接受多巴胺受体激动剂（包括罗替高汀）治疗的患者可能发生病理性赌博、性欲增加、性欲亢进、强迫性消费或购物、暴食症及强迫性进食。

(3)特殊人群 在日本开展的临床研究中，罗替高汀用药后观测到 CPK 升高的不良事件。在双盲研究（帕金森病及不宁腿综合征患者）中，其在日本受试者中的发生率为：罗替高汀组3.4%，安慰剂组1.9%。在所有双盲研究和开放研究中观测到的大部分 CPK 升高的不良事件都已缓解，且其严重程度为轻度。未在其他人群中定期监测 CPK 水平。

(4)中国受试者性概述 常见的不良反应如恶心、呕吐、嗜睡、头晕、红斑、瘙痒等。

【禁忌证】 对罗替高汀或药品中任何辅料过敏者禁用。接受磁共振成像或心脏复律者禁用。

【注意事项】 如果帕金森病患者接受罗替高汀治疗后疗效不佳，换用另一种多巴胺受体激动剂可能会获得额外益处。

(1)磁共振成像和心脏复律 罗替高汀贴片的背衬层含铝。患者在接受磁共振成像(MRI)或心脏复律时需移除贴片，以免皮肤灼伤。

(2)直立性低血压 已知多巴胺受体激动剂会削弱血压的系统性调控，导致体位性/直立性低血压。在罗替高汀治疗中已观察到此类现象，但其发生率与安慰剂治疗组相似。由于直立性低血压的总体风险与多巴胺能治疗有关，建议监测血压，特别是在治疗开始时。

(3)晕厥 在罗替高汀贴片的临床试验中，已观察到晕厥事件，但其发生率与安慰剂治疗组相似。因患有心血管疾病的患者已被排除在该项临床试验外，建议对严重心血管疾病患者，询问其晕厥及先兆症状。

(4)睡眠突发和嗜睡 罗替高汀可引起嗜睡和睡眠突发。已报告在日常活动中发生睡眠突发，有时不伴有任何预警信号。处方医师须连续评估患者的困倦或瞌睡情况，因为只有直接询问患者才会承认困倦或瞌睡。应谨慎考虑是否需减量或停药。

(5)冲动控制障碍 应定期监测患者是否发生冲动控制障碍。应告知患者及护理人员，多巴胺受体激动剂（包括罗替高汀）治疗会引起冲动控制障碍的行为症状，包括病理性赌博、性欲增加、性欲亢进、强迫性消费或购物、暴食症和强迫性进食。如出现此类症状，应考虑降低剂量/逐渐终止治疗。

(6)神经阻滞剂恶性综合征 突然中断多巴胺能治疗可引发神经阻滞剂恶性综合征的症状。因此，需停药时建议逐渐降低治疗剂量。

(7)异常思维与行为 已报告异常思维与行为，且表现形式多样，包括偏执、妄想、幻觉、意识错乱、精神病样行为、定向障碍、攻击行为、激动和谵妄。

(8)纤维化并发症 在某些接受麦角碱类多巴胺能治疗的患者中，有腹膜后纤维化、肺浸润、胸腔积液、胸膜增厚、心包炎和心脏瓣膜病变的病例报告。停药后，这些并发症可能缓解，但难以完全康复。这些不良反应虽被认为与化合物中的麦角灵结构相关，但非麦角碱类多巴胺受体激动剂是否也会引起这些并发症仍属未知。

(9)精神安定药 接受多巴胺受体激动剂治疗的患者，不得用精神安定药进行止吐治疗。

(10)眼科检查 建议定期或发生视力异常时进行眼

科检查。

(11)热源使用　外部热源(过度光照、电热毯及其他热源，如桑拿浴、热水浴)不得作用于贴片粘贴部位。

(12)给药部位反应　给药部位可能出现皮肤反应，通常为轻度或中度。建议每日轮换给药部位(如从右侧到左侧，从上身到下身)。避免14天内在同一部位重复应用。如果给药部位反应持续数天或持久存在，或程度加重、皮肤反应扩散至给药部位以外，应评估患者个体的风险/获益比。

如果患者使用罗替高汀出现皮疹或刺激，应避免阳光直射，直至皮肤痊愈，因为阳光照射可能导致肤色改变。

如果观察到与罗替高汀使用相关的全身性皮肤反应(如过敏性皮疹，包括红斑疹、斑疹、丘疹或瘙痒)，应停止使用本品。

(13)外周水肿　在帕金森病患者中开展的一项临床研究显示，在长达36个月的观察期内，6个月的外周水肿发生率约为4%。

(14)亚硫酸盐过敏　罗替高汀贴片含有焦亚硫酸钠，焦亚硫酸钠是一种亚硫酸盐，可引发一些易感人群发生过敏反应，包括过敏症状和危及生命或不太严重的哮喘发作。

(15)多巴胺能不良反应　与左旋多巴联用的帕金森病患者，一些多巴胺能不良反应(如幻觉、运动障碍和外周水肿)的发生率升高。在处方罗替高汀时，应考虑该情况。

(16)对驾驶和操作机械能力的影响　罗替高汀可能对驾驶和操作机械的能力产生较大影响。

对于正在接受罗替高汀治疗且出现困倦和(或)睡眠突发的患者，务必告知其在此类反复发作和困倦症状消退之前，不得驾驶或参与一些由于警觉性降低可能造成其本人或他人面临严重损害或死亡风险的活动(如操作机械)。

(17)处置的特别注意事项　罗替高汀贴片在使用后仍含有活性成分。移除后，用过的贴片应对折，粘贴面向内，使基质不外露，置于原包装袋内，然后丢弃到儿童不可触及处。任何使用过或未使用过的贴片应按照当地要求进行处置或退回药房。

妊娠期妇女　尚无孕妇使用罗替高汀的充分数据。动物研究未提示本品对大鼠或家兔的致畸作用。但在母体毒性剂量水平，在大鼠和小鼠中观察到胚胎毒性。对人类的潜在风险未知。孕妇不得使用罗替高汀。

哺乳期妇女　罗替高汀会降低人催乳素的分泌，从

而可能抑制泌乳。大鼠研究显示，罗替高汀和(或)其代谢产物能分泌到乳汁中。由于缺乏人类数据，哺乳期应停止使用本品。

【药物相互作用】　(1)罗替高汀是一种多巴胺受体激动剂。多巴胺拮抗剂，如精神安定药(吩噻嗪类、丁酰苯类、硫杂蒽类)或甲氧氯普胺可能会降低本品疗效，应避免联合用药。对于正在使用镇静剂或其他中枢神经系统抑制剂(如苯二氮草类、抗精神病药、抗抑郁药)或饮酒的患者，联合使用罗替高汀可能发生叠加效应，建议谨慎使用。

(2)左旋多巴和卡比多巴与罗替高汀联合用药，对罗替高汀的药代动力学无影响，且罗替高汀对左旋多巴和卡比多巴的药代动力学无影响。罗替高汀可能加重左旋多巴的多巴胺能不良反应，并可能引发和(或)加重已知运动障碍。

(3)多潘立酮与罗替高汀联合用药，对罗替高汀的药代动力学无影响。

(4)在健康志愿者中，奥美拉唑(CYP2C19抑制剂)以日剂量40mg与罗替高汀联合用药，对罗替高汀的药代动力学和代谢无影响。

(5)罗替高汀(3mg/24h)不影响口服避孕药(炔雌醇0.03mg，左炔诺孕酮0.15mg)的药效学和药代动力学。与其他类型的激素类避孕药的相互作用尚未深入研究。

【给药说明】　(1)给药方法　本品为透皮贴剂，应贴在腹部、大腿、臀部、侧腹、肩部或上臂处洁净、干燥、完整健康的皮肤表面。避免14天内在同一部位重复应用。不得贴于发红、受刺激或破损的皮肤。

(2)使用　每贴贴片均独立包装，打开包装后应立即使用。先揭去一半保护层，将粘贴面牢固粘贴于皮肤上。再翻折贴片，揭去另一半保护层。不得触摸贴片的粘贴面。用手掌按压贴片20～30秒，确保贴片粘贴牢固。不得将贴片分成小片使用。

(3)停药　应逐渐停药。日剂量每隔一天降低2mg/24h较为适宜，直至完全停药。

(4)肝功能损害　轻度至中度肝功能损害患者不需调整剂量。重度肝功能损害可能导致药物清除率降低，应用时应谨慎。未在该患者人群中研究罗替高汀。如果肝损害恶化，可能需降低剂量。

(5)肾功能损害　轻度至重度肾功能损害患者不需调整剂量，包括需透析的患者。急性肾功能衰竭时，罗替高汀水平可能会发生非预期蓄积。

【用法与用量】　一日一次，每日应在同一时间使用。将药品在皮肤上保留24小时，然后在皮肤的另一部位更

换一张新的贴片。如果患者忘记在每日的用药时间更换贴片或者贴片脱落，应在当天剩余时间内应用一张新的贴片。推荐剂量以释药量表示。

(1)早期帕金森病患者 起始剂量为 2mg/24h，然后每周增加 2mg/24h，剂量可至 8mg/24h。

一些患者的剂量为 4mg/24h。大多数患者的剂量为 6mg/24h 或 8mg/24h，此剂量可在 3 或 4 周内达到。

(2)伴有波动现象的晚期帕金森病患者 起始剂量为 4mg/24h，然后每周增加 2mg/24h，剂量可至 16mg/24h。

一些患者的剂量为 4mg/24h 或 6mg/24h。大多数患者的剂量为：8mg/24h，此剂量可在 3～7 周内达到。

若给药剂量高于 8mg/24h，可应用多贴贴片以达到最终剂量，如可联合应用 6mg/24h 和 4mg/24h 贴片，达到剂量 10mg/24h。

【制剂与规格】 罗替高汀贴片：(1)4.5mg/10cm^2（释药量 2mg/24h）；(2)9mg/20cm^2（释药量 4mg/24h）；(3)13.5mg/30cm^2（释药量 6mg/24h）；(4)18mg/40cm^2（释药量 8mg/24h）。

盐酸司来吉兰 [药典(二)；医保(乙)]
Selegiline Hydrochloride

【适应证】 ①原发性帕金森病和(或)帕金森综合征；②痴呆，包括阿尔茨海默病和(或)血管性痴呆；③抑郁症。

【药理】 (1)药效学 司来吉兰是一种不可逆性单胺氧化酶 B(MAO-B) 抑制药，小剂量时选择性抑制 MAO-B，大剂量时对 A 型和 B 型 MAO 都有抑制作用。每日口服 10mg 司来吉兰对肠道 MAO-A 无作用，不抑制外周儿茶酚胺的降解，故不会诱发血压升高、心动过速、头痛、呕吐等不良反应；可完全抑制血小板 MAO-B 活性，但不能完全抑制脑内 MAO-B。MAO-B 在脑内多巴胺降解中起重要作用，司来吉兰通过选择性抑制 MAO-B，减少脑内多巴胺的降解，增强多巴胺的作用。本品单用时治疗作用弱，与复方左旋多巴制剂合用有协同作用，可减少后者的用量约 25%。

(2)药动学 口服易吸收，达峰时间(t_{max})为 1 小时，有首过代谢，生物利用度约 10%。能通过血脑屏障，半衰期($t_{1/2}$)平均为 40 小时。口服后经代谢转化为 N-去甲司来吉兰、L-甲基苯丙胺及 L-苯丙胺，代谢产物主要从尿排出，15%从粪便排泄。一次口服 5mg 或 10mg 后，24 小时尿中排出的甲基苯丙胺平均为 63.3%。

【不良反应】 (1)与复方左旋多巴制剂合用作用过强时可产生多巴胺能不良反应，如恶心、幻觉、异动症等，减少复方左旋多巴用量后可避免或减轻不良反应。

(2)本品不良反应少，但其在脑内可被转化为甲基苯丙胺和少量苯丙胺，对少数患者有精神兴奋作用，同时可引起失眠，因此服药时间应在早晨、中午，午后勿用此药。少见的不良反应有头晕、腹痛或胃痛、直立性低血压、心律失常、肝酶升高、记忆障碍(多见于每日量超过 10mg 者)、肌肉痉挛或指(趾)麻木、口周或喉部烧灼感、皮肤与眼睛对日光过敏、疲乏、出汗过多，有胃溃疡者慎用。严重的不良反应有心房颤动。过量后可能发生高血压危象。

【禁忌证】 (1)对司来吉兰或制剂中的任一成分过敏者。

(2)与哌替啶、曲马多、美沙酮、右丙氧芬或右美沙芬合用。

(3)与其他单胺氧化酶抑制药(MAOI)合用。

(4)与使用其他司来吉兰药品或哌替啶间隔时间不足 2 周者。

【注意事项】 (1)哺乳期妇女使用可能对乳儿有危害。

(2)儿童使用的安全性和有效性尚未建立。12 岁以下儿童不应使用。

(3)65 岁以上老年患者，出现头晕和直立性低血压的风险增加。

(4)超出推荐剂量服用，对 B 型单胺氧化酶抑制的选择性减小，出现高血压危象的风险增加。

(5)遇到下列情况时应衡量利弊慎用本品：①严重痴呆；②严重精神病；③迟发性运动障碍；④过多的震颤(可能加重)；⑤有消化性溃疡病史者。

【药物相互作用】 (1)与三环类抗抑郁药、选择性 5-羟色胺再摄取抑制药(SSRIs)或 5-羟色胺及去甲肾上腺素双重再摄取抑制药(SNRIs)合用 由于本品抑制了 5-羟色胺的代谢或是抑制了 5-羟色胺的再摄取，有可能引起 5-羟色胺综合征，或其他不良反应，如自主神经功能紊乱，严重焦虑或谵妄，意识障碍，高热，癫痫发作，肌强直或震颤等。故避免合用；停用本品后至少 14 日才可开始用三环类抗抑郁药或 SSRIs。停用氟西汀后至少 5 周才可开始用本品。

(2)与其他单胺氧化酶抑制药合用 作用叠加，可出现高血压危象或癫痫发作，属禁忌。

(3)与拟交感神经药合用 可出现高血压危象，属禁忌。

(4)由于肾上腺素β受体激动药类药物对血管的作用，本品与之合用，出现兴奋、心动过速、轻度躁狂的风险增加。

(5)与催眠镇静药、麻醉药等有中枢抑制作用的药物

合用 可出现低血压和中枢神经系统抑制或呼吸抑制的作用。

(6) 与左旋多巴合用 多巴胺和去甲肾上腺素的水平上升，对心血管造成过度兴奋，可导致高血压或增加死亡率，左旋多巴宜减量。

(7) 与哌替啶、曲马多、美沙酮或右丙氧芬合用 引起兴奋、出汗过多、肌强直及严重高血压；个别患者可发生呼吸抑制、昏迷、惊厥、高热、血管性虚脱甚至死亡；因此应用 MAO 抑制药后 2 周内应避免使用这些药物。

(8) 与苯丙胺或间羟胺合用 去甲肾上腺素的利用增加，可出现高血压危象和 5-羟色胺综合征。

(9) 与安非他酮合用 可出现 5-羟色胺综合征，属禁忌。

(10) 与卡马西平或奥卡西平合用 司来吉兰血药浓度上升，可导致高热、癫痫发作等，属禁忌。

(11) 本品可能延长及增强赛庚啶的抗胆碱作用，禁忌二者合用。

(12) 与氟哌利多合用 对心脏的作用叠加，出现心脏毒性(Q-T 间期延长、尖端扭转型室性心动过速、心脏停搏)的风险增加。

(13) 与左醋美沙朵合用 左醋美沙朵的肝脏代谢被诱导，导致其活性代谢物的浓度上升，激发 Q-T 间期延长。

(14) 与胍乙啶合用时 司来吉兰使儿茶酚胺降解减少，拮抗了胍乙啶的抗高血压作用，可引起中等或严重的高血压危象。

(15) 与马普替林合用 儿茶酚胺的再摄取和代谢改变，可出现神经毒性和癫痫发作，属禁忌。

(16) 与米那普仑合用 5-羟色胺能作用相加，可出现中枢神经系统毒性或 5-羟色胺综合征。

(17) 与色氨酸合用 中枢神经系统的兴奋作用增加，可出现妄想和 5-羟色胺综合征。

(18) 与酪氨酸、甲基多巴或哌甲酯合用 可出现高血压危象(头痛、心悸、颈强直)，属禁忌。

(19) 本品剂量在 20mg/d 以上者，如同时服用含有酪胺的食物或饮料如干酪、酵母、蛋白提取物、熏肉或盐腌肉、家禽或鱼、发酵的香肠或其他发酵的肉类、酸泡菜、香蕉、鳄梨、苦橙、太熟的水果、啤酒、红白酒等，酪胺的代谢被抑制，可引起突然及严重的高血压反应。

【给药说明】 (1) 治疗帕金森病时一日剂量不应超过 10mg，超量会发生非选择性抑制 MAO 的危险，若 MAO-A 被抑制则可能发生高血压危象。曾有报道一日

服单剂 20mg 时发生酪胺介导的高血压反应。此外，一日量大于 10mg 者并不显示对帕金森病有更好的疗效。

(2) 应在早、午餐时服用以避免产生恶心及失眠，不应在下午或傍晚服药。与复方左旋多巴合用时应按临床反应需酌情减少左旋多巴的剂量，以免引起如异动症或幻觉等不良反应。

(3) 一日量在 20mg 以上，与含有酪胺的食物或饮料同用时，可能引起突然及严重的高血压反应，反应通常只限于数小时，且易被作用迅速的降压药如拉贝洛尔、硝苯地平所纠正。反应的严重程度视摄入的酪胺量、胃排空的速率以及服用 MAO 抑制药和摄入酪胺之间的间隔时间长短而定。停用 MAO 抑制药后，饮食限制需继续至少 2 周；其他含酪胺的食物如酸乳酪、酸奶油、奶油干酪、酸奶制成的干酪、巧克力及酱油，如果摄入新鲜而且适度，一般不引起严重不良反应。

(4) 逾量的治疗 服药后近 12 小时内过量的症状可全无或极轻微，此后发展缓慢，在 24～48 小时后达到高峰。在此时期内患者立即住院并密切监护是最重要的。治疗包括：①在过量早期应催吐、洗胃并保持呼吸道通畅，必要时可用机械呼吸及补充氧气；②缓慢静脉滴注地西泮以治疗中枢神经系统受刺激的症状和体征，避免应用吩噻嗪类药物；③对低血压及血管性虚脱可用静脉补液，必要时也可用低剂量升压药治疗，肾上腺素能药物可产生明显的升压反应；④密切监测体温，用退热药及降温毯治疗高热；维持水和电解质平衡亦甚重要。

【用法与用量】 口服。一次 2.5～5mg，一日 2 次，于早餐和午餐时服用。

【制剂与规格】 盐酸司来吉兰片(胶囊)：5mg。

甲磺酸雷沙吉兰[医保(乙)]
Rasagiline Mesylate

【适应证】 适用于原发性帕金森病患者的单药治疗，以及伴有剂末波动患者的联合治疗(与左旋多巴合用)。

【药理】 (1) 药效学 雷沙吉兰是选择性不可逆 MAO-B 抑制剂，适用于治疗特发性帕金森病。

MAO 是含黄素的酶，分为两大类分子 A 和 B，位于全身神经末梢、脑部、肝脏和肠道黏膜的线粒体膜上。MAO 在 CNS 和外周组织中调节儿茶酚胺和血清素的代谢降解。MAO-B 是人类脑部的主要 MAO 形式。在肝脏和肠道组织中进行的离体动物研究显示雷沙吉兰是强效不可逆 B 型单胺氧化酶(MAO-B)选择性抑制剂。在推荐治疗剂量水平，已知雷沙吉兰也是血小板中 MAO-B 的

强效不可逆抑制剂。雷沙吉兰的确切作用机制未知。其中一个机制与其 MAO-B 抑制活性有关，导致纹状体中多巴胺的细胞外水平增加。在多巴胺能运动功能障碍模型中，雷沙吉兰通过提高多巴胺水平和间接增加多巴胺能活性发挥作用。

(2)药动学 ①吸收：雷沙吉兰能很快被吸收，约 0.5 小时可达血药峰浓度(C_{max})，单次给予雷沙吉兰的生物利用度为 36%。与高脂食物同服时，食物不影响雷沙吉兰的达峰时间(t_{max})，虽然 C_{max} 和 AUC 分别下降约 60% 和 20%。由于 AUC 没有大幅度的改变，因此，雷沙吉兰的服用不受食物影响。

②分布：单次静脉给药的分布容积为 243L。以 ^{14}C 标记的雷沙吉兰单次口服的血浆蛋白结合率约为 60%～70%。

③代谢：雷沙吉兰排泄前几乎全部经过肝脏进行生物转化。雷沙吉兰主要通过两个途径进行代谢：N-脱烷基和(或)羟化，转化为 1-氨基茚满、3-羟基-N-炔丙基-1-氨基茚满和 3-羟基-1-氨基茚满。体外研究显示雷沙吉兰的代谢主要通过细胞色素 P450 酶系，CYP1A2 为主要的代谢酶。雷沙吉兰及其主要代谢物主要通过形成葡萄糖醛酸苷进行消除。

④排泄：口服 ^{14}C 标记的雷沙吉兰主要通过尿液排泄(62.6%)，其次通过粪便排泄(21.8%)。给药后 38 天可以回收给药量的 84.4%。只有不到 1% 的雷沙吉兰以原型药通过尿液排泄。

线性/非线性：雷沙吉兰剂量为 0.5～2mg 时，其药代动力学呈线性，终末半衰期为 0.6～2 小时。

肝功能损害患者：中度肝功能损害患者的 AUC 和 C_{max} 分别增加 80% 和 38%。中到重度肝功能损害患者的 AUC 和 C_{max} 分别增加 568% 和 83%。

肾功能损害患者：中度肾功能损害(Ccr50～80ml/min)患者和中度肾功能损害(Ccr30～49ml/min)患者的药代动力学特征与健康志愿者的相似。

【不良反应】 严重不良反应包括高血压、5-羟色胺综合征、低血压和(或)直立性低血压、运动障碍、幻觉和或精神病样行为、强迫性为、撤断后高热和(或)意识混乱、黑色素瘤。

临床试验中发现的不良反应按系统分类如下。

(1)整体感觉 常见头痛、流感综合征、不适、颈痛、过敏反应、发热。

(2)心血管系统 常见心绞痛，少见脑血管事件、心肌梗死。

(3)消化系统 常见消化不良、食欲缺乏。

(4)血液和淋巴系统 常见白细胞减少症。

(5)骨骼肌系统 常见关节痛、关节炎。

(6)神经系统 常见抑郁、眩晕。

(7)呼吸系统 常见鼻炎。

(8)特殊感觉 常见结膜炎。

(9)皮肤及附属物 常见接触性皮炎、疱疹、皮肤癌。

(10)泌尿生殖系统 常见尿急。

【禁忌证】 (1)对本品活性成分或任何成分过敏者禁用。

(2)禁用于与其他单胺氧化酶(MAO)抑制剂(包括药物与无需医生处方的天然药物如圣约翰草)或哌替啶合用。停用雷沙吉兰与开始使用 MAO 抑制剂或哌替啶之间至少间隔 14 天。

(3)禁用于重度肝损害患者。

【注意事项】 (1)雷沙吉兰应避免与氟西汀或氟伏沙明合用。停用氟西汀与开始服用雷沙吉兰应至少间隔 5 周。停用雷沙吉兰与开始氟西汀或氟伏沙明应至少间隔 14 天。

(2)多巴胺受体激动剂和(或)其他多巴胺能药物治疗可能出现冲动控制障碍(ICDs)，类似的 ICDs 也见于雷沙吉兰上市后的报道，应定期监测患者冲动控制障碍的发生。患者及其看护者应知晓雷沙吉兰治疗中所观察到的冲动控制障碍行为症状，包括强迫、强迫思维、病理性赌博、性欲增强、性欲亢进、强迫行为以及强迫消费或购物。

由于雷沙吉兰可增强左旋多巴的作用，因此左旋多巴的不良反应可能会增加，加重已有的异动症。减少左旋多巴的剂量可缓解不良反应。

已有雷沙吉兰与左旋多巴合用时发生低血压反应的报道。帕金森病患者由于存在步态问题对低血压不良反应尤其敏感。

(3)不推荐雷沙吉兰与右美沙芬或拟交感神经药合用，如含有麻黄碱或伪麻黄碱的鼻或口腔的减充血剂以及感冒用药。

(4)临床研发阶段出现的黑色素瘤病例，提示要考虑与雷沙吉兰相关的可能性。已收集到的数据表明与发生皮肤癌(不仅仅是黑色素瘤)的高风险相关的是帕金森病本身，而非特定的某种药物。任何可疑的皮肤损伤均需由专科医生进行评估。

(5)轻度肝功能损害患者开始服用雷沙吉兰时需谨慎。中度肝功能损害患者应避免服用雷沙吉兰。患者的肝功能损害由轻度转变为中度时应停止服用雷沙吉兰。

【药物相互作用】 (1)已知非选择性 MAO 抑制剂和

其他药物有相互作用。

①由于非选择性 MAO 抑制剂有导致高血压危象的风险，因此雷沙吉兰不可与其他 MAO 抑制剂联用(包括药物与无需医生处方的天然药物如圣约翰草)。

②曾有雷沙吉兰与哌替啶和MAO 抑制剂(包括其他选择性 MAO-B 抑制剂)合用发生严重不良反应的报告。

③曾有 MAO 抑制剂与拟交感神经药合用出现药物相互作用的报告。因此，鉴于雷沙吉兰的 MAO 抑制活性，不推荐其与拟交感神经药物联合应用(如含有黄碱或伪麻黄的鼻或口腔的减充血剂以及感冒用药)。

④曾有非选择性 MAO 抑制剂与右美沙芬合用时出现药物相互作用的报告。因此，鉴于雷沙吉兰的 MAO 抑制活性，不推荐其与右美沙芬联合应用。

(2)应免雷沙吉兰与氟西汀和氟伏沙明合用。

(3)临床试验中雷沙吉兰与选择性 5-羟色按再摄取抑制剂(SSRIs)/选择性 5-羟色胺去甲肾上腺素再摄取抑制剂(SNRIs)联合应用的情况 MAO 抑制剂与 SSRIs、SNRIs、三环类和四环类抗抑郁药物联合应用时，有发生严重不良反应的报告。因此，鉴于雷沙吉兰的 MAO 抑制活性，与抗抑郁药联合应用时应谨慎。

(4)长期服用左旋多巴的帕金森病患者服用雷沙吉兰联合治疗时，左旋多巴对雷沙吉兰的清除率无显著影响。

(5)体外代谢研究表明，细胞色素 P4501A2(CYP1A2)是雷沙吉兰的主要代谢酶。雷沙吉兰和环丙沙星(CYP1A2 抑制剂)联合应用时,雷沙吉兰 AUC 增加83%。雷沙吉垔和茶碱(CYP1A2 酶底物)联合应用时，二者的药代动力学参数均不受影响。因此，CYPIA2 强抑制剂可能会改变雷沙吉兰的血药水平，应用时需谨慎。

由于诱导 CYP1A2 酶代谢，吸烟患者的雷沙吉兰血药水平有降低的可能。

体外研究结果显示，雷沙吉兰浓度为 1μg/ml(相当于帕金森病患者多次重复剂量给予雷沙吉兰 1μg 时 C_{max}5.9～8.5ng/ml 的 160 倍),不会抑制细胞色素同工酶 CYP1A2、CYP2A6、CYP2C9、CYP2C19、CYP2D6、CYP2E1、CYP3A4 和 CYP4A0 上述结果表明，雷沙吉兰在治疗浓度范围内与这些酶的底物发生有临床意义的药物相互作用的可能性较低。雷沙吉兰和恩他卡朋合用，雷沙吉兰口服清除率增加 28%。

(6)酪胺/雷沙吉兰的相互作用 5 项酪胺的阳性对照试验(分别在健康志愿者和帕金森病患者中开展)的结果，以及居家患者餐后血压监测结果(作为左旋多巴的联合治疗，464 位患者连续 6 个月每日服用 1.5 或 1mg 雷

沙吉兰或安慰剂，期间无酪胺服用限制)均显示，在无酪胺服用限制的前提下，没有酪胺/雷沙吉兰相互作用的报告。因此，在不限制酪胺饮食的情况下，服用雷沙吉兰是安全的。

【给药说明】 (1)服用甲磺酸雷沙吉兰不受进食影响。

(2)老年人 无需调整剂量。

(3)儿童 由于缺乏性和性资料，不推荐用于儿童和青少年。

(4)肝损伤 禁用于重度肝功能损害患者。雷沙吉兰应避免用于中度肝损害患者。轻度肝功能不全患者开始使用雷沙吉兰时应谨慎。如果患者的肝功能损害由轻度进展为中度时，应停止服用雷沙吉兰。

(5)肾损伤 无需调整剂量。

【用法与用量】 口服。无论是否与左旋多巴联合用药，用量均为 1mg，每日 1 次。

【制剂与规格】 甲磺酸雷沙吉兰片：1mg。

恩 他 卡 朋 [医保(乙)]
Entacapone

【适应证】 原发性帕金森病和帕金森综合征，作为苄丝肼左旋多巴或卡比多巴左旋多巴的佐剂。

【药理】 (1)药效学 本品是一种高效、选择性、可逆的外周儿茶酚-氧位-甲基转移酶(COMT)抑制药，不易通过血脑屏障。在外周可抑制左旋多巴转化为 3-氧甲基多巴。本品单用无效，与左旋多巴合用可提高左旋多巴的生物利用度，剂量依赖性地提高左旋多巴的生物利用度和延长其半衰期，不影响峰浓度(C_{max})及达峰时间(t_{max}),使血浆 3-氧甲基多巴的 AUC 值下降46%。

(2)药动学 口服易吸收，健康人达峰时间(t_{max})为 0.4～0.9 小时，吸收不受食物的影响。有首过代谢，生物利用度(F)约为 35%。恩托卡朋具有与左旋多巴相似的药动学特性，两者可同时服用。本品的血浆蛋白结合率约 98%，主要经肝脏与葡萄糖醛酸结合，主要以代谢产物从粪便排泄，10%～20%从尿中排泄。半衰期($t_{1/2}$)约 2 小时。

【不良反应】 (1)耐受性好，不良反应短暂而轻微。最常见为多巴胺能异动症。

(2)恶心、呕吐、眩晕、头痛、疲乏、食欲缺乏、上腹部不适、便秘等，可通过减少同用的左旋多巴剂量而得到控制，胃肠道反应可加用多潘立酮(吗丁啉)治疗。非多巴胺能不良反应中最常见的是腹泻。此外，部分患者尿液变成深黄色或橙色，这与恩托卡朋及其代谢产物本身黄色有关。

(3) 严重的不良反应为异动症、幻觉。

【禁忌证】　对本品及其中任何成分过敏者禁用。

【注意事项】　(1) 哺乳期妇女使用对乳儿的危害不能排除。

(2) 儿科患者使用的安全性和有效性尚未建立。

(3) 可引起或加重异动症或横纹肌溶解症。

(4) 应避免突然停药，以免产生不良反应。

(5) 肝功能障碍者，应调整药物剂量。胆道阻塞者慎用。

【药物相互作用】　(1) 与肾上腺素、异丙肾上腺素、去甲肾上腺素、多巴胺、多巴酚丁胺、α-甲基多巴、阿扑吗啡、异他林或比托特罗等已知由 COMT 代谢的药物合用可引起高血压、心动过速和心律失常，应慎用。需要合用时，后者应减量。

(2) 与地昔帕明、文拉法辛合用，对去甲肾上腺素代谢和清除的抑制作用增加，出现高血压、心动过速或心律失常的风险增加。

(3) 与丙米嗪合用可引起疲乏、口干、恶心。

(4) 与利奈唑胺、帕吉林、异卡波肼、苯乙肼等药品合用，COMT 和 MAO 被抑制，儿茶酚胺代谢减少，应避免。

(5) 本品与可干扰胆汁分泌、葡萄糖苷酸化或肠道β-葡糖苷酸酶的药物(如丙磺舒、考来烯胺以及红霉素、氯霉素、氨苄西林、利福平等)合用，出现不良作用的风险增加。

(6) 本品在胃内与铁剂形成络合物，两者服用至少需间隔 2～3 小时。

【给药说明】　本品单用无效，须与复方左旋多巴合用。本品能显著增加左旋多巴的生物利用度，延长左旋多巴的作用时程，合用的复方左旋多巴的每日用量需减少。

【用法与用量】　口服。有效剂量为一次 100～200mg，每日次数依服用复方左旋多巴制剂的次数而定。

【制剂与规格】　恩他卡朋片：200mg。

托 卡 朋
Tolcapone

【适应证】　参阅"恩他卡朋"。

【药理】　(1) 药效学　参阅"恩他卡朋"，可降低 3-氧甲基多巴的 AUC 值 70%。

(2) 药动学　托卡朋在 50～400mg 剂量时呈线性关系不依赖于左旋多巴联合给药。口服吸收迅速，达峰时间(t_{max})为 2 小时，食物可延迟和减少吸收。半衰期($t_{1/2}$)约 2～3 小时，且无明显药物蓄积。在 100mg 或 200mg

一日 3 次的剂量时，峰浓度(C_{max})分别约为 $3\mu g/ml$ 和 $6\mu g/ml$。口服生物利用度约为 65%。本品的血浆蛋白结合率高(>99.9%)。几乎完全在肝脏代谢，与葡萄糖醛酸结合，主要以代谢产物从粪便排泄，极少量(约 0.5%)以原型从尿中排泄。有肝损的患者使用剂量应减半。

【不良反应】　(1) 多巴胺能过度兴奋导致的异动症，以及睡眠障碍、多梦、意识模糊、幻觉等精神症状。

(2) 恶心、呕吐、口干、食欲缺乏、便秘、直立性低血压、头晕，非多巴胺能不良反应中最常见的是腹泻。此外，部分患者尿液变成深黄色或橙色，这与托卡朋及其代谢产物本身黄色有关。

(3) 严重不良反应　高热、暴发性肝衰竭(罕见)、横纹肌溶解、异动症、精神错乱等。

【禁忌证】　(1) 肝脏疾病以及目前 ALT 或 AST 超过正常值上限者。

(2) 严重肾功能损害的患者。

(3) 对本品中任何成分过敏者。

(4) 有非创伤性横纹肌溶解病史者。

【注意事项】　(1) 托卡朋在国外上市后的临床应用中发现有导致患者严重的、致命的急性暴发性肝衰竭，因此，在应用本品时须极为慎重。在开始用药前，需检查患者的血清 ALT 和 AST，然后在治疗的第一年应每两周检查一次 ALT 和 AST，以后的 6 个月内每 4 周检查一次，此后每 8 周检查一次。一旦超过正常上限或出现肝功能损伤应立即停用。用药开始后的 3 周内临床未见实质性的受益，也应停用。

(2) 由于本品可导致致命的肝损害的风险，不考虑为帕金森病的一线用药。

(3) 有本品撤药史的患者重新使用本品，有肝脏损害的风险。

(4) 哺乳期妇女使用可能对乳儿有危害。

(5) 儿科患者使用的安全性和有效性尚未建立。

【药物相互作用】　(1) 参阅"恩托卡朋"的〔药物相互作用〕之(1)和(4)。

(2) 慎与某些影响脑单胺类的药物(如单胺氧化酶抑制药、三环类抗抑郁药和选择性 5-羟色胺再摄取抑制药)和有抗胆碱作用的药物合用。在减小剂量或突然撤用本品时，有出现高热和精神错乱的风险。

(3) 服用本品时，不应同时加用 MAO-A 抑制药和 MAO-B 抑制药。

【给药说明】　本品能显著增加左旋多巴的生物利用度，延长左旋多巴的作用时程，合用复方左旋多巴制剂每日用量需减少。

【用法与用量】 口服。有效剂量为一次 100～200mg，一日 3 次。白天的第一剂应与复方左旋多巴制剂白天的第一剂同时服用。

【制剂与规格】 托卡朋片：100mg。

三、治疗其他运动障碍性疾病药

盐酸硫必利 [医保(乙)]
Tiapride Hydrochloride

【适应证】 舞蹈症、投掷症、抽动秽语综合征、肌张力障碍、迟发性运动障碍。

【药理】 (1)药效学 硫必利对多巴胺受体，尤其是 D_2 受体具有选择性拮抗作用，其作用较氯丙嗪弱，对交感神经有轻度抑制作用，并有镇吐和镇痛作用。

(2)药动学 口服吸收迅速，达峰时间(t_{max})为 1 小时，半衰期($t_{1/2}$)为 3～4 小时(肌内注射为 3 小时)。本品主要以原型经肾排出。

【不良反应】 参阅"盐酸氯丙嗪"。较常见为嗜睡、溢乳、闭经、消化道反应、头晕、乏力、直立性低血压、Q-T 间期延长、锥体外系反应等，个别患者可出现兴奋，一般减量或停药后可以消失。

【禁忌证】 (1)对本品过敏者。

(2)催乳素依赖性肿瘤。

【注意事项】 参阅"盐酸氯丙嗪"。对肝肾功能不全、癫痫、严重心血管疾病、造血功能不全或粒细胞减少、嗜铬细胞瘤等患者慎用，妊娠期妇女、婴儿慎用。

儿童 能增强中枢抑制药的作用。

【药物相互作用】 参阅"盐酸氯丙嗪"

(1)与氟哌利多合用，对心脏的作用叠加，心脏毒性(Q-T 间期延长、尖端扭转型室性心动过速、心脏停搏)的风险增加，为禁忌。

(2)与左醋美沙多合用，心脏毒性(Q-T 间期延长、尖端扭转型室性心动过速、心脏停搏)的风险增加，为禁忌。

(3)与锂合用，可出现虚弱、脑损害和锥体外系症状增加，宜加强监测。

(4)可与镇静催眠药、抗抑郁药、抗癫痫药合用，但开始时应减少合并用药的剂量。

【用法与用量】 成人 (1)舞蹈症、抽动-秽语综合征 口服。初始剂量为一日 150～300mg，分 3 次服，随后渐增至一日 300～600mg；待症状控制后 2～3 个月，酌情减量。维持剂量为一日 150～300mg。

(2)老年性精神运动障碍、迟发性运动障碍 口服。

初始剂量为一日 100～200mg，分次服用，随后渐增至一日 300～600mg。

(3)头痛、痛性痉挛、神经肌肉痛 口服。初始剂量为一日 200～400mg，连服 3～8 日。维持剂量为一次 50mg，一日 3 次。

(4)慢性酒精中毒所致的精神障碍 ①口服：一日 150mg。②静脉注射：一次 100～200mg，一日 200～600mg。用量宜自小剂量逐渐递增。

儿童 口服。主要用于抽动秽语综合征。

(1)7～12 岁儿童 低剂量起始，逐渐加量，平均一次 50mg，一日 1～3 次。如病情需要，可在家长知情同意下，酌情增加剂量，但不超过一日 300mg，分 3 次服用。

(2)12～18 岁儿童少年 低剂量起始，逐渐加量，渐增至一日 300～600mg，分 3 次服用，待症状控制后 2～3 个月，酌减剂量，维持量一日 150～300mg。

【制剂与规格】 盐酸硫必利片：(1)50mg；(2)100mg。

盐酸硫必利注射液：2ml:100mg。

注射用盐酸硫必利：0.1g。

匹莫齐特
Pimozide

【适应证】 ①急、慢性精神分裂症，对精神分裂症的阴性症状疗效较好；②偏执状态、亨廷顿病、抽动秽语综合征、躁狂症、神经性食欲缺乏、青少年行为障碍等。

【药理】 (1)药效学 为特异性中枢多巴胺受体拮抗药，对情感淡漠、退缩、思维障碍、接触不良等精神分裂症的阴性症状具有振奋激越作用，但镇静作用较弱。

(2)药动学 口服后，达峰时间(t_{max})为 4～12 小时，血药浓度峰值初期下降较快，后期下降极慢，有明显首过代谢，生物利用度(F)为 50%。在肝脏代谢，以原型药物和代谢产物从尿和粪中排出。半衰期($t_{1/2}$)平均 55 小时。

【不良反应】 (1)与氟哌啶醇相似，但不良反应少而轻微，常见有口干、便秘、少汗、光过敏、头晕、静坐不能、迟发性运动障碍、无力、失眠、嗜睡、轻度锥体外系反应、低血压、直立性低血压、尿潴留、视物模糊、色素性视网膜炎、上皮细胞性角膜病、鼻充血等。

(2)严重不良反应 Q-T 间期延长、尖端扭转型室性心动过速。

(3)罕见的、严重不良反应 顽固性便秘、麻痹性肠梗阻、粒细胞缺乏、白细胞减少、血小板减少、胆汁淤积性黄疸综合征、系统性红斑狼疮、体温调节障碍、中暑或体温过低、癫痫发作、神经阻滞药恶性综合征、阴茎异常勃起。

【禁忌证】 (1)对匹莫齐特过敏者。

(2)需使用镇静剂的攻击性精神病患者。

(3)先天性或药源性Q-T间期延长综合征患者。

(4)有心律失常史者。

(5)帕金森病患者。

(6)低钾血症或低镁血症患者。

(7)中枢神经系统严重抑制患者。

(8)单纯抽搐或与抽搐症无关的抽搐患者。

【注意事项】 (1)哺乳期妇女使用可能对乳儿有危害。

(2)12岁以下儿童使用的安全性和有效性尚不明确。

(3)老年患者敏感性增加。

(4)癫痫患者使用可加剧发作。

(5)有神经阻滞药恶性综合征史、迟发性运动障碍史的患者慎用。

(6)肝、肾功能损害慎用。

(7)可引起Q-T间期延长,避免与可引起电解质紊乱的药物合用,避免引起低钾血症和低镁血症。

【药物相互作用】 (1)与奎尼丁、二氢奎尼丁、普鲁卡因胺、阿普林定、丙吡胺、普罗帕酮、劳卡尼、恩卡尼、氟卡尼、阿义马林等Ⅰa类抗心律失常药,或胺碘酮、溴苄胺、乙酰卡尼、索他洛尔、多非利特、阿齐利特、伊布利特、司美利特等Ⅲ类抗心律失常药合用,Q-T间期延长的作用相加,出现心脏毒性(Q-T间期延长、尖端扭转型室性心动过速、心脏停搏)的风险增加,为禁忌。

(2)与阿米替林、去甲替林、丙米嗪、地昔帕明、曲米帕明、多塞平、阿莫沙平等三环类抗抑郁药(TCAs)、氯丙嗪、硫利达嗪、美索达嗪、三氟拉嗪、利培酮、氟哌啶醇和氟哌利多等抗精神病药,或西酞普兰、艾司西酞普兰、氟西汀、帕罗西汀、舍曲林等选择性5-HT再摄取抑制药合用,Q-T间期延长的作用相加,出现心脏毒性(Q-T间期延长、尖端扭转型室性心动过速、心脏停搏)的风险增加,为禁忌。

(3)与司帕沙星、加替沙星、吉米沙星、莫西沙星、甲氟喹、喷他脒、普罗布考、三氧化二砷、阿司咪唑、西沙必利、特非那定、美沙酮、左醋美沙多、他克莫司、加压素、佐米曲坦、佐替平、舍吲哚、丁苯那嗪、舒托必利、螺旋霉素、替利霉素、磺胺甲噁唑、甲氧苄啶、氯喹、水合氯醛、恩氟烷、异氟烷、氟康唑、雷诺嗪、苄普地尔、伊拉地平、奥曲肽、昂丹司琼、多拉司琼、舒尼替尼、决奈达隆等其他已证实其药效学有延长Q-T间期的药物合用,Q-T间期延长的作用相加,可出现Q-T

间期延长或尖端扭转型室性心动过速,为禁忌。

(4)与CYP3A4抑制药(包括红霉素、阿奇霉素、克拉霉素、罗红霉素等大环内酯类抗生素,酮康唑、咪康唑、依曲康唑、伏立康唑、泊沙康唑等抗真菌药,阿扎那韦、奈非那韦、利托那韦、氨普那韦、替拉那韦、沙奎那韦、呋山那韦、茚地那韦、达芦那韦、地拉韦啶、依发韦仑等HIV-蛋白酶抑制药以及奈法唑酮等)合用,匹莫齐特代谢减少,血药浓度升高,从而增加心律失常的风险,为禁忌。

(5)葡萄柚汁也可抑制本品的代谢,应避免合用。

(6)与锂合用,可引起虚弱、脑病和锥体外系症状加重。

(7)与曲马多合用,癫痫发作的风险增加。

(8)慎与匹莫林、哌甲酯或苯丙胺等可引起运动抽动和发声抽动的药物合用。

【用法与用量】 口服。一次2~8mg,每日1次,最大日剂量20mg。

【制剂与规格】 匹莫齐特片:(1)2mg;(2)4mg;(3)10mg。

丁苯那嗪
Tetrabenazine

【适应证】 舞蹈症等运动障碍性疾病。

【药理】 药效学 丁苯那嗪为儿茶酚胺和5-羟色胺神经递质的耗竭药。半衰期($t_{1/2}$)约为6.5小时。

【不良反应】 (1)以嗜睡、失眠多见,其次为直立性低血压、锥体外系反应、静坐不能、虚荣、恶心、吞咽困难、上呼吸道感染等。

(2)严重的不良反应有Q-T间期延长、抑郁和神经阻滞药恶性综合征。

【禁忌证】 (1)对丁苯那嗪药品过敏者。

(2)有自杀企图者。

(3)未治疗或未充分治疗的抑郁症患者。

(4)有肝功能损害者。

(5)与利血平(或利血平停药不足20天)或与单胺氧化酶抑制药合用的患者。

【注意事项】 (1)丁苯那嗪能增加抑郁、自杀意念和自杀行为的风险。有自杀意念史或自杀企图史的患者使用本品,出现自杀行为的风险增加。处方时应作权衡,用药患者应受到严密监测。应充分告知患者的家属或护理人员。对于有抑郁史或是以往有自杀企图或意念的患者尤其需要严密监护,需慎用。

(2)使用本品如引发或加重抑郁,宜减量或给予抗抑郁治疗。

(3) 心动过缓的患者，或低钾血症、低镁血症患者使用本品，出现尖端扭转型室性心动过速和(或)猝死的风险增加。

(4) 先天性长 Q-T 间期综合征患者或有心律失常史的患者使用本品，出现 Q-T 间期延长的风险增加。

(5) 日剂量大于 50mg 的患者，用药前须做 CYP2D6 的基因测试。

(6) CYP2D6 慢代谢者，使用本品应减小剂量。

(7) 可出现不可逆转的迟发性运动障碍或神经阻滞药恶性综合征，一旦出现，应立即停药。

(8) 哺乳期妇女使用可能对乳儿有危害。

(9) 儿童使用的安全性和有效性尚不明确。

【药物相互作用】 (1) 与单胺氧化酶抑制药(MAOI)合用，单胺的代谢受抑，体内儿茶酚胺的水平上升，为禁忌。

(2) 参阅"匹莫齐特"的[药物相互作用]之(1)和(3)。

(3) 与氯丙嗪、奥氮平、利培酮、氟哌啶醇等药物合用，体内多巴胺水平上升，Q-T 间期延长的作用叠加，出现 Q-T 间期延长、神经阻滞药恶性综合征或锥体外系障碍的风险增加。

(4) 与氟西汀、帕罗西汀、奎尼丁等 CYP2D6 强抑制药合用，宜调整剂量。

【用法与用量】 口服。一日 75mg，分 3 次服。

【制剂与规格】 丁苯那嗪片：25mg。

巴 氯 芬 [药典(二)；医保(乙)]
Baclofen

【适应证】 本品用于缓解由以下疾病引起的骨骼肌痉挛。①多发性硬化、脊髓空洞症、脊髓肿瘤、横贯性脊髓炎、脊髓外伤和运动神经元病。②脑血管病、脑性瘫痪、脑膜炎、颅脑外伤。

【药理】 (1) 药效学　巴氯芬为解痉药，是 γ-氨基丁酸(GABA)的衍生物，为作用于脊髓的骨骼肌松弛剂、镇静剂。本品通过激动 GABA β 受体而使兴奋性氨基酸如谷氨酸、门冬氨酸的释放受到抑制，从而抑制单突触和多突触反射在脊髓的传递而起到解痉作用。

(2) 药动学　①吸收：巴氯芬可以经胃肠道快速而完全地吸收。

单剂量口服 10mg、20mg、30mg 巴氯芬后 0.5～1.5 小时内达血药峰值浓度，平均血药峰值浓度大约分别为 180ng/ml、340ng/ml 和 650ng/ml。而相应的血药浓度曲线下面积(AUC)与给药剂量成比例。

②分布：巴氯芬的体内分布容积为 0.7L/kg。血浆蛋白结合率大约为 30%，血药浓度恒定在 10～300ng/ml 范围内。脑脊液中活性物成分的浓度大约比血浆中低 8.5 倍。

③代谢：巴氯芬的代谢范围小。去氨基产生了主要的代谢物：无药理活性的 β-(β-氯苯基)-4-羟基丁酸。

④清除：血浆清除半衰期平均为 3～4 小时，巴氯芬大部分以原型排出。在 72 小时内，大约有 75% 的药物由肾脏排出，其中有 5% 以代谢物形式排出。其余的药物，包括 5% 代谢物形式通过粪便排出体外。

老年患者(65 岁或 65 岁以上)：巴氯芬在老年患者中的药代动力学与 65 岁以下患者相同。单次口服后，老年患者出现清除减缓，但巴氯芬的全身暴露水平与 65 岁以下成人相似。将这些结果外推至多次服药时，65 岁以下患者和老年患者之间无显著的药代动力学差异。

儿童患者：儿童(2 至 12 岁)口服 2.5mg 本品后，C_{max} 为 62.8ng/ml±28.7ng/ml。t_{max} 范围是 0.95～2 小时。平均血浆清除率(CL)为 315.9ml/(h·kg)；分布容积(V_d)为 2.58L/kg；半衰期($t_{1/2}$)为 5.10 小时。

肝功能不全：尚未获得肝功能不全患者服用本品后的药代动力学数据。然而，由于肝脏在巴氯芬的体内代谢中不发挥显著作用，因此肝功能不全患者中巴氯芬的药代动力学可能不会发生临床显著水平的改变。

肾功能不全：尚未进行肾功能不全患者服用本品的对照临床药代动力学研究。巴氯芬主要通过药物原型经尿液清除。少量来自于接受长期血液透析或代偿性肾功能衰竭的女性患者的血药浓度数据表明，巴氯芬在这些患者中的清除率显著下降以及半衰期延长。在肾功能不全患者中，必须根据全身水平对巴氯芬进行剂量调整，快速血液透析可有效清除全身循环中过量的巴氯芬。

【不良反应】 不良反应主要是于治疗开始时、剂量增加过快、剂量过大的患者，一般为轻微的暂时性症状。精神病史患者、伴脑血管病患者和老年患者不良反应可能较为严重。

(1) 中枢神经系统　治疗开始时常出现日间镇静、嗜睡和恶心等副作用，偶尔出现口干、呼吸抑制、头晕、无力、精神错乱、眩晕、呕吐、头痛和失眠。

(2) 神经精神异常　偶有或罕见报道有欣快、抑郁、感觉异常、肌痛、肌无力、共济失调、震颤、眼球震颤、调节紊乱、幻觉、噩梦。上述症状常难以与疾病本身的表现相区别。可能会降低惊厥阈，并引起惊厥发作，癫痫患者尤应注意。

(3) 胃肠道反应　偶有轻度的胃肠功能紊乱(便秘、腹泻)。

(4)心血管系统 偶会发生低血压、心功能降低。

(5)泌尿生殖系统 偶见或罕见排尿困难、尿频、遗尿。这些常难于与疾病本身的表现相区别。

【禁忌证】 (1)对巴氯芬过敏者。

(2)癫痫、帕金森病、风湿性疾病引起的骨骼肌痉挛患者。

【注意事项】 (1)精神神经系统失调对于患有精神疾病、精神分裂症、抑郁症或躁狂症、帕金森病或意识模糊的患者，在使用巴氯芬治疗时应该特别谨慎，并且需要对患者进行密切的监测，因为上述的这些病症有可能会加重。

(2)癫痫 对于癫病患者也应特别注意，因为惊厥的发作阈值可能降低，并且已有个案报道因为停用巴氯芬或过量使用发生癫痫。应继续足够的抗惊厥治疗并且对患者进行密切观察。

(3)其他 患有消化道溃疡(包括有消化道溃疡病史)、脑血管病或呼吸、肝功能不全的患者，应慎用巴氯芬片。

(4)儿科患者人群 本品用于治疗年龄低于1岁的儿童患者的临床数据非常有限。

(5)肾功能不全 本品可用于肾功能不全的患者，只有当利益远大于风险时，才能用于肾功能衰竭晚期的患者。需要对这些患者进行严密的监测，用以迅速诊断早期的中毒征兆和(或)毒性症状(如嗜睡、倦怠)。

(6)特别需要指出的是，本品与其他会影响肾功能的药品联合应用时，应严密监测肾功能。并应调节本品的日剂量，以预防巴氯芬的毒副作用。

除停用本品治疗外，已有严重巴氯酚中毒的患者可以用不定期的血液透析进行治疗。血液透析可以有效地去除体内的巴氯芬，减轻药物过的症状，缩短患者的恢复期。

(7)肝功能不全 本品尚无用于治疗肝功能不全患者的临床数据。肝脏在口服巴氯芬的代谢中不发挥主要作用。但本品可能导致肝酶水平升高，故肝功能不全的患者应慎用本品。

(8)泌尿系统失调 对于神经功能障碍影响膀胱的排空，在服用巴氯芬片治疗后，可能会得到改善；但对已患有括约肌张力增强的患者，可能会发生急性尿潴留。所以对这样的患者，应该慎用此药。

(9)实验室检查 罕见报道发生天冬氨酸氨基转移酶(AST)、血碱性磷酸酶(ALP)和血糖水平升高，因此应该定期对患有肝病或糖尿病患者进行适当的实验室检查，以保证药物没有引起原发疾病的改变。

(10)辅料 巴氯芬片中包含了小麦淀粉，而小麦淀粉中可能会包含谷蛋白，但是含量相当小。因此使用巴氯芬片对于患有乳糜泻的患者而言仍旧是安全的。

(11)对驾驶和机器使用能力的影响 巴氯芬可能会导致眩晕、镇静、嗜睡和视觉干扰，这些不良反应可能会影响到患者的反应能力。因此，发生这些不良反应的患者应该尽量避免驾驶或使用机器设备。

(12)老年患者(65周岁或65周岁以上)及脑源性痉挛状态患者和脑源性痉挛患者更易出现不良反应，因此，建议对该类患者应详慎制定剂量表并适度监测使用本品。

(13)不应突然停止用药，特别是在长期使用之后，否则可能会引发焦虑、意识模糊、谵妄、幻觉、精神病、躁狂或惊厥(癫痫持续状态)、运动障碍、心动过速、体温过高和痉挛(反弹现象)暂时加重。

(14)已有妊娠期妇女服用巴氯芬导致胎儿子宫内暴露后发生胎儿产后抽搐的报告。

(15)在使用鞘内注射巴氯芬时，中断药物使用可能导致的临床表现类似于自主神经反射异常、恶性高热、神经阻滞恶性综合征或者其他和新陈代谢过盛或横纹肌溶解症相关的症状。

除非是在用药过的紧急情况下或是在发生严重不良反应时，否则用药中断都应该采取逐步减少用药量直至停止的方法(在大约1～2周的时间内完成)。

【药物相互作用】 (1)酒精和其他中枢神经系统抑制剂可增加本药的中枢抑制作用，巴氯芬与其他作用于中枢神经系统的药物或酒精合用，可增加镇静作用。

(2)三环类抗抑郁药合用时，可加强巴氯芬的作用，引起明显肌张力过低。

(3)巴氯芬和降压药合用可使血压下降作用加强，因此降压药的剂量应适当调整。

【用法与用量】 成人 口服。推荐初始剂量为5mg，每日3次，应逐渐增加剂量，每隔3天增服5mg，直至所需剂量，但应根据患者的反应具体调整剂量。对巴氯芬作用敏感的患者初始剂量应为每日5～10mg，剂量递增应缓慢。常用剂量为每日30～75mg，根据病情可达每日100～120mg。

儿童 口服。每日剂量为按体重0.75～2mg/kg。对10岁以上儿童，每日剂量可达2.5mg/kg。通常治疗开始时每次2.5mg，每日4次。大约每隔3天小心增加剂量，直至达到儿童个体需要量。推荐的每日维持治疗量如下：12个月～2岁儿童：10～20mg。2～6岁儿童：20～30mg。6～10岁儿童：30～60mg(最大量70mg)。

【制剂与规格】 巴氯芬片：10mg。

青霉胺 [药典(二)；国基；医保(甲)]
Penicillamine

【适应证】 ①肝豆状核变性(Wilson 病)的首选药物之一；②铅、汞等重金属中毒(参阅第二十章第二节)。

【药理】 (1)药效学 青霉胺是带有巯基的强效金属螯合剂，可螯合铜自尿中排出，体外研究显示两分子的青霉胺结合一个铜离子。肝豆状核变性是一种常见染色体隐性遗传性疾病，主要有大量铜沉积于肝和脑组织，引起豆状核变性和肝硬化。本品与铜结合成可溶性复合物由尿排出。

(2)药动学 口服吸收率为40%～70%，血浆蛋白结合率为 80%，半衰期($t_{1/2}$)为 1.7～3.2 小时，达峰时间(t_{max})为 2 小时。仅有小部分在肝脏代谢，30%～60%以原型药物从尿排出。

【不良反应】 10%～30%患者因各种不良反应而不能耐受。多出现在使用大剂量时，改用维持量后不良反应可消失。也有25%患者在服药第1、2周内出现；少数对本品产生过敏反应，多在用药 5～10 日出现，这两种情况均应短期停药后，待消失后再从小剂量开始。常见的是恶心、食欲缺乏、发热、皮疹、粒细胞减少、血小板降低等，其他如血液系统、泌尿系统和神经系统损害及自身免疫性疾病均较少出现。而最严重的是皮疹，可进展为剥脱性皮炎，应紧急处理。

【禁忌证】 (1)对青霉胺药品过敏者。

(2)青霉胺相关的再生障碍性贫血、粒细胞缺乏患者。

(3)有肾功能不全证据或肾功能不全史的风湿性关节炎患者。

(4)哺乳期妇女。

【注意事项】 (1)医务人员在计划使用本品前，应完全熟悉其性能，包括毒性、剂量、治疗的受益等。应告知患者，一旦出现了任何毒性症状，应立即报告。

(2)与青霉素有交叉过敏反应的可能。

(3)肾功能不全者慎用。

(4)正在使用抗疟药、细胞毒性药、保泰松或羟基保泰松的患者不宜使用本品。

(5)由于青霉胺很容易与其他物质结合而影响其吸收，故应空腹服用，最好是餐前 1 小时或餐后 2 小时服用，同时注意不能与其他药物如锌剂等混服。

(6)预防青霉胺的不良反应主要是观察患者用药后的反应，在患者开始用药后的3～6 个月内，应每隔2 周检测尿常规、白细胞计数和分类、血小板和肝功能。3～

6 个月后，改为 1 个月复查一次。

(7)需每日口服维生素 B_6 30～50mg，预防视神经炎和多发性神经病的发生。

(8)治疗青少年类风湿关节炎的有效性尚未建立。

(9)中断用药后重新开始治疗可引起过敏反应。

【药物相互作用】 (1)与金硫葡萄糖、金硫丁二钠、金诺芬等金制剂合用，出现骨髓抑制和皮疹的风险增加。与金硫葡萄糖合用为禁忌。

(2)铁、其他金属离子和抗酸药，可减少本品的吸收，至少间隔 2 小时服用。

(3)与对肾和血液系统有不良反应的药物合用，它们的毒性作用相加。

【给药说明】 为防止过敏反应的发生，使用青霉胺应先行青霉素皮试，阴性才可服用。

【用法与用量】 口服。(1)肝豆状核变性 开始一日用量为 250mg，逐渐增量；轻症一日 1000mg，分 2～4 次口服；重症一日 2000～2500mg，分 4 次。维持量：一日 750～1000mg。可根据 24 小时尿铜指标对青霉胺用量进行调整。可行间歇疗法。青霉胺排铜的方案有两种：①持续疗法：适用于病程较长、症状较重的患者，持续给予青霉胺治疗 0.5～1 年，根据临床表现的变化和实验室检查各项指标分析，决定是否改为间歇疗法或逐渐减量。②间歇疗法：用于稳定期或症状前期的治疗，以及部分症状较轻的患者。方法有服用 2 周停 2 周、服用 10 天停 10 天、服用 1 周停 1 周等方法。成人多采用服用 2 周停 2 周法。

(2)铅、汞中毒 参阅第二十章第二节。

【制剂与规格】 青霉胺片：0.125g。

二巯丁二酸 [药典(二)；医保(甲)]
Dimercaptosuccinic Acid (DMSA，Succimer)

【适应证】 肝豆状核变性；铅、汞、砷、锑中毒；对铜有促排作用(参阅第二十章第二节)。

【药理】 (1)药效学 本品为含双巯基的金属螯合剂，可以螯合铜离子形成解离度及毒性均低的硫醇化合物，从尿中排出。

(2)药动学 口服吸收快但不完全，吸收量为口服量的 60%，达峰时间(t_{max})为 3 小时，服药后 24 小时尿中排出 95%。静脉注射二巯丁二钠(sodium dimercapto succinate，Na-DMS)后由血液消失快，4 小时排出 80%。表观分布容积小，主要分布于细胞外液。血浆蛋白结合率 95%。Na-DMS 以巯基与血浆中游离半胱氨酸结合成二硫化物，主要由尿中排出。

【不良反应】 不明显，可有口臭、头痛、恶心、呕吐、腹泻、腹胀、食欲缺乏、乏力、四肢酸痛、齿龈及皮下出血，少数有发热、皮疹、血清 ALT 升高等。严重的不良反应为中性粒细胞减少。

【禁忌证】 对本品过敏者。

【注意事项】 (1)本品不能有效地减少对铅的暴露。

(2)肝脏疾病者慎用。

(3)肾功能损害者慎用。

(4)哺乳期妇女使用对乳儿的危害不能排除。

(5)12 个月以下儿科患者使用的安全性和有效性尚未建立。

(6)Na-DMS 粉剂溶解后立即使用，水溶性不稳定，不宜静脉滴注。正常溶液为无色或微红色，如呈土黄色或混浊，则不可用。

【用法与用量】 (1)口服 ①一次 0.5g，一日 3 次，连用 3 日停 4 日为 1 个疗程。②一日 4.0g，4 周为 1 个疗程。

(2)静脉注射 1g 溶于 10%葡萄糖注射液 40ml 中缓慢静脉注射，一日 1～2 次，5～7 日为 1 个疗程，可间断使用数个疗程。

【制剂与规格】 二巯丁二酸胶囊：(1)50mg；(2)0.1g；(3)0.25g。

注射用二巯丁二酸钠：(1)0.5g；(2)1.0g。

A 型肉毒毒素[医保(乙)]
BotulinumToxin TypeA

参阅第十八章第一节。

盐酸托莫西汀[医保(乙)]
Atomoxetine Hydrochloride

【特殊说明】 (1)澳大利亚医疗用品管理局警示 托莫西汀存在血压升高和(或)心跳加快的风险。

(2)英国药品和健康产品管理局警示 托莫西汀在儿童和青少年有出现精神病或躁狂症状的风险。

(3)美国食品药品管理局、英国药品和健康产品管理局警示 托莫西汀可增加患者的自杀企图。

【适应证】 (1)CDE 适应证 用于治疗儿童和青少年的注意缺陷/多动障碍(ADHD)。

(2)国外适应证 用于治疗儿童和青少年的注意缺陷/多动障碍(ADHD)。

【药理】 (1)药效学 现代研究认为，小儿多动症发病机制是因中枢儿茶酚胺类神经递质多巴胺(DA)和去甲肾上腺素(NA)代谢障碍造成的轻度脑功能缺陷。盐酸托莫西汀治疗小儿多动症的准确机制尚不清楚，目前认为本品的治疗作用与其他选择性抑制突触前胺泵对 NA 的再摄取效应有关，能增强 NA 的翻转效应，从而改善小儿多动症的症状，间接促进认识的完成及注意力的集中。

(2)药动学 本品口服吸收迅速，血药浓度达峰时间为 1～2 小时。成人高脂饮食试验表明，食物不会影响本品的绝对生物利用度，但可以降低吸收速度，使峰浓度(C_{max})下降约 37%，达峰时间(t_{max})延迟约 3 小时。本品在治疗剂量时，血浆蛋白结合率约为 98%，主要与血浆蛋白结合；表观分布容积(V_d)为 0.85L/kg，表明其主要分布于体液中。体内药物经过肝微粒体细胞色素酶 P4502D6(CYP2D6)代谢生成 4-羟基托莫西汀，血药浓度约为原药的 1%。代谢产物 4-羟基托莫西汀的药理活性与原药相似。本品在饭前或饭后服用，平均血浆清除率(CL)为 5.83ml/min，半衰期($t_{1/2}$)为 5.2 小时。口服给药后仅 3%以原型药物排出体外，大于 80%的药物以葡萄糖苷的形式经肾随尿液排泄，约 17%的药物经消化道随粪便排泄。

【不良反应】 在儿童和青少年中，少有攻击行为、易激惹、嗜睡和呕吐等情形出现。

【禁忌证】 (1)过敏 盐酸托莫西汀禁用于已知对托莫西汀或对该产品的其他成分过敏的患者。

(2)单胺氧化酶抑制剂(MAOI) 盐酸托莫西汀不应与 MAOI 合用，或在停用 MAOI 两周内使用。同样，MAOI 治疗不应在停用盐酸托莫西汀 2 周内开始。已有报道称，其他影响脑内单胺浓度的药物与 MAOI 合用可引起严重的、有时会致命的反应(包括高热、强直、肌阵挛、自主神经系统功能不稳定，可能出现生命体征的快速波动，以及精神状态改变，包括可发展为谵妄和昏迷的极度激越)。有些病例表现出类似神经阻滞剂所致的恶性综合征的特点。这类反应可能在这些药物同时使用或清洗期过短时发生。狭角性青光眼：在临床研究中，使用盐酸托莫西汀与增加瞳孔扩大的危险有关，因此，本品不推荐在患有狭角性青光眼的患者中使用。

【注意事项】 本品如与 CYP2D6 抑制药如帕罗西汀、氟西汀、奎尼丁等合用，可增加盐酸托莫西汀的血药浓度；与沙丁胺醇合用，可使心率加快、血压升高。中、重度肝功能不全者及 CYP2D6 代谢酶缺乏者应酌情减量。

【药物相互作用】 (1)与 MAOI 和影响单胺浓度的药物合用时，可能导致高热、强直、肌痉挛以及生命体征快速起伏自发不稳定性症状，以及包括极度激越进展为精神错乱和昏迷在内的精神状态改变。

(2)可能影响血压,与抗高血压药物和收缩血管的药物或其他增加血压的药物合用时,应该慎用本品。

(3)盐酸托莫西汀应慎用于正在接受沙丁胺醇(或其他β₂受体激动剂)全身给药治疗(口服或静脉输注)的患者,因为沙丁胺醇对心血管系统的作用可能增强,从而导致心率和血压升高。

【用法与用量】 体重小于 70kg 的儿童及青少年患者,每日初始总剂量可为 0.5mg/kg,3 天后增加至 1.2mg/kg,单次或分次服药,每日总剂量不可超过 1.4mg/kg 或 100mg。另外对于体重大于 70kg 的儿童及青少年患者,该品每日初始总剂量可为 40mg/d,3 天后可增加至目标计量 80mg/d,单次或分次服药,每日总剂量不可超过 100mg。该品停药时不必逐渐减量。

【制剂与规格】 盐酸托莫西汀胶囊:(1)10mg;(2)18mg;(3)25mg;(4)40mg;(5)60mg。

盐酸托莫西汀口服溶液:100ml:400mg。

利鲁唑 [药典(二);医保(乙)]

Riluzole

【适应证】 用于肌萎缩侧索硬化症患者的治疗,可延长存活期或推迟气管切开的时间。

【药理】 (1)药效学 虽然肌萎缩侧索硬化症(ALS)的发病机制尚未完全阐明,但有学说认为谷氨酸(是中枢神经系统主要的兴奋型神经递质)在此疾病中是造成细胞死亡的原因。利鲁唑的作用机制尚不清楚。利鲁唑通过抑制脑内神经递质(谷氨酸及天冬氨酸)的释放,抑制兴奋性氨基酸的活性及稳定电压依赖性钠通道的失活状态来表现其神经保护作用,多种体外细胞模型均证明了利鲁唑可减少兴奋性递质的毒性作用,增加细胞的存活率。

(2)药动学 通过单一剂量口服 25~300mg 以及每日 2 次重复口服 25~100mg 对利鲁唑的药代动力学进行评估。其血药浓度水平的升高与剂量呈线性关系,其药代动力学特性是非剂量依赖性的。重复剂量给药时(50mg 利鲁唑片,每日 2 次,十天疗程),利鲁唑原型在血浆中蓄积至单一剂量的 2 倍,并于 5 日内达到稳态期。吸收:利鲁唑口服后吸收迅速,并于 60~90 分钟内达最大血药浓度[(C_{max}=173ng/ml±72ng/ml)]。大约剂量的 90%被吸收,绝对生物利用度为 60%±18%。

【不良反应】 本品常见的不良反应为疲劳、胃部不适,及血浆氨基转移酶水平升高。其他不良反应较少见。偶见嗜中性粒白细胞减少症。

【禁忌证】 对本品及其主要成分过敏者。肝功能不正常或氨基转移酶水平异常增高者。处于妊娠及哺乳期患者。

【注意事项】 肝脏疾病患者慎用,应定期检查肝功能。如曾有肝脏疾患请告知医师。服用本品时应禁止过度饮酒。可能发生白细胞(具有重要的抗感染作用)计数减少。如果有任何发热现象(体温升高),须立即与医生联系。如有任何肾脏疾患,请告知医师。服用本品后如感到眩晕或头晕,不应驾驶或操作机器。

【药物相互作用】 细胞色素 P4501A2 是其主要的代谢酶,CYP1A2 抑制剂(咖啡因、非那西丁、茶碱、阿咪替林及喹诺酮类药物)可能减少利鲁唑片的清除。CYP1A2 诱导剂(吸烟、利福平、奥美拉唑)可能增加本品的清除。

【用法与用量】 口服。一次 50mg(1 片),一日 2 次。增加每日给药剂量不会增加药效,但增加不良反应。如漏服一次,按原计划服用下 1 片。应在餐前 1 小时或餐后 2 小时服药,以降低食物对利鲁唑生物利用度的影响。

【制剂与规格】 利鲁唑片:50mg。

利鲁唑胶囊:50mg。

第四节 抗偏头痛药

偏头痛是临床常见的原发性头痛,好发于 20~50 岁的患者,以女性最为多见,其病情特征为反复发作、一侧或双侧搏动性的剧烈头痛且多发生于偏侧头部,可合并自主神经系统功能障碍如恶心、呕吐、畏光和畏声等症状。目前,有关偏头痛的病因和发病机制尚不明了,无论血管源性学说、皮质扩散抑制学或神经源性炎性学说都不能很好解释偏头痛发作的全过程。近年认为三叉神经-血管神经源性炎症反应在偏头痛的发病中具有更为重要的作用。当病理性传入冲动到达皮质、下丘脑,再反射至脑干三叉神经核,先经交感神经纤维传出引起大脑皮质血管收缩,为偏头痛的先兆期;后经 5-羟色胺(5-HT)传出的冲动导致脑膜中动脉、脑膜大动脉舒张,产生发作期症状,为偏头痛的发作期。当中脑内的神经元受到刺激时,可出现脑血流量的增加,利血平是中枢神经系统的 5-HT 耗竭药,可诱发偏头痛;睡眠可减少 5-HT 神经元的点燃,终止偏头痛的发作;此外,研究发现偏头痛患者发作期血浆中 5-HT 水平降低,因此,5-HT 的代谢在偏头痛的发生中具有重要作用。脑内 5-HT 受体有多种亚型，包括 5-HT$_{1A}$、5-HT$_{1B}$、5-HT$_{1C}$、5-HT$_{1D}$、5-HT$_2$、5-HT$_3$ 等，其中 5-HT$_{1B/1D}$ 和 5-HT$_2$ 受体与偏头痛的发生关系最为密切。5-HT$_{1B/1D}$ 受体在脑内分布最广，其受体激动剂曲普坦类药物对偏头痛的发作获得了较为满意的疗效；5-HT$_1$ 受体激动药麦角胺类药物对偏头痛的发作也具有缓解作用；许多 5-HT$_2$ 受体拮抗药如美西麦角具有预防偏头痛的作用。由于偏头痛具有反复发作的特点，每次发作头痛的程度多较严重，持续时间均较长，往往影响患者的生活和工作，偏头痛的药物治疗可分为头痛发作期的治疗和发作间期的预防性治疗两个阶段，发作期的治疗目的是终止头痛的发作或减轻头痛发作时的头痛程度以及缓解头痛期的伴发症状，预防性治疗的目的是减少偏头痛的发作频率。

(1)偏头痛发作期治疗的常用药物　①解热镇痛药及其复方制剂：如阿司匹林、对乙酰氨基酚等；②非甾体类抗炎药：如布洛芬、双氯芬酸钠等；③阿片类镇痛药：如吗啡、磷酸可待因、哌替啶等；④麦角衍生物：如麦角胺、双氢麦角胺等；⑤5-HT$_{1B/1D}$ 受体激动剂：如舒马曲坦、佐米曲坦、利扎曲坦等；⑥肾上腺皮质激素及其他。

(2)偏头痛预防性治疗的常用药物　①β受体拮抗药：如普萘洛尔、美托洛尔等；②钙离子拮抗药：如氟桂利嗪、维拉帕米等；③三环类抗抑郁药：如阿米替林、去甲替林等；④新型抗抑郁药：如度洛西汀、文拉法辛等；⑤5-HT$_2$ 受体拮抗药：如马来酸美西麦角；⑥抗癫痫药：如丙戊酸钠、托吡酯等；⑦非甾体类抗炎药：如萘普生等。

此外，降钙素基因相关肽（CGRP）的代谢在偏头痛的发病机制中也起重要作用，近年来 CGRP 的受体拮抗剂及单克隆抗体正在临床试验阶段，有望成为治疗偏头痛的新药。

苯 噻 啶 [药典(二)]
Pizotifen

【适应证】　①预防偏头痛发作，能减轻症状及发作次数，但对偏头痛急性发作无即刻缓解作用；②红斑肢痛症、血管神经性水肿、慢性荨麻疹、皮肤划痕症以及房性、室性早搏等。

【药理】　(1)药效学　本品有较强的抗 5-羟色胺和抗组胺作用以及较弱的抗胆碱作用，并有镇静、抗抑郁作用，也可抑制缓激肽对神经末梢的致痛作用和钙通道阻滞作用。

(2)药动学　口服易吸收，单次口服后达峰时间

（t_{max}）为 5 小时。血浆蛋白结合率高（>90%）。在肝内代谢，生成葡萄糖醛酸结合物，主要以代谢产物从尿和粪便排泄，此代谢产物的半衰期（$t_{1/2}$）为 26 小时。

【不良反应】　用药后多有嗜睡、口干、恶心、便秘、腹泻、食欲亢进和体重增加，偶有肌痛、体液潴留、头痛、眩晕、抑郁、皮疹、失眠、困倦、胆汁淤积性黄疸、视物模糊和白细胞减少等。严重不良反应有心动过速、心源性猝死。

【禁忌证】　(1)对本品过敏者禁用。

(2)青光眼、尿潴留、前列腺肥大患者禁用。

(3)妊娠期、哺乳期妇女禁用。

(4)禁用于 2 岁以下儿童。

【注意事项】　(1)因用后常有嗜睡、眩晕，故驾驶员、高空作业者慎用。

(2)长期应用有增加体重的作用，并注意监测血常规变化。

(3)对三环类抗抑郁药、吩噻嗪类药物、赛庚啶过敏或有其他不耐受史慎用。

(4)心血管疾病患者慎用。

(5)肝肾功能不全者，可能需减量使用。

(6)癫痫患者慎用。

【药物相互作用】　不宜与单胺氧化酶抑制药合用。

【给药说明】　本品用以预防偏头痛或降低偏头痛的严重程度，不应在偏头痛发作时服用。

【用法与用量】　成人　口服。一次 0.5～1mg，一日 1～3 次，单次剂量不超过 3mg，日剂量不超过 4.5mg。一般用药 2 周后起效，服药 6 个月后宜停药 3～4 周再用。为减轻嗜睡不良反应，可在第 1～3 日，每晚 0.5mg，第 4～6 日，每日中午及晚上各 0.5mg，第 7 日开始每日早、中、晚各 0.5mg。如病情基本控制，可酌情递减，每周递减 0.5mg 到适当剂量维持。一般维持用药半年后可暂停半月到 1 个月观察，避免药物在体内蓄积。如病情复发，调整剂量后可继续用药。对有室性和房性早搏患者，宜一次 0.5mg，一日 3 次。

儿童（≥2 岁）　口服。起始剂量 0.5mg/d，可在晚上服用。逐渐加量，每日剂量可达 1.5mg，分 2～3 次服用，单次服用剂量不应大于 1.0mg。

【制剂与规格】　苯噻啶片：0.5mg。

盐酸阿米替林 [药典(二)；国基；医保(甲)]
Amitriptyline Hydrochloride

【适应证】　(1)CDE 适应证　各种抑郁症，本品的

镇静作用较强，主要用于治疗焦虑性或激动性抑郁症。

(2)超说明书适应证 ①偏头痛的预防和偏头痛相关的头痛；②发作性、慢性紧张性头痛，慢性每日头痛和转化的偏头痛；③其他疼痛，如创伤后头痛、面部疼痛综合征等。

【药理】【不良反应】【禁忌证】【注意事项】【药物相互作用】 参阅第三章第二节。

【给药说明】 (1)使用本品时，用量必须注意个体化。

(2)老年患者因为代谢与排泄均下降，对本类药物的敏感性增强，用量一定要减小。使用中应格外注意防止直立性低血压以致摔倒。

(3)服用本品宜在饭后，以减少胃部刺激。开始服药时常先出现镇静，抗抑郁的疗效需在1～4周之间才明显。维持治疗时，可每晚1次顿服。但老年人、少年与心脏病患者仍宜分服。对易发生头晕、萎靡等不良反应者，可在晚间1次顿服，以免影响白天工作。

(4)不可突然停药，因可产生头痛、恶心与不适，宜在1～2个月期间逐渐减量。

(5)治疗期间应定期随访检查血细胞计数、血压、心脏功能监测、肝功能测定。

【用法与用量】 (1)预防偏头痛 开始一日12.5～25mg，分1～3次口服，随后逐渐加量。每日推荐剂量25～75mg。

(2)用于缓解慢性神经痛 小于治疗抑郁症的剂量。抗抑郁参阅第三章第二节。

【制剂与规格】 盐酸阿米替林片：25mg。

盐酸普萘洛尔 [药典(二)；国基；医保(甲)；医保(乙)]
Propranolol Hydrochloride

【适应证】 (1)CDE适应证 ①作为二级预防，降低心肌梗死死亡率。②高血压(单独或与其他抗高血压药合用)。③劳力型心绞痛。④控制室上性快速心律失常、室性心律失常，特别是与儿茶酚胺有关或洋地黄引起心律失常。可用于洋地黄疗效不佳的房扑、房颤心室率的控制，也可用于顽固性期前收缩，改善患者的症状。⑤减低肥厚型心肌病流出道压差，减轻心绞痛、心悸与昏厥等症状。⑥配合α受体拮抗剂用于嗜铬细胞瘤患者控制心动过速。⑦用于控制甲状腺功能亢进症的心率过快，也可用于治疗甲状腺危象。

(2)国外适应证 ①偏头痛：主要用于偏头痛的预防性治疗；②震颤。

(3)超说明书适应证 ①偏头痛：主要用于偏头痛的预防性治疗；②慢性每日头痛；③非丛集性头痛的其他类型头痛。

【药理】【不良反应】【禁忌证】【注意事项】【药物相互作用】 参阅第四章第三节。

【用法与用量】 其他适应证的用法与用量参阅第四章第三节。

成人 偏头痛和慢性头痛的预防治疗：口服。每日推荐剂量40～240mg，起始剂量40mg，一日2～3次。宜从小剂量开始，逐渐增加，达到有效治疗剂量。每周加量达160mg/d，某些患者可给予240mg/d。

儿童(>12岁) 偏头痛和慢性头痛的预防治疗：口服。20mg，一日2～3次，随访。

【制剂与规格】 盐酸普萘洛尔片：10mg。

盐酸普萘洛尔缓释片：(1)40mg；(2)80mg。

盐酸普萘洛尔缓释胶囊：40mg。

盐酸普萘洛尔注射液：5ml:5mg。

酒石酸美托洛尔 [药典(二)；国基；医保(甲)；医保(乙)]
Metoprolol Tartrate

【适应证】 (1)CDE适应证 用于治疗高血压、心绞痛、心肌梗死、肥厚型心肌病、主动脉夹层、心律失常、甲状腺功能亢进、心脏神经官能症等。近年来尚用于心力衰竭的治疗，此时应在有经验的医师指导下使用。

(2)超说明书适应证 ①偏头痛：主要用于偏头痛的预防性治疗。②慢性每日头痛和非丛集性头痛的治疗。

【药理】 药效学 参阅"美托洛尔"。

【不良反应】【禁忌证】【注意事项】 参阅"美托洛尔"。

【用法与用量】 偏头痛和慢性每日头痛的预防治疗：口服。一日50～200mg，分次服用，宜从小剂量开始，逐渐增加，达到有效治疗量。其他适应证的用法与用量参阅"美托洛尔"。

【制剂与规格】 酒石酸美托洛尔片：(1)25mg；(2)50mg；(3)100mg。

酒石酸美托洛尔胶囊：(1)25mg；(2)50mg。

酒石酸美托洛尔缓释片：(1)25mg；(2)50mg；(3)100mg；(4)150mg。

酒石酸美托洛尔控释片：(1)25mg；(2)50mg；(3)100mg。

琥珀酸美托洛尔缓释片：(1)47.5mg；(2)95mg。

盐酸氟桂利嗪 [药典(二)；国基；医保(甲)]
Flunarizine Hydrochloride

【适应证】 (1)CDE适应证 ①典型(有先兆)或非典型(无先兆)偏头痛的预防性治疗。②由前庭功能紊乱引起的眩晕的对症治疗。③癫痫辅助治疗。④脑供血不足，椎动脉缺血，脑血栓形成后等。⑤耳鸣。

(2)超说明书适应证 ①丛集性头痛的预防及治疗；②慢性每日头痛的治疗和预防。

【药理】 (1)药效学 参阅本章第六节。

(2)药动学 口服易吸收，2～4小时可达血药峰值，$t_{1/2}$为2.4～5.5小时，连续服用5～6周达到稳定状态。90%药物与血浆蛋白结合，可通过血脑屏障，并可随乳汁分泌。在肝内充分代谢后，以原药和代谢产物经胆汁进入肠道，经粪便排泄。

【不良反应】【禁忌证】【注意事项】【药物相互作用】 参阅本章第六节。

【用法与用量】 偏头痛预防：5～10mg，每日2次。老年患者应酌情减少。

其他适应证的用法与用量参阅本章第六节。

【制剂与规格】 盐酸氟桂利嗪片(按氟桂利嗪计)：5mg。

盐酸氟桂利嗪分散片(按氟桂利嗪计)：5mg。

盐酸氟桂利嗪胶囊(按氟桂利嗪计)：(1)5mg；(2)10mg。

盐酸氟桂利嗪口服溶液：10ml:10mg(以氟桂利嗪计)。

盐酸氟桂利嗪滴丸：每丸含氟桂利嗪1.25mg。

对乙酰氨基酚 [药典(二)；国基；医保(甲)；医保(乙)]
Paracetamol(Acetaminophen)

【适应证】 ①缓解轻至中度疼痛如头痛、偏头痛、关节痛、牙痛、肌肉痛、神经痛、痛经。②普通感冒或流行性感冒引起的发热。

【药理】 药效学 参阅第十三章第一节。

【不良反应】【注意事项】【药物相互作用】 参阅第十三章第一节。

【给药说明】 (1)本品可用于对阿司匹林或其他非甾体抗炎药(NSAIDs)过敏、不耐受或不适于应用者，3个月以上婴儿及儿童也可应用。

(2)本品的复方制剂很多，应避免重复用药乃至中毒事件发生。

(3)乙酰半胱氨酸是首选解毒药，超量服用本品的8

小时内使用最有效。

(4)可与利扎曲普坦、曲马多等合用。

(5)为了防止药物过渡应用性头痛，单用本品时，应该限制在每月不超过15天，服用联合镇痛药应该限制在每月不超过10天。

【用法与用量】 成人 偏头痛的发作期治疗：口服。一次0.5～1g，一日3～4次，一日最大剂量不超过4g。

儿童 偏头痛的发作期治疗：口服。每次按10～15mg/kg给药，若症状没缓解，4～6小时可重复给药，最大日剂量60mg/kg。

【制剂与规格】 对乙酰氨基酚片：(1)0.1g；(2)0.3g；(3)0.5g。

对乙酰氨基酚缓释片：0.65g

对乙酰氨基酚胶囊：0.3g。

对乙酰氨基酚咀嚼片：(1)80mg；(2)160mg。

对乙酰氨基酚泡腾片：(1)0.1g；(2)0.3g；(3)0.5g。

对乙酰氨基酚颗粒：(1)0.1g；(2)0.16g；(3)0.25g；(4)0.5g。

对乙酰氨基酚滴剂：(1)10ml:1g；(2)15ml:1.5g；(3)16ml:1.6g；(4)0.8ml:80mg。

对乙酰氨基酚凝胶：5g:0.12g。

对乙酰氨基酚注射液：(1)1ml:0.075g；(2)1ml:0.15g；(3)2ml:0.15g；(4)2ml:0.25g。

对乙酰氨基酚栓：(1)0.125g；(2)0.15g；(3)0.3g；(4)0.6g。

酚咖片：(1)对乙酰氨基酚250mg；咖啡因32.5mg；(2)对乙酰氨基酚500mg；咖啡因65mg。

磷酸可待因 [药典(二)；医保(甲)；医保(乙)]
Codeine Phosphate

【适应证】 (1)CDE适应证 ①较剧烈的频繁干咳时镇咳。②中度以上疼痛时镇痛。③局麻或全麻时镇静。

(2)超说明书适应证 ①发作频繁的偏头痛(>2次/周)，难治性偏头痛或用以增强抗偏头痛药物治疗的效果；②也用于感冒，喉、支气管受到刺激引起的咳嗽。

【药理】 药效学 参阅第五章第一节。

【不良反应】【禁忌证】【药物相互作用】 参阅第五章第一节。

【给药说明】 阿片类药物有成瘾性，可导致药物过量性头痛并诱发对其他药物的耐药性，故不予常规推荐，仅适用于其他药物治疗无效的严重头痛者，在权衡利弊后使用。

【用法与用量】 片剂 口服。一次 15～30mg，一日30～90mg；极量：口服一次 90mg，一日 240mg。

【制剂与规格】 磷酸可待因片：(1)15mg；(2)30mg。

磷酸可待因缓释片：45mg。

磷酸可待因糖浆：(1)10ml:50mg；(2)100ml:500mg。

磷酸可待因注射液：(1)1ml:15mg；(2)2ml:30mg。

复方磷酸可待因溶液：每 1ml 含马来酸溴苯那敏0.4mg，磷酸可待因 0.9mg，盐酸麻黄碱 1.0mg，愈创木酚甘油醚 20mg。

复方磷酸可待因口服溶液：每 1ml 含磷酸可待因1mg，盐酸麻黄碱 0.8mg，马来酸氯苯那敏 0.2mg，氯化铵 22mg。

盐酸哌替啶 [药典(二)；国基；医保(甲)]
Pethidine Hydrochloride

【适应证】 (1)CDE 适应证 参阅第二章第六节。

(2)超说明书适应证 重症偏头痛和难治性偏头痛。

【药理】【不良反应】【禁忌证】【注意事项】【药物相互作用】 参阅第二章第六节。

【给药说明】 阿片类药物有成瘾性，可导致药物过量性头痛并诱发对其他药物的耐药性，故不予常规推荐，仅适用于其他药物治疗无效的严重头痛者，在权衡利弊后使用。未明确诊断的疼痛，尽可能不用本品，以免掩盖病情贻误诊治。

【用法与用量】 (1)口服片剂 镇痛：一次 50～100mg，一日 200～400mg。一次极量 150mg，一日极量 600mg。

小儿：每千克体重一次以 1.1～1.76mg 为度。

(2)肌内注射 镇痛：一次 25～100mg。一日 100～400mg。一次极量 150mg，一日极量 600mg。

(3)静脉注射 一次按体重以 0.3mg/kg 为限。

其他用法参阅第二章第六节。

【制剂与规格】 盐酸哌替啶片：(1)25mg；(2)50mg。

盐酸哌替啶注射液：(1)1ml:50mg；(2)2ml:100mg。

阿 司 匹 林 [药典(二)；国基；医保(甲)；医保(乙)]
Aspirin

【适应证】 ①轻至中度的偏头痛发作期的治疗；②其他适应证参阅第十三章第一节。

【药理】 药效学 参阅第十三章第一节。

【不良反应】【注意事项】【药物相互作用】【给药说明】 参阅第十三章第一节。

【用法与用量】 (1)口服给药 ①片剂、肠溶片：一次 300～600mg。如持续发热或疼痛，每 4～6 小时重复给药 1 次，24 小时不超过 4 次。②泡腾片：一次 500mg，一日 1～4 次。

(2)直肠给药 栓剂：一次 1 枚(300mg 或 500mg)。如持续发热或疼痛，每 4～6 小时重复给药 1 次，24 小时不超过 4 次。

【制剂与规格】 阿司匹林片：(1)50mg；(2)0.1g；(3)0.3g；(4)0.5g。

阿司匹林肠溶片：(1)10mg；(2)25mg；(3)40mg；(4)50mg；(5)75mg；(6)100mg；(7)300mg。

阿司匹林泡腾片：(1)0.1g；(2)0.3g；(3)0.5g。

阿司匹林栓：(1)0.1g；(2)0.15g；(3)0.3g；(4)0.45g；(5)0.5g。

注射用精氨酸阿司匹林：(1)0.5g；(2)1.0g。

布 洛 芬 [药典(二)；国基；医保(甲)；医保(乙)]
Ibuprofen

【适应证】 ①轻到中度的偏头痛发作期的治疗，偏头痛的预防性治疗；②慢性发作性偏侧头痛的治疗；③月经性头痛的治疗；④其他适应证参阅第十三章第一节。

【药理】 药效学 参阅第十三章第一节。

【不良反应】【禁忌证】【注意事项】【药物相互作用】【给药说明】 参阅第十三章第一节。

【用法与用量】 成人 (1)片剂、胶囊 一次 0.2g，若持续疼痛或发热，可每 4～6 小时重复用药 1 次，24 小时不超过 4 次。

(2)缓释胶囊 一次 0.3g，一日 2 次(早晚各 1 次)。

儿童 (1)口服溶液、混悬滴剂、糖浆 需要时每 6～8 小时可重复使用，每 24 小时不超过 4 次，一次 5～10mg/kg。

(2)栓剂 1～3 岁儿童，一次一粒(50mg/粒)；3～6 岁儿童，一次 1 粒(100mg)。若持续疼痛或发热，可间隔 4～6 小时重复用药一次，24 小时不超过 4 粒。

【制剂与规格】 布洛芬片：(1)100mg；(2)200mg；(3)300mg；(4)400mg。

布洛芬胶囊：200mg。

布洛芬缓释胶囊：300mg。

布洛芬口服溶液：10ml:0.1g。

布洛芬混悬滴剂：(1)15ml:0.6g；(2)20ml:0.8g。

布洛芬糖浆：(1)10ml:0.2g；(2)20ml:0.4g；

(3) 60ml:1.2g; (4) 90ml:1.8g。

小儿布洛芬栓: (1) 50mg; (2) 100mg。

双氯芬酸钠 [药典(二);医保(甲);医保(乙)]
Diclofenac Sodium

【适应证】 ①轻到中度的偏头痛发作期的治疗和难治性偏头痛的治疗；②慢性发作性偏侧头痛的治疗；③其他适应证参阅第十三章第一节。

【药理】 药效学 参阅第十三章第一节。

【不良反应】【禁忌证】【注意事项】【药物相互作用】【给药说明】 参阅第十三章第一节。

【用法与用量】 (1) 口服 ①双氯芬酸钠肠溶片/胶囊：推荐剂量 50～100mg，每日最大剂量 150mg；②双氯芬酸钠缓释制剂：一次 100mg，一日 1 次。

(2) 肌内注射 一次 50mg，一日 2～3 次。主要用于急性严重疼痛。

(3) 栓剂 一次 50mg，一日 50～100mg。

【制剂与规格】 双氯芬酸钠肠溶片：(1) 25mg；(2) 50mg。

双氯芬酸钠肠溶胶囊：50mg。

双氯芬酸钠缓释片：(1) 75mg；(2) 100mg。

双氯芬酸钠缓释胶囊：50mg。

双氯芬酸钠注射液：50mg。

双氯芬酸钠栓：(1) 12.5mg；(2) 50mg。

双氯芬酸钠搽剂：(1) 0.1%；(2) 1%；(3) 20ml:0.2g；(4) 45ml:0.45g。

双氯芬酸钠凝胶剂：1%。

双氯芬酸钠乳膏：25g:0.75g。

萘 普 生 [药典(二);医保(乙)]
Naproxen

【适应证】 ①轻到中度偏头痛发作期的治疗和偏头痛的预防性治疗；②慢性发作性偏侧头痛的治疗；③难治性偏头痛的治疗；④良性器质性头痛的治疗；⑤其他：包括类风湿关节炎、强直性脊柱炎、骨关节炎等关节和肌肉病变。

【药理】 药效学 参见第十三章第一节。

【禁忌证】 对本品或同类药有过敏史，对阿司匹林或其他非甾体抗炎药引起过哮喘、鼻炎及鼻息肉综合征者，均应禁用；胃、十二指肠活动性溃疡患者禁用。

【不良反应】【注意事项】【药物相互作用】 参见第十三章第一节。

【用法与用量】 急性偏头痛发作 每日推荐剂量 250～1000mg。偏头痛预防性治疗：每日推荐剂量 500～1000mg。

(1) 口服镇痛 开始用 500mg，必要时重复；以后一次 0.25g，每 6～8 小时 1 次，一日剂量不得超过 1000mg。

(2) 直肠给药 一次 250mg。

【制剂与规格】 萘普生片：(1) 100mg；(2) 125mg；(3) 250mg。

萘普生胶囊：(1) 100mg；(2) 125mg；(3) 200mg；(4) 250mg。

萘普生钠片：(1) 100mg(相当于萘普生 91mg)；(2) 275mg(相当于萘普生 250mg)。

萘普生缓释片：(1) 0.25g；(2) 0.5g。

萘普生缓释胶囊：0.25g。

萘普生钠缓释胶囊：412.5mg(相当于萘普生 375mg)。

萘普生颗粒：10g:0.25g。

萘普生栓：0.4g。

琥珀酸舒马普坦 [医保(乙)]
Sumatriptan Succinate

【适应证】 (1) CDE 适应证 成人有先兆或无先兆偏头痛的急性发作。

(2) 超说明书适应证 丛集性头痛急性发作。

【药理】 (1) 药效学 琥珀酸舒马普坦是血管 $5-HT_{1D}$ 受体的选择性激动剂，作用于人基底动脉和脑脊硬膜血管系统，引起颅内外血管收缩。

(2) 药动学 口服吸收迅速但不完全，首过效应绝对生物利用度约为 15%。口服本品 25mg、100mg 的平均最大血药浓度分别为 18ng/ml(7～47ng/ml)和 51ng/ml(28～100ng/ml)。偏头痛发作期和间歇期 C_{max} 无明显差异，发作期 $t_{1/2}$ 为 2.5 小时，间歇期 $t_{1/2}$ 为 2.0 小时。单剂量口服 25～100mg，其吸收程度(AUC)呈剂量依赖性，但大于 100mg 剂量后，AUC 比预计值(以 25mg 剂量为基础)约少 25%。食物对其生物利用度无明显影响，但可稍延长达峰时间约 0.5 小时。

血浆蛋白结合率较低(14%～21%)，表观分布容积为 2.4L/kg，消除半衰期($t_{1/2}$)约 2.5 小时。在肝内主要通过单胺氧化酶-A(MAO-A)代谢，主要以失活的吲哚乙酸(IAA)衍生物及其葡萄糖醛酸结合物形式随尿液排出。本品及其代谢物也出现在粪便中。还有少量进入乳汁中。

【不良反应】 (1)主要不良反应 ①偶然情况下,可导致严重的心血管事件:急性心肌梗死,致命性心律失常(如心动过速、室颤、心搏骤停);②个人患者出现脑血管症状:有增加脑出血、蛛网膜下腔出血、脑梗死和其他脑血管病事件发生的风险;③给药后很快出现血压短暂性上升;④过敏反应轻者皮疹,重者出现全身过敏反应;⑤其他血管痉挛反应,此外有些患者可发生伴有腹痛和血便的外周血管缺血和结肠缺血。

(2)其他不良反应 发生率可达2%以上,见表1-6。其他发生率超过1%或者至少与安慰剂发生率相当的不良反应包括恶心和(或)呕吐、头痛、唾液分泌减少、头晕、嗜睡等(表1-6)。

表1-6 不同剂量琥珀酸舒马普坦不良反应的发生率

不良反应的类型	发生率			
	安慰剂(n=309)	25mg 琥珀酸舒马普坦片(n=417)	50mg 琥珀酸舒马普坦片(n=771)	100mg 琥珀酸舒马普坦片(n=437)
非典型感觉	4%	5%	6%	6%
感觉异常(各种类型)	2%	3%	5%	3%
发热或发冷	2%	3%	2%	3%
疼痛和压迫感	4%	6%	6%	8%
胸痛、紧缩感、压迫感、困重感	1%	1%	2%	2%
颈、喉、颌部的疼痛、紧缩感、压迫感	<1%	<1%	2%	3%
各种局部疼痛	1%	2%	1%	1%
其他压迫感、紧缩感、困重感	2%	1%	1%	2%

(3)偶见肝功能受损,引起癫痫发作(主要是有癫痫病史者)。

(4)视力障碍(可能是长期的)。

【禁忌证】 (1)不得用于存在缺血性心脏病、缺血性脑血管病和缺血性外周血管病等疾病病史、症状和体征的患者。另外,其他症状明显的心血管疾病亦不应接受本品治疗。缺血性心脏病包括(但不仅限于):各种类型的心绞痛(如稳定型心绞痛中的Prinzmental病),所有类型的心肌梗死,静息性心肌缺血。脑血管病包括(但不仅限于):脑卒中和一过性的脑缺血发作。外周血管疾病包括(但不仅限于):肠道缺血性疾病。

(2)正在使用或两周内使用过单胺氧化酶抑制药的患者禁用。

(3)不得用于偏瘫型偏头痛和椎基底动脉型偏头痛。

(4)严重肝功能损害的患者禁用。

(5)对舒马曲坦过敏者禁用。

(6)未经控制的高血压患者禁用。

【注意事项】 (1)对于存在冠心病风险因素的患者,首次使用须在医生的监护之下进行,并应同时进行心电图的监测及心血管功能的评价。

(2)可能导致胸部不适、颌及颈部紧缩感和心绞痛的症状,对出现此症状的患者应排除冠心病和Prinzmental型心绞痛后方可再次给药。

(3)服药后如果出现其他症状或体征提示动脉血流量下降,如肠缺血综合征或雷诺综合征,应排除动脉硬化和血管痉挛。

(4)对于尚未确诊为偏头痛或者偏头痛症状不典型者,用药前须排除潜在的严重神经系统病变。对有偏头痛发作的患者,如果琥珀酸舒马普坦首剂使用无效,再次用药前应重新考虑偏头痛的诊断。

(5)对于血压已得到有效控制的高血压患者亦应注意。

(6)存在影响该药吸收、代谢的病变如肝功能和肾功能有损害的患者;有癫痫病史或脑组织损害者应慎用。

(7)长期使用有使人类角膜上皮细胞产生混浊和瑕疵等影响视力的可能性。

(8)由于本品在动物实验中发现可在乳汁中分泌,人类尚缺乏相关资料,故不推荐哺乳期妇女使用。

(9)由于老年患者更可能发生肝功能损害,并为冠心病的危险因素,且高血压发生率较高,因此,琥珀酸舒马普坦不推荐用于老年患者。

(10)对胺类药物过敏者,也可能对本品过敏。

（11）本品可引起嗜睡，用药者不可驾车或操纵机械。

（12）用于孕妇的安全性尚未确定，故不推荐孕妇使用。

【药物相互作用】　（1）含麦角胺的药物可能加剧血管痉挛反应。如果 24 小时内同时使用含麦角胺的药物或麦角胺类药(如双氢麦角胺或二氢麦角新碱)会延长这种反应，故应该避免。对于服用单胺氧化酶抑制药的患者，同时服用推荐剂量，其血药浓度可达到单独服用同等剂量琥珀酸舒马普坦的 7 倍，所以两者禁止配伍。

（2）与选择性 5-羟色胺摄取抑制剂(SSRIS)(如氟西汀、氟伏沙明、帕罗西汀、舍曲林)合用时偶尔会出现虚弱、反射亢进和共济失调，出现 5-HT 综合的危险。本品不得与其他 5-HT$_1$ 激动药并用。

【给药说明】　曲坦类药物在头痛期的任何时间应用均有效，但越早应用效果越好。24 小时内头痛复发率高(15%～40%)，但如果首次应用有效，复发后再用仍有效，如首次无效，则改变剂型或剂量可能有效。

【用法与用量】　（1）口服　单次口服的剂量为 50mg，用水送服，若服用 1 次后无效，不必再加服。如果在首次服药后有效，但症状仍持续发作者可于 2 小时后重复给药一次。若服用后症状消失，但之后又复发者，应待前次给药 24 小时后方可再次用药。单次口服的最大推荐剂量为 100mg，24 小时内的总剂量不得超过 200mg。

（2）皮下注射　常规初始剂量为 6mg，一般在 10～16 分钟见效。如症状重现，至少在首次注射后 1 小时再注射 6mg。推荐的最大剂量为每剂 6mg 和每 24 小时 12mg。

（3）鼻腔给药　向一侧鼻孔一次喷入 20mg。2 小时后可按需重复 1 次，24 小时内最大剂量为 40mg。

【制剂与规格】　琥珀酸舒马普坦片：(1)25mg；(2)100mg。

琥珀酸舒马普坦胶囊：50mg。

琥珀酸舒马曲(普)坦注射笔：一次注射提供 4mg、6mg 剂量。

琥珀酸舒马曲(普)坦鼻喷剂：(1)5mg；(2)20mg。

托 吡 酯 [医保(乙)]
Topiramate

【特殊说明】　用于 12 岁及以上的青少年和成人偏头痛的预防。

【适应证】　（1）CDE 适应证　单纯部分性、复杂部分性发作和全面强直-阵挛性发作以及婴儿痉挛症的患者，尤其是对 Lennox-Gastaut 综合征的临床疗效较好(参阅本章第二节)。

（2）国外适应证　偏头痛：主要用于偏头痛的预防性治疗

【药理】　药效学　参阅本章第二节。

【不良反应】【禁忌证】　参阅本章第二节。

【注意事项】　参阅本章第二节。

儿童　（1）可引起共济失调、注意力受损、意识模糊、头晕、疲劳、感觉异常、嗜睡和思维异常。

（2）有引起体重减轻的副作用，适合用于治疗合并癫痫或肥胖的偏头痛患儿。

育龄女性　有致畸(如唇腭裂)和低体重新生儿出生的相关风险，不应用于有生育潜力的青春期女孩和女性孕前和妊娠期的偏头痛预防。

【药物相互作用】　参阅本章第二节。

【用法与用量】　口服。(1)偏头痛的预防性治疗　每日推荐剂量为 25～100mg。宜从小剂量开始，随后以每周 25～50mg 的速度缓慢加量至一次 100mg、一日 2 次的最大剂量，或至最大耐受剂量。

（2）速释型　第一周，晚上 25mg；第二周，25mg，一日 2 次；第三周，早上 25mg，晚上 50mg；此后 50mg，一日 2 次。

（3）缓释型　第一周，25mg/d；第二周，50mg/d；第三周，75mg/d；第四周，100mg/d。

其他适应证的用法与用量参阅本章第二节。

【制剂与规格】　托吡酯片：(1)25mg；(2)50mg；(3)100mg。

托吡酯胶囊：(1)15mg；(2)25mg。

苯甲酸利扎曲普坦 [药典(二)；医保(乙)]
Rizatriptan Monobenzoate

【适应证】　成人及 6～17 岁儿童有或无先兆偏头痛发作的急性治疗，不适用于预防偏头痛。

【药理】　（1）药效学　利扎曲普坦对 5-HT$_{1B}$ 和 5-HT$_{1D}$ 受体具有高度的亲和力。偏头痛发作时，利扎曲普坦激动颅内血管和三叉神经系统神经末梢的 5-HT$_{1B}$、5-HT$_{1D}$ 受体，导致颅内血管收缩，抑制三叉神经疼痛通路中神经肽的释放和传递，进而发挥其治疗偏头痛作用。

（2）药动学　①吸收：本品口服后吸收完全，食物对本品无明显影响，但达峰时间延迟 1 小时。本品的血浆

半衰期 $t_{1/2}$ 为 $2\sim3$ 小时，曲线下面积（AUC）女性比男性大约高 30%，平均达峰浓度比男性约高 11%，达峰时间一致。

②分布：本品的血浆蛋白结合率较低约为 14%，平均表观分布容积（V_d）在男性大约为 140L、女性为 110L。

③代谢：本品主要通过单胺氧化酶-A（MAO-A）氧化脱氨基作用代谢为吲哚乙酸（对 5-HT$_{1B/1D}$ 受体没有活性），少量代谢为 N-去甲基利扎曲普坦（一种对 5-HT$_{1B/1D}$ 受体作用与母体复合物相似活性的代谢物，其血药浓度大约为母体复合物的 14%），它们的消除率相似。其他较少的代谢物如 N-氧化物、6-羟基复合物及 6-羟基代谢物结合的硫酸盐，对 5-HT$_{1B/1D}$ 受体均没有活性；不抑制人肝细胞色素 P4503A4/5、1A2、2C9、2C19 和 2E1 的活性，对 2D6 亚型会竞争性抑制（ki=1400nM），但抑制浓度要求极高水平，无临床相关性。

④排泄：约有 14% 的药物以原型从尿中排出，约 51% 的药物以吲哚乙酸代谢物的形式排出。

【不良反应】 心血管系统 胸痛、冠状动脉痉挛、高血压、心肌梗死、心悸、外周缺血、雷诺现象、室性心律失常。

皮肤 常见热感、脸红；有报道发生中毒性表皮坏死松解症。

内分泌与代谢异常 人体生长激素水平升高。

胃肠道 常见腹部不适、腹泻、呕吐、缺血性结肠炎（4%～7.7%）、口腔干燥；有报道发生味觉障碍。

血液系统 脾梗死。

肌肉骨骼系统 下颌痛、颈部疼痛。

神经系统 常见乏力、头晕、过度使用性头痛、感觉减退、感觉异常、嗜睡、震颤；偶见注意力障碍、感觉虚弱、共济失调。

耳 耳鸣、耳痛、听觉过敏、听力减退。

精神系统 常见欣快感、偶见幻觉。

呼吸系统 常见呼吸困难、喉咙痛。

其他 疲劳、疼痛、血清素综合征等。

【禁忌证】（1）正在或两周内服用单胺氧化酶抑制剂。

（2）服用本品 24 小时内，与其他 5-HT$_1$ 激动剂，如含有麦角胺或麦角类药物如双氢麦角胺等联合使用。

（3）冠状动脉痉挛，包括变异性心绞痛，缺血性冠状动脉疾病或合并其他重大的心血管疾病。

（4）偏瘫或基底型偏头痛。

（5）不易控制的高血压。

（6）缺血性肠病。

（7）外周血管疾病。

（8）中风或短暂性脑缺血发作。

【注意事项】（1）应先评估患者是否患有冠状动脉疾病，排除后，方可使用。

（2）应监测患者的精神状态变化，避免发生血清素综合征，特别是联合使用 SSRIs、5-羟色胺去甲肾上腺素再摄取抑制剂，三环类抗抑郁药和 MAOIs 时，若发生应及时停药。

（3）药物过量可能会导致头痛加重，需停药和解毒。

（4）肾透析患者应谨慎用药。

（5）中度肝功能不全的患者应谨慎用药。

（6）6 岁以下儿童用药的安全性及有效性尚不明确。

（7）6～17 岁儿童患者 24 小时内使用一次以上的安全性和有效性尚未得到证实。

【药物相互作用】 普萘洛尔可使本品的血药浓度增加 70%，若患者服用普萘洛尔同时服用本品，单次最大服用剂量为 5mg。

【给药说明】 建议起始剂量为 5mg 或 10mg，10mg 剂量效果更佳，但可能有更大的不良反应风险。

【用法与用量】 成人 一次 5～10mg（1～2 粒），每次用药的时间间隔至少为 2 小时，一日最高剂量不超过 30mg（6 粒）。

6～17 岁儿童 根据儿童体重调整用药剂量：5mg（体重<40kg），10mg（体重≥40kg）

同时服用普萘洛尔的患者 成人：推荐剂量为 5mg，24 小时内用药不宜超过 3 次（即 15mg）。

儿童患者：体重≥40kg，推荐剂量为 5mg（24 小时内最大用药为 5mg）；体重<40kg，不推荐使用。

【制剂与规格】 苯甲酸利扎曲普坦胶囊：5mg；苯甲酸利扎曲普坦片：5mg。

桂 利 嗪 [药典(二)]
Cinnarizine

【适应证】 用于防治脑血流循环障碍，如短暂性脑缺血发作、脑血栓形成、脑栓塞、脑出血恢复期、蛛网膜下腔出血恢复期、脑动脉硬化、记忆障碍、脑外伤后遗症、前庭性眩晕与平衡障碍，以及耳鸣、偏头痛等。

【药理】（1）药效学 本品为哌嗪类钙通道拮抗剂。①促进血流：直接作用于血管平滑肌，能扩张脑血管，增加脑血流量及氧的供应量，对肢体周围血管亦有扩张作用。②拮抗血管收缩物质：对组胺、5-羟色胺、肾上腺素、去甲肾上腺素、血管紧张素、多巴胺等血管收缩物质有拮抗作用，可缓解血管痉挛。③抑制钙离子进入血管平滑肌细胞，缓解血管的异常收缩。

（2）药动学 口服 3～7 小时血药浓度达峰值，生物利用度约 75%，血浆蛋白结合率为 30%，主要在肝脏代谢，口服 72 小时后以原型及代谢产物形式从粪便中排出 66%，从尿中排出 23%。

【不良反应】 常见嗜睡、疲惫，某些患者可出现体重增加（一般为一过性），长期偶见抑郁和锥体外系反应，如运动徐缓、强直、静坐不能、口干、肌肉疼痛及皮疹。

【禁忌证】 对本品过敏，或抑郁症患者。

【注意事项】 （1）疲惫症状逐步加重者应当减量或停药。

（2）严格控制药物应用剂量，当应用维持剂量达不到治疗效果或长期应用出现锥体外系症状时，应当减量或停服药。

（3）患有帕金森病等锥体外系疾病时，应当慎用本制剂。

（4）驾驶员和机械操作者慎用，以免发生意外。

（5）颅内出血治愈后 10～14 日方可使用。

【药物相互作用】 （1）与酒精、催眠药或镇静药合用时，加重镇静作用。

（2）与苯妥英钠、卡马西平联合应用时，可以降低桂利嗪的血药浓度。

【用法与用量】 口服。每次 25～50mg（1～2 片），每日 3 次。

【制剂与规格】 桂利嗪片：25mg；
桂利嗪胶囊：25mg。

麦角胺咖啡因片 [药典(二)；医保(甲)]
Ergotamine and Caffeine Tablets

【成分】 酒石酸麦角胺、无水咖啡因。

【适应证】 主要用于偏头痛，能减轻其症状，无预防和根治作用，只宜头痛发作时短期使用。

【药理】 （1）药效学 ①麦角胺常用其酒石酸盐，作用机制主要是通过直接收缩平滑肌，使扩张的颅外动脉收缩，或与激活动脉管壁的 5-羟色胺受体有关，使脑动脉血管的过度扩张与搏动恢复正常，从而使头痛减轻。与咖啡因合用疗效优于单用麦角胺，且副作用也较轻。②咖啡因可抑制磷酸二酯酶，减少 cAMP 的分解破坏，包括收缩脑血管减轻其搏动幅度。

（2）药动学 ①麦角胺口服吸收少（60%）且不规则，与咖啡因合用可提高其吸收并增强对血管的收缩作用；②口服一般在 1～2 小时起效，0.5～3 小时血药浓度达峰

值，$t_{1/2}$ 约为 2 小时；③在肝内代谢，90%经胆汁排出。

【不良反应】 过量可引起严重中毒，急性中毒症状为精神错乱、共济失调、惊厥、手足灰白发冷、感觉障碍，甚至因昏迷与呼吸麻痹而死亡。

【禁忌证】 活动期溃疡病、冠心病、严重高血压、甲状腺功能亢进、闭塞性血栓性脉管炎、肝功能损害、肾功能损害者及孕妇均禁用。

【注意事项】 （1）本品按国家第二类精神药品管理。

（2）有出现麦角中毒症状（包括恶心、呕吐、腹泻、腹痛和外周血管收缩）的报道。

（3）国外已有纤维化反应的病例报道。

【药物相互作用】 （1）与β受体拮抗剂、大环内酯类抗生素、血管收缩剂和 5-羟色胺（5-HT₁）激动剂等有相互作用，应重视。

（2）使用本品后，24 小时内避免使用曲坦类药物。

【用法与用量】 口服。一次 1～2 片，如无效，间隔 0.5～1 小时后再服 1～2 片，每次发作一日总量不超过 6 片。

【制剂与规格】 麦角胺咖啡因片：每片含酒石酸麦角胺 1mg，无水咖啡因 100mg。

双氯芬酸钾 [药典(二)；医保(甲)；医保(乙)]
Diclofenac Potassium

【适应证】 偏头痛发作的短期治疗。

【药理】 （1）药效学 本品属非甾体抗炎药，通过抑制前列腺素的合成而产生镇痛、抗炎、解热作用。可以有效缓解偏头痛发作引起的头痛，并且改善其伴随的恶心和呕吐症状。

（2）药动学 口服吸收迅速、完全。食物对双氯芬酸的吸收量没有影响，血浆蛋白结合率为 99.7%。

【不良反应】 神经系统 常见头痛、头晕；罕见嗜睡。

耳及前庭 常见眩晕。

胃肠道 常见恶心、呕吐、腹泻、消化不良、腹痛、胃气胀、食欲减退；罕见胃炎、胃肠道溃疡。

肝胆 常见氨基转移酶升高。

皮肤和皮下组织 常见皮疹；罕见荨麻疹。

【禁忌证】（1）活动期胃肠道溃疡，出血或穿孔的患者。

（2）妊娠期的前六个月，以及妊娠期末三个月。

（3）与其他甾体类抗炎药一样，对有使用阿司匹林或其他非甾体类抗炎药物而诱发哮喘、荨麻疹或急性鼻炎的患者。

【注意事项】 （1）避免与其他非甾体抗炎药联合使用。

（2）体弱和体重过轻的老年患者宜服用最低有效剂量。

(3)肝肾功能损害的患者，长期服用双氯芬酸钾治疗时，应监测肝、肾功能。

(4)推荐使用双氯芬酸钾做短期治疗，如需延长治疗期，应定期检查血常规，因双氯芬酸钾可能会一过性地抑制血小板的凝聚。

(5)有视觉障碍、头晕、眩晕、嗜睡或其他中枢神经系统障碍，包括视力障碍的患者，在服用双氯芬酸钾期间，应避免驾驶或操作机器。

(6)本药未用于治疗儿童及青少年偏头痛发作。

【药物相互作用】 (1)地高辛 双氯芬酸可提高地高辛血药浓度。

(2)利尿剂和抗高血压药物 与双氯芬酸联合使用时，抗高血压效果可能会降低；应考虑在初始联合治疗开始后对肾功能进行监测并且定期检查，尤其是双氯芬酸联合使用利尿剂和血管紧张素转换酶抑制剂的患者，因为以上两种药物可增加肾毒性的风险；当双氯芬酸与保钾利尿剂联合使用时，可升高血清钾，必要时监测血清钾浓度。

(3)其他非甾体类抗炎药或皮质激素 可能增加胃肠道不良反应的频率。

(4)抗凝血剂及抗血小板药物 有可能增加出血风险。

(5)选择性5-羟色胺再摄取抑制剂(SSRIs) 可能增加胃肠道出血风险。

(6)降糖药 有可能出现血糖过高或过低，有必要监测血糖水平。

(7)甲氨蝶呤 在使用氨甲蝶呤24小时前后，又服用了非甾体抗炎药时，应当注意氨甲蝶呤的血药浓度可能会升高，其毒性也可能增加。

(8)环孢素 双氯芬酸对肾脏前列腺素的影响可能增加环孢素的肾毒性，因此环孢素使用量应低于不使用者。

【用法与用量】 宜在饭前服用，用水整片送下，不可掰开或咀嚼。

应在即将发作的第一症状出现时服用，起始剂量为50mg。首次服药后2小时内对疼痛缓解不满意，可再服用50mg。如需要，每间隔4~6小时可服用50mg双氯芬酸钾，但在任何24小时期间内总剂量不超过200mg。

【制剂与规格】 双氯芬酸钾胶囊：25mg。

双氯芬酸钾分散片：50mg。

双氯芬酸钾片：25mg。

佐米曲普坦 [药典(二);医保(乙)]

Zolmitriptan

【适应证】 适用于成人伴或不伴先兆症状偏头痛的急性治疗。

【药理】 (1)药效学 选择性5-HT$_{1B/1D}$受体激动剂。通过激动颅内血管(包括动静脉吻合处)和三叉神经系统交感神经上的5-HT$_{1B/1D}$受体，引起颅内血管收缩并抑制前炎症神经肽的释放。

(2)药动学 口服吸收迅速，血浆蛋白结合率低(大约25%)，平均清除半衰期为2.5~3小时，1小时内可达血药浓度峰值的75%，随后血药浓度维持4~6小时。其N-去甲基代谢物具有活性，是5-HT$_{1D}$受体激动剂。口服单次剂量的60%以上由尿中排泄(主要为吲哚乙酸代谢物)，另约30%以母体化合物原型由粪便排泄。本品肾脏清除率大于肾小球滤过率，提示存在肾小管的分泌。

【不良反应】 最常见的不良反应包括：偶见恶心、头晕、嗜睡、温热感、无力、口干。咽喉部、颈部、四肢及胸部可能出现沉重感、紧缩感和压迫感(心电图上没有缺血改变的证据)，还可出现肌痛、肌肉无力、感觉异常或障碍。

本品耐受性好，不良反应很轻微/缓和、短暂，且不需治疗亦能自行缓解。可能的不良反应多出现在服药后4小时内。

【禁忌证】 对本品过敏或血压未经控制的患者。

【注意事项】 (1)使用前应排除其他严重潜在的神经科疾病，本品仅用于已诊断明确的偏头痛患者。

(2)偏瘫性或基底动脉性偏头痛患者不推荐使用。

(3)症状性帕金森综合征患者或与其他心脏旁路传导有关的心律失常患者不应使用。

(4)缺血性心脏病患者不推荐使用。

(5)建议开始使用本品前，先做心血管检查。

(6)肝损害患者，不推荐使用。

【药物相互作用】 (1)使用本品12小时内应避免使用其他5-HT$_{1D}$激动剂。

(2)与吗氯贝胺合用时，建议24小时内本品的最大量为7.5mg。

(3)与西咪替丁、口服避孕药合用时，可使本品的血药浓度增加，普萘洛尔会延缓本品的代谢。

【用法与用量】 偏头痛发作期间无论何时服用本药，都有效，建议发病后尽早服用。不作为偏头痛的预防性用药。

推荐剂量为2.5mg(1片)。24小时内症状持续或复发，再次服药仍有效，但应与首次服药时间最少相隔2小时用。服用本品2.5mg(1片)，头痛减轻不满意者，在随后的发作中，可服用5mg(2片)，通常服药1小时内效果最明显，反复发作时，建议24小时内服用总量不超过15mg(6片)。

肾损害患者无需调整剂量。

【制剂与规格】 佐米曲普坦片：2.5mg。

佐米曲普坦分散片：2.5mg。

佐米曲普坦鼻喷雾剂：(1)每喷 2.5mg；(2)每喷 5mg。

佐米曲普坦口腔崩解片：2.5mg。

第五节 中枢神经兴奋药

中枢神经系统兴奋剂是指通过调节突触间隙多巴胺、去甲肾上腺素等单胺类神经递质水平，提高中枢神经系统兴奋性的一类药物。包括哌甲酯(利他林)、托莫西汀、苯丙胺、胍法辛、莫达非尼等。兴奋剂主要用于治疗儿童注意缺陷多动障碍(哌甲酯缓释剂型获得了成人注意缺陷多动障碍的适应证)、发作性睡病等。此外兴奋剂还可以作为睡眠呼吸暂停改善日间嗜睡和疲劳的对症药物，以及精神发育迟滞、孤独症、学习障碍伴发的注意力缺陷，多动冲动、学习及社交障碍等。由于这类药物多数属于精神药品管理药物，要严格在医生指导下使用。常见不良反应包括胃肠道反应、厌食、失眠、易激惹、少数出现肝脏损害等。少见不良反应包括心血管系统血压心率改变、精神行为症状、生长发育障碍等。餐后服药、避免晚间服药、监测生长发育指标、必要时采用药物假期，同时结合非药物治疗手段，可以降低药物不良反应和药物滥用风险。

咖 啡 因 [药典(二);医保(乙)]

Caffeine

【适应证】 ①对抗急性感染中毒：如酒精、催眠药、麻醉药、麻醉性镇痛药中毒引起的中枢性循环衰竭和呼吸衰竭。②防治未成熟初生儿呼吸骤停或阵发性呼吸困难。③小儿注意缺陷多动障碍(ADHD)。④与麦角胺合用治疗偏头痛，与阿司匹林、对乙酰氨基酚制成复方制剂用于一般性头痛。⑤与溴化物合用于神经官能症。

【药理】 (1)药效学 作用机制：抑制细胞内磷酸二酯酶增加细胞内 cAMP 含量。小剂量作用于大脑皮质高位的中枢，促使精神兴奋，提高大脑对外界的感应性。大剂量有兴奋延脑呼吸中枢及血管运动中枢作用，此外还有扩张支气管作用，但较茶碱弱。可增加肾小球的血流量，减少肾小管的重吸收，有利尿作用，但远不及其他利尿药显著。

(2)药动学 ①口服吸收快但不规则，肌内注射后吸收较口服慢。体内分布广泛，进入中枢神经快，透过胎盘，并出现于唾液和乳汁中，体内无蓄积。$t_{1/2\alpha}$ 为 3.5 小时，$t_{1/2\beta}$ 为 6 小时。在成人肝脏中几乎完全经氧化、脱甲基、乙酰化而随尿液排出，尿液中仅有 1%～2%为原型药。新生儿肝脏代谢能力大大降低，$t_{1/2\beta}$ 可超过 100 小时。

②对本品吸收进入母乳的研究情况表明，口服本品 35～336mg，体内血药峰值为 2.4～4.7μg/ml，唾液中的峰值为 1.2～9.2μg/ml，母乳中的峰值为 1.4～7.2μg/ml，在此浓度下，母乳喂养婴儿每天可吸收本品 1.3～3.1mg，虽然不会有危险，但已有报道可出现兴奋和睡眠差的情况。

【不良反应】 (1)小剂量时，易感者可能出现轻度恶心、头痛或失眠。长期习惯地过多服用，可出现呕吐、头痛、紧张、激动和焦虑。

(2)服用本品超过 500mg 或大量饮用含咖啡因(茶、咖啡或可乐类)的饮料，可引起头痛、焦躁不安、过度兴奋、肌肉震颤、耳鸣、心悸，甚至肌肉抽搐、惊厥、但罕见致死性中毒。成人致死量一般为 10g，此时血药浓度为 60～160μg/ml，尿内出现红细胞或出现管型尿，有死于肝昏迷的报道。

(3)增加胃酸分泌，加重胃溃疡。

(4)妊娠期妇女大量摄入本品可致流产、早产。

【禁忌证】 对咖啡因过敏者。

【注意事项】 (1)妊娠期和哺乳期妇女慎用。

(2)精神病患者慎用。

(3)本品能促进血浆内肾素的活性，儿茶酚胺的释放也增多，但破坏亦快，不一定出现血压升高。

(4)本品对前列腺素受体是弱激动、强拮抗药。

(5)本品能使血糖微升。

(6)长期服用大量本品有耐受性，也可有习惯性。

【药物相互作用】 (1)异烟肼和甲丙氨酯能促使咖啡因增效，提高后者脑组织内浓度 55%，肝和肾内浓度则有所下降。

(2)口服避孕药、西咪替丁、部分喹诺酮类抗菌药有可能降低咖啡因的清除率，导致作用增强、不良反应增加。

【用法与用量】 口服常用量为一次 0.1～0.3g，一日 0.3～1.0g；极量一次 0.4g，一日 1.5g

(1)解救中枢抑制 皮下或肌内注射。安钠咖注射液，一次 1～2ml，一日 2～4ml；极量一次 3ml，一日 12ml。

(2)调节大脑皮质活动 口服咖溴合剂，每次 10～15ml，一日 3 次，餐后服。

(3)对于之前未经过相关治疗的早产新生儿推荐给药方案：负荷剂量为枸橼酸咖啡因按体重 20mg/kg，使用输液泵或其他定量输液装置，缓慢静脉注射(30 分钟)。间隔 24 小时后，按体重给予 5mg/kg 的维持剂量，给药方式为每 24 小时进行一次缓慢静脉注射(10 分钟)；或

者，通过口服给药途径(例如通过鼻胃管给药)，每 24 小时按体重给予维持剂量 5mg/kg。

枸橼酸咖啡因的推荐负荷剂量和维持剂量请见表 1-7(枸橼酸咖啡因 20mg 相当于咖啡因 10mg)。

表 1-7 枸橼酸咖啡因的推荐负荷剂量和维持剂量

	枸橼酸咖啡因剂量(ml/kg 体重)	枸橼酸咖啡因剂量(mg/kg 体重)	给药途径	给药频率
负荷剂量	1.0	20	静脉输注(30 分钟)	一次
维持剂量*	0.25	5	静脉输注(10 分钟)或口服途径给药	每 24 小时一次*

注：*在负荷剂量给药 24 小时后开始给予维持剂量。

如早产新生儿对推荐负荷剂量的临床应答不充分，可在 24 小时后按体重给予最大 10～20mg/kg 的第二次负荷剂量。虽然咖啡因在早产新生儿体内半衰期较长，存在药物蓄积的可能，但随着校正胎龄的增加，新生儿的咖啡因代谢能力日益增强，因此应答不充分的患儿可考虑采用较高的维持剂量 10mg/kg。

【制剂与规格】 安钠咖注射液：本品为咖啡因与苯甲酸钠等量混合物的灭菌水溶液。(1)1ml：无水咖啡因 0.12g 与苯甲酸钠 0.13g；(2)2ml：无水咖啡因 0.24g 与苯甲酸钠 0.26g。

咖溴合剂：200ml：安钠咖 0.05～2g 和溴化物(或溴化钾)1.0～10g。

枸橼酸咖啡因注射液：(1)1ml:20mg(相当于咖啡因 10mg)；(1)3ml:60mg(相当于咖啡因 30mg)。

尼 可 刹 米 [药典(二)；国基；医保(甲)]
Nikethamide

【适应证】 中枢性呼吸功能不全、各种继发性的呼吸抑制、慢性阻塞性肺疾患伴有高碳酸血症。对肺心病引起的呼吸衰竭及阿片类药物中毒的解救有效，对巴比妥类中毒者效果较差。轻症或可显示疗效，重症常无效。

【药理】 (1)药效学 ①直接兴奋延髓呼吸中枢，使呼吸加深加快；②通过刺激颈动脉窦和主动脉体化学感受器，反射性地兴奋呼吸中枢，并提高呼吸中枢对二氧化碳的敏感性；③对大脑皮质、血管运动中枢及脊髓有较弱的兴奋作用，对其他器官无直接兴奋作用。

(2)药动学 易吸收，进入机体后迅速分布至全身各部位。在体内部分代谢为烟酰胺，然后甲基化为 N-甲基烟酰胺，经尿液排出。

【不良反应】 常见瘙痒、烦躁不安、抽搐、恶心、呕吐等。大剂量可出现血压升高、心悸、出汗、震颤、心律失常、面部潮红及全身瘙痒。严重者可出现癫痫样

惊厥，随之转入昏迷。

【禁忌证】 抽搐及惊厥患者。

【注意事项】 (1)运动员慎用。

(2)用药过量惊厥发作时，可注射苯二氮䓬类或小剂量硫喷妥钠或苯巴比妥钠。

(3)对于各种药物中毒所致呼吸抑制患者，用药前应先排出毒物，确保呼吸道通畅。

【药物相互作用】 与其他中枢兴奋药合用，有协同作用，可引起惊厥。

【给药说明】 (1)作用时间短暂，一次静脉注射只能维持作用 5～10 分钟，应视病情间隔给药。

(2)大剂量出现血压升高、震颤及肌僵直时，应及时停药以防惊厥。

【用法与用量】 成人 皮下注射、肌内注射、静脉注射。一次 0.25～0.5g，必要时 1～2 小时重复用药，一次极量 1.25g。

儿童 皮下注射、肌内注射、静脉注射。6 个月以下，一次 75mg；1 岁，0.125g；4～7 岁，一次 0.175g；7 岁以上，一次 0.25g。

【制剂与规格】 尼可刹米注射液：(1)1.5ml:0.375g；(2)2ml:0.5g。

盐酸多沙普仑 [药典(二)；医保(乙)]
Doxapram Hydrochloride

【适应证】 (1)CDE 适应证 ①全身麻醉药所引起的呼吸抑制或暂停，其中肌松药的因素已除外，或自发呼吸虽存在但每分通气量不足；②药物逾量时所引起的轻度或中等度中枢神经抑制；③作为给氧后动脉血氧分压低的应急措施，应于 2 小时内解除诱因，不得迟延。

(2)国外适应证 FDA 说明书适应证：①急性并伴高碳酸血症的慢性阻塞性肺疾病；②麻醉并发症：呼吸

抑制；③药物所致的中枢神经系统抑制。

【药理】 (1)药效学 呼吸兴奋药，作用强于尼可刹米。小量时通过刺激颈动脉窦化学感受器，反射性兴奋呼吸中枢；大量时直接兴奋延脑呼吸中枢和脑桥的其他中枢，使潮气量加大，呼吸频率增快有限，但对大脑皮层似无影响；在阻塞性肺疾病患者发生急性通气不全时，应用此药后，潮气量、血二氧化碳分压、氧饱和度均有改善。

(2)药动学 静脉注射后20～40秒起效，1～2分钟效应最显著，持续5～12分钟。在肝脏代谢，代谢产物及少量原型药主要随胆汁经粪便排泄，也可从尿排泄。多沙普仑的清除半衰期成人和早产儿分别为3.4小时、6.6～9.9小时，代谢物酮多沙普仑的清除半衰期为4～8.5小时。

【不良反应】 (1)常见的不良反应 瘙痒、脸红、恶心、呕吐、腹泻。

(2)严重的不良反应 胸痛、心律失常、溶血、呼吸困难、喘鸣、血栓性静脉炎。

(3)下列情况持续存在时应加注意 ①精神错乱；②呛咳；③腹泻；④眩晕、畏光；⑤感觉奇热；⑥头痛；⑦恶心、呕吐等。

(4)逾量时征象 ①惊厥；②震慑；③反射亢进。

【禁忌证】 (1)对本品过敏者。

(2)严重高血压患者。

(3)颅脑损伤或脑血管意外患者。

(4)癫痫或惊厥性疾患者。

(5)心血管疾患者。

(6)机械通气障碍，如由于气道堵塞、胸廓塌陷、呼吸肌轻瘫、气胸等引起的呼吸功能不全患者。

【注意事项】 (1)下列情况慎用 ①有急性支气管哮喘发作或发作史、肺栓塞、神经肌肉功能失常的呼吸衰竭、矽肺或肺纤维化呼吸受限等所致肺病变；②使用拟交感神经药或单胺氧化酶抑制药；③心动过速；④心律失常；⑤脑水肿；⑥甲状腺功能亢进或嗜铬细胞瘤等代谢亢进状态。

(2)用药期间应注意 ①常规测血压、腱反射和脉搏，以防止用药逾量；②于给药前和给药后半小时测定动脉血气，及早发现气道堵塞以及高碳酸血症的患者，是否有二氧化碳蓄积或呼吸性酸中毒；③通气过度可降低PCO_2，导致脑血管收缩，降低脑血管循环。④如突然出现低血压或呼吸困难，应即停药。

(3)与卟啉病急性发作有相关性，因此认为用于卟啉病患者不安全。

(4)12岁以下儿童慎用。

(5)哺乳期妇女慎用。

【药物相互作用】 (1)本品能促使儿茶酚胺的释放增多，在吸入全麻情况下，心肌对儿茶酚胺异常敏感；与全麻药如氟烷、异氟烷、恩氟烷等同时应用，可能发生心律失常，因此至少停用全麻药10分钟后，才能使用本品。

(2)咖啡因、哌甲酯、匹莫林、肾上腺素受体激动药等都有或大或小的中枢兴奋作用，合用时应仔细观察紧张、激动、失眠甚至惊厥或(和)心律失常。

(3)与单胺氧化酶抑制药或拟交感药合用，血压比单用任何一药时上升更高。

(4)术后肌松药的残余效应，可暂时使本药的中枢兴奋作用隐而不显。

【给药说明】 (1)静脉滴注或静脉注射速度太快，有引起溶血的危险。

(2)药液溢出或静脉滴注(或静脉注射)时间太长，均能导致血栓性静脉炎或刺激局部皮肤，应避免。

【用法与用量】 (1)麻醉药并发症 呼吸抑制。

①静脉注射：一次0.5～1.0mg/kg，每5分钟重复给药一次，单次最大剂量为1.5mg/kg，最大日剂量2mg/kg。

②静脉滴注：一次0.5～1.0mg/kg，临用前加5%葡萄糖注射液或0.9%氯化钠注射液稀释至1mg/ml，开始以2～5mg/min，直至疗效出现，继以1～3mg/min维持用药，最大日剂量4mg/kg。

(2)药物过量所致的中枢神经系统抑制 初始剂量为1mg/kg，静脉注射，5分钟后重复给药1次，其后每1～2小时重复一次，直至患者保持觉醒，或者初次给药后，以1～2mg/(kg·h)连续静脉输注；在患者苏醒后或在2小时后停止给药；最大用量为3g/d。

【制剂与规格】 盐酸多沙普仑注射液：5ml:100mg。注射用盐酸多沙普仑：0.1g。

细胞色素C[药典(二)]
Cytochrome C

【适应证】 各种组织缺氧急救的辅助治疗，如一氧化碳中毒、催眠药中毒、氰化物中毒、新生儿窒息、严重休克期缺氧、脑血管意外、脑震荡后遗症、麻醉及肺部疾病引起的呼吸困难和各种心脏疾患引起的心肌缺氧的治疗。

【药理】 药效学 本品为猪心中提取的一种细胞呼吸激活剂。当有酶存在的情况下，对组织的氧化还原起着迅速促酶作用，是生物氧化过程中的电子传递体。当组织处于缺氧状态时，本品进入细胞内可起到矫正细胞呼吸、促进物质代谢的作用。

【禁忌证】 对本品过敏者禁用。

【注意事项】 对缺氧症的治疗应采取综合措施，单一应用本品有时效果不确切。

【给药说明】 用药前需做过敏试验；治疗用药一经中断，如再次使用，仍应再做皮试，阳性反应者禁用。

(1)皮内注射法 以 0.9%氯化钠注射液稀释本品成 0.03mg/ml 溶液，皮内注射 0.03～0.05ml，观察 20 分钟。

(2)皮试划痕法 用 0.03%本品 1 滴，滴于前臂屈面皮肤，用针尖划痕，观察 20 分钟。

【用法与用量】 成人 静脉注射或静脉滴注。一次 15～30mg，每日 30～60mg。静脉注射时，加 25%葡萄糖注射液 20ml 混匀后缓慢注射。也可用 5%～10%葡萄糖注射液或 0.9%氯化钠注射液稀释后静脉滴注。

儿童 (1)肌内注射 <1 岁，每次 1.5～7.5mg；1～8 岁，每次 15mg；9 岁，每次 15～30mg，每日 1 次。

(2)静脉注射 <1 岁，每次 7.5mg；1～8 岁，每次 7.5～15mg；>9 岁，每次 15～30mg，每日 1 次。

(3)静脉滴注 <8 岁，每次 15mg；>9 岁，每次 15～30mg，每日 1 次。

【制剂与规格】 细胞色素 C 注射液：2ml:15mg。
注射用细胞色素 C：15mg。

盐酸洛贝林 [药典(二)；国基；医保(甲)]
Lobeline Hydrochloride

【适应证】 各种原因引起的中枢性呼吸抑制，常用于新生儿窒息，一氧化碳、阿片中毒。

【药理】 (1)药效学 可刺激颈动脉窦和主动脉体化学感受器(均为 N_1 受体)，反射性兴奋呼吸中枢，使呼吸加快，但对呼吸中枢并无直接兴奋作用。对迷走神经中枢和血管运动中枢也有反射性的兴奋作用，对自主神经节先兴奋后阻断。

(2)药动学 静脉注射后，作用持续时间短，一般为 20 分钟。

【不良反应】 ①恶心、呕吐、呛咳、头痛、头晕、心悸、震颤等；②剂量较大时能引起大量出汗、低体温、低血压、局部麻痹、心动过速、传导阻滞、呼吸抑制甚至昏迷、惊厥。

【用法与用量】 成人 (1)静脉注射 一次 3mg，极量：一次 6mg，一日 20mg。

(2)皮下或肌内注射 一次 3～10mg，极量：一次 20mg，一日 50mg。

儿童 (1)静脉注射 一次 0.3～3mg，缓慢注射，必要时每隔 30 分钟可重复一次。

(2)皮下或肌内注射 一次 1～3mg。

(3)新生儿窒息可注入脐静脉 3mg。

【制剂与规格】 盐酸洛贝林注射液：(1)1ml:3mg；(2)1ml:10mg。

贝美格 [医保(甲)]
Bemegride

【适应证】 主要用于巴比妥类及其他催眠药，如格鲁米特、水合氯醛等的药物中毒以及降低硫喷妥钠的麻醉深度，促醒。

【药理】 (1)药效学 直接兴奋呼吸中枢及血管运动中枢，使呼吸增加、血压微升。

(2)药动学 起效迅速，维持时间短暂，静脉注射后仅能够维持 10～20 分钟，安全范围大。

【不良反应】 (1)大剂量可引起恶心、呕吐、腱反射亢进、肌肉抽搐、甚至惊厥。

(2)迟发毒性表现为情绪不安、精神错乱、幻视等。

【禁忌证】 吗啡中毒及对本品过敏者禁用。

【注意事项】 (1)注射本品时，必须准备短效的巴比妥类药物，以便产生惊厥时解救。

(2)静脉滴注时，速度不宜过快，以免惊厥。

【用法与用量】 每 3～5 分钟 50mg 的速度缓慢静脉注射，至病情改善为止；或以 50mg 加入 5%葡萄糖注射液 250～500ml 稀释后静脉滴注，速度宜慢，以免引起惊厥。

【制剂与规格】 贝美格注射液：(1)10ml:50mg；(2)20ml:50mg。

莫达非尼
Modafinil

【特殊说明】 本品为 1:1 的消旋体，阿莫达非尼是其右旋异构体。

【适应证】 阻塞性睡眠呼吸暂停引起嗜睡的成年患者的促醒。发作性睡病或特发性嗜睡患者的日间促醒治疗。

【药理】 (1)药效学 莫达非尼作为促醒剂，其确切的促醒机制尚未明确。可能机制为直接抑制中枢多巴胺和去甲肾上腺素的摄取转运蛋白，导致皮质儿茶酚胺水平升高，间接上调脑血清素、谷氨酸和组胺的细胞外浓度，并间接降低脑γ-氨基丁酸的浓度。

(2)药动学 口服易吸收，达峰时间(t_{max})2～4小时，单次口服200mg，峰浓度(C_{max})为4.1mg/L，$AUC_{0\sim\infty}$为56.9(kg·h)/L。血浆蛋白结合率为60%。在肝脏代谢，生成失活代谢产物，代谢产物和少量原型药物(<10%)从尿排泄。$t_{1/2}$为12.2小时。

【不良反应】 (1)常见的不良反应 皮疹，大剂量时可能出现头痛、恶心、鼻炎、腹泻、背痛、紧张、焦虑、失眠、头晕和呼吸困难。

(2)严重的不良反应 高血压、Stevens-Johnson综合征、中毒性表皮坏死、血管性水肿、多器官过敏反应、药物过敏综合征、躁狂等。

【禁忌证】 对阿莫达非尼或莫达非尼，或药品中的任何成分过敏者。

【注意事项】 (1)有生育能力的女性不应在怀孕期间使用，在治疗期间和停药两个月内使用有效的避孕措施。哺乳期使用本品可能对乳儿有危害。

(2)16岁以下儿童使用的安全性和有效性尚未建立。

(3)老年患者服用剂量要酌减。

(4)严重肝功能损害患者，剂量减半。

(5)左心室肥大、有缺血性心电图改变、胸痛、心律失常或二尖瓣脱垂者及近期发生心肌梗死、不稳定心绞痛或精神病史者禁用或慎用。

(6)药物过量可致失眠、中枢神经系统症状，如坐立不安、定向障碍、意识错乱、兴奋、幻觉，消化系统可出现恶心、腹泻，心血管系统可出现心动过速、心动过缓、高血压、胸痛。本品无特效解毒剂。发生药物过量应采取支持治疗。

(7)使用本品期间避免服用酒精类饮品。

【药物相互作用】 (1)本品可减弱甾体类避孕药的效果，使用避孕药期间及停药后1个月，应停用本品或使用替代避孕方法。

(2)本品长期使用可诱导CYP3A4活性，故可能会减弱CYP3A4底物[如环孢素、炔雄醇、咪达唑仑和三唑仑、托伐(普)坦]，合用时应监测CYP3A4底物的浓度、调整剂量。

(3)本品可逆地抑制CYP2C19活性，使CYP2C19底物(如苯妥英、地西泮、普萘洛尔、奥美拉唑和氯米帕明)清除时间延长，与本品联用时须调整剂量并监测毒性。

(4)由于本品的代谢清除与CYP3A有关，故与CYP3A4/5诱导药(如卡马西平、苯巴比妥、利福平)或抑制药(如酮康唑、红霉素)合用时可改变本品的血药浓度。

(5)本品与中枢神经系统兴奋药的相互作用尚不明确。但莫达非尼与哌甲酯或右安非他明联用，可使莫达非尼吸收延迟约1小时。莫达非尼和氯米帕明联用不会改变任一药物的药动学参数。

(6)本品与MAOIs的相互作用尚不明确，两药合用时应谨慎。

(7)本品与华法林联用，对右旋和左旋华法林的药动学参数无显著影响，但不能排除药效学相互作用。故本品与华法林联用时，应经常监测凝血酶原时间或国际标准化比值。

【给药说明】 食物对本品的总生物利用度的影响极小，但可能影响起效和持续时间。

【用法与用量】 (1)片剂 每日睡前1.5小时口服50～100mg，每4～5天增加50mg，直至最适剂量(每日200～400mg)。

(2)胶囊 一次200mg，一日1次，早上服用。

【制剂与规格】 莫达非尼胶囊：(1)100mg；(2)200mg。

莫达非尼片：(1)20mg；(2)100mg；(3)200mg。

安钠咖注射液 [药典(二)；医保(乙)]
Caffeine and Sodium Benzoate Injection

【成分】本品为复方制剂，其组分为：无水咖啡因与苯甲酸钠。

【适应证】 适用于因催眠、麻醉药物中毒或急性感染性疾病引起的中枢性呼吸循环衰竭。

【药理】 (1)药效学 本品所含成分，咖啡因小剂量时可增强大脑皮层兴奋过程，振奋精神，剂量增大时能兴奋呼吸中枢和血管运动中枢，特别当中枢处于抑制状态时，作用显著。

(2)药动学 本品可分布到全身，快速进入中枢神经系统，同时也出现于唾液和乳汁中，亦可通过胎盘进入胎儿循环，表观分布容积(V_d)0.4～0.6L/kg，半衰期($t_{1/2}$)为3～7小时。主要在肝脏代谢，1%～2%以原型从尿中排出。

【不良反应】 对胃有刺激，可出现胃肠道刺激症状如恶心、胃痛。

【禁忌证】 胃溃疡患者禁用。

【注意事项】 (1)警惕因用药过量而引起中毒 ①常见有呕吐、上腹部疼痛、头晕、耳鸣、血压升高，以及畏光、眼前闪光、复视、弱视、视野缩小、失眠、不安、恐惧、精神错乱、震颤、谵妄、幻觉、多尿等，尿内有糖及丙酮，或有排尿里急后重感。

②严重中毒则有脉搏快、早搏、心悸及胸部压迫感，并且可发生血压下降、皮肤湿冷、呼吸快而困难、虚脱、强直性惊厥、瞳孔缩小、对光反射消失等，最终可因呼吸衰竭而死亡。

处理：静脉滴注葡萄糖氯化钠注射液，及静脉注射 20%甘露醇注射，以加快药物的排泄；烦躁不安惊厥时，可用镇静药物；同时给予相应的对症治疗和支持疗法。

(2)孕妇及哺乳期妇女慎用。

【用法与用量】 皮下或肌内注射。

成人 一次 1~2ml，2~4 小时可重复注射。极量一次 3ml，一日极量 12ml。

儿童 按体重一次 0.024~0.048ml/kg。

【制剂与规格】 安钠咖注射液：1ml：无水咖啡因 0.12g，苯甲酸钠 0.13g。

盐酸二甲弗林 [药典(二)；医保(乙)]
Dimefline Hydrochloride

【适应证】 本品适用于麻醉、催眠药物所引起的呼吸抑制，各种疾病引起的中枢性呼吸衰竭，以及手术、外伤等引起的虚脱和休克。

【药理】 (1)药效学 对延髓的呼吸中枢有较强的兴奋作用，比尼可刹米强 100 倍，临床苏醒率高达 90%~95%。静脉注射后能迅速增大通气量，降低二氧化碳分压，对一切通气功能紊乱、换气功能减退和高碳酸血症均有呼吸兴奋作用。

(2)药动学 本品起效迅速，维持时间短，约为 2~3 小时。

【不良反应】 恶心、呕吐、皮肤烧灼感等。过量可致肌肉抽搐或惊厥，小儿易发生。

【禁忌证】 惊厥病史者，孕妇，肝、肾功能不全者禁用。

【注意事项】 (1)本品安全范围较窄，剂量掌握不当易引起抽搐、惊厥等，处理方法：①惊厥：短效巴比妥类药(如异戊巴比妥)；②静脉滴注：10%葡萄糖注射液，促进排泄；③对症治疗。

(2)老年、儿童慎用。

【药物相互作用】 尚不明确。

【用法与用量】 (1)肌内注射 一次 8mg，临用前以注射用水 2ml 溶解。

(2)静脉注射 一次 8~16mg，临用前以 5%葡萄糖注射液溶解并稀释，然后缓慢注射。

(3)静脉滴注 用于重症患者，一次 16~32mg，临用前以氯化钠注射液或 5%葡萄糖注射液溶解并稀释。

【制剂与规格】 盐酸二甲弗林注射液：2ml:8mg。

第六节 脑血管病治疗药

急性脑血管病是神经系统疾病中最常见的疾病，据流行病学调查资料估算，目前全国每年脑卒中新发约 200 万人，死亡约有 150 万人，存活的人中，约 3/4 遗留不同程度的残疾，包括不同程度的认知功能障碍或血管性痴呆。因此，研发有效的治疗和预防脑血管病的药物非常重要。

脑的血液供应十分复杂。大脑每分钟需要约 1000ml 的血流，其中 80%来自于颈内动脉系统，20%来自于椎基底动脉系统。正常情况下，血液在颅内的流动是单向流动，即颈动脉系统的血液只供应同侧，且不流向椎基底动脉系统，反之亦然。但在病理情况下或某种特殊情况下，左侧的血液可以流向右侧、颈动脉的血液可以流向椎动脉系统。这种血液的代偿性分流是由颅底 Willis 动脉环完成的。药物对脑循环的影响，作用于脑血管的神经支配、受体、平滑肌离子通道等途径影响脑的血液供应。众所周知，颅内血管接受交感神经和副交感神经的支配，凡影响这些神经末梢或平滑肌收缩的药物均影响脑血流。

到目前为止，治疗急性脑血管病所用药物，除组织型纤溶酶原激活物(t-PA)、尿激酶等溶栓治疗有可能恢复梗死区的血液供应之外，尚无公认的肯定或特效的药物治疗方法。许多被介绍为治疗脑血管病的药物，其适应证多为外周血管病。目前临床用于改善脑循环的药物大致上可归纳为血管扩张药、溶栓、降纤、抗凝、抗血小板药、扩容等。具体参阅第八章。

一、溶栓、降纤、抗凝药

阿 替 普 酶 [医保(乙)]
Alteplase

【适应证】 (1)CDE 适应证 急性缺血性脑血管病，必须预先经过恰当的影像学检查排除颅内出血之后，在急性缺血性脑血管病症状发作后的 3 小时内进行治疗。

其他适应证参阅第十八章。

(2)超说明书适应证 《中国急性缺血性脑卒中诊治指南(2018)》推荐：对缺血性脑卒中发病 3～4.5 小时(I级推荐，B级证据)的患者，应按照适应证、禁忌证和相对禁忌证严格筛选患者，尽快静脉给予 rt-PA 溶栓治疗。

【药理】【不良反应】 参阅第十八章第五节。

【禁忌证】 (1)对本品过敏者。

(2)内出血患者。

(3)血小板计数小于 $100×10^9$/L 者。

(4)发病之前 48 小时内使用过肝素，活化部分凝血活酶时间已升高者。

(5)有颅内出血史或证据者。

(6)疑有蛛网膜下腔出血者。

(7)近期(3 个月之内)颅内或脊柱内损伤或进行过手术者。

(8)颅内肿瘤、动静脉畸形或动脉瘤患者。

(9)未能控制的严重高血压患者。

(10)急性缺血性脑卒中发作时出现惊厥患者。

(11)有其他出血易患因素者。

【注意事项】 (1)使用本品期间，尽量减少动静脉穿刺。

(2)有下列情况时慎用 ①近期有创伤的患者；②近期做过冠状动脉旁路移植术、剖宫产、器官活检等手术的患者；③近期胃肠道或泌尿生殖道出血的患者；④糖尿病性出血性视网膜病及其他出血性眼病的患者；⑤凝血缺陷或口服抗凝药的患者；⑥高血压或脑血管病患者；⑦CT 显示有早期梗死征象者；⑧二尖瓣狭窄伴心房颤动等左心血栓高度可能的患者；⑨亚急性细菌性心内膜炎或急性心包炎患者；⑩严重的肝或肾功能损害的患者，高龄患者。

(3)哺乳期妇女使用本品对乳儿可能有危害。

【用法与用量】 静脉滴注。0.9mg/kg(最大剂量为90mg)，总剂量的 10%在最初 1 分钟内静脉推注，剩余剂量在随后 60 分钟内持续静脉滴注。用药期间及用药 24 小时内应严密监护患者(I级推荐，A级证据)。治疗应在症状发作后的 3 小时内开始。

【制剂与规格】 注射用阿替普酶：(1)20mg；(2)50mg。

尿 激 酶 [药典(二)；国基；医保(甲)]
Urokinase

【适应证】 急性心肌梗死、急性脑血栓形成和脑血管栓塞、急性广泛性肺栓塞、肢体周围动静脉血栓、中央视网膜动静脉血栓及其他新鲜血栓闭塞性疾病。其他适应证参阅第十八章第五节。

【药理】 药效学 参阅第十八章第五节。

【不良反应】【禁忌证】【注意事项】【药物相互作用】【给药说明】 参阅第十八章第五节。

【用法与用量】 发病在 6 小时内的缺血性脑卒中，给予尿激酶静脉溶栓。使用方法：尿激酶 100 万～150万 IU，溶于生理盐水 100～200ml，持续静脉滴注 30 分钟，用药期间应严密监护患者(《中国急性缺血性脑卒中诊治指南 2018》)。

【制剂与规格】 注射用尿激酶：(1)5000U；(2)1 万U；(3)5 万 U；(4)10 万 U；(5)20 万 U；(6)25 万 U；(7)50 万 U；(8)100 万 U；(9)150 万 U。

降 纤 酶 [医保(乙)]
Defibrase

【适应证】 脑部、外周和冠状动脉血液循环障碍，如脑血管病(短暂性脑缺血发作、脑栓塞、脑血栓形成)。其他适应证参阅第八章第三节。

【药理】 药效学 参阅第八章第三节。

【不良反应】【禁忌证】【注意事项】【药物相互作用】【给药说明】 参阅第八章第三节。

【用法与用量】 静脉滴注。(1)急性发作期 一次10U，一日 1 次，连用 3～4 日。

(2)非急性发作期 首剂量 10U，维持剂量 5～10U，一日或隔日 1 次，2 周为 1 个疗程。

【制剂与规格】 注射用降纤酶：(1)5U；(2)10U
降纤酶注射液：1ml:5U。

巴 曲 酶 [医保(乙)]
Batroxobin

【适应证】 ①急性脑梗死；②改善各种闭塞性血管病(如血栓闭塞性脉管炎、深部静脉炎、肺栓塞等)引起的缺血性症状；③改善末梢及微循环障碍(如突发性耳聋、振动病)。

【药理】 药效学 参阅第八章第三节。

【不良反应】【禁忌证】【注意事项】【给药说明】 参阅第八章第三节。

【用法与用量】 静脉滴注。首次剂量为 10BU，以后维持剂量可减为 5BU，隔日 1 次，先用 0.9%氯化钠注射液 100～250ml 稀释后，静脉滴注 1～1.5 小时。一般治疗急性脑血管病，隔日 1 次，3 次为 1 个疗程。其他适应证的疗程参阅第八章第三节。

【制剂与规格】 巴曲酶注射液：(1)1ml:10BU；(2)0.5ml:5BU。

蚓激酶 [医保(乙)]
Lumbrokinase

【适应证】 缺血性脑血管病。可使过高的凝血因子和血小板凝聚率降低、改善症状并防止病情发展。

【药理】 药效学 蚓激酶是一种蛋白水解酶，可降低凝血因子 I 含量、缩短优球蛋白溶解时间、降低全血黏度、增加组织型纤溶酶原激活物活性、降低纤溶酶原激活物抑制药活性、增加纤维蛋白降解产物等。

【不良反应】 个别患者出现头痛、头晕、皮疹、皮肤瘙痒、嗜酸粒细胞增多、消化道反应(如恶心、呕吐、胃部不适、稀便次数增多等)。

【禁忌证】 对本品过敏者。

【注意事项】 ①饭前服用；②有出血倾向者慎用。

【用法与用量】 口服。一次 60 万 U，一日 3 次，连用 3～4 周为 1 个疗程。可连服 2～3 个疗程，也可连续服用至症状好转。

【制剂与规格】 蚓激酶肠溶片：30 万 U。
蚓激酶肠溶胶囊：(1)30 万 U；(2)60 万 U。

低分子量肝素钠 [国基; 医保(乙)]
Low Molecular Weight Heparin Sodium

【适应证】 预防及治疗血栓栓塞性疾病。

【不良反应】【禁忌证】【注意事项】【药物相互作用】【给药说明】 参阅第八章第三节。

【制剂与规格】 低分子量肝素钠注射液：(1)0.2ml:2500IU；(2)0.3ml:3200IU；(3)0.4ml:4250IU；(4)0.4ml:5000IU；(5)0.6ml:6400IU；(6)1ml:2500IU；(7)2ml:5000IU；(8)1ml:10000IU；(9)1ml:5000IU。
注射用低分子量肝素钠：(1)2500IU；(2)5000IU。
低分子量肝素钠凝胶：10g:3500IU。

低分子量肝素钙 [医保(乙)]
Low Molecular Weight Heparin Calcium

【适应证】 预防及治疗血栓栓塞性疾病。

【不良反应】【禁忌证】【注意事项】【药物相互作用】【给药说明】 参阅第八章第三节。

【制剂与规格】 低分子量肝素钙注射液：(1)0.2ml:2050IU；(2)0.3ml:3000IU；(3)0.4ml:4000IU；(4)0.4ml:4100IU；(5)0.5ml:2500IU；(6)0.5ml:5000IU；(7)0.6ml:6000IU；(8)0.6ml:6150IU；(9)1ml:5000IU。
注射用低分子量肝素钙：(1)2500IU；(2)5000IU。

那屈肝素钙 [医保(乙)]
Nadroparin Calcium

【适应证】 ①预防及治疗血栓栓塞性疾病，特别是预防普通外科手术或骨科手术的血栓栓塞性疾病；②血液透析中预防体外循环中的血凝块形成；③不稳定型心绞痛。

【药理】 药效学 参阅第八章第三节。

【不良反应】【禁忌证】【注意事项】 参阅第八章第三节。

【用法与用量】 治疗深静脉血栓：一次 0.01ml/kg，一日 2 次(间隔 12 小时)，疗程为 10 日。若无禁忌，应尽早口服抗凝血药物，继续给本品至达到 INR 比值。其余适应证的用法与用量参阅第八章第三节。

【制剂与规格】 那屈肝素钙注射液：0.3ml:3075IU。

达肝素钠 [医保(乙)]
Dalteparin Sodium

【适应证】 ①血液透析和血液滤过的预防凝血；②急性深静脉血栓的治疗；③不稳定型冠状动脉疾病；④预防与手术有关的血栓形成。

【药理】 药效学 参阅第八章第三节。

【不良反应】【禁忌证】【注意事项】 参阅第八章第三节。

【用法与用量】 (1)治疗急性深静脉血栓 皮下注射，一次 200IU/kg，一日 1 次或 2 次。对于高凝患者或伴有出血风险患者，一次 100IU/kg，一日 2 次。也有联合华法林的用法(本品一次 120IU/kg，一日 2 次，至少连用 5 日)。

(2)预防手术后深静脉血栓 皮下注射一次 2500IU，术前 2 小时及术后每日早晨皮下注射，直至患者可以活动。其他适应证的用法与用量参阅第八章第三节。

【制剂与规格】 达肝素钠注射液：(1)0.2ml:2500IU；(2)0.2ml:5000IU；(3)0.3ml:7500IU。

依诺肝素钠 [医保(乙)]
Enoxaparin Sodium

【适应证】 ①预防静脉血栓栓塞性疾病(预防静脉内血栓形成)，特别是与骨科或普外手术有关的血栓形成。②治疗已形成的深静脉栓塞，伴或不伴有肺栓塞。③治疗不稳定型心绞痛及非 Q 波心梗，与阿司匹林同用。④用于血液透析体外循环中，防止血栓形成。

【药理】 药效学 参阅第八章第三节。

【制剂与规格】 (1) 0.2ml:2000AxaIU；(2) 0.4ml:4000AxaIU；(3) 0.6ml:6000AxaIU；(4) 0.8ml:8000AxaIU；(5) 1.0ml:10000AxaIU。

华法林钠 [药典(二)；国基；医保(甲)]
Warfarin Sodium

【适应证】 防治血栓栓塞性疾病，防止血栓形成与发展。

【药理】 药效学 参阅第八章第三节。

【不良反应】【禁忌证】【药物相互作用】【给药说明】 参阅第八章第三节。

【用法与用量】 口服。(1) 一般用法 第 1～3 日，一日 3～4mg(老年或糖尿病患者半量)，3 日后可给予维持剂量，一日 2.5～5mg，调整剂量使国际标准比值(INR)达 2～3。因本品起效缓慢，治病初 3 日内，由于血浆抗凝蛋白细胞被抑制可以存在短暂高凝状态，如需立即产生抗凝作用，可在开始时应用肝素，待本品充分发挥抗凝效果后再停用肝素。

(2) 深静脉血栓或肺栓塞 开始 2 日，一日 3～4.5mg，第 3 日根据 PT 调整剂量或使用维持剂量。维持量一日 2～8mg，每月测定 PT 1～2 次，INR 要求达 2～3，深静脉血栓或肺栓塞复发者要求 INR 达 3～4。

(3) 缺血性脑卒中或短暂性脑缺血发作(TIA) 应用本品抗凝减少 TIA 发作，使 INR 达 2～3，但不降低与 TIA 相关的死亡率，故这类患者不宜采用本品作为长期治疗。对进展性缺血性脑卒中患者采用抗凝治疗必须个体化。

(4) 左房室瓣病或心房颤动伴栓塞 采用小剂量本品抗凝，使 INR 为 1.5～3。

【制剂与规格】 华法林钠片：(1) 3mg；(2) 2.5mg。

尤瑞克林 [医保(乙)]
Urinary Kallidinogenase

【特殊说明】 本品主要成分为人尿激肽原酶，系从新鲜人尿中提取精制的一种由 238 个氨基酸组成的糖蛋白。

【成分】 主要成分为人尿激肽原酶。

【适应证】 轻-中度急性血栓性脑梗死。

【药理】 (1) 药效学 尤瑞克林是自人尿液中提取得到的蛋白水解酶，能将激肽原转化为激肽和血管舒张素。体外研究显示，尤瑞克林对离体动脉具有舒张作用，并可抑制血小板聚集、增强红细胞变形能力和氧解离能力。动物实验显示，尤瑞克林静脉注射可增加麻醉犬椎间、颈总和股动脉血流量，增加麻醉犬后肢、家兔肌肉血流量。家兔颈内动脉注入玻璃珠导致脑微血管损伤，静脉注射给予尤瑞克林可舒张脑血管、增加脑血液中血红蛋白含量，降低脑梗死面积的扩展，改善梗死引起的脑组织葡萄糖和氧摄取降低，改善葡萄糖代谢，并可改善自发性脑皮层电图异常。

(2) 药动学 药物在血浆中与抑制剂(人体主要是 α_1 抗胰蛋白酶)形成复合物。健康成人 30 分钟静脉滴注后血药浓度迅速下降，C_{30min}、$AUC_{0\sim180min}$ 与给药剂量呈正相关性，$t_{1/2\beta}$ 在 156～197 分钟；24 小时间隔多次给药，体内药动学参数无变化。大鼠快速静脉注射后药物主要分布在肝、肾上腺、脾、肾、血液等组织，主要由肝脏代谢，注射 5 分钟后肝分布达 86%，主要以低分子代谢物由尿液中排出，药物几乎不能透过胎盘屏障，也不能进入乳汁。

【不良反应】 常见不良反应有皮肤潮红、血压下降、头痛、恶心、呕吐，一般都较轻，不需要特殊处理。

【禁忌证】 脑出血及其他出血性疾病的急性期。

【注意事项】 (1) 本品为蛋白制剂，可能出现过敏反应。有药物过敏史或者过敏体质者慎用。

(2) 有个别病例可能对尤瑞克林反应特别敏感，发生血压急剧下降。故在应用本品时需密切观察血压，在开始滴注时速度不宜过快，特别在前 15 分钟内会缓慢滴注，并密切观察患者的血压及生命体征。如果在使用过程中出现血压明显下降，应立即停止输注本品，并作升压处理。

(3) 本品溶解后应立即使用。

【药物相互作用】 与血管紧张素转化酶抑制剂(ACEI)类药物有协同降血压作用，合并用药可能导致血压急剧下降，应禁止联合使用。

【用法与用量】 起病 48 小时内开始用药。每次 0.15PNA 单位，溶于 100ml 氯化钠注射液中，静脉滴注时间不少于 50 分钟，可根据患者情况增加溶媒和(或)减慢滴速，每日 1 次，3 周为一疗程。

【制剂与规格】 0.15PNA 单位。

二、脑血管舒张药

尼莫地平 [药典(二)；国基；医保(甲)；医保(乙)]
Nimodipine

【适应证】 预防和治疗动脉瘤性蛛网膜下腔出血后的

脑血管痉挛引起的缺血性神经损伤。

【药理】 (1)药效学　为钙通道阻滞药,能有效地阻止 Ca^{2+} 进入血管平滑肌细胞,松弛血管平滑肌,从而解除血管痉挛。动物实验证明,尼莫地平对脑动脉的松弛作用远较其他部位动脉的作用强,由于它脂溶性高,易透过血脑屏障。用于蛛网膜下腔出血时,脑脊液中药物浓度可达 12.5ng/ml。

(2)药动学　口服吸收快,达峰时间(t_{max})为 1 小时,有明显首过代谢,生物利用度(F)仅为13%。当每日口服 4 次,连续 7 日后血中没有明显蓄积。血浆蛋白结合率超过 95%,结合浓度分别在 10ng/ml～10μg/ml 之间。口服后大部分以代谢产物的形式从尿中排出,不到1%为原型药物。终末消除半衰期($t_{1/2\beta}$)为 9 小时,但最初血药浓度下降很快,半衰期($t_{1/2}$)约 1～2 小时。缓释制剂口服后达峰时间(t_{max})为 3～4 小时,半衰期约 3～5 小时。慢性肝功能损害患者中尼莫地平的生物利用度增加,其峰浓度(C_{max})可达正常人的 2 倍。

【不良反应】 蛛网膜下腔出血者应用尼莫地平治疗时约有 11.2%的患者出现不良反应。

(1)最常见不良反应　①血压下降:血压下降的程度与药物剂量有关;②肝炎;③皮肤刺痛;④腹泻、胃绞痛、胃肠道出血;⑤血小板减少;⑥恶心、呕吐;⑦个别患者可发生 ALP、LDH、AKP、血糖升高,以及血小板数升高。

(2)严重的不良反应　心力衰竭、心律失常(罕见)。

【注意事项】 (1)静脉注射或口服均可引起血压降低。蛛网膜下腔出血患者使用本品,可增加低血压的风险。在高血压合并蛛网膜下腔出血或脑梗死患者中,应注意减少或暂时停用降血压药物,或减少尼莫地平的用药剂量。

(2)静脉滴注或口服均可产生假性肠梗阻,表现为腹胀、肠鸣音减弱。当出现上述症状时应当减少用药剂量和保持观察。

(3)服药后可有皮肤痒、胃食欲缺乏、血压低等不良反应,若患者发生不良反应,应减少剂量或停止给药。

(4)肝功能损害者尼莫地平的代谢下降,应当慎用。

(5)哺乳期妇女使用对乳儿的危害不能排除。

(6)儿科患者使用的安全性和有效性未建立。

【药物相互作用】 (1)高血压患者应用尼莫地平可起到降压作用,可增强其他药物(如抗高血压药、抗精神病药等)的降压作用。

(2)与其他钙通道阻滞药联合应用时可增加钙离子阻滞作用。

(3)当尼莫地平 90mg/d 与西咪替丁 1000mg/d 合用 1 周以上者,尼莫地平血药浓度可增加 50%,与西咪替丁抑制肝药酶有关。

(4)与胺碘酮合用,由于两者的代谢均通过 CYP3A4 进行,钙通道阻滞药的活性因代谢被抑制而增加,出现心动过缓和房室传导阻滞的风险增加。

(5)与芬太尼合用,可出现严重的低血压。

【给药说明】 (1)尼莫地平静脉滴注应用缓慢输液泵与普通输液一起,以二路形式缓慢输入,滴速须慢,滴入太快会出现头痛,并且脸色潮红。

(2)蛛网膜下腔出血者静脉滴注尼莫地平时,5%发生血压下降,其中有 1%可能由此而不能应用此药。

(3)静脉滴注时应避光。

【用法与用量】 (1)蛛网膜下腔出血　预防性给药应在发病后 96 小时内开始,在血管痉挛最大危险期连续给药(持续到出血后 10～14 日)。①静脉滴注:体重低于70kg(或血压不稳定)者,开始 2 小时可按每小时 7.5μg/kg 给药;如耐受性好,2 小时后剂量可增至每小时 15μg/kg。体重大于 70kg 者,开始 2 小时宜按每小时 15μg/kg 给药;如耐受性好,2 小时后剂量可增至每小时 30μg/kg。②口服:一次 60mg,每 4 小时 1 次,一日 6 次。缓释制剂:一次 60～120mg,一日 2 次。

(2)急性脑血管病恢复期　口服。一次 30～60mg,一日 3 次。缺血性脑卒中患者原则上不采纳静脉滴注尼莫地平。

【制剂与规格】 尼莫地平片(胶囊):(1)20mg;(2)30mg。

尼莫地平缓释片(胶囊):60mg。

尼莫地平软胶囊:20mg。

尼莫地产分散片:20mg。

尼莫地平注射液:(1)10ml:2mg;(2)20ml:4mg;(3)40ml:8mg;(4)50ml:10mg;(5)100ml:20mg。

盐酸氟桂利嗪 [药典(二)][国基][医保(甲)]
Flunarizine Hydrochloride

【适应证】 ①偏头痛和(或)丛集性头痛的预防及治疗;②慢性每日头痛的治疗和预防;③脑血供不足,脑卒中恢复期,脑动脉硬化症,蛛网膜下腔出血后血管痉挛,前庭性眩晕,耳鸣和间歇性跛行等周围性血管病;④癫痫辅助治疗。

【药理】 (1)药效学　本品为哌嗪类钙离子拮抗药,阻滞 T 型钙通道。可抑制 P 物质释放,抑制神经源性炎性反应。本品可阻止过量钙离子进入血管平滑肌细胞,引起血管扩张，对脑血管的扩张作用较好，而对冠状血管扩张作用较差。本品脂溶性高，易透过血脑屏障。此外，还有抗组胺作用和镇静作用。

（2）药动学 口服易吸收，达峰浓度（t_{max}）为2～4小时，连续服药5～6周血药浓度达稳态。血浆蛋白结合率高（>90%），体内分布广泛，组织中药物浓度大于血药浓度，组织中药物可缓慢释放入血。可通过血脑屏障。主要在肝脏中代谢，大部分代谢产物经胆汁排泄。半衰期（$t_{1/2}$）约18～19日。

【不良反应】 （1）中枢不良反应 ①嗜睡和疲惫感为最常见。②长期服用者可出现抑郁症，以女性患者较常见。③锥体外系反应：表现为运动徐缓、震颤、强直、静坐不能，下颌不自主运动等。多数在用药3周后出现，停药后消失。老年人中容易发生。④少数患者可出现头痛、失眠、焦虑、虚弱等症状。

（2）消化道不良反应 口干、恶心、胃部烧灼感，胃纳亢进，进食量增加，体重增加等。

（3）其他 少数患者可出现皮疹、多形性红斑、卟啉病、溢乳、肌肉酸痛、复视、视物模糊等。这些症状多数为短暂性。

【禁忌证】 （1）对氟桂利嗪、桂利嗪或其制剂中的成分过敏者。

（2）有抑郁症病史者。

（3）有锥体外系症状者。

【注意事项】 （1）服药后疲惫症状逐步加重者应当减量或停药。

（2）严格控制药物应用剂量，当维持剂量达不到治疗效果或长期应用出现锥体外系反应时，应当减量或停药。

（3）哺乳期妇女，由于本品随乳汁分泌，哺乳期妇女使用对乳儿可能有危害不能排除。

（4）驾驶员和机器操作者慎用，以免发生意外。

（5）肝功能不全者慎用。

【药物相互作用】 （1）与酒精、镇静催眠药合用时，镇静作用增加。

（2）与苯妥英钠、卡马西平、丙戊酸钠等药酶诱导药合用时，可以加快氟桂利嗪的代谢，使其血药浓度降低，可能需要增加使用剂量。

（3）肿瘤患者进行放射治疗时应用氟桂利嗪，对肿瘤细胞的杀伤力可提高10～20倍。

（4）在应用抗癫痫药物治疗的基础上加用氟桂利嗪可以提高抗癫痫疗效。

【用法与用量】 口服。（1）脑动脉硬化、脑梗死恢复期 一日5～10mg。

（2）中枢性和外周性眩晕者、椎动脉供血不足者 一日10～20mg，分2次服用，2～8周为1个疗程。

（3）特发性耳鸣者 一次10mg，每晚服用1次，10日为1个疗程。

（4）间歇性跛行 一日10～20mg，分2次服用。

（5）偏头痛预防 5～10mg，一日1次，睡前服用。

【制剂与规格】 盐酸氟桂利嗪胶囊（按氟桂利嗪计）：5mg。

盐酸氟桂利嗪片（按氟桂利嗪计）：（1）5mg；（2）6mg。

盐酸氟桂利嗪分散片（按氟桂利嗪计）：5mg。

己酮可可碱 [药典(二)；医保(乙)]
Pentoxifylline

【适应证】 ①伴有间歇性跛行的慢性闭塞性脉管炎；②缺血性脑卒中后脑循环改善。

【药理】 （1）药效学 本品及其活性代谢产物可改善红细胞的变形能力、抑制血小板黏附和聚集，从而降低血黏度、改善微循环。用于治疗脑血管疾病和外周血管疾病，可增加缺血区的血供，改善组织的供氧。

（2）药动学 口服吸收快，达峰时间（t_{max}）<1小时。饱餐后可影响药物的吸收速度，但不影响吸收率。有首过代谢，在肝脏迅速代谢生成多种代谢产物，其中有些代谢产物具有生物活性。几乎完全以代谢产物从尿中排出，极少量原型药物从尿中排出，可通过乳汁分泌。半衰期（$t_{1/2}$）约0.4～0.8小时；代谢产物的$t_{1/2}$约1～1.6小时。临床试验表明多次给药后未见蓄积作用。老年人及肝脏疾病者，本品的消除减慢。口服控释片后，t_{max}为2～4小时。

【不良反应】 （1）常见的不良反应 恶心、头晕、头痛、畏食、消化不良、腹胀、呕吐等，其发生率均在5%以上，最多达30%左右。

（2）较少见的不良反应 水肿、低血压；焦虑、抑郁、精神错乱、抽搐；食欲缺乏、便秘、口干、口渴；味觉减退、唾液增多；皮疹；视物模糊、结膜炎、中央盲点扩大；白细胞减少；肌肉酸痛；颈部淋巴结炎和体重改变等。

（3）偶见的不良反应 心绞痛或胸痛、心律不齐、黄疸、肝炎、肝功能异常、血液纤维蛋白原降低、白细胞减少、血小板减少、再生障碍性贫血和白血病等。

（4）过量反应常在服药后4～5小时出现，主要表现为潮红、血压降低、抽搐、嗜睡，甚至昏迷。过量反应时应注意维持血压和补充液体，所有过量患者均可完全恢复。

【禁忌证】 (1)对本品或甲基黄嘌呤过敏者。

(2)近期脑出血或视网膜出血患者。

(3)孕妇及哺乳期妇女。哺乳期妇女使用可能对乳儿有害,该药的代谢产物有较高的致癌性。

【注意事项】 (1)使用本品有增加出血的风险。

(2)凝血缺陷者慎用。

(3)近期有手术者慎用。

(4)儿科患者使用的安全性和有效性尚未建立。

(5)有出血倾向或新近有过出血史者不宜应用此药,以免诱发出血。

【药物相互作用】 (1)与抗血小板药或抗凝药合用时,凝血时间延长,出血危险性增加,故与华法林合用时应减少华法林的剂量。

(2)与茶碱类药物合用时有协同作用,将增加茶碱的作用及不良反应,因此必须调整二者的剂量。

(3)与β受体拮抗药、强心苷、利尿药及抗心律失常药合用时未见明显的药物相互作用,但可轻度加重血压下降,应予注意。

(4)糖尿病患者大剂量注射本品可增加口服降糖药、胰岛素的作用。

【用法与用量】 (1)口服 一次200~400mg,一日3次。缓释片于饭后口服,一次400mg,一日1~2次。

(2)静脉滴注 初始剂量0.1g,每日最大剂量不超过0.4g,加入静脉滴注液体中缓慢滴注,一日1~2次。

【制剂与规格】 己酮可可碱肠溶片:0.1g。

己酮可可碱缓释片:0.4g。

己酮可可碱葡萄糖注射液:(1)100ml:己酮可可碱0.1g与葡萄糖5.0g;(2)200ml:己酮可可碱0.1g与葡萄糖10g;(3)250ml:己酮可可碱0.1g与葡萄糖12.5g;(4)250ml:己酮可可碱0.1g与葡萄糖13.75g;(5)250ml:0.2g与葡萄糖13.75g。

己酮可可碱氯化钠注射液:(1)100ml:己酮可可碱0.1g与氯化钠0.9g;(2)250ml:己酮可可碱0.1g与氯化钠2.25g;(3)250ml:己酮可可碱0.2g与氯化钠2.25g;(4)200ml:己酮可可碱0.1g与氯化钠1.8g。

丁苯酞 [医保(乙)]
Butylphthalide

【适应证】 轻、中度急性缺血性脑卒中。

【药理】 (1)药效学 本品为人工合成的消旋体,可阻断缺血性脑卒中所致脑损伤的多个病理环节,具有较强的抗脑缺血作用,明显缩小大鼠局部脑缺血的梗死面积,减轻脑水肿,改善脑能量代谢和缺血脑区的微循环

和血流量,抑制神经细胞凋亡,并具有抗脑血栓形成和抗血小板聚集作用。本品可能通过降低花生四烯酸含量,提高脑血管内皮一氧化氮(NO)和前列环素(PGI$_2$)的水平,抑制谷氨酸释放,降低细胞内钙浓度,抑制自由基和提高抗氧化酶活性等机制而产生上述药效作用。

(2)药动学 口服吸收快,达峰时间(t_{max})为0.88~1.25小时;健康男性单次口服100mg、200mg和400mg后,峰浓度(C_{max})分别为(78.7±115.8)ng/ml、(204.7±149.0)ng/ml和(726.6±578.7)ng/ml;药物浓度-时间曲线下面积(AUC)分别(93.2±114.0)(ng·h)/ml、(323.8±201.0)(ng·h)/ml和(1314.2±965.7)(ng·h)/ml。食物影响本品的吸收,餐后给予本品使t_{max}延迟、C_{max}降低、AUC减小,均有显著统计学差异($P<0.05$)。半衰期($t_{1/2}$)为7~12小时。

【不良反应】 (1)少数可见氨基转移酶轻度升高,偶见恶心、腹部不适、精神症状(轻度幻觉),停药后可恢复正常。在Ⅱ、Ⅲ期临床试验中,与药物相关的不良反应有:ALT升高(11.7%)、AST升高(7.98%)、轻度幻觉(0.26%)、消化道不适(1.1%)。

(2)本品用于妊娠或哺乳期妇女的安全性尚不明确。

【禁忌证】 (1)对本品过敏者及对芹菜过敏者(芹菜中含有的左旋芹菜甲素与本品的化学结构相同)。

(2)有严重的出血倾向者。

【注意事项】 (1)餐前服用。

(2)肝、肾功能不全及有幻觉的精神症状者慎用。

(3)用药过程中注意氨基转移酶的变化。

【药物相互作用】 食物会影响本品的吸收,建议餐前服用。

【给药说明】 本品应在发病后48小时内开始给药。PVC输液器对丁苯酞有明显的吸附作用,故输注本品时仅允许使用PE输液器。

【用法与用量】 (1)口服 一次0.2g,一日3~4次,20日为1个疗程。

(2)静脉滴注 每日2次,每次25mg(100ml),每次滴注时间不少于50分钟,两次用药时间间隔不少于6小时,疗程14天。

【制剂与规格】 丁苯酞软胶囊:0.1g。

丁苯酞氯化钠注射液:100ml:丁苯酞25mg与氯化钠0.9g。

长春西汀
Vinpocetine

【适应证】 ①用于脑梗死后遗症、脑出血后遗症、

脑动脉硬化症等，加速神经功能恢复；②用于突发性耳聋、视盘炎、视网膜挫伤等，降低血液黏稠度、改善耳部和眼底血液循环；③用于改善骨折或外伤后组织水肿等。

【药理】　(1)药效学　长春西汀具有多种作用，能改善大脑代谢、血流量以及血液流变学性质。①神经保护作用：长春西汀能够缓解兴奋性氨基酸诱发的细胞毒作用，抑制电压依赖的钠离子通道和钙离子通道、NMDA和AMPA受体，增强腺苷的神经保护作用。②促进大脑新陈代谢：长春西汀能够增加大脑组织对葡萄糖和氧气的摄入与消耗，改善大脑的缺氧耐受力，加强脑唯一能量来源(葡萄糖)透过血脑屏障的运输，将葡萄糖的代谢转换到更有利的有氧代谢通路。长春西汀可选择性抑制钙离子-钙调蛋白依赖的cGMP-磷酸二酯酶，增加脑中cGMP和cAMP水平。长春西汀可提高ATP的浓度和ATP/AMP比率；促进大脑中去甲肾上腺素和5-羟色胺更新。长春西汀还有抗氧化作用。③改善大脑微循环：长春西汀可抑制血小板聚集、降低病理性血黏度升高、增加红细胞变形性、抑制红细胞摄入腺苷，长春西汀还可通过降低红细胞的氧亲和力而促进组织的氧运输。④选择性增加大脑血流量：长春西汀可增加心排血量的脑部供应百分比、降低脑血管阻力而不影响体循环的参数(如血压、心排血量、脉搏、外周血管总阻力)，长春西汀不会引起"窃血现象"。并且在给药过程中，它还能够促进受损(还没有坏死)的低灌注性局部缺血区域的血液供应(即窃血效应翻转)。

(2)药动学　本品口服吸收迅速，主要吸收部位为胃肠道近端，口服1小时后达血药峰浓度(C_{max})。多次口服本品5mg和10mg，其药代动力学呈线性，平衡时血药浓度分别为(1.2 ± 0.27)ng/ml和(2.1 ± 0.33)ng/ml。口服绝对生物利用度为7%。本品可通过血-脑屏障进入脑组织，脑脊液中浓度为血药浓度的1/30。分布容积为(246.7 ± 88.55)L$[(3.2\pm0.9)$L/kg$]$。可与血浆蛋白广泛结合，结合率为99.5%(86.6%～99.99%)。氚标记物体内示踪研究表明，本品可快速代谢为阿扑长春胺酸和其他代谢产物。本品的总血浆清除率为(66.7 ± 17.9)L/h$[(0.88\pm0.20)$L/(h·kg)$]$，尿液中未见原型药物。60%的给药量随尿液排出，40%的给药量随粪便排出。本品的消除半衰期为(4.83 ± 1.29)小时。阿扑长春胺酸经肾小球滤过排泄，其消除半衰期依赖于本品的给药剂量和给药方式。本品在体内无蓄积。

老人使用本品(包括长期用药)的药动学与年轻者无差异，且无蓄积。肝、肾功能异常者使用本品亦无蓄积。

【不良反应】　(1)过敏　有时可出现皮疹、荨麻疹、瘙痒等过敏症状，若出现此症状应停药。

(2)精神神经系统　可能会出现睡眠障碍(失眠、嗜睡)、头痛、眩晕、乏力和出汗，偶尔出现四肢的麻木感。

(3)消化道　有时恶心、呕吐、胃灼热和口干，偶尔出现腹痛、腹泻、食欲缺乏等症状。

(4)循环系统　主要是血压下降，潮红，静脉炎。有时可出现头晕等症状。偶尔出现ST段压低、Q-T间期延长、心动过速和期前收缩，与本品治疗的关系仍未确证。

(5)血液系统　有时出现白细胞减少。

(6)肝脏　有时可出现氨基转移酶升高，偶尔可出现碱性磷酸酶升高等。

(7)肾脏　偶尔可出现血尿素氮升高。

【禁忌证】　(1)对本品中任何成分过敏者；颅内出血急性期；严重心脏缺血性疾病，严重心律失常者。

(2)儿童、妊娠期妇女及哺乳期妇女禁用。

【注意事项】　(1)本品不可以肌内注射，未经稀释不可静脉使用。

(2)不可用含氨基酸的输液稀释。

(3)该注射剂与肝素不相容，故建议两者不要在同一注射器中混合，但可以同时进行抗凝治疗。

(4)如与抗心律失常药联用，或有颅内压升高，心律失常和Q-T间期延长综合征，应全面权衡应用本品的利益风险。对于Q-T间期延长综合征或伴随药物治疗引起的Q-T间期延长的患者，建议进行心电图监控。

(5)由于本品注射剂中含有山梨醇(80mg/ml)，糖尿病患者在治疗过程中应控制血糖水平，对果糖不耐受或1,6-二磷酸果糖酶缺乏的患者应避免使用。

(6)适应证人群主要为老年人。

(7)按一日1mg/kg给药是安全的。尚无高于此剂量的给药经验，故应予以避免。

【药物相互作用】　(1)临床试验中当长春西汀与β受体拮抗(如氯拉洛尔、吲哚洛尔)、氯帕胺、格列本脲、地高辛、醋硝香豆素或氢氯噻嗪联合用药时，未观察到与这些药物之间的相互作用。

(2)长春西汀与甲基多巴联合用，偶见其降压作用轻微增强，所以合用时应检测血压。

(3)虽然临床研究中未发现长春西汀与作用于神经系统药物、抗心律失常药物、抗凝血药物相互作用，但仍建议联合用药时应注意观察。

【用法与用量】　静脉滴注。20～30mg加入0.9%氯化钠注射液250～500ml或5%葡萄糖注射液250～500ml

内，缓慢滴注(滴注速度不能超过 80 滴/分)，最大剂量每日 1mg/kg。配好的输液须在 3 小时内使用。静脉滴注治疗后，推荐口服长春西汀片继续治疗。肝、肾疾病患者不必进行剂量调整。

【制剂与规格】 长春西汀片：(1)5mg；(2)10mg。

长春西汀注射液：(1)2ml:10mg；(2)2ml:20mg；(3)5mg:30mg。

注射用长春西汀：(1)5mg；(2)10mg；(3)20mg；(4)30mg。

罂 粟 碱
Papaverine

【适应证】 用于治疗脑、心及外周血管痉挛所致的缺血，肾、胆或胃肠道等内脏痉挛。

【药理】 (1)药效学 本品是经典的非特异性血管扩张药。对磷酸二酯酶有强大的抑制作用，增加组织内环磷腺苷(cAMP)含量，使平滑肌松弛；抑制腺苷摄取，对平滑肌细胞膜的钙离子内流也有轻度抑制作用。对脑血管、冠状血管和外周血管都有扩张作用，降低外周阻力及脑血管阻力。对支气管、胃肠道、胆管等平滑肌均有松弛作用。

(2)药动学 口服可吸收，生物利用度(F)约 54%，血浆蛋白结合率为 90%。生物半衰期为 1～2 小时，但个体差异大。在肝内主要代谢为 4-羟基罂粟碱葡萄糖醛酸结合物，以代谢产物从尿中排出。可经透析被清除。

【不良反应】 (1)可有瘙痒、皮疹、恶心、呕吐、食欲缺乏、腹部不适、食欲缺乏、便秘或腹泻、头痛、头晕、眩晕、嗜睡、高血压、快速型心律失常等。

(2)静脉注射过量或速度过快可导致房室传导阻滞、心室颤动，甚至死亡。应注意充分稀释后缓缓推入。

(3)严重的不良反应 酸中毒、肝毒性、颅内压升高、阴茎异常勃起等。

【禁忌证】 (1)对罂粟碱过敏者。

(2)完全性房室传导阻滞患者。

(3)震颤麻痹(帕金森病)。

(4)出血性脑梗死。

(5)脑梗死发病后 24 小时至 2 周内有脑水肿及颅内压增高者，血压下降或血压有下降趋势者。

【注意事项】 (1)哺乳期妇女使用可能对乳儿有危害。

(2)未批准用于儿科患者。

(3)肝功能不全、心功能不全、帕金森病、近期心肌梗死、肝病、青光眼或镰状细胞贫血的患者慎用。

【药物相互作用】 烟碱可使本品作用降低；因罂粟

碱能阻断多巴胺受体，可使左旋多巴疗效降低，应避免合用。

【给药说明】 本品不宜与其他药物混合使用，如果静脉输液通道输注本品前、后需输注其他药物，必须用不少于 50ml 生理盐水注射液冲洗。

【用法与用量】 (1)口服 一日 90～180mg，分 3 次服用，必要时剂量可增加至一次 120mg。

(2)缓慢肌内注射 一次 30mg，每日 90～120mg。

(3)静脉注射 一次 30～120mg，每 3 小时 1 次，应缓慢注射，不少于 1～2 分钟，以免发生心律失常以及足以致命的窒息等。用于心搏停止时，两次给药要相隔 10 分钟。

(4)缓慢静脉点滴 用 0.9%氯化钠注射液稀释后滴注，一次 30mg(以盐酸罂粟碱计)，每日 90～120mg，分 3～4 次给药。

【制剂与规格】 盐酸罂粟碱片：30mg。

盐酸罂粟碱注射液：1ml:30mg。

注射用盐酸罂粟碱：30mg。

川 芎 嗪
Ligustrazine

【适应证】 缺血性脑血管病(如脑供血不足、脑血栓形成、脑栓塞等)以及其他缺血性血管疾病，如冠心病、脉管炎等。

【药理】 (1)药效学 本品有抗血小板聚集、扩张小动脉、改善微循环的作用。

(2)药动学 文献资料表明，动物静脉注射本品后，消除半衰期 $t_{1/2}$ 为 1.69 小时，分布半衰期 $t_{1/2\alpha}$ 为 0.1441 小时；药物主要分布于血管丰富的大循环和组织，肝脏含量最高，其他依次为心脏、脾、脑、睾丸、肺、肾、肌肉、血浆；盐酸川芎嗪可通过血脑屏障，它和人血浆、兔血浆蛋白结合率分别为 44.3%和 46.8%；本品在体内分布广，消除快，肝脏为主要消除器官，肾脏排泄较少。

【不良反应】 个别病例有口干、嗜睡等。

【禁忌证】 脑出血及有出血倾向的患者禁用。

【注意事项】 (1)脑水肿患者慎用。

(2)盐酸川芎嗪注射液酸性较强，不适宜肌内大量注射，不宜与碱性药液配伍。

(3)静脉滴注速度不宜过快。

【用法与用量】 (1)口服磷酸盐 一次 50～100mg，一日 3 次，1 个月为 1 个疗程。

(2)肌内注射盐酸盐 一次 40～80mg(或磷酸盐一次 50～100mg)，一日 1～2 次，15 日为一疗程。

(3)静脉滴注 缺血性脑血管病急性期及其他缺血性血管疾病，盐酸盐一次40～80mg（或磷酸盐一次50～100mg），稀释于5%葡萄糖注射液或氯化钠注射液250～500ml中缓慢滴注，一日1次。10～15日为一疗程。

【制剂与规格】 盐酸川芎嗪注射液：2ml:40mg。

盐酸川芎嗪葡萄糖注射液：200ml（80mg:10g）。

磷酸川芎嗪注射液：（1）2ml:50mg；（2）5ml:100mg。

注射用盐酸川芎嗪：（1）40mg；（2）80mg；（3）120mg。

注射用磷酸川芎嗪：50mg。

磷酸川芎嗪片（胶囊）：50mg。

银杏叶提取物 [医保（乙）]
Ginkgo Biloba Extract

【适应证】 脑部、外周和冠状动脉血液循环障碍。①急慢性脑功能不全及其后遗症（脑卒中、认知功能障碍、血管性痴呆）；②缺血性心脏病（冠状动脉供血不足、心绞痛、心肌梗死）；③末梢循环障碍（各种动脉闭塞、间歇性跛行症、手脚麻木冰冷、四肢酸痛、阳痿）；④眼部、耳部血循环障碍性疾病。

【药理】 药效学 本品为银杏叶提取物，其作用有：①促进脑血液循环，改善脑细胞代谢；②防止血栓形成和抗血小板聚集；③改善红细胞变形能力，降低血液黏度；④扩张冠脉血管；⑤清除氧自由基生成，抑制细胞脂质过氧化；⑥降低过氧化脂质产生，提高红细胞SOD活性。

【不良反应】 本品耐受性良好，罕有胃肠道不适、头痛、血压下降、过敏，增加术后出血，降低癫痫发作的阈值，心悸，史-约（Stevens-Johnson）综合征，包括脑血管出血在内的出血等。

【禁忌证】 （1）对银杏或其药品中任何成分过敏者。

（2）新生儿、婴幼儿禁用。

【注意事项】 （1）长期静脉用药时，应改变注射部位以防静脉炎发生。

（2）高乳酸血症、甲醇中毒者、果糖山梨醇耐受性不佳者及1,6-二磷酸果糖酶缺乏者，每次给药不超过25ml。

（3）有癫痫史或使用降低癫痫发作阈值药物的患者慎用。

（4）手术前应考虑停用本品，避免引起术后出血的风险。

（5）尚无本品在妊娠期使用的安全性的科学证据，妊娠期妇女不宜使用。

（6）哺乳期妇女使用可能对乳儿有风险。

【药物相互作用】 （1）与抗凝药、抗血小板药合用，

血小板活化因子（PAF）诱导的血小板聚集作用被银杏苷B抑制，出血的风险增加。

（2）避免与小牛血提取物混合使用。

【用法与用量】 （1）口服 一次80mg，一日3次。一个月为1疗程，2～3个疗程效果较佳。

（2）静脉滴注 一次10～20ml，必要时25ml，一日1～2次，病情改善后可改为片剂口服给药。静脉滴注时可用0.9%氯化钠注射液、葡萄糖或右旋糖酐-40注射液稀释。

【制剂与规格】 银杏叶片（化学药）：（1）40mg（含黄酮醇苷9.6mg与萜类内酯2.4mg）；（2）80mg（含黄酮醇苷19.2mg与萜类内酯4.8mg）。

银杏叶口服溶液（化学药）：30ml（每1ml含黄酮苷9.6mg与萜类内酯2.4mg）。

银杏叶提取物片（化学药）：40mg（含黄酮醇苷9.6mg与萜类内酯2.4mg）。

银杏叶提取物滴剂（化学药）：30ml（每1ml含黄酮醇苷9.6mg与萜类内酯2.4mg）。

银杏叶提取物注射液（化学药）：5ml:17.5mg（含黄酮醇苷4.2mg）。

地 奥 司 明 [药典（二）；医保（乙）]
Diosmin

【成分】 （1）地奥司明片 地奥司明。

（2）柑橘黄酮片 90%地奥司明，10%橙皮苷。

【适应证】 ①静脉、淋巴功能不全相关的各种症状（如静脉性水肿、软组织肿胀、四肢沉重、麻木、疼痛、晨起酸胀不适感、血栓性静脉炎及深静脉血栓形成综合征等）。②急性痔发作的各种症状（如痔静脉曲张引起的肛门潮湿、瘙痒、便血、疼痛等内外痔的急性发作症状）。

【药理】 （1）药效学 增强静脉张力，可降低静脉扩张性和静脉血淤滞；改善毛细血管脆性，使毛细血管壁渗透能力正常化并增强其抵抗性。

（2）药动学 通过粪便排泄，平均有14%随尿排泄。半衰期是11小时。药物代谢广泛，在尿中存在各种酚酸。

【不良反应】 有少数轻微胃肠反应和自主神经紊乱的报告，但未致必须中断治疗。

【禁忌证】 对本品任何成分过敏者禁用。

【注意事项】 （1）急性痔发作 用本品治疗不能替代处理其他肛门疾病所需的特殊治疗。本治疗方法必须是短期的；如果症状不能迅速消除，应进行肛肠病学检查并对本治疗方案进行重新审查。

（2）治疗期间不推荐母乳喂养。

【药物相互作用】 目前为止，未发现与其他药物有相互作用。

【用法与用量】 (1)治疗静脉、淋巴功能不全相关的各种症状 常用剂量为每日2片。

(2)治疗急性痔发作时，前4天每日6片，以后3天，每日4片。将每日剂量平均分为两次于午餐和晚餐时服用。

【制剂与规格】 地奥司明片：每片0.45g。

柑橘黄酮片：每片500mg(以总黄酮计)，其中90%地奥司明450mg，10%橙皮苷50mg。

环扁桃酯 [药典(二)]
Cyclandelate

【适应证】 缺血性脑血管疾病、脑动脉硬化症、脑外伤后遗症、肢端动脉痉挛症、手足发绀、闭塞性动脉内膜炎、内耳眩晕症等。

【药理】 (1)药效学 结构类似于罂粟碱，作用较罂粟碱弱而持久。能直接松弛血管平滑肌使血管扩张，对脑、肾、血管及冠状动脉有选择性的持续扩张作用，从而使血流量增加。本品尚能促进侧支循环。对呼吸、心率、心排血量、心肌氧耗量、血压等几无影响。

(2)药动学 口服吸收快而完全，10~15分钟起效，1.5小时血药浓度达峰值，可维持4~6小时。绝大部分由尿排出，约5%从粪便排出。

【不良反应】 可引起恶心、呕吐、食欲不振、上腹部不适，有时面部潮红、眩晕、头痛、皮疹、瘙痒、口干、心悸、低血压、麻木感、震颤、心动过速、出汗等。

【禁忌证】 (1)脑血管意外重症急性期。

(2)妊娠及哺乳期。

【注意事项】 严重闭塞性冠状动脉和脑血管疾病、青光眼、出血或有出血倾向的患者慎用。

【用法与用量】 一次100~200mg，一日3~4次。症状改善后可减量至一日300~400mg。脑血管疾病一般每次服200~400mg，一日3次。

【制剂与规格】 环扁桃酯胶囊：0.1g。

烟酸占替诺 [药典(二)]
Xanthinol Nicotinate

【适应证】 ①缺血性脑血管疾病及其后遗症。②外周血管循环障碍，如血栓闭塞性脉管炎、静脉炎。

【药理】 (1)药效学 黄嘌呤类血管扩张药，直接作用于小动脉平滑肌及毛细血管，使血管扩张，改善血液流变学，减少周围血管的阻力。本品能促进葡萄糖透过

血脑屏障，增强脑细胞的葡萄糖和氧的利用，改善大脑的糖代谢和大脑功能。还有促进脂肪代谢，降低高血脂、高胆固醇和高纤维蛋白原的作用。

(2)药动学 受试者口服烟酸占替诺300mg，1小时后，血药浓度峰值(测烟酸)为0.475mg/dl，然后缓慢降低。给药10小时后，仍可以在人体循环中测出本品(浓度为0.325mg/dl)。Beagle狗静脉注射烟酸占替诺，吸收半衰期 $t_{1/2\alpha}$ 为0.4小时，消除半衰期 $t_{1/2\beta}$ 为1.67小时，表观分布容积 V_d 为0.93L/kg，体内总清除率CL为0.63(L·h)/kg。

【不良反应】 少数人在给药后出现一些轻微反应，如面部潮红(主要是面部和身体上部)，轻度皮肤过敏、瘙痒等，均轻微，减少剂量可使不良反应减轻。偶见引起胃部不适，饮少量牛奶可缓解。注射剂使用时偶有口干、胸闷、血压下降、唇发麻等，极个别患者出现脑出血及脑疝。

【禁忌证】 (1)心肌梗死。

(2)二尖瓣狭窄者。

(3)代偿功能障碍的心功能不全者。

(4)出血性脑血管病急性期。

(5)急性出血者。

【注意事项】 (1)如用于心衰患者，须在抗心衰治疗及心功能获代偿后方可使用。

(2)消化性溃疡及血压不稳患者慎用。

(3)本品主要经肝脏代谢，肝功能不全患者慎用。

(4)静脉滴注时应控制滴速，以30~40滴/分为宜，不得过50滴/分，同时观察患者的自觉症状及患者血压、心率、脉率的变化。

(5)临床应用时应密切注意患者颅压变化情况。

【药物相互作用】 (1)不宜与神经节阻断剂及抗交感神经药物同时使用。

(2)联合使用酒精、咖啡和热饮，导致反应加剧。

【用法与用量】 (1)口服给药 一次100~300mg，一日2~3次，餐后服用。

(2)静脉滴注 起始剂量为一日300mg，逐渐增至一日600~900mg，每天1次。

【制剂与规格】 烟酸占替诺片：(1)100mg；(2)150mg。

注射用烟酸占替诺：0.3g。

烟酸占替诺葡萄糖注射液：100ml：烟酸占替诺0.3g与葡萄糖5g。

烟酸占替诺氯化钠注射液：(1)300ml：烟酸占替诺0.9g与氯化钠2.7g；(2)200ml：烟酸占替诺0.6g与氯化钠1.8g。

盐酸倍他司汀 [药典(二); 国基; 医保(甲)]

Betahistine Hydrochloride

【适应证】 主要用于美尼尔综合征，血管性头痛及脑动脉硬化，并可用于治疗急性缺血性脑血管疾病，如脑血栓、脑栓塞、一过性脑供血不足等；高血压所致直立性眩晕、耳鸣等亦有效。

【药理】 (1)药效学 ①本品对脑血管、心血管，特别是对椎底动脉系统有较明显的扩张作用，显著增加心、脑及周围循环血流量，改善血循环，并降低全身血压，此外能增加耳蜗和前底血流量，从而消除内耳性眩晕、耳鸣和耳闭感，还能增加毛细血管通透性，促进细胞外液的吸收，消除淋巴内水肿。②本品能对抗儿茶酚胺的缩血管作用及降低动脉压，并有抑制血浆凝固及 ADP 诱导的血小板凝集作用。③本品能延长大白鼠体外血栓形成时间，还有轻微的利尿作用。

(2)药动学 本品口服后吸收迅速。各脏器中，在肝脏的药物浓度最高，其次为脂肪组织、脾、肾。在肝脏至少转化为 2 种代谢产物，代谢产物 2-毗定乙酸无活性，尚不明确其他代谢产物是否具有药理活性。主要经肾脏清除，以 2-毗定乙酸的形式随尿液排泄，24 小时可完全清除。半衰期为 3.4～5.6 小时。

【不良反应】 偶有口干、胃部不适、心悸、皮肤瘙痒等，个别病例偶有恶心、头晕、头胀、出汗等，一般不影响继续服药。

【禁忌证】 对本品过敏者禁用。

【注意事项】 (1)消化性溃疡、支气管哮喘、褐色细胞瘤及孕妇慎用。

(2)老年人使用注意调节剂量。

(3)儿童忌用。

【药物相互作用】 理论上，本品与抗组胺药物存在相互作用，影响药物疗效。

【用法与用量】 口服。每日 2～4 次，每次限 4～8mg，最大日量不得超过 48mg。

【制剂与规格】 片剂：(1)4mg；(2)5mg；(3)8mg；(4)10mg。

注射液：(1)2ml:10mg；(2)5ml:30mg。

口服溶液：(1)5ml:10mg；(3)10ml:20mg。

盐酸法舒地尔 [药典(二); 医保(乙)]

Fasudil Hydrochloride

【适应证】 用于蛛网膜下腔出血后脑血管痉挛等引起的缺血性脑血管疾病症状的改善。

【药理】 (1)药效学 盐酸法舒地尔抑制平滑肌收缩最终阶段的肌球蛋白轻链磷酸化，使血管扩张。

脑血管痉挛的缓解及预防作用 向犬颅内两次注入自身血引起迟发性脑血管痉挛，静脉注射给予盐酸法舒地尔可缓解脑血管痉挛。早期连续给药可预防脑血管痉挛的发生。

脑血流改善作用 ①改善犬迟发性脑血管痉挛模型的大脑皮质血流。②对两侧颈总动脉闭塞引起的大鼠脑缺血模型，可增加缺血部位的脑局部血流量。③对于脑血流量减少的患者，用正电子发射 CT(PAT)定量测定脑缺血部位的血流量，结果脑血流量增加。

脑葡萄糖利用率的改善作用 对两侧颈总动脉闭塞引起的大鼠脑缺血模型，可部分增加脑局部葡萄糖利用率。

脑神经细胞损伤的抑制作用 可抑制一过性两侧颈总动脉闭塞引起的沙鼠脑缺血模型的迟发性神经细胞损伤。

作用机制(体外实验) ①使离体脑血管松弛。②抑制因钙离子引起的离体血管的收缩。③抑制多种脑血管收缩药物引起的收缩作用。④抑制细胞内钙离子导致的血管收缩。此时，不会降低细胞内钙浓度。⑤抑制血管收缩时肌球蛋白轻链磷酸化物的生成。在试管内构成与体内相似条件时，同样出现抑制肌球蛋白轻链磷酸化酶的效果。

(2)药动学 据国外文献资料报道：①健康成人单次 30 分钟内静脉持续给予盐酸法舒地尔 0.4mg/kg 时，血浆中原型药物浓度在给药结束时达峰值，其后迅速衰减，消除半衰期约为 16 分钟。盐酸法舒地尔主要在肝脏代谢为羟基异喹啉及其络合体。给药后 24 小时内从尿中累积排泄的原型药物及其代谢产物为给药剂量的 67%。②在蛛网膜下腔出血术后的患者，反复静脉滴注盐酸法舒地尔 30mg，一日 3 次，共 14 日的血浆中浓度变化，与健康成人类似。

【不良反应】 (1)有时会出现颅内出血(1.63%)。

(2)出血 有时会出现消化道出血、肺出血、鼻出血、皮下出血(0.29%)等，注意观察，若出现异常，应停药并予以适当处置。

(3)循环系统 偶见低血压、颜面潮红。

(4)血液系统 偶见贫血、白细胞减少、血小板减少。

(5)有时会出现肝功能异常。AST、ALT、ALP、LDH 升高等。

(6)泌尿系统 偶见肾功能异常(BUN、肌酐升高等)、多尿。

(7) 消化系统　腹胀、恶心、呕吐等较少见。

(8) 过敏　偶见皮疹等过敏症状。

(9) 其他　发热(偶见)、头痛、意识水平低、呼吸抑制(少见)。

【禁忌证】　(1) 出血患者　颅内出血。

(2) 可能发生颅内出血的患者：术中对出血的动脉瘤未能进行充分止血处置的患者。

(3) 低血压患者。

【注意事项】　(1) 本品使用时，应密切注意临床症状及 CT 改变，若发现颅内出血，应立即停药并进行适当处理。

(2) 本品可引起低血压，应注意血压变化及给药剂量和速度。

(3) 下列情况使用本品应慎重　严重意识障碍患者，蛛网膜下腔出血合并重症脑血管损害，如脑底异常血管网或巨大脑动脉瘤等患者。妊娠或可能妊娠妇女及哺乳期妇女应避免使用。70 岁以上的高龄患者应慎用。

【药物相互作用】　(1) Aleviatin 注射液、Bitashimin (Vc) 注射液，静注用 Puremarin、Arepiati (苯妥英钠) 与本品配伍时，立即变色或变混浊，严禁使用。

(2) 与本品配伍后需迅速使用的药品　静注用头孢替安、Buroakuto、Fulumarin。因为以上药物与本品配伍时，经常出现变色或透过率低下，因此，配伍后应迅速使用。

【用法与用量】　成人一日 2～3 次，每次 30mg，以适量的电解质液稀释后静脉滴注，每次需 30 分钟。本品给药应在蛛网膜下腔出血术后早期开始，连用 2 周。

【制剂与规格】　盐酸法舒地尔注射液：2ml:30mg。

三、辅助治疗药或神经保护剂
三磷酸腺苷二钠 [药典(二)；医保(乙)]
Adenosine Disodium Triphosphate

【适应证】　辅酶类药。用于进行性肌萎缩、脑出血后遗症、心功能不全、心肌疾患及肝炎等的辅助治疗。

【药理】　(1) 药效学　本品为一种辅酶，有改善机体代谢的作用，参与体内脂肪、蛋白质、糖、核酸以及核苷酸的代谢。同时又是体内能量的主要来源，当体内吸收、分泌、肌肉收缩及进行生化合成反应等需要能量时，三磷酸腺苷即分解成二磷酸腺苷及磷酸基，同时释放出能量。动物试验证明本品可抑制慢反应纤维的慢钙离子内流，阻滞或延缓房室结折返途径中的前向传导，大剂量还可能阻断或延缓旁路的前向和逆向传导；另外还具

有短暂强的增强迷走神经的作用，因而能终止房室结折返和旁路折返机制引起的心律失常。

(2) 药动学　未进行该项实验且无可靠参考文献。

【不良反应】　未进行该项实验且无可靠参考文献。

【禁忌证】　本品对窦房结有明显抑制作用。因此对房窦综合征、窦房结功能不全者及老年人慎用或不用。

【注意事项】　静脉注射宜缓慢，以免引起头晕、头胀、胸闷及低血压等。心肌梗死和脑出血患者在发病期慎用。

【药物相互作用】　未进行该项实验且无可靠参考文献。

【用法与用量】　肌内注射或静脉注射。一次 10～20mg，一日 10～40mg。

【制剂与规格】　三磷酸腺苷二钠注射液：2ml:20mg。注射用三磷酸腺苷二钠：(1) 10mg；(2) 20mg。

依达拉奉 [药典(二)]
Edaravone

【适应证】　用于改善急性脑梗死所致的神经症状、日常生活活动能力和功能障碍。

【药理】　(1) 药效学　依达拉奉是一种脑保护剂(自由基清除剂)。临床研究提示 N-乙酰门冬氨酸(NAA)是特异性的存活神经细胞的标志，脑梗死发病初期含量急剧减少。脑梗死急性期患者给予依达拉奉，可抑制梗死周围局部脑血流量的减少，使发病后第 28 天脑中 NAA 含量较甘油对照组明显升高。临床前研究提示，大鼠在缺血/缺血再灌注后静脉给予依达拉奉，可阻止脑水肿和脑梗死的进展，并缓解所伴随的神经症状，抑制迟发性神经元死亡。机制研究提示，依达拉奉可清除自由基，抑制脂质过氧化，从而抑制脑细胞、血管内皮细胞、神经细胞的氧化损伤。

(2) 药动学　大鼠静脉滴注本品后，迅速而广泛地分布到脑、肝脏等组织中，在单剂量给药 0.2～1.5mg/kg 范围内，给药 40 分钟血药浓度达到峰值，为 222.53～3060.73ng/ml，而后血药浓度迅速降低，其最大血药浓度 C_{max} 与 AUC 值呈线性增加的关系，血浆蛋白结合率为 91.0%～91.9%，$t_{1/2\alpha}$ 为 0.15～0.17 小时，$t_{1/2\beta}$ 为 1.45 小时，本品可通过血脑屏障在脑脊液中药物浓度为血药浓度的 60%。

【不良反应】　静脉滴注本品后一般耐受性良好，常见副作用为恶心、呕吐、腹泻，头痛、失眠、皮疹等现象，一般发生率较低。

【禁忌证】　(1) 重度肾功能衰竭的患者(有致肾功能

衰竭加重的可能)

(2)既往对本品有过敏史的患者。

【注意事项】 (1)轻、中度肾功能损害的患者慎用 有致肾功能衰竭加重的可能。

(2)肝功能损害患者慎用 有致肝功能损害加重的可能。

(3)心脏疾病患者慎用 有致心脏病加重的可能,或可能伴见肾功能不全。

(4)高龄患者慎用 已有多例死亡病例的报道。因有加重急性肾功能不全或肾功能衰竭而致死的病例,因此在本品给药过程中应进行多次肾功能检测,同时在给药结束后继续密切观察,出现肾功能下降的表现或少尿等症状的情况下,立即停止给药,进行适当处理。尤其是高龄患者,已有多例死亡病例的报告(大部分都在80岁以上),应特别注意。

妊娠及哺乳期妇女 (1)妊娠期妇女或有妊娠可能的妇女禁用本品,尚不能确定关于妊娠期给药的安全性。

(2)哺乳期妇女禁用。必须应用时,在给予本药期间应停止哺乳(动物实验中有向乳汁中分布的报告)。

儿童 儿童患者使用本品的安全性尚未确立,儿童慎用。

老年人 因老年生理功能低下,不良反应出现时应停止给药并适当处理。一般而言,高龄患者(80岁以上)应慎用。

【药物相互作用】 (1)与先锋唑啉钠、盐酸哌拉西林钠、头孢替安钠等抗生素合用时,有致肾功能衰竭加重的可能,因此合并用药时需进行多次肾功能检测等观察。

(2)本品原则上必须用生理盐水稀释(与各种含有糖分的输液混合时,可使依达拉奉的浓度降低)。

(3)不可和高能量输液、氨基酸制剂混合或由同一通道滴注(混合后可致依达拉奉的浓度降低)。

(4)勿与抗癫痫药(地西泮、苯妥英钠等)混合(产生混浊)。

(5)勿与坎利酸钾混合(产生混浊)。

【给药说明】 应在脑梗死后48小时内静脉滴注本品,本品与0.9%氯化钠注射液或5%葡萄糖溶液混匀后静脉滴注,避免漏于血管外。

【用法与用量】 一次30mg,每日2次,加入适量0.9%氯化钠注射液中稀释后静脉滴注,30分钟内滴完,一个疗程为14天以内。尽可能在发病后24小时内开始给药。

【制剂与规格】 注射液:(1)5ml:10mg;(2)10ml:

15mg;(3)20ml:30mg。

依达拉奉右莰醇
Edaravone and Dexborneol Concentrated

【成分】 本品为复方制剂,活性成分为依达拉奉和右莰醇。

【适应证】 用于改善急性缺血性脑卒中所致的神经症状,日常生活活动能力和功能障碍。

【药理】 (1)药效学 本品为依达拉奉和右莰醇组成的复方制剂,作用机制尚不明确。动物药效试验中,依达拉奉右莰醇注射用浓溶液在局灶性脑缺血和(或)再灌注模型大鼠上显示出缩小脑梗死面积和改善神经缺陷症状的作用。

(2)药动学 ①依达拉奉右莰醇注射用浓溶液通过静脉滴注后直接进入体循环,在滴注结束时,依达拉奉和右莰醇的药物浓度达到峰值健康人体的药代动力学研究显示,在15mg/3.75mg～60mg/15mg剂量范围内血浆药物暴露水平随给药剂量增加而升高。

②分布:单剂量给予30mg/7.5mg依达拉奉注射用浓溶液后,表观分布容积约为23.4L。在500g/ml、5000g/ml和50000g/ml三个浓度下,依达拉奉与人血浆蛋白结合率分别约76%、73%和64%。

③代谢:依达拉奉在体内主要通过二相代谢酶转化为非活性代谢产物依达拉奉葡萄糖醛酸和硫酸结合物,右莰醇在人体内也主要转化成葡萄糖醛酸结合物。

④排泄:单剂量给予37.5mg依达拉奉右莰醇注射用浓溶液后,在24小时以内,大部分药物通过肾脏排泄。约82%的依达拉奉以依达拉奉葡萄糖醛酸结合物的形式从尿液排泄,仅4.17%以原型从尿液排泄约63%的右莰醇以葡萄糖醛酸结合物的形式从尿液排泄。依达拉奉的清除半衰期($t_{1/2}$)大约为3.2小时;依达拉奉葡萄糖醛酸结合物的清除半衰期($t_{1/2}$)大约为2.1小时,右莰醇葡萄糖醛酸结合物的清除半衰期($t_{1/2}$)大约为2.0小时。

【不良反应】 常见不良反应为天冬氨酸氨基转移酶升高、丙氨酸氨基转移酶升高和低血钾。少见不良反应如下。

代谢及营养异常 尿酸血症、低钙血症、低钾血症、高甘油三酯血症、食欲下降、痛风。

肝胆 肝脏功能异常。

心脏 心脏不适心悸、房颤、房室阻滞、房性心动过速、期外收缩、左束支阻滞。

皮肤及皮下组织 瘙痒、皮疹、皮炎、皮肤肿胀、湿疹、荨麻疹、接触性皮炎。

胃肠反应　腹部不适、便秘、口腔出血、牙疼。

呼吸系统、胸及纵隔　咳嗽、呼吸困难、咳痰、呃逆。

感染及侵染表现　肺部感染、股癣、结膜炎。

神经系统　头晕、头痛。

肌肉骨骼及结缔组织　关节痛、背痛、颈痛。

肾脏及泌尿系统　肾衰。

全身及给药部位反应　胸部不适、溃疡。

各类损伤、中毒及手术并发症　跌倒、输液反应。

眼　结膜出血。

精神异常　入睡困难。

【禁忌证】　(1)重度肾功能衰竭的患者(有致肾功能衰竭加重的可能)。

(2)既往对本品有过敏史的患者。

【注意事项】　(1)轻、中度肾功能损害的患者慎用。

(2)肝功能损害患者慎用。

(3)心脏疾病患者慎用。

(4)高龄患者慎用。

(5)其他　参阅"依达拉奉"。

【药物相互作用】　临床研究结果表明:单剂量静脉滴注依达拉奉右莰醇注射用浓溶液和单方依达拉奉注射液相比,依达拉奉及依达拉奉葡萄糖醛酸药代动力学参数没有显著性差异,说明右莰醇对依达拉奉的药代动力学行为没有影响。

体外研究结果表明:依达拉奉在人肝微粒体体外孵育中主要被 UGT 代谢,肝药酶(CYP450)介导的代谢程度很低,临床研究结果同时表明依达拉奉和右莰醇在人体内主要通过 UGT 代谢为葡萄糖醛酸结合物,因而依达拉奉及右莰醇的药代动力学行为不易受 CYP 抑制剂或诱导剂影响另外,治疗剂量下依达拉奉右莰醇对主要肝药酶亦无明显抑制或诱导作用。

根据依达拉奉右莰醇注射用浓溶液活性成分之一依达拉奉的说明书与以下药物合用时应慎重或禁用。

(1)与头孢唑啉钠、盐酸哌拉西林钠、头孢替安钠等抗生素合用时,有致肾功能衰竭加重的可能,因此合并用药时需进行多次肾功能检测等观察。

(2)本品须用 0.9%氯化钠注射液稀释。

(3)不可和高能量溶液、氨基酸制剂混合或由同一通道滴注(混合后可致依达拉奉的浓度降低)

(4)勿与抗癫痫药(地西泮、苯妥英钠等)混合(产生混浊)。

(5)勿与坎利酸钾混合(产生混浊)

【用法与用量】　静脉滴注。推荐剂量为每次 15ml(含依达拉奉 30mg,右莰醇 7.5mg),每日 2 次。使用时加入到 100ml 生理盐水中稀释后静脉滴注,30 分钟内滴完,连续治疗 14 天。应于发病后 48 小时内开始给药。

【制剂与规格】　注射用浓溶液:5ml:依达拉奉 10mg 与右莰醇 2.5mg。

依达拉奉氯化钠注射液
Edaravone and Sodium Chloride Injection

【成分】　本品主要成分为依达拉奉、氯化钠,辅料详见说明书。

【适应证】　用于改善急性脑梗死所致的神经症状,日常生活活动能力和功能障碍。

【药理】　(1)药效学　参阅"依达拉奉"相关内容。

(2)药动学　参阅"依达拉奉"相关内容。

【不良反应】　参阅"依达拉奉"相关内容。

【禁忌证】　(1)重度肾功能衰竭的患者　有致肾功能衰竭加重的可能。

(2)既往对本品有过敏史的患者。

【注意事项】　(1)轻中度肾功能损害的患者慎用　有致肾功能衰竭加重的可能。

(2)肝功能损害患者慎用　有致肝功能损害加重的可能。

(3)心脏病患者慎用　有致心脏病加重的可能,或可能伴有肾功能不全。

(4)高龄患者慎用　据日本厚生劳动省 2002 年 10 月 28 日安全性通报。该产品在日本上市销售 15 个月内,累计使用患者约 146000 人。发生加重急性肾功能不全或肾功能衰竭病例报告 29 例(约占 0.02%)。其中有 12 人死亡。分别是 50~60 岁 1 人,70~80 岁 3 人、80~90 岁 7 人、90 岁以上 1 人,是否与本品的使用有因果关系尚不能确;自此安全性通报后,未再见有类似报道。建议临床使用本品时如有以上情况,应及时停用,进行适当处理。尤其针对年龄高于 80 岁的患者,应特别注意。患者的肾功能进行密切观察,在给药过程中进行多次肾功能检测,出现肾功能下降的表现或少尿等症状的情况下。

【药物相互作用】　(1)与先锋唑啉钠、盐酸哌拉西林钠、头孢替安钠等导抗生素合用时,有致肾功能衰竭加重的可能。因此合并用药时需进行多次肾功能检测等观察。

(2)不可和高能量输液、氨基酸制剂混合或由同一通道滴注(混合后可致依达拉奉的浓度降低)。

(3)勿与抗癫痫药(地西泮、苯妥英钠等)混合(可发生混浊)。

(4)勿与坎利酸钾混合(可发生混浊)。

【用法与用量】(1)用于改善急性脑梗死所致的神经症状、日常生活活动能力和功能障碍　通常,成人一次1袋或瓶(以依达拉奉计30mg),一日2次,分别于早晚静脉滴注30分钟。发病后24小时内开始用药,用药时间14天,可根据症状相应缩短给药时间。

(2)抑制肌萎缩侧索硬化(ALS)所致功能障碍的进展　通常,成人每日1次,每次60mg(2袋或瓶),静脉滴注60分钟。

通常,将本品的给药期与停药期进行组合以28天为一个疗程,重复此疗程。第1疗程在每日连续给药14天的给药期后停药14天,第2疗程以后在给药期的14天中给药10天,之后停药14天。

【制剂与规格】注射液:100ml(含依达拉奉,30mg与氯化钠855mg)。

第七节　脑功能改善药(促智药)与抗记忆障碍药

"促智药"(nootropics),系指对脑的高级整合活动有促进作用,能促进学习和记忆,故也称"记忆增强剂"。当前社会老龄化,老年人常伴随脑功能减退,严重者出现痴呆,由此而造成的学习、记忆障碍也较常见,而老年神经系统疾病中除帕金森病之外,以痴呆为主要表现的阿尔茨海默病、卒中后认知障碍以及血管性痴呆已成为社会各阶层中重要的负担性疾病。

痴呆的主要临床表现为认知障碍、记忆障碍和行为障碍,因此控制记忆障碍性疾病和改善学习记忆的药物,已倍受重视。记忆障碍的主要解剖基础为海马组织结构的萎缩,病理生理基础为中枢神经系统内乙酰胆碱受体变性、胆碱能神经兴奋传递障碍和神经元数目减少等。

胞磷胆碱 [药典(二);国基;医保(乙)]

Citicoline

【适应证】①大面积脑梗死所致的昏迷和意识障碍,有助于脑卒中后遗偏瘫患者肢体功能的恢复,可与促进脑代谢及脑循环的药物同用;②急性颅脑外伤和脑手术后的意识障碍。

【药理】(1)药效学　本品为胞嘧啶核苷酸的衍生物,可增强脑干网状结构(尤其是与意识密切相关的上行网状结构)激动系统的功能;增强锥体系统的功能,改善运动麻痹;降低大脑血流阻力,增加大脑血流量,改善大脑血液循环,对促进大脑物质代谢及功能的恢复和苏醒具有一定作用。

(2)药动学　本品注射后血药浓度迅速下降,30分钟后降低至注射时的1/3,1～2小时后基本稳定。主要分布于肝脏(占10%),较难透过血脑屏障,仅约0.1%可进入脑内,但在脑内停留时间较长,注射后3小时内脑内药物浓度达峰值,并在24小时内保持不变,且损伤脑比正常脑、受损半球比未受损半球的药物含量明显更高。在肝脏代谢为游离胆碱(主要代谢物)和胞苷二磷酸。主要经肾脏和肺清除,原型药物的半衰期为3.5小时,胆碱的半衰期为2小时。

【不良反应】心血管系统　一过性血压下降、心动过速、心动过缓。

肌肉骨骼　痉挛。

免疫系统及感染　过敏样反应、过敏性休克、过敏性哮喘。

神经系统　头痛、失眠、晕眩、震颤、烦躁不安、兴奋和痉挛。

肝胆　肝功能异常。

胃肠道　恶心、呕吐、食欲缺乏、胃痛、胃烧灼感、腹泻。

皮肤及皮肤附件　皮疹。

视觉异常　一过性复视。

【禁忌证】对本品过敏者。

【注意事项】(1)有癫痫病史、低血压、肝肾功能不全者慎用。

(2)未获得妊娠期妇女及哺乳期妇女使用的安全性的科学证据,宜慎用。

(3)对伴有脑出血、脑水肿和颅压增高的严重急性颅脑损伤患者慎用。

【药物相互作用】(1)左旋多巴　震颤麻痹患者合用可引起肌僵直恶化。

(2)甲氯芬酯　本品口服时不可与含甲氯芬酯的药物合用。

【用法与用量】(1)静脉滴注　①脑梗死急性期:一日1000mg,连用2周。②脑外伤及脑手术后的意识障碍:一日250～500mg,用5%或10%葡萄糖注射液稀释后缓慢滴注,5～10日为1个疗程。

(2)口服　稳定期一次1粒,每日3次。

【制剂与规格】胞磷胆碱钠片:(1)0.1g;(2)0.2g。
胞磷胆碱钠胶囊:0.1g。

注射用胞磷胆碱钠：（1）0.25g；（2）0.5g。

胞磷胆碱钠葡萄糖注射液：（1）100ml：胞磷胆碱钠0.25g与葡萄糖5.0g；（2）200ml：胞磷胆碱钠0.5g与葡萄糖10g；（3）250ml：胞磷胆碱钠0.5g与葡萄糖10g；（4）500ml：胞磷胆碱钠0.25g与葡萄糖25g；（5）50ml：胞磷胆碱钠0.25g与葡萄糖2.5g；（6）100ml：胞磷胆碱钠0.5g与葡萄糖5.0g。

胞磷胆碱钠氯化钠注射液：（1）500ml：胞磷胆碱钠0.5g与氯化钠0.45g；（2）100ml：胞磷胆碱钠0.25g与氯化钠0.9g；（3）100ml：胞磷胆碱钠0.5g与氯化钠0.9g；（4）250ml：胞磷胆碱钠0.25g与氯化钠2.25g；（5）200ml：胞磷胆碱钠0.5g与氯化钠1.8g。

吡拉西坦 [药典(二)；医保(乙)]
Piracetam

【适应证】 ①急、慢性脑血管病、脑外伤、各种中毒性脑病等多种原因所致的记忆减退；②轻、中度脑功能障碍；③儿童智能发育迟缓。

【药理】 （1）药效学 吡拉西坦属于γ-氨基丁酸的环化衍生物，可对抗理化因素所致的脑功能损害，提高学习、记忆能力。可以改善由缺氧所造成的逆行性遗忘。作用机制可能是促使脑内ADP转化为ATP，使脑内代谢能量供应状况改善；影响胆碱能神经元兴奋传递，促进乙酰胆碱合成；增加多巴胺的释放。

（2）药动学 口服吸收快，达峰时间（t_{max}）30～45分钟，可透过血脑屏障和胎盘屏障，大脑皮质和嗅球的浓度较脑干中浓度更高。半衰期（$t_{1/2}$）为5～6小时。表观分布容积（V_d）为0.6L/kg。在体内不代谢，以原型药物从尿和粪便（1%～2%）中排泄。肾脏清除速度为86ml/min。

【不良反应】 （1）中枢神经系统不良反应 兴奋、易激动、头晕、头痛、失眠等，但症状轻微，且与使用剂量大小无关，停药后以上症状消失。

（2）消化道不良反应 常见有恶心、腹部不适、胃食欲缺乏、腹胀、腹痛等，症状的轻重与服药剂量直接相关。

（3）轻度肝功能损害罕见，表现为轻度氨基转移酶升高，但与药物剂量无关。

【禁忌证】 （1）对吡拉西坦过敏者。

（2）锥体外系疾病，尤其是亨廷顿病患者（可能加重症状）。

（3）新生儿。

（4）妊娠期妇女。

（5）哺乳期妇女。

【注意事项】 （1）肝肾功能不全者慎用，并应适当减少剂量。

（2）在接受抗凝治疗的患者中，同时应用吡拉西坦时应特别注意出凝血时间，防止出血危险。并调整抗凝药剂量和用法。

（3）老年患者的肌酐清除率<60ml/min或血浆肌酐浓度>1.25mg/100ml时，给药剂量应酌减。

【药物相互作用】 用华法林抗凝治疗，产生稳定的抗凝作用后，如再加用本品，可使凝血酶原时间延长，诱导血小板聚集的抑制。

【用法与用量】 （1）口服 一次0.8～1.6g，一日3次。但由于消化道反应明显，国内常用一次0.8～1.2g，一日3次，4～8周为1个疗程，儿童用量减半。

（2）静脉注射 一次4～6g，一日2次，用5%或10%的葡萄糖注射液或氯化钠注射液溶解后使用，7～14日为1个疗程。

（3）静脉滴注 一次4～8g，一日1次，用5%或10%的葡萄糖注射液或氯化钠注射液溶解至250ml后使用。

（4）肌内注射 一次1g，一日2～3次。

【制剂与规格】 吡拉西坦片：0.4g。

吡拉西坦分散片：0.8g。

吡拉西坦胶囊：（1）0.2g；（2）0.4g。

吡拉西坦口服液：（1）10ml：0.8g；（2）10ml：0.4g。

吡拉西坦注射液：（1）5ml：1g；（2）20ml：4g；（3）20ml：8g。

注射用吡拉西坦：（1）1.0g；（2）2.0g；（3）4.0g；（4）6.0g；（5）8.0g。

吡拉西坦氯化钠注射液：（1）250ml：吡拉西坦8g与氯化钠2.25g；（2）125ml：吡拉西坦4g与氯化钠1.125g；（3）50ml：吡拉西坦10g与氯化钠0.45g；（4）100ml：吡拉西坦20g与氯化钠0.9g。

吡拉西坦葡萄糖注射液：（1）250ml：吡拉西坦8g与葡萄糖12.5g；（2）200ml：吡拉西坦8g与葡萄糖10g；（3）100ml：吡拉西坦8g与葡萄糖5g；（4）100ml：吡拉西坦4g与葡萄糖5g。

茴拉西坦
Aniracetam

【适应证】 ①轻中度学习、记忆和认知功能障碍的血管性痴呆和阿尔茨海默病；②脑卒中后不同程度的轻中度认知和行为障碍；③中老年良性记忆障碍；④儿童脑功能发育迟缓者。

【药理】 （1）药效学 本品是γ-氨基丁酸（GABA）

的环化衍生物。具有皮质抗缺氧能力，改善由各种化学物质，包括高碳酸血症、东莨菪碱或电休克等所引起的学习、记忆缺失，但其无镇静或兴奋作用，亦无扩血管作用。动物实验还证明，它部分地通过改善胆碱能神经功能而起作用，它可以保护大脑由东莨菪碱所引起的乙酰胆碱降低和记忆减退，亦可促进突触前膜对胆碱的再摄取，加速乙酰胆碱的合成。人体研究证明，茴拉西坦保护由缺氧所引起的脑电图改变和智能减退，能改善心理测试的参数。阿尔茨海默病的多中心双盲试验证明，口服茴拉西坦 1000mg/d，连续 3 个月后，记忆和认知能力有显著改善，行为障碍亦较基线提高 20%～30%。老年患者试验中，它可以减少脑电图中 θ 波和 δ 波，增加 α 节律和慢 β 波活动。

(2) 药动学 口服吸收快，达峰时间(t_{max})为 20～40 分钟。吸收后迅速分布于肝、肾，可通过血脑屏障。主要经肝脏代谢，代谢产物 N-茴香酰-GABA 约占 70%，具有促智作用。其余的 30% 为茴香酸(anisic acid)和 2-吡咯烷酮(2-pyrrolidone)。口服 1500mg，45 分钟后血浆中代谢产物 N-茴香酰-GABA 浓度可达 11μg/ml，360 分钟后仅为 450ng/ml。服药后 24 小时，77%～85% 以代谢产物形式从尿中排出，4% 从粪便排泄。

【不良反应】 (1) 长期服用者，有轻度白细胞、血小板计数和血红蛋白的改变，但无显著性意义。

(2) 少数患者服药后主诉头晕，偶有兴奋、躁动、精神错乱，但以嗜睡者较为多见，程度不重。

(3) 消化道症状稍多，主要表现为口干、食欲缺乏、便秘，但这些症状均可在停药后消失。

(4) 可有轻度肝、肾功能损害，表现为血肌酐升高。

(5) 偶有全身皮疹的报道。

【禁忌证】 对本品过敏者。

【注意事项】 (1) 有明显肝功能异常者应适当调整给药剂量。

(2) 肾功能不全者慎用。

(3) 以往对普拉西坦、吡拉西坦、奥拉西坦、替尼司坦等其他吡咯烷基衍生物过敏或不耐受的患者慎用。

(4) 亨廷顿病患者慎用(可能加重症状)。

【用法与用量】 口服。70 岁以上老人，一次 100mg，一日 3 次。70 岁以下者，一次 200mg，一日 3 次，疗程 4～8 周，儿童剂量酌定。

【制剂与规格】 茴拉西坦片：(1)50mg；(2)100mg。

茴拉西坦(茴拉西坦)胶囊：(1)100mg；(2)200mg。

茴拉西坦分散片：0.1g。

茴拉西坦颗粒：0.1g。

尼 麦 角 林 [医保(乙)]
Nicergoline

【适应证】 ①改善脑梗死后遗症引起的意欲低下和情感障碍(感觉迟钝、注意力不集中、记忆力衰退、意念缺乏、忧郁、不安等)。②急、慢性周围循环障碍：如肢体血管闭塞性疾病、其他末梢循环不良症状。③血管性痴呆：尤其在早期治疗时对认知、记忆等有改善，并能减轻疾病的严重程度。

【药理】 药效学 本品为双氢麦角碱的半合成衍生物。具有 α 受体拮抗作用和舒张血管作用。可促进脑细胞能量的新陈代谢，增加氧和葡萄糖的利用；可促进神经递质多巴胺的转换而增加神经传导，促进脑部蛋白质的生物合成，改善脑功能。

【不良反应】 胃肠道不适、恶心、腹泻、食欲增加，出汗、潮红，嗜睡、失眠、兴奋、烦躁、头晕、低血压、晕厥、心动过缓、红斑、荨麻疹、苔藓样药疹，急性间质性肾炎，射精不能，注射部位疼痛，过敏反应等。

【禁忌证】 (1) 对本品过敏者。

(2) 急性出血者。

(3) 近期心肌梗死患者。

(4) 严重心动过缓患者。

(5) 低血压患者。

(6) 妊娠或哺乳期妇女。

【注意事项】 (1) 卟啉症患者慎用。

(2) 饮酒可增加出现中枢神经系统不良作用的风险。

(3) 慎与抗凝药、抗血小板药或抗高血压药合用。

【药物相互作用】 (1) 可加强抗高血压药的作用。与 β 受体拮抗药合用，对心脏抑制的作用增强。禁与 α 或 β 受体激动药合用。

(2) 本品具有抑制血小板集聚，降低血液黏度的作用，所以服用抗凝药或抗血小板药时，应密切监测凝血功能。

【用法与用量】 (1) 口服 勿咀嚼，每日 20～60mg，分 2～3 次服用。

(2) 肌内注射 一次 2～4mg，一日 1～2 次。

(3) 静脉滴注 每次 4～8mg，溶于 100ml 0.9% 氯化钠注射液或葡萄糖注射液中，2 分钟内缓慢注射，一日 1～2 次。

【制剂与规格】 尼麦角林片：(1)5mg；(2)10mg；(3)30mg。

尼麦角林胶囊：(1)15mg；(2)30mg。

尼麦角林注射液：(1)1ml:2mg；(2)1ml:4mg；(3)2ml:4mg；(4)5ml:8mg。

注射用尼麦角林：(1)2mg；(2)4mg；(3)8mg。

石 杉 碱 甲 [药典(二)；国基；医保(甲)]

Huperzine A

【适应证】 ①良性记忆障碍：提高患者指向记忆、联想学习、图像回忆、无意义图形再认及人像回忆等能力；②改善痴呆患者和脑器质性病变引起的记忆障碍；③重症肌无力。

【药理】 (1)药效学 本品是一种可逆性胆碱酯酶抑制药。易通过血脑屏障，对脑内胆碱酯酶有较强的抑制作用，明显提高脑内乙酰胆碱水平。

(2)药动学 口服吸收快而完全，生物利用度(F)为96.9%，主要通过尿液以原型及代谢产物形式排出体外。

【不良反应】 恶心、呕吐、腹泻、食欲缺乏、头晕、出汗、失眠、视物模糊等，均可自行消失。

【禁忌证】 (1)对本药活性成分过敏者禁用。

(2)癫痫、低血压、心绞痛、支气管哮喘、机械性肠梗阻、肾功能不全、尿路梗阻患者禁用。

【注意事项】 (1)本品为可逆性胆碱酯酶抑制剂，其用量有个体差异，一般应从小剂量开始，不良反应明显时可自行减量。

(2)心动过缓慎用。

【用法与用量】 (1)口服 一日 0.1~0.2mg，分 2次服用，对良性记忆障碍的疗程 1~2 个月，而阿尔茨海默病、血管性痴呆的疗程需更长，或遵医嘱。一日量不得超过 0.45mg。

(2)肌内注射 每瓶用 2ml 灭菌注射用水溶解后肌内注射：①治疗良性记忆障碍：一次 0.2mg，一日 1 次或遵医嘱；②治疗重症肌无力：一次 0.2~0.4mg，一日 1 次或遵医嘱。

【制剂与规格】 石杉碱甲片：0.05mg。

石杉碱甲胶囊：0.05mg。

石杉碱注射液：1ml:0.2mg。

盐酸多奈哌齐 [药典(二)；医保(乙)]

Donepezil Hydrochloride

【适应证】 ①轻度或中度阿尔茨海默病症状的治疗；②血管性痴呆。

【药理】 (1)药效学 本品通过抑制胆碱酯酶活性，提高脑内乙酰胆碱的含量，改善阿尔茨海默病患者的记忆障碍和认知功能。

(2)药动学 口服吸收良好，达峰时间(t_{max})为 3~4 小时。每日口服 1~10mg，血药浓度与剂量呈线性相关。食物和服药时间均不影响药物的吸收。半衰期($t_{1/2}$)约 70 小时，连续服药 3 周后达稳态浓度(C_{ss})。表观分布容积(V_d)为 12L/kg。血浆蛋白结合率 96%，其中 75%与白蛋白结合，21%与 α-酸性糖蛋白结合。部分药物在肝脏经 CYP3A4 和 CYP2D6 代谢，生成 4 种主要代谢产物，口服量的 11%生成 6-O-去甲多奈哌齐，其生物活性与母体相似。服药 10 日后，57%以原型药物和代谢产物从尿中排出，15%从粪便排出，但有 28%未见排出，提示体内有蓄积。此后可发现约 17%以原型药物从尿中排出。

【不良反应】 心血管系统 晕厥、心动过缓、窦房传导阻滞、房室传导阻滞、心律不齐、心脏杂音、高血压。上市后还有 Q-T 间期延长、尖端扭转型室性心动过速、心脏传导阻滞的报道。

代谢及营养异常 体重减少、脱水、高脂血症。

肌肉骨骼异常 肌痉挛、肌酸激酶升高、关节痛、关节炎、背痛。上市后还有横纹肌溶解的报道。

泌尿系统 尿失禁、排尿无规律、尿频、尿路感染。

神经系统 头痛、眩晕、失眠、癫痫发作、锥体外系反应、头晕、嗜睡、意识模糊。

精神异常 幻觉、易激惹、攻击行为、焦虑、抑郁、多梦、梦境异常、敌意、神经质、情绪不稳、人格障碍。

肝胆 肝功能障碍。

胃肠反应 腹泻、恶心、厌食、呕吐、腹部不适、胃肠道出血、胃溃疡、十二指肠溃疡、唾液分泌过多、食欲减退、胃痛。

血液系统 瘀斑、出血。

皮肤及皮肤附件 皮疹、瘙痒、湿疹。

【禁忌证】 (1)禁用于对盐酸多奈哌齐、哌啶衍生物或本品中赋形剂有过敏史的患者。

(2)禁用于孕妇。

(3)本品含有乳糖。对半乳糖不耐症、Lapp 乳糖酶缺乏症或葡萄糖-半乳糖吸收不良等罕见遗传问题的患者禁用。

【注意事项】 (1)预计胆碱酯酶抑制药可增加胃酸分泌，用药期间应密切监测活动性或隐匿性胃肠道出血症状，尤其是溃疡发生风险增加的患者(如有溃疡病史者、正接受非甾体类抗炎药治疗的患者)

(2)如出现晕厥和癫痫发作，应考虑发生心脏传导阻滞或长时间窦性停搏的可能。

(3)体重较轻(<55kg)的患者较体重较高(≥55kg)的

患者更易出现恶心、呕吐及体重减少。

(4)痴呆及本品均影响驾驶及操作机械,用药期间应对患者驾驶或操作复杂机械的能力进行评估。

(5)不推荐用于儿童。

【药物相互作用】 (1)酮康唑和奎尼丁分别是CYP3A4和2D6的抑制剂,抑制多奈哌齐的代谢。其他CYP3A4的抑制剂如伊曲康唑和红霉素,以及CYP2D6的抑制剂如氟西汀也均能抑制多奈哌齐的代谢。

(2)与琥珀酰胆碱合用,由于协同效应,神经肌肉阻断的作用延长。与卡巴胆碱合用,胆碱能作用叠加,出现胆碱能不良反应(心动过缓、支气管痉挛、多汗、腹泻、呕吐)的风险增加。

(3)与利福平、苯妥英钠、卡马西平等药酶诱导药合用,本品的血药浓度降低。

(4)与洋地黄、华法林合用时要注意剂量。

【用法与用量】 初始剂量为一日1次,一次5mg,晚上睡前口服,至少维持1个月,以评价早期的临床反应,及达到盐酸多奈哌齐稳态血药浓度。随后可根据临床评估结果增量至最大剂量一日10mg。

【制剂与规格】 盐酸多奈哌齐片:(1)5mg;(2)10mg。

盐酸多奈哌齐胶囊:5mg。

盐酸多奈哌齐分散片:5mg。

盐酸多奈哌剂口腔崩解片:(1)5mg;(2)10mg。

重酒石酸卡巴拉汀[医保(乙)]
Rivastigmine Hydrogen Tartrate

【适应证】 适用于治疗轻、中度阿尔茨海默型痴呆的症状。

【药理】 (1)药效学 本品是一种氨基甲酸类选择性作用于脑内的乙酰、丁酰胆碱酯酶抑制剂,通过延缓功能完整的胆碱能神经元所释放的乙酰胆碱的降解,从而促进胆碱能神经传导。动物实验证明卡巴拉汀能增加脑皮质和海马区域可利用的乙酰胆碱。有证据显示乙酰胆碱酯酶抑制剂能够减缓β-淀粉样前体蛋白(APP)片段沉积所致淀粉样蛋白的形成。卡巴拉汀通过与靶酶结合成共价复合物而使后者暂时失活。阿尔茨海默病患者脑脊液中卡巴拉汀对乙酰胆碱酯酶的抑制作用呈剂量依赖性,对丁酰胆碱酯酶活性的抑制与对乙酰胆碱酯酶活性的抑制相似。在给药1年后,卡巴拉汀可以持续性抑制脑脊液中的乙酰胆碱酯酶和丁酰胆碱酯酶的活性。卡巴拉汀对脑脊液中乙酰胆碱酯酶和丁酰胆碱酯酶活性的抑制作用与阿尔茨海默病患者认知能力测评的改善之间呈显著的相关性。但是,在速度-注意力和与记忆相关的亚测评中发现,只有抑制脑脊液中的丁酰胆碱酯酶的活性才与上述测评指标的改善之间呈持续显著性相关。

(2)药动学 ①吸收:重酒石酸卡巴拉汀吸收迅速而完全,约1小时达到血药峰浓度。作为药物与其目标酶发生相互作用的结果,生物利用度的升高大约是根据剂量升高所预期的1.5倍。服用3mg的绝对生物利用度约为36%;重酒石酸卡巴拉汀胶囊与食物同服可使其吸收(t_{max})延长90分钟,降低C_{max}及AUC增加约30%。进食时服用卡巴拉汀口服液延迟吸收(t_{max})74分钟,降低C_{max} 43%,升高AUC大约9%。

②分布:重酒石酸卡巴拉汀与血浆蛋白结合率较弱(约40%)。卡巴拉汀平均分布在血液和血浆中,浓度范围1~400ng/ml,血液与血浆部分的分配比率为0.9。本品易通过血脑屏障,在1~4小时后达到最高浓度,脑脊液与血浆AUC的比率为40%。静脉给药后分布容积的范围是1.8~2.7L/kg。

③代谢:重酒石酸卡巴拉汀主要通过胆碱酯酶介导的水解作用而迅速、广泛地被代谢(血浆半衰期约1小时),该代谢易于达到饱和状态。

④清除:尿中未发现重酒石酸卡巴拉汀药物原型。其代谢产物主要通过肾脏清除。同位素^{14}C标记的重酒石酸卡巴拉汀服用后,24小时内绝大部分(>90%)经肾脏迅速排泄,仅有不到1%的药物经粪便排泄。阿尔茨海默病患者体内未见重酒石酸卡巴拉汀或其代谢产物蓄积。

【不良反应】 (1)本品可以出现轻至中度的副作用,通常不予处理即可自行消失。副作用发生的频率及程度常随服药剂量的递增而增多或加重。

(2)常见的不良反应 恶心、呕吐、腹泻、腹痛、食欲缺乏、头晕、头痛。女性患者对恶心、呕吐、食欲缺乏和体重下降更为敏感。

(3)国外多国进行的Ⅱ期和Ⅲ期临床试验显示,副作用发生率约为5%或略高,神经和精神副作用主要有眩晕、头痛、困倦、激动、失眠、精神错乱、抑郁;胃肠道副作用包括恶心、呕吐、腹泻、食欲缺乏和消化不良;以及出汗增多、全身不适、体重下降、震颤。

(4)本品不引起任何实验室检查项目的改变,包括肝功能或心电图,因此不需进行特殊监护。

【禁忌证】 (1)禁用于对重酒石酸卡巴拉汀及氨基甲酸衍生物或辅料过敏的患者。

(2)禁用于严重肝脏损伤的患者。

【注意事项】 (1)与其他拟胆碱能药相同,当给予病态窦房结综合征(SSS)或其他心脏传导阻滞(窦房性传导阻滞、房室传导阻滞)的患者服用本品时,必须格外谨慎。

(2)胆碱能神经兴奋可以引起胃酸分泌增多，也可能会加重尿路梗阻和癫痫发作，当治疗有此种情况的患者时，需慎重。

(3)有哮喘病史或其他阻塞性肺部疾病的患者也需慎用。

(4)与其他拟胆碱药一样，卡巴拉汀可能会使锥体外系症状主要是震颤加剧。

(5)妊娠时服用本品的安全性迄今未明。

(6)本品能否从人体乳汁中分泌目前尚不清楚，服用本品的患者应停止哺乳。

(7)儿童不推荐使用。

(8)发生过敏性皮炎的患者(散播性)，应停止治疗。

(9)老年患者应在医生指导下使用。

【药物相互作用】(1)重酒石酸卡巴拉汀主要通过胆碱酯酶水解代谢。细胞色素P450的同工酶很少参与其代谢。因此，本品与由这些酶代谢的其他药物之间不存在药代动力学的相互作用。

(2)对健康志愿者研究发现，本品(单剂量3mg)与地高辛、华法林、地西泮或氟西汀间无药代动力学相互作用。华法林所致凝血酶原时间延长不受本品影响。地高辛与本品合用后，没有对心脏传导产生不良的影响。在阿尔茨海默病联合药物治疗中，如抗酸药、止吐药、抗糖尿病药、作用于中枢的降血压药(β受体拮抗剂、钙通道阻滞剂)、影响肌收缩力药、抗心绞痛药、非甾体抗炎药、雌激素、镇痛药、地西泮、抗组胺药等，均未产生本品的药代动力学改变，以及使临床有关的不利因素增加。

(3)鉴于可能出现的锥体外系相加效应，不建议联合使用甲氧氯普胺和卡巴拉汀。

(4)鉴于卡巴拉汀的药效动力学效应，卡巴拉汀不应与其他拟胆碱药联合应用，因为可能有相加效应。卡巴拉汀还可能干扰抗胆碱药物的活性。

(5)作为一种胆碱酯酶抑制剂，在麻醉期间，卡巴拉汀可以增强琥珀酰胆碱型肌松剂的作用。

【给药说明】开始治疗时，应服用1.5mg，每日2次，逐渐递增至维持剂量。

与其他拟胆碱药一样，在增加剂量后的短期内可能出现不良反应。降低剂量后可以改善。

【用法与用量】早晚进餐时与食物同服，胶囊需吞服。

成人 口服给药。起始剂量为一日3mg，分2次与食物同服(如不耐受，可分3次服用)。如耐受，可增至一日6mg，随后一日9mg，然后一日12mg。增加剂量应至少间隔2周，最大日剂量为12mg。如治疗中断超过3日，应以最低日剂量重新开始，随后按上述方法递

增剂量。

肝、肾功能不全患者 无需调整剂量，当增加剂量时，须严密监测。

【制剂与规格】重酒石酸卡巴拉汀片：1.5mg

重酒石酸卡巴拉汀胶囊：(1)1.5mg；(2)3.0mg；(3)4.5mg；(4)6.0mg。

氢溴酸加兰他敏[药典(二)；医保(乙)]
Galantamine Hydrobromide

【适应证】①轻至中度阿尔茨海默型痴呆症状；②良性记忆障碍：提高患者指向记忆、联想学习、图像回忆、无意义图形再认及人像回忆等能力。对痴呆患者和脑器质性病变引起的记忆障碍也有改善作用。③重症肌无力、进行性肌营养不良症、脊髓灰质炎后遗症及儿童脑型瘫痪、外伤性感觉运动障碍、多发性周围神经病。④拮抗筒箭毒碱及其类似药物的非去极化肌松作用。

【药理】(1)药效学 本品为一种具有选择性、竞争性及可逆性胆碱酯酶抑制药，可增强体内乙酰胆碱对烟碱能受体的作用(其机制可能为本品对烟碱型胆碱能受体的变构调节)，从而增强阿尔茨海默病患者胆碱能系统的活性，改善患者的认知功能。

(2)药动学 口服易吸收，达峰时间(t_{max})为1小时，生物利用度(F)为90%，食物可延缓吸收，但不影响吸收量。血浆蛋白结合率为18%。在肝脏经CYP2D6和CYP3A4代谢，生成活性代谢产物。绝大部分用药量以原型药物和代谢产物从尿排泄，少量(6%)从粪便排泄。半衰期($t_{1/2}$)为7~8小时。

【不良反应】 **心血管系统** 心动过缓、心律不齐、低血压、血压变化、循环系统虚脱、房室传导阻滞、心悸、窦性心动过缓、颜面潮红。

代谢及营养异常 血糖升高、体重减轻、低钾血症、脱水。

呼吸系统 呼吸加快。

肌肉骨骼异常 肌肉麻痹、肌痉挛、肌无力。

泌尿系统 多尿。

免疫系统及感染 过敏反应。

神经系统 晕眩、头痛、发抖、失眠、张力亢进、感觉异常、失语症、运动功能亢进。

精神异常 幻觉、易激动、抑郁。

胃肠反应 腹胀、反胃、呕吐、腹痛、腹泻、厌食、消化不良、吞咽困难、消化道出血、唾液增多、腹部痉挛、恶心、食欲减退。

血液系统　贫血、血小板减少。

皮肤及皮肤附件　多汗。上市后还有 Stevens-Johnson 综合征、急性全身发疹、多形性红斑的报道。

【禁忌证】　(1)对本品过敏者。

(2)心绞痛、心动过缓患者。

(3)严重哮喘或肺功能障碍患者。

(4)重度肝、肾功能损害者。

(5)机械性肠梗阻、尿路阻塞或膀胱术后恢复期患者。

(6)运动功能亢进患者。

(7)癫痫患者。

【注意事项】　(1)应用时应由小剂量逐渐增大，以避免不良反应。

(2)由于本品的拟胆碱作用，可引起膀胱流出梗阻。

(3)癫痫、运动功能亢进、机械性肠梗阻、心绞痛、心脏传导障碍、心动过缓、支气管哮喘和梗阻性肺病等患者慎用。

(4)有溃疡史或有易患因素者出现活动性溃疡或隐匿性胃肠道出血的风险增加。

(5)中度肝或肾功能损害者宜减量慎用，严重肝或肾功能损害者不推荐使用。

(6)有报道可增加认知损害患者的死亡率。

(7)哺乳期妇女使用可能对乳儿有风险。

(8)儿童使用的安全性和有效性未建立。

【药物相互作用】　(1)与奎尼丁、氟西汀、帕罗西汀等可抑制 CYP2D6 的药物或与酮康唑等可抑制 CYP3A4 的药物合用，本品的血药浓度增加。合用时，加兰他敏的剂量要降低。

(2)与β受体拮抗药等可显著降低心率的药物合用，出现心动过缓和房室传导阻滞的风险增加。

(3)与非甾体抗炎药合用，出现活动性溃疡或隐匿性胃肠道出血的风险增加。

【给药说明】　口服给药。若中断治疗达数日或更长时间，应以最低剂量重新用药，随后逐渐增至合适治疗剂量。

【用法与用量】　**轻至中度阿尔茨海默型痴呆**　口服给药。(1)普通制剂　起始剂量为一次 5mg，一日 2 次(建议与早餐及晚餐同服)，连用 4 周。维持剂量为一次 10mg，一日 2 次，至少连用 4 周。最大维持剂量为一次 15mg，一日 2 次。

(2)缓释片　起始剂量为一次 10mg，一日 1 次(建议与早餐同服)，连用 4 周。维持剂量为一次 20mg，一日

1 次，至少连用 4 周。最大维持剂量为一次 30mg，一日 1 次。

记忆障碍　口服给药。普通制剂：起始剂量为一次 5mg，一日 4 次(餐后 1 小时服用)；3 日后可改为一次 10mg，一日 4 次。

重症肌无力、脊髓灰质炎后遗症、神经系统疾病或外伤引起的感觉及运动障碍、多发性神经炎　(1)肌内注射　一次 2.5～10mg，一日 1 次，必要时可增至一日 2 次。

(2)皮下注射　同"肌内注射"。

肾功能不全　中度肾功能损害者必要时应减量。

肝功能不全　中度肝功能损害者必要时应减量。

儿童　重症肌无力、脊髓灰质炎后遗症、神经系统疾病或外伤引起的感觉及运动障碍、多发性神经炎。肌内注射。一次 0.05～0.1mg/kg，一日 1 次。

【制剂与规格】　氢溴酸加兰他敏片：5mg。

氢溴酸加兰他敏分散片：4mg。

氢溴酸加兰他敏口腔崩解片：4mg。

氢溴酸加兰他敏胶囊：5mg。

氢溴酸加兰他敏口服溶液：10ml:10mg。

氢溴酸加兰他敏缓释片：10mg。

氢溴酸加兰他敏缓释胶囊：(1)8mg；(2)16mg；(3)24mg。

氢溴酸加兰他敏注射液：(1)1ml:1mg；(2)1ml:2.5mg；(3)1ml:5mg。

盐酸美金刚 [医保(乙)]
Memantine Hydrochloride

【适应证】　用于治疗中重度至重度阿尔茨海默型痴呆。

【药理】　(1)药效学　本品为一种电压依赖性、中等程度亲和力、非竞争性 N-甲基-D-天门冬氨酸(NMDA)受体拮抗药。可阻断谷氨酸浓度病理性升高导致的神经元损伤。此外，本品还可拮抗 5-HT$_3$ 受体、烟碱型乙酰胆碱受体。

(2)药动学　本品口服吸收良好，普通制剂的 t_{max} 为 3～7 小时。在治疗剂量范围内，本品的药动学呈线性。平均分布容积为 9～11L/kg，血浆蛋白结合率低。本品部分经肝脏代谢，但细胞色素 P450(CYP)在本品的代谢中作用较小。主要转变为三种具有较低 NMDA 受体拮抗活性的急性代谢物：N-葡萄糖醛酸苷结合物、6-羟基美金刚、1-亚硝酸-脱氨基美金刚。本品主要以原型药物随尿液排泄，约占 48%。pH 依赖性肾小管重吸收调节的肾小管主动分泌参与本药的肾清除。终末消除半衰期为 60～

80 小时。

【不良反应】 **心血管系统** 高血压、静脉血栓/血栓。上市后还有充血性心力衰竭的报道。

代谢/内分泌系统 体重增加。

呼吸系统 咳嗽、呼吸困难。

肌肉骨骼 背痛。

泌尿系统 尿失禁。上市后还有急性肾衰竭(包括肌酸酐升高和肾功能不全)的报道。

免疫系统 过敏反应。

神经系统 头晕、头痛、嗜睡、癫痫发作、意识模糊、平衡失调、步态异常、惊厥。

精神异常 幻觉、焦虑、抑郁、攻击性。上市后还有自杀意念、精神病性反应的报道。

肝胆 上市后有肝炎的报道。

胃肠反应 腹泻、便秘、腹痛、呕吐。上市后还有胰腺炎的报道。

血液系统 上市后有粒细胞缺乏、白细胞减少(包括中性粒细胞减少)、全血细胞减少、血小板减少、血栓性血小板减少性紫癜的报道。

皮肤及皮肤附件 上市后有 Stevens-Johnson 综合征的报道。

其他 流行性感冒、疲乏、疼痛、真菌感染。

【禁忌证】 (1)对本品或金刚烷胺过敏者。

(2)哺乳期妇女。

【注意事项】 (1)尿液 pH 值升高可减少本品的肾清除，可能导致药物蓄积和不良反应增加，因饮食(由肉食改为素食)和临床状态(如肾小管性酸中毒、严重尿路感染)而出现尿液 pH 值升高的情况下，应慎用本品。

(2)本品可能影响反应能力，用药期间应谨慎驾驶或操作机械。

(3)本品含一水合乳糖。有罕见的遗传乳糖不耐受，Lapp 乳糖分解酶缺乏或葡萄糖-半乳糖吸收障碍患者不应使用。

【药物相互作用】 (1)碱化尿液的药物(如碳酸酐酶抑制剂、碳酸氢钠) 尿液 pH 值升高可减少本品的肾清除，合用可升高本品的血药浓度，可能导致药物蓄积和不良反应的增加。合用时应谨慎。

(2)西咪替丁、雷尼替丁、普鲁卡因胺、奎尼丁、奎宁 上述药物与本品竞争相同的肾脏阳离子转运系统，合用有导致血浆药物浓度升高的风险。

(3)其他 N-甲基-D-天门冬氨酸受体拮抗药(如金刚烷胺、氯胺酮、右美沙芬) 上述药物与本品作用的受体系统相同，合用可能增加不良反应的发生率或严重程度。

避免合用。

(4)左旋多巴、多巴胺受体激动药、抗胆碱能药 NMDA 受体拮抗药可增强上述药物的作用。

(5)口服抗凝药 有与华法林合用导致国际标准化比值(INR)升高的个案报道。合用时应密切监测凝血酶时间和 INR。

(6)巴比妥类药、中枢神经系统阻滞药 NMDA 受体拮抗药可减弱上述药物的作用。

(7)氢氯噻嗪 合用可降低氢氯噻嗪的血药浓度。

【给药说明】 (1)本品应于每日相同时间服用，可与或不与食物同服。

(2)若漏服一剂，无需于下次用药时补服。若漏服数日，可能需从低剂量开始服药，根据标准剂量调整方案增量。

(3)本品口服溶液不得与其他液体混合。

【用法与用量】 **成人** 口服。每日最大剂量20mg。为了减少不良反应的发生，在治疗的前 3 周应按每周递增 5mg 剂量的方法逐渐达到维持剂量，具体如下：治疗第一周的剂量为一次 5mg，一日 1 次；第二周一次 10mg，一日 1 次；第三周一次 15mg，一日 1 次；第四周开始以后服用推荐的维持剂量一次 20mg，一日 1 次。

肾功能不全 对于轻度肾功能不全(肌酐清除率 50～80ml/min)患者，无需调整剂量。对于中度肾功能不全(肌酐清除率 30～49ml/min)的患者，美金刚的剂量应减至每日 10mg；如果治疗开始至少 7 天后，患者可以很好耐受，可以根据标准剂量调整方案将服用剂量增加至 20mg/d。对于严重肾功能不全患者(肌酐清除率 5～29ml/min)，美金刚的剂量应为每日 10mg。

肝功能不全 轻度至中度肝功能不全患者(肝功能分级为 Child-Pugh A 级和 Child-Pugh B 级)无需调整剂量。目前尚无美金刚应用于严重肝功能不全患者的资料。不推荐本品用于重度肝功能不全患者。

老年人 65 岁以上患者的推荐剂量为一次 20mg，一日 1 次。

【制剂与规格】 盐酸美金刚片：10mg。

盐酸美金刚口服溶液：120ml:240mg。

乙酰谷酰胺[药典(二)]

Aceglutamide

【适应证】 ①用于脑外伤性昏迷、神经外科手术引起的昏迷、肝性脑病。②用于偏瘫、高位截瘫、小儿麻痹后遗症。③用于神经性头痛、腰痛。④用于智力减退、记忆力障碍。

【药理】 (1)药效学 本品为谷氨酰胺的乙酰化合

物，通过血脑屏障后分解为谷酰胺和γ-氨基丁酸。谷氨酸参与中枢神经系统的信息传递；γ-氨基丁酸能拮抗谷氨酸的兴奋性，改善神经细胞代谢，维持神经应激能力及降低血氨，改善脑功能。

(2)药动学　本品在体内分布广泛，脑、肝和肾中浓度较高，可透过血脑屏障。在肾小管细胞内分解为氨和乙酰谷氨酸，前者经肾小管排除，后者经吸收后参与体内代谢。

【禁忌证】　对本品过敏者。

【注意事项】　(1)当药品性状发生改变时禁止使用。

(2)静脉滴注时可能引起血压下降。

【用法与用量】　成人　(1)肌内注射　一日 0.1～0.6g。

(2)静脉滴注　一日 0.1～0.6g，用 5%或 10%葡萄糖注射液 250ml 稀释后缓慢滴注。

儿童　(1)肌内注射　儿童剂量酌减。

(2)静脉滴注　儿童剂量酌减。

【制剂与规格】　乙酰谷酰胺注射液：(1)2ml:0.1g；(2)5ml:0.25g；(3)5ml:0.3g；(4)5ml:0.6g；(5)10ml:0.5g。

乙酰谷酰胺氯化钠注射液：(1)100ml(乙酰谷酰胺 0.1g 与氯化钠 0.79g)；(2)100ml(乙酰谷酰胺 0.2g 与氯化钠 0.9g)；(3)100ml(乙酰谷酰胺 0.25g 与氯化钠 0.9g)；(4)250ml(乙酰谷酰胺 0.25g 与氯化钠 2.25g)；(5)250ml(乙酰谷酰胺 0.25g 与氯化钠 2.25g)；(6)250ml(乙酰谷酰胺 0.5g 与氯化钠 2.25g)。

乙酰谷酰胺葡萄糖注射液：(1)100ml(乙酰谷酰胺 0.1g 与葡萄糖 5g)；(2)100ml(乙酰谷酰胺 0.2g 与葡萄糖 5g)；(3)250ml(乙酰谷酰胺 0.25g 与葡萄糖 12.5g)；(4)250ml(乙酰谷酰胺 0.5g 与葡萄糖 12.5g)。

注射用乙酰谷酰胺：(1)0.1g；(2)0.2g；(3)0.25g；(4)0.3g；(5)0.6g。

第八节　抗重症肌无力药

重症肌无力是由于神经肌肉接头传递障碍所致的以随意肌易疲劳无力为主要临床特征的自身免疫性疾病。该病最易受累的肌肉是眼外肌，常表现为眼睑下垂、复视等；其次受累为四肢肌和咽喉肌，常表现为四肢无力、说话鼻音、声音嘶哑、饮水呛咳、吞咽困难等；部分患者可累及呼吸肌导致呼吸困难甚至出现危象。根据临床上的易疲劳性、晨轻暮重的波动性无力症状以及抗胆碱酯酶剂试验阳性不难做出诊断。现认为重症肌无力的发病机制是随意肌的自身免疫性突触后膜乙酰胆碱受体(AchR)病。血中的抗乙酰胆碱受体抗体与受体结合封闭使之不能与乙酰胆碱有效结合，抗体与受体结合的复合物在补体参与下可以溶解受体，进而导致受体数目减少，突触后膜形态改变。重症肌无力的药物治疗包括对症治疗的抗胆碱酯酶药及对因治疗的糖皮质激素、免疫抑制药等，本节主要介绍几种抗胆碱酯酶药。抗胆碱酯酶药能抑制胆碱酯酶对乙酰胆碱的降解，使乙酰胆碱增多，暂时增强与抗乙酰胆碱受体抗体竞争乙酰胆碱受体的能力，使肌力获得一过性改善。该类药物长期使用会促进乙酰胆碱受体的破坏，特别是在抗乙酰胆碱受体抗体存在的情况下，这种破坏作用更大，故长期应用弊多利少，晚期重症患者由于乙酰胆碱受体严重破坏，常可出现药物不敏感。

甲硫酸新斯的明 [药典(二)；国基；医保(甲)]
Neostigmine Methylsulfate

【适应证】　(1)CDE 适应证　①重症肌无力；②手术后功能性肠胀气及尿潴留；③手术结束时拮抗非去极化肌肉松弛药的残留肌松作用。

(2)国外适应证　①重症肌无力；②排除机械性梗阻后，术后腹胀和尿潴留的预防和治疗；③术后非去极化神经肌肉阻滞剂(如泮库溴铵)作用的逆转。

【药理】　(1)药效学　抑制胆碱酯酶活性而发挥完全拟胆碱作用；直接激动骨骼肌运动终板上烟碱样受体(N_2 受体)。其作用特点：对骨骼肌兴奋作用较强，但对中枢作用较弱；对腺体、眼、心血管及支气管平滑肌作用较弱，对胃肠道平滑肌能促进胃收缩和增加胃酸分泌，并促进小、大肠，尤其是结肠的蠕动，从而防止肠道弛缓、促进肠内容物向下推进。本品对骨骼肌兴奋作用较强，但对中枢作用较弱。

(2)药动学　肌内注射给药后平均半衰期 0.89～1.2 小时。婴儿和儿童中消除半衰期明显较成人短；肾功能衰竭患者半衰期明显延长。本品既可被血浆中胆碱酯酶水解，亦可在肝脏中代谢。用药量的 80%可在 24 小时内经尿排出。其中原型药物占给药量 50%，15%以 3-羟基苯-3-甲基铵的代谢物排出体外。本品血清蛋白结合率为 15%～25%，但进入中枢神经系统的药量很少。

【不良反应】　神经系统　头晕、抽搐、意识丧失、嗜睡、头痛、构音障碍、瞳孔缩小和视觉改变。

心血管系统　心律失常(包括心动过缓、心动过速、A-V 传导阻滞和结点节律)和非特异性心电图变化，以及心脏骤停、晕厥和低血压。

呼吸系统 口腔、咽部和支气管分泌物增多，呼吸困难，呼吸抑制，呼吸停止和支气管痉挛。

皮肤及皮肤附件 皮疹、荨麻疹。

胃肠反应 恶心、呕吐、肠胃胀气及蠕动增加。

泌尿系统 尿频。

肌肉骨骼 肌肉痉挛、关节痛。

全身表现 出汗、潮红、虚弱。

免疫系统及感染 过敏反应。

【禁忌证】 (1)癫痫患者。

(2)心绞痛患者。

(3)心律失常(如室性心动过速、窦性心动过缓)患者。

(4)机械性肠梗阻或泌尿道梗阻患者。

(5)哮喘患者。

(6)血压下降者。

(7)迷走神经张力升高者。

【注意事项】 (1)过量，常规给予阿托品对抗。

(2)甲状腺功能亢进症和帕金森症等慎用。

【药物相互作用】 (1)不宜与去极化型肌松药合用。

(2)某些能干扰肌肉传递的药物如奎尼丁，不宜合用。

【用法与用量】 (1)皮下注射、肌内注射 一次0.25～1.0mg；一日1～3次；极量：一次1g，一日5mg。

(2)肌内注射 用于确诊重症肌无力，成人肌内注射适量(一般为1.5mg)后几分钟肌力即应改善并持续1小时，同时配合体征和肌电图等，明确诊断。

(3)其他 治疗重症肌无力，成人肌内或皮下注射按体重0.01～0.04mg/kg。

【制剂与规格】 甲硫酸新斯的明注射液：(1)1ml:0.5mg；(2)2ml:1mg。

溴新斯的明 [药典(二)；医保(甲)]
Neostigmine Bromide

【适应证】 ①重症肌无力；②手术后功能性肠胀气及尿潴留。

【药理】 (1)药效学 抗胆碱酯酶作用，且能直接激动骨骼肌运动终板上的N_2胆碱受体。对骨骼肌的作用较强，而对腺体、眼、心血管及支气管平滑肌作用较弱；对胃肠道平滑肌可促进胃收缩和增加胃酸分泌，在食道明显弛缓和扩张的患者，本品能有效地提高食道张力。本品可促进小肠、大肠，尤其是结肠的蠕动，促进内容物向下推进。

(2)药动学 口服吸收差且不规则。口服达峰时间为1～3小时，平均血浆半衰期为0.87小时，生物利用度为1%～2%。在婴儿和儿童中消除半衰期明显较成人短；肾功能衰竭患者半衰期明显延长。本品既可被血浆中胆碱酯酶水解，亦可在肝脏中代谢。用药量的80%可在24小时内经尿排出。其中原型药物占给药量50%，15%以3-羟基苯-3-甲基铵的代谢物排出体外。本品血清蛋白结合率为15%～25%，但进入中枢神经系统的药物很少。

【不良反应】 可致药疹，大剂量时可引起恶心、呕吐、腹痛、腹泻、流泪、流涎等，严重时可出现共济失调、惊厥、昏迷、语言不清、焦虑不安、恐惧甚至心脏停搏等。

【禁忌证】 (1)癫痫患者。

(2)心绞痛患者。

(3)室性心动过速患者。

(4)机械性肠梗阻或尿道梗阻患者。

(5)哮喘患者。

【注意事项】 (1)口服过量时，应洗胃、早期维持呼吸，并常规给予阿托品对抗之。

(2)心律失常、心率减慢、血压下降、迷走神经张力升高和帕金森症等慎用。

【药物相互作用】 (1)本品不宜与去极化型肌松药合用。

(2)本品不宜与β受体拮抗剂合用。

(3)某些能干扰肌肉传递的药物如奎尼丁，能使本品作用减弱，不宜合用。

【用法与用量】 口服。一次15mg，一日45mg；极量：一次30mg，一日100mg。

【制剂与规格】 溴新斯的明片：15mg。

溴吡斯的明 [药典(二)；国基；医保(甲)]
Pyridostigmine Bromide

【适应证】 ①重症肌无力；②手术后功能性肠胀气及尿潴留。

【药理】 (1)药效学 本品为可逆性胆碱酯酶抑制药，能抑制胆碱酯酶的活性，使胆碱能神经末梢释放的乙酰胆碱破坏减少，突触间隙中乙酰胆碱积聚，出现毒蕈碱样(M)和烟碱样(N)胆碱受体兴奋作用。此外，对运动终板上的烟碱样胆碱受体(N_2受体)有直接兴奋作用，并能促进运动神经末梢释放乙酰胆碱，从而提高胃肠道、支气管平滑肌和全身骨骼肌的肌张力。作用虽较溴化新斯的明弱但维持时间较久，兴奋胃肠道平滑肌作用仅为新斯的明的1/4。

（2）药动学　口服后胃肠道吸收差，生物利用度约为11.5%～18.9%。健康志愿者口服60mg后达峰时间为1～5小时，半衰期约为3.3小时，可被血浆胆碱酯酶水解，也在肝脏代谢，可进入胎盘，但不易进入中枢神经系统。本品主要以原型药物与代谢物经尿排泄，微量从乳汁排泄。

【不良反应】　（1）常见的有腹泻、恶心、呕吐、胃痉挛、汗及唾液增多等。较少见的有尿频、缩瞳等。

（2）接受大剂量治疗的重症肌无力病人，常出现精神异常。

【禁忌证】　（1）支气管哮喘患者。

（2）机械性肠梗阻、尿路梗阻患者。

（3）心绞痛患者。

【注意事项】　（1）心律失常、房室传导阻滞、术后肺不张或肺炎及孕妇慎用。

（2）本品吸收、代谢、排泄存在明显的个体差异，其药量和用药时间应根据服药后效应而定。

【用法与用量】　一般成人为60～120mg（1～2片），每3～4小时口服一次。

【制剂与规格】　溴吡斯的明片：60mg。

第九节　抗脑水肿及降颅压药

脑水肿是指脑组织对各种致病因素引起脑实质液体过度聚集，导致脑体积和重量增加。脑水肿是脑对各种有害刺激因素的一种非特异性反应，属一种病理状态，并非独立疾病。脑水肿从发病机制和病理方面分为血管源性和细胞毒性两大类，血管源性水肿主要由于血脑屏障受损，脑毛细血管通透性增加。细胞毒性水肿主要由于脑缺血、缺氧，泵的能源ATP很快耗损，泵功能衰竭，细胞内钙、钠、氧化物与水潴留导致细胞肿胀。脑水肿若伴发高颅压，需及时纠正，否则脑水肿进一步加重可能导致脑疝，危及生命。

控制脑水肿及降低高颅压最有效的药物是脱水药，如甘露醇、甘油氯化钠、甘油果糖等。脱水药是一类在体内不被代谢或代谢较慢，能迅速提高血浆渗透压引起组织脱水的药物，该类药在相同百分浓度时，分子量愈大，所产生的渗透压愈高，脱水能力愈强。此类药物容易从肾小球滤过，在肾小管内不被重吸收或不完全重吸收，可引起肾小管内渗透压增高，产生利尿作用，故又称渗透性利尿药。

此外，临床常用的脱水药还有呋塞米、地塞米松、七叶皂苷钠、人血白蛋白等。

甘 露 醇 [药典（二）；国基；医保（甲）]
Mannitol

【适应证】　脑水肿，降低颅内压。其他适应证参阅第七章第一节。

【药理】　药效学　参阅第七章第一节。

【不良反应】【禁忌证】【注意事项】【药物相互作用】　参阅第七章第一节。

【用法与用量】　治疗脑水肿、颅内高压和青光眼。按体重0.25～2g/kg，配制为15%～25%浓度于30～60分钟内静脉滴注。当患者衰弱时，剂量应减小至0.5g/kg。

严密随访肾功能。

儿童　参阅第七章第一节。

【制剂与规格】　甘露醇注射液：（1）20ml:4g；（2）100ml:20g；（3）250ml:50g；（4）500ml:100g。

甘露醇冲洗液：（1）2000ml:100g；（2）3000ml:150g。

甘油氯化钠注射液
Glycerol and Sodium Injection

【成分】　组成为甘油与氯化钠。

【适应证】　本品为高渗透性脱水剂，用于降低脑出血、脑梗死、脑外伤、脑膜炎、脑肿瘤等引起的高颅压。

【药理】　（1）药效学　给正常及病理模型的动物静脉注射本品，均能有效降低颅内压和眼压，尤以降低颅内压作用明显。

（2）药动学　尚不明确。

【不良反应】　可能出现血红蛋白尿或血尿，发生率与滴注速度过快有关，故应严格控制滴注速度（每分钟2～3ml）。一旦发生血尿或血红蛋白尿，应及时停药，2日内即可消失。

【禁忌证】　尚不明确。

【注意事项】　（1）静脉滴注速度不宜过快。

（2）严重心力衰竭患者慎用。

（3）若遇药液混浊、异物、瓶身破裂、轧口松动等，请勿使用。一次使用不完，禁止再用。

【药物相互作用】　尚不明确。

【用法与用量】　静脉滴注。一次500ml，一日1～2次。滴注速度应缓慢，每分钟不超过3ml。

【制剂与规格】　甘油氯化钠注射液：（1）250ml：甘油25g与氯化钠2.25g；（2）500ml：甘油50g与氯化钠4.5g。

七叶皂苷钠^[医保(乙)]
Sodium Aescinate

【适应证】 各种原因引起的脑水肿、颅内血肿伴发的脑功能障碍，创伤或手术后引起的肿胀、烧伤、烫伤及静脉回流障碍性疾病。

【药理】 (1)药效学 有显著抗炎、清除自由基、改善微循环等作用，能改善多种病因引起的渗出和微循环障碍。血浆蛋白结合率高，极少发生溶血。

(2)药动学 七叶皂苷钠的半衰期仅为 1.5 小时，但因能促进机体增加 ACTH、前列腺素 $F_{2\alpha}$ 的分泌，使生物效应维持时间较长，静脉注射 16 小时后，仍有抗渗出、消肿作用。静脉给药几乎没有生物转化，注射 1 小时后，有 1/3 剂量排泄，其中 2/3 通过胆汁排入肠道，1/3 进入尿中。七叶皂苷与血浆蛋白结合率在 90% 以上。

【不良反应】 上市后不良反应监测数据显示七叶皂苷钠注射制剂可见以下不良反应/事件(发生率未知)。

(1)皮肤及其附件损害 皮疹(斑丘疹、荨麻疹、水疱疹等)、瘙痒、多汗，有多形性红斑、剥脱性皮炎、大疱表皮松解型药疹的个例报告。

(2)全身性损害 疼痛、寒战、发热、胸闷、胸痛、水肿(包括全身性水肿、四肢水肿、面部水肿、眶周水肿)、乏力、不适等。

(3)免疫功能紊乱和感染 过敏反应、过敏样反应、过敏性休克等。

(4)用药部位损害 输液部位红肿、硬结、疼痛等。

(5)血管损害和出凝血障碍 静脉炎、静脉走向部位红肿、静脉硬化、过敏性紫癜等。

(6)消化系统损害 恶心、呕吐、腹胀、腹痛、腹泻、口干、肝功能异常等。

(7)精神障碍 烦躁、失眠、食欲异常等。

(8)神经系统损害 头晕、头痛、麻木、震颤、抽搐等。

(9)心血管系统损害 心悸、血压升高或下降、发绀、心律失常、心前区不适、疼痛等。

(10)呼吸系统损害 呼吸困难、喉水肿、咳嗽、气短等。

(11)泌尿系统 血尿、少尿、尿频、尿潴留、肾功能异常、肾衰竭等。

(12)其他 视物模糊、流泪异常、结膜充血；耳鸣、听力下降；关节、肌肉肿胀、疼痛、肌酸磷酸激酶升高等。

【禁忌证】 (1)肾损伤、肾衰竭、肾功能不全患者禁用。

(2)孕妇禁用。

(3)对本品成分过敏者禁用。

【注意事项】 (1)宜选用较粗静脉注射，注射时勿使药液漏至血管外。若已发生，可用普鲁卡因或透明质酸酶局部封闭。

(2)静脉注射最大日剂量 20mg。

(3)禁用于动脉、肌肉、皮下注射。

【药物相互作用】 使用本品时，其他也能与血浆蛋白结合的药物宜少用或慎用；不宜与肾毒性较大的药物合用。

【用法与用量】 (1)静脉给药 成人 0.1～0.4mg/kg 或 5～10mg 溶于 10%葡萄糖注射液 250～500ml 中或 0.9%氯化钠注射液 250ml 中静脉滴注。也可将 5～10mg 溶于 10%葡萄糖注射液或 0.9%氯化钠注射液 10～20ml 中静脉注射，重症患者可多次给药，但一日总量不宜超过 20mg。疗程 7～10 日。

(2)口服给药 饭后口服，成人用量：每次 1～2 片(30mg/片)。早晚各 1 片，20 天为 1 疗程。

【制剂与规格】 注射用七叶皂苷钠：(1)5mg；(2)10mg；(3)15mg。

七叶皂苷钠片：每片含七叶皂苷钠 30mg。

地 塞 米 松^[药典(二)；国基；医保(甲)]
Dexamethasone

【适应证】 预防和治疗脑水肿，特别是血管源性水肿。其他适应证参阅第九章第七节。

【药理】 药效学 参阅第九章第七节。

【不良反应】【禁忌证】【注意事项】 参阅第九章第七节。

【用法与用量】 静脉注射或静脉滴注。一日 10～40mg，分为 2～3 次，用药后 12～36 小时见效，疗程依病情而定。

【制剂与规格】 地塞米松片：0.75mg。

地塞米松磷酸钠注射液：(1)1ml:1mg；(2)1ml:2mg；(3)1ml:5mg。

醋酸地塞米松片：0.75mg。

注射用地塞米松磷酸钠：(1)2mg；(2)5mg；(3)10mg；(4)20mg。

地塞米松棕榈酸酯注射液：1ml:4mg。

醋酸地塞米松注射液：(1)0.5ml:2.5mg；(2)1ml:5mg；(3)5ml:25mg。

人血白蛋白 [医保(乙)]

Human Albumin

【适应证】　脑水肿及大脑损伤所致的颅压增高。其他适应证参阅第十八章第三节。

【药理】　药效学　参阅第十八章第三节。

【不良反应】【禁忌证】【注意事项】【给药说明】　参阅第十八章第三节。

【用法与用量】　静脉注射或静脉滴注，用量依病情而定。

【制剂与规格】　人血白蛋白注射液：(1)20ml:2g；(2)25ml:5g；(3)40ml:2g；(4)50ml:5g；(5)50ml:10g；(6)50ml:12.5g；(7)100ml:5g；(8)100ml:10g；(9)100ml:20g；(10)200ml:10g；(11)500ml:25g。

冻干人血白蛋白：(1)每瓶含蛋白质 5g，蛋白质浓度为20%；(2)每瓶含蛋白质 10g，蛋白质浓度为20%。

呋 塞 米 [药典(二)；国基；医保(甲)]

Furosemide

【适应证】　脑水肿。其他适应证参阅第七章第一节。

【药理】　药效学　参阅第七章第一节。

【不良反应】【禁忌证】【注意事项】【药物相互作用】【给药说明】　参阅第七章第一节。

【用法与用量】　(1)肌内注射或静脉注射　一次20～40mg，隔日 1 次，必要时可一日 1～2 次。一日量视需要可增至 120mg。静脉注射必须缓慢，不宜与其他的药物混合注射。

(2)口服　开始时一日 20～40mg，以后根据需要可增至一日 60～120mg。当一日剂量超过 40mg 时，可以分 3～4 次服。长期(7～10 日)用药后利尿作用消失，故需长期应用者，宜采取间歇疗法：给药 2～3 日，停药 2～4 日。

儿童　(1)肌内注射或静脉注射　儿童剂量较成人酌减。

(2)口服　1～2mg/kg，视病情酌增。

【制剂与规格】　呋塞米片：20mg。

复方呋塞米片：呋塞米 20mg，盐酸阿米洛利 2.5mg。

呋塞米注射液：2ml:20mg。

山 梨 醇 [药典(二)；医保(乙)]

Sorbitol

【适应证】　①适用于治疗脑水肿和青光眼，也可用于心肾功能正常的水肿少尿。②适用于消化不良、腹胀、食欲不振、便秘等。③适用于多种原因引起的眼部干涩、泪液分泌减少。

【药理】　(1)药效学　①为甘露醇的异构体，作用与甘露醇相似但较弱。静脉注入本品浓溶液(25%)后，在体内除小部分转化为糖外，大部分以原型经肾排出，因此血液呈高渗，可使周围组织及脑实质脱水，从而降低颅内压，消除脑水肿，静脉注射 2 小时可明显消退脑水肿，紧张状态消失，脑脊液压力下降。此外，其在体内不被代谢，经肾小球滤过后在肾小管内很少被重吸收，还可起到渗透性利尿作用。②本品口服有促进胆囊收缩的作用，有利胆汁的分泌和 Oddi 括约肌的放松。本品能促进胰酶的分泌，并增加胰汁中的主要酶的比例。③滴眼液能在角膜和结膜表面形成黏稠保护层，使角膜表面润湿，使泪膜增厚，可使泪膜维持时间达 6 小时。

(2)药动学　静脉注射后迅速进入细胞外液而不进入细胞内。降低眼压和颅内压于 15 分钟内出现，达峰时间为 30～60 分钟，维持 3～8 小时。利尿作用于 0.5～1.0 小时出现，维持 3 小时。本品可由肝脏生成糖原，但由于静脉注射后迅速经肾脏排泄，故经肝脏代谢的量很少。$t_{1/2}$ 为 100 分钟，存在急性肾功能衰竭时可延长至 6 小时，肾功能正常时，静脉注射山梨醇100g，3 小时内 80%经肾脏排出。

滴眼液为局部用药，不吸收入体内。

【不良反应】　(1)水和电解质紊乱最为常见　①快速大量静注山梨醇可引起体内山梨醇积聚，血容量迅速大量增多，导致心力衰竭(尤其有心功能损害时)，稀释性低钠血症，偶可致高钾血症。②不适当的过度利尿导致血容量减少，加重少尿。

(2)寒战、发热。

(3)排尿困难。

(4)血栓性静脉炎。

(5)山梨醇外渗可致组织水肿、皮肤坏死。

(6)过敏引起皮疹、荨麻疹、呼吸困难、过敏性休克。

(7)头晕、视物模糊。

(8)高渗引起口渴。

(9)渗透性肾病　主要见于大剂量快速静脉滴注时。其机制尚未完全阐明，可能与山梨醇引起肾小管液渗透压上升过高，导致肾小管上皮细胞损伤。病理表现为肾小管上皮细胞肿胀，空泡形成，临床上出现尿量减少，甚至急性肾功能衰竭。渗透性肾病常见于老年肾血流量减少及低钠、脱水患者。

【禁忌证】　(1)已确诊为急性肾小管坏死的无尿患者，包括对山梨醇无反应者，因山梨醇积聚引起血容量增多，会加重心脏负担。

(2)严重失水者。

(3)颅内活动性出血者，因扩容加重出血，但颅内手术时除外。

(4)急性肺水肿，或严重肺淤血。

(5)对溴化十六烷基三甲胺过敏者，佩戴接触镜者在戴镜期间不能使用滴眼液。

【注意事项】 (1)注射后偶有头晕或血尿出现。

(2)心脏功能不全，或因脱水所致尿少患者慎用。

(3)有活动性脑出血患者，除在手术中外，不宜应用。

(4)针剂如有结晶析出，可用热水加温摇溶后再注射。

(5)注射不宜太快，否则，可引起头痛、视物模糊、眩晕、注射部疼痛。

(6)老年人应用本品较易出现肾损害，且随年龄增长，发生肾损害风险增大。

(7)给大剂量山梨醇不出现利尿反应，但可使血浆渗透浓度提高，警惕血高渗的发生。

【药物相互作用】 (1)可增加洋地黄毒性作用，与低钾血症有关。

(2)可增加利尿药及碳酸酐酶抑制剂的利尿和降眼内压作用，合用时应调整剂量。

【给药说明】 本品为助消化药及刺激性轻泻药，耐受量随个人体质而异，口服散剂初用时不宜服用过多。

【用法与用量】 静脉滴注。一次 25%溶液 250～500ml，儿童一次量 1～2g/kg，在 20～30 分钟内输入。为消退脑水肿，每隔 6～12 小时重复注射一次。

【制剂与规格】 山梨醇注射液：(1)250ml:62.5g；(2)100ml:25g。

口服山梨醇(散剂)：(1)2g；(2)6g。

山梨醇滴眼液：5ml:0.2g。

第十节 其他神经系统用药

本章介绍其他可用于神经系统的药物。

盐酸乙酰左卡尼汀 [医保(乙)]
Acetyllevocarnitine Hydrochloride

【适应证】 缓解糖尿病周围神经病变引起的感觉异常。

【药理】 (1)药效学 乙酰左卡尼汀为三甲基氨基酸酯，在体内，由乙酰左卡尼汀转移酶在脑、肝脏及肾脏合成。可促进肝脏脂肪酸β-氧化，防止运动神经传导速度的减缓，有助于神经细胞修复和再生。乙酰左卡尼汀能够促进线粒体在脂肪酸氧化过程中对乙酰辅酶 A 的摄取，增加乙酰胆碱的生成，并刺激蛋白质和膜磷脂的合成，稳定细胞膜的流动性，并为细胞产能提供底物储存，从而阻止神经细胞过度死亡。乙酰左卡尼汀结构上与乙酰胆碱类似，发挥拟胆碱作用。

(2)药动学 暂缺乏可靠的文献资料和试验资料。

【不良反应】 (1)偶有轻微兴奋的报道，但是减少剂量，症状可消除。

(2)在国内的临床试验中，常见打嗝、恶心、腹胀、头晕、肝功能异常、体重下降等，大部分为轻度。

【禁忌证】 对本品中活性成分或任一赋形剂过敏者。

【注意事项】 (1)尽管在动物研究中没发现其对胎儿有明显影响，但是在怀孕前三个月和哺乳期如果确实需要使用，请在药师的指导下使用。

(2)本品为酸性药物，不能与碱性药物配伍使用。

【用法与用量】 成人一次 250～500mg，每日 2～3 次，饭后口服。

【制剂与规格】 盐酸乙酰左卡尼汀片：(1)0.25g；(2)0.5g。

麦格司他 [医保(乙)]
Miglustat

【适应证】 (1)CDE 适应证 成人及儿童 C 型尼曼匹克病患者进行性神经症状的治疗。

(2)国外适应证 轻到中度 1 型戈谢病的成人患者。

【药理】 (1)药效学 麦格司他是一种葡萄糖神经酰胺合成酶的抑制剂，该酶是大多数鞘糖脂类合成一系列反应的起始酶。C 型尼曼匹克病是一种以细胞内脂质运输受损为特征的神经退行性疾病。神经症状被认为是继发于糖鞘脂类在神经元细胞和神经胶质细胞内的异常蓄积。

(2)药动学 麦格司他的动力学显示出具有剂量线性及时间非依赖性。①吸收：在健康受试者中，麦格司他被快速吸收。给药后约 2 小时达到血药峰浓度。其生物利用度尚未确立。与食物同服会降低其吸收率(C_{max} 降低 36%，t_{max} 延迟 2 小时)，但对麦格司他的吸收程度并无统计学意义的显著影响(AUC 降低 14%)。②表观分布容积为 83L，不与血浆蛋白结合。③排泄：主要经肾脏排泄，以原型药排出的药物占给药剂量的 70%～80%。口服给药后的表观消除率(CL/F)为(230±39)ml/min。平均半衰期为 6～7 小时。

与健康受试者相比，麦格司他在成人 1 型戈谢病患者中与 C 型尼曼匹克病患者中的药代动力学相似。

尚未获得肝损伤患者或老年患者(>70 岁)的药代动

力学数据。

【不良反应】　**血液系统**　常见血小板减少。

代谢及营养障碍　十分常见体重减轻、食欲下降。

精神异常　常见抑郁、失眠、性欲下降。

神经系统　十分常见震颤；常见外周神经病变、共济失调、健忘、感觉异常、感觉迟钝、头痛、头晕。

胃肠反应　十分常见腹泻、肠胃胀气、腹痛；常见恶心、呕吐、腹胀/腹部不适、便秘、消化不良。

肌肉骨骼　常见痉挛、肌无力。

全身及用药部位反应　常见疲劳、无力、畏寒、不适。

检查　常见神经传导检查异常。

【禁忌证】　对麦格司他和所含任一辅料过敏者禁用。

【注意事项】　(1)周围神经病变　所有接受麦格司他治疗的患者均应接受基础治疗，并每隔大约 6 个月重复进行神经系统评估。出现周围神经病症状(如疼痛、虚弱、麻木和刺痛)的患者应仔细评估麦格司他治疗的风险/获益，并应考虑停止治疗。

(2)震颤　通常于治疗的第一个月出现，许多病例在给药后第 1～3 个月消失。降低剂量后震颤可能于数日内改善，但有时可能需要终止治疗。

(3)腹泻和体重减轻　体重减轻的发生率在治疗的最初 12 个月中最为明显。80%以上的患者在治疗开始时或治疗期间出现胃肠道事件，主要为腹泻。机制很可能为肠道内双糖酶，如胃肠道内的蔗糖酶-异麦芽糖酶受到抑制，导致膳食中双糖的吸收减少。麦格司他诱导的胃肠道事件可通过个体化的饮食调整(如减少蔗糖、乳糖以及其他碳水化合物的摄入)、在两餐之间服用本品，和(或)合用抗腹泻药物如洛哌丁胺缓解。某些患者有必要暂时性降低剂量。出现慢性腹泻或其他持续性胃肠道事件，且在使用上述方法后情况不能缓解的患者，应按照临床实践要求进行检查。尚未在有明显胃肠道疾病史，包括炎性肠病的患者中对本品进行过评估。

(4)对精子生成的影响　男性患者在服用本品过程中应采取可靠的避孕方法。在大鼠中进行的研究显示麦格司他对精子生成、精子参数产生不利影响，并会降低生育力。在得到进一步信息前，男性患者应在有生育计划前停用本品，并在停药后 3 个月内采取可靠的避孕措施。

(5)特殊人群　因用药经验有限，肾功能或肝功能损伤的患者应慎用本品，不推荐重度肾功能损伤患者使用本品。

【药物相互作用】　(1)麦格司他不抑制或诱导细胞色素 P450 酶的各种底物，不会与细胞色素 P450 酶的底物发生显著的相互作用。

(2)临床试验中合用洛哌丁胺没有显示出对麦格司他药代动力学的显著影响。

【给药说明】　(1)可与食物同服或单独服用。

(2)取出胶囊的方法　①在齿孔处分开；②按箭头方向剥离包装纸；③从透明泡罩中推出胶囊。

【用法与用量】　成人及青少年患者(12 岁以上)　每次 0.2g、每日 3 次。

1 型戈谢病：推荐剂量是每次 0.1g、每日 3 次，由于震颤或腹泻等不良反应，可能有必要每天 1 次或 2 次将剂量降至 0.1g。

12 岁以下儿童患者　根据体表面积调整剂量，剂量调整如表 1-8 所述。

表 1-8　12 岁以下儿童患者剂量调整

体表面积(m^2)	推荐剂量
>1.25	每次 0.2g，每日 3 次
>0.88～1.25	每次 0.2g，每日 2 次
>0.73～0.88	每次 0.1g，每日 3 次
>0.47～0.73	每次 0.1g，每日 2 次
≤0.47	每次 0.1g，每日 1 次

老年人　尚无 70 岁以上患者使用本品的经验。

肾损伤　校正肌酐清除率为 50～70ml/(min·1.73m^2)的患者，给药剂量应从每次 0.2g，每日 2 次开始(12 岁以下患者应根据体表面积作相应的调整)。

校正肌酐清除率为 30～50ml/(min·1.73m^2)的患者，给药剂量应从每次 0.1g，每日 2 次开始(12 岁以下的患者应根据体表面积作相应的调整)。严重肾功能损伤(校正肌酐清除率<30ml/(min·1.73m^2))的患者，不推荐使用本品。

肝损伤　本品尚未在肝功能不全的患者中进行过评估。

【制剂与规格】　麦格司他胶囊：0.1g。

第二章　麻醉药与麻醉辅助用药

麻醉即使用药物保证患者在接受手术或有创检查时未感知疼痛，其生命体征得以满意维持，并保证手术或有创操作顺利完成。麻醉可以是全身麻醉，也可以是局部麻醉。

产生全身麻醉的药物分为吸入性全身麻醉药和静脉全身麻醉药。吸入性全身麻醉药是指经气道吸入后，通过肺泡毛细血管膜弥散入血而产生全身麻醉的药物。吸入性全身麻醉药分为挥发性麻醉药和气体麻醉药。吸入性全身麻醉药，特别是挥发性麻醉药作用全面，在达到一定吸入浓度后即可有效保证患者术中无知晓、有效镇痛、能够产生一定的肌肉松弛，利于手术的操作，对循环和呼吸影响较小，麻醉深度易于调控。但吸入性全身麻醉需要一定的专用设备，吸入性全身麻醉药大部分原型经肺呼出而被消除，因此，必须建立排污装置，以减少对手术室的污染。静脉全身麻醉药是直接将麻醉药注入血液循环内产生全身麻醉作用，血液内麻醉药浓度的高低直接与麻醉的深浅相关。可以单次静脉注射产生全身麻醉，也可以经静脉持续输注或泵注而维持全身麻醉。严格讲，只有独自能够产生完善的麻醉作用的静脉用药方能称之为静脉全身麻醉药，现在临床上使用的静脉全身麻醉药尚都不具备如此的药理特性。现在临床上使用的静脉麻醉药随着剂量的增加，可以产生镇静、催眠和意识丧失等作用，除氯胺酮外，静脉麻醉药都不具备有效镇痛作用和肌肉松弛作用。一般仅适用于时间短、镇痛要求不高的小手术。临床麻醉时常用吸入性全身麻醉的诱导和静吸复合麻醉的维持，也可以将静脉麻醉药复合麻醉性镇痛药以及肌肉松弛药，并合并使用机械通气等措施，完成全凭静脉麻醉。因此将镇痛药和肌肉松弛药及其拮抗药作为麻醉辅助用药在本章节加以说明。

局部麻醉药是一种能够暂时、完全和可逆地阻滞神经传导功能的药物。将局部麻醉药注入一定区域(特定外周神经、神经丛和椎管内)，通过可逆性地阻滞相应的神经传导，产生感觉丧失和肌肉松弛。局部麻醉药一旦被吸收进入血液循环或直接注入血液循环，可影响中枢神经系统、心血管系统和其他器官的功能，其影响的程度和性质取决于单位时间内进入血液循环局部麻醉药的剂量。例如利多卡因低剂量注入血液循环可以治疗室性心律失常，但局部麻醉药(包括利多卡因)进入血液循环时如浓度过高，严重时会导致惊厥、抽搐，甚至呼吸、心跳停止等致命性不良反应。因此在应用局部麻醉药时须引起高度重视，谨慎操作，有效预防局部麻醉药引起的不良反应，一旦出现，必须及时、正确地救治。

第一节　吸入性全身麻醉药

吸入性全身麻醉药(简称吸入全麻药)是指经气道吸入后，通过肺泡毛细血管膜弥散入血而产生全身麻醉的药物，通常可分为挥发性麻醉药和气体麻醉药。临床曾用过或仍应用的挥发性麻醉药包括乙醚、三氯甲烷(氯仿)、氯乙烷、乙烯醚、三氯乙烯、氟烷、恩氟烷、异氟烷、七氟烷和地氟烷等。气体麻醉药有氧化亚氮、环丙烷和乙烯。吸入全麻药的发展大致可归纳为 3 个阶段，第一阶段以氧化亚氮和乙醚为代表药物，此期从乙醚蒸气施行吸入麻醉开始，到 20 世纪 50 年代乙醚在临床麻醉中基本不用为止，持续了一个世纪。第二阶段，从 20

世纪 20 年代开始，以乙烯醚和环丙烷为代表药物，由于这些药物与第一代吸入全麻药相比并无更多的优点，且同样存在燃烧爆炸的危险，至 20 世纪 40 年代也逐渐被临床淘汰。第三阶段从 20 世纪 50 年代中期应用氟烷开始，揭开了氟化吸入全麻药的新篇章，相继又发现了恩氟烷和异氟烷，20 世纪 90 年代临床开始使用七氟烷（sevoflurane）和地氟烷（desflurane），从而使吸入全麻药逐步接近理想全麻药的要求。

各种吸入全麻药的麻醉强度有所不同，临床上以最低肺泡有效浓度（minimum alveolar concentration，MAC）的百分比值来代表该药物的效能强度。MAC 值是指在一个大气压下，使 50% 的患者或动物对伤害性刺激不再产生体动反应（逃避反射）时呼气末（相当于肺泡气）内吸入麻醉药的浓度。上述描述的 MAC 值概念代表了伤害性刺激下抑制体动所需的浓度（MAC$_{immobility}$）。近年来，为了更好地与麻醉的临床终点目标结合，产生了一些 MAC 值的变体，例如苏醒时的 MAC 值（MAC$_{awake}$），抑制自主神经反射的 MAC 值（MAC$_{BAR}$）等。临床上许多因素可以影响 MAC 值。降低 MAC 值的因素包括：老年、低体温、急性酒精中毒、合并使用阿片类药物、镇静剂、静脉麻醉药、α_2 受体激动剂以及局麻药、妊娠及中枢神经系统（CNS）低渗（脑内钠离子浓度降低）等；增加 MAC 值的因素包括：

儿童或青少年、体温升高、CNS 高渗（脑内钠离子浓度增加）、慢性嗜酒、合用 CNS 兴奋药等。因此，吸入全麻药的使用应强调个体化，根据患者的情况适度调整。

影响吸入全麻药摄取的主要因素是药物在血中的溶解度，即血/气分配系数，其他还包括肺泡血流量和肺泡-静脉药物分压差。吸入全麻药的诱导与苏醒快慢主要取决于药物的血气分配系数，该系数愈小，说明吸入全麻药易向气相方向弥散，使肺泡内麻醉药浓度与吸入气内麻醉药浓度容易达到平衡，亦即经由呼吸道进入与排出均快，诱导、苏醒迅速。氧化亚氮的血气分配系数仅为 0.47，即使长时间吸入，若未加用其他静脉复合药物，通常停止吸入后 3 分钟即可苏醒。

吸入全麻药大部分以原型经肺呼出而被清除，其在体内的代谢与其药理作用无关。吸入麻醉药的毒性与其体内代谢的比例和化学稳定性有关。已知氧化亚氮在体内代谢最少，甲氧氟烷在体内代谢比例最高。氟化吸入全麻药体内代谢产生的无机氟离子具有浓度依赖的肾毒性。甲氧氟烷的组织溶解度高，代谢缓慢并且肾脏代谢比例高，长时间吸入可导致无机氟离子在肾脏聚集从而引起肾损伤。七氟烷体内代谢虽可导致血中无机氟离子浓度增加，但是并无临床证据支持与七氟烷使用相关的肾损伤。几种吸入全麻药的药动学参数见表 2-1。

表 2-1　几种吸入全麻药的药动学参数

参数	氧化亚氮	乙醚	氟烷	甲氧氟烷	恩氟烷	异氟烷	七氟烷	地氟烷
最低肺泡气有效浓度（MAC）								
吸纯氧/%	>100	2.1	0.78	0.16	1.68	1.15	1.5～2.2	6.0～9.0
吸 70%N$_2$O/%		1.0	0.29	0.07	0.57	0.5	0.66	3.25～3.75
分配系数（37℃）								
血/气	0.47	12.1	2.3	10～14	1.9	1.43	0.63	0.42
油/气	1.4	65	224	835～970	98.5	97.8	53.9	19
脑/血	1.1	1.14	1.9	2.0	1.3	1.6	1.7	1.3
肝内代谢占总用量/%	0.004	≥30	≤20	50	2.4	0.17	3.0	0.02
氟离子游离	0	0	几乎无	量大	微量	甚微	甚微	几乎无
麻醉起效时间（诱导）	中等	慢	快	慢	快	快	快	快
苏醒	快	慢	快	迟缓	快	快	快	快
排泄								
原型随呼气排出/%	100	≤60	60～80	35	80	95	大部分	>95
转化降解后经肾排出	−	+	+	+	+	−	+	−

说明：MAC 在老年、怀孕、低体温、低血压以及同时用其他中枢神经系统抑制药者会降低。氟离子游离峰值出现时间，恩氟烷为术后 4～12 小时；甲氧氟烷为 2～4 天，且可代谢产生其他肾毒性物质。起效时间 <7 分钟为快，<20 分钟为中等，20～30 分钟为慢。乙醚、恩氟烷、异氟烷和地氟烷有刺激性臭味，可诱发屏气、呛咳甚至喉痉挛。苏醒快慢与吸入全麻的全程长短、吸入浓度以及是否加用了其他中枢神经系统抑制药有关。

挥发性麻醉药可被二氧化碳吸收剂中的强碱成分降解，地氟烷、恩氟烷和异氟烷降解后生成一氧化碳，七氟烷降解后生成三氟甲基乙烯醚（compound A）。一氧化碳可与血红蛋白结合，增加碳氧血红蛋白含量；compound A 在啮齿类动物可造成肾毒性，人类无临床证据支持。保持二氧化碳吸收剂湿润，降低吸收剂的温度以及采用低流量麻醉可减少一氧化碳的产生；而使用七氟烷时除前两项措施外，应避免长时间低流量麻醉以减少 compound A 的生成。

根据美国儿科学会（American Academy of Pediatrics，AAP）的建议，氟烷可用于哺乳期妇女，而其他吸入麻醉药尚缺乏相关的指南和证据，使用时应权衡风险和受益。多数专家建议，对于健康足月新生儿，母亲在接受吸入全麻药后，术后完全清醒即可进行哺乳。

氧 化 亚 氮 [药典(二)；医保(乙)]
Nitrous Oxide

【适应证】 ①镇静、镇痛作用，主要用于辅助挥发性麻醉药或静脉麻醉药进行复合全身麻醉；②单独使用（必须同时供氧）只适用于拔牙等小手术或内镜操作；③分娩镇痛。

【药理】 （1）药效学 ①作用起效快，2～5 分钟起效，10～15 分钟肺泡气内和动脉血内的浓度达平衡。②和氧气同时吸入，MAC 值为 101%。具有镇静作用，镇痛作用强。③苏醒快，停用后须给以纯氧吸入 3～5 分钟。④全麻的效能低，常与其他全麻药同时并用，使用时吸气内的氧浓度不得长时间<30%，一般以 25% 为极限。

（2）药动学 经肺泡吸收，进入血液循环，再分布至各器官和组织。吸入后绝大部分以原型迅速经肺排出，少量经皮肤排出，微量经肾由尿排出或由肠道气体排出。

【不良反应】 （1）能渗入体内任何闭合的空腔，增加空腔的容积和压力。

（2）术后恶心呕吐。

（3）氧化亚氮（N_2O）高浓度吸入（>80%）可导致缺氧。

（4）长时间、反复吸入对骨髓有不同程度抑制作用，引起造血功能障碍，维生素 B_{12} 缺乏或酒精成瘾者更为敏感。

（5）停止吸氧化亚氮后体内氧化亚氮迅速进入肺泡内，可造成"弥散性缺氧"。

【禁忌证】 （1）禁用于对本品过敏者。

（2）禁用于体内存在着闭合气腔如肠梗阻、肠胀气、气胸、气脑等患者。

（3）禁用于玻璃体视网膜手术。

（4）禁用于癫痫、精神病患者。

（5）禁用于高血压、心肺功能不全者。

【注意事项】 本品必须与氧气同时使用，必须备有准确可靠的氧化亚氮和氧的流量表，否则不能使用，并随时注意潜在缺氧的危险。停吸本品时必须给氧十几分钟左右以防"弥散性缺氧"。使用前，最好先摇滚钢瓶，以使钢瓶内气体混合得更均匀。不使用时，应平放于地面，以防止气体出现分层。

【药物相互作用】 （1）常温下化学性质稳定，与钠石灰、金属和橡胶等均不发生反应，易溶于乙醇、油和醚中。氧化亚氮与氧气或可燃性麻醉药物混合有助燃性。

（2）可增加受体拮抗药和其他抗高血压的降血压作用。

（3）与强效阿片类药合用可降低心率和心输出量。

（4）与其他吸入麻醉药合用可相应降低此类药物的最低肺泡有效浓度（MAC）。

【给药说明】 本品必须由专职麻醉医师使用，不得把药品交给患者或一般医师应用。

【用法与用量】 成人 吸入给药。与氧气混合后吸入，吸气浓度不超过 80%（ml/ml），操作镇静可使用 25%～50%（ml/ml）浓度，复合全麻中维持浓度为 50%～70%（ml/ml）。

儿童 麻醉诱导，吸入浓度可达 70%，当吸入浓度与肺泡浓度达平衡后，再减低流量，维持在 50%～70%。应严防供氧不足。

【制剂与规格】 氧化亚氮：本品在 50 个大气压下呈液态贮存在耐压钢瓶内。

氧化亚氮：（1）4L；（2）8L；（3）10L；（4）40L。

恩 氟 烷 [药典(二)；医保(甲)]
Enflurane

【适应证】 全身麻醉的诱导和维持。也可辅助其他药物用于剖宫产手术，但没有足够数据支持本品在其他产科手术中的应用。

【药理】 （1）药效学 麻醉药，诱导及麻醉恢复过程迅速。

（2）药动学 肝内代谢比例 2%～5%。可在体内进行生物转化，血清中氟的平均谷浓度为 15μmol/L；峰浓度可超过 50μmol/L，尤其是麻醉超过 2MAC 小时。

【不良反应】 （1）心肌抑制作用，导致心排血量减少、血压下降、心率减慢。

（2）用于颅脑外伤、颅内占位患者可增加颅内压。

（3）吸入高浓度恩氟烷，脑电图可出现癫痫样波，降低浓度即消失。

（4）可见血糖升高。

（5）诱导期可见呼吸抑制。

（6）麻醉过深时可引起强制性肌痉挛。

【禁忌证】　（1）癫痫病史、颅脑外伤及颅内占位患者相对禁忌使用。

（2）禁用于对氟烷类麻醉药高敏，或在使用氟烷类麻醉药或化学结构类似的物质后产生不明原因的发热症状者。

（3）妊娠期、哺乳期妇女，有惊厥史的患者禁用。

【注意事项】　（1）吸入全麻期间避免过度通气，以免在苏醒过程中出现中枢性兴奋或惊厥。

（2）高浓度恩氟烷尤其是同时存在过度通气时易出现中枢神经兴奋，脑电图偶见有癫痫样波。

（3）严重的心肺功能不全、肝肾功能损害的患者慎用。

（4）用本品后 24 小时内不要驾驶车辆或操作机械设备。

【药物相互作用】　（1）可增强非去极化肌松药的肌松作用，所以合用时肌松剂的剂量应减小。

（2）避免与三环类抗抑郁药合用。

（3）与肾上腺素合用可导致心律失常，使用本品时应尽量避免静脉使用肾上腺素。

【给药说明】　须使用有准确刻度的恩氟烷专用蒸发器。本品必须由麻醉医师在使用必要的监测设备的条件下使用，不得把药品交给患者或一般医师应用。

【用法与用量】　（1）诱导　通过吸入恩氟烷和纯氧，或恩氟烷与氧气/氧化亚氮混合物进行诱导。建议使用恩氟烷诱导的初始浓度为 0.5%，在呼吸抑制后逐渐增加 0.5%，直至达到手术所需的麻醉深度。此时恩氟烷的浓度应小于 4.0%。

（2）维持　浓度 0.5%～2.0% 的恩氟烷可维持一定的麻醉深度。该浓度恩氟烷下，肌松剂作用增强。

（3）苏醒　手术操作快结束时可将恩氟烷浓度降低至 0.5%，也可在开始缝合切口时停药。停药后可用纯氧"清洗"患者的呼吸通路数次，直至患者完全清醒。

【制剂与规格】　恩氟烷：250ml。

异　氟　烷 ^[药典(二)；医保(甲)]

Isoflurane

【适应证】　全身麻醉诱导和维持。尚无足够的数据以确定其在产科麻醉中的应用。

【药理】　（1）药效学　①诱导、苏醒快；②对循环系统影响较小；③具有一定的肌肉松弛作用，临床麻醉浓度的异氟烷可满足腹腔手术的肌松要求。④本品在肝脏的代谢率低，故对肝脏毒性小。

（2）药动学　本品约 95% 以原型从肺呼出，尿中代谢产物仅为本品吸入量的 0.17%。

【不良反应】　（1）有轻度气道刺激性，不辅助其他药物情况下可使患者出现咳嗽、屏气或支气管痉挛。

（2）成人异氟烷麻醉后 2～3 天认知功能可轻度下降。

（3）可引起低血压、心律失常、呼吸抑制。

（4）有恶性高热病例报道。

（5）高浓度时能促使子宫肌松弛，并使缩宫药减效，增加产后出血。

（6）吸入高浓度时扩张冠状血管有可能产生冠状动脉窃血综合征。

（7）复苏期的寒战、恶心及呕吐。

【禁忌证】　禁用于对氟化吸入麻醉药高敏，或在使用氟化吸入麻醉药或化学结构类似的物质后产生不明原因的发热症状者以及已知或怀疑为恶性高热的遗传性易感者。禁用于使用本品后发生恶性高碳血症者。禁用于妊娠期妇女(剖宫产除外)。

【注意事项】　（1）对老年人心血管抑制明显，要慎用。

（2）用本品后24小时内不要驾驶车辆或操作机械设备。

（3）哺乳期妇女慎用。

（4）颅内压升高者慎用。

儿童　（1）苏醒期谵妄发生率较高。

（2）高浓度可使正常冠脉扩张，引起"心肌窃血"。

（3）深麻醉下可出现低血压和呼吸抑制，术后可出现寒战、恶心、呕吐。

【药物相互作用】　（1）与非选择性单胺氧化酶抑制剂禁止合用，由于存在手术中发生危象的危险，术前15天应停止治疗。

（2）可增强各种肌松药尤其是非去极化肌肉松弛药的作用。合用时，肌松药减量至常规剂量 1/3～1/2。

（3）与琥珀胆碱合用增加恶性高热的风险，反复使用则增加心动过缓的发生率。

（4）卷曲霉素、克林霉素以及大量输入枸橼酸抗凝库存血液时可增强异氟烷的肌肉松弛作用。

（5）合用肾上腺素、去甲肾上腺素、异丙肾上腺素等可加快心率，存在发生严重室性心律失常的风险。

【给药说明】　须使用有异氟烷专用有准确刻度的蒸发器。本品必须由麻醉医师在使用必要的监测设备的条件下使用，不得把药品交给患者或一般医师应用。

【用法与用量】 成人 吸入给药。(1)麻醉诱导：建议起始吸入浓度为 0.5%，7～10 分钟逐渐增至 1.5%～3.0%，即进入麻醉期。

(2)麻醉维持 外科手术：可用 1.0%～2.5%的异氟烷和氧/氧化亚氮混合气体混合吸入，若单独与氧气混合吸入时，则本品浓度应增加 0.5%～1.0%。剖腹产：与氧/氧化亚氮混合气体混合吸入时，本品浓度为 0.5%～0.75%为最合适。

儿童 诱导建议起始浓度 0.5%，逐渐增加至 1.5%～3%的浓度下 7～10 分钟达到手术麻醉要求。维持 1%～2.5%。

【制剂与规格】 异氟烷：(1)100ml；(2)150ml；(3)250ml。

七 氟 烷 [药典(二)；医保(乙)]

Sevoflurane

【适应证】 适用于成人和儿科患者的院内手术及门诊手术全身麻醉的诱导和维持。

【药理】 (1)药效学 ①对呼吸道无刺激性，尤适合小儿全麻诱导与维持；②合用肾上腺素不诱发心律失常；③肌松作用大于恩氟烷、异氟烷；④对循环影响小；⑤对脑血流量、颅内压的影响与异氟烷相似；⑥麻醉时间<2 小时苏醒迅速，麻醉时间>2 小时苏醒时间延长。

(2)药动学 血气分配系数较低，起效迅速。大部分迅速以药物原型由肺排出。体内代谢率为 5%，生成六氟异丙醇，释放无机氟离子和二氧化碳。与其他卤化吸入麻醉药不同，七氟烷的代谢产物不具有诱发免疫性肝损伤的半抗原特性。

【不良反应】 (1)可引起血压下降、心律失常、呼吸困难、恶心及呕吐。

(2)化学性质不稳定，与钠石灰作用后可产生 5 种分解产物，其中化合物 A(三氟甲基乙烯醚)有一定的肾毒性。

(3)儿童患者可出现躁动、咳嗽加重。

【禁忌证】 (1)既往使用卤代麻醉剂后发生不明原因发热的患者禁用。

(2)对本品的成分有过敏病史的患者禁用。

(3)已知有恶性高热或怀疑对恶性高热易感的患者禁用。

(4)有卤代吸入性麻醉剂导致的肝炎史，或使用此类药物出现不明原因的中至重度肝功能不全[例如与发热和/或嗜酸性粒细胞增多相关的黄疸]病史者禁用。

【注意事项】 (1)定期更换二氧化碳吸收剂，保持湿润。

(2)肝胆疾患及肾功能低下者慎用。

(3)本品可引起子宫肌松弛，产科麻醉时慎用。

(4)避免新鲜气体流量<1L/min。

(5)肌营养不良患者慎用，有导致横纹肌溶解的可能。

(6)Q-T 间期延长易感患者慎用。

(7)对于颅内压(ICP)升高或有颅内压升高风险的患者慎用。

(8)有癫痫发作危险因素的患者应慎用。

(9)妊娠期、哺乳期妇女慎用。

儿童 (1)血压下降、心律失常。

(2)苏醒期易谵妄。

(3)偶可发生恶性高热。

【药物相互作用】 本品可增强肌松药的作用，合用时宜减少后者的用量。

【给药说明】 须使用七氟烷专用带刻度的蒸发器。本品必须由麻醉医师在使用必要的监测设备的条件下使用，不得把药品交给患者或一般医师应用。

【用法与用量】 成人 吸入全麻诱导。如采用肺活量法可设定浓度为 8%，意识消失后注射瑞芬太尼 1～1.5μg/kg，诱导时间 3.5～5.5 分钟，麻醉维持浓度为 1.5%～2.5%。

儿童 单纯使用七氟烷诱导，吸入浓度 7%～8%，氧流量 6L/min，维持七氟烷 2%～3%，氧流量 2L/min。

【制剂与规格】 七氟烷：(1)120ml；(2)250ml。

地 氟 烷 [医保(乙)]

Desflurane

【适应证】 ①适应于住院和门诊患者，作为麻醉诱导和(或)维持的吸入性药物；②对婴儿和儿童只可作维持麻醉，不可用于麻醉诱导。

【药理】 (1)药效学 ①地氟烷的血/气分配系数为 0.45，是现有挥发性吸入麻醉药中最小的，组织溶解度低，麻醉诱导，苏醒迅速，苏醒后恢复质量高，定向力恢复迅速；②体内代谢率极低(0.02%～0.11%)，几乎不产生无机氟离子；③有显著肌松作用，神经-肌肉阻滞作用较其他的氟化醚类吸入麻醉药强。

(2)药动学 停药后，药物几乎完全从肺迅速排泄，为目前在体内生物转化最少的吸入麻醉药。约 0.02%经肝脏代谢为氟化物随尿排泄。

【不良反应】 (1)心动过缓、高血压、结性心律失常、心动过速等。

（2）对呼吸道有刺激性，诱导中可能会引起分泌物增多、咳嗽或屏气。

（3）与其他麻醉药合用时可能暂时性升高血糖和白细胞数。

（4）对颅内占位患者，地氟烷可产生剂量依赖的颅内压增高作用。

（5）有恶心、呕吐等消化道反应。

【禁忌证】（1）对已知恶性高热易感者禁用。

（2）已知对地氟烷和其他卤代药物过敏的患者禁用。

（3）具有因卤代吸入麻醉剂所致肝炎病史者或具有使用卤代吸入麻醉剂后出现不明原因中度到重度肝功能异常病史的患者禁用。

（4）儿童患者的麻醉诱导。

【注意事项】（1）对婴幼儿或儿童不宜通过面罩作麻醉诱导，因呼吸道不良反应发生率较高。

（2）沸点低（23.5℃）而蒸气压较高，不能用标准蒸发器，需用电子温控的蒸发器，使蒸发器温度保持39℃恒温，蒸发室内的地氟烷蒸气压保持200kPa。

（3）本品浓度大于 1MAC 时可能增加心率，不能以心率作为麻醉深度的判断标准。冠状动脉疾病患者应维持正常的血流动力学，以避免心肌缺血。冠状动脉疾病患者，心率加快或血压升高者不应单用本品诱导麻醉，应与其他药物如阿片类和催眠药静脉注射合用。

【药物相互作用】（1）与常用的麻醉前药物或麻醉中的药物，静脉和局部麻醉药没有临床明显的不良相互作用。

（2）苯二氮䓬类和阿片类镇痛药可减少本品的MAC。

【给药说明】（1）使用地氟烷专用蒸发器。

（2）本品必须由麻醉医师在使用必要的监测设备的条件下使用，不得把药品交给患者或一般医师应用。

【用法与用量】须用专用蒸发器，单用 12%～15%地氟烷可引起下颌松弛，完成气管插管，维持 6%～9%。平衡麻醉时，地氟烷吸入浓度可维持 3%左右。因为地氟烷可以升高颅内占位性病变患者的颅内压，对此类患者使用时建议维持呼气末浓度<0.8MAC。

【制剂与规格】地氟烷：240ml。

第二节　静脉全身麻醉药及其辅助用药

静脉全身麻醉药（简称静脉全麻药）是直接将麻醉药输入血液循环内产生全身麻醉作用，血液内麻醉药浓度的高低与麻醉的深浅相关；可单次静脉注射产生全麻，也可经静脉滴注或泵注维持全麻。20 世纪 40 年代巴比妥类药环己巴比妥钠和硫喷妥钠在临床的广泛使用标志着现代静脉麻醉的开始。多年来，人们一直在寻找所谓的理想静脉麻醉药物：兼具镇静、催眠、镇痛、遗忘和肌松作用，可控性好，起效迅速，反复注射无蓄积，可迅速苏醒，无循环和呼吸抑制等不良反应等。但经过多年来对各种药物的研究和临床比较，目前尚无如此理想药物。而且，自 20 世纪 60 年代以来，临床采取复合用药和采用麻醉性镇痛药以及肌松药等合并机械通气等措施，使一些不能独自产生完善麻醉作用的药物也能在静脉麻醉中产生主要的作用。因此，从临床应用的角度出发，也将这些药泛指为静脉麻醉药。临床实践表明，联合应用多种药物满足平衡麻醉的多元需求（镇静、镇痛和肌松等），可以为手术提供更好的条件，患者的安全性更高。

20 世纪 50 年代以来除硫喷妥钠，还有多种药物如丁香酚类衍生物丙泮尼地（propanidid）以及羟丁酸钠、苯二氮䓬类如地西泮（diazepam）和咪达唑仑（midazolam）、氯胺酮、依托咪酯等用于静脉全麻。由于这些药物大多无明显的镇痛作用，一般仅适用于时间短、镇痛要求不高的小手术，临床上常用于吸入全麻的诱导，以及在复合全麻中使患者意识丧失、应激反应迟钝、事后全无知晓和记忆。20 世纪 80 年代中后期丙泊酚（异丙酚）开始用于临床，虽然丙泊酚对心血管和呼吸有明显抑制作用，但由于起效迅速，长时间输注苏醒迅速、平稳、舒适，明显优于其他静脉麻醉药物，已广泛用于麻醉诱导和维持。

目前临床上常用的静脉全麻药主要有硫喷妥钠、氯胺酮、依托咪酯和丙泊酚。羟丁酸钠仅有催眠作用，通常并不能产生完善的全身麻醉作用，因此只能认为是全身麻醉的辅助药。地西泮和咪达唑仑从药理上归为镇静安定药，即小剂量产生镇静、解除焦虑，中等剂量有催眠作用，大剂量则可产生全身麻醉作用，此两药不仅作为麻醉前用药和麻醉辅助用药在临床上广泛使用，有时亦可作为全麻诱导药和静脉复合麻醉的组成部分。近年来用于临床的高选择性α₂受体激动药右美托咪定，由于具有较强的辅助镇静、镇痛作用，复合麻醉及手术镇静时可以大大减少其他麻醉药物和麻醉性镇痛药的用量，因此也归在本节叙述。

常用的静脉全麻药的药动学参数、对心血管系统作用及对中枢神经系统的影响，分别见表 2-2、表 2-3 和表 2-4。

表2-2　常用静脉全麻药的药动学参数

药品名称	稳态分布容积(L/kg)	清除率[ml/(kg·min)]	清除半衰期(h)	肝排泄率(%)	蛋白结合率(%)
硫喷妥钠	2.3	3.4	11.4	0.15	85
咪达唑仑	1.1	7.5	2.7	0.51	94
依托咪酯	2.5	17.9	2.9	0.90	77
氯胺酮	3.1	19.1	3.1	0.90	12
丙泊酚	2.8	59.4	0.9	0.90	98
右美托咪定	2.0～3.0	10～30	2～3	>0.9	94

表2-3　常用静脉全麻药对心血管系统的作用

药品名称	平均动脉压	心率	心排血量	外周血管阻力	静脉扩张
硫喷妥钠	−	+	−	0/+	+
咪达唑仑	0/−	−/+	0/−	−	+
依托咪酯	0	0	0	0	0
氯胺酮	++	++	+	−	−
丙泊酚	−	+	0	−	+
右美托咪定	+/−	− −	0	+/−	0

注：+增加；0不变；−下降。

表2-4　常用静脉全麻药对中枢神经系统的影响

药品名称	脑血流	脑需氧代谢	颅内压
硫喷妥钠	− −	− −	− −
咪达唑仑	−	−	−
依托咪酯	−	−	−
氯胺酮	++	+	+
丙泊酚	−	−	−
右美托咪定	−	−	0

注：+增加；0不变；−下降。

硫 喷 妥 钠 [药典(二)；医保(甲)]

Thiopental Sodium

【适应证】　(1)CDE 适应证　静脉全麻药。用于全麻诱导，复合全麻及小儿基础麻醉。

(2)国外适应证　①用于升高颅内压；②用于精神麻醉分析；③辅助用于局部麻醉；④用于癫痫发作。

(3)超说明书适应证　用于控制惊厥，静脉注射起效快，但不持久，仅可应急，对症治疗还得借助于苯二氮䓬类药或苯妥英钠。

【药理】　(1)药效学　超短作用的巴比妥类药，静脉注射能在 1 分钟内促使中枢神经的活动立即处于程度不等的抑制状态(嗜睡或全麻)；镇痛作用较差，用量小对疼痛的耐受反而降低。其作用机制至今尚未完全清楚，可能是对神经细胞膜或神经递质的影响。γ-氨基丁酸(γ-aminobutyric acid，GABA)是抑制性神经递质，它可激动突触后 GABA 受体。硫喷妥钠主要通过以下两种方式发挥作用：其一是通过突触前效应，减少兴奋性神经递质乙酰胆碱的释放；其二是通过突触后效应，减少抑制性神经递质 GABA 从神经元膜受体解离的速率，从而增强 GABA 的作用，促使氯离子通过离子通道，引起突触后神经元超极化而发挥抑制作用。

(2)药动学　硫喷妥钠的脂溶性高，静脉注射可通过血脑屏障进入脑内，随后再分布到全身脂肪中。静脉注射(6.7±0.7)mg/kg，分布容积为 2.3L/kg，妊娠足月者为 4.1L/kg，肥胖者为 7.9L/kg。蛋白结合率为 85%(72%～86%)。静脉注射(成人 350mg)后血液及组织中浓度达峰时间分别为：血浆最快，脑组织 30 秒内，肌肉 15～30 分钟，脂肪在数小时内；血液及组织中浓度的峰值：动脉血的血浆内以及血供丰富的脑、心、肝和肾组织内为 175μg/ml，颈静脉血为 75μg/ml。作用持续时间约 10～30 分钟，其时效取决于一定时间内的用量以及代谢快慢等因素。$t_{1/2\alpha}$为(8.5±6.1)分钟(一次量，快)或(62.7±30.4)分钟(蓄积后，慢)；$t_{1/2\beta}$一般为(11.4±6.0)小时，可随年龄增加而增加，妊娠足月者为 26.1 小时，肥胖者为 27.85 小时。主要经肝代谢，几乎全部经生物转化成氧化物而排出，仅极微量以原型随尿排出。

【不良反应】　(1)血容量不足或脑外伤时容易出现低血压和呼吸抑制，甚至心搏骤停。

(2)全麻诱导过程中，麻醉偏浅而外来刺激过强时，如喉镜置入、气管内插管等刺激，会出现顽固的喉痉挛。由于琥珀胆碱等肌松药的应用，这一危险已经明显减少。

(3)即使已进入中等深度的全麻，遇有痛刺激，仍可能出现不自主活动、呛咳或呃逆。

(4)静脉注射过快或反复多次给药，以致总用量偏大，可导致血压下降和呼吸抑制。

(5)有少数病例(0.3%～5.0%)会出现不寻常的反应，如神志持久不清、兴奋躁动、幻觉、颜面和口唇或眼睑肿胀、皮肤红晕、瘙痒或皮疹、腹痛、全身发抖或局部肌肉震颤、呼吸不规律或困难，甚至出现心律失常和死亡。是否由药物过敏所致尚存争论，应立即做有效的对症治疗。

(6)行为心理方面的失调常需 24 小时后才能恢复正常。

(7)静脉注射时血压开始微降，呼吸显示减慢或微弱，即用量偏大的先兆。

(8)苏醒中寒战、发抖属常见，均可自行消失。长时间嗜睡、头痛以及恶心、呕吐时，则应重视，加强监护，免生意外。

(9)动脉注射时可引起肌肉萎缩及手指坏死。

【禁忌证】 (1)急性、间歇性或非典型血卟啉病的患者禁用。

(2)对本品或巴比妥类药过敏、心肝疾患、糖尿病、低血压、严重贫血、严重酸中毒、有脑缺氧情况、休克或有休克先兆以及呼吸困难、气道堵塞、哮喘和心力衰竭患者禁用。

(3)结肠和直肠出血、溃疡或肿瘤侵犯时禁止经直肠给药。

【注意事项】 (1)巴比妥类药存在交叉过敏，对超短作用静脉全麻药也无例外。

(2)本品能通过胎盘屏障，静脉注射 2～3 分钟后，脐静脉血中即可检得，胎儿的中枢神经活动也处于抑制状态，分娩或剖宫产时用药宜慎重。

(3)对诊断的干扰最显著的是硫喷妥钠可减少 ^{123}I 或 ^{131}I 的吸收。

(4)慎用于肾上腺皮质、甲状腺或肝脏功能不全，即使仅用小剂量，作用时间亦可明显延长。

(5)用药时需注意监测呼吸和循环功能，如呼吸深度和频率、血氧饱和度、血压、脉搏、心律、心电图等。

(6)黏液性水肿患者慎用。

(7)重症肌无力者慎用。

(8)给药时药液不可漏血管外或皮下注射。

儿童 新生儿慎用。

老年人 老年人用量偏大，清醒延迟持久，应慎用。

【药物相互作用】 (1)与降压药并用时，不论是利尿降压药(如噻嗪类药)、中枢性降压药(如可乐定、甲基多巴、帕吉林等)，作用于肾上腺素能神经末梢的萝芙木类药如利血平等，交感神经节阻滞药如曲咪芬，均应减至最小维持量，但不要随便停药。静脉注射巴比妥类药用量应酌减并减慢注射速度，以免出现血压剧降、心血管性虚脱或休克。

(2)事先使用钙通道阻滞药的患者也应同样处理，以免血压下降严重。

(3)麻醉前、全麻诱导或全麻辅助用药时，已用过其他中枢性抑制药，静脉注射本品须减量，否则不仅中枢性抑制过甚，同时还可伴有呼吸微弱或暂停、血压下降和苏醒延迟。

(4)与大剂量的氯胺酮并用，常出现低血压、呼吸慢而浅，两者均应减量。

(5)与静脉注射硫酸镁并用，中枢性抑制加深。

(6)与吩噻嗪类药尤其是异丙嗪并用时，血压下降过程中，中枢神经也可先出现兴奋状态，而后才进入抑制。

【给药说明】 (1)给药前后 24 小时内，勿饮酒，勿服用大量的中枢性抑制药，否则苏醒期行为心理紊乱持久。

(2)静脉注射前务必准备好急救给氧、气管插管和抢救用药。

(3)耐受性的个体差异大，用药需个体化。

(4)对静脉注射的耐受量青壮年远比老年人佳，学龄后儿童也有一定的耐受量，幼儿则稍稍过量，就会出现呼吸抑制。

(5)用量大，肌肉和脂肪内的蓄积量增多，须经 12～24 小时或更长时间才能完全排清，同一天内第二次给药更要慎重。对静脉注射本品在体内的"重新分布"应重视，即脑组织内浓度已下降，倘若组织内蓄积量大，可再次经血流循环进入脑内，导致延迟性呼吸和循环功能抑制。

(6)静脉注射时切忌外漏，小量浸入静脉外周围组织可引起红肿和疼痛，大量可导致局部组织坏死，应立即用氯化钠注射液作外漏部位浸润，使组织内浓度有所下降，同时做理疗，保证局部血流供应，促使吸收加速。万一误注入动脉，患者主诉远端肢体(指或趾端)剧痛，应迅速停止注射，并用局麻药液浸润止痛和解除血管痉挛，保持动脉及远端小动脉扩张，必要时可用酚妥拉明 5～10mg 溶于 10～20ml 氯化钠注射液中作浸润，阻断局部动脉的 α 受体，每隔 20 分钟可重复一次，亦可用局麻药作浸润，只有解除了动脉痉挛，保证动脉血流通畅，肢端才可避免坏死，已有因此而做截肢的文献报道。

(7)过量静脉注射本品没有特效的拮抗药，使用一般中枢性兴奋药常无效，而应尽快进行对症治疗，防止脑缺氧。首先保持气道通畅，有效地进行人工呼吸；其次用恰当的升压药和补液纠正低血压；心功能抑制时给予正性肌力性药物；经肠道给药时即应作清洗灌肠，当药物尚残留在体内时要尽快使其转化降解代谢而后排泄。

(8)用于抗癫痫时，不得突然停药，应逐渐停药以降低癫痫发作频率。

【用法与用量】 (1)静脉注射 一般用于全麻诱导。全麻诱导常用量按体重一次 3～5mg/kg，至多不超过 6～8mg/kg。静脉注射时应先用小剂量 0.5～1.0mg/kg。证明患者的耐药性无特殊，才注入足量，耐药性大则用量可酌增。每一全麻过程中给药总量按体重不得超过

临床用药须知化学药和生物制品卷

20mg/kg，即成人不超过 1.0g。作为全麻维持，每小时量至多按体重 10mg/kg，即成人 0.5g。麻醉深度不足可加用其他全麻药，吸入气内氧化亚氮的浓度为 67%时，硫喷妥钠用量可减少 2/3。总用量过大，不仅苏醒延迟、烦躁，而且不平顺。

(2) 静脉滴注　一般用 5%葡萄糖注射液稀释至 0.2%～0.4%的溶液，滴速以每分钟 1～2ml 为度。

儿童　小儿基础麻醉。

(1) 静脉注射　一次 4～8mg/kg。

(2) 深部肌内注射　一次 5～10mg/kg。

老年人　老年患者应酌情减量至 2～2.5mg/kg。

【制剂与规格】　注射用硫喷妥钠：(1)0.5g；(2)1g。

盐酸氯胺酮 [药典(二)；国基；医保(甲)]
Ketamine Hydrochloride

【适应证】　适用于各种表浅、短小手术麻醉、不合作小儿的诊断性检查麻醉及全身复合麻醉。

【药理】　(1) 药效学　①生理功能和电生理(包括脑电图)已指出，氯胺酮区别于其他静脉麻醉药，并不是对所有中枢神经系统产生抑制，与之相反，氯胺酮对新皮质系统-皮层下结构(丘脑)有抑制作用，而对边缘系统(如海马)有兴奋作用，其产生麻醉作用主要是抑制兴奋性神经递质(乙酰胆碱、L-谷氨酸)及 N-甲基-D-天门冬氨酸(NMDA)受体相互作用的结果。②镇痛机制主要是阻滞脊髓网状结构束对痛觉的传入信号，而对脊髓丘脑传导无影响，故镇痛效应主要与阻滞痛觉的情绪成分有关，对内脏痛的改善有限，另外，其与阿片受体结合也是产生镇痛的机制之一。③近期研究表明氯胺酮以 2mg/kg 静脉注射对听觉诱发电位无影响。

(2) 药动学　静脉注射后首先进入脑组织，肝、肺和脂肪内的浓度也高，"重新分布"明显。按体重静脉注射 1～2mg/kg，15 秒后出现知觉分离，30 秒后进入全麻状态，作用持续 5～10 分钟。按体重肌内注射 5～10mg/kg，3～4 分钟呈全麻状态，作用持续 12～25 分钟。$t_{1/2\alpha}$ 为 2～11 分钟，$t_{1/2\beta}$ 为 2～3 小时。本品主要经肝代谢，降解转化的产物可能是全麻后不良反应的诱因。本品仅有 2.5%以原型随尿排出。

【不良反应】　(1) 以血压升高和脉搏增快为最常见，异常的低血压、心动过缓、呼吸减慢、呼吸困难以及呕吐等为少见，不能自控的肌肉收缩罕见，这些反应一般均能自行消失，但所需要的时间，个体间差异大。

(2) 苏醒中可出现浮想、噩梦、幻觉、错视、嗜睡、躁动不安、谵语等，这被认为是分离麻醉所致，年幼和

年长者较青壮年为少。

(3) 行为心理的恢复需要一定的时间，用药后 24 小时不能胜任精细工作，包括驾车。

【禁忌证】　(1) 颅内压增高、脑出血及青光眼患者禁用。

(2) 禁用于顽固且难治的高血压，严重的心血管病，近期内心肌梗死。

(3) 甲亢患者禁用。

【注意事项】　(1) 苏醒期间可有幻梦或幻觉，青壮年(15～45 岁)更多，应合理地监护。

(2) 慎用于嗜酒急性中毒或慢性成瘾、心功能代偿欠佳、眼外伤眼球破裂、眼内压高、脑脊液压升高、精神失常(包括错乱和精神分裂)以及甲状腺功能异常升高等。

(3) 失代偿的休克患者或心功能不全患者可引起血压剧降，甚至心搏骤停。

(4) 用药监测　主要是心功能，尤其是伴有高血压或心衰史的患者。

儿童　过量可产生呼吸抑制，有颅内高压、癫痫、精神运动障碍的患儿禁用。

【药物相互作用】　(1) 与氟烷等卤代全麻药同用时，氯胺酮的半衰期延长，苏醒延迟。

(2) 与抗高血压药或中枢神经抑制药同用时，尤其当氯胺酮的用量偏大，静脉注射又快时，可导致血压剧降或(和)呼吸抑制。

(3) 服用甲状腺素的患者，氯胺酮有可能引起血压过高和心动过速。

(4) 氯胺酮与苯二氮䓬类及阿片类药物并用时，可延长作用时间并减少不良反应的发生，剂量应酌情减少。

【给药说明】　(1) 给药前后 24 小时禁忌饮酒。

(2) 用量应作个体化调整。

(3) 给药过程中万一发生呕吐，易导致误吸，建议空腹时应用。

(4) 为了减少气管内黏液的分泌，给药前须用阿托品或东莨菪碱，但后者会使苏醒时出现幻觉概率增加。

(5) 肌内注射一般限用于小儿，起效比静脉注射慢，常难调节全麻的深度。

(6) 静脉注射切忌过快，短于 60 秒者易致呼吸暂停。

(7) 反复多次给药，易出现快速耐受性，需药量逐渐加大，幻觉增多，轻微的幻觉可自行消失，噩梦和错觉可用苯二氮䓬类药如地西泮(兼有预防作用)，烦躁不能自制时当即静脉注射小剂量巴比妥类静脉全麻药。

【用法与用量】　(1) 全麻诱导　成人按体重静脉注

· 128 ·

射 1～2mg/kg。全麻维持，成人可采用连续静脉滴注，按体重每分钟 10～30μg/kg，每分钟不超过 1～2mg 即可，遇有肌肉强直或阵挛，用量不必加大，轻微者均自行消失，重症应考虑加用苯二氮䓬类药。

(2)镇痛 成人先按体重静脉注射 0.2～0.75mg/kg，2～3 分钟注完，而后每分钟按体重 5～20μg/kg 连续静脉滴注，也可按体重先肌内注射 2～4mg/kg，而后静脉滴注。

儿童 (1)静脉注射 一次 1～2mg/kg，缓慢。

(2)肌内注射 一次 4～5mg/kg，个体间差异大。

【制剂与规格】 盐酸氯胺酮注射液：(1)2ml:0.1g；(2)10ml:0.1g；(3)20ml:0.2g。

羟 丁 酸 钠 [药典(二)；医保(乙)]
Sodium Hydroxybutyrate

【适应证】 复合全麻的诱导和维持。

【药理】 (1)药效学 静脉全麻药，无镇痛作用，可产生催眠作用。羟丁酸钠系γ-氨基丁酸(GABA)的中间代谢产物，主要阻滞乙酰胆碱对受体的作用，干扰突触部位冲动的传递。羟丁酸钠转化为γ-丁酸内酯才产生明显的催眠作用，故静脉注射后产生作用稍慢。

(2)药动学 静脉注射后体内分布广泛，通过血脑屏障需要一定时间，而且浓度仅为血浆的 50%，因而起效慢。分解代谢过程中一般先形成内酯，部分转化为酮体，尔后均经三羧酸循环降解，最终用量的 97%成为水和二氧化碳，后者随呼气排出体外，只有≤2%以原型经肾出现于尿中。血药浓度下降的量-时曲线呈双峰，指示本品在体内有明显的"重新分布"。苏醒较慢，苏醒期部分患者可出现锥体外系症状。

【不良反应】 (1)血压升高。

(2)呼吸道分泌物增多，易致呼吸道并发症。

(3)能抑制呼吸，出现呼吸频率减慢。

(4)低钾血症。

(5)睡眠时间长，术后不利于护理及观察。

(6)可有锥体外系不良反应。

【禁忌证】 严重低钾血症、酸中毒、癫痫史、严重心功能紊乱者禁用。

【注意事项】 (1)由于本品既不镇痛、全麻又浅，术中遇到强刺激，可能导致谵妄，甚至有锥体外系阵挛样动作。苏醒尤其是完全清醒，需要时间长，而且可能有短暂的谵妄、乱动、轻度的精神错乱。因此临床上很少单独应用本品作为静脉全麻药。

(2)传导阻滞或心率低于 50 次/分钟者慎用。

儿童 ①注射过快可出现运动性兴奋等。②癫痫或

心脏病患儿禁用。

【药物相互作用】 (1)与肌松药并用时，可增强肌松作用。

(2)与阿托品并用可减少本品对副交感神经兴奋作用，防止心率减慢发生。

(3)与巴比妥类及安定类药物并用时可减少锥体外系症状。

【给药说明】 (1)毒性小，成人 24 小时内给予 30g 无害，5～15 倍于常量时才处于昏睡。临床上常用来作为基础麻醉或局麻的辅助用药，加用氧化亚氮或其他的全麻药才能进行手术。

(2)常用量时，患者能安静地入睡，类似自然睡眠，健忘显著，嗜睡 60～90 分钟(最长 100 分钟)开始清醒。咽喉和气管反射常处于抑制状态，静脉注射 45 分钟肌张力减弱，甚至可进行气管插管，无呛咳或呼吸干扰，常用量缓慢静脉注射对呼吸和循环功能无明显影响，肝肾功能无损害，不干扰电解质平衡，氧耗量无增减。

(3)全麻效能低，仅有催眠作用，临床上最强效应时间较血药浓度的峰值常滞后约 15 分钟，因此致使全麻诱导时间过长，静脉注射后 10～15 分钟才出现作用，45 分钟中枢性抑制才最明显。

(4)使用失当，主要由于静脉注射太快，可引起心率缓慢，阿托品能拮抗；可出现呼吸频率慢，周期样呼吸并非少见，同时又伴有心排血量轻度至中度减少，血压可因镇痛不全、外周血管收缩而微升。

(5)羟丁酸钠对肝、肾无毒性作用，即使黄疸患者也可选用。此药在代谢过程中使血浆钾离子转入细胞内，可产生一过性血清钾降低。故低血钾患者应用本品有诱发心律失常的可能。

【用法与用量】 成人 静脉注射。(1)常用量辅助全麻诱导，静脉注射，按体重一次 60～80mg/kg，注射速度每分钟约 1g。手术时间长者，每 1～2 小时追加 1～2g。

(2)全麻维持量静脉注射，按体重一次 12～80mg/kg。

(3)基础麻醉，成人用量为按体重 50～60mg/kg。

(4)极量一次总量按体重 300mg/kg。

儿童 静脉注射。(1)全麻诱导 首次剂量 80～100mg/kg，需要时可隔 1～1.5 小时再用 1/4～1/2 首次量。

(2)基础麻醉 小儿为按体重 60～80mg/kg。

【制剂与规格】 羟丁酸钠注射液：10ml:2.5g。

依 托 咪 酯 [药典(二)；医保(甲)]
Etomidate

【适应证】 静脉全麻诱导药或麻醉辅助药，也可用

于短时手术麻醉。

【药理】 (1)药效学 依托咪酯为快速催眠性静脉全身麻醉药，具有类似GABA样作用，与巴比妥类药不同，本品在催眠作用开始时导致新皮层睡眠，降低皮质下抑制。本品无镇痛作用。静脉注射后作用迅速而短暂，入睡快，苏醒快，对中枢神经有较强抑制作用。对心血管和呼吸系统影响小，单次静脉注射量大可引起短期呼吸暂停，无组胺释放，可降低颅内压、脑血流和眼内压。诱导量静脉注射按体重0.3mg/kg，依托咪酯可降低血浆皮质激素浓度，且可持续6~8小时，肾上腺皮质对促肾上腺皮质激素(ACTH)失去正常反应。

(2)药动学 静脉注射后作用迅速，通常在1分钟以内。保持催眠最低血浆药物浓度一般应在0.2μg/ml以上，单次给药，血药浓度在30分钟内迅速降低。蛋白结合率高(78%)，$t_{1/2\beta}$约3小时，在24小时内约有75%由肾排出，一般无明显积蓄作用。

【不良反应】 (1)应用依托咪酯术后恶心、呕吐常见，给药后不自主的肌肉活动发生率可达32%(22.7%~63%)。

(2)诱导时，可有肌阵挛，严重者类似抽搐，有时肌张力显著增强。

(3)本品可阻碍肾上腺皮质产生可的松和其他皮质激素，引起暂时的肾上腺功能不全而呈现水电解质失衡、低血压甚至休克。术后或危重患者由于应用此药已有需要补充肾上腺皮质激素的报道。

(4)注射部位疼痛可达20%(1.2%~42%)，但若在肘部较大静脉内注射或用乳剂则发生率较低。

【禁忌证】 (1)有报道依托咪酯具有潜在性卟啉生成作用，故不能用于卟啉病患者。

(2)癫痫患者及肝肾功能严重不全者禁用。

(3)免疫抑制、器官移植、脓毒血症等已有肾上腺皮质功能减退或有减退危险的患者应禁用或慎用。

(4)禁用于重症监护病房的患者镇静。

(5)10岁以下儿童不推荐使用依托咪酯注射液。

(6)对于依托咪酯注射液，孕妇及哺乳期妇女不推荐使用。对于依托咪酯乳状注射液，孕妇慎用，妇女哺乳期使用时，则应中止哺乳。

(7)对依托咪酯或脂肪乳过敏、重症糖尿病、高钾血症患者禁用依托咪酯乳状注射液。

(8)6个月内婴幼儿应该避免使用依托咪酯乳状注射液。

【注意事项】 (1)依托咪酯可阻碍肾上腺皮质产生可的松和其他皮质激素，引起暂时的肾上腺皮质功能不

全，不宜长时间使用，仅用于麻醉诱导。

(2)老年患者使用本品易发生心脏抑制，应慎用，需要时应减量。肝硬化患者亦应减量。

(3)给药后有时可发生恶心呕吐，麻醉前给予东莨菪碱或阿托品以预防误吸。

(4)依托咪酯乳状注射液不宜稀释使用。

(5)本药无镇痛作用，用于短期麻醉时，须在用本药之前或同时给予强镇痛药(如芬太尼)。

【药物相互作用】 (1)本品合用芬太尼可增加恶心、呕吐的发生率，可出现不能自制的肌肉强直或阵挛，地西泮可减少其发生。

(2)与中枢性抗高血压药可乐定、甲基多巴、利血平等以及利尿性抗高血压药等均可导致血压剧降，应避免配伍用。

【给药说明】 (1)作用时效短，对呼吸和心血管系统影响小，可用于休克或创伤患者的全麻诱导。

(2)容易发生恶心、呕吐的患者尽量不用本药。

(3)本品仅作静脉内给药，剂量应个体化。注射前静脉给利多卡因可减轻注射疼痛。

(4)在麻醉诱导前先给予小剂量的依托咪酯可以减轻肌阵挛，或先应用苯二氮䓬类或阿片类药物也可减轻肌阵挛。

(5)长期大剂量静脉滴注依托咪酯可抑制肾上腺皮质对促肾上腺素的反应，导致血浆皮质激素低于正常，如遇中毒性休克，多发性创伤或肾上腺皮质功能低下的患者，可同时给适当氢化可的松。

【用法与用量】 成人 静脉注射。剂量必须个体化。用作静脉全麻诱导，按体重静脉注射0.3mg/kg(范围0.2~0.6mg/kg)，于30~60秒内注完。术前给予镇静药，或在全麻诱导前1~2分钟静脉注射芬太尼0.1mg，依托咪酯需要量可酌减。

儿童 10岁以上小儿用量可参照成人。

【制剂与规格】 依托咪酯注射液或依托咪酯乳状注射液：10ml:20mg。

丙 泊 酚 [药典(二)；国基；医保(甲)；医保(乙)]
Propofol

【适应证】 ①成人和1个月以上儿童静脉全麻诱导和维持；②诊断操作和手术过程的镇静；③16岁以上重症监护患者辅助通气治疗时的镇静。

【药理】 (1)药效学 丙泊酚是一种起效迅速(约30~40秒)的短效全身麻醉药。丙泊酚对中枢神经系统的

作用机制系通过激活 GABA 受体-氯离子复合物发挥镇静催眠作用。临床剂量时，丙泊酚增加氯离子传导，大剂量时使 GABA 受体脱敏感，从而抑制中枢神经系统。丙泊酚的麻醉效价为硫喷妥钠的 1.8 倍。起效快，维持时间短，以 2.5mg/kg 静脉注射时，起效时间为 30～60 秒，维持时间约 10 分钟左右，苏醒较硫喷妥钠快，醒后无头晕、嗜睡感。丙泊酚作全麻诱导时，可引起血压下降，心率增快。其降低血压机制系使外周血管阻力下降、心肌抑制、心输出量减少以及抑制压力感受器对低血压的反应，心率轻度增快系对低血压的代偿反应，其对心脏的直接作用使心率减慢。丙泊酚降低血压程度在有些患者可超过 40%，用于年老体弱、心功能不全患者血压下降尤其明显。丙泊酚对呼吸也有明显的抑制作用，可抑制对二氧化碳的通气反应，表现为潮气量减少，清醒状态时可使呼吸频率增加，静脉注射丙泊酚常见呼吸暂停发生，对支气管平滑肌及喉痉挛无明显影响。丙泊酚降低脑血流量、脑代谢率和颅内压，术后恶心呕吐少见。应用丙泊酚可使血浆皮质激素浓度下降，但肾上腺皮质对外源性皮质激素反应正常。

(2)药动学 人体研究表明，静脉注射丙泊酚(2.5mg/kg)后，98%与血浆蛋白结合，2 分钟后血药浓度达峰值。$t_{1/2\alpha}$ 为 2.5 分钟。本品代谢迅速，2 分钟血药浓度为峰值的 94%，10 分钟后降至 39%，1 小时为 14%，8 小时仅剩 5%。由于此药消除快、分布广、受第三室缓慢平衡的影响，因此只有连续静脉滴注才能达到预计的稳态血药浓度，通过调节滴注速度达到不同的血药浓度，从而取得不同程度的镇静、睡眠效果。丙泊酚主要在肝脏代谢，88%以羟化或螯合物的形式从尿中排出。

【不良反应】 (1)全麻诱导时，呈剂量依赖性呼吸和循环功能抑制，并与注射速度呈正相关，动脉压和外周阻力下降较硫喷妥钠更明显。

(2)偶见诱导过程中出现肌阵挛，发生率 1%左右。

(3)麻醉诱导期间出现低血压、心动过缓、心动过速和潮热。

(4)苏醒过程偶有角弓反张出现，可用少量硫喷妥钠或咪达唑仑使之缓解。

(5)长期持续静脉滴注可能产生横纹肌溶解症及脂代谢异常。

【禁忌证】 (1)对本品及赋形剂过敏，对花生和大豆过敏的患者禁用。

(2)禁用于 16 岁以下重症监护儿童的镇静。

(3)禁用于孕妇及产科患者(流产者除外)。

(4)禁用于 1 个月以下小儿的全身麻醉。

【注意事项】 (1)本品使用前需摇晃，使药物均匀，安瓿打开后不宜贮存再用。此药只能用 5%葡萄糖注射液稀释，比例不能超过 1:5，稀释后 6 小时应用完。

(2)哺乳期妇女应在使用本品后 24 小时内停止哺乳。

(3)脂肪代谢紊乱，心脏、呼吸系统、肝肾疾病患者慎用。

(4)癫痫患者给药后有出现惊厥的风险，慎用。

(5)低血压与休克者慎用。

儿童 丙泊酚不用于 1 个月以下的小儿的全身麻醉及 16 岁以下儿童的镇静。

【药物相互作用】 与中枢神经系统抑制剂包括术前药合用时，丙泊酚的镇静、麻醉及心脏呼吸抑制作用加强。丙泊酚与吸入麻醉药、咪达唑仑、右美托咪定及阿片类药物合用时应减少用量。丙泊酚对神经肌肉阻滞药的作用没有影响。

【给药说明】 (1)注射部位疼痛，可先用 1%利多卡因 2ml 注射后再注入丙泊酚，基本上可消除疼痛。

(2)本品不作肌内注射。

(3)静脉注射应选用较粗的静脉，按每 10 秒 40mg 慢速注射，随时注意患者的呼吸和血压的变化。年老、体弱、心功能不全患者应减量、慢注，减速为每 10 秒 20mg。

【用法与用量】 成人 全麻诱导剂量为 1.5～2.5mg/kg，30～45 秒内注射完，维持量为每小时 4～12mg/kg，静脉滴注或根据需要间断静脉注射 25～50mg。在应激小的手术过程中，如微创手术，可将维持剂量减至约按体重计每小时 4mg/kg。辅助椎管内麻醉或重症监护病房患者镇静、催眠用量为每小时 0.5～2mg/kg，连续滴注。超过 55 岁的成人与 ASAⅢ～Ⅳ患者，特别是心功能不全的患者，用量酌减，总剂量最低可减至 1mg/kg，给药速度应更加缓慢(每 10 秒约 2ml 或 20mg)。

使用靶控输注系统给药时，对于 55 岁以下成年麻醉患者，一般诱导靶浓度为 4～8μg/ml，维持靶浓度为 3～6μg/ml，预计苏醒浓度一般为 1.0～2.0μg/ml，但可受麻醉性镇痛药剂量的影响。对于 55 岁以上及 ASAⅢ～Ⅳ级以上患者应降低初始靶浓度并缓慢滴注。16 岁以下儿童不适用靶控输注给药。

儿童 (1)诱导麻醉 通常按 2～2.5mg/kg。大多数 8 岁以上儿童，通常剂量按照 2.5mg/kg。8 岁以下，特别是 1 个月至 3 岁儿童，所需剂量可能更高(按 2.5～4mg/kg)。

(2)维持麻醉 通常按 0.1～0.2mg/(kg·min)。不同

患者所需的给药速度差异很大，但按 0.15～0.25mg/(kg·min) 的给药速度可达到满意麻醉维持效果。年龄较小的儿童，特别是 1 个月至 3 岁的儿童，所需剂量可能更高。

【制剂与规格】 丙泊酚注射液：(1)10ml:0.2g；(2)50ml:1g。

丙泊酚乳状注射液：(1)10ml:0.1g；(2)10ml:0.2g；(3)20ml:0.2g；(4)20ml:0.4g；(5)50ml:0.5g；(6)50ml:1g。

丙泊酚中/长链脂肪乳注射液：(1)10ml:0.1g；(2)20ml:0.1g；(3)20ml:0.2g；(4)50ml:0.5g；(5)100ml:1g。

咪 达 唑 仑 [药典(二)；国基；医保(甲)]

Midazolam

【适应证】 ①肌内或静脉注射用于术前镇静、抗焦虑、记忆缺失；②静脉注射用于诊断、治疗、内窥镜手术之前或操作过程中的镇静、抗焦虑、记忆缺失；③静脉注射用于其他麻醉剂给药之前的全麻诱导。在使用麻醉性前驱用药的情况下，能在相对狭窄的剂量范围和短时间内实现麻醉诱导。静脉注射咪达唑仑也可作为二氧化氮和氧的静脉补充（复合麻醉）；④持续静脉滴注咪达唑仑作为麻醉剂用于气管插管及机械通气患者的镇静，或是用于病危护理治疗中的镇静；⑤马来酸咪达唑仑片用于睡眠障碍、失眠，特别适用于入睡困难者、手术或诊断性操作前用药；⑥咪达唑仑口服溶液用于儿童诊断或治疗性操作前以及操作过程中的镇静、抗焦虑、遗忘；也可用于儿童术前镇静、抗焦虑、遗忘；⑦咪达唑仑口颊黏膜溶液用于治疗婴儿、幼儿、儿童及青少年（3 个月至<18 岁）持续的急性惊厥发作。

【药理】 (1)药效学 咪达唑仑为短效的苯二氮䓬类镇静催眠药。其作用与劳拉西泮相似，具有与其他苯二氮䓬类相似的药理作用（抗焦虑、催眠、抗惊厥、肌肉松弛和近事遗忘等），催眠作用尤其显著。可能机制为刺激上行网状激活系统的抑制性递质γ-氨基丁酸(GABA)的受体，从而增强了皮质和边缘系统觉醒的抑制和阻断。

(2)药动学 咪达唑仑为亲脂性物质，马来酸盐为其稳定的水溶性盐。在生理性 pH 条件下，其亲脂性碱基释出，迅速起效。口服后吸收迅速，0.5～1 小时血药浓度达峰值，吸收后分布于全身各部位，可透过血脑屏障及胎盘屏障。因通过肝脏的首过效应大，生物利用度为 50%，蛋白结合率高达 96%。分布半衰期为 5～10 分钟，分布容积为 1～2L/kg。主要在肝脏代谢，经 CYP3A4 羟

基化，活性代谢产物有 1-羟甲基咪达唑仑、4-羟咪达唑仑等。代谢产物多数以葡萄糖醛酸结合物形式经肾由尿排泄，也可泌入乳汁。消除半衰期短，约 2～3 小时，充血性心力衰竭者，半衰期延长约为 2～3 倍，肾功能不全者没有改变。清除率为每分钟 6～11ml/kg。静脉滴注咪达唑仑的药代动力学与单次静脉注射基本相似。肌内注射后吸收迅速而完全，注药后 30 分钟血药浓度达峰值，生物利用度为 91%，消除情况与静脉注射后相似。

【不良反应】 (1)用于全麻诱导可引起外周血管阻力和平均动脉压下降，左室充盈压减少，对心肌收缩力无影响，其血压下降机制主要与降低交感张力，减少儿茶酚胺释放有关，其对血流动力学的影响随剂量增加，但到一定程度不再增加，具有封顶效应。

(2)对呼吸有抑制作用，其程度与剂量相关。静脉注射诱导时，其导致的呼吸暂停现象常见。

(3)咪达唑仑可降低脑血流量，降低颅内压，而对脑代谢无明显影响。

【禁忌证】 (1)重症肌无力患者、精神分裂症患者、严重抑郁状态患者、急性闭角型青光眼患者、对苯二氮䓬类药物过敏者禁用。

(2)酒精、催眠药、精神抑制药、抗抑郁药及锂制剂的急性中毒禁用。

(3)禁用于重度呼吸衰竭或急性呼吸抑制的患者的清醒镇静。

(4)早产婴儿和新生儿(6 个月内)禁用。

(5)妊娠前 3 个月孕妇禁用。

【注意事项】 (1)用作全麻诱导术后常有较长时间再睡眠现象，应注意保持患者气道通畅。

(2)老年人高危手术和斜视、白内障切除的手术中，应用咪达唑仑，可能会有意识朦胧或丧失定向力的感觉。

(3)长期静脉注射咪达唑仑，突然撤药可引起戒断综合征，推荐逐渐减少剂量。

(4)慎用于 60 岁以上成人、体质衰弱者或慢性病、慢性呼吸功能不全患者、肺阻塞性疾病、慢性肾衰、肝功能损害（苯二氮䓬类药物可能诱发或加重重度肝损害患者的脑病）或心脏功能损害患者。用于呼吸功能损害患者清醒镇静需特别慎重。60 岁以上老人、体弱者以及同时使用麻醉药或中枢神经系统抑制剂的患者，需要更低剂量。

(5)咪达唑仑用于 6 个月以上婴儿时不能快速注射，已有快速静脉给药导致严重低血压及癫痫发作报道，尤其与芬太尼合用时。

(6)剂量必须个体化，尤其与能产生中枢神经系统抑

制作用的药物合用时。

（7）在成人或儿童中用于镇静、抗焦虑、记忆缺失时始终需要缓慢增加剂量。成人和儿童静脉注射咪达唑仑可引发呼吸抑制和呼吸骤停，尤其在非重症监护条件下用于镇静时。

【药物相互作用】　（1）本药本身无镇痛作用，但可增强其他麻醉药的镇痛作用。

（2）本药与任何能抑制中枢神经系统作用的药物，特别是麻醉性镇痛药（例如吗啡、哌替啶、芬太尼），以及司可巴比妥和氟哌利多合用时会增加其镇静效果，因此必须根据合并用药的种类和数量以及所需的临床反应来调整咪达唑仑的剂量。

（3）与酒精合用也可增强咪达唑仑的药效，故用本品后12小时内不得饮用含酒精的饮料。

（4）本品与常用的术前药物或麻醉和手术期药物（例如阿托品、东莨菪碱、地西泮、琥珀胆碱和其他非去极化肌松药），或其他局部麻醉剂（例如利多卡因、达克罗宁、西他卡因）合用时没有显著的药物相互作用不良反应报道。然而当咪达唑仑和芬太尼合用于新生儿时，如任一药物快速输注，会出现严重的低血压。

（5）本品通过细胞色素 P4503A4（CYP3A4，CYP3A5）代谢。CYP3A 抑制剂和诱导剂可能分别增加和降低其血浆浓度，咪达唑仑与细胞色素酶 P4503A4 系统抑制药，如西咪替丁、红霉素、地尔硫䓬、维拉帕米和伊曲康唑合用时应谨慎，这些药物相互作用会使咪达唑仑血浆清除率下降，使其镇静作用延长。

【给药说明】　（1）咪达唑仑具有苯二氮䓬类所共有的抗焦虑、催眠、抗惊厥、肌松和顺行性遗忘作用。其强度为地西泮的2～3倍。

（2）肝肾功能不全者及老年人可能发生苏醒延迟（60～80分钟）。

（3）长时间用药相应减少剂量。

【用法与用量】　成人　（1）用于睡眠障碍　口服给药。一次7.5～15mg。

（2）术前镇静、抗焦虑、记忆缺失　①口服给药：于术前30～60分钟给予15mg。②肌内注射：深部肌内注射，推荐前驱用药剂量为0.07～0.08mg/kg（约为5mg），于术前1小时给药。

（3）术中镇静、抗焦虑、记忆缺失　1mg/ml 缓慢静脉滴注直至达预期效果。部分患者剂量低至1mg即出现应答，不应超过2.5mg。滴注时间应超过2分钟，滴注后等待至少2分钟，以充分评估镇静效果。如需进一步给药，应小剂量增加，每次增量后等待至少2分钟，直

至达适当的镇静效果。总剂量通常不超过5mg。如使用麻醉性前驱用药或其他中枢神经系统抑制药，本品剂量可减少约30%。维持镇静作用时，剂量可比首次达镇静效果的剂量增加25%。

（4）麻醉诱导　静脉注射。如本品用于其他静脉注射剂之前，需显著减少每种药物的起始剂量，可能减至常用起始剂量的25%。如未使用前驱用药：诱导剂量为0.3～0.35mg/kg，给药20～30秒，并等待2分钟起效。如需完全诱导，可能再需约25%的起始剂量，亦可用吸入性麻醉药取代。对有耐药性的患者，总剂量可能高达0.6mg/kg，但大剂量给药可延长患者的恢复时间。如使用前驱用药（尤其是麻醉性前驱用药）：0.15～0.35mg/kg（通常为0.25mg/kg，55岁以上状态良好者起始剂量为0.2mg/kg），给药20～30秒，并等待2分钟起效。除静脉注射芬太尼于诱导前5分钟给药外，其他所有前驱用药均于本品预期诱导前约1小时给药。本品亦可用于复合麻醉，如维持麻醉期间出现麻醉效果减弱的迹象，可增加约25%的诱导剂量，必要时重复给药。

（5）气管插管、机械通气或病危护理治疗中的镇静　以0.5mg/ml持续静脉滴注。需快速引起镇静的剂量为0.01～0.05mg/kg（约0.5～4mg），缓慢且持续滴注数分钟，隔10～15分钟重复给药，直至达充分镇静。滴注速度应个体化，为维持麻醉，通常起始滴注速度为0.02～0.1mg/（kg·h）（1～7mg/h）。对麻醉药有残留效应或同时使用其他镇静药或阿片类药的患者，应给予最低推荐剂量。应于正常时间间隔内评估本品的镇静作用，并以25%～50%起始滴注速度的幅度上下调整滴注速度，以确保调整至足够的镇静水平。如该水平的镇静作用发生急速改变，必须进行更大幅度地调整或小剂量增量。此外，每隔数小时须将滴注速度降低10%～25%，以获得最低有效滴注速度，减少本品潜在的蓄积作用，同时使患者在滴注结束后尽快苏醒。对毒性刺激出现激动、高血压或室性心动过速但未充分镇静的患者，合用阿片类镇痛药可能有效。合用阿片类药通常能降低本品的最低有效滴注速度。

儿童　（1）持续的急性惊厥发作　口颊黏膜给药。将安装导液管后的注射器插入至面颊和牙龈间，缓慢注入全部药液。1岁以下给予2.5mg；1至5岁（不包括5岁）给予5mg；5至10岁（不包括10岁）给予7.5mg；10至18岁给予10mg。

（2）术前或术中镇静、抗焦虑、记忆缺失　①口服给药：口服溶液单次口服给药，推荐剂量为0.25～0.5mg/kg，

最大剂量不超过 1.0mg/kg，个体化用药，最大总给药剂量不超过 15mg。对镇静强度和镇静持续时间需求不强时，建议大于或等于 6 岁儿童或合作儿童采用较低剂量（0.25mg/kg），不合作儿童可考虑采用较高剂量。6 个月至 6 岁（不包括 6 岁）儿童可考虑采用较高剂量（0.5～1mg/kg）。肥胖儿童根据标准体重用药。②肌内注射：儿童（非新生儿）通常剂量为 0.1～0.15mg/kg，根据需要可高达 0.5mg/kg。总剂量通常不应超过 10mg。如与阿片类药合用，须减少每种药物的起始剂量。③静脉滴注：缓慢滴注，起始剂量需滴注超过 2～3 分钟，开始手术或重复给药前，须多等待 2～3 分钟，以充分评估镇静效果。如需进一步给药，应小剂量增加，直至达适当的镇静效果。如与其他中枢神经系统抑制药合用，须考虑合用药物的峰值效果，同时调整本品的剂量。应个体化调整给药剂量。如患者在前驱用药中已使用阿片类药或其他镇静药（包括本品），则本药应减量。6 个月以下儿童：剂量调整时应少量增量，直至达临床效果，并仔细监测。6 个月至 5 岁儿童：起始剂量为 0.05～0.1mg/kg，可能需 0.6mg/kg 的总剂量以达临床效果，但不应超过 6mg。6～12 岁儿童：起始剂量为 0.025～0.05mg/kg，可能需 0.4mg/kg 的总剂量以达临床效果，但不应超过 10mg。12 至 16 岁儿童：用法与用量同成人，但总剂量不应超以达临床效果，但不应超过 10mg。

（3）重症监护病房的镇静、抗焦虑、记忆缺失　静脉滴注。对于儿童（非新生儿）：插管患者的起始剂量为 0.05～0.2mg/kg，至少滴注 2～3 分钟，可按该剂量持续静脉滴注以维持镇静效果。起始滴注速度为 0.06～0.12mg/(kg·h)[1～2μg/(kg·min)]。根据需要可加快或减慢滴注速度（通常为起始或后续滴注速度的 25%）或补充剂量以增加或维持所需的效果。对于新生儿：孕周小于 32 周的新生儿应以 0.03mg/(kg·h)[0.5μg/(kg·min)] 的速度开始持续静脉滴注，孕周大于 32 周的新生儿应以 0.06mg/(kg·h)[1μg/(kg·min)]的速度开始持续静脉滴注。新生儿不应静脉注射负荷剂量，但在最初的数小时内可加快滴注速度以获得治疗所需的血药浓度。应多次仔细评估输注速度，尤其是开始用药 24 小时后，以确定最低有效剂量，降低药物蓄积的风险。

【制剂与规格】　咪达唑仑注射液：（1）1ml:5mg；（2）2ml:2mg；（3）2ml:10mg；（4）3ml:15mg；（5）5ml:5mg；（6）10ml:50mg。

马来酸咪达唑仑片：（1）7.5mg；（2）15mg。

咪达唑仑口服溶液：10ml:20mg（0.2%）。

咪达唑仑口颊黏膜溶液：（1）0.5ml:2.5mg；（2）1ml:5mg；（3）1.5ml:7.5mg；（4）2ml:10mg。

氟 马 西 尼 [药典（二）；国基；医保（甲）]
Flumazenil

【适应证】　用于逆转苯二氮䓬类药物所致的中枢镇静作用：①终止用苯二氮䓬类药物诱导及维持的全身麻醉；②作为苯二氮䓬类药物过量时中枢作用的特效逆转剂；③用于鉴别诊断苯二氮䓬类、其他药物或脑损伤所致的不明原因的昏迷。

【药理】　（1）药效学　为选择性的中枢苯二氮䓬类受体拮抗剂，通过对苯二氮䓬类受体的竞争，拮抗苯二氮䓬类药的中枢抑制效应。

（2）药动学　氟马西尼静脉注射后 1～4 分钟即起效。氟马西尼是弱亲脂碱性药物。蛋白结合率约为 50%。在肝内广泛代谢成无活性的游离羧酸并与葡萄糖醛酸结合，90%～95%随尿排出，5%～10%见于粪便中。生物利用度约为 20%。$t_{1/2}$ 约为 54 分钟。氟马西尼消除快，作用维持时间短。

【不良反应】　（1）最常见不良反应包括头晕、注射部位疼痛、多汗、头痛和视力异常或视物模糊。

（2）少数患者在麻醉时用药，会出现面色潮红、潮热、出汗、恶心和（或）呕吐。在快速注射氟马西尼后，偶尔会有焦虑、心悸、恐惧等不适感。这些副作用通常不需要特殊处理。

（3）有癫痫病史或严重肝功能不全的人群中，尤其是在有苯二氮䓬类长期用药史或在有混合药物过量的情况下，使用该药有癫痫发作的报道。

（4）在混合药物过量的情况下，特别是环类抗抑郁药过量，使用本品来逆转苯二氮䓬类的作用可能引起不良反应（例如惊厥和心律失常）。

（5）有报道此类药物对有惊恐病史的患者可能诱发惊恐发作。

【禁忌证】　（1）已知对氟马西尼或苯二氮䓬药物过敏患者禁用。

（2）有癫痫病史者应避免使用氟马西尼。

（3）给予苯二氮䓬类药物控制潜在危及生命状态（例如控制颅内压或癫痫持续状态）的患者禁用。

（4）出现严重的抗抑郁药物过量症状的患者禁用。

【注意事项】　（1）妊娠初期 3 个月内不得使用本品，哺乳期妇女慎用本品。

（2）不推荐分娩过程中使用氟马西尼逆转苯二氮䓬类的药效。

(3)不推荐用于长期接受苯二氮䓬类药物治疗的癫痫患者。

(4)使用本品时，应对再次镇静、呼吸抑制及其他苯二氮䓬类反应进行监控，监控的时间根据苯二氮䓬类的用量和作用时间确定。

(5)勿在神经肌肉阻断药的作用消失之前注射本品。

(6)不推荐用于苯二氮䓬类的依赖性治疗和长期的苯二氮䓬类戒断综合征的治疗。

(7)对于一周内大剂量使用过苯二氮䓬类药物，和(或)较长时间使用苯二氮䓬类药物者，应避免快速注射本品，否则将引起戒断症状，如兴奋、焦虑、情绪不稳、轻微混乱和感觉失真。

(8)使用本品最初24小时内，避免操作危险的机器或驾驶机动车。

(9)使用氟马西尼与癫痫发作相关。苯二氮䓬类药物用于长期镇静的患者和出现严重的抗抑郁药过量症状的患者时癫痫发作风险增加。医生在处方氟马西尼时，剂量选择应个体化，并做好处理癫痫发作的准备。

(10)用于鉴别诊断苯二氮䓬类、其他药物或脑损伤所致的不明原因的昏迷 如果重复使用本品后，清醒程度及呼吸功能尚未显著改善，必须考虑苯二氮䓬类药物以外的其他原因。

【药物相互作用】 (1)非苯二氮䓬激动剂对苯二氮䓬类受体(如佐匹克隆、三唑并哒嗪等)的作用也可被氟马西尼阻断。

(2)酒精与氟马西尼无相互作用。

【用法与用量】 (1)终止用苯二氮䓬类药物诱导及维持的全身麻醉 推荐初始剂量为15秒内静脉注射0.2mg。如果首次注射后60秒内清醒程度未达到要求，则追加给药0.1mg，必要时可间隔60秒后再追加给药一次，直至最大总量1mg，通常剂量为0.3～0.6mg。

(2)作为苯二氮䓬类药物过量时中枢作用的特效逆转剂 推荐首次静脉注射剂量为0.3mg。如果在60秒内未达到所需的清醒程度，可重复使用直至患者清醒或达总量2mg。如果再度出现昏睡，可以每小时静脉滴注0.1～0.4mg。

【制剂与规格】 氟马西尼注射液：(1)2ml:0.2mg；(2)5ml:0.5mg；(3)10ml:1.0mg

右美托咪定 [医保(乙)]
Dexmedetomidine

【适应证】 ①ICU和全身麻醉手术患者气管插管和机械通气时的镇静；②非气管插管患者手术和其他操作过程中的镇静。

【药理】 (1)药效学 右美托咪定是高选择性的α_2肾上腺素受体激动药，对α_2受体的选择性较α_1受体高1600倍。通过作用于蓝斑核的α_2受体产生镇静、催眠和抗焦虑作用。其镇静作用与其他作用于GABA系统的镇静药不同，通过内源性促睡眠通路发挥催眠作用，引发并维持自然非眼动睡眠。静脉缓慢注射负荷剂量1μg/kg，10分钟注射完毕，起效时间10～15分钟，达峰时间25～30分钟。右美托咪定通过作用于蓝斑核、脊髓以及外周器官的α_2受体产生镇痛作用，以脊髓为主。纳洛酮不能阻断右美托咪定的镇痛作用，与阿片类药物合用时产生协同镇痛作用。右美托咪定具有较强的抗焦虑作用，可强效抑制患者心理恐慌，还可产生剂量依赖性的遗忘作用。右美托咪定在镇静的同时对呼吸的影响轻微，通气变化与正常睡眠非常相似，表现为潮气量减少，而呼吸频率变化不大。右美托咪定对心血管的主要影响是减慢心率，降低全身血管阻力，间接降低心肌收缩力、心排血量和血压。但应注意，负荷剂量注射后，先出现一过性血压升高和心率减慢，且注射速度越快，血压升高越明显。故临床建议负荷剂量应在10～15分钟内给予。另外，可抑制唾液分泌，有止吐作用，并可减弱胃肠蠕动。

(2)药动学 右美托咪定注射后分布迅速，其分布半衰期$t_{1/2\alpha}$为6分钟，蛋白结合率为94%，消除半衰期$t_{1/2\beta}$为2～3小时，清除率为每分钟10～30ml/kg，稳态分布容积为2～3L/kg。在治疗剂量范围内其药动学符合三室模型。右美托咪定几乎完全经肝脏代谢，包括直接葡萄苷酸化和细胞色素P450介导的代谢，代谢产物经尿液和粪便排出。肝损害患者右美托咪定的蛋白结合能力和清除能力均下降，应减少剂量。

【不良反应】 (1)最常见的不良反应为低血压、心动过缓及口干。

(2)暂时性高血压及窦性停搏，多与注射速度过快有关。

(3)其他报道的不良反应包括恶心、呕吐、心动过速、发热、缺氧和贫血。

【禁忌证】 对本品及其成分过敏者禁用。

【注意事项】 (1)在孕妇未进行充分良好的临床研究，只有在潜在的好处大于对胎儿潜在的危险时孕妇才可以使用。

(2)有晚期心脏传导阻滞和(或)严重的心室功能不全的患者使用时应该谨慎。

(3) 在待产和生产期间包括剖宫术时不推荐本品。

(4) 右美托咪定不能单独用于全身麻醉诱导和维持，且使用本药物治疗的患者必须接受连续监测。

(5) 迷走神经张力高、糖尿病、高血压、高龄、肝功能或肾功能损害的患者更易发生心动过缓，甚至窦性停搏，应慎用。

(6) 出现低血压或心动过缓应减量或停止注射右美托咪定，加快输液，抬高下肢，静脉注射阿托品或麻黄碱。

(7) 右美托咪定治疗过程中慎用其他血管扩张药和负性频率作用的药物，防止药效叠加，加剧低血压和心动过缓。

(8) 暂时性高血压与负荷量滴注期间外周血管收缩相关，通常不需治疗，必要时应减慢注射速度。

(9) 随着滴注时间的延长，其持续输滴时量相关半衰期显著增加。麻醉维持中如长时间滴注会显著影响术后苏醒，应及时停药。

(10) 停药症状 连续用药超过 24 小时并突然停药可能出现与可乐定相似的停药症状，表现为紧张、激动和头痛，伴随血压迅速升高和血浆儿茶酚胺浓度升高。

(11) 肝功能损害患者清除率和蛋白结合率都下降，应减少剂量。

【药物相互作用】 (1) 右美托咪定可以增强其他中枢神经系统抑制药物的作用，包括吸入麻醉药、镇静药、催眠药和阿片类药物。复合使用时可能需要减少各自的剂量。

(2) 右美托咪定与神经肌肉拮抗药没有明显相关作用。

【给药说明】 (1) 右美托咪定以盐酸盐的形式给药，但是剂量是以碱基的形式表达。118μg 盐酸右美托咪定与 100μg 右美托咪定等效。

(2) 本品仅限于静脉滴注，负荷剂量应在 10～15 分钟内给予，避免过快滴注。

(3) 重症监护病房(ICU)患者长时间(超过 24 小时)滴注本药停药前应逐渐减量，避免突然停药诱发停药反应。

(4) 年老的患者肾功能降低，应当谨慎选择剂量，并且监测肾脏功能。

【用法与用量】 盐酸右美托咪定注射液在使用前用 0.9%氯化钠注射液将药物浓度稀释至 4μg/ml，然后经静脉滴注的方式给药。盐酸右美托咪定氯化钠注射液可直接输注。通常负荷剂量 1μg/kg，10～15 分钟注射完毕，老年、体弱患者或创伤性较小的操作可减半甚至不予负荷剂量。麻醉维持剂量为每小时 0.2～1μg/kg，ICU 镇静维持剂量为每小时 0.2～0.7μg/kg。

【制剂与规格】 盐酸右美托咪定注射液：(1)1ml:100μg；(2)2ml:200μg。

盐酸右美托咪定氯化钠射液：(1)50ml:200μg；(2)100ml:400μg。

烯 丙 吗 啡 [医保(甲)]
Nalorphine

【适应证】 ①吗啡、哌替啶等镇痛药逾量中毒。②复合全麻结束时拮抗阿片受体激动药的残余作用。③激发戒断症状，用于麻醉性镇痛药成瘾的诊断。

【药理】 (1) 药效学 镇痛强度与吗啡相似，不产生欣快感，且对δ受体有强的激动效应，反可引起烦躁不安等症状，故不用于镇痛。烯丙吗啡有拮抗阿片受体激动药的作用，包括镇痛、欣快感、呼吸抑制、缩瞳等作用，但对镇痛作用拮抗不完全，拮抗效价大致是烯丙吗啡1mg 可拮抗吗啡 3～4mg。对于麻醉性镇痛药成瘾者，烯丙吗啡激发戒断症状，可用于麻醉性镇痛药成瘾的诊断。对于喷他佐辛和其他阿片受体激动-拮抗药引起的呼吸抑制，烯丙吗啡不仅无拮抗作用，反可使之加重。

(2) 药动学 口服吸收很差，皮下或静脉注射很快进入脑组织，1～3 分钟即起效，皮下注射 90 分钟脑内浓度为相同剂量吗啡的 3～4 倍。$t_{1/2}$ 为 2～3 小时，随着用量加大而延长。肝内代谢，经肾排泄，用量的 2%～6%在尿中呈原型排出。可通过胎盘屏障进入胎儿体内。

【不良反应】 常见不良反应有恶心、呕吐、便秘、眩晕、头痛、瘙痒、出汗、呼吸抑制等，皆为阿片μ受体兴奋所致。长期使用本品患者除便秘外，与药物相关的不良反应可明显减轻或消失(耐受)。

【禁忌证】 妊娠期妇女禁用。

【注意事项】 临床上不将其用于镇痛。本品对喷他佐辛(镇痛新)和其他阿片受体激动-拮抗药引起的呼吸抑制无拮抗作用，对巴比妥类或其他全身麻醉药引起的呼吸抑制也无拮抗作用，如果使用，反而使呼吸抑制明显加重。近年来已被纳洛酮取代。

【用法与用量】 (1)皮下注射或静脉注射 成人常用量一次 5～10mg。极量一日 40mg。

(2)用于吗啡类药成瘾的诊断 静脉注射，一次 0.4mg。皮下注射，一次 3mg。

【制剂与规格】 氢溴酸烯丙吗啡注射液：1ml:10mg。

艾司氯胺酮 [医保(乙)]
Esketamine Hydrochloride

【适应证】 用于与镇静麻醉药(如丙泊酚)联合诱导

和实施全身麻醉。

【药理】 (1)药效学 盐酸艾司氯胺酮是一种具有较强镇痛作用的手性环己酮,同时也是一种分离麻醉剂。镇痛作用在亚麻醉剂量即已出现,且比麻醉时间更长。这些药理作用主要归因于盐酸艾司氯胺酮对 NMDA 受体的阻滞作用。

盐酸艾司氯胺酮[(S)-盐酸氯胺酮]和(R)-盐酸氯胺酮在一系列药理模型上表现出不同的作用,盐酸艾司氯胺酮主要表现为麻醉镇痛作用。在脊椎和外围神经上艾司氯胺酮具有显著的局部麻醉作用。在脑电图上,使用艾司氯胺酮麻醉时可观察到生物电大脑皮层活动抑制迹象(主要在前部区域),且证明存在皮层下结构活动增强。由于拟交感神经作用,盐酸艾司氯胺酮会导致血压和心率增加,同时使心肌耗氧量和冠状血流量增加。对于心脏本身,盐酸艾司氯胺酮具有负性肌力和抗心律失常作用。在给予盐酸艾司氯胺酮后观察到适度的换气过度,对血气值无重大影响。盐酸艾司氯胺酮有支气管舒张作用。盐酸艾司氯胺酮不会对代谢、内分泌、肝、肾和肠功能以及凝血系统造成影响。

(2)药动学 盐酸艾司氯胺酮和外消旋(±)盐酸氯胺酮之间药代动力学没有或者仅有细微的差异。因此,可以使用盐酸氯胺酮的药代动力学数据。

【不良反应】 (1)不良反应取决于剂量和注射速率,且是自发可逆的。

(2)在高剂量给药或者快速静脉注射时可能导致呼吸停止,给予辅助人工呼吸直至恢复足够的自主呼吸。

(3)给予安眠药,特别是苯二氮䓬类药物或者抗精神病药物可以减轻本品的不良反应。

(4)国内不良反应数据主要来自临床研究。

精神异常 常见躁动、谵妄、分离焦虑疾病、胡言乱语、苏醒反应等。

神经系统 常见流涎、强制阵挛性收缩、类似阵挛、眼球震颤等。

视觉异常 常见视物模糊、复视等。

心血管系统 常见心动过速、血压升高、心率增加等。

胃肠反应 常见恶心、呕吐等。

【禁忌证】 (1)对本品活性成分或所有辅料过敏的患者。

(2)有血压或颅内压升高严重风险患者。

(3)控制不佳的或未经治疗的高血压(动脉高血压,静息收缩压/舒张压超过 180/100mmHg)患者。

(4)先兆子痫和子痫。

(5)未经治疗或者治疗不足的甲亢患者。

(6)子宫破裂、脐带脱垂等在需要子宫肌肉松弛时。

(7)作为唯一的麻醉剂用于有明显缺血性心脏疾病患者。

【注意事项】 (1)在过去六个月内发生不稳定型心绞痛或心肌梗死、对于既往病史中已知有严重心绞痛发作、充血性心力衰竭、颅内压升高和中枢神经系统损伤或疾病、有或曾经有过严重的精神障碍病史、眼部手术眼内压不能升高、在上呼吸道区域手术时谨慎使用本品。

(2)肝硬化或其他类型的肝损伤患者可能出现作用时间的延长,应考虑本品降低剂量。

(3)大剂量和快速静脉注射可能出现呼吸抑制,使用本品时必须准备好插管和通气设备。

(4)使用本品时应该使用阿托品预防唾液分泌增加。

(5)对于高血压或者心脏代偿患者在手术过程中使用本品需要对心脏功能进行连续的监测。

(6)有药物滥用或依赖史的患者可能出现本品依赖性和耐受性。

(7)使用本品麻醉后至少 24 小时以内不得驾车或者操作机械。

(8)常规麻醉剂量 25 倍以上可能会出现危及生命的症状,临床过量的症状有痉挛、心律不齐、呼吸骤停。出现痉挛应通过静脉注射地西泮进行治疗,如无效,推荐使用苯妥英钠或苯巴比妥。出现呼吸骤停,必须进行辅助人工呼吸至恢复足够的自主呼吸。至今尚无特效解毒药。

妊娠 本品可以透过胎盘屏障。分娩过程中使用,可能会引起婴儿呼吸抑制。

哺乳期 本品可以通过乳汁分泌。

【药物相互作用】 (1)与黄嘌呤衍生物(例如氨茶碱或茶碱)合用可能降低惊厥阈值,应避免和这些药物合用。本品不应与麦角新碱合用。

(2)甲状腺激素、直接或间接作用的拟交感神经药和血管加压素与本品合用可能导致血压升高(高血压)和心率加速(心动过速)。合用时应考虑。

(3)与安眠药、苯二氮䓬类药物或神经阻滞剂合用时可以减少不良反应,但是可以延长本品的作用时间。

(4)巴比妥类药物和阿片类药物与本品合用可延长麻醉复苏阶段。

(5)本品可增强卤代烃类(如氟烷、异氟烷、地氟烷、七氟烷)的麻醉作用,所以可能需要降低卤代烃类的剂量。

(6)同时使用本品和氟烷时可能导致肾上腺素致心律失常的风险增加。

(7)本品或许可延长非去极化(如泮库溴铵)或去极化(如琥珀胆碱)肌松药的作用。

(8)已知地西泮可延长外消旋氯胺酮的半衰期,增加其药效学作用。因此,合用时可能需要调整本品的剂量。

(9)给予肾上腺素后或许会增加本品和卤代烃类药物合用致心律失常的风险。

(10)艾司氯胺酮在肝脏代谢,抑制或者诱导CYP3A4活性的药物通常会影响到本品的血药浓度。

【给药说明】 (1)本品稀释或未稀释均可用于静脉滴注。0.9%氯化钠注射液和5%的葡萄糖注射液均可用于稀释本品。

(2)本品只可由麻醉师或有经验的急诊医师使用。

(3)本品作为麻醉剂使用时,应先禁食4~6小时。

(4)本品可缓慢静脉注射给药。

【用法与用量】 麻醉诱导期的给药剂量为0.5mg/kg静脉注射,麻醉维持以0.5mg/(kg·h)的剂量连续滴注,对于多发伤和体能状态较差的患者需要减少剂量。

【制剂与规格】 盐酸艾司氯胺酮注射液:2ml:50mg。

苯磺酸瑞马唑仑
Remimazolam Besylate

【适应证】 本品适用于结肠镜检查的镇静。

【药理】 (1)药效学 苯磺酸瑞马唑仑为苯二氮䓬类中枢神经抑制剂,可与中枢 GABA$_A$ 受体结合,在动物试验可产生镇静作用。

(2)药动学 本品经静脉注射后,在0.025~0.4mg/kg范围内,瑞马唑仑及其羧酸代谢产物具有线性药代动力学特征。瑞马唑仑与人血清蛋白结合率约为90%,分布容积 V_d 为1.0~1.7L/kg。瑞马唑仑快速被组织中的羧酸酯酶1(CES1)水解成无活性的羧酸代谢产物。瑞马唑仑消除半衰期 $t_{1/2}$ 在1小时以内,清除率约为1.6L/(kg·h)。单次给药后,瑞马唑仑在24小时内以原型经尿排出率不超过0.01%,羧酸代谢产物经尿排除率为70.75%~89.07%。

【不良反应】 目前不良反应数据主要来自临床试验。特别关注的不良反应有低血压和呼吸抑制。

(1)发生率≥10%的不良反应 血压降低、头晕、步态障碍等。

(2)发生率1%~10%的不良反应 血胆红素升高、心率降低、尿白细胞阳性、尿酮体、尿中带血、结合胆红素升高、血尿素升高、心电图异常、注射部位痛、呼吸抑制、呃逆、呕吐、恶心、眩晕等。

(3)低血压 在Ⅱ、Ⅲ期临床研究中,苯磺酸瑞马唑仑各组的低血压发生率为10.9%~30%。在使用瑞马唑仑镇静期间应密切监测血压,如发生低血压,必要时根据临床实际情况给予升压药物。

(4)呼吸抑制 在Ⅱ、Ⅲ期临床研究中,苯磺酸瑞马唑仑各组的呼吸抑制的发生率1.1%~4%,在使用本品期间应密切监测呼吸,通常采用常规处理措施(如抬下颌等)后可在短时间内缓解。

【禁忌证】 对苯二氮䓬类药物及本品任何成分过敏的患者、重症肌无力患者、精神分裂症、严重抑郁状态患者禁用。

【注意事项】 (1)本品应由经过专业培训过的麻醉医师使用。

(2)循环呼吸功能受损、循环容量不足、肺功能严重损害患者慎用。

(3)慢性肾衰、慢性肝损害患者慎用。

(4)在门诊手术中使用时必须确保对患者进行适当的连续监测。注意观察其是否出现血压降低、心率下降、呼吸抑制和血氧饱和度下降的迹象。

(5)对于高血压或心功能不全代偿期患者,在手术过程中需要对心脏功能进行持续的监测。

(6)与其他镇静药物类似,当在检查操作中使用本品时患者可能出现不自主运动从而影响手术操作甚至发生危险,应予以注意。

(7)应对患者实施足够时间的离院前监护,患者离开时应有人伴随。

(8)使用本品可能导致头晕、头痛,并可能影响反应能力。应告知患者短期内进行技能性工作(如驾驶和操作机械)的能力可能受到影响。

(9)长期酗酒及吸毒人群慎用本品。本品具有与咪达唑仑相似的滥用可能,临床使用中应警惕。

妊娠 本品对人类妊娠的潜在风险是未知的,医生权衡利弊方可使用。

哺乳期 尚不清楚本品是否经人乳汁排泄,建议哺乳妇女在使用本品期间停止母乳喂养。

【药物相互作用】 本品与阿片类药物、镇静类药物、麻醉药物、催眠药、酒精等中枢抑制剂联用时,具有协同作用。应谨慎联用,并酌情减量。

【给药说明】 (1)本品应在设施齐备的诊室内由经过专业培训过的麻醉科医师使用。镇静过程中,必须始终监测循环和呼吸功能,气道辅助措施、人工通气及其他复苏装置也需要随时可及。

(2)本品给药前可采用0.9%氯化钠注射液溶解,并配置成所需浓度(1mg/ml)。

（3）禁止与血、血清、血浆等血液制品经同一路径给药。

【用法与用量】　静脉给药。推荐初始负荷剂量为7mg，负荷剂量给药 1 分钟。在负荷剂量给药结束后，至少间隔 2 分钟后，可以根据需要追加每次 2.5mg，每15 分钟时间段内追加不推荐超过 5 次。

【制剂与规格】　注射用苯磺酸瑞马唑仑：25mg。

甲苯磺酸瑞马唑仑
Remimazolam Tosilate

【适应证】　本品适用于胃镜、结肠镜检查的镇静。

【药理】　（1）药效学　甲苯磺酸瑞马唑仑为苯二氮䓬类化合物，作用于 $GABA_A$ 受体，动物试验中对小鼠可产生镇静作用。

（2）药动学　本品经静脉给药，在 $0.01\sim0.45$mg/kg 剂量范围内的药代动力学呈线性。分布容积（V_z）为 $32.68\sim147.75$L，蛋白结合率约为 87%。瑞马唑仑被血液中的酯酶代谢，转化为没有药理学活性的主要代谢产物。瑞马唑仑的终末半衰期约为 1 小时。主要以代谢物形式经肾脏排泄。瑞马唑仑的清除率为 $52.77\sim82.42$L/h。

【不良反应】　（1）低血压　在 Ⅱ、Ⅲ 期临床研究中，甲苯磺酸瑞马唑仑各组的低血压发生率为 $2.65\%\sim6.45\%$。在使用瑞马唑仑镇静期间应密切监测血压，如发生低血压，必要时根据临床实际情况给予升压药物。

（2）呼吸抑制　在 Ⅲ 期临床研究中，甲苯磺酸瑞马唑仑的呼吸抑制的发生率 1.06%(2/189)，一般不严重，给予常规处理如抬下颌等措施后可在短时间内自行缓解。在使用本品期间应密切监测患者的呼吸。

【禁忌证】　对苯二氮䓬类药物及本品任何成分过敏的患者、重症肌无力患者、精神分裂症、严重抑郁状态患者禁用。

【注意事项】　（1）本品应由麻醉医师指导给药。

（2）被判定为呼吸道管理困难（改良马氏评分为 Ⅳ 级）患者慎用本品。

（3）于既往病史中已知有严重心绞痛发作、心律失常的患者慎用本品。

（4）慢性肾衰、慢性肝损害患者慎用。

（5）在门诊手术中使用时必须确保对患者进行适当的连续监测。注意观察其是否出现血压降低、心率下降、

呼吸抑制和血氧饱和度下降的迹象。

（6）对于高血压或者心功能不全代偿期患者在手术过程中需要对心脏功能进行连续的监测。

（7）与其他镇静药物类似，当在检查操作中使用本品时患者可能出现不自主运动从而影响手术操作甚至发生危险，应予以注意。

（8）在离院前应对患者监护足够时间，离开时应有人伴随。

（9）使用本品可能导致头晕、头痛，并可能因此引起反应能力的下降。因此，对驾驶和使用机械能力可能有一定的影响，需要特别谨慎，应至少 24 小时内不得驾车或操作机械。

（10）长期酗酒及吸毒人群慎用本品。本品具有与咪达唑仑相似的滥用可能，临床使用中应警惕。

妊娠　本品对人类妊娠的潜在风险是未知的，因此不建议妊娠期间使用本品。

哺乳期　尚不清楚本品是否经人乳汁排泄，建议哺乳妇女在使用甲苯磺酸瑞马唑仑期间停止母乳喂养。

【药物相互作用】　（1）本品与其他麻醉剂、镇静催眠药物合并使用时导致各自药理作用的增强，可能要求降低剂量。

（2）注射用甲苯磺酸瑞马唑仑在体内经羧酸酯酶代谢，原型药物及主要代谢产物均不是 CYP450 酶的底物，与经 CYP450 酶代谢的药物发生相互作用的可能性小。

（3）体内相互作用试验结果表明枸橼酸芬太尼注射液对瑞马唑仑及其代谢产物 HR7054 的药代动力学特征无影响。

【给药说明】　（1）本品应在设施齐备的诊室内由麻醉科医师使用，镇静过程中，必须始终监测循环和呼吸功能，气道辅助措施、人工通气及其他复苏装置也需要随时可及。

（2）本品规格为每支 36mg（按游离碱计），使用时每支加入 36ml 的 0.9% 的氯化钠注射液，最终配置成浓度为 1mg/ml 的注射液 36ml，用注射器抽取所需剂量使用。

【用法与用量】　静脉注射。用于胃镜诊疗镇静时推荐负荷给药剂量为 5mg，负荷剂量给药 1 分钟；在负荷剂量给药结束后，每间隔 1 分钟，可以根据需要追加每次 2.5mg，每 15 分钟时间段内追加不推荐超过 5 次。

【制剂与规格】　注射用甲苯磺酸瑞马唑仑：36mg。

第三节　局部麻醉药

局部麻醉药（简称局麻药）是一种能暂时、完全和可逆地阻滞神经传导功能的药物。局部麻醉是使用局麻药

在身体的一定区域，通过可逆性地阻滞神经传导，产生感觉丧失和阻止肌肉活动。然而局部麻醉药的作用并不

只限于局部，局麻药被吸收进入血液循环或直接注入血液循环时，可影响中枢神经系统、心血管系统及其他器官的功能，其影响的程度和性质取决于单位时间内进入血液循环的局麻药的剂量。局麻药按照化学结构而分为酯类和酰胺类。属于酯类局麻药的有：普鲁卡因、氯普鲁卡因、丁卡因、可卡因等，目前临床上常用的是普鲁卡因和丁卡因；属于酰胺类的局麻药有：利多卡因、布比卡因、甲哌卡因、罗哌卡因等，目前临床上常用的有利多卡因、布比卡因和罗哌卡因。注射用局麻药临床使用概况见表 2-5。其有关药理学参数见表 2-6。

表 2-5 注射用局麻药临床使用概况

局麻药		给药途径						
		硬脊膜外阻滞	蛛网膜下腔阻滞	浸润局麻	区域阻滞	静脉注射区域阻滞②	外周神经丛阻滞	眼球后阻滞
酯类	普鲁卡因	①	√	√	√		√	
	氯普鲁卡因	√		√		√	√	
	丁卡因	√	√					
酰胺类	利多卡因	√	√	√	√	√	√	√
	甲哌卡因	√		√	√		√	
	布比卡因	√	√	√			√	
	罗哌卡因	√	√	√			√	

注：①超高浓度的药液才生效；②静脉注射区域阻滞指在双重止血带的下方静脉注射局麻药液，解开止血带时要防止骤然有大量的局麻药进入血流循环而致中毒。

表 2-6 常用局麻药的有关药理参数

局麻药		理化性质				相对药理特性②			半衰期 $t_{1/2}$(h)	致惊厥量 (mg/kg)	相对毒性②	一次最大用量(mg)
		分子量	pK_a①(25℃)	脂溶性(pH=7.4)	蛋白结合率(%)	强度	起效	时效				
酯类	普鲁卡因	236	8.9	0.6	5.8	1	1	1	0.1	19.2	1	1000
	氯普鲁卡因	271	9.0	0.14	—	4	0.8	0.75	0.1	22.8	1	1000
	丁卡因	264	8.5	80	70~76	16	2	8		2.5	10	100
酰胺类	利多卡因	234	7.9	2.9	58~75	4	0.8	1.5	1.6	6.4	2	400
	甲哌卡因	246	7.6	1.0	68~84	2	1	1.5	1.9	9.8	2	400
	布比卡因	288	8.1	28	88~96	8	0.6	8	2.7	1.6	5	200
	罗哌卡因	274	8.1	147	94	—	—	—	2.0	3.5	—	200

注：①pK_a为药液(水溶液)在离子与非离子各占一半时的 pH；②强度、起效、时效与相对毒性均以普鲁卡因为 1 时进行比较的结果。

盐酸普鲁卡因[药典(二)]
Procaine Hydrochloride

【适应证】 ①局部麻醉药。用于浸润麻醉、阻滞麻醉、椎管内麻醉(蛛网膜下腔和硬膜外腔阻滞)及封闭疗法等。②口服用于缓解神经衰弱、神经衰弱综合征及自主神经功能紊乱的症状。

【药理】 (1)药效学 ①局麻作用，本品为酯类局部麻醉药，能暂时阻断神经纤维的传导而具有麻醉作用。它对皮肤、黏膜穿透力弱，弥散性和通透性差，不适于表面麻醉；其盐酸盐在组织中被解离后释放出游离的普鲁卡因而发挥局部麻醉作用。②对中枢神经系统常规量呈抑制作用，过量则表现为兴奋。首先引起镇静、头晕、痛阈提高，继而引起眩晕、定向障碍、共济失调，中枢抑制继续加深，出现感觉迟钝、意识模糊，进而进入昏迷状态。剂量继续加大，可出现肌肉震颤、烦躁不安和惊厥等中枢兴奋的中毒症状。③小剂量有兴奋交感神经的作用，使心率加快、血压上升，剂量加大，由于心肌抑制，外周血管扩张、神经节轻度阻断而血压下降，心率增快。④本品抑制突触前膜乙酰胆碱释放，产生一定的神经肌肉阻断，可增强非去极化肌松药的作用，并直接抑制平滑肌，可解除平滑肌痉挛。

(2)药动学 本品进入体内吸收迅速，很快分布，维持药效约 30~60 分钟。大部分与血浆蛋白结合，并蓄积在骨骼肌、红细胞等组织内，当血浆浓度降低时再分布到全身。在血循环中大部分迅速被血浆中假性胆碱酯酶水解，生成对氨基苯甲酸和二乙氨基乙醇，前者 80%以原型和结合型排出，后者仅有 30%经肾脏排出，其余经肝酯酶水解，进一步降解后随尿排出。本品易透过血脑屏障和胎盘。

【不良反应】（1）神经毒性分为兴奋型和抑制型。①兴奋型表现为精神紧张、好语多动、心率增快；较重时有呼吸急促、烦躁不安、血压升高、发绀，甚至肌肉震颤直至惊厥，最终导致呼吸、心跳停止。②抑制型表现为淡漠、嗜睡、意识消失；较重时有呼吸浅慢、间歇呼吸、脉搏徐缓、血压下降，最终导致心跳停止。

（2）本品可有高敏反应和过敏反应，个别患者可出现高铁血红蛋白症；剂量过大，吸收速度过快或误入血管可致中毒反应。

【禁忌证】（1）对本品过敏者禁用。

（2）严重过敏体质者禁用。

（3）心肾功能不全、重症肌无力等患者禁用。

（4）败血症、恶性高热者禁用。

【注意事项】（1）给药前必须作皮内过敏试验。

（2）一般不必加肾上腺素，如确要加入，应在临用时加用，且高血压患者应慎用。

（3）本品的毒性与给药途径、注射速度、药液浓度、注射部位、是否加入肾上腺素等有关。营养不良、饥饿状态更易出现毒性反应，应予减量。

（4）注射器械不可用碱性物质如肥皂、煤酚皂溶液等洗涤消毒，注射部位应避免接触碘，否则会引起普鲁卡因沉淀。

（5）儿童与老年患者使用盐酸普鲁卡因注射液，应减量。

【药物相互作用】（1）可加强肌松药的作用。

（2）与其他局部麻醉药合用时应减量。

（3）本品可削弱磺胺类药物的药效，不宜同时应用磺胺类药物。本品可增强洋地黄类药物的作用，合用可导致其毒性反应。新斯的明等抗胆碱酯酶药物可干扰本品代谢，使本品毒性增强，忌联合应用。本品可加深麻醉性镇痛药对呼吸的抑制及致低血压的作用。

（4）本品忌与下列药品配伍　碳酸氢钠、巴比妥类、氨茶碱、硫酸镁、肝素钠、硝普钠、甘露醇、甲硫酸新斯的明、氢化可的松、地塞米松等。

【给药说明】（1）用药应个体化。

（2）用药前应询问过敏史。

（3）常用剂量也可发生毒性反应，所以应使用最低有效剂量。过量中毒的症状如头昏、目眩，继之寒战、震颤、恐慌、多言，最后可致惊厥和昏迷。

（4）不能渗入皮肤黏膜，外用无效。

（5）药液用量应根据浓度调整。

【用法与用量】（1）浸润麻醉　0.25%～0.5%注射液，每小时不得过1.5g。

（2）阻滞麻醉　1%～2.0%注射液，每小时不得过1.0g。

（3）硬膜外麻醉　2%注射液，每小时不得过0.75g。

（4）口服　一日2片（一次服用或分二次服用），连续服用12天为一个疗程，停药18天继续服用下一个疗程。

【制剂与规格】盐酸普鲁卡因片：100mg。

盐酸普鲁卡因注射液：（1）2ml:40mg；（2）10ml:100mg；（3）20ml:50mg；（4）20ml:100mg。

注射用盐酸普鲁卡因：（1）150mg；（2）1g。

盐酸氯普鲁卡因 [医保(乙)]
Chloroprocaine Hydrochloride

【适应证】本品用于局部浸润麻醉、周围神经阻滞麻醉、骶管和硬膜外麻醉。

【药理】（1）药效学　酯类局麻药，与普鲁卡因相似。在血中被胆碱酯酶水解速度比普鲁卡因快4倍，故毒性低，起效快，只需6～12分钟，时效30～60分钟。

（2）药动学　体外试验氯普鲁卡因的血浆半衰期成人男性为(21 ± 2)秒，女性为(25 ± 1)秒，新生儿为(43 ± 2)秒。局麻药分布于机体各组织的多少，也受给药途径的影响，血液大量灌注的器官如肝、肺、心、脑，具有较高的浓度。氯普鲁卡因在血浆中被假胆碱酯酶迅速代谢，使其酯键水解，水解后产生β-二乙胺基乙醇和2-氯-4-氨基苯甲酸。氯普鲁卡因及其代谢产物主要经肾脏排泄，尿量和影响尿pH的因素影响其尿排泄。

【不良反应】（1）单位时间内用药过量或意外血管内给药，可产生毒性反应。毒性反应主要影响神经系统、心血管系统及呼吸系统。可分为兴奋型与抑制型两种。兴奋型可出现精神紧张、多语好动、心率加快；较重时出现呼吸急促、烦躁不安、血压升高、发绀、肌肉震颤；严重者惊厥。可因呼吸肌痉挛而致呼吸停止。抑制型表现为神志淡漠、嗜睡；较重时呼吸慢、脉缓、血压下降；严重者心跳停止。特别注意此型易被误诊。

（2）本品可能有过敏反应。可能导致全身或局部过敏反应。

【禁忌证】对酯类局部麻醉药过敏者禁用。严格禁用于蛛网膜下腔阻滞麻醉。严重肝肾疾患慎用。

【注意事项】（1）本品不适合于表面麻醉。

（2）可能出现过敏，用药前应询问患者对酯类局麻药的过敏史，如对普鲁卡因过敏者，禁用本品；如系过敏体质者，应进行皮试。

(3) 为避免注入血管，注射给药时应采用回抽法，确认无血液回流方可推注药液。

(4) 局麻药的合并用药可能导致药效增加，此时应适当减少用药剂量。

(5) 本品毒性较小，但常规剂量并不能保证不发生毒性反应，因此用药时应提高对毒性反应的警惕，并准备复苏设备。

(6) 注意避免误注入蛛网膜下腔内，否则可能引起严重的神经并发症。

【药物相互作用】 参阅"盐酸普鲁卡因"。

【给药说明】 用药前应询问过敏史。

(1) 氯普鲁卡因注射液可一次注射或通过留置的导管持续应用，注射用氯普鲁卡因在临用前加灭菌注射用水或0.9%氯化钠注射液溶解并稀释至所要求的浓度。

(2) 其应用剂量随着麻醉方法、麻醉区域的血管分布状态、需要麻醉的深度和肌肉松弛的程度、期望的麻醉时间和患者的身体状况等而不同。应该用产生期望结果所需的最小剂量和浓度。

(3) 儿童、老年人、衰弱的患者和有心、肝病者剂量应减小。

(4) 肾上腺素-盐酸氯普鲁卡因注射液的制备 取1:1000肾上腺素注射液0.1ml加入20ml盐酸氯普鲁卡因注射液中，即制成1:200000肾上腺素-盐酸氯普鲁卡因注射液。

【用法与用量】成人 (1) 浸润和外周神经阻断 用1%或2%的溶液(表2-7)。

表2-7 盐酸普鲁卡因用药剂量

麻醉部位	溶液浓度(%)	容量(ml)	总剂量(mg)
下颌的	2	2~3	40~60
眶下的	2	0.5~1	10~20
臂神经丛	2	30~40	600~800
指的、趾的(不加肾上腺素)	1	3~4	30~40
阴部的	2	每侧10	400
子宫颈周围	1	4处、每处3	达120

(2) 骶管和腰部硬膜外麻醉 用2%或3%的溶液。骶管麻醉，开始用2%或3%溶液15~25ml，经40~60分钟间隔后可再给同量；腰部硬膜外麻醉，可用2%或3%溶液，每次2~2.5ml，通常总量15~25ml，需重复使用可间隔40~50分钟，再给量要少于起始量的2~6ml。

儿童 3岁以上体重发育正常的儿童，最大给药剂量从其年龄和体重来测定，应不超过11mg/kg，临用时用0.9%氯化钠注射液稀释至所要求的浓度。

(1) 浸润麻醉 0.5%~1%溶液。

(2) 神经阻滞麻醉 1.0%~1.5%溶液。

【制剂与规格】 盐酸氯普鲁卡因注射液：(1)2ml:20mg；(2)2ml:40mg；(3)10ml:100mg；(4)10ml:200mg；(5)10ml:300mg；(6)20ml:400mg；(7)20ml:600mg。

注射用盐酸氯普鲁卡因：(1)0.1g；(2)0.5g。

盐酸丁卡因 [药典(二); 医保(甲)]
Tetracaine Hydrochloride

【适应证】 ①注射用盐酸丁卡因：用于硬膜外阻滞、蛛网膜下腔阻滞、神经传导阻滞、黏膜表面麻醉；②盐酸丁卡因胶浆用作尿道、食道、阴道、肛门，直肠等插管镜检或手术时的局部润滑麻醉；③盐酸丁卡因凝胶用于静脉穿刺或静脉插管前的皮肤局部麻醉。

【药理】 (1) 药效学 长效的酯类局麻药。本品的脂溶性比普鲁卡因高，渗透力比普鲁卡因强，局麻作用及毒性较普鲁卡因大10倍。本品用于硬膜外麻醉，开始作用缓慢，大约10~15分钟发挥作用，维持2~3小时。用于蛛网膜下腔麻醉时，起效时间为1.5~2分钟。黏膜表面麻醉时作用迅速，1~3分钟起效，维持20~40分钟。

(2) 药动学 本品进入血液后，大部分和血浆蛋白结合，蓄积于组织中，骨骼肌内蓄积量最大，当血浆内的浓度下降时又释放出来。本品大部分由血浆胆碱酯酶水解转化，经肝代谢为对氨基苯甲酸与二甲氨基乙醇，然后再降解或结合随尿排出。

【不良反应】 (1) 毒性反应 本品药效强度为普鲁卡因的10倍，毒性也比普鲁卡因高10倍。对中枢神经可产生先兴奋后抑制的作用。表面麻醉有致意识淡漠、神志不清等中毒反应。

(2) 变态反应 过敏患者可能引起猝死，即使表面麻醉时也需注意。

(3) 可发生皮疹或荨麻疹，颜、口或(和)舌咽区水肿等。

【禁忌证】 (1) 对丁卡因过敏者禁用。

(2) 严重过敏体质者禁用。

(3) 心、肾功能不全、重症肌无力等患者禁用。

【注意事项】 (1) 禁用于浸润局麻、静脉注射和静脉滴注。

(2) 本品为酯类局麻药，与普鲁卡因可能有交叉过敏反应。

(3)对小儿、年老体弱、营养不良、饥饿状态易出现毒性反应,应减量。

(4)肝功能不全、血浆胆碱酯酶活性减弱时应减量。

(5)皮肤或黏膜表面损伤、感染严重的部位需慎用。

(6)注射部位不能遇碘,以防引起本品沉淀。

儿童　5岁以内小儿慎用。

老年人　60岁以上老年患者,根据病情酌情减量。

【药物相互作用】　(1)本药为酸性,不得与碱性药物混合。

(2)与其他局麻药合用时,有增强作用,本品应减量。

(3)本品加入肾上腺素可延长作用时间,但不适用于心脏病、高血压、甲亢、外周血管病等患者。

(4)本品可减弱磺胺类药物的作用不宜同时服用磺胺类药物。

(5)可增强顺阿曲库铵的神经肌肉传导阻滞作用,合用时须降低后者用量。

【给药说明】　(1)禁用于局部浸润麻醉。

(2)单独用0.2%溶液,可用于颈丛神经阻滞,0.3%溶液可用于单次硬膜外阻滞,但起效慢,10~15分钟后才能达峰值,目前单独临床应用不广。

(3)盐酸丁卡因溶液呈酸性,在pH<5.2时较稳定,与脑脊液接触,可出现混浊,提示非离子状态的丁卡因增多,仅极轻度的乳化,无沉淀或晶体析出,为时短暂,未满1分钟,局麻效能不致有所减逊。

(4)盐酸丁卡因分子含有酯键结构,水溶液遇高温和碱液不稳定,为不稳定制剂,注射用盐酸丁卡因储存时间延长。

【用法与用量】　盐酸丁卡因粉针剂需加氯化钠注射液或灭菌注射用水溶解使用。药液浓度及用量按用途分别如下。

(1)硬膜外阻滞　常用浓度为0.15%~0.3%溶液,与盐酸利多卡因合用,最高浓度为0.3%,一次常用量为40~50mg,极量为80mg。

(2)蛛网膜下腔阻滞　常用其混合液(1%盐酸丁卡因1ml与10%葡萄糖注射液1ml、3%盐酸麻黄素1ml混合使用),一次常用量为10mg,15mg为限量,20mg为极量。

(3)神经传导阻滞　常用浓度0.1%~0.2%,一次常用量为40~50mg,极量为100mg。

(4)黏膜表面麻醉　常用浓度1%,眼科用1%等渗溶液,耳鼻喉科用1%~2%溶液,一次限量为40mg。

盐酸丁卡因外用制剂的用法与用量如下。

(1)盐酸丁卡因胶浆　外用。一次2~5g,插管、镜检或手术前用。

(2)盐酸丁卡因凝胶　涂敷于需要麻醉的皮肤上,并用敷贴覆盖,每1.5g内容物足以涂布并麻醉30cm²面积的皮肤。静脉穿刺者敷药30分钟后,静脉插管者敷药45分钟后,除去敷贴,用纱布擦掉药物并按常规消毒,即可进行穿刺或插管。

儿童　(1)眼科用　0.5%~1%溶液。

(2)耳鼻喉科用　1%~2%溶液。

(3)硬膜外麻醉用　0.25%溶液。

【制剂与规格】　盐酸丁卡因片:10mg。

盐酸丁卡因注射液:(1)3ml:30mg;(2)5ml:50mg;(3)10ml:30mg。

注射用盐酸丁卡因:(1)10mg;(2)15mg;(3)20mg;(4)25mg;(5)50mg。

盐酸丁卡因外用溶液:0.5%~2.0%,成人可用棉花或纱布浸润后涂敷于咽喉、气管或食管等处,或作喷雾,以便于进行各项检查操作。每1ml外用液中可加入肾上腺素0.1μg,使吸收减慢,以防逾量。

盐酸丁卡因眼膏:0.5%,涂于眼结膜。

盐酸丁卡因滴眼液:0.5%,等渗,滴入结膜囊。

盐酸丁卡因软膏剂:0.5%,外用,成人痔疮可涂敷于患处;皮肤病可涂擦于患处。成人24小时处方软膏以38mg为限;小儿以7.0mg为限。

盐酸丁卡因乳膏剂:1%,成人可用于痔疮或皮肤病。

盐酸丁卡因胶浆:1%,胃镜检查前,将本品2g左右滴于患者舌根部,令患者做吞咽动作,立即起麻醉作用。

盐酸丁卡因凝胶:1.5g:70mg。

盐酸利多卡因 [药典(二);国基;医保(乙)]
Lidocaine Hydrochloride

【适应证】　本品为局麻药及抗心律失常药。①主要用于浸润麻醉、硬膜外麻醉、表面麻醉(包括在胸腔镜检查或腹腔手术时的黏膜麻醉)及神经传导阻滞。②也可用于急性心肌梗死后室性早搏和室性心动过速,亦可用于洋地黄中毒、心脏外科手术及心导管引起的室性心律失常。③盐酸利多卡因注射液(溶剂用)可作为肌注用青霉素溶媒,以减轻注射部位疼痛。

【药理】　(1)药效学　中效酰胺类局麻药和Ⅰb类抗心律失常药。作为局麻药,麻醉强度大、起效快、弥散力强。局部麻醉作用较普鲁卡因强,维持时间比它长1倍,毒性也相应加大。此外,具有抗心律失常作用。

（2）药动学 注射给药组织分布快而广，能透过血脑屏障和胎盘。药物从局部消除约需 2 小时，加肾上腺素可延长其作用时间。大部分先经肝微粒酶降解为仍有局麻作用的脱乙基中间代谢物单乙基甘氨酰胺二甲苯，毒性增高，再经酰胺酶水解，经尿排出。约 10%以原型排出，少量出现在胆汁中。

【不良反应】 （1）本品可作用于中枢神经系统，引起嗜睡、感觉异常、肌肉震颤、惊厥昏迷及呼吸抑制等不良反应。

（2）可引起低血压及心动过缓。血药浓度过高，可引起心房传导速度减慢、房室传导阻滞以及抑制心肌收缩力和心输出量下降。

【禁忌证】 对局部麻醉药过敏者禁用。

【注意事项】 （1）防止误入血管，注意局麻药中毒症状的诊治。

（2）肝肾功能障碍、肝血流量减低、充血性心力衰竭、严重心肌受损、低血容量及休克等患者慎用。

（3）本品严格掌握浓度和用药总量，超量可引起惊厥及心搏骤停。

（4）其体内代谢较普鲁卡因慢，有蓄积作用，可引起中毒而发生惊厥。

（5）用药期间应注意检查血压、监测心电图，并备有抢救设备；心电图 P-R 间期延长或 QRS 波增宽，出现其他心律失常或原有心律失常加重者应立即停药。

儿童 （1）新生儿应用可引起中毒。

（2）早产儿较正常儿半衰期长（3.16 小时∶1.8 小时），故应慎用。

【药物相互作用】 （1）常与长效局麻药合用，从而达到起效快、时效长的目的。

（2）可使神经肌肉松弛药的作用增强。

（3）氨基糖苷类抗生素可增强本药的神经阻滞作用。

（4）巴比妥类药物可促进利多卡因代谢，两药合用可引起心动过缓、窦性停搏。

（5）与普鲁卡因胺合用，可产生一过性谵妄及幻觉，但不影响本品血药浓度。

（6）异丙基肾上腺素因增加肝血流量，可使本品的总清除率升高；去甲肾上腺素因减少肝血流量，可使本品总清除率下降。

（7）与下列药品有配伍禁忌：苯巴比妥，硫喷妥钠，硝普钠，甘露醇，两性霉素 B，氨苄西林，美索比妥，磺胺嘧啶钠。

（8）与西咪替丁以及与β受体拮抗剂，如普萘洛尔、美托洛尔、纳多洛尔合用，利多卡因经肝脏代谢受抑制，

血药浓度增加，可发生心脏和神经系统不良反应。应调整利多卡因剂量，并应心电图监护及监测利多卡因血药浓度。

【给药说明】 （1）阿-斯综合征（急性心源性脑缺血综合征）、预激综合征、严重心传导阻滞（包括窦房、房室及心室内传导阻滞）患者静脉禁用。

（2）用量大，注射液中应加肾上腺素，使吸收减慢。

（3）由于个体间耐受差异大，应先以小量开始，无特殊情况才能给予常用量或足量。

（4）超量可引起惊厥及心脏骤停。

（5）药液中若加对羟基苯甲酸酯作为防腐剂者，不得用于神经阻滞或椎管内注射。

【用法与用量】 （1）麻醉用 成人常用量①表面麻醉：2%～4%溶液一次不超过 100mg。②骶管阻滞：用 1%溶液，以 200mg 为限。③硬膜外阻滞：胸腰段用 1.5%～2%溶液，250～300mg。④浸润麻醉或静脉注射区域阻滞：用 0.25%～0.5%溶液，50～300mg。⑤外周神经阻滞：臂丛（单侧）用 1.5%溶液，250～300mg；牙科用 2%溶液，20～100mg；肋间神经（每支）用 1%溶液 30mg，300mg 为限；宫颈旁浸润用 0.5%～1%溶液，左右侧各 100mg；椎旁脊神经阻滞（每支）用 1.0%溶液 30～50mg，300mg 为限；阴部神经用 0.5%～1%溶液，左右侧各 100mg。⑥交感神经节阻滞：颈星状神经节用 1.0%溶液 50mg；⑦一次限量：不加肾上腺素一般不要超过 200mg（4mg/kg），加肾上腺素为 300～350mg（6mg/kg），静脉注射区域阻滞极量 4mg/kg。

（2）检查时外用 ①常用 2%盐酸利多卡因胶浆 5～7ml 涂抹于食管、咽喉、气管或尿道等导管的外壁；尿道扩张术或膀胱镜检查时用量 200～400mg。2%盐酸利多卡因凝胶用于膀胱镜检查术，膀胱镜下的活检、插管、取异物、激光电灼及碎石治疗术时，用量为 20ml；用于男性尿道扩张术、留置导尿术及拔除导尿管术等，一般用量为 10～15ml。②胃镜检查开始前口服，一般用量为 2%溶液 10～30ml 或 4%溶液 5～15ml。③气雾剂或喷雾剂 2%～4%盐酸利多卡因气雾剂或喷雾剂供作内镜检查用，每次 2%溶液 10～30ml；4%溶液 5～15ml。

（3）治疗室性心律失常 可静脉注射 2%盐酸利多卡因注射液 1mg/kg，必要时 5 分钟后重复；也可以持续输注 2%利多卡因 1～4ml/min。

儿童 表面麻醉、神经阻滞麻醉及硬膜外麻醉：小儿常用量随个体而异，一次给药总量不得超过 4.0～4.5mg/kg，常用 0.25%～0.5%溶液，特殊情况才用 1.0%溶液。

【制剂与规格】 盐酸利多卡因注射液：(1)2ml:4mg；(2)2ml:40mg；(3)5ml:50mg；(4)5ml:0.1g；(5)10ml:0.2g；(6)20ml:0.4g。

盐酸利多卡因胶浆：(1)10g:0.2g；(2)20g:0.4g。

盐酸利多卡因气雾剂或喷雾剂：2%～4%。

盐酸利多卡因注射液(溶剂用)：2ml:4mg。

盐酸利多卡因凝胶：2%。

碳酸利多卡因 [药典(二)；国基]
Lidocaine Carbonate

【适应证】 用于低位硬膜外麻醉、臂丛神经阻滞麻醉、齿槽神经阻滞麻醉。

【药理】 (1)药效学　本品与盐酸利多卡因相比，起效较快，肌肉松弛也较好，表面麻醉作用为盐酸利多卡因的 4 倍，浸润麻醉和椎管麻醉作用为盐酸利多卡因的 2 倍，传导麻醉作用为盐酸利多卡因的 6 倍；毒性与盐酸利多卡因无显著性差异。

(2)药动学　药动学参数与盐酸利多卡因无显著性差异。本品为 CO_2 饱和条件下制成的注射液，pH 7.2～7.7，非离子成分较盐酸利多卡因者高，其中的 CO_2 可促进局麻药的弥散与捕获，使在组织分布更快且广，致神经阻滞效应增强，本品注射后通过组织吸收，15 分钟血液内的药物浓度较盐酸利多卡因稍高，药物从局部消除约需 2 小时，加肾上腺素约可延长至 4 小时。大部分先经肝微粒酶降解为仍有局麻作用的脱乙基中间代谢物单乙基甘氨酰胺二甲苯，毒性增高，再经酰胺酶水解，经尿排出，少量出现在胆汁中。能透过血脑屏障和胎盘屏障。

【不良反应】 本品可作用于中枢神经系统，引起嗜睡、感觉异常、肌肉震颤、惊厥昏迷及呼吸抑制等不良反应。用量过大或注射部位血管丰富，药物吸收过快或误入血管可引起中毒反应。血药浓度大于 $5\mu g/ml$ 时，早期表现为催眠、嗜睡、晕眩、寒战；超过 $7\mu g/ml$ 可引起肌颤和惊厥；超过 $10\mu g/ml$ 时心肌收缩显著抑制，可导致心动过缓、房室传导阻滞或心搏骤停。个别患者有过敏反应。

【禁忌证】 对利多卡因及其他局部麻醉药过敏、预激综合征、严重的心脏传导阻滞(包括窦房、房室及心室内传导阻滞)、卟啉症、未经控制的癫痫患者、肝功能严重不全及休克患者禁用。

【注意事项】 (1)由于个体间耐受差异大，应先给小量，无特殊情况才给常用量或足量。

(2)本品扩散力强，一般不用于蛛网膜下腔阻滞。慎

用于浸润麻醉。

儿童　儿童慎用。

妊娠　本品透过胎盘，且与胎儿蛋白结合高于成人，母亲用药后可导致胎儿心动过缓或过速，亦可导致新生儿高铁血红蛋白血症。孕妇不宜使用。

【药物相互作用】 参阅"盐酸利多卡因"。

【给药说明】 参阅"盐酸利多卡因"。

【用法与用量】 溶液应澄明，药液宜现用现抽，抽吸时尽量减少空气吸入，药液抽入注射器后直接使用。剩余溶液应弃去。

(1)硬膜外阻滞　根据需要阻滞的节段数和患者情况调节用量。成人常用量为 10～15ml(17.3mg/ml)。肝、心功能不全者用量酌减。

(2)神经干(丛)阻滞　每次 15ml(17.3mg/ml)，极量 20ml(17.3mg/ml)。

(3)齿槽神经阻滞　用量 2ml(17.3mg/ml)。

【制剂与规格】 碳酸利多卡因注射液(均按利多卡因计算)：(1)5ml:86.5mg；(2)10ml:173mg。

盐酸布比卡因 [药典(二)；国基；医保(甲)]
Bupivacaine Hydrochloride

【适应证】 局部浸润麻醉、外周神经阻滞和椎管内阻滞。

【药理】 (1)药效学　为酰胺类长效局部麻醉药，其麻醉时间比盐酸利多卡因长 2～3 倍，弥散度与盐酸利多卡因相仿。对循环和呼吸的影响较小，对组织无刺激性，不产生高铁血红蛋白，常用量对心血管功能无影响，用量大时可致血压下降，心率减慢。对β受体有明显的阻断作用。无明显的快速耐受性。

(2)药动学　给药 5～10 分钟作用开始，15～20 分钟达高峰，维持 3～6 小时或更长时间。本品血浆蛋白结合率约 95%。大部分经肝脏代谢后经肾脏排泄，仅约 5% 以原型随尿排出。

【不良反应】 (1)少数患者可出现头痛、恶心、呕吐、尿潴留及心率减慢等。

(2)过量或误入血管可产生严重的毒性反应，一旦发生心肌毒性几无复苏希望。巴比妥类及苯二氮䓬类药可降低毒性反应发生。

(3)眼科手术麻醉可致暂时性光感消失。

【禁忌证】 对本品过敏者禁用。

【注意事项】 (1)本品毒性较利多卡因大 4 倍，心脏毒性尤应注意，其引起循环衰竭和惊厥比值较小($CC/CNS=3.74\pm0.5$)，心脏毒性症状出现较早，往往循

环衰竭与惊厥同时发生，一旦心脏停搏，复苏甚为困难。

(2)12 岁以下小儿慎用。

【药物相互作用】 (1)与碱性药物配伍会产生沉淀失去作用。

(2)与普萘洛尔合用时，本药清除率降低，引起毒性的危险性增加。

(3)与抗心律失常药合用时，心脏抑制的危险性增加。

【给药说明】 (1)起效较慢，持续时间长，毒性较利多卡因大 4 倍，无外用给药的制剂。

(2)用于外周神经阻滞、硬脊膜外阻滞和蛛网膜下腔阻滞，其他给药的方法或途径均应慎重，静脉注射区域阻滞禁用。

(3)药液入血流循环，尤其是由奇静脉而到达心脏，有心搏骤停致死的危险。

(4)硬膜外阻滞，采用 0.25%～0.375%溶液，运动神经传导阻滞常不够完全，可用于镇痛或肌松要求不高的手术；0.5%溶液，可阻滞感觉和运动神经的冲动传递；0.75%溶液，运动神经的阻滞完全，肌松作用满意。采用硬脊膜外阻滞进行剖宫产，药液浓度不得高于 0.5%。

【用法与用量】 成人 (1)臂丛神经阻滞 0.25%溶液，20～30ml；0.375%溶液，20ml。

(2)骶管阻滞 0.25%溶液，15～30ml，或 0.5%溶液，15～20ml。

(3)硬脊膜外阻滞时 0.25%～0.375%溶液，10～20ml 可用于镇痛；0.5%溶液，10～20ml，可用于一般的下腹部手术；0.75%溶液，10～20ml 用于中上腹部手术。每隔 3 小时可酌情重复给药，用量为上述初量的一半。

(4)局部浸润 总用量以 175～200mg(0.25%)为限，24 小时内分次给药，一日极量为 400mg。

(5)交感神经节阻滞 总用量为 50～125mg(0.25%)。

(6)蛛网膜下腔阻滞 常用量 5～15mg，可加 10%葡萄糖注射液制成重比重液或用脑脊液稀释成近似等比重液。

【制剂与规格】 盐酸布比卡因注射液：(1)5ml:25mg；(2)5ml:37.5mg。

盐酸左布比卡因 [药典(二)；医保(乙)]
Levobupivacaine Hydrochloride

【适应证】 主要用于外科硬膜外阻滞麻醉。

【药理】 (1)药效学 酰胺类局麻药，对感觉与运动阻滞顺序不同，与消旋混合体相比，感觉阻滞的选择性及治疗指数明显提高，临床安全范围增大。

(2)药动学 硬膜外给药后约 30 分钟血药浓度达峰值，在血药浓度为 0.1～1μg/ml 时，约有 97%与血浆蛋白结合。在血药浓度为 0.01～0.1μg/ml 与人的血细胞结合为 0～2%，在血药浓度为 10μg/ml 时与血细胞结合增加到 32%。左布比卡因在肝脏代谢降解，在尿、便中难以查到原型药物。血浆清除率为 39L/h，血浆清除半衰期为 1.3 小时。

【不良反应】 低血压、恶心、术后疼痛、发热、呕吐、贫血、瘙痒、疼痛、头痛、便秘、眩晕、胎儿窘迫等，偶见哮喘、水肿、少动症、不随意肌收缩、痉挛、震颤、晕厥、心律失常、期外收缩、房颤、心搏停止、肠梗阻、胆红素升高、意识模糊、窒息、支气管痉挛、呼吸困难、肺水肿、呼吸功能不全、多汗、皮肤变色等。

【禁忌证】 (1)肝、肾功能严重不全、低蛋白血症、对本品过敏者或对酰胺类局麻药过敏者禁用。

(2)若本品与盐酸肾上腺素混合使用时，禁用于毒性甲状腺肿，严重心脏病或服用三环类抗抑郁药等患者。

(3)不用于蛛网膜下腔阻滞。

(4)不用于 12 岁以下小儿。

(5)不用于产科子宫旁组织的阻滞麻醉。

【注意事项】 (1)使用时不得过量，过量可导致低血压、抽搐、心搏骤停、呼吸抑制或惊厥。

(2)如果出现严重低血压或心动过缓，可静脉注射麻黄碱或阿托品。

(3)如果出现肌肉震颤、痉挛可给予巴比妥类药物。

(4)给予局部麻醉注射液后须密切观察心血管、呼吸的变化和患者的意识状态，患者出现下列症状可能是中毒迹象：躁动不安、焦虑、语无伦次、口唇麻木与麻刺感、金属异味、耳鸣、头晕、视物模糊、肌肉震颤、抑郁或嗜睡。

(5)给予这类酰胺类局部麻醉药特别是多剂量给药时，对有肝脏疾病的患者须慎重。

(6)本品不宜静脉内注射用药，所以在注射给药中，必须回抽吸血液以确认不是血管内注射。

(7)孕妇及哺乳期妇女慎用。

【药物相互作用】 左布比卡因的代谢机制有可能受已知的 CYP3A4 诱导剂(如苯妥因、苯巴比妥、利福平等)、CYP3A4 抑制剂，CYP1A2 诱导剂(奥美拉唑等)和 CYP1A2 抑制剂的影响。

【用法与用量】 成人 (1)用于神经阻滞或浸润麻醉一次最大剂量是 150mg。

(2)外科硬膜外腔阻滞麻醉 0.5%～0.75%溶液，10～20ml。

【制剂与规格】 盐酸左布比卡因注射液：(1)5ml:

37.5mg；（2）10ml:50mg。

盐酸甲哌卡因
Mepivacaine Hydrochloride

【适应证】　主要用于口腔及牙科治疗中的局部浸润麻醉(神经传导阻滞型)。

【药理】　(1)药效学　酰胺类局麻药，能稳定神经元细胞膜，阻止神经冲动的发生和传导而产生局部麻醉作用。局部麻醉效能强，作用较迅速、持久，毒性及不良反应较小，且不扩张血管，使用时可不加肾上腺素。

(2)药动学　盐酸甲哌卡因局部注射后迅速吸收，血药浓度达峰时间30分钟，吸收后分布于整个机体，血浆蛋白结合率60%~75%，血浆中半衰期一般为90分钟左右。在人体内主要经肝脏代谢，代谢速度很快。主要的排泄经由肾脏。

【不良反应】　参阅"盐酸利多卡因"。

【禁忌证】　(1)对本药或酰胺类麻醉药过敏者。

(2)3岁以下儿童。

(3)严重的心血管疾病(如心肌梗死)患者或心律失常者。

(4)严重肝病患者。

(5)肾病患者。

(6)妊娠期妇女慎用。

【注意事项】　使用本品前必须了解患者病情，身体现状及过敏药物。

本品皮下注射，注射过程要缓慢，不间断，而且必须在注射前回抽以确保针头不在血管内。

【药物相互作用】　参阅"盐酸利多卡因"。

【给药说明】　参阅"盐酸利多卡因"。

【用法与用量】　成人　常规使用1支(1.8ml)。一次性使用不超过3支，具体情况视麻醉范围及所用麻醉技术而定。

儿童　一般为0.025ml/kg，但一次不能超过1支。

【制剂与规格】　盐酸甲哌卡因注射液：20ml:400mg。

盐酸甲哌卡因/肾上腺素注射液：1.8ml:18μg(肾上腺素)-36mg(盐酸甲哌卡因)。

盐酸甲哌卡因注射液：1.8ml:54mg。

盐酸罗哌卡因 [药典(二)；国基；医保(乙)]
Ropivacaine Hydrochloride

【适应证】　①外科手术麻醉：硬膜外麻醉，蛛网膜下腔麻醉，区域神经阻滞。②急性疼痛控制：持续硬膜外滴注或间歇性单次用药(如术后或分娩镇痛)，也可行外周神经阻滞进行镇痛。

【药理】　(1)药效学　罗哌卡因是第一个纯左旋体长效酰胺类局麻药，有麻醉和镇痛双重效应，大剂量可产生外科麻醉，小剂量时则产生感觉阻滞(镇痛)，仅伴有局限的非进行性运动神经阻滞。加用肾上腺素不改变罗哌卡因的阻滞强度和持续时间。罗哌卡因通过阻断钠离子流入神经纤维细胞膜内，对沿神经纤维的冲动传导产生可逆性的阻滞。

(2)药动学　罗哌卡因符合线性药代动力学，最大血药浓度和剂量成正比。罗哌卡因从硬膜外的吸收是完全的，呈双相性，快相半衰期为14分钟，慢相终末半衰期约为4小时。因缓慢吸收是清除罗哌卡因的限速因子，所以硬膜外用药比静脉用药清除半衰期要长。

罗哌卡因总血浆清除率440ml/min。游离血浆清除率为8L/min。肾清除率为1ml/min，稳态分布容积为47L，终末半衰期为1.8小时。罗哌卡因经肝脏中间代谢率为0.4。罗哌卡因在血浆中主要和α_1-酸性糖蛋白结合，非蛋白结合率约6%。

罗哌卡因易于透过胎盘，相对非结合浓度而言很快达到平衡。与母体相比胎儿体内罗哌卡因与血浆蛋白结合程度低，胎儿的总血药浓度也比母体的低。

罗哌卡因主要是通过芳香羟基作用而充分代谢，静脉注射后总剂量的86%通过尿液排出体外，其中1%为未代谢的药物。主要代谢物3-羟基罗哌卡因和4-羟基罗哌卡因有局麻作用，但是麻醉作用比罗哌卡因弱。

【不良反应】　(1)不可预期的影响　盐酸罗哌卡因的不良反应和其他长效酰胺类的局麻药是类似的。除了误注射进血管或过量等意外事件，局麻的不良反应几乎是少见的。要将其与阻滞神经本身引起的生理反应相区别，如硬膜外麻醉时的血压下降和心动过缓。用药过量和误注射入血管可能引起严重的全身反应。

(2)过敏反应　过敏反应对酰胺类的局麻药来说是很少见的(最严重的过敏反应是过敏性休克)。

(3)急性全身毒性　只有在过大剂量或意外将药物注入血管内而使血药浓度骤然上升或者是药物过量的情况下，盐酸罗哌卡因才会造成急性毒性反应。

(4)最常见的不良反应　大部分和麻醉有关的事件都和神经阻滞的影响和临床情况有关，很少和药物的反应有关。在临床研究治疗中患者低血压发生率为39%，恶心的发生率为25%。临床报道常见不良反应事件(>1%)是低血压、恶心、心动过缓、呕吐、感觉异常、体温升高、头痛、尿潴留、头晕、高血压、寒战、心动过速、焦虑、感觉减退。

【禁忌证】 对本品或本品中任何成分或同类药品过敏者禁用。

【注意事项】 (1)对于有Ⅱ或Ⅲ度房室传导阻滞的患者要谨慎。对于老年患者和伴有严重肝病、严重肾功能损害或全身状况不佳的患者，要特别注意。

(2)仅当无更安全的替代药物时，盐酸罗哌卡因注射液才应用于急性卟啉症患者。

(3)对子宫胎盘血流无影响。

(4)孕妇建议慎用。

(5)不应用于12岁以下的儿童。

【药物相互作用】 参阅"盐酸利多卡因"。

【给药说明】 (1)对运动神经阻滞程度与持续时间均不及布比卡因。

(2)产生运动神经阻滞和感觉神经阻滞分离的程度大于布比卡因。

(3)有血管收缩作用，药液中无需加肾上腺素。

【用法与用量】 (1)用于硬膜外阻滞麻醉，包括骨科、妇科、泌尿科等下腹部及下肢手术，常用浓度为0.5%～1%。剖宫产手术硬膜外麻醉罗哌卡因浓度不应高于0.75%。

(2)用于手术后镇痛及分娩镇痛，常用浓度为0.125%～0.2%。

(3)用于外周神经阻滞麻醉，浓度越高，剂量越大，起效越快，常用浓度为0.4%～0.5%。

【制剂与规格】 盐酸罗哌卡因注射液：(1)10ml:20mg；(2)10ml:50mg；(3)10ml:75mg；(4)10ml:100mg。

苯 佐 卡 因 [药典(二)]
Benzocaine

【适应证】 目前主要用于缓解和消除口腔溃疡、急性咽喉炎引起的疼痛，也用于小面积轻度创面及痔疮的镇痛。

【药理】 药效学 苯佐卡因局部使用作用于皮肤、黏膜的神经组织，阻断神经冲动的传导，使各种感觉暂时丧失，麻痹感觉神经末梢而产生止痛、止痒作用。本品局部麻醉作用较普鲁卡因弱，外用可缓慢吸收。

【不良反应】 (1)偶见过敏反应或口腔黏膜浅表脱屑。

(2)长期服用能使口腔黏膜表面和牙齿着色、舌苔发黑、味觉改变，咽部烧灼感，停药后可恢复。

(3)用于其他部位，偶见皮肤刺激如烧灼感，或过敏反应如皮疹、瘙痒等。

【禁忌证】 牙周炎、门齿填补患者禁用。6个月以下婴儿禁用。

【注意事项】 (1)本品用于皮肤表面，不宜大面积使用。

(2)本品与普鲁卡因、丁卡因等内用及外用制剂有交叉过敏反应，对此类药物过敏者慎用。

(3)连续使用不超过7日。

(4)本品可引起高铁血红蛋白血症。如果出现高铁血红蛋白血症的体征和症状，如皮肤、口唇黏膜、甲床青紫、呼吸急促、心率加快、乏力、意识错乱、头痛、头晕等，请及时就医。

(5)含苯佐卡因的所有局部外用药不应用于2岁及2岁以下儿童患者，特殊情况经充分权衡利弊后在专业医师建议和指导下才可使用。

(6)孕妇及哺乳期妇女应在医师指导下使用。

【给药说明】 (1)水溶性差，作用于局部敷药处，吸收极微。

(2)小儿慎用大剂量，有导致高铁血红蛋白血症的危险。

【用法与用量】 (1)含服一片6mg，一次1片，一日4～5次。

(2)耳部用20%混悬液 成人一次可用4～5滴，滴入外耳道，按需1～2小时可重复给药，小儿不用。

(3)5%、20%软膏剂 成人用于痔疮，涂敷患处，早、晚和便后各1次，小儿不用。

(4)20%气雾液 用于皮肤或黏膜部位，可按需反复给药，小儿不用。

(5)20%凝胶 主要用于口腔内牙龈患处，小儿用凝胶为5%。

(6)10%～20%喷雾液 喷于患处，按需重复，小儿慎用。

【制剂与规格】 苯佐卡因含片：6mg。

苯佐卡因混悬液：20%。

苯佐卡因软膏剂：(1)5%；(2)20%。

苯佐卡因气雾液：20%。

苯佐卡因凝胶：(1)5%；(2)20%。

苯佐卡因喷雾液：10%～20%。

氯己定苯佐卡因含片：盐酸氯己定5mg，苯佐卡因0.5mg。

水杨酸苯佐卡因软膏：水杨酸5%，苯佐卡因5%。

复方苯佐卡因凝胶：苯佐卡因1g，氧化锌0.005g。

复方苯佐卡因软膏：苯佐卡因50mg，氧化锌100mg，桉叶油5mg，苯酚10mg。

盐酸达克罗宁 [医保(乙)]
Dyclonine Hydrochloride

【适应证】　局部麻醉药。用于上消化道内窥镜检查时的喉头麻醉。

【药理】　药效学　①能阻断各种神经冲动或刺激的传导，抑制触觉、压觉和痛觉，对皮肤有止痛、止痒及杀菌作用，作用迅速而持久，作用强度和维持时间与普鲁卡因近似。②既非酯类，又非酰胺类局麻药，能溶于水，穿透力强，可作表面麻醉，可通过皮肤及黏膜吸收。

【不良反应】　偶见轻度头痛、焦虑、冷热感觉、麻木等不良反应。

【禁忌证】　对本品有药物过敏史者禁用。

【注意事项】　(1)皮下注射有局部刺激性，故不宜作浸润麻醉。

(2)超剂量的达克罗宁可能带来全身毒性反应包括中枢神经系统的不良反应。中枢神经系统的不良反应可包括兴奋和抑制，神经质，头晕，视物模糊，昏睡，震颤等，甚至心跳、脉搏停止。

(3)急性病患者及消化道黏膜严重损伤患者应酌情减少剂量。

(4)孕妇慎用。

【药物相互作用】　勿与碘造影剂合用，因为碘沉淀物干扰视野。

【用法与用量】　外用于胃镜检查，将本品振摇，8～10ml 含于咽喉部，片刻后慢慢吞下，约 10～15 分钟后可行胃镜检查。

【制剂与规格】　盐酸达克罗宁胶浆：10ml:0.1g。

复方盐酸阿替卡因
Compound Articaine Hydrochloride

【成分】　为复方制剂，组分为盐酸阿替卡因与肾上腺素。

【适应证】　口腔用局部麻醉剂，特别适用于涉及切骨术及黏膜切开的外科手术过程。

【药理】　(1)药效学　盐酸阿替卡因具有酰胺功能基团，可以在注射部位阻断神经冲动沿神经纤维的传导，起局部麻醉作用。在阿替卡因溶液中添加肾上腺素的作用在于延缓麻醉剂进入全身循环，维持活性组织浓度，同时亦可获得出血极少的手术野。

(2)药动学　局麻作用在给药后 2～3 分钟出现，可持续约 60 分钟。牙髓麻醉时可缩短 2～3 倍时间。颊黏膜注射后 30 分钟内出现阿替卡因血药峰浓度。盐酸阿替卡因消除半衰期约为 110 分钟。盐酸阿替卡因主要由肝脏代谢，5%～10%剂量的药物以原型方式从尿排出。

【不良反应】　(1)使用本品患者有可能出现晕厥。

(2)本品含有的焦亚硫酸钠可能引起过敏反应或加重过敏反应。

(3)中枢神经系统　神经质、激动不安、呵欠、震颤、忧虑、眼球震颤、多语症、头痛、恶心、耳鸣。如出现以上症状，应要求患者过度呼吸，严密监视以防中枢神经抑制造成病情恶化伴发癫痫。

(4)呼吸系统　呼吸急促，然后呼吸过缓，可能导致呼吸暂停。

(5)心血管系统　心动过速、心动过缓、心血管抑制伴随动脉低血压，可能导致虚脱，心律失常(室性早搏、室颤)、传导阻滞(房室阻滞)。

【禁忌证】　(1)对局麻药或本品其他成分过敏者。

(2)严重房室传导障碍而无起搏器的患者。

(3)经治疗未控制的癫痫。

(4)卟啉病。

(5)4 岁以下儿童。

【注意事项】　(1)本品含 1/100000 肾上腺素。高血压或糖尿病患者慎用，本品可能引起局部组织坏死。

(2)应用本药前，应先行注射 5%～10% 的剂量，试验是否存在过敏反应。

(3)麻醉咬合危险　各种咬合(唇、颊、黏膜、舌)，建议患者在感觉恢复前不要咀嚼口香糖或食物。

(4)避免注射于感染及炎症部位(局部麻醉效果降低)。

(5)运动员慎用　运动员使用需注意本药活性成分可引起兴奋剂检查尿检结果阳性。

【药物相互作用】　(1)不建议与西布曲明合用　阵发性高血压可能伴有心律失常(抑制肾上腺素或去甲肾上腺素进入交感神经纤维)。

(2)挥发性卤代麻醉剂　严重的室性心律失常(增加心脏反应)。限制剂量，例如：成人 10 分钟内少于 0.1mg 或 1 小时内少于 0.3mg 肾上腺素。

(3)丙米嗪类抗抑郁药　阵发性高血压可能伴有心律失常(抑制肾上腺素或去甲肾上腺素进入交感神经纤维)。限制剂量，例如：成人 10 分钟内少于 0.1mg 或 1 小时内少于 0.3mg 肾上腺素。

(4)5-羟色胺能去甲肾上腺素能抗抑郁剂(米西普兰及文法拉辛)　阵发性高血压可能伴有心律失常(抑制肾上腺素或去甲肾上腺素进入交感神经纤维)。限制剂量，例如：成人 10 分钟内少于 0.1mg 或 1 小时内少于 0.3mg

肾上腺素。

(5)非选择性单胺氧化酶抑制剂(异丙烟肼) 通常中度增加肾上腺素的升压作用,仅在严密临床监控下使用。

(6)由非选择性单胺氧化酶抑制剂推断为"A"型选择性单胺氧化酶抑制剂(吗氯贝胺、托洛沙酮) 存在增加肾上腺素升压作用的危险,仅在严密临床监控下使用。

(7)与胍乙啶合用时须加以考虑,血压大幅度升高[由于交感神经张力降低致反应性增高和(或)抑制肾上腺素或去甲肾上腺素进入交感神经纤维]。如果合用不可避免,小心使用低剂量的拟交感神经药(肾上腺素)。

【给药说明】 (1)注射前重复抽回血以检查是否误入血管,尤其行神经阻滞麻醉时。

(2)注射速度不得超过 1ml/min。

【用法与用量】 局部浸润或神经阻滞麻醉,常口腔内黏膜下注射给药。

(1)成人 必须根据手术需要注射适当的剂量。对于一般性手术,通常给药剂量为 1/2～1 支。盐酸阿替卡因最大用量按体重不超过 7mg/kg。

(2)4 岁以上儿童 必须根据儿童的年龄、体重、手术类型使用不同的剂量。盐酸阿替卡因最大用量按体重不超过 5mg/kg。盐酸阿替卡因的儿童平均使用剂量(以 mg 计)为儿童体重(kg)×1.33。

(3)老年人 使用成人剂量的一半。

【制剂与规格】 复方盐酸阿替卡因注射液:(1)1.7ml:盐酸阿替卡因 68mg 与酒石酸肾上腺素 17μg(以肾上腺素计);(2)1ml:盐酸阿替卡因 40mg 与肾上腺素 10μg。

第四节 骨骼肌松弛药及其拮抗药

骨骼肌松弛药(简称肌松药),通过竞争或替代乙酰胆碱,作用于骨骼肌运动终板乙酰胆碱受体,阻断了运动神经与骨骼肌的正常传导,使骨骼肌暂时松弛失去收缩力。

根据肌松药对神经肌肉结合部神经冲动传导干扰方式的不同,将肌松药分为去极化肌松药和非去极化肌松药。去极化肌松药分子结构与乙酰胆碱相似,它能够与运动终板乙酰胆碱受体结合,引起运动终板短暂去极化,使运动终板暂时丧失对乙酰胆碱的正常反应,肌肉处于松弛状态。随着药物分子逐渐与受体解离,运动终板恢复正常的极化状态,神经肌肉的传导功能恢复正常。属于此类药的有琥珀胆碱。

非去极化肌松药与运动终板乙酰胆碱受体结合后,不改变运动终板的膜电位,而是妨碍乙酰胆碱与其受体的结合,使肌肉松弛。非去极化肌松药与乙酰胆碱竞争

受体,遵循质量作用定律,给予胆碱酯酶抑制剂后,乙酰胆碱的分解减慢,有更多的乙酰胆碱分子与非去极化肌松药分子竞争受体,从而能够拮抗非去极化肌松药的阻滞作用,恢复正常的神经肌肉传导。属于此类的药物有维库溴铵、阿曲库铵、顺阿曲库铵、罗库溴铵、米库氯铵和哌库溴铵等。

根据化学结构肌松药可分为苄异喹啉类及甾类。阿曲库铵、顺阿曲库铵和米库氯铵属苄异喹啉类;维库溴铵、罗库溴铵和哌库溴铵属甾类。

根据肌松药的作用时间可分为短时效、中时效和长时效。氯化琥珀胆碱和米库氯铵属短时效肌松药,阿曲库铵、顺阿曲库铵、维库溴铵、罗库溴铵属中时效肌松药,泮库溴铵和哌库溴铵为长时效肌松药。

临床上常用的几种肌松药见表 2-8 和表 2-9。

常用骨骼肌松弛药的不良反应见表 2-10 所示。

表 2-8 常用骨骼肌松弛药的药代动力学[①]

肌松药	蛋白结合率(%)	代谢(%)	消除半衰期(min)	排泄(%)
琥珀胆碱	30	胆碱酯酶(98～99)	2～8	肾<2
米库氯铵	—	胆碱酯酶(95～99)	2	肾<5
阿曲库铵	51	霍夫曼消除和酯酶分解(90～95)	17～20	肾 10～40
顺阿曲库铵	—	霍夫曼消除(80)	18～27	肾 16
维库溴铵	30～57	肝 40	50	肾 40,胆汁 60
罗库溴铵	25	肝 10	70～80	肾 20,胆汁 80
哌库溴铵	2	肝 10	100～215	肾>90,胆汁<10
泮库溴铵	30	肝 10～20	100～132	肾 70

注:①所有剂量是在 N_2O 镇痛时用量。

表 2-9 常用肌松药插管剂量及时效①

肌松药	ED₉₅(mg/kg)	插管剂量(mg/kg)	起效时间(min)	临床作用时间(min)(恢复 T₁25%)	插管后增补剂量(mg/kg)
琥珀胆碱	0.5	1.0	0.75～1	5～10	—
米库氯铵	0.08	0.2	2～4	15～20	0.05
阿曲库铵	0.23	0.5	2	40～45	0.1
顺阿曲库铵	0.05	0.2	1.8～2.0	60～70	0.02
维库溴铵	0.05	0.1	1.5～2.0	40～60	0.02
罗库溴铵	0.3	0.6	0.75～1.25	30～60	0.015
哌库溴铵	0.05	0.1	2	90～120	0.01
泮库溴铵	0.07	0.1	1.5～2.0	90～120	0.02

表 2-10 常用骨骼肌松弛药的不良反应

药物	组胺释放①	神经节作用	解除迷走神经作用	交感刺激作用
氯化琥珀胆碱	+	刺激	–	–
维库溴铵	–	–	–	–
阿曲库铵	+②	–	–	–
顺阿曲库铵	–	–	–	–
哌库溴铵	–	–	–	–
罗库溴铵	–	–	–	–
米库氯铵	+	–	–	–
泮库溴铵	–	–	+	+

注：–代表无作用；+代表有作用。①组胺释放与用药量和速度有关，减慢注速可减少释放；②用量>0.5mg/kg 时。

骨骼肌松弛药的拮抗药：①胆碱酯酶抑制剂，如新斯的明，其可以抑制胆碱酯酶对乙酰胆碱的水解，使得神经肌肉结合部乙酰胆碱数量增多，从而使得非去极化肌松药逐渐离开运动终板，神经肌肉传导功能逐渐恢复正常。但是，乙酰胆碱数量增加可以导致胆碱能受体过度兴奋（心动过缓、腺体分泌增加、肠蠕动增强等）的不良反应。因此，给予胆碱酯酶抑制剂拮抗非去极化肌松药的肌松作用时，通常需要同时给予胆碱能受体抑制剂（如阿托品）。②特异性甾类肌松药拮抗药——舒更葡糖钠，它是环糊精的衍生物，能够特异性地与甾类肌松药形成稳定的结合物，从肾脏排出，使甾类肌松药（罗库溴铵、维库溴铵、哌库溴铵和泮库溴铵）迅速离开神经肌肉结合部，神经肌肉传导功能很快恢复正常。

氯化琥珀胆碱 [药典(二)；国基；医保(甲)]

Suxamethonium Chloride

【适应证】 可用于全身麻醉时气管插管和术中维持肌松。

【药理】 (1) 药效学 与突触后膜烟碱样受体结合后，使运动终板产生短暂持续去极化，对乙酰胆碱失去反应，引起骨骼肌松弛。静脉注射后先引起短暂的肌束震颤，从眉际和上眼睑等小肌肉开始，经肩胛和胸大肌，至上、下肢，肌松作用 60～90 秒起效，维持 10 分钟左右。重复静脉注射或持续滴注可使作用延长。

(2) 药动学 静脉注射后，即被血液和肝中的丁酰胆碱酯酶（假性胆碱酯酶）水解，先分解成琥珀酰单胆碱，再缓慢分解为琥珀酸和胆碱，成为无肌松作用的代谢物，只有 10%～15% 的药量到达作用部位。约 2% 以原型，其余以代谢物的形式从尿液中排泄。半衰期为 2～4 分钟。

【不良反应】 (1) 高钾血症 本品引起肌纤维去极化时使细胞内 K^+ 迅速流至细胞外，使正常人血钾上升 0.2～0.5mmol/L；严重烧伤、大面积软组织损伤、截瘫及偏瘫等，在本品作用下可引起异常的大量 K^+ 外流致高钾血症，产生严重室性心律失常甚至心搏停止。

(2) 心脏作用 本品的拟胆碱作用可引起心动过缓、心律失常和心搏骤停，尤其是重复大剂量给药最易发生。

(3)眼内压升高　本品引起眼外肌痉挛性收缩以致眼压升高。

(4)胃内压升高　最高可达 40cmH$_2$O，并可引起饱胃患者胃内容反流误吸。

(5)恶性高热　多见于与氟烷合用的患者，也多发生于小儿。

(6)术后肌痛　给药后卧床休息者肌痛轻而少，1～2天内即起床活动者肌痛重而多。

(7)肌强直　给药后可能导致肌张力增强，以胸大肌最为明显，其次是腹肌，严重时波及肱二头肌和股四头肌等。这时不仅机体总的氧耗量加大，而且足以引起胃内压甚至颅内压显著升高。

【禁忌证】　(1)脑出血、青光眼、视网膜剥离、白内障摘除术、低血浆假性胆碱酯酶、严重创伤和大面积烧伤、上运动神经元损伤及高钾血症患者禁用。

(2)禁忌在患者清醒状态下给药。

(3)已知或怀疑为恶性高热的遗传性易感者禁用。

【注意事项】　(1)不具备控制或辅助呼吸条件时，严禁使用。

(2)使用抗胆碱酯酶药者慎用。

(3)严重肝功能不全、营养不良、晚期癌症、严重贫血、年老体弱、严重电解质紊乱等患者慎用。

(4)接触有机磷农药患者，已证明无血浆胆碱酯酶减少或抑制者，方能使用至足量。

(5)出现长时间呼吸停止，必须辅助呼吸，亦可输新鲜血浆，注射冻干血浆，但不可用新斯的明。

儿童　本品诱发恶性高热的危险在小儿远比成人高。

【药物相互作用】　(1)下列药物可降低假性胆碱酯酶活性，而增强本品的作用：①抗胆碱酯酶药；②环磷酰胺、氮芥、噻替派等抗肿瘤药；③普鲁卡因等局麻药；④单胺氧化酶抑制药、雌激素等。

(2)与下列药物合用也须谨慎　如吩噻嗪类、普鲁卡因胺、奎尼丁、卡那霉素、多黏菌素 B、新霉素等有去极化型肌松作用，能增强本品作用。

(3)本品在碱性溶液中分解，故不宜与硫喷妥钠混合注射。

【给药说明】　(1)属去极化肌松药，血浆胆碱酯酶能使之迅速水解而失效，没有特殊拮抗药。

(2)静脉注射最常用，深部肌内注射可用于小儿。

(3)给药前先用小剂量的非去极化肌松药，能消除本品的肌肉成束收缩，又可使小儿的肌球蛋白血症或(和)肌球蛋白尿的发生率降低。

(4)麻醉前用药，适量的阿托品或东莨菪碱可避免本品促使唾液分泌过多。小儿反复给药后可通过迷走神经作用引起心脏暂时的窦性停搏(P 波消失)，事先用阿托品即可防止。

(5)反复给药，总用量超过 500～600mg，即可呈现快速耐药性。

【用法与用量】　成人　静脉注射。①气管插管，按体重静脉注射 1～1.5mg/kg，最大 2mg/kg；②电休克时发生肌强直，静脉注射 10～30mg 即能防治，但应有人工通气装备。

儿童　静脉注射。一次 1～2mg/kg，维持量浓度 0.1%～0.2%，一分钟 2.5mg。

【制剂与规格】　氯化琥珀胆碱注射液：(1)1ml:50mg；(2)2ml:100mg。

苯磺酸阿曲库铵 [药典(二)；医保(甲)]
Atracurium Besilate

【适应证】　全身麻醉提供肌松以利于完成气管内插管和维持术中肌松，以便于手术操作和机械通气。

【药理】　(1)药效学　阿曲库铵是一合成双季铵酯型的苄异喹啉化合物，为中时效非去极化型肌松药。静脉注射后 1～2 分钟显效，3～5 分钟肌松作用达高峰，作用时间可维持 25 分钟。常用剂量不影响心、肝、肾功能，亦无明显的神经节阻断作用，不产生心动过缓等迷走神经兴奋的症状，组胺释放的作用较小。

(2)药动学　其消除途径是通过霍夫曼降解(约占 45%，霍夫曼降解是在生理 pH 及温度下季铵类自发水解而消除)和被血浆中丁酰胆碱酯酶(假性胆碱酯酶)水解，代谢物无活性。与血浆蛋白结合率约为 80%。主要代谢物从尿液及胆汁中排泄，半衰期约 20 分钟。消除的两种途径皆不依赖于肝肾功能，故适用于肝肾功能不全者。

【不良反应】　(1)快速静脉注射大剂量(>0.5mg/kg)因组胺释放可引起低血压和心动过速，还可能引起支气管痉挛。

(2)某些过敏体质的患者可能有组胺释放，引起一过性皮肤潮红。

【禁忌证】　对阿曲库铵过敏患者禁用。

【注意事项】　(1)只能静脉注射。肌内注射可引起肌肉组织坏死。

(2)用于危重患者抢救，保持轻度肌松，配合呼吸机治疗，但持续时间不宜超过 1 周。

(3)患神经肌肉疾病、严重电解质紊乱慎用。

(4)本品须冷藏，以免发生霍夫曼降解。配伍后，应立即使用。

(5)妊娠期妇女慎用或酌情减量。

【药物相互作用】　(1)不宜与硫喷妥钠等碱性药物混合应用。

(2)阿曲库铵的肌松效应，可被胆碱酯酶抑制药新斯的明拮抗。

(3)与吸入麻醉药、氨基糖苷类及多肽类抗生素合用，可增强其肌松作用。

【用法与用量】　成人　静脉注射。①气管插管剂量：0.4～0.5mg/kg，术中维持肌松 0.07～0.1mg/kg；②吸入麻醉药对其增强作用较小，肌松维持剂量基本不变。

老年和成人一样，不因持续用药而降低药量或延长注药间隔时间。

儿童　超过一岁的儿童其剂量与成人一样。

【制剂与规格】　苯磺酸阿曲库铵注射液：(1)2.5ml：25mg；(2)5ml：50mg。

注射用苯磺酸阿曲库铵：25mg。

苯磺顺阿曲库铵[药典(二)；医保(乙)]

Cisatracurium Besilate

【适应证】　参阅"苯磺酸阿曲库铵"。

【药理】　(1)药效学　①本品为中时效的苄异喹啉类非去极化肌松药，其效能为阿曲库铵的 4～5 倍；②恢复指数不受给药总量及给药方式的影响；③作用时间 55～75 分钟；④无组胺释放作用，无心血管不良反应。

(2)药动学　为阿曲库铵的右旋(R-cis)异构体；稳态分布容积 121～161ml/kg，清除率约为 5ml/kg，消除半衰期约为 22～29 分钟，主要经霍夫曼降解消除。

【不良反应】　有皮肤潮红或皮疹、心动过缓、低血压和支气管痉挛。使用神经肌肉阻滞剂后可观察到不同程度的过敏反应。

【禁忌证】　对顺阿曲库铵、阿曲库铵或苯磺酸过敏者禁用。

【注意事项】　(1)重症肌无力及其他形式的神经肌肉疾病患者对非去极化阻滞剂的敏感性显著增高。这些患者使用本品的推荐起始剂量为不大于 0.02mg/kg。

(2)严重的酸碱失调和(或)血浆中电解质紊乱可增加或降低对神经肌肉阻滞剂的敏感性。

【药物相互作用】　(1)可增强本品疗效的药物　①麻醉剂：如恩氟烷、异氟烷和氟烷、氯胺酮。②抗生素：包括氨基糖苷类、多黏菌素、大观霉素、四环素、林可霉素和克林霉素。③抗心律失常药物：普萘洛尔、钙通道阻滞剂、利多卡因、普鲁卡因胺和奎尼丁。④利尿剂：呋塞米，可能还包括噻嗪类、甘露醇。⑤镁盐及锂盐。

(2)可降低本品疗效的药物　对于曾长期使用苯妥英和卡马西平的患者，使用本品疗效可能降低。

使用胆碱酯酶抑制剂(通常用于治疗阿尔茨海默病，例如多奈哌齐)可能会缩短/减弱苯磺顺阿曲库铵神经肌肉阻滞作用的持续时间和作用强度。

【给药说明】　使用前用灭菌注射用水 5ml 溶解。与其他神经肌肉传导阻滞剂一样，建议在使用本品过程中监测神经肌肉功能以满足个体化剂量的要求。

【用法与用量】　成人　静脉注射。常用气管插管剂量为 0.15～0.20mg/kg，然后按 0.03mg/kg 滴注 40～50 分钟(初始剂量为 0.15mg/kg)或 50～60 分钟(初始剂量为 0.2mg/kg)。

儿童　2～12 岁儿童首剂为 0.1mg/kg。维持剂量：0.02mg/kg。

【制剂与规格】　注射用苯磺顺阿曲库铵：(1)5mg；(2)10mg；(3)20mg。

苯磺顺阿曲库铵注射液：(1)2.5ml：5mg；(2)5ml：10mg；(3)10ml：20mg。

罗 库 溴 铵[药典(二)；国基；医保(乙)]

Rocuronium Bromide

【适应证】　适用于常规诱导麻醉期间气管插管，以及维持术中骨骼肌和神经肌肉阻滞。

【药理】　(1)药效学　①为中时效甾类非去极化肌松药，分子结构与维库溴铵相似；②是目前临床上起效最快的非去极化肌松药，其作用强度为维库溴铵的 1/6～1/8，时效为维库溴铵的 2/3；起效时间 50～90 秒，临床作用时间 45～60 分钟。

(2)药动学　稳态分布容积 235～320ml/kg，清除率每分钟 2.4～3.0ml/kg，消除半衰期 100～170 分钟。25% 罗库溴铵与白蛋白结合。罗库溴铵主要经肝脏代谢(主要代谢产物是 17-羟罗库溴铵)，胆道排除。部分药物原型经胆道排除，仅 9% 罗库溴铵药物原型经肾脏排除。

【不良反应】　心血管系统　外周血管阻力增加、心动过速(≤5%，儿童更常见)、高血压、短暂性低血压、心电图异常。

免疫系统及感染　过敏性休克。

呼吸系统　哮喘。

皮肤及皮肤附件　瘙痒、皮疹、注射部位肿胀。

胃肠反应　呃逆、恶心、呕吐。

【禁忌证】　对本药及溴离子过敏患者禁用。

【注意事项】 (1)合并低钾血症、高镁血症、低钙血症、低血红蛋白、脱水、酸血症、高碳酸血症及恶病质均可增加罗库溴铵的作用,用药时应适当减量。

(2)严重肝肾功能不全者慎用。

(3)如果使用琥珀酰胆碱插管,应等患者从琥珀酰胆碱诱导的神经肌肉阻滞作用中临床恢复后再使用本品。

(4)如果发生外渗,可伴有局部刺激症状或体征。应立即终止注射或输液,并通过另外的静脉通路重新给药。

儿童 婴儿(1～12个月)及儿童(1～14岁)起效比成人快,作用持续时间比成人短。

【药物相互作用】 (1)以下药品能对本药起增强作用 ①吸入麻醉药;②某些抗生素(如氨基糖苷类、万古霉素、四环素、林可酰胺和多肽类抗生素);③利尿药、奎尼丁和其同分异构体奎宁、镁盐、钙离子阻断剂、锂盐、局部麻醉剂(利多卡因静脉注射、布比卡因硬膜外给药)和苯妥英或β受体拮抗剂的急性给药;④普鲁卡因胺。

(2)以下药品能对本药起减弱作用 ①长期应用苯妥英钠或卡马西平;②蛋白酶抑制剂(加贝酯、乌司他丁)。

【给药说明】 可不经稀释直接静脉注射或持续滴注。

【用法与用量】 **成人** (1)气管插管 静脉注射0.6mg/kg,90秒后可达良好插管状态,维持肌松时间30～45分钟;快速气管插管静脉注射用量增至0.9mg/kg,60秒达良好插管状态,肌松维持时间可达75分钟左右。

(2)维持肌肉松弛 间断静脉注射0.15mg/kg,长时间应用吸入麻醉剂静脉注射用量降至0.075～0.1mg/kg,持续静脉滴注,在静脉全麻时剂量为5～10μg/(kg·min),吸入全麻时剂量为5～6μg/(kg·min)。

儿童 (1)气管剂量 0.6mg/kg。

(2)维持剂量 0.15mg/kg间断注射。

(3)连续静脉输注 5～10μg/(kg·min)。

老年人 老年及肝、肾功能障碍患者插管剂量为静脉注射0.6mg/kg,维持肌松可间断静脉注射0.075～0.1mg/kg,或以5～6μg/(kg·min)静脉滴注。

【制剂与规格】 罗库溴铵注射液:(1)2.5ml:25mg;(2)5ml:50mg。

维库溴铵 [药典(二);国基;医保(甲)]

Vecuronium Bromide

【适应证】 用于全麻时的气管插管及手术中的肌肉松弛。

【药理】 (1)药效学 为中作用时效的单季铵甾类非去极化肌松药;结构与泮库溴铵相似,保留的季铵基上经去甲基变成叔铵基,从而使起效增快,其起效时间仅比阿曲库铵略长,比泮库溴铵短;无组胺释放及解迷走神经作用,适用于心肌缺血及心脏病患者。

(2)药动学 主要经肝脏代谢和排泄,15%～30%经肾排泄。肾衰竭时可通过肝脏消除来代偿。静脉注射后的药动学符合二室开放模型、分布相半衰期约4分钟,消除相半衰期为31分钟。恢复速度快,稳态血药浓度为0.118～0.176μg/ml。

【不良反应】 **心血管系统** 潮红(16%～25%)、低血压(1%～4%,有剂量和时间依赖性)、心动过缓。

免疫系统及感染 过敏性休克、超敏反应。

皮肤及皮肤附件 红斑、注射部位反应、皮疹、荨麻疹。

呼吸系统 支气管痉挛、低氧血症、哮喘。

【禁忌证】 对维库溴铵或溴离子有过敏史者禁用。

【注意事项】 (1)肝硬化、胆汁淤积或严重肾功能不全者可延长肌松持续时间和恢复时间,应慎用。

(2)研究证明在剖宫产手术中使用临床剂量的本品,对胎儿并未显示不良反应。

(3)因妊娠毒血症使用硫酸镁的患者,能增加维库溴铵神经肌肉阻断效应,应减少维库溴铵用量,并应根据颤搐反应慎重决定给予剂量和给药时间。

(4)维库溴铵能否进入乳汁中尚不清楚。

(5)老年患者可延长起效时间。

儿童 婴儿对本品较敏感,应先试用小量,恢复时间较成人长。

【药物相互作用】 (1)下列药物可增强本品效应 ①吸入麻醉药如恩氟烷、异氟烷和七氟烷等;②大剂量硫喷妥钠、氯胺酮、芬太尼、γ-羟基丁酸、依托咪酯、异丙酚;③其他非去极化肌肉松弛剂;④抗生素如氨基糖苷类、多肽类、酰胺青霉素类以及大剂量甲硝唑;⑤其他如利尿剂、β肾上腺素受体拮抗药、维生素B₁、单胺氧化酶抑制剂、奎尼丁、鱼精蛋白、α肾上腺素受体拮抗药、镁盐等。

(2)下列药物可使本品作用减弱 ①新斯的明、依酚氯铵、溴吡斯的明、氨基吡啶衍生物;②长期使用皮质甾类药物或酰胺唑嗪;③去甲肾上腺素、硫唑嘌呤(仅有短暂、有限的作用)、茶碱、氯化钙。

(3)下列药物可使本品作用变异 使用维库溴铵后,再给予去极化肌肉松弛药,如琥珀酰胆碱,可能加强或减弱其神经肌肉阻断作用。

(4)应用兴奋迷走神经的药物、β受体拮抗药或钙通道阻滞药时容易产生心动过缓,严重者可发生心脏停搏。

【给药说明】 只能静脉给药，不可肌内注射。

【用法与用量】 成人 ①气管插管时用量：0.08～0.1mg/kg；②用琥珀酰胆碱行气管插管后所需的首次剂量：0.03～0.05mg/kg；③维持剂量：0.02～0.03mg/kg。

儿童 首剂量 0.08～0.1mg/kg，追加量 0.025～0.05mg/kg。

【制剂与规格】 注射用维库溴铵：(1)2mg；(2)4mg。

哌 库 溴 铵 [药典(二)；医保(乙)]
Pipecuronium Bromide

【适应证】 可用于全麻气管内插管和术中维持肌松，也可以用于重症患者的机械通气，特别适用于心肌缺血及长时间手术(20～30 分钟以上)患者的全麻。

【药理】 (1)药效学 为长时效甾类非去极化肌松药。系泮库溴铵类似物，强度为泮库溴铵的 1～1.5 倍；和泮库溴铵比，未见解迷走神经作用及儿茶酚胺释放作用，无组胺释放。

(2)药动学 主要以哌库溴铵的原型通过肾脏排泄，消除半衰期约 2 小时左右。

【不良反应】 偶见全身过敏反应和组胺释放反应。

【禁忌证】 对哌库溴铵、溴离子过敏及重症肌无力患者禁用。

【注意事项】 (1)肾功能衰竭、肝胆疾病及患有神经肌肉疾病患者慎用。

(2)体温过低可以延长作用时间。

(3)低血钾、洋地黄中毒、利尿治疗、高镁血症、低钙血症(输血)、低蛋白血症、脱水、酸中毒、高碳酸血症和恶病质可以加强或延长其作用。

【药物相互作用】 合用下列药物可加强和(或)延长哌库溴铵的作用。

吸入麻醉药、静脉麻醉药、大剂量局麻药；某些抗生素(氨基糖苷类和多肽类抗生素、咪唑类、甲硝唑等)；利尿药、β肾上腺素能受体拮抗剂、维生素 B_1、单胺氧化酶抑制剂、胍类、鱼精蛋白、α肾上腺素能受体拮抗剂、钙拮抗剂、镁盐；大多数抗心律失常药物，包括奎尼丁和静脉注射的利多卡因。

【给药说明】 重复给药时每次给首剂的 1/4，最高勿超过 1/2。术后需拔管的患者应常规给予胆碱酯酶抑制剂拮抗哌库溴铵的残留肌松作用。

【用法与用量】 成人 (1)气管插管时 静脉注射 0.04～0.05mg/kg，3 分钟后达气管插管状态，对于需要较长时间手术的成年患者，一般剂量为 0.06～0.08mg/kg；

(2)维持肌松 神经安定镇痛麻醉为 0.05mg/kg，在

吸入麻醉为 0.04mg/kg。肾功能不全患者，剂量一般推荐不超过 0.04mg/kg。重复给药时，剂量为最初剂量的 1/4～1/3。

【制剂与规格】 注射用哌库溴铵：4mg。

米 库 氯 铵 [医保(乙)]
Mivacurium Chloride

【适应证】 为短效神经肌肉传导阻滞剂，具有作用后恢复快的特点。全身麻醉的辅助用药，使骨骼肌松弛，以利于气管插管和机械通气。

【药理】 (1)药效学 是短时效的苄异喹啉类非去极化肌松药，起效时间是 1.5～3 分钟，与阿曲库铵、维库溴铵起效时间(2 分钟)相似，但比琥珀胆碱起效时间慢。作用时间 14 分钟，是阿曲库铵的 1/3，维库溴铵的 1/2。

(2)药动学 消除半衰期 2～3 分钟，消除不直接依赖肝和肾功能，仅少量经肾和肝消除，主要由血浆胆碱酯酶水解，其水解速度相当于琥珀胆碱的 88%。

【不良反应】 心血管系统 面部潮红(16%～25%)、低血压(1%～4%,有剂量和给药速度依赖性)、心动过缓。

免疫系统及感染 过敏性休克、超敏反应。

皮肤及皮肤附件 红斑、注射部位反应、皮疹、荨麻疹。

呼吸系统 支气管痉挛、低氧血症、哮喘。

【禁忌证】 (1)对本品过敏者禁用。

(2)本品禁用于已知或怀疑非典型血浆胆碱酯酶基因纯合子的患者。

【注意事项】 患有肾衰及肝损伤的患者，使用本品后，将因血浆胆碱酯酶数量和活性降低而使阻滞作用增强并阻滞时间显著延长。

【药物相互作用】 下列药物可能增加米库氯铵的作用强度和(或)持续时间。

抗生素(包括氨基糖苷类、多黏菌素、大观霉素、四环素类、林可霉素和克林霉素)；抗心律失常药物(普萘洛尔、钙通道阻滞剂、利多卡因、普鲁卡因胺和奎尼丁)；利尿剂(呋塞米、噻嗪类、甘露醇和乙酰唑胺)；镁盐；氯胺酮；锂盐。

【给药说明】 (1)老年患者、慢性肝肾疾病患者和乙酰胆碱酯酶基因纯合子患者，插管用推荐剂量不必减少，但持续滴注速度宜适当减慢。

(2)只能静脉给药，可不经稀释直接注射或持续滴注给药。

【用法与用量】 成人 ①常用气管插管量为 0.15～

0.25mg/kg，静脉注射后 2 分钟左右达到插管条件。临床肌松维持时间 10～20 分钟；②持续静脉滴注速度为 5～10μg/(kg·min)。

儿童 首剂 0.15～0.2mg/kg，维持剂量 0.1mg/kg［11～14μg/(kg·min)］

【制剂与规格】 米库氯铵注射液：(1)5ml:10mg；(2)10ml:20mg。

盐酸替扎尼定
Tizanidine Hydrochloride

【适应证】 (1)CDE 适应证 ①下列疾病造成的疼痛性肌痉挛的改善：颈、肩及腰部疼痛等局部疼痛综合征。②下列疾病引起的中枢性肌强直：脑血管意外、手术后遗症(脊髓损伤、大脑损伤)、脊髓小脑变性、多发性硬化症、肌萎缩性侧索硬化症等。

(2)国外适应证 神经疾病或损伤(如多发性硬化、卒中、脊髓损伤、创伤性脑损伤、肌萎缩性侧索硬化等)造成的肌强直。

【药理】 (1)药效学 替扎尼定为中枢性α₂肾上腺素受体激动剂，可能是通过增强运动神经元的突触前抑制作用而降低强直性痉挛状态。替扎尼定对多突触通路的作用最强，这些作用被认为与脊髓运动神经元的易化性降低有关。

(2)药动学 口服吸收良好，生物利用度约40%。口服后达峰时间为 1.5 小时，与食物同服可使血药浓度峰值增加近 1/3，达峰时间缩短，但不影响胃肠道的总吸收量。体内分布广泛，分布容积为：2.4L/kg，蛋白结合率约为30%。肝脏的首过消除作用较大，约 95%的药物经肝代谢(CYP1A2)，产物无明显活性。血浆消除半衰期约为2.5 小时，约 60%经肾排泄，约 20%经粪便排泄。

【不良反应】 应用低剂量治疗疼痛性肌痉挛时，不良反应较少，通常轻微而短暂。包括嗜睡、疲乏、头昏、口干、恶心、胃肠道功能紊乱以及血压轻度降低。应用高剂量治疗中枢性肌强直时，上述不良反应较常见且明显。

心血管系统 低血压(16%～33%)、心动过缓(2%～10%)。

神经系统 困倦(48%～92%)、头晕(16%～45%)、紧张(3%)、语无伦次(3%)、错觉(≤3%)、幻觉(≤3%)。

胃肠反应 口腔干燥(49%～88%)、便秘(4%)、呕吐(3%)。

肌肉骨骼 无力(41%～78%)、运动障碍(3%)。

泌尿系统 尿路感染(10%)、尿频(3%)。

肝胆 肝功能检查异常(6%)。

免疫系统及感染 感染(6%)。

视觉异常 视物模糊(3%)。

呼吸系统 流感样症状(3%)、咽炎(3%)、鼻炎(3%)。

【禁忌证】 对盐酸替扎尼定及其他组分过敏的患者禁用。

【注意事项】 不良反应相关 (1)可能会发生严重的低血压或晕厥，同时使用降压药等有低血压发生风险的患者慎用，从最小剂量开始，缓慢加量。

(2)本品有镇静作用，同时使用作用于中枢神经性药物的患者慎用，驾驶、操作机械应谨慎。

(3)本品具有致幻和精神样作用，应警惕。

肝损伤 有潜在的肝毒性，使用前、使用过程中及怀疑有肝损伤发生时应监测氨基转移酶。

肾损伤 肾功能受损的患者慎用，特别是肌酐清除率<25ml/min 的患者，使用时应减量。

老年人 本药在老年人的清除率降低 4 倍，不良反应发生概率及作用时间都可能会增加。同时伴有严重肾功能不全(肌酐清除率<25ml/min)的老年人，本药的清除率比健康老年人降低 50%。

其他 (1)突然停药可导致高血压、心动过速和肌张力升高，需缓慢减量，特别是同时使用阿片类药物的患者以及长期(≥9 周)大量(20～28mg/d)使用本药的患者。

(2)食物影响药物动力学，特别是吸收。

【药物相互作用】 (1)避免与环丙沙星和 CYP1A2 强抑制剂合用，可导致替扎尼定的血药浓度升高。

(2)与其他作用于中枢神经系统的药物、降压药及降低心率药物合用时应谨慎。

【给药说明】 (1)因不同制剂的药物动力学参数不尽相同，故不要随意换用不同剂型。

(2)因食物对本药的药物动力学有影响，故需要固定与用餐的时间间隔。

【用法与用量】 (1)用于疼痛性肌痉挛 口服。一次2mg，一日 1～3 次。初始剂量为 2mg，每日一次，睡前服用。最大剂量为 24mg/d。

(2)用于中枢性肌强直 口服。每日 12～24mg，分3～4 次服用。初始剂量不超过 6mg/d(分 3 次服用)，每半周到一周增加 2～4mg/d。最大剂量为 36mg/d。

肾损伤 肌酐清除率<25ml/min 时，清除率下降>50%，初始剂量需减量，增加剂量时应增加单次用量而非用药频次。

儿童 与脑性瘫痪相关的肌痉挛。

(1)2～9 岁 口服。初始剂量 1mg，睡前服用。

(2)10岁以上　口服。初始2mg，睡前服用。

可以逐渐调整剂量至有报道的有效范围：0.3～0.5mg/(kg·d)，分3～4次服用，最大剂量为24mg/d。

肝损伤　肝损伤患者避免使用，如需使用应减少初始剂量，增加剂量时应增加单次用量而非用药频次。

【制剂与规格】　盐酸替扎尼定片：(1)1mg；(2)2mg；(3)4mg。

盐酸替扎尼定口腔崩解片：(1)2mg；(2)4mg。

盐酸乙哌立松
Eperisone Hydrochloride

【适应证】　①改善下列疾病的肌紧张状态：颈肩臂综合征、肩周炎、腰痛症。②下列疾病引起的痉挛性麻痹：脑血管障碍、痉挛性脊髓麻痹、颈椎病、手术后遗症(包括脑、脊髓肿瘤)、外伤后遗症(脊髓损伤、头部外伤)、肌萎缩性侧索硬化症、婴儿脑性瘫痪、脊髓小脑变性、脊髓血管障碍、亚急性视神经脊髓病(SMON)及其他脑脊髓疾病。

【药理】　(1)药效学　盐酸乙哌立松是一种中枢性骨骼肌松弛剂，具有多种药理作用。动物试验提示乙哌立松可剂量依赖性地抑制大鼠丘脑间切断引起的去大脑强直(γ-强直)和缺血性去大脑强直(α-强直)，抑制脊髓损伤猫中刺激脊髓后根引起的单突触和多突触性反射电位，可能通过抑制γ-神经元系统而降低肌梭的灵敏度。乙哌立松具有类钙拮抗剂和阻滞肌肉交感神经的作用，作用于血管平滑肌，扩张血管，增加血流量。

(2)药动学　半衰期1.6～1.8小时。达峰时间1.6～1.9小时。

【不良反应】**神经系统**　困倦(≤5%)、乏力(≤5%)、头痛(≤5%)、失眠(≤5%)、心神不安(≤5%)、肢体麻木(≤5%)、步履蹒跚(≤5%)、头晕(3%)。

皮肤及皮肤附件　皮疹(≤5%)。

内分泌异常　潮热(≤5%)、口渴(≤5%)。

胃肠反应　腹痛(≤5%)、厌食(≤5%)、便秘(≤5%)、腹泻(≤5%)、恶心(≤5%)、胃部不适(≤5%)、呕吐(≤5%)、口干(≤5%)。

肌肉骨骼　无力(≤5%)。

【禁忌证】　对本品中任何成分有过敏史的患者禁用。

【注意事项】**不良反应相关**　本药可有中枢神经系统抑制作用，可影响身体活动或精神状态。用药期间不宜从事驾驶车辆或操作机械等需集中精力的工作。

肝损伤　肝功能不全患者应慎用，可能会导致肝功能恶化。

妊娠　治疗益处大于风险时方可用药。

哺乳期　哺乳期应避免用药。如需用药应停止哺乳。

【药物相互作用】　(1)避免和以下药物同时使用，因可能增加中枢神经系统抑制作用：氮䓬斯汀、沙利度胺等。

(2)谨慎和以下药物同时使用，因可能增加中枢神经系统抑制作用：丁丙诺菲、氟哌利多、羟考酮、唑吡坦等。

(3)本品与美索巴莫合用时需谨慎。

【给药说明】　饭后口服。

【用法与用量】　口服。一次50mg，一日3次。

【制剂与规格】　盐酸乙哌立松片：50mg。

盐酸乙哌立松颗粒：50mg。

丹曲林钠
Dantrolene

【适应证】　(1)CDE适应证　①注射剂：用于预防及治疗恶性高热。②胶囊剂：用于各种原因引起的上运动神经元损伤所遗留的痉挛性肌张力增高状态，如脑卒中、脑外伤、脊髓损伤、脑性瘫痪、多发性脑血管硬化等。

(2)超说明书适应证　神经抑制剂治疗恶性综合征。

【药理】　(1)药效学　丹曲林钠是一种直接作用于骨骼肌的肌松剂。其主要作用部位是骨骼肌的肌浆网，通过抑制肌浆网释放钙离子而减弱肌肉收缩。通过直接作用于骨骼肌干扰肌浆网钙离子的释放，防止细胞质中钙离子浓度上升，从而降低与其相关的恶性高热中的急性代谢反应。

(2)药动学　本品口服生物利用度70%，表观分布容积36.4L±11.7L。本品经肝代谢，主要代谢产物为5-羟基丹曲林和丹曲林的乙酰胺代谢物。本品半衰期为新生儿(出生时)：～20小时；2～7岁：10小时(8～14.8小时)；成人：4～11小时。45%～50%经粪便排泄，25%以原型或代谢产物方式经肾排泄。

【不良反应】　(1)口服本品后可能出现肌无力、嗜睡、头晕目眩、疲劳不适、腹泻，罕见的有心动过速、血压不稳、胸腔积液、心包炎、血尿、排尿障碍等，必要时需停药。长期使用可能引起肝肾功能损害。

(2)下列不良反应可能会出现在静脉注射丹曲林钠的治疗中，按严重程度排列为：①肺水肿：其可能是由于丹曲林钠需要大剂量稀释溶剂和甘露醇。②血栓性静脉炎：其实际发生频率未知；偶有报道继发于渗出所致的组织坏死和静脉注射丹曲林钠所致的荨麻疹和红斑。③注射部位反应（疼痛、红斑、肿胀），主要是由于渗出所致。

心血管系统 潮红（27%）、房室传导阻滞（3%）。

神经系统 声音异常（13%）、感觉异常（10%）。

用药部位反应 注射部位反应（3%）、局部组织坏死。

肌肉骨骼 肢体痛（3%）。

视觉异常 视物模糊（3%）。

呼吸系统 呼吸困难，肺水肿。

【禁忌证】 （1）对本品中任何成分过敏者禁用。

（2）肝肾功能障碍、功能性痉挛状态、关节病变及外伤后肌痉挛、35 岁以上及应用雌激素的妇女、孕妇、哺乳期妇女、5 岁以下的儿童禁用丹曲林钠胶囊。

【注意事项】 （1）使用本品治疗恶性高热危象不能作为其他已知支持手段的替代。

（2）丹曲林钠可引起骨骼肌无力，包括可能出现呼吸肌抑制。因此，对于静脉注射丹曲林钠的患者，应进行生命体征监测。

（3）恶性高热易感者如在术前给予了静脉注射或口服丹曲林钠，仍应按照恶性高热易感人群标准治疗方案选择麻醉剂，需要监测恶性高热的早期临床征象和代谢指征，因为丹曲林只是减轻了恶性高热，而非阻止其发生。通常需要再次静脉注射丹曲林钠以应对这些症状。

（4）由于静脉注射液的 pH 值高，以及潜在的致组织坏死的可能，必须注意防止丹曲林钠溶液外渗至周围组织。

（5）当使用甘露醇预防或治疗恶性高热后期肾脏并发症时，应考虑溶解的注射用丹曲林钠每瓶（20mg）中含有 3g 甘露醇。

（6）使用本品的患者术后可能出现肌肉无力和头晕等症状。由于这些症状可能持续长达 48 小时，患者在此期间不得驾驶汽车或从事其他危险活动。用药当天应注意饮食，因为有吞咽困难和窒息的报道。应谨慎合用其他镇静类药物。因本品能显著升高胃内 pH，可能影响某些药物的吸收。

（7）丹曲林钠应仅在有适当肝功能的监测下使用，包括经常性测定 ALT 或 AST 的水平。丹曲林钠治疗过程中可能会发生特异性或过敏性的致命和非致命的肝脏疾病。服用丹曲林钠胶囊期间应定期检查肝肾功能。

（8）有心血管、呼吸系统疾病及肝病史慎用丹曲林钠胶囊。

老年人 老年患者应考虑其肝、肾、心功能降低的发生频率更高，以及存在基础疾病和伴随用药，谨慎选择剂量。

【药物相互作用】 （1）丹曲林钠经肝脏代谢，理论上能诱导肝微粒体酶的药物均可加速其代谢。但是苯巴比妥和地西泮均不影响丹曲林钠的代谢。地西泮、苯妥英钠或保泰松对其与血浆蛋白的结合没有显著影响。华法林和氯贝丁酯能减少其与血浆蛋白的结合，甲苯磺丁脲则会增加其与血浆蛋白的结合。

（2）在治疗恶性高热时，不建议同时使用丹曲林钠和钙通道阻滞剂（如维拉帕米）。

（3）丹曲林钠可能会增强维库溴铵的神经肌肉阻滞作用。

【给药说明】 （1）配制 取本品，加入无菌注射用水 60ml 复溶，振荡直至溶液澄清。5%葡萄糖注射液、0.9%氯化钠注射液以及其他酸性溶液都不可用于本品配制药品。复溶后，药液应避免光线直射，不得冷藏或冷冻，应在配制后 6 小时内使用。配制后药液应贮存在室温（15～30℃）下。

（2）玻璃瓶作为容器可使复溶后的注射用丹曲林钠出现沉淀，所以预防性滴注时不可转移其他玻璃容器。对于预防性滴注，应按照上述方法复溶所需数量的样品，然后将每瓶内容物转移至较大体积的无菌塑料输液袋中。

【用法与用量】 **成人** （1）静脉滴注 当患者确诊为恶性高热时，应立刻停用所有麻醉制剂。本品应以 1mg/kg 剂量为起始剂量，连续快速静脉注射给药。若症状未得到改善时，可每次追加 1mg/kg 给药，直至症状消退或者累积剂量达到 7mg/kg 的最大耐受剂量。

用于预防时，本品的推荐剂量是 2.5mg/kg，在预期的麻醉时间前约 15 分钟～1 小时内开始滴注，约 1 小时完成给药。

（2）口服 应在医师指导下应用，一般情况下，起始量可用 25mg，一日 1 次，以后每周逐渐增加，最高至 50mg，一日 3 次。

儿童 经验表明，本品用于儿童患者的剂量与成人相同。

【制剂与规格】 注射用丹曲林钠：20mg。

丹曲林钠胶囊：25mg。

舒更葡糖钠
Sugammadex Sodium

【适应证】 ①在成人中拮抗罗库溴铵或维库溴铵诱导的神经肌肉阻滞。②在儿童和青少年中，仅推荐本品用于常规拮抗罗库溴铵诱导的阻滞（2～17 岁）。

【药理】 （1）药效学 舒更葡糖钠是一种经修饰的 γ-环糊精，通过与神经肌肉阻滞剂罗库溴铵或维库溴铵在血浆中形成复合物，降低在神经肌肉接头处与烟碱受体相结合的神经肌肉阻滞剂的数量，由此拮抗由罗库溴铵或维库溴铵诱导的神经肌肉阻滞。

(2)药动学 本品起效时间小于3分钟。稳态表观分布容积 V_d 为 11～14L。未观察到本品的代谢产物。消除半衰期约2小时，肾功能轻度减退者为4小时，肾功能中度减退者为6小时，肾功能严重减退者为19小时。本品95%以原型经尿排泄。

【不良反应】 心血管系统 ①大于10%：低血压；②1%～10%：心动过缓、心动过速、高血压、心电图异常。

胃肠反应 ①大于10%：恶心、呕吐；②1%～10%：腹痛、腹胀、口干。

神经系统 ①大于10%：疼痛；②1%～10%：焦虑、寒战、抑郁、头昏、头痛、感觉减退、失眠、坐立不安。

皮肤及皮肤附件 1%～10%：红疹、瘙痒。

代谢及营养异常 1%～10%：低钙血症。

血液系统 1%～10%：红细胞减少。

免疫系统及感染 1%～10%：过敏反应。

肌肉骨骼 1%～10%：磷酸肌酸升高、肢体痛、肌肉骨骼痛、肌痛。

呼吸系统 1%～10%：咳嗽。

其他 1%～10%：发热。

【禁忌证】 对本品活性成分或其中任何辅料过敏者禁用。

【注意事项】 发生的超敏反应从单独的皮肤反应至严重全身反应(即过敏反应、过敏性休克)不等，并且可发生于既往未曾暴露于本品的患者。

不良反应相关 (1)在极少数情况下，给予本品逆转神经肌肉阻滞后的几分钟内观察到显著心动过缓。心动过缓可能会偶尔导致心脏骤停。在神经肌肉阻滞期间和之后应密切监测患者血流动力学的改变。如果观察到临床显著心动过缓，应给予抗胆碱药如阿托品进行治疗。

(2)神经肌肉阻滞拮抗后，必须强制性对患者提供通气支持，直到其恢复自主呼吸。即使在神经肌肉阻滞恢复后，在围手术期和手术后使用的其他药物仍可能会抑制呼吸功能，因此可能仍需要通气支持。如果拔管后重现神经肌肉阻滞，应提供充分的通气支持。

(3)合并或有出血风险如凝血障碍、严重肝功能不全、合并使用治疗剂量抗凝药时需谨慎。有观察到aPTT和INR的剂量依赖性的短暂升高。

肝损伤 肝功能受损者慎用，特别是合并凝血障碍或严重水肿者。

肾损伤 严重肾功能不全者(肌酐清除率<30ml/min)及透析患者避免使用。

老年人 老年患者谨慎使用，因逆转时间可能延后。

其他 (1)本品不应用于拮抗非甾体类神经肌肉阻滞药物诱导的阻滞，如琥珀胆碱或苄基异喹啉化合物。

(2)本品不应用于拮抗除了罗库溴铵和维库溴铵以外其他甾体类神经肌肉阻滞药物，因为目前没有这些药物有效性和安全性研究的数据。尽管有限的研究观察了本品拮抗泮库溴铵的作用，但不建议使用本品拮抗泮库溴铵。

(3)临床研究中，在麻醉中有意进行神经肌肉阻滞拮抗时，偶尔观察到浅麻醉的迹象(运动、咳嗽、面部扭曲和吸吮气管插管)。如果神经肌肉阻滞作用已经被拮抗，而麻醉仍然需要继续，应按照临床征象给予额外剂量的麻醉药物和(或)阿片类药物。

【药物相互作用】 舒更葡糖钠可降低避孕药的血药浓度。使用任何避孕药(口服或其他途径)的患者在使用舒更葡糖钠期间及之后的7天内应使用额外的非激素药物的避孕措施。

【给药说明】 (1)本品应单剂量静脉内快速注射给药，需在10秒内注入已有的静脉通路中。

(2)本品可以被注射到下列正在进行静脉输液的通路中：0.9%氯化钠、5%葡萄糖、0.45%氯化钠和2.5%葡萄糖、林格乳酸溶液、林格溶液、含5%葡萄糖的0.9%氯化钠。

(3)在给予本品和其他药物期间，应该充分冲洗输液通路(如用0.9%氯化钠)。

(4)对于儿科患者，可将本品用0.9%氯化钠稀释至浓度10mg/ml后使用。

(5)任何未用完的药品或废料处置应符合当地的要求。

【用法与用量】 成人 常规拮抗：当罗库溴铵或维库溴铵诱导的神经肌肉阻滞自发恢复到至少至 T2 重现时，推荐按照2mg/kg的剂量进行拮抗，T4/T1恢复到0.9的中位时间约为2分钟。当罗库溴铵或维库溴铵诱导的神经肌肉阻滞恢复到至少1～2个强直刺激后计数(PTC)时，推荐按照4mg/kg的剂量进行拮抗，T4/T1恢复到0.9的中位时间约为3分钟。使用推荐剂量常规拮抗罗库溴铵诱导的神经肌肉阻滞，T4/T1恢复到0.9的中位时间略短于维库溴铵。

再次给药：对给予本品2mg/kg或4mg/kg的初始剂量后，出现术后神经肌肉阻滞重现的例外情况时，推荐再次给予本品4mg/kg。在第二次给药后，应密切监测患者以确保神经肌肉功能稳定恢复。

儿童 对于儿童和青少年(2～17岁)，在罗库溴铵诱导的神经肌肉阻滞至 T2 重现时进行常规拮抗的推荐剂量为 2mg/kg。

第五节　胆碱酯酶抑制药

本类药物又称抗胆碱酯酶药，是通过抑制胆碱酯酶活性而发挥作用。胆碱酯酶是体内乙酰胆碱迅速水解消除所必需的酶，它与抗胆碱酯酶药物结合后便失去活性，使得胆碱能神经末梢释放的乙酰胆碱不能被水解而大量堆积，激动突触后膜和效应器上的 M、N 胆碱受体，产生 M 样及 N 样作用。分为两类：易逆性抗胆碱酯酶药和难逆性抗胆碱酯酶药。其药动学参数见表 2-11。

表 2-11　胆碱酯酶抑制药的药动学参数

药品名称	半衰期($t_{1/2}$, min)	起效(min)	达峰时间(h)	作用持续时间(h)	随尿排出(%)
新斯的明					
口服	42～60	45～75	1～2	2～4	<40
肌内注射	51～90	10～30	0.5	2～4	<40
静脉注射	47～60	4～8	0.1	2～4	<40
吡斯的明					
口服(糖浆)		30～45	1～2	3～6	2～16
口服(缓释片)		30～60	1～2	6～12	2～16
肌内注射		<45	0.25	2～6	2～16
静脉注射		2～5	0.25	2～6	2～16
依酚氯铵					
肌内注射	$t_{1/2\alpha}$0.5～2	2～10		0.1～0.5	
静脉注射	$t_{1/2\beta}$24～45	0.5～1		0.1～0.2	0
毒扁豆碱					
滴眼					0
静脉注射		<5			

甲硫酸新斯的明[药典(二)；国基；医保(甲)]
Neostigmine Methylsulfate

【适应证】　(1)CDE 适应证　①手术结束时拮抗非去极化肌肉松弛药的残留肌松作用；②重症肌无力；③手术后功能性肠胀气及尿潴留等。

(2)国外适应证　拮抗非去极化肌松药的作用、重症肌无力、术后膀胱膨胀和尿潴留。

(3)超说明书适应证　急性结肠假性梗阻(Ogilvie's 综合征)。

【药理】　(1)药效学　本品通过抑制胆碱酯酶活性而发挥完全拟胆碱作用，此外尚直接激动骨骼肌运动终板上烟碱样受体(N_2 受体)。其作用特点为对腺体、眼、心血管及支气管平滑肌作用较弱，对胃肠道平滑肌能促进胃收缩和增加胃酸分泌，并促进小肠、大肠，尤其是结肠的蠕动，从而防止肠道弛缓、促进肠内容物向下推进。本品对骨骼肌兴奋作用较强，但对中枢作用较弱。

(2)药动学　本品注射后消除迅速，肌内注射给药后平均半衰期 0.89～1.2 小时。在婴儿和儿童中消除半衰期明显较成人为短，但其治疗作用持续时间未必明显缩短。肾功能衰竭患者其半衰期明显延长。本品既可被血浆中胆碱酯酶水解，亦可在肝脏中代谢。用药量的 80% 可在 24 小时内经尿排出。其中原型药物占给药量 50%，15% 以 3-羟基苯-3-甲基铵的代谢物排出体外。本品血清蛋白结合率为 15%～25%，但进入中枢神经系统的药量很少。

【不良反应】　本品可致药物疹，大剂量时可引起恶心、呕吐、腹泻、流泪、流涎等，严重时可出现共济失调、惊厥、昏迷、语言不清、焦虑不安、恐惧甚至心脏停搏。

【禁忌证】　(1)对本品过敏者禁用。

(2)癫痫、心绞痛、室性心动过速、机械性肠梗阻、腹膜炎或泌尿道梗阻及哮喘患者禁用。

(3)心律失常、窦性心动过缓、血压下降、迷走神经张力升高者禁用。

【注意事项】　(1)药物过量时，常规给予阿托品对抗。过量时可导致胆碱能危象，甚至心脏停搏。

(2)甲状腺功能亢进症和帕金森症等患者慎用。

(3)哺乳期妇女用药尚不明确。

【药物相互作用】　(1)本品不宜与去极化肌松药合用。

(2)某些能干扰肌肉传递的药物如奎尼丁，能使本品作用减弱，不宜合用。

(3)在并用阿托品对抗 M 样副作用时，后者可掩盖本品过量出现的一些中毒症状，应密切观察。

【用法与用量】　(1)用于非去极化肌松药的拮抗用量依据肌松程度，一般按电刺激尺神经测定拇指内收肌的收缩强度而定。成人首次静脉注射 0.5～2mg，以 5mg 为极限，以后维持量每次 0.5mg，应与适量阿托品(一般为 0.25～1mg)同用。

(2)治疗手术后逼尿肌无力引起的尿潴留　肌内或

【制剂与规格】　舒更葡糖钠注射液：(1)2ml:200mg；(2)5ml:500mg。

皮下注射，成人一次 0.25mg，每 4～6 小时 1 次，持续 2～3 日。

（3）治疗手术后腹胀　成人一次量可增至 0.5mg，并定时重复给药，随时准备阿托品 0.5～1mg 静脉或肌内注射，防治心动过缓，阿托品可先用或同用。

儿童　小儿初量按体重为 0.04mg/kg，静脉注射或肌内注射，同时给予阿托品 0.02mg/kg。

【制剂与规格】　甲硫酸新斯的明注射液：(1)1ml:0.5mg；(2)2ml:1mg。

注射用甲硫酸新斯的明：1mg。

溴新斯的明 [药典(二)]
Neostigmine Bromide

【适应证】　重症肌无力、手术后功能性肠胀气及尿潴留。

【药理】　(1)药效学　本品具有抗胆碱酯酶作用，且能直接激动骨骼肌运动终板上的 N_2 胆碱受体，故对骨骼肌的作用较强，而对腺体、眼、心血管及支气管平滑肌作用较弱，对胃肠道平滑肌可促进胃收缩和增加胃酸分泌，在食道明显弛缓和扩张的患者，本品能有效地提高食道张力。本品可促进小肠、大肠，尤其是结肠的蠕动，促进内容物向下推进。

(2)药动学　口服吸收差且不规则。口服达峰时间为 1～3 小时，平均血浆半衰期为 0.87 小时，生物利用度为 1%～2%。在婴儿和儿童中消除半衰期明显较成人为短，但其治疗作用持续时间未必明显缩短。

【不良反应】　本品可致药疹，大剂量时可引起恶心、呕吐、腹痛、腹泻、流泪、流涎等，严重时可出现共济失调、惊厥、昏迷、语言不清、焦虑不安、恐惧甚至心脏停搏等。

【禁忌证】　(1)对过敏体质者禁用。

(2)癫痫、心绞痛、室性心动过速、机械性肠梗阻或尿道梗阻及哮喘患者禁用。

【注意事项】　口服过量时，应洗胃、早期维持呼吸，并常规给予阿托品对抗之。

【药物相互作用】　(1)本品不宜与去极化肌松药合用。

(2)本品不宜与β受体拮抗剂合用。

(3)某些能干扰肌肉传递的药物如奎尼丁，能使本品作用减弱，不宜合用。

【用法与用量】　口服。①常用量：一次 15mg，一日 45mg，重症肌无力患者视病情而定；②极量：一次 30mg，一日 100mg。

【制剂与规格】　溴新斯的明片：15mg。

溴吡斯的明 [药典(二)；国基；医保(甲)]
Pyridostigmine Bromide

【适应证】　用于重症肌无力，手术后功能性肠胀气及尿潴留等。

【药理】　(1)药效学　溴吡斯的明为抗胆碱酯酶药物，作用类似新斯的明。作用开始较迟，而持续时间较长。

(2)药动学　溴吡斯的明为季铵化合物，难从胃肠道吸收。可被胆碱酯酶水解，也在肝内代谢，以原药和代谢物随尿排出。溴吡斯的明极少进入脑脊液，但可透过胎盘，少量进入乳汁。

【不良反应】　(1)常见的有腹泻、恶心、呕吐、胃痉挛、汗液及唾液增多等。较少见的有尿频、缩瞳等。

(2)接受大剂量治疗的重症肌无力患者，常出现精神异常。

【禁忌证】　心绞痛、支气管哮喘、机械性肠梗阻及尿路梗死患者禁用。

【注意事项】　(1)心律失常、房室传导阻滞、术后肺不张或肺炎及孕妇慎用。

(2)本品吸收、代谢、排泄存在明显的个体差异，其药量和用药时间应根据服药后效应而定。

儿童　癫痫、室性心动过速、机械性肠梗阻及哮喘患儿忌用。

【给药说明】　口服用的糖浆或缓释片通常仅供重症肌无力治疗用。

【用法与用量】　成人　口服治疗重症肌无力：初量 60～120mg，每 3～4 小时 1 次，用量按需调整，维持量一般每日 60mg。

儿童　口服。根据年龄一次 10～30mg 起，每天 3 次，根据病情逐渐加剂量。

【制剂与规格】　溴吡斯的明片：60mg。

氢溴酸加兰他敏 [药典(二)；医保(乙)]
Galantamine Hydrobromide

【适应证】　(1)CDE适应证　主要用于重症肌无力、脊髓灰质炎后遗症、神经系统疾病或外伤所引起的感觉及运动障碍、多发性神经炎、脊神经炎及拮抗氯化筒箭毒碱及类似药物的非去极化肌松作用。口服常用于轻至中度阿尔茨海默型痴呆症状。口服片剂适用于良性记忆障碍，提高患者指向记忆、联想学习、图像回忆、无意义图形再认及人像回忆等能力。对痴呆患者和脑器质性病变引起的记忆障碍亦有改善作用。

(2)超说明书适应证　重度阿尔茨海默病、帕金森病相关痴呆、路易体痴呆、血管性痴呆。

【药理】　(1)药效学　本药为可逆性抗胆碱酯酶药，作用较弱，体外抗胆碱酯酶效价约为毒扁豆碱的1/10。对运动终板上的N_2受体有直接兴奋作用。较易透过血脑屏障，故有较强的中枢拟胆碱作用。本品是从石蒜科植物中提得的一种生物碱。

(2)药动学　主要经CYP2D6代谢，消除半衰期约7小时，20%经肾排泄。

【不良反应】　心血管系统　常见心动过缓、晕厥。

神经系统　常见头晕、头痛、沮丧、跌倒、疲劳、困倦、无精打采、心神不安。

代谢及营养异常　常见体重减轻。

胃肠反应　很常见恶心、呕吐。常见食欲下降、腹泻、腹痛、消化不良。

肌肉骨骼　常见震颤、肌肉痉挛。

【禁忌证】　禁用于癫痫、哮喘、心绞痛、心动过缓、机械性肠梗阻、运动机能亢进。

【注意事项】　青光眼患者不宜使用。

【药物相互作用】　(1)本品具有潜在的削弱抗胆碱功能药物治疗效果的作用。

(2)与类胆碱作用物以及其他胆碱酯酶抑制剂合用具有协同作用。

(3)本品与西咪替丁、酮康唑合用，可提高本品的生物利用度。

(4)与红霉素合用，可减低本品的疗效。

(5)有报道本品与地高辛合用时出现房室传导阻滞。

【给药说明】　口服时建议与早餐及晚餐同服。

【用法与用量】　(1)口服　一次5mg，一日2次，如可耐受，4周后可增加到一次10mg，一日2次；之后还可加量到一次15mg，一日2次。

(2)肌内注射或皮下注射　用于重症肌无力，成人一次2.5～10mg。

【制剂与规格】　氢溴酸加兰他敏注射液：(1)1ml:1mg；(2)1ml:2.5mg；(3)1ml:5mg。

氢溴酸加兰他敏片：(1)4mg；(2)5mg；(3)8mg。

氢溴酸加兰他敏缓释片：10mg。

氢溴酸加兰他敏口服溶液：10ml:10mg。

第六节　镇　痛　药

镇痛药可减轻或消除疼痛及疼痛引起的生理功能紊乱，原则上所有作用于疼痛传导通路抑制疼痛向中枢传导及影响疼痛感知的药物都具有镇痛作用。目前，临床使用的镇痛药常分为麻醉性镇痛药(narcotic analgesic，也称为阿片类镇痛药)和非麻醉性镇痛药。

麻醉性镇痛药按来源分为两大类。一为阿片类物质(opiate)，指来源于罂粟的天然阿片生物碱；另一类为阿片样物质(opioid)，指能与阿片受体相互作用并激活阿片受体的化学物质，有半合成衍生物和合成的阿片类镇痛药。阿片生物碱以吗啡为代表，此外还有可待因(codeine)和化学结构及性能不同于吗啡的罂粟碱(paparverine)；半合成的阿片样镇痛药有双氢可待因(dihydrocodeine)、纳布啡(nalbuphine)、丁丙诺啡(buprenorphine)、氢吗啡酮(hydromorphone)和羟吗啡酮(oxymorphone)等；合成的阿片类镇痛药依据化学结构不同又可分成四类：①苯哌啶类，如哌替啶(pethidine)、芬太尼(fentanyl)、舒芬太尼(sufentanil)和阿芬太尼(alfentanil)等。②二苯甲烷类，如美沙酮(methadone)、右丙氧芬(dextropoxyphene)。③吗啡烷类，如左啡诺(levorphanol)、布托啡诺(butorphanol)。④苯并吗啡烷类，如喷他佐辛(pentazocine)、非那佐辛(phenazocine)。

1976年Martin提出阿片类受体主要存在三种亚型μ、κ和δ，此后又发现了孤啡肽受体，并均已被成功克隆和阐明了分子结构。μ受体分为$μ_1$、$μ_2$亚型，广泛分布于中枢神经，尤其是边缘系统(如大脑皮质的额和颞部、杏仁核、海马等)、纹状体、下丘脑、中脑导水管周围灰质区等。κ受体分为$κ_1$、$κ_2$、$κ_3$亚型，主要存在于脊髓和大脑皮质。δ受体分为$δ_1$、$δ_2$亚型，但亚型的内源性配体均未发现。各型受体激动后产生的药学效应见表2-12。阿片类药的止泻是通过局部与中枢作用，改变肠道蠕动功能；镇咳是阿片类药物直接抑制了延髓和脑桥的咳嗽反射中枢。麻醉性镇痛药按对阿片类受体的不同作用又常被分为激动药(吗啡、哌替啶、芬太尼等)、激动-拮抗药(布托啡诺、纳布啡、喷他佐辛等)、部分激动药(丁丙诺啡)和拮抗药(纳洛酮等)。激动-拮抗药主要激动κ受体，对δ受体也有一定激动作用，而对μ受体则有不同程度的拮抗。由于对受体作用不同，激动-拮抗药表现为通过κ受体产生镇痛作用和呼吸抑制，有天花板效应，很少产生依赖性；通过δ受体产生精神作用和幻觉。根据激动和拮抗程度不同，此类药中纳布啡和布托啡诺主要用作镇痛药，而烯丙吗啡主要用作拮抗药。部分激动药丁丙诺啡与μ受体亲和力远高于其他阿片类药，进入体内后很容易与μ受体结合，使其他药物不能作用于受体，发挥"拮抗"作用。地佐辛也有部分激动μ受体和对κ受体的作用。至于阿片类药对不同受体兴奋后又如何抑制痛觉冲动的传递仍不完全清楚。已有实验证明给阿片类药后可使神经末梢释放的乙酰胆碱、去甲肾上腺素、多巴胺及P物质

等神经递质减少。此外，阿片类药可抑制腺苷酸环化酶，使神经细胞内的cAMP浓度减少，提示阿片类药的作用与cAMP有一定的关系。阿片类药抑制疼痛传导还涉及钠、钙、钾、氯离子通道。

表 2-12　阿片受体分型、效应及药物作用的比较

受体分型	激动药	效应
μ		
μ₁	吗啡、哌替啶、芬太尼等	镇痛(脊髓以上)、欣快感、依赖性
μ₂	吗啡、哌替啶、芬太尼等	呼吸抑制、心动过速、胃肠道运动抑制、恶心、呕吐
κ	吗啡、哌替啶、纳布啡	镇痛(脊髓水平)、镇静
δ	喷他佐辛、丁丙诺啡	轻度呼吸抑制
	喷他佐辛、环唑辛	镇痛、血压下降、欣快、调控μ受体活性、缩瞳

根据阿片类药物的作用强度，临床上可分为弱阿片药和强阿片药。弱阿片药包括可待因、双氢可待因；强阿片药包括吗啡、哌替啶、芬太尼、舒芬太尼、阿芬太尼、瑞芬太尼和氢吗啡酮。弱阿片药主要用于轻至中度疼痛和癌痛的治疗，强阿片药用于全身麻醉的诱导和维持、术后镇痛、癌痛和慢性疼痛的治疗。在中到重度疼痛，为减轻药物的副作用并增强镇痛作用，阿片类药物常与其他类药物联合使用达到多模式镇痛作用。

阿片类药必须从血液透过生物膜进入中枢神经受体才能发挥止痛作用，故止痛效应除与药物剂量、强度相关外，还取决于药物分子量、离子化程度、脂溶性和蛋白结合力。脂溶性高、分子量小的药物有较高的生物膜渗透性。非离子化药物的脂溶性比离子化药物大1000～10000倍，故非离子化药物的比率愈高，可被弥散入中枢

神经系统的药物愈多，起效愈快。血浆蛋白结合力可影响药物的再分布，因为只有未被结合的药物可弥散透过生物膜。血浆蛋白结合率高，可用作补偿血药浓度降低的"储备量"也较多。

麻醉性镇痛药的药动学参数差别较大，主要是随着用量大小、给药途径不同、注射的快慢、肝肾功能是否健全和个体差异而改变。本类中的高效药都能较快地与蛋白结合，而后再缓慢游离释放出来，分布时间较长，因此在药效上可有明显的滞后现象。另外本类药物的降解代谢产物，有些在药理上虽仍有活性，但对治疗益处不大，而不良反应加剧，药物相互作用也因而更加复杂，应予以重视。表2-13为常用的麻醉性镇痛药在药动学方面的参数，均在正常人测试所得，遇有病理生理异常存在时变异会更大，仅供参考。

表 2-13　常用麻醉性镇痛药静脉注射的药动学参数

镇痛药	相对效价	排泄半衰期 (h)	分布容量 (L/kg)	清除率 [ml/(kg·min)]	蛋白结合率 (%)	辛醇/水 (pH7.4)	pK_a	作用时间 (h)
吗啡	1	1.7～3.0	3.2～3.4	15～23	26～36	1.4	7.9	3～4
哌替啶	1/10	3.2～4.1	2.8～4.2	10～17	64～82	40	8.5	2～3
芬太尼	100	3.1～4.4	3.5～5.9	11～21	79～87	814	8.4	0.5～1
舒芬太尼	800～1000	2.7～4.6	1.9	13	93	1778	8.0	0.5～1
阿芬太尼	10～15	1.2～1.7	0.5～1.0	5.0～7.9	89～92	130	6.5	0.2～0.3
瑞芬太尼	100	0.17～0.33	0.2～0.3	30～40	80	17.9	7.3	0.1～0.2

麻醉性镇痛药的不良反应多种多样：①瞳孔缩小：是动眼神经核激动所致，小到针尖样时，可出现视物模糊或复视；②便秘：有局部胃肠道因素，也有中枢性因

素；③尿潴留：可能是因为内脏括约肌张力增高而逼尿肌反射抑制。有输尿管痉挛时，可出现少尿、尿频、尿急、排尿困难；④除哌替啶降低心肌收缩力和有弱阿托

品样心率增快作用外，一般对心肌收缩力影响小，但可致心率减缓和外周阻力减低，体位改变可致血压下降；⑤剂量依赖式镇静、镇痛效应，大剂量可致意识丧失和遗忘；⑥恶心呕吐：与胃肠道阿片受体激动及中枢呕吐化学感应带兴奋有关；⑦组胺的释放可引起面颊潮红、多汗；⑧肠道刺激和胆管痉挛可致腹痛。上述不良反应可分为短期（1～2周）耐受、中期（数月以上）耐受和长期不耐受三种情况。头晕、嗜睡、恶心、呕吐、呼吸抑制、尿潴留等为短期耐受，在不显著增加剂量时副作用自行消失；瞳孔缩小为中期耐受；便秘是一旦发生将终生不耐受。少见但有危险的不良反应有：①呼吸频率减慢、潮气量小，提示呼吸抑制严重。有些阿片类药又可引起骨骼肌主要是胸壁呼吸肌僵直，尤其是大量、快速静脉注射时容易出现；②中枢神经毒性表现，以惊厥、幻觉、耳鸣、震颤、动作不能自制等最为突出；③中枢性抑制过度，表现为神志模糊、迟钝、嗜睡和意识丧失等，小儿还可出现阵发性兴奋；④组胺释放过多，见于吗啡和哌替啶，可诱发荨麻疹、皮肤瘙痒、支气管痉挛、喉痉挛、喉水肿等。

麻醉性镇痛药逾量时的征象早兆随药物的不同而异，共同而且较常见的有：①呼吸频率慢、每分通气量不足，提示已发生呼吸抑制，应立即停止阿片类药物的使用，给予强刺激、吸氧、机械通气，静脉注射纳洛酮一次 0.1～0.2mg，直至呼吸频率>8 次/分及血氧饱和度≥90%；②神志丧失，不能唤醒，提示药物剂量过大；③皮肤湿冷、血压低、心动过缓，提示循环虚脱。

长期使用麻醉性镇痛药可致身体依赖，突然停药可出现戒断症状，后者随药物的品种不同、戒断过程长短而异。双相类药如布托啡诺、喷他佐辛、地佐辛等症状较轻微；可待因和右丙氧芬等则较少成瘾；强阿片类药包括哌替啶、芬太尼等成瘾和戒断症状则较易出现，即使从硬膜外注入吗啡也应慎重。轻度的戒断症状，常见的有呵欠、打喷嚏、流涕、出汗、缺乏食欲；中度为神经过敏、难以入眠、恶心呕吐、腹泻、全身疼痛、不明原因低热；严重时呈现激动、不安宁、发抖、震颤、胃痉挛作痛、心动过速、极度疲乏，终致虚脱。处理原则是逐渐停药，用量递减，或作特殊的戒毒治疗。精神依赖即俗称成瘾，是反复使用阿片类药物后出现的一种强迫性觅药和追求幻觉的犯法行为。

麻醉性镇痛药与全麻药、镇静药、吩噻嗪类中枢抑制药以及三环类抗抑郁药等合用，呼吸抑制、低血压或高血压可更明显，便秘也增加，用量应彼此配合互减；高血压治疗用药，不论是作用于神经节的药物如胍乙啶或美卡拉明，还是利尿药如氢氯噻嗪等，或其他药物如金刚烷胺、溴隐亭、左旋多巴、利多卡因、亚硝酸盐、普鲁卡因胺、奎尼丁等，与麻醉性镇痛药合用时有发生体位性低血压的危险，给药后应密切监测；麻醉性镇痛药与 M 抗胆碱药尤其是阿托品合用时，不仅便秘严重，而且可有麻痹性肠梗阻和尿潴留的危险；广谱抗生素头孢菌素、青霉素或克林霉素诱发的假膜性肠炎出现严重的水泻时，不得随便使用阿片类药止泻，否则毒物自肠腔排出缓慢，痊愈延迟；静脉注射硫酸镁后的中枢抑制，尤其是呼吸抑制和低血压，会因同时使用麻醉性镇痛药而加剧；麻醉性镇痛药引起胃肠道蠕动减缓，括约肌痉挛，可使甲氧氯普胺的效应减低；有些麻醉性镇痛药使用前应先停用单胺氧化酶抑制药（如呋喃唑酮、丙卡巴肼等），待作用消失后才可应用，尤其是哌替啶、吗啡等，而且应先试用小量（1/4 常用量），以免发生难以预料的、严重的、足以致死的循环紊乱，先驱症状一般为激动（狂躁）、多汗、僵直、血压很高或很低、严重的呼吸抑制、昏迷、惊厥或（和）高热。

使用成瘾性镇痛药时，须按患者年龄、性别、精神状态、体重、身高、健康情况以及所存在的病理生理情况调整用药量。皮下或肌内注射常用量，患者均应卧床休息一段时间，以免出现头痛、恶心、呕吐、晕眩甚至体位性低血压。休克患者血压偏低，外周毛细血管血流欠畅，不宜作皮下注射。恶病质患者原则上不用，但癌症晚期例外；硬膜外与蛛网膜下腔给药不得使用含防腐剂的药液，注药后加强随访，遇有呼吸抑制或血压偏低早兆，即应予以纠正；门诊患者的镇痛，按需以选用本类药与对乙酰氨基酚等非甾体镇痛药的复方为宜，既能止痛，又减少阿片类药的用量，提高安全性。成瘾性镇痛药逾量的处理：①距口服给药时间 4～6 小时内应立即洗胃；②注射给药后出现危象，可静脉注射纳洛酮 0.005～0.01mg/kg，成人 0.1～0.2mg 予以拮抗，必要时重复给药；③对症治疗包括维持呼吸通气量，给予升压药等；④布托啡诺、喷他佐辛等逾量时，需要用大量的纳洛酮才能拮抗，由于后者作用时效短，常需按时多次给药；⑤烯丙吗啡作为拮抗药，应用早于纳洛酮，实际前者仍具有一定的激动性能，可使呼吸抑制加剧；⑥成瘾性镇痛药的戒断症状，可因拮抗药的使用而提早并加剧；⑦拮抗药若完全拮抗了阿片类的镇痛作用，可能导致疼痛复发和强烈的应激反应，故使用纳洛酮时应滴定剂量。

麻醉性镇痛药静脉注射常用于静吸复合或全凭静脉全麻，应由麻醉专业人员使用。从药理上讲，本类药并非全麻药，但能有效减缓或阻断气管插管和外科伤害性刺激引起的应激反应，可与多种中枢神经抑制药相互配合，在全麻诱导中给予，而后按需酌量追加。快速静脉注射可突然出现过敏反应、胸壁僵硬、严重呼吸抑制等，应警惕。

麻醉性镇痛药治疗的主要原则：①首选口服或无创给药，尽可能避免创伤性给药途径，以达到最佳生活质量；②按时给药，止痛药应当有规律地"按时"给药，而不是只在疼痛时"按需"给药，以达到最低的血药浓度峰值与谷值比；③按阶梯给药，根据疼痛强度选用相匹配的药物，镇痛剂由弱到强逐渐增加；④个体化给药，剂量由小到大，应注意患者的实际疗效。合适的剂量是指既能充分止痛，又不引起严重不良反应的剂量。这有助于提高躯体和生理功能，改善生活质量。

世界卫生组织早已提出"使癌症患者不痛"的目标，并建议实施癌痛治疗的三阶梯方法。所谓三阶梯方法就是在对癌痛的性质和原因做出正确的评估后，根据患者疼痛的程度和原因适当地选择相应的镇痛剂，对于轻度疼痛的患者应主要选用解热镇痛剂类，若为中、重度疼痛应选用阿片类药物。

为避免或减少外周阿片受体激动导致的副作用，集中发挥中枢镇痛作用，新的给药途径正在扩大应用，包括：①经口腔黏膜、鼻腔黏膜、眼结膜给药：经口腔透黏膜吸收芬太尼（oraltransmucosal fentanyl）是将枸橼酸芬太尼做成糖块，患者含服时芬太尼经口腔和食管黏膜吸收直接进入血液循环，生物利用度高，仅小部分随下咽唾液进入胃肠，使与胃肠道阿片受体结合的药物明显减少，也降低了恶心、呕吐和便秘的发生率。此种给药方式已成功用于癌痛的爆发痛、小儿术前用药和小儿诊断性操作。经鼻黏膜和经眼结膜给药同样有避免肝脏首过代谢效应和减少与胃肠道阿片受体结合的优点，目前主要用芬太尼（滴鼻）和舒芬太尼。②经皮给药：芬太尼脂溶性高、分子量低、止痛作用强、无局部刺激。芬太尼经皮给药系统（TTS）贴于皮肤后12～24小时，血药浓度渐升至稳态并维持72小时，已广泛用于癌痛（提供基础止痛）和慢性疼痛治疗。③患者自控镇痛（patient controlled analgesia，PCA）：PCA是患者感觉疼痛时按压PCA启动键，向体内自动给予设定剂量的药物，其特点是在医师设置负荷剂量（尽快达到治疗窗浓度）、持续给药量（维持基础镇痛）、冲击量和锁定时间（避免冲击量尚未发挥作用，患者反复按压启动键导致药物蓄积）的基础上，患者按镇痛所需调控止痛药的给药时机和剂量，是

适合不同患者、不同疼痛时间和强度的个体化给药方法，也是国际上通用的术后中、重度疼痛的主要镇痛方法。PCA分为静脉PCA（PCIA）、硬膜外PCA（PCEA）、皮下PCA（PCSA）和外周神经阻滞PCA（PCNA）。PCIA采用的主要镇痛药为阿片类药（吗啡、芬太尼、舒芬太尼、阿芬太尼）或曲马多，为防止阿片类药恶心、呕吐副作用，常加用甲氧氯普胺、地塞米松、5-HT$_3$受体拮抗药或小剂量氟哌啶醇（5mg/d以下），也可复合非甾体抗炎药行多模式镇痛。PCEA则常采用罗哌卡因、布比卡因或利多卡因等局麻药复合芬太尼、舒芬太尼、吗啡等阿片类药物，可加用小剂量可乐定，与局麻药和阿片类药物均有协同作用。

临床常用的非阿片类镇痛药主要有下列诸类：

（1）对乙酰氨基酚和非甾体抗炎药（NSAIDs）　参阅"解热镇痛抗炎药"章节。

（2）曲马多　镇痛作用强、呼吸抑制轻微、无平滑肌副作用、无成瘾性，是急慢性疼痛常用的药物。盐酸布桂嗪、罗通定、四氢帕马丁等止痛作用较弱，主要用于轻至中度头痛。

（3）抗抑郁药中三环类抗抑郁药阿米替林、去甲替林可能通过抑制去甲肾上腺素和5-HT再摄取，增加脑和脊髓突触水平的单胺类物质发挥止痛或协同阿片类药物的止痛作用。抗抑郁药中选择性5-羟色胺摄取抑制药（SSRI）止痛作用尚未证实。混合型作用于5-羟色胺和去甲肾上腺素双重抑制药（NaSSA或SSARI）如米氮平和文拉法辛、度洛西汀有一定止痛效果。抗抑郁药似乎对神经病理性疼痛更为有效。

（4）抗惊厥药　包括抗癫痫药，如加巴喷丁（gabapentin）、卡马西平、奥卡西平、普瑞巴林（pregabalin）、拉莫三嗪等，抗焦虑药氯硝西泮等，抗心律失常药利多卡因、美西律等，对带状疱疹后遗痛、糖尿病神经痛和神经病理性疼痛有效。

（5）氯胺酮属苯环乙哌啶类静脉麻醉药，镇痛作用强，呼吸、循环抑制作用轻，而且阈下剂量（亚麻醉剂量）镇痛作用仍显著。右旋氯胺酮的副作用远低于消旋体氯胺酮。其镇痛机制尚不完全清楚，对外周感受器、轴突、中枢神经元以及疼痛相关的受体和神经递质均有作用，也是N-甲基-D-天冬氨酸（NMDA）受体拮抗剂，对神经病理性疼痛也有较好的治疗作用。也可能作用于阿片受体、乙酰胆碱受体及电压门控钠离子和钙离子通道。作用于NMDA受体的药物还有美沙酮、右丙氧酚等。

（6）肾上腺素α_2受体激动药可乐定和右美托咪定

(dexmedetomidine)。可乐定是低选择性长效肾上腺素α₂受体激动药，右美托咪定是高选择性肾上腺素α₂受体激动药，主要具有镇痛、镇静、抗焦虑、抗呕吐作用，无成瘾性。可乐定与局麻药或阿片类药物合用，可延长外周神经阻滞、鞘内、硬膜外的止痛时间并增强止痛效果。可乐定多采用鞘内或硬膜外给药，口服应注意血压下降，常用于术后止痛、顽固性疼痛和神经病理性疼痛的治疗。右美托咪定通常静脉滴注，用于全麻或局麻的辅助用药及手术后镇静。

(7)局部用药有复方利多卡因乳膏，为利多卡因和丙胺卡因以 1:1 互混于油相里的油/水乳化胶，每 1g 含丙胺卡因和利多卡因各 25mg，主要用于无损的皮肤表面或带状疱疹的皮损处，通过局麻药释放到皮下和真皮层，阻断神经冲动的产生和传导达到镇痛效果。无损皮肤的有效麻醉时间需 1～2 小时。由于丙胺卡因过量可导致高铁血红蛋白形成，不用于开放伤口、黏膜、角膜和婴儿。

阿 片 [药典(二)]

Opium

【特殊说明】 本品为国家特殊管理的麻醉药品，务必严格遵守国家对麻醉药品的管理规定进行管理和使用。

【适应证】 ①阿片片：用于某些腹泻和肛门手术后，亦可用于镇痛镇咳。②阿片酊：适用于各种急性剧痛，偶用于腹泻、镇咳。

【药理】 药效学 本药为阿片受体激动药，有较强的镇痛作用，也有明显的镇静作用，并有镇咳作用。对呼吸中枢有抑制作用，过量可致呼吸衰竭而死亡；可兴奋平滑肌，增加肠道平滑肌张力引起便秘，并使胆道、输尿管、支气管平滑肌张力增加；还可使外周血管扩张，尚有缩瞳、镇吐等作用。

【不良反应】 最常见的不良反应为便秘，老年人还可有排尿困难，除吗啡因素外，因内含罂粟碱和那可丁，促使胃肠道平滑肌松弛而加剧不良反应。长期用药可见较强的耐受性和依赖性，戒断症状显著。

【禁忌证】 (1)肠炎或巨结肠急性炎症患者禁用。

(2)严重肝功能不全患者禁用。

(3)肺源性心脏病患者禁用。

(4)支气管哮喘患者禁用。

(5)孕妇及哺乳期妇女禁用。

(6)婴幼儿禁用。

【注意事项】 (1)口服吸收比吗啡(纯品)慢，长期口服有明显耐受性，依赖性强，戒断症状显著，用量宜逐渐递减。

(2)滥用阿片的产妇，新生儿出生 30 分钟左右即可出现戒断症状。

(3)运动员慎用。

【用法与用量】 (1)阿片片 口服。一次 50～100mg，一日 3 次。

(2)阿片酊 口服。常用量：一次 0.3～1ml，一日 1～4ml；极量：一次 2ml，一日 6ml。

【制剂与规格】 阿片片：每片含阿片粉 50mg(含无水吗啡 5mg)。

阿片酊：含无水吗啡 1.0%±0.05%。

吗 啡 [药典(二)；国基；医保(甲)；医保(乙)]

Morphine

【特殊说明】 本品为国家特殊管理的麻醉药品，务必严格遵守国家对麻醉药品的管理规定进行管理和使用。

【适应证】 ①用于其他镇痛药治疗无效的急性锐痛，如严重创伤、战伤、烧伤、晚期癌症等引起的疼痛。吗啡缓释片主要适用于重度癌痛。②用于心肌梗死而血压尚正常者的镇静，并减轻心脏负担。③用于暂时缓解心肌梗死、左心室衰竭、心源性哮喘患者出现的肺水肿症状。④用于麻醉和手术前给药，使患者安静并进入嗜睡状态。

【药理】 (1)药效学 本品为阿片受体激动药，可激动 μ、κ 及 δ 型受体，产生镇痛、呼吸抑制、欣快成瘾。本品为中枢性镇痛药，有强大的镇痛作用，同时也有明显的镇静作用，并有镇咳作用。对呼吸中枢有抑制作用。可兴奋平滑肌，增强肠道平滑肌张力引起便秘，并使胆道、输尿管、支气管平滑肌张力增加。可使外周血管扩张。

(2)药动学 本品片剂口服后自胃肠道吸收，经肝脏时迅速代谢，故血药浓度不高。1 次给药镇痛作用可维持 4～6 小时。本品注射液皮下注射和肌内注射后吸收迅速，皮下注射 30 分钟后即可吸收 60%。血浆蛋白结合率为 26%～36%。分布于肺、肝、脾、肾等组织。本品在成人体内仅有少量透过血脑屏障，但已能产生高效的镇痛作用。本品主要在肝脏代谢，60%～70%在肝内与葡萄糖醛酸结合，10%脱甲基形成去甲基吗啡，20%为游离型。主要经肾脏排泄，少量随胆汁和乳汁排泄。消除半衰期为 1.7～3 小时。

本品口服溶液易吸收，通常显效时间为 15～30 分钟，可持续 4～6 小时。以固定剂量口服时，约 1 日内达稳态。本品栓剂经肛门给药后自直肠吸收，通常显效时间为20～60分钟。消除半衰期为2～4小时。

本品缓释片口服后自胃肠道吸收，与普通片剂相比，其血药浓度达峰时间较长，通常为服药后2～3小时，峰浓度亦稍低，在达稳态时血药浓度的波动较小。有显著的首过效应，与等效的静脉剂量相比，生物利用度较低。消除半衰期为3.5～5小时。

【不良反应】 对于中重度癌痛患者，如果治疗适当，少见依赖及成瘾现象。

常规剂量下，吗啡的最常见副作用是恶心、呕吐、便秘和嗜睡。慢性治疗中，恶心和呕吐是不常见的，如果出现恶心、呕吐，可根据需要合并应用止吐药。便秘可用适当的缓泻药治疗。

本品非常常见（≥1/10）和常见（≥1/100 至<1/10）不良反应如表2-14所示。

表 2-14 吗啡不良反应

身体系统	非常常见	常见
精神系统		失眠、意识混乱
中枢神经系统		神经衰弱、思维混乱、头痛、头晕、肌肉不自主收缩、嗜睡、思维异常
耳和迷路系统		视觉异常
心血管系统		低血压、面部潮红
胃肠道系统	恶心、便秘	腹痛、厌食、食欲减退、口干、呕吐
皮肤和皮下组织		皮疹、多汗症
全身性		寒战、瘙痒、出汗、虚弱、疲劳、不适

【禁忌证】 (1)对本品或其他阿片类药物过敏者。
(2)休克尚未控制者。
(3)炎性或麻痹性肠梗阻患者。
(4)急腹症、胃排空延迟患者。
(5)支气管哮喘者。
(6)阻塞性气道疾病患者。
(7)呼吸抑制已显示发绀者。
(8)肺源性心脏病代偿失调者。
(9)颅内压升高或颅脑损伤患者。
(10)甲状腺功能减退者。
(11)肾上腺皮质功能不全患者。
(12)前列腺肥大、排尿困难者。
(13)严重肝功能不全者。
(14)1岁以下儿童。
(15)妊娠期妇女或临盆产妇。
(16)哺乳期妇女。

【注意事项】 危机处理 吗啡急性用药过量可能会表现为呼吸抑制、嗜睡发展为昏睡或昏迷、针尖样瞳孔、发绀、体温下降、皮肤湿冷、骨骼肌松弛、肌无力、吸入性肺炎、横纹肌溶解进展为肾衰竭、尿少、心动过缓、低血压以及死亡。过量的治疗：①建立气道和设置辅助或控制通气装置。②如1小时内大量摄入本品，在气道被保护的情况下可考虑口服活性炭。③给予升压药提高血压、补充液体维持循环功能。④纯阿片类拮抗药为阿片类过量的特异性解救药。如大量过量，可静脉注射纳洛酮0.8mg，以2～3分钟的间隔重复给药，或将2mg纳洛酮加入 500ml 0.9%氯化钠注射液或 5%葡萄糖注射液（浓度为 0.004mg/ml）中静脉滴注。滴注时应按先前单次推注剂量给药的速率，并根据患者的反应进行。但因纳洛酮作用持续时间相对较短，故必须仔细监测患者，直至可自主呼吸。如过量较轻，可静脉给予纳洛酮0.2mg，根据需要，每2分钟增加0.1mg剂量。服用吗啡过量，在无明显的呼吸或继发的循环抑制临床症状时，不应使用纳洛酮。已知或疑似对吗啡生理依赖的患者慎用纳洛酮，因阿片类作用的突然或完全逆转可能加速出现急性戒断综合征。

不良反应相关 ①本品连用3～5日即产生耐受性，1周以上可成瘾，但对晚期中至重度癌痛患者，如治疗适当，少见依赖及成瘾。②长期使用本品可产生药物耐受性和生理依赖性，且需逐渐增加剂量以控制疼痛，突然停药时可出现戒断综合征，故停药时应逐渐减量。③如出现恶心、呕吐，可适当减量或给予止吐药。④如出现便秘，可给予缓泻药。⑤如疑似或出现麻痹性肠梗阻，应立即停药。

治疗相关 因本品对平滑肌的兴奋作用较强，故用于内脏绞痛（如胆、肾绞痛）时，不可单独用药，应与有效的解痉药（如阿托品）合用。

诊断干扰 ①本品可干扰脑脊液压升高的病因诊断（因本药可使二氧化碳滞留，脑血管扩张）。②对血清碱性磷酸酶、丙氨酸氨基转移酶、门冬氨酸氨基转移酶、胆红素、乳酸脱氢酶等测定有一定影响，故应在本品停药 24 小时以后方可进行以上项目测定，以防出现假阳性。

老年人 慎用。

儿童 婴幼儿慎用，未成熟新生儿禁用。

哺乳期 本药可少量经乳汁排出，哺乳期妇女禁用。

以下患者应慎用 呼吸功能损害、严重支气管哮喘、严重慢性阻塞性疾病、严重肝功能不全、严重肾功能不全、低血容量性低血压、严重肺源性心脏病、急性酒精中毒、痉挛性障碍、震颤性谵妄、颅内压升高、胆道疾病、胰腺炎、炎性肠病、排尿困难、前列腺肥大、甲状腺功能减退、肾上腺皮质不全、有药物滥用史和阿片依赖患者。

驾驶/机械操作 如用药患者的反应受影响,不应驾驶或操作机器。

运动员 慎用。

【**药物相互作用**】 (1)吗啡可加强其他阿片类药物、抗焦虑药、镇静剂、全身麻醉剂、吩噻嗪类药物、包括催眠药或镇静剂的其他中枢神经系统抑制剂(包括苯二氮䓬类药物)、抗精神病药、抗抑郁药、酒精、肌肉松弛剂、抗高血压药和加巴喷丁的作用效果。如果这些药物与吗啡常用剂量同时服用将导致呼吸抑制、低血压、深度镇静,或昏迷和死亡。对于正在服用中枢神经系统抑制剂的患者要慎重服用吗啡。

(2)吗啡不应与单胺氧化酶抑制剂同时服用,或在这种药物治疗的两周内使用。

(3)阻断乙酰胆碱作用的药物,例如抗组胺类、抗帕金森和抗呕吐药,可能与吗啡产生相互作用,产生抗胆碱能作用。

(4)西咪替丁抑制吗啡的代谢,合用可增强吗啡的作用,可能引起呼吸暂停、精神错乱、肌肉抽搐等。

(5)利福霉素可降低吗啡的血浆浓度。

(6)利托那韦可能降低吗啡的血浆浓度。

(7)吗啡可增强香豆素类药物的抗凝血作用。

(8)本药的药液不得与氨茶碱、巴比妥类药钠盐等碱性液、溴或碘化合物、碳酸氢盐、氧化剂(如高锰酸钾)、植物收敛剂、氢氯噻嗪、肝素钠、苯妥英钠、呋喃妥因、氯丙嗪、异丙嗪、哌替啶、磺胺嘧啶、磺胺甲异噁唑以及铁、铝、镁、银、锌化合物等接触或混合,以免发生混浊甚至出现沉淀。

【**给药说明**】 (1)口服给药 本品缓释片主要用于重度癌症患者的镇痛,服用时应整片吞服,不可掰开、碾碎或咀嚼,否则可使本品以即时方式释放,导致用药过量。

(2)硬膜外间隙或蛛网膜下腔注射:给药后应监测呼吸功能(24小时)及循环功能(12小时)。

(3)静脉全麻 应用大量吗啡进行静脉全麻时,常和神经安定药(neuroleptics)并用,诱导中可发生低血压,手术开始遇到外科刺激时血压又会骤升,应及早对症处理。

【**用法与用量**】 **成人** 镇痛、镇静和缓解心肌梗死、左心室衰竭、心源性哮喘患者出现肺水肿症状。

(1)口服给药 ①片剂:常用量为一次5~15mg,一日15~60mg;极量为一次30mg,一日100mg。重度癌痛患者应按时口服,个体化给药,逐渐增量。首剂范围可较大,一日3~6次,临睡前一次剂量可加倍。②口服溶液:常用量为一次5~10mg,每4小时1次;极量为一次30mg,一日100mg。③缓释片:用于重度癌痛,应根据疼痛的严重程度、年龄及使用镇痛药史来决定用药剂量,个体间可存在较大差异。最初使用本药者,宜一次10mg或20mg,每12小时1次,根据镇痛效果来调整剂量。对正在服用弱阿片类药物或已服过阿片类药物的患者,一次30mg,每12小时1次,必要时可增至一次60mg,若还需更高剂量时,则可根据具体情况增加25%~50%的剂量。若由缓释片替代本药胃肠外治疗,通常需增加100%的剂量。

(2)皮下注射 ①盐酸吗啡:常用量为一次5~15mg,一日15~40mg;极量为一次20mg,一日60mg。对于重度癌痛患者,首剂范围可较大,一日3~6次。②硫酸吗啡:常用量为一次10~30mg,一日3~4次;极量为一日100mg。

(3)肌内注射 硫酸吗啡,参见"皮下注射"项。

(4)静脉注射 盐酸吗啡:常用量为一次5~10mg。重度癌痛患者首次剂量范围可较大,一日3~6次。

(5)硬膜外注射 用于术后镇痛。盐酸吗啡:自腰脊部位注入硬膜外间隙,极量为一次5mg,胸脊部位应减为一次2~3mg,按一定的间隔时间可重复给药多次。

(6)蛛网膜下腔注射 用于术后镇痛。盐酸吗啡:一次0.1~0.3mg,原则上不再重复给药。

(7)直肠给药 栓剂:常用量为一次10~20mg,每4小时1次;极量为一次30mg,一日100mg。

成人 静脉全麻。静脉注射盐酸吗啡,用量不应超过1mg/kg,效果欠佳时加用作用时效短的本类镇痛药。

老年人 应减量。

肾功能不全患者 应减量。

肝功能不全患者 应减量。

身体虚弱或体重轻于标准的患者 初始剂量应适当减少。

儿童 为超说明书用法用量,推荐如表2-15所示。

表 2-15　儿童的咖啡用法与用量

使用途径	早产儿	新生儿	婴幼儿及儿童
口服	—	—	0.3mg/kg，q6h
			0.2mg/kg，q4h
经直肠给药	—	—	0.3mg/kg，q6h
			0.2mg/kg，q4h
肌内或皮下注射	不推荐	不推荐	不推荐
静脉注射	8μg/kg，q4h	30μg/kg，q4h	80μg/kg，q4h
	4μg/kg，q2h	15μg/kg，q2h	40μg/kg，q2h
静脉滴注	2μg/(kg·h)	7μg/(kg·h)	20μg/(kg·h)
IV PCA	—	—	20μg/kg，负荷量
IV PCA+滴注	—	—	20μg/kg，负荷量+4μg/(kg·h)
硬膜外给药	不推荐	不推荐	30μg/kg，q8h
鞘内给药	不推荐	不推荐	不推荐

【制剂与规格】　盐酸吗啡片：(1)5mg；(2)10mg；(3)20mg；(4)30mg。

盐酸吗啡缓释片：(1)10mg；(2)30mg。

盐酸吗啡注射液：(1)1ml:10mg；(2)5ml:50mg。

硫酸吗啡片：(1)10mg；(2)20mg；(3)30mg。

硫酸吗啡缓释片：(1)10mg；(2)30mg；(3)60mg。

硫酸吗啡口服溶液：(1)10ml:20mg；(2)10ml:30mg。

硫酸吗啡注射液：(1)1ml:10mg；(2)1ml:20mg；(3)1ml:30mg。

硫酸吗啡栓：(1)10mg；(2)20mg。

盐酸美沙酮 [药典(二)；医保(乙)]
Methadone Hydrochloride

【特殊说明】　本品为国家特殊管理的麻醉药品，务必严格遵守国家对麻醉药品管理的相关规定进行管理和使用。

【适应证】　①本品起效慢、作用时效长，适用于慢性中重度疼痛，但其止痛常不够完全；较少用于急性创伤痛。②采用替代递减法，用于多种阿片类药物的戒毒治疗，尤其适用于海洛因依赖，亦用于吗啡、阿片、哌替啶、二氢埃托啡等的依赖。

【药理】　(1)药效学　本品为阿片受体激动药，其药理作用与吗啡相似，镇痛效能和持续时间亦与吗啡相当。本品亦能抑制呼吸、镇咳、降温、缩瞳、镇静(作用较弱，但重复给药可引起显著的镇静作用)。本品特点为口服有效，抑制吗啡成瘾者的戒断症状的作用期长，重复给药仍有效；耐受性及成瘾发生较慢，戒断症状略轻，但脱瘾较难。

(2)药动学　本品口服吸收迅速，给药后 30 分钟即可在血液中检测到，4 小时内达 C_{max}，生物利用度为 90%。血浆蛋白结合率为 87%~90%，主要分布于肝、肺、肾和脾脏，仅少部分可进入脑组织。主要在肝脏代谢，由尿排泄，少量以原型药从胆汁排泄。酸性尿液可使其排泄增加。血浆半衰期 $t_{1/2}$ 约为 7.6 小时。

【不良反应】　(1)不良反应主要有性功能减退，男性服用后精液少，且可有乳腺增生。女性与避孕药同用，可终日迷倦乏力，逾量可逐渐进入昏迷，并出现右束支传导阻滞、心动过速或(和)低血压。

(2)亦有眩晕、恶心、呕吐、出汗、嗜睡等，也可引起便秘及药物依赖。

【禁忌证】　(1)对本品过敏者。

(2)呼吸功能不全者。

(3)急性或严重支气管哮喘患者(未被监测情况下或无复苏设备时，国外资料)。

(4)确诊或疑似的麻痹性肠梗阻患者(国外资料)。

(5)婴幼儿。

(6)妊娠期和分娩期妇女。

【注意事项】　(1)本品为阿片或吗啡成瘾者可取的戒断用药，戒断症状轻微，但依赖性显著，脱瘾较难，所以弊多利少，多采用"美沙酮维持法"。

(2)本品仅用于替代治疗方案(如非阿片类镇痛药或速释型阿片类镇痛药)无效或不足以充分缓解疼痛或对替代治疗方案不耐受的患者，不得用于按需镇痛。

(3)用药前应评估患者的阿片类药成瘾、滥用、误用风险，用药期间监测是否出现以上行为或情况。有个人或家族药物滥用(包括药物、酒精成瘾或滥用)或精神疾病(如重度抑郁症)史的患者以上风险增加。

(4) 若本品用于阿片类依赖的维持治疗时出现物理创伤、术后疼痛或其他现用剂量不可控制的急性疼痛，应给予镇痛药(包括阿片类药)。

(5) 本品治疗窗窄，尤其是与其他药物合用时。阿片类药物的戒毒治疗：药物治疗浓度：100～400ng/ml (SI：0.32～1.29μmol/L)。药物中毒浓度：大于 2μg/ml (SI>6.46μmol/L)。

危机处理 本药所致的呼吸抑制峰较疗效峰后出现，且持续时间更长。若出现呼吸抑制，应根据患者临床状态给予支持治疗，并使用阿片类拮抗药。

不良反应相关 (1) 具 Q-T 间期延长风险因素者、Q-T 间期超过 450ms 者及室性心律失常患者应监测基线心电图(以评估 Q-T 间期)，开始用药及剂量显著增加后应每 2～4 周监测一次。若出现新的风险因素或心律失常症状或体征，应进行心电图随访。本药剂量达一日 30～40mg 及一日 100mg 时，亦应进行心电图监测。

(2) 用药前后应监测血压。

(3) 长期使用阿片类药物可能降低男性和女性的生育力。

驾驶/机械操作 本品可能损害精神或体能，用药期间不应驾驶或操作危险机械。

【药物相互作用】 (1) 与中枢神经系统(CNS)抑制药(如镇静药、催眠药、全身麻醉药、吩噻嗪类药、其他阿片类)合用可增加发生呼吸抑制、深度镇静或昏迷的风险。合用时本品初始剂量应为一次 2.5mg，每 12 小时 1 次，监测镇静、呼吸抑制体征，并考虑减少 CNS 抑制药的剂量。

(2) 与阿片受体激动-拮抗药(如喷他佐辛、纳布啡、布托啡诺)、阿片受体部分激动药(丁丙诺啡)合用时，可能减弱本品的镇痛作用，或导致戒断症状，应避免合用。

(3) 与 CYP3A4 和 CYP2C9 抑制剂合用可降低本品清除率，增加本品血药浓度，从而增强或延长阿片类作用。若必须合用，应频繁监测是否出现呼吸抑制、镇静，并考虑调整剂量，直至药物作用达稳定。

(4) 与 CYP3A4 诱导剂合用可增加本品清除率，导致本品血药浓度降低、失效，甚至可能导致对本品有生理依赖性的患者出现戒断症状。若必须合用，应监测是否出现阿片样戒断症状，并考虑调整剂量，直至药物作用达稳定。

(5) 与其他可能延长 QT 间期的药物(如 I/III 类抗心律失常药及部分神经阻滞药、三环类抗抑郁药、钙通道阻滞药)、可能诱导电解质紊乱的药物(包括利尿药、轻

泻药、极少部分盐皮质激素)合用时，对 QT 间期延长具协同作用，应密切监测心脏传导改变。

(6) 若需合用或停用单胺氧化酶抑制药(MAOI)14 日内使用本品，应先在谨慎监护患者病情和生命体征的情况下进行药敏试验(数小时内重复小幅增加本药剂量)。与抗胆碱能药、其他具抗胆碱能活性的药物合用，可增加发生尿潴留和(或)严重便秘(可能导致麻痹性肠梗阻)的风险，应监测尿潴留或胃动力减弱体征。

(7) 本品可增加齐多夫定的曲线下面积(AUC)，可能导致毒性作用。

(8) 本品可增加地昔帕明的血药浓度。

(9) 本品可降低去羟肌苷和司他夫定的 AUC 和 C_{max}，但上述药物对本品药动学无显著影响。

(10) 与酒精合用可增加发生呼吸抑制、深度镇静或昏迷的风险，合用时应减少本品剂量或饮酒量，或两者均减少，并监测上述不良反应的发生。

【用法与用量】 口服。成人：①常用量：一次 5～10mg，一日 10～15mg；②极量：一次 10mg，一日 20mg。

【制剂与规格】 盐酸美沙酮片：(1)2.5mg；(2)5mg；(3)10mg。

盐酸美沙酮口服溶液：(1)10ml:1mg；(2)10ml:2mg；(3)10ml:5mg；(4)10ml:10mg。

盐酸哌替啶 [药典(二)；国基；医保(甲)]
Pethidine Hydrochloride

【特殊说明】 本品为国家特殊管理的麻醉药品，且须特别加强管制，务必严格遵守国家对麻醉药品的管理规定进行管理和使用。

【适应证】 本品为强效镇痛药，适用于各种剧痛，如创伤性疼痛、手术后疼痛、麻醉前用药，或局麻与静吸复合麻醉辅助用药等。对内脏绞痛应与阿托品配伍应用。用于分娩止痛时，须监护本品对新生儿的抑制呼吸作用。麻醉前给药、人工冬眠时，常与氯丙嗪、异丙嗪组成人工冬眠合剂应用。用于心源性哮喘，有利于肺水肿的消除。

慢性重度疼痛的晚期癌症患者不宜长期使用本品。

【药理】 (1) 药效学 本品为人工合成的阿片受体激动剂。与吗啡相似，本品为中枢神经系统的μ及κ受体激动剂而产生镇痛、镇静作用，效力约为吗啡的 1/10～1/8，但无吗啡的镇咳作用。肌内注射后 10 分钟出现镇痛作用、持续约 2～4 小时。能短时间提高胃肠道括约肌及平滑肌的张力，减少胃肠蠕动，但引起便秘及尿潴留发生率低于吗啡。对胆道括约肌的兴奋作用使胆道压力

升高,但亦较吗啡弱。本品有轻微的阿托品样作用,可引起心搏增快。

(2)药动学　本品口服或注射给药均可吸收,口服时约有 50%首先经肝脏代谢,故血药浓度较低。口服血药浓度达峰时间 1～2 小时。肌内注射发挥作用较快,10 分钟出现镇痛作用,持续约 2～4 小时。血浆蛋白结合率 40%～60%。主要经肝脏代谢成哌替啶酸、去甲哌替啶和去甲哌替啶酸水解物,然后与葡萄糖醛酸形成结合型或游离型经肾脏排出。消除 $t_{1/2}$ 约 3～4 小时。本品可通过胎盘屏障,少量经乳汁排出。

【不良反应】 **神经系统**　眩晕。

胃肠反应　口干、恶心、呕吐。

心血管系统　心动过速、直立性低血压。

皮肤　出汗。

其他　连续使用可产生耐受性和成瘾性。

【禁忌证】 (1)室上性心动过速、颅脑损伤、颅内占位性病变、慢性阻塞性肺疾病、支气管哮喘、严重肺功能不全等患者禁用。

(2)正在使用单胺氧化酶抑制剂或在前两周内使用过单胺氧化酶抑制剂的患者禁用。

【注意事项】 **危机处理**　本药过量中毒时可出现呼吸减慢、呼吸浅表而不规则、发绀、嗜睡、昏迷、皮肤潮湿冰冷、肌无力、脉缓、血压下降。可先出现阿托品样中毒症状,如瞳孔扩大、心动过速、兴奋、谵妄,甚至惊厥,随后转入抑制。

药物过量的处理　①口服者应尽早洗胃以排出胃内药物。②人工呼吸、给氧。③给予升压药升高血压,给予β肾上腺素受体拮抗药减慢心率,补充液体维持循环功能。④静脉注射纳洛酮,亦可用烯丙吗啡拮抗。如拮抗药使兴奋、惊厥等症状加重,则应用地西泮或巴比妥类药解救。⑤血液中的原型药及其代谢产物浓度过高时,可进行血液透析。

不良反应相关　(1)本品有轻微的阿托品样作用,给药后可致心搏增快,室上性心动过速者勿用。

(2)肌内注射后便秘和尿潴留发生率比吗啡低,程度也较轻。静脉注射后可出现外周血管扩张,血压下降,尤其当与吩噻嗪类药(如氯丙嗪等)以及中枢性抑制药并用时。

(3)大剂量哌替啶可产生中枢兴奋和惊厥。

(4)主要代谢产物去甲哌替啶具有较强的中枢刺激作用,而止痛作用较弱,半衰期较长,故本药不主张用于慢性疼痛或癌痛的治疗。

老年人　慎用。

儿童　婴幼儿慎用。

妊娠　能通过胎盘屏障,产妇分娩镇痛时用量酌减。

哺乳期　能分泌入乳汁,哺乳期间用量酌减。

肝损伤　肝功能不全时,清除半衰期可从正常的 3～4 小时增至 7 小时以上。肝功能损伤者慎用。

甲状腺功能不全　慎用。

运动员　慎用。

其他　(1)应用于胆、肾绞痛时需和阿托品合用。

(2)不宜用于患者自控镇痛(PCA),特别不能做皮下 PCA。

(3)不可把药液注射到外周神经干附近,可产生局麻或神经阻滞。

【药物相互作用】 (1)本品与单胺氧化酶抑制药(如呋喃唑酮、丙卡巴肼等)合用可发生难以预料的严重并发症,临床表现为多汗、肌肉僵直、血压先升高后剧降、呼吸抑制、发绀、昏迷、高热、惊厥,终致循环虚脱而死亡。正在使用单胺氧化酶抑制药的患者禁用本药,停用单胺氧化酶抑制药 14 天以上方可使用本药,且应先试用小剂量(1/4 常用量)。

(2)本品能促进双香豆素、茚满二酮等抗凝药物增效,并用时后者应按凝血酶原时间而酌减用量。

(3)本品与芬太尼因化学结构有相似之处,两药可有交叉敏感。

(4)注射液不能与氨茶碱、巴比妥类药钠盐、肝素钠、碘化物、碳酸氢钠、苯妥英钠、磺胺嘧啶、磺胺甲噁唑、甲氧西林配伍,否则发生混浊。

【给药说明】 盐酸哌替啶处方为一次常用量,仅限于医疗机构内使用。

【用法与用量】 **成人** (1)**镇痛** ①口服:常用量一次 50～100mg,一日 200～400mg;极量一次 150mg,一日 600mg。②肌内注射:常用量一次 25～100mg,一日 100～400mg;极量一次 150mg,一日 600mg。③静脉注射:一次按体重 0.3mg/kg。④硬膜外间隙注射:用于手术后镇痛,24 小时总用量按体重 2.1～2.5mg/kg。

(2)**分娩镇痛**　阵痛开始时肌内注射,常用量 25～50mg,每 4～6 小时按需重复;极量一次 50～100mg。

(3)**麻醉前用药**　肌内注射,术前 30～60 分钟给予 1.0～2.0mg/kg。

(4)**麻醉维持**　静脉滴注,按体重 1.2mg/kg 计算 60～90 分钟总用量,配成稀释液,滴注 1mg/min。

儿童 (1)**镇痛**　口服。按体重一次 1.1～1.76mg/kg。

(2)**小儿基础麻醉**　按体重硫喷妥钠 3～5mg/kg 10～15 分钟后,追加哌替啶 1mg/kg 加异丙嗪 0.5mg/kg

稀释至 10ml 缓慢静脉滴注。

(3)麻醉维持　参见成人"麻醉维持"项,但滴速相应减慢。

【制剂与规格】　盐酸哌替啶片:(1)25mg;(2)50mg。

盐酸哌替啶注射液:(1)1ml:50mg;(2)2ml:100mg。

盐酸丁丙诺啡^[药典(二)]
Buprenorphine Hydrochloride

【特殊说明】　丁丙诺啡注射液和舌下片为国家特殊管理的第一类精神药品,丁丙诺啡透皮贴剂为第二类精神药品。

【适应证】　①注射液:为强效镇痛药,用于各类手术后疼痛、癌症疼痛、烧伤后疼痛、脉管炎引起的肢痛及心绞痛和其他内脏痛。

②舌下片:适用于各种阿片类依赖的脱毒治疗。

③透皮贴剂:用于非阿片类止痛剂不能控制的慢性疼痛。

【药理】　(1)药效学　本品为阿片类镇痛药物,为阿片受体的部分激动-拮抗剂。与中枢神经系统μ阿片受体亲和力高,且解离极慢,故中枢性镇痛作用较吗啡持久。能产生吗啡样的呼吸抑制,作用产生较慢,持续时间长,抑制程度较吗啡轻,与剂量相关。本品的生理依赖性低于吗啡和哌替啶。

(2)药动学　①注射液:本品能被迅速吸收,几分钟内达到血药浓度高峰,主要在肝脏代谢(CYP3A4、UGT1A1/1A3 酶参与代谢),经胆汁排泄,随粪便排出。可透过血脑和胎盘屏障。本品的血浓度变化符合三次幂指数消除曲线,起始相快($t_{1/2}$ 为 2 分钟),终末相慢($t_{1/2}$ 约为 3 小时),峰值为 5 分钟。

②舌下片:主要经颊部黏膜吸收。血浆蛋白结合率为 96%,消除 $t_{1/2}$ 为 1.2~7.2 小时不等。本品在肝脏部分代谢,大部分(2/3)经粪便以原型排泄,其中部分进入肠肝循环。口服有显著的首过效应。经尿液排出的主要为代谢产物。

③透皮贴剂:丁丙诺啡从贴剂部位通过皮肤扩散,每一片贴剂可稳定释放丁丙诺啡达 7 天,首次用药后即可达到稳态。贴敷 7 天后,药物释放量为最初载药量的 15%,该药量被全身吸收。在 7 天贴敷期间,丁丙诺啡的血药浓度基本保持一致。去除贴剂后,丁丙诺啡的浓度在 12 小时(10~24 小时)内约下降 50%。

【不良反应】　常见头痛、头晕、嗜睡、恶心、呕吐、便秘等。

【禁忌证】　(1)对本品过敏者禁用。

(2)重症肝损伤、呼吸中枢和功能严重受损、脑损伤、意识模糊、颅高压、胃肠道梗阻患者禁用。

(3)正在使用单胺氧化酶抑制剂或在前两周内使用过单胺氧化酶抑制剂的患者禁用。

(4)注射液 6 岁以下儿童不宜使用;舌下片 16 岁以下不宜使用;透皮贴剂 18 岁以下不建议使用。

(5)孕妇、哺乳期妇女不宜使用。

【注意事项】　(1)呼吸功能低下或紊乱者,肝、肾功能不全,高龄及虚弱者慎用。

(2)使用本品之前应常规进行肝功能检查,如在用药过程中出现肝细胞坏死或黄疸的表现,则应停药。

(3)已接受其他中枢神经抑制剂(如镇静药、抗焦虑药、安眠药、抗精神病药、肌肉松弛药、其他阿片类药物)的患者应慎用本品,或降低使用剂量,并监测是否出现镇静和呼吸抑制体征。

(4)使用本品期间尽量不合并使用镇静催眠药。

(5)有长 Q-T 综合征病史或正使用 Ⅰa 类抗心律失常药物(如奎尼丁、普鲁卡因胺、丙吡胺)或Ⅲ类抗心律失常药物(如索他洛尔、胺碘酮、多非利特)的患者应避免使用本品。

(6)丁丙诺啡透皮贴剂长期使用可能导致躯体依赖性,中止治疗时应逐渐降低剂量,不得突然中止。

(7)本品与受体亲和力高,常规剂量拮抗剂如纳洛酮,对已引起的呼吸抑制无用,推荐使用呼吸兴奋剂(如多沙普仑)。

(8)用药期间不得驾驶或操作危险机械,除非对本品的作用耐受。

(9)运动员慎用。

【药物相互作用】　(1)本品与单胺氧化酶抑制剂(MAOIs)有协同作用,不能合用。过去两周使用过 MAOIs 的患者也不能使用丁丙诺啡。

(2)本品如与另一种阿片受体激动剂合用,可引起这些药物的戒断症状。

(3)酒精或中枢神经抑制剂会增强本品的呼吸抑制作用。饮酒、抗精神病药物、镇静药、催眠药可增强其嗜睡的不良反应。

(4)丁丙诺啡主要通过糖脂化作用代谢,也有少部分(约为30%)经 CYP3A4 代谢。与 CYP3A4 抑制剂联合使用可能会导致丁丙诺啡血药浓度升高,作用增强。与酶诱导剂(如苯巴比妥、卡马西平、苯妥英、利福平)联合使用,可能会导致丁丙诺啡疗效降低。

【用法与用量】　(1)注射液　肌内注射或缓慢静注,一次 0.15~0.3mg,可每隔 6~8 小时或按需注射。

疗效不佳时可适当增加用量。

(2)舌下片 舌下含服。舌下含化 5～8 分钟，不得咀嚼或吞服，含化期间不要吞咽。对阿片类药物轻度依赖者首次给药剂量每次 1～1.5mg，中度依赖为每次 2～2.5mg，重度依赖为每次 3～6mg，均每隔 8 小时一次。首次用药两小时后，根据戒断症状控制情况决定是否需要追加剂量，追加剂量为首剂的 30%～60%。第 2～3 日后可酌情逐渐减量，每日可减少 20%～30%，直至一次 0.2mg，每日 1 次。脱毒治疗周期为 10～14 日。

(3)透皮贴剂 每贴使用 7 天。18 岁及以上患者：初始剂量应为最低的透皮贴剂剂量(5μg/h)。在开始使用贴剂治疗和剂量调整期间，应使用通常推荐剂量的短效补充止痛药。在所用剂量达到最大有效性之前 3 天，不能增加剂量。随后的剂量增加应以对补充性止痛药的需求和贴剂的止痛效果为基础。建议无论何种剂量的丁丙诺啡透皮贴剂，每次最多同时使用两贴。在随后的 3～4 周不要在相同的部位使用新的贴剂。

【制剂与规格】 盐酸丁丙诺啡舌下片：(1)0.2mg；(2)0.4mg。

盐酸丁丙诺啡注射液：(1)1ml:0.15mg；(2)1ml:0.3mg。

丁丙诺啡透皮贴剂：(1)5mg；(2)10mg；(3)20mg。

枸橼酸芬太尼 [药典(二)；国基；医保(甲)；医保(乙)]
Fentanyl Citrate

【特殊说明】 本品为国家特殊管理的麻醉药品，务必严格遵守国家对麻醉药品的管理规定进行管理和使用。

【适应证】 ①注射液：用于麻醉前给药及诱导麻醉，并作为辅助用药与全麻及局麻药合用于各种手术。用于手术前、后及术中等各种剧烈疼痛。

②透皮贴剂：用于治疗中度到重度慢性疼痛及仅能用阿片样镇痛药治疗的难消除的疼痛。

【药理】 (1)药效学 本品为阿片受体激动药，属强效的麻醉性镇痛药。作用机制与吗啡相似，但作用强度为吗啡的 60～80 倍。与吗啡和哌替啶相比，其作用迅速，维持时间短，不释放组胺，对心血管功能影响小，能抑制气管插管时的应激反应。本品对呼吸的抑制作用弱于吗啡，但静脉注射过快则易抑制呼吸。有成瘾性。

(2)药动学 ①注射液：静脉注射 1 分钟即起效，4 分钟达峰值，作用持续 30～60 分钟。肌内注射 7～8 分钟起效，可维持 1～2 小时。硬膜外给药通常 4～10 分钟起效，20 分钟脑脊液药物浓度达峰值，作用时效为 3.3～6.7 小时。肌内注射生物利用度为 67%。血浆蛋白结合率

约为 80%。消除 $t_{1/2}$ 约 3.7 小时。主要经肝脏 CYP3A4 代谢。静脉输注芬太尼 72 小时，大约 75% 的芬太尼通过尿液排泄，主要为代谢产物，另有低于 10% 的原型药物。约 9% 的剂量以代谢产物的形式从粪便排出。

②透皮贴剂：使用本品贴剂的 72 小时内，药物可持续通过皮肤吸收。开始用药后，血清药物浓度逐渐增加，通常 12～24 小时内达稳态，随后保持相对稳定至 72 小时。在用药 24 小时后去除贴剂，血清药物浓度逐渐下降，约 17 小时(13～22 小时)后下降至 50%左右。在用药 72 小时后，半衰期为 20～27 小时。

【不良反应】 (1)注射剂 一般不良反应为眩晕、视物模糊、恶心、呕吐、低血压、胆道括约肌痉挛、喉痉挛及出汗等。严重不良反应为呼吸抑制、窒息、肌肉僵直及心动过缓。如不及时治疗，可发生呼吸停止、循环抑制及心脏停搏等。

(2)透皮贴剂 常见的不良反应包括恶心、呕吐、嗜睡、头痛、头晕、失眠、便秘、多汗、疲乏、寒冷感和厌食等。反复使用可能出现耐药、身体依赖和心理依赖。

【禁忌证】 (1)注射液 ①对本品过敏者。②支气管哮喘患者。③呼吸抑制患者。④重症肌无力患者。

(2)透皮贴剂 ①已知对芬太尼或对本贴剂中黏附剂敏感的患者。②急性或重度支气管哮喘患者。③呼吸抑制患者。④已知或疑似胃肠阻塞，包括麻痹性肠梗阻。⑤阿片类药物不耐受的患者。⑥40 岁以下非癌性慢性疼痛患者(艾滋病、截瘫患者疼痛治疗不受年龄及疼痛病史的限制)。⑦禁用于下列疼痛：轻度疼痛、急性痛、术后痛、间歇性疼痛，需要短期使用阿片类药物的疼痛。

【注意事项】 危机处理 大剂量快速静脉注射可引起颈、胸、腹壁肌强直，影响通气功能；偶可出现心率减慢、血压下降、瞳孔极度缩小等，可致呼吸停止、循环抑制、心脏停搏。①如出现肌肉强直，可用肌松药或吗啡拮抗药(如纳洛酮、烯丙吗啡)对抗。②如出现呼吸抑制，立即采取吸氧、人工呼吸等急救措施，必要时用吗啡拮抗药，儿童静脉注射纳洛酮 0.01mg/kg(如低体重，则按公斤体重给药)，成人 0.4mg。③如出现心动过缓，可用阿托品治疗。④本品与氟哌利多合用产生的低血压，可输液、扩容等，无效时可用升压药，禁用肾上腺素。

不良反应相关 ①本品可能引起奥狄括约肌痉挛，应监测患者胆道疾病，包括急性胰腺炎的症状恶化。②本品可能引起心动过缓，缓慢性心律失常患者应密切监测心率，尤其是开始用药时。③如出现或疑似出现麻痹性肠梗阻，应停药。

老年人 使用本品的体内清除率下降，半衰期延长，

可能较年轻人对药物更敏感，更易出现呼吸抑制，故用药时应密切监测，首次剂量应适当减量，根据效果考虑确定剂量的增加量。

儿童 如安全条件不具备，两岁以下婴儿不应使用。

妊娠 慎用。妊娠期长期使用透皮贴剂可能导致新生儿戒断反应。芬太尼可透过胎盘，可能引发新生儿呼吸抑制，不推荐分娩过程中使用。

哺乳期 芬太尼可分泌进入乳汁，不推荐使用。

司机驾驶/机械操作 用药后不得驾车或操作机器，除非患者对本品的作用耐受。

下列情况慎用 严重慢性阻塞性肺疾病或肺源性心脏病，呼吸储备力降低、易陷入呼吸抑制（如脑外伤昏迷、颅内压升高、脑肿瘤）、心律不齐、甲状腺功能减退、肾上腺皮质功能减退、前列腺癌、急性酒精中毒以及病因不详的腹痛综合征。

运动员 慎用。

肾损伤 轻至中度肾功能损害者应从常规剂量的一半开始使用。重度肾功能损害者避免使用本药。

肝损伤 轻至中度肝功能损害者应从常规剂量的一半开始使用。重度肝功能损害者避免使用本药。

其他 发热患者或剧烈运动导致体温升高的患者使用芬太尼透皮贴剂可导致药物吸收增加，可能需调整用药剂量以免发生药物过量。

【药物相互作用】（1）本品与中枢神经系统抑制剂合用，包括苯二氮䓬类药物和其他镇静剂/催眠药、阿片类药物、全身麻醉药、吩噻嗪类药物、安定类药物、肌肉松弛药、镇静性抗组胺药及酒精和一些违禁药物，可不成比例地增加中枢神经系统的抑制作用，可能发生呼吸抑制、低血压、深度镇静、昏迷或死亡。因此，与上述任何一种药物合用时，应特殊护理和观察。

（2）与CYP3A4抑制剂合用（如伊曲康唑、酮康唑、克拉霉素、红霉素、利托那韦、胺碘酮、地尔硫草、维拉帕米、阿瑞匹坦或西柚汁），会使芬太尼血浆浓度升高，增加或延长其疗效和不良反应，也可能引起严重的呼吸抑制。不建议合用，如须合用应对患者密切监测，必要时降低本品剂量。

（3）与CYP3A4诱导剂（如利福平、卡马西平、苯巴比妥、苯妥英）合用可导致芬太尼血药浓度降低和疗效降低，可能需调整本品剂量。合用后停用CYP3A4诱导剂，可能导致芬太尼血药浓度升高，增加或延长其疗效和不良反应，也可能引起严重的呼吸抑制。此种情况应进行密切监测，必要时调整剂量。

（4）本品禁止与单胺氧化酶抑制剂（如呋喃唑酮、丙卡巴肼）合用，且停用此类药物14日以上方可使用本品，并先试用小剂量（常用量的1/4），否则会发生难以预料的严重并发症，临床表现为多汗、肌肉僵直、血压先升高后剧降、呼吸抑制、发绀、昏迷、高热、惊厥，终致循环虚脱而死亡。

（5）本品与5-羟色胺能药物（如选择性5-羟色胺再摄取抑制剂、5-羟色胺去甲肾上腺素再摄取抑制剂、单胺氧化酶抑制剂）同时用药，可能增加5-羟色胺综合征的风险，是潜在危及生命的疾病。

（6）本品与利尿剂合用时，应监测患者利尿降低和（或）血压影响体征，必要时增加利尿剂的剂量。

（7）本品与抗胆碱能药物合用可能增加尿潴留和（或）重度便秘的风险，从而可能导致麻痹性肠梗阻。合用时须监测患者的尿潴留或胃蠕动减少体征。

【给药说明】（1）注射液 ①快速静脉注射本品可引起胸壁、腹壁肌肉僵硬而影响通气。②本品注射液有一定刺激性，不得误入气管、支气管，亦不得涂敷于皮肤和黏膜。

（2）透皮贴剂 ①本品贴剂应贴于躯干或上臂未受刺激及未受照射的平整皮肤表面。不得切割使用。②使用前应剪除（勿用剃须刀剃除）贴用部位的毛发。③使用前可用清水清洗贴用部位，不得使用肥皂、油剂、洗剂或其他可能刺激皮肤或改变皮肤性状的用品；待皮肤完全干燥后贴用。④使用时需用力按压30秒，确保贴剂与皮肤完全接触，尤其是边缘部位。⑤可持续贴用72小时。更换贴剂时，应更换贴用部位。数日后方可于相同部位重复贴用。⑥用药部位和周围区域不得直接暴露于外部热源，例如加热垫或电热毯、加热灯或烤灯、日光浴、热水浴、桑拿浴、热管和热水床。热暴露可导致芬太尼吸收增加，引起药物过量。

【用法与用量】成人 （1）全身麻醉 ①静脉注射（以芬太尼计）：小手术：初始剂量为0.001～0.002mg/kg。大手术：初始剂量为0.002～0.004mg/kg。体外循环心脏手术：以0.02～0.03mg/kg计算全量，维持剂量可每30～60分钟给予1次，剂量为初始剂量的一半。全麻同时吸入氧化亚氮时：初始剂量为0.001～0.002mg/kg。

②静脉滴注：体外循环心脏手术：以0.02～0.03mg/kg计算全量，滴注速度为0.001～0.002mg/（kg·h）。

（2）局麻镇痛不全 静脉注射。作为辅助用药，用量为0.0015～0.002mg/kg。

（3）麻醉前用药 静脉注射或肌内注射。用量为0.0007～0.0015mg/kg。

（4）术后镇痛 ①静脉注射：用量为0.0007～

0.0015mg/kg。

②肌内注射：用量为 0.0007～0.0015mg/kg。

③硬膜外给药：初始剂量为 0.1mg，加氯化钠注射液稀释至 8ml，每 2～4 小时可重复，维持剂量为初始剂量的一半。

（5）中至重度慢性疼痛及仅能用阿片样镇痛药治疗的难消除的疼痛　透皮贴剂局部外用。

①初始剂量（未使用过阿片类药的患者）：用于此类患者的临床经验有限。推荐使用低剂量的阿片类药进行剂量调整，直至与规格为 12μg/h 或 25μg/h 的本品贴剂等效，随后改用规格为 25μg/h 的贴剂。必要时可进行剂量调整，调整幅度为 12μg/h 或 25μg/h，根据镇痛需要补足剂量，以达最低适合剂量。

②初始剂量（从口服或非胃肠道给药的阿片类药改为使用本品的患者）：计算前 24 小时镇痛药用量；将镇痛药用量转换为等效的吗啡剂量（表 2-16）；根据 24 小时口服吗啡的剂量范围换算出本品的剂量（表 2-17）。必要时可进行剂量调整，调整幅度为 12μg/h 或 25μg/h，根据镇痛需要补足剂量，以达最低适合剂量。首次使用本药至镇痛作用开始起效期间，应逐渐停止原用镇痛药。

③剂量的调整及维持治疗：每 72 小时应更换一次贴剂。应根据个体情况调整剂量直至达足够的镇痛效果。如首次使用后镇痛不足，可于用药 72 小时后更换新贴时增加剂量。如需要可在其后每 72 小时进行一次剂量调整。必要时可能需定时使用短效镇痛药。剂量增加的幅度通常为 12μg/h 或 25μg/h。本药剂量超过 300μg/h 时，可能需额外的或改变阿片类药物的用药方法。

表 2-16　镇痛作用等效转换参考表

药物名称	肌注等效镇痛剂量(mg)	口服等效镇痛剂量(mg)
吗啡	10	30（重复给药）
吗啡	10	60（单次或间歇给药）
氢吗啡酮	1.5	7.5
美沙酮	10	20
羟考酮	15	30
左啡诺	2	4
羟吗啡酮	1	10（直肠给药）
二乙酰吗啡	5	60
哌替啶	75	—
可待因	130	200
丁丙诺啡	0.4	0.8（舌下含服）
曲马多	100	120

注：表中所有肌注和口服剂量相当于肌注吗啡 10mg 的等效镇痛剂量。

表 2-17　根据吗啡口服日剂量换算本药贴剂推荐剂量表

24 小时口服吗啡剂量(mg/24h)	芬太尼贴片剂量(μg/h)
<135	25
135～224	50
225～314	75
315～404	100
405～494	125
495～584	150
585～674	175
675～764	200
765～854	225
855～944	250
945～1034	275
1035～1124	300

④治疗终止：停用本药贴剂后，应逐渐开始其他阿片类药的替代治疗，并从低剂量起始，缓慢加量。

儿童　镇痛。静脉注射或肌内注射：2 岁以下儿童尚无推荐剂量；2～12 岁儿童用量为 0.002～0.003mg/kg。

【制剂与规格】　枸橼酸芬太尼注射液：（1）2ml:0.1mg；（2）10ml:0.5mg。

芬太尼透皮贴剂（每小时可释放芬太尼量）：（1）2.1mg（12μg/h）；（2）4.2mg（25μg/h）；（3）8.4mg（50μg/h）；（4）12.6mg（75μg/h）。

盐酸阿芬太尼
Alfentanil Hydrochloride

【特殊说明】　本品为国家特殊管理的麻醉药品，务必严格遵守国家对麻醉药品的管理规定进行管理和使用。

【适应证】　（1）CDE 适应证　作为麻醉性镇痛剂用于全身麻醉诱导和维持。

（2）国外适应证　FDA 批准适应证：①作为用巴比妥酸盐/氧化亚氮（一氧化二氮）/氧气维持麻醉所增加剂量的镇痛辅助药。

②作为通过持续输注氧化亚氮（一氧化二氮）/氧气来维持全身麻醉的镇痛药。

③在需要进行气管插管和机械通气的一般手术患者中，作为主要麻醉剂用于麻醉诱导。

④作为监测麻醉（MAC）的镇痛成分。

【药理】　（1）药效学　阿芬太尼是芬太尼的衍生物，是合成的快速、超短时间的阿片受体激动药，起效快，维持时间短。阿芬太尼的镇痛程度较芬太尼小，为其 1/4，作用持续时间为其 1/3。阿芬太尼对呼吸抑制的不良反应与等效剂量的芬太尼相似，但持续时间较短。对心血管系统抑制作用强于芬太尼，尤其对老年患者及麻醉患者健康状况分级（ASA）Ⅲ～Ⅳ级的患者抑制作用更显著。

（2）药动学　静脉注射本品后即刻起效。阿芬太尼的体内过程符合三室模型，快速分布半衰期为 1 分钟，慢速分布半衰期为 14 分钟。阿芬太尼表观分布容积为 0.4～1L/kg，平均血浆清除率为 5ml/(kg·min)。阿芬太尼的血浆蛋白结合率约为 92%。阿芬太尼终末消除半衰期为90～111 分钟。阿芬太尼主要经肝脏代谢，代谢产物主要经尿液排泄，不到 1% 以原型排泄。

【不良反应】　本品的不良反应频率与血药浓度有关，存在一定的剂量依赖性（例如恶心、呕吐、中枢神经系统作用和呼吸抑制）。但对阿片耐受的患者而言，情况会有所不同。

在全麻诱导和维持中，发生率大于 1% 的可能与本品有关的不良反应如下。

胃肠道　恶心（28%），呕吐（18%）。

心血管系统　高血压（18%），心律失常、心动过缓（14%），心动过速（12%），低血压（10%）。

肌肉骨骼　胸壁强直（17%），骨骼肌运动（1%～3%）。

呼吸系统　呼吸暂停、术后呼吸抑制（1%～3%）。

中枢神经系统　眩晕（3%～9%），视物模糊、昏昏欲睡/术后镇静（1%～3%）。

其他　本药过量时可出现呼吸抑制、胸壁强直、严重低血压等。过量的处理如下。

（1）出现严重呼吸抑制、胸壁强直时，应静脉注射肌松药，进行人工呼吸，并使用阿片受体拮抗药。

（2）持续出现严重低血压时，应补充血容量。

【禁忌证】　本品禁用于对阿芬太尼过敏的患者。

【注意事项】　**危机处理**　阿片类药物常见严重的、危及生命或致死的呼吸抑制，即使在推荐给药剂量下也可发生。呼吸抑制的处理方法包括但不限于密切观察、支持疗法和使用阿片类拮抗剂。

不良反应相关　（1）患有严重慢性阻塞性肺病或肺心病的患者，以及有呼吸储备明显减少、缺氧、高碳酸血症或已存在呼吸抑制的患者，即使在使用推荐剂量的本品时，呼吸动力下降或窒息的风险也会增加。老年人、极瘦弱或操劳过度患者发生呼吸抑制的风险更高。选择合适的给药剂量以及滴定给药对于降低本品呼吸抑制的风险十分重要。

（2）本品可引起所有骨骼肌的肌肉强直，发生率和严

重程度通常与剂量和给药速度相关。初始剂量达 20μg/kg时可引起骨骼肌强直，超过 130μg/kg 将立即引起肌肉强直。本品快速静脉注射可增加肌肉强直的发生率，可通过预先应用苯二氮䓬类药物和肌松药来预防。

（3）本品所致的严重心动过缓和心搏暂停可使用阿托品和传统的复苏方法治疗。在患者使用阿托品后应密切监测，并配备其他复苏设备。

（4）本品可能会导致 Oddi 括约肌痉挛。阿片类药物还会导致血清淀粉酶升高。密切监护胆道疾病患者，包括急性胰腺炎患者，以防症状加重。

（5）本品可能会增加癫痫患者癫痫发作的频率，并可能增加与癫痫相关的其他临床症状发作的风险。在癫痫患者使用盐酸阿芬太尼注射时应密切监护以控制恶性癫痫的发作。

（6）本品可能会引起过敏反应，已知对阿芬太尼或其他阿片类镇痛药过敏的患者应慎用。

老年人　老年患者（65 岁或以上）对阿芬太尼的敏感性可能增加，通常选择本品剂量范围的最低值为起始给药剂量，并缓慢滴定给药剂量。

儿童　本品在儿童中安全有效性尚不明确。

妊娠　阿芬太尼可穿过胎盘屏障，并导致新生儿阿片戒断症状，因此妊娠期妇女应避免使用本品。本品可通过胎盘从而可能抑制新生儿的自主呼吸，因此在分娩（包括剖宫产）阶段不推荐使用本品。

哺乳期　阿芬太尼可经乳汁分泌，给药后 24 小时内不建议母乳喂养或使用挤出的母乳喂养。

肾功能不全　应慎用。必须使用时，应减少用量并密切监护与呼吸抑制、镇静以及低血压相关症状。

肝功能不全　应慎用。必须使用时，应减少用量并密切监护与呼吸抑制、镇静以及低血压相关症状。

其他　肺部疾病、呼吸功能减弱或呼吸受损患者应慎用。对此类患者，阿片类药物可减少其呼吸驱动力，增加气道阻力。在麻醉过程中，可以通过辅助或控制呼吸来调节。

【药物相互作用】　本品与下列药物存在相互作用。

（1）CYP3A4 抑制剂　例如大环内酯物抗生素（如红霉素）和蛋白酶抑制剂（如利托那韦），可使本品血药浓度升高，阿片样作用增强或延长，可导致致命的呼吸抑制。如必须联用，需考虑减少本品剂量，定期监测患者的呼吸抑制情况和镇静作用。

（2）CYP3A4 诱导剂　如利福平、卡马西平、苯妥英，能降低阿芬太尼的血药浓度，导致阿片样作用减弱。如必须联用，需考虑增加本品剂量。

(3)苯二氮䓬类和其他中枢神经(CNS)抑制剂　地西泮先于或联合高剂量的本品应用可引起血管舒张、低血压，可能导致苏醒延迟。当本品与其他中枢神经系统抑制剂(如其他镇静剂/安眠药、抗焦虑药物、抗精神病药物、肌肉松弛剂、全身麻醉剂、其他阿片类药物或酒精)联合使用时，对中枢神经系统及心血管系统的作用加强，术后呼吸抑制程度加重，持续时间延长。联合用药时，应减少任一药物的剂量或同时减少所有相关药物的用量。如联用导致低血压，可进行补液治疗，如补液和其他应对措施不能纠正低血压，应考虑使用升压药物而不使用肾上腺素。当患者使用安定类阻滞α肾上腺素能活性的药物治疗时，使用肾上腺素反而会降低患者血压。

(4)5-羟色胺能药物　阿片类药物与能影响血清素神经递质系统的药物联合使用时，可导致血清素综合征。这类药物包括选择性血清素再摄取抑制剂(SSRIs)，5-羟色胺和去甲肾上腺素再摄取抑制剂(SNRIs)，三环类抗抑郁药(TCAs)，曲普坦类，5-HT₃受体拮抗剂，影响5-羟色胺神经递质系统的药物(如米氮平、曲唑酮、曲马多)，单胺氧化酶(MAO)抑制剂(用于治疗精神疾病和其他，如利奈唑胺和静脉注射亚甲蓝)。如需联用，应仔细监护患者，特别在治疗开始和剂量调整阶段。如出现疑似5-羟色胺综合征症状，停止使用本品。

(5)单胺氧化酶(MAO)抑制剂　如苯乙肼、反苯环丙胺、利奈唑胺。MAO抑制剂与阿片类药物的相互作用表现为血清素综合征或者阿片类毒性(例如呼吸抑制，昏迷)。14天内接受过MAO抑制剂治疗的患者在使用本品时，建议进行适当监测，使用前准备血管舒张药和β受体拮抗剂，以便能及时治疗突发高血压。

(6)混合激动剂/拮抗剂和部分激动剂阿片类镇痛药如布托啡诺、喷他佐辛、丁丙诺啡。可能降低本品的镇痛作用和(或)导致戒断症状，应避免联合使用。

(7)肌肉松弛剂　本品可加强肌肉松弛剂的神经肌肉阻滞作用，导致呼吸抑制程度增加。应密切监护患者呼吸抑制方面的症状，同时减少本品和(或)肌肉松弛剂的剂量。

(8)利尿剂　阿片类药物可以通过诱导抗利尿激素的释放来减弱利尿剂的功效，应监测患者利尿作用减弱方面的症状和(或)血压的变化并根据需要增加利尿剂的用量。

(9)抗胆碱药　联合使用抗胆碱能药可增加尿潴留的风险和(或)导致严重便秘，并可导致麻痹性肠梗阻。

(10)西咪替丁　可使阿芬太尼的清除率下降，导致阿芬太尼作用时间延长。本品长时间给药时，可减少剂量，同时密切监护呼吸抑制情况和其他阿芬太尼作用。

【给药说明】　用药前后及用药时应持续监测生命体征。

【用法与用量】　(1)镇痛、镇静　静脉注射10~30μg/kg，继以每分钟0.25~0.75μg/kg静脉滴注可维持满意镇痛状态。

(2)麻醉诱导　静脉注射80~200μg/kg，继以每分钟1~3μg/kg静脉滴注维持麻醉，停药后很快清醒；或间断静脉注射5~10μg/kg维持。

(3)全凭静脉麻醉　先以150μg/kg负荷剂量静脉注射，继以每分钟1~3μg/kg静脉滴注可达到手术镇痛需要。

【制剂与规格】　盐酸阿芬太尼注射液：(1)2ml:1mg；(2)5ml:2.5mg；(3)10ml:5mg。

枸橼酸舒芬太尼 [药典(二)；医保(乙)]
Sufentanil Citrate

【特殊说明】　本品为国家特殊管理的麻醉药品，务必严格遵守国家对麻醉药品的管理规定进行管理和使用。

【适应证】　用于气管内插管，使用人工呼吸的全身麻醉。作为复合麻醉的镇痛用药。作为全身麻醉大手术的麻醉诱导和维持用药。

【药理】　(1)药效学　本药为强效的阿片类镇痛药，是一种特异性μ阿片受体激动药，对μ受体的亲和力比芬太尼强7~10倍，镇痛效果强于芬太尼。静脉给药后几分钟内就能发挥最大药效，镇痛深度与剂量有关，可以调节到合适于手术的痛觉水平。根据剂量和给药的速度，舒芬太尼有可能引起肌肉僵直、欣快感、缩瞳和心动过缓，所有这些作用均可通过使用其拮抗剂迅速、完全地逆转，如纳洛酮或烯丙吗啡。舒芬太尼在体内蓄积程度低、清除迅速、患者复苏快。有良好的血流动力学稳定性，可同时保证足够的心肌氧供应。

(2)药动学　静脉给予本品250~1500μg，呈线性药代动力学特征。血药浓度从治疗水平降至亚治疗水平取决于分布半衰期而非终末半衰期，血液和血清中的分布半衰期分别为2.3~4.5分钟和35~73分钟。中央室的分布容积为14.2L，稳态分布容积为344L。血浆蛋白结合率为92.5%。主要在肝脏和小肠代谢。24小时内给药量的80%被排泄，仅2%为原型，清除率为914ml/min。平均清除半衰期为13.1小时(10.9~15.6小时)；给药剂量为250μg和500~1500μg时，终末半衰期分别为4.1小时和10~16小时。

【不良反应】 典型的阿片样症状，如呼吸抑制、呼吸暂停、骨骼强直（胸肌强直）、肌阵挛、低血压、心动过缓、恶心、呕吐、眩晕、缩瞳和尿潴留。在注射部位偶有瘙痒和疼痛。其他较少见的不良反应有咽部痉挛，偶尔可出现术后恢复期的呼吸再抑制。

【禁忌证】 （1）对舒芬太尼或其他阿片类药物过敏者禁用。

（2）分娩期间，或实施剖宫产手术期间婴儿剪断脐带之前，不能做静脉内用药，因为舒芬太尼可引起新生儿呼吸抑制。

【注意事项】 （1）本药应根据个体反应和临床情况调整用量，须考虑以下因素：患者的年龄、体重、一般情况及同时使用的药物，手术难度、持续时间及所需麻醉深度。

（2）如果术前所用的抗胆碱药物剂量不足，或本品与非迷走神经抑制的肌松药合并使用时，可能导致心动过缓甚至心搏停止，心动过缓可用阿托品治疗。

（3）舒芬太尼可以导致肌肉僵直，包括胸壁肌肉的僵直，可以通过缓慢静脉注射本品加以预防（通常在使用低剂量时可以奏效），或同时使用苯二氮䓬类药物及肌松药。

（4）呼吸抑制往往和剂量相关，可用特异性拮抗剂（如纳洛酮）使其完全逆转。由于呼吸抑制持续的时间可能长于其拮抗剂的效应，有可能需要重复使用拮抗剂。

（5）深度麻醉时的呼吸抑制可持续至术后，或在术后复发，应对此类患者进行监测。

（6）对甲状腺功能低下、肺病疾患、肝和（或）肾功能不全、老年人、肥胖，酒精中毒和使用过其他已知对中枢神经系统有抑制作用的药物的患者，在使用本品时均需要特别注意。建议对这些患者做较长时间的术后观察。

（7）用药后应避免驾驶或操作机械。

（8）运动员慎用。

其他 （1）有如下疾病的患者用药量应酌情给予：非代偿性甲状腺功能减退、肺部疾患（尤其是那些呼吸贮备降低的疾病）、肝和（或）肾功能不全、肥胖和酒精中毒等。

（2）体弱患者和老年人以及已使用过能抑制呼吸的药物的患者，应减少用量。

【药物相互作用】 （1）与本品同时使用巴比妥类药、阿片类药、镇静剂、神经安定类药、酒精、其他麻醉药或对中枢神经系统有抑制作用的药物，可能导致对呼吸和中枢神经系统抑制作用加强。

（2）同时给予高剂量的本品和高浓度的氧化亚氮（笑气）时可导致血压、心率降低以及心输出量减少。

（3）麻醉或外科手术前两周内，不应该使用单胺氧化酶抑制剂。

（4）本品主要由 CYP3A4 代谢。实验资料表明 CYP3A4 抑制剂（如红霉素、伊曲康唑）会抑制本品代谢从而延长呼吸抑制作用。如必须与上述药物同时使用，应降低本品剂量，并对患者进行特殊监测。

【给药说明】 每次给药之后，都应对患者进行足够时间的监测。

【用法与用量】 静脉注射给药或静脉滴注给药。用药的时间间隔长短取决于手术的持续时间。根据个体需要可重复给予额外的（维持）剂量。

成人 （1）作为复合麻醉的镇痛用药 静脉注射按体重 0.1～5.0μg/kg，或者加入输液管中，在 2～10 分钟内滴完。当临床表现显示镇痛效应减弱时，可按体重 0.15～0.7μg/kg 追加维持剂量（相当于舒芬太尼注射液 0.2～1.0ml/70kg）。

（2）以本品为主的全身麻醉 用药总量可为 8～30μg/kg。当临床表现显示麻醉效应减低时可按 0.35～1.4μg/kg 追加维持剂量（相当于舒芬太尼注射 0.5～2.0ml/70kg）。

儿童 用于 2～12 岁儿童全身麻醉的诱导和维持：建议为按体重 10～20μg/kg。如果临床表现镇痛效应降低时，可按体重给予额外的剂量 1～2μg/kg。

【制剂与规格】 枸橼酸舒芬太尼注射液：（1）1ml:50μg；（2）2ml:100μg；（3）5ml:250μg。

瑞芬太尼 [药典（二）；国基；医保（乙）]
Remifentanil

【特殊说明】 本品为国家特殊管理的麻醉药品，务必严格遵守国家对麻醉药品的管理规定进行管理和使用。

【适应证】 用于全麻诱导和全麻中维持镇痛。

【药理】 （1）药效学 本品为芬太尼类μ阿片受体激动剂，在人体内 1 分钟左右迅速达到血-脑平衡，在组织和血液中被迅速水解，故起效快，维持时间短，与其他芬太尼类似物明显不同。其镇痛作用及副作用呈剂量依赖性。本品的μ阿片受体激动作用可被纳洛酮拮抗。

（2）药动学 本品静脉给药后起效迅速，1 分钟达有效浓度，作用持续时间仅 5～10 分钟。血浆蛋白结合率约 70%，稳态分布容积约 350ml/kg。代谢不受血浆胆碱酯酶及抗胆碱酯酶药物的影响，不受肝、肾功能及年龄、体重、性别的影响，主要通过血浆和组织中非特异性酯酶水解代谢，大约 95%的瑞芬太尼代谢后经尿排泄，清除率约 40ml/(min·kg)。药物浓度衰减符合三室模型，其分布半衰期($t_{1/2\alpha}$)为 1 分钟，消除半衰期($t_{1/2\beta}$)为 6 分钟，终末半衰期($t_{1/2\gamma}$)为 10～20 分钟，有效的生物学半衰期约 3～10 分钟，与给药剂量和持续给药时间无关。本品长时间输注给药或反复注射用药其代谢速度无变化，体内无蓄积。

【不良反应】本品具有 μ 阿片受体类药物的典型不良反应，如恶心、呕吐、呼吸抑制、心动过缓、低血压和肌肉强直，上述不良反应在停药或降低输注速度后几分钟内即可消失。在国内外的临床研究中还发现有寒战、发热、潮红、眩晕、头痛、视觉障碍、呼吸暂停、心动过速、高血压、激动、癫痫、低氧血症、瘙痒和过敏等。

【禁忌证】（1）已知对本品中各种组分或其他芬太尼类药物过敏的患者禁用。

（2）本品处方中含有甘氨酸，因此不能硬膜外和鞘内给药。

【注意事项】不良反应相关　（1）本品能引起肌肉强直，与给药剂量和给药速率有关。单剂量注射时应缓慢给药，时间应不低于 60 秒；提前使用肌肉松弛药可防止肌肉强直的发生。相应处置方法：麻醉诱导过程中出现的严重肌肉强直应给予神经肌肉阻断剂和（或）另加催眠剂，并给予插管通气；在本品使用过程中发现的肌肉强直可通过停药或减小给药速率处置；出现危及生命的肌肉强直时，应给予迅速起效的神经肌肉阻断剂，立即中断输注。

（2）使用本品出现呼吸抑制时应妥善处理，包括减小输注速率 50%或暂时中断输注。

（3）本品能引起剂量依赖性低血压和心动过缓，可以预先给予适量的抗胆碱能药（如阿托品）抑制这些反应。低血压和心动过缓可通过减小本品输注速率或合用药物来处置，在合适的情况下使用输液、升压药或抗胆碱能药。

手术相关　全麻中持续输注本品可以产生满意的镇痛效应，但要注意对有的患者可能出现封顶效应，在本品已达到血中 8ng/ml 仍存在镇痛不全时，不宜盲目增加本品剂量，应该辅助其他有效镇痛措施。长时间输注本品停止输注后会出现痛觉过敏现象，必须在停止输注本品前 30 分钟给予有效的镇痛药物。

儿童　2 岁以下儿童不推荐使用。

孕妇及哺乳期妇女　本品可通过胎盘屏障，产妇应用时有引起新生儿呼吸抑制的危险。本品能经母乳排泄。孕妇及哺乳期妇女不推荐使用。必须使用时应权衡利弊。

肝肾功能受损的患者　不需调整剂量，但这类患者对瑞芬太尼呼吸抑制的敏感性增强，使用时应监测。

肥胖患者　相对于实际体重，本品的中央清除率和稳态分布容积与标准体重有更好的关联性，建议减少此类患者给药剂量并按标准体重计算。

下列患者慎用　心律失常，慢性梗阻性肺部疾患，呼吸储备力降低及脑外伤昏迷、颅内压增高、脑肿瘤等易陷入呼吸抑制的患者。

运动员　慎用。

【药物相互作用】（1）本品与其他麻醉药有协同作用，硫喷妥、异氟烷、丙泊酚及咪达唑仑与本品同时给药时，剂量减至 75%。

（2）本品与中枢神经系统抑制药物也有协同作用，合用时应慎重，并酌情减量。

（3）本品务必在单胺氧化酶抑制药（如呋喃唑酮、丙卡巴肼）停用 14 天以上，方可给药，而且应先试用小剂量，否则会发生难以预料的严重并发症。

【给药说明】（1）本品稀释后可以与乳酸林格液或 5%葡萄糖乳酸林格液共行一个快速静脉输液通路。

（2）本品连续输注给药，必须采用定量输注装置，可能情况下，应采用专用静脉输液通路。

（3）本品停药后应清洗输液通路，避免当其他药物经同一输液通路给药时，可能出现残留瑞芬太尼的输入而引起呼吸抑制及胸壁肌强直。

【用法与用量】本品只能静脉给药，特别适于静脉滴注。本品给药前须溶解并稀释成 25μg/ml、50μg/ml 或 250μg/ml，可选用下列溶媒之一进行稀释：灭菌注射用水、5%葡萄糖注射液、0.9%氯化钠注射液、5%葡萄糖氯化钠注射液。

成人　成人给药剂量见表 2-18。

（1）麻醉诱导　本品应与催眠药（如丙泊酚、硫喷妥、咪达唑仑、氧化亚氮、七氟烷或氟烷）一并给药。按 0.5～1μg/(kg·min)的输注速度持续静脉滴注。也可在静脉滴注前静脉注射 0.5～1μg/kg 的初始剂量，注射时间应大于 60 秒。

（2）气管插管后麻醉维持　应根据其他麻醉用药，依表 2-18 减少本品滴注速率。因本品起效快，作用时间短，麻醉中的给药速率可以每 2～5 分钟增加 25%～100%或减小 25%～50%，以获得满意的临床反应。麻醉过浅时，每隔 2～5 分钟静脉注射 0.5～1μg/kg，以加深麻醉深度。

表 2-18　成年人给药剂量表

用法	单剂量注射 (μg/kg)	持续输注	
		起始速率 [μg/(kg·min)]	范围 [μg/(kg·min)]
麻醉诱导	1(给药时间大于60秒)	0.5～1	—
麻醉维持			
氧化亚氮(66%)	0.5～1	0.4	0.1～2
异氟烷 [0.4～1.5 最小肺泡浓度(MAC)]	0.5～1	0.25	0.05～2
丙泊酚 [100～200μg/(kg·min)]	0.5～1	0.25	0.05～2

儿童　2～12岁儿童用药与成人一致。

老年人　65岁以上患者初始剂量减半，持续静脉滴注剂量应酌减。

肝肾损伤　无需调整剂量。

肥胖患者　减少用量并按标准体重计算。

【制剂与规格】　注射用瑞芬太尼：(1)1mg；(2)2mg；(3)5mg。

盐酸二氢埃托啡[药典(二)]
Dihydroetorphine Hydrochloride

【特殊说明】　本品为国家特殊管理的麻醉药品，且需特别加强管制，务必严格遵守国家对麻醉药品的管理规定进行管理和使用。

【适应证】　本品仅限用于创伤、手术后及诊断明确的各种剧烈疼痛的止痛，包括对吗啡或哌替啶无效者。

【药理】　(1)药效学　本药为麻醉性高效镇痛药，系阿片受体激动药，尤其对μ受体亲和力高。本药的起效剂量小，镇痛作用强，无欣快感反应，故其潜在成瘾性小，安全系数(即治疗指数)大，但镇痛有效时间较短。此外，本药还具镇静、解痉和呼吸抑制作用。

(2)药动学　本药口服后吸收差，舌下含服后吸收迅速，10～15分钟疼痛可明显减轻。

【不良反应】　**呼吸系统**　偶见呼吸减慢至每分钟10次左右。

胃肠道　恶心、呕吐。

神经系统　头晕。

皮肤　多汗。

其他　乏力。连续多次使用可出现耐受性、依赖性。

【禁忌证】　(1)脑外伤神志不清者。

(2)肺功能不全者。

(3)婴幼儿。

【注意事项】　(1)本品不得用于戒毒治疗。

(2)非剧烈疼痛者，如牙痛、头痛、风湿痛、痔疮痛或局部组织小创伤痛等不得使用本品。

(3)本品不用于慢性疼痛的止痛。

危机处理　非医嘱或用法不当的超量用药可发生急性中毒，主要表现为呼吸近于停止、昏迷等。遇呼吸暂停时可人工呼吸加压给氧，并肌内或静脉注射盐酸纳洛酮0.4mg，以对抗本品的呼吸抑制作用。

不良反应相关　如呼吸减慢至每分钟10次左右，可给予呼吸兴奋药尼可刹米或吸氧纠正。

老年人　慎用。

肝功能不全、肾功能不全　慎用，或酌减用量。

【药物相互作用】　尚不明确。

【给药说明】　(1)本品舌下片仅可舌下含化，不得吞服，否则影响镇痛效果。

(2)本品处方为一次常用量，且仅限于二级以上医院内使用。

【用法与用量】　舌下含化20～40μg，经10～15分钟疼痛可获明显减轻，视需要可于3～4小时后重复用药。允许使用最大剂量一般为60μg，一日180μg，连续用药不得超过三天。超大剂量使用时应遵医嘱。

【制剂与规格】　盐酸二氢埃托啡舌下片：(1)20μg；(2)40μg。

盐酸羟考酮[药典(二)；医保(乙)]
Oxycodone Hydrochloride

【特殊说明】　本品为国家特殊管理的麻醉药品，务必严格遵守国家对麻醉药品的管理规定进行管理和使用。用于非癌症慢性疼痛治疗时，应遵循"强阿片类药物在慢性非癌痛治疗中的指导原则"的各项规定。

【适应证】　用于治疗中度至重度急性疼痛，包括手术后引起的中度至重度疼痛，以及需要使用强阿片类药物治疗的重度疼痛。片剂常用于缓解中度到重度癌症疼痛。缓释片常用于缓解持续的中度到重度疼痛。

【药理】　(1)药效学　本药为强效镇痛药,是纯阿片受体激动药,对μ受体具有相对选择性,更高剂量时也能与其他阿片受体结合。其主要药理作用为镇痛,其镇痛作用没有天花板效应,临床上通过镇痛作用来滴定剂量,并受到不良反应(包括呼吸和中枢神经系统抑制)的限制。其镇痛作用的确切机制尚不明确,可能与激动脑与脊髓中的特异性阿片受体相关。

(2)药动学　本药经皮下注射与静脉注射两种给药途径呈生物等效性。本药口服制剂的生物利用度为60%～87%。口服片剂后18～24小时达稳态血药浓度。缓释片会出现两个释放相,即提供快速镇痛的早期快释放相和随后的持续释放相,口服后约3小时达C_{max},作用持续12小时,健康志愿者多次用药后,24～36小时内达稳态血药浓度。血浆蛋白结合率约为45%。本药经CYP3A代谢为去甲羟考酮,还可经CYP2D6代谢为羟吗啡酮。活性药物和代谢物可通过尿液和粪便排泄,其中代谢物主要经肾脏排。普通口服制剂的消除半衰期约为3小时,缓释片的平均表观消除半衰期为4.5小时。轻至中度肾功能损害者本药C_{max}升高约50%,AUC增加约60%,消除半衰期延长1小时。轻至中度肝功能损害者本药C_{max}升高约50%,AUC增加约95%,消除半衰期延长2.3小时。

【不良反应】　较吗啡等纯μ受体激动药,羟考酮有相同或较轻的副作用。常见为恶心、呕吐、便秘、头痛、头晕、嗜睡、瘙痒、排尿困难、疲劳等。该药长期使用也可能发生躯体依赖和精神依赖。剂量过大,尤其是与镇静药、呼吸抑制药合用,或在有肺部疾病的患者易导致呼吸抑制。

【禁忌证】　(1)对本品过敏者。

(2)慢性、急性或严重支气管哮喘患者。

(3)慢性阻塞性呼吸道疾病患者。

(4)呼吸抑制患者。

(5)肺源性心脏病患者。

(6)高碳酸血症患者。

(7)颅脑损伤患者。

(8)麻痹性肠梗阻患者。

(9)慢性便秘患者。

(10)中度至重度肝功能损害患者。

(11)重度肾功能障碍(肌酐清除率<10ml/min)患者。

(12)孕妇或哺乳期妇女。

(13)口服制剂　胃排空延迟者禁用。手术前或手术后24小时内不宜使用片剂及缓释片。

【注意事项】　危机处理　本品过量的主要危险为呼吸抑制,通常发生在非耐受患者使用很高的初始剂量之后,或阿片类药物与其他具有抑制呼吸作用的药物共同使用的情况下。过量的处理:①首先保持呼吸道通畅,然后给予相应的支持疗法,纠正休克及肺水肿,心搏骤停或心律不齐可能需要心脏按压或除颤。如是口服用药,必要时洗胃。②解救用药:纳洛酮0.4～0.8mg,静脉注射。必要时,间隔2～3分钟重复给药。③如患者未出现明显呼吸抑制或循环障碍,不应使用纳洛酮。对本药产生生理依赖性或疑似产生生理依赖性的患者,慎用纳洛酮(因可能突然完全阻断阿片类药的作用,导致急性疼痛发作及急性戒断综合征)。

不良反应相关　①腹部手术后使用羟考酮应小心,阿片类药物可损害肠道蠕动功能,只有确认肠功能恢复正常后,方可使用羟考酮。②用药期间,如出现或疑似出现麻痹性肠梗阻,应立即停药。③长期连续用药可能产生耐受性,需逐渐增量以维持对疼痛的控制。④长期使用可能产生躯体依赖性,如不再需要羟考酮治疗,应逐渐减量直至停药以防止出现戒断症状。⑤本药可加剧惊厥,部分情况下可诱导或加剧癫痫发作,用药期间应监测有癫痫发作史者是否出现癫痫发作的控制恶化。

手术相关　①羟考酮缓释片仅适用于术前已经接受该药物治疗的术后患者,或术后出现中度至重度并且持续时间较长的疼痛。②对要行额外止痛手术(如外科手术、神经丛阻滞)的患者,在术前6小时内不可使用羟考酮胶囊。如在术后使用,应根据新的术后需求调整剂量。

以下情况应慎用本药　颅内压升高、血压过低、血容量减少、中毒性精神病、胆道疾病、胰腺炎、炎症性肠病、前列腺肥大、肾上腺皮质功能不足、酒精中毒、震颤性谵妄、重度肝脏或肾脏功能损伤、严重肺部疾患、过度疲惫、老年和体弱、黏液性水肿、甲状腺功能减退、阿狄森病的患者。

儿童　不推荐用于18岁以下的患者。

运动员　慎用。

【药物相互作用】　(1)本品与下列药物可以有叠加作用:镇静药、催眠药、酒精、抗精神病药、抗抑郁药、麻醉剂、肌肉弛缓剂和降压药。常规剂量的本品与这些药物合用可导致呼吸抑制、深度镇静、昏迷和死亡。

(2)本品应避免与激动/拮抗混合型镇痛药(如喷他佐辛、纳布啡和布托啡诺)合用,可能会降低羟考酮的镇痛作用和(或)导致戒断症状。

（3）本品与抗胆碱能药物或具有抗胆碱能活性的药物（如三环抗抑郁药物、抗组胺药物、抗精神病药物、肌肉松弛剂、抗帕金森病药物）合用，可能会导致抗胆碱能不良反应增加。

（4）本品与单胺氧化酶抑制剂可发生严重相互作用，服用单胺氧化酶抑制剂或停用后的2周内禁用本品。

（5）羟考酮部分通过CYP2D6和CYP3A4途径代谢。①抑制CYP2D6活性的药物（如帕罗西汀）可能会引起羟考酮清除率降低，血浆浓度增加。②CYP3A4抑制剂，如大环内酯类抗生素类（如克拉霉素、红霉素）、唑类抗真菌药物（如伏立康唑、伊曲康唑和泊沙康唑）、蛋白酶抑制剂（如利托那韦、茚地那韦、奈非那韦和沙奎那韦）、西咪替丁可引起羟考酮清除率下降，血浆浓度升高，因此可能需要相应调整羟考酮剂量。③CYP3A4诱导剂（如利福平、卡马西平、苯妥英）会诱导羟考酮代谢，血药浓度下降，可能需要相应调整羟考酮剂量。

【给药说明】（1）本药注射液静脉给药时，应将药液用0.9%氯化钠注射液、5%葡萄糖注射液或注射用水稀释至1mg/ml。

（2）本药胶囊应整粒吞服，不得咀嚼或碾碎。本药缓释片必须整片吞服。

【用法与用量】 成人 注射给药。以下为推荐起始剂量，如果镇痛效果不够或疼痛加剧，应逐渐加量。

（1）静脉注射 在1~2分钟内缓慢注射1~10mg（浓度为1mg/ml）。给药间隔4小时以上。

（2）静脉输注 起始剂量2mg/h（浓度为1mg/ml）。

（3）静脉PCA泵 每次剂量0.03mg/kg体重（浓度为1mg/ml），给药间隔5分钟以上。

（4）皮下注射 起始剂量5mg（浓度为10mg/ml），必要时每4小时重复给药一次。

口服给药的剂量应根据疼痛程度和镇痛药使用史而决定。疼痛程度增加，需增加剂量时，应在上一次用药剂量的基础上增加25%~50%。①首次服用阿片类药物或用弱阿片类药物不能控制疼痛的中重度疼痛患者：本品普通口服制剂初始剂量为5~15mg，每4~6小时一次；本品缓释片初始剂量一般为5mg，每12小时一次。之后根据病情仔细滴定剂量，直至理想止痛。多数患者用量不超过200mg/12h，少数患者可能需要更高剂量。②由口服吗啡改用本药的患者：本品10mg相当于吗啡15~20mg。

老年人 口服本药无需调整剂量，注射给药从最低起始剂量开始滴定。

肝肾功能损伤者 起始剂量减少50%。

甲状腺功能减退的患者 剂量应减低。

【制剂与规格】 盐酸羟考酮片：5mg。
盐酸羟考酮胶囊：（1）5mg；（2）10mg；（3）20mg。
盐酸羟考酮缓释片：（1）5mg；（2）10mg；（3）20mg；（4）40mg。
盐酸羟考酮注射液：（1）1ml:10mg；（2）2ml:20mg。

地 佐 辛
Dezocine

【特殊说明】 本品为二类精神药品。

【适应证】 需要使用阿片类镇痛药治疗的各种疼痛。

【药理】（1）药效学 本品为混合的阿片激动-拮抗剂，是一种强效阿片类镇痛药，可缓解术后疼痛，其镇痛强度、起效时间和作用持续时间与吗啡相似。当稳态血药浓度超过5~9ng/ml时，可产生缓解术后疼痛的作用；当平均峰浓度达45ng/ml时则出现不良反应。出现最大镇痛作用的时间与血药浓度达峰时间比延长20~60分钟。

（2）药动学 注射本品可完全快速吸收，肌内注射10mg达峰时间为10~90分钟，平均血药浓度为19ng/ml（10~38ng/ml）。静脉注射10mg，平均终末半衰期为2.4小时（1.2~7.4小时），平均分布体积为10.1L/kg（4.7~20.1L/kg），平均全身清除率为3.3L/(kg·h)[1.7~7.2L/(kg·h)]。剂量超过10mg时，呈非线性代谢。静脉注射5、10mg，剂量与血药浓度呈正比，但静脉注射20mg后与5、10mg相比，AUC大25%，全身清除率低20%。所用剂量约2/3由尿排泄，其中1%为原型药，其余为葡萄糖苷酸共轭物。

【不良反应】 以下不良事件发生率大于1%：

胃肠道 恶心、呕吐发生率为3%~9%。

中枢神经系统 镇静发生率为3%~9%，头晕/眩晕发生率为1%~3%。

皮肤 注射部位反应发生率为3%~9%。

【禁忌证】 对阿片类镇痛药过敏的患者禁用。

【注意事项】危机处理 用药过量可出现呼吸抑制、心血管损伤及谵妄。过量时可静脉注射纳洛酮，并持续监测呼吸及心脏状态，采取适当的辅助治疗措施（如给氧、输液、给予血管加压药、辅助或控制呼吸）。非耐受健康受试者，最大无毒性剂量为30mg/70kg。

不良反应相关 （1）本品具有阿片拮抗剂的性质，虽然较纯阿片类药（吗啡、哌替啶）滥用倾向低，但此类药物对部分人群（尤其曾滥用过阿片类药或依赖者）有滥用倾向。对麻醉药有生理依赖性的患者不推荐使用。

(2)脑损伤、颅内损伤或存在颅内压高的患者使用本品，其产生呼吸抑制，脑脊液压力升高的可能性将会增大(原因为本品使 CO_2 滞留，并引起血管扩张)。此外，强镇痛药可能使脑损伤患者产生病程不清的作用，对于此类患者，本品仅在必要时使用，且要尤为注意。

(3)本品注射液含焦亚硫酸钠，部分易感者可能引起致命性过敏反应、严重哮喘。

手术相关 本品虽未显示可改变胆管内紧张压，但其他阿片类镇痛药在治疗剂量下可明显升高胆总管内压力。因此，胆囊手术者慎用本品。

老年人 与所有强效、混合的阿片类激动-拮抗镇痛剂相似，本品有可能产生显著的呼吸抑制、减少供氧量，还有可能改变老年人的精神状态或诱发谵妄。

儿童 18 岁以下患者用药的安全性和有效性尚不明确。

妊娠 妊娠期注射本品的安全性未被确定，只有当对胎儿利大于弊时才使用本品；在分娩过程中使用本品的安全性未知，对母婴均必要时才使用本品。

哺乳期 本品是否通过乳汁排泄尚未确定，哺乳期妇女不推荐使用本品。

驾驶/机械操作 用药期间不应驾驶或操作危险机械。

【**药物相互作用**】 (1)阿片类镇痛药、普通麻醉剂、镇静药、催眠药或其他中枢神经系统抑制剂(包括酒精)与本品同用会产生累加作用。因此，联合治疗时，一种或全部药物的剂量都应减少。

(2)本品与酒精和(或)其他中枢神经系统抑制剂合用可能对患者产生危害，不在医疗环境控制下，酒精成瘾或服用这类药物的患者慎用本品。

【**用法与用量**】 **成人** (1)肌内注射 推荐单剂量为 5~20mg，应根据病人的体重、年龄、疼痛程度、身体状况及服用其他药物的情况调节剂量。必要时每隔 3~6 小时给药一次，最高剂量每次 20mg，一天最多不超过 120mg。

(2)静脉注射 初剂量为 5mg，以后每 2~4 小时 2.5~10mg/kg。

(3)术后静脉自控镇痛 为超说明书用法(专家建议)。将地佐辛 0.8mg/kg 加入 100ml 生理盐水持续静脉泵注，持续剂量 2ml/h，治疗突发痛剂量每次 0.5~2ml，锁定时间 10~15 分钟，术后持续镇痛 24~48 小时。

老年人 应减少最初剂量，随后剂量个体化。

肾功能不全 应减量。

肝功能不全 应减量。

其他 患有呼吸抑制、严重呼吸储备减少、支气管哮喘、呼吸梗阻或发绀的患者应减量。

【**制剂与规格**】 地佐辛注射液：(1)1ml:5mg；(2)1ml:10mg。

喷他佐辛
Pentazocine

【**适应证**】 适用于各种慢性剧痛，如癌性疼痛、创伤性疼痛、手术后疼痛，也可用于手术前或麻醉前给药，作为外科手术麻醉的辅助用药。

【**药理**】 (1)药效学 对 μ 受体有弱的激动效应和弱的拮抗效应(约为纳洛酮的 1/30)，对 κ 受体有激动作用，等剂量的镇痛作用约为吗啡的 1/6。呼吸抑制、成瘾和胃肠道平滑肌效应都弱于强阿片受体激动药，镇痛有"天花板效应"，大剂量可以引起血中儿茶酚胺浓度升高，表现为心率加快，血压升高。

(2)药动学 血浆蛋白结合率约 60%，肌内注射后 15 分钟~1 小时，口服后 1~3 小时镇痛作用最明显，血浆半衰期 4~5 小时。主要在肝脏代谢，60%~70%代谢产物和少量原型药物经肾排出。肝硬化患者与健康受试者相比，喷他佐辛的清除率明显减少，终末半衰期延长。吸烟者比非吸烟者代谢的喷他佐辛多 40%，尽管个体差异很大，吸烟能介导参与药物氧化的肝酶产生。

【**不良反应**】 常见不良反应为镇静、嗜睡、恶心、呕吐、出汗、轻度血压升高、心率增快。因可增加心脏负荷，不用于重度心功能不全患者。

【**禁忌证**】 参阅"酒石酸布托啡诺"。

【**注意事项**】 (1)哮喘急性发作、慢性尤其是病理性呼吸功能不全，心律失常、心动过缓，惊厥或有惊厥史的患者，精神失常有自杀意图时，肝肾功能不全，颅内压增高，甲状腺功能低下，小儿、老年患者、恶病质患者、运动员、孕妇及哺乳期妇女慎用。

(2)喷他佐辛可引起卟啉病急性发作，故在卟啉病患者中使用该药是不安全的。

(3)儿童及老年人由于清除率缓慢，半衰期长。尤其容易引起呼吸抑制，用量应低于常用量。

(4)脑外伤颅内压高或颅内病变，可使呼吸抑制或颅内压升高更严重，给药后瞳孔缩小，对光反射不明，可因而延误确诊。

(5)对吗啡有耐受性的人，使用本品能减弱吗啡的镇痛作用，并可促使成瘾者产生戒断症状。

(6)给药过程中应监测呼吸和循环等有关指标。

(7)本品连续长期使用可出现依赖性。

【用法与用量】 成人 肌内注射。一次30~60mg，必要时每3~4小时重复1次，一日最大量360mg。

【制剂与规格】 喷他佐辛注射液：1ml:30mg。

酒石酸布托啡诺[药典(二)；医保(乙)]
Butorphanol Tartrate

【适应证】 用于治疗各种癌性疼痛、手术后疼痛。

【药理】 (1)药效学 为阿片受体激动拮抗药，对μ受体有激动和拮抗双重作用，对κ受体有激动作用。镇痛强度是吗啡的5倍，其起效时间、达峰时间和镇痛维持时间与吗啡相仿，但大剂量的镇痛作用有"天花板效应"。在同时使用其他阿片类药物的患者，并不明显改变阿片类药物的镇痛作用，但可减轻芬太尼类药的呼吸抑制作用。

(2)药动学 静脉注射后分布容积为5L/kg，清除率为50(40~65)ml/kg。经鼻喷雾给药1~2mg后15分钟起效，30~60分钟达峰值血药浓度，48小时内达到稳态。生物利用度为60%~70%，$t_{1/2}$为4.7~5.8小时，但老年人或肾功能损害者显著延长至8.6~10.5小时。

【不良反应】 有心肌抑制、增高外周阻力和增高肺动脉压的作用，但主要表现在原有心肌功能障碍的患者和合并使用其他心脏负性肌力药物的患者，故不用于心肌梗死患者镇痛。成瘾性弱于吗啡，但长期应用也会导致生理性依赖。主要不良反应为眩晕、嗜睡、恶心、呕吐和大汗。虽比等效剂量吗啡和芬太尼的作用轻，但仍可引起胆道痉挛。

【禁忌证】 (1)不推荐用于对麻醉药品有依赖的患者。因可能导致或加重胆道痉挛，不用于胆绞痛患者。不适于心肌梗死患者，由于可引起阿片类药物急性撤药反应，也不建议用于阿片药物镇痛的癌痛患者。

(2)年龄小于18岁患者禁用。

【注意事项】 (1)过度镇静和呼吸抑制是主要的副作用，其危险因素包括原有肺部疾病或肥胖，有睡眠呼吸暂停的，使用镇静剂或其他呼吸抑制剂的患者，在昏迷或深昏迷状态，呼吸抑制更易发生。药物过量时呼吸对低氧血症和高碳酸血症的反应减低更加明显。

(2)对于重复使用麻醉止痛药，且对阿片耐受的患者慎用。

(3)脑损害和颅内压升高的患者慎用或不用。

(4)肝肾疾病患者初始剂量间隔时间应延长至6~8小时，直至反应很好，随后的剂量随患者反应调整，而不是按固定方案给药。

(5)对有心肌梗死、心室功能障碍、冠状动脉功能不全的患者慎用。发生高血压时，应立即停药。

(6)本品可致呼吸抑制，尤其是同时服用兴奋中枢神经系统药或患有中枢神经系统疾病或呼吸功能缺陷的患者慎用。

【用法与用量】 (1)镇痛 肌内注射或静脉注射1~3mg。常以0.005~0.01mg/kg作为首次静脉注射滴定剂量，非阿片耐受者最大滴定剂量不超过0.04mg/kg。此后根据疼痛减轻程度重复首剂剂量至达到满意镇痛作用为止。该药达峰时间约为15~30分钟，故首剂后增补剂量除应考虑疼痛严重程度以及患者年龄，体重，用药史，是否有合并用药外，应考虑药物发挥作用的时间过程。

(2)鼻喷剂 每次1~2喷，每日3~4次。一般情况下，初始剂量为1mg(一喷的喷量)。如果60~90分钟没有较好的镇痛作用，可再喷1mg。如果需要，初始剂量3~4小时后可再次给药。

【制剂与规格】 酒石酸布托啡诺注射液：(1)1ml:1mg；(2)2ml:4mg。

酒石酸布托啡诺鼻喷剂：2.5ml:25mg(每喷含酒石酸布托啡诺1mg)。

盐酸纳布啡[医保(乙)]
Nalbuphine Hydrochloride

【适应证】 复合麻醉时的诱导麻醉。

【药理】 (1)药效学 κ受体激动剂和μ受体拮抗剂。强效镇痛剂，镇痛效价与吗啡相似，拮抗作用较弱，抗活性约为纳洛酮1/4。

(2)药动学 盐酸纳布啡静脉给药后2~3分钟起效，皮下、肌内注射不到15分钟起效。纳布啡的血浆半衰期为5小时，作用持续时间为3~6小时。血浆蛋白结合率为60%~70%。主要经肝脏代谢，代谢产物经尿和胆汁排出，少量以原型排出。可透过胎盘，但呼吸抑制作用弱且有"天花板效应"，故用于静脉分娩镇痛，对新生儿的呼吸抑制作用弱于吗啡等强阿片类药物。对心血管影响轻微，适用于心血管疾病或心血管手术后的镇痛。

【不良反应】 与阿片药物的常见不良反应一致，可参阅"吗啡"。

【禁忌证】 对纳布啡过敏者禁用。

【注意事项】 (1)过量中毒时可用纳洛酮治疗。

(2)不宜长期用药，因为可致成瘾。

(3)哺乳期妇女慎用。

【用法与用量】 皮下注射、肌内注射或静脉注射。每次 10mg，必要时 3～6 小时重复。最大剂量每次 20mg，每天 160mg。

【制剂与规格】 盐酸纳布啡注射液：2ml:20mg。

延胡索乙素（四氢帕马丁）
Tetrahydropalmatine

【适应证】 注射剂用于镇静、催眠及内科疼痛，如产后宫缩痛、术后伤口、切口痛，对外伤等剧痛效果差，对胃肠、肝胆系统疾病引起的钝痛止痛效果好。口服片剂适用于头痛、消化系统疾病引起的内脏痛、月经痛以及助眠。

【药理】 药效学 具有镇痛、镇静、催眠及安定作用。镇痛作用不及哌替啶，强于一般解热镇痛药。服后 10～30 分钟出现镇痛作用，持续 2～5 小时。对胃肠、肝胆系统疾病的钝痛效果好，对外伤、手术后疼痛或晚期癌症的止痛效果较差。治疗量无成瘾性。

【不良反应】 (1)偶有眩晕、恶心等。

(2)对呼吸中枢有一定抑制作用，有时可引起锥体外系症状。

【注意事项】 (1)妊娠期妇女慎用。

(2)用药前后及用药期间应监测肝、肾功能及全血细胞计数。

【用法与用量】 (1)肌内注射 一次 60～120mg。

(2)口服 一次 50～100mg，一日 3～4 次。

【制剂与规格】 硫酸延胡索乙素注射液：(1)2ml:60mg；(2)2ml:100mg。

硫酸延胡索乙素片：50mg。

盐酸曲马多 [药典(二)；医保(乙)]
Tramadol Hydrochloride

【适应证】 急、慢性疼痛，中到重度癌症疼痛，骨折或各种术后疼痛、牙痛。

【药理】 (1)药效学 本品为非吗啡类中枢性强效镇痛药。虽可与阿片受体结合，但亲和力很弱，对 μ 受体的亲和力为吗啡的 1/6000，对 κ 和 δ 受体的亲和力仅为 μ 受体的 1/25。曲马多为消旋体，其光右旋对映体作用于阿片受体，而光左旋对映体则抑制神经元突触对去甲肾上腺素的再摄取，并增加神经元外 5-羟色胺的浓度，从而影响痛觉的传递，产生镇痛作用。本品等剂量作用强度为吗啡的 1/10～1/8，镇痛强度相当于中到强效阿片类镇痛药。本品镇咳作用为可待因的 1/2，不影响组胺释放。无致平滑肌痉挛的作用，

对免疫干扰小。

(2)药动学 口服吸收完全，几乎与肌内注射等效，血药浓度差异不大。本品起效迅速，口服后 10～20 分钟起效，25～35 分钟达峰值，镇痛效应可维持约 4～8 小时。组织亲和力较高，分布容积大，在肺、脾、肝和肾中较高，可透过胎盘。血浆蛋白结合率约 4%。口服胶囊生物利用度 64%，栓剂为 70%。主要在肝脏代谢，M_1 代谢产物有强大的镇痛效应，半衰期约 6 小时。24 小时内以代谢物和原型由尿中排出。乳汁排出约 0.1%。

【不良反应】 (1)多汗、嗜睡、头晕、恶心、呕吐、食欲缺乏和排尿困难等。

(2)少数可有皮疹、低血压、胸闷等。

(3)静脉注射速度较快可有面部潮红、多汗和一过性心动过速。

(4)长期使用不能排除产生耐药性或药物依赖性的可能。

(5)国外报道极少患者在首次应用时可有惊厥发作或过敏。

【禁忌证】 (1)对本品或阿片类物质过敏者。

(2)有严重呼吸抑制、严重脑损伤、意识模糊、急性或严重支气管哮喘者(无复苏设备或未进行监测)。

(3)已知或疑为胃肠道梗阻者，包括麻痹性肠梗阻。

(4)酒精、安眠药、麻醉剂、中枢镇痛药、阿片类或精神药物急性中毒者。

【注意事项】 (1)本品与阿片类药物可能存在交叉过敏反应。

(2)肝肾功能不全、心脏病患者、急性腹痛、有癫痫病史、甲状腺或肾上腺皮质功能减退、慢性呼吸功能紊乱、有阿片类药物滥用史和老年患者均应慎用。驾驶机动车的患者因可能影响反应能力也须注意。

(3)哺乳和妊娠期妇女需权衡利弊再用。

(4)纳洛酮可对抗本品的镇痛作用，在本品中毒时可作为抢救药物应用。

(5)严重过量时表现为呼吸抑制和惊厥发作。

用药过量的处理 注意保持呼吸道通畅，静脉滴注拮抗药纳洛酮 0.005～0.01mg/kg 或每次给药 0.4mg，必要时每 2～3 分钟重复 1 次。纳洛酮可以对抗本品的呼吸抑制作用，但不能解除本品引起的惊厥发作，甚至有增加发作的风险。可用地西泮等药物止惊。

【药物相互作用】 (1)本品和安定类镇静药物合用可以增强镇痛作用，延长巴比妥类药物的作用时间。

(2)奎尼丁、利托那韦由于能降低本品的代谢，合用时可以增加本品的血药浓度和不良反应。

（3）本品可以增加地高辛的不良反应如恶心、呕吐和心律失常等。

（4）本品与苯海拉明合用可以增加中枢抑制作用。

（5）本品影响肝素类药物代谢，合用时可能增加出血的危险。

（6）本品与吩噻嗪、丁酰苯类抗精神病、抗抑郁药合用，可以增加癫痫的危险。

（7）卡马西平可以降低本品的血药浓度，合用时会减低本品的镇痛作用。

（8）本品与单胺氧化酶抑制剂（如呋喃唑酮、丙卡巴肼）合用，可引起狂躁、昏迷、惊厥和严重的呼吸抑制，甚至死亡。所以一般应当禁忌同时应用。

【给药说明】 （1）本品具有一定程度的耐受性和依赖性，故慎用于轻度疼痛。

（2）本品不能作为阿片依赖患者的替代药物。

【用法与用量】 可口服、皮下注射、肌内注射、静脉注射及肛门内给药。一次50～100mg，一日2～3次。一日不超过400mg，老年患者一日不超过300mg。重度疼痛可一次100mg开始。肛门给药栓剂一次100mg，一日1～2次。

【制剂与规格】 盐酸曲马多片：（1）50mg；（2）100mg。

盐酸曲马多分散片：50mg。

盐酸曲马多胶囊：50mg。

盐酸曲马多缓释片（胶囊）：100mg。

盐酸曲马多注射液：（1）2ml:50mg；（2）2ml:100mg。

盐酸曲马多滴剂：1ml:100mg。

盐酸曲马多栓：100mg。

盐酸布桂嗪[药典(二)]
Bucinnazine Hydrochloride

【适应证】 偏头痛、神经性疼痛、炎症性疼痛、关节痛、外伤性疼痛、痛经、癌痛和术后疼痛。

【药理】 （1）药效学 中等强度的镇痛药。镇痛作用约为吗啡的1/3。对皮肤、黏膜和运动器官的疼痛效果差。与吗啡相比，本品不易成瘾，但有不同程度的耐受性。

（2）药动学 本品皮下注射10分钟起效，镇痛效果维持3～6小时。皮下注射后20分钟血药浓度达峰值。本品主要以代谢形式从尿与粪便中排出。

【不良反应】 （1）恶心、眩晕、头痛、困倦等。偶可出现精神症状，停药后即消失。

（2）连续使用本品可致耐受和成瘾，不可滥用。

【用法与用量】 （1）口服 ①成人：一次30～60mg，一日3次；②小儿：一次1mg/kg；疼痛剧烈时用量可酌增。

（2）皮下或肌内注射 成人一次50～100mg。疼痛剧烈时用量可酌增。

【制剂与规格】 盐酸布桂嗪片：30mg。

盐酸布桂嗪注射液：（1）1ml:50mg；（2）2ml:50mg；（3）2ml:100mg。

氢溴酸高乌甲素
Lappaconitine Hydrobromide

【适应证】 用于中度以上疼痛。

【药理】 药效学 从中药乌头提取的非成瘾性镇痛药。本品还具有局部麻醉、降温、解热和抗炎作用。

【不良反应】 个别患者出现荨麻疹、心慌、胸闷、头晕等。本品中毒的早期表现是心电图的改变。

【用法与用量】 （1）口服 一次5～10mg，一日1～3次。

（2）肌内注射或静脉滴注 一次4mg，一日1～2次，日剂量不超过8～12mg。

【制剂与规格】 氢溴酸高乌甲素片：（1）5mg；（2）10mg。

氢溴酸高乌甲素注射液：（1）2ml:4mg；（2）2ml:8mg。

注射用氢溴酸高乌甲素：（1）4mg；（2）8mg。

盐酸替利定
Tilidine Hydrochloride

【适应证】 镇痛解痉。用于减轻中度或重度疼痛，包括术后急性疼痛和肿瘤相关的慢性疼痛。

【药理】 （1）药效学 镇痛解痉。本品镇痛作用明显，使用后5～20分钟起效，药效持续4～6小时。

（2）药动学 本品吸收良好。经肝脏代谢，90%以代谢物形式从尿液中排出，只有少量以原型排出。

【不良反应】 胃肠反应 口干、恶心、呕吐、便秘。

神经系统 困倦、精神错乱、不安、情绪变化和瞳孔缩小、颅内压可能升高。

心血管系统 眩晕、心动过缓、心悸、体位性低血压、体温过低。

皮肤及皮肤附件 颜面发红、荨麻疹和瘙痒。

尿路 排尿困难、输尿管。

其他 胆管痉挛。

【禁忌证】 （1）对本品成分过敏者。

（2）使用本药曾出现血压升高的患者。

(3) 支气管哮喘、呼吸抑制、发绀或其他呼吸功能严重紊乱患者。

(4) 头部损伤患者。

(5) 颅内压升高患者。

(6) 急性酒精中毒患者。

(7) 胆道手术后患者。

(8) 心肌缺血、心力衰竭患者。

(9) 妊娠及肾功能不全者。

(10) 正在使用单胺氧化酶抑制剂或中断治疗不到14天者。

【注意事项】 司机驾驶 驾驶员慎用。

其他 用药期间不得饮酒。

【药物相互作用】 与酒精、兴奋剂及其他镇痛剂、巴比妥类药物、镇静剂、三环类抗抑郁药合用时可增强中枢抑制作用。

【用法与用量】 口服。成人一次 50mg，一日 3～4次。严重疼痛可在医生指导下适当加量，如术后疼痛，初次 100mg，2 小时后加服 100mg，4～5 小时后再加100mg，以后恢复正常剂量。

【制剂与规格】 盐酸替利定口服溶液剂：10ml:500mg。

盐酸替利定片：(1)50mg；(2)100mg。

氢吗啡酮[医保(乙)]
Hydromorphone

【特殊说明】 本品为国家特殊管理的麻醉药品，务必严格遵守国家对麻醉药品的管理规定进行管理和使用。

【适应证】 ①盐酸氢吗啡酮注射液(1mg/ml)用于需要使用阿片类药物镇痛的患者。②盐酸氢吗啡酮注射液(10mg/ml)用于治疗需要更高剂量药物的阿片类药物耐受患者的中重度疼痛。

【药理】 (1)药效学 本药为μ阿片受体激动剂，主要治疗作用是镇痛，但镇痛机制尚不明确，可能与特殊的中枢神经系统阿片受体结合而产生药理作用。

(2)药动学 本药在治疗血药浓度下，与血浆蛋白结合率为 8%～19%。静脉注射后，平均稳态分布容积为302.9L。在肝脏通过葡萄糖醛酸化大量代谢，95%以上代谢为氢吗啡酮-3-葡萄糖苷酸，少量代谢为 6-羟基还原代谢产物。仅少量以原型随尿液排泄，大部分以氢吗啡酮-3-葡萄糖苷酸代谢物排泄，另有少量以 6-羟基还原代谢物排泄。全身清除率约为 1.96L/min。静脉注射后终末消除半衰期约为 2.3 小时。

【不良反应】 最常见的不良反应是胸闷、头晕、镇静、恶心、呕吐、出汗、潮红、烦躁不安、兴奋、口干、瘙痒。比较少见的不良反应如下。

皮肤及皮肤附件 注射部位疼痛，荨麻疹，皮疹，多汗。

肌肉骨骼 肌肉僵硬，不自主肌肉收缩。

神经系统 头痛、晕厥、晕厥前期、震颤、感觉异常、味觉异常、颅内压升高。

视觉 视物模糊、复视、瞳孔缩小、视力障碍。

精神异常 躁动、情绪改变、精神紧张、焦虑、抑郁、幻觉、定向力障碍、失眠、多梦。

胃肠 便秘、肠梗阻、腹泻、腹痛、食欲下降。

肝胆 胆绞痛。

心血管 心动过速、心动过缓、心悸、低血压、高血压。

呼吸系统 支气管痉挛、喉痉挛。

尿路 尿潴留、尿急、抗利尿作用。

其他 虚弱、寒战。

【禁忌证】 (1)对本药过敏者。

(2)有呼吸抑制症状的患者但缺少心肺复苏装置或监控设施的情况下。

(3)急性或严重支气管哮喘患者。

(4)胃肠道梗阻(尤其是麻痹性肠梗阻)患者或有此风险者(本药可减弱胃肠道蠕动并可能加重梗阻程度)。

(5)盐酸氢吗啡酮注射液(1ml:10mg)禁用于非阿片耐受患者。

【注意事项】 危机处理 不要将盐酸氢吗啡酮注射液(10mg/ml)与盐酸氢吗啡酮注射液(1mg/ml)混淆，过量有致死风险。滥用本品可能导致药物过量和死亡。盐酸氢吗啡酮注射液急性药物过量的症状与体征包括：呼吸抑制，嗜睡发展为木僵或昏迷，骨骼肌松弛，湿冷皮肤，瞳孔收缩，心动过缓，低血压，部分或完全气道阻塞，非典型性打鼾，呼吸暂停，循环衰竭，心脏骤停和死亡。对于药物过量的治疗，主要精力应当放在气道开放和辅助设施及控制通气的重建。在有临床显著呼吸或循环抑制的情况下，方可静脉滴注适量的纳洛酮。

不良反应相关 本品可能引起因血容量不足而导致的血压维持能力减弱的患者严重的低血压，以及非卧床患者体位性低血压。循环系统休克患者慎用。

老年人 呼吸抑制是老人或体弱者的主要风险，通常是非阿片类药物耐受的患者初始应用大剂量所致，注射给药应谨慎。老年患者起始剂量通常选择剂量范围的最低值。

儿童 使用盐酸氢吗啡酮注射液的安全性和有效性尚不明确。

妊娠 氢吗啡酮可透过胎盘吸收，只有当对胎儿潜在利益大于潜在风险时，才能在怀孕期间使用盐酸氢吗啡酮注射液。分娩时应慎用，可能导致新生儿呼吸抑制。

哺乳期 在母乳中发现低剂量的氢吗啡酮，使用该药时原则上不应哺乳。

司机驾驶/机械操作 可能影响从事如驾车或操作机器等具有潜在危险工作的能力，应注意。

运动员 慎用。

其他 有以下情况的患者应慎用或减少本药初始剂量，包括衰弱，存在肾、肺或肝功能损伤，黏液性水肿或者甲状腺功能低下，肾上腺皮质功能减退(例如阿狄森病)，中枢神经系统抑制或昏迷，中毒性精神病，前列腺肥大或尿道狭窄，急性酒精中毒，震颤性谵妄，伴有呼吸抑制的脊柱后侧突，危险期的肠梗阻，急性胰腺炎的胆道疾病。

【药物相互作用】 (1)其他中枢抑制剂 当患者使用其他中枢神经系统抑制剂(如镇静剂或安眠药、全身麻醉药、吩噻嗪类药、中枢作用的止吐药、安神药和酒精)时，应谨慎使用和减少盐酸氢吗啡酮注射液的剂量，因可导致低血压、呼吸抑制、深度镇静或昏迷。如需联合治疗时，一种或两种药物的剂量应减少。

(2)混合的激动/拮抗阿片类镇痛药 使用过或正在使用全阿片激动镇痛剂如盐酸氢吗啡酮注射液，应慎用激动/拮抗镇痛剂(如喷他佐辛、纳布啡、布托啡诺)和部分激动镇痛药(如丁丙诺啡)。合用可能会降低盐酸氢吗啡酮注射液的镇痛效果和(或)可能使患者突发戒断症状。

(3)单胺氧化酶抑制剂(MAOIs) 单胺氧化抑制剂可增强盐酸氢吗啡酮注射液的活性。在单胺氧化抑制剂停药后至少14天，才能使用盐酸氢吗啡酮注射液。

(4)抗胆碱能药物 同时使用可能增加尿潴留和便秘的风险，可能会导致麻痹性肠梗阻。

【给药说明】 盐酸氢吗啡酮注射液如静脉注射应非常缓慢，至少2~3分钟，快速静脉注射可增加发生低血压和呼吸抑制等不良反应的风险。

【用法与用量】成人 (1)皮下或肌内注射 剂量应个体化，用药期间定期评估。若镇痛效果欠佳，且不良反应可耐受，可考虑逐步增加剂量。若在给药间隔早期出现严重不良反应，则可相应减少剂量。若在给药间隔后期出现爆发痛，则应缩短给药间隔时间。

未使用过阿片类药的患者：通常使用本药 1mg/ml 规格的注射液。初始剂量为一次 1~2mg，每 2~3 小时 1 次。根据疼痛程度、不良反应严重程度、年龄及潜在疾病情况调整剂量。

由其他阿片类药改用为本药的患者：应根据表 2-19 计算出本品的等效日剂量(若之前使用的阿片类药未列入表 2-19，可先换算为吗啡的等效剂量)。考虑到不完全性交叉耐药的可能性，本药的初始剂量为计算出的等效日剂量的 1/2，随后根据患者反应调整剂量。日剂量应根据本药的给药间隔要求分次给予(如每 3 小时 1 次，则均分为一日 8 次)。

(2)静脉注射 剂量应个体化。未使用过阿片类药的患者通常使用本药 1mg/ml 规格的注射液。初始剂量为一次 0.2~1mg，每 2~3 小时 1 次，需根据药物剂量缓慢静脉注射至少 2~3 分钟。根据疼痛程度及不良反应严重程度调整剂量。

表 2-19 阿片类药等效镇痛剂量表

药物名称	肌内或皮下注射剂量	口服剂量
硫酸吗啡	10mg	40~60mg
盐酸氢吗啡酮	1.3~2mg	6.5~7.5mg
盐酸羟吗啡酮	1~1.1mg	6.6mg
酒石酸左啡诺	2~2.3mg	4mg
盐酸哌替啶	75~100mg	300~400mg
盐酸美沙酮	10mg	10~20mg
盐酸纳布啡	10~12mg	—
酒石酸布托啡诺	1.5~2.5mg	—

老年人 未使用过阿片类药的老年患者静脉注射本药的初始剂量为 0.2mg。

肾损伤 初始剂量应根据肾脏损伤程度调整为常规初始剂量的 1/4~1/2。

肝损伤 初始剂量应根据肝脏损伤程度调整为常规初始剂量的 1/4~1/2。

其他 (1)虚弱患者 使用过阿片类药的虚弱患者静脉注射本品的初始剂量为 0.2mg。

(2)肺功能损害、黏液性水肿、甲状腺功能低下、肾上腺皮质功能减退(如阿狄森病)、中枢神经系统抑制、中毒性精神病、前列腺肥大或尿道狭窄、急性酒精中毒、震颤性谵妄患者：以上患者应减少初始剂量。

盐酸氢吗啡酮注射液高浓度规格(1ml:10mg) 盐酸氢吗啡酮注射液(10mg/ml)仅用于阿片耐受患者，仅适用于需要较高浓度和较少体积的患者，不可用于对阿片类药物的呼吸抑制作用或镇静作用不耐受的患者。根据盐酸氢吗啡酮注射液(1mg/ml)的剂量或者其他阿片类药物根据表 2-19 换算后的剂量确定盐酸氢吗啡酮注射液(10mg/ml)的起始剂量。

【制剂与规格】　盐酸氢吗啡酮注射液：(1)2ml:2mg；(2)5ml:5mg；(3)10ml:10mg；(4)1ml:10mg。

酒石酸双氢可待因[医保(乙)]
Dihydrocodeine Tartrate

【特殊说明】　本品为国家特殊管理的麻醉药品，务必严格遵守国家对麻醉药品的管理规定进行管理和使用。

【适应证】　用于缓解中度以上疼痛。

【药理】　(1)药效学　本药作用于中枢神经系统，产生镇痛作用。其镇痛强度介于吗啡和可待因之间。

(2)药动学　健康成人口服本药 30mg 后，t_{max} 为 1.6 小时，C_{max} 为 71.8ng/ml。在体内迅速代谢，血中酸性代谢产物比原型药含量高很多。

【不良反应】　(1)主要不良反应　便秘、恶心、呕吐、胃部不适、皮肤瘙痒。国外报道不良反应如下。

(2)严重不良反应　①长期使用会产生药物依赖性。突然停药会产生戒断反应，如打喷嚏、流泪、出汗、恶心、呕吐、腹泻、腹痛、头痛、失眠、不安、妄想、震颤、全身肌肉及关节痛、呼吸急促、瞳孔散大等。②呼吸抑制，无气肺，支气管痉挛，喉头水肿。③精神错乱。④炎性肠道患者使用后，会出现麻痹性肠梗阻、中毒性巨结肠。

(3)其他不良反应　①消化系统：恶心、呕吐、便秘等。②过敏反应：皮疹、瘙痒等。③循环系统：心律不齐、血压变动、颜面潮红等。④精神神经系统：困倦、眩晕、视力调节障碍、出汗等。⑤泌尿生殖系统：排尿障碍。

【禁忌证】　(1)对本品或其他阿片类药过敏者。

(2)呼吸抑制患者。

(3)呼吸道阻塞性疾病患者。

(4)慢性肺功能障碍者。

(5)支气管哮喘发作患者(本药可引起组胺释放)。

(6)诊断不明的急腹症患者。

(7)失血性大肠炎或细菌性痢疾患者。

(8)休克、昏迷或心力衰竭患者。

(9)抽搐发作患者。

(10)急性酒精中毒患者。

【注意事项】　危机处理　使用本药过量时可出现头晕、嗜睡、不平静、精神错乱、癫痫、神志不清、瞳孔缩小如针尖样大小、低血压、心率过缓、呼吸微弱。处置：①停止用药，保持气道通畅，给予正确呼吸道管理；②给予麻药拮抗剂，如纳洛酮；③给予必要补液和升压药等以辅助治疗。

不良反应相关　本药长期使用会产生药物依赖性，突然停药可产生戒断反应，故停药时应逐渐减少日剂量，并观察患者症状。

老年人　慎用。易发生呼吸抑制，推荐从低剂量开始用药，并密切观察。

儿童　12 岁以下儿童不推荐使用。或遵医嘱。

妊娠/哺乳期　不宜使用。

司机驾驶/机械操作　本药可致困倦、眩晕等，驾驶或机械操作者应特别注意。

其他　患者有下列任一情况时应慎用：呼吸功能障碍；心功能障碍；肝、肾功能障碍；脑器质性病变；处于休克状态；代谢性酸中毒；甲状腺功能低下；肾上腺皮质功能低下；既往有药物依赖史；有抽搐既往史；身体衰弱；因前列腺肥大所致的排尿障碍；尿道狭窄及尿路手术后；器质性幽门狭窄；胆囊病变及胆结石；麻痹性肠梗阻及近期进行过胃肠道手术；严重的炎性肠道疾病。

【药物相互作用】　(1)与中枢神经抑制剂(如吩噻嗪类药、巴比妥酸类药等)、三环类抗抑郁药、吸入性麻醉剂、单胺氧化酶抑制剂、β受体拮抗剂(如普萘洛尔)、酒精等有协同作用，会增强中枢抑制作用。

(2)与香豆素类抗凝剂合用，会增强抗凝血作用。

(3)与抗胆碱能药物合用，会增强抗胆碱作用。

【用法与用量】　饭后口服。每次 30～60mg，一日 3 次，或遵医嘱。需依据临床症状调节用量，日用量超过 240mg 镇痛不佳时，需改用更强效的镇痛药。

【制剂与规格】　酒石酸双氢可待因片：30mg。

萘普待因片
Naproxen and Codeine Phosphate Tablets

【成分】　本品为复方制剂，其组分为：每片含磷酸可待因 15mg，萘普生 150mg。

【适应证】　本品为镇痛药。适用于各类手术后疼痛、神经痛等及各种中、晚期癌痛的二级止痛。

【药理】　药效学　本品中的磷酸可待因和萘普生分

别作用于吗啡受体及抑制前列腺素的合成，而起到中枢和外周的镇痛作用。

【不良反应】 可有轻微思睡、头晕、胃部不适、恶心或呕吐。停药后即自行消失。

【禁忌证】 (1)对本品成分(萘普生和可待因)过敏者禁用。

(2)对阿司匹林或其他非甾体抗炎药有过敏史者禁用。

【注意事项】 (1)孕妇及哺乳期妇女避免使用。

(2)心、肝、肾功能不全患者，高血压患者或有上消化道溃疡史患者慎用。

(3)注意发生药物依赖的可能，连续使用不超过7天。

【用法与用量】 口服。一次1~2片，一日3次，或遵嘱。连续使用不得超过7天。

【制剂与规格】 每片含磷酸可待因15mg，萘普生150mg。

盐酸丙帕他莫 [药典(二)]
Propacetamol Hydrochloride

【适应证】 在临床急需静脉给药治疗疼痛或高度发热时，其他给药方式不适合的情况下，用于中度疼痛的短期治疗，尤其是外科手术后疼痛。也可用于发热的短期治疗。

【药理】 (1)药效学 本品是对乙酰氨基酚的前体药物，具有解热镇痛作用。静脉注射或肌内注射后，可迅速被血浆酯酶水解，释出对乙酰氨基酚而起作用，通过对乙酰氨基酚抑制中枢COX活性，减少PGE类的合成，发挥其解热镇痛作用，导致外周血管扩张、出汗而达到解热的作用，其解热作用强度与阿司匹林相似；通过抑制前列腺素PGE_1、缓激肽和组胺等的合成和释放，提高痛阈而起到镇痛作用，属于外周性镇痛药，作用较阿司匹林弱，仅对轻、中度疼痛有效。本品无明显抗炎作用。1g本品在血液中分解为0.5g对乙酰氨基酚。静脉给药后，于15分钟开始起效，1~2小时达药效峰值，镇痛作用达4~6小时，解热作用维持约4小时。

(2)药动学 丙帕他莫在血浆中99%迅速水解而成(水解半衰期约11分钟)对乙酰氨基酚及N,N-二乙基甘氨酸。平均血浆半衰期为2.5~3.6小时。

本品产物对乙酰氨基酚主要在肝脏代谢，约60%~80%与葡萄糖醛酸结合后随尿排泄，约20%~30%与硫酸结合后排泄，有5%以上以原型排出。还有4%被细胞色素P450转化为与谷胱甘肽结合的代谢物，主要通过尿液排泄。二乙基甘氨酸部分在尿中以原型分泌。

【不良反应】 常见不良反应主要是注射部位局部疼痛(10%)。发生率低于万分之一的不良反应有头晕、身体不适、红斑或荨麻疹等轻度过敏反应、血小板减少、白细胞减少、贫血、低血压、氨基转移酶升高和接触性皮炎。有发生应急性休克和医护人员发生接触性皮炎和严重过敏反应的报道。

【禁忌证】 对本品及其成分、对乙酰氨基酚过敏的患者；严重肝功能损伤患者；肌酐清除率小于30ml/min的患者；小于3个月的婴儿。

【注意事项】 (1)本品严格使用于年龄在15岁以上的少年及成人。

(2)对阿司匹林过敏者一般对本品不发生过敏反应。但有报告在因阿司匹林过敏发生哮喘的患者中，少数(<5%)患者应用对乙酰氨基酚后发生轻度支气管痉挛。

(3)丙帕他莫不应和其他含对乙酰氨基酚成分的药物联合应用。

(4)如给药量超过推荐剂量会产生严重肝脏损伤。

(5)患有肝脏疾病患者或有大量饮酒习惯的人应慎用；有肾脏疾病或肾功能不全患者应慎用。

(6)应用本品后出现红斑或水肿症状应立即停药。

(7)有医护人员发生接触性皮炎和严重过敏反应的报道，因此医护人员配制药品时应采用必要防护措施。

对诊断的干扰 ①血糖测定，应用葡萄糖氧化酶/过氧化酶法测定时可得假性低值，而用己糖激酶/6-磷酸脱氢酶法测定时则无影响；②血清尿酸测定，应用磷钨酸法测定时可得假性高值；③测定尿5-羟吲哚醋酸(5-HIAA)测定，用亚硝基萘酚试剂作定性过筛试验时可得假阳性结果，定量试验不受影响；④肝功能试验：大剂量或长期使用时，凝血酶原时间、血清胆红素、LDH、血清氨基转移酶均可增高。

给药注意 ①临用前应先用适量0.9%氯化钠注射液(或所附专用溶媒枸橼酸钠溶液)溶解本品，应用力振摇使药物完全溶解，并立即使用；②如出现混浊或有悬浮结晶时不能使用；③勿缓慢或大体积静脉滴注；④由于可能引起配伍禁忌，勿与其他药物在同一容器内混合后使用。

孕妇及哺乳期妇女用药 因本品活性代谢物对乙酰氨基酚可通过胎盘，并可在乳汁中分泌，故孕妇及哺乳期妇女不推荐使用。

儿童 15岁以下儿童慎用。

老年用药 老年患者由于肝、肾功能减退，本品半衰期有所延长，易发生不良反应，应慎用或适当减量使用。

药物过量 （1）症状 本品给药过量时因耗尽体内谷胱甘肽会导致严重肝脏损伤，初期症状出现于过量给药后1～2天内，表现为肝区疼痛、肝肿大或黄疸；第4～6天可出现明显的肝功能衰竭及凝血障碍、消化道出血、DIC、低血糖、酸中毒、心律失常、心衰或肾小管坏死。曾有报道一次服用对乙酰氨基酚8～15g可致严重肝坏死，并于数日内死亡。

（2）治疗 解救应及时洗胃或催吐，给予拮抗剂 *N*-乙酰半胱氨酸（开始时按体重给予140mg/kg口服，然后70mg/kg每4小时1次，共17次；病情严重时可静脉给药，将物溶于5%葡萄糖溶液200ml中静脉滴注）或口服甲硫氨酸，对肝脏有保护作用。拮抗剂尽早应用，8～10小时给药疗效满意，超过24小时则疗效较差。同时还应给予其他疗法，如血液透析等。极端情况时进行肝脏移植。

【药物相互作用】 （1）在长期饮酒或应用其他肝酶诱导剂，尤其是应用巴比妥类或其他抗惊厥药的患者，长期或大量服用本品时，发生肝脏毒性的危险更大。

（2）本品与氯霉素合用，可延长后者的半衰期，增强其毒性。

（3）本品与丙磺舒合用，其清除率降低，因此需减量使用。

（4）长期使用本品会产生华法林样效应。与抗凝血药合用，因可减少凝血因子在肝内的合成，可增强凝血作用，故抗凝血药的用量应根据凝血酶原时间进行调整。

（5）长期大量与阿司匹林或其他非甾体抗炎药合用时（如每年累积用量至100g，应用3年以上时），可明显增加肾毒性（包括肾乳头坏死、肾及膀胱癌等）的危险。

（6）与抗病毒药齐多夫定（zidovudine）合用时，由于两药可相互降低与葡萄糖醛酸的结合作用而降低清除率从而增加毒性，应避免同时应用。

【给药说明】 本品临用前先用适量0.9%氯化钠注射液（或所附专用溶媒枸橼酸钠溶液）完全溶解。将1g的丙帕他莫用50ml或2g用100ml 0.9%氯化钠注射液稀释后使用（终浓度为20mg/ml），在15分钟内滴注完毕。

【用法与用量】 成人及15岁以上儿童：静脉注射或滴注，一次1～2g，一日2～4次，给药间隔最少不得短于4小时，日剂量不超过8g。对于体质虚弱的成人，每次给药剂量为1g。

【制剂与规格】 注射用丙帕他莫：（1）1.0g；（2）2.0g。

盐酸奈福泮
Nefopam Hydrochloride

【适应证】 用于术后止痛、癌症痛、急性外伤痛。也用于急性胃炎，胆道蛔虫症、输尿管结石等内脏平滑肌绞痛。局部麻醉等针麻辅助用药。

【药理】 （1）药效学 本品为一种新型的非麻醉性镇痛药，兼有轻度的解热和肌松作用。不具有非甾体抗炎药的特性，亦非阿片受体激动剂。对中、重度疼痛有效，肌内注射本品20mg相当12mg吗啡效应。对循环系统无抑制作用。无耐受和依赖性。

（2）药动学 本品口服吸收迅速，t_{max}为1～3小时，首过效应明显。本品肌内注射5～10分钟生效，t_{max}为1.5小时，作用持续2～8小时。$t_{1/2}$为4～8小时，血浆蛋白结合率71%～76%。由肝代谢而失去药理活性，大部分经肾脏排泄，原型药不足5%，少量随粪便排出。

【不良反应】 产生作用时常有瞌睡、恶心、出汗、头晕、头痛等。但一般持续时间不长。偶见口干、眩晕、皮疹。

【禁忌证】 严重心血管疾病、心肌梗死或惊厥者禁用。

【注意事项】 青光眼，尿潴留和肝、肾功能不全患者慎用。

【给药说明】 本品过量可引起兴奋，宜用地西泮解救。

【用法与用量】 （1）肌内注射或静脉注射 一次20mg，必要时第3～4小时一次。

（2）口服 一次20～60mg，一日3次。

【制剂与规格】 盐酸奈福泮注射液：1ml:20mg。
盐酸奈福泮片：20mg。

酮咯酸氨丁三醇 [药典(二)；医保(乙)]
Ketorolac Tromethamine

【适应证】 本品适用于需要阿片水平镇痛药的急性较严重疼痛的短期治疗，通常用于手术后镇痛，不适用于轻度或慢性疼痛的治疗。

【药理】 （1）药效学 酮咯酸氨丁三醇是一种非甾体类抗炎药，能抑制前列腺素生物合成，生物活性与其*S*-型有关。动物研究显示酮咯酸氨丁三醇有镇痛作用，无镇静或抗焦虑作用。

（2）药动学 本品主要组分酮咯酸氨丁三醇是由左旋、右旋异构体组成的消旋体，其右旋$S(+)$异构体具有止痛作用。对成人而言，其口服、肌内注射的生物利用度等同于静脉注射。成人以推荐剂量按不同给药途径单剂量给药时，口服、肌内注射和静脉注射的体内清除率不变。这表明成人单次和多次口服、肌内注射和静脉注射给药，其药代动力学呈线形。本品口服吸收率可达100%。但高脂食物能影响本品的口服吸收，使其血浆峰浓度降低，并使达峰时间推迟约 1 小时；制酸剂不影响本品的吸收。本品吸收后与血清蛋白结合率较高，在治疗浓度时可达 99%。本品单剂量给药后，最大分布容积(V_d)为 13L。本品主要经肝脏代谢。本品主要经肾脏排泄；大约给药剂量92%的药物经肾随尿液排出，其中 40%为代谢物，60%为酮咯酸原型物。还有大约给药剂量6%的药物自粪便中排泄。酮咯酸氨丁三醇左旋异构体的半衰期约为 2.5 小时，右旋异构体的半衰期约为 5 小时，消旋体的半衰期在 5～6 小时范围内。老年人(65～78 岁)酮咯酸氨丁三醇消旋体的半衰期比年轻健康志愿者(24～35 岁)长 5～7 小时。两组人群的 C_{max} 几乎无差异。儿童平均半衰期为 6 小时(3.5～10 小时)。儿科患者酮咯酸的分布容积和清除率相当于成年人的 2 倍。肾损伤患者酮咯酸氨丁三醇半衰期为 6～19 小时，其肾损伤程度决定本品的半衰期长短。

【不良反应】 (1)本品临床治疗过程中可能会发生的并发症有：胃肠道溃疡、出血、穿孔，手术后出血，肾功能衰竭，过敏及过敏样反应和肝功能衰竭。

(2)上市后不良反应监测 ①全身性：过敏性反应，喉水肿，舌水肿，血管性水肿，肌痛。②心血管系统：低血压，潮红。③皮肤：莱尔综合征(Lyell's syndrome)，Stevens-Johnson 综合征(SJS)，脱落性皮肤炎，斑丘疹，风疹。④胃肠道：消化性溃疡，胃肠道出衄，胃肠道穿孔，黑粪，急性胰腺炎，呕血，食管炎。⑤血液和淋巴系统：术后伤口出血，血小板数减少，白细胞数减少。⑥肝：肝炎，肝衰竭，胆汁淤积性黄疸。⑦神经系统：惊厥，精神病，无菌性脑膜炎。⑧呼吸系统：气喘，支气管痉挛。⑨泌尿生殖系统：急性肾功能衰竭，肋痛(伴有或无血尿或氮质血症)，间质性肾炎，低钠血症，高钾血症，溶血尿毒症综合征。

【禁忌证】 (1)活动性消化性溃疡、近期出现过胃肠道出血或穿孔的患者，或有消化性溃疡或胃肠道出血病史的患者禁用。

(2)肾功能损伤及血容不足引起肾功能衰竭的患者禁用。

(3)临产、分娩妇女及哺乳期妇女禁用。

(4)有酮咯酸氨丁三醇过敏史及对阿司匹林或其他非甾体抗炎药过敏的患者禁用。

(5)本品禁用于大型手术前的止痛预防或手术中止痛，及需紧急止血时的手术中，因为受手术中止血的限制有增加出血的危险性。

(6)疑有或确诊有脑血管出血，有出血倾向、止血不完全和高危的出血患者禁用。

(7)重度心力衰竭患者禁用。

【注意事项】 (1)避免与其他非甾体抗炎药，包括选择性 COX-2 抑制剂合并用药。

(2)根据控制症状的需要，在最短治疗时间内使用最低有效剂量，可以使不良反应降到最低。

(3)在使用所有非甾体抗炎药治疗过程中的任何时候，都可能出现胃肠道出血、溃疡和穿孔的不良反应，其风险可能是致命的。这些不良反应可能伴有或不伴有警示症状，也无论患者是否有胃肠道不良反应史或严重的胃肠事件病史。既往有胃肠道病史(溃疡性大肠炎，克罗恩病)的患者应谨慎使用非甾体抗炎药，以免使病情恶化。当患者服用该药发生胃肠道出血或溃疡时，应停药。老年患者使用非甾体抗炎药出现不良反应的频率增加，尤其是胃肠道出血和穿孔，其风险可能是致命的。

(4)本品可能引起严重心血管血栓性不良事件、心肌梗死和中风的风险增加，其风险可能是致命的。

(5)本品可导致新发高血压或使已有的高血压症状加重，其中的任何一种都可导致心血管事件的发生率增加。高血压病患者应慎用。在开始本品治疗和整个治疗过程中应密切监测血压。

(6)本品可能引起致命的、严重的皮肤不良反应，例如剥脱性皮炎、Stevens-Johnson 综合征(SJS)和中毒性表皮坏死溶解症(TEN)。在第一次出现皮肤皮疹或过敏反应的其他征象时，应停用本品。

(7)肝功能损伤或有肝病史的患者慎用。

(8)使用本品还可能出现体液潴留、水肿、氯化钠潴留、少尿、血清尿素氮和肌酐升高等症状，故心脏代偿失调、高血压或有相似症状的患者应慎用。

(9)应用本品期间应密切观察患者反应，定期检查血常规和出血、凝血时间、肾功能等，成年患者连续给药不得超过 5 天。

【药物相互作用】 (1)由于非甾体抗炎药产生的严重副作用有累积的可能性，故本品禁与 5-氨基水杨酸或其他非甾体抗炎药并用。

(2)本品禁与硫酸吗啡、盐酸哌替啶、盐酸异丙嗪或盐酸羟嗪于小容器(如注射器)内混合，否则会导致酮咯酸析出。

(3)本品禁与丙磺舒并用。

(4)使用抗凝剂的患者给予本品时需极其慎重,并需对患者进行密切观察。

(5)对血量正常的健康受试者静脉注射/肌内注射本品时,呋塞米的利尿效果降低约20%。

(6)本品口服制剂和丙磺舒联合用药能降低酮咯酸的清除率,并明显增加了酮咯酸的血浆浓度水平,因此,本品禁与丙磺舒联合应用。

(7)本品与非去极化肌肉松弛药可能发生相互作用,而导致呼吸暂停。

(8)本品和ACE抑制剂联合用药有增加肾功能损伤的可能性,尤其是对血容衰竭的患者这种危险性更大。

(9)本品和抗癫痫药物(苯妥英、卡马西平)联合用药时可能发生癫痫,但这种可能性极小。

(10)本品与神经系统药物(氟西汀、阿普唑仑)联合用药时,有使患者产生幻觉的可能性。

(11)本品与吗啡联合用药治疗术后疼痛未见不良相互作用;但勿将本品和吗啡混合在同一个注射器中注射。

【给药说明】 (1)本品与其他非甾体抗炎药一样,使用过量时可能出现嗜睡、昏睡、恶心、呕吐和上腹痛等一般症状,通常进行支持性护理即可消除。曾有报道多次过量注射本品导致腹痛和消化性溃疡,停药后恢复正常。单次过量给予酮咯酸氨丁三醇分别出现腹痛、恶心、呕吐、气喘、消化性溃疡和(或)糜烂性胃炎、肾功能障碍,这些症状在停药后消失。使用本品过量的患者必须对症给予支持性护理,本品无指定解毒药。血液透析不能很好地清除本品。

(2)酮咯酸氨丁三醇口服制剂仅用于注射剂的后续治疗。本品静脉注射时间不少于15秒;肌内注射缓慢给药,并注射于肌内较深部位。静脉注射或肌内注射后30分钟内开始产生止痛作用,1~2小时后达到最大止痛效果,止痛作用持续时间4~6小时。

(3)本品与吗啡或哌替啶联合用药可减少阿片类药物的用量。

【用法与用量】 (1)单次给药 ①成人:肌内注射,65岁以下:一次60mg;65岁或以上、肾损伤或体重低于50kg:一次30mg。静脉注射,65岁以下:30mg;65岁或以上、肾损伤或体重低于50kg:一次15mg。②儿童(2~16岁):仅接受单次给药,注射剂量如下。肌内注射剂量:一次1mg/kg,最大剂量不超过30mg。静脉注射剂量:一次0.5mg/kg,最大剂量不超过15mg。

(2)多次给药 静脉注射或肌内注射。65岁以下:建议每6小时静脉注射或肌内注射30mg,最大日剂量不超过120mg。65岁或以上、肾损伤或体重低于50kg(110磅):建议每6小时静脉注射或肌内注射15mg,最大日剂量不超过60mg。

【制剂与规格】 酮咯酸氨丁三醇注射液:(1)1ml:15mg;(2)2ml:30mg。

酮咯酸氨丁三醇滴眼液:(1)400μl:2mg(0.5%);(2)5ml:25mg;(3)1ml:5mg。

酮咯酸氨丁三醇片:10mg。

酮咯酸氨丁三醇分散片:10mg。

酮咯酸氨丁三醇胶囊:10mg。

第七节 复方镇痛药制剂

【适应证】 轻到中度疼痛。口服制剂适用于消化功能良好,无恶心、呕吐或肠梗阻的患者。

【药理】 对乙酰氨基酚、非甾体抗炎药与阿片类药物有镇痛的相加或协同作用,尤其是对乙酰氨基酚血浆蛋白结合率低,其主要副作用是剂量过大时产生肝毒性,此副作用与阿片类药物、曲马多和非甾体抗炎药均不重叠,制成复方制剂后单药剂量减少,可达到镇痛作用加强、副作用减少的目的。但对乙酰氨基酚有肝脏毒性,作为合剂使用每天药量不宜大于1.5g。对乙酰氨基酚的镇痛作用似乎低于非甾体抗炎药。各药物药理作用参阅复方制剂组成成分的药理。

【用法与用量】 口服。成人一次1~2片,一日2~3次。

【制剂与规格】 我国常用的复方镇痛药有如下规格。

可待因/双氯芬酸钠复方片(复方氯酚待因片):可待因15mg,双氯芬酸钠25mg。

双氢可待因/对乙酰氨基酚复方片(复方双氢可待因片):双氢可待因10mg,对乙酰氨基酚500mg。

右丙氧芬/对乙酰氨基酚复方片(复方右丙氧芬片):右丙氧芬50mg,对乙酰氨基酚500mg。

可待因/对乙酰氨基酚复方片Ⅰ号(氨酚待因Ⅰ号):可待因8.4mg,对乙酰氨基酚300mg。

可待因/对乙酰氨基酚复方片Ⅱ号(氨酚待因Ⅱ号):可待因15mg,对乙酰氨基酚300mg。

对乙酰氨基酚/羟考酮复方片(复方羟考酮片):对乙酰氨基酚375mg或500mg,羟考酮5mg。

萘普生/可待因复方片(萘普可待因片):萘普生150mg,可待因15mg。

曲马多/对乙酰氨基酚片(氨酚曲马多片):曲马多37.5mg或50mg,对乙酰氨基酚375mg。

第三章 精神药物

精神药物指用于治疗各种精神障碍的药物。一般包括抗精神病药(主治精神分裂症等各类精神病性障碍、部分产品也可用于双相情感障碍的治疗)、抗抑郁药(主治抑郁症,也用于焦虑障碍、强迫障碍的治疗)、心境稳定药(主治双相障碍)、抗焦虑药(主治焦虑障碍、可治疗失眠)、物质使用障碍治疗药物和精神兴奋药等。精神障碍的确切病因不明,根据病因假说,目前认为精神疾病与脑内神经递质通路的失调有关。目前的精神药物以神经递质、受体功能调节为主,如抗精神病药主要通过多巴胺 D_2 受体、5-羟色胺$_2$(5-HT$_2$)受体拮抗作用产生疗效,精神药物以对症治疗为主,总体疗效可以接受,目前新型药物的安全性也大为改观。随着对精神疾病发病机制研究进展,相信将会有更多作用机制不同的新型药物问世。使用精神药物治疗应掌握以下几项基本原则。

(1)明确诊断,严格掌握适应证和禁忌证。

(2)向患者和患者家属说明用药的有关问题,解除其不必要的顾虑,提高服药依从性。

(3)个体化用药,根据患者主要症状、疾病类型、躯体状况和药物药理特点选择药物。

(4)一般情况下,初始剂量要低,逐渐滴定到足剂量,足疗程治疗,不宜骤停。

(5)尽可能单一用药。

(6)对具有高复发风险的患者,应采用全程维持治疗。

(7)密切观察病情变化和可能的不良反应,并及时处理。

第一节 抗精神病药

精神障碍一般分为精神病性与非精神病性两大类。抗精神病药主要用于治疗精神分裂症和其他精神病性障碍,按作用机制可分为以下两大类。

1. 第一代抗精神病药(first generation antipsychotics, FGAs)

也称为传统抗精神病药或典型抗精神病药。19 世纪 50 年代给精神分裂症患者使用一种抗组胺药物氯丙嗪时,偶然发现氯丙嗪具有抗精神病作用。直至 19 世纪 70 年代,才逐渐认识到 FGAs 的主要作用机制源于对多巴胺 D_2 受体的阻断,除此之外,尚可拮抗肾上腺素α_1和α_2受体、乙酰胆碱 M_1 受体及组胺 H_1 受体等,这些受体的阻断主要与 FGAs 的不良反应相关。FGAs 对精神分裂症患者的阳性症状相当有效。主要适应证有精神分裂症,也常用于分裂情感性精神病、分裂样精神病、躁狂发作、躯体疾病或精神活性物质所致精神障碍及妄想性障碍的治疗。其局限性为:①疗效不充分,如不能改善患者的认知功能,对阴性症状疗效不佳,甚至可引起抑郁症状,部分患者的阳性症状不能有效缓解;②不良反应较多,如发生率高的锥体外系反应和迟发性运动障碍、泌乳素升高、抗胆碱作用、直立性低血压和嗜睡等;③患者依从性较差。

这类药物包括:①吩噻嗪类(如氯丙嗪、奋乃静、氟奋乃静、硫利达嗪、三氟拉嗪及长效制剂癸氟奋乃静、棕榈哌泊噻嗪等);②丁酰苯类(如氟哌啶醇及长效制剂五氟利多等);③硫杂蒽类(如氯普噻吨);④苯甲酰胺类(如舒必利)等。

2. 第二代抗精神病药(second generation antipsychotics, SGAs)

也称为新型抗精神病药或非典型抗精神病药。药物除了拮抗多巴胺 D_2 受体外，还具有较强的 5-羟色胺 2 (5-HT$_2$) 受体拮抗作用，因此也称为 5-羟色胺-多巴胺受体拮抗药，它们对中脑边缘系统的作用比对黑质-纹状体系统作用更强，更具有选择性。常用的 SGAs 包括氯氮平、利培酮、帕利哌酮、奥氮平、喹硫平、齐拉西酮、阿立哌唑、布南色林和鲁拉西酮等。这类药物的适应证主要包括精神分裂症和其他精神病性障碍，某些药物也可单药作为情绪稳定剂或联合其他情绪稳定剂用于双相障碍的治疗，临床上也常"超出说明书范围"用于难治性抑郁症、难治性强迫障碍以及痴呆精神行为症状的治疗。SGAs 很大程度避免了 FGAs 的锥体外系反应多见、迟发性运动障碍发生率高的缺点，对精神分裂症患者的阳性症状和阴性症状均有较好疗效，较少影响认知功能，有利于患者回归社会，因此其应用日益广泛。但也存在一些缺点：①某些 SGAs(尤其是氯氮平、奥氮平)的体重增加和糖、脂代谢异常等不良反应较多而严重；②部分患者疗效仍不理想，此类药物除氯氮平外对难治性精神分裂症的疗效较差，对认知症状的疗效不肯定；③患者依从性仍较差，但近年长效针剂的使用使得患者的依从性有所改善。

使用抗精神病药应遵循以下原则：①加强医患沟通，及时评估药物疗效和不良反应，提高依从性；②以单一药物治疗为主，首选不良反应轻的药物。如疗效不满意且无严重不良反应，则在治疗剂量范围内适当增加剂量。已达治疗剂量及足够疗程治疗后而仍无效者，可考虑换用另一类化学结构的抗精神病药；③经上述治疗，若疗效仍不满意，可合并用药。以化学结构不同、药理作用有所区别的药物合用较好；④药物的选择、剂量和用法均应注意治疗个体化；⑤治疗中应密切观察，正确评价疗效，注意药物不良反应，及时处理并调整剂量；⑥对精神分裂症等病程长的疾病，一般由小剂量开始，滴定至有效治疗量。滴定速度和幅度应根据患者情况和药物性质而定。疗程应充足，急性期治疗至病情缓解后，应有相当时间的巩固治疗，然后再可适当减少剂量作较长时间维持治疗，一般不少于 2~5 年，以预防疾病复发。

盐酸氯丙嗪 [药典(二)；国基；医保(甲)]
Chlorpromazine Hydrochloride

【特殊说明】 本品为二甲胺族吩噻嗪类药物，是最早用于临床的抗精神病药，为抗精神病药的经典药物。

【适应证】 (1)CDE 适应证 ①对兴奋躁动、幻觉妄想、思维障碍及行为紊乱等阳性症状有较好的疗效。用于精神分裂症、躁狂症或其他精神病性障碍。②止呕，各种原因所致的呕吐或顽固性呃逆。

(2)国外适应证 ①用于精神分裂症的治疗。②控制恶心呕吐。③用于缓解术前的不安和忧虑。④急性间歇性卟啉症。⑤作为破伤风治疗的辅助药物。⑥控制躁狂型躁郁症的表现。⑦缓解顽固性呃逆。⑧对于以好斗和(或)严重的问题行为为特征的儿童(6 个月至 12 岁)的严重行为问题的治疗。

【药理】 (1)药效学 氯丙嗪可拮抗脑内多巴胺受体，此外尚可拮抗α受体和 M 受体。该药阻断中脑-边缘系统和中脑-皮质神经通路的多巴胺受体与其抗精神病作用有关；阻断延髓化学催吐感受器的多巴胺受体与其止吐作用有关；拮抗结节-漏斗通路的多巴胺受体与其影响内分泌功能有关；阻断黑质-纹状体通路的多巴胺受体与其锥体外系反应有关。又由于可抑制脑干网状结构的上行激活系统而产生镇静作用，拮抗外周α受体和 M 受体与其直立性低血压、口干、便秘等不良反应有关。

(2)药动学 口服或肌内注射后均易吸收，与食物和碱性药同服时吸收明显减少。肌内注射可避免肝脏首过代谢，生物利用度比口服时约高 3~10 倍。单次口服达峰时间(t_{max})为 2~4 小时。血浆蛋白结合率约 96%。亲脂性高，易通过血脑屏障及胎盘，可进入乳汁。分布广，以脑、肝等器官浓度较高，脑中药物浓度是血药浓度的数倍。主要在肝脏由细胞色素氧化酶(CYP 酶)催化进行氧化或结合代谢，代谢产物有 160 种以上，其中 7-羟氯丙嗪等有生物活性。代谢产物主要从尿排泄，少量从粪便排泄。单次服药半衰期($t_{1/2}$)约 17 小时；恒量、恒定间隔时间多次服药，5~10 日血药浓度达稳态水平(C_{ss})，此时半衰期($t_{1/2}$)约 30 小时。有效血浓度为 500~700ng/ml。

【不良反应】 神经系统 ①可出现锥体外系反应，如震颤、僵直、流涎、运动迟缓、静坐不能、急性肌张力障碍。②长期大量服药可引起迟发性运动障碍。③嗜睡。

心血管系统 可引起体位性低血压、心悸或心电图改变。

内分泌系统 可引起血浆中泌乳素浓度增加，可能有关的症状为溢乳、男子女性化乳房、月经失调、闭经。

肝胆 可引起中毒性肝损害或阻塞性黄疸。

其他 口干、上腹不适、食欲缺乏、乏力。

【禁忌证】 基底神经节病变、帕金森病、帕金森综合征、骨髓抑制、青光眼、昏迷及对吩噻嗪类药过敏者。

【注意事项】 **不良反应相关** 患有心血管疾病(如心衰、心肌梗死、传导异常)慎用。癫痫患者慎用。不适用于有意识障碍的精神异常者。

危机处理 出现迟发性运动障碍,应停用所有的抗精神病药。出现过敏性皮疹及恶性综合征应立即停药并进行相应的处理。用药后引起体位性低血压反应卧床,血压过低可静脉滴注去甲肾上腺素,禁用肾上腺素。

肝、肾损伤 肝、肾功能不全者应减量。

随访检查 应定期检查肝功能与白细胞计数。

机械操作 用药期间不宜驾驶车辆、操作机械或高空作业。

妊娠 孕妇慎用。

哺乳期 哺乳期妇女使用本品期间停止哺乳。

儿童 6岁以下儿童慎用。6岁以上儿童酌情减量。

老年人 从小剂量开始,缓慢加量,应视病情酌减用量。

【药物相互作用】 (1)本品与酒精或其他中枢神经系统性抑制药合用时中枢抑制作用加强。

(2)本品与抗高血压药合用易致体位性低血压。

(3)本品与阿托品类药物合用,不良反应加强。

(4)本品与碳酸锂合用,可引起血锂浓度增高。

(5)抗酸剂可以降低本品的吸收,苯巴比妥可加快其排泄,因而减弱其抗精神病作用。

(6)本品与单胺氧化酶抑制剂及三环类抗抑郁药合用时,两者的抗胆碱作用加强,不良反应加重。

【给药说明】 (1)用量需从小剂量开始,按照个体化给药的原则,调整增加用量。

(2)经长期治疗需停药时,应在几周之内逐渐减小用量。骤停用药可促发迟发性运动障碍,后者在老年患者中发生最多,而且不容易消退。骤停用药有时也可产生一时性的头晕、胃部不适或恶心、呕吐等反应。

(3)本品溶液与皮肤接触,可产生接触性皮炎,应注意防止。

(4)少数患者口服药物时,产生胃部刺激症状,可与食物共服,亦可多饮水或牛奶。

(5)注射给药只限于急性兴奋躁动患者,需密切观察与监视,防止发生低血压。

(6)肌内注射时应缓慢深部注射,注射后至少应卧床半小时。

(7)老年人或小儿注射给药时,更应密切观察可能发生的血压降低与锥体外系反应。

【用法与用量】 (1)精神分裂症或躁狂症 口服,从小剂量开始。每次25~50mg,一日2~3次,每隔2~

3日将单次剂量增加25~50mg,治疗剂量一日400~600mg。

(2)其他精神病 口服,剂量应偏小。体弱者剂量应偏小,应缓慢加量。

(3)止呕 口服,一次12.5~25mg,一日2~3次。如不能控制,可肌内注射,一次25mg。

(4)精神分裂症或躁狂症 肌内注射。一次25~50mg,一日2次,待患者合作后改为口服。

(5)精神分裂症或躁狂症 静脉滴注。从小剂量开始,25~50mg稀释于500ml葡萄糖氯化钠注射液中缓慢静脉滴注,一日1次,每隔1~2日缓慢增加25~50mg,治疗剂量一日100~200mg。不宜静脉注射。

【制剂与规格】 盐酸氯丙嗪片:(1)12.5mg;(2)25mg;(3)50mg。

盐酸氯丙嗪注射液:(1)1ml:10mg;(2)1ml:25mg;(3)2ml:50mg。

盐酸奋乃静 [药典(二);国基;医保(甲)]
Perphenazine Hydrochloride

【特殊说明】 本品属哌嗪族吩噻嗪类药。

【适应证】 (1)CDE适应证 ①用于精神分裂症或其他精神病性障碍。适用于器质性精神病、老年性精神障碍及儿童攻击性行为障碍;②止呕:各种原因所致的呕吐或顽固性呃逆。

(2)国外适应证 用于治疗成人的精神分裂症以及严重恶心呕吐。

【药理】 (1)药效学 药理作用类似氯丙嗪,镇静作用较弱。

(2)药动学 口服易吸收,有首过代谢,生物利用度(F)约60%~80%,达峰时间(t_{max})为1~3小时;分布广,易通过胎盘屏障;在肝脏广泛代谢,主要以代谢产物从尿排泄,半衰期($t_{1/2}$)约9~12小时。

【不良反应】 **神经系统** ①震颤、僵直、流涎、运动迟缓、静坐不能、急性肌张力障碍等。②长期大量服药可引起迟发性运动障碍。③可出现乏力、头晕。

内分泌系统 可引起泌乳素升高,可能有关症状为:溢乳、男子女性化乳房、月经失调、闭经。

心血管系统 心动过速。

全身表现 口干、视物模糊、便秘、出汗。

【禁忌证】 基底神经节病变、帕金森病、帕金森综合征、骨髓抑制、青光眼、昏迷、对吩噻嗪类药过敏者。

【注意事项】 ①患有心血管疾病(如心衰、心肌梗死、传导异常)应慎用。②癫痫患者应慎用。③FDA黑框警示:

增加伴有痴呆相关精神疾病老年人的死亡率。

危机处理　①出现迟发性运动障碍，应停用所有的抗精神病药。②出现过敏性皮疹及恶性综合征应立即停药并进行相应的处理。

肝肾损伤　肝、肾功能不全者应减量。

随访检查　应定期检查肝功能与白细胞计数。

机械操作　用药期间不宜驾驶车辆、操作机械或高空作业。

妊娠及哺乳期　孕妇慎用。哺乳期妇女使用本品期间应停止哺乳。

儿童　12 岁以下儿童用量尚未确定。

老年人　按情况酌减用量，开始使用剂量要小，缓慢加量。

【药物相互作用】　(1)本品与酒精或中枢神经抑制药，尤其是与吸入全麻药或巴比妥类等静脉全麻药合用时，可彼此增效。

(2)本品与苯丙胺类药合用时，由于吩噻嗪类药具有α肾上腺素受体阻断作用，后者的效应可减弱。

(3)本品与制酸药或止泻药合用，可降低本品的口服吸收。

(4)本品与抗惊厥药合用，不能使抗惊厥药增效。

(5)本品与抗胆碱药合用，效应彼此加强。

(6)本品与肾上腺素合用，肾上腺素的α受体效应受阻，仅显示出β受体效应，可导致明显的低血压和心动过速。

(7)本品与胍乙啶类药物合用时，后者的降压效应可被抵消。

(8)本品与左旋多巴合用时，前者可抑制后者的抗震颤麻痹效应。

(9)本品与单胺氧化酶抑制药或三环类抗抑郁药合用时，两者的抗胆碱作用可相互增强并延长。

【用法与用量】　(1)治疗精神分裂症　口服，从小剂量开始。一次 2～4mg，一日 2～3 次。以后每隔 1～2 日增加 6mg，逐渐增至常用治疗剂量，一日 20～60mg。维持剂量一日 10～20mg。

(2)治疗精神分裂症　肌内注射。一次 5～10mg，一日 2 次。或静脉注射一次 5mg，用氯化钠注射液稀释成 0.5mg/ml，注射速度每分钟不超过 1mg。待患者合作后改为口服。

(3)止呕　口服。一次 2～4mg，一日 2～3 次。

【制剂与规格】　盐酸奋乃静片：(1)2mg；(2)4mg。
盐酸奋乃静注射液：1ml:5mg。

盐酸氟奋乃静 [药典(二)；医保(乙)]
Fluphenazine Hydrochloride

【特殊说明】　本品属哌嗪族吩噻嗪类药。

【适应证】　用于各型精神分裂症，有振奋和激活作用，适用于单纯型、紧张型及慢性精神分裂症，缓解情感淡漠及行为退缩等症状。

【药理】　(1)药效学　药理作用类似于盐酸氯丙嗪，镇静作用较弱，止吐作用较弱。

(2)药动学　口服吸收，半衰期($t_{1/2}$)约 14.7 小时。

【不良反应】　神经系统　锥体外系反应多见，如静坐不能、急性肌张力障碍和帕金森综合征。长期大量使用可发生迟发性运动障碍。失眠。

心血管系统　可发生心悸。

内分泌系统　溢乳、男子女性化乳房、月经失调、闭经。

胃肠反应　便秘。

泌尿系统　排尿困难。

全身表现　乏力、口干、视物模糊等。

【禁忌证】　基底神经节病变、帕金森病、帕金森综合征、骨髓抑制、青光眼、昏迷及对吩噻嗪类药过敏者。

【注意事项】　不良反应相关　①患有心血管疾病(如心衰、心肌梗死、传导异常)应慎用。②癫痫患者慎用。

随访检查　应定期检查肝功能与白细胞计数。

危机处理　①出现迟发性运动障碍，应停药。②出现过敏性皮疹应立即停药并进行相应的处理。

肝、肾损伤　肝、肾功能不全者应减量。

机械操作　用药期间不宜驾驶车辆、操作机械或高空作业。

妊娠、哺乳期　口服剂型：孕妇慎用。哺乳期妇女使用本品期间应停止哺乳。注射剂型：慎用。

儿童　口服剂型：6 岁以下儿童禁用。6 岁以上儿童酌情减量。注射剂型：12 岁以下儿童禁用。

老年人　口服剂型：从小剂量开始。视病情酌减用量，以减少锥体外系反应及迟发性运动障碍的发生。注射剂型：慎用。

【药物相互作用】　(1)本品与酒精或其他中枢神经系统抑制药合用，中枢抑制作用加强。

(2)本品与抗高血压药合用易致体位性低血压的危险。

(3)本品与锂盐合用，可引起意识丧失。

【给药说明】　药物有振奋和激活作用，能缓解情感淡漠以及退缩症状。

【用法与用量】(1)口服 从小剂量开始，每次 2mg，一日 2～3 次。逐渐增至一日 10～20mg，最高剂量为一日不超过 30mg。

(2)注射剂型 肌内注射，每次 2～5mg，一日 1～2 次。

【制剂与规格】 盐酸氟奋乃静片：2mg。

盐酸氟奋乃静注射液：2ml:10mg。

癸氟奋乃静 [药典(二)；国基；医保(乙)]
Fluphenazine Decanoate

【特殊说明】 本品属哌嗪族吩噻嗪类药，为氟奋乃静经酯化而得的长效抗精神病药，作用持续时间久。

【适应证】 (1)CDE 适应证 用于急、慢性精神分裂症。

(2)国外适应证 用于需要胃肠道外给药患者的长期维持治疗(如慢性精神分裂症)。

【药理】(1)药效学 基本品理作用类似盐酸氯丙嗪。

(2)药动学 本品在水中几乎不溶，配成油剂供注射使用。肌内注射后缓慢吸收，经酯解酶水解释放出氟奋乃静，然后分布至全身而产生药理作用，半衰期($t_{1/2}$)为 6～9 日。肌内注射后，第 2～4 日才开始出现治疗作用，至第 7～10 日疗效可达最高峰，一次给药作用可维持 2～4 周。

【不良反应】 神经系统 主要为锥体外系反应，如静坐不能、急性肌张力障碍和帕金森综合征。长期大量使用可发生迟发性运动障碍。

内分泌系统 月经失调、溢乳等。

皮肤及皮肤附件 可引起注射局部红肿、疼痛、硬结。

全身表现 嗜睡、口干、乏力。

【禁忌证】 基底神经节病变、帕金森病、帕金森综合征、骨髓抑制、青光眼、昏迷、对吩噻嗪类药过敏者。本品含苯甲醇，禁止用于儿童肌内注射。

【注意事项】 不良反应相关 患有心血管疾病(如心衰、心肌梗死、传导异常)应慎用。癫痫患者慎用。

危机处理 出现迟发性运动障碍，应停用所有的抗精神病药。出现过敏性皮疹及恶性症状群应立即停药并进行相应的处理。

随访检查 应定期检查肝功能与白细胞计数。

肝肾损伤 肝、肾功能不全者应减量。

操作机械 用药期间不宜驾驶车辆、操作机械或高空作业。

妊娠 孕妇慎用。

哺乳期 哺乳期妇女使用本品期间应停止哺乳。

儿童 禁用。

老年人 禁用。

【药物相互作用】(1)本品与酒精或其他中枢神经系统抑制药合用，中枢抑制作用加强。

(2)本品与抗高血压药合用易致体位性低血压的危险。

(3)本品与阿托品类药物合用，不良反应加强。

(4)本品与锂盐合用，会引起意识丧失。

【给药说明】(1)可能对单纯型精神分裂症患者的情感淡漠及行为退缩症状有振奋作用，也适用于拒绝服药或需长期用药维持治疗的患者。

(2)常在注射后第 2～4 日出现锥体外系反应，以后逐渐减轻。故对从未经口服抗精神病药物治疗者，第一次注射应从 12.5mg 开始，然后视耐受情况逐增。

(3)一次剂量已超过 50mg 时若再增加剂量，一次试增 12.5mg 为宜。

【用法与用量】 肌内注射。首次剂量 12.5～25mg，每 2～4 周注射一次。以后逐渐增加至 25～75mg，2～4 周注射一次。

【制剂与规格】 癸氟奋乃静注射液：1ml:25mg。

哌泊噻嗪棕榈酸酯 [医保(乙)]
Pipotiazine Palmitate

【特殊说明】 本品属于哌嗪族吩噻嗪类药物，为长效抗精神病药。

【适应证】 吩噻嗪类长效抗精神病药物，主要适用于慢性或急性非激越型精神分裂症，对具有妄想和幻觉症状的精神分裂症有较好疗效。

【药理】(1)药效学 基本品理作用类似于氯丙嗪。镇吐作用弱，锥体外系反应强，抗胆碱作用、降压作用和镇静作用弱。

(2)药动学 肌内注射后缓慢吸收，逐渐释放出哌泊噻嗪分布至全身。

【不良反应】 神经系统 常出现震颤、强直、静坐不能、动眼危象、反射亢进、流涎等症状，一般在继续治疗或减少剂量时可消除或好转，严重时可使用抗帕金森病药物。可有迟发性运动障碍、睡眠障碍、乏力等。

内分泌系统 月经不调。

心血管系统 低血压。

胃肠反应 恶心、便秘、畏食。

全身表现 口干。

【禁忌证】(1)循环衰弱、意识障碍，特别是使用中枢抑制药物中毒产生上述情况的，不能使用本品。

(2)严重抑郁患者、血恶病质、肝病、肾功能不全、嗜铬细胞瘤、青光眼、严重心血管疾病及有吩噻嗪药物过敏史的患者，不能使用本品。

(3)怀疑有皮层下脑损伤的患者不能使用本品。

【注意事项】　不良反应相关　对严重的锥外系反应可适当使用抗帕金森病药物。对严重的低血压可静脉注射去甲肾上腺素(不要用肾上腺素)。

随访检查　定期测定肝功能和血常规，注意血压及心电图变化。

老年人　对 55 岁以上的老年患者应从更小的剂量(例如 25mg)开始。

妊娠及哺乳期　尚不明确。

儿童　尚不明确。

【药物相互作用】　尚不明确。

【给药说明】　(1)开始使用时，应事先停用先前使用的抗精神病药物。

(2)适用的剂量应根据患者的年龄、体质、症状、先前用药史适当选择。

(3)应当使用玻璃注射器深部肌内注射。

【用法与用量】　(1)成人　肌内注射。在医生指导下使用，供深部肌内注射用，一般每隔 2~4 周注射 50~200mg，每次用药量应结合疗效和副作用严重程度，逐渐递增至适当药量。

(2)老年人　对 55 岁以上的老年患者应从更小的剂量(例如 25mg)开始。

【制剂与规格】　哌泊噻嗪棕榈酸酯注射液：2ml:50mg。

盐酸三氟拉嗪 [药典(二)；医保(甲)]
Trifluoperazine Hydrochloride

【特殊说明】　本品属哌嗪族吩噻嗪类药。

【适应证】　用于各型精神分裂症，具有振奋和激活作用，适用于紧张型的木僵症状及单纯型与慢性精神分裂症的情感淡漠及行为退缩症状。

【药理】　(1)药效学　本品为吩噻嗪类抗精神病药，抗精神病作用与其阻断脑内多巴胺受体有关，抑制延脑催吐化学感受区的多巴胺受体及直接抑制呕吐中枢，产生强大镇吐作用，镇静作用和抗胆碱作用较弱。

(2)药动学　口服吸收好，在肝脏代谢，主要活性代谢产物为硫氧化物，N-去甲基和 7-羟基代谢物，半衰期($t_{1/2\beta}$)约为 13 小时。

【不良反应】　神经系统　①锥体外系反应多见，如静坐不能、急性肌张力障碍和类帕金森病。长期大量使

用可发生迟发性运动障碍。②可发生失眠、乏力。

心血管系统　可发生心悸。

内分泌系统　可发生溢乳、男子乳房女性化、月经失调、闭经等。

胃肠反应　便秘。

泌尿系统　排尿困难。

全身表现　可发生口干、视物模糊等。

【禁忌证】　基底神经节病变、帕金森病、帕金森综合征、骨髓抑制、青光眼、昏迷及对吩噻嗪类药过敏者。

【注意事项】　不良反应相关　①癫痫与脑器质性疾病患者慎用。②患有心血管疾病(如心衰、心肌梗死、传导异常)应慎用。

危机处理　①出现迟发性运动障碍，应停用所有的抗精神病药。②出现过敏性皮疹及恶性综合征应立即停药并进行相应的处理。

肝肾损伤　肝、肾功能不全者应减量。

随访检查　应定期检查肝功能与白细胞计数。

操作机械　用药期间不宜驾驶车辆、操作机械或高空作业。

妊娠、哺乳期　孕妇慎用。哺乳期妇女使用本品期间应停止哺乳。

儿童　6 岁以下儿童禁用。6 岁以上儿童易发生锥体外系症状，酌情减量。

老年人　老年患者应小剂量开始，视病情酌减用量，以减少锥体外系反应及迟发性运动障碍的发生。

【药物相互作用】　(1)与酒精或其他中枢神经系统抑制药合用，可增强中枢抑制作用。

(2)与抗高血压药合用，易致体位性低血压。

(3)本品与其他阿托品类药物合用，不良反应相加。

【用法与用量】　成人　口服。从小剂量开始，一次5mg，一日 2~3 次。每隔 3~4 日逐渐增至一次 5~10mg，一日 2~3 次。日剂量为 15~30mg，高量为一日 45mg。

【制剂与规格】　盐酸三氟拉嗪片：(1)1mg；(2)5mg。

盐酸硫利达嗪 [药典(二)]
Thioridazine Hydrochloride

【特殊说明】　本品为哌啶族吩噻嗪类抗精神病药。

【适应证】　急、慢性精神分裂症及儿童多动症。

【药理】　(1)药效学　药理作用类似于盐酸氯丙嗪。止吐作用弱，镇静作用较强，并有中度的降压作用和抗胆碱作用，锥体外系反应较少。

(2)药动学　在肝脏经 CYP2D6 催化代谢，主要的活性代谢产物为美索达嗪；血浆蛋白结合率大于 95%；可

通过胎盘，也可进入乳汁；半衰期（$t_{1/2}$）为 4～10 小时。

【不良反应】 神经系统 困倦、缩瞳、食欲减退、麻痹性肠梗阻、静坐不能、激越、躁动不安、肌张力障碍、牙关紧闭、颈部扭转、角弓反张、动眼危相、震颤、肌肉强直、运动不能。神经阻滞剂的长期使用可能会引起迟发性运动障碍。

内分泌系统 有溢乳、乳房肿胀、停经、抑制射精及周围性水肿、月经不规律、性欲改变、男性乳房女性化、泌乳、体重增加、妊娠反应假阳性。

皮肤及皮肤附件 红斑、剥脱性皮炎、接触性皮炎。

血液系统 可见粒细胞缺乏症、白细胞减少，嗜酸细胞减少症、血小板减少症、贫血、全血细胞减少等。

免疫系统及感染 发热、喉头水肿、血管神经性水肿、哮喘可见。

肝胆 黄疸、胆汁淤积。

泌尿系统 有尿潴留、尿失禁的报道。

全身表现 有口干、视物模糊、便秘、恶心、呕吐、腹泻、鼻塞、面色苍白。

【禁忌证】 昏迷状态或使用了大量中枢神经系统抑制剂（酒精、巴比妥类、麻醉剂等）者禁用。对本品任一成分过敏者禁用。

【注意事项】危机处理 药物过量的症状包括嗜睡、痉挛、低血压、心动过速、心律失常、呼吸抑制甚至昏迷。治疗措施包括洗胃并使用活性炭。在严密监测心血管、呼吸和中枢神经系统的同时，给予支持性对症处理。如果出现躁动或兴奋，请停药并去就诊。

机械操作 谨慎驾驶、操纵机械或其他需要警觉的工作的人慎用或不用本品。

妊娠 孕妇服用此药应权衡利弊，因为吩噻嗪类药物可能引起黄疸和持久的锥体外系反应。

哺乳期 吩噻嗪类药物可通过乳汁排泄，不推荐哺乳期妇女使用。

儿童 不推荐用于 2 岁以下儿童。

老年人 老年患者因生理功能减退，使用时应减少用量。

其他 ①体育锻炼时或炎热天气应小心使用本品。②可能导致皮肤光敏性。③可能出现尿液颜色改变（粉红到红棕色）。④从卧位或坐位突然起身时防止跌倒。⑤合用酒精或有其他中枢神经系统抑制情况可能导致过度镇静。

【药物相互作用】 （1）硫利达嗪可与神经阻滞剂和纳曲酮产生相互作用，增加其药理学作用。

（2）抗帕金森药物会拮抗硫利达嗪的抗精神病作用。

（3）有报道普萘洛尔可升高硫利达嗪的血药浓度。

（4）合并使用拟交感神经药物和硫利达嗪可能增加室颤的危险。

【给药说明】 用药应常规监测心电图，特别注意 Q-T 间期，如有延长应及时调整用药。

【用法与用量】成人 （1）治疗精神病 初始剂量为每次 50～100mg，每天 3 次；严重病例日剂量可达 800mg。

（2）治疗焦虑和紧张 日剂量为 30～200mg。

儿童 治疗行为问题可分次服用，日剂量为按体重 1mg/kg。

【制剂与规格】 盐酸硫利达嗪片：（1）25mg；（2）50mg。

氟 哌 啶 醇 [药典(二)；国基；医保(甲)]

Haloperidol

【特殊说明】 本品为丁酰苯类抗精神病药。

【适应证】 （1）CDE 适应证 用于急、慢性各型精神分裂症、躁狂症、抽动秽语综合征。控制兴奋躁动、敌对情绪和攻击行为的效果较好。因本品心血管系不良反应较少，也可用于脑器质性精神障碍和老年性精神障碍。

（2）国外适应证 ①治疗精神分裂。②抽动秽语综合征。

【药理】 （1）药效学 本品的药理作用及机制类似盐酸氯丙嗪。锥体外系反应强，而镇静作用、α受体和 M 受体拮抗作用较弱。

（2）药动学 口服可有 70%被吸收，由于肝脏首过代谢，口服时血药浓度比肌内注射时低，达峰时间（t_{max}）为 3～6 小时（口服）或 10～20 分钟（肌内注射）。血浆蛋白结合率高（92%）。体内分布广，易通过血脑屏障，可进入乳汁。在肝内代谢，单次口服后约 40%在 5 日内随尿排出，其中 1%为原型药物，少量通过胆汁从粪便排泄。半衰期（$t_{1/2}$）约为 21 小时（13～35 小时）。

【不良反应】神经系统 锥体外系反应较重且常见，急性肌张力障碍在儿童和青少年更易发生，出现明显的扭转痉挛，吞咽困难，静坐不能及类帕金森病。长期大量使用可出现迟发性运动障碍。

内分泌系统 可引起血浆中泌乳素浓度增加，可能有关的症状为：溢乳、男子女性化乳房、月经失调、闭经。

胃肠反应 便秘。

全身表现 可出现口干、视物模糊、乏力、出汗等。

【禁忌证】 基底神经节病变、帕金森病、帕金森综合征、严重中枢神经抑制状态者、骨髓抑制、青光眼、重症肌无力及对本品过敏者。

【注意事项】　不良反应相关　慎用：心脏病尤其是心绞痛、药物引起的急性中枢神经抑制、癫痫、肝功能损害、青光眼、甲亢或毒性甲状腺肿、肺功能不全、肾功能不全、尿潴留。

危机处理　药物过量的症状包括嗜睡、痉挛、低血压、心动过速、心律失常、呼吸抑制甚至昏迷。治疗措施包括洗胃并使用活性炭。在严密监测心血管、呼吸和中枢神经系统的同时，给予支持性对症处理。

随访检查　应定期检查肝功能与白细胞计数。

机械操作　用药期间不宜驾驶车辆、操作机械或高空作业。

妊娠、哺乳期　孕妇慎用。哺乳期妇女使用本品期间应停止哺乳。

儿童　参考成人剂量，酌情减量。

老年人　应从小剂量开始，缓慢增加剂量，以避免出现锥体外系反应及迟发性运动障碍。

FDA 黑框警示　增加痴呆相关精神病的死亡率。

【药物相互作用】　(1)本品与酒精或其他中枢神经抑制药合用，中枢抑制作用增强。

(2)本品与苯丙胺合用，可降低后者的作用。

(3)本品与巴比妥或其他抗惊厥药合用时：可改变癫痫的发作形式；不能使抗惊厥药增效。

(4)本品与抗高血压药物合用时，可产生严重低血压。

(5)本品与抗胆碱药物合用时，有可能使眼压增高。

(6)本品与肾上腺素合用，由于阻断了 α 受体，使 β 受体的活动占优势，可导致血压下降。

(7)本品与锂盐合用时，需注意观察神经毒性与脑损伤。

(8)本品与甲基多巴合用，可产生意识障碍、思维迟缓、定向障碍。

(9)本品与卡马西平合用可使本品的血药浓度降低，效应减弱。

(10)饮茶或咖啡可减低本品的吸收，降低疗效。

【给药说明】　(1)使用本品时必须注意药物用量的个体化，宜从小剂量开始，一般需经过 3 周左右显示较好的疗效。经服用有效量巩固治疗后，可逐渐减小至最低的有效量，根据临床需要进行维持治疗。

(2)锥体外系反应为氟哌啶醇治疗初期最常见的不良反应，有不少病例与用量有关，调整用量后可使这些不良反应减轻。有时，在治疗中配合中枢抗胆碱药如苯海索可使锥体外系反应好转。但若长期配合使用，会增加迟发性运动障碍的发生。

(3)长期使用本品或用量较大时，应注意观察迟发性运动障碍的早期症状。尤其是老年女性患者。迟发性运动障碍的症状常持续存在，不易控制，主要表现为口舌、颜面与下颌出现节律性的不自主运动。舌头在口内蠕动或颤抖，口部不断呼咀，下颌呈咀嚼状。其中，舌部蠕动为识别这种症状的先兆。

(4)恶心为氟哌啶醇毒性先兆之一，有时会被同用的止吐药掩盖而不易识别，需加以注意。

(5)接触本品的水溶液时，可能发生接触性皮炎。

(6)本品可控制双相情感障碍的躁狂发作，突然停药，有时会促发抑郁发作。

(7)长期用药者需停药时，应在几周之内逐减药量，骤然停药易出现迟发性运动障碍。

【用法与用量】　(1)口服　①治疗精神分裂症：从小剂量开始，起始剂量一次 2～4mg，一日 2～3 次。逐渐增加至常用量一日 10～40mg，维持剂量一日 4～20mg。②治疗抽动秽语综合征：一次 1～2mg，一日 2～3 次。

(2)肌内注射　常用于兴奋躁动和精神运动性兴奋，剂量一次 5～10mg，一日 2～3 次，安静后改为口服。

(3)静脉滴注　10～30mg 加入 250～500ml 葡萄糖注射液内静脉滴注。

【制剂与规格】　氟哌啶醇片：(1)2mg；(2)4mg。
氟哌啶醇注射液：1ml:5mg。

癸酸氟哌啶醇
Haloperidol Decanoate

【特殊说明】　本品为氟哌啶醇经酯化而得的长效抗精神病药。

【适应证】　用于精神病的维持治疗。

【药理】　(1)药效学　深部肌内注射后缓慢吸收，经酯解酶水解释放出氟哌啶醇。

(2)药动学　达峰时间(t_{max})为 4～11 天，半衰期($t_{1/2}$)约 3 周，给药 2～3 个月后，血药浓度达稳态。

【不良反应】　参阅"氟哌啶醇"。

【禁忌证】　(1)伴有锥体或锥体外系症状的神经障碍。

(2)本品含有苯甲醇，儿童禁用。

【注意事项】　参阅"氟哌啶醇"。

【药物相互作用】　参阅"氟哌啶醇"。

【给药说明】　适用于拒绝服药或需长期用药维持治疗的慢性患者。根据耐受情况每 4 周调整剂量一次。

【用法与用量】 用于深部肌内注射。剂量的个体调整可根据口服氟哌啶醇的日剂量(毫克数)换算。对轻到中度精神病性状态,常用剂量为每 4 周 50～100mg 及 150～200mg。对重度病例,通常需要更高剂量(250～300mg)。个别患者需要剂量在 300mg 以上时,可以加量。

【制剂与规格】 癸酸氟哌啶醇注射液:1ml:50mg。

五 氟 利 多 [药典(二);国基;医保(甲)]
Penfluridol

【特殊说明】 本品属二苯丁哌啶类化合物,化学结构近似氟哌啶醇,为长效抗精神病药。

【适应证】 对幻觉妄想、孤僻、淡漠、退缩等症状有效。适用于急、慢性各型精神分裂症,尤其便于长期服药维持治疗,防止复发。

【药理】 (1)药效学 药理作用类似氟哌啶醇,抗精神病作用起效慢、持续时间久,一次服药作用达 1 周之久。动物实验表明本品可抑制由阿扑吗啡产生的呕吐。

(2)药动学 本品脂溶性高,可贮存于脂肪组织并从中缓慢释放,逐渐进入脑组织和从其中排除,故起效慢、作用久。t_{max} 为 24～72 小时,停药 7 日后仍可自血中检出。

【不良反应】 神经系统 主要为锥体外系反应,如静坐不能、急性肌张力障碍和帕金森综合征。长期大量使用可发生迟发性运动障碍。

精神异常 可发生嗜睡,乏力,焦虑,抑郁等反应。

内分泌系统 月经失调、溢乳、口干。

【禁忌证】 基底神经节病变、帕金森病、帕金森综合征、骨髓抑制患者,对本品过敏者禁用。

【注意事项】 肾损伤 肾功能不全者慎用。

肝损伤 肝功能不全者慎用。

不良反应相关 不宜与其他抗精神病药合用,避免增加锥体外系反应的危险性。

随访检查 应定期检查肝功能与白细胞计数。

机械操作 用药期间不宜驾驶车辆、操作机械或高空作业。

妊娠、哺乳期 孕妇慎用。哺乳期妇女使用本品期间应停止哺乳。

儿童 容易发生锥体外系反应,视情酌减用量。

老年人 容易发生锥体外系反应,视情酌减用量。

【药物相互作用】 (1)本品与酒精或其他中枢神经抑制药合用,中枢抑制作用增强。

(2)本品与抗高血压药合用,有增加直立性低血压的危险。

【给药说明】 适用于口服短效抗精神病药物病情缓解后的维持治疗。若用于从未经系统口服短效抗精神病药物治疗者,应从小剂量开始。然后根据耐受情况每周调整剂量一次。

【用法与用量】 口服。治疗剂量范围 20～120mg,一周 1 次。宜从每周 10～20mg 开始,逐渐增量,每一周或两周增加 10～20mg,以减少锥体外系反应。通常治疗量为一周 30～60mg,待症状消失用原剂量继续巩固 3 个月,维持剂量一周 10～20mg。

【制剂与规格】 五氟利多片:(1)10mg;(2)20mg。

氯 普 噻 吨 [药典(二);医保(乙)]
Chlorprothixene

【特殊说明】 本品为硫杂蒽类抗精神病药。

【适应证】 用于急性和慢性精神分裂症,适用于伴有精神运动性激越、焦虑、抑郁症状的精神障碍。

【药理】 (1)药效学 药理作用和机制类似氯丙嗪,抗精神病作用较氯丙嗪弱,镇静作用较强,其止吐和镇静作用在硫杂蒽类药物中较显著。

(2)药动学 口服后吸收快,达峰时间为 1～3 小时。主要在肝内代谢,大部分经尿排泄。半衰期为 30 小时左右。肌内注射后作用持续时间可达 12 小时以上。

【不良反应】 神经系统 剂量偏大时可出现锥体外系反应,如震颤、僵直、流涎、运动迟缓、静坐不能、急性肌张力障碍等。长期大量使用可引起迟发性运动障碍。亦可发生头晕,嗜睡,无力等。

内分泌系统 引起血浆中泌乳素浓度增加,可能有关的症状为:溢乳、男子女性化乳房、月经失调、闭经。

心血管系统 体位性低血压和心悸。

肝胆 可引起肝功能损害。

血液系统 粒细胞减少。

全身表现 口干、便秘、视物模糊、排尿困难等抗胆碱能症状。

【禁忌证】 基底神经节病变、帕金森病、帕金森综合征、骨髓抑制、青光眼、尿潴留、昏迷及对本品过敏者禁用。

【注意事项】 不良反应相关 心血管疾病(如心衰、心肌梗死、传导异常)患者慎用。癫痫患者慎用。

危机处理 出现迟发性运动障碍,应停用所有的抗精神病药。出现过敏性皮疹及恶性症状群应立即停药并进行相应的处理。

肾损伤 肾功能不全者应减量。

肝损伤 肝功能不全者应减量。

随访检查 定期检查肝功能与白细胞计数。

机械操作 用药期间不宜驾驶车辆、操作机械或高空作业。

妊娠、哺乳期 孕妇慎用。哺乳期妇女使用本品期间应停止哺乳。

儿童 6岁以下儿童禁用。

老年人 起始剂量应减半，加量要缓慢，随后的剂量增加也应减半。

【药物相互作用】 (1)本品能促使中枢神经抑制药如吸入全麻药或巴比妥类等静脉全麻药增效，合用时应将中枢神经抑制药的用量减少到常用量的1/4～1/2。

(2)本品与苯丙胺合用，可降低后者的效应。

(3)合用制胃酸药或泻药时，可减少本品的吸收。

(4)本品可降低惊厥阈值，使抗惊厥药作用减弱，不宜用于癫痫患者。

(5)本品与抗胆碱药物合用时药效可互相加强。

(6)本品与肾上腺素合用，由于α受体活动受阻，β受体活动占优势，可出现血压下降。

(7)本品与左旋多巴合用时，可抑制后者的抗震颤麻痹作用。

(8)三环类或单胺氧化酶抑制药与本品合用，镇静及抗胆碱效能可更显著。

(9)可掩盖某些抗生素(如氨基糖苷类)的耳部毒性。

【给药说明】 (1)必须注意剂量个体化，不宜使用大剂量。治疗应从小量开始，经数日至数月达到临床疗效时，应再巩固治疗数月，然后逐渐减量到较小的维持治疗有效量。

(2)长期接受治疗者须停药时，应注意在几周内徐缓减量。骤然停药，有时会产生迟发性运动障碍、恶心、呕吐、震颤或头晕。

(3)大剂量用药或长期用药时，尤其对老年女性患者，常可引起迟发性运动障碍，应注意防止。

(4)避免皮肤与药接触，以防止接触性皮炎。

【用法与用量】 成人 (1)口服 从小剂量开始，首次剂量25～50mg，一日2～3次，以后逐渐增加至一日400～600mg。维持量为一日100～200mg。

(2)肌内注射 对兴奋躁动不合作的患者可肌内注射一次30mg，一日2～3次。

儿童 6岁以上儿童开始剂量为一次25mg，一日3次，渐增至一日150～300mg，维持量为一日50～150mg。

【制剂与规格】 氯普噻吨片：(1)12.5mg；(2)15mg；(3)25mg；(4)50mg。

氯普噻吨注射液：(1)2ml:26.9mg；(2)2ml:30mg。

舒 必 利 [药典(二)；国基；医保(甲)]
Sulpiride

【特殊说明】 本品为苯甲酰胺类抗精神病药。

【适应证】 对淡漠、退缩、木僵、抑郁、幻觉和妄想症状的效果较好，适用于精神分裂症单纯型、偏执型、紧张型及慢性精神分裂症的孤僻、退缩、淡漠症状。对抑郁症状有一定疗效。其他用途有止呕。

【药理】 (1)药效学 本品选择性拮抗中枢多巴胺D_2受体，对其他受体亲和力小。具有与氯丙嗪相似的抗精神病效应，对精神分裂症的阴性症状有一定疗效，同时能止吐并抑制胃液分泌。

(2)药动学 本品自胃肠道吸收，2小时可达血药浓度峰值，口服本品48小时，口服量的30%从尿中排出，一部分从粪中排出。血浆半衰期($t_{1/2}$)为8～9小时。本品主要经肾脏排泄。可从母乳中排出。

【不良反应】 **神经系统疾病** 常见有失眠、早醒、头痛、烦躁、乏力、食欲不振等。剂量大于一日600mg时可出现锥体外系反应，如震颤、僵直、流涎、运动迟缓、静坐不能、急性肌张力障碍。长期大量服药可引起迟发性运动障碍。

内分泌系统 较多引起血浆中泌乳素浓度增加，可能有关的症状为：溢乳、男子女性化乳房、月经失调、闭经、体重增加。

心血管系统 心电图异常。

肝胆 肝功能损害。

全身表现 可出现口干、视物模糊、心动过速、排尿困难与便秘等抗胆碱能不良反应。

【禁忌证】 嗜铬细胞瘤、高血压患者、严重心血管疾病和严重肝病患者、对本品过敏者禁用。

【注意事项】 **不良反应相关** 患有心血管疾病(如心律失常、心肌梗死、传导异常)应慎用。基底神经节病变、帕金森综合征、严重中枢神经抑制状态者慎用。癫痫患者慎用。

危机处理 出现迟发性运动障碍，应停用所有的抗精神病药。出现过敏性皮疹及恶性症状群应立即停药并进行相应的处理。

肝损伤 肝功能不全者应减量。

肾损伤 肾功能不全者应减量。

妊娠、哺乳期 孕妇慎用，使用时应减低剂量。哺乳期妇女使用本品期间应停止哺乳。

儿童 6岁以上儿童按成人剂量换算，应小剂量开始，缓慢增加剂量。

老年人　老年患者应从小剂量开始，缓慢增加剂量。

【药物相互作用】　除氯氮平外，几乎所有抗精神病药和中枢抑制药均与其存在相互作用，应充分注意。

【用法与用量】　(1)口服　①治疗精神分裂症：开始剂量为一次100mg，一日2～3次，逐渐增至治疗量一日600～1200mg，维持剂量为一日200～600mg。

②止呕：一次100～200mg，一日2～3次。

(2)肌内注射　治疗精神分裂症，一次100mg，一日2次。

(3)静脉滴注　对木僵、违拗患者可用本品100～200mg稀释于250～500ml葡萄糖氯化钠注射液中缓慢静脉滴注，一日1次，可逐渐增量至一日300～600mg，一日量不超过800mg。滴注时间不少于4小时。

【制剂与规格】　舒必利片：(1)10mg；(2)50mg；(3)100mg。

舒必利注射液：(1)2ml:50mg；(2)2ml:100mg。

氯 氮 平 [药典(二)；国基；医保(甲)；医保(乙)]

Clozapine

【特殊说明】　本品为二苯二氮䓬类抗精神病药，系第二代抗精神病药的代表药物。

【适应证】　(1)CDE适应证　适用于急性与慢性精神分裂症的各个亚型。本品也用于治疗躁狂症或其他精神病性障碍的兴奋躁动和幻觉妄想。

(2)国外适应证　用于治疗难治性精神分裂症。降低精神分裂患者或分裂情感性障碍患者的自杀风险。

(3)超说明书适应证　难治性精神分裂者和复发性自杀行为的精神分裂症。

【药理】　(1)药效学　本品对多种受体如多巴胺（D_1、D_2、D_4）、5-HT_2、M、α、H等有较高亲和力。有报道氯氮平对多巴胺D_4受体的亲和力高于5-HT_2、多巴胺D_2和D_1受体，与其抗精神病作用强而锥体外系反应少有关。由于氯氮平不与结节漏斗多巴胺系统结合，故甚少或不影响血清催乳素的含量。故本品的抗精神病作用和镇静作用相对最强，几乎没有锥体外系反应和催乳素水平升高，但可出现血液和心脏毒性。可诱发抽搐、影响糖和脂代谢以及致体重增加。

(2)药动学　口服吸收快而完全，食物对其吸收速率和程度无影响，吸收后迅速广泛分布到各组织，生物利用度个体差异较大，平均约50%～60%，有肝脏首过效应。服药后3.2小时（1～4小时）达血药峰浓度，消除半衰期（$t_{1/2}$）平均9小时（3.6～14.3小时），表观分布容积（V_d）4.04～13.78L/kg，组织结合率高。经肝脏代谢，80%

以代谢物形式出现在尿和粪中，主要代谢产物有 N-去甲基氯氮平、氯氮平的 N-氧化物等。在同等剂量与体重一定的情况下，女性患者的血药浓度明显高于男性患者，吸烟可加速本品的代谢，肾清除率及代谢在老年人中明显减低。本品可从乳汁中分泌且可通过血脑屏障。

【不良反应】　神经系统　癫痫、迟发性运动障碍、脑血管不良反应。

精神异常　干扰认知和运动行为、老年痴呆相关精神病患者死亡率增加、神经阻滞剂恶性综合征、突然停药后精神病复发和胆碱能反弹。

血液系统　嗜酸性粒细胞增多症。

心血管系统　体位性低血压、心动过缓、心肌炎、心肌病、二尖瓣关闭不全、Q-T间期延长。

胃肠反应　胃肠运动障碍。

代谢及营养异常　高血糖和糖尿病，血脂异常，体重增加。

肝胆　肝毒性。

内分泌系统　抗胆碱能的毒性。

血管，出血及凝血异常　肺栓塞。

其他　跌倒、晕厥、发烧。

【禁忌证】　(1)严重心、肝、肾疾患、低血压、青光眼患者禁用。

(2)对氯氮平或氯氮平其他组分过敏的患者禁用。

(3)骨髓增生障碍的患者禁用。

(4)未得到有效控制的癫痫患者禁用。

(5)麻痹性肠梗阻患者禁用。

(6)曾因氯氮平导致粒细胞缺乏症或严重粒细胞减少的患者禁用。

(7)与典型抗精神病药类似，对有严重中枢神经系统抑制或处于各种原因所致昏迷状态的患者禁用。

【注意事项】　随访检查　氯氮平具有明显的致粒细胞缺乏症和癫痫发作的危险性，应定期检查和评价。在使用氯氮平过程中，一旦发现有恶心、呕吐和(或)厌食的症状，应立即检查肝功能。

不良反应相关　有肾脏或心脏疾病的患者应慎用。氯氮平具有较强的抗胆碱作用，闭角型青光眼、前列腺肥大患者要慎用。

危机处理　出现过敏性皮疹及恶性综合征应马上停药并进行相应的处理。用药期间出现不明原因发热，应暂停用药。

手术相关　由于氯氮平对中枢神经系统的作用，拟进行全身麻醉的患者应慎用。对于需进行外科手术的患者，应与麻醉师核实，停止氯氮平治疗。

机械操作　用药期间不宜驾驶车辆、操作机械或高空作业。

妊娠、哺乳期　在孕妇中尚无足够的临床研究。孕妇禁用。哺乳期妇女使用氯氮平期间应停止哺乳。

儿童　儿童使用氯氮平的安全性和有效性尚不明确。12岁以下儿童不宜使用。

老年人　老年患者的剂量选择非常重要,应考虑肝、肾或心脏功能的降低、并发症或其他药物的合用。

【药物相互作用】　(1)合用其他精神治疗药物可能影响氯氮平的血药浓度,导致氯氮平血药浓度的波动。

(2)禁止氯氮平与已知对骨髓有抑制作用的药物(如地高辛、肝素、苯妥英、华法林)合用。

(3)慎与其他有中枢神经系统活性的药物或酒精合用。

(4)氯氮平可增强降压药物的降压作用和阿托品类药物的抗胆碱能作用。

(5)氯氮平是多种细胞色素 P450 同工酶(特别是CYP1A2、CYP2D6、CYP3A4)的代谢底物,因此,对一种同工酶作用的影响导致代谢相互作用的危险性极小。

(6)氯氮平与氟伏沙明、氟西汀、帕罗西汀、舍曲林等抗抑郁药合用可升高血浆氯氮平与去甲氯氮平水平。应特别谨慎。

(7)氯氮平与其他通过 P450(CYP2D6)代谢的药物合用时,需降低剂量。

(8)氯氮平与碳酸锂合用,有增加惊厥、神经阻滞剂恶性综合征、精神错乱与肌张力障碍的危险。

(9)氯氮平与大环内酯类抗生素合用可使血浆氯氮平浓度显著升高,并有报道诱发癫痫发作。

【给药说明】　(1)氯氮平使用剂量必须高度个体化,由小剂量逐渐调整用量,每日用量应采取分次服用的原则。

(2)营养不良者,伴有心血管疾病或肝、肾疾病者,应从小剂量开始,然后缓慢增加剂量。

(3)用药之前白细胞和血细胞分类计数必须正常。开始用药后的半年内应每周进行白细胞计数与分类检查,之后可改为2周1次,1年后改为1个月1次。如白细胞总数低于 $3.0×10^9/L$ 或中性粒细胞低于 $1.5×10^9/L$ 时应终止治疗,每周至少测查白细胞2次,然后根据白细胞与中性粒细胞的变化而决定是否恢复治疗。

(4)心血管疾病患者慎用,用药前2个月出现持续心动过速时,需注意检测心肌炎或心肌病的有关指标。用药中出现可疑的心肌炎或心肌病,应立即停药。

【用法与用量】　口服。从小剂量开始,首次剂量为一次 25mg,一日 2~3 次,逐渐缓慢增加至常用治疗量一日 200~400mg,高量可达一日 600mg。维持量为一日 100~200mg。

【制剂与规格】　氯氮平片:(1)25mg;(2)50mg。

奥 氮 平 [药典(二);国基;医保(乙)]

Olanzapine

【特殊说明】　本品为噻蒽并二苯二氮草类第二代抗精神病药。

【适应证】　(1)CDE 适应证　①奥氮平用于治疗精神分裂症。②对奥氮平初次治疗有效的患者,巩固治疗可以有效维持临床症状改善。③奥氮平用于治疗中、重度躁狂发作。④对奥氮平治疗有效的躁狂发作患者,奥氮平可以预防双相情感障碍的复发。

(2)国外适应证　口服剂型:①治疗精神分裂症;②双相Ⅰ型障碍(躁狂或混合发作);③治疗小儿精神分裂症和双相Ⅰ型障碍(特殊考虑);④与氟西汀合用治疗双相Ⅰ型障碍抑郁发作;⑤与氟西汀合用治疗难治性抑郁症。

肌内注射剂型:治疗精神分裂的急性躁动以及Ⅰ型双相情感障碍的躁动症状。

(3)超说明书适应证　①13~17 岁青少年精神分裂症;②化疗相关呕吐;③抑郁症。

【药理】　(1)药效学　本品与多种受体具有亲和力,包括 $5\text{-}HT_{2A/C}$、$5\text{-}HT_3$、$5\text{-}HT_6$、多巴胺 $D_{1\sim5}$、$M_{1\sim5}$、α_1 及 H_1 受体,对 $5\text{-}HT_2$ 受体的亲和力比多巴胺 D_2 受体高。本品可拮抗 5-HT、多巴胺和 M 受体,选择性地抑制间脑边缘系统多巴胺能神经功能,而对纹状体的多巴胺能神经功能影响很小。在低于致僵直(运动系统不良反应指标)的剂量时,能减少条件性回避反应(测试抗精神病作用的指标)。

(2)药动学　口服吸收良好,不受进食影响,有首过代谢,达峰时间为 5~8 小时(口服)或 15~45 分钟(肌内注射)。血浆蛋白结合率为 93%,可进入乳汁。本品在肝脏经肝药酶 CYP1A2 和 CYP2D6 代谢,形成无活性的 10-N-葡萄糖醛酸和 4′-N-去甲基奥氮平。约 57% 奥氮平主要以代谢物的形式从尿中排出,30% 从粪便排出。半衰期为 30~38 小时,女性长于男性,正常老年人(65 岁及以上)半衰期延长。

【不良反应】　血液系统　常见:嗜酸粒细胞增多、白细胞减少症、中性粒细胞减少症。

代谢及营养异常　①十分常见:体重增加。

②常见:胆固醇水平升高、血糖水平升高、甘油三酯水平升高、糖尿病、食欲增加。

神经系统 ①十分常见：嗜睡。

②常见：头晕、静坐不能、帕金森综合征、运动障碍。

心血管系统 十分常见：体位性低血压。

胃肠反应 常见：轻度的一过性抗胆碱能作用，包括便秘和口干。

肝胆 常见肝氨基转移酶(ALT，AST)短暂、无症状升高，尤其是在治疗早期。

皮肤及皮肤附件 常见：皮疹。

肌肉骨骼 常见：关节痛。

生殖系统 常见：男性勃起功能障碍、男性和女性性欲降低。

全身表现 常见：无力、疲劳、水肿、发热。

其他 ①十分常见：血浆催乳素水平升高。

②常见：碱性磷酸酶升高、肌酸磷酸激酶升高、γ-谷氨酰转肽酶升高、尿酸升高。

【禁忌证】①已知对该产品的任何成分过敏的患者。②已知有窄角性青光眼危险的患者。

【注意事项】 不良反应相关 奥氮平慎用于前列腺肥大或麻痹性肠梗阻以及相关病症的患者。不推荐使用奥氮平治疗帕金森病及与多巴胺激动剂相关的精神病。慎用于白细胞和(或)中性粒细胞计数减低的患者。与其他中枢活性药物合用时或用于饮酒患者时应慎重。与其他已知可以延长Q-Tc间期的药物合用时要谨慎。

随访检查 建议对糖尿病患者和存在糖尿病高危因素的人进行适当的临床检查。用奥氮平治疗65岁以上的患者时建议定期监测患者的血压。

肝损伤 患者服药期间常会出现短暂的无症状性的肝脏氨基转移酶ALT、AST升高，尤其是治疗早期。

危机处理 如果患者的症状和体征提示恶性综合征，所有的抗精神病药物，包括奥氮平均应停用。出现迟发性运动障碍的症状和体征,应考虑减少用药量或停药。

目前，还没有特异的奥氮平解毒剂，不应用催吐方法，可采用常规的药物过量处理方法(例如洗胃、服用活性炭)。当给予活性炭制剂后，奥氮平口服生物利用度会降低50%左右。同时，应根据临床表现对重要器官是行监测和治疗，包括处理低血压，循环衰竭和维持呼吸功能。不要使用肾上腺素、多巴胺或其他具有受体激动活性的拟交感制剂，因为受体激动剂会加重低血压症状，需要监测心血管功能以观察可能出现的心律失常。应对患者进行密切连续地监测直到恢复正常。

机械操作 奥氮平可能导致瞌睡，患者在操作危险性机械包括机动车时应格外小心。

老年人 通常不必考虑使用较低的起始剂量(5mg/d)，但对65岁以上老年人，若有临床指征，仍应考虑使用较低的起始剂量。

儿童 尚无在18岁以下人群中的研究情况。

妊娠 只有当可能的获益大于对胎儿的潜在危险时方能使用本品。

哺乳期 如果患者服用奥氮平，建议不要哺乳。

【药物相互作用】 (1)因为奥氮平通过CYP1A2进行代谢，能特异性诱导或抑制这种同工酶的物质可能影响奥氮平的药代动力学。

(2)CYP1A2的诱导作用 奥氮平的代谢可被吸烟和卡马西平诱导，导致奥氮平血药浓度降低。

(3)CYP1A2的抑制作用 氟伏沙明是一种特异性CYP1A2抑制剂，可以显著抑制奥氮平的代谢。因此对于正在使用氟伏沙明或其他CYP1A2抑制剂(如环丙沙星)的患者，应考虑降低奥氮平的起始剂量。而对开始使用CYP1A2抑制剂的患者，奥氮平的用量也应适当减少。

(4)降低生物利用度 活性炭可降低口服奥氮平生物利用度的50%～60%，因此应在奥氮平用药前或用药后至少2小时使用。

(5)奥氮平对其他药物的潜在影响 奥氮平可直接和间接拮抗多巴胺受体激动剂。

(6)一般中枢神经系统活动 与酒精或接受能引起中枢神经系统抑制的药物时，应当谨慎。对帕金森和痴呆患者，不推荐奥氮平与抗帕金森药物的合用。

(7)Q-Tc间期 奥氮平与已知能增加Q-Tc间期的药物合用时，应当谨慎。

【给药说明】 (1)神经阻滞药恶性综合征临床上未见奥氮平所致恶性综合征的报道。患者如出现此征的临床表现，或仅有高热而无此征典型的临床表现，均应停药。

(2)迟发性运动障碍应用本品时较少发生，但长期用药可增加发生的风险，一旦出现，应减量或停药。

(3)对于既往或现有肝功能损害或ALT和AST升高的患者，用药期间应密切观察或酌情减量。

(4)精神分裂症、躁狂发作和预防双相情感障碍复发的治疗剂量可以根据个体临床情况在每日5～20mg的剂量范围内进行调整(最大剂量每日20mg)。建议仅在适当的临床再评估后方可在推荐起始剂量的基础上加量，且加药间隔不少于24小时。奥氮平给药不用考虑进食因素，食物不影响吸收。停药时应考虑逐渐减量。

(5)吸烟者 相对于吸烟者，非吸烟患者的起始剂量和剂量范围一般无须调整。吸烟会诱导奥氮平的代谢，推荐进行临床评价，需要时考虑增加奥氮平的剂量。

(6)当有不止一个可能减缓代谢的因素存在时（女性、老年、非吸烟），应该考虑降低起始给药剂量。需要增加剂量时也应该保守。

【用法与用量】 成人 (1)精神分裂症 推荐起始剂量是一日10mg，一日1次。

(2)躁狂发作 单独治疗的推荐起始剂量是15mg，联合治疗中10mg，一日1次。

(3)预防双相情感障碍复发 推荐起始剂量为一日10mg。对于使用奥氮平治疗躁狂发作的患者，预防复发的维持治疗剂量同前。对于新发的躁狂发作、混合发作或抑郁发作，应继续奥氮平治疗（需要时剂量适当调整），同时根据临床指征联合辅助治疗情感症状。

肾损伤 这类患者应考虑更低的起始剂量(5mg)。

肝损伤 这类患者应考虑更低的起始剂量(5mg)。中度肝功能不全(肝硬化、Child-Pugh 分级为 A 级或 B 级)的患者起始剂量为5mg，并应谨慎加量。

【制剂与规格】 奥氮平片：(1)2.5mg；(2)5mg；(3)10mg。

奥氮平口崩片：(1)5mg；(2)10mg；(3)15mg；(4)20mg。

富马酸喹硫平 [药典(二)；国基；医保(甲)]
Quetiapine Fumarate

【适应证】 (1)CDE 适应证 片剂用于治疗精神分裂症和治疗双相情感障碍的躁狂发作。缓释片用于治疗精神分裂症，以及双相情感障碍的抑郁发作。

(2)国外适应证 ①用于精神分裂症的治疗。成人试验和青少年试验(13～17 岁)中确立。

②双相情感障碍：用于双相情感障碍Ⅰ型相关躁狂发作的急性治疗，既作为单药治疗，也作为锂或双丙戊酸的辅助治疗。成人试验和儿童单药治疗试验(10～17 岁)确定。本品是双相情感障碍相关的抑郁发作的急性单药治疗。本品用于双相情感障碍Ⅰ型的维持治疗，作为锂或双丙戊酸的辅助治疗。

③治疗儿童精神分裂症和双相情感障碍Ⅰ型(特殊考虑)：建议儿童精神分裂症和双相情感障碍Ⅰ型的药物治疗只有在进行了彻底的诊断评估并仔细考虑了与药物治疗相关的风险后才开始。

(3)超说明书适应证 ①与碳酸锂或丙戊酸钠合并使用，双相障碍维持期治疗辅助用药。②10～17 岁青少年双相情感障碍Ⅰ型躁狂相急性期。③13～17 岁青少年

精神分裂症。④重症抑郁辅助用药。⑤双相情感障碍抑郁相急性期单一治疗。

【药理】 (1)药效学 喹硫平是一种非典型抗精神病药物。喹硫平及其人血浆活性代谢物去甲喹硫平作用于广泛的神经递质受体。喹硫平和去甲喹硫平与脑血清素(5-HT$_2$)和多巴胺 D$_1$ 和 D$_2$ 受体之间有亲和力，5-HT$_2$ 受体拮抗的选择性相对高于多巴胺 D$_2$ 受体，这是喹硫平的临床抗精神病特性，以及与典型的抗精神病药物相比锥体外系副作用(EPS)少的基础。喹硫平与去甲肾上腺素转运蛋白(NET)无亲和力，与血清素 5-HT$_{1A}$ 受体的亲和力低，而去甲喹硫平对两种受体均具有高亲和力。去甲喹硫平 NET 抑制作用和在 5-HT$_{1A}$ 位点的部分激动作用使得喹硫平具有作为一种抗抑郁药发挥疗效的可能。喹硫平和去甲喹硫平与组胺和肾上腺素α$_1$ 受体具有高亲和力，并且与肾上腺素α$_2$ 受体有中度亲和力。喹硫平与毒蕈碱受体的亲和力低或无亲和力，而去甲喹硫平与多种毒蕈碱受体亚型有高亲和力。

(2)药动学 口服后吸收良好，达峰时间为 1.5 小时(缓释片 6 小时达峰)。血浆蛋白结合率为 83%，体内分布广，可进入乳汁。在肝脏经 CYP3A4 进行氧化代谢，生成失活代谢产物。主要以代谢产物排泄，73%随尿排出；20%随粪便排出。半衰期为 6～7 小时。

【不良反应】 血液系统 ①十分常见：血红蛋白减少。②常见：白细胞减少症、中性粒细胞计数减少、嗜酸性粒细胞增加。

内分泌系统 常见：高催乳素血症、总 T4 水平下降、游离 T4 水平下降、总 T3 水平下降、TSH 水平升高。

代谢及营养异常 ①十分常见：血清甘油三酯水平升高、总胆固醇升高(主要为 LDL 胆固醇)、HDL、胆固醇水平下降、体重增加。②常见：食欲增加、血糖升高至高血糖水平。

精神异常 常见：做梦异常和梦魇、自杀想法和自杀行为。

神经系统 ①十分常见：头晕、嗜睡、头痛、锥体外系症状。②常见：构音障碍。

心血管系统 常见：心动过速、心悸、直立性低血压。

视觉异常 常见：视物模糊。

呼吸系统 常见：呼吸困难。

胃肠反应 ①十分常见：口干。②常见：便秘、消化不良、呕吐。

肝胆 常见：血清丙氨酸氨基转移酶升高、γ-GT 水平升高。

全身表现 ①十分常见：戒断(中止)症状。②常见：轻度乏力、外周水肿、易激惹、发热。

【禁忌证】（1）对活性物质或任何辅料过敏者。

（2）禁忌与细胞色素 P4503A4 抑制剂合用，如 HIV 蛋白酶抑制剂、唑类抗真菌剂、红霉素、克拉霉素和奈法唑酮。

【注意事项】**不良反应相关** （1）代谢风险 如果观察到代谢特征恶化风险，包括临床研究中观察到的体重、血糖和血脂，应采取适当医学措施控制上述参数的恶化。

（2）直立性低血压 应告知患者注意此类风险，直到患者适应药物的潜在作用。

（3）重度中性粒细胞减少和粒细胞缺乏症 应观测患者的感染体征和症状以及中性粒细胞计数。出现感染或发热的患者报告中性粒细胞减少，尤其是不存在明显诱发因素时，应采取适当临床治疗措施。

（4）抗胆碱能作用 在既往或目前诊断为尿潴留、临床明显的前列腺肥大、肠梗阻或相关情况、眼内压增高或狭角型青光眼时慎用。

危机处理 神经阻滞剂恶性综合征：在该类事件中，应中止喹硫平治疗，并给予适当医学治疗。

锥体外系反应：喹硫平与锥体外系症状发病率升高有关。如果出现迟发性运动障碍的体征和症状，应考虑降低喹硫平剂量或中止治疗。

随访检查 代谢风险：如果观察到代谢特征恶化风险，包括临床研究中观察到的体重、血糖和血脂，应采取适当医学措施控制上述参数的恶化。

老年人 本品用于有卒中风险因素的患者时应谨慎。

儿童 不推荐 18 岁以下儿童和青少年使用。

妊娠 仅在论证获益大于潜在风险时，才可在妊娠期间使用喹硫平。

哺乳期 应考虑母乳喂养对婴儿带来的益处和本品治疗对母亲带来的益处后，再决定是停止母乳喂养还是中止治疗。

其他 本品含有乳糖。患有少见的遗传性半乳糖不耐受症、乳糖酶缺乏或葡萄糖-半乳糖吸收不良症的患者不应服用本品。

FDA 黑框警示 增加阿尔茨海默病相关患者的死亡率。增加自杀倾向。未批准用于 10 岁以下儿童。

【药物相互作用】（1）喹硫平与其他作用于中枢神经系统的药品和酒精合用时应小心。

（2）喹硫平慎用于接受其他抗胆碱能(毒蕈碱)作用药物的患者。

（3）喹硫平禁忌与 CYP3A4 抑制剂合用。另外，也不推荐在服用喹硫平治疗时饮用西柚汁。

（4）喹硫平与硫利达嗪合用引起喹硫平清除率增加约 70%。

（5）喹硫平与容易引起电解质紊乱或 Q-Tc 间期增加的药物合用时应谨慎。

（6）喹硫平以及喹硫平与卡马西平联合用药时的药代动力学，结果发现喹硫平的清除率显著增加。

【给药说明】（1）开始用药时剂量宜小，逐步加量并密切观察，待出现疗效或有不可耐受不良反应时为度。

（2）在突然停用喹硫平后有出现急性戒断症状，如失眠、恶心、头痛、腹泻、呕吐、头晕和易激惹。建议至少一周或两周逐步停药。

（3）片剂 饭前或饭后服用。

（4）缓释片 药片应整片吞服，不能掰开、咀嚼或碾碎。与进食与否无关。

【用法与用量】**成人** （1）用于治疗精神分裂症 治疗初期的日总剂量为：第一日 50mg，第二日 100mg，第三日 200mg，第四日 300mg。从第四日以后，将剂量逐渐增加到有效剂量范围，一般为每日 300～450mg。可根据患者的临床反应和耐受性将剂量调整为每日 150～750mg。

（2）用于治疗双相情感障碍的躁狂发作 当用作单一治疗或情绪稳定剂的辅助治疗时，治疗初期的日总剂量为第一日 100mg，第二日 200mg，第三日 300mg，第四日 400mg。到第六日可进一步将剂量调至每日 800mg，但每日剂量增加幅度不得超过 200mg。可根据患者的临床反应和耐受性将剂量调整为每日 200～800mg，常用有效剂量范围为每日 400～800mg。

老年人 与其他抗精神病药物一样，本品慎用于老年患者，尤其在开始用药时。老年患者的起始剂量应为每日 25mg。随后每日以 25～50mg 的幅度增至有效剂量，但有效剂量可能较一般年轻患者低。

肝损伤 口服喹硫平后的清除率在肝脏损害的患者中下降约 25%。喹硫平在肝脏中代谢广泛，因此应慎用于肝脏损害的患者。对肝脏损害的患者，本品的起始剂量应为每日 25mg。随后每日以 25～50mg 的幅度增至有效剂量。

肾损伤 口服喹硫平后的清除率在肾脏损害的患者中下降约 25%。对肾脏损害的患者，本品的起始剂量应为每日 25mg。随后每日以 25～50mg 的幅度增至有效剂量。

【制剂与规格】富马酸喹硫平片：（1）25mg；（2）50mg；（3）100mg；（4）200mg；（5）300mg。

富马酸喹硫平缓释片：（1）50mg；（2）200mg；（3）300mg；（4）400mg。

利 培 酮 [药典(二)；国基；医保(乙)]

Risperidone

【特殊说明】本品为苯异噁唑类第二代抗精神病药。

【适应证】（1）CDE 适应证 ①成人及 13～17 岁青少年精神分裂症，对于急性期治疗有效的患者，在维持期治疗中，本品可继续发挥其临床疗效。②成人及 10～17 岁儿童和青少年双相情感障碍的躁狂发作，单药治疗，也可与锂盐或丙戊酸盐联合治疗。③5～17 岁儿童和青少年孤独症相关的易激惹。④5～17 岁儿童和青少年智力低下或精神发育迟滞及品行障碍相关的持续攻击或其他破坏性行为。⑤用于治疗急性和慢性精神分裂症以及其他各种精神病性状态的明显的阳性症状（如幻觉、妄想、思维紊乱、敌视、怀疑）和明显的阴性症状（如反应迟钝、情绪淡漠及社交淡漠、少语）。可减轻与精神分裂症有关的情感症状（如抑郁、负罪感、焦虑）。

（2）国外适应证 ①13～17 岁的青少年精神分裂症。②单用或联合碳酸锂、丙戊酸对于成人双相 I 型躁狂或混合发作急性期的短期治疗，单用于 10～17 岁青少年患者。③5～16 岁儿童青少年孤独症性障碍患者的激惹。

【药理】（1）药效学 利培酮是一种选择性的单胺能拮抗剂，对 5-HT$_2$ 受体、D$_2$ 受体、α$_1$ 及 α$_2$ 受体和 H$_1$ 受体亲和力高。对其他受体亦有拮抗作用，但较弱。对 5-HT$_{1C}$、5-HT$_{1D}$ 和 5-HT$_{1A}$ 有低到中度的亲和力，对 D$_1$ 及氟哌啶醇敏感的 σ 受体亲和力弱，对 M 受体或 β$_1$ 及 β$_2$ 受体无亲和力。

利培酮与其他治疗精神分裂症的药物一样，治疗精神分裂症的机制尚不清楚。据认为其治疗作用是对 D$_2$ 受体及 5-HT$_2$ 受体拮抗联合效应的结果。对 D$_2$ 及 5-HT$_2$ 以外其他受体的拮抗作用可能与利培酮的其他作用有关。

（2）药动学 口服易吸收，不受进食影响。达峰时间为 1～2 小时，口服 1mg 时，峰浓度为 9～16ng/ml（包括利培酮与代谢产物 9-羟利培酮）。血浆蛋白结合率为 90%（9-羟利培酮为 77%）。分布广，利培酮与 9-羟利培酮均可进入乳汁，表观分布容积（V_d）为 1.1L/kg。在肝脏经 CYP2D6 代谢，主要代谢产物为 9-羟利培酮，具有生物活性。原型药物及代谢产物主要随尿排泄，少量随粪便排出。中度或重度肾功能损害时，利培酮及活性代谢产物排出减少 60%～80%。半衰期为 24 小时。恒量、恒定间隔时间多次服药，5～6 日血药浓度达稳态，血药浓度个体差异很大。

利培酮长效针剂单次肌内注射后，药物的主要释放始于 3 周后，持续至第 4～6 周，第 7 周消失。在 25～50mg 的剂量范围内，若每两周注射 1 次，则利培酮的药代动力学呈线性。

【不良反应】 神经系统 帕金森综合征、静坐不能、肌张力障碍、震颤、镇静、头晕。

精神异常 焦虑。

胃肠反应 恶心、呕吐、上腹痛、胃部不适、消化不良、腹泻、便秘。

全身表现 唾液分泌过多、口干、食欲增加、体重增加、疲乏、鼻充血。

视觉异常 视物模糊。

皮肤及皮肤附件 皮疹。

呼吸系统 上呼吸道感染、鼻咽炎和咽喉疼痛。

【禁忌证】 已知对利培酮、帕利哌酮或本品中辅料过敏的患者禁用。

【注意事项】 老年人 增加痴呆相关精神病（痴呆精神行为症状）患者的死亡风险。增加痴呆患者心血管病风险。

不良反应相关 （1）对于已知患有心血管疾病的患者（如心衰、心肌梗死、传导异常、脱水、血容量降低或脑血管疾病）应慎用本品，剂量应按推荐剂量逐渐增加，如发生血压过低现象，应考虑减少剂量。

（2）本品与传统抗精神病药物相比，引发迟发性运动障碍的风险较低。如果出现迟发性运动障碍的症状，应考虑停用所有的抗精神病药。服用传统的抗精神病药可能会出现恶性综合征，此时应停用包括本品在内的所有抗精神病药物。

（3）对于路易体痴呆或帕金森病，在处方抗精神病药（包括本品）时，应权衡利弊，这类药物可能增加恶性综合征的风险。

（4）在精神分裂患者中糖尿病的患者应监测血糖和糖尿病症状。

（5）对有心律失常病史、先天性 Q-T 间期延长综合征的患者给予本品，及与已知会延长 Q-T 间期的药物合用时，应谨慎。

（6）癫痫患者应慎用本品。

随访检查 （1）已有显著的体重增加的报告。使用本品时，应进行体重监测。

（2）在精神分裂症患者中，糖尿病患者应监测高血糖和糖尿病症状。

机械操作 本品对需要警觉性的活动有所影响。因此，在了解到患者对本品的敏感性前，建议患者在治疗期间不应驾驶汽车或操作机器。

妊娠 怀孕妇女服用本品是否安全尚不明确，对于孕妇，应权衡利弊决定是否服用本品。

哺乳期 服用本品的妇女不应哺乳。

儿童 (1)对于精神分裂症，目前尚缺乏 15 岁以下儿童的足够的临床经验。

(2)对于双相情感障碍狂躁发作，目前尚缺乏 18 岁以下儿童及青少年的足够临床经验。

肾损伤 口服剂型 肾功能损害患者清除抗精神病药物的能力低于健康成人，无论何种适应证，肾功能损害患者的起始及维持剂量应减半，剂量调整应减缓。此类患者在使用本品时应慎重。

肝损伤 口服剂型 肝功能损害患者血浆中游离利培酮的浓度有所增加，无论何种适应证，肝功能损害患者的起始及维持剂量应减半，剂量调整应减缓。此类患者在使用本品时应慎重。

其他 注射用利培酮微球给药时注意：①应采用附带的注射用针头，通过臀部深层肌内注射的方法给药，臀部左右两侧交替注射。不得静脉给药；②对于从未使用过利培酮的患者，建议在给予本品治疗之前先确定对口服利培酮的耐受性；③在首次注射后的 3 周内，应当保证充分的口服抗精神病药物治疗；④剂量上调的频率不得超过每 4 周 1 次，在首次采用调整后的较高剂量注射后的 3 周内，无法预测剂量调节的效果。

手术相关 术中虹膜松弛综合征：使用本品的患者在进行白内障手术时观察到术中虹膜松弛综合征。

【药物相互作用】 (1)鉴于本品对中枢神经系统的作用，在与其他作用于中枢系统的药物或酒精合用时应慎重。

(2)本品可拮抗左旋多巴及其他多巴胺激动剂的作用。

(3)与已知会延长 Q-T 间期的药物合用时应谨慎。

(4)阿尔茨海默病患者合用呋塞米治疗死亡率增加。

【给药说明】 (1)由使用其他抗精神病药改用本品者 开始使用时，应渐停原先使用的抗精神病药。若患者原来使用的是长效抗精神病药，则可用本品治疗来替代下一疗程的用药。已用的抗帕金森综合征的药是否需要继续则应定期地进行重新评定。

(2)注射用利培酮微球 首次使用利培酮的患者，使用本品前推荐用口服利培酮先测试耐受性。应当使用附带的注射用针头，采用臀部深层肌内注射的方法每 2 周注射 1 次本品。三角肌注射的患者应使用 1 英寸的针头

在左右两臂交替注射。臀肌注射的患者应使用 2 英寸的针头在左右两侧半臀交替注射。不得静脉给药。请参见使用和操作指南。

(3)食物不影响本品的吸收。

【用法与用量】成人 (1)精神分裂症 每日 1 次或每日 2 次。推荐起始剂量为每日 2 次，每次 1mg，第二天增加到每日 2 次，每次 2mg；如能耐受，第三天可增加至每日 2 次，每次 3mg。此后，可维持此剂量不变或根据患者反应进一步调整。

(2)双相情感障碍 每日 1 次。推荐起始剂量为每日 1 次，每次 1～2mg。多数患者的理想治疗剂量为每日 2～6mg，可根据患者需要进行剂量调整。剂量调整的幅度为每日 1mg，剂量调整至少间隔 24 小时或更长时间。

(3)注射用利培酮微球 推荐剂量为 25mg 肌内注射，每 2 周 1 次。某些患者可能需要更高的剂量，不推荐剂量高于每 2 周 50mg。在首次注射本品之后 3 周的延迟期内，应当保证充分的抗精神病药物治疗。剂量上调的频率不得超过每 4 周 1 次。在首次采用调整后的较高剂量注射后的 3 周之内，无法预测剂量调节的效果。

青少年 (1)精神分裂症 推荐起始剂量为每日 0.5mg，在早晨或晚上单次给药。如能耐受，在间隔 24 小时或更长时间后，可按照每日增加 0.5mg 或 1mg 的方式递增剂量。推荐的治疗剂量为每日 3mg。虽然已在青少年精神分裂症患者的研究中证明了每日 1～6mg 剂量的疗效，但在每日 3mg 以上的剂量下未见额外获益，且更高剂量与更多的不良事件相关。尚未对高于每日 6mg 的剂量进行过研究。在治疗期间，应定期对继续使用本品的必要性及合适剂量进行评估。

(2)双相情感障碍(5～17 岁) 推荐起始剂量为每日 0.5mg，在早晨或晚上单次给药。如能耐受，在间隔 24 小时或更长时间后，可按照每日增加 0.5mg 或 1mg 的方式递增剂量。推荐的治疗剂量为每日 1～2.5mg。虽然已在双相情感障碍的躁狂发作儿科患者研究中证明了每日 0.5～6mg 剂量的疗效，但在每日 2.5mg 以上的剂量下未见额外获益，且更高剂量与更多的不良事件相关。尚未对高于每日 6mg 的剂量进行过研究。在治疗期间，应定期对继续使用本品的必要性及合适剂量进行评估。

(3)每日 1 次或每日 2 次。对于体重小于 20kg(大于 15kg)的患者，推荐起始剂量为每日 0.25mg。至少间隔 4 天后，可增加至推荐剂量每日 0.5mg。至少维持以上推荐剂量 14 天后，若患者没有获得满意的临床疗效，在间隔至少两周或更长时间后，可按照每日增加 0.25mg 的方式递增剂量，最高可达每日 0.75mg。对于体重大于或等

于 20kg 的患者，推荐起始剂量为每日 0.5mg。至少间隔 4 天后，可增加至推荐剂量每日 1mg。至少维持以上推荐剂量 14 天后，若患者没有获得满意的临床疗效，在间隔至少两周或更长时间后，可按照每日增加 0.5mg 的方式递增剂量，最高可达每日 1.5mg。有效剂量范围为 0.5～3mg/d。

肝、肾损伤　如果肝肾损害的患者需要接受注射用利培酮微球治疗，建议在第 1 周以每日 2 次，每次 0.5mg 的剂量开始利培酮口服。第 2 周时可以给予每日 2 次，每次 1mg 或 2mg 的剂量。如果至少可以耐受 2mg 的口服剂量，则可以每 2 周注射 1 次 25mg 本品治疗。

老年人　(1) 口服剂型　建议起始剂量为每次 0.5mg，每日 2 次，剂量可根据个体需要进行调整。剂量增加的幅度为每次 0.5mg，每日 2 次，直至一次 1～2mg，每日 2 次。

(2) 注射用利培酮微球　推荐剂量为 25mg 肌内注射，每 2 周 1 次。在首次注射本品之后 3 周的延迟期内，应当保证充分的抗精神病药物治疗。

【制剂与规格】　利培酮片：(1)1mg；(2)2mg；(3)3mg。

利培酮口崩片：(1)0.5mg；(2)1mg；(3)2mg。

利培酮胶囊：1mg。

利培酮口服溶液：30ml:30mg。

注射用利培酮微球（利培酮的长效注射剂）：(1)25mg；(2)37.5mg；(3)50mg。

阿 立 哌 唑 [药典(二)；国基；医保(甲)]
Aripiprazole

【特殊说明】　本品为喹诺酮类第二代抗精神病药。

【适应证】　(1)CDE 适应证　用于治疗精神分裂症。在精神分裂症患者的短期(4 周和 6 周)对照试验中确立了阿立哌唑治疗精神分裂症的疗效。选择阿立哌唑用于长期治疗的医生应定期重新评估该药对个别患者的长期疗效。

(2)国外适应证　①口服剂型：精神分裂症。双相情感障碍Ⅰ型的急性躁狂发作和混合发作。重度抑郁症的添加治疗。与自闭症有关的易怒。抽动障碍。②注射剂型：精神分裂症相关的躁动，双相情感障碍的躁狂发作。

(3)超说明书适应证　①6～17 岁儿童青少年孤独症相关的易激惹症状。②与碳酸锂或丙戊酸钠合并使用，双相障碍Ⅰ型治疗辅助用药。③10～17 岁儿童青少年双相障碍Ⅰ型躁狂或混合状态。④6～18 岁儿童青少年抽动秽语综合征。⑤成人重症抑郁辅助用药。⑥13～17 岁儿童青少年精神分裂症。(仅供参考)

【药理】　(1)药效学　本品与多巴胺 D_2 和 D_3 受体、$5-HT_{1A}$ 及 $5-HT_{2A}$ 受体有很高的亲和力，与多巴胺 D_4 受体、$5-HT_{2C}$、$5-HT_7$ 受体、α_1 受体、H_1 受体及 5-HT 再摄取位点具有中度亲和力。通过对多巴胺 D_2 受体和 $5-HT_{1A}$ 受体的部分激动作用及对 $5-HT_{2A}$ 受体的拮抗作用产生抗精神病作用。

(2)药动学　口服吸收良好，达峰时间为 3～5 小时，生物利用度(F)约 87%。血浆蛋白结合率 99%，分布广泛，静脉注射的稳态表观分布容积(V_{dss})为 4.9L/kg。在肝脏经 CYP3A4、CYP2D6 进行氧化代谢，主要的代谢产物为脱氢阿立哌唑，具有生物活性。主要以代谢产物经粪便(55%)或尿(25%)排出。阿立哌唑和脱氢阿立哌唑的半衰期分别为 75 小时和 94 小时。

【不良反应】　**全身表现**　流感综合征、发热、胸痛、强直(包括颈部和四肢)、颈痛、骨盆痛。

心血管系统　心动过速(包括室性和室上性)、低血压、心动过缓。

胃肠反应　恶心和呕吐。

血液系统异常　淤斑、贫血。

代谢及营养异常　体重减轻、肌酸磷酸激酶升高、脱水。

肌肉骨骼异常　肌肉痛性痉挛。

精神异常　抑郁、神经过敏、精神分裂症反应、幻觉、敌意、意识错乱、偏执狂反应、自杀念头、异常步态、躁狂反应、错觉、怪梦。

呼吸系统　鼻窦炎、呼吸困难、肺炎、哮喘。

皮肤及皮肤附件　皮肤溃疡、发汗、皮肤干燥。

视觉异常　结膜炎。

生殖系统　尿流中断。

【禁忌证】　已知对本品过敏的患者禁用。

【注意事项】不良反应相关　(1)体位性低血压　阿立哌唑应慎用于已知心血管病患者、脑血管病患者或诱发低血压的情况。

(2)癫痫发作　阿立哌唑应慎用于有癫痫病史的患者或癫痫阈值较低的情况的患者。

(3)体温调节　当阿立哌唑处方给处于体温可能升高的患者时，建议进行适当护理。

(4)吞咽障碍　对于有吸入性肺炎危险的患者，应慎用阿立哌唑和其他抗精神病药。

(5)自杀　为了减少药物过量的风险，阿立哌唑的剂量应控制在最低水平，并且对患者进行良好管理。

(6)抗精神病药恶性综合征　立即停止抗精神病药

和其他当前非必需的治疗药物。

(7)阿立哌唑不能用于痴呆相关精神病患者的治疗。

机械操作 应警告患者小心操作具有一定危险性的机器，包括汽车，直到确信阿立哌唑治疗不会给他们带来负面影响。

妊娠 只有当对胎儿的潜在利益高于潜在危险时，才可以使用。

哺乳期 建议服用阿立哌唑的妇女停止哺乳。

儿童 儿童和青少年患者用药的安全性和有效性尚未确立。

老年人 阿立哌唑在阿尔茨海默病相关精神病患者中的应用应慎重。

危机处理 (1)目前没有特异性办法可以解救阿立哌唑过量。一旦发生过量，应检查心电图；如果出现 Q-Tc 间期延长，应进行严密心脏监测。同时，应采用支持疗法，保持呼吸道通畅、吸氧和通风，对症治疗。应持续密切监测，直到患者康复。活性炭：如果发生阿立哌唑过量，早期使用活性炭可能在某种程度上有助于防止阿立哌唑的吸收。单剂量口服 15mg 阿立哌唑后 1 小时，服用 50g 活性炭可使阿立哌唑的平均 AUC 和 C_{max} 降低 50%。血液透析：尽管没有关于血液透析处理阿立哌唑过量的任何信息，但因阿立哌唑的血浆蛋白结合率高，所以血液透析可能对过量处理没有明显效果。

(2)迟发性运动障碍 如果阿立哌唑治疗患者出现迟发性运动障碍的体征和症状，应考虑停药。

FDA黑框警示 增加老年痴呆相关精神病患者的死亡率，与抗抑郁药合用增加自杀倾向。

【药物相互作用】 (1)鉴于本品主要作用于中枢神经系统，在与其他作用于中枢神经系统的药物和酒精合用时应慎重。

(2)因其拮抗 α_1 肾上腺素能受体，故阿立哌唑有可能增强某些抗高血压药的作用。

(3)CYP3A4 和 CYP2D6 参与阿立哌唑的代谢。CYP3A4 诱导剂(如卡马西平)可以引起阿立哌唑的清除率升高和血药浓度降低。CYP3A4 抑制剂(如酮康唑)或 CYP2D6 抑制剂(如奎尼丁、氟西汀、帕罗西汀)可以抑制阿立哌唑消除，使血药浓度升高。

【给药说明】 本品不需根据年龄、性别、种族、吸烟状况、肝功能或肾功能调整剂量。

【用法与用量】 口服，每日 1 次。阿立哌唑的推荐起始剂量和治疗剂量是一日 10 或 15mg，不受进食影响。系统评估显示阿立哌唑的临床有效剂量范围为一日 10～30mg。高剂量的疗效并不优于一日 10mg 或 15mg 的低

剂量。用药 2 周内(药物达稳态所需时间)不应增加剂量，2 周后，可根据个体的疗效和耐受情况适当调整，但加药速度不宜过快。

【制剂与规格】 阿立哌唑片：(1)5mg；(2)10mg；(3)15mg。

阿立哌唑口崩片：(1)5mg；(2)10mg；(3)20mg。

阿立哌唑胶囊：5mg。

盐酸齐拉西酮 [药典(二); 医保(乙)]
Ziprasidone Hydrochloride

【特殊说明】 本品为苯异硫唑类第二代抗精神病药。

【适应证】 (1)CDE 适应证 口服剂型适用于治疗精神分裂症。

注射剂型适用于治疗精神分裂症成人患者的急性激越症状。

(2)国外适应证 口服制剂适用于单药治疗双相Ⅰ型障碍的躁狂发作或混合发作；辅助锂剂或丙戊酸维持治疗双相Ⅰ型障碍。

肌内注射剂型适用于精神分裂患者急性激越症状。

(3)超说明书适应证 ①双相障碍Ⅰ型躁狂或混合状态。②与碳酸锂或丙戊酸钠合并使用，双相障碍辅助用药。

【药理】 (1)药效学 体外研究显示，本品对多巴胺 D_2 和 D_3 受体、5-HT$_{2A}$、5-HT$_{2C}$、5-HT$_{1A}$、5-HT$_{1D}$ 受体、α_1 受体具有较高亲和力，对 H_1 受体具有中等亲和力。本品拮抗多巴胺 D_2 受体、5-HT$_{2A}$、5-HT$_{1D}$ 受体，对 5-HT$_{1A}$ 受体具有激动作用，并能抑制突触前膜对 5-HT 和 NE 的再摄取。本品的抗精神病作用可能与其拮抗多巴胺 D_2 受体、5-HT$_2$ 受体有关。对 H_1 受体和 α_1 受体的拮抗可能与困倦和直立性低血压有关。

(2)药动学 口服经胃肠道吸收，食物可使本品的吸收增加约 2 倍，达峰时间为 6～8 小时(口服)或 1 小时(肌内注射)。血浆蛋白结合率为 99%，广泛分布，表观分布容积(V_d)为 1.5L/kg。在肝脏经 CYP3A4 代谢。主要以代谢产物经粪便(66%)或尿(20%)排出；仅有少量原型药经尿液(<1%)和粪便(<4%)排泄。半衰期约为 7 小时(口服)。单纯肾损伤对本品的药代动力学无影响。肌内注射齐拉西酮的生物利用度为 100%。单次肌内注射给药后，平均半衰期约为 2～5 小时(肌内注射)，肌内注射治疗 3 天几乎没有蓄积。

【不良反应】 全身表现 腹痛、感冒样症状、发烧、意外跌倒、面部浮肿、寒战、光敏反应、肋痛、体温过低、驾驶机动车意外。

心血管系统 心动过速、高血压、体位性低血压。

消化系统 厌食、呕吐。

肌肉骨骼反应 肌痛；不常见：腱鞘炎。

神经系统 激越、锥体外系症状、震颤、肌张力障碍、肌张力亢进、运动障碍、敌意、颤搐、感觉异常、意识混乱、眩晕、运动功能减退、运动功能增加、步态异常、动眼神经危象、感觉迟钝、共济失调、健忘症、齿轮样强直、谵妄、肌张力减退、运动不能、发音困难、戒断综合征、舞蹈症、复视、运动失调、神经病变。

呼吸系统 呼吸困难。

皮肤及附属器官 真菌性皮炎。

【禁忌证】 Q-T 间期延长。对本品过敏的患者禁用。

【注意事项】**不良反应相关** (1)与痴呆有关的老年精神病患者死亡率增加。

(2)伴痴呆的老年患者的脑血管不良事件增加。

(3)应用齐拉西酮有发生恶性综合征的可能。

(4)有心血管病史、脑血管病史或易于出现低血压的躯体疾病病史的患者应慎用齐拉西酮。

(5)有癫痫病史或癫痫发生阈值降低的患者应慎用齐拉西酮。

(6)有吸入性肺炎风险的患者，应慎用齐拉西酮和其他抗精神病药。

(7)患者患有导致体温升高的状况时，应慎用齐拉西酮。

危机处理 (1)服用齐拉西酮后出现了提示有尖端扭转型室性心律失常发生的症状(如头晕、心悸、昏厥等)的患者，医生应用 Holter 监测法对患者作进一步评价。

(2)有严重心血管疾病病史的患者，如 Q-T 间期延长、近期内的急性心肌梗死、失代偿性心衰或者心律失常的患者，应避免接受齐拉西酮治疗。如果发现患者出现了持续性 Q-Tc>500ms，应停用齐拉西酮。

(3)发生严重皮肤不良反应，应停用齐拉西酮。

(4)如果用齐拉西酮治疗的患者出现迟发性运动障碍的症状或体征，应考虑停药。

随访检查 所有服用非典型抗精神病药物的患者均应监测高血糖症状，包括多饮，多尿，多食和虚弱。

机械操作 服药期间患者应谨慎。

妊娠 不建议在妊娠期间应用齐拉西酮。

哺乳期 服用齐拉西酮的妇女不应哺乳。

儿童 儿童患者使用齐拉西酮的安全性和疗效尚未评估。

老年人 应降低起始剂量、缓慢调整剂量，并密切监测患者。

【药物相互作用】 (1)齐拉西酮不能与延长 Q-T 间期的药物合用。

(2)齐拉西酮主要为中枢神经系统药物，与其他中枢活性药物合用应十分谨慎。

(3)齐拉西酮能诱发低血压，能增强抗高血压药物的疗效。

(4)齐拉西酮拮抗左旋多巴胺和多巴胺激动剂。

(5)卡马西平为 CYP3A4 诱导剂，每天 2 次连续 21 天服用 20mg 卡马西平，患者齐拉西酮的 AUC 降低约 35%。卡马西平剂量越高，齐拉西酮的 AUC 降得越多。

(6)酮康唑为强效 CYP3A4 抑制剂，患者每天 2 次连续 5 天服用 400mg 酮康唑，齐拉西酮的 AUC 和 C_{max} 增加 35%～40%。其他 CYP3A4 抑制剂有相似的作用。

【给药说明】 (1)不同性别、种族人群及轻度肝功能损伤、肾功能损伤的患者，一般无需调整剂量。

(2)注射剂仅用于肌内注射给药，不应静脉给药。

(3)注射剂在给药前需将单剂量瓶中(30mg)的药物加入本品所附的 1.2ml 无菌注射用水进行配制，用力摇动直至药物完全溶解，总体积应为 1.5ml。配制后每 1ml 溶液中含有 20mg 齐拉西酮。如果给药剂量为 10mg，则抽取 0.5ml 的配制溶液；如果给药剂量为 20mg，则抽取 1.0ml 的配制溶液。未用的配制溶液应弃去。

(4)因为不含有防腐剂或抑菌剂，因此在配制溶液时必须采用无菌操作。

(5)禁止与其他药品或无菌注射用水以外的其他溶剂混合。在给药前应目测检查有无颗粒物或变色。

【用法与用量】 (1)初始治疗 一次 20mg，一日 2 次，餐时口服。视病情可逐渐增加到一次 80mg、一日 2 次。为了确保最低有效剂量，在调整剂量前应仔细观察患者用药后的反应。剂量调整间隔一般应不少于 2 天，因为口服本品在 1～3 天内血药浓度达到稳定状态。

(2)维持治疗 应定期评估并确定患者是否需维持治疗。尽管齐拉西酮维持治疗的时间长短尚未确定，但在 52 周临床试验中，精神分裂症患者持续使用齐拉西酮的有效剂量为：一次 20～80mg，一日 2 次。在维持治疗期间，应采用最低有效剂量，多数情况下，使用 20mg 齐拉西酮每日 2 次即足够。

(3)注射剂型 推荐剂量为每日 10～20mg，根据需要最高剂量可达 40mg。每隔 2 小时可注射 10mg；每隔 4 小时可注射 20mg，最高剂量可达每日 40mg。目前尚无连续注射齐拉西酮超过 3 天的研究。如需长期治疗，应尽快改用口服齐拉西酮。

【制剂与规格】 盐酸齐拉西酮片：20mg。

盐酸齐拉西酮胶囊：(1)20mg；(2)40mg；(3)60mg；(4)80mg。

注射用甲磺酸齐拉西酮(附 1.2ml 无菌注射用水)：(1)20mg；(2)30mg。

帕 利 哌 酮 ^[国基；医保(乙)]

Paliperidone

【适应证】 (1)CDE 适应证 ①帕利哌酮缓释片适用于成人及 12～17 岁青少年(体重≥29kg)精神分裂症的治疗。②帕利哌酮注射液用于精神分裂症急性期和维持期的治疗。

(2)国外适应证 ①用于治疗精神分裂症。②用于分裂情感障碍的单药治疗，也可作为情感稳定剂和(或)抗抑郁药添加治疗。③儿童青少年精神分裂症(12～17 岁)。

(3)超说明书适应证 ①用于分裂情感障碍的单药治疗，也可作为情感稳定剂和(或)抗抑郁药添加治疗。②分裂情感性障碍。③双相情感障碍躁狂发作急性期的治疗。

【药理】 (1)药效学 帕利哌酮是利培酮的主要活性代谢产物。对多巴胺 D_2 受体、5-HT_2 受体的拮抗作用与其抗精神病作用有关。对 H_1 受体、α_1 受体、α_2 受体的拮抗可能与困倦、直立性低血压有关。帕利哌酮对 M 受体、β_1 和 β_2 受体无明显亲和力。

(2)药动学 其缓释片口服经胃肠道吸收，绝对生物利用度为 28%，单次给药血药浓度逐渐上升，达峰时间为 24 小时。血浆蛋白结合率为 74%，表观分布容积(V_d)为 487L。少量经肝脏代谢，血药浓度几乎不受 CYP2D6 代谢活性的影响，主要经尿液和粪便(约 90%)排泄，其中 59% 为原型药，32% 为代谢产物，终末消除半衰期($t_{1/2\beta}$)为 23 小时。

其注射剂型水溶性极低，在肌内注射后直至被分解为帕利哌酮和吸收进入全身循环之前的这段时间内会缓慢地溶解。单次肌内注射给药后，血浆中帕利哌酮的浓度逐渐升高，血药浓度达峰时间(t_{max})的中位数为 13 天，制剂中的药物最早从给药后第 1 天即开始释放，持续释放的时间最长可达 126 天。3M 剂型单次注射中位 t_{max} 为 30～35 天，持续 18 个月。

【不良反应】 精神异常 睡眠障碍、焦虑、躁动、抑郁。

神经系统 帕金森病、静坐不能、震颤、肌张力障碍、头痛、头晕。

免疫系统及感染 上呼吸道感染。

胃肠反应 恶心、便秘、呕吐、消化不良、腹泻。

心血管系统 心电图 Q-T 间期延长、高血压、心动过速。

肌肉骨骼异常 肌肉骨骼痛。

其他 体重增加、疲劳、口干、牙痛、虚弱、咳嗽。

【禁忌证】 已经在接受利培酮和帕利哌酮治疗的患者中观察到了超敏反应，包括过敏反应和血管性水肿。其中帕利哌酮属于利培酮的代谢产物，因此禁忌用于已知对帕利哌酮、利培酮或本品中的任何成分过敏的患者中。

【注意事项】 不良反应相关 (1)老年痴呆相关精神障碍患者死亡率升高。

(2)脑血管不良反应的发生率增高。

(3)应避免在存在先天性 Q-T 间期延长综合征的患者中以及具有心律失常病史的患者中使用帕利哌酮。

(4)已知存在心血管病或脑血管疾病以及易出现低血压的患者中慎用本品。

(5)帕利哌酮具有与利培酮(该药较其他抗精神病药物具有较高的催乳素增高作用)类似的催乳素增高作用。

(6)存在癫痫病史或其他可能降低癫痫阈值病症的患者中应小心使用本品。

(7)存在发生吸入性肺炎危险的患者中应慎用本品和其他抗精神病药物。

常规 需注意体重增加、吞咽困难、自杀、阴茎异常勃起、体温调节异常。

随访检查 对于在使用非典型抗精神病药物治疗期间出现高血糖症状的患者，应检测空腹血糖。有轻度延长 Q-T(Q-Tc)间期的作用，用药期间定期监测心电图。

危机处理 (1)有严重白细胞减少的患者应停止服用本品并继续监测白细胞计数直至恢复正常。

(2)出现抗精神病药恶性综合征应立即停止使用抗精神病药物和其他对目前治疗不重要的药物；给予强化对症治疗和医学监测；在特殊治疗能够实施的条件下，对任何合并的严重医学问题进行治疗。

(3)接受本品治疗的患者出现迟发性运动障碍的体征和症状，则应考虑停止使用药物。

机械操作 除非合理地确定帕利哌酮治疗不会产生不良影响，否则患者都应小心。

肾损伤 必须根据患者肾功能情况进行个体化的剂量调整。

肝损伤 轻中度肝损害患者(Child-Pugh 分类为 A 级和 B 级)不推荐进行剂量调整。未在严重肝损害患者中对本品进行研究。

妊娠 只在潜在的益处大于可能对胎儿的危险的情

况下,方可在妊娠期间使用本品。

哺乳期 在将本品给予哺乳期女性时,应小心用药。

儿童 本品在年龄<12 岁患者中的安全性和有效性尚不明确。

老年人 由于老年患者更易出现肾功能下降,因此在剂量选择上应加倍小心,有时可能需要监测肾功能。通常而言,肾功能正常的老年患者的推荐剂量与肾功能正常的成人相同。

手术相关 本品在白内障手术中可引起术中虹膜松弛综合征。

【药物相互作用】 (1)应小心与其他中枢作用性药物和酒精联合使用。

(2)帕利哌酮会拮抗左旋多巴和其他多巴胺激动剂的作用。

(3)本品与其他具有该作用的治疗药物一同使用时可能会出现累积效应。

(4)开始启用卡马西平时,应重新评估本品剂量,如有需要,应增加剂量。相反,停用卡马西平时,应重新评估本品剂量,如有需要,应减少剂量。

(5)与丙戊酸盐联用时,应在临床评价考虑降低本品剂量。

(6)帕利哌酮使用时应避免与其他已知会延长 Q-Tc 间期的药物联合使用。

【给药说明】 (1)可在进食或不进食的情况下服用本品。

(2)本品需使用液体整片吞服,不应咀嚼、掰开或压碎片剂。患者如果偶尔观察到粪便中出现某些片状物,不必担心。

(3)注射剂型 对于从未使用过帕利哌酮口服制剂、利培酮口服制剂或利培酮注射剂的患者,建议在开始治疗前,先通过口服帕利哌酮缓释片或口服利培酮确定患者对帕利哌酮的耐受性。

(4)不同性别、种族和吸烟人群及轻度肝功能损害患者一般无需调整剂量。

【用法与用量】 成人 (1)口服 本品推荐剂量为6mg,一日 1 次,早上服用。起始剂量不需要进行滴定。仅在经过临床评价后方可将剂量增加到每日 6mg 以上,而且间隔时间通常应大于 5 天。当提示需要增加剂量时,推荐采用每日 3mg 的增量增加,推荐的最大剂量是每日12mg。

(2)肌内注射 建议患者在起始治疗首日注射本品150mg,一周后再次注射 100mg,前两剂起始治疗药物的注射部位均为三角肌。建议维持治疗剂量为每月

75mg,根据患者的耐受情况和(或)疗效,可在 25~150mg 的范围内增加或降低每月的注射剂量。第 2 剂药物之后,每月一次注射的部位可以为三角肌或臀肌。

注射剂(3M):3 个月给药一次。

12~17 岁青少年 本品用于 12~17 岁(体重≥29kg)的青少年精神分裂症的治疗,推荐剂量为 3mg,一日 1 次,早上服用。起始剂量不需要进行滴定。仅在经过临床评价后方可增加剂量,并且应采用每日 3mg 的增量增加剂量,间隔时间应大于 5 天。

注射剂型尚未在 18 岁以下的患者中进行安全性和有效性研究。

肾损伤 必须根据患者肾功能情况进行个体化的剂量调整。对于轻度肾损害的患者来说(肌酐清除率:50~80ml/min),推荐的最大剂量是 6mg,一日 1 次。对于中重度肾损害患者而言(肌酐清除率:10~50ml/min),推荐起始剂量为 3mg 隔日给药,进行临床评价后可增加至3mg 每日 1 次。因为本品尚未在肌酐清除率<10ml/min 的患者中进行研究,因此不推荐此类患者使用本品。

【制剂与规格】 帕利哌酮缓释片:(1)3mg;(2)6mg;(3)9mg。

棕榈酸帕利哌酮注射液:(1)0.25ml:25mg;(2)0.5ml:50mg;(3)0.75ml:75mg;(4)1ml:100mg;(5)1.5ml:150mg。

氨磺必利 [国基;医保(乙)]
Amisulpride

【特殊说明】 本品为苯胺替代物类精神镇静药。

【适应证】 (1)CDE 适应证 本品用于治疗精神分裂症,尤其是伴有阳性症状(如谵妄、幻觉、认知障碍)和(或)阴性症状(如反应迟缓、情感淡漠及社会能力退缩)的急性或慢性精神分裂症,也包括以阴性症状为主的精神分裂症。

(2)国外适应证 术后恶心呕吐的预防和治疗。

【药理】 (1)药效学 选择性与边缘系统的 D_2、D_3 多巴胺受体结合。本品不与 5-羟色胺能受体、组胺受体、胆碱能受体、肾上腺素能受体结合。与纹状体相比,高剂量的氨磺必利主要阻断边缘系统中的多巴胺神经元。低剂量的药物主要阻断突触前的 D_2/D_3 受体,可能与阴性症状的改善有关。

(2)药动学 在人体中,药物有两个吸收峰,第一个吸收峰达峰时间约为 1 小时,第二个吸收峰在服药后 3~4 小时到达。服药 50mg 后,相对应两个吸收峰的浓度分别为(39±3)和(54±4)ng/ml。分布容积为 5.8L/kg。血浆蛋白结合率低(16%)。绝对生物利用度为 48%。氨磺必

利代谢较少，仅可以检测出两种无活性的代谢产物。重复给药，在体内不蓄积。口服清除半衰期为 12 小时。多以药物原型从尿中排泄。肝功能不全患者不需调整药物剂量。肾功能不全患者，氨磺必利的 AUC 会增高。

【不良反应】 神经系统 非常常见：可出现锥体外系症状。常见：可出现急性肌张力障碍。嗜睡。

精神异常 常见失眠症、焦虑、激动、性高潮障碍。

胃肠反应 常见便秘，恶心，呕吐，口干。

内分泌系统 氨磺必利导致血催乳素水平升高，可引起以下临床症状：溢乳，闭经，男子乳腺发育，乳房肿胀，阳痿，女性的性冷淡。停止治疗后可恢复。

心血管系统 常见低血压。

其他 常见体重增加。

【禁忌证】 （1）已知对药品中某成分过敏者禁用。

（2）嗜铬细胞瘤患者禁用本品。

（3）患有催乳素依赖性肿瘤禁用，如垂体催乳素腺瘤和乳腺癌。

（4）儿童至青春期患者禁用。

（5）哺乳期妇女禁用。

（6）严重肾脏损害（肌酐清除率<10ml/min）禁用。

（7）本品禁止与可能引起尖端扭转型室性心动过速的药物联用。

【注意事项】 不良反应相关 （1）对帕金森病患者处方氨磺必利时应该谨慎，可能引起症状的恶化。

（2）有中风风险因素的患者应慎用氨磺必利。

（3）接受抗精神药物治疗的痴呆相关精神病老年患者死亡风险增加。

（4）在有静脉血栓栓塞风险因素的患者中应慎用本品。

危机处理 高热时，尤其对于那些服用高剂量药物的患者，应停止包括本品在内的所有抗精神病治疗。

随访检查 （1）对于准备接受长期精神镇静药物治疗的患者，心电图应作为早期评价。

（2）明确诊断糖尿病或者有糖尿病风险因素的患者如果开始使用氨磺必利，应该适当检测血糖。

（3）对于有惊厥史的患者，服用氨磺必利应仔细监控。

机械操作 氨磺必利可能引起嗜睡，从而影响驾驶机动车或操作机械的能力。

老年人 老年人对药物的高敏感性（可产生镇静或低血压症状），所以老年人服药时应特别注意。

妊娠 妊娠期使用氨磺必利的安全性尚不确定。除非益处超过潜在风险，否则不建议在妊娠期间使用本品。

哺乳期 哺乳期间应禁止服用本品。

儿童 不建议在青春期至 18 岁的青少年中使用氨磺必利；青春期之前的儿童禁用氨磺必利。

肾损伤 由于氨磺必利通过肾脏排泄。对于肌酐清除率为 30～60ml/min 的肾功能不全患者，应将剂量减半，对于肌酐清除率为 10～30ml/min 的患者，应将剂量减至三分之一。

肝损伤 由于氨磺必利代谢较少，肝脏损害患者不需调整剂量。

【药物相互作用】 （1）配伍禁忌 ①可能引起尖端扭转型室性心动过速的药物。②除用于治疗帕金森病患者外，本品禁止与左旋多巴以外的多巴胺能激动剂联合应用。

（2）不推荐联合应用的药品 ①氨磺必利可能增强酒精对中枢的作用。②增强尖端扭转型室性心动过速风险或者可能延长 Q-T 间期的药物。

（3）需慎重考虑的联合用药 ①中枢神经系统抑制剂。②降血压药物。

【用法与用量】 成人 通常情况下，若每天剂量小于或等于 400mg，应一次服完，若每天剂量超过 400mg，应分为 2 次服用。

（1）急性期 对于急性精神病发作，推荐剂量为 400～800mg 每日口服。根据个体情况，每日剂量可以提高至每日 1200mg。开始治疗时不需要特殊的剂量滴定。应该根据个体反应调整剂量。

（2）阳性及阴性症状混合阶段 治疗初期，应主要控制阳性症状，剂量为：每日 400～800mg。然后根据患者的反应调整剂量至最小有效剂量。

（3）维持治疗 任何情况下，均应根据患者的情况将维持剂量调整到最小有效剂量。

（4）阴性症状占优势阶段 推荐剂量为每日 50～300mg。剂量应根据个人情况进行调整。最佳剂量约为每日 100mg。

【制剂与规格】 氨磺必利片：（1）50mg；（2）200mg。

氟哌利多 [药典(二)；医保(乙)]

Droperidol

【适应证】 ①用于精神分裂症和躁狂症兴奋状态。②本品有神经安定作用及增强镇痛药的镇痛作用，与芬太尼合用静脉注射时，可使患者产生特殊麻醉状态，称为神经安定镇痛术，用于大面积烧伤换药，各种内窥镜检查。

【药理】 （1）药效学 本品属于丁酰苯类抗精神病

药，抗精神病作用与其阻断脑内多巴胺受体，并与促进脑内多巴胺的转化有关，其特点是体内代谢快，作用维持时间短，还具有安定和增强镇痛作用。

(2)药动学 本品大部分与血浆蛋白结合，半衰期($t_{1/2}$)约为 2.2 小时。主要在肝脏代谢，代谢物大部分经尿排出，少部分由粪便排出。

【不良反应】 神经系统 锥体外系反应较重且常见，急性肌张力障碍在儿童和青少年更易发生，出现明显的扭转痉挛，吞咽困难，静坐不能及类帕金森病。

内分泌系统 可引起血浆中泌乳素浓度增加，可能有关的症状为：溢乳、男子女性化乳房、月经失调、闭经。

精神异常 少数患者可能引起抑郁反应、恶性综合征。

用药部位 可引起注射局部红肿、疼痛、硬结。

全身表现 可出现口干、视物模糊、乏力、便秘、出汗、过敏等。

心血管系统 较少引起低血压。

【禁忌证】 基底神经节病变、帕金森病、帕金森综合征、严重中枢神经抑制状态者、抑郁症及对本品过敏者。

【注意事项】 下列情况时慎用 心脏病尤其是心绞痛、药物引起的急性中枢神经抑制、癫痫、肝功能损害、青光眼、甲亢或毒性甲状腺肿、肺功能不全、肾功能不全及尿潴留。

随访检查 治疗期间应定期检查血常规，肝功能。

其他 注射液颜色变深或有沉淀时禁止使用。

妊娠、哺乳期 孕妇慎用。哺乳期妇女使用本品期间应停止哺乳。

儿童 慎用。

老年人 慎用。

危机处理 (1)中毒症状 窒息、心跳加快、共济失调、呕吐、发绀、低血压、休克、激动、高热、肌肉僵直、震颤、瞳孔散大、心律失常。严重者神志模糊、甚至心力衰竭。

(2)处理 保持呼吸道通畅，采取增加排泄措施，并依病情进行相应对症治疗和支持疗法。

【药物相互作用】 (1)本品与酒精或其他中枢神经系统抑制药合用，中枢抑制作用增强。

(2)本品与抗高血压药合用，易致体位性低血压。

【用法与用量】 (1)用于控制急性精神病的兴奋躁动 肌内注射，一日 5～10mg。

(2)用于神经安定镇痛 5mg本品加入0.1mg枸橼酸芬太尼，在 2～3 分钟内缓慢静脉注射。

【制剂与规格】 氟哌利多注射液：2ml:5mg。

氘丁苯那嗪 [医保(乙)]
Deutetrabenazine

【适应证】 ①与亨廷顿病有关的舞蹈病；②成人迟发性运动障碍。

【药理】 (1)药效学 氘丁苯那嗪是一种囊泡单胺转运蛋白 2(VMAT2)抑制剂，治疗亨廷顿病患者的舞蹈病和迟发性运动障碍的确切作用机制尚不明确，可能与其可逆性耗竭神经末梢的单胺类神经递质(如多巴胺、5-羟色胺、去甲肾上腺素和组胺)有关。本品的主要代谢产物［α-二氢代谢物(α-HTBZ)和β-二氢代谢物(β-HTBZ)］是囊泡单胺转运蛋白 2(VMAT2)的可逆性抑制剂，导致突触囊泡单胺类物质摄取的减少和单胺储存的耗竭。

(2)药动学 口服本品后，药物吸收程度至少为80%。本品的血药浓度通常低于检测限。用药后3～4小时内达到氘化α-HTBZ 和β-HTBZ 的血药浓度峰值(C_{max})。

本品的α-HTBZ 和β-HTBZ 代谢物的中位分布容积(V_z/F)分别约为 500L 和 730L。人体正电子发射断层扫描研究结果显示，静脉注射 ^{11}C 标记的丁苯那嗪或α-HTBZ后的放射性迅速分布至大脑，纹状体结合率最高，皮质结合率最低。丁苯那嗪蛋白结合率为 82%～85%，α-HTBZ 蛋白结合率为 60%～68%，β-HTBZ 蛋白结合率为 59%～63%。

人体肝微粒体的体外实验表明，氘丁苯那嗪主要通过羰基还原酶广泛生物转化为其主要活性代谢产物α-HTBZ 和β-HTBZ，这些代谢产物随后主要由 CYP2D6代谢，较少量的代谢产物通过 CYP1A2 和 CYP3A4/5 代谢，从而形成几种二级代谢物。

本品主要以代谢产物的形式通过肾脏消除。本品总(α+β)-HTBZ 的半衰期约为 9～10 小时。在亨廷顿病患者群体中，α-HTBZ 和β-HTBZ 代谢物的清除率中位数分别约为 47L/小时和 70L/小时。

在 6 名健康受试者的研究中发现 75%至 86%的本品剂量通过尿液排出，粪便回收占该剂量的 8%至 11%。本品的α-HTBZ 和β-HTBZ 代谢产物的尿排泄量各占用药剂量的不到 10%。本品的α-HTBZ 和β-HTBZ 代谢产物的硫酸盐和葡萄糖苷酸结合物以及氧化代谢产物占尿液中代谢产物的大多数。

【不良反应】 精神异常 增加亨廷顿病患者的自杀倾向风险，神经阻滞剂恶性综合征，焦虑。

全身表现 口干，疲乏。

心血管系统 Q-Tc 间期延长。

神经系统 静坐不能，激越和躁动，帕金森综合征，镇静，嗜睡，失眠。

内分泌系统 高催乳素血症。

胃肠反应 腹泻，便秘。

免疫系统及感染 鼻咽炎，尿路感染。

【禁忌证】 (1)有自杀倾向的亨廷顿病患者，或者有未经治疗或未充分治疗的抑郁患者禁用。

(2)肝损害患者禁用。

【注意事项】不良反应相关 (1)本品可能会增加亨廷顿病患者的自杀风险，应告知患者、护理人员和家人与本品相关的抑郁、抑郁恶化和自杀风险，并应指示其立即向治疗医生报告相关行为。存在自杀意念的亨廷顿病患者应立即接受评估。

(2)VMAT2 抑制剂，包括本品，可能导致情绪、认知受损和功能恶化。医生应通过评估本品对患者的影响和潜在不良反应(包括镇静/嗜睡、抑郁和自杀风险、帕金森症、静坐不能、躁动和认知下降)，定期重新评价患者对本品的需求。

(3)先天性长 Q-T 间期综合征患者和有心律失常类疾病病史的患者应避免使用本品。

(4)本品可能会增加亨廷顿病和迟发性运动障碍患者静坐不能、激越和躁动的风险。如果患者在治疗期间出现静坐不能，则应减少本品剂量；一些患者可能需要停止治疗。

(5)本品可能导致亨廷顿病或迟发性运动障碍患者出现帕金森综合征表现。如果患者在本品治疗期间出现，则应减少本品剂量，部分患者可能需要停止治疗。

(6)如果临床怀疑有症状性高催乳素血症，则应进行适当的实验室检测，并考虑停用本品。

肝损伤 肝损害对氘丁苯那嗪及其初级代谢物药代动力学的影响尚未研究，但由于担心出现严重不良反应的风险更大，肝损害患者禁用本品。

其他 氘丁苯那嗪或其代谢物与含黑色素组织相结合，药物会随着时间的推移在这些组织中积累。这会增加本品在长期使用后可能对这些组织造成毒性的可能性。

妊娠 关于孕妇服用氘丁苯那嗪的相关发育风险尚无足够数据。

哺乳期 未有关于母乳中氘丁苯那嗪或其代谢物的存在、对母乳喂养婴儿的影响或该药物对产奶量的影响的数据。

儿童 尚未确定儿科患者中的安全性和有效性。

老年人 应谨慎选择老年患者的用药剂量，通常，应以剂量范围中的最低剂量开始，要考虑到肝、肾和心功能障碍的更高发生率以及合并疾病或其他药物治疗情况。

危机处理 医生应警惕与神经阻滞剂恶性综合征(NMS)相关的体征和症状。NMS 的临床表现有高热、肌肉强直、精神状态改变和自主神经不稳定体征(脉搏或血压不规则、心动过速、出汗和心律失常)。NMS 的管理应包括立即停用本品；强化对症治疗和医学监测；以及治疗任何伴随的严重医疗问题，可对这些问题进行针对性治疗。

机械操作 在服用本品维持剂量并知道药物如何影响患者之前，患者不应进行需要保持精神警觉以维持自身或他人安全的活动，例如驾驶机动车辆或操作危险机械。

【药物相互作用】 (1)在维持本品稳定剂量的患者中添加强 CYP2D6 抑制剂时，可能需要降低本品剂量。服用强 CYP2D6 抑制剂(例如帕罗西汀、氟西汀、奎尼丁等)的患者，本品的每日总剂量不应超过 36mg，最大单次剂量不应超过 18mg。

(2)对于所需本品每日剂量大于 24mg 的患者，如果这些患者在使用本品的同时也在使用其他已知能延长 Q-Tc 间期的药物，则应在增加本品或其他已知能延长 Q-Tc 间期的药物剂量前后评估 Q-Tc 间期。

(3)利血平不可逆的与 VMAT2 结合，作用可持续数天。停用利血平后，应至少等待 20 天，才可开始服用本品。本品和利血平不得同时服用。

(4)正在服用 MAOI 的患者禁用本品。本品不得与MAOI 联合使用，或在中断 MAOI 治疗 14 天内使用。

(5)同时服用本品和多巴胺拮抗剂或抗精神病药物可能会增加帕金森症、NMS 和静坐不能的风险。

(6)同时服用酒精或其他镇静药可能会产生累积作用，并加重镇静和嗜睡症状。

(7)正在服用丁苯那嗪或缬苯那嗪的患者禁用本品。本品可于丁苯那嗪停药后的第二天开始服用。

【给药说明】 (1)本品应与食物同服。

(2)本品需整片吞服。不要咀嚼、压碎或掰开。

(3)在 CYP2D6 慢代谢者中，本品的每日总剂量不应超过 36mg(最大单次剂量为 18mg)。

(4)对于需要停止本品治疗的患者，可以直接停止，无需逐渐减量。治疗中断超过一周后，应在恢复用药时通过重新滴定的方式进行治疗。对于治疗中断不到一周的患者，可按之前的维持剂量恢复治疗，无需滴定。

【用法与用量】 成人　根据舞蹈病或迟发性运动障碍患者的疗效和耐受性，为每名患者单独确定本品剂量。首次用药时，推荐起始剂量为：亨廷顿病患者每天6mg（口服给药，每日 1 次）；迟发性运动障碍患者每天12mg（6mg，每日 2 次）。本品的剂量可以每周增加 1 次，以每日 6mg 为增量，最大推荐日剂量为 48mg。每日总剂量为12mg或以上时，分 2 次给药。

【制剂与规格】 氘丁苯那嗪片：(1) 6mg；(2) 9mg；(3) 12mg。

盐酸鲁拉西酮[医保(乙)]
Lurasidone Hydrochloride

【适应证】 (1) CDE 适应证　精神分裂症。

(2) 国外适应证　①治疗成人和青少年（13～17 岁）精神分裂症。②双相情感障碍Ⅰ型（双相抑郁症）伴重度抑郁发作的成人和儿童患者（10～17 岁）的单药治疗。③双相情感障碍Ⅰ型相关的重度抑郁发作的成年患者（双相抑郁症）锂盐或丙戊酸盐添加用药。

【药理】 (1) 药效学　鲁拉西酮的作用机制尚未完全明确。但是，鲁拉西酮对精神分裂症的有效性是通过对中枢多巴胺（D_2）和 5-羟色胺（$5-HT_{2A}$）受体的联合拮抗作用而介导的。鲁拉西酮是对 D_2 受体和 5-HT 受体 $5-HT_{2A}$ 具有高亲和力的拮抗剂。与人 α_{2C} 肾上腺素受体具有中度亲和力，是 $5-HT_{1A}$ 受体的部分激动剂，也是 α_{2A} 肾上腺素受体的拮抗剂。鲁拉西酮对组胺 H_1 和毒蕈碱 M_1 受体表现出较小的亲和力，或者无亲和力。

(2) 药动学　鲁拉西酮的活性主要来自于原型药物。在 20mg 至 160mg 的每日总剂量范围内，鲁拉西酮的药代动力学与剂量呈正比。鲁拉西酮在 7 天内达到稳态浓度。

单次给予 40mg 鲁拉西酮后，平均消除半衰期为 18 小时。

鲁拉西酮被吸收后大约在 1～3 小时后血药浓度达到峰值。预计给药量的 9%～19% 被吸收。给予 40mg 后，平均表观分布容积为 17.2L 鲁拉西酮与血清蛋白高度（～99%）结合。

在食物影响研究中，当本品与食物同时服用时，平均 C_{max} 和 AUC 分别是空腹状态的 3 倍和 2 倍。当进食量从 350kcal 增加到 1000kcal 时不会影响本品的暴露，并且本品的暴露与食物脂含量无相关性。

在本品的安全性和有效性临床研究中，指导患者在进餐时服用每日剂量的药物。

鲁拉西酮主要通过 CYP3A4 进行代谢。主要的生物转化途径包括氧化 N-脱烷基化作用、降萘烷环的羟基化作用和 S-氧化作用。鲁拉西酮代谢为两个活性代谢产物以及两个主要的非活性代谢产物。体外研究结果表明，鲁拉西酮不是 CYP1A1、CYP1A2、CYP2A6、CYP4A11、CYP2B6、CYP2C8、CYP2C9、CYP2C19、CYP2D6 或 CYP2E1 酶的底物。由于鲁拉西酮不是 CYP1A2 的底物，预计吸烟不会影响鲁拉西酮的药代动力学。

在单次给予 ^{14}C 标记的鲁拉西酮后，尿液和粪便中放射能的总排泄量为约 89%，其中约 80% 来自粪便，9% 来自尿液。

在给予鲁拉西酮 40mg 后，平均表观清除率为 18.0mL/min。

【不良反应】 视觉异常　视物模糊。

胃肠反应　腹痛、腹泻、恶心。

肌肉骨骼异常　肌酸磷酸激酶升高。

代谢及营养异常　食欲下降。

皮肤及皮肤附件　皮疹、瘙痒。

心血管系统　高血压、心动过速。

神经系统　嗜睡、静坐不能、锥体外系症状。

【禁忌证】 已知对鲁拉西酮或处方中任何成分过敏者禁用。

【注意事项】 不良反应相关　(1) 服药期间可能出现代谢变化包括高血糖、血脂异常和体重增加。

(2) 可见催乳素升高。

(3) 可能发生头晕、心动过速或心动过缓，尤其是在治疗初期和剂量递增过程中。

(4) 可能引起嗜睡、体位性低血压、运动和感觉不稳定，这些可能导致跌倒，进而导致骨折或其他损伤。

(5) 本品应慎用于有癫痫发作病史或癫痫发作阈值降低（如阿尔茨海默病）的患者。

(6) 可能会损害判断、思维或运动功能。

(7) 具有破坏身体降低核心体温的能力。

(8) 有吸入性肺炎风险的患者中，应慎用。

(9) 患有帕金森病或路易体痴呆的患者对抗精神病药物的敏感性增加。

(10) 精神疾病患者均具有潜在的自杀企图。

老年人　本品的临床研究并未包含足够数量的年龄≥65 岁的患者。在老年精神病患者（65～85 岁）中，鲁拉西酮的浓度（一日 20mg）与年轻患者相似。尚不能确定是否需要调整剂量。

与安慰剂相比，接受抗精神病药治疗的痴呆相关精神病老年患者发生死亡的风险增加。未批准鲁拉西酮用于痴呆相关精神病患者的治疗。

孕妇及哺乳期　妊娠最后三个月暴露于抗精神病药物的新生儿分娩后有锥体外系和(或)戒断综合征的风险。

应对新生儿的锥体外系和(或)戒断综合征进行监测并对症状妥善处理。

未开展评价鲁拉西酮在人乳汁中分泌、对母乳喂养婴儿的作用。

儿童　本品在中国 18 岁以下儿童及青少年患者中用药的安全有效性尚未确立。

危机处理　(1)如出现疑似神经阻滞剂恶性综合征,立即停用鲁拉西酮并强化对症治疗和监测。

(2)如果接受本品治疗的患者出现迟发性运动障碍的体征和症状,应当考虑停止药物治疗。

(3)重度中性粒细胞减少症的患者应停用本品并对 WBC 随访检查,直至恢复正常。

【药物相互作用】　(1)不应与 CYP3A4 强效抑制剂(如酮康唑、克拉霉素、利托那韦、伏立康唑、米贝拉地尔等)和强效诱导剂(如利福平、阿伐麦布、圣约翰草、苯妥英、卡马西平等)合用。

(2)与 CYP3A4 中效抑制剂合用时,剂量应降为初始水平的一半。

(3)不应与 CYP3A4 强效诱导剂合用。

(4)与 CYP3A4 中效诱导剂合用时,有必要增加剂量。

【用法与用量】成人　初始剂量为每次 40mg,每日 1 次,初始剂量不需要进行滴定。根据症状可增加到每次 80mg,每日 1 次。本品应与食物同服。

肾损伤　中度(肌酐清除率:30～50ml/min)和重度(肌酐清除率:<30ml/min)肾损害患者的初始剂量推荐为每日 20mg。最大剂量为每次 80mg。每日 1 次。

肝损伤　中度(Child-Pugh 评分 7～9)和重度(Child-Pugh 评分 10～15)肝损伤患者的初始剂量推荐为每日 20mg。中度肝损伤患者的最大剂量为每次 80mg,每日 1 次,重度肝损伤患者为每次 40mg,每日 1 次。

【制剂与规格】　盐酸鲁拉西酮片:40mg。

布 南 色 林 [医保(乙)]

Blonanserin

【适应证】　精神分裂症。

【药理】　(1)药效学　布南色林为多巴胺受体及 5-羟色胺受体拮抗剂。体外受体结合试验结果显示,布南色林对于多巴胺受体亚型(D_2、D_3)及 5-HT_{2A} 受体表现出亲和性。其主要代谢产物 N-脱乙基体对于多巴胺 D_2 受体亚型(D_2、D_3)及 5-HT_{2A} 受体也表现出亲和性,但对多巴胺 D_2 受体的亲和性仅为布南色林的 1/10 左右。另外,N-脱乙基体对于 5-HT_{2C} 受体及 5-HT_6 受体也表现出亲和性。但布南色林及 N-脱乙基体对于肾上腺素α_1、组胺 H_1、蕈毒碱 M_1 等受体的亲和性较低。

(2)药动学　①血药浓度:4mg 单次空腹给药达峰时间(t_{max})为 1～3 小时,峰浓度(C_{max})为 0.14ng/ml±0.04ng/ml,半衰期($t_{1/2}$)为 10.7 小时±9.4 小时,药时曲线下面积(AUC_{last})为 0.91(ng·h)/ml±0.34(ng·h)/ml。

8mg 单次空腹给药达峰时间(t_{max})为 0.5～2 小时,峰浓度(C_{max})为 0.45ng/ml±0.22ng/ml,半衰期($t_{1/2}$)为 12 小时±4.4 小时,药时曲线下面积(AUC_{last})为 2.82(ng·h)/ml±1.38(ng·h)/ml。

12mg 单次空腹给药达峰时间(t_{max})为 1～3 小时,峰浓度(C_{max})为 0.76ng/ml±0.44ng/ml,半衰期($t_{1/2}$)为 16.2 小时±4.9 小时,药时曲线下面积(AUC_{last})为 6.34(ng·h)/ml±1.34(ng·h)/ml。

②吸收率:84%。血清蛋白结合率:99.7%以上。代谢途径:布南色林主要经哌嗪环 N-脱乙基化及 N-氧化、环辛烷环氧化,此后通过结合反应或哌嗪环的开环等广泛代谢。排泄途径:经尿及粪便排泄。代谢酶:细胞色素 P450 分子类:CYP3A4。

【不良反应】皮肤及皮肤附件　皮疹,湿疹,瘙痒。

神经系统　帕金森综合征,静坐不能,运动障碍,肌张力障碍,迟发型运动障碍,头晕头痛。

肝胆　可能出现伴有 AST、ALT、γ-GTP、ALP、胆红素等升高的肝脏功能异常。

视觉异常　调节紊乱,视物模糊。

精神异常　恶性综合征,失眠,焦虑等。

胃肠反应　便秘,食欲下降,恶心。

内分泌系统　催乳素升高。

泌尿系统　排尿困难,尿潴留。

全身表现　口渴,乏力。

【禁忌证】　(1)处于昏迷的患者(可能导致昏迷恶化)。

(2)处于如巴比妥酸衍生物等中枢神经抑制剂强烈作用下的患者(会增强中枢神经抑制作用)。

(3)正在服用肾上腺素、唑类抗真菌药(伊曲康唑、伏立康唑、咪康唑、氟康唑、磷氟康唑)或人类免疫缺陷病毒(HIV)蛋白酶抑制剂(利托那韦、茚地那韦、洛匹那韦和利托那韦合用制剂、奈非那韦、沙奎那韦、达芦那韦、阿扎那韦、呋山那韦)、替拉瑞韦、可比司他的患者。

（4）既往对本品的成分有过敏史的患者。

【注意事项】　下列患者慎用　（1）患有或可能患有心血管系统疾病或低血压的患者（可能会导致血压暂时降低）。

（2）帕金森病患者（可能会导致锥体外系症状恶化）。

（3）癫痫等惊厥性疾病患者或者有既往病史的患者（可能会导致惊厥阈值降低）。

（4）有既往自杀未遂或者有自杀想法的患者（可能会导致症状恶化）。

（5）肝脏疾病患者（可能会导致血药浓度升高）。

（6）糖尿病患者或有既往病史的患者、有糖尿病家族史、高血糖、肥胖等糖尿病危险因素的患者（可能会导致血糖升高）。

（7）药物性超敏反应患者。

（8）伴有脱水、营养不良症状等身体衰弱的患者（容易导致抗精神病药恶性综合征）。

机械操作　本品可能导致嗜睡、注意力下降、精神不集中、反射运动能力降低等，因此服用本品的患者应注意不要进行驾驶等伴有危险的机械操作。

妊娠期及哺乳期妇女　（1）对于孕妇或可能怀孕的妇女，只有在服用本品的益处大于危险的情况下才能用药。

（2）哺乳期妇女在服用本品期间应停止哺乳。

儿童　本品在 18 岁以下的儿科人群中的安全有效性尚未确立。

老年人　老年患者通常生理功能较弱，容易出现锥体外系症状，因此应密切观察患者状态，慎重用药。

危机处理　可能出现兴奋状态、夸大、敌意等精神分裂症阳性症状恶化，因此治疗时应注意观察患者，如有恶化，应采取更换其他疗法等适当的处置。

【药物相互作用】　由于本品的代谢容易受肝药酶影响，可能导致血药浓度大幅上升，因此对于正在服用 CYP3A4 强抑制剂（如唑类抗真菌药、HIV 蛋白酶拮抗药等）的患者，不能给予本品。另外，对于肝脏疾病患者及老年患者，以及与具有 CYP3A4 抑制作用的药物合并用药的患者，可能出现血药浓度升高的情况，因此应在密切观察患者的基础上慎重用药。

【给药说明】　（1）本品的吸收容易受到食物的影响。由于本品的有效性及安全性是在餐后服用的条件下进行的确证，因此应指导患者餐后服药（与餐后服药相比较，空腹服药的吸收率较低，药效有可能下降）。另外，如从空腹服药转为餐后服药，可能会导致血药浓度大幅上升）。

（2）应谨慎观察患者对药物的反应以调节用药量，本品用药量应控制在最低必要水平。

【用法与用量】　一般成人的初始剂量为每次 4mg，每日 2 次，餐后口服。根据患者的年龄及症状，可适当增减剂量，维持剂量为每日 8～16mg，每日剂量不应超过 24mg。

【制剂与规格】　布南色林片：4mg。

丁二酸洛沙平
Loxapine Succinate

【适应证】　（1）CDE 适应证　精神分裂症。

（2）国外适应证　洛沙平是一种典型的抗精神病药物，用于成人精神分裂症或双相情感障碍 I 型相关躁动的急性期治疗。

【药理】　（1）药效学　丁二酸洛沙平是二苯骈氧氮杂䓬的三环化合物。动物试验证明，丁二酸洛沙平能对抗由阿扑吗啡致大鼠的定向行为；能阻断由阿扑吗啡致小鼠的攀爬行为；与戊巴比妥钠有协同作用；能不同程度地阻断小鼠的打斗行为，并对中枢兴奋剂苯丙胺致小鼠死亡有一定保护作用。上述作用与抗精神病作用有关，目前认为丁二酸洛沙平的抗精神作用机制主要是阻断中枢多巴胺受体，有镇静和对攻击行为的抑制作用，尤其对兴奋、攻击性行为的精神分裂症有效。

（2）药动学　丁二酸洛沙平口服或非肠道途径的吸收迅速、完全。口服 34mg，1.13 小时后达血浆峰值，峰浓度为 41.29ng/ml，血浆中药物很快分布到组织中，动物试验显示本品可分布于肺、脑、脾、心及肾脏中，脑和肺含量最高。消除半衰期为 2.35 小时。丁二酸洛沙平的代谢广泛，代谢途径包括环羟氧化作用，氧化和去甲基氧化作用，大部分在 24 小时内排泄，排泄前代谢产物大部分与葡萄糖醛酸或硫酸盐偶合，从尿中排泄，没有偶合的代谢产物主要从粪便中排泄。

【不良反应】　神经系统　帕金森综合征，静坐不能，迟发性运动障碍。

心血管系统　心动过速、低血压、高血压、体位性低血压、头晕、昏厥。

皮肤及皮肤附件　皮炎、水肿（脸虚胖）、瘙痒、皮疹、秃头、皮脂溢性皮炎。

抗胆碱能作用　口干、鼻塞、便秘、视物模糊、尿潴留、麻痹性肠梗阻。

胃肠反应　恶心和呕吐。

全身表现　体重增加、体重减轻、呼吸困难、上睑下垂、高烧、面部潮红、头痛、感觉异常和烦渴。

【禁忌证】　（1）本品禁用于昏迷患者或药物（酒精、

巴比妥酸盐、麻醉药等)引起的严重抑郁症患者。

(2)本品禁用于对二苯骈氧氮杂䓬类药物过敏的患者。

(3)孕妇、哺乳期妇女禁用。

(4)16岁以下儿童禁用。

【注意事项】 不良反应相关 (1)可降低惊厥阈,因此本品应慎用于惊厥史患者。

(2)慎用于心血管病患者。

(3)慎用于青光眼或尿潴留倾向患者。

(4)可提高泌乳素浓度。

(5)长期服用精神抑制药的患者有出现迟发性运动障碍的可能性。

危机处理 (1)精神抑制药的恶性综合征(临床表现为高烧、肌肉僵化、精神状态改变、不规则脉搏或血压、心动过速、发汗、心律失常)的治疗 立即停用抗精神病药和当前治疗的非必需药;对严重症状进行对症治疗和医学监测;给伴随的严重医学问题提供特效药治疗。

(2)本品过量或中毒时,会出现抑郁、低血压、呼吸抑制、意识不清、震颤、抽搐、肾功能衰竭等现象,应及时进行洗胃、透析等对症及支持治疗;禁用中枢兴奋剂;出现低血压时禁用肾上腺素。

老年人 尚不明确。

【药物相互作用】 (1)本品可加速苯妥英的代谢,当两种药物合用超过3个月时可致苯妥英血浆水平达不到治疗浓度。

(2)本品增加巴比妥酸盐类、麻醉止痛、抗组胺和其他抗精神病等药对中枢神经系统的抑制作用。

【用法与用量】 口服。推荐的初始剂量为13.6mg,每日2次,而病情严重者开始剂量可能需要高达每日68mg。然后,在第一个7～10天快速增加剂量直至达到有效控制症状。通常的治疗和维持剂量为每日81.6～136.2mg。与其他治疗精神分裂症的药物一样,某些患者服用较少剂量就有效,而有的患者需要较高剂量才能获得较好疗效。最高日剂量不能超过340mg。

维持治疗:维持治疗时,剂量应降低到适于控制症状的最低剂量;许多患者在每日27.2～81.6mg的剂量范围内可以维持满意的疗效。

【制剂与规格】 丁二酸洛沙平胶囊:(1)13.6mg;(2)34mg。

第二节 抗抑郁药

抑郁症常以持续的情绪低落、兴趣减退,愉快感缺失、精力不足等为主要临床特征,常伴随注意力不集中、记忆力下降以及决策困难等认知症状,可表现精神运动迟缓或激越、食欲/性欲减退、早醒及体重下降等生物学症状或躯体症状等。抑郁症根据发作形式不同可以分为首次发病和复发性抑郁症;根据抑郁发作的严重程度分为轻度、中度及重度三级;也可分为伴有或不伴精神病性症状的抑郁发作。

抗抑郁药(antidepressant)是一类具有抗抑郁作用的药物。它不仅能治疗各类抑郁症,而且对焦虑、强迫、慢性疼痛、疑病及恐怖等症状都有一定疗效。

抗抑郁药根据化学结构及作用机制的不同分为以下几类:①三环类抗抑郁药(tricyclic antidepressants,TCAs):如阿米替林、丙米嗪、氯米帕明、多塞平等;②四环类抗抑郁药(tetracyclic antidepressant):如马普替林;③选择性5-羟色胺(5-HT)再摄取抑制药(selective serotonin reuptake inhibitors,SSRIs):如氟西汀、帕罗西汀、舍曲林、马来酸氟伏沙明、西酞普兰、艾司西酞普兰;④5-HT及去甲肾上腺素再摄取抑制药(serotonin and norepinephrine reuptake inhibitor,SNRI):如文拉法辛、度洛西汀;⑤去甲肾上腺素能及特异性5-HT能抗抑郁药(noradrenergic and specific serotonergic antidepressant,NaSSA):如米氮平;⑥单胺氧化酶抑制药(monoamine oxidase inhibitor,MAOI):如吗氯贝胺;⑦5-HT受体拮抗药/再摄取抑制药(serotonin antagonist/reuptake inhibitor,SARIs):如曲唑酮;⑧选择性去甲肾上腺素再摄取抑制药(noradrenaline reuptake inhibitor,NRI):如瑞波西汀;⑨其他:如噻奈普汀钠、阿戈美拉汀以及伏硫西汀等。

各种抗抑郁药对抑郁症均有较好的疗效,传统的TCAs疗效明确,因其受体选择性不高,故易产生如自主神经系统、中枢神经系统、心血管系统等多种不良反应,药物耐受性较差。而四环类抗抑郁药有马普替林,其疗效与三环类药物相当,但不良反应较轻。近二十年来,以SSRIs为代表的新型抗抑郁药异军突起,成为主流,主要因为这些药物比传统的抗抑郁药更为安全,耐受性更好。近年来也有新药上市可供选择。尽管如此,在应用新抗抑郁药仍需注意药物的不良反应、相互作用及在不同人群中的药动学特点,做到合理用药。抗抑郁药的用药原则如下。

(1)诊断明确再用药,一般推荐首选新型药物。

(2)加强医患沟通,及时评估药物疗效和不良反应,提高药物依从性。

(3)抗抑郁药总体疗效接近，主要依据不良反应特征选择药物。应综合考虑患者的症状特点、年龄、躯体状况以及药物的耐受性，做到个体化用药。

(4)尽量单一用药，足剂量、足疗程治疗。如无效，可考虑两种作用机制不同的药物联用。

(5)由小剂量开始，滴定至有效治疗量。疗程应充足，急性期治疗后应有相当时间的巩固治疗，并长期维持治疗，首次发病不短于 2 年，复发患者需要更长的维持期治疗，多次复发患者考虑终生服药。

盐酸阿米替林 [药典(二); 国基; 医保(甲)]
Amitriptyline Hydrochloride

【适应证】　(1)CDE适应证　用于治疗各种抑郁症，主要用于焦虑性或激动性抑郁症。

(2)超说明书适应证　纤维肌痛，主观性耳鸣。

【药理】　(1)药效学　阿米替林为三环类抗抑郁药的代表药物。该药主要通过抑制突触前膜对 5-HT 及去甲肾上腺素的再摄取，增强中枢 5-HT 能神经及去甲肾上腺素能神经的功能，从而发挥抗抑郁作用，可使抑郁患者情绪明显改善，有效率约为 70%。同时可拮抗组胺 H_1 受体和 M 胆碱受体，具有抗焦虑、镇静及抗胆碱作用。

(2)药动学　口服吸收完全，有首过代谢，达峰时间为 6～12 小时。血浆蛋白结合率为 90%，吸收后分布广，可通过胎盘，也可进入乳汁。在肝脏经 CYP3A4、CYP2C9 和 CYP2D6 代谢，主要活性代谢产物为去甲替林，此外，阿米替林的 N-氧化物和羟基衍生物可能也有活性。其代谢产物主要从尿液排出体外。血药浓度个体差异大。半衰期为 9～25 小时。

【不良反应】　神经系统　震颤、头痛、抽搐、迟发性运动障碍。

视觉异常　视物模糊、青光眼加剧。

胃肠反应　恶心、呕吐、麻痹性肠梗阻。

心血管系统　心动过速、心电图异常、心脏传导阻滞、心律失常。

生殖系统　性功能障碍。

精神异常　激越、失眠、精神症状加剧、谵妄。

内分泌系统　男性乳房增大、闭经。

肝胆　肝功能异常、胆汁淤积性黄疸。

血液系统　中性粒细胞缺乏。

其他　多汗、便秘、排尿困难、直立性低血压、体重增加、尿潴留、过敏反应、猝死。

【禁忌证】　对本品或三环类抗抑郁药过敏、严重心脏病、高血压、肝肾功能不全、青光眼、排尿困难、尿潴留患者禁用。

【注意事项】　(1)肝肾功能严重不全、前列腺肥大、老年或心血管疾病患者慎用。

(2)老年人对药物的代谢及排泄功能下降，对本品敏感性增强，用药时应减小剂量，同时需格外注意防止直立性低血压的发生。

(3)用药前后及用药时检查及监测白细胞计数、肝功能及心电图等。

儿童　6 岁以下儿童禁用，6 岁以上儿童酌情减量。

哺乳期　哺乳期妇女阿米替林可经乳汁排泄，对哺乳期婴儿有潜在不良影响，故用药需权衡利弊。

妊娠　慎用。

【药物相互作用】　(1)本品与舒托必利合用，有增加室性心律失常的危险，严重可至尖端扭转心律失常。

(2)本品与酒精或其他中枢神经系统抑制药合用，中枢神经抑制作用增强。

(3)本品与肾上腺素、去甲肾上腺素合用，导致高血压及心律失常。

(4)本品与可乐定合用，后者抗高血压作用减弱。

(5)本品与抗惊厥药合用，可降低抗惊厥药作用。

(6)本品与氟西汀或氟伏沙明合用，可增加两者的血浆浓度，出现惊厥，不良反应增加。

(7)与阿托品类合用，不良反应增加。

(8)与单胺氧化酶合用，可发生高血压。

【给药说明】　(1)使用阿米替林时，剂量需个体化。

(2)宜在饭后服用，以减少胃部刺激。

(3)开始服用时多先出现镇静作用，抗抑郁作用在 1～4 周后出现。

(4)维持治疗时，可每晚 1 次用药，但老年、少年与心脏病患者仍宜分次服用。

(5)停药后，本品的作用至少可持续 7 日，所以停药期间仍应继续观察其临床反应。

(6)不可突然停药，否则可引起撤药反应，临床表现有睡眠障碍、易醒、噩梦；情绪不稳、易激惹、焦虑和轻躁狂；胃肠道不适、腹泻；运动障碍等。宜在 1～2 个月内逐渐减少剂量。

(7)本品可引起光敏感性增加，所以患者应避免长时间暴露于阳光，或穿保护性衣服。

(8)已用单胺氧化酶抑制药者，至少停药 2 周后才能用本品。

(9)用药同时进行电休克治疗可能增加危险性，因此，除非很有必要，一般不联用电休克治疗，或停药几日再给予电休克治疗。

(10)过量时可引起兴奋、口干、瞳孔散大、心动过速、尿潴留、肠梗阻等抗胆碱作用的症状。严重时可致意识障碍、惊厥、肌阵挛、反射亢进、低血压、代谢性酸中毒、呼吸心跳抑制等。即使恢复后还可能发生致命的心律失常以及谵妄、意识障碍、激惹和幻觉等。

【用法与用量】 口服。成人常用量一次 25mg，一日 2～3 次，然后根据病情和耐受情况逐渐增至一日 150～250mg。老年患者适当减小剂量。症状控制后可改用维持量一日 50～150mg。

【制剂与规格】 盐酸阿米替林片：25mg。

盐酸丙米嗪 [药典(二)；医保(甲)]
Imipramine Hydrochloride

【适应证】 (1)CDE 适应证 ①各种抑郁症，尤其是迟钝型抑郁；②儿童遗尿症。

(2)超说明书适应证 ①恐慌症；②尿失禁。

【药理】 (1)药效学 本品为三环类抗抑郁药，主要通过抑制突触前膜对去甲肾上腺素和 5-HT 的再摄取，使突触间隙的去甲肾上腺素和 5-HT 浓度升高，促进突触传递功能而发挥抗抑郁作用。有中等强度的抗胆碱和较弱的镇静作用。此外，丙米嗪具有抗利尿激素的作用，通过增加肾小管对钠、钾的重吸收，降低了钠、钾的排泄；长期使用时还可提高功能性膀胱容量，用于治疗小儿遗尿症。

(2)药动学 口服吸收良好，有首过代谢，达峰时间为 2～8 小时。血浆蛋白结合率为 60%～96%(活性代谢产物地昔帕米为 73%～92%)，体内分布广，可以通过血脑屏障和胎盘，可进入乳汁。在肝内代谢，主要产物为具有生物活性的地昔帕米，其他还有羟化衍生物和 N-氧化衍生物。代谢产物主要由尿液排出，少量从粪便排出。血药浓度个体差异大。半衰期($t_{1/2}$)为 6～20 小时。

【不良反应】 胃肠反应 恶心、腹泻、食欲减退、麻痹性肠梗阻。

心血管系统 心动过速、心电图异常、心脏传导阻滞、心律失常。

听觉，前庭及特殊感官 视物模糊、青光眼加剧、眩晕。

神经系统 嗜睡、失眠、头痛、抽搐、意识障碍、迟发性运动障碍。

生殖系统 性功能障碍。

精神异常 激越、精神症状加剧、谵妄。

代谢及营养异常 男性乳房增大、闭经。

皮肤及皮肤附件 皮疹。

肝胆 肝功能异常。

血液系统 白细胞减少。

其他 便秘、口干、直立性低血压、排尿困难、体重增加、多汗、尿潴留、过敏反应。

【禁忌证】 (1)对三环类药过敏、严重心脏病、青光眼、排尿困难、支气管哮喘、癫痫、甲状腺功能亢进、谵妄、粒细胞减少、肝功能损害者禁用。

(2)孕妇禁用。

(3)6 岁以下儿童禁用。

【注意事项】 (1)用药期间应定期检查血常规、肝肾功能。

(2)患者有转向躁狂倾向时应马上停药。

(3)用药期间不宜驾驶车辆、操作机械或高空作业。

(4)儿童 6 岁以上儿童酌情减量。

(5)老年人 从小剂量开始，视病情酌情减量，尤须注意防止体位性低血压，以免摔倒。

(6)哺乳期 哺乳期妇女在使用本品期间应停止哺乳。

【药物相互作用】 (1)与 CYP 抑制药合用可增加丙米嗪的血药浓度及不良反应，故需监测血药浓度，并且适当调节剂量。

(2)与 CYP 诱导药合用可降低丙米嗪血药浓度，影响临床疗效。

(3)与华法林、双香豆素、茴茚二酮等合用时，抗凝药的代谢减少、吸收增加，增加出血风险，应密切监测凝血酶原时间。

(4)与单胺氧化酶抑制药合用可引起 5-HT 综合征(高血压、高热、肌阵挛、意识障碍等)。应在停用单胺氧化酶抑制剂后 14 天才能使用本品。

(5)与抗组胺药或抗胆碱药合用，抗胆碱作用增强。

(6)与酒精或其他中枢神经系统抑制药合用可增强中枢抑制作用，用药期间应避免饮酒。

(7)与可延长 Q-T 间期的药物合用时，会增加室性心律失常的风险。

(8)可降低癫痫发作阈值，与抗癫痫药合用时，可降低其疗效。

(9)吸烟可降低血药浓度。

【给药说明】 (1)用药个体化。

(2)宜饭后服用，以减少胃部刺激。

(3)开始服药时，常先出现镇静作用，一般在用药 2～3 周后才产生抗抑郁作用。

(4)维持治疗时，可每晚服用 1 次，但老年、儿童及心血管疾病患者仍宜分次服用。

(5)突然停药可产生头痛、恶心与不适，故宜在1～2个月内逐渐减量。

(6)不能与单胺氧化酶抑制药、升压药、雌激素制剂、肾上腺素受体激动药及甲状腺制剂合用。

【用法与用量】　成人　口服。成人开始一次25～50mg，一日2～3次，以后逐渐增至一日100～250mg。最高量一日不超过300mg。维持剂量一日5～100mg。

儿童　6岁以上儿童酌情减量。对于小儿遗尿症，一次25～50mg。一日1次，睡前1小时服用。

【制剂与规格】　盐酸丙米嗪片：(1)12.5mg；(2)25mg。

盐酸氯米帕明 [药典(二)；国基；医保(甲)]
Clomipramine Hydrochloride

【适应证】　①各种抑郁症；②强迫症；③恐惧症。

【药理】　(1)药效学　本品为三环类抗抑郁药，作用和机制类似阿米替林。与其他三环类药物比较，其抑制5-HT的再摄取作用较强。有一定的抗胆碱、抗焦虑作用和明显的镇静作用。

(2)药动学　口服吸收快而完全，蛋白结合率高达96%～97%，体内分布广，可通过胎盘，也可进入乳汁。在肝内代谢，主要产物为具有活性的去甲氯米帕明，其他还有羟化和N-氧化衍生物，代谢产物主要由尿液排出。半衰期为21小时(去甲氯米帕明为36小时)。

【不良反应】　皮肤及皮肤附件　色素沉着。

生殖系统　性功能障碍。

血液系统　白细胞减少、粒细胞缺乏、血小板减少、贫血。

心血管系统　心脏骤停。

精神异常　躁狂、冲动、谵妄。

神经系统　震颤、癫痫发作。

内分泌系统　溢乳、抗利尿激素分泌。

其他　便秘、口干、体重变化、直立性低血压、尿潴留、5-HT综合征、过敏反应。

【禁忌证】　(1)对本品或其他三环类抗抑郁药过敏、严重心脏病、急性心肌梗死、传导阻滞、低血压、青光眼、排尿困难、白细胞过低。

(2)6岁以下儿童禁用。

【注意事项】　(1)癫痫患者、妊娠期妇女、哺乳期妇女、有自杀倾向、卟啉代谢障碍患者慎用。

(2)用药前后及用药期间应监测血常规、血压、心电图等。

(3)本品不得与单胺氧化酶抑制药合用，应在停用单胺氧化酶14天后使用本品。

(4)服用本品期间，不应驾驶汽车、操作机械及高空作业。

儿童　6岁以上儿童酌情减量。

老年人　小剂量开始，缓慢增加剂量，酌情减量。

【药物相互作用】　(1)CYP抑制药可抑制本品的代谢，使血药浓度增加，引起不良反应。

(2)CYP诱导药可增强本品的代谢，使血药浓度降低，可影响药物疗效。

(3)与抗组胺药或抗胆碱药合用，抗胆碱作用增强。

(4)与甲状腺制剂合用，可导致心律失常。

(5)本品可降低抗凝药(例如双香豆素、华法林)的代谢，增加出血的危险。

(6)本品可抑制苯妥英钠的代谢，使后者的血药浓度升高，从而增加苯妥英钠的不良反应(共济失调、反射亢进、眼球震颤等)。

(7)与胍乙啶或可乐定合用，使抗高血压作用降低。

(8)与雌激素或含雌激素的避孕药合用，可降低本品的抗抑郁作用，并增加不良反应。

(9)与单胺氧化酶抑制药合用，可引起高血压危象。

(10)与肾上腺素受体激动药合用，可引起严重高血压和高热。

(11)可降低癫痫发作阈值，与抗癫痫药合用时，可降低其疗效。

(12)与5-HT受体激动药合用，可产生5-HT综合征。

(13)与可延长Q-T间期的药物合用时，Q-T间期延长，增加室性心律失常的风险。

(14)与酒精或其他中枢神经系统抑制药合用，可增加中枢抑制作用。

【给药说明】　(1)用药时剂量宜个体化。

(2)宜在饭后服用，以减少对胃部刺激作用。

(3)开始服药时常先出现镇静作用，一般在用药2周以上才产生抗抑郁作用。

(4)维持治疗时，可每晚一次顿服，但老年、儿童及心脏病患者宜分次服用。

(5)不宜突然停药，宜在1～2个月内逐渐减量。

(6)服用单胺氧化酶抑制药的患者停药2周后，才能使用本品。

【用法与用量】　成人　(1)口服　治疗抑郁症，开始一次25mg，一日2～3次，以后逐渐增加剂量，门诊患者一日不超过250mg，住院患者一日不超过300mg。治疗强迫症，开始一日25mg，前2周逐渐增加至一日100mg，数周后可继续增加，一日不超过250mg。老年患者：开始一日 12.5～25mg，需根据耐受情况而调整用药剂量，以一日不超过 75mg 为宜。

(2)肌内注射　抑郁症、强迫症：开始一日 25～50mg，以后增至一日 100～150mg，症状好转后，改口服维持量。

(3)静脉滴注　抑郁症、强迫症：开始一日 25～50mg，溶于 250～500ml 0.9%氯化钠注射液或 5%葡萄糖注射液中，一日 1 次，在 1.5～3 小时输完。一般在第 1 周见效，以后继续滴注 3～5 日，然后改用口服维持量。

儿童　口服。开始一日 10mg，10 日后，6～7 岁者一日增至 20mg，8～14 岁一日增至 20～25mg，14 岁一日增至 50mg，分次服用。

【制剂与规格】　盐酸氯米帕明片：(1)25mg；(2)10mg。

盐酸氯米帕明注射液：2ml:25mg。

盐酸多塞平 [药典(二)；国基；医保(甲)]
Doxepin Hydrochloride

【适应证】　(1)CDE 适应证　①抑郁症；②焦虑症。
(2)国外适应证　失眠症。

【药理】　(1)药效学　本品为三环类抗抑郁药，其作用在于抑制中枢神经系统对 5-羟色胺及去甲肾上腺素的再摄取，从而使突触间隙中这两种神经递质浓度增高而发挥抗抑郁作用，也具有抗焦虑和镇静作用。

(2)药动学　口服吸收迅速，达峰时间为 2～4 小时。血浆蛋白结合率约 76%，体内分布广，可透过血脑屏障和胎盘屏障，可进入乳汁。在肝内代谢，主要产物为具有活性的去甲多塞平，其他还有羟化和 N-氧化衍生物。主要以代谢产物由尿排出。半衰期为 8～25 小时。

【不良反应】　听觉，前庭及特殊感官　视物模糊、耳鸣。

胃肠反应　腹泻、呕吐、消化不良、食欲下降。

神经系统　头晕、嗜睡、失眠、乏力、意识障碍、痉挛、手足麻木、癫痫发作、震颤。

精神异常　兴奋、焦虑。

内分泌系统　乳房肿胀。

皮肤及皮肤附件　脱发、紫癜、皮肤黄染。

心血管系统　心悸。

其他　便秘、口干、疲劳、口腔异味、烦躁、多汗、体重增加、排尿困难、光敏感。

【禁忌证】　对本品过敏、急性心肌梗死、支气管哮喘、甲状腺功能亢进、前列腺肥大、尿潴留等患者禁用。

【注意事项】　(1)心血管疾病、癫痫、青光眼、肝功能损害患者慎用。

(2)老年人对本品的代谢及排泄降低，需减量。

(3)本品不得与单胺氧化酶抑制剂合用，应在停用单胺氧化酶抑制剂 14 天后，服用本品。

(4)用药期间应监测血细胞计数、血压、心功能和肝功能等。

(5)服用本品期间，不应驾驶汽车、操作机械及高空作业。

(6)妊娠期妇女、哺乳期妇女及儿童慎用。

老年人　从小剂量开始，酌情减量。

【药物相互作用】　参阅"盐酸氯米帕明"。

【给药说明】　(1)剂量个体化。

(2)宜在饭后服用，以减少胃部刺激作用。

(3)开始服药时常先出现镇静作用，一般在用药 2～3 周才产生抗抑郁作用。

(4)维持治疗时，可每晚一次顿服，但老年、儿童及心血管疾病患者宜分次服用。

(5)突然停药可产生头痛、恶心与不适，宜在 1～2 个月内逐渐减量。

(6)服用单胺氧化酶抑制药的患者停药 2 周后，才能使用本品。

(7)不能与酒精、抗惊厥药、雌激素类避孕药、单胺氧化酶抑制药、肾上腺素受体激动药及甲状腺素制剂合用。

(8)服药期间应避免从事精细或动作协调性工作。

【用法与用量】　口服。①抑郁症和焦虑症：开始一次 25mg，一日 2～3 次，以后逐渐增加剂量至一日 100～250mg，日最高剂量为 300mg。②失眠症：睡前 30 分钟内，一次 6mg。

【制剂与规格】　盐酸多塞平片：(1)3mg；(2)6mg；(3)25mg。

盐酸多塞平注射液：1ml:25mg。

盐酸马普替林 [药典(二)；医保(乙)]
Maprotiline Hydrochloride

【适应证】　(1)CDE 适应证　各种抑郁症。
(2)国外适应证　恶劣心境。

【药理】　(1)药效学　本品为四环类抗抑郁药，能抑制突触前膜对去甲肾上腺素的再摄取。长期用药，突触后β受体的敏感性降低，这可能与药物的抗抑郁作用有关。此外，抗抑郁作用也可能产生突触前膜α受体的敏感性下降，由此使去甲肾上腺素能神经功能得以平衡，矫正了抑郁症患者神经递质传递功能的失调。起效时间一般为 2～3 周，少数人可在 7 日内起效。抗胆碱作用较三环类抗抑郁药弱。

(2)药动学　口服吸收缓慢而完全，达峰时间为 8 小时。血浆蛋白结合率约88%，体内分布广，可进入乳汁。在肝脏代谢，主要生成具有活性的去甲马普替林，其他还有 *N*-氧化和羟化衍生物。代谢产物主要从尿液排出，部分从粪便排出。半衰期为 27～58 小时(活性代谢产物为 60～90 小时)。恒量、恒定间隔时间多次服药 10～14 日达稳态血药浓度。

【不良反应】　皮肤及皮肤附件　皮疹。

听觉，前庭及特殊感官　眩晕、视物模糊、眼压升高。

神经系统　嗜睡、癫痫发作、震颤。

胃肠反应　恶心。

心血管系统　心动过速。

精神殿堂　焦虑、躁狂。

肝胆　氨基转移酶升高。

血液系统　中性粒细胞减少。

其他　口干、便秘、体重改变、直立性低血压、尿潴留、过敏反应。

【禁忌证】　(1)对本品过敏、急性心肌梗死、癫痫或有惊厥史患者禁用。

(2)妊娠期妇女、哺乳期妇女及 6 岁以下儿童禁用。

【注意事项】　(1)心功能不全、肝肾功能不全、青光眼、前列腺增生、高血压服用肾上腺素阻滞药、甲状腺功能亢进、有自杀倾向以及有心肌梗死病史患者慎用。

(2)心血管疾病患者用药前后及用药期间应注意心功能监测，定期检查心功能。

(3)过量时可引起惊厥、昏迷、严重嗜睡、眩晕、心率加快或不规则、发热、严重的肌强直或肌无力、躁动、呕吐和呼吸困难。

(4)服用本品期间，不应驾驶汽车、操作机械及高空作业。

儿童　6 岁以上儿童酌情减量。

老年人　小剂量开始，缓慢增加至适宜剂量。

【药物相互作用】　(1)与抗组胺药和抗胆碱药合用，可增强抗胆碱作用，合用时宜调整两者的剂量。

(2)CYP 抑制药可增加马普替林血药浓度，与西咪替丁合用时，应调整剂量。

(3)CYP 诱导药可降低马普替林血药浓度，影响临床疗效。

(4)与可乐定、胍乙啶合用时可降低它们的抗高血压作用。

(5)与单胺氧化酶抑制药合用易引起 5-HT 综合征。

(6)与甲状腺激素合用可增加心律失常的危险性，应调整剂量。

(7)马普替林可增加癫痫发作的危险性，使抗癫痫药的疗效降低。

(8)与麻醉药、肌松药、巴比妥类和苯二氮䓬类等镇静催眠药、吩噻嗪类、三环类抗抑郁药、镇痛药等合用可导致过度嗜睡。

【给药说明】　(1)应遵循个体化用药原则，由小剂量开始，然后根据症状和耐受情况调整剂量。

(2)马普替林治疗双相情感障碍处于抑郁的患者时，可促发其躁狂发作，治疗时应注意观察。

(3)停用单胺氧化酶抑制药 14 日后才可用本品。

【用法与用量】　口服。开始一次 25mg，一日 2～3 次，根据病情需要隔日增加 25～50mg。有效治疗量一般为一日 75～200mg，日最高剂量为 225mg。维持剂量一日 50～100mg，分 1～2 次口服。

【制剂与规格】　盐酸马普替林片：25mg。

盐酸氟西汀 [药典(二)；国基；医保(甲)]
Fluoxetine Hydrochloride

【适应证】　(1)CDE 适应证　①抑郁症；②强迫症；③贪食症。

(2)国外适应证　伴/不伴广场恐怖的成人惊恐障碍。

【药理】　(1)药效学　本品为选择性 5-羟色胺再摄取抑制药。通过选择性抑制 5-HT 的再摄取，增加突触间隙 5-HT 浓度，从而增强中枢 5-HT 能神经功能，发挥抗抑郁作用。

(2)药动学　口服吸收良好，食物不影响生物利用度，达峰时间为6～8 小时。蛋白结合率可高达95%，体内分布广，可进入乳汁。在肝脏经 CYP2D6 代谢，主要生成具有活性的去甲氟西汀。半衰期为 1～3 日，长期给药后半衰期为 4～6 日；去甲氟西汀的半衰期为 4～16 日。药物主要从尿中排出，少量随粪便排出。

【不良反应】　精神异常　畏食、焦虑、倦怠、多梦、注意力涣散、躁狂。

胃肠反应　腹泻、恶心、呕吐、胃痉挛、食欲缺乏。

神经反应　头痛、失眠、乏力、震颤、癫痫发作。

心血管系统　Q-T 间期延长、胸痛、心率加快。

呼吸系统　咳嗽。

听觉，前庭及特殊感官 味觉改变、视力改变、头晕。

生殖系统 痛经、性功能障碍。

泌尿系统 尿频。

皮肤及皮肤附件 皮肤潮红、皮肤过敏反应。

内分泌系统 低血糖。

其他 体重下降、便秘、口干。

【禁忌证】 对氟西汀过敏者及同时服用单胺氧化酶抑制药或匹莫齐特的患者禁用。

【注意事项】 (1)驾驶车辆、高空作业、操作机械人员应慎用。

(2)妊娠期及哺乳期妇女慎用。

老年人 小剂量起始，酌情减量，日剂量最高 60mg。

儿童 不推荐使用。

其他 (1)引起临床症状恶化和自杀的风险。

(2)慎用于正在服用非甾体类抗炎药(NSAID)、阿司匹林或其他抗凝药的患者，可能引起出血。

(3)服用本品时，避免进行有潜在危险的活动。

(4)一般在用药 2 周后起效，在此期间仍需密切监护患者。

(5)注意儿童青少年患者用药的风险，抗抑郁药会增加自杀意念和自杀行为(自杀)的风险。

【药物相互作用】 (1)与单胺氧化酶抑制药合用可引起 5-HT 综合征(表现为不安、肌阵挛、腱反射亢进、多汗、震颤、腹泻、高热、抽搐和精神错乱)，严重者可致死。

(2)氟西汀是 CYP2D6 和 CYP2C19 的抑制药，故可升高经此酶代谢的药物(如三环类、利培酮、氟哌啶醇和吩噻嗪类等)的血药浓度。

(3)与 CYP2D6 抑制药合用可增加本品的血药浓度。

(4)与 CYP2D6 诱导药合用可降低本品的血药浓度。

(5)与酒精或其他中枢抑制药合用可使中枢抑制作用增强。

(6)与增强 5-HT 能神经功能的药物合用可引起5-HT 综合征。

(7)与延长 Q-T 间期的药物合用，可增加室性心律失常的风险。

【给药说明】 (1)避免饮酒，不得随意使用任何中枢抑制药。

(2)出现皮疹时必须停药并就诊。

(3)不可与单胺氧化酶抑制药合用，对服用单胺氧化酶抑制药的患者必须停药 2 周后方可服用本品；反之，服用氟西汀的患者至少停药 5 周后才可服用单胺氧化酶抑制药。

(4)氟西汀及其代谢产物半衰期较长，偶尔漏服药物不影响治疗。

(5)突然停药可出现严重撤药症状。

【用法与用量】 口服。①抑郁症：每日 20～60mg，日剂量不超过 80mg。②神经性贪食症：一日 60mg。

【制剂与规格】 盐酸氟西汀胶囊：(1)20mg(以氟西汀计)；(2)20mg(按氟西汀计算)；(3)20mg(以 $C_{17}H_{18}F_3NO$ 计)；(4)20mg(按 $C_{17}H_{18}F_3NO$ 计)。

盐酸氟西汀片：10mg。

盐酸氟西汀肠溶片：90mg(以 $C_{17}H_{18}F_3NO$ 计)。

盐酸氟西汀分散片：20mg(以氟西汀计)。

盐酸帕罗西汀 [药典(二)；国基；医保(甲)]
Paroxetine Hydrochloride

【适应证】 (1)CDE 适应证 ①抑郁症；②强迫症；③惊恐障碍；④社交恐惧症/社交焦虑症。

(2)超说明书适应证 经前焦虑障碍。

【药理】 (1)药效学 帕罗西汀为选择性 5-羟色胺再摄取抑制药。通过选择性抑制 5-HT 的再摄取，增加突触间隙 5-HT 浓度，从而增强中枢 5-HT 能神经功能，发挥抗抑郁作用。对去甲肾上腺素及多巴胺的再摄取抑制作用很弱。

(2)药动学 口服吸收完全，达峰时间约 5 小时。血浆蛋白结合率可高达 95%。体内分布广，可进入乳汁。在肝脏经去甲基、氧化和结合反应，生成无活性的代谢产物。64%经尿排出；36%随粪便排出。半衰期为 24小时。

【不良反应】 **神经系统** 乏力、头晕、头痛、失眠、震颤、感觉异常、肌痛、肌无力。

胃肠反应 腹泻、呕吐、食欲改变。

生殖系统 性功能减退。

泌尿系统 尿频。

精神异常 焦虑、诱发躁狂。

心血管系统 心悸。

听觉，前庭及特殊感官 味觉改变。

其他 便秘、口干、多汗、体重改变、直立性低血压、锥体外系反应、瞳孔散大。

【禁忌证】 对本品过敏及正在服用单胺氧化酶抑制药或匹莫齐特的患者禁用。儿童或青少年禁用。

【注意事项】 (1)癫痫、双相情感障碍、严重心肝肾疾病及有自杀倾向的患者慎用。

(2)在儿童和青少年抑郁症和其他精神障碍中的短期研究发现,抗抑郁药会增加自杀意念和自杀行为(自杀)的风险。如果考虑给儿童和青少年使用帕罗西汀或任何其他的抗抑郁药物,必须权衡这种风险与临床的实际需要。对于已经用药的患者,应密切观察可能的临床症状恶化、自杀和异常的行为改变。

(3)妊娠期及哺乳期妇女慎用。

(4)驾驶车辆、高空作业、操作机械人员应慎用。

老年人　起始剂量与成人起始剂量相同,并根据患者反应,每周以10mg量递增至每日最大剂量40mg。

【药物相互作用】　(1)与单胺氧化酶抑制药合用可引起5-HT综合征,表现为不安、肌阵挛、腱反射亢进、多汗、震颤、腹泻、高热、抽搐和精神错乱,严重者可致死。服用本品前后2周内,不能合用单胺氧化酶抑制药。

(2)与CYP抑制药合用可增加本品的血药浓度。

(3)与CYP诱导药合用可降低本品的血药浓度。

(4)本品可抑制CYP2D6,故可影响经该酶代谢药物的血药浓度。

(5)与增强5-HT能神经功能的药物合用可引起5-HT综合征。

(6)能增强口服抗凝药(如华法林)和强心苷(如地高辛)的药效。

【给药说明】　(1)停药时应逐渐减量,防止撤药综合征。停药后,帕罗西汀的作用还可持续5周,故停药后仍需继续观察所有临床作用。

(2)避免饮酒,不得随意使用任何中枢抑制药。

(3)出现皮疹时必须停药。

(4)与食物同服可避免胃部刺激。

(5)停药2周后,才可换用单胺氧化酶抑制药。反之亦然。

(6)患者由抑郁转为躁狂时应停药,并给予相应治疗。

(7)对癫痫患者或有癫痫史者应进行临床及脑电图监测。

【用法与用量】　口服。①抑郁症:一般剂量为每日20mg,日最大剂量为50mg;②强迫症:一般剂量为每日40mg,日最大剂量为60mg;③惊恐障碍:一般剂量为每日40mg,日最大剂量为50mg;④社交恐惧症/社交焦虑症:一般剂量为每日20mg,日最大剂量为50mg。

【制剂与规格】　盐酸帕罗西汀片:20mg。

盐酸帕罗西汀肠溶缓释片:(1)12.5mg;(2)25mg。

盐酸舍曲林 [药典(二);医保(乙)]
Sertraline Hydrochloride

【适应证】　(1)CDE适应证　①抑郁症;②强迫症。

(2)国外适应证　①惊恐障碍;②创伤后应激综合征;③社交焦虑症;④经前期焦虑障碍。

【药理】　(1)药效学　舍曲林为选择性5-羟色胺再摄取抑制药。通过选择性抑制5-HT的再摄取,增加突触间隙5-HT浓度,从而增强中枢5-HT能神经功能,发挥抗抑郁作用。舍曲林还抑制缝际核5-HT能神经放电,由此增强蓝斑区的活动,导致突触后膜β受体与突触前膜α₂受体的低敏感化。

(2)药动学　口服,吸收缓慢,达峰时间为4.5~8.4小时。蛋白结合率高达98%。体内分布广,可进入乳汁。在肝脏代谢,生成失活的N-去甲基舍曲林,进一步与葡萄糖醛酸结合。代谢产物从尿和粪便等量排出。半衰期为22~36小时。每日服药1次,1周后达稳态浓度。

【不良反应】　**胃肠反应**　恶心、腹泻、畏食、消化不良。

心血管系统　心悸、高血压、低血压、心动过速、心电图异常。

神经系统　震颤、头晕、失眠、嗜睡、静坐不能、癫痫发作。

生殖系统　性功能障碍、阴茎异常勃起。

血液系统　血清氨基转移酶升高、低钠血症、凝血障碍。

内分泌系统　痛经、闭经、溢乳、男性乳房增大。

精神异常　轻度躁狂、精神运动性兴奋、自杀意念。

呼吸系统　呼吸困难、支气管痉挛。

皮肤及皮肤附件　皮疹、脱发。

其他　便秘、多汗、口干、体重改变、水肿、光敏反应。

【禁忌证】　对本品过敏、严重肝肾功能不全者禁用。

【注意事项】　(1)使用单胺氧化酶抑制药的患者禁用本品。

(2)有癫痫史、双相情感障碍、近期发生心肌梗死、心脏疾病、肝肾功能不全、血小板聚集功能受损、血容量不足或使用利尿药者慎用。

(3)不应与单胺氧化酶抑制药合用,否则可出现严重的甚至致命的不良反应。

(4)慎用于正在服用非甾体类抗炎药(NSAID)、阿司匹林或其他抗凝药的患者,可能引起出血。

(5)妊娠期及哺乳期妇女慎用。

(6) 驾驶车辆、高空作业、操作机械人员应慎用。

儿童 对儿童强迫症患者建议使用较低剂量，尤其是 6～12 岁体重较轻的儿童。在儿童和青少年抑郁症和其他精神障碍中的短期研究发现，抗抑郁药会增加自杀意念和自杀行为(自杀)的风险。如果考虑给儿童和青少年使用本品，必须权衡这种风险与临床的实际需要。对于已经用药的患者，应密切观察可能的临床症状恶化、自杀和异常的行为改变。

老年人 从小剂量开始，酌情减量。

【药物相互作用】 (1) 与单胺氧化酶抑制药合用可出现 5-HT 综合征。停用单胺氧化酶抑制药 14 天后才可用本品，同样，停用本品 14 天以上才可用单胺氧化酶抑制药。

(2) 本品能抑制细胞色素氧化酶 2D6(CYP2D6)，与经 CYP2D6 代谢的药物合用时，可产生药物相互作用，导致不良反应。

(3) 与锂盐合用时可能产生药效学的相互作用，出现震颤，应谨慎。

(4) 与其他能增强 5-HT 能神经功能的药物(如氯米帕明、阿米替林、丙米嗪、苯丙胺、芬氟拉明等)合用时，可导致 5-HT 综合征。

(5) 与茶碱合用时，使后者的血药浓度升高，增加茶碱不良反应的发生。

(6) 本品能抑制苯妥英钠的代谢而增加后者的毒性。

(7) 利福平等 CYP 诱导药可加速本品代谢，使血药浓度和疗效降低。西咪替丁等 CYP 抑制药可减慢本品代谢，升高血药浓度，产生不良反应。

(8) 与酒精合用，可使精神和运动技能损害的危险性增加。

(9) 与血浆蛋白结合率高的药物合用时，可能存在潜在的药物相互作用。

(10) 与华法林合用时可延长凝血酶原时间，需注意。

【给药说明】 (1) 治疗期间不宜饮酒。

(2) 治疗期内可发生乏力、警觉性下降，驾驶车辆、操作机械应谨慎。

【用法与用量】 成人 口服。初始剂量为 50mg，一日 1 次，调整剂量的实践间隔不应短于 1 周，最大日剂量 200mg。

儿童 口服。强迫症，6～12 岁患者，初始剂量为 25mg，每日 1 次；13～17 岁患者，初始剂量为 50mg，每日 1 次。

【制剂与规格】 盐酸舍曲林胶囊：50mg(按舍曲林计)。

盐酸舍曲林分散片：50mg(按舍曲林计)。
盐酸舍曲林片：50mg(按舍曲林计)。

马来酸氟伏沙明 [药典(二)；医保(乙)]
Fluvoxamine Maleate

【适应证】 ①抑郁症；②强迫症。

【药理】 (1) 药效学 氟伏沙明为选择性 5-羟色胺再摄取抑制药，抗抑郁作用和机制与氟西汀相似。

(2) 药动学 口服吸收快而完全，达峰时间为 3～8 小时，绝对生物利用度约为 53%，进食对生物利用度无明显影响。蛋白结合率约为 80%。体内分布广，可进入乳汁。在肝脏进行氧化代谢，生成无活性的代谢产物，主要从尿中排泄。半衰期为 15～22 小时。

【不良反应】 胃肠反应 恶心、呕吐、腹泻、消化不良。

神经系统 头痛、嗜睡、震颤、失眠、锥体外系反应、肌无力。

听觉，前庭及特殊感官 眩晕。

精神异常 焦虑、自杀意念。

心血管系统 心电图改变。

血液系统 血清氨基转移酶升高、凝血功能障碍。

生殖系统 性功能障碍。

内分泌系统 抗利尿激素分泌异常、溢乳、闭经。

皮肤及皮肤附件 脱发。

其他 口干、便秘、直立性低血压、5-HT 综合征。

【禁忌证】 对本品过敏的患者禁用。哺乳期妇女禁用。

【注意事项】 (1) 癫痫、有自杀倾向、双相情感性障碍患者慎用。

(2) 驾驶车辆、高空作业、操作机械人员应慎用。

妊娠期 慎用。

老年人 和成人相同，上调剂量时应相对缓慢，谨慎用药。

儿童 除强迫症患者之外，马来酸氟伏沙明不应用于 18 岁以下儿童和青少年的治疗。

【药物相互作用】 (1) 禁与单胺氧化酶抑制药合用。因为两者合用可引起严重不良反应。

(2) 本品可抑制 CYP(如 CYP1A2、CYP2C19)的活性，因此可影响经此酶代谢的药物的代谢，合用时需注意药物相互作用引起的不良反应。

(3) 与能增强 5-HT 能神经功能的药物(如选择性 5-HT 再摄取抑制药、阿米替林、丙米嗪、银杏叶制剂、芬氟拉明、氯吉兰、锂盐、吗氯贝胺、曲马多、托洛沙酮等)合用,可引起 5-HT 综合征。

(4)与苯二氮䓬类药物合用可升高本品的血浓度。

(5)与酒精合用可加强中枢抑制作用。

(6)与奎尼丁合用能增强心脏毒性,引起室性心律失常、低血压和心力衰竭等。

(7)吸烟可增加本品代谢,需适当增加剂量。

(8)本品禁与替扎尼定、硫利达嗪、阿洛司琼、匹莫齐特和单胺氧化酶抑制剂合用。

【给药说明】 (1)禁止与单胺氧化酶抑制药合用,停用 2 周后,才可用本品;反之亦然。

(2)突然停药可能引起头痛、头晕、恶心、焦虑等。

(3)过量时可出现昏迷、惊厥、腹泻性低钾血症、低血压、反射增强、恶心、呼吸困难、嗜睡、震颤、呕吐、心动过速、心动过缓、心脏骤停及心电图异常等。

【用法与用量】 成人 (1)抑郁症 口服。起始剂量 50~100mg,一日 1 次。最大日剂量为 300mg,剂量大于 150mg 可以分次服用。

(2)强迫症 口服。起始剂量 50mg,一日 1 次,服用 3~4 天,最大日剂量为 300mg,剂量大于 150mg 可以分次服用。

儿童 强迫症:起始剂量 50mg,一日 1 次,服用 3~4 天,最大日剂量为 200mg,剂量大于 150mg 可以分次服用。

【制剂与规格】 马来酸氟伏沙明片:50mg。

氢溴酸西酞普兰 [药典(二);医保(乙)]

Citalopram Hydrobromide

【适应证】 抑郁症。

【药理】 (1)药效学 西酞普兰是一种选择性 5-羟色胺再摄取抑制药,作用和机制类似于氟西汀,但作用更强。

(2)药动学 口服易吸收,达峰时间为 2~4 小时。血浆蛋白结合率低于 80%,体内分布广,进入乳汁的量极少。在肝内经 CYP3A4、CYP2C19 和 CYP2D6 进行氧化代谢,生成具有生物活性的去甲西酞普兰、去二甲西酞普兰和西酞普兰-N-氧化物。主要经肝脏消除(85%),剩余量经肾脏排泄,口服量的 12%以原型从尿中排泄。半衰期为 36 小时。

【不良反应】 胃肠反应 恶心、腹泻、呕吐;食欲下降、食欲增加。

神经系统 头痛、失眠、嗜睡、癫痫发作、意识模糊、睡眠异常、震颤、感觉异常、头晕、晕厥。

精神异常 激动、性欲减退、焦虑、神经紧张不安。

听觉,前庭及特殊感官 耳鸣。

肌肉骨骼异常 肌痛、关节痛。

视觉异常 瞳孔散大。

心血管系统 心动过缓、心动过速。

皮肤及皮肤附件 皮疹、脱发。

其他 多汗、口干、体重下降、体重增加、便秘。

【禁忌证】 对本品过敏及正在服用单胺氧化酶抑制药或匹莫齐特的患者禁用。

【注意事项】 (1)老年人及大剂量用药有 Q-T 间期延长以及尖端扭转型室性心律失常的风险。

(2)有癫痫史、躁狂、近期发生心肌梗死、心脏疾患、明显肝肾功能不全患者慎用。

(3)不应与单胺氧化酶抑制药合用,否则可出现严重的甚至致命的不良反应。

(4)慎用于正在服用非甾体抗炎药(NSAID)、阿司匹林或其他抗凝药的患者,可能引起出血。

(5)18 岁以下儿童及青少年患者用药的安全有效性尚未确定。在儿童和青少年抑郁症和其他精神障碍中的短期研究发现,抗抑郁药会增加自杀意念和自杀行为(自杀)的风险。如果考虑给儿童和青少年使用该药物,必须权衡这种风险与临床的实际需要。对于已经用药的患者,应密切观察可能的临床症状恶化、自杀和异常的行为改变。

(6)妊娠期及哺乳期妇女慎用。

(7)服用本品期间不应驾驶车辆、操作机械及高空作业。

老年人 酌情减量。

【药物相互作用】 (1)与单胺氧化酶抑制药合用可出现 5-HT 综合征。

(2)本品对 CYP 的影响很小,由此产生的药物相互作用少见。

(3)与其他可增强 5-HT 能神经功能的药物(如氯米帕明、阿米替林、丙米嗪、苯丙胺、芬氟拉明、5-羟色氨酸等)合用时,可能导致 5-HT 综合征。

(4)利福平等 CYP 诱导药能加速本品的代谢,使疗效降低。

(5)与酒精合用可能增加精神和运动技能损害的危险性。

【给药说明】 (1)治疗期间不宜饮酒。

(2)在单胺氧化酶抑制药停用 14 天后,才可用本品。

【用法与用量】 口服。初始剂量为 20mg,一日 1 次,可缓慢增加至日最大剂量 40mg。老年患者剂量为成人一半,每日 10~20mg,最大剂量为每日 20mg。

【制剂与规格】 氢溴酸西酞普兰片:20mg。

氢溴酸西酞普兰胶囊：20mg。

氢溴酸西酞普兰口服溶液：10ml:20mg。

艾司西酞普兰 [药典(二); 国基; 医保(甲)]
Escitalopram

【适应证】 (1) CDE 适应证 ①抑郁症；②伴或不伴广场恐怖的惊恐障碍。

(2) 国外适应证 ①12～17 岁儿童或青少年重度抑郁症；②成人广泛性焦虑症。

【药理】 (1) 药效学 艾司西酞普兰是西酞普兰的 S-异构体，是一种高选择性 5-HT 再摄取抑制药，作用和机制类似于氟西汀。

(2) 药动学 口服吸收完全，不受食物的影响，多次给药后达峰时间平均 4 小时，生物利用度约 80%。艾司西酞普兰及其代谢产物的血浆蛋白结合率约为 80%。主要经肝脏 CYP2C19 代谢，代谢产物具有药理活性。主要以代谢产物的形式从尿排出。多次给药后半衰期约为 30 小时，代谢产物的半衰期更长。

【不良反应】 胃肠反应 恶心、腹泻、呕吐、食欲缺乏、食欲增加、体重增加。

血液系统 低钠血症。

神经系统 头痛、失眠、嗜睡、头晕、感觉异常、震颤、癫痫发作。

精神异常 性欲减退、烦乱不安、焦虑。

肌肉骨骼异常 肌痛、关节痛。

心血管系统 心动过速、心动过缓、Q-T 间期延长。

其他 口干、多汗、便秘。

【禁忌证】 对艾司西酞普兰或本品中任一种药物辅料过敏者禁用。

【注意事项】 (1) 应密切观察使用抗抑郁药治疗患者，特别是治疗初期，以防止症状恶化和(或)发生自杀(自杀观念和行为)。

(2) 具有出血倾向的患者慎用。

(3) 慎用于有躁狂发作史的患者，对转为躁狂发作的患者应停药。

(4) 与 5-HT 能药物(舒马曲坦或其他曲坦类，曲马多和色氨酸)合用应谨慎，有出现 5-HT 综合征的可能。

(5) 应在 1～2 周的时间内逐渐停药，避免产生撤药症状。

(6) 18 岁以下儿童及青少年患者用药的安全有效性尚未确定。在儿童和青少年抑郁症和其他精神障碍中的短期研究发现，抗抑郁药会增加自杀意念和自杀行为(自杀)的风险。如果考虑给儿童和青少年使用该药物，

必须权衡这种风险与临床的实际需要。对于已经用药多患者，应密切观察可能的临床症状恶化、自杀和异常的行为改变。

(7) 妊娠期及哺乳期妇女慎用。

(8) 服用本品期间不应驾驶车辆、操作机械及高空作业。

【药物相互作用】 (1) 与单胺氧化酶抑制药合用可出现 5-HT 综合征。禁止合用，或停用单胺氧化酶抑制药 14 天后才可用本品，反之亦然。

(2) 禁与匹莫齐特(pimozide)合用(导致 Q-Tc 间期延长的可能)。

(3) 本品为 CYP2D6 抑制药，与主要经此酶代谢且治疗指数较小的药物合用应谨慎，如氟卡尼、普罗帕酮和美托洛尔(治疗心力衰竭时)。与地昔帕明、氯米帕明和去甲替林、利培酮和氟哌啶醇等主要由 CYP2D6 代谢的精神药物合用时应减少剂量。

(4) 本品主要由 CYP2C19 代谢，合并使用奥美拉唑(CYP2C19 抑制药)导致血药浓度升高(约 50%)。与西咪替丁合用会中度增加艾司西酞普兰的血药浓度(约 70%)。当本品使用高剂量时，应谨慎合用 CYP2C19 抑制药(如奥美拉唑、氟西汀、氟伏沙明、兰索拉唑和噻氯匹定)和西咪替丁。

(5) 苯巴比妥、利福平等 CYP2C19 诱导药能加速本品的代谢，使疗效降低。

(6) 与其他可增强 5-HT 能神经功能的药物(如氯米帕明、阿米替林、丙米嗪、苯丙胺、芬氟拉明、5-羟色氨酸等)合用时，可能导致 5-HT 综合征。

(7) 与酒精合用可能增加精神和运动技能损害的危险性。

【给药说明】 (1) 治疗期间不宜饮酒。

(2) 过量时需对症及支持治疗。

【用法与用量】 口服。①抑郁症：一次 10mg，一日 1 次，最大剂量可用至一日 20mg。②伴有或不伴有广场恐怖症的惊恐障碍：一次 5mg，一日 1 次，最大剂量可用至一日 20mg。老年患者剂量减半。

【制剂与规格】 艾司西酞普兰片：(1) 5mg；(2) 10mg；(3) 20mg。

盐酸文拉法辛 [药典(二); 国基; 医保(甲)]
Venlafaxine Hydrochloride

【适应证】 (1) CDE 适应证 ①抑郁症；②广泛性焦虑症。

(2) 国外适应证 ①社交焦虑；②惊恐障碍。

【药理】 (1)药效学 文拉法辛为5-HT及去甲肾上腺素再摄取抑制药,通过抑制5-HT及去甲肾上腺素的再摄取,增强中枢5-HT能及去甲肾上腺素能神经功能而发挥抗抑郁作用。

(2)药动学 口服后易吸收,达峰时间为2小时[活性代谢产物 O-去甲基文拉法辛(ODV)为4小时],生物利用度为45%。血浆蛋白结合率27%。在肝内经CYP2D6和CYP3A4代谢,主要生成具有活性的ODV。绝大部分以代谢产物经尿排出;2%经粪便排出。文拉法辛和ODV的半衰期分别为5小时和11小时。

【不良反应】 胃肠反应 恶心、呕吐、畏食、腹泻、消化不良、腹胀。

神经系统 嗜睡、失眠、头痛、头晕、乏力、震颤。

精神异常 紧张、焦虑、激越、诱发躁狂、惊厥。

生殖系统 性功能障碍。

心血管系统 心悸、高血压。

血液系统 血清氨基转移酶升高、粒细胞缺乏。

视觉异常 视物模糊。

内分泌系统 抗利尿激素分泌异常。

皮肤及皮肤附件 皮疹。

其他 口干、便秘、出汗、鼻炎、体重下降、紫癜、瘙痒。

【禁忌证】 对本品过敏及正在服用单胺氧化酶抑制药的患者禁用。

(1)驾驶车辆、高空作业、操作机械人员应慎用。

(2)妊娠期及哺乳期妇女慎用。

老年人 老年患者无需应年龄调整剂量,谨慎用药,密切监测。

其他 (1)近期心肌梗死、不稳定型心绞痛、肝肾功能损害、血液病、癫痫、躁狂、青光眼、有出血倾向等患者慎用。

(2)可能诱发双相情感障碍患者混合发作或躁狂发作,应慎用。

(3)用药前后及用药期间应定期测量血压。

(4)18岁以下儿童及青少年患者用药的安全有效性尚未确定。在儿童和青少年抑郁症和其他精神障碍中的短期研究发现,抗抑郁药会增加自杀意念和自杀行为(自杀)的风险。如果考虑给儿童和青少年使用该药物,必须权衡这种风险与临床的实际需要。对于已经用药的患者,应密切观察可能的临床症状恶化、自杀和异常的行为改变。

【药物相互作用】 (1)与单胺氧化酶抑制药合用可产生严重不良反应。

(2)伊曲康唑、酮康唑等CYP抑制药能升高本品的血药浓度;CYP诱导药能降低本品的血药浓度。

(3)本品对CYP2D6有较弱的抑制作用,与经CYP2D6代谢的药物合用时,应注意药物相互作用。

(4)与三环类抗抑郁药、氟哌啶醇、氟西汀等合用,两者的毒性均增加。

(5)与氯氮平、氟哌啶醇等药物合用,可增加药物不良反应。

(6)与作用于5-HT能神经的药物(如色氨酸、选择性5-HT再摄取抑制药、5-HT去甲肾上腺素再摄取抑制药等)合用,可导致中枢神经系统毒性或5-HT综合征。

(7)与酒精合用可加强中枢抑制作用。

(8)与华法林合用凝血酶原时间延长。

【给药说明】 (1)如发生高血压,可减量或停药。

(2)为防止撤药反应,不能突然停药。应逐渐减量,时间不少于2周。

(3)单胺氧化酶抑制药停药2周后才可用本品;反之亦然。

(4)过量时给予对症及支持治疗。

【用法与用量】 口服。起始量为一日75mg,分2~3次服用(缓释制剂,一日1次),需要时可增加至一日225mg。

【制剂与规格】 盐酸文拉法辛片:(1)25mg;(2)50mg。

盐酸文拉法辛缓释片:(1)37.5mg;(2)75mg。

盐酸文拉法辛胶囊:(1)12.5mg;(2)25mg;(3)50mg。

盐酸文拉法辛缓释胶囊:(1)75mg;(2)150mg。

度洛西汀 [药典(二);医保(乙)]
Duloxetine

【适应证】 (1)CDE适应证 ①抑郁症;②广泛性焦虑障碍;③慢性肌肉骨骼疼痛。

(2)国外适应证 ①糖尿病外周神经性疼痛(DPND);②纤维肌痛(FM)。

【药理】 (1)药效学 度洛西汀是5-羟色胺和去甲肾上腺素再摄取抑制药(SNRI),抗抑郁和中枢镇痛作用与其增强中枢神经系统5-羟色胺能和去甲肾上腺素能神经功能有关。对多巴胺再摄取的抑制作用较弱。

(2)药动学 度洛西汀肠溶制剂口服吸收完全,达峰时间约为6小时,进食不影响峰浓度,但达峰时间延长至6~10小时。表观分布容积(V_d)为1640L,血浆蛋白结合率约96%。在肝脏经CYP1A2和CYP2D6代谢,生成失活代谢产物。大部分(约70%)以代谢产物由尿排出,约20%由粪便排出。半衰期约为12小时(8~17小时)。

【不良反应】 **胃肠反应** 恶心、呕吐、腹泻。

神经系统 头痛、头晕、失眠、感觉异常。

精神异常 性功能障碍、疲劳、困境。

肝胆 肝功能损害。

皮肤及皮肤附件 皮疹。

内分泌系统 抗利尿激素分泌过多综合征。

血液系统 低钠血症、高糖血症。

其他 口干、多汗、5-HT 综合征、神经阻滞药恶性综合征。

【禁忌证】 (1)对度洛西汀或产品中任何成分过敏者禁用。

(2)病情未控制的闭角型青光眼患者禁用。

【注意事项】 (1)有癫痫史、躁狂、近期发生心肌梗死、心脏疾患、明显肝肾功能不全患者慎用。

(2)慎用于已稳定的闭角型青光眼患者。

(3)停用度洛西汀应逐渐减量,避免突然停药出现撤药症状。

(4)注意治疗过程中症状恶化和自杀的风险,尤其是在抗抑郁药治疗的早期。

(5)妊娠及哺乳期妇女和儿童患者,如必须使用应权衡利弊。

(6)在儿童和青少年抑郁症和其他精神障碍中的短期研究发现,抗抑郁药会增加自杀意念和自杀行为(自杀)的风险。如果考虑给儿童和青少年使用该药物,必须权衡这种风险与临床的实际需要。对于已经用药的患者,应密切观察可能的临床症状恶化、自杀和异常的行为改变。

(7)驾驶车辆、高空作业、操作机械人员应慎用。

老年人 老年患者无需应年龄调整剂量,应小剂量起始,谨慎用药,密切监测。

【药物相互作用】 (1)度洛西汀主要由 CYP1A2 和 CYP2D6 代谢。与氟伏沙明(强 CYP1A2 抑制药)合用使度洛西汀的 AUC 增加超过 5 倍,半衰期增加约 3 倍。其他的 CYP1A2 抑制药包括:西咪替丁、喹诺酮类(如环丙沙星和依诺沙星)。

(2)合并使用氟西汀、帕罗西汀等 CYP2D6 抑制药会增加度洛西汀的血药浓度。

(3)虽然度洛西汀是 CYP1A2 的抑制药,但对经此酶代谢的药物不产生具有临床意义的相互作用。

(4)度洛西汀是 CYP2D6 中度抑制药,能够增加经此酶代谢药物(如氟卡尼、普罗帕酮等 I c 类抗心律失常药;去甲替林、丙米嗪、氟西汀、氟哌啶醇等精神药物)的 AUC 和 C_{max},出现不良反应的风险增加,故联合用药

应谨慎。

(5)度洛西汀与具有高血浆蛋白结合的药物合用时,可能会增加这些药物的游离血药浓度。

(6)度洛西汀与其他中枢神经系统药物,如曲马多、5-羟色胺能药物(5-HT 及去甲肾上腺素再摄取抑制药、选择性 5-羟色胺再摄取抑制药、三环类抗抑郁药等)合用,可能引起 5-HT 综合征。

(7)与吗氯贝胺、司来吉兰等单胺氧化酶抑制药合用,可引起中枢神经系统毒性和 5-HT 综合征,属禁忌。在单胺氧化酶抑制药停用 14 天后,才可用本品。

【给药说明】 (1)应将度洛西汀肠溶胶囊(片)整体吞服,不能嚼碎或压碎。

(2)操作危险机械包括驾驶机动车的患者服用度洛西汀应注意安全。

(3)由于药物之间潜在的相互作用,建议患者正在服用或计划服用其他药物时告知医生。

【用法与用量】 口服。(1)抑郁症 一次 20mg,一日 2 次;或一次 30mg,一日 2 次;日剂量为 40~60mg。

(2)广泛性焦虑障碍 起始剂量为 60mg/d,最大日剂量为 120mg。

(3)慢性肌肉骨骼疼痛 一次 30mg,一日 1 次,连续一周,剂量增加为一次 60mg,一日 1 次。

【制剂与规格】 度洛西汀肠溶胶囊:(1)20mg;(2)30mg;(3)60mg。

噻奈普汀钠 [医保(乙)]
Tianeptine Sodium

【适应证】 抑郁发作(即典型性)。

【药理】 (1)药效学 作用于 5-HT 系统而发挥抗抑郁作用。动物实验显示,本品可增加海马锥体细胞的自发性活动,加速功能抑制后的恢复,增加大脑皮质和海马区神经元对 5-HT 的再摄取。另据研究,本品能调节海马、杏仁核和前额叶神经细胞的可塑性,从而调整兴奋性氨基酸谷氨酸的功能,改善抑郁症状和记忆功能。

(2)药动学 口服吸收快而完全,蛋白结合率高达 94%,体内分布迅速。在肝脏经 β-氧化和 N-去甲基而代谢,半衰期为 2.5 小时,代谢产物主要经肾脏排泄。老年人、肾功能不全者的半衰期延长。

【不良反应】 **神经系统** 嗜睡、头痛、失眠、梦魇、震颤。

听觉,前庭及特殊感官 眩晕、口苦。

心血管系统 心律失常、心悸、心率减慢。

精神异常 焦虑、易激惹。

胃肠反应 胃肠胀气。

肝胆 血清氨基转移酶升高。

皮肤及皮肤附件 皮疹。

其他 体重增加、口干、便秘、直立性低血压、潮热、面红、腹部疼痛。

【禁忌证】 对本品过敏、正在服用单胺氧化酶抑制药者,哺乳期妇女及 15 岁以下儿童等禁用。

【注意事项】 (1)带有遗传性自杀倾向的抑郁症病人服用本品时必须密切监护,特别是在治疗伊始。

(2)如需进行全身麻醉,应告知麻醉师患者正在服用本品,并在手术前 24 或 48 小时停药。

(3)需进行急诊手术时,可不必有停药期,需进行术前监测。

(4)如中断治疗,需逐渐减少剂量,时间为 7～14 天以上。

(5)驾驶车辆、高空作业、操作机械人员应慎用。

(6)妊娠期妇女慎用。

老年人 减量。

【药物相互作用】 (1)与单胺氧化酶抑制药合用可导致 5-HT 综合征。

(2)水杨酸盐可降低本品的血浆蛋白结合率,合用时应减量。

【给药说明】 (1)停用单胺氧化酶抑制 2 周后才可用本品;停用噻奈普汀 24 小时可用单胺氧化酶抑制剂。

(2)停药时应逐渐减量。

【用法与用量】 口服。一次 12.5mg,一日 3 次。老年人及肾功能不全者,一日最大剂量为 25mg。

【制剂与规格】 噻奈普汀钠片:12.5mg。

米 氮 平 [药典(二);国基;医保(甲)]

Mirtazapine

【适应证】 抑郁症。

【药理】 (1)药效学 本品为去甲肾上腺素能和特异性 5-HT 能抗抑郁药。它对中枢去甲肾上腺素能和 5-HT 能神经末梢突触前 α_2 受体有拮抗作用,增加去甲肾上腺素和 5-HT(间接)的释放,增强中枢去甲肾上腺素能及 5-HT 能神经的功能;并阻断 5-HT$_2$、5-HT$_3$ 受体以调节 5-HT 功能。米氮平拮抗 H$_1$ 受体作用较强,故具有镇静作用。

(2)药动学 口服吸收快而完全,达峰时间为 2 小时。血浆蛋白结合率约为 85%。动物实验表明可通过胎盘,并可进入乳汁。在肝脏经 CYP2D6、CYP1A2、CYP3A4 进行去甲基和氧化代谢,生成具有活性的 *N*-去甲基代谢物,然后与葡萄糖醛酸结合。代谢产物经尿液(75%)和粪便(15%)排出体外。半衰期为 20～40 小时。老年人、肾功能不全者的半衰期延长。

【不良反应】 **胃肠反应** 食欲增加。

神经系统 嗜睡、镇静、头晕、震颤、肌痉挛。

皮肤及皮肤附件 皮疹。

血液系统 血清氨基转移酶升高、再生障碍性贫血、粒细胞减少。

其他 体重增加、直立性低血压。

【禁忌证】 对本品过敏者禁用。

【注意事项】 (1)正在服用单胺氧化酶抑制药的患者禁用。

(2)心血管疾病、癫痫、器质性脑病综合征、糖尿病、黄疸、严重肝肾功能不全、排尿困难、青光眼等患者慎用。

(3)驾驶车辆、高空作业、操作机械人员应慎用。

(4)妊娠期及哺乳期妇女、儿童慎用。

老年人 剂量和成人相同,密切监护下加量。

【药物相互作用】 (1)与单胺氧化酶抑制药合用,可导致 5-HT 综合征。

(2)可加重酒精对中枢的抑制作用,治疗期间禁止饮酒。

(3)可加重苯二氮䓬类药物的镇静作用。

(4)与氟西汀、奥氮平、氟伏沙明等合用,发生 5-HT 综合征的风险增大。

【给药说明】 (1)停用单胺氧化酶抑制药 2 周后才可用本品;反之亦然。

(2)突然停药可发生严重的撤药症状,停药时应逐渐减量。

【用法与用量】 口服。一次 15～45mg,一日 1 次,考虑到该药易导致困倦,建议睡前顿服。

【制剂与规格】 米氮平片:(1)15mg;(2)30mg。

米氮平口崩片:(1)15mg;(2)30mg。

盐酸曲唑酮 [医保(乙)]

Trazodone Hydrochloride

【适应证】 (1)CDE 适应证 抑郁症。

(2)超说明书适应证 失眠。

【药理】 (1)药效学 本品属 5-HT 受体拮抗药和再摄取抑制药,能抑制突触前膜对 5-HT 的再摄取,并拮抗

5-HT$_1$ 受体，也能拮抗中枢α$_1$ 受体，但不影响中枢多巴胺的再摄取。与其他抗抑郁药不同，它不抑制外周去甲肾上腺素的再摄取，而通过拮抗突触前膜α$_2$ 受体增加去甲肾上腺素的释放。此外，还能拮抗突触后 5-HT$_{2A}$ 受体，其代谢产物具有激动 5-HT$_{1A}$、5-HT$_{1B}$、5-HT$_{1C}$ 及 5-HT$_{1D}$ 等受体的作用。

（2）药动学　口服易吸收，食物可影响吸收，空腹时达峰时间为 1 小时（进食后为 2 小时）。蛋白结合率89%～95%，少量可进入乳汁。在肝脏经 CYP3A4 代谢，代谢途径为羟基化和 N-氧化，生成具有活性的 m-氯苯哌嗪。几乎全部以代谢物的形式从尿（主要）和粪便排出体外。消除呈双相，终末消除半衰期（$t_{1/2\beta}$）为 5～9 小时（活性代谢产物为 4～14 小时）。

【不良反应】　神经系统　嗜睡、疲乏、眩晕、头痛、失眠、震颤、肌肉酸痛、多梦。

精神异常　紧张、激动。

视觉异常　视物模糊。

心血管系统　心动过速。

胃肠反应　恶心、呕吐。

血液系统　血清氨基转移酶升高。

皮肤及皮肤附件　皮疹。

其他　口干、便秘、直立性低血压、腹部不适。

【禁忌证】　对本品过敏及严重的心脏病患者禁用。

【注意事项】　（1）严重肝肾功能不全者慎用。

（2）老年人应减量。

（3）本品可引起警觉性下降、嗜睡等，司机或机械操作者慎用。

（4）妊娠期及哺乳期妇女、儿童慎用。

【药物相互作用】　（1）与单胺氧化酶抑制药合用可能会导致严重不良反应。

（2）可增强酒精和中枢抑制药的中枢抑制作用。

（3）与可增强 5-HT 能神经功能的药物合用时可引起 5-HT 综合征。

（4）与酮康唑、伊曲康唑等 CYP3A4 抑制药合用，曲唑酮血药浓度升高；与卡马西平等 CYP3A4 诱导药合用，曲唑酮血药浓度降低。

（5）与吩噻嗪类抗精神病药合用，降压作用叠加。

【给药说明】　（1）停用单胺氧化酶抑制药 2 周后才可用本品；反之亦然。

（2）停药时应逐渐减量。

【用法与用量】　成人　（1）抑郁　口服。首次 25～50mg，睡前服用，次日开始每天 100～150mg，分次服用，每 3～4 天剂量可增加 50mg，日最高剂量为 600mg。

（2）失眠　25～150mg，睡前口服。

老年人　起始日剂量建议为 100mg，分次服用。老年患者日剂量超过 300mg 应密切关注不良反应。

【制剂与规格】　盐酸曲唑酮片：（1）25mg；（2）50mg；（3）100mg。

吗 氯 贝 胺 [药典（二）；医保（乙）]
Moclobemide

【适应证】　抑郁症。

【药理】　（1）药效学　为选择性、可逆性单胺氧化酶 A 抑制药，通过抑制 A 型单胺氧化酶，减少去甲肾上腺素、5-HT 和多巴胺的降解，增强去甲肾上腺素、5-HT 和多巴胺能神经功能，而发挥抗抑郁作用。

（2）药动学　本品口服吸收完全，达峰时间为 1～2 小时。血浆蛋白结合率约 50%，分布于全身，可进入乳汁。主要在肝脏代谢，从尿排出。半衰期为 2～3 小时。

【不良反应】　神经系统　头晕、头痛、失眠、嗜睡。

胃肠反应　恶心。

心血管系统　心悸。

其他　多汗、口干。

【禁忌证】　对本品过敏者、意识障碍患者、嗜铬细胞瘤患者、儿童患者以及正在服用某些药物（如选择性 5-HT 再摄取抑制药、三环类抗抑郁药等可影响体内单胺类浓度）的患者禁用。

【注意事项】　（1）癫痫、高血压及明显肝肾功能不全的患者慎用。

（2）老年人应减量。

（3）妊娠期妇女及哺乳期妇女慎用。

（4）服药期间不宜进食含酪胺的饮食。

（5）司机或机械操作者慎用。

（6）服用其他抗抑郁药者需停用 2 周以上才能用本品（氟西汀要停用 5 周）；反之亦然。

【药物相互作用】　（1）与能加强单胺类神经功能药物（如选择性 5-HT 再摄取抑制药、三环类抗抑郁药、肾上腺素受体激动药、舒马曲坦、哌甲酯等）合用，可出现高血压危象或 5-HT 综合征等严重不良反应。

（2）与哌替啶、芬太尼等麻醉性镇痛药合用可产生严重不良反应。

（3）与西咪替丁合用可减慢其代谢，增高血药浓度，产生不良反应。

（4）与酒精合用能使精神和运动技能损害的危险性增加。

【给药说明】　（1）治疗期间不宜饮酒。

(2)在停用其他类型抗抑郁药 2 周后(氟西汀要停用 5 周),方可服用本品。

(3)过量时需对症及支持治疗。

【用法与用量】　口服。起始量:一日 100～300mg,分 2～3 次服用。常用量:一日 300～450mg。疗效不佳者可增加剂量,一日最大不超过 600mg。老年人、肝肾功能不全者应减量。

【制剂与规格】　吗氯贝胺片:(1)75mg;(2)100mg;(3)150mg。

吗氯贝胺胶囊:100mg。

盐酸安非他酮 [药典(二)]
Bupropion Hydrochloride

【适应证】　(1)CDE 适应证　抑郁症。

(2)国外适应证　戒烟。

【药理】　(1)药效学　与三环类抗抑郁药比较,对去甲肾上腺素和 5-HT 再摄取的抑制作用较弱,也抑制多巴胺的再摄取。本品的抗抑郁作用机制尚不明确。

(2)药动学　口服吸收良好,达峰时间为 2 小时。血浆蛋白结合率为 84%,安非他酮和代谢产物均可通过胎盘,也可进入乳汁。主要在肝脏经 CYP2B6 代谢,部分代谢产物具有活性,动物试验羟化安非他酮的活性为原型药物的 1/2。代谢产物主要从尿排出。终末消除半衰期为 21 小时。

【不良反应】　精神异常　激越、幻觉、躁狂、轻躁狂。

神经系统　失眠、头痛、偏头痛、震颤、共济失调、癫痫、肌阵挛。

胃肠反应　恶心、呕吐。

心血管系统　心电图异常。

皮肤及皮肤附件　非特异性皮疹。

肝胆　肝损伤、黄疸。

其他　口干、便秘、胸痛。

【禁忌证】　(1)有癫痫病史者禁用。

(2)正在使用其他含有安非他酮成分药物的患者禁用。

(3)贪食症或食欲缺乏症患者禁用。

(4)对安非他酮或药物所含任何成分过敏者禁用。

(5)突然戒酒或停用镇静药的患者禁用。

(6)儿童禁用。

【注意事项】　(1)使用较高剂量(450mg/d)、突然给药或加量均会增加癫痫的发生率。

(2)部分患者会出现烦躁、易激惹、焦虑和失眠,尤其是在治疗初期,有时需要加用镇静催眠药物。

(3)肝功能损害和肾功能不全的患者慎用,需减量或减少用药次数。

(4)安非他酮有引发如幻觉、错觉、注意力不集中、偏执症状和紊乱等精神症状的可能,应减量或停药。

(5)临床病情恶化和自杀风险:在治疗之初或调整剂量时,家属应密切关注患者可能的焦虑、激越、失眠、静坐不能、轻躁狂、躁狂等病情变化以及可能的自杀风险。

(6)妊娠期及哺乳期妇女慎用。

(7)老年患者应小剂量起始,谨慎用药,密切监测。

【药物相互作用】　(1)安非他酮主要由 CYP2B6 同工酶代谢,与苯巴比妥、苯妥英等 CYP2B6 诱导药合用,安非他酮血药浓度降低;与氯吡格雷等 CYP2B6 抑制药合用,安非他酮血药浓度升高。

(2)安非他酮的代谢产物羟安非他酮是 CYP2D6 的抑制药,可增加由 CYP2D6 代谢药物的血药浓度及不良反应。

(3)与降低癫痫发作阈值的药物(抗精神病药、抗抑郁药和茶碱等)合用应极其小心。

【给药说明】　(1)禁止与单胺氧化酸抑制药合用,或停用单胺氧化酶抑制药 2 周后才可用本品;反之亦然。

(2)应缓慢减药。

【用法与用量】　口服。(1)抑郁　一次 75mg,一日 2 次;至少 3 天后,逐渐增加至一日 300mg 的治疗剂量。如 4 周后无效,可考虑逐渐增加至一日最大剂量 450mg。

(2)戒烟　150mg/d,前 3 天;增加至 300mg/d,分 2 次服用。

【制剂与规格】　盐酸安非他酮缓释片:150mg。

盐酸安非他酮片:75mg。

甲磺酸瑞波西汀 [药典(二);医保(乙)]
Reboxetine Mesylate

【适应证】　抑郁症。

【药理】　(1)药效学　本品为选择性去甲肾上腺素(NE)再摄取抑制药,选择性抑制突触前膜对去甲肾上腺素的再摄取,增强中枢去甲肾上腺素能神经的功能,从而发挥抗抑郁作用,对 5-羟色胺的再摄取抑制作用微弱。

(2)药动学　口服吸收良好,达峰时间为 2 小时,绝对生物利用度为 94%;若同时进食,会使达峰时间延迟 2～3 小时,但生物利用度不受影响。血浆蛋白结合率约 97%;动物实验证实其能通过胎盘,可进入乳汁。体外试验表明其经 CYP3A4 代谢,先氧化然后结合反应。口服后大部分(76%)随尿液排出,半衰期约 13 小时,肾功能不全患者的血浆清除率会下降,并随肾损伤程度而加剧。

【不良反应】 **神经系统** 失眠、静坐不能、眩晕。

生殖系统 阴茎勃起困难。

心血管系统 心率加快。

其他 口干、多汗、便秘、排尿困难、尿潴留、直立性低血压。

【禁忌证】 (1)儿童、妊娠期妇女及哺乳妇女禁用。

(2)对本品过敏或对其成分过敏者禁用。

(3)肝、肾功能不全患者禁用。

(4)有惊厥史者,如癫痫患者禁用。

(5)闭角型青光眼患者、前列腺增生引起的排尿困难者禁用。

(6)血压过低(低血压)患者;心脏病患者,如近期发生心血管意外事件的患者禁用。

【注意事项】 (1)服用本品后不会立即减轻症状,通常症状的改善会在服药后几周内出现,因此,即使服药后没有立即出现病情好转也不应停药,直到服药几个月后医生建议停药为止。

(2)坚持每天服药是十分必要的,但如果错过一次服药,可在下一个用药时间继续服下一个剂量即可。

(3)驾驶车辆、高空作业、操作机械人员应慎用。

老年人 慎用。

【药物相互作用】 (1)本品不应与单胺氧化酶抑制药合用;停用单胺氧化酶抑制药未超过 2 周者,亦不宜使用本品。

(2)本品主要经 CYP3A4 代谢,同时服用能抑制 CYP3A4 活性的药物(包括大环内酯类抗生素如红霉素、咪唑类和三唑类抗真菌药如酮康唑、氟康唑等),可能增加本品的血药浓度。

(3)本品与下列药物有协同作用:选择性 5-羟色胺再摄取抑制药、三环类抗抑郁药、抗心律失常药等药物。

(4)本品与其他可降低血压的药物并用,可能引起直立性低血压。

(5)本品与麦角类衍生物并用可能引起血压升高。

(6)本品与排钾利尿药并用,可能引起高钾血症。

【用法与用量】 口服。一次 4mg,一日 2 次。2~3 周逐渐起效。用药 3~4 周后视需要可增至一日 12mg,分 3 次服用。一日最大剂量不得超过 12mg。

【制剂与规格】 甲磺酸瑞波西汀片:4mg。

甲磺酸瑞波西汀胶囊:4mg。

阿戈美拉汀 [医保(乙)]
Agomelatine

【适应证】 (1)CDE 适应证 治疗成人抑郁症。

(2)超说明书适应证 失眠。

【药理】 (1)药效学 阿戈美拉汀是褪黑素受体激动剂(MT₁ 和 MT₂ 受体)和 5-HT₂C 受体拮抗剂。动物实验的结果显示阿戈美拉汀能校正昼夜节律紊乱动物模型的昼夜节律,在多种的抑郁动物模型中显示出抗抑郁作用。阿戈美拉汀能特异性增加额叶皮质的 NE 和 DA 的释放,对细胞外 5-HT 水平无影响。

(2)药动学 阿戈美拉汀绝对生物利用度低,口服治疗剂量<5%,个体差异较大。与男性相比,女性的生物利用度较高。口服避孕药会增加药物的生物利用度,吸烟会降低。服药后 1~2 小时达到血药峰浓度。进食(标准饮食或高脂饮食)不影响阿戈美拉汀的生物利用度或吸收。稳态的分布容积约为 35L,血浆蛋白结合率为 95%,与血药浓度无关,不受年龄或者肾脏功能的影响。肝功能损害的患者的游离药物浓度会增加一倍。口服后主要经 CYP1A2 代谢,主要代谢产物羟化阿戈美拉汀和去甲基阿戈美拉汀均无活性,并经尿液排出。消除速率快,平均血浆消除半衰期为 1~2 小时,清除率较高(约为 1100ml/min)。肾脏损害患者阿戈美拉汀的药动学参数未发生改变(临床资料有限)。肝功能损害的患者阿戈美拉汀的血药浓度明显升高。

【不良反应】 **肝胆** 肝功能异常、肝炎。

精神异常 焦虑。

神经系统 头痛、头晕、嗜睡、失眠、偏头痛、感觉异常。

胃肠反应 恶心、腹泻。

视觉异常 视物模糊。

皮肤及皮肤附件 湿疹、红斑疹。

其他 疲劳、便秘、上腹部疼痛、背痛、多汗。

【禁忌证】 (1)对活性成分或任何赋形剂过敏的患者禁用。

(2)乙肝病毒携带者/患者、丙肝病毒携带者/患者、肝功能损害患者(即肝硬化或活动性肝病患者)禁用。

(3)儿童、妊娠期及哺乳期妇女禁用。

(4)大于 75 岁老年患者禁用。

【注意事项】 (1)所有患者在治疗前应进行肝功能检查,并在治疗的 3 周、6 周(急性期治疗结束时)、12 周和 24 周(维持治疗期结束时)进行定期复查。增加剂量时应按照与起始治疗相同的频率检查肝功能。

（2）不应用于痴呆患者抑郁症状的治疗。老年抑郁症患者应慎用。

（3）应慎用于双相障碍的患者，如果患者出现躁狂症状应停用。

（4）注意抗抑郁药的自杀相关事件，尤其在用药初期，特别是儿童和青少年患者自杀意念以及风险会更高。

（5）驾驶车辆、高空作业、操作机械人员应慎用。

【药物相互作用】 （1）阿戈美拉汀主要经细胞色素P4501A2（CYP1A2）（90%）、CYP2C9/19（10%）代谢。与这些酶有相互作用的药物会降低或升高阿戈美拉汀的血药浓度。

（2）氟伏沙明是强效的 CYP1A2 和中度 CYP2C9 抑制剂，可明显抑制阿戈美拉汀的代谢，使药物浓度增高60倍。

（3）本品与雌激素，一种中度的 CYP1A2 抑制剂合用时，阿戈美拉汀的药物浓度会增加数倍，尽管 800 名同时使用雌激素的患者均未显示出特殊的安全性问题，在获得进一步的临床资料前，同时处方阿戈美拉汀和中度CYP1A2 抑制剂（如普萘洛尔、格帕沙星、依诺沙星）时应谨慎。

（4）阿戈美拉汀对 CYP450 没有诱导作用，对CYP1A2（体内）和其他 CYP450（体外）无抑制作用。

（5）对高血浆蛋白结合率的药物的游离血药浓度没有影响，反之亦然。

（6）在 I 期临床试验中，未发现阿戈美拉汀与苯二氮䓬类、锂盐、帕罗西汀、氟康唑和茶碱等药物有相互作用的证据。

【用法与用量】 口服。初始剂量一次 25mg，一日 1次，睡前服用。如果治疗 2 周后症状没有改善，可增加剂量至 50mg，一日 1 次，睡前服用。

【制剂与规格】 阿戈美拉汀片：25mg。

盐酸米安色林 [医保(乙)]
Mianserin Hydrochloride

【适应证】 各型抑郁症。

【药理】 药效学 米安色林在化学结构上是一类非三环类抗抑郁药，活性成分属于哌嗪-氮䓬化合物。由于其缺少三环类抗抑郁药的基本侧链，这一侧链被认为与三环类抗抑郁药的抗胆碱能作用相关。因此，米安色林没有抗胆碱能的不良反应。米安色林除了有抗抑郁作用，还具有抗焦虑作用。米安色林具有良好的耐受性。

【不良反应】 神经系统 癫痫发作、痉挛。

精神异常 轻度躁狂。

心血管系统 低血压、Q-T 间期延长、室性心动过速、心室纤颤。

肝胆 肝功能损害、黄疸。

肌肉骨骼异常 关节痛。

代谢及营养异常 浮肿。

内分泌系统 男子女性型乳房。

【禁忌证】 躁狂患者禁用。

【注意事项】 （1）盐酸米安色林对双相抑郁症患者可能诱发轻躁狂发作，应停止治疗。

（2）盐酸米安色林能引起骨髓抑制，主要为粒细胞减少症和粒细胞缺乏症。一般见于治疗 4～6 周左右，停药后可恢复，如患者出现发热、咽痛、口角炎或其他感染症状，则应作血常规检查，这一不良反应可见于各种年龄，但老年人更易发生。

（3）盐酸米安色林突然减少剂量或中止给药可能引起震颤、焦躁、焦虑等戒断症状。中止给药时必须慎重，应逐渐减少剂量。

（4）本品没有抗胆碱作用，青光眼、排尿困难或高眼压等患者应用本品仍需慎重。

（5）本品稍有心功能抑制作用，也可能引起代谢排泄障碍，心脏疾病、肝损害、肾损害患者应用本品需注意。

（6）脑器质性损伤或易患精神分裂症患者应用本品有可能使精神症状恶化。

（7）控制不良的糖尿病患者应用本品有可能出现糖耐量下降。

（8）驾驶车辆、高空作业、操作机械人员应慎用。

老年人 老年人容易诱发体位性低血压、摇晃等症状，所以老年人用药应该从低剂量开始给药，同时观察患者状态慎重用药。

儿童 18 岁以下儿童及青少年患者用药的安全有效性尚未建立。

妊娠 尚未确立妊娠期间的用药安全，孕妇或者可能怀孕的妇女，仅在判定治疗获益大于风险时用药。

哺乳期 有报告显示，本品可转移至乳汁。哺乳期妇女用药时，应停止哺乳。

【药物相互作用】 （1）盐酸米安色林能加剧酒精对中枢的抑制作用，故应劝说患者在治疗期间禁酒。

（2）盐酸米安色林不应与单胺氧化酶抑制剂同时服用，停用单胺氧化酶抑制剂两周之内也不应服用本品。

（3）盐酸米安色林与苄二甲哌、可乐定、甲基多巴、哌乙啶或普萘洛尔（单独使用或与肼苯吡嗪合用）均无相互作用，但是建议监测同时服用降压药患者的血压。

（4）具有 CYP3A4 酶诱导作用的药物，如卡马西平、苯妥英钠等，有可能促进本品代谢，从而降低本品的血药浓度，削弱本品的作用。

(5)中枢神经抑制剂，如巴比妥酸衍生物等，有可能增强药物相互作用，但作用机制不明。

【用法与用量】 成人 口服。开始时每日1片，根据临床效果逐步调整剂量。有效剂量为每日1~3片(一般为每日2片)。

老年人 口服。开始时不超过每日1片，应在密切观察下逐步增加剂量，一般服用稍低于正常维持量的剂量，即可获得满意疗效。

【制剂与规格】 盐酸米安色林片：30mg。

盐酸米那普仑[医保(乙)]
Milnacipran Hydrochloride

【适应证】 (1)CDE适应证 抑郁症。

(2)国外适应证 纤维肌痛症。

【药理】 (1)药效学 盐酸米那普仑是一种特异性5-HT和NE再摄取抑制剂，米那普仑对脑内再摄取部位有亲和性，抑制5-HT和NE再摄取，增加脑内5-HT和NE浓度。

(2)药动学 米那普仑口服吸收良好，吸收不受进食影响，口服2小时后达到血浆峰浓度C_{max}，血浆蛋白结合率低(13%)，表观分布容积约为5L/kg，整体清除率为40L/h。米那普仑血浆半衰期为8小时，大部分经肾脏排泄(90%)，同时伴有原型药物经肾小管分泌。重复给药时，米那普仑需停药2~3天后，才能全部清除。肝功能不全患者，米那普仑药代动力学参数没有明显改变。肾功能不全患者，米那普仑的排泄根据肾功能状况呈比例的延长。

【不良反应】 神经系统 眩晕、发热、呆滞少动、肌肉僵硬、吞咽困难、反射亢进、肌阵挛、震颤、头痛。

精神异常 焦虑、激越、神智错乱、幻觉。

心血管系统 心动过速、血压变化。

血液系统 白细胞减少。

皮肤及皮肤附件 皮肤黏膜眼综合征、荨麻疹、皮疹、斑丘疹。

内分泌系统 抗利尿激素异常分泌综合征(低钠血症、低渗透压血症、高钠尿、高张尿、意识障碍)。

肝胆 AST升高、ALT升高、黄疸。

胃肠反应 恶心、呕吐。

其他 出汗、排尿困难、口干、便秘。

【禁忌证】 已知对米那普仑过敏者。

【注意事项】 服用本品时不应驾驶车辆、高空作业、操作机械等。

老年人 老年患者的药代动力学试验表明，药物消除由延迟的趋势，血中浓度上升，故应观察患者状态同时谨慎给药。低钠血症、抗利尿激素分泌异常综合征的不良反应主要发生在老年人。

儿童 儿童用药的安全有效性尚未确定。

妊娠 慎用。

哺乳期 慎用，应停止哺乳。

【药物相互作用】 (1)不可与非选择性单胺氧化酶抑制剂(异丙异烟肼)、选择性单胺氧化酶B抑制剂(司来吉兰)合用；

(2)与酒精、中枢抑制剂(巴比妥酸衍生物)、可乐定、锂剂、地高辛、去甲肾上腺素等应谨慎合用。

【用法与用量】 口服。(1)抑郁症 初始剂量50mg，逐渐增加至每日100mg，一日2~3次。根据肾功能调整剂量。

(2)纤维肌痛症 根据患者耐受性以及有效性进行滴定：第1天12.5mg，一日1次；第2~3天12.5mg，一日2次；第4~7天25mg，一日2次；第8天开始50mg，一日2次。剂量最高为200mg/d。

【制剂与规格】 片剂：(1)12.5mg；(2)25mg；(3)50mg；(4)100mg。

氢溴酸伏硫西汀
Vortioxetine Hydrobromide

【适应证】 成人抑郁症。

【药理】 (1)药效学 氢溴酸伏硫西汀作为一种新型的抗抑郁药物，具有多重模式的抗抑郁机制。其抗抑郁作用主要与抑制5-羟色胺(5-HT)再摄取导致的血清素活性增强有关。氢溴酸伏硫西汀还具有其他一些活性，包括5-HT$_3$受体拮抗作用和5-HT$_{1A}$受体激动作用，拮抗5-HT$_3$、5-HT$_7$受体增强SSRIs和SNRIs作用，这些活性可能与氢溴酸伏硫西汀的抗抑郁效应相关。

(2)药动学 本品口服给药后吸收缓慢充分但良好，在7~11小时内血药浓度达到峰值。5、10或20mg/d多次给药后，观察到的平均C_{max}值为9~33ng/ml。绝对生物利用度为75%。本品平均分布容积为2600L，与血浆蛋白之间发生高度结合(98%~99%)。本品在肝脏内广泛代谢，主要是通过CYP2D6及小部分通过CYP3A4/5和CYP2C9催化进行氧化反应，以及之后的葡萄糖醛酸结合。本品平均消除半衰期和口服清除率分别为66小时和33L/h。大约2/3的无活性本品代谢物通过尿液排出，大约1/3通过粪便排出。

【不良反应】 胃肠反应 恶心、腹泻、呕吐、便秘。

代谢及营养异常 低钠血症。

精神异常 梦境异常。

神经系统 头晕、5-HT 综合征。

血管，出血及凝血 潮红。

皮肤及皮肤附件 瘙痒。

其他 便秘、盗汗。

【禁忌证】 对本品的活性成分或任一辅料过敏的患者禁用。妊娠期妇女禁用。

【注意事项】 (1)癫痫发作是服用抗抑郁药的一个潜在危险。因此，对于有癫痫发作病史的患者或有不稳定型癫痫的患者应谨慎给予本品。对于出现癫痫发作的患者或者癫痫发作频率提高的患者，应停止治疗。

(2)本品用药后可能发生 5-羟色胺综合征(SS)或神经阻滞剂恶性综合征(NMS)，潜在危及生命。联用以下药物后发生 5-羟色胺综合征或神经阻滞剂恶性综合征的风险升高：5-羟色胺能活性物质(包括曲坦类)、妨碍 5-羟色胺代谢的药物(包括 MAOIs)、抗精神病药和其他多巴胺拮抗剂。应对患者进行 5-羟色胺综合征或神经阻滞剂恶性综合征症状和体征的监测。

(3)本品应慎用于有躁狂/轻躁狂病史的患者，如果患者进入躁狂期，应停药。

(4)驾驶车辆、高空作业、操作机械人员应慎用。

儿童 尚无任何数据确定本品用于 18 岁以下儿童和青少年的安全性和有效性。

哺乳期 慎用。

【药物相互作用】 (1)本品在肝脏内广泛代谢，主要是由细胞色素 CYP2D6 介导。CYP3A4/5 和 CYP2C9 也参与其代谢，但影响较小。

(2)由于存在发生 5-羟色胺综合征的风险，禁止将本品与不可逆性非选择性 MAOIs 联用。不可逆性非选择性 MAOI 停药 14 天后才能开始本品治疗。本品停药 14 天后才能开始不可逆性非选择性 MAOI 的治疗。禁止将本品与可逆性、选择性 MAO-A 抑制剂(例如吗氯贝胺)、弱可逆性、非选择性 MAOI(例如抗生素利奈唑胺)联用。如果必须联用，所添加药物应采用最低剂量并且在临床上密切监测 5-羟色胺综合征。本品与选择性 MAO-B 抑制剂(如司来吉兰或雷沙吉兰)联用后发生 5-羟色胺综合征的风险低于与 MAO-A 抑制剂联用，但是联用时仍需谨慎，有必要密切监测 5-羟色胺综合征。

(3)与具有 5-羟色胺能效应的药物(例如曲马多、舒马普坦和其他曲坦类)联用可能导致 5-羟色胺综合征。

(4)如果在本品治疗中加用强效 CYP2D6 抑制剂(例如安非他酮、奎尼丁、氟西汀、帕罗西汀)，可考虑降低本品的使用剂量。

(5)如果在本品治疗中加用细胞色素 P450 广谱诱导剂(例如利福平、卡马西平、苯妥英)，可考虑进行剂量调整。

(6)与锂盐或色氨酸联用时具有 5-羟色胺能效应抗抑郁药作用增强，因此本品与上述药物联用时应谨慎。

【用法与用量】 成人 口服。本品初始剂量和推荐剂量均为 10mg，每日 1 次。根据患者个体反应进行调整，最大剂量可增加至 20mg，每日 1 次。或最低可降低至 5mg，每日 1 次。抑郁症状缓解后，建议继续接受本品治疗至少 6 个月，以巩固抗抑郁疗效。

老年人 对于 65 岁及以上的患者，本品的初始剂量为最低有效剂量每日 5mg，每日 1 次。

【制剂与规格】 氢溴酸伏硫西汀片：(1)5mg；(2)10mg。

第三节　抗焦虑药

抗焦虑药是主要用于治疗焦虑障碍或者用于减轻焦虑、紧张、恐惧等症状，部分药物兼有镇静催眠作用。1960 年第一个苯二氮䓬类(benzodiazepines，BDZ)药物氯氮䓬(利眠宁)上市，1963 年后陆续出现了地西泮(安定)等系列产品，BDZ 在抗焦虑药发展史上具有划时代意义，上市后迅速取代巴比妥类成为当时抗焦虑首选药物，目前 BDZ 仍是抗焦虑尤其是急性期治疗的首选药物。此外，BDZ 也有镇静催眠作用。BDZ 主要作用于脑 GABA$_A$ 受体复合物(包含 GABA 受体、苯二氮䓬类受体和一个与 GABA 受体偶联的氯离子通道)，诱导 GABA 受体偶联的氯离子通道加强开放，增加氯离子内流，产生超极化而抑制突触后电位，减少中枢某些重要神经元放电。如果作用于杏仁核处或皮层-纹状体-丘脑-皮层环路(CSTC 环路)信号输出过度的神经元，即可产生抗焦虑作用，降低紧张和恐惧。

BDZ 可引起眩晕、困倦、乏力、精细运动不协调等不良反应，大剂量应用会造成共济失调、运动障碍及产生中枢抑制，长期服用会引起耐受和依赖。

另一类新的非苯二氮䓬类抗焦虑药(如丁螺环酮、坦度螺酮)的作用机制与 BDZ 不同，主要通过激动 5-HT$_{1A}$ 受体增强杏仁核的 5-HT 信号输入缓解焦虑和恐惧，其优点是镇静作用较轻，无滥用风险，但起效也较慢。除此类药物之外，目前大部分 SSRIs、SNRIs 等抗抑郁药也可用于焦虑障碍的治疗（详见抗抑郁药章节）。常见抗焦虑药及其临床应用的特点见表 3-1。

表 3-1　几种常见抗焦虑药及其临床应用的特点

药名	起效时间*	作用维持时间**	适应证	不良反应
镇静抗焦虑药（BDZ 类）				
阿普唑仑	快	短	焦虑、惊恐	中枢神经系统抑制、低血压、轻度呼吸抑制、心律失常，长期应用引起药物依赖
地西泮	快 很快（静脉注射）	长	同"阿普唑仑"	同"阿普唑仑"
艾司唑仑	快	短	催眠	同"阿普唑仑"
氯硝西泮	快	中	焦虑、惊恐、癫痫	同"阿普唑仑"
劳拉西泮	快 很快（静脉注射）	短	焦虑、抽搐障碍	同"阿普唑仑"
三唑仑	快	短	失眠	同"阿普唑仑"，遗忘、意识模糊
奥沙西泮	快		焦虑	同"阿普唑仑"
非镇静抗焦虑药				
丁螺环酮	很慢	长	焦虑、慢性焦虑	头晕，头痛不安
坦度螺酮	慢	长	焦虑、慢性焦虑	头晕、头痛、嗜睡和口干等

*起效时间：很快，<15 分钟；快，15～59 分钟；慢，1～4 小时；很慢，3～4 周。

**作用维持时间：短，1～6 小时；中，7～12 小时；长，>12 小时。

阿普唑仑 ^[药典(二)；国基；医保(甲)]

Alprazolam

【特殊说明】　(1)本品为苯二氮䓬类镇静催眠药和抗焦虑药，同时还具有中枢性肌肉松弛、抗惊厥、抗癫痫和抗震颤等作用。

(2)本品按第二类精神药品管理。

【适应证】　①焦虑；②惊恐障碍；③失眠。

其余参见第一章第一节。

【药理】　(1)药效学　参阅第一章第一节。

(2)药动学　参阅第一章第一节。

【不良反应】　**皮肤及皮肤附件**　罕见皮疹、过敏。

神经系统　常见嗜睡、头昏等，大剂量偶见共济失调、震颤。

视觉异常　少数患者有视物模糊。

精神异常　①有成瘾性。②个别患者发生兴奋、多语、睡眠障碍，甚至幻觉。③长期应用后，停药可能发生撤药症状，表现为激动或抑郁。

胃肠反应　少数患者有便秘或腹泻。

肝胆　大剂量偶见黄疸。

心血管系统　少数患者有心悸、低血压。

血液系统　罕见白细胞减少。

泌尿系统　大剂量偶见尿潴留。

全身表现　常见乏力。

其他　少数患者有口干、精神不集中、多汗。

其余参阅第一章第一节。

【禁忌证】　本品有增加胎儿致畸的危险。妊娠期妇女应尽量避免使用。

【注意事项】　以下情况慎用　①中枢神经系统处于抑制状态的急性酒精中毒。②肝肾功能损害。③重症肌无力。④急性或易于发生的闭角型青光眼发作。⑤严重慢性阻塞性肺部病变。⑥驾驶员、高空作业者、危险精细作业者。

危机处理　(1)药物过量中毒出现持续的精神错乱、严重嗜睡、抖动、语言不清、蹒跚、心跳异常减慢、呼吸短促或困难、严重乏力。出现呼吸抑制或低血压常提示超量。

(2)超量或中毒宜及早对症处理，包括催吐或洗胃以及呼吸循环方面的支持疗法，中毒出现兴奋异常时，不能用巴比妥类药。苯二氮䓬受体拮抗剂氟马西尼(flumazenil)可用于该类药物过量中毒的解救和诊断。

不良反应相关　(1)严重的精神抑郁可使病情加重，甚至产生自杀倾向，应采取预防措施。

(2)癫痫患者突然停药可导致发作。

交叉过敏反应　对苯二氮䓬类药物过敏者，可能对本品过敏。

妊娠 (1)在妊娠三个月内，本品有增加胎儿致畸的危险。

(2)妊娠期妇女长期服用可引起依赖，使新生儿呈现撤药症状；妊娠后期用药影响新生儿神经系统活动；分娩前及分娩时用药可导致新生儿肌张力较弱。妊娠期妇女应尽量避免使用。

哺乳期 本品可以分泌入乳汁，哺乳期妇女应慎用。

肝、肾损伤 肝肾功能损害者能影响本品清除半衰期，慎用。

其余参阅第一章第一节。

【药物相互作用】 (1)与中枢抑制药合用，可增加中枢抑制作用。

(2)与易成瘾或其他可能成瘾的药物合用，成瘾的危险性增加。

(3)与酒及全麻药、可乐定、镇痛药、吩噻嗪类、单胺氧化酶 A 型抑制药和三环类抗抑郁药合用，可彼此增效，应调整用量。

(4)与抗高血压药和利尿降压药合用，可导致降压作用增强。

(5)与西咪替丁、普萘洛尔合用，本品消除减慢，血浆半衰期延长。

(6)与扑米酮合用，由于减慢后者代谢，需调整扑米酮的用量。

(7)与左旋多巴合用，可降低后者的疗效。

(8)与利福平合用，增加本品消除，导致血药浓度降低。

(9)与异烟肼合用，可抑制本品消除，导致血药浓度增高。

(10)与地高辛合用，可增加地高辛血药浓度而导致中毒。

其余参阅第一章第一节。

【给药说明】 (1)对本类药物耐受性小的患者初始用量宜小，逐渐增加剂量。

(2)避免长期大量使用而成瘾，如长期使用需停药时不宜骤停，应逐步减量。

其余参阅第一章第一节。

【用法与用量】 成人 口服。(1)抗焦虑 开始一次 0.4mg，一日 2～3 次，用量根据个体需要可逐步递增，最大用量可达一日 4mg。

(2)镇静催眠 0.4～0.8mg，睡前服。

(3)抗惊恐 一次 0.4mg，一日 3 次，用量按需递增，最大用量可达一日 10mg。

老年人 本品对老年人较敏感，应从小剂量开始，一次 0.2mg，一日 3 次，逐渐增加至最大耐受量。

其余参阅第一章第一节。

【制剂与规格】 阿普唑仑片：0.4mg。

阿普唑仑胶囊：0.3mg。

艾 司 唑 仑 [药典(二)；国基；医保(甲)]

Estazolam

【特殊说明】 (1)本品为苯二氮䓬类镇静催眠药和抗焦虑药，同时还具有中枢性肌肉松弛、抗惊厥、抗癫痫和抗震颤等作用。

(2)本品按第二类精神药品管理。

【适应证】 ①焦虑和失眠。②其余参阅第一章第一节。

【药理】 (1)药效学 参阅第一章第一节。

(2)药动学 参阅第一章第一节。

【不良反应】 长期连续用药可产生依赖性和成瘾性，停药可能发生撤药症状，表现为激动或忧郁。

皮肤及皮肤附件 罕见皮疹。

神经系统 常见嗜睡、头昏，大剂量时可有共济失调、震颤。

精神异常 (1)个别患者发生兴奋，多语，睡眠障碍，甚至幻觉。停药后，上述症状很快消失。

(2)服用本品可能引起睡眠综合征行为，包括梦游驾车、梦游做饭和吃东西等潜在危险行为。

血液系统 罕见白细胞减少。

全身表现 常见乏力。

其他参阅第一章第一节。

【禁忌证】 本品对下列患者禁忌注射给药，口服慎用。

(1)中枢神经系统处于抑制状态的急性酒精中毒。

(2)严重慢性阻塞性肺部病变。

(3)重症肌无力。

(4)急性闭角型青光眼。

其余参阅第一章第一节。

其他 (1)重症肌无力患者禁用或慎用。

(2)严重慢性阻塞性肺部病变患者禁用或慎用。

【注意事项】 肾损伤 肾功能损害者能延长本品消除半衰期，慎用。

肝损伤 肝功能损害者能延长本品消除半衰期，慎用。

危机处理 出现呼吸抑制或低血压常提示超量。

不良反应相关 (1)对本类药物耐受量小的患者初

始用量易小，逐渐增加剂量。

（2）避免长期大量使用而成瘾，如长期使用应逐渐减量，不易骤停。

（3）严重的精神抑郁患者可致病情加重，甚至产生自杀倾向，应采取预防措施。

（4）癫痫患者突然停药可导致发作。

（5）用药期间不宜饮酒。

交叉过敏反应　对其他苯二氮草类药物过敏者，可能对本品过敏。

老年人　对本品较敏感，抗焦虑时开始用小剂量。注意剂量调整。

妊娠　（1）在妊娠三个月内，本品有增加胎儿致畸的危险。

（2）孕妇长期服用可成瘾，使新生儿呈现撤药症状，妊娠后期用药影响新生儿中枢神经活动。

（3）分娩前及分娩时用药可导致新生儿肌张力较弱，应慎用。

哺乳期　应慎用。

其余参阅第一章第一节。

【药物相互作用】　（1）与中枢抑制药合用可增加呼吸抑制作用。

（2）与易成瘾和其他可能成瘾的药物合用，成瘾的危险性增加。

（3）与酒及全麻药、可乐定、镇痛药、吩噻嗪类、单胺氧化酶 A 型抑制药和三环类抗抑郁药合用，可彼此增效，应调整用量。

（4）与抗高血压药和利尿降压药合用，可使降压作用增强。

（5）与西咪替丁、普萘洛尔合用，本品清除减慢，血浆半衰期延长。

（6）与扑米酮合用，由于减慢后者代谢，需调整扑米酮的用量。

（7）与左旋多巴合用，可降低后者的疗效。

（8）与利福平合用，增加本品的消除，血药浓度降低。

（9）与异烟肼合用，抑制本品的消除，血药浓度增高。

（10）与地高辛合用，可增加地高辛血药浓度而致中毒。

其余参阅第一章第一节。

【给药说明】　参阅第一章第一节。

【用法与用量】　**成人**　（1）口服　睡前1mg，部分患者需要2mg。

（2）肌内注射　一次2～4mg。

老年人　（1）口服　可以由0.5mg睡前1次起始，视情况缓慢加量。

（2）肌内注射　一次2～4mg。

其余参阅第一章第一节。

【制剂与规格】　艾司唑仑片：（1）1mg；（2）2mg。
艾司唑仑注射液：（1）1ml:1mg；（2）1ml:2mg。

地 西 泮 [药典(二)；国基；医保(甲)]

Diazepam

【特殊说明】　（1）本品为苯二氮草类镇静催眠药和抗焦虑药，同时还具有中枢性肌肉松弛、抗惊厥、抗癫痫和抗震颤等作用。

（2）本品按第二类精神药品管理。

【适应证】　①焦虑；②其余适应证参阅第一章第一节。

【药理】　（1）药效学　参阅第一章第一节。

（2）药动学　参阅第一章第一节。

【不良反应】　长期连续用药可产生依赖性和成瘾性。

皮肤及皮肤附件　罕见皮疹。

神经系统　常见嗜睡、头昏，大剂量时可有共济失调、震颤。

精神异常　（1）个别患者发生兴奋、多语、睡眠障碍，甚至幻觉。停药后上述症状很快消失。

（2）长期连续用药后，停药可能产生撤药症状，表现为激动或忧郁。

血液系统　罕见白细胞减少。

全身表现　常见乏力。

其余参阅第一章第一节。

【禁忌证】　妊娠期妇女应禁用。

其余参阅第一章第一节。

【注意事项】　（1）分娩前及分娩时用药可导致新生儿肌张力较弱。

（2）有药物滥用和成瘾史者慎用。

手术相关　外科或长期卧床患者，咳嗽反射可受到抑制。

老年人　老年人中枢神经系统对本品较敏感，用药易产生呼吸困难、低血压、心动过缓甚至心跳停止，应慎用。如需用药，用量应酌减。

哺乳期　本品可分泌入乳汁，哺乳期妇女应避免使用。

肝肾损伤　肝肾功能损害者能延长本品清除半衰期。

危机处理　（1）药物过量出现持续的精神错乱、严重嗜睡、抖动、语言不清、蹒跚、心跳异常减慢、呼吸短促或困难、严重乏力。

（2）超量或中毒宜及早对症处理，最重要的是对呼吸循环方面的支持疗法。

（3）苯二氮䓬受体拮抗药氟马西尼（flumazenil）可用于此类药物过量中毒的解救和诊断。中毒出现兴奋异常时，不能用巴比妥类药物。

不良反应相关　以下情况慎用。

（1）严重的急性酒精中毒，可加重中枢神经系统抑制作用。

（2）重度重症肌无力，病情可能被加重。

（3）急性或隐性发生闭角型青光眼可因本品的抗胆碱能效应而使病情加重。

（4）低蛋白血症时，可导致易嗜睡难醒。

（5）多动症者可有反常反应。

（6）严重慢性阻塞性肺部病变，可加重呼吸衰竭。

（7）用于严重的精神抑郁可使病情加重，甚至产生自杀倾向，应采取预防措施。

交叉过敏反应　对其他苯二氮䓬类药物过敏者，可能对本品过敏。

其余参阅第一章第一节。

【药物相互作用】（1）与中枢抑制药合用可增加呼吸抑制作用。

（2）与易成瘾和其他可能成瘾药合用时，成瘾的危险性增加。

（3）与酒及全麻药、可乐定、镇痛药、吩噻嗪类、单胺氧化酶 A 型抑制药和三环类抗抑郁药合用时，可彼此增效，应调整用量。

（4）与抗高血压药和利尿降压药合用，可使降压作用增强。

（5）与西咪替丁、普萘洛尔合用本品清除减慢，血浆半衰期延长。

（6）与扑米酮合用由于减慢后者代谢，需调整扑米酮的用量。

（7）与左旋多巴合用时，可降低后者的疗效。

（8）与利福平合用，增加本品的消除，血药浓度降低。

（9）异烟肼抑制本品的消除，致血药浓度增高。

（10）与地高辛合用，可增加地高辛血药浓度而致中毒。

其余参阅第一章第一节。

【给药说明】对本类药耐受量小的患者初用量宜小，逐渐增加剂量。

其余参阅第一章第一节。

【用法与用量】口服。抗焦虑常用量一次 2.5～10mg，

一日 2～4 次。其他适应证及用法用量参阅第一章第一节。

【制剂与规格】　地西泮片：（1）2.5mg；（2）5mg。

地西泮注射液：2ml:10mg。

氯硝西泮 [药典(二)；国基；医保(甲)；医保(乙)]

Clonazepam

【特殊说明】（1）本品为苯二氮䓬类镇静催眠药和抗焦虑药，同时还具有中枢性肌肉松弛、抗惊厥、抗癫痫和抗震颤等作用。

（2）本品按第二类精神药品管理。

【适应证】（1）CDE 适应证　参阅第一章第二节。

（2）国外适应证　惊恐障碍。

（3）超说明书适应证　①惊恐障碍；②焦虑状态和失眠。

【药理】（1）药效学　中效苯二氮䓬类药物，其抗惊恐和抗惊厥作用可能与提高抑制性递质 GABA 活性有关。具有镇静催眠、抗焦虑、抗惊厥作用，并有较强的肌肉松弛作用。其抗惊厥作用比地西泮强 5 倍，而镇静催眠作用相对较弱。

其余参阅第一章第二节。

（2）药动学　参阅第一章第二节。

【不良反应】　**皮肤及皮肤附件**　偶见皮疹或过敏、瘀斑。

神经系统（1）常见嗜睡（可以在用药过程中逐渐消失）、头昏、共济失调、肌力减退。

（2）需注意行动不灵活、步态不稳，开始严重，会逐渐消失。

视觉异常　①偶见复视。②需注意视物模糊。

精神异常（1）常见行为紊乱（如激越、兴奋和不安）、异常兴奋、神经过敏易激动（反常反应）。

（2）偶见行为障碍、思维不能集中、易暴怒（儿童多见）、精神抑郁、幻觉、精神错乱。

胃肠反应　①偶见胃肠道反应。②需注意恶心、便秘、腹泻。

心血管系统　静脉注射对心脏的抑制作用强于地西泮。

呼吸系统　①静脉注射对呼吸的抑制作用强于地西泮。②偶见咽痛，需注意气管分泌增多。

血液系统　偶见血细胞减少、出血异常。

泌尿系统　需注意排尿障碍。

全身表现　①偶见极度贫乏、乏力，长期用药可能出现体重增加。②需注意发热。

其余参阅第一章第二节。

【禁忌证】 孕妇、妊娠期妇女、新生儿禁用。

其余参阅第一章第二节。

【注意事项】 **危机处理** 药物超量或中毒出现持续的精神错乱、严重嗜睡、抖动、语言不清、蹒跚、心跳异常减慢、呼吸短促或困难、严重乏力。超量或中毒宜及早对症处理，包括催吐或洗胃及呼吸循环方面的支持疗法。苯二氮䓬受体拮抗药氟马西尼(flumazenil)可用于本类药物过量中毒的解救和诊断。中毒出现兴奋异常时，不能用巴比妥类药物。

不良反应相关 (1)对本类药物耐受量小的患者初始用量宜小。

(2)严重的精神抑郁患者可使病情加重，甚至产生自杀倾向，应采取预防措施。

(3)避免长期大量使用而成瘾，如长期使用应逐渐减量，不宜骤停。

(4)癫痫患者突然停药可引起癫痫持续状态。

(5)以下情况慎用 ①严重的急性酒精中毒，可加重中枢神经系统抑制作用。②严重慢性阻塞性肺部病变，可加重呼吸衰竭。③急性闭角型青光眼可因本品的抗胆碱能效应而使病情加重。④重度重症肌无力，病情可能被加重。⑤低蛋白血症时，可导致易嗜睡难醒。⑥多动症者可有反常反应。

交叉过敏反应 对苯二氮䓬类过敏者，可能对本品过敏。

手术相关 外科或长期卧床患者，咳嗽反射可受到抑制。

老年人 老年人中枢神经系统对本品较敏感，用药容易产生呼吸困难、低血压、心动过缓甚至心跳停止，应慎用。

儿童 尤其幼儿中枢神经系统对本品异常敏感，长期应用可能会影响躯体和神经发育，应慎用。

肝肾损伤 肝肾功能损害者能延长本品清除半衰期。

其余参阅第一章第二节。

【药物相互作用】 (1)与中枢抑制药合用，可增加呼吸抑制作用。

(2)与易成瘾或其他可能成瘾的药物合用，成瘾的危险性增加。

(3)与酒及全麻药、可乐定、镇痛药、吩噻嗪类、单胺氧化酶A型抑制药和三环类抗抑郁药合用，可彼此增效，应调整用量。

(4)与抗高血压药和利尿降压药合用，可使降压作用增强。

(5)与西咪替丁、普萘洛尔合用，本品清除减慢，血浆半衰期延长。

(6)与扑米酮合用，由于减慢后者代谢，需调整扑米酮的用量。

(7)与左旋多巴合用，可降低后者的疗效。

(8)与利福平合用，本品的消除增加，血药浓度降低。

(9)与异烟肼合用，本品的消除减少，血药浓度增高。

(10)与地高辛合用，可增加地高辛血药浓度而致中毒。

其余参阅第一章第二节。

【给药说明】 参阅第一章第二节。

【用法与用量】 本品不同剂型、不同规格的用法用量可能存在差异，应个体化。本品的疗程应不超过3～6个月。

其他适应证及用法用量，参阅第一章第二节。

(1)惊恐障碍 ①口服：起始剂量一次0.25mg，一日2次；推荐治疗剂量为一日1mg；最大量每日不要超过20mg。停药时应逐渐减量至一次0.125mg，一日2次维持3日后停药。②肌内注射：一次1～2mg，一日2～4mg。③静脉注射：一次1～4mg。

(2)失眠 一次2mg，睡前服用。

【制剂与规格】 氯硝西泮片：(1)0.25mg；(2)0.5mg；(3)2mg。

氯硝西泮注射液：(1)1ml:1mg；(2)2ml:2mg。

劳 拉 西 泮^[药典(二)；国基；医保(甲)]
Lorazepam

【特殊说明】 (1)本品为苯二氮䓬类镇静催眠药和抗焦虑药，同时还具有中枢性肌肉松弛、抗惊厥、抗癫痫和抗震颤等作用。

(2)本品按第二类精神药品管理。

【适应证】 ①抗焦虑，包括伴有精神抑郁的焦虑；②其他适应证参阅第一章第一节。

【药理】 (1)药效学 参阅第一章第一节。

(2)药动学 参阅第一章第一节。

【不良反应】 **皮肤及皮肤附件** 过敏性皮肤反应。

神经系统 瞌睡、眩晕、头痛、步态不稳、震颤、共济失调、惊厥/癫痫发作。

视觉异常 眼功能/视力障碍(包括复视和视物模糊)。

精神异常 抑郁、脱抑制、精神错乱、自杀意念/企图。

胃肠反应 恶心、食欲改变、便秘。

肝胆　黄疸、胆红素升高、血清氨基转移酶、碱性磷酸酯酶升高。

呼吸系统　阻塞性肺病恶化、呼吸抑制、呼吸暂停、睡眠呼吸暂停恶化。

血液系统　低钠血症、血小板减少症、粒细胞缺乏症、各类血细胞减少。

全身表现　乏力、疲劳。

其余参阅第一章第一节。

【禁忌证】　对本品及苯二氮䓬类药物过敏者、急性闭角型青光眼患者禁用。

参阅第一章第一节。

【注意事项】　**危机处理**　药物过量及解救。

(1)在药品上市后的应用中，本品的过量主要发生在与酒精和(或)其他药物的联合用药时。因此，在处理药物过量时应始终谨记患者可能同时服用多种药物。

(2)药物过量时出现持续的精神错乱、严重嗜睡、抖动、语言不清、蹒跚、心跳异常减慢、呼吸短促或困难、严重乏力。超量或中毒宜及早对症处理，包括催吐或洗胃以及呼吸循环方面的支持疗法。苯二氮䓬受体拮抗药氟马西尼(flumazenil)可用于该类药物过量中毒的解救和诊断，应用前应参考完整的药品说明书。中毒出现兴奋异常时，不能用巴比妥类药物。

妊娠期　本品及其葡萄糖醛酸结合物可通过胎盘屏障。有报道，母亲在分娩前几周连续摄入苯二氮䓬类药物，婴儿在出生后一段时间有戒断症状。也有母亲在妊娠后期或在分娩过程中接受了苯二氮䓬类药物的新生儿出现活动减退、张力减退、低温、呼吸抑制、窒息、喂养困难和对冷刺激的代谢反应损害的症状。

哺乳期　本品可进入乳汁。已有母亲服用苯二氮䓬类药物出现新生儿镇静和哺乳不能的现象。因此，除非本品对患者的可预期获益超过对婴儿的潜在危险，否则哺乳期妇女不应服用。

司机驾驶　服用本品者不能驾车。

机械操作　服用本品者不能操纵重要机器。

肾损伤　肾脏功能受损者应注意观察。

肝损伤　(1)肝功能损害偶可引起本品的清除半衰期延长。对于肝脏功能受损者应注意观察。与其他苯二氮䓬类药物类似，本品可使肝性脑病恶化。因此，有严重肝脏功能不全和(或)肝性脑病的患者慎用，应根据临床反应仔细调整用药剂量，可能应用低剂量就已足够。

(2)有些患者出现乳酸脱氢酶水平升高。推荐长期用药的患者定期进行肝功能检查。

不良反应相关　(1)有药物或酒精依赖倾向的患者服用本品时应严密监测，以防止依赖性产生。

(2)有些患者服用本品出现白细胞减少。推荐长期用药的患者定期进行血细胞计数检查。

(3)呼吸功能不全(如 COPD、睡眠呼吸暂停综合征)患者慎用。

(4)服用本品者对酒精和其他中枢神经抑制剂的耐受性会降低。

(5)在包括本品在内的苯二氮䓬类药物应用过程中，患者先前已有的抑郁可能出现或加重。因此，本品不作为原发性抑郁障碍或精神疾病的治疗。抑郁患者有自杀的可能，在没有足够的抗抑郁药治疗的情况下不应将苯二氮䓬类药物给予这类患者。

(6)有证据显示服用本品可产生对苯二氮䓬类药物镇静作用的耐受性。

(7)体弱的患者应酌情减少用量，起始剂量不应该超过 2mg，再根据临床反应仔细调整其用药剂量。偶有苯二氮䓬类药物应用后出现自相矛盾反应的报告，儿童和老年患者更可能产生这类反应，如发生，应停止用药。

(8)有药物或酒精依赖倾向的患者服用本品时应严密监测，以防止依赖性产生。

交叉过敏反应　对苯二氮䓬类药物过敏者，可能对本品过敏。

老年人　应谨慎选择剂量，较低剂量可能已经足够。随着年龄的增加，镇静和步态不稳的发生增多。

儿童　本品对 12 岁以下儿童的安全性和有效性尚未确立。

其他参阅第一章第一节。

【药物相互作用】　(1)与其他苯二氮䓬类药物一样，本品与其他中枢神经系统抑制剂如酒精、巴比妥类、抗精神病药、镇静/催眠药、抗焦虑药、抗抑郁药、麻醉性镇痛药、镇静性抗组胺药、抗惊厥药和麻醉剂联合应用时可使中枢神经系统抑制剂的作用增强。

(2)与氯氮平合用，可能产生显著的镇静、过量唾液分泌和运动失调作用。

(3)与丙戊酸盐合用，可能导致本品的血浆药物浓度增加，清除率降低，应将本品的给药剂量约降低至原来剂量的 50%。

(4)与丙磺舒合用时，由于半衰期的延长和总清除率的降低，可能导致本品起效更迅速或作用时间延长，需要将本品的给药剂量约降低至原来剂量的 50%。

(5)与茶碱或氨茶碱合用，可能降低包括本品在内的苯二氮䓬类药物的镇静作用。

其余参阅第一章第一节。

【给药说明】 (1)为达到最佳疗效，应根据患者的反应对给药剂量、频度及治疗期限进行个体化调整。必要时应逐渐增加给药剂量，而不可突然调整以免发生不良反应。当需要增加本品的剂量时，应先增加晚上的用药剂量，然后再增加白天的剂量。告知患者在增加剂量或突然停药前应咨询医师。

(2)有药物或酒精依赖倾向的患者服用本品时应严密监测，以防止依赖性产生。

(3)通常苯二氮䓬类药物仅限于短期应用(例如2～4周)，应该在延长治疗时间前重新评估持续治疗的必要性，不推荐长期持续性应用。戒断症状(例如反跳性失眠)在短至一周的推荐剂量治疗停药后即可出现。本品长期治疗后应逐渐减少用量，避免突然停药。否则，会出现戒断综合征，有癫痫病史的患者或正在服用诸如抗抑郁药或降低惊厥阈值的其他药物的患者，惊厥/癫痫发作可能更常见，需停药时应先减量后再逐渐停药。

其余参阅第一章第一节。

【用法与用量】 口服。可根据需要及患者的耐受性调整用药剂量。

(1)常规剂量 一次1～2mg，一日2～3次。每日剂量可在1～10mg间变动调整，最大剂量在睡觉前给予。

(2)由于焦虑或暂时性情景压力引起的失眠患者，每日剂量为2～4mg单次口服，通常安排在入睡前给药。

(3)老年人或体弱患者应减量。例如初始剂量为一日1～2mg，分次服用。

其他适应证的用法与用量参阅第一章第一节。

【制剂与规格】 劳拉西泮片：(1)0.5mg；(2)1mg；(3)2mg。

奥 沙 西 泮 ^{药典(二)；医保(乙)}

Oxazepam

【特殊说明】 (1)本品为苯二氮䓬类镇静催眠药和抗焦虑药，中枢性肌松作用较其他苯二氮䓬类药物为强。

(2)本品按第二类精神药品管理。

【适应证】 ①焦虑和失眠；②其他参阅第一章第一节。

【药理】 (1)药效学 参阅第一章第一节。

(2)药动学 参阅第一章第一节。

【不良反应】 有成瘾性。

皮肤及皮肤附件 罕见皮疹。

神经系统 常见嗜睡、头昏，大剂量可有共济失调、震颤。

精神异常 ①个别患者发生兴奋、多语、睡眠障碍，甚至幻觉。停药后上述症状很快消失。②长期应用后，停药可能发生撤药症状，表现为激动或忧郁。

血液系统 罕见白细胞减少。

全身表现 常见乏力。

其余参阅第一章第一节。

【禁忌证】 孕妇禁用；新生儿及6岁以下儿童禁用。

【注意事项】 **危机处理** 药物过量及解救：出现持续的精神错乱、严重嗜睡、抖动、语言不清、蹒跚、心跳异常减慢、呼吸短促或困难、严重乏力。超量或中毒宜及早对症处理，包括催吐或洗胃以及呼吸循环方面的支持疗法，苯二氮䓬受体拮抗药氟马西尼(flumazenil)可用于该类药物过量中毒的解救和诊断。中毒出现兴奋异常时，不能用巴比妥类药。

不良反应相关 (1)对本类药物耐受量小的患者初始用量宜小。

(2)避免长期大量使用而成瘾，如长期使用应逐渐减量，不宜骤停。

(3)癫痫患者突然停药可引起癫痫持续状态。

(4)严重的精神抑郁可使病情加重，甚至产生自杀倾向，应采取预防措施。

交叉过敏反应 对苯二氮䓬类药物过敏者，可能对本品过敏。

老年人 老年人中枢神经系统对本品较敏感。

儿童 (1)幼儿中枢神经系统对本品异常敏感。

(2)6岁以下禁用，6～12岁用量尚未有具体规定。

妊娠期 (1)在妊娠三个月内，本品有增加胎儿致畸的危险；孕妇长期服用可成瘾，使新生儿呈现撤药症状激惹、震颤、呕吐、腹泻；妊娠后期用药影响新生儿中枢神经活动。

(2)分娩前及分娩时用药可导致新生儿肌张力较弱，应禁用。

哺乳期 本品可以通过胎盘及分泌入乳汁，哺乳期妇女应避免使用。

肝肾损伤 肝肾功能损害者能延长本品清除半衰期。

【药物相互作用】 (1)与中枢抑制药合用可增加呼吸抑制作用。

(2)与易成瘾和其他可能成瘾药物合用时，成瘾的危险性增加。

(3)与酒及全麻药、可乐定、镇痛药、吩噻嗪类、单胺氧化酶A型抑制药和三环类抗抑郁药合用时，可彼此增效，应调整用量。

(4)与抗高血压药和利尿降压药合用，可使降压作用增强。

(5) 与西咪替丁、普萘洛尔合用，本品清除减慢，血浆半衰期延长。

(6) 与扑米酮合用，因为减慢后者代谢，需调整扑米酮的用量。

(7) 与左旋多巴合用，可降低后者的疗效。

(8) 与利福平合用，增加本品的消除，导致血药浓度降低。

(9) 异烟肼抑制本品的消除，导致血药浓度增高。

(10) 与地高辛合用，可增加地高辛血药浓度而致中毒。

其余参阅第一章第一节。

【给药说明】　本品主要用于短期缓解焦虑、紧张、激动，也可用于催眠、焦虑伴有精神抑郁的辅助用药，并能缓解急性酒精戒断症状。

其余参阅第一章第一节。

【用法与用量】　口服给药。(1)抗焦虑　一次 15～30mg，一日 3～4 次。

(2) 镇静催眠、急性酒精戒断症状　一次 15～30mg，一日 3～4 次。

(3) 一般性失眠　15mg，睡前服。

(4) 老年人　较敏感，抗焦虑时开始用小量，一次 7.5mg，一日 3 次，按需增至 15mg，一日 3～4 次。

【制剂与规格】　奥沙西泮片：15mg。

盐酸丁螺环酮 [药典(二)；国基；医保(甲)]
Buspirone Hydrochloride

【适应证】　各种焦虑症。

【药理】　(1)药效学　为非 BDZ 类抗焦虑药。本品不与γ-氨基丁酸-苯二氮䓬(GABA-BDZ)受体复合物结合。动物实验模型表明，本品对 5-HT$_{1A}$ 受体亲和力高，是该受体的激动药或部分激动药，其抗焦虑作用可能与之有关。对 5-HT$_{2A}$ 和多巴胺 D$_2$ 受体也有亲和力，其意义尚不清楚，长期用药可下调 5-HT$_{2A}$ 受体。和 BDZ 类不同，本品无镇静、肌松弛和抗惊厥作用。本品与选择性 5-羟色胺再摄取抑制药的抗焦虑作用相似，治疗数周才起效。

(2) 药动学　口服吸收快而完全，血药浓度达峰时间为 0.5～1 小时，血浆蛋白结合率为 95%，存在肝脏首过效应，$t_{1/2}$ 为 1～14 小时，大部分在肝脏经 CYP3A4 代谢，其代谢产物为 5-羟基丁螺环酮和 1-(2-嘧啶基)-哌嗪，仍有一定生物活性。口服后，约 60%由肾脏排泄，40%由粪便排出。肝硬化时，由于首过效应降低，可使血药浓

度增高，药物清除率明显降低。肾功能障碍时，清除率轻度减低。在老年人中动力学无特殊变化。

【不良反应】　神经系统　①常见头痛、头晕、烦躁不安等。②少见失眠、兴奋、震颤、共济失调、麻木、感觉异常。

精神异常　①可能诱发轻躁狂或躁狂。②有轻度抗抑郁作用，大剂量可出现心境恶劣。

胃肠反应　常见恶心，少见呕吐、胃肠不适。

内分泌系统　有报道显示，大剂量时能升高催乳素、生长激素浓度。

全身表现　常见乏力，少见疲乏。

【禁忌证】　(1)青光眼、重症肌无力、白细胞减少及对本品过敏者禁用。

(2) 本品及其代谢物可从母乳排出，哺乳期妇女禁用。

【注意事项】　交叉过敏反应　和 BDZ 无交叉耐受性，换用本品时不能减轻 BDZ 戒断症状。

随访检查　用药期间应定期检查肝功能与白细胞计数。

老年人　剂量应减少。

妊娠　动物研究虽无致畸作用，但妊娠期妇女安全性尚未确定。

司机驾驶　用药期间不宜驾驶车辆。

机械操作　用药期间不宜操作机械。

高空作业　用药期间不宜高空作业。

肝肾损伤　肝肾功能不全者剂量应减少，慎用。

其他　①肺功能不全者慎用。②因无抗惊厥作用，抽搐患者应小心。③显效较慢，约需 2～4 周，告知患者不应自行加量或停药。④服药期间勿饮酒。

【药物相互作用】　(1)与单胺氧化酶抑制药合用，可使血压升高。

(2) 与酒精和其他中枢抑制药合用，可使中枢抑制作用增强。

(3) 与氟哌啶醇合用，可使后者血药浓度升高，引起锥体外系反应。

(4) 与氟西汀、氟伏沙明、西酞普兰和大剂量曲唑酮合用，可能引起 5-HT 综合征(如高血压、高热、肌阵挛、腹泻)。

(5) 与地高辛合用，可升高后者血药浓度。

(6) 与环孢素合用，可升高后者血药浓度，引起肾脏不良反应。

(7) 服用红霉素、咪唑类抗真菌药等 CYP3A4 抑制药后，再用本品可使其峰浓度升高，AUC 增大。

(8) 与利福平等 CYP3A4 诱导药合用，本品的代谢加

快，使其抗焦虑作用减弱。

【给药说明】 (1)起效较慢，对急性患者治疗可能不理想。

(2)对未用过 BDZ 的焦虑患者，疗效和 BDZ 相当，既往用过 BDZ 者效果差。

【用法与用量】 口服。开始一次 5mg，一日 2～3 次；以后根据病情和耐受情况调整剂量，每隔 2～3 日增加 5mg，第二周可加至一次 10mg，一日 2～3 次。常用治疗剂量一日 20～40mg，最大剂量不应超过一日 60mg。

【制剂与规格】 盐酸丁螺环酮片：5mg。

枸橼酸坦度螺酮 [药典(二)；国基；医保(乙)]
Tandospirone Citrate

【适应证】 ①各种神经症所致的焦虑状态，如广泛性焦虑障碍。②原发性高血压、消化性溃疡等躯体疾病伴发的焦虑状态。

【药理】 (1)药效学 ①对 5-HT$_{1A}$ 受体有高亲和力。海马及杏仁核等边缘系统被视为情感中枢，这些部位有 5-HT$_{1A}$ 高密度结合位点，本品对海马锥体细胞突触后 5-HT$_{1A}$ 受体和中缝核突触前 5-HT$_{1A}$ 受体具有激动作用，从而产生抗焦虑效应。心身疾病动物模型试验显示，本品可抑制下丘脑刺激所致升压反应和电休克应激负荷所致的血浆肾素活性升高，抑制心理应激负荷所致的胃溃疡发生和强制浸水应激负荷所致的食欲低下。和苯二氮䓬类(BDZ)药物相比，本品作用的靶点相对集中，抗焦虑作用的选择性更高，因而肌松、镇静、催眠作用和对认知、运动功能的损害较小；②对多巴胺能神经的兴奋作用也有较强抑制作用；③长期应用本品，可使 5-HT$_{1A}$ 受体下调，这可能与其抗抑郁作用有关。

(2)药动学 口服吸收快，基本不受进食影响，血药浓度达峰时间为 0.8～1.4 小时，半衰期为 1.2～1.4 小时。在肝脏基本被完全代谢，代谢物大部分(约 70%)从尿排泄，约 20%从粪便排泄。

【不良反应】 皮肤及皮肤附件 罕见皮疹、荨麻疹、瘙痒。

神经系统 常见眩晕感，偶见头痛、头沉重、失眠，罕见震颤和类似帕金森病样症状。

视觉异常 偶见眼花、视物模糊。

胃肠反应 偶见恶心、食欲不振，罕见呕吐、胃痛、胃胀、腹胀、腹泻。

肝胆 罕见伴 AST、ALT、ALP 或γ-GTP 升高的肝功能异常、黄疸。

心血管系统 偶见心悸，罕见胸闷、心动过速。

全身表现 常见困倦，偶见不适、烦躁不安。

其他 其他严重不良反应(频率不详)。

(1)可能出现伴兴奋、肌阵挛、出汗、震颤、发热的 5-羟色胺综合征。

(2)与抗精神病药、抗抑郁药等合用，或者本品的突然减量或停用可能会引起恶性综合征，出现发热、意识水平下降、重症肌肉强直、不自主运动、出汗和心动过速等。本症发作时，多见白细胞增加、血清磷酸肌酸激酶(CK 或 CPK)升高。另外，可见伴有肌红蛋白尿的肾功能下降等症状。

【禁忌证】 对本品及其制剂中任何成分过敏者禁用。

【注意事项】 (1)下列患者应慎用：①器质性脑功能障碍(有可能增强本品的作用)。②中度或严重呼吸功能衰竭(有可能使症状恶化)。③心功能障碍(有可能使症状恶化)。

(2)本品用于神经症患者时，若患者病程长(3 年以上)，病情严重或其他药物(如 BDZ)的疗效不充分时，本品难以产生疗效。当一日用药剂量达 60mg 仍未见疗效时，应停药，不得随意长期应用。

(3)本品用于伴有高度焦虑症状的患者时，难以产生疗效，故应慎重观察症状。

(4)本品与 BDZ 无交叉依赖性，若立即将 BDZ 换为本品时，有可能出现 BDZ 戒断现象，加重症状，故在需要停用 BDZ 时，须缓慢减量，充分观察。

危机处理 如出现 5-羟色胺综合征或恶性综合征异常反应时，应停药并给予静脉输液和纠正生命体征的支持性治疗、控制躁动、使用 5-HT$_{2A}$ 拮抗剂、控制自主神经失调以及控制高热等。接受保守治疗的患者如果病情发生突然恶化，则表明需要做出立即的积极反应。

不良反应相关 本品可能增强催乳素、促性腺激素或睾酮的作用。

老年人 应从小剂量(例如每次 5mg)开始。

儿童 尚无安全性资料。

妊娠 妊娠期妇女慎用。只能在判断治疗获益超过危险性后，才可用于孕妇或有怀孕可能的妇女。

哺乳期 哺乳期妇女慎用，不得已服药时应避免授乳。

司机驾驶 本品可引起嗜睡、眩晕等，故服药过程中不得驾驶车辆。

机械操作 本品可引起嗜睡、眩晕等，故服药过程中不得从事机械作业。

高空作业 本品可引起嗜睡、眩晕等，故服药过程中不得从事高空作业。

肾损伤 肾功能障碍患者慎用(有可能影响药代动力学)。

肝损伤 肝功能障碍患者慎用(有可能影响药代动力学)。

【药物相互作用】 (1)与丁酰苯类药物(如氟哌啶醇、溴哌利多、螺哌隆等)合用,因本品的弱抗多巴胺作用,有可能增强前者的锥体外系症状。

(2)与钙拮抗药(如硝苯地平、氨氯地平、尼卡地平等)合用,因本品有 5-羟色胺受体介导的中枢性降压作用,有可能增强降压效应。

(3)与有阻碍 5-羟色胺再摄取作用的药物(如氟伏沙明、帕罗西汀、米那普仑、曲唑酮等)合用,有可能出现 5-羟色胺综合征。

【给药说明】 (1)一般不作为焦虑的首选药。

(2)对病程较长(3 年以上)、病情严重或其他药物(如BDZ)无效的难治性焦虑患者,本品可能也难以产生疗效。当一日用药剂量达 60mg 仍未见明显疗效时,应停药,不得随意长期应用。

(3)本品与 BDZ 无交叉依赖性,若立即将 BDZ 换为本品时,可能出现 BDZ 的戒断现象,加重精神症状,故在需要停用 BDZ 时,需缓慢减量,充分观察。

【用法与用量】 口服。(1)一次 10mg,一日 3 次。根据患者年龄及症状等适当增减剂量,最大剂量为一日 60mg。

(2)老年人从小剂量(例如每次 5mg)开始。

【制剂与规格】 坦度螺酮片(胶囊):(1)5mg;(2)10mg。

氟哌噻吨美利曲辛
Flupentixol and Melitracen

【成分】 本品为复方制剂,其主要成分为盐酸氟哌噻吨和盐酸美利曲辛。

【适应证】 (1)CDE 适应证 轻中度抑郁和焦虑。

神经衰弱,心因性抑郁,抑郁性神经官能症,隐匿性抑郁,心身疾病伴焦虑和情感淡漠,更年期抑郁,嗜酒及药瘾者的焦躁不安及抑郁。

(2)国外适应证 多种顽固性和慢性疼痛,如偏头痛、紧张性头痛(肌源性头痛)、三叉神经痛、幻肢痛等。

【药理】 (1)药效学 本复方制剂的主要活性成分为氟哌噻吨和美利曲辛。氟哌噻吨是一种噻吨类抗精神病药,小剂量具有抗焦虑和抗抑郁作用。美利曲辛是一种三环类双向抗抑郁药,低剂量应用时,具有兴奋特性。这两种药物的复方制剂,可协同调整中枢神经系统的功能,具有抗抑郁、抗焦虑和兴奋特性。

(2)药动学 氟哌噻吨和美利曲辛合用不影响各自的药动学特性。

氟哌噻吨口服给药后,血药浓度达峰时间为 4~5 小时,生物利用度约为 40%,表观分布容积约为 14.1L/kg,血浆蛋白结合率约为 99%。氟哌噻吨的代谢经过磺化、氧化以及与葡萄糖醛酸结合,代谢产物无药理活性。氟哌噻吨在脑及其他组织中的浓度大于其代谢产物。氟哌噻吨的清除半衰期约为 35 小时,平均血浆清除率约为 0.29L/min。氟哌噻吨主要通过粪便排泄,少量通过尿排泄。

美利曲辛口服给药后,血药浓度达峰时间约为 4 小时,生物利用度未知,表观分布容积未知,血浆蛋白结合率约为 89%。美利曲辛的代谢主要通过去甲基化和羟基化两个过程,主要活性代谢产物为仲胺利曲辛。美利曲辛的清除半衰期约为 19 小时(范围 12~24 小时)。美利曲辛主要通过粪便排泄,也有部分通过尿排泄。排泄模型显示,美利曲辛经粪便排泄的量大约为尿排泄量的 2.5 倍。美利曲辛是否通过乳汁分泌未知。

【不良反应】 **皮肤及皮肤附件** 偶见皮疹、脱发。

肌肉骨骼异常 偶见肌痛。

神经系统 ①常见嗜睡、震颤、头晕。②十分罕见锥体外系症状(如迟发性运动障碍、运动障碍)、帕金森病、恶性综合征。

视觉异常 常见调节混乱。

精神异常 常见头痛、不安、躁动;偶见噩梦、焦虑、精神状态混乱。

胃肠反应 常见口干、便秘;罕见恶心、消化不良。

肝胆 ①偶见肝功能检查异常。②十分罕见胆汁淤积/黄疸、肝脏疾病。

心血管系统 偶见心动过速、心律失常。

血液系统 十分罕见血小板减少、白细胞减少、粒细胞缺乏。

全身表现 常见疲劳,偶见虚弱。

其他 体格检查常见心电图 Q-T 间期延长。

【禁忌证】 (1)对氟哌噻吨和美利曲辛或本制剂中任何一种非活性成分过敏的患者禁用。

(2)禁用于循环衰竭以及任何原因引起的中枢神经系统抑制(如急性酒精、巴比妥以及阿片类中毒)、昏迷状态、肾上腺嗜铬细胞瘤、恶病质、未经治疗的闭角型青光眼。不推荐用于心肌梗死的恢复早期、各种程度的心脏传导阻滞或心律失常及冠状动脉缺血的患者。

(3)禁止与单胺氧化酶抑制药同时使用,因为可能导致 5-HT 综合征。

【注意事项】 危机处理 药物过量中毒及处理。

(1)在服药过量时，主要表现为美利曲辛引起的严重的抗胆碱能症状，氟哌噻吨过量引起的锥体外系症状极少出现。

(2)治疗措施：主要是对症治疗及支持疗法。尽早洗胃，即使服药后期阶段也应使用活性炭治疗。采取措施维持呼吸和心血管功能。可用地西泮抗惊厥，二环己丙醇治疗锥体外系症状。不宜使用肾上腺素，以避免血压进一步降低。

不良反应相关 (1)以下患者应慎用、器质性脑损伤、惊厥抽搐、尿潴留、甲状腺功能亢进、帕金森病/帕金森综合征、重症肌无力，以及其他心血管疾病。

(2)不推荐用于激动或过于活跃的患者。

(3)不应该给有自杀倾向的患者处方大量药物。

(4)糖尿病患者使用本品可能需要调整降糖药的剂量。

手术相关 (1)与麻醉药物同时使用有可能增加心律失常的风险。

(2)如可能，在外科手术前几天应停止使用，并告知麻醉医生药物使用史。

老年人 不能排除增加脑血管事件的风险。

儿童 (1)不推荐使用。

(2)儿童和青少年接受抗抑郁药治疗会增加自杀意念和自杀行为(自杀)的风险。如果考虑使用，必须权衡这种风险与临床的实际需要。

妊娠 (1)除非必要性明确，怀孕期间不应该使用氟哌噻吨。氟哌噻吨妊娠期用药分级为口服给药C。

(2)如果怀孕期间需要停药，可能不应突然停药。

(3)由于不能排除新生儿的撤药症状，建议预产期之前14天内逐步减少本品用量。

哺乳期 最好不要服用本品。少量氟哌噻吨通过乳汁分泌。

肝损伤 严重肝脏疾病患者慎用。

【药物相互作用】 (1)禁止与单胺氧化酶抑制药(包括非选择性单胺氧化酶抑制药、单胺氧化酶A/B抑制药)同时使用。与吗氯贝胺或司来吉兰合用，有导致5-HT综合征的风险。

(2)美利曲辛可能会增强拟交感神经药(包括肾上腺素、麻黄碱、异丙基肾上腺素、去甲肾上腺素及苯丙醇胺等)对心血管系统的影响。

(3)本品可减低肾上腺素能拮抗药(如胍乙啶、培他尼定利血平、可乐定、甲基多巴等)的降压作用。

(4)本品加剧抗胆碱能药物对眼、中枢神经系统、肠道、膀胱的作用，可能会增加麻痹性肠梗阻以及高热的风险，应避免合用。

(5)本品会增加酒精、巴比妥以及其他中枢神经抑制药的抑制作用。

(6)与锂盐合用，会增加神经毒性的风险。

【用法与用量】 口服。(1)通常每日2片，早晨和中午各1片。

(2)严重病例早晨的剂量可加至2片，每日最大用量为4片。

(3)老年人 每日早晨服1片即可。

(4)其他 对失眠或严重不安的病例，建议减少服用量或在急性期加服轻度镇静药。

【制剂与规格】 氟哌噻吨美利曲辛片：每片含氟哌噻吨0.5mg和美利曲辛10mg。

氯 氮 䓬 [药典(二)]
Chlordiazepoxide

【特殊说明】 (1)本品为苯二氮䓬类镇静催眠药和抗焦虑药，同时还具有中枢性肌肉松弛、抗癫痫和抗震颤等作用。

(2)本品按第二类精神药品管理。

【适应证】 ①焦虑；②失眠。

其余参阅第一章第一节。

【药理】 (1)药效学 参阅第一章第一节。

(2)药动学 参阅第一章第一节。

【不良反应】 皮肤及皮肤附件 偶见皮疹。

神经系统 常见嗜睡，可见无力、头痛、晕眩等。

胃肠反应 可见恶心、便秘等。

肝胆 偶见中毒性肝损害。

血液系统 偶见骨髓抑制。

生殖系统 男性偶见阳痿。

【禁忌证】 (1)对本品过敏者禁用。

(2)白细胞减少者禁用。

(3)孕妇及哺乳期妇女禁用。

【注意事项】 危机处理 ①中毒症状 大剂量中毒时，可出现昏迷、血压降低、呼吸抑制和心动缓慢等。

②处理：立即催吐、洗胃、导泻以排除药物，并依病情给予对症治疗及支持疗法。

不良反应相关 ①长期使用可产生耐受性与依赖性。

②长期用药后骤停可能引起惊厥等撤药反应。

随访检查 应定期检查肝功能与白细胞计数。

老年人 易引起昏厥，应慎用。

儿童 6岁以下儿童慎用，6岁以上儿童减量使用。

司机驾驶　用药期间不宜驾驶车辆。

机械操作　用药期间不宜操作机械。

高空作业　用药期间不宜高空作业

肝肾损伤　肝肾功能不全者慎用。

常规　服药期间勿饮酒。

【药物相互作用】（1）本品与易成瘾的和其他可能成瘾药合用时，成瘾的危险性增加。

（2）饮酒及与全麻药、可乐定、镇痛药、单胺氧化酶抑制药和三环类抗抑郁药合用时，可相互增效。

（3）与抗酸药合用时可延迟本品的吸收。

（4）本品与抗高血压药或与利尿降压药合用时，可使降压作用增强。

（5）本品与钙通道阻滞药合用时，可使低血压加重。

（6）本品与西咪替丁合用时可以抑制本品的肝脏代谢，从而使清除减慢，血药浓度升高。

（7）本品与普萘洛尔合用时可导致癫痫发作的类型和（或）频率改变，应及时调整剂量。

（8）本品与卡马西平合用时，由于肝药酶的诱导可使两者的血药浓度下降，清除半衰期缩短。

（9）本品与左旋多巴合用时，可降低后者的疗效。

（10）本品与抗真菌药伊曲康唑合用，可提高本品疗效并增加其毒性。

【用法与用量】　成人　（1）抗焦虑　口服。一次5～10mg，一日2～3次。

（2）治疗失眠　口服。10～20mg睡前服用。

儿童　一次5mg，一日2～3次，或遵医嘱。

【制剂与规格】　氯氮䓬片：（1）10mg；（2）5mg。

第四节　心境稳定药

心境稳定药主要用于双相情感障碍的治疗，这类药物对躁狂和抑郁具有双向调节作用，有助于稳定病情、预防复发。如常用的碳酸锂和抗癫痫药丙戊酸钠。锂盐作为经典的心境稳定药，主要用于躁狂急性期治疗和预防复发。其他心境稳定药也有类似更适用于躁狂相或抑郁相的特征。第二代抗精神病药利培酮、奥氮平、喹硫平、阿立哌唑和齐拉西酮等，也作为心境稳定药使用，近年来也逐渐获批相关适应证（第二代抗精神病药的使用可参考第一节）。

碳 酸 锂 [药典(二)；国基；医保(甲)；医保(乙)]

Lithium Carbonate

【适应证】（1）CDE适应证　①主要治疗躁狂症，用于双相情感障碍患者的急性期和维持期治疗，对反复发作的抑郁症也有预防发作作用；②也用于治疗分裂-情感性精神病。

（2）国外适应证　锂是一种情绪稳定剂，用于Ⅰ型双相情感障碍的单药治疗　①用于7岁及以上患者急性躁狂和混合性发作的治疗。②用于7岁及以上患者的维持治疗。

【药理】（1）药效学　本品可稳定情绪。机制尚未完全阐明，可能与K^+、Na^+、Ca^{2+}、Mg^{2+}等电解质有关，与5-HT、去甲肾上腺素、多巴胺、乙酰胆碱、γ-氨基丁酸等神经递质有关，还与环磷腺苷（cAMP）和磷酸肌醇（PI）等有关。锂盐抑制腺苷酸环化酶，减少cAMP生成，从而改变单胺类神经递质和激素的释放；还抑制肌醇单磷酸酶，减慢PI循环，干扰PI系统介导的神经传递。这些可解释它对躁狂抑郁症的治疗作用和预防复发作用。

（2）药动学　口服吸收快而完全，生物利用度为100%，血药浓度达峰时间为0.5～4小时（缓释剂型为4小时）。按常规给药约5～7日达稳态浓度，脑脊液达稳态浓度则更慢。不与血浆和组织蛋白结合，在体内分布广，表观分布容积0.8L/kg，其中甲状腺、肾脏浓度最高，脑脊液浓度约为血中浓度的一半，可通过胎盘，也可进入乳汁。体内不代谢，绝大多数原型药物从尿排出，极少量从粪便、唾液腺和汗腺排出，血浆清除率0.35ml/(min·kg)。成人体内的半衰期为12～24小时，少年为18小时，老年人为36～48小时，晚期肾病患者半衰期延长，肾衰时需调整给药剂量。肾小球滤出的锂80%可在肾小管重吸收，故体内缺Na^+或肾小管滤过减少时，可导致体内锂潴留。血药浓度个体差异大。

【不良反应】　胃肠反应　常见便秘、腹泻、恶心、呕吐、食欲缺乏、腹胀、上腹痛。

神经系统　双手细震颤、萎靡、无力、嗜睡、视物模糊、腱反射亢进、记忆减退。

血液系统　白细胞升高。

皮肤及皮肤附件　皮疹。

心血管系统　心电图T波平坦或倒置。

代谢及营养异常　长期治疗可能出现低钾。

内分泌系统　长期治疗可能出现甲状腺肿。

泌尿系统　长期治疗可能出现肾小管重吸收功能受损，少数出现肾性尿崩症。

其他　常见口干、烦渴、多饮、多尿。

【禁忌证】　(1)肾功能不全者禁用。

(2)脱水、缺钠、低盐饮食患者禁用。

(3)急性心肌梗死、室性早搏等严重心血管疾病患者禁用。

(4)重症肌无力、帕金森病和癫痫患者禁用。

(5)妊娠头三个月禁用,哺乳期妇女禁用。

(6)12岁以下儿童禁用。

【注意事项】随访检查　(1)锂盐的治疗指数低,治疗量和中毒量较接近,应对血锂浓度进行监测,帮助调整治疗量及维持量,及时发现急性中毒。治疗期应每1~2周测量血锂一次,维持治疗期可每月测定一次。采血时间应在次日晨即末次服药后12小时。可疑中毒时立即查血锂。

(2)长期服药者应定期检查肾功能和甲状腺功能。

老年人　按情况酌减用量,从小剂量开始,缓慢增加剂量,密切关注不良反应的出现。

儿童　12岁以上儿童从小剂量开始,根据血锂浓度缓慢增加剂量。

其他　(1)脑器质性疾病、严重躯体疾病和低钠血症患者慎用本品。

(2)服本品患者需注意体液大量丢失,如持续呕吐、腹泻、大量出汗等情况易引起锂中毒。

(3)低钠可增加中毒的风险,用药期间注意正常饮食和盐的摄入,多饮水,至少每天2L。

危机处理　(1)中毒症状　可出现脑病综合征,如意识模糊、震颤、反射亢进、癫痫发作乃至昏迷、休克、肾功能损害。

(2)当血锂浓度>1.5mmol/L,会出现不同程度的中毒症状;血锂浓度1.5~2.0mmol/L以上危及生命。血锂浓度>2.5mmol/L时,可出现抽搐、昏迷、心律失常等。血锂浓度达3.5mmol/L时可致死。

(3)老年或易感患者,易出现中毒症状,应谨慎。

(4)早期表现为恶心、呕吐、腹泻、厌食等消化道症状,继而出现肌无力、四肢震颤、共济失调、嗜睡、意识模糊或昏迷。

(5)处理　一旦发现中毒征象,应立即停药,并依病情给予对症治疗和支持疗法。

肾损伤　肾衰时需调整给药剂量。

【药物相互作用】　(1)与利尿药合用可产生矛盾性抗利尿作用,使锂的排泄减少,血锂浓度升高,易致中毒。

(2)与吩噻嗪类、氯氮平、氟哌啶醇等抗精神病药合用,出现锥体外系反应和神经毒性的风险增加。

(3)与甲基多巴、卡马西平、苯妥英、地尔硫䓬、维拉帕米等合用,出现神经毒性的风险增加。

(4)与单胺氧化酶抑制药、选择性5-羟色胺再摄取抑制药等抗抑郁药合用可导致5-HT综合征。

(5)与非甾体抗炎药(如布洛芬、吲哚美辛、吡罗昔康等)、血管紧张素转换酶抑制药(如卡托普利等)、血管紧张素Ⅱ受体拮抗药和甲硝唑等合用,可使锂排泄减少,血锂浓度升高。

(6)与氨茶碱、咖啡因或碳酸氢钠合用,可增加本品的尿排出量,降低血药浓度和药效。

(7)与碘化物合用,可促发甲状腺功能低下。

(8)钠盐可促进锂的排泄。

(9)与氯丙嗪及其他吩噻嗪衍生物合用时,可使氯丙嗪的血药浓度降低。

(10)与去甲肾上腺素合用,后者的升压效应降低。

(11)与肌松药(如琥珀胆碱等)合用,肌松作用增强,作用时效延长。

【给药说明】　(1)急性治疗最佳血锂浓度为0.6~1.2mmol/L,维持治疗浓度为0.4~0.8mmol/L,1.4mmol/L为有效血药浓度上限。

(2)血锂浓度及对锂耐受性个体差异大,少数患者在治疗血锂浓度范围内可能出现中毒。

(3)锂盐起效较慢,治疗早期可用抗精神病药和苯二氮䓬类药,以加速控制急性躁狂症状,病情缓解后应停用后两种药。

(4)治疗期应间密切临床观察,谨慎调整剂量。急性躁狂者可耐受较大剂量,一旦症状缓解应减量。

【用法与用量】　口服。(1)普通片　躁狂症的治疗剂量,一日600~2000mg,分2~3次服。剂量应逐渐增加并参照血锂浓度调整,以减少不良反应。一旦症状缓解应酌情减至维持剂量。维持剂量为一日500~1000mg。餐后服药可以减轻胃肠道刺激反应。

(2)缓释片　一日900~1500mg,分1~2次服。维持治疗,一日600~900mg。

【制剂与规格】　碳酸锂片:(1)100mg;(2)250mg。
碳酸锂缓释片:300mg。

丙戊酸钠 [药典(二);国基;医保(甲);医保(乙)]

Sodium Valproate

【适应证】　用于治疗与双相情感障碍相关的躁狂发作。

其他适应证参阅第一章第二节。

(2)超说明书适应证　用于双相情感障碍急性期抑郁发作的治疗。

【药理】　(1)药效学　情绪稳定作用机制不清,目前认为可能升高中枢抑制性 GABA 水平,从而加强 GABA 能神经的传导,阻滞电压门控性 Na^+、Ca^{2+}通道和抗点燃效应有关。

其余参阅第一章第二节。

(2)药动学　参阅第一章第二节。

【不良反应】　参阅第一章第二节。

【禁忌证】　参阅第一章第二节。

【注意事项】　参阅第一章第二节。

【药物相互作用】　参阅第一章第二节。

【给药说明】　参阅第一章第二节。

【用法与用量】　成人　口服。推荐起始剂量为每日 500mg,分 2 次服用,早晚各 1 次,第 3 天增至每日 1000mg,分 2～3 次饭后服,第 1 周末达到每日 1500mg,根据病情和血药浓度调整剂量,维持剂量范围在每日 1000～2000mg,最大剂量不超过每日 3000mg,推荐治疗血药浓度为 50～125μg/ml。

其他适应证的用法与用量参阅第一章第二节。

【制剂与规格】　丙戊酸钠片:(1)0.1g;(2)0.2g。

丙戊酸钠缓释片:(1)0.2g;(2)0.5g。

丙戊酸钠口服溶液:(1)100ml:4g;(2)300ml:12g。

丙戊酸钠糖浆:100ml:5g。

丙 戊 酸 镁 [药典(二);医保(乙)]
Magnesium Valproate

【适应证】　用于治疗与双相情感障碍相关的躁狂发作。

其他适应证参阅第一章第二节。

【药理】　(1)药效学　参阅第一章第二节。

(2)药动学　参阅第一章第二节。

【不良反应】　参阅第一章第二节。

【禁忌证】　参阅第一章第二节。

【注意事项】　参阅第一章第二节。

【药物相互作用】　参阅第一章第二节。

【给药说明】　参阅第一章第二节。

【用法与用量】成人　口服。小剂量开始,每日 400～600mg,分 2～3 次服用,逐渐增加至每日 600～1200mg,分 2～3 次服用。根据病情、血药浓度逐渐加量,最高剂量不超过每日 1600mg。

儿童　6 岁以上儿童按体重每日 20～30mg/kg,分 3～4 次服用。

【制剂与规格】　丙戊酸镁片:(1)0.1g;(2)0.2g。

丙戊酸镁缓释片:0.25g。

卡 马 西 平 [药典(二);国基;医保(甲);医保(乙)]
Carbamazepine

【适应证】　预防或治疗双相情感障碍;对锂盐、抗精神病药、抗抑郁药无效或不能耐受的双相情感障碍,可单用或与锂盐和其他抗抑郁药合用。

其他适应证参阅第一章第二节。

【药理】　(1)药效学　情绪稳定作用机制不清,可能通过阻滞电压门控性 Na^+、Ca^{2+}通道,增强γ-氨基丁酸(GABA)、5-HT 能神经传导以及拮抗谷氨酸等而发挥情绪稳定作用。

其余参阅第一章第二节。

(2)药动学　参阅第一章第二节。

【不良反应】　参阅第一章第二节。

【禁忌证】　参阅第一章第二节。

【注意事项】　参阅第一章第二节。

【药物相互作用】　参阅第一章第二节。

【给药说明】　参阅第一章第二节。

【用法与用量】　成人　口服。开始每日 0.2～0.4g,每周逐渐增加至最大量 1.6g,分 3～4 次服用。

儿童　一日 10～20mg/kg。每日限量,12～15 岁,不超过 1g;15 岁以上不超过 1.2g;有少数用至 1.6g。

【制剂与规格】　卡马西平片:(1)0.1g;(2)0.2g。

卡马西平胶囊:0.2g。

卡马西平缓释胶囊:0.1g。

拉 莫 三 嗪 [国基;医保(乙)]
Lamotrigine

【适应证】　国外适应证　FDA 批准用于 18 岁以上已接受急性期治疗的双相情感障碍 I 型患者的维持期治疗,可能延缓症状的复发。

其他适应证参阅第一章第二节。

【药理】　(1)药效学　本品治疗双相情感障碍的作用机制不明,可能与其抑制功能依赖性和电压敏感性的 Na^+通道、Ca^{2+}通道和 K^+通道以及抗点燃效应有关。此外,本品对 5-HT$_3$ 受体有弱的阻断作用,对 *N*-甲基-D-天冬氨酸(NMDA)受体有拮抗作用。

其余参阅第一章第二节。

(2)药动学　参阅第一章第二节。

【不良反应】　参阅第一章第二节。

【禁忌证】 参阅第一章第二节。

【注意事项】 参阅第一章第二节。

【药物相互作用】 参阅第一章第二节。

【给药说明】 参阅第一章第二节。

【用法与用量】 成人 口服。治疗双相情感障碍应该从小剂量开始，逐渐加量。单药治疗的目标剂量为一日 200mg，与丙戊酸钠合用时的目标剂量为一日 100mg，与酶诱导药(除丙戊酸钠之外)合用时的目标剂量为一日 400mg。

其他适应证的用法与用量参阅第一章第二节。

【制剂与规格】 拉莫三嗪片：(1)25mg；(2)50mg；(3)100mg。

拉莫三嗪分散片：(1)2mg；(2)5mg；(3)25mg；(4)50mg；(5)100mg；(6)200mg。

利 培 酮 [药典(二)；国基；医保(乙)]

Risperidone

【适应证】 (1)CDE适应证 成人及10～17岁儿童和青少年双相情感障碍的躁狂发作，单药治疗，也可与锂盐或丙戊酸盐联合治疗。

其他适应证参阅本章第一节。

(2)国外适应证 ①双相情感障碍Ⅰ型的急性躁狂或混合发作，单药治疗，也可与锂盐或丙戊酸盐联合治疗。②孤独症相关的易激惹的治疗。

(3)超说明书适应证 参阅本章第一节。

【药理】 (1)药效学 参阅本章第一节。

(2)药动学 参阅本章第一节。

【不良反应】 参阅本章第一节。

【禁忌证】 参阅本章第一节。

【注意事项】 参阅本章第一节。

【药物相互作用】 参阅本章第一节。

【给药说明】 参阅本章第一节。

【用法与用量】 口服。

成人双相情感障碍的躁狂发作 每日 1 次。推荐起始剂量为每日 1～2mg。可根据患者需要进行剂量调整。剂量调整的幅度为每日 1mg，剂量调整至少间隔 24 小时或更长时间。推荐的治疗剂量为每日 2～6mg。

儿童和青少年(10～17 岁)双相情感障碍的躁狂发作每日 1 次。推荐起始剂量为每日 0.5mg。可根据患者需要进行剂量调整。剂量调整的幅度为每日 0.5mg 或 1mg，剂量调整至少间隔 24 小时或更长时间。推荐的治疗剂量为每日 1～2.5mg。

其他适应证参阅本章第一节。

【制剂与规格】 利培酮胶囊：1mg。

利培酮口服溶液：(1)30ml:30mg；(2)60ml:60mg；(3)100ml:100mg。

利培酮分散片：(1)1mg；(2)2mg。

利培酮片：(1)1mg；(2)2mg；(3)3mg。

利培酮口崩片：(1)0.5mg；(2)1mg；(3)2mg。

奥 氮 平 [药典(二)；国基；医保(乙)]

Olanzapine

【适应证】 (1)CDE 适应证 ①治疗中、重度躁狂发作；②对治疗有效的躁狂患者，预防双相情感障碍的复发。

其他适应证参阅本章第一节。

(2)国外适应证 ①单药、联用丙戊酸盐或锂盐用于双相情感障碍Ⅰ型急性期躁狂或混合发作；②联用氟西汀用于双相情感障碍Ⅰ型的抑郁发作；③双相情感障碍Ⅰ型维持期治疗；④治疗青少年(13～17 岁)双相情感障碍Ⅰ型急性期躁狂或混合发作；⑤治疗儿童双相情感障碍Ⅰ型；⑥针剂可用于精神分裂症或躁狂发作的激越症状；⑦与氟西汀联用治疗难治性抑郁症。

其他适应证参阅本章第一节。

(3)超说明书适应证 参阅本章第一节。

【药理】 (1)药效学 参阅本章第一节。

(2)药动学 参阅本章第一节。

【不良反应】 参阅本章第一节。

【禁忌证】 参阅本章第一节。

【注意事项】 ①针对青少年(13～17 岁)双相情感障碍Ⅰ型急性期躁狂或混合发作治疗时应充分考虑奥氮平对体重的影响；②针对儿童双相情感障碍Ⅰ型治疗时应充分且慎重评估其潜在的相关危险。

其余注意事项参阅本章第一节。

【药物相互作用】 参阅本章第一节。

【给药说明】 参阅本章第一节。

【用法与用量】 口服。奥氮平给药不用考虑进食因素，食物不影响吸收。

成人 (1)躁狂发作 单独治疗的起始剂量为 15mg，联合治疗为 10mg，一日 1 次。

(2)预防双相情感障碍复发 推荐起始剂量为一日 10mg。对于使用奥氮平治疗躁狂发作的患者，预防复发的维持治疗剂量同前。对于新发的躁狂发作、混合发作或抑郁发作，应继续奥氮平治疗(需要时剂量适当调整)，同时根据临床指征联合辅助治疗情感症状。

(3)躁狂发作和预防双相情感障碍复发的治疗剂量

可以根据个体临床情况在一日 5～20mg 的剂量范围进行调整。建议仅在适当的临床再评估后方可在推荐起始剂量的基础上加量，且加量间隔不少于 24 小时。停药时应考虑逐渐减量。

(4)联用氟西汀用于双相情感障碍Ⅰ型抑郁发作，起始剂量为奥氮平每日 5mg，一日 1 次，氟西汀每日 20mg，一日 1 次。

青少年(13～17 岁)　(1)双相情感障碍Ⅰ型躁狂或混合发作，起始剂量为每日 2.5～5mg，一日 1 次，目标剂量为每日 10mg。

(2)联用氟西汀用于双相情感障碍Ⅰ型抑郁发作，起始剂量为奥氮平每日 2.5mg，一日 1 次，氟西汀每日 20mg，一日 1 次。

肾损伤　这类患者应考虑更低的起始剂量(5mg)。

肝损伤　中度肝功能不全(肝硬化、Child-Pugh 分级为 A 级或 B 级)患者起始剂量为 5mg，并应谨慎加量。

其他　(1)相对于吸烟者，非吸烟患者的起始剂量和剂量范围一般无须调整。吸烟会诱导奥氮平的代谢，推荐进行临床评价，需要时考虑增加奥氮平的剂量。

(2)当有不止一个可能减缓代谢的因素(女性、老年、非吸烟)存在时，应该考虑降低起始给药剂量。需要增加剂量时也应该保守。

其他适应证的用法与用量参阅本章第一节。

【制剂与规格】　奥氮平片：(1)2.5mg；(2)5mg；(3)10mg。

奥氮平口崩片：(1)2.5mg；(2)5mg；(3)10mg；(4)15mg；(5)20mg。

富马酸喹硫平 [药典(二)；国基；医保(甲)]
Quetiapine Fumarate

【适应证】　(1)CDE 适应证　①双相情感障碍的躁狂发作。②双相情感障碍的抑郁发作。

(2)国外适应证　FDA 批准的其他适应证：①儿童和青少年(10～17 岁)双相情感障碍的躁狂发作以及维持期治疗；②双相情感障碍的维持期治疗。通常可与碳酸锂或丙戊酸钠等心境稳定药联合用于双相情感障碍的维持期治疗。

其他适应证参阅本章第一节。

【药理】　(1)药效学　参阅本章第一节。

(2)药动学　参阅本章第一节。

【不良反应】　参阅本章第一节。

【禁忌证】　参阅本章第一节。

【注意事项】　参阅本章第一节。

【药物相互作用】　参阅本章第一节。

【给药说明】　参阅本章第一节。

【用法与用量】　口服。

成人　(1)普通片　一日 2 次，饭前或饭后服用。用于治疗双相情感障碍的躁狂发作，治疗初期的日总剂量为第一日 100mg，第二日 200mg，第三日 300mg，第四日 400mg。到第六日可进一步将剂量调至每日 800mg，但每日剂量增加幅度不得超过 200mg。可根据患者的临床反应和耐受性将剂量调整为每日 200～800mg，常用有效剂量范围为每日 400～800mg。

(2)缓释片　一日 1 次，药片应整片吞服，不能掰开、咀嚼或碾碎。与进食与否无关。用于治疗双相情感障碍的抑郁发作，每晚 1 次，在第 4 日达到治疗剂量每日 300mg。推荐的加量方式为：第 1 日 50mg，第 2 日 100mg，第 3 日 200mg，第 4 日 300mg。

老年人　与其他抗精神病药物一样，本品慎用于老年患者，尤其在开始用药时，老年患者的起始剂量应低于年轻患者。普通片起始剂量为每日 25mg，随后每日以 25～50mg 的幅度增至有效剂量。缓释片起始剂量为每日 50mg。随后根据个体疗效和耐受性，可以将剂量逐日增加，直至有效剂量。

肾功能损伤　对于肾功能损伤的患者，普通片的起始剂量应为每日 25mg，随后每日以 25～50mg 的幅度增至有效剂量。缓释片无需调整用药剂量。

肝功能损伤　喹硫平在肝脏中广泛代谢。肝功能损伤患者的血药浓度可能会升高，可能需要对剂量进行调整。对肝功能损伤的患者，普通片的起始剂量应为每日 25mg，随后每日以 25～50mg 的幅度增至有效剂量。缓释片的起始剂量应为每日 50mg，根据个体疗效和耐受性，可以将剂量逐日增加 50mg，直至有效剂量。

【制剂与规格】　富马酸喹硫平片：(1)25mg；(2)50mg；(3)100mg；(4)200mg；(5)300mg。

富马酸喹硫平缓释片：(1)50mg；(2)150mg；(3)200mg；(4)300mg；(5)400mg。

阿 立 哌 唑 [药典(二)；国基；医保(甲)]
Aripiprazole

【适应证】　(1)CDE 适应证　参阅本章第一节。

(2)国外适应证　①成人：单药、联合锂剂或丙戊酸用于双相情感障碍Ⅰ型躁狂发作及混合发作急性期的治疗。②儿童及青少年：单药、联合锂剂或丙戊酸用于 10 岁以上双相情感障碍Ⅰ型躁狂发作及混合发作急性期的治疗。

【药理】 (1)药效学 参阅本章第一节。

(2)药动学 参阅本章第一节。

【不良反应】 参阅本章第一节。

【禁忌证】 参阅本章第一节。

【注意事项】 参阅本章第一节。

【药物相互作用】 参阅本章第一节。

【给药说明】 参阅本章第一节。

【用法与用量】 口服。

成人 起始剂量为每日 10～15mg,目标剂量为15mg,一日 1 次或分 2 次服用,可根据患者的耐受情况直接选择适宜剂量,最大剂量不超过每日 30mg。

儿童和青少年 起始剂量为每日 2mg,目标剂量为10mg,根据患者的耐受情况直接选择适宜剂量,最大剂量不超过每日 30mg。

其余适应证的用法与用量参阅本章第一节。

【制剂与规格】 阿立哌唑片:(1)5mg;(2)10mg;(3)15mg。

阿立哌唑口服溶液:50ml:50mg。

阿立哌唑口崩片:(1)5mg;(2)10mg;(3)15mg;(4)20mg。

阿立哌唑胶囊:5mg。

盐酸齐拉西酮 [药典(二);医保(乙)]
Ziprasidone Hydrochloride

【适应证】 (1)CDE 适应证 国内尚未批准双相情感障碍的适应证。

其他适应证参阅本章第一节。

(2)国外适应证 ①双相情感障碍Ⅰ型躁狂或混合发作急性期治疗。②双相情感障碍维持期治疗,与碳酸锂或丙戊酸钠合用。

【药理】 (1)药效学 参阅本章第一节。

(2)药动学 参阅本章第一节。

【不良反应】 参阅本章第一节。

【禁忌证】 参阅本章第一节。

【注意事项】 参阅本章第一节。

孕妇及哺乳期妇女 齐拉西酮仅应在预期获益大于风险时才在妊娠期间应用,而且给药剂量应尽可能低、疗程尽可能短。

目前尚不清楚齐拉西酮是否分泌入母乳中,服用齐拉西酮的妇女不应哺乳。

儿童 本品在 18 岁以下儿童及青少年患者中用药的安全性和有效性尚未确立。

老年人 应减少起始剂量、缓慢调整剂量,并密切

监测患者。

肾损伤 无需调整用药剂量。

肝损伤 对于因肝硬化导致的轻至中度肝功能损伤(Child-Pugh A 级或 B 级)的患者,应考虑减少剂量。严重肝功能不全患者用药经验缺乏,因此应慎用本品。

【药物相互作用】 参阅本章第一节。

【给药说明】 参阅本章第一节。

【用法与用量】 口服。(1)双相情感障碍Ⅰ型躁狂或混合发作急性期治疗 起始剂量40mg,一日 2 次,餐时服,可根据疗效与耐受性调整为 40～80mg 范围内,一日 2 次。

(2)双相情感障碍维持期治疗 与碳酸锂或丙戊酸钠合用,40～80mg,一日 2 次,餐时服。

其他适应证的用法与用量参阅本章第一节。

【制剂与规格】 盐酸齐拉西酮片:20mg。

盐酸齐拉西酮胶囊:(1)20mg;(2)40mg;(3)60mg;(4)80mg。

盐酸鲁拉西酮 [医保(乙)]
Lurasidone Hydrochloride

【适应证】 (1)CDE 适应证 精神分裂症。参阅本章第一节。

(2)国外适应证 ①成人:单药、联合锂剂或丙戊酸用于成人双相情感障碍Ⅰ型抑郁发作的治疗。②儿童及青少年:单药用于 10～17 岁儿童青少年双相情感障碍Ⅰ型抑郁发作的治疗。

【药理】 (1)药效学 参阅本章第一节。

(2)药动学 参阅本章第一节。

【不良反应】 参阅本章第一节。

【禁忌证】 参阅本章第一节。

【注意事项】 参阅本章第一节。

【药物相互作用】 参阅本章第一节。

【给药说明】 参阅本章第一节。

【用法与用量】 **成人** 起始剂量为每日20mg,起始剂量不需要滴定,可在用药一周后根据临床症状进行剂量调整。目标剂量为 20～80mg,一日 1 次服用,最大剂量不超过每日 120mg。

儿童及青少年 起始剂量为每日20mg,起始剂量不需要滴定,可在用药一周后根据临床症状进行剂量调整。目标剂量为 20～80mg,一日 1 次服用,最大剂量不超过每日 80mg。

【制剂与规格】 盐酸鲁拉西酮片:40mg。

第五节　精神兴奋药

精神兴奋药系指能提高中枢神经系统功能活动的药物。各种精神兴奋药对整个中枢神经系统均能兴奋，但对不同部位有一定程度的选择性。随着药物剂量的增加，不仅药物的作用强度增加，而且对中枢的作用范围也将扩大，可能引起广泛的兴奋甚至导致惊厥，也可能转入抑制状态。本节列举哌甲酯、托莫西汀等药物主要兴奋大脑皮质，可以改善注意力，主要用于儿童注意缺陷多动障碍(ADHD)的治疗。这类药物的作用机制是以不同的方式增强 NE 和 DA 的信号传递，改善 ADHD 患者的觉醒状态和临床症状。

盐酸哌甲酯 [药典(二)；医保(乙)]
Methylphenidate Hydrochloride

【特殊说明】　本品按第一类精神药品管理。

【适应证】　①注意缺陷多动障碍；②发作性睡病；③巴比妥类、水合氯醛等中枢抑制剂过量引起的昏迷。

【药理】　(1)药效学　能振奋精神，解除疲劳。用于治疗注意缺陷障碍时，能增强注意力，改进动作协调性和运动功能，可以提高智商的操作分和言语分。

(2)药动学　口服易吸收，有首过消除，口服后，血浆哌甲酯浓度迅速增加，在约 1～2 小时达到初始最大值，随后几小时内平稳升高，6～8 小时达到血药浓度峰值，然后其血药浓度开始逐渐下降。在成人和青少年中的血浆浓度半衰期约为 3.5 小时。血浆蛋白结合率低，在肝脏代谢，主要通过去酯化作用生成 α-苯基哌啶乙酸，代谢产物几乎无药理活性。主要以代谢产物从尿排出，少量从粪便排出。单次和重复给药后未发现药代动力学方面的差异，表明没有明显的药物蓄积。无论在餐前或餐后服用均未发现吸收下降现象。

【不良反应】　全身表现　少见疲乏，罕见体重减轻。

胃肠反应　常见口干、恶心、呕吐、消化不良、食欲下降，少见便秘。

精神异常　常见失眠、抽搐、焦虑、心境不稳，少见抑郁、失眠、易怒，罕见攻击性。

皮肤及皮肤附件　罕见荨麻疹，极罕见多汗、脱发。

血液系统　极罕见贫血、白细胞减少、血小板减少。

呼吸系统　常见口咽疼痛、咳嗽，少见呼吸困难。

心血管系统　少见大剂量可引起血压升高、心动过速、心悸。

神经系统　常见头痛、头晕，少见感觉异常、震颤、共济失调，罕见惊厥、癫痫大发作。

视觉异常　极罕见视物模糊、调节紊乱、视觉障碍。

生殖系统　罕见勃起功能障碍、生殖器瘙痒。

【禁忌证】　(1)明显焦虑、紧张和激越症状的患者禁用。

(2)对哌甲酯或本品中的其他成分过敏的患者禁用。

(3)青光眼患者禁用。

(4)抽动秽语综合征或有家族史的患者禁用。

(5)正在或 14 天内使用过单胺氧化酶抑制剂治疗的患者(可能导致高血压)禁用。

【注意事项】　机械操作、驾驶　对操作能力影响尚未研究，但可能引起头晕，所以当驾驶、操作机械或从事其他具有潜在危险性的活动时应当慎用。

不良反应相关　长期应用应注意发生药物依赖性。

随访检查　注意检测血压和心率，开始用药 4～6 周，应检查红细胞、白细胞、血小板计数，以后可每半年检查 1 次，并记录身高和体重。

儿童　不可用于 6 岁以下儿童。尚缺乏长期用药的安全性资料。请置于儿童不易拿到处。

运动员　慎用。

其他　(1)慎用于有药物依赖史或酒精依赖史的患者。

(2)有高血压、抽搐病史或家族史者应慎用。

危机处理　(1)药物过量时症状和体征　哌甲酯急性过量的症状和体征主要来自于中枢神经过度兴奋和过度的拟交感神经作用，包括呕吐、激越、震颤、反射亢进、肌肉抽动、惊厥(可能导致昏迷)、欣快、混乱、幻觉、谵语、出汗、面部潮红、头痛、高热、心动过速、心悸、心律失常、高血压、散瞳症以及黏膜干燥。

(2)处理　药物过量时，可采取适当的支持疗法。要防止患者的自我伤害，并避免任何外部刺激加重已有的过度兴奋症状。可通过洗胃以排空胃内容物。对已有激越和癫痫症状的患者，在洗胃前应进行适当控制，并保证呼吸道通畅。其他的解救方法包括服用活性炭和泻药。应严密监护以保证血液循环和呼吸通畅。对高热患者可能还需体外降温。在过量的情况下，应考虑到本品中哌甲酯的缓慢释放。尚缺乏用腹膜透析和体外血液透析解救本品过量的有效性资料。

【药物相互作用】　(1)与升压药有协同作用，合用要谨慎。

(2)本品能抑制香豆素类抗凝药、抗惊厥药(如苯巴比妥、苯妥英)和一些抗抑郁药(三环类抗抑郁药和选择性 5-羟色胺再摄取抑制药)的代谢，如合并用药，应减少上述药物的剂量。在开始停止与哌甲酯合用时，如需要，应调整剂量或监测血药浓度(如与香豆素类合用时，应监测凝血时间)。

(3)因为哌甲酯的主要作用是增加细胞外多巴胺水平，因此本品与抗精神病药同服时可能会产生药效学相互作用。正在同时服用本品与抗精神病药的患者应谨慎，因为这两类药物同时给药或调整其中一种或两种药物的剂量时，可能会出现锥体外系症状。

(4)与抗抑郁药(单胺氧化酶抑制药)合用，可引起高血压危象。不应用于正在使用或在 2 周内使用过单胺氧化酶抑制药的患者。

【给药说明】 患者应遵照医嘱服药，不能自行增减剂量。

【用法与用量】 口服。

儿童 (1)普通剂型　6 岁以上儿童一次 5mg，一日 2 次，早餐或午餐前服用；然后按需每周递增 5～10mg，一日不超过 40mg。治疗期间如出现激动、活动更多或其他严重不良反应，则剂量可逐渐减少，直至不良反应消失。

(2)缓释剂型　整片用水送下，不能咀嚼、掰开或压碎。每日早晨 1 次，起始剂量为一次 18mg，约每周调整剂量一次，可增加 18mg，一日最大剂量为 54mg(一日 1 次，晨服)。可于餐前或餐后服用。

(3)皮下、肌内注射或缓慢静脉注射　一次 10～20mg。

成人 (1)普通剂型　成人一次 10mg，一日 2～3 次，饭前 45 分钟服用。

(2)缓释剂型　参见儿童缓释剂型用法。

【制剂与规格】 盐酸哌甲酯片：10mg。

注射用盐酸哌甲酯：20mg。

盐酸哌甲酯缓释片：(1)18mg；(2)36mg。

盐酸托莫西汀 [医保(乙)]
Atomoxetine Hydrochloride

【适应证】 (1)CDE 适应证　儿童和青少年的注意缺陷和多动障碍。

(2)国外适应证　注意缺陷和多动障碍。

【药理】 (1)药效学　本品是一种选择性去甲肾上腺素再摄取抑制药，其确切机制尚不明，可能与其选择性抑制突触前膜去甲肾上腺素转运体有关。

(2)药动学　口服吸收完全，受食物影响较小，血药浓度达峰时间为 1～2 小时。蛋白结合率为 98%。静脉注射给药后稳态分布容积为 0.85L/kg。在肝脏经 CYP2D6

代谢，主要代谢产物为具有活性的 4-羟托莫西汀。主要以代谢产物从尿排泄，小部分经粪便排除。血浆半衰期约为 5 小时。在少数 CYP2D6 弱代谢(PM)人群中，血浆半衰期约为 21.6 小时，药时曲线下面积较正常代谢人群高 10 倍，血药浓度峰值约高 5 倍。

【不良反应】 **胃肠反应**　常见腹痛、便秘、消化不良、恶心、呕吐。

神经系统　常见头晕、头痛、嗜睡。

精神异常　常见兴奋、易激惹、情绪不稳、性欲减退、失眠。

皮肤及皮肤附件　常见皮疹、多汗。

泌尿系统　常见排尿困难、排尿踌躇。

生殖系统　常见勃起功能障碍、射精延迟和(或)射精障碍、痛经。

心血管系统　常见心率增加。

全身表现　常见疲乏、寒战、体重减轻、口干。

代谢及营养异常　常见食欲减退、食欲缺乏。

血管，出血及凝血异常　常见潮热。

【禁忌证】 (1)对托莫西汀或对该产品的其他成分过敏的患者禁用。

(2)闭角型青光眼的患者禁用。

(3)嗜铬细胞瘤或有嗜铬细胞瘤病史的患者禁用。

(4)有严重心血管疾病的患者禁用。

(5)禁止与单胺氧化酶抑制药合用；停止单胺氧化酶抑制药治疗 2 周内禁用。

【注意事项】 **基因相关**　盐酸托莫西汀主要通过细胞色素 P4502D6(CYP2D6)酶途径氧化代谢清除，与 CYP2D6 正常代谢人群[强代谢(EM)]相比，弱代谢(PM)人群有高 10 倍的暴露量(AUC)、高 5 倍的血药峰浓度、较慢的清除率(血浆半衰期大约为 24 小时)和更高的不良反应发生率。抑制 CYP2D6 的药物，如氟西汀、帕罗西汀和奎尼丁会引起同样的暴露增加。

不良反应相关　(1)自杀观念　盐酸托莫西汀可能增加产生自杀观念的风险。患者家属和护理人员应每天、特别是在用药初期以及剂量调整的阶段观察患者是否出现下述症状，包括：焦虑、激越、惊恐发作、失眠、易激惹、敌意、攻击行为、冲动、静坐不能(精神运动性不安)、轻躁狂、躁狂、其他异常的行为改变、抑郁以及自杀观念，若出现上述症状应及时向医生报告，需留意症状的改变可能是突然发作的。

(2)严重肝脏损伤　盐酸托莫西汀极罕见可引起严重肝功能受损，用药期间应注意监测肝功能，若患者出现瘙痒，深色尿，右上腹压痛或无法解释的"流感样"

症状时立即联系医生。用药期间若患者出现黄疸或实验室检查结果显示肝功能受损时应停止用药。

(3)严重的心血管事件　既往存在的心脏结构异常或其他严重的心脏问题的患者服用盐酸托莫西汀可能引起突然死亡。考虑服用或正在服用盐酸托莫西汀的患者应该评估心血管状况，记录详细病史(包括猝死或室性心律失常的家族病史)和进行体检，如患者有严重的心脏结构异常、心肌病、严重的心率异常、冠状动脉疾病或其他严重心脏问题，一般不应使用本品。服用托莫西汀期间，如出现压力性胸痛、不能解释的昏厥或其他可能表明心脏疾病的症状，应该及时进行心脏评价。

(4)对血压和心率的影响　托莫西汀可使血压升高和心率加快，也可能引起体位性低血压和晕厥，治疗前以及治疗过程中应监测血压和心率。

(5)对生长发育的影响　在接受托莫西汀治疗的1～3年内，患者的身高和体重指标可能低于预期值，因此在治疗过程中必须对患者的生长发育进行监测。

(6)攻击行为和敌意　应注意监察患者接受托莫西汀治疗后其攻击行为和敌意是否恶化。

(7)筛选双相情感障碍患者　具有双相情感障碍风险的患者在治疗时可能会诱发混合型发作或躁狂发作。在开始接受盐酸托莫西汀治疗前，应该对伴随有抑郁症状的患者进行充分筛查，了解详细的精神病史，包括自杀、双相情感障碍和抑郁的家族史，以确定患者是否具有发生双相情感障碍的风险。

(8)阴茎持续勃起症　服用盐酸托莫西汀可罕见地引起阴茎持续勃起症，表现为疼痛或非疼痛阴茎勃起持续超过4小时，停药后多可缓解。阴茎持续勃起症需要及时治疗。

妊娠期　已发表的妊娠女性使用盐酸托莫西汀的研究不足以确认药物相关的重大出生缺陷、流产、产妇或胎儿的不良结局风险。

哺乳期　尚无相关数据。盐酸托莫西汀很有可能在人乳汁中分泌，需谨慎权衡用药或哺乳的必要性以及对儿童的潜在不良影响。

儿童　盐酸托莫西汀在儿童和青少年中的药代动力学与成人中相似，对年龄小于6岁的儿科患者的安全性、有效性和药代动力学尚未确定。任何人考虑在儿童或青少年中使用盐酸托莫西汀，必须对其使用的风险和临床需要进行权衡。

肾损伤　肾功能不全或终末期肾脏疾病的患者，可给予常规剂量的盐酸托莫西汀。

肝损伤　中度(Child-Pugh B级)和重度(Child-Pugh C级)肝功能不全的患者，盐酸托莫西汀的暴露量增高，应减少给药剂量。

司机驾驶　患者需小心驾驶汽车，直到能充分肯定操作能力不受盐酸托莫西汀影响。

机械操作　患者需小心操作危险的机器，直到能充分肯定操作能力不受盐酸托莫西汀影响。

【药物相互作用】　(1)盐酸托莫西汀主要由CYP2D6代谢，当联合使用CYP2D6抑制药如氟西汀、帕罗西汀时，有必要减少托莫西汀的剂量。

(2)盐酸托莫西汀不应与单胺氧化酶抑制药(MAOI)合用，或在停用MAOI两周内使用。同样，MAOI治疗不应在停用盐酸托莫西汀两周内开始。

(3)因为可能影响心率及血压，盐酸托莫西汀应慎用于正在服用沙丁胺醇(或其他$β_2$受体激动药)、抗高血压药物、收缩血管药物(如多巴胺、多巴酚丁胺)或其他增加血压的药物的患者。

(4)盐酸托莫西汀不产生具有临床意义的CYP酶抑制作用。

(5)体外研究中发现托莫西汀不影响华法林、阿司匹林、苯妥英钠和地西泮与血浆蛋白的结合，同样这些药物也不影响托莫西汀与血浆蛋白的结合。

(6)盐酸托莫西汀与哌甲酯合用不增加药物对心血管系统的影响。

(7)盐酸托莫西汀不改变酒精的兴奋作用。

(8)与升高胃pH的药物(如氢氧化镁/氢氧化铝、奥美拉唑)合用不影响盐酸托莫西汀的生物利用度。

【给药说明】　(1)如果患者漏服药物，应尽快补服；但在24小时内，用量不应超过盐酸托莫西汀全天(24小时)的处方量。

(2)盐酸托莫西汀胶囊不能打开服用，应该整粒服用。

(3)如果患者正在服用或计划服用其他药物、膳食补充剂或草药，应向医生咨询。

【用法与用量】　儿童　体重低于70kg的患者，盐酸托莫西汀的起始剂量为按体重一日0.5mg/kg，3天后逐渐增加至目标剂量一日1.2mg/kg，最大剂量不应超过一日1.4mg/kg；体重超过70kg的患者，盐酸托莫西汀的起始剂量为一日40mg，3天后逐渐加至目标剂量一日80mg，如连续使用2～4周后疗效不佳，最大剂量可增加到一日100mg。上述日剂量可于每日早晨顿服或于早晨、傍晚分2次服药。

成人 成人用法用量可参照儿童体重超过 70kg 的患者。

其他 服用强 CYP2D6 抑制药如帕罗西汀、氟西汀、奎尼丁，或已知的 CYP2D6 慢代谢（PM）患者，且体重不足 70kg，盐酸托莫西汀的初始剂量应为按体重一日 0.5mg/kg，只有当 4 周后症状未见改善并且初始剂量有很好的耐受性时，才增加至通常的目标剂量一日

1.2mg/kg；体重超过 70kg，盐酸托莫西汀的初始剂量应为一日 40mg，如果 4 周后症状未见改善并且初始剂量有很好的耐受性，才增加至通常的目标剂量一日 80mg。

【制剂与规格】 盐酸托莫西汀胶囊：（1）10mg；（2）18mg；（3）25mg；（4）40mg；（5）60mg。

盐酸托莫西汀口服液：100ml:400mg，4mg/ml（按 $C_{17}H_{21}NO$ 计）。

第六节 物质使用障碍治疗药物

物质使用障碍主要包括物质依赖和滥用，是指重复使用某种物质所产生的适应性生理/心理状态，个体必须继续使用以免出现戒断综合征。而如果是以不顾一切地使用物质（冲动型使用）和获得物质以及在停止使用后高度复发为特征的一种物质滥用行为模式则称为成瘾。

许多精神障碍受奖赏通路调节，这其中物质使用障碍与奖赏通路的关系更为密切。相关的脑区和通路包括中脑边缘系统的腹侧被盖、伏隔核和杏仁核以及前额叶等脑区。中脑腹侧被盖区（ventral tegmental area，VTA）的多巴胺神经通路投射到伏隔核，释放多巴胺使奖赏效应输入到伏隔核，多巴胺神经元与杏仁核的联系参与奖赏学习（如伴随物质滥用的愉快记忆），杏仁核反过来与 VTA 联系可以传送与既往愉快经历相关信息。同时，反射性的奖赏系统包括前额叶向伏隔核发出的投射，参与冲动和情绪的调节，这组成一个反应性奖赏系统。

个体的学术成就、体育运动、欣赏音乐或性高潮等自然行为促进多巴胺释放，与内啡肽、内源性大麻、乙酰胆碱等作为愉快的神经递质带来精神愉悦促使个体有更高的追求，这属于自然奖赏过程。外源性的精神活性物质最终的共同通路是导致中脑边缘通路剧烈释放多巴胺，带来强烈快感。此时，异常的反应性奖赏系统在成瘾后控制了整个奖赏系统，这和自然奖赏过程完全不同，一旦停止物质使用，物质使用障碍患者就会强烈渴求更多的物质来补充多巴胺，产生滥用、成瘾和戒断的恶性循环。处于这种状态下的个体冲动性使用物质的行为一发而不可收，完全不考虑远期不良后果。

物质使用障碍患者的治疗主要是在躯体、心理层面解决对物质的依赖，停止或减少物质的使用，降低相关危害，最大限度地恢复其社会功能。药物治疗主要采用依赖程度更低的药物替代以降低戒断综合征的严重程度，比如社区常用的美沙酮替代降低成瘾者的周身不适、烦躁、易激惹、注意力不集中、睡眠障碍等戒断反应。

可以采用尼古丁受体部分激动剂治疗尼古丁依赖等。治疗最终目的是阻断异常反应性奖赏系统，降低成瘾行为的形成以及渴求和觅药行为。

盐酸纳曲酮 [医保（乙）]
Naltrexone Hydrochloride

【适应证】 （1）CDE 适应证 阻断外源性阿片类物质的药理作用，作为阿片类依赖者脱毒后预防复吸的辅助药物。

（2）国外适应证 酒精依赖。

（3）超说明书适应证 ①慢性瘙痒；②慢性酒精中毒性脑病。

【药理】 （1）药效学 本品是阿片受体拮抗药，能明显减弱或完全阻断阿片受体，对 μ、κ 和 δ 三种阿片受体均有阻断作用，甚至反转由静脉注射阿片类药物所产生的作用。对已戒断阿片瘾者能解除对阿片的生理依赖性，使其保持正常生活。本品口服有效，而且维持作用时间较长。不产生躯体或精神依赖性。对阿片依赖者，本品可催促产生戒断综合征。

（2）药动学 本品口服吸收后，95%在肝脏被转化为多种代谢产物，其中主要的活性代谢产物 6-β-纳曲醇的药理作用也是阻断阿片受体。本品及其主要代谢产物 6-β-纳曲醇血药浓度达峰时间都为 1 小时，平均消除半衰期分别为 3.9 小时和 12.9 小时。本品及其代谢产物主要经肾脏排出，原型由尿中排出的不到口服剂量的 1%，由尿中排出的原型药物和结合型 6-β-纳曲醇约为口服剂量的 38%。本品及其代谢物能发生肝肠循环。本品在治疗剂量范围内约有 21%与血浆蛋白结合。

【不良反应】 胃肠反应 十分常见恶心和(或)呕吐、腹痛/痉挛；常见食欲不振、腹泻、便秘、口渴。

精神异常 十分常见焦虑、易激动、睡眠困难。

肌肉骨骼疾病 十分常见关节肌肉痛。

肝胆 十分常见肝损害。

神经系统 十分常见头痛；常见头晕。

【禁忌证】 （1）应用阿片类镇痛药者禁用。

（2）阿片成瘾未经戒除者禁用。

（3）突然停用阿片的患者禁用。

（4）盐酸纳洛酮激发失败（阳性）的患者禁用。

（5）尿检阿片类物质阳性者禁用。

（6）对本品有过敏史者禁用。

（7）急性肝炎或肝衰竭的个体，或肝功能不良者禁用。

【注意事项】 **妊娠** 孕妇慎用。

哺乳期 关于本品是否能从乳汁中排出尚不明确。哺乳期妇女慎用。

儿童 对 18 岁以下的个体使用本品的安全性问题尚未明确。

肝损伤 本品有肝脏毒性，可引起氨基转移酶升高。引起肝毒性的剂量只有临床常用剂量的 5 倍，故对肝功能轻度障碍者也应当慎用。应用本品之前或之后应定期检查肝功能，最好每月 1 次。

其他 （1）尚未完全戒除阿片类药物的依赖者，在服用本品后会导致意外促瘾，出现严重的戒断综合征。为避免发生戒断症状或戒断症状恶化，在应用本品之前患者至少应当有 7～10 天体内确无阿片类物质。

（2）应告诫患者 ①服用本品期间若试图使用阿片类药物，小剂量不会体验欣快感，大剂量会出现严重中毒症状，甚至昏迷或死亡；②服用本品的患者在紧急情况下需要使用镇痛药时不应使用阿片类镇痛药。

交叉过敏反应 尚不清楚本品与盐酸纳洛酮或其他含有啡环的阿片类物质是否有交叉过敏性。

【药物相互作用】 本品可能干扰含有阿片类药物的治疗作用，凡使用阿片类镇痛药应避免与本品同时使用。

【给药说明】 须在停用阿片类药物 7～10 天后开始纳曲酮治疗，以免意外催瘾。脱毒后的患者常有睡眠障碍、焦虑、食欲缺乏、周身酸痛等稽延症状。纳曲酮无助于这些症状的改善，但也不会影响这些症状的消退。

【用法与用量】 口服。（1）准备期 开始服药前 7～10 天内未滥用过阿片类药物。尿吗啡检测应为阴性。如为阳性，则本品治疗应延缓，直至尿吗啡阴性后再进行。开始用药前的盐酸纳洛酮激发试验：证实尿吗啡检测阴性后，皮下或肌内注射盐酸纳洛酮 0.4～1.2mg，观察症状及体征 1 小时。如无戒断症状即为激发试验阴性。如为阳性，则本品治疗应延缓，直到激发试验阴性后再进行。

（2）诱导期 治疗的开始应小心、慢慢增加本品的剂量。诱导期一般 3～5 天，此期目的在于使服药者逐步达到本品的适宜服药剂量，诱导期在住院时进行，诱导期用药方法：第一天口服本品 2.5～5mg。第一次服药一般是反应最明显的一次。有严重反应则表明个体对阿片类药物的依赖程度较重，应暂缓加量。第二天口服 5～15mg。第三天口服 15～30mg。第四天口服 30～40mg。第五天口服 40～50mg。

（3）维持期 每日口服 40～50mg，一次顿服。原则上只要存在复吸的可能，即应服用本品预防，建议服用本品至少半年。

【制剂与规格】 盐酸纳曲酮片：（1）5mg；（2）50mg。

盐酸洛非西定[药典(二)]
Lofexidine Hydrochloride

【适应证】 用于减轻或解除阿片类药物的戒断综合征。

【药理】 （1）药效学 选择性激动中枢α_2受体，降低外周交感神经活性，抑制去甲肾上腺素释放，对抗戒除阿片类药品或毒品时的戒断症状。

（2）药动学 口服后吸收完全，约 2～5 小时达峰，洛非西定的血药峰浓度为 2.6～4.0ng/ml。达峰后血药浓度呈双相性下降，吸收相半衰期为 1.3～3.7 小时，消除相半衰期为 9.0～18.3 小时，血浆蛋白结合率为 80%～90%。洛非西定在体内大部分被肝脏代谢，主要代谢产物为 2,6-二氯苯酚，并以葡萄糖醛酸结合的形式排出，主要经肾脏排泄，平均约 12%以原型从尿中排出，约 4%经粪便排出。

【不良反应】 以下不良反应在减少服药量后可自行消失。

全身表现 口、咽及鼻腔干燥。

神经系统 瞌睡、困倦、乏力。

心血管系统 体位性低血压、短暂昏厥。

【禁忌证】 （1）对本品过敏者禁用。

（2）凡血压低于 90/40mmHg 或心率低于 60 次/分时不应使用。

【注意事项】 **常规** 低血压、脑血管疾病、缺血性心脏病（包括近期的心肌梗死）、心动过缓、肾功能不全以及有抑郁病史者慎用。

司机驾驶 部分患者服药后可引起头晕、困倦及精神萎靡，服药期间应禁止操作机器和驾驶汽车。

危机处理 服用过量时会引起血压下降、心动过缓。动物实验结果表明，急性中毒时可表现出瞌睡、共济失调、过度兴奋甚至晕厥。当药物过量时可使用α受体拮抗剂，如酚妥拉明或妥拉唑林进行解救。

其他 不能突然停药，应在至少 2～4 天内逐日递减至停药，以免血压突然升高及伴发的相应症状。

【药物相互作用】 不能与α受体拮抗药同时使用，以免发生药理学的拮抗作用。

【用法与用量】 口服。开始用量为每次 0.2mg，每日 2 次，以后可逐渐加量，每日增加 0.2～0.4mg，最大可增至每日 2.4mg，7～10 日后，再缓慢停药，至少要 2～4 天。

【制剂与规格】 盐酸洛非西定片：0.2mg。

第四章 心血管系统用药

随着我国人民生活方式的变化，疾病种类也相应改变，心血管疾病的发病率增高，也已成为威胁我国人民健康的首要疾病。促使世界各国也积极开发针对心血管疾病的治疗和预防药物。

心血管药物包括针对心血管疾病发病机制的药物（例如动脉粥样硬化时纠正血脂异常、血小板功能异常、血液凝结异常等药物）和针对心血管疾病临床证候的药物（例如针对高血压的降压药、针对心力衰竭的抗心力衰竭药、针对心律失常的抗心律失常药等）。随着科学的发展，新的心血管药物品种不断增加。20世纪60年代β受体拮抗药问世，70年代钙通道阻滞药开始发展，80年代有了血管紧张素转换酶抑制药，90年代开始有了他汀类调脂药、血管紧张素受体拮抗药，以及新的抗血小板药和溶栓药。进入21世纪，这种势头仍然十分强劲。非维生素K拮抗剂类口服抗凝药NOAC，前蛋白转化酶枯草杆菌蛋白酶9型（PCSK9）抑制剂等新型药物不断问世。这些进展丰富了心血管药物的种类，使心血管疾病的药物治疗有了巨大的进步，减轻了疾病的危害，改善了患者的预后。上述各类药物的作用常不止针对一个心血管病理生理环节，其临床应用也不限于一种适应证，一类或一种药物可用于多种心血管疾病；反之，临床上一种心血管疾病又具有多个病理机制参与，需要采用多类或多种心血管药物。因此，心血管药物的分类有两种方法：一种方法是按主要药理作用分类，如β受体拮抗药、钙通道阻滞药（CCB）、血管紧张素转换酶抑制药（ACEI）、血管紧张素受体拮抗药（ARB），这些药物在治疗高血压、心力衰竭、冠心病均有其用途；另一种方法是按临床用途分类，针对一种临床病症的治疗常包括多个类别的药

物，例如"抗心力衰竭药"包括正性肌力药、利尿药、血管扩张药、ACEI、β受体拮抗药。此外，一个药理类别的药物有其共同的治疗性药理作用，具有相似的治疗适应证，但该类中不同品种药物又具有其个性，这些个性使不同品种在临床上的具体应用有差别。许多大型国际多中心临床试验在考察每类每种心血管药物对一定病症的疗效和安全性的同时，也进行比较不同类别药物治疗效果的差异，并进一步研究不同组合药物的临床治疗结果，其目的是寻找安全有效的药物治疗方法，因而也使原有的适应证范围有所扩大。

由于对心血管疾病危险因素的认识提高，控制危险因素而预防心血管疾病的意识不断增强。目前用于心血管系统的药物，除了可以有效缓解疾病的症状以外，很多已经进入了心血管病疾病的二级预防和一级预防的行列，在改善预后，减少心血管事件方面发挥着重要作用。由于临床试验取得的循证医学证据，很多药物的适应证描述也发生了变化，出现了如用于"高危心血管病""减少因心力衰竭而导致的住院治疗"等适应证的描述方法。

本版《临床用药须知》继承了以往的药物分类方法，以临床治疗作用为基本分类方法，在每章中根据不同药理作用进行细分。在所有的药物介绍中，包括了在不同疾病的适应证。部分药物虽然不属于本章，但却大量用于心血管疾病的患者（如利尿药、抗凝药、抗血小板药），请参见相应的章节。而本章所包括的药品，也有相当多的品种用于其他疾病（如β受体拮抗药、血管紧张素受体拮抗药）。

随着医药科学的不断发展，新的治疗药物会不断出

现，有些甚至是在其作用机制尚不十分明了的情况下却取得了循证医学的证据。抑制心脏起博 I_f 电流从而降低心率的伊伐布雷定（ivabradine）除了治疗心绞痛外，还取得了慢性心衰长期治疗的效果。血管紧张素Ⅱ（AngⅡ）受体与脑啡肽酶双重抑制药物的临床试验也取得了令人鼓舞的证据。近几年公布的钠-葡萄糖协同转运蛋白2（SGLT2）抑制剂等部分治疗糖尿病的药物，在心血管疾病终点临床试验中取得了很好的治疗证据，尤其在心功能不全的治疗中，增加了一个有效治疗的手段。

尽管治疗手段不断增加，但药物的临床应用一直存在适应证掌握不准确，超适应证范围应用，不能根据患者的情况进行个体化治疗，患者用药依从性差等不利情况。如何科学用药，对治疗进行管理，已经成为现今讨论的重要课题。近期各种疾病的指南，都提出了包括患者参与，多学科团队，现代化导航工具和正确治疗策略在内的综合管理理念。这将有利于更好地发挥药物的治疗作用，避免出现安全性问题，从而提高疾病的总体治疗效果。

第一节 强 心 药

心力衰竭简称心衰，是各种原因造成心脏结构和功能的异常改变，使心室收缩射血和（或）舒张充盈功能发生障碍，从而引起的一组复杂临床综合征，主要表现是活动耐量的下降（呼吸困难、疲乏）和液体潴留（肺淤血、体循环淤血及外周水肿）。心衰是一种进行性疾病，即使病情控制稳定也需要终身药物治疗。在药物治疗上急性心衰和慢性心衰有所区别。

慢性心衰的药物治疗自 20 世纪 90 年代以来发生了非常重要的理念上的转变：其治疗目标不仅仅是改善症状、提高生活质量，更重要的是要防止和延缓心肌重构的发展，降低心衰的死亡率和住院率。强调阻断神经内分泌的过度激活，阻断心肌重构和恶性循环是其关键。从短期血流动力学（药理学）措施转变为长期的修复性策略，目的是改变衰竭心脏的生物学性质。10 年来各国的心衰指南都确立了以神经内分泌抑制药为基础的治疗原则。其中 ACEI、β 受体拮抗药和醛固酮受体拮抗剂是慢性心衰治疗的三大基石。其常规治疗包括联合使用三大类药物，即利尿药、ACEI 或 ARB 和 β 受体拮抗药；也可应用地高辛改善症状、控制心率。利尿药是唯一能充分控制心衰患者液体潴留的药物，是标准治疗中必不可少的基础和关键药物。

ACEI 是证实能降低心衰患者死亡率的第一类药物，也是循证医学证据积累最多的药物。循证医学显示 ACEI 使总死亡率降低 24%；被公认是治疗心衰的基石和首选药物。随着 ARB 应用于心衰治疗的循证医学证据的积累，当患者不能耐受 ACEI 时，可选用 ARB 类药物。

β 受体拮抗药是一种很强的负性肌力药，以往一直被禁用于心衰患者。后来的临床试验表明，其长期治疗能降低心室肌重量和容量、改善心室形状，提示心肌重构延缓或逆转；能明显改善左心功能，增加左室射血分数（LVEF）；降低死亡率和住院率。其独特之处还在于能显著降低猝死率 41%～44%。这种短期药理作用和长期治疗结果截然不同的效应被认为是 β 受体拮抗药具有改善内源性心肌功能的"生物学效应"。β 受体拮抗药之所以能从心衰的禁忌药转而成为心衰常规治疗的一部分，是因为走出了"短期""药理学"治疗的误区，发挥了"长期"治疗的"生物学"效应，这是一种药物可产生生物学治疗效果的典型范例。

醛固酮对心肌重构，特别是对心肌细胞外基质促进纤维增生的不良影响独立和叠加于 AngⅡ 的作用。衰竭心脏心室醛固酮生成及活化增加，且与心衰严重程度成正比。长期应用 ACEI 或 ARB 时，起初醛固酮降低，随后即出现"逃逸现象"。醛固酮受体拮抗剂适用于：左室射血分数（LVEF）≤35%、纽约心脏病协会（NYHA）心功能分级 Ⅱ～Ⅳ 级的心衰患者；已使用 ACEI（或 ARB）和 β 受体拮抗药治疗，仍持续有症状的患者（Ⅰ类，A 级）；急性心肌梗死（AMI）后、LVEF≤40%，有心衰症状或既往有糖尿病史者（Ⅰ类，B 级）。

近年来，心力衰竭药物治疗的进展很大。血管紧张素受体脑啡肽酶抑制剂（ARNI）作为抗心衰药物，能够快速改善患者生活质量，降低 N 端脑钠肽前体、提升左心射血分数，长期显著降低住院率和死亡率，改善心衰患者治疗预后，而且 ARNI 已被充分证实其有效性和安全性显著优于 ACEI/ARB；SGLT2 抑制剂在一系列临床试验中证实可改善 LVEF 下降心功能不全患者的预后，最近甚至有改善 LVEF 保留心衰预后的效果，此种作用与患者是否为糖尿病无关，目前正在各国取得心力衰竭治疗的适应证；可溶性鸟苷环化酶（sGC）激动剂也在临床试验中证实有改善 LVEF 减低心力衰竭患者预后的作用。

地高辛治疗心力衰竭地位的评价：洋地黄类应用已有 200 多年历史，然而对其临床评价并未一致。20 世纪 70 年代以来屡有报道称地高辛与安慰药相比并无更优疗效。80 年代后已有双盲、大规模临床研究证实地高辛能缓解及消除症状，改善血流动力学变化，加强运动耐力，改善左室功能，提高生活质量，但不能降低远期随访的死亡率。对窦性心律中的轻、中度充血性心力衰竭患者，现也肯定地高辛能增加射血分数，改善左室功能，防止病情恶化。

关于非洋地黄类正性肌力药物的静脉应用：这类药物系指环磷酸腺苷（cAMP）依赖性正性肌力药，包括 β 肾上腺素能激动药如多巴胺、多巴酚丁胺以及磷酸二酯酶抑制药如米力农、氨力农等。由于缺乏有效的证据并考虑到药物的毒性，对慢性心衰患者即使在进行性加重阶段，所有指南均不主张长期间歇静脉滴注。对重度难治性心衰患者，只可用作为姑息疗法应用。对心脏移植前终末期心衰、心脏手术后心肌抑制所致的急性心衰，可短期应用 3～5 天。左西孟旦为钙离子增敏剂，通过改变钙结合信息传导而起作用，具有增加心肌收缩力、扩张血管作用，还具有一定的磷酸二酯酶抑制作用（额外的正性肌力作用）。左西孟旦不增加心率和心肌耗氧量。

急性心衰（包括慢性心衰失代偿）的药物治疗主要为镇静、正性肌力、利尿及扩血管（如硝普钠、硝酸甘油、α 受体拮抗药及奈西立肽等）药物。本章节主要介绍正性肌力药物。

地 高 辛 [药典(二)；国基；医保(甲)]

Digoxin

【适应证】①用于高血压、瓣膜性心脏病、先天性心脏病等急性和慢性心功能不全。尤其适用于伴有快速心室率的心房颤动的心功能不全；对于肺源性心脏病、心肌严重缺血、活动性心肌炎及心外因素如严重贫血、甲状腺功能低下及维生素 B_1 缺乏症的心功能不全疗效差；②用于控制伴快速心室率的心房颤动、心房扑动患者的心室率及室上性心动过速。

【药理】（1）药效学　治疗量时有三方面作用 ①正性肌力作用：本品选择性的与心肌细胞膜上的 Na^+, K^+-ATP 酶结合而抑制该酶活性，使心肌细胞膜内外 Na^+-K^+ 主动偶联转运受损，心肌细胞内 Na^+ 浓度升高，从而使肌膜上 Na^+-Ca^{2+} 交换趋于活跃，使细胞浆内 Ca^{2+} 增多，肌浆网内 Ca^{2+} 储量亦增多，心肌兴奋时，有较多的 Ca^{2+} 释放；心肌细胞内 Ca^{2+} 浓度增高，激动心肌收缩蛋白从而增加心肌收缩力。②负性频率作用：由于其正性肌力作用，使衰竭心脏心排血量增加，血流动力学状态改善，消除交感神经张力的反射性增高，并增强迷走神经张力，因而减慢心率。此外，小剂量时提高窦房结对迷走神经冲动的敏感性，可增强其减慢心率作用。大剂量（通常接近中毒量）则可直接抑制窦房结、房室结和希

氏束而呈现窦性心动过缓和不同程度的房室传导阻滞。③心脏电生理作用：通过直接对心肌细胞和间接通过迷走神经的作用，降低窦房结的自律性；提高浦肯野纤维自律性；减慢房室结传导速度，延长其有效不应期，导致房室结隐匿性传导增加，可减慢心房纤颤或心房扑动的心室率；由于本品缩短心房有效不应期，当用于房性心动过速和房扑时，可能导致心房率的加速和心房扑动转为心房纤颤；缩短浦肯野纤维有效不应期。

（2）药动学　口服吸收约 75%，生物利用度片剂为 60%～80%，醑剂为 70%～85%，胶囊剂为 90% 以上。吸收后广泛分布到各组织，部分经胆道吸收入血，形成肝肠循环。表观分布容积为 6～10L/kg。蛋白结合率低，为 20%～25%。口服 0.5～2 小时起效，2～6 小时作用达高峰；毒性消失需 1～2 天，作用完全消失需 3～6 天。静脉注射 5～30 分钟起效，1～4 小时作用达高峰，持续作用 6 小时。治疗血药浓度 0.5～2.0ng/ml。消除半衰期为 32～48 小时。在体内转化代谢很少，主要以原型由肾排泄，尿中排出量为用量的 50%～70%。

【不良反应】（1）常见不良反应　出现新的心律失常、食欲缺乏或恶心、呕吐（刺激延髓中枢）、下腹痛、异常的无力软弱（电解质失调）。

（2）少见不良反应　视物模糊或"黄视"、腹泻（电解质平衡失调）、中枢神经系统反应如精神抑郁或错乱。

（3）罕见不良反应　嗜睡、头痛、皮疹、荨麻疹（过敏反应）。

（4）洋地黄中毒表现　心律失常最重要，最常见者为室性早搏，约占心脏反应的 33%。其次为房室传导阻滞，阵发性或非阵发性交界性心动过速，阵发性房性心动过速伴房室传导阻滞，室性心动过速，窦性停搏、心室颤动等。儿童心律失常比其他反应多见，但室性心律失常比成人少见。新生儿可有 P-R 间期延长。

【禁忌证】（1）对本品所含任何成分过敏者。

（2）任何强心苷制剂中毒者。

（3）室性心动过速、心室颤动患者。

（4）肥厚型梗阻性心肌病患者（若伴收缩功能不全或心房颤动仍可考虑）。

（5）预激综合征伴心房颤动或扑动患者。

【注意事项】（1）不能与钙注射剂合用。

（2）急性心肌梗死后的左心衰竭应少用或慎用。地高辛的主要缺点是缺乏正性心肌松弛作用，不利于舒张功能改善。

（3）本品可通过胎盘，故妊娠后期母体用量可能增加，分娩后 6 周剂量需渐减。

（4）本品可排入乳汁，哺乳期妇女应用需权衡利弊。

（5）新生儿对本品的耐受性不定，其肾清除减少。早产儿与未成熟儿对本品敏感，剂量需减少，按其不成熟程度而适当减小剂量。按体重或体表面积计算，1 月以上婴儿比成人需用量略大。早产儿、新生儿宜用 1/3 或 1/2 量，常见的不良反应为心律失常、恶心、呕吐、下腹痛、软弱、无力等。

（6）肝肾功能不全，表观分布容积减小或电解质平衡失调者，对本品耐受性低，须用较小剂量。

（7）下列情况应慎用　①低钾血症；②不完全性房室传导阻滞；③高钙血症；④甲状腺功能低下；⑤缺血性心脏病；⑥急性心肌梗死早期；⑦心肌炎活动期；⑧肾功能损害。

（8）用药期间应注意随访检查　①心电图；②血压；③心率及心律；④心功能监测；⑤血电解质尤其是钾、钙和镁；⑥肾功能；⑦疑有洋地黄中毒时应做地高辛血药浓度测定。

（9）有严重或完全性房室传导阻滞且伴正常血钾者的洋地黄化患者不应同时应用钾盐，但如同时应用噻嗪类利尿药时常须给予钾盐，以防止低钾血症。

（10）本品逾量及毒性反应的处理　轻度中毒者停用本品及利尿治疗。如有低钾血症而肾功能尚好，可以给钾盐。

（11）洋地黄化患者常对电复律极为敏感，应高度警惕。

【药物相互作用】　（1）与两性霉素 B、皮质激素或失钾利尿药如布美他尼、依他尼酸等同用时，可引起低血钾而致洋地黄中毒。

（2）与制酸药（尤其三硅酸镁）或止泻吸附药如白陶土与果胶、考来烯胺和其他阴离子交换树脂、柳氮磺吡啶或新霉素同用时，可抑制洋地黄强心苷吸收而导致强心苷作用减弱。

（3）与抗心律失常药、钙盐注射药、可卡因、泮库溴铵、萝芙木碱、琥珀胆碱或拟肾上腺素类药同用时，可因作用相加而导致心律失常。

（4）β 受体拮抗药与本品同用可导致房室传导阻滞而发生严重心动过缓，但并不排除用于单用洋地黄不能控制心室率的室上性快速心律。

（5）与奎尼丁同用，可使本品血药浓度提高一倍，甚至达到中毒浓度，提高程度与奎尼丁用量相关，合用后即使停用地高辛，其血药浓度仍继续上升，这是奎尼丁从组织结合处换出地高辛，减少其分布容积之故，一般两药合用时应酌减地高辛用量。

（6）与维拉帕米、地尔硫草或胺碘酮同用，由于降低肾及全身对地高辛的清除率而提高其血药浓度，可引起严重心动过缓。

（7）依酚氯铵与本品同用可致明显心动过缓。

（8）血管紧张素转换酶抑制剂及其受体拮抗剂、螺内酯均可使本品血药浓度增高。

（9）吲哚美辛可减少本品的肾清除，使本品半衰期延长，有洋地黄中毒危险，需监测血药浓度及心电图。

（10）与肝素同用时，由于本品可能部分抵消肝素的抗凝作用，需调整肝素用量。

（11）洋地黄化时静脉用硫酸镁应极其谨慎，尤其是也静脉注射钙盐时，可发生心脏传导变化和阻滞。

（12）红霉素由于改变胃肠道菌群，可增加本品在胃肠道吸收。

（13）甲氧氯普胺因促进肠运动而减少地高辛的生物利用度约 25%。溴丙胺太林因抑制肠蠕动而提高地高辛生物利用度约 25%。

【给药说明】　（1）地高辛中毒浓度为>2.0ng/ml。

（2）给予负荷量之前，需了解患者在 2～3 周之前是否服用任何洋地黄制剂，如有洋地黄残余作用需减少地高辛所用剂量，以免中毒。

（3）强心苷剂量计算应按标准体重，因脂肪组织不摄取强心苷。

（4）推荐剂量只是平均剂量，必须按患者需要调整每次剂量。

（5）肝功能不全者应选用不经肝脏代谢的地高辛。

（6）肾功能不全者选用洋地黄毒苷，因为尿中排泄的代谢产物大多是无活性的，并不影响本品的半衰期。

（7）心律失常需用电复律前应调整本品剂量，洋地黄化患者常对电复律更为敏感。

（8）透析不能迅速从体内去除本品。

（9）在本品引起严重或完全性房室传导阻滞时，不宜补钾。

（10）传统的治疗心力衰竭是在数日（1～3 日）内给本品较大剂量（负荷量）以达到洋地黄化。然后逐日给予维持量来弥补消除量。目前认为半衰期较长的本品（半衰期平均为 36 小时），每日口服 0.25mg，经 5 个半衰期（约 6～8 日）亦可达最终血药浓度（洋地黄化）的 96%，即达到治疗效果，又可避免洋地黄中毒。如不能达到治疗效果，可适当增加剂量。但如病情较急，为较快达有效浓度，仍需先给负荷量，但剂量需个体化。

（11）当患者由强心苷注射液改为本品时，为补偿药物间药动学差别，需要调整剂量。

（12）注射给药时最好选用静脉给药，因为肌内注射有明显局部反应，且作用慢、生物利用度差。

（13）出现心律失常者可用 ①氯化钾：静脉滴注，对消除异位心律往往有效。②苯妥英钠：该药能与强心苷竞争性争夺膜 Na^+,K^+-ATP 酶，因而有解毒效应。成人用 100～200mg 加注射用水 20ml 缓慢静脉注射，如情况不紧急亦可口服给药，每次 100mg，一日 3～4 次。③利多卡因：对消除室性心律失常有效，成人用 50～100mg 加入葡萄糖注射液中静脉注射，必要时可重复。④阿托品：成人用 0.5～2mg，皮下或静脉注射，对缓慢性心律失常者可用。⑤异丙肾上腺素：可以加快心率，用于如心动过缓或完全性房室传导阻滞有发生阿-斯综合征可能时，必要时可安置临时起搏器。⑥活性炭：用以吸附洋地黄苷。⑦依地酸钙钠以其与钙螯合的作用，也可用于治疗洋地黄所致的心律失常。⑧对可能有生命危险的洋地黄中毒可经膜滤器静脉给予地高辛免疫 Fab 片段，每 40mg 地高辛免疫 Fab 片段，大约结合 0.6mg 地高辛或洋地黄毒苷。

【用法与用量】 成人 （1）口服。①快速负荷法：每 6～8 小时给 0.25mg，总量 0.75～1.25mg；②缓慢用药法：0.125～0.5mg，每日 1 次，共 7 日；以后维持量，每日 1 次 0.125～0.5mg

（2）静脉注射负荷，0.25～0.5mg，用 5%葡萄糖注射液稀释后缓慢注射，以后可用 0.25mg，每隔 4～6 小时按需注射，但每日总量不超过 1mg；不能口服需静脉注射者，其维持量为 0.125～0.25mg，每日 1 次。

儿童 （1）口服 本品总量，①早产儿 0.02～0.03mg/kg；②1 月以下新生儿 0.03～0.04mg/kg；③1 月～2 岁，0.05～0.06mg/kg；④2～5 岁，0.03～0.04mg/kg；⑤5～10 岁，0.02～0.035mg/kg；⑥10 岁或 10 岁以上，照成人常用量。本品总量分 3 次或每 6～8 小时给予。维持量为总量的 1/5～1/3，分 2 次，每 12 小时 1 次或每日 1 次。在小婴幼儿（尤其早产儿）需仔细滴定剂量和密切监测血药浓度和心电图。

（2）静脉注射 按下列剂量分 3 次或每 6～8 小时给予。①早产新生儿按体重 0.015～0.025mg/kg；②足月新生儿按体重 0.02～0.03mg/kg；③1 月～2 岁按体重 0.04～0.05mg/kg；④2～5 岁按体重 0.025～0.035mg/kg；⑤5～10 岁按体重 0.015～0.03mg/kg；⑥10 岁或 10 岁以上照成人常用量。维持量：洋地黄化后 24 小时内开始。早产新生儿为洋地黄化总量的 20%～30%，分 2～3 次等份给

予；足月新生儿、婴儿和 10 岁以下小儿，为洋地黄化总量的 25%～35%，分 2～3 次等份给予；10 岁或 10 岁以上，为洋地黄化总量的 25%～35%，每日 1 次。在小婴幼儿（尤其早产儿）需仔细滴定剂量和密切监测血药浓度和心电图。

【制剂与规格】 地高辛片：0.25mg。

地高辛注射液：2ml:0.5mg。

地高辛口服溶液：（1）10ml:0.5mg；（2）30ml:1.5mg；（3）50ml:2.5mg；（4）100ml:5mg（主要用于儿童）。

去乙酰毛花苷 [药典（二）；国基；医保（甲）]
Deslanoside

【适应证】 ①心力衰竭。由于其作用较快，适用于急性心功能不全或慢性心功能不全急性加重的患者。②控制伴快速心室率的心房颤动、心房扑动患者的心室率。③终止室上性心动过速起效慢，已少用。

【药理】 （1）药效学 本品为毛花苷 C 的脱乙酰基衍生物，为常用的注射用速效洋地黄类药物。药理作用参阅"地高辛"。

（2）药动学 口服很少吸收，故静脉注射给药。蛋白结合率低，为 25%，可迅速分布到各组织。静脉注射后 10～30 分钟起效，1～3 小时作用达高峰，作用持续时间 2～5 小时。消除半衰期为 33～36 小时。3～6 日作用完全消失。本品在体内转化为地高辛，经肾脏排泄。由于排泄较快，蓄积较少。

【不良反应】 参阅"地高辛"。

【禁忌证】 （1）任何强心苷制剂中毒患者。

（2）室性心动过速、心室颤动患者。

（3）肥厚型梗阻性心肌病患者（若伴收缩功能不全或心房颤动仍可考虑）。

（4）预激综合征伴心房颤动或扑动患者。

【注意事项】 参阅"地高辛"。

儿童 静脉注射困难可肌内注射，但作用较慢。

【药物相互作用】 参阅"地高辛"。

【给药说明】 参阅"地高辛"。

【用法与用量】 成人 静脉注射。用 5%葡萄糖注射液稀释后缓慢静脉注射，首剂 0.4～0.6mg，以后每 2～4 小时可再给 0.2～0.4mg，总量 1～1.6mg。2 周内用过洋地黄制剂者，剂量酌减。

儿童 按下列剂量分 2～3 次间隔 3～4 小时给予。早产儿和足月新生儿或肾功能减退、心肌炎患儿，肌内或静脉注射按体重 0.020mg/kg，2 周～3 岁，按体重 0.025mg/kg。本品静脉注射获满意疗效后，可改用地高

辛常用维持量以保持疗效。

【制剂与规格】 去乙酰毛花苷注射液：2ml:0.4mg。

洋地黄毒苷
Digitoxin

【适应证】 心力衰竭，由于其作用慢而持久，适用于慢性心功能不全患者长期服用。尤其适用于伴有肾功能损害的充血性心力衰竭患者。

【药理】 (1)药效学 参阅"地高辛"。

(2)药动学 口服吸收比较完全(96%以上)，吸收后部分进入肝肠循环经胆管排泄入肠，再由肠道吸收。表观分布容积约 0.5L/kg，蛋白结合率很高，约为 97%。口服后 1～4 小时起效，8～14 小时作用达高峰，作用持续约 14 天。治疗血药浓度为 13～25ng/ml，消除半衰期为 120～216 小时。本品主要经肝微粒体酶代谢清除，故肝微粒体酶诱导药可促进其代谢。代谢速率存在个体差异，清除半衰期长短有差异，一般为 4～7 天，经肾排泄量 20%～30%。本品吸收后部分进入肝肠循环经胆管排泄入肠。再由肠道吸收，故其原型随粪排出量仅 10%～20%。肝功能不良时，其肝外消除途径增强，故消除半衰期稍延长。洋地黄毒苷中毒浓度为>35ng/ml。

【不良反应】 参阅"地高辛"。

【禁忌证】 参阅"地高辛"。

【注意事项】 注意肝功能不良时应减量，其余参阅"地高辛"。

儿童 过量出现食欲缺乏、恶心、呕吐、黄视以及室性早搏、房室传导阻滞等各种心律失常。

【药物相互作用】 (1)利血平可增加洋地黄对心脏的毒性反应，引起心律失常，对洋地黄毒苷则使其排泄增加，故二者与利血平合用时须加警惕。

(2)同时服用苯妥英钠、苯巴比妥、保泰松、利福平会使血中洋地黄毒苷浓度降低 50%。其余参阅"地高辛"。

【给药说明】 参阅"地高辛"。

【用法与用量】 口服。成人负荷总量 0.7～1.2mg，每 6～8 小时给 0.05～0.1mg；维持量每日 0.05～0.1mg。

儿童 口服。洋地黄化按下列剂量分 3 次或每 6 小时给予。早产儿或足月新生儿，按体重 0.022mg/kg 或按体表面积 0.3～0.35mg/m²；2 周～1 岁，按体重 0.045mg/kg；2 岁及 2 岁以上，按体重 0.03mg/kg。维持量为洋地黄化总量的 1/10，每日 1 次。

【制剂与规格】 洋地黄毒苷片：0.1mg。

毒毛花苷 K [医保(甲)]
Strophanthin K

【适应证】 ①心力衰竭，适用急性心功能不全或慢性心功能不全急性加重者，尤其适用于洋地黄无效者。②心率正常或心率缓慢的急性心力衰竭，合并心室颤动者。

【药理】 (1)药效学 参阅"地高辛"。

(2)药动学 口服经胃肠道不易吸收(3%～10%)且吸收不规则，不宜口服。静脉注射作用迅速，蓄积性较低，对迷走神经作用很小，静脉注射后 5～15 分钟生效，1～2 小时达最大效应，作用维持 1～4 天。可分布于心、肝、肾等组织中。血浆蛋白结合率仅 5%。以原型经肾排泄。清除半衰期约 21 小时。

【不良反应】 参阅"地高辛"。

【注意事项】 参阅"地高辛"。

儿童 (1)心脏及血管有器质性病变、心内膜炎、急慢性肾炎忌用。

(2)急性心肌炎慎用。

【药物相互作用】 (1)注意本品不宜与碱性溶液配伍。

(2)不宜与钙剂同用。

其他参阅"地高辛"。

【给药说明】 注意本品不宜与碱性溶液配伍。参阅"地高辛"。

【用法与用量】 成人 静脉注射。常用量：首剂 0.125～0.25mg，加入 5%葡萄糖液 20～40ml 内缓慢注入(时间不少于 5 分钟)，2 小时后按需要重复再给一次 0.125～0.25mg，总量每天 0.25～0.5mg。极量：静脉注射一次 0.5mg，一日 1mg。病情好转后，可改用洋地黄口服制剂。成人致死量为 10mg。

儿童 常用量：按体重 0.007～0.01mg/kg 或按体表面积 0.3mg/m²，首剂给予一半剂量，其余分成几个相等部分，间隔 0.5～2 小时给予。

【制剂与规格】 毒毛花苷 K 注射液：1ml:0.25mg。

盐酸奥普力农 [医保(乙)]
Olprinone Hydrochloride

【适应证】 用于其他药物治疗疗效不佳的急性心力衰竭的短期静脉治疗。

【药理】 (1)药效学 本品为磷酸二酯酶(PDE)Ⅲ抑制药，具有正性肌力和血管扩张作用，主要通过抑制 PDE，使心肌细胞内环磷酸腺苷(cAMP)浓度升高、细胞内钙含量增加、心肌收缩力增强、心排血量增加。

(2)药动学 健康成年男子于 5 分钟内恒速静脉注射本品 $1.25\sim50\mu g/kg$，给药期间血药浓度随给药量增加而升高，曲线下面积(AUC)亦随给药量增加而增加。健康成年男子(3~4 名)于 5 分钟内恒速静脉注射本品 $2.5\sim50\mu g/kg$，给药后 48 小时内以原型药物随尿液的排泄量为给药量的 70%~80%。静脉给予本品后原型药物在血浆中的消除呈二室模型，α 相半衰期为 7.0 分钟、β 相为 57 分钟。

【不良反应】 (1)心血管系统 心律失常(如心室颤动、心动过速、室上性或室性期前收缩)、血压下降、心悸(发生率均不足 0.1%~5%)。

(2)呼吸系统 低氧血症(不足 0.1%)。

(3)泌尿生殖系统 肾功能障碍、尿量减少(均不足 0.1%~5%)。

(4)神经系统 头痛、头重感。

(5)消化系统 呕吐(不足 0.1%~5%)。

(6)血液系统 血小板减少、贫血、白细胞减少或增多(均不足 0.1%~5%)。

(7)过敏反应、皮疹(不足 0.1%)。

(8)眼结膜充血。

(9)其他热感、潮热。

【禁忌证】 (1)肥厚型梗阻性心肌病患者(可能加重左心室流出道狭窄)。

(2)妊娠期妇女或可能妊娠的妇女。

【注意事项】 用药前需纠正电解质紊乱、体液不足，同时加强呼吸管理。如出现心律失常、血压下降、低氧血症，须减量或停药，并给予妥善处理；如出现肾功能异常、皮疹，须停药，并给予妥善处理。用药前后及用药时应当检查或监测用药期间需监测心率、血压、心电图、尿量、体液和电解质平衡，如有可能，还应监测肺动脉楔压、心输出量和血氧。

【药物相互作用】 与儿茶酚胺类强心药(如多巴胺、多巴酚丁胺)、考福新酯(腺苷酸环化酶激活药)合用可相互增强强心作用，但发生心律失常的风险亦增加。

【给药说明】 给药方式说明 本品静脉给药。

(1)患者症状改善且病情稳定后，应改用其他治疗方法。如使用本品后 120 分钟，患者的临床症状仍未改善，须停药，并给予妥善处理。

(2)尚缺乏长时间使用本品的经验，给药时间超过 3 小时，不良反应的发生率有增多的倾向，故用药时间超过 3 小时需密切观察。

注射液的配制 (1)静脉注射液 本品注射液可不经稀释直接注射；或以 0.9%氯化钠注射液或葡萄糖注射液稀释后注射。

(2)静脉滴注液 本品注射液以 0.9%氯化钠注射液或葡萄糖注射液稀释。

【用法与用量】 静脉给药。先以 $10\mu g/kg$ 的剂量缓慢静脉注射，注射时间为 5 分钟。随后以 $0.1\sim0.3\mu g/(kg\cdot min)$ 的速率静脉滴注。应根据病情适当增减剂量，必要时静脉滴注速率可增至 $0.4\mu g/(kg\cdot min)$，最大日剂量为 0.6mg/kg。

肾损伤 肾功能损害者静脉滴注的初始速率为 $0.1\mu g/(kg\cdot min)$。

老年人 老年人静脉滴注的初始速率为 $0.1\mu g/(kg\cdot min)$。

【制剂与规格】 盐酸奥普力农注射液：5ml:5mg。

氨力农 [药典(二)]
Amrinone

【适应证】 对洋地黄、利尿药、血管扩张药治疗无效或效果欠佳的各种原因引起的急、慢性顽固性充血性心力衰竭的短期治疗。

【药理】 (1)药效学 本品是一种磷酸二酯酶抑制药，兼有正性肌力作用和血管扩张作用。本品正性肌力作用主要是通过抑制磷酸二酯酶，使心肌细胞内环磷酸腺苷(cAMP)浓度增高，细胞内钙增加，心肌收缩力加强，心排血量增加，与肾上腺素 β_1 受体或心肌细胞 Na^+、K^+-ATP 酶无关。其血管扩张作用可能是直接作用于小动脉所致，从而可降低心脏前、后负荷，降低左心室充盈压，改善左室功能，增加心脏指数，但对平均动脉压和心率无明显影响。本品可使房室结功能和传导功能增强，故对伴有传导阻滞的患者较安全。本品口服时不良反应较重，长期用药不但强心疗效不明显，不良反应却增加，故不宜口服。

(2)药动学 静脉注射 2 分钟内起效，10 分钟作用达高峰，作用持续 1~1.5 小时。血浆分布半衰期约 4.6 分钟，清除半衰期为 2~5 小时(平均 3.6 小时)，蛋白结合率较低，为 10%~20%。10%~40%通过肾脏以原药排泄，其余部分主要在肝脏中乙酰化，以数种代谢物形式排泄。

【不良反应】 可有胃肠道反应，如食欲缺乏、恶心、呕吐等。亦可有室性心律失常，低血压等心血管反应。大剂量长期应用时可有血小板减少，常于用药后 2~4 周出现，但减量或停药后即好转。亦可有肝肾功能损害等。偶可见过敏反应，出现发热、皮疹、偶有胸痛、呕血、肌痛、精神症状、静脉炎及注射局部刺激。

【禁忌证】 对本品所含成分过敏、严重低血压患者禁用。

【注意事项】 (1)不宜用于严重瓣膜狭窄病变及肥厚型梗阻性心肌病患者。急性心肌梗死或其他急性缺血性心脏病患者慎用。

(2)用药期间应监测血压、心率、心律,保持水、电解质平衡。

(3)应监测血小板计数和肝肾功能变化。

(4)哺乳妇女及儿童,使用时应慎重。

(5)合用强利尿药时,可使左室充盈压过度下降,需注意水、电解质平衡。

(6)静脉给药只限用于对其他治疗无效的心力衰竭。

(7)对房扑、房颤患者,因可增加房室传导作用导致心室率增快,宜先用洋地黄制剂控制心室率。

【药物相互作用】 (1)与丙吡胺同用可导致血压过低。

(2)与硝酸异山梨酯合用有相加效应。

(3)本品有加强洋地黄的正性肌力作用,故应用期间不必停原用的洋地黄。

【给药说明】 (1)静脉注射液不能用含右旋糖酐或葡萄糖的溶液稀释,可用氯化钠注射液稀释成 1～3mg/ml。

(2)不能与呋塞米合并输注(产生沉淀)。

(3)长期口服由于副作用大,甚至可导致死亡率增加,口服制剂已不再应用。现只限用于对其他治疗无效的心力衰竭短期静脉制剂应用。

(4)应用本品期间不增加洋地黄的毒性,不增加心肌耗氧量,未见对缺血性心脏病增加心肌缺血的征象,故不必停用洋地黄、利尿药及血管扩张药。

【用法与用量】 静脉注射。成人负荷量:0.5～1.0mg/kg,5～10 分钟缓慢静脉注射,继续以 5～10μg/(kg·min)静脉滴注,单次剂量最大不超过2.5mg/kg,每日最大量<10mg/kg。疗程不超过 2 周。应用期间不增加洋地黄的毒性,不增加心肌耗氧量,未见对缺血性心脏病增加心肌缺血的征象,故不必停用洋地黄、利尿剂及血管扩张剂。

儿童 静脉注射、静脉滴注 首剂 0.75mg/kg(在 2～3 分钟内注完);再以每分钟 5～10μg/kg 的速度静脉滴注维持 7～10 日。一日最大量≤10mg/kg。

【制剂与规格】 氨力农注射液:10ml:50mg。
注射用氨力农:(1)50mg;(2)100mg。

米力农 [药典(二);医保(乙)]
Milrinone

【适应证】 (1)CDE 适应证 急性失代偿性心力衰竭患者的短期静脉治疗。

(2)超说明书适应证 ①治疗羊水栓塞引起的肺动脉高压;②儿童血流动力学改变为高动力高阻力型的第 3 期手足口病;③治疗慢性心力衰竭;④治疗儿童低排高阻型脓毒性休克;⑤急性循环衰竭。

【药理】 (1)药效学 本品为氨力农的同类物,作用机制与氨力农相同。兼有正性肌力作用和血管扩张作用,但其作用较强,为氨力农的10～30 倍,耐受性较好,对动脉血压和心率无明显影响。米力农的心血管效应还与剂量有关,小剂量时主要表现为正性肌力作用,但当剂量加大,逐渐达到稳定状态的最大正性肌力效应时,其扩张血管作用也可随剂量的增加而逐渐增强。

(2)药动学 静脉给药 5～15 分钟生效,主要在肝脏代谢失活。代谢产物80%从尿中排泄。消除半衰期为2～3 小时。蛋白结合率 70%。

【不良反应】 较氨力农少见。少数有头痛、室性心律失常、无力、血小板计数减少等。过量时可有低血压、心动过速。

【禁忌证】 对本品所含成分过敏、严重低血压患者禁用。

【注意事项】 (1)用药期间应监测心率、心律、血压、必要时调整剂量。

(2)不宜用于严重瓣膜狭窄病变及肥厚型梗阻性心肌病患者。急性缺血性心脏病患者慎用。

(3)合用强利尿剂时,可使左室充盈压过度下降,且易引起水、电解质失衡。

(4)对房扑、房颤患者,因可增加房室传导作用导致心室率增快,宜先用洋地黄制剂控制心室率。

(5)低血压、心动过速、心肌梗死慎用。

(6)肝肾功能损害者慎用。

【药物相互作用】 参阅"氨力农"。

【给药说明】 本品在溶媒中成盐速度较慢,需温热、振摇、待溶解完全后,方可稀释使用。静脉注射用氯化钠注射液稀释成 1～3mg/ml。

【用法与用量】 成人 静脉给药。负荷量 25～75μg/kg,5～10 分钟缓慢静脉注射,以后以每分钟 0.25～1.0μg/kg静脉滴注维持。每日最大剂量不超过 1.13mg/kg。疗程不超过 2 周。

儿童 静脉给药。25～50μg/kg,5～10 分钟缓慢静脉注射，以后以每分钟 0.25～1.0μg/kg 维持，疗程不超过2周。

【制剂与规格】　米力农注射液：5ml:5mg；10ml:10mg。

盐酸多巴酚丁胺 [药典(二)；国基；医保(甲)]
Dobutamine Hydrochloride

【适应证】　①器质性心脏病时心肌收缩力下降引起的心力衰竭，作为短期正性肌力支持治疗；②心脏直视手术后所致的低排血量综合征；③放射性核素心肌灌注现象及超声心动图药物负荷用药。

【药理】　(1)药效学　①对心肌产生正性肌力作用，主要作用于 β_1 受体，对 β_2 及 α 受体作用相对较小；②能直接激动心脏 β_1 受体以增强心肌收缩和增加搏出量，使心排血量增加；③可降低外周血管阻力(后负荷减少)，但收缩压和脉压一般保持不变，或仅因心排血量增加而有所增加；④能降低心室充盈压，促进房室结传导；⑤心肌收缩力有所增强，冠状动脉血流及心肌耗氧量常增加；⑥由于心排血量增加，肾血流量及尿量常增多；⑦本品与多巴胺不同，多巴酚丁胺并不间接通过内源性去甲肾上腺素的释放，而是直接作用于心脏。多巴酚丁胺增加心输出量的作用通常不伴随心率增加(偶有心动过速)，但心搏量通常增加。

(2)药动学　口服无效。静脉注射1～2分钟内起效，如缓慢静脉滴注可延长到10分钟，一般静脉注射后10分钟作用达高峰，持续数分钟。表观分布容积为0.2L/kg，清除率为244L/小时，消除半衰期约为2分钟，在肝脏代谢成无活性的化合物。代谢物主要经肾脏排出。

【不良反应】　(1)可有心悸、恶心、头痛、胸痛、气短等。如出现收缩压增加[多数增高 1.33～2.67kPa(10～20mmHg)，少数升高 6.67kPa(50mmHg)或更多]，心率增快(多数在原来基础上每分钟增加5～10次，少数可增加30次以上)者，与剂量有关，应减量或暂停用药。

(2)本品能促进房室传导。房颤或房扑患者用药后可能出现心室率增快，故用药前先给地高辛，以免发生快速心室率反应。

(3)本品可能会促进或加剧心室的异位活动，极少数情况下它会引发室性心动过速或室颤。约5%患者于给药过程中可诱发或加重室性异位搏动，减量可获迅速纠正。

(4)偶有皮疹、发热、嗜酸粒细胞增多以及支气管痉挛等过敏反应和静脉炎、血小板减少症的病例报道。

【禁忌证】　(1)对本品有过敏史者。

(2)特发性肥厚性主动脉下狭窄患者。

【注意事项】　(1)交叉过敏反应　对其他拟交感药过敏，可能对本品也敏感。

(2)对妊娠的影响　在动物应用未发生问题，但在妊娠期妇女中尚未进行足够的以及具有良好对照的研究，妊娠期妇女使用应权衡利弊。本品对分娩的影响尚不明确。

(3)本品是否排入乳汁未定，哺乳妇女用药须谨慎，治疗期间应停止哺乳。

(4)本品在老年人中研究尚未进行，但应用预期不受限制。

(5)肥厚型梗阻性心肌病不宜使用，以免加重梗阻。

(6)下列情况应慎用　①心房颤动，多巴酚丁胺能加快房室传导，心室率加速，如须用本品，应先给予洋地黄类药；②高血压可能加重；③严重的机械性梗阻，如重度主动脉瓣狭窄，多巴酚丁胺可能无效；④低血容量时应用本品可加重，故用前须先加以纠正；⑤室性心律失常可能加重；⑥心肌梗死后，使用大量本品可能使心肌氧需增加而加重缺血。

(7)用药期间应定时或连续监测心电图、血压、心排血量，必要或可能时监测肺嵌压。

(8)在连续滴注时间延长时会发生对盐酸多巴酚丁胺的部分耐受，并且在72小时达到有统计学显著性差异的水平。在患有充血性心力衰竭的患者中，连续滴注盐酸多巴酚丁胺72小时心排血量的反应相当于滴注2小时末时的70%。这一现象可能是由于 β 肾上腺素能受体数量减少(下调)造成的。

(9)像其他 β_2 受体激动药一样，多巴酚丁胺能够使血清钾浓度产生轻度的下降，但极少达到低钾血症的水平。因此，应当考虑对血清钾予以监测。

(10)通常应逐渐减量，不应突然停药。

儿童　(1)可有心悸、恶心、头痛、胸痛、气短等，药液漏出血管外可引起局部缺血、坏死。儿童使用本品时，需进行严密的监测，密切注意药效变化。

(2)本品用于早产儿升高血压时，在不导致过度的心动过速的情况下，其疗效弱于罗巴胺对已接受多巴胺最佳治疗的早产儿，本品无增效作用。

【药物相互作用】　(1)与全麻药尤其环丙烷或氟烷等同用，室性心律失常发生的可能性增加。

(2)与 β 受体拮抗药同用，可拮抗本品对 β_1 受体的作用，导致 α 受体作用占优势，外周血管的总阻力加大。

(3)与硝普钠同用，可导致心排血量微增，肺嵌压略降。

【给药说明】　(1)用药前应先补充血容量，纠正低血容量。药液的浓度随用量和患者所需液体量而定，但不应超过 5mg/ml。治疗时间和给药速度按患者的治疗效应而调整，可依据心率、血压、尿量以及是否出现异位搏动等情况。如有可能应测定中心静脉压、肺嵌压和心排血量。

(2) 不得将盐酸多巴酚丁胺加入到含有 5%碳酸氢钠或其他任何强碱性溶液中。由于可能存在物理上的不相容性，建议不要将其他药物与盐酸多巴酚丁胺混合在同一种溶液中。不得将盐酸多巴酚丁胺与其他药物或含有亚硫酸氢钠及乙醇的稀释液共同注射。

(3) 配制好的静脉输注液必须在 24 小时内使用。

【用法与用量】 成人 静脉滴注。250mg 加入 5% 葡萄糖注射液 250～500ml 中稀释后滴注，每分钟 2.5～10μg/kg。在每分钟 15μg/kg 以下的剂量时，心率和外周血管阻力基本无变化；偶用每分钟>15μg/kg，但需注意过大剂量仍然有可能加速心率并产生心律失常。

儿童 持续静脉滴注。剂量 2～20μg/(kg·min)。配制方法参阅"多巴胺"，根据病情调节至所需的速度，一般从小剂量开始，视病情调整剂量。

【制剂与规格】 盐酸多巴酚丁胺注射液：2ml:20mg。

左 西 孟 旦 [医保(乙)]
Levosimendan

【适应证】 (1)CDE 适应证 适用于传统治疗(利尿剂、血管紧张素转换酶抑制剂和洋地黄类)疗效不佳，并且需要增加心肌收缩力的急性失代偿心力衰竭(ADHF)的短期治疗。

(2) 超说明书适应证 ①治疗围术期低心排血量综合征；②儿童手足口病引起的血压降低的替代治疗；③感染性休克、严重脓毒症、脓毒性休克的循环功能支持，适用于经充足的液体复苏并获得足够的平均动脉压但心排血量仍低的患者。

【药理】 (1)药效学 本品是钙增敏剂，以钙离子浓度依赖的方式与心肌肌钙蛋白 C 结合而产生正性肌力作用，增强心肌收缩力，但不影响心室舒张；同时本品可通过使 ATP 敏感的 K^+ 通道(KATP)开放而产生血管舒张作用，使得冠状动脉阻力血管和静脉容量血管舒张，从而改善冠脉的血流供应，另外它还可以抑制磷酸二酯酶Ⅲ。在心衰患者中，左西孟旦的正性肌力和扩血管作用可以使心肌收缩力增强，降低前后负荷，而不影响其舒张功能。

(2)药动学 其药代动力学在治疗的剂量范围(每分 0.05～0.2μg/kg)内呈线性关系。分布容积(V_{ss})大约为 0.2L/kg。97%～98%的左西孟旦与血浆蛋白结合，主要

是白蛋白。活性代谢产物 OR-1896 的蛋白结合率为 40%。左西孟旦可以完全代谢，以原型从尿和粪便中排泄的药物的数量几乎可忽略不计。主要通过与环化或 N-乙酰化的半胱氨酰甘氨酸和半胱氨酸结合而代谢。大约有 5%在肠道通过还原成为氨基哒嗪酮(OR-1855)，其在再吸收后通过 N-乙酰基转移酶代谢成为活性代谢产物 OR-1896。乙酰化水平由遗传决定。快速乙酰化者的活性代谢物 OR-1896 的浓度稍微高于慢乙酰化者，但对于推荐剂量范围的临床药效没有影响。体外研究显示，它具有中度的 CYP2D6 抑制作用，但在推荐的使用剂量时及其代谢产物对 CYP1A1、CYP1A2、CYP2A6、CYP2C9、CYP2C19、CYP2E1、CYP3A4 不具有抑制作用。药物排泄的清除率为每分钟 3.0ml/kg，半衰期大约为 1 小时。54%自尿中排泄，44%自粪便排泄，大于 95%的药物在 1 周内可以被排泄。形成的循环的代谢物为 OR-1855 和 OR-1896，它们排泄得比较慢。在停止注射后大约 2 天，可以达到血浆峰浓度。代谢物的半衰期为大约 75～80 小时。活性代谢物 OR-1896 的排除情况还不能完全确定。

【不良反应】 最常见的是头痛、低血压和室性心动过速，常见的有低钾血症、失眠、头晕、心动过速、室性早搏、心衰、心肌缺血、恶心、便秘、腹泻、呕吐、血红蛋白减少。

【禁忌证】 (1)对左西孟旦或其他任何辅料过敏的患者。

(2) 显著影响心室充盈和(或)射血功能的机械性阻塞性疾病。

(3) 严重的肝、肾(肌酐清除率<30ml/min)功能损伤的患者。

(4) 严重低血压和心动过速患者。

(5) 有尖端扭转型室性心动过速(TdP)病史的患者。

【注意事项】 (1)其初期的血流动力学效应可能引起心收缩压和舒张压的降低，因此，对于基础收缩压或舒张压较低的患者，或存有低血压风险的患者应谨慎使用，推荐使用较保守的剂量范围，应根据患者的自身状况和反应来调整剂量和用药时间。

(2) 左西孟旦用药前应纠正严重的血容量减少症状，如果出现血压或心率过度变化，应降低滴注速率或停止滴注。

(3) 本品血流动力学效应确切的持续时间尚未确定，一般持续 7～10 天。部分归因于活性代谢物的存在，其在停止滴注后 48 小时达到最大血药浓度。滴注结束后，无创监测至少应持续 4～5 天，监测应持续到血压降到最低值并开始升高。如果出现血压持续下降的迹象则需监测 5

天以上，如果患者的临床症状稳定，监测期可少于 5 天。轻中度肾功能损伤和肝功能损伤患者需要延长监测期。

（4）由于肾功能损伤患者体内活性代谢物消除的数据有限，因此在用于有轻、中度肾功能损伤的患者时要特别谨慎，肾功能损伤可能会导致活性代谢物浓度增加，从而引起更明显、更持久的血流动力学效应。严重肾功能损伤(肌酐酸清除率<30ml/min)患者禁止使用本品。用于轻中度肝功能损伤的患者时要特别谨慎，肝功能损伤可能导致活性代谢物暴露时间延长，从而引起更明显、更持久的血流动力学效应。严重肝功能损伤患者禁止使用本品。

（5）本品可能会引起血钾浓度的降低，因此在用药前应纠正患者的血钾浓度异常且在治疗中应监测血钾浓度。同其他治疗心衰药物同时应用时，输注左西孟旦可能会引起血红蛋白和红细胞压积降低，因此缺血性心脏病合并贫血的患者应谨慎使用。

（6）心动过速、心房颤动，或致命性心律失常的患者应谨慎使用本品。

（7）重复使用本品的经验有限；左西孟旦与其他心血管活性药物包括血管收缩剂(地高辛除外)共同使用的经验有限。应对患者进行获益风险评价后确定用药方案。

（8）对于冠状动脉缺血发病期、任何原因的长 Q-Tc 间期患者，或同时使用延长 Q-Tc 间期药物者，应谨慎使用本品，并应进行心电图监测。

（9）左西孟旦用于心源性休克的研究尚未进行。没有以下疾病使用本品的信息：限制型心肌病、肥厚型心肌病、严重二尖瓣关闭不全、心肌破裂、心脏压塞、右心室梗死和 3 个月内有潜在致命性心律失常的患者。

（10）本品用于术后心衰、待进行心脏移植的严重心衰患者的经验较少。

儿童 由于用于儿童和 18 岁以下青少年的经验非常有限，因此，本品不能用于儿童。

妊娠 没有左西孟旦用于孕妇的经验。由于动物实验表明左西孟旦对胎儿形成期有毒性，因此孕妇使用时应权衡利弊后再使用。

哺乳期 目前尚不知左西孟旦是否在母乳中有排泄，因此哺乳期妇女在滴注左西孟旦后 14 天内不可进行授乳。

【药物相互作用】 由于左西孟旦有引起低血压的风险，与其他血管活性药物同时滴注时应谨慎。健康志愿者同时使用左西孟旦与单硝酸异山梨酯时发生体位性低血压的反应明显增强。

【给药说明】 本品仅用于住院患者，使用时应当有适当的医疗监测设备并且具有使用正性肌力药物的经验。本品在给药前需稀释。本品仅用于静脉滴注，可通过外周或中央静脉输注给药。治疗剂量和持续时间应根据患者的一般情况和临床表现进行调整。

【用法与用量】 治疗的初始负荷剂量为 6～12μg/kg，时间应大于 10 分钟，之后应持续静脉滴注每分钟 0.1μg/kg。对于同时应用血管扩张剂和(或)正性肌力药物的患者，治疗初期的推荐负荷剂量为 6μg/kg。较高的负荷剂量会产生较强的血流动力学效应，并可能导致不良反应发生率短暂升高。在负荷剂量给药时以及持续给药开始 30～60 分钟内，密切观察患者的反应，如反应过度(低血压、心动过速)，应将滴注速率减至每分 0.05μg/kg 或停止给药。如初始剂量耐受性好且需要增强血流动力学效应，则输注速率可增至每分 0.2μg/kg。

对处于急性失代偿期的严重慢性心衰患者，持续给药时间通常为 24 小时。在左西孟旦停药后，未发现有耐药和反弹现象。血流动力学效应至少可持续 24 小时，停药后，此效应可能持续 9 天。

稀释后的左西孟旦输液单独滴注。输液配制后应在 24 小时内使用。

0.025mg/ml 输液的配制方法：将左西孟旦注射液 5ml 与 5%葡萄糖注射液 500ml 混合。

0.05mg/ml 输液的配制方法：将左西孟旦注射液 10ml 与 5%葡萄糖注射液 500ml 混合。

【制剂与规格】 左西孟旦注射液：5ml:12.5mg。

第二节 血管活性药

人体组织器官的血液灌注取决于三个重要因素：血容量、血管阻力和血压。休克时由于上述三个因素的变化而造成组织灌注不足。在休克的治疗中，用血管活性药物调整血管阻力占重要地位。按药物对血管的最后作用可以分为血管收缩药和血管扩张药两大类。血管收缩药习称升压药，以兴奋 α 受体为其主要作用，包括去甲肾上腺素、间羟胺、去氧肾上腺素、甲氧明、美芬丁胺；

其中去甲肾上腺素、间羟胺、美芬丁胺还兼有轻微的 β1 受体激动作用。目前比较常用的是去甲肾上腺素、间羟胺和去氧肾上腺素，去甲肾上腺素作用强烈而短暂，间羟胺作用缓和而持久。血管收缩药主要用于小动脉扩张的低阻抗休克如神经源性休克、过敏性休克，也以较小剂量用于心源性休克，至于感染性休克和低血容量性休克则仅在来不及补足血容量时短期应用，以维持一定的动脉压，保证心脑血液灌注。应用血管收缩药的临床指征为皮肤温暖、无发绀、尿量中等，或血管扩张药无效者。用时以能维持血压而无末梢血管痉挛为宜，过量应用时可能加重微循环障碍。血管扩张药包括多巴胺受体活性药、β受体激动药和α受体拮抗药。多巴胺受体活性药主要是多巴胺和多巴酚丁胺。多巴胺在小、中剂量时以其收缩皮肤黏膜血管而选择性扩张脑、肾、冠状血管为其优点，兼有心脏β受体激动作用，大剂量时则显示α受体激动作用。而多巴酚丁胺则以心脏正性肌力作用为主，宜用于心源性休克。β受体激动药主要指异丙肾上腺素，扩张血管、激动心脏β受体，但使心率加速。肾上腺素同时具有激动α受体和β受体的作用，因此除了休克的治疗外，目前广泛应用于心肺复苏，但其疗效证据一直有争议。α受体拮抗药包括酚妥拉明、酚苄明。由于本类药物目前主要用于高血压领域，故不再列入血管活性药介绍。除上述各种血管扩张药外，阿托品及莨菪碱类也用于治疗感染性休克，主要作用为解除小血管痉挛。

盐酸肾上腺素 [药典(二)；国基；医保(甲)]
Adrenaline Hydrochloride
(Epinephrine Hydrochloride)

【适应证】 (1)CDE适应证 主要适用于因支气管痉挛所致严重呼吸困难，如支气管哮喘。可迅速缓解药物等引起的过敏性休克，亦可用于延长浸润麻醉用药的作用时间。各种原因引起的心脏骤停进行心肺复苏的主要抢救用药。

(2)国外适应证 ①过敏反应：用于Ⅰ型过敏反应，包括可能来自昆虫叮咬、食物、药物、血清、诊断测试物质和其他过敏原导致的过敏反应，以及特发性或运动引起的过敏反应。②脓毒血症休克相关低血压：肾上腺素可增加成人脓毒血症休克相关低血压患者的平均动脉血压。③用于眼内手术中瞳孔散大的诱导和维持。

(3)超说明书适应证 ①治疗儿童扩容难以纠正性低血压或休克。②治疗对阿托品、安置起搏器无效的症状性心动过速。

【药理】 (1)药效学 本品兼有α受体和β受体激动作用，效应包括①扩张支气管：通过作用于β₂肾上腺素受体以松弛支气管平滑肌，解除支气管痉挛；通过作用于α肾上腺素受体使支气管动脉收缩，消除充血水肿，改善通气量；并抑制肥大细胞释放组胺等过敏性物质。②激动心脏：作用于心脏β肾上腺素受体，加强心肌收缩力、加快心率、加速传导、提高心肌兴奋性。③升高

血压：对血压的影响与剂量有关，常用剂量使收缩压上升而舒张压不升或略降，大剂量使收缩压和舒张压均升高。④收缩局部血管：作用于皮肤、黏膜及内脏的α肾上腺素受体，使血管收缩。因此，加至局麻药液中或外用，可延缓麻醉药的吸收，从而延长作用时间，并有止血作用。⑤影响代谢：通过促进肝糖原分解，抑制胰岛素的释放，减少周围组织对葡萄糖的摄取，而升高血糖。此外，本品还能激活甘油三酯酶，加速脂肪分解，使血中游离脂肪酸升高。

(2)药动学 本品口服后有明显的首过效应，在血中被肾上腺素神经末梢摄取，另一部分迅速在肠黏膜和肝中被单胺氧化酶(MAO)和儿茶酚-氧位-甲基转移酶(COMT)灭活，转化为无活性的代谢物，不能达到有效血药浓度。局部应用于黏膜表面，因血管剧烈收缩，吸收很少。皮下注射吸收缓慢，6~15分钟起效，作用维持1~2小时；肌内注射较皮下注射吸收快，作用约维持80分钟；静脉注射后，肾上腺素迅速从血浆中清除，有效半衰期<5分钟；持续静脉滴注10~15分钟后可达药代动力学稳态。仅少量以原型药物由尿排出。本品可通过胎盘，不易透过血脑屏障。

【不良反应】 本品不良反应与注射方式、注射部位及注射剂量密切相关。全身给予常规剂量的肾上腺素常见不良反应包括：心悸、头晕、头疼、焦虑不安、面色苍白、虚弱无力、震颤、恶心呕吐、四肢发凉、血压升高和呼吸困难等。偶有胸痛、心律失常，严重者可由于心室颤动而致死，此种情况多见于大剂量给药时。此外，用药部位亦可有水肿、充血、皮肤和软组织感染等不良反应发生。

【禁忌证】 高血压、器质性心脏病、冠状动脉疾病、糖尿病、甲状腺功能亢进、洋地黄中毒、外伤性及出血性休克、心源性哮喘等患者禁用。FDA说明书无禁忌证。

【注意事项】 (1)下列情况慎用 器质性脑病、心血管病、青光眼、帕金森病、噻嗪类引起的循环虚脱及低血压、精神神经疾病。

(2)本品用量过大或皮下注射时误入血管后，可引起血压突然上升而导致脑溢血。

(3)本品每次局麻使用剂量不可超过300μg，否则可引起心悸、头痛、血压升高等。

(4)本品与其他拟交感胺类药有交叉过敏反应，如对麻黄碱、异丙肾上腺素、去甲肾上腺素、去氧肾上腺素等过敏者，对本品也可能过敏。

(5)本品可透过胎盘。

(6)本品抗过敏休克时，须补充血容量。

(7)应用本品时必须密切注意血压、心率与心律变化，多次应用时还须监测血糖变化。

老年人 因老年人对拟交感胺类药物的作用敏感，如必须应用本品时宜慎用。

儿童 必须应用本品时宜慎用。

妊娠、哺乳期妇女 必须应用本品时宜慎用。

运动员 慎用。

【药物相互作用】 (1)与α受体拮抗剂(如酚妥拉明、酚苄明和妥拉唑林)、血管扩张剂(如硝酸盐和硝酸酯类药物)、利尿剂、抗高血压药、麦角毒类生物碱及吩噻嗪类抗精神病药合用时，可对抗本品的升压作用。

(2)与拟交感胺类药物、单胺氧化酶(MAO)抑制剂、儿茶酚-氧位-甲基转移酶(COMT)抑制剂(如恩他卡朋)、可乐定、多沙普仑、缩宫素、三环类抗抑郁药、β受体拮抗剂(如普萘洛尔)合用时，可使本品的心血管作用加剧，易出现不良反应。

(3)与β受体拮抗剂(如普萘洛尔)、环丙烷或卤代烃麻醉剂(如氟烷)、抗组胺药、利尿剂、强心苷(如洋地黄苷)、奎尼丁、甲状腺激素合用时，可增强本品的致心律失常作用。

(4)与排钾利尿剂、皮质类固醇药物、茶碱合用时，可增强本品的降血钾作用。

【给药说明】 (1)本品可经皮下或肌内注射给药，也可以静脉滴注，还可以直接注射入心脏。

(2)本品1mg/ml的注射液用于肌内注射或皮下注射时无需稀释。

(3)本品肌内注射的最适宜部位为大腿前外侧，避免注射于小肌肉(如三角肌)，因可能存在吸收差异；不建议注射于臀部(可能引起气性坏疽)；不要注射到指(趾)、手或脚上，也不要在同一部位重复注射本品，因其强烈的缩血管作用，可能会影响注射区域血流，引起组织坏死。

(4)本品静脉滴注时，应经常检查滴注部位以确定药液处于自由流动状态，还要避免因药液外渗而引起的局部组织缺血、坏死。如出现药液外渗，应以含酚妥拉明5～10mg的0.9%氯化钠注射液10～15ml进行皮下浸润治疗。

【用法与用量】 常用量：皮下注射，一次0.25～1mg；极量：皮下注射，一次1mg。

(1)抢救过敏性休克 皮下注射或肌内注射0.5～1mg，也可用0.1～0.5mg缓慢静脉注射(以0.9%氯化钠注射液稀释到10ml)，如疗效不好，可改用4～8mg静脉滴注(溶于5%葡萄糖注射液500～1000ml)。

(2)抢救心脏骤停 可用于麻醉和手术中的意外、药物中毒或心脏传导阻滞等原因引起的心脏骤停，用0.25～0.5mg以10ml 0.9%氯化钠注射液稀释后静脉(或心内)注射，同时进行心脏按压、人工呼吸、纠正酸中毒。对电击引起的心脏骤停，亦可用本品配合电除颤仪或利多卡因等进行抢救。气管插管内给药浓度1:1000，每次0.1ml/kg(0.1mg/kg)，无效时可每3～5分钟重复使用。

(3)用于抗休克 持续静脉滴注0.1～1μg/(kg·min)。配制方法：所需剂量(mg)=体重·0.6，加入0.9%氯化钠注射液至100ml，用微量注射泵控制输入速度，1ml/h相当于0.1μg/(kg·min)，根据病情调节至所需的速度。

(4)治疗支气管哮喘 效果迅速但不持久。皮下注射0.25～0.5mg，3～5分钟见效，但仅能维持1小时。必要时每4小时可重复注射一次。

(5)与局麻药合用 加少量(约1:200000～1:500000)于局麻药中(如普鲁卡因)，在混合药液中，本品浓度为2～5μg/ml，总量不超过0.3mg，可减少局麻药的吸收而延长其药效，并减少其毒副作用，亦可减少手术部位的出血。

(6)制止鼻黏膜和齿龈出血 将浸有1:20000～1:1000溶液的纱布填塞出血处。

(7)治疗荨麻疹、枯草热、血清反应等 皮下注射1:1000溶液0.2～0.5ml，必要时再以上述剂量注射一次。

儿童 用于过敏反应(FDA说明书)。

(1)体重30kg及以上儿童 0.3～0.5mg未稀释肾上腺素，在大腿前外侧肌肉内或皮下注射，每次注射最多0.5mg，必要时每5至10分钟重复一次。密切监测反应严重程度及其对心脏的影响。

(2)体重低于30kg的儿童 给予未稀释肾上腺素0.01mg/kg，大腿前外侧肌肉内或皮下注射，最多每次注射0.3mg，必要时每5至10分钟重复一次。密切监测反应严重程度及其对心脏的影响。

【制剂与规格】 盐酸肾上腺素注射液：(1)1ml:1mg；(2)0.5ml:0.5mg。

重酒石酸去甲肾上腺素 [药典(二); 国基; 医保(甲)]
Noradrenaline Bitartrate (Norepinephrine Bitartrat)

【适应证】 ①本品用于治疗急性心肌梗死、体外循环等引起的低血压；②对血容量不足所致的休克、低血压或嗜铬细胞瘤切除术后的低血压。本品作为急救时补充血容量的辅助治疗，以使血压回升，暂时维持脑与冠状动脉灌注，直到补充血容量治疗发生作用。③用于椎管内阻滞时的低血压及心搏骤停复苏后血压维持。

【药理】 (1)药效学 本品为肾上腺素受体激动药，

对激动 α 受体作用强大，也能激动心脏 β_1 受体，但作用较弱。通过激动血管 α_1 受体，引起血管极度收缩，以皮肤、黏膜血管收缩最为明显，其次为肾脏血管，此外，脑、肝、肠系膜、骨骼肌等血管也呈收缩反应，使血压升高。同时冠状动脉血流量也因心肌兴奋、血压升高而增加。通过激动 β_1 受体，使心肌收缩加强，心排出量增加。用量按每分钟 0.4μg/kg 时，以 β 受体激动为主；较大剂量使用时，以 α 受体激动为主。

（2）药动学 皮下注射吸收差，且易发生局部组织坏死，临床常采用静脉滴注。静脉滴注后起效迅速，停止滴注后作用时效维持 1～2 分钟。主要依靠儿茶酚-氧位-甲基转换酶(COMT)和单胺氧化酶(MAO)作用，在肝内代谢成无活性的代谢产物。经肾排泄，仅微量以原型排泄。

【不良反应】 （1）本品药液外漏可引起局部组织坏死。

（2）本品强烈的血管收缩可以使重要脏器器官血流减少，肾血流锐减后尿量减少，组织血供不足导致缺氧和酸中毒；持久或大量使用时，可使回心血流量减少，外周血管阻力增高，心排血量减少，后果严重。

（3）应重视的反应包括静脉滴注时沿静脉径路皮肤变白，注射局部皮肤脱落，皮肤发绀，皮肤发红，严重眩晕，上列反应虽属少见，但后果严重。

（4）个别患者因过敏而有皮疹、面部水肿。

（5）在缺氧、电解质平衡失调、器质性心脏病患者中或逾量时，可出现心律失常；血压升高后可出现反射性心率减慢。

（6）以下反应如持续出现须加注意 焦虑不安、眩晕、头痛、皮肤苍白、心悸、失眠等。

（7）逾量时可出现严重头痛及高血压、心率缓慢、呕吐、抽搐。

【禁忌证】 可卡因中毒及心动过速者禁用。

【注意事项】 （1）下列情况应慎用 ①缺氧：此时用本品易致心律失常，如室性心动过速或心室颤动；②闭塞性血管病：如动脉硬化、糖尿病、闭塞性脉管炎等，可进一步加重血管闭塞，一般静脉注射不宜选用小腿以下静脉；③血栓形成：无论内脏或周围组织，均可促使血供减少，缺血加重，扩展梗死范围；④高血压、甲状腺功能亢进及糖尿病患者。

（2）应用中需监测 ①动脉压：开始每 2～3 分钟一次，血压稳定后改为每 5 分钟一次；一般患者用间接法测血压，危重患者直接动脉内插管测压；②必要时按需测中心静脉压、肺动脉舒张压、肺毛细血管嵌压；③尿

量；④心电图：注意心律失常。⑤血糖：本品能降低胰岛素敏感性，升高血糖，服用期间需监测血糖，必要时考虑调整抗糖尿病药物剂量。

妊娠及哺乳期妇女 孕妇应权衡利弊慎用。哺乳期妇女母乳中的药物浓度尚无相关数据研究。

儿童 儿童患者的安全性和有效性尚未确定。小儿如必须应用，则应选粗大静脉给药并需更换给药部位。

老年人 老年人长期或大量使用，可使心排血量减低。

【药物相互作用】 （1）禁止与卤代麻醉剂和其他儿茶酚胺类药合并使用。

（2）与全麻药如三氯甲烷、环丙烷、氟烷等同用，可使心肌对拟交感胺类药反应更敏感，容易发生室性心律失常，不宜同用，必须同用时应减量给药。

（3）与 β 受体拮抗药同用，各自的疗效降低，β 受体拮抗后 α 受体作用突出，可发生高血压、心动过缓。

（4）与降压药同用，降压效应被抵消或减弱，与甲基多巴同用还使本品加压作用增强。

（5）与洋地黄类同用，易致心律失常，需严密注意心电监测。

（6）与其他拟交感胺类同用时，心血管作用增强。

（7）与某些麦角碱如麦角胺、麦角新碱或缩宫素同用，促使血管收缩作用加强，引起严重高血压，外周血管的血容量锐减，心动过缓。

（8）与三环类抗抑郁药合用，由于抑制组织吸收本品或增强肾上腺素受体的敏感性，可增强本品的心血管作用，引起心律失常、心动过速、高血压或高热，如必须合用，则开始本品用量需小，并严密监测心血管作用。

（9）与甲状腺激素同用使二者作用均增强。

（10）与妥拉唑林同用可引起血压下降，继以血压过度反跳上升，故妥拉唑林逾量时不宜用本品。

（11）与单胺氧化酶抑制剂(如利奈唑胺)联合应用可能导致严重、长期的高血压。如果近期服用过这类药物的患者，又必须服用本品，在单胺氧化酶活性尚未恢复前，需监测血压。

【给药说明】 （1）低血压伴低血容量时，应在补足血容量后才用本品，但在紧急状况下可先用或同用，以提高血压、防止脑和冠状动脉血供不足。

（2）如与全血或血浆同用，需分开输注，或用 Y 形管连接两个容器输注。

（3）本品宜以 5%葡萄糖注射液或 5%葡萄糖氯化钠注射液，而不宜以氯化钠注射液稀释。

（4）需静脉滴注给药，不宜皮下或肌内注射；滴注部

位最好在前臂静脉或股静脉，而不用小腿以下静脉；滴速应精确，按需调整。

（5）尽量不长期滴注本品，如确属必需，应定期更换滴注部位；如出现滴注静脉沿途皮肤苍白即应更换滴注部位。

（6）停药应逐渐减慢滴速，骤停滴注常致血压突然下降，如减量后收缩压在 70～80mmHg 以下须继续用。

（7）如发生药液外漏，应在外漏处迅速用 5～10mg 酚妥拉明以氯化钠注射液稀释至 10～15ml 作局部浸润注射，12 小时内可能有效；为防止组织进一步损伤，可在含本品的输液每 1000ml 中加入酚妥拉明 5～10mg，后者不致减弱本品的加压作用。

（8）逾量时应立即停用本品，适当补充液体及电解质，血压过高者给予 α 受体拮抗药，如酚妥拉明 5～10mg 静脉注射。

【用法与用量】 用 5%葡萄糖注射液或葡萄糖氯化钠注射液稀释后静脉滴注。成人开始以 8～12μg/min 速度滴注，调整滴速以达到血压升至理想水平；维持量为 2～4μg/min。必要时可超越上述的剂量，但需注意保持或补足血容量。

儿童　开始按体重以每分钟 0.02～0.1μg/kg 速度滴注，按需要调节滴速。

【制剂与规格】 重酒石酸去甲肾上腺素注射液：（1）1ml:2mg；（2）2ml:10mg。

盐酸去氧肾上腺素[药典(二)；医保(乙)]
Phenylephrine Hydrochloride

【适应证】 （1）CDE 适应证　①用于休克及麻醉时维持血压；②控制阵发性室上性心动过速的发作。

（2）国外适应证　局部麻醉时的作用延长。

【药理】 （1）药效学　本品为直接作用于受体的拟交感胺药，但有时也间接通过促进去甲肾上腺素自贮存部位释放而生效。激动 α 肾上腺素受体(尤其皮肤、黏膜和内脏等处)，引起血管收缩，外周阻力增加，使收缩压及舒张压均升高。随血压升高，可激发迷走神经反射而致心率减慢，由此可治疗室上性心动过速。本品收缩血管的作用比肾上腺素或麻黄碱为长，治疗剂量很少引起中枢神经系统兴奋，本品可使肾、内脏、皮肤及肢体血流减少，但冠状动脉血流增加。作为血管收缩剂加入局麻药液可减慢后者的吸收，从而局限局麻的范围并延长其时效。

（2）药动学　在胃肠道和肝脏内被单胺氧化酶降解，不宜口服。皮下注射，升压作用 10～15 分钟起效，持续

50～60 分钟；肌内注射一般也是 10～15 分钟起效，持续30～120 分钟；静脉注射立即起效，持续 15～20 分钟。

【不良反应】 （1）胸部不适或疼痛、眩晕、易激动、震颤、呼吸困难、虚弱等，一般少见，但持续存在时需注意。

（2）持续头痛以及异常心率缓慢、呕吐、头胀或手足麻刺痛感，提示血压过高或逾量，调整用药量；反射性心动过缓可用阿托品纠正，其他逾量表现可用 α 受体拮抗药如酚妥拉明治疗。

（3）静脉注射给药治疗阵发性心动过速时常出现心率快或不规则，提示过量。

【禁忌证】 高血压、冠状动脉硬化、甲状腺功能亢进症、糖尿病、心肌梗死者禁用，近两周内用过单胺氧化酶抑制剂者禁用。

【注意事项】 （1）交叉过敏反应，对其他拟交感胺如苯丙胺、麻黄碱、肾上腺素、异丙肾上腺素、去甲肾上腺素、奥西那林、间羟异丙肾上腺素过敏者，可能对本品也异常敏感。

（2）下列情况慎用　严重动脉粥样硬化、心动过缓、高血压、甲状腺功能亢进、糖尿病、心肌病、心脏传导阻滞、室性心动过速、周围或肠系膜动脉血栓形成等患者。

（3）治疗期间除应经常测量血压外，需根据不同情况作其他必要的检查和监测。

（4）防止药液漏出血管，出现缺血性坏死。

（5）本品不能替代血容量补充，治疗休克或低血压时须及早补充血容量。

（6）酸中毒或缺氧时本品疗效减弱。

妊娠和哺乳期妇女　动物试验发现有胎儿毒性，妊娠晚期或分娩期间使用，可使子宫的收缩增强，血流量减少，引起胎儿缺氧和心动过缓。故孕妇在非必要时应避免使用。哺乳期安全性尚未确定。

儿童　儿童患者的安全性和有效性尚未确定。

老年人　老年人慎用，以免引起严重的心动过缓和(或)心排血量降低。

肝损伤　肝硬化患者对本品的敏感性降低，在推荐剂量范围内，治疗剂量可能需要加大。

肾损伤　接受血液透析的终末期肾病患者对本品的敏感性增强，可在推荐剂量范围下限开始给药。

【药物相互作用】 （1）先用 α 受体拮抗剂，如吩噻嗪类、酚妥拉明、酚苄明、妥拉唑林等后再用本品时，可减弱本品的升压作用。

(2) 全麻药(尤其环丙烷或卤代碳氢化合物)与本品同用，易引起室性心律失常；也不宜将本品加入局麻药液中用于指(趾)末端，以避免末梢血管极度收缩，引起组织坏死溃烂。

(3) 与硝酸酯类同用时可使本品的升压作用与硝酸酯类的抗心绞痛作用均减弱。

(4) 与降压药同用可使降压作用减弱。

(5) 与胍乙啶同用，可降低胍乙啶的作用，并使本品的升压作用增强。

(6) 与单胺氧化酶抑制剂同用，本品的升压作用增强，在使用单胺氧化酶抑制剂后14天内禁用本品。

(7) 与催产药同用，可引起严重的高血压。

(8) 与拟交感神经药同用，可使这类药潜在的不良反应容易显现。

(9) 与三环类抗抑郁药同用，本品的升压作用增强。

(10) 与甲状腺激素同用，使二者作用均增强。

【给药说明】 (1)静脉注射前应先用灭菌注射用水稀释到1mg/ml。静脉注射不得有外溢，皮下注射可能引起组织坏死或溃烂。

(2) α受体拮抗剂如酚妥拉明能拮抗本品的全身和局部的作用，为防止外溢后组织坏死，可用5～10mg酚妥拉明以0.9%氯化钠注射液稀释至10～15ml局部浸润注射。

【用法与用量】 成人 (1)血管收缩 局麻药液每20ml中可加本品1mg，达到1:20000浓度；蛛网膜下腔阻滞时，每2～3ml达到1:1000浓度。

(2) 升高血压 轻或中度低血压肌内注射2～5mg，再次给药间隔不短于10～15分钟；静脉注射一次0.2mg，按需每隔10～15分钟可给药1次。

(3) 阵发性室上性心动过速，初量静脉注射0.5mg，20～30秒内注入，以后用量递增，每次加药量不超过0.1～0.2mg，一次量以1mg为限。

(4) 严重低血压和休克(包括与药物有关的低血压)，可静脉滴注给药，5%葡萄糖注射液或氯化钠注射液每500ml中加本品10mg(1:50000浓度)，开始时滴速为每分钟100～180滴，血压稳定后递减至每分钟40～60滴，必要时浓度可加倍，滴速则根据血压而调节。

(5) 为了预防蛛网膜下腔阻滞期间低血压，可在阻滞前3～4分钟肌内注射本品2～3mg。

【制剂与规格】 注射用盐酸去氧肾上腺素：10mg。

盐酸去氧肾上腺素注射液：1ml:10mg。

重酒石酸间羟胺 [国基；医保(甲)]
Metaraminol Bitartrate

【适应证】 ①防治椎管内阻滞麻醉时发生的急性低血压；②因出血、药物过敏、手术并发症及脑外伤或脑肿瘤合并休克而发生的低血压的辅助性对症治疗；③心源性休克或败血症所致的低血压。

【药理】 (1)药效学 本品主要直接激动α肾上腺素受体而起作用，对$β_1$受体作用较弱。亦可间接地促使去甲肾上腺素自其贮存囊泡释放，间接的发挥作用。间羟胺收缩血管，升高血压作用较去甲肾上腺素弱而持久，略增加心肌收缩性，使休克患者的心排出量增加。

(2)药动学 肌内注射约10分钟起效，皮下注射5～20分钟起效，作用持续约1小时；静脉注射1～2分钟起效，作用持续20分钟。不被单胺氧化酶破坏，作用较久。主要在肝内代谢，代谢物多经胆汁和尿液排出。

【不良反应】 (1)心律失常，发生率随用量及患者的敏感性而异。

(2)升压反应过快过猛可致急性肺水肿、心律失常、心跳停顿。

(3)过量的表现为抽搐、严重高血压、严重心律失常，此时应立即停药观察，血压过高者可用5～10mg酚妥拉明静脉注射，必要时可重复。

(4)静脉滴注时药液外溢，可引起局部血管严重收缩，导致组织坏死糜烂或红肿硬结形成脓肿。

(5)长期使用骤然停药时可能发生低血压。

【禁忌证】 用氯烷、氟烷、环丙烷进行全身麻醉者；2周内曾用过单胺氧化酶抑制药者。

【注意事项】 (1)甲状腺功能亢进、高血压、冠心病、充血性心力衰竭、糖尿病患者和疟疾病史者慎用。

(2)血容量不足者应先纠正后再用本品。

(3)本品有蓄积作用，如用药后血压上升不明显，须观察10分钟以上再决定是否增加剂量，以免贸然增量致使血压上升过高。

(4)给药时应选用较粗大静脉注射，并避免药液外溢。

(5)短期内连续应用，出现快速耐受性，作用会逐渐减弱。

妊娠及哺乳期妇女 尚不明确。

老年人 尚不明确。

儿童 尚不明确。

【药物相互作用】 (1)与环丙烷、氟烷或其他卤代类麻醉药合用，易致心律失常。

(2)与单胺氧化酶抑制药并用，使升压作用增强，引起严重高血压。

(3)与洋地黄或其他拟肾上腺素药并用，可致异位心律。

(4)不宜与碱性药物共同滴注，因可引起本品分解。

【给药说明】 (1)本品不能代替补充血容量，血容量不足时应先行纠正，然后应用本品。

(2)给药途径以静脉注射为宜，静脉注射的部位以选用较粗大的静脉为宜，四肢小静脉应避免使用，尤其是周围血管病、糖尿病或高凝状态的患者。

(3)临用前应先以 0.9%氯化钠注射液或 5%葡萄糖注射液稀释。配制后应于 24 小时内用完，滴注液中不得加入其他难溶于酸性溶液有配伍禁忌的药物。

(4)静脉注射或静脉滴注应避免外溢，一旦发生可用 5～10mg酚妥拉明稀释于10～15ml氯化钠注射液做局部浸润注射。

(5)肌内注射或皮下注射的部位也应慎重选择，血液循环不佳的部位应避开。

(6)长期使用可产生蓄积作用，以致停药后血压仍偏高。

(7)停药须逐渐减量，骤然停用，低血压可再度出现。

【用法与用量】 成人 (1)肌内或皮下注射 2～10mg(以间羟胺计，以下同)，由于最大效应不是立即显现，在重复用药前对初量效应至少要观察 10 分钟。

(2)静脉注射 初量用 0.5～5mg，继而静脉滴注，用于重症休克。

(3)静脉滴注 将间羟胺 15～100mg 加入 0.9%氯化钠注射液或5%葡萄糖注射液 500ml 内，调节滴速以维持理想的血压。成人极量一次 100mg(每分 0.3～0.4mg)。

儿童 (1)肌内或皮下注射 按体重 0.1mg/kg，用于严重休克。

(2)静脉滴注 按体重 0.4mg/kg 或按体表面积12mg/m^2，用氯化钠注射液稀释至每 25ml 中含间羟胺1mg 的溶液，滴速以维持理想的血压为度。

【制剂与规格】 重酒石酸间羟胺注射液：(1)1ml:10mg 间羟胺(相当于重酒石酸间羟胺 19mg)；(2)5ml:50mg 间羟胺(相当于重酒石酸间羟胺 95mg)。

盐酸多巴胺 [药典(二)；国基；医保(甲)]
Dopamine Hydrochloride

【适应证】 ①心肌梗死、创伤、内毒素败血症、心脏手术、肾功能衰竭、充血性心力衰竭等引起的休克综合征；②补充血容量后效果不佳的休克，尤其有少尿及周围血管阻力正常或较低的休克；③由于本品可增加心排血量，也用于洋地黄及利尿药无效的心功能不全。

【药理】 (1)药效学 激动交感神经系统肾上腺素受体和位于肾、肠系膜、冠状动脉、脑动脉的多巴胺受体，效应有剂量依赖性，多巴胺对于伴有心肌收缩力减弱、尿量减少而血容量已为补足的休克患者尤为适用。①小剂量时(每分钟 0.5～2μg/kg)：主要作用于多巴胺受体，使肾及肠系膜血管扩张，肾血流量及肾小球滤过率增加，尿量及钠排泄量增加。②小到中等剂量时(每分钟2～10μg/kg)：能直接激动 β$_1$ 受体以及间接促使去甲肾上腺素自贮藏部位释放，对心肌产生正性应力作用，使心肌收缩力及心搏出量增加，最终使心排血量加大，收缩压升高，脉压可能增大，舒张压无变化或有轻度升高，外周总阻力常无改变，冠脉血流及心肌氧耗改善。③大剂量时(每分钟按体重大于 10μg/kg)：激动 α 受体，导致周围血管阻力增加，肾血管收缩，肾血流量及尿量反而减少。由于心排血量及周围血管阻力增加，致使收缩压及舒张压均增高。

(2)药动学 口服无效，静脉滴注后在体内分布广泛，不易通过血脑屏障。静脉注射 5 分钟内起效，持续 5～10 分钟，作用时间的长短与用量不相关。在体内很快通过单胺氧化酶及儿茶酚-氧位-甲基转移酶(COMT)的作用，在肝、肾及血浆中降解成无活性的化合物。一次用量的 25%左右，在肾上腺素神经末梢代谢成去甲肾上腺素。$t_{1/2}$ 约为 2 分钟左右。经肾排泄，约 80%在 24 小时内排出，尿液内以代谢物为主，极小部分为原型。

【不良反应】 常见的有胸痛、呼吸困难、心悸、心律失常(尤其用大剂量)，全身软弱无力感；心跳缓慢、头痛、恶心呕吐者少见。长期应用大剂量，或小剂量用于外周血管病患者，出现的反应有手足疼痛或手足发冷；外周血管长期收缩，可能导致局部坏死或坏疽。

【禁忌证】 对本品任何成分过敏者禁用。

【注意事项】 (1)交叉过敏反应对其他拟交感胺类药高度敏感的患者，可能对本品也异常敏感。

(2)下列情况慎用 ①嗜铬细胞瘤患者不宜使用；②闭塞性血管病(或有既往史者)：包括动脉栓塞、动脉粥样硬化、血栓闭塞性脉管炎、冻伤(如冻疮)、糖尿病性动脉内膜炎、雷诺病等慎用；③对肢端循环不良的患者，须严密监测，注意坏死或坏疽的可能性；④频繁的室性心律失常时应用本品也须谨慎。

（3）在静脉滴注本品时须进行血压、心排血量、心电图及尿量的监测。

（4）药品逾量时的反应为严重高血压，此时应停药，必要时给 α 受体拮抗药。

儿童 本品在小儿应用未有充分研究。

老年人 本品在老年人应用未有充分研究，但未见报告发生问题。

孕妇及哺乳期妇女 对人体研究尚不充分，动物实验未见致畸。妊娠鼠给药有导致新生仔鼠存活率降低，而且存活者有潜在白内障的报道。孕妇应用时必须权衡利弊。本品是否排入乳汁未定，但在母乳应用未发生问题。

【药物相互作用】 （1）与硝普钠、异丙肾上腺素、多巴酚丁胺合用，注意心排血量的改变，与单用本品时不同。

（2）大剂量多巴胺与 α 受体拮抗药如酚苄明、酚妥拉明、妥拉唑林等合用，后者的扩血管效应可被本品的外周血管收缩作用拮抗。

（3）与全麻药（尤其是环丙烷或卤代碳氢化合物）合用，由于后者可使心肌对多巴胺异常敏感，引起室性心律失常。

（4）与 β 受体拮抗药同用，可拮抗多巴胺对心脏的 $β_1$ 受体作用。

（5）与硝酸酯类药同用，可减弱硝酸酯的抗心绞痛及多巴胺的升压效应。

（6）与利尿药同用，一方面由于本品作用于多巴胺受体，扩张肾血管，使肾血流增加，可增加利尿作用；另一方面本品自身还有直接的利尿作用。

（7）与胍乙啶同时应用，可加强多巴胺的升压效应，使胍乙啶的降压作用减弱，导致高血压及心律失常。

（8）与三环类抗抑郁药同时应用，可增强多巴胺的心血管作用，引起心律失常、心动过速、高血压。

（9）与单胺氧化酶抑制药同用，可延长及加强多巴胺的效应；已知本品是通过单胺氧化酶代谢，在给多巴胺前 2～3 周曾使用单胺氧化酶抑制药的患者，初量至少减到常用剂量的 1/10。

（10）与苯妥英钠同时静脉注射可产生低血压与心动过缓，在用多巴胺时，如必须用苯妥英钠抗惊厥治疗时，则须考虑两药交替使用。

【给药说明】 （1）应用多巴胺治疗前必须先纠正低血容量。

（2）在滴注前必须稀释，稀释液的浓度取决于剂量及个体需要的液量，若不需要扩容，可用 0.8mg/ml 溶液，如有液体潴留，可用 1.6～3.2mg/ml 溶液。

（3）中、小剂量对周围血管阻力无作用，用于处理低心排血量引起的低血压，较大剂量则用于提高周围血管阻力以纠正低血压。

（4）选用粗大的静脉做静脉注射或静脉滴注，以防药液外溢，导致组织坏死；如确已发生液体外溢，可用 5～10mg 酚妥拉明稀溶液在注射部位做浸润。

（5）静脉滴注时应控制每分钟滴速，滴注的速度和时间需根据血压、心率、尿量、外周血管灌流情况、异位搏动出现与否等而定，可能时应做心排血量测定。

（6）休克纠正时即减慢滴速。

（7）遇有血管过度收缩引起舒张压不成比例升高和脉压减小、尿量减少、心率增快或出现心律失常时，滴速必须减慢或暂停滴注。

（8）如在静脉滴注多巴胺时血压继续下降或经调整剂量仍持续低血压，应停用多巴胺，改用更强的血管收缩药。

（9）突然停药可产生严重低血压，故停用时应逐渐递减。

【用法与用量】成人 （1）静脉滴注 开始时按每分钟 1～5μg/kg，10 分钟内以每分钟 1～4μg/kg 速度递增，以达到最佳疗效。

（2）慢性顽固性心力衰竭 静脉滴注开始时按体重每分钟 0.5～2μg/kg，逐渐递增，多数患者给予每分钟 1～3μg/kg 即可生效。

（3）闭塞性血管病变患者 静脉滴注开始时每分钟 1μg/kg，渐增至每分钟 5～10μg/kg，直到每分钟 20μg/kg，以达到最满意效应。

（4）危重病例 先以按每分钟 5μg/kg 滴注，然后以每分钟 5～10μg/kg 递增至每分钟 20～50μg/kg，以达到满意效应。

儿童 用于血容量足够和心脏节律稳定的组织低灌注和低血压患儿。持续静脉滴注：剂量 2～20μg/(kg·min)。配制方法：所需剂量(mg)=体重×6，加入 0.9%氯化钠注射液至 100ml，用微量注射泵控制输入速度，1ml/h 相当于 1μg/(kg·min)，根据病情调节至所需的速度，待血压平稳，休克症状好转后，再逐渐稀释浓度，减慢点滴速度，直至休克完全恢复再停药。

【制剂与规格】 盐酸多巴胺注射液：2ml:20mg。

注射用盐酸多巴胺：（1）20mg；（2）10mg；（3）5mg。

盐酸甲氧明 [药典(二)]
Methoxamine Hydrochloride

【适应证】 ①升高血压,用于治疗在全身麻醉时发生的低血压,并可防止心律失常的出现;也可用于椎管内阻滞所诱发的低血压,但有减低排血量之可能。②用于终止阵发性心动过速的发作。

【药理】 (1)药效学 本品为α肾上腺素受体激动药,有以下药理作用。

①升压:主要是一种直接作用的拟交感胺类药,作用于周围血管的α肾上腺素受体,引起血管收缩,使收缩压及舒张压均升高。

②抗心律失常:静脉大量注射时血压升高,可经迷走神经的颈动脉窦调整反射,使心率减慢。

③对心脏及中枢神经系统无明显兴奋作用:可使肾血流量减少,其强度与去甲肾上腺素相等。

(2)药动学 静脉注射后1~2分钟内起效,作用持续5~15分钟;肌内注射后15~20分钟起效,持续1~1.5小时。

【不良反应】 大剂量时有头痛、高血压、心动过缓等,症状显著时可用α受体拮抗药(如酚妥拉明)降压,阿托品可纠正心动过缓。异常出汗,尿急感为罕见。

【禁忌证】 (1)动脉硬化、器质性心脏病、甲状腺功能亢进及严重高血压、青光眼病患者禁用。

(2)近两周内曾用过单胺氧化酶抑制剂者禁用。

【注意事项】 交叉过敏反应 对其他拟交感胺类药不能耐受者对本品可能也不耐受。

下列情况慎用 (1)酸中毒或缺氧时本品的疗效可能减弱,故需先予纠正。

(2)在严重动脉粥样硬化患者可减少排血量,对冠心病不利。

(3)心脏病患者的外周血管阻力增加,后负荷增加,可以引起或加重心力衰竭。

(4)促使严重高血压患者血压更高。

(5)嗜铬细胞瘤患者可顿时出现高血压危象。

(6)过量时可诱发外周血管或肠系膜血管血栓形成,组织缺血导致梗死范围扩大。

监测血压 给药期间应经常测血压,使血压保持略低于正常水平;原来血压正常者,收缩压保持于10.7~13.3kPa,原来有高血压者,收缩压保持低于原来的收缩压4.00~5.33kPa。可能时监测心率和心电图。

妊娠和哺乳期 妊娠时本品作用在人体研究尚不充分,但在动物试验中应用了相当于临床用量,即可引起子宫血流量减少,胎仔心率减慢,胎仔缺氧、二氧化碳蓄积过多与代谢性酸中毒。本品是否排入乳汁未定,因此孕妇及哺乳期妇女慎用。

儿童 本品在小儿应用未经充分研究。

老年人 因可使心排血量减少,老年人应慎用。

孕妇及哺乳期妇女 妊娠时本品作用在人体研究尚不充分,妊娠期妇女慎用。尚不明确本品是否随人类乳汁排泄,哺乳期妇女慎用。

药物过量 有时出现心输出量减少、血压显著上升、脑出血、头痛、肺水肿,敏感度高的患者应注意。

【药物相互作用】 (1)原先用α受体拮抗作用药如酚妥拉明、酚苄明、妥拉唑啉、吩噻嗪类、哌唑嗪类、氟哌啶醇等后再给药时,可部分拮抗本品的升压效应,同时作用时效缩短。

(2)与局麻药同用,可促使局部循环血流量减少,组织供血不足。

(3)与降压药或利尿药同用,可使后者的降压作用减弱。

(4)与洋地黄类药同用,可能引起心律失常,须进行心电图检查。

(5)与催产素同用,可使血压剧烈升高。

(6)与麦角胺同用,可引起周围血管缺血及坏死,应禁用。

(7)与胍乙啶同用,可使本品的升压作用增效。

(8)与左旋多巴同用,可致心律失常,故本品用量宜小。

(9)用三环类抗抑郁药后5~7天内用本品可致高血压、心动过速、心律失常与高热。

(10)与硝酸酯类药同用,彼此固有的效应均抵消。

(11)与利血平同用,后者的降压作用减弱。

(12)与甲状腺激素同用,使二者的作用均加强。

【给药说明】 肌内注射一次量不超过20mg,一日不超过60mg。静脉注射一次量不超过10mg。

【用法与用量】 成人 (1)升压 肌内注射。轻度低血压时给予5~10mg,一般可用10~15mg,椎管内阻滞的上界较低时常用10mg,较高时候用15~20mg;静注用3~5mg缓慢注射。

(2)抗心律失常 10mg静脉缓缓注入。

【制剂与规格】 盐酸甲氧明注射液:1ml:10mg。

重组人脑利钠肽
Recombinant Human Brain Natriuretic Peptide

【适应证】 本品适用于患有休息或轻微活动时呼吸

困难的急性失代偿心力衰竭患者的静脉治疗。按 NYHA 分级大于 II 级。

【药理】 (1)药效学 人脑利钠肽是 B 型利钠肽,为人体分泌的一种内源性多肽,在病因诱导下发生心力衰竭后人体应激大量产生的一种补充代偿的机制。本品为一种通过重组 DNA 技术用大肠埃希菌生产的无菌冻干制剂,与心室肌产生的内源性脑利钠肽有相同的氨基酸序列。本品作用机制如下。

①能与特异性的利钠肽受体相结合,引起了细胞内环单磷酸鸟苷(cGMP)的浓度升高和平滑肌细胞的舒张。作为第二信使,cGMP 能扩张动脉和静脉,迅速降低全身动脉压、右房压和肺毛细管楔压,从而降低心脏的前后负荷,并迅速减轻心衰患者的呼吸困难程度和全身症状。

②脑利钠肽为 RAAS 的天然拮抗药,可拮抗心肌细胞、心纤维原细胞和血管平滑肌细胞内的内皮素、去甲上腺素和醛固酮,提高肾小球滤过率,增强钠的排泄,减少肾素和醛固酮的分泌,亦可抵制后叶加压素及交感神经的保钠保水、升高血压作用。脑利钠肽参与了血压、血容量及水盐平衡的调节,增加血管通透性,降低体循环血管阻力及血浆容量,从而降低心脏前后负荷,增加心排血量。本品无正性肌力作用,不增加心肌的耗氧。

(2)药动学 本品人体药代动力学尚无系统的国内研究资料。

【不良反应】 本品最常见的不良反应为低血压,其他不良反应多表现为头痛、恶心、室速、血肌酐升高等。

【禁忌证】 禁用于对本品的任何一种成分过敏的患者和有心源性休克或收缩压<90mmHg 的患者。应避免在被怀疑有或已知有低心脏充盈压的患者中使用本品。

【注意事项】 过敏反应 应适当预防本品在采用注射方式给药时可能发生的过敏反应。

低血压 使用本品时,应该密切监视血压。当低血压发生时,应该降低给药剂量或停止给药。基线期血压<100mmHg 的患者出现低血压的频率更高,因此这类患者应谨慎使用本品。当本品与其他可能造成低血压的药物合用时,低血压的发生率可能增加。

肾损伤 本品的治疗可能引起高氮血症。急性肾衰和需要进行肾透析时,请监测血液生化指标,特别是血清肌酐升高情况。

妊娠及哺乳期 本品在妊娠及哺乳期患者中的安全性和有效性尚未确定。因此,只有当医生判断采用重组人脑利钠肽的治疗所产生的益处大于对胎儿的风险时,才能使用。目前也未知这种药物是否从人类乳汁中分泌,

因此在采用重组人脑利钠肽对哺乳期妇女治疗时,应慎重使用。

儿童 本品在儿童患者中的安全性和有效性尚未确定。

老年人 未发现老年患者和年轻患者在使用本品时存在差异。

其他 不建议那些不适合使用扩血管药物的患者使用本品,如有严重瓣膜狭窄、限制性或阻塞性心肌病、限制性心包炎、心包填塞或其他心输出依赖静脉回流或被怀疑存在心脏低充盈压的患者。

【药物相互作用】 (1)本品与肝素、胰岛素、布美他尼、依那普利拉、依他尼酸、肼屈嗪、呋塞米等注射剂及含有偏亚硫酸氢钠防腐剂的注射药物存在配伍禁忌,不能在同一条静脉导管中同时输注,如确需要,在输液前后必须对导管进行冲洗。

(2)本品能与肝素结合,能够与被肝素包被过的导管的内层结合,可能降低本品进入患者体内的量。因此,禁止采用肝素包被过的导管输注本品。但分别采用单独的导管同时输注肝素是允许的。

【给药说明】 (1)本品不得与其他厂家同类产品混用,并尽量使用同批号产品。

(2)本品稀释方法应严格遵循不同厂家药品说明书。稀释时勿振摇药瓶,应轻轻地摇动药瓶,使瓶中包括瓶塞在内的所有部分都能与稀释液接触,保证药物充分溶解,稀释后应肉眼观察溶解后的药液中是否存在微粒、变色等情况,只可使用清澈无色的溶液。

(3)稀释后的本品,无论在室温(20～25℃)或在冷藏(2～8℃)条件下的最长放置时间均不得超过 24 小时。

(4)在给药期间应密切监测血压变化。如果在给药期间发生低血压,则应降低给药剂量或停止给药并开始其他恢复血压的措施(如输液、改变体位等)。由于本品引起的低血压作用的持续时间可能较长(平均 2.2 小时),所以在重新给药开始前,必须设置一个观察期。

【用法与用量】 采用按负荷剂量静脉注射本品,随后按维持剂量进行静脉滴注。

(1)常用剂量 本品首先以 1.5μg/kg 静脉注射约 60 秒后,再以 0.0075μg/(kg·min)的速度连续静脉滴注约 24 小时。

(2)剂量范围 负荷剂量:1.5～2μg/kg,维持剂量速率:0.0075～0.01μg/(kg·min)[建议开始静脉滴注的维持剂量速率为:0.0075μg/(kg·min)]。调整增加滴注给药速率需谨慎。

【制剂与规格】 0.5mg/500U。

第三节 抗高血压药

高血压是以体循环动脉压升高、周围小动脉阻力增高同时伴有不同程度的心排血量和血容量增加为主要表现的临床综合征。临床上可分为原发性及继发性两大类。发病原因不明的称之为原发性高血压，又称高血压病。

我国高血压的诊断标准为：在未使用降压药物的情况下，非同日3次测量诊室血压，收缩压≥140mmHg和（或）舒张压≥90mmHg。收缩压≥140mmHg而舒张压<90mmHg者列为单纯性收缩期高血压。患者既往有高血压史，目前正在使用降压药物，血压虽然低于140/90mmHg，仍应诊断为高血压。按血压水平将高血压分为1、2、3级。

抗高血压药物的种类较多，目前多按照高血压形成的机制（盐负荷增加，交感神经兴奋性增高或β或α活性增高，肾素血管紧张素活性激活，血管阻力增高等），根据降压药物的作用机制以及中国和国际指南将降压药物分为七大类。

1. 血管紧张素转换酶抑制药（ACEI） ACEI的基本作用机制是减少AngⅡ的生成及缓激肽的降解。ACEI的降血压机制与以下环节有关：①ACEI作用于循环中的肾素-血管紧张素-醛固酮系统（RAAS），减少血浆AngⅡ的水平，引起血管扩张和降压效果；②作用于组织中RAAS系统，包括抑制血管内皮细胞的血管紧张素转换酶（ACE）；③调节或降低肾上腺素能活性；④抑制激肽酶Ⅱ，减慢缓激肽降解，同时可激活前列腺素系统；⑤降低外周及中枢神经系统活性使副交感神经兴奋、交感神经抑制。根据ACE的活性部位Zn²⁺结合基团的不同可将ACEI分为如下三类：①含有与Zn²⁺结合的巯基（SH）类：卡托普利等；②含有与Zn²⁺结合的羧基（COO⁻）类：依那普利、贝那普利、赖诺普利、西拉普利、咪达普利、培哚普利、喹那普利、雷米普利等；③含有与Zn²⁺结合的磷酸基（POO⁻）类：福辛普利等。最常见的不良反应是咳嗽，严重不良反应为血管神经性水肿。双侧肾动脉狭窄、妊娠以及高血钾是主要的禁忌证。

2. 血管紧张素Ⅱ受体拮抗药（ARB） ARB是一类对血管紧张素ⅡAT1受体有高度亲和力的药物，不但可拮抗通过ACE转化生成的血管紧张素Ⅱ的生物活性，而且还可阻断通过非经典途径（如糜蛋白酶等）催化生成的AngⅡ活性，同时不产生ACEI引起的缓激肽积聚所致咳嗽等不良反应。其主要机制包括：①抑制AngⅡ介导的血管收缩，降低外周阻力；②通过直接抑制AngⅡ介导的肾小管钠吸收和（或）间接抑制AngⅡ介导的醛固酮释放而抑制钠的吸收；③通过压力感受器反射抑制中枢的肾素-血管紧张素系统，促进压力感受器的敏感性；④通过拮抗AngⅡ对血管交感神经的刺激作用而抑制中枢及外周神经系统；⑤抑制AngⅡ介导的血管重塑（增生及肥厚）。ARB一般由含氮杂环和联苯环两部分组成，可分为4类：联苯四唑类（氯沙坦等）、非联苯四唑类（替米沙坦等）、非杂环类（缬沙坦等）和联苯噁二唑类（阿齐沙坦等）。目前常用的ARB为氯沙坦、缬沙坦、坎地沙坦、厄贝沙坦、替米沙坦、奥美沙坦、阿利沙坦。ARB的不良反应发生较少，以头晕最为常见（1%～3%）。妊娠双侧肾动脉狭窄是主要的禁忌证。

3. 钙通道阻滞药（CCB） 是指具有阻滞钙离子经细胞膜上的钙离子通道进入细胞内，从而降低细胞内钙离子浓度的一类降压药物。所有钙通道阻滞药均能明显降低血压和全身血管阻力，对自身调节器官（心、脑）的血管舒张作用比其他血管强。国际药理学联合会的分类法将钙通道阻滞药分为三类：①1类：选择性地作用于L型钙通道，根据在α₁亚单位上的结合位点不同，又将其分为3个亚类（1a类即二氢吡啶类、1b类即硫苯类、1c类即苯烷胺类）；②2类：选择性作用于其他电压依赖性钙通道；③3类：非选择性通道调节药。二氢吡啶CCB（硝苯地平等）治疗的主要适应人群，主要为老年高血压和有动脉硬化证据的高血压患者。主要不良反应为面部潮红以及踝部水肿。非二氢吡啶CCB（地尔硫草等）主要的不良反应为便秘。

4. β受体拮抗药 具有影响交感神经节前β受体从而降低去甲肾上腺素释放，而达到抑制中枢神经系统兴奋性作用；同时β受体拮抗药可以降低心脏排血量、抑制肾素分泌、降低血管张力、改善周围血管阻力，而达到血压降低的目的。β受体拮抗药的分类方法较多，常用的方法是按照药物对受体的选择性将β受体拮抗药分为选择性β₁受体拮抗药（美托洛尔、比索洛尔、阿替洛尔）和非选择性β受体拮抗药（普萘洛尔），也有少数兼有α受体拮抗作用的β受体拮抗药（卡维地洛、阿罗洛尔及拉贝洛尔等）。索他洛尔同时具有β受体拮抗和Ⅲ类抗心律失常作用，列入抗心律失常药。根据药代动力学特性可以分为经肝脏代谢为主的脂溶性和以肾脏代谢为主的水溶性β受体拮抗药。β受体拮抗药主要的适应人群：高血压合并心绞痛、心肌梗死后、快速性心律失常以及慢性心力衰竭。

5. 利尿药 利尿药主要通过利尿、排钠作用降低容量负荷使血压降低。目前有三种常用利尿药可用于高血压治疗。第一种为袢利尿药(呋塞米、布美他尼、托拉塞米等),第二种为噻嗪类利尿药,分为噻嗪类(常用为氢氯噻嗪)和类噻嗪类(常用为氯噻酮、吲达帕胺),第三种为保钾利尿药(常用为螺内酯、氨苯蝶啶及阿米洛利)。上述三种利尿药以袢利尿药作用最强,称高效利尿药,噻嗪类利尿药为中效利尿药,保钾利尿药为低效利尿药。在高血压治疗过程中,常用中效利尿药,较少应用高效或低效利尿药,由于中效利尿药常用,因此要注意低钾血症的副作用。痛风患者应慎用。

6. α 受体拮抗药 主要通过选择性拮抗血管平滑肌突触后膜的 $α_1$ 受体,舒张小动脉及静脉,使外周阻力降低,而达到降压目的。α 受体拮抗药分为选择性和非选择性,非选择性 α 受体拮抗药酚妥拉明和酚苄明,同时具有 $α_1$ 和 $α_2$ 阻断作用,除用于嗜铬细胞瘤引起的高血压外,现已很少用于高血压的治疗。目前高血压的治疗主要以选择性 $α_1$ 受体拮抗药(哌唑嗪、特拉唑嗪、多沙唑嗪等)治疗为主。在高血压治疗中 $α_1$ 受体拮抗药的强适应证为伴有前列腺肥大的高血压患者,还适用于糖耐量异常或异常脂质血症的高血压患者。主要不良反应为直立性低血压。

7. 其他降压药物 常见的包括三大类。

(1)周围血管扩张药 是通过激活血管平滑肌细胞内的鸟苷酸环化酶,增加细胞内 cGMP 含量,直接松弛毛细血管前小动脉平滑肌,使外周血管扩张,血管阻力降低,血压下降,主要的代表药物为双肼苯达嗪。

(2)中枢神经抑制药 主要通过激动中枢头端延髓腹外侧(rostral ventrolateral medulla, RVLM)的 I_1-咪唑啉受体和孤束核 $α_2$ 肾上腺素受体,降低外周交感张力而降压,主要代表药物为可乐定、莫索尼定。

(3)交感神经节后拮抗药 主要通过抑制交感神经节后递质的释放,降低交感活性达到降压目的,主要的代表药物为利血平。这些药物常用于顽固性高血压,由于其容易出现与机制相关的不良反应,常作为降压药物联合治疗的一部分。

(4)固定复方降压药物 为两种或多种不同机制的降压药物的联合,并制成一片称之为单片固定复方。此类药物具备多种降压机制,有较好的降压疗效、较低的不良反应、价格相对低廉的优点,且此类药物有较好的依从性,更利于高血压患者的长期治疗。鉴于目前和心血管领域不论是循证医学证据还是临床治疗实践,为了有效地达到血压目标值均提倡联合治疗方案。单片复方制剂近 10 余年在国际和中国市场已广泛应用,从 2015

年《临床用药须知》中增加了相关的内容。我国早期的常用的固定复方多为 4 种以上低剂量的复方。例:降压 0 号(复方氨苯蝶啶/利血平片)、复方降压片。新型固定复方由于疗效好,不良反应低,循证证据丰富,广泛应用于临床的高血压治疗,常用于单药控制不良以及高危的高血压患者。目前新型的固定复方,包括:①ARB 或 ACEI/利尿药的固定复方:如氯沙坦/氢氯噻嗪、厄贝沙坦/氢氯噻嗪、缬沙坦/氢氯噻嗪以及替米沙坦/氢氯噻嗪、培哚普利/吲哒帕胺。②CCB/ARB 的固定复方:如缬沙坦/氨氯地平、培哚普利/氨氯地平、奥美沙坦/氨氯地平。③CCB/β 受体拮抗药的固定复方:如尼群地平/阿替洛尔。④β 受体拮抗药/氢氯噻嗪的固定复方:如比索洛尔/氢氯噻嗪。⑤钙通道阻滞药与他汀类药物的固定复方,由于高血压是多种危险因子并存的疾病,在我国最常见的是高脂血症,因此,同时降压和降脂已成为趋势,例如氨氯地平/阿托伐他汀。⑥高血压是导致脑卒中最重要的原因,高同型半胱氨酸(Hcy)也是脑卒中的最重要危险因素,降压的同时补充叶酸可以协同改善血压和降低 Hcy,对脑卒中具有预防作用,目前已有血管紧张素转换酶抑制药与叶酸的固定复方依那普利/叶酸。⑦中西药组成的治疗高血压药物的复方制剂:珍菊降压片、复方罗布麻片等。

高血压的病因复杂,各种复方制剂有固定的配方,患者对药物的反应性及耐受程度各不相同。因此,选用复方制剂的药物治疗时要根据病情,坚持个体化的给药原则,在医生的指导下选择最合理的药物,达到持续平稳安全降压的目的,降低心血管病事件的发生率和对靶器官的损害。

具体到每个药物复方制剂的适应证、药效学、药代动力学及药物相互作用等特点请参见相应的药物介绍。

一、血管紧张素转换酶抑制药

卡 托 普 利 [药典(二);国基;医保(甲)]

Captopril

【适应证】 (1)CDE 适应证 ①高血压:可单独应用或与其他降压药如利尿药合用;②心力衰竭:可单独应用或与强心药利尿药合用;③高血压急症(注射药)。

(2)超说明书适应证 ①治疗混合性结缔组织病引起的无症状性肺动脉高压;②肾病患者降尿蛋白;③治疗急性 ST 段抬高性心肌梗死;④治疗慢性稳定型心绞痛;⑤1 型糖尿病且有视网膜病变的糖尿病肾病。

【药理】 (1)药效学 ①降压:本品为竞争性血管紧

张素转换酶抑制药，使血管紧张素Ⅰ不能转化为血管紧张素Ⅱ，结果血浆肾素活性增高，醛固酮分泌减少，血管阻力减低。本品还抑制缓激肽的降解；也可直接作用于周围血管而降低阻力，心排血量不变或增多，肾小球滤过率不变。卧位与立位降压作用无差别。②减低心脏负荷：心力衰竭时本品扩张动脉与静脉，降低周围血管阻力或后负荷，减低肺毛细血管嵌顿压或前负荷，也降低肺血管阻力，因而改善心排血量，运动耐量时间延长。

(2)药动学 口服本品后吸收迅速，吸收率在75%以上，胃肠道内有食物存在可使本品的吸收减少30%～40%，故宜在餐前1小时服药。血循环中本品的25%～30%与蛋白结合。用于降压，口服后15分钟开始起效，1～1.5小时作用达高峰，持续6～12小时，其时间长短与剂量相关。降压作用为进行性，约数周达最大治疗作用。$t_{1/2\beta}$小于3小时，肾功能衰竭时延长。在肝内代谢为二硫化物等。经肾排泄，约40%～50%以原型排出，其余为代谢物，可在血液透析时被清除。本品不能通过血脑屏障；可能通过乳汁分泌；可以通过胎盘。注射本品15分钟后生效，1～2小时作用达高峰，持续4～6小时。

【不良反应】(1)较常见不良反应 ①皮疹，可能伴有瘙痒和发热，7%～10%伴嗜酸粒细胞增多，或抗核抗体阳性；②心悸、心动过速、胸痛；③咳嗽；④味觉迟钝。

(2)较少见不良反应 眩晕、头痛、昏厥。由低血压引起，尤其在缺钠或血容量不足及血管性水肿时发生，见于面部及手脚，也可引起舌、声门或喉血管性水肿；面部潮红或苍白。

(3)极少见不良反应 白细胞与粒细胞减少，有发热、寒战，白细胞减少与药量相关，治疗开始后3～12周出现，以10～30天最显，停药后持续2周。逾量可致低血压，应立即停药，并扩容以纠正，在成人还可用血液透析清除。

【禁忌证】(1)对本品或其他ACEI过敏者(如在其他任何一种ACEI治疗期间曾发生血管神经性水肿患者)。

(2)孤立肾、移植肾、严重肾功能减退者。

(3)妊娠、哺乳期妇女。

【注意事项】(1)曾有报告本品在婴儿可引起血压过度与持久降低伴少尿与抽搐，故应用本品仅限于其他降压治疗无效的儿科患者。

(2)老年人对降压作用较敏感，应用本品须酌减剂量。特别是首次服用。

(3)对诊断的干扰 ①血尿素氮、肌酐浓度增高，常为暂时性，在有肾病或长期严重高血压而血压迅速下降后易出现；②偶有血清肝脏酶增高；③血钾轻度增高，尤其有肾功能障碍者，与保钾利尿药合用时尤注意检查血钾；④血钠减低。

(4)下列情况慎用 ①自身免疫性疾病如严重系统性红斑狼疮，此时白细胞或粒细胞减少的机会增多；②骨髓抑制；③脑动脉或冠状动脉供血不足，可因血压降低而缺血加剧；④血钾过高；⑤肾功能障碍而致血钾增高、白细胞及粒细胞减少，并使本品潴留；⑥主动脉瓣狭窄，此时可能使冠状动脉灌注减少；⑦严格饮食限制钠盐或进行透析者，此时首剂应用本品可能发生突然而严重的低血压。

(5)在手术或麻醉时用本品发生低血压，可用扩容纠正。

(6)用本品时若白细胞计数过低，暂停用本品可以恢复。

(7)用本品治疗心力衰竭，无液体潴留，并使血醛固酮水平降低，为其优点，但须注意降压反应。

(8)用本品时出现血管神经性水肿，应停用本品，迅速皮下注射1:1000肾上腺素0.3～0.5ml。

(9)用本品期间随访检查 ①白细胞计数及分类计数，最初3个月内每2周一次，此后定期检查，有感染迹象时随即检查；②尿蛋白检查，每月1次。

【药物相互作用】(1)与利尿药同用使降压作用增强，但应避免引起严重低血压，故原用利尿药者宜停药或减量，本品开始用小剂量，逐渐调整剂量。

(2)与其他扩血管药同用可能致低血压，如拟合用，应从小剂量开始。

(3)与潴钾药物如螺内酯、氨苯蝶啶、阿米洛利同用可能引起血钾过高。

(4)与内源性前列腺素合成抑制药如吲哚美辛同用，将使本品降压作用减弱。

(5)与其他降压药合用，降压作用加强，与引起肾素释出或影响交感活性的药物呈相加作用，与β受体拮抗药呈小于相加的作用。

【给药说明】(1)开始用本品前建议停用其他降压药1周。

(2)对恶性或重度高血压，在停用其他药物后立即给本品最小剂量，在密切观察下每24小时递增剂量，直到疗效充分或达最大剂量。

(3)肾功能差者应采用小剂量或减少给药次数，缓慢递增；若须同时用利尿药，建议用呋塞米而不用噻嗪类，血尿素氮和肌酐增高时，将本品减量或同时停用利尿药。

(4) 用本品时蛋白尿若渐增多,暂停用本品或减少用量。

(5) 胃中食物可使本品吸收减少 30%～40%,故宜在餐前 1 小时服用。

【用法与用量】 成人 (1) 口服 ①降压:一次 12.5mg,一日 2～3 次,按需要 1～2 周增至一次 25mg,一日 2～3 次;疗效不满意时可加用利尿药。②治疗心力衰竭:开始一次 12.5mg,一日 2～3 次,必要时逐渐递增至一次 25～50mg,一日 2～3 次;若需进一步加量,宜观察疗效 2 周后再考虑。对近期大量服用利尿剂,处于低钠/低血容量,而血压正常或偏低患者,初始剂量宜一次 6.25mg,每日 3 次,以后通过测试逐步增加至常用量。

(2) 静脉注射、静脉滴注 成人常用量一次 25mg,溶于 10%葡萄糖注射液 20ml,缓慢静脉注射(10 分钟),随后 50mg 溶于 10%葡萄糖注射液 500ml,静脉滴注 1～4 小时。

儿童 口服。一日开始 1mg/kg,逐渐增加,求得最低有效量,最大可增至一日 6mg/kg,分 3 次服。

【制剂与规格】 卡托普利片:(1)12.5mg;(2)25mg;(3)50mg。

复方卡托普利:卡托普利 10mg,氢氯噻嗪 6mg。

注射用卡托普利:50mg。

卡托普利注射液:2ml:50mg。

马来酸依那普利 [药典(二);国基;医保(甲)]
Enalapril Maleate

【适应证】 (1)CDE 适应证 ①高血压:可单独应用或与其他降压药如利尿药合用;②心力衰竭:可单独应用或与强心药利尿药合用;③预防左室功能不全者出现冠脉缺血事件。

(2) 超说明书适应证 ①用于适合急性再灌注治疗的急性缺血性卒中患者的动脉性高血压;②治疗稳定型心绞痛合并糖尿病、心力衰竭或左室收缩功能不全;③治疗非糖尿病肾病;④脑出血急性期快速降压。

【药理】 (1) 药效学 参阅"卡托普利"。

(2) 药动学 口服本品后吸收约 68%,吸收不受胃肠道内食物的影响。本品吸收后在肝内水解所生成的二羧酸依那普利拉抑制血管紧张素转换酶的作用比本品强,但口服依那普利拉吸收极差。口服本品后约 1 小时血药浓度达高峰,而依那普利拉血药浓度高峰是在 3～4 小时。多数给本品后依那普利拉的有效 $t_{1/2}$ 为 11 小时,肝功能异常者依那普利转变成依那普利拉的速度延缓。口服本

品后,降压作用于 1 小时开始,4～6 小时达高峰,按推荐剂量给药,降压作用可维持 24 小时以上。主要经肾排泄,口服剂量的 94%左右以本品或依那普利拉存在于尿和粪便中,无其他代谢产物。肾小球滤过率减至 30ml/min 以下时,达峰时间、达稳态时间均延迟,最终 $t_{1/2}$ 延长为 30～35 小时。依那普利拉可经血液透析清除,其速率为 62ml/min。本品不易通过血脑屏障,依那普利不进入脑。

【不良反应】 (1) 较常见不良反应 眩晕、头痛、疲乏、咳嗽,均轻微、短暂。

(2) 较少见不良反应 肌肉痉挛、恶心、乏力、直立性不适、阳痿、腹泻、消化不良、口干、便秘、失眠、神经过敏,感觉异常;皮疹、瘙痒。

(3) 极少见不良反应 晕厥、直立性低血压、心悸、心动过速、呕吐。

(4) 罕有不良反应 血管神经性水肿,如发生在喉部则可以致命,血管性水肿出现应即停用本品,并迅速加以处理,皮下注射 1:1000 的肾上腺素注射液 0.3～0.5ml。

【禁忌证】 参阅"卡托普利"。

【注意事项】 (1) 本品在儿童中应用研究尚不充分。

(2) 老年人对降压作用较敏感,应用本品须酌减药量。

(3) 在手术或麻醉时,服用本品者如发生低血压,可用扩容纠正。

(4) 在肾功能不全、糖尿病、同时用保钾利尿药者,注意产生血钾过高。

(5) 用本品治疗心力衰竭,有不发生体液潴留和不使血醛固酮水平升高的优点,但须注意降压反应。

(6) 用本品时若出现白细胞计数降低,停药后可恢复。

(7) 对诊断的干扰 ①血钾增高;②血尿素氮、肌酐浓度轻度增高,合并用利尿药时或有肾动脉狭窄者易出现;③血红蛋白与血细胞比容轻度减低;④偶有白细胞减少、血小板减少、骨髓抑制;⑤肝脏酶或血胆红素偶有增高。

(8) 下列情况慎用 ①肾功能减退时用本品可能引起少尿与进行性氮质血症,停本品后多数能恢复;②血钾过高,用本品有加重的危险;③脑动脉或冠状动脉供血不足,严重者用本品可因血压降低而使缺血加重;④主动脉瓣狭窄,用本品后可能使冠状动脉灌注减少。

(9) 用本品期间随访检查 ①尿蛋白检查,每月 1 次;②有肾病或胶原性血管病者定期查白细胞计数。

【药物相互作用】 (1) 与利尿药同用使降压作用增强,但须避免引起严重低血压,用本品前停用利尿药或

增加钠摄入可减少低血压可能。

(2) 本品与排钾利尿药同用可减少钾丢失,但与保钾利尿药同用可使血钾增高。

(3) 本品与锂同用可致锂中毒,但停药后毒性反应即消失。

(4) 硫唑嘌呤与 ACEI 合用可加重骨髓抑制。

(5) 甲氧苄啶与血管紧张素转换酶抑制药合用可引起明显的高钾血症,因此使用本品的患者在加用甲氧苄啶或复方磺胺甲噁唑时应进行严密监测,或避免合用。

(6) 与环孢素合用可使肾功能下降。

(7) 有患 2 型糖尿病、高血压并伴肾功能不全的患者,同时使用本品和二甲双胍后,出现高钾性乳酸性酸中毒的个案报道。

(8) 利福平可降低本品疗效。

【给药说明】　参阅"卡托普利"。

【用法与用量】　口服。(1)降压　一次 5mg,一日 1 次,以后随血压反应调整剂量至一日 10～40mg,分 1～2 次服,如疗效仍不满意,可加用利尿药。在肾功能损害时,肌酐清除率在 30～80ml/min 时,初始剂量为 5mg,如肌酐清除率<30ml/min,初始剂量为 2.5mg;在透析患者,透析日剂量为 2.5mg。

肾性高血压:初始,一次 5mg 或以下,一日 1 次;根据需要调整剂量。服用利尿药者应提前 2～3 天停用利尿药,或减小初始剂量。

(2) 心力衰竭　开始剂量为一次 2.5mg,一日 1～2 次,给药后 2～3 小时内注意血压,尤其合并用利尿药者,以防低血压。一般一日用量 5～20mg,分 2 次口服。

(3) 依那普利氢氯噻嗪片　口服。每日 1 次,每次 1～2 片,最大剂量不超过 2 片。

【制剂与规格】　马来酸依那普利片:(1)2.5mg;(2)5mg;(3)10mg。

马来酸依那普利胶囊:(1)5mg;(2)10mg。

马来酸依那普利叶酸片:(1)依那普利 10mg/叶酸 0.8mg;(2)依那普利 10mg/叶酸 0.4mg;(3)依那普利 5mg/叶酸 0.4mg。

依那普利氢氯噻嗪片:马来酸依那普利 10mg、氢氯噻嗪 25mg。

盐酸贝那普利 [医保(乙)]
Benazepril Hydrochloride

【适应证】　(1)CDE 适应证　①高血压:可单独应用或与其他降压药如利尿药合用;②充血性心力衰竭:作为对洋地黄和(或)利尿剂反应不佳的充血性心力衰竭患者(NYHA 分级 Ⅱ～Ⅳ)的辅助治疗。

(2) 超说明书适应证　①有蛋白尿的原发性或继发性肾小球疾病;②治疗急性冠状动脉综合征,以减少心力衰竭和死亡的发生率;③治疗儿童激素耐药型肾病综合征;④治疗儿童伴蛋白尿的紫癜性肾炎;⑤治疗儿童合并蛋白尿伴或不伴高血压的狼疮性肾炎;⑥治疗糖尿病肾病。

【药理】　(1)药效学　①降压:本品在肝内水解为贝那普利拉,成为一种竞争性的血管紧张素转换酶抑制剂,阻止血管紧张素 Ⅰ 转换为血管紧张素 Ⅱ,使血管阻力降低,醛固酮分泌减少,血浆肾素活性增高。贝那普利拉还抑制缓激肽的降解,也使血管阻力降低,产生降压作用。

②减低心脏负荷:本品扩张动脉与静脉,降低周围血管阻力或心脏后负荷,降低肺毛细血管嵌压或心脏前负荷,也降低肺血管阻力,从而改善心排血量,使运动耐量和时间延长。

(2) 药动学　口服本品后吸收约 37%。本品吸收后在肝内水解生成的贝那普利拉抑制血管紧张素转换酶的作用比本品强,但口服贝那普利拉的吸收差。本品的达峰时间为 0.5～1 小时,贝那普利拉为 11.5 小时。本品的蛋白结合率高达 96.7%,贝那普利拉为 95.3%。本品的 $t_{1/2}$ 为 0.6 小时,贝那普利拉为 10～11 小时。口服本品单剂后 1 小时内起作用,2～4 小时达峰作用,作用维持约 24 小时。肾功能正常者,主要经肾清除,11%～12% 从胆道排泄。轻、中度肾功能障碍(肌酐清除率>30ml/min)时药代动力学无改变。血液透析时本品少量可被透析清除。

【不良反应】　(1)常见不良反应　头痛、眩晕、疲乏、嗜睡、恶心、咳嗽。最常见的停药原因为头痛和咳嗽。

(2) 少见不良反应　症状性及直立性低血压、晕厥、心悸、周围性水肿、皮疹、皮炎、便秘、胃炎、焦虑、失眠、感觉异常、关节痛、肌痛、哮喘等。

(3) 血管神经性水肿罕见,如出现即应停药。

【禁忌证】　(1)已知对贝那普利、相关化合物或本品的任何辅料过敏者。有血管紧张素转换酶抑制剂引起或非血管紧张素转换酶抑制剂引起的血管性水肿病史者。

(2) 孤立肾、移植肾、肾功能减退者。

【注意事项】　(1)在小儿中研究不充分。新生儿和婴儿用药后可出现少尿和神经异常,可能与本品引起血压降低后肾与脑缺血有关。

(2) 对诊断的干扰　①血尿素氮、肌酐浓度增高,常为暂时性,在有肾病或严重高血压而血压迅速下降时易出现;②偶有血清肝脏酶增高;③血钾轻度增高,尤其在有肾功能障碍者。

(3) 下列情况慎用 ①自身免疫性疾病如严重系统性红斑狼疮,此时白细胞或粒细胞减少的机会增多;②骨髓抑制;③脑或冠状动脉供血不足,可因血压降低而缺血加重;④高钾血症患者;⑤肾功能受损者;⑥肝功能障碍,本品在肝内的代谢减低;⑦严格饮食限制钠盐或进行透析治疗者,首剂应用本品可能发生突然而严重的低血压。⑧咳嗽患者;⑨外科手术或麻醉患者;⑩主动脉瓣狭窄、二尖瓣狭窄患者。

(4) 用本品期间随访检查 ①对有肾功能障碍或有白细胞缺乏的患者最初 3 个月内每 2 周检查白细胞计数及分类计数 1 次,此后定期检查;②尿蛋白检查:每月 1 次。

(5) 用本品时发生血管神经性水肿时停用本品,皮下注射肾上腺素,静脉注射氢化可的松。

(6) 用本品过量时,用扩容纠正低血压,贝那普利可以部分经透析除去。

(7) 使用高通透性膜透析的患者,在服用 ACEI 时有过敏样反应。

【药物相互作用】 (1) 与利尿药同用降压作用增强,可能引起严重低血压,故原用利尿药者应停药或减量,本品开始用小剂量,逐渐调整剂量。

(2) 与其他扩血管药同用可能致低血压,如需合用,应从小剂量开始。

(3) 与保钾利尿药如螺内酯、氨苯蝶啶、阿米洛利同用可能引起血钾过高。

(4) 非甾体类抗炎镇痛药尤其吲哚美辛可通过抑制肾前列腺素合成与引起水钠潴留,与本品同用时可使本品的降压作用减弱。

(5) 与其他降压药同用时降压作用加强,其中与利尿剂、钙离子拮抗剂呈较大的相加作用,与引起肾素释出或影响交感活性的药物(如 β 受体拮抗药)呈小于相加的作用。

(6) 与其他药物可引起血管性水肿:患者联合应用 ACEI 和二肽基肽酶-IV 抑制剂类药物(例如维格列汀)、mTOR 抑制剂(例如替西罗莫司、西罗莫司、依维莫司)或脑啡肽酶抑制剂(例如沙库巴曲)时,可能增加血管性水肿的风险。

【给药说明】 (1) 对原用利尿药治疗者使用本品前停用利尿药 2~3 日,但严重或恶性高血压例外,此时用本品小剂量,在观察下小心增加剂量。

(2) 肌酐清除率>30ml/min 可服用常规剂量,肌酐清除率<30ml/min,最初每日剂量5mg,必要时可加至10mg。

(3) 心力衰竭患者已用强心苷与利尿药有水、钠缺失者,有出现首剂低血压的风险。开始用本品时应采用小剂量,并严密监测。

【用法与用量】 口服。(1) 降压 一次 10mg,一日 1 次,维持量可达 20~40mg,一日 1 次或分 2 次给药;肾功能不全或有水、钠缺失者开始用 5mg,一日 1 次。

(2) 心力衰竭 起始用 5mg,一日 1 次,充血性心力衰竭:初始剂量为 2.5mg。

【制剂与规格】 盐酸贝那普利片 (1)5mg;(2)10mg;(3)20mg。

贝那普利氢氯噻嗪片:贝那普利 10mg,氢氯噻嗪 12.5mg。

氨氯地平贝那普利:氨氯地平 5mg,贝那普利 10mg。

赖 诺 普 利 [药典(二);国基;医保(乙)]
Lisinopril

【适应证】 (1)CDE 适应证 ①高血压:可单独应用或与其他降压药如利尿药合用;②心力衰竭:可单独应用或与强心药利尿药同用;③急性心肌梗死:用于治疗急性心肌梗死后 24 小时内血流动力学稳定的患者,能预防左室功能不全或心力衰竭的发展并提高生存率。

(2) 超说明书适应证 ①治疗冠心病,尤其稳定型心绞痛合并糖尿病、心力衰竭或左心室收缩功能不全的高危患者;②治疗儿童伴轻度蛋白尿的原发性 IgA 肾病;③治疗糖尿病肾病;④治疗非糖尿病肾病;⑤肾病综合征;⑥预防偏头痛。

【药理】 (1) 药效学 参阅"卡托普利"。

(2) 药动学 口服本品后吸收约 25%(6%~60%),吸收不受食物的影响。本品不在肝内转化产生有活性的代谢产物,与血浆蛋白基本不结合。本品的 $t_{1/2\beta}$ 为 12 小时,肾功能衰竭时延长。口服本品单剂后 7 小时血药浓度达峰值,在急性心肌梗死时略延长。口服本品单剂后 1 小时内起作用,6 小时达峰作用,作用维持约 24 小时。本品 100%经肾清除,血液透析时本品可被透析清除。

【不良反应】 (1) 常见不良反应 头痛、眩晕、疲乏、嗜睡、恶心、咳嗽。

(2) 少见不良反应 症状性低血压、直立性低血压、晕厥、心悸、周围性水肿、皮疹、皮炎、便秘、胃炎、焦虑、失眠、感觉异常、关节痛、肌痛、哮喘等。

(3) 血管神经性水肿罕见,如出现即应停药。蛋白尿的发生率为 0.7%。

【禁忌证】 参阅"卡托普利"。

【注意事项】 (1) 在小儿中研究不充分。新生儿和婴儿，用药后可能出现少尿和神经异常之虞，可能与本品引起血压降低后肾与脑缺血有关。

（2）对诊断的干扰 ①血尿素氮、肌酐浓度增高，常为暂时性，在有肾病或严重高血压而血压迅速下降时易出现；②偶有血清肝脏酶增高；③血钾轻度增高，尤其在有肾功能障碍者。

（3）下列情况慎用 ①自身免疫性疾病：如严重系统性红斑狼疮，此时白细胞或粒细胞减少的机会增多；②骨髓抑制；③脑或冠状动脉供血不足，可因血压降低而缺血加重；④血钾过高；⑤肾功能障碍时可致血钾升高，白细胞及粒细胞减少，并使本品潴留；⑥严格饮食限制钠盐或进行透析治疗者，首剂应用本品可能发生突然而严重的低血压。

（4）用本品期间随访检查 ①对有肾功能障碍或有白细胞缺乏的患者最初3个月内每2周检查白细胞计数及分类计数1次，以后定期检查；②尿蛋白检查，每月1次。

【药物相互作用】 参阅"马来酸依那普利"。

【给药说明】 （1）对原用利尿药治疗者使用本品前停用利尿药2～3天，但严重或恶性高血压例外，此时用本品小剂量，在观察下小心增加剂量。

（2）用本品时如血清尿素氮与肌酐浓度增高，须减低本品的剂量及（或）停用利尿药。

（3）心力衰竭患者已用强心苷与利尿药有水、钠缺失者，开始用本品时应采用小剂量。

（4）用本品发生血管神经性水肿时停用本品，皮下注射肾上腺素，静脉注射氢化可的松。

（5）用本品过量时，用扩容纠正低血压。

【用法与用量】 口服。（1）降压 一次10mg，一日1次，维持量可达20～40mg，一日1次给药；肾功能不全或有水、钠缺失者开始用5mg，一日1次。

（2）心力衰竭 起始用量2.5～5mg，一日1次，维持量10～20mg，一日1次。已报告的最大量为一日80mg，但疗效并不增高。

【制剂与规格】 赖诺普利片：（1）5mg；（2）10mg；（3）20mg。

赖诺普利胶囊：（1）5mg；（2）10mg。

赖诺普利氢氯噻嗪：赖诺普利10mg，氢氧噻嗪12.5mg。

福辛普利 [医保（乙）]
Fosinopril

【适应证】 （1）CDE适应证 ①高血压：可单独应用或与其他药物如利尿药合用；②心力衰竭，可与利尿药联用。

（2）超说明书适应证 ①用于治疗合并蛋白尿（伴或不伴高血压）儿童的狼疮性肾炎；②用于治疗人类免疫缺陷病毒（HIV）相关肾病；③用于治疗非糖尿病肾病；④用于治疗糖尿病肾病；⑤用于治疗心肌梗死；⑥用于冠心病合并心力衰竭的患者，以降低心力衰竭死亡风险；⑦用于稳定型冠心病合并轻度高血压、高胆固醇血症并伴无症状性动脉粥样硬化患者，以延缓动脉粥样硬化进展。

【药理】 （1）药效学 本品在肝内水解为福辛普利拉，成为一种竞争性的血管紧张素转换酶抑制药。参阅"卡托普利"。

（2）药动学 口服本品后吸收约36%，食物可影响其吸收的速度，但不影响其吸收的量。本品吸收后75%在肝和胃肠道黏膜水解生成活性代谢产物福辛普利拉，其抑制血管紧张素转换酶的作用比本品强，但口服福辛普利拉的吸收差。口服后福辛普利拉达峰浓度时间为2～4小时。蛋白结合率高达97%～98%。半衰期为12小时，肾功能衰竭时延长。口服本品单剂后1小时内起作用，2～4小时达峰作用，作用维持约24小时。本品44%～50%经肾清除，46%～50%经肝清除后从肠道排泄；血液透析时和腹膜透析时本品的清除量分别为尿液清除的2%和7%。

【不良反应】 （1）常见不良反应 头痛、眩晕、疲乏、嗜睡、恶心、咳嗽、腹痛、腹泻。最常见的停药原因为头痛和咳嗽。

（2）少见不良反应 症状性和直立性低血压、晕厥、心悸、周围性水肿、皮疹、皮炎、便秘、胃炎、焦虑、失眠、感觉异常、关节痛、肌痛、哮喘等。

（3）血管神经性水肿罕见，如出现即应停药。

【禁忌证】 参阅"卡托普利"。

【注意事项】 （1）本品在小儿中研究不充分。在新生儿和婴儿，会有少尿和神经异常的可能，可能与本品引起血压降低后肾与脑缺血有关。

（2）对诊断的干扰 ①血尿素氮、肌酐浓度增高，常为暂时性，在有肾病或严重高血压而血压迅速下降时易出现；②偶有血清肝脏酶增高；③血钾轻度增高，尤其在有肾功能障碍者。

（3）下列情况慎用 ①自身免疫性疾病如严重系统性红斑狼疮，此时白细胞或粒细胞减少的机会增多；②骨髓抑制；③脑或冠状动脉供血不足，可因血压降低而缺血加重；④血钾过高；⑤肾功能障碍而致血钾升高，白细胞及粒细胞减少，并使本品潴留；⑥肝功能障碍，使本品在肝内的代谢减低；⑦严格饮食限制钠盐或进行透析治疗者，首剂应用本品可能发生突然而严重的低血压。

（4）用本品期间随访检查 ①对有肾功能障碍或有白细胞缺乏的患者最初 3 个月内每 2 周检查白细胞计数及分类计数 1 次，此后定期检查；②尿蛋白检查，每月 1 次。

（5）在使用时，应考虑另一种 ACEI 卡托普利引起粒细胞缺乏症的事实，特别是在肾损害或胶原血管疾病患者中。现有数据不足以表明福辛普利没有类似的风险（见警告）。

（6）在考虑使用福辛普利时，应该注意的是，在对照试验中，ACEI 对黑人患者的血压影响小于非黑人患者。

儿童 头晕、咳嗽、上呼吸道症状、胃肠道反应、心悸或胸痛、皮疹或瘙痒、骨骼肌疼痛或感觉异常、疲劳和味觉障碍。偶见低血压，轻度、暂时性血红蛋白和红细胞值减少，血尿素氮轻度升高。

【药物相互作用】（1）与利尿药同用降压作用增强，可能引起严重低血压，故原用利尿药者应停药或减量，本品开始用小剂量，逐渐调整剂量。

（2）与其他扩血管药同用可能致低血压，如需合用，应从小剂量开始。

（3）与保钾利尿药如螺内酯、氨苯蝶啶、阿米洛利同用可能引起血钾过高。

（4）非甾体抗炎镇痛药尤其吲哚美辛可通过抑制肾前列腺素合成与引起水、钠潴留，与本品同用时可使本品的降压作用减弱。

（5）与其他降压药同用时降压作用加强，其中与引起肾素释出或影响交感活性的药物呈较大的相加作用，与 β 受体拮抗药呈小于相加的作用。

（6）抗酸药可影响本品的吸收。

（7）与锂同用时，可能增加血清钾浓度。

【给药说明】（1）给药剂量须循个体化原则，按疗效予以调整。

（2）本品的降压作用在立位与卧位相同，无直立性低血压反应。

（3）对原用利尿药治疗者使用本品前停用利尿药 2～3 日，但严重或恶性高血压例外，此时用本品小剂量，在观察下小心增加剂量。

（4）在肾功能障碍时本品的剂量可以不必减低。

（5）心力衰竭患者已用强心苷与利尿药有水、钠缺失者，开始用本品时应采用小剂量。

（6）抗酸药可影响本品的吸收，应与抗酸药物分开服用，至少相隔 2 小时。

（7）用本品时发生血管神经性水肿时停用本品，皮下注射肾上腺素，静脉注射氢化可的松。

（8）用本品过量时，用扩容纠正低血压。

【用法与用量】成人 口服。（1）治疗高血压 10mg，一日 1 次，可耐受可渐增至 20～40mg，一日 1 次或分 2 次给药。剂量每日超过 40mg，不再增加降压疗效。

（2）治疗心力衰竭 一次 10mg，一日 1 次，可耐受渐增至 20～40mg，一日 1 次，但不超过 40mg，一日 1 次。

儿童 口服。0.1～0.6mg/kg，一日 1 次。其中低剂量 0.1mg/kg，中剂量 0.3mg/kg，高剂量 0.6mg/kg，初始剂量从低剂量开始。6 岁以下儿童慎用。

【制剂与规格】福辛普利钠片：10mg。
福辛普利胶囊：10mg。

雷 米 普 利 [医保(乙)]
Ramipril

【适应证】（1）CDE 适应证 ①高血压：可单独应用或与其他降压药如利尿药合用；②心力衰竭：可单独应用或与强心药、利尿药同用；③非糖尿病肾病患者［肌酐清除率<70ml/(min·1.73m²)，蛋白尿>1g/d］，尤其高血压者；④心血管危险增高的患者，如有明显冠心病史、糖尿病并有额外危险因素作为二级预防。

（2）超说明书适应证 ①治疗不能耐受西洛他唑患者的间歇性跛行下肢动脉硬化闭塞症，以改善下肢行走功能；②用于治疗合并糖尿病、心力衰竭或左心室收缩功能不全的稳定型心绞痛。

【药理】（1）药效学 本品在体内水解为雷米普利拉，成为一种竞争性的血管紧张素转换酶抑制药。参阅"卡托普利"。

（2）药动学 口服本品约有 50%～60%在胃肠道吸收，食物可使其吸收略延迟。本品吸收后在肝内转化为活性比其大 6 倍的代谢产物雷米普利拉。雷米普利与雷米普利拉的血浆蛋白结合率分别为 73%与 56%。口服后 1 小时内雷米普利血浓度达峰值，3 小时雷米普利拉血药浓度达峰值。雷米普利的 $t_{1/2}$ 为 5.1 小时，雷米普利拉为 3～17 小时，肾功能衰竭时延长。口服后 1 小时内起作用，4～6.5 小时达峰作用，作用维持约 24 小时。本品约 60%经肾清除，40%由粪便排出。雷米普利几乎不能通过透析除去。在发生低血压的情况下，首先给予氯化钠和容量负荷，如果没有反应，还应静脉给予儿茶酚胺。

【不良反应】（1）常见不良反应 头痛、眩晕、疲乏、嗜睡、恶心、咳嗽。最常见的停药原因为头痛和咳嗽。

（2）少见不良反应 症状性和直立性低血压、晕厥、心悸、周围性水肿、皮疹、皮炎、便秘、胃炎、焦虑、失眠、感觉异常、关节痛、肌痛、哮喘等。

（3）血管神经性水肿罕见，如出现即应停药。

【禁忌证】　（1）对活性物质、任何辅料或其他 ACEI 过敏。

（2）有血管水肿病史（遗传、原发性或既往使用 ACEI 或 ARB 所致血管性水肿）。

（3）合并使用沙库巴曲/缬沙坦治疗。

（4）与血液负电荷接触的体外治疗。

（5）显著的双侧肾动脉狭窄或在单个具有功能的肾中存在肾动脉狭窄。

（6）妊娠中期或后期。

（7）雷米普利不得用于低血压或血流动力学状态不稳定的患者。

（8）服用含有阿利吉仑药物的糖尿病患者或者中度至重度肾损伤患者（肌酐清除率<60ml/min）。

（9）服用 ARB 的糖尿病肾病患者。

【注意事项】　（1）在小儿中研究不充分，其安全性和疗效有待明确，不推荐 18 岁以下儿童使用本品。

（2）对诊断的干扰　①血尿素氮、肌酐浓度增高，常为暂时性，在有肾病或严重高血压而血压迅速下降时易出现；②偶有血清肝脏酶增高；③血钾轻度增高，尤其在有肾功能障碍者。

（3）下列情况慎用　①自身免疫性疾病如严重系统性红斑狼疮，此时白细胞或粒细胞减少的机会增多；②骨髓抑制；③脑或冠状动脉供血不足，可因血压降低而缺血加重；④血钾过高；⑤肾功能障碍而致血钾升高，白细胞及粒细胞减少，并使本品潴留；⑥肝功能障碍，使本品在肝内的代谢降低；⑦严重或恶性高血压、严重心力衰竭、血容量不足、缺钠的患者应用本品可能发生突然而严重的低血压与随后的肾功能恶化，低血压发生时应补充血容量。

（4）用本品期间随访检查　①对有肾功能障碍或有白细胞缺乏的患者最初 3 个月内每 2 周检查白细胞计数及分类计数 1 次，此后定期检查；②尿蛋白检查，每月 1 次。

（5）用本品时发生血管性水肿时停用本品，皮下注射肾上腺素，静脉注射氢化可的松。

（6）用本品过量时，用扩容纠正低血压，必要时做透析治疗。

【药物相互作用】　（1）与利尿药同用降压作用增强，可能引起严重低血压，故原用利尿药者应停药或减量，本品开始用小剂量，逐渐调整剂量。

（2）与其他扩血管药同用可致低血压，如需合用，应从小剂量开始。

（3）与保钾利尿药如螺内酯、氨苯蝶啶、阿米洛利同用可能引起血钾过高。

（4）非甾体抗炎镇痛药尤其吲哚美辛可通过抑制肾前列腺素合成与引起水、钠潴留，与本品同用时可使本品的降压作用减弱。

（5）与其他降压药同用时降压作用加强，其中与引起肾素释出或影响交感活性的药物呈较大的相加作用，与 β 受体拮抗药呈小于相加的作用。

（6）与催眠药、镇静药、麻醉药同用可使血压明显下降。

（7）与别嘌醇、普鲁卡因胺、免疫抑制药、细胞生长抑制药同用可使血白细胞减少。

（8）锂　血清锂浓度增高，由此增强锂的心脏和神经毒性（需要定期监测血清锂浓度）。

（9）口服降糖药（如磺脲类、双胍类）、胰岛素　本品可增强降糖药效果，具产生低血糖的风险（尤其在治疗初期，应仔细监测血糖水平）。

（10）肝素　可能增加血清钾浓度

（11）氯化钠　减弱雷米普利的降压作用和缓解心衰症状的效果。

（12）酒精　增强血压下降和酒精的作用。

【给药说明】　（1）建议本品于每日同一时间服用。

（2）本品片剂可在餐前、餐中或餐后服用，不可咀嚼或碾碎。

【用法与用量】　口服。（1）降压　一次 2.5mg，一日 1 次，2～3 周调整剂量，维持量 2.5～10mg，一日 1 次，一日最大用量为 20mg。在肾功能障碍时本品的剂量按肌酐清除率调整：50～20ml/min 时一日 1.25mg。

（2）心力衰竭　开始 1.25mg，一日 1 次，根据需要 1～2 周后剂量加倍，一日 1 次或分 2 次服。一日最大用量不超过 10mg。

【制剂与规格】　雷米普利片：（1）1.25mg；（2）2.5mg；（3）5mg。

培 哚 普 利 [医保(乙)]

Perindopril

【适应证】　（1）CDE 适应证　①高血压：可单独应用或与其他降压药如利尿药合用；②心力衰竭：可单独应用或与强心药利尿药同用。

（2）国外适应证　用于治疗稳定型冠状动脉疾病。

（3）超说明书适应证　①用于治疗冠心病，包括急性冠脉综合征，以减少心力衰竭和死亡的发生率；②治疗糖尿病肾病引起的血压升高。

【药理】 (1)药效学 本品在体内水解为培哚普利拉，成为一种竞争性的血管紧张素转换酶抑制药，参阅"卡托普利"。

(2)药动学 口服本品后迅速吸收，吸收率为65%~70%，吸收后主要在肝内转化为有活性的培哚普利拉与无活性的葡萄糖醛酸盐，食物可使其转化减低。口服本品后3~4小时血中培哚普利拉浓度达高峰。口服剂量中的75%从尿中以原型与代谢产物排出。其余从粪中排出。10%~20%培哚普利拉与血浆蛋白结合。每日服用1次本品，平均达到稳定状态的时间是4日，作用累积半衰期为24小时。培哚普利拉的$t_{1/2}$为9小时。肾功能衰竭时延长。本品和培哚普利拉可被血液透析清除。口服本品后1小时起作用，4~8小时达峰作用，作用维持约24小时。

【不良反应】 (1)常见不良反应 头痛、眩晕、疲乏、嗜睡、恶心、咳嗽。最常见的停药原因为头痛和咳嗽。

(2)少见不良反应 症状性低血压、直立性低血压、晕厥、心悸、周围性水肿、皮疹、皮炎、便秘、胃炎、焦虑、失眠、感觉异常、关节痛、肌痛、哮喘等。

(3)罕见不良反应 血管神经性水肿，如出现即应停药；如有粒细胞缺乏、骨髓抑制应停药。

【禁忌证】 (1)对本品或其他ACEI过敏者。

(2)曾因使用ACEI引起血管神经性水肿的患者或遗传性、特发性血管神经性水肿。

(3)明显的双侧肾动脉狭窄或单功能肾的动脉狭窄患者。

(4)妊娠期妇女。

【注意事项】 (1)在小儿中研究不充分，其安全性和疗效有待明确。

(2)对诊断的干扰 ①血尿素氮、肌酐浓度增高，常为暂时性，在有肾病或严重高血压而血压迅速下降时易出现；②偶有血清肝脏酶增高；③血钾轻度增高，尤其在有肾功能障碍者。

(3)下列情况慎用 ①自身免疫性疾病如严重系统性红斑狼疮，此时白细胞或粒细胞减少的机会增多；②骨髓抑制；③脑或冠状动脉供血不足，可因血压降低而缺血加重；④血钾过高；⑤肾功能障碍而致血钾高，白细胞及粒细胞减少，并使本品潴留；⑥严格饮食限制钠盐或进行透析治疗者，首剂应用本品可能发生突然而严重的低血压。

(4)用本品时发生血管神经性水肿时停用本品，皮下注射肾上腺素，静脉注射氢化可的松。

(5)用本品过量时，用扩容纠正低血压，必要时做透析治疗。

(6)用本品期间随访检查 ①对有肾功能障碍或有白细胞缺乏的患者最初3个月内每2周检查白细胞计数及分类计数1次，此后定期检查；②尿蛋白检查，每月1次。

(7)有报道，在采用高渗透膜进行透析时应用ACE抑制药的患者中，有发生迟发性危及生命的过敏样反应的病例。

【药物相互作用】 (1)保钾利尿剂(如阿米洛利、坎利酸钾、螺内酯、氨苯蝶啶)联用时，治疗心力衰竭时除外(小剂量ACE抑制剂+低剂量噻嗪类利尿剂)，可引起高钾血症(可以致命，尤其在肾衰的病例，药物对血钾的升高具有协同作用)。除低血钾的患者，不要将补钾制剂或保钾利尿剂与ACE抑制剂合用。

(2)锂剂 ACEI抑制剂升高血锂浓度甚至达到毒性水平(减少锂的肾排泄)。如果必须使用ACE抑制剂，必须严密监测血锂水平并调整剂量。

(3)雌莫司汀 血管神经性水肿的危险性增加。

(4)非甾体抗炎药包括阿司匹林≥2g/d 在高危患者[老年和(或)脱水患者]，ACE抑制剂与非甾体抗炎药合用，通过降低肾小球滤过、抑制扩血管前列腺素合成，可引起急性肾功能衰竭，而降血压作用减弱。故治疗开始时应适当补液，并监测肾功能。

(5)抗糖尿病制剂(胰岛素、磺脲类) 接受胰岛素和磺脲类降糖药治疗的患者，ACE抑制剂可以增强降血糖的作用。但极少出现低血糖症状(改善葡萄糖耐量而使胰岛素的需要量下降)。应加强血糖的自我监测。

(6)巴氯芬增加其抗高血压作用。必要时监测血压和调整抗高血压药物剂量。

(7)噻嗪类利尿剂在已有水钠丢失的患者，开始ACE抑制剂治疗时有引起突发性低血压和(或)急性肾衰的危险。在高血压患者，如果以前接受的利尿剂治疗已经引起水钠丢失(特别是近期接受利尿剂治疗、低盐饮食、血液透析的患者)。如果必要，在减少非保钾利尿剂剂量后，从小剂量开始ACE抑制剂治疗。ACE抑制剂治疗的最初几个星期内，应监测肾脏功能(血肌酐)。

(8)与沙库巴曲/缬沙坦联用可增加血管性水肿风险。在使用培哚普利最后一剂后36小时内，不得开始使用沙库巴曲/缬沙坦，在最后一剂沙库巴曲/缬沙坦后36小时内也不得使用培哚普利。

【给药说明】 于每日早餐前服用本品。

【用法与用量】 口服。(1)治疗高血压 起始一次 2mg,一日1次,以后按需要可递增至4mg,一日1次,最多为8mg,一日1次。常用维持量为4mg,一日1次。

(2)治疗心力衰竭 一次2mg,一日1次,如证明对血压无不利影响,可加至4~8mg,一日1次。建议:30ml/min<肌酐清除率<60ml/min时,一日2mg;15ml/min<肌酐清除率<30ml/min时,隔日2mg。

【制剂与规格】 培哚普利片:(1)2mg;(2)4mg;(3)8mg。

培哚普利叔丁胺片:(1)2mg;(2)4mg;(3)8mg。

培哚普利吲哒帕胺片:(1)培哚普利2mg/吲哒帕胺0.625mg;(2)培哚普利4mg/吲哒帕胺1.25mg。

精氨酸培哚普利片:(1)5mg;(2)10mg。

培哚普利氨氯地平片(Ⅰ):(1)精氨酸培哚普利5mg,苯磺酸氨氯地平(以氨氯地平计)5mg;(2)精氨酸培哚普利10mg,苯磺酸氨氯地平(以氨氯地平计)10mg。

培哚普利氨氯地平片(Ⅱ):精氨酸培哚普利5mg,苯磺酸氨氯地平(以氨氯地平计)10mg。

培哚普利氨氯地平片(Ⅲ):精氨酸培哚普利10mg,苯磺酸氨氯地平(以氨氯地平计)5mg。

盐酸喹那普利[药典(二)]
Quinapril Hydrochloride

【适应证】 ①高血压。②充血性心力衰竭。

【药理】 (1)药效学 本品为长效、口服、无巯基的血管紧张素转换酶抑制药,口服后在肝脏水解成具有活性的喹那普利拉。参阅"卡托普利"。

(2)药动学 本品口服后迅速吸收并水解成活性的喹那普利拉,吸收速率和量不受食物影响。喹那普利和喹那普利拉分别于给药1小时和2小时血药浓度达到峰值,喹那普利拉浓度比喹那普利高四倍,半衰期分别为0.8小时和1.9小时。本品60%从肾脏经尿排泄,39%由粪便排泄。

【不良反应】 本品不良反应与其他血管紧张素转换酶抑制药类似,但发生率低而轻微,患者耐受性良好。

(1)常见不良反应 干咳、头痛、眩晕、疲劳、感觉异常以及鼻炎、感冒等上呼吸道反应。

(2)偶见不良反应 恶心、呕吐、消化不良、腹痛、腹泻、肌痛、皮疹、水肿、瘙痒、低血压以及血肌酐和血尿素氮升高等。临床应用中,某些双侧肾动脉狭窄或只有单侧肾并伴有肾动脉狭窄的患者曾出现血尿素氮和血肌酐增高,通常停止治疗可以逆转。

(3)罕见不良反应 血管神经性水肿、白细胞减少。

【禁忌证】 (1)对本品过敏者。

(2)既往因使用ACEI出现血管神经性水肿的患者。

(3)妊娠期妇女。

【注意事项】 (1)下列情况慎用 ①主动脉瓣狭窄及肥厚型心肌病。②肾功能不全。③哺乳期妇女。④65岁以上老年患者。

(2)使用本品时出现过敏及血管神经性水肿者罕见。如发生在面部、四肢,应停药,一般不需特殊治疗。如发生在咽喉部,可引起气道阻塞,除立即停药外,应予以必要的治疗,如皮下注射1:1000肾上腺素0.3~0.5ml,并保持呼吸道通畅。

(3)过量服用本品后出现明显低血压,可静脉滴注氯化钠注射液,已合并肾功能不全者应做透析治疗,如服用本品不久,应催吐、洗胃。

(4)用药前后及用药时应当检查或监测 ①肾功能不全的患者使用本品应减量或减少用药次数,并应注意尿素氮、血清肌酐和血钾的变化;②本品与利尿药或强心苷类药物合用治疗充血性心力衰竭时,应注意监测患者是否出现症状性低血压。

【药物相互作用】 (1)与利尿药合用时,可因血容量不足或低血钠而引起低血压。

(2)与保钾利尿药(如氨苯蝶啶)合用可使血钾升高,故应避免二者同时应用。

(3)与洋地黄类药(如地高辛)、β受体拮抗药(如阿替洛尔)、CCB(如硝苯地平)等合用不影响相互的药代动力学。

【给药说明】 (1)对重度高血压及药物增量后血压下降仍不满意的患者,可加用小剂量的利尿药(如噻嗪类)或钙通道阻滞药;伴有增量时通常要间隔1~2周;对已服用利尿药的患者,起始剂量应减半。

(2)用药同时给予利尿药或强心苷的患者应酌情补钾。

(3)对于服用利尿药、长期限盐、有腹泻或呕吐症状而使血容量不足的患者,有可能发生首剂低血压反应,但在无并发症及诱因的高血压患者极少发生。对心力衰竭并出现首剂低血压反应的患者,应减少药量或暂时停药。

【用法与用量】 口服 (1)成人 ①高血压:推荐起始剂量为一次10mg,一日1次。如降压效果不满意,可增至一日20~30mg,最大剂量为一日40mg,一日1次或分2次服用。维持剂量一般为一日10mg。②充血性心力衰竭:在应用利尿药、强心苷治疗的基础上,推荐本品起始剂量为一日5mg,可逐渐加量至每次10~20mg,

一日 2 次。同时注意监测患者是否出现症状性低血压。

(2)肾功能不全时剂量 ①肌酐清除率<40ml/min时，起始剂量应减少为一日 5mg，并可逐渐增量至理想剂量。②如肌酐清除率<15ml/min，剂量应减为一日 2.5mg，并增加用药间隔时间。

(3)肝功能不全时剂量酌情减小。

(4)65 岁以上的老年患者，起始剂量为一日 5mg，逐渐增量至理想剂量。

【制剂与规格】 盐酸喹那普利片：10mg。

盐酸咪达普利 [医保(乙)]
Imidapril Hydrochloride

【适应证】 原发性高血压；肾实质性病变所致继发性高血压。

【药理】 (1)药效学 本品为长效、口服、无巯基的 ACEI，口服后，在肝脏水解转换成活性代谢物咪达普利拉，后者可抑制 ACE 的活性，阻止血管紧张素Ⅰ转换成血管紧张素Ⅱ，使外周血管舒张，降低血管阻力，产生降压作用。

(2)药动学 本品口服后迅速吸收并水解成咪达普利拉，咪达普利拉广泛分布于血浆和组织的内皮细胞中。一次口服本品 10mg，2 小时后血药浓度达峰值，4 小时后血药浓度减半，6~8 小时咪达普利拉血药浓度达峰值，12~16 小时后血药浓度减半，一次口服本品 10mg，25% 于 24 小时内从尿中排出。每天服本品 10mg，3~5 天后达稳态血药浓度，无蓄积。本品主要从肾脏排泄，60% 由尿排泄，39%由粪便排泄。肾功能障碍者排泄慢，血药浓度高。

【不良反应】 本品不良反应与其他 ACEI 类似。

(1)常见不良反应 血小板、红细胞、血红蛋白、血细胞比容减少，嗜酸性粒细胞升高。

(2)少见、偶见不良反应 头痛、眩晕、恶心、呕吐、胃部不适、皮疹、水肿、瘙痒、低血压以及血肌酐和血尿素氮升高等，肝或肾功能异常。

(3)罕见不良反应 血管神经性水肿。

【禁忌证】 (1)对本品或其他血管紧张素转换酶抑制剂有过敏史的患者。

(2)用其他血管紧张素转换酶抑制剂引起血管神经性水肿的患者。

(3)用葡萄糖硫酸纤维素吸附器进行治疗的患者。

(4)用丙烯腈甲烯丙基磺酸钠膜进行血液透析的患者。

(5)妊娠期妇女。

【注意事项】 (1)下列情况慎用 ①主动脉瓣狭窄及肥厚型心肌病；②肾功能不全；③65 岁以上的老年患者；④两侧肾动脉狭窄；⑤哺乳期妇女。

(2)对于高钾血症患者，使用本品可使高钾血症恶化。

(3)肾功能不全的患者使用本品应减量或减少用药次数，并应注意尿素氮、血清肌酐和血钾的变化。

(4)有罕见过敏及血管神经性水肿的报道。如在面部、四肢发生瘙痒、皮疹，应停药，一般不需特殊治疗。如发生在咽喉部，因可引起气道阻塞，除立即停药外，应予以必要的治疗，如皮下注射 1:1000 肾上腺素 0.3~0.5ml，并保持呼吸道通畅。

(5)过量服用本品后出现明显低血压，可静脉滴注氯化钠注射液；已合并肾功能不全者应做透析治疗；如服用本品不久，应催吐、洗胃。

【药物相互作用】 (1)本品与保钾利尿剂(螺内酯、氨苯蝶啶等)或补钾制剂(氯化钾等)合用可使血清钾浓度升高。

(2)本品与锂制剂(碳酸锂)合用可能引起锂中毒。

(3)使用利尿剂(三氯甲噻嗪、氢氯噻嗪等)治疗的患者，初次服用本品会使降压效果增强。

(4)与非甾体抗炎药物(吲哚美辛)合用则使本品降压作用减弱。

(5)其他有降压作用的药物(其他类降压药、硝酸酯类制剂等)也可增强本品的降压作用。

(6)可通过不同方式直接或间接影响降糖药(胰岛素、磺酰脲类、双胍类、伏格列波糖等)的治疗效果，导致血糖降低，发生低血糖的风险增加。

(7)可增加胰岛素的敏感性。与胰岛素合用会导致低血糖。合用时，密切监测血糖水平，尤其是开始 ACE 抑制剂治疗时。

(8)合用富马酸阿利吉仑，可增加肾功能损伤、高钾血症和低血压风险。

(9)糖尿病患者(不包括使用其他抗压药物效果不佳者)同时使用本品与富马酸阿利吉仑时，非致死性脑卒、肾功能损伤、高钾血症和低血压的风险增加。

【给药说明】 (1)对重度高血压及药物增量后血压下降仍不满意的患者，可加用小剂量的利尿药(如噻嗪类)。

(2)增量通常要间隔 1~2 周。

(3)对已服用利尿药的患者，起始剂量应减半。

(4)对肌酐清除率在 30ml/min 以下，或血清肌酐在

3mg/dl 以上的严重肾功能障碍患者，由于排泄延迟可能造成血压过度下降及肾功能恶化，用药需慎重，需剂量减半或延长用药间隔。

【用法与用量】 口服。起始剂量为一次 5～10mg，一日 1 次。根据年龄、症状适当增减。但严重高血压患者、伴有肾功能障碍高血压患者以及肾实质性高血压患者最好从 2.5mg 开始用药。本品需在医生指导下使用。

【制剂与规格】盐酸咪达普利片：(1)5mg；(2)10mg。

二、血管紧张素Ⅱ受体拮抗药

氯沙坦钾[药典(二)；医保(乙)]
Losartan Potassium

【适应证】 (1)CDE 适应证 ①治疗原发性高血压；②用于不适用 ACEI 治疗(尤其是有咳嗽或禁忌证时)的慢性心力衰竭。适用患者的 LVEF 应小于或等于 40%，处于临床稳定状态，且已接受慢性心力衰竭的既定治疗方案。

(2)国外适应证 ①降低高血压伴左心室肥厚患者发生脑卒中的风险；②治疗 2 型糖尿病和高血压史者的糖尿病肾病[伴血肌酐升高和蛋白尿(尿蛋白/肌酐≥300mg/g)]。

(3)超说明书适应证 ①用于防治伴高血压且尿白蛋白与肌酐比值为 30～300mg/g 的 2 型糖尿病患者的糖尿病肾病；②用于治疗 1 型糖尿病伴糖尿病肾病；③用地治疗伴高血压的非酒精性脂肪肝炎；④治疗神经源性直立性低血压相关仰卧位高血压；⑤用于伴蛋白尿(伴或不伴高血压)的狼疮性肾炎儿童，控制高血压和蛋白尿；⑥用于治疗雷诺现象；⑦用于延缓马方综合征患者主动脉根部的扩张，降低主动脉并发症的发生风险；⑧用于治疗肾病综合征；⑨用于伴心脏损害的高血压患者预防心房颤动(不包括有心房颤动史者)；⑩用于预防复发性心房颤动，可与胺碘酮联用；⑪用于治疗急性 ST 段抬高型心肌梗死；⑫用于儿童伴蛋白尿(无论是否合并高血压)的紫癜性肾炎的辅助治疗；⑬用于治疗非糖尿病肾病患者；⑭用于治疗儿童 Alport 综合征；⑮用于治疗杜氏肌营养不良患者心脏损害；⑯用于治疗肾移植后红细胞增多症；⑰用于延缓糖尿病视网膜病变的进展；⑱用于治疗痛风和高尿酸血症(通常合并高血压)；⑲用于治疗二叶式主动脉瓣患者主动脉根部和(或)升主动脉扩张。

【药理】 (1)药效学 ①降压：本品为一种可逆的竞争性的血管紧张素Ⅱ受体拮抗药。通过肾素-血管紧张素转换酶路径和非肾素-血管紧张素转换酶路径合成的血管紧张素Ⅱ，与血管平滑肌、肾上腺、肾和心等组织细胞膜上的 AT1 受体相结合，引起血管收缩、醛固酮释放而水、钠潴留、平滑肌细胞增生。本品拮抗血管紧张素Ⅱ与 AT1 受体的结合，使血管阻力降低、醛固酮分泌减少、血浆血管紧张素Ⅱ水平增高。本品的活性代谢产物的作用强度为本品的 10～40 倍。与 ACEI 不同，本品不抑制血管紧张素转换酶，也不抑制缓激肽的降解，可能是本品很少引起干咳不良反应的原因。②减低心脏负荷：心力衰竭时本品扩张动脉与静脉，降低周围血管阻力或后负荷；减低肺毛细血管嵌压或前负荷，也降低肺血管阻力；从而改善心排血量，使运动耐量增加和时间延长。③其他：本品还具有逆转左室肥厚、肾脏保护作用，促进尿钠、尿酸排出，显著降低蛋白尿，并明显延迟终末期肾病的进程。

(2)药动学 口服本品后吸收良好，不受食物的影响，生物利用度约为 33%。本品在肝内经细胞色素 P450 酶转化产生代谢产物，其中占本品剂量的 14%转化为有活性的 EXP3174。99%以上的本品及其代谢产物与血浆蛋白结合。本品的 $t_{1/2}$ 为 2 小时，代谢产物的 $t_{1/2}$ 为 6～9 小时。口服本品后 1 小时血药浓度达高峰，3～4 小时代谢产物 EXP3174 的血药浓度达高峰。每日 1 次给药本品与其代谢产物在血内无蓄积。作用维持 24 小时，本品在治疗 3～6 周时降压对心率无影响。停用本品不引起血压反跳。本品 35%经肾清除，60%经粪便排出。

【不良反应】 本品耐受性良好，不良反应轻微短暂，总的不良反应发生率与安慰药类似，很少因不良反应而停药。

(1)常见不良反应 头晕和疲乏。

(2)少见不良反应 贫血、偏头痛、咳嗽、荨麻疹、瘙痒和肝功能异常。

(3)上市后在极少数服用氯沙坦治疗的患者中有报道血管神经性水肿[包括导致气道阻塞的喉及声门肿胀及(或)面、唇、咽和(或)舌肿胀]。其中部分患者以前曾因服用包括 ACE 抑制药在内的其他药物而发生过血管神经性水肿。脉管炎，包括亨-舍二氏紫癜已有极少报道。

【禁忌证】 (1)对本品任何成分过敏者禁用。

(2)中、晚期妊娠(妊娠的中间三个月和最后三个月期间)妇女。

(3)在糖尿病或肾功能损害[GFR<60ml/(min·1.73m^2)]患者中禁止将本品与含阿利吉仑的药物联合使用。

【注意事项】 (1)本品是否分泌入乳汁未明，故哺乳

期妇女慎用

（2）对诊断的干扰用本品时　①偶可有血清肝脏酶增高，停药后恢复正常；②可在1.5%患者出现血钾轻度增高；③偶有血尿素氮或肌酐轻度升高；④血红蛋白与血细胞比容可能轻微减低，但无临床重要性。

（3）下列情况慎用　①肝硬化或肝功能障碍时本品的血药浓度升高；②肾动脉狭窄时用本品可使血尿素氮或肌酐升高；③血钾过高；④血容量不足者用本品可发生低血压。

（4）用药期间发生血管神经性水肿时，应停用本品。

（5）本品过量而发生低血压时，应扩容纠正。透析不能有效清除本品及其代谢产物。

（6）肾功能障碍或白细胞缺乏患者，最初用药3个月内，每2周检查白细胞计数及分类计数1次，此后定期检查。

【药物相互作用】　（1）与利尿药同用降压作用增强。

（2）与保钾利尿药（如螺内酯、氨苯蝶啶、阿米洛利）、补钾药或含钾的盐代用品同用可能引起血钾增高。

（3）已有报道利福平和氟康唑可降低活性代谢产物水平。

（4）非甾体抗炎药吲哚美辛可降低氯沙坦的抗高血压作用。

【给药说明】　（1）肾功能不全时本品药量不必起始调整。

（2）心力衰竭患者已用强心苷与利尿药如有水、钠不足者，宜纠正后开始用本品。

【用法与用量】　成人　口服。（1）原发性高血压　对于多数患者，初始和维持剂量通常为一次50mg，一日1次。治疗3～6周可达最大降压效应。对部分患者，可增量至一次100mg，一日1次，以产生进一步的降压效应。

（2）心力衰竭　初始剂量为12.5mg，一日1次，可根据患者耐受情况以周为间隔逐渐增量，直至可耐受的最大日剂量。最大目标剂量为一日150mg。

（3）其他疾病　对血容量不足的患者（如使用大剂量利尿药治疗的患者），可考虑予初始剂量一次25mg，一日1次。

肾功能不全　无需调整初始剂量。

肝功能不全　有肝功能损害史者应考虑使用较低剂量。

老年人　无需调整初始剂量。

透析患者　接受透析者无需调整初始剂量。

儿童　原发性高血压：①体重大于或等于20kg且小于50kg者，推荐剂量为一次25mg，一日1次。最大日

剂量可增至50mg；②体重大于50kg者，起始剂量为一次50mg，一日1次。最大日剂量可增至100mg。

【制剂与规格】　氯沙坦钾片：（1）25mg；（2）50mg；（3）100mg。

氯沙坦钾胶囊：（1）50mg；（2）100mg。

氯沙坦钾氢氯噻嗪片：（1）氯沙坦钾50mg/氢氯噻嗪12.5mg；（2）氯沙坦钾100mg/氢氯噻嗪12.5mg。

缬 沙 坦 [药典(二)；国基；医保(甲)]

Valsartan

【适应证】　（1）CDE适应证　治疗轻至中度原发性高血压。

（2）国外适应证　①用于心肌梗死后伴左心功能不全且临床状态稳定的患者，以减少其心血管死亡率；②治疗心力衰竭[NYHA分级为Ⅱ～Ⅳ级]。

（3）超说明书适应证　①用于治疗冠心病，包括稳定型冠心病和急性冠脉综合征；②用于动脉粥样硬化性心血管疾病（ASCVD）的二级预防；③用于治疗肾病综合征，以控制尿蛋白；④用于儿童Alport综合征的二线治疗；⑤用于治疗糖尿病肾病；⑥与骨化三醇联合用于治疗伴中量蛋白尿的免疫球蛋白A肾病；⑦用于降低已有心血管疾病或存在心血管危险因素的糖耐量受损2型糖尿病的发生率。

【药理】　（1）药效学　是一种口服有效的特异性的血管紧张素Ⅱ（AT1）受体拮抗剂，选择性地作用于AT1受体亚型，阻断AngⅡ与AT1受体的结合（其特异性拮抗AT1受体的作用大于AT2受体约20000倍），从而抑制血管收缩和醛固酮的释放，产生降压作用。该品不作用于血管紧张素转换酶（ACE）、肾素和其他受体，不抑制与血压和钠平衡有关的离子通道；本品对血管紧张素转换酶没有抑制作用，不影响体内缓激肽水平，因而导致咳嗽的副作用少于ACEI。降压时不影响心律。对大多数患者，单剂口服2小时内产生降压效果，4～6小时达作用高峰，降压效果维持至服药后24小时以上，治疗2～4周后达最大降压疗效，并在长期治疗期间保持疗效。与噻嗪类利尿剂合用可进一步增强降压效果。突然终止缬沙坦治疗，不引起高血压"反跳"或其他副作用。

（2）药动学　口服后可迅速吸收，吸收总量个体差异很大，平均绝对生物利用度为23%。体内消除表现为多级指数衰减动力学，$t_{1/2\beta}$约9小时。呈线性药代动力学，稳态分布容积约17L。主要以原型排泄，83%从粪便排泄。蛋白结合率为94%～97%。单剂服药后2小时内出现降压作用，4～6小时内达到降压高峰，降压作用可持续24

小时以上。本品与食物同时服用，血药浓度-时间曲线下面积（AUC）减少 40%，但并未使治疗效果明显降低。长期给药无积蓄作用。

【不良反应】（1）常见不良反应　头痛、头晕。

（2）少见不良反应　咳嗽、腹泻、疲劳、鼻炎、背痛、恶心、咽炎、病毒感染、上呼吸道感染及关节痛。不良反应的发生率与剂量和治疗时间长短无关，与性别、年龄或种族无关，尚未知此反应是否与本品治疗有因果关系。

（3）极少见不良反应　血红蛋白和血细胞比容减少，中性粒细胞减少症的患者为 1.8%。

（4）缬沙坦治疗的患者报告有发生血管性水肿，包括喉和声门水肿，引起气道阻塞和（或）面部、嘴唇、咽和（或）舌肿胀。

【禁忌证】（1）对本品或其他成分过敏者。

（2）妊娠期妇女。

（3）重度肾功能损害［肌酐清除率（Ccr）<30ml/min］者（尚无此类患者用药的临床数据）。

【注意事项】（1）动物实验表明本品可分泌入乳汁中，哺乳期妇女应慎用。

（2）肝功能不全者约有 70%的药物以原型从胆汁排泄，在胆汁型肝硬化或胆管梗阻的患者药物的 AUC 增加 1 倍，这类患者应用时应特别慎重；而非胆管性或无胆汁淤积型肝功能不全者，服用本品无须调整剂量。

（3）开始治疗时偶可发生症状性低血压，治疗前应先纠正患者的低血钠和低血容量状况。如果发生低血压，须使患者仰卧，必要时用氯化钠注射液静脉滴注。短暂的低血压反应并不妨碍进一步治疗，因此一旦血压稳定便可进行继续治疗。

（4）由于影响肾素-血管紧张素-醛固酮系统的药物有可能使双侧或单侧肾动脉狭窄患者的血清肌酐或尿素氮增高，应慎用。由于缬沙坦的肾清除率只占总血浆清除率的 30%，故肾功能不全患者服用本品无需调整剂量。

（5）缬沙坦无过量的经验，药物过量可能出现的症状主要是明显低血压，可采取催吐治疗，必要时可静脉滴注氯化钠注射液。血液透析不能清除本品。

【药物相互作用】（1）与保钾利尿药如螺内酯、氨苯蝶啶、阿米洛利，补钾药或含钾盐代用品合用时可使血钾升高。

（2）与利尿药合用，降压作用增强。

（3）糖尿病患者不能合用本品与阿利吉仑。

【给药说明】（1）心力衰竭患者有低钠血症和（或）血容量不足时，应先予纠正再用本品。

（2）对老年人、肾功能不全或非胆汁型肝硬化或胆管梗阻的患者无需调整剂量。

【用法与用量】成人　口服。原发性高血压：推荐剂量为一次 80mg，一日 1 次。服药 2 周内可达确切降压效果，4 周后达最大疗效。对血压控制不满意者，日剂量可增至 160mg，或加用利尿药。

肾功能不全　轻至中度肾功能损害者无需调整剂量，但应加强用药监测。

肝功能不全　非胆管原性及非胆汁淤积性的轻至中度肝功能损害者无需调整用药剂量，但应加强用药监测。

老年人　无需调整用药剂量。

【制剂与规格】缬沙坦片：40mg。

缬沙坦分散片：80mg。

缬沙坦胶囊：（1）40mg；（2）80mg；（3）160mg。

缬沙坦氢氯噻嗪片：缬沙坦 80mg/氢氯噻嗪 12.5mg。

缬沙坦氨氯地平片：缬沙坦 80mg/氨氯地平 5mg。

厄贝沙坦 [药典(二)；医保(乙)]

Irbesartan

【适应证】（1）CDE 适应证　①原发性高血压；②合并高血压的 2 型糖尿病肾病。

（2）国外适应证　糖尿病肾病。

（3）超说明书适应证　①慢性心力衰竭（适用于不能耐受 ACEI 且 LVEF 低下者）；②有蛋白尿的原发性或继发性肾小球疾病；③慢性心力衰竭合并心房颤动患者，提高药物和电复律成功率；④用于尿白蛋白肌酐比值（UACR）大于或等于 30mg/g、伴或不伴高血压的糖尿病肾脏疾病者；⑤儿童 Alport 综合征的二线治疗；⑥与来氟米特联合用于治疗儿童 IgA 肾病。

【药理】（1）药效学　参阅"氯沙坦钾"。

（2）药动学　口服本品后吸收良好，约 1.5～2 小时可达血药峰浓度。绝对生物利用度约为 60%～80%。进食不会明显影响其生物利用度。本品血浆蛋白结合率约为 96%，其分布容积为 53～93L。本品主要由细胞色素 P450 酶 CYP2C9 氧化代谢，在肝脏与葡萄糖醛酸结合氧化而被代谢，主要的代谢产物为葡萄糖醛酸结合型厄贝沙坦。总清除率和肾清除分别为 157～176ml/min 和 3.0～3.5ml/min，终末消除半衰期为 11～15 小时。每日 1 次服药，三日内达到血药浓度稳态。本品的 C_{max} 和 AUC 值在≥65 岁受试者比 18～40 岁者高，但终末半衰期无明显改变，故老年患者不需要调整剂量。本品及其代谢产物由胆管和肾排泄。在肾功能损害、血液透析、轻度至中度肝硬化的患者本品药动学参数无明显改变。本品不能经血液透析清除。

【不良反应】 (1)常见不良反应 头晕、肌肉骨骼损伤和恶心。

(2)少见不良反应 直立性低血压、消化不良和腹泻。

(3)罕见不良反应 过敏反应(皮疹、荨麻疹、血管性水肿)和咳嗽。

【禁忌证】 (1)对本品过敏者。

(2)妊娠中、晚期妇女。

(3)哺乳期妇女。

(4)糖尿病或中重度肾功能受损[GFR 小于 60ml/(min·1.73m²)]患者不能将本品与阿利吉仑联合使用。

(5)糖尿病肾病患者不能将本品与 ACEI 联合使用。

【注意事项】 (1)对于服用强效利尿药,饮食中严格限盐以及腹泻呕吐而血容量不足者,服用本品特别是首次服用时可能会发生症状性低血压。

(2)双侧肾动脉狭窄或单个功能肾的动脉发生狭窄者,用本品有发生严重低血压和肾功能不全的危险。

(3)肾功能损害者使用本品时,应定期监测血清钾和肌酐。

(4)使用本品中可能会发生高钾血症,尤其在肾功能损害、糖尿病肾病或心力衰竭者,应密切监测血清钾水平。

(5)主动脉和二尖瓣狭窄及肥厚型梗阻性心肌病患者使用本品时应谨慎。

(6)本品不推荐用于原发性醛固酮增多症患者。

(7)一般注意事项对于血管张力和肾功能主要依赖肾素-血管紧张素-醛固酮系统活性的患者(如严重充血性心力衰竭患者或者肾脏疾病患者包括肾动脉狭窄),使用本品易出现急性低血压、氮质血症、少尿或少见的急性肾功能衰竭。

(8)不推荐本品与血管紧张素转换酶抑制剂(ACEI)或阿利吉仑同时使用。

【药物相互作用】 (1)本品和其他降血压药物合用时,其降血压效应可能增强。

(2)本品与补钾药物和保钾利尿药同用可以导致血清钾增高。

(3)本品与锂盐合用时,血清锂可逆性升高和出现毒性作用。因此不推荐合用。如需合用,应监测血清锂浓度。

(4)在体外试验中,可见到本品与华法林、甲苯磺丁脲(CYP2C9 底物)和硝苯地平(CYP2C9 抑制药)之间的相互作用,但健康受试者中未见到有意义的影响。和硝苯地平合用时,本品的药动学不受影响。

【用法与用量】 口服。(1)初始剂量和维持量为

150mg 一日 1 次,不能有效控制血压可将剂量增至一次 300mg,或加用其他抗高血压药物如利尿药。进行血液透析和年龄超过 75 岁的患者,初始剂量 75mg,一日 1 次。肾功能不全、轻中度肝功能损害患者无需调整本品剂量。

(2)2 型糖尿病的高血压患者中,治疗初始剂量应为 150mg 每日一次,并增量至 300mg 每日一次,作为治疗肾病较好的维持剂量。

【制剂与规格】 厄贝沙坦片:(1)75mg;(2)150mg;(3)300mg。

厄贝沙坦分散片:(1)75mg; (2)150mg。

厄贝沙坦胶囊:(1)75mg; (2)150mg。

厄贝沙坦/氢氯噻嗪片:厄贝沙坦 150mg/氢氯噻嗪 12.5mg。

厄贝沙坦氢氯噻嗪分散片:厄贝沙坦 150mg/氢氯噻嗪 12.5mg。

厄贝沙坦氢氯噻嗪胶囊:厄贝沙坦 150mg/氢氯噻嗪 12.5mg。

替 米 沙 坦 [药典(二); 医保(乙)]
Telmisartan

【适应证】 (1)CDE 适应证 ①原发性高血压;②降低不能使用 ACEI 患者的心血管疾病风险。

(2)超说明书适应证 ①慢性心力衰竭(适用于不能耐受 ACEI 且 LVEF 低下者);②有蛋白尿的原发性或继发性肾小球疾病;③伴蛋白尿的肾病;④预防心房颤动复发,尤其是伴高血压患者;⑤治疗 ST 段抬高型心肌梗死;⑥糖尿病肾病引起的高血压;⑦左心室肥厚;⑧Alport 综合征的二线治疗;⑨预防偏头痛。

【药理】 (1)药效学 参阅"氯沙坦钾"。

(2)药动学 本品口服吸收迅速,生物利用度42%,绝对生物利用度呈剂量依赖。当剂量为 40mg 和 160mg 时生物利用度分别为 42%和 58%,在 20～160mg 剂量范围,口服替米沙坦的药代动力学是非线性的,当剂量增加时,血浆浓度(c_{max} 和 AUC)的增加较成比例增加更为明显。肝功能不全时,其生物利用度可达 100%。口服本品后 3 小时起降压作用。单次给药作用可持续 24 小时以上,连续用药 4 周后停药,降压作用仍可持续 1 周左右。蛋白结合率大于 99.5%。通过母体化合物与葡萄糖苷酸结合代谢。几乎完全以原型经胆管随粪便排出(97%),从尿液排出的不足 2%,清除半衰期大于 20 小时,临床未见有蓄积作用。本品不能经血液透析清除。替米沙坦的血药浓度存在性别差异,女性与男性相比 c_{max} 和 AUC

分别高 3 倍和 2 倍，而对药物临床疗效无相关影响。

【不良反应】（1）常见不良反应 腹泻、恶心、头晕。

（2）少见不良反应 尿路感染、上呼吸道感染、皮疹、瘙痒、背痛、耳鸣。

（3）极少见不良反应 血管神经性水肿、哮喘。

【禁忌证】（1）对本品活性成分及任何辅料成分过敏者。

（2）胆管阻塞性疾病患者。

（3）严重肝功能不全者。

（4）严重肾功能不全者（肌酐清除率<30ml/min）。

（5）哺乳期妇女。

（6）中、晚期妊娠妇女。

【注意事项】（1）慎用于 ①双侧或单侧肾动脉狭窄者。②血容量不足（包括因强利尿药治疗、限盐饮食、恶心或呕吐引起血容量不足或血钠水平过低）者。③严重充血性心力衰竭（可能引起急性低血压、氮质血症、少尿或罕见急性肾衰竭）者。

国外资料提出下列情况慎用：①主动脉瓣狭窄或左房室瓣狭窄；②肥厚型心肌病；③冠状动脉疾病患者；④血管神经性水肿患者；⑤需进行全身麻醉手术者；⑥老年患者。

（2）儿童应用本品的安全性及疗效尚未确定。

（3）肾功能不全患者用药期间应定期检测血钾水平及血肌酐值。

（4）治疗期间如发生低血压，应采取相应的支持治疗。

（5）本品不能经血液透析清除，血液透析患者在治疗初期应注意监测，以防发生直立性低血压。

（6）抑制肾素-血管紧张素-醛固酮系统的抗高血压药通常对原发性醛固酮增多症患者无效，故不推荐本品用于该类患者。

（7）应用本品 4~8 周后才发挥最大药效，在加大剂量时应注意此点。

【药物相互作用】（1）本品可加强其他降压药的降压效果。

（2）本品升高地高辛的血药浓度而致地高辛中毒，二者合用时应监测后者血药浓度。

（3）有本品与锂盐合用引起血钾水平升高和毒性反应的个案报道。因此，锂盐和本品合用须慎重。如需合用，则合用期间应监测血锂水平。

（4）麻黄碱及伪麻黄碱的拟交感活性可使本品的降压作用减弱。

（5）与华法林联用，可引起后者血药浓度谷值轻微降低。

（6）与 ACEI、保钾类利尿药、钾离子补充药、含钾的盐替代品、环孢素或其他药物如肝素钠等可能引起血钾升高的药物合用，建议监测血钾水平。

（7）基于其药理学特性，下述药物可加强抗高血压药物包括替米沙坦的降压效果：巴氯芬、氨磷汀。另外，酒精、巴比妥类药物、镇静催眠药或抗抑郁药可增强直立性低血压效应。

（8）当与替米沙坦合用时，辛伐他汀代谢物（辛伐他汀酸）的 C_{max} 有轻度升高（1.34 倍）且消除加速。

【用法与用量】（1）原发性高血压 口服。应个体化给药。常用初始剂量为每次 40mg，每日 1 次。在 20~80mg 的剂量范围内，替米沙坦的降压疗效与剂量有关。若用药后未达到理想血压可加大剂量，最大剂量为 80mg，每日 1 次。可与噻嗪类利尿药如氢氯噻嗪合用。

（2）轻、中度肾功能不全患者，服用本品不需调整剂量。

（3）轻、中度肝功能不全患者一日用量不应超过 40mg，应在严密监测下应用本品。

（4）降低心血管风险 推荐剂量为 80mg，每日 1 次。剂量低于 80mg 的替米沙坦是否能有效降低心血管患病率和病死率的风险目前尚不明确。

【制剂与规格】替米沙坦片：（1）20mg；（2）40mg；（3）80mg。

替米沙坦胶囊：（1）20mg；（2）40mg。

替米沙坦氢氯噻嗪片（胶囊）：替米沙坦 40mg/氢氯噻嗪 12.5mg。

替米沙坦氨氯地平：替米沙坦 40mg，氨氯地平 5mg。

坎地沙坦酯 [药典(二)；医保(乙)]
Candesartan Cilexetil

【适应证】（1）CDE 适应证 用于治疗原发性高血压。

（2）国外适应证 心力衰竭（NYHA Ⅱ级至Ⅳ级，射血分数 40%或以下）。

（3）超说明书适应证 ①预防脑卒中；②治疗糖尿病肾病；③治疗慢性肾病；④儿童 Alport 综合征的二线治疗；⑤防治糖尿病性视网膜病变；⑥预防偏头痛；⑦预防复发性心房颤动。

【药理】（1）药效学 坎地沙坦酯为一种前体药，在吸收过程中迅速、完全转化为活性代谢产物坎地沙坦。坎地沙坦为选择性血管紧张素Ⅱ1型受体（AT1）拮抗药，与 AT1 受体的结合力比氯沙坦高 80 倍，比氯沙坦活性代谢物 EXP3174 高 10 倍。其作用与氯沙坦相同。

(2)药动学 坎地沙坦酯克服了坎地沙坦口服吸收差(15%)的缺点，生物利用度约 42%，不受食物影响，可迅速、完全转化为坎地沙坦。口服后 2~4 小时达血药浓度峰值。在体内半衰期约 9 小时，在老年人似更长(9~11 小时)。血浆蛋白结合率大于 99%，大部分与白蛋白结合。主要经肾清除(60%)，少部分通过胆汁排泄(40%)。肾功能轻度损伤的患者，无明显药物蓄积现象。肾功能严重损伤的患者，当本品用量达 12mg 时可能出现药物积聚现象。

【不良反应】 (1)常见不良反应 头晕。

(2)少见不良反应 头痛、心悸、失眠、恶心、呕吐、胃部不适、腹泻、口腔炎、味觉异常，AST、ALT、γ-GTP 升高或黄疸、白细胞减少、肌酐升高、皮疹(如荨麻疹)、瘙痒等。

(3)严重的不良反应(发生率不明) ①血管性水肿：有时出现面部、口唇、舌、咽、喉头等水肿为症状的血管性水肿。

②晕厥和失去意识：过度的降压可能引起晕厥和暂时性失去意识。在这种情况下，应停止服药，并进行适当处理。特别是正进行血液透析的患者、严格进行限盐疗法的患者、最近开始服用利尿降压药的患者，可能会出现血压的迅速降低。因此，这些患者使用本品治疗应从较低的剂量开始服用。

③可能会出现急性肾功能衰竭，应密切观察患者情况。如发现异常，应停止服药，并进行适当处理。

④高血钾患者：鉴于可能会出现高血钾，应密切观察患者情况。

⑤横纹肌溶解：可能会出现如表现为肌痛、虚弱、CK 增加、血中和尿中的肌球蛋白。

⑥间质性肺炎：可能会出现伴有发热、咳嗽、呼吸困难、胸部 X 线检查异常等表现的间质性肺炎。

【禁忌证】 (1)对本品成分有过敏史的患者。

(2)严重的肝、肾功能不全或胆汁淤滞患者。

(3)孕妇。

【注意事项】 (1)下列情况慎用 ①双侧或单侧肾动脉狭窄患者。②肝功能损害者(可能进一步恶化)。③严重肾功能损害者(过度降压可能恶化肾功能)。④主动脉或二尖瓣狭窄，或肥厚型心肌病。⑤高钾血症。⑥严重低血压。⑦手术需全麻者，手术前 24 小时最好停止服用。

(2)由于服用本品，有时会引起血压急速下降，特别对下列患者服用时，应从小剂量开始，增加剂量时，应仔细观察患者的状况，缓慢进行。①进行血液透析的患

者。②严格进行限盐疗法的患者。③服用利尿降压药的患者(特别是最近开始服用利尿降压药的患者)。

(3)儿童用药的安全性尚未明确。

(4)对于肝、肾功能正常的老年人起始剂量为 4mg，用于肾功能或肝功能不全的患者时建议起始剂量 2mg。剂量需根据病情而增减。

(5)哺乳期妇女避免用本品，必须服药时应停止哺乳。

(6)本品过量时，可扩容纠正低血压，必要时透析治疗。

【药物相互作用】 (1)与保钾利尿药，补钾药合用可出现高钾血症，特别当肾功能损害时。

(2)与利尿降压药合用，可能增强降压作用。

【给药说明】 (1)与利尿降压药合用，宜从小剂量开始。

(2)对原用利尿药治疗者，开始用本品前停用利尿药 2~3 日，但严重或恶性高血压例外；此时应从小剂量开始，在观察下小心增加剂量。

(3)心力衰竭患者伴水、钠不足者，用本品时，宜从小剂量开始。

【用法与用量】 口服。(1)一次 4~8mg，一日 1 次，由一日 4mg 开始，必要时增至一日 12mg。

(2)严重肾功能不全宜从一次 2mg，一日 1 次开始。肝功能不全，也宜从小剂量开始。

【制剂与规格】 坎地沙坦酯片：(1)4mg；(2)8mg。
坎地沙坦酯胶囊：(1)4mg；(2)8mg。

奥美沙坦酯[医保(乙)]
Olmesartan Medoxomil

【适应证】 (1)CDE 适应证 高血压。

(2)超说明书适应证 治疗慢性射血分数降低性心力衰竭。

【药理】 (1)药效学 奥美沙坦酯是一种前体药物，经胃肠道吸收水解为奥美沙坦。奥美沙坦为选择性血管紧张素Ⅱ1型受体(AT1)拮抗药，通过选择性阻断血管紧张素Ⅱ与血管 AT1 受体的结合而阻断血管紧张素Ⅱ的收缩血管作用，因此它的作用独立于 ATⅡ合成途径之外。奥美沙坦与 AT1 的亲和力要比与 AT2 的亲和力大 12500 多倍。奥美沙坦酯的降压作用与药量呈相关性。降压作用在 1 周内起效，在 2 周后达到明显的效果。并可在长达 1 年的治疗中维持相同的降压效果，且不会出现耐药，停药后不出现血压反跳。年龄和性别并不影响奥美沙坦酯的降压作用。收缩压和舒张压下降的谷峰比值为 60%~80%。

(2)药动学 奥美沙坦呈线性药代动力学特性。在

3～5 日之内可以达到稳态血药浓度，每日 1 次给药血浆内无蓄积。奥美沙坦酯口服后经胃肠道吸收，迅速、完全地去酯化水解为奥美沙坦，绝对生物利用度大约 26%，口服给药 1～2 小时之后即达血药浓度高峰，进食不影响奥美沙坦的生物利用度。奥美沙坦的血浆蛋白结合率高达 99%，不穿透红细胞，稳态分布容积约为 17L，不易透过血脑屏障。奥美沙坦按双相方式被消除，最终消除半衰期约为 13 小时，总的血浆清除率为 1.3L/h，肾清除率是 0.6L/h，大约有 35%～50% 吸收的药物从尿液排出，其余经胆汁从粪便中排出。

儿童：还没有在 18 岁以下人群中进行奥美沙坦药代动力学研究。

老年人：奥美沙坦的最大血药浓度在年轻成人和老年人(≥65 岁)中相似。在多次用药的老年人中观察到了奥美沙坦的轻度蓄积；平均稳态药时曲线下面积在老年人中要高 33%，相应的肾清除率(CLR)则减少 30%。

肝功能不全：中度肝功能损害患者的 $AUC_{0-\infty}$ 和最大血药浓度(C_{max})都增高，AUC 增加了约 60%。

肾功能不全：严重肾功能损害(肌酐清除率小于 20ml/min)的患者多次给药后的药-时曲线下面积大约为肾功能正常人的 3 倍。没有对接受血液透析的患者进行研究。

【不良反应】 (1)少见不良反应 背痛、腹泻、头痛、血尿、高三酰甘油血症、咽炎和鼻炎。

(2)极少见不良反应 乏力、疼痛、外周性水肿、眩晕、腹痛、消化不良、心动过速、关节疼痛、肌肉骨骼疼痛、皮疹和面部水肿等。

(3)人体药物过量的资料有限。药物过量最可能的表现是低血压和心动过速。如果副交感神经系统(迷走神经)兴奋可能会出现心动过缓。如果出现症状性低血压应给予适当治疗及支持治疗。奥美沙坦是否可以通过血液透析清除尚未知。

【禁忌证】 (1)参阅"氯沙坦钾"。

(2)孕妇。

【注意事项】 (1)肾动脉狭窄 还没有在单侧或者双侧肾动脉狭窄患者中长期使用本品的经验，但是理论上可能会与血管紧张素转换酶抑制药类似，导致这类患者血肌酐的升高。

(2)肾功能损害 在那些肾功能依赖于肾素-血管紧张素-醛固酮系统活性的患者中(如严重的充分性心力衰竭患者)使用 ACEI 和 AT1 受体拮抗剂，可能出现少尿和(或)进行性氮质血症。

(3)血容量不足或者低钠患者的低血压 血容量不足或者低钠患者(例如那些使用大量利尿药治疗的患者)，在首次服用本品后可能会发生症状性低血压，必须在周密的医疗监护下使用本品治疗。如果发生低血压，患者应仰卧，必要时静脉滴注氯化钠注射液。一旦血压稳定，可继续用本品治疗。

(4)因为对哺乳新生儿有潜在的不良影响，必须考虑药物对母亲的重要性以决定中止哺乳或者停药。

(5)老年患者服用本品不需要调整剂量。但是不能排除某些年龄较大的个别患者敏感性较高的可能。

【药物相互作用】 (1)不可将本品与阿利吉仑合用于糖尿病患者。

(2)与考来维仑合用时，可导致奥美沙坦的 C_{max} 和 AUC 分别降低 28% 和 39%。

【用法与用量】 口服，剂量应个体化。在血容量正常的患者中作为单一治疗的药物，通常推荐起始剂量 20mg，一日 1 次，最大剂量 40mg，每日 1 次。剂量大于 40mg 并未显示出更大的降压效果。无论进食与否，本品都可以服用。本品可以与其他利尿药合用，也可以与其他抗高血压药物联合使用。

【制剂与规格】 奥美沙坦酯片：(1)20mg；(2)40mg。

奥美沙坦酯胶囊：20mg。

奥美沙坦/氢氯噻嗪片：(1)奥美沙坦 20mg/氢氯噻嗪 12.5mg；(2)奥美沙坦 40mg/氢氯噻嗪 25mg。

奥美沙坦酯氨氯地平：奥美沙坦酯 20mg/苯磺酸氨氯地平 5mg。

阿利沙坦酯[药典(二)]
Allisartan Isoproxil

【适应证】 用于轻、中度原发性高血压的治疗。

【药理】 (1)药效学 阿利沙坦酯为血管紧张素Ⅱ的Ⅰ型受体(AT1)拮抗剂，它经大量存在于胃肠道的酯酶代谢产生与氯沙坦钾经肝脏代谢产生相同的活性代谢产物 E3174。E3174 能与 AT1 受体选择性结合，阻断任何来源或任何途径合成的血管紧张素Ⅱ所产生的相应生理作用。E3174 不影响其他激素受体或心血管中重要的离子通道的功能，也不抑制降解缓激肽的血管紧张素转化酶(激肽酶Ⅱ)。因此，不会出现缓激肽作用增强导致的不良反应。

(2)药动学 阿利沙坦酯口服吸收较好，经酯酶水解迅速生成活性代谢产物 E3174。E3174 的达峰时间为 1.5～2.5 小时，半衰期约为 10 小时。在 60～240mg 剂量范围内，C_{max} 与药物剂量的比例关系成立。每日 1 次口服 240mg 时，活性代谢产物在血浆中无明显蓄积。食物会降低本品的吸收，C_{max} 降低了 38.4%，AUC_{last} 降低了 38.5%。本品活性代谢产物与人血浆蛋白结合率大于 99.7%。其在人体中的表观分布容积可达 766L。在人血浆和尿液中也未检测到原型药物。活性代谢产物的血浆表观清除率为 44L/h，肾清除率为 1.4L/h。代谢产物主要经粪便中排泄。

【不良反应】 本品不良反应一般轻微且短暂，多数可自行缓解或对症处理后缓解。

(1)常见不良反应 头晕和头痛。

(2)少见不良反应 高脂血症、乏力和胃部不适等。

(3)偶见不良反应 肝功能或肾功能指标异常，发生比率<1%。

【禁忌证】 (1)对本品任何成分过敏者禁用。

(2)妊娠中末期禁用。

(3)哺乳期妇女用药 应该从本品对母体获益程度及治疗的必要性综合考虑是停止哺乳还是停止使用本品。

【注意事项】 (1)低钠和(或)血容量不足患者 极少数情况下，严重缺钠和(或)血容量不足患者(如使用强利尿剂治疗)，服用本品初期，可能出现症状性低血压。因而，在使用本品之前，应先纠正低钠和(或)血容量不足。

(2)肾动脉狭窄 对于双侧肾动脉狭窄或单侧功能肾动脉狭窄(肾血管性高血压)的病例，使用影响肾素-血管紧张素系统活性的药物其导致严重的低血压和肾功能不全的危险性增高。

(3)肝、肾功能不全患者 肝功能和肾功能不全患者应用本品的剂量调整和安全性信息尚未建立。

(4)与刺激肾素-血管紧张素-醛固酮系统有关的情况 对于肾功能依赖于肾素-血管紧张素-醛固酮系统活性的患者(如严重的充血性心力衰竭患者)，应用血管紧张素转换酶抑制剂、血管紧张素Ⅱ受体拮抗剂治疗可引起少尿和(或)进行性氮质血症以及(罕有)急性肾功能衰竭和(或)死亡。

(5)原发性醛固酮增多症 抑制肾素-血管紧张素-醛固酮系统的抗高血压药物通常对原发性醛固酮增多症的患者无效，因此本品不推荐用于该类患者。

(6)高钾血症 使用可影响肾素-血管紧张素-醛固酮系统的药品，可能引起高钾血症，尤其对于肾功能不良和(或)心衰及糖尿病患者。

(7)对驾驶员和操作机器的影响 与其他抗高血压药一样，服药患者在驾驶、操纵机器时应小心。

(8)儿童用药 本品用于儿童和青少年(18 岁以下)的有效性和安全性尚无相关研究。

(9)老年用药 临床研究未证实老年人对该药的反应与年轻人不同。因此，老年患者无需因年龄而调整剂量。如患者伴有严重肝肾功能、心功能减退，用药期间应注意观察，可酌情减量。

(10)其他 和其他抗高血压药物一样，对于患有缺血性心脏病或缺血性血管疾病的患者，过度降压可以引起心肌梗死或卒中。

【药物相互作用】 (1)锂剂与血管紧张素Ⅱ受体拮抗剂及血管紧张素转换酶抑制剂合用，可引起可逆性的血锂升高和毒性反应，因此锂剂和本品合用须慎重。如需合用，则合用期间应监测血锂水平。

(2)与其他 ARB 及其作用的药物一样，本品与引起血钾升高的药物(血管紧张素转换酶抑制剂、保钾利尿药、钾离子补充、含钾的盐替代品、环孢素 A 或其他药物如肝素钠)合用，可致血钾升高，建议监测血钾水平。

(3)非甾体抗炎药物(NSAIDs)包括选择性环氧合酶-2(COX-2 抑制剂)可能降低利尿剂和其他抗高血压药的作用，机制尚不明确。因此，本品的抗高血压作用可能会被 NSAIDs 包括 COX-2 抑制剂削弱。

(4)麻黄含有麻黄碱和伪麻黄碱，可降低抗高血压药的疗效，使用本品治疗的高血压患者应避免使用含麻黄的制剂。

(5)依据本品的药代动力学特征以及同类药物氯沙坦钾的临床研究结果，推测本品与氟康唑、西米替丁、利福平、苯巴比妥、氢氯噻嗪、地高辛、华法林等不具有临床意义的相互作用，但缺乏相应的研究数据。

【用法与用量】 对大多数患者，通常起始和维持剂量为每天一次 240mg，继续增加剂量不能进一步提高疗效。治疗 4 周可达到最大降压效果。食物会降低本品的吸收，建议不与食物同时服用。

【制剂与规格】 阿利沙坦酯片：(1)80mg；(2)240mg。

三、钙通道阻滞药

硝 苯 地 平 [药典(二)；国基；医保(甲)]

Nifedipine

【适应证】 (1)CDE 适应证 ①高血压；②心绞痛(尤其适用于变异型心绞痛和冠状动脉痉挛所致心绞痛，适用于稳定型心绞痛患者不能耐受 β 受体拮抗药或 β 受体拮抗药作为初始治疗药物疗效欠佳时，但不适用于缓解心绞痛的急性发作)；③注射液用于高血压危象。

(2)超说明书适应证 ①治疗肺动脉高压；②防治高

原肺水肿；③治疗雷诺综合征；④治疗妊娠期妇女高血压急症；⑤治疗系统性硬化并相关的指端血管病变（雷诺现象和指端溃疡）；⑥预防嗜铬细胞瘤和副神经节瘤切除术后出现血压大幅度波动。

【药理】　(1)药效学　本品为二氢吡啶类钙通道阻滞药，阻滞钙离子通过心肌或平滑肌细胞膜的钙通道进入细胞内，由此引起周身血管，包括冠状动脉（正常供血区或缺血区）的血管张力减低而扩张，因而可以降低血压，增加冠状动脉血供。并能抑制自发或麦角新碱所引起的冠状动脉痉挛。另一方面能抑制心肌收缩，使心肌功能降低，耗氧量减少，缓解心绞痛。治疗用量时对窦房结与房室结功能影响小。给本品后血压下降时可有反射性心率加快。心功能正常者给药后心脏指数略增，左心室射血分数（LVEF）、左室舒张期末压（LVEDP）及左室舒张期末容积（LVEDV）不变；心力衰竭时可能导致负性肌力和血浆儿茶酚胺增加。

(2)药动学　本品口服后胃肠道吸收良好，达90%左右。蛋白结合率约90%，口服30分钟血药浓度达峰值，舌下或嚼碎服达峰时间提前。在10～30mg剂量范围内随剂量增加而增高，但不受药型与给药途径的影响。口服15分钟起效，1～2小时作用达高峰，作用持续4～8小时。$t_{1/2}$呈双相，$t_{1/2\alpha}$ 2.5～3小时，$t_{1/2\beta}$为5小时，$t_{1/2}$不受剂量影响。硝苯地平在肝脏代谢，产生无活性代谢产。80%经肾排出，20%随粪便排出。缓释片口服后，血药浓度于1.6～4小时达峰，药-时曲线平缓长久；每服用一次，能维持最低有效血药浓度10ng/ml以上的时间达12小时。控释片口服后，血药浓度逐渐增加，约6小时达平台，波动小，可维持24小时。

【不良反应】　短暂而较多见的是踝、足与小腿肿胀。较少见的是呼吸困难、咳嗽、哮鸣、心跳快而重（由于降压后交感活性反射性增强）；牙龈增生。罕见的是胸痛（可出现于用药后30分钟左右）、晕厥（血压过低所致）、胆石症、过敏性肝炎、多尿。持续出现而须加注意的有：眩晕、头晕、面部潮红及热感、头痛、恶心。

【禁忌证】　(1)对本品任何成分过敏者。

(2)心源性休克者。

(3)怀孕20周内的妊娠期妇女和哺乳期妇女。

(4)严重主动脉瓣狭窄者。

(5)近期心肌梗死者。

【注意事项】　(1)在老年人本品的半衰期可能延长，应用须加注意。

(2)主动脉瓣狭窄、肝或肾功能损害者慎用。

(3)服药期间必须监测血压和心电图，在开始用药而

决定剂量的过程中以及从维持量加大用量时尤须注意。

(4)对诊断的干扰　应用本品时偶可有碱性磷酸酶、肌酸激酶、乳酸脱氢酶、ALT、AST升高，但无症状。血小板聚集率可减低，出血时间延长。

(5)逾量时可出现低血压，此时应停药观察，必要时用血管收缩药。

(6)低血压、重度主动脉瓣狭窄、心力衰竭、快速心律失常患者慎用。

【药物相互作用】　(1)与其他降压药同用可致血压过低。

(2)与β受体拮抗药同用可导致血压过低、心功能抑制，心力衰竭。

(3)与蛋白结合率高的药物如双香豆素、洋地黄、苯妥英钠、奎尼丁、奎宁、华法林等合用时，这些药的游离浓度常发生改变。

(4)与硝酸酯类合用，治疗心绞痛作用可增强。

(5)与西咪替丁等合用时本品的血药浓度峰值增高，须注意调节剂量。

【给药说明】　(1)长期给药不宜骤停，以避免出现心绞痛发作等反跳现象。

(2)注意反射性交感兴奋、心率加快以致心绞痛加剧。

(3)临床证据提示，短效硝苯地平可能增加高血压患者心肌梗死和死亡的风险，因此不推荐于高血压的长期治疗。但长效硝苯地平作为高血压的一线治疗药安全有效。用于高血压危象，不推荐舌下给药或胶囊咬碎后吞服，以防止血压过度下降。

(4)突然停用β受体拮抗药治疗而启用本品，偶可发生心绞痛，须逐步递减前者用量。

【用法与用量】　成人　(1)片剂　开始一次10mg，一日3次，每1～2周递增剂量1次，渐增至最大疗效而能耐受的剂量。住院患者可每隔4～6小时增加1次，一次10mg。若按症状的发生次数和严重程度作为衡量疗效的标准，则剂量调整可以在3天内完成，但必须严密观察监护。成人单剂最大量为30mg，一日内总量不超过120mg。

(2)缓释片　一次10～20mg，一日2次，或遵医嘱。

(3)控释片　一次30～60mg，一日1次。

儿童　(1)口服或舌下含服　一次10～20mg，一日3次。

(2)静脉注射　一次1mg。

【制剂与规格】　硝苯地平片：(1)5mg；(2)10mg。

硝苯地平胶囊/软胶囊：(1)5mg；(2)10mg。

硝苯地平缓释片：（1）10mg；（2）20mg；（3）30mg。

硝苯地平控释片：（1）30mg；（2）60mg。

硝苯地平缓释胶囊：20mg。

硝苯地平注射液：5ml:2.5mg。

尼 群 地 平 [药典(二)；国基；医保(甲)]
Nitrendipine

【适应证】 高血压，可单独应用或与其他降压药合用。

【药理】 （1）药效学 本品抑制血管平滑肌的跨膜钙离子内流，也抑制心肌的跨膜钙离子内流，但以血管作用为主，故其血管选择性较强。本品引起周身血管，包括冠状动脉、肾小动脉，使之扩张，产生降压作用。

（2）药动学 本品口服吸收良好。达90%以上。蛋白结合率>90%。口服后30分钟收缩压开始下降，60分钟舒张压开始下降，降压作用在口服后1~2小时最大，持续6~8小时。本品口服后约1.5小时血药浓度达峰值。生物利用度约30%。$t_{1/2}$为2小时。在肝内代谢，70%经肾排泄，8%随粪便排出。

【不良反应】 （1）较少见不良反应 头痛、颜面潮红。

（2）少见不良反应 头晕、恶心、低血压、足踝部水肿、心绞痛发作。

（3）本品降压后可能出现反射性心动过速。上述反应多为血管扩张的结果，多数不良反应轻微不影响治疗。

（4）对本品过敏者可出现过敏性肝炎、皮疹，甚至剥脱性皮炎。

【禁忌证】 （1）对本品过敏者。

（2）严重主动脉瓣狭窄者。

【注意事项】 （1）本品在妊娠期妇女中应用的研究尚不充分，已有的临床应用尚未发生问题，但应注意不良反应。

（2）在老年人应用血药浓度较高，但半衰期未延长，故宜适当减小剂量。

（3）在用本品时血碱性磷酸酶可能在少数病例增高。

（4）下列情况慎用 ①肝功能不全，此时本品血药浓度可增高；②肾功能不全，但此时对本品药动学影响小。

（5）服用本品期间须定期监测血压、做心电图。

【药物相互作用】 （1）与其他降压药如β受体拮抗药、血管紧张素转换酶抑制药合用可加强降压作用。

（2）与β受体拮抗药合用可减轻本品降压后发生的心动过速。

（3）本品与地高辛合用，地高辛血药浓度可能增高。

（4）熊去氧胆酸：能降低本品的生物利用度，使AUC减少70%。

【给药说明】 在肾功能不全时本品降压有效，剂量可按常用量或略减小。

【用法与用量】 口服。开始一次10mg，一日1次，以后可随反应调整为一次10~20mg，一日2次。

【制剂与规格】 尼群地平片：（1）10mg；（2）20mg。

尼群地平软胶囊：10mg。

盐酸尼卡地平 [药典(二)；医保(乙)]
Nicardipine Hydrochloride

【适应证】 （1）CDE适应证 ①高血压：单独应用或与其他降压药物合并应用；②心绞痛：单独应用或与其他药物合并应用；③注射剂型用于治疗高血压急症和围手术期高血压。

（2）超说明书适应证 脑梗损伤合并蛛网膜下腔出血者，以阻断细胞内钙超载，解除血管痉挛。

【药理】 （1）药效学 本品抑制心肌与血管平滑肌的跨膜钙离子内流而不改变血钙浓度，本品具有高度的血管选择性，对血管平滑肌的钙离子拮抗作用强于对心肌作用的30000倍。降低周围血管阻力，此作用对高血压患者比血压者正常更明显，降压时有反射性心率加快。使心脏射血分数及心排血量增多而左室舒张末压改变不多。本品还可抑制环磷酸腺苷（cAMP）磷酸二酯酶，直接作用于平滑肌使血管扩张。可增加脑、心、肾等主要脏器的血流量，降压作用确切、持久，长期用药不会产生耐药性，并可抑制因高血压引起的心肌肥大的进展和预防脑中风的发生。

（2）药动学 口服吸收完全，20分钟后血中可测得本品，血药浓度峰值出现于服后0.5~2小时（平均1小时），餐后血药浓度较低。本品蛋白结合率高（>95%）。$t_{1/2\beta}$平均为8.6小时在肝内代谢，60%从尿中排出，35%从粪便排出。本品注射液按0.01~0.02mg/kg静脉给予后，消除半衰期为50~63分钟。

【不良反应】 （1）较常见不良反应 踝部水肿、头晕、头痛、颜面潮红，均为血管扩张的结果。

（2）较少有不良反应 心悸、心动过速、心绞痛加重，常为反射性心动过速的结果，减小剂量或加用β受体拮抗药可以纠正。

（3）少见不良反应 恶心、口干、便秘、乏力、皮疹、抑郁、视力异常、瘙痒等。

【禁忌证】 （1）对本品过敏者。

（2）颅内出血尚未完全止血的患者。

（3）脑中风急性期颅内压增高的患者。

(4) 重度主动脉瓣狭窄。

(5) 重度二尖瓣狭窄。

(6) 肥厚型梗阻性心肌病。

(7) 急性心功能不全合并心源性休克。

(8) 重度急性心肌梗死且状态尚不稳定的急性心功能不全者。

【注意事项】 (1) 本品可能排入乳汁,故哺乳期妇女最好不用。

(2) 本品在儿童中应用的安全性尚缺少研究。

(3) 本品在老年人与中青年人中的药动学研究未发现差异,故老年人应用与中青年人相同。

(4) 由于用药后可出现头晕等,故患者不宜进行高空作业、驾驶等危险性的机械操作。

(5) 下列情况慎用 ①肝功能不全;②肾功能不全;③有脑卒中史者。

(6) 服用本品期间须定期测量血压、做心电图检查,尤其在治疗早期决定合适的剂量过程中,注意避免发生低血压。

(7) 若注射部位出现疼痛或发红时,应改变注射部位。

(8) 本品的最大降压作用是在血药浓度峰值时,故宜在给药后 1～2 小时测血压;为了解血压反应是否合格,则宜在血药谷浓度(给药后 8 小时)测血压。

(9) 用药后注意反应,尤其在降压后心率加快者。

(10) 本品也曾用于充血性心力衰竭,初步结果见后负荷减低而不影响心肌收缩力,但须注意本品的负性肌力作用。

(11) 本品可能减低脑血管阻力,增加肾小球滤过率。

(12) 老年人注射用药,宜从低剂量(每分钟 0.5μg/kg)开始。

(13) 本品过量可引起显著低血压与心动过缓,伴倦怠、神志模糊、语言不清。

【药物相互作用】 (1) 与 β 受体拮抗药合用耐受良好。

(2) 与西咪替丁合用,本品血药浓度增高。

(3) 与地高辛合用未见地高辛血药浓度增高,但须测定地高辛血药浓度。

(4) 与环孢素合用时环孢素血药浓度增高。

【用法与用量】 (1) 口服 ①普通片剂:开始一次 20mg,一日 3 次,可随反应调整剂量至一次 40mg,一日 3 次。②缓释制剂:一次 20～40mg,一日 2 次,整片吞服。

(2) 静脉滴注 高血压急症时以每分钟 0.5～6μg/kg 速度,根据血压监测调节滴速。手术时异常高血压以每分钟 2～10μg/kg 速度滴注。

【制剂与规格】 盐酸尼卡地平片: (1) 10mg; (2) 20mg; (3) 40mg。

盐酸尼卡地平缓释胶囊:40mg。

盐酸尼卡地平注射液:(以尼卡地平计算): (1) 2ml:2mg; (2) 5ml:5mg; (3) 10ml:10mg。

盐酸尼卡地平葡萄糖注射液:(1) 100ml:盐酸尼卡地平 10mg,葡萄糖 5.5g;(2) 100ml:盐酸尼卡地平 10mg,葡萄糖 5.7g;(3) 250ml:盐酸尼卡地平 25mg,葡萄糖 12.5g。

尼 索 地 平 [药典(二)]

Nisoldipine

【适应证】 原发性轻、中度高血压。

【药理】 (1) 药效学 本品为二氢吡啶类钙通道阻滞药,抑制钙跨过细胞膜进入血管平滑肌和心肌细胞。由于血管平滑肌的收缩过程依赖于细胞外钙离子通过特异性的离子通道进入细胞,抑制钙通道可以导致小动脉的扩张。体外研究显示,尼索地平对血管平滑肌作用具有选择性,即其对血管平滑肌的作用大于心肌。

(2) 药动学 口服几乎完全吸收,有明显肝脏首过效应,核素标记的药物 87%在尿液和粪便中被检出。尼索地平的绝对生物利用度为 5%。在服药后 6～12 小时血药浓度达峰值。终末消除半衰期为 7～12 小时。本品的血浆蛋白结合率很高,当血药浓度在 100ng/ml～10μg/ml 的范围时,未结合部分仅不到 1%。尼索地平在体内经广泛代谢,在尿中已有 5 种代谢产物被发现。虽然口服进入体内的尼索地平中 60%～80%经尿排泄,但尿中仅能发现微量的尼索地平原药。

【不良反应】 (1) 常见不良反应 头痛,浮肿,眩晕,颜面潮红,发热,心悸,肠胃不适(恶心,腹胀,便秘,腹泻)。

(2) 少见不良反应 无力,肌痛,呼吸困难和心动过速。ALT、AST 升高。

(3) 罕见不良反应 胸痛、齿龈增生和男性乳房发育。

【禁忌证】 (1) 对 CCB 类过敏者。

(2) 休克。

(3) 妊娠期妇女。

(4) 哺乳期妇女。

【注意事项】 (1) 个别患者开始治疗或合并饮酒,可能影响驾驶或操纵机器的能力。

(2) 肝功能损害可增强和延缓本品作用，起始应用小剂量并需仔细观察。

(3) 过量可致低血压，亦可致心动过缓性心律失常。

(4) 由于蛋白结合率高和分布容积大，本品不易为透析所清除。

【药物相互作用】 (1) 与 β 受体拮抗药或其他降压药合用有协同降压作用，应注意直立性低血压。

(2) 与西咪替丁合用可使本品血药浓度增高，作用增强。

(3) 奎尼丁可能使本品药-时曲线下面积（AUC）轻度减少，可能需要调整本品剂量。

(4) 利福平由于诱导本品代谢酶的活力而加速本品代谢，因此减弱降压作用，需调整本品剂量。

【给药说明】 西柚汁可增强本品作用，不宜同时服用。

【用法与用量】 口服。治疗高血压 一次 5～10mg，一日 1 次，可按血压每周逐渐调整剂量，可达一次 40mg，一日 1 次。

【制剂与规格】 尼索地平片：5mg。

尼索地平软胶囊：5mg。

尼索地平缓释片：10mg。

尼索地平缓释胶囊：10mg。

尼索地平口腔崩解片：5mg。

非 洛 地 平 [药典(二)；国基；医保(甲)；医保(乙)]

Felodipine

【适应证】 ①高血压；②可单用或与 β 受体拮抗药合用治疗稳定型心绞痛。

【药理】 (1) 药效学 本品抑制平滑肌的电压依赖跨膜离子钙内流，对血管选择性抑制作用强于对心肌作用；对血压的作用与血药浓度有关，呈剂量依赖性。第一周治疗时有反射性心率增加但随时间而减缓，长期给药心率可能增加 5～10 次/分钟，可被 β 受体拮抗药所减慢。本品单用或与 β 受体拮抗药合用不影响心电图 P-R 间期。临床试验表明本品治疗量时未见影响心功能。本品可减低肾血管阻力，而降压不影响肾滤过率，有轻度排钠利尿作用，短期和长期治疗不影响电解质平衡。

(2) 药动学 口服吸收完全，经肝脏首过代谢，代谢为 6 种代谢产物，无明显扩血管活性。生物利用度达 20%，血药浓度达峰时间 2.5～5 小时，药-时曲线下面积（AUC）在剂量 20mg 范围内随剂量线性增加。本品的蛋白结合率>99%。口服普通制药 $t_{1/2}$ 为 11～16 小时，10mg 普通制剂稳态血药浓度峰值谷值分别为 20nmol/L 和

0.5nmol/L，由于谷值低于血压降低 50%最大效应浓度 EC_{50}（4～6nmol/L），因此普通制剂一日 1 次是不足的。服本品 10mg 缓释片后稳态血药浓度峰值和谷值为 7nmol/L 和 2nmol/L，服 20mg 后相应峰值和谷值为 23nmol/L 和 7nmol/L。由于本品的 EC_{50} 为 4～6nmol/L，有些患者给本品 5～10mg 或 20mg 可期望达到 24 小时降血压效应。年轻人血浆清除率为 0.8L/min，分布容积为 10L/kg。血药浓度随年龄而增加，平均清除率为年轻人 45%；年轻人 AUC 只为老年人的 39%。口服大约 70%由尿中排出，10%由粪便排出。

【不良反应】 较少发生不良反应，可见面部及踝部肿胀、潮红、心动过速、血压、晕厥、口干、恶心、腹胀气、贫血、关节痛、肌痛、头痛、头晕、头胀、皮疹、齿龈增生等。

【禁忌证】 (1) 对本品过敏者。

(2) 不稳定型心绞痛者。

(3) 急性心肌梗死者。

(4) 失代偿性心力衰竭者。

(5) 妊娠期妇女。

【注意事项】 (1) 尚不清楚本品是否排入乳汁，考虑到药物对母体影响，哺乳期间停本品或不哺乳。

(2) 本品在儿童中应用安全性尚较少研究。

(3) 下列情况慎用 肝功能不全、心功能不全。

(4) 过量可致严重低血压，伴心动过缓。

(5) 肾功能不全者一般不需要调整建议剂量。

【药物相互作用】 (1) β 受体拮抗药与本品同用虽耐受良好，有报道本品与美托洛尔同用可使后者药-时曲线下面积 AUC 及 C_{max} 峰浓度分别增加 31%及 38%。

(2) 与西咪替丁同用可使本品血药浓度增高，同用时需调整本品剂量。

(3) 与地高辛合用可使地高辛血药峰浓度增高，但 AUC 并无明显改变。

(4) 抗癫痫药物苯妥英钠、卡马西平或苯巴比妥可使本品血药峰浓度降低，药-时曲线下面积减少 1%，因此须调整本品剂量。

【给药说明】 本品缓释片应整片吞服勿咬碎或咀嚼，保持良好的口腔卫生可减少齿龈增生发生率及其严重程度。

【用法与用量】 成人 口服。(1) 一日 5～10mg，分两次服用，最初剂量一日 5mg，按个体反应情况调整，一般间隔应不少于 2 周。最大剂量一日 20mg。

(2) 缓释片或缓释胶囊 一次 5～10mg，一日 1 次。初始剂量一日 2.5～5mg，2 周后调整剂量，最大剂量一日

日20mg。

老年或有肝功能受损患者 须调整剂量，2.5mg 一日1次。通常无需超过一次10mg，一日1次。

【制剂与规格】 非洛地平片：(1)2.5mg；(2)5mg；(3)10mg。

非洛地平缓释片：(1)2.5mg；(2)5mg；(3)10mg。

非洛地平缓释片(Ⅱ)：5mg。

非洛地平缓释胶囊：2.5mg。

拉 西 地 平 [药典(二)；医保(乙)]

Lacidipine

【适应证】 高血压，可单用或与其他降压药合用。

【药理】 (1)药效学 本品为二氢吡啶类钙通道阻滞药，高度选择性地作用于平滑肌的钙通道，主要扩张周围动脉，减少外周阻力降低血压。对心脏传导系统和心肌收缩功能无明显影响。本品可使肾血流量增加而不影响肾小球滤过率，可产生一过性但不明显的利尿和促尿钠排泄作用。本品脂溶性高，它在脂质部分沉积并在清除阶段不断释放到结合部位，这一特点使本品明显比其他钙通道阻滞药作用时间更长。本品还可增加肺动脉有效血流量和搏出指数增加，动静脉血氧分压减少，对呼吸功能试验无明显影响，提示本品可用于慢性阻塞性肺疾病及肺动脉高压。

(2)药动学 口服后迅速吸收，起效时间为2小时，0.5～2.5小时达血药峰浓度。生物利用度为2%～9%，血浆蛋白结合率约为95%。迅速经首过代谢。给药量的70%以代谢物形式随粪便排出，其余随尿液排出。血浆清除率为1.1L/kg，稳态时终末$t_{1/2}$为12～15小时。

【不良反应】 参阅"硝苯地平"。

(1)常见不良反应 头痛、皮肤潮红、水肿、眩晕和心悸。

(2)少见不良反应 无力、皮疹、食欲缺乏、恶心、多尿，极少数有胸痛和齿龈增生。

【禁忌证】 (1)对本品过敏者。

(2)严重动脉狭窄者。

【注意事项】 (1)动物实验显示本品无致畸作用，人体尚无资料证实人类妊娠的安全性，妊娠期妇女应用须权衡利弊。

(2)本品及其代谢物由乳汁排出，应用本品期间最好不哺乳或停用本品。

(3)本品有引起子宫肌肉松弛的可能性，对临娩妇女应慎重考虑。

(4)肝功能不全者需减少剂量或慎用。

(5)过量时可有低血压、心动过速，此时需用输液及升压药。

(6)CCB能影响窦房结、房室结活动及心肌储备，应予注意。对已有窦房结或房室传导异常者尤应注意。心功能低下者亦应谨慎。

(7)新近发生心肌梗死者慎用。

(8)不稳定心绞痛应小心使用。

【药物相互作用】 (1)与β受体拮抗药、利尿药合用，降压作用可加强。

(2)与西咪替丁合用，可使本品血药浓度增高。

(3)与胺碘酮联用，可进一步减慢心率，抑制房室传导。

【用法与用量】 口服。(1)成人 起始剂量一次4mg，一日1次，如需要3～4周后可增加至6mg，一日1次。

(2)老年人或肝病患者 初始剂量减为一次2mg，一日1次。

【制剂与规格】 拉西地平片：(1)4mg；(2)6mg。

苯磺酸氨氯地平 [药典(二)]

Amlodipine Besylate

【适应证】 (1)CDE适应证 ①高血压，单独用或与其他药物合用。②用于慢性稳定型心绞痛、血管痉挛性心绞痛及经血管造影证实的冠心病，单独用或与其他药物合用。

(2)超说明书适应证 ①基础心率较慢的急性肺血管扩张试验阳性的肺动脉高压；②稳定型心绞痛合并心力衰竭。

【药理】 (1)药效学 本品为钙通道阻滞药，选择性抑制心肌和血管平滑肌跨膜钙离子内流，且对血管平滑肌作用更大。扩张周围小动脉，因而可降低后负荷。在体内有负性肌力作用，但对人体窦房结和房室结无影响。本品缓解心绞痛的可能机制：扩张外周小动脉，使外周阻力下降，减少心肌耗氧；可舒张冠脉，增加冠脉血流。

(2)药动学 从胃肠道吸收缓慢但近乎完全。食物不影响吸收，单剂血药浓度达峰时间为6～9小时，作用时间24小时。生物利用度为60%～63%，分布容积21L/kg，蛋白结合率为95%～98%。在肝脏广泛代谢，代谢产物无明显药理活性。本品59%～62%由肾脏排出，20%～25%由胆汁/粪便排出，不经血液透析清除。$t_{1/2}$健康志愿者为35小时，高血压患者延长为48小时，老年人为65小时，肝功能损害者为60小时，肾功能受损者不受影响。

【不良反应】 (1)常见不良反应 踝和足的外周水

肿、头晕、头痛、颜面潮红。

(2)较少见不良反应 心悸、乏力、恶心。

(3)少见不良反应 心绞痛、心律失常(包括室性室性心动过速以及房颤)、低血压、直立性低血压,感觉异常、关节痛、皮疹、尿频。

【禁忌证】 对本品过敏者、严重低血压者。

【注意事项】 (1)本品在妊娠期妇女中无研究,动物试验给予 10mg/kg,宫内死亡增加 5 倍,而同窝崽数明显减少达 50%并延缓动物的产程。

(2)尚不清楚本品是否排入乳汁。

(3)本品在 6 岁以下儿童中应用安全性尚缺少研究。

(4)本品如其他钙通道阻滞药罕见齿龈增生,在治疗 1~9 个月时发生,但停药后 1~21 周症状和增生可有改善。

(5)本品过量可引起低血压、心动过缓,罕见有 Ⅱ 或 Ⅲ 度房室传导阻滞,少数患者可有心脏停搏。

(6)老年患者的剂量选择要谨慎,通常开始宜用剂量范围内的低剂量。

(7)低血压、重度主动脉瓣狭窄、重度肝功能不全者、充血性心力衰竭患者慎用。

【药物相互作用】 (1)麻醉药吸入烃类与本品同时应用可引起低血压。

(2)非甾体类抗炎药(尤其吲哚美辛)与本品同用可减弱降压作用,可能由于抑制前列腺素合成和(或)引起水、钠潴留。

(3)β 受体拮抗药与本品同用耐受良好,但可引起低血压,罕见病例可增加充血性心力衰竭发生。

(4)与雌激素合用可增加液体潴留而增高血压。

(5)与锂制药同用,可引起神经中毒,有恶心、呕吐、腹泻、共济失调、震颤和(或)麻木,须慎用。

(6)拟肾上腺素药可减弱本品的降压作用。

(7)在老年高血压患者中日剂量 180mg 地尔硫草与 5mg 本品同服,导致氨氯地平全身暴露量增加 60%。CYP3A4 强抑制剂(如伊曲康唑、利托那韦)可增加氨氯地平血药浓度。

【用法与用量】 成人 口服。治疗心绞痛和高血压,一次 5~10mg,一日 1 次。

年老体弱患者、伴有肝功能损害者治疗高血压 初始剂量是一次 2.5mg,一日 1 次。治疗心绞痛:一次 5mg,一日 1 次。应根据患者个体反应调整剂量,一般的剂量调整应在 7~14 天后开始进行。

儿童 6 至 17 岁儿童高血压患者推荐 2.5~5μg,每日 1 次。

【制剂与规格】 苯磺酸氨氯地平片:(1)2.5mg;(2)5mg;(3)10mg。

苯磺酸氨氯地平胶囊:5mg。

氨氯地平阿托伐他汀钙片:(1)氨氯地平 5mg/阿托伐他汀 10mg;(2)氨氯地平 5mg/阿托伐他汀 20mg;(3)氨氯地平 10mg/阿托伐他汀 10mg。

缬沙坦氨氯地平片:缬沙坦 80mg 和苯磺酸氨氯地平 5mg。

左旋氨氯地平 [国基;医保(乙)]
Levamlodipine

【适应证】 用于治疗高血压和心绞痛。

【药理】 (1)药效学 本品为氨氯地平的左旋光学异构体,作用和适应证同氨氯地平。阻滞心肌和血管平滑肌细胞膜的钙离子通道(慢通道),阻滞钙离子跨膜进入心肌和血管平滑肌细胞内,因而具有抗高血压和抗心绞痛作用。本品缓解心绞痛的作用机制尚未完全确定,但通过以下作用减轻心肌缺血:扩张外周小动脉,降低外周阻力,减少心肌耗氧量;扩张正常和缺血区的冠状动脉即冠状小动脉,增加心肌供氧。

(2)药动学 口服后吸收良好,但药效缓慢,6~12 小时血药浓度达峰值,绝对生物利用度约为 64%~80%,血浆蛋白结合率 97.5%,分布容积为 21L/kg。本品 10% 原型、60%代谢物形式从尿中排出,20%~25%从胆汁或粪便排出。本品不被血液透析清除。持续用药 7~8 天后达稳态血药浓度,在肝脏广泛代谢为无药理活性的代谢物,终末半衰期健康者为 35 小时,高血压患者延长为 50 小时,老年人 65 小时,肝功能受损者 60 小时,肾功能不全者不受影响。

【不良反应】 (1)较少见不良反应 头痛、水肿、疲劳、失眠、恶心、腹痛、颜面潮红、心悸和头晕。

(2)极少见不良反应 瘙痒、皮疹、呼吸困难、无力、肌肉痉挛和消化不良。

(3)与其他钙通道阻滞药相似,即少有心肌梗死和胸痛的不良反应报道,而且这些不良反应不能与患者本身的基础疾病明确区分。

【禁忌证】 对 CCB 过敏的患者禁用。

【注意事项】 (1)肝功能受损者慎用。

(2)肾功能损害患者可以采用正常剂量。

(3)本品不被透析消除。

(4)妊娠期妇女与哺乳期妇女在无其他更安全的代替药物和疾病本身对母子的危险性更大时才推荐使用本品。

(5) 尚无本品用于儿童的资料。

(6) 老年患者可用正常剂量。但开始宜用较小剂量，再渐增量为妥。

【药物相互作用】 (1)和磺吡酮合用可增加本品的蛋白结合率，产生血药浓度变化。其他参阅"苯磺酸氨氯地平"。

(2) 本品与噻嗪类利尿药、β受体拮抗药和血管紧张素转换酶抑制药合用时不需调整剂量。

【用法与用量】 口服。治疗高血压和心绞痛：初始剂量为一次 2.5mg，一日 1 次；根据患者的临床反应，可将剂量增加，最大可增至 5mg，一日 1 次。

【制剂与规格】 苯磺酸左旋氨氯地平片（以左旋氨氯地平计）：(1)2.5mg；(2)5mg。

马来酸左旋氨氯地平片（以左旋氨氯地平计）：2.5mg。

盐酸乐卡地平 [医保(乙)]
Lercanidipine Hydrochloride

【适应证】 用于轻中度原发性高血压。

【药理】 (1)药效学 本品为二氢吡啶类钙通道阻滞药，其作用与硝苯地平相似，具有较强的血管选择性，降压作用强，起效平缓，作用时间长，负性肌力作用小，对心率和心排血量的影响较小。

(2) 药动学 口服后从胃肠道吸收完全，因亲脂性较高，故起效时间较慢而作用持续时间较长，其治疗作用可维持24小时。口服给药后约1.5~3小时血药浓度达峰。本品吸收入血后迅速分布于全身，血浆蛋白结合率98%以上。生物利用度较低，但食物的存在可使之增高。主要通过细胞色素P450同工酶CYP3A4代谢成无活性的代谢产物；约50%从尿中排出。其终末半衰期约2~10小时。

【不良反应】 可能出现的不良反应同其扩血管作用有关，如面部潮红、踝部水肿、心悸、心动过速、头痛、眩晕。偶见胃肠道反应、皮疹、疲劳、嗜睡、肌肉痛，极偶然可能出现低血压。

【禁忌证】 (1)对二氢吡啶类药物过敏者。

(2) 妊娠和哺乳期妇女。

(3) 其他 左室流出道梗阻、未经治疗的充血性心力衰竭、不稳定型心绞痛、有严重肾脏或肝脏疾病以及在1个月内有心肌梗死者。

【注意事项】 (1)有轻、中度肝肾疾患或正在进行透析治疗者应适当调整剂量。

(2) 育龄妇女在未采取任何避孕措施时不应服用。

(3) 18 岁以下患者不得服用；对老年患者一般无需做特别的剂量调整。

(4) 高脂餐后 2 小时内口服乐卡地平，其生物利用度将增加 4 倍。因此，应在餐前服用乐卡地平。

(5) 每片药物含 30mg 乳糖，因此不能应用于 Lapp 乳糖酶不足，半乳糖血症或者葡萄糖/半乳糖吸收不良综合征患者。

【药物相互作用】 (1)本品可安全地与β受体拮抗药、利尿药或 ACEI 同时服用。但与β受体拮抗药同在肝脏代谢，故有协同作用。

(2) 同其他二氢吡啶类钙通道阻滞药一样，因其为肝CYP3A4 代谢，应慎与伊曲康唑、红霉素、氟西汀、利福平、特非那定、阿司咪唑、环孢素、胺碘酮、奎尼丁、普萘洛尔和美托洛尔、某些苯二氮䓬类(如地西泮和咪达唑仑)同时服用。

(3) 同时服用抗惊厥药，如苯妥英钠或卡马西平，需要谨慎。

(4) 西柚汁可增强本品的作用，应避免同时使用。

(5) 酒精可能强化抗高血压药的作用，因此建议服用本品时应严格限制含酒精饮料的摄入。

【用法与用量】 口服。起始剂量为一次 10mg，一日 1 次，餐前 15 分钟服用。必要时 2 周后可增至一日 20mg。

【制剂与规格】 盐酸乐卡地平片：10mg。

西 尼 地 平 [药典(二)；医保(乙)]
Cilnidipine

【适应证】 高血压，可单独应用或与其他降压药合用。

【药理】 (1)药效学 本品为亲脂性的二氢吡啶类钙通道阻滞药，与血管平滑肌细胞膜上 L 型钙通道的二氢吡啶位点结合，抑制钙离子 L 型钙通道的跨膜内流，从而松弛、舒张血管平滑肌，起到降压作用。它还可抑制钙离子通过交感神经细胞膜上 N 型钙通道的跨膜内流而抑制交感神经末梢去甲肾上腺素的释放和交感神经活动。

(2) 药动学 口服吸收良好。血药浓度呈剂量依赖性增加。未发现药物蓄积。本品主要在肝脏经 CYP3A4 和CYP2C19 代谢，代谢途径为甲氧乙基的脱甲氧化、肉桂酯的加水分解以及二氢吡啶的氧化。药物主要以代谢产物形式经尿液排出，健康成年男子每日 2 次服用本品10mg，连服 7 天，尿中未检测出药物原型，代谢物占总服药量的 5.2%，体外实验发现人体血清蛋白结合率为99.3%。透析不影响血药浓度。

【不良反应】西尼地平发生率为 0.1%～5% 的不良反应如下。

(1)泌尿系统 尿频，尿酸、肌酸、尿素氮上升，尿蛋白阳性。

(2)神经系统 头痛、头晕、肩肌肉僵硬。

(3)循环系统 面色潮红、心悸、燥热、心电图异常(ST 段减低、T 波逆转)、低血压。

(4)消化系统 AST、ALT、γ-GT 上升等肝功能异常，呕吐，腹痛，口渴。

(5)血液系统 白细胞数、中性粒细胞异常。

(6)过敏 药物疹。

(7)其他 浮肿、疲倦、血清胆固醇上升、血清 K 和 P 的异常。

【禁忌证】(1)对本品中任何成分过敏的患者禁用。

(2)妊娠期妇女禁用。

(3)由于会引起血压过低等症状，故高空作业、驾驶机动车及操作机器工作时应禁用。

【注意事项】(1)下列情况不推荐使用 ①不稳定型心绞痛；②1 个月内曾发生过心肌梗死；③左室流出道梗阻；④未治疗的充血性心衰；⑤儿童。

(2)下列情况慎用 ①对钙通道阻滞药有严重不良反应发生史者；②肝功能不全、慢性肾功能不全者；③充血性心力衰竭患者；④与 β 受体拮抗药联合用药时，特别是患有左心室功能不全者。

(3)老年患者使用时应从小剂量开始，并仔细观察药物的治疗反应。

(4)育龄妇女治疗期间应采取避孕措施。因本品可通过乳汁分泌，故哺乳期妇女应避免使用，若无法避免则应终止哺乳。

(5)在治疗开始、用药剂量增加，能够加剧咽痛的症状。

(6)芬太尼麻醉时，建议术前 36 小时停止服用硝苯地平及其他二氢吡啶类衍生物。因突然停止给予钙通道阻滞药可能引起病情恶化，故需要停药时应逐渐减量，并充分观察症状后停药用量减至 5mg 时请使用其他药物。停药需在医生指导下进行。

【药物相互作用】(1)与下列药物合用时应注意 ①抑制 CYP3A4 同工酶的药物：如西咪替丁、伊曲康唑、红霉素、HIV 蛋白酶抑制药和氟西汀。②CYP3A4 同工酶诱导药：如苯妥英钠、卡马西平和利福平。③需 CYP3A4 同工酶代谢的药物：如环孢素。④抑制或诱导 CYP2C19 同工酶的药物。⑤需 CYP2C19 同工酶代谢药物：如 S-美芬妥英和奥美拉唑。

(2)不推荐患者使用西尼地平同时服用含麻黄类药物，麻黄碱能够加重高血压症状。

(3)金丝桃类与西尼地平的代谢途径相同，西尼地平被 CYP450 酶系统代谢。金丝桃类能够激活人体细胞色素 CYP3A4 和 P-糖蛋白。体外试验表明金丝桃类的提取物能够抑制 CYP450 同工酶包括 CYP3A4，因此，能够被 CYP3A4 代谢的钙通道阻滞药类的药物应该避免和金丝桃类联合使用。

(4)与其他降压药合用，可能有叠加降压作用

(5)与地高辛合用，可能使地高辛血药浓度上升，甚至产生地高辛中毒症状。

(6)与西咪替丁合用，有作用增强的报道。

(7)与利福平合用，有作用减弱的报道，可能是利福平诱导肝药酶。

(8)与抗真菌药合用，如酮康唑和伊曲康唑合用时血药浓度会增加，因抗真菌药抑制了 CYP3A4 而减少本品的代谢所致。

(9)与西柚汁合用，西柚汁中某些成分可抑制 CYP3A4 而减少本品的代谢，从而导致本品的血药浓度上升，故用药期间不宜食用西柚汁。

【用法与用量】口服。一次 5～10mg，一日 1 次。必要时可增至一次 20mg，一日 1 次。成年人的初始剂量为一次 5mg，一日 1 次，早餐后服用。根据患者的临床反应，可将剂量增加，最大可增至一次 10mg，一日 1 次。

【制剂与规格】西尼地平片：(1)5mg；(2)10mg。西尼地平胶囊：(1)5mg；(2)10mg。

盐酸贝尼地平 [医保(乙)]

Benedipine Hydrochloride

【适应证】原发性高血压和心绞痛。

【药理】(1)药效学 本品为二氢吡啶类钙通道阻滞药，与细胞膜膜电位依赖性钙通道的二氢吡啶部位相结合，抑制钙离子内流，使扩张冠状动脉和外周血管，从而降低血压和增加冠状动脉血流量。本品与二氢吡啶结合部位的亲和力强且解离缓慢，所以显示持续药理作用，而与血药浓度无相关性。①降压作用：原发性高血压患者每日一次口服本品能产生 24 小时平稳降压作用，不影响血压的昼夜变化。②抗心绞痛作用：劳累性心绞痛患者口服本品可显著改善运动负荷引起的缺血性变化(心电图 ST 段减低)。③维持肾功能作用：本品可显著增加原发性高血压患者的肾血流量。伴有高血压的慢性肾功能不全患者口服本品时，可显著增加肌酐清除率及尿素氮清除率，维持肾功能。

（2）药动学　口服吸收迅速，健康成人口服盐酸贝尼地平 2mg、4mg、8mg 后约 1 小时达血药峰浓度（C_{max}），具体药代动力学参数见表 4-1。

表 4-1　健康成人口服给药后的药代动力学参数表

剂量	C_{max} (ng/ml)	t_{max} (h)	$t_{1/2}$ (h)	$AUC_{0\to\infty}$
2mg	0.55±0.41	1.1±0.5	—	1.04±1.26
4mg	2.25±0.84	0.8±0.3	1.7±0.7	3.94±0.96
8mg	3.89±1.65	0.8±0.3	0.97±0.34	6.70±2.73

动物实验显示本品吸收后主要分布于肝脏、肾脏、肾上腺、颌下腺、肺、垂体、胰腺中，而脑、脊髓、睾丸中的分布较少。人体内蛋白结合率约为 75%。代谢反应主要为脱去 3 位侧链的苄基（N-脱烷化），水解 3 位的 1-苄基-3-哌啶酯及 5 位的甲酯，氧化二氢吡啶环，氧化 2 位甲基。单次口服 ^{14}C-盐酸贝尼地平 8mg 时，给药后 48 小时内尿中排泄量约为总给药量的 35%，粪中排泄约为 36%，给药后 120 小时内尿中排泄为 36%，粪中排泄约为 59%，半衰期为 1～2 小时，透析无法有效清除本品。

【不良反应】发生率为 0.1%～5% 的不良反应主要如下。①肝脏　肝功能异常（AST、ALT、γ-GTP、胆红素、A1-P、LDH 上升等）；②肾脏：BUN 上升、肌酐上升；③血液：白细胞减少、嗜酸粒细胞增加；④循环系统：心悸、颜面潮红、潮热、血压降低；⑤神经系统：头痛、头重、眩晕、步态不稳、直立性低血压；⑥消化系统：便秘；⑦过敏症：皮疹；⑧其他：浮肿（面部、下肢、手）、CPK 上升。

【禁忌证】（1）心源性休克。
（2）妊娠期妇女或可能处于妊娠期的妇女。
（3）哺乳期妇女。

【注意事项】（1）慎用　①血压过低者；②严重肝功能损害者。

（2）重要的基本注意事项　①突然停用钙通道阻滞药，有症状恶化的病例报告，因此停用本品时，应逐渐减量并注意观察。无医师指导下患者不得擅自停止服药。②服用本品有可能引起血压过度降低，出现一过性意识丧失等。若出现此类症状，应减量或停药。③有时会出现降压作用引起的眩晕等，因此从事高处作业及驾驶汽车等伴有危险性的机械操作时应予以注意。④哺乳期妇女不宜使用本品，不得已用药时应停止哺乳。⑤尚未确立对早产儿、新生儿、乳儿、幼儿或小儿的安全性。⑥老年患者宜从小剂量开始，高龄老年患者慎用。

【药物相互作用】（1）与地高辛合用，可能使地高辛血药浓度上升，甚至产生地高辛中毒症状。

（2）与西咪替丁合用，有作用增强的报道。

（3）与利福平合用，有作用减弱的报道，可能是利福平诱导肝药酶。

（4）与抗真菌药合用，如伊曲康唑合用时血药浓度会增加，因抗真菌药抑制了 CYP3A4 而减少本品的代谢所致。

（5）与西柚汁合用，西柚汁中某些成分可抑制 CYP3A4 而减少本品的代谢，从而导致本品的血药浓度上升。

【用法与用量】口服。（1）高血压　常用量为 2～4mg，一日 1 次。必要时可增至 8mg，早餐后服用。

（2）心绞痛　一次 8mg，一日 2 次。

【制剂与规格】盐酸贝尼地平片：（1）2mg；（2）4mg；（3）8mg。

马来酸氨氯地平 [国基；医保(甲)]
Amlodipine Maleate

【适应证】①高血压：可单独使用本品治疗也可与其他抗高血压药物合用。②慢性稳定型心绞痛及变异型心绞痛：可单独使用本品治疗也可与其他抗心绞痛药物合用。

【药理】（1）药效学　二氢吡啶类钙通道阻滞药，阻滞钙离子通过心肌或平滑肌细胞膜的钙通道进入细胞内，对平滑肌作用大于心肌，扩张外周动脉降低血压。本品与钙通道的相互作用决定于它与受体位点的结合和解离的渐进速率，因此药理作用逐渐产生。每日服用一次，可 24 小时降低卧位和立位血压，降压平稳，峰谷值差别不大。降压效果与剂量相关。长期使用不引起心率和血浆儿茶酚胺显著改变。本品不影响血浆钙浓度。缓解心绞痛机制尚未明了，可能机制：扩张外周小动脉，使外周阻力下降，减少心肌耗氧治疗稳定型心绞痛；通过抑制钙离子、五羟色胺和血栓素引起的冠脉痉挛而治疗血管痉挛性心绞痛。心功能正常者服用本品后测定静息和运动状态下血流动力学，心脏射血分数有所增加，左室舒张期末压（LVEDP）及左室舒张期末容积（LVEDV）不变。不影响窦房结功能和房室结功能。降低肾血管阻力，增加肾小球滤过率和肾血流量。

（2）药动学　口服后吸收完全但缓慢，生物利用度为 64%～90%，血浆蛋白结合率 95% 以上。口服 6～12 小时达到峰浓度，持续用药后 7～8 天达到稳态血药浓度。本品在肝脏广泛代谢为无药理活性的代谢产物（90%）。终末半衰期($t_{1/2\beta}$)健康者约为 35 小时，高血压患者延长为 50 小时，老年人 65 小时，肝功受损者 60 小时，肾功能不全者不受影响。本品 10%以药物原型、60%以代谢物的形式从尿中排出，20%～25%从胆汁或粪便排出。本品不被血液透析清除。肾功能不全对本品的药代动力学特点没有显著影响。老年患者和肝功能不全患者对本品的清除率降低。

【不良反应】 (1)常见头痛和踝部水肿。发生率>1%的剂量相关性不良反应如下：水肿、头晕、潮红和心悸。较少见的不良反应：疲倦、恶心、腹痛、嗜睡，肝酶升高。

(2)少见心律失常(包括心动过速、心动过缓以及房颤)、心绞痛、低血压、便秘、直立性低血压，感觉异常、关节痛、皮疹、尿频、白细胞减少症，紫癜等。

【禁忌证】 对本品过敏者，严重低血压者，重度主动脉瓣狭窄。

【注意事项】 (1)严重冠状动脉狭窄的患者，在开始应用或加量时，会出现心绞痛发作频率、时程和(或)严重性上升，或发展为急性心肌梗死，机制不明。

(2)本品与其他外周扩血管药物合用时应警惕低血压，特别是对于有严重主动脉瓣狭窄的患者。

(3)慎用于心衰患者。

(4)严重肝功能不全患者应慎用本品。

(5)肾衰患者的起始剂量可不变。

(6)尚无本品儿童资料。

(7)老年患者可用正常剂量。但开始宜用较小剂量，再逐渐增量为妥。

(8)本品只在非常必要时方可用于妊娠期妇女。服药的哺乳期妇女应中止哺乳。

(9)本品在梗阻性肺病、代偿良好的心力衰竭、外周血管疾病、糖尿病和脂质异常疾病的患者中可以安全使用。

【药物相互作用】 (1)麻醉药 吸入烃类与本品合用可引起低血压。

(2)非甾体抗炎药 尤其吲哚美辛可减弱本品的降压作用。

(3)β受体拮抗药 可引起过度低血压，罕见加重心力衰竭。

(4)雌激素 合用可引起体液潴留而增高血压。

(5)锂 合用可引起神经中毒，出现恶心、腹泻、共济失调、震颤和(或)麻木，需慎重。

【给药说明】 (1)西咪替丁、葡萄柚汁、制酸剂 合用时不改变本品的药代动力学。

(2)阿伐他汀、地高辛、酒精 本品不影响它们的药代动力学。

(3)华法林 本品不改变华法林的凝血酶原作用时间。

(4)地高辛、芬妥因和华法林 与本品合用对血浆蛋白结合率没有影响。

【用法与用量】 口服。起始剂量为5mg，每日1次，最大不超过10mg，每日1次。瘦小者、体质虚弱者、老年患者或肝功能受损者从2.5mg，每日1次开始用药；治疗心绞痛的推荐剂量是5～10mg，老年患者或肝功能受损者需减量。

【制剂与规格】 马来酸氨氯地平片：5mg。

盐酸马尼地平
Manidipine Hydrochloride

【适应证】 适用于成人轻、中度原发性高血压。

【药理】 (1)药效学 钙离子通道阻滞药，与膜电位依赖性的钙通道的受体有高的结合力。具有较强的松弛动脉平滑肌，扩张血管，降低外周血管阻力和动脉压的作用。对肾血管有更高选择性，改善高血压患者肾脏血液循环，增加肾脏血流量和肾小球滤过率。

(2)药动学 肾功能正常患者服用本品20mg，达峰时间3.6小时±1.4小时，消除半衰期$t_{1/2\beta}$7.3小时±3.2小时。肾功能损害患者连续服药8天，血药浓度大致与肾功能正常者相同。本品在尿中排泄。

【不良反应】 (1)常见不良反应 头痛、踝部水肿、潮红、心悸、皮疹和乏力。

(2)较少见不良反应 ①肝脏：肝酶升高。②肾脏：肌酐升高。③血液：嗜酸粒细胞增加。④口腔：牙龈增生。⑤心血管：心律失常(包括心动过速、心动过缓以及房颤)、心绞痛、低血压。⑥消化：恶心、腹痛、便秘。⑦肌肉和骨骼：关节痛、疲倦。

【禁忌证】 (1)对本品过敏者。

(2)妊娠期妇女。

(3)儿童。

【注意事项】 (1)严重肝损害者慎用。

(2)突然停药，患者症状恶化，如需停服本品，要逐渐减少剂量。

(3)极少数患者因血压下降过低，出现一过性意识丧失、脑梗死，需减量停用，并进行处理。

(4)有时会出现降压作用引起的眩晕等，因此从事高处作业及驾驶汽车等伴有危险性的机械操作时应予以注意。

(5)老年人从小剂量开始。

【药物相互作用】 (1)与地高辛合用可能使地高辛血药浓度上升。

(2)西咪替丁抑制钙阻滞剂在肝内代谢，另外使胃酸降低，从而使钙离子通道阻滞药的吸收增加。从而增强本品的降压作用。

(3)利福平诱导肝脏药物代谢酶，促进本品代谢，可能会减弱本品的降压作用。

【给药说明】 西柚汁可增加本品的血药浓度，主要是因为西柚中的成分抑制肝脏代谢本品的代谢酶CYP3A4，故本品使用期间不宜食用西柚汁。

【用法与用量】 口服。每日早餐后一次，初始剂量一次 5mg，并可逐渐增加至一次 10～20mg。

【制剂与规格】 盐酸马尼地平片：(1)5mg；(2)10mg；(3)20mg。

盐酸维拉帕米 [药典(二)；国基；医保(甲)；医保(乙)]
Verapamil Hydrochloride

【适应证】 (1)CDE 适应证 ①口服用于各种类型心绞痛(包括变异型心绞痛、不稳定型心绞痛、慢性稳定型心绞痛)。②口服用于心律失常，与地高辛联合用于控制慢性心房颤动和(或)心房扑动时的心室率；口服用于预防阵发性室上性心动过速的反复发作；口服用于房性期前收缩。③口服用于原发性高血压。④口服用于肥厚型心肌病。⑤静脉给药用于快速阵发性室上性心动心速的转复。⑥静脉给药用于心房扑动或心房颤动心室率的暂时控制。

【药理】 (1)药效学 为非二氢吡啶类钙通道阻滞药和Ⅳ类抗心律失常药。维拉帕米的抗心绞痛作用可能通过降低冠状动脉和周围血管阻力以及心肌耗氧量。周围血管阻力下降可以解释本品的降压作用。维拉帕米抑制窦房结和房室结自律性使房室传导减慢，从而减慢心房颤动和扑动时增快的心室率。抑制房室结双径路前传或房室结前传，因而消除房室结折返。可恢复窦性心律。

(2)药动学 本品口服后 90%以上被吸收，有首过效应，生物利用度低，约 20%～35%。蛋白结合率为 90%。口服后 1～2 小时作用开始，3～4 小时达最大作用，持续6 小时。长期口服(间隔 6 小时给药至少 10 次)半衰期增加至 4.5～12.0 小时。老年患者的清除半衰期可能延长。缓释片达峰时间 5.21 小时。

静脉给药抗心律失常作用于 2 分钟(1～5 分钟)开始，2～5 分钟达最大作用，作用持续约 2 小时，血流动力学作用 3～5 分钟开始，约持续 10～20 分钟。本品主要在肝内代谢，主要经肾清除，代谢产物在 24 小时内排出 50%，5 天内为 70%，原型药为 3%，约 9%～16%经消化道清除。血液透析不能清除本品。口服量需要静脉注射量的 10 倍才能达到同等血药浓度。代谢产物中去甲维拉帕米具有心脏活性。单剂口服 $t_{1/2}$ 为 2.8～7.4 小时，多药为 4.5～12 小时。去甲维拉帕米 $t_{1/2}$ 约为 9 小时。肝功能异常时 $t_{1/2}$ 延长，清除减少。静脉给药时，其时量曲线是双向型，$t_{1/2\alpha}$ 约 4 分钟，$t_{1/2\beta}$ 为 2～5 小时。

【不良反应】 多与剂量有关。

(1)心血管低血压、下肢水肿、心力衰竭、心动过缓，偶尔发展成Ⅱ或Ⅲ度房室传导阻滞及心脏停搏；可能使预激综合征伴心房颤动或心房扑动者旁路前向传导加速，以致心率异常增快。

(2)神经头晕或眩晕、轻度头痛及关节痛。

(3)过敏反应偶可发生皮肤瘙痒及荨麻疹。

(4)内分泌偶可致血催乳激素浓度增高或溢乳。

(5)胃肠道反应常见为恶心、腹胀、便秘。

不良反应的治疗：一般反应可以减量或停用。严重不良反应需紧急治疗，心动过缓、传导阻滞或心脏停搏可静脉给阿托品、异丙肾上腺素、去甲肾上腺素或人工心脏起搏器。低血压可以静脉给多巴胺、间羟胺等治疗。

【禁忌证】 (1)心源性休克或低血压。

(2)充血性心力衰竭，除非继发于室上性心动过速而对本品有效者。

(3)Ⅱ至Ⅲ度房室传导阻滞、病态窦房结综合征(除非已安置人工心脏起搏器)。

(4)预激综合征伴发房颤或房扑。

(5)伴有并发症的急性心肌梗死。

(6)对本品过敏者。

【注意事项】 (1)对诊断的干扰 ①心电图 P-R 间期在血药浓度<30ng/ml 时无变化，>30ng/ml 则可能延长，程度与浓度成正比；QRS 时间、Q-T 间期无变化；②可使氨基转移酶和碱性磷酸酶增高；③血压可能降低；④总血清钙浓度不受影响。

(2)下列情况慎用 ①明显心动过缓；②轻度心力衰竭，给予本品前须先用洋地黄及利尿药控制心力衰竭；③肝功能损害；④轻度至中度低血压，本品的周围血管扩张作用加重低血压；⑤肾功能损害；⑥Ⅰ度房室传导阻滞；⑦伴 QRS 波增宽的室性心动过速；⑧神经肌肉传导减弱。

(3)用药期间应注意检查 ①血压；②静脉给药，或调整口服剂量时需注意心电图；③本品可引起肝细胞损害，长期治疗时须定期测定肝功能。

(4)用药期间不要饮酒。

(5) 静脉给予维拉帕米可诱发呼吸肌衰竭，肌肉萎缩患者慎用。

(6) 颅内压增高　静脉给予维拉帕米升高幕上肿瘤患者的颅内压。颅内压增高者应用时小心。

(7) 孕妇及哺乳期妇女用药　维拉帕米可通过胎盘，且可分泌入乳汁，服用维拉帕米期间应中断哺乳。

【药物相互作用】 (1) 与其他降压药物合用有协同作用，须调整本品剂量。

(2) 房室传导功能与左心室收缩功能正常者，同时口服本品与β受体拮抗剂不致引起严重不良反应，但在有传导功能障碍及心功能不全者两种药合用不良反应增加。若静脉给药则两药必须相隔数小时，不宜合用。

(3) 在密切观察下，口服洋地黄制剂与本品口服或注射剂合用，不致引起严重不良反应，但须进行监护，及时发现房室传导阻滞或心动过缓。本品可减低地高辛的肾清除率，使地高辛血药浓度上升 50%~75%，此作用与剂量有关，故两药合用时须减小地高辛剂量。

(4) 给予本品前 48 小时或后 24 小时内不宜给予丙吡胺。

(5) 蛋白结合率高的药物，因竞争结合使本品游离型血药浓度增高，故合用时必须小心。

(6) 因本品可抑制细胞色素 P450 代谢，故可致卡马西平、环孢素、氨茶碱、奎尼丁或丙戊酸盐血药浓度增加，从而增加毒性。

(7) 细胞毒类药物　环磷酰胺、长春新碱、泼尼松、阿霉素、顺铂等可减少维拉帕米的吸收。

【给药说明】 (1) 口服适于治疗心绞痛，但须按患者需要及耐受状况调整剂量，最大疗效常在疗程的最初 24~48 小时出现(有些患者由于本品半衰期较长而出现略迟)。

(2) 静脉注射适于治疗心律失常，应备有急救设备与药品，严密监护，本品注射液与林格液、5%葡萄糖注射液或氯化钠注射液均无配伍禁忌。

(3) 用本品时新出现或原有心力衰竭加重者，应加用强心及利尿药。

(4) 已用β受体拮抗药或洋地黄中毒者不能静脉注射本品，因可能产生严重传导阻滞。

(5) 静脉用药时应严密监测心电图及血压。

药物过量的处理 (1) 使用维拉帕米过量的主要表现为低血压和心动过缓(如房室分离、高度房室传导阻滞、心脏停搏)、精神错乱、昏迷、恶心、呕吐、肾功能不全、代谢性酸中毒和高血糖等。

(2) 对症治疗包括应用阿托品、异丙肾上腺素和心脏起搏治疗及静脉输液、血管收缩剂、钙溶液(如 10%的氯化钙溶液)、正性肌力药等。血液透析不能清除维拉帕米。

【用法与用量】 成人　(1) 口服　开始一次 40~80mg，一日 3~4 次，按需要及耐受情况可逐日或逐周增加剂量，一日总量一般在 240~480mg；成人处方极量一日 480mg。维拉帕米缓释片一次 120~480mg，一日 1 次。

(2) 静脉注射　用于治疗快速室上性心律失常，必须在连续心电监测下进行，于 2~3 分钟内注射 5~10mg，必要时 5~10 分钟后可再给 5mg，对老年患者，为了减轻不良反应，上述剂量经 3~4 分钟缓慢注入。

(3) 静脉滴注　每小时 5~10mg，加入氯化钠注射液或 5%葡萄糖注射液中静脉滴注，一日总量不超过 50~100mg。

儿童　(1) 口服　一次 1~2mg/kg，一日 2~3 次。

(2) 静脉注射　0~1 岁起始剂量按体重 0.1~0.2mg/kg(通常单剂 0.75~2mg)，持续心电监测下，稀释后静脉注射至少 2 分钟。如果初反应不令人满意，持续心电监测下，首剂 30 分钟后再按体重给予 0.1~0.2mg/kg(通常单剂 0.75~2mg)；1~15 岁：按体重 0.1~0.3mg/kg(通常单剂 2~5mg)，总量不超过 5mg，静脉注射至少 2 分钟。如果初反应不令人满意，首剂 30 分钟后再按体重给予一次 0.1~0.3mg/kg 体重(通常单剂 2~5mg)。

【制剂与规格】 盐酸维拉帕米片：40mg。

盐酸维拉帕米缓释胶囊：(1)120mg；(2)180mg；(3)240mg。

盐酸维拉帕米缓释片：(1)120mg；(2)240mg。

注射用盐酸维拉帕米：(1)5mg；(2)10mg。

盐酸维拉帕米注射液：2ml:5mg。

盐酸地尔硫䓬 [药典(二)；国基；医保(甲)；医保(乙)]

Diltiazem Hydrochloride

【适应证】 ①心绞痛、高血压和肥厚型心肌病。②各种心律失常(心房颤动或扑动，阵发性室上性心动过速)。③静脉给药可用于高血压急症、手术时异常高血压、心房纤颤的心室率控制。

【药理】 (1) 药效学　本品为苯并硫氮䓬类钙通道阻滞药。扩张周围血管和冠状动脉，兼有较弱的负性肌力作用，但其血管扩张作用不及二氢吡啶类钙通道阻滞药硝苯地平显著。抑制心肌传导，尤其是在窦房结和房室结部位。

(2) 药动学　普通片口服后从胃肠道几乎完全吸收，

血药峰浓度出现于口服后 2～3 小时。生物利用度为 40% 左右，但血药浓度的个体差异甚大。血浆蛋白结合率约为 80%。本品在肝内广泛代谢，主要通过细胞色素 P450 同工酶 CYP3A4；去乙酰地尔硫䓬为代谢产物之一，具有母药活性的 25%～50%，约 2%～4%的原药未经变化从尿中排出，其他则以代谢产物形式经由胆汁和尿中排出。地尔硫䓬的半衰期为 3.5 小时。地尔硫䓬及其代谢产物难以从血液中透析去除。缓释片的吸收较完全，单次口服 120mg，2～3 小时可在血浆中检出，6～11 小时血药浓度达峰值，本品用量从 120mg 增加至 240mg 时，生物利用度增加 2.6 倍，从 240mg 增加至 360mg 时，生物利用度增加 1.8 倍。稳态时每日 2 次缓释片所得平均血药浓度相当于同等剂量分 4 次给予普通片的血药浓度。单次或多次给药后 $t_{1/2\beta}$ 为 5～7 小时，如同普通片剂，亦可观察到线性分离情况。静脉注射 $t_{1/2\beta}$ 为 1.9 小时。

【不良反应】 可见头痛、踝部水肿、低血压、眩晕、潮红、疲乏、恶心和其他胃肠道紊乱（食欲缺乏、呕吐、便秘或腹泻、味觉异常、体重增加）。也有报告牙龈增生。皮疹（可能由于高敏反应）通常为轻度和一过性，但少数患者可发展成多形性红斑或剥脱性皮炎，有报告服药后出现一过性肝酶增加，偶有药物性肝炎的报告。可抑制心脏传导，偶尔引起房室传导阻滞、心动过缓、偶有心脏停顿和窦性停搏。地尔硫䓬过量时可有心动过缓，伴或不伴房室传导阻滞和低血压。

【禁忌证】 (1)病态窦房结综合征或Ⅱ或Ⅲ度房室传导阻滞（已安置心脏起搏器者例外）。

(2) 低血压（收缩压<90mmHg）。

(3) 对本品过敏。

(4) 充血性心力衰竭患者。

(5) 心源性休克者。

(6) 严重心肌病患者。

(7) 妊娠或可能妊娠者禁用注射剂型。

【注意事项】 (1)突然停药可能导致心绞痛加重。老年人和肝肾功能受损者地尔硫䓬的起始剂量应减低。

(2) 本品可从乳汁排出且近于血药浓度，如母乳确有必要应用，须改变婴儿喂养方式。

(3) 儿童应用本品安全性和有效性尚未确定。

(4) 本品延长房室交界不应期，除病窦综合征外并不明显延长窦房结恢复时间，罕见情况下此作用可异常减慢心率（特别在病窦综合征患者）或致Ⅱ或Ⅲ度房室传导阻滞。本品与 β 受体拮抗药或洋地黄合用可导致心脏传导阻滞加重。

(5) 虽本品有负性肌力作用，但在心室功能正常人的血流动力学研究无心脏指数降低或对收缩性持续负性作用。在心室功能受损的患者单用本品或与 β 受体拮抗药同用的经验有限，因而这些患者应用本品须谨慎。

(6) 低血压者用本品治疗偶可致症状性低血压。

(7) 应用本品时急性肝损害为罕见情况，有碱性磷酸酶、乳酸脱氢酶、AST、ALT 明显增高和其他伴有急性肝损害现象。停药可以恢复。

(8) 本品在肝内代谢由肾和胆汁排泄，长期给药应定期实验室监测。在肝、肾功能受损患者用本品应谨慎。

(9) 皮肤反应可为暂时性，继续用可以消失，但皮疹进展可发展到多形性红斑和(或)剥脱性皮炎，如皮肤反应持续应停药。

(10) 本品过量反应心动过缓、低血压、心脏传导阻滞和心力衰竭。除应用胃肠道方法以除去本品外，可考虑应用以下方法：①心动过缓：给予阿托品 0.6～1mg，谨慎应用异丙肾上腺素；②高度房室传导阻滞：应用起搏器治疗；③心力衰竭：给予正性肌力药物（多巴胺或多巴酚丁胺）和利尿药；④低血压：给予升压药（多巴胺等）。

(11) 口服制剂妊娠者应权衡利弊。

【药物相互作用】 (1)本品与胺碘酮、β 受体拮抗药、地高辛和甲氟喹合用时增加对心脏传导的抑制，可致心动过缓和房室传导阻滞。

(2) 本品与其他抗高血压药或能引起血压降低的药合用可增强其降压作用。

(3) 本品在肝内经细胞色素 P450 同工酶 CYP3A4 广泛代谢，也能抑制共同途径的其他药物的代谢，能与该酶的诱导药（氨甲酰氮、苯巴比妥、苯妥英钠和利福平）或抑制药（如西咪替丁和 HIV 蛋白酶抑制药）发生相互作用。

(4) β 受体拮抗药可能影响心脏传导，尤其在病窦综合征或有房室传导阻滞者，在左室功能受损者可影响心室功能，均有协同作用。普萘洛尔可增加本品生物利用度近 50%，因而合用时须调整普萘洛尔剂量。

(5) 西咪替丁由于抑制细胞色素 P450 同工酶而使本品血药浓度、药-时曲线下面积增加，因而需调整本品的剂量。

(6) 本品可使地高辛血药浓度增加 20%，但也有并不影响的报道，虽然结果矛盾，但在开始调整和停止本品治疗时，应监测地高辛血药浓度，以免洋地黄过量或不足。

(7) 麻醉药对心肌收缩、传导、自律性都有抑制并有血管扩张作用，且与钙通道阻滞药有协同作用，因此，两药合用时，须仔细调整剂量。

(8) 本品可明显增加三唑仑和米达唑仑血药峰浓度

并延长其消除半衰期。

(9) 本品可使卡马西平血药浓度增高 40%～72%而导致毒性。

(10) 对心、肾移植患者，合用本品时，环孢素的剂量应降低 15%～48%，以保证环孢素的药物浓度与合用本品前相同。

(11) 利福平可明显降低本品血药浓度及疗效。

【给药说明】 (1) 每个患者因个体差异须调整剂量，口服普通片宜在餐前或临睡时服，剂量每 1～2 日逐渐增加，到获得适合的效应。合理的平均剂量范围在一日 90～360mg。缓释片早晨空腹服用。

(2) 肝肾功能不全患者如需应用，剂量应特别谨慎。

(3) 与 β 受体拮抗药同用，对心脏负性肌力作用相加；与 β 受体拮抗药或洋地黄同用时，对心脏传导阻滞有协同作用，因此联合应用时应谨慎。

【用法与用量】 (1) 口服 ①心绞痛：成人起始剂量为普通片一次 60mg，一日 3 次或一次 30mg，一日 4 次，必要时可增至一日 360mg，一日 1 次。缓释片(胶囊)一次 90～180mg，一日 1 次。②高血压：缓释片(胶囊)起始剂量一次 60～120mg，一日 2 次，必要时最大剂量可达 360mg，一日 1 次。

(2) 静脉给药 ①室上性心动过速：单次静脉注射，通常成人剂量为 10mg，约 3 分钟缓慢静脉注射，并可根据年龄和症状适当增减。②手术时异常高血压的急救处置：单次静脉注射，通常对成人 1 次约 1 分钟内缓慢静脉注射 10mg，并可根据患者年龄和症状适当增减。静脉滴注，通常对成人以每分 5～15μg/kg 速度进行。当血压降至目标值以后，边监测血压边调节滴注速度。③高血压急症：以每分 5～15μg/kg 速度静脉滴注。当血压降至目标值以后，边监测血压边调节滴注速度。④不稳定心绞痛：以每分 1～5μg/kg 速度静脉滴注。⑤心律失常：起始剂量为 250μg/kg，于 2 分钟内推注式静脉注射；必要时 15 分钟后再给 350μg/kg。以后的剂量应根据患者的情况个体化制定。在房颤或房扑患者，心率的进一步减慢可通过首药注射给药后静脉滴注来获得。最初滴注速度 5～10mg/h，必要时可增至最大 15mg/h(增幅 5mg/h)，静脉滴注最多可维持 24 小时。

【制剂与规格】 盐酸地尔硫䓬片：(1)30mg；(2)45mg；(3)60mg；(4)90mg。

盐酸地尔硫䓬缓释片：90mg。

盐酸地尔硫䓬缓释胶囊：(1)90mg；(2)120mg；(3)180mg；(4)200mg；(5)240mg。

注射用盐酸地尔硫䓬：(1)5mg；(2)10mg；(3)50mg。

四、β 受体拮抗药

盐酸普萘洛尔 [药典(二)；国基；医保(甲)；医保(乙)]
Propranolol Hydrochloride

【适应证】 (1)CDE 适应证 ①高血压，单独或与其他药物联合应用。②动脉粥样硬化所致心绞痛的长期治疗，尤其用于劳力型心绞痛的预防和治疗。③预防和控制室上性快速心律失常、室性心律失常，特别是与儿茶酚胺有关或洋地黄引起的心律失常。④肥厚型心肌病(特发性肥厚性主动脉瓣下狭窄)，用于减低流出道压差，减轻心绞痛、心悸与晕厥等症状。⑤嗜铬细胞瘤，配合 α 受体拮抗药用于控制心动过速。⑥甲状腺功能亢进症(用于控制交感神经过度亢进的症状)，也用于治疗甲状腺危象。⑦心肌梗死，作为二级预防，减少心血管死亡和事件。⑧二尖瓣脱垂综合征。⑨口服液用于需要全身治疗的增殖性婴儿血管瘤。

(2) 国外适应证 ①特发性震颤。②预防偏头痛。

(3) 超说明书适应证 ①肝豆状核变性相关的姿势性和运动性震颤；②抗精神病药导致的静坐不能或激越；③用于减少氟[18F]脱氧葡萄糖(FDG)-正电子发射断层扫描(PET)中棕色脂肪组织对 FDG 的摄取；④水源性瘙痒；⑤社交焦虑症的一线治疗；⑥与生长素联合用于改善活体肝移植中小肝综合征的症状和预后；⑦直立性心动过速综合征；⑧预防性治疗儿童周期性呕吐综合征的二线药物；⑨预防胃食管静脉曲张出血；⑩治疗焦虑；⑪治疗烧伤；⑫预防性治疗充血性心力衰竭。

【药理】 (1)药效学 普萘洛尔为非选择性 β 肾上腺素能受体拮抗药，与 β 肾上腺素能受体激动药特异性地竞争所获得的受体部位。当普萘洛尔拮抗 β 受体的结合位点时，β 肾上腺素能刺激的变时性、变力性和血管扩张反应相应减弱。普萘洛尔的抗高血压作用机制尚未完全明了，涉及：①降低心排血量；②抑制肾脏释放肾素；③减少大脑血管运动中枢的交感神经传出信号。虽然开始时有总的外周阻力增高，但慢性给药时血管阻力可回复至治疗前水平。普萘洛尔减少心绞痛发作的机制涉及：阻断儿茶酚胺诱导的心率增快、收缩压增高和心肌收缩的速度和程度增加，从而使心脏对运动和应激的反应减弱，减少心脏需氧量。但普萘洛尔同时也增加左心室肌纤维长度、舒张末期压力和收缩期射血时间，从而增加心肌对氧的需求。上述两方面作用的净生理效应通常是有益的，在运动试验中表现为心绞痛发生延迟，运动耐量增加。由于普萘洛尔拮抗心脏起搏点电位的肾上腺素能兴奋,故可用于治疗快速性心律失常。当所用剂量超过拮抗 β 受体所需时,普萘洛尔对细胞膜还具有奎尼丁样作用或局部麻醉作用,影响心脏的动作电位,但其在抗心律失常中的作用尚不清楚。而由于能拮抗儿茶酚胺效应,也用于治疗嗜铬细胞瘤及甲状腺功能亢进,使 β_1 和 β_2 受体的活动均处于抑制状态。普萘洛尔也能用于肥厚型心肌病(肥厚型主动脉瓣下狭窄)的治疗,减轻患者劳力型心绞痛或其他应激反应所诱发的心绞痛、心悸和晕厥,改善运动耐量,机制可能为缓解 β 受体激动所致的流出道压力阶差增高。在有Ⅰ度以上房室传导阻滞存在时,β 受体拮抗药可阻止交感神经对房室传导必要的易化作用。β 受体拮抗药通过干扰肾上腺素能介导的支气管活性使支气管收缩,而抑制胰岛素分泌,使血糖升高,掩盖低血糖反应。

(2)药动学 普萘洛尔口服后经胃肠道吸收较完全(90%),在肝内广泛代谢,代谢产物中至少有一种(4-羟普萘洛尔)被认为具有活性,但代谢产物在总活性中的作用尚不清楚。由于进入全身循环前肝内代谢,普萘洛尔的生物利用度约30%。服药后 1~2 小时血药浓度达峰。血浆蛋白结合率 90%~95%。口服消除半衰期为 3.5~6 小时,静脉注射为 2~3 小时。不同个体间血药浓度存在明显差异。表观分布容积 3.9L/kg±6.0L/kg。本品经肾脏排泄,主要为代谢产物,小部分(<1%)为母药。普萘洛尔缓释胶囊在胃肠道内缓慢释放,吸收完全,稳态时的血药浓度达峰时间 6.6 小时,血药峰浓度 21.5ng/ml(剂量为每次 60mg),半衰期为 7 小时。与分次服用普通片相比,一次服用同剂量缓释胶囊的 24 小时 AUC 减少约 35%~40%,系由于缓慢吸收导致肝脏首过代谢增加所致。普萘洛尔有较高的脂溶性,能通过血脑屏障和胎盘,进入乳汁。透析不能有效地去除血液中的普萘洛尔。

【不良反应】 (1)心血管系统 心动过缓、充血性心力衰竭、房室传导阻滞加重、低血压、动脉功能障碍(尤其 Raynaud 现象)。偶可发生间歇性跛行。可出现指趾麻木。突然停药可导致心绞痛。

(2)中枢神经系统 头晕、精神抑郁(嗜睡、疲乏、无力)、视觉障碍、幻觉、梦魇以及急性可逆的综合征,表现为定时定向能力和短时记忆丧失、情绪不稳定、轻度意识模糊等。

(3)胃肠道 恶心、呕吐、腹胀、腹痛、腹泻、便秘、肠系膜动脉血栓形成以及缺血性结肠炎。

(4)变态反应 过敏反应(包括类过敏反应)、咽炎、粒细胞缺乏、红疹、发热伴咽痛和咽喉炎、喉痉挛以及呼吸窘迫。呼吸系统支气管痉挛。

(5)血液系统 粒细胞缺乏、非血小板减少性紫癜和血小板减少性紫癜。

(6)自体免疫 极少见系统性红斑狼疮报告。

(7)皮肤 包括 Stevens-Johnson 综合征、中毒性表皮坏死松解症、剥脱性皮炎、多形性红斑和荨麻疹。

(8)可引起阳痿。

(9)代谢/内分泌系统 可见血糖、血脂升高。多数不良反应轻而持续时间较短,不需要停药。

【禁忌证】 (1)对本品过敏者。

(2)支气管哮喘或支气管痉挛风险的患者。

(3)糖尿病性酮症酸中毒、代谢性酸中毒患者。

(4)重度或有症状的心动过缓、Ⅱ或Ⅲ度房室传导阻滞、窦房传导阻滞、病态窦房结综合征患者。

(5)心源性休克、肺动脉高压引起右心功能不全、充血性心力衰竭、低血压患者。

(6)长期禁食状态患者。

(7)重度外周循环衰竭(如坏疽)患者。

(8)未经治疗的嗜铬细胞瘤患者。

(9)变异型心绞痛患者。

(10)有冠状动脉痉挛风险者。

(11)婴儿低血糖患者禁用本品口服溶液。

【注意事项】 (1)本品可通过胎盘进入胎儿体内,有报道妊娠高血压者用后可致宫内胎儿发育迟缓,分娩时无力造成难产,新生儿可产生低血压、低血糖、呼吸抑制及心率减慢,尽管也有报告对母亲及胎儿均无影响,但必须慎用,不宜作为妊娠期妇女第一线治疗药物。

(2)可少量从乳汁分泌,故哺乳期妇女慎用。

(3)老年人对本品代谢与排泄能力低,应适当调整剂量。

(4)对诊断的干扰用本品时,测定血尿素氮、脂蛋白、肌酐、钾、三酰甘油、尿酸等都可能增高;血糖则减低,但在糖尿病患者有时会增高。应注意监测血糖。肾功能不全时普萘洛尔的代谢产物可蓄积血中,干扰测定血清胆红质的重氮反应,可出现假阳性。

(5)下列情况应慎用 ①过敏史;②心力衰竭;③糖尿病;④肺气肿或非过敏性支气管哮喘;⑤肝功能不全;⑥甲状腺功能低下;⑦雷诺病或其他周围血管疾病;⑧肾功能减退。

(6)应用本品过程中应定期检查血常规、血压、心功能、肝功能、肾功能,糖尿病患者应定期查血糖。

(7)用量必须强调个体化,不同个体、不同疾病用量不尽相同,肝、肾功能不全者用小量。

(8)注意血药浓度不能完全预示药理效应,故还应根据心率及血压等临床征象指导临床用药。

(9) 冠心病患者使用本品不宜骤停，否则可出现心绞痛、心肌梗死或室性心动过速。

(10) 甲亢患者用本品也不可骤停，否则使甲亢症状加重。

(11) 普萘洛尔可以产生速发型过敏反应。

(12) 运动员慎用。

【药物相互作用】 (1) 对同时接受耗竭儿茶酚胺药物的患者，必须密切观察，注意有无低血压、心动过缓、眩晕、晕厥和直立性低血压。与可乐定同用而须停药时，须先停用本品，数天后再逐步减停可乐定，以免血压波动。

(2) 与钙通道阻滞药同用，特别是静脉给予维拉帕米，要十分警惕对心肌和房室传导的抑制，尤其对严重心肌病、心衰或新近心肌梗死者。

(3) 曾有报告非甾体类抗炎药可以减弱本品的降压作用。

(4) 与洋地黄苷类同用，可发生房室传导阻滞而致心率过慢，故须严密观察。

(5) 氢氧化铝凝胶能显著减少普萘洛尔从小肠吸收。

(6) 酒精减缓普萘洛尔的吸收率。

(7) 与氯丙嗪同用，可使两者的血药浓度均增高。

(8) 安替比林和利多卡因与本品同用使本品清除减慢。

(9) 本品与甲状腺素合用可使 T3 水平低于预期值。

(10) 西咪替丁能减少本品经肝代谢，延迟其消除并提高其血浓度。

(11) 茶碱与本品合用，使本品清除减少。

【给药说明】 (1) 可以在空腹时口服，也可与食物共进，后者可使本品在肝内代谢减慢，生物利用度增加。本品主要受肝脏血流影响，肾衰患者透析时无需调整剂量。

(2) 长期用本品者撤药须逐渐递减剂量。

【用法与用量】 成人 (1) 高血压 口服。开始一次10mg，一日3次，根据血压控制及患者耐受情况逐渐调整剂量，至血压控制达标。常用剂量范围为一日30～90mg。本品不适用于高血压急症的治疗，高血压时不应静脉给予。

(2) 嗜铬细胞瘤 口服。一次 10～20mg，一日 3～4次，术前用 3 日，常与 α 受体拮抗药同用，一般应先用 α 受体拮抗药，待药效出现并稳定后再加用本品。如肿瘤无法手术切除，可能需要每日给予普萘洛尔 30mg 进行长期治疗。

(3) 心绞痛 口服。开始一次 10mg，一日 3～4 次，每 3 日可增加 10～20mg，可渐增至一日 200mg，分次服。

(4) 心肌梗死 口服。一日 30～240mg，分 2～3 次服。

(5) 心律失常 口服。一次 10～30mg，一日 3～4 次，根据心律失常的控制情况及耐受程度调整用量，可作为长期治疗。严重心律失常应急时可静脉注射普萘洛尔 1mg，于 1 分钟内缓慢注入，必要时每 2 分钟可重复一次，直至总量达：清醒状态 10mg，麻醉状态 5mg。静脉给药时严密监护。

(6) 肥厚型心肌病 口服。一次 10～20mg，一日 3～4 次，按需要及耐受程度调整。

(7) 甲状腺功能亢进 口服。一次 10～40mg，一日 3～4 次。需要静脉给药时，可静脉注射普萘洛尔 1mg，于 1 分钟内缓慢注入，必要时每 2 分钟可重复一次，直至有效或总量达 10mg(清醒状态)或 5mg(麻醉状态)。

(8) 焦虑症 口服。一次 40mg，一日 1 次，必要时可增至一日 2～3 次。

(9) 原发性震颤 口服。一次 40mg，一日 2～3 次，必要时可增至一日 160mg(每周增加一次)。

(10) 偏头痛参阅第一章。

儿童 (1) 口服 一次 0.3～1mg/kg，一日 3 次。

(2) 静脉滴注 一次 0.05～0.15mg/kg(必要时用，需缓滴)。

【制剂与规格】 盐酸普萘洛尔片：10mg。
盐酸普萘洛尔缓释片：(1)40mg；(2)80mg。
盐酸普萘洛尔缓释胶囊：40mg。
盐酸普萘洛尔注射液：5ml:5mg。

阿替洛尔 [药典(二)；国基；医保(甲)]
Atenolol

【适应证】 (1) CDE 适应证 ①口服剂型用于治疗高血压、心绞痛、心肌梗死、心律失常、甲状腺功能亢进和嗜铬细胞瘤；②注射剂型用于急性心肌梗死。本品注射液适用于血流动力学稳定的急性心肌梗死患者。心率在 50 次/分钟以下，收缩压小于 100mmHg 的患者或存在其他原因避免应用 β 受体拮抗药的患者并不适用。

(2) 超说明书适应证 ①具有甲亢症状的 Graves 甲亢患者；②偏头痛的预防治疗；③特发性震颤的替代治疗；④卒中急性期的血压管理。

【药理】 (1) 药效学 本品为选择性 β1 受体拮抗药，不具有膜稳定作用和内源拟交感活性。其 β1 受体拮抗作用强度与普萘洛尔相似，但并不抑制异丙肾上腺素的支气管扩张作用。治疗剂量的阿替洛尔对心肌收缩力无明显抑制。其降血压与减少心肌氧耗量的机制与普萘洛尔相同。

(2)药动学 口服吸收约为50%。仅小量通过血脑屏障。蛋白结合率6%～16%。口服后2～4小时作用达峰值，口服后作用持续时间较久，可达24小时。$t_{1/2}$为6～7小时。主要以原型自尿排出，肾功能受损时半衰期延长，可在体内蓄积。血液透析时可以清除。

【不良反应】 (1)在心肌梗死患者中，最常见的不良反应为低血压和心动过缓。

(2)其他可有头晕、四肢冰冷、疲劳、乏力、肠胃不适、精神抑郁、脱发、血小板减少症、牛皮癣样皮肤反应、牛皮癣恶化、皮疹及干眼等。

(3)罕见引起敏感患者的心脏传导阻滞。

【禁忌证】 参阅"盐酸普萘洛尔"。

【注意事项】 (1)本品可通过胎盘屏障并出现在脐带血液中，缺乏头3个月使用本品的研究，不排除胎儿受损的可能。妊娠妇女较长时间服用本品，与胎儿宫内生长迟缓有关。乳汁中浓度是血浆中的1.5～6.8倍，有新生儿发生心动过缓的报道，故哺乳期妇女慎用。

(2)本品对β_2受体不是绝对无作用，大剂量时仍有发生支气管痉挛的可能。慢性阻塞性肺病患者慎用。

(3)本品的临床效应与血药浓度可不完全平行，剂量调节以临床效应为准。

(4)肾功能损害时剂量须减少。

(5)本品可经血液透析清除。

(6)运动员慎用。

(7)本品的停药过程至少3天，常可达2周，如有撤药症状，如心绞痛发作，则暂时再给药，待稳定后渐停用。

(8)本品可改变因血糖降低而引起的心动过速。

(9)药物过量 严重的心动过缓可静脉注射阿托品1～2mg，如有必要可随后静脉注射大剂量胰高血糖素10mg，可根据反应重复或随后静脉滴注胰高血糖素1～10mg/h，若无预期效果，或没有胰高血糖素供应，可采用β受体激动剂。

儿童 (1)可有心力衰竭、低血压、心动过缓、窦房及房室传导阻滞、低血糖、哮喘、恶心、倦怠。

(2)不宜与维拉帕米合用。

【药物相互作用】 参阅"盐酸普萘洛尔"。

【给药说明】 (1)有心力衰竭症状的患者用本品时，应先给洋地黄或利尿药。如心力衰竭持续存在，应逐渐减量。

(2)与食物共进不影响其生物利用度。

(3)老年人从小剂量开始，尤其合并肾功能不全患者。

【用法与用量】 成人 (1)高血压 口服。开始一日12.5～25mg(一次服)，2周后按需要及耐受情况可增至50～100mg。一般1～2周达最大作用。肾功能损害时，肌酐清除率小于每分钟15ml/1.73m^{2}者，一日25mg；每分钟15～35ml/1.73m^{2}者，一日最多50mg。

(2)心绞痛 口服。一次12.5～25mg，一日2次，可渐增至每日总量150～200mg。

(3)心律失常 用于心律失常的急诊处理，可以一分钟1mg的速度静脉注射2.5mg，必要时每5分钟重复一次，总量不超过10mg。阿替洛尔也可以150μg/kg的剂量在20分钟内静脉滴注给予。必要时，静脉注射和滴注可每12小时重复一次。心律失常控制后，可以每日50～100mg口服维持。

(4)急性心肌梗死的早期治疗 在无禁忌证的情况下尽早口服应用。当患者存在剧烈胸痛、快速心律失常或血压显著升高时，给予静脉用药。应于胸痛开始后12小时内以一分钟1mg的速度缓慢静脉注射5mg，如无不良反应，15分钟后再口服50mg；也可在10分钟后重复静脉给药一次，再于10分钟后给予口服50mg，12小时后再给予50mg口服，再12小时后开始给予维持量，每日100mg。应注意防止低血压及心力衰竭。

(5)预防偏头痛 每天口服50～100mg。

儿童 口服。一日0.8～1.5mg/kg，分3次服。

【制剂与规格】 阿替洛尔片：(1)12.5mg；(2)25mg；(3)50mg。

阿替洛尔注射液：10ml:5mg。

美托洛尔 [药典(二)；国基；医保(甲)；医保(乙)]

Metoprolol

【适应证】 (1)CDE适应证 ①口服制剂用于治疗高血压、心绞痛、肥厚型心肌病、主动脉夹层、心律失常、甲状腺功能亢进、心脏神经官能症、心力衰竭；②注射剂型用于室上性快速心律失常。预防和治疗心肌缺血、怀疑的或确诊的急性心肌梗死伴快速型心律失常和胸痛。

(2)超说明书适应证 ①甲状腺毒症；②偏头痛的预防性治疗。

【药理】 (1)药效学 本品为选择性β_1受体拮抗药，无内源性拟交感作用，膜稳定作用弱。本品降低血压，其机制可能有：拮抗心脏β受体而减低心排血量；抑制肾素释放而减低肾素血浓度；拮抗中枢和周围肾上腺素能神经元；减少去甲肾上腺素释放。本品拮抗心脏起搏点电位的肾上腺能受体兴奋作用，故抑制起搏细胞的自律性，延长室上性传导时间，可用于治疗心律失常。本品拮抗儿茶酚胺使其可用于治疗甲亢，降低升高的 T3，T4 不受影响。本品使心肌收缩力减低、心率减慢、心肌氧耗减少，有利于治疗心绞痛和心肌缺血。本品减低心肌收缩力和抑制交感作用使其用于治疗肥厚型心肌病。心力衰竭时交感神经活性代偿性增高，但如其增高过度，可以引起心肌细胞缺血、坏死、心律失常，并继而激活肾素-血管紧张素-醛固酮系统，使血管收缩、水钠潴留，病情加重。本品拮抗交感神经 β 肾上腺素能受体，从而使心力衰竭减轻。

(2)药动学　本品口服后吸收迅速完全，有首过代谢，其生物利用度为 50%。个体间血药峰浓度差异很大，单剂给予酒石酸美托洛儿后 1.5～2 小时血药浓度达峰。最大作用时间为 1～2 小时。$t_{1/2}$ 为 3～7 小时。肾功能不全时无明显改变。在体内广泛分布，具有中度脂溶性，能通过血脑屏障及胎盘，进入乳汁。血浆蛋白结合率低，约 12%。本品主要通过肝细胞色素 P450 同工酶 CYP2D6，呈基因多态性代谢产物与少量美托洛尔原型(<5%)从尿中一起排出。经 CYP2D6 催化的代谢率取决于基因多态性；快羟化型者的美托洛尔半衰期为 3～4 小时，而慢羟化型者为 7 小时左右。美托洛尔不能经透析排出。琥珀酸美托洛尔由微囊化的颗粒组成，药片接触液体后快速崩解，以恒定速度释放 20 小时。琥珀酸美托洛尔峰浓度明显减低，达峰时间延长，谷峰变化小。口服 1～2 小时达有效血药浓度，3～4 日后达稳态，生物利用度为普通片的 96%。该剂型的血药浓度平稳，作用超过 24 小时。

【不良反应】　(1)神经系统　因脂溶性及较易透入中枢神经系统，故该系统不良反应较多。疲乏和眩晕占 10%，抑郁占 5%，其他有头痛、失眠、多梦。通常与剂量有关。

(2)心血管系统　气短和心动过缓占 3%，其他有肢端冷、雷诺现象、心力衰竭、房室传导阻滞。

(3)呼吸系统　气急哮喘不到 1%。

(4)胃肠反应　腹泻占 5%，恶心、胃痛、便秘<1%。

(5)皮肤　瘙痒症<1%，可能加重银屑病。

(6)罕见　多汗，脱发，味觉改变，可逆性性功能异常，血小板减少，氨基转移酶升高，视觉损害，眼干和(或)眼刺激耳：耳鸣偶有关节痛、肝炎、肌肉疼痛性痉挛、口干、结膜炎样症状，有血管疾病的患者中出现坏

疽的病例报道。

【禁忌证】　(1)对本品过敏者禁用。

(2)心源性休克。

(3)病态窦房结综合征。

(4)Ⅱ、Ⅲ度房室传导阻滞。

(5)不稳定的、失代偿性心力衰竭(肺水肿、低灌注或低血压)患者。

(6)有症状的心动过缓或低血压。

(7)心率<45 次/分、P-Q 间期>0.24 秒或收缩压<100mmHg 的怀疑急性心肌梗死的患者。

(8)伴有坏疽危险的严重外周血管疾病患者。

【注意事项】　(1)本品能选择性拮抗 β₁ 受体，但应慎用于有支气管痉挛患者，由于 β₁ 受体的选择性阻断并非绝对，一般仅用小量。

(2)甲状腺功能亢进时应用，可使一些症状如心动过速被掩盖，疑有发生甲亢可能时应避免骤然停用，以致发生甲状腺危象。

(3)冠心病患者用本品时不宜骤然停药，否则可出现心绞痛、心肌梗死或室性心动过速。长期用本品者撤药时用量须逐渐递减，至少经过 3 日，一般需 2 周。对于变异型心绞痛患者，使用 β 受体拮抗药后可能由于 α 受体介导的冠脉收缩而导致心绞痛发作。

【药物相互作用】　(1)美托洛尔是一种 CYP2D6 的作用底物，抑制 CYP2D6 的药物可影响美托洛尔的血药浓度，如奎尼丁、特比萘芬、帕罗西汀、氟西汀、舍曲林、塞来昔布、普罗帕酮和苯海拉明。对于服用本品的患者，在开始上述药物的治疗应减低本品的剂量。

(2)本品应避免与下列药物合并使用。

①巴比妥类药物：因可通过酶诱导作用使美托洛尔的代谢增加。

②普罗帕酮：可通过细胞色素 P4502D6 途径抑制美托洛尔的代谢，使美托洛尔的血药浓度增高 2～5 倍。

③维拉帕米：维拉帕米和 β 受体拮抗剂合用对于房室传导和窦房结功能有相加的抑制作用。

(3)本品与下列药物合并使用时可能需要调整剂量。

①Ⅰ类抗心律失常药物：合用有相加的负性肌力作用。

②非甾体抗炎/抗风湿药(NSAID)：已发现 NSAID 抗炎镇痛药可抵消 β 受体拮抗剂的抗高血压作用，主要是吲哚美辛。但与舒林酸及双氯芬酸未发现有相互作用。

③地尔硫䓬：钙离子拮抗剂和 β 受体拮抗剂对于房室传导和窦房结功能有相加的抑制作用。

④奎尼丁：奎尼丁通过细胞色素 P4502D6 途径抑制

美托洛尔的代谢，结果使后者的血药浓度显著升高。

⑤可乐定：β受体拮抗剂有可能加重可乐定突然停用时所发生的反跳性高血压。如欲终止与可乐定的联合治疗，应在停用可乐定前数日停用β受体拮抗剂。

⑥利福平：利福平可诱导美托洛尔的代谢，导致后者的血药浓度降低。

⑦苯海拉明：苯海拉明可抑制细胞色素 P4502D6 介导的美托洛尔代谢，导致后者血药浓度增加。

⑧选择性 5-羟色胺再摄取抑制剂(如帕罗西汀、氟西汀)：可通过抑制细胞色素 P4502D6 介导的美托洛尔代谢，导致后者血药浓度增加。

⑨胺碘酮：合用可引起明显的窦性心动过缓。

⑩洋地黄：合用可能增加房室传导时间并引发心动过缓。

⑪口服降糖药、胰岛素：合用可能增强口服降糖药、胰岛素的降糖作用。

【给药说明】 过量可导致显著的低血压和心动过缓，这时可以先静脉注射 1～2mg 阿托品，之后再给予间羟胺或去甲肾上腺素。若静脉注射β受体拮抗剂导致严重不良反应如房室传导阻滞，严重心动过缓或低血压时，可以通过β受体激动剂异丙肾上腺素 1～5μg/min 迅速纠正。

【用法与用量】 美托洛尔普通片均为酒石酸盐，而缓释制药有琥珀酸盐和酒石酸盐。琥珀酸美托洛尔缓释片的剂量通常以酒石酸盐来表示，即 95mg 琥珀酸美托洛尔相当于 100mg 的酒石酸美托洛尔。肝功能损害者应减少美托洛尔剂量。

成人 (1)高血压 口服。①片剂、胶囊：起始剂量为一次 25～50mg，一日 2～3 次，以后按需要每次剂量可增加至 100mg，一日 2 次。②琥珀酸美托洛尔缓释片：一次 95～190mg，一日 1 次，无效时可增加剂量。酒石酸盐美托洛尔一次 100mg，一日 1 次。

(2)心绞痛 口服。①片剂、胶囊：起始剂量为一次 25～50mg，一日 2～3 次，以后按需要每次剂量可增加至 100mg，一日 2 次。②琥珀酸美托洛尔缓释片：一次 95～190mg，一日 1 次，无效时可增加剂量。酒石酸盐美托洛尔一次 100mg，一日 1 次。

(3)心律失常 口服。一次 25～50mg，一日 2～3 次，必要时增加到一日 200mg，分次服用。用于心律失常的急症处理，可以每分钟 1～2mg 的速度静脉注射，起始的最大剂量为 5mg。必要时 5 分钟后可重复，直至总量达 10～15mg。急性心律失常控制后，可在静脉给药后 4～6 小时给予口服维持治疗，一次剂量不超过 50mg，

一日 3 次。

(4)急性心肌梗死 在无禁忌证的情况下尽早口服应用。当患者存在剧烈胸痛、快速心律失常或血压显著升高时，给予静脉用药。一般用法：可先静脉注射美托洛尔一次 2.5～5mg(2 分钟内)，每 5 分钟一次，共 3 次总剂量为 10～15mg。之后 15 分钟开始口服 25～50mg，每 6～12 小时 1 次，共 24～48 小时，然后口服一次 50～100mg，一日 2 次。

(5)心力衰竭 治疗病情稳定而有症状的慢性心力衰竭患者，可给予美托洛尔。①片剂、胶囊：起始剂量为一次 6.25mg，一日 2～3 次，以后视临床情况数日至一周增加至一次 6.25～12.5mg，一日 2～3 次。最大剂量一次 50～100mg，一日 2 次。②琥珀酸美托洛尔缓释片：心功能Ⅱ级，起始剂量 23.75mg，一日 1 次，在患者能够耐受的情况下每 2 周增加一次剂量，最大剂量为 190mg，一日 1 次。心功能Ⅲ～Ⅳ级，起始剂量 11.875mg，一日 1 次，在患者能够耐受的情况下 1～2 周增加至 23.75mg，一日 1 次，以后若耐受则每 2 周剂量加倍，最大剂量为 190mg，一日 1 次。

(6)甲状腺功能亢进 口服。作为辅助治疗，50mg，一日 4 次。

(7)偏头痛 口服。预防偏头痛，可每日 50～200mg。从小剂量开始，逐渐增加，达到有效治疗。

儿童 (1)口服 ①抗高血压：1 月～12 岁，初始剂量 1mg/kg，一日 2 次，如有必要可增加至每日 8mg/kg，分 2～4 次给药；大于 12 岁，初始剂量 50～100mg，如有必要可增加至每日 200mg，分 1～2 次给药。②心律失常：1 月～12 岁，初始剂量 0.5～1mg/kg，一日 2～3 次，常用剂量每日 3mg/kg；大于 12 岁，常用剂量 50mg，分 2～3 次给药，如有必要可增加至每日 300mg，分次给药。③心力衰竭：1 月～12 岁，初始剂量 0.5mg/kg，一日 2 次，2～3 周内增加至每日 2mg/kg，分 2 次给药；大于 12 岁，初始剂量 6.25mg，一日 2～3 次，最大剂量每日 50～100mg，分 2 次给药。

(2)静脉注射 用于室上性快速型心律失常，在心电监测下谨慎使用，0.1mg/kg，不超过 5mg，如有必要可间隔 5 分钟重复注射，2～3 次。

【制剂与规格】 酒石酸美托洛尔片：(1)25mg；(2)50mg；(3)100mg。

酒石酸美托洛尔缓释片：(1)25mg；(2)50mg；(3)100mg；(4)150mg。

酒石酸美托洛尔胶囊：(1)25mg；(2)50mg。

琥珀酸美托洛尔缓释片：(1)23.75mg；(2)47.5mg；

(3) 95mg；(4) 190mg。

酒石酸美托洛尔注射液：(1) 2ml:2mg；(2) 5ml:5mg。

盐酸艾司洛尔 [药典(二)；医保(乙)]
Esmolol Hydrochloride

【适应证】 (1) CDE 适应证 ①用于室上性心动过速或非代偿性窦性心动过速；②用于麻醉诱导期、气管插管过程、术中、麻醉苏醒期和术后发生的心动过速和(或)高血压。

(2) 超说明书适应证 ①治疗 ST 段抬高型心肌梗死患者的心房颤动；②治疗高血压急症；③控制甲状腺功能亢进、甲状腺危象围手术期的心率；④治疗严重脓毒症、脓毒性休克；⑤用于室性心动过速；⑥治疗心房颤动伴快速心室率导致的急性心力衰竭。

【药理】 (1) 药效学 本品为一选择性(心脏选择性) β_1 肾上腺素受体拮抗剂，起效快，作用维持时间短，在治疗剂量下无明显内在拟交感活性或膜稳定作用。静脉注射后的消除半衰期大约为 9 分钟。其主要抑制位于心肌的 β_1 肾上腺素受体，大剂量时对气管和血管平滑肌的 β_2 肾上腺素受体也有阻滞作用。

它可降低正常人运动及静息时的心率，对抗异丙肾上腺素引起的心率增快。其降血压作用与 β 肾上腺素受体拮抗程度呈相关性。静脉注射停止后 10~20 分钟 β 肾上腺素受体拮抗作用即基本消失。可降低心率，降低窦房结自律性，延长窦房结恢复时间，延长窦性心律及房性心律时的 AH 间期，延长前向的文氏传导周期。运动状态下，盐酸艾司洛尔与普萘洛尔相似，均可减慢心率，降低心率血压乘积和心脏指数，但对收缩压的降低作用更明显。

(2) 药动学 本品注射后很快被红细胞酯酶水解。以每分钟 50~300µg/kg 的剂量注射，30 分钟内达到稳态血药浓度。给予适当的负荷剂量后，稳态浓度可于 5 分钟内达到。血药浓度以双向形式下降。注射后分布半衰期仅 2 分钟，消除半衰期约为 9 分钟，属超短效 β 受体拮抗药。55% 与血浆蛋白结合。主要以去酯后的代谢产物从尿中排泄。

【不良反应】 (1) 静脉输注最常见的不良反应是低血压，常于减量或停药后 30 分钟内消除。注射部位可有不适、炎症、硬结以及静脉炎，药液外渗可致组织坏死。局部不良反应见于药物浓度在 20mg/ml 以上时，因此建议浓度不超过 10mg/ml 并避免使用小静脉。

(2) 神经系统 眩晕、嗜睡、惊厥、头痛、乏力。

(3) 呼吸系统 支气管痉挛、呼吸困难。

(4) 消化系统 恶心、呕吐。

(5) 心血管系统 心动过缓、传导阻滞、心脏停搏等，停药后恢复。

【禁忌证】 (1) 窦性心动过缓患者、Ⅰ度以上房室传导阻滞患者、心源性休克患者、明显的心力衰竭患者、难治性心功能不全患者禁用

(2) 支气管哮喘或有支气管哮喘病史患者、严重慢性阻塞性肺病患者禁用

(3) 对本品过敏患者禁用。

(4) 运动员慎用

【注意事项】 (1) 酸性代谢产物从肾脏排泄，肾功能障碍者半衰期可延长 10 倍。

(2) 高浓度给药可造成注射部位反应，故应避免用 10mg/ml 以上的浓度给药，尽量用大静脉。

(3) 突然停止本品，不会产生与其他 β 受体拮抗药类似的撤药反应。

【药物相互作用】 (1) 洋地黄强心苷 当地高辛和盐酸艾司洛尔合并使用时，在一些时间点上，地高辛的血药浓度有 10%~20% 的升高。地高辛并不影响盐酸艾司洛尔的药代动力学。地高辛和 β 受体拮抗剂均可减慢房室传导和降低心率。它们的合并使用可增加心动过缓风险。

(2) 抗胆碱酯酶制剂 本品可使琥珀酰胆碱诱导的神经肌肉阻滞作用延长 3 分钟以下，并且中度延长美维库铵的临床作用持续时间(18.6%)和恢复指数(6.7%)。

(3) 降压药可乐定、胍法辛或莫索尼定 β 受体拮抗剂还会增加可乐定、胍法辛和莫索尼定撤药反跳性高血压的风险。在与 β 受体拮抗剂合并给药过程中，如果需要中断或停止可乐定、胍法辛或莫索尼定给药，则通常应该首先停用 β 受体拮抗剂，并且应该逐渐停药。

(4) 钙通道阻滞剂 在心肌功能减弱的患者中，考虑使用盐酸艾司洛尔和心脏抑制性钙通道阻滞剂(如维拉帕米)时需要谨慎进行。在服用两种药物的患者中出现致命的心脏停搏。

(5) 拟交感神经药 与具有 β 肾上腺素能激动活性的拟交感神经药物合并给药时，可能会抵消本品的作用。需根据患者反应调整其中任一药物的剂量，或考虑使用其他治疗药物。

(6) 血管收缩性和正性肌力药 在存在血管收缩和正性肌力药物比如多巴胺，肾上腺素和去甲肾上腺素时不应该使用盐酸艾司洛尔来控制心律失常，因为当交感血管阻力很高时存在阻止心脏收缩的风险。

【用法与用量】 成人 (1) 心房颤动、心房扑动 先

静脉注射一分钟 0.5mg/kg，1 分钟静脉注射完毕后继以每分钟 0.05mg/kg 静脉注射维持 4 分钟。取得理想疗效即可维持。若疗效不好，再给同样负荷量后以每分钟 0.1mg/kg 维持。可根据病情以每分钟 50μg/kg 的增幅调整剂量。极量不应超过每分钟 0.3mg/kg。

(2) 术中控制高血压　以 80mg 负荷量 30 秒内静脉注射完毕，继以每分钟 0.15mg/kg 维持，可较快达到目的。缓慢控制法同(1)。

儿童　1 月～18 岁，开始负荷剂量 0.5mg/kg，静脉注射 1 分钟，然后每分钟 0.05mg/kg 静脉滴注，4 分钟后若疗效理想继续维持(如果血压或心率太低需调整速率)，若疗效欠佳，重复负荷量，随之静脉维持滴注的剂量以每分钟 0.05mg/kg 的剂量递增，直到治疗效果满意，或者最大静脉滴注速率达每分钟 0.2mg/kg。

【制剂与规格】　盐酸艾司洛尔注射液：(1)1ml:100mg；(2)2ml:200mg；(3)10ml:100mg。

注射用盐酸艾司洛尔：(1)0.1g；(2)0.2g。

卡 维 地 洛 [药典(二)；医保(乙)]

Carvedilol

【适应证】　(1)CDE 适应证　①原发性高血压，单独使用或与其他降压药如利尿药合用；②慢性心力衰竭。

(2) 国外适应证　用于心肌梗死后左心室功能受损。

(3) 超说明书适应证　①治疗急性 ST 段抬高型心肌梗死；②用于对普萘洛尔应答欠佳的肝硬化门静脉高压患者，预防食管胃静脉曲张破裂出血；③治疗慢性肾脏病高血压；④治疗非 ST 段抬高急性冠脉综合征的心肌缺血；⑤治疗慢性稳定型心绞痛。

【药理】　(1)药效学　本品是肾上腺素 α_1、β 受体拮抗药，其 β 受体拮抗作用较强，为拉贝洛尔的 33 倍，为普萘洛尔的 3 倍。本品通过拮抗突触后膜 α 受体而扩张血管，降低外周血管阻力；拮抗 β 受体而抑制肾脏分泌肾素。拮抗肾素-血管紧张素-醛固酮系统。产生降压作用，本品无内在拟交感活性。具有膜稳定性、本品对心排血量及心率影响不大。极少产生水钠潴留。动物实验及体外多种人体细胞试验证实，本品还具有抗氧化特性。

(2) 药动学　本品口服易于吸收，首过代谢约 60%～75%。生物利用度为 25%～35%。与食物同服，吸收减慢，达峰时间延迟，但对生物利用度没有明显影响。在血浆中与血浆蛋白结合率为 98%。本品代谢完全，代谢半衰期约 2 小时，代谢物主要经胆汁由粪便排出，约 16% 经肾脏排泄。本品亲脂性高，分布容积约 2L/kg，因而可能

随乳汁分泌。消除半衰期约 6～10 小时，不能经血液透析清除。卡维地洛在肝内广泛代谢，主要参加的 P450 酶是 CYP2D6 和 CYP2C9，其他有 CYP3A4、2C19、1A2 和 2E1。其苯环的去甲基化和羟基化产生 3 种具有 β 受体拮抗活性的代谢产物，但扩张血管活性微弱，血药浓度约为卡维地洛的 1/10，药代动力学与原药相似。不到 2% 的卡维地洛以原型经尿排出，血浆清除率为 500～700ml/min。心功能不全患者的稳态血药浓度随剂量的增加而成比例的增加，平均 AUC 和 C_{max} 增高，但终末消除 $t_{1/2}$ 与健康者相似。肝肾功能不全的患者，卡维地洛的血药浓度增加。老年人卡维地洛的血浆水平比年轻人大约高 50%。

【不良反应】　(1)神经系统　偶有轻度头晕、头痛和疲乏，易出现在治疗开始时。个别患者可出现情绪抑郁和失眠。

(2) 心血管系统　首次用药后，偶有直立性低血压，表现为头晕、眼前发黑、一过性晕厥。偶有心跳减慢、四肢发冷、心绞痛及房室传导阻滞。有时可使心衰病情加重。

(3) 消化系统　偶有胃肠道反应，如恶心、腹痛、腹泻、便秘、呕吐。

(4) 呼吸系统　有支气管痉挛倾向的患者可能发生呼吸困难或哮喘样发作，偶可引起百日咳样喘息、鼻塞及口腔黏膜干燥。

(5) 代谢/内分泌系统　由于本品具有 β 受体拮抗作用，可影响血糖波动。

(6) 其他　①有时可使间歇跛行、雷诺病病情加重。②偶有皮肤反应(红痒、荨麻疹、扁平苔藓反应)和肝功能异常，血小板及白细胞减少。③个别病例出现视觉障碍、眼部刺激、排尿困难、阳痿、流感样症状、四肢疼痛和感觉异常。

【禁忌证】　(1)对本品过敏者。

(2) 肝功能损害者。

(3) 支气管痉挛或哮喘、慢性阻塞性肺病患者。

(4) 显著的心动过缓(心率<50 次/分)和病窦综合征、Ⅱ 至 Ⅲ 度房室传导阻滞。

(5) 心源性休克。

(6) 低血压(收缩压<85mmHg)。

(7) 心功能Ⅳ级的心力衰竭，需要静脉给予正性肌力药者。

(8) 糖尿病酮症酸中毒、代谢性酸中毒。

【注意事项】　(1)血糖波动较大和有酸中毒的糖尿病患者慎用。

（2）肺、肝、肾功能不良者慎用。

（3）周围循环障碍者如有间歇性跛行或雷诺病者慎用。

（4）嗜铬细胞瘤患者单用本品可致血压骤升，故应同时给α受体拮抗药。

（5）较长期应用本品者应定期监测心功能、肝肾功能，如有心动过缓或低血压，应及时减量或停药。

（6）拟撤用本品时不宜突然停药而须逐步减量。

（7）过量服用发生心动过缓或传导阻滞时可给予阿托品、异丙肾上腺素或起搏治疗；发生心力衰竭或低血压时给强心药、补液或升压药，发生支气管痉挛时给β_2受体激动药。

（8）变异型心绞痛患者使用非选择性β受体拮抗药可诱发心绞痛，怀疑变异型心绞痛患者慎用。

（9）年龄<18岁者的安全性和疗效尚不明确。

（10）甲亢中毒症状　可能掩盖甲亢中毒症状如心动过速，慎用，突然停药加重症状。

（11）运动员慎用。

【药物相互作用】　（1）本品可加强其他降压药物（如利血平、甲基多巴、可乐定、钙通道阻滞药、α受体拮抗药等）及有降压不良反应的药物、吩噻嗪类、三环类抗抑郁药的降压作用，相应的不良反应也增加。

（2）西咪替丁等肝药酶抑制药可使本品在体内分解作用减弱，故可能致本品血药浓度增高。

（3）本品与胺碘酮合用时，对心脏的效应增强，可出现低血压、心动过缓或心脏停搏。

（4）本品与地尔硫䓬或维拉帕米合用可能发生心脏传导阻滞。

（5）本品可能会增强胰岛素或口服降糖药的作用。

（6）本品能抑制环孢素的代谢，使后者的毒性增加。

（7）本品可增加地高辛的生物利用度及谷浓度，使其对心脏的作用增强，出现房室传导阻滞并可引起地高辛的毒性症状，应加强对地高辛血药浓度的监测。

（8）非类固醇类抗炎药能降低本品的降压作用。

（9）利福平、利福布汀等肝药酶诱导药可诱导本品的代谢，从而减弱本品的作用。

（10）本品能拮抗肾上腺素的β效应，从而引起心搏徐缓并拮抗肾上腺素的过敏反应。

（11）与芬太尼合用，可产生严重的低血压，机制不明。

（12）莫索尼定与本品合用可能出现反跳性高血压。

【给药说明】　（1）本品一般需长期使用，同时避免突然停药，宜用1～2周以上的时间逐渐停药。

（2）在终止本品与可乐定联合应用时，应先停本品，几天后再将可乐定逐渐减量。

（3）嗜铬细胞瘤患者使用卡维地洛前，应先使用α受体拮抗药。

（4）对心率<55次/分的心动过缓者本品须减量。

（5）虽然本品服药时间与用餐无关，但对充血性心力衰竭患者必须饭时服用，以减缓吸收，降低直立性低血压的发生。

（6）直立性低血压和晕厥者宜从小剂量开始。

【用法与用量】　口服，剂量必须个体化，应在医师的密切监测下加量。

（1）高血压　起始剂量一次6.25mg，一日2次口服，如果可耐受，以服药后1小时的立位收缩压作为指导，维持该剂量7～14日，然后根据谷浓度时的血压，在需要的情况下增至一次12.5mg，一日2次。同样，剂量可增至一次25mg，一日2次。一般在7～14日内达到完全的降压作用。总量不得超过一日50mg。本品须和食物一起服用，以减慢吸收，避免直立性低血压。

（2）心功能不全　在使用本品之前，洋地黄类药物、利尿药和ACEI（如果应用）的剂量必须稳定。推荐起始剂量一次3.125mg，一日2次服2周，如果可耐受，可增至一次6.25mg，一日2次。此后可每隔2周剂量加倍至患者可耐受的最大剂量。每次应用新剂量时，需观察1小时，患者有无眩晕或轻度头痛。推荐最大剂量：体重<85kg者，一次25mg，一日2次；体重≥85kg者，一次50mg，一日2次。每次加量前应评估心功能，如心功能恶化、血管扩张（眩晕、轻度头痛、症状性低血压）或心动过缓症状，以确定对卡维地洛的耐受性。一过性心功能不全恶化可通过增加利尿药剂量治疗，偶尔需要卡维地洛减量或暂时停药。血管扩张的症状对利尿药或ACEI减量治疗有反应，如果症状不能缓解，可能需卡维地洛减量。心功能不全恶化或血管扩张的症状稳定后，才可增加本品剂量。如果心功能不全患者发生心动过缓（脉搏<55次/分），必须减量。

【制剂与规格】　卡维地洛片：（1）6.25mg；（2）10mg；（3）12.5mg；（4）20mg。

卡维地洛胶囊：10mg。

比 索 洛 尔 [药典（二）；国基；医保（甲）]

Bisoprolol

【适应证】　（1）CDE适应证　①高血压；②冠心病（心绞痛）；③慢性稳定型心力衰竭。

(2)超说明书适应证　用作偏头痛预防治疗的替代药物。

【药理】　(1)药效学　本品为高选择性 β_1 受体拮抗药,其与 β_1 受体的亲和力比 β_2 受体大 11～34 倍,无内源性拟交感作用,膜稳定作用弱,中度脂溶性。本品降低血压,其作用机制可能有:拮抗心脏 β 受体而减低心排血量;抑制肾素释放而降低肾素血浓度;拮抗中枢和周围肾上腺素能神经元;减少去甲肾上腺素释放。本品使心肌收缩力减低、心率减慢、心肌氧耗减少,有利于治疗心绞痛和心肌缺血。心力衰竭时交感神经活性代偿性增高,但如其增高过度,可引起心肌细胞缺血、坏死、心律失常,并继而激活肾素-血管紧张素-醛固酮系统,使血管收缩、水钠潴留,病情加重。本品拮抗交感神经 β 肾上腺素能受体,降低心率和心搏出量,从而使心力衰竭减轻。本品作用时间长,可达 24 小时以上。对呼吸系统抑制作用弱。对脂质和糖代谢无明显影响。

(2)药动学　本品口服吸收迅速完全,口服后 2～4 小时血药浓度达峰值。血浆蛋白结合率为 30%。血浆消除半衰期 10～12 小时,生物利用度>90%,首过代谢<10%。吸收后进入组织,以肺、肾、肝内含量最高。50% 经肝代谢,50% 由肾排泄,排出物中代谢产物和原型各占一半。轻中度肝肾功能异常者不需调整剂量。

【不良反应】　类似其他 β 受体拮抗药。

(1)少见乏力、胸闷、头晕、头痛、心悸等。

(2)罕见腹泻、便秘、恶心、腹痛、瘙痒、低血压、心动过缓、传导阻滞、心力衰竭恶化、气促、肌无力、肢端发冷麻木、痉挛性肌痛等。

(3)罕见　泪液分泌减少(已经考虑患者是否使用了隐形眼镜)。非常罕见结膜炎。

(4)耳和迷路异常　罕见听力障碍。

【禁忌证】　(1)对本品过敏者。

(2)严重支气管哮喘患者。

(3)心源性休克患者。

(4)Ⅱ、Ⅲ度房室传导阻滞患者(未安装心脏起搏器)。

(5)急性心力衰竭或处于心力衰竭失代偿期需静脉给予正性肌力作用药物治疗的患者。

(6)有症状的心动过缓患者。

(7)病态窦房结综合征、窦房阻滞患者。

(8)有症状的低血压患者。

(9)严重外周动脉阻塞性疾病、雷诺综合征患者。

(10)代谢性酸中毒患者。

(11)未治疗的嗜铬细胞瘤患者。

【注意事项】　(1)血糖波动较大和有酸中毒的糖尿病患者慎用。

(2)肺、肝、肾功能损害者慎用。

(3)周围循环障碍者如有间歇性跛行或雷诺病者慎用。

(4)变异型心绞痛患者慎用。

(5)Ⅰ度房室传导阻滞慎用。

(6)银屑病患者慎用。

(7)嗜铬细胞瘤患者单用本品可致血压骤升,故应同时给 α 受体拮抗药。

(8)较长期应用本品者应定期监测心功能(心率、血压、心电图、胸片)、肝肾功能,如有心动过缓或低血压应减剂量或停药。

(9)拟撤用本品时不宜突然停药而须逐步减量。

(10)发生心动过缓或传导阻滞时可用阿托品、异丙肾上腺素或人工起搏;发生心力衰竭或低血压给强心药、补液或升压药,发生支气管痉挛时给 β_2 受体激动药。

【药物相互作用】　(1)与利血平、甲基多巴、可乐定同用可加重心动过缓。

(2)与硝苯地平合用可使降压作用增强。

(3)与维拉帕米或地尔硫䓬合用时增强心脏抑制作用。

(4)三环类抗抑郁药,巴比妥类,吩噻嗪和其他抗高血压药物:降血压作用增强。

(5)胰岛素与口服抗糖尿病药物　增加降血糖效果。阻断 β 肾上腺素受体可能掩盖低血糖症状。宜定期监测血糖水平。

(6)麻醉剂　减弱反射性心动过速,增加低血压的风险。在诱导和插管期间继续使用 β 受体拮抗剂可以降低发生心律失常的危险性。患者在接受比索洛尔治疗时,应该告知麻醉师。

【用法与用量】　口服。(1)高血压和心绞痛　起始剂量一次 2.5mg,一日 1 次,按需要调整,最多不超过一日 10mg。

(2)慢性心力衰竭　起始一次 1.25mg,一日 1 次,以后视耐受情况,每 2 周后递增剂量 1.25mg,即调整为一日 2.5mg、3.25mg、5mg、6.25mg、7.5mg、8.75mg,一日 1 次,以能达到的最大耐受剂量作为维持剂量,最多不超过 10mg,一日 1 次。

【制剂与规格】　富马酸比索洛尔片:(1)2.5mg;(2)5mg。

富马酸比索洛尔胶囊:(1)2.5mg;(2)5mg;(3)10mg。

盐酸阿罗洛尔 [医保(乙)]
Arotinolol Hydrochloride

【适应证】 高血压、心绞痛、室上性快速心律失常、原发性震颤。

【药理】 (1)药效学 本品兼具拮抗 α 与 β 受体的作用,其活性为1:8。降低血压的作用,主要由于其拮抗交感神经 β 受体,而其适当的 α 拮抗作用使周围血管阻力不升高。抗心绞痛的机制系由于拮抗 β 受体而降低心肌氧耗,而其 α 受体拮抗作用则可降低冠脉血管阻力。抗震颤作用为骨骼肌 β_2 阻断,其作用为末梢性。

(2)药动学 口服本品10mg后2小时血药浓度达峰值。$t_{1/2}$ 约为 10 小时。口服吸收完全,在肝脏无首过代谢,血浆蛋白结合率91%。本品主要经肠道排泄(84%),本品经肝肾代谢在体内水解代谢为一种有活性的主要代谢产物和另两种次要代谢产物,主要经肠道排出。

【不良反应】 **心血管系统** 心力衰竭、房室传导阻滞、窦房传导阻滞、病窦综合征、心动过缓、胸痛、胸部不适、低血压、心房颤动、外周循环障碍(雷诺综合征、冷感)、心悸、心胸比增大。

代谢/内分泌系统 甘油三酯升高、尿酸升高、总胆固醇升高、空腹血糖升高。

呼吸系统 呼吸短促、支气管痉挛、哮鸣、咳嗽。

肌肉骨骼系统 肌痛、肌酸磷酸激酶(CPK)升高。

泌尿生殖系统 血尿素氮(BUN)升高、肌酐升高。上市后还有阳痿的报道。

免疫系统 过敏反应(皮疹、荨麻疹、瘙痒、烧灼感)。

神经系统 眩晕、头痛、头重、嗜睡、失眠。

精神 抑郁。

肝脏 丙氨酸氨基转移酶(ALT)升高、天冬氨酸氨基转移酶(AST)升高、碱性磷酸酶(ALP)升高、乳酸脱氢酶(LDH)升高、γ-谷氨酸转移酶(γ-GTP)升高。

胃肠道 软便、腹泻、腹部不适、腹痛、恶心、呕吐、食欲缺乏、消化不良、腹胀、便秘、口渴。

血液 白细胞增多。

皮肤 上市后有脱发的报道。

眼 视物模糊、视疲劳。

其他 无力、不适、水肿、麻木。

【禁忌证】 (1)高度窦性心动过缓,窦房传导阻滞,Ⅱ至Ⅲ度房室传导阻滞。

(2)糖尿病酮症酸中毒。

(3)支气管哮喘、支气管痉挛。

(4)心源性休克。

(5)充血性心力衰竭。

(6)未经治疗的嗜铬细胞瘤。

(7)妊娠期妇女及哺乳期妇女。

(8)对本品过敏者。

(9)肺动脉高压所致右心功能不全。

【注意事项】 (1)在心力衰竭患者应用本品时须注意对心功能的抑制。

(2)在血糖过低或未控制的糖尿病患者空腹时间较长者应慎用本品,防止血糖过低。

(3)有低血压、心动过缓、房室传导阻滞时慎用。

(4)肝、肾功能不良者慎用。

(5)周围循环障碍者慎用。

(6)对嗜铬细胞瘤患者,单用本品可致血压骤升,故应同时给 α 受体拮抗药。

(7)对老年患者开始宜用较小剂量,如 5mg。

(8)在儿童中的安全性未确立,故不宜应用。

(9)较长期应用本品者应定期监测心功能(心率、血压、心电图、胸片)、肝肾功能,如有心动过缓或低血压,减剂量或停药。

(10)拟撤用本品时不宜突然停药而须逐步减量,尤其对心绞痛患者。

(11)运动员慎用;

(12)对手术患者术前48小时最好不用本品;

(13)逾量发生心动过缓或传导阻滞时可用阿托品、异丙肾上腺素或起搏;发生心力衰竭或低血压时给强心药、补液或升压药,发生支气管痉挛时给 β_2 受体激动药。

(14)对于震颤患者,应仔细鉴别,只能用于原发性震颤患者。

【药物相互作用】 (1)本品与利血平或抑制交感神经系统药同用,可使抑制过度,应减少剂量。

(2)本品与降血糖药同用时,降血糖作用可增强。

(3)本品与非二氢吡啶类钙通道阻滞药维拉帕米或地尔硫䓬合用,作用可增强。

【用法与用量】 口服。治疗高血压、心绞痛、心律失常和原发性震颤的成人常用量为一日20mg,分2次口服,剂量可按需要调整至一日30mg。

【制剂与规格】 盐酸阿罗洛尔片:10mg。

马来酸噻吗洛尔
Timolol Maleata

【适应证】 ①原发性高血压病。②冠心病,可用于心绞痛或心肌梗死后的治疗。③预防偏头痛。

【药理】 (1)药效学 为非选择性 β 受体拮抗药,无膜稳定作用和内源拟交感活性。其作用强度为普萘洛尔的 8 倍。其降血压与减少心肌氧耗量的机制与普萘洛尔相同。根据早期所做的大规模临床试验的结果，马来酸噻吗洛尔可降低急性心肌梗死的病死率。本品可使偏头痛的发生频率减少 50%。

（2）药动学 口服吸收约为 90%。服后 1～2 小时作用达峰值，$t_{1/2}$ 为 4 小时。本品部分在肝脏代谢，药物和代谢产物均由肾脏排出。本品不易经血液透析清除，大约 60%被超滤过。噻吗洛尔交感活性个体差异较大，治疗效应与血药浓度并无明显相关。

【不良反应】 较轻，可有心动过缓、心衰加重、恶心、消化不良、乏力、雷诺病、头昏等。

【禁忌证】 （1）对本品过敏者。

（2）支气管哮喘或有支气管哮喘病史。

（3）严重慢性阻塞性肺病。

（4）窦性心动过缓。

（5）Ⅱ至Ⅲ度房室传导阻滞。

（6）难治性心功能不全。

（7）心源性休克。

【注意事项】 （1）可从乳汁分泌，故妇女哺乳期慎用。

（2）肾功能损害时剂量须减少。

（3）其他参阅"盐酸普萘洛尔"。

【药物相互作用】 参阅"盐酸普萘洛尔"。

【给药说明】 本品过量的处理 （1）洗胃。

（2）治疗心动过缓 静脉予阿托品 0.25～2mg。如果心动过缓持续存在，可慎用静脉盐酸异丙肾上腺素。必要时可考虑安装临时起搏器。

（3）治疗低血压 可予升压药，如多巴胺、多巴酚丁胺、去甲肾上腺素等。有报道盐酸胰高血糖素也可起作用。

（4）治疗急性心功能不全 传统疗法应立即予洋地黄、利尿剂、吸氧治疗等。也可予氨茶碱。有报道盐酸胰高血糖素也可起作用。

（5）治疗Ⅱ至Ⅲ度房室传导阻滞 可予盐酸异丙肾上腺素或安装临时起搏器。

（6）治疗支气管痉挛 予盐酸异丙肾上腺素或氨茶碱。

【用法与用量】 口服。（1）高血压 开始剂量一次 2.5mg 至 5mg，一日 2～3 次，根据心率及血压变化可增减量。维持量通常为 20～40mg。最大量可为一日 60mg。增加药物的间期应该至少为 7 天。可与噻嗪类或其他抗高血压药物合用，在此伴随治疗初期应密切观察。

（2）冠心病 一次 2.5mg，一日 2 次开始，可渐增至每日总量 20mg。

（3）偏头痛 一次 10mg，一日 2 次。根据临床反应及耐受性可渐增至一日总量 30mg，或减至一日 10mg。6～8 周无效则应停用。

【制剂与规格】 马来酸噻吗洛尔片：（1）2.5mg；（2）5mg。

盐酸拉贝洛尔 [国基；医保(乙)]
Labetalol Hydrochloride

【适应证】 盐酸拉贝洛尔注射液：①适用于治疗各种类型高血压，尤其是高血压危象。也适用于伴有冠心病的高血压及伴有心绞痛或心衰史的高血压。②适用于外科手术前控制血压。③适用于嗜铬细胞瘤的降压治疗。④适用于妊娠高血压。

盐酸拉贝洛尔片：用于各种类型高血压。

【药理】 （1）药效学 本品为非心脏选择性β受体拮抗药，具有部分内源性拟交感作用和膜稳定性。此外并具有选择性 α_1 受体拮抗作用，可以降低外周血管阻力。口服剂量下 α 与 β 受体拮抗作用之比约为 1:3，静脉给药剂量下为 1:7。本品降压速度较其他β受体拮抗药更快，口服后 1～3 小时内即可显现最大作用。本品降压强度与剂量相关，不伴反射性心动过速和心动过缓，立位血压下降较卧位明显。

（2）药动学 本品从胃肠道吸收迅速而完全，但首过代谢明显，绝对生物利用度 25%，不同个体的生物利用度的差别大，伴随进食可增加其生物利用度。服后 1～2 小时血药浓度达峰值，可持续 8～12 小时。$t_{1/2}$ 为 6～8 小时。血浆蛋白结合率为 50%左右。约 55%～60%的原型药物和代谢产物由尿中排出。本品脂溶性低，在动物实验中只有少量能通过血脑屏障。血液透析和腹膜透析均不易清除。治疗效应与血药浓度明显相关。

【不良反应】 同其他β受体拮抗药。本品兼有α受体拮抗作用，后者与其不良反应有关。直立性低血压可见于服用大剂量或治疗开始时，其他的不良反应包括头昏、恶心、乏力、感觉异常、哮喘加重等。

【禁忌证】 （1）对本品过敏者禁用。

（2）支气管哮喘患者禁用。

（3）病态窦房结综合征、心传导阻滞（Ⅱ至Ⅲ度房室传导阻滞）未安装起搏器的患者禁用。

（4）重度或急性心力衰竭、心源性休克患者禁用。

（5）对本品过敏者禁用。

【注意事项】 （1）有下列情况应慎用：过敏史、充血性心力衰竭、糖尿病、肺气肿或非过敏性支气管炎、肝功能不全、甲状腺功能低下、雷诺综合征或其他周围血管疾病、肾功能减退。

（2）由于本品可导致直立性低血压，因此建议注射给药时患者应取卧位。并在注射后继续躺 3 小时。

（3）少数患者可在服药后 2～4 小时出现直立性低血压，因此用药剂量应逐渐增加。

（4）如在用药过程中发现肝损害，应予停药。

（5）少量从乳汁分泌，哺乳期妇女慎用。小儿的疗效和安全性不详。

（6）本品用于嗜铬细胞瘤的降压有效，但少数病例有血压反常升高的报道，故用药时应谨慎。

（7）对诊断的干扰　①本品尿中代谢产物可造成尿儿茶酚胺和 VMA 假性升高；②本品可使尿中苯异丙胺试验呈假阳性。慎用拉贝洛尔的情况同普萘洛尔。过量时可出现体位敏感的严重低血压和心动过缓，应使患者平卧。

【药物相互作用】　（1）本品与三环类抗抑郁药同时应用可产生震颤。

（2）西咪替丁可增加本品的生物利用度。

（3）本品可减弱硝酸甘油的反射性心动过速，但降压作用可协同。

（4）与维拉帕米类钙通道阻滞药合用时需谨慎。

【给药说明】　（1）本品可与其他抗高血压药或利尿药同用。

（2）本品可用于嗜铬细胞瘤的降压治疗，但偶有反常性血压增高现象。

（3）其他参阅"盐酸普萘洛尔"。

【用法与用量】　（1）口服　一次100mg，一日2次，2～3 日后根据需要加量，常用维持量为一次 200～400mg，一日 2 次。极量一日 2400mg。

（2）静脉给药　用于高血压急症时。25～100mg，用10%葡萄糖注射液稀释至 20～40ml，于 10 分钟内缓慢静脉注射，如无效可于 15 分钟后重复注射 1 次，或以每分钟 1～2mg 的速度静脉滴注。总量可达 300mg。

【制剂与规格】　盐酸拉贝洛尔片：（1）50mg；（2）100mg。

拉贝洛尔注射液：（1）2ml:25mg；（2）5ml:50mg；（3）10ml:50mg。

氧 烯 洛 尔 [药典(二)]
Oxprenolol

【适应证】　高血压。

【药理】　（1）药效学　氧烯洛尔为无选择性的 β 阻断剂，具有内在交感活性及膜稳定性。其阻断作用与普萘洛尔相似。

心血管系统：①阻断心脏 β_1 受体，可使心率减慢，心收缩力减弱，心输出量减少，心肌耗氧量下降，心腔容积增大，但不能对抗 Ca^{2+}、洋地黄和茶碱引起的心脏兴奋。对正常人休息状态时心脏的抑制作用较弱，但当心脏交感神经张力增高时（如运动或病理情况），则对心脏的抑制作用明显。β 受体拮抗药还能延缓心房和房室结的传导，延长心电图的 P-R 间期，延长心房和房室结传导时间。②阻断血管 β_2 受体，加上心脏功能受到抑制，反射性兴奋交感神经，引起血管收缩和外周阻力增加，肝、肾和骨骼肌等血流量减少，但外周血压基本不变。长期应用 β 受体拮抗药，收缩压和舒张压则可明显降低。

支气管平滑肌：阻断支气管平滑肌上的 β_2 受体，使支气管平滑肌收缩，呼吸道阻力增加。这种作用对正常人表现较弱，而对支气管哮喘的患者，有时可诱发或加重哮喘的急性发作。

【不良反应】　个别患者有心力衰竭等出现。

【禁忌证】　心脏功能不全、循环衰竭者忌用。

【注意事项】　心脏功能不全、循环衰竭者忌用，支气管哮喘者慎用。

【用法与用量】　口服。开始时一次 80mg，一日 2 次，如疗效不满意，可于 1～2 周逐渐增量，如与利尿药合用时，较适宜的剂量为 80～320mg/d，如单独使用时，一日剂量不宜超过 480mg。也可用于心绞痛，口服，一次40～160mg，一日 3 次。也用于心律失常，口服，一次20～40mg，一日 3 次；必需时可按患者情况增加剂量。

【制剂与规格】　氧烯洛尔片：20mg。

吲 哚 洛 尔 [药典(二)]
Pindolol

【适应证】　用于心律失常、心绞痛及高血压。

【药理】　（1）药效学　吲哚洛尔为非选择性 β 肾上腺素受体拮抗药，对 β_1、β_2 受体的非选择性阻断作用较普萘洛尔强 6～15 倍。大量研究证明本品治疗 I 期和 II 期（轻到重度）高血压有效。本品具有较强的内源性拟交感活性（ISA），其降低血浆肾素活性的作用弱于普萘洛尔。与其他不具有 ISA 的 β 肾上腺素受体拮抗药相比，本品减慢静息心率、减少心排血量的作用较弱，对左室功能、心脏内传导、外周血管血流量和静息呼吸功能的抑制可能更小。作用机制如下。

①抗高血压：与本品减少心排血量（负性肌力和负性频率作用）、降低肾上腺素活性和抑制肾素释放有关，但其降压作用并不依赖于血浆肾素活性的改变。

②抗心绞痛，心肌梗死：主要由于本品能减慢心率、

降低血压、减弱心肌收缩力、减少心脏负荷、降低心肌耗氧量，增加冠脉血流量，亦与药物抗心律失常和局部缺血、抗血小板活性及可能的间接抗血栓特性有关。

③抗心律失常：通过抑制心脏节律点电位的肾上腺素刺激、减慢房室结传导而发挥抗心律失常作用。

（2）药动学　本品口服易吸收，生物利用度为87%～90%，食物对吸收无显著影响。口服本品，0.5～3小时后血药浓度达峰值，其抗高血压和心律失常作用分别于服药后几小时内和1～3小时起效，口服后1～2周达最大抗高血压效应，单剂口服的抗高血压作用可达24小时。药物的血浆蛋白结合率为40%～60%，分布容积为1.2～2L/kg，可进入脑脊液、胎盘和乳汁。约50%的药物在肝脏代谢，代谢物为无活性的共轭葡萄糖醛苷和含醚硫酸酯。大部分药物经肾排泄（其中35%～40%为原型，60%～65%为代谢物），6%～9%的药物随粪排泄。母体化合物的消除半衰期为3～4小时。

【不良反应】　心血管系统　可见低血压、晕厥、心动过缓等。

中枢神经系统　可见乏力、嗜睡、头晕、失眠等。

胃肠道　可见恶心、腹胀等。

皮肤　可见皮疹。

【禁忌证】　（1）对本品过敏者。

（2）支气管哮喘或慢性阻塞性肺疾病患者。

（3）严重窦性心动过缓、Ⅱ～Ⅲ度房室传导阻滞患者禁用。

（4）心源性休克患者禁用。

（5）严重心力衰竭患者。

【注意事项】　（1）充血性心力衰竭患者，需等急性心衰得到控制后始可从小剂量起应用本品。

（2）本品剂量的个体差异较大，宜从小到大试用，以选择个体适宜的剂量。

（3）长期用药时不宜突然停药。

（4）孕妇及老人慎用。

【药物相互作用】　（1）当归（当归属）提取物可能抑制本品经肝细胞色素P450酶代谢，产生更大的降压效应。两者联用时应严密监测血压。

（2）与齐留通同用，可能导致本品清除减少、作用增强。联用时可能需减少本品剂量，并严密监测心率及其他β肾上腺素受体拮抗症状。

（3）对使用阿芬太尼的患者术前长期给予本品，可增加心动过缓的发生率。

（4）与胺碘酮同用，两者的心脏作用相加，可致低血压、心动过缓或心脏停搏。因此，胺碘酮应慎用于使用

β肾上腺素受体拮抗药的患者，尤其是怀疑有窦房结功能障碍（如心动过缓或病态窦房结综合征）或部分房室传导阻滞的患者，并应仔细监测心脏功能。

（5）与地尔硫䓬同用，两药心脏作用叠加，且本品的代谢降低，可致低血压、心动过缓、房室传导障碍。如需联用，应严密监测心脏功能，尤其是有心力衰竭倾向的患者，同时可能需调整本品剂量。

（6）与咪贝地尔同用，两药的心血管效应叠加，且本品的肝代谢受抑，可致低血压、心动过缓和房室传导障碍。如需联用，应严密监测心脏功能，尤其是有心力衰竭或缓慢型心律失常倾向的患者。停用咪贝地尔和开始本品治疗之间应有7～14天的洗脱期。

（7）与二氢吡啶类钙通道拮抗药（或维拉帕米）同用，可致低血压和（或）心动过缓。可能机制为两药心脏作用相加（维拉帕米还可降低本品代谢）。如需联用，应严密监测心脏功能，尤其是有心力衰竭倾向的患者。

（8）与苄普地尔或氟桂利嗪、戈洛帕米、利多氟嗪、哌克昔林同用，两药的心血管效应叠加，可致低血压、心动过缓和房室传导障碍。必须联用时，应严密监测心脏功能，特别是有心力衰竭或缓慢型心律失常倾向的患者。

（9）芬太尼麻醉中钙通道拮抗药与本品联用，可致严重的低血压反应，应慎重。其作用机制尚不明确。

（10）与地高辛同用，两药心脏作用相加，并可能增加地高辛的生物利用度，导致房室传导阻滞和地高辛毒性。两者联用时，应仔细监测心电图和地高辛的血药浓度，并相应调整剂量。

（11）使用本品的患者对α₁肾上腺素受体拮抗药（尤其是哌唑嗪）的首剂反应（血压在首剂显著降低，尤其是立位）增强，应警惕。可能的作用机制为β受体介导心率抑制代偿性升高。两药需联用时，α肾上腺素受体拮抗药的初始剂量应比通常的剂量低，并宜于睡前给药，同时严密监测患者的低血压反应。

（12）与可乐定同用，可加剧可乐定的撤药反应（高血压急症）。可能机制为强烈的α肾上腺素能刺激加重血压反弹。因此，两药同用者停用可乐定时应严密监测高血压反应，可停用本品几天后逐渐减少可乐定的剂量，也可使用拉贝洛尔代替。

【用法与用量】　口服。心绞痛一次2.5～5mg，一日3～4次；心悸、各种快速性心律失常一次5～10mg，一日3～4次；高血压一次5～15mg，一日1～2次。

【制剂与规格】　吲哚洛尔片：5mg。

五、α 受体拮抗药

甲磺酸酚妥拉明 [药典(二);国基;医保(甲)]
Phentolamine Mesilate

【适应证】 (1)CDE 适应证 ①预防和治疗嗜铬细胞瘤所致的高血压发作,包括手术切除时出现的阵发性高血压,也可根据血压对本品的反应用于协助诊断嗜铬细胞瘤(酚妥拉明试验);②用于左心衰竭时减轻心脏负荷;③防治因静脉注射去甲肾上腺素、去氧肾上腺素、间羟胺等静脉给药外溢而引起的皮肤坏死;④治疗勃起功能障碍。

(2)国外适应证 用于逆转牙科手术中局麻药引起的软组织麻醉(即唇舌麻醉以及相关的功能缺失)。

(3)超说明书适应证 ①治疗儿童病毒性心肌炎引起的心源性休克;②治疗妊娠期高血压;③治疗儿童伴较严重水肿或腹水的肾病综合征;④治疗急性肾小球肾炎引起的急性肾功能不全;⑤治疗儿童急性肾小球肾炎引起的严重循环充血;⑥治疗新生胎粪吸入性肺炎伴肺动脉高压;⑦治疗儿童细菌感染性休克的微循环缺血与游伴血;⑧防治儿童中毒型细菌性痢疾引起的循环衰竭。

【药理】 (1)药效学 ①本品为 α 肾上腺素受体拮抗药,对 α_1 与 α_2 受体均有作用,能拮抗血液循环中肾上腺素和去甲肾上腺素的作用,使血管扩张而降低周围血管阻力;②拮抗儿茶酚胺效应,用于诊治嗜铬细胞瘤,但对正常人或原发性高血压患者的血压影响甚少;③能降低外周血管阻力,使心脏后负荷降低,左室舒张末压与肺动脉压下降,心搏出量增加,可用于治疗心力衰竭。

(2)药动学 肌内注射 20 分钟血药浓度达峰值,持续 30~45 分钟;静脉注射 2 分钟血药浓度达峰值,作用持续 15~30 分钟。静脉注射的 $t_{1/2}$ 约 19 分钟。药物主要由肝脏代谢。静脉注射后大约有 13% 的药物以原型随尿排出。

【不良反应】 (1)常见不良反应 直立性低血压、心动过速或心律失常、鼻塞、恶心、呕吐等。

(2)少见不良反应 昏倒和乏力

(3)极少见不良反应 胸痛(心肌梗死)、神志模糊、头痛、共济失调、言语含糊等,这些都可能是心、脑血管痉挛的表现。

【禁忌证】 (1)严重动脉硬化。

(2)严重肾功能不全。

(3)胃炎或胃溃疡 由于本品有拟胆碱作用,使胃肠平滑肌兴奋,有组胺样作用,能使胃酸分泌增加。

(4)对本品过敏者。

【注意事项】 (1)对妊娠的影响在人体研究尚不充分,应用必须权衡利弊,只有在必须使用时,确定对胎儿利大于弊后,方可在妊娠期使用。

(2)在哺乳期妇女中应用未发现问题。但尚不知本品是否经乳汁分泌,为慎重起见,哺乳期妇女要选择停药或者停止哺乳。

(3)老年人对其降压作用敏感,易诱发体温降低,肾功能较差,应用本品时需慎重。

(4)下列情况慎用 冠状动脉供血不足、心绞痛、心肌梗死患者,但在有心力衰竭时可以考虑。

(5)药物过量主要影响心血管系统,出现心律失常、心动过速、低血压甚至休克;另外也可能出现兴奋、头痛、大汗、瞳孔缩小、恶心、呕吐、腹泻和低血糖。如果出现严重的低血压或休克,应立即停药,同时给予抗休克治疗。患者置于头低脚高卧位,并扩张血容量。必要时可静脉注射去甲肾上腺素,并持续静脉滴注直至血压恢复至正常水平。但不宜用肾上腺素,以防低血压进一步下降。

儿童 可发生直立性低血压、心动过速或心律失常、鼻塞、恶心、呕吐等。

【药物相互作用】 (1)与拟交感胺类药同用,使后者的周围血管收缩作用抵消或减弱。

(2)与胍乙啶同用,直立性低血压或心动过缓的发生率增高。

(3)与二氮嗪同用,使二氮嗪抑制胰岛素释放的作用受抑制。

【给药说明】 做酚妥拉明试验时,在给药前、静脉注射给药后至 3 分钟内每 30 秒、以后 7 分钟内每 1 分钟测一次血压,或在肌内注射后 30~45 分钟内每 5 分钟测一次血压。应平卧于安静和略暗的室内,静脉注射应快速,一旦静脉穿刺对血压的影响消失,即予注入。表现为阵发性高血压或分泌儿茶酚胺不太多的嗜铬细胞瘤患者,可能出现假阴性结果;尿毒症或用了降压药、巴比妥类药、阿片类镇痛药或镇静药的患者,可能出现假阳性结果,故试验前 24 小时应停用;用降压药者必须待血压回升至治疗前水平方可给药。

【用法与用量】 成人 (1)用作酚妥拉明试验 静脉注射 5mg,也可先注入 2.5mg,若反应阴性,再给 5mg,如此则出现假阳性的结果可以减少,也减少血压剧降的危险性。

(2)用于防止皮肤坏死 在每 1000ml 含去甲肾上腺

素溶液中加入本品 10mg 作静脉滴注，作为预防之用。已经发生去甲肾上腺素外溢，用本品 5～10mg 加 10ml 氯化钠注射液做局部浸润，此法在外溢后 12 小时以内有效。

(3) 用于嗜铬细胞瘤手术 术前 1～2 小时静脉注射 5mg，术时静脉注射 5mg 或静脉滴注每分钟 0.5～1mg，以防肿瘤手术时肾上腺素大量释出。

(4) 用于心力衰竭时减轻心脏负荷 静脉滴注每分钟 0.17～0.4mg。

儿童 (1) 酚妥拉明试验 静脉注射一次 1mg，也可按体重 0.1mg/kg 或按体表面积 3mg/m²；或肌内注射 3mg。

(2) 嗜铬细胞瘤手术 术前 1～2 小时肌内或静脉注射 1mg，亦可按体重 0.1mg/kg 或按体表面积 3mg/m²，必要时可重复；术时静脉注射 1mg，亦可按体重 0.1mg/kg 或按体表面积 3mg/m²。

【制剂与规格】 甲磺酸酚妥拉明注射液：(1)1ml: 5mg；(2)1ml:10mg。

注射用甲磺酸酚妥拉明：10mg。

盐酸酚苄明 [药典(二)；医保(乙)]
Phenoxybenzamine Hydrochloride

【适应证】 ①嗜铬细胞瘤的治疗和术前准备。②周围血管痉挛性疾病、休克。③前列腺增生引起的尿潴留。

【药理】 (1) 药效学 拮抗交感神经节后 α 肾上腺素受体，防止或逆转内源性或外源性儿茶酚胺作用，使周围血管扩张，血流量增加，卧位时血压稍有下降，直立时可显著下降，由于血压降低，可反射性引起心率加快。亦可选择性地松弛前列腺组织及膀胱颈平滑肌，而不影响膀胱逼尿肌的收缩，从而缓解梗阻，使排尿顺畅。

(2) 药动学 口服吸收不完全，约 30% 从胃肠道吸收。口服数小时起效，作用可持续 3～4 日。因局部刺激强，不作皮下或肌内注射，可采用静脉注射。静脉注射后 1 小时作用达高峰，药物较快分布到大部分组织中，最初肝、肾和脂肪中的含量最高，但 4 日后心脏和中枢神经系统维持较大量。在肝内代谢。多数在 24 小时内从尿液及胆汁排出，少量在体内保留数日。$t_{1/2}$ 约为 24 小时。

【不良反应】 (1) 常见不良反应 直立性低血压、鼻塞、口干、瞳孔缩小、反射性心跳加快和胃肠刺激。

(2) 少见不良反应 神志模糊、倦怠、头痛、阳痿、易睡；偶可引起心绞痛和心肌梗死。

【禁忌证】 (1) 低血压。

(2) 心绞痛、心肌梗死。

(3) 对本品过敏者。

【注意事项】 (1) 本品在哺乳期妇女应用未发现问题，但因为尚不知本品是否经乳汁分泌，为慎重起见，哺乳期妇女建议选择停药或者停止哺乳。

(2) 本品在小儿应用未经充分研究。

(3) 在老年人中本品的研究不充分，但老年人对本品的降压作用敏感，且易发生体温降低，老年人肾功能较差，用时须注意

(4) 下列情况应慎用 ①脑血供不足时用本品须注意血压下降有可能加重脑缺血；②代偿性心力衰竭，降压可引起反射性心跳加快致心功能失代偿；③冠心病可因反射性心跳加速而致心绞痛；④肾功能不全时可因降压和肾缺血导致肾功能进一步损害；⑤上呼吸道感染时可因鼻塞而加重症状。

(5) 用药期间须定时测血压。

(6) 开始治疗嗜铬细胞瘤，建议定时测尿儿茶酚胺及其代谢物，以决定应用药量。

(7) 如药物过量引起了直立性低血压、头晕、疲劳、心动过速、呕吐、嗜睡或休克，应立即停药，同时给予抗休克治疗。轻者置患者于头低脚高卧位，恢复脑供氧，绑腿和腹带加压有助于减轻患者的低血压反应和缩短药物反应时间；严重的低血压反应，常用的升压药无效，需静脉输注去甲肾上腺素，拮抗酚苄明的 α 受体拮抗作用，肾上腺素可能加剧低血压，应禁用。

【药物相互作用】 (1) 与拟交感胺类药同用，升压效应减弱或消失。

(2) 与胍乙啶同用，直立性低血压易发生。

(3) 与二氮嗪同用时，拮抗二氮嗪的抑制胰岛素释放作用。

(4) 本品可阻断左旋去甲肾上腺素引起的体温过高，亦可阻断利血平引起的体温过低症。

【给药说明】 (1) 给药须按个体化原则，根据临床反应及测定尿儿茶酚胺及其代谢物含量以调整剂量。

(2) 开始宜用小剂量，渐增至最小有效剂量，可减少不良反应，以 4 日增量 1 次为宜。

(3) 遇有反射性心率加速可加用 β 受体拮抗药。

(4) 与食物或牛乳同服可减少胃肠道刺激症状。

(5) 静脉注射给药时注意补充血容量，以防血压骤降。

【用法与用量】 成人 (1) 静脉滴注 用于心力衰竭或休克，按体重 0.5～1mg/kg 加于 200～500ml 氯化钠注射液中滴注 1 小时以上，一日总量不宜超过 2mg/kg。用于嗜铬细胞瘤，术前应用 3 日，必要时麻醉诱导时给药 1 次。

(2) 口服 用于治疗周围血管病和嗜铬细胞瘤术前

准备或非手术治疗。开始一次 10mg，一日 2 次，以后隔日增加 10mg，直至取得疗效。以一次 20～40mg，一日 2 次维持。

儿童　口服。开始按体重一次 0.2mg/kg，一日 2 次，或按体表面积 6～10mg/m²，一日 1 次，以后每隔 4 日增量 1 次，直至出现疗效；维持量一日按体重 0.4～1.2mg/kg 或按体表面积 12～36mg/m²，分 3～4 次服。

【制剂与规格】　盐酸酚苄明片：(1)5mg；(2)10mg。
盐酸酚苄明注射液：1ml:10mg。

盐酸哌唑嗪 [药典(二)；国基；医保(甲)]
Prazosin Hydrochloride

【适应证】　(1)CDE 适应证　轻、中度高血压；

(2)超说明书适应证　治疗混合性结缔组织病引起的雷诺现象。

【药理】　(1)药效学　本品为突触后 α_1 肾上腺素受体拮抗药，使周围血管扩张，周围血管阻力降低，起到降压作用。对心排血量影响小。本品能扩张动脉和静脉，降低心脏的前负荷与后负荷，使左心室舒张末期压下降，心功能改善，故可以缓解心力衰竭症状并且起作用快。本品对肾血流量与肾小球滤过率影响小。本品长期服用能改善脂质代谢，降低三酰甘油和低密度脂蛋白，明显升高高密度脂蛋白和高密度脂蛋白/胆固醇比值。此外，本品还能拮抗前列腺、尿道和膀胱颈的 α_1 受体，从而减轻前列腺增生患者的排尿困难症状。

(2)药动学　口服吸收完全，生物利用度 50%～85%，蛋白结合率高达 97%。本品口服后 2 小时起降压作用，血药浓度达峰时间为 1～3 小时，持续作用 10 小时。主要在肝内代谢，随胆汁与粪便排泄，尿中仅占 6%～10%，5%～11% 以原型排出，其余以代谢产物排出。$t_{1/2}$ 为 2～3 小时，充血性心力衰竭、肾衰患者药物半衰期延长。心力衰竭时可长达 6～8 小时。不能被透析清除。

【不良反应】　(1)常见不良反应　直立性低血压，常在从卧位或坐位起立时发生眩晕、头昏甚至突然昏倒。容易在服首剂后 30 分钟～2 小时出现，可能很剧烈，以后加大剂量时也会发生，其发生与剂量相关。运动使此反应加重。血容量小或限钠过分者、老年人更易有此反应。下肢浮肿、体重增加。单独服用易致水钠潴留而降低疗效，因此在临床上较少单独使用。

(2)少见不良反应　心绞痛加重、排尿失控、手足麻木。以下反应持续出现时，应加注意：视物模糊、便秘、腹泻、口干、幻觉、头痛、食欲缺乏、抑郁、恶心及呕吐、易激动、皮疹、瘙痒、胃痛、鼻塞、尿频。

【禁忌证】　对本品过敏者禁用。

【注意事项】　(1)老年人对降压作用敏感，应加注意。本品有使老年人发生体温过低的可能性。老年人肾功能减退时剂量须相应减小。

(2)肾功能不全时剂量应减小，起始以一次 1mg，一日 2 次为宜。

(3)本品过量而发生低血压循环衰竭时，须补充血容量及给拟交感药物。

【药物相互作用】　(1)与钙通道阻滞药同用，使降压作用加强，但可能心率加快，剂量须适当调整。与其他降压药或利尿药同用，也须同样注意。

(2)与非甾体抗炎镇痛药同用，尤其与吲哚美辛同用，可使本品的降压作用减弱。

(3)与拟交感类药物同用，本品的降压作用减弱。

(4)与噻嗪类利尿药或 β 受体拮抗药合用，使降压作用加强而水钠潴留可能减轻，合用时应调节剂量以求每一种药物的最小有效剂量。

(5)与磷酸二酯酶Ⅴ抑制剂(阳痿治疗药)合用，可引起血压过度降低，应避免同时使用。

【给药说明】　(1)首次给药及以后加大剂量时，均建议在卧床时给药，不做快速起立动作，以免发生直立性低血压反应。

(2)若拟加用其他降压药，本品剂量宜减为 1mg 或 2mg，每日 1 次，以后再调整。

(3)药物过量　本品过量发生低血压，甚至循环衰竭时，可让患者保持卧位促使血压和心率恢复正常。若无效则须补充血容量，必要时给予血管收缩药。治疗中应注意肾功能变化。本品不易经透析排出。

【用法与用量】　成人　口服。一次 0.5～1mg，每日 2～3 次。逐渐按疗效调整为一日 6～15mg，分 2～3 次服，每日剂量超过 20mg 后，未必能提高疗效。

儿童　口服。7 岁以下开始一次 0.01mg/kg，逐渐增加至一次 0.02～0.04mg/kg，一日 2～3 次，均按疗效调整剂量。

7～12 岁每次 0.5mg，每日 2～3 次，按疗效调整剂量。

【制剂与规格】　盐酸哌唑嗪片：(1)0.5mg；(2)1mg；(3)2mg。

盐酸特拉唑嗪 [药典(二)；国基；医保(甲)]
Terazosin Hydrochloride

【适应证】　①轻、中度高血压。②良性前列腺增生，改善排尿症状。

【药理】（1）药效学　本品具有拮抗周围的突触后 α_1 肾上腺素受体的作用，由此引起血管扩张，周围血管阻力下降而降低血压。本品对心排血量影响极小，不引起反射性心跳加快，也不减少肾血流量或肾小球滤过率。本品还可降低血浆总胆固醇、低密度脂蛋白、极低密度脂蛋白及提高高密度脂蛋白，故可降低冠心病的易患性与危险性。由于拮抗 α_1 肾上腺受体而使膀胱颈、前列腺、前列腺包膜平滑肌松弛，从而使尿道阻力和压力、膀胱阻力减低而减轻尿道症状，用于治疗良性前列腺增生。

（2）药动学　口服吸收完全、迅速，不受食物影响。生物利用度达 90% 左右。首过消除甚微。与血浆蛋白结合多达 90%～94%。口服给药后 1 小时血药浓度达峰值。单剂口服后 15 分钟降压作用开始，作用维持 24 小时。多次给药6～8周达最高疗效。在肝内代谢，4 种代谢产物中仅 1 种有活性。$t_{1/2}$ 约为 12 小时。20%以原型从粪便排出；40%经胆汁排出，以代谢物为主；40%从尿排出，其中 10% 为原型。

【不良反应】（1）较常见不良反应　头晕、头痛、乏力。

（2）较少见不良反应　胸痛、心率加快或心律不齐。首次剂量后的直立性低血压，常在给药后 30 分钟～2 小时出现，失水、低钠及运动后易出现。

【禁忌证】孕妇、已知对 α 肾上腺素受体拮抗剂敏感者禁用。

【注意事项】（1）老年人对降压作用较敏感，应用本品须加注意，可能会有本品引起的低体温。

（2）对诊断的干扰血细胞比容、血红蛋白、白细胞计数、总血浆蛋白与白蛋白在应用本品时可能减低。

（3）出现逾量反应时，可给补充血容量和升压药。

【药物相互作用】（1）吲哚美辛或其他非甾体抗炎镇痛药与本品同用使降压作用减弱，可能由于肾前列腺素合成受抑制及水钠潴留。

（2）雌激素与本品同用，前者的液体潴留作用使降压作用减弱。

（3）本品与其他降压药合用，降压作用增强。

（4）拟交感胺类与本品同用使前者的升压作用与后者的降压作用均减弱。

【给药说明】（1）为减少首剂直立性低血压反应，开始用低剂量（1mg），以后渐递增，初剂及增加后第一剂都宜在睡前服。

（2）若拟加用其他降压药，本品剂量宜减为 1mg 或 2mg，每日 1 次，以后再调整。

【用法与用量】口服。开始一次 1mg，一日 1 次，

睡前服，以后调整剂量。维持量为 1～5mg，一日 1 次。一日最多不超过 20mg。

【制剂与规格】盐酸特拉唑嗪片：（1）1mg；（2）2mg；（3）5mg。

盐酸特拉唑嗪胶囊：（1）1mg；（2）2mg。

甲磺酸多沙唑嗪 [药典(二)；医保(乙)]
Doxazosin Mesylate

【适应证】①高血压；②良性前列腺增生。

【药理】（1）药效学　本品具选择性突触后 α_1 肾上腺受体拮抗作用而引起周围血管扩张外，外周阻力下降而降低血压，用于治疗高血压；由于拮抗 α_1 肾上腺受体而使膀胱颈、前列腺、前列腺包膜平滑肌松弛，从而使尿道阻力和压力，膀胱阻力减低而减轻尿道症状，用于治疗良性前列腺增生。此外本品对血脂有良性作用；轻度降低总胆固醇、低密度脂蛋白和三酰甘油，刺激脂蛋白酶活性和减少胆固醇吸收，然而其临床意义尚不清。

（2）药动学　胃肠道吸收好，生物利用度约 65%，口服后达峰浓度时间为 1.5～3.6 小时，稳态时血药峰浓度与剂量呈正线性关系。口服本品 1mg，标准化峰浓度是 9.6μg/L。单剂量抗高血压峰作用时间为 5～6 小时，作用持续 24 小时。对高血压者，给药 1 小时内血压轻度下降，2 小时后降压作用明显。对良性前列腺增生 1～2 周起作用。与蛋白结合率达 98%～99%。在肝脏广泛代谢，虽然已确认几种活性和非活性代谢物，但其量不足以产生作用。$t_{1/2}$ 为 19～22 小时，不受年龄或轻到中度肾功受损的影响。主要由粪便排出，5%为原型，63%～65%为代谢产物，肾脏排泄 9%。血液透析不能清除本品。

【不良反应】（1）常见不良反应　头晕、头痛、乏力。

（2）较少见不良反应　心律失常、恶心、神经质、不安、易激惹、嗜睡，首次剂量后可出现直立性低血压，水钠不足时以及运动后易发生低血压现象，发生与剂量有关。腿下部和足部水肿。

【禁忌证】（1）对本品所含活性成分或所含任何辅料过敏者禁用。

（2）近期心肌梗死者禁用，已接受多沙唑嗪治疗者如发生心肌梗死，应针对个体情况决定其梗死后的治疗。

（3）有胃肠道梗阻、食道梗阻或任何程度胃肠道腔径缩窄病史者禁用。

（4）哺乳期妇女。

【注意事项】（1）对喹唑啉类（如哌唑嗪、特拉唑嗪）过敏者亦可对本品过敏。

（2）本品是否排入乳汁在人体不详，然而鼠给予单

一剂量 1mg/kg，积聚于乳汁中浓度最高可 20 倍于血药浓度。

(3) 老年高血压者可能有明显低血压反应，须减少每日维持量。

(4) 出现逾量反应时，宜平卧位，抬高下肢，可补充血容量和升压药。

【药物相互作用】 (1) 吲哚美辛或其他非甾体抗炎药物与本品同用可减弱降压作用。可能由于抑制肾前列腺素合成和(或)引起水、钠潴留。

(2) 西咪替丁可轻度增加多沙唑嗪血药浓度，但其临床意义尚不详。

(3) 雌激素与本品合用，由于液体潴留而使降压作用减弱。

(4) 其他降压药与本品同用降压作用增强，需调整剂量。

(5) 拟交感胺类与本品合用可使前者升压作用与后者降压作用均减弱。

【给药说明】 (1) 服用本品缓释片，应用足量的水将药片完整吞服，不得咀嚼、掰开或碾碎后服用。

(2) 为减少首剂直立性低血压反应开始用 1mg，每 2 周按需渐增加剂量，初次用药及每增量后第一次用药，都宜睡前服用。

(3) 增量超过 4mg 可能有较多直立性低血压反应，有晕厥，体位性头晕(眩晕)。

(4) 本品治疗中若加用其他降压药，本品剂量宜减少，若将本品加用于已有的降压药治疗，多沙唑嗪以 1mg 每日 1 次开始，以后再调整。

【用法与用量】 口服。成人开始一次 1mg，一日 1 次，睡前服，以后按患者需要和耐受调整剂量。但超过 4mg 较多引起直立性低血压。维持量为 1～8mg，一日 1 次。国外临床使用的最大剂量为每日 1 次 8mg，国内目前尚无此临床经验。

【制剂与规格】 甲磺酸多沙唑嗪片：(1)1mg；(2)2mg；(3)4mg。

多沙唑嗪缓释片：4mg。

甲磺酸多沙唑嗪胶囊：(1)1mg；(2)2mg。

甲磺酸多沙唑嗪控释片：4mg。

盐酸乌拉地尔 [医保(乙)]
Urapidil Hydrochloride

【适应证】 (1)CDE 适应证　①高血压危象、重症高血压。②围手术期高血压。

(2)超说明书适应证　①充血性心力衰竭：主要用于治疗高血压性心脏病、冠状动脉硬化性心脏病、扩张型心肌病。肾性高血压或肾透析时等引起的急性左心衰竭或慢性心衰病情加重者；②急性脑出血伴血压升高；③缺血性脑卒中后 24 小时内的血压升高。

【药理】 (1)药效学　本品具有外周和中枢双重降压作用。降压幅度与剂量有关，无耐受性。外周主要拮抗突触后 α_1 受体，使血管扩张显著降低外周阻力，同时也有弱的突触前 α_2 受体拮抗作用，可阻断儿茶酚胺的缩血管作用而发挥降压作用；中枢作用主要通过激动 5-羟色胺 1A(5-HT$_{1A}$)受体，降低延髓心血管中枢的交感反馈调节而降压。在降压同时，本品一般不会引起反射性心动过速。此外，本品不引起水钠潴留，不干扰血糖和血脂代谢。

(2)药动学　口服吸收较快，4～6 小时血药浓度达峰值，生物利用度 72%～84%，血浆蛋白结合率 80%～94%。在肝内广泛代谢，主要为羟化，产生的对羟基化合物(M1)占 50%，无生物活性，邻去甲基化合物(M2)和尿嘧啶环 N-去甲基化合物(M3)为微量，有生物活性如原药。口服 $t_{1/2}$ 为 4.7 小时，口服缓释剂 $t_{1/2}$ 约为 5 小时，静脉 $t_{1/2}$ 为 2.7 小时。

【不良反应】 (1)常见不良反应　血压降低引起暂时症状，如眩晕、恶心、头痛。

(2)少见不良反应　乏力、心悸、胃肠不适及直立性低血压。血压过度降低，可抬高下肢，补充血容量即可改善。

(3)罕见不良反应　过敏反应。

【禁忌证】 (1)妊娠期妇女及哺乳期妇女。

(2)主动脉峡部狭窄或动静脉分流者禁用注射用药。

(3)对本品过敏者。

【注意事项】 (1)对本品过敏出现皮肤瘙痒、潮红、皮疹等应停药。

(2)开车或操纵机器者应谨慎，可能影响其驾驶或操纵能力。

(3)老年人及肝功能受损者可增强本品作用，应予注意。

(4)逾量可致低血压，可抬高下肢及增加血容量，必要时加升压药。

【药物相互作用】 (1)与降压药同用或饮酒可增强本品降压作用。

(2)与西咪替丁同用可增加本品血药浓度 15%。

(3)目前无足够资料说明本品可与血管紧张素转换酶抑制药同用，故暂不提倡与血管转换酶抑制药合用。

【用法与用量】 (1)口服 缓释胶囊一次 30～60mg，早晚各 1 次，若血压下降改为一次 30mg，剂量随个体调整，维持量一日 30～180mg。

(2)静脉注射 ①一般为 25～50mg(5～10ml)，如用 50mg 则应分为 2 次给药，中间间歇 5 分钟。②用于高血压危象先用 25mg，以后再用 25mg。③围手术期高血压先用 25mg(5ml)，间隔 2 分钟再注射 1 次。

(3)静脉滴注 将本品 250mg 溶于 500ml 0.9%氯化钠注射液或 5%～10%葡萄糖注射液中，滴注速度 6～24mg/h，维持剂量速度平均 9mg/h。如使用输液泵维持剂量，可加入 20ml 注射液(相当于 100mg 乌拉地尔)，再用上述液体稀释到 50ml。

【制剂与规格】 盐酸乌拉地尔缓释片：30mg。

盐酸乌拉地尔缓释胶囊：30mg。

盐酸乌拉地尔注射液：5ml:25mg。

六、其他抗高血压药

吲 达 帕 胺 [药典(二)；国基；医保(甲)]

Indapamide

【适应证】 (1)CDE 适应证 高血压，单用或与其他降压药合用。

(2)超说明书适应证 ①充血性心力衰竭时的水钠潴留浮肿；②缺血性脑卒中和短暂性脑缺血发作的二级预防。

【药理】 (1)药效学 吲达帕胺是带有吲哚环的磺胺衍生物，具有利尿和钙通道阻滞作用，其降压作用机制尚不明确。本品通过抑制远端肾小管皮质稀释段再吸收水与电解质而发挥作用，增加尿液中钠和氯的排泄量，并且在一定程度上增加钾和镁的排泄量，从而发挥利尿作用；产生降压作用的剂量明显小于利尿作用的剂量，而且其降压活性已经在功能性无肾的高血压患者得到证实。可能的降压机制包括以下几个方面：调节血管平滑肌细胞的钙内流、刺激前列腺素 PGE_2 和前列腺素 PGI_2 的合成、减低血管对血管加压胺的超敏感性，从而抑制血管收缩。本品降压时对心排血量、心率及心律影响小或无。长期用本品很少影响肾小球滤过率或肾血流量。本品不影响血脂及碳水化合物的代谢。

(2)药动学 口服吸收快而完全，1～2 小时血药浓度达峰值，缓释片为 12 小时，生物利用度达 93%，不受食物影响。血浆蛋白结合率为 71%～79%，也与血管平滑肌的弹性蛋白结合。口服单剂后约 24 小时达最大降压效应；多次给药约 8～12 周达最大降压效应，作用维持 8

周。在肝内代谢，产生 19 种代谢产物。60%～80%经肾排泄(其中 5%为原型)，23%经胃肠道排出。半衰期为 14～24 小时(平均为 18 小时)。肾衰竭患者，上述药动学参数没有变化。

【不良反应】 不良反应呈剂量依赖性，多数轻而短暂。

(1)较少见不良反应 腹泻、头痛、食欲缺乏、失眠、反胃、直立性低血压(低钠同时伴有低血容量时)。

(2)少见不良反应 皮疹、瘙痒等过敏反应；低钠血症、低钾血症、低氯性碱中毒；恶心、便秘、眩晕、感觉异常、头痛、口干等。

(3)罕见不良反应 血尿酸、血糖和血钙升高。

【禁忌证】 (1)对磺胺过敏。

(2)严重肾功能不全。

(3)肝性脑病或严重肝功能不全。

(4)低钾血症。

【注意事项】 (1)本品是否排入乳汁未详，但人体应用未发生问题。

(2)本品在小儿应用尚缺乏研究。

(3)老年人对降压作用与电解质改变较敏感，加以常有肾功能变化，应用本品须加注意。

(4)对诊断的干扰 应用本品时血浆肾素活性、尿酸可增高，但后者常在正常范围内。血清钙、蛋白结合碘、血钾、血钠可减低，后二者的变化在正常范围内。

(5)下列情况慎用本品 ①无尿或严重肾功能不全：此时利尿效果差，并可诱致氮质血症；②糖尿病：此时可使糖耐量更差；③痛风或高尿酸血症：此时血尿酸可进一步增高；④肝功能不全：利尿后可促发肝昏迷；⑤交感神经切除术后：此时降压作用会加强。

(6)随访检查 用药期间定时测血糖、尿素氮、尿酸、血压与血电解质。

(7)急性中毒的首要症状是水和电解质紊乱(低血压和低钾血症)，临床上可能出现的症状包括恶心、呕吐、低血压、痉挛、易瞌睡、意识不清、多尿或少尿甚至无尿(低血容量所致)。采取的措施首先是快速消除所摄入的药物，可采用洗胃和(或)服用活性炭的方法，然后在专科中心纠正水和电解质紊乱直至正常。

(8)妊娠 对妊娠的影响尚缺乏人体研究，动物研究未发现问题。

【药物相互作用】 (1)与肾上腺皮质激素同用时利尿利钠作用减弱。

(2)与胺碘酮同用时由于血钾低而易致心律失常。

(3)与口服抗凝药同用时抗凝效应减弱。

(4)与非甾体抗炎药同用时本品的利钠作用减弱。

(5)与洋地黄类药同用时可因失钾而致洋地黄中毒。

(6)与多巴胺同用时利尿作用增强。

(7)与其他种类降压药同用时降压作用增强。

(8)与拟交感药同用时降压作用减弱。

【给药说明】 (1)为减少电解质平衡失调出现的可能,宜用较小的有效剂量。

(2)作利尿用时,最好每晨给药一次,以免夜间起床排尿。

(3)用药治疗期间注意及时补钾。

(4)应用本品过程中需做手术时,不必停用本品,但须告知麻醉医师。

【用法与用量】 口服。成人一次 2.5mg,每日 1 次,最好早晨服用。口服剂量一日不应超过 2.5mg(因增加剂量不会提高疗效,而会增加不良反应)。缓释制剂一次 1.5mg,一日 1 次。老年人用量酌减。

【制剂与规格】 吲达帕胺胶囊:2.5mg。

吲达帕胺缓释片:1.5mg。

吲达帕胺滴丸:2.5mg。

吲达帕胺片:(1)2.5mg;(2)2.5mg(薄膜衣片);(3)2.5mg(糖衣片)。

吲达帕胺缓释胶囊:1.5mg。

盐酸肼屈嗪^[药典(二)]
Hydralazine Hydrochloride

【适应证】 ①高血压(尤其是中度至重度高血压,肾功能不全和舒张压高的高血压)。②心力衰竭。

【药理】 (1)药效学 ①降压:本品主要通过激活鸟苷酸环化酶增加血管内 cGMP 的含量,直接松弛平滑肌,扩张外周血管,具有中等强度的降血压作用。主要扩张小动脉,对静脉作用小,使周围血管阻力降低,其特点是对舒张压的影响更显著,并能增加肾血流量。此外,本品还可使心率增快,心每搏量和心排血量增加。长期应用可致肾素分泌增加,醛固酮增加,水钠潴留而降低效果。②心力衰竭:本品增加心排血量,降低血管阻力与后负荷。

(2)药动学 本品口服后吸收达 90%以上。口服后 45 分钟起作用,1～2 小时血药浓度达高峰,持续 3～8 小时。口服生物利用度为 30%～50%。血浆蛋白结合率为 87%。本品在肝内经乙酰化产生有活性的代谢产物。经肾排出,其中 2%～4%为原型。$t_{1/2}$ 为 3～7 小时,肾功能衰竭时延长,但不必调整剂量。由于本品持久存在于血管壁内,故其降压作用的半衰期比血药浓度半衰期为长。

【不良反应】 (1)常见不良反应 腹泻、心悸、心动过速、头痛、呕吐、恶心。

(2)少见不良反应 便秘、低血压、面部潮红、流泪、鼻塞。

(3)罕见不良反应 免疫变态反应(长期大剂量应用)所致的皮疹、瘙痒;胸痛;淋巴结肿大;周围神经炎;水肿;红斑性狼疮综合征。

【禁忌证】 (1)对本品有过敏史者忌用。

(2)哺乳期妇女禁用。

(3)有主动脉瘤、脑中风、冠心病、严重肾功能障碍禁用。

【注意事项】 (1)本品可通过胎盘,但缺少在人体的研究。妊娠早期慎用。

(2)本品不宜单独应用,老年人对本品的降压作用较敏感,并易有肾功能减低,故宜减少剂量。

(3)用药期间随访检查抗核抗体、血常规,必要时查红斑狼疮。

(4)长期给药可产生血容量增大、液体潴留,反射性交感兴奋而心率加快、心排血量增加,使本品的降压作用减弱。

(5)长期大量用药会引起类风湿关节炎、播散性红斑狼疮综合征等,应立即停药。

(6)停用本品时须缓慢减量,以免血压突然升高。

(7)如有过量应停药,将胃排空,给活性炭。若有休克,应予扩容治疗。

【药物相互作用】 (1)与非甾体抗炎药同用可使降压作用减弱。

(2)拟交感胺类与本品同用可使本品的降压作用降低。

(3)与二氮嗪或其他降压药同用可使降压作用加强。

【给药说明】 (1)缓慢增加剂量或合用 β 受体拮抗药可使不良反应减少。

(2)食物可增加本品的生物利用度,故宜在餐后服用。

【用法与用量】 成人 (1)口服 一次 10mg,一日 3～4 次,饭后服用。2～4 日后,加至一次 25mg,一日 2～4 次,共 1 周;第 2 周后增至一次 50mg,一日 2～4 次。最大剂量不超过一日 300mg。

(2)肌内注射 一般开始用小剂量,一次 10mg,一日 3～4 次,用药 2～4 日;以后逐渐增加用量。维持剂量,一日 30～200mg,分次肌内注射。

(3)静脉注射 产科用于重度妊娠高血压综合征急

需控制血压的患者，可静脉注射；一般开始先静脉缓慢注射 1mg 试验剂量，如 1 分钟后无不良反应，可在 4 分钟内给予 4mg 缓慢注射；以后根据血压情况每 20 分钟用药一次，一次 5～10mg。

儿童　(1)口服　一日 0.75mg/kg，分 4 次服。

(2)肌内注射(与利血平合用)一次 0.15mg/kg，每 12～24 小时 1 次。

【制剂与规格】盐酸肼屈嗪片：(1)10mg；(2)25mg；(3)50mg。

盐酸肼屈嗪注射液：1ml:20mg。

盐酸可乐定 [药典(二)；医保(乙)]
Clonidine Hydrochloride

【适应证】①高血压(不作为一线用药)；②用于高血压急症、偏头痛、绝经期潮热、痛经，以及戒断阿片瘾毒症状；③本品滴眼液用于原发性开角型青光眼及闭角型青光眼，尤其适用于不能耐受缩瞳药的青光眼患者；④用于 Tourette 综合征(发声与多种运动联合抽动障碍)。

【药理】(1)药效学　本品为中枢性 α_2 受体激动药。①降压：通过激动延脑突触后膜 α_2 肾上腺素受体，使中枢交感冲动传出减少，周围血管阻力减低，心率减慢；同时激活周围血管 α_2 受体，使儿茶酚胺释放减少，因而降低血压，很少发生直立性低血压。②降眼压：可激活 α_2 肾上腺素受体，通过负反馈机制，抑制交感神经，并减少房水生成，增加房水流出，产生降眼压效果，对瞳孔大小、视力及眼调节功能均无影响。③治疗偏头痛：可能通过拮抗血管运动反射。④治疗痛经及绝经期潮热：作用机制未明，可能通过稳定周围血管作用。⑤戒阿片瘾：可能通过抑制脑内 α 受体活性。

(2)药动学　口服后 70%～80% 吸收，吸收后很快分布到各器官，组织内药物浓度比血浆中浓度高，能通过血-脑屏障蓄积于脑组织。蛋白结合率为 20%～40%。口服本品后 30～60 分钟发生降压作用，3～5 小时血药浓度达峰值，一般为 1.35ng/ml，作用持续 6～8 小时。贴片经皮肤吸收后进入血循环，能以平稳速度释放可乐定。除去贴片，局部皮肤内贮存的药物仍能维持有效血药浓度 24 小时。缓慢静脉注射后可在 10 分钟内产生降压作用，最大作用约在注射完后 30～60 分钟，持续约 3～7 小时，产生降压作用前可出现短暂高血压现象。在肝内代谢，约 50% 吸收的剂量经肝内生物转化。正常肾功能时消除半衰期为 12.7(6～23)小时，肾功能不全时延长。40%～60% 以原型于 24 小时内经肾排出；20% 经肠肝循环由胆汁排出。

【不良反应】大部分不良反应轻微；并与药物的剂量有关；可以随着用药过程而减轻。

(1)常见不良反应　口干(与剂量有关)、昏睡、头晕、精神抑郁、便秘和镇静、性功能降低和夜尿多、瘙痒、恶心、呕吐、失眠、荨麻疹、血管神经性水肿和风疹、疲劳、直立性症状、紧张和焦躁、脱发、皮疹、食欲缺乏和全身不适、体重增加、头痛、乏力、戒断综合征、短暂肝功能异常。

(2)少见不良反应　肌肉关节痛、心悸、心动过速、心动过缓、下肢痉挛、排尿困难、男性乳房发育、尿潴留。

(3)罕见不良反应　多梦、夜游症、烦躁不安、兴奋、幻视、幻听、谵妄、雷诺现象、心力衰竭、心律失常、发热、短暂血糖升高、血清肌酸磷酸激酶升高、肝炎和腮腺炎等。

(4)长期使用可由于钠潴留而下肢浮肿。

(5)逾量征象　包括呼吸困难、眩晕、晕厥、心跳缓慢、乏力。

【禁忌证】(1)对本品及其所含成分过敏者禁用。

(2)抑郁症患者禁用。

(3)低血压、低血压性青光眼患者禁用本品滴眼液。

【注意事项】(1)本品从乳汁排泄。哺乳期妇女应用必须权衡利弊。

(2)老年人对降压作用较敏感，增龄后肾功能减低，若需应用，剂量须减少。

(3)对诊断的干扰　应用本品时可使直接抗人球蛋白(Coombs)试验弱阳性，尿儿茶酚胺和香草杏仁酸(VMA)排出减少。

(4)下列情况应慎用　脑血管病、冠状动脉供血不足、精神抑郁史、近期心肌梗死、雷诺病、慢性肾功能障碍、窦房结或房室结功能低下、血栓闭塞性脉管炎。

(5)为减少局部皮肤刺激，每次换贴片时应更换贴用部位。须防止儿童取玩。

(6)严重逾量反应时须洗胃。低血压时应平卧，抬高床脚，必要时静脉输液，用多巴胺以提高血压。高血压时静脉给呋塞米、二氮嗪、酚妥拉明或硝普钠。

妊娠　动物研究发现对胎仔有害，人体研究尚不充分。

儿童　最常见口干、昏睡、头晕、抑郁、便秘、恶心、呕吐、荨麻疹。

【药物相互作用】(1)与酒精、巴比妥类或镇静药等中枢神经抑制药同用可使中枢抑制作用加强。

（2）与其他降压药同用可使降压作用加强。

（3）与β受体拮抗药同用后停药，可使可乐定的撤药综合征危象发生增多，故宜先停用β受体拮抗药，再停用可乐定。

（4）与三环类抗抑郁药同用会使可乐定的降压作用减弱。

（5）与非甾体抗炎药同用可使可乐定的降压作用减弱。

【给药说明】 （1）长期用药由于液体潴留及血容量扩充，可出现耐药，降压作用减弱，加利尿药同用可以减少耐药性并增强疗效。

（2）治疗时突然停药或连续漏服数药，可发生反跳性血压增高。多于停药后12～48小时出现，可持续数天。此时可有5%～20%患者伴有精神紧张、胸痛、失眠、脸红、头痛、恶心、唾液增多、呕吐、手指颤动等症状。每天用量超过1.2mg突然停用或停用原用的β受体拮抗药时，发生反跳性高血压的机会增多。因此，停药必须在1～2周内逐渐减量，与此同时考虑其他降压治疗；血压过高时可给二氮嗪或α受体拮抗药，或再用本品；若因手术必须停服本品时，应在术前4～6小时停用，术中用静脉滴注降压药，术后再复用本品。

【用法与用量】 成人 （1）口服 ①降压：开始一次0.1mg，一日2次，需要时隔2～4日后递增，每日0.1～0.2mg；维持量为0.1～0.2mg，一日2～4次；严重高血压需紧急治疗时开始口服0.2mg，继以每小时0.1mg，直到舒张压控制或总量达0.7mg，然后用维持量。②绝经期潮热：一次0.025～0.075mg，一日2次。③严重痛经：一次口服0.025mg，一日2次，女性在月经前及月经时，共服10～14日。④偏头痛：一次0.025mg，一日2～4次，最多为一次0.05mg，一日3次。成人极量：一次0.6mg，一日2.4mg。

（2）贴片 取本品，揭去保护层，贴于耳后无发、干燥皮肤。成年患者首次使用1片（2.5cm²），然后根据血压下降调整每次贴用面积（减少或增加），如已增至3片（7.5cm²）仍无效果，且不良反应明显，应考虑停药。贴用3日后换用新贴片。

儿童 口服。一次0.001～0.005mg/kg，一日2～3次服。

【制剂与规格】 可乐定缓释贴片：2.5mg。

盐酸可乐定滴丸：75μg。

盐酸可乐定片：（1）0.075mg；（2）75μg；（3）0.1mg。

盐酸可乐定注射液：（1）1ml:0.15mg；（2）1ml:

0.15mg。

盐酸可乐定滴眼液：5ml:12.5mg。

甲基多巴 [药典(二)]
Methyldopa

【适应证】 高血压（包括肾病高血压及妊娠高血压）。

【药理】 （1）药效学 本品为中枢降压药，易进入中枢，在体内产生代谢产物α-甲基去甲肾上腺素，激动中枢α受体，从而抑制对心、肾和周围血管的交感冲动输出，与此同时，周围血管阻力及血浆肾素活性也降低，因此血压下降。

（2）药动学 口服吸收不定，约为50%。与血浆蛋白结合少，不到20%。单剂口服后4～6小时降压作用达高峰，作用持续12～24小时；多次口服后2～3日降压作用达高峰，作用持续至停药后24～48小时。正常人血浆半衰期约为1.7小时，无尿时为3.6小时。主要在肝内代谢，产生活性代谢产物α-甲基去甲肾上腺素。近70%以原型和少量代谢物的形式经尿排泄。少量自乳汁分泌。血液或腹膜透析均可将本品清除。

【不良反应】 （1）常见不良反应 水钠潴留所致的下肢浮肿、乏力（始用或增量时）、口干、头痛。

（2）较少见不良反应 药物热或嗜酸粒细胞增多，肝功能变化（可能属免疫性或过敏性），精神改变（抑郁或焦虑、梦呓、失眠），性功能减低、腹泻、乳房增大、恶心、呕吐、晕倒等。

（3）少见不良反应 肝功能损害、溶血性贫血、白细胞或血小板减少、帕金森病样表现。

【禁忌证】 （1）有活动性肝病患者禁用。

（2）直接抗人球蛋白（Coombs）试验阳性。

【注意事项】 （1）本品可排入乳汁，但未有对婴儿影响的报道。

（2）老年人对降压作用敏感，且肾功能常较差，应用本品须酌减用量。

（3）对诊断的干扰 ①本品可引起荧光，其波长与儿茶酚胺相似，用比色法测血清AST、用碱性苦味酸盐法测血清肌酐及测定尿儿茶酚胺时，均可造成假性增高；②血尿素氮、血钾、血钠、血尿酸可能增高；③少数长期用本品者Coombs试验可阳性，且可持续至停药后数周或数月；④ALT、AST及胆红素可能增高，提示肝损害。

（4）下列情况慎用本品 ①冠心病心绞痛，可能使症状加重；②自身免疫性疾病、溶血性贫血史；③肝病史或肝功能异常；④帕金森病或抑郁症史，本品可能使其加重；⑤嗜铬细胞瘤，有报道本品可能升高血压；⑥肾功能障碍。

（5）用药期间随访检查 ①血常规；②肝功能。

（6）如有逾量，除可洗胃、引吐减少吸收外，可补充血容量及给升压药。

【药物相互作用】（1）可增强口服抗凝药的抗凝作用。

（2）可加强中枢神经抑制药的作用。

（3）三环类抗抑郁药可减弱本品的降压作用。

（4）非甾体抗炎药可减弱本品的降压作用。

（5）可使血生乳素浓度增高并干扰溴隐亭的作用。

（6）与其他降压药有协同作用。

（7）与左旋多巴同用使中枢神经毒性作用增强。

（8）拟交感胺类使本品降压作用减弱。

【给药说明】（1）本品与利尿药合用时后者剂量无需改变，若与其他降压药同用则本品开始剂量宜较小。

（2）递增本品剂量宜从晚间用药开始，以避免过度镇静作用。

（3）用药2～3个月后可因水钠潴留而产生耐药，但给利尿药后疗效可恢复。

（4）如需手术，不必撤用本品，但麻醉医师应了解本品的应用。

（5）如因本品引起发热、黄疸、肝功能异常，应停药。

【用法与用量】 成人 口服。一次0.25g，一日2～3次，每2日调整剂量一次，至达到预期疗效。维持量一日0.5～2g，分2～4次服，但一日量不宜超过一天3g。

儿童 按体重一日10mg/kg，或按体表面积300mg/m²，分2～4次口服，以后每2日调整剂量一次至达到疗效。一日量不宜超过65mg/kg或3g。

【制剂与规格】 甲基多巴片：0.25g。

米 诺 地 尔 [药典(二)]
Minoxidil

【适应证】 高血压（第二或第三线用药）。

【药理】（1）药效学 本品直接扩张小动脉降低周围血管阻力而降压，具体机制未明。本品不扩张小静脉。周围血管阻力减低后引起反射性心率加快、心排血量增加。降压后肾素活性增高，引起水钠潴留。本品不干扰血管运动反射，故不发生直立性低血压。

（2）药动学 口服后约90%吸收。不与血浆蛋白结合。1小时内血药浓度达高峰，此后迅速下降。$t_{1/2}$为2.8～4.2小时，肾功能不全时不变。口服后1.5小时内降压作用开始，2～3小时达高峰，作用可维持75小时；长期口服后高峰降压作用随剂量而异，如每日10mg为7日，每日20mg为5日，每日40mg为3日。吸收的本品90%在肝内经葡萄糖醛化，其代谢物葡萄糖醛酸结合物活性低，可随尿排出。给药量的97%从尿中排出，3%从粪便排出。透析时本品可被清除。

【不良反应】（1）常见不良反应 ①反射性交感兴奋所致的心率加快、心律失常、皮肤潮红；②水钠潴留引起下肢水肿及体重增加；③毛发增生，以脸、臂及背部较著，常在用药3～6周内出现，停药1～6月后消退。

（2）较少见不良反应 心绞痛、胸痛（心包炎）、头痛（血管扩张所致）、皮疹、瘙痒。

（3）极少见不良反应 过敏反应。

【禁忌证】 嗜铬细胞瘤患者禁用。

【注意事项】（1）本品能排入乳汁；但尚未有对婴儿影响的报道。

（2）老年人对降压作用敏感；且肾功能常较差；应用本品须酌减剂量。

（3）对诊断的干扰 ①用本品治疗后初期血尿素氮及肌酐增高，但继续治疗后下降至治疗前水平；②血浆肾素活性、血清碱性磷酸酶、血钠可能增高；③血细胞计数及血红蛋白可能因血液稀释而减低。

（4）下列情况慎用本品 ①脑血管病；②非高血压所致的心力衰竭；③冠心病、心绞痛、心肌梗死；④心包积液；⑤严重肝功能不全；⑥肾功能障碍

（5）随访检查 应用本品时定时测血压、体重。

（6）应用本品逾量时可静脉给予氯化钠注射液，危重时可给予去氧肾上腺素或多巴胺，但不宜肾上腺素或去甲肾上腺素，以避免过度兴奋心脏。

【药物相互作用】（1）与其他降压药、硝酸酯类同用可使降压作用加强。

（2）非甾体抗炎镇痛药与本品同用使降压作用减弱。

（3）拟交感胺类与本品同用使降压作用减弱。

【给药说明】（1）应用本品后发生水钠潴留时可给利尿药，常选用呋塞米等袢利尿药。

（2）应用本品后反射性心率加快也常见，可加用一种β受体拮抗药以纠正。

（3）如应用本品后出现心包积液，应停用本品。

（4）应用本品后突然停用可致血压反跳，故宜逐渐撤药。

【用法与用量】 成人 口服。开始一次2.5mg，一日2次，以后每3日将药量加倍，至达到疗效，维持量一日10～40mg，单次或分次服。最多一日不能超过

100mg。

儿童 按体重一日 0.2mg/kg，一次服用，以后每 3 日调整剂量，一日按体重增加 0.1mg/kg，12 岁以下一日最多为 50mg；维持量按体重一日 0.25～1mg/kg，单次或分次服。

【制剂与规格】 米诺地尔片：2.5mg。

硝 普 钠 ^[药典(二)；国基；医保(甲)]
Sodium Nitroprusside

【适应证】 (1)CDE 适应证 ①用于高血压急症，如恶性高血压脑病、高血压危象、高血压脑病、嗜铬细胞瘤手术前后阵发性高血压等的紧急降压；②用于外科麻醉期间控制性降压；③用于急性心力衰竭，如急性肺心肌梗死或瓣膜(二尖瓣或主动脉瓣)关闭不全时的急性心力衰竭。

(2)超说明书适应证 ①用于治疗新生儿胎粪吸入性肺炎并发肺动脉高压；②用于治疗妊娠期高血压(仅适用于其他降压药无效的高血压危象者)；③用于扩张型心肌病晚期阶段的姑息治疗；④用于治疗儿童病毒性心肌炎引起的心源性休克；⑤用于急性卒中后的血压管理；⑥用于治疗儿童手足口病引起的血压升高。

【药理】 (1)药效学 本品为速效和短时作用的血管扩张药。对动脉和静脉平滑肌均有直接扩张作用，但不影响子宫、十二指肠或心肌的收缩；对局部血流分布影响不大。血管扩张使周围血管阻力减低，因而有降血压作用。血管扩张还能使心脏前、后负荷均减低，心排血量改善，故对心力衰竭有益。后负荷减低可减少瓣膜关闭不全时主动脉和左心室的阻抗而减轻反流。

(2)药动学 静脉滴注后立即达血药浓度峰值，其水平随剂量而定。本品由红细胞代谢为氰化物，在肝脏内氰化物代谢为硫氰酸盐，代谢物无扩张血管活性；氰化物也可参与到维生素 B_{12} 的代谢过程中。本品给药后几乎立即起作用并达作用高峰，静脉滴注停止后作用维持 1～10 分钟；半衰期为 7 天(由硫氰酸盐测定)，肾功能不良或血钠过低时 $t_{1/2}$ 延长。经肾排泄。

【不良反应】 短期应用适量，不致发生不良反应。

(1)本品毒性反应来自其代谢产物氰化物和硫氰酸盐，氰化物是中间代谢物，硫氰酸盐为最终代谢产物，如氰化物不能正常转换为硫氰酸盐，则造成氰化物血浓度升高，此时硫氰酸盐血浓度虽正常也可发生中毒。

(2)在本品血药浓度较高而突然停药时，可能发生反跳性血压升高。

(3)以下情况出现不良反应 ①血压降低过快过剧，出现眩晕、大汗、头痛、肌肉颤搐、神经紧张或焦虑、烦躁、胃痛、反射性心动过速或心律不齐，症状的发生与静脉给药速度有关，与总量关系不大。减量给药或停止给药可好转。②硫氰酸盐中毒或超量时，可出现运动失调、视物模糊、谵妄、眩晕、头痛、意识丧失、恶心、呕吐、耳鸣、气短。停止给药可好转。③氰化物中毒或超量时，可出现反射消失、昏迷、心音遥远、低血压、脉搏消失、皮肤粉红色、呼吸浅、瞳孔散大。应停止给药并对症治疗。④皮肤：光敏感与疗程及剂量有关，皮肤石板蓝样色素沉着，停药后经较长时间(1～2 年)才渐退。其他过敏性皮疹，停药后消退较快。

【禁忌证】 (1)对本品及其所含成分过敏者禁用。

(2)代偿性高血压，如动脉分流或主动脉缩窄时禁用。

【注意事项】 (1)本品对光敏感，溶液稳定性较差，滴注溶液应新鲜配制并注意避光。

(2)有关本品致癌、致畸、对妊娠期妇女和乳母的影响尚缺乏人体研究。在儿童中应用的研究也未进行。

(3)老年人用本品须注意增龄时肾功能减退对本品排泄的影响，老年人对降压反应也比较敏感，故用量宜酌减。

(4)对诊断的干扰 用本品时血二氧化碳分压(PCO_2)、pH、碳酸氢盐浓度可能降低；血浆氰化物、硫氰酸盐浓度可能因本品代谢后产生而增高；本品逾量时动脉血乳酸盐浓度可增高，指示代谢性酸中毒。

(5)下列情况慎用 ①脑血管或冠状动脉供血不足时，对低血压的耐受性减低；②麻醉中控制性降压时，如有贫血或低血容量，应先予纠正再给药；③脑病或其他颅内压增高时，扩张脑血管可进一步增高颅内压；④肝功能损害时，可能本品加重肝损害；⑤甲状腺功能过低时，本品的代谢产物硫氰酸盐可抑制碘的摄取和结合，因而可能加重病情；⑥肺功能不全时，本品可能加重低氧血症；⑦维生素 B_{12} 缺乏时使用本品，可能使病情加重。

(6)停药反应 麻醉中控制降压时，突然停用本品，尤其血药浓度较高而突然停药时，可能发生反跳性血压升高。

(7)逾量的治疗 血压过低时减慢滴速或暂停给本品即可纠正。如有氰化物中毒征象，吸入亚硝酸异戊酯或静脉滴注亚硝酸钠或硫代硫酸钠均有助于将氰化物转为硫氰酸盐而降低氰化物血药浓度。

(8)随访检查 应用本品过程中，应经常测血压，最好在监护室内进行；肾功能不全而本品应用超过 48～72

小时者，每日须测定血浆中氰化物或硫氰酸盐，保持硫氰酸盐不超过 100μg/ml，氰化物不超过 3μmol/ml；急性心肌梗死患者用本品时需测定肺动脉舒张压或嵌压。

【药物相互作用】　(1)与其他降压药同用可使血压剧降。

(2)与多巴酚丁胺同用，可使心排血量增多而肺毛细血管嵌压降低。

(3)与拟交感胺类同用，本品的降压作用减弱。

(4)要避免与磷酸二酯酶Ⅴ抑制剂同用，因会增强本品降压作用。

【给药说明】　(1)本品只宜做静脉滴注，长期使用者应置于重病监护室内。

(2)静脉滴注前，将本品 50mg 先用 5%葡萄糖注射液 2～3ml 溶解，再以 5%葡萄糖注射液 250ml 稀释至所需浓度，输液器要用铅箔或不透光材料包裹使避光。

(3)溶液应新鲜配制，用剩部分应弃去，新配溶液为淡棕色，如变为暗棕色、橙色或蓝色，应弃去。溶液的保存与应用不应超过 6 小时。溶液内不宜加入其他药品，如颜色变蓝、绿或暗红色，指示已与其他物质起反应，即应弃去重换。

(4)为按计划达到合理降压，最好使用输液泵，以便精确调节流速，抬高床头可增进降压效果；药液有局部刺激性，谨防外渗，推荐自中心静脉做滴注。

(5)经治疗病情已稳定，撤药时要给口服药巩固疗效；患者同时使用其他降压药时，本品用量要减少。

(6)少壮男性患者麻醉期间用本品作控制性降压时，需要用大量，甚至接近极量。

(7)如静脉滴注已达每分钟按体重 10μg/kg，经 10 分钟而降压仍不满意，应考虑停用本品，改用或加用其他降压药。

(8)左心衰竭时应用本品可恢复心脏的泵血功能，但伴有低血压时，须同时加用正性肌力药如多巴胺或多巴酚丁胺。

(9)用本品过程中，偶可出现明显耐药性，此应视为中毒的先兆征象，此时减慢滴速，即可消失。

【用法与用量】　成人　静脉滴注。开始每分钟按体重 0.5μg/kg，根据治疗反应以每分钟 0.5μg/kg 递增，逐渐调整剂量，常用剂量为每分钟按体重 3μg/kg。极量为每分钟按体重 10μg/kg。总量为按体重 3.5mg/kg。用于心力衰竭治疗应从更小剂量开始(如每分钟 0.1μg/kg)，根据血压和病情逐渐增加剂量。

儿童　静脉注射。一次 1～1.5mg/kg，加入 5%葡萄糖注射液 500ml，一分钟 5～15 滴。

药物过量　血压过低时减慢滴速或暂停本品即可纠正。如有氰化物中毒征象，吸入亚硝酸异戊酯或静脉滴注亚硝酸钠或硫代硫酸钠均有助于将氰化物转为硫氰酸盐而降低氰化物血药浓度。

【制剂与规格】　注射用硝普钠：(1)25mg；(2)50mg。

利 血 平 [药典(二)；医保(甲)]
Reserpine

【适应证】　高血压和高血压危象(当前不推荐为第一线用药)。

【药理】　(1)药效学　本品为含于国产萝芙木及印度萝芙木根中的一种生物碱，是肾上腺素能神经元阻断性降血压药。一方面使周围交感神经末梢的去甲肾上腺素贮存耗竭，交感神经冲动的传导受阻，从而扩张血管、降低周围血管阻力发挥降压作用。另一方面也使脑、心和其他器官中的儿茶酚胺和 5-羟色胺贮存耗竭，而使心率减慢、心排血量减少，产生降压作用。此外，本品还可作用于下丘脑部位产生镇静作用，可缓解高血压患者焦虑、紧张和头痛等症状，且对精神躁狂症状有一定疗效。

(2)药动学　口服后吸收快，生物利用度约为 30%～50%，平均 3.5 小时血药浓度达峰值。迅速分布到主要脏器，包括脑组织。起效缓慢，数日至 3 周降压起效，3～6 周达高峰，停药后作用持续 1～6 周。肌内注射 4 小时降压作用达高峰，持续 10 小时。静脉注射后 1 小时起降压作用。约 96%与血浆蛋白结合。主要在肝内代谢。$t_{1/2\alpha}$ 与 $t_{1/2\beta}$ 分别为 4.5 小时与 45～168 小时，无尿时消除半衰期 87～323 小时。60%以上口服药以原型于给药 3～4 日后从粪便排出，8%从尿中排出，其中不到 1%为原型。

【不良反应】　大量口服或注射给药容易出现的不良反应，应加注意。

(1)常见不良反应　倦怠、晕厥、头痛、阳痿、性欲减退、乏力、腹泻、眩晕(直立性低血压)、口干、食欲缺乏、恶心、呕吐、鼻塞、焦虑、多梦、梦呓、清晨失眠以及精神抑郁、注意力不集中、神经紧张等。

(2)少见不良反应　柏油样黑色大便、呕血、胃痛、心律失常、心动过缓、支气管痉挛、手指强硬颤动。

(3)停药后仍可以出现的中枢或心血管反应有眩晕、倦怠、晕倒、阳痿、性欲减退、心动过缓、乏力、精神抑郁、注意力不集中、神经紧张、焦虑、多梦、梦呓或清晨失眠。精神抑郁的发生较隐袭，可致自杀，且可出现于停药后数月。

(4)绝经期妇女长期使用有增加乳癌发生之说,但无定论。

【禁忌证】 (1)对本品及其所含成分过敏者。

(2)活动性胃溃疡

(3)溃疡性结肠炎

(4)抑郁症,尤其是有自杀倾向的抑郁症。

【注意事项】 (1)对萝芙木制药过敏者对本品也过敏。

(2)本品可以进入乳汁,引起婴儿呼吸道分泌增多、鼻充血、青紫、低体温和食欲缺乏,哺乳期妇女应用时须权衡利弊。

(3)对诊断的干扰 ①用本品时以改良 GlennNelson 法或 HoltroffKoch 改良的 Zimmerman 反应作尿类固醇测定,可以出现假性低值;②可使血清催乳素浓度增高;③短期大量注射可使尿中儿茶酚胺排出增多,但长期使用则减少;④肌内注射利血平,尿中香草杏仁酸排出最初增加约 40%,第 2 日后则减少,长期给药总的排出锐减。

(4)下列情况应慎用 心律失常、心动过缓、癫痫、胆石症、精神抑郁史、震颤性麻痹、消化性溃疡、嗜铬细胞瘤、肾功能损害、溃疡性结肠炎、呼吸功能差。年老、体衰、用电休克治疗的患者也应谨慎。

(5)在胆石症患者,本品引起的胃肠道动力加强和分泌增多可促发胆绞痛。

(6)利血平可能导致低血压,包括体位性低血压。

(7)治疗期间,可能发生焦虑、抑郁以及精神病。在服药剂量不大于 0.25mg/d 时,少见抑郁症发生;若之前就有抑郁症,用药可加重病症。一旦有抑郁症状立即停药;有抑郁症史的患者用药需非常慎重,并警惕自杀的可能性。

(8)当两种或两种以上抗高血压药合用时,需减少每种药物的用量以防止血压过度下降,这对有冠心病的高血压患者尤为重要。

(9)正在服用利血平的患者不能同时进行电休克治疗,小的惊厥性电休克剂量即可引起严重的甚至是致命的反应。停用利血平至少 14 天后方可开始电休克治疗。

(10)需周期性检查血电解质以防电解质失衡。

(11)麻醉期间用利血平可能加重中枢镇静,导致严重低血压和心动过缓。虽然不需停药,但必须告诉麻醉师,事先给予阿托品防止心动过缓,用肾上腺素纠正低血压。

儿童 可出现过度镇静、注意力不集中、抑郁、嗜睡、晕厥、失眠、多梦、头痛。

【药物相互作用】 (1)与酒精或中枢神经抑制药同用可使中枢抑制作用加强。

(2)与其他降压药合用与利尿药同用使降压作用加强,合用有益,但剂量须调整;与 β 受体拮抗药合用可能使后者作用增强。

(3)与洋地黄苷或奎尼丁同用可引起心律失常,在常用剂量甚少发生,但用大剂量时须小心。

(4)与左旋多巴合用可引起多巴胺耗竭而致帕金森病发作。

(5)与间接性拟肾上腺素类如麻黄碱、苯丙胺等同用,可使儿茶酚胺贮存耗竭,使拟肾上腺素类的作用受抑制。

(6)与直接性拟肾上腺素类如肾上腺素、异丙肾上腺素、去甲肾上腺素、间羟胺、去氧肾上腺素等同用,可使拟肾上腺素类的作用延长。

(7)与三环类抗抑郁药同用,利血平的降压作用减弱,抗抑郁药作用也受干扰。

(8)与巴比妥类药物合用,可加强利血平的中枢镇静作用。

【给药说明】 (1)与利尿药同用以减少本品潴留水和钠的作用。

(2)年老、体衰者宜用小量。

(3)在电休克治疗前 2 周即应停用。

(4)患者需进行手术时可不停药,但必须告知麻醉医师,事先给予阿托品以防止心动过缓,若血压下降过度,可用直接作用的肾上腺素予以纠正。

【用法与用量】 **成人** (1)口服 一次 0.1~0.25mg,一日 1 次,经过 7~14 日调整剂量,视疗效而定;极量:一次 0.5mg。

(2)肌内注射 高血压危象时一次 0.5~1mg,以后按需要每 4~6 小时肌内注射 0.4~0.6mg。

儿童 (1)口服 一日 0.02mg/kg,分 2~3 次服。

(2)肌内注射、静脉注射 一次 0.07mg/kg,一次极量 1.25mg,一日 1~2 次。

【制剂与规格】 利血平注射液:(1)1ml:2.5mg;(2)1ml:1mg。

利血平片:(1)0.25mg;(2)0.1mg。

硫酸胍乙啶
Guanethidine Sulfate

【适应证】 高血压。不用作第一线药,常在其他降压药治疗疗效不满意时采用或与其他药物合用。

【药理】 (1)药效学 本品选择性地作用于交感神

经节后肾上腺素能神经末梢，促使在神经末梢贮藏的去甲肾上腺素缓慢地被本品所取代而释出，从而使神经末梢和组织中应有的去甲肾上腺素耗竭缺失。本品还能阻止神经刺激时去甲肾上腺素的正常释放。最终使血管收缩作用减弱，尤其在体位改变时交感神经反应迟钝，应有的兴奋减弱，从而降低血压。另外，本品还可抑制房水生成，增加流出的通畅性，从而降低眼内压。

（2）药动学 口服后吸收不规则个体差异较大，吸收率为3%～30%，不与血浆蛋白结合。单次口服后8小时起效，多次给药1～3周达最大作用，停药后1～3周血压上升至治疗前水平。$t_{1/2\alpha}$为1～2日，$t_{1/2\beta}$为5～10日，肾功能不全时不变。经肝代谢，经肾排泄，其中25%～50%为原型，其余为代谢产物。

【不良反应】 （1）常见不良反应 由液体潴留所致的下肢浮肿。

（2）少见不良反应 恶心、呕吐、腹泻、头昏、直立性低血压、头痛、鼻塞、乏力、心跳缓慢、心绞痛、气短、视物模糊、口干、睑下垂、脱发、震颤、夜尿、皮疹等较少见。

【禁忌证】 对本品过敏者、明显的充血性心力衰竭者、高血压危象者。

【注意事项】 下列情况慎用：①有哮喘史者，可能对儿茶酚胺耗失而致发病或加重。②脑供血不全者，可因血压低而致脑缺血加重。③非高血压所致的心力衰竭，可因液体潴留而加重。④冠状动脉供血不足者，以及新近发生心肌梗死者，可因血压降低而致心肌缺血加重。⑤糖尿病时本品增强降血糖药的作用。⑥肝功能不全时本品代谢减慢，易致体内蓄积。⑦消化性溃疡患者，可因本品使副交感张力相对增加而加重病情。⑧嗜铬细胞瘤患者，可因本品初期使儿茶酚胺释出较多而使病情加重。⑨肾功能不全时，本品减低肾小球滤过率及肾血流减少，由于本品蓄积而致血压过低，也可引起暂时性尿潴留。⑩本品可能加重窦性心动过缓。

妊娠及哺乳期 本品对妊娠与生殖的影响无充分研究，小量本品可排泄入乳汁，但在人体未证实发生问题。

老年人 老年人对降压作用敏感，且可随年龄增长而肾功能减低，故用量宜酌减。

【药物相互作用】 （1）与酒精、巴比妥类、安眠药同用，可加重直立性低血压。

（2）与苯丙胺或其他食欲抑制药、吩噻嗪类、三环类抗抑郁药等同用，直立性降压作用减弱。

（3）与降糖药同用，可强化降血糖作用，剂量须调整。

（4）与非甾体抗炎镇痛药同用，本品的降压作用减弱，由于前者可能抑制肾合成前列腺素，并使水钠潴留。

（5）与其他降压药如利血平、α或β受体拮抗药同用更容易发生直立性低血压，一般不推荐与米诺地尔同用。

（6）与拟交感类药同用使本品的降压作用减弱，也可使拟交感类药的升压作用增强，间羟胺与本品同用可致高血压危象。

【给药说明】 （1）由于本品半衰期较长，长期应用有蓄积作用，初量宜小，逐渐加大，门诊患者递增剂量至少隔5～7日一次

（2）本品的降压作用在立位时更显著，故宜在仰卧位、起立后10分钟及运动后测血压各一次，剂量渐增至立位时舒张压不再降低为止

（3）长期用本品，因液体潴留，血容量增加而发生耐药性，降压作用减弱，此时宜加用利尿药

（4）直立性低血压及腹泻出现时应减量。

【用法与用量】 成人 口服。①门诊患者：起始口服一次10～12.5mg，一日1次，以后每5～7天递增10～12.5mg，直到血压控制；维持量为25～50mg，一日1次。②住院患者：起始口服一次25～50mg，一日1次，以后逐日或隔日递增25～50mg，直至血压控制。

儿童 按体重一次0.2mg/kg或按体表面积6mg/m²，一日1次；以后每隔7～10日按体重递增0.2mg/kg或按体表面积6mg/m²，直至血压控制。

【制剂与规格】 硫酸胍乙啶片：(1)10mg；(2)25mg。

盐酸莫索尼定
Moxonidine Hydrochloride

【适应证】 轻、中度原发性高血压。

【药理】 （1）药效学 莫索尼定是新型的中枢降压药，是一种对咪唑啉I_1受体具有高度亲和力的选择性激动剂，在体内与中枢咪唑啉I_1受体的结合明显与血压下降程度有关。体外是一种α_2肾上腺素受体选择性激动剂，但降压作用与α_2肾上腺素受体结合无明显关系。小鼠药理实验显示：莫索尼定可减少自主活动次数，协同戊巴比妥促进小鼠睡眠，抑制中枢神经系统活动；它在降压同时减慢心率，但对心电和呼吸频率及深度无明显影响。大鼠的毒性实验显示：随所用剂量的增加，会出现松毛、少动和体重增长缓慢等一般药物反应；尿液检查异常；肝酶的升高；病理组织学异常主要见于肾脏和心脏。停药四周以后大部分异常指标可恢复。

(2)药动学 本品口服吸收较快,0.3～1小时血药浓度达峰值,生物利用度约为88%。没有首过效应,58%～60%的药物原型化合物经肾脏排泄,只有小于2%的药物经粪便排泄。小于15%的药物在体内代谢,主要产物为4,5-脱氧莫索尼定和胍基衍生物,口服 $t_{1/2}$(消除半衰期)为2小时左右。食物摄入不影响药代动力学。

【不良反应】 治疗开始时可出现口干、疲乏和头痛等症状;偶见头晕、失眠和下肢无力感等。极少产生胃肠道不适,个别有皮肤过敏反应。

【禁忌证】 (1)缓慢性心律失常 病态窦房结综合征、Ⅱ度和Ⅲ度窦房或房室传导阻滞、严重心动过缓(休息状态下脉搏<50次/分)。

(2)严重心律失常。

(3)严重心功能不全。

(4)不稳定型心绞痛。

(5)严重肝病。

(6)重度肾功能不全(肾小球滤过率在30ml/min以下)。

(7)血管神经性水肿。

(8)妊娠期妇女及哺乳妇女禁用。

(9)16岁以下儿童禁用。

(10)其他 间歇性跛行、雷诺综合征、帕金森病征、癫痫、青光眼等。

【注意事项】 (1)轻度肾功能不全的患者,应监控其降压效果。

(2)过敏时应停药。

(3)开车或操纵机器者应谨慎,可能影响其驾驶或操纵能力。

(4)与β受体拮抗药合用时,应先服用β受体拮抗药,然后隔一定时间再服本品。

(5)尽管在使用中尚未发生过血压升降的异常变化,但建议长期服用本品时,勿采取突然停药的措施。

(6)老年患者对药物的敏感性有时难以估计,应慎用,初始剂量宜小。

(7)药物过量发生严重低血压可抬高下肢,补充血容量,如果无效,可缓慢静脉注射缩血管药物,不断监测血压变化。

【药物相互作用】 (1)与β受体拮抗药合用时,开始时即产生降压,然后有较强的反跳现象出现。

(2)与其他降压药合用可增强本品的降压效果。

(3)与妥拉唑啉合用时,能削弱本品的降压作用。

(4)与酒精、镇静药或麻醉药合用时,能增强其降压效果。

【用法与用量】 应采用个体化用药原则。一般从最低剂量开始,即0.2mg,每日1次,于早晨服用。若不能达到预期效果,可在三周内将剂量调至每日0.4mg,早晨服用或早晚各0.2mg。单次剂量不得超过0.4mg或日剂量不超过0.6mg。轻、中度肾功能不全者,单次剂量不得超过0.2mg或日剂量不超过0.4mg。

【制剂与规格】 盐酸莫索尼定片:0.2mg。

盐酸莫索尼定胶囊:0.2mg。

沙库巴曲缬沙坦钠[医保(乙)]
Sacubitril Valsartan Sodium

【特殊说明】 FDA黑框警告

警告:胎儿毒性

当检测到怀孕时,尽快终止本品。

直接作用于肾素-血管紧张素系统的药物可导致发育中的胎儿损害和死亡。

【适应证】 (1)CDE适应证 ①以沙库巴曲缬沙坦计50mg、100mg、200mg:用于射血分数降低的慢性心力衰竭(NYHA Ⅱ～Ⅳ级,LVEF≤40%)成人患者,降低心血管死亡和心力衰竭住院的风险。沙库巴曲缬沙坦钠片可代替血管紧张素转化酶抑制剂(ACEI)或血管紧张素Ⅱ受体拮抗剂(ARB),与其他心力衰竭治疗药物合用。②以沙库巴曲缬沙坦计100mg、200mg:用于治疗原发性高血压。

(2)国外适应证 小儿心力衰竭:用于治疗1岁及1岁以上儿童伴有全身性左心室收缩功能障碍的症状性心力衰竭。降低NT-proBNP,有望改善心血管预后。

【药理】 (1)药效学 沙库巴曲缬/沙坦钠含有脑啡肽酶抑制剂沙库巴曲和血管紧张素受体拮抗剂缬沙坦。通过沙库巴曲活性代谢产物LBQ657抑制脑啡肽酶(中性肽链内切酶;NEP),从而增加脑啡肽酶所降解的肽类水平(例如利钠肽)水平。同时通过缬沙坦抑制血管紧张素Ⅱ-1型受体(AT1),抑制血管紧张素Ⅱ作用,并抑制血管紧张素Ⅱ依赖的醛固酮释放。

(2)药动学 本品口服给药后,分解为沙库巴曲(随后进一步代谢为LBQ657)和缬沙坦,这三种物质分别在0.5小时、2小时和1.5小时达到血药峰浓度。沙库巴曲和缬沙坦的口服绝对生物利用度分别约为≥60%和23%。每天2次给药后,沙库巴曲、LBQ657和缬沙坦在3天内达到稳态水平。与食物同服对沙库巴曲、LBQ657和缬沙坦全身暴露量的影响无临床意义。血浆蛋白的结合率高(94%～97%)。LBQ657透过血-脑屏障程度有限(0.28%)。缬沙坦和沙库巴曲的平均表观分布容积范围分别为 75L 和 103L。沙库巴曲迅速通过酯酶转化为 LBQ657；LBQ657 没有明显的进一步代谢，缬沙坦代谢极少。52%~68%的沙库巴曲(主要作为 LBQ657)、~13% 的缬沙坦及其代谢产物经尿液排泄；37%~48%的沙库巴曲(主要作为 LBQ657)、86%的缬沙坦及其代谢产物经粪便排泄。沙库巴曲、LBQ657 和缬沙坦的平均血浆消除半衰期($t_{1/2}$)分别约为 1.43 小时、11.48 小时和 9.90 小时。

【不良反应】（1）心血管系统　低血压(包括直立性低血压)。

（2）代谢/内分泌系统　高钾血症。

（3）呼吸系统　咳嗽。

（4）泌尿生殖系统　肾功能损害、肾衰竭(包括急性肾衰竭)、血清肌酐升高。

（5）免疫系统　上市后有超敏反应(包括皮疹、瘙痒、过敏反应)的报道。

（6）神经系统　头晕。

（7）血液系统　血红蛋白减少、红细胞比容降低。

（8）皮肤　血管神经性水肿。

（9）其他　跌倒。

其余参阅"缬沙坦"。

【禁忌证】（1）对本品活性成分(沙库巴曲、缬沙坦)或任何辅料过敏者。

（2）与 ACEI 合用。

（3）存在 ACEI 或 ARB 治疗相关的血管性水肿既往病史的患者。

（4）遗传性或特发性血管性水肿患者。

（5）在 2 型糖尿病患者中，禁止与阿利吉仑合用。

（6）重度肝功能损害、胆汁性肝硬化和胆汁淤积。

（7）中期和晚期妊娠患者。

【注意事项】（1）胚胎毒性　怀孕妇女应用本品可能造成胎儿损害。发现怀孕时要考虑替代药物治疗并停用本品。但是，如果没有合适的替代治疗(替代影响肾素-血管紧张素系统的药物)，并且认为本品可挽救母亲生命，则告知怀孕妇女本品对胎儿的潜在风险。

（2）血管性水肿　如果发生血管性水肿，马上停用本品，给予适当的治疗并监测呼吸道受累情况。禁止再次应用本品。对于已确认的局限于面部和唇部的血管性水肿病例，一般无需治疗便可缓解，虽然应用抗组胺药有助于缓解症状。伴有喉头水肿的血管性水肿可能是致命性的。如果水肿累及舌、声门或喉，可能会导致气道阻塞，要给予适当的治疗，例如皮下注射肾上腺素溶液 1:1000(0.3~0.5ml)以及采取必要措施以确保患者气道

通畅。有血管性水肿既往史的患者应用本品时血管性水肿风险可能增加。已知有与 ACEI 或 ARB 治疗相关的血管性水肿既往病史的患者不应该使用本品。

（3）肾素-血管紧张素-醛固酮系统(RAAS)的双重阻滞　因有发生血管性水肿的风险，本品不得与 ACEI 合用。必须在 ACEI 末次给药 36 小时之后才能开始应用本品。如果停止本品治疗，必须在本品末次给药 36 小时之后才能开始应用 ACEI。本品与直接肾素抑制剂(如阿利吉仑)合用需谨慎。在 2 型糖尿病患者中禁止本品与阿利吉仑合用。因具有拮抗血管紧张素 II 受体的活性，本品不应与 ARB 合用。

（4）低血压　本品可降低血压并可能造成症状性低血压。肾素-血管紧张素系统被激活的患者(例如血容量不足或电解质不足的患者，如正接受高剂量利尿剂治疗患者)风险更大。在给予本品之前应纠正血容量不足或电解质不足的状况，或是以较低剂量开始给药。如果发生低血压，应考虑调整利尿剂、合用的降压药的剂量，并治疗导致低血压的其他病因(如血容量不足)。如果在采取了这些措施之后低血压仍持续存在，则降低本品剂量或暂时停用。通常不需要永久停止治疗。

（5）肾功能　损害由于抑制肾素-血管紧张素-醛固酮系统(RAAS)，预期易感个体应用本品治疗可能出现肾功能减退。如果患者出现具有临床意义的肾功能减退，则密切监测血清肌酐并降低本品剂量或暂停给药。在双侧或单侧肾动脉狭窄患者中，本品可能引起血尿素和血清肌酐水平升高。肾动脉狭窄患者需慎用本品并建议进行肾功能监测。

（6）高钾血症　要定期监测血清钾水平并进行适当治疗，尤其是对存在高钾血症风险因素的患者(如重度肾功能损害、糖尿病、低醛固酮血症或正在接受高钾饮食)，可能需要降低本品剂量或暂停给药。

（7）NYHA 功能分级 IV 级患者临床经验有限，此类患者开始本品治疗时应慎重。

（8）B 型利钠肽(BNP)是脑啡肽酶的底物。对于接受本品治疗的患者而言，B 型利钠肽(BNP)并不是心力衰竭的合适的生物标志物。

（9）肝功能损害　患者在中度肝功能损害(Child-Pugh B 级)或 AST/ALT 值高于正常上限两倍的患者中的临床用药经验有限。建议此类患者慎用本品。本品禁用于重度肝功能损害、胆汁性肝硬化或胆汁淤积患者(Child-Pugh C 级)。

【药物相互作用】（1）ACEI 可能会增加发生血管性水肿的风险，应禁止合用。停止使用 ACEI 治疗 36 小时

后方可使用本品。

(2) 阿利吉仑在 2 型糖尿病患者中，禁忌合用阿利吉仑。肾功能损害(eGFR<60mL/min/1.73m²)患者应用本品时避免合用阿利吉仑。

(3) ARB 本品含有血管紧张素 II 受体拮抗剂缬沙坦，应避免合用。

(4) OATP1B1、OATP1B3 转运蛋白底物(如他汀类药物)本品可能会增加 OATP1B1 和 OATP1B3 底物(例如他汀类药物)全身暴露量。因此合用时应谨慎。

(5) 5 型磷酸二酯酶抑制剂(如西地那非)合用可产生更明显的血压降低。因此，应用本品患者在开始应用西地那非或其他 5 型磷酸二酯酶抑制剂(PDE-5)抑制剂时应谨慎。

(6) 保钾利尿药在合用保钾利尿剂(如氨苯喋啶、阿米洛利)、盐皮质激素受体拮抗剂(如螺内酯、依普利酮)、钾补充剂或含钾的盐替代品时，可能会导致血清钾升高以及血清肌酐升高。如果本品合用这些药物，建议监测血清钾。

(7) 非甾体抗炎药(NSAID，包括选择性环氧化酶-2 抑制剂(COX-2 抑制剂)在老年患者、血容量不足患者(包括应用利尿剂治疗的患者)或肾功能损害患者中，本品合用 NSAID 时可能使肾功能损害加重的风险增加，可能导致肾功能恶化，包括可能出现急性肾功能衰竭。建议合用本品和 NSAID 的患者在开始治疗或调整治疗时进行肾功能监测。这些效应通常是可逆的。应定期监测肾功能。

(8) 锂剂 在锂剂合用 ACEI 或 ARB 期间已经有血清锂浓度可逆性升高和毒性的报告。如果合并使用利尿剂，则锂剂毒性风险可能会进一步增加。因此，在本品与锂剂合用期间应密切监测血清锂水平。

(9) OATP1B1、OATP1B3、OAT3 抑制剂(如利福平、环孢素)或 MRP2 抑制剂(如利托那韦) 可能增加 LBQ657 或缬沙坦的全身暴露量。在开始或结束合用这类药物时需谨慎。

(10) 二甲双胍合用会使二甲双胍的 C_{max} 和 AUC 均下降。这些结果的临床意义仍未知。

(11) CYP450 相互作用本品对 CYP450 酶不具有诱导或抑制作用。

【给药说明】 (1)本品可以与食物同服，或空腹服用；

(2) 无法吞咽的患者可使用同等剂量的口服混悬液。

【用法与用量】 (1)射血分数降低的慢性心力衰竭

推荐本品起始剂量为每次 100mg，每天 2 次。在先前未服用 ACEI 或 ARB 的患者或服用低剂量上述药物的患者，推荐本品的起始剂量为 50mg，每天 2 次。根据患者耐受情况，本品剂量应该每 2～4 周倍增一次，直至达到每次 200mg 每天 2 次的目标维持剂量。

(2)原发性高血压 推荐本品起始剂量为每次 200mg，每天 1 次。在应用本品 200mg 每天 1 次无法充分控制血压的患者中，剂量可增加至 400mg，每天 1 次，本品可单独使用，或与除 ACEI 和 ARB 以外的其他降压药物合用。

儿童 FDA 说明书：每日 2 次口服推荐剂量。根据患者耐受情况，每 2 周调整儿科患者剂量。

推荐剂量滴定如表 4-2 所示。

表 4-2 儿童用药推荐剂量滴定

体重/kg	滴定步骤剂量(每天 2 次)		
	开始	其次调整为	最终
<40	1.6mg/kg	2.3mg/kg	3.1mg/kg
40～50	24/26mg	49/51mg	72/78mg
>50	49/51mg	72/78mg	97/103mg

肾功能不全 射血分数降低的慢性心力衰竭：轻度肾功能损害无需调整剂量，中度肾功能损害、重度肾功能损害推荐起始剂量为一次 50mg，一日 2 次。不推荐终末期肾病患者使用。

原发性高血压 轻度或中度肾功能损害无需调整剂量，不推荐终末期肾病患者使用。

肝功能不全 轻度肝功能损害(Child-Pugh A 级)患者不需要调整起始剂量。

中度肝功能损害(Child-Pugh B 级)的射血分数降低的慢性心力衰竭患者的推荐起始剂量为每次 50mg，每天 2 次。在患者能够耐受的情况下，可以每 2～4 周倍增一次本品剂量，直至达到目标维持剂量每次 200mg，每天 2 次。

中度肝功能损害(Child-Pugh C 级)的原发性高血压患者的推荐起始剂量为每次 100mg，每天 1 次。

不推荐重度肝功能损害(Child-Pugh C 级)患者应用本品。

【制剂与规格】 沙库巴曲缬沙坦钠片：(1)50mg(沙库巴曲 24mg/缬沙坦 26mg)；(2)100mg(沙库巴曲 49mg/缬沙坦 51mg)；(3)200mg(沙库巴曲 97mg/缬沙坦 103mg)。

第四节 抗心律失常药

抗心律失常药物，自奎尼丁问世以来，已超过一百年。在二十世纪七八十年代，这类药物得到了一定的发展，新药问世较多。但那时使用抗心律失常药物的目的几乎就是为了控制或消灭心律失常。1989年CAST试验结果公布后，心律失常治疗理念发生了巨大的变化，抗心律失常药物的地位也逐渐改变。当今，这类药物仍然在使用。但在给予治疗前，应明确心律失常药物治疗的一些重要理念。

首先要有整体治疗观念。心律失常虽然可以是单独的疾病，但多合并于其他疾病，特别是器质性心脏病。除危及生命的心律失常外，对患者预后的影响，大多数情况下是由基础心脏病决定的，而非心律失常本身。所有心律失常的治疗，都必须放在当今其他疾病标准治疗的基础上进行。对某些心律失常，要着重考虑对预后影响较大的治疗措施，如房颤抗凝治疗。

心律失常种类繁多，但应根据患者的总体疾病情况评估使用抗心律失常药物的必要性，避免见到心律失常就用药的做法。迄今为止，除少数临床试验外，抗心律失常药物治疗鲜见改善预后的证据，反而有相当多的临床试验证实在某些情况下抗心律失常药物使预后变差，特别是合并严重器质性心脏病时。因此，心律失常的药物治疗基本上是以缓解症状为主要目的，包括减少心律失常对心功能和心肌缺血的影响。在使用前的评价中，应将用药安全性置于重要的地位。在评价疗效方面，也并非都以心律失常消失或减少百分比为指标，更多的是患者症状改善的程度。

要了解抗心律失常药物的基本特性。除了抗心律失常药物的分类方法以外，还要了解每种药物的基本品效和药代动力学特点，对血流动力学和心电图的影响，在肝肾功能不全时作用的变化，药物重要的相互作用（如与抗凝药、地高辛的相互作用），用药后可出现的副作用，特别是致心律失常作用等。对每种药物需要特殊关注之处，应给予充分的注意。要根据患者的病情选择用药。当今各种心律失常指南中几乎都有根据心脏病情况选择抗心律失常药的流程。由于药物的不同特点，抗心律失常药的使用方法和剂量调整都有很大的区别，有些相当复杂，且有很强的个体化差异（如胺碘酮）。应根据每种药物的特点和临床情况去使用。口服抗心律失常药绝大多数情况是维持用药，除个别情况外，不应采取间歇不规律用药，或出现症状后临时口服的方法。

要处理好药物和其他治疗措施之间的关系。凡是有非药物治疗（如射频消融、起搏除颤器等）适应证的患者，应积极推荐进行相应的治疗。抗心律失常药还可配合非药物治疗以提高疗效。心律失常的急诊处理往往要使用抗心律失常药物，但药物一般只适合于血流动力学稳定的心律失常，不稳定者要采用非药物方法（如电复律、起搏等），抗心律失常药物可配合增强总体治疗效果。

要注意用药后的随访和监测。患者本身病情会有变化，药物长期使用也会有副作用，这些决定了必须严密随访服用抗心律失常药物的患者。某些品种对随访有特殊要求（如用胺碘酮后对甲状腺功能的监测），必须在临床实践中给予落实。各项指南中均有对每种药物随访注意事项的提示。对于需要长期服用抗心律失常药的患者，需与患者充分沟通，使其了解用药后的观察和随访方法，密切配合。

抗心律失常药分类方法不一，虽有其他的分类方法，但至今仍习用 Vaughan Williams 的意见，将其分为以下四大类。

Ⅰ类为膜稳定药，拮抗细胞膜的 Na^+ 通道而抑制 Na^+ 内流，减低 0 相上升速度，减慢传导，抑制自律性，影响动作电位和有效不应期。此类又可分为三个亚类。其中 Ⅰa 类包括奎尼丁、普鲁卡因胺和丙吡胺等，中度抑制 0 相上升速度并延长复极时间；Ⅰb 类包括利多卡因、苯妥英钠、美西律、阿普林定（aprindine）等，拮抗 Na^+ 通道作用较轻，也不延长复极时间；Ⅰc 类包括普罗帕酮、英卡尼（encainide）、氟卡尼（flecainide）等（莫雷西嗪也属于此类），高度抑制 0 相上升速度，轻度延长复极时间。由于 Ⅰa 和 Ⅰc 类延长心房及心室有效不应期，可使心房颤动、心房扑动转复成窦律，可减少室上性或室性心律失常。Ⅰb 类仅抑制室性心律失常。Ⅰ类药物曾经广泛应用于各种心律失常的治疗。1989 年"心律失常抑制试验"（CAST）的结果显示，心肌梗死后患者服用英卡尼、氟卡尼及莫雷西嗪进行一级预防，室性心律失常能被药物抑制，但总死亡率及猝死率却较对照组高数倍。其他 Ⅰ类药物尚无前瞻性资料，但回顾性分析显示奎尼丁对预后也有不利作用。因此目前 Ⅰ类药物应用已明显减少，现在 Ⅰa 类仅普鲁卡因胺的静脉制剂在宽 QRS 波心动过速和室性心动过速中可作为第二线药物使用。奎尼丁有用于 Brugada 综合征及短 Q-T 综合征的报道。Ⅰb 类利多卡因可用于除颤无效的心室颤动和无脉搏室性心动过速。在心肌梗死中虽然可以用于室性心律失常的治疗，但不主张用作恶性心律失常的预防。Ⅰc 类药物中氟卡尼和普罗帕酮可以用于没有严重器质性心脏病或心衰的室上性心律失常，特别是心房颤动的治疗。

Ⅱ类为β受体拮抗药，通过拮抗β受体而起作用，在心血管领域目前主要用于治疗高血压和冠心病，也用于交感神经兴奋或儿茶酚胺增加引起的心律失常。某些品种可以用于心功能不全的治疗，在左室 EF 减低的心功能不全中已成为标准治疗方法之一。此类包括普萘洛尔、阿普洛尔、氧烯洛尔、吲哚洛尔、阿替洛尔、美托洛尔、纳多洛尔、噻吗洛尔、比索洛尔、卡维地洛等。随着时间的推移和证据的增多，目前应用的品种较以往有一定变化，某些品种(如有内源性拟交感作用者)逐渐少用。作用时间短的艾司洛尔可静脉应用。虽然没有大规模的临床试验来评价β受体拮抗药对心律失常的作用，但在迄今为止治疗心肌梗死和心力衰竭的试验中该类药物都明确地减少猝死。作为专家共识，也认为与Ⅲ类胺碘酮合用，不但能使恶性心律失常减少，还可减少死亡，并且可用于减少埋藏式起搏除颤器的放电。

Ⅲ类以延长动作电位为主要作用，包括胺碘酮、溴苄胺、索他洛尔、伊布利特、多非利特、尼非卡兰等。其中溴苄胺因疗效不明确，药源缺乏已经退出了市场。胺碘酮是一种多离子通道阻滞药，作为广谱抗心律失常药可抑制室上性与室性心律失常。临床试验证实胺碘酮可减少恶性心律失常的发生，该药可用于器质性心脏病患者，但没有改善预后的证据。静脉胺碘酮可以改善心室颤动和无脉搏室性心动过速的短期预后，并用于稳定的宽 QRS 波心动过速和房颤的急诊治疗。胺碘酮很少发生促心律失常作用，但长期应用受甲状腺和肺部等心外不良反应的限制。为此，研发了不含碘的同类药物决奈达隆，该药在治疗心房颤动方面有效，在具有高危因素的房颤患者中长期使用可减少心血管原因住院和死亡，但在严重心衰和永久房颤的临床试验中可增加心血管事件的发生率。索他洛尔同时具有Ⅱ、Ⅲ类抗心律失常药的特点，药代动力学特点不同于胺碘酮，可用于冠心病合并心房颤动的节律控制，并可用于器质性心脏病合并持续单形性室性心动过速的预防，但可加重心衰患者的不良事件，在房颤维持窦性心律的荟萃分析中增加死亡率，另外有尖端扭转型室性心动过速等不良反应。伊布利特用于近期心房颤动的药物复律，但可延长 Q-T 间期致尖端扭转型室性心动过速。多非利特有选择性钾通道阻滞作用，主要用于心房颤动和心房扑动的复律与预防复发，口服给药，也有延长 Q-T 间期和发生扭转性室性心动过速的作用，对已有 Q-T 间期延长者、严重肾功能不全者忌用。超快延迟整流钾电流(ultraG rapidlyGdelayed

rectifier K$^+$ current, IKur)阻滞剂维纳卡兰(vernakalant)对终止房颤有效。后二者目前我国没有上市。

Ⅳ类为钙通道阻滞药，抑制细胞膜的 Ca^{2+}通道而影响 Ca^{2+}内流，因而抑制窦房结和房室结的自律性，减少 0 相上升速度，减慢传导。用于治疗室上性快速心律失常，主要用于以房室结为折返组成部分的心律失常，也可用于控制心房颤动的心室率，同时适用于治疗高血压和冠心病。此类药物包括维拉帕米、地尔硫草和苄普地尔(bepridil)等。维拉帕米对特发性室性心动过速的终止和维持治疗有效，还可用于某些少见的多形室性心动过速，如极短联律的多形室速。

除上述四类药物外，作用于自主神经系统的药物也可用于治疗心律失常，洋地黄类、腺苷可用于治疗阵发性室上性心动过速，阿托品及其他胆碱能受体拮抗药、多巴胺等可用于治疗缓慢性心律失常。

本章仅介绍Ⅰ类和Ⅲ类抗心律失常药。β受体拮抗药、钙通道阻滞药、洋地黄等药物请参阅本章相关内容。

硫酸奎尼丁 [药典(二)；医保(甲)]
Quinidine Sulfate

【适应证】 (1)CDE 适应证 心房颤动或心房扑动经电转复后维持治疗。虽对房性早搏、阵发性室上性心动过速、预激综合征伴室上性心律失常、室性早搏、室性心动过速有效，并有转复心房颤动或心房扑动的作用，但因为不良反应较多，目前已少用。

(2)国外适应证 致命性室性心律失常。

【药理】 (1)药效学 本品为金鸡纳皮所含的一种生物碱，是奎宁的异构体，属Ⅰa类抗心律失常药，对细胞膜有直接作用。主要抑制心肌细胞钠离子的跨膜运动，影响动作电位 0 相。抑制心肌的自律性，特别是异位兴奋点的自律性，降低传导速度，延长有效不应期，减低兴奋性，对心房不应期的延长较心室明显，缩短房室交界区的不应期，提高心房心室肌的颤动阈。其次抑制钙离子内流，降低心肌收缩力。还可间接作用于自主神经，拮抗胆碱 M 受体，其效应取决于迷走神经张力及所用剂量。用药早期血药浓度低时，主要表现为抗胆碱效应，间接对心脏产生影响。当血药浓度高并达稳态时，直接作用占优势，表现为抗心律失常效应，大剂量可拮抗 α 受体，产生扩血管及降压作用。由于本品结构与奎宁相似，因此还具有奎宁的药理学作用，包括抗疟、退热和催产作用。

(2)药动学 口服后吸收快而完全。生物利用度个体差异大，约 44%～98%。蛋白结合率为 80%～88%，广泛分布于全身，正常人表观分布容积(V_d)正常人为 2～3L/kg，心衰时降低。口服后 30 分钟起效，1～3 小时达最大效应，作用持续约 6 小时。有效血药浓度为 3～6μg/ml，中毒血药浓度为 8μg/ml。半衰期($t_{1/2\beta}$)为 6～8 小时，小儿为 2.5～6.7 小时；肝功能不全者延长。主要经肝脏代谢，部分代谢产物具有药理活性。肝药酶诱导药可增加本品代谢。以原型随尿排出的量约占用量的 18.4%(10%～20%)，主要通过肾小球滤过，酸性尿液中排泄量增加。血液透析可促使原型药及代谢物的清除。粪便约可排出 5%，乳汁及唾液也有少量排泄。

【不良反应】 本品治疗指数低，约 1/3 的患者发生不良反应。

(1)心血管系统 本品有促心律失常作用，产生心脏停搏及传导阻滞，较多见于原有心脏病患者，也可发生室性早搏、室性心动过速及室颤。心电图可出现 P-R 间期延长、QRS 波增宽，一般与剂量有关。可造成 Q-T 间期明显延长而诱发尖端扭转型室性心动过速或心室颤动，发作时伴晕厥，此作用与剂量无关，可发生于血药浓度尚在治疗范围内或以下时。本品可使血管扩张产生低血压，个别可发生脉管炎。

(2)消化系统 很常见，包括恶心、呕吐、痛性痉挛、腹泻、食欲缺乏、小叶性肝炎及食管炎。

(3)金鸡纳反应 可产生耳鸣、胃肠道障碍、心悸、惊厥、头痛及面红。视力障碍如视物模糊、畏光、复视、色觉障碍、瞳孔散大、暗点及夜盲。听力障碍、发热、局部水肿、眩晕、震颤、兴奋、昏迷、忧虑，甚至死亡。一般与剂量有关。

(4)特异质反应 头晕、恶心、呕吐、冷汗、休克、青紫、呼吸抑制或停止。与剂量无关。

(5)过敏反应 各种皮疹，尤以荨麻疹、瘙痒多见，另可有发热、哮喘、肝炎及虚脱。与剂量无关。

(6)肌肉症状 使重症肌无力加重，使磷酸肌酸激酶增高。

(7)血液系统 血小板减少、急性溶血性贫血、粒细胞减少、白细胞分类左移、中性粒细胞减少。

不良反应的治疗 出现任何由奎尼丁引起的不良反应，首先必须停药。对心脏不良反应，如为心室停搏及传导阻滞，可静脉滴注阿托品或异丙肾上腺素，仍无效则用临时起搏器；如为室性早搏，可用利多卡因、苯妥英钠，持续室性心动过速或心室颤动则需电转复。对扭转型室性心动过速应补钾补镁、必要时使用临时起搏治疗。其他对症治疗和处理与一般中毒及过敏反应基本一致。过量者可行血液透析，加速药物清除。体外试验证

实活性炭可吸附本品。后遗的视力障碍用硝酸酯类及醋甲胆碱可能有效。静脉注射硝酸酯钠可缓解急性期中毒性黑矇。

【禁忌证】 (1)对本品或金鸡纳生物碱过敏者。

(2)洋地黄中毒致Ⅱ至Ⅲ度房室传导阻滞(除非已安装起搏器)。

(3)病态窦房结综合征。

(4)心源性休克。

(5)严重心肌损害者。

(6)严重肝或肾功能损害。

(7)使用本品曾引起血小板减少性紫癜者。

(8)室外传导阻滞。

(9)重症肌无力者。

【注意事项】 (1)在预防心房扑动和心房颤动的荟萃分析中，奎尼丁可使死亡率较对照组提高 3 倍，在非致命室速患者中奎尼丁的死亡率亦高于其他任何抗心律失常药。

(2)交叉过敏反应 对奎宁过敏者也可对本品过敏。

(3)以下情况慎用 过敏体质患者、肝或肾功能损害、未经治疗的心衰、Ⅰ度房室传导阻滞、心动过缓、低血压(心律失常所致者不在内)、低钾血症、任何可能发生完全性方式传导阻滞(如地高辛中毒、Ⅱ度房室传导阻滞、严重室内传导障碍等)而无起搏器保护的患者。

(4)当每日口服量超过 1.5g 时，或给有不良反应的高危患者用药时，应住院，监测心电图及血药浓度。每天超过 2g 时应特别注意心脏毒性。

(5)用药期间应注意检查 ①血压；②心电图，尤其在递增用量时；③血细胞及血小板计数；④肝、肾功能(长期用药者)；⑤心功能；⑥血清钾浓度；⑦血药浓度(每日剂量 1.5g 以上时)。

(6)用药期间若出现严重电解质紊乱或肝、肾功能异常时需马上停药，若电图监测 QRS 间期超过用药前 20% 应停药。

(7)对诊断的干扰 影响尿中 17-羟皮质激素类及儿茶酚胺的荧光法测定；使肌酸激酶(CK)升高；心电图 P-R 间期、Q-T 间期延长，QRS、T 波增宽。

(8)孕妇及哺乳期妇女用药 孕妇中应用本品的安全性和有效性没有相应研究证实。仅用于必须使用奎尼丁的孕妇。该药可通过胎盘屏障。羊水中奎尼丁的含量是血中的 3 倍。该药在母乳中的含量略低于其母体血清含量，所以哺乳期妇女最好不服用该药。

【药物相互作用】 (1)与其他抗心律失常药合用时可致作用相加，维拉帕米、胺碘酮可使本品血药浓度

上升。

(2) 与口服抗凝药合用可使凝血酶原进一步减少，也可减少本品与蛋白的结合。故需注意调整合用时及停药后的剂量。

(3) 苯巴比妥及苯妥英钠可以增加本品的肝内代谢，使血浆半衰期缩短，应酌情调整剂量。

(4) 本品可使地高辛血药浓度增高以致达到中毒水平，也可使洋地黄毒苷血药浓度升高，故应监测血药浓度及调整剂量。在洋地黄过量时本品可加重心律失常。

(5) 与抗胆碱药合用，可增加抗胆碱能效应。

(6) 能减弱拟胆碱药的效应，应按需调整剂量。

(7) 本品可使神经肌肉拮抗药尤其是筒箭毒碱、琥珀胆碱及泮库溴铵的呼吸抑制作用增强及延长。

(8) 尿的碱化药如乙酰唑胺、大量柠檬汁、抗酸药或碳酸氢盐等，可增加肾小管对本品的重吸收，以至常用量就出现毒性反应。

(9) 与降压药、扩血管药及 β 受体拮抗药合用时，本品可加剧降压及扩血管作用；与 β 受体拮抗药合用时还可加重对窦房结及房室结的抑制作用。

(10) 利福平可增加本品的代谢，使血药浓度降低。

(11) 异丙肾上腺素可能加重本品过量所致的心律失常，但可慎用于 Q-T 间期延长所致的尖端扭转型室性心动过速。

【给药说明】 (1) 饭后 2 小时或饭前 1 小时服药，并多次饮水可加快吸收，血药浓度峰值的出现提早、升高。与食物或牛奶同服可减少对胃肠道的刺激，不影响生物利用度。

(2) 转复心房扑动或心房颤动时，为了防止房室间隐匿性传导减轻而导致心室率加快，应先用洋地黄类药物或 β 受体拮抗药。

【用法与用量】 **成人** 口服。应先试服 0.2g，观察有无过敏及特异质反应。常用量：一次 0.2～0.3g，一日 3～4 次。

以往曾有用递增大剂量转复心房颤动或心房扑动的做法，现已不推荐使用。成人处方极量一日 3g（一般一日不宜超过 2.4g），应分次给予。

儿童 一日 25～30mg/kg，每 2 小时 1 次，一日 5 次（用前先给实验量 2mg/kg），一旦转律，改用维持量一日 10mg/kg。

老年人 奎尼丁在老年患者中应用的安全性和有效性尚不确切。老年人因清除能力下降，用药时要适当减量。

【制剂与规格】 硫酸奎尼丁片：0.2g。

盐酸普鲁卡因胺[药典(二)]
Procainamide Hydrochloride

【适应证】 本品曾用于各种心律失常的治疗，但因其促心律失常作用和其他不良反应，现仅推荐用于危及生命的室性心律失常。

【药理】 (1) 药效学 本品属 Ⅰa 类抗心律失常药。可增加心房的有效不应期，降低心房、浦肯野纤维和心室肌的传导速度，通过升高阈值而降低心房、浦肯野纤维、乳头肌和心室的兴奋性，延长不应期及抑制舒张期除极，降低自律性。对心肌收缩性的抑制作用较弱，可轻度减低心输出量。间接抗胆碱作用弱于奎尼丁，小量可使房室传导加速，用量偏大则直接抑制房室传导。本品有直接扩血管作用，但不拮抗 α 受体。其代谢产物 N-乙酰普鲁卡因胺具有药理活性。

(2) 药动学 本品吸收较快而完全，静脉注射后即刻起效，有效血药浓度 2～10μg/ml，中毒血药浓度 12μg/ml 以上。进入体内后广泛分布于全身，75%集中在血液丰富的组织内。表观分布容积约 1.75～2.5L/kg。蛋白结合率为 15%～20%。$t_{1/2\beta}$ 约为 2～3 小时，因乙酰化速度而异。心、肾功能衰竭者可延长，约 25%经肝脏代谢成有药理活性的 N-乙酰普鲁卡因胺。乙酰化速度受遗传因素影响，中国大多数人为快乙酰化型，乙酰化快者血中乙酰化代谢物可较原型药的浓度高 2～3 倍。饮酒可增加原型药的乙酰化，因此原型药总的清除增加，血及尿中 N-乙酰普鲁卡因胺与原药比值也增加。N-乙酰普鲁卡因胺的 $t_{1/2\beta}$ 约为 6 小时。该药 30%～60%以原型经肾排出。本品血浆清除率为 400～600ml/min，肾清除率为 200～400ml/min。N-乙酰普鲁卡因胺主要经肾清除，原药的 6%～52%以乙酰化形式从肾清除，肾功能障碍者体内蓄积量可超过原型药。血液透析可清除原型药及 N-乙酰普鲁卡因胺。

【不良反应】 (1) 心血管系统 产生心脏停搏、传导阻滞及室性心律失常。心电图出现 QRS 波增宽、P-R 及 Q-T 间期延长，诱发尖端扭转型室性心动过速或室颤，但较奎尼丁少见。快速静注可使血管扩张产生严重低血压、室颤、心脏停搏。

(2) 消化系统 大剂量较易引起食欲缺乏、恶心、呕吐、腹泻、口苦、肝肿大、ALT、AST 升高等。

(3) 过敏反应 少数人可有荨麻疹、瘙痒、血管神经性水肿及斑丘疹。

(4) 红斑狼疮样综合征 发热、寒战、关节痛、皮肤损害、腹痛等。长期服药者较易发生，但也有仅服数次药即出现者。

(5)神经系统 少数可有头晕、精神抑郁及伴幻觉的精神失常。

(6)血液系统 溶血性或再生障碍性贫血、粒细胞减少、嗜酸性细胞增多、血小板减少及骨髓肉芽肿,血浆凝血酶原时间及部分凝血活酶时间延长。

(7)肝、肾功能 偶可产生肉芽肿性肝炎及肾病综合征。

(8)肌肉症状 偶可出现进行性肌病及 Sjogren 综合征。

(9)不良反应的治疗 首先应停药。对心脏的不良反应与奎尼丁相似,可分为两类,一为心脏停搏及传导阻滞,可用静脉滴注阿托品、异丙肾上腺素或心室起搏治疗;另一为心肌异常激动,如为室性早搏,可用利多卡因、苯妥英钠,持续室性心动过速或心室颤动则需电转复。对尖端扭转型室性心动过速治疗同奎尼丁。其他治疗措施与一般药物中毒及过敏反应原则大致相同。低血压时可补液及静脉滴注升压药。如因过量可进行血液透析,但腹膜透析无效。

【禁忌证】 (1)病态窦房结综合征(除非已有起搏器)。

(2)Ⅱ或Ⅲ度房室传导阻滞(除非已有起搏器)。

(3)对本品过敏者。

(4)红斑狼疮(包括有既往史者)。

(5)低钾血症。

(6)重症肌无力。

(7)地高辛中毒。

(8)尖端扭转型室性心动过速者。

【注意事项】 (1)本品并不增加室性心律失常患者的存活率。

(2)交叉过敏反应 对普鲁卡因及其他有关药物过敏者,可能对本品也过敏。

(3)用药期间一旦心室率明显减低,应马上停药。

(4)用于治疗房性心动过速时需在使用地高辛的基础上应用。

(5)静脉滴注速度过快易出现低血压,故静脉用药速度要慢。

(6)下列情况慎用 ①过敏患者,尤以对普鲁卡因及有关药过敏者;②支气管哮喘;③肝功能或肾功能障碍;④低血压;⑤洋地黄中毒;⑥心脏收缩功能明显降低者。

(7)对诊断的干扰 ①因本品有抗胆碱作用,故干扰依酚氯铵(edrophonium chloride)的诊断试验;②碱性磷酸酶、胆红素、乳酸脱氢酶及 AST 升高;③心电图

QRS 波增宽、P-R 间期及 Q-T 间期延长,QRS 及 T 波电压降低。

(8)用药期间应注意随访检查 ①有无过敏反应;②抗核抗体试验;③血压;④心电图,尤其在胃肠道外给药或增加剂量时,当 QRS 增宽 25%、明显 Q-T 间期延长要考虑用药是否过量;⑤肝功能测定,包括碱性磷酸酶、乳酸脱氢酶、AST、胆红素;⑥血小板计数、全血细胞计数及分类。

(9)孕妇及哺乳期妇女 本品可透过胎盘屏障在胎儿体内蓄积,孕妇及乳母用时须权衡利弊。致畸胎作用不详。

【药物相互作用】 (1)与其他抗心律失常药、抗毒蕈碱药合用时,效应相加。

(2)与降压药合用,尤其静脉注射本品时,降压作用可增强。

(3)与拟胆碱药合用时,本品可抑制这类药对横纹肌的效应。

(4)与神经肌肉阻滞药(包括去极化型和非去极化型阻滞药)合用时,神经肌肉接头的阻滞作用增强,时效延长。

【给药说明】 (1)静脉注射后立即产生作用,此法仅限于有监测设备的医院使用,静脉注射时患者应取卧位,并需连续监测血压及心电图。

(2)血液透析可清除本品,故透析后可加用一剂药。

【用法与用量】 成人 (1)口服 常用量:一次0.25~0.5g,每 4 小时 1 次。

(2)静脉给药 一次 0.1g,静脉注射 5 分钟,必要时每隔 5~10 分钟重复一次。总量按体重不得超过 10~15mg/kg,或者 10~15mg/kg 静脉滴注 1 小时,然后以每小时按体重 1.5~2mg/kg 维持。

儿童 (1)口服 一次 10~15mg/kg,每 6 小时1 次。

(2)肌内注射 一次 6mg/kg,每 6 小时 1 次,至症状消失或出现中毒反应即停。

(3)静脉给药 按体重 3~6mg/kg,静脉注射 5 分钟,静脉滴注维持量为每分钟按体重 0.025~0.05mg/kg。

老年人 老年患者用药应酌情减量。

【制剂与规格】 盐酸普鲁卡因胺片:0.25g。
盐酸普鲁卡因胺注射液:1ml:0.1g。

磷酸丙吡胺 [药典(二);医保(乙)]
Disopyramide Phosphate

【适应证】 用于其他药物无效的危及生命的室性心

律失常。

【药理】 (1)药效学 本品属Ⅰa类抗心律失常药。其电生理及血流动力学类似奎尼丁,具有抑制快钠离子内流作用,延长动作电位及有效不应期,减低心房和附加束的传导速度,降低心肌传导纤维的自律性,抑制心房及心室肌的兴奋性,减低心肌收缩力。此外有较明显的抗胆碱作用,故可能使窦房结频率及房室交界区传导速度加快,但原有病态窦房结综合征或房室传导障碍者病情仍可加重。

(2)药动学 口服后吸收良好,可达90%(因剂型而异)。广泛分布于全身,表观分布容积为3.0~5.7L/kg。蛋白结合率依血药浓度而异,约为35%~95%。消除半衰期$t_{1/2}$约4~10小时,肾肌酐清除率低于40ml/min时为10~18小时。一次口服300mg后30分钟至3小时可达治疗作用,1~3小时血药浓度达峰值,约持续2~3小时。血药峰值按体重口服5mg/kg时2.5~3.5μg/ml。15分钟内按体重2mg/kg静脉滴注时为3μg/ml,治疗血药浓度为2~4μg/ml。在肝内代谢脱去异丙基,其血药浓度为原药的1/10。主要经肾排泄,总排出达65%~96%,其中47%~67%为原型,11%~37%为代谢物。口服后80%在12~14小时内排出,静脉注射后大部分在8小时内排出。尿液pH不影响清除,粪便中排出8%~45%,静脉注射后经粪便排出可高达45%,中毒血药浓度在人体尚未确定,一般认为超过10μg/ml就易出现不良反应。缓释片口服后血药浓度较速释片峰谷波动现象明显减少,血药浓度曲线平稳,一次给药可维持药效12小时。可通过胎盘,可通过乳汁分泌。

【不良反应】 (1)心血管系统 ①过量可致呼吸暂停、神志丧失、心脏停搏、传导阻滞及室性心律失常,心电图出现P-R间期延长、QRS波增宽及Q-T间期延长,尖端扭转型室性心动过速及心室颤动;②负性肌力作用是本品最重要的不良反应,可使50%患者心力衰竭复发或加重,无心力衰竭史者发生心力衰竭的机会少于5%,可致低血压,甚至休克;③已有报道静脉注射可产生明显的冠状动脉收缩。

(2)抗胆碱作用 是本品最常见的不良反应,有口干、尿潴留、尿频、尿急、便秘、视物模糊、青光眼加重等。

(3)消化系统 恶心、呕吐、食欲缺乏、腹泻。

(4)肝脏 肝脏胆汁淤积或肝功能异常。

(5)血液系统 粒细胞减少。

(6)神经系统 失眠、精神抑郁或失常。

(7)其他 低血糖、阳痿、水潴留、静脉注射时血压

升高、过敏性皮疹、光敏性皮炎、潮红及紫癜也偶有发生。

(8)不良反应的治疗 ①发生心脏停搏或传导阻滞时可静脉滴注异丙肾上腺素或用心室起搏;②心脏呈现异常激动时,治疗目的是减轻或终止心动过速并防止发展成心室颤动,不宜用奎尼丁、普鲁卡因胺及胺碘酮等使Q-T间期延长的药物,可用利多卡因或苯妥英钠;对Q-T间期延长伴尖端扭转型室性心动过速,应立即停药,给予补钾补镁,伴有心动过缓可进行临时起搏,起搏前可短时使用异丙肾上腺素。持续发作应采用电除颤;③低血压时可静脉滴注异丙肾上腺素,应同时注意纠正电解质紊乱、酸中毒等;④其他治疗措施与一般药物中毒及过敏反应处理原则大致相似,首先应停药,对过量者必要时洗胃、服大量高渗液减少吸收。血液透析也可能有益。

【禁忌证】 (1)Ⅱ或Ⅲ度房室传导阻滞及双束支传导阻滞(除非已安装起搏器)。

(2)病态窦房结综合征,除非已安装起搏器。

(3)心源性休克。

(4)青光眼。

(5)尿潴留,以前列腺增生为最常见发病原因。

(6)重症肌无力。

【注意事项】 (1)心肌病或可能产生心功能不全者不宜用负荷量,并应严密监测血压及心功能情况。

(2)剂量应根据疗效及耐受性个体化给药,并逐渐增量;肝、肾功能不全者及体重轻者应适当减量。

(3)对诊断的干扰 ①血糖减低(原因不明)。②心电图QRS波增宽,P-R间期及Q-T间期延长。

(4)下列情况应慎用 ①Ⅰ度房室或室内传导阻滞;②肾功能衰竭;③未经治疗控制的充血性心力衰竭或有心力衰竭史;④广泛心肌损害,如心肌病等;⑤低血压;⑥肝功能损害者;⑦低钾血症。

(5)用药期间注意随访检查 ①血压;②心电图,QRS增宽超过25%时应停;③心功能;④肝、肾功能;⑤眼压;⑥血清钾(治疗前及治疗中定期测定)。

(6)孕妇及哺乳期妇女 本品可通过胎盘,动物研究未证实有致畸,仅有很轻度的生育力受损。孕妇用药的临床经验也有限,已报道可引起孕妇子宫收缩。研究证明啮齿类动物乳汁中药物浓度较血药浓度高1~3倍。

【药物相互作用】 (1)与其他抗心律失常药合用时,可进一步延长传导时间,抑制心功能。

(2)中至大量酒精与之合用,由于协同作用,低血糖及低血压发生机会增多。

（3）与华法林合用时，抗凝作用可更明显。

（4）与药酶诱导如苯巴比妥、苯妥英钠及利福平同用，可诱导本品的代谢，在某些患者中本品可诱导自身的代谢。

【给药说明】　（1）首次服 300mg 后 0.5～3 小时可达治疗作用，但不良反应也相应增加。

（2）服用硫酸奎尼丁或盐酸普鲁卡因胺者如需换用本品，应先停服硫酸奎尼丁 6～12 小时或盐酸普鲁卡因胺 3～6 小时。

（3）血液透析可清除本品，故透析后可能需加一剂药。

【用法与用量】　**成人**　口服。常用量：首次 0.2g，以后一次 0.1～0.15g，每 6 小时 1 次。应根据需要及耐受程度调整用量。

儿童　小儿常用量尚未确定。需根据血药浓度逐渐增量。口服剂量，1 岁以下一般每日按体重 10～30mg/kg；1～4 岁每日 10～20mg/kg；4～12 岁每日 10～15mg/kg；12～18 岁每日 6～15mg/kg。分 3～4 次口服。上述剂量仅供参考。

老年人　老年人及肾功能受损者应依据肾功能适当减量。

【制剂与规格】　磷酸丙吡胺片：0.1g。

盐酸利多卡因 [药典(二)；国基；医保(甲)]

Lidocaine Hydrochloride

【适应证】　①室性心律失常，静脉注射适用于因急性心肌梗死、外科手术、洋地黄中毒等所致急性室性心律失常，包括室性早搏、室性心动过速及心室颤动。目前认为利多卡因终止室性心动过速的效果不好，不推荐用于血流动力学稳定的单形性宽 QRS 心动过速。在心肺复苏时，可作为胺碘酮的替代药物用于改善电除颤的效果。在心肌梗死的荟萃分析中，发现利多卡因虽可减少室性心律失常的发生，但对预后没有影响，甚至使死亡增加。不推荐作为急性心肌梗死时室性心律失常的预防性应用。不宜用于无器质性心脏病的单纯室性早搏。②局部或椎管内麻醉。③本品注射液和氯化钠注射液可作为肌注用青霉素溶媒，以减轻注射部位疼痛。

【药理】　（1）药效学　本品为酰胺类局麻药。在抗心律失常方面，本品属 Ⅰb 类抗心律失常药。可抑制心肌细胞舒张期除极，减低心室肌及心肌传导纤维的自律性及兴奋性，但对心房及窦房结作用很轻。相对地延长有效不应期，降低心室肌兴奋性，提高室颤阈值。治疗剂量不减慢正常心肌的房室传导速度，也不减低心肌收缩力

及血压，甚至加快心肌传导纤维的传导速度，减轻单向传导阻滞，从而消除折返性室性心律失常。血药浓度进一步升高，可引起心脏传导速度减慢，房室传导阻滞，抑制心肌收缩力和使心排血量下降。

（2）药动学　静脉注射后立即起效（45～90 秒），持续 10～20 分钟。药物进入体内迅速分布入心、脑、肾及其他血运丰富的组织，然后分布至脂肪及肌肉组织。表观分布容积约 1L/kg，心力衰竭时分布容积减低。蛋白结合率约 66%，吸烟者结合率可比不吸烟者高。治疗血药浓度为 1.5～5μg/ml，中毒血药浓度 5μg/ml 以上。持续静脉滴注 3～4 小时达稳态血药浓度，急性心肌梗死者需 8～10 小时。90% 经肝代谢，代谢物单乙基甘氨酰二甲苯胺（MEGX）及甘氨酰二甲苯胺（GX）具有药理活性，持续静脉滴注 24 小时以上者，代谢产物可产生治疗及中毒作用。静脉注射后 $t_{1/2\alpha}$ 约 30 分钟以内，$t_{1/2\beta}$ 约 1～2 小时。GX $t_{1/2\beta}$ 较长约 10 小时，MEGX $t_{1/2\beta}$ 近似原型药。本品由肾脏排泄，10% 为原型药，58% 为代谢物（GX）。心衰、肝病患者、老年人及持续静脉滴注 24～36 小时以上，本品的清除减慢。本品不能被血液透析清除。

【不良反应】　总的发生率约为 6.3%，多数不良反应与剂量及长时间应用有关。

（1）本品可作用于中枢神经系统，引起嗜睡、感觉异常、肌肉震颤、惊厥昏迷及呼吸抑制等不良反应。

（2）可引起低血压及心动过缓，血药浓度过高，可引起心房传导速度减慢、房室传导阻滞以及抑制心肌收缩力和使心输出量下降。

（3）过敏反应　有红斑皮疹及血管神经性水肿等表现，应停药。严重者可致呼吸停止。皮肤试验对预测过敏反应价值有限。

【禁忌证】　（1）严重心脏传导阻滞，包括 Ⅱ 或 Ⅲ 度房室传导阻滞，双束室阻滞。

（2）严重窦房结功能障碍。

（3）对利多卡因过敏者。

（4）阿-斯综合征（急性心源性脑缺血综合征）患者。

（5）预激综合征患者。

（6）卟啉病患者。

（7）未控制的癫痫者。

（8）婴儿禁用本品注射液。

【注意事项】　（1）交叉过敏反应　对其他局麻药过敏者可能对本品也过敏，但利多卡因与普鲁卡因胺、奎尼丁间尚无交叉过敏反应的报道。

（2）作为局麻应用时应防止误入血管，注意局麻药中毒症状的诊治。

(3) 严格掌握浓度和用药总量，超量可引起惊厥及心搏骤停。体内代谢较普鲁卡因慢，有蓄积作用，亦可引起中毒而发生惊厥。

(4) 某些疾病如急性心肌梗死患者常伴有 α_1-酸性蛋白及蛋白率增加，利多卡因蛋白结合也增加而降低了游离血药浓度。

(5) 对诊断的干扰 肌内注射本品后血清乳酸脱氢酶及碱性磷酸酶升高。

(6) 下列情况慎用 ①充血性心力衰竭，严重心肌受损；②肝肾功能损害；③低血容量及休克；④不完全性传导阻滞或室内传导阻滞；⑤肝血流量减低；⑥严重窦性心动过缓；⑦预激综合征（可能加重）。

(7) 用药期间应注意监测血压、心电图、血清电解质、必要时血药浓度监测（尤其大量或较长输注时），应同时备有抢救设备；心电图 P-R 间期延长或 QRS 波增宽，出现其他心律失常或原有心律失常加重者应马上停药。

(8) 孕妇及哺乳期妇女用药 已有报道分娩前静脉注射本品，数分钟胎儿血药浓度可达母亲血药浓度的 55%～100%。也有报道母亲用药后导致胎儿心动过缓或过速，甚至引起新生儿高铁血红蛋白血症。

【药物相互作用】 (1) 与西咪替丁以及 β 受体拮抗药合用，可以减少肝血流量抑制肝微粒体酶，可能减低肝脏对本品的清除，利多卡因浓度增加，可发生心脏和神经系统不良反应，应调整利多卡因剂量，并应心电图监护及监测利多卡因血药浓度。

(2) 神经肌肉阻滞药合用较大剂量利多卡因（按体重 5mg/kg 以上）可使这类药的阻滞作用增强。

(3) 与抗惊厥药合用，可增加心肌抑制作用，产生心脏停搏。此外，二者合用，中枢神经系统不良反应也增加。苯妥英钠及苯巴比妥也可以加快本品的肝脏代谢，从而降低静脉注射后的血药浓度。曾有报道本品静脉注射在加戊巴比妥静脉注射时，可产生窒息致死。

(4) 与普鲁卡因胺合用，可产生一过性谵妄及幻觉，但不影响本品的血药浓度。

(5) 试验证明，异丙肾上腺素因增加肝血流量，可使本品总清除率随之增高。去甲肾上腺素因减低肝血流量，可使本品的总清除率下降。

(6) 与下列药品有配伍禁忌 苯巴比妥、硫喷妥钠、硝普钠、甘露醇、两性霉素 B、氨苄西林、美索比妥、磺胺嘧啶钠。

【给药说明】 (1) 由于药物迅速分布到组织中，达到治疗血药浓度迟缓，为了能较快地得到有效浓度，宜用负荷剂量加静脉维持量，如首次负荷量后 5 分钟不能达

到理想效果，可再用首次量的 1/2～1/3。

(2) 长期静脉滴注，遇有心脏或肝脏功能障碍者，应减慢滴注速度，以免超量。

【用法与用量】 成人 (1) 静脉注射 按体重 1～1.5mg/kg（一般用 50～100mg）作第一次负荷量静脉注射 2～3 分钟，必要时每 5 分钟后重复静脉注射 1～2 次，每次 0.5～0.75mg/kg，最大量不得超过 300mg；静脉注射最大负荷量按体重 3mg/kg。

(2) 静脉滴注 一般以 5% 葡萄糖注射液配成 1～4mg/ml 药液滴注或用输液泵给药，用负荷量后可继续以每分钟 1～4mg 速度静脉滴注维持；或以每分钟 0.015～0.03mg/kg 速度静脉滴注。老年人、心力衰竭、心源性休克、肝血流量减少、肝或肾功能障碍时应减少用量，以每分钟 0.5～1mg 静脉滴注。>70 岁患者剂量应减半。

儿童 (1) 静脉注射 1mg/kg，每 10～15 分钟给药 1 次，总量不超过 5mg/kg。

(2) 静脉滴注 维持量一分钟 20～50μg/kg。

【制剂与规格】 盐酸利多卡因注射液：(1) 1.8ml:36mg；(2) 2ml:40mg；(3) 5ml:50mg；(4) 5ml:100mg；(5) 10ml:200mg；(6) 20ml:400mg。

盐酸美西律 [药典(二)；国基；医保(甲)]
Mexiletine Hydrochloride

【适应证】 ①慢性室性心律失常，口服，包括室性早搏及室性心动过速，应避免长期用于无症状的室性早搏。器质性心脏病伴有室性心律失常患者应用本品并没有证实有改善预后的效果。②急性室性心律失常，静脉注射，如持续性室性心动过速，现已少用。

【药理】 (1) 药效学 本品属Ⅰb类抗心律失常药。其化学结构及电生理效应均与利多卡因相似，抑制钠离子内流，缩短动作电位，相对延长有效不应期，降低兴奋性。治疗剂量对窦房结、心房及房室结传导影响很小。在传导系统正常者对窦房结的自律性、房室传导、QRS波及Q-T间期均无明显影响，对房室旁路传导的影响认识尚不一致，其电生理效应也因剂量及心肌状态（如正常或缺血、缺氧等）而异，血药浓度高时能较显著地延长心肌传导纤维不应期。本品对心肌几乎无抑制作用。静脉用药对心脏及神经系统的不良反应较利多卡因多见。

(2) 药动学 口服吸收完全，生物利用度约为 80%～90%。急性心肌梗死者吸收较少。口服后 30 分钟作用开始，约持续 8 小时，2～3 小时血药浓度达峰值，在体内分布广泛，表观分布容积为 5～7L/kg，有或无心力衰竭

者相似。血液红细胞内的浓度比血浆中高 15%。蛋白结合率约 50%～60%。主要消除途径是经肝脏代谢成多种产物，代谢产物药理活性很小。消除半衰期 $t_{1/2}$ 单次口服时为 10～12 小时，长期服药者为 13 小时，急性心肌梗死者为 17 小时，肝功能受损者消除半衰期 $t_{1/2}$ 也可延长。约 10%以原型从尿中排出。碱性尿时排泄减少，长期服药者应注意尿的酸碱度。本品可经血液透析清除。本品口服 200mg 的血药峰值为 0.3μg/ml，口服 400mg 时约为 1.0μg/ml。治疗血药浓度 0.5～2μg/ml，中毒血药浓度与有效血药浓度相近，为 2μg/ml 以上。少数患者在有效血药浓度时即可出现严重不良反应。

【不良反应】 约 20%～30%患者口服发生不良反应。静脉用药不良反应更容易发生。

(1)胃肠反应 最常见的，包括恶心、呕吐等，有肝功能异常的报道，包括 AST 增高。

(2)神经系统 为第二位常见的不良反应，包括头晕、震颤(最先出现手细颤)、共济失调、眼球震颤、昏迷及惊厥、复视、视物模糊、精神失常、失眠。

(3)心血管系统 窦性心动过缓及窦性停搏一般较少发生，偶可发生胸痛，促心律失常作用如室性心动过速，低血压及心力衰竭加剧。治疗包括停药、用阿托品、升压药、起搏器等。

(4)过敏反应 皮疹。

(5)极个别有白细胞及血小板减少。

【禁忌证】 (1)Ⅱ 或 Ⅲ 度房室传导阻滞及双束支阻滞(除非已安装起搏器)。

(2)心源性休克。

(3)病态窦房结综合征患者。

(4)哺乳期妇女。

【注意事项】 (1)本品在危及生命的心律失常患者中有使心律失常恶化的可能。在程序刺激试验中，此种情况见于 10%的患者，但不比其他抗心律失常药高。

(2)对诊断的干扰 过量时心电图可产生 P-R 间期延长及 QRS 波增宽。AST 增高，偶有抗核抗体阳性。

(3)下列情况慎用 ①室内传导阻滞；②严重窦性心动过缓；③严重肝或肾功能障碍；④肝血流量减低；⑤严重心力衰竭或低血压；⑥癫痫。

(4)用药期间应注意随访检查 ①血压；②心电图；③血药浓度。

(5)疗效及不良反应与血药浓度相关治疗指数低，超过 2.0μg/ml 则不良反应明显增加，故应按需进行血药浓度监测。

(6)换用其他抗心律失常药物前，应停药至少一个半衰期。

(7)如心电图 P-R 间期延长、QRS 波增宽或出现其他心律失常，或原有心律失常加剧，均应立即停药。

(8)静脉用药时应监测心电图及血压。因对神经系统的不良反应大，仅用于其他药抢救无效者。

【药物相互作用】 (1)与其他抗心律失常药可能有协同作用，可用于顽固心律失常，但不宜与Ⅰb类药合用。

(2)在急性心肌梗死早期，吗啡使本品吸收延迟并减少，可能与胃排空延迟有关。

(3)肝药酶诱导药如苯妥英钠、苯巴比妥、利福平可加快本品代谢，降低血药浓度。

(4)抗酸药可减低口服本品时的生物利用度，但也可因尿 pH 增高，血药浓度升高。

(5)西咪替丁可使本品血药浓度发生变化，应进行血药浓度监测。

(6)阿托品可延迟本品的吸收，但不影响本品的吸收量，可能因胃排空迟缓所致。

(7)止吐药如甲氧氯普胺增加胃排空，可增加本品的吸收速度。

(8)本品不增高地高辛血药浓度。未见报道与抗凝药、利尿药、支气管扩张药、三环类抗抑郁药合用时出现相互作用。

【给药说明】 (1)美西律过量时心电图可产生 P-R 间期延长及 QRS 波增宽，门冬氨酸氨基转移酶增高，偶有抗核抗体阳性。

(2)药物应用过量的临床表现包括恶心、低血压、窦性心动过缓、感觉异常、癫痫发作、间歇性左束支传导阻滞和心搏骤停。

(3)有报道服 4400mg 美西律可导致死亡。

【用法与用量】 成人 (1)口服 首次 200～300mg，必要时 2 小时后再服 100～200mg。一般维持量一日约 400～800mg，分 2～3 次服。成人处方极量一日 1200mg。

(2)静脉注射 首次负荷量 100～200mg，注射 10～15 分钟。随后以每分钟 1～1.5mg 静脉滴注维持；或首次负荷量后按体重 1～1.5mg/kg 静脉滴注 3 小时，再减为每分钟 0.5～1mg 维持。

儿童 (1)口服 一次 3～5mg/kg，一日 3～4 次，稳定后可减量。

(2)静脉注射 开始 2～3mg/kg，加 5%葡萄糖注射液 20ml，缓慢注射；如无效可半小时后再用一次；维持量 0.75～1mg/min。

【制剂与规格】 盐酸美西律片：(1)50mg；(2)100mg。

盐酸美西律胶囊：（1）50mg；（2）100mg。

盐酸美西律注射液：2ml:100mg。

苯妥英钠 [药典（二）；国基；医保（甲）]
Phenytoin Sodium

【适应证】　①用于洋地黄中毒所致的室性及室上性心律失常，对其他各种原因的心律失常疗效较差。②抗癫痫，参阅第一章。③三叉神经痛、隐性营养不良性大疱性表皮松解症、发作性舞蹈样手足徐动症发作性控制障碍、肌强直症。

【药理】　（1）药效学　本品为抗癫痫药、抗心律失常药。治疗剂量不引起镇静催眠作用。①抗癫痫作用请参见第一章第二节。②本品属Ⅰb类抗心律失常药，其膜效应与细胞外钾离子浓度、心肌状态及血药浓度有关。当细胞外钾浓度低时，低浓度药可增加0相除极最大速率及动作电位的幅度，加快房室传导和心室内传导；当细胞外钾浓度正常或升高时，高浓度的药物则起抑制作用（但明显低于其他抗心律失常药），可降低心肌自律性，缩短动作电位间期及有效不应期，还可抑制钙离子内流，降低心肌自律性，抑制交感中枢，对心房、心室的异位节律点有抑制作用，提高房颤与室颤阈值。③其稳定细胞膜作用及降低突触传递作用，而具抗神经痛及骨骼肌松弛作用。④本品可抑制皮肤成纤维细胞合成（或）分泌胶原酶。还可加速维生素D代谢，可引起淋巴结肿大，有抗叶酸作用，对造血系统有抑制作用，可引起过敏反应，有酶诱导作用，静脉用药可扩张周围血管。

（2）药动学　本品可口服，静脉给药及肌内注射。口服吸收缓慢，静脉注射吸收快，肌内注射吸收不完全且不规则。口服片剂85%～90%由小肠吸收，生物利用度为79%，进食可影响其吸收。分布于细胞内外液，细胞内可能多于细胞外，表观分布容积为0.6L/kg。口服本品后4～12小时血药浓度达峰值，有效血药浓度为10～20mg/L，一日口服300mg，7～10日可达稳态血药浓度。蛋白结合率88%～92%，在脑组织内蛋白结合率还可略高。主要在肝内代谢，代谢物无药理活性。存在肝肠循环，主要经肾脏排泄，碱性尿时排泄较快。半衰期为7～42小时（平均22小时），长期服用者半衰期为15～95小时（甚至更长）。本品可通过胎盘，能分泌入乳汁。小儿由于分布容积与消除半衰期随年龄而变化，因此应经常作血药浓度测定。新生儿或婴儿期对本品的药动学较特殊，临床对中毒症状评定有困难，一般不首先采用。学龄前儿童肝脏代谢强，需多次监测血药浓度以决定用药次数和用量。

【不良反应】　请参见第一章第二节。

【禁忌证】　（1）对乙内酰脲类药有过敏史。

（2）阿-斯综合征。

（3）Ⅱ～Ⅲ度房室阻滞，窦房传导阻滞、窦性心动过缓者禁用。

【注意事项】　请参见第一章第二节。

妊娠及哺乳期　本品能通过胎盘，可能致畸，但有认为癫痫发作控制不佳致畸的危险性大于用药的危险性，应权衡利弊。凡用本品能控制发作的患者，孕期应继续服用，并保持有效血药浓度，分娩后再重新调整。产前一个月应补充维生素K，产后马上给新生儿注射维生素K减少出血危险。本品可分泌入乳汁，一般主张服用苯妥英钠的母亲避免母乳喂养。

儿童　小儿由于分布容积与消除半衰期随年龄而变化，所以应经常作血药浓度测定。新生儿或婴儿期对本品的药动学较特殊，临床对中毒症状评定有困难，一般不首先采用。学龄前儿童肝脏代谢强，需多次监测血药浓度以决定用药次数和用量。

老年人　老年人慢性低蛋白血症的发生率高，治疗上合并用药又较多，药物彼此相互作用复杂，应用本品时须慎重，用量应偏低，并经常监测血药浓度。

【药物相互作用】　本品与利多卡因或普萘洛尔合用时可能加强心脏的抑制作用。其他请参见第一章第二节。

【给药说明】　药物过量可出现视物模糊或复视，笨拙或行走不稳和步态蹒跚、精神紊乱，严重的眩晕或嗜睡，幻觉、恶心、语言不清。通常无解毒药，仅能予以对症治疗和支持疗法：催吐、洗胃、给氧、升压、辅助呼吸及血液透析。

【用法与用量】　成人　（1）抗癫痫　请参见第一章第二节。

（2）抗心律失常　常用量：0.1～0.3g，一次服或分2～3次服用，或按体重第一日10～15mg/kg，第2～4日7.5～10mg/kg，维持量2～6mg/kg。

儿童　常用量：开始按体重5mg/kg，分2～3次口服，根据病情调整每日量不超过0.3g，维持量4～8mg/kg，或按体表面积250mg/m²，分2～3次口服。

【制剂与规格】　苯妥英钠片：（1）50mg；（2）100mg。

盐酸莫雷西嗪 [药典（二）；国基；医保（甲）]
Moricizine Hydrochloride

【适应证】　主要使用于室性心律失常的治疗，包括室性早搏和室性心动过速。

【药理】　（1）药效学　本品属Ⅰ类抗心律失常药，倾向于认为其属于 I c 类。它可抑制快 Na⁺内流，具有膜稳定作用，缩短 2 相和 3 相复极及动作电位时间，缩短有效不应期。对窦房结自律性影响很小，但可延长房室及希浦系统的传导。本品血流动力学作用轻微，在严重器质性心脏病患者可使心衰加重。

(2)药动学 口服生物利用度 38%，饭后 30 分钟服用影响吸收速度，使峰浓度下降，但不影响吸收量。口服后 0.5～2 小时血药浓度达峰值，抗心律失常作用与血药浓度的高低和时程无关。表观分布容积大于 300L/kg。蛋白结合率约 95%，约 60%经肝脏生物转化，至少有 2 种代谢产物具药理活性，消除半衰期 $t_{1/2}$ 为 1.5～3.5 小时。服用剂量的 56%从粪便排出，约 39%随尿液排出。

【不良反应】 可见头晕、恶心、头痛、乏力、嗜睡、腹痛、消化不良、呕吐、出汗、感觉异常、口干、复视等。致心律失常作用的发生率约 3.7%。老年人因心脏以外的不良反应停药者多。

【禁忌证】 (1)Ⅱ或Ⅲ度房室传导阻滞及双束支传导阻滞且未安装起搏器者。

(2)心源性休克者。

(3)对本品过敏者。

【注意事项】 (1)由于 CAST 试验证实本品在心肌梗死后无症状的非致命性室性心律失常患者中可增加 2 周内的死亡率，长期应用也未见到对改善生存有益，故应慎用于此类患者。

(2)注意致心律失常作用与原有心律失常加重的鉴别。用药早期最好能进行监测

(3)下列情况慎用 ①Ⅰ度房室阻滞和室内阻滞；②肝或肾功能不全；③严重心力衰竭

(4)用药期间注意随访检查 ①血压；②心电图；③肝功能。

(5)本品对妊娠期妇女和胎儿的安全性不详。可通过乳汁排泄。

【药物相互作用】 (1)西咪替丁可使本品血药浓度增加 1.4 倍，同时应用时本品应减少剂量。

(2)本品可使茶碱类药物清除增加，半衰期缩短。

(3)与华法林共用时可改变凝血酶原时间，在华法林稳定抗凝的患者开始用本品或停用本品时应进行监测。

【给药说明】 (1)剂量应个体化。

(2)在应用本品前，应停用其他抗心律失常药物 1～2 个半衰期。

(3)药物过量可引起恶心、嗜睡、昏迷、晕厥、低血压状态、心衰恶化、心肌梗死、窦性停搏、心律失常(包

括结性心动过缓、室性心律失常、室颤、心脏停搏)和呼吸衰竭。莫雷西嗪用量超过 2250 和 10000mg 有致死报道。

【用法与用量】 口服。成人常用量：一次 150～300mg，每 8 小时 1 次。极量一日 900mg。

【制剂与规格】 盐酸莫雷西嗪片：50mg。

盐酸普罗帕酮 [药典(二)；国基；医保(甲)]
Propafenone Hydrochloride

【适应证】 ①口服制剂适用于阵发性室性心动过速、室上性心动过速及心房颤动(包括伴预激综合征者)。②静脉制剂适用于阵发性室性心动过速、阵发性室上性心动过速及预激综合征伴室上性心动过速、心房扑动或心房颤动的预防，也可用于各种早搏的治疗。

【药理】 (1)药效学 本品属于 I c 类的抗心律失常药。在离体动物心肌的实验结果指出，0.5～1μg/min 时可降低收缩期的去极化作用，因而延长传导，动作电位的持续时间及有效不应期也稍有延长，并可提高心肌细胞阈电位，明显减少心肌的自发兴奋性。它既作用于心房、心室(主要影响浦肯野纤维，对心肌的影响较小)，也作用于兴奋的形成及传导，对房室旁路的前向和逆向传导速度有抑制作用。临床资料表明，治疗剂量(口服 300mg 及静脉注射 30mg)时可降低心肌的应激性，作用持久，PQ 及 QRS 均增加，延长心房及房室结的有效不应期，它对各种类型的实验性心律失常均有对抗作用。抗心律失常作用与其膜稳定作用及竞争性 β 受体阻断作用有关。它尚有微弱的钙拮抗作用(比维拉帕米弱 100 倍)，尚有轻度的抑制心肌作用，增加末期舒张压，减少搏出量，其作用均与用药的剂量成正比。它还有轻度的降压和减慢心率作用。

(2)药动学 口服吸收良好，首过代谢明显。生物利用度因剂量及剂型而异，约 3.1%～21.4%。剂量增加 3 倍，血药浓度可增加 10 倍，呈饱和动力学特点。吸收后主要分布肺组织，其浓度比心肌及肝脏组织内浓度高 10 倍，比骨骼肌及肾脏高 20 倍。稳态表观分布容积为 1.9～3.0L/kg。蛋白结合率约为 97%。单次服药 $t_{1/2\beta}$ 3～4 小时，多次服药 6～7 小时，口服后 0.5～1 小时作用开始，2～3 小时达最大作用，作用可持续 6～8 小时(4～22 小时)。口服 2～3 小时血药浓度达峰值。血药浓度与剂量不成比例增加，故用药需个体化。中毒血药浓度约 1000ng/ml。主要经肝脏代谢，90%的患者属快代谢型；主要代谢产物为 5-羟普罗帕酮和 N-去丙基普罗帕酮，均有药理活性；10%患者为慢代谢型，$t_{1/2\beta}$ 为 10～32 小时，无 5-羟代谢

物。目前对所有患者采用相同的服用方法,只是慢代谢者原型血药浓度比快代谢者高。约 1%以原药经肾排出,90%以氧化代谢物经肠道及肾脏清除。

【不良反应】 不良反应与剂量相关。

(1)心血管系统 ①可见心动过缓、心脏停搏及房室传导阻滞和室内阻滞,尤其原有窦房结或房室结功能障碍者、大量静脉持续应用者较易发生。应停药并静脉用阿托品或异丙肾上腺素。必要时起搏治疗。②有促心律失常作用,文献报道发生率 4.7%,多见于有器质性心脏病者。静脉应用于心房扑动有传导比例减少而使心室率突然加快的报道。③4.4%产生低血压,尤其在原有心功能不全者,可用升压药、异丙肾上腺素等;也可加重或诱发心力衰竭,故对原有心力衰竭者应慎用。

(2)消化系统 味觉异常为最常见不良反应,还可出现食欲缺乏、恶心、呕吐及便秘,也可产生口干及舌唇麻木。减药或停药可消失。

(3)神经系统 头晕、目眩。减药或停药可消失。

(4)其他 肝脏氨基转移酶升高,停药后 2~4 周恢复正常。

【禁忌证】 (1)窦房结功能障碍、Ⅱ或Ⅲ度房室传导阻滞、双束支传导阻滞患者(除非已有起搏器)。

(2)严重充血性心力衰竭、心源性休克及严重低血压。

(3)肝或肾功能障碍者。

(4)对活性成分盐酸普罗帕酮或其他组成成分过敏者。

(5)Brugada 综合征患者。

(6)近 3 个月内心肌梗死者。

(7)有症状的严重心动过缓患者。

(8)明显的电解质紊乱者。

(9)严重阻塞性肺疾病者。

(10)重症肌无力患者。

【注意事项】 (1)不推荐用于有严重器质性心脏病的患者,特别是未控制的心功能不全和缺血。

(2)对诊断的干扰心电图 P-R 及 Q-T 间期延长,QRS波增宽。

(3)以下情况慎用 ①严重窦性心动过缓;②Ⅰ度房室传导阻滞,束支传导阻滞,特别是新近出现者;③低血压;④肝或肾功能障碍。

(4)用药期间应注意随访检查 ①心电图;②血压;③心功能。

(5)本品血药浓度与剂量不成比例地增高,故在增量时应小心,以防血药浓度过高产生不良反应。

(6)静脉给药时须严密监测血压和心电图。

孕妇及哺乳期妇女 在孕妇中应用的安全性和有效性尚不确定,所以仅用于药物作用对胎儿有利的情况下。尚不知本品是否存在于母乳,建议哺乳期妇女停用。

儿童 本品在儿童中使用的安全性和有效性尚不清楚。

老年人 本品在老年患者中应用并无与年龄相关的副作用增加现象。但老年患者用药后可能出现血压下降。而且老年患者易发生肝、肾功能损害,因此要谨慎应用。老年患者的有效药物剂量较正常低。

【药物相互作用】 (1)其他抗心律失常药,包括维拉帕米、胺碘酮及奎尼丁等,可能增加本品不良反应。奎尼丁抑制肝的羟化代谢途径,使所有患者均变为慢代谢者。

(2)降压药可使本品的降压作用增强。

(3)本品在 450mg/d 时使地高辛血浓度升高 35%,900mg/d 时可升高 85%。

(4)本品可增加普萘洛尔和美托洛尔的血药浓度,但临床上未出现明显的不良反应。

(5)本品使华法林血药浓度升高,共用时后者应调整剂量。

(6)与西咪替丁合用可使本品血药稳态水平提高,但对电生理参数无明显影响。

(7)与局麻药合用,增加中枢神经系统副作用的发生。

【给药说明】 (1)口服给药时,因本品具有局部麻醉作用,应在饭后与饮料或食物同时吞服,不得嚼碎。

(2)需换用其他抗心律失常药时,应先停本品 1天;反之各种抗心律失常药至少停用 1 个半衰期;对严重急性心律失常则可酌情缩短停用时间,但须注意相互作用。

(3)如出现窦房性或房室性传导高度阻滞时,可静脉注射乳酸钠、阿托品、异丙肾上腺素或间羟肾上腺素等解救。

【用法与用量】 成人 (1)口服 一次 100~200mg,6~8 小时 1 次。①治疗量:一日 300~900mg,分 4~6次服用。②维持量:一日 300~600mg,分 2~3 次服用。

(2)静脉注射 按体重一次 1~1.5mg/kg,或以 70mg加 5%葡萄糖液稀释,于 10 分钟内缓慢静脉注射,必要时 10~20 分钟后可重复一次,总量不超过 210mg。以后可以每分钟 0.5~1mg 速度静脉滴注维持。

儿童 (1)口服 一次 1~3mg/kg,一日 2~3 次,宜在饭后或与食物同用,不可嚼碎。

（2）静脉注射　20～40mg/h，严密监护。

【制剂与规格】　盐酸普罗帕酮片：（1）50mg；（2）100mg；（3）150mg。

盐酸普罗帕酮胶囊：（1）100mg；（2）150mg。

盐酸普罗帕酮注射液：（1）5ml:17.5mg；（2）5ml:35ml；（3）10ml:35mg；（4）20ml:70mg。

盐酸索他洛尔 [药典(二)；国基；医保(乙)]
Sotalol Hydrochloride

【适应证】　①心房扑动、心房颤动；②各种室性心律失常，包括室性早搏、持续性及非持续性室性心动过速，注射剂可用于危及生命的室性快速性心律失常；③用于转复、预防室上性心动过速，尤其是房室折返性心动过速，亦可用于预激综合征伴室上性心动过速；④急性心肌梗死并发严重心律失常。

【药理】　（1）药效学　本品为消旋体，两种异构体均有Ⅲ类抗心律失常作用，但仅左旋异构体有β受体拮抗作用，其作用是非心脏选择性的，无内在性拟交感作用。本品延长动作电位平台相，减慢窦律，延缓房室结传导，使心房、心室肌及传导系统（包括旁路）不应期延长。心电图表现为P-R间期延长，QRS时限轻度增宽，产生剂量依赖性Q-Tc延长。有轻度减低心排血量和降低血压的作用。

（2）药动学　口服吸收几乎无肝脏首过效应，生物利用度90%～100%。口服血药浓度达峰时间2.5～4小时。一日2次口服2～3天可达稳态浓度。在一日160～640mg的范围内血药浓度与剂量相关。不与血浆蛋白结合，也不代谢，血药浓度个体间差异极小。不易通过血-脑屏障。全部以原型从肾脏排出。$t_{1/2\beta}$为12小时，肾功能障碍时半衰期延长，但肝功能不全对本品代谢无影响。

【不良反应】　（1）最重要的不良反应为促心律失常作用，由于Q-T间期延长造成尖端扭转型室性心动过速和新的严重室性心律失常。还可产生心动过缓、晕厥、低血压、呼吸困难、心力衰竭加重、水肿等。

（2）神经系统　乏力、头晕。

（3）消化系统　恶心、呕吐。

（4）其他　哮喘、皮疹、肢痛等。

【禁忌证】　（1）对本品过敏者。

（2）心动过缓。

（3）心率小于60次/分的病态窦房结综合征。

（4）Ⅱ或Ⅲ度房室传导阻滞（除非有起搏器）。

（5）室内传导阻滞者。

（6）先天或获得性Q-T间期延长综合征。

（7）低血压患者。

（8）休克患者。

（9）未控制的心衰。

（10）支气管哮喘者。

【注意事项】　（1）因有促心律失常作用，一般不作为首选用于非持续性室性心动过速和室上性心律失常。

（2）肾功能障碍者可造成本品蓄积，应根据肌酐清除率延长用药间隔。当肌酐清除率小于60ml/h时，应慎用。

（3）与其他β受体拮抗药相同，不可骤然停药。

（4）下列情况慎用　用洋地黄控制的心力衰竭、低钾血症、低镁血症、Ⅰ度房室传导阻滞。

（5）应用时要注意监测　①心电图尤其是Q-T间期的改变；②血压；③电解质；④肾功能。

（6）本品同其他β受体拮抗药一样，用药剂量必须根据患者的治疗反应和耐受性而定，致心律失常作用可能发生在治疗开始时。

老年人　用药需谨慎，特别是肾功能不全，电解质紊乱者。

【药物相互作用】　（1）与其他Ⅰa、Ⅱ、Ⅲ类抗心律失常药同用时有协同作用。

（2）与钙通道阻滞药同用时可加重心传导障碍，进一步抑制心室功能，降低血压。

（3）与儿茶酚胺类药（如利血平、胍乙啶）同用可产生低血压和严重心动过缓。

（4）有血糖增高，需增加胰岛素和降糖药的报道。

【给药说明】　（1）当心电图Q-Tc间期大于500ms时应注意促心律失常作用，Q-Tc间期超过550ms时应停药。

（2）需停药时，要逐渐减量，在1～2周的时间内停用。

（3）从其他抗心律失常药换用本品时，应在严密监测下停前一种药2～3个半衰期再使用本品。从胺碘酮换本品时要待Q-T间期恢复正常才可开始使用。

【用法与用量】　（1）口服　初始剂量一次80mg，一日2次开始，根据反应在2～3日内增加剂量至一次120～160mg，一日2次。极量为一日640mg。

（2）静脉给药　按体重一次0.5～1.5mg/kg稀释于5%葡萄糖注射液20ml中，10分钟内缓慢静脉注射，继以每小时10mg的速度静脉滴注。

【制剂与规格】　盐酸索他洛尔片：（1）40mg；（2）80mg。

盐酸索他洛尔注射液：2ml:20mg。

注射用盐酸索他洛尔：40mg。

盐酸胺碘酮 [药典(二)；国基；医保(甲)]

Amiodarone Hydrochloride

【适应证】 ①口服给药适用于：房性心律失常(心房扑动，心房颤动转律和转律后窦性心律的维持)；结性心律失常；室性心律失常(治疗危及生命的室性期前收缩和室性心动过速以及室性心动过速和心室颤动的预防)；伴W-P-W综合征的心律失常。依据其药理特点，胺碘酮适用于上述心律失常，尤其合并器质性心脏病的患者(冠状动脉供血不足及心力衰竭)。②当不宜口服给药时注射剂用于：治疗严重的心律失常，尤其适用于下列情况：房性心律失常伴快速心室率；W-P-W综合征的心动过速；严重的室性心律失常；体外电除颤无效的室颤相关心脏停搏的心肺复苏。

【药理】 (1)药效学 本品属Ⅲ类抗心律失常药。主要电生理效应是延长各部心肌组织的动作电位及有效不应期，有利于消除折返激动。同时，具有轻度非竞争性的拮抗 α 及 β 肾上腺素受体药和轻度Ⅰ及Ⅳ类抗心律失常药的性质。静脉注射胺碘酮显示Ⅰ类、Ⅱ类、Ⅳ类的药理作用出现较快，Ⅲ类药理作用出现时间较长。对静息膜电位及动作电位高度无影响。本品减低窦房结自律性，对房室旁路前向传导的抑制大于逆向。由于复极延长，口服后心电图出现 Q-T 间期延长及 T 波改变，短时间静脉注射此作用不明显。静脉注射有轻度负性肌力作用，但通常不抑制左室功能。对冠状动脉及周围血管有直接扩张作用。可影响甲状腺素代谢。

(2)药动学 口服吸收迟缓且不规则。生物利用度约为50%。表观分布容积大约 60L/kg，主要分布于脂肪组织及含脂肪丰富的器官。其次为心、肾、肺、肝及淋巴结。最低的是脑、甲状腺及肌肉。在血浆中 62.1%与白蛋白结合，33.5%可能与 β 脂蛋白结合。主要在肝脏代谢消除，活性代谢产物为去乙基胺碘酮。单次口服 800mg 时半衰期为 4.6 小时(组织中摄取)，长期服药半衰期为13～30 日，终末血浆清除半衰期可达 40～55 日。停药后半年仍可测出血药浓度。口服后 3～7 小时血药浓度达峰值。约 1 个月可达稳态血药浓度，稳态血药浓度为 0.92～3.75μg/ml。口服用药后 4～5 日作用开始，5～7 日达最大作用，有时可在 1～3 周才出现。停药后作用可持续 8～10 日，偶可持续 45 日。单次静脉注射后由于胺碘酮从血浆再分布于组织中，血浆中药物浓度下降较快。静脉注射后 5 分钟起效，停药可持续 20 分钟～4 小时。原药在

尿中未能测到，尿中排碘量占总含碘量的 5%，其余的碘经肝肠循环从粪便中排出。血液透析不能清除本品。

【不良反应】 (1)心血管系统 较其他抗心律失常药对心血管的不良反应要少。包括：①窦性心动过缓、一过性窦性停搏或窦房拮抗，阿托品不能对抗此反应；②房室传导阻滞；③虽然延长 Q-T 间期，但尖端扭转型室性心动过速不常见，其促心律失常作用在长期大剂量或伴有低钾血症时易发生；④静脉注射过快时产生低血压。出现以上情况均应停药，可用升压药、异丙肾上腺素、碳酸氢钠(或乳酸钠)或起搏器治疗；注意纠正电解质紊乱；扭转型室性心动过速发展成室颤时可用直流电转复。由于本品半衰期长，故治疗不良反应需持续 5～10 天。

(2)甲状腺 ①甲状腺功能低下：发生率 1%～4%，老年人较多见，多为甲状腺化验指标的异常，以 TSH 增高为多，少数也可出现典型的甲状腺功能低下征象，停药后数月可消退，但黏液性水肿可遗留不消，必要时可用甲状腺素治疗。②甲状腺功能亢进：可发生在停药后，除眼球突出以外可出现典型的甲亢征象，也可出现新的心律失常，化验 T3、T4 均增高，TSH 下降。发病率约2%，原则上均应停用胺碘酮。停药数周至数月可完全消失，少数需用抗甲状腺药、普萘洛尔或肾上腺皮质激素治疗。

(3)消化系统 便秘，少数人有恶心、呕吐、食欲缺乏，应用负荷量时明显。

(4)眼 服药 3 个月以上者在角膜中基底层下 1/3 有黄棕色色素沉着，与疗程及剂量有关，儿童发生较少。这种沉着物偶可影响视力，但无永久性损害。少数人可有光晕或视物模糊，极少因眼部不良反应停药。

(5)神经系统 不多见，与剂量及疗程有关，可出现震颤、共济失调、近端肌无力、锥体外系反应，服药 1 年以上者可有外围神经病，经减药或停药后渐消退。

(6)皮肤 可出现光敏感反应，治疗期间建议避免暴露于阳光(以及紫外光)下。高剂量长期治疗过程中皮肤可出现蓝色素沉着，停药后经较长时间(1～2 年)才渐退。其他过敏性皮疹，停药后消退较快。

(7)肝 静脉注射可出现氨基转移酶明显增高，往往与注射剂量过大，速度过快有关。口服可有氨基转移酶增高，下调给药剂量后可以恢复。长期治疗期间可出现慢性肝损害。

(8)肺 肺部不良反应多发生在长期大量服药者(一日 0.6～1.2g)，极个别在服药 1 个月后发生。临床表现有呼吸困难、干咳等，呼吸功能检查可见限制性肺功能改变，血沉增快及白血细胞增高，胸片或 CT 检查可见肺

泡炎或肺间质纤维化改变,严重者可致死。需停药并用肾上腺皮质激素治疗。

(9) 其他 偶可发生低钙血症及血清肌酐升高。静脉注射用药时局部刺激产生静脉炎,采用中心静脉注射用药可以避免。

【禁忌证】 (1) 甲状腺功能异常或有既往史者。

(2) 碘过敏者。

(3) 未安装起搏器的窦性心动过缓、窦房传导阻滞、病态窦房结综合征、高度房室传导障碍及双或三支传导阻滞。

(4) 妊娠及哺乳期。

(5) 循环衰竭。

(6) 严重低血压。

(7) 静脉注射禁用于低血压、严重呼吸衰竭、心肌病或心力衰竭(可能导致病情恶化)。

(8) 3 岁以下儿童(因含苯甲醇)。

(9) 多种原因引起的弥漫性肺间质纤维化患者。

(10) 心动过缓引起晕厥者。

【注意事项】 (1) 交叉过敏反应,对碘过敏者对本品可能过敏。

(2) 本品可以通过胎盘进入胎儿体内。新生儿血中原药及代谢产物为母体血药浓度的 25%。

(3) 本品及代谢物可从乳汁中分泌,服本品者不宜哺乳。

(4) 对诊断的干扰 ①心电图变化:例如 P-R 间期及 Q-T 间期延长,服药后多数患者有 T 波减低伴增宽及双向,出现 U 波,此并非停药指征;②极少数有 AST、ALT 及碱性磷酸酶增高;③甲状腺功能变化,本品抑制周围 T4 转化为 T3,导致 T4 及 rT3 增高,血清 T3 轻度下降,甲状腺功能检查通常不正常,但临床并无甲状腺功能障碍。若仅有化验异常,如 T4,反 T3 和 TSH 轻度升高,T3 水平轻度降低而无临床表现的患者,可加强监测而不需要特殊处理。甲状腺功能检查不正常可持续至停药后数周或数月。

(5) 下列情况慎用 ①窦性心动过缓;②Q-T 间期延长综合征;③低血压;④肝功能不全;⑤肺功能不全;⑥严重充血性心力衰竭。

(6) 用药期间应注意随访检查 ①血压;②心电图;③肝功能;④甲状腺功能,包括 T3、T4 及促甲状腺激素,每 3~6 个月 1 次;⑤肺功能、肺部 X 线片,每 6~12 个月 1 次;⑥眼科裂隙灯检查。

(7) 本品口服作用的发生及消除均缓慢,临床用药个体差异大。用药应根据病情而异。对危及生命的心律失

常宜用短期较大负荷量,必要时静脉给药。对于非致命性心律失常,应用小量缓慢负荷。

(8) 本品半衰期长,故停药后换用其他抗心律失常药时应注意相互作用。

(9) 多数不良反应与疗程及剂量有关,故需长期服药者尽可能用最小有效维持量,并应定期随诊。

(10) 本品不改变起搏阈值,但可使室速的心率减慢至埋藏式起搏除颤器(ICD)诊断的频率阈值以下,并能提高除颤阈值。因此已经植入 ICD 的患者完成负荷量之后应进行必要的检测,并及时调整 ICD 的相关参数。

儿童 盐酸胺碘酮在儿童患者中用药的安全性有效性尚未建立,因此不推荐儿童用药。注射用胺碘酮含有苯甲醇,有新生儿(出生不满 1 个月婴儿)在静脉给药后喘息综合征致命的报道,症状包括呼吸急喘、低血压、心律不齐和心血管衰竭。

【药物相互作用】 (1) 本品可增强华法林的抗凝作用,该作用可自加用本品后 4~6 日,持续至停药后数周或数月。合用时应密切监测凝血酶原时间,并据此调整华法林的用量。本品有增加非维生素 K 拮抗口服抗凝药血药浓度的作用,需根据有无其他影响血药浓度的因素确定是否应调整抗凝药的种类和剂量。

(2) 增强其他抗心律失常药对心脏的作用。本品可增高血浆中奎尼丁、普鲁卡因胺、氟卡尼及苯妥英钠的浓度。与 Ⅰa 类药合用可加重 Q-T 间期延长,极少数可致尖端扭转型室速,故应特别小心。从加用本品起,原抗心律失常药应减少 30%~50%药量,并逐渐停药,如必须合用则通常推荐剂量减少一半。

(3) 与 β 受体拮抗药或钙通道阻滞药合用可加重窦性心动过缓、窦性停搏及房室传导阻滞。如果发生则本品或前两类药应减量。

(4) 增加血清地高辛浓度,亦可能增高其他洋地黄制剂的浓度达中毒水平,当开始用本品时洋地黄类药应停药或减少 50%,如合用应仔细监测其血药浓度。本品有加强洋地黄类药对窦房结及房室结的抑制作用。

(5) 与排钾利尿药合用,可增加低钾血症所致的心律失常。

(6) 增加日光敏感性药物作用。

(7) 联合应用以下药物,有可能诱导尖端扭转型室性心动过速 ①Ⅰa 类抗心律失常药物(奎尼丁、氢化奎尼丁、丙吡胺);②Ⅲ类抗心律失常药物(索他洛尔、多非利特、伊布利特);③非抗心律失常药物:砷化合物、苄普地尔、西沙必利、西酞普兰、依他普仑、二苯马尼、静脉注射多拉司琼、多潘立酮、决奈达隆、红霉素(静脉

内给药)、左氧氟沙星、美喹他嗪、咪唑斯汀、莫西沙星、普芦卡必利、螺旋霉素(静脉内给药)、长春胺(静脉内给药)等(参见药物相互作用);④舒托必利;⑤特拉匹韦;⑥精神抑制剂,喷他脒(静脉注射)。

【用法与用量】 成人 (1)口服 ①治疗室上性心律失常:一日 0.4～0.6g,分 2～3 次服,1～2 周后根据需要改为一日 0.2～0.4g 维持。部分患者可减至 0.2g 每周 5 天或更小剂量维持。②治疗严重室性心律失常:一日 0.6～1.2g,分 3 次服,1～2 周后根据需要逐渐改为一日 0.2～0.4g 维持。

(2)静脉注射 负荷量 3mg/kg,稀释后 10 分钟给入,然后以 1～1.5mg/min 静脉滴注维持,6 小时后减至 0.5～1mg/min,一日总量 1200mg,最大不超过 2.0～2.2g。以后逐渐减量,静脉滴注胺碘酮最好不超过 3～4 日。用于体外电除颤无效的室颤时,初始静脉剂量为 300mg(或 5mg/kg),快速注射,必要时可追加 150mg(或 2.5mg/kg)。

儿童 口服。一日 5～10mg/kg,分 3 次服,4～8 次后改为一日 5～6mg/kg。

【制剂与规格】 盐酸胺碘酮片:(1)0.1g;(2)0.2g。
盐酸胺碘酮胶囊:(1)0.1g;(2)0.2g。
盐酸胺碘酮注射液:(1)2ml:150mg;(2)3ml:150mg。

盐酸决奈达隆
Dronedarone Hydrochloride

【适应证】 本品适用于有阵发性或持续性心房颤动病史的窦性心律患者,减少因心房颤动(AF)住院的风险。

【药理】 (1)药效学 本品是对胺碘酮的分子结构进行改变的产物。其确切电生理作用机制不明。它显示了 Vaughan-Williams 所有 4 类抗心律失常药的特性,但尚不清楚哪个特性对其临床效应的贡献程度。健康受试者口服决奈达隆 800mg 每日 2 次可见心率中度降低(约为 4bpm)。延长 P-R 间期有明显的剂量依赖效应,在 400mg 每日 2 次给药组,P-R 间期增加 5ms,在 1600mg 每日 2 次给药组,P-R 间期增加高达 50ms。延长 Q-Tc 间期有中度的剂量依赖效应,在 400mg 每日 2 次给药组,Q-Tc 间期增加 10ms,在 1600mg 每日 2 次给药组 Q-Tc 间期增加高达 25ms。

(2)药动学 由于首过代谢,空腹给药时其绝对生物利用度很低,约为 4%。当与高脂肪饮食同时服用时,绝对生物利用度升高至约 15%。进餐时服药后,原药以及循环中主要活性代谢产物(N-脱丁基代谢产物)在 3～6 小时内达到血药浓度峰值。400mg 每日 2 次重复给药后,在治疗的 4～8 天内达到稳态。原药及其 N-脱丁基代谢产

物的体外血浆蛋白结合率>98%并且不可饱和。静脉给药后的稳态分布容积约为 1400L。它主要通过 CYP3A 在体内广泛代谢。初始代谢途径包括形成活性 N-脱丁基代谢产物的 N-脱丁基化反应,N-脱丁基代谢产物具有药效学活性,但是强度为原药的 1/10～1/3。约有 6%以代谢产物的形式从尿排出,有 84%主要以代谢产物的形式从粪便排出。原药的消除半衰期范围为 13～19 小时。其暴露量在女性中平均比男性高 30%,亚洲男性患者的暴露量约比白人男性高 2 倍。在年龄≥65 岁的患者中,其暴露量升高 23%。在中度肝损伤的受试者中,其平均暴露量比肝功能正常的受试者高 1.3 倍。在重度肾损伤受试者中未观察到药代动力学差异。

【不良反应】 (1)心脏 新发或加重的心力衰竭,少数伴 1:1 房室传导房扑的报道。Q-T 间期延长。

(2)肝脏 肝损伤,上市早期有严重肝损伤致肝移植的报道。

(3)血管炎(包括白细胞破碎性血管炎)。

(4)呼吸系统 间质性肺病(包括肺炎和肺纤维化)。

(5)免疫系统 过敏反应(包括血管性水肿)。

(6)胃肠反应 腹泻、恶心、腹痛、呕吐和乏力。

【禁忌证】 (1)对本品活性成分或任何成分过敏者。

(2)永久性心房颤动(不打算或无法转复正常窦性心律的患者)。

(3)血流动力学不稳定的患者,包括静息或轻微活动时有症状的心力衰竭(纽约心脏协会Ⅳ级心力衰竭以及不稳定的Ⅲ级心力衰竭)或者近期心功能失代偿需要住院治疗的患者。

(4)Ⅱ或Ⅲ度房室传导阻滞或病态窦房结综合征患者(除非已安装正常工作的起搏器)。

(5)心动过缓(每分钟心率小于 50 次)的患者。

(6)伴随使用强效 CYP3A 抑制剂者,如酮康唑、伊曲康唑、伏立康唑、环孢素、泰利霉素、克拉霉素、萘法唑酮、利托那韦和达比加群酯。

(7)伴随使用可以延长 Q-T 间期以及可能增加尖端扭转型室性心动过速风险的药品或天然药物者,如酚噻嗪类抗精神病药、三环类抗抑郁药、某些口服大环内酯类抗生素以及Ⅰ类和Ⅲ类抗心律失常药。

(8)之前有过与使用胺碘酮有关的肝毒性者。

(9)Bazett Q-Tc 间期≥500ms 或 P-R 间期>280ms 者。

(10)重度肝损伤者。

(11)妊娠期妇女或计划怀孕的妇女。

(12)哺乳期妇女。

【注意事项】 (1)应用本品治疗的患者,应至少每 3

个月进行 1 次心律监测。对正处于心房颤动的患者应给予心脏复律(如果有临床指征)或停用。

(2)如果患者出现心衰的症状或体征,如体重增加、体位性水肿或呼吸困难逐渐加重,则应建议患者向医生咨询,如出现心衰加重或因心衰住院,应停用本品。

(3)在出现提示肝损伤的症状(如食欲缺乏、恶心、呕吐、发热、不适、疲劳、右上象限腹痛、黄疸、黑尿或瘙痒)时立即检查血清酶、AST、ALT 和碱性磷酸酶以及血清胆红素,以确定是否有肝损伤。如果发现肝损伤,应开始适当的治疗,并检查可能的原因。

(4)与排钾利尿剂联合用药可能会发生低钾血症或低镁血症。服用本品之前,血钾水平应在正常范围内,并在服用本品期间维持血钾正常。

(5)在本品治疗开始之后可出现血清中肌酐增加,肌酐升高迅速出现,7 天后达到稳态,停药后降低。应定期监测肾功能。

(6)妊娠期妇女服用本品可能对胎儿造成伤害。如果在妊娠期间使用本品或者患者在服用本品过程中怀孕,应将对胎儿的潜在危害告知患者。

(7)本品是否经人乳排泄尚不明确。因为许多药物经人乳排泄,并且由于喂养婴儿时可能存在本品所致的严重不良反应,所以应同时评估用药对母亲的重要性,来决定停止母乳喂养或停止用药。

(8)在 18 岁以下儿童中的安全性和有效性尚未确立。因此,不推荐将本品用于此类人群。

(9)老年患者和成年患者中本品的有效性和安全性相似。

【药物相互作用】　(1)因为有引起尖端扭转型室性心动过速的潜在风险,禁止联合使用延长 Q-T 间期的药物(如某些吩噻嗪类药、三环类抗抑郁药、某些大环内酯类抗生素以及 I 类和 III 类抗心律失常药物)。

(2)地高辛可增强本品的电生理效应(如降低房室结传导)。通过抑制 P-糖蛋白转运蛋白,本品可使地高辛的暴露量增加 2.5 倍。在临床试验中,本品与地高辛合用时可观察到地高辛水平升高,胃肠道不良反应也有所增加。如果继续采用地高辛治疗,则可将地高辛的剂量减半,并密切监测血药浓度及毒性。

(3)本品使钙离子通道阻滞药(维拉帕米、地尔硫䓬或硝苯地平)的暴露量增加 1.4～1.5 倍。对窦房结和房室结有抑制作用的钙离子通道阻滞药可能加强本品对传导的影响。

(4)当本品与 β 受体拮抗药联合给药时,心动过缓发生率增加。单剂量给药后,本品使普萘洛尔的暴露量增加 1.3 倍。多剂量给药后,本品使美托洛尔的暴露量增加 1.6 倍。

(5)重复给予强效 CYP3A 抑制剂酮康唑会使本品的暴露量增加 17 倍,使 C_{max} 增加 9 倍。禁止伴随使用酮康唑和其他强效 CYP3A 抑制剂,如伊曲康唑、伏立康唑、利托那韦、克拉霉素和萘法唑酮。

(6)葡萄柚汁会使本品的暴露量增加 3 倍,使 C_{max} 增加 2.5 倍。因此,患者在服用本品时应避免饮用葡萄柚汁类饮料

(7)利福平使本品的暴露量降低 80%。因为可使本品的暴露量显著降低,应避免利福平或其他 CYP3A 诱导剂(如苯巴比妥、卡马西平、苯妥英和贯叶连翘)与本品合用。

(8)本品使辛伐他汀/辛伐他汀酸的暴露量分别增加 4 倍和 2 倍。由于同他汀类药物(CYP 和转运蛋白)相互作用有多种机制,因此与 CYP3A 及 P-糖蛋白抑制剂(如本品)一起使用时,要遵循他汀类药物说明书推荐的方法。

(9)口服给药时,本品可以使他克莫司、西罗莫司和其他治疗窗狭窄的 CYP3A 底物的血药浓度升高。应监测血药浓度并适当调整剂量。

(10)服用华法林的患者应在开始服用本品后监测 INR。与非维生素 K 拮抗口服抗凝药合用时,后者血药浓度可能增加,应避免与达比加群酯和利伐沙班同时应用,与艾多沙班合用时,后者需减量。

【给药说明】　在开始本品治疗前,应停用 I 或 II 类抗心律失常药物(如胺碘酮、氟卡尼、普罗帕酮、奎尼丁、丙吡胺、多非利特、索他洛尔)或强效 CYP3A 抑制剂(如酮康唑)。

【用法与用量】　口服。成年人的唯一推荐剂量为每次 1 片(400mg),每日 2 次,于早、晚餐时服用。

【制剂与规格】　盐酸决奈达隆片:400mg。

富马酸伊布利特 [国基;医保(乙)]
Ibutilide Fumarate

【适应证】　用于近期发作的房颤或房扑逆转成窦性心律,长期房性心律不齐的患者对富马酸伊布利特不敏感,对持续时间超过 90 天的心律失常患者的疗效还未确定。

【药理】　(1)药效学　本品可延长离体的成人心肌细胞动作电位持续时间,延长活体心房和心室不应期,属于 III 类抗心律失常药物的电生理作用。本品轻度延缓窦性心律和房室传导,治疗剂量下对 QRS 时间没有显著

作用，可产生剂量相关性 Q-T 间期延长。在射血分数超过和不到 35% 的患者身上做的血流动力学研究表明，伊布利特浓度达 0.03mg/kg 时对心排血量、平均肺动脉压、肺毛细血管楔压没有明显的临床作用。

(2)药动学　本品的药代动力学特点在受试者中有很大变异。静脉注射后，血药浓度呈指数模式迅速下降，伊布利特的全身血浆清除率很高，接近肝血流［大约 29ml/（min·kg）］，分布容积约 11L/kg，蛋白质结合率约 40%。剂量在 0.01～0.10mg/kg 这个范围时，伊布利特的药代动力学呈线性分布。$t_{1/2\beta}$ 大约是 6 小时（2～12 小时）。大约有 82% 是从肾排泄（约 7% 是原型），剩余部分（约 19%）在粪便中排出。伊布利特有八种代谢产物，其中只有 ω 羟基代谢物具有活性。

【不良反应】　(1)主要不良反应是出现新的心律失常，最主要的是可引起与 Q-T 间期延长有关的尖端扭转型室速。其余心律失常按照发生率多少排列分别为室性期外收缩(5.1%)、非持续性单形性室速(4.9%)、窦性心动过速或室上速(2.7%)、束支传导阻滞(1.9%)、AV 传导阻滞(1.5%)、心动过缓(1.2%)、室上性期外收缩(0.9%)、结性心律失常(0.7%)，晕厥(0.3%)，室性异搏心律(0.2%)，持续性单形性室速(0.2%)。

(2)低血压/直立性低血压(2.0%)、心力衰竭(0.5%)、肾衰竭(0.3%)。

(3)其他　可见恶心(出现频率高于 1%)、头痛。

【禁忌证】　(1)对本品过敏者。

(2)多型性室性心动过速者(如尖端扭转型室性心动过速)。

(3)先前 4 小时内使用过Ⅰ类抗心律失常药(如奎尼丁、丙吡胺，普鲁卡因胺等)或Ⅲ类抗心律失常药(如胺碘酮、索他洛尔等)者。

【注意事项】　(1)由于本品有促心律失常的报道，因此要慎重选择适应证。鉴于本品有引起致命性室性心律失常的可能，选择使用本品转复，要权衡转复的效益与用药风险，并考虑维持窦性心律治疗的必要和益处后再进行。充血性心力衰竭或左心室射血分数低的患者风险增加；女性患者的风险可能也会增加；推荐使用过程中注意监测。

(2)Q-T 间期延长可能会增加尖端扭转型室速的风险；并且这种风险可因心动过缓、心率变异和低钾血症而加大；用药前须纠正低钾血症和低镁血症；推荐监测心电图；如果出现多形性心律失常，则马上停药。

(3)以下情况慎用　①心功能不全者；②有电解质紊乱，特别是血钾低于 4.0mmol/L 者；已有 Q-T 间期延长超过 440ms 者；③使用了其他延长 Q-T 间期的药物者。

(4)用药期间注意监测　①持续心电图监测至少 4 小时或至 Q-T 间期恢复到基线水平。若出现心律失常还要延长观察时间；②监测血压；③必要时要监测血清电解质。

(5)使用本品要熟悉促心律失常作用的识别和处理，特别是尖端扭转型室性心动过速的处理。一旦发生，要立即停药，补钾补镁，必要时临时起搏。持续的室速应进行电复律。不宜使用其他抗心律失常药。

(6)在肝肾功能不全患者中的安全性还没有建立，一般认为不需减量，但用药后要延长监测时间。

孕妇及哺乳期妇女　不能用于怀孕妇女，除非临床意义大于对胚胎的潜在危险。伊布利特分泌到乳汁的研究尚未开展。所以，使用伊布利特注射液治疗过程中应放弃母乳喂养。

儿童　治疗房颤、房扑的临床实验对象为不包括年龄在 18 岁以下的患者。因此，伊布利特的安全性和有效性在儿童患者还不明确。

老年人　一般来说，对老年患者，剂量选择要慎重，通常从最低剂量开始，因为在老年患者中药物降低心、肝、肾功能以及引起并发症或需其他药物治疗的概率较大。

【药物相互作用】　(1)其他延长 Q-T 间期的药物如吩噻嗪类，三环类抗抑郁药，抗组胺药等将增加致心律失常的可能性。

(2)同时使用地高辛，钙通道阻滞药和 β 受体拮抗药对伊布利特的安全性和有效性没有明显影响。

【给药说明】　(1)伊布利特注射液可以未经稀释直接给药，也可以在 50ml 稀释液中稀释后给药。伊布利特可在给药前加到 0.9% 氯化钠注射液或 5% 葡萄糖注射液。

(2)本品为非经肠道药物，在溶液或容器的有效期内的任何时间，使用前都应当检查是否有颗粒状物体以及是否变色。

【用法与用量】　静脉注射。小于 60kg 体重者使用 0.01mg/kg，大于 60kg 体重者使用 1mg。用 5% 葡萄糖注射液或 0.9% 氯化钠注射液稀释后静脉注射，注射时间不少于 10 分钟。如果心律失常在注射后的 10 分钟内没有终止，可重复用药一次。若心律失常终止，出现持续性或非持续性室性心动过速，或 Q-T 间期或 Q-Tc 间期延长时，应马上停药。

【制剂与规格】　富马酸伊布利特注射液：10ml:1mg。

腺 苷 [药典(二);医保(乙)]

Adenosine

【适应证】 ①阵发性室上性心动过速。对于房室结参与折返的阵发性室上性心动过速非常有效，可作为治疗的首选药物。也可在维拉帕米无效或禁忌时用。②室上性心动过速的鉴别诊断用药。③核素心肌血流灌注显像的药物负荷试验用药。④用于超声心动图药物负荷试验，辅助诊断冠心病。

【药理】 (1)药效学 腺苷是普遍存在于人体细胞的内源性核苷，主要由三磷酸腺苷降解形成，能产生短暂的负性肌力、传导和速率作用。其电生理作用包括降低窦房结和浦肯野纤维自律性、抑制房室结传导，使心房动作电位缩短并超极化、拮抗异丙肾上腺素对心室肌细胞动作电位的影响等。本品可产生一过性房室传导阻滞，因而能成功地终止房室结参与折返的阵发性室上性心动过速。本品对预激综合征旁路的前向传导无作用。窦房结和房室结对本品的生理剂量很敏感。通过本品对房室交界区的阻断是否出现暂时的房室分离，可用于宽QRS波心动过速的鉴别诊断。本品可引起一过性完全房室阻滞，能清楚地显示出室上性心律失常的心房活动，对诊断心房扑动、结内折返、心房颤动或多旁道传导有一定价值。另外，使用本品后正常冠状动脉的血流量增加，而狭窄冠状动脉的血流轻度增加或不增加，从而可增大正常动脉供血组织和狭窄动脉供血组织之间放射性核素分布的差异，故本品用于核素心肌血流灌注显像。

(2)药动学 腺苷静脉注射给药后，很快进入血液循环中，并被清除细胞摄取，主要由红细胞和血管内皮细胞摄取。细胞内的腺苷很快被代谢掉，或经腺苷激酶磷酸化而成单磷酸腺苷，或经细胞内的腺苷脱氨酶脱氨而成肌苷；细胞外的腺苷半衰期小于10秒，主要由细胞摄取而清除，其余部分可通过腺苷脱氨的形式进行脱氨。由于腺苷的激活与灭活均不通过肝肾代谢，所以肝肾功能衰退不改变腺苷的药效和耐受性。

【不良反应】 本品快速注射后不良反应十分常见，但一般持续时间很短暂。

(1)心血管系统 一过性心动过缓、心脏停搏，可出现房性、房室交界性以及室性心律失常。可有心悸、高血压、低血压以及心绞痛样胸痛等。

(2)中枢神经系统 常见头痛、眩晕、头昏、头部压迫感、感觉异常或神经过敏。少见癫痫。

(3)胃肠道 胃肠道不适、腹痛、恶心、呕吐、味觉障碍(如金属味)等。

(4)泌尿生殖系统 与剂量相关的一过性肾血流量减少。

(5)呼吸系统 胸部紧缩感、呼吸困难、支气管痉挛、过度换气、咳嗽等，慢性阻塞性肺病患者可能出现呼吸衰竭。

(6)皮肤 皮肤发红十分常见。可有明显颜面发红、烧灼感，大多数在数秒钟可缓解，可能与皮肤血管扩张有关。

(7)其他 可有出汗、焦虑、视物模糊、手臂痛、背痛、颈痛，可引起过敏样反应。

【禁忌证】 (1)对本品过敏者。
(2)病态窦房结综合征，未置心脏起搏器者。
(3)Ⅱ或Ⅲ度房室传导阻滞，未置心脏起搏器者。
(4)哮喘者。
(5)心房颤动或心房扑动伴异常旁路者。

【注意事项】 (1)慎用于下列情况 ①高血压；②低血压；③心肌梗死；④不稳定型心绞痛；⑤先天性、药物引起或代谢性的Q-T期间延长患者。

(2)房颤、房扑及有旁路传导的患者可能增加异常旁路的下行传导。

(3)慢性阻塞性肺疾患，腺苷可能促使或加重支气管痉挛。

(4)在室上性心动过速转复为窦性心律时可出现暂时的心动过缓及其他心律失常，故必须在医院心电监护下给药。

(5)给药后，建议患者避免摄入咖啡。

孕妇及哺乳期妇女 尚不明确，除非特殊需要，应慎用。

儿童 尚不明确，除非特殊需要，应慎用。

【药物相互作用】 (1)双嘧达莫可减少本品的代谢，增强药效，并引起不良反应如低血压、呼吸困难、呕吐等，因此如合用，应减小本品的剂量。

(2)本品与卡马西平合用，可加重心脏传导阻滞。

(3)本品的作用可被茶碱和其他甲基黄嘌呤类药物如咖啡因等拮抗，合用时可能需要增大本品剂量。

(4)地高辛、维拉帕米、奎尼丁、丙吡胺、胺碘酮对本品终止室上性心律失常的作用无明显影响。

【给药说明】 (1)阵发性室上性心动过速患者在使用本品前，建议先采用适当的迷走神经刺激方法。

(2)由于外源性腺苷既不在肾脏，也不在肝脏降解，故腺苷的作用不受肝或肾功能不全的影响。

(3)仅限于医院内使用。

【用法与用量】 静脉注射。(1)室上性心动过速 首剂为 6mg，在 2 秒内直接快速静脉注射，然后以氯化钠注射液快速冲洗。如心动过速未终止，可在 1～2 分钟后给第二剂和第三剂各 12mg；也可以先给初始剂量 3mg，如心动过速仍然存在，可间隔 1～2 分钟给第二剂 6mg，第三剂 12mg。一次给药不超过 12mg。

(2)核素心肌血流显像　按每分钟 140μg/kg 静脉给药，总量为 0.84mg/kg，在 6 分钟内注射完。肾功能不全或肝功能不全患者无需调整剂量。

【制剂与规格】　腺苷注射液：(1)2ml:6mg；(2)30ml:90mg(供诊断用)。

第五节　抗心绞痛及抗心肌缺血药

冠状动脉粥样硬化性心脏病(冠心病)是由于冠状动脉供血减少和(或)心肌耗氧增加引起心肌缺血。心肌缺血可表现为心绞痛、心肌梗死、猝死或无症状性心肌缺血。

心绞痛是由于暂时性心肌缺血引起的以胸痛为主要特征的临床综合征，是冠心病最常见的临床表现。临床上按发病的特征分为慢性稳定型心绞痛和不稳定型心绞痛。引起心绞痛的病理生理机制主要有两种：一是冠状动脉的管腔狭窄或闭塞，在心肌耗氧增加时不能保证相应血流的增加；一是冠状动脉痉挛。这两种机制可以分别存在，也可以同时存在，在一定条件下引起心肌缺血而出现症状。

治疗心绞痛的药物也以两种作用机制来达到绝对或相对地减轻心肌缺血的目的：一是减轻心脏负荷、减少心脏做功，从而减低心肌氧耗；药物可以通过减少回心血量(前负荷)以缩小心室容积和减低室壁张力，或通过扩张小动脉、减低后负荷和降低血压，或通过减慢心率而达到上述目的；一是扩张冠状动脉，解除冠状动脉痉挛，促进侧支循环而增加心肌氧供。

目前用于治疗心绞痛的药物主要有以下三类。①硝酸酯类：包括硝酸甘油、硝酸异山梨酯、单硝酸异山梨酯。此类药物以扩张静脉为主，减低前负荷，兼有较轻的动脉扩张作用，使心肌氧耗量减少，同时也可直接扩张冠状动脉，故可用于各型心绞痛。钾通道开放药尼可地尔具有硝酸酯类似的作用。②β 受体拮抗药：包括普萘洛尔、阿替洛尔、美托洛尔、比索洛尔、阿普洛尔、氧烯洛尔、吲哚洛尔、纳多洛尔等。此类药物减弱心肌收缩力，减慢心率、降低动脉压、减弱交感神经兴奋，使心肌的氧需减少，故适用于由劳力或交感神经兴奋诱发的心绞痛，对由冠状动脉痉挛所致的心绞痛，可能在 β 受体拮抗后 α 受体作用相对增强而有所不利。③钙通道阻滞药：包括二氢吡啶类钙拮抗药如硝苯地平及其他，和非二氢吡啶类钙拮抗药如维拉帕米、地尔硫䓬及其衍生物等。此类药物具有扩张血管、解除痉挛、减低心肌收缩力，非二氢吡啶类钙拮抗剂还可减慢心率，故上述两种治疗机制兼而有之，适用于治疗各型心绞痛。对较重的心绞痛，以上三类药物可以合并应用，按发病机制

而选择其配合。④其他抗心绞痛及抗心肌缺血药：包括曲美他嗪、左卡尼丁、曲匹地尔、盐酸罂粟碱等。曲美他嗪和左卡尼丁通过抑制脂肪酸氧化，优化心肌能量代谢，改善心肌缺血。曲匹地尔是前东德研究开发的抗心绞痛药物，因为其扩张血管、抑制血小板聚集、改善脂质代谢等作用成为一种作用广泛的心血管药物。盐酸罂粟碱是一种血管扩张药，对大血管产生非特异性的动脉扩张和平滑肌松弛。

近年来正在开发一些其他改善心肌缺血的药物，包括窦房结抑制药如伊伐布雷定(ivabradine)和作用于钠通道电流的雷诺嗪(ranolazine)等。本章着重介绍硝酸酯类和几种其他类型的抗心肌缺血药物，β 受体拮抗药和钙通道阻滞药请见相关章节。

硝酸甘油 [药典(二)；国基；医保(甲)；医保(乙)]
Nitroglycerin

【适应证】　(1)CDE 适应证　①治疗或预防心绞痛、心力衰竭和心肌梗死。②外科手术中诱导低血压和控制高血压。

(2)超说明书适应证　①肺水肿；②脑出血的降压治疗；③先兆子痫的降压治疗；④松弛子宫；⑤ST 段抬高型心肌梗死引起的机械并发症；⑥急性心肌梗死引起的急性循环衰竭。

【药理】　(1)药效学　硝酸甘油的血管扩张作用是通过一氧化氮的释放，后者刺激血管平滑肌细胞的鸟苷酸环化酶，导致环磷酸鸟苷(cGMP)增加，继而降低细胞液中的游离钙浓度而松弛平滑肌细胞。在对血管平滑肌的作用上，其对静脉的扩张作用超过对小动脉的扩张。静脉扩张使静脉血管床血液积聚，静脉回流减少，并降低左心室舒张期容积和压力(降低前负荷)。小动脉扩张使周围血管阻力和收缩期左心室压力降低(降低后负荷)。结果是抑制心肌耗氧量的主要决定因素。硝酸甘油具有扩张冠状动脉的作用，能改善缺血区局部冠脉血流和心肌氧供。

(2)药动学　本品易自口腔黏膜及胃肠道吸收，也可以从皮肤吸收，舌下给药吸收迅速完全，生物利用度

80%；而口服因肝脏首过代谢，在肝内被有机硝酸酯还原酶降解，生物利用度仅为8%。蛋白结合率60%。舌下给药2～3分钟起效，5分钟达最大效应，作用持续10～30分钟，$t_{1/2}$（舌下）为1～4分钟。静脉滴注即刻作用，贴膜药30分钟内起作用，口腔喷雾2～4分钟起作用。主要在肝内代谢，迅速而近乎完全，在血浆中酶也能予以分解。代谢后经肾排出。

【不良反应】 (1)常见不良反应 由直立性低血压引起的眩晕、头晕、晕厥、面颊和颈部潮红；严重时可出现持续的头痛、恶心、呕吐、心动过速、烦躁。

(2)少见不良反应 皮疹、视物模糊、口干。

(3)过量时的临床表现，按发生率的高低，依次为：口唇指甲青紫、眩晕欲倒、头胀、气短、高度乏力、心跳快而弱、发热，甚至抽搐。

(4)美国FDA发布的严重不良反应 ①神经系统疾病：颅内压增加。②血液系统疾病：高铁血红蛋白症。

【禁忌证】 (1)对本品或其他硝酸盐类过敏者。

(2)低血压。

(3)青光眼患者。

(4)梗阻性心肌病。

(5)颅内压增高者。

(6)重度贫血。

(7)伴低充盈压的急性心肌梗死者。

(8)缩窄性心包炎、心包填塞者。

(9)脑出血或头颅外伤患者。

(10)急性循环衰竭者。

(11)严重肝功能损害者。

【注意事项】 (1)交叉过敏反应 对其他硝酸酯或亚硝酸异戊酯过敏患者也可能对本品过敏，但属罕见。

(2)对诊断的干扰 ①血中硝酸盐类增多，变性血红蛋白也可能增加；②尿儿茶酚胺（肾上腺素和去甲肾上腺素）与尿香草杏仁酸（VMA）值显著升高。

(3)下列情况慎用 ①脑出血或头颅外伤，因本品可使颅内压增高；②严重贫血患者应用本品时，可能加重心脏负担；③心肌梗死患者有低血压及心动过速者；④严重肾功能损害；⑤严重肝功能损害可增加变性血红蛋白危险。

(4)应用本品过程中应进行血压和心功能的监测，从而调整用量。

(5)用药期间从卧位或坐位突然站起时须谨慎，以免突发直立性低血压。

(6)如因过量而发生低血压时，应抬高两腿，以利静脉血回流，如仍不能纠正，加用α受体激动药如去氧肾上腺素或甲氧明，但不用肾上腺素。测定血中变性血红蛋白，如有应增加高流量氧吸入，重症可静脉注射亚甲蓝。

【药物相互作用】 (1)与乙酰胆碱、组胺或去甲肾上腺素同用时，疗效可减弱。

(2)与其他拟交感胺类药如去氧肾上腺素、麻黄碱或肾上腺素同用时可能降低抗心绞痛的效应。

(3)中度或过量饮酒时，可导致血压过低。

(4)与降压药或扩张血管药同用时可使硝酸甘油的直立性降压作用增强。

(5)与三环类抗抑郁药同用时，可加剧抗抑郁药的低血压和抗胆碱效应。

(6)禁止与磷酸二酯酶-5抑制剂（如西地那非）合用，两者合用可显著增强硝酸盐的血管舒张作用，从而发生显著低血压。

【给药说明】 (1)片剂用于舌下含服，不可吞服。

(2)舌下含服用于缓解心绞痛急性发作，如用过3片尚未能缓解，应即就诊。

(3)长期含服可引起耐药性而用量要加大，停药一周左右疗效才恢复。

(4)大量或长期使用后需要停药时，应逐渐递减用量，以防撤药时心绞痛反跳。

(5)静脉滴注硝酸甘油注射液使用前必须稀释，用5%葡萄糖注射液或氯化钠注射液，并彻底混合，不得直接用做静脉注射，不能和其他药物混合。

(6)持续用药可出现耐药性，此时可逐渐加大剂量，并采用间断用药。

【用法与用量】 根据不同的临床需求，硝酸甘油可以通过舌下含服给药、黏膜给药、口服给药，透皮给药或静脉途径给药。

(1)用于治疗急性心绞痛 可舌下含服、舌下喷雾或黏膜给药，起效快，能迅速缓解心绞痛。也可在可能诱发心绞痛的活动或应激事件之前给药。片剂（每片0.3～0.6mg）置于舌下。必要时可重复含服，但必须告诉患者如在15分钟内已含服3次仍不能缓解疼痛即应就医。如采用喷雾给药，则可每次将0.4～0.8mg（1～2揿）喷至舌下，然后闭嘴，必要时可喷3次。硝酸甘油黏膜片置于上唇和齿龈之间，1～2mg的剂量通常已经足够。

(2)用于稳定型心绞痛的长期治疗 硝酸甘油通常以缓释片（胶囊）或透皮药的形式给予，这些药型（或给药途径）能提供较长的作用时间。敷贴药是将硝酸甘油贮存于不能穿透的背面与使药物恒速释放的半透膜之间，将膜敷贴于皮肤上，药物以恒速进入皮肤。作用时间长，几乎可达24小时。切勿修剪敷贴药，贴敷处避开毛发、疤痕、破损或易刺激处皮肤。每次贴敷需更换部位以免引起刺激。

(3)硝酸甘油静脉滴注 开始剂量按每分钟 5μg，最好经恒定的输液泵滴注，若左室充盈压或肺毛细血管嵌压为正常或低的患者(如无其他并发症的心绞痛患者)，则可能已是充分有效，或可能过量。用于控制性降压或治疗心力衰竭，可每 3～5 分钟增加 5μg/min 以达到满意效果。如在 20μg/min 时无效可以 10μg/min 递增，以后可 20μg/min，一旦有效则剂量渐减小和给药间期延长。由于各个患者对本品反应差异很大，静脉滴注无固定适合剂量，每个患者须按所要求的血流动力学来滴定其所需剂量，因此须监测血压、心率、其他血流动力学参数如肺嵌压等。由于许多塑料输液器可吸附硝酸甘油，应采用非吸附本品的输液装置如玻璃输液瓶等。

【制剂与规格】 硝酸甘油片：(1)0.5mg；(2)0.6mg。

硝酸甘油舌下含片：0.6mg。

硝酸甘油注射液：(1)1ml:1mg；(2)1ml:2mg；(3)1ml:5mg；(4)1ml:10mg。

硝酸甘油贴片：供 24 小时使用 25mg。

硝酸甘油气雾剂：15g(含硝酸甘油 0.1g，每瓶 200 揿，每揿含硝酸甘油 0.5mg)。

硝酸甘油喷雾剂：200 喷，每喷 0.4mg。

硝酸异山梨酯[国基；医保(甲)；医保(乙)]
Isosorbide Dinitrate

【适应证】 ①冠心病长期治疗；心绞痛及冠心病的预防；心肌梗死后持续心绞痛的治疗；与洋地黄和(或)利尿药联合应用。②治疗慢性充血性心力衰竭。③肺动脉高压的治疗。

【药理】 (1)药效学 硝酸异山梨酯主要药理作用是松弛血管平滑肌。其在体内代谢生成单硝酸异山梨酯，后者释放一氧化氮，激活鸟苷酸环化酶，使平滑肌细胞内的环鸟苷酸增多，从而松弛血管平滑肌。其效应参阅硝酸甘油。

(2)药动学 口服吸收完全，生物利用度口服为 22%，舌下含服为 59%。蛋白结合率低。口服 15～40 分钟起效，持续 4～6 小时；舌下 2～5 分钟起效，15 分钟达最大效应，作用持续 1～2 小时；缓释片 30 分钟起效，持续作用 12 小时。喷雾剂进入口腔后，立即经黏膜吸收，5～7.5 分钟血药浓度达峰值。本品主要在肝脏代谢，口服首过效应明显，经酶脱硝后生成具有活性的中间代谢物 2-单硝基异山梨酯和 5-单硝基异山梨酯，经肾排出。注射静脉、舌下含服、口服的 $t_{1/2}$ 分别为 20 分钟、1 小时和 4 小时。口腔喷雾后半衰期为 30～60 分钟。

【不良反应】 本品用药初期可能会出现硝酸酯引起的血管扩张性头痛，还可能出现面部潮红、眩晕、直立性低血压和反射性心动过速。偶见血压明显降低、心动过缓和心绞痛加重，罕见虚脱及晕厥。

【禁忌证】 急性循环衰竭(休克、循环性虚脱)、严重低血压(收缩压<90mmHg)、急性心肌梗死伴低充盈压(除非在有持续血流动力学监测的条件下)、肥厚型梗阻性心肌病、缩窄性心包炎或心包填塞、严重贫血、青光眼、颅内压增高、原发性肺动脉高压、对硝基化合物过敏者。

【注意事项】 主动脉或二尖瓣狭窄、直立性低血压慎用。不应突然停止用药，以避免反跳现象。

【药物相互作用】 (1)与其他血管扩张药、钙通道阻滞药、β 受体拮抗药、降压药、三环类抗抑郁药及酒精合用，可增强本类药物的降血压效应。

(2)可加强二氢麦角碱的升压作用。

(3)同时使用类固醇类抗炎药可降低本品的疗效。

(4)禁止与磷酸二酯酶-5 抑制药，如西地那非合用，因合用可发生显著低血压。

(5)禁止与可溶性鸟苷酸环化酶激动药利奥西呱联用，因合用可能导致低血压。

【给药说明】 (1)建议每天至少间隔 14 小时，以最大限度地降低耐受性。最佳间隔将随患者、剂量和方案的不同而不同。

(2)药物过量时，与血管过度扩张有关的反应有颅内压增高、眩晕、心悸、视物模糊、恶心与呕吐、晕厥、呼吸困难、出汗伴皮肤潮红或湿冷、传导阻滞与心动过缓、瘫痪、昏迷、癫痫发作或死亡，无特异的拮抗药可对抗其血管扩张作用，用肾上腺素和其他动脉收缩药可能弊大于利，处理方法包括抬高患者的下肢以促进静脉回流以及静脉补液。也可能发生高铁血红蛋白血症，治疗方法是静脉注射亚甲蓝 1～2mg/kg。

【用法与用量】 (1)普通片 口服。①预防心绞痛：一次 5～10mg，一日 2～3 次，一日总量 10～30mg。由于个体反应不同，需个体化调整剂量。②舌下给药：一次 5mg，缓解症状。

(2)缓释片(胶囊) 口服。一次 40～80mg，8～12 小时 1 次。

(3)硝酸异山梨酯气雾剂 使用时，先揭开药瓶盖帽，喷射阀门处于上方，药瓶垂直，按压喷射阀门数次至喷雾均匀后即可使用。但若停用时间较长，则需再按压阀门至喷雾均匀后方可使用。使用时将喷雾嘴对准口腔，按压 4 揿，可达到有效剂量 2.5mg。

（4）硝酸异山梨酯喷雾剂　由于不含抛射剂，首次使用必须揿压喷雾器阀门数次，直至产生均匀雾状液体为止。使用时应垂直握住容器，将药液喷入口腔前庭及舌下。每喷含硝酸异山梨酯 1.25mg，根据发作的严重程度，每次喷雾 1～3 次，每次喷雾时需屏气数秒，使药物吸收。

（5）硝酸异山梨酯乳膏　宜自小剂量开始，逐渐增量。将乳膏按刻度挤出所需长度，均匀涂布于所给印有刻度的纸上，每格相当硝酸异山梨酯 0.2g，将纸面涂药区全部涂满，即 5cm×5cm 面积，贴在左胸前区（可用胶布固定）一日 1 次（必要时 8 小时 1 次）可睡前贴用。

（6）注射药　静脉滴注。可用本品注射液 10mg，加入 5%葡萄糖注射液 250ml 静脉滴注，从 40μg/min 开始，根据情况每 4～5 分钟增加 10～20μg/min。一般药量为每小时 2～10mg，药量须根据患者反应而调节。用药期间，必须严密监测心率及血压。

【制剂与规格】硝酸异山梨酯片：（1）5mg；（2）10mg。
硝酸异山梨酯缓释片：（1）20mg；（2）40mg。
硝酸异山梨酯缓释胶囊：（1）20mg；（2）40mg。
硝酸异山梨酯注射液：（1）5ml:5mg；（2）10ml:10mg。
硝酸异山梨酯葡萄糖注射液：100ml（硝酸异山梨酯 10mg 与葡萄糖 5g）。
硝酸异山梨酯乳膏：10g:1.5g。
硝酸异山梨酯气雾剂：每瓶含硝酸异山梨酯 0.125g，每瓶 200 揿。
硝酸异山梨酯喷雾剂：（1）10ml:0.125g（每喷含硝酸异山梨酯 0.625mg，每瓶 200 喷）；（2）10ml:96.2mg（每喷含硝酸异山梨酯 1.25mg，每瓶 77 喷）；（3）20ml:0.25g（每喷含硝酸异山梨酯 1.4mg，每瓶 180 喷）。
注射用硝酸异山梨酯：（1）2.5mg；（2）5mg；（3）10mg；（4）20mg；（5）25mg。
硝酸异山梨酯注射液：（1）5ml:5mg；（2）10ml:10mg。

单硝酸异山梨酯 [药典（二）；国基；医保（甲）；医保（乙）]
Isosorbide Mononitrate

【适应证】（1）CDE 适应证　①冠心病心绞痛和心力衰竭的长期治疗；预防和治疗心绞痛。②与洋地黄及（或）利尿药合用治疗慢性心力衰竭。

（2）超说明书适应证　与 β 受体拮抗药联合用于预防肝硬化并发的食管静脉曲张出血。

【药理】（1）药效学　单硝酸异山梨酯是硝酸异山梨酯的活性代谢产物。可通过扩张外周血管，特别是增加静脉血容量，减少回心血量，降低心脏前后负荷，而减少心肌耗氧量，同时还可通过促进心肌血流重新分布而改善缺血区血流供应，可能通过这两方面发挥抗心肌缺血作用。参阅"硝酸异山梨酯"。

（2）药动学　本品口服在胃肠道完全吸收，无肝脏首过效应，生物利用度可达 100%，缓释片生物利用度为 90%～100%。口服 1 小时后达血药峰浓度，普通制剂作用可持续 6 小时，缓释制剂作用可延长到 8.6 小时。本品在心脏、脑组织和胰腺中含量较高，脂肪组织、皮肤、结肠、肾上腺和肝脏含量较低，蛋白结合率小于 5%。主要在肝脏脱硝基为无活性的异山梨醇和右旋山梨醇等，肝病患者无药物蓄积现象。半衰期为 5～6 小时。肾脏是本品主要排泄途径，其次为胆汁排泄，从粪便中排出的量不足 1%。肾功能受损对本品消除无影响，并可由血液透析清除。

【不良反应】同硝酸甘油。可有头痛、面部潮红、灼热感、恶心、眩晕、出汗等，一般较轻微。偶有见肌痛。

神经系统　头晕（缓释片：8%～11%；即释片：高达 4%），头痛（缓释片：38%～57%；即释片：13%～35%）

胃肠反应　罕见恶心、呕吐（<1%）

心血管系统　急性心肌梗死（即释片：<1%），缓慢心律失常（<5%），胸痛（即释片：高达 2%），心力衰竭（缓释片：<5%），心血管出血（即释片：<1%）

皮肤及皮肤附件　罕见潮红、皮肤过敏反应（<1%），个别病例出现剥脱性皮炎。

【禁忌证】（1）对本品中任一成分过敏者。
（2）急性循环衰竭。
（3）严重低血压（收缩压低于 90mmHg）。
（4）急性心肌梗死伴低充盈压。
（5）肥厚型梗阻性心肌病。
（6）缩窄性心包炎或心包填塞。
（7）颅内压增高者。
（8）严重贫血患者。
（9）青光眼。
（10）用硝酸酯类治疗期间，不可使用西地那非、他达拉非或伐地那非。
（11）主动脉或二尖瓣狭窄者。
（12）限制型心肌病者。
（13）严重血容量不足者。
（14）闭角型青光眼。
（15）妊娠早期妇女。

【注意事项】司机驾驶　本品可在一定程度上影响人的反应速度，驾驶及操作机械的能力受到影响，若同时饮用酒精，这种情况会更显著。

【药物相互作用】 参阅"硝酸甘油"。

(1)同时服用具降血压作用的药物，如β受体拮抗药、钙通道阻滞剂、血管扩张药和(或)酒精、精神安定剂、三环类抗抑郁药可增强本品的降血压作用。

(2)和治疗勃起功能障碍的西地那非合用会增加本品的降压作用，可能引起致命的心血管并发症，所以使用本品时不能使用西地那非。

(3)有报道同时服用二氢麦角胺，本品可能会提高前者的血药浓度而增强其升压作用。

【给药说明】 参阅"硝酸甘油"。

(1)单硝酸异山梨酯片剂的每日剂量应在早晨服用。

(2)请勿咀嚼或压碎缓释片剂，应将其与半杯液体一起吞下。

【用法与用量】 口服。(1)普通制剂(片、胶囊) 一次 10～20mg，一日 2～3 次，严重者可用至一次 40mg，一日 2～3 次，餐后服。预防心绞痛：一次 5～10mg，一日 2～3 次，一日总量 10～30mg，由于个体反应不同，需个体化调整剂量。

(2)缓释制剂(片、胶囊) 剂量应个体化，并根据临床反应做相应调整，服药应在清晨。为了避免发生头痛，可以在最初 2～4 天起始使用 30mg，一日 1 次；正常剂量为 60mg，一日 1 次，必要时可增加至 120mg，一日 1 次。药片可沿刻槽掰开，服用半片。整片或半片服用前应保持完整，用半杯水吞服，不可咀嚼或碾碎服用。

(3)丸剂 一次 20mg，一日 2 次，或遵医嘱。

(4)静脉滴注 临用前加 0.9%氯化钠注射液或 5%葡萄糖注射液稀释后静脉滴注。药物剂量可根据患者的反应调整，一般有效剂量为每小时 2～7mg。开始给药速度为 60μg/min，一般速度为 60～120μg/min，一日 1 次，10 天为一疗程。

【制剂与规格】 单硝酸异山梨酯片：(1)10mg；(2)20mg。

单硝酸异山梨酯缓释片：(1)30mg；(2)40mg；(3)50mg；(4)60mg。

单硝酸异山梨酯胶囊：(1)10mg；(2)20mg。

单硝酸异山梨酯缓释胶囊：(1)20mg；(2)40mg；(3)50mg；(4)60mg。

单硝酸异山梨酯缓释胶囊(Ⅱ)：40mg。

单硝酸异山梨酯缓释胶囊(Ⅲ)：(1)20mg；(2)40mg；(3)60mg。

单硝酸异山梨酯注射液：(1)1ml:10mg；(2)2ml:20mg；(3)2ml:25mg；(4)5ml:20mg。

单硝酸异山梨酯葡萄糖注射液：(1)100ml(单硝酸异山梨酯 20mg 与葡萄糖 5g)；(2)250ml(单硝酸异山梨酯20mg 与葡萄糖 12.5g)。

单硝酸异山梨酯氯化钠注射液：(1)100ml(单硝酸异山梨酯 20mg 与氯化钠 0.9g)；(2)250ml(单硝酸异山梨酯 50mg 与氯化钠 2.25g)。

曲 匹 地 尔
Trapidil

【适应证】 防治冠心病、心绞痛、心肌梗死等。

【药理】 (1)药效学 本品可抑制 cAMP 磷酸二酯酶的活性，扩张冠状动脉作用，利于侧支循环建立；抑制血栓素 A 的合成，促进前列环素的生成，可扩张末梢动脉及静脉抑制血小板聚集；还可竞争性拮抗血小板衍生生长因子受体，抑制平滑肌细胞增生。

(2)药动学 本品口服吸收迅速完全，生物利用度95%，2 小时血药浓度达峰值。静脉注射后 3 分钟起效，作用可持续 10 分钟。本品吸收后迅速分布至肝、肾、脾和心肌等组织，蛋白结合率为 80%。主要在肝脏代谢为 9 种无活性产物，代谢产物经肾从尿中排出。半衰期 6 小时。

【不良反应】 不良反应较少见，偶可引起胃肠道反应及血压下降，减量或停药后可缓解。

(1)心血管系统 可引起严重低血压及心动过速，尤其在静脉给药速度过快时。少见颜面潮红、直立性低血压以及胸部压迫感。

(2)中枢神经系统 较少见，包括头痛、疲劳及眩晕。

(3)消化系统 食欲缺乏、胃痛、腹胀、恶心、呕吐及腹泻。

(4)肝脏 罕见。可逆转性的 ALT、AST 升高。

(5)过敏反应 可出现变态反应性皮肤病变、瘙痒和发热，但罕见。

【禁忌证】 (1)对本品过敏者。

(2)严重低血压。

(3)急性循环衰竭者(休克)。

(4)颅内出血未止者。

(5)妊娠期妇女与哺乳期妇女。

【注意事项】 (1)有出血倾向或同时使用抗凝药时慎用

(2)用药前后及用药时应当检查或监测有出血倾向或同时使用抗凝药时，应监测凝血参数。

(3)肝病患者慎用本品。用药后肝功能异常者及时停用。

【药物相互作用】 本品与抗高血压药合用时可加强

降血压的效果。

【给药说明】 (1)应避免静脉注射速度过快。

(2)出现直立性低血压、颜面潮红或心动过速时需减少剂量或减慢给药速度。

(3)使用本品期间应避免饮酒。

(4)肾功能不全时无需调整剂量。

(5)肝功能不全时本品血浆清除率显著下降,故应用正常剂量的 30%～50%;门静脉高压患者吸收延迟,建议静脉给药。

【用法与用量】 口服。一次 50～100mg,一日 3 次,饭后服用。极量为一次 200mg,一日 600mg。

【制剂与规格】 曲匹地尔片:(1)50mg;(2)100mg。
曲匹地尔胶囊:50mg。

盐酸罂粟碱 [药典(二);医保(乙)]
Papaverine Hydrochloride

【适应证】 (1)CDE 适应证 ①脑、心及外周血管痉挛所致的缺血;②肾、胆或胃肠道等内脏痉挛。

(2)国外适应证 勃起功能障碍,内脏平滑肌痉挛。

【药理】 (1)药效学 罂粟碱对血管、心脏或其他平滑肌有直接的非特异性松弛作用,其作用可能是抑制磷酸二酯酶所致。

(2)药动学 口服易吸收,但差异大,生物利用度约 54%。蛋白结合率近 90%。$t_{1/2}$ 为 0.5～2 小时,但个体差异甚大,有时可长达 24 小时。主要在肝内代谢为 4-羟基罂粟碱葡萄糖醛酸盐。一般以代谢产物形式经肾排泄。本品可经透析被清除。

【不良反应】 用药后出现黄疸,眼及皮肤明显黄染,提示肝功能受损。胃肠道外给药可引起注射部位红肿或疼痛,反映血栓形成的先兆。快速胃肠道外给药可促使呼吸加深、面色潮红、心率加快、低血压伴眩晕。过量时可有视物模糊、复视、嗜睡或(和)软弱。静脉给予大量罂粟碱可抑制房室和室内传导,产生严重心律失常。口服罂粟碱的不良反应包括胃肠道功能紊乱、颜面潮红、头痛、全身不适、嗜睡、皮疹、出汗、直立性低血压,以及眩晕。可有黄疸、嗜酸性细胞增多和肝功能异常,有时因高敏所致。

心血管系统 常见(1%～10%)高血压、快速性心律失常。

皮肤及皮肤附件 常见(1%～10%)瘙痒、皮疹。

胃肠反应 常见(1%～10%)腹部不适、便秘、腹泻、食欲不振、恶心、呕吐。

神经系统 常见(1%～10%)头痛、嗜睡、眩晕。

肝胆 少见(0.1%～1%)肝功能受损、肝炎。

生殖系统 常见(2.68%)阴茎异常勃起。

【禁忌证】 (1)震颤麻痹(帕金森病)时一般禁用。

(2)静脉给药禁用于完全性房室传导阻滞患者。

(3)出现肝功能不全时立即停药。

(4)对本品过敏者。

(5)出血性脑梗死者。

(6)脑梗死发病后 24 小时至 2 周内有脑水肿及颅内高压、血压下降或血压有下降趋势患者。

【注意事项】 (1)静脉或肌内注射给药速度应缓慢。

(2)慎用于胃肠动力低下的患者。

(3)对心脏传导阻滞或心脏病病情不稳定者慎用,尤其在胃肠道外给药时。

(4)由于对脑及冠状血管的作用不及对周围血管,可使中枢神经缺血区的血流进一步减少,出现"窃流现象",用于心绞痛、新近心肌梗死或卒中时须谨慎。

(5)心肌抑制时慎用大量,以免引起进一步抑制。

(6)需注意检查肝功能,尤其是患者有胃肠道症状或黄疸时。

(7)青光眼患者要定期检查眼压。

(8)对诊断的干扰 服药时血嗜酸性粒细胞、ALT、碱性磷酸酶、AST 及胆红素可增高,提示影响肝功能。

(9)过量征象有视物模糊、复视、嗜睡或(和)软弱。

【药物相互作用】 (1)与左旋多巴同用时可减弱后者的疗效,本品能拮抗多巴胺受体。

(2)吸烟时因烟碱作用,本品的疗效降低。

【给药说明】 (1)出现肝功能不全时,应立即停药。

(2)应缓慢静脉注射,不少于 1～2 分钟,以免发生心律失常以及足以致命的窒息等。

【用法与用量】 (1)口服 一次 30～60mg,一日 3 次。

(2)肌内注射 一次 30mg,一日 90～120mg。

(3)静脉注射 一次 30～120mg 缓慢注射,每 3 小时 1 次(注意不良反应)。

【制剂与规格】 盐酸罂粟碱片:30mg。
盐酸罂粟碱注射液:1ml:30mg。
注射用盐酸罂粟碱:30mg。
盐酸罂粟碱氯化钠注射液:100ml:30mg。

葛 根 素 [药典(二);医保(乙)]
Gegensu Puerarin

【适应证】 可用于辅助治疗冠心病、心绞痛、心肌梗死、视网膜动、静脉阻塞、突发性耳聋。

【药理】 (1)药效学 为血管扩张药,是从豆科植物野葛或甘葛藤根中提取的一种黄酮苷。可扩张冠状动脉和脑血管、降低心肌耗氧量、改善微循环、抗血小板聚集。此外，本品具有广泛而显著的β肾上腺素受体拮抗作用，可降低眼内压。

（2）药动学　本品药动学属二室开放模型。健康志愿者静脉注射本品 5mg/kg，分布半衰期、消除半衰期、平均滞留时间分别为 10.3 分钟、74 分钟、1.28 小时，稳态标贯分布容积为 0.298L/kg。血浆蛋白结合率为 24.6%。主要分布于肝、肾、心脏和血浆，其次为睾丸、肌肉和脾脏，还可透过血-脑屏障进入脑内，但含量较低。本品清除较快，在体内不易蓄积。

【不良反应】　（1）个别患者在用药开始时出现暂时性腹胀、恶心等消化道反应，继续用药自行消失。

（2）少数患者可出现皮疹、过敏性哮喘、过敏性休克、发热等过敏反应，极少数患者出现溶血反应，一旦出现上述不良反应，应立即停药并对症治疗。

（3）偶见急性血管内溶血　寒战、发热、黄疸、腰痛、尿色加深等。

【禁忌证】　（1）严重肝、肾功能不全、心力衰竭及其他严重器质性疾病患者禁用。

（2）对本品过敏或过敏体质者禁用。

（3）出血患者。

【注意事项】　（1）有出血倾向者慎用。

（2）本品长期低温（10℃以下）存放可能析出结晶，此时可将安瓿置温水中，待结晶溶解后仍可使用。

（3）血容量不足者应在短期内补足血容量后使用本品。

（4）合并糖尿病患者，应用 0.9%氯化钠注射液稀释本品后静滴。

（5）使用本品者应定期监测胆红素、网织红细胞、血红蛋白及尿常规。

（6）出现寒战、发热、黄疸、腰痛、尿色加深等症状者，需立即停药，及时治疗。

【药物相互作用】　本品为含酚羟基的化合物，遇碱溶液变黄，与金属离子形成络合物等。因此，使用过程中，不宜在碱液中长时间放置，应避免与金属离子接触。

【用法与用量】　冠心病、心绞痛、心肌梗死：静脉滴注。每次 400～600mg，加入 5%葡萄糖注射液或 0.9%氯化钠注射液中溶解或稀释，每日 1 次，10～15 日为一疗程，可连续使用 2～3 个疗程。超过 65 岁的老年人连续使用总剂量不超过 5g。

【制剂与规格】　葛根素注射液：2ml:0.1g。

注射用葛根素：0.1g。

葛根素葡萄糖注射液：（1）100ml（葛根素 0.2g，葡萄糖 5.0g）；（2）100ml（葛根素 0.25g，葡萄糖 5.0g）；（3）250ml（葛根素 0.3g，葡萄糖 12.5g）；（4）250ml（葛根素 0.5g，葡萄糖 12.5g）。

葛根素氯化钠注射液：（1）100ml（葛根素 0.2g，氯化钠 0.9g）；（2）250ml（葛根素 0.4g，氯化钠 2.25g）；（3）250ml（葛根素 0.5g，氯化钠 2.25g）；（4）250ml（葛根素 0.6g，氯化钠 2.25g）。

环 磷 腺 苷 [医保(乙)]
Adenosine Cyclophosphate

【适应证】　①用于心绞痛、心肌梗死、心肌炎及心源性休克。对改善风湿性心脏病的心悸、气急、胸闷等症状有一定的作用；②对急性白血病结合化疗可提高疗效，亦可用于急性白血病的诱导缓解；③对老年慢性支气管炎、各种肝炎和银屑病也有一定疗效。

【药理】　药效学　环磷腺苷为蛋白激酶致活剂，系核苷酸的衍生物。是在人体内广泛存在的一种具有生理活性的重要物质，由三磷酸腺苷环化酶催化下生成，能调节细胞的多种功能活动。作为激素的第二信使，在细胞内发挥激素调节生理功能和物质代谢作用，能改变细胞膜的功能，促使网织浆质内的钙离子进入肌纤维，从而增强心肌收缩，并可促进呼吸链氧化酶的活性，改善心肌缺氧，缓解冠心病症状及改善心电图。此外，对糖、脂肪代谢、核酸、蛋白质的合成调节等起着重要的作用。

【不良反应】　偶见发热和皮疹。大剂量静脉注射时，可引起腹痛、头痛、肌痛、睾丸痛、背痛、四肢无力、恶心、手脚麻木、高热等。

【禁忌证】　对本品过敏者。

【用法与用量】　（1）肌内注射　一次 20mg，溶于 2ml 0.9%氯化钠注射液，一日 2 次。

（2）静脉注射　一次 20mg，溶于 20ml 0.9%氯化钠注射液，一日 2 次。

（3）静脉滴注　一次 40mg，一日 1 次。

冠心病以 15 日为一疗程，可连续应用 2～3 疗程；白血病以一个月为一疗程；银屑病以 2～3 周为一疗程，可延长使用到 4～7 周，每日用量可增加至 60～80mg。

【制剂与规格】　环磷腺苷注射液：（1）2ml:20mg；（2）5ml:40mg。

注射用环磷腺苷：（1）20mg；（2）40mg。

环磷腺苷氯化钠注射液：250ml(环磷腺苷 40mg，氯化钠 2.25g)。

环磷腺苷葡萄糖注射液：250ml(环磷腺苷 40mg，葡萄糖 12.5g)。

第六节　血脂调节药

动脉粥样硬化性心血管疾病(atherosclerotic cardiovascular disease，ASCVD)是威胁人类生命和健康的重大公共卫生问题。世界卫生组织的资料显示全球十大死亡原因中缺血性心脏病和脑卒中分别位居第一和第二位。在包括吸烟、肥胖、糖尿病等 ASCVD 危险因素中，低密度脂蛋白胆固醇(low-density lipoprotein cholesterol，LDL-C)无疑是被研究得最为广泛和透彻的。基因学、流行病学和临床干预研究的证据均一致提示 LDL-C 与 ASCVD 风险呈因果性相关，暴露于高 LDL-C 水平的程度和持续时间与发生 ASCVD 的风险正相关。所以尽早降低循环 LDL-C 浓度，使其"达标"，已成为 ASCVD 防治最重要的措施。

主要降低胆固醇的药物包括他汀类药物、胆固醇吸收抑制剂(依折麦布)、前蛋白转化酶枯草溶菌素 9/kexin 9 型(proprotein convertase subtilisin/kexin type 9，PCSK9)抑制剂以及胆酸螯合剂、多甘烷醇、普罗布考等。自1994年 4S 研究发表至今，通过他汀类药物降低 LDL-C 水平的 ASCVD 防治策略获得巨大成功，他汀类药物成为 ASCVD 防治基石和首选药物。研究提示他汀类药物可使循环 LDL-C 浓度降低约 30%～50%，血 LDL-C 水平每降低 1mmol/L，则总死亡率、心血管死亡率、冠状动脉事件和缺血性卒中风险分别减少 10%、20%、23% 和 17%。像所有药物一样，他汀类药物也存在不良反应，但总体安全性良好，无论是一级预防，还是二级预防，也不论是否合并糖尿病，使用他汀类药物的获益远远大于不良反应。依折麦布是胆固醇吸收抑制剂，目前没有证据提示单药治疗可以降低心血管风险，多用于与他汀类药物联合治疗。比他汀类药物有更强降 LDL-C 作用的是 PCSK9 抑制剂，目前临床上使用的是 PCSK9 的单克隆抗体，依洛优单抗和阿利西优单抗，每月皮下注射 1～2 次。上述 PCSK9 抑制剂无论是单独使用还是与他汀类联合使用，均可降低 LDL-C 浓度 60%左右，并明显降低心血管事件风险。另一种研发中的 PCSK9 抑制剂 Inclisiran 是小干扰 RNA 制剂，每年皮下注射 2 次，可降低 LDL-C 浓度 50%左右，尽管临床预后试验 ORION-4 研究尚未完成，但 2020 年底欧盟委员会已批准该药用于治疗成人高胆固醇血症和混合性血脂异常。在临床实践中，用药原则一般为首选他汀类药物，如 LDL-C 浓度不能达标，则可加用依折麦布/PCSK9 抑制剂。

高甘油三酯血症和心血管疾病的关系尚不明确，但严重的高甘油三酯血症是胰腺炎的重要危险因素。主要降甘油三酯(triglycerides，TG)的药物有贝特类、烟酸类和高剂量的鱼油。对 TG 水平非常高(>400mg/dl)的患者可以选用贝特类药物作为起始治疗。由于未能在心血管预后试验 AIM HIGH 和 HPS2-THRIVE 等研究中证明有心血管益处，所以烟酸作为降脂药物的角色正在明显弱化。尽管已完成多个大型的临床研究，但鱼油和心血管疾病之间的关系仍缺乏共识，近年完成的 REDUCE-IT 研究支持大剂量(4g/d)二十碳五烯酸(eicosapentaenoic acid，EPA)可改善他汀类药物治疗后 TG 水平仍高(150～500mg/dl)的 ASCVD 高危患者的心血管预后。采用基因技术，靶向 apoC-Ⅲ(apolipoprotein C-Ⅲ)和血管生成素样蛋白 3(angiopoietin-like 3，ANGPTL3)的降甘油三酯新药正在研发和推广中。

虽然降脂药物是纠正血脂异常，防治 ASCVD 的重要手段，但切不可忽略倡导科学的生活方式。

洛伐他汀[药典(二)，医保目录(乙)]
Lovastatin

【适应证】　高胆固醇血症和混合型高脂血症。

【药理】　(1)药效学　在体内竞争性地抑制胆固醇合成过程中的限速酶羟甲戊二酰辅酶 A 还原酶，使细胞内胆固醇合成减少，反馈性使细胞表面 LDL 受体合成增加，主要作用部位在肝脏，结果使血胆固醇和 LDL-C 水平降低，由此对动脉粥样硬化和冠心病的防治产生作用。本品还降低血清三酰甘油水平和增高血 HDL-C 水平。

(2)药动学　本品口服吸收良好，但在空腹时吸收减少 30%。本品在肝内广泛首过代谢，水解为多种代谢产物，包括以 β-羟酸为主的三种活性代谢产物。本品与β-羟酸代谢物的蛋白结合率高达 95%，达峰时间为 2～4 小时，$t_{1/2}$ 为 3 小时。83%从粪便排出，10%从尿排出。长期治疗后停药，作用继续 4～6 周。

【不良反应】　(1)较多见不良反应　腹泻、胀气、眩晕、头痛、恶心、皮疹。

(2)少见不良反应　阳痿、失眠。

(3)罕见不良反应　①肌痛、肌炎、横纹肌溶解，表现为肌肉疼痛、发热、乏力常伴血肌酸磷酸激酶增高。横纹肌溶解可导致肾功能衰竭。②急性胰腺炎，见于治疗 3 个月内。上述反应出现时应停用本品。

【禁忌证】 (1)对本品过敏者。

(2)有活动性肝病患者或血清氨基转移酶持续升高而无法解释者。

【注意事项】 (1)本品是否排入乳汁尚不清楚,故不推荐用于乳母。

(2)在儿童中有限地应用本品虽未见异常,但长期安全性未确立。

(3)应用本品时血 ALT 可能增高,有肝病史者用本品治疗期间应定期监测。

(4)对其他 HMG-CoA 还原酶抑制药过敏者慎用。

(5)应用本品时如有低血压、严重急性感染、创伤、代谢紊乱等情况,须注意可能出现的继发于肌溶解后的肾功能衰竭。

(6)用药期间随访检查血胆固醇、肝功能试验和肌酸磷酸激酶。

【药物相互作用】 (1)与抗凝药同用可使凝血酶原时间延长。

(2)考来替泊、考来烯胺可使本品的生物利用度降低,故应在服前者 4 小时后服本品。

(3)与环孢素、红霉素、吉非罗齐、烟酸、免疫抑制药同用使肌溶解和急性肾功能衰竭的机会增加。

【给药说明】 (1)在应用本品调血脂治疗时须同时用饮食治疗。

(2)用本品过程中如有 ALT、AST 增高达 3 倍正常高限,或肌酸磷酸激酶显著增高或有肌炎,应停用本品。

(3)本品宜与饮食共进,以利吸收。

(4)肾功能减退时本品剂量应减少。

【用法与用量】 口服。一次 10～20mg(一般开始用 20mg),一日 1 次,晚餐时服用。剂量可按需要调整,但最大剂量不超过一天 80mg。

【制剂与规格】 洛伐他汀片(胶囊):(1)10mg;(2)20mg。

洛伐他汀颗粒:20mg。

辛 伐 他 汀 [药典(二);国基;医保(甲)]
Simvastatin

【适应证】 ①高脂血症;②冠心病;③患有杂合子家族性高胆固醇血症的儿童患者。

【药理】 (1)药效学 辛伐他汀是一种前药,给药后水解为活性形式 β-羟基酸,即辛伐他汀酸,是一种特异性的 HMG-CoA 还原酶抑制剂,作用机制同"洛伐他汀"。

(2)药动学 进食后吸收良好,首过效应较高,口服生物利用度约 5%。吸收后肝内的浓度高于其他组织,在肝内广泛代谢,水解为代谢物,以 β-羟基酸为主的三种代谢物有活性。辛伐他汀为亲脂性,原型及其 β-羟基酸代谢物的蛋白结合率高(95%),血药浓度达峰时间为 1.3～2.4 小时,$t_{1/2}$ 为 3 小时。60%经胆汁从粪便排出,13%从尿排出。治疗 2 周可见疗效,4～6 周达高峰,长期治疗后停药,作用持续 4～6 周。辛伐他汀酸是 CYP3A4 的底物,与 CYP3A4 抑制剂同时使用,可能会增加辛伐他汀的不良反应。

【不良反应】 **心血管系统** 心房颤动、心绞痛、低血压。

代谢/内分泌系统 糖化血红蛋白升高、空腹血糖升高、糖尿病、辅酶 Q 水平降低。

呼吸系统 间质性肺疾病、上呼吸道感染、支气管炎、鼻窦炎。上市后还有呼吸困难的报道。

肌肉骨骼系统 肌病、肌肉痉挛、肌痛、横纹肌溶解、血清肌酸激酶(CK)升高、重症肌无力、肌腱断裂、肌腱炎、关节痛。有嗜酸粒细胞性筋膜炎综合征、多发性肌炎的个案报道。上市后还有免疫介导性坏死性肌病(IMNM)、风湿性多肌痛、关节炎的报道。

泌尿生殖系统 勃起功能障碍、阳痿、肌红蛋白尿、肾衰竭(横纹肌溶解所致)、泌尿道感染。

免疫系统 过敏反应(如血管神经性水肿、狼疮样综合征、风湿性多肌痛、皮肌炎、脉管炎、血小板减少、嗜酸粒细胞增多、红细胞沉降率升高、关节炎、关节痛、荨麻疹、光敏感、发热、潮红、呼吸困难、不适)。上市后还有抗核抗体(ANA)阳性的报道。

神经系统 头痛、眩晕、感觉异常、周围神经病变、失眠、头晕。上市后还有认知障碍(如失忆、健忘、遗忘、记忆障碍、意识模糊)的报道。

精神 抑郁。

肝脏 血清氨基转移酶升高、肝炎、黄疸、肝衰竭、碱性磷酸酶升高、γ-谷氨酰转移酶升高。

胃肠道 腹痛、便秘、胃肠胀气、恶心、腹泻、消化不良、胰腺炎、呕吐、味觉障碍、胃炎。有溃疡性结肠炎的个案报道。

血液 贫血。上市后还有血小板减少、白细胞减少、溶血性贫血、红细胞沉降率升高、嗜酸粒细胞增多的报道。

皮肤 皮疹、瘙痒、脱发、湿疹、急性泛发性发疹性脓疱病、皮肌炎、亚急性皮肤型红斑狼疮。有扁平苔藓的个案报道。上市后还有皮肤改变(如结节、变色、皮肤或黏膜干燥、头发或指甲改变)、紫癜、荨麻疹、光敏感、潮红、中毒性表皮坏死松解症、多形性红斑、Stevens-Johnson 综合征的报道。

眼 视物模糊、复视、眼肌麻痹、眼睑下垂。

其他 疲乏、无力、水肿、肿胀。上市后还有发热、寒战、不适的报道。

【禁忌证】 (1)对本品任何成分过敏者。

(2)活动性肝脏疾病或无法解释的血清氨基转移酶持续升高者。

(3)怀孕和哺乳期妇女。

(4)与强 CYP3A4 抑制剂(如伊曲康唑、酮康唑、泊沙康唑、伏立康唑、HIV 蛋白酶抑制剂、波普瑞韦、替拉瑞韦、红霉素、克拉霉素、泰利霉素、奈法唑酮或含有 cobicistat 的药物)禁止联合应用。

(5)与吉非罗齐、环孢素或达那唑禁止联合应用。

【注意事项】 (1)辛伐他汀偶尔能引起肌病,表现为肌肉痛、触痛或乏力,并伴随肌酸激酶(CK)升高,超过正常上限的 10 倍。肌病有时形成横纹肌溶解,伴或不伴继发于肌红蛋白尿的急性肾功能衰竭,由此发生的致命性事件罕见。肌病/横纹肌溶解的风险与剂量相关,接受辛伐他汀 80mg 的患者,与接受具有相似的 LDL-C 降低效应的以其他他汀类为基础的治疗相比,肌病的风险较高。应向所有开始辛伐他汀治疗的患者,或正在增加辛伐他汀剂量的患者提醒包括横纹肌溶解在内的肌病的风险,并且告知他们应及时报告任何原因不明的肌肉痛、触痛或肌无力。如果诊断或怀疑肌病,应立即停用辛伐他汀。有临床研究显示,中国人群肌病发生率较其他人群更高。其他参阅"洛伐他汀"。

(2)本品可以用于纯合子家族性高胆固醇血症患者,结合饮食控制及非饮食疗法,可用于降低升高的总胆固醇、低密度脂蛋白胆固醇和载脂蛋白 B。

【药物相互作用】 (1)与洛美他派合用可能增加发生肌病或横纹肌溶解的风险。合用时本品最大日剂量为 40mg。

(2)与贝特类药(除吉非罗齐外)、烟酸合用可致发生肌病的风险增加。两者均能引起肌病。本品与除吉非罗齐外的其他贝特类药合用前应权衡利弊;超过 20mg 剂量的本品与降脂剂量(一日≥1g)的烟酸合用时应谨慎,80mg 剂量的本品不应与降脂剂量的烟酸合用。

(3)与强效细胞色素 P450(CCYP)3A4 抑制药(如伊曲康唑、酮康唑、泊沙康唑、伏立康唑、红霉素、克拉霉素、泰利霉素、HIV 蛋白酶抑制药、波普瑞韦、替拉瑞韦、奈法唑酮)合用可能使本品和辛伐他汀酸的血药浓

度升高,增加发生肌病或横纹肌溶解的风险。CYP3A4 抑制药可减少本品的代谢。禁止合用。

(4)与夫西地酸合用可能增加发生肌病或横纹肌溶解的风险,不推荐合用。使用全身性夫西地酸时,应停用本品,如需延长全身性夫西地酸使用时间(如为治疗严重感染),应考虑是否合用本品。

(5)与胺碘酮、氨氯地平、雷诺嗪、维拉帕米、地尔硫草、决奈达隆、乳腺癌耐药蛋白(BCRP)抑制药合用可增加发生肌病或横纹肌溶解的风险。与维拉帕米、地尔硫草、决奈达隆合用时,本品最大日剂量为 10mg;与胺碘酮、氨氯地平、雷诺嗪、BCRP 抑制药合用时,本品最大日剂量为 20mg。

(6)与吉非罗齐、环孢素、达那唑合用可增加发生肌病和横纹肌溶解的风险,禁止合用。

(7)与中效 CYP3A4 抑制药合用可能使本品和辛伐他汀酸的血药浓度升高,增加发生肌病或横纹肌溶解的风险,尤其是本品剂量较高时。CYP3A4 抑制药可减少本品的代谢。合用时应调整本品剂量。

(8)与有机阴离子转运多肽 1B1(OATP1B1)抑制药合用可能使辛伐他汀酸的血药浓度升高,增加发生肌病或横纹肌溶解的风险。辛伐他汀酸为 OATP1B1 转运蛋白的底物。

(9)有报道称肾功能不全者合用本品和秋水仙碱可引起肌病和横纹肌溶解。建议与秋水仙碱合用时给予密切监测。

(10)HMG-CoA 还原酶抑制药与达托霉素合用可增加发生肌病和(或)横纹肌溶解的风险。使用达托霉素的患者应考虑暂停使用本品。

(11)与香豆素类抗凝药合用可中度增强香豆素类抗凝药的抗凝效果。合用本品前、合用期间、本品剂量调整以及停止合用本品时应低监测凝血酶原时间。

(12)与地高辛合用可使地高辛的血药浓度轻度升高。合用时应监测地高辛的血药浓度。

(13)考来替泊、考来烯胺可使本品生物利用度降低。应在使用以上药物 4 小时后再使用本品。

【给药说明】 参阅"洛伐他汀"。

【用法与用量】 口服。(1)成人 一般一次 5~40mg,一日 1 次,推荐晚餐时随餐服用。剂量调整应间隔 4 周或以上。大部分人可从 10~20mg 剂量开始,对于心血管疾病高危人群,可从 40mg 剂量开始。考虑到增加肌病的风险,不轻易推荐 80mg/d 的剂量,特别是在用药第一年,除非患者长期使用 80mg 剂量,且没有明显的肌肉毒性反应。

(2)杂合子家族性高胆固醇血症儿童患者(10~17岁) 推荐剂量范围为 10~40mg/d,每日最大剂量不超过 40mg。

(3)纯合子家族性高胆固醇血症患者 推荐剂量为40mg/d。

(4)辛伐他汀很少经过肾脏排泄,轻、中度肾功能不全无需调整剂量,严重肾功能不全患者(肌酐清除率<30ml/min)应慎用此药物,推荐从 5mg/d 开始滴定,并密切监测肾功能。

(5)与胺碘酮、氨氯地平或雷诺嗪合用时,剂量不超过 20mg/d;与烟酸类药物合用时,应慎重使用超过20mg/d 的剂量;与维拉帕米、地尔硫草或决奈达隆合用时,剂量不超过 10mg/d。

【制剂与规格】 辛伐他汀片(胶囊):(1)5mg;(2)10mg;(3)20mg;(4)40mg。

普 伐 他 汀 [医保(乙)]
Pravastatin

【适应证】 适用于饮食限制仍不能控制的原发性高胆固醇血症或合并有高甘油三酯血症患者(Ⅱa 和Ⅱb型)。

【药理】 (1)药效学 为可逆性 HMG-CoA 还原酶抑制剂,作用机制同"洛伐他汀"。

(2)药动学 口服吸收迅速,达峰时间 1~1.5 小时,生物利用度约 17%,食物会降低药物吸收,但不影响降脂效力。本品蛋白结合率为 50%,$t_{1/2}$ 约为 1.8 小时。本品存在广泛的首过效应,代谢产物中的 3α-羟基异构体代谢物仍有十分之一到四十分之一的活性。普伐他汀是一种水溶性他汀,很少经 CYP3A4 代谢。本品通过肝肾两途径清除,70%从粪便排出,20%从尿排出。

【不良反应】 本品不良反应轻微、短暂,因不良反应中止治疗者少见,多为无症状的血清氨基转移酶升高以及轻度非特异性胃肠道不适。较为常见的不良反应如下。

(1)心血管系统 胸痛、心绞痛。

(2)皮肤 皮疹。

(3)胃肠道 恶心、呕吐、腹泻、腹痛、便秘、胃肠胀气、胃灼热感、消化不良。

(4)肌肉与骨骼 局部疼痛、肌痛、骨骼痛(包括关节痛)。

(5)神经系统 头痛、头晕、睡眠不良、抑郁、焦虑、紧张。

(6)肾脏/泌尿系统 排尿异常(排尿困难、尿频、夜尿)。

(7)呼吸系统 感冒、鼻炎、咳嗽、呼吸困难。

(8)特殊感觉器官 视觉障碍(包括视物模糊、复视)。

(9)其他 疲劳。

【禁忌证】 (1)对本品过敏者。

(2)活动性肝炎或肝功能试验持续升高者。

(3)妊娠及哺乳期的妇女禁用。

【注意事项】 (1)纯合子家族性高胆固醇血症患者 本品的效果尚未确定。有报告认为该类患者由于缺乏 LDL 受体,故疗效较差。

(2)肾功能不良的患者 每日口服本品 20mg,虽未见明显药代动力学变化,但 AUC 及半衰期有轻微升高。

(3)尚无 8 岁以前的儿童临床研究。老年人药物浓度水平较年轻人高 25~50%,但并不需要调整给药剂量,但老年人用药使应当严密观察不良反应的发生。

(4)其他 参阅"洛伐他汀"。

【药物相互作用】 (1)同时使用大环内酯类抗生素、环孢素等免疫抑制剂、烟酸、贝特类药物,会增加其他 HMG-CoA 还原酶抑制剂引起肌病的可能性。虽在普伐他汀与普罗布考或吉非罗齐合用的试验中,未见不良事件与单用普伐他汀有差异,但未见增加 LDL 降低疗效,建议不与这些药物进行联合用药。环孢素若与普伐他汀同时服用,应注意普伐他汀的起始剂量为 10mg,每日睡前服用,并谨慎逐步递增至最高剂量,最大剂量为每日20mg。

(2)细胞色素 P450 3A4 抑制剂(包括地尔硫草、伊曲康唑、酮康唑、钙通道阻断剂咪拉地尔和红霉素) 体外和体内实验数据表明普伐他汀被细胞色素 P450 3A4 代谢的程度很低,没有临床意义。

(3)安替比林 同时服用普伐他汀对安替比林的清除没有影响。

(4)考来烯胺/考来替泊 普伐他汀与此类药物同时服用可降低普伐他汀的平均 AUC 约40%~50%。因此普伐他汀应服用考来烯胺一小时前或四小时后服用;或者在服用考来替泊和进餐一小时前服用。

(5)华法林 华法林与40mg普伐他汀同时服用对凝血酶原时间不会产生影响。

(6)与阿司匹林、抗酸剂(服用本品 1 小时后)、西咪替丁、烟酸合用药代动力学无明显差异。与利尿剂、抗高血压药、洋地黄、血管紧张素转换酶抑制剂、钙通道阻断剂、受体拮抗剂或硝酸甘油合用无明显药物的相互作用。

(7)HIV 蛋白酶抑制剂(包括洛匹那韦、达芦那韦、沙奎那韦、阿扎那韦、利托那韦等)和 HCV 蛋白酶抑制剂(包括波普瑞韦和替拉瑞伟) 均为CYP3A4 抑制剂,普伐他汀不经肝脏 CYP 系统代谢,比其他他汀类药物安全。

【给药说明】 (1)在应用本品调血脂治疗时须同时用饮食治疗。

(2)用本品过程中如有氨基转移酶增高达 3 倍正常高限,或肌酸磷酸激酶显著增高或有肌炎,应停用本品。

(3)肾功能减退时本品剂量应减少。

(4)本品可在空腹时或进餐时服用。

【用法与用量】 口服。成人起始剂量一般一次 10~20mg,一日 1 次,每日最大剂量 40mg,睡前服用。

【制剂与规格】 普伐他汀钠片:(1)10mg;(2)20mg;(3)40mg。

普伐他汀钠胶囊:(1)5mg;(2)10mg。

氟伐他汀钠 [医保(乙)]
Fluvastatin Sodium

【适应证】 用于饮食未能完全控制的原发性高胆固醇血症和原发性混合型血脂异常(Fredrickson Ⅱa 和 Ⅱb 型)。

【药理】 (1)药效学 在体内竞争性地抑制胆固醇合成过程中的限速酶羟甲戊二酰辅酶 A 还原酶。参阅"洛伐他汀"。

(2)药动学 空腹口服给药后吸收迅速,约 1 小时达峰,绝对生物利用度 24%(9%~50%),进食会导致 C_{max} 下降 50%,AUC 下降约 11%,但不影响其降脂能力。在以超过 20mg 的剂量单次或多次给药后,氟伐他汀出现饱和的首过效应,血浆中的氟伐他汀浓度会明显升高。血浆蛋白结合率 98%,主要经肝脏代谢,约 75%通过 CYP2C9 代谢。药物代谢产物和原型有 90%从粪便排出,5%从肾排出,消除半衰期约为 3 小时。最大降脂作用在 4 周内达到。

【不良反应】 最常见药物不良反应为轻微的胃肠道症状,失眠和头痛。实验室检查可见血氨基转移酶升高和血肌酸激酶升高。

【禁忌证】 (1)已知对氟伐他汀或药物的其他任何成分过敏的患者。

(2)活动性肝病或持续的不能解释的氨基转移酶升高患者。

(3)怀孕和哺乳期妇女以及未采取可靠避孕措施的育龄妇女。

(4)重度肾功能不全者。

【注意事项】 (1)肝功能 某些他汀类药物有致死性或非致死性肝功能衰竭的上市后报告,其中包括氟伐他汀钠。建议患者如出现一切与肝功能衰竭有关的潜在症状或体征(如恶心、呕吐、食欲降低、黄疸、脑功能损伤、皮肤易破损及出血),应考虑停药。所有患者要在开始服用药物之前及开始治疗后第 12 周或者剂量增加时,需要定期进行肝功能检查,并在治疗期间定期监测肝功能。如果 ALT 或 AST 升高大于正常上限的 3 倍或以上,应该停药。慎用于有肝脏疾病或大量饮酒的患者。

(2)骨骼肌功能 使用氟伐他汀很少有肌病的报道,肌炎和横纹肌溶解的报道极为罕见。如出现不明原因的弥漫性肌肉疼痛,触痛或无力和(或)明显的肌酸激酶(CK)水平升高,要考虑肌病、肌炎或横纹肌溶解。无论是否确诊出现肌肉相关疾病,只要 CK 水平显著升高(超过正常上限 5 倍),应停止治疗。有极少的免疫介导性坏死性肌病(IMNM)的报告,这是一种自身免疫肌病,其特征是:近端肌肉无力和血清肌酸激酶升高,停药后仍存在;肌肉活体检查显示无炎症特征的坏死肌病;使用免疫抑制剂可缓解。

(3)对葡萄糖代谢的影响 有报道显示,使用 HMG-CoA 还原酶抑制剂(包括氟伐他汀钠)的患者,可以观察到糖化血红蛋白(HbA1C)和(或)空腹血糖水平的升高。在有糖尿病患病危险因素的患者中,新发的糖尿病病例也有报道。他汀类药物能干扰胆固醇合成,从理论上说可抑制肾上腺和(或)性腺类固醇物质的合成。

(4)针对纯合子家族性高胆固醇血症,氟伐他汀无临床应用的数据。

【药物相互作用】 (1)与环孢素合用导致氟伐他汀暴露量显著增加,建议与环孢素同时使用时,氟伐他汀的剂量限制在 20mg,每日 2 次以下。

(2)与氟康唑同为 CYP2C9 底物,合用可导致氟伐他汀暴露量显著增加,建议与氟康唑同时使用时,氟伐他汀的剂量限制在 20mg,每日 2 次以下。

(3)考来替泊、考来烯胺可使本品生物利用度降低,故应在服用前者 4 小时后服本品。

(4)避免与吉非罗齐等贝特类降脂药合用,有潜在增加肌肉毒性的风险。

(5)与格列本脲等磺酰脲类口服降糖药合用时,可能会增加降糖药的暴露量,特别是氟伐他汀剂量超过 40mg 时,应当加强血糖监测。

(6)与苯妥英合用时,可能会增加苯妥英的暴露量,特别是氟伐他汀剂量调整时应当对苯妥英加强药物浓度监测。

(7)与华法林和其他香豆素衍生物合用时,可能会增加出血风险,特别是在氟伐他汀开始使用或剂量调整时,建议密切监测 INR 值。

【给药说明】 (1)随食物同服或不随食物服用均可。

(2)轻、中度肾功能损害不需要调整氟伐他汀剂量,严重肾功能损害仅有 40mg 剂量用药经验,40mg 剂量以上应当慎用。

(3)9～16 岁儿童和青少年有用药经验,建议起始剂量为 20mg。

(4)65 岁以上老年人使用 80mg 剂量时应当加强不良反应监测。

【用法与用量】 口服。成人一次 20～40mg,一日 1次,临睡前服用。剂量可按需要调整,但最大剂量不超过一日 80mg。

【制剂与规格】 氟伐他汀胶囊:(1)20mg;(2)40mg。

氟伐他汀缓释片:80mg。

阿托伐他汀钙 [药典(二);国基;医保(乙)]

Atorvastatin Calcium

【适应证】 (1)CDE 适应证 ①高胆固醇血症:原发性高胆固醇血症患者,包括家族性高胆固醇血症(杂合子型)或混合性高脂血症(相当于 Fredrickson 分类法的 Ⅱa 和 Ⅱb 型)患者。纯合子家族性高胆固醇血症患者亦可应用。②冠心病和脑卒中的防治。

(2)超说明书适应证 治疗非酒精性脂肪肝炎。

【药理】 (1)药效学 选择性、竞争性 HMG-CoA 还原酶抑制剂,作用机制同"洛伐他汀"。

(2)药动学 口服后吸收迅速,t_{max} 1～2 小时,吸收程度与剂量正相关,由于首过效应,绝对生物利用度较低。血浆蛋白结合率 98%,平均分布容积约 381L。主要经肝脏 P450 3A4 代谢,原型半衰期约 14 小时,因其代谢产物也具活性,对 HMG-CoA 还原酶抑制活性的半衰期可长达 20～30 小时。本品及其代谢产物主要由胆管分泌经粪便排泄,经尿排除的不到 2%。

【不良反应】 通常耐受良好。不良反应常为轻度和一过性,发生率约 1%。

(1)最常见不良反应 便秘、胃肠胀气、消化不良、腹痛、头痛、恶心、肌痛、无力、腹泻和失眠。也有报道血清氨基转移酶升高和血清磷酸肌酸激酶(CPK)升高。

(2)罕见不良反应 肌炎、肌病、横纹肌溶解、感觉异常、周围性神经病变、胰腺炎、肝炎、胆汁淤积性黄疸、食欲缺乏、呕吐、脱发、瘙痒、皮疹、阳痿、高血糖症、低血糖症、胸痛、头晕、血小板减少症和过敏反应(包括血管神经性水肿)。并非所有列出的不良事件

都与本品治疗相关。

【禁忌证】 (1)活动性肝脏疾病,可包括原因不明的肝脏 AST 和(或)ALT 持续升高。

(2)已知对本品中任何成分过敏。

(3)妊娠及哺乳期妇女。

【注意事项】 (1)骨骼肌 阿托伐他汀钙和其他他汀类药物偶有少数因横纹肌溶解引起肌红蛋白尿继发急性肾功能衰竭的病例报告。肾损害病史可能是出现横纹肌溶解的一个危险因素,这类患者需密切监测药物对骨骼肌的影响。任何患者如有急性、严重情况预示肌病或有危险因素(如严重急性感染、低血压、大的外科手术、创伤、严重代谢、内分泌和电解质紊乱、未控制的癫痫发作)易诱发继发于横纹肌溶解的肾功能衰竭,应暂停或中断阿托伐他汀钙治疗。

(2)肝功能异常 临床试验结果显示接受阿托伐他汀钙治疗的患者有 0.7%出现血清 AST 和(或)ALT 持续升高(2 次或 2 次以上超过正常值上限 3 倍)。用药剂量为 10mg、20mg、40mg 和 80mg 的患者 AST 和(或)ALT 异常的发生率分别为 0.2%、0.2%、0.6%和 2.3%。在开始阿托伐他汀钙治疗前,建议进行肝酶检测,并此后根据临床指征重复检测。在接受他汀类药物治疗(包括阿托伐他汀)患者的上市后报告中,罕见发生致死性或非致死性肝功能衰竭。在使用阿托伐他汀钙治疗的过程中,如果发生严重的肝损伤伴有临床症状和(或)高胆红素血症或黄疸,立即停止治疗。如果没有发现其他可能的病因,不要重新开始阿托伐他汀钙治疗。阿托伐他汀钙应慎用于过量饮酒和(或)曾有肝脏疾病史患者。活动性肝病或原因不明的 AST 和(或)ALT 持续升高禁用本品。

(3)内分泌功能 有报道显示 HMG-CoA 还原酶抑制剂(包括阿托伐他汀钙)的使用与糖化血红蛋白(HbA1c)和空腹血清葡萄糖水平升高相关。他汀类药物能干扰胆固醇合成,从理论上说可抑制肾上腺和(或)性腺类固醇物质的合成。临床研究表明,阿托伐他汀钙不减少基础血浆皮质醇浓度或损害肾上腺储备。他汀类药物对男性生育能力的影响尚无足够的病例研究,对闭经前妇女垂体-性腺轴的影响目前尚不清楚。当他汀类药物与能够降低内源性类固醇激素水平或活性的药物如酮康唑、螺内酯(安体舒通)和西咪替丁合用时应谨慎使用。

(4)中枢神经系统毒性。

(5)本品在儿童的治疗经验仅限于少数(4～17岁)患有严重脂质素乱如纯合子家族性高胆固醇血症的患者。在这一患者人群的推荐起始剂量为 10mg。根据患者的反应和耐受性,剂量可增加至每日 80mg。尚无本品

对该人群生长发育的安全性资料。

(6)肾脏疾病既不会对本品的血药浓度产生影响，也不会对其降脂效果产生影响，所以肾功能不全无需调整剂量。

(7)本品可以用于纯合子家族性高胆固醇血症的患者。

(8)其余参阅"洛伐他汀"。

【药物相互作用】 (1)当他汀类药物与环孢素、贝丁酸类、大环内酯类抗生素、唑类抗真菌药和烟酸合用时，肌病发生的危险性增加。在极罕见情况下，可导致横纹肌溶解，伴有肌红蛋白尿而后继发肾功能不全。

(2)阿托伐他汀钙由细胞色素 P450 3A4 代谢。基于其他 HMG-CoA 还原酶抑制药的应用经验，本品与细胞色素 P450 3A4 的抑制药(环孢素、大环内酯类抗生素如红霉素、三唑类抗真菌药如伊曲康唑)合用时应谨慎。细胞色素 P450 3A4 的诱导药(利福平、苯妥英)对本品的作用不详。本品与该同工酶的其他底物间可能的相互作用不详，但对治疗指数窄的药物如Ⅲ类抗心律失常药物(胺碘酮)应多加注意。健康受试者服用本品和抑制细胞色素 P450 3A4 的红霉素(500mg，一日 4 次)时，阿托伐他汀钙的血药浓度增高。

(3)本品与降压药物或降糖药物合用的临床试验中未发现有临床意义的药物相互作用。

(4)本品多剂量与地高辛联合用药时，地高辛的稳态血药浓度增加约 20%。服用地高辛的患者应采取适当监测措施。

(5)本品与口服避孕药合用时，炔诺酮和炔雌醇雌二醇的浓度增高。选用口服避孕药时应注意其浓度增高。

(6)考来替泊与本品合用时，阿托伐他汀钙及其活性代谢产物的血药浓度下降约 25%。但二药合用的降脂效果大于单一药物使用的降脂效果。

(7)本品与含有氢氧化镁和氢氧化铝的口服抗酸药混悬药合用时，阿托伐他汀钙及其活性代谢产物的血药浓度下降约 35%；但其降低低密度脂蛋白胆固醇的作用未受影响。

(8)本品与华法林合用，凝血酶原时间在最初几日内轻度减少，15 日后恢复正常。即便如此，服用华法林的患者加服本品时应严密监测。

(9)本品多剂量与安替比林联合用药时未发现对安替比林清除的影响。

【给药说明】 (1)在应用本品调血脂治疗时须同时用饮食治疗。

(2)用本品过程中如有 ALT 或 AST 增高达 3 倍正常高限，应考虑停用或降低剂量。如有肌酸磷酸激酶显著增高或出现肌炎，应考虑停药。

(3)本品可在一天的任何时间服用，不受进食影响。

(4)不与大量葡萄柚汁同时服用。

【用法与用量】 口服。应根据低密度脂蛋白胆固醇基线水平、治疗目标和患者的治疗效果进行剂量的个体化调整。常用起始剂量为 10mg，每日 1 次，剂量调整时间间隔应为 4 周或更长，最大剂量为 80mg，每日 1 次。

【制剂与规格】 阿托伐他汀钙片：(1)10mg；(2)20mg；(3)40mg。

阿托伐他汀钙胶囊：(1)10mg；(2)20mg。

氨氯地平阿托伐他汀钙片：(1)苯磺酸氨氯地平 5mg/阿托伐他汀钙 10mg；(2)苯磺酸氨氯地平 5mg/阿托伐他汀钙 20mg；(3)苯磺酸氨氯地平 5mg/阿托伐他汀钙 40mg。

瑞舒伐他汀钙[国基；医保(乙)]
Rosuvastatin Calcium

【适应证】 (1)CDE 适应证 ①原发性高胆固醇血症(Ⅱa 型，包括杂合子家族性高胆固醇血症)或混合型血脂异常症(Ⅱb 型)。②纯合子家族性高胆固醇血症。

(2)国外适应证 ①作为饮食控制的辅助疗法，用于延缓动脉粥样硬化的进展；②用于经饮食控制的高甘油三酯血症的辅助治疗；③用于心血管疾病发生风险增加患者(男性≥50 岁、女性≥60 岁)的一级预防，以降低脑卒中、心肌梗死、行动脉血运重建手术的发生风险；④用于心血管疾病发生风险增加患者(男性≥50 岁、女性≥60 岁)的一级预防，以降低静脉血栓栓塞的发生风险；⑤用于经饮食控制的原发性异常β脂蛋白血症(Ⅲ型高脂蛋白血症)的辅助治疗。

(3)超说明书适应证 ①用于急性冠脉综合征(ACS)的早期强化治疗，以减少死亡和心血管事件；②用于改善稳定性冠心病患者的预后，预防不良心血管事件(如心肌梗死、死亡)；③用于肝脏移植受者的血脂管理；④用于心脏移植受者的血脂管理(降低胆固醇水平、减少血流动力学损害、减少心脏移植血管病变的发生率和进展、降低病死率)。

【药理】 (1)药效学 选择性、竞争性 HMG-CoA 还原酶抑制剂，作用机制同"洛伐他汀"。

(2)药动学 口服 3～5 小时达到峰浓度，绝对生物利用度约 20%，与食物同时服用可降低本品 C_{max} 20%，但对 AUC 无明显影响。本品主要分布于肝脏，血浆蛋白结合率约 90%，分布容积约 134L。主要以药物原型排泄，仅有少量由 CYP2C9、2C19、3A4 和 2D6 代谢后成为 *N*-去甲基产物。约 90%剂量的瑞舒伐他汀以原型随粪便排出，其余部分通过尿液排出，尿中约 5%为原型，血浆清除半衰期约为 19 小时。国外的药代动力学研究显示，亚洲人（包括中国人）受试者的 AUC 中位值和 C_{max} 约为西方高加索人受试者的 2 倍。

【不良反应】 本品所见的不良反应通常是轻度的和暂时性的。常见的不良反应包括：糖尿病、头痛、头晕、便秘、恶心、腹痛和肌痛。

(1)对肾脏的影响 在接受本品的患者中观察到蛋白尿（试纸法检测），蛋白大多数来源于肾小管。在使用本品的患者中已经观察到血尿，来自临床试验的数据表明其发生率很低。但尚不能确定蛋白尿和急性或进展性肾脏疾病之间的因果关系。

(2)对骨骼肌的影响 在接受本品各种剂量治疗的患者中均有对骨骼肌产生影响的报道，如肌痛、肌病，以及罕见的横纹肌溶解，特别是在使用剂量大于 20mg 的患者中。在服用本品的患者中观察到肌酸激酶（CK）水平的升高成剂量相关性；大多数病例是轻度的、无症状的和短暂的。若 CK 水平升高(>5×ULN)，应中止治疗。

(3)对肝脏的影响 在少数服用阿托伐他汀的患者中观察到剂量相关的氨基转移酶升高；大多数病例是轻度的、无症状的和短暂的。

(4)其他参阅"洛伐他汀"。

【禁忌证】 (1)对瑞舒伐他汀或本品中任何成分过敏者。

(2)活动性肝病患者，包括原因不明的血清氨基转移酶持续升高和任何血清氨基转移酶升高超过 3 倍的正常值上限(ULN)的患者。

(3)严重的肾功能损害的患者（肌酐清除率<30ml/min）。

(4)肌病患者。

(5)同时使用环孢素的患者。

(6)妊娠期间、哺乳期间，以及有可能怀孕而未采用适当避孕措施的妇女。

【注意事项】 (1)本品在儿童的治疗经验仅限于少数年龄≥6 岁的纯合子或杂合子家族性高胆固醇血症的患者，在中国儿童的安全性和有效性尚未确立。

(2)在高剂量特别是 40mg 治疗的患者中，观察到蛋白尿（试纸法检测），蛋白大多数来源于肾小管，在大多数病例，蛋白尿是短暂的或断断续续的。蛋白尿未被认为是急性或进展性肾病的前兆。严重肾功能损害时日剂量不应超过 10mg。

(3)本品可以用于纯合子家族性高胆固醇血症的患者。

(4)对继发于甲状腺功能低下或肾病综合征的高胆固醇血症，应在开始本品治疗前治疗原发疾病。

(5)药代动力学研究显示，亚洲人受试者的药物暴露量高于高加索人。

(6)蛋白酶抑制剂 据观察，接受瑞舒伐他汀和不同蛋白酶抑制剂合并用药（与利托那韦合用）的受试者中，瑞舒伐他汀的全身暴露量增加。应充分考虑接受蛋白酶抑制剂治疗的 HIV 患者使用本品的降脂获益，以及合用蛋白酶抑制剂治疗时，瑞舒伐他汀血药浓度升高的可能性。除非调整本品剂量，否则不建议与蛋白酶抑制剂合用。

(7)乳糖不耐症 患有罕见的遗传性半乳糖不耐受性、乳糖酶缺乏或葡萄糖-半乳糖吸收不良等患者不应服用本品。

(8)间质性肺疾病 据报道，在一些他汀类药物治疗中出现间质性肺疾病的罕见病例，尤其是长期治疗者。出现的特征包括：呼吸困难、无痰干咳和健康总体状况衰退（乏力、体重减轻和发热）。患者发生疑似间质性肺疾病时，应中止他汀类药物治疗。

(9)对驾驶车辆和操纵机器的影响 确定本品对驾驶车辆和操纵机器的影响的研究尚未进行。然而，根据药效学特性，本品不大可能影响这些能力。在驾驶车辆和操纵机器时，应考虑到治疗中可能会发生头晕。

(10)其余参阅"洛伐他汀"。

【药物相互作用】 (1)与环孢素合用时，瑞舒伐他汀的 AUC 比在健康志愿者中所观察到的平均高 7 倍，但合用不影响环孢素的血药浓度。因此禁用于同时接受环孢素治疗的患者。

(2)与吉非罗齐以及其他贝特类降脂药，以及每天>1g 的烟酸合用会增加肌病风险。

(3)抗丙型肝炎病毒(抗 HCV)药物索福布韦/维帕他韦/沃西拉普列韦的联合应用增加了瑞舒伐他汀的暴露，对于这些抗 HCV 药物的组合，不建议与瑞舒伐他汀同时使用。

(4)抗 HIV-1 药物阿他扎那韦/利托那韦和洛匹那韦/利托那韦的联合应用增加了瑞舒伐他汀的暴露。对于这些抗病毒药物，瑞舒伐他汀的剂量不应超过 10mg，每天 1 次。

(5)瑞戈非尼可能导致瑞舒伐他汀暴露量增加，合用时瑞舒伐他汀的剂量不应超过 10mg，每天 1 次。

(6)与华法林和其他香豆素衍生物合用时，可能会增加出血风险，特别是在瑞舒伐他汀开始使用或剂量调整时，建议密切监测 INR 值。

（7）依折麦布　高胆固醇血症受试者中，瑞舒伐他汀 10mg 和依折麦布 10mg 的合并用药导致瑞舒伐他汀 AUC 增加 1.2 倍。不能排除本品与依折麦布之间发生药效相互作用而出现不良反应。

（8）抗酸药　同时给予瑞舒伐他汀和一种含氢氧化铝镁的抗酸药混悬液，可使瑞舒伐他汀的血药浓度降低约 50%，如果在服用瑞舒伐他汀 2 小时后再给予抗酸药，这种影响可减轻。这种药物相互作用的临床意义尚未研究。

（9）红霉素　本品与红霉素合用导致瑞舒伐他汀的 AUC 下降 20%、C_{max} 下降 30%。这种相互作用可能是由红霉素引起的胃肠运动增加所致。

（10）秋水仙碱　有报告包括瑞舒伐他汀在内的 HMG-CoA 还原酶抑制剂与秋水仙碱合用时发生包括横纹肌溶解在内的肌病，因此与秋水仙碱合用要谨慎。

【给药说明】（1）在应用本品调血脂治疗时须同时用饮食治疗。

（2）用本品过程中如有 ALT 或 AST 增高达 3 倍正常高限，应考虑停用或降低剂量。如有肌酸磷酸激酶显著增高或出现肌炎，应考虑停药。

（3）本品可在一天的任何时间服用，不受进食影响。

【用法与用量】口服。本品常用起始剂量为 5mg，一日 1 次。起始剂量的选择应综合考虑患者个体的胆固醇水平、预期的心血管危险性以及发生不良反应的潜在危险性。对于那些需要更强效地降低低密度脂蛋白胆固醇(LDL-C)的患者可以考虑 10mg 一日 1 次作为起始剂量，该剂量能控制大多数患者的血脂水平。如有必要，可在治疗 4 周后调整剂量至高一级的剂量水平。本品每日最大剂量为 20mg。

【制剂与规格】瑞舒伐他汀片(胶囊)：(1)5mg；(2)10mg；(3)20mg。

匹伐他汀 [医保(乙)]
Pitavastatin

【适应证】（1）CDE 适应证　①高胆固醇血症；②家族性高胆固醇血症。

（2）国外适应证　治疗儿童杂合子型家族性高胆固醇血症(HeFH)。

【药理】（1）药效学　选择性、竞争性 HMG-CoA 还原酶抑制剂，作用机制同"洛伐他汀"。

（2）药动学　口服后 1 小时达到血药浓度峰值（C_{max}），绝对生物利用度约 51%，随高脂餐同服可使 C_{max} 降低 43%，但是不影响 AUC。血浆蛋白结合率高达 99%，平均分布容积 143L。匹伐他汀主要通过肝脏 UGT 转化，很少通过 P450 酶系代谢（仅有 CYP2C9 参与），79%经粪便排出体外，其余通过尿液排泄，消除半衰期约为 12 小时。研究显示，相比年轻人，65 岁以上老年人的 C_{max} 和 AUC 分别提高 10%和 30%。

【不良反应】严重不良反应包括：横纹肌溶解症、肌病、肝功能障碍、黄疸、血小板减少、间质性肺炎。参阅"洛伐他汀"。

【禁忌证】（1）对本品成分有既往过敏史的患者。

（2）重症肝病患者或胆道闭塞的患者　这些患者服用本品可能导致血药浓度升高，不良反应发生频率增高。并有使肝功能进一步恶化的可能。

（3）正服用环孢素的患者　可能导致血药浓度升高、不良反应发生频率增高。可能发生横纹肌溶解症等严重的不良反应。

（4）孕妇及可能妊娠的妇女和哺乳期妇女。

（5）肾功能相关的临床检查值异常的患者，只限于判断本品与贝特类药物在临床上不得不合并用药的情况。

【注意事项】（1）所有的 HMG-CoA 还原酶抑制剂都有导致肌病的风险，而且这种风险是剂量依赖性的，临床表现以肌肉痛为主，可见肌酸激酶 10 倍以上正常上限值的升高，严重者可致急性肾衰。

（2）可能导致持续的氨基转移酶升高，使用本品时应当定期评估氨基转移酶水平，有肝病史或酒精依赖的患者应当谨慎使用。

（3）因易出现横纹肌溶解症，且伴随横纹肌溶解症可以发生急剧的肾功能恶化，肾病患者或有既往史的患者慎用。

（4）正在服用贝特类药物、烟酸的患者慎用，易出现横纹肌溶解症。

（5）甲状腺功能低下症患者、遗传性肌疾病(肌营养障碍等)或有家族史患者、药物性肌障碍的既往史患者慎用，易出现横纹肌溶解症。

（6）动物实验证实有生殖毒性，故有怀孕计划或已怀孕的女性禁用。

（7）是否排入乳汁尚不清楚，考虑到其对胎儿的潜在不良影响，不推荐用于乳母。

（8）老年人使用匹伐他汀的安全性和有效性与年轻人无差异，因此并不需要调整给药剂量，但高龄是肌病的危险因素，老年人用药使应当严密观察不良反应的发生。

【药物相互作用】 (1)与环孢素合用导致匹伐他汀暴露量增加，增加了肌病等严重不良反应的风险，因此禁用于同时接受环孢素治疗的患者。

(2)与吉非罗齐以及其他贝特类降脂药，以及每天>1g的烟酸合用会增加肌病风险。

(3)与红霉素(系统给药)合用可增加匹伐他汀暴露量，必须合用时匹伐他汀日剂量应限制在1mg以下。

(4)与考来烯胺合用时，可能降低匹伐他汀的血药浓度，故服用考来烯胺后需间隔充分时间后再服用本品。

(5)与利福平合用时，可增加匹伐他汀的血浆中浓度C_{max}和AUC。联合使用时剂量不得超过每天2mg。

【给药说明】 (1)使用匹伐他汀前，首先采用治疗高胆固醇血症的基本疗法——食物疗法，以及减少如高血压、吸烟等引起缺血性心脏病的危险因素和进一步运动疗法。

(2)从服药开始到12周之间至少要检查肝功能1次，以后定期(如半年1次)检查。

(3)服药过程中要定期检查血脂，如发现对治疗无反应时应停止给药。

(4)由于随着本品给药量(血药浓度的)的增加，可能会有横纹肌溶解症有关的不良事件的发生，因此增量至4mg时，要充分注意CK升高、肌红蛋白尿、肌肉痛及无力感等横纹肌溶解症前期症状。

【用法与用量】 通常成人晚饭后口服匹伐他汀1~2mg，并随年龄和症状的不同适当增减用量，最大用量不超过一天4mg。

肝病患者给药时，初始给药量为每日1mg，最大给药量为每日2mg。

中度和重度肾功能不全(分别是肾小球滤过率30~59ml/min/1.73m² 和 15~29ml/min/1.73m² 不接受血液透析的)以及接受血液透析的终末期肾脏疾病的患者给药时，初始给药量为一日1次，每次1mg，最大给药量为一日1次，每次2mg。

【制剂与规格】 匹伐他汀片：(1)1mg；(2)2mg；(3)4mg。

匹伐他汀分散片：1mg。

依折麦布 [医保(乙)]

Ezetimibe

【适应证】 ①原发性高胆固醇血症；②纯合子家族性高胆固醇血症(HoFH)；③纯合子谷甾醇血症(或植物甾醇血症)。

【药理】 (1)药效学 是一种选择性胆固醇吸收抑制剂，附着于小肠绒毛刷状缘，抑制胆固醇的吸收，从而降低小肠中的胆固醇向肝脏中的转运，阻断胆固醇的外源性吸收途径。本品不增加胆汁分泌(如胆酸螯合药)，也不抑制胆固醇在肝脏中的合成(如他汀类)。与安慰药相比，本品可减少小肠54%的胆固醇吸收。与其他降脂药联合应用可以进一步降低胆固醇水平。

(2)药动学 口服吸收迅速，食物不影响药物吸收。药物吸收后广泛结合成具药理活性的葡萄糖醛酸苷结合物(依折麦布-葡萄糖醛酸苷)，结合物在服药后1~2小时内达峰浓度(C_{max})，而原型则在4~12小时出现血药峰浓度。本品主要在小肠和肝脏代谢，给药量的78%经粪便排出，11%经肾排泄，依泽麦布和依泽麦布-葡萄糖醛酸苷结合物均有肠肝循环，$t_{1/2}$为22小时。

【不良反应】 (1)常见不良反应 腹痛、腹泻、肠胃气胀、疲乏、头痛、肌痛、周围性水肿。

(2)偶见不良反应 ALT和(或)AST升高、肌酸磷酸激酶(CPK)升高、γ-谷氨酰基转移酶增加、肝功能检测异常、咳嗽、消化不良、胃食管反流、恶心、食欲不振、潮热、高血压、胸部疼痛、关节疼痛、颈部疼痛、肌肉痉挛。

(3)与他汀合用未见显著增加肌病等严重不良反应的发生率。

【禁忌证】 (1)对本品任何成分过敏者。

(2)与他汀联合应用时，活动性肝病或不明原因的血清氨基转移酶持续升高的患者禁用。

(3)与他汀合用时，需要遵照他汀的禁忌证。

【注意事项】 (1)尚无关于孕期用药临床资料。动物实验表明，本品对妊娠、胚胎及胎儿发育、分娩及出生后新生儿发育均无直接或间接的不良影响，但妊娠期妇女仍应谨慎应用本品。

(2)在≥6岁的儿童患者中，本品的药代动力学与成年患者相近。尚无小于6岁的儿童人群的药代动力学资料。接受本品治疗的儿童的不良反应特征与用本品治疗的成年患者类似，对男孩或女孩成长或性成熟总体未检测到影响。

(3)老年患者(大于65岁)总依折麦布的血药浓度是年轻患者(18~45岁)的两倍。用药后LDL-C的降低程度和安全性在老年患者与年轻患者中无显著差别。因此，老年患者无需调整用药剂量。

(4)严重肾功能不全(n=8；平均 Ccr≤30ml/min/1.73m²)患者单剂量应用10mg依折麦布后，其总依折麦布曲线下面积较正常人群(n=9)增加1.5倍。此结果并无临床显著性意义。故在肾功能损害患者中无须调整剂量。

(5) 在对中度肝功能不全(Child-Pugh 评分 7~9)的患者进行为期 14 天的多次给药研究中，患者每天服用本品 10mg，在第 1 天及第 14 天总依折麦布的曲线下面积较正常人群高出 4 倍。轻度肝功能不全患者无需调整用药剂量。鉴于依折麦布长期应用对中度和重度肝功能不全(Child-Pugh 评分>9)患者的影响尚未明确，因此不推荐依折麦布用于这些患者。

(6) 在临床研究中，与对照组相比(安慰剂或单独使用他汀类药物)，应用本品未增加肌病或横纹肌溶解症的发生率。但单独应用本品或本品与已知增加横纹肌溶解症风险的药物合用时，极罕见报告横纹肌溶解症的病例。所有患者在开始本品治疗时，应被告知肌病发生的风险，并被告知要迅速报告任何不明原因的肌痛、触痛或无力。如患者被诊断为或疑似肌病时，应立即停用本品及正在合用的任何一种他汀类药物。出现以上症状以及 CPK 水平>10 倍 ULN 时表明发生肌病。

【药物相互作用】 (1) 同时服用抗酸药可降低本品的吸收速度但并不影响其生物利用度。此吸收速率的降低无临床意义。

(2) 同时服用考来烯胺(消胆胺)可降低总依折麦布平均 AUC 约 55%。在消胆胺基础上加用本品来增强降低 LDL-C 的作用时，其增强效果可能会因为上述相互作用而降低。

(3) 使用环孢素期间应谨慎使用本品。对接受本品与环孢素联合治疗的患者，应监测环孢素浓度。

(4) 目前本品与除非诺贝特外其他贝特类联合应用的安全性及有效性尚未确立，故不推荐此两种药物联合应用(非诺贝特除外)。

(5) 本品与阿托伐他汀、辛伐他汀、普伐他汀、洛伐他汀、氟伐他汀、瑞舒伐他汀联用未见有临床意义的药代动力学的相互作用。

(6) 如本品与华法林、其他香豆素类抗凝剂或氟茚二酮合用时，应适当监测国际标准化比值(INR)。

【给药说明】 (1) 在应用本品调血脂治疗时须同时用饮食治疗。

(2) 用本品过程中如有氨基转移酶增高达 3 倍正常高限，或肌酸磷酸激酶显著增高或有肌炎，应停用本品。

【用法与用量】 口服，一次 10mg，一日 1 次，可单独服用或与他汀类联合应用或与非诺贝特联合应用。本品可在一日之内任何时间服用，可空腹或与食物同时服用，每日服药时间应相同。

【制剂与规格】 依折麦布片：10mg。

依折麦布辛伐他汀片：(1) 依折麦布 10mg/辛伐他汀 10mg；(2) 依折麦布 10mg/辛伐他汀 20mg；(3) 依折麦布 10mg/辛伐他汀 40mg。

苯 扎 贝 特 [药典(二)；医保(乙)]
Bezafibrate

【适应证】 ①高甘油三酯血症；②高胆固醇血症；③混合型高脂血症。

【药理】 (1) 药效学 降血脂作用有两种机制：一是增高脂蛋白脂酶和肝脂酶活性，促进极低密度脂蛋白的分解代谢，使甘油三酯水平降低；二是使极低密度脂蛋白的分泌减少。本品降低血低密度脂蛋白和胆固醇，可能通过加强对受体结合的低密度脂蛋白的清除。降低甘油三酯的作用比降低胆固醇更强，也使高密度脂蛋白升高。此外，亦可降低血纤维蛋白原。

(2) 药动学 口服吸收迅速且完全，生物利用度 100%，2 小时达峰浓度(C_{max})，血浆蛋白结合率 95%，分布容积约为 0.24L/kg，主要通过肝脏 P450 3A4 代谢，消除半衰期为 1.5 小时，为短效贝特类药物，因此常制成缓释制剂。口服本品 300mg，24 小时内有 94%由尿排出(40%以上是药物原型，20%为葡萄糖苷酸化物，其他代谢物包括羟基苯扎贝特)，1.7%由粪便排出。严重肾功能损害者，消除半衰期显著延长，可达 9 小时。

【不良反应】 (1) 最常见的不良反应为胃肠道不适，如消化不良、厌食、恶心、呕吐、饱胀感、胃部不适等，其他较少见的不良反应还有头痛、头晕、乏力、皮疹、瘙痒、阳痿、贫血及白细胞计数减少等。

(2) 偶有胆石症或肌炎(肌痛、乏力)。本品属氯贝丁酸衍生物，有可能引起肌炎、肌病和横纹肌溶解综合征，导致血肌酸磷酸激酶升高。发生横纹肌溶解，主要表现为肌痛合并血肌酸磷酸激酶升高、肌红蛋白尿，并可导致肾衰，但较罕见。在患有肾病综合征及其他肾损害而导致血白蛋白减少的患者或甲状腺功能亢进的患者，发生肌病的危险性增加。

(3) 偶有血氨基转移酶增高。

【禁忌证】 (1) 对本品过敏者禁用。

(2) 患胆囊疾病、胆石症者禁用，有可能使胆囊疾症状加剧。

(3) 肝功能不全或原发性胆汁性肝硬化的患者禁用。

(4) 严重肾功能不全患者禁用，因为在肾功不全的患者服用本品有可能导致横纹肌溶解和严重高血钾；肾病综合征引起血白蛋白减少的患者禁用，因其发生肌病的危险性增加。

【注意事项】 (1)由于本品在妊娠期的安全性未定，故在妊娠期妇女不推荐使用本品。

(2)本品是否排入乳汁尚不清楚，故不推荐用于乳母。

(3)在儿童中的安全性未确立，建议不用。

(4)严重肾功能不全患者禁用，肾功能不全者如用剂量应减少。

(5)用药期间随访检查血常规、血脂、肝肾功能、血肌酸磷酸激酶。

(6)本品对诊断有干扰。用本品时可出现 ①血清ALT升高；②血红蛋白及白细胞减少；③血肌酐升高。

(7)如用药后临床上出现胆石症、肝功能显著异常、可疑的肌病的症状(如肌痛、触痛、乏力等)或血肌酸磷酸激酶显著升高，则应停药。

(8)在治疗高血脂的同时，还需关注和治疗可引起高血脂的各种原发病，如甲状腺功能减退、糖尿病等。某些药物也可引起高血脂，如雌激素、噻嗪类利尿药和阻滞剂等，停药后，则不再需要相应的抗高血脂治疗。

【药物相互作用】 (1)可能增加华法林的抗凝血作用，必须要合用时应当加强凝血功能的监测。

(2)与磺脲类降糖药合用应竞争血浆蛋白，可能增加低血糖风险，必须要合用时应加强血糖监测。

(3)与他汀类降脂药合用会增加严重肌病的风险，应尽量避免联合使用。

(4)与环孢素合用时，可增加后者的血药浓度和肾毒性，有导致肾功能恶化的危险，应减量或停药。

(5)与其他主要经 CYP3A4 代谢的药物合用，有可能会出现药物相互作用，应予以重视。

【给药说明】 在应用本品调血脂治疗时须同时用饮食治疗，可在饭后或与饭同服。

【用法与用量】 (1)常释制剂口服，成人一次 200~400mg，一日 3 次。疗效佳者维持量可为一次 400mg，一日 2 次。

(2)肾功能障碍时按肌酐清除率调整剂量：40~60ml/min 者，一日 2 次，一次 400mg；15~40ml/min 者，一日或隔日 1 次，一次 400mg；低于 15ml/min 者，每 3 日 1 次，一次 400mg。

(3)缓释制剂可一天 1 次给药。

【制剂与规格】 苯扎贝特片：200mg。

苯扎贝特分散片：200mg。

苯扎贝特胶囊：200mg。

苯扎贝特缓释片：400mg。

非 诺 贝 特 [药典(二)；国基；医保(乙)]
Fenofibrate

【适应证】 (1)CDE 适应证 高脂血症，尤其是高甘油三酯血症、混合型高脂血症。

(2)超说明书适应证 与他汀类药物联合用于具高甘油三酯血症或低高密度脂蛋白血症高危风险的慢性稳定型心绞痛。

【药理】 (1)药效学 非诺贝特为前体药物，其活性代谢物非诺贝特酸可降低患者的总胆固醇、低密度脂蛋白胆固醇、载脂蛋白 B、总甘油三酯和富含甘油三酯的脂蛋白，此外还可以升高高密度脂蛋白(HDL)和载脂蛋白 Apo-A I 和 Apo-A II。其调脂作用主要通过激活过氧化物酶体增殖物激活受体(PPAR)α 实现，使低密度脂蛋白中的小而密的部分减少，大而疏的部分相对增多；抑制极低密度脂蛋白的生成并使甘油三酯分解增多。本品尚可通过增加排泄产生降低高尿酸血症患者血尿酸的作用。

(2)药动学 口服吸收良好(空腹生物利用度 60%，餐后可达 80%)，4~8 小时达血药浓度峰值(C_{max})，血浆蛋白结合率 99%，表观分布容积 0.9L/kg，吸收后被迅速水解为非诺贝特酸，非诺贝特酸和葡萄糖醛酸结合，主要经肾排泄(占 60%)，单剂给药非诺贝特酸的 $t_{1/2}$ 为 23 小时。微粒化可以大幅增加非诺贝特体外溶解度，生物利用度也随之增加，微粒型片剂 160mg 相当于微粒型胶囊 200mg 的生物利用度。

【不良反应】 临床试验中显著高于安慰剂组的主要不良反应有肝酶升高和肌酸激酶升高。上市后患者自愿报告的不良反应有：肌痛、横纹肌溶解症、胰腺炎、肾功能衰竭、肌肉痉挛、急性肾功能衰竭、肝炎、肝硬化、贫血、关节痛、乏力症等，但这些不良反应和药物暴露之间的因果关系并不能很好的确定。

【禁忌证】 (1)对非诺贝特过敏的患者。

(2)严重肾功能损害者，包括透析的患者。

(3)活动性肝病患者，包括原发性胆汁性肝硬化和不明原因的持续性肝功能异常患者。

(4)既往有胆囊疾病的患者，如胆石症。

(5)已知在治疗过程中使用非诺贝特或与之结构相似的药物，尤其是酮洛芬时，会出现光毒性或光敏反应。

(6)哺乳期妇女禁用。

(7)儿童的安全性、有效性尚未确立，应当禁用。

【注意事项】 (1)当 AST 或 ALT 升高至正常值的 3 倍以上时，应停止治疗。

(2) 对于服用雌激素或包含雌激素的避孕药的高脂血症的患者，应该查明高脂血症是原发性还是继发性(脂质数值的升高可能是由口服雌激素造成的)。

【药物相互作用】 (1)可能增加华法林的抗凝血作用，必须要合用时应当加强凝血功能的监测。

(2)与磺脲类降糖药合用应竞争血浆蛋白，可能增低血糖风险，必须要合用时应加强血糖监测。

(3)与他汀类降脂药合用会增加严重肌病的风险，不建议合用。

(4)与环孢素、他克莫司合用时，可增加后者的血药浓度和肾毒性，有导致肾功能恶化的危险，应减量或停药。

(5)有与秋水仙碱合用时出现肌病的报道，两药合用时应谨慎。

(6)由于胆汁酸结合树脂可结合其他药物，两药合用时应至少1小时前或4~6小时后再给予非诺贝特。

【给药说明】 为减少胃部不适，可与饮食同服；肾功能不全及老年患者应减量；治疗2个月后无效应停药。

【用法与用量】 口服。(1)普通片(胶囊) 一次0.1g，一日3次，维持量一次0.1g，一日1~2次。

(2)分散片 一次0.2g，每日1次。

(3)缓释胶囊 一次0.25g，一日1次。

(4)软胶囊 一次0.2g，一日1次。

(5)微粉颗粒 起始剂量为一日67~200mg，根据患者对药物的反应进行剂量的个体化调整。

(6)咀嚼片 咀嚼后咽下，一次0.2g，每日1次。

【制剂与规格】 非诺贝特片：(1)100mg；(2)160mg。

非诺贝特咀嚼片：200mg。

非诺贝特软胶囊：200mg。

非诺贝特胶囊：(1)100mg；(2)200mg。

非诺贝特缓释片：250mg。

非诺贝特缓释胶囊：250mg。

非诺贝特分散片：100mg。

非诺贝特微粉颗粒：(1)67mg；(2)200mg。

吉非罗齐 [药典(二)；医保(乙)]
Gemfibrozil

【适应证】 ①用于严重Ⅳ、Ⅴ型成人高脂血症的治疗，这些患者存在胰腺炎的风险，且饮食控制及减轻体重等治疗无效。②用于Ⅱb型高脂血症的治疗，这些患者冠心病危险性大，且饮食控制、减轻体重和其他血脂调节药物治疗无效。

【药理】 (1)药效学 降血脂的作用机制未完全明了，可能涉及抑制周围脂肪分解，减少肝脏摄取游离脂肪酸而减少肝内甘油三酯生成，抑制极低密度脂蛋白载脂蛋白的合成而减少极低密度脂蛋白的生成。本品可降低血甘油三酯，增高血高密度脂蛋白，虽可轻度降低血低密度脂蛋白胆固醇浓度，但在Ⅳ型高脂蛋白血症患者中可能使低密度脂蛋白有所增高。

(2)药动学 口服吸收完全，血药浓度达峰时间1~2小时，食物会降低药物吸收的速度和程度。2~5日后起降脂作用，第4周作用达高峰。血浆蛋白结合率98%，主要经肝脏代谢，肾脏排泄，70%为原型，6%由粪便排出，$t_{1/2}$约为1.5小时。

【不良反应】 (1)常见不良反应 胃痛、嗳气、烧心感。

(2)少见不良反应 腹泻、呕吐、恶心、皮疹、乏力。

(3)偶见不良反应 胆石症、贫血、白细胞减少或肌炎、横纹肌溶解；偶有肝功能(血氨基转移酶、乳酸脱氢酶、胆红素、碱性磷酸酶增高)异常，但停药后可恢复。

(4)个别有严重贫血、血小板减少和骨髓抑制。

【禁忌证】 (1)本品可使胆固醇排泄增多，在原发性胆汁性肝硬化时禁用。

(2)肝功能不全或严重肾功能不全患者禁用。

(3)患胆囊疾病、胆石症者禁用，本品有可能使胆囊疾患症状加剧。

(4)对吉非罗齐过敏的患者禁用。

【注意事项】 (1)本品主要在于降低血甘油三酯，考虑到其不良反应和临床研究结果，本品仅适合用于适应证中的疾病，不能用于Ⅱa类高脂血症患者。

(2)由于本品单独应用或与他汀类合用时发生横纹肌溶解和肾功能衰竭的概率相对较高，目前主张少用本品而改用安全性较好的贝特类药。

(3)本品是否进入乳汁不详，故乳母不宜使用。

(4)治疗3个月无效即应停药。

(5)用药期间定期评估 ①全血细胞计数；②肝功能；③甘油三酯、低密度与极低密度脂蛋白；④血肌酸磷酸激酶。

(6)停本品后血胆固醇和三酰甘油可能反跳超过原来水平，故宜给低脂饮食并监测血脂至稳定。

(7)如用药后肝功能显著异常，应停药，由本品所致的肝功能试验异常是可逆的。

(8)如用药后出现胆结石或肌炎，应停药。

(9)动物实验中吉非罗齐会对妊娠产生不良反应，如需用于孕妇，必须充分衡量利弊。

(10)本品对诊断有干扰 血红蛋白、血细胞压积、白细胞计数可能减低。血肌酸磷酸激酶、碱性磷酸酶、氨基转移酶、乳酸脱氢酶可能增高。

【药物相互作用】 (1)与他汀类同用时可增加横纹肌溶解症发生的风险，使肌酸磷酸激酶增高，肌球蛋白尿而致急性肾功能衰竭。

(2)与华法林同时使用会增加抗凝作用，不推荐同时使用，如必须同时使用，需监测 INR 值，调整华法林剂量。

(3)吉非罗齐是强的 CYP2C8 抑制剂，可能会增加主要经 CYP2C8 代谢的药物暴露量，临床研究显示，与瑞格列奈同时使用，可使瑞格列奈 AUC 升高 8 倍。

(4)吉非罗齐是 OATP1B1 转运体抑制剂，与同样经 OATP1B1 转运的药物如阿曲生坦、波生坦、依折麦布、格列本脲、SN-38(伊立替康活性代谢物)、阿托伐他汀、瑞舒伐他汀、氟伐他汀、匹他伐他汀、普伐他汀、利福平、缬沙坦、奥美沙坦等合用时，可能需要剂量调整。

【用法与用量】 口服。成人一次 0.3～0.6g，一日 2 次，早餐及晚餐前 30 分钟服用。

【制剂与规格】 吉非罗(贝)齐片：0.15g。

吉非罗(贝)齐胶囊：0.3g。

烟 酸 ^[药典(二)；医保(乙)]

Nicotinic Acid

【适应证】 ①用于预防和治疗烟酸缺乏症；②用于扩张小血管，缓解血管痉挛症状，改善局部供血；③用于治疗缺血性心脏病(心肌梗死、心绞痛)；④作为原发性高胆固醇血症和混合性血脂紊乱(Ⅱa 和Ⅱb 型)的患者仅控制饮食不足以降低总胆固醇(TC)、三酰甘油(TG)、低密度脂蛋白胆固醇(LDL-C)、载脂蛋白 B-100(Apo B)的水平和升高高密度脂蛋白胆固醇(HDL-C)水平的辅助用经；⑤与胆汁酸螯合药联用，作为原发性高胆固醇血症(Ⅱa 型)患者仅控制饮食或控制饮食加单一疗法不足以降低 TC、LDL-C 水平的辅助用药；⑥作为有胰腺炎风险的患者(Ⅳ型和Ⅴ型高脂血症)仅控制饮食不足以降低 TG 水平的辅助用药；⑦用于降低有心肌梗死和高胆固醇血症病史者非致命性心肌梗死复发的风险；⑧与胆汁酸螯合药联用，延缓有冠心病(CAD)和高胆固醇血症病史者动脉粥样硬化的病变进展或促进病变消退。

【药理】 (1)药效学 本品属 B 族维生素，通过抑制极低密度脂蛋白(VLDL)的合成而影响血中胆固醇的运载，大剂量时可降低血清胆固醇及甘油三酯浓度，转化为烟酰胺后则无降血脂作用。此外，本品还有扩张周围血管的作用，从而可缓解血管痉挛症状，改善局部供血。

现多用烟酸的衍生物，如阿昔莫司、烟酸肌醇酯等。

(2)药动学 口服吸收迅速而完全，生物利用度几乎达 100%(缓释剂为速释剂的 60%～76%)。口服后 30～60 分钟达血药峰浓度。本品及其代谢产物主要分布于肝、肾、脂肪组织，还可进入乳汁。血浆蛋白结合率小于 20%。在肝内代谢，半衰期约为 45 分钟。治疗量的烟酸仅少量以原型及代谢物随尿排出，用量超过需要时，绝大部分经肾排出。

【不良反应】 (1)常见不良反应 发生皮肤潮红(如感觉温热、皮肤发红、瘙痒或麻刺感)，可伴有头晕、心动过速、心悸、气短、出汗、寒战和(或)水肿，在极少数患者可导致晕厥。

(2)其他不良反应 腹痛、腹泻、消化不良和皮疹，偶见恶心、呕吐及鼻炎等。

(3)也有皮肤干燥、眼干燥、溃疡、胃痛、瘙痒、尿酸升高、空腹血糖升高、肝酶升高的报道。

【禁忌证】 (1)对烟酸过敏的患者。

(2)活动性肝病或不能解释的肝酶持续升高的患者。

(3)活动性消化性溃疡患者。

(4)严重低血压或动脉出血患者。

【注意事项】 (1)缓释烟酸制剂不能用同等剂量的速效烟酸制剂替代，对于从服用速释制剂转为缓释制剂治疗的患者，应从低剂量开始，然后再逐渐增大剂量至产生较好疗效。在用同等剂量的速释烟酸制剂替代烟酸缓释制剂的患者，已有发生严重肝脏毒性包括爆发性肝坏死者。

(2)少数病例的横纹肌溶解症与联合应用烟酸(≥1g/d)和他汀类药物有关，不推荐两药联用。

(3)患有黄疸肝炎、肝胆疾病、糖尿病或消化道溃疡的患者，在服用烟酸缓释片期间应该严格监控肝功能和血糖，以免出现严重不良反应。

(4)若患者有不稳定型心绞痛或者处于心肌梗死的急性阶段，特别是这类患者同时还服用心血管病用药(如硝酸盐、钙通道阻滞剂、肾上腺素阻滞剂)的时候，要慎用烟酸缓释片。

(5)已有用烟酸治疗发生尿酸升高者，有痛风倾向的患者慎用。

(6)用烟酸缓释片治疗出现与剂量相关性的血小板计数减少(剂量为 2g 时血小板计数平均下降 11%)，以及凝血酶原时间延长(约 4%)，有统计意义。因此，应对准备手术的患者进行仔细评价。烟酸缓释片与抗凝药联用时应注意观察，密切监测凝血酶原时间和血小板计数。

(7)安慰剂对照研究显示，烟酸缓释片与剂量相关性血磷降低有关，虽然是暂时性降低，有发生低磷血症危险的患者应定期监测血磷水平。

(8) 由于烟酸主要在肝脏代谢，并主要通过肾脏排泄，所以有肝脏或肾脏疾病的患者应在医师指导下用药。

(9) 在低脂餐后，于睡前服用本品，一般不在空腹状态下服用本品。

(10) 在停服烟酸缓释片一段时间后，应在医师指导下重新确定治疗方案。

(11) 如果患者正在服用含有烟酸或烟酰胺的营养添加剂，应告知医师，以便确定用药剂量。

(12) 烟酸缓释片应整片吞服，不能压碎或掰开。

(13) 妊娠、哺乳期妇女慎用。

(14) 烟酸治疗儿科患者(≤16 岁)的安全性和有效性尚未建立,尚未在21岁以下患者进行烟酸缓释片的研究。

【药物相互作用】 (1) 烟酸与吉非罗齐合用,肌病的发生率增加(约 5 倍)。

(2) 胆酸螯合树脂可与烟酸结合,使烟酸吸收减少,当合用时,应与树脂隔开至少 4～6 小时。

(3) 烟酸与胍乙啶等肾上腺素受体拮抗型抗高血压药合用,其血管扩张作用协同增强,并可产生直立性低血压。

【给药说明】 (1) 服用本品前 30 分钟预先服用阿司匹林或服用其他非甾体抗炎药,可显著降低皮肤潮红的发作频率或严重性。

(2) 通过逐渐增加烟酸剂量和避免空腹服药也可大大减少皮肤潮红、瘙痒和胃肠道不适等副作用。

(3) 烟酸缓释制剂须整片/粒吞服,不可掰开或咀嚼。最好进食低脂食品后睡前服用。

【用法与用量】 成人 口服。(1) 普通片 宜自小剂量开始,一次 50～100mg,一日 3 次,饭间服用可减轻胃部刺激症状,1～3 周间逐步增加剂量,最大剂量一日 2～3g。

(2) 缓释片 一般开始一次 370～500mg,一日 1 次,睡前服药,每 2～4 周加量,每次加量 500mg,最大剂量一日 2000mg,耐受性优于普通制药。

(3) 肌内注射 一次 50～100mg,一日 5 次。

(4) 静脉缓慢注射 一次 25～100mg,一日 2 次或多次。

儿童 静脉缓慢注射。一次 25～100mg,一日 2 次。

【制剂与规格】 烟酸片:(1) 50mg;(2) 100mg。

烟酸缓释胶囊:250mg。

烟酸缓释片:(1) 250mg;(2) 375mg;(3) 500mg;(4) 750mg;(5) 1000mg。

烟酸注射液:(1) 2ml:20mg;(2) 2ml:100mg;(3) 5ml:50mg。

注射用烟酸:(1) 25mg;(2) 50mg;(3) 100mg。

阿 昔 莫 司 [药典(二);医保(乙)]

Acipimox

【特殊说明】 目前尚未证实使用阿昔莫司治疗高脂蛋白血症可降低心血管病发病率和死亡率。

【适应证】 ①高三酰甘油血症(Ⅵ型);②高胆固醇血症(Ⅱa 型),混合型高脂血症(Ⅱb 型)。

【药理】 (1) 药效学 本品为烟酸类衍生化合物,可使脂肪组织的分解减少,减少血浆中游离脂肪酸,使肝内所合成的极低密度脂蛋白减少,血中 TG 随之减少。

(2) 药动学 口服后吸收迅速完全,2 小时后血药浓度达峰,半衰期约为 2 小时。本品不与血浆蛋白结合,在体内不被代谢,以药物原型经肾排出。

【不良反应】 (1) 常见不良反应 头痛、皮肤潮红、消化不良、荨麻疹、乏力、上腹痛。

(2) 少见不良反应 恶心、支气管痉挛、肌炎、肌痛、关节痛、发热感。

(3) 罕见不良反应 免疫变态反应所致的斑丘疹、皮疹、唇水肿、哮喘样呼吸困难、低血压。

【禁忌证】 (1) 对本品有过敏史者。

(2) 有消化性溃疡者。

(3) 严重肾功能损害的患者(肌酐清除率小于 30ml/min)。

(4) 儿童。

(5) 妊娠期妇女或拟妊娠妇女。

(6) 哺乳期妇女。

【注意事项】 (1) 由于本品在妊娠期的安全性未定,故在妊娠期妇女不推荐使用。

(2) 本品是否排入乳汁尚不清楚,故不推荐用于哺乳期妇女。

(3) 在儿童中的安全性未确立,故不宜应用。

(4) 用药期间随访检查血脂、肝和肾功能。

【药物相互作用】 本品与烟酸结构类似,因大剂量烟酸与他汀类或贝特类药物合用有增加严重肌病不良事件的报道,因此不推荐本品与这类药物合用。

【用法与用量】 口服。一次 250mg,一日 2～3 次,饭后服用。剂量可按需要调整,但最大剂量不超过一日 1200mg。肾功能障碍时按肌酐清除率调整剂量,40～80ml/min 者:一次 250mg,一日 1 次;20～40ml/min 者:一次 250mg,隔日 1 次。

【制剂与规格】 阿昔莫司分散片：250mg。

阿昔莫司胶囊：250mg。

普 罗 布 考 [药典(二)；医保(乙)]
Probucol

【适应证】 高胆固醇血症。

【药理】 (1)药效学 ①调脂作用：通过降低胆固醇合成与促进胆固醇分解使血胆固醇与 LDL-C 降低，还改变 HDL 亚型的性质和功能。本品通过胆固醇酯转移蛋白和卵磷脂胆固醇酰基转移酶而增强胆固醇的逆转运。②抗动脉粥样硬化作用：本品有显著的抗氧化作用，能抑制泡沫细胞的形成，延缓动脉粥样硬化斑块的形成，消退已形成的动脉粥样硬化斑块，消退黄色瘤。

(2)药动学 本品口服吸收有限且不规则，生物利用度 5%～10%，食物有助于其吸收。一次口服本品 18 小时后达血药浓度峰值，$t_{1/2}$ 为 52～60 小时。每天服本品，血药浓度逐渐增高，3～4 个月达稳态水平。口服剂量的 84%从粪便排出，1%～2%从尿中排出，粪便中以原型药为主，尿中以代谢产物为主。

【不良反应】 (1)常见不良反应 腹泻、腹痛、恶心、呕吐、消化不良。

(2)少见不良反应 头痛、头晕、感觉异常、失眠、耳鸣、皮疹、皮肤瘙痒等。

(3)罕见不良反应 心电图 Q-T 间期延长、室性心动过速、血小板减少、血管神经性水肿。

【禁忌证】 (1)对本品有过敏史者。

(2)由于使用本品时可发生 Q-T 间期延长与严重室性心律失常，故在下列情况忌用 ①有 Q-T 间期延长者；②有不明原因晕厥或有心源性晕厥者；③正在使用延长 Q-T 间期的药物；④有血钾或血镁过低者；⑤近期心肌损害，如新近心肌梗死者；⑥严重室性心律失常，如心动过缓者。

(3)孕妇及计划怀孕妇女。

【注意事项】 (1)服用本品期间应定期检查心电图 Q-T 间期。

(2)服用本品期间应定期检查肝功能、肌酸磷酸激酶、尿酸、尿素氮等指标。

(3)注意预防并及时纠正低血钾和低血镁。

【药物相互作用】 (1)本品能加强香豆素类药的抗凝血作用。

(2)本品能加强降血糖药物的作用。

(3)本品与可导致心律失常的药物，如三环类抗抑郁药、Ⅰ类及Ⅲ类抗心律失常药和吩噻嗪类药物合用时，

应注意不良反应发生的危险性增加。

(4)本品与环孢素合用时，与单独服用环孢素相比，可明显降低后者的血药浓度。

【给药说明】 (1)在应用本品调血脂治疗时须同时用饮食治疗。

(2)肾功能不全时本品剂量应减少。

【用法与用量】 口服。一次 0.5g，一日 2 次，早、晚餐时服用。

【制剂与规格】 普罗布考片：(1)0.125g；(2)0.25g。

多烯酸乙酯 [药典(二)；医保(乙)]
Ethyl Polyenoate

【适应证】 具有降低血清甘油三酯和总胆固醇的作用，用于高脂血症。

【药理】 药效学 多烯酸乙酯的主要成分为二十碳五烯酸乙酯和二十二碳六烯酸乙酯，二者含不饱和键较多，有较强的血脂调节作用，另尚有扩张血管及抗血栓形成作用。作用机制为促进中性或酸性胆固醇自粪排出，抑制肝内脂质及脂蛋白合成，能降低血浆中胆固醇、甘油三酯、LDL、VLDL，增加 HDL。

【不良反应】 大剂量时可有消化道不适等。

【禁忌证】 (1)对本品过敏者禁用。

(2)有出血性疾患者禁用

【用法与用量】 口服。每次 0.25～0.5g，每日 3 次。

【制剂与规格】 多烯酸乙酯胶丸：0.25g。

多烯酸乙酯软胶囊：0.25g。

硫酸软骨素钠 [药典(二)]
Chondroitin Sulfate Sodium

【适应证】 ①用于治疗高脂血症，可防治冠心病、心绞痛、心肌梗死、冠状动脉粥样硬化、心肌缺血；②用于治疗神经痛、神经性偏头痛、关节痛、关节炎、肩胛关节痛、腹腔手术后疼痛；③用于防治链霉素引起的听觉障碍及多种噪声引起的听觉困难、耳鸣症；④用于辅助治疗慢性肾炎、慢性肝炎、角膜炎、角膜溃疡；⑤鲨鱼软骨中的软骨素具抗肿瘤作用。还可用于化妆品及外伤伤口的愈合。

【药理】 (1)药效学 硫酸软骨素是一种多糖，广泛存在于人和动物软骨组织中。

硫酸软骨素可以清除体内血液中脂质和脂蛋白，清除心脏周围血管的胆固醇，防治动脉粥样硬化，并增加脂质和脂肪酸在细胞内的转换率。

对实验性动脉硬化模型，硫酸软骨素具有抗动脉粥

样硬化及抗致粥样斑块形成作用，增加动脉粥样硬化的冠状动脉分枝或侧支循环，并能加速实验性冠状动脉硬化或栓塞所引起的心肌坏死或变性的愈合、再生和修复。

(2)药动学 本品静脉注射 4 小时后，血药浓度达峰值，其半衰期约为 7 小时。约 50%自尿中排泄，体内分布情况依次为血管壁、脑、骨组织、结缔组织。

【不良反应】 个别有胸闷、恶心、牙龈少量出血等。

【禁忌证】 本品过敏者禁用。

【注意事项】 有出血倾向者慎用。

【药物相互作用】 尚不明确。

【给药说明】 本品用于孕妇及哺乳期妇女的疗效、安全性尚不明确。

【用法与用量】 (1)口服 一次 0.6～1.2g，一日 2～3 次。

(2)肌内注射 一次 2ml，一日 1～2 次。或在医生指导下，加入 5%葡萄糖或 0.9%氯化钠注射液 500ml 中缓慢滴注。

【制剂与规格】 硫酸软骨素钠片：0.12g。

硫酸软骨素钠胶囊：0.2g。

注射用硫酸软骨素：40mg。

硫酸软骨素注射液：(1)2ml:40mg；(2)2ml:80mg。

依洛尤单抗

Evolocumab

【适应证】 ①联合其他降脂疗法治疗纯合子型家族性高胆固醇血症；②单药或联合其他降脂疗法治疗高胆固醇血症；③用于心血管系统疾病二级预防，以降低心肌梗死、卒中和冠状动脉血运重建的风险。

【药理】 (1)药效学 本品作为一种 PCSK9 抑制剂，能结合 PCSK9 并抑制循环型 PCSK9 与低密度脂蛋白受体(LDLR)的结合，从而阻止 PCSK9 介导的 LDLR 降解，以利于血液中低密度脂蛋白的清除，降低 LDL-C 水平。

(2)药动学 健康成人单次皮下注射 140mg 或 420mg 依洛尤单抗后，3～4 天后达到中位血药峰浓度，绝对生物利用度约为 72%。平均稳态分布容积为 3.3(0.5)L。依洛尤单抗在低浓度时，主要通过与 PCSK9 的可饱和结合而清除，在高浓度时，主要通过非饱和蛋白水解途径清除，半衰期为 11～17 天。在每 2 周皮下注射 140mg 或每月皮下注射 420mg 后，可在给药 12 周后血药谷浓度达到稳定状态。年龄、性别、种族、肾功能不影响依洛尤单抗的药代特征。对轻度或中度肝损害患者给予皮下单剂量 140mg 依洛尤单抗后，与健康患者相比，观察到平均 C_{max} 降低 20%～30%，平均 AUC 降低 40%～50%。

【不良反应】 目前在各项大样本临床试验中已经观察到的不良反应如下。

(1)过敏反应。

(2)注射部位疼痛。

(3)上呼吸道感染。

(4)肌痛。

(5)新发糖尿病。

【禁忌证】 禁用于对依洛尤单抗有严重过敏反应史的患者。

【注意事项】 在接受依洛尤单抗治疗的患者中已有报道发生过敏反应(如血管性水肿、皮疹、荨麻疹)，包括导致终止治疗的过敏反应。如果出现严重过敏反应的体征或症状，须终止依洛尤单抗治疗，根据过敏标准治疗方案进行治疗，并进行监测，直至症状和体征缓解。

【药物相互作用】 在与高强度他汀治疗方案合用的患者中，观察到依洛尤单抗的 C_{max} 和 AUC 降低了约 20%，但这种差异没有临床意义。

【给药说明】 (1)使用前应向患者和(或)护理人员提供有关如何准备和注射的相应培训。

(2)将依洛尤单抗在冰箱 2～8℃保存，使用前自然恢复至室温至少 30 分钟，请勿使用其他方法升温。

(3)给药前应检查外观，注意是否存在颗粒物或变色，如果溶液混浊、变色或含有颗粒物，请勿使用。

(4)依洛尤单抗 420mg 给药时，可在 30 分钟内，连续使用一次性预充式自动注射器，给予 3 次注射。

(5)请勿在同一注射部位同时注射依洛尤单抗和其他药物。

(6)错过给药时间 7 天以内，给予本品，并继续使用以前的给药时间表；错过给药时间超过 7 天，给予本品，并给予这次给药时间重新计划给药时间表。

【用法与用量】 皮下给药。使用一次性预充式自动注射器，在腹部、大腿或上臂非柔嫩、淤青、红肿或变硬的部位注射。对于已确定的心血管疾病成年患者，推荐剂量为：每次 140mg，每 2 周 1 次；或每次 420mg，每月 1 次。对于纯合子家族性高胆固醇血症患者，推荐每次 420mg，每月 1 次。用药后 4～8 周后，应检查 LDL-C 水平。

【制剂与规格】 依诺尤单抗注射液：1ml:140mg(预充式自动注射笔)。

第七节　降低肺动脉高压药

肺动脉高压（PH）是指海平面，静息状态下右心导管测得的肺动脉平均压（mPAP）≥25mmHg（1mmHg=0.133kPa）。PH 可以是常见且多发的临床病理生理综合征，也可以是独立的疾病（如特发性肺动脉高压和遗传性肺动脉高压）。临床分为五个大类：第 1 类动脉性肺动脉高压（PAH）；第 2 类左心疾病引起的 PH；第 3 类肺部疾病和（或）低氧引起的 PH；第 4 类血栓栓塞性肺动脉高压（CTEPH）和其他肺动脉闭塞病所致 PH；第 5 类不明原因的和（或）多重因素机制引起的 PH。近 20 多年来，PAH 的药物治疗取得了突破性进展，针对不同作用靶点的药物不断涌现，使 PAH 患者预后显著改善。PAH 的靶向治疗药物主要包括作用于前列环素通路、一氧化氮（NO）通路和内皮素通路三条经典途径中的不同靶点的药物。

（一）前列环素途径靶向药物

前列环素是血管内皮细胞中花生四烯酸的主要代谢产物，通过促进环磷酸腺苷（cAMP）的生成介导血管舒张，是一类强效血管扩张剂；同时还具有抗血小板聚集、抑制平滑肌细胞增殖的作用。作用于前列环素途径的药物包括前列环素类似物（依前列醇、伊洛前列素、曲前列尼尔、贝前列素）和前列环素 IP 受体激动剂（司来帕格）两大类。国内批准使用药物包括伊洛前列醇、曲前列尼尔和司来帕格。

1. 前列环素类似物　依前列醇是首个人工合成的静脉用前列环素类似物，19 世纪 80 年代首次被用于治疗原发性肺动脉高压（对应现在的特发性肺动脉高压）。19 世纪 90 年代中期之后陆续被美国和欧洲国家批准用于 PAH 的治疗。研究表明依前列醇可改善 IPAH 患者的症状、6 分钟步行距离（6MWD）和血流动力学，且可提高严重 IPAH 患者的生存率。Meta 分析提示依前列醇可降低 IPAH 患者死亡率达 70%。然而，依前列醇室温下不稳定，且半衰期短（3～5 分钟），需要持续深静脉注射给药；长期中心静脉置管可引起严重不良反应如败血症、血栓等。

曲前列尼尔室温下化学性质稳定，半衰期较长（2～4 小时），可皮下、静脉或吸入给药，静脉给药主要用于皮下给药不能耐受者。和依前列醇相比，曲前列尼尔的优势包括可持续皮下给药、半衰期更长（中断输注时立即危及生命的风险较小）、无需冷藏等。注射部位疼痛是最常见的不良反应，可能导致部分患者停药和剂量增加受到限制。RCT 研究表明皮下注射曲前列尼尔可改善 IPAH、

结缔组织相关性 PAH 和先天性心脏病相关 PAH 患者的症状、运动能力和血流动力学指标。基线病情较重者6MWD 改善更明显，且与剂量呈相关性。

伊洛前列素是雾化吸入型前列环素类似物，具有靶向作用于肺血管系统的理论优势，但需频繁给药（6～9次/天）。研究发现，伊洛前列素（一次 2.5μg 或一次 5μg，一天吸 6～9 次，平均吸入剂量为 30μg/d）治疗可显著提高 NYHA 心功能分级Ⅲ～Ⅳ级的 PAH 患者 6MWD，改善心功能，降低临床恶化比例，但晕厥发生率在治疗组相对更高。此外，伊洛前列素起效迅速，20μg 雾化吸入可以作为 PAH 患者急性肺血管反应试验的药物并具有很好的耐受性。

贝前列素是第一个口服前列环素类似物。ALPHABET 研究和一项美国的研究显示贝前列素治疗可提高 6MWD，但效果只能维持 3～6 月，且无明显血流动力学改善。目前仅在日本和韩国等少数国家被批准用于治疗肺动脉高压。

2. 前列环素受体激动剂　司来帕格是一种口服长效前列环素受体激动剂。GRIPHON Ⅲ期临床试验表明，无论是否接受内皮素受体拮抗剂（ERA）和（或）5 型磷酸二酯酶抑制剂（PDE-5i）的背景治疗，司来帕格可使复合终点事件（疾病进展、住院、临床恶化及全因死亡）风险下降 40%。2015 年版 ESC/ERS 指南推荐司来帕格用于 WHO-FCⅡ～Ⅲ级的 PAH 患者，但美国胸科医师协会发布的 CHEST 指南并未对该药做出推荐建议。

（二）一氧化氮（NO）途径靶向药物

NO 是重要的血管扩张因子，通过 NO-可溶性鸟苷酸环化酶（sGC）-环鸟苷酸（cGMP）通路调节肺血管张力，维持肺血管正常结构和肺循环的低阻力状态。此途径的靶向药物包括 5 型磷酸二酯酶抑制剂（西地那非、他达拉非、伐地那非）和 sGC 激动剂（利奥西呱）两大类，分别通过抑制 cGMP 降解和促进 cGMP 合成，增加细胞内 cGMP 浓度，从而介导血管舒张。目前，仅西地那非（商品名：Revatio 瑞万托）和利奥西呱在我国获批上市，用于治疗肺动脉高压。

1. 5 型磷酸二酯酶抑制剂（PDE-5i）　西地那非是一种特异性 PDE5i。RCT 研究显示，对于症状性 PAH 患者，西地那非（20mg、40mg 或 80mg，tid）治疗能明显增加6MWD、降低 mPAP、改善心功能分级，但增加西地那非剂量（40mg 或 80mg，tid）并不能进一步增加疗效。而

对于严重的 PAH 及艾森曼格综合征患者,研究发现西地那非也能显著改善患者的运动耐量、心功能和肺循环血流动力学,且无明显严重不良反应发生。

他达拉非是一种长效 PDE-5i。NPHIRST 试验表明他达拉非 40mg 可显著提高 PAH 患者(未接受过治疗或已接受波生坦治疗)的 6MWD,延缓临床恶化时间,临床恶化相对风险下降 68%。国内尚未批准其 PAH 适应证。

国内一项 RCT 研究表明伐地那非(5mg,前 4 周一日 1 次,之后一日 2 次)可提高新治疗患者的 6MWD 和心指数,降低 mPAP 和 PVR,但该研究样本量较小。该药物目前尚未被批准用于 PAH 患者。

2. 可溶性鸟苷酸环化酶(sGC)激动剂 利奥西呱是一种新型的 sGC 激动剂,具有独特的双重激活 sGC 机制,其作用效果不依赖于体内 NO 水平,可单独或与 NO 协同提高血浆中的 cGMP 水平,引起血管舒张和抗重塑作用。需要注意的是,利奥西呱应避免与 PDE-5i 联用,以防出现严重低血压和其他不良事件。PATENT 研究和 CHEST 研究表明利奥西呱可改善 PAH 和慢性血栓栓塞性肺动脉高压(CTEPH)患者的运动耐量、血流动力学和功能分级,且患者对该药长期耐受较好。利奥西呱是目前唯一获批用于治疗 CTEPH 的靶向药物。

(三)内皮素作用途径靶向药物

内皮素-1 作用于内皮素受体 A 和 B,介导血管收缩和平滑肌细胞增生,是强效的血管收缩剂。IPAH 和其他病因的 PAH 患者肺内内皮素-1 浓度升高。阻滞内皮素-1 受体的作用已成为 PAH 治疗的重要途径。现有用于 PAH 治疗的内皮素受体拮抗剂(ERA)主要包括:波生坦、安立生坦和马昔腾坦。在国内批准上市的有波生坦、安立生坦和马昔腾坦。ERA 是强致畸物,育龄期女性应用时需严格避孕。

波生坦是首个人工合成的非选择性内皮素受体拮抗剂,于 2001 年获批上市。BREATHE-1 研究显示,波生坦能明显提高特发性或结缔组织病(CTD)相关性 PAH 患者运动耐量、WHO 心功能分级,延长疾病恶化时间。WHO-FC Ⅳ 级的艾森曼格综合征患者也可从波生坦治疗中获益。波生坦的主要副作用为肝毒性和外周水肿。肝毒性为剂量依赖性且停药后可逆转,应用波生坦的患者应每月监测肝功能。轻度外周性水肿可用利尿剂治疗,严重者需停药。

安立生坦是一种选择性内皮素受体 A 拮抗剂。RCT 研究表明安立生坦可显著改善 PAH 患者的运动能力、功能分级和生存质量,延缓临床恶化,且长期耐受较好。安立生坦肝功能异常的发生率较波生坦低(0.8%~3%),仅需偶尔监测。目前,除 2010 年获批上市的葛兰素史克安立生坦片外,已有 3 种国产安立生坦获批上市。

马昔腾坦是新一代非选择性 ERA,具有更好的组织穿透力和受体亲和力。RCT 研究显示,与安慰剂相比马昔腾坦 10mg 单药或联合治疗均能显著降低患者疾病恶化/死亡风险和因 PAH 导致的死亡或住院率,改善患者 6MWD、WHO 功能分级、生活质量、血流动力学参数和 NT-proBNP。马昔腾坦主要不良反应为贫血(8%~13%),肝毒性和外周水肿少见。

PAH 是一种进展性疾病,延迟达标(达到低危状态)可能会影响患者的长期预后。因此,指南推荐初治的低、中危 PAH 患者起始联合不同通路的靶向药物进行治疗,高危患者的起始联合治疗应包括静脉用前列环素类靶向药物。对于经治的 PAH 患者,若仍未达到低危状态,需进行序贯联合治疗。联合用药时应注意药物间的相互作用。此外,与 β 受体拮抗剂等降压药联合应用时需谨慎,避免体循环低血压。

伊洛前列素
Iloprost

【适应证】 用于治疗成人 NYHA 功能 Ⅲ 级的原发性肺动脉高压患者,以改善运动能力和症状。

【药理】 (1)药效学 本品是前列环素 PGI_2 的合成类似物。它可以扩张全身动脉和肺动脉血管床,抑制血小板聚集,但这种效应与肺动脉高压治疗的相关性尚不清楚。本品的两种非对映异构体在扩张血管中的效力不同,$4S$ 异构体比 $4R$ 异构体更有效。

(2)药动学 肺动脉高压患者吸入本品(吸入伊洛前列素在口含气内药量为 5μg),吸入末期观察到血清最高药物浓度为 100~200pg/ml。血药浓度下降的半衰期约为 5~25 分钟。在吸入本品 30 分钟到 1 小时之后,中央室内检测不到本品(血药浓度低于 25pg/ml)。尚未进行吸入药物分布的研究。本品主要通过 β-羧基氧化酶进行代谢,原型药物不能排泄。其主要肺动脉高压患者吸入本品(吸入伊洛前列素在口含气内药量为 5μg),吸入末期观察到血清最高浓度为 100~200pg/ml。血药浓度下降的半衰期约为 5~25 分钟。在吸入本品 30 分钟到 1 小时之后,中央室内检测不到本品(血药浓度低于 25pg/ml)。尚未进行吸药物分布的研究。主要通过 β-羧基氧化酶进行代谢,原型药物不能排泄。其主要代谢产物为四去甲依诺前列素甲，该产物在尿中以自由和结合的 4 种非对映异构体形式存在。

【不良反应】 吸入用药的局部不良反应，如咳嗽加重。吸入伊洛前列素的不良反应主要与前列环素药理特性有关。临床试验中最常见的不良反应包括血管扩张、头痛以及咳嗽。最严重的的不良反应有低血压、出血及支气管痉挛。以下列出了已观察到的伊洛前列素非常常见及常见不良反应。

血液与淋巴系统 非常常见(>10%)：出血事件。

神经系统 非常常见(>10%)：头痛；常见(1%～10%)：头晕。

心脏 常见(1%～10%)：心动过速、心悸。

血管 非常常见(>10%)：血管扩张；常见(1%～10%)：低血压、晕厥。

呼吸系统 非常常见(>10%)：胸痛、咳嗽；常见(1%～10%)：呼吸困难、咽部疼痛、喉部刺激。

胃肠反应 非常常见(>10%)：恶心；常见(1%～10%)：腹泻、呕吐、口舌痛(包括疼痛)。

皮肤及皮下组织 常见(1%～10%)：皮疹。

肌肉骨骼及结缔组织 非常常见(>10%)：下颌疼痛/牙关紧闭症；常见(1%～10%)：背痛。

全身及给药部位各种反应 非常常见(>10%)：外周水肿。

【禁忌证】 (1)对本品或任何赋形剂过敏。

(2)出血或出血风险高的患者(如活动性消化性溃疡、外伤、颅内出血或者其他出血)，由于本品对血小板的作用可能会使出血的危险性增加。

(3)患有心脏病的患者，如严重心律失常、严重冠状动脉性心脏病、不稳定型心绞痛、发病 6 个月内的心肌梗死、未予控制和治疗的或未在严密监测下的非代偿性心力衰竭、先天性或获得性心脏瓣膜疾病伴临床相应的心肌功能异常(与肺动脉高压无关)。

(4)明显的肺水肿伴呼吸困难。

(5)肺静脉闭塞性疾病引起的肺动脉高压的患者。

(6)近 3 个月发生过脑血管事件(如短暂性脑缺血发作、中风)的患者。

(7)妊娠、哺乳期妇女。

【注意事项】 **肝、肾功能异常** 肝功能异常患者和需要血液透析的肾功能衰竭患者，对伊洛前列素的消除均是降低的。在首次给药时应谨慎，推荐给药至少间隔 3 个小时。

司机驾驶和机械操作能力 当患者有低血压症状(如头晕)时，驾驶或操作仪器可能受到严重影响。

妊娠及哺乳期妇女 育龄妇女在用药期间应采取有效的避孕措施。如果怀孕，仅在谨慎评价风险-受益后才可用药。尚不明确伊洛前列素/代谢物是否可通过人类乳汁分泌。因此，在伊洛前列素治疗期间，妇女应避免哺乳。

儿童 目前仅有有限的儿童和青少年中使用的报告，所以不推荐在 18 岁以下的患者中使用吸入伊洛前列素溶液。

老年人 尚未在老年患者中考察伊洛前列素的药代动力学。

其他 (1)对于体循环压力偏低的患者应谨慎使用，以避免血压进一步降低。收缩压低于 85mmHg 的患者，不应当使用本品治疗。

(2)对于急性肺部感染、慢性阻塞性肺疾病以及严重哮喘的患者使用本品时必须密切监护。

(3)对于能够进行外科手术的栓塞性肺动脉高压患者不应首选本品治疗。

(4)有晕厥史的肺动脉高压患者应避免任何过度劳累，如强体力活动。出现劳累性晕厥应考虑是否需要调整和(或)改变治疗方案。如因所患潜在疾病而导致晕厥加重，或是右心衰竭加重或恶化，也应考虑改变治疗方案。

(5)当肺动脉高压患者吸入本品后出现肺水肿的征兆时，应考虑到可能合并了肺静脉闭塞性疾病，此时应停止治疗。

【药物相互作用】 (1)本品可增强 β 受体拮抗药、钙通道阻滞药、血管扩张药及血管紧张素转化酶抑制药等药物的降压作用，如果出现明显低血压可通过减少本品的剂量来纠正。

(2)本品与抗凝药或其他血小板抑制剂合用时可增加出血风险。

(3)输注本品后并不会影响患者多次口服地高辛的药物代谢动力学，而且对合并给予组织型纤维蛋白溶酶原激活药(t-PA)的药物代谢动力学也无影响。

【给药说明】 (1)在每次吸入药物之前，将打开包装的吸入用本品溶液全部移至雾化器内。

(2)在缺乏相容性研究的前提下，本品一定不能与其他药品混合。

(3)一次吸入未用完的本品雾化液必须弃去。

(4)注意本品溶液不可接触皮肤以及眼睛，并且要避免口服。

(5)在雾化治疗期间必须避免使用面罩，而应仅使用口含器来给药。

【用法与用量】 每次吸入应从 2.5μg 开始(吸入装置中口含器所提供的剂量),可根据不同患者的需要和耐受性逐渐增加剂量至 5.0μg。根据不同患者的需要和耐受性,每日应吸入 6～9 次,吸入间隔至少 2 小时以上。根据口含器与雾化器所需的药物剂量,每次吸入时间大约应为 510 分钟。

【制剂与规格】 吸入用伊洛前列素溶液:2ml:20μg。

曲前列尼尔
Treprostinil

【适应证】 用于治疗肺动脉高压(PAH,WHO 分类 1),以减轻运动引起的相关症状。在建立本品疗效的研究中,研究受试者包括 NYHA 功能分级 Ⅱ～Ⅳ 级的原发性和遗传性肺动脉高压(58%)、与先天性体肺循环分流相关的肺动脉高压(23%)以及与结缔组织疾病相关的肺动脉高压(19%)。

【药理】 (1)药效学 本品主要通过直接舒张肺和全身动脉血管床并抑制血小板聚集发挥作用。动物实验显示本品可减少右心室和左心室后负荷,增加心输出量和心搏出量,同时可引起剂量相关的负性肌力和舒张效应。尚未观察到其对心脏传导存在明显影响,但可引起血管舒张和心动过速。单次吸入曲前列尼尔 84μg 对 Q-Tc 间期的影响不大且持续时间短,这可能是心率过速变化的一种假象。

(2)药动学 ①吸收:在皮下注射后,迅速完全吸收,绝对生物利用度接近 100%,约 10 小时达到稳态浓度。以 10ng/(kg·min)的剂量给药达稳态时,皮下和静脉注射给药具有生物等效性。在 2.5～125ng/(kg·min)范围内,曲前列尼尔注射液连续皮下给药的药代动力学呈线性(对应的血药浓度为 260～18250pg/ml),在用平均剂量 9.3ng/(kg·min)治疗的患者中,浓度约为 2000ng/L。②分布:中央室中药物的分布体积约为 14L/70kg(理想体重)。体外研究显示,在远高于临床相关浓度时,本品与人血浆蛋白的结合率约为 91%。③代谢和排泄:本品主要在肝脏由 CYP2C8 代谢。尿液中检测到五种代谢产物,约为给药量的 64%,其中四种代谢产物均为 3-羟辛基侧链的氧化产物,另一种是葡萄糖苷酸共轭衍生物(曲前列尼尔葡糖苷酸),代谢产物不具有活性。体外研究结果显示,本品不抑制或诱导主要 CYP 酶。④消除(皮下给药后):终末消除半衰期约为 4 小时。体重为 70kg 的患者全身清除率约为 30L/h。

【不良反应】 (1)持续皮下注射时输注部位的局部反应 疼痛、红斑、肿胀、热感、硬结等,出现频率高。

当持续皮下注射出现持续剧烈疼痛时,应采取适当的措施(NSAIDs 内服、热敷等)。当不能耐受时,应停药或改为持续静脉用药。

(2)静脉输注方式给药引起的不良事件 手臂肿胀、感觉异常、血肿或疼痛等。

(3)其他不良事件 外周静脉输注伴随的血栓性静脉炎、血小板减少症、骨痛、瘙痒症、头晕、关节痛、肌痛/肌肉痉挛和肢体疼痛、全身性皮疹(有时为斑疹或丘疹)、蜂窝织炎、甲状腺功能亢进、血压过度下降,有时会出现失神等。

【禁忌证】 严重肝功能损害者(Child-Pugh C 级)。

【注意事项】 肾损伤 肾功能不全患者应该缓慢增加剂量,因为与肾功能正常患者相比,这些患者全身暴露浓度可能更大。

肝损伤 肝功能不全患者应该缓慢增加剂量,因为与肝功能正常患者相比,这些患者全身暴露浓度可能更大。

老年人 不能确定老年患者的反应是否不同于年轻患者,考虑到老年患者的肝、肾或心脏功能衰退,以及伴随疾病或应用其他药物治疗的比率更高,老年患者的剂量选择应特别慎重。

儿童 尚未确定曲前列尼尔在儿童患者中的安全性和有效性,故儿童慎用。

哺乳期 动物试验未观察到曲前列尼尔对生产和分娩有治疗相关影响,但尚不清楚曲前列尼尔对人类生产和分娩的影响,因此妊娠期妇女慎用。尚不清楚曲前列尼尔是否通过人乳汁分泌或口服后被全身吸收,但鉴于多种药物均经人乳汁排泄,因此哺乳期妇女亦应慎用。

其他 (1)采用留置中心静脉导管长期静脉输注的给药途径可导致血液感染(BSIs)和败血症,可能是致命的。因此,连续皮下输注(未稀释)是首选给药方式。

(2)只有具有诊断和治疗肺动脉高压经验的临床医生可以使用曲前列尼尔注射液。

(3)曲前列尼尔注射液是一种强效的肺部和全身血管扩张剂,必须在具有足够的生理监控和紧急救护人员及设备的医疗场所开始给药,可长期使用,但应慎重考虑患者使用曲前列尼尔注射液和维护注射系统的能力。

(4)剂量调整 如症状未改善应增加剂量,如出现过度药理效应或不可接受的输注部位症状应减少剂量。

(5)突然停药或突然大幅降低剂量可能导致肺动脉高压症状恶化,应避免突然停药或突然大幅降低剂量。

【药物相互作用】 (1)曲前列尼尔与利尿剂、抗高血压药物或其他血管扩张剂合用,可能增加症状性低血压的风险。

(2)由于曲前列尼尔抑制血小板聚集,与抗凝血剂合用可能会增加出血风险。

(3)同时服用 CYP2C8 酶抑制剂吉非罗齐,可增加曲前列尼尔暴露量。同时服用 CYP2C8 酶诱导剂利福平,可降低曲前列尼尔暴露量。暴露量升高可能会增加与曲前列尼尔有关的不良事件,而暴露量减少可能降低临床疗效。

【给药说明】 本品可皮下或静脉输注给药 2 种方式。但注射给药前,应目检药品中是否存在颗粒物和变色,如存在则不可使用。

(1)皮下输注 使用皮下药物输液泵,经插入式皮下导管连续皮下输注给药。为避免药物输注中断,在发生此情况时患者必须可立即获得备用输液泵和皮下输液器具。

(2)静脉输注 必须用无菌注射用水或 0.9%氯化钠注射液稀释,然后使用静脉药物输送专用的输液泵经留置中心静脉导管连续静脉输注给药。如临床需要,可在大静脉中放置一个临时外周静脉套管,用于本品短期给药。外周静脉输注数小时可能会增加血栓性静脉炎的风险。为避免药物输注中断,在发生此情况时患者必须可立即获得备用输液泵和皮下输液器具。

【用法与用量】 肝损伤 轻至中度肝功能不全患者:初始剂量为 0.625ng/(kg·min),给药剂量按理想体重计算,剂量增加需谨慎。严重肝功能不全患者:尚未进行相关研究。

成人 皮下或静脉注射给药。皮下输注是首选给药路径,如果因为注射部位严重疼痛或反应而不能耐受皮下给药,可经中心静脉导管给药。首次接受前列环素输注治疗患者,初始输注速率为每分钟 1.25ng/kg。如果由于全身效应不能耐受初始剂量,应将注射速率降低至每分钟 0.625ng/kg。长期剂量调整的目标是确定曲前列尼尔的剂量,使其可改善肺动脉高压症状,同时减少曲前列尼尔的其他药理效应(头痛、恶心、呕吐、坐立不安、焦虑以及输注部位疼痛或反应)。根据临床疗效进行剂量调整。在治疗的前四周,输注速率的增加值为每周每分钟 1.25ng/kg,之后为每周每分钟 2.5ng/kg。如能够耐受,可以更高频率调整剂量。剂量>每分钟 40ng/kg 的临床应用经验非常少。应避免突然停止输注。可在中断数小时内重新以相同剂量速率给药,如果中断时间较长可能需要重新滴定剂量。

【制剂与规格】 曲前列尼尔注射液:20ml∶20mg。

波 生 坦 [国基]
Bosentan

【适应证】 ①本品适用于治疗 WHO 功能分级 Ⅱ～Ⅳ级的肺动脉高压(PAH)(WHO 第 1 组)的患者,以改善患者的运动能力和减少临床恶化。支持本品有效性的研究主要包括 WHO 功能分级 Ⅱ～Ⅳ级的特发性或遗传性 PAH(60%)、与结缔组织病相关的 PAH(21%)及与左向右分流先天性心脏病相关的 PAH(18%)患者。②在年龄≥3 岁的儿科特发性或先天性 PAH 患者中改善肺血管阻力(PVR),预计可使运动能力得到改善。

【药理】 (1)药效学 本品是一种双重内皮素受体拮抗剂,对内皮素受体 A(ET_A)和内皮素受体 B(ET_B)均有亲和力,与 ET_A 受体的亲和力稍高于 ET_B 受体的亲和力。本品可降低肺血管和全身血管阻力,并且在不增加心率的情况下增加心脏输出量。

(2)药动学 本品的绝对生物利用度大约为 50%,且不受食物影响。最大血药浓度在口服给药后 3～5 小时后达到。分布容积约为 18L,清除率约为 8L/h。清除半衰期($t_{1/2}$)为 5.4 小时。与血浆蛋白结合率(>98%),主要是白蛋白。不会渗透到红细胞。在肝脏中被细胞色素 P450 同工酶 CYP3A4 和 CYP2C9 代谢。在人血浆中有三种代谢物。只有一种代谢物 Ro48-5033 具有药物活性,占化合物活性的 10%～20%。本品代谢通过肾和胆汁清除。因为低于 3%的剂量通过尿排出,对于肾功能不全的患者不需调整剂量。本品被肝脏广泛代谢并通过胆汁排出,肝脏受损预计影响其药代动力学和代谢。严重肝损伤的患者禁忌使用。

【不良反应】 神经系统 常见头痛、晕厥。

肝胆 常见肝功能检测结果异常;偶见伴随肝炎的氨基转移酶升高和(或)黄疸;罕见肝硬化和肝功能衰竭。

血液及淋巴系统 常见贫血,血红蛋白降低;偶见血小板减少、中性粒细胞减少和白细胞减少。

心脏和血管 常见心悸、面部潮红和低血压。

免疫系统 常见过敏反应,如皮炎、皮肤瘙痒、皮疹;罕见血管性水肿。

胃肠反应 常见胃食管反流性疾病、腹泻。

全身表现 常见水肿和体液潴留。

皮肤及皮肤附件 常见红斑。

【禁忌证】 (1)对本品以及本品所含任何组分过敏者禁用本品。

(2)孕妇或者未采取充分避孕措施(至少采用 2 种可靠的避孕措施)的育龄期妇女。

(3)用药前存在既往肝脏损伤 中度或重度肝功能损伤患者和(或)肝脏氨基转移酶,即天冬氨酸氨基转移酶(AST)和(或)丙氨酸氨基转移酶(ALT)基线值超过正常值上限(ULN)3倍,尤其总胆红素水平增加超过正常值上限2倍的患者,禁用本品。

(4)合并使用环孢素A或格列本脲者。

【注意事项】 肝损伤 (1)务必开始使用本品治疗前检测肝脏氨基转移酶水平,并在治疗期间每月复查一次。

(2)波生坦所致的肝氨基转移酶(AST和ALT)升高呈剂量依赖性。肝酶升高通常出现在开始用药的前26周内,但也可能出现在治疗后期。通常进展缓慢,无明显症状,且可自发地或者通过降低剂量或停药后逆转。治疗期间出现肝脏氨基转移酶升高患者应进行剂量调整和肝功能监测。

(3)氨基转移酶升高且伴有肝脏损伤的临床症状(如恶心、呕吐、发热、腹痛、黄疸或不寻常的嗜睡或疲劳)或胆红素水平升高超过正常值上限2倍时,必须停药且不得重新用药。

体液潴留 外周水肿是肺动脉高压及其恶化的一种已知临床后果,同时也是本品及其他内皮素受体拮抗剂的一种已知副作用。如果发生具有临床意义的体液潴留事件,应明确病因,并评估是否需要治疗或中止本品治疗。

血红蛋白浓度 本品可引起剂量相关的血红蛋白减少,与本品相关的血红蛋白浓度降低不是进行性的,且可用药4~12周后趋于稳定。所以,建议在开始用药时,用药后的前4个月每个月检测1次,随后每3个月检测一次血红蛋白浓度。如血红蛋白浓度显著降低,应进一步评估来确定原因及是否需要特殊治疗。

心血管 患者收缩压大于85mmHg时才可应用本品治疗。

肺静脉闭塞性疾病 当给予本品出现肺水肿的症状时,应考虑合并肺静脉闭塞性疾病的可能性,应停用本品。

降低精子数量 本品可能对精子生成数量产生不良影响。

苯丙酮尿症患者 本品分散片(32mg)中含有苯丙氨酸,每片含苯丙氨酸1.87mg,可能会对苯丙酮尿症患者造成损害。

司机驾驶和机械操作 尚未开展评估本品对驾驶和机器操作能力直接影响的特定研究。但是,本品可能诱导低血压,伴头晕、视物模糊或晕厥,这可能会影响驾驶或机器操作能力。

哺乳期 尚不清楚本品是否分泌进入人乳汁。但因为大多数药物都分泌到乳汁中,应建议服用本品的哺乳期妇女停止哺乳。

儿童 缺少本品在儿童中应用的安全性和有效性研究,仅有在儿童患者中的少量应用经验。

老年人 本品的临床研究没有包括足够多的年龄在65岁及65岁以上的老年患者。尚不能确定老年患者的反应是否与年轻患者相同。

【药物相互作用】 (1)细胞色素P450系统 本品对细胞色素P450同工酶CYP3A4和CYP2C9有轻微至中度的诱导作用,合用本品这两种酶代谢的药物血药浓度可能降低。对CYP1A2、CYP3A4、CYP2C9、CYP2C19和CYP2D6没有相关的抑制作用。本品不会增加这些酶所代谢的药物的血药浓度。

(2)与华法林合用,无须另外调整华法林剂量,但建议进行常规INR监测。

(3)本品会降低辛伐他汀和其主要活性β-氢氧基酸代谢物的血药浓度,本品的血药浓度不受影响。本品也降低其他主要受CYP3A4代谢的他汀类的血药浓度。对于这些他汀类须考虑其疗效下降。

(4)与格列本脲合用有氨基转移酶升高的风险,应考虑用其他替代的降血糖药物。

(5)本品和酮康唑合用可使本品的血药浓度增加大约2倍。无需剂量调整因此,但应考虑本品作用增加。

(6)本品与地高辛和尼莫地平之间没有药代动力学的相互作用。

(7)禁止与格列本脲联合使用。

(8)氯沙坦对本品血药水平没有影响。

(9)本品使血液中环孢素的浓度降低大约50%,与环孢素A联用可使本品的初始谷浓度比单独使用时高大约30倍。但在稳态时,本品的血药浓度仅仅比单独用药时高出3~4倍。

(10)本品与激素避孕药联用时有避孕失败的可能性。因此,应采用另外或替代的避孕方法。

【给药说明】 (1)对于12岁以上、18岁以下儿童患者,推荐使用波生坦片,推荐剂量参考波生坦片说明书。

(2)在成人受试者中进行的波生坦分散片与波生坦片生物利用度比较结果显示波生坦分散片的暴露量较低。因此仅可在无法服用波生坦片的成人患者中使用波生坦分散片。

(3)没有在推荐剂量下肺动脉高压患者突然中止使用本品的经验。为了避免临床突然恶化,应紧密监视患者,并考虑逐步减量(在停药前的3~7日应将剂量减至一半)。并在停药期间应加强病情监测。

【用法与用量】 (1)波生坦分散片 小于(等于)12岁儿童患者推荐使用波生坦分散片,使用时先将本品溶解于适量水中,然后服用。小于(等于)12岁儿童患者用量见表4-3。

表4-3 ≤12岁儿童患者用量

患者(年龄≤12岁)	初始4周和维持剂量(4周后)
≥4~8kg	一次16mg/次,每日2次
>8~16kg	一次32mg/次,每日2次
>16~24kg	一次48mg/次,每日2次
>24~40kg	一次64mg/次,每日2次
>40kg	一次64mg/次,每日2次

(2)波生坦片 12~18岁患者和成人推荐使用波生坦片剂。初始剂量为一日2次,每次62.5mg,持续4周,随后增加至推荐的维持剂量125mg,一日2次,并应在早、晚进食前或后服用。

(3)低体重患者用药 体重低于40kg且年龄大于12岁的患者推荐的初始剂量和维持剂量均为62.5mg,每天2次。本品在12~18岁患者中应用的安全性和有效性数据有限。

【制剂与规格】 波生坦分散片:32mg。
波生坦片:(1)62.5mg; (2)125mg。

安 立 生 坦[医保(乙)]

Ambrisentan

【适应证】 (1)CDE适应证 本品适用于治疗有WHO Ⅱ级或Ⅲ级症状的肺动脉高压患者(WHO组1),用以改善运动能力和延缓临床恶化。

支持本品有效性的研究主要包括特发性或遗传性PAH(60%)或结缔组织病相关性PAH(32%)病因学特征的患者。

(2)国外适应证 本品用于治疗肺动脉高压(PAH)(WHO组1)。①与他达拉非联合使用,以降低PAH恶化导致疾病进展和住院的风险,并提高运动能力。②WHO Ⅳ级肺动脉高压患者的有效性及安全性尚未确立。

【药理】 (1)药效学 内皮素-1(ET-1)是一种有效的自分泌和旁分泌肽,两种受体亚型(ET_A和ET_B)共同调节ET-1在血管平滑肌和内皮细胞中的作用。ET_A的主要作用是血管收缩和细胞增殖,而ET_B的主要作用是血管舒张、抑制增殖以及清除ET-1。在患有肺动脉高压的患者中,血浆ET-1的浓度增高了10倍,并且与右心房平均压力的增加和疾病的严重程度相关。肺动脉高压患者肺组织中ET-1和ET-1 mRNA浓度增加9倍,主要集中在肺动脉内皮细胞。这些发现提示了ET-1可能在肺动脉高压的发病和发展中起了重要的作用。本品是一种与ET_A高度结合(Ki=0.011nM)的受体拮抗剂,与ET_B相比对,对ET_A有高选择性(>4000倍),但有关对ET_A高选择性的临床影响未知。

(2)药动学 本品在人体中吸收迅速,最大血药浓度(C_{max})常出现在给药1~2小时内。食物不影响其生物利用度。本品血浆蛋白结合率高(99%)。清除主要通过非肾脏途径,但代谢和胆道清除的相对贡献目前还不是十分明确。在血浆中,4-羟甲基安立生坦的AUC约占母体AUC的4%。在体内S-安立生坦向R-安立生坦的转化是微不足道的。本品在健康受试者和肺动脉高压患者的平均口服清除率分别为38ml/min和19ml/min。虽然本品的终末半衰期为15小时,但稳态时的平均谷浓度约为平均峰浓度的15%,而在长期每日给药后的累积因子约为1.2,这提示了本品的有效半衰期约为9小时。本品由CYP3A、CYP2C19、5-二磷酸葡萄糖基转移酶(UGTs)、CYP1A9S、CYP2B7S以及CYP1A3S进行代谢。体外实验提示,本品是器官阴离子转运蛋白(OATP)的底物,同时也是P-gp的底物(而非抑制剂)。因为有这些因素存在,可以预计到会出现药物相互作用。然而,目前尚未发现本品和通过这些途径进行代谢的药物之间存在有临床意义的相互作用。

【不良反应】 血液和淋巴系统异常 常见贫血[血红蛋白和(或)红细胞压积下降]。

免疫系统异常 不常见过敏(如血管性水肿、皮疹)。

神经系统异常 常见头痛。

心脏异常 常见心悸。

血管功能异常 常见潮红。

呼吸系统、胸和纵隔异常 常见鼻充血、鼻窦炎、鼻咽炎,在使用安立生坦治疗期间,鼻充血的发生率呈剂量相关性。

胃肠反应 常见腹痛、便秘。

全身和给药部位反应 常见液体潴留、外周性水肿。

【禁忌证】 (1)妊娠 禁用于确实或可能已经怀孕的妇女。妊娠期妇女使用本品很有可能会导致严重的出生缺陷,在开始治疗前必须排除妊娠,并且在治疗过程中以及治疗后1个月内都应该使用2种合适的避孕方法进行避孕。

(2)特发性肺纤维化(IPF)伴或不伴继发性肺动脉高压患者禁用安立生坦。

(3)重度肝功能损害患者禁用安立生坦。

(4) 对安立生坦、大豆或安立生坦片中任何一种辅料过敏者禁用。

【注意事项】(1)潜在的肝脏损害 在开始本品治疗前应评估肝功能，如果氨基转移酶(ALT 或 AST)大于正常值上限的 3 倍，则不推荐使用安立生坦。在开始治疗前，以及开始治疗后的每月需进行血清氨基转移酶水平(如果氨基转移酶升高还需同时检测胆红素)监测。

(2) 血液学改变 应在开始本品治疗前、开始治疗后第 1 个月，以及随后定期检测血红蛋白。如果患者伴有临床意义的贫血，则不推荐使用本品治疗。如果患者在治疗过程中出现有临床意义的贫血，并且排除了其他诱因，则应考虑停止本品治疗。

(3) 液体潴留 外周性水肿是内皮素受体拮抗药类药物的一种已知效应，同时它也是肺动脉高压和肺动脉高压恶化的临床结果。目前已有关于肺动脉高压患者在使用安立生坦治疗后的几周内发生液体潴留的上市后报告。如果有临床意义的液体潴留进一步发展(伴或不伴体重增加)，应该开展进一步的评估以明确病因(如本品或潜在心衰)，在必要的时候进行特殊治疗或与中断本品治疗。

(4) 肺静脉闭塞性疾病 如果患者在使用本品治疗的初始阶段出现急性肺水肿，需考虑肺静脉闭塞性疾病的可能性，如果确诊后应停用本品。

(5) 肾功能损害 轻到中度肾功能损害对安立生坦的暴露不会产生明显的影响。因此，在轻到中度肾功能受损的患者中无需进行本品剂量的调整。目前尚无安立生坦在中度肾功能受损患者中应用的数据。目前尚无关于血液透析对安立生坦分布的研究。

(6) 儿童用药 目前尚无关于本品在儿科患者中应用的安全性和有效性数据，儿童慎用。

(7) 哺乳期妇女用药 目前尚不清楚安立生坦是否会随着乳汁进行分泌。不推荐在服用安立生坦的时候进行母乳喂养。

(8) 老年用药 65 岁及以上的患者无需进行剂量调整。

【药物相互作用】(1)安立生坦与下述药物联合应用不会导致有临床意义的安立生坦暴露量改变 酮康唑、奥美拉唑、昔多芬、他达拉非或西地那非。

(2) 联合应用安立生坦不会导致下述药物暴露量的改变 华法林、地高辛、昔多芬、西地那非或他达拉非、炔雌醇/炔诺酮、环孢素 A。根据药代动力学研究，安立生坦预计不会对雌激素或黄体酮类避孕药的暴露产生影响。

(3) 与环孢素 A 合用后，安立生坦在健康志愿者中的稳态血药浓度提高 2 倍，因此，合用时安立生坦的剂量应控制在一次 5mg 每日一次以内。

(4) 健康志愿者首次合并使用安立生坦和利福平(OATP 的抑制剂，CYP3A 和 2C19 的强诱导剂，P-gp 和 UGTs 的诱导剂)后，安立生坦的暴露量一过性升高(约 2 倍)。然而，在用药后第 7 天，利福平的稳定给药对安立生坦的暴露量无临床相关影响。因此，与利福平合用时，无须调整安立生坦的给药剂量。

【给药说明】目前没有关于本品超量给药的经验。健康志愿者中应用的本品最高单剂量为 100mg，而肺动脉高压患者中为一次 10mg 每日 1 次。在健康志愿者中，50mg 和 100mg 单剂量(最大推荐剂量的 5～10 倍)会伴随出现头痛、面部发红、眩晕、恶心和鼻充血。严重超剂量可能会导致需要治疗干预的低血压。

【用法与用量】起始剂量为空腹或进餐后口服 5mg 每日一次；如果耐受则可考虑调整为 10mg 每日一次。不能对药片进行掰半、压碎或咀嚼。

【制剂与规格】安立生坦片：(1)5mg；(2)10mg。

司 来 帕 格
Selexipag

【适应证】肺动脉高压：用于治疗肺动脉高压(PAH，WHO 第 1 组)以延缓疾病进展及降低因 PAH 而住院的风险。

【药理】(1)药效学 司来帕格是一种口服前列环素受体(IP 受体)激动剂，其结构有别于前列环素。司来帕格经羧酸酯酶 1 水解为活性代谢产物，活性代谢产物的效力约为司来帕格的 37 倍。司来帕格及其活性代谢产物可选择性作用于 IP 受体，而对其他前列腺素受体(EP$_{1-4}$、DP、FP 和 TP)无作用。

(2) 药动学 在高达 0.8mg 单剂量及 1.8mg 每日 2 次的多剂量给药之后，司来帕格及其活性代谢产物的药代动力学与剂量呈线性相关。口服给药后活性代谢产物的稳态暴露量约为司来帕格的 3～4 倍，与相同剂量静脉给药后相比，活性代谢产物暴露量约高 30%。司来帕格的绝对生物利用度约为 49%，稳态分布容积为 11.7L。司来帕格及活性代谢产物的 t_{max} 分别为 1～3 小时和 3～4 小时，均能与血浆蛋白发生高度结合(约为 99%)。司来帕格主要通过 CYP2C8 以及少部分通过 CYP3A4 催化的氧化代谢形成羟基化物和脱烷烃产物。在肝脏和肠道中经羧酸酯酶水解为活性代谢产物(游离羧酸)，UGT1A3 和 UGT2B7 参与了活性代谢产物的葡萄糖醛酸结合反应。

司来帕格主要通过代谢消除,平均终末半衰期为 0.8~2.5 小时。活性代谢产物的半衰期为 6.2~13.5 小时。司来帕格的机体总清除率为 17.9L/h,主要经粪便排泄(占给药剂量的 93%),尿液中的排泄量仅占给药剂量的 12%。

【不良反应】 最常被报告的不良反应是头痛、腹泻、恶心呕吐、下颌疼痛、肌痛、肢体疼痛、关节痛和面部潮红。这些反应在剂量滴定期间较常发生,在严重程度上大部分为轻度至中度。在接受司来帕格的患者中,有 7.5%因这些不良反应停药。

【禁忌证】 (1)对本品任何成分过敏者。

(2)严重冠状动脉心脏病或不稳定型心绞痛。

(3)最近 6 个月内曾发生心肌梗死。

(4)未严密监控的失代偿性心力衰竭。

(5)严重心律失常。

(6)最近 3 个月内曾发生脑血管事件(例如短暂性脑缺血发作、卒中)。

(7)与心肌功能疾病相关的且与肺高压无关的先天性或获得性瓣膜缺损。

(8)合用 CYP2C8 强效抑制剂(如吉非罗齐)。

【注意事项】 低血压 本品具有血管舒张特性,可能造成血压降低。

甲状腺功能亢进症 当出现甲状腺功能亢进的征兆或症状时,建议进行甲状腺功能检查。

肺静脉闭塞性疾病 如果 PAH 患者服用本品时发生肺水肿体征,应考虑肺静脉闭塞性疾病的可能性。如确诊,应停用本品。

CYP2C8 中度抑制剂 司来帕格与 CYP2C8 中度抑制剂(如氯吡格雷、地拉罗司、特立氟胺)合并用药可能会增加司来帕格及其主要活性代谢产物的暴露量。如合用或中断 CYP2C8 中度抑制剂,则应考虑调整司来帕格的剂量。

肝功能不全 目前并无重度肝功能不全(Child-Pugh C 级)患者使用司来帕格的临床经验,因此本品不得用于此类患者。司来帕格及其活性代谢产物在中度肝功能不全(Child-Pugh B 级)受试者中表现出较高的暴露量。对于中度肝功能不全的患者,应每日给予本品 1 次。

肾功能不全 对于重度肾功能不全［eGFR<30ml/(min·1.73m²)］的患者,应谨慎进行剂量滴定。目前并无本品用于透析患者的经验,因此本品不得用于此类患者。

对驾驶能力与操作机器能力的影响 本品对驾驶能力与操作机器能力有轻微影响。在考虑患者驾驶和操作机器的能力时,应留意患者的临床状态和使用司来帕格

的不良反应资料(如头痛或低血压)。

妊娠 目前并无妊娠女性使用司来帕格的资料。妊娠期间以及具有生育能力但未采取避孕措施的女性不建议使用本品。

哺乳期 尚不清楚司来帕格或其代谢产物是否会分泌至人乳中。哺乳期间不应使用本品。

儿童 本品在 18 岁以下儿童的安全性和疗效尚未确立,不建议在儿科患者中使用司来帕格。

老年人 老年患者无需调整给药方案。年龄超过 75 岁患者中的临床经验有限,因此在此人群中使用本品应谨慎。

【药物相互作用】 (1)CYP2C8 抑制剂 当与 600mg 吉非罗齐(一种强效 CYP2C8 抑制剂)每日 2 次合用时,司来帕格的暴露量约为原来的 2 倍,而其活性代谢产物(主要疗效因子)的暴露量约为原来的 11 倍。因此,本品不得与强效 CYP2C8 抑制剂(如吉非罗齐)合用。

尚未有针对 CYP2C8 中度抑制剂(如氯吡格雷、地拉罗司、特立氟胺)对司来帕格及其活性代谢产物暴露量影响的研究。如合用或中断使用 CYP2C8 中度抑制剂,应考虑调整本品剂量。

(2)CYP2C8 诱导剂 在与 600mg 利福平[一种 CYP2C8(和 UGT 酶)诱导剂]每日 1 次合并用药时,不会改变司来帕格的暴露量,而其活性代谢产物的暴露量减半。与 CYP2C8 诱导剂(如利福平、卡马西平、苯妥英)合用时可能需调整司来帕格剂量。

(3)PAH 特异性治疗 司来帕格与内皮素受体拮抗剂(ERA)和 PDE-5 抑制剂合用时,其活性代谢产物暴露量减少 30%。

【给药说明】 (1)应早、晚口服,用水送服。不应将药片掰开、压碎或咀嚼。

(2)建议随餐服用,并在每次剂量增加阶段开始时,在晚间服用第一次增加的剂量。

(3)视力不佳或失明患者在剂量滴定期间服用本品时应有他人的协助。

【用法与用量】 个体化剂量滴定 每位患者都应该进行剂量滴定至个人的最高耐受剂量,其剂量范围从 0.2mg,每日 2 次,到最高剂量 1.6mg,每日 2 次(个体化维持剂量)。推荐起始剂量为 0.2mg,每日 2 次,大约间隔 12 小时。之后以 0.2mg,每日 2 次的幅度增加剂量,通常每周增加一次。在治疗开始时和每次进行剂量增加时,建议在晚上服用第一剂。在剂量滴定期间可能发生反映本品作用机制的一些不良反应,通常为一过性反应或者需进行对症治疗。如果达到了患者无法耐受的剂量,

则应将剂量减少至前一个较低剂量。

中断和停止治疗 如果漏服，应尽快补服，除非距离下一次服药时间已不足 6 小时。如果漏服 3 日或以上，则以较低的剂量重新服用本品并重新剂量滴定。

对于 PAH 患者突然中断本品治疗的经验有限。尚未观察到急性反跳的证据。然而，如果决定停止服用本品，应逐步停用，同时开始替代性治疗。

肝功能不全患者 重度肝功能不全 (Child-Pugh C 级) 患者不得使用本品。对于中度肝功能不全 (Child-Pugh B 级) 患者，本品的起始剂量应为 0.2mg，每日 1 次，每隔一周增加 0.2mg，每日 1 次，直至出现无法耐受或医疗上无法处理的反映司来帕格作用机制的不良反应为止。轻度肝功能不全 (Child-Pugh A 级) 患者无需调整给药方案。

肾功能不全患者 轻度或中度肾功能不全患者无需调整给药方案。重度肾功能不全 [估计肾小球滤过率 eGFR<30ml/(min·1.73m^2)] 患者无需改变起始剂量。

【制剂与规格】 司来帕格片：(1) 0.2mg；(2) 0.4mg；(3) 0.6mg；(4) 0.8mg；(5) 1.0mg；(6) 1.2mg；(7) 1.4mg；(8) 1.6mg。

利 奥 西 呱
Riociguat

【适应证】 ①慢性血栓栓塞性肺动脉高压 (CTEPH)：用于治疗术后持续性或复发性 CTEPH，或不能手术的 CTEPH，且世界卫生组织心功能分级 (WHO-FC) 为 Ⅱ～Ⅲ 级的成年患者，从而改善患者的运动能力。②动脉性肺动脉高压 (PAH)：用于治疗患有动脉性肺动脉高压 (PAH)，且 WHO-FC 为 Ⅱ～Ⅲ 级的成年患者，从而改善患者的运动能力。

【药理】 (1) 药效学 利奥西呱是一种可溶性鸟苷酸环化酶 (sGC) 激动剂，sGC 是心肺循环系统中的酶，为一氧化氮 (NO) 受体。当 NO 与 sGC 结合时，该酶催化信号分子环磷酸鸟苷 (cGMP) 的合成反应。肺动脉高压与内皮功能障碍、NO 合成受损以及 NO-sGC-cGMP 途径不充分刺激有关。利奥西呱具有双重作用模式，一方面通过稳定 NO-sGC，提高 sGC 对内源性 NO 的敏感性；另一方面通过不同结合位点直接刺激 sGC，而不依赖于 NO。利奥西呱刺激 NO-sGC-cGMP 途径，增加 cGMP 生成，从而扩张血管。

(2) 药动学 利奥西呱的绝对生物利用度为 94%，并于给药后 1～1.5 小时达峰，与食物同服会使 C_{max} 下降 35%。利奥西呱血浆蛋白结合率约为 95%，稳态下分布容积约为 30L。利奥西呱生物转化主要由 CYP1A1、CYP3A4、CYP3A5 和 CYP2J2 催化，主要活性代谢产物 M-1 的药理活性为利奥西呱的 1/10 至 1/3。利奥西呱及其代谢产物通过肾脏 (33%～45%) 和胆汁/粪便途径 (48%～59%) 排泄；约 4%～19%的给药剂量以利奥西呱原型的形式通过肾脏途径排泄；约 9%～44%的给药剂量在粪便中以利奥西呱的原型形式出现。利奥西呱及其主要代谢产物均为转运蛋白 P-糖蛋白 (P-gp) 和乳腺癌耐药蛋白 (BCRP) 的底物，总清除率约为 3～6L/h，在健康受试者中，利奥西呱的 $t_{1/2}$ 约为 7 小时；在患者中，其 $t_{1/2}$ 约为 12 小时。

【不良反应】 最常见不良反应 (最大剂量 2.5mg，每日 3 次) 为头痛、头晕、消化不良、外周水肿、恶心、腹泻和呕吐。在接受利奥西呱治疗的 CTEPH 或 PAH 患者中，观察到严重的咯血和肺出血，包括死亡结局的病例。

【禁忌证】 (1) 对本品有效成分或者任何一种辅料过敏者。

(2) 禁止联合使用特异性 5 型磷酸二酯酶 (PDE-5) 抑制剂 (如西地那非、他达拉非或伐地那非) 或非特异性 PDE 抑制剂 (例如双嘧达莫或茶碱)。

(3) 禁止与任何形式的硝酸盐类药物或一氧化氮供体药物 (例如亚硝酸戊酯) 联合应用。

(4) 重度肝功能损害 (Child-Pugh C 级)。

(5) 妊娠患者。

(6) 开始治疗时收缩压<95mmHg 的患者。

(7) 特发性肺间质纤维化 (PH-IPF) 相关性肺动脉高压患者。

【注意事项】 利奥西呱研究主要在特发性或遗传性动脉性肺动脉高压和结缔组织疾病相关动脉性肺动脉高压患者中进行。不建议利奥西呱用于尚未研究的其他类型的 PAH。

肺静脉闭塞性疾病 肺血管扩张剂可显著恶化肺静脉闭塞性疾病 (PVOD) 患者的心血管状况，不建议此类患者服用利奥西呱。一旦患者出现肺水肿的体征，则应考虑可能发生相关肺静脉闭塞性疾病，应停止利奥西呱治疗。

呼吸道出血 在肺动脉高压的患者中，特别是在正在接受抗凝治疗的患者中，发生呼吸道出血的可能性升高。应对服用抗凝剂的患者进行密切监测。

有严重咯血病史或既往接受支气管动脉栓塞术的患者中，不得接受利奥西呱治疗。如果出现呼吸道出血，应定期评价继续治疗的获益-风险状况。

低血压 利奥西呱可导致血压降低。如患者正在接受降压治疗或患有静息期低血压、血容量不足、重度左心室流出道梗阻或自主神经功能障碍等，应谨慎使用。

肾功能损害 不建议重度肾功能损害患者（肌酐清除率<30ml/min）使用利奥西呱。因为轻中度肾功能损害患者的药物暴露水平升高，在个体化剂量滴定时应特别慎重。

肝功能损害 在中度肝功能损害患者（Child-Pugh B级）中，利奥西呱的暴露水平升高，在个体化剂量滴定期间，必须特别谨慎。在治疗开始前肝氨基转移酶水平升高[>3倍正常上限（ULN）]或直接胆红素水平升高（>2倍ULN）的患者不建议使用利奥西呱。

吸烟 吸烟者利奥西呱的血药浓度降低。在利奥西呱治疗期间开始或停止吸烟的患者，需要进行剂量调整。

辅料 存在半乳糖不耐受、拉普乳糖酶缺乏或葡萄糖-半乳糖吸收不良等罕见遗传性疾病的受试者不应使用本品。

儿童 临床前数据显示，利奥西呱对骨骼生长有不良反应。在意义未明之前，应避免在儿童和生长期青少年中使用利奥西呱。

妊娠及哺乳期妇女 有生育能力的女性必须采取有效的避孕措施。同时，建议开始治疗前、治疗期间每月以及治疗结束后1个月进行妊娠测试。在本品治疗期间，必须停止哺乳。

老年人 老年患者（≥65岁）的低血压风险增加，因此进行个体化剂量滴定时应非常谨慎。

对驾驶和操作机械能力的影响 利奥西呱对驾驶或使用机械能力产生中度影响。驾驶或操作机器前，患者必须了解对本品的反应。

【药物相互作用】 (1)不建议利奥西呱与强效多途径细胞色素P450（CYP）抑制剂和P-糖蛋白/乳腺癌耐药蛋白（P-gp/BCRP）抑制剂联合使用，例如唑类抗真菌药（如酮康唑、伊曲康唑）或HIV蛋白酶抑制剂（如利托那韦）。

(2)利奥西呱与强效CYP1A1抑制剂（如酪氨酸激酶抑制剂厄洛替尼），以及和强效P-糖蛋白/乳腺癌耐药蛋白（P-gp/BCRP）抑制剂（如免疫抑制剂环孢霉素A）的联合应用，可导致利奥西呱的暴露水平升高。因此，应谨慎使用这些药品，监测患者的血压水平，并考虑降低利奥西呱的剂量。

(3)利奥西呱在中性pH下比在酸性介质中的溶解度下降。与可升高上消化道pH值的药物联合治疗时，可导致其口服生物利用度下降。如与抗酸剂氢氧化铝/氢氧化镁联合给药，使利奥西呱的平均AUC减少34%，并使平

均C_{max}减少56%。因此，应在利奥西呱口服前至少2小时或口服后至少1小时服用抑酸剂。

【给药说明】 对于无法吞服整片药物的患者，可粉碎利奥西呱片剂，并与水或软性食物（例如苹果酱）混合后立即口服。

【用法与用量】 **剂量滴定** 推荐的起始剂量是每次1mg，每日3次，治疗2周。片剂应每隔6～8小时服用1次，每日3次。如果收缩压≥95mmHg，并且患者无低血压的症状或体征，则可每隔2周增加一次剂量，每次增幅为0.5mg，每日3次，最大增至2.5mg，每日3次。如果收缩压<95mmHg，且患者无低血压的症状或体征，则应维持剂量不变。如果剂量上调期内任何时间的收缩压下降到95mmHg以下，并且患者表现出低血压的症状或体征，那么当前剂量应减少0.5mg，每日3次。

维持剂量 应维持已确定的个体剂量，除非出现低血压症状和体征。最大每日总剂量为7.5mg，即每次2.5mg，每日3次。如果漏服一次药物，应按照计划继续治疗，进行下一次给药。如果治疗已经中断3日或更长时间（治疗停止），按每次1mg，每日3次，为期2周的剂量水平重新开始滴定治疗。

【制剂与规格】 利奥西呱片：(1)0.5mg；(2)1mg；(3)1.5mg；(4)2mg；(5)2.5mg。

马昔腾坦
Macitentan

【适应证】 用于治疗肺动脉高压（PAH，WHO第1组），以延缓疾病进展和降低PAH患者住院治疗。

【药理】 (1)药效学 马昔腾坦为内皮素受体拮抗剂（ERAs）。内皮素-1（ET-1）及其受体（ET_A和ET_B）介导了多种不良效应，如血管收缩、纤维化、增生、肥大和炎症，在如肺动脉高压（PAH）等的疾病状态下，可见局部ET系统的上调并参与了血管肥大和器官损伤。马昔腾坦可阻止ET-1与ET_A和ET_B受体结合。在人肺动脉平滑肌细胞中，马昔腾坦对ET受体有较高亲和力且可持久地结合。马昔腾坦的一个代谢产物也表现出了对ET受体的药理活性，体外试验估计其效价约为母体药物的20%。

(2)药动学 每日1次给予马昔腾坦，其药代动力学在1～30mg范围内呈比例化剂量反应关系。口服给药后，约8小时达到马昔腾坦的峰浓度。马昔腾坦及其活性代谢产物可以与血浆蛋白高度结合（>99%），主要与白蛋白结合，其次是与α-1-酸性糖蛋白结合。马昔腾坦及其活性代谢产物在健康受试者中的表观分布容积（V_{ss}/F）分别

约为 50L 和 40L，表观消除半衰期分别为 16 小时和 48 小时。马昔腾坦代谢主要依赖于 CYP3A4，其次为 CYP2C19，经过磺酰胺的氧化去丙基作用，形成了具有药理学活性的代谢产物。

【不良反应】　胚胎-胎儿毒性、肝毒性、体液潴留、血红蛋白降低、超敏反应(血管性水肿、瘙痒和皮疹)、鼻塞、症状性低血压等。

【禁忌证】　本品禁用于孕妇，在妊娠妇女中应用本品可能会导致胎儿损害。

【注意事项】　胚胎-胎儿毒性　在育龄期女性中，治疗开始前应排除妊娠，确保其使用可靠的避孕措施并在治疗期间每月进行一次妊娠试验。

肝损伤　建议在开始本品治疗前应进行肝酶检查。在重度肝功能损伤或肝脏氨基转移酶增高(高于正常上限 3 倍)的患者中不可启动本品治疗，不推荐在中度肝功能损伤患者中使用本品。如果发生临床相关的氨基转移酶升高，或氨基转移酶升高伴有胆红素升高大于 2 倍正常上限，或伴有临床肝损伤症状，应停用本品。当未发生临床肝损伤症状的患者肝酶水平恢复正常时，可以考虑再次开始使用本品。

体液潴留　开始马昔腾坦治疗后应监测体液潴留体征。如发生具有临床意义的体液潴留事件，应对患者进行评估以明确病因，判断是否可归因于本品或基础性心力衰竭，以及是否需要停用本品。

血红蛋白降低　不推荐严重贫血的患者启用本品治疗。在开始使用本品前应检测血红蛋白，并在治疗期间依据临床情况重复检查。

伴有肺静脉闭塞性疾病(PVOD)的肺水肿　如果使用本品时发生肺水肿体征，需考虑相关 PVOD 的可能性。如确定，应停用本品。

育龄期男性、女性及哺乳期妇女　本品可对精子的生成产生不良作用，应告知男性患者本品对生育力的潜在影响。服用本品治疗期间及治疗后一个月，育龄期女性患者应使用可靠的避孕措施。同时建议哺乳期妇女停止哺乳或停用本品。

儿童　尚未确定本品在儿童患者中的安全性和有效性。

老年人　本品在年龄>75 岁患者中使用临床经验有限，因此老年人使用本品应谨慎。

【药物相互作用】　(1)CYP3A4 强效诱导剂　应避免本品与 CYP3A4 强效诱导剂(如利福平、圣约翰草、卡马西平、苯妥英)合用。

(2)CYP3A4 强效抑制剂　应避免本品与 CYP3A4 强效抑制剂(如伊曲康唑、酮康唑、伏立康唑、克拉霉素、泰利霉素、奈法唑酮、利托那韦和沙奎那韦)合用。当 HIV 治疗必需使用到 CYP3A4 强效抑制剂时，需选择其他肺动脉高压治疗药物。

【给药说明】　(1)可随餐或空腹服用本品，不建议患者将药片掰半、压碎或咀嚼服用。

(2)应每天在固定时间服用本品。如果漏服，应尽快补服，并在固定时间服用下一剂药物，同时需告知患者不得服用双倍剂量来弥补漏服的剂量。

【用法与用量】　口服。推荐剂量 10mg，每日 1 次。

【制剂与规格】　马昔腾坦片：10mg。

第八节　其　　他

盐酸曲美他嗪 [药典(二)；医保(乙)]
Trimetazidine Hydrochloride

【适应证】　(1)CDE 适应证　①适用于在成年人中作为附加疗法对一线抗心绞痛疗法控制不佳或无法耐受的稳定型心绞痛患者进行对症治疗。②心绞痛发作的预防性治疗。③眩晕和耳鸣的辅助性对症治疗。

(2)超说明书适应证　治疗家族性扩张型心肌病。

【药理】　(1)药效学　本品通过保护细胞在缺氧和缺血的情况下的能量代谢，防止细胞内 ATP 水平的下降，因此保证了离子泵和透膜钠-钾离子流的功能，从而维持细胞的稳态。曲美他嗪通过阻断长链 3-酮酯酰 CoA 硫解酶抑制脂肪酸的 β-氧化，从而促进葡萄糖氧化。在缺血细胞中，相比于 β-氧化过程，通过葡萄糖氧化获得能量需要较低的耗氧量。增强葡萄糖氧化可以优化细胞的能量过程，从而维持缺血过程中适当的能量代谢。在缺血性心脏病患者中，曲美他嗪作为一种代谢剂，可保持心肌细胞内高能磷酸盐水平。实现抗心肌缺血作用的同时未影响血流动力学。由此本品能帮助维持心脏和神经感觉器官在缺血和缺氧情况下的能量代谢；降低细胞内的酸中毒和由缺血引起的透膜离子流变化；减少缺血时和心肌再灌注时出现的多核粒细胞的转移和浸润，减小心肌梗死的范围。对心绞痛患者的对照实验显示曲美他嗪可以增加冠脉血流储备，因此在开始治疗的第 15 天起，延迟运动诱发缺血的发生。限制血压的快速波动而心率没有明显的改变，明显降低心绞痛发作的频率。

(2)药动学　本品普通制剂口服吸收迅速，2～3 小时即达到血药峰浓度。单次口服 20mg 后血药峰浓度约为 55ng/ml。重复给药后 24～36 小时达到稳态血药浓度。表观分布容积为 4.8L/kg，清除半衰期平均为 6 小时，蛋白结合率低（16%），主要通过尿液排出，大部分以原型清除。单剂量给药最高达 100mg 之后，曲美他嗪药代动力学参数与剂量呈线性关系。多次给药后，曲美他嗪药代动力学参数与时间呈线性关系。本品缓释片口服后平均 5 小时达到血药峰浓度的水平，并可维持 11 小时。最迟在约 60 小时后达稳态血药浓度。食物不影响其药动学。健康成人的消除半衰期平均为 7 小时，65 岁以上患者为 12 小时。

【不良反应】 （1）常见不良反应 ①神经系统疾病，如眩晕、头痛；②胃肠疾病，如腹痛、腹泻、消化不良、恶心和呕吐；③皮肤和皮下组织疾病，如皮疹、瘙痒、荨麻疹。

（2）罕见不良反应 ①心脏疾病，如心悸、期外收缩、心动过速；②血管疾病，如低动脉压、直立性低血压（可能与全身乏力、头晕或跌倒有关，尤其是在服用抗高血压药物治疗的患者中）、潮红。

（3）发生率未知的不良反应 ①帕金森综合征（震颤、运动不能、张力亢进）、步态不稳、不宁腿综合征、其他相关运动障碍，通常可在停药后可逆；②便秘；③急性全身发疹性脓疱病（AGEP）、血管性水肿；④粒细胞缺乏症、血小板减少症、血小板减少性紫癜；⑤肝炎。

【禁忌证】 （1）对本品过敏者。

（2）帕金森病、帕金森综合征、震颤、不宁腿综合征或其他相关的运动障碍患者。

（3）严重肾功能损害（肌酐清除率<30ml/min）者。

【注意事项】 （1）中度肾功能损害（肌酐清除率 30～60ml/min）与超过 75 岁以上的老年患者应用本品时预期暴露量会增加，肝功能不全患者的药动学尚缺乏研究，应用本品时应慎重。

（2）本品不作为心绞痛发作时的对症治疗用药，也不适用于对不稳定心绞痛或心肌梗死的初始治疗。本品不应应用于入院前或入院后最初几天的治疗。心绞痛发作时，对冠状动脉病况应重新评估，并考虑治疗的调整（药物治疗和可能的血运重建）。

（3）曲美他嗪可引起或加重帕金森症状（震颤、运动不能、张力亢进），应定期进行检查，尤其针对老年患者。出现可疑情况时，应由神经科医生进行适当检查。发生运动障碍时，如帕金森症状、不宁腿综合征、震颤、步态不稳，应彻底停用曲美他嗪。这些事件发生率低，且停药后通常是可逆的。多数患者停用曲美他嗪后 4 个月内恢复。如果停药后，帕金森症状持续 4 个月以上，则

应征询神经科医生的意见。

（4）服用本品可能会出现与步态不稳或低血压相关的跌倒，特别是对于服用抗高血压药物的患者。

（5）临床研究显示曲美他嗪对血流动力学没有影响，然而上市后已观察到头晕和嗜睡病例，这可能会影响驾驶和使用机器的能力。

（6）运动员慎用。

（7）对妊娠的影响 无孕妇使用曲美他嗪的数据。动物研究未显示在生殖毒性方面直接或间接的有害影响，但尚不能完全排除致畸危险，从安全的角度考虑，最好避免在妊娠期间服用该药物。

（8）对哺乳的影响 曲美他嗪及其代谢产物是否经母乳排出尚不清楚。不能排除对新生儿/婴幼儿的风险。建议治疗期间停止哺乳。

【药物相互作用】 （1）与口服地尔硫草为合用，可使抗心绞痛作用加强。

（2）与前列地尔合用，可增强药效，合用时应密切监测心功能。

【用法与用量】 （1）普通片 口服。每次 20mg，每日 3 次，三餐时服用。

（2）缓释片 口服。每次 35mg，每日 2 次，早晚餐时服用。三个月后评价治疗效果，若无治疗作用可停药。

（3）肾功能损害的患者 对于中度肾功能损害（肌酐清除率 30～60ml/min）患者，普通片推荐剂量为每次服用 20mg，一日 2 次，即早、晚用餐期间各服用一片。缓释片推荐剂量为每日早餐期间服用 35mg。

【制剂与规格】 盐酸曲美他嗪片（胶囊）：20mg。

盐酸曲美他嗪缓释片：35mg。

辅 酶 Q10 [药典（二）；医保（乙）]
Ubidecarenone

【适应证】 （1）CDE 适应证 用于下列疾病的辅助治疗 ①心血管疾病：如病毒性心肌炎、慢性心功能不全、充血性心力衰竭、冠心病、高血压、心律不齐。②肝炎：如病毒性肝炎、亚急性肝坏死、慢性活动性肝炎。③癌症的综合治疗：能减轻放疗、化疗等引起的某些不良反应。④原发性、继发性醛固酮增多症、颈部外伤后遗症、脑血管障碍、失血性休克的辅助治疗。

（2）超说明书适应证 ①作为神经保护药用于亨廷顿病引起的舞蹈样症状；②用于治疗假肥大型肌营养不良症；③用于偏头痛的预防性治疗；④用于治疗线粒体病。

【药理】 (1)药效学 辅酶 Q10 是生物体内广泛存在的脂溶性醌类化合物,不同来源的辅酶 Q10 其侧链异戊烯单位的数目不同,人类和哺乳动物是 10 个异戊烯单位,故称辅酶 Q10。辅酶 Q10 在人体呼吸链总质子移位及电子传递中起重要作用,可作为细胞代谢和细胞呼吸的激活剂,还是抗氧化剂和非特异性的免疫增强剂,能够促进氧化磷酸化反应,从而保护生物膜结构的完整。其治疗作用机制有:①冠心病:可防止急性缺血时的心肌收缩力的减弱及磷酸肌酸与三磷酸腺苷含量减少,从而保持缺血心肌细胞线粒体的形态结构,可对缺血心肌起保护作用,缩小梗死范围。减轻冠心病患者胸闷、心悸、呼吸困难等症状,心电图改善。②抗心衰、抗高血压:能增加心排出量,降低外周血管阻力,抑制醛固酮的合成与分泌并阻断对肾小管的效应。③抗心律失常:在缺氧条件下灌注动物离体心室肌时,可使动作电位持续时间缩短,电刺激测定其产生室性心律失常阈值较对照组高,冠状动脉开放后,阈值恢复亦较快。④保肝:在实验性四氯化碳肝损伤中,本品能促进肝组织恢复、增加肝糖原合成以及增强肝脏的解毒能力。还有抗阿奇霉素、多柔比星的心脏毒性作用及保肝作用。

(2)药动学 口服后吸收缓慢,血药峰浓度出现在口服后 5~10 小时。本品分布到多种组织器官,尤以心、肝、肺、肾上腺分布较多。大部分通过胆汁由粪便排出,消除半衰期为 34 小时。

【不良反应】 可出现恶心、胃部不适、胃灼热、食欲减退和腹泻等,但不必停药。偶见荨麻疹及一过性心悸。国外不良反应报道参考:可出现头痛、头晕、易怒、焦虑、肝酶轻度升高。

【禁忌证】 对本品过敏者。

【注意事项】 (1)慎用 ①胆管阻塞;②同时进行口服降血糖药物治疗;③肾功能不全。

(2)药物对妊娠的影响 尚不明确。

(3)药物对哺乳的影响 尚不明确。

(4)药物对检验值或诊断的影响 每天口服辅酶 Q10 300mg 以上的患者可出现无症状性乳酸脱氢酶和天冬氨酸氨基转移酶升高,极少数患者有轻微瘙痒症状。

儿童 可出现恶心、胃部不适、食欲缺乏等。

【药物相互作用】 (1)与降血脂药同服,可使高脂血症患者的内源性辅酶 Q10 血药浓度降低。

(2)口服降血糖药可能抑制本品的效果。

【给药说明】 (1)本品见光易分解。静脉滴注时,请在 2 小时内完成输注;长时间输注,应采取避光措施。

(2)本品氯化钠注射液可能出现雾状结晶,用前应仔细检查,如有结晶,可将放入沸水中避光加热 10~15 分钟,取出,振摇,放至常温澄清,即可再使用。

(3)本品注射液若有黄色沉淀物析出,可将安瓿放入沸水 2~3 分钟,待沉淀物溶解、溶液透明后可再使用。

(4)使用中若延长疗程或适当加大剂量可望提高疗效。

【用法与用量】 成人 (1)口服 一次 10mg,一日 3 次,饭后服用。

(2)肌内注射 一次 5~10mg,一日 1 次,2~4 周为一疗程。

(3)静脉注射 剂量、疗程同肌内注射。重症患者必要时每次剂量可增至 50mg 以上静脉滴注。

儿童 (1)口服 一次 10~20mg,一日 2~3 次。

(2)肌内注射、静脉注射 一次 5~10mg,一日 1 次。

【制剂与规格】 辅酶 Q10 片:(1)5mg;(2)10mg。

辅酶 Q10 胶囊(软胶囊):(1)5mg;(2)10mg;(3)15mg。

辅酶 Q10 注射液:2ml:5mg。

辅酶 Q10 氯化钠注射液:250ml:5mg:2.25g。

磷酸肌酸钠 [药典(二)]
Creatine Phosphate Sodium

【适应证】 (1)CDE 适应证 适用于:①心脏手术时加入心脏停搏液中保护心肌;②缺血状态下的心肌代谢异常。

(2)超说明书适应证 治疗进展期乳腺癌。

【药理】 (1)药效学 磷酸肌酸在肌肉收缩的能量代谢中发挥重要作用。它是心肌和骨骼肌的化学能量储备,并用于 ATP 的再合成,ATP 的水解为肌动球蛋白收缩过程提供能量。动物实验和人体的心脏停搏试验显示了磷酸肌酸钠的作用及其保护心肌的可能性。磷酸肌酸钠的心肌保护功能与以下作用相关:稳定肌纤维膜;通过抑制核苷酸分解酶而保持细胞内腺嘌呤核苷酸水平,抑制缺血心肌部位的磷脂降解;通过抑制 ADP-诱导的血小板聚集而改善缺血部位的微循环。

(2)药动学 人体静脉给予磷酸肌酸的平均消除半衰期为 0.09~0.2 小时。缓慢滴注 5g 的磷酸肌酸 40 分钟后,血药浓度下降至 5nmol/ml 以下。10g 剂量给药 40 分钟后,血药浓度可达 10nmol/ml。肌内注射磷酸肌酸 500mg,5 分钟后磷酸肌酸出现在血液中,30 分钟后达峰值,约为 10nmol/ml,1 小时后下降至 4~5nmol/ml。2 小时后,仍为 1~2nmol/ml。750mg 剂量给药的峰浓度为 11~12nmol/ml。对组织的分析显示,外源的磷酸肌酸主要分布在心肌和骨骼肌，脑和肾组织次之，肺和肝组织最少。体内代谢和排泄过程为磷酸肌酸经催化去磷酸化形成肌酸，然后肌酸环化为肌酐，最后经尿排泄。

【不良反应】 尚不明确。

【禁忌证】 (1)对本品组分过敏者禁用。

(2)慢性肾功能不全患者禁止大剂量(5～10g/d)使用本品。

【注意事项】 (1)快速静脉注射1g以上的磷酸肌酸钠可能会引起血压下降。

(2)大剂量(5～10g/d)给药引起大量磷酸盐摄入，可能会影响钙代谢和调节稳态的激素的分泌，影响肾功能和嘌呤代谢。

(3)上述大剂量需慎用且仅可短期使用。

【给药说明】大剂量使用本品(一日5～10g)需谨慎，且仅可短期使用。

【用法与用量】 遵医嘱静脉滴注，每次1瓶，每日1～2次，在30～45分钟内静脉滴注。

心脏手术时加入心脏停搏液中保护心肌：心脏停搏液中的浓度为10mmol/L。

【制剂与规格】 注射用磷酸肌酸钠：(1)0.5g；(2)1g。

第五章 呼吸系统用药

呼吸系统疾病病种繁多、病情复杂，常用药物的种类也自然不仅限于本章所阐述的镇咳、祛痰、平喘药等，还需要抗感染、抗肿瘤、免疫调节等多种药物，因本书的分工，这些药物都在其他章节内阐述。

读者应注意的是，本章中记载的药物以对症治疗药物为主，应在用药的同时寻找病因，针对病因进行根本性治疗。

第一节 镇 咳 药

咳嗽是一种不可缺少的生理反射，它可起到清洁气道的作用，轻度不频繁的"干咳"特别是不伴有痰液的咳嗽一般无需治疗。因痰液排出不畅引起的气道梗阻，单用镇咳药反而有害无益。近年来，原因清楚或原因不明的亚急性与慢性咳嗽增多，这些患者往往有过敏因素，表现为干咳无痰或少痰，且给患者带来痛苦、影响休息，此时就应适当治疗，但大多情况下是与吸入肾上腺皮质激素、抗过敏药、平喘药等联合应用。

咳嗽反射弧包括感受器、传入神经、咳嗽中枢、传出神经、效应器等多个环节，抑制或阻断上述反射弧中的任一环节都能起到镇咳的作用。一般将主要作用于中枢环节的药物，称为中枢性镇咳药，如右美沙芬；抑制中枢外其他环节的药物称为外周性镇咳药，如左羟丙哌嗪等；也有的药物兼有抑制中枢及外周两种作用，如喷托维林。

病理性咳嗽有时原因复杂，除镇咳治疗外，临床往往需要与祛痰、抗过敏药等一同组成复方制剂。

磷酸可待因 [药典(二)；国基；医保(甲)；医保(乙)]
Codeine Phosphate

【特殊说明】 片剂、注射剂按麻醉药品管理；复方口服溶液按第二类精神药品管理。

【适应证】 (1)CDE 适应证 ①镇咳：用于较剧的频繁干咳，如痰量较多宜并用祛痰药。②镇痛：用于中度以上的疼痛。③镇静：用于局麻或全麻时。

(2)国外适应证 ①镇痛；②镇咳：12 岁以下儿童不推荐使用。

【药理】 (1)药效学 对延髓的咳嗽中枢有选择性地抑制，镇咳作用强而迅速；作用于中枢神经系统，兼有镇痛、镇静作用；能抑制支气管腺体的分泌，可使痰液黏稠，难以咳出，故不宜用于多痰及痰液黏稠的患者。

(2)药动学 口服后较易被胃肠吸收，主要分布于肺、肝、肾和胰。本品易于透过血脑屏障，又能透过胎盘。蛋白结合率一般在 25% 左右。半衰期($t_{1/2}$)约为 2.5～4.0 小时。镇痛起效时间，口服为 30～45 分钟，肌内注射和皮下注射为 10～30 分钟。镇痛最大作用时间，口服为 60～120 分钟，肌内注射为 30～60 分钟。作用持续时间，镇痛为 4 小时，镇咳为 4～6 小时。主要以葡萄糖醛酸结合物，经肾排泄。

【不良反应】 (1)较多见的不良反应 ①心理变态或幻想。②呼吸微弱、缓慢或不规则。③心动过速、心动过缓、心悸。④便秘(较长时间应用)。

(2)少见的不良反应 ①惊厥、耳鸣、震颤或不能自控的肌肉运动等。②荨麻疹、瘙痒、皮疹或颜面水肿等过敏反应。③精神抑郁和肌肉强直等。

(3) 长期应用可引起依赖性。常用量引起依赖性的倾向较其他吗啡类药为弱。典型的症状为：鸡皮疙瘩、食欲缺乏、腹泻、牙痛、恶心呕吐、流涕、寒战、打喷嚏、打呵欠、睡眠障碍、胃痉挛、多汗、衰弱无力、心率增速、情绪激动或原因不明的发热。

(4) 逾量时临床表现 头晕、嗜睡、不平静、精神错乱、瞳孔缩小如针尖、癫痫、低血压、心率过缓、呼吸微弱、神志不清。超大剂量可导致死亡。

【禁忌证】 (1) 对本品过敏的患者禁用。

(2) 12 岁以下儿童禁用。

(3) 哺乳期妇女禁用。

(4) 已知为 CYP2D6 超快代谢者禁用。

(5) 本品在妊娠期间可透过胎盘屏障，使胎儿成瘾，引起新生儿的戒断症状如过度啼哭、打喷嚏、打呵欠、腹泻、呕吐等。分娩时应用本品可引起新生儿呼吸抑制。

【注意事项】 (1) 下列情况应慎用 ①支气管哮喘。②急腹症：在诊断未明确时，可能因掩盖病因造成误诊。③胆结石：可引起胆管痉挛。④原因不明的腹泻，可使肠道蠕动减弱、减轻腹泻症状而误诊。⑤颅脑外伤或颅内病变，本品可引起瞳孔变小、视物模糊的临床症状和体征。⑥前列腺肥大病因本品易引起尿潴留而加重病情。⑦重复给药可产生耐药性，久用有成瘾性。

(2) 服药期间不得驾驶机、车、船、从事高空作业、机械作业及操作精密仪器。

儿童 (1) 12 岁以下儿童禁用。对于患有慢性呼吸系统疾病的 12～18 岁儿童和青少年不宜使用本品。

(2) 仅用于急性(短暂的)中度疼痛的治疗，且只有当疼痛不能经其他非甾体抗炎药(如对乙酰氨基酚或布洛芬)缓解时才可使用。

(3) 对于扁桃腺体切除和(或)腺样体切除术后儿童使用本品镇痛可出现罕见但非常严重不良反应，不推荐使用。

【药物相互作用】 (1) 本品与抗胆碱药合用时，可加重便秘或尿潴留的不良反应。

(2) 与美沙酮或其他吗啡类药合用时，可加重中枢性呼吸抑制作用。

(3) 与肌肉松弛药合用时，呼吸抑制更为显著。

(4) 与爱维莫潘合用存在受体结合竞争，禁止联用。

(5) 与血清素能药物合用可能导致 5-羟色胺综合征，应停用可待因。

(6) 避免与混合激动/拮抗剂和部分激动剂阿片类镇痛药合用，因为后者可能会降低可待因的镇痛作用或引

起戒断症状。

【用法与用量】 成人 ①口服/皮下注射：一次 15～30mg，一日 30～90mg。②极量：口服，一次 100mg，一日 250mg。

儿童 糖浆：口服。①镇痛：一次 0.5～1mg/kg，一日 3 次。②镇咳：为镇痛剂量的 1/2～1/3。

【制剂与规格】 磷酸可待因片：(1) 15mg；(2) 30mg。

磷酸可待因糖浆：100ml。

磷酸可待因注射液：(1) 1ml:15mg；(2) 1ml:30mg。

氢溴酸右美沙芬 [药典(二)；医保(乙)]
Dextromethorphan Hydrobromide

【适应证】 各种原因引起的干咳。

【药理】 (1) 药效学 本品系中枢性镇咳药。抑制延髓咳嗽中枢而镇咳。其镇咳作用与可待因相等或稍强，无镇痛作用或成瘾性。

(2) 药动学 服药后半小时起效，作用持续 6 小时。在肝脏代谢，主要为 3-甲氧吗啡烷、3-羟-17-甲吗啡烷及 3-羟吗啡烷三种代谢产物，及少量右啡烷(dextrorphan)。由肾脏排泄，包括原型物和脱甲基代谢物等。

【不良反应】 可见头晕、头痛、嗜睡、易激动、嗳气、食欲缺乏、便秘、恶心、皮肤过敏等，但不影响疗效。停药后上述反应可自行消失。过量可引起神志不清，支气管痉挛，呼吸抑制。

【禁忌证】 (1) 妊娠 3 个月内妇女。

(2) 有精神病史者。

(3) 哺乳期妇女。

(4) 服用单胺氧化酶抑制剂停药不满两周的患者。

【注意事项】 (1) 哮喘患者、痰多的患者、肝肾功能不全患者慎用。

(2) 服药期间不得驾驶机、车、船从事高空作业、机械作业及操作精密仪器。

【药物相互作用】 (1) 单胺氧化酶抑制剂(如异卡波肼、丙卡巴肼、苯乙肼、雷沙吉兰、沙芬酰胺、司来吉兰、反苯环丙胺等)与本品合用，均可增加 5-羟色胺水平，可诱发精神疾病或出现行为异常，禁止联用。

(2) 三环类抗抑郁药(如阿米替林、阿莫沙平、氯米帕明、地昔帕明、多塞平、丙米嗪、去甲普林、曲米帕明等)、SSRI 类抗抑郁药(如丁螺环酮、西酞普兰、艾司西酞普兰、氟西汀、氟伏沙明、文拉佐酮等)、SNRI 类抗抑郁药(如文拉法辛、去甲文拉法辛、度洛西汀、帕罗西汀、左旋米那普仑、米那普仑、奈法唑酮、舍曲林、曲唑酮等)、四环类抗抑郁药(如马替普林等)、利奈唑胺、

洛卡西林、哌替啶与本品联合使用可增加 5-羟色胺水平，避免同用或换用替代药物。

（3）不宜与酒精及其他中枢神经系统抑制药物合用，因可增强对中枢的抑制作用。

【给药说明】 （1）缓释片 勿掰碎或嚼碎服用。

（2）混悬液 服用前需摇匀。

【用法与用量】 成人 ①口服。一次 15～30mg，一日 3～4 次。②糖浆：一次 30mg，一日 3～4 次。③缓释片：一次 30mg，一日 2 次。④缓释混悬液：一次 60mg，一日 2 次。⑤皮下或肌内注射：通常一次 5～10mg，一日 2 次。

儿童 2 岁以上 口服。①咀嚼片：1mg/(kg·d)，分 3～4 次，咀嚼后服用。②颗粒：7～12 岁：一次 7.5mg，一日 3～4 次。③口服液或糖浆：一日 3～4 次，1～3 岁：一次 3～4.5mg；4～6 岁：一次 4.5～6mg；7～9 岁：一次 6～7.5mg；10～12 岁：一次 6～9mg。④缓释混悬液：一日 2 次，2～6 岁：一次 15mg；6～12 岁：一次 30mg。12 岁以上按成人剂量。

【制剂与规格】 氢溴酸右美沙芬片：15mg。

氢溴酸右美沙芬胶囊：15mg。

氢溴酸右美沙芬咀嚼片：5mg。

氢溴酸右美沙芬分散片：15mg。

氢溴酸右美沙芬颗粒：(1)7.5mg；(2)15mg。

氢溴酸右美沙芬缓释片：30mg。

右美沙芬缓释混悬液：100ml:0.6g。

氢溴酸右美沙芬口服液：100ml:150mg。

氢溴酸右美沙芬糖浆：(1)10ml:15mg；(2)100ml:150mg。

注射用氢溴酸右美沙芬：5mg。

枸橼酸喷托维林 [药典(二); 国基; 医保(甲)]
Pentoxyverine Citrate

【适应证】 各种原因所引起的干咳。

【药理】 药效学 本品为非成瘾性镇咳药，镇咳作用强度为可待因的 1/3。具有中枢和外周性镇咳作用，除对延髓的呼吸中枢有直接抑制作用外，还有微弱的阿托品样作用。吸收后可轻度抑制支气管内感受器，减弱咳嗽反射，并可使痉挛的支气管平滑肌松弛，减低呼吸道阻力。

【不良反应】 偶有便秘、轻度头痛、头晕、嗜睡、口干、恶心、腹泻、皮肤过敏等反应。

【注意事项】 （1）服药期间不得驾驶机、车、船、从事高空作业、机械作业及操作紧密仪器。

（2）青光眼及心力衰竭患者慎用。

（3）痰量多者宜与祛痰药并用。

【用法与用量】 成人 口服。一次 25mg，一日 3～4 次。

儿童 口服。5 岁以上儿童一次 12.5mg，一日 2～3 次。

【制剂与规格】 枸橼酸喷托维林片：25mg。

枸橼酸喷托维林滴丸：25mg。

枸橼酸喷托维林糖浆：0.25%。

磷酸苯丙哌林 [药典(二)]
Benproperine Phosphate

【适应证】 用于治疗急、慢性支气管炎及各种刺激引起的咳嗽。

【药理】 药效学 本品为非麻醉性镇咳药，具有双重镇咳性，即：①阻断肺、胸膜的牵张感受器产生的肺迷走神经反射；②直接对咳嗽中枢产生抑制。其镇咳作用较可待因强 2～4 倍，起效快，不抑制呼吸。本品对平滑肌的作用类似罂粟碱，但临床上不引起胆道和十二指肠痉挛，不至于造成便秘，无成瘾性，未发现耐药性。

【不良反应】 服药后可出现一过性口咽发麻，此外，尚有乏力、头晕、上腹不适、食欲缺乏、皮疹等不良反应。

【禁忌证】 对本品过敏者禁用。

【注意事项】 （1）动物实验虽未发现致畸作用，但本品在妊娠期间的用药安全性尚未确定，所以妊娠期妇女慎用。

（2）服用时必须整片吞服，勿嚼碎或溶解后服用，以免引起口腔麻木。

（3）本药无祛痰作用，如咯痰症状明显，不宜使用。

（4）服药期间如出现皮疹，应停药。

【用法与用量】 （1）常释片 口服，成人一次 20～40mg，一日 3 次。

（2）缓释片 口服，成人一次 40mg，一日 2 次，不可咀嚼。

（3）双层缓释片 口服，成人 60mg，一日 2 次，或遵医嘱

【制剂与规格】 磷酸苯丙哌林片：26.4mg（相当于苯丙哌林 20mg）。

磷酸苯丙哌林胶囊：26.4mg（相当于苯丙哌林 20mg）。

磷酸苯丙哌林颗粒：20mg。

磷酸苯丙哌林口服溶液：(1)10ml:10mg；(2)10ml:20mg；(3)80ml:80mg；(4)100ml:100mg；(5)120ml:

120mg。

磷酸苯丙哌林分散片：20mg（以苯丙哌林计）。

磷酸苯丙哌林缓释片：52.7mg（相当于苯丙哌林40mg）。

磷酸苯丙哌林双层缓释片：79.2mg（相当于苯丙哌林60mg）。

西地磷酸苯丙哌林泡腾片：13.2mg（相当于苯丙哌林10mg）。

盐酸那可丁 [药典(二)]
Noscapine Hydrochloride

【适应证】 用于干咳。

【药理】 药效学 本品系中枢性镇咳药，抑制延髓咳嗽中枢而镇咳。镇咳作用一般维持4小时。无耐受性和依赖性。

【不良反应】 （1）有时可见轻微的恶心、头痛、嗜睡。

（2）大剂量可能兴奋呼吸，引起支气管痉挛。

【禁忌证】 对本品过敏者禁用。

【注意事项】 （1）本品无祛痰作用，痰多患者慎用。

（2）不推荐儿童、孕妇及哺乳期妇女使用该药。

（3）大剂量可能兴奋中枢，引起支气管痉挛。

（4）过敏体质慎用。

【药物相互作用】 不宜与其他中枢兴奋药同用。

【用法与用量】 （1）片剂 口服。成人一次10～20mg，一日3次。

（2）糖浆 口服。成人一次4～10ml（12～30mg），一日3～4次。

【制剂与规格】 那可丁片：10mg。

那可丁糖浆：100ml:300mg。

盐酸氯哌丁
Cloperastine Hydrochloride

【适应证】 用于干咳。

【药理】 （1）药效学 本品为苯海拉明的类似物，主要抑制咳嗽中枢而镇咳，也有微弱的抗组胺作用，无依赖性及耐受性。

（2）药动学 服用后20～30分钟起效，作用维持3～4小时。

【不良反应】 偶见口干、嗜睡等副作用。

【禁忌证】 对本品过敏者禁用。

【注意事项】 （1）服用本品症状未缓解者请咨询医师。

（2）本品无祛痰作用，如咯痰症状明显，不宜使用。

（3）服药期间不得驾驶机、车、船，从事高空作业，机械作业及操作精密仪器。

（4）妊娠期妇女慎用。

（5）过敏体质者慎用。

【药物相互作用】 与中枢镇静药合用，可增强嗜睡作用。

【用法与用量】 口服。成人一次10～20mg，一日3次。

【制剂与规格】 盐酸氯哌丁片：10mg。

福 尔 可 定 [药典(二)]
Pholcodine

【适应证】 用于治疗急性支气管炎、慢性支气管炎急性发作、呼吸道感染等引起的咳嗽、咳痰。

【药理】 药效学 福尔可定是一种类似可待因的中枢性镇咳药，具有中枢镇咳作用；盐酸麻黄碱为一平喘药，可松弛支气管平滑肌，而显示平喘作用；愈创木酚甘油醚为一祛痰药，可使痰液稀释易于咳出。该复方制剂具有止咳、祛痰及一定的平喘作用。

【不良反应】 偶见头晕、嗜睡、胃不适、便秘、心悸、口干等症状，表现轻微，不影响治疗。

【禁忌证】 （1）对本品成分过敏者禁用

（2）严重高血压、冠心病、甲状腺功能亢进、肝脏疾病、服用单胺氧化酶抑制剂及对盐酸麻黄碱敏感或不能耐受的患者禁用。

【注意事项】 （1）服用本品不应超过5天，服药后若症状持续5天以上，应立即请医生诊治。

（2）心律失常患者慎用。

（3）糖尿病、缺血性心脏病、高血压、眼压高、前列腺肥大及对拟交感神经药敏感的患者慎用。当服用其他拟交感神经药时，应慎用本品。

（4）司机或操纵机器者应慎用。

（5）运动员慎用。

【药物相互作用】 酒精或其他中枢神经抑制药会加重本品的嗜睡及镇静作用，故应避免同时服用抗抑郁药或饮酒。

【用法与用量】 （1）复方福尔可定糖浆 口服。成人一日3次，一次10～15ml，儿童用量酌减或遵医嘱。

（2）复方福尔可定口服溶液 口服。①2岁以下儿童：一次2.5ml，一日3～4次；②2～6岁儿童：一次5ml，一日3～4次；③6岁以上儿童及成人：一次10ml，一日3～4次；或遵医嘱。

【制剂与规格】 复方福尔可定糖浆：（1）100ml：福

尔可定 0.1g，盐酸麻黄碱 0.2g，愈创木酚甘油醚 0.25g。

复方福尔可定口服溶液：（1）10ml/支，含福尔可定 10mg，盐酸伪麻黄碱 30mg，马来酸氯苯那敏 4mg。

（2）5ml/袋；10ml/袋；30ml/瓶；60ml/瓶；100ml/瓶；150ml/瓶；每 5ml 含福尔可定 5.0mg，盐酸曲普利啶 0.6mg，盐酸伪麻黄碱 15.0mg 和愈创木酚甘油醚 50.0mg。

（3）10ml/袋；30ml/瓶；60ml/瓶；120ml/瓶；180ml/瓶；每 1ml 含福尔可定 1.0mg，盐酸曲普利啶 0.12mg，盐酸伪麻黄碱 3.0mg，愈创木酚甘油醚 10.0mg。

海苯酸替培啶
Tipepidine Hibenzate

【适应证】　下述疾患引起的咳嗽及咳痰困难：感冒、咽喉炎、急性支气管炎、慢性支气管炎、各种类型的肺炎、肺结核、支气管扩张症。

【药理】　（1）药效学　本品通过抑制延髓镇咳中枢，减少机体对咳嗽的敏感作用，发挥镇咳作用。同时通过促进支气管腺体的分泌作用和支气管黏膜上皮纤毛的运动，发挥祛痰效应。

（2）药动学　口服海苯酸替培啶 44.28mg，约 1.3 小时后血浆中浓度达到最高峰，约为 37ng/ml。血浆中药物的半衰期约为 1.8 小时。镇咳作用持续 5～6 小时。

【不良反应】　（1）神经精神系统　困倦、失眠、眩晕。

（2）消化系统　食欲下降、便秘、口渴、胃部不适、腹胀、腹泻、恶心。

（3）过敏反应　瘙痒。

【禁忌证】　对本品过敏者禁用。

【注意事项】　（1）个别患者用药后可能出现 SALT 升高，但多不影响治疗的进行，停药后迅速恢复。

（2）个别患者用药后可能出现血白细胞下降，降至 $4×10^9$/L 时，应停药观察。

（3）本品的代谢物有时引起尿略显红色。

【用法与用量】　通常成人及 6 岁以上儿童用量为每次 22.14～44.28mg，每日 3 次。

老年人　老年患者生理功能降低，宜减量用药。

儿童　小儿用量为每日分 3 次口服，每日剂量如下。

（1）未满 1 岁　1/4 片～1 片（5.535～22.14mg）

（2）1 岁以上未满 3 岁　半片～1 片（11.07～22.14mg）

（3）3 岁以上未满 6 岁　2/3 片～2 片（14.76～44.28mg）

依照年龄、症状尚需适宜增减用量。

【制剂与规格】　海苯酸替培啶片：22.14mg。

左羟丙哌嗪[药典(二)]
Levodropropizine

【适应证】　急性上呼吸道感染和急性支气管炎引起的干咳和持续性咳嗽。

【药理】　（1）药效学　本品为外周性镇咳药。通过对气管与支气管 C-纤维所含神经肽类物质的抑制作用而发挥镇咳作用。其作用部位在外周节后与感觉性神经肽相关的位点。其镇咳作用强，持续时间长。由于与 β 肾上腺素受体、M 胆碱受体和阿片受体均无作用，因此其中枢抑制的不良反应较少。

（2）药动学　口服后迅速吸收，生物利用度>75%。健康人口服单剂量 30～90mg 时，0.25～1 小时达到血药浓度高峰，与剂量相关；口服本品 30mg、60mg、90mg 时，血药峰浓度分别为 81～263ng/ml，122～436ng/ml，279～651ng/ml；血浆蛋白结合率 11%～14%，$t_{1/2}$ 为 1～2 小时。35%药物原型和代谢产物在口服 48 小时内从尿排出。

【不良反应】　（1）主要表现为胃肠道反应，如恶心、上腹部疼痛、消化不良、呕吐、腹泻。

（2）中枢神经系统反应，如疲乏、眩晕、嗜睡、头痛，及心悸、口干等。

（3）偶见视觉障碍。

（4）皮疹。

（5）呼吸困难罕见。

（6）高剂量用药可见氨基转移酶的短暂性升高。

【禁忌证】　（1）已知或可能对本类药物过敏者禁用。

（2）痰多者或黏膜纤毛清除功能减退者禁用。

（3）妊娠期妇女和哺乳期妇女禁用。

【注意事项】　（1）2 岁以下儿童、老年人、肝肾功能减退者慎用。

（2）因本品偶尔会引起嗜睡，导致注意力的降低或丧失，提示患者在驾驶、操作机器或高空作业时应予以注意。

（3）建议连续服用最多不超过 14 天。

【药物相互作用】　（1）对胰岛素的降糖作用以及消化系统药物亦有影响。

（2）对特别敏感的患者，同时服用抑制性药物时需慎重。

（3）临床研究表明，同时服用治疗支气管肺疾病的药物没有相互作用，如 β 肾上腺素受体激动剂、甲基黄嘌呤类及其衍生物、皮质类固醇、抗菌药物、黏液调节剂和抗组胺药。

【用法与用量】 成人 口服。一次 60mg，一日 3 次。

儿童 口服溶液。

(1) 10～20kg 儿童 一次 3ml(18mg)，一日 3 次。

(2) 20～30kg 儿童 一次 5ml(30mg)，一日 3 次。

(3) 30kg 以上儿童 一次 10ml(60mg)，一日 3 次。

每次给药间隔至少 6 小时，本品不随饮食同服。

【制剂与规格】 左羟丙哌嗪片：(1)30mg；(2)60mg。

左羟丙哌嗪含片：(1)30mg；(2)60mg。

左羟丙哌嗪分散片：60mg。

左羟丙哌嗪胶囊：(1)30mg；(2)60mg。

左羟丙哌嗪颗粒：2g：60mg。

左羟丙哌嗪口服溶液：10ml：60mg。

可 愈 [医保(乙)]

Codeine Phosphate and Guaifenesin Syrup

【成分】 本品为复方制剂，其组分为磷酸可待因、愈创甘油醚。

【适应证】 用于感冒、流行性感冒及气管炎、支气管炎、咽炎、喉炎、肺炎、百日咳等病引起的咳嗽。

【药理】 (1)药效学 本品具有明显的祛痰/镇咳作用。可待因为中枢镇咳药，长期或大剂量应用有一定成瘾性，愈创甘油醚为刺激性祛痰药，能使痰液稀释，易于咳出。

【不良反应】 (1)呼吸抑制。

(2)偶有恶心、胃肠不适、便秘、困倦发生。

【禁忌证】 (1)对本品成分过敏者禁用。

(2)18 岁以下患者禁用。

(3)哺乳期妇女禁用。哺乳期母亲使用可待因可分泌至乳汁。在可待因代谢正常(CYP2D6 活性正常)的母亲中，分泌至乳汁中的可待因量很少并呈剂量依赖性。但如果母亲为可待因超快代谢者，可能出现药物过量的症状，如极度嗜睡、意识混乱或呼吸变浅。母亲乳汁中的吗啡浓度也会升高，并可导致乳儿中产生危及生命或致死性不良反应。

(4)已知为 CYP2D6 超快代谢者禁用。可待因超快代谢患者存在遗传变异，与其他人相比，这类患者能够更快、更完全地将可待因转化为吗啡。血液中高于正常浓度的吗啡可能产生危及生命的呼吸抑制，有的患者会出现药物过量的体征，如极度嗜睡、意识混乱或呼吸变浅，目前有与可待因超快代谢为吗啡相关的死亡不良事件报道。在扁桃体切除术和(或)腺体样切除术后接受可待因治疗者，有在 CYP2D6 超快代谢的儿童中发生呼吸抑制和死亡的报道。

【注意事项】 (1)服药期间不得驾驶机、车、船及从事高空作业、机械作业、操作精密仪器。

(2)长期使用可引起依赖性。

(3)超大剂量可导致死亡。

(4)老年人 老年人慎用。

(5)妊娠 孕妇慎用。

【药物相互作用】 与单胺氧化酶抑制剂合用时，本品应减量。

【用法与用量】 口服。成人一日 3 次，一次 10ml，24 小时不得超过 30ml；或遵医嘱。

【制剂与规格】 可愈糖浆：10ml/支，磷酸可待因0.2%、愈创甘油醚 2%。

第二节 祛 痰 药

在生理情况下，呼吸道内就有少量分泌物生成，覆盖在气道黏膜之上，起到保护作用，并参与气道的清除功能。这些分泌物不断被黏膜上皮纤毛的定向运动输送到喉头而无自觉地咽下。但在呼吸道感染等病理情况下，分泌物的质与量都会发生变化，通常通过刺激黏膜下咳嗽感受器，使咳嗽次数增多、幅度增大，将痰排出。但当痰液黏稠、过多或排痰能力减弱时，就需要通过药物和物理手段来协助排痰。呼吸道感染时脓性分泌物的引流是治疗关键之一，没有通畅的引流时，单独抗感染药物作用将很有限，此时适当应用祛痰药就很重要。

祛痰药主要包括刺激性祛痰药及黏液溶解剂两类，前者通过刺激胃黏膜反射性引起气道黏膜分泌较稀黏液、稀化痰液以利排出，如氯化铵；后者主要通过分解痰液中黏蛋白、多糖纤维素等降低痰液黏稠度促进排出，如乙酰半胱氨酸。

氯 化 铵 [药典(二)]

Ammonium Chloride

【适应证】 ①干咳以及痰不易咳出等；②酸化尿液；③纠正代谢性碱中毒。

【药理】 (1)药效学 由于对黏膜的化学性刺激，反射性地增加痰量，使痰液易于排出，因此有利于不易咳出的少量黏痰的清除。本品被吸收后，氯离子进入血液和细胞外液使尿液酸化。并可纠正代谢性碱中毒。

(2)药动学 口服后本品可完全被吸收，在体内几乎全部转化降解，仅极少量随粪便排出。

【不良反应】 服用后有恶心，偶出现呕吐。过量或长期服用可造成酸中毒和低钾血症。

【禁忌证】 （1）肝肾功能严重损害，尤其是肝昏迷、肾功能衰竭、尿毒症者禁用。

（2）代谢性酸中毒患者忌用。

【注意事项】 （1）肝、肾功能异常者慎用。

（2）在镰状细胞贫血患者，可引起缺氧和（或）酸中毒。

（3）儿童可引起胃肠道反应，过量应用会导致高氯性酸中毒。

【用法与用量】 成人 口服。祛痰：一次 0.3～0.6g，一日 3 次。

儿童 口服。一日 40～60mg/kg，分 4 次服用。

【制剂与规格】 氯化铵片：0.3g。

盐酸溴己新 [药典(二); 国基; 医保(乙)]
Bromhexine Hydrochloride

【适应证】 盐酸溴己新片用于慢性支气管炎、哮喘等痰液黏稠不易咳出而造成患者气急时。注射用盐酸溴己新和盐酸溴己新注射液用于口服困难患者的慢性支气管炎及其他呼吸道疾病，如哮喘、支气管扩张、矽肺等有黏痰不易咳出的患者。

【药理】 （1）药效学 有较强的溶解黏痰作用，可使痰中的多糖纤维素裂解，稀化痰液。抑制杯状细胞和黏液腺体合成糖蛋白，使痰液中的唾液酸减少，降低痰黏度，便于排出。

（2）药动学 自胃肠道吸收快而完全，口服吸收后 0.5～3.0 小时血药浓度达峰值。生物利用度为 70%～80%，绝大部分的代谢产物随尿排出，粪便仅排除极小部分。

【不良反应】 皮肤及皮肤附件 斑丘疹、荨麻疹、红斑疹、多汗。

消化系统 恶心、呕吐、胃不适、腹痛、腹泻、腹部不适、腹胀、口干、肝功能异常、氨基转移酶升高。

全身性损害 胸闷、寒战、发热（高热）、乏力、苍白、水肿。

神经系统 头晕、头痛、局部麻木、抽搐、眩晕。

心血管系统 心悸、发绀、血压升高、血压降低、心动过速、潮红。

呼吸系统 呼吸急促、咳嗽。

用药部位 静脉炎、注射部位疼痛、皮疹、瘙痒、红肿。

过敏性症状 震颤、休克、皮疹、血管神经性水肿、支气管痉挛、呼吸困难、瘙痒等。

其他 烦躁、视力异常、遗尿、白细胞减少。

【禁忌证】 对本品过敏者禁用。

【注意事项】 （1）本品为一种黏液调节剂，仅对咳痰症状有一定作用，在使用时应注意咳嗽、咳痰的原因，如使用 7 日后未见好转，应及时就医。

（2）如果出现支气管运动功能受阻和大量分泌物时（例如罕见的恶性纤毛综合征）应慎用本品，否则可能导致分泌物阻塞。

（3）如果出现肾功能受损或严重肝病，应慎用本品（可增加给药间隔或减少剂量）。肝功能不全患者应在医师指导下使用。

（4）在严重肾功能不全的情况下，肝脏中产生的溴己新代谢物会发生蓄积。建议定期监测肝功能，尤其是在长期治疗的情况下。

（5）本品含乳糖，罕见的遗传性半乳糖不耐受、乳糖酶缺乏或葡萄糖-半乳糖吸收不良症患者不得服用本品。

（6）本品对胃肠道黏膜有刺激性，胃炎或胃溃疡患者慎用。

（7）过敏体质者慎用。

（8）妇女怀孕期间只有判断治疗收益大于危险时才能使用本品，孕早期不推荐服用本品，哺乳期间不推荐使用本品。

（9）本品不推荐婴幼儿使用。

【药物相互作用】 与四环素类抗生素合用，可增加抗菌作用；与阿莫西林合用可增加其在肺的分布浓度。联合使用本品和止咳药可能会抑制咳嗽反射而形成危险分泌物，因此联合治疗时应特别小心。

【给药说明】 （1）本品溶液显酸性，临床使用应单独给药，避免与碱性药品配伍使用；需合并使用其他药物时，应单独溶解稀释，单独滴注，如与本品共用同一输液通道，两组药物之间需 5%葡萄糖注射液充分冲管或更换输液管。

（2）肌内注射 ①应避开神经分布部位谨慎注射，以避免对组织和神经造成影响。②重复注射时，可更换注射部位。③若出现注射部位疼痛，应改为静脉滴注，且尽可能减慢滴速。

（3）静脉滴注 乳胶管、聚氨酯类热塑性弹性体输液器（TPU）、聚氯乙烯输液器（PVC）对本品有较强的吸附作用；而接触层材料为低密度聚乙烯（PE）的输液器具对本品吸附作用较小，建议首选接触层材料为 PE 的输液器具。

（4）其他 注射给药仅用于口服给药困难时。

【用法与用量】 (1)口服　一次 8～16mg，一日 3 次。

(2)肌内注射或静脉注射　一次 4mg，一日 8～12mg。静脉滴注时用 5%葡萄糖注射液稀释后使用。

【制剂与规格】 盐酸溴己新片：8mg。

注射用盐酸溴己新：4mg。

盐酸溴己新注射液：2ml:4mg。

盐酸溴己新葡萄糖注射液：100ml(盐酸溴己新 4mg 与葡萄糖 5g)。

盐酸氨溴索 [药典(二); 国基; 医保(甲); 医保(乙)]

Ambroxol Hydrochloride

【适应证】 ①伴有痰液分泌异常或排痰功能不良的急、慢性支气管炎等的祛痰治疗，尤其是慢性支气管炎急性发作、喘息性支气管炎、支气管哮喘等病症引起的痰液黏稠、咳痰困难。②术后肺部并发症的预防性治疗。③早产儿及新生儿呼吸窘迫综合征的治疗。

【药理】 (1)药效学　氨溴索是溴己新在体内的代谢产物，具有黏痰溶解作用。它可减少黏液的滞留，因而显著促进排痰，改善呼吸状况。应用本品治疗时，患者黏液的分泌可恢复至正常状况。咳嗽及痰量显著减少，呼吸道黏膜的表面活性物质因而能发挥其正常的保护功能。

(2)药动学　氨溴索口服吸收快且几乎完全，达峰时间在 0.5～3 小时。吸收后迅速从血液分布至组织，血浆蛋白结合率为 90%，肺组织浓度高，血浆半衰期约 7 小时。未观察到累积效应。氨溴索主要通过结合反应在肝脏代谢，约 90%由肾脏清除。

【不良反应】 **呼吸系统** 咽干、流涕、呼吸困难、咽喉麻木、支气管痉挛。

泌尿生殖系统 排尿困难。

免疫系统 超敏反应(包括过敏性休克、血管神经性水肿、瘙痒)。

神经系统 头痛、头晕、眩晕。

胃肠道 口干、便秘、流涎、胃部灼热、恶心、呕吐、腹泻、消化不良、腹部疼痛、胃部不适、食欲缺乏、味觉紊乱、口腔麻木。

皮肤 红斑、皮疹、荨麻疹、多形性红斑、Stevens-Johnson 综合征、中毒性表皮坏死松解症、急性全身性发疹性脓疱病。

其他 体温升高、畏寒、黏膜反应。静脉给药速度过快可引起头痛、疲劳、精疲力竭、下肢沉重。

【禁忌证】 对氨溴索或配方中其他任何成分过敏者禁用。

【注意事项】 (1)使用本品期间，应避免同服强力镇咳药。

(2)妊娠期间，特别是前 3 个月应慎用。

(3)本品可进入乳汁，但治疗剂量时对婴儿没有影响。

(4)如出现过敏反应，须立即停药，并根据反应的严重程度给予对症治疗。如出现过敏性休克，应立即进行急救。

(5)如出现皮肤或黏膜损伤，应停药。

【药物相互作用】 本品与某些抗菌药物(阿莫西林、头孢呋辛、红霉素、多西环素)合用可升高抗菌药物在肺组织的分布浓度。本品与支气管扩张药(如 β_2 肾上腺素受体激动药、茶碱)合用具有协同作用。本品与中枢性镇咳药(如右美沙芬)合用有导致稀化的痰液阻塞气道的风险。

【给药说明】 (1)本品口服固体制剂宜餐后服用；口服溶液、糖浆宜进餐时服用。

(2)雾化吸入　①本品吸入用溶液不得口服或注射。②本品吸入用溶液应与 0.9%氯化钠注射液按 1:1 比例混合，以获得最佳加湿空气。

(3)静脉注射液　本品注射用无菌粉末以无菌注射用水 5ml 溶解。

(4)静脉滴注液　本品注射用无菌粉末的复溶液和本品小容积注射液以葡萄糖、果糖、0.9%氯化钠注射液或林格液稀释。

【用法与用量】 **成人** (1)口服给药　①片剂、分散片、泡腾片、咀嚼片：一次 30～60mg，一日 3 次。

②口腔崩解片：一次 30～60mg，一日 3 次。可将药物置于舌面待其崩解后咽下，亦可用水送服或吞服。

③颗粒：在治疗的最初 2～3 日，一次 30mg，一日 3 次。随后一次 30mg，一日 2 次。

④胶囊：30mg 规格：一次 30mg，一日 3 次，长期服用可减为一日 2 次。60mg 规格：一次 60mg，一日 2 次。

⑤缓释片、缓释胶囊：一次 75mg，一日 1 次。

⑥口服溶液：0.3%规格：在治疗的最初 2～3 日，一次 10ml，一日 3 次。随后一次 10ml，一日 2 次。0.6%规格：一次 10ml，一日 2 次。

⑦糖浆：一次 10ml，一日 2 次。

(2)雾化吸入　吸入用溶液：一次 2～3ml，一日 1～2 次。

(3)术后肺部并发症的预防性治疗　①静脉注射：一次 15mg，一日 2～3 次，缓慢静脉注射。严重者可增至一次 30mg。

②静脉滴注：参见"静脉注射"项。

儿童 （1）口服给药 ①分散片：一日 1.2～1.6mg/kg。

②泡腾片：6～12 岁儿童，一次 30mg，一日 2～3 次。

③咀嚼片：2 岁以下儿童，一次 7.5mg，一日 2 次；2～5 岁儿童，一次 7.5mg，一日 3 次；6～12 岁儿童，一次 15mg，一日 2～3 次。

④颗粒：2 岁以下儿童，一次 7.5mg，一日 2 次；2～5 岁儿童，一次 7.5mg，一日 3 次；6～12 岁儿童，一次 15mg，一日 2～3 次；12 岁以上儿童，用法用量同成人。

⑤胶囊：30mg 规格：12 岁以上儿童，用法用量同成人。

⑥口服溶液：0.3%规格：2～5 岁儿童，一次 2.5ml，一日 3 次；6～12 岁儿童，一次 5ml，一日 2～3 次；12 岁以上儿童，用法用量同成人。0.6%规格：1～2 岁儿童，一次 2.5ml，一日 2 次；2～6 岁儿童，一次 2.5ml，一日 3 次；6～12 岁儿童，一次 5ml，一日 2～3 次；12 岁以上儿童，用法用量同成人。

⑦糖浆：同 0.6%口服溶液的用法与用量。

（2）雾化吸入 吸入用溶液：6 个月至 2 岁儿童，一次 1ml，一日 1～2 次；2～12 岁儿童，一次 2ml，一日 1～2 次；12 岁以上儿童，用法用量同成人。

（3）术后肺部并发症的预防性治疗 ①静脉注射：2 岁以下儿童，一次 7.5mg，一日 2 次；2～6 岁儿童，一次 7.5mg，一日 3 次；6～12 岁儿童，一次 15mg，一日 2～3 次；12 岁以上儿童，用法用量同成人。缓慢静脉注射。

②静脉滴注：参见"静脉注射"项。

（4）早产儿及新生儿呼吸窘迫综合征（IRDS） ①静脉注射：一日 30mg/kg，分 4 次给药。应使用注射泵给药，静脉注射时间至少为 5 分钟。

②静脉滴注：参见"静脉注射"项。

【制剂与规格】 盐酸氨溴索片：（1）30mg；（2）60mg。

盐酸氨溴索咀嚼片：（1）15mg；（2）30mg。

盐酸氨溴索颗粒：（1）15mg；（2）30mg。

盐酸氨溴索糖浆：（1）100ml:600mg；（2）150ml:900mg。

盐酸氨溴索缓释胶囊：（1）25mg；（2）75mg。

盐酸氨溴索口服溶液：（1）5ml:15mg；（2）10ml:30mg；（3）60ml:180mg；（4）100ml:300mg；（5）100ml:0.6g。

盐酸氨溴索胶囊：（1）30mg；（2）60mg。

盐酸氨溴索注射液：（1）1ml:7.5mg；（2）2ml:15mg；（3）4ml:30mg。

注射用盐酸氨溴索：（1）15mg；（2）30mg。

盐酸氨溴索葡萄糖注射液：（1）50ml:2.5g；（2）100ml:5g。

乙酰半胱氨酸 [药典（二）；国基；医保（乙）]

Acetylcysteine

【适应证】 （1）CDE 适应证 ①用于分泌大量黏稠痰液的慢性阻塞性肺疾病（COPD）、慢性支气管炎（CB）、肺气肿（PE）等慢性呼吸系统感染的祛痰治疗。

②在综合治疗基础上，用于肝衰竭的早期治疗，以降低胆红素、提高凝血酶原活动度。

③本品滴眼液用于眼病，如点状角膜炎、单纯疱疹性角膜炎。

（2）国外适应证 用于对乙酰氨基酚中毒、特发性肺纤维化。

【药理】 （1）药效学 本品为黏痰溶解药，具有较强的黏液溶解作用。其分子中所含的巯基（—SH）可使痰液中糖蛋白多肽链的二硫键（—S—S—）断裂，从而降低痰液的黏滞性，使痰液化而易于咳出。

本品为还原型谷胱甘肽（GSH）的前体，属体内氧自由基清除剂。其肝脏保护作用的具体机制尚不明确，可能与维持或恢复 GSH 水平有关。此外，本品可通过改善血流动力学和氧输送能力，扩张微循环而发挥肝脏保护作用。

本品为胶原酶抑制药，可络合钙离子，间接抑制胶原酶；亦可通过其分子中的巯基还原胶原酶分子中的二硫键而使其失去活性，直接不可逆地抑制胶原酶，减少组织中胶原蛋白的分解。此外，本品还能提高细胞呼吸及组织营养，促进角膜上皮再生，改善眼部新陈代谢。

（2）药动学 本品口服后经小肠迅速吸收，1～2 小时达血药峰浓度（C_{max}），口服 600mg 后的 C_{max} 为 2.57～2.75mg/L。口服生物利用度为 6%～10%，C_{max}、t_{max} 及生物利用度均呈剂量依赖性升高。在进入血液循环前大部分在小肠黏膜及肠腔内去乙酰化，部分在肝脏代谢，主要代谢产物为半胱氨酸和无机硫酸盐。分布容积（V_d）为 0.33～0.47L/kg，血浆蛋白结合率约为 50%。30%经肾脏清除，肾清除率为 0.19～0.21L/（h·kg），3%以药物原型随粪便排泄。血浆半衰期约为 2 小时。

本品静脉注射后分布迅速、广泛，其中以肝、肌肉、肾、肺分布较高，其他组织如心、脾、肾上腺、脑分布极低。血浆清除率为 0.84L/（h·kg）。平均终末半衰期为 5.6 小时。未见蓄积性。

【不良反应】 心血管系统 心动过速、低血压、心功能抑制、心电图异常（ST 段压低、T 波倒置）。

呼吸系统 支气管痉挛、呼吸困难、呛咳、流涕、咯血、咳嗽、干啰音、喉部发紧。上市后还有胸部发紧、哮喘、喘鸣、呼吸短促的报道。

免疫系统 过敏反应（包括过敏性休克）、类过敏反应。

神经系统 头痛、颅内压升高、嗜睡。有癫痫持续状态的个案报道。

肝脏 有肝酶升高的个案报道。

胃肠道 呕吐、腹泻、口腔炎、腹痛、恶心、消化不良、胃炎、上腹部不适。

血液 出血、血小板聚集减少、凝血酶原时间（PT）缩短。

皮肤 血管神经性水肿、皮疹、荨麻疹、瘙痒、Stevens-Johnson 综合征、中毒性表皮坏死松解症（Lyell 综合征）。

眼 有继发于癫痫的皮质盲的个案报道。

耳 耳鸣。

其他 发热、面部水肿、寒战。有血清病样疾病的个案报道。滴注过快还可出现头晕、面部潮红、高血压、红细胞减少、白细胞减少、咽炎。

【禁忌证】 （1）对本品过敏者禁用。

（2）哮喘患者禁用。

（3）2 岁以下儿童禁用本药颗粒剂。

（4）患有苯丙酮酸尿症患者不宜服用本品泡腾片，因本品泡腾片含有阿司帕坦。

【注意事项】 （1）不宜与某些金属，如铁、铜及橡胶氧化剂接触，喷雾器要采用玻璃或塑料制品。

（2）应用喷雾剂时应新鲜配制，剩余的溶液需保存在冰箱内，48 小时内用完。

（3）本品可能在部分病例引起支气管痉挛，对严重支气管哮喘患者，应用本品需在严密监测下使用。

（4）对支气管哮喘或有支气管痉挛史、胃溃疡、胃炎患者慎用。

（5）妊娠期妇女、哺乳期妇女慎用，只有在非常必要时方可于医师指导下使用。

（6）本品可液化支气管内的分泌物并增加分泌物量（主要在用药初期）。如患者不能有效排痰，应通过体位引流或支气管抽吸方式将分泌物排出。

（7）本品用于对乙酰氨基酚中毒时，如怀疑由于患者过量使用，或同时摄入其他物质，或患者肝病，导致对乙酰氨基酚的吸收和（或）半衰期可能延长时，应考虑将本品连续静脉滴注时间延长至 21 小时以上的必要性。

（8）本品用于对乙酰氨基酚中毒时，体重低于 40kg

且需限制液量的患者应根据临床需要调整输液总体积。

（9）使用对乙酰氨基酚后有肝中毒迹象的患者，即使其对乙酰氨基酚的血清浓度较低或无法测定，也应使用本品；对乙酰氨基酚血清浓度"超出预期"或大于 10μg/ml 的患者，即使未出现肝损伤，亦应使用本品。

（10）如皮肤或黏膜出现新的变化，应立即停药。

（11）如出现严重过敏反应，应停药。

（12）本品注射液与碘化油、糜蛋白酶、胰蛋白酶存在配伍禁忌。

（13）本品泡腾片、吸入溶液含钠，肾功能不全或限钠饮食的患者慎用。

【药物相互作用】 （1）本品可降低青霉素、头孢素、四环素等的药效，不宜混合或并用，必要时可间隔 4 小时交替使用。

（2）与硝酸甘油合用可增加低血压和头痛的发生。

（3）酸性药物可减弱本品的作用。

（4）与活性炭同服可使本品 54.6%～96.2%被活性炭吸附。

（5）与卡马西平合用可降低卡马西平的血药谷浓度，增加癫痫发作的风险。

（6）不应与镇咳药合用，因镇咳药对咳嗽反射的抑制作用可能导致支气管分泌物积聚。

【给药说明】 静脉滴注：本品注射剂 8g 用 10%葡萄糖注射液 250ml 稀释。

【用法与用量】 **成人** （1）慢性呼吸系统感染的祛痰治疗 ①口服：颗粒剂：一次 200mg，一日 2～3 次。泡腾片：一次 600mg，一日 1～2 次，用半杯温开水（≤40℃）溶解，最好在晚上服用。

②喷雾吸入：临用前，用 0.9%氯化钠注射液使其溶解成 10%溶液，一次 1～3ml，一日 2～3 次。

（2）肝衰竭的早期治疗 静脉滴注：一次 8g，一日 1 次，疗程为 45 日。

（3）眼病 经眼给药：一次 1～2 滴，每 2 小时 1 次，2～4 周为一疗程。

（4）肝功能不全时剂量 肝功能不全者使用本品可使血药浓度升高、半衰期延长，故应适当减量。

儿童 （1）喷雾（10%浓度） 一次 3ml，一日 1～2 次。

（2）气管滴入（5%浓度） 一次 0.5～2ml，一日 2～6 次。

（3）口服 一次 100mg，一日 2～4 次。

（4）雾化吸入 一次 0.3g，每日 1～2 次。

【制剂与规格】 乙酰半胱氨酸片：（1）200mg；（2）600mg。

乙酰半胱氨酸泡腾片：600mg。

乙酰半胱氨酸胶囊：200mg。

乙酰半胱氨酸颗粒：(1)100mg；(2)200mg。

乙酰半胱氨酸注射液：20ml:4g。

注射用乙酰半胱氨酸：8g。

吸入用乙酰半胱氨酸溶液：3ml:300mg。

乙酰半胱氨酸滴眼液：5ml:80mg。

羧甲司坦 [药典(二)；医保(乙)]
Carbocisteine

【适应证】 用于慢性支气管炎、支气管哮喘等引起的痰液黏稠、咳痰困难及痰阻气管所致的肺通气功能不全等。

【药理】 (1)药效学 本品为黏液调节药，主要在细胞水平上影响支气管腺体分泌，使低黏度的涎黏蛋白分泌增加，而高黏度的岩藻黏蛋白产生减少，从而使痰液的黏滞性降低，有利于痰液排出。

(2)药动学 口服起效快，服用4小时可见明显疗效。

【不良反应】 神经系统 头痛。

胃肠道 食欲缺乏、胃痛、胃部不适、恶心、腹泻、胃肠道出血。

皮肤 皮疹。

【禁忌证】 (1)对本品过敏者。

(2)消化性溃疡活动期患者。

【注意事项】 (1)服用本品时注意避免同时应用强力镇咳药，以免稀化的痰液堵塞气道。

(2)有出血倾向的胃和十二指肠溃疡患者慎用。

儿童 有轻度消化道症状。

【用法与用量】成人 (1)片剂、颗粒、口服溶液 一次500mg，一日3次。

(2)泡腾片 一次500mg，一日1~2次。

儿童 (1)片剂 ①2~5岁儿童：一次125mg，一日3次；②6~12岁儿童：一次250mg，一日3次；③12岁以上儿童用法用量同成人。

(2)泡腾片 一日30mg/kg，分3~4次服用。

(3)颗粒 ①2~5岁儿童：一次100mg，一日4次；②5~12岁儿童：一次200mg，一日3次。

【制剂与规格】羧甲司坦片：(1)100mg；(2)250mg。

羧甲司坦泡腾片：500mg。

羧甲司坦颗粒：(1)200mg；(2)500mg。

羧甲司坦口服溶液：(1)10ml:200mg；(2)10ml:500mg。

复方甘草口服溶液 [药典(二)；国基；医保(甲)]
Compound Glycyrrhiza Oral Solution

【成分】 本品为复方制剂，其组分为每1000ml中含甘草流浸膏120ml、复方樟脑酊180ml、甘油120ml、愈创木酚甘油醚5g、浓氨溶液及水适量。

【适应证】 用于上呼吸道感染、支气管炎和感冒时所产生的咳嗽及咳痰不爽。

【药理】 药效学 本品中甘草流浸膏为保护性祛痰剂；复方樟脑酊为镇咳药；愈创甘油醚为祛痰止咳剂；并有一定的防腐作用。甘油、浓氨溶液为辅料，可保持制剂稳定，防止沉淀生成及析出。

【不良反应】 胃肠反应 口干、恶心、呕吐、腹胀、腹痛、腹泻等。

皮肤及其附件 多汗、瘙痒、皮疹等。

心血管系统 潮红、心悸、血压升高等。

呼吸系统 胸闷、气促、呼吸困难等。

中枢及外周神经系统 头晕、头痛、嗜睡、抽搐、颤抖、失眠、精神异常等。

泌尿系统 尿潴留、面部水肿等。

全身性损害 过敏样反应、过敏性休克、潮热等。

【禁忌证】 (1)孕妇及哺乳期妇女禁用。

(2)对本品及其成分过敏者禁用。

(3)对乙醇(酒精)过敏者禁用。

【注意事项】 (1)支气管哮喘、慢性阻塞性肺疾病(COPD)者、呼吸抑制者慎用。

(2)胃炎及消化性溃疡患者慎用。

(3)如服用过量或发生严重不良反应时应立即就医。

(4)运动员慎用。

(5)因本品含有乙醇(酒精)，服用本品后不得操作机械及驾驶车辆；并应避免同时应用头孢类药物或易产生双硫仑样反应的药物。

(6)高血压患者服用本品期间应注意监测血压。

(7)甘草有弱皮质激素样作用，长期、大剂量应用，可能会有引起水钠潴留和低血钾的假性醛固酮增多、高血压和心脏损害的危险性。

【药物相互作用】 (1)服用本品时注意避免同时服用强力镇咳药。

(2)本品含乙醇，与头孢类药物或易产生双硫仑反应的药物合用可使血中乙酰醛浓度上升，出现双硫仑反应(面部潮红、头痛、眩晕、腹痛、胃痛、恶心、呕吐、气促、心率加快、血压降低及嗜睡、幻觉等)。

【给药说明】 老年人器官代谢缓慢，对此类药物耐受较差，使用本品务必严格遵照医嘱。

【用法与用量】 口服。一次 5～10ml，一日 3 次，服时摇匀。

【制剂与规格】 复方甘草口服溶液：(1)10ml；(2)90ml；(3)100ml；(4)180ml；(5)270ml；(6)2000ml；(7)2500ml。

可待因桔梗片^[药典(二)]
Codeine Phosphate and Platycodon Tablets

【成分】 本品为复方制剂，其组分为：每片含磷酸可待因 $(C_{18}H_{21}NO_3 \cdot H_3PO_4 \cdot 1\frac{1}{2}H_2O)$ 12mg，桔梗流浸膏 50mg。

【适应证】 镇咳祛痰药，用于感冒及流行性感冒引起的急、慢性支气管炎、咽喉炎所致的咳痰或干咳。

【药理】 药效学 本品为可待因和桔梗组成的中西药复方制剂，具有祛痰和镇咳作用。

【不良反应】 偶有头晕、困倦、胃部不适、恶心、呕吐、便秘、呼吸抑制等。可降低血压。

【禁忌证】 18 岁以下青少年儿童禁用；哺乳期妇女禁用；已知为 CYP2D6 超快代谢者禁用。可待因超快代谢患者存在遗传变异，与其他人相比，这类患者能够更快、更完全地将可待因转化为吗啡。血液中高于正常浓度的吗啡可能产生危及生命或致死性呼吸抑制，有的患者会出现药物过量的体征，如极度嗜睡、意识混乱或呼吸变浅，目前已有与可待因超快代谢为吗啡相关的死亡不良事件报道。在扁桃体切除术和(或)腺样体切除术后接受可待因治疗，有在 CYP2D6 超快代谢的儿童中发生呼吸抑制和死亡的报道。

【注意事项】 (1)请将本品放在儿童不能接触的地方。

(2)服药期间不得驾驶飞机、车、船，从事高空作业、机械作业及操作精密仪器。

(3)对于有严重抑郁症，能引起呼吸抑制的中枢或呼吸道病变、急性酒精中毒、急腹症、癫痫、艾迪森病、溃疡性肠炎、前列腺增生、肝肾功能不良者，使用本品时要特别注意。

【药物相互作用】 与单胺氧化酶抑制剂合用时，本品应减量。

【给药说明】 长期使用可引起依赖性，超大剂量可导致死亡。

【用法与用量】 口服。成人一次 24mg(可待因计)，一日 3 次。24 小时内服用量不超过 84mg(可待因计)。

【制剂与规格】 可待因桔梗片：每片含磷酸可待因

12mg，桔梗流浸膏 50mg。

福 多 司 坦^[医保(乙)]
Fudosteine

【适应证】 用于支气管哮喘、慢性喘息性支气管炎、支气管扩张、肺结核、尘肺、慢性阻塞性肺气肿、非典型分枝杆菌病、肺炎、弥漫性泛细支气管炎等呼吸道疾病的祛痰治疗。

【药理】 (1)药效学 本品属黏液溶解剂，对气管中分泌黏痰液的杯状细胞的过度形成有抑制作用，对高黏度的岩藻黏蛋白的产生有抑制作用，因而使痰液的黏滞性降低，易于咳出。本品还能增加浆液性气管分泌作用，对气道炎症有抑制作用。

(2)药动学 国外研究表明，健康成年男性餐后服用本品 400mg，在用药后 1.17 小时，血浆中原型药物浓度达到最高值 5.69μg/ml，消除半衰期为 2.7 小时。空腹用药时，在用药后 0.42 小时血药浓度达到最高值 10.19μg/ml，消除半衰期为 2.6 小时。福多司坦的药代动力学参数受到食物的影响。

健康老年男性餐后服用本品 400mg，在用药后 1.94 小时，血浆中原型药物浓度达到最高值 6.70μg/ml，消除半衰期为 2.2 小时，与健康成年男性相比，药代动力学参数无显著差异。

健康成年男性餐后口服本品 400mg 后 36 小时，尿中排泄的 N-乙酰化代谢物 M1 约占 53%，M1 的醇基氧化物 M2 约占 5%，原型药物约占 1%。空腹用药时，排泄物 M1 约占 43%，M2 约占 6%，原型药物约占 1%。健康老年男性餐后口服本品 400mg 时，用药后 36 小时，尿中排泄物 M1 约占 39%，M2 约占 5%，原型药物约占 1%。

本品几乎不与人血浆蛋白结合。

【不良反应】 消化系统 常见的有食欲不振，恶心，呕吐；少见的有腹痛，腹泻，便秘，胸闷，胃痛，胃部不适，胃部烧灼感，腹胀，口干等。

感觉器官 耳鸣，味觉异常，均少见。

精神神经系统 头痛，麻木，眩晕，均少见。

泌尿系统 BUN 升高，蛋白尿，均少见。

皮肤黏膜 皮疹，红斑，瘙痒均少见；荨麻疹发生率不明。

Stevens-Johnson 综合征，中毒性表皮坏死松解症 (Lyell 症) 据报道本品同类药可引起上述症状。故给予本品时如出现类似症状，应停止给药，并采取适当处理措施。

肝功能损害 可出现伴有 AST、ALT、ALP 升高的肝功能损害(均常见),应密切观察,若出现异常应停止给药并采取适当处理措施。

其他反应 发热,面色潮红,乏力,胸闷,尿频,均少见;惊悸,浮肿(发生率不明)。

【禁忌证】 对本品过敏者禁用。

【注意事项】 (1)本品可能导致肝功能损害患者的肝功能进一步恶化。

(2)据报道本品的同类药可对心功能不全患者产生不良影响。

【药物相互作用】 尚不明确。

【给药说明】 (1)对于孕妇和可能怀孕的妇女,只有在判断治疗益处大于危险性时才能给予本品。

(2)哺乳期妇女用药时应停止哺乳。

(3)老年患者因生理功能低下,应注意减量服用或遵医嘱。

【用法与用量】 口服。成人每次 0.4g,一日 3 次,餐后服用。根据年龄、症状适当调整剂量。

【制剂与规格】 福多司坦片:0.2g。

福多司坦胶囊:0.2g。

福多司坦颗粒:0.4g。

福多司坦口服溶液:100ml:8g。

第三节 平 喘 药

对支气管哮喘有治疗作用的药物都可称为广义的平喘药,其包括茶碱、β 受体激动剂、抗胆碱药、肾上腺皮质激素(以吸入剂为主)及某些抗过敏药等。

近年来的研究成果证明,支气管哮喘是一种慢性气道炎症,所以肾上腺皮质激素吸入剂是不可缺少的病因治疗,一般只有重症发作时才短期应用适当剂量的静脉或口服肾上腺皮质激素。由于治疗方法的改进,目前提倡所有支气管哮喘患者都尽量能得到"彻底控制",即没有明显临床症状,不影响生活、工作。

常用的支气管松弛剂有三类,即茶碱、β 受体激动剂及抗胆碱药。后两类药在临床上基本已以吸入剂型代替了全身用药,以减少副作用的发生,同时无论 β 受体激动剂还是抗胆碱药,其靶向治疗受体(β2、M3)的选择性都有了提高,作用时间也明显延长。为了应用方便且减少不良反应,肾上腺皮质激素与长效 β 受体激动剂组成的吸入合剂在临床应用越来越普遍,也有肾上腺皮质激素、β 受体激动剂、抗胆碱药三种药物共同组成的吸入合剂,主要应用于慢性阻塞性肺疾病(COPD)与支气管哮喘重叠综合征患者。

茶碱目前仍无吸入剂,以全身用药为主,小剂量口服茶碱兼有抗炎与平喘作用,在我国仍有较广泛应用,茶碱药理作用复杂、广泛,安全阈值范围较窄,足量应用时,需进行血药浓度监测。

茶 碱 [药典(二);国基;医保(甲)]
Theophylline

【适应证】 ①用于缓解或预防各年龄组成人和 3 岁以上儿童的支气管哮喘的发作。②适用于慢性支气管炎和肺气肿伴有的支气管痉挛的症状。③可用于急性心功能不全和心源性哮喘。

【药理】 (1)药效学 对呼吸道平滑肌有直接松弛作用,其作用机制比较复杂。过去认为通过抑制磷酸二酯酶,使细胞内 cAMP 含量提高,近来实验认为茶碱的支气管扩张作用部分是由于内源性肾上腺素与去甲肾上腺素释放的结果,此外,茶碱也是嘌呤受体拮抗药,能对抗腺嘌呤等对呼吸道的收缩作用。茶碱能增强膈肌收缩力,尤其在膈肌收缩无力时作用更显著,因此对改善呼吸功能有益。本品可抑制肥大细胞和嗜碱性粒细胞释放组胺,具有一定的抗炎作用,还有增强心肌收缩和轻微的利尿作用。

(2)药动学 口服易吸收,吸收程度视不同的剂型各异,液体制剂和未包衣的片剂吸收快、连续而完全。血药浓度达峰时间:口服溶液为 1 小时,未包衣片为 2 小时,咀嚼片为 1~1.5 小时,缓释胶囊(片)为 4~7 小时,保留灌肠为 1~2 小时。表观分布容积(V_d)为 0.3~0.7L/kg,成人与儿童平均为 0.45L/kg。蛋白结合率健康成人约 60%。半衰期($t_{1/2}$)新生儿为(6 个月内)>24 小时,小儿(6 个月以上)为(3.7±1.1)小时,成人(不吸烟并无哮喘者)为(8.7±2.2)小时,吸烟者(一日吸 1~2 包)为 4~5 小时。在肝内被细胞色素 P450 酶系统代谢,由尿中排出,其中约 10% 为原型药物。

【不良反应】 茶碱的毒性常出现在血清浓度为 15~20μg/ml,特别是在治疗开始,早期多见恶心、呕吐、易激动、失眠等;当血清浓度超过 20μg/ml,可出现心动过速、心律失常;血清中茶碱超过 40μg/ml,可有发热、失水、惊厥等症状;严重者甚至呼吸、心跳停止而致死。

【禁忌证】 (1)对本品过敏或不能耐受者。

(2)活动性消化性溃疡患者。

(3)未控制的惊厥性疾病患者。

(4)急性心肌梗死伴血压下降患者

【注意事项】 (1)本品可通过胎盘屏障，妊娠期慎用；也能分泌入乳汁，随乳汁排出，哺乳期妇女慎用。

(2)新生儿血浆清除率可降低，血药浓度增加，应慎用。

(3)老年人因血浆清除率降低，潜在毒性增加，55岁以上患者慎用。

(4)本品缓释制剂不适用于哮喘持续状态或急性支气管痉挛发作的患者。

(5)茶碱可致心律失常也可使原有的心律失常恶化，对患者心律异常或心律有任何显著变化者均应进行监测。

(6)有消化性溃疡，肝肾功能不全、肝病、任何原因引起的心力衰竭、持续高烧的及使用某些药物的患者和有低氧血症、高血压患者应慎用。并注意监测血清茶碱浓度。

(7)吸烟者茶碱的肝代谢加强，需增加用药剂量。

【药物相互作用】 (1)地尔硫䓬、维拉帕米可干扰茶碱在肝内的代谢，与本品合用，增加本品血药浓度和毒性。

(2)西咪替丁、雷尼替丁可降低本品肝清除率，合用时可增加茶碱的血药浓度和(或)毒性。

(3)某些抗菌药物，如大环内酯类的红霉素，喹诺酮类的依诺沙星、环丙沙星、氧氟沙星，以及克林霉素、林可霉素等可降低茶碱清除率，增高其血药浓度，尤以依诺沙星显著，当茶碱与上述药物伍用时，应适当减量。

(4)苯巴比妥、苯妥英、利福平可刺激茶碱肝中代谢，结果加快茶碱的清除率；茶碱也干扰苯妥英的吸收，使两者血浆中浓度均下降，合用时应调整剂量。

(5)与锂盐合用，可使锂的肾排泄增加。影响锂盐的作用。

(6)与美西律合用，可减低茶碱清除率，增加血浆中茶碱浓度，需调整剂量。

(7)与咖啡因或其他黄嘌呤类药并用，可增加其作用和毒性。

【给药说明】 (1)本品缓释片不可压碎或咀嚼。

(2)本品缓释胶囊不可咀嚼后服用，应整粒吞服或将胶囊中的小丸倒入温水或流体食物中吞服。

(3)静脉给药应缓慢滴注，滴注速率不可超过20mg/min，滴注时间一般不低于30分钟。

【用法与用量】 (1)口服给药 ①缓释片：起始剂量为一次100～200mg，一日2次，早、晚用100ml温水送服。根据疗效和病情调整剂量，最大日剂量为900mg，分2次服用。②缓释胶囊：一次200～300mg，每12小时1次。

(2)静脉滴注 近期未接受过茶碱治疗的患者，首剂量(负荷剂量)一次4.7mg/kg，缓慢滴注(速率不可超过20mg/min，滴注时间一般不低于30分钟)。不吸烟者12小时的维持参考剂量为0.55mg/(kg·h)。

【制剂与规格】 茶碱缓释片：100mg。

茶碱缓释胶囊：(1)50mg；(2)100mg；(3)200mg；(4)300mg。

茶碱葡萄糖注射液：100ml(茶碱200mg与葡萄糖5g)。

茶碱氯化钠注射液：(1)100ml(茶碱200mg与氯化钠0.9g)；(2)250ml(茶碱200mg与氯化钠2.25g)。

氨 茶 碱 [药典(二)；国基；医保(甲)]
Aminophylline

【适应证】 ①支气管哮喘、喘息性支气管炎、阻塞性肺气肿等缓解喘息症状。②也可用于心功能不全和心源性哮喘。

【药理】 (1)药效学 氨茶碱为茶碱与乙二胺复盐，其药理作用主要来自茶碱，乙二胺使其水溶性增强。①松弛支气管平滑肌，也能松弛肠道、胆道等多种平滑肌，对支气管黏膜的充血、水肿也有缓解作用。②增加心排出量，扩张肾小动脉，增加肾小球滤过率和肾血流量，抑制远端肾小管重吸收钠和氯离子。③增加离体骨骼肌的收缩力；在慢性阻塞性肺疾病情况下，改善膈肌收缩力。茶碱加重缺氧时通气功能不全，被认为是因为它过度增加膈肌的收缩，而致膈肌疲劳的结果。

(2)药动学 口服本品或由直肠或胃肠道外给药均能迅速被吸收。在体内氨茶碱释放出茶碱，后者的蛋白结合率为60%。分布容积(V_d)约为0.5L/kg。半衰期($t_{1/2}$)为3～9小时。静脉注射6mg/kg氨茶碱，其在半小时内血药浓度可达10μg/ml，它在体内的生物转化率有个体间的差异。空腹状态下口服本品，在2小时血药浓度达峰值。本品的大部分以代谢产物形式通过肾排出，10%以原型排出。

【不良反应】 (1)常见的不良反应 恶心、胃部不适、呕吐、食欲缺乏，也可见头痛、烦躁、易激动。

(2)中毒时表现 心律失常、心率增快、肌肉颤动或癫痫；因胃肠刺激而导致血性呕吐物或柏油样便。

【禁忌证】 (1)对本品过敏者。

(2)活动性消化性溃疡患者。

(3)未控制的惊厥性疾病患者。

【注意事项】 (1)交叉过敏反应 对本品过敏者，可能对其他茶碱类药也过敏。

（2）可通过胎盘屏障，使新生儿血清茶碱浓度升高到危险程度，需加以监测。

（3）可随乳汁排出，哺乳期妇女服用可引起婴儿易激动或出现其他不良反应。

（4）对诊断的干扰　本品可使血清尿酸及尿儿茶酚胺的测定值增高。

（5）本品不适用于哮喘持续状态或急性支气管痉挛发作的患者。

（6）应定期监测血清茶碱浓度，以保证最大的疗效而不发生血药浓度过高的危险。

（7）对于肾功能或肝功能不全的患者，年龄超过55岁特别是男性伴发慢性肺部疾病的患者，任何原因引起的心力衰竭患者，持续发热患者，以及合并使用某些药物，如西咪替丁和氟喹诺酮类药物的患者，可导致茶碱清除率减低，故应加强血中药物浓度监测以评估给药剂量的适宜性。

（8）茶碱制剂可致心律失常或使原有的心律失常恶化；患者心率或节律的任何改变均应进行监测和研究。

（9）低氧血症、高血压或者消化道溃疡病史的患者慎用本品。

儿童　（1）对肝脏或心脏功能差的小儿，剂量宜减小，最好能监测血药浓度。

（2）治疗量与中毒量相近，需密切注意药物不良反应，主要是胃肠道、心血管和神经系统毒副作用。

【药物相互作用】　（1）与美西律合用可使茶碱血药浓度升高。

（2）与地尔硫䓬、维拉帕米合用可使茶碱血药浓度升高，毒性增强。

（3）与某些抗菌药［大环内酯类药（红霉素、罗红霉素、克拉霉素等）、氟喹诺酮类药物（依诺沙星、环丙沙星、氧氟沙星、左氧氟沙星等）、克林霉素、林可霉素］合用可使茶碱血药浓度升高，尤其是本品与红霉素、依诺沙星合用时。

（4）与西咪替丁合用可使本品血药浓度升高，毒性增强。

（5）与咖啡因、其他黄嘌呤类药合用可使本品药理作用与毒性增强。

（6）与肝微粒体酶诱导药（如苯巴比妥、苯妥英、利福平等）合用可使茶碱的肝清除率升高，血药浓度降低；茶碱亦可干扰苯妥英的吸收，使苯妥英的血药浓度降低。

（7）与锂剂合用可使锂剂疗效减弱。

【用法与用量】　成人　（1）口服给药　①普通片剂、缓释片：一次100～200mg，一日300～600mg；极量为一次500mg，一日1000mg。②口服溶液：每6～8小时1次。起始最大日剂量为350mg；3日后若仍能耐受，最大日剂量为466.7mg；再3日后若能耐受，最大日剂量为700mg。

（2）静脉给药　静脉注射，一日0.5～1g，一次0.125～0.25g，用50%葡萄糖注射液稀释至20～40ml，注射时间不得短于10分钟，极量一次0.5g。静脉滴注，一次0.25～0.5g，一日0.5～1g，以5%～10%葡萄糖注射液稀释后缓慢滴注。

儿童　（1）口服给药　①普通片剂、缓释片：一次3～5mg/kg，一日3次。②口服溶液：24日以内早产新生儿：一次1.17mg/kg，每12小时1次。24日及24日以上早产新生儿：一次1.75mg/kg，每12小时1次。足月婴儿：日剂量（mg）=［（0.23×周龄）+5.0］×（体重的千克数），26周以内婴儿均分为3次服（每8小时1次），26周至1岁婴儿均分为4次服（每6小时1次）。1岁以上、45kg以下儿童：每4～6小时1次。起始剂量为一日14～16.3mg/kg，最大日剂量为350mg；3日后若能耐受，增加至一日18.7mg/kg，最大日剂量为466.7mg；再3日后若能耐受，增加至一日23.3mg/kg，最大日剂量为700mg。45kg以上儿童用法用量同成人（口服溶液）。

（2）静脉注射　一次2～4mg/kg，以5%～25%葡萄糖注射液稀释后缓慢注射，注射时间不得短于10分钟。

【制剂与规格】　氨茶碱片：（1）100mg；（2）200mg。

氨茶碱缓释片：100mg。

氨茶碱口服溶液：21mg/ml。

氨茶碱注射液：（1）2ml:250mg；（2）2ml:500mg；（3）10ml:250mg。

注射用氨茶碱：（1）250mg；（2）500mg。

二羟丙茶碱 [药典（二）；医保（乙）]

Diprophylline

【适应证】　①支气管哮喘、喘息性支气管炎、阻塞性肺气肿等缓解喘息症状。②也用于心源性肺水肿引起的哮喘。

【药理】　（1）药效学　本品平喘作用与茶碱相似。心脏兴奋作用仅为氨茶碱的1/20～1/10。对心脏和神经系统的影响较少。尤适用于伴心动过速的哮喘患者。本品对呼吸道平滑肌有直接松弛作用。其作用机理比较复杂，过去认为通过抑制磷酸二酯酶，使细胞内cAMP含量提高所致。近来实验认为茶碱的支气管扩张作用，部分是由于内源性肾上腺素与去甲肾上腺素释放的结果，此外，茶碱也是嘌呤受体拮抗剂，能对抗腺嘌呤等对呼吸道的收缩作用。茶碱能增强膈肌收缩力，尤其在膈肌收缩无力时作用更显著，因此有助于改善呼吸功能。

(2)药动学　本品能迅速被吸收，$t_{1/2}$ 为 2～2.5 小时。本品主要以原型随尿排出。

【不良反应】　服用后可有头痛、失眠、心悸、恶心和呕吐等胃肠道症状，但较氨茶碱发生率低。过量时有中枢兴奋、心律失常、肌肉颤动或癫痫等。

【禁忌证】　(1)对本药过敏者。

(2)活动性消化性溃疡患者。

(3)未控制的惊厥性疾病患者。

【注意事项】　(1)哮喘急性严重发作的患者不宜首选本药。

(2)茶碱类药可致心律失常和(或)使原有的心律失常恶化；若患者心率和(或)心律有任何改变均应密切注意。

(3)本品可通过胎盘屏障，也可随乳汁排出，孕妇和哺乳期妇女慎用。

(4)心脏、肝、肾功能不全、甲状腺功能亢进、活动性消化道溃疡、糖尿病、前列腺增生而导致排尿困难者慎用。

(5)过敏体质者慎用。

(6)大剂量可致中枢兴奋，可预服镇静药。

(7)静脉滴注太快可引起一过性低血压和周围循环衰竭。

【药物相互作用】　(1)与锂盐合用，可使锂的肾排泄增加。影响锂盐的作用。

(2)与咖啡因或其他黄嘌呤类药并用，可增加其作用和毒性。

(3)与普萘洛尔合用时，本品的支气管扩张作用可能受到抑制。

(4)与红霉素、林可霉素、克林霉素以及某些氟喹诺酮类并用可减少本品的清除，血药浓度增高而易中毒。

【用法与用量】　成人　(1)口服　常用量：一次0.1～0.2g，一日 3 次；极量：一次 0.5g。

(2)肌内注射　一次 0.25～0.5g。

(3)静脉滴注　一次 0.25～0.75g，以 5%或 10%葡萄糖注射液稀释。

【制剂与规格】　二羟丙茶碱片：(1)100mg；(2)200mg。

注射用二羟丙茶碱：(1)250mg；(2)500mg；(3)750mg。

二羟丙茶碱注射液：2ml:250mg。

二羟丙茶碱氯化钠注射液：100ml(二羟丙茶碱250mg、氯化钠 900mg)。

胆 茶 碱 [药典(二)]
Choline Theophyllinate

【适应证】　支气管哮喘、心源性肺水肿引起的哮喘。

【药理】　(1)药效学　本品为茶碱的胆碱盐，含茶碱60%～64%，同等剂量的疗效不及茶碱，但口服后对胃肠刺激小，易为患者耐受。其余均参阅"氨茶碱"。

(2)药动学　口服本品能迅速被吸收。在体内释放出茶碱，蛋白结合率为 60%。$t_{1/2}$ 新生儿(6 个月内)>24 小时，小儿(6 月以上)(3.7±1.1)小时，成人(不吸烟并无哮喘者)(8.7±2.2)小时，吸烟者(一日吸 1～2 包)4～5 小时。空腹状态下口服本品，在 2 小时血药浓度达峰值。本品的大部分以代谢产物形式通过肾排出，10%以原型排出。

【不良反应】　参阅"氨茶碱"。

【禁忌证】　对本品过敏的患者、活动性消化溃疡患者、未经控制的惊厥性患者禁用。

【注意事项】　(1)本品不适用于哮喘持续状态或急性支气管痉挛发作的患者。

(2)应定期监测血清茶碱浓度，以保证最大的疗效而避免血药浓度过高的危险。

(3)肾功能或肝功能不全的患者、年龄超过 55 岁特别是男性患者、任何原因引起的心力衰竭患者、持续发热患者、使用某些药物导致茶碱清除率减低者，应酌情调整用药剂量或延长用药间隔时间。

(4)茶碱制剂可致心律失常和(或)使原有的心律失常加重；患者心率和(或)节律的任何改变均应进行监测和研究。

(5)高血压或者非活动性消化道溃疡病史的患者慎用本品。

【药物相互作用】　(1)地尔硫䓬、维拉帕米可干扰茶碱在肝内的代谢，与本品合用，增加本品血药浓度和毒性。

(2)西咪替丁可降低本品肝清除率，合用时可增加茶碱的血清浓度和(或)毒性。

(3)某些抗菌药物，如大环内酯类的红霉素、罗红霉素、克拉霉素；氟喹诺酮类的依诺沙星、环丙沙星、氧氟沙星、左氧氟沙星；克林霉素、林可霉素等可降低茶碱清除率，增高其血药浓度，尤以红霉素、依诺沙星为著，当茶碱与上述药物伍用时，应适当减量。

(4)苯巴比妥、苯妥英、利福平可诱导肝药酶，加快茶碱的肝清除率，使茶碱血清浓度降低；茶碱也干扰苯妥英的吸收，使两者血浆浓度均下降，合用时应调整剂量监测血药浓度。

(5)与锂盐合用,可使锂的肾排泄增加。影响锂盐的作用。

(6)与美西律合用,可减低茶碱清除率,增加血浆中茶碱浓度,需调整剂量。

(7)与咖啡因或其他黄嘌呤类药并用,可增加其作用和毒性。

【用法与用量】　成人　口服。常用量为一次 0.1～0.2g,一日 3 次;极量为一次 0.5g,一日 2 次。

儿童　口服。一日按体重 10～15mg/kg,分 3～4 次服。

【制剂与规格】　胆茶碱片:0.1g。

多 索 茶 碱 [药典(二);医保(乙)]
Doxofylline

【适应证】　支气管哮喘、喘息性慢性支气管炎及其他支气管痉挛引起的呼吸困难。

【药理】　(1)药效学　多索茶碱是甲基黄嘌呤的衍生物,其是一种支气管扩张剂,可直接作用于支气管,通过抑制平滑肌细胞内的磷酸二酯酶等作用,松弛支气管平滑肌,从而达到抑制哮喘的作用。

(2)药动学　慢性支气管炎患者静脉注射多索茶碱100mg(注射时间超过 10 分钟),给药后血浆药物达峰时间(t_{max})约为 0.10 小时,血药浓度峰值(C_{max})约为2.50μg/ml,消除半衰期($t_{1/2}$)约为 1.83 小时,能迅速分布到各种体液和脏器,总清除率为(683.6±197.8)ml/min。进食可使 C_{max} 降低,t_{max} 延迟,宜适当增加本品剂量。本药口服后吸收迅速。健康成人单次口服本药片剂400mg 后,1.22 小时达血药峰浓度 1.9μg/ml。慢性支气管炎患者静脉注射本药 100mg(注射时间>10 分钟)后,约 6 分钟达血药峰浓度 2.5μg/ml。本药广泛分布于各脏器,其中肺组织中含量最高。主要代谢产物为 β-羟乙基茶碱。以原型及代谢产物随尿液排出。口服给药的消除半衰期为 7.42 小时;静脉给药的总清除率为(683.6±197.8)ml/min,消除半衰期约为 1.83 小时。

【不良反应】　使用黄嘌呤衍生物可能引起恶心、呕吐、上腹部疼痛、头痛、失眠、易怒、心动过速、期前收缩、呼吸急促、高血糖、蛋白尿。如过量使用还会出现严重心律失常、阵发性痉挛等。上述表现为初期中毒症状,此时应暂停用药,并请医生诊断,监测血药浓度。但在上述中毒迹象和症状完全消失后仍可继续使用。

【禁忌证】　(1)凡对多索茶碱或黄嘌呤衍生物类药物过敏者禁用。

(2)急性心肌梗死患者禁用。

(3)哺乳期妇女禁用。

【注意事项】　(1)患心脏病、高血压、慢性肺心病、甲状腺功能亢进、肝病、消化道溃疡、肾功能不全或合并感染的病人须慎用。

(2)建议不要同时饮用含咖啡因的饮料及同食含咖啡因的食品。

(3)茶碱类药物个体差异大,剂量亦要视个体病情变化选择最佳剂量和用药方法,并监测血药浓度。

(4)在增大使用剂量时,应注意监测血药浓度(在10μg/ml 范围内治疗有效,20μg/ml 以上为中毒浓度)。

(5)静脉滴注速度不宜过快,一般应在 45 分钟以上。

(6)注射液在低温放置时会有析出现象,使用前应认真检查。如发现药物混浊切勿使用。

(7)注射液在外界温度较低时,使用本品前应将其放置到室温使用。

(8)尚无儿童有效性及安全性资料。

(9)老年患者对本品清除率可能有所不同,应进行血药浓度监测。

【药物相互作用】　多索茶碱不得与其他黄嘌呤类药物同时使用;与麻黄素或其他肾上腺素类药物同用时须慎重。

红霉素、醋竹桃霉素、林可霉素、克林霉素、别嘌呤醇、西咪替丁、普萘洛尔和流感疫苗等与本品同时使用时可能会减弱黄嘌呤药物的肝脏清除率引起血液浓度的增加。

【给药说明】　(1)口服给药　本药宜餐前或餐后 3 小时服用。

(2)静脉注射　缓慢注射,注射时间不少于 20 分钟。

(3)静脉滴注　缓慢滴注,滴注时间通常不少于 45 分钟。

(4)静脉注射液的配制　本药小容量注射液、粉针剂以 25%葡萄糖注射液溶解稀释至 40ml。

(5)静脉滴注液的配制　本药小容量注射液、粉针剂以5%葡萄糖注射液或 0.9%氯化钠注射液 100ml 溶解稀释。

【用法与用量】　(1)口服给药　一次 200～400mg,一日 2 次。

(2)静脉注射　一次 200mg,每 12 小时 1 次,5～10 日为一疗程。

(3)静脉滴注　一次 300mg,一日 1 次,5～10 日为一疗程。

【制剂与规格】　多索茶碱片:(1)200mg;(2)300mg。

多索茶碱胶囊:200mg。

多索茶碱颗粒：5g:200mg。

多索茶碱口服溶液：（1）10ml:200mg；（2）100ml:2g。

注射用多索茶碱：（1）100mg；（2）200mg；（3）300mg。

多索茶碱注射液：（1）10ml:100mg；（2）10ml:200mg；（3）20ml:200mg；（4）20ml:300mg。

多索茶碱氯化钠注射液：100ml（多索茶碱300mg、氯化钠900mg）。

多索茶碱葡萄糖注射液：（1）100ml（多索茶碱300mg、葡萄糖5g）；（2）250ml（多索茶碱300mg、葡萄糖12.5g）。

盐酸异丙肾上腺素 [药典(二)；国基；医保(甲)]
Isoprenaline Hydrochloride

【适应证】 ①气雾剂用于治疗支气管哮喘。②注射剂用于心源性或感染性休克，以及完全性房室传导阻滞、心搏骤停。

【药理】 （1）药效学 本品为β受体激动剂，对β_1和β_2受体均有强大的激动作用，对α受体几无作用。

主要作用：①作用于心脏β_1受体，使心收缩力增强，心率加快，传导加速，心输出量和心肌耗氧量增加。②作用于血管平滑肌β_2受体，使骨骼肌血管明显舒张，肾、肠系膜血管及冠脉亦不同程度舒张，血管总外周阻力降低。其心血管作用导致收缩压升高，舒张压降低，脉压变大。③作用于支气管平滑肌β_2受体，使支气管平滑肌松弛。④促进糖原和脂肪分解，增加组织耗氧量。

（2）药动学 雾化吸入吸收完全，吸入2～5分钟即起效，作用可维持0.5～2小时。雾化吸入后约5%～15%以原型排出。静脉注射后，作用维持不到1小时。$t_{1/2}$根据注射的快慢为1分钟至数分钟。静脉注射后约40%～50%以原型排出。

【不良反应】 （1）常见口咽发干、心悸不安。

（2）少见头晕目眩、面部潮红、恶心、心率增快、震颤、多汗、乏力等。

【禁忌证】 心绞痛、心肌梗死、甲状腺功能亢进及嗜铬细胞瘤患者禁用。

【注意事项】 （1）心律失常并伴有心动过速；心血管疾患，包括心绞痛、冠状动脉供血不足；糖尿病；高血压；甲状腺功能亢进；洋地黄中毒所致的心动过速慎用。

（2）用药后如发生胸痛及心律失常应及早重视。

（3）交叉过敏，病人对其他肾上腺能激动药过敏者，对本品也常过敏。

（4）运动员慎用。

特殊人群，儿童 未进行该项实验且无可靠参考文献，故尚不明确。

【药物相互作用】 （1）与其他拟肾上腺素药物合用可增效，但不良反应也增多。

（2）并用普萘洛尔时本品的作用受到拮抗。

【给药说明】 气雾剂使用时先将罩壳帽除去，瓶身倒置，将罩壳含在口中，对准咽喉，在吸气的同时立即揿压喷头，药液即成雾状喷出。然后屏气片刻，以便使药液雾粒吸入发挥作用。有哮喘发作预兆或哮喘发作时，喷雾吸入。注射液0.5～1mg加在5%葡萄糖注射液200～300ml内缓慢静滴。

【用法与用量】 成人 （1）以0.25%气雾剂每次吸入1～2揿，一日2～4次，喷吸间隔时间不得少于2小时。喷吸时应深吸气，喷毕屏气8秒钟，而后徐缓地呼气。

（2）救治心脏骤停，心腔内注射0.5～1mg（1/2～1支）。

（3）三度房室传导阻滞，心率每分钟不及40次时，可以本品0.5～1mg（1/2～1支）加在5%葡萄糖注射液200～300ml内缓慢静滴。

儿童 小儿常用量（婴幼儿除外）：0.25%喷雾吸入。

【制剂与规格】 盐酸异丙肾上腺素气雾剂：每瓶总量14g，内含盐酸异丙肾上腺素35mg；每揿含盐酸异丙肾上腺素0.175mg。

盐酸异丙肾上腺素注射液：2ml:1mg。

硫酸沙丁胺醇 [药典(二)；医保(甲)；医保(乙)]
Salbutamol Sulfate

【适应证】 ①用于缓解和治疗支气管哮喘或喘息性支气管炎等伴有支气管痉挛的呼吸道疾病。

②本药吸入气雾剂、粉雾剂还可用于预防运动诱发的急性哮喘或过敏原诱发的支气管痉挛。

③本药吸入用溶液还可用于治疗对常规疗法无效的慢性支气管痉挛及严重的急性哮喘发作。

【药理】 （1）药效学 本药为选择性β_2肾上腺素受体激动药，可松弛从气管到末端细支气管的气道平滑肌。作用机制为激活气道平滑肌β_2肾上腺素受体导致腺苷酸环化酶激活，从而增加细胞内环磷酸腺苷（cAMP）浓度，进而引起蛋白激酶A活化，抑制肌球蛋白磷酸化并降低细胞内钙离子浓度，引起平滑肌松弛。此外，cAMP升高还可抑制气道肥大细胞分泌介质。相同剂量时本药对支气管平滑肌的松弛作用较异丙肾上腺素更明显，同时心血管反应较低。

（2）药动学 本药口服后主要经胃肠道吸收。口服本药普通片8mg，达峰时间为1.8小时，血药峰浓度为

31.0ng/ml，作用持续时间约为 4 小时。口腔崩解片的达峰时间为 2～3 小时。健康成人单次空腹口服本药缓释片 8mg，达峰时间为 4.16 小时，血药峰浓度为 9.02ng/ml。单次口服本药控释胶囊 8mg，药物缓慢吸收，达峰时间为 4.5 小时，血药峰浓度为 14.6ng/ml；口服本药控释胶囊一次 8mg，一日 1 次，第 3 日达稳态，第 6 日口服第 11 次药物时的达峰时间为 5.5 小时，血药峰浓度为 14.2ng/ml，血药谷浓度为 7.7ng/ml。

本药口腔吸入给药后 30～60 分钟达最大效应，持续时间为 4～6 小时。口腔吸入给药后有 10%～25%药物可到达肺部，其余部分残留于给药系统或沉积在口咽部。达到肺部的药物被肺组织吸收进入肺循环，但不在肺部代谢。

本药血浆蛋白结合率为 10%，分布容积为 3～4L/kg。口服后主要经肠壁和肝脏代谢，经肝脏代谢为无活性的代谢物，原型药物与代谢物的比值为 1:4，最后随尿液排出。口腔吸入给药后经肺部抵达循环系统的药物可经肝脏代谢，主要以原型药物或以硫酸酯形式随尿液排泄；沉积在口咽部的药物吞咽后经肠道吸收，通过肝脏首过效应代谢为酚磺酸，原型药物及结合物主要随尿液排泄。缓释片的消除半衰期为 8.63 小时，缓释胶囊的消除半衰期为 5.38 小时。本药吸入给药后消除半衰期为 2.7～5.5 小时，静脉注射给药后的消除半衰期为 2.4～4.2 小时。

【不良反应】　(1)心血管系统　心率加快、心悸、心律失常(包括房颤、室上性心动过速、期前收缩)、心肌缺血、血压升高或降低、心绞痛、外周血管舒张。有心肌梗死的个案报道。

(2)代谢/内分泌系统　低钾血症、血糖升高、乳酸性酸中毒、代谢性酸中毒。

(3)呼吸系统　使用本药吸入制剂可见咳嗽、口腔和咽部刺激、支气管痉挛、喉炎、口咽水肿、上呼吸道感染、鼻咽炎、鼻窦炎、支气管炎、口咽痛，上市后还有声音嘶哑、哮喘加重的报道。

(4)肌肉骨骼系统　背痛、肌肉痉挛、肌肉骨骼疼痛。

(5)泌尿生殖系统　泌尿道感染。

(6)免疫系统　过敏反应(包括血管神经性水肿、荨麻疹、血压降低、虚脱)。

(7)神经系统　头晕、目眩、头痛、震颤、亢进、多动症。

(8)精神　失眠、焦躁、兴奋、神经质、精神紊乱。

(9)胃肠道　恶心、呕吐、口咽发干、腹泻、病毒性肠胃炎。上市后还有味觉改变、舌炎、舌溃疡的报道。

(10)血液　血小板减少。

(11)皮肤　面部潮红。

(12)其他　疼痛、发热。长期用药易产生耐受性。

【禁忌证】　(1)对抛射剂过敏患者禁用本品雾化剂。

(2)孕妇禁用口服制剂、注射剂。

(3)本药粉雾剂含乳糖(其中含少量牛奶蛋白)，对牛奶蛋白过敏者禁用，遗传性半乳糖不耐受、Lapp 乳糖缺乏或葡萄糖-半乳糖吸收不良的患者不应使用。

【注意事项】　(1)孕妇慎用气雾剂、雾化吸入溶液。

(2)对肾上腺素受体激动药敏感者，应从小剂量开始使用。

(3)对拟交感胺类药反应异常者、低钾血症患者、糖尿病或对葡萄糖耐受性低的患者、甲状腺功能亢进患者、心血管疾病(如冠状动脉供血不足、高血压、心功能不全、动脉瘤、心肌局部缺血、心律不齐、肥大性阻塞性心肌病)患者、嗜铬细胞瘤患者、惊厥患者、青光眼患者及老人慎用。

(4)其他短效拟交感胺类支气管扩张药不应与本药合用。

(5)本药所需量增大可能为哮喘恶化的征象，若出现此情况，需重新评估治疗方案，考虑是否需给予抗炎药物(如皮质激素)。

(6)本药可能会造成骨骼肌轻微震颤，双手最明显。该作用呈剂量相关性，为骨骼肌的直接作用，不是中枢神经系统的直接兴奋作用。

(7)如出现皮肤瘙痒、风疹、皮肤发红、眼睑肿胀、嘴唇肿胀、脸或咽喉肿胀、血压降低、虚脱、喘息、呼吸短促(反常性支气管痉挛)，应立即停用本药。

(8)用药前后及用药时应当检查或监测第一秒用力呼气量(FEV1)和(或)其他肺功能指标，并监测血压、心率、血糖、血钾、哮喘症状、动脉或毛细血管血气分析(如患者状态允许)。

【药物相互作用】　(1)与其他 β 肾上腺素受体激动药合用可增强本药药效，并增加不良反应。

(2)与单胺氧化酶抑制药、三环类抗抑郁药合用可增强本药对心血管系统的作用。

(3)与黄嘌呤衍生物、利尿药、皮质激素、茶碱类药合用可能增加发生低钾血症和高血糖症的风险。

(4)与洋地黄类药合用可增加洋地黄类药诱发心律失常的发生率。

(5)与 β 肾上腺素受体拮抗药合用可抑制本药的肺部作用，并可使哮喘患者产生严重的支气管痉挛。

【给药说明】　(1)口服给药　①本药口腔崩解片直接置于舌面可迅速崩解，并随唾液吞咽入胃，无需用水送服，无需咀嚼。②本药缓释片、控释片应以水整片吞服，不可咀嚼。③本药控释胶囊以温水送服或将小丸从胶囊倒出放入口中以温水送服，不可咀嚼。

(2)口腔吸入 ①本药气雾剂仅用于口腔吸入，可借助储雾器。②本药粉雾剂仅用于口腔吸入。③本药吸入溶液采用呼吸器或适当驱动式喷雾器给药，不可注射或口服。

【用法与用量】 成人 支气管哮喘或哮喘性支气管炎等伴有支气管痉挛的呼吸道疾病：

(1)口服给药 ①片剂、口腔崩解片：一次 2～4mg，一日 3 次。②缓释片、控释片、缓释胶囊、控释胶囊：一次 8mg，一日 2 次。

(2)口腔吸入 ①气雾剂：一次 1～2 揿，必要时每 4～8 小时 1 次，24 小时内不宜超过 8 揿。②粉雾剂：按需给药，推荐使用最低有效剂量，通常一次 0.2～0.4mg，如有需要，几分钟后可重复用药。24 小时内不宜超过 0.8mg。③吸入溶液：经雾化吸入，一次 2.5～5mg，一日 4 次，应从低剂量 2.5mg 开始用药。

(3)肌内注射 一次 0.4mg，必要时间隔 4 小时可重复注射。

(4)静脉注射 一次 0.4mg，以 5%葡萄糖注射液或 0.9%氯化钠注射液 20ml 稀释后缓慢注射。

(5)静脉滴注 一次 0.4mg，以 5%葡萄糖注射液 100ml 稀释后滴注。

预防运动诱发的急性哮喘或过敏原诱发的支气管痉挛：

口腔吸入 ①气雾剂：于运动前或接触过敏原前 10～15 分钟使用。长期治疗时，最高剂量为一次 0.2mg，一日 4 次。②粉雾剂：于运动前或接触过敏原前 15～30 分钟使用，一次 0.2～0.4mg，24 小时内不超过 0.8mg。

对常规疗法无效的慢性支气管痉挛及严重的急性哮喘发作：

口腔吸入 吸入溶液：①间歇疗法：一次 2.5～5mg，一日 4 次，应从低剂量开始用药。5mg/ml 的吸入溶液可用 0.9%氯化钠注射液将 2.5～5mg 本药稀释至 2ml 或 2.5ml，持续喷雾约 10 分钟。部分患者可能需 10mg，可不经稀释，直接将 10mg 本药置于喷雾器中雾化吸入，直至支气管得到扩张为止，通常需 3～5 分钟。②连续疗法：以 0.9%氯化钠注射液将本药稀释成 0.05～0.1mg/ml 的溶液，给药速率通常为 1～2mg/h。

儿童 支气管哮喘或哮喘性支气管炎等伴有支气管痉挛的呼吸道疾病：

(1)口服给药 ①口腔崩解片：一次 0.5mg，一日 3～

4 次。②缓释片、控释胶囊：一次 4mg，一日 2 次。

(2)口腔吸入 ①气雾剂：推荐剂量为 0.1mg，可根据需要增至 0.2mg。长期治疗最高剂量为一次 0.2mg，一日 4 次。②粉雾剂：4 岁及 4 岁以上儿童用法用量同成人。③吸入溶液：儿童用法用量同成人。

预防运动诱发的急性哮喘或其他过敏原诱发的支气管痉挛：

口腔吸入 ①气雾剂：推荐剂量为 0.1mg，可根据需要增至 0.2mg。长期治疗最高剂量为一次 0.2mg，一日 4 次。②粉雾剂：4 岁及 4 岁以上儿童用法用量同成人。

对常规疗法无效的慢性支气管痉挛及严重的急性哮喘发作：

口腔吸入 吸入溶液：间歇疗法，18 个月至 12 岁儿童常用剂量为 2.5mg，一日 4 次，应从低剂量开始用药。5mg/ml 的吸入溶液可用 0.9%氯化钠注射液将 2.5mg 本药稀释至 2ml 或 2.5ml。部分儿童可能需增至 5mg。

【制剂与规格】 硫酸沙丁胺醇片(以沙丁胺醇计)：2mg。

硫酸沙丁胺醇口腔崩解片(以沙丁胺醇计)：(1)0.5mg；(2)2mg。

沙丁胺醇口腔崩解片：2mg。

硫酸沙丁胺醇缓释片(以沙丁胺醇计)：(1)4mg；(2)8mg。

硫酸沙丁胺醇控释片(以沙丁胺醇计)：8mg。

硫酸沙丁胺醇缓释胶囊(以沙丁胺醇计)：(1)4mg；(2)8mg。

硫酸沙丁胺醇控释胶囊(以沙丁胺醇计)：(1)4mg；(2)8mg。

硫酸沙丁胺醇气雾剂(以沙丁胺醇计)：每揿 0.1mg。

沙丁胺醇气雾剂：(1)每揿 0.1mg(混悬型)；(2)每揿 0.14mg(溶液型)。

硫酸沙丁胺醇吸入粉雾剂(以沙丁胺醇计)：每吸 0.2mg。

硫酸沙丁胺醇雾化吸入溶液(以沙丁胺醇计)：(1)2.5ml:2.5mg；(2)2.5ml:5mg；(3)10ml:50mg；(4)20ml:100mg。

硫酸沙丁胺醇注射液(以沙丁胺醇计)：2ml:0.4mg。

盐酸氯丙那林[药典(二)]
Clorprenaline Hydrochloride

【适应证】 适用于支气管哮喘，喘息型支气管炎等具有喘息症状的病人。

【药理】 (1)药效学 缓解支气管平滑肌痉挛，对支

气管 β_2 受体的作用大于对 β_1 受体的作用。

(2)药动学 口服吸收良好。在血中的有效浓度可维持 6 小时。

【不良反应】 可见头痛，心悸，恶心、胃部不适、手指颤动等。

【注意事项】 心律失常、高血压、甲状腺功能亢进、糖尿病以及前列腺增生而致排尿困难的患者慎用。

【药物相互作用】 (1)与其他支气管 β_2 受体激动药有叠加作用。

(2)同时应用两种以上此类 β_2 受体激动药，其不良反应如手颤等可更明显。

(3)如配合以茶碱等磷酸二酯酶抑制药或抗胆碱能支气管扩张药，其扩张支气管、缓解哮喘的效果增强。

【用法与用量】 口服。成人一次 1～2 片，一日 3～4 次。预防夜间哮喘发作，可在临睡前加服 1～2 片。

【制剂与规格】 盐酸氯丙那林片：5mg。

硫酸特布他林 [药典(二)；医保(甲)；医保(乙)]

Terbutaline Sulfate

【适应证】 支气管哮喘及其他伴有支气管痉挛的肺部疾病。

【药理】 (1)药效学 本药为选择性 β_2 肾上腺素受体激动药，可舒张支气管平滑肌，抑制内源性致痉挛物质的释放及内源性介质引起的水肿，提高支气管黏膜纤毛上皮廓清能力。此外，本药亦可舒张子宫平滑肌。

(2)药动学 口服本药后，约 30 分钟出现平喘作用，2～4 小时作用达高峰，作用持续 4～7 小时。生物利用度约为 10%，空腹服药时约为 15%。血浆蛋白结合率约为 25%，表观分布容积为 (1.4 ± 0.4) L/kg。

静脉给本药后，15 分钟内开始起效，30～60 分钟作用达高峰，作用持续 1.5～4 小时。进入肺部的原型药为 50%～80%。

吸入本药后，5 分钟内开始起效，作用持续 6 小时。仅有小于 10% 的药物经气道吸收，其余 90% 被咽下经肠和肝脏吸收代谢。

本药在肝脏代谢，主要以硫酸结合物形式经肾脏排泄。

【不良反应】 (1)心血管系统 心悸、心动过速。上市后还有心律失常(如心房颤动、室上性心动过速、期前收缩)、心肌缺血、外周血管舒张的报道。

(2)代谢/内分泌系统 低钾血症。有癫痫病史者大剂量用药可发生酮症酸中毒。大剂量静脉给药可使糖尿病和酮症酸中毒加重。上市后还有乳酸酸中毒的报道。

(3)呼吸系统 呼吸困难、支气管痉挛发作。

(4)肌肉骨骼系统 肌肉痉挛。

(5)免疫系统 超敏反应(如过敏性脉管炎)。

(6)神经系统 震颤、头晕、头痛、嗜睡。

(7)精神 神经质。上市后还有睡眠障碍和行为障碍(如激动、活动过度、躁动)的报道。

(8)肝脏 氨基转移酶升高。

(9)胃肠道 恶心、呕吐。上市后还有口腔和喉部刺激的报道。

(10)皮肤 面部潮红、多汗。上市后还有荨麻疹、皮疹的报道。

(11)其他 胸部不适、疲乏、注射局部疼痛。

【禁忌证】 对本药或其他拟交感神经胺类药过敏者。

【注意事项】 (1)需使用 β_2 肾上腺素受体激动药进行维持治疗的哮喘慢性持续期患者，亦应接受抗炎治疗，如使用吸入性糖皮质激素、白三烯受体拮抗药。此类患者使用本药后即使症状减轻亦须继续抗炎治疗。

(2)使用本药治疗急性哮喘可能致氧饱和度进一步降低。

(3)使用本药应急治疗无效时，需考虑是否存在乳酸酸中毒，因其亦可能为引起呼吸症状的因素。

(4)如本药意外进入眼部，应以流水冲洗。

(5)长期用药可产生耐受性，使疗效减弱。

(6)如出现窄角型青光眼的症状，须给予缩瞳药。

(7)如出现伴喘息的矛盾性支气管痉挛，须立即使用快速起效的支气管舒张药治疗，同时应暂停本药，评估后开始替代治疗。

(8)肥厚型心肌病患者：因 β_2 肾上腺素受体激动药具正性肌力作用，故不应用于此类患者。

(9)糖尿病患者开始用药时应监测血糖。

(10)缺氧、大剂量用药治疗重度哮喘时应监测血清钾。

(11)以下患者慎用：心血管疾病(包括局部缺血性心脏病、高血压、心律失常)患者、甲状腺毒症患者、糖尿病患者、对拟交感胺类药反应异常者、未治疗的低钾血症患者、易患窄角型青光眼的患者、癫痫患者、哺乳期妇女。

特殊人群，儿童

(1)儿童使用本药注射剂的安全性和有效性尚不明确，故不推荐 12 岁以下儿童使用。

(2)本药吸入粉雾剂不宜用于 5 岁以下儿童。

老年人 老人使用本药注射剂的安全性和有效性尚不明确，故不推荐 60 岁以上老人使用。

妊娠 本药可舒张子宫平滑肌，抑制妊娠期妇女的子宫收缩并影响分娩。有妊娠期妇女使用 β_2 肾上腺素受体激动药导致早产儿出现短暂性低血糖的报道。妊娠期妇女仅在明确需要时方可使用。

【药物相互作用】 (1)与茶碱类药合用可使疗效增强，但可能加重心悸等不良反应。

(2)与单胺氧化酶抑制药、三环类抗抑郁药合用可增加心血管系统的不良反应。

(3)与其他拟交感胺类药合用可对心血管系统产生有害影响。

(4)非保钾利尿药(如噻嗪类利尿药)可引起心电图改变和低钾血症，与本品合用(尤其是超剂量使用)可导致上述不良反应。

(5)与黄嘌呤衍生物、类固醇合用可加重本药引起的低钾血症。

(6)与卤化麻醉药合用可增加发生心律失常的风险。

(7)β肾上腺素受体拮抗药不仅阻断本药对肺的作用，还可能使哮喘患者产生严重的支气管痉挛。

【给药说明】 提倡短期间断应用，以吸入为主，只在重症哮喘发作时才考虑静脉应用。在应用本品同时要注意肾上腺皮质激素等抗炎药物的联用。

【用法与用量】 成人 (1)口服给药 一次 1.25mg，一日 2～3 次，1～2 周后可增至一次 2.5mg，一日 3 次。

(2)静脉滴注 一日 0.5～0.75mg，分 2～3 次给药，以 2.5μg/min 的速度缓慢滴注。

(3)粉雾吸入 吸入粉雾剂：一次 0.25～0.5mg，每4～6 小时 1 次，严重者可增至一次 1.5mg，最大日剂量为 6mg。需多次吸入时，每两吸间隔时间 2～3 分钟。

(4)雾化吸入 雾化液：一次 5mg(2ml)加入雾化器中吸入，一日 3 次。

儿童 (1)口服给药 一次 65μg/kg(不超过 1.25mg)，一日 3 次。

(2)粉雾吸入 吸入粉雾剂：5～12 岁儿童，一次 0.25～0.5mg，每 4～6 小时 1 次，严重者可增至一次 1mg，最大日剂量为 4mg。需多次吸入时，每两吸间隔时间 2～3 分钟。

(3)雾化吸入 雾化液：体重大于 20kg 者用法与用量同成人；体重小于 20kg 者，一次 2.5mg(1ml)加入雾化器中吸入，一日最多给药 4 次。

【制剂与规格】 硫酸特布他林片：2.5mg。

硫酸特布他林颗粒：1.25mg。

硫酸特布他林胶囊：1.25mg。

硫酸特布他林注射液：0.25mg/ml。

硫酸特布他林氯化钠注射液：100ml(硫酸特布他林 0.25mg，氯化钠 0.9g)。

注射用硫酸特布他林：(1)0.25mg；(2)0.5mg。

硫酸特布他林吸入粉雾剂：0.5mg。

硫酸特布他林雾化液：2ml:5mg。

盐酸克仑特罗 [药典(二)；医保(乙)]
Clenbuterol Hydrochloride

【适应证】 用于治疗支气管哮喘以及喘息型慢性支气管炎、肺气肿等呼吸系统疾病所致的支气管痉挛。

【药理】 (1)药效学 本品为选择性 β₂ 受体激动剂，有松弛支气管平滑肌，增强纤毛运动、溶解黏液，促进痰液排出的作用。

(2)药动学 口服易吸收，15 分钟起效，2～3 小时血药浓度达峰值，作用时间可维持 6～8 小时。气雾剂吸入后 5 分钟起效，作用可维持 4 小时。以栓剂形式直肠给药 10～30 分钟起效，作用持续 8～24 小时。

【不良反应】 少数患者可见轻度心悸，手指震颤，头晕、口干等，一般于用药过程中自行消失。

【禁忌证】 对本药及其他肾上腺素受体激动药过敏者。

【注意事项】 (1)心律失常，高血压和甲状腺功能亢进症患者慎用。

(2)运动员慎用。

【药物相互作用】 与其他 β 肾上腺素药物合用，可增加心血管类不良反应的风险。

【用法与用量】 成人 (1)口服 一次 20～40μg，一日 3 次。

(2)舌下含服 一次 60～120μg，先舌下含服，待哮喘缓解后，将所余部分用温开水送下。

(3)气雾吸入 一次 10～20μg，一日 3 次。

(4)直肠给药 一次 60μg(1 枚)，每晚睡前 1 次。

儿童 口服，一次 0.5～1.5μg/kg，每日 2～3 次。

【制剂与规格】 盐酸克仑特罗片：(1)20μg；(2)40μg。

盐酸克仑特罗气雾剂：2mg。

盐酸克仑特罗栓：60μg。

盐酸克仑特罗膜：(1)60μg；(2)120μg(其中 1/3 为速效膜，2/3 为缓释长效膜)。

氨溴特罗口服溶液：本品为复方剂型，其组成成分为每 1ml 含盐酸氨溴索 1.5mg，盐酸克仑特罗 1μg。

盐酸丙卡特罗 [药典(二)；医保(乙)]
Procaterol Hydrochloride

【适应证】 适用于支气管哮喘、喘息性支气管炎、伴有支气管反应性增高的急性支气管炎、慢性阻塞性肺部疾病。

【药理】 （1）药效学 ①扩张支气管：激动 β_2 受体，松弛支气管平滑肌；②动物实验表明对抗原激发后的即时型及迟发型气道阻力增高都有抑制作用；③动物实验中观察到有促进支气管黏膜纤毛运动作用；④对运动性哮喘有抑制作用。

（2）药动学 口服 5 分钟内开始起作用，1.5 小时左右作用最强，持续 6～8 小时。本药衰减模式呈二相性，第一相 $t_{1/2}$ 为 3.0 小时，第二相 $t_{1/2}$ 为 8.4 小时。10.3% 由尿排泄。

【不良反应】 （1）一般不良反应 偶有口干、鼻塞、倦怠、恶心、胃部不适、肌颤、头痛、眩晕或耳鸣。亦可发生皮疹、心律失常、心悸、面部潮红等。

偶有 AST（GOT）、ALT（GPT）、LDH 上升等肝功能障碍。

（2）严重不良反应

①休克、过敏样症状：罕见休克、过敏样症状，故应注意观察，发现异常时减量或中止给药，采取适当措施。

②曾有报道出现严重的血清钾值低下，血清钾值的降低作用会由于并用黄嘌呤衍生物、类固醇制剂及利尿剂而增强，因此重症哮喘患者需特别注意。另外，低氧血症有时会增强血清钾值的低下对心律的作用，这时最好能监控血清钾值。

【禁忌证】 对本品及肾上腺素受体激动药过敏者禁用。

【注意事项】 （1）有可能引起心律失常或心悸，服用时应予注意。

（2）甲状腺功能亢进症、冠心病、高血压、糖尿病患者慎用。

（3）本品有抑制过敏引起的皮肤反应作用，故进行皮肤试验时，应提前 12 小时中止给药。

（4）早产儿、新生儿、乳儿和幼儿慎用，因安全性尚不清楚。

（5）妊娠期服用本药的安全性尚未确立，所以对孕妇或有可能妊娠的妇女应权衡利弊方可服用。

（6）哺乳期妇女若服用本药，须中断哺乳。

（7）老年人应慎用或遵医嘱。

【药物相互作用】 （1）本药与肾上腺素及异丙肾上腺素等儿茶酚胺类并用时会引起心律失常、心率增加，甚至有时会引起心脏骤停，故应避免与上述药物并用。

（2）并用黄嘌呤衍生物类药（如茶碱、氨茶碱以及二羟丙茶碱等）时，可增加舒张支气管平滑肌作用，但不良

反应也增加。

（3）并用糖皮质激素类（如倍他米松、泼尼松龙、氢化可的松等）以及并用利尿剂（如呋塞米）等药物时，可能会使血清钾水平降低，导致心律失常。

（4）避免与单胺氧化酶抑制剂及三环类抗抑郁药同时应用。

【给药说明】 清晨及睡前服用。

【用法与用量】 成人 睡前口服，一次 50μg，一日 1 次；或清晨及睡前各服用 1 次，一次 50μg。

儿童 口服，6 岁以上，一次 25μg，每 12 小时一次；不满 6 岁的儿童，一次 1.25μg/kg，每 12 小时一次。

【制剂与规格】 盐酸丙卡特罗片：（1）25μg；（2）50μg。
盐酸丙卡特罗胶囊：25μg。

盐酸班布特罗 [药典（二）；医保（乙）]
Bambuterol Hydrochloride

【适应证】 支气管哮喘、慢性喘息性支气管炎、阻塞性肺气肿和其他伴有支气管痉挛的肺部疾病。

【药理】 （1）药效学 本品为肾上腺素 β_2 受体激动剂特布他林的前体药物，口服吸收后代谢为特布他林。特布他林主要激活 β_2 受体，从而引起支气管平滑肌松弛。另外，本品还具有抑制肥大细胞释放炎症介质的作用。

（2）药动学 口服盐酸班布特罗后，大约口服剂量的 20% 被吸收，同时摄入食物不影响其吸收。吸收后被缓慢代谢成活性的特布他林。盐酸班布特罗和中间代谢物对肺组织显示有亲和力，在肺组织内也进行盐酸班布特罗转化为特布他林的代谢。因此在肺中活性药物可以达到较高浓度。口服本药后约 7 小时后，活性代谢物特布他林可以达到最高血药浓度，半衰期为 17 小时左右。在成人，吸收量的 10% 转变成特布他林。儿童特布他林的清除率低于成人，但同时班布特罗转化成特布他林的量也较低。盐酸班布特罗及其代谢产物主要由肾脏排出。

【不良反应】 大多数不良反应属于拟交感神经胺类药物的特征，不良反应的强度具有剂量依赖性。通常在治疗 1～2 周后对这些不良反应可产生耐受性。

不良反应按器官系统和发生频率显示。发生频率定义为：十分常见（≥1/10），常见（<1/10 且≥1/100），偶见（<1/100 且≥1/1000），罕见（<1/1000 且≥1/10000），十分罕见（<1/10000）和频率未知（不能从现有的数据计算出）。

（1）免疫系统 荨麻疹、皮疹（频率未知）。

（2）代谢及营养系统 低钾血症、高血糖症（频率未知）。

（3）精神异常 行为异常，例如躁动（十分常见）、睡

眠障碍(常见)、激动(偶见)、眩晕、活动过度(频率未知)。

(4)神经系统 震颤、头痛(十分常见)。

(5)心血管系统 心悸(常见)、心动过速、心律失常,例如房颤、室上性心动过速和期外收缩(偶见)、心肌缺血(频率未知)。

(6)胃肠反应 恶心(频率未知)。

(7)肌肉骨骼系统 肌肉痉挛(常见)。

【禁忌证】 对本品、特布他林及交感胺类药过敏者禁用。

【注意事项】 (1)和所有 β_2 受体激动剂一样,用于甲状腺功能亢进的患者时,需要注意观察。甲状腺功能亢进者慎用。

(2)哮喘急性发作期间,不得开始班布特罗治疗或增加剂量。

(3)肾功能不全的患者(肾小球滤过率≤50ml/min)使用本品,初始剂量应当减半。

(4)对于肝硬化或其他严重肝功能损伤的患者,建议使用其活性代谢产物特布他林。

不良反应相关 (1)在拟交感神经药(包括班布特罗)的使用过程中,可能出现心血管效应(心悸、心律失常、心肌缺血)。

(2)虽然本品的适应证中未包括早产的治疗,但是应该注意到班布特罗会代谢成特布他林,而特布他林不得作为保胎药用于已患有缺血性心脏病或存在缺血性心脏病显著风险因子的患者中。

(3)由于 β_2 受体激动剂有致高血糖的效应,伴有糖尿病的哮喘患者使用本药时应加强血糖控制。

(4)可导致低钾血症。

妊娠 动物试验未见致畸作用,但建议在怀孕的前三个月内慎用。

由于口服缓释 β_2 受体激动剂具有抗分娩作用,在妊娠后期口服缓释 β_2 受体激动剂治疗哮喘和其他肺部疾病须慎用本品。有报道发现母亲使用 β_2 受体激动剂,其早产儿、新生儿有一过性的低血糖。

哺乳期 尚不知班布特罗或其中间代谢物是否会分泌入乳汁,特布他林可随乳汁分泌,但在治疗剂量时不会对乳儿产生不良影响。在权衡哺乳对婴儿、治疗对母亲的获益后决定是否需停止哺乳,或停止班布特罗治疗。

儿童 2岁以下儿童的剂量尚未确定。

其他 (1)本品含有乳糖。患有以下罕见遗传病的患者不宜服用此药:半乳糖不耐受、完全乳糖酶缺乏或葡萄糖-半乳糖吸收不良。

(2)易患闭角型青光眼的患者治疗时应慎重。

【药物相互作用】 (1)与其他拟交感胺类药合用时作用加强,毒性增加。

(2)不宜与肾上腺素受体拮抗剂(如普萘洛尔)合用。

(3)肌松药琥珀胆碱由血浆胆碱酯酶灭活,班布特罗能部分抑制血浆胆碱酯酶,从而延长琥珀胆碱的肌松作用,这种抑制作用是剂量依赖的,停用班布特罗后能完全翻转该作用。与其他由胆碱酯酶代谢的肌松药也会有这种相互作用。

(4)低钾血症 因 β 受体激动剂可导致低钾,在对低钾血症可增加心律失常风险进行慎重评价后,本品应谨慎与可诱发低钾血症风险的药物(如利尿药、甲基黄嘌呤和糖皮质激素)合用。低钾血症易增加地高辛毒性反应。

(5) β 受体拮抗剂(包括滴眼液),尤其是那些非选择性的 β 受体拮抗剂,可能部分或完全抑制 β 受体激动剂的活性。

(6)治疗剂量的奎尼丁可以抑制胆碱酯酶,理论上,奎尼丁可以抑制班布特罗代谢为活性的特布他林。

(7)雾化给药时,特布他林可能与异丙托溴铵增加闭角型青光眼的风险,易患闭角型青光眼的患者应避免此类联合给药。

(8)氟烷类麻醉药 在接受 β_2 受体激动剂治疗期间,应避免使用氟烷麻醉药,因其可增加心律失常风险。其他卤化麻醉药与 β_2 受体激动剂共同使用时也应慎重。

【给药说明】 严重的药物过量,可根据不同病例情况考虑以下措施:洗胃和活性炭。

【用法与用量】 口服。每晚睡前口服一次,剂量应个体化。

12 岁以上及成人 推荐起始剂量为 10mg,根据临床效果,在用药1~2周后可增到20mg。

6~12 岁儿童 推荐剂量为 10mg,不建议超过10mg。

2~5 岁儿童 推荐剂量为 5mg,不建议超过 5mg。

肾功能不全的患者(肌酐清除率<50ml/min),推荐起始剂量为5mg,根据临床效果,在用药1~2周后可增加到10mg。

【制剂与规格】 盐酸班布特罗片:(1)10mg;(2)20mg。

昔萘酸沙美特罗 [医保(乙)]
Salmeterol Xinafoate

【适应证】 ①慢性支气管哮喘的维持治疗,特别适于夜间哮喘发作。

②慢性阻塞性肺疾病和肺气肿、慢性支气管炎伴气

道痉挛时的治疗。

【药理】(1)药效学 昔萘酸沙美特罗是一种长效β₂肾上腺素能受体激动剂，通过刺激细胞内的腺苷酸环化酶，提高 cAMP 水平，从而使支气管平滑肌松弛，并抑制细胞(特别是肥大细胞)的速发型超敏反应介质释放。对哮喘病人具有明显的支气管扩张作用。沙美特罗本身具有一定的抗炎作用，但哮喘病人仍需与糖皮质激素类抗炎药物联合作用，以增加疗效。

(2)药动学 昔萘酸沙美特罗为离子盐，在溶液中解离成沙美特罗和羟萘甲酸，分别吸收、分布、代谢和消除。沙美特罗局部作用于肺部，所以血浆药物浓度并不代表治疗效果。①吸收：吸入推荐剂量的沙美特罗的全身浓度低而无法检测。受试者患者的第二次血药浓度峰值 0.115μg/L，出现在约 45 分钟后，可能是吞咽药物吸收的缘故。②分布：体外试验中沙美特罗(浓度范围 8～7722ng/ml，远高于治疗剂量沙美特罗浓度)血浆蛋白结合率 96%。③代谢：沙美特罗体内发生羟化反应而被代谢，在尿和粪便中未检出沙美特罗原型药。④消除：健康志愿者口服 1mg 放射性标记的沙美特罗，经 7 天后约25%和60%的放射性标记沙美特罗分别通过尿和粪便消除。消除半衰期约为 5.5 小时。

【不良反应】(1)常见头疼、恶心、呕吐、倦怠/不适、肌痉挛、颤抖和心悸。

(2)少见震颤反应、低血钾。

(3)偶可引起异常的支气管痉挛、咽喉痉挛、刺激或肿胀。

【禁忌证】(1)对本品成分有过敏反应者禁用。

(2)急剧恶化的哮喘患者禁用。

(3)哮喘的急性发作禁用。

【注意事项】(1)昔萘酸沙美特罗气雾剂不可取代口服或吸入皮质激素药物的作用。

(2)哮喘控制过程中如出现突发和渐进性恶化，有可能危及生命，应考虑开始进行皮质激素治疗或增加皮质激素的用药量。正在使用其他预防药物(如吸入皮质激素)的病人在开始使用昔萘酸沙美特罗气雾剂时应继续使用预防药物，不可停用或减量。

(3)由于昔萘酸沙美特罗气雾剂起效相对较慢，故不适用于急性哮喘发作。患者此时应先用短效 β 受体激动剂。

(4)昔萘酸沙美特罗气雾剂不适用于重度或危重哮喘发作患者，此时应先用短效 β 受体激动剂，对于严重或不稳定性的哮喘患者，不应将支气管扩张药作为唯一的治疗手段或主要治疗手段。

(5)昔萘酸沙美特罗气雾剂不适用于冠心病、高血压、心律失常、惊厥、甲状腺毒症的哮喘患者，及对所有拟交感神经药物高度敏感的哮喘患者。

(6)不可超过推荐剂量使用昔萘酸沙美特罗气雾剂，有报道使用沙美特罗治疗后出现异常的支气管痉挛反应。此类情况一旦发生须立即停药，并改用其他方法治疗。

(7)急性哮喘发作时可能出现血钾过低，黄嘌呤衍化物、激素、利尿剂及低氧均会令这种情况加重，此时须监测血钾浓度。

(8)12 岁以下儿童和孕妇慎用。

(9)运动员慎用。

【药物相互作用】(1)避免与肾上腺素、异丙肾上腺素等合用。

(2)正在使用单胺氧化酶抑制剂和三环类抗抑郁剂的患者或 2 周内停止使用上述药物的患者，应谨慎合用沙美特罗。

(3)可以与吸入皮质激素和(或)色甘酸钠合用。

(4)谨慎合用 β 肾上腺素受体拮抗剂，必要时谨慎合用高选择性 β₁肾上腺素受体拮抗剂。

(5)谨慎合用保钾利尿剂，合用时监测血钾。

【用法与用量】成人：每日 2 次，每次吸入 2 揿(2×25μg)，气道阻塞严重的患者可吸入 4 揿(4×25μg)。

【制剂与规格】昔萘酸沙美特罗气雾剂：(1)每瓶3.23g，含沙美特罗 1.5mg。每揿含沙美特罗 25μg，每瓶 60 揿。

(2)每瓶 14g，含沙美特罗 5mg，每揿含沙美特罗25μg，每瓶 200 揿。

富马酸福莫特罗 [药典(二)；医保(乙)]
Formoterol Fumarate

【适应证】富马酸福莫特罗片剂主要用于缓解由支气管哮喘、急性支气管炎、喘息性支气管炎或肺气肿等气道阻塞性疾病引起的呼吸困难等症状。富马酸福莫特罗粉吸入剂主要用于治疗和预防可逆性气道阻塞。在维持治疗中，本品也可以作为抗感染治疗时的附加治疗药物。

【药理】(1)药效学 为长效选择性 β₂受体激动药，与 β₂受体有很强的亲和力，具有支气管扩张作用，且呈剂量依赖关系。由于本品侧链结构较长和亲脂性强，与 β₂受体牢固结合，增加药物的作用时间。其支气管扩张作用比沙丁胺醇、特布他林等强。能抑制肥大细胞释放组胺和白三烯，具有抗炎作用。

(2)药动学 本品口服后迅速吸收，30 分钟起效，30～60 分钟后达血药峰浓度。口服治疗量的本品在机体组织和体液中的浓度常无法测出,因此对其药动学特征了解得较少。根据人尿中排出率和累积排出量计算,消除半衰期短(2~3小时),故一日给予多次剂量也无积蓄。血浆蛋白结合率为61%~64%。本品大部分在肝内发生葡萄糖醛酸化,最终以代谢物和少量原型经粪便和尿液排出体外。

本品吸入后吸收迅速,15分钟后达到血药浓度峰值,生物利用度达46%,血浆蛋白结合率约50%。福莫特罗通过直接的葡萄糖醛酸化和氧位去甲基代谢。福莫特罗大部分经代谢后排出,只有6%~10%以原型经尿液排泄。终末半衰期约8小时。

【不良反应】 (1)有报告表明β_2激动剂可导致重症血钾值降低。

(2)神经系统 震颤、麻木、头痛、兴奋、发热、困倦、盗汗,偶见耳鸣、焦虑、眩晕。

(3)肌肉骨骼系统 肌肉痉挛(偶见)。

(4)消化系统 可见恶心、呕吐、嗳气、腹痛、反酸、食欲不振等症状。

(5)心血管系统 心悸、心动过速、室性期前收缩、颜面潮红、胸闷。

(6)皮肤及皮肤附件 有时有瘙痒感、皮疹。

【禁忌证】 (1)对福莫特罗过敏者禁用。

(2)富马酸福莫特罗粉吸入剂中含有乳糖,对乳糖过敏者禁用。

【注意事项】 (1)甲状腺功能亢进症(可能会促进甲状腺激素的分泌)慎用。

(2)高血压病患者(可能会使病情恶化)慎用。

(3)有心脏病的患者(可能会使心率、心输出量升高)慎用。

(4)糖尿病患者(可能会促进糖代谢,使血糖浓度升高)慎用。

(5)妊娠 除特殊情况外应慎用,特别是怀孕的前三个月和分娩期。

(6)哺乳期 因在动物实验中对围产期大量[6mg/(kg·d)以上]口服给药时,有死产仔数的增加及哺育率下降的报告,所以对孕妇或有妊娠可能性的妇女,只有判断治疗上的有益性在危险之上时才给药。

(7)儿童 对早产儿、新生儿的安全性尚未确定(没有使用经验)。

(8)按用法用量正确使用仍未见疗效时,可认为不适合使用本药而终止给药。给儿童用药时,要正确指导使用方法,同时密切观察治疗经过。

(9)连续过量给药时,可能会引起心律不齐,有时可

能会导致心脏骤停,因此要注意不要过度给药。

(10)老年人 因高龄患者通常伴有生理机能低下,所以服用时要适当减少剂量。

(11)运动员 运动员慎用。

【药物相互作用】 (1)因与肾上腺素及异丙肾上腺素等儿茶酚胺的并用可能引起心律不齐,或有时引起心脏停搏,所以要避免并用。

(2)与黄嘌呤衍生物、糖皮质激素及利尿剂合用时,可能由于低血钾而导致心律不齐,应监测血钾。

【给药说明】 富马酸福莫特罗粉吸入剂是一种多剂量吸入器。当用都保吸药时,药粉就会被带到肺部,所以重要的是,经吸嘴吸药时一定要用有力且深长的吸气。都保使用方便,只需根据下列步骤即可。①旋松盖子并拔出。②使旋柄在下方,握住吸入器使之直立。尽量把旋柄拧到底,然后再回到原来位置,这样就往吸入器加入了一剂量的药物。③呼气,不可对着吸嘴呼气。④轻轻地把吸嘴放在上下牙齿之间,双唇包住吸嘴,用力且深长的吸气。不要用力咬吸嘴。⑤将吸入器移开嘴部,然后呼气。若处方中需要多次剂量,重复步骤②~⑤。⑥盖上盖子。

【用法与用量】成人 口服:本品每次40~80μg(1~2片),每天2次。

粉吸入剂:吸入常用量为一次4.5~9μg,一日1~2次,早晨和(或)晚间给药;有些患者需提高剂量,一次9~18μg,一日1~2次,一日最高剂量36μg。哮喘多在夜间发作,可于晚间给药一次。

儿童 口服:一日4μg/kg,分2~3次。剂量可根据年龄、症状的不同适当增减。因缺乏充分的安全性和有效性数据,对6岁以下儿童不推荐使用。

【制剂与规格】 富马酸福莫特罗片:40μg。

富马酸福莫特罗粉吸入剂:(1)1g:10mg;(2)1g:20mg。

马来酸茚达特罗 [医保(乙)]

Indacaterol Maleate

【适应证】 本品为支气管扩张剂,适用于成年慢性阻塞性肺疾病(COPD)患者的维持治疗。

【药理】 (1)药效学 马来酸茚达特罗属长效β_2肾上腺素受体激动剂,使肺-气道周围的肌肉保持松弛状态,而产生预防慢性阻塞性肺病症状的作用。吸入茚达特罗后其在肺内局部发挥支气管扩张剂的作用。虽然β_2受体是支气管平滑肌中的主要肾上腺素受体,而β_1受体是心脏中的主要受体,但在人体心脏中也存在β_2肾上腺

素受体，占全部肾上腺素受体的 10%～50%。虽然尚不清楚这些受体的确切功能，但它们的存在提示了一种可能性：即使高选择性的 β₂ 肾上腺素受体激动剂也可能有影响心脏的作用。

包括茚达特罗在内的 β₂ 肾上腺素受体激动剂药物的药理学作用，至少部分来自于细胞内腺苷环化酶的激活，该酶能够催化三磷酸腺苷 (ATP) 转化为环-3′,5′-一磷酸腺苷 (环一磷酸腺苷)。环磷酸腺苷 (cAMP) 水平升高引起支气管平滑肌松弛。

(2) 药动学　茚达特罗单剂或多剂吸入给药后，达到血药峰浓度的中位时间大约为 15 分钟。吸入后，茚达特罗绝对生物利用度平均为 43%～45%。全身暴露量来自肺和肠道的吸收；约 75% 的全身暴露量来自肺脏吸收，而其余 25% 来自肠道吸收。茚达特罗血清浓度随每日一次重复给药而增加，在 12～14 天内达到稳态。每日一次吸入给药 150～600μg 范围内，茚达特罗的平均蓄积率，即第 14 天 24 小时给药间隔 AUC 与给药第 1 天相比较，在 2.9～3.5 的范围内。在体外与人血清和血浆蛋白结合率分别为 94.1%～95.3% 和 95.1%～96.2%。粪便是主要的排泄途径，多于尿液途径。茚达特罗主要以药物原型母体药物的形式 (占给药剂量的 54%) 排泄到人体粪便中，其次是羟基化茚达特罗代谢产物 (占给药剂量的 23%)。茚达特罗的血清浓度呈现多相下降，平均终末半衰期范围为 45.5～126 小时。根据重复剂量给药后茚达特罗蓄积率，计算得到的有效作用半衰期范围为 40～52 小时，与观察到达稳态 (12～14 天) 的时间相一致。

【不良反应】(1) 使用推荐剂量时最常见的不良反应包括：鼻咽炎 (14.3%)、上呼吸道感染 (14.2%)、咳嗽 (8.2%)、头痛 (3.7%) 以及肌肉痉挛 (3.5%)。

(2) 大多数不良反应为轻度或中度，不良反应发生率随治疗继续而降低。

(3) COPD 患者吸入本品 (推荐剂量) 后的不良反应是由于 β₂ 肾上腺素受体激动而产生的全身性效应，但不具有临床意义。

(4) 平均心率改变低于每分钟 1 次，少见心动过速，且发生率与安慰剂相似。与安慰剂相比，无药物相关的 Q-T 间期延长。显著性 Q-T 间期延长 (例如男性>450 毫秒；女性>470 毫秒) 以及低血钾的发生率与安慰剂相似。

(5) 血糖平均最大改变与安慰剂相似。

【禁忌证】(1) 未使用长期哮喘控制药物的哮喘患者禁用所有的长效 β₂ 肾上腺素受体激动药。

(2) 本品不适用于哮喘的治疗。

(3) 对茚达特罗及其辅料有过敏史的患者禁用。

【注意事项】(1) 哮喘相关死亡：一项在哮喘患者中进行的大型安慰剂对照试验数据显示，长效 β₂ 肾上腺素受体激动药可能增加哮喘相关死亡的风险。

(2) 疾病加重和急性发作：在治疗可能危及生命的 COPD 急性加重时，不能将本品作为初始治疗方法。不应使用本品缓解急性症状，即不能用于支气管痉挛急性发作的急救治疗。

(3) 本品的过量使用以及与其他长效 β₂ 肾上腺素受体激动药合用：与其他吸入型 β₂ 肾上腺素受体激动药一样，本品的使用不应过于频繁和高于推荐剂量，不能与含有长效 β₂ 肾上腺素受体激动药的其他药物合用，否则可能导致用药过量。

(4) 如果有过敏反应的表现 (特别是呼吸或吞咽困难，舌、唇和颜面肿胀，荨麻疹，皮疹)，应该立即停用本品，并选择替代治疗。

(5) 矛盾性 (反常性) 支气管痉挛：与其他吸入型 β₂ 肾上腺素受体激动药一样，本品有可能导致危及生命的矛盾性支气管痉挛。一旦发生矛盾性支气管痉挛，应该立即停用本品并选择其他替代治疗。

(6) 心血管疾病，尤其是冠状动脉功能不全、心律失常和高血压的患者应慎用本品。

(7) 可能通过对子宫平滑肌的松弛作用而抑制分娩过程，仅在预期受益明显大于潜在风险时，本品才可用于妊娠期妇女。尚不能排除对哺乳期喂养婴儿的风险，应权衡母乳喂养婴儿和哺乳女性的受益情况，确定停止母乳喂养还是停用本品治疗。在最高推荐剂量吸入给药的情况下，茚达特罗不太可能对人体的生殖或生育力产生影响。

(8) 尚无儿童 (小于 18 岁) 应用本品的资料。

(9) 老年患者无需调整剂量。

【药物相互作用】(1) 本品不应该与其他长效 β₂ 肾上腺素受体激动药或含有长效 β₂ 肾上腺素受体激动药的药品合用。

(2) 与致低血钾的药物，如 β₂ 肾上腺素受体激动剂、甲基黄嘌呤衍生物、类固醇或排钾利尿药合用可能会增强潜在的低血钾效应。

(3) β 肾上腺素受体拮抗药可能减弱或拮抗 β₂ 肾上腺素受体激动药的效应。因此，除非有迫切需求，本品不应该与 β 肾上腺素受体拮抗药 (包括滴眼剂) 合用。需要时，应该首选心脏选择性高的 β 肾上腺素受体拮抗药，但亦应慎用。

(4) 排钾利尿药：β 肾上腺素受体激动药，尤其是在超过推荐剂量使用时，可能使服用排钾利尿药 (例如袢利尿药或噻嗪类利尿药) 导致的 ECG 改变或低钾血症急剧恶化。建议谨慎联合使用本品和排钾利尿药。

(5)茚达特罗与其他β_2肾上腺素受体激动药一样，应该极其谨慎地用于正在服用单胺氧化酶抑制剂、三环类抗抑郁药或其他已知能够延长 Q-T 间期药物的患者，因为这些药物可能增强肾上腺素受体激动药对心血管系统的效应，并可能增加室性心律失常的风险。

(6)代谢和转运蛋白药物 CYP3A4 和 P-糖蛋白(P-gp)可抑制茚达特罗清除，使茚达特罗的全身暴露量增加达 2 倍。

(7)目前研究结果显示，因药物相互作用引起的茚达特罗暴露量增加，并不会引发任何安全性问题。

【用法与用量】 每次使用药粉吸入器吸入一粒150μg胶囊的内容物，每日 1 次。

【制剂与规格】 马来酸茚达特罗：150μg 双铝包装，每一板含 10 粒硬胶囊，每个包装中含一个塑料材质的药粉吸入器。

妥 洛 特 罗
Tulobuterol

【适应证】 缓解支气管哮喘、急性支气管炎、慢性支气管炎、肺气肿等气道阻塞性疾病所导致的呼吸困难等症状。

【药理】 (1)药效学 ①妥洛特罗作用于支气管平滑肌的β_2受体，激活与β_2受体有紧密关系的腺苷酸环化酶，催化细胞内腺苷三磷酸(ATP)转变为环腺苷酸(cAMP)，显示出支气管扩张的作用。②肺功能改善作用：支气管哮喘患者(成人)就寝前经皮给予本品每日 2mg 的4 周试验表明，与使用前比较，起床时及就寝前的 PEF值有明显上升，认为有改善肺功能的效果。儿童支气管哮喘患者(年龄 6 个月～15 岁)就寝前经皮给予本品每日0.5mg、1mg 或 2mg 的 2 周试验表明，与使用前比较，起床时及就寝前的 PEF 值有明显上升，认为有改善肺功能的效果。③支气管扩张作用：对狗及豚鼠经皮给予本品，可持续抑制组胺引起的气管收缩。④对气管平滑肌作用的选择性：狗经皮给予本品实验表明，不影响心率，有抑制气管痉挛的作用。虽然妥洛特罗有兼气管平滑肌松弛及心脏兴奋作用，但对气管平滑肌作用的选择性(即对β_2受体的选择性)明显优于异丙肾上腺素、沙丁胺醇、丙卡特罗、非诺特罗。⑤促进气管纤毛运动及镇咳作用：实验表明盐酸妥洛特罗具有气管纤毛运动促进作用(鸽)及镇咳作用(狗)。

(2)药动学 本品未在中国进行人体药代动力学研究，国外研究结果如下。①血药浓度：对健康成人 24 小时单次经皮给药 2mg 时，$C_{max}(1.35 \pm 0.08)$ng/ml，$t_{max}(11.8 \pm 2.0)$小时，$t_{1/2}(5.9 \pm 0.6)$小时；对支气管哮喘的儿童患者 24 小时内单次经皮给药，年龄 4～9 岁(体重18.0 ～ 26.5kg)1mg、年龄 9 ～ 13 岁(体重 33.0 ～41.7kg)2mg 时，$C_{max}(1.33 \pm 0.21)$ng/ml，$t_{max}(14.0 \pm 2.0)$小时。②代谢：对健康成人 24 小时单次经皮给予妥洛特罗贴剂(4mg)时，尿液中主要排泄物为妥洛特罗、3-羟基体、4-羟基体与 5-羟基体及其结合体，以及 4-羟基-5-甲氧基的结合体。其中妥洛特罗的排泄率最大。③排泄：对健康成人 24 小时单次经皮给予本品 2mg 时，至给药后 3天之内，妥洛特罗的尿中排泄率为 5.39%。

【不良反应】 严重不良反应：过敏反应(发生频率不明)，需密切观察。如发现呼吸困难、全身潮红、血管性水肿、荨麻疹等症状时应中止给药，并进行适当的处置。严重的血清钾值下降/持续使用时间超过推荐用法和用量时，可引起心律失常，此时有引起心脏骤停的危险，因此需注意不要使用过量。

【禁忌证】 对本品成分有过敏史的患者。

【注意事项】 (1)慎重用药：甲状腺功能亢进症患者(有症状恶化的危险)、高血压患者(有可能使血压升高)、心脏疾病患者(有可能出现心悸、心律失常等)、糖尿病患者(有糖代谢亢进、血糖升高的危险)、特应性皮炎患者(粘贴部位易出现瘙痒感、发红等症状)、老年患者。

(2)重要注意事项：由于本品不是治疗支气管哮喘基本病理(气道炎症)的药物，因此需视患者的症状，适当并用类固醇制剂、茶碱制剂等药物。按用法和用量正确使用未见效时(标准方案为1～2周)，可认为不适用本品，应停止使用。

(3)儿童使用时，需在正确的使用方法指导下，密切观察用药经过。使用时注意清洁粘贴部位皮肤；为避免刺激皮肤，最好每次变换粘贴部位。本品易于剥离，儿童使用时请贴在手无法触及的部位。请勿贴于创伤面。

(4)一般老年患者机体功能下降，故需从低剂量开始慎重使用。

(5)妊娠期妇女及有妊娠可能的妇女，在判断治疗的有益性高于危险性时方可使用(妊娠期用药安全性尚未确定)。哺乳期妇女使用本品时应避免授乳。

(6)未满 6 个月婴儿的用药安全性尚未确立(无使用经验)。儿童长期给药的安全性尚未确立(无使用经验)。

【药物相互作用】 (1)与地高辛合用，发生心律失常的风险增加。

(2)与黄嘌呤衍生物类、皮质类固醇激素和利尿药合用，会发生低钾血症。

【用法与用量】 成人 外贴。一日 1 次，以妥洛特罗计算，成人为 2mg，粘贴于胸部、背部及上臂部均可。

儿童 外贴。0.5～3 岁，0.5mg；3～9 岁，1mg；>9 岁，2mg；粘贴于胸部、背部及上臂部均可，一日 1 次。

【制剂与规格】 妥洛特罗贴剂：（1）0.5mg/贴；（2）1mg/贴；（3）2mg/贴。

异丙托溴铵[国基；医保(甲)]
Ipratropium Bromide

【适应证】适用于慢性阻塞性肺疾病（COPD）相关的呼吸困难，慢性支气管炎伴或不伴有肺气肿、轻到中度支气管哮喘患者的支气管舒张。

【药理】 （1）药效学 本品为胆碱能受体拮抗药，阻断 M1、M2、M3 受体，但主要药理作用是拮抗气道平滑肌上 M3 胆碱受体，抑制胆碱能神经对气道平滑肌的作用，导致平滑肌松弛，气道扩张。其舒张支气管的作用比 β2 受体激动药弱，起效较慢，但长期应用不易产生耐药，对老年人的疗效不低于年轻人。

（2）药动学 ①吸收：本品的治疗作用是通过气道的局部作用产生的。因此支气管扩张的时间曲线与全身药代动力学并不完全一致。吸入后，吸入剂量的 10%～30%（依赖于剂型和吸入技术）通常沉积在肺内。剂量的大部分被吞咽并经胃肠道排泄。沉积在肺内的部分迅速进入循环系统（数分钟内）。母体化合物的累积肾脏排泄（0～24 小时）量约为静脉给药量的 46%，为经口服给药量的小于 1%，约为吸入给药量的 3%～13%。根据以上数据，异丙托溴铵经口和吸入给药量总的全身生物利用度预计分别为 2% 和 7%～28%。基于此考虑，异丙托溴铵的吞咽量对全身暴露量无太大影响。

②分布：异丙托溴铵的动力学参数是通过静脉注射后计算血药浓度获得的。观察到血药浓度迅速的二相减退。稳态时表观分布容积（V_{dss}）约为 176L（约 2.4L/kg）。药物与血浆蛋白有少量结合（小于 20%）。非临床数据显示季铵结构的异丙托溴铵不能通过胎盘或血脑屏障。

③生物转化：静脉注射量的约 60% 被代谢，可能主要经肝脏氧化代谢。

莨菪酸基团的羟甲基经水解、脱水或消除后形成的已知代谢物和毒蕈碱受体的亲和力很低或完全不亲和，因此这些代谢物被认为是无效物质。

④排泄：终末消除期的半衰期约为 1.6 小时。异丙托溴铵的总清除率为 2.3L/min，肾脏的排泄率为 0.9L/min。异丙托溴铵随 HFA134a 抛射剂一起吸入后，24 小时累积肾脏排泄量约为 12%。在一项分泌平衡研究

中，放射性标记的药物相关物质（包括母体药物和所有代谢物）的累积肾脏排泄（6 天）占静脉给药量的 72.1%，占口服给药量的 9.3%，占吸入给药量的 3.2%。经粪便排泄的总的放射性物质占静脉给药量的 6.3%，占口服给药量的 88.5%，占吸入给药量的 69.4%。因此，静脉给药后放射性物质主要经肾排泄。放射性标记的药物相关物质（包括母体药物和所有代谢物）消除半衰期为 3.6 小时。

【不良反应】 临床试验报告的最常见不良反应包括头痛、咽喉刺激、咳嗽、口干、胃肠动力障碍（包括便秘、腹泻和呕吐）、恶心和头晕。

免疫系统：超敏反应、过敏反应（偶见）。

神经系统：头痛、头晕（常见）。

眼部：视物模糊、瞳孔散大、眼内压升高、青光眼、眼痛、视觉晕轮、结膜充血、角膜水肿（偶见）。调节障碍（罕见）。

心血管系统：心悸、室上性心动过速（偶见）。房颤、心率加快（罕见）。

呼吸系统：咽喉刺激、咳嗽（常见）。支气管痉挛、矛盾性支气管痉挛、喉痉挛、咽水肿、咽喉干渴（偶见）。

消化系统：口干、味觉障碍、恶心、胃肠动力障碍（常见）。腹泻、便秘、呕吐、口腔炎、口腔水肿（偶见）。

皮肤和皮下组织：皮疹、瘙痒、血管神经性水肿（偶见）。荨麻疹（罕见）。

泌尿系统：尿潴留（偶见）。

【禁忌证】本品禁用于已知对阿托品或其衍生物（如活性成分异丙托溴铵）或对本品中任何其他成分过敏的患者。

【注意事项】 （1）和其他吸入药品一样，本品也可导致矛盾性支气管痉挛，并可能危及生命。如果出现矛盾性支气管痉挛，则应立即停用本品，并换用其他替代治疗。

（2）对于排尿困难的患者如前列腺增生患者，应仔细权衡采用异丙托溴铵治疗的潜在益处和加重尿潴留的风险。

（3）有窄角型青光眼倾向的患者应慎用本品。

（4）应注意避免气雾喷射入眼睛。加压吸入溶液是手动控制通过喷嘴给药，因此，气雾喷射入眼睛的风险很小。

（5）有囊性纤维化的患者更易于出现胃肠动力障碍。

（6）当使用含沙丁胺醇的复方异丙托溴铵制剂时，由于沙丁胺醇起效迅速，而异丙托溴铵起效较慢，但作用持久，故两者合用有协同作用，优于单药使用，但也可同时出现两种药物的不良反应（主要为肌肉震颤、心悸、

心率增快、头痛和口干等），应引起注意，同时注意两者的禁忌证。

(7)应告知患者在使用本品治疗期间可能会出现不良反应，如头晕、调节障碍、瞳孔散大和视物模糊。因此，在驾驶汽车或操纵机械时应引起注意。

【药物相互作用】 尚未对本品和其他抗胆碱能药物的长期合并吸入用药进行过研究。因此，不推荐本品和其他抗胆碱能药物长期合并用药。

使用β受体激动剂和黄嘌呤类制剂（如茶碱）可增强本品的作用。

如果同时使用其他抗胆碱能类药物，如含哌仑西平的药物，则本品的治疗效果和不良反应均会更加显著。

【给药说明】 雾化吸入：本药每1ml雾化吸入液可用0.9%氯化钠注射液稀释至2~4ml后，置雾化器中吸入，不得口服或注射。使用墙壁给氧设施时，吸入液流速宜为6~8L/min。

【用法与用量】 成人 (1)气雾吸入 一次20~40μg，一日3~4次，一日总量不超过240μg；或一次40~80μg，一日2~3次。

(2)雾化吸入 一次500μg，一日3~4次。急性发作时雾化吸入：一次500μg，患者病情稳定前可重复给药。

儿童 (1)气雾吸入 一次20~40μg，一日3~4次，一日总量不超过240μg。

(2)雾化吸入 12岁以下儿童，一次250μg，患者病情稳定前可重复给药。

【制剂与规格】 异丙托溴铵气雾剂：每喷20μg或40μg。

异丙托溴铵吸入溶液：(1)2ml:250μg；(2)2ml:500μg。

吸入用异丙托溴铵溶液：2.5mg。

复方异丙托溴铵吸入溶液：每小瓶(2.5ml)吸入用溶液含异丙托溴铵0.5mg和硫酸沙丁胺醇3.013mg。

噻 托 溴 铵 [国基; 医保(乙)]
Tiotropium Bromide

【适应证】 噻托溴铵是一种支气管扩张剂，适用于慢性阻塞性肺疾病(COPD)的维持治疗，也用于慢性支气管炎和肺气肿，伴随性呼吸困难的维持治疗及急性发作的预防。

【药理】 (1)药效学 噻托溴铵为长效的抗胆碱能药物，它对五种胆碱受体(M_1~M_5)具有相似的亲和性。通过和平滑肌上的M_3受体结合产生对支气管平滑肌的

扩张作用。这种作用具有竞争性和可逆性。体内、体外研究显示本品具有剂量依赖性的、可持续24小时的抑制乙酰甲胆碱诱导的支气管收缩作用。本品对支气管的扩张作用具有突出的定位选择性。

(2)药动学 健康人吸入5分钟后血浓度达峰值(C_{max})，COPD患者每日吸入一次，2~3周后达稳态，吸入给药时14%经肾排泄，其余主要经粪便排泄，肾功能不全时该药肾清除率下降，肝功能不全对药动学无影响。母体化合物终末半衰期达5~6日。

【不良反应】 (1)常见口干、便秘。

(2)偶有心动过速、心悸、排尿困难、尿潴留等。

【禁忌证】 (1)禁用于对噻托溴铵或本品所含有其他成分如乳糖过敏者。

(2)禁用于对阿托品或阿托品衍生物过敏者。

【注意事项】 (1)噻托溴铵作为每日一次维持治疗的支气管扩张药，不应用作支气管痉挛急性发作的初始治疗，即抢救治疗药物。

(2)在吸入噻托溴铵粉末后有可能立即发生过敏反应。

(3)与其他抗胆碱能药物一样，对于前列腺增生或膀胱颈梗阻的患者应谨慎使用。

(4)吸入药物可能引起吸入性支气管痉挛。

(5)与所有主要经肾脏排泄的药物一样，对于中、重度肾功能不全(肌酐清除率≤50ml/min)的患者，只有在预期利益大于可能产生的危害时，才能使用噻托溴铵。尚无严重肾功能不全患者长期使用噻托溴铵的经验。

(6)肝功能不全患者可以按推荐剂量使用噻托溴铵。

(7)患者需注意避免将药物粉末误入眼内。必须告知患者药粉误入眼内可能引起或加重窄角型青光眼、眼睛疼痛或不适、短暂视力模糊、视觉晕轮或彩色影像并伴有结膜充血引起的红眼和角膜水肿的症状。如果出现窄角型青光眼的征象，应停止使用噻托溴铵并立即去看医生。

(8)口干，是由抗胆碱能治疗引起的，长期使用可引起龋齿。

(9)噻托溴铵的使用不得超过一天一次。

(10)胶囊应该密封于囊泡中保存，仅在用药时取出，取出后应尽快使用，否则药效会降低，不小心暴露于空气中的胶囊应丢弃。

(11)本胶囊仅供吸入，不能口服。

(12)伴有明确心律不齐的患者应慎用本品。

(13)根据在推荐剂量下得到的药理学和不良反应数据，未有证据显示会影响驾驶和操作机器的能力。

【用法与用量】 喷雾剂：成人的推荐剂量是噻托溴铵5μg，每日1次，每次吸入2喷，每日在相同的时间

通过能倍乐吸入器吸入。

粉雾剂：成人，一次 1 粒，一日 1 次。

【制剂与规格】 噻托溴铵吸入粉雾剂：1 粒 18μg(以噻托溴铵计)。

噻托溴铵喷雾剂：每揿 2.5μg(以噻托溴铵计)。

丙酸倍氯米松 [药典(二)；医保(甲)；医保(乙)]
Beclomethasone Dipropionate

【适应证】 本品适用于 5 岁以上哮喘患者的维持治疗以及预防性治疗，可改善支气管阻塞症状。

【药理】 (1)药效学 丙酸倍氯米松属于糖皮质激素，而糖皮质激素是最有效的抗变态反应炎症的药物。其作用机制包括：①减少炎性细胞如肥大细胞、嗜酸性粒细胞、T 淋巴细胞数量和活性。②抑制嗜酸性粒细胞的趋化与活化。③干扰花生四烯酸代谢，减少白三烯和前列腺素的合成。④抑制细胞因子 IL-4、IL-5、GM-CSF 的合成。⑤稳定微血管渗漏。⑥增加细胞膜上 β_2 受体的合成等。丙酸倍氯米松的局部抗炎作用是氢化可的松的 300 倍，是泼尼松的 75 倍。

(2)药动学 本药气雾吸入后能迅速自肺吸收，其生物利用度为 10%～25%。气雾吸入后可有部分药物残留在口腔内，这部分的 75%咽下后，经胃肠道吸收。本药吸收后迅速分布于支气管、肺泡中，发挥强效的抗炎、抗过敏等作用；分布于鼻腔内起到对抗过敏性鼻炎的作用；也可分布于肝脏、胎盘等内脏组织中，以肝脏为主。表观分布容积(V_d)为 0.3L/kg。经口腔吞咽的药物在肝脏灭活，部分被组织酯酶水解。半衰期为 15 小时，肝脏疾病时可延长。其代谢产物 70%经胆汁、10%～15%随尿排泄。本品亲酯性强，易渗透，外用涂于患处 30 分钟后即生效。

【不良反应】 本品对个别人有刺激感，咽喉部出现白色念珠菌定植、感染。但吸后立即漱口可减少药物在口腔沉积及念珠菌定植。无钠水潴留作用。偶见声嘶或口干。

少数患者可出现鼻、咽部干燥或烧灼感、喷嚏或轻微鼻出血等不良反应；极个别患者发生的鼻中隔穿孔、眼压升高或青光眼，可能与使用本品有关。

国外临床试验还发现以下不良事件：头疼、咽炎、上呼吸道感染、鼻炎、哮喘症状增加、鼻窦炎、疼痛感、背痛、恶心、发声困难。

已有报道的过敏反应包括皮疹、荨麻疹、瘙痒、红斑，以及眼睛、面部、嘴唇和咽喉水肿。

可能发生的精神障碍包括精神亢奋、睡眠障碍、焦虑、抑郁、激越、行为改变(主要是儿童)，发生率未知。

气道敏感性极高的患者，使用本品吸入用混悬液可能会引起咳嗽加剧和声音嘶哑或咽喉刺激，在吸入后立即用水清洗口腔可能是有益的。

【禁忌证】 对丙酸倍氯米松及其任何成分过敏者禁用，对其他肾上腺糖皮质激素过敏者禁用。本药经口吸入制剂禁用于哮喘持续状态、哮喘急性发作的初始治疗。

【注意事项】 (1)本药可能影响甲状腺对碘的摄取、清除和转化。

(2)长期使用糖皮质激素可引起骨矿物质密度降低，长期用药时应注意监测。

(3)因大量鼻黏液分泌或鼻黏膜水肿而使本药经鼻给药后不能到达指定部位时，推荐于使用本药的最初 2～3 日同时使用鼻部血管收缩药。

(4)肺结核患者，特别是活动性肺结核患者慎用。

(5)由使用全身性糖皮质激素转为吸入本药时，有出现肾上腺皮质功能不全而致死亡的报道，故转换用药时应谨慎。停用全身性糖皮质激素后，HPA 功能恢复需数月时间。HPA 抑制期间，患者在创伤、手术、感染(尤其是胃肠炎)或其他电解质严重丢失相关情况时，可表现出肾上腺功能不全的症状和体征。在应激状态或严重哮喘发作期，应迅速恢复全身性糖皮质激素治疗。

(6)由使用全身性糖皮质激素转为吸入本药时，可能出现炎症(如鼻炎、结膜炎、湿疹)，因全身性糖皮质激素具有抗炎作用。

(7)本品吸入装置系承压容器，严禁受热、撞击或在瓶上戳刺，即使将药用完也应避免。

(8)妊娠前 3 个月内不宜使用本品。在此后的妊娠期以及在婴儿出生初期如确实需要使用本品，应在医学监测下使用。

(9)5 岁以下儿童使用丙酸倍氯米松吸入气雾剂的安全性和有效性尚不确定。

【给药说明】 本药气雾剂仅供经口吸入使用。吸入本药后，应以水漱口。

【用法与用量】 成人 丙酸倍氯米松吸入气雾剂：

(1)起始吸入剂量需根据持续性哮喘严重程度分级给予适当剂量，①轻度：一日 100～200μg，分 2 次给予。②中度：一日 200～400μg，分 2 次给予。③重度持续：一日 400～800μg，分 2 次给予。

(2)维持吸入剂量应以能控制临床症状和气道炎症的最低吸入剂量确定。由医师根据患者的严重程度和对药物的反应判定。

本品使用剂量应为哮喘良好控制的最低剂量。当病人哮喘得到良好控制时，尝试减少剂量并确定维持控制所需的最低剂量。最低剂量调整操作应该定期进行。

从全身性肾上腺皮质激素使用转为吸入给药的患者使用本品前哮喘应良好控制。一般使用本品 7 天后开始逐渐减少全身性肾上腺皮质激素的使用，以每日剂量 10mg 的口服泼尼松为例，以 1mg 的剂量逐渐减少，建议间隔不得少于一周，逐渐减量至停用。

治疗过程不能突然停药，应逐渐减量至停药。

吸入用丙酸倍氯米松混悬液：单剂量药瓶经雾化器给药，每次 0.8mg，每天 1～2 次。

丙酸倍氯米松粉雾剂：喷雾吸入，一次 0.2mg，一日 3～4 次。

儿童 (1)气雾吸入 5 岁以下儿童使用丙酸倍氯米松吸入气雾剂的安全性和有效性尚不确定。

(2)干粉吸入 一次 0.1mg，一日 3～4 次。

(3)吸入用混悬液 一次 0.4mg，每天 1～2 次。

【制剂与规格】 丙酸倍氯米松气雾剂：(1)每瓶 80 喷和 100 喷，每喷含二丙酸倍氯米松 250μg；(2)每瓶 200 喷，每喷含二丙酸倍氯米松 50μg。

吸入用丙酸倍氯米松混悬液：2ml:800μg。

丙酸倍氯米松粉雾剂(碟式干粉吸入器)：每剂 50μg、100μg 或 200μg，置于囊泡内由特制碟式吸入器吸入。

布 地 奈 德 [国基；医保(乙)]
Budesonide

【适应证】 混悬液：治疗支气管哮喘。

粉吸入剂：适用于需使用糖皮质激素维持治疗以控制基础炎症的支气管哮喘患者。也适用于慢性阻塞性肺病患者(COPD)，规律地使用本品可减缓 COPD 患者 FEV1 的加速下降。

气雾剂：用于非糖皮质激素依赖性或糖皮质激素依赖性的支气管哮喘和哮喘性慢性支气管炎患者。

鼻喷雾剂：治疗季节性和常年性过敏性鼻炎，常年性非过敏性鼻炎；预防鼻息肉切除后鼻息肉的再生，对症治疗鼻息肉。

【药理】 (1)药效学 本品为糖皮质激素，其与糖皮质激素受体的亲和力较强，因而具有较强的局部抗炎作用。其气道抗炎强度是二丙酸倍氯米松的 2 倍左右，是氢化可的松的 600 倍，是地塞米松的 20～30 倍。本品和其他吸入糖皮质激素一样，具有高的肝脏清除率，与其他吸入糖皮质激素相比，本品的清除率已接近肝脏最大清除率。它比二丙酸倍氯米松在肝内灭活代谢快 3～4 倍，故全身不良反应(特别是下丘脑-垂体-肾上腺轴的抑制作用)较小。本品口服生物利用度 11%，消除半衰期成人约

为 2 小时，儿童约 1.5 小时，吸入的布地奈德中吸收入血的药物有 32%经肾排出。

本品是一具有高效局部抗炎作用的糖皮质激素。它能增强内皮细胞、平滑肌细胞和溶酶体膜的稳定性，抑制免疫反应和降低抗体合成，从而使组胺等过敏活性介质的释放减少和活性降低，并能减轻抗原抗体结合时激发的酶促过程，抑制支气管收缩物质的合成和释放而减轻平滑肌的收缩反应。急性、亚急性和长期毒性研究发现，布地奈德的全身作用，如体重下降、淋巴组织及肾上腺皮质萎缩，比其他糖皮质激素弱或者与其他糖皮质激素相当。经过六个不同的试验测试系统评价，布地奈德无致突变作用，亦无致癌作用。

(2)药动学 ①吸收：在 4～6 岁的哮喘儿童中，经雾化抛射给予吸入用布地奈德混悬液的全身绝对生物利用度(如肺+口腔)约为标示剂量的 6%。对于儿童，1mg 药物雾化给药约 20 分钟后，可以达到 2.6nmol/L 的血药峰浓度。以 AUC 和 C_{max} 评估，儿童和成人在吸收相同剂量的吸入用布地奈德混悬液后，全身暴露量相同。②分布：在 4～6 岁的哮喘儿童中，布地奈德稳态血浆分布容积为 3L/kg，与健康成年人相同。布地奈德血浆蛋白的结合率为 85%～90%，达到或超过推荐给药剂量时，药物的血浆蛋白结合度在血药浓度 1～100nmol/L 范围内恒定。布地奈德几乎不与皮质类固醇结合球蛋白结合。布地奈德迅速与红细胞结合并达平衡，此过程与药物浓度无关，全血/血浆浓度比约为 0.8。③代谢：采用人类肝脏匀浆进行的体外研究显示，布地奈德在体内被迅速充分代谢。经细胞色素 P450(CYP)同工酶 3A4(CYP3A4)催化进行生物转化的两种主要代谢产物为 16a-羟基泼尼松龙和 6b-羟基布地奈德。这两种代谢产物的糖皮质激素活性均不及母体化合物的 1%。体内和体外代谢形式没有发现区别。在人类肺脏和血清制品中所观察到的代谢性灭活作用可以忽略不计。④排泄和消除：布地奈德主要经肝脏清除，代谢产物经尿液和粪便排泄。对于成年人，静脉给药后约有 60%的放射标记剂量经尿液排出。在尿液中没有检测出原型药物。在 4～6 岁的哮喘儿童中，布地奈德雾化给药后的终末半衰期为 2.3 小时，全身清除率为 0.5L/min，经体重差异校正后，较健康成年人约增加了 50%。

【不良反应】 (1)代谢/内分泌系统 体重增加。上市后还有肾上腺皮质功能减退、肾上腺皮质功能亢进、生长抑制的报道。

(2)呼吸系统 鼻咽炎、鼻塞、咽炎、鼻炎、呼吸道感染(包括病毒性上呼吸道感染)、鼻窦炎、声音改变、

咳嗽加重或新发咳嗽、鼻出血、发声困难、喘鸣、支气管痉挛、支气管炎、咽喉刺激、口咽痛、扁桃体炎。经鼻给药还可见局部刺激、鼻腔出血性分泌物、鼻中隔穿孔、鼻黏膜溃疡。

(3)肌肉骨骼系统　肌肉痉挛、骨密度下降、背痛、颈痛、骨折、肌痛、张力过高、关节痛、运动功能亢进。上市后还有肱骨头缺血性坏死、骨质疏松症的报道。

(4)泌尿生殖系统　尿路感染。

(5)免疫系统　颈部淋巴结病、过敏反应(如红斑、血管神经性水肿、荨麻疹、皮炎、皮疹、瘙痒)。

(6)神经系统　震颤、头痛(包括偏头痛)、晕厥。

(7)精神　情绪不稳、精神运动性兴奋、焦虑、抑郁、攻击行为、烦躁不安、紧张、行为改变(多见于儿童)、睡眠障碍(包括失眠)。上市后还有易激惹、神经质、精神病的报道。

(8)胃肠道　吞咽困难、味觉障碍、舌痛、口腔炎、恶心、胃肠炎(包括病毒性胃肠炎)、腹痛、口干、呕吐、消化不良、腹泻、厌食。

(9)血液　瘀斑。

(10)皮肤　皮肤萎缩、皮疹(包括湿疹、脓疱疹)、接触性皮炎、瘙痒、紫癜。上市后还有面部皮肤刺激的报道。

(11)眼　眼部感染(包括结膜炎)、白内障、视物模糊。上市后还有青光眼、眼压升高的报道。

(12)耳　耳部感染(包括中耳炎、外耳感染)、耳痛。

(13)其他　发热、流感样症状、疼痛(包括胸痛)、念珠菌病、疲乏、单纯性疱疹。

【禁忌证】　对本品过敏者禁用。

【注意事项】　以下患者慎用:

(1)肺结核患者。

(2)气道真菌感染患者。

(3)未经治疗的系统性真菌、细菌、病毒或寄生虫感染患者。

(4)眼部单纯疱疹患者。

(5)鼻部真菌感染或鼻部疱疹患者慎用本药经鼻给药制剂。

【药物相互作用】　布地奈德主要经 CYP3A4 代谢,与强效 CYP3A4 抑制剂(如利托那韦、阿扎那韦、克拉霉素、茚地那韦、伊曲康唑、奈非那韦、沙奎那韦、泰利霉素)联合用药时应谨慎。

【给药说明】　(1)口腔吸入　每次吸入本药后应漱口或刷牙,以降低发生口腔念珠菌感染和声音嘶哑的风险。

(2)经鼻给药　①本药用于鼻炎时,某些患者用药后5～7小时症状即可缓解,而达最大疗效通常需连用数日后方出现(少数患者可能需 2 周方能达最大疗效)。②治疗季节性鼻炎最好在接触过敏原前开始使用本药;伴严重鼻充血时可能需配合使用缩血管药物。

【用法与用量】　成人　● 支气管哮喘

口腔吸入　(1)气雾剂:剂量应个体化。初始剂量通常为一日 200～1600μg(较轻微者一日 200～800μg;较严重者一日 800～1600μg),分 2～4 次使用。通常一次 200μg,早晚各 1 次;病情严重时,一次 200μg,一日 4 次。重度哮喘发作时,日剂量可增加至 1600μg。维持剂量应为可控制症状的最低剂量,通常一次 200μg,一日 1 次。

(2)粉雾剂:剂量应个体化。根据患者原有治疗情况,推荐的初始剂量和最高剂量见表 1。维持剂量为一日 100～1600μg,通常一次给予或分 2 次给予;日剂量为 100～400μg 时,可考虑一次给予。先前未使用糖皮质激素治疗或使用其他糖皮质激素可较好地控制哮喘的患者,本药初始剂量可一日 1 次。用药时间为早晨或夜间。若哮喘症状恶化,应增加给药次数和日剂量。对于重度哮喘和哮喘加重期,将日剂量分 3～4 次给药对某些患者可能有益。哮喘得到控制后,可将剂量减至最低有效维持剂量。

(3)吸入用混悬液:使用雾化器吸入,初始剂量、严重哮喘期或减少口服糖皮质激素时本药剂量为一次 1～2mg,一日 2 次。维持剂量应个体化,为使患者保持无症状的最低剂量,推荐剂量为一次 0.5～1mg,一日 2 次。

表 5-1　成人支气管哮喘患者使用布地奈德
粉雾剂的推荐剂量表

原有治疗	初始剂量	最高剂量
无激素治疗	一次 200～400μg,一日 1 次,或一次 100～400μg,一日 2 次	一次 800μg,一日 2 次
吸入糖皮质激素	一次 200～400μg,一日 1 次,或一次 100～400μg,一日 2 次	一次 800μg,一日 2 次
口服糖皮质激素	一次 400～800μg,一日 2 次	一次 800μg,一日 2 次

● 鼻炎、鼻息肉

经鼻给药　鼻喷雾剂:初始剂量为一日 256μg,可于早晨一次喷入(每侧 128μg),或早晚分 2 次喷入(每侧一次 64μg)。获得预期疗效后,维持剂量应为可控制症状的最低剂量。

儿童　● 支气管哮喘

口腔吸入　(1)气雾剂:随年龄不同有如下几种方

案：①2～7岁儿童：一日200～400μg，分2～4次使用。7岁以上儿童：一日200～800μg，分2～4次使用。②6～12岁儿童：通常一次200μg，一日1次，需要时可增加至一日400μg，维持剂量应为可控制症状的最低剂量。12岁以上儿童：用法用量同成人。

(2)粉雾剂：随年龄不同有如下几种方案：①6岁及6岁以上儿童：剂量应个体化。根据患者原有治疗情况，推荐的初始剂量和最高剂量见表2。维持剂量为一日100～800μg，通常一次给予或分2次给予；日剂量为100～400μg时，可考虑一次给予。先前未使用糖皮质激素治疗或使用其他糖皮质激素可较好地控制哮喘的患者，本药初始剂量可一日1次。用药时间为早晨或夜间。若哮喘症状恶化，应增加给药次数和日剂量。对于重度哮喘和哮喘加重期，将日剂量分3～4次给药对某些患者可能有益。哮喘得到控制后，可将剂量减至最低有效维持剂量。②6～12岁儿童：一次200～400μg，一日1～2次。哮喘得到控制后，可将剂量减至最低有效维持剂量（一日200～800μg）。12岁以上儿童：用法用量同成人。

(3)吸入用混悬液：使用雾化器吸入，初始剂量、严重哮喘期或减少口服糖皮质激素时本药剂量为一次0.5～1mg，一日2次。维持剂量应个体化，为使患者保持无症状的最低剂量，推荐剂量为一次0.25～0.5mg，一日2次。

表5-2　儿童支气管哮喘患者使用布地奈德
粉雾剂的推荐剂量表

原有治疗	初始剂量	最高剂量
无激素治疗	一次200～400μg，一日1次，或一次100～200μg，一日2次	一次400μg，一日2次
吸入糖皮质激素	一次200～400μg，一日1次，或一次100～200μg，一日2次	一次400μg，一日2次
口服糖皮质激素	一次200～400μg，一日1次	一次400μg，一日2次

● 鼻炎、鼻息肉

经鼻给药　鼻喷雾剂：6岁及6岁以上儿童，用法用量同成人。

【制剂与规格】 吸入用布地奈德混悬液：(1)2ml:0.5mg；(2)2ml:1mg。

布地奈德气雾剂：(1)5ml:20mg，200μg/喷；(2)10ml:10mg，50μg/喷。

布地奈德粉雾剂：0.1mg/吸，200吸/支。

布地奈德鼻喷雾剂：64μg/喷，每瓶120喷，药液浓度为1.28mg/ml。

丙酸氟替卡松 [药典(二)；医保(乙)]
Fluticasone Propionate

【适应证】 成人　轻度哮喘：在每日规律治疗基础上，需间歇性给予支气管扩张剂药物缓解哮喘症状的病人。

中度哮喘：正在接受预防治疗或单用支气管扩张剂治疗，其哮喘仍不稳定或继续恶化的病人。

重度哮喘：重度慢性哮喘病人，依赖皮质激素全身给药才能充分控制症状的病人，一旦开始使用吸入型丙酸氟替卡松，能显著减少或撤除许多病人对口服皮质激素的需求。

儿童　任何需要预防性药物治疗的儿童，包括目前预防性治疗不能控制症状的儿童。

4～16岁儿童及青少年轻度至中度哮喘急性发作的治疗。

【药理】 (1)药效学　丙酸氟替卡松是一种具有抗炎活性的合成三氟化糖皮质激素。体外研究显示，丙酸氟替卡松对人糖皮质激素受体的亲和力是地塞米松的18倍，几乎是倍氯米松-17-丙酸酯（BMP），即倍氯米松双丙酸酯的活性代谢产物的2倍，是布地奈德的3倍以上。这些结果的临床意义未知。

炎症是哮喘发病机制中的重要成分。糖皮质激素已经显示对参与炎症的多种细胞类型(例如肥大细胞、嗜酸性粒细胞、中性粒细胞、巨噬细胞、淋巴细胞)和介质(例如组胺、类十二烷酸、白三烯、细胞因子)产生广泛的作用。糖皮质激素的这些抗炎作用促使了其在哮喘中的疗效。

虽然糖皮质激素能够有效地治疗哮喘，但是糖皮质激素不能迅速影响哮喘的症状。个体患者出现症状缓解的时间和程度存在差异。在开始治疗之后1～2周或者更长时间内可能不能达到最大疗效。当终止糖皮质激素治疗时，哮喘可以在数天或者更长时间内维持稳定。

按推荐剂量吸入丙酸氟替卡松后，在肺部显示出强效的糖皮质激素类抗炎作用，能减轻哮喘的症状和恶化，与全身性给药的皮质激素相比，其不良反应的发生率和严重程度明显较低。

(2)药动学　口服给药后，有87%～100%的剂量自粪便排泄，其中有高达75%的剂量为原型药物。可产生一种无活性的主要代谢产物。静脉注射给药后，其血浆清除速度很快，说明肝清除几乎是完全的。血浆消除半衰期约为3小时，分布容积约为250L。

丙酸氟替卡松雾化吸入用混悬液的全身吸收作用主

要发生在肺组织，最初吸收速度很快，然后逐渐减慢。健康志愿者在吸入药物后，估计雾化吸入的丙酸氟替卡松的全身生物利用度为8%。健康成人给予一次雾化吸入剂量为4mg的丙酸氟替卡松雾化吸入用混悬液后，观察到给药后丙酸氟替卡松的中位达峰血药浓度（几何平均值为0.39ng/ml）出现在给药后0.5小时（范围：0.33~0.83小时），表观终末半衰期为11.4小时。中国成年重度持续性哮喘患者通过丙酸氟替卡松1mg每日两次的治疗，到达稳态后的中位达峰血药浓度为0.06ng/ml。

静脉注射给药时，丙酸氟替卡松的药动力学与给药剂量成正比。在动物和人体试验中，抛射剂HFA通过呼吸迅速清除，未见在人体中有明显的代谢或蓄积。因血药浓度达峰时间（t_{max}）和平均滞留时间均极短暂，所以HFA在血浆中停留时间短而没有蓄积。

①吸收：在对健康志愿者进行的为期14天，吸入剂量为每日2000μg（每次1000μg，每日2次）的试验中，给药30~60分钟后的药物血浆浓度约为0.3ng/ml。

基于$AUC_{(0-\infty)}$，通过对吸入给药或静脉给药后的药动力学试验数据进行同一个试验或不同试验之间的比较，对现有的每一种吸入装置的丙酸氟替卡松的绝对生物利用度进行了估算。在健康成人受试者中，丙酸氟替卡松准纳器（Accuhaler/Discus），碟式吸入器（Diskhaler）和Evohaler吸入器的绝对生物利用度分别为7.8%，9.0%和10.9%。观察到哮喘患者或COPD患者吸入丙酸氟替卡松后，其全身暴露程度更低。由于被吞咽的吸入剂量经消化道后所产生的生物利用度几乎为零，所以药物全身的吸收可由药物到达肺部的量来决定。

丙酸氟替卡松与其他吸入糖皮质激素在哮喘治疗的药代动力学和药效学方面具有许多相似的特性。但与其他同类皮质激素相比，由于其不完全的胃肠道吸收和显著的首过效应，吸入后的丙酸氟替卡松经吞咽进入系统循环的几乎为零。健康志愿者口服16mg单剂量药物，产生的血药浓度小于0.5ng/ml。

②代谢：丙酸氟替卡松从体内循环中被快速排除，主要通过细胞色素酶P450 CYP3A4被代谢为非活性羧酸代谢物。由于CYP3A4抑制剂可潜在地增加丙酸氟替卡松的全身暴露量，因此联合使用时应特别关注。

③分布：丙酸氟替卡松在身体内广泛分布，稳态分布容积接近300L。丙酸氟替卡松的血药峰浓度在3~4小时内减少近98%，且在终末半衰期（约8小时）时血药浓度很低。

④排泄：对人类志愿者口服放射性标记和未标记的丙酸氟替卡松的研究表明，根据所给剂量，大部分（87%~100%）自粪便排泄，其中多达75%为原型药物。1%~5%的剂量以代谢物形式经尿液排泄。

丙酸氟替卡松的清除率高达1.1L/min，提示广泛的肝清除。血药峰浓度在3~4小时内减少近98%。健康志愿者单剂静脉注射2mg药物，显示丙酸氟替卡松的清除率与肝血流（900ml/min）速度接近，而肾清除率（0.11ml/min）不到1%。这些结果表明肝清除几乎是完全的。

【不良反应】（1）皮肤及皮肤附件　常见：挫伤。

（2）免疫系统及感染　报告有下列超敏反应：

不常见：皮肤超敏反应。

罕见：血管性水肿（主要为面部及口咽水肿）、呼吸道症状[呼吸困难和(或)支气管痉挛]。

非常罕见：过敏反应。

很常见：口咽部念珠菌病。一些患者在使用后可能会出现口咽部念珠菌感染（鹅口疮），对于这些患者可以通过用药后漱口来预防口咽部念珠菌感染的发生，对有症状的念珠菌病可局部使用抗真菌药物治疗，同时仍可继续使用丙酸氟替卡松。

罕见：食道念珠菌病。

（3）内分泌系统　可能的全身性效应包括：

罕见：肾上腺抑制、儿童和青少年生长迟缓、骨骼矿物质密度减低、白内障、青光眼。

库欣综合征和库欣样特征表现。

（4）精神　非常罕见：焦虑、睡眠障碍和行为改变，包括活动过度和易激惹（主要在儿童中）。

（5）代谢及营养异常　非常罕见：高血糖症。

（6）呼吸系统　常见：声嘶。吸入丙酸氟替卡松后可能发生声嘶，可通过吸入后立即用水漱口来预防声嘶的发生。

罕见：矛盾性支气管痉挛。

【禁忌证】　曾对本制剂中任何成分有过敏反应病史的患者禁用丙酸氟替卡松雾化吸入用混悬液。

【注意事项】（1）请在医生指导下，通过雾化器产生的气雾来吸入丙酸氟替卡松雾化吸入用混悬液。由于给药过程可能会受到许多因素的影响，因此应参考雾化器生产厂商提供的使用说明书。建议使用咬嘴式雾化吸入丙酸氟替卡松雾化吸入用混悬液。如果采用面罩给药，则会出现经鼻吸入的情况。

（2）在中国的一项三期临床研究中，采用德国百瑞LC SPRINT Junior喷雾器联合百瑞BOY SX压缩机给药，证实了本品的安全性和有效性。没有使用其他雾化器机型对本品的临床有效性和安全性进行验证。

（3）不推荐用超声雾化器来吸入丙酸氟替卡松雾化

吸入用混悬液。

（4）丙酸氟替卡松雾化吸入用混悬液不得用于注射给药。

（5）如果发现短效支气管扩张剂的缓解症状作用降低或需要吸入比以前更多的剂量，必须及时就医。为确保丙酸氟替卡松雾化吸入用混悬液更好地吸入或延长药物吸入的时间，可在用药前即刻用氯化钠注射液将其进行稀释。

（6）由于许多雾化器是以持续气流的方式进行给药，雾化药物很可能会被释放至周围环境中。因此，应在通风良好的房间中给予丙酸氟替卡松雾化吸入用混悬液雾化治疗，特别是在医院中有几位患者同时应用雾化器的情况下。

（7）急性发作后的维持治疗可采用压力定量吸入气雾剂或干粉吸入剂。

（8）5 岁以下儿童使用本品的安全性和有效性尚不确定。

【药物相互作用】 由于首过代谢作用和肠及肝中细胞色素酶 P450 3A4 的高系统清除作用，通常，吸入后丙酸氟替卡松的血药浓度很低。因此，不太可能出现具有临床意义的由丙酸氟替卡松引起的药物相互作用。

一项在健康志愿者中进行的药物相互作用的临床试验显示，利托那韦（ritonavir，一种 CYP3A4 肝酶强抑制剂）可使丙酸氟替卡松血药浓度大幅度增加，导致血清皮质醇浓度明显降低。有上市后用药报告显示，曾有同时接受丙酸氟替卡松和利托那韦治疗的病人出现具有临床意义的药物相互作用，导致全身糖皮质激素不良反应，包括库欣综合征（Cushing's syndrome）及肾上腺功能抑制。因此，应避免将丙酸氟替卡松与利托那韦合用。除非病人对药物的预期收益超过可能产生全身糖皮质不良反应。

研究表明，其他细胞色素酶 P450 3A4 的抑制剂对丙酸氟替卡松全身暴露量增加无影响（如红霉素）或轻微影响，血清皮质醇浓度无明显降低。然而，同时服用 P450 3A4 肝酶强抑制剂时，应注意有可能造成丙酸氟替卡松全身暴露的增加。

【给药说明】 给药剂量超过 1000μg（500μg，每日 2 次）时，应借助储雾罐以减少对口腔和咽喉的副作用。

不推荐用超声雾化器来吸入丙酸氟替卡松雾化吸入用混悬液。

丙酸氟替卡松雾化吸入用混悬液不得用于注射给药。

【用法与用量】 成人 吸入气雾剂：

成人及 16 岁以上儿童：每次 100～1000μg，每日 2 次。通常为每次两揿，每日两次。

应依病情的严重程度给予病人合适的初始剂量。处方医生应了解丙酸氟替卡松控制疾病所需的剂量可低于其他一些吸入型皮质激素。

通常初始剂量为：

轻度哮喘：每次 100～250μg，每日 2 次。

中度哮喘：每次 250～500μg，每日 2 次。

重度哮喘：每次 500～1000μg，每日 2 次。

儿童 吸入气雾剂：

1 岁及以上儿童：每次 50～100μg，每日 2 次，建议 8 岁以下儿童借助储雾罐给药。起始剂量应根据病情的严重程度而定。在 1～4 岁儿童中的临床试验显示，通过带面罩的储雾罐给予 100μg 每天两次的剂量可达到对哮喘症状的最佳控制。

给药剂量超过 1000μg（500μg 每日 2 次）时，应借助储雾罐以减少对口腔和咽喉的副作用。

雾化吸入用混悬液：

4～16 岁儿童及青少年哮喘急性发作的治疗：1mg/次，每日 2 次。

应当根据儿童的疾病严重程度，给予起始剂量的雾化丙酸氟替卡松。然后根据个体应答调整剂量，直到病情得到控制或降低至最小有效剂量。

在治疗哮喘急性发作时，建议使用此范围中的最大剂量，最长可到发作后 7 天。然后应考虑降低剂量。

老年人 无需调整剂量。

当哮喘症状被控制后，应将剂量逐渐减至可有效控制哮喘的最低剂量。

肝损伤 无需调整剂量。

当哮喘症状被控制后，应将剂量逐渐减至可有效控制哮喘的最低剂量。

肾损伤 无需调整剂量。

当哮喘症状被控制后，应将剂量逐渐减至可有效控制哮喘的最低剂量。

【制剂与规格】 丙酸氟替卡松气雾剂：每喷 25μg、50μg、125μg 和 250μg 四种，有 60 喷及 120 喷两种规格。

丙酸氟替卡松干粉吸入剂：为碟式吸入器，通过碟式囊泡进行，每囊泡含有 50μg、100μg、250μg 和 500μg 干粉四种规格。干粉吸入与气雾剂相比有利于药物吸入气道，吸入方法较简单。

昔萘酸沙美特罗-丙酸氟替卡松干粉吸入剂：含量有以下 3 种规格（沙美特罗-氟替卡松）。①50～100μg；②50～250μg；③50～500μg。容量有 2 种规格：①60 个剂量；②120 个剂量。为长效 β_2 受体激动药沙美特罗与皮质激素氟替卡松的复方制剂。

鼻喷雾剂：药液浓度为 0.05%，相当于每喷含丙酸氟替卡松 50μg。

乳膏：0.05%。

孟鲁司特钠^[医保(乙)]
Montelukast Sodium

【适应证】 适用于成人和 1 岁以上儿童哮喘的预防和长期治疗，包括预防白天和夜间的哮喘症状，治疗对阿司匹林敏感的哮喘患者以及预防运动诱发的支气管收缩。

适用于减轻过敏性鼻炎引起的症状（2～14 岁儿童的季节性过敏性鼻炎和常年性过敏性鼻炎）。

【药理】 (1)药效学 半胱氨酰白三烯（LTC$_4$、LTD$_4$、LTE$_4$）是强效的炎症介质，由肥大细胞和嗜酸性粒细胞等多种细胞释放，可与半胱氨酰白三烯（CysLT）受体结合。CysLTs 与哮喘和过敏性鼻炎的病理生理过程相关。在支气管哮喘中，白三烯介导的效应包括一系列的气道反应，如支气管收缩、黏液分泌、血管通透性增加及嗜酸性粒细胞聚集。在过敏性鼻炎中，过敏原暴露后的速发相和迟发相反应中，鼻黏膜均会释放与过敏性鼻炎症状相关的 CysLTs。鼻内 CysLTs 激发会增加鼻部气道阻力和鼻阻塞的症状。孟鲁司特钠能显著改善哮喘炎症指标。生物化学和药理学的研究显示，孟鲁司特对 CysLT$_1$ 受体（分布于人体的气道平滑肌细胞、气道巨噬细胞、嗜酸性粒细胞和某些骨髓干细胞）有高度的亲和性和选择性。孟鲁司特能有效地抑制 LTC$_4$、LTD$_4$、LTE$_4$ 与 CysLT$_1$ 受体结合所产生的生理效应而无受体激动活性。目前研究认为孟鲁司特并不拮抗 CysLT$_2$ 受体。

(2)药动学 孟鲁司特口服吸收迅速而完全。成人空腹服用 5mg 后于 2 小时达到 C_{max}。平均生物利用度为 73%。食物对孟鲁司特钠无重要的临床影响。2～5 岁儿童患者空腹服用 4mg 后于 2 小时达到 C_{max}。

孟鲁司特钠的血浆蛋白结合率为 99%。稳态分布容积平均为 8～11L。同位素标记的孟鲁司特在大鼠中的研究显示，只有极少量的孟鲁司特通过血脑屏障。而且在用药后 24 小时。所有其他组织中的放射标记物量也极少。

孟鲁司特几乎被完全代谢。在治疗剂量下，成人和儿童的血药浓度达稳态后，血浆中未测出孟鲁司特的代谢物。体外人肝微粒体研究显示，CYP3A4 和 CYP2C9 与孟鲁司特的代谢有关。进一步研究发现，孟鲁司特治疗剂量时的血浆浓度不抑制细胞色素 CYP3A4、2C9、1A2、2A6、2C19 或 2D6。

在健康成人中，孟鲁司特的平均血浆清除率为 45ml/min。口服同位素标记的孟鲁司特后，在随后 5 天采集的大便中检测出 86% 的放射活性，尿中检出量 <0.2%。结合孟鲁司特口服生物利用度考虑，孟鲁司特及其代谢物几乎全部经由胆汁排泄。在健康青年中进行的多个研究显示，孟鲁司特平均血浆半衰期为 2.7～5.5 小时。每天一次服用 10mg 孟鲁司特，血浆中只有极少量的原药积聚，因此老年人、肾功能不全的患者或轻至中度肝功能不全的患者无需调整剂量。

【不良反应】 皮肤及皮肤附件 皮肤和皮下组织紊乱：血管性水肿、挫伤、结节性红斑、瘙痒、皮疹、荨麻疹。

肌肉骨骼系统 肌肉骨骼和结缔组织紊乱：关节痛、包括肌肉痉挛的肌痛。

神经系统 神经系统紊乱：眩晕、嗜睡、感觉异常/触觉减退及罕见的癫痫发作。

精神系统 精神系统紊乱：包括攻击性行为或敌对性的兴奋、焦虑、抑郁、夜梦异常、幻觉、失眠、易激惹、烦躁不安、梦游、自杀的想法和行为(自杀)、震颤。

胃肠道 胃肠道紊乱：腹泻、消化不良、恶心、呕吐。

心血管系统 心脏紊乱：心悸。

肝胆 肝胆紊乱：ALT 和 AST 升高、非常罕见的肝炎（包括胆汁淤积性，肝细胞和混合型肝损害）。

血管，出血及凝血 血液和淋巴系统紊乱：出血倾向增加，血小板减少症。

呼吸系统 呼吸，胸腔和纵隔系统紊乱：鼻衄。

尿路系统 肾和泌尿系统：儿童遗尿症（偶见）。

用药部位 给药部位情况：水肿、发热。

免疫系统和感染 包括过敏反应的超敏反应，十分罕见的肝脏嗜酸性粒细胞浸润；上呼吸道感染。

其他 其他紊乱：衰弱/疲劳。

【禁忌证】 对本品中任何成分过敏者禁用。

【注意事项】 (1)哺乳期妇女慎用。

(2)与皮质类固醇制剂合用时，不应骤然使用本药取代吸入或口服皮质类固醇制剂。

(3)口服本药治疗急性哮喘发作的疗效尚未确定，故本药单用不适于治疗急性哮喘发作。

(4)少数患者有睡眠异常、兴奋及皮疹等。

【药物相互作用】 (1)在推荐治疗剂量下，孟鲁司特与下列药物不存在临床意义的药代动力学相互作用：茶碱、泼尼松、泼尼松龙、口服避孕药(炔雌醇/炔诺酮)、特非那丁、地高辛和华法林。

(2)在合并使用苯巴比妥的患者中，孟鲁司特的血药浓度-时间曲线下面积(AUC)减少大约40%。但是不推荐调整本品的使用剂量。

(3)体外试验表明孟鲁司特是CYP2C8的抑制剂。然而，一项关于孟鲁司特和罗格列酮(一种主要通过CYP2C8代谢的典型探测底物)药物相互作用的临床研究数据表明，孟鲁司特在体内对CYP2C8没有抑制作用。因此认为孟鲁司特不会对通过这种酶代谢的药物(例如：紫杉醇、罗格列酮、瑞格列奈)产生影响。

(4)一项涉及孟鲁司特和吉非贝齐(CYP2C8和CYP2C9强抑制剂)的药物相互作用临床研究证明，合用吉非贝齐使孟鲁司特的AUC增加4.4倍。CYP3A4强抑制剂伊曲康唑，与吉非贝齐和孟鲁司特同时合用不会进一步增加孟鲁司特的AUC。提示伊曲康唑和孟鲁司特不存在药动学的相互作用。考虑到此前成人研究中使用了大于10mg剂量(例如连续22周给予成人患者200mg/d的剂量，以及连续约1周给予最高900mg/d的剂量)，没有观察到有临床意义的安全性事件。因此认为吉非罗齐对孟鲁司特AUC的影响不具有临床意义。推测其他CYP2C8抑制剂如甲氧苄啶与孟鲁司特合用也不存在临床意义的相互作用。

【用法与用量】 成人 口服一次10mg，一日1次，哮喘病人应在睡前服用。过敏性鼻炎病人可根据自身的情况在需要时间服药。同时患有哮喘和过敏性鼻炎的病人应每晚用药一次。

儿童 ①1～2岁：一次4mg口服颗粒一袋，一日1次；2～5岁哮喘患者和(或)2～5岁过敏性鼻炎患者，一次4mg口服颗粒一袋，一日1次。②2～5岁哮喘和(或)过敏性鼻炎儿童患者：每日一次，每次一片(4mg)。③6～14岁哮喘和(或)过敏性鼻炎儿童患者：每日一次，每次一片(5mg)。④15岁及15岁以上：口服一次10mg，一日1次。

【制剂与规格】 孟鲁司特钠咀嚼片：(1)4mg(以孟鲁司特计)；(2)5mg(以孟鲁司特计)。

孟鲁司特钠片：10mg(以孟鲁司特计)。

孟鲁司特钠颗粒：0.5g:4mg(以孟鲁司特计)。

扎 鲁 司 特 [医保(乙)]
Zafirlukast

【适应证】 成人及12岁以上儿童支气管哮喘的长期治疗与预防。

【药理】 (1)药效学 扎鲁司特能特异性拮抗引起气道超敏反应的白三烯受体，预防白三烯所致的血管通透性增加、气道水肿和支气管平滑肌收缩，抑制嗜酸性粒细胞、淋巴细胞的升高，减少因肺泡巨噬细胞刺激所产生的过氧化物，从而减轻气管收缩和炎症反应，减轻哮喘症状，减少哮喘发作及夜间憋醒次数，减少 β_2 受体激动药的使用，改善肺功能。

扎鲁司特还能抑制各种刺激(如二氧化硫、运动和冷空气)引起的支气管痉挛，降低各种抗原(如花粉、动物皮屑、豚草和混合抗原)引起的速发性及迟发性反应，能预防运动和过敏原引起的哮喘发作。

(2)药动学 口服吸收良好，约3小时后达到血药浓度峰值，血浆蛋白结合率为99%。扎鲁司特主要在肝脏代谢，消除半衰期约为10小时。经尿排泄量占口服剂量的10%，粪便排泄量占89%。

正常人群和肾损害患者药代动力学过程无显著差异。老年人和酒精性肝硬化稳定期患者服用同等剂量时，其血药浓度-时间曲线下面积(AUC)较正常者增加2倍。与食物同服时大部分患者的生物利用度降低，其降幅可达40%。动物实验显示有少部分药物通过胎盘屏障，在乳汁中也有低浓度的药物分布。

【不良反应】 神经系统 头痛。

胃肠道 胃肠道反应。

呼吸系统 咽炎，鼻炎。

皮肤及皮肤附件 皮疹，水疱，荨麻疹，挫伤。

神经系统 神经性水肿。

其他 变态反应。

免疫系统 过敏反应。

【禁忌证】 对本药过敏者禁用。

【注意事项】 (1)食物可降低扎鲁司特的生物利用度，建议空腹服用。

(2)扎鲁司特不能解除急性哮喘发作时的支气管痉挛，需要其他治疗哮喘急性发作药物。但是急性发作期仍然可以继续使用扎鲁司特。

(3)不宜用扎鲁司特突然取代吸入或口服的糖皮质激素。

(4)极少数情况下，服用扎鲁司特会出现系统性嗜酸性粒细胞增多，临床表现为系统性脉管炎，与Churg-Strauss综合征临床特点一致。这类事件通常与减少口服激素的用量有关。

(5)肝功能损害者慎用，不推荐用于肝硬化病人。扎鲁司特治疗期间，血清氨基转移酶有可能升高，通常短暂而无症状，但可能是肝毒性的早期表现。肝功能不全的症状或体征(如厌食、恶心、呕吐、右上腹疼痛、肝肿大及黄疸)出现时，应该立即监测血清氨基转移酶，尤其是 ALT。

(6)扎鲁司特能经母乳排泄，故哺乳妇女不宜服用。

(7)动物试验证明扎鲁司特不影响生育能力，无致畸作用和对胎儿的毒性作用。然而，尚未研究妊娠妇女服用的安全性，故妊娠期持续用药应权衡利弊。

【药物相互作用】 (1)与阿司匹林合用，可使本药的血浆浓度升高约 45%，但没有引起相应临床效应。

(2)与华法林合用导致最大凝血酶原时间延长约 35%，可能是扎鲁司特抑制 CYP2C9 所致，应密切监测凝血酶原时间。

(3)与红霉素合用使扎鲁司特血浆浓度降低约 40%；与茶碱合用使扎鲁司特血药浓度降低约 30%，但对于茶碱血药浓度无显著影响(在上市后监测中有极少数患者合用扎鲁司特后出现茶碱水平升高)；与特非那丁合用能使扎鲁司特 AUC 减少 54%，但对特非那丁血药浓度无影响。认为这些药物相互作用不具有临床意义。

(4)与口服避孕药同服时未见不良药物相互作用。

(5)与吸入糖皮质激素、吸入和口服支气管扩张剂、抗生素和抗组织胺等药合用时未见不良药物相互作用。

【给药说明】 因为食物能降低扎鲁司特的生物利用度，应避免进食时服用。

【用法与用量】 成人 起始剂量，一次 20mg，一日 2 次。一般维持剂量，一次 20mg，一日 2 次，剂量可逐步增加至最大量，一次 40mg，一日 2 次。

儿童 12 岁及以上儿童，用量同成人。

老年人 老年人起始剂量为一次 20mg，一日 2 次，然后根据临床反应调整剂量。

肾损伤 肾功能不全者不需调整剂量。参见 12 岁及以上儿童和成人的用法用量。

肝损伤 肝功能不全患者起始剂量为一次 20mg，一日 2 次，然后根据临床反应调整剂量。

【制剂与规格】 扎鲁司特片：(1)20mg；(2)40mg。

色甘酸钠 [药典(二)；医保(乙)]
Sodium Cromoglicate

【适应证】 色甘酸钠气雾剂用于预防和治疗支气管哮喘。色甘酸钠滴鼻液用于防治过敏性鼻炎。

【药理】 (1)药效学 色甘酸钠稳定肥大细胞的细胞膜，阻止肥大细胞脱颗粒，从而抑制组胺、5-羟色胺、慢反应物质等过敏反应介质的释放，进而阻抑过敏反应介质对组织的不良作用。其抑制过敏反应介质释放的作用，可能是通过抑制细胞内环磷腺苷磷酸二酯酶

(cAMP-PDE)，使细胞内环磷腺苷(cAMP)浓度增加，阻止钙离子内流进入肥大细胞内，阻止含有过敏反应介质的颗粒释放。

(2)药动学 色甘酸钠气雾剂吸入后约有 8%~10% 进入肺内，经支气管和肺泡吸收。$t_{1/2}$ 为 80 分钟。色甘酸钠以原型排泄，其中 50%通过肾脏排泄，50%通过胆汁，体内无蓄积。色甘酸钠口服生物利用度差，仅能吸收 0.5%。滴鼻液无药动学研究资料。

【不良反应】 (1)气雾剂：偶有排尿困难；喷雾吸入可致刺激性咳嗽。

(2)滴鼻剂：可见鼻刺痛、烧灼感、喷嚏、头痛、嗅觉改变，罕见鼻出血、皮疹等过敏反应。

【禁忌证】 对本品及赋形剂过敏者禁用。

【注意事项】 (1)色甘酸钠气雾剂

①由于本品系预防性地阻断肥大细胞脱颗粒，而非直接舒张支气管，因此对于支气管哮喘病例应在发病季节之前 2~3 周提前用药。

②极少数人在开始用药时出现哮喘加重，此时可先吸入少许扩张支气管的气雾剂，如沙丁胺醇。

③不要中途突然停药，以免引起哮喘复发。

④肝肾功能不全者慎用。

⑤本品起效较慢，需连用数日甚至数周后才起作用，故对正在发作的哮喘无效。

(2)色甘酸钠滴鼻液

①使用后应将瓶盖盖好，避免瓶口污染。

②用药前应清洁鼻腔。

③如出现不良反应，立即停药，并咨询医师或药师。

④当本品性状发生改变时禁用。

⑤儿童必须在成人监护下使用。

【用法与用量】 (1)气雾剂 喷吸前先摇匀液体。成人，一次 3.5~7mg，每日 3~4 次。

(2)滴鼻液 滴鼻。成人一次 5~6 滴，一日 5~6 次；儿童一次 2~3 滴，一日 3~4 次。对于季节性患者，在易发季节应提前 2~3 周使用。

【制剂与规格】 色甘酸钠气雾剂：14g:0.7g，每揿含色甘酸钠 3.5mg。

色甘酸钠滴鼻液：10ml:0.2g。

富马酸酮替芬 [药典(二)；医保(乙)]
Ketotifen Fumarate

【适应证】 用于过敏性鼻炎，过敏性支气管哮喘。

【药理】 (1)药效学 本品兼有组胺 H_1 受体拮抗作用和抑制过敏反应介质释放作用，不仅抗过敏作用较强，

且药效持续时间较长，可用来预防各种支气管哮喘发作。

（2）药动学　口服经胃肠道可迅速完全地被吸收。半衰期（$t_{1/2}$）<1 小时。当其血药浓度达到 100～200μg/ml 时，75%与蛋白结合。在猴试验中，1/3～1/2 药量由尿排泄，其余由粪便排出。

【不良反应】　神经系统　常见嗜睡，夜间服用嗜睡反应较少，偶见头晕目眩、头痛。

胃肠道　恶心等胃肠道反应。

其他　常见有倦怠口干，偶见迟钝及体重增加。

【注意事项】　本品性状发生改变时禁止使用。

如正在使用其他药品，使用本品前请咨询医师或药师。

儿童　儿童用量请咨询医师或药师，请将本品放在儿童不能接触的地方，儿童必须在成人监护下使用。

高空作业　服药期间不得从事高空作业。

司机驾驶　服药期间不得驾驶机、车、船。

机械操作　服药期间不得进行机械作业或操作精密仪器。

妊娠　慎用。

交叉过敏反应　对本品过敏者禁用，过敏体质者慎用。

【药物相互作用】　（1）与多种中枢神经抑制剂或酒精并用，可增强本品的镇静作用，应予避免。

（2）不得与口服降血糖药并用。

（3）如与其他药物同时使用可能会发生药物相互作用，详情请咨询医师或药师。

【用法与用量】　成人　口服，一次 1mg，早晚各服 1 次。

儿童　口服，3 岁以上，一次 0.5～1mg，一日 1～2 次。

【制剂与规格】　富马酸酮替芬分散片：1mg。

富马酸酮替芬片：1.38mg（相当酮替芬 1mg）。

其余参阅第十四章第三节。

盐酸二氧丙嗪 [药典(二)；医保(乙)]
Dioxopromethazine Hydrochloride

【适应证】　①镇咳、平喘。②荨麻疹、皮肤瘙痒症等。

【药理】　（1）药效学　本品具有较强的镇咳作用，并具有抗组胺、解除平滑肌痉挛、抗炎和局部麻醉作用。

（2）药动学　镇咳作用出现于服药后的 30～60 分钟，持续 4～6 小时或更长。

【不良反应】　常见的不良反应为困倦、乏力等。

【禁忌证】　高空作业及驾驶车辆、操纵机器者禁用。

【注意事项】　（1）治疗量与中毒量接近，不得超过极量。

（2）癫痫、肝功能不全者慎用。

（3）经过致畸研究，本品对胎儿无伤害。

【给药说明】　6 岁以下儿童慎用。6 岁以上儿童酌情减量。

【用法与用量】　（1）盐酸二氧丙嗪片　口服。成人常用量：一次 5～10mg，一日 3 次。极量：一次 10mg，一日 30mg。

（2）盐酸二氧丙嗪栓　直肠给药。①成人：一次 10mg，一日 2 次。②儿童：6 个月～1 岁，一次 2.5mg（1 粒），一日 2 次；1～6 岁，一次 2.5～5mg（1～2 粒），一日 2 次；6～12 岁，一次 5mg（2 粒），一日 2 次；>12 岁，同成人。

【制剂与规格】　盐酸二氧丙嗪片：5mg。

盐酸二氧丙嗪颗粒：（1）1.5mg；（2）3g:1.5mg。

盐酸二氧丙嗪栓：（1）2.5mg；（2）10mg。

布地奈德福莫特罗 [医保(乙)]
Budesonide and Formoterol Fumarate Powder for Inhalation

【成分】　本品为复方制剂，其组分为布地奈德和富马酸福莫特罗。

【适应证】　①哮喘：适用于需要联合应用吸入皮质激素和长效 β_2 受体激动剂的哮喘病人的常规治疗：吸入皮质激素和"按需"使用短效 β_2 受体激动剂不能很好地控制症状的患者；或应用吸入皮质激素和长效 β_2 受体激动剂，症状已得到良好控制的患者。

②慢性阻塞性肺疾病（慢阻肺，COPD）：本品适用于使用支气管扩张剂后 FEV1<70%预计正常值的慢阻肺、慢性支气管炎及肺气肿患者，也用于使用支气管扩张剂治疗仍有急性加重史的患者的对症治疗。

【药理】　（1）药效学　本品含有福莫特罗和布地奈德两种成分，通过不同的作用模式在减轻哮喘加重方面有协同作用。两种成分的作用机制分别如下：①布地奈德是糖皮质激素，可减轻哮喘症状，阻缓病情加重。吸入布地奈德的严重不良反应比全身性应用少。布地奈德抗炎作用的详细机制尚不清楚。②福莫特罗是一个选择性 β_2 肾上腺素受体激动剂，具有舒张支气管平滑肌，缓解支气管痉挛的作用。支气管扩张作用与剂量相关，1～3 分钟内起效，单剂量至少可维持 12 小时。

（2）药动学　吸入布地奈德吸收迅速并在 30 分钟内达血药浓度峰值。布地奈德通过都保吸入后在肺内的沉积均值为输出剂量的 32%～44%。全身生物利用度大约为输出剂量的49%。同样剂量下（80μg/4.5μg），6～16岁的儿童肺部沉积率的范围和成人一致，产生的血浆浓度未确定。吸入福莫特罗吸收迅速并在10分钟内达血药浓度峰值。福莫特罗通过都保吸入后在肺内的沉积均值为输出剂量的28%～49%。全身生物利用度大约为输出剂量的61%。

福莫特罗和布地奈德的血浆蛋白结合率大约分别为50%和90%，分布容积分别为4L/kg和3L/kg。福莫特罗通过结合反应失活（可形成活性氧位去甲基和去甲酰代谢产物，但它们主要见于无活性的结合物）。布地奈德在通过肝脏的首过代谢中大约90%生物转化为低糖皮质激素活性代谢物。主要代谢产物6-β-羟-布地奈德和16-α-羟-泼尼松龙的糖皮质激素，活性不到布地奈德的1%。

大部分福莫特罗通过肝代谢转化并通过肾清除。吸入福莫特罗后，8%～13%的药物以原型从尿排出。福莫特罗的全身清除率高（大约1.4L/min），其终末清除半衰期平均为17小时。布地奈德主要通过CYP3A4催化代谢后清除。布地奈德的代谢产物以游离的或结合的形式经尿排泄。尿液中检测到的布地奈德原型几乎可以忽略。布地奈德的全身清除率高（大约1.2L/min），静脉给药后的血浆清除半衰期约4小时。

【不良反应】 神经系统 常见头痛、震颤。

心血管系统 常见心悸，偶见心动过速。

呼吸系统 常见轻度喉部刺激、咳嗽、声音嘶哑。常见口咽部念珠菌感染，肺炎（针对慢阻肺患者）。

肌肉骨骼系统 偶见肌肉痉挛。

精神异常 偶见攻击行为、精神运动功能亢进、焦虑、睡眠障碍。

【禁忌证】 对布地奈德、福莫特罗或吸入乳糖（含少量牛乳蛋白质）有过敏反应的患者禁用。

【注意事项】 ①运动员慎用；②在停用本品时需要逐渐减少剂量。不能突然停止使用；③应提醒患者即便无症状时，也应按处方要求吸入维持剂量的本品；④不能在哮喘急性发作、症状明显加重或急性恶化的时候开始本品治疗；⑤使用本品治疗时可能出现严重的哮喘相关的不良事件和哮喘急性发作。如果开始使用本品后，哮喘症状未得到控制或出现加重，应要求患者及时就医；⑥和其他吸入治疗一样，可发生反常的支气管痉挛现象；⑦任何吸入皮质激素都可发生全身作用。对于长期使用皮质激素的儿童和青少年，要密切随访其生长状况。假如生长变缓，为减少可能的全身效应风险，应重新评估治疗剂量，将吸入皮质激素调节至最小有效维持剂量；⑧对于那些同时存在其他导致骨质疏松危险因素的患者，长期高剂量使用本品时，应该考虑对骨密度的潜在影响；⑨如果有任何理由怀疑在过去使用全身皮质激素造成了肾上腺皮质功能损害，那么在换用本品治疗时应慎重。

【药物相互作用】 （1）药代动力学的相互作用 布地奈德体内经CYP3A4代谢，伊曲康唑、利托那韦等CYP3A4强抑制剂可能会增加血浆布地奈德水平。尽量避免同时使用这些药物，除非获益大于风险。如果病人正在使用CYP3A4强抑制剂，不推荐使用本品的维持、缓解治疗。

（2）药效学的相互作用 ①受体拮抗剂能减弱或抑制福莫特罗的作用，本品不应与β受体拮抗剂（包括滴眼液）一起使用，除非有充足的理由。②同时与奎尼丁、丙吡胺、普鲁卡因胺、吩噻嗪、抗组胺药（特非那丁）、单胺氧化酶抑制剂和三环类抗抑郁药使用可延长Q-T间期，增加室性心律不齐的危险。左旋多巴、左甲状腺素、缩宫素和酒精也可损害心脏对β-拟交感神经药的耐受性。同时与单胺氧化酶抑制剂合用，包括特性相似的物质，如呋喃唑酮和丙卡巴肼，可能会突然引起高血压反应。③患者同时接受氟烷等麻醉时，发生心律不齐的危险增高。④同时使用其他β肾上腺素药物有潜在的协同作用。⑤对于正在使用洋地黄毒苷的病人，低钾血症可使其发生心律失常的可能性增加。

【用法与用量】 （1）本品应个体化用药，并根据病情的严重程度调节剂量。如果患者所需联合治疗的剂量超出了复方制剂的范围，则应单独给予适当剂量的β受体激动剂和（或）皮质激素的单药吸入制剂。本品剂量应逐渐减到能有效控制病人哮喘症状的最小剂量。若使用最小推荐量后能长期控制症状，下一步则需要考虑尝试单独使用吸入皮质激素。

（2）对于本品，有两种使用方法：

①维持治疗：本品仅作为常规维持治疗，另配快速起效的支气管扩张剂作为缓解药。成年人（18岁和18岁以上）：每次1～2吸，一日2次，有些病人可能需要使用量达到每次4吸，一日2次。青少年（12～17岁）：每次1～2吸，一日2次。儿童（6～12岁）：每次2吸，一日2次。在常规治疗中，当一日2次剂量可有效控制症状时，应逐渐减少剂量至最低有效剂量，甚至一日1次给予本品。低于6岁的儿童：不推荐低于6岁的儿童使用本品。

②维持、缓解治疗：病人除了按日常维持剂量使用外，对于哮喘控制不佳和过于频繁地使用缓解药物和既往有哮喘加重的患者，还可在症状加重时按需使用本品，

用于缓解治疗。成人(18 岁和 18 岁以上):推荐的维持剂量为每天 2 吸,可以早晚各吸入 1 吸,也可以在早上或晚上一次吸入 2 吸。在有症状出现的情况下,额外吸入 1 吸。如果在使用几分钟后,症状仍然没有得到缓解,需再另加 1 吸。任何一次加重情况下,(使用本品缓解治疗)都不能连续超过 6 吸。每日总剂量通常不需要超过 8 吸,但可暂时使用到 12 吸。如果患者使用了适当的维持剂量并增加了按需用药 3 天后仍不能控制症状加重,强烈建议患者就诊,评估症状持续的原因。18 岁以下的儿童及青少年:不建议儿童和青少年按此方法使用本品。

(3) 老年患者不需要调整剂量。

(4) 尚无肝肾功能损害的患者使用本品的资料。因为布地奈德和福莫特罗主要通过肝脏代谢清除,故严重肝硬化患者的药物暴露量估计会增加。

(5) 正确使用都保吸入装置。

【制剂与规格】 布地奈德福莫特罗吸入粉雾剂:(1) 每支 60 吸,每吸含布地奈德 160μg 和富马酸福莫特罗 4.5μg;(2) 每支 60 吸,每吸含布地奈德 80μg 和富马酸福莫特罗 4.5μg。

沙美特罗替卡松 [医保(乙)]

Salmeterol Xinafoate and Fluticasone Propionate Powder for Inhalation

【成分】 本品为复方制剂,其组分为沙美特罗(以昔萘酸盐形式)和丙酸氟替卡松。

【适应证】 ①哮喘:本品以联合用药形式(支气管扩张剂和吸入糖皮质激素)用于可逆性阻塞性气道疾病的规则治疗,包括成人和儿童哮喘。这可包括:接受有效维持剂量的长效受体激动剂和吸入性糖皮质激素治疗的患者。目前使用吸入性糖皮质激素治疗但仍有症状的患者。接受支气管扩张剂规则治疗但仍然需要吸入性糖皮质激素的患者。②慢性阻塞性肺疾病:本品适用于 FEV1<60% 正常预计值(使用支气管扩张剂前)、有反复急性加重病史且使用常规支气管扩张剂治疗后仍有显著症状的 COPD 患者的对症治疗,包括慢性支气管炎及肺气肿的常规治疗。

【药理】 (1) 药效学 本品为昔萘酸沙美特罗与丙酸氟替卡松组成的复方制剂。沙美特罗是选择性长效 β_2 肾上腺素受体激动剂(LABA),可抑制人肺部肥大细胞炎性介质(如组胺、白三烯和前列腺素 D_2)的释放,可持久扩张支气管。沙美特罗还具有非支气管扩张剂的药理活性,单剂吸入后能长效抑制人体吸入过敏原后的速发与

迟发过敏反应,降低气道的高反应性。丙酸氟替卡松是合成的甾体类皮质类固醇激素,吸入给药后可作用于多种炎性细胞和炎性介质,具有肺部抗炎作用,能改善哮喘症状和控制症状恶化。

(2) 药动学 ①沙美特罗/丙酸氟替卡松:健康成年受试者给予本品后,丙酸氟替卡松会在 1~2 小时后达到血药峰浓度,而沙美特罗的血药峰浓度约在 5 分钟后达到。丙酸氟替卡松的终末半衰期平均为 5.33~7.65 小时。没有沙美特罗终末半衰期的报道。

在 4~11 岁哮喘患儿中进行的一项临床试验中,61 位患者每天两次使用准纳器给予 50μg 和 100μg 丙酸氟替卡松吸入干粉后 20~40 分钟,丙酸氟替卡松的血药浓度很低,其中 80% 的血样未检测到,20% 的血样中最高血药浓度为 88pg/ml。50μg 和 100μg 剂量水平的丙酸氟替卡松平均血药峰浓度分别为 5~8pg/ml。

②沙美特罗:沙美特罗在肺局部起作用,因此血浆水平并不作为治疗指标。另外,吸入治疗剂量后的药物血药浓度很低(约 200pg/ml 或更低),检测血浆中的药物有技术上的困难。常规使用沙美特罗后,可在体循环中监测到羟萘甲酸,其稳态浓度达到约 100ng/ml。这样的浓度比毒性研究时观察到的稳态水平要低 1000 倍以上。吸收:因为治疗剂量很小,在吸入推荐剂量(每天 2 次的沙美特罗吸入干粉 50μg)的沙美特罗后,血药浓度很低,平均峰浓度是在 20 分钟时达 167pg/ml,重复给药时,并无蓄积。分布:在体外,沙美特罗与血浆蛋白质的结合率平均为 96%。代谢:沙美特罗主要通过羟基化代谢,随后主要经粪便排除。在尿或粪便中,未发现明显数量的原型沙美特罗。排出:2 个健康成年受试者经口接受放射标记的沙美特罗 1mg,7 天内分别约有 25% 和 60% 放射标记的沙美特罗通过尿或粪便排出。终末清除半衰期约是 5.5 小时。

③丙酸氟替卡松:吸收:丙酸氟替卡松局部作用于肺部,因此血浆水平不能预测其治疗作用。对标记的和未标记药物,使用口服剂量的研究显示,由于肠道的不完全吸收和肝首过效应,丙酸氟替卡松口服的生物利用度可忽略不计(<1%)。相反,吸入的丙酸氟替卡松大部分被全身吸收。分布:静脉给药后,丙酸氟替卡松出现迅速的起始处置相,这与它的高脂溶性和组织结合率相一致。其分布容量为 4.2L/kg。丙酸氟替卡松与人血浆蛋白平均结合率为 91%,与人糖皮质激素传递蛋白无明显结合。代谢:丙酸氟替卡松的总体清除率高(平均为 1093ml/min),肾清除率所占比例低于总体清除率的 0.02%。人体中发现的唯一循环代谢物是通过 CYP3A4

途径形成的丙酸氟替卡松 17β-羧酸衍生物，药理学活性可忽略不计。排出：静脉给药后，丙酸氟替卡松终末清除半衰期约为 7.8 小时。放射标记的口服剂量中，低于 5% 以代谢物形式经尿液排泄，而剩下部分经粪便以代谢物和母药形式排泄。

【不良反应】　神经系统　头痛十分常见，偶见震颤。

精神系统　偶见焦虑、睡眠障碍。

代谢及营养　偶见高血糖。

内分泌系统　偶见白内障，罕见青光眼。

心血管系统　心悸，心动过速。

呼吸系统　常见口腔及喉部念珠菌病，喉部刺激，声嘶，发声困难，呼吸困难。

免疫系统及感染　常见口咽部念珠菌病、肺炎（COPD 患者）。

肌肉骨骼系统　常见肌肉痉挛、关节痛。

【禁忌证】（1）对本品中任何成分或赋形剂有过敏史者禁用。

（2）氢氧化乳糖为本品的赋形剂（其中含有乳蛋白），对牛奶过敏的患者禁用。

【注意事项】（1）本品不适用于缓解哮喘急性发作，缓解哮喘急性发作需要使用快速短效的支气管扩张剂（如沙丁胺醇），应建议患者随时携带能够快速缓解哮喘急性发作的药物。

（2）免疫抑制：与所有吸入性皮质类固醇类药物一样可能增加感染（如肺炎）的风险。活性和非活性肺结核及呼吸道真菌、病毒及其他感染患者慎用本品。如明确有以下疾病，应谨慎使用吸入性糖皮质激素：未治疗的全身性真菌、细菌、病毒或寄生虫感染及眼部单纯疱疹。

（3）对心血管的影响：对拟交感胺类有异常反应的患者慎用。所有拟交感神经兴奋性药物，特别是服用剂量较高时，均可能导致心血管系统反应，如收缩压升高和心率加快。

（4）低血钾和高血糖：所有拟交感神经兴奋性药物，特别是服用剂量较高时，均可能出现一过性血钾水平降低。因此有低血钾倾向的患者应谨慎使用本品。因有非常罕见血糖水平增高的报道，有糖尿病史的患者应慎用。

（5）矛盾性支气管痉挛：与其他吸入治疗一样，用药后可能出现支气管异常痉挛并立即出现喘鸣加重。应立即用快速短效的吸入性支气管扩张剂进行治疗，同时应立即停用沙美特罗/丙酸氟替卡松准纳器，并对患者进行评估，如果必要，选择其他治疗。

（6）嗜酸性粒细胞增多症：有患者在使用丙酸氟替卡松吸入剂时出现全身性嗜酸性粒细胞增多症。部分患者出现血管炎的临床特征，符合通常需用全身性糖皮质激素治疗而出现的 Churg-Strauss 综合征的表现。需要警惕患者中出现的嗜酸性细胞增多症、血管炎、肺部症状恶化、心脏并发症和（或）神经病变。

（7）骨密度降低：某些患者存在骨矿物质含量降低的主要风险因素，如吸烟、老龄、久坐、营养不良、有骨质疏松症家族史或长期服用可能降低骨量的药物（例如糖皮质激素），本品可能对其造成额外的风险。由于慢性阻塞性肺疾病患者经常存在多种降低骨密度的风险因素，因此建议测量骨密度，包括本品使用前及使用后的定期骨密度测量。如发现患者骨密度明显降低，而本品对慢性阻塞性肺疾病的治疗非常重要，则应强烈推荐使用药物治疗或预防骨质疏松症。

（8）对生长的影响：当儿童患者应用吸入性皮质类固醇时可能导致生长速度减慢。建议长期接受吸入性糖皮质激素治疗的儿童定期检查身高。

（9）青光眼和白内障：已有报道显示，长期使用吸入性糖皮质激素，包括丙酸氟替卡松治疗哮喘及慢性阻塞性肺疾病后出现青光眼、眼内压增加和白内障；因此应考虑定期进行眼科检查。

（10）其他：甲状腺功能亢进的患者慎用本品。运动员慎用。本品含有 12.5mg/剂的乳糖，这一数值通常对乳糖不耐受的人群来说没有问题。

【药物相互作用】（1）本品曾与常用于哮喘或 COPD 患者的其他药物（包括短效 β$_2$ 肾上腺素受体激动剂、甲基黄嘌呤和经鼻吸入糖皮质激素）联合使用，无药物不良相互作用。

（2）单胺氧化酶抑制剂和三环抑制剂：当患者在使用单胺氧化酶抑制剂或三环类抑制剂治疗时使用本品应非常谨慎，在停用这些药物的 2 周内使用本品也应非常谨慎。因为沙美特罗对血管系统的影响可能被这类药物加强。

（3）肾上腺素受体拮抗剂：肾上腺素受体拮抗剂不仅阻滞 β 肾上腺素受体激动剂（如沙美特罗）的肺部作用，而且可能使哮喘患者产生严重的支气管痉挛。因此，哮喘患者一般不应使用 β 肾上腺素受体拮抗剂或谨慎选用 β$_1$ 肾上腺素受体拮抗剂。

（4）利尿剂：肾上腺素受体激动剂可能急剧加重排钾利尿剂（如袢利尿剂或噻嗪类利尿剂）引起的心电图变化和（或）低钾血症，尤其是当超过推荐剂量时。建议谨慎联合使用 β 肾上腺素受体激动剂和排钾利尿剂。

（5）CYP3A4 抑制剂：丙酸氟替卡松是 CYP3A4 酶的底物，利托那韦（CYP3A4 强抑制剂）能显著升高丙酸氟替卡松的血药浓度,导致皮质醇全身性反应,包括库欣综合征和肾上腺功能抑制。因此不推荐同时使用丙酸氟替卡松和利托那韦。

【用法与用量】 本品只供经口吸入使用。

(1)哮喘 应将剂量逐渐调整至能有效控制哮喘的最低维持剂量。如果每天 2 次使用最低维持剂量可以维持哮喘控制,那么下一步可以尝试单用吸入糖皮质激素进行治疗。在每日 1 次用药情况下,对于经常在夜间出现症状的患者,应在晚上吸入本品;对于经常在日间出现症状的患者,应在早晨吸入本品。应该根据患者病情的严重程度给予含有合适剂量丙酸氟替卡松的本品。在对哮喘患者疗效相等的情况下,100μg 丙酸氟替卡松约等效于 200μg 二丙酸倍氯米松(含 CFC)或布地奈德。

推荐剂量:①成人和 12 岁及 12 岁以上的青少年:每次 1 吸(50μg 沙美特罗和 100μg 丙酸氟替卡松),每日 2 次;或每次 1 吸(50μg 沙美特罗和 250μg 丙酸氟替卡松),每日 2 次;或每次 1 吸(50μg 沙美特罗和 500μg 丙酸氟替卡松),每日 2 次。②4～11 岁儿童:每次 1 吸(50μg 沙美特罗和 100μg 丙酸氟替卡松),每日 2 次。③尚无 4 岁以下儿童使用本品的资料。④特殊患者群体:老年人或肾功能受损的患者无需调整剂量。

(2)慢性阻塞性肺疾病 根据病情的严重程度,在医生的指导下使用:①成人每次 1 吸(50μg 沙美特罗和 500μg 丙酸氟替卡松),每日 2 次。②特殊患者群体:老年人或肾功能受损的患者无需调整剂量。

【制剂与规格】 沙美特罗替卡松粉吸入剂:(1)50μg/100μg;(2)50μg/250μg;(3)50μg/500μg。

沙美特罗替卡松吸入气雾剂:(1)25μg/50μg;(2)25μg/125μg;(3)25μg/250μg。

复方异丙托溴铵 [医保(乙)]
Compound Ipratropium Bromide

【成分】 复方制剂,其组分为异丙托溴铵和硫酸沙丁胺醇。

【适应证】 本品适用于需要多种支气管扩张剂联合应用的病人,用于治疗气道阻塞性疾病有关的可逆性支气管痉挛。

【药理】 (1)药效学 本品为异丙托溴铵和硫酸沙丁胺醇组成的复方制剂。①异丙托溴铵是一种具有抗胆碱能(副交感)特性的季铵化合物。非临床研究显示其通过拮抗迷走神经释放递质乙酰胆碱而抑制迷走神经反射。抗胆碱能药物可阻止乙酰胆碱和支气管平滑肌上的毒蕈碱性受体相互作用引起的细胞内 Ca^{2+} 浓度增高。吸

入异丙托溴铵有肺局部支气管扩张作用而非全身性作用。②硫酸沙丁胺醇是选择性 β_2 肾上腺素受体激动剂,作用为舒张主气管至终末细支气管呼吸道平滑肌,并拮抗支气管收缩。异丙托溴铵和硫酸沙丁胺醇联合作用于肺部的毒蕈碱和 β_2 肾上腺素受体,产生支气管扩张作用,疗效优于单药。

(2)药动学 吸入后,通常吸入剂量的 10%～39%(依赖于剂型、吸入技术和装置)沉积在肺内,而其余的递送剂量残留在喷嘴、口腔和口咽部。沉积在肺内的部分迅速(数分钟内)进入血液。残留在口咽部的有效成分逐渐被吞咽并经胃肠道吸收和直接排泄。

①异丙托溴铵:吸收:异丙托溴铵经口和吸入给药量总的生物利用度分别为 2%和 7%～9%,因此异丙托溴铵的吞咽量对全身暴露量无太大影响。分布:静脉注射异丙托溴铵后稳态时表观分布容积(V_{dss})约为 176L(=2.4L/kg)。血浆蛋白结合率低于 20%。非临床数据表明,季铵结构的异丙托溴铵不能穿过胎盘或血脑屏障。代谢:异丙托溴铵终末消除期的半衰期约为 1.6 小时,总清除率为 2.3L/min,肾脏的排泄率为 0.9L/min。静脉注射量的 60%被代谢,较大部分可能经肝脏氧化代谢。排泄:在一项质量平衡研究中,放射性标记的药物(包括母体药物和所有代谢物)的累积肾脏排泄(6 天)占静脉给药量的 72.1%,占口服给药量的 9.3%,占吸入给药量的 3.2%。经粪便排泄的总放射性物质占静脉给药量的 6.3%,占口服给药量的 88.5%,占吸入给药量的 69.4%。因此,吸入给药后放射性物质主要经粪便排泄。放射性标记的药物(包括母体药物和所有代谢物)消除半衰期为 3.6 小时。

②沙丁胺醇:吸收:经口吸入或口服的沙丁胺醇可快速完全地被吸收,且口服生物利用度约为 50%。吸入复方异丙托溴铵 3 小时内,沙丁胺醇血药浓度平均峰值达 492pg/ml。分布:沙丁胺醇的表观分布容积约为 156L(=2.5L/kg),蛋白结合率为 8%。代谢:单次吸入给药后,24 小时内约 27%的吸入剂量以原型经尿排出。终末半衰期均值约为 4 小时,平均总清除率为 480ml/min,平均肾脏排泄率为 291ml/min。沙丁胺醇体内代谢为沙丁胺醇 4-氧-硫酸盐。沙丁胺醇的 R(-)对映异构体(左旋沙丁胺醇)更易被代谢,比 S(+)对映异构体更迅速地从体内清除。排泄:静脉注射后约 24 小时完全经尿排泄出。大部分(64.2%)药物以母体化合物形式被排泄出,12.0%的药物以硫酸盐结合型经尿排泄出。口服给药后,31.8%和 48.2%分别以原型和硫酸盐结合型经尿排泄出。

【不良反应】 复方异丙托溴铵的不良反应多与抗胆

碱能和 β_2 拟交感神经药物特性有关。同其他吸入治疗一样，本品可出现局部刺激症状。临床试验报告的最常见不良反应包括：头痛、咽喉刺激、咳嗽、口干、胃肠动力障碍(包括便秘、腹泻和呕吐)、恶心和头晕。

【禁忌证】 禁用于肥厚型梗阻性心肌病、快速性心律失常的患者；禁用于已知对阿托品或其衍生物或对本品任何其他成分过敏的患者。

【注意事项】 (1)高剂量沙丁胺醇可能会加重先前存在的酮症酸中毒。因此建议酮症酸中毒患者慎用本品

(2)先前存在惊厥性疾病的患者应慎用本品

(3)尚未有效控制的糖尿病、近期发生过心肌梗死、严重的器质性心血管疾病、甲状腺功能亢进症、嗜铬细胞瘤、窄角型青光眼高危者、前列腺肥大或膀胱颈梗阻等患者应仔细权衡风险和获益后使用本品。

(4)超敏反应 使用本品后可能会出现速发型超敏反应，表现为极少数病例出现荨麻疹、血管性水肿、皮疹、支气管痉挛和口咽部水肿。

(5)矛盾性支气管痉挛 与其他吸入用药物相同，复方异丙托溴铵可能导致危及生命的矛盾性支气管痉挛。如果发生矛盾性支气管痉挛，则应当立即停止使用，并采用替代疗法治疗。

(6)眼部并发症 当雾化的异丙托溴铵单独或与肾上腺素能 β_2 受体激动剂联合使用，雾化液进入并接触患者眼睛时，有个别案例出现眼部并发症(如瞳孔散大、眼内压增高、窄角型青光眼、眼痛)。应注意避免药液或气雾进入眼睛。

(7)心血管效应 包括本品在内的拟交感神经药可能产生心血管效应。上市后数据和发表的文献表明沙丁胺醇极少导致心肌缺血发生。具有潜在严重心脏疾病(如缺血性心脏病，心律失常或严重心力衰竭)的患者使用沙丁胺醇治疗呼吸道疾病，如果出现胸痛或其他心脏疾病恶化的症状，应立即寻求医疗建议。

(8)低钾血症 潜在的严重低钾血症可能是由 β-拟交感神经药物引起的。合用黄嘌呤、类固醇或利尿剂治疗时低钾血症可能会加重，需要注意。

(9)妊娠 本品在人体妊娠期的安全性尚未确定。本品对子宫收缩的抑制作用应予以考虑。作为预防措施，建议妊娠前三个月避免使用异丙托溴铵。非临床研究显示吸入或鼻内给予明显高于人推荐剂量的异丙托溴铵时，未显示胚胎毒性或致畸性。

(10)哺乳 异丙托溴铵、硫酸沙丁胺醇及其代谢物是否通过乳汁排泌的相关数据不足。不能排除其对新生儿或婴幼儿产生的风险。应权衡母乳喂养对新生儿或婴

幼儿的受益和本品治疗对该女性的受益。

(11)生育 尚无本品对人体生育影响的研究。对于异丙托溴铵和硫酸沙丁胺醇的复方制剂或者此复方制剂的任一单一组分，目前均尚无可用的生育能力临床数据。异丙托溴铵和硫酸沙丁胺醇的非临床研究没有发现对生育的不良影响。

【药物相互作用】 (1)目前尚无本品与其他抗胆碱能药物长期合用的研究，不推荐本品与其他抗胆碱能药物长期合并使用。

(2)黄嘌呤衍生物、糖皮质激素和利尿剂可加重 β_2 受体激动剂引起的低钾血症。

(3)低钾血症可增加服用地高辛患者出现心律失常的危险，所以谨慎与地高辛联用，并监测血钾水平。

(4)合用 β 受体拮抗剂可使支气管扩张效果显著降低，必要时可以考虑合用选择性 β_1 受体拮抗剂作为替代，但使用时需谨慎。

(5)对正在接受单胺氧化酶抑制剂或三环类抗抑郁药治疗的患者，应慎用 β_2 肾上腺素能激动剂，因为 β_2 肾上腺素能激动剂作用可能因此被增强。

(6)吸入卤化羟类麻醉剂如氟烷、三氯乙烯和安氟醚可以增加 β 受体激动剂对心血管作用的易感性。

【用法与用量】 (1)溶液剂 需通过合适的雾化器或间歇正压通气机给药。成人(包括老年人)和12岁以上的青少年：①急性发作期：大部分情况下1小瓶(2.5ml)治疗剂量即能缓解症状。对于严重的病例1小瓶剂量不能缓解症状时，可使用2小瓶剂量进行治疗，但病人须尽快看医生或去就近的医院就诊。②维持治疗期：每天3～4次，每次使用1小瓶即可。

由于缺少儿童用药资料，因此本品不适用于小儿患者。

(2)气雾剂 成人(包括老年人)一次2撤，一日4次。需要时可用至最大剂量，即24小时以内12撤。若发生迅速且追加给药不能改善的呼吸困难时，应立即就诊。

【制剂与规格】 复方异丙托溴铵气雾剂：每毫升含异丙托溴铵水合物 0.42mg 和硫酸沙丁胺醇 2.4mg。

复方异丙托溴铵吸入溶液：每小瓶(2.5ml)吸入用溶液含异丙托溴铵 0.500mg(相当于异丙托溴铵水合物 0.522mg)和硫酸沙丁胺醇 3.013mg(相当于沙丁胺醇碱 2.500mg)。

复方甲氧那明[医保(乙)]
Compound Methoxyphenamine

【成分】 本品为复方制剂，其组分包括盐酸甲氧那明、那可丁、氨茶碱和马来酸氯苯那敏。

【适应证】 用于支气管哮喘和喘息性支气管炎，以及其他呼吸系统疾病引起的咳嗽、咳痰、喘息等症状。

【药理】 (1)药效学 盐酸甲氧那明可抑制支气管痉挛，缓解哮喘发作时的咳嗽。那可丁为外周性止咳药，可抑制咳嗽。氨茶碱亦可抑制支气管痉挛，还可抑制支气管黏膜肿胀，缓解哮喘发作时的咳嗽，使痰易咳出。马来酸氯苯那敏具抗组胺作用。本品的配伍不仅可以减轻咽喉及支气管炎症等引起的咳嗽，而且可缓解哮喘发作时的咳嗽，有利于排痰。

(2)药动学 无相关试验资料。

【不良反应】 偶有皮疹，皮肤发红、瘙痒、恶心、呕吐，食欲不振，眩晕，心悸及排尿困难，停药后消失。上市后有头晕、嗜睡、口干或乏力的报道。

【禁忌证】 (1)哺乳期妇女禁用。

(2)哮喘危象、严重心血管疾病患者禁用。

(3)未满8岁的儿童禁用。

【注意事项】 (1)有心脏疾患、高血压或高龄、青光眼、甲亢、排尿困难者及正在接受治疗的患者慎用。

(2)服用本品后，有时引起困倦，故不要驾驶或操作机械。

(3)用药后如果出现皮疹、发红、呕吐、食欲不振、眩晕、排尿困难等症状时，应停止服药并立即就医。

(4)发热中的儿童及有痉挛史的儿童应谨慎使用。

【药物相互作用】 (1)不要与其他镇咳药、抗感冒药、抗组胺药、镇静药联合使用。

(2)与肾上腺素类和其他交感性支气管扩张剂合用时，可导致不良反应明显增加。与某些可能影响肾功能或肝微粒体酶活性的药物如西咪替丁及某些大环内酯类抗菌药物合用时须谨慎。

【用法与用量】 15岁以上，一日3次，每次2粒，饭后口服。8岁以上15岁未满，一日3次，每次1粒。

【制剂与规格】 复方甲氧那明胶囊：本品为复方制剂，每粒胶囊中含盐酸甲氧那明12.5mg，那可丁7mg，氨茶碱25mg，马来酸氯苯那敏2mg。

乌美溴铵维兰特罗
Umeclidinium Bromide and Vilanterol Trifenatate

【成分】 本品为复方制剂，其活性成分为乌美溴铵和三苯乙酸维兰特罗。

【适应证】 适用于慢性阻塞性肺病(COPD)的长期维持治疗，一日1次用于缓解COPD患者的症状。

【药理】 (1)药效学 本品为乌美溴铵与维兰特罗组成的复方制剂。乌美溴铵是长效毒蕈碱受体拮抗剂，主要通过竞争性抑制乙酰胆碱与呼吸道平滑肌上 M_3 型毒蕈碱受体的结合而发挥支气管扩张作用。维兰特罗是选择性长效 β_2 肾上腺素受体激动剂，对细胞内腺苷酸环化酶有活化作用，该酶可催化 ATP 转化为 cAMP，升高 cAMP 水平，松弛支气管平滑肌并抑制细胞(尤其是肥大细胞)释放速发型超敏反应介质。

(2)药动学 当通过吸入途径联合使用乌美溴铵和维兰特罗时，各组分的药代动力学与各活性物质单独给药时观察到的药代动力学相似。因此，可单独考虑各组分的药代动力学。

①乌美溴铵：吸收：健康受试者吸入乌美溴铵后，5~15分钟时达到 C_{max}。吸入的乌美溴铵的绝对生物利用度平均为剂量的13%，经口腔吸收的可忽略不计。多次吸入乌美溴铵后，7~10天内达到稳态，蓄积1.5~1.8倍。分布：健康受试者静脉给药后，平均分布容积为86L。体外人血浆蛋白结合率平均为89%。代谢：体外研究表明，乌美溴铵主要通过 CYP2D6 代谢，是 P-糖蛋白(P-gp)转运体的底物。乌美溴铵的主要代谢途径是氧化(羟基化、O-脱烷基)，然后结合(葡萄苷酸化等)，产生一系列药理学活性降低或尚未确定药理学活性的代谢产物。代谢产物的全身暴露量低。排泄：静脉给药后的血浆清除率为151L/h。静脉给药后，大约放射标记剂量的58%在给药后192小时通过粪便排泄。给药后168小时，尿液中的排泄量占所给放射标记剂量的22%。表明乌美溴铵可以分泌至胆汁中。健康男性志愿者口服给药后168小时，总放射性主要(92%)通过粪便排泄，不足1%通过尿液排泄，表明经口给药后的吸收可忽略。健康受试者体内乌美溴铵的血浆清除半衰期平均为19小时。

②维兰特罗：吸收：健康受试者吸入给予维兰特罗后，5~15分钟时出现 C_{max}。吸入的维兰特罗的绝对生物利用度为27%，经口腔吸收的可忽略不计。多次吸入维兰特罗后，6天内达到稳态，蓄积最高为2.4倍。分布：健康受试者静脉给药后，稳态时的平均分布容积为165L。体外人血浆蛋白结合率平均为94%。代谢：体外研究表明，维兰特罗主要通过 CYP3A4 代谢，是 P-gp 的底物。维兰特罗的主要代谢途径是 O-脱烷基产生一系列 β_1 和 β_2 肾上腺素受体激动剂活性明显降低的代谢产物。在一项放射标记的人体研究中，经口给予维兰特罗后的血浆代谢特征符合高首过效应。代谢产物的全身暴露量低。排泄：静脉给药后维兰特罗的血浆清除率为108L/h。口服放射标记的维兰特罗后，质量平衡试验显示70%的放射标记在尿液中，30%在粪便中。维兰特罗的消除主要是通过代谢作用，然后代谢产物通过尿液和粪便排泄。

维兰特罗的血浆消除半衰期平均为 11 小时。

老年人群体药代动力学分析表明，65 岁及以上 COPD 患者与小于 65 岁的 COPD 患者的乌美溴铵和维兰特罗的药代动力学相似。

肾功能不全：给予乌美溴铵/维兰特罗（乌美溴铵剂量为推荐剂量的 2 倍，维兰特罗剂量为推荐剂量）后，重度肾功能不全患者体内没有乌美溴铵或维兰特罗全身暴露（C_{max} 和 AUC）增加的证据，并且没有重度肾功能不全患者的蛋白结合较健康受试者有所改变的证据。

肝功能不全：给予乌美溴铵/维兰特罗（乌美溴铵剂量为推荐剂量的 2 倍，维兰特罗剂量为推荐剂量）后，中度肝功能不全患者（Child-Pugh B 类）体内没有乌美溴铵或维兰特罗全身暴露（C_{max} 和 AUC）增加的证据，并且没有中度肝功能不全患者的蛋白结合较健康受试者有所改变的证据。没有在重度肝功能不全患者中对乌美溴铵/维兰特罗进行评价。

【不良反应】 神经系统 常见头痛，震颤和味觉障碍不常见。

呼吸系统 最常报告的是鼻咽炎（9%）、鼻窦炎、呼吸道感染、咳嗽、口咽疼痛、矛盾性支气管痉挛常见。

胃肠道 常见便秘和口干

皮肤及皮肤附件 皮疹，不常见。

心血管系统 心房颤动、室上性心动过速、心室自主节律、心动过速、室上性期外收缩和心悸，都不常见。

【禁忌证】 （1）对本品中活性成分或任一辅料过敏的患者禁用。

（2）严重乳蛋白过敏的患者禁用。

（3）尚未在儿科患者中建立本品的安全性和疗效，儿童禁用本品。

（4）尚未在哮喘患者中建立本品的安全性和疗效，本品禁用于治疗哮喘。

【注意事项】 （1）在 COPD 急速恶化或出现可能危及生命的发作期间不得启用本品。禁用于缓解急性症状，即作为支气管痉挛急性发作的补救治疗。

（2）本品的用药频率和剂量不得超过推荐值，不得与其他含 LABA 的药物（如沙美特罗、富马酸福莫特罗、酒石酸阿福特罗、茚达特罗）合用。

（3）与其他吸入性药物相同，本品能够引起矛盾性支气管痉挛，从而危及生命。如果在吸入本品后出现矛盾性支气管痉挛，应立即使用吸入性短效支气管扩张剂治疗。

（4）在吸入本品后可能会发生过敏反应，如速发过敏反应、血管性水肿、皮疹和荨麻疹。一旦出现上述症状

应停用本品。重度牛奶蛋白过敏患者在吸入其他含乳糖粉剂后曾报告过敏反应；因此重度牛奶蛋白过敏者禁用本品。

（5）与其他 β_2 受体激动剂一样，维兰特罗可引起部分患者出现临床显著的心血管影响，表现为脉率、舒张压和收缩压增加，或症状加重。如果出现此类反应应停用本品。曾有关于 β 受体激动剂引起心电图变化（如 Q-Tc 间期延长）的报告，心血管疾病（尤其是冠状动脉功能不全、心律失常和高血压）患者应慎用。

（6）本品有拟交感胺类药物样作用，有惊厥、甲状腺功能亢进及对拟交感胺类药物反应敏感的患者应慎用。

（7）闭角型青光眼患者应慎用本品。如果使用中出现眼睛疼痛或不适、视物模糊与结膜充血所致红眼病相关的视物光晕或有色影像、角膜水肿等，应立即停用并就医。

（8）尿潴留患者应慎用本品。如果使用中排尿困难、排尿疼痛，尤其是有前列腺肥大或膀胱颈梗阻的患者，立即停用就医。

（9）低血钾和高血糖：β 肾上腺素能激动剂可能通过细胞内分流引起部分患者出现显著的一过性血钾过低和高血糖症。

（10）尚无孕妇使用乌美溴铵/维兰特罗的数据。动物研究表明，给予维兰特罗暴露后的生殖毒性没有临床相关性。妊娠期内不宜使用乌美溴铵/维兰特罗，除非药物对母亲的预期获益超过对胎儿的潜在危险。

（11）未知乌美溴铵或维兰特罗是否在人乳汁中分泌。然而，在人乳汁中可以检测到其他 β_2 肾上腺素受体激动剂。不能排除其对新生儿/婴儿的风险。必须考虑哺乳对婴儿的获益以及治疗对母亲的获益。

（12）尚无乌美溴铵/维兰特罗对人生育力影响的数据。动物研究表明，乌美溴铵或维兰特罗对生育力没有影响。

【药物相互作用】 （1）应避免与非选择性或选择性 β 肾上腺素受体拮抗剂同时合用，除非有强有力的合并用药理由。

（2）维兰特罗是 CYP3A4 底物，与克拉霉素、伊曲康唑、利托那韦、洛匹那韦、奈非那韦、沙奎那韦、茚地那韦、泰利霉素等 CYP3A4 强抑制剂合用时应谨慎。

（3）乌美溴铵是 CYP2D6 的底物。CYP2D6 慢代谢型的健康受试者应用 8 倍剂量时，观察到乌美溴铵 AUC 大约增加 1.3 倍，对乌美溴铵 C_{max} 没有影响。推测乌美溴铵/维兰特罗与 CYP2D6 抑制剂无预期的临床意义的药物相互作用。

（4）乌美溴铵和维兰特罗均是 P-糖蛋白（P-gp）底物。在健康受试者中评估了中效 P-gp 抑制剂维拉帕米（240mg，每日一次）对乌美溴铵和维兰特罗的稳态药代动力学的作用。没有观察到维拉帕米对乌美溴铵或维兰特罗药动学的显著影响。

（5）尚未研究并且不推荐乌美溴铵/维兰特罗与其他长效毒蕈碱拮抗剂、长效 β_2 肾上腺素激动剂或含有其中一种制剂合用，因为可能增加已知的吸入性毒蕈碱受体拮抗剂或 β_2 肾上腺素受体激动剂的不良反应。

（6）与甲基黄嘌呤衍生物、类固醇或非保钾利尿剂合用可能增强 β_2 肾上腺素受体激动剂导致低血钾作用，应慎用。

【用法与用量】 本品仅用于经口吸入，应在每天同一时间吸入。

成人推荐剂量（也是最大剂量）：每次吸入本品 62.5μg/25μg，每日一次。

本品不适用于儿童及青少年。

老年患者（>65 岁）无需调整剂量。

肾功能不全患者无需调整剂量。

轻度或中度肝功能不全患者无需调整剂量。重度肝功能不全患者应慎用。

【制剂与规格】 乌美溴铵维兰特罗吸入粉雾剂：30 吸/盒，每吸含乌美溴铵（以乌美溴铵计）62.5μg 与三苯乙酸维兰特罗（以维兰特罗计）25μg。

茚达特罗格隆溴铵
Indacaterol Maleate and Glycopyrronium Bromide

【成分】 复方制剂，其活性成分为马来酸茚达特罗和格隆溴铵。

【适应证】 本品适用于成人慢性阻塞性肺疾病（COPD）、慢性支气管炎和肺气肿患者维持支气管扩张治疗以缓解症状。

【药理】 （1）药效学 本品为马来酸茚达特罗和格隆溴铵组成的复方制剂。两种药物针对不同受体以不同作用机理达到平滑肌松弛作用，从而提供了协同疗效。①茚达特罗是一种长效的 β_2 肾上腺素受体激动剂（LABA）。吸入茚达特罗后其在肺内局部发挥支气管扩张剂的作用。茚达特罗激动受体后，激活细胞内腺苷环化酶，催化 ATP 转化为 cAMP，而 cAMP 能够松弛支气管平滑肌。②格隆溴铵是长效乙酰胆碱受体拮抗剂（LAMA），对人体乙酰胆碱能 M_3 受体的选择性高于 M_2 受体 4 倍，可特异性结合并抑制支气管平滑肌分布的 M_3 型乙酰胆碱受体而扩张气道。

（2）药动学 ①茚达特罗：吸收：吸入给药后，茚达特罗血药浓度达峰时间中位数为 15 分钟，绝对生物利用度均值为 47%～66%。每日给药一次，在 12～15 天内达到茚达特罗稳态浓度。分布：在静脉输注给药后，茚达特罗分布容积为 2557L，显示药物分布广泛。在体外与人血清和血浆蛋白结合率分别为 94.1%～95.3% 和 95.1%～96.2%。代谢：口服放射性标记的茚达特罗后，原型茚达特罗是血清中的主要成分。羟基衍生物是血清中最主要的代谢产物。茚达特罗酚 O-葡萄糖醛酸苷和羟基化茚达特罗是次级主要代谢产物。体外研究显示 UGT1A1 将茚达特罗代谢成为酚 O-葡萄糖醛酸苷，CYP3A4 是茚达特罗羟基化的主要酶。茚达特罗是外排转运蛋白 P-gp 的低亲和性底物。排泄：经尿液排泄的茚达特罗原型药物通常低于给药剂量的 2%。与茚达特罗血清清除率 18.8～23.3L/h 相比，肾脏清除率在茚达特罗的全身消除中所起到的作用较小（约为全身清除率的 2%～5%）。粪便途径是主要的排泄途径，茚达特罗主要以原型药物的形式（占给药剂量的 54%）经粪便排泄，其次是羟基化茚达特罗代谢产物（占给药剂量的 23%）。平均终末半衰期范围为 45.5～126 小时。

②格隆溴铵：吸收：吸入给药后，格隆溴铵血药浓度达峰时间中位数为 5 分钟，格隆溴铵绝对生物利用度为 40%。在 COPD 患者中，格隆溴铵持续给药 1 周内达药代动力学稳态。格隆溴铵推荐剂量 50μg 每日给药一次，平均稳态血药峰浓度和谷浓度分别为 166pg/ml 和 8pg/ml。格隆溴铵稳态暴露量比首次给药后高 1.4～1.7 倍。分布：静脉给药后，格隆溴铵稳态分布容积为 83L，终末期分布容积为 376L。吸入给药后的终末期表观分布容积增大约 20 倍，表明吸入给药后的清除相当缓慢。在 1～10ng/ml 浓度范围内，体外格隆溴铵的人血浆蛋白结合率为 38%～41%。代谢：体外代谢研究表明，格隆溴铵羟基化反应产生单羟基和双羟基代谢产物，和直接水解反应产生的羧酸衍生物（M9）。M9 是由经口吸入给药后的吞咽剂量部分生成的。在重复吸入给药后尿液中可检测到格隆溴铵的葡萄糖醛酸苷和（或）硫酸结合物，约占给药剂量的 3%。格隆溴铵的氧化代谢反应由多种 CYP 同工酶催化。排泄：人体静脉给予 [3H] 标记的格隆溴铵后，48 小时内尿液中平均放射性约占给药剂量的 85%，另外胆汁中放射性占给药剂量的 5%。格隆溴铵原型药物的肾脏清除率约占全身总清除率的 60%～70%，非肾清除率约占 30%～40%。胆汁清除占非肾清除的一部分，但非肾清除率主要与代谢相关。吸入给药后格隆溴铵的平均肾清除率为 17.4～24.4L/h。尿液中原型药物占给药

剂量达 20%。吸入给药后的平均终末清除半衰期（33～57 小时）明显长于静脉给药（6.2 小时）和口服给药（2.8 小时）。清除特征提示在吸入给药后 24 小时及更长时间内存在持续的肺部吸收和（或）转运至体循环。

【不良反应】 **感染和侵染** 上呼吸道感染十分常见，鼻咽炎、泌尿道感染、鼻窦炎、鼻炎也常见。

免疫系统 超敏反应常见，偶见血管神经性水肿。

代谢及营养 高血糖和糖尿病常见。

神经系统 头晕、头痛常见，感觉异常罕见。

眼 青光眼偶见。

心血管系统 偶见缺血性心脏病、房颤、心动过速、心悸。

呼吸系统 咳嗽、胸痛、口咽疼痛包括喉部刺激常见，偶见矛盾性支气管痉挛、发声困难、鼻衄。

胃肠反应 常见消化不良、龋齿；偶见胃肠炎、口干。

肌肉骨骼 偶见肌肉骨骼疼痛、肌肉痉挛、肌痛、四肢疼痛。

泌尿系统 膀胱梗阻和尿潴留常见。

【禁忌证】 对本品活性成分或者任何辅料有过敏反应者禁用。

【注意事项】 （1）本品不应与含有其他长效 β 肾上腺素能激动剂或长效毒蕈碱受体拮抗剂的药物联合应用。

（2）由于在哮喘适应证方面缺乏数据，故本品不适用于治疗哮喘。

（3）本品不适用于治疗支气管痉挛急性发作。

（4）已有应用茚达特罗或者格隆溴铵（本品复方制剂的组成成分）后出现速发型超敏反应的报告。如果有提示变态反应的症状体征发生，特别是血管性水肿（包括呼吸或吞咽困难，舌、唇和颜面肿胀）、荨麻疹或皮疹，应该立即停止治疗，并开始替代治疗。

（5）与其他吸入给药治疗一样，采用本品治疗可能导致矛盾性支气管痉挛，并且可能危及生命。如果出现这种情况，应该立即停用本品，并开始替代治疗。

（6）尚无本品在闭角型青光眼、尿潴留患者的应用数据，因此这些患者慎用本品。

（7）在患有心血管疾病（缺血性心脏病、急性心肌梗死、心律失常、高血压、长 Q-T 间期综合征）的患者、惊厥症患者或甲状腺功能亢进的患者以及对 β₂ 肾上腺素能激动剂异常敏感的患者中，应该谨慎使用本品。

（8）在已知或怀疑存在 Q-T 间期延长或正在应用会影响 Q-T 间期药物的患者中应慎用本品。

（9）应用 β₂ 肾上腺素能激动剂可能产生明显的低钾血症。在重度 COPD 患者中，低氧和联合用药可能加重低钾血症，并可能增加心律失常的易感性。敏感人群使用本品应监测血钾。

（10）吸入高剂量 β₂ 肾上腺素能激动剂可能导致血糖升高。开始应用本品时应该密切监测糖尿病患者的血糖。

（11）辅料中含有乳糖，罕见的遗传性半乳糖不耐受症患者，Lapp 乳糖酶缺乏症或葡萄糖-半乳糖吸收障碍患者不应使用本品。

（12）运动员慎用。

（13）尚无妊娠女性应用本品的数据。动物研究未提示在临床相关暴露量下存在与生殖毒性有关的直接或间接的有害效应。由于茚达特罗可松弛子宫平滑肌，故可能具有抑制分娩作用。尚不清楚潜在的人体风险，因此只有在患者预期受益超过对胎儿的潜在风险时，才可在妊娠期间应用本品。

（14）尚不清楚茚达特罗格隆溴铵及其代谢产物是否被分泌至人乳汁中。已有研究数据表明，茚达特罗、格隆溴铵及其代谢产物可以分泌至哺乳期大鼠的乳汁中。只有在患者预期受益超过对婴儿的任何潜在风险时，才可考虑哺乳女性应用本品。

（15）生殖研究及其他动物数据均未显示对雌性或雄性动物的生育力有影响。

【药物相互作用】 （1）不推荐本品与 β 肾上腺素能拮抗剂（包括滴眼液）联合应用，除非有必须应用的理由。

（2）没有进行本品与其他含有抗胆碱能药物合并应用的研究，故不推荐本品与其他含抗胆碱能药物合并应用。

（3）与其他拟交感神经药物（单独应用或作为复方制剂的一部分）联合应用可能具有增加茚达特罗的不良事件的潜在风险。

（4）与甲基化黄嘌呤衍生物、甾体类或非保钾利尿剂合用时，可能增加 β₂ 肾上腺素能激动剂的潜在低血钾作用，因此要慎用。

（5）与单胺氧化酶抑制剂、三环抗抑郁药物或已知可延长 Q-T 间期药物合用应该谨慎，可能增强对 Q-T 间期的效应。

（6）西咪替丁和其他有机阳离子转运抑制剂使格隆溴铵总体暴露量（AUC）增加 22%，肾脏排泄降低 23%。基于这种药物相互作用程度，预期格隆溴铵与西咪替丁或其他有机阳离子转运抑制剂同用时不存在临床意义的药物相互作用。

【用法与用量】 每日一次，每次吸入 1 粒胶囊。本胶囊不得口服，只能采用随附的药粉吸入器经口吸入。建议每日在相同的时间吸入本品。如果漏吸药物，请尽快在同一天补吸。每天用药不得超过一次剂量。

轻至中度肾损害患者可按推荐剂量使用本品，重度肾损害或需要透析的终末期肾病患者仅在预期受益大于潜在风险时使用本品。

轻度至中度肝损害患者可按推荐剂量使用本品。尚无重度肝损害患者的数据，患者应慎用本品。

高龄患者（75 岁及以上）可以按照推荐剂量应用本品。

在 COPD 适应证方面，尚无本品在儿科人群（18 岁以下）中的相关应用。尚未确认本品在儿童中的安全性和有效性。

【制剂与规格】 茚达特罗格隆溴铵吸入粉雾剂用胶囊：每粒含马来酸茚达特罗 110μg 和格隆溴铵 50μg。

格隆溴铵福莫特罗
Glycopyrronium Bromide and Formoterol Fumarate

【成分】 复方制剂，活性成分为格隆溴铵和富马酸福莫特罗。

【适应证】 本品适用于慢性阻塞性肺疾病（COPD），慢性支气管炎和（或）肺气肿患者的维持治疗，以缓解症状。

重要使用限制：本品不适用于缓解急性支气管痉挛或哮喘。

【药理】 （1）药效学　格隆溴铵福莫特罗吸入气雾剂是由长效毒蕈碱拮抗剂格隆溴铵和 β_2 肾上腺素受体激动剂富马酸福莫特罗组成的复方制剂。①格隆溴铵是一种长效抗毒蕈碱类药物，通常称为长效乙酰胆碱能受体拮抗剂，对人体乙酰胆碱能 $M_1 \sim M_5$ 亚型受体具有相似的亲和力，可抑制支气管平滑肌的 M_3 型乙酰胆碱受体而扩张气道。人体和动物来源的受体及离体器官研究显示，其拮抗作用具有竞争性和可逆性。吸入格隆溴铵后产生的支气管扩张作用主要是一种局部特异性作用。②富马酸福莫特罗是长效选择性 β_2 肾上腺素受体激动剂（LABA），具有舒张支气管平滑肌、缓解支气管痉挛的作用。

（2）药动学　吸入本品后各种组分的药代动力学特征与单独使用各活性物质时的特征相似。因此，可以分别考虑各组分的药代动力学特征。

①格隆溴铵：吸收：COPD 受试者吸入本品后 5 分钟达到 C_{max}。在重复给予本品后 2～3 天内达到稳态，暴露程度大约高出首剂量给药后的 2.3 倍。分布：根据群体药代动力学分析结果，V_c/F（中央室分布容积）和 V_2/F（外周室分布容积）的预估值分别为 951L 和 2019L。代谢：根据已发表的文献信息，代谢在格隆溴铵总体消除中发挥的作用较小。消除：静脉注射给予 0.2mg 放射性标记的格隆溴铵，48 小时后在尿液中回收到 85% 给药剂量，部分放射性标记物在胆汁中获得。通过群体药代动力学分析得出的格隆溴铵终端消除半衰期为 11.8 小时。

②富马酸福莫特罗：吸收：COPD 受试者吸入本品后 20～60 分钟达 C_{max}。在重复给予本品后 2～3 天内达到稳态，暴露程度大约高出首剂量给药后暴露范围的 1.5 倍。分布：根据群体药代动力学分析结果，V_c/F（中央室分布容积）和 V_2/F（外周室分布容积）的预估值分别为 948L 和 434L。在浓度范围为 10～500nmol/L 时，福莫特罗的血浆蛋白结合率范围为 46%～58%。代谢：福莫特罗主要通过直接葡萄糖醛酸化和 O-去甲基化代谢，之后与非活性代谢产物共轭结合。次要代谢途径包括去甲酰化和硫酸盐共轭结合。经证实，O-去甲基化主要由 CYP2D6 和 CYP2C 介导。消除：同时给予 4 名健康受试者口服和静脉注射放射性标记福莫特罗，62% 放射性标记福莫特罗经尿排泄，24% 经粪便排泄。通过群体药代动力学分析得出的福莫特罗终端消除半衰期为 11.8 小时。

【不良反应】 常见的不良反应包括：焦虑、头痛、头晕，口干、恶心，尿路感染，肌肉痉挛，胸痛。

偶见的不良反应包括：高血糖症，激越、躁动、失眠，心动过速、心悸、心律失常（包括心房颤动、室上性心动过速和期外收缩），震颤，超敏反应，尿潴留。

【禁忌证】 （1）未使用吸入性糖皮质激素的哮喘患者禁止单独使用长效 β_2 肾上腺素受体激动剂（LABA），包括本品活性成分富马酸福莫特罗。

（2）本品不用于治疗哮喘。

（3）对格隆溴铵、富马酸福莫特罗或本品的任何成分具有超敏反应的患者禁止使用本品。

【注意事项】 （1）危及生命的 COPD 急性加重不得开始使用本品。本品不得用于急性症状的缓解，即不作为支气管痉挛急性发作的急救药物。

（2）本品使用频率不应超过推荐频率，使用剂量不应超过推荐剂量，不应与其他含 LABA 的药物合用，否则可能导致药物过量。

（3）本品可引起矛盾性支气管痉挛，可能危及生命。本品给药后，如果发生矛盾性支气管痉挛，应立即用吸入性短效支气管扩张剂治疗，且立即中止使用本品，并采用替代疗法。

(4) 在给予本品的组成成分格隆溴铵或富马酸福莫特罗后，可诱发速发型超敏反应。如果出现变态反应的症状体征，尤其是血管神经性水肿(包括呼吸困难或吞咽困难，舌体、口唇和面部肿胀)、荨麻疹或皮疹，应立即停用本品，并考虑其他治疗方法。

(5) 富马酸福莫特罗可能产生有害的心血管效应，表现为心率增快、收缩压或舒张压升高或出现相关症状。如发生上述反应，需要停用本品。心血管疾病患者尤其是冠状动脉供血不足、心律失常和高血压患者应慎用本品。

(6) 患惊厥类疾病或甲状腺功能亢进或对拟交感神经胺类非常敏感的患者应慎用本品。

(7) 闭角型青光眼患者应慎用本品。如果用药中出现急性闭角型青光眼体征和症状(如结膜充血和角膜水肿产生的眼痛或不适、视物模糊、红眼相关的视觉晕轮或彩色影像)应立即就医。

(8) 尿潴留患者应慎用本品。前列腺增生或膀胱颈梗阻患者应警惕出现尿潴留体征和症状(如排尿困难、尿痛)。一旦发生应立即就医。

(9) 本品尚未在肝损害患者中开展药代动力学研究。但是富马酸福莫特罗主要经肝代谢清除，肝功能受损可能导致富马酸福莫特罗在血浆中蓄积。应密切监测肝病患者的健康状况。

(10) 本品尚未在肾损害患者中开展药代动力学研究。对于重度肾功能损害[肌酐清除率≤30ml/(min·1.73m^2)]或需要透析的终末期肾病患者，只有当预期获益超过潜在风险，才可以考虑使用本品。

(11) 运动员慎用。

(12) 人体单次给药研究显示，极少量格隆溴铵可穿透胎盘屏障。妊娠期间仅在对孕妇预期获益大于对胎儿潜在风险时才可考虑使用本品。

(13) 尚不清楚本品是否会分泌至人乳汁，因此哺乳期妇女应慎用本品，需权衡利弊后决定是否中止哺乳或中止本品治疗。

(14) 本品不适用于18岁以下儿童和青少年。

(15) 基于现有数据，老年患者无需调整本品的使用剂量，但不能排除部分年龄较大的患者敏感性更高。

【药物相互作用】 (1) 本品尚未开展药物相互作用研究，吸入制剂血药浓度低，一般不会发生临床意义的药动学相互作用。

(2) 慎用拟肾上腺素药，因为与本品中的福莫特罗合用可能会增强其交感神经作用。

(3) 合并使用黄嘌呤衍生物、甾体类或非保钾利尿剂(如髓袢利尿剂或噻嗪类利尿剂)可增强 β$_2$ 肾上腺素受体激动剂的降血钾作用。

(4) β 肾上腺素受体拮抗剂和本品联合用药时可能产生拮抗作用。通常情况下 COPD 患者不宜使用 β 受体拮抗剂，但在某些情况下，可以考虑谨慎合用选择性的 β$_1$ 受体拮抗剂。

(5) 本品与抗胆碱能药合用时可能出现药理作用的叠加，应避免本品与其他抗胆碱能药的合用，否则可能导致抗胆碱能药物的不良反应增加。

【用法与用量】 本品经口吸入给药，每日 2 次，每次 2 吸。本品使用剂量不应超过批准剂量。

【制剂与规格】 格隆溴铵福莫特罗吸入气雾剂：每罐 120 揿，每揿含格隆溴铵 7.2μg 与富马酸福莫特罗(以二水合物计)5.0μg。

氟 替 美 维
Fluticasone Furoate, Umeclidinium Bromide and Vilanterol Trifenatate

【成分】 复方制剂，其活性成分为糠酸氟替卡松、乌美溴铵和三苯乙酸维兰特罗。

【适应证】本品适用于慢性阻塞性肺疾病(COPD)患者的维持治疗，每日一次使用。

【药理】 (1)药效学 本品为糠酸氟替卡松、乌美溴铵和维兰特罗组成的复方制剂。①糠酸氟替卡松是一种合成的三氟化糖皮质激素，具有强的抗炎活性。炎症是 COPD 的重要发病机制。糖皮质激素已被证明可广泛作用于炎症反应所涉及的多种细胞(如肥大细胞、嗜酸性粒细胞、中性粒细胞、巨噬细胞、淋巴细胞)和炎性介质(如组胺、类花生酸、白三烯、细胞因子)。糠酸氟替卡松在体外和体内均有抗炎作用，包括激活糖皮质激素反应成分、抑制 NFκB 等促炎转录因子、抑制致敏大鼠抗原诱导的肺嗜酸性粒细胞增多。②乌美溴铵是长效毒蕈碱受体拮抗剂(LAMA)，主要通过竞争性抑制乙酰胆碱与呼吸道平滑肌上 M$_3$ 型毒蕈碱受体的结合而发挥支气管扩张作用。③维兰特罗是选择性长效 β$_2$ 肾上腺素受体激动剂(LABA)，对细胞内腺苷酸环化酶有活化作用，该酶可催化 ATP 转化为 cAMP，从而升高 cAMP 水平，松弛支气管平滑肌并抑制细胞(尤其是肥大细胞)释放速发型超敏反应介质。

(2) 药动学 ①糠酸氟替卡松：吸收：健康受试者吸入氟替美维后，氟替卡松的 t_{max} 为 15 分钟，绝对生物利用度为 15.2%，主要由于吸入肺部的部分吸收所致，而经口吞咽的部分吸收可忽略不计。在重复吸入糠酸氟替卡松/维兰特罗后，在 6 天内达到稳态，蓄积率高达 1.6。分布：健康志愿者静脉内给予氟替卡松达稳态时的平均分布容积为 661L。体外研究发现氟替卡松血浆蛋白结合率 >99.6%。代谢：体外研究表明氟替卡松是 P-gp 的底物，主要由 CYP3A4 代谢，发生 S-氟甲基硫代碳酸酯基团的水解作用，被代谢为糖皮质激素活性显著降低的代谢物。消除：吸入给药后，糠酸氟替卡松的血浆消除半衰期平均为 24 小时。静脉给药后平均消除半衰期为 15.1 小时，血浆清除率为 65.4L/h，经尿排泄量约占静脉给药剂量的 2%。口服给药后糠酸氟替卡松在人体中主要经由代谢消除，代谢物几乎全部在粪便中被排出，小于 1% 的放射活性剂量在尿液中消除。

②乌美溴铵：吸收：健康受试者吸入氟替美维后，乌美溴铵的 t_{max} 为 5 分钟，绝对生物利用度平均为 13%，经口吸收部分可忽略不计。在重复吸入乌美溴铵后，在 7～10 天内达到稳态，蓄积率为 1.5～2。分布：健康志愿者静脉注射给予乌美溴铵后平均分布容积为 86L。体外研究发现乌美溴铵血浆蛋白结合率平均值为 89%。代谢：体外研究表明乌美溴铵是 P-gp 底物，主要由 CYP2D6 代谢，发生羟基化、O-脱烷基化，其次为葡萄糖醛酸化等，产生一系列药理学活性降低或药理学活性尚不确定的一系列代谢产物。消除：吸入给药 10 天后乌美溴铵血浆消除半衰期平均为 19 小时，稳态下 3%～4% 的活性物质以原型药物经尿液排泄。静脉给药后的血浆清除率为 151L/h。静脉给药后，放射性标记剂量中大约 58% 经粪便排泄，约 22% 经尿液排泄。静脉给药后粪便中排泄药物相关物质表明药物能分泌至胆汁中。口服给药后，给予的放射性标记剂量中 92% 主要经粪便排泄。小于 1% 的口服给药剂量（为回收的放射性的 1%）经尿液排泄，表明口服给药后的吸收可以忽略不计。

③维兰特罗：吸收：在健康受试者吸入氟替美维后，维兰特罗的 t_{max} 为 7 分钟，绝对生物利用度为 27%，经口吸收部分可忽略不计。在重复吸入维兰特罗后，在 6 天内达到稳态，蓄积率高达 1.5。分布：健康志愿者静脉注射给予维兰特罗后稳态平均分布容积为 165L。体外研究发现维兰特罗血浆蛋白结合率平均值为 94%。代谢：体外研究表明维兰特罗是 P-gp 底物，主要由 CYP3A4 代谢，脱烷基化成为一系列 β_1 和 β_2 受体激动剂活性显著降低的代谢产物。消除：吸入给药 10 天后维兰特罗血浆消除半衰期平均值为 11 小时。静脉给药后的维兰特罗血浆清除率为 108L/h。放射性标记的维兰特罗口服给药后，70% 的放射性标记经尿液排泄，30% 经粪便排泄。维兰特罗的主要消除途径为代谢，代谢产物在尿液和粪便中

排出。

【不良反应】 感染及侵染类症状 常见上呼吸道感染（2%）、支气管炎、咽炎、鼻炎、鼻窦炎、流感、鼻咽炎（7%）、口腔以及咽喉念珠菌病、肺炎、尿路感染。病毒性呼吸道感染偶见。

呼吸系统 咳嗽、口咽疼痛常见，发音困难偶见。

胃肠反应 便秘常见，口干偶见。

肌肉骨骼 关节痛、背痛常见，骨折偶见。

神经系统 头痛（5%）常见。

【禁忌证】 (1) 对本品中活性成分或任一辅料过敏的患者禁用。

(2) 对乳蛋白重度过敏的患者禁用。

【注意事项】 (1) 哮喘患者应用本品的安全性和有效性尚不明确，本品不适用于治疗哮喘。

(2) 不能作为急性支气管痉挛发作的急救药物使用。

(3) 使用本品可能在给药后出现喘息和气促等矛盾性支气管痉挛症状，并可能危及生命。一旦发生应立即停止本品的治疗，启动其他替代治疗方案。

(4) 在毒蕈碱受体拮抗剂和拟交感神经药分别给药后可能出现心血管效应（例如房颤和心动过速等心律失常）。因此患有不稳定或危及生命的心血管疾病的患者应该慎用本品。

(5) 对于接受本品治疗的中、重度肝功能损害患者，应监测全身性糖皮质激素相关不良反应。

(6) 经口吸入含糠酸氟替卡松治疗的受试者曾出现过口腔和咽部白色念珠菌局部感染。出现此类感染时，可在继续使用本品治疗的情况下，采用适当的局部或全身（口服）抗真菌治疗，但是有时需要暂停使用本品。建议患者在吸入本品后用清水漱口，但不要将水咽下，以便减少发生口咽部念珠菌病的风险。

(7) 口服糖皮质激素的患者在换用本品后，应逐渐停用全身性糖皮质激素。可通过每日减少 2.5mg，按周递进的方式减少强的松的服用量。患者从全身性糖皮质激素治疗换用本品时，此前被全身性糖皮质激素抑制的免疫反应可能会被激活（如鼻炎、结膜炎、湿疹、关节炎、嗜酸性粒细胞方面的疾病等）。

(8) 局部使用糖皮质激素可能引起视觉障碍，包括白内障、青光眼或罕见疾病。如果患者出现视物模糊或其他视觉障碍等症状，应及时转诊给眼科医生。

(9) 本品应慎用于有惊厥性疾病、甲状腺功能亢进以及对 LABA 发生异常反应的患者。慎用于有闭角型青光眼或尿潴留的患者。在肺结核患者或存在慢性或未控制感染的患者中谨慎使用本品。

（10）LABA 可能产生明显的低钾血症。虽然应用本品推荐治疗剂量未观察到低钾血症，与其他可能导致低钾血症的药品一起使用时应谨慎。

（11）使用免疫系统抑制药物的患者更易发生感染。例如使用糖皮质激素的易感儿童或成人在出现水痘和麻疹后，会出现更严重甚至致死性的事件。对于未患有此类疾病或未接受过适当免疫接种的患儿和成人来说，应特别注意避免感染。存在活动性或静止性呼吸道结核感染、全身真菌、细菌、病毒或寄生虫感染的患者应慎用吸入糖皮质激素。

（12）本品给药后可能会发生过敏反应，如速发过敏反应、血管性水肿、皮疹和荨麻疹，一旦发生则应停用本品。有报道对牛奶蛋白重度过敏的患者在吸入含有乳糖的其他干粉剂型药物后发生过敏反应。本药品含有乳糖，因此对牛奶蛋白重度过敏的患者不应使用本品。

（13）本品用于孕妇的数据有限。动物研究显示在远高于临床相关暴露量下具有生殖毒性。只有当对母亲的预期获益超过对胎儿的潜在危险时，才能考虑对孕妇使用本品。

（14）不清楚本品或其代谢产物是否会分泌到人乳汁中。然而在人乳中检测到其他糖皮质激素、毒蕈碱受体拮抗剂和 β_2-肾上腺素能激动剂，无法排除对新生儿/婴儿的风险。必须在考虑哺乳对婴儿获益以及对哺乳妇女获益后再作出决定。

（15）没有本品对人类生育力影响的数据。动物研究表明，不会对生育力产生影响。

【药物相互作用】 （1）由于吸入给药后达到的血浆浓度低，在临床剂量下预期不太可能出现氟替美维介导的具有临床意义的药物相互作用。

（2）β_2 肾上腺素受体拮抗剂可能减弱或拮抗 β_2 肾上腺素能激动剂的作用。如果需要合用 β 受体拮抗剂，应考虑选择性 β_1 受体拮抗剂。

（3）氟替卡松和维兰特罗均通过 CYP3A4 代谢。应避免与强效 CYP3A4 抑制剂[如利托那韦、含可比司他（cobicistat）的药品]合用，除非其获益大于增加的全身性糖皮质激素引起的不良反应风险，并监测是否出现全身性糖皮质激素不良反应。

（4）尚未研究本品与其他长效毒蕈碱拮抗剂（LAMA）、抗胆碱能药物或长效 β_2 肾上腺素能激动剂（LABA）合用，也不推荐该合并给药，因为这可能增强不良反应。

（5）单胺氧化酶抑制剂、三环类抗抑郁药或已知可延长 Q-T 间期的药物在停药后 2 周内合用维兰特罗时应非常谨慎，因为合用可能增强肾上腺素能激动剂对心血管系统的影响，也会增加发生室性心律失常的风险。

（6）合用甲基黄嘌呤衍生物、类固醇或非保钾利尿剂可能会增强 β_2 肾上腺素能激动剂的低钾血症效应，应谨慎合用。

【用法与用量】 本品仅用于经口吸入。吸入后，患者应用清水漱口，但不要将水咽下，以减少口咽部念珠菌病的风险。本品应在每天同一时间使用，每日一次，每次一吸。每日使用本品不要超过 1 次。使用的重要限制：本品不适用于减轻急性支气管痉挛或治疗哮喘。

老年患者，肾功能不全患者，轻度、中度、重度肝功能不全患者无需进行剂量调整。

【制剂与规格】 氟替美维吸入粉雾剂：糠酸氟替卡松 100μg、乌美溴铵（以乌美溴铵计）62.5μg 与三苯乙酸维兰特罗（以维兰特罗计）25μg。

布 地 格 福
Budesonide，Glycopyrronium Bromide and Formoterol Fumarate

【成分】 复方制剂，其活性成分为布地奈德、格隆溴铵和富马酸福莫特罗。

【适应证】 适用于慢阻肺患者（COPD）患者的维持治疗。

【药理】 （1）药效学 本品是由布地奈德、富马酸福莫特罗和格隆溴铵组成的固定剂量三复方制剂，三种不同作用机制的药物联合使用可增加疗效，每种药物作用机制如下：①布地奈德是一种糖皮质激素，经气道吸入后具有剂量依赖性抗炎作用，可减轻 COPD 症状，并减少 COPD 急性加重。②格隆溴铵是长效乙酰胆碱受体拮抗剂（LAMA），对人体乙酰胆碱能 $M_1 \sim M_5$ 亚型受体具有相似的亲和力，可抑制支气管平滑肌分布的 M_3 型乙酰胆碱受体而扩张气道。③福莫特罗是选择性长效 β_2 肾上腺素受体激动剂，具有舒张支气管平滑肌、缓解支气管痉挛的作用。支气管扩张作用与剂量相关，$1 \sim 3$ 分钟内起效，单剂量至少可维持 12 小时。由于在肺中央和外周气道中 M 受体和 β_2 肾上腺素受体密度不同，使得 M 受体拮抗剂在中央气道平滑肌松弛方面较有效，而 β_2 肾上腺素受体激动剂则在外周气道平滑肌松弛方面更有效；因此对中央和外周气道平滑肌松弛的联合治疗作用可有助于进一步改善肺功能。

（2）药动学 ①布地奈德：吸收：COPD 受试者吸入本品后，$20 \sim 40$ 分钟内达到布地奈德 C_{max}。在重复给予本品后约 1 天内达到稳态，暴露程度大约是首剂量给药后的 1.3 倍。分布：通过群体药代动力学分析，预计稳态下布地奈德表观分布容积为 1200L。布地奈德的血浆蛋白结合率大约是 90%。代谢：布地奈德在肝脏经 CYP3A4 代谢，大约 90% 转化为低活性的糖皮质激素代谢物。主要代谢产物 6β-羟基-布地奈德和 16α-羟基-泼尼松龙，活性不到布地奈德的 1%。排泄：布地奈德代谢产物以原型或结合物形式经尿液排泄。在尿液中，检测到的布地奈德原型几乎可以忽略。通过群体药代动力学分析导出的有效的布地奈德终端消除半衰期为 5 小时。

②格隆溴铵：吸收：COPD 受试者吸入本品后，6 分钟时达到格隆溴铵 C_{max}。在重复给予本品后约 3 天内达到稳态，暴露程度大约是首剂量给药后的 1.8 倍。分布：通过群体药代动力学分析，预计稳态下格隆溴铵表观分布容积为 5500L。浓度范围为 2～500nmol/L 时，格隆溴铵的血浆蛋白结合率范围为 43%～54%。代谢：基于文献中的人肝细胞体外研究，代谢在格隆溴铵整体消除中的作用较小。CYP2D6 是参与格隆溴铵代谢的主要酶。排泄：静脉注射给予 0.2mg 放射性标记的格隆溴铵后，给药后 48 小时在尿液中回收到 85% 给药剂量，在胆汁中也回收到部分放射性标记物。通过群体药代动力学分析导出的有效的格隆铵终端消除半衰期为 15 小时。

③福莫特罗：吸收：COPD 受试者吸入本品后，40～60 分钟内达到福莫特罗 C_{max}。在重复给予本品后约 2 天内达到稳态，暴露程度大约是首剂量给药后的 1.4 倍。分布：通过群体药代动力学分析，预计稳态下福莫特罗表观分布容积为 2400L。浓度范围为 10～500nmol/L 时，福莫特罗的血浆蛋白结合率范围为 46%～58%。代谢：福莫特罗主要直接通过葡萄苷酸化和 O-去甲基化代谢，之后与非活性代谢产物共轭结合。次要代谢途径包括去甲酰化和硫酸盐共轭结合。经证实，O-去甲基化主要由 CYP2D6 和 CYP2C 介导。排泄：健康受试者口服和静脉注射同时给予放射性标记福莫特罗后，62% 药物相关的放射性标记物经尿排泄，而 24% 经粪便排泄。通过群体药代动力学分析导出的有效的福莫特罗终端消除半衰期为 10 小时。

【不良反应】 常见的不良反应包括：口腔念珠菌病，心悸，发音困难、咳嗽，恶心和肌痉挛。

偶见的不良反应包括：超敏反应，高血糖症，焦虑、失眠、抑郁、激越、躁动、紧张，头痛、震颤、头晕、心绞痛、心动过速、心律失常（心房颤动、室上性心动过速和期外收缩），咽喉刺激、支气管痉挛，口干，尿潴留，胸痛，

十分罕见的不良反应包括：肾上腺功能减退，精神行为异常。

【禁忌证】 对本品活性成分或者其他任何辅料成分有过敏反应者禁用。

【注意事项】 （1）运动员慎用。

（2）建议持续接受治疗以控制患者症状和帮助预防急性加重，因为停药有可能导致症状复发。

（3）从口服激素转换为本品治疗的患者，要考虑患者可能在相当长时间内依然存在肾上腺功能受损的风险。这些患者在暴露于重度应激状态时可能会出现肾上腺功能不全的症状和体征。

（4）使用本品可能会发生矛盾性支气管痉挛。一旦发生应停止使用本品治疗，并考虑使用其他治疗。

（5）本品不适用于治疗急性期的支气管痉挛或治疗 COPD 急性加重（即用于急救治疗）。

（6）对于甲状腺毒症患者和严重心血管疾病（如缺血性心脏病、心动过速或重度心力衰竭）的患者，在接受所有 β_2 受体激动剂治疗时，应谨慎用药并密切随访。在治疗 Q-T 间期延长的患者时也应谨慎用药并密切随访。

（7）任何吸入性糖皮质激素治疗均可能产生全身性副作用，尤其是长期高剂量用药。可能产生的全身性副作用包括库欣综合征、类库欣综合征表现、肾上腺抑制、骨矿物质密度减低、白内障和青光眼。应密切观察本品治疗时可能出现的上述不良影响。

（8）本品具有抗胆碱能活性，症状性的前列腺增生、尿潴留或闭角型青光眼患者应谨慎使用本品。

（9）尚未在肾损害患者中进行本品治疗的研究。由于格隆溴铵主要经肾脏代谢，因此重度肾功能损害（肌酐清除率<30ml/min）患者仅可在预期获益大于潜在风险的情况下接受本品治疗。

（10）由于布地奈德和福莫特罗主要经肝脏代谢清除，因此重度肝损害者预期暴露量增加。在重度肝损害患者中，只有在预期获益大于潜在风险的情况下，才可接受本品治疗。

（11）吸入性糖皮质激素治疗 COPD 可能增加感染的风险。医生应警惕慢阻肺患者可能出现肺炎、口咽部念珠菌感染、口咽部鹅口疮等，应告知患者在每次吸入用药后用水漱口。

（12）目前尚无孕期妇女使用本品的研究数据。仅在预期获益超过潜在风险的情况下，才可使用本品。

（13）布地奈德可分泌至乳汁中；已有证据显示格隆溴铵和福莫特罗可分泌至大鼠乳汁中，目前尚不清楚格隆溴铵或福莫特罗是否可分泌到人类乳汁中，仅在对母亲的预期获益远超对婴儿的潜在风险情况下，才可考虑

在哺乳期妇女中使用本品。

【药物相互作用】 (1)尚未对本品进行正式的药物相互作用研究。在治疗相关浓度下，福莫特罗对 CYP450 酶无抑制作用；布地奈德和格隆溴铵对 CYP450 酶无抑制或诱导作用。

(2)尚未对本品与其他抗胆碱能药物和(或)含有长效 β₂ 肾上腺素受体激动剂药物联合用药的研究，不推荐合并用药。

(3)布地奈德主要通过 CYP3A4 代谢，与 CYP3A 抑制剂(如伊曲康唑、HIV 蛋白酶抑制剂和含可比司他制剂)联合用药有可能会增加全身性副作用的风险。在使用强效 CYP3A4 抑制剂长期治疗期间应谨慎考虑是否联合用药。

(4)格隆溴铵主要通过肾脏途径排泄，与影响肾脏排泄机制的西咪替丁等药物合用时，可能发生潜在的药物相互作用。

(5)对于可能或已经存在低钾血症的患者，本品与某些药物(如非保钾利尿剂、黄嘌呤类药物、全身性激素类药物等)合并用药后可能会加重其低钾血症。

(6)β肾上腺素受体拮抗剂(包括滴眼剂)可减弱或抑制福莫特罗的疗效。

(7)对于接受已知可延长 Q-T 间期药物治疗的患者，应谨慎合用本品。

【用法与用量】 本品推荐剂量和最大剂量为每次 2 吸，每日 2 次，仅可通过经口吸入途径服药。应指导患者如何正确使用本品

如果遗漏了一次用药剂量，应尽快补用，并应按照常规时间使用下一次的剂量。不可以使用双倍剂量来弥补漏服剂量。

老年患者无需调整剂量。

【制剂与规格】 布地格福吸入气雾剂：(1)每瓶 120 撤，每撤含布地奈德 160μg、格隆溴铵 7.2μg 和富马酸福莫特罗 4.8μg。

(2)每瓶 56 撤，每撤含布地奈德 160μg、格隆溴铵 7.2μg 和富马酸福莫特罗 4.8μg。

盐酸左沙丁胺醇
Levosalbutamol Hydrochloride

【适应证】 用于治疗或预防成人及 12 岁以上青少年可逆性气道阻塞性疾病引起的支气管痉挛。

【药理】 (1)药效学 左沙丁胺醇为 β₂ 肾上腺素受体激动剂，主要激动呼吸道平滑肌上的 β₂ 肾上腺素受体，激活腺苷酸环化酶，增加细胞内 cAMP 浓度。cAMP 激活蛋白激酶 A，蛋白激酶 A 抑制肌球蛋白磷酸化并降低细胞内钙离子浓度，舒张平滑肌。左旋沙丁胺醇可舒张气管到终末细支气管的所有气道平滑肌。

(2)药动学 ①吸收：成人雾化吸入盐酸左沙丁胺醇溶液后，达峰时间(t_{max})为 0.2h，单剂量吸入的 AUC 为 3.3ng·h/ml，多剂量的 AUC 为 17.4ng·h/ml，提示多剂量给药有 5 倍的蓄积增效。②分布：资料欠缺。③代谢：人体内沙丁胺醇对映体的主要代谢酶是 SULT1A3。消旋沙丁胺醇通过静脉注射或口服活性炭后吸入给药，左旋和右旋对映异构体的药时浓度曲线峰面积有 3～4 倍差异，右沙丁胺醇浓度一直较高。如果不进行活性炭处理，口服和吸入给药后两异构体有 8～24 倍的差异，表明在胃肠道内左沙丁胺醇可能会先被 SULT1A3 代谢。④消除：沙丁胺醇原型或初级代谢产物的主要排泄途径均是肾脏(80%～100%)。少于 20%的药物通过粪便排泄。静脉注射消旋沙丁胺醇后，左沙丁胺醇剂量的 25%～46%以原型由尿排出。

【不良反应】 (1)以下不良反应可能与左沙丁胺醇相关，发生率不超过 2%，但在所有临床试验中发生率高于安慰剂组：

寒战、疼痛、背痛；心电图异常、心电图改变、高血压、低血压、晕厥；腹泻、口干、咽干、消化不良、肠胃炎、恶心；淋巴结肿大；腿部痉挛、肌肉酸痛；焦虑、手部感觉减退、失眠、感觉异常、震颤；眼睛瘙痒。

(2)以下不良反应可能与左沙丁胺醇相关，发生率不超过 2%。但在所有试验中均较安慰剂组发生频率低：

哮喘恶化，咳嗽增加，喘息，出汗，呕吐。

(3)原研盐酸左沙丁胺醇雾化吸入用溶液批准上市后观察到的不良反应：

血管神经性水肿、过敏反应，心律失常(包括心房颤动、室上性心动过速、早搏)，气喘、胸痛、咳嗽加剧、吞咽困难、呼吸困难、胃食管反流(GERD)、恶心，代谢性酸中毒，紧张，皮疹，震颤，荨麻疹。

(4)和其他拟交感神经类药物一样，盐酸左沙丁胺醇雾化吸入用溶液的不良反应：

高血压、心绞痛、眩晕、中枢神经系统兴奋、失眠、头痛和口咽干燥或刺激。

【禁忌证】 对左沙丁胺醇或外消旋沙丁胺醇有过敏史(荨麻疹、血管神经性水肿、皮疹、支气管痉挛、过敏反应和口咽水肿)者禁用本品。

【注意事项】 (1)本品可导致矛盾性支气管痉挛，可能危及生命。一旦发生应立即停药，并采用替代疗法。

(2)本品不能替代糖皮质激素。很多患者可能无法通

过单独使用 β 受体激动剂有效控制哮喘。治疗方案中应尽早考虑加入糖皮质激素。

(3) 患者吸入本品后可能会产生临床显著性心血管效应,可通过测量心率、血压和临床症状判断。一旦发生应中断用药。和所有拟交感神经胺类药物一样,本品慎用于心血管疾病患者,特别是冠状动脉供血不足、心律失常和高血压患者。

(4) 已有报道哮喘患者死亡与过量吸入拟交感神经药相关,原因可能为突发的严重急性哮喘危象导致的心脏骤停和缺氧。

(5) 服用左沙丁胺醇或外消旋沙丁胺醇后可能发生速发型超敏反应,具体反应包括荨麻疹、血管神经性水肿、皮疹、支气管痉挛、过敏反应和口咽部水肿。对有过速发型超敏反应的患者服用本品时必须考虑发生超敏反应的潜在风险。

(6) 本品应慎用于心血管疾病患者、惊厥性疾病、甲状腺功能亢进或糖尿病患者以及对拟交感神经胺类药物有异常反应的患者。

(7) 沙丁胺醇基本经肾脏排出,肾功能损伤患者可能增加发生毒性反应的风险。因为老年患者肾功能可能降低,应注意剂量选择,且适当监测肾功能。

(8) 尚无本品在妊娠妇女的对照研究。由于沙丁胺醇对子宫收缩具有潜在的干扰作用,分娩期间应严格限制,仅在益处明显大于风险时使用本品治疗支气管痉挛。

(9) 尚无关于母乳中是否存在左沙丁胺醇对母乳喂养儿童的影响或对产奶量影响的相关数据,应权衡利弊谨慎使用。

(10) 本品不适用于 12 岁以下青少年及儿童。

(11) 如果临床证明支气管扩张剂应答不足时,可在老年患者耐受范围内适当增加剂量至最大推荐日剂量,同时进行密切的临床和实验室监测。

【药物相互作用】 (1) 本品应避免合用其他短效拟交感支气管扩张剂或肾上腺素。如需通过任何途径增加肾上腺素药物,应谨慎使用,避免产生不良的心血管效应。

(2) β 肾上腺素受体拮抗剂不仅阻断 β 肾上腺素受体激动剂对肺部的作用,而且可能会使哮喘患者产生严重的支气管痉挛。因此哮喘患者通常不应使用 β 受体拮抗剂。在特定情况下必须合用时,应考虑选择性 $β_1$ 受体拮抗剂,谨慎合用。

(3) β 受体激动剂可能会加剧非保钾利尿药(例如环噻嗪类利尿剂)导致的心电图变化或低血钾症状,超剂量服用时更明显。合用时应谨慎,监测血钾水平。

(4) 静脉注射和口服外消旋沙丁胺醇使地高辛血药浓度降低(16% 和 22%),这种相互作用的临床意义未知。应谨慎合用,并监测地高辛血药浓度。

(5) 接受单胺氧化酶抑制剂或三环类抗抑郁药治疗或在停用这些药物两周以内,谨慎合用左沙丁胺醇。因为左沙丁胺醇对血管系统的作用可能会被增强。

【用法与用量】 本品仅供吸入使用。使用标准的雾化器(带有面罩或口接器)与空气压缩机相连后雾化给药,不得超过推荐剂量。

12 岁以上青少年及成人:推荐起始剂量为每次 1 支,每日 3 次,每次间隔 6～8 小时,雾化吸入。

12 岁以上严重哮喘患者或对每次 1 支剂量反应不佳的患者,可以考虑每次 2 支,每日 3 次。

【制剂与规格】 盐酸左沙丁胺醇雾化吸入溶液:3ml:0.63mg(按 $C_{13}H_{21}NO_3$ 计)。

酒石酸左沙丁胺醇气雾剂:每喷相当于左沙丁胺醇 45μg。

糠酸氟替卡松维兰特罗(Ⅱ)
Fluticasone Furoate and Vilanterol Trifenatate

【成分】 复方制剂,其活性成分为糠酸氟替卡松和三苯乙酸维兰特罗。

【适应证】 ①哮喘:本品适用于成人哮喘患者的维持治疗,其中包括规律吸入糖皮质激素,并"按需"吸入短效 $β_2$ 受体激动剂治疗控制不佳的成人哮喘患者。

②慢性阻塞性肺病(COPD):规律应用支气管扩张剂治疗情况下,仍有急性加重史的成人 COPD 患者的维持治疗。

【药理】 (1) 药效学 本品为糠酸氟替卡松和维兰特罗组成的复方制剂。

糠酸氟替卡松是一种合成的三氟化糖皮质激素,具有抗炎症活性。糠酸氟替卡松体外与人糖皮质激素受体结合的亲和力是地塞米松的 29.9 倍,是丙酸氟替卡松的 1.7 倍。糠酸氟替卡松改善 COPD 和哮喘症状的确切作用机制尚不清楚。炎症是 COPD 和哮喘的重要发病机制。糖皮质激素已被证明可广泛作用于炎症反应所涉及的多种细胞(例如,肥大细胞、嗜酸性粒细胞、中性粒细胞、巨噬细胞、淋巴细胞)和炎性介质(例如,组胺、类花生酸、白三烯、细胞因子)。糠酸氟替卡松在体外和体内均有抗炎作用,包括激活糖皮质激素反应成分、抑制 NFκB 等促炎转录因子、抑制致敏大鼠抗原诱导的肺嗜酸性粒细胞增多。维兰特罗是选择性长效 $β_2$ 肾上腺素受体激动剂(LABA),对细胞内腺苷酸环化酶有活化作用,该酶可催化 ATP 转化为 3',5'-环磷腺苷(cAMP),从而升高

cAMP 水平，松弛支气管平滑肌并抑制细胞(尤其是肥大细胞)释放速发型超敏反应介质。尽管支气管平滑肌分布的肾上腺素受体主要是 β_2 型，心脏中分布的主要是 β_1 型，但人心脏中也分布有 β_2 受体，占总 β 肾上腺素受体数的 10%～50%，上述受体的确切功能尚未完全明确。即使是高选择性的 β_2 受体激动剂仍可能作用于心脏。

(2)药动学 ①吸收：本品吸入给药后，糠酸氟替卡松和维兰特罗的平均绝对生物利用度分别为 15.2% 和 27.3%。糠酸氟替卡松和维兰特罗的口服平均生物利用度较低，分别为 1.26% 和<2%。考虑到口服生物利用度较低，吸入给药糠酸氟替卡松和维兰特罗的全身暴露量主要来自于通过肺部的药物吸收。

②分布：静脉注射给药后，糠酸氟替卡松和维兰特罗在体内广泛分布，平均稳态分布容积分别是 661L 和 165L。

糠酸氟替卡松和维兰特罗与红血细胞的结合少。在体外，糠酸氟替卡松和维兰特罗与人血浆蛋白的结合率高，分别平均为>99.6% 和 93.9%。肾或肝功能不全受试者中体外血浆蛋白结合率没有降低。

糠酸氟替卡松和维兰特罗均是 P-糖蛋白(P-gp)的底物，但由于本品有良好的分子吸收，在与 P-gp 抑制剂联合应用时均不太可能改变糠酸氟替卡松或维兰特罗的全身暴露量。

③代谢：根据体外研究，人体内糠酸氟替卡松和维兰特罗重要代谢途径都是主要由 CYP3A4 介导。

糠酸氟替卡松主要经 S-氟甲基硫代甲酸酯基团水解作用代谢，代谢产物的皮质醇活性明显降低。维兰特罗主要经 O-脱烷基化作用代谢，产生一系列代谢产物，其 1 和 2 受体激动剂活性显著降低。

④消除：口服给药后，体内糠酸氟替卡松主要经代谢清除，代谢产物几乎全部自粪便排泄，<1%的回收放射性标记剂量经尿液排泄。

口服给药后，维兰特罗主要经代谢清除，人体口服放射性标记物的研究表明，约 70% 和 30% 放射性标记剂量以代谢物形式经尿液和粪便排泄。单次吸入给予本品后维兰特罗的表观血浆消除半衰期平均为 2.5 小时。以维兰特罗 25μg 重复剂量吸入给药测定，维兰特罗蓄积的有效半衰期是 16.0 小时(哮喘受试者)和 21.3 小时(COPD 受试者)。

青少年及儿童人群：尚未在 17 岁及以下的青少年和儿童患者中，进行本品的药代动力学研究。尚未确定 17 岁及以下的青少年和儿童中本品的安全性和有效性。

老年患者(>65 岁)：在Ⅲ期 COPD 和哮喘研究中评价了年龄对糠酸氟替卡松和维兰特罗的药代动力学的影响。没有证据表明年龄(12～84 岁)可影响哮喘受试者的糠酸氟替卡松和维兰特罗的药代动力学。

在 COPD 受试者中没有证据表明年龄可影响糠酸氟替卡松药代动力学，虽然在 41～84 岁年龄范围内观察到维兰特罗 $AUC_{(0～24)}$ 增加 37%。在轻体重(35kg)老年受试者(84 岁)中，预期维兰特罗 $AUC_{(0～24)}$ 高于估计人群 35%(60 岁、体重 70kg 的 COPD 受试者)，而 C_{max} 没有改变。这些差异不太可能具有临床意义。

在哮喘受试者和 COPD 受试者中，不推荐进行剂量调整。

肾功能不全患者：本品临床药理学研究表明，与健康受试者相比，重度肾功能不全(肌酐清除率<30ml/min)未导致糠酸氟替卡松或维兰特罗暴露量明显增加，也未产生更明显的糖皮质激素或 β_2 受体激动剂全身效应。肾功能不全患者不需要进行剂量调整。

尚未进行血液透析效应的研究。

肝功能不全患者：多次给药糠酸氟替卡松/维兰特罗连续 7 天，与健康受试者相比较，肝功能不全受试者(Child-Pugh A、B 或 C)糠酸氟替卡松全身暴露量增加($AUC_{0～24}$ 升高达 3 倍)。

与健康患者相比，中度肝功能不全受试者(Child-Pugh B；糠酸氟替卡松/维兰特罗 200μg/25μg)糠酸氟替卡松全身暴露量增加与血清皮质醇平均减少 34% 相关。中度和重度肝功能不全受试者(Child-Pugh B 或 C)剂量标准化的糠酸氟替卡松全身暴露量相似。

本品 7 天重复给药后，轻度、中度或重度肝功能不全(Child-Pugh A，B 或 C)受试者中维兰特罗(C_{max} 和 AUC)全身暴露量没有明显增加。

与健康受试者相比，轻度或中度肝功能不全(维兰特罗，25μg)或重度肝功能不全(维兰特罗，12.5μg)受试者中，糠酸氟替卡松/维兰特罗联合应用对肾上腺素能药全身效应没有产生临床意义的影响。

种族：在哮喘受试者中，东亚(主要包括日本)和东南亚受试者(占总人群 12%～13%)的糠酸氟替卡松 $AUC_{(0～24)}$ 估计值平均高于其他人种组 33%～53%。但是，没有证据表明这些人群中较高全身暴露量伴有较大的 24 小时尿液皮质醇排泄效应。对于维兰特罗而言，亚洲受试者与其他人种受试者相比，估计 C_{max} 高出 220%～287%，而 $AUC_{(0～24)}$ 相似。但是，没有证据表明较高的维兰特罗 C_{max} 对心率产生具临床意义的影响。

在 COPD 受试者中，估计东亚(主要包含日本)和东南亚受试者(占总人群 13%～14%)的糠酸氟替卡松

$AUC_{(0\sim24)}$ 估计值平均高于高加索人受试者 23%～30%。但是，没有证据表明本人群中较高全身暴露量伴有较大24小时尿液皮质醇排泄效应。没有证据表明种族影响COPD受试者的维兰特罗药代动力学参数估计值。

性别、体重和 BMI：Ⅲ期研究的群体药代动力学分析[根据 1213 名哮喘受试者(712 名女性)，1225 名 COPD 受试者(392 名女性)的数据]显示，没有证据表明性别、体重或 BMI(体重指数)对糠酸氟替卡松药代动力学产生影响。

群体药代动力学分析显示 [根据 856 名哮喘受试者(500 名女性)，1091 名 COPD 受试者(340 名女性)的数据]，没有证据表明性别、体重或 BMI 对维兰特罗药代动力学产生影响。

不需要根据性别、体重或 BMI 进行剂量调整。

【不良反应】 肌肉骨骼系统　常见的有关节痛，背痛，骨折(例如，脊柱压缩性骨折/胸腰椎骨折、髋骨骨折和髋臼骨折)，肌肉痉挛。

呼吸系统　十分常见的有鼻咽炎，罕见的有矛盾性支气管痉挛，常见得有口咽疼痛，鼻窦炎，咽炎，鼻炎，咳嗽，发声困难。

心血管系统　偶见的有早搏，罕见的有心悸和心动过速。

眼　视力模糊。

【禁忌证】 本品禁用于严重乳蛋白过敏的患者，禁用于已证明对糠酸氟替卡松、维兰特罗或任何辅料过敏的患者；禁用于哮喘持续状态或其他需要强化措施的COPD或哮喘急性发作的初步治疗。

【注意事项】(1)疾病加重　本品不用于急性哮喘症状或 COPD 急性加重的治疗，这种情况下，需要采用短效支气管扩张剂治疗。为了缓解症状需要增加短效支气管扩张剂用量时，则表明疾病控制不佳，医生应该对患者进行再评估。

哮喘或者 COPD 患者不应在没有医生指导下停用本品，因为停用药物后症状可能复发。

在使用本品治疗过程中，可能出现与哮喘相关的不良事件和症状急性加重。应告知患者，如果在开始应用本品治疗后哮喘症状仍未控制或有加重，应该寻求医生建议并继续治疗。

(2)矛盾性支气管痉挛　矛盾性支气管痉挛可能发生在用药后，并马上出现喘鸣增加。发生时应立即使用短效吸入性支气管扩张剂治疗，应立即停用本品，并进行患者评估，必要时使用替代治疗。

(3)心血管效应　使用拟交感神经药物(包括本

品)时，可能出现心血管效应，例如心律失常(室上性心动过速和早搏)。在一项安慰剂对照研究中，在有心血管疾病史或心血管疾病风险增高的中度 COPD 受试者中使用本品后，心血管事件、严重心血管事件或判定为心血管死亡的风险与安慰剂相比未见增高，尽管如此，严重心血管疾病或心律失常、甲状腺功能亢进、未纠正的低钾血症患者或容易出现低血钾的患者应慎用本品。

(4)肝功能不全患者　中度至重度肝功能不全患者，应使用 100μg/25μg 剂量，并应监测患者的全身糖皮质激素相关的不良反应。

(5)全身糖皮质激素作用　所有吸入性糖皮质激素都有可能发生全身性效应，特别是在长期应用高剂量时。发生这些效应的可能性远低于应用口服皮质激素。可能的全身效应包括库欣综合征、库欣样特征、肾上腺功能抑制、骨密度降低、儿童和青少年生长发育迟缓、白内障和青光眼；更为罕见的有心理或行为效应包括兴奋、睡眠障碍、焦虑、抑郁或易激惹(主要见于儿童)。

(6)肺结核患者、慢性感染或未经治疗感染的患者应慎用本品。

(7)吸入性糖皮质激素的局部效应　在临床试验中，接受糠酸氟替卡松/维兰特罗治疗的受试者发生过口腔和咽部白色念珠菌局部感染。在发生这种感染时，应该在继续糠酸氟替卡松/维兰特罗治疗的同时，进行适当的局部或全身性(即口服)抗真菌治疗，但有时可能需要中断糠酸氟替卡松/维兰特罗治疗。请告知患者在吸入后用水漱口但不吞咽，以帮助降低口咽念珠菌病风险。

(8)视觉障碍　在糖皮质激素的全身和局部使用中有可能报告视觉障碍。当患者出现视力模糊或其他视觉障碍症状时，应考虑建议患者至眼科医生处，对可能出现的包括白内障、青光眼或罕见疾病(如中心性浆液性脉络膜视网膜病变——CSCR，曾在糖皮质激素全身和局部使用后有报告)进行评估。

(9)高血糖　有糖尿病患者血糖升高的报告，应考虑糖尿病史患者应用本品发生血糖升高的风险。

(10)COPD 患者中的肺炎　在使用吸入糖皮质激素的 COPD 患者中，已观察到肺炎发生率增加，包括肺炎导致的住院。有些许证据表明增加类固醇剂量会引起肺炎风险增加，但未能在所有研究中得到结论性的证实。

吸入糖皮质激素类产品引发肺炎风险的程度存在内在差异，目前尚无结论性临床证据。

因为肺炎临床表现与 COPD 急性加重的症状重叠，医生应该对 COPD 患者发生肺炎的可能性保持警觉。

COPD 患者的肺炎风险因素包括：吸烟、老龄、体重指数低(BMI)和严重 COPD。

本品 200μg/25μg 不适用于 COPD 患者。与 100μg/25μg 剂量相比,200μg/25μg 剂量并无额外获益,并可能有全身糖皮质激素相关不良反应的潜在风险升高。

(11)哮喘患者中的肺炎 肺炎常见于应用较高剂量的哮喘患者。使用本品 200μg/25μg 治疗的哮喘患者中肺炎风险在数值上大于使用本品 100μg/25μg 或者安慰剂的患者。尚无确定的风险因素。

(12)严重哮喘相关事件 LABA 单药治疗有可能增加哮喘相关死亡的风险。对照临床试验的现有数据表明,LABA 单药治疗可增加儿童和青少年患者的哮喘相关住院风险。

一项为期 28 周的美国安慰剂对照试验对常规哮喘治疗基础上增加另一种 LABA(沙美特罗)与安慰剂的安全性进行了比较,结果显示,在接受沙美特罗治疗的受试者中,哮喘相关死亡增加(13176 名接受沙美特罗治疗的受试者中有 13 名,13179 名接受安慰剂治疗的受试者中有 3 名;相对风险:4.37[95%CI:1.25,15.34])。这种哮喘相关死亡风险增加被认为是 LABA(包括维兰特罗,糠酸氟替卡松/维兰特罗中的活性成分之一)的同类效应。

(13)关于 ICS/LABA 复方制剂的临床研究 为评价与 ICS 单药相比,LABA 与 ICS 合用是否减少严重哮喘相关事件的风险,在成人和青少年患者中开展了 3 项大型的,为期 26 周的多中心研究。其结果显示,与 ICS 单药相比,ICS/LABA 不增加严重哮喘相关事件的风险(包括哮喘相关死亡,气管插管和住院)。

(14)免疫抑制作用 使用抑制免疫系统药物的病人比健康人更容易发生感染。例如,在使用糖皮质激素的易感儿童或成人中,水痘和麻疹的病程可能更严重甚至致死。

(15)活动性或陈旧性肺结核感染;全身性真菌、细菌、病毒或寄生虫感染;或眼部单纯疱疹患者应谨慎使用(如需使用)吸入性糖皮质激素。

(16)患者从全身型糖皮质激素治疗转换为本品 从具有全身活性的糖皮质激素转换为吸入性糖皮质激素的患者需要特别注意,因为哮喘患者从全身型糖皮质激素转换为全身生物利用度较低的吸入性糖皮质激素期间及之后,发生过肾上腺功能不全导致的死亡。停用全身性糖皮质激素后,恢复下丘脑-垂体-肾上腺轴(HPA)功能需要数月。

之前维持接受 20mg 或更高剂量泼尼松(或其等效药物)的患者可能最容易受影响,特别是几乎完全停用其全身糖皮质激素时。在该 HPA 抑制期间,当暴露于创伤、手术或感染(特别是胃肠炎)或与重度电解质丢失相关的其他病症时,患者可能会出现肾上腺功能不全的症状和体征。

(17)合并症 同所有含有拟交感胺的药物一样,糠酸氟替卡松/维兰特罗应慎用于有惊厥性疾病或甲状腺功能亢进的患者以及对拟交感神经胺发生异常反应的患者。据报告,相关 β₂ 肾上腺素受体激动剂沙丁胺醇静脉内给药时,会加重既存糖尿病和酮症酸中毒。

(18)辅料 具有半乳糖不耐症、Lapp 乳糖酶缺乏症或者葡萄糖-半乳糖吸收不良的罕见遗传性疾病的患者不应使用本品。

(19)其他 尚未进行本品对驾驶或操作机械能力影响的研究。由于糠酸氟替卡松或维兰特罗的药理学特性,预期对这些工作能力没有不良影响。

(20)运动员慎用 本品含糠酸氟替卡松和维兰特罗(三苯乙酸盐形式),需核对世界反兴奋剂组织(WADA)的年度禁用成分列表以确定其是否为运动员允许服用药物。

【药物相互作用】 (1)在临床应用的剂量水平时,由于吸入给药后血浆浓度低,所以,本品不太可能产生具有临床意义的药物相互作用。

(2)与 β 受体拮抗剂的相互作用 β₂ 肾上腺素受体拮抗剂可能减弱或拮抗 β₂ 肾上腺素受体激动剂的作用。除非有重要的理由,应避免同时使用非选择性和选择性 β₂ 肾上腺素受体拮抗剂。

(3)与 CYP3A4 抑制剂的相互作用 糠酸氟替卡松和维兰特罗都具有广泛的首过效应,通过肝酶 CYP3A4 介导而快速清除。

由于强效 CYP3A4 抑制剂(例如,酮康唑、利托那韦)可能使糠酸氟替卡松和维兰特罗的全身暴露量增加,应避免联合应用,除非获益高于全身糖皮质激素不良反应,此情况下应监测患者的全身糖皮质激素不良反应。

(4)与 P-糖蛋白抑制剂的相互作用 糠酸氟替卡松和维兰特罗都是 P-糖蛋白(P-gp)底物。在一项健康受试者临床药理学研究中,维兰特罗联合应用强效 P-gp 和中效 CYP3A4 抑制剂(维拉帕米),结果表明对维兰特罗药代动力学没有明显影响。尚未进行特定 P-gp 抑制剂联合应用糠酸氟替卡松的临床药理学研究。

(5)拟交感神经药物 与其他拟交感神经药物(单用或作为联合治疗一部分)联合应用可能增加本品的不良

反应。本品应避免与其他长效 β_2 肾上腺素受体激动剂或含有 β_2 肾上腺素受体激动剂的药品同时使用。

【用法与用量】 (1)哮喘 成人：每日一次吸入本品 100μg/25μg[糠酸氟替卡松 100μg 与三苯乙酸维兰特罗（以维兰特罗计）25μg] 或 200μg/25μg[糠酸氟替卡松 200μg 与三苯乙酸维兰特罗（以维兰特罗计）25μg]。

患者吸入本品后 15 分钟内通常有肺功能的改善。

但是，应告知患者为了维持控制哮喘症状，需每日规律用药，即便没有症状，也应继续使用。

如果在两次给药之间出现了哮喘症状，应该吸入短效 β_2 受体激动剂用于迅速缓解症状。

对于需要吸入中低剂量糖皮质激素并联合应用长效 β_2 受体激动剂的成人，应考虑使用 100μg/25μg 作为起始剂量。如果患者使用 100μg/25μg 治疗控制不佳，可考虑增加剂量至 200μg/25μg，从而进一步改善哮喘控制。

医生应定期对患者进行再评估，使患者保持一直使用最佳剂量的糠酸氟替卡松/维兰特罗，必须根据医嘱进行剂量调整。应将剂量调整至可维持症状控制的最低剂量。

对于需要吸入较高剂量糖皮质激素并联合应用长效 β_2 受体激动剂的成人患者，应考虑使用 200μg/25μg 作为起始剂量。

最大推荐剂量可考虑增加至 200μg/25μg，每日一次。

应根据疾病的严重程度，给予哮喘患者含恰当糠酸氟替卡松(FF)剂量的本品规格。

17 岁及以下的青少年和儿童：尚未确定 17 岁及以下的青少年和儿童应用本品治疗哮喘的安全性和有效性。

(2)慢性阻塞性肺病(COPD) 成人：每日一次吸入本品 100μg/25μg。患者吸入本品后 16～17 分钟内通常有肺功能的改善。

老年患者(>65 岁)：无需进行剂量调整。

肾功能不全患者：无需进行剂量调整。

肝功能不全患者：研究结果显示在轻度、中度和重度肝功能不全受试者中糠酸氟替卡松全身暴露量(包括 C_{max} 和 AUC)升高。

肝功能不全患者应谨慎使用本品，因其可能出现与皮质激素相关的全身不良反应风险较高。

对于中度或重度肝功能不全患者，本品最大剂量为 100μg/25μg。

【制剂与规格】 糠酸氟替卡松维兰特罗吸入粉雾剂(Ⅱ)：糠酸氟替卡松 100μg 与三苯乙酸维兰特罗（以维兰特罗计）25μg。

糠酸氟替卡松维兰特罗吸入粉雾剂(Ⅲ)：糠酸氟替卡松 200μg 与三苯乙酸维兰特罗（以维兰特罗计）25μg。

噻托溴铵奥达特罗
Tiotropium Bromide and Olodaterol Hydrochloride

【成分】 复方制剂，活性成分为噻托溴铵和盐酸奥达特罗。

【适应证】 本品适用于慢性阻塞性肺疾病、慢性支气管炎和肺气肿患者的长期维持治疗，以缓解症状。

【药理】 (1)药效学 本品为噻托溴铵与奥达特罗组成的复方制剂。①噻托溴铵是长效毒蕈碱受体拮抗剂(LAMA)，对 M_1～M_5 型毒蕈碱受体具有相似的亲和力，可通过竞争性抑制乙酰胆碱和呼吸道平滑肌上的 M_3 受体结合而扩张支气管。噻托溴铵与 M_3 受体的解离速度慢，半衰期显著长于异丙托溴铵。在非临床体外和体内试验中，噻托溴铵可剂量依赖性的预防乙酰甲胆碱诱导的支气管收缩，且作用持续超过 24 小时。噻托溴铵吸入后主要在呼吸道产生局部药效而非全身作用。②奥达特罗是长效 β_2 肾上腺素受体激动剂(LABA)，对人 β_2 肾上腺素受体具有高亲和力和高选择性，局部吸入后可结合并活化气道中 β_2 肾上腺素受体，激活细胞内腺苷酸环化酶，升高 cAMP 水平，从而松弛气道平滑肌，舒张支气管，作用可持续 24 小时以上。

(2)药动学 ①噻托溴铵：吸收：吸入药液后生物利用度约 33%，而口服溶液的生物利用度为 2%～3%。吸入后 5～7 分钟血药浓度达到峰值。分布：噻托溴铵的血浆蛋白结合率为 72%，分布容积为 32L/kg。对大鼠的研究表明噻托溴铵不会透过血脑屏障。代谢：噻托溴铵代谢程度很低。静注药物后有 74% 的剂量以原型经尿液排泄。噻托溴铵是一种酯，经非酶促方式分解为醇(N-甲基东莨菪醇)和酸(二噻吩羟基乙酸)，二者均不能与毒蕈碱受体结合。在体外研究表明，小部分药物(小于静脉给药剂量的 20%)经过 CYP2D6 和 3A4 代谢后与谷胱甘肽结合成为各种Ⅱ相代谢物。肝功能不全预计不会对噻托溴铵的药代动力学有任何相关影响。消除：噻托溴铵在健康志愿者中总清除率为 880ml/min，肾脏清除率超过了肌酐清除率，表明药物可被主动排泄进入尿液。静脉给予噻托溴铵后主要以原型经尿液排泄(74%)。慢阻肺患者在吸入给药达稳态后，18.6% 的药量经尿液排出，其余在肠道内未被吸收的药物会随粪便排出。慢阻肺患者吸入噻托溴铵的半衰期范围为 27～45 小时。与肾功能正常的患者(Ccr>80ml/min)相比，轻度肾损伤的慢阻肺患者(Ccr 50～80ml/min)在每日一次吸入噻托溴铵达稳态后，$AUC_{0～6,ss}$ 增加 1.8%～30%，而 $C_{max,ss}$ 相似。中度至重度肾功能不全的慢阻肺患者(Ccr<50ml/min)

静脉给予噻托溴铵后，$AUC_{0\sim4h}$增加82%，C_{max}增加52%。

②奥达特罗：吸收：健康志愿者吸入奥达特罗后的绝对生物利用度估计约为30%，而口服溶液的绝对生物利用度则低于1%。吸入后10～20分钟后血药浓度达到峰值。分布：奥达特罗的血浆蛋白结合率约为60%，分布容积为1110L。代谢：奥达特罗主要通过葡萄糖醛酸化和甲氧基团的O-去甲基化代谢。CYP2C9和CYP2C8参与奥达特罗的O-去甲基化，UGT2B7、UGT1A1、1A7和1A9都参与了奥达特罗葡萄糖苷酸的形成。无证据表明奥达特罗的消除或蛋白结合率在轻度或中度肝损伤受试者与其健康对照之间存在差异。消除：奥达特罗在健康志愿者的总清除率为872ml/min，肾脏清除率为173ml/min。^{14}C-标记奥达特罗静脉注射给药后，尿液中回收38%的放射性剂量（其中奥达特罗原型药物占19%），粪便中回收53%。口服给药后在尿液中仅回收9%的放射性活性（0.7%为奥达特罗原型），而大部分（84%）在粪便中回收。奥达特罗吸入稳态后，健康志愿者在给药间期内通过尿液排出的原型奥达特罗约占剂量的5%～7%。吸入给药奥达特罗终末半衰期约为45小时。在肾损伤患者中未发现具有临床意义的全身暴露量的升高。

【不良反应】　①抗胆碱能不良反应：常见是口干，发生率约为1.3%。严重不良反应包括青光眼、便秘、肠梗阻（包括麻痹性肠梗阻）和尿潴留。②β-肾上腺素能不良反应：如心律失常、心肌缺血、心绞痛、低血压、震颤、头痛、精神紧张、恶心、肌肉痉挛、疲劳、不适、低钾血症、高血糖和代谢性酸中毒。③其他不良反应，包括：鼻咽炎、鼻窦炎、喉炎、咽炎、咳嗽、发声困难、鼻衄、支气管痉挛；头晕、头痛、失眠；吞咽困难、胃食管反流病、舌炎、龋齿；超敏反应、血管神经性水肿、荨麻疹、皮疹、瘙痒；关节痛、背痛、关节肿胀；速发型超敏反应、皮肤感染和皮肤溃疡、皮肤干燥等。

【禁忌证】　(1)禁用于对噻托溴铵、奥达特罗或本复方制剂中任何辅料过敏的患者。

(2)禁用于对阿托品或其衍生物（如异丙托铵溴）有过敏史的患者。

(3)禁用于未使用长期控制药物的哮喘患者，本复方制剂不适用于治疗哮喘。

【注意事项】　(1)本品每日使用次数不得多于1次，使用剂量不得高于推荐剂量，不得与其他含长效β₂-受体激动剂的药物合用。

(2)本品不得用于治疗哮喘。奥达特罗（LABA之一，本复方制剂的一种活性成分），可能增加哮喘相关死亡的风险。

(3)本复方制剂不得用于治疗慢阻肺急性恶化（可能危及生命），不得用作支气管痉挛急性发作的急救治疗药物。

(4)用药后可能发生速发型超敏反应，包括荨麻疹、血管性水肿（包括唇、舌或喉咙的肿胀）、皮疹、支气管痉挛、严重速发型超敏反应或瘙痒。一旦出现应立即停止治疗，并考虑其他治疗。对阿托品及其衍生物有超敏反应病史的患者使用本复方制剂时，应密切监测其是否出现相似的超敏反应。

(5)矛盾性支气管痉挛：本复方制剂可能会导致可能危及生命的矛盾性支气管痉挛。如果发生矛盾性支气管痉挛，应立即停用本复方制剂，并改用其他替代治疗。

(6)本复方制剂应慎用于闭角型青光眼、前列腺增生或膀胱颈梗阻。

(7)奥达特罗主要经肝脏代谢，轻中度肝损伤的患者可以按照推荐剂量使用本品，尚无重度肝损伤患者使用奥达特罗的数据。噻托溴铵主要经肾脏排泄，轻度肾损伤患者使用本品不必调整剂量，中重度肾损伤患者（肌酐清除率<50ml/min）应密切监测其是否出现抗胆碱能相关副作用。

(8)奥达特罗可能产生临床意义的心血管不良影响，表现为心率加快、血压升高等，血管疾病患者应慎用。

(9)β₂肾上腺素受体激动剂可能发生低钾血症，对于重度慢阻肺患者来说，低钾血症可能会由于缺氧以及合并治疗而加重，敏感人群应该监测血钾。

(10)惊厥性疾病、甲状腺功能亢进、已知或怀疑Q-T间期延长的患者和对拟交感胺类应答异常的患者应慎用。

(11)氟烷等卤代烃麻醉剂增加β受体激动剂类支气管舒张剂的心脏不良反应，在进行择期手术的情况下需谨慎应用本品。

(12)妊娠期间最好避免使用本复方制剂。

(13)动物研究中发现哺乳期大鼠的乳汁中检测到药物和(或)其代谢产物，但噻托溴铵和(或)奥达特罗是否会进入人乳汁尚不清楚。应考虑哺乳婴儿的风险和母亲的治疗获益后决定是否停止哺乳或放弃本复方制剂的治疗。

【药物相互作用】　(1)未对噻托溴铵和其他抗胆碱能药物合用进行研究，但是合用多种抗胆碱能药物可能增强毒副作用，不建议本复方制剂与其他抗胆碱能药物长期联合使用。

(2)合用肾上腺素能药物可能会增强奥达特罗的交感作用，故应慎用。

(3)合用黄嘌呤衍生物、皮质类固醇激素或非保钾利尿剂可能会增强本品的降血钾作用，建议谨慎合用本复方制剂与非保钾利尿剂。

(4) β受体拮抗剂和奥达特罗联用时可能会干扰彼此的作用，如果临床必须合用，建议与高选择性β1受体拮抗剂谨慎合用。

(5) 单胺氧化酶抑制剂(MAO)、三环类抗抑郁药物或其他已知可延长Q-T间期的药物会增强本品对心血管系统的作用，应谨慎合用。

(6) 氟康唑和奥达特罗无临床意义的药动学相互作用。

【用法与用量】 本品只能吸入使用。药瓶只能通过随带的吸入器吸入使用。由吸入器喷出的2揿药物为1个药用剂量。

成人推荐剂量为噻托溴铵 5μg 和奥达特罗 5μg，每日1次，每次吸入2揿。每日在相同的时间吸入。不得超过推荐剂量。

【制剂与规格】 噻托溴铵奥达特罗吸入喷雾剂：每瓶60喷，每喷含噻托溴铵 2.5μg(相当于噻托溴铵一水合物 3.124μg)和奥达特罗 2.5μg(相当于盐酸奥达特罗 2.736μg)。

奥 达 特 罗
Olodaterol

【适应证】 适用于慢性阻塞性肺疾病、慢性支气管炎和(或)肺气肿患者长期支气管舒张的维持治疗。

【药理】 (1)药效学 奥达特罗是一种长效β2肾上腺素受体激动剂(LABA)，对人β2肾上腺素受体具有高亲和力和高选择性，局部吸入后可结合并活化气道中β2肾上腺素受体，激活细胞内腺苷酸环化酶，介导cAMP水平升高，从而松弛气道平滑肌，舒张支气管，作用可持续24小时以上。β2肾上腺素受体主要表达于呼吸道平滑肌，但是由于心肌也表达β2肾上腺素受体，奥达特罗有可能作用于心脏。

(2)药动学 单次吸入和多次吸入(2~20μg/d)的情况下，奥达特罗的药代动力学呈线性，且全身暴露量与剂量成比例增加。每日一次重复吸入奥达特罗，血药浓度在8日后达到稳态，其暴露程度则增加至单剂量的1.8倍。①吸收：奥达特罗一般在吸入药物后10~20分钟内达到最大血浆浓度。吸入奥达特罗的绝对生物利用度约为30%，而口服溶液的绝对生物利用度则低于1%。因此吸入后作用于全身的奥达特罗量主要取决于肺吸收量。②分布：吸入和静脉给予奥达特罗后组织分布广泛，分布容积 1110L。体外研究显示奥达特罗血浆蛋白结合率与浓度无关，约为60%。奥达特罗为P-gp、OAT1、OAT3

和OCT1转运蛋白底物。③代谢：奥达特罗主要发生O-去甲基化及随后产生的共轭反应和葡萄糖醛酸化代谢。奥达特罗的 *O*-去甲基化由CYP2C9和CYP2C8催化；UGT2B7、UGT1A1、1A7和1A9参与奥达特罗葡萄糖醛酸的代谢。吸入给药时奥达特罗是唯一具有药理活性的化合物。④消除：奥达特罗在健康志愿者中的总清除率为872ml/min，肾清除率为173ml/min。^{14}C-标记奥达特罗静脉注射给药后，从尿液中回收38%的放射性剂量，其中原型药物占19%；从粪便中回收53%。口服给药后，从尿液中仅回收9%(0.7%的原型药)的放射活性剂量，而大部分(84%)从粪便中回收。奥达特罗吸入后，稳态时健康志愿者在给药间期内通过尿液排出的原型奥达特罗约占剂量的5%~7%。吸入后奥达特罗终末半衰期约为45小时。

【不良反应】 推荐剂量时最常见不良反应为鼻咽炎、头晕、高血压、皮疹和关节痛，这些反应通常为轻度或中度。

本品是长效β2肾上腺素能受体激动剂，应该考虑到本类药物相关的不良反应的发生，如心动过速、心律失常、心悸、心肌缺血、心绞痛、高血压或低血压、震颤、头痛、精神紧张、失眠、头晕、口干、恶心、肌肉痉挛、疲劳、全身乏力、低钾血症、高血糖症和代谢性酸中毒。

【禁忌证】 本品禁用于对奥达特罗或对本品任何辅料过敏的患者。

所有LABA均禁用于未使用哮喘长期控制药物的哮喘患者。

本品不适用于治疗哮喘。

【注意事项】 (1)本品不得用于哮喘患者。长效β2肾上腺素能受体激动剂可能增加哮喘相关死亡的风险。

(2)慢阻肺急性加重患者不得使用本品，不得作为支气管痉挛急性发作的急救治疗。

(3)使用本品不得超过推荐的用药次数和剂量；不得与含长效β2受体激动剂的其他药物联合使用。

(4)心血管疾病患者(尤其是缺血性心脏病、重度心功能代偿失调、心律失常、肥厚型梗阻性心肌病、高血压和动脉瘤患者)、惊厥性疾病、甲状腺功能亢进者、已知或怀疑Q-T间期延长(如Q-T>0.44秒)者以及对拟交感胺类药物发生异常反应的患者应慎用本品。

(5)本品给药后可能发生包括血管性水肿在内的速发型超敏反应。一旦发生应立即停止本品治疗，并考虑改用其他替代治疗。

(6)本品可能导致危及生命的矛盾性支气管痉挛。一且发生应立即停用本品，并改用其他替代治疗。

（7）由于β受体激动剂支气管舒张剂的心脏不良反应易感性增加，如果计划使用氟烷等卤代烃麻醉剂进行手术，应当慎用本品。

（8）目前尚无本品在妊娠女性中使用的数据。在怀孕期间最好避免使用本品。

（9）目前尚无哺乳女性暴露于奥达特罗的临床数据。权衡哺乳婴儿的获益和母亲治疗获益决定停止哺乳或停止本品治疗。

（10）目前尚无本品对生育能力影响的临床数据可用。奥达特罗临床前研究显示对生育能力无不良影响。

【药物相互作用】　（1）合用其他肾上腺素能药物可能会增强本品的不良反应。

（2）合用黄嘌呤衍生物、类固醇激素或非保钾类利尿剂（如环或噻嗪类利尿剂）可能会增强肾上腺素能受体激动剂的降血钾效应。

（3）β肾上腺素能受体拮抗剂可能削弱或拮抗本品的作用。只有当临床必需时才谨慎合用高选择性$β_1$受体拮抗剂。

（4）单胺氧化酶（MAO）抑制剂、三环类抗抑郁药、延长 Q-T 间期药物会增强本品对心血管系统的作用。

【用法与用量】　本品仅用于吸入。药瓶仅用于随带的吸入器吸入。1 个药用剂量由吸入器中喷出的 2 喷药物组成。

成人：推荐剂量为奥达特罗 5μg，通过吸入器在每日相同时间吸入，每日 1 次，每次 2 喷。不应该超过推荐剂量使用。

老年患者可按照推荐剂量使用本品。

轻度和中度肝损伤患者可按照推荐剂量使用本品。目前尚无重度肝损伤患者使用本品的数据。

肾损伤患者可按照推荐剂量使用本品。重度肾损伤患者使用本品的经验有限。

目前尚无在儿科患者（18 岁以下）中使用本品的相关数据。

【制剂与规格】　奥达特罗吸入喷雾剂：每瓶 60 喷；每喷含盐酸奥达特罗 2.7μg（相当于 2.5μg 奥达特罗）；盐酸奥达特罗的浓度为 0.248mg/ml（相当于 0.226mg/ml 奥达特罗）。

第六章 消化系统用药

消化系统主要包括食管、胃、肠、肝、胆、胰腺等器官，是人体获得能源并维持生命的最重要系统。消化系统疾病治疗药物发展迅速。在近几年中，不断有新的剂型、新的代谢途径、新的作用靶点药物涌现并经过临床试验验证。另外有一些交叉学科的药物扩大适应证，在消化系统疾病治疗中也起到了重要作用。

酸相关性疾病一直是消化系统疾病的重要组成部分，随着抑酸药的不断发展，特别是质子泵抑制剂(PPI)的临床应用，给酸相关性消化系统疾病的治疗带来了标志性的改变。随着抑酸药的广泛应用和疗效的日益提高，抑酸药对于溃疡病的治疗已经成为非常有效的手段之一，使消化性溃疡病的手术率降低。胃食管反流病(GERD)的患病率呈逐年增高趋势，成为当前主要的酸相关性疾病，抑酸药的治疗也扩展到此领域。抑酸药的应用，尤其是PPI的应用，也给GERD的治疗带来重要变化。随着非甾体抗炎药(NSAIDs)及阿司匹林在心脑血管等系统的日益广泛应用，其消化道副作用也日渐增多，尤其是消化道出血，甚至可危及患者生命，如何防治是目前消化科以及相关科室所面临的重要问题，可以肯定的是PPI是安全有效的防治措施之一。各种PPI在酸相关性消化系统疾病的临床治疗过程中存在疗效的差异，与PPI的代谢途径有密切关系，也与人类有关药物代谢的基因类型关系密切。目前针对PPI在临床的疗效差异有许多相关的临床试验，对此已获得比较科学的解释，为临床治疗提供依据。

幽门螺杆菌(Hp)在人群中的感染率近年来有下降趋势，随着Hp根除措施的广泛应用，Hp的耐药率在逐步增加，根除率逐渐降低。传统的OAC三联方案(奥美拉唑、阿莫西林和克拉霉素)的根除率在某些地区仅达到70%～75%，因此可采取延长疗程到10～14天，或选用四联疗法或根据药敏结果选择根除方案组成的方法来增加疗效。有关机体基因多态性对药物代谢影响所造成的根除率变化，也是当前人们关注的热点，经过改进的新方案，其根除率也可达到85%左右。

胃肠道黏膜保护药是防治胃肠道疾病的重要辅助用药，日渐受到临床重视。多项临床试验均证实，黏膜保护药对预防和治疗各种胃肠道有害因素所造成的胃肠道损伤，可以发挥较好的疗效。

有关动力异常的消化系统疾病，特别是功能性胃肠疾病，促动力药是重要的治疗用药，功能性消化不良、肠易激综合征、便秘等，动力异常是其重要的致病机制之一，因此动力药也成为胃肠道用药的重要组成部分。某些促动力药由于心血管的副作用，在临床用药中受到限制。因此在临床用药中，对于有心血管副作用的促动力药，应谨慎使用。

便秘也是消化系统常见症状之一，以前，在治疗便秘过程中，由于长期应用刺激性泻药而产生肠道的副作用，因此当前提倡临床采用近似于生理机制的促排泄药物，如容积性泻药和渗透性泻药。在止泻药中，提倡使用具有抑制分泌作用和抑制动力的药物；但对于感染性腹泻，仍需应用抗生素。

在过去的几十年中，我国消化系统疾病谱发生了显著变迁，胃肠免疫性疾病发病率呈逐年增高的趋势，糖皮质激素、免疫调节剂和生物制剂在消化系统免疫相关性疾病中应用日趋规范，这些药物都归属于抗肠道非特异性感染药物范畴，其中很多药物被国内外指南认定为规范用药。

在肝胆系统疾病的应用中，治疗病毒性肝炎仍需强调使用抑制病毒复制的药物。近年来非酒精性脂肪肝的发病率也增加，主要采用传统的保肝药物治疗；同时注意各种药物导致的肝损伤。

第一节 抗酸药及胃黏膜保护药

酸相关性疾病是消化系统疾病中最为常见的一类疾病，是指由于胃酸分泌过多，或对胃酸特别敏感而引起的一类消化道疾病的总称，常见的有胃食管反流病和消化性溃疡。随着新型抑酸药的不断问世，特别是质子泵抑制剂（PPI）的广泛临床应用，给酸相关性消化系统疾病的治疗带来了标志性的变化。

胃食管反流病（GERD）的患病率呈逐年增高趋势，成为当前主要的酸相关性疾病。抑酸药的应用，尤其是PPI和钾离子竞争性酸阻滞剂的应用，给GERD的治疗带来重要变化。随着人口的老龄化，非甾体抗炎药（NSAIDs）及阿司匹林在心脑血管等系统的日益广泛应用，其消化道不良反应也日渐增多，尤其是消化道出血，甚至可危及患者生命，如何防治是目前消化科以及相关科室所面临的重要问题，可以肯定的是PPI也是NSAIDs相关消化道损伤的有效治疗药物。各种PPI在酸相关性消化系统疾病的临床治疗过程中存在疗效的差异，与PPI的代谢途径有密切关系，也与人类有关药物代谢的基因类型关系密切。目前针对PPI在临床的疗效差异有许多相关的临床试验，对此已获得比较科学的解释，为临床治疗提供依据。

幽门螺杆菌（Hp）在人群中的感染率近年来有下降趋势，随着Hp根除措施的广泛应用，Hp的耐药率在逐步增加，根除率逐渐降低。传统的OAC三联方案（奥美拉唑、阿莫西林和克拉霉素）的根除率在某些地区仅达到70%～75%，因此，可采取延长疗程到10～14天，或选用四联疗法或根据药敏结果选择根除方案组成的方法来增加疗效。同时，近期随着新型PPI和钾离子竞争性酸阻滞剂的诞生，也有研究提示提高胃内pH可以增加Hp的根除率；对于难治性Hp感染，提出个体化治疗方案，即根据体基因多态性对药物代谢影响所造成的根除率变化，也是当前人们关注的热点。

Hp的四联治疗中，铋剂归属在黏膜保护剂中；近年来临床研究提示，在黏膜保护剂中，除铋剂外还有多个黏膜保护剂，可以增加Hp的根除率，如聚普瑞锌与铝碳酸镁等；同时联合某种肠道益生菌也有助于提高Hp根除率，减少抗生素相关腹泻；由于肠道益生菌种类繁多；

目前微生态制剂受到临床的广泛关注，有研究证实微生态制剂对于肠道内环境的正常化、辅助肠道益生菌的定植与繁殖、减少肠道毒素的产生以及增加机体免疫力等方面都有很重要的作用，且不良反应少，是临床治疗中的重要辅助用药。

是否所有的益生菌均有作用，有待进一步研究。

胃肠道黏膜保护药是防治胃肠道疾病的重要辅助用药，日渐受到临床重视。多项临床试验均证实，黏膜保护药对预防和治疗各种胃肠道有害因素所造成的胃肠道损伤，可以发挥较好的疗效。

一、抗酸药

碳酸钙 [药典(二)；医保(乙)]
Calcium Carbonate

【特殊说明】 属于非吸收性抗酸药。

【适应证】 降低胃内酸度从而降低胃蛋白酶的活性和减弱胃液消化作用的药物。常用于治疗胃溃疡、十二指肠溃疡和胃酸分泌过多症。减弱或解除胃酸对胃及十二指肠溃疡面的腐蚀和刺激作用，有利于溃疡面的愈合。

其主要用于：①缓解胃酸过多而造成的反酸、烧心等症状，适用于胃、十二指肠溃疡病及反流性食管炎的治疗。②补充钙缺乏，适用于机体对钙需求增加的情况，可作为骨质疏松症的辅助治疗，以及纠正各种原因导致的低钙血症。③治疗肾功能衰竭患者的高磷血症，同时纠正轻度代谢性酸中毒。④作为磷酸盐结合剂，治疗继发性甲状旁腺功能亢进纤维性骨炎所导致的高磷血症者磷酸在体内滞留时。

【药理】 （1）药效学 本药为抗酸药、补钙药，抗酸作用较碳酸氢钠强而持久，碳酸钙在胃酸的作用下转化为氯化钙。中和胃酸作用较快，较强而持久（约3小时）。可中和或缓冲胃酸，作用缓和而持久，但对胃酸分泌无直接抑制作用，并可提高胃液pH值而消除胃酸对壁细胞分泌的反馈抑制。对肾功能不全继发甲状旁腺功能亢进，骨病患者的高磷血症，本药可结合食物中的磷酸盐以减轻机体磷酸盐负荷。因碳酸钙较氢氧化铝能更有效的结合磷酸盐，且不会发生铝中毒，故近年来主张在应用低钙含量透析液基础上，选用本品用作磷酸盐结合剂，同时防止并发高钙血症。

（2）药动学 碳酸钙在胃酸的作用下转化为氯化钙，部分经肠道吸收，经肾脏排泄，尿中大部分钙经肾小管重吸收入血。本药口服后在碱性肠液的作用下约85%转化为不溶性钙盐,如碳酸钙、磷酸钙等,不溶性钙盐可沉淀于肠黏膜表面,形成保护层,使肠黏膜对刺激的敏感性降低,产生便秘,最后不溶性钙盐自粪便排出体外。

【不良反应】 (1)因释放二氧化碳可致腹胀和嗳气。

(2)大量口服可致高钙血症、肾结石和碱中毒,如同时合并肾功能不全则称为 Milk-Alkalic(乳-碱)综合征。

(3)大量服用本药,可引起胃酸分泌反跳性增高。

(4)偶有便秘。

【禁忌证】 (1)对本药过敏者。

(2)高钙血症。

(3)高钙尿症。

(4)洋地黄化患者。

(5)肾结石或有肾结石病史患者。

【注意事项】 (1)心、肾功能不全患者慎用。

(2)高钙血症禁用。

(3)混悬液含碳酸钙 80mg/ml,长期应用会导致高钙血症,应定期检测血钙浓度,连续服用不宜超过 14 日。

【药物相互作用】 (1)本药与氧化镁等有轻泻作用的抗酸药联合应用,可减少嗳气、便秘等不良反应。

(2)本药与噻嗪类利尿药联合应用,可增加肾小管对钙的重吸收,易发生高钙血症。

(3)如与其他药物同时应用,本药会影响其他药物在胃肠道的吸收。

(4)本药与牛奶同时服用,偶可发生乳-碱综合征。

(5)本药不宜与强心苷类药物合用。

(6)大量饮用含乙醇和咖啡因的饮料以及大量吸烟,均会抑制钙剂的吸收。

(7)大量进食富含纤维素的食物能抑制钙的吸收,因钙与纤维素结合成不易吸收的化合物。

(8)本品与苯妥英钠及四环素类同用,二者吸收减少。

(9)维生素 D、避孕药、雌激素能增加钙的吸收。

(10)含铝的抗酸药与本品同服时,铝的吸收增多。

(11)本品与含钾药物合用时,应注意心律失常的发生。

【给药说明】 (1)用于中和胃酸时,空腹服用作用时间短。必须在餐后 1～2 小时服用,或睡前服用。

(2)治疗高磷血症时,应在进餐时服用或与氢氧化铝合用。

(3)治疗低钙血症时,对维生素 D 缺乏引起的低钙,应同时服用维生素 D。

【用法与用量】 **成人** 口服。

(1)用于制酸 一次 0.5～1g,一日 3～4 次,餐后 1 小时服用及睡前服用可增加作用持续时间,维持中和胃酸效应达 3 小时以上。

(2)用于高磷血症 一日 1.5g,最高一日可用至 17g,或与氢氧化铝合用。

(3)用于补钙 一日 1～2.5g,分 2 次服用。应同时服用维生素 D_3。

儿童 混悬液口服。2～5 岁(12～21.9kg),一次 5ml,一日 3 次;6～11 岁(22～43.9kg),一次 10ml,一日 3 次。

【制剂与规格】 碳酸钙片:(1)0.2g;(2)0.3g。

碳酸钙咀嚼片(按钙计):(1)0.125g;(2)0.5g。

碳酸钙颗粒(按钙计):0.25g。

小儿碳酸钙 D_3 颗粒:每袋含碳酸钙 750mg(相当于钙 300mg),维生素 D_3 100IU(2.5μg)。

碳酸钙胶囊:(1)0.25g;(2)0.5g。

碳酸钙 D_3 咀嚼片:碳酸钙 1.25g(相当于钙 0.5g),维生素 D_3 200IU。

其余内容参阅第十五章第二节。

氢 氧 化 铝
Aluminium Hydroxide

【适应证】 ①能缓解胃酸过多而合并的反酸等症状,适用于胃和十二指肠溃疡、反流性食管炎及上消化道出血的治疗。②与钙剂和维生素 D 合用时可治疗新生儿低钙血症(手足搐搦)。③大剂量可用于尿毒症患者,以减少磷酸盐的吸收,减轻酸中毒。

【药理】 (1)药效学 氢氧化铝是典型且常用的抗酸药,具有抗酸、吸附、局部止血和保护溃疡面等作用。该药中和或缓冲胃内已存在的胃酸,但对胃酸的分泌无直接影响。其抗酸作用持久而缓慢,对胃酸的中和缓冲作用可导致胃内 pH 值升高,从而使胃酸过多的症状得以缓解,但其中和酸的能力比镁制剂和碳酸钙为低,而比碳酸铝、碳酸双羟铝钠为高。氢氧化铝与胃酸作用时,产生的氧化铝有收敛作用,可局部止血,但是也有可能引起便秘。氢氧化铝还与胃液混合,形成凝胶,覆盖在溃疡表面,形成一层保护膜,起机械保护作用。此外,由于铝离子在肠内与磷酸盐结合成不溶解的磷酸铝自粪便排出,故尿毒症患者服用大剂量氢氧化铝后可减少肠道磷酸盐的吸收,从而减轻酸中毒(但同时应注意上述副作用)。

(2)药动学 少量在胃内转化为可溶性的氯化铝自肠内吸收,经肾脏排泄。大部分以磷酸铝、碳酸铝及脂肪酸盐类形式自粪便排出。本药起效缓慢，在胃内作用时效的长短与胃排空的快慢有关。空腹服药作用可持续20～30分钟，餐后1～2小时服药者疗效可能延长到3小时。

【不良反应】（1）消化系统 常见便秘，与剂量有关。长期大剂量服用，可导致严重便秘，甚至形成粪结块引起肠梗阻。铝也可导致血清胆酸浓度增加，这种作用具有剂量、时间依赖性，同时伴随着胆汁流量的降低，可诱发肝、胆功能异常。

（2）代谢与内分泌系统 长期大剂量服用，还可导致低磷血症、骨质疏松症和骨软化症等。

（3）神经与精神系统 氢氧化铝少量在胃内转变为可溶性的氯化铝自胃肠道吸收，肾功能不全者可导致血中铝离子浓度升高。肾功能衰竭者长期服用本药可引起铝中毒，出现精神症状，特别是对血液透析的患者，可产生透析性痴呆，表现为肌肉抽搐、神经质或烦躁不安、味觉异常、呼吸变慢以及极度疲乏无力。

（4）血液系统 对患有尿毒症的患者，血液中过量的铝可能引起小细胞低色素性贫血。减少本药用量或并用铁铵螯合剂可有效纠正这一症状。

（5）皮肤 服用本药期间，对铝比较敏感的患者注射白喉、破伤风类毒素和百日咳菌苗（百白破三联疫苗）时，注射部位往往会出现瘙痒、湿疹样病变和色素沉着。

（6）特殊人群用药 老年人长期服用，可影响肠道吸收磷酸盐，可导致骨质疏松，铝盐吸收后沉积于脑，可引起老年性痴呆。

【禁忌证】（1）对本药过敏者。

（2）低磷血症（如吸收不良综合征）患者不宜服用本品，否则会导致骨软化症、骨质疏松症，甚至骨折。

（3）早产儿和婴幼儿不宜服用（婴幼儿极易吸收铝，有铝中毒的危险）。

（4）有胆汁、胰液等强碱性消化液分泌不足或排泄障碍者不宜使用。

（5）骨折患者不宜服用，这是由于不溶性磷酸铝复合物的形成，导致血清磷酸盐浓度降低及磷自骨内移出。

（6）阑尾炎或急腹症时，服用氢氧化铝可使病情加重，可增加阑尾穿孔的危险。

【注意事项】（1）肾功能不全者、长期便秘者慎用。

（2）有便秘作用，甚至形成粪结块，故常与镁盐制成合剂应用。

（3）通过与磷酸盐离子结合，在肠内形成不溶性磷酸铝，后者不能被胃肠道吸收，因而导致血清磷酸盐浓度下降，可影响骨质的形成，故长期服用时应在饮食中酌加磷酸盐。

（4）氢氧化铝用量大时可吸附胆盐，因而减少脂溶性维生素的吸收，特别是维生素A。

（5）药物对妊娠和哺乳的影响尚不明确。

【药物相互作用】（1）与西咪替丁或雷尼替丁同用对解除十二指肠溃疡疼痛症状有效，但一般不提倡两者在1小时内同用。与氢氧化铝同时使用可使此两种药的吸收减少。

（2）本药含多价铝离子，可与四环素类药物形成络合物而影响其吸收，不宜合用。

（3）本药可通过多种机制干扰地高辛、华法林、双香豆素、奎宁、奎尼丁、氯丙嗪、普萘洛尔、吲哚美辛、异烟肼、铁盐及巴比妥类药物的吸收和排泄，影响上述药物的疗效。

（4）与肠溶片联用可使肠溶衣加快溶解，对胃和十二指肠有刺激作用。

（5）透析患者与别嘌醇同时应用可能导致血清尿酸含量急剧上升，可能由于本药减少别嘌醇吸收所致。

（6）铝制剂与枸橼酸盐联用可能导致血铝含量急剧上升。

【给药说明】（1）凝胶剂效果优于片剂，凝胶剂较为常用。

（2）治疗胃出血时宜用凝胶剂；片剂可与血液凝结成块，造成肠道梗阻。

（3）用于中和胃酸时，必须在餐后1～2小时服用。

（4）服用本药1～2小时内应避免摄入其他药物。

（5）需长期大剂量使用时，应在饮食中酌加磷酸盐。

（6）为防止便秘可与三硅酸镁或氧化镁交替服用。

（7）肾功能异常患者如果血清中铝含量超过150μg/ml，或出现脑病先兆，应立即停药。透析患者，透析液中铝含量不能超过10μg/L。

【用法与用量】 成人 口服。

（1）氢氧化铝凝胶（氢氧化铝-水混悬液） 一次5～8ml，一日3次，餐前1小时服。病情严重时剂量可加倍。

（2）氢氧化铝片 一次0.6～0.9g，或一次0.5～1.0g，一日3次，餐前1小时服。

（3）复方氢氧化铝片 一次2～4片，一日3～4次。饭前半小时或胃痛发作时嚼碎后服下。

【制剂与规格】 氢氧化铝片：0.3g。

氢氧化铝凝胶：以氢氧化铝计，100g:4g。

复方氢氧化铝片：每片含氢氧化铝0.245g、三硅酸镁0.105g、颠茄浸膏0.0026g。

氧 化 镁 [药典(二)]

Magnesium Oxide

【适应证】 与氢氧化铝合用治疗伴有便秘的胃酸分泌过多及消化性溃疡；对不伴便秘者，其轻泻作用可同时服用碳酸钙纠正。用量大可促进肠排空，治疗便秘；常用于配制复方制酸药。替代食物中镁含量的不足。

【药理】 (1)药效学 氧化镁不溶于水，中和胃酸作用强而持久，且不产生二氧化碳，但作用缓慢；由于本品在肠道内不易吸收，即使用药过量也不会导致碱中毒。镁离子在小肠部位具有高渗性，能把水分引入肠腔，当肠腔内液体积聚达一定程度而超过肠道吸收能力时，导致腹胀，促进肠蠕动而产生缓泻作用；氧化镁的轻泻作用，也可能是因肠黏膜释放胆囊收缩素，刺激结肠收缩而推进肠管运动。

(2)药动学 约有10%的氧化镁自肠道吸收。轻泻作用发生于服药后2～8小时。

【不良反应】 (1)肾脏病患者长期大剂量服用本品可出现眩晕、头昏、心跳异常、精神状态改变以及倦怠无力等高镁血症症状。

(2)长期大量服用可导致血清钾浓度降低，呕吐及胃部不适。

(3)服药过量或出现过敏反应时可有腹痛、皮疹、皮肤瘙痒，以腹泻为最常见。

【禁忌证】 (1)对本药过敏者。

(2)严重肾功能不全、阑尾炎、急腹症、肠梗阻、溃疡性结肠炎、消化道或直肠出血诊断不明、慢性腹泻患者禁用。

【注意事项】 (1)慎用：近2小时内服用过其他药品；用药已超过1周；肠道蠕动延迟或已趋麻痹1～2日者。

(2)肾功能不全患者服用本品可能产生滞留性中毒，如出现高镁血症可静脉注射钙盐对抗。

【药物相互作用】 (1)与维生素 D 类同时服用，可导致高钙血症。

(2)与西咪替丁、雷尼替丁并用可减少后者的吸收。

(3)与地高辛并用，后者的吸收被抑制，血药浓度降低。

(4)与口服铁剂、异烟肼等药并用时，吸收减少，不宜伍用。

(5)与左旋多巴并用时，后者的吸收增加，胃排空延缓者更常见。

(6)氧化镁能与磷酸根结合而阻碍磷酸盐的吸收。

(7)本药可干扰四环素类的吸收，应避免同时服用。

【给药说明】 (1)本品长期或过量应用可导致肠蠕动功能对药物的依赖性，不宜长期服用。

(2)服药时多饮水可使致泻作用较快出现，与食物同服，致泻作用延迟；睡前空腹不宜进药。

(3)氧化镁等渗盐水溶液不致使肠腔内水分流失过多，高渗液则可因由血液中渗出大量液体而导致脱水。

【用法与用量】 一般不单独应用。常与其他制酸药合用或配成复方制剂。

成人 口服。①抗酸治疗，一次0.2～1g，一日3次，疗程不宜超过2周；②缓泻治疗，一次3g，一日3次，疗程不宜超过1周。

【制剂与规格】 氧化镁片：0.2g。

氧化镁合剂：由氧化镁60g，重质碳酸镁60g，蒸馏水加至1000ml而得。为抗酸药及轻泻药，一次量10ml。

复方氧化镁合剂：在氧化镁合剂中另加颠茄酊60ml，有解痉镇痛作用，一次量10ml。

镁乳：为含氢氧化镁(由氧化镁加水或硫酸镁与氢氧化钠反应制得)7.75%～8.75%的乳剂。用于抗酸，一次服用4ml；用于轻泻，一次服用15ml。

三 硅 酸 镁 [药典(二)]

Magnesium Trisilicate

【适应证】 用于缓解胃酸过多引起的胃痛、胃灼热感(烧心、反酸)。可用于胃及十二指肠溃疡。

【药理】 (1)药效学 对胃内已存在的胃酸起中和或缓冲的化学反应，但对胃酸的分泌无直接影响。三硅酸镁的中和与缓冲作用可导致胃内的 pH 值升高，从而使胃酸过多的症状得以缓解。含镁制酸剂的轻泻作用可能因胆囊收缩素自肠黏膜的释放，刺激结肠使之收缩，导致排便。

(2)药动学 口服吸收缓慢，在胃内与盐酸反应生成氯化镁和二氧化硅，约10%的镁自肠道吸收，由尿排出；其余大部分以可溶性和不溶性镁盐的形式随粪便排出体外。作用时效一般在服药后2～8小时开始，持续时间长，但中和胃酸的能力低。

【不良反应】 长期服用三硅酸镁，少量二氧化硅被吸收并经尿道排泄，长期应用偶见发生肾硅酸盐结石；肾功能不全患者长期大剂量服用可出现眩晕、晕厥、心律失常或精神症状，以及异常疲乏无力(高镁血症或其他电解质失调)。

【禁忌证】 (1)对本药过敏者。

(2)严重肾功能不全、阑尾炎、急腹症、肠梗阻、溃疡性结肠炎、慢性腹泻患者禁用。

【注意事项】　(1)本品有轻泻作用，常与铋盐组成复方制剂，以克服上述不良反应。

(2)阑尾炎或急腹症患者服用本品可使病情加重，有增加阑尾穿孔的危险。

(3)骨折患者不宜服用，这是由于不溶性磷酸铝复合物的形成，导致血清磷酸盐浓度降低及磷自骨内移出。

(4)低磷血症(如吸收不良综合征)患者不宜服用本品，否则会导致骨软化症、骨质疏松症，甚至骨折。

(5)肾功能不全者或长期大量应用者可出现眩晕、惊厥、心律失常或精神症状，以及异常疲乏无力。

(6)本品连续应用不得超过 7 天，症状未缓解者请咨询医师或药师。

(7)儿童使用请咨询医师或药师。

【药物相互作用】　(1)与抗胆碱药物(如阿托品)合用时，后者的吸收可能降低而影响疗效。因此必须与抗酸药服用时间分隔开。

(2)与地高辛合用时，后者的吸收可被抑制，血药浓度降低。

(3)与苯二氮䓬类药物合用时，吸收率降低。

(4)与异烟肼合用时，后者的吸收可能延迟或减少，一般异烟肼应于抗酸药摄入前 1 小时服用。

(5)与左旋多巴合用时，吸收可能增加，胃排空缓慢者尤其明显。

(6)应避免氯丙嗪类药与三硅酸镁同时并用，后者可抑制前者的吸收。

【给药说明】　三硅酸镁起效缓慢，作用疗效持续时间长，是中和能力很弱的抗酸药，常与其他抗酸药配伍应用。

【用法与用量】　口服。成人一次 0.3～0.9g，一日 3～4 次，饭前服。

【制剂与规格】　三硅酸镁片：0.3g。

铝镁二甲硅油咀嚼片
Alumina，Magnesia and Dimethicone Chewable Tablets

【适应证】　胃酸分泌过多，胃及十二指肠溃疡和胃肠道胀气。

【药理】　(1)药效学　本品含抗酸药氢氧化铝及氢氧化镁，其药效学可参阅本节"氢氧化铝"和"氧化镁"。二甲硅油为消泡剂，能改变气泡的表面张力，使其破裂。从而消除胃肠道内的胀气。

(2)药动学　氢氧化铝及氢氧化镁的药动学可参阅本节"氢氧化铝"和"氧化镁"。二甲硅油口服后不吸收，

也不产生全身作用，以原型从粪便中排出。

【不良反应】　参阅"氢氧化铝"及"氧化镁"。

(1)常见不良反应　腹泻。

(2)严重不良反应

①内分泌系统与代谢：高镁血症、低磷血症。

②胃肠道：胃肠道阻塞。

③神经系统：脑病。

【禁忌证】　参阅"氢氧化铝"及"氧化镁"。

【注意事项】　参阅"氢氧化铝"及"氧化镁"。

(1)含镁抗酸剂可导致腹泻，甚至脱水。将含钙或铝的抗酸剂与镁结合可减少腹泻发生率。

(2)使用抗酸剂可能会掩盖继发于非甾体类抗炎药的内出血症状。

(3)肾病患者限制镁摄入。

【药物相互作用】　抗酸药可减少某些药物的吸收(如四环素类、喹诺酮类、普萘洛尔、阿替洛尔、卡托普利、雷尼替丁、法莫替丁和阿司匹林)，应避免同时使用这些药物。

【用法与用量】　口服。成人一次 1～2 片，一日 4 次，饭后 20 分钟至 1 小时及睡前服用。

【制剂与规格】　铝镁二甲硅油咀嚼片：每片含氢氧化镁 200mg、氢氧化铝 153mg 与二甲硅油 18.9mg。

二、胃黏膜保护药

硫 糖 铝 ^[药典(二)；医保(乙)]
Sucralfate

【适应证】　用于慢性胃炎及缓解胃酸过多引起的胃痛、胃灼热感(烧心)、反酸。用于治疗胃、十二指肠溃疡及胃炎。

【药理】　(1)药效学　本药为蔗糖硫酸酯的碱性铝盐，是一种胃黏膜保护剂，具有保护溃疡面，促进溃疡愈合的作用。本药在酸性环境下，可离解为带负电荷的八硫酸蔗糖，并聚合成不溶性胶体，保护胃黏膜；能与溃疡或炎症处的带正电荷的炎症渗出蛋白质结合，在溃疡面或炎症处形成一层薄膜，保护溃疡或炎症黏膜抵御胃酸的侵袭，促进溃疡愈合。与溃疡病灶的亲和力约为与正常黏膜亲和力的 6～7 倍。同时硫糖铝能吸附胃蛋白酶，抑制该酶分解蛋白质。治疗剂量时，胃蛋白酶活性可下降约 30%。本药也可中和胃酸，但作用弱。此外，硫糖铝还能吸附唾液中的表皮生长因子，并将其浓聚于溃疡处，促进溃疡愈合；也能促进内源性前列腺素 E 的合成，刺激表面上皮分泌碳酸氢根，从而起到细胞保护

作用。

(2)药动学　本药口服后可释放出铝离子和八硫酸蔗糖复合离子，胃肠道吸收仅 5%，作用持续时间约 5 小时。主要随粪便排出，少量以双糖硫酸盐随尿排出。慢性肾功能不全者的血清和尿铝浓度明显高于肾功能正常者。

【不良反应】　(1)常见　便秘。

(2)少见　口干、恶心、呕吐、腹泻、皮疹、眩晕、瘙痒等。

(3)长期及大剂量用药增加磷丢失，引起低磷血症，可能出现骨软化症。

【禁忌证】　(1)对本药过敏者。

(2)早产儿及未成熟新生儿。

【注意事项】　(1)肝肾功能不全者或透析患者慎用或不用。

(2)哺乳期妇女不宜服用。

(3)用药前、后及用药时应当检查或监测：配合 X 线或内镜检查观察溃疡愈合与否；用药期间监测血清铝浓度。

(4)低磷血症患者不宜长期用药(例如原发性甲状腺旁腺功能亢进症)。

(5)用药之前应检查胃溃疡的良、恶性。

(6)本药对严重十二指肠溃疡效果较差。

(7)出现便秘时可加服少量镁乳等轻泻剂。

【药物相互作用】　(1)可干扰脂溶性维生素(维生素 A、D、E 和 K)的吸收。

(2)可降低口服抗凝药(如华法林)、地高辛、喹诺酮类药物(如环丙沙星、洛美沙星、诺氟沙星、司帕沙星)、苯妥英、布洛芬、吲哚美辛、氨茶碱、甲状腺素等药物的消化道吸收。如硫糖铝与上述药物必须同时服用，服药时间宜间隔 2 小时以上。

(3)可影响四环素类的胃肠道吸收，其机制可能与四环素和铝离子形成相对不溶的螯合物有关。故应避免同时应用。如必须合用，应至少在服用四环素类 2 小时后给予硫糖铝，应避免在服用四环素类前给予硫糖铝。

(4)可明显影响阿米替林的吸收，但确切机制还不清楚。如需两药合用，应尽量延长两药间隔时间，并注意监测阿米替林的疗效，必要时增加阿米替林的剂量。

(5)与多酶片合用时，两者疗效均降低，这是因为多酶片中含有胃蛋白酶、胰酶和淀粉酶，本药可与胃蛋白酶络合，降低多酶片的疗效；另一方面多酶片的药理作用与本药相拮抗，所含消化酶特别是胃蛋白酶可影响溃疡愈合，故两者不宜合用。

(6)抗酸药可干扰硫糖铝的药理作用；硫糖铝也可减少西咪替丁的吸收，通常不主张合用硫糖铝和西咪替丁。但临床为缓解溃疡疼痛也可合并应用抗酸药，后者须在服用本药前半小时或服用本药 1 小时后给予。

(7)在酸性环境中方可发挥保护胃、十二指肠黏膜作用，故不宜与碱性药合用。

(8)抗胆碱药可缓解硫糖铝所致便秘和胃部不适等不良反应。

【给药说明】　(1)硫糖铝必须空腹摄入，餐前 1 小时与睡前服用效果最好。嚼碎与唾液混合，或研成粉末后服下能发挥最大效应。

(2)本药短期治疗即可使溃疡完全愈合，但愈合后复发仍属可能。

(3)治疗收效后，应继续服药数日，以免复发。

(4)连续应用不宜超过 8 周。

(5)出现便秘时可加服少量轻泻药，胃痛剧烈的患者可与适量抗胆碱药合用。

【用法与用量】　成人　口服。

(1)活动性胃及十二指肠溃疡　一次 1g，一日 3～4 次，饭前 1 小时及睡前服用，用药 4～6 周。

(2)预防十二指肠溃疡的复发　一次 1g，一日 2 次，饭前 1 小时及睡前服用。

儿童　口服。10～25mg/kg，分 4 次服用(一次最大剂量 1g)，疗程 4～8 周。

【制剂与规格】　硫糖铝片：(1)0.25g；(2)0.5g。

硫糖铝胶囊：0.25g。

硫糖铝混悬剂：(1)5ml:1g；(2)10ml:1g；(3)200ml:20g。

枸橼酸铋钾 [药典(二)；国基；医保(甲)]

Bismuth Potassium Citrate

【适应证】　可用于慢性胃炎及缓解胃酸过多引起的胃痛、胃灼热感(烧心)和反酸。胃、十二指肠溃疡及胃炎；与抗生素联用，根除幽门螺杆菌。

【药理】　(1)药效学　①本药为胃黏膜保护药。在胃酸条件下产生沉淀，形成弥散性的保护层覆盖于溃疡面上，阻止胃酸、酶及食物对溃疡的侵袭，促进溃疡黏膜再生和溃疡愈合。本品还具有降低胃蛋白酶的活性、保护胃黏液的消化性降解，增加黏蛋白分泌、促进黏膜释放 PGE_2 等作用。具有细胞保护作用，可防止急性胃黏膜损伤，这一作用可能是通过前列腺素、表皮生长因子及黏膜碳酸氢盐的分泌而起作用的。可愈合十二指肠溃疡和胃溃疡，也能保护胃黏膜，防止阿司匹林等 NSAIDs

及酒精诱导的黏膜损伤。②本药能杀灭幽门螺杆菌。具体作用机制还不清楚，可能的机制包括抑制细菌细胞壁合成、细胞膜功能、蛋白质合成以及 ATP 产生。电镜下观察到铋与细菌细胞壁及胞浆周围膜形成复合体。可抑制幽门螺杆菌一些酶的产生，如尿素酶、触酶和脂酶等，这些酶能影响细菌生长的局部环境。幽门螺杆菌与铋剂一起孵育后抑制幽门螺杆菌黏附于人黏膜细胞表面。超微结构显示，铋复合体与细菌细胞壁及胞浆周围间隙（内、外膜之间）结合，导致幽门螺杆菌的球样变性和最终崩解。铋盐作为抑制及根除幽门螺杆菌的单一用药有一定疗效，这些铋剂的根除率为 0～20%。铋剂与其他抗生素包括四环素、阿莫西林、克拉霉素及呋喃唑酮联合应用可提高幽门螺杆菌的根除率。

（2）药动学 枸橼酸铋钾在胃中形成不溶性沉淀，仅有少量铋被吸收，与分子量 5 万以上的蛋白质结合而转运，吸收入体内的铋约 4 周后达稳态浓度。吸收入体内的铋主要分布在肝、肾组织中，通过肾脏从尿中排泄，清除率约为 50ml/min。本药未吸收部分通过粪便排出体外。半衰期为 5～11 天。目前应用的口服铋剂吸收率低于 0.5%。单剂口服（枸橼酸铋钾 220mg）后，铋的最高血浆浓度（C_{max}）小于 30ng/ml；28 天多剂口服（枸橼酸铋钾一次 220mg，一日 2 次）后，最高血浆铋浓度仍远低于 100ng/ml，这是铋发生毒性作用的最低水平。枸橼酸铋钾在体外显示能抑制幽门螺杆菌生长，抑制 90%幽门螺杆菌生长的最低浓度（MIC_{90}）为 4ng/L。

【不良反应】 在常规剂量下和服用周期内本药比较安全。

（1）消化系统 服用本药期间，口中可能带有氨味，并可使舌苔及大便呈灰黑色，易与黑粪症状混淆；个别患者服用时可出现恶心、呕吐、食欲缺乏、腹泻、便秘等症状。上述表现停药后可自行消失。

（2）神经系统 少数患者可出现轻微头痛、头晕、失眠等，但可耐受。当血浓度大于 100ng/ml 时，有可能导致铋性脑病。

（3）泌尿系统 本药长期服用可能引起肾脏毒性。

（4）骨骼、肌肉 骨骼的不良反应常发生在不同部位，与骨内铋浓度过高有关，较常见的是与铋性脑病相关的骨关节病，常以单侧或双侧肩疼痛为先兆症状。

（5）其他 个别患者可出现皮疹。

【禁忌证】 （1）对本药过敏者禁用。

（2）妊娠期妇女及哺乳期妇女禁用。

（3）严重肾功能不全者禁用。

【注意事项】 （1）慎用：肝功能不全者，儿童，急性

胃黏膜病变时。

（2）如服用过量或发生严重不良反应时应立即就医。

（3）服用本品期间不得服用其他铋制剂，且不宜大剂量长期服用，长期使用本药的患者应注意体内铋的蓄积。

（4）服药时不得同时食用高蛋白饮食（如牛奶等），如需合用，应至少间隔半小时以上。

【药物相互作用】 （1）不宜与抗酸药同时服用。如需合用，应至少间隔半小时以上。

（2）与四环素类同时服用会影响后者吸收。

【给药说明】 （1）应用于保护胃黏膜时，需于餐前半小时或用 30～50ml 温水送服。

（2）治疗期间不应饮用含乙醇饮料或含碳酸的饮料，少饮咖啡、茶等。

（3）除特殊情况外，连续用药不宜超过 2 个月，停用含铋药物 2 个月，可再继续下一个疗程。

（4）用药过量的症状：大剂量服用本药会导致可逆性肾病，并于 10 日内发作。

（5）用药过量的治疗：应急救，洗胃、重复服用活性炭悬浮液及轻泻药，监测血、尿中铋浓度及肾功能，对症治疗。当血铋浓度过高并伴有肾功能紊乱时，可用二巯丁二酸或二巯丙醇的络合疗法治疗，严重肾衰竭者需进行血液透析。

【用法与用量】 成人 口服。

（1）胃黏膜保护 一日 4 次，一次 110mg（以含铋量计），前 3 次于三餐前半小时、第 4 次于睡前用温水服用；或一日 2 次，早晚各服 220mg（以含铋量计）。连续服 28 日为 1 个疗程。如再继续服用，应遵医嘱。

（2）杀灭幽门螺杆菌 与两种抗生素合用，一日 2 次，早晚各服颗粒剂 2 包（或胶囊 2 粒）。疗程 7～14 天，应遵医嘱。

【制剂与规格】 枸橼酸铋钾片：0.3g（相当于铋 0.11g）。

枸橼酸铋钾胶囊：0.3g（相当于铋 0.11g）。

枸橼酸铋钾颗粒剂：每袋 1.0g（含铋 0.11g）；每袋 1.2g（含铋 0.11g）。

胶体果胶铋
Colloidal Bismuth Pectin

【适应证】 ①慢性胃炎及缓解胃酸分泌过多引起的胃痛、胃烧灼感和反酸。②治疗胃溃疡、十二指肠溃疡、复合溃疡、多发溃疡及吻合口溃疡等。③与抗生素联用，根除胃幽门螺杆菌。用于幽门螺杆菌感染的胃、十二指肠溃疡及慢性胃炎，胃黏膜相关淋巴样组织（MALT）淋巴

瘤，早期胃癌术后，胃食管反流病，功能性消化不良；也可进一步与抑酸药(质子泵抑制药或H_2受体拮抗药)合用组成四联方案，以根除上述疾病的幽门螺杆菌感染。

【药理】 (1)药效学 本药是一种新型胶体铋制剂，具有保护胃肠黏膜、直接杀灭幽门螺杆菌和止血作用，可促进溃疡愈合、炎症好转，并可降低溃疡的复发率。其作用机制在于本药具有较强的胶体特性，在酸性介质中形成高黏度溶胶，与溃疡面及炎症表面强力亲和，形成有效的保护膜，隔离胃酸，增强胃黏膜的屏障作用，因此本药对消化性溃疡和慢性胃炎有较好的治疗作用。另一方面，本药可沉积于幽门螺杆菌的细胞壁，使菌体内出现不同程度的空泡，导致细胞壁破裂，并抑制细菌酶的活性，干扰细菌的代谢，使细菌对人体的正常防御功能变得更为敏感，从而起到杀灭幽门螺杆菌、提高消化性溃疡的愈合率和减少复发的作用。此外，本药还可刺激胃肠黏膜上皮细胞分泌黏液，有利上皮细胞自身修复；以及直接刺激前列腺素和表皮生长因子产生，使溃疡面和糜烂面快速愈合而止血。另有文献报道，果胶本身也有止血作用。

(2)药动学 口服后在肠道内吸收甚微，血药浓度和尿药浓度极低，绝大部分药物随粪便排出体外。

【不良反应】 本药毒副作用低，按常规剂量使用本药，一般无肝、肾及神经系统等的不良反应，血、尿、便常规检查亦无改变。偶有轻度便秘。

【禁忌证】 (1)对本药过敏者。

(2)严重肾功能不全患者及妊娠期妇女禁用。

【注意事项】 (1)服用本药后，粪便可呈无光泽的黑褐色，但无其他不适，属正常现象。停药后1～2天内粪便色泽转为正常。

(2)儿童中偶见恶心、便秘等消化道症状。

【药物相互作用】 本药不宜与强力抗酸药同时服用，否则会降低药效。

【给药说明】 本药宜在餐前1小时左右服用，以达最佳药效。

【用法与用量】 成人 口服。①消化性溃疡和慢性胃炎：一次120～150mg(以含铋量计)，一日4次，分别于三餐前1小时及临睡时服用，或遵医嘱，疗程一般为4周。②并发消化道出血者：将胶囊内药物取出，用水冲开搅匀后服用，将日服剂量一次性服用。

儿童 口服。一日4～6mg/kg(按铋计算)，分3～4次服。

【制剂与规格】 胶体果胶铋胶囊(以铋计)：

(1)50mg；(2)100mg。

胶体果胶铋干混悬剂：150mg(以铋计)。

碱式碳酸铋
Bismuth Subcarbonate

【适应证】 本品用于胃肠功能不全及吸收不良引起的腹泻、腹胀等。也可用于慢性胃炎及缓解胃酸过多引起的胃痛、胃灼热感(烧心)、反酸。①缓解胃肠功能不全及吸收不良引起的腹胀、腹泻等症状。②高酸性的慢性胃炎、溃疡病。③与抗生素合用可治疗与幽门螺杆菌感染有关的消化性溃疡。④本药糊剂可外用于轻度烧伤、溃疡及湿疹等。

【药理】 (1)药效学 可轻微中和胃酸，起保护性的制酸作用；也可吸附肠道内毒素、细菌、病毒，在胃肠黏膜创面形成一层薄的保护膜，在毒素与黏膜细胞结合之前将其阻止在肠腔内，有保护胃肠黏膜及收敛作用。同时，本品可与肠腔内异常发酵所产生的H_2S相结合，抑制肠蠕动，起到止泻作用。此外，本品渗透入胃黏液还能杀灭居于其中的幽门螺杆菌。

(2)药动学 口服仅微量吸收，随粪便排出。

【不良反应】 (1)用药期间舌苔和大便可呈黑色。

(2)偶可引起可逆性精神失常。

(3)大量及长期服用，可引起便秘和碱中毒。

【禁忌证】 (1)对本药过敏者。

(2)肠道高位阻塞性疾病。

(3)发热。

(4)3岁以下儿童。

【注意事项】 (1)由细菌感染所致肠炎，宜先控制感染后再使用本药。

(2)对妊娠的影响及对哺乳的影响，尚不明确。

(3)用于腹泻时，一般不超过2天；用于慢性胃炎及胃酸过多时，连续使用不得超过7天，症状未缓解请咨询医师或药师。

【药物相互作用】 (1)本药可减低乳酸杆菌活力，降低乳酶生的疗效，两药不宜同时应用。

(2)本药与四环素、土霉素、环丙沙星、诺氟沙星等口服抗菌药合用，可因螯合作用而减少后者的吸收，并减少抗菌活性，应避免同时服用。

(3)本药可使口服地高辛吸收减少。

【给药说明】 (1)一般连续应用本药宜少于2天。

(2)本品外用多用其糊剂。

【用法与用量】 成人 ①口服，一次0.6～2.0g，一日3次，饭前服。②外用，涂敷患处。

儿童 ①口服，3～5 岁小儿，一次 0.2～0.6g，一日 3 次；5 岁以上，一次 0.6～1g，一日 3 次。饭前服。②外用，涂敷患处。

【制剂与规格】 碱式碳酸铋片：(1)0.3g；(2)0.5g。

替普瑞酮 [医保(乙)]

Teprenone

【适应证】 ①急性胃炎、慢性胃炎急性加重期的胃黏膜病变(糜烂、出血、潮红、浮肿)的改善。
②胃溃疡。

【药理】 (1)药效学 ①抗溃疡作用：对于大鼠的各种实验性溃疡(因寒冷束缚、吲哚美辛、阿司匹林、泼尼松龙、利血平、乙酸、烧灼或阿司匹林-寒冷束缚所致)以及各种实验性胃黏膜病变(由盐酸、阿司匹林、乙醇或放射线所致)，替普瑞酮均显示有较强的抗溃疡作用和对胃黏膜病变的改善作用。另一项大鼠实验结果证实，替普瑞酮能抑制与活性氧有关的 48/80 复合物、血小板激活因子(PAF)所致的胃黏膜损伤。

②增加胃黏液作用：替普瑞酮对于大鼠的培养胃黏膜上皮细胞有促进黏液合成和分泌的作用。当替普瑞酮分布于分泌黏液的大鼠表层黏液细胞和颈细胞中时，能增加其黏液分泌量。替普瑞酮能提高作为胃黏膜再生与防御的主要因子的高分子糖蛋白(大鼠)和磷脂质(豚鼠)的生物合成酶的活性，并且能促进人和大鼠的高分子糖蛋白和磷脂质的合成和分泌。另外，大鼠和家兔实验结果证实，替普瑞酮能增加胃黏液中碳酸氢盐的含量。

③诱导热休克蛋白(HSP)生成所致的细胞保护作用：替普瑞酮能诱导豚鼠胃黏膜细胞中 HSP60，70，90 的生成并且表现出细胞保护作用。

④增加胃黏膜前列腺素作用：替普瑞酮能增加大鼠胃黏膜中前列腺素 E_2 和 I_2 的含量。其机理为提高前列腺素生物合成酶的活性。

⑤增加和改善胃黏膜血流作用：替普瑞酮能增加人的胃黏膜血流。替普瑞酮还能使水浸束缚引起应激时的大鼠胃黏膜血流得到改善。

⑥保护胃黏膜作用：替普瑞酮能抑制大鼠因乙醇所致的胃黏膜损伤。替普瑞酮能抑制健康成人男子因乙醇所致的胃黏膜损伤。

⑦维持胃黏膜细胞增生区的稳定性：替普瑞酮能改善小鼠因氢化可的松所致的胃黏膜细胞增殖能力的降低，以维持胃黏膜细胞增生区的稳定性。对因醋酸所致的大鼠的实验性溃疡，还能提高胃黏膜的再生能力，并且能促进胃黏膜损伤的修复。

⑧抑制脂质过氧化作用：替普瑞酮能抑制大鼠因灼伤及胃黏膜中脂质过氧化物的增加而引起的胃黏膜损伤。

(2)药动学 本药口服后迅速自胃肠道吸收，并广泛分布于各组织，尤以消化道、肝、肾上腺、肾、胰腺中浓度为高。上述器官中的药物分布浓度均比血浓度高，脑组织及睾丸中的药物分布浓度与血浓度约相等。药物在胃内分布时，尤以溃疡部位原药浓度最高，其平均药物浓度较周围组织约高 10 倍。健康成人以交叉法饭后服用本药胶囊剂或颗粒剂 150mg，约 5 小时后血药浓度达峰值，其中服胶囊剂者其峰浓度为 1669ng/ml，服颗粒剂者其峰浓度为 1296ng/ml，以后逐渐降低。10 小时后出现第 2 次血药浓度高峰，但较第 1 次为低，其中服胶囊剂为 675ng/ml，服颗粒剂者为 604ng/ml，明显呈双相性。其原因是本药达血药浓度峰值的时间差所致。两种剂型的生物利用度未见差异。此外，溃疡患者饭前半小时或饭后半小时内服用本药 150mg，其血药浓度-时间曲线下面积(AUC)为空腹服用者的 30～45 倍。本药在肝脏代谢极少，84.8%以药物原型排出。服药 3 日内 27.7%由呼吸道排泄清除；4 日内 22.7%自肾脏排泄，29.3%随粪便排泄。

【不良反应】 (1)消化系统 可出现便秘、腹胀、腹泻、口渴、恶心、腹痛等症状，也可出现天冬氨酸氨基转移酶(AST)及丙氨酸氨基转移酶(ALT)轻度升高。

(2)精神与神经系统 可出现头痛等症状。

(3)皮肤 可出现皮疹、全身瘙痒等症状。

(4)其他 有时会出现血清总胆固醇升高、血小板减少、上睑发红或发热等症状。

【禁忌证】 对本药过敏者。

【注意事项】 (1)慎用 ①妊娠期用药的安全性尚未确定，妊娠期妇女应慎用；②儿童用药的安全性尚未确定，儿童应慎用。

(2)药物对哺乳的影响 尚不明确。

【药物相互作用】 (1)CYP2C19 抑制作用 同时口服替普瑞酮胶囊和奥美拉唑胶囊，对于通过 CYP2C19 代谢的奥美拉唑，人体暴露量增加，代谢减慢。奥美拉唑的平均 ACU 升高了 1.14 倍，平均 C_{max} 升高了 1.41 倍，可能是由替普瑞酮抑制肝脏 CYP2C19 所致。临床上替普瑞酮和奥美拉唑合用后可以提高奥美拉唑血药浓度。

(2)CYP3A 诱导作用 通过 CYP3A 代谢的药物咪达唑仑及其代谢产物 1-羟基咪达唑仑在替普瑞酮服用前后的 C_{max}、AUC 和 $t_{1/2}$ 分析表明，咪达唑仑的平均 AUC 下降约 14%，平均 C_{max} 下降约 17%。原因是服用替普瑞酮胶囊两周后同服咪达唑仑，替普瑞酮可能具有轻度诱导肝肠 CYP3A 的作用。临床口服替普瑞酮胶囊同时联用其他通过 CYP3A 代谢的药物时，需注意是否对后者的疗效产生影响。

【给药说明】 出现皮疹、全身瘙痒等皮肤症状时，应停止用药。

【用法与用量】 成人　口服。一次 50mg，一日 3 次，饭后 30 分钟服用。可根据年龄、症状酌情适当增减。

【制剂与规格】 替普瑞酮胶囊：50mg。

马来酸伊索拉定 [药典(二)]
Irsogladine Maleate

【适应证】 ①治疗胃溃疡。②改善急性胃炎和慢性胃炎急性发作期的胃黏膜病变（糜烂、出血、充血、水肿）。

【药理】 (1)药效学　本品为抗溃疡药，动物实验证明它能抑制各种胃溃疡，如乙醇、盐酸、吲哚美辛、组胺和阿司匹林所致溃疡，并可促进慢性胃溃疡的愈合，其药理作用具有剂量依赖性；可强化胃黏膜上皮细胞间的结合，抑制上皮细胞的剥离、脱落和细胞间隙的扩大，因而增强胃黏膜细胞本身的稳定性，以发挥黏膜防御作用，抑制有害物质透过黏膜，起到细胞保护作用；同时具有增加胃黏膜血流供应的作用，作用有剂量依赖性，可增加醋酸所致胃溃疡边缘黏膜的血流，促进溃疡愈合。其作用机制与提高胃黏膜细胞内 cAMP、前列腺素、还原型谷胱甘肽及黏液糖蛋白含量有关。

(2)药动学　口服后从消化道迅速吸收，健康成人服用本药 4mg，3.5 小时后血药浓度达峰值，其浓度为 154ng/ml，半衰期（$t_{1/2}$）约为 150 小时，连续用药未见异常蓄积。在 80 小时后自尿中排泄 7% 左右（其中原型药约占 2%）；大部分从粪便排出，代谢物几乎无药理活性及毒性。

【不良反应】 偶有头晕、恶心、呕吐、便秘、腹泻、皮疹、食欲缺乏、上腹部不适，偶见氨基转移酶轻度可逆性升高。

【禁忌证】 对本药过敏者。

【注意事项】 (1)出现皮疹不良反应时，应停药。

(2)老年患者应从小剂量（2mg/d）开始，根据反应情况适当调整剂量。

(3)肝功能异常者、妊娠期妇女及小儿慎用。

【给药说明】 请仔细阅读说明书并在医师指导下使用。

【用法与用量】 成人　口服。一日 4mg，分 1~2 次服用；可视年龄、症状增减剂量。

【制剂与规格】 马来酸伊索拉定片：(1)2mg；(2)4mg。

吉 法 酯 [医保(乙)]
Gefarnate

【适应证】 各种原因引起的胃及十二指肠溃疡、急慢性胃炎、胃酸分泌过多、胃灼热、腹胀、消化不良、空肠溃疡及痉挛。

【药理】 (1)药效学　可保护胃黏膜，促进溃疡修复愈合，增加胃黏膜前列腺素分泌，防止黏膜电位差低下，促进可溶性黏液分泌，增加可视黏液层厚度，增强胃黏膜屏障，增加胃黏膜血流，改善血流分布；其作用机制为增进胃黏液分泌，增加胃黏膜血液流量，以及通过激活环氧酶而增加胃黏膜内源性前列腺素的合成等。

由于促进了人体防御功能的活性化，保持、增强了胃黏液的黏膜阈值，从而提高了胃黏膜对糜烂、出血、溃疡等病变的抑制力和治愈力。

(2)药动学　吉法酯 50mg/kg 经口一次给药动物实验表明：吸收率达 60%~70%，分布在消化道（特别是胃肠黏膜）。作用开始时间约 3 小时，在口服 6 小时后血液浓度达到最高峰，代谢途径为肝脏。24 小时后尿中排泄 12.4%，呼气排出 19.5%，粪便中排泄 30%~40%。

【不良反应】 极少出现副作用，偶见口干、恶心、心悸、便秘等症状，严重者需停止服用。

【禁忌证】 对本药过敏者。

【注意事项】 (1)有前列腺素类药物禁忌者如青光眼患者慎用。

(2)孕妇及哺乳期妇女用药　因缺乏这方面的临床资料，建议孕妇及哺乳期妇女慎用。

(3)儿童用药　无特别指定，可参照〔用法与用量〕中的儿童用药或在医师指导下服用。

(4)老年用药　无特别指定，用量可参照成人用量。

(5)药物过量　尚无药物过量的临床报道。如意外大量服用，请在专业医生指导下进行治疗。

【药物相互作用】 如与其他药物同时使用可能会发生药物相互作用，详情请咨询医师或药师。

【给药说明】 建议在饭后用温水吞服。

【用法与用量】 成人　口服。①治疗性用药：一次 100mg，一日 3 次，一般疗程为 1 个月，病情严重者需 2~3 个月。对于一般胃部不适、胃酸分泌过多、胃痛，应服至症状消失 2~3 天后停药。②维持性用药：一次 50~100mg，一日 3 次。③最大口服量：一日 300mg。④肝功能不全、肾功能不全、透析时剂量：50~100mg，一日 2～3 次。⑤老年人剂量酌减。

　　儿童　一次 50～100mg，一日 3 次。

　　【制剂与规格】　吉法酯片：50mg。

米索前列醇^[国基；医保(甲)]
Misoprostol

　　【特殊说明】　妊娠妇女服用米索前列醇可引起流产、早产或出生缺陷。用于妊娠 8 周以上妇女引产或流产时，有子宫破裂的报告。米索前列醇不应在妊娠妇女用于降低非甾体类抗炎药(NSAID)所致溃疡风险。必须告知用于流产或引产目的的患者，不要将药物给予他人。米索前列醇不应在可能妊娠的妇女用于降低 NSAID 所致溃疡风险，除非患者处于 NSAID 所致胃溃疡合并症的高风险状态或处于发生胃溃疡的高风险状态。这些高风险患者在以下情况可以使用米索前列醇：治疗前 2 周内血清妊娠试验阴性；能够采取有效的避孕措施；已经被口头和书面警告米索前列醇对妊娠的危害、可能避孕失败的风险以及将药物给予其他可能妊娠妇女误服的危险；只能在下一个正常月经周期的第二天或第三天开始用米索前列醇。

　　【适应证】　(1)CDE 适应证　①十二指肠溃疡、胃溃疡、出血性胃炎、急性胃黏膜病变等；预防和治疗非甾体抗炎药引起的消化性溃疡。②与抗孕激素药物米非司酮序贯应用，适于终止停经 49 天以内的早期妊娠。

　　(2)超说明书适应证　药物流产；妊娠晚期促宫颈成熟引产阴道给药，25μg/次，不可压碎，每日总剂量不超过 50μg。

　　【药理】　(1)药效学　本品为抗溃疡药，是合成的前列腺素 E_1 衍生物。它通过刺激胃黏液分泌，增加重碳酸氢钠的分泌和磷酸酯的生成；增加胃黏膜血流量；加强胃黏膜屏障，防止胃酸侵入；从而起保护胃黏膜的作用，促进消化性溃疡的愈合或减轻症状。米索前列醇与胃内的前列腺素 E 受体结合抑制了单磷酸环腺苷促组胺形成的作用，故本品也具有明显的抑制基础胃酸分泌作用，因此本品具有局部和全身两者相结合的作用。本品对血清促胃液素水平影响很小或无影响。大量动物实验表明，本药有防止溃疡形成的作用，可防止阿司匹林或吲哚美辛所致胃出血或溃疡形成，其作用呈剂量依赖性。本药也可防止许多致坏死物质(无水乙醇、25%氯化钠溶液、沸水、酸、碱等)引起的胃肠黏膜坏死，且所需剂量仅为抑制胃酸分泌剂量的 1/100～1/10。本品促进吸烟者的溃疡愈合有良好疗效；且本品不升高血清胃泌素水平，对防止溃疡复发效果较好。此外，本品具有 E 类前列腺素

的药理活性，可软化宫颈、增强子宫张力和宫内压。与米非司酮序贯应用，可显著增高和诱发早孕子宫自发收缩的频率和幅度，用于终止早孕，其不良反应较硫前列酮、卡前列甲酯小，且使用方便。

　　(2)药动学　口服吸收迅速，1.5 小时即可完全吸收。口服 15 分钟血药浓度达峰值，单次口服 200μg，平均峰浓度 0.309μg/L。血浆蛋白结合率为 80%～90%。药物在肝、肾、肠、胃等组织中的浓度高于血液。消除半衰期为 20～40 分钟，每 12 小时口服 400μg 米索前列醇体内不产生蓄积。口服后约 75%经肾随尿排出，15%从粪便中排出；8 小时内尿中排出量为 56%。

　　【不良反应】　(1)消化系统　呈剂量相关性，腹泻、腹痛、消化不良、肠胀气、恶心及呕吐。若腹泻严重且持续时间较长，可以停止用药。如与食物同时服用可减少腹泻的不良反应。

　　(2)女性生殖系统　已报道有月经过多、在经期前后阴道出血。

　　(3)其他反应　极个别妇女可出现皮疹、面部潮红、手掌瘙痒、寒战、一过性发热甚至过敏性休克。

　　(4)药物过量　对人类的毒性剂量尚未确定。据报道每天累计总量 1600μg 时仍可耐受，仅伴有胃肠道不适。在动物实验中，米索前列醇的急性毒性反应同其他前列腺素制剂相同，为平滑肌松弛、呼吸困难和中枢神经系统抑制。症状包括：倦怠、震颤、惊厥、呼吸困难、腹痛、腹泻、发热、心悸、低血压或心动过缓。以上症状应予对症支持治疗。

　　【禁忌证】　(1)对前列腺素类过敏者禁用。

　　(2)有使用前列腺素类药物禁忌者，如青光眼、哮喘、过敏性结肠炎及过敏体质等应禁用。

　　(3)有心、肝、肾或肾上腺皮质功能不全者禁用。

　　【注意事项】　(1)脑血管或冠状动脉病变的患者慎用；低血压者慎用；癫痫患者慎用(米索前列醇仅应在癫痫得到控制或用药利大于弊时才能使用)。

　　(2)儿童使用本品的安全性和疗效尚未确定。

　　(3)本品对妊娠子宫有收缩作用，除用于终止早孕外，妊娠期妇女禁用。妇女使用米索前列醇治疗开始前 2 周内血清妊娠试验必须是阴性。用药期间妇女必须使用有效的避孕方法；若怀疑妊娠，应立即停用米索前列醇。

　　(4)本品的活性代谢产物是否可经乳汁排泄尚不清楚，因此不应用于哺乳期妇女。

　　(5)本品可引起腹泻，对高危患者，应监测有无脱水。

　　(6)用于终止早孕时，必须与米非司酮序贯配伍应用，且必须按药物流产常规要求进行观察和随访。

(7) 用于消化道溃疡时，治疗是否成功不应以症状学进行判断。

【药物相互作用】 (1) 抗酸药（尤其是含镁抗酸药）与本品合用时会加重本药所致的腹泻、腹痛等不良反应。

(2) 有联合使用保泰松和米索前列醇后发生神经系统不良反应的报道，症状包括头痛、眩晕、潮热、兴奋、一过性复视和共济失调。

(3) 与环孢素和泼尼松联用可降低肾移植排斥反应的发生率。

(4) 进食同时服用米索前列醇可使后者吸收延迟，表现为达峰时间延长，血药峰浓度降低，从而使其不良反应的发生率降低。

【给药说明】 单次剂量不超过 200μg，并与食物同时服用时，可减少腹泻的发生率。

【用法与用量】 **成人** 口服。治疗十二指肠溃疡、胃溃疡及由 NSAID 引起的消化性溃疡：每日 0.8mg，在早饭、和(或)中饭、晚饭时及睡前(分 2 或 4 次服用)。即使症状很快得到缓解，开始时治疗应最少持续 4 周。大多数患者的溃疡可在 4 周内愈合，但如需要，疗程可延长至 8 周。如有溃疡复发可开始新的疗程。

预防 NSAID 引起的消化性溃疡：每次 0.2mg，每日 2～4 次。疗程及用量均根据病情而定。应根据患者的临床状况，剂量个体化。

老年人 可按常规剂量服用。

肾功能不全患者 现有资料显示肾功能不全患者无需调整用量。

肝功能不全患者 本品经全身脂肪酸氧化系统代谢。其代谢和血浆浓度在肝功能不全患者中无明显改变。

儿童 用米索前列醇治疗儿童消化性溃疡或NSAID引起的消化性溃疡目前尚无评价。

【制剂与规格】 米索前列醇片：200μg。

瑞巴派特 [医保(乙)]
Rebamipide

【适应证】 ①促进溃疡愈合。②改善急、慢性胃炎的胃黏膜病变（如糜烂、出血、充血、水肿等）。

【药理】 (1) 药效学 本品为胃黏膜保护药，具有保护胃黏膜及促进溃疡愈合的作用，可增加胃黏膜血流量、前列腺素 E_2 的合成和胃黏液分泌。具体如下：①清除羟基自由基的作用，通过降低脂质过氧化等作用保护因自由基所致的胃黏膜损伤。②抑制炎性细胞浸润。另外动物实验显示本药可增加大白鼠的胃黏液量、胃黏膜血流量及胃黏膜前列腺素含量，并可促进大白鼠胃黏膜细胞再生、使胃碱性物质分泌增多等。但对基础胃液分泌几乎不起作用，对刺激胃酸分泌也未显示出抑制作用。③抑制幽门螺杆菌(Hp)作用：本药不具有细胞毒类活性，而是通过阻止 Hp 黏附至胃黏膜上皮细胞、减少氧化应激、降低 Hp 产生的细胞因子浓度等而用于辅助治疗 Hp 感染。

(2) 药动学 口服吸收较好，但餐后吸收较缓慢，0.5～4 小时血药浓度达峰值，血浆蛋白结合率为 98% 以上，在胃、十二指肠分布良好。半衰期为 2 小时，大部分以原型药从尿中排出。

【不良反应】 (1) 血液系统 可引起白细胞减少(不足 0.1%)，也有血小板减少的报道。

(2) 精神与神经系统 有导致麻木、眩晕、嗜睡的报道。

(3) 胃肠道 发生率不足 0.1%，有味觉异常、嗳气、打嗝、呕吐、胃灼热、腹痛、腹胀、便秘、腹泻等。另有引起口渴的报道。

(4) 肝脏 引起 ALT、AST、γ-谷氨酰转移酶、碱性磷酸酶升高等肝功能异常。另有黄疸报道。

(5) 代谢与内分泌系统 有引起乳腺肿胀、乳房疼痛、男性乳房肿大，诱发乳汁分泌的报道。

(6) 呼吸系统 有引起咳嗽、呼吸困难的报道。

(7) 过敏反应 发生率不足 0.1%，可有皮疹、瘙痒、药疹样湿疹等。另有引起荨麻疹的报道。

(8) 其他 本品所致月经异常、血尿素氮(BUN)升高、水肿等的发生率不足 0.1%。另有引起心悸、发热、颜面潮红的报道。

【禁忌证】 对本品过敏者禁用。

【注意事项】 (1) 妊娠期妇女及儿童慎用。

(2) 哺乳期妇女用药时应避免哺乳。

(3) 由于一般老年患者生理功能低下，应注意消化系统的不良反应。

【给药说明】 (1) 不推荐本品单独用于 Hp 感染。

(2) 服药期间若出现瘙痒、皮疹或湿疹等过敏反应，或出现氨基转移酶显著升高时应立即停药，并进行适当治疗。

【用法与用量】 (1) 胃溃疡 通常成人一次 0.1g，一天 3 次，早、晚及睡前口服。

(2) 急性胃炎、慢性胃炎的急性加重期胃黏膜病变(糜烂、出血、充血、水肿)的改善 通常成人一次 0.1g，一天 3 次，口服。

【制剂与规格】　瑞巴派特片：0.1g。

瑞巴派特胶囊剂：0.1g。

聚 普 瑞 锌
Polaprezinc

【适应证】　(1)CDE 适应证　本品为胃黏膜保护药物，用于胃溃疡的治疗。

(2)超说明书适应证　可以和 PPI+两种抗生素连用，增加幽门螺杆菌的根除率。

【药理】　(1)药效学　动物试验表明：①对大鼠实验性胃和十二指肠溃疡都有抑制作用：对鼠用水浸法、盐酸乙醇、组胺、无水乙醇引起的溃疡，幽门结扎阿司匹林性溃疡、低温拘束所致应激性溃疡、烫伤所致应激性溃疡、利血平性溃疡、AAPH 胃黏膜损伤及缺血再灌注黏膜损伤，大鼠慢性溃疡模型如醋酸性溃疡、抗坏血酸-铁性溃疡有促进治愈作用。②对胃黏膜的黏附性：在大鼠模型可直接保护溃疡部位。③对大鼠模型具有胃黏膜防御机能。④膜稳定作用：防止组胺增加及刺激性胃酸分泌，使溃疡的发生率降低。⑤可抑制大鼠与自由基有关的缺血再灌注胃黏膜损伤。⑥可增加溃疡部位羟脯氨酸的含量和血管新生，促进创伤的愈合。

(2)药动学　①血浆中浓度：7 例健康日本成人空腹单次口服本品 75mg，血浆中锌(Zn)浓度在服后 1.6 小时(1.6 小时±0.5 小时)达最高值，C_{max} 为 1.9μg/ml(1.9μg/ml±0.22μg/ml)，$t_{1/2}$ 为(2.8±0.4)小时，餐后吸收量下降。

6 例健康日本成人连续服用本品(第 1 天在早餐后 1 次服用 150mg；第 2～6 天 1 日 3 次在餐后服用 150mg；第 7 天不吃早餐服用 150mg)，空腹血浆中锌浓度数据超过了通常 1 日用量 150mg；连续给药第 6 天餐后测得药动力学参数与单次餐后服用本品 150mg 时的参数相近。

②在胃黏膜上的分布：大鼠醋酸性溃疡实验模型结果表明：经口单次给予本品时，溃疡部位的锌浓度在给药后 12 小时检测时高于给药前(内源性锌浓度)。

③代谢：本品在吸收过程中，被分解为锌和 L-肌肽，L-肌肽进一步代谢为 L-组氨酸和 β-氨基丙酸。这些氨基酸和被吸收的锌，分别被各自的内源性代谢系统吸收代谢。

④排泄(锌的排泄；健康成人)：本品中的锌主要由粪便排泄。

尿中排泄：空腹单次服用本品 150mg，锌的排泄率 0.47%；餐后服用的排泄率为 0.12%。1 次 150mg，1 日 3 次，连续 7 天给药时，1 日中尿中排泄率为 0.21%～0.46%。

注：锌在尿中排泄率是将未服药时尿中的内源性锌量减掉后计算的。

大便中排泄：空腹服用本品 1 次 300mg 时，大便中锌的累积排泄率在给药后 24 小时为 41.4%，48 小时为 58.8%。在给药后 24 小时大便累积排泄率约为服药前的 2 倍，是因为锌的吸收率低。

【不良反应】　(1)据国外资料，在服用本品的 4126 例中有 121 例不良反应报告，包括实验室检查值的变化。主要症状表现为，皮疹等过敏症状(0.12%)，便秘(0.22%)，恶心(0.12%)。实验室检查值的变化为，丙氨酸氨基转移酶(ALT)升高(0.68%)，碱性磷酸酶(ALP)升高(0.44%)，乳酸脱氢酶(LDH)升高(0.27%)，嗜酸性细胞增多(0.27%)，甘油三酯升高(0.17%)。

(2)重要不良反应　肝功能障碍、黄疸(发生率不明)：若出现 AST、ALT、γ-三磷酸鸟苷(γ-GTP)、ALP 上升等肝功能障碍和黄疸等异常情况时，立即停药并采取适当措施。

【禁忌证】　对聚普瑞锌、肌肽和锌盐过敏者禁用本品。

【注意事项】　(1)老年患者适当减量，每日 100mg，分 2 次服用。

(2)妊娠期妇女及可能妊娠的妇女用药安全性尚未确立。

(3)哺乳期妇女应用聚普瑞锌期间须停止哺乳。

(4)小儿无安全性用药经验。

(5)一旦临床出现过敏症状或肝功能损伤、黄疸症状时需立即停用本品，并进行相应处理。

【药物相互作用】　本品与青霉胺类、左甲状腺素钠同时服用期间，可使本品与其形成螯合物而降低吸收水平，导致疗效减弱，应避免同时服用；需联合使用时请分隔开服用。

【给药说明】　用温水搅拌呈乳液状后于早餐后和临睡前口服。

【用法与用量】　成人　口服。一次 75mg，一日 2 次；早餐后和睡前口服；可根据年龄、病情增减剂量。

【制剂与规格】　聚普瑞锌颗粒：0.5g:75mg。

铝 酸 铋
Bismuth Aluminate

【成分】　本品为复方制剂，每片含铝酸铋 200mg、重质碳酸镁 400mg、碳酸氢钠 200mg、甘草浸膏粉 300mg、弗朗鼠李皮 25mg、茴香粉 10mg。

【适应证】　用于缓解胃酸过多引起的胃痛、胃灼热感(烧心)、反酸，也可用于慢性胃炎。

【注意事项】 (1)本品连续使用不得超过 7 天,症状未缓解或消失请咨询医师或药师。

(2)儿童用量请咨询医师或药师。

(3)孕妇、哺乳期妇女及肾功能不全者应在医师指导下使用。

(4)治疗期间,禁止饮酒,少食煎炸油腻食品。

(5)服药期间,粪便呈黑色属正常现象,如呈稀便时,可减量服用。

(6)如服用过量或出现严重不良反应,应马上就医。

(7)对本品过敏者禁用,过敏体质者慎用。

(8)本品性状发生改变时禁止使用。

(9)请将本品放在儿童不能接触的地方。

(10)儿童必须在成人监护下使用。

(11)如正在使用其他药品,使用本品前请咨询医师或药师。

【药物相互作用】 (1)本品不能与牛奶同服。

(2)本品与四环素类药物合用,可干扰后者的吸收。

(3)如与其他药物同时使用可能会发生药物相互作用,详情请咨询医师或药师。

【给药说明】 饭后吞服。

【用法与用量】 本品不同剂型、不同规格的用法用量可能存在差异,请阅读具体药物说明书使用,或遵医嘱。

复方铝酸铋片:口服,成人一次 1~2 片,一日 3 次,饭后吞服。

复方铝酸铋胶囊:口服,一次 3~6 粒,一日 3 次。饭后用水送服。

复方铝酸铋颗粒:口服,一次 1~2 袋,一日 3 次,饭后服用(将颗粒倒入口中,用水送服),疗程 1~2 月。

【制剂与规格】 复方铝酸铋片:每片含铝酸铋 200mg、重质碳酸镁 400mg、碳酸氢钠 200mg、甘草浸膏粉 300mg、弗朗鼠李皮 25mg、茴香粉 10mg。

复方铝酸铋胶囊:每粒含铝酸铋 66.7mg、重质碳酸镁 133.3mg、碳酸氢钠 66.7mg、甘草浸膏粉 100mg、弗朗鼠李皮 8.3mg、茴香粉 3.3mg。

复方铝酸铋颗粒:每袋 1.3g。

铝 碳 酸 镁

Hydrotalcite

【适应证】 (1)CDE 适应证 本品用于缓解胃酸过多引起的胃痛、胃灼热感(烧心)、反酸,也可用于慢性胃炎。

(2)国外适应证 ①胃及十二指肠溃疡,急慢性胃炎,胆汁反流性胃炎,食管炎,以及非溃疡性消化不良。

症见胃灼痛、反酸、烧心、饱胀、早饱、恶心、呕吐等。

②预防非甾体类药物引起的胃黏膜损伤。

【药理】 (1)药效学 本品为抗酸与胃黏膜保护类药品,具有独特的大分子层状网络结构,能迅速改善或缓解胃酸过多引起的各种病症。

①迅速中和胃酸,可逆性结合胆酸,并保持胃内 pH 3~5 最佳的治疗生理环境。

②持续阻止胃蛋白酶和胆酸对胃的损伤。

③增强胃黏膜保护因子作用,促进病变部位更快更好地痊愈。

(2)药动学 本品铝碳酸镁为不溶于水的结晶性粉末,呈层状网络结构,口服之后不被胃肠道吸收。临床研究表明,连续服用 28 天后,血清中的铝、镁、钙仍在正常范围。

【不良反应】 偶见便秘、稀便、口干和食欲缺乏。大剂量服用可导致胃肠道不适。长期服用可导致血清电解质变化。

【禁忌证】 (1)对本品过敏者禁用。

(2)严重肾功能不全者(肌酐清除率<30ml/min)禁用。

(3)低磷血症者禁用。

【注意事项】 (1)肾功能不全者(肌酐清除率 30~80ml/min)、高镁血症、高钙血症及严重心功能不全者慎用。

(2)孕妇如使用本品后发生腹泻,易增加流产、早产的风险。妊娠期头 3 个月慎用。妊娠 3 个月以上应咨询医生。

(3)目前尚无铝碳酸镁通过乳汁分泌的资料。哺乳期妇女应咨询医生。

(4)儿童、老年患者应在医师指导下使用。

(5)急腹症患者应在医师指导下使用。

(6)低磷饮食患者应在医师指导下使用。

(7)糖尿病患者应在医师指导下使用。

(8)本品连续使用不得超过 7 天,如症状未缓解,请咨询医师或药师。

(9)如服用过量或出现严重不良反应,应立即就医。

(10)对本品过敏者禁用,过敏体质者慎用。

(11)本品性状发生改变时禁止使用。

(12)请将本品放在儿童不能接触的地方。

(13)儿童必须在成人监护下使用。

(14)如正在使用其他药品,使用本品前请咨询医师或药师。

【药物相互作用】 (1)服药后 1~2 小时内应避免服

用其他药物，因氢氧化铝可与其他药物结合而降低吸收，影响疗效。

（2）铝剂可吸附胆盐，从而减少脂溶性维生素的吸收，特别是维生素 A。

（3）与异烟肼类合用时，后者吸收可能延迟与减少；与左旋多巴合用时吸收可能增加。

（4）如与其他药物同时使用可能会发生药物相互作用，详情请咨询医师或药师。

【给药说明】 治疗胃和十二指肠溃疡，一次 1.0g，一日 4 次，嚼服。在症状缓解后，至少维持 4 周。

【用法与用量】 本品不同剂型、不同规格的用法用量可能存在差异，请阅读具体药物说明书使用，或遵医嘱。

铝碳酸镁片、铝碳酸镁咀嚼片：口服（咀嚼后服用）。一次 1～2 片，一日 3 次。餐后 1～2 小时，睡前或胃部不适时服用。

铝碳酸镁颗粒：直接口服或温水冲服。每次 1～2 袋，每日 3 次。餐后 1～2 小时。

铝碳酸镁混悬液：口服。一次 10ml，一日 4 次。餐后 1～2 小时、睡前或胃部不适时服用。

【制剂与规格】 铝碳酸镁片：0.5g。
　　　　铝碳酸镁颗粒：2g:0.5g。
　　　　铝碳酸镁咀嚼片：0.5g。
　　　　铝碳酸镁混悬液：100ml。

第二节 抑 酸 药

抑酸药是抑制胃酸分泌的药物，是目前治疗消化性溃疡的首选药物。抑酸药通常包括 H_2 受体拮抗药（西咪替丁、雷尼替丁、法莫替丁、尼扎替丁、罗沙替丁和拉呋替丁）、质子泵抑制药（奥美拉唑、兰索拉唑、泮托拉唑、雷贝拉唑、艾司奥美拉唑和艾普拉唑）和钾离子竞争性酸阻断剂（伏诺拉生）。人类胃体壁细胞制造并分泌 H^+，壁细胞膜上有三种受体，即组胺 $2(H_2)$ 受体、乙酰胆碱受体和促胃液素受体。阻断任何一个受体都可抑制胃酸分泌，在通常情况下，这些受体接受相应的刺激后会促使细胞内 cAMP 水平增高，先激活蛋白激酶，继而激活碳酸酐酶，从而使胞内的 H_2CO_3 形成 H^+ 和 HCO_3^-。H^+ 在壁细胞之腺腔面经质子泵，即 H^+, K^+-ATP 酶被排泌到腺腔内，进入胃囊。而前列腺素及生长激素释放抑制素也可能参与 H^+ 的产生。当壁细胞制造、分泌 H^+ 增加时，胃囊内就呈现高酸状态，出现临床症状，甚至产生胃酸相关性疾病，需用抑酸药治疗。本类药物主要是通过作用于相应的受体或途径，来抑制胃酸的产生和分泌。

盐酸哌仑西平
Pirenzepine Hydrochloride

【适应证】 各种酸相关性疾病，如胃和十二指肠溃疡、应激性溃疡、急性胃黏膜出血、胃食管反流病以及胃泌素瘤等。也用于缓解胃痉挛所致的疼痛。

【药理】 （1）药效学　为选择性抗M胆碱能受体药，在 M 受体部位与乙酰胆碱竞争性抑制乙酰胆碱的作用，对胃黏膜（特别是壁细胞）的 M_1 受体有高度亲和力，而对平滑肌、心肌和涎腺的 M_2 受体亲和力较低。其特点是在一般治疗剂量时可抑制胃酸分泌，而对唾液分泌、胃肠道平滑肌、心血管、眼、泌尿系统和脑的抗胆碱能作用

相对较弱；剂量增加可抑制涎腺分泌，只有大剂量才抑制胃肠平滑肌和引起心动过速。不透过血脑屏障，故不影响中枢神经系统。口服、肌内注射或静脉注射本药后，对基础胃酸分泌和外源性五肽促胃液素刺激的胃酸分泌均能抑制。单次口服 50mg 和 100mg，分别使胃酸分泌减少 32% 和 41%。对胃液的 pH 影响不大，主要是使胃液（包括胃蛋白酶原和胃蛋白酶）分泌量减少，从而使胃最大酸分泌和最高酸分泌下降，t_{max} 为 2～3 小时。本品对胃蛋白酶也有抑制作用，并能明显降低空腹、试餐或 L-氨基酸刺激后血清促胃液素水平，对胃黏膜细胞也有直接保护作用，导致下端括约肌的张力降低程度比阿托品小。

（2）药动学　从胃肠道吸收不完全，生物利用度约为 26%，与进食同时服用时可减少吸收，生物利用度降至 10%～20%。口服后 2～3 小时血药浓度达峰值，口服 25mg 和 50mg 峰浓度分别为 24～32ng/ml 和 51～62ng/ml。肌内注射吸收良好，20 分钟后达峰浓度 90ng/ml，与静脉注射相同。在全身广泛分布，在胃肠道组织浓度最高，肝、肾浓度也较高，脾、肺次之，心脏、皮肤、肌肉的血药浓度较低，不透过血脑屏障，血浆蛋白结合率为 10%～12%，血浆 $t_{1/2}$ 为 10～12 小时。在体内很少代谢，口服 24 小时后约 90%以原型化合物排出，主要从粪便（40%～48%）和尿（12%～50%）排出。$t_{1/2}$ 为 10～12 小时。给药后 3～4 日才全部排泄，但未见有体内蓄积性。

【不良反应】 较轻而可逆，抗毒蕈碱样副作用与剂量有关。一日 150mg 比一日 100mg 的不良反应为多。常见有口干、眼睛干燥、视物模糊、便秘、恶心、腹泻、头痛、精神错乱、嗜睡、头晕和震颤等，一般较轻，2% 患者需停药。个别患者可出现虚弱、疲劳、胃灼热、饥

饿感、食欲缺乏、呕吐、瘙痒、心动过速、尿潴留、视物模糊、复视等。

【禁忌证】 (1)对本品过敏者。

(2)青光眼患者。

(3)前列腺肥大患者。

(4)妊娠期妇女禁用。

【注意事项】 (1)慎用：肝肾功能不全患者；儿童、心血管疾病患者(应避免高剂量用药)。

(2)本品与西咪替丁合用可增强抑制胃酸分泌的效果。

(3)药物对哺乳的影响：在哺乳期妇女乳汁中有少量存在，应用时需权衡利弊。

【药物相互作用】 (1)H_2受体拮抗药可增强本品的作用，两者联用时会更明显地减少胃酸分泌。

(2)本品与普鲁卡因胺药效学相加，联用时可对房室结传导产生相加的抗迷走神经作用，应监测心率和心电图。

(3)本品与西沙必利药效学相互拮抗，联用时可使后者的疗效明显下降。

(4)乙醇可减弱本品的作用。

(5)咖啡可减弱本品的作用。

【给药说明】 (1)因不良反应的出现与用量有关，故用药过程中根据患者不同反应，可酌情增减剂量。

(2)对超剂量使用本药而引起中毒者，无特殊解毒药，可进行对症治疗。

【用法与用量】 成人 (1)口服给药 一次50～75mg，一日2次，于早、晚饭前1.5小时(或更长时间)服用。或一次50mg，一日3次，于餐前空腹时服用。症状严重者可加大至一日150mg，分2次服用，疗程4～6周。维持治疗一日50～100mg，疗程6～12个月。

(2)静脉注射或肌内注射 一次10mg，一日2次，好转后改口服。

【制剂与规格】 盐酸哌仑西平片：25mg。

盐酸哌仑西平注射液：2ml:10mg。

丙 谷 胺 [药典(二)]

Proglumide

【适应证】 用于治疗胃溃疡和十二指肠溃疡、慢性浅表性胃炎等，对消化性溃疡临床症状的改善、溃疡的愈合有较好疗效。

【药理】 (1)药效学 本药通过拮抗促胃泌素受体，控制胃酸和抑制胃蛋白酶的分泌，对胃黏膜有保护作用和促进溃疡愈合作用。

(2)药动学 本药口服后自胃肠道吸收迅速而完全，2小时后血药浓度达峰值，最小有效血药浓度约2μg/ml。吸收后主要分布在肝、肾和胃肠道，半衰期($t_{1/2}$)约3.3小时。反复应用未见体内蓄积性。

【不良反应】 本品无明显不良反应，对肝、肾、造血系统等功能无影响，偶有口干、失眠、腹胀、下肢酸胀等不良反应。

【禁忌证】 胆囊管及胆道完全梗阻的病人禁用。

【注意事项】 妊娠期妇女、哺乳期妇女、儿童慎用。

【药物相互作用】 本品不影响其他药物代谢，与抗酸药或H_2受体拮抗剂合用，可加强抑酸作用，加速溃疡愈合。

【给药说明】 (1)根据胃镜或X线检查结果决定用药期限。

(2)经本药治疗后症状缓解的患者，并不能排除胃癌的可能，故应用本药前应先排除胃癌。

【用法与用量】 成人 一次0.4g，一日3～4次，饭前15分钟给药，疗程4～6周。

儿童 一次10～15mg/kg，一日3次，餐前15分钟服用。

【制剂与规格】 丙谷胺片：0.2g。

丙谷胺胶囊：0.2g。

西 咪 替 丁 [药典(二)]

Cimetidine

【适应证】 ①治疗活动性十二指肠溃疡，预防十二指肠溃疡复发。②胃溃疡。③反流性食管炎。④预防与治疗应激性溃疡及药物性溃疡等。⑤治疗佐林格-埃利森(Zollinger-Ellison)综合征。⑥消化性溃疡并发出血。

【药理】 (1)药效学 本品为组胺H_2受体拮抗药，具有抑制胃酸分泌的作用。组胺通过兴奋H_2受体激活腺苷酸环化酶，增加胃壁细胞内cAMP的生成，cAMP通过蛋白激酶激活碳酸酐酶，催化CO_2和H_2O生成H_2CO_3，并进一步解离而释放出H^+，使胃酸分泌增加。主要作用于壁细胞上的H_2受体，起竞争性抑制组胺作用，从而抑制基础胃酸分泌，也抑制由食物、组胺、五肽促胃液素、咖啡因与胰岛素等刺激所诱发的胃酸分泌，使分泌的量及酸度均降低。能防止或减轻胆盐、乙醇、阿司匹林及其他非甾体抗炎药等所致的胃黏膜损伤，对应激性溃疡和上消化道出血也有明显疗效。

(2)药动学 口服后60%～70%由肠道迅速吸收，口服生物利用度约为70%，年轻人吸收情况较老年人为好，肌内注射与静脉注射生物利用度基本相同，约为90%～

100%。口服本药 300mg 后，半小时达有效血药浓度（0.5μg/ml），45～90 分钟血药浓度达峰值，平均 C_{max} 为 1.44μg/ml。肌内注射后 15 分钟血药浓度达峰值。单次服药后，有效血药浓度可维持 4 小时。口服 300mg 可抑制 50%的基础胃酸分泌达 4～5 小时，肌内注射或静脉注射给予本药 300mg 可抑制 80%的基础胃酸分泌长达 5 小时。进餐时服药可延缓吸收并延长作用维持时间。

本药广泛分布于全身组织，可透过血-脑屏障，可经胎盘到达胎儿体内，并可分泌入乳汁，在乳汁中的浓度可高于血浆浓度。血浆蛋白结合率低，为 15%～20%。表观分布容积为(2.1±1)L/kg。本药在肝脏内代谢，主要经肾脏排泄，肾脏清除率为(12±3)ml/(kg·min)。24 小时后口服量的约 48%或注射量的约 75%以原型自肾脏排出，10%可从粪便排出。肾功能正常时 $t_{1/2}$ 为 2 小时，肌酐清除率在 20～50ml/min 时 $t_{1/2}$ 为 2.9 小时，<20ml/min 时 $t_{1/2}$ 为 3.7 小时，肾功能不全时 $t_{1/2}$ 为 5 小时。可经血液透析及腹膜透析清除。

【不良反应】　由于在体内广泛分布，药理作用复杂，故不良反应较多。

(1) 消化系统　较常见的有腹泻、恶心、呕吐、腹胀、便秘、口苦、口干、血清氨基转移酶轻度升高等，偶见严重肝炎、肝坏死、脂肪变性等。对肝硬化患者，可能诱发肝昏迷。突然停药，可能引起慢性消化性溃疡穿孔，估计为停药后回跳的高酸度所致。另有报道本药可致急性胰腺炎，停药后可恢复。

(2) 血液系统　对骨髓有一定的抑制作用，可出现中性粒细胞减少、全血细胞减少；也有报道出现血小板减少、粒细胞缺乏；仅有个案报道可出现自身免疫性溶血性贫血、再生障碍性贫血、嗜酸粒细胞增多。本药血液系统的不良反应多见于并发症严重者，或同时接受抗代谢的羟基类药物或其他导致粒细胞减少的治疗等患者。

(3) 神经与精神系统　可通过血-脑屏障，故可引起一定的神经毒性。①头晕、头痛、疲乏、嗜睡等较常见，少数患者可出现可逆性的意识混乱、定向力障碍、不安、感觉迟钝、语言含糊不清、局部抽搐或癫痫样发作、谵妄、抑郁、幻觉、锥体外系反应以及运动性多神经病等。出现神经毒性症状后，一般只需适当减少用药剂量即可消失，也可用拟胆碱药毒扁豆碱治疗。②在治疗酗酒的胃肠道合并症时，可出现震颤性谵妄，酷似戒酒综合征，应注意区分。③神经与精神系统不良反应主要发生在严重患者，老年患者、幼儿、肝肾功能不全者、有精神病史者、有脑部疾病者及大剂量用药时也易发生。另外，假性甲状旁腺功能低下者可能对西咪替丁的神经毒性作用更敏感。

(4) 内分泌与代谢系统　具有轻度抗雄性激素作用，可出现脂质代谢异常、高催乳素血症、血浆睾酮水平下降和促性腺激素水平增加。长期用药可出现男性乳房肿胀、胀痛以及女性溢乳等。

(5) 心血管系统　可出现心动过缓、面部潮红等。静脉注射时偶见血压骤降、房性早搏、心跳及呼吸骤停。

(6) 泌尿与生殖系统　①本药可引起一过性血清肌酐水平上升和肌酐清除率下降，其机制为西咪替丁与肌酐竞争肾小管分泌。也有报道可出现急性肾功能损害，停药后肾功能可恢复正常。②间质性肾炎：停药后可消失。③性功能障碍：用药剂量较大(一日 1.6g 以上)时可引起阳痿、性欲减退、精子浓度降低，停药后可恢复正常。④接受同种异体肾脏移植的患者进行西咪替丁治疗可导致急性移植体坏死。

(7) 眼　可出现视神经病变。推测是由于西咪替丁具有锌螯合作用，使体内锌含量不足，从而引起视神经病变。另有出现眼肌麻痹的报道。

(8) 皮肤　本药可抑制皮脂分泌，诱发剥脱性皮炎、皮肤干燥、皮脂缺乏性皮炎、脱发等；也可发生过敏反应(如皮疹、巨型荨麻疹)、史-约综合征及中毒性表皮坏死松解等。

(9) 肌肉骨骼　长期用药后可出现肌痉挛或肌痛。

(10) 致癌性　根据西咪替丁对鼠的长期毒性研究，发现良性 Leydig 细胞瘤的发生率较对照组为高，但临床上未见此不良反应。

(11) 其他　西咪替丁可降低胃内酸度，引起胃内微生物的滋生，在反胃的情况下可出现感染，应引起重视。偶见咽喉肿痛、异常倦怠无力。罕见发热、嗅觉减退等。

【禁忌证】　(1)对本药过敏者。

(2) 由于本药能通过胎盘屏障，并能进入乳汁，故哺乳期妇女禁用。

(3) 动物实验及临床均有应用本药导致急性胰腺炎的报道，故本药不宜用于急性胰腺炎的患者。

【注意事项】(1)慎用　①严重心脏及呼吸系统疾病；②慢性炎症如系统性红斑狼疮，因西咪替丁的骨髓毒性可能增高；③器质性脑病；④中度或重度肾功能损害；⑤肝功能不全；⑥幼儿及老年人；⑦有使用 H_2 受体拮抗药引起血小板减少病史的患者(国外资料)；⑧高甘油三酯血症患者(国外资料)。

(2) 药物对老年人的影响　老年患者由于肾功能减退，对本品清除减少减慢，可导致血药浓度升高，因此更容易发生毒性反应，出现眩晕、谵妄等症状，故老年人宜慎用。

(3) 药物对实验室检测值或诊断的干扰 口服后 15 分钟内胃液隐血实验可出现假阳性；血液水杨酸浓度、血清肌酐、催乳素、氨基转移酶等浓度均可升高；血液甲状旁腺激素浓度则可能降低。

(4) 用药前后及用药时的检查或监测 为避免发生肾毒性，用药期间应注意检查和监测肾功能；因有报道可引起再生障碍性贫血，故用药期间应注意检查和监测血象。

(5) 使用本药可能掩盖胃癌症状，故应在排除胃癌的基础上应用。

(6) 静脉滴注多用于急性胃黏膜出血和应激性溃疡。

(7) 静脉用药时，将本品用 5% 葡萄糖注射液或 0.9% 氯化钠注射液或葡萄糖氯化钠注射液稀释后静脉滴注，滴速为每小时 1~4mg/kg。

【药物相互作用】 (1) 为肝药酶抑制药，通过其咪唑环与细胞色素 P450 结合而降低药酶活性，同时也可减少肝血流。故本药与普萘洛尔合用时，可使后者血药浓度升高，休息时心率减慢；与苯妥英钠或其他乙内酰脲类合用时，使后者的血药浓度升高，可能导致苯妥英钠中毒，必须合用时，应在 5 天后测定苯妥英钠的血药浓度以便调整剂量。

(2) 与环孢素合用时，可使后者血药浓度增加。

(3) 与吗氯贝胺合用时，可使后者的血药浓度增加。

(4) 与茶碱合用时，可使后者的去甲基代谢清除率降低 20%~30%，血药浓度增高。

(5) 与阿司匹林合用时，可使阿司匹林的溶解度增高，吸收增加，作用增强。

(6) 与美沙酮合用时，可使后者的血药浓度增加，有致过量的危险。

(7) 与他克林合用时，可增加后者的血药浓度，有致过量的危险。

(8) 与卡马西平合用时，可增加后者血药浓度，有致过量的危险。

(9) 可使维拉帕米的绝对生物利用度提高。由于维拉帕米可发生严重的不良反应，虽少见，但仍应引起重视。

(10) 与香豆素类抗凝药合用时，可使后者自体内排出率下降，凝血酶原时间可进一步延长，从而导致出血倾向，因此须密切注意病情变化，并调整抗凝药用量。

(11) 与利多卡因(胃肠道外用药)合用时，可使后者血药浓度增加，从而增加其发生神经系统及心脏不良反应的危险。两者合用时，需调整利多卡因剂量，并加强临床监测。

(12) 与咖啡因合用时，可延缓咖啡因的代谢，加强其作用，并易出现毒性反应。胃溃疡患者应忌用咖啡因，服用本药时应禁用咖啡因及含咖啡因的饮料。

(13) 同时服用地高辛和奎尼丁的患者不宜再并用本药，因为本药可抑制奎尼丁的代谢，而后者可将地高辛从其结合部位置换出来，结果使奎尼丁和地高辛的血药浓度均升高。

(14) 与抗酸药(如氢氧化铝、氧化镁)合用时，可减缓十二指肠溃疡疼痛，但西咪替丁的吸收可能减少，故一般不提倡两者合用。如必须合用，两者应至少间隔 1 小时服用。

(15) 与甲氧氯普胺合用时，本药的血药浓度降低，两者如需合用，应适当增加本药剂量。

(16) 由于硫糖铝需经胃酸水解后才能发挥作用，而本药抑制胃酸分泌，故两者合用时，硫糖铝的疗效可能降低。

(17) 本药使胃液 pH 值升高，与四环素合用时，可使四环素的溶解度降低，吸收减少，作用减弱。但本药的肝药酶抑制作用，却可能增加四环素的血药浓度。

(18) 与酮康唑合用时，可干扰后者的吸收，降低其抗真菌活性，但同服一些酸性饮料可避免上述变化。

(19) 与卡托普利合用时有可能引起精神症状。

(20) 由于本药有与氨基糖苷类药物相似的神经肌肉阻滞作用，因此与氨基糖苷类抗生素合用时可能导致呼吸抑制或呼吸停止。

(21) 本药应避免与中枢抗胆碱药同时使用，以防加重中枢神经毒性反应。

(22) 与卡莫司丁合用时，可增加骨髓毒性。

(23) 与阿片类药物合用时，在慢性肾衰竭患者中有出现呼吸抑制、精神错乱、定向力障碍等不良反应的报道。

(24) 与苯二氮䓬类药物(如地西泮、硝西泮、氟硝西泮、氯氮䓬、咪达唑仑、三唑仑等)合用时，可抑制后者的肝内代谢，升高其血药浓度，加重其镇静及其他中枢神经抑制症状，并可发展为呼吸及循环衰竭。但是其中劳拉西泮、奥沙西泮与替马西泮似乎不受影响。

【给药说明】 (1) 用药后十二指肠球部溃疡症状可较快缓解或消失，溃疡愈合须经内镜或 X 射线检查来确定。

(2) 需要手术治疗的患者，以及因合并症而不能手术的患者，应另行制订用药范围及疗程，因西咪替丁长期治疗(达 1 年以上)，后果尚不能预测。

(3) 应用于病理性高分泌状态，如佐林格-埃利森综合征、肥大细胞增多症、多发性内分泌腺瘤等时，根据临床指征，可以持续长期使用。一日剂量一般不超过2.4g。治疗佐林格-埃利森综合征时，宜缓慢调整西咪替丁剂量直至基础胃酸分泌小于10mmol/h。

(4) 口服或注射 300mg，4～5 小时后，抑制基础胃酸分泌可达 80%。

(5) 与抗酸药配伍应用时，可解除溃疡症状，但两药摄入时间务必隔开，否则本品的吸收可减少。

(6) 患者应按时服用，坚持疗程，一般在进餐时与睡前服药，效果最好。

(7) 治疗上消化道出血时，通常先用注射剂，一般可在 1 周内奏效，可内服时改为口服。

(8) 用药期间出现精神症状或严重的窦性心动过速时应中断治疗。

(9) 停药后复发率很高，6 个月复发率为 24%，1 年复发率可高达 85%。目前认为采用长期服药或一日 400～800mg 或反复足量短期疗法可显著降低复发率。

(10) 常见的用药过量表现：呼吸短促或呼吸困难；心动过速。

(11) 用药过量的处理：首先应清除胃肠道内尚未吸收的药物，同时给予临床监护及支持治疗。出现呼吸衰竭者，应立即进行人工呼吸；心动过速者可给予 β 肾上腺素受体拮抗药。

【用法与用量】 **成人** ①口服给药：十二指肠溃疡或病理性胃酸高分泌状态，一次 200mg，一日 4 次；或 800mg 睡前一次性服用。疗程 4～6 周。治疗佐林格-埃利森综合征时用量可达一日 2g。预防溃疡复发，睡前一次性服用 400mg。反流性食管炎，一日 800～1600mg，疗程一般为 4～8 周，必要时可延长 4 周。反流性食管炎的对症治疗，出现烧灼感和(或)有反酸时可服用 200mg，最大剂量为一次 200mg，一日 3 次，疗程不得超过 2 周。②肌内注射：一次 200mg，每 6 小时 1 次。③静脉注射：将本药用葡萄糖注射液或葡萄糖氯化钠注射液 20ml 稀释后缓慢静脉注射(长于 5 分钟)，一次 200mg，每 4～6 小时 1 次，一日剂量不宜超过 2g。④静脉滴注：将本药用葡萄糖注射液或葡萄糖氯化钠注射液稀释后静滴，一次 200～600mg，一日剂量不宜超过 2g。

肝功能不全 肝功能严重不全患者的最大剂量为一日 600mg。

肾功能不全 肾功能不全患者应减量。肌酐清除率为 30～50ml/min 时，用量为一次 200mg，每 6 小时 1 次；肌酐清除率为 15～30ml/min 时，用量为一次 200mg，每 8 小时 1 次；肌酐清除率小于 15ml/min 时，用量为一次

200mg，每 12 小时 1 次。

儿童 口服、肌内注射或静脉滴注。一次 5～10mg/kg，一日 2～4 次。

【制剂与规格】 西咪替丁片：(1) 100mg；(2) 200mg；(3) 400mg；(4) 800mg。

西咪替丁胶囊：200mg。

西咪替丁注射液：2ml:200mg。

西咪替丁氯化钠注射液：(1) 50ml:西咪替丁 0.2g 与氯化钠 0.45g；(2) 100ml:西咪替丁 0.2g 与氯化钠 0.9g；(3) 100ml:西咪替丁 0.4g 与氯化钠 0.9g。

雷 尼 替 丁 [药典(二)；国基；医保(甲)]
Ranitidine

【适应证】 ①活动性十二指肠溃疡，预防十二指肠溃疡复发。②胃溃疡。③反流性食管炎。④预防与治疗应激性溃疡及药物性溃疡等。⑤治疗佐林格-埃利森综合征。⑥消化性溃疡并发出血。⑦缓解胃酸过多所致胃痛、烧心、反酸。

【药理】 (1) 药效学 为选择性的 H_2 受体拮抗药，能竞争性的拮抗组胺与胃壁细胞上的 H_2 受体结合，有效地抑制基础胃酸分泌及由组胺、五肽促胃液素和食物刺激后引起的胃酸分泌，降低胃酶的活性，还能抑制胃蛋白酶的分泌，但对促胃液素及性激素的分泌无影响。雷尼替丁抑制胃酸的作用以摩尔计为西咪替丁的 5～12 倍，对胃及十二指肠溃疡的疗效高，具有速效和长效的特点；对肝药酶的抑制作用较西咪替丁轻(与细胞色素 P450 的亲和力较后者小 10 倍)。

(2) 药动学 口服吸收迅速但不完全，有首关代谢作用，故生物利用度仅为 50%，其吸收不受食物和抗酸药的影响。单次口服本药 150mg 后 1～3 小时血药浓度达峰值，平均峰值浓度为 400ng/ml，有效血浓度为 100ng/ml，作用可维持 8～12 小时。口服后 12 小时内能使五肽促胃液素引起的胃酸分泌减少 30%。静脉注射本药 1mg/kg，瞬时血药浓度为 3000ng/ml，维持在 100ng/ml 以上可达 4 小时；以每小时 0.5mg/kg 速度静滴后 30～60 分钟血药浓度达峰值，峰值浓度与剂量呈正相关。

本药在体内分布广，表观分布容积为 1.9L/kg，血浆蛋白结合率约为 15%。动物实验表明，本药在消化器官、肝脏、肾脏浓度较高，卵巢、眼球浓度较低。可经胎盘到达胎儿体内，乳汁内浓度高于血液浓度，脑脊液内药物浓度约为血浓度的 1/30～1/20。

半衰期为 2～3 小时，肾功能不全时，半衰期延长。大部分以原型经肾排泄，肾脏清除率为 7.2ml/(kg·min)，

代谢产物随尿排出，也可经胆汁随粪便排出。静脉注射后剂量的 93%经尿排出，5%随粪便排出；口服剂量的 60%～70%经尿排出，25%随粪便排出。24 小时内口服剂量的 35%和静脉注射剂量的 70%以原型由尿排泄。

【不良反应】 (1)与西咪替丁相比，本药损伤肾功能、性腺功能和中枢神经系统的不良反应较轻。

(2)心血管系统 可出现突发性的心律失常、心动过缓、心源性休克及轻度的房室传导阻滞，另有静脉注射本药发生心搏骤停的个案报道。

(3)神经与精神系统 可出现头痛、头晕、乏力，有发生严重头痛的报道；也可出现可逆性的神志不清、精神异常、行为异常、幻觉、激动、失眠等。肝、肾功能不全者及老年患者，偶见服药后出现定向力障碍、嗜睡、焦虑的精神症状。

(4)消化系统 ①可出现便秘、腹泻、恶心、呕吐、腹痛。②少数患者服药后可引起轻度肝功能损伤，停药后症状即消失，肝功能也恢复正常。曾怀疑可能系药物过敏反应，与药物的用量无关。③长期服用可持续降低胃内酸度，有利于细菌在胃内繁殖，从而使食物内硝酸盐还原成亚硝酸盐，形成 N-亚硝基化合物，并在有胃反流的情况下可能发生感染。④曾有报道发生伴或不伴有黄疸的肝炎(肝细胞性、胆小管性或混合性)，通常呈可逆性；也偶有发生胰腺炎的报道。⑤对肝脏微粒体混合功能氧化酶的抑制程度比西咪替丁低 10 倍，所以对肝脏代谢药物的干扰作用较小。

(5)血液系统 偶见白细胞减少、血小板计数减少、嗜酸粒细胞增多，停药后即可恢复；罕见粒细胞缺乏症或全血细胞减少的报道，有时会并发骨髓发育不全或形成不良。

(6)代谢与内分泌系统 ①长期使用可致维生素 B_{12} 缺乏。②男性乳房女性化少见，其发生率随年龄的增加而升高，停药后可恢复。③有极少的报道提示可能导致急性血卟啉病发作，所以有急性血卟啉病史的患者应避免服用雷尼替丁。

(7)过敏反应 罕见过敏性反应，表现为风疹、血管神经性水肿、发热、支气管痉挛、低血压、过敏性休克、胸痛等。减少用量或停药，症状可好转或消失。

(8)眼 有少数发生视物模糊的报道，可能与眼球调节功能改变有关。

(9)皮肤 可出现皮疹、皮肤瘙痒等，但多不严重，停药后可消失；另有极少数发生多形性红斑的报道。

(10)肌肉骨骼 罕见关节痛、肌痛的报道。

(11)其他 ①可引起肾功能损伤等，减少用量或停

药，症状可好转或消失。②静脉注射后部分患者可出现面热感、头晕、恶心、出汗及胃刺激症状，持续 10 分钟可自行消失。有时在静脉注射部位可出现瘙痒、发红，1 小时后可消失。有时还可产生焦虑、兴奋、健忘等。

【禁忌证】 (1)对组胺 H_2 受体拮抗药过敏者。

(2)苯丙酮酸尿症。

(3)急性间歇性血卟啉病既往史者。

(4)哺乳期妇女。

(5)8 岁以下儿童。

【注意事项】 (1)肝、肾功能不全者慎用。

(2)肝功能不全者及老年患者，偶见服药后出现定向障碍、嗜睡、焦虑等精神异常状态。

(3)对诊断的干扰：血清肌酐及氨基转移酶可轻度升高，到治疗后期可恢复到原来水平。

(4)疑为恶性溃疡的患者，用药前应先明确诊断，以免延误治疗。

(5)治疗周期超过 4～8 周尚须继续维持治疗者，应定期进行检查，以防发生意外。

(6)肌酐清除率<50ml/min，剂量减半。

(7)静脉给药不能超过推荐的速度。

【药物相互作用】 (1)与华法林、利多卡因、地西泮、普萘洛尔(心得安)等经肝代谢的药物合用时，雷尼替丁的血药浓度不会升高而出现不良反应。但本药可减少肝脏血流量，因而与普萘洛尔、利多卡因等代谢受肝血流量影响较大的药物合用时，可延缓这些药物的作用。

(2)与抗凝药或抗癫痫药合用时，要比西咪替丁更为安全。

(3)与苯妥英钠合用时，可使后者的血药浓度升高；停用本药后，苯妥英钠的血药浓度可迅速下降。

(4)与普鲁卡因胺合用时，可使后者的清除率降低。

(5)与铋制剂合用时，在胃溃疡愈合、根除 Hp 以及减少溃疡复发等方面，优于本药单独使用。

(6)与抗幽门螺杆菌的两种抗生素合用时，可减少溃疡复发。

(7)有研究表明，可增加糖尿病患者口服磺酰脲类降糖药(如格列吡嗪和格列本脲)的降糖作用，有引起严重低血糖的危险。但也有雷尼替丁与格列本脲作用减弱的报道。故合用时应警惕可能发生的低血糖或高血糖。同时建议糖尿病患者最好避免同时应用雷尼替丁和磺酰脲类降糖药。

(8)含有氢氧化铝和氢氧化镁的复方抗酸药，可使本药的血药浓度峰值下降，曲线下面积减少，但本药的清除无改变。

(9) 因胃肠局部用药可降低消化道吸收，故应间隔两者的服用时间，必须时间隔 2 小时以上。

(10) 可降低维生素 B_{12} 的吸收。

(11) 可减少氨苯蝶啶在肠道的吸收，抑制其在肝脏的代谢，并且以减少肠道吸收为主，故总的结果是氨苯蝶啶的血药浓度降低。

(12) 有报道表明本药(静脉注射脉射)可使依诺沙星的吸收减少，但对环丙沙星的血药浓度无影响。

【给药说明】 (1) 静脉给予此药时，罕见与快速给药有关的心动缓慢的报道。故静脉给药时不应超越推荐的给药速度。

(2) 对于老年患者、肝肾功能不全者应予以特殊的监护。出现精神症状或明显窦性心动过缓时应停止用药。

(3) 病情严重患者或预防消化道出血，可连续注射给药，直至患者可口服为止。

(4) 用药过量时没有特殊的处理方法，多采用对症治疗，包括：①诱吐和(或)洗胃；②出现惊厥时，静脉给予地西泮；③出现心动过缓时，给予阿托品；④出现室性心律失常时，给予利多卡因；⑤必要时，用血液透析法从血浆中除去药物。

【用法与用量】 成人 (1) 口服 ①十二指肠溃疡：急性期治疗：标准剂量为一次 150mg，一日 2 次，早、晚饭时服；或 300mg 睡前一次服。疗程 4～8 周，如需要可治疗 12 周。大部分患者在 4 周内治愈，少部分在 8 周内治愈，有报道每晚一次服 300mg，比一日服用 2 次、一次 150mg 的疗效好。十二指肠溃疡患者，一次 300mg、一日 2 次的治疗方案，用药 4 周的治愈率高于一次 150mg、一日 2 次或夜间服 300mg 的方案，且剂量增加并不提高不良反应的发生率。长期治疗：通常采用夜间顿服，一日 150mg。对急性十二指肠溃疡愈合后患者，应进行一年以上的维持治疗，以避免溃疡复发。

②非甾体抗炎药引起的胃黏膜损伤：急性期治疗：一次 150mg，一日 2 次或夜间顿服 300mg，疗程 8～12 周。预防：在非甾体类抗炎药治疗的同时服用，一次 150mg，一日 2 次或夜间顿服 300mg。

③胃溃疡：一次 150mg，一日 2 次，绝大部分患者于 4 周内治愈，未能完全治愈的患者通常在接下来的 4 周治愈。

④胃食管反流病：急性反流性食管炎：一次 150mg，一日 2 次或夜间服 300mg，治疗 8～12 周。中度至重度食管炎：剂量可增加至一次 150mg，一日 4 次，治疗 12 周。反流性食管炎的长期治疗：口服一次 150mg，一日 2 次。

⑤佐林格-埃利森综合征：宜用大量，一日 600～1200mg。

⑥间歇性发作性消化不良：标准剂量为一次 150mg，一日 2 次，治疗 6 周。

⑦预防重症患者的应激性溃疡出血或消化性溃疡引起的反复出血：一旦患者可恢复进食，可用口服一次 150mg、一日 2 次，以代替注射给药。

⑧预防 Mendelcon 综合征：于麻醉前 2 小时服用 150mg，最好麻醉前一日晚上也服 150mg。也可用注射剂。产科分娩患者可口服一次 150mg，每 6 小时 1 次。如需要全身麻醉，应另外给予非颗粒的抗酸剂(如枸橼酸钠)。

(2) 肌内注射 治疗溃疡病出血：一次 25～50mg，每 4～8 小时 1 次。

(3) 静脉注射 消化性溃疡出血：一次 25～50mg，每 4～8 小时 1 次。将本药注射剂 50mg 用 0.9%氯化钠注射液或 5%葡萄糖稀释至 20ml，做缓慢静脉注射(超过 2 分钟)。术前用药：手术前 1.5 小时静脉注射 100mg。

(4) 静脉滴注 消化性溃疡出血：以每小时 25mg 的速率间歇静脉滴注 2 小时，一日 2 次或每 6～8 小时 1 次。术前用药：静脉滴注 100～300mg，加入 5%葡萄糖注射液 100ml，30 分钟内滴完。

(5) 泡水服用 每次 150mg，一日 2 次，每次 1 片投入一杯约 200ml 的清水中溶解完全后即饮；或 300mg 睡觉前一次吞服；疗程一般 4～8 周。治疗佐林格-埃利森综合征时宜用大剂量，600～1200mg/d。

肾功能不全患者 严重肾功能损害患者(肌酐清除率小于 50ml/min)，口服剂量为一次 75mg，一日 2 次；注射时的推荐剂量为 25mg。

肝功能不全患者 用量应减少。

老年人 老年人的肝肾功能降低，为保证用药安全，剂量应进行调整。

透析患者 长期非卧床腹透或长期血透的患者，于透析后应立即口服 150mg。

儿童 (1) 口服 胃食管反流病：一日 4～6mg/kg；消化性溃疡：一日 3～5mg/kg；均为每 12 小时一次或睡前一次。

(2) 缓慢静脉注射 一次 0.5～1mg/kg，一日 2 次或每 6～8 小时一次。

【制剂与规格】 盐酸雷尼替丁片：(1)75mg；(2)150mg。

盐酸雷尼替丁胶囊：(1)75mg；(2)100mg；

（3）150mg。

盐酸雷尼替丁注射液：（1）2ml:50mg；（2）5ml:50mg。

法 莫 替 丁 [药典(二)；国基；医保(甲)]

Famotidine

【适应证】 ①胃及十二指肠溃疡，吻合口溃疡，应激性溃疡。②反流性食管炎。③佐林格-埃利森综合征。④上消化道出血。⑤急性胃黏膜病变。⑥因侵袭性应激反应（各种大手术、脑血管障碍、头部外伤、多器官衰竭、大面积烧伤等）引起的上消化道出血的预防。

【药理】 (1)药效学 为高效、长效的呱基噻唑类H_2受体拮抗药，具有对H_2受体亲和力高的特点，其作用机制与西咪替丁相似。其拮抗H_2受体的强度比西咪替丁强20倍，比雷尼替丁强7.5倍。此外，也可抑制胃蛋白酶的分泌。无抗雄激素与干扰药物代谢酶的作用。

(2)药动学 口服吸收迅速但不完全，口服生物利用度约为50%，且不受食物影响。口服后约1小时起效，2～3小时血药浓度达峰值，作用持续时间约12小时以上。在体内分布广泛，消化道、肾、肝、颌下腺及胰腺均有高浓度分布，但不透过胎盘屏障。血浆蛋白结合率为15%～20%。不论口服或静脉注射半衰期($t_{1/2}$)均为3小时，肾功能不全者$t_{1/2}$延长。少量在肝脏代谢成S-氧化物，80%以原型自肾脏排泄，胆汁排泄量少。口服和静脉给药后24小时内原药经尿排出率分别为35%～44%和85%～91%。也可经乳汁排泄，其药物浓度与血浆浓度相似。不抑制肝药物代谢酶，因此不影响茶碱、苯妥英钠、华法林及地西泮等药物的代谢，也不影响普鲁卡因胺等的体内分布。

【不良反应】 (1)过敏反应 少数患者可出现皮疹、荨麻疹。

(2)神经与精神系统 常见头痛、头晕，也可出现乏力、幻觉等。如有发生，可用氟哌啶醇控制症状。

(3)消化系统 少数患者有口干、恶心、呕吐、便秘和腹泻，偶尔有轻度氨基转移酶增高，罕见腹部胀满感及食欲缺乏。

(4)血液系统 偶见白细胞减少。

(5)心血管系统 罕见心率增加、血压上升等。

(6)其他 罕见耳鸣、颜面潮红、月经不调等；本药使胃酸降低从而有利于细菌在胃内的生长繁殖，因此有胃反流的情况下可能发生感染。

【禁忌证】 (1)对本药过敏者禁用。

(2)严重肾功能不全者禁用。

(3)哺乳期妇女禁用。

【注意事项】 (1)慎用 ①肝、肾功能不全者；②婴幼儿；③有药物过敏史者。

(2)药物对儿童的影响 本药对小儿的安全性尚未确定。

(3)药物对实验室检测值或诊断的影响 用药期间可出现中性粒细胞减少和血小板减少；肝脏功能的检测指标（如氨基转移酶、胆红素和碱性磷酸酶）升高。

(4)用药前、后及用药时的检查或监测 长期使用本药须定期进行肝肾功能及血象检查。

(5)胃溃疡患者应先排除胃癌后才能使用。

【药物相互作用】 (1)丙磺舒可降低本药的清除率，提高本药的血药浓度。

(2)可提高头孢布烯的生物利用度，使其血药浓度升高。

(3)与咪达唑仑合用时，可能会因升高胃内pH值而导致咪达唑仑的脂溶性提高，从而增加后者的胃肠道吸收。

(4)可降低茶碱的代谢和清除，增加茶碱的毒性（如恶心、呕吐、心悸、癫痫发作等）。

(5)与抗酸药（如氢氧化镁、氢氧化铝等）合用，可减少本药的吸收。

(6)在服用本药之后立即服用地红霉素，可使后者的吸收度略有增加。此相互作用的临床意义尚不清楚。

(7)可减少头孢泊肟、环孢素、地拉夫定的吸收，降低其药效。

(8)与妥拉唑林合用时有拮抗作用，可降低妥拉唑林的药效。

(9)与伊曲康唑、酮康唑等药物合用时，可降低后者的药效。其机制为本药使胃酸分泌减少，从而导致后者的胃肠道吸收下降。

(10)可逆转硝苯地平的正性肌力作用，其机制可能为法莫替丁降低了心排血量和每搏心排血量。

(11)吸烟可降低法莫替丁的疗效。

【给药说明】 (1)用药期间如发生过敏反应（如荨麻疹）应停药。

(2)饮酒、溃疡大小、溃疡数目、有无出血症状、既往十二指肠溃疡病史以及水杨酸制剂或非甾体抗炎药的用药史均能影响溃疡的愈合。

(3)肾功能不全者应酌情减量或延长用药间隔，胃泌素瘤时可加大剂量，可每6小时1次，一次20mg，并可根据病情持续使用。

(4)注射剂可静脉用于消化性溃疡合并出血，或应激性溃疡出血时。

（5）静脉注射的剂量一次不能超过 20mg，静脉注射前先将药物溶解于 0.9%氯化钠溶液 5～10ml 中，然后缓慢注射（至少 2 分钟）。如果是静脉滴注，应将本药溶解于 5%葡萄糖注射液 100ml 中，滴注时间为 15～30 分钟。溶液应现用现配。只有澄清无色的溶液才能使用。已稀释的注射液在室温下可以稳定 24 小时。

（6）药物过量的处理 如发生用药过量，可采用对症支持治疗：①降低药物吸收，催吐或洗胃。②如有癫痫发作，可静脉给予地西泮。③出现心动过缓，可用阿托品治疗；出现室性心律失常，可用利多卡因治疗。

【用法与用量】成人 （1）口服 ①活动性胃十二指肠溃疡：一次 20mg，早、晚各 1 次；或睡前一次服用 40mg；疗程 4～6 周。②十二指肠溃疡的维持治疗或预防复发：一日 20mg，睡前顿服。③反流性食管炎：Ⅰ度或Ⅱ度，一日 20mg，分 2 次服，于早、晚饭后服用，治疗 4～8 周；Ⅲ度或Ⅳ度，一日 40mg，分 2 次服，于早、晚饭后服用，治疗 4～8 周。④佐林格-埃利森综合征：开始剂量为一次 20mg，每 6 小时 1 次，以后可根据病情相应调整剂量。

（2）静脉注射、静脉滴注 一次 20mg，每 12 小时 1 次。

肾功能不全患者 肾功能不全者应酌情减量或延长用药间隔时间。肌酐清除率≤30ml/min 时，可予一日 20mg，睡前顿服。

老年人 剂量酌减。

【制剂与规格】法莫替丁片：（1）10mg；（2）20mg。

法莫替丁胶囊：20mg。

法莫替丁颗粒：20mg。

法莫替丁注射液：2ml:20mg。

法莫替丁葡萄糖注射液：100ml:法莫替丁 20mg 与葡萄糖 5g。

法莫替丁氯化钠注射液：250ml:法莫替丁 20mg 与氯化钠 2.25g。

尼 扎 替 丁
Nizatidine

【适应证】 治疗活动性十二指肠溃疡、良性胃溃疡，预防溃疡复发、胃食管反流性疾病。

【药理】 （1）药效学 ①尼扎替丁为组胺 H_2 受体拮抗剂。尼扎替丁竞争性与组胺 H_2 受体结合，可逆性抑制受体功能，特别是作用于分泌胃酸的胃壁细胞上的 H_2 受体，阻断胃酸形成并使基础胃酸降低，亦可抑制食物和化学刺激所致的胃酸分泌。

②口服本品 300mg，能显著抑制夜间（约 12 小时）胃酸分泌，抑制率为 90%；显著抑制由食物、咖啡因、氨乙吡唑和五肽胃泌素刺激引起的胃酸分泌，抑制率分别为 97%、96%、99%和 67%。口服尼扎替丁 75～300mg 不影响胃分泌液中胃蛋白酶的活性，但总的胃蛋白酶分泌量随着胃分泌量的减少而相应地减少；口服尼扎替丁 75～300mg 增强由氨乙吡唑刺激的内因子分泌；本品不影响基础胃泌素分泌，在口服本品 12 小时后，进食未见胃泌素分泌量增加。

③尼扎替丁不影响血清中促性腺激素、泌乳素、生长激素、抗利尿激素、皮质醇、三碘甲状腺氨酸、甲状腺素、睾酮、5 α-二氢睾酮、雄甾烯二酮或雌二醇的浓度。尼扎替丁未显示有抗雄性激素的作用。

（2）药动学 ①本品绝对口服生物利用度超过 70%。本品口服 150mg 或 300mg 后 0.5～3 小时血药浓度达峰值，分别为 700～1800μg/L 和 1400～3600μg/L。服药 12 小时后血浆浓度低于 10μg/L。清除半衰期为 1～2 小时，血浆清除率为 40～60L/h，分布容积为 0.8～1.5L/kg。由于半衰期较短和清除速度较快，肾功能正常者睡前一次 300mg 本品或 150mg 一日两次，均不会使药物在体内聚积。本品的血浆蛋白结合率约为 35%，主要是与 α_1-酸性糖蛋白结合。

②同时摄入溴丙胺太林不影响本品口服的生物利用度。与食物同服，血中曲线下浓度面积和峰浓度增加 10%。一般多次口服本品无蓄积。

③本品口服的主要代谢产物为 N_2-单脱甲基尼扎替丁（少于 7%口服剂量），它也是一种 H_2 受体拮抗剂，是尿中排出的主要代谢产物。其次为 N_2-氧化物（少于 5%口服剂量）和 S-氧化物（少于 6%口服剂量）。

④口服本品主要经尿液和粪便排出体外，本品口服在 12 小时内，90%以上的药物从尿中排出，其中 60%为原型排出，肾脏清除率为 500ml/min，提示通过肾小管主动排泄。经粪便排泄的药物少于 6%。

⑤中至重度肾功能障碍明显延长本品半衰期并降低清除率。极重度肾功能衰竭患者，服用本品的半衰期为 3.5～11 小时，血浆清除率为 7～14L/h。为避免药物蓄积，对有显著肾功能障碍的患者，应根据肾功能障碍程度适当减少用药剂量和用药次数。

【不良反应】 不良反应发生率约为 2%。主要有皮疹、瘙痒、便秘、腹泻、口渴、恶心、呕吐等；神经系统症状如头晕、失眠、多梦、头痛；偶见鼻炎、鼻窦炎、咽炎、头痛、发热、腹痛、虚弱、胸背痛、多汗及肝功能酶学指标升高等，罕见腹胀、食欲不振。

【禁忌证】 对本药过敏者禁用。

【注意事项】 （1）对其他 H_2 受体拮抗药过敏者慎用。

（2）不建议用于哺乳期妇女，必须使用时应谨慎。

（3）不建议用于儿童，必须使用时应谨慎。

（4）肾功能不全患者使用本药时应减量。

（5）药物对诊断的影响：服用本药后尿胆原测定可呈假阳性。

【药物相互作用】 （1）可升高胃液 pH 值，增加咪达唑仑的吸收，两者合用时应谨慎。

（2）应用后立即服用地红霉素，可轻度增加后者的吸收。这一相互作用的临床意义尚未确定。

（3）与头孢布烯合用时，可增加后者发生不良反应（如恶心、腹泻、头痛）的危险，其作用机制尚不清楚。

（4）与头孢妥仑合用时，可降低后者的血药浓度，建议两者不要同时使用。

（5）可升高胃液 pH 值，使头孢泊肟和地拉夫定、伊曲康唑的吸收减少，降低其疗效。

【给药说明】 （1）经本药治疗后症状缓解的患者，并不能排除胃癌的可能，故应用前应先排除胃癌。

（2）治疗期间可引起心率和心排血量降低，而加入哌仑西平可抵消这一不良反应。

【用法与用量】 成人 口服。

（1）活动性十二指肠溃疡 一日 300mg，睡前一次服用；或一次 150mg，一日 2 次。

（2）良性溃疡 一日 300mg，睡前一次服用。

（3）预防十二指肠溃疡复发 一日 150mg，睡前一次服用。

（4）肾功能不全者使用本药应减量（肌酐清除率 20～50ml/min，150mg，隔日一次；<20ml/min，150mg，每三日一次）。

【制剂与规格】 尼扎替丁胶囊：150mg。

尼扎替丁片：（1）75mg；（2）150mg。

罗沙替丁乙酸酯
Roxatidine Acetate

【适应证】 ①胃十二指肠溃疡、吻合口溃疡、佐林格-埃利森综合征、反流性食管炎等。②麻醉前给药防治吸入性肺炎。

【药理】 （1）药效学 为选择性 H_2 受体拮抗药，其抗分泌效力为西咪替丁的 3～6 倍、雷尼替丁的 2 倍。显著及呈剂量依赖性的抑制胃酸分泌。单剂口服 50mg 3 小时后基础胃酸分泌量减少超过 90%。与安慰剂比较，早

晚各服用 75mg 可显著减少健康志愿者白天和夜间的胃酸分泌量（超过 75%）。可显著减少消化性溃疡患者的胃蛋白酶总量，而对血清中胃蛋白酶原 Ⅰ 和促胃液素水平无明显影响。与西咪替丁、雷尼替丁和法莫替丁不同的是，本品对坏死药物所致大鼠的胃黏膜损伤有预防作用。因此，具有黏膜保护作用。没有抗雄激素活性。与西咪替丁相反，本品对肝脏混合功能氧化酶系统无显著影响，所以它不干扰经肝脏代谢药物的清除。

（2）药动学 口服后吸收迅速、完全（>95%），并通过脂解作用脱乙酰基，迅速转化为活性代谢物罗沙替丁。健康人口服 75mg，达峰时间（t_{max}）为 3 小时，健康人的消除相半衰期（$t_{1/2\beta}$）为 4～8 小时，清除率（Cl）为 21～24L/h，单剂口服后的 V_d 为 1.7～3.2L/kg。本品主要在血浆和尿中代谢，主要代谢物为罗沙替丁，从尿中回收总的放射性活性物质大约占给药量的 96%，罗沙替丁约占其中的 55%，尿中没有罗沙替丁乙酸酯。食物和抗酸剂几乎不影响本品的药动学。

【不良反应】 不良反应发生率约为 1.7%。主要有皮疹、瘙痒感（均应停药）、嗜酸粒细胞增多、白细胞减少、便秘或腹泻、恶心、腹胀、AST 与 ALT 升高、嗜睡等。罕见头痛、失眠、倦怠及血压上升。

【禁忌证】 对本品过敏者禁用。

【注意事项】 （1）有药物过敏史患者谨慎使用。

（2）妊娠期妇女和儿童用药的安全性尚未明确，一般不宜应用。

（3）哺乳期妇女给药时应停止哺乳。

（4）肝肾功能不全者慎用。

【给药说明】 用药前诊断未明确者不宜应用，因本品可能掩盖胃癌的症状。

【用法与用量】 成人 口服。①胃十二指肠溃疡、吻合口溃疡、佐林格-埃利森综合征及反流性食管炎：一次 75mg，一日 2 次，早餐后及睡前服用。可按照年龄和症状适当增减。②麻醉前给药：通常于手术前一日临睡前及手术诱导麻醉前 2 小时各服 75mg。

肝肾功能不全者应适当减量。

【制剂与规格】 罗沙替丁乙酸酯缓释胶囊：75mg。

拉呋替丁
Lafutidine

【适应证】 慢性胃炎、胃和十二指肠溃疡的治疗。

【药理】 （1）药效学 本品为高效、长效 H_2 受体拮抗药，对胃酸分泌具有明显的抑制作用，能抑制组胺、五肽胃泌素、食物等引起的胃酸分泌。本品具有胃黏膜

保护作用，能抑制多种实验动物模型的溃疡形成，呈剂量依赖性，促进溃疡愈合，缓解症状，预防溃疡复发。

(2)药动学 健康男性志愿者空腹单次口服拉呋替丁 10mg 时，t_{max} 为 (0.8±0.1) 小时，C_{max} 为 (174±20)ng/ml，$t_{1/2\beta}$ 为 (3.30±0.39) 小时，$AUC_{0\sim24h}$ 为 (793±85)(ng·h)/ml。进食状态下 t_{max} 明显延长，但进食对 C_{max}、AUC 和生物利用度没有影响。空腹时口服拉呋替丁 10mg，给药 24 小时内原型药物与代谢产物 M-4、M-7 及 M-9 的尿中排泄率分别为 (10.9±1.5)%、(1.7±0.2)%、(7.5±0.8)% 及 (0.3±0.1)%，人尿中总排泄率为给药量的 20%。体外研究中，拉呋替丁主要通过细胞色素 P450 同工酶代谢，代谢物 M-4 及 M-9 的生成与 CYP3A4 的参与有关，代谢物 M-7 的生成与 CYP3A4 和 CYP2D6 的参与有关。在血药浓度为 3μg/ml 时，人血浆蛋白结合率为 (88.0±1.2)%。

【不良反应】 (1)可能出现的严重不良反应 ①肝功能损害：可能出现伴 AST、ALT、GGT 等升高的肝功能损害和黄疸症状。所以需密切观察，一旦出现上述异常情况应立即停药，给予相对应的处理。②粒细胞减少症、血小板减少症：有可能出现粒细胞减少症(早期症状：咽喉疼痛、全身倦怠、发热等)和血小板减少症(出血倾向、紫癜)。一旦出现上述异常情况须立即停药，给予相对应的处理。

(2)可能出现的与其他 H_2 受体拮抗药类似的严重不良反应 文献报道，H_2 受体拮抗药可能引起休克、过敏样症状、全血细胞减少、再生障碍性贫血、血小板减少、间质性肾炎、史-约(Stevens-Johnson)综合征、毒性表皮坏死松解症(Lyell综合征)、横纹肌溶解症、房室传导阻滞等。

(3)其他偶见不良反应 一旦出现下述异常应给予相应减量、停药等适当处置。①过敏症状：瘙痒、皮疹、荨麻疹。②血液系统：嗜酸性粒细胞百分比增高、红细胞比容降低。③泌尿系统：尿蛋白异常、血 BUN 升高。④神经与精神系统：头痛、失眠、嗜睡、可逆性精神错乱、幻觉、眩晕。⑤循环系统：心悸、潮热、颜面潮红。⑥消化系统：恶心、呕吐、腹胀、食欲缺乏、便秘或腹泻。⑦其他：血钠升高、血钾降低、血尿酸升高，女性月经延迟，男性乳房女性化。

【禁忌证】 本品禁用于已知对本品或其中成分过敏者。

【注意事项】 (1)有药物过敏史患者慎用。

(2)老年患者、肝肾功能损害患者(有加重症状的可能性)慎用。

(3)透析患者慎用。

(4)治疗前应证实胃溃疡为良性，用药后症状改善并不能排除胃癌的可能性。

【药物相互作用】 其他 H_2 受体拮抗药能与细胞色素 P450 结合，从而降低肝微粒体药物代谢酶的活性。因此本品与华法林、苯妥英钠、茶碱、苯巴比妥、地西泮、普萘洛尔和西咪替丁合用时应注意。

【用法与用量】 成人 口服。一次 10mg，一日 2 次。餐后或睡前服用。

【制剂与规格】 拉呋替丁片：10mg。

拉呋替丁胶囊：(1)5mg；(2)10mg。

枸橼酸铋雷尼替丁 [药典(二)]
Ranitidine Bismuth Citrate

【适应证】 ①治疗胃或十二指肠溃疡。②与抗生素(如阿莫西林及克拉霉素)合用以根除幽门螺杆菌，减少十二指肠溃疡的复发。③慢性胃炎，适用于胃黏膜糜烂、出血或以烧心、反酸、上腹饥饿痛等症状为主者。

【药理】 (1)药效学 是由枸橼酸铋与雷尼替丁络合形成的盐，具有雷尼替丁抑制胃酸分泌、铋盐抑制蛋白酶及保护黏膜、二者共同抑制幽门螺杆菌(Hp)的三种作用，比单独使用雷尼替丁或枸橼酸铋钾效果更佳。

(2)药动学 口服本品后，雷尼替丁吸收良好，而铋吸收甚少。人体试验结果显示口服本品 0.35g 后，雷尼替丁 2.6 小时左右达到血药峰值，其后快速下降，雷尼替丁 70% 由肾脏消除，半衰期为 2.3 小时。铋 0.5 小时达到血药峰值，达峰浓度在 8μg/L 左右，远远低于可能引起铋的不良反应症状的浓度(100μg/L)，其后快速下降，铋吸收量只占含铋量的 1%，且与胃内 pH 值有关，铋主要通过肾脏消除，半衰期为 5～10 天，铋盐主要由粪便排泄。一日口服 200～1600mg，连用 28 天，铋剂吸收可有所增加，但血药浓度仍较低，不产生铋毒性。老年人的血浆雷尼替丁浓度高于年轻人，但血浆铋浓度相同，肾功能不全者血浆雷尼替丁和铋的浓度增高。

【不良反应】 (1)肝功能 可出现肝功能(如 ALT、AST)异常。

(2)胃肠道 偶有胃肠功能紊乱，如恶心、腹痛、腹部不适、腹泻及便秘。偶有头痛或关节痛表现。

(3)血液 罕见皮肤瘙痒、皮疹等过敏反应或粒细胞减少症。

(4)中枢神经系统 偶有头痛、失眠及味觉异常。

(5) 其他　可出现关节痛。

【禁忌证】　(1) 对枸橼酸铋雷尼替丁或其任何成分过敏者禁用。

(2) 重度肾功能损害者禁用。

【注意事项】　(1) 不建议用于妊娠期妇女。

(2) 不建议用于哺乳期妇女。

(3) 不建议用于儿童。

(4) 对诊断的干扰：胃镜检查前 4 周内应用，可使胃镜检查时 Hp 的检测呈假阴性结果。

【药物相互作用】　(1) 与弱酸性或弱碱性药物合用，通过 H_2 受体拮抗作用可使胃液 pH 值增高，使弱酸性药物 (如水杨酸类、巴比妥类) 解离度增大、吸收减少，而弱碱性药物 (如麻黄碱) 的吸收则增加。

(2) 与对乙酰氨基酚合用时，因雷尼替丁可延缓胃排空而降低其吸收，使其药效推迟。

(3) 本品能与细胞色素 P450 结合，大剂量使用本药会减慢氨基比林、对乙酰氨基酚、华法林、氟烷的代谢，升高其血药浓度，增强其药理活性。

(4) 本品可减少肝脏血流，使主要经肝脏代谢的利多卡因、美托洛尔的代谢减慢、作用增强。

(5) 本品能减慢心率，与普萘洛尔、维拉帕米、美西律等合用可增强后者作用。

(6) 与维生素 B_{12} 合用可减少其吸收，长期合用会导致维生素 B_{12} 缺乏。

(7) 与普鲁卡因、N-乙酰普鲁卡因合用可减慢后两者的肾脏清除速率。

(8) 与牛奶同时进服，会干扰枸橼酸铋的作用。

【给药说明】　(1) 服用本药后可见粪便变黑、舌发黑，属正常现象，停药后即会消失。

(2) 如本药与抗菌药合用后未根除 Hp，应考虑 Hp 对所合用之抗菌药产生耐药性，需更换抗菌药。

(3) 有急性卟啉症病史或肌酐清除率小于 25ml/min 者，不能用本药与克拉霉素联合治疗的方案。

(4) 能对抗胃酸引起的胃黏膜损害，但会加重乙醇引起的胃黏膜损害。

(5) 不宜长时期大剂量使用。

【用法与用量】　成人　口服。一次 0.35～0.4g，一日 2 次，疗程不宜超过 6 周。

【制剂与规格】　枸橼酸铋雷尼替丁胶囊 (雷尼替丁与枸橼酸铋比例为 1:1.1)：(1)0.2g；(2)0.35g。

枸橼酸铋雷尼替丁片 (雷尼替丁与枸橼酸铋比例为 1:1.1)：0.2g。

奥 美 拉 唑 ^[药典(二)；国基；医保(甲)]

Omeprazole

【适应证】　①胃、十二指肠溃疡，并可与抗菌药合用治疗 Hp 相关性消化性溃疡。②反流性食管炎。③佐林格-埃利森综合征。④静脉注射可用于消化性溃疡急性出血的治疗，如急性胃黏膜病变出血。⑤溃疡样症状的对症治疗及酸相关性消化不良。

【药理】　(1) 药效学　为质子泵抑制药，易浓集于酸性环境中，能特异性地作用于胃壁细胞顶端膜构成的分泌性微管和胞质内的管状泡上，即胃壁细胞质子泵 (H^+, K^+-ATP 酶) 所在部位，并转化为亚磺酰胺的活性形式，然后通过二硫键与质子泵的巯基呈不可逆性的结合，生成亚磺酰胺与质子泵的复合物，从而抑制该酶活性，使壁细胞内的 H^+ 不能转运到胃腔中，阻断了胃酸分泌的最后步骤，使胃液中的胃酸量大为减少，对基础胃酸分泌和各种刺激因素引起的胃酸分泌均有很强的抑制作用。此外，由于对质子泵的抑制作用是不可逆的，故抑酸作用时间长，待新的质子泵形成后，才能恢复其泌酸作用。实验证明，对基础胃酸分泌和由组胺、五肽促胃液素及刺激迷走神经引起的胃酸分泌具有强而持久的抑制作用，对 H_2 受体拮抗药不能抑制的由二丁基环腺苷酸所致胃酸分泌亦有明显的抑制作用。健康志愿者单次口服本药，其抗酸作用可维持 24 小时之久，多次口服 (1 周) 可使基础胃酸和五肽促胃液素刺激引起的胃酸分泌抑制 70%～80%，随着胃酸分泌量的明显下降，胃内 pH 值迅速升高，一般停药后 3～4 天胃酸分泌可恢复到原有水平。本药对胃蛋白酶的分泌也有抑制作用。

(2) 药动学　口服经小肠迅速吸收，1 小时内起效，食物可延迟其吸收，但不影响吸收总量。不同的给药方法、剂型及给药次数均可影响体内药物的血药浓度及生物利用度。本药单次给药时生物利用度约为 35%，反复给药的生物利用度可达 60%。口服后 0.5～3.5 小时血药浓度达峰值，达峰浓度为 0.22～1.16mg/L，AUC 为 0.39～2.78mg/(L·h)。吸收入血后主要与血浆蛋白结合，其血浆蛋白结合率为 95%～96%。可分布到肝、肾、胃、十二指肠、甲状腺等组织，到达平衡后分布容积为 0.19～0.48L/kg，与细胞外液相当。不易透过血-脑屏障，但易透过胎盘。在体内完全被肝微粒体细胞色素 P450 氧化酶系统催化而迅速氧化代谢，至少有 6 种代谢产物，主要有 5-羟奥美拉唑、奥美拉唑砜和少量奥美拉唑硫醚。本药在体内几乎完全以代谢方式进行消除，血浆消除半衰期为 0.5～1 小时，慢性肝病患者约 3 小时；血药浓度在给药 4～6 小时后基本消失，其中 72%～80%的代谢物经肾脏排泄，另有 18%～23%的代谢物由胆汁分泌，随粪便排出。无论单次或多次给药，奥美拉唑的氧化代谢存在着明显的个体差异，主要表现为某些个体对药物羟化代谢能力低下或有缺陷，使原型药物消除缓慢，消除半衰期延长而 AUC 明显增加。

【不良反应】（1）消化系统　可有口干、轻度恶心、呕吐、腹胀、便秘、腹泻、腹痛等；ALT、AST 和胆红素可有升高，一般是轻微和短暂的，大多不影响治疗。另有国外资料报道在长期使用奥美拉唑治疗患者的胃体活检标本中可观察到萎缩性胃炎表现。

（2）神经与精神系统　可有感觉异常、头晕、头痛、嗜睡、失眠、周围神经炎等。

（3）代谢与内分泌系统　长期应用奥美拉唑可导致维生素 B_{12} 缺乏。

（4）致癌性　动物实验表明奥美拉唑主要可引起胃底部和胃体部内分泌细胞-肠嗜铬细胞增生，长期用药还可发生胃部类癌。

（5）其他　可有皮疹、男性乳房发育、白细胞减少、溶血性贫血等。

【禁忌证】（1）对本药过敏者。

（2）严重肾功能不全者。

（3）婴幼儿。

【注意事项】（1）肾功能不全及严重肝功能不全者慎用。

（2）尽管动物实验中并未发现本药对哺乳期妇女有不良影响，但建议哺乳期妇女尽可能不用。

（3）药物对诊断的影响　①奥美拉唑可抑制胃酸分泌，使胃内 pH 值升高，反馈性地使胃黏膜中的 G 细胞分泌促胃液素，从而使血中促胃液素水平升高。②奥美拉唑可使 ^{13}C 尿素呼气（UBT）试验结果出现假阴性，其机制可能是奥美拉唑对幽门螺杆菌有直接或间接的抑制作用。临床上应在奥美拉唑治疗后至少 4 周才能进行 ^{13}C-尿素呼气试验。

（4）用药前、后及用药时应当检查或监测的项目　①疗效监测：治疗消化性溃疡时，应进行内镜检查了解溃疡是否愈合；治疗 Hp 相关的消化性溃疡时，可在治疗完成后 4～6 周进行 UBT 试验，以了解 Hp 是否已被根除；治疗佐林格-埃利森综合征时，应检测基础胃酸分泌值是否小于 10mmol/h（即治疗目标）。②毒性监测：应定期检查肝功能；长期服用者，应定期检查胃黏膜有无肿瘤样增生，用药超过 3 年者还应监测血清维生素 B_{12} 水平。

（5）治疗胃溃疡时，应首先排除癌症的可能后才能使用本药。因本药治疗可减轻其症状，从而延误诊断。

（6）本药抑制胃酸分泌的作用强、持续时间长，故应用本药时不宜同时服用其他抗酸药或抑酸药。

（7）为防止抑酸过度，在治疗一般消化性溃疡时，建议不要长期大剂量使用（佐林格-埃利森综合征时除外）。

（8）严重肾功能衰竭患儿禁用，婴儿慎用。

（9）严重肝功能不全患儿禁用。

（10）静脉注射剂溶解于氯化钠溶液，一次滴注时间需超过 20～30 分钟。

【药物相互作用】（1）奥美拉唑可提高胰酶的生物利用度，增强其疗效；两者联用对胰腺囊性纤维化引起的顽固性脂肪泻及小肠广泛切除术后功能性腹泻有较好疗效。

（2）对 Hp 敏感的药物（如阿莫西林等）与奥美拉唑联用有协同作用，可提高清除 Hp 的疗效。

（3）奥美拉唑具有酶抑制作用，与经肝脏细胞色素 P450 系统代谢的药物（如双香豆素、华法林、地西泮、苯妥英钠、硝苯地平等）合用时，可使后者的半衰期延长，代谢减慢。但在一般临床剂量下，本药所起的作用不大，对茶碱和安替比林的药动学影响要比西咪替丁小得多，对华法林的影响也无临床意义。

（4）与钙拮抗药联用时，两药体内清除均有所减慢，但无临床意义。

（5）可抑制泼尼松转化为活性形式，降低其药效。

（6）可造成低酸环境，使地高辛较少转化为活性物，降低其疗效。服用奥美拉唑及其停药后短时间内应调整地高辛剂量。

（7）可使胃内呈碱性环境，使铁剂、四环素、氨苄西林和酮康唑吸收减少，血药浓度降低。

（8）可影响环孢素的血药浓度（升高或降低），机制不明。

（9）可改变胃内 pH 值，从而使缓释和控释制剂受到破坏，药物溶出加快。

（10）抑制胃酸使胃内细菌总数增加，致使亚硝酸盐转化为致癌性亚硝酸；联用维生素 C 或维生素 E，可能限制亚硝酸化合物形成。

（11）使用三唑仑、劳拉西泮或氟西泮期间，给予奥美拉唑可致步态紊乱，停用即可恢复正常。

【给药说明】（1）本药的口服制剂是缓释胶囊或肠溶片，服用时需注意不要咬碎或掰开，以防止药物颗粒过早在胃内释放而影响疗效或失去缓释作用意义。

（2）用于治疗佐林格-埃利森综合征时，其治疗目标是使基础胃酸分泌值下降到 10mmol/h 以下。

（3）注射用奥美拉唑使用时，先将 10ml 专用溶剂完全抽出，然后打进有冻干药物的小瓶内，溶化后即组成静脉注射液，应在 4 小时内使用。推注速度不宜过快（每40mg 不可少于 2.5 分钟）。配制静脉滴注液时，可将专用溶剂注入冻干粉小瓶内溶解药物后加入氯化钠注射液或 5%葡萄糖注射液 100ml，40mg 奥美拉唑稀释后滴注时间不少于 20 分钟。

（4）用药过量的表现：包括视物不清、意识模糊、出汗、嗜睡、口干、颜面潮红、头痛、恶心及心动过速或心律不齐。

（5）用药过量的处理：主要为对症和支持治疗。奥美拉唑不易透析，如果意外过量服用应立即处理。

【用法与用量】 成人 （1）口服给药 ①胃、十二指肠溃疡：一次 20mg，清晨一次服。十二指肠溃疡疗程通常为 2~4 周，胃溃疡的疗程为 4~8 周。对难治性消化性溃疡者可用一次 20mg，一日 2 次或一次 40mg，一日 1 次。②反流性食管炎：一日 20~60mg，一日 1~2 次，晨起顿服或早晚各一次，疗程通常为 4~8 周。③佐林格-埃利森综合征：初始剂量为一次 60mg，一日 1 次，以后酌情调整为一日 20~120mg，其疗程视临床情况而定。90%以上患者用一日 20~120mg 的剂量即可控制症状。如剂量大于一日 80mg，则应分 2 次给药。④酸相关性消化不良：上腹部疼痛或不适，伴有或不伴有烧心症状的患者症状的减轻，推荐剂量为本品 20mg，一日 1 次。一些患者一日 10mg 可能已足够，因此 10mg 可作为起始剂量。如果一日 20mg 仍未能控制症状，建议做进一步检查。⑤肝功能损害者：严重肝功能损害者一日用量不超过 20mg，且须慎用。⑥非甾体抗炎药引起的消化性溃疡、胃十二指肠糜烂或消化不良症状：一次 20mg，一日 1 次。通常 4 周可治愈，若初始疗程疗效不肯定，应再治疗 4 周。⑦预防非甾体抗炎药引起的消化性溃疡、胃十二指肠糜烂或消化不良症状：正常剂量为 20mg，一日 1 次。

（2）静脉注射 用于治疗消化性溃疡出血时，可予静脉注射，一次 40mg，每 12 小时 1 次，连用 3 天。首次剂量可加倍。

（3）静脉滴注 出血量大时可用首剂 80mg 静脉滴注，之后改为 8mg/h 维持治疗，直至出血停止。

儿童 口服、静脉注射，一次 0.5~2mg/kg，一日 1~2 次。

【制剂与规格】 奥美拉唑肠溶片：（1）10mg；（2）20mg。

奥美拉唑肠溶胶囊：（1）10mg；（2）20mg。

奥美拉唑钠肠溶片（按奥美拉唑计）：（1）10mg；（2）20mg。

奥美拉唑镁片（按奥美拉唑计）：（1）10mg；（2）20mg。

注射用奥美拉唑：（1）20mg；（2）40mg。

兰 索 拉 唑 [药典（二）；医保（乙）]

Lansoprazole

【适应证】 胃、十二指肠溃疡，吻合口溃疡，幽门螺杆菌感染，反流性食管炎及佐林格-埃利森综合征等。

【药理】 （1）药效学 兰索拉唑与奥美拉唑的化学结构很相似，不同之处为本药在吡啶环上多一个氟。本药由血液进入壁细胞后并不直接作用于质子泵，而是在壁细胞微管的酸性环境中，形成活性亚硫酰胺代谢物，如 AG-1812 和 AG-2000，这些活性代谢物将质子泵的巯基氧化而使其失去活性，从而抑制胃酸分泌，作用同奥美拉唑。

体外动物实验表明，在体内兰索拉唑能显著的抑制大白鼠的基础胃酸分泌，以及由各种刺激引起的胃酸分泌，50%抑制量（ID_{50}）为 1.0~3.6mg/kg。本药对 2-脱氧-D-葡萄糖刺激、水浸刺激这种通过迷走神经作用而产生的胃酸分泌也有强的抑制作用，这是优于其他药物的特性。在大鼠急性溃疡模型实验中本药能显著抑制溃疡发生，其 ID_{50} 为 0.3~8.5mg/kg。本药及其代谢产物 AG-1812 和 AG-2000 对 Hp 均有抑制作用。但单用本药对 Hp 无根除作用，与抗生素联合应用则可明显提高 Hp 的根除率。

本药使胃内 pH 值明显增高，因而使促胃液素的分泌增加。停药 1~12 周之后血清促胃液素可恢复正常。

（2）药动学 口服易吸收。健康成年人单次口服本药 30mg，空腹时达峰时间为 2 小时，达峰浓度为 1038μg/L。半衰期 β 相为 1.3~1.7 小时，老年人半衰期约为 2 小时，严重肝功能衰竭患者半衰期延长至 7 小时。半衰期虽短，但作用时间却很长，单次口服本药 30mg，其抑酸作用可达 24 小时以上。峰值浓度与剂量有关，随剂量的增加而递增。绝对生物利用度为 85%。餐后服用可延缓吸收，并使峰值浓度降低，但曲线下面积与空腹服用无明显差异。主要通过以下几个反应代谢：亚硫酰基（SO）的氧化和还原；巯苯咪唑环的羟基化；侧链甲基的羟基化；O-脱烷基化。代谢产物 AG-1812 和 AG-2000 被肝脏的 P450 ⅡC18 代谢为砜基和羟基，次要代谢产物为亚硫酸盐和羟基砜衍生物。主要经胆汁和尿排泄，尿中测不出原型药物，全部为代谢产物。健康人一次口服本药 30mg，24

小时后尿排泄率为 13%～14%。在体内无蓄积作用。

【不良反应】　(1)消化系统　可出现腹泻、口干、恶心、食欲缺乏、便血、便秘、腹胀等症状，偶见丙氨酸氨基转移酶(ALT)、天冬氨酸氨基转移酶(AST)、碱性磷酸酶(ALP)、乳酸脱氢酶(LDH)及 γ-谷氨酰转移酶(GGT)升高。口服本药可致胃黏膜轻度肠嗜铬样(ECL)细胞增生，停药后可恢复正常。

(2)神经与精神系统　常见头痛、头晕、嗜睡，偶见焦虑、失眠、抑郁等。

(3)血液系统　偶有白细胞减少、嗜酸性粒细胞百分比增高、贫血等，罕见血小板减少。

(4)泌尿生殖系统　可出现尿频、蛋白尿、阳痿等。

(5)过敏反应　可出现皮疹、荨麻疹和皮肤瘙痒等。

(6)致癌性　有报道大白鼠经口给药(剂量约为临床用量的 100 倍)实验中，其精巢间细胞瘤发生率会增加，且发现一例胃部类癌的发生。

(7)其他　可出现发热、乏力、肌痛等，也可出现总胆固醇及尿酸升高。

【禁忌证】　对本药过敏者。

【注意事项】　(1)肝功能障碍者慎用。

(2)小儿用药的安全性尚未确定，不推荐使用。

(3)老年患者的胃酸分泌能力和其他生理功能均会下降，而对本药的清除时间会延长，故老年人应慎用，用药期间应注意调整剂量，并密切观察。

(4)曾有报告指出，在动物实验中本药可分泌入乳汁，所以哺乳期妇女不宜使用本药。如必须使用本药时，应停止哺乳。

(5)药物对实验室检测值或诊断的影响　①可使血清促胃液素水平上升；②治疗期间，UBT 试验可能出现假阴性。

(6)用药前、后及用药时应该检查或监测　①疗效监测：本药用于 Hp 感染时，应进行 UBT 试验，以确定 Hp 是否已经被根除；应注意的是，治疗期间，UBT 试验可能出现假阴性。本药用于佐林格-埃利森综合征时，应注意观察消化不良的症状是否缓解，并进行内镜检查以了解溃疡是否愈合，并检测基础胃酸分泌是否减少。本药用于消化性溃疡时，为了解治疗效果，应监测疼痛是否缓解，并进行内镜检查以了解溃疡是否愈合；应注意的是，疼痛的缓解与溃疡的愈合并非完全一致。②毒性监测：应定期进行全血细胞计数，肝、肾功能检查，血清促胃液素水平的检测。

(7)长期使用经验不足，国内不推荐维持治疗。

(8)有可能掩盖胃癌症状，故应在排除恶性肿瘤的基础上再使用。

【药物相互作用】　(1)与对乙酰氨基酚合用时，可使后者的血浆峰值浓度升高，达峰时间缩短。

(2)红霉素类与本品合用时，红霉素类在胃中的局部浓度增加，两者用于治疗 Hp 感染时具有协同作用。

(3)与抗酸药合用能使兰索拉唑的生物利用度减小。其机制可能为胃内 pH 的增加妨碍了兰索拉唑颗粒的溶解。故两者如需合用，应在使用抗酸药后 1 小时再给予兰索拉唑。

(4)与茶碱联用时可轻度减少茶碱的血清浓度。两者联用时应在开始或停用兰索拉唑的时候，仔细监测茶碱的血清浓度。

(5)可以显著而持久的抑制胃酸分泌，从而使伊曲康唑、酮康唑的吸收减少。故两者应避免同时使用。

(6)硫糖铝可干扰兰索拉唑的吸收，使其生物利用度减少，故兰索拉唑应在服用硫糖铝前至少 30 分钟服用。

(7)与克拉霉素合用时，有发生舌炎、口腔炎和舌头变黑的报道。其确切机制不清。两者合用时应监测口腔黏膜的变化，必要时停用克拉霉素，同时减少兰索拉唑的剂量。

(8)如需与地西泮及苯妥英合用时应慎重，注意调整本药剂量并仔细观察患者反应。

【给药说明】　(1)由于在酸性环境下本药不稳定，所以必须使用肠溶制剂。口服时应吞服整个片剂或胶囊，不应压碎或咀嚼。

(2)治疗佐林格-埃利森综合征的目标为基础胃酸分泌量在无胃部手术史的患者为 10mmol/h 以下；在有胃部手术史的患者为 5mmol/h 以下。

(3)在治疗过程当中，轻度不良反应不影响继续用药，但如发生过敏反应、肝功能异常或较为严重的不良反应时应及早停药或采取适当措施。

【用法与用量】　成人　①胃十二指肠溃疡、反流性食管炎：一次 30mg，一日 1 次，于清晨口服。治疗十二指肠溃疡的疗程为 4 周，胃溃疡为 4～6 周，反流性食管炎为 8～10 周。②合并 Hp 感染的胃或十二指肠溃疡：口服，一次 30mg，一日 1～2 次，与 2 种抗生素联合应用，1～2 周为 1 个疗程。③佐林格-埃利森综合征：治疗剂量因人而异，可加大至一日 120mg。

肝、肾功能不全患者　一次 15mg，一日 1 次。

【制剂与规格】　兰索拉唑肠溶片(胶囊)：(1)15mg；(2)30mg。

兰索拉唑胶囊：(1)15mg；(2)30mg。

兰索拉唑口崩片：（1）15mg；（2）30mg。

注射用兰索拉唑：30mg。

泮托拉唑 [药典(二)；医保(乙)]

Pantoprazole

【适应证】 ①消化性溃疡；②反流性食管炎；③胃泌素瘤；④与下列 2 种抗生素合用，克拉霉素和阿莫西林或克拉霉素和甲硝唑或阿莫西林和甲硝唑减少 Hp 感染所致的十二指肠溃疡和胃溃疡复发。

【药理】 （1）药效学　本药是一种不可逆的质子泵抑制剂，作用同奥美拉唑。静脉应用 80mg 几乎可使胃酸分泌完全抑制，并可持续 20 小时以上。由于本药对细胞色素 P450 酶系的亲和力较低，并有 II 期代谢途径，故其他通过该酶系代谢的药物与本药相互作用影响较小。

（2）药动学　生物利用度高并相对稳定，单次或多次给药后的生物利用度均保持在 77% 左右，且不受食物或其他抗酸药的影响。口服 40mg 肠溶片后 2.5 小时达血药浓度峰值（C_{max}）2～3mg/L。本品药代动力学呈线性特征，经肝脏的首关效应较低，静脉输入或口服 10～80mg 后，AUC 和 C_{max} 均随剂量的增加而成比例上升。表观分布容积 0.15L/kg，清除率 0.1L/（h·kg），消除半衰期（$t_{1/2\beta}$）约为 1 小时，血浆蛋白结合率 98%。在肝脏内经细胞色素 P450 酶系代谢，并另有 II 期代谢的途径。主要代谢物为泮托拉唑去甲基硫酸酯，其大部分（约 80%）由肾脏排出，其余由胆汁分泌并从粪便中排出。

【不良反应】 （1）偶有头痛、失眠、嗜睡、恶心、腹泻、便秘、上腹痛、腹胀、皮疹、瘙痒及头晕等症状。极个别病例出现水肿、发热和一过性视力障碍（视物模糊）。

（2）大剂量使用时可出现心律失常、氨基转移酶升高、肾功能改变、粒细胞减少等。

【禁忌证】 （1）对本药过敏者。

（2）哺乳期妇女。

【注意事项】 （1）肝、肾功能不全者慎用。

（2）尚无儿童用药经验。

（3）动物实验中可见少量药物分泌入乳汁。只有权衡其对母体带来的益处超过其对婴儿的潜在危害时，才可考虑在哺乳期使用本药。

（4）对于严重肝功能障碍者，用药期间应定期监测肝功能酶学变化。

【药物相互作用】 （1）可降低伊曲康唑、酮康唑等药物的胃肠道吸收，降低其药效。

（2）在肝脏内通过细胞色素 P450 酶系代谢，因此凡通过该酶系代谢的其他药物均不能除外与之有相互作用的可能性。然而目前对许多这类药物进行专门检测，如卡马西平、咖啡因、地西泮、双氯芬酸、地高辛、乙醇、格列本脲、美托洛尔、硝苯地平、双香豆素乙酯、苯妥英、茶碱、华法林和口服避孕药等，却未观察到泮托拉唑与之发生具有明显临床意义的相互作用。

【给药说明】 （1）肠溶制剂服用时切勿咀嚼。

（2）注射剂只能用氯化钠注射液或专用溶剂进行溶解和稀释，禁止用其他溶剂或药物溶解和稀释。药品溶解和稀释后必须在 3 小时内用完。

（3）用药前须除外胃、食管的恶性病变，以免因症状缓解而延误诊断。

（4）人类应用过量后的症状尚不清楚，个别病例静脉应用 240mg 耐受良好。如果一旦发生本药过量并出现中毒的临床症状，处理中毒的原则亦适用于该种情况。

【用法与用量】 （1）口服　①成人常用量：一般用法：一次 40mg，一日 1 次，最好于早餐前服用。十二指肠溃疡一般疗程 2～4 周，胃溃疡及反流性食管炎疗程 4～8 周。治疗 Hp 感染：一次 40mg，一日 2 次，并需联合 2 种抗生素治疗，疗程 1～2 周。②肾功能不全时剂量：不宜超过一日 40mg。③肝功能不全时剂量：严重肝功能衰竭患者应减少至隔日 40mg。④老年人剂量：不宜超过一日 40mg；但在根除 Hp 治疗时，老年患者在 1 周疗法中也可使用常规剂量，即一次 40mg，一日 2 次。

（2）静脉注射或静脉滴注　推荐剂量为一日 1 次，一次 40mg，疗程可根据临床需要酌情掌握，但通常不超过 8 周。将 10ml 0.9% 氯化钠注射液注入装有泮托拉唑干燥物的小瓶中制成待用液，此液可直接静脉注射（至少持续 2 分钟），或将之与 100ml 0.9% 氯化钠注射液混合后静脉滴注（时间为 15～30 分钟）。不宜用上述之外的液体配制，配制液的 pH 值为 9。配制液需在 3 小时内使用。

【制剂与规格】 泮托拉唑钠肠溶片：（1）20mg；（2）40mg。

托拉唑钠肠溶胶囊：（1）20mg；（2）40mg。

注射用泮托拉唑钠：（1）40mg；（2）42.3mg；（3）80mg。

雷贝拉唑钠 [药典(二)；医保(乙)]

Rabeprazole Sodium

【适应证】 ①口服用于胃、十二指肠吻合口溃疡、胃食管反流病、胃泌素瘤。②静脉注射可用于治疗消化性溃疡出血以及应激状态下引起的急性胃黏膜损伤和出血。

【药理】 （1）药效学　雷贝拉唑为苯并咪唑类化合物，是第二代质子泵抑制药，通过特异性地抑制胃壁细

胞 H^+, K^+-ATP 酶系统而阻断胃酸分泌的最后步骤。该作用呈剂量依赖性，并可使基础胃酸分泌和刺激状态下的胃酸分泌均受抑制。本品对胆碱能受体和组胺 H_2 受体无拮抗作用。

（2）药动学　健康受试者的药物半衰期约为 1 小时（0.7～1.5），体内药物清除率为 (283±98) ml/min。在慢性肝病患者体内，AUC 提高 2～3 倍；CYP2C19 慢代谢者增加 1.6 倍；老年患者增加 30%。雷贝拉唑钠的血浆蛋白结合率为 97%。主要代谢产物为硫醚(M-1)和羧酸(M-6)，次要代谢产物还有砜(M-2)、乙基硫醚(M-4)和硫醚氨酸(M-5)。其中只有乙基代谢物(M-3)具有少量抑制分泌的活性，但不存在于血浆中。该药 90% 主要随尿排出，其他代谢产物随粪便排出。

【不良反应】（1）血液系统　可引起红细胞与淋巴细胞减少、白细胞减少或增多、嗜酸性粒细胞与中性粒细胞增多。如出现此类异常状况时，应停药并采取适当措施。

（2）消化系统　可引起便秘、腹泻、腹胀感、恶心、下腹疼痛、消化不良及肝功能酶学指标（如氨基转移酶、碱性磷酸酶等）升高。

（3）心血管系统　可有心悸。

（4）精神与神经系统　可有头痛、眩晕、困倦、四肢乏力、感觉迟钝、握力低下、口齿不清、步态蹒跚等。国外有导致既往并发肝性脑病的肝硬化患者精神错乱、识辨力丧失和嗜睡的个案报道。

（5）致癌性　在给大鼠按 5mg/kg 以上用量，连续 2 年口服给药的毒性试验中，观察到雌鼠中胃部发生类癌病变。

（6）其他　可有皮疹、荨麻疹、瘙痒、水肿、血总胆固醇及尿素氮升高、蛋白尿等。如出现此类异常状况时，应停药并采取适当措施。

【禁忌证】（1）有对本药及其成分过敏史者。

（2）有苯并咪唑类药物过敏史者。

（3）哺乳期妇女。

（4）儿童不建议使用。

【注意事项】（1）慎用　①既往应用兰索拉唑、奥美拉唑、泮托拉唑等药物时发生过敏反应或其他不良反应者。②肝脏疾病。③老年人。

（2）药物对哺乳影响　动物实验中观察到本药向乳汁转移，哺乳期妇女应避免应用，如必须用药时应停止哺乳。

（3）用药前、后及用药时应当检查或监测　①用药期间应定期进行血液生化检查，如发现异常，应采取停药

等适当措施。②大鼠口服给药 25mg/kg 以上时，可引起甲状腺重量及血中甲状腺激素的增加，故用药时应注意监测甲状腺功能。

【药物相互作用】（1）由于可升高胃内 pH 值，与地高辛合用时，可促进地高辛的吸收并导致其血中浓度升高，故合用时应监测地高辛浓度。

（2）与含氢氧化铝、氢氧化镁的制酸剂同时服用，或在服抗酸剂 1 小时后再服用时，本药的平均血浆浓度和 AUC 分别下降 8% 和 6%。

（3）可减少酮康唑、伊曲康唑的胃肠道吸收，使后者疗效丧失。

（4）雷贝拉唑钠与环孢素之间有相互作用。

【给药说明】（1）可能掩盖胃癌引起的症状，应在排除恶性肿瘤的前提下再行给药。

（2）肠溶片剂需整片吞服。

（3）治疗时应密切观察其临床动态，根据病情将用药量控制在治疗所需的最低限度内。

（4）无足够的长期使用经验，不宜用于维持治疗。

（5）注射用雷贝拉唑使用前，药物须用 5ml 无菌注射用水溶解 5～15 分钟。①静脉滴注：溶液须进一步稀释，并于 15～30 分钟内滴注完毕。②与各种注射液的相容性：本品可溶解于葡萄糖注射液、葡萄糖氯化钠注射液。③不同人群的用药剂量：老年患者、肾损伤患者和轻至中度肝损伤患者无需调整用药剂量。轻至中度肝损伤患者使用雷贝拉唑钠可增加暴露量和减少消除量。缺乏重度肝损伤患者使用雷贝拉唑钠的临床数据，建议此类人群慎用。④补液：本品需用 5ml 注射用水制成溶液后进行注射。溶液配制好后需在 4 小时内使用，未用完部分弃去。注射用药物的混合物、补充液或进一步稀释的溶液需检查颜色、沉淀物、澄清度等性状的变化，未用完部分弃去。补液后的 pH 值：8.5～10.5。

【用法与用量】成人　（1）口服　①活动性十二指肠溃疡：一次 10～20mg，一日 1 次，早晨服用，连服 4～8 周。②活动性胃溃疡：一次 20mg，一日 1 次，早晨服用，连服 6～12 周。③胃食管反流病：一次 20mg，一日 1 次，早晨服用，连服 4～8 周。④肝功能不全时剂量：重症肝炎患者应慎用本药，必须使用时应从小剂量开始并监测肝功能。

（2）静脉注射、静脉滴注　推荐用于不能口服时。一旦可以口服用药须立即停止注射。推荐剂量为每日一瓶（20mg）。不能进行注射以外的非胃肠道给药。

儿童　不推荐用于儿童，没有使用经验。

【制剂与规格】雷贝拉唑钠肠溶片：（1）10mg；

(2)20mg。

雷贝拉唑钠肠溶胶囊：(1)10mg；(2)20mg。

注射用雷贝拉唑钠：20mg。

艾司奥美拉唑 [医保(乙)]

Esomeprazole

【适应证】 ①胃食管反流病(GERD)的愈合和症状治疗，防止复发的长期维持治疗。②胃、十二指肠溃疡的治疗。③与适当的抗生素联合用药根除 Hp，愈合十二指肠溃疡及防止溃疡复发。④静脉注射可作为当口服疗法不适用时，胃食管反流病的替代疗法；亦可用于口服疗法不适用的急性胃十二指肠溃疡出血的低危患者(胃镜下 Forrest 分级 Ⅱc～Ⅲ)。

【药理】 (1)药效学 艾司奥美拉唑是一种质子泵抑制药，通过抑制胃壁细胞的 H^+，K^+-ATP 酶来降低胃酸分泌，防止胃酸的形成。

(2)药动学 ①吸收与分布：本药在平稳状态下健康个体相对容积分布为 0.22L/kg，蛋白结合率为 97%。②代谢与排泄：单次给药 40mg 后血浆消除半衰期为 0.8h，每天重复给药时为 1.2h，总血浆清除率在单次给药后约为 17L/h，重复给药时为 9L/h，两次给药间药物清除完全，无浓度蓄积现象。因此，艾司奥美拉唑的药动学具有时间和剂量的依赖关系。艾司奥美拉唑代谢主要是通过肝脏的 CYP 同工酶，即 CYP2C19 和 CYP3A4；由于两个同工酶的光学选择性，艾司奥美拉唑及其 R-异构体在二者之间的代谢比例显著不同，艾司奥美拉唑更多地经过 CYP3A4 途径，结果是艾司奥美拉唑比其 R-异构体和奥美拉唑有更低的体内清除率。尿中检测到的原型药浓度小于 1%，口服后 80%以代谢产物形式从尿中排出，其余由粪便中排出。艾司奥美拉唑代谢后血浆中砜代谢物的水平要高于奥美拉唑代谢后的水平。

【不良反应】 在艾司奥美拉唑口服或静脉给药的临床试验以及口服给药的上市后研究中，已确定或怀疑有下列不良反应。

(1)眼部 偶见视物模糊。

(2)耳和迷路 偶见眩晕。

(3)皮肤和皮下组织 偶见皮炎、瘙痒、皮疹、荨麻疹；罕见脱发、光过敏；十分罕见：多形红斑、Stevens-Johnson 综合征、中毒性表皮坏死松解症(TEN)。

(4)骨骼肌、结缔组织和骨骼 罕见关节痛、肌痛；十分罕见：肌无力。

(5)呼吸、胸、纵隔 罕见支气管痉挛。

(6)消化系统 常见腹痛、便秘、腹泻、腹胀、恶心、

呕吐；偶见口干；罕见口炎、胃肠道念珠菌病。

(7)肝胆 偶见肝酶升高；罕见：伴或不伴黄疸的肝炎；十分罕见 肝功能衰竭、肝性脑病。

(8)肾脏和泌尿系统 十分罕见：间质性肾炎。

(9)血液和淋巴系统 罕见白细胞减少症、血小板减少症；十分罕见：粒细胞缺乏症、全血细胞减少症。

(10)免疫系统 罕见超敏反应如发热、血管性水肿和过敏性休克。

(11)代谢和营养紊乱。

(12)水钠潴留 水肿；罕见低钠血症。

(13)神经系统 常见头痛；偶见头晕、感觉异常、嗜睡；罕见味觉障碍。精神状态：偶见失眠；罕见情绪激动、意识错乱、抑郁；十分罕见：攻击、幻觉。

(14)其他 十分罕见男性乳房女性化。罕见多汗。接受消旋体奥美拉唑(尤其是高剂量)静脉注射的危重患者曾报道出现不可逆性视觉损伤，但尚未确定因果关系。

【禁忌证】 (1)对本药、奥美拉唑或其他苯并咪唑类化合物过敏者。

(2)哺乳期妇女。

【注意事项】 (1)肾功能损害患者无需调整剂量。由于严重肾功能不全患者使用本品的经验有限，治疗时应慎重。

(2)轻至中度肝功能损害的患者无需调整剂量。严重肝功能损害的患者每日剂量不应超过 20mg。

(3)药物对儿童的影响尚无在儿童中使用本药的经验。

(4)药物对实验室检测值或诊断的影响用药期间胃酸分泌减少会导致血清促胃液素水平升高。

(5)儿童用药注意事项参阅"奥美拉唑"。

【药物相互作用】 (1)艾司奥美拉唑与药代动力学受 pH 改变影响的药物联用

①在本品治疗期间，由于胃酸下降，可增加或减少吸收过程受胃酸影响药物的吸收。与使用其他抑酸药或抗酸药一样，本品治疗期间，酮康唑和伊曲康唑的吸收会降低。

②已报道奥美拉唑与某些蛋白酶抑制剂有相互作用，但这些药物相互作用的临床意义与机制却并不很清楚。奥美拉唑治疗期间增加了胃肠 pH 值，可能会改变其他蛋白酶抑制剂的吸收，其他可能的机制则为通过抑制 CYP2C19 酶而引起药物相互作用。也有报道阿扎那韦和奈非那韦在与奥美拉唑联合给药时，其血清浓度会降低，因此不建议联合使用。健康志愿者同时服用奥美拉唑(40mg，每日 1 次)和阿扎那韦 300mg/利托那韦 100mg，

可降低阿扎那韦的药物暴露量（AUC、C_{max} 和 C_{min} 大约降低 75%）。阿扎那韦的剂量增加到 400mg 也不能弥补奥美拉唑的影响。质子泵抑制药（包括本品）不推荐与阿扎那韦同时服用。给予健康志愿者奥美拉唑（20mg，每日 1 次）与阿扎那韦 400mg/利托那韦 100mg 联合使用导致阿扎那韦的暴露量与不联用时的暴露量相比约下降 30%。联合使用奥美拉唑（40mg，每日 1 次）使奈非那韦的 AUC、C_{max} 和 C_{min} 下降了 36%～39%，其药理活性代谢产物 M-8 的平均 AUC、C_{max} 和 C_{min} 下降 75%～92%。对于沙奎那韦（伴随与利托那韦联用），已有报道在与奥美拉唑联用（40mg，每日 1 次）时其血清药物浓度增加（80%～100%）。奥美拉唑（20mg，每日 1 次）的治疗，对地瑞那韦（伴随与利托那韦联用）和安普那韦（伴随与利托那韦联用）的暴露量没有影响。使用艾司奥美拉唑（20mg，每日 1 次）对安普那韦（伴或不伴与利托那韦联用）的暴露量没有影响。使用奥美拉唑（40mg，每日 1 次）对洛匹那韦（伴随与利托那韦联用）的暴露量没有影响。由于奥美拉唑和艾司奥美拉唑具有类似的药效学和药动学性质，因此不推荐本品与阿扎那韦联用，禁止本品和奈非那韦联用。

③CYP2C19 是艾司奥美拉唑的主要代谢酶，故当本品与经 CYP2C19 代谢的药物（如地西泮、西酞普兰、丙咪嗪、氯米帕明、苯妥英等）合用时，这些药物的血浆浓度可被升高，可能需要降低剂量。合用口服艾司奥美拉唑 30mg 可使经 CYP2C19 代谢的地西泮清除率下降 45%。合用口服艾司奥美拉唑 40mg，可使癫痫患者的血浆苯妥英谷浓度上升 13%。因此在苯妥英治疗期间，当开始合用或停用本品时，建议监测苯妥英的血药浓度。奥美拉唑（40mg，每日 1 次）使用增加了伏立康唑的 C_{max} 和 AUC，分别为 15% 和 41%。

④临床试验显示接受华法林治疗的患者如合用口服艾司奥美拉唑 40mg，其凝血时间在可接受范围内。然而，艾司奥美拉唑口服制剂上市后有报道，二者合用时个别病例有临床显著性的 INR（国际标准化比值）上升。因此，在华法林或其他的香豆素衍生物治疗期间，当开始合用或停用本品时，建议监测华法林的血药浓度。

⑤在健康志愿者中，合用口服艾司奥美拉唑 40mg 可使西沙必利的 AUC 增加 32%，消除半衰期 $t_{1/2}$ 延长 31%，但并不明显增高西沙必利的血浆药峰浓度。合用本品不会加剧单用西沙必利所致 Q-T 间期的轻微延长作用。

⑥研究表明，本品对阿莫西林或奎尼丁的药代动力学尚无具有临床相关性的影响作用

（2）其他药物对艾司奥美拉唑药代动力学的影响 艾

司奥美拉唑经 CYP2C19 和 CYP3A4 代谢。同时口服艾司奥美拉唑与 CYP3A4 抑制剂克拉霉素（500mg，每日 2 次），可使机体对艾司奥美拉唑的暴露量（AUC）加倍。艾司奥美拉唑与 CYP2C19、CYP3A4 共同抑制剂合用可使艾司奥美拉唑的暴露量增加 2 倍以上。CYP2C19 和 CYP3A4 的抑制剂伏立康唑增加奥美拉唑 AUC 2.8 倍。以上两种情形艾司奥美拉唑的剂量不必进行常规调整。然而对于严重肝损害和需要长期治疗的患者应该考虑调整本品的剂量。

氯吡格雷部分经由 CYP2C19 酶代谢为其活性代谢产物。合并使用艾司奥美拉唑 40mg 可降低氯吡格雷活性代谢产物的血浆浓度，进而降低血小板抑制作用。因此，应避免将本品与氯吡格雷合并使用。在使用本品时应考虑其他抗血小板治疗。

【给药说明】 （1）由于使用本药治疗可减轻胃癌症状，延误诊断，故如患者出现任何一种症状（显著而非有意义的体重下降、反复呕吐、吞咽困难、呕血或黑便）并怀疑有胃溃疡或已患有胃溃疡时，应首先排除恶性肿瘤。

（2）口服制剂为肠溶制剂，不应嚼碎或压碎后服用。对于存在吞咽困难的患者，可将片剂溶解于半杯不含碳酸盐的水中（不应使用其他液体，因肠溶包衣可能被溶解），充分搅拌直至片剂完全崩解，立即或在 30 分钟内服用，再加入半杯水漂洗后饮用；或将片剂溶解于不含碳酸盐的水中，并通过胃管给药。

（3）本药至少应于饭前 1 小时服用。

（4）注射液的制备是通过加入 5ml 0.9%氯化钠溶液至本品小瓶中，供静脉注射使用。

滴注液的制备是通过将本品 1 支溶解至 0.9%氯化钠溶液 100ml，供静脉滴注使用。配制后的注射用或滴注用液体均是无色至极微黄色的澄清溶液，应在 12 小时内使用，保存在 30℃以下，从微生物学的角度考虑最好立即使用。配制溶液的降解对 pH 值的依赖性很强，因此药品必须按照使用指导应用。本品只能溶解于 0.9%氯化钠中供静脉使用。配制的溶液不应与其他药物混合或在同一输液装置中合用。

【用法与用量】 成人 （1）口服给药 ①糜烂性食管炎的治疗：一次 40mg，一日 1 次，连服 4 周。如食管炎未治愈或症状持续的患者建议再治疗 4 周。②已经治愈的食管炎患者防止复发的长期维持治疗：一次 20mg，一日 1 次。③GERD 的症状控制：无食管炎的患者一次 20mg，一日 1 次。如果用药 4 周后症状未得到控制，应对患者进一步检查。一旦症状消除，随后可采用即时疗法，即需要时口服 20mg，一日 1 次。④联合抗生素疗法

根除 Hp：一次服用本药 20mg+阿莫西林 1000mg+克拉霉素 500mg，一日 2 次，共用 7 日。

（2）对于不能口服用药的患者，推荐每日 1 次静脉注射或静脉滴注本品 20～40mg。反流性食管炎患者应使用 40mg，每日 1 次；对于反流性疾病的症状治疗应使用 20mg，每日 1 次。注射用药：40mg 和 20mg 配制的溶液均应在至少 3 分钟以上的时间内静脉注射。滴注用药：40mg 和 20mg 配制的溶液均应在 10～30 分钟的时间内静脉滴注。

儿童　口服。1～11 岁，GERD：<20kg，一次 10mg，一日 1 次；>20kg，一次 10～20mg，一日 1 次；共 8 周。NERD：一次 10mg，一日 1 次，共 8 周。

12～17 岁，一次 20～40mg，一日 1 次，共 8 周。

【制剂与规格】　艾司奥美拉唑镁肠溶片：（1）20mg；（2）40mg。

艾司奥美拉唑肠溶胶囊：（1）20mg；（2）40mg。

注射用艾司奥美拉唑钠：40mg。

艾普拉唑 [医保(乙)]
Ilaprazole

【适应证】　十二指肠溃疡治疗。

【药理】　（1）药效学　艾普拉唑属不可逆型质子泵抑制药，其结构属于苯并咪唑类。艾普拉唑经口服后选择性地进入胃壁细胞，转化为次磺酰胺类活性代谢物，与 H^+,K^+-ATP 酶上的巯基作用，形成二硫键的共价结合，不可逆抑制 H^+,K^+-ATP 酶，产生抑制胃酸分泌的作用。

（2）药动学　人体药代动力学结果显示，受试者单次口服（晨起空腹）本品 5mg、10mg、20mg，C_{max}、AUC 随用药剂量增加而增高，艾普拉唑在人体内的消除过程基本符合线性动力学特征。在受试者的尿中未检测到原型药。受试者连续 7 日口服本品，剂量为 10mg/d，药代动力学试验显示，连续用药与单次用药相比，艾普拉唑的药动学参数无明显改变，在体内无蓄积。连续口服 4 天以上后，血浆中艾普拉唑的浓度可达稳态。与空腹比较，进食可延迟血药浓度的达峰时间，但对其他药代动力学参数影响不大。

【不良反应】　常见不良反应有腹泻、头晕、头痛、血清氨基转移酶（ALT/AST）升高；少见不良反应有皮疹、荨麻疹、腰痛、腹胀、口干、口苦、胸闷、心悸、月经时间延长、肾功能异常（蛋白尿、血 BUN 升高）、心电图异常（室性期前收缩、Ⅰ度房室传导阻滞）、白细胞减少等。上述不良反应常为轻至中度，可自行恢复。本品已完成Ⅲ期临床试验受试者的用药疗程为 4 周，目前尚

未获得更长时间用药的安全性数据。

【禁忌证】　（1）对艾普拉唑及其他苯并咪唑类化合物过敏者禁用。

（2）由于目前尚无肝、肾功能不全者的临床试验资料，肝、肾功能不全者禁用。

【注意事项】　（1）本品不能咀嚼或压碎，应整片吞服。

（2）本品抑制胃酸分泌作用强，对于一般消化性溃疡等疾病，不宜长期大剂量服用。

【药物相互作用】　由于艾普拉唑抑制胃酸分泌，可影响依赖于胃内 pH 值吸收药物（如酮康唑、伊曲康唑等）的生物利用度，合用时应注意调整剂量或避免合用。

目前尚无确切数据说明本品是否经肝脏 CYP2C19 酶代谢，但现有的临床试验数据提示，人体中 CYP2C19 酶的基因多态性不影响本品的疗效。

【给药说明】　（1）使用前应先排除胃与食管的恶性病变，以免因症状缓解而延误诊断。

（2）目前尚无妊娠期及哺乳期妇女使用本品的临床试验资料，不建议妊娠期及哺乳期妇女服用。若哺乳期妇女必须用药时，应暂停哺乳。

（3）目前尚无儿童临床试验资料。婴幼儿禁用。

【用法与用量】　本品用于成人十二指肠溃疡及反流性食管炎，每日晨起空腹吞服（不可咀嚼）。

①十二指肠溃疡：每次 5～10mg，每日 1 次。疗程为 4 周，或遵医嘱。

②反流性食管炎：每次 10mg，每日 1 次，连服 4 周。对于未治愈的患者建议再服药 4 周；对于已经治愈但持续有症状的患者，可以每日 5mg，再服药 4 周，或遵医嘱。

【制剂与规格】　艾普拉唑肠溶片：5mg。

注射用艾普拉唑钠：10mg。

伏诺拉生
Vonoprazan

【适应证】　反流性食管炎。

【药理】　（1）药效学　伏诺拉生以钾离子竞争性方式可逆性抑制 H^+,K^+-ATP 酶活性，可长时间停留于胃壁细胞部位而抑制胃酸的生成，可有效抑制胃肠道上部黏膜损伤的形成。

（2）药动学

①单次给药条件下的药代动力学：表 6-1 列出了在空腹和餐后接受单次给予伏诺拉生 20mg 的健康成年男

性受试者中伏诺拉生的药代动力学参数（均值±SD）。

表 6-1　单次给予伏诺拉生 20mg 的药代动力学参数

剂量条件	空腹	餐后
t_{max} (h)	2.0(0.75，4.0)	2.5(0.75，4.0)
C_{max} (ng/ml)	18.2±4.5	25.2±10.0
$t_{1/2z}$ (h)	7.0±1.0	7.1±0.7
$AUC_{(0-\tau)}$ (ng·h/ml)	188.1±43.1	226.8±67.1

注：t_{max} 表示为中位数（最小值和最大值）。

②连续给药条件下的药代动力学：健康成年男性受试者每日一次接受伏诺拉生 10m 或 20mg，连续给药 7 天 $AUC_{\tau,ss}$ 和 $C_{max,ss}$ 随着剂量的增加而成比例地增加，并在给药第 5 天达到稳态。此外，伏诺拉生的药代动力学不具有时间依赖性。表 6-2 给出了给药第 7 天伏诺拉生的药代动力学参数（均值±SD）。

表 6-2　给药第 7 天伏诺拉生的药代动力学参数

剂量	10mg 每日 1 次	20mg 每日 1 次	20mg 每日 3 次
$t_{max,ss}$ (h)	1.50(0.75，3.02)	2.00(0.75，3.0)	3.00(0.75，4.00)
$C_{max,ss}$ (ng/ml)	11.0±3.49	23.4±6.14	37.9±10.9
$t_{1/2z}$ (h)	7.6±1.3	7.6±0.7	5.3±1.0
$AUC_{\tau,ss}$ (ng·h/ml)	93.9±28.1	213±57.2	273±71.8

注：t_{max} 表示为中位数（最小值和最大值）。

③蛋白结合率：将 0.1～10μg/ml 范围内的 ^{14}C 标记的伏诺拉生加入人血浆中（体外），测得的蛋白结合率为 85.2%～88.0%

④代谢：伏诺拉生主要通过肝脏药物代谢酶 CYP3A4 进行代谢，部分通过 CYP2B6、CYP2C19 和 CYP2D6 进行代谢。伏诺拉生还通过磺基转移酶 SULT2A1 进行代谢（体外）。

伏诺拉生在体外表现出针对 CYP2B6、CYP2C19 和 CYP3A4/5 的时间依赖性抑制作用。此外，伏诺拉生针对 CYP1A2 显示出了轻微的浓度依赖性诱导效应，而对 CYP2B6 和 CYP3A4/5 则几乎无任何诱导作用（体外）。

⑤排泄：健康成年男性受试者接受放射性标记药物（伏诺拉生 15mg）口服给药后 168 小时，98.5%的放射性药物排泄至尿液和粪便中：67.4%药物排泄至尿液，31.1%药物排泄至粪便。

⑥肝功能障碍患者的药代动力学：比较肝功能正常受试者与轻度、中度和重度肝功能障碍患者的伏诺拉生药代

动力学作用的国外临床试验显示，受试者接受伏诺拉生 20mg 后，轻度、中度和重度肝功能障碍患者的 AUC 和 C_{max} 分别为肝功能正常受试者的 1.2～2.6 倍以及 1.2～1.8 倍。

⑦肾病患者的药代动力学：比较肾功能正常受试者与轻度、中度和重度肾功能障碍患者以及终末期肾病（ESRD）患者的伏诺拉生药代动力学作用的国外临床试验显示，受试者接受伏诺拉生 20mg 给药后，轻度、中度和重度肾功能障碍患者的 AUC_∞ 和 C_{max} 分别为肾功能正常受试者的 1.3～2.4 倍以及 1.2～1.8 倍，显示伏诺拉生的暴露量随着肾功能的降低而升高。ESRD 患者的 AUC_∞ 和 C_{max}，分别为肾功能正常患者的 1.3 倍和 1.2 倍。

⑧药物相互作用的药代动力学

● 伏诺拉生和克拉霉素合并用药的药代动力学：在非日本人健康成年男性受试者中进行的药物相互作用研究中，受试者于第 1 天和第 8 天早餐后 30 分钟接受单剂量伏诺拉生 40mg 给药，并于第 3～9 天早餐前 30 分钟和晚餐前 30 分钟接受克拉霉素 500mg（效价）每日两次重复给药，研究结果显示，与克拉霉素合并用药的伏诺拉生的 AUC_∞ 和 C_{max} 分别为单独给药时的 1.6 倍和 1.4 倍。

● 伏诺拉生、阿莫西林水合物和克拉霉素合并用药的药代动力学：此项药物相互作用研究中，健康成年男性受试者接受伏诺拉生 20mg 与阿莫西林水合物 750mg（效价）和克拉霉素 400mg（效价）合并用药，每日两次，持续 7 天，研究显示原型阿莫西林的药代动力学并未受到影响，但伏诺拉生的 $AUC_{(0-12)}$ 和 C_{max} 分别增高了 1.8 倍和 1.9 倍，原型克拉霉素的 $AUC_{(0-12)}$ 和 C_{max} 分别增高了 1.5 倍和 1.6 倍。

● 伏诺拉生、低剂量阿司匹林或伏诺拉生、NSAID 合并用药的药代动力学：此项药物相互作用研究中，健康成年男性受试者接受伏诺拉生 40mg 与阿司匹林 100g 或 NSAID（洛索洛芬钠 60mg，双氯芬酸钠 25mg 或美洛昔康 10mg）合并给药，研究结果显示，低剂量阿司匹林或 NSAID 对伏诺拉生的药代动力学并无明确影响，伏诺拉生对低剂量阿司匹林或 NSAID 的药代动力学亦无明确影响。

【不良反应】 (1)消化系统　常见腹泻、便秘情况；偶见恶心、腹胀；偶见 γ-谷氨酰转移酶、天冬氨酸氨基转移酶（AST）、丙氨酸氨基转移酶（ALT）、碱性磷酸酶（ALP）、乳酸脱氢酶（LDH）等指标的升高。可有肝损伤、黄疸的出现（频率未知）。

(2)神经系统　偶见头痛。

(3)皮肤组织　偶见皮疹；另有多形性红斑、史-约

综合征、中毒性表皮坏死松解症(频率未知)。

(4)免疫系统 可出现药物超敏反应(包括过敏性休克)、药物性皮炎、荨麻疹(频率未知)。

【禁忌证】 (1)对本品中任何成分过敏的患者禁用。

(2)正在接受阿扎那韦或利匹韦林治疗的患者禁用。

【注意事项】 (1)肝毒性 临床试验中已经报告了肝功能异常(包括肝损伤)。上市后也已收到了此类报告,其中许多发生在治疗开始后不久。应进行密切观察,如有肝功能异常证据或出现提示肝功能不全的体征或症状,应采取包括停药在内的适当措施。

(2)伏诺拉生会导致胃内 pH 升高,因此不建议本品与吸收依赖于胃内 pH 的药物同服。

(3)服用本品有可能掩盖胃恶性肿瘤的症状,开始使用本品前应先排除恶性肿瘤的可能。

(4)多项国外开展的观察性研究(主要涉及住院患者)报告在接受质子泵抑制剂治疗的患者中,艰难梭菌所引起的胃肠道感染风险增加。伪膜性结肠炎可能是根除幽门螺旋杆菌时合并使用了抗生素。如果出现异常疼痛或频繁腹泻,应采取包括停药在内的适当措施。

(5)国外开展的几项观察性研究报道,质子泵抑制剂治疗期间骨质疏松相关性髋关节、腕关节或脊柱骨折的风险增加。接受高剂量或长期(≥1 年)治疗的患者骨折风险增加更为明显。

(6)治疗时应密切观察疾病进程,并根据疾病情况使用最低必要治疗剂量。

(7)肾脏疾病患者和肝脏疾病患者慎用伏诺拉生,因为伏诺拉生的代谢和排泄可能会延迟,从而导致血液中伏诺拉生浓度升高。

(8)已有研究报道,长期给予本品期间曾观察到良性胃息肉。

(9)迄今为止尚未在妊娠期受试者中进行评价伏诺拉生的临床研究。在一项大鼠毒理学研究中,以暴露量超过伏诺拉生最大临床剂量(40mg/d)暴露量(AUC)约 28 倍时观察到胚胎毒性。除非认为预期的治疗获益超过任何可能的风险,否则妊娠或可妊娠的患者不应服用伏诺拉生。

(10)迄今为止尚未在哺乳期受试者中进行评价伏诺拉生的临床研究。尚不清楚伏诺拉生是否排泄到人乳汁中。在动物研究中已经证明伏诺拉生可排泄到乳汁中。建议在哺乳期避免服用伏诺拉生,必须给药时,应首先停止哺乳。

(11)由于老年患者的整体生理机能(如肝肾功能)下降,因此,老年患者慎用本品。

(12)伏诺拉生不能通过血液透析除去。如果发生用药过量,应给予对症的和支持性的治疗。

【药物相互作用】 伏诺拉生会导致胃内 pH 升高,提示对于胃内 pH 是口服生物利用度重要决定因素的药物,伏诺拉生可能影响其吸收。伏诺拉生不应与阿扎那韦、利匹韦林同服,应谨慎与奈非那韦、伊曲康唑、酪氨酸激酶抑制剂(吉非替尼、尼洛替尼、厄洛替尼)同服,因为这些药物的作用可能减弱。伏诺拉生应谨慎与地高辛、甲基地高辛同服,因为这些药物的作用可能会增强。

伏诺拉生主要通过肝脏药物代谢酶 CYP3A4 进行代谢,部分通过 CYP2B6、CYP2C19 和 CYP2D6 代谢。伏诺拉生应谨慎与 CYP3A4 抑制剂克拉霉素同服,因为伏诺拉生的血药浓度可能会升高。

【用法与用量】 成人 口服。每日 1 次,每次 20mg。大部分患者通常 4 周可获益,如果疗效不佳,疗程最多可延长至 8 周。

【制剂与规格】 富马酸伏诺拉生片:(1)10mg;(2)20mg。

第三节 胃肠动力药

胃肠动力异常的发生与中枢神经系统(CNS)、自主神经系统(ANS)、肠肌间神经丛(ENS)、胃肠道平滑肌等每一环节或相间的功能障碍有关。这些组织结构的功能依赖于各种神经递质和体液因子的释放而建立相互联系,各种递质和信使与相应的受体结合,执行不同的胃肠动力生理功能。不同器官和结构中受体类型和分布的不同,成为胃肠动力药发挥药理作用的生理学基础。

目前常用的胃肠动力药主要有如下几类:解痉药(主要为 M 受体拮抗药,包括硫酸阿托品、颠茄类、溴丙胺太林等);促动力药,包括多巴胺受体拮抗药(多潘立酮、甲氧氯普胺、伊托必利等)和 5-HT 受体激动药(枸橼酸莫沙必利、普芦卡必利等);钙通道阻滞药(匹维溴铵、马来酸曲美布汀等),其中部分药物具有多重功效。其他胃肠动力药还包括:胃动素受体激动药、一氧化氮合酶(NOS)抑制药、胆囊收缩素(CCK)A 受体拮抗药、γ-氨基丁酸(GABA)B 受体激动药、阿片肽、κ 受体拮抗药、生长抑素及其类似物等。但目前尚缺乏能全面调节所有临床症状的胃肠动力药,该类药物临床应用经验还相当有限,不少药物的药理学机制尚有待明确,某些药物的应用在全世界范围内并不统一,部分药物的不良反应已引起重视，部分仍需更充分的多中心临床资料加以验证。

一、解痉药

硫酸阿托品 [药典(二)；国基；医保(甲)；医保(乙)]

Atropine Sulfate

【适应证】 ①胃肠道功能紊乱，有解痉作用，但对胆绞痛、肾绞痛效果不稳定。②急性微循环障碍，治疗严重心动过缓、晕厥合并颈动脉窦反射亢进以及一度房室传导阻滞。③作为解毒药，可用于锑剂中毒引起的阿-斯综合征、有机磷中毒以及急性毒蕈碱中毒。④麻醉前用药以抑制腺体分泌，特别是呼吸道黏液分泌。⑤可减轻帕金森病患者强直及震颤症状，并能控制其流涎及出汗过多。⑥散瞳，并对虹膜睫状体炎有消炎止痛之效。

【药理】 (1)药效学 为抗M胆碱能受体药，具有松弛内脏平滑肌的作用，能解除平滑肌痉挛。这种作用与平滑肌的功能状态有关。治疗剂量时，对正常活动的平滑肌影响较小，但对过度活动或痉挛的内脏平滑肌则有显著的解痉作用。可缓解或消除胃肠平滑肌痉挛所致绞痛，对膀胱逼尿肌、胆管、输尿管、支气管都有解痉作用，但对子宫平滑肌的影响较少；虽然可透过胎盘屏障，但对胎儿无明显影响，也不抑制新生儿呼吸。本药大剂量应用可抑制胃酸分泌，但对胃酸浓度、胃蛋白酶和黏液的分泌影响很小。随剂量增加可依次出现如下反应：腺体分泌减少，瞳孔扩大和调节麻痹，心率加快，膀胱和胃肠道平滑肌的兴奋性降低，胃液分泌抑制；中毒剂量则出现中枢神经症状。

(2)药动学 易透过生物膜，自胃肠道及其他黏膜吸收，也可经眼吸收，少量从皮肤吸收。口服单一剂量，1小时后达血药峰浓度；注射用药作用出现较快，肌内注射2mg，15～20分钟后即达血药峰浓度。吸收后广泛分布于全身组织，血浆蛋白结合率为50%。可透过血-脑屏障，在30～60分钟内中枢神经系统达到较高浓度水平。亦能通过胎盘进入胎儿循环。除对眼的作用持续72小时外，其他所有器官的作用维持约4小时。部分药物在肝脏代谢，约80%经尿排出，其中约1/3为原型，其余为通过水解与葡萄糖醛酸结合的代谢产物。$t_{1/2}$为2～4小时。各种分泌液及粪便中仅少量排出。

【不良反应】 本药具有多种药理作用，临床上应用其中一种作用时，其他作用则成为不良反应。

(1)常见的有便秘、出汗减少(排汗受阻可致高热)、口鼻咽喉干燥、视物模糊、皮肤潮红、排尿困难(尤其是老年患者有发生急性尿潴留的危险)、胃肠动力低下、胃食管反流。

(2)少见的有眼压升高、过敏性皮疹或疱疹，过量时可导致神志不清、记忆力衰退、心律失常及心脏停搏等。

(3)长期滴眼，可引起局部过敏反应(接触性药物性眼睑结膜炎)。

【禁忌证】 (1)心脏病，特别是心律失常、充血性心力衰竭、冠心病、左房室瓣狭窄、心动过速等。

(2)胃食管反流病、幽门梗阻、食管与胃的运动减弱、下食管括约肌松弛(因可使胃排空延迟，从而促进胃潴留，并加重胃食管反流)。

(3)恶性青光眼、闭角型青光眼和40岁以上的浅前房者。20岁以上患者存在潜隐性青光眼时，有诱发的危险。

(4)溃疡性结肠炎(用量大时，肠蠕动功能降低，可导致麻痹性肠梗阻，并可诱发或加重中毒性巨结肠症)。

(5)前列腺增生症引起的尿路感染(膀胱张力降低)及尿路阻塞性疾病(因可导致完全性尿潴留)。

(6)休克伴有心动过速或高热者。

(7)急性五氯酚钠中毒者。

【注意事项】 (1)下列情况应慎用 ①脑损伤患者(尤其是儿童)；②发热患者；③腹泻患者；④老年患者；⑤胃溃疡患者。

(2)对儿童的影响 婴幼儿对本药的毒性反应极为敏感，特别是痉挛性麻痹与脑损伤的儿童，反应更强。环境温度较高时，因闭汗有引发体温急骤升高的危险，应用时要严密观察。

(3)对老年人的影响 老年人容易发生抗M胆碱能受体样不良反应，如排尿困难、便秘、口干(特别是男性)，也易诱发青光眼。阿托品对老年人尤易导致汗液分泌减少，影响散热，故夏天慎用。

(4)对妊娠的影响 妊娠期妇女静脉注射本药可使胎儿心动过速。

(5)对哺乳的影响 本药可分泌入乳汁，并有抑制泌乳的作用。

(6)对其他颠茄类生物碱不耐受者，对本药也不耐受。

(7)在做酚磺酞试验时，本药可减少酚磺酞的排出量。

(8)用药过量表现为动作笨拙不稳、神志不清、抽搐、幻觉、谵妄(多见于老年患者)、呼吸短促与困难、言语不清、心跳异常加快、易激动、神经质、坐立不安(多见于儿童)等。

【药物相互作用】 (1)与异烟肼合用，本药的抗胆碱作用增强。

(2)与盐酸哌替啶合用有协同解痉和止痛作用。

(3) 奎尼丁与本药的抗胆碱作用相加,故可增强本药对迷走神经的抑制作用。

(4) 可增加地高辛的吸收。

(5) 与维生素 B_2 合用,可使维生素 B_2 的吸收增加。

(6) 将少量高张氯化钠溶液(浓度 8.5%)加入本药注射液中进行肌内注射,可显著延长本药改善心率作用的时间。

(7) 本药抑制胃肠蠕动,增加镁离子吸收,故本药中毒忌用硫酸镁导泻。

(8) 胆碱酯酶复活药(解磷定、氯磷定等)与本药有互补作用,合用时可减少本药用量和不良反应,提高治疗有机磷中毒的疗效。

(9) 抗组胺药可增强本药外周和中枢神经效应,也可加重口干或一过性声音嘶哑、尿潴留及眼压增高等不良反应。

(10) 氯丙嗪可增强本药致口干、视物模糊、尿潴留及促发青光眼等不良反应。

(11) 本药可与其他抗胆碱药的抗胆碱作用相加,导致不良反应(如口干、视物模糊、排尿困难等)的发生率增加,合用时应减少用量。

(12) 与碱化尿液药物(包括含镁或钙的抗酸药、碳酸酐酶抑制药、碳酸氢钠、枸橼酸盐等)合用时,本药排泄延迟,作用时间和(或)毒性增加。

(13) 与单胺氧化酶抑制药(包括呋喃唑酮、丙卡巴肼等)合用时,可发生兴奋、震颤或心悸等不良反应。必须联用时本药应减量。

(14) 本药可加重胺碘酮所致心动过缓。

(15) 甲氧氯普胺对食管下端括约肌的影响与本药相反,如果先用甲氧氯普胺再给予本药,则本药可逆转甲氧氯普胺引起的下食管括约肌压力升高;反之,甲氧氯普胺可逆转本药引起的下食管括约肌压力降低。

(16) 与左旋多巴合用,可使左旋多巴吸收量减少。

(17) 在使用本药的情况下,舌下含服硝酸甘油、戊四硝酯、硝酸异山梨酯的作用减弱。因为本药阻断 M 受体,减少唾液分泌,使舌下含服的硝酸甘油等崩解减慢,从而影响其吸收。

(18) 与 H_2 受体拮抗药、抗酸药合用,能有效控制胃酸夜间分泌,缓解持续性溃疡疼痛和顽固性胃泌素瘤患者的症状。因为抗酸药能干扰本药的吸收,故两者合用时宜分开服用。

(19) 本药可缓解吗啡所致胆道括约肌痉挛和呼吸抑制。

(20) 普萘洛尔可拮抗本药所致心动过速。

(21) 地西泮、苯巴比妥钠可拮抗本药中枢神经兴奋作用。

(22) 可部分对抗罗布麻的降压作用。

(23) 可阻断丹参及人参的降压作用。

(24) 可解除槟榔中毒所致毒蕈碱反应。

(25) 可抑制麻黄碱的升压和发汗作用。

(26) 可拮抗巴豆致肠痉挛的作用。

(27) 可缓解大黄致腹痛和泻下作用。

(28) 与乙醇的中枢神经抑制作用相加。正在应用本药的患者饮酒,可明显影响患者的注意力。

【给药说明】 (1) 静脉注射宜缓慢。小量反复多次给药,虽可提高对部分不良反应的耐受性,但同时疗效也随之降低。

(2) 用于幼儿、先天愚型患者、脑损伤或痉挛状态患者时,应经常按需调整用量。

(3) 用于缓慢型心律失常时,需谨慎调节本药剂量。剂量过大则引起心率加快,增加心肌耗氧量,并有引起室颤的危险。

(4) 由于老年人易发生抗 M 胆碱能受体样不良反应,如排尿困难、便秘、口干(特别是男性),也易诱发青光眼。故一经发现,应立即停药。

(5) 一般情况下,口服极量为一次 1mg;皮下或静脉注射,极量为一次 2mg。用于抢救感染中毒性休克、治疗锑剂引起的阿-斯综合征和治疗有机磷农药中毒时,往往需用接近中毒的大剂量,使之达到阿托品化才能奏效。此时即出现瞳孔中度散大、面部潮红、口干、心率加快、四肢回温、轻度不安等症状。

【用法与用量】 成人 (1) 口服给药 一次 0.3～0.6mg,一日 3 次。极量:一次 1mg,一日 3mg。

(2) 静脉注射 一般用药:一次 0.3～0.5mg,一日 0.5～3mg。极量:一次 2mg。抢救感染中毒性休克、改善微循环:一次 1～2mg,或按体重 0.02～0.05mg/kg,用 5% 葡萄糖注射液稀释后于 5～10 分钟静脉注射,每 15～30 分钟静脉注射 1 次,2～3 次后如情况不见好转可逐渐增加用量,直到患者面色潮红、四肢温暖、瞳孔中度散大,收缩压在 10kPa(75mmHg)以上时,逐渐减量至停药。抗心律失常:一次 0.5～1mg,按需可每 1～2 小时 1 次,最大用量为 2mg。

(3) 肌内注射 一般用药:一次 0.3～0.5mg,一日 0.5～3mg。极量:一次 2mg。麻醉前用药:术前 0.5～1 分钟肌注 0.5mg。

(4) 皮下注射 一般用药:一次 0.3～0.5mg,一日 0.5～3mg。极量:一次 2mg。缓解内脏绞痛,包括胃肠痉挛引起的疼痛、肾绞痛、胆绞痛、胃及十二指肠溃疡：一次 0.5mg。麻醉前用药：皮下注射 0.5mg。

(5)经眼给药 用于角膜炎、虹膜睫状体炎，1%～3%眼药水滴眼或眼膏涂眼，次数根据需要而定。滴时按住内眦部，以免流入鼻腔而致吸收中毒。

(6)混合给药 治疗阿-斯综合征：发现严重心律失常时，立即静脉注射本药 1～2mg(用 5%～25%葡萄糖溶液 10～20ml 稀释)，同时肌内注射或皮下注射 1mg，15～30 分钟后再静脉注射 1mg。如患者无发作，可根据心律及心率情况改为每 3～4 小时皮下注射或肌内注射 1mg，48 小时后如不再发作，可逐渐减量，最后停药。

(7)治疗有机磷农药中毒 根据病情决定用量。与解磷定等合用时：对中度中毒，一次皮下注射 0.5～1mg，每隔 30～60 分钟 1 次；对严重中毒，一次静脉注射 1～2mg，每隔 15～30 分钟 1 次，逐渐减量并改用皮下注射，直到发绀消失，继续用药至病情稳定，然后用维持量，有时需 2～3 日。单用时：对轻度中毒，一次皮下注射 0.5～1mg，每隔 30～120 分钟 1 次；对中度中毒，一次皮下注射 1～2mg，每隔 15～30 分钟 1 次；对重度中毒，应早期、足量的反复持续使用，立即静脉注射 2～5mg，以后一次 1～2mg，每隔 15～30 分钟 1 次。根据病情适当增加或减小剂量，缩短或延长用药间隔时间，至出现阿托品化时(瞳孔散大、面色潮红、腺体分泌减少、心率增快、肺水肿得到控制、神志逐渐清醒等)，即可减小剂量或延长用药间隔时间。密切观察用药前、后的药效反应，酌情改用维持量，一日 4～6 次，持续 2～3 日。对口服中毒者，用药剂量应适当增大。

儿童 (1)口服、皮下注射 解痉：一次 0.01mg/kg，极量 0.3mg。

(2)静脉注射 抗休克：一次 0.03～0.05mg/kg，用 0.9%氯化钠注射液或 50%葡萄糖注射液稀释后静脉注射，根据病情需要每隔 15～30 分钟应用 1 次。

【制剂与规格】 硫酸阿托品片：0.3mg。

硫酸阿托品注射液：(1)1ml:0.5mg；(2)1ml:1mg；(3)1ml:2mg；(4)1ml:5mg；(5)1ml:10mg；(6)2ml:1mg；(7)2ml:5mg；(8)2ml:10mg；(9)5ml:25mg。

硫酸阿托品滴眼液：10ml:0.1g。

硫酸阿托品眼膏：(1)0.5%；(2)1%；(3)2%；(4)3%。

颠 茄 [国基；医保(甲)]
Belladonna

【适应证】 胃、十二指肠溃疡及轻度胃肠平滑肌痉挛等，胆绞痛、输尿管结石等引起的腹痛，胃炎及胃痉挛引起的呕吐和腹泻，迷走神经兴奋导致的多汗、流涎、心率减慢、头晕等。

【药理】 药效学 有效成分为莨菪碱，作用同阿托品，但药效较弱，可缓解胃十二指肠溃疡及轻度胃肠平滑肌痉挛等，并有止痛及抑制分泌的作用。

【不良反应】 可见口干、少汗、瞳孔轻度扩大、排尿困难、皮肤潮红、干燥、呼吸道分泌物减少、痰液黏稠、腹胀、便秘等。用量大时可引起心悸、视物模糊、头晕等；中毒量可引起神志不清、谵妄、躁动、幻觉，类似阿托品中毒。

【禁忌证】 青光眼、前列腺增生症、心动过速患者禁用。哺乳期妇女禁用。

【注意事项】 (1)不能和促动力药(甲氧氯普胺等)合用。

(2)酊剂浓度用量不可过大，以免发生阿托品化现象。

【药物相互作用】 (1)本品与尿碱化药(碳酸氢钠)、碳酸酐酶抑制药(乙酰唑胺)同用时，则本品的排泄延迟、疗效和毒性都可因此而加强。

(2)本品与金刚烷胺、美克洛嗪、吩噻嗪类药(氯丙嗪、奋乃静)、阿托品类药、普鲁卡因胺、三环类抗抑郁药等同用时，本品的不良反应可加剧。

(3)本品与抗酸药、吸附性止泻药等同用时，本品的吸收减少，疗效减弱。必须同用时应间隔 1 小时以上。

(4)本品可减弱甲氧氯普胺、多潘立酮的作用。

(5)如与其他药物同时使用可能会发生药物相互作用，详情请咨询医师或药师。

【用法与用量】 成人 口服。①酊剂：一次 0.3～1.0ml；极量一次 1.5ml，一日 3 次。②浸膏：一次 8～16mg；极量一次 50mg。③复方颠茄片：一次 1 片。

儿童 口服。一日 0.2～0.6mg/kg，分 3 次服；极量一次 1mg/kg。

【制剂与规格】 颠茄酊剂：含生物碱 0.03%。

颠茄浸膏：10mg。

复方颠茄片：含颠茄浸膏 0.01g 及苯巴比妥 0.015g。

溴丙胺太林
Propantheline Bromide

【适应证】 胃肠痉挛性疼痛。

【药理】 药效学 本品能选择性地缓解胃肠道平滑肌痉挛，作用较强、较持久。

【不良反应】 常见口干、面红、视力模糊、尿潴留、便秘、头痛、心悸等，减量或停药后可消失。

【禁忌证】 出血性疾病及术前、尿潴留、前列腺肥大、青光眼患者及哺乳期妇女禁用。

【注意事项】 (1)服药后 24 小时，症状未缓解，应马上就医。

(2)心脏病、肝功能损害、高血压、呼吸道疾病等患者、孕妇及老人慎用。

(3)儿童应在医师指导下使用。

(4)如服用过量或出现严重不良反应，应立即就医。

(5)对本品过敏者禁用，过敏体质者慎用。

(6)本品性状发生改变时禁止使用。

(7)请将本品放在儿童不能接触的地方。

(8)儿童必须在成人监护下使用。

【药物相互作用】 (1)本品与甲氧氯普胺、多潘立酮不能同用。

(2)由于本品可延长胃排空时间，会对一些药物的吸收产生影响。如红霉素可因在胃内停留时间过长而被胃酸分解，降低疗效；对乙酰氨基酚的吸收可被延迟，血药峰浓度降低；地高辛的血药浓度可因同用本品而提高。

(3)如与其他药物同时使用可能会发生药物相互作用，详情请咨询医师或药师。

【用法与用量】 成人　口服。一次 1 片，疼痛时服。必要时 4 小时后可重复 1 次。

【制剂与规格】 溴丙胺太林片：15mg。

山莨菪碱 ^[药典(二)；国基；医保(甲)]

Raceanisodamine

【适应证】 ①感染中毒性休克：如暴发性流行性脑脊髓膜炎、中毒性痢疾等(需与抗菌药物合用)。②血管痉挛和栓塞引起的循环障碍：脑血栓形成、脑栓塞、瘫痪、脑血管痉挛、血管神经性头痛、血栓闭塞性脉管炎等。③平滑肌痉挛：胃十二指肠溃疡及胆管、胰管、输尿管痉挛引起的绞痛。④各种神经痛：如三叉神经痛、坐骨神经痛等。⑤眩晕病。⑥眼底疾病：中心性视网膜炎、视网膜色素变性、视网膜动脉血栓等。⑦突发性耳聋。⑧有机磷中毒，但效果不如阿托品好。⑨滴眼液可用于因睫状肌痉挛所造成的假性近视。

【药理】 (1)药效学　山莨菪碱为我国特产茄科植物山莨菪中提取的一种生物碱，通称"654"，其天然品称为"654-1"，人工合成品称"654-2"。本药为 M 胆碱受体拮抗药，作用与阿托品相似或稍弱。654-1 与 654-2 的作用与用途基本相同，但后者的不良反应略多，两者都具有明显的外周抗胆碱作用，能使痉挛的平滑肌松弛，并能解除血管痉挛(尤其是微血管)，改善微循环，同时

有镇痛作用。但扩瞳和抑制腺体(如唾液腺)分泌的作用较弱，且极少引起中枢神经兴奋症状。

(2)药动学　口服吸收较差，口服 30mg 后组织内药物浓度与肌内注射 10mg 者相近。静脉注射后 1～2 分钟起效，$t_{1/2}$ 约 40 分钟。注射后很快从尿中排出，无蓄积作用。其排泄比阿托品快。

【不良反应】 可有口干、面红、轻度扩瞳、视近物模糊等。个别患者有心率加快及排尿困难等，多在 1～3 小时内消失。用量过大时亦有阿托品样中毒症状，但排泄较快(半衰期为 40 分钟)，无体内蓄积作用，无肝肾功能损害。

【禁忌证】 (1)颅内压增高、脑出血急性期患者。

(2)青光眼患者；新鲜眼底出血患者。

(3)前列腺增生者。

【注意事项】 (1)反流性食管炎、重症溃疡性结肠炎患者慎用。

(2)急腹症诊断未明确时，不宜轻易使用。

(3)夏季用药时，因其闭汗作用，可使体温升高。

(4)静脉滴注过程中若出现排尿困难，对于成人可肌内注射新斯的明 0.5～1.0mg 或氢溴酸加兰他敏 2.5～5mg，对于小儿可肌内注射新斯的明 0.01～0.02mg/kg，以解除症状。

【药物相互作用】 (1)可抑制胃肠道蠕动，使维生素 B_2 在吸收部位的滞留时间延长，导致吸收增加。

(2)可提高中药洋金花的麻醉效果，从而减少洋金花用量和不良反应。

(3)与哌替啶合用可增强抗胆碱作用。

(4)与维生素 K 合用治疗黄疸型肝炎，在降低氨基转移酶、消退黄疸方面优于常规治疗。

(5)与生脉散合用可提高心率、强心、扩张冠状动脉、改善血循环和心脏功能；但对传导阻滞患者慎用。

(6)与其他抗胆碱药合用可能引起抗胆碱作用相加，增加不良反应，合用时可减少用量。

(7)因为阻断 M 受体，减少唾液分泌，使舌下含服的硝酸甘油、戊四硝酯、硝酸异山梨酯崩解减慢，从而影响吸收，作用减弱。

(8)可拮抗去甲肾上腺素所导致的血管痉挛。

(9)本药可拮抗毛果芸香碱的促分泌作用，但抑制强度低于阿托品。

(10)本药可减少抗结核药的肝损害。

【给药说明】 (1)654-2 不宜与地西泮在同一注射器中应用，为配伍禁忌。

(2)在用于治疗感染性休克时，不能减少其他治疗措

施(如给予抗感染药物等)。

(3)用后若有明显口干时,可口含酸梅或维生素 C;静脉滴注过程中,若排尿困难,可肌内注射新斯的明 0.5～1mg 或氢溴酸加兰他敏 2.5～5mg 以解除症状。

(4)用量过大时可出现阿托品样中毒症状,可用新斯的明或氢溴酸加兰他敏解除症状。

【用法与用量】　成人　(1)口服　一次 5～10mg,一日 3 次。

(2)肌内注射　一般慢性疾病,一次 5～10mg,一日 1～2 次,可连用 1 个月以上;治疗严重的三叉神经痛,可加大剂量至一次 5～20mg;治疗腹痛,一次 5～10mg。

(3)静脉注射　抢救感染中毒性休克,根据病情决定剂量,一次 10～40mg,需要时每隔 10～30 分钟重复给药,情况不见好转可加量;病情好转应逐渐延长间隔时间,直至停药。治疗血栓闭塞性脉管炎,一次 10～15mg,一日 1 次。

(4)静脉滴注　治疗脑血栓形成,一日 30～40mg,加入 5%葡萄糖溶液中静脉滴注。

儿童　(1)口服　1～2 岁,一次 2.5mg;3～10 岁,一次 4～7.5mg;11 岁以上,一次 5～10mg;以上均为一日 3 次。

(2)肌内注射(常用剂量)　一次 0.1～0.2mg/kg,一日 1～2 次。

(3)静脉注射　抗休克和有机磷中毒:一次 0.3～2mg/kg,每隔 15～30 分钟 1 次,至血压恢复即减量停用。

【制剂与规格】　消旋山莨菪碱片:5mg。

消旋山莨菪碱注射液:1ml:10mg。

氢溴酸山莨菪碱片:5mg。

氢溴酸山莨菪碱注射液:(1)1ml:10mg;(2)1ml:20mg。

东 莨 菪 碱 [药典(二);医保(乙)]

Scopolamine

【适应证】　①各种病因引起的胃肠道痉挛、胆绞痛、肾绞痛或胃肠道蠕动亢进等,也可用于子宫痉挛。

②胃肠道内镜检查的术前准备,以减少肠道蠕动。

③内镜逆行胰胆管造影,以抑制术前或术中的肠道蠕动。

④胃、十二指肠、结肠的气钡低张造影或腹部 CT 扫描,以减少或抑制肠道蠕动。

【药理】　(1)药效学　本品中唯一的活性成分为东莨菪碱,这是一种药理学特性明确的颠茄类生物碱。作为一种抗胆碱药物,该药是副交感神经系统节后 M 受体

的竞争性拮抗剂,对没有胆碱能神经支配,却对乙酰胆碱有反应的平滑肌有效。除对平滑肌有解痉作用外,尚有阻断神经节及神经-肌肉接头的作用,但对中枢的作用较弱。东莨菪碱可抑制唾液腺与汗腺的分泌,减少胃肠道的分泌与运动,引起嗜睡症状,扩大瞳孔,增快心率,以及抑制运动功能。对肠道平滑肌的解痉作用较阿托品、山莨菪碱强,能选择性地缓解胃肠道、胆道及泌尿道平滑肌痉挛和抑制其蠕动,而对心脏、瞳孔以及唾液腺的影响较小,故很少出现类似阿托品引起的中枢神经兴奋、扩瞳、抑制唾液分泌等不良反应。东莨菪碱可作用于中枢神经系统(CNS),阻断前庭核与 CNS 更高位中枢之间的胆碱能传递,以及阻断网状结构向呕吐中枢的胆碱能传递。

(2)药动学　口服吸收差,肌内注射后吸收迅速。静脉注射后 2～4 分钟、皮下或肌内注射后 8～10 分钟、口服后 20～30 分钟起效,药效维持时间约 2～6 小时。有肠肝循环,不易透过血-脑屏障。几乎全部在肝脏代谢,主要随粪便排泄,小部分以原型经肾脏排泄。

【不良反应】　可出现口渴、视力调节障碍、嗜睡、心悸、面部潮红、恶心、呕吐、眩晕、头痛等反应。还可降低下食管括约肌压力,故可助长胃食管反流。也有出现过敏反应者。大剂量时,易出现排尿困难,甚至出现精神失常。

【禁忌证】　(1)严重心脏病。

(2)器质性幽门狭窄与麻痹性肠梗阻。

(3)青光眼。

(4)前列腺增生症。

【注意事项】　(1)因可能出现嗜睡、定向障碍,从事需要保持头脑警觉的职业(如驾驶车辆或操作危险仪器)的患者应慎用。

(2)婴幼儿与低血压患者慎用。

(3)不宜用于因胃张力低下和胃运动障碍(胃轻瘫)及胃食管反流所引起的上腹痛、烧心等症状。

(4)常规治疗量时可能出现应激的特异质反应。

(5)因东莨菪碱接触到眼睛时可能引起一过性的扩瞳和视力模糊,强烈建议患者在触摸过贴剂后马上用肥皂和水彻底清洗双手。应用于儿科患者时,应由成人负责贴放贴剂。

(6)本品会对中枢神经系统产生一定作用,老年人或代谢功能、肝功能或肾功能损害者慎用。幽门梗阻或膀胱颈梗阻者慎用。

(7)特异质者慎用。

(8)饮酒的患者使用本品可能会对中枢神经系统产

生一定影响。

【药物相互作用】 (1)注射给药时,三环类抗抑郁药、奎尼丁及金刚烷胺可增强本药的抗胆碱作用。

(2)不能与促动力药等同用。

【给药说明】 (1)在碱性溶液中易于失活,忌与碱性药液配伍使用。

(2)皮下或肌内注射时要注意避开神经与血管。如需反复注射,不要在同一部位,应左右交替注射。

(3)静脉注射时速度不宜过快。

(4)若出现过敏反应,应立即停药。

【用法与用量】 成人 (1)口服 片剂、胶囊剂:一次 10~20mg,一日 3~5 次,应整片或整粒吞服。溶液剂:一次 10mg,一日 3~5 次。

(2)肌内注射 一次 20~40mg;或一次用 20mg,间隔 20~30 分钟后再用 20mg。急性绞痛发作时给予一次 20mg,一日数次。

(3)静脉注射 一次 20~40mg;或一次用 20mg 间隔,20~30 分钟后再用 20mg。急性绞痛发作时给予一次 20mg,一日数次。

(4)静脉滴注 将本药溶解于 5%葡萄糖注射液或 0.9%氯化钠注射液中静脉滴注,一次 20~40mg;或一次用 20mg,间隔 20~30 分钟后再用 20mg。急性绞痛发作时给予一次 20mg,一日数次。

儿童 (1)口服 片剂、胶囊剂:6 岁以上,一次 10~20mg,一日 3~4 次。溶液剂:1 个月~2 岁,一次 0.3~0.5mg/kg,一日 3~4 次;2~6 岁,一次 5~10mg,一日 3~4 次。

(2)肌内注射或静脉注射 1 个月~2 岁,一次 0.3~0.5mg/kg,最大 5mg,一日 3 次;2 岁以上,一次 5~20mg,一日 3 次。

【制剂与规格】 丁溴东莨菪碱片:10mg。

丁溴东莨菪碱胶囊:10mg。

丁溴东莨菪碱注射液:1ml:20mg。

二、促动力药

多潘立酮 [药典(二);国基;医保(甲);医保(乙)]
Domperidone

【适应证】 ①胃轻瘫(尤其是糖尿病性胃轻瘫),可使胃潴留的症状消失,并缩短胃排空时间;对中度以上功能性消化不良(FD)的患者可使餐后上腹胀、上腹痛、嗳气、早饱、恶心、呕吐等症状完全消失或明显减轻。②对胆汁反流性胃炎有明显的效果,但对胃食管反流病

的疗效尚需大量设计良好的临床研究证实。③可作为消化性溃疡(主要是胃溃疡)的辅助治疗药物,用以消除胃窦部潴留。④各种原因引起的恶心、呕吐:手术后的恶心、呕吐;抗帕金森病药物(如苯海索、莨菪碱等)引起的胃肠道症状及多巴胺受体激动药(如左旋多巴、溴隐亭)所致的不良反应;细胞毒性药物(如抗肿瘤药)引起的呕吐。但对氮芥等强效致吐药引起的呕吐和对严重的呕吐效果较差;消化系统疾病(胃炎、肝炎、胰腺炎等)引起的呕吐;因疾病和检查、治疗引起的恶心、呕吐,如偏头痛、痛经、颅脑外伤、尿毒症、血液透析、胃镜检查和放射治疗等;儿童因各种原因引起的急性和持续性呕吐,如感染、餐后反流和呕吐等。⑤少数可应用于促进产后泌乳。

【药理】 (1)药效学 系苯并咪唑衍生物,为外周性多巴胺受体拮抗药,可直接拮抗胃肠道的多巴胺 D_2 受体而起到促胃肠运动的作用。能促进上胃肠道的蠕动,使其张力恢复正常,促进胃排空,增加胃窦和十二指肠运动,协调幽门的收缩,抑制恶心、呕吐,并有效地防止胆汁反流,同时也能增强食管蠕动和食管下端括约肌的张力,但对结肠的作用很小。由于本药对血-脑屏障的渗透力差,对脑内多巴胺受体几乎无拮抗作用,因此可排除精神和中枢神经系统的不良反应,这点较甲氧氯普胺为优。不影响胃液分泌。此外,本药可使血清催乳素水平升高,从而促进产后泌乳,但对催乳素分泌瘤患者无作用。

(2)药动学 本药口服、肌内注射、静脉注射或直肠给药均可。口服、肌内注射或直肠给药后迅速吸收,达峰时间分别是 15~30 分钟、15~30 分钟和 1 小时;肌内注射或口服 10mg 血药浓度峰值分别为 40ng/ml 和 23ng/ml,直肠给药 60mg 血药浓度峰值为 20ng/ml,静脉注射 10mg 血药浓度峰值为 1200ng/ml。由于存在首过效应肝代谢和肠壁代谢,口服的生物利用度较低,禁食者口服本药的生物利用度仅为 14%,口服后生物利用度在 10~60mg 剂量范围内可呈线性增加,饭后 90 分钟给药生物利用度也可明显增加,但达峰时间延迟;直肠给药的生物利用度相似于等剂量口服给药者,而肌内注射的生物利用度为 90%。蛋白结合率为 92%~93%;静脉注射 10mg 后,表观分布容积为 5.71L/kg。除中枢神经系统外,本药在体内其他部位均有广泛的分布,药物浓度以胃肠局部最高,血浆次之,脑内几乎没有,少部分可排泄到乳汁中,其药物浓度仅为血清浓度的 1/4。几乎全部在肝内代谢,主要代谢产物为羟基化合物。口服半衰期为 7~8 小时,主要以无活性的代谢物形式随粪便和尿排

泄，总体清除率为 700ml/min。24 小时内口服剂量的 30%由尿排泄，原型药物仅占 0.4%，4 天内约有 66% 剂量随粪便排出，其中 10%为原型药物。多次服药无累积效应。

【不良反应】 (1)中枢神经系统 ①偶见头痛、头晕、嗜睡、倦怠、神经过敏等。②锥体外系症状：在常用剂量时极少出现中枢神经系统症状，罕见有出现张力障碍性反应的报道。③国外有静脉大剂量使用多潘立酮引起癫痫发作的报道，但国内无本品的注射用制剂。

(2)内分泌与代谢系统 本药是一种强有力的催乳激素释放药，使用较大剂量可引起非哺乳期泌乳，在一些围绝经期综合征妇女及男性患者中出现乳房胀痛，也有致月经失调的报道。

(3)消化系统 偶见口干、便秘、腹泻、短时的腹部痉挛性疼痛等。

(4)心血管系统 国外报道本药静脉注射可出现心律失常。

(5)皮肤 偶见一过性皮疹或瘙痒。

【禁忌证】 (1)对本药过敏者。

(2)机械性消化道梗阻、消化道出血或穿孔患者。

(3)催乳素瘤患者。

(4)嗜铬细胞瘤患者。

(5)乳腺癌患者。

(6)中、重度肝功能不全者。

【注意事项】 (1)1 岁以下小儿不能完全排除发生中枢神经系统不良反应的可能性，慎用。

(2)尽管动物实验中尚未发现本药有致畸作用和胎盘毒性，但妊娠期妇女用药应权衡利弊，谨慎使用。

(3)用药期间，血清催乳素水平可升高，但停药后即可恢复正常。

(4)心脏病患者(心律失常)、低钾血症以及接受化疗的肿瘤患者使用本药时，有可能加重心律失常。

【药物相互作用】 (1)与红霉素、甘露醇联用时有协同作用，可提高疗效。

(2)可增加对乙酰氨基酚、氨苄西林、左旋多巴、四环素等药物的吸收率。

(3)甲氧氯普胺也为多巴胺受体拮抗药，两者作用基本相似，不宜联用。

(4)可减少地高辛的吸收。

(5)可使普鲁卡因、链霉素的疗效降低，两者不宜联用。

(6)可使胃黏膜保护剂在胃内停留时间缩短，难以形成保护膜，故两者不宜联用。

(7)与胃肠解痉药联用时可发生药理拮抗作用，减弱多潘立酮的抗消化不良作用，故两者不宜联用。

(8)H_2 受体拮抗药可减少多潘立酮在胃肠道的吸收，其机制可能为 H_2 受体拮抗药改变了胃内的 pH 值。

(9)使助消化药迅速达肠腔，疗效减低，故两者不宜联用。

(10)与氨茶碱联用时，氨茶碱的血药浓度峰值下降，有效血药浓度的维持时间延长，故联用时需调整氨茶碱的剂量和服药间隔时间。

(11)维生素 B_6 可抑制催乳素分泌，减轻多潘立酮引起泌乳的不良反应。

(12)与锂盐和苯二氮䓬类药联用时可引起锥体外系症状如运动障碍等。

【用法与用量】 成人 口服。一次 10mg，一日 3 次，日剂量不超过 40mg。

儿童 (1)口服 一次 0.2～0.4mg/kg，一日 3 次。

(2)肌内注射 一次 0.2～0.3mg/kg。

【制剂与规格】 多潘立酮片：(1)5mg；(2)10mg。

多潘立酮混悬液：1ml:1mg。

马来酸多潘立酮片：12.75mg(相当于多潘立酮10mg)。

多潘立酮口腔崩解片：10mg。

甲氧氯普胺 [药典(二)；国基；医保(甲)]
Metoclopramide

【适应证】 ①慢性胃炎、胃下垂伴有胃动力低下和功能性消化不良者，以及胆胰疾病等引起的腹胀、腹痛、嗳气、食欲缺乏等。②纠正迷走神经切除后胃排空延缓所致的胃潴留及解除糖尿病性胃排空功能障碍及胃食管反流病。③中枢性呕吐、胃源性呕吐以及脑外伤后遗症、急性颅脑损伤、药物、肿瘤、手术、化疗及放疗引起的恶心和呕吐。④缓解海空作业、晕车症等引起的呕吐，减轻偏头痛引起的恶心。⑤用于十二指肠插管、胃肠钡剂 X 线检查，可减轻检查时的恶心、呕吐反应，促进钡剂通过。⑥硬皮病等引起的消化不良。

【药理】 (1)药效学 主要通过抑制中枢催吐化学感受区(CTZ)中的多巴胺受体而提高其阈值，使传入自主神经的冲动减少，从而呈现强大的中枢性镇吐作用。也可抑制胃平滑肌松弛，促使胃肠平滑肌对胆碱能的反应增加，使胃排空加快，增加胃窦部时相性收缩，同时促使近端小肠松弛，因而促使胃窦、胃体与近端小肠间的功能协调。其食管反流减少则由于下食管括约肌静息压升高，食管蠕动收缩幅度增加，因而使食管内容物廓清能力增强所致。此外，尚有刺激泌乳素释放作用。

(2) 药动学　本药易自胃肠道吸收，吸收部位主要在小肠。由于本药促进胃排空，故吸收和起效迅速，静脉注射后 1～3 分钟，口服后 30～60 分钟，肌内注射后10～15 分钟生效。进入血液循环后，13%～22%迅速与血浆蛋白(主要为清蛋白)结合。口服有首过代谢，血浆峰浓度有显著的个体差异。作用持续时间一般为 1～2 小时。口服给药的生物利用度为 70%，直肠给药生物利用度为 50%～100%，鼻内给药的平均生物利用度为 50.5%，并有显著的个体差异。经肝脏代谢，$t_{1/2}$ 一般为 4～6 小时，根据用药剂量大小而有所不同，肾衰竭或肝硬化患者的半衰期延长。经肾脏排泄，口服量约 85%以原型及葡萄糖醛酸结合物形式随尿排出，也可随乳汁排泄。容易透过血-脑和胎盘屏障。

【不良反应】　(1) 较常见的不良反应：昏睡、烦躁不安、倦怠无力。

(2) 少见的不良反应：乳腺肿痛、恶心、便秘、皮疹、腹泻、睡眠障碍、眩晕、严重口渴、头痛、易激动。

(3) 使用期间可出现乳汁增多。

(4) 注射给药可引起直立性低血压。

(5) 静脉快速给药可出现躁动不安，随即可进入昏睡状态。

(6) 本药大剂量或长期应用可能因阻断多巴胺受体，使胆碱能受体相对亢进而导致锥体外系反应。主要表现为帕金森病，可出现肌震颤、头向后倾、斜颈、阵发性双眼向上注视、发音困难、共济失调等。

【禁忌证】　(1) 对普鲁卡因或普鲁卡因胺过敏者。

(2) 癫痫患者(癫痫发作的频率及严重性均可因用药而增加)。

(3) 胃肠道出血、机械性梗阻或穿孔。

(4) 嗜铬细胞瘤(可因用药而出现高血压危象)。

(5) 进行放疗或化疗的乳癌患者。

(6) 抗精神病药致迟发性运动功能障碍史者。

【注意事项】　(1) 肝、肾功能衰竭患者使本药发生锥体外系反应的危险性增加，慎用。

(2) 小儿大量长期应用，容易出现锥体外系症状。

(3) 老年人大量长期应用，容易出现锥体外系症状。

(4) 因能分泌入乳汁，故哺乳妇女不宜授乳。

(5) 醛固酮与血清泌乳素浓度可因甲氧氯普胺的使用而升高。

(6) 对消化性溃疡的治疗效果不明显，但有中枢镇静作用，并能促进胃排空，故对胃溃疡胃窦潴留者或十二指肠球部溃疡合并胃窦部炎症者有益。不宜用于一般十二指肠溃疡。

(7) 用药过量：表现为深昏睡状态，神志不清；肌肉痉挛，如颈部及背部肌肉痉挛、拖曳步态、头部及面部抽搐样动作，以及双手颤抖摆动等锥体外系症状。发现用药过量时，可使用抗胆碱药物、治疗帕金森病药物或抗组胺药，可有助于制止锥体外系反应。

(8) 静脉注射时速度宜慢，快速给药可出现躁动不安，随即进入昏睡状态。

(9) 本品遇光变成黄色或黄棕色，毒性增高。

【药物相互作用】　(1) 与对乙酰氨基酚、左旋多巴、四环素类抗生素、氨苄西林、利福平、锂盐等药物同用时，因胃排空加快，上述药物的小肠内吸收过程因而加快。

(2) 可加快胃排空，因而促进麦角胺的吸收，有利于偏头痛的治疗。

(3) 可使奎尼丁的血清浓度升高 20%。

(4) 与硫酸镁有协同性利胆作用。

(5) 卡巴胆碱可增强本药的药理作用。

(6) 与中枢抑制药合用时，两者的镇静作用均增强。

(7) 与地高辛合用时，后者的胃肠道吸收减少。

(8) 可降低西咪替丁的口服生物利用度，如两药必须合用，则服药时间应至少间隔 1 小时。

(9) 与阿扑吗啡合用时，后者的中枢性与周围性效应均可被抑制。

(10) 抗胆碱药(如阿托品、溴丙胺太林等)能减弱本药增强胃肠运动功能的效应，两药合用时应予注意。

(11) 苯海索、苯海拉明可治疗本药所致的锥体外系运动亢进。

(12) 可减轻甲硝唑的胃肠道不良反应。

(13) 与能导致锥体外系反应的药物如吩噻嗪类药等合用时，锥体外系反应的发生率与严重性均可有所增加。

(14) 可增加直立性低血压及低血压危险，故与抗高血压药合用时应予重视。

(15) 单胺氧化酶抑制剂、三环类抗抑郁药、拟交感胺类药物均不宜与本药联用。

(16) 耳毒性药物(如氨基糖苷类抗生素等)禁忌与本药联用。

【给药说明】　静脉注射时速度须慢，于 1～2 分钟注射完毕。

【用法与用量】 成人 (1)口服　一般性治疗：一次 5～10mg，一日 10～30mg，饭前 30 分钟服用。糖尿病性胃排空功能障碍：于症状出现前 30 分钟口服 10mg；或于三餐前及睡前口服 5～10mg，一日 4 次。

(2)肌内注射　一次 10～20mg。一日剂量不宜超过 0.5mg/kg，否则易引起锥体外系反应。

(3)静脉滴注　一次 10～20mg。用于不能口服者或治疗急性呕吐。

严重肾功能不全患者剂量至少需减少 60%，因为这类患者容易出现锥体外系症状。

儿童 (1)口服　婴儿（体重 10kg 以下）：一次 0.1mg/kg（最大量 1mg），一日 2 次。1～3 岁（体重 10～14kg）：一次 1mg，一日 2～3 次。3～5 岁（体重 15～19kg）：一次 2mg，一日 2～3 次。5～9 岁（体重 20～29kg）：一次 2.5mg，一日 3 次。9～12 岁（体重 30kg 以上）：一次 5mg，一日 3 次。手术前、后：一次 0.1～0.2mg/kg，一日 3～4 次。

(2)肌内注射或静脉滴注　必要时使用，一日 0.2～0.3mg/kg，分 2～3 次给予。

【制剂与规格】 甲氧氯普胺片：(1)5mg；(2)10mg。
甲氧氯普胺注射液：(1)1ml:10mg；(2)1ml:20mg。

枸橼酸莫沙必利 [国基；医保(甲)]
Mosapride Citrate

【适应证】 ①功能性消化不良，如早饱、上腹胀、胃部灼热、嗳气、恶心、呕吐等上消化道症状。②糖尿病性胃轻瘫。③胃大部切除术患者的胃功能障碍。④有部分研究认为可以用于胃食管反流病的治疗。

【药理】 (1)药效学　为选择性 5-羟色胺 4(5-HT$_4$)受体激动药，通过兴奋胃肠道胆碱能中间神经元及肌间神经丛的 5-HT$_4$ 受体，促进乙酰胆碱的释放，从而增强胃肠道运动，改善功能性消化不良患者的胃肠道症状，不影响胃酸的分泌。与大脑突触膜上的多巴胺 D$_2$、5-HT$_1$、5-HT$_2$ 受体无亲和力，因而没有这些受体拮抗所引起的锥体外系副作用。毒理试验中，小鼠口服莫沙必利的 LD$_{50}$ 为 2004mg/kg，腹腔注射的 LD$_{50}$ 为 587.77mg/kg。

(2)药动学　主要从胃肠道吸收，分布以胃肠、肝肾局部药物浓度最高，血浆次之，脑内几乎没有分布。健康成人空腹一次口服本品 5mg，吸收迅速，血药峰浓度为 30.7ng/ml，达峰时间为 0.8 小时，半衰期为 2 小时，血浆蛋白结合率为 99.0%。在肝脏中由细胞色素 P450 中的 CYP3A4 酶代谢，其主要代谢产物为脱-4-氟苄基莫沙必利，主要经尿液和粪便排泄。

【不良反应】 (1)主要表现为腹泻、腹痛、口干、皮疹及倦怠、头晕等。

(2)偶见嗜酸性粒细胞增多、甘油三酯升高及 AST、ALT、碱性磷酸酶、γ-谷氨酰转移酶升高。

【禁忌证】 (1)对本品过敏者禁用。

(2)胃肠道出血、阻塞或穿孔以及其他刺激胃肠道可能引起危险的疾病。

【注意事项】 (1)服用一段时间（通常为 2 周），消化道症状无变化时，应停药。

(2)因其安全性未确定，妊娠期妇女及哺乳期妇女避免使用本品。

(3)老年人用药需注意观察，发现不良反应应立即进行适当的处理，如减量用药。

【药物相互作用】 与抗胆碱药物（如硫酸阿托品、丁溴东莨菪碱等）合用可能减弱本品的作用。

【用法与用量】 口服。一次 5mg，一日 3 次，饭前服用。

【制剂与规格】 枸橼酸莫沙必利片：5mg。
枸橼酸莫沙必利胶囊：5mg。

伊托必利 [医保(乙)]
Itopride

【适应证】 ①功能性消化不良引起的各种症状，如上腹部不适、餐后饱胀、早饱、食欲缺乏、恶心、呕吐等。②其他疾病造成的胃排空延迟。尽管有研究认为该药对食管和下消化道有作用，但还需进一步的研究工作加以确认。

【药理】 (1)药效学　具有多巴胺 D$_2$ 受体拮抗药及乙酰胆碱酯酶抑制剂的双重作用。通过刺激内源性乙酰胆碱释放并抑制乙酰胆碱水解，可增强胃的内源性乙酰胆碱生成，增强胃和十二指肠运动，促进胃排空，并具有中等强度镇吐作用。

(2)药动学　口服后吸收迅速，给药后约 30 分钟可达峰值药浓度，半衰期约为 6 小时。经口服给药时，血清中药物浓度与单次给药时相同。本品原型药物 4%～5%，其他代谢物约 75%从尿中排出。多次给药时，排泄率与单次给药无明显差异。据文献报道，动物口服吸收后主要分布在肝脏、肾脏和消化系统，很少在中枢神经系统分布。

【不良反应】 (1)过敏症状　偶尔出现皮疹、发热、瘙痒感等。

(2) 消化系统　偶尔出现腹泻、腹痛、便秘、唾液增加等。

(3) 精神与神经系统　偶尔会出现头痛、睡眠障碍等。

(4) 血液系统　偶尔会出现白细胞减少。确认出现异常时应停止给药。

(5) 实验室检查　偶尔会出现血 BUN、肌酐上升。

(6) 其他　偶尔出现胸背部疼痛、疲劳、手指发麻、手抖等。

【禁忌证】　(1) 对本品过敏者禁用。

(2) 胃肠道出血、阻塞或穿孔以及其他刺激胃肠道可能引起危险的疾病。

【注意事项】　(1) 因妊娠期及哺乳期妇女用药安全性未确定，应慎用。

(2) 儿童不宜使用。

(3) 高龄患者用药易出现不良反应，使用时应注意。

【药物相互作用】　抗胆碱能药可能对抗本品的作用，二者不宜合用。

【给药说明】　可增强乙酰胆碱的作用。若不能改善消化系统症状，不可长期服用本品。

【用法与用量】　成人　口服。一次 50mg，一日 3 次，饭前服用。根据症状适当增减或遵医嘱。

【制剂与规格】　伊托必利片：50mg。

伊托必利胶囊：50mg。

伊托必利分散片：50mg。

普芦卡必利[药典(二)；医保(乙)]
Prucalopride Succinate

【适应证】　用于治疗成年女性患者中通过轻泻剂难以充分缓解的慢性便秘症状。

【药理】　(1) 药效学　普芦卡必利是一种二氢苯并呋喃甲酰胺类化合物，为选择性、高亲和力的 5-羟色胺$_4$(5-HT$_4$)受体激动药，具有促肠动力活性。体内外研究结果显示，普芦卡必利是通过 5-HT$_4$ 受体激活作用而增强胃肠道中蠕动反射推进运动模式。

(2) 药动学　①吸收：2mg 的普芦卡必利在单次口服给药后被迅速吸收，在 2~3 小时内达到血药浓度峰值(C_{max})。绝对口服生物利用度>90%。同时摄入食物不影响本品的口服生物利用度。

②分布：本品分布广泛，稳态分布容积(V_{dss})为 567L。本品的血浆蛋白结合率约为 30%。

③代谢：代谢不是本品清除的主要途径。在体外，通过人类肝脏代谢非常缓慢，仅有少量代谢产物。在一

项放射标记的人体口服给药研究中，在尿及粪便中回收了少量的八种代谢产物。主要代谢产物(R107504，通过 O-甲基化和氧化形成，将羟基氧化成羧酸)占给药量不到 4%。原型药物占了血浆中总放射性物质的大约 85%，只有 R107504 是血浆中的一种微量代谢产物。

④排泄：在健康受试者中大部分药物以原型排泄(在尿中大约为给药量的 60%，在粪便中约为 6%)，原型药物的肾脏排泄涉及被动过滤和主动分泌。本品的血浆清除率平均为 317ml/min，其终末半衰期约为 1 天。在 3~4 天内达到稳态。每日一次以 2mg 本品进行治疗时，稳态血浆浓度的谷值和峰值分别为 2.5ng/ml 和 7ng/ml。每日一次给药后的累积比在 1.9~2.3 之间。普芦卡必利的药代动力学在治疗剂量至超剂量(达 20mg)范围内均呈剂量相关性。在延长治疗时，每日一次使用本品显示出非时间依赖性动力学。

特殊人群

群体药代动力学：汇总Ⅰ期，Ⅱ期及Ⅲ期中的群体药代动力学分析显示，本品的总体表观清除率与肌酐清除率相关，但年龄、体重、性别或种族对总体表观清除率没有影响。

老年患者：在每日一次(1mg)给药后，本品在老年受试者中的峰浓度和 AUC 比年轻成人高 26%~28%。这种效应可归因于老年人的肾功能减退。肾功能障碍者与正常受试者相比，本品在有轻度[Ccr 50~79ml/(min·1.73m^2)]和中度[Ccr 25~49ml/(min·1.73m^2)]肾功能障碍受试者中以 2mg 单次给药后的血药浓度，分别高出 25% 和 51%。在严重肾功能障碍受试者中[Ccr ≤ 24ml/(min·1.73m^2)]，血药浓度是健康受试者的 2.3 倍。

肝功能障碍：非肾脏消除约占总消除途径的 35%，本品 2mg 单次给药后在中至重度肝功能障碍患者中的 C_{max} 和 AUC 与正常受试者相比平均高出 10%~20%。

儿童患者：在年龄为 4~12 岁之间的儿科患者中以 0.03mg/kg 进行单次口服给药后，本品的血药峰浓度与成人 2mg 单次给药后的血药峰浓度相似，而游离药物的 AUC 较成人低 30%~40%。游离药物的暴露量在整个年龄范围内(4~12 岁)类似。在儿科患者中，本品的平均终末半衰期约为 19 小时(范围为 11.6~26.8 小时)。

【不良反应】　(1) 营养及代谢　少见食欲缺乏。

(2) 神经系统　很常见头痛；常见头晕；少见震颤。

(3) 心血管　少见心悸。

(4) 胃肠道　很常见恶心、腹泻、腹痛；常见呕吐、消化不良、直肠出血、胃肠胀气、肠鸣音异常。

(5) 肾脏及泌尿系统　常见尿频。

(6)全身及给药部位反应 常见疲劳；少见发热、全身乏力。

【禁忌证】 (1)对本品活性成分或任何辅料过敏的患者。

(2)肾功能障碍需要透析的患者。

(3)由于肠壁结构性或功能性异常引起的肠穿孔或梗阻、闭襻性肠梗阻以及严重肠道炎性疾病，如克罗恩病、溃疡性结肠炎和中毒性巨结肠(直肠)的患者。

(4)近期接受过肠道手术的患者。

【注意事项】 (1)使用本品治疗之前，需要彻底了解患者病史及检查情况，以排除继发性原因导致的便秘；并确定患者在至少 6 个月时间内使用轻泻剂而无法达到充分缓解。

(2)虽然轻泻剂在关键性临床试验中被用作临时急救缓解性用药，但尚未评估本品联合轻泻剂的安全性和有效性。

(3)本品的有效性和安全性仅在慢性功能性便秘治疗中得到证实。尚未评估本品用于存在继发性原因的便秘患者中的有效性和安全性，包括内分泌疾病、代谢性疾病和神经系统疾病引起的便秘，因此不建议这些患者使用本品。尚未证实本品对药物相关性便秘的有效性和安全性，其中包括由于阿片类药物导致的继发性便秘，因此不建议此类患者使用本品。

(4)肾脏排泄是本品清除的主要途径。建议严重肾功能障碍患者的给药剂量降为一次 1mg。

(5)未对本品在患有严重及临床不稳定性伴随疾病的患者(如肝脏、心血管或肺脏疾病，神经或精神疾病，癌症或 AIDS 及其他内分泌疾病)中进行研究。

(6)当向上述患者处方本品时，应该谨慎。应特别慎用于有心律失常或缺血性心血管病史的患者。

(7)如果患者用药期间出现心悸，应予以适当处理。

(8)使用本品时，如发生严重腹泻，口服避孕药的效果可能会降低，建议采取其他避孕方法，以预防可能发生的避孕失败。

(9)肝功能障碍不太可能对本品的代谢及暴露量产生具有临床意义的影响。尚无轻、中或重度肝功能障碍患者的临床用药数据，因此建议严重肝功能障碍患者的给药剂量降为一次 1mg。

(10)片剂中含乳糖-水合物。患有半乳糖不耐受、Lapp 乳糖酶缺乏或葡萄糖-半乳糖吸收不良等罕见遗传性疾病的患者，不得服用本品。

(11)正在服用已知可引起 Q-T 间期延长药物治疗的患者应慎用本品。

(12)尚未进行本品对驾驶及操控机器能力影响的研究。使用本品，特别是在用药第一天，患者可能出现头晕和疲乏，可能对驾驶及操控机器产生影响。

【药物相互作用】 针对健康受试者的研究显示，本品对华法林、地高辛、乙醇及帕罗西汀的药代动力学尚无具有临床意义的影响。

【给药说明】 可在一天中任何时间服用，餐前或餐后均可。

【用法与用量】 口服。(1)成人常用量 一日 1 次，一次 2mg。

(2)老年患者(>65 岁)剂量 起始为一日 1 次，一次 1mg；如有需要并可耐受，可增加至一日 1 次，一次 2mg。

(3)儿童及青少年 不建议儿童及小于 18 岁的青少年使用本品。

(4)肾功能障碍患者剂量 严重肾功能障碍患者〔GFR 30ml/(min·1.73m²)〕的剂量为一日 1 次，一次 1mg。轻至中度肾功能障碍患者无需调整剂量。

(5)肝功能障碍患者剂量 严重肝功能障碍患者(Child-Pugh C 级)的剂量为一日 1 次，一次 1mg。轻至中度肝功能障碍患者无需调整剂量。

(6)考虑到本品促动力的特有作用机制，其每日剂量超过 2mg 时，可能不会增加疗效。因此如本品治疗 4 周后无效，应该对患者进行重新评估，并重新考虑继续治疗是否获益。

【制剂与规格】 普芦卡必利片(以普芦卡必计)：(1)1mg；(2)2mg。

三、钙通道阻滞药

匹维溴铵 [国基；医保(甲)]

Pinaverium Bromide

【适应证】 ①肠易激综合征患者的腹痛、排便紊乱及肠道不适的对症治疗。②与胆道功能障碍有关的疼痛及胆囊运动障碍。③用于肠道钡灌肠准备。

【药理】 (1)药效学 是对胃肠道具有高度选择性解痉作用的钙通道阻滞药。主要对结肠平滑肌具有高度选择作用，通过阻断钙离子进入肠壁平滑肌细胞，防止肌肉过度收缩而达到解痉作用。能消除肠平滑肌的高反应性，并增加肠道蠕动能力。对心血管平滑肌细胞亲和力极低，每日单剂口服 1200mg，也不会引起血压的变化。本药不会影响下食管括约肌的压力，也不引起十二指肠反流，但对胆总管括约肌有松弛作用。

(2)药动学 本药是四价铵化合物，限制了通过肠黏膜的吸收，口服之后不足 10%的剂量进入血液，其中 95%～98%与蛋白结合。口服 100mg，0.5～3 小时后血药浓度达峰值，$t_{1/2}$ 为 1.5 小时。吸收后迅速在肝内首关代谢，原型药和代谢产物由肝胆系统排泄，通过粪便排除。

【不良反应】 本药耐受性良好。少数患者有腹部不适、腹痛、腹泻或便秘。偶见皮疹或瘙痒。

【禁忌证】 妊娠期妇女禁用。

【注意事项】 (1)临床缺乏评价匹维溴铵致畸或者致胎儿毒性的充足资料，因此妊娠期间禁止使用。另外妊娠晚期摄入溴化物可能影响新生儿神经系统发育。

(2)目前无是否进入乳汁的相关报道，哺乳期间应避免使用。

【药物相互作用】 (1)对氯化钡、乙酰胆碱、去甲肾上腺素和卡巴胆碱引起的平滑肌收缩有抑制作用，并呈剂量依赖性。

(2)对电刺激引起的平滑肌收缩有抑制作用，并呈剂量依赖性。

【给药说明】 (1)宜在进餐时用水吞服。应整片吞下，切勿掰碎、咀嚼或含服药片。不要在卧位或睡前吞服药片。

(2)没有明显的抗胆碱能不良反应，因此可以用于合并前列腺增生症、尿潴留和青光眼的肠易激综合征患者。

【用法与用量】 成人 (1)口服 一次 50mg，一日 3 次，进餐时服用。必要时，一次剂量可达 100mg，一日可达 300mg。

(2)钡灌肠准备 检查前 3 日一次 100mg，一日 2 次，在检查当日清晨再口服 100mg。

【制剂与规格】 匹维溴铵片：50mg。

马来酸曲美布汀 [药典(二)；医保(乙)]
Trimebutine Maleate

【适应证】 ①慢性胃炎引起的胃肠道症状(如腹部胀满感、腹部疼痛、嗳气、食欲缺乏、恶心、呕吐、腹泻、便秘等)。②肠易激综合征。

【药理】 (1)药效学 为胃肠解痉药，对胃肠道平滑肌具有较强的松弛作用，能缓解各种原因引起的痉挛。其作用特点如下：①能抑制 K^+的通透性，引起去极化，从而引起收缩(运动增加)。②拮抗去甲肾上腺素释放，从而增加运动节律。③抑制 Ca^{2+}的通透性，引起舒张(运动减少)。④抑制乙酰胆碱释放，从而改善运动亢进状态。故能直接作用于消化道平滑肌，调节改善胃肠运动节律异常状态，调整胃运动节律，改善胃排空功能。⑤可通过激动外周μ、κ阿片受体，释放胃肠肽如胃动素、肠血管活性肽及促胃液素等，从而抑制内脏的神经反射，阻断胃肠道传入神经，减少周围有害刺激对中枢的作用，提高病理生理条件下的内脏痛觉阈值，减轻腹痛症状。

(2)药动学 口服本品 300mg 后，达峰时间和峰浓度分别为(0.63±0.24)小时和(312.01±119.72)ng/ml，平均驻留时间(MRT)和半衰期分别为(2.58±0.81)小时和(1.82±0.43)小时。本品在体内水解，形成 N 位脱甲基代谢物，由尿中排出。

【不良反应】 偶见便秘、腹泻、肠鸣、口渴、口内麻木感、困倦、眩晕、头痛、心动过速、ALT 及 AST 升高。

【禁忌证】 对曲美布汀过敏者禁用。

【注意事项】 妊娠期妇女、哺乳期妇女、儿童及老年人慎用。

【药物相互作用】 (1)与普鲁卡因胺合用，可对窦房结传导产生相加性的抗迷走作用。两者合用时，应监测心率和心电图。

(2)与西沙必利合用，可发生药理拮抗作用，减弱西沙必利的胃肠蠕动作用。

(3)外周静脉注射纳洛酮可拮抗曲美布汀对胃肠动力的调节作用。

【给药说明】 用药过程中如出现过敏反应，应停药。

【用法与用量】 口服 ①慢性胃炎：一次 100mg，一日 3 次。可根据症状适当增减。②肠易激综合征：一次 100～200mg，一日 3 次。

【制剂与规格】 马来酸曲美布汀片：(1)100mg；(2)200mg。

马来酸曲美布汀胶囊：100mg。

第四节 助消化药

助消化药物是促进胃肠道消化功能的药物，通常分为两类：一类是消化分泌液内的正常成分，如各种消化酶制剂，当消化分泌功能减弱时，起到补充治疗的作用；另一类是能促进消化液分泌或抑制肠道内过度发酵的药物，用于治疗消化不良等。本节主要论述前一类药物的临床应用，包括胃蛋白酶、胰酶、复方消化酶等。

胃 蛋 白 酶 [药典(二)]
Pepsin

【适应证】 消化不良、食欲缺乏及慢性萎缩性胃炎等。

【药理】 药效学 由猪、羊或牛的胃黏膜中提取的蛋白水解酶，经乳糖、葡萄糖或蔗糖稀释制得。每 1g 中含蛋白酶活力不得少于120活力单位或1200单位。(注：本品含糖)。胃蛋白酶能使蛋白质分解成胨及腖，但不能进一步使之分解成氨基酸，在含有0.2%～0.4%盐酸时消化力最强。由于胃蛋白酶缺乏症常伴胃酸缺乏，故单用难奏效，多与稀盐酸同时服用，以增进食欲、促进消化。

【不良反应】 偶见过敏反应。

【禁忌证】 对猪、牛等蛋白质及本品过敏者禁用。

【注意事项】 (1)儿童用量请咨询医师或药师。

(2)如服用过量或出现严重不良反应，应立即就医。

(3)过敏体质者慎用。

(4)胃蛋白酶遇热不稳定，70℃以上失效。溶液在pH>6不稳定。本品易吸潮，使蛋白质消化力降低，如已吸潮或变性者不宜服用。

【药物相互作用】 (1)本品水溶液遇鞣酸、没食子酸或多数重金属溶液即发生沉淀。

(2)忌与碱性药物配伍，不宜与抗酸药物同服。

(3)与硫糖铝相拮抗，不宜合用。

【给药说明】 胃蛋白酶在碱性溶液中易被破坏而失效，pH>6不稳定；酸性溶液中则较稳定。

【用法与用量】 成人 口服。胃蛋白酶，一次0.2～0.4g，一日3次，饭前服用；同时服稀盐酸，一次0.5～2ml。多酶片，一次1～2片，一日3次。

儿童 口服。2岁以下，一次1～2.5ml；2岁以上，一次3～5ml，一日3次。

【制剂与规格】 胃蛋白酶片：0.1g。

含糖胃蛋白酶片：每1g不低于120活力单位(或1200单位)。

胃蛋白酶合剂：每100ml含胃蛋白酶3g，稀盐酸3ml，橙皮酊3ml，糖浆10ml(或甘油6ml)。

多酶片：每片含胃蛋白酶0.4g，胰酶0.12g，淀粉酶0.12g。

胰 酶 [药典(二)；医保(乙)]
Pancreatin

【适应证】 (1)CDE适应证 ①各种原因引起的胰腺外分泌功能不足(如囊性纤维化、慢性胰腺炎、胰腺切除术后、胃切除术后、肿瘤引起的胰管或胆总管阻塞)的替代治疗。②胰酶替代治疗，可用于慢性胰腺炎性疼痛、老年性胰腺外分泌不足。③胃肠、肝胆疾病引起的消化酶不足。

(2)国外适应证 治疗因囊性纤维化或其他原因而导致的外分泌型胰腺功能不全疾病(例如慢性胰腺炎，胰腺切除后或胰腺癌)。

【药理】 (1)药效学 是从牛、猪或羊等动物的胰脏中得到的多种酶的混合物，主要含胰蛋白酶、胰淀粉酶和胰脂肪酶等。胰蛋白酶能使蛋白转化为蛋白胨，胰淀粉酶使淀粉转化为糊精与糖，胰脂肪酶则使脂肪分解为甘油和脂肪酸。在中性或弱碱性条件下活性较强，在肠液中可消化淀粉、蛋白质及脂肪，从而起到促进消化和增进食欲的作用。

(2)药动学 口服后30分钟起效，120～300分钟时达最大效应。胰酶制剂口服后，在胃中溶解，释放出数百颗胰酶超微颗粒。这些微粒有肠溶包衣，可避免在胃酸中失活，并在胃内与食糜充分均匀混合。该微粒的大小可保证酶与食物同步地排入十二指肠；肠溶片在十二指肠近端(pH≥5.5)溶解，30分钟内释放出大于80%的活性酶，保证了适当的消化和及时的营养吸收。

【不良反应】 偶见过敏反应，可有打喷嚏、流泪、皮疹、鼻炎和支气管哮喘等。严重的不良反应包括纤维化结肠病、关节痛(高尿酸血症)，排尿频繁/疼痛和过敏反应。小儿囊性纤维化的患者服用高剂量(每餐大于2500脂肪酶单位/千克或每天大于10000脂肪酶单位/千克)或长时间使用胰酶制剂后，有发生纤维化结肠病的报道。此外，本药制剂常被沙门菌属污染，虽不影响酶的活性，但可使人体感染。

【禁忌证】 (1)急性胰腺炎早期。

(2)对猪蛋白及其制品和本品过敏者。

【注意事项】 (1)尚不明确药物对哺乳期的影响，哺乳期妇女慎用。

(2)用药期间可检测大便中的氮及脂肪的含量，以监测本药的疗效。用药期间应检测血及尿中的尿酸含量，进行毒性监测。

(3)胰腺外分泌功能测定前本药应至少停用3天。

(4)用药过量的表现：可引起恶心、胃痉挛、皮疹、血尿、关节痛、足或小腿肿胀以及腹泻。用药过量时给予一般支持治疗即可。

(5)痛风，肾功能不全或高尿酸血症的患者慎用。

【药物相互作用】 (1)与等量碳酸氢钠同服可增强疗效。

(2)西咪替丁、雷尼替丁、法莫替丁、尼扎替丁等能抑制胃酸分泌，增加胃和十二指肠内的pH值，故能防止胰酶失活，增强口服胰酶的疗效。合用时可能需要减少胰酶剂量。

(3)在酸性溶液中活性减弱，甚至被分解灭活，故忌与稀盐酸等酸性药物同服。

(4)与阿卡波糖、吡格列酮合用时，后者的药效降低，故应避免同时使用。

(5) 胰酶可干扰叶酸的吸收。

(6) pH<5.5 的食物(如鸡肉、小牛肉、绿豆)与本药同时食用时，可使本药的肠衣溶解，降低胰酶的药效，故不应与上述食物同用。

【给药说明】 (1)胰酶有微臭但无腐败臭气，如煮沸或遇酸即失去活力。

(2) 口服常用肠溶片，以避免被酸所灭活，但包衣可能会影响胰酶在十二指肠和空肠上端的生物利用度。

(3) 服用时不可压碎或嚼碎或混入 pH 值大于 4.5 的食物中，以免肠溶衣破坏，导致酶的早期释放，消化口腔黏膜而发生严重的口腔溃疡和(或)酶活性的丧失。

(4) 服用胰酶的患者可能需要补充叶酸。

【用法与用量】 成人 口服。一次 0.3～1g，一日 3 次，饭前或进餐时服。

儿童 口服。5 岁以上，一次 0.3～1g，一日 3 次，餐前或进餐时服。

【制剂与规格】 胰酶肠溶片：(1)0.3g；(2)0.5g。

胰酶肠溶胶囊：0.15g。

米曲菌胰酶片：每片含米曲菌提取物 24mg，胰酶 220mg。饭中或饭后吞服 1 片，勿咀嚼。

乳 糖 酶
Lactase

【特殊说明】 目前没有能够加强身体分泌乳糖酶能力的治疗方法。然而，可以通过饮食和改变生活习惯控制这一问题。避免牛奶，喝含乳糖少的牛奶，服用乳糖酶片或胶囊可以预防乳糖不耐导致的不适。

【适应证】 乳糖不耐受症(不能消化乳糖，伴有腹泻、消化不良、烧心以及肠易激综合征)。

【药理】 药效学 乳糖酶具有水解乳糖生成葡萄糖和半乳糖以及利用乳糖合成低聚半乳糖的作用。

【禁忌证】 对乳糖酶过敏者禁用。

【药物相互作用】 有研究表明乳糖酶会减少钙离子的吸收。

【给药说明】 孕妇慎用或遵医嘱。

【用法与用量】 口服，在进食含乳糖的食物前服用。成人或 12 岁以上儿童，一次 1～3 片，嚼服或吞服；12 岁以下儿童，不宜服用。

【制剂与规格】 乳糖酶胶囊：9000U。

乳糖酶片：每片含乳糖消化酶 3000FCC 单位。

阿 嗪 米 特
Azintamide

【适应证】 用于因胆汁分泌不足或消化酶缺乏而引起的症状。

【药理】 药效学 阿嗪米特可增加胆汁分泌量，也可增加体内胰酶的分泌量，提高胰酶的消化功能，可改善糖类、脂肪、蛋白质的消化与吸收，恢复机体的正常消化功能。

【禁忌证】 肝功能障碍、因胆石症引起的胆绞痛、胆管阻塞及急性肝炎。

【用法与用量】 成人 口服。一日 3 次，一次 1～2 片，餐后服用。

【制剂与规格】 复方阿嗪米特肠溶片：每片含胰酶 100mg，阿嗪米特 75mg，纤维素酶 4000 10mg 及二甲硅油 50mg。

第五节 催吐药和止吐药

呕吐中枢位于脑干的两个部位：延脑网状结构的呕吐中枢和位于第四脑室底部的化学感受区，它们接受来自大脑皮质、前庭器官、胃肠道和身体其他部位，以及位于延脑的化学感受器触发带(接受引起呕吐的各种化学性刺激)的传入冲动后，再由此发出的冲动则经迷走神经、膈神经、脊神经和内脏传出神经等传出，支配有关的脏器肌肉，产生一系列复杂的肌肉运动而出现呕吐。

呕吐是常见的消化道症状，引起呕吐的因素包括消化系统疾病、中枢神经系统疾病、药物、晕动症、神经性呕吐、妊娠等。针对病因不同，临床选用不同的止吐药物，包括：抗组胺药、促动力药物、吩噻嗪类、抗胆碱能药物、镇静剂、维生素 B_6 和其他药物等。抗组胺药物是与组胺竞争效应细胞上的组胺 H_1 受体，对抗组胺收缩胃肠道平滑肌的作用。这类药物可致一定的中枢抑制作用，可导致镇静与嗜睡。促动力药剂作用机制是通过作用于胃肠道多巴胺受体、5-羟色胺受体、胃动素受体等，调节神经递质和体液因子，进而促进胃肠道运动、改善胃排空等。吩噻嗪类属精神科用药，通过抑制脑部催吐化学感受区，产生中枢性抗多巴胺效应，有较强的镇吐作用；使用时需要注意观察有无锥体外系症状。在用药时需要从小剂量开始，逐渐增加剂量。抗胆碱能药物作用机制是通过中枢抗胆碱作用抑制前庭系统活性、扩张微血管而改善内耳循环，从而发挥止吐作用。青光眼、严重心脏病患者慎重应用该类药物。

催吐药以兴奋催吐化学敏感区，刺激前庭中枢，从而起到催吐作用的药物。主要用于抢救意外中毒及不能洗胃的患者，但此类药物可致中枢抑制、直立性低血压、肾功能损伤等，需要在医生指导下慎重应用。

一、催吐药

盐酸阿扑吗啡[药典(二)；医保(甲)]
Apomorphine Hydrochloride

【适应证】　(1)CDE适应证　注射给药：中枢性催吐药。主要用于抢救意外中毒及不能洗胃的患者；常用于治疗石油蒸馏液吸入患者，如煤油、汽油、煤焦油、燃料油或清洁液等，以防止严重的吸入性肺炎。舌下片：适用于治疗男性勃起功能障碍。

(2)国外适应证　急性帕金森病，间歇性治疗低移动性"关闭"发作。

【药理】　(1)药效学　系半合成的吗啡衍生物，是强效中枢性催吐药，能直接刺激延脑的催吐化学感受区，反射性兴奋呕吐中枢，产生强烈的催吐作用。因也可作用于(刺激)前庭中枢，故运动可增加本品的致呕吐作用。此外，本药尚保留有吗啡的某些药理性质，有轻微的镇痛作用和呼吸抑制作用。

(2)药动学　吸收与给药途径密切相关。①皮下注射：成人在5~10分钟、小儿在1~2分钟开始起效。作用时间可持续60分钟。②舌下给药：25~30分钟起效，作用时间可持续61~128分钟。③经鼻给药：5~15分钟起效，作用持续时间26~90分钟。本药体内总蛋白结合率大于99.9%，半衰期为41~45分钟。在肝脏代谢，由肾脏排泄，其中有极少量以原型排出。是否经乳汁排泄尚存在争议。

【不良反应】　(1)中枢神经抑制所致呼吸短促、呼吸困难或心动过缓。

(2)用量过大所引起的持续性呕吐。

(3)昏睡、晕厥和直立性低血压等。

(4)快速或不规则的呼吸、疲倦无力、手部颤抖或心率加快，以及中枢神经刺激反应。

【禁忌证】　心力衰竭或心衰先兆，腐蚀性中毒，张口反射抑制，醉酒状态明显，已有昏迷或有严重呼吸抑制，阿片、巴比妥类或其他中枢神经抑制药所导致的麻痹状态，癫痫发作先兆，休克前期。

【注意事项】　(1)皮下注射5~10分钟后先出现恶心、面色苍白，继而发生呕吐。

(2)交叉过敏：对吗啡及其衍生物过敏的患者，对阿

扑吗啡也常过敏。

(3)给药过程中可出现血清催乳素浓度降低。

(4)幼儿与老年衰弱患者对阿扑吗啡的易感性增高。

【药物相互作用】　如先期服用止吐药，可降低盐酸阿扑吗啡的催吐效应；同样，对中枢神经系统起抑制作用的吩噻嗪类镇吐药与本品配伍应用，可导致严重的呼吸和循环抑制，产生不良反应或延长睡眠。纳洛酮可以对抗本品的催吐作用及对中枢神经与呼吸等的抑制；在服用口服避孕药期间服用本品，可使本品镇静作用减弱。

【给药说明】　(1)本药在胃饱满时催吐效果好，故成人在给药前宜先饮水200~300ml。

(2)阿扑吗啡遇光易变质，变为绿色者即不能使用。

【用法与用量】　皮下注射：成人一次2~5mg；小儿按体重0.07~0.1mg/kg；极量：每次5mg。不得重复使用。

舌下含服：在性交前20分钟将药片置于舌下，约10分钟后溶解吸收。用药前宜少量饮水，以便湿润口腔，使药物易于自行溶解。本品的起始剂量为一次2mg，未达到治疗作用时，剂量可依次增加至一次3mg或4mg。

【制剂与规格】　盐酸阿扑吗啡舌下片：(1)2mg；(2)3mg；(3)4mg。

盐酸阿扑吗啡注射液：1ml:5mg。

二、止吐药

盐酸地芬尼多[药典(二)；国基；医保(甲)]
Difenidol Hydrochloride

【适应证】　多种疾病引起的眩晕与呕吐(例如椎-基底动脉供血不足、梅尼埃病、自主神经功能紊乱、高血压、低血压、颈性眩晕，以及放疗和化疗等抗癌疗法引起的症状等)、手术麻醉后的呕吐；对晕动病有预防和治疗作用。

【药理】　(1)药效学　能改善椎-基底动脉供血、调节前庭神经系统功能、抑制呕吐中枢，有抗眩晕、镇吐及抑制眼球震颤作用，特别对内耳前庭引起的眩晕和呕吐更有效。还具有较弱的周围性抗M胆碱能受体作用。但无明显镇静催眠作用。

(2)药动学　经肠道吸收比较完全，服药后1.5~3小时血药浓度达高峰，$t_{1/2}$为4小时。>90%以原型药经肾排出。

【不良反应】　(1)常见不良反应有口干、心悸、头昏、头痛、嗜睡、不安和轻度胃肠不适，停药后即可消失。

(2)偶有幻听、幻视、定向力障碍、精神错乱、忧郁等。

(3) 偶见皮疹、一过性低血压反应。

【禁忌证】 (1) 对本药过敏者。

(2) 肾功能不全者。

(3) 6 个月以内的婴儿。

【注意事项】 (1) 青光眼、胃肠道或泌尿道梗阻性疾病、窦性心动过速患者慎用。

(2) 孕妇慎用。

(3) 对本品过敏者禁用，过敏体质者慎用。

(4) 如出现精神症状应终止治疗。

【药物相互作用】 先服用地芬尼多，可降低阿扑吗啡治疗中毒时的催吐作用。

【用法与用量】 成人 口服，一次 25～50mg，一日 3 次；预防晕动病应在出发前 30 分钟服药。

儿童 6 个月以上，一次 0.9mg/kg，一日 3 次。

【制剂与规格】 盐酸地芬尼多片：25mg。

昂丹司琼 [药典(二)；国基；医保(甲)；医保(乙)]

Ondansetron

【适应证】 (1) CDE 适应证 ①细胞毒类药物化疗和放射治疗引起的恶心、呕吐；②预防和治疗手术后的恶心、呕吐。

(2) 国外适应证 预防化疗所致的恶心和呕吐；预防术后恶心呕吐；预防辐射引起的恶心和呕吐；腹泻型肠易激综合征；预防麻醉后寒战。

【药理】 (1) 药效学 是强效、高选择性的 5-HT₃ 受体拮抗剂。化疗药物和放射治疗可造成小肠释放 5-HT，经由 5-HT₃ 受体激活迷走神经的传入支，触发呕吐反射。本品可通过拮抗位于周围和中枢神经局部的神经元的 5-HT 受体而发挥止吐作用。手术后恶心、呕吐的作用机制未明，但可能具类似细胞毒类致恶心、呕吐的共同途径而诱发。尚能抑制因阿片诱导的恶心，其作用机制尚不清楚。由于高选择性而不具有其他止吐药的副作用，如锥体外系反应、过度镇静等。

(2) 药动学 口服约 2 小时左右达血药峰浓度，其生物利用度大约为 60%（老年人则更高）。口服或静脉给药时，本品的体内情况大致相同，其消除半衰期约 3 小时。老年人可能延长至 5 小时。药物彻底代谢，代谢产物经肾脏(75%)与肝脏(25%)排泄。血浆蛋白结合率为 75%。

【不良反应】 可有头痛、腹部不适、便秘、口干、皮疹，偶见支气管哮喘或过敏反应、短暂性无症状氨基转移酶升高。上述反应轻微，无需特殊处理。个别患者有癫痫发作。并有胸痛、心律不齐、低血压及心动过缓的罕见报告。

【禁忌证】 对本品过敏者；胃肠梗阻者。

【注意事项】 (1) 对肾脏损害患者，无需调整剂量、用药次数和用药途径。

(2) 对肝功能损害患者，肝功能中度或严重损害患者体内廓清能力显著下降，血清半衰期也显著延长，因此用药剂量每日不应超过 8mg。

(3) 腹部手术后不宜使用本品，以免掩盖回肠或胃扩张症状。

(4) 实验显示，本品可由授乳动物乳汁中分泌，故应用本品时暂停母乳喂养。

【药物相互作用】 (1) 与地塞米松合用可加强止吐效果。

(2) 只能与推荐的静脉输注液混合使用，作为静脉输注的溶液应现用现配。在室温(25℃以下)荧光照射下或在冰箱中，本品与上述静脉输注液混合后仍能保持稳定 7 天。

(3) 可用输液袋或注射泵静脉输注本品，每小时 1mg。如果本品浓度为 16～160μg/ml（即分别为 8mg/500ml 和 8mg/50ml）时，下列药物可通过本品给药装置的 Y 型管来给药：顺铂、5-FU、卡铂、依托泊苷、环磷酰胺、多柔比星及头孢噻甲羧肟等。

【给药说明】 用药过量后会出现下列现象：视物障碍、严重便秘、低血压及迷走神经节张力增高致短暂性房室传导阻滞。这些现象可得到完全纠正。对本品无特异性解毒药，当怀疑用药过量时，应适当地采取对症疗法和支持疗法。不推荐用吐根治疗本品用药过量，因为患者会因本品自身具有的止吐作用而对其无反应。

【用法与用量】 (1) 治疗放、化疗所致呕吐 用药剂量和途径应视化疗及放疗所致恶心、呕吐的严重程度而定。①成人：对于高度催吐性化疗药引起的呕吐，化疗前 15 分钟与化疗后 4 小时、8 小时各静脉注射 8mg，停止化疗以后每 8～12 小时口服 8mg，连用 5 天；对催吐程度不太强的化疗药引起的呕吐，化疗前 15 分钟静脉注射 8mg，以后每 8～12 小时口服 8mg，连用 5 天；对于放射治疗引起的呕吐，首剂须于放疗前 1～2 小时口服 8mg，以后每 8 小时口服 8mg，疗程视放疗的疗程而定；对于高剂量顺铂可于化疗前静脉加注 20mg 地塞米松磷酸钠，可加强本品对高度催吐化疗引致呕吐的疗效。②儿童：化疗前静脉注射以 5mg/m²(体表面积)的剂量，12 小时后再口服给药；化疗后应持续口服给药，连服 5 天。

(2) 术后的恶心和呕吐 ①成人：对于预防手术后的恶心、呕吐，在麻醉过程中同时静脉输注 4mg 或者在麻醉前 1 小时口服片剂 8mg，随后每隔 8 小时口服片剂

8mg，共服 2 次；对于已出现的术后恶心、呕吐，可肌内注射或缓慢静脉注射本品 4mg。②儿童：为了预防接受全身麻醉手术的儿童患者出现术后恶心和呕吐，应在诱导麻醉前、期间或之后用本品以 0.1mg/kg 的剂量或最大剂量 4mg，缓慢静脉注射；对于儿童患者已出现的术后恶心、呕吐，可用本品 0.1mg/kg 或最大 4mg 的剂量缓慢静脉注射。

【制剂与规格】　盐酸昂丹司琼片：(1)4mg；(2)8mg。

盐酸昂丹司琼胶囊：(1)4mg；(2)8mg。

盐酸昂丹司琼口腔崩解片：(1)4mg；(2)8mg。

注射用盐酸昂丹司琼：(1)4mg；(2)8mg。

盐酸昂丹司琼注射液：(1)2ml:4mg；(2)2ml:8mg。

盐酸昂丹司琼氯化钠注射液：(1)50ml(8mg:0.45g)；(2)100ml(8mg:0.9g)。

盐酸昂丹司琼葡萄糖注射液：(1)50ml(8mg:2.5g)；(2)100ml(8mg:5g)。

格 拉 司 琼 ^[药典(二)；医保(乙)]
Granisetron

【适应证】　①细胞毒类药物化疗和放射治疗引起的恶心和呕吐。②预防和治疗手术后的恶心和呕吐。

【药理】　(1)药效学　是高选择性的 5-HT$_3$ 受体拮抗药，作用同昂丹司琼。

(2)药动学　口服吸收迅速且完全。血药浓度达峰时间为 3 小时。在体内分布广泛，血清蛋白结合率为 65%。主要代谢途径为 N-去烷基化及芳香环氧化后再被共轭化。消除半衰期在代谢正常者为 8 小时，代谢不良者为 42 小时。剂量的 8%～9% 以原型、70% 以代谢物的形式从尿中排出；15% 从粪便中排出，几乎全部为代谢物。老年人用药后药动学参数与年轻人无异。健康志愿者单次口服 1mg，血浆浓度峰值为 3.63ng/ml，血浆清除半衰期为 6.23 小时，分布容积为 3.94L/kg，总清除率为 0.4L/(h·kg)。癌症患者的清除半衰期显著延长，为 9.8～11.6 小时。健康志愿者在未禁食状态下，单次口服 10mg，AUC(药-时曲线下面积)减少 5%，C_{max} 增加 30%。口服片剂的绝对生物利用度约为 90%。并由肝微粒酶 P450 3A 代谢。健康受试者静注本品 20μg/kg 或 40μg/kg 后，平均血浆峰浓度分别为 13.7μg/L 和 42.8μg/L，血浆清除半衰期约 3.1～5.9 小时。

【不良反应】　常见不良反应为头痛、倦怠、发热、便秘，偶有短暂性无症状肝氨基转移酶升高。上述反应轻微，无需特殊处理。

【禁忌证】　对本品及其制剂所含组分过敏者禁用；胃肠道梗阻者禁用。

【注意事项】　(1)预防化疗、放疗所致呕吐，首剂应在化疗前 1 小时服用。

(2)可减缓结肠蠕动，患者若有亚急性肠梗阻时，需严格观察。

(3)高血压未控制的患者，日剂量不宜超过 10mg，以免引起血压进一步升高。

(4)致癌性研究资料显示，给予两性小鼠及大鼠极量本品时(50mg/kg)(大鼠剂量于第 59 周时降至一日 25mg/kg)，发现有肝细胞瘤和(或)腺瘤；于接受 5mg/kg 本品之大鼠亦发现有肝细胞增生，而于低剂量时(1mg/kg)本品无诱发肝细胞增生的现象。

(5)本品与食物同时服用吸收略有延迟。

(6)哺乳期妇女需慎用，若使用本品时应停止哺乳。

(7)儿童用药：儿童的安全性尚未确定。

【药物相互作用】　与利福平或其他肝酶诱导药物同时使用，本品血药浓度减低，应适当增加剂量。

【给药说明】　(1)药物过量的症状　研究发现，服用推荐剂量 10 倍后，只出现轻微头痛而无其他后遗症。

(2)药物过量的治疗　现仍无特异性解毒药，若过量时，应予对症治疗。

【用法与用量】　(1)口服　①成人，一次 1mg，一日 2 次；②儿童，一次 20μg/kg，一日 2 次。一般于化疗前 1 小时服用，第 2 次为 12 小时后服用。

(2)外用　成人，在化疗前至少 24 小时，将单片贴片粘贴在上臂外侧。视情况最长可在化疗前 48 小时敷贴。在化疗完成后至少 24 小时后揭去贴片。根据化疗方案的疗程不同，贴片可使用多达 7 天。

(3)静脉注射　成人，一次 3mg，用 20～50ml 的 5% 葡萄糖注射液或 0.9% 氯化钠注射液稀释后，于治疗前 30 分钟静脉注射，给药时间应超过 5 分钟。大多数病人只需给药 1 次，对恶心和呕吐的预防作用便可超过 24 小时，必要时可增加给药 1～2 次，但每日最高剂量不应超过 9mg。

【制剂与规格】　盐酸格拉司琼片：1mg。

盐酸格拉司琼胶囊：1mg。

盐酸格拉司琼分散片：1mg。

盐酸格拉司琼口腔崩解片：1mg。

格拉司琼透皮贴片：34.3mg/52cm²(释药量 3.1mg/24h)。

注射用盐酸格拉司琼：(1)1mg；(2)3mg。

盐酸格拉司琼注射液：(1)1ml:1mg；(2)3ml:3mg。

盐酸格拉司琼氯化钠注射液：(1)50ml(3mg:0.45g)；

(2)100ml(3mg:0.9g)。

盐酸格拉司琼葡萄糖注射液：(1)50ml(3mg:2.5g)；(2)100ml(3mg:5g)。

托 烷 司 琼 [药典(二)；医保(乙)]

Tropisetron

【适应证】 预防和治疗癌症化疗引起的恶心和呕吐。治疗手术后的恶心和呕吐。

【药理】 (1)药效学 是外周神经元及中枢神经系统 5-HT$_3$ 受体的高效、高选择性竞争性拮抗药，常用其甲磺酸盐、盐酸盐或枸橼酸盐。作用同昂丹司琼。作用时限为 24 小时，故只需每天给药 1 次。

(2)药动学 ①甲磺酸托烷司琼口服血浆药时曲线符合一级吸收二室模型，吸收半衰期约 30 分钟，达峰时间(t_{max})约为 2.5 小时，口服 6mg 时，其高峰浓度(C_{max})约为 20ng/ml，消除半衰期($t_{1/2\beta}$)约为 10 小时；连续 5 天口服 24mg，药物在体内的处置没有改变，无蓄积作用。绝对生物利用度约 76%。表观分布容积(V_d)约为 350L。蛋白结合率约 71%。经羟化代谢，再进一步与葡萄糖醛酸和硫酸结合，最后经尿或胆汁排出(代谢物经尿和粪排出比例为 5:1)。代谢物活性极弱。代谢正常者的消除半衰期(β 相)约 7～10 小时，在代谢不良者中，该值可能延长至 45 小时。总体清除率约为 1L/min，其中经肾清除的约为 10%。在代谢不良的患者中，总体清除率降低为 0.1～0.2L/min。这种降低可导致消除半衰期延长约 4～5 倍、AUC 值提高 5～7 倍，而 C_{max} 和分布容积却与正常代谢者无显著差别。在代谢不良者中，经尿液排出的药物原型比例较代谢正常者大。在剂量超过 10mg、一日 2 次的多天用药期间，参与本品代谢的肝酶系统的代谢能力可达饱和，并可造成本品血浓度的剂量依赖性增高。然而，即使在代谢不良者中，这类剂量所产生的血药暴露仍属可较好耐受的水平。因此，如果采用 5mg/d、共 6 天的给药方案，不必担心药物的蓄积作用。②口服盐酸托烷司琼 20mg 或 100mg 几乎完全吸收(>95%)，半衰期平均为 20 分钟。在 3 小时内血浆峰浓度可分别达到 24ng/ml 或 173ng/ml。代谢与饱和容积有关。其绝对生物利用度取决于剂量，当剂量为 5mg 时，大约为 60%，剂量为 45mg 时几乎为 100%。儿童的绝对生物利用度及终末半衰期与健康志愿者相似。71%的托烷司琼非特异性地与血浆蛋白结合(主要为 $α_1$-糖蛋白)。成人的分布容积为 400～600L，3～6 岁的儿童约为 145L，7～15 岁的儿童约为 265L。本药的代谢与金雀花碱和(或)异喹胍(细胞色素 P450ⅡD6)通路上的遗传多态性有关。代谢正常

者的消除半衰期(β 相)约为 8 小时，而不良代谢者为 45 小时。在代谢正常者中，大约 8%的药物以原型从尿中排出，约 70%以代谢物形式排出；15%几乎完全以代谢物形式经粪便排出。代谢不良者主要从尿中以原型排出。本品总体清除率为 1L/min，经肾清除的约 10%。在代谢不良者中，总清除率只有 100～200ml/min，但肾清除的比例不变。这种降低导致清除半衰期延长 4～5 倍，且 AUC 值提高 5～7 倍。

【不良反应】 (1)常见的不良反应有头痛、便秘、眩晕、疲劳和胃肠功能紊乱如腹痛和腹泻等。其中某些症状可能由同时应用的化疗药或原来的疾病所引起的。

(2)应用 2mg 引起的头痛(22%)和应用 5mg 引起的便秘(11%)，这些在代谢不良者中发生率更高。偶有关于头晕、疲劳和腹痛、腹泻等胃肠功能紊乱的报道(0.1%～5%)。与其他 5-HT$_3$ 受体拮抗药相似，个别病例出现虚脱、晕厥、心血管意外，但未明确本药与这些不良反应的关系，有可能是由于细胞毒类药物或原有疾病所引起。

(3)与其他 5-HT$_3$ 受体拮抗药相似，有包括以下一种或多种表现的 Ⅰ 型过敏反应的个别报道：面色潮红和(或)全身荨麻疹，胸部压迫感，呼吸困难，急性支气管痉挛和低血压。

【禁忌证】 对本品或其他 5-HT$_3$ 受体拮抗药(如昂丹司琼和格拉司琼)过敏者，以及妊娠期妇女禁用。

【注意事项】 (1)在急性肝炎或脂肪肝患者中，托烷司琼的药代动力学无改变，但肝硬化或肾功能损害患者与金雀花碱和(或)异喹胍代谢正常的健康志愿者相比，血浆药物浓度高 50%，因此静脉给药时需降低剂量 50%。

(2)因本药有引起血压进一步升高的危险，故高血压未控制的患者盐酸托烷司琼用量不宜超过一日 10mg，甲磺酸托烷司琼用量不宜超过一日 12mg。

(3)本药对驾车或操作机器的能力无影响，但应注意本药的不良反应有疲劳和头晕。

(4)动物生殖研究表明，托烷司琼有潜在的胚胎毒性，虽然没有进行人的研究，但孕期禁用本品。哺乳期妇女不应使用托烷司琼，因为尚不能确定药物是否能够进入乳汁。但在应用放射性标记的托烷司琼的动物实验中，可检出放射性的标记物。

(5)儿童一般不推荐使用。

【药物相互作用】 (1)与利福平或其他肝酶诱导药物(如苯巴比妥和保泰松)合用，可使托烷司琼的血浆浓度降低。

(2)细胞色素 P450 抑制药如西咪替丁对托烷司琼的

血浆浓度影响极微，无需调整剂量。

【给药说明】　(1)化疗前，将 1 安瓿药物溶解于 100ml 常用的输注液如 0.9%氯化钠注射液、林格液或 5%葡萄糖溶液中，缓慢静脉滴注，不少于 15 分钟；或缓慢静脉注射(2mg/min，每安瓿约注射 3 分钟)；也可缓慢加入已有滴注液中。口服本药时，可从安瓿中取所用量，用橙汁或可乐稀释后立即服用，至少在早餐前 1 小时服用。

(2)大剂量长期用药可导致幻视，并可使高血压患者的血压升高。出现用药过量时应对症治疗，应严密监测患者重要的生命体征。

【用法与用量】　(1)甲磺酸托烷司琼　剂量为 6mg/d，一日 1 次，疗程为 6 天。第 1 天静脉给药：将本品 6mg(1 安瓿)溶于 100ml 常用的输注液(如 0.9%氯化钠溶液、林格液或 5%葡萄糖溶液)中，在化疗前快速静脉滴注或缓慢静脉推注。第 2～6 天口服给药：片剂应在早晨起床时(至少于早餐前 1 小时)立即用水送服。肝硬化或肾功能不全患者的血浆药物浓度则较正常的健康志愿者高约 50%，然而，如果采用 6mg/d，共 6 天的给药方案，则不必减量。

(2)盐酸托烷司琼　①推荐：一日剂量为 5mg。建议在治疗的第 1～6 日静脉给药。在每一个治疗周期中，最多可以连续应用本品 6 天。②本药也可以作为口服溶液给药，应至少于早餐前 1 小时服用。③如果单独使用本药反应不佳，可以通过同时应用地塞米松提高抗呕吐疗效，不需要增加剂量。④肝、肾功能不全患者静脉给药时剂量应减半。⑤高血压未控制的患者，用量不宜超过 10mg。

【制剂与规格】　甲磺酸托烷司琼片(以甲磺酸托烷司琼计)：6mg。

甲磺酸托烷司琼注射液(以甲磺酸托烷司琼计)：2ml:6mg。

盐酸托烷司琼片：5mg。

盐酸托烷司琼胶囊：5mg。

盐酸托烷司琼口服溶液：10ml:5mg。

盐酸托烷司琼注射液：(1)2ml:2mg；(2)5ml:5mg。

注射用盐酸托烷司琼：(1)2mg；(2)5mg。

盐酸托烷司琼氯化钠注射液：100ml(5mg:0.9g)。

盐酸托烷司琼葡萄糖注射液：100ml(5mg:5g)。

枸橼酸托烷司琼注射液：5ml:5mg。

雷 莫 司 琼
Ramosetron

【适应证】　防治抗恶性肿瘤治疗所引起的恶心、呕吐等消化道症状。

【药理】　(1)药效学　通过阻断 5-HT$_3$ 受体而发挥止吐作用，参阅"昂丹司琼"。

(2)药动学　健康成人静脉给药 0.1～0.8mg 时，血浆中原型药物浓度呈双相性降低，$t_{1/2\beta}$ 大约为 5 小时，AUC 与给药量成正比，体内药物动态呈线性变化。给药后 24 小时内尿中原型药物的排泄率为给药量的 16%～22%。尿中除原型药物外，作为其代谢产物还有脱甲基物、氢氧化物以及其耦合物。给健康成年人连续用药时，体内药物动态没有变化，未见蓄积性。

【不良反应】　主要的不良反应是头痛、头晕目眩等。对本品过敏者可能出现过敏样症状，如胸闷、呼吸困难、喘鸣、颜面潮红、发红、瘙痒、发绀、血压降低甚至休克等。发生率尚不明确。

【禁忌证】　对本药及其组分有过敏史者禁用。

【注意事项】　(1)仅限用于化疗药物(顺铂等)引起的恶心、呕吐。建议本品在抗恶性肿瘤治疗前 15～30 分钟静脉注射给药。

(2)对妊娠过程中用药的安全性尚未确立。对妊娠期妇女或可能怀孕的妇女，只有在判断治疗方面的有益处大于危险性时方可使用给药。对妊娠过程中用药的安全性尚未确定。

(3)可分泌到乳汁中，对哺乳期妇女用药时需停止哺乳。

(4)有关儿童用药的安全性尚未确定。

(5)老年患者通常生理功能低下，应密切观察患者状态，慎重给药。出现不良反应时，应采取停药等适当的处置，及时处理。

【药物相互作用】　与甘露醇注射液、布美他尼注射液、呋塞米注射液等可发生配伍反应，不要混合使用。但向含有呋塞米 20mg 的注射液中加入 200ml 氯化钠注射液与本药 1 个安瓿混合时可以使用。

【用法与用量】　(1)口服　成人：一次 0.1mg，一日 1 次。必要时可根据年龄、症状酌情增减。服用时将本药放在舌面上用唾液润湿，并用舌头轻轻舔碎，崩解后随唾液咽下。也可直接用水送下。

(2)静脉注射　成人：一次 0.3mg，一日 1 次。另外可根据年龄、症状不同适当增减用量。效果不明显时，可以追加相同给药剂量，但 1 日用量不应超过 0.6mg。

【制剂与规格】　盐酸雷莫司琼口内崩解片：0.1mg。

盐酸雷莫司琼注射液：2ml:0.3mg。

注射液盐酸雷莫司琼：0.3mg。

阿 瑞 匹 坦
Aprepitant

【**适应证**】 预防高度致吐性抗肿瘤化疗的初次和重复治疗过程中出现的急性和迟发性恶心和呕吐。

【**药理**】 (1)药效学 阿瑞匹坦是 NK_1 受体的选择性高亲和力拮抗剂。对其他现有治疗化疗引起恶心呕吐(CINV)和术后恶心呕吐(PONV)的药物的作用靶点 5-羟色胺受体 $3(5-HT_3)$、多巴胺受体和糖皮质激素受体的亲和力低或无亲和力。

临床前研究显示,NK_1 受体拮抗剂可抑制细胞毒化疗药物如顺铂,引起的呕吐。

阿瑞匹坦的临床前和人体正电子发射断面成像(PET)研究显示,阿瑞匹坦可透过血-脑屏障,占领脑内 NK_1 受体。阿瑞匹坦可抑制顺铂引起的急性期和延迟期呕吐,并增强 $5-HT_3$ 受体拮抗剂昂丹司琼和糖皮质激素地塞米松对顺铂引起的呕吐的止吐活性。

(2)药动学 ①吸收:平均绝对口服生物利用度约为 $60\%\sim65\%$,在大约 4 小时 (t_{max}) 可达到平均峰血浆浓度 (C_{max})。可与标准早餐同服。在临床剂量范围内,阿瑞匹坦的药代动力学为非线性。在健康年轻成人中,在餐后单次口服 80mg 至 125mg 剂量后,$AUC_{0-\infty}$ 的增加程度比剂量的增加程度大 26%。在第 1 天单次口服 125mg 阿瑞匹坦,第 2 天和第 3 天口服 80mg,每日一次后,第 1 天和第 3 天的 $AUC_{0\sim24h}$ 分别约为 $19.5\mu g \cdot h/ml$ 和 $20.1\mu g \cdot h/ml$。第 1 天和第 3 天的 C_{max} 分别为 $1.4\mu g/ml$ 和 $1.8\mu g/ml$,并在大约 4 小时 (t_{max}) 内达到。

健康中国青年受试者接受阿瑞匹坦 125mg 单次口服剂量(第 1 天)或者阿瑞匹坦 3 天治疗方案(包括第 1 天 125mg 单次口服以及第 $2\sim3$ 天 80mg 单次口服),阿瑞匹坦的中位 t_{max} 约为用药后 5 小时,第 1 天和第 3 天时 $AUC_{0\sim24h}$ 分别约为 $48\mu g \cdot h/ml$ 和 $67.1\mu g \cdot h/ml$。第 1 天和第 3 天时,约 4 小时 (t_{max}) 达到的 C_{max} 值,分别为 $3.3\mu g/ml$ 和 $4.3\mu g/ml$。

②分布:与血浆蛋白的结合率大于 95%。在人体中,稳态表观分布容积 (V_{dss}) 的几何平均值约为 66L。阿瑞匹坦可穿透大鼠胎盘,并可穿透大鼠和雪貂的血-脑屏障。在人体中进行的 PET 研究提示,阿瑞匹坦可穿透血-脑屏障。

③代谢:阿瑞匹坦可进行广泛的代谢。在健康年轻成人中,单次口服 300mg [^{14}C]-阿瑞匹坦后 72 小时内,阿瑞匹坦大约占血浆放射性标记物的 24%,表明血浆中存在大量代谢产物。在人类血浆中发现了 7 种阿瑞匹坦

代谢产物,它们仅有微弱的活性。阿瑞匹坦的代谢作用主要通过吗啉环和侧链上的氧化作用发生。使用人类肝脏微粒体的体外研究提示,阿瑞匹坦主要通过 CYP3A4 代谢,少数通过 CYP1A2 和 CYP2C19 代谢,而 CYP2D6、CYP2C9 或 CYP2E1 对其无代谢作用。

④清除:阿瑞匹坦主要通过代谢进行清除;无法通过肾脏排泄。在健康受试者中单次口服 300mg [^{14}C]-阿瑞匹坦后,尿液和粪便中分别回收 5%和 86%的放射性标记物。表观血浆清除率约为 $60\sim84ml/min$。表观终末半衰期约为 $9\sim13$ 小时。

特殊人群

儿童:尚未在年龄小于 18 岁的患者中对药代动力学进行评估。

肝功能不全:在轻度至中度肝功能不全患者中具有良好的耐受性。在轻度肝功能不全患者(Child-Pugh 评分为 5 至 6)中,第 1 天单次口服 125mg 阿瑞匹坦,第 2 天和第 3 天口服 80mg 每日一次后,阿瑞匹坦在第 1 天和第 3 天的 $AUC_{0\sim24h}$ 分别比接受相同疗法的健康受试者低 11%和 36%。在中度肝功能不全患者(Child-Pugh 评分为 7 至 9)中,阿瑞匹坦在第 1 天和第 3 天的 $AUC_{0\sim24h}$ 分别比接受相同疗法的健康受试者高 10%和 18%。$AUC_{0\sim24h}$ 的这些差异无临床意义;因此,在轻度至中度肝功能不全患者中,无需对本品进行剂量调整。

尚未获得重度肝功能不全患者(Child-Pugh 评分大于 9)中的临床或药代动力学数据。

肾功能不全:在重度肾功能不全患者(Ccr $<30ml/min$)和需要接受血液透析的终末期肾病(ESRD)患者中,单次口服了 240mg 阿瑞匹坦。

在重度肾功能不全患者中,体内所有阿瑞匹坦(结合了蛋白的和未结合蛋白的)的 $AUC_{0-\infty}$ 和 C_{max} 与健康受试者相比分别下降 21%和 32%。在接受血液透析的终末期肾病患者中,体内所有阿瑞匹坦的 $AUC_{0-\infty}$ 和 C_{max} 分别下降 42%和 32%。

由于在肾病患者中,阿瑞匹坦的蛋白结合率仅有中度下降,因此在肾功能不全患者中,具有药理学活性的非蛋白结合药物的 AUC 与健康受试者相比未受到显著影响。在给药后 4 或 48 小时进行的血液透析对阿瑞匹坦的药代动力学不存在显著的影响;只有不到 0.2%的剂量在透析液中回收。

在重度肾功能不全患者或接受血液透析的终末期肾病患者中,无需对本品进行剂量调整。

【**不良反应**】 **免疫系统及感染** 罕见:念珠菌病、葡萄球菌感染。

血液系统 不常见：贫血、嗜中性粒细胞减少性发热。

代谢及营养 常见：食欲降低。罕见：多饮。

精神异常 不常见：焦虑。罕见：定向障碍、欣快感。

神经系统 不常见：眩晕、嗜睡。罕见：认知障碍、昏睡、味觉异常。

视觉 罕见：结膜炎。

听觉，前庭及特殊感官 罕见：耳鸣。

心血管系统 不常见：心动过缓、心悸。

血管 不常见：面色潮红。

呼吸系统 常见：呃逆。罕见：口咽疼痛、喷嚏、咳嗽、鼻后滴漏、咽喉刺激。

胃肠反应 常见：消化不良。不常见：嗳气、恶心、胃食管反流性疾病、呕吐、腹痛、口干、肠胃胀气。罕见：硬便、穿孔性十二指肠溃疡、中性粒细胞减少性的结肠炎、口炎、腹胀。

皮肤及皮肤附件 不常见：皮疹、痤疮。罕见：光敏反应、多汗、皮脂溢、皮肤病变、皮疹、瘙痒。

肌肉骨骼 罕见：肌肉痉挛、肌肉虚弱。

尿路 不常见：排尿困难。罕见：尿频。

全身表现 常见：疲乏无力。不常见：虚弱、不适。罕见：水肿、胸部不适、步伐失调。

【禁忌证】 (1)对本品中任何成分过敏者。

(2)不应与匹莫齐特、特非那定、阿司咪唑、西沙比利同时使用。阿瑞匹坦可对细胞色素 P450 的同工酶 3A4(CYP3A4)产生剂量依赖性抑制，而使这些药物的血药浓度升高，从而有可能引起严重的或危及生命的不良反应。

【注意事项】 与主要通过 CYP3A4 代谢的药物联用时须慎用。需要长期服用华法林治疗的患者，在每个化疗周期开始使用本品的 3 天给药方案后的两周时间内，特别是在第 7~10 天，应该密切监测 INR。

妊娠期 尚未在孕妇中进行充分和对照良好的研究。只有当对母亲和胎儿的潜在收益超过潜在风险时，才可在妊娠期间使用阿瑞匹坦。

哺乳期 阿瑞匹坦可以分泌到大鼠的乳汁中。尚不清楚本品是否可以分泌到人的乳汁中。由于许多药物可分泌到人乳汁中，并且本品对接受哺乳的婴儿可能产生的不良反应，因此，必须根据药物对母亲的重要性决定是否停止哺乳或停止药物治疗。

儿童 在儿童中使用本品的安全性和有效性尚未确定。

老年人 老年患者使用本品无需调整剂量。

【药物相互作用】 (1)阿瑞匹坦是 CYP3A4 的底物、较轻至中度(剂量依赖性)抑制剂和诱导剂。阿瑞匹坦也是 CYP2C9 诱导剂。

(2)阿瑞匹坦可增加通过 CYP3A4 代谢的口服药物的血浆浓度。阿瑞匹坦(125mg/80mg)也可增加通过 CYP3A4 代谢的静脉用药物的血浆浓度，但相对口服药物程度较小。

(3)本品不得与匹莫齐特、特非那定、阿司咪唑或西沙必利联合使用。阿瑞匹坦对 CYP3A4 的剂量依赖性抑制作用可导致这些药物的血浆浓度升高，可能导致严重的或危及生命的反应。

(4)研究表明，阿瑞匹坦可诱导通过 CYP2C9 代谢的 S(-)华法林和甲苯磺丁脲的代谢。本品与这些药物和其他已知的通过 CYP2C9 代谢的药物如苯妥英联合使用时，可导致这些药物的血药浓度降低。

(5)糖皮质激素 地塞米松：阿瑞匹坦 125mg 与第 1 天口服地塞米松 20mg 联合治疗以及本品每日 80mg 与第 2 至第 5 天口服地塞米松 8mg 联合治疗，可导致 CYP3A4 底物地塞米松在第 1 天和第 5 天的 AUC 增加 2.2 倍。因此，如果与阿瑞匹坦(125mg/80mg 疗法)联合使用，地塞米松的常规口服剂量应减少约 50%，使地塞米松的暴露水平与未使用本品时的暴露水平相似。

(6)化疗药物 已知的通过 CYP3A4 代谢的化疗药物包括多烯紫杉醇、紫杉醇、依托泊苷、伊立替康、异环磷酰胺、环磷酰胺、伊马替尼、长春瑞滨、长春碱以及长春新碱。在临床研究中，EMEND(125mg/80mg 方案)通常与依托泊苷，长春瑞滨，多烯紫杉醇，异环磷酰胺，环磷酰胺，伊立替康以及紫杉醇合用。在研究中没有对可能产生药物相互作用的药物剂量进行调整。没有足够的关于 EMEND 与其他通过 CYP3A4 代谢的化疗药物的相互作用的数据。建议对于使用上述药物或其他主要通过 CYP3A4 代谢的化疗药的病人须谨慎并注意进行监测。在上市后安全性事件中有报道阿瑞匹坦和异环磷酰胺合用时，出现了神经毒性，这是异环磷酰胺潜在的一种不良反应。

(7)华法林 在接受长期华法林治疗的患者中，在每个化疗周期的为期 3 天的阿瑞匹坦治疗后，必须在 2 周时间内对凝血酶原时间(INR)进行密切监测，尤其是 7 至 10 天内。

(8)甲苯磺丁脲 第 1 天口服阿瑞匹坦 125mg，第 2 天和第 3 天口服每日 80mg，而在为期 3 天的阿瑞匹坦治疗前和第 4、8 和 15 天单次口服甲苯磺丁脲 500mg 后，甲苯磺丁脲(CYP2C9 底物)在第 4 天、第 8 天和第 15 天的 AUC 分别降低 23%、28% 和 15%。

(9)口服避孕药　在阿瑞匹坦治疗期间和治疗后 28 天内，激素类避孕药的有效性下降。在阿瑞匹坦治疗期间和最后一次阿瑞匹坦治疗后 1 个月内，应使用备选或备份避孕方法。

(10)咪达唑仑　在第 1 天口服阿瑞匹坦 125mg，第 2 至 5 天口服每日 80mg，并在第 1 天和第 5 天单次口服咪达唑仑 2mg 后，阿瑞匹坦可使敏感的 CYP3A4 底物咪达唑仑在第 1 天和第 5 天的 AUC 分别增加 2.3 倍和 3.3 倍。联合使用阿瑞匹坦(125mg/80mg)与这些药物时，必须考虑到咪达唑仑或其他通过 CYP3A4 代谢的苯二氮䓬类药物(阿普唑仑、三唑仑)的血药浓度升高的潜在影响。

(11)阿瑞匹坦是 CYP3A4 的底物；因此，联合使用阿瑞匹坦与可抑制 CYP3A4 活性的药物可导致阿瑞匹坦的血药浓度升高。因此，在联合使用阿瑞匹坦与强效 CYP3A4 抑制剂(例如酮康唑)时，必须慎重；但联合使用本品和中度 CYP3A4 抑制剂(例如地尔硫䓬)不会导致阿瑞匹坦的血浆浓度发生有临床意义的变化。

(12)阿瑞匹坦是 CYP3A4 的底物；因此，联合使用阿瑞匹坦与可强效诱导 CYP3A4 活性的药物(例如利福平)可导致阿瑞匹坦的血浆浓度下降，可能导致阿瑞匹坦的疗效减退。

(13)酮康唑　在为期 10 天的强效 CYP3A4 抑制剂酮康唑，每日 400mg 治疗的第 5 天单次口服 125mg 阿瑞匹坦时，阿瑞匹坦的 AUC 大约增加 5 倍，而阿瑞匹坦的平均终末半衰期大约延长 3 倍。联合使用阿瑞匹坦和强效 CYP3A4 抑制剂时必须慎重。

(14)利福平　联合使用阿瑞匹坦与可诱导 CYP3A4 活性的药物可导致阿瑞匹坦的血药浓度下降和疗效减退。

(15)地尔硫䓬　在轻度至中度高血压患者中，口服与 230mg 胶囊制剂相似的阿瑞匹坦片剂，每日一次与地尔硫䓬120mg，每日 3 次，为期 5 天可导致阿瑞匹坦的 AUC 增加 2 倍，而地尔硫䓬的 AUC 增加 1.7 倍。除了地尔硫䓬单独导致的变化外，这些药代动力学效应未导致心电图、心率或血压出现有临床意义的变化。

(16)帕罗西汀　联合使用与 85mg 或 170mg 胶囊相似的阿瑞匹坦片剂每日 1 次，与帕罗西汀 20mg 每日 1 次，可导致阿瑞匹坦和帕罗西汀的 AUC 约下降 25%，且 C_{max} 约下降 20%。

【用法与用量】　推荐剂量：化疗前 1 小时口服 125mg(第 1 天)，在第 2 和第 3 天早晨每天 1 次口服 80mg。

【制剂与规格】阿瑞匹坦胶囊：(1)80mg；(2)125mg。

第六节　泻药和止泻药

便秘和腹泻是临床常见症状，影响患者的生活质量。当患者发生便秘和腹泻时，首先给予针对病因的检查和治疗，其次是酌情给予泻剂或止泻剂。

泻剂是一类能增加肠内容积，软化粪便或润滑肠道，促进肠蠕动和加速排便的药物。主要用于治疗功能性便秘，还用于胃肠道的检查如钡剂灌肠和结肠镜检查等的术前准备。目前用于临床的泻剂包括刺激性泻剂、润滑性泻剂、渗透性泻剂和容积性泻剂。刺激性泻剂系某些能刺激肠道运动的化学物，促进排便；润滑性泻剂是油脂类物质，增加粪便的润滑性，利于排便；渗透性泻剂，主要是不被吸收的盐类泻药，其在肠腔内的高渗透性使粪便变稀而利于排便；容积性泻剂为膨胀性泻药，即以纤维素为主，在肠腔内膨胀以增加粪便的容积。

止泻剂是一类通过减少肠道蠕动或保护肠道免受刺激而达到控制腹泻作用的药物。临床常用的止泻剂包括：吸附剂和收敛剂、抗动力剂、抗分泌剂等。吸附剂和收敛剂可以吸附肠道内气体、止泻和阻止毒物吸收的作用。抗动力剂通过减弱肠蠕动而达到改善腹泻症状的目的。这类药物有加强中枢抑制作用，不宜与其他中枢抑制剂同时使用，并且需要在医生指导下使用。抗分泌剂是抑制肠道分泌的药物，可以减少肠道过度分泌水电解质。对于器质性疾病要避免滥用止泻剂，盲目用药有时不仅无效，反而干扰治疗。

一、泻药

乳果糖 [药典(二)；国基；医保(乙)]
Lactulose

【适应证】　(1)CDE 适应证　①主要用于治疗与预防各种肝病引起的高血氨症以及由高血氨所导致的肝性脑病；②作为缓泻剂，用于便秘；③治疗内毒素血症的辅助用药。

(2)国外适应证　①用于治疗便秘。②治疗肝脑病；肝昏迷。

【药理】　(1)药效学　本药为一种渗透性轻泻剂。本药在结肠内被细菌代谢形成乳酸与醋酸，具有以下作用特点：①降低血氨的作用：使肠腔内 pH 值降低，酸性的内环境不利于分解蛋白质的细菌生存、繁殖，使肠道内产氨减少；还可使所产生的 NH_3 转变成 NH_4^+，不易吸收而随粪便排出，间接降低血氨水平，有利于肝性脑病的恢复。②促生素的作用：改变肠腔内的菌群，利于正常菌群生存。③缓泻作用：乳酸在结肠腔内具有渗透性，使粪便的容量增大，刺激肠道蠕动，产生缓和的导泻作用，也有利于氨和其他含氮物质的排出。④抗内毒素的作用。

（2）药动学　口服后，本药在胃和小肠不会被消化分解，且吸收甚微。口服后 24～48 小时起作用，在结肠代谢；仅不到 3% 未被代谢的乳果糖由尿排出。少量经胆汁随粪便排出。

【不良反应】　中等剂量的乳果糖可能出现轻微的腹痛和烧灼痛。较高剂量时，可能出现恶心、呕吐、腹泻及电解质紊乱。为维持稀软大便，需长期使用时，同其他泻药一样，应注意水电解质平衡。治疗肝性脑病时，有报道极少病例发生高钠血症。胀气可能会在治疗的最初几天出现，数天后消失。当使用剂量高于推荐治疗剂量时，可能会出现腹痛和腹泻，此时应减少使用剂量。

【禁忌证】　（1）胃肠道梗阻。

（2）对本药过敏者。

（3）对乳糖或半乳糖不耐受者。

（4）有乳酸血症患者。

（5）尿毒症和糖尿病酮症酸中毒。

【注意事项】　（1）糖尿病患者慎用。

（2）患有胃心综合征（勒姆里尔德综合征）的患者慎用。

（3）老年患者、全身状况较差的患者和服用超过 6 个月的患者，应定期检查电解质水平。

（4）患有门脉体循环性脑病的患者应避免同时服用其他泻药，因为其阻碍药物剂量的个体化。此外，应考虑到造成电解质失衡的可能性，主要是可加重脑病的低钾血症。

（5）配伍禁忌：乳果糖可导致结肠 pH 值下降，故可能引致结肠 pH 值依赖性药物的失活（如 5-ASA）。

（6）半乳糖血症、肠梗阻、急腹症禁用。

（7）对乳果糖及其成分过敏者禁用，禁与其他泻药同时使用，糖尿病患者慎用。

（8）治疗初始几天可能会出现腹胀，通常继续治疗即可消失；当剂量高于推荐治疗剂量时，可能会出现腹痛、腹泻，长期大剂量服用会因腹泻而出现电解质紊乱。

【药物相互作用】　（1）与抗酸药合用，降低本药疗效，不宜合用。

（2）乳果糖可能加剧由其他药物引起的钾的流失（如噻嗪类、类固醇和两性霉素 B），与强心苷合用时，可因为钾丢失而加强强心苷的作用。

【给药说明】　本品疗效有个体差异性，需进行个体化用药。

【用法与用量】　（1）便秘　本品宜在早餐时一次服用，根据乳果糖的作用机制，一至两天可取得临床效果。如两天后仍未有明显效果，可考虑加量。

①成人和 14 岁以上的儿童：

起始量：每日 15～30ml（相当于 10～20g 乳果糖）。

维持量：每日 7.5～15ml（相当于 5～10g 乳果糖）。

②6～14 岁的儿童：

起始量：每日 15ml（相当于 10g 乳果糖）。

维持量：每日 5～10ml（相当于 3.3～6.7g 乳果糖）。

③婴幼儿和 6 岁以下的儿童：

起始量：每日 5～10ml（相当于 3.3～6.7g 乳果糖）。

维持量：每日 5ml（相当于 3.3g 乳果糖）。

（2）预防和治疗肝性脑病

①成人：起始量每次 15ml（相当于 10g 乳果糖），每日 3～4 次，然后逐渐增加至每次 30～45ml（相当于 20～30g 乳果糖），每日 3～4 次。实际采用的剂量，应以达到每日 2～3 次软大便为准，大便 pH 5.0～5.5。

②儿童：尚无相应资料。

③老年患者、肾功能或肝功能不全的患者：没有特殊的推荐剂量。

【制剂与规格】　乳果糖口服溶液：（1）10ml:5g；（2）100ml:50g；（3）100ml:66.7g；（4）250ml:166.8g；（5）200ml:133.4g；（6）60ml:40.02g。

甘　油 [药典（二）；医保（乙）]
Glycerol

【适应证】　①便秘（栓剂或 50% 溶液灌肠）。②降低颅内压与眼压（溶液）。③外用可防止冬季皮肤干燥、皲裂。

【药理】　（1）药效学　甘油是天然生成的三元醇，有以下作用：①软化、润滑大便，使之易于排出；甘油还能刺激直肠收缩，引起排便反射。②脱水甘油为强力高渗性溶液，口服或注射后，甘油可提高血浆渗透压，可作为脱水药，用于降低颅内压和眼压。③吸湿作用，甘油外用能使局部组织软化。④溶媒，可溶解硼砂、硼酸、苯酚、鞣酸、水杨酸等，可使苯酚的腐蚀性降低，常与苯酚配成制剂。此外还用作栓剂的赋形剂（与明胶合用）。

（2）药动学　直肠给药用于软化大便 15～30 分钟起效。甘油口服后吸收良好，并迅速代谢。用于降低颅内压与眼压时，口服 10～30 分钟起效，1 小时后降低眼压的作用达最大效应，作用持续 5 小时；静脉给药用于降低颅内压和眼压时亦为 10～30 分钟起效。口服和静脉给药降低颅内压的作用持续 2～4 小时。

80%的甘油在肝脏中代谢为葡萄糖与糖原，并氧化为 H_2O 和 CO_2，10%～20%在肾脏中代谢。甘油可被肾小球滤过，在浓度达到 0.15mg/ml 时，完全由肾小管重吸收。在高浓度时，甘油可在尿中出现并导致渗透性利尿。甘油的清除半衰期为 30～45 分钟。

【不良反应】 (1)口服有轻微副作用，如头痛、咽部不适、口渴、恶心、呕吐、腹泻及血压轻微下降等，偶可见大便隐血(国外报道)。

(2)空腹服用副作用较明显。

(3)本药高浓度(30%以上)静脉滴注可引起溶血、血红蛋白尿，浓度不超过 10%则不会引起此种不良反应。

(4)直肠给药有引起直肠黏膜坏死的危险(国外报道)。

(5)国外有报道心律失常、暂时性听力损伤。

(6)大量口服可引起头痛、口渴、恶心、高血糖和脱水。

【禁忌证】 (1)糖尿病。

(2)颅内活动性出血。

(3)头痛、恶心、呕吐者。

(4)对甘油制剂中任何成分过敏者。

(5)完全无尿者。

(6)严重脱水者。

(7)急性肺水肿或急性肺水肿先兆者。

(8)严重心衰者。

【注意事项】 慎用：①心、肝、肾疾病患者；②溶血性贫血者(国外资料)。

【给药说明】 (1)严禁与氧化剂配伍。

(2)可在溶液中加入柠檬汁或速溶咖啡以改善口味；也可加入冰块，用吸管吸食，以减少恶心、呕吐等胃肠道症状。患者在服药同时不能饮水。

(3)10%甘油-0.9%氯化钠注射液配制：10ml 甘油加 0.9%氯化钠至 100ml。

50%甘油-0.9%氯化钠注射液配制：50ml 甘油加 0.9%氯化钠至 100ml。

【用法与用量】 (1)便秘 使用栓剂，一次一粒塞入肛门(成人用 3g，小儿用 1.5g)，对小儿及年老体弱者较为适宜。也可用本品 50%溶液灌肠。

(2)降眼压和颅内压 ①成人，口服 50%甘油溶液(含 0.9%氯化钠)，一次 200ml，日服 1 次；必要时日服 2 次，但要间隔 6～8 小时。②儿童，推荐用 50%～70%甘油溶液 1～1.5g/kg(国外)。

(3)外用 10%～20%甘油溶液擦洗或涂敷。

【制剂与规格】 甘油栓剂：(1)1.5g；(2)2g。

甘油灌肠剂[46.8%(g/ml)]：(1)20ml；(2)60ml；(3)110ml。

甘油-氯化钠注射液：(1)250ml(甘油 25g，氯化钠 2.25g)；(2)500ml(甘油 50g，氯化钠 4.5g)。

甘油果糖氯化钠注射液(每 100ml 中含甘油 10g，果糖 5g，氯化钠 0.9g)：(1)250ml；(2)500ml。

硫 酸 镁 [药典(二)；医保(甲)]
Magnesium Sulfate

【适应证】 ①导泻。②十二指肠引流及治疗胆绞痛。③注射剂可作为抗惊厥药，用于子痫。④降低血压。常用于妊娠高血压综合征的治疗。⑤外用热敷以消炎去肿。

【药理】 (1)药效学 硫酸镁口服不被肠道吸收，在小肠内起高渗作用，把水分引入肠腔，肠腔内积液导致腹胀，并刺激肠蠕动而排便，同时硫酸镁促使肠壁释放胆囊收缩素，致泻增加，小剂量可使 Oddi 括约肌松弛，胆囊收缩，增强胆汁引流。注射硫酸镁可抑制中枢神经的活动，减低神经-肌肉接头乙酰胆碱的释放，产生解除或降低横纹肌收缩作用。注射后过量的镁离子可直接舒张外周血管平滑肌和引起交感神经节冲动传递障碍，从而使血管扩张，血压下降。

(2)药动学 口服约有 20%吸收进入血流，而后随尿排出。约 1 小时起效，持续作用 1～4 小时；静脉注射几乎立即起效，作用持续约 30 分钟。肌内注射或静脉注射后均经肾排泄，排泄速度与血镁浓度和肾小球滤过率有关。

【不良反应】 (1)肾功能不全时或血镁积聚时可出现眩晕和头昏等。

(2)用药过量可导致电解质失调，继发心律失常、精神错乱、肌痉挛、倦怠无力等。

(3)导泻时如服用浓度过高的溶液，则从组织内吸收大量水分而导致脱水。

(4)静脉注射速度过快或用量过大，可引起呼吸抑制、血压急剧下降，最后心脏停搏于舒张期。

【禁忌证】 肠道急性出血、妊娠期妇女、急腹症患者、经期妇女禁用本品导泻。

【注意事项】 (1)本品为高渗性泻药，可促使水钠潴留而致水肿，注意监护水、电解质代谢紊乱。

(2)肾功能不全者，用量应酌减。

(3)下列情况应慎用注射剂：心脏传导阻滞、心肌损害、严重的肾功能不全、呼吸道疾病。

(4)注射硫酸镁应注意检查和监测：治疗前及治疗中

定期监测心功能、肾功能、血镁浓度；膝腱反射检查，在重复用药前如膝腱反射已明显抑制者，则不能再给药；每次静脉注射前应测定呼吸频率，若每分钟低于 16 次则应减量甚至停用。

（5）服用中枢抑制药中毒需导泻时，应避免使用硫酸镁，改用硫酸钠。

（6）肠道急性出血、急腹症患者禁用。

【药物相互作用】（1）与氯氮䓬、氯丙嗪、双香豆素、地高辛或异烟肼等并用，上述药物的作用降低。

（2）与四环素合用，可形成不吸收性复合物，故用四环素后 1～3 小时内忌用泻药。

（3）同时静脉注射钙剂，可拮抗硫酸镁解除抽搐的效能。

（4）与神经-肌肉接头阻滞药同用时，可发生严重的神经-肌肉接头冲动传递停顿。

【给药说明】（1）致泻作用一般于服药后 2～8 小时内出现，所以宜早晨空腹服用，并大量饮水加速导泻作用和防止脱水。

（2）呼吸抑制是注射硫酸镁最危险的不良反应，可很快地达到致死的呼吸麻痹，注药前呼吸频率每分钟至少保持 16 次。

（3）急性镁中毒时应立即停药，进行人工呼吸，并缓慢注射钙剂解救。

【用法与用量】口服。（1）导泻：成人一次 5～20g，儿童一次 1～5g，同时大量饮水。

（2）利胆：成人一次 2～5g，一日 3 次，饭前或两餐间服。也可配制成 33% 的溶液服用，每次 10ml。

【制剂与规格】硫酸镁注射液：（1）10ml:1g；（2）10ml:2.5g。

硫酸镁溶液：100ml:33g。

硫酸镁葡萄糖注射液：（1）250ml:硫酸镁 2.5g 与葡萄糖 12.5g；（2）100ml:硫酸镁 1g 与葡萄糖 5g。

比 沙 可 啶 [药典(二)]
Bisacodyl

【适应证】①片剂：便秘；清洁肠道（腹部 X 射线或内镜检查前，以及手术前、后）。②肠溶片、栓剂：用于急、慢性便秘及习惯性便秘。

【药理】（1）药效学　属刺激性缓泻药。主要作用于大肠，药物本身对肠黏膜有较强的刺激作用，可刺激其感觉神经末梢，引起肠反射性蠕动增加而导致排便。还可刺激局部轴突反射和节段反射，产生广泛的结肠蠕动；同时可抑制结肠内钠、氯和水分吸收，使肠内容积增大，引起反射性排便。

（2）药动学　餐后口服，10～12 小时内起作用，直肠给药则 1 小时内起作用。口服仅小量被吸收，以葡萄糖苷酸形式从尿排出（有些患者排出达剂量的 38%），10 小时后约 3% 的葡萄糖苷酸在胆汁内出现，主要由粪便排出。

【不良反应】　免疫系统及感染　罕见：严重速发型超敏反应、血管性水肿、超敏反应。

代谢及营养　罕见：脱水。

神经系统　常见：眩晕、昏厥。服用比沙可啶后产生的眩晕和昏厥似乎符合血管迷走神经反应（例如：用于腹部痉挛、排便）。

胃肠反应　常见：腹部绞痛、腹痛、腹泻、恶心。不常见：便血（大便带血）、呕吐、腹部不适、肛门直肠不适。罕见：结肠炎，包括缺血性结肠炎。

【禁忌证】（1）对本药及辅料过敏者。

（2）急腹症、炎症性肠病患者禁用。

（3）严重电解质紊乱。

【注意事项】（1）用药期间不宜哺乳。

（2）长期用药可能引起结肠功能紊乱、电解质紊乱及结肠黑变病。

（3）12 岁以下儿童禁用（编者老师提供的英国资料确实是不建议 12 岁以下儿童用，但国内说明书上写的是 6 岁以下儿童禁用。）

（4）孕妇禁用。

【药物相互作用】（1）不宜与可产生尖端扭转的抗心律失常药合用。

（2）与强心苷类合用易诱发其毒性作用。

（3）服用本药前 2 小时不宜服用抗酸药。

（4）使用阿片类止痛药的癌症患者，对本品耐受性差，可能会造成腹痛、腹泻和大便失禁，因此，不宜合用。

【给药说明】（1）有较强刺激性，应避免将本品吸入或与眼睛、皮肤、黏膜接触。

（2）为避免对胃的刺激，可用其肠溶片。

（3）肠溶片服药时不得咀嚼或压碎，服药前 2 小时不得服牛奶或抗酸药，进餐后 1 小时内不宜服用本药。

（4）本品不宜长期应用，使用 3 天无效，请马上就医。

（5）药物过量：如果大剂量用药，可出现水样便（腹泻）、腹部绞痛和具有临床意义的体液、钾及其他电解质流失。与其他缓泻药一样，长期过量使用比沙可啶可能会引起慢性腹泻、腹痛、低钾血症、继发性高醛固酮血症和肾结石。曾有报道称长期滥用缓泻药与肾小管损害、代谢性碱中毒以及继发于低钾血症的肌无力存在相关性。

【用法与用量】 成人及 12 岁以上儿童 (1)口服：一次 5～10mg，一日 1 次。

(2)直肠给药：一次 10mg，一日 1 次。

【制剂与规格】 比沙可啶肠溶片：5mg。

比沙可啶片：5mg。

比沙可啶栓：10mg。

聚乙二醇 4000 [国基；医保(甲)]
Macrogol 4000（Polyethylene Glycol 4000）

【适应证】 ①便秘；②术前肠道清洁准备；肠镜、钡灌肠及其他检查前的肠道清洁准备。

【药理】 (1)药效学 聚乙二醇 4000 是高分子量的聚乙二醇长链聚合体，通过氢键来固定水分子并发挥作用。属渗透性缓泻剂，可增加局部渗透压，使水分保留在结肠肠腔内，增加肠道内液体的保有量，软化大便，进而促进其在肠道内的推动和排泄。10～20g 本药可使结肠产生生理学效应，产生正常的大便，并确保持续发生疗效。它在肠道内不被细菌降解，也不产生有机酸或气体，不改变粪便的酸碱性，对肠道的 pH 值没有影响。通常在 4 小时内导致腹泻，快速清洁肠道。

(2)药动学 研究资料显示聚乙二醇 4000 口服后，既不被消化道吸收也不参与生物转化。

【不良反应】 **胃肠表现** 成人：腹痛，腹胀，腹泻，恶心(常见)。呕吐，急泻，大便失禁(不常见)。

儿童：腹痛、腹泻(可致肛周疼痛)(常见)。呕吐，腹胀，恶心(不常见)。

代谢及营养 成人：电解质紊乱(低钠血症，低钾血症)和(或)脱水，特别是老年人。

免疫系统及感染 成人和儿童：过敏反应(红斑，瘙痒，皮疹，荨麻疹，血管性水肿，过敏性休克)。

【禁忌证】 (1)严重的炎症性肠病(溃疡性结肠炎、克罗恩病)或中毒性巨结肠。

(2)消化道穿孔或有消化道穿孔危险。

(3)肠梗阻或疑似肠梗阻，或症状性狭窄。

(4)不明原因的腹痛症状。

(5)已知对聚乙二醇或赋形剂的某一成分过敏。

【注意事项】 (1)溶解药品时不要添加香料等其他成分。

(2)对于患有肠道狭窄或便秘等肠内容物潴留的患者，应在确认给药前日或给药前有无排便后小心给药，以免引起肠内压升高。

(3)通常高龄者生理功能低下，给药时应减慢速度，

边观察边给药。

(4)对于妊娠期妇女或有妊娠可能性的妇女要慎用，只有在充分考虑用药必要性后才可给药。

(5)对于冠心病、陈旧性心肌梗死或肾功能障碍的患者应慎重给药。

(6)当服用完 1000ml 时仍尚未排便者，要停止用药。确认没有嗳气、呕吐、腹痛并排便后才可继续用药。

(7)如有腹泻情况发生，对水电解质紊乱的患者应保持谨慎(如老年人，肝肾功能不全的患者或服用利尿剂的患者)，建议监测电解质。

(8)经鼻胃管给予大量聚乙二醇和电解质时，曾报道有气管吸入情况。特别是有口部运动功能障碍的神经系统受损的儿童尤其会有发生气管吸入的风险。

(9)炎症性肠病、肠梗阻、未明确确诊的腹痛患者禁用。

(10)儿童应为短期治疗，最长疗程不应超过三个月。

【给药说明】 在治疗便秘时不要长期使用。

【用法与用量】 成人 (1)治疗便秘 聚乙二醇 4000 粉：一次 10g，一日 1～2 次，或每天 20g，一次顿服，溶解在一杯水中服用。每日剂量可根据患者服用后的临床效果进行调整。

(2)肠道内容物的清除 复方聚乙二醇 4000 电解质散。①配制方法：将本品一大包内的三小袋药品全部倒入带有刻度的杯(瓶)中，加温开水，搅拌使其完全溶解。规格Ⅰ(68.56g/包)，配成 1000ml；规格Ⅱ(137.15g/包)，配成 2000ml。②用法与用量：3000～4000ml，首次服用 600～1000ml，以后每隔 10～15 分钟服用 1 次，每次 250ml，直至服完或直至排出水样清便。肠镜、钡灌肠及其他检查前的肠道清洁准备，用量为 2000～3000ml，服法相同。

儿童 口服。8 岁以上，一次 10g，一日 1～2 次；或一日 20g，一次性顿服。

【制剂与规格】 聚乙二醇 4000 散：10g。

开塞露 [国基；医保(甲)]
Glycerine Enema

【适应证】 便秘。

【注意事项】 使用前将容器顶端剪开，外涂少许油脂，缓慢插入。

【用法与用量】 将容器顶端刺破，外面涂油脂少许，徐缓插入肛门，然后将药液挤入直肠内，引起排便，成人一次 20ml，儿童一次 5～10ml。

【制剂与规格】　开塞露：含山梨醇 42.7%～47.3%（g/g）。

开塞露（含甘油 52.8%～58.3%）：（1）10ml；（2）20ml。

液 状 石 蜡 [药典(二)；医保(乙)]

Liquid Paraffin

【特殊说明】　别称：石蜡油。

【适应证】　肠梗阻，粪块嵌塞；便秘。

【药理】　药效学　本品是不被消化和吸收性有限的碳氢化合物。能使粪便稀释变软，同时润滑肠壁，使粪便易于排出。当治疗粪块嵌塞时直肠内应用则特别有效。液状石蜡可与欧车前或番泻叶同用，以对有便秘危险和因衰弱或疾病不能正常排便的患者预防便秘。亦可用于口服以减少排解干燥硬便时的困难（用劲费力）。液状石蜡优于刺激性泻药，其更安全并不发生耐受。

【不良反应】　近年来不提倡口服液状石蜡，因为有干扰脂溶性维生素吸收和吸入肺部的危险等可能性。前一作用仅在所用剂量超过临床常用量时才发生。后一作用可叮嘱患者在摄入后保持直立位至少 2 小时，以减少脂肪性肺炎的危险。曾有报道，在全身性吸收液状石蜡后在肝、脾或肠系膜淋巴结内发生异物性肉芽肿或液状石蜡瘤。注射液可能引起血管痉挛，可能需要立即手术切除以防止严重损伤。

【注意事项】　（1）不可久用，因本品可能妨碍脂溶性维生素和钙、磷的吸收。

（2）由于存在吸入的风险，对有吞咽异常者或神经发育受损的患者不宜给予口服液状石蜡。

（3）口服或直肠给药剂量过大，可能会导致肛门附近溢出和发炎。

（4）当出现腹痛、恶心或呕吐时，不应使用。

（5）儿童长期应用影响脂溶性维生素和钙、磷的吸收。

（6）婴幼儿（3 岁以下）禁用。

【药物相互作用】　由于同时应用多库酯盐可增加液状石蜡的吸收，因此不推荐二者同时应用。

【用法与用量】　成人　口服，每日 10～30ml，分次服用，最好在早餐前和晚上服用，避免睡前即刻服用。作为灌肠剂，剂量一般为 120ml。

儿童　3 岁以下：不推荐使用。

3～5 岁：2.5～5ml。

5～12 岁：5～10ml。

12 岁以上：同成人剂量。

复方磷酸氢钠片

Compound Sodium Phosphate Tablets

【适应证】　本品为容积性导泻药；适用于成年患者外科手术前或肠镜、钡灌肠及其他肠道检查前的肠道清洁准备。

【药理】　（1）药效学　本品是由磷酸氢二钠与磷酸二氢钠组成的复方制剂，属容积性导泻药。本品口服后，由于磷酸氢根离子不易被肠壁吸收，使肠内钠离子和磷酸氢根离子浓度迅速增加、肠内渗透压升高和肠道对水分的吸收减少；同时又由于大量水的导入使肠内容积急剧增大，进而扩张肠腔、刺激肠壁、促进肠蠕动，从而达到迅速导泻和清洁肠腔的目的。

动物长期毒性试验表明，本品无致癌、致畸、致突变作用。

（2）药动学　本品口服后，磷酸盐吸收的量较少，血磷浓度只会出现一过性轻度升高。据文献报道在一项关于本品的研究中，23 例健康受试者按本品的临床使用方法分别在下午 6 时和次日上午 6 时各服用规格每片含一水磷酸二氢钠 1.102g，磷酸氢二钠 0.398g 的本品 20 片（每片含两种磷酸钠盐共 1.5g），第 1 次服药后平均约 3 小时可见到血磷峰浓度，峰值较正常基线值高（3.7±1.63）mg/100ml；在第 2 次服药后血磷峰浓度大约出现在服药后 4 小时，峰值较正常基线值高（4.4±1.86）mg/100ml。第 2 次服药后 12 小时，血磷水平即恢复至基线水平。随着血磷的升高，常引起血中钙、钾等电解质浓度的下降，但这些变化一般在服药 48～72 小时内均会恢复至正常。试验中未见性别对血磷 AUC 有明显影响。血浆中离子化的无机磷几乎全部通过肾脏消除。

每次服用本品后可产生 1～3 小时的导泻作用。

【不良反应】　（1）本品的主要不良反应（发生率大于1%）均与清肠作用有关，常见的有恶心、呕吐、腹胀、腹痛、眩晕、头痛等。大多为一过性，患者能够耐受，不需进行特殊处理。

（2）与应用其他清肠剂相似，在镜检中可能观察到轻度肠黏膜溃疡、出血等现象。

（3）临床研究中发现，服用本品后，能够引起血中钙、磷、钾等电解质浓度改变，但这些变化在临床研究中并没有观察到相应的临床症状及心电图改变。

（4）肾功能严重障碍、肠穿孔患者服用本品可能导致脱水性休克、严重的电解质平衡紊乱、心律失常等不良反应发生。

【禁忌证】　（1）患有充血性心力衰竭、腹水、不稳定型心绞痛，胃瘫痪或肠梗阻，严重的慢性便秘、肠穿孔、急性结肠炎、巨结肠或动力不足综合征(如甲状腺功能低下、硬皮病)等的患者禁用；

(2)对磷酸钠盐或其他含磷酸盐的制剂有过敏史的患者禁用。

【注意事项】(1)根据本品的作用机制，建议患者从服用本品前12小时开始，只是用澄清的液体。患者服用本品时，每40片应服用不少于1500ml水或清质饮料，否则，和使用其他导泻剂一样，可能导致过度的体液丢失和血容量下降。

(2)本品不得与其他导泻剂或灌肠剂，特别是磷酸盐类产品同时使用。

(3)在使用本品后的7天内，不得再次进行肠道清洁处理。

(4)对肾功能不全、已存在电解质平衡紊乱的患者(如脱水或使用过利尿剂的患者)或正在服用可能导致电解质平衡紊乱的药物的患者慎用；血浆电解质异常的患者应在恢复电解质平衡后再使用本品。慢性炎性肠病患者急性发作期间对磷酸盐的吸收可能增加，宜慎用。

(5)与其他肠道清洁药物类似，服用本品可能导致结肠部位出现溃疡点，在镜检时应注意与炎性肠病相区别。

(6)在服用本品后的排泄物中或镜检时，可能会观察到尚未完全溶解的本品片剂或服用的其他药物片剂。

(7)本品与其他导泻剂和通便剂类药物一样，对患食欲异常亢进症患者有潜在的药物滥用可能性，因此本品需在医师指导下供成年人在手术或肠镜检查前依法使用。

(8)由于尚未开展对本品生殖影响的临床研究，服用本品后可能产生的对胎儿或生殖功能的影响尚不明确，因此本品对孕妇只有在明确必要时才能使用。

(9)本品对18岁以下人群尚无使用经验。

(10)尽管有文献报道，在本品的临床试验中，老年患者和年轻患者间未发现在疗效和安全性方面存在明显差异。但由于循环中的磷酸盐主要经过肾脏排泄，而老年人的肾功能可能趋于下降，因此不能排除有些老年患者对本品较为敏感。在老年患者运用本品时，应注意监测其肾功能。

【药物相互作用】与本品服药时间相近的药物由于导泻作用很可能不被吸收。在部分服用本品的患者中，曾观察到由于电解质紊乱所致Q-T间期延长，因此，对正在服用可能导致Q-T间期延长药物的患者应慎用本品，否则可能导致严重的并发症。

【给药说明】本品服用过量可能导致严重的电解质紊乱，如高磷、低钙、高钠、低钾血症，脱水，血容量下降及相关症状，严重的电解质紊乱可导致心律失常甚至死亡。对服用本品过量的患者应进行细致的监护，并进行对症治疗。

【用法与用量】口服。成人清洁一次肠道的用量为80片，请在医生指导下分2次服用。

具体用法如下：先于手术或肠镜检查的前一天晚上服用40片，一次6片，每次用220～250ml的饮用水或清质饮料送服(最后一次为4片)，每隔15分钟服用1次；再于手术或肠镜检查前3～5小时同法服用40片。

【制剂与规格】复方磷酸氢钠片：(1)每片含一水磷酸二氢钠0.551g，磷酸氢二钠0.199g；(2)每片含一水磷酸二氢钠1.02g，磷酸氢二钠0.398g。40片/瓶。

利 那 洛 肽
Linzess

【适应证】(1)CDE适应证 治疗成人便秘型肠易激综合征(IBS-C)。

(2)国外适应证 慢性特发性便秘(CIC)。

【药理】(1)药效学 利那洛肽及其活性代谢产物都可与小肠上皮管腔表面的GC-C受体结合。GC-C活化可使细胞内外环鸟苷酸(cGMP)浓度升高。细胞外cGMP通过降低疼痛神经纤维的活性，从而减轻模型动物的内脏疼痛。通过激活CFTR(囊性纤维化跨膜传导调节因子)，细胞内cGMP可增加小肠腔内氯化物和碳酸氢盐的分泌量，最终使小肠液分泌增多和结肠转运速度增快。

(2)药动学 利那洛肽及其活性代谢产物(去酪氨酸)在胃肠道中经酶降解为小分子肽，之后经蛋白质水解酶降解成天然氨基酸。

【不良反应】胃肠表现 十分常见：腹泻。常见：腹痛、腹胀、肠胃胀气。偶见：大便失禁、排便急迫。

神经系统 常见：头晕、头痛。

血管，出血及凝血 偶见：体位性低血压。

皮肤及皮肤附件 未知：皮疹。罕见：低血碳酸氢盐水平。

免疫系统及感染 常见：病毒性胃肠炎。

代谢及营养 偶见：低钾血症、脱水和食欲减退。

【禁忌证】(1)对利那洛肽或任何辅料过敏者禁用。

(2)已知或疑似患有机械性胃肠道梗阻的患者禁用。

(3)6岁以下儿童禁用。

【注意事项】(1)器质性疾病、慢性炎症性肠病慎用。

(2)如果发生持续(如超过1周)或重度腹泻，应考虑暂停使用本品。

(3)6 岁以下儿童禁用，6～17 岁患者慎用。

(4)妊娠期不建议使用。

(5)哺乳期不建议使用。

【药物相互作用】 (1)合并服用质子泵抑制剂、泻药或非甾体抗炎药，腹泻风险可能增加。

(2)与治疗窗窄的口服药物(如左甲状腺素)合用时需谨慎，因为胃肠道吸收下降，可能会降低药物疗效。

(3)口服避孕药的疗效可能会降低，建议使用其他避孕方法，以防止口服避孕药可能失效。

【给药说明】 至少首餐前 30 分钟服用。治疗 4 周后如果症状未改善，应重新检查患者，并重新评估继续治疗的风险。

【用法与用量】 成人　IBS-C：290μg，口服，每天 1 次。CIC：145μg，口服，每天 1 次。

【制剂与规格】 利那洛肽胶囊：(1)145μg/粒；(2)290μg/粒。

聚卡波非钙 [医保(乙)]
Calcium Polycarbophil

【适应证】 缓解肠易激综合征(便秘型)患者的便秘症状。

【药理】 (1)药效学　本品在胃内酸性条件下，脱钙形成聚卡波非，在小肠或大肠的中性环境下显示了高度的吸水性，膨胀成为凝胶，保持消化道内水分，调节消化道内容物的输送，从而对便秘发挥治疗作用。

(2)药动学　大鼠和犬口服 ^{14}C-聚卡波非钙后血中放射性标记物浓度测定试验、尿/粪排泄试验、大鼠全身放射自显影、胆汁排泄试验和原位消化道吸收试验结果显示，聚卡波非钙在消化道不被吸收。

通过测定犬血液中马来酸曲美布汀、地西泮、西咪替丁等药物的浓度，证实聚卡波非钙不影响这些药物的吸收。

【不良反应】 胃肠表现　恶心，呕吐(常见)。口渴(常见)。

皮肤及皮肤附件　皮疹(常见)。瘙痒(偶见)。水肿(偶见)。

血液系统　血清丙氨酸氨基转移酶(ALT)上升(常见)。尿潜血检查阳性(偶见)。蛋白尿检查阳性(偶见)。白细胞减少(偶见)。

【禁忌证】 (1)急性腹部疾病(阑尾炎，肠出血，溃疡性结肠炎)的患者。

(2)手术后有可能发生肠梗阻的患者。

(3)高钙血症患者。

(4)肾结石患者。

(5)肾功能不全(轻度肾功能不全和透析中的患者除外)的患者。

(6)对本药的有效成分有既往过敏史的患者。

【注意事项】 (1)使用本品如症状没有改善需停止服用(通常以 2 周的时间为限)。

(2)下列患者应该慎重使用本品：①服用活性维生素 D 的患者。②应用强心苷的患者。③被诊断胃酸缺乏和有胃部切除既往史的患者。④透析中和轻度肾功能不全的患者。

(3)儿童用药的安全性尚未确认，不推荐使用。

(4)一般情况下，老年人多数肾功能低下，容易形成高钙血症，使用本品应该减量或注意调整剂量。

(5)妊娠期用药的安全性尚未确认。对于孕妇或准备妊娠的妇女，只有在治疗上的益处远大于风险时才可服用本品。

【药物相互作用】 (1)活性维生素 D 制剂(如阿尔法骨化醇、骨化醇)会促进肠道钙吸收，与本品合用易发生高钙血症

(2)钙制剂(如 L-天冬氨酸钙、乳酸钙等)与本品合用会导致钙摄取过量，并导致本品脱钙状态下与钙离子发生再结合，减弱本品的药效。

(3)本品可增强地高辛等强心苷的作用，导致心律不齐。

(4)本品可与四环素类抗生素(四环素、米诺环素等)、喹诺酮类抗生素(诺氟沙星、盐酸培氟沙星、甲苯磺酸妥舒沙星等)形成螯合物，影响抗生素的吸收，降低疗效。

(5)质子泵阻断剂(奥美拉唑、兰索拉唑等)、H_2 受体拮抗剂(法莫替丁、雷尼替丁等)、制酸剂(氢氧化铝、氢氧化镁等)可导致胃内 pH 值上升，抑制本品脱钙从而降低药效。

【给药说明】 饭后用足量水送服。一般疗程不超过 2 周。

【用法与用量】口服。成人常用量为一次 2 片(1.0g)，一日 3 次。

【制剂与规格】 聚卡波非钙片：0.5g/片。

二、止泻药

碱式碳酸铋 [药典(二)]
Bismuth Subcarbonate

【适应证】 用于胃肠功能不全及吸收不良引起的腹泻、腹胀等。也可用于慢性胃炎及缓解胃酸过多引起的

胃痛、胃灼热感(烧心)、反酸。

【药理】 (1)药效学 中和胃酸及收敛药,在胃肠道黏膜起保护性的制酸和收敛作用,此外,本品对幽门螺杆菌也有杀灭作用。同时可与肠腔内异常发酵产生的硫化氢结合,抑制肠蠕动,起到止泻作用。

(2)药动学 口服仅微量吸收,随粪便排出。

【不良反应】 (1)用药期间舌苔和大便可呈黑色。

(2)偶可引起可逆性精神失常。

(3)大量及长期服用,可引起便秘和碱中毒。

【禁忌证】 (1)3岁以下儿童禁用。

(2)伴有发热症状的患者禁用。

【注意事项】 (1)用于腹泻时,一般不超过2天;用于慢性胃炎及胃酸过多时,连续使用不得超过7天,症状未缓解请咨询医师或药师。

(2)如服用过量或出现严重不良反应,应立即就医。

(3)服用本品期间不得服用其他铋制剂,且不宜大剂量长期服用。

(4)由细菌感染引起的腹泻,应在医师指导下结合抗菌药治疗。

(5)对本品过敏者禁用,过敏体质者慎用。

(6)本品性状发生改变时禁止使用。

(7)请将本品放在儿童不能接触的地方。

(8)儿童必须在成人监护下使用。

(9)如正在使用其他药品,使用本品前请咨询医师或药师。

【药物相互作用】 (1)本品可影响某些微生态制剂如乳酸杆菌、乳酶生等的疗效,不宜同服。

(2)与四环素、土霉素、诺氟沙星、环丙沙星等口服抗菌药合用,可降低抗菌活性,不宜同服。

(3)可减少口服地高辛的吸收。

(4)如与其他药物同时使用可能会发生药物相互作用,详情请咨询医师或药师。

【给药说明】 【孕妇及哺乳期妇女用药】 尚不明确。

【用法与用量】 口服 3～5岁儿童,一日1～2片;5岁以上儿童,一日2～3片。成人,一次2～6片,一日3次。饭前服。

【制剂与规格】 碱式碳酸铋片:(1)含碱式碳酸铋0.3g;(2)含碱式碳酸铋0.5g。

碱式碳酸铋糊:25%。

药 用 炭 [药典(二)]

Medicinal Charcoal(Activated Carbon)

【适应证】 (1)CDE适应证 吸附药。用于食物、生物碱等引起的中毒及腹泻、腹胀等。

(2)国外适应证 治疗腹泻;吸附消化道内异常发酵产生的气体;吸附毒物及解毒作用。

【药理】 (1)药效学 ①止泻作用:能吸附导致腹泻及腹部不适的多种有毒与无毒刺激物。减轻对肠壁的刺激,减少蠕动,从而起止泻作用。②解毒作用:能吸附摄入的毒性物质,抑制胃肠道吸收。③消胀作用:吸附肠道气体,解除不适症状。

(2)药动学 胃肠道不吸收,全部由肠道排出。

【不良反应】 可出现恶心,长期或大量服用可导致便秘、维生素类及矿物质等营养吸收障碍。

【禁忌证】 3岁以下儿童如患长期的腹泻或腹胀禁用本品。

【注意事项】 (1)服用药用炭可影响小儿营养吸收。

(2)本品能吸附并减弱其他药物作用,影响消化酶活性。

(3)由于药剂的性质可能会造成容器内压,所以开封时要注意。

(4)一般老年人由于生理机能低下,要注意减少体重。

【药物相互作用】 (1)作为解毒药应用时,禁止与吐根配伍应用,吐根能被活性炭吸附,影响解毒效果。

(2)本品不宜与维生素、抗菌药、洋地黄、生物碱类、乳酶生及其他消化酶等类药物合用,以免被吸附作用而影响疗效。

【给药说明】 (1)作为解毒药应用时,应在急性中毒后30分钟内摄入。中毒救治时,剂量最小为30g。

(2)片剂或颗粒型制剂的效果一般不及粉剂。可将粉剂与膨润土或羧甲基纤维素调制成混悬液服用。

(3)解毒时药用炭摄入后应随即给予一剂泻药,以促进毒物-炭复合物迅速排出,否则仍有中毒的可能。

【用法与用量】 成人 ①解毒,一次30～100g,混悬于水中服下。②肠道疾病,一次1～3g,一日3～9g,饭前服用。③根据年龄和症状适当增减。

儿童 口服,一次0.3～0.6g,一日3次。

【制剂与规格】 药用炭散剂:(1)50g;(2)250g;(3)1kg。

药用炭胶囊:0.3g。

药用炭片:(1)0.3g;(2)0.5g。

盐酸洛哌丁胺 [药典(二);医保(乙)]

Loperamide Hydrochloride

【适应证】 ①各种病因引起的急、慢性腹泻。②回肠造口术患者,可增加大便稠度以减少排便次数与排便量。

【药理】 (1)药效学 为长效抗腹泻药物。作用于肠壁的阿片受体，可阻止相应配体与阿片受体的结合，阻止乙酰胆碱和前列腺素的释放，从而抑制肠蠕动，延长肠内容物的通过时间。还可增加肛门括约肌的张力，从而能抑制大便失禁和便急。动物试验未见遗传毒性、生殖毒性、致癌性，有子代致畸性，可产生身体依赖、对阿片类物质的交叉耐受。

(2)药动学 ①吸收：洛哌丁胺大部分被肠壁吸收，但由于明显的首过效应，生物利用度仅约为 0.3%。不同剂型的盐酸洛哌丁胺(硬胶囊，软胶囊，有或无包衣的片剂，咀嚼片，口崩片，口服液)其吸收的速度和程度是生物等效的。

②分布：研究在大鼠身上的分布显示与肠壁有高亲和力，易与纵肌层的受体结合。洛哌丁胺与血浆蛋白(主要是白蛋白)的结合率为 95%。临床前研究数据显示洛哌丁胺为 P-糖蛋白底物。

③代谢：洛哌丁胺几乎全部被肝脏摄取，通过胆汁代谢、结合和排泄。洛哌丁胺的主要代谢途径是通过氧化的 N-去甲基作用，并且主要通过细胞色素氧化酶 CYP3A4 和 CYP2C8 调节。由于非常强的首过效应，血浆中的药物原型浓度非常低。

④排泄：洛哌丁胺在人体的消除半衰期为 11(9～14)小时。药物原型及代谢产物主要通过粪便排泄。

【不良反应】 (1)临床试验数据

①成人和 12 岁及以上儿童：发生率≥1%的不良反应：头痛、便秘、肠胃胀气、恶心；发生率<1%的不良反应：头晕、口干、腹痛、消化不良、呕吐、腹部不适、上腹痛、腹胀、皮肤和皮下组织疾病、皮疹。

②12 岁以下儿童：发生率≥1%的不良反应：呕吐(1.2%)；发生率<1%的不良反应：嗜睡、头晕、头疼、恶心、腹痛、便秘、皮疹。

(2)上市后数据

少见(发生率<1%)：嗜睡。

罕见(发生率<0.1%)：超敏反应，过敏反应(包括过敏性休克)和过敏样反应、协调失常、意识水平下降、肌张力亢进、意识丧失、嗜睡和木僵、瞳孔缩小、肠梗阻(包括麻痹性肠梗阻)、巨结肠(包括中毒性巨结肠)、血管性水肿，大疱性疹(包括 Stevens-Johnson 综合征，中毒性表皮坏死松解症和多性红斑)、瘙痒，荨麻疹、尿潴留、疲乏。

【禁忌证】 (1)禁用于 2 岁以下的儿童。

(2)禁用于已知对本品过敏者。

(3)本品不应作为以下疾病的主要治疗方法：

①主要症状为高热和脓血便的急性痢疾；

②急性溃疡性结肠炎；

③沙门菌属、志贺菌属或弯曲杆菌属等侵入性病原体引起的细菌性小肠结肠炎；

④使用广谱抗菌药引起的伪膜性肠炎。

(4)一般情况下，由于抑制肠蠕动可能导致肠梗阻、巨结肠和中毒性巨结肠时，不应使用本品。

(5)如发生便秘、腹胀和肠梗阻，应立即停用本品。

【注意事项】 (1)本品用于腹泻时，仅为对症治疗。在确定病因后，应进行特定治疗。

(2)腹泻患者，尤其是儿童，经常发生水和电解质丢失，补充水和电解质是最重要的治疗措施。

(3)未经医生处方且无医护人员监督情况下，本品(盐酸洛哌丁胺)不得用于 2～6 岁儿童。

(4)对于急性腹泻，如服用本品 48 小时后，临床症状无改善，应停用本品，建议咨询医生。

(5)艾滋病患者使用本品治疗腹泻时，如出现腹胀的早期症状，应停止本品的治疗。曾有个别艾滋病患者使用盐酸洛哌丁胺治疗病毒及细菌引起的传染性结肠炎而出现顽固性便秘，导致中毒性巨结肠的风险增加的报道。

(6)虽然尚无本品在肝功能障碍患者体内的药代动力学资料，但由于本品有较高的首过代谢特性，肝功能障碍可能导致药物相对过量，应注意中枢神经系统毒性反应症状。

(7)在阿片成瘾患者中描述了将洛哌丁胺作为阿片类替代药物滥用和误用的情况(参见〔药物过量〕)。

(8)由于本品的大部分可以代谢，代谢产物和原型药物经粪便排泄，因此肾病患者不需进行剂量调整。

(9)本品治疗腹泻时，可能出现乏力、头晕或困倦的症状。因此在驾驶和操作机器时，应予以注意。

(10)请置于儿童不易拿到处。

(11)腹泻患者，尤其是儿童，经常发生水和电解质丢失，补充水和电解质是最重要的治疗措施，儿童应在医生指导下使用本品。

盐酸洛哌丁胺禁用于 2 岁以下的儿童。6 岁以下的儿童不宜使用盐酸洛哌丁胺的胶囊剂治疗。

(12)虽然本品无致畸作用和胚胎毒性，但孕妇，尤其是在妊娠的前三个月内的孕妇，仍应权衡利弊使用。

(13)本品可少量分泌于母乳中，因此哺乳期妇女不宜使用本品。

【药物相互作用】 (1)洛哌丁胺为 P-糖蛋白底物。与奎尼丁或利托那韦合用时，会导致洛哌丁胺的血浆浓度增加 2～3 倍。

(2)与伊曲康唑合用可导致洛哌丁胺的血浆浓度增加 3～4 倍。

(3)吉非贝齐可导致洛哌丁胺的血浆浓度增加约 2 倍。

(4)与伊曲康唑和吉非贝齐合用可导致洛哌丁胺血浆峰值增加 4 倍,总血浆暴露增加 13 倍。通过意识活动测验,如主观嗜睡和数字符号替代测验,认为这些增加不会导致中枢神经系统反应。

(5)与酮康唑合用可导致洛哌丁胺的血浆浓度增加 5 倍。通过瞳孔测量法测验,认为这些增加不会导致药代动力学增加。

(6)与口服去氨加压素合用可导致去氨加压素的血浆浓度增加 3 倍,可能是由于胃肠蠕动缓慢引起的。

(7)与洛哌丁胺药理作用相似的药物合用可能会增加洛哌丁胺的效应;与增加胃肠道蠕动的药物合用可能会降低洛哌丁胺的效应。

【给药说明】 (1)在过量时(包括由肝功能障碍导致的相对过量),可能出现中枢神经系统抑制症状(如:木僵、协调功能紊乱、嗜睡、缩瞳、肌张力过高、呼吸抑制)、尿潴留及肠梗阻。儿童可能对中枢神经系统反应较成人敏感。

(2)在有意过量服用(报告剂量为每日 40mg 至 792mg)盐酸洛哌丁胺的个人中观察到 Q-T 间期延长、QRS 波增宽和(或)严重室性心律失常,包括尖端扭转型室速(见〔注意事项〕)。死亡事件也有报告。滥用、误用和(或)过量使用超大量洛哌丁胺可能会出现 Brugada 综合征。

(3)如出现上述过量症状,应启动 ECG 监测 Q-T 间期延长。如出现神经中枢系统反应,可用纳洛酮作为解毒剂。由于本品作用的持续时间长于纳洛酮(1～3 小时),因此可重复使用纳洛酮,并且应至少监护患者 48 小时以监测可能的中枢神经抑制症状。

【用法与用量】 本品适用于成人和 6～17 岁儿童,用液体送服。患者应根据需要适当补充液体和电解质。

急性腹泻:起始剂量,成人 2 粒,儿童 1 粒,以后每次不成形便后服用 1 粒。

慢性腹泻:起始剂量,成人 2 粒,儿童 1 粒,以后可调节每日剂量以维持每日 1～2 次正常大便。一般维持剂量每日 1～6 粒。

每日最大剂量:成人不超过 8 粒;儿童给药剂量与体重相关(最大剂量 3 粒/20kg 体重),每日最大剂量不超过 8 粒。

【制剂与规格】 盐酸洛哌丁胺胶囊:2mg。
盐酸洛哌丁胺颗粒剂:1g:1mg。

鞣酸蛋白
Albumin Tannate

【适应证】 用于消化不良性腹泻。

【药理】 (1)药效学 本品口服后在肠内经胰蛋白酶分解、缓慢释放出鞣酸,使肠黏膜表层内的蛋白质沉淀,形成一层保护膜而减轻刺激,降低炎症渗透物和减少肠蠕动,起收敛止泻作用。

(2)药动学 口服后在胃内不被分解。到小肠后逐渐接触鞣酸,使蛋白凝固。

【不良反应】 过量服用可引起便秘。

【禁忌证】 对本品过敏者禁用。

【注意事项】 (1)细菌性痢疾等感染性腹泻不能应用本品。

(2)对本品过敏者禁用,过敏体质者慎用。

(3)本品性状发生改变时禁止使用。

(4)请将本品放在儿童不能接触的地方。

(5)儿童必须在成人监护下使用。

(6)如正在使用其他药品,使用本品前请咨询医师或药师。

(7)如服用过量或出现严重不良反应,请立即就医。

儿童 不宜与消化酶制剂合用,以免影响疗效。

【药物相互作用】 (1)本品能影响胰酶、胃蛋白酶、乳酶生等的药效,不宜同服。

(2)本品不应与碱性药物同服,因 B 族维生素可能被破坏。

(3)如与其他药物同时使用可能会发生药物相互作用,详情请咨询医师或药师。

【给药说明】 空腹服用。

【用法与用量】 成人 口服,一次 0.9～1.8g;一日 3 次。

儿童 用量见表 6-3。

表 6-3 鞣酸蛋白片儿童用量表

年龄(岁)	体重(千克)	一次用量(片)	一日次数
1～3	10～14	1	3
4～6	16～20	2	3
7～9	22～26	3	3
10～12	28～32	4	3

【制剂与规格】 鞣酸蛋白片:0.3g。

鞣酸蛋白散：0.9g。

鞣酸蛋白酵母散：鞣酸蛋白 0.1g，干酵母 0.1g。

蒙 脱 石
Montmorilonite（Smectite）

【适应证】 （1）CDE 适应证 ①成人及儿童的急、慢性腹泻。②肠易激综合征。③食管炎及与胃、十二指肠、结肠疾病有关的疼痛的对症治疗。④肠道菌群失调。

（2）国外适应证 腹泻。

【药理】 （1）药效学 ①口服本品后，药物可均匀地覆盖在整个肠腔表面，并维持 6 小时之久。

②蒙脱石可吸附多种病原体，将其固定在肠腔表面，而后随肠蠕动排出体外，从而避免肠细胞被病原体损伤。

③蒙脱石对大肠埃希菌毒素、金黄色葡萄球菌毒素和霍乱毒素也有固定作用，同时减少肠细胞的运动失调，恢复肠蠕动的正常节律，维护肠道的输送和吸收功能。还能减轻空肠弯曲菌所致的黏膜组织病变，修复损坏的细胞间桥，使细胞紧密连接，防止病原菌进入血液循环，并抑制其繁殖。另一方面，它可减慢肠细胞转变速度，促进肠细胞的吸收功能，减少其分泌，缓解幼儿由于双糖酶降低或缺乏造成糖脂消化不良而导致的渗透性腹泻。

④蒙脱石可通过和肠黏液分子间的相互作用，增加黏液凝胶的内聚力、黏弹性和存在时间，从而增强黏液屏障，保护肠细胞顶端和细胞间桥免受损坏。

（2）药动学 口服后不被肠道吸收入血，2 小时后可均匀地覆盖在整个肠腔表面。6 小时后连同所吸附的攻击因子随消化道蠕动排出体外。

【不良反应】 本药安全性好，无明显不良反应，极少数患者可出现轻微便秘，减量后可继续服用。

【注意事项】 （1）可能影响其他药物的吸收，必须合用时在服用本品之前 1 小时服用其他药物。

（2）少数患者如出现轻微便秘，可减少剂量继续服用。

（3）治疗急性腹泻时注意纠正脱水。

（4）急性腹泻，首剂可加倍；慢性腹泻剂量酌减。

（5）将本品倒入 50ml 温水，摇匀后口服。

【药物相互作用】 （1）与诺氟沙星合用可提高对致病性细菌感染的疗效。

（2）可减轻红霉素的胃肠反应，提高红霉素的疗效。

【给药说明】 （1）将本药倒入 50ml 温水中，摇匀服用；丸状、糊状服用影响疗效。

（2）胃炎、结肠炎和肠易激综合征应在饭前服用；腹泻宜在两餐中间服用；胃食管反流病、食管炎于餐后服用。

（3）结肠炎、肠易激综合征可采用灌肠疗法。

（4）可影响其他药物的吸收，应在服用本药前 1 小时服用其他药物。

（5）如出现便秘，可减少剂量继续治疗。

【用法与用量】 儿童 口服，1 岁以下，一日 3g；1～2 岁，一日 3～6g；3 岁以上，一日 9g，分 3 次服。

成人 口服，每次 3g，一日 3 次。

【制剂与规格】 蒙脱石散：每袋含蒙脱石(1)1g；(2)2g；(3)3g。

蒙脱石混悬液：90ml:9g。

复方樟脑酊 [药典(二)]
Compound Glycyrrhiza

【成分】 本品为复方制剂，主要成分为樟脑、阿片酊。

【适应证】 用于干咳及腹泻。

【药理】 （1）药效学 樟脑有轻度祛痰作用；阿片具有镇咳镇痛及可抑制胃肠道蠕动，产生止泻作用。

（2）药动学 未进行该项实验且无可靠参考文献。

【不良反应】 未进行该项实验且无可靠参考文献。

【禁忌证】 （1）严重肝功能不全、肺源性心脏病、支气管哮喘患者、婴儿、孕妇及哺乳期妇女禁用。

（2）儿童慎用。

【注意事项】 本品可致依赖性，不应持续服用。

【用法与用量】 口服 一次 2～5ml，一日 3 次。

【制剂与规格】 （1）每瓶 5ml 含樟脑 0.015g，阿片酊 0.25ml。

（2）每瓶 500ml 含樟脑 1.5g，阿片酊 25ml。

（3）每瓶 2000ml 含樟脑 6g，阿片酊 100ml。

（4）每瓶 500ml 含 1.5ml 八角茴香油，1.5g 樟脑，2.5g 苯甲酸，25ml 阿片酊。

消旋卡多曲 [药典(二)；医保(乙)]
Racecadotril

【适应证】 胶囊：用于成人的急性腹泻。

片剂：用于儿童的急性腹泻。

口崩片、颗粒：本品适用于一月以上婴儿及儿童的急性腹泻。

【药理】 （1）药效学 消旋卡多曲是一个脑啡肽酶抑制剂。脑啡肽酶可降解脑啡肽，本品可选择性、可逆性的抑制脑啡肽酶，从而保护内源性脑啡肽免受降解，延长消化道内源性脑啡肽的生理活性，减少水和电解质的过度分泌。口服消旋卡多曲作用于外周脑啡肽酶，不影响中枢神经系统的脑啡肽酶活性，且对胃肠道蠕动和肠道基础分泌无明显影响。

有文献报道，灵长类动物服用治疗剂量 100 倍的消旋卡多曲 12 个月，未发现任何毒性反应。小鼠以 50mg/kg(2 次/天)的剂量腹腔注射消旋卡多曲 10 天，在用药期间及停药后，未发现有毒性反应。

(2)药动学

①吸收：本品口服后能迅速吸收，对血浆中内啡肽酶的抑制作用在 30 分钟时出现。对酶抑制作用的强度与用药剂量相关。当用药剂量为 1.5mg/kg 时，2.5 小时后对酶的抑制作用达到峰值(对酶的抑制作用达到 90%)，对酶的抑制作用持续 8 小时左右，$t_{1/2}$ 约为 3 小时。

②分布：本品组织分布较少，仅有 1%的药物分布到组织中。血浆蛋白结合率达 90%(主要与白蛋白结合)。

③代谢：本品进入体内后，迅速转变为其活性代谢物 Thiorphan，即(±)N-(1-氧-2-巯甲基-3-苯丙基)甘氨酸，然后转变为无活性代谢物二硫化物和巯甲醚，最后经尿、粪便及肺排泄。本品在成人体内对细胞色素 P450 酶系无诱导作用。

④消除：放射标记法研究发现，本品主要通过粪便和尿排泄。重复给药不会改变本品的药代动力学特性。

饮食延长脑啡肽酶抑制作用的出现时间，但对峰高和药-时曲线下面积(AUC)无影响。

【不良反应】 偶见嗜睡、皮疹、便秘、恶心、呕吐、头痛和腹痛等。

【禁忌证】 肝肾功能不全者；不能摄入果糖，对葡萄糖或半乳糖吸收不良，缺少蔗糖酶、麦芽糖酶的患者；对消旋卡多曲过敏的患者；以上人群禁用。

无人体应用的相关数据，但动物实验未发现对妊娠和胎儿的毒性。因此除非认为利益大于风险，妊娠期妇女应慎用。同样对哺乳期妇女也没有人体应用的相关数据，但动物实验没有发现任何对哺乳妇女及婴儿的毒性。

【注意事项】 (1)如果患者出现脱水现象，本品应该与口服补液盐合用。

(2)连续服用本品 5 天后，腹泻症状仍持续者应进一步就诊或采用其他药物治疗方案；或便血伴有发热、呕吐等及时就医。

(3)与细胞色素酶 P450 3A4 抑制剂如红霉素、酮康唑(可能减少消旋卡多曲的代谢)同时治疗时慎用。

(4)与细胞色素酶 P450 3A4 诱导剂如利福平(可能降低消旋卡多曲的抗腹泻作用)同时治疗时慎用。

(5)肝肾功能不全者慎用。

(6)功能性肠道疾病慎用。

(7)本品可与食物、水或母乳一起服用，请注意溶解混合均匀。

(8)本品请勿一次服用双倍剂量。

【药物相互作用】 (1)红霉素、酮康唑等细胞色素酶 P450 3A4 抑制剂可能减少消旋卡多曲的代谢，增加毒性。

(2)利福平等细胞色素酶 P450 3A4 诱导剂可能降低消旋卡多曲的抗腹泻作用。

【给药说明】 关于儿童过量还没有相关的数据，但是在临床研究中成人口服 2.0g(相当于正常成人剂量的 20 倍)未发现任何不良反应。临床应用中还没有任何过量事件发生，也无特异性解毒药，因此一旦发现过量应按常规药物过量进行处理。

【用法与用量】 (1)胶囊剂 口服，每次 0.1g，每日 3 次，最好餐前服用；连续用药不超过 7 天。

(2)片剂 口服，每日 3 次，每次按每千克体重服用 1.5mg；单日总剂量应不超过每千克体重 6mg。连续服用不得超过 7 天。必要时给予口服补液或静脉补液联合使用。

儿童剂量：30 月龄～9 岁(13～27kg)，每次 30mg，每日 3 次；9 岁以上(体重>27kg)，每次 60mg，每日 3 次。

(3)颗粒剂 口服，每日 3 次，每次按每千克体重服用 1.5mg；单日总剂量应不超过每千克体重 6mg。连续服用不得超过 7 天。必要时给予口服补液或静脉补液联合使用。

婴儿剂量：1～9 月龄(体重<9kg)，每次 10mg，每日 3 次；9～30 月龄(体重 9～13kg)，每次 20mg，每日 3 次。

儿童剂量：同片剂。

(4)口崩片 口服，母乳喂养者不需停止，建议与口服或静脉补液同时使用。

推荐剂量：每次 1.5mg/kg，每日 3 次，每日总剂量最大不得超过 6mg/kg。

可根据表 6-4 计算用量：

表 6-4 消旋卡多曲口崩片剂量推荐表

年龄	1～6个月	6～18个月	19～36个月	3～8岁	9～14岁
体重(kg)	<6	6～9	10～13	14～25	26～40
剂量(mg/次)	6	12	18	30	60
频次	一日3次	一日3次	一日3次	一日3次	一日3次

【制剂与规格】　消旋卡多曲胶囊剂：0.1g。　消旋卡多曲口崩片：6mg。

消旋卡多曲颗粒剂：10mg。　消旋卡多曲散剂：30mg。

消旋卡多曲片剂：30mg。

第七节　肠道非特异性感染用药

炎症性肠病(IBD)包括溃疡性结肠炎(UC)和克罗恩病(CD)，是一种慢性复发性的免疫性肠道疾病。IBD 传统治疗主要是 5-氨基水杨酸(柳氮磺胺吡啶、美沙拉秦、奥沙拉秦和巴柳氮钠)，糖皮质激素(醋酸泼尼松、布地奈德和氢化可的松)以及免疫抑制剂(环孢素、硫唑嘌呤、甲氨蝶呤和沙利度胺等)。近年来，随着对疾病认识的拓宽和药物研究的进展，肠道益生菌也广泛应用于 IBD 治疗中，层出不穷的生物靶向单抗类药物(抗 TNF-α单抗、整合素受体单抗以及抗细胞因子单抗等)亦开始应用，在一定程度上提高了IBD 的缓解率。有关的皮质激素、免疫性药物和免疫疾病重叠单抗药物在本章中仅描述它们在这方面的应用，其他详细内容可参阅第九章和第十七章。

柳氮磺吡啶[药典(二)；国基；医保(甲)]

Sulfasalazine

【适应证】　①轻、中、重度溃疡性结肠炎及缓解期维持治疗。②活动期克罗恩病，特别是累及结肠的患者。③其他适应证参阅第十三章第二节。

【药理】　(1)药效学　为磺胺类抗菌药。属口服不易吸收的磺胺药，吸收部分在肠微生物作用下分解成 5-氨基水杨酸和磺胺吡啶。5-氨基水杨酸与肠壁结缔组织络合后较长时间停留在肠壁组织中起到抗菌消炎和免疫抑制作用，如减少大肠埃希菌和梭状芽孢杆菌，同时抑制前列腺素的合成以及其他炎症介质白三烯的合成。因此，目前认为对炎症性肠病产生疗效的主要成分是 5-氨基水杨酸，分解产生的磺胺吡啶对肠道菌群只显示微弱的抗菌作用。

(2)药动学　口服后少部分在胃肠道吸收，通过胆汁可重新进入肠道(肠-肝循环)。未被吸收的部分被回肠末段和结肠的细菌分解为 5-氨基水杨酸与磺胺吡啶，残留部分自粪便排出。5-氨基水杨酸几乎不被吸收，大部分以原型自粪便排出，但 5-氨基水杨酸的 N-乙酰衍生物可见于尿内。磺胺吡啶可被吸收并排泄，尿中可测知其乙酰化代谢产物。磺胺吡啶及其代谢产物也可出现于母乳中。

【不良反应】　(1)血清磺胺吡啶及其代谢产物的浓度(20～40μg/ml)与毒性有关。浓度超过 50μg/ml 时具有毒性，故应减少剂量，避免毒性反应。

(2)过敏反应较为常见，可表现为药疹，严重者可发生渗出性多形红斑、剥脱性皮炎和大疱表皮松解萎缩性皮炎等；也有表现为光敏反应、药物热、关节及肌肉疼痛、发热等血清病样反应。

(3)中性粒细胞减少或缺乏症、血小板减少症及再生障碍性贫血。患者可表现为咽痛、发热、苍白和出血倾向。

(4)溶血性贫血及血红蛋白尿。缺乏葡萄糖-6-磷酸脱氢酶患者使用后易发生，在新生儿和小儿中较成人为多见。

(5)高胆红素血症和新生儿胆红素脑病。由于可与胆红素竞争蛋白结合部位，致游离胆红素增高。新生儿肝功能不完善，故较易发生高胆红素血症和新生儿黄疸。偶可发生胆红素脑病。

(6)肝脏损害，可发生黄疸、肝功能减退，严重者可发生急性肝坏死。

(7)肾脏损害，可发生结晶尿、血尿和管型尿。偶有患者发生间质性肾炎或肾小管坏死的严重不良反应。

(8)恶心、呕吐、胃纳减退、腹泻、头痛、乏力等。一般症状轻微，不影响继续用药。偶有患者发生艰难梭菌肠炎，此时需停药。

(9)甲状腺肿大及功能减退偶有发生。

(10)中枢神经系统毒性反应偶可发生，表现为精神错乱、定向力障碍、幻觉、欣快感或抑郁感。一旦出现均需立即停药。

(11)罕见有胰腺炎、男性精子减少或不育症。

【禁忌证】　禁用于对磺胺类药物过敏者、哺乳期妇女、2 岁以下小儿。

【注意事项】　(1)缺乏葡萄糖-6-磷酸脱氢酶，肝功能损害，肾功能损害，血卟啉病，血小板、粒细胞减少，肠道或尿路阻塞患者应慎用。

(2)应用磺胺类药物期间多饮水，保持高尿流量，以防结晶尿的发生，必要时亦可服碱化尿液的药物。如应用本品疗程长，剂量大时宜同服碳酸氢钠并多饮水，以防止此不良反应。治疗中至少每周检查尿常规 2～3 次，如发现结晶尿或血尿时给予碳酸氢钠及饮用大量水，直至结晶尿和血尿消失。失水、休克和老年患者应用时易致肾功能损害，应慎用或避免应用本品。

(3) 对呋塞米、砜类、噻嗪类利尿药、磺脲类、碳酸酐酶抑制药及其他磺胺类药物呈现过敏的患者，对本品亦会过敏。

(4) 治疗中须注意检查以下几项 ①全血象检查，对接受较长疗程的患者尤为重要；②直肠镜与乙状结肠镜检查，观察用药效果及调整剂量；③治疗中定期尿液检查（每2～3日查尿常规1次）以发现长疗程或高剂量治疗时可能发生的结晶尿；④肝、肾功能检查；⑤遇有胃肠道刺激症状，除强调餐后服药外，也可分成小量多次服用，甚至每小时1次，使症状减轻；⑥根据患者的反应与耐药性，随时调整剂量，部分患者可采用间歇治疗（用药2周，停药1周）；⑦腹泻症状无改善时，可加大剂量；⑧夜间停药间隔不得超过8小时；⑨肾功能损害者应减小剂量。

(5) 儿童用药 由于磺胺类药可与胆红素竞争在血浆蛋白上的结合部位，而新生儿的乙酰转移酶系统未发育完善，磺胺游离血浓度增高，以致增加了核黄疸发生的危险性，因此该类药物在新生儿及2岁以下小儿应禁用。

(6) 老年用药 老年患者应用磺胺类药发生严重不良反应的机会增加。如严重皮疹、骨髓抑制和血小板减少等是老年人严重不良反应中常见者。因此老年患者宜避免应用，确有指征时需权衡利弊后决定。

(7) 临近分娩时孕妇避免使用。

【药物相互作用】 (1) 与尿碱化药合用可增强磺胺类药在碱性尿中的溶解度，使排泄增多。

(2) 对氨基苯甲酸可代替本品被细菌摄取，对本品的抑菌作用发生拮抗，因而两者不宜合用。

(3) 下列药物与本品合用时，后者可取代这些药物的蛋白结合部位，或抑制其代谢，以致药物作用时间延长或毒性发生，因此当这些药物与本品合用，或在应用本品之后使用时需调整其剂量。此类药物包括口服抗凝药、口服降血糖药、甲氨蝶呤、苯妥英钠和硫喷妥钠。

(4) 骨髓抑制药与本品合用时可能增强此类药物对造血系统的不良反应。如有指征需两类药物合用时，应严密观察可能发生的毒性反应。

(5) 避孕药（雌激素类），长时间与本品合用可导致避孕的可靠性减少，并增加经期外出血的机会。

(6) 溶栓药物与本品合用时，可能增大其潜在的毒性作用。

(7) 肝毒性药物与本品合用，可能引起肝毒性发生率的增高。对此类患者尤其是用药时间较长及以往有肝病史者应监测肝功能。

(8) 光敏药物与本品合用可能发生光敏的相加作用。

(9) 接受本品治疗者对维生素K的需要量增加。

(10) 乌洛托品在酸性尿中可分解产生甲醛，后者可与本品形成不溶性沉淀物。使发生结晶尿的危险性增加，因此不宜两药合用。

(11) 本品可取代保泰松的血浆蛋白结合部位，当两者合用时可增强保泰松的作用。

(12) 磺吡酮与本品同用时可减少后者自肾小管的分泌，其血药浓度升高且持久，从而产生毒性，因此在应用磺吡酮期间或在应用其治疗后可能需要调整本品的剂量。当磺吡酮疗程较长时，对本品的血药浓度宜进行监测，有助于剂量的调整，保证安全用药。

(13) 与强心苷类或叶酸合用时，后者吸收减少，血药浓度降低，因此须随时观察强心苷类的作用和疗效。

(14) 与丙磺舒合用，会降低肾小管的磺胺排泄量，致本品的血药浓度上升，作用时间延长，容易中毒。

(15) 与新霉素合用，新霉素抑制肠道菌群，影响本品在肠道内分解，使作用降低。

【给药说明】 (1) 口服给药 每日固定时间服用，进餐时服用为佳。肠溶片不可压碎及掰开服用。

(2) 直肠给药 某些患者使用本药栓剂后大便时发现有黄色颗粒状物排出，此为药物在肠道内的分解产物及未完全吸收的药物，属正常现象。如用药后不久即排便并发现有大量黄色药物颗粒排出时，应补加0.5g。如用药数小时后排便时药栓仍以原型整粒排出属异常现象，若此现象重复发生则应停用栓剂治疗。

【用法与用量】 成人 炎症性肠病（主要为溃疡性结肠炎）。

(1) 口服 ①一日3～4g，分次口服，用药间隔不宜超过8小时为宜；为防止消化道不耐受，初始以一日1～2g的小剂量开始；如果每日总量超过4g，应警惕毒性增加。②严重发作时，一次1～2g，一日3～4次，可与类固醇药物合用，组成强化治疗方案。③轻度及中度发作时，一次1g，一日3～4次。④缓解期，建议给予维持剂量以防症状复发，一日2～3次，一次1g

(2) 直肠给药 0.5～1g栓剂，一日1～2次塞肛。

儿童 用于溃疡性结肠炎，克罗恩病。

(1) 口服 ①活动期，2～12岁，一次10～15mg/kg（最大量1g），一日4～6次，直至缓解；12～18岁，一次1～1.5g，一日4次，直至缓解。②缓解期，2～12岁，一次5～7.5mg/kg（最大量500mg），一日4次；12～18岁，一次0.5～1g，一日4次。

(2) 直肠给药 5～8岁，一次500mg，一日2次；8～

12 岁，早上 500mg，晚上 1g；12～18 岁，一次 1g，一日 2 次。

【制剂与规格】 柳氮磺吡啶肠溶片（胶囊）：250mg。
柳氮磺吡啶栓：500mg。

美沙拉秦[医保(乙)]
Mesalazine

【适应证】 ①溃疡性结肠炎，包括急性发作和复发。②克罗恩病急性发作。

【药理】 (1)药效学 美沙拉秦的体外实验表明其对某些炎症介质（前列腺素、白三烯 B_4 与 C_4）的生物合成和释放有抑制作用，其作用机制是通过抑制血小板激活因子的活性和抑制结肠黏膜脂肪酸氧化，从而改善结肠黏膜炎症。

(2)药动学 美沙拉秦在肠壁和肝脏主要经乙酰化代谢，消除半衰期为 0.5～2 小时，血浆蛋白结合率 43%，其乙酰化产物消除半衰期可达 10 小时，血浆蛋白结合率为 75%～83%。美沙拉秦栓对肾无直接刺激，经肾排泄量很少，主要通过大肠排泄。

【不良反应】 (1)消化系统 偶见腹部不适、腹泻、胃肠胀气、恶心及呕吐等。

(2)中枢神经系统 个别患者可见头痛、头晕等。

(3)过敏反应 如同水杨酸及其衍生物一样，本品所出现的过敏反应呈现非剂量依赖性。极少数患者可见过敏性红肿、药物热、支气管痉挛、外周性心包心肌炎、急性胰腺炎和间质性肾炎等。

(4)在用美沙拉秦治疗期间偶尔会有肺泡炎出现，个别病例可能出现全肠炎。

(5)在一定条件下有引起红斑狼疮样综合征的可能性。

(6)偶可观察到肌肉痛和关节痛；偶有引起肝脏炎症的报道，罕见病例中有肝功能改变（氨基转移酶水平升高）。

(7)活性组分的化学结构有可能引起正铁血红蛋白水平升高。

(8)有报道在应用含有 5-氨基水杨酸的药物后，个别病例可见血液学改变，包括发育不全性贫血、粒细胞缺乏症、全血细胞减少、中性粒细胞减少症和血小板减少症等。

【禁忌证】 (1)对水杨酸类及其代谢成分或活性成分过敏者禁用。

(2)严重肝和(或)肾功能不全者。

(3)胃或十二指肠溃疡者。

(4)出血倾向增加者。

【注意事项】 (1)由于存在对水杨酸盐类药物过敏的风险，故对柳氮磺吡啶过敏的患者应慎用本品。出现不耐受本品的急性症状患者，如痉挛、腹痛、发热、严重头痛和皮疹，应立即停药。

(2)肝功能不全患者慎用；肾功能不全患者不推荐使用。如果在治疗过程中出现肾功能异常，应关注本品可能引起的肾毒性及是否同时使用其他肾毒性药物，如非甾体抗炎药和硫唑嘌呤可能增加肾脏不良反应的风险。

(3)治疗时应进行血和尿检查。推荐在给药前、给药 2 周后进行，其后每隔 4 周应进一步检查 2～3 次。如果结果一直正常，应该每 3 个月随诊或出现其他疾病的征象时立即随诊。

(4)治疗期间应监测血清尿素氮和肌酐，以及尿沉渣和高铁血红蛋白。

(5)在治疗过程中注意监测肺功能不全患者，特别是哮喘患者。

(6)只有在对哺乳期妇女的益处大于可能对婴儿的风险时才应使用本品。哺乳期妇女使用本品的经验有限。不能排除乳儿对本品的过敏反应，如腹泻。本品可经乳汁分泌，乳汁中的美沙拉秦浓度低于母体血药浓度，而二者的代谢产物乙酰美沙拉秦浓度相似。

(7)儿童用药 本品禁用于 2 岁以下儿童。

儿童使用本品的临床文献有限，只有治疗的益处大于风险时才推荐用于 2 岁以上儿童。儿童应用本品的不良反应主要有消化道症状及皮疹、关节痛等，还可引起氨基转移酶及肌酐升高。

(8)老年用药 老年患者无需调整剂量。

【药物相互作用】 (1)与肾上腺皮质激素同时使用可能增加胃肠道出血的危险。

(2)与抗凝药物同时使用会增加出血倾向。

(3)与磺酰脲类口服降糖药同时使用可能增加其降糖作用。

(4)与螺内酯和呋塞米、丙磺舒和磺吡酮以及利福平同时使用可能降低上述药物的药理作用。

(5)与抗代谢药（如甲氨蝶呤、巯嘌呤和硫唑嘌呤）同时使用可能增加毒性。

(6)合并使用本品和巯嘌呤的患者出现全血细胞减少。

【给药说明】 (1)片剂应整片用足够的水送服，不可嚼碎服用。可掰开服用或置入水（橘汁）中配制成悬浮液后饮用。每次服用时，应在早、中、晚餐前 1 小时服用。

(2)栓剂直肠给药，置入后应保留 1～3 小时或更长时间。如漏用一次，应尽快补用(已接近下次用药时间时除外，不可同时予以双倍剂量)。

【用法与用量】 成人 (1)口服 ①溃疡性结肠炎，急性期：一日4次，一次1g或遵医嘱；维持期：一日4次，一次500mg或遵医嘱。②克罗恩病，急性期和维持期：一日4次，一次1g或遵医嘱。

(2)直肠给药 ①栓剂：250～500mg，一日2～3次塞肛；或1g，一日1～2次塞肛。②灌肠剂：一次4g，一日1次，睡前用药，从肛门灌进大肠。

儿童 用于溃疡性结肠炎、克罗恩病的治疗。

(1)口服 ①急性发作期：5～12岁，一次15～20mg/kg(最大量1g)，一日3次；12～18岁，一日2～4g，分3～4次给药。②缓解期：5～12岁，一次10mg/kg(最大量500mg)，一日2～3次；12～18岁，一次0.5～1g，一日2次。

(2)直肠给药 ①栓剂：急性发作直肠受累，12～18岁，一次1g，一日1次，疗程4～6周；维持治疗，12～18岁，一次1g，一日1次。急性发作降结肠受累，12～18岁，一次2g，一日1次，疗程4～6周；维持治疗，12～18岁，一次250～500mg，一日2～3次。②灌肠剂：4g(1支)，每晚睡前用药。

【制剂与规格】 美沙拉秦肠溶片：(1)250mg；(2)400mg；(3)500mg。

美沙拉秦肠缓释颗粒剂：(1)250mg；(2)500mg。

美沙拉秦栓：(1)250mg；(2)500mg；(3)1000mg。

美沙拉秦灌肠剂：60ml:4g。

美沙拉秦缓释片：0.5g。

奥 沙 拉 秦
Olsalazine

【适应证】 急、慢性溃疡性结肠炎与节段性回肠炎，并用于缓解期的长期维持治疗。

【药理】 (1)药效学 本品为通过偶氮键连接两分子的5-氨基水杨酸(参阅"柳氮磺吡啶")。

(2)药动学 很少被吸收，口服剂量的99%到达结肠，有效成分5-氨基水杨酸局部结肠浓度大于血清中药物浓度的1000倍。口服15mg/kg后1～2小时血药浓度达峰值仅为2～4mg/L，24小时后仍有少量存留在血液中。表观分布容积(V_d)约6L，蛋白结合率高。本品及其代谢物主要通过尿和粪便排出体外。

【不良反应】 腹泻最常见，还可发生恶心呕吐、上腹不适、消化不良、腹部痉挛、皮疹、头痛、头晕、失眠、关节痛、白细胞减少及短暂性焦虑等。

【禁忌证】 水杨酸类过敏或严重肾功能损害者禁用，参阅"美沙拉秦"。

【注意事项】 孕妇、有胃肠道反应者慎用。一旦发现漏服可立即补服，但不要在同一时间服用2倍剂量。

【药物相互作用】 (1)与巯嘌呤、硫鸟嘌呤合用可能增加发生骨髓抑制的风险。与巯嘌呤合用时，推荐奥沙拉秦与巯嘌呤均使用最低剂量，并进行监测(尤其是白细胞减少的患者)；与硫鸟嘌呤合用时应密切监测全血细胞计数。

(2)与华法林合用可增加凝血酶原时间。

(3)与低分子量肝素、肝素类似物合用可能增加椎管麻醉后发生出血(如血肿)的风险。开始使用以上药物前应停用奥沙拉秦，如不能停用，应密切观察患者的出血征象。

(4)与水痘疫苗合用可能增加发生Reye综合征的风险。接种水痘疫苗后6周内不推荐使用水杨酸盐类药。

【给药说明】 本品应在进餐时伴服。

【用法与用量】 口服。①急性发作期治疗：开始时成人日剂量1g，分3次服，必要时日剂量可增加至3g，分3～4次服用；儿童日剂量20～40mg/kg。②维持治疗：成人日剂量1g，分2次服；儿童日剂量15～30mg/kg。

【制剂与规格】 奥沙拉秦片(胶囊)：250mg。

巴 柳 氮 钠 [药典(二)]
Balsalazide Disodium

【适应证】 (1)CDE适应证 轻、中度活动性溃疡性结肠炎及缓解期维持治疗。

(2)超说明书适应证 放射性直肠炎。

【药理】 (1)药效学 巴柳氮钠是一种前体药物，口服后到达结肠，在结肠细菌的作用下释放出5-氨基水杨酸(有效成分)而阻断结肠中花生四烯酸代谢产物的生成而发挥其减轻炎症的作用。

(2)药动学 巴柳氮钠的全身吸收非常低且有个体差异。巴柳氮钠到达结肠后，肠道细菌产生的偶氮还原酶将其裂解，释放出分子中的治疗活性部分5-氨基水杨酸。人体血浆蛋白结合率≥99%。在血浆、尿及粪便中检出此化合物的偶氮还原产物5-氨基水杨酸和4-氨基苯甲酰基-β-氨基丙酸及其N-乙酰化代谢产物。健康受试者单次或多次服用巴柳氮钠，<1%的口服剂量以原型或其代谢产物在尿中排出，而>25%的口服剂量以N-乙酰化代谢产物排出。

【不良反应】 常见腹痛、腹泻；偶见消化系统表现如食欲缺乏、便秘、消化不良、腹胀、口干、黄疸，呼吸系统表现如咳嗽、咽炎、鼻炎，其他如关节痛、肌痛、疲乏、失眠、泌尿系统感染。

【禁忌证】 对水杨酸、本品及其制剂中任何成分过敏的患者禁用。

【注意事项】 (1)患有幽门狭窄的患者可能会延长巴柳氮钠片的胃中停留时间。

(2)对已知肾功能障碍或有肾病史的患者应慎重使用。应定期监测患者的肾功能(如血清肌酐)，特别是在治疗初期。如患者在治疗期间出现肾功能障碍，应怀疑本品与 5-氨基水杨酸引起的中毒性肾损害，可能出现出血、青肿、咽喉痛和发热、心肌炎以及气短和胸痛。若出现上述不良反应，应停止治疗。

(3)妊娠期妇女及哺乳期妇女用药参阅"美沙拉秦"。

【药物相互作用】 参阅"美沙拉秦"。

【给药说明】 参阅"美沙拉秦"。

【用法与用量】 口服给药。(1)片剂：一次 1.5g，一日 4 次，餐后及睡前服用，8 周为一疗程。

(2)胶囊、颗粒：一次 2.25g，一日 3 次，8 周为一疗程。

【制剂与规格】 巴柳氮钠片：0.5g。
巴柳氮钠胶囊：(1)0.375g；(2)0.75g。
巴柳氮钠颗粒：0.75g。

醋酸泼尼松 [药典(二)；国基；医保(甲)]
Prednisone Acetate

【适应证】 活动期中、重度溃疡性结肠炎和克罗恩病。

【用法与用量】 口服。单次或分次服用，成人按 0.75～1mg/(kg·d)给药，口服最大剂量不超过 60mg，达到症状完全缓解开始逐步减量，每周减 5mg，减至 20mg/d 时每周减 2.5mg 至停用，快速减量会导致早期复发。

儿童推荐使用剂量如下：按泼尼松 1mg/(kg·d)起始剂量给药，最大剂量 40mg/d。对于重度溃疡性结肠炎患儿，最大剂量可达 60mg/d。

【制剂与规格】 醋酸泼尼松片：5mg。

布 地 奈 德 [医保(乙)]
Budesonide

【适应证】 病变以回肠、升结肠为主的克罗恩病。

【药理】 (1)药效学 布地奈德是具有高效局部抗炎作用的糖皮质激素。本品能增强内皮细胞、平滑肌细胞和溶酶体膜的稳定性，抑制免疫反应和降低抗体

合成，从而使组胺等过敏活性介质的释放减少和活性降低，并能减轻抗原-抗体结合时激发的酶促过程，抑制支气管收缩物质的合成和释放，从而减轻平滑肌的收缩反应。

(2)药动学 布地奈德在口服后迅速且几乎完全被吸收。因为主要通过细胞色素 P450 同工酶 CYP3A4 而导致广泛的肝首关代谢，本品全身利用率很差(约 10%)。主要代谢产物为 6-β-羟基布地奈德和 16-α-羟基泼尼松龙，仅有不到 1%布地奈德原型药物尚具有糖皮质激素活性。布地奈德的最终半衰期为 2～4 小时。

【用法与用量】 口服。一次 9mg，一日 1 次，上午服用。疗程 8 周，停药前 2～4 周开始减量。

对于病变局限在回盲部的克罗恩病患儿，布地奈德治疗剂量为 0.45mg/(kg·d)，最大剂量 9mg/d。

【制剂与规格】 布地奈德缓释片：9mg。

氢化可的松 [药典(二)；国基；医保(甲)]
Hydrocortisone

【适应证】 中重度克罗恩病、溃疡性结肠炎、直肠炎、直肠乙状结肠炎。

【用法与用量】 (1)静脉滴注 重度患者，一日 300～400mg。

(2)直肠给药 100～200mg，一日 1 次，睡前保留灌肠，疗程 1～3 个月。

【制剂与规格】 氢化可的松注射液：(1)2ml:10mg；(2)5ml:25mg；(3)10ml:50mg；(4)20ml:100mg。
丁酸氢化可的松乳膏：10g:10mg。
氢化可的松片：(1)10mg；(2)20mg。
注射用氢化可的松琥珀酸钠：(1)0.05g；(2)0.1g。

甲 泼 尼 龙 [国基；医保(乙)]
Methylprednisolone

【适应证】 (1)CDE 适应证 重度活动期溃疡性结肠炎和克罗恩病患者。

(2)超说明书适应证 ①用于活动性中至重度 Graves 眼病。②儿童弥漫性肺实质疾病/肺间质疾病。③新型冠状病毒肺炎。

【用法与用量】 成人 静脉滴注，一日 40～60mg。

儿童 静脉滴注，甲泼尼龙 1.0～1.5mg/(kg·d)，最大剂量 60mg。在静脉用足量甲泼尼龙治疗 3 天后，需再次评估病情，根据病情调整治疗方案。

【制剂与规格】 注射用甲泼尼龙琥珀酸钠：(1)40mg；(2)500mg。

环 孢 素 ^[药典(二);国基;医保(甲);医保(乙)]

Ciclosporin

【特殊说明】 其余内容参阅第十七章第一节。

【适应证】 重度或顽固性炎症性肠病，特别是溃疡性结肠炎。

【用法与用量】 (1)静脉滴注 一日 2～4mg/kg。

(2)口服 一日 4～6mg/kg。

【制剂与规格】 环孢素胶囊剂：(1)25mg；(2)50mg；(3)100mg。

环孢素注射液：5ml:250mg。

硫 唑 嘌 呤 ^[药典(二);国基;医保(甲)]

Azathioprine

【特殊说明】 其余内容参阅第十七章第一节和第十三章第二节。

【适应证】 超说明书适应证 慢性非特异性溃疡性结肠炎、克罗恩病，经激素诱导缓解后用于维持缓解治疗。

【药理】 (1)药效学 其余内容参阅第十七章第一节和第十三章第二节。

(2)药动学 其余内容参阅第十七章第一节和第十三章第二节。

【不良反应】 其余内容参阅第十七章第一节和第十三章第二节。

【禁忌证】 其余内容参阅第十七章第一节和第十三章第二节。

【注意事项】 其余内容参阅第十七章第一节和第十三章第二节。

【药物相互作用】 其余内容参阅第十七章第一节和第十三章第二节。

【给药说明】 其余内容参阅第十七章第一节和第十三章第二节。

【用法与用量】 口服 一日 1.0～2.5mg/kg。

【制剂与规格】 硫唑嘌呤片：(1)50mg；(2)100mg。

甲 氨 蝶 呤 ^[药典(二);国基;医保(甲)]

Methotrexate

【特殊说明】 目前，甲氨蝶呤在国内外说明书中并无消化系统适应证。甲氨蝶呤用于皮质类固醇依赖性克罗恩病或缓解维持期克罗恩病，属于超说明书用药，但有相关指南和 RCT 作为高质量循证证据，故推荐使用。

其余内容参阅第十二章第二节。

【适应证】 (1)CDE 适应证 ①用于治疗乳腺癌、妊娠性绒毛膜癌、恶性葡萄胎或葡萄胎、卵巢癌、宫颈癌、睾丸癌、软组织肉瘤。

②用于治疗急性白血病(特别是急性淋巴细胞白血病)、Burkitts 淋巴瘤、晚期淋巴肉瘤(Peter 分期为Ⅲ和Ⅳ期)、晚期蕈样霉菌病、多发性骨髓瘤。

③大剂量用于治疗成骨肉瘤、急性白血病、支气管肺癌、头颈部表皮癌。

④鞘内注射用于脑膜转移癌(包括脑膜白血病、恶性淋巴瘤的神经侵犯)。

⑤用于治疗对常规疗法不敏感的严重、顽固、致残性银屑病。

(2)超说明书适应证 用于皮质类固醇依赖性克罗恩病或缓解维持期克罗恩病，炎症性肠病。

【用法与用量】 (1)肌内注射 一次 15～25mg，一周 1 次。

(2)口服给药 一次 15～25mg，一周 1 次。

【制剂与规格】 甲氨蝶呤片：2.5mg。

注射用甲氨蝶呤：(1)5mg；(2)100mg；(3)1g。

沙 利 度 胺 ^[药典(二);医保(乙)]

Thalidomide

【适应证】 用于治疗难治性克罗恩病或溃疡性结肠炎。

【药理】 (1)药效学 沙利度胺的作用机理尚不完全明了，主要作用机制包括免疫调节、抗炎和抗血管生成等。现有的体外研究和临床试验数据显示：在不同条件下，沙利度胺的免疫效应差异很大，可能与抑制肿瘤坏死因子 α (TNF-α)的过度合成和下调白细胞游走相关的特定表面黏附分子有关。例如，麻风结节性红斑(ENL)患者服用沙利度胺后，血循环中 TNF-α 水平会降低；但是，HIV 阳性患者服药后，血浆中 TNF-α 水平则会升高。沙利度胺的其他抗炎和免疫调节作用还包括抑制巨噬细胞参与的前列腺素合成和调节外周血单核细胞 IL-10 及 IL-12 的分泌。多发性骨髓瘤患者服用沙利度胺后，会导致血液中自然杀伤细胞的数量增加，血浆中 IL-2 和 TNF-γ 和水平升高。体外实验显示，沙利度胺能抑制血管生成，可能的细胞分子学机制是沙利度胺抑制了内皮细胞的增殖。

(2)药动学 沙利度胺水溶性差，在胃肠道被缓慢吸收，口服后 2.9～5.7 小时血浆浓度达峰值。沙利度胺的吸收程度(AUC)随给药剂量增加呈等比增加，但其血药峰浓度(C_{max})并不随给药剂量增加呈等比增加。上述现象可能与沙利度胺水溶性差，影响机体对药物的吸收有关。高脂饮食引起 AUC 及 C_{max} 值变化较小（<10%）；然而却会导致 t_{max} 增加至约 6h。

在血浆中，沙利度胺 R-(+) 和 S-(−) 两种异构体的平均血浆蛋白结合率分别为 55% 和 66%。沙利度胺确切的代谢方式目前尚未清楚。沙利度胺可能不主要通过肝脏代谢，而是在血浆中以非酶促反应方式被水解为多种代谢成分。单剂量口服沙利度胺的平均消除半衰期为 5~7h，重复给药半衰期无明显变化。沙利度胺肾脏清除率为 1.15ml/min，<0.7% 的药物以原型经尿液排泄。

【禁忌证】 （1）对本药过敏者。

（2）儿童。

（3）妊娠期妇女或未采取可靠避孕措施的具有生育能力的女性。

（4）哺乳期妇女。

【用法与用量】 口服。一次 25~50mg，一日 100~200mg，或遵医嘱。

【制剂与规格】 沙利度胺片：（1）25mg；（2）50mg。沙利度胺胶囊：25mg。

其余内容参阅第二十五章第四节。

英夫利西单抗
Infliximab

【适应证】 ①用于瘘管性克罗恩病，以及对常规治疗应答不充分的中重度活动性克罗恩病的成人和 6 岁及以上的儿童患者。②用于对常规治疗应答不充分、禁忌或不耐受的中重度活动性溃疡性结肠炎。

【药理】 （1）药效学 在类风湿关节炎、克罗恩病和强直性脊柱炎患者的相关组织和体液中可测出高浓度的 TNF-α。

克罗恩病和类风湿关节炎患者经本品治疗后，血清中白介素-6（IL-6）和 C-反应蛋白（CRP）的水平降低。使用本品 4 周后结肠的组织学研究显示，TNF-α 检出浓度较使用前有显著降低。使用本品后，患者体内的淋巴细胞、单核细胞和中性粒细胞数量趋向正常，但其对外周血白细胞总数的影响极小。

对使用本品的中、重度活动性溃疡性结肠炎患者。治疗后 2 周内，中、重度溃疡性结肠炎患者的血清炎性细胞因子 IL-2R、IL-6、IL-8 和 ICAM 水平降低了。治疗 8 周后炎性因子 HLA-DR、CD3+淋巴细胞和中性粒细胞联合明胶酶 B、髓过氧化物酶水平下调。

（2）药动学 注射本品 5mg/kg，半衰期为 7.7~9.5天。每次治疗中，在本品首剂给药后的第 2 和 6 周重复

输注，可以得到预期的药-时曲线。继续重复给药，未出现全身性蓄积。未发现本品清除率和分布容积在年龄或体重分组中有明显差异。

【不良反应】 （1）输液反应 输液中和输液结束后的 2 小时内，约有 3% 出现发热或寒战等非特异症状，低于 1% 出现瘙痒或荨麻疹，罕见过敏性休克。

（2）感染 有增加机会性感染或感染加重的风险，机会性感染包括曲霉病、非典型分枝杆菌病、球孢子菌病、隐球菌病、念珠菌病、组织胞浆菌病、李斯特菌病、肺囊虫病。其他感染如沙门菌病、败血症、原虫感染和乙型肝炎再激活。需要注意的是可促使潜伏性结核病复发或播散。

（3）皮肤及附属物 皮疹、瘙痒、荨麻疹、出汗增加、皮肤干燥、真菌性皮炎、甲真菌病、湿疹、脂溢性皮炎、脱发。

（4）中枢及外周神经系统 头痛、眩晕。

（5）呼吸系统 上、下呼吸道感染，呼吸困难，鼻窦炎，胸膜炎，肺水肿。

（6）全身症状 乏力、胸痛、水肿、潮热、疼痛、寒战。

（7）机体防御系统 病毒性感染、发热、脓肿、蜂窝织炎、念珠菌病、结节病样反应。

（8）肌肉骨骼系统 肌肉痛、关节痛。

（9）外周血管 面部潮红、血栓性静脉炎、瘀斑、血肿。

（10）心血管系统 可加重中、重度（纽约心脏学会标准 Ⅲ/Ⅳ 级）心力衰竭者的心功能不全。可发生高血压、低血压、心悸、心动过缓。

（11）消化系统 恶心、腹泻、腹痛、呕吐、便秘、氨基转移酶升高、肝功能异常、可使乙肝或丙型肝炎病毒复活。

（12）血液系统 贫血、白细胞减少、淋巴结病、中性粒细胞减少症、血小板减少。

（13）精神症状 失眠、嗜睡。

（14）泌尿系统 泌尿道感染。

（15）眼部及视力 结膜炎。

（16）结缔组织 促使自身抗体形成，罕见狼疮样综合征。

（17）恶性肿瘤 患者有出现新生或复发恶性肿瘤的报告。淋巴瘤的发生率高于正常人群的预期值。尚未知 TNF-α 抑制药对恶性肿瘤发生的潜在作用。

【禁忌证】 已知对鼠源蛋白或本品其他成分过敏的患者，患有中、重度心力衰竭（纽约心脏学会标准 Ⅲ/Ⅳ

级)的患者,有严重感染、活动性结核病患者,妊娠期及哺乳期妇女。

【注意事项】 (1)在使用本品前,做结核菌素皮肤试验及胸部 X 线片的筛查试验。有陈旧性结核病复发或新感染的患者应首先抗结核治疗 2～3 个月。对结核病既往病史且不能确定已接受足够治疗疗程的患者必要时进行抗结核病治疗。

(2)充血性心力衰竭者不宜使用本品。

(3)本品的过敏反应可在不同的时间内发生,多数出现在输液过程中或输液后 2 小时内,症状包括荨麻疹、呼吸困难和(或)支气管痉挛(罕见)、喉头水肿、咽部水肿和低血压。为减少输液反应的发生,应将输液速度放慢,或预防性使用对乙酰氨基酚或糖皮质激素。

(4)使用本品会促使自身抗体的形成,罕见的有狼疮样综合征。若有出现宜停药。

(5)本品及其他 TNF-α 抑制药有罕见的中枢神经系统脱髓鞘病例。罕见视神经和癫痫发作的病例,出现上述症状不宜使用。

(6)使用本品的乙肝病毒及丙肝病毒慢性携带者有出现肝功能异常的风险。有活动性肝炎者不宜使用。

(7)所有 TNF-α 抑制药与淋巴瘤的相关性尚在观察中,目前尚无定论。

(8)用本品治疗类风湿关节炎时需与甲氨蝶呤联合应用,以提高疗效,亦减少不良反应。

【药物相互作用】 (1)与免疫抑制药(包括甲氨蝶呤)合用可减少输液反应的发生。此外,与甲氨蝶呤合用还可能减少本药抗体的形成,从而升高本药的血药浓度。

(2)与阿那白滞素、阿巴西普合用可能增加严重感染的发生风险,不推荐合用。

(3)与托珠单抗合用可能增加免疫抑制及感染的发生风险,应避免合用。

(4)与活疫苗、治疗用感染性制剂(如减毒活细菌)合用可能导致临床感染(包括播散性感染),不推荐合用。

(5)与治疗指数较窄的细胞色素 P450(CYP)底物(如华法林、环孢素、茶碱)合用可能影响上述药物的代谢。开始合用及停用本药时,推荐监测上述药物的疗效(如华法林)或血药浓度(如环孢素、茶碱),并根据需要调整上述药物的剂量。

【给药说明】 应进行无菌操作。

(1)计算剂量,确定本品的使用瓶数:本品每瓶含英夫利西单抗 100mg,计算所需配制的本品溶液总量。

(2)使用配有 21 号(0.8mm)或更小针头的注射器,将每瓶药品用 10ml 无菌注射用水溶解:除去药瓶的翻

盖,用医用酒精棉签擦拭药瓶顶部,将注射器针头插入药瓶胶盖,注入无菌注射用水。如药瓶内的真空状态已被破坏,则该瓶药品不能使用。轻轻旋转药瓶,使药粉溶解。避免长时间或用力摇晃,严禁振荡。溶药过程中可能出现泡沫,放置 5 分钟后,溶液应为无色或淡黄色,泛乳白色光。由于英夫利西单抗是一种蛋白质,溶液中可能会有一些半透明微粒。如果溶液中出现不透明颗粒、变色或其他物质,则不能继续使用。

(3)用 0.9%氯化钠注射液将本品的无菌注射用水溶液稀释至 250ml:从 250ml0.9%氯化钠注射液瓶或袋中抽出与本品的无菌注射用水溶液相同的液体量,将本品的无菌注射用水溶液全部注入该输液瓶或袋中,轻轻混合。

(4)输液时间不得少于 2 小时:输液装置上应配有一个内置的、无菌、无热原、低蛋白结合率的滤膜(孔径≤1.2μm)。未用完的输液不应再贮存使用。

(5)未进行本品与其他药物合用的物理生化兼容性研究,本品不应与其他药物同时进行输液。

经胃肠道外给药的产品在给药前应目检是否存在微粒物质或变色现象。如果发现存在不透明颗粒、变色或其他异物,则该药品不可使用。

【用法与用量】 成人 中、重度活动性克罗恩病及瘘管性克罗恩病:静脉输注,成人和 18 岁以上青少年首次给予本品 5mg/kg,然后在首次给药后的第 2 周和第 6 周及以后每隔 8 周各给予一次相同剂量。对于疗效不佳的患者,可考虑将剂量调整至 10mg/kg。维持治疗剂量的间隔根据疗效确定,如果 10 周内仍无效果则应停药。

儿童 中、重度活动性克罗恩病(6～17 岁):静脉滴注,初治一次 5mg/kg,然后在第 2、6 周及以后每隔 8 周各给予一次相同剂量。现有数据不支持在治疗最初 10 周内未产生应答的儿童和青少年中继续给予本品治疗。

增加剂量至超过 5mg/kg,每 8 周给予一次的儿童克罗恩病患者发生不良反应的风险可能升高。对于剂量调整后没有获得更多治疗获益的患者,应仔细考虑是否采用调整后的剂量继续治疗。

本品的安全性和疗效尚未在 6 岁以下克罗恩病患儿中进行研究。

【制剂与规格】 注射用英夫利西单抗:100mg。

维得利珠单抗 [医保(乙)]
Vedolizumab

【适应证】 ①适用于治疗对传统治疗或肿瘤坏死因子 α(TNF-α)抑制剂应答不充分、失应答或不耐受的中度至

重度活动性溃疡性结肠炎的成年患者。

②用于治疗对传统治疗或 TNF-α 抑制药应答不充分、失应答或不耐受的中至重度活动性克罗恩病的成年患者。

【药理】(1)药效学 维得利珠单抗是一种人源化单克隆抗体，可与 α4β7 整合素特异性结合，阻断后者与黏膜地址素细胞黏附分子-1（MAdCAM-1）的相互作用，抑制记忆 T 淋巴细胞穿过内皮迁移至胃肠道的炎症组织。维得利珠单抗不能结合或抑制 α4 β$_1$ 和 αEβ7 整合素的功能，也不能拮抗 α4 整合素与血管细胞黏附分子-1（VCAM-1）的相互作用。

α4β7 整合素表达在优先迁移至胃肠道的记忆 T 淋巴细胞亚群表面。MAdCAM-1 主要在肠道内皮细胞上表达，在 T 淋巴细胞归巢至肠道淋巴组织中起关键作用。α4β7 整合素与 MAdCAM-1 的相互作用是溃疡性结肠炎和克罗恩氏病慢性炎症形成的重要因素。

(2)药动学 维得利珠单抗是一种用于治疗的单克隆抗体，预期不会结合血浆蛋白，静脉输注后，不能通过血-脑屏障。维得利珠单抗在高于 1μg/ml 的血清浓度下表现出了线性药代动力学特征。群体药代动力学分析表明，维得利珠单抗的分布体积约为 5L，总体清除率约为 0.157L/天，血清半衰期为 25 天。本药确切的消除途径未知。年龄对溃疡性结肠炎和克罗恩病患者的本药清除率无影响。

【不良反应】 维得利珠单抗不良反应见表 6-5。

表 6-5 维得利珠单抗不良反应

系统器官分类	频率	不良反应
感染与侵染类	十分常见	鼻咽炎
	常见	支气管炎、胃肠炎、上呼吸道感染、流感、鼻窦炎、咽炎
	偶见	呼吸道感染、外阴阴道念珠菌病、口腔念珠菌病
	十分罕见	肺炎
免疫系统	十分罕见	过敏反应、过敏性休克
神经系统	十分常见	头痛
	常见	感觉异常
眼部	十分罕见	视力模糊
血管	常见	高血压
呼吸、胸部和纵隔	常见	咽部疼痛、鼻塞、咳嗽
胃肠道	常见	肛周脓肿、肛裂、恶心、消化不良、便秘、腹胀、胀气、痔疮
皮肤及皮下组织	常见	皮疹、瘙痒、湿疹、红斑、盗汗、痤疮
	偶见	毛囊炎

续表

系统器官分类	频率	不良反应
肌肉骨骼和结缔组织	十分常见	关节痛
	常见	肌肉痉挛、背痛、肌无力、疲劳、四肢疼痛
全身和给药部位异常	常见	发热
	偶见	输注部位反应（包括：输注部位疼痛和输注部位刺激）、输注相关反应、寒战、畏寒

维得利珠单抗临床研究中，曾报告过输注相关反应（IRR）和过敏反应，其中大多数为轻度至中度反应。如果发生重度 IRR、类过敏反应或其他重度反应，应立即终止本品给药，同时启动适当治疗（例如，肾上腺素和抗组胺药物）。如果发生轻度至中度 IRR，可以降低输注速率或中断输注，并启动适当治疗。一旦轻度或中度 IRR 得到缓解，可继续进行输注。对于有轻度至中度本品 IRR 病史患者，应考虑下次输注前进行预先给药[如抗组胺药物、氢化可的松和（或）对乙酰氨基酚]，以尽量减少风险。

患者接受维得利珠单抗治疗期间出现以下症状，应暂停本品治疗：①发生重度感染；②进行性多灶性白质脑病（PML）（如果怀疑发生了 PML，需立即暂停本品治疗，如果确诊，治疗应永久性终止）；③出现黄疸或其他显著的肝功能损害。

【禁忌证】(1)对本药过敏者。

(2)重度活动性感染（包括结核病、败血症、巨细胞病毒感染、李斯特菌感染）、机会性感染[如进行性多灶性白质脑病（PML）]患者。

【注意事项】(1)每次滴注期间及滴注后观察患者是否出现急性过敏反应的症状和体征，前 2 次给药后观察至滴注结束后 2 小时，以后观察至滴注结束后 1 小时。

(2)用药期间应监测是否出现新发或恶化的神经症状和体征。

(3)一些克罗恩病患者的诱导缓解可能需要 14 周。其原因尚未完全明确，可能与作用机制相关。

(4)有生育能力的妇女用药期间及用药结束后至少 18 周内应采取适当的避孕措施。

(5)溃疡性结肠炎和克罗恩病患者的恶性肿瘤风险增加。免疫调节药物可增加诱发恶性肿瘤的风险。

(6)关于孕妇使用本品的数据极为有限，动物研究并未表明生殖毒性相关的直接或间接有害影响，仅当获益明显超过对母体和胎儿的任何潜在风险时，才可在妊娠期间使用本品。

(7)已在人乳汁中检测到本品。本品对婴儿的影响未知。由于母体抗体(IgG)可排泄至乳汁中,因此,建议做出是否停止哺乳或停止本品治疗的决定之前,应综合考虑哺乳婴儿的获益以及母体接受治疗的获益。

(8)老年患者用药无需进行剂量调整。

(9)仅当获益明显超过风险时,才可同时使用本品和其他活疫苗。

(10)本药可引起头痛,可能对驾驶或操作机械有轻微影响。

【药物相互作用】 (1)与那他珠单抗合用可增加发生PML及其他感染的风险。避免合用。

(2)与 TNF 抑制药合用可增加发生感染的风险。应避免合用。

(3)接受本药治疗时,应慎用活疫苗,尤其是口服活疫苗。

(4)在溃疡性结肠炎和克罗恩病成年患者中开展了本品与糖皮质激素、免疫调节剂(硫唑嘌呤、6-巯基嘌呤、甲氨蝶呤)和氨基水杨酸盐的合并用药研究。群体药代动力学分析表明,合并使用此类药物对本品药代动力学并未造成具有临床意义的影响。

【给药说明】 本品仅用于静脉输注。静脉给药前需要对其进行复溶,并进一步稀释。本品通过静脉输注给药并持续 30 分钟以上。本品冻干粉必须用无菌注射用水复溶,并在给药前使用 250ml 无菌 0.9%氯化钠溶液或250ml 无菌乳酸林格液稀释。输注完成后,用 30ml 无菌0.9%氯化钠溶液或 30ml 无菌乳酸林格液冲洗。在输注期间观察患者直到输注完成。

【用法与用量】 成人常规剂量,静脉滴注,推荐剂量为 300mg,于第 0、2、6 周给药,随后每 8 周给药 1次。老年人无需调整剂量。

【制剂与规格】 注射用维得利珠单抗:300mg。

阿达木单抗

Adalimumab

【特殊说明】 警告:严重感染和恶性肿瘤。

(1)严重感染使用本品治疗有可能增加患者严重感染的风险,可能导致住院或死亡。多数发生了严重感染的患者正在同时使用免疫抑制剂,如甲氨蝶呤和皮质固醇。如果患者发生了严重感染或脓毒症,应停用本品。

已报告的感染包括:

活动性结核病(TB),包括潜伏性结核感染重新激活。这些结核病患者经常是播散性的或肺外结核。在使用本品治疗前和治疗期间,患者需要进行潜伏性结核感染检测。如果结果为阳性,需要在开始本品治疗之前启

动抗结核治疗。

侵袭性真菌感染,包括组织胞浆菌病,球孢子菌病,念珠菌病,曲霉病,芽生菌病和肺孢子虫病。组织胞浆菌病或其他侵袭性真菌感染患者可表现为播散性的,而不是局限性的疾病。在某些活动性感染患者组织胞浆菌病抗原和抗体检测可能为阴性。对那些侵袭性真菌感染有发展成严重的全身性疾病风险的患者应考虑经验性抗真菌治疗。

(2)已报告有肝脾 T 细胞淋巴瘤(HSTCL),一种罕见类型的 T 细胞淋巴瘤的上市后病例发生在使用 TNF 拮抗剂包括本品治疗的患者中。这些病例病程发展迅猛,且已经死亡。这些报告的病例多数发生在克罗恩病或溃疡性结肠炎的患者,且多数是青少年或年轻成年男性。几乎所有这些患者在诊断时或诊断前已接受硫唑嘌呤或6-巯基嘌呤(6-MP)联合 TNF 拮抗剂治疗。目前尚不确定HSTCL 的发生是否与使用 TNF 拮抗剂或 TNF 拮抗剂联用其他免疫抑制剂有关。

【成分】 阿达木单抗,在中国仓鼠卵巢细胞中表达的重组全人源化肿瘤坏死因子 α 单克隆抗体。

【适应证】 用于对充足皮质类固醇和(或)免疫抑制治疗应答不充分、不耐受或禁忌的中至重度活动性克罗恩病。

【药理】 (1)药效学 本药为 TNF 抑制药,可与TNF-α 特异性地结合,阻断 TNF-α 与细胞表面 TNF 受体p55 和 p75 的相互作用。本药还可调节由 TNF 介导或调控的生物学效应,包括改变与白细胞游走相关的黏附分子的水平。

(2)药动学 在皮下注射单剂量 40mg 本品后,阿达木单抗的吸收和分布缓慢,在给药后 5 天到血清峰浓度。

在三组研究中,采用 40mg 单剂量给药后,阿达木单抗的绝对生物利用度平均为 64%。以 0.25 至 10mg/kg的浓度范围进行单剂量静脉注射后,其浓度呈剂量依赖性。使用 0.5mg/kg(~40mg)的剂量注射后,清除范围11~15ml/h,稳态表观分布容积(V_{ss})为 5~6L,平均末相清除半衰期大约为 2 周。几例类风湿关节炎患者关节滑液中阿达木单抗的浓度为血清中浓度的 31~96%。每两周皮下注射 40mg 本品后,类风湿关节炎患者稳态时平均浓度分别为 5μg/ml(未联合使用甲氨蝶呤)和 8~9μg/ml(联合使用甲氨蝶呤)。血清中阿达木单抗在稳态时浓度随着每两周 20、40 和 80mg 以及每周皮下注射的剂量成比例增长。

在银屑病患者中,在每两周接受 40mg 阿达木单抗单药治疗时,稳态时平均谷浓度为 5μg/ml。

在克罗恩病患者中，在第 0 周接受 160mg、第 2 周接受 80mg 的本品时，诱导期间患者血清中阿达木单抗的谷浓度达约 12μg/ml。在接受每两周一次 40mg 本品维持治疗的克罗恩病患者中，稳态时平均谷浓度大约为 7μg/ml。

【不良反应】 阿达木单抗不良反应见表 6-6。

表 6-6　阿达木单抗不良反应

分类	频率	不良反应
感染	十分常见	呼吸道感染(包括上下呼吸道感染、肺炎、鼻窦炎、咽炎、鼻咽炎和疱疹病毒性肺炎)
	常见	全身性感染(包括脓毒症、念珠菌病和流行性感冒)、肠道感染(包括病毒性胃肠炎)、皮肤和软组织感染(包括甲沟炎、蜂窝织炎、脓疱病、坏死性筋膜炎和带状疱疹)、耳部感染、口腔感染(包括单纯疱疹、口腔疱疹和牙部感染)、生殖道感染(包括外阴阴道真菌感染)、尿路感染(包括肾盂肾炎)、真菌感染、关节感染
	偶见	神经系统感染(包括病毒性脑膜炎)、机会感染和结核(包括球孢子菌病、组织胞浆菌病和鸟结核分枝杆菌复合感染)、细菌感染、眼部感染、憩室炎
良性、恶性及性质不明的肿瘤(包括囊状和息肉状)	常见	除黑色素瘤以外的皮肤癌(包括基底细胞癌和鳞状细胞癌)、良性肿瘤淋巴瘤、实体器官肿瘤(包括乳腺癌、肺肿瘤和甲状腺肿瘤)、黑色素瘤
	偶见	白血病
	罕见	肝脾 T 细胞淋巴瘤
	未知	默克尔细胞癌(皮肤神经内分泌癌)
血液和淋巴系统	十分常见	白细胞减少症(包括中性粒细胞减少症和粒细胞缺乏症)、贫血
	常见	白细胞增多症、血小板减少症
	偶见	特发性血小板减少性紫癜
	罕见	全血细胞减少症
免疫系统	常见	超敏反应、过敏(包括季节性过敏)
	偶见	结节病、血管炎
	罕见	速发过敏反应
代谢和营养	十分常见	血脂升高
	常见	低钾血症、尿酸升高、血钠异常、低钙血症、高血糖症、低磷血症、脱水
精神表现	常见	情绪变化(包括抑郁症)、焦虑、失眠
神经系统	十分常见	头痛
	常见	感觉异常(包括感觉减退)、偏头痛、神经根压迫
	偶见	脑血管意外、震颤、神经病变
	罕见	多发性硬化、脱髓鞘疾病(例如，视神经炎，格林-巴利综合征)
眼	常见	视觉损害、结膜炎、眼睑炎、眼肿
	偶见	复视
耳及迷路	常见	眩晕
	偶见	耳聋、耳鸣
心脏	常见	心动过速
	偶见	心肌梗死、心律不齐、充血性心力衰竭
	罕见	心脏骤停
血管	常见	高血压、潮红、血肿
	偶见	主动脉瘤、血管动脉闭塞、血栓性静脉炎
呼吸系统、胸和纵隔	常见	哮喘、呼吸困难、咳嗽
	偶见	肺栓塞、间质性肺疾病、慢性阻塞性肺疾病、肺炎、胸腔积液
	罕见	肺纤维化

人体器官分类	频率	不良反应
胃肠系统	十分常见	腹痛、恶心和呕吐
	常见	胃肠出血、消化不良、胃食管反流病、干燥综合征
	偶见	胰腺炎、吞咽困难、面部水肿
	罕见	肠穿孔

在上表中，按照人体器官分类和频率(十分常见≥1/10；常见≥1/100至<1/10；偶见≥1/1000至<1/100，罕见≥1/10000至<1/1000，不详：无法根据现有数据估计)列出了在临床研究和上市后的不良反应。

其他不良反应，注射部位反应(如红斑、瘙痒、出血、疼痛、肿胀)；鼻咽部炎症、上呼吸道感染，以及尿路感染；恶性疾病和异常淋巴细胞增生。上市还后有发热的报道。

【禁忌证】 (1)对本药过敏者。

(2)严重感染(如活动性结核、败血症、机会性感染)患者。

(3)中至重度心力衰竭(NYHA 分级为Ⅲ、Ⅳ级)患者。

【注意事项】 (1)治疗期间和治疗结束后应监测感染的症状和体征，包括治疗前潜伏性结核菌素皮试结果呈阴性的患者。

(2)伴有合并症和(或)正使用免疫抑制药(如糖皮质激素、甲氨蝶呤)的患者有更高的感染风险，正使用免疫抑制药的患者慎用本药。

(3)HBV 再激活得到控制后重新开始使用 TNF 抑制药的安全性尚不明确，若考虑重新开始使用本药，应密切监测。

(4)有生育能力的妇女用药期间及停药后至少 5 个月内应避孕。

(5)若本药对克罗恩病治疗无效，则表示肠腔内可能存在固定的纤维性狭窄，需手术治疗。现有数据表明，本药不会造成肠腔狭窄或导致其加重。

(6)接受本药治疗患者计划施行手术时，应考虑本药具有较长的半衰期，且应密切监测感染情况，采取适当的措施。

(7)本药可引起头晕(包括眩晕)、视觉障碍、疲劳，对驾驶和操作机械有轻微影响。

(8)若出现严重感染、脓毒症、狼疮样综合征(双链DNA 抗体阳性)、CHF、CHF 恶化，应停药。

(9)若治疗期间出现新发感染，应密切监测并给予适当抗菌治疗，立即对免疫功能不全的患者进行全面诊断。

(10)若出现过敏反应或其他严重变态反应，应立即停药并给予适当治疗。

(11)若出现 HBV 再激活，应停药，并进行有效的抗病毒治疗和适当的支持治疗。

(12)若出现提示恶血质或感染(如持续发热、瘀斑、出血、苍白)的症状和体征，应立即进行医疗救治。若确诊患者发生严重血液学异常，应考虑停药。

(13)若出现中枢或周围神经系统脱髓鞘病，应考虑停药。

(14)若疑似出现侵袭性真菌感染，应立即停药。

(15)本药治疗期间行潜伏性结核试验可能出现假阴性结果。

(16)某些活动性感染的组织胞浆菌病抗原和抗体检测可能为阴性，故进行诊断性检查时，应考虑适当的经验性抗真菌治疗。

(17)治疗前和治疗期间应定期评估患者是否有活动性结核和潜伏性感染。

(18)治疗前应评估有 HBV 感染风险者是否感染过HBV。对使用 TNF 抑制药的 HBV 携带者，应于治疗全程和治疗结束后数月密切监测活动性 HBV 感染的临床体征和实验室指标。

(19)监测全血细胞计数及分类计数、肝功能。

(20)定期进行皮肤检查。用药前及用药期间检查患者(尤其是既往长期使用免疫抑制药的患者、既往接受光化学疗法的银屑病患者)是否存在非黑素瘤皮肤癌。

(21)溃疡性结肠炎伴不典型增生或结肠癌风险升高(如长期溃疡性结肠炎、原发性硬化性胆管炎)的患者或已有不典型增生或结肠癌病史的患者，用药前及用药期间均应定期进行不典型增生的筛查，至少包括结肠镜检查和组织活检。

(22)妊娠期妇女本品是 TNFα 抑制剂，妊娠期用药可能通过胎盘屏障进入胎儿血清，增加暴露于本药的婴儿发生感染的风险，亦可对新生儿的正常免疫反应产生影响。在妊娠期间，仅在明确需要时使用阿达木单抗。

(23)哺乳期妇女本药在乳汁中的药物浓度为母体血清药物浓度的 0.1%～1%。在口服给药时，免疫球蛋白 G 蛋白在肠道发生水解，生物利用度较差。预期不会影响接受哺乳的新生儿/婴儿。因此，哺乳期间可以使用本品。

【**药物相互作用**】 (1)甲氨蝶呤在类风湿关节炎、幼年特发性关节炎和银屑病关节炎患者中，将本品作为单一药物治疗以及与甲氨蝶呤联合用药进行研究。与作为单药治疗相比，本品与甲氨蝶呤同时使用时产生的抗体较低。不使用甲氨蝶呤会造成抗体形成增加，加快清除，减少阿达木单抗疗效。虽然甲氨蝶呤会降低阿达木单抗的表观清除率，但根据目前证据，并不建议调整本品或甲氨蝶呤的剂量。

(2)生物制剂不推荐本品和阿那白滞素联合用药。不推荐本品和阿巴西普联合用药。在接受利妥昔单抗治疗并随后接受一种 TNF 拮抗剂治疗的 RA 患者中已观察到更高的严重感染发生率。没有关于同时使用本品和其他生物制剂治疗 RA、PsA、AS、CD、UC、Ps、HS 和 UV 患者的充足信息。不推荐本品和其他生物类抗风湿药物或其他 TNF 拮抗剂联合用药，因为这样可能会增加感染和其他潜在药物相互作用的风险。

(3)活疫苗避免本品与活疫苗同时使用。

(4)细胞色素 P450 底物在慢性炎症过程中升高的细胞因子(如 TNFα、IL-6)水平可能会抑制 CYP450 酶的生成。拮抗细胞因子活性的分子，如阿达木单抗，可能会影响 CYP450 酶的生成。正在使用治疗指数窄的 CYP450 底物治疗的患者，自开始或停止本品治疗，建议监测治疗效果(如华法林)或药物浓度(如环孢素或茶碱)，并且药物的个体剂量可以根据需要进行调整。

【**给药说明**】 皮下注射：①本药注射液应于大腿前部或下腹部注射，并轮换注射位点，不得在疼痛、瘀斑、发红、硬结、瘢痕、妊娠纹及有皮肤病变(如银屑病)的区域注射。②注射前将本药在室温放置15～30分钟。

【**用法与用量**】 对于中重度活动性克罗恩病成年患者，推荐本品的诱导治疗用量为在第 0 周 160mg，在随后的第 2 周为 80mg。诱导治疗后，推荐每两周一次 40mg 皮下注射给药。如患者停用本品后出现体征和症状复发，可重新给予本品治疗，但对于停药超过 8 周再治疗的经验很少。维持治疗期间，可以根据临床指导逐步减少皮质类固醇激素的用量。对每两周一次 40mg 方案应答下降的患者，可能会通过将用量增加为每两周一次 80mg 或每周一次 40mg 而获益。对治疗 4 周未应答的患者，可能会通过继续给予维持治疗至 12 周而获益。对到 12 周时仍无应答的患者应慎重考虑是否继续治疗。

【**制剂与规格**】 阿达木单抗注射液：(1)0.4ml:40mg；(2)0.8ml:40mg。

乌司奴单抗
Ustekinumab

【**特殊说明**】 其余参见第十三章风湿系统疾病。

【**适应证**】 斑块状银屑病，本适用于对环孢素、甲氨蝶呤(MTX)或 PUVA(补骨脂素和紫外线 A)等其他系统性治疗不应答、有禁忌或无法耐受的成年中重度斑块状银屑病患者。

克罗恩病，适用于对传统治疗或肿瘤坏死因子α(TNFα)拮抗剂应答不足、失应答或无法耐受的成年中重度活动性克罗恩病患者。

【**禁忌证**】 (1)对活性成分或任何辅料存在超敏反应者禁用。

(2)有临床上重要的活动性感染者禁用(如活动性结核病)。

【**用法与用量**】 (1)斑块状银屑病 推荐剂量为首次 45mg 皮下注射，4 周后及之后每 12 周给予一次相同剂量。体重>100kg 的患者，推荐剂量为首次 90mg 皮下注射，4 周后及之后每 12 周给予一次相同剂量。在此类患者中，45mg 剂量也显示有效，但 90mg 剂量疗效更好。治疗 28 周仍未应答的患者应考虑停止用药。

(2)克罗恩病 推荐剂量为首次根据体重确定的患者单次静脉输注剂量，体重≤55kg，推荐剂量 260mg；>55kg 至≤85kg，推荐剂量 390mg；>85kg，推荐剂量 520mg。

8 周后 90mg 皮下注射,此后建议每 12 周皮下注射 90mg。

首次皮下注射 8 周后应答不足的患者可在此时接受第二剂皮下注射。

如果患者在每 12 周给药 1 次期间失去应答，可将给药频率增加至每 8 周 1 次，这可能对患者有益。之后患者可以每 8 周或每 12 周给药 1 次，具体由临床状况决定。

第 16 周时或在调整至每 8 周给药 1 次后 16 周，如果患者仍然没有治疗获益的证据，应考虑停止治疗。

【**制剂与规格**】 乌司奴单抗注射液：(1)45mg:0.5ml；(2)90mg:1.0ml；(3)130mg:26ml。

第八节 肠道微生态药

肠道微生物群就解剖结构来讲归属于消化系统，是指在人体消化系统中定植，有益于宿主机体健康，并为宿主机体必需的微生物菌落的统称，它们与宿主、环境形成相互依赖、相互制约的统一体。目前已知种类多达 40 个菌属的 400～500 多个菌种，其中主要为双歧杆菌属，约有 9 个菌种，约占全部分离活菌的 1/4；肠道微生物首先与消化系统疾病息息相关，随着研究的不断深入，其与全身多个系统疾病也密切相关。

肠道微生态类药物一般是安全的，罕见过敏反应，其中活菌制剂和抗生素同时服用，影响其疗效。

肠道微生态制剂详细内容见第十八章。

乳 酸 菌 素
Lacidophilin

【适应证】 ①消化不良以及肠内异常发酵，小儿饮食不当引起的腹泻及营养不良等。②抗生素及放、化疗后引起的菌群失调腹泻。③急性胃肠炎、腹泻、痢疾等。

【药理】 药效学 是人体固有正常生理菌株与灭菌粉混合而成的微生态制剂，其特点是对多种抗生素具有耐药性。能安全通过胃液屏障，在肠道内定植、繁殖、增殖，发挥生理作用。能形成生物学屏障，调整肠道菌群，促进机体对营养物质的分解与吸收，并能分解葡萄糖产生乳糖，从而抑制致病菌的繁殖生长，促进肠正常菌群的生长。还能改善肠道运动功能，对肠蠕动具有双向调节作用，既能止泻，又有治疗便秘的作用，调节肠道内 pH 值，抑制肠道内腐败菌繁殖，防止肠道内蛋白质发酵，减少肠内积气。

【不良反应】 偶见皮疹、头晕、口干、恶心、呕吐和便秘等。

【禁忌证】 对乳糖、半乳糖及乳制品有高度过敏者。

【注意事项】 (1)对乳制品敏感者慎用。

(2)可使尿液颜色变化。

(3)可影响胰腺外分泌功能检查结果，检查前应停药3 天。

【药物相互作用】 (1)铋剂、鞣酸、药用炭、酊剂等能吸附本品，不宜合用。

(2)制酸药，磺胺药，抗生素类，喹诺酮类与本品合用时，可减弱其疗效，故应分开服用(间隔3 小时)。

【用法与用量】 口服。12 岁以上儿童及成人一次1.2～2.4g，一日 3 次，儿童一次 0.4～0.8g，一日三次。

【制剂与规格】 乳酸菌素片：(1)0.2g；(2)0.4g；(3)1.2g。

小儿乳酸菌素片：0.2g。

乳酸菌素散：(1)1.2g；(2)2.4g；(3)4.8g。

乳酸菌素颗粒：(1)0.5g；(2)1g；(3)2g；(4)6g。

地衣芽孢杆菌制剂 [药典(二)；药典(三)；国基；医保(甲)；医保(乙)]
Bacillus Licheniformobiogen Preparation

【特殊说明】 其余参见第十八章第七节微生态制剂。

【适应证】 用于细菌或真菌引起的急、慢性肠炎、腹泻。也可用于其他原因引起的胃肠道菌群失调的防治。

【禁忌证】 对本品有过敏史者禁用。

【注意事项】 (1)偶见便秘或粪便干结。

(2)与抗生素合用，本品疗效降低。

【用法与用量】 成人 (1)胶囊：口服，一次 2 粒，一日 3 次；首次加倍。对吞咽困难者，服用时可打开胶囊，将药粉加入少量温开水或奶液混合后服用。

(2)颗粒：口服，一次 2 袋，一日 3 次；首次加倍。服用时将颗粒溶于水或牛奶中混匀后服用。

儿童 口服。小于 5 岁，一次 0.25g，一日 3 次；大于 5 岁，一次 0.5g，一日 3 次；首剂加倍。

【制剂与规格】 地衣芽孢杆菌活菌胶囊：0.25g(含2.5 亿活菌)。

地衣芽孢杆菌活菌颗粒：0.25g(含 2.5 亿活菌)。

双歧杆菌活菌制剂 [药典(二)；药典(三)；国基；医保(甲)；医保(乙)]
Live Bifidobacterium Preparation

参阅第十八章第七节。

双歧杆菌三联活菌制剂
Bifid Triple Viable Preparation

【特殊说明】 其余参见第十八章第七节双歧杆菌三联活菌制剂。

【适应证】 本品适用于各种原因引起的肠菌群失调所致的腹泻和腹胀，亦可用于治疗轻、中型急性腹泻及慢性腹泻及消化不良、腹胀。

【禁忌证】 对微生态制剂过敏史者禁用。

【注意事项】 (1)每 0.1g 药粉含长型双歧杆菌、嗜乳酸杆菌和粪肠球菌数不低于 1.0×10^7CFU。

(2)不与抗生素同用。

【用法与用量】 (1)胶囊剂 成人，口服，一次 2～3 粒，一日 2～3 次。儿童，口服，<1 岁一次半粒，1～6 岁一次 1 粒，6～13 岁一次 1～2 粒，以上均为一日 2～3 次(婴幼儿可剥开胶囊倒出药粉用温水冲服)。

(2)散剂 口服，用温水冲服。0～1 岁儿童，一次半包；1～5 岁儿童，一次 1 包；6 岁以上儿童及成人，一次 2 包，一日 3 次。

【制剂与规格】 双歧杆菌三联活菌胶囊：210mg，含活菌数不低于 1.0×10^7CFU。

双歧杆菌三联活菌散：(1)1g，活菌数不低于 1.0×10^7CFU；(2)2g，含活菌均不低于 2.0×10^7CFU。

双歧杆菌三联活菌肠溶胶囊：210mg，克含长型双歧杆菌≥$1.0×10^6$CFU，嗜酸乳杆菌≥$1.0×10^6$CFU，粪肠球菌≥$1.0×10^6$CFU。

双歧杆菌四联活菌片
Bifid Four Viable Tablet

【适应证】 用于治疗与肠道菌群失调相关的腹泻、便秘、功能性消化不良。

【药理】 (1)药效学 婴儿双歧杆菌、嗜酸乳杆菌、粪肠球菌为健康人体肠道正常菌群，直接补充可抑制肠道中某些致病菌，维持正常肠道蠕动，调整肠道菌群平衡。蜡样芽孢杆菌在肠道中定植，消耗氧气，为双歧杆菌等厌氧菌营造厌氧环境，促进双歧杆菌等厌氧菌的生长和繁殖。

(2)药动学 经口服进入肠道后，会在肠道内生长、繁殖、定植。其中蜡样芽孢杆菌不属于人体肠道正常菌群成员，在肠道中定植48小时后随粪便排出体外，而其余三种菌均是人体肠道中正常菌群，一般定植10天以上达到平衡。

【不良反应】 未见明显不良反应。

【禁忌证】 对本品有过敏史者禁用。

【注意事项】 (1)儿童必须在成人监护下使用；
(2)开袋后不宜长期保存，应尽早服用。

【药物相互作用】 (1)氯霉素、头孢菌素、红霉素、青霉素对本品中的活菌有抑制作用。
(2)铋剂、鞣酸、药用炭等能抑制、吸附或杀灭活菌，不应合用。

【用法与用量】 口服。一日3次，一次3片，重症可加倍服用或遵医嘱。餐后用50℃以下水或牛奶送服。

【制剂与规格】 双歧杆菌四联活菌：0.5g，婴儿双歧杆菌、嗜酸乳杆菌和粪肠球菌分别应不低于 $0.5×10^6$CFU；蜡样芽孢杆菌应不低于 $0.5×10^5$CFU。

酪酸梭菌制剂
Clostridium Butyricum Preparation

【特殊说明】 参见第十八章第七节酪酸梭状芽孢杆菌制剂。

【适应证】 用于急慢性腹泻，肠易激综合征，伪膜性肠炎，消化不良等疾病的对症治疗。

【禁忌证】 对本品有过敏史者禁用。

【用法与用量】 口服。成人一次2片，一日3次。

【制剂与规格】 酪酸梭状芽孢杆菌片：含芽孢酪酸菌 0.5 亿个。

酪酸梭状芽孢杆菌细粒：40mg，含芽孢酪酸菌 0.5 亿个。

蜡样芽孢杆菌活菌
Live Bacillus Cereus

【特殊说明】 参见第十八章第七节蜡样芽孢杆菌活菌。

【适应证】 婴幼儿腹泻、轮状病毒胃肠炎、婴幼儿菌痢、成人急性肠炎；慢性肝炎、肝硬化引起的腹胀及其他原因引起的肠道菌群失调。对老年人食欲缺乏、胃脘胀满、大便稀溏、腹泻与便秘交替出现，且经久不愈者有保健预防作用。

【禁忌证】 对本品有过敏史者禁用。

【用法与用量】 成人 口服。一次 1~2 粒，一日 2~3 次，连续用药 5~7 天。

儿童 减半或遵医嘱。

【制剂与规格】 蜡样芽孢杆菌活菌胶囊剂(片剂)：0.25g(含活菌数 2 亿)。

枯草杆菌-肠球菌二联活菌制剂
Live Combined Bacillus Subtilis and Enterococcus Faecium Preparation

【特殊说明】 其余参见第十八章第七节枯草杆菌-肠球菌二联活菌制剂。

【适应证】 治疗肠道菌群失调(抗生素、化疗药物等)引起的肠炎、腹泻、腹胀、便秘、消化不良，食欲缺乏等。

【禁忌证】 对本品有过敏史者禁用。

【注意事项】 (1)冲服时水温不宜超过 40℃。
(2) 小于 3 岁的婴幼儿不宜直接口服，以免呛咳。

【用法与用量】 口服。(1)12 岁以上儿童及成人，一次 250~500mg，一日 2~3 次。

(2)12 岁以下儿童可服用枯草杆菌、肠球菌二联活菌多维颗粒剂。2 岁以下，一次 1 袋，一日 1~2 次。2 岁以上，一次 1~2 袋，一日 1~2 次，用 40℃ 以下温开水或牛奶冲服，也可直接服用。

【制剂与规格】 (1)成人肠溶胶囊：250mg，含活菌 5 亿个(含屎肠球菌 $4.5×10^8$ 个，枯草杆菌 $5.0×10^7$ 个)。

(2) 儿童复方颗粒剂活菌冻干粉：37.5mg，含屎肠球菌 $1.35×10^8$ 个，枯草杆菌 $1.5×10^7$ 个和维量生素 B_1、B_2、B_6、B_{12}、C 及烟酰胺等维生素，以及微量元素锌和矿物质钙。

嗜酸性乳杆菌制剂
Lactobacillus Acidophilus Preparation

【特殊说明】 其余参见十八章第七节嗜酸性乳杆菌。

【适应证】 适用于成人及婴幼儿、儿童的非器质性腹泻。

【禁忌证】 对本品有过敏史者禁用。有制剂可能含有乳糖，禁用于先天性半乳糖血症、葡萄糖和乳糖不耐症，以及乳糖酶缺乏症患者。

【用法与用量】 （1）胶囊剂 成人及儿童一次2粒，一日2次，成人首剂量加倍；婴儿一日2次，一次1~2粒，首剂量2粒。胶囊剂可用水吞服，亦可倒出内容物混合于水中饮服。

（2）散剂 成人及儿童一次1袋，一日2次，成人首剂量加倍；婴儿一次1袋，一日2次。

【制剂与规格】 嗜酸性乳杆菌胶囊：含灭活冻干的嗜酸乳杆菌50亿和中和后冻干的培养基80mg。

嗜酸性乳杆菌散：含灭活冻干的嗜酸乳杆菌50亿和中和后的冻干培养基160mg。

乳 酶 生 [药典(二)；国基；医保(甲)]
Lactasin

【适应证】 消化不良、肠内过度发酵、肠炎、腹泻等。

【药理】 药效学 本品为活肠球菌的干燥制剂，在肠内分解糖类生成乳酸，使肠内酸度增高，从而抑制腐败菌的生长繁殖，并防止肠内发酵，减少产气，因而有促进消化和止泻作用。

【不良反应】 未见明显不良反应。

【注意事项】 （1）本品为活菌制剂，不应置于高温处。

（2）对本品过敏者禁用，过敏体质者慎用。

（3）本品性状发生改变时禁止使用。

（4）请将本品放在儿童不能接触的地方。

（5）儿童必须在成人监护下使用。

（6）如正在使用其他药品，使用本品前请咨询医师或药师。

（7）本品不宜与抗生素合用。

【药物相互作用】 （1）制酸药、磺胺类或抗生素与本品合用时，可减弱其疗效，故应分开服用（间隔3小时）。

（2）铋剂、鞣酸、活性炭、酊剂等能抑制、吸附或杀灭活肠球菌，故不能合用。

（3）如与其他药物同时使用可能会发生药物相互作用，详情请咨询医师或药师。

【用法与用量】成人 口服。一次0.3~0.9g乳酶生，一日3次，饭前服。

儿童 口服。1~3岁，体重10~15kg，一次用量0.15~0.3g；4~6岁，体重16~21kg，一次0.3~0.45g；7~9岁，体重22~27kg，一次0.3~0.6g；10~12岁，

体重28~32kg，一次0.45~0.6g；一日3次。饭前服。12岁以上儿童用量同成人。

【制剂与规格】 乳酶生片：（1）0.1g；（2）0.15g；（3）0.3g。

枯草杆菌二联活菌
Live Combined Bacillus Subtilis and
Enterococcus Faecium

【特殊说明】 其余参见第十八章第七节枯草杆菌-肠球菌二联活菌制剂。

【适应证】 治疗肠道菌群失调（抗生素、化疗药物等）引起的肠炎、腹泻、腹胀、便秘、消化不良，食欲缺乏等。

【禁忌证】 对本品有过敏史者禁用。

【用法与用量】 口服。（1）12岁以上儿童及成人，一次1~2粒，一日2~3次。

（2）12岁以下儿童可服用枯草杆菌、肠球菌二联活菌多维颗粒剂。2周岁以下，一次1袋，一日1~2次。2岁以上，一次1~2袋，一日1~2次，用40℃以下温开水或牛奶冲服，也可直接服用。

【制剂与规格】 （1）成人肠溶胶囊：250mg，含活菌5亿个（含屎肠球菌 $4.5×10^8$ 个，枯草杆菌 $5.0×10^7$ 个）。

（2）儿童复方颗粒剂活菌冻干粉：37.5mg，含屎肠球菌 $1.35×10^8$ 个，枯草杆菌 $1.5×10^7$ 个和维量生素 B_1、B_2、B_6、B_{12}、C及烟酰胺等维生素，以及微量元素锌和矿物质钙。

双歧杆菌乳杆菌三联活菌 [医保(乙)]
Live Combined Bifidobacterium and
Lactobacillus

【适应证】 本品适用于各种原因引起的肠菌群失调所致的腹泻和腹胀，亦可用于治疗轻、中型急性腹泻及慢性腹泻及消化不良、腹胀。

【药理】 药效学 所含三种菌，长型双歧杆菌、保加利亚乳杆菌和嗜热链球菌，皆为健康人肠道正常菌群，可在人体肠道中生长、繁殖。

【不良反应】 未见不良反应。

【禁忌证】 对微生态制剂过敏史者禁用。

【注意事项】 （1）适宜于冷藏保存。

（2）本品真空封装，开袋后应尽快服用。

【药物相互作用】 （1）抗菌药与本品合用可减弱其疗效，应分开服用。

（2）铋剂、鞣酸、药用炭、酊剂等能抑制、吸附或杀

灭活菌，不应合用。

(3) 如正在服用其他药品，使用本品前请咨询医师或药师。

【用法与用量】 口服，成人 1 次 4 片，1 日 2～3 次，6 个月内婴儿一次 1 片，一日 2～3 次；6 个月至 3 岁小儿一次 2 片，一日 2～3 次；3 岁至 12 岁小儿一次 3 片，一日 2～3 次。温开水或温牛奶冲服，婴幼儿可将药片碾碎后溶于温牛奶冲服。

【制剂与规格】 双歧杆菌乳杆菌三联活菌片：0.5g。每片含长双歧杆菌活菌不低于 $0.5×10^7$CFU，保加利亚乳杆菌和嗜热链球菌活菌均不低于 $0.5×10^6$CFU。

复方嗜酸乳杆菌[医保(乙)]
Compound Eosinophil-lactobacillus

【特殊说明】 其余参见第十八章第七节嗜酸性乳杆菌制剂。

【适应证】 适用于成人及婴幼儿、儿童的非器质性腹泻。

【禁忌证】 对本品有过敏史者禁用。有制剂可能含有乳糖，禁用于先天性半乳糖血症、葡萄糖和乳糖不耐症，以及乳糖酶缺乏症患者。

【用法与用量】 (1)胶囊剂 成人及儿童一次 2 粒，一日 2 次，成人首剂量加倍；婴儿一日 2 次，一次 1～2 粒，首剂量 2 粒。胶囊剂可用水吞服，亦可倒出内容物混合于水中饮服。

(2) 散剂 成人及儿童一次 1 袋，一日 2 次，成人首剂量加倍；婴儿一次 1 袋，一日 2 次。

【制剂与规格】 嗜酸性乳杆菌胶囊：含灭活冻干的嗜酸乳杆菌 50 亿和中和后冻干的培养基 80mg。

嗜酸性乳杆菌散：含灭活冻干的嗜酸乳杆菌 50 亿和中和后的冻干培养基 160mg。

布拉氏酵母菌散[医保(乙)]
Saccharomyces Boulardii Sachets

【适应证】 用于治疗成人和儿童腹泻，及肠道菌群失调所引起的腹泻症状。

【药理】 (1)药效学 本品为含活布拉氏酵母菌的微生态制剂。本品口服后不会在肠道内定植，产生一过性的微生态调节作用。

(2)药动学 布拉氏酵母菌在胃肠道不被吸收。根据不同给药剂量，布拉氏酵母菌在粪便中的半衰期为 3～9 小时，3～5 天后粪便中布拉氏酵母菌达到稳态浓度。治疗结束后粪便中的活布拉氏酵母菌数迅速降低，治疗结束 5 天后无法检测到布拉氏酵母菌。

【不良反应】 (1)偶见全身的过敏反应、荨麻疹、顽固性便秘，口干。

(2) 罕见的不良反应有真菌血症、血管性水肿、皮疹。

(3) 植入中央静脉导管的住院患者、免疫功能抑制患者、严重胃肠道疾病患者或高剂量治疗的患者中罕见真菌感染，其中极少数患者血液培养布拉氏酵母菌阳性。极度虚弱的患者中有报道由布拉氏酵母菌引起败血症的病例。

【禁忌证】 (1)对本品中某一成分过敏的患者禁用。

(2) 中央静脉导管输液的患者禁用。

(3) 因本品含有果糖，对果糖不耐受的患者禁用。

(4) 因本品含有乳糖，先天性半乳糖血症及葡萄糖、半乳糖吸收障碍综合征或乳糖酶缺乏的患者禁用。

【注意事项】 (1)本品含活细胞，请勿与超过 50℃ 的热水、冰冻的或含酒精的饮料及食物同服。

(2) 治疗不能代替补液作用，对于严重腹泻患者，可以根据其年龄，健康状况，补充足够液体。

(3) 本品是活菌制剂，如经于传播进入血液循环则会有引起全身性真菌感染的危险，故不得用于高危的中央静脉导管治疗的患者。

(4) 建议不要在中央静脉输液的患者附近打开散剂，以避免任何方式，特别是经于传播将布拉氏酵母菌定植在输液管上。已有报道中央静脉输液的患者，即使没有用布拉氏酵母菌治疗也有罕见的真菌血症(真菌侵入血液)发生，极少数患者因布拉氏酵母菌产生发热、血液培养布拉氏酵母菌阳性。所有这些患者经抗真菌治疗效果满意，必要时撤去静脉导管。

【药物相互作用】 本品不可与全身性或口服抗真菌药物同时使用。

【给药说明】 虽然动物试验未发现本品任何对胎儿有毒性作用的现象，但尚无人类妊娠安全使用本品的确切资料。因此，妊娠期内避免使用本品。

哺乳期使用本品的安全性尚未确定，亦应避免使用。

【用法与用量】 口服。成人，每次 2 袋，每天 2 次；3 岁以上儿童，每次 1 袋，每天 2 次；3 岁以下儿童，每次 1 袋，每天 1 次。

将小袋之内容物倒入少量温水或甜味饮料中，混合均匀后服下。也可以与食物混合或者倒入婴儿奶瓶中服用。本品可在任何时候服用，但为取得速效，最好不在进食时服用。

【制剂与规格】 布拉氏酵母菌散：0.25g(菌粉)/袋。每袋装药粉 765mg，含菌粉 250mg；每 1g 药粉含活菌数应不低于 $1.3×10^9$CFU。

第九节　肝胆疾病用药

肝胆系统疾病的防治比较复杂，通常作用于肝胆系统疾病的药物主要包括三大类：针对病因治疗的抗肝炎病毒药物、肝脏辅助用药和胆病用药。目前我国肝病仍以病毒性肝炎及其相关肝病居多，慢性病毒性肝炎抗病毒治疗应放在首要位置，尤其是近年来慢性丙型肝炎感染者的抗病毒治疗已经进入直接抗病毒药物的泛基因型时代，故放在本章介绍。肝脏疾病的辅助用药主要是保护肝细胞结构和功能的药物，能够改善受损害的肝细胞代谢功能，促进肝细胞再生，抑制肝细胞增生，降低高胆红素血症，增强肝脏解毒功能，达到改善肝脏病理、改善肝脏功能的目的；主要包括促进代谢类药物及维生素(门冬氨酸钾镁、各种氨基酸制剂等)、肝细胞膜修复类(多烯磷脂酰胆碱等)、解毒类(还原性谷胱甘肽、硫普罗宁等)、甘草酸抗炎类(异甘草酸镁、甘草酸二铵等)、抗氧化降酶药(双环醇、水飞蓟宾等)、利胆药(腺苷蛋氨酸、熊去氧胆酸等)。胆系疾病的内科药物治疗主要针对胆系结石、慢性胆囊炎的药物溶石或利胆消炎，主要是促使胆汁分泌增多、降低胆汁中胆固醇的饱和度，或是增强胆囊收缩、舒张 Oddi 括约肌等，利胆药除有利胆作用外，也有改善肝功能的作用。

葡 醛 内 酯 [医保(乙)]
Glucurolactone

【适应证】　适用于急慢性肝炎、肝硬化、食物或药物中毒。

【药理】　药效学　本品进入机体后在酶的催化下转变为葡萄糖醛酸而发挥作用，可降低肝淀粉酶的活性，阻止糖原分解，使肝糖原量增加，脂肪储量减少。本品在体内解毒过程中起重要作用，许多毒物和药物与本品可结合形成无毒的葡萄糖醛酸结合物后排出，故具有保肝和解毒作用。本品还是构成人体结缔组织及胶原的重要成分，特别是软骨、骨膜、神经鞘、关节囊、腱、关节液等的组成成分。

【不良反应】　偶见轻度面部充血、胃肠道不适，减量或停药后即消失。

【禁忌证】　对本品过敏者禁用。

【注意事项】　(1)儿童必须在成人监护下使用。偶见轻度咯血、胃肠道不适。

(2)妊娠期妇女及哺乳期妇女用药尚不明确。

【用法与用量】　成人　(1)口服　一次 0.1～0.2g，一日 3 次。

(2)肌内或静脉注射　一次 0.1～0.2g，一日 1～2 次，或遵医嘱。

儿童　(1)口服　小于 5 岁，一次 0.05g；大于 5 岁，一次 0.1g；一日 3 次。

(2)静脉滴注、肌内注射　一次 0.1～0.2g，一日 1～2 次。

【制剂与规格】　葡醛内酯片：(1)50mg；(2)0.1g。

葡醛内酯胶囊：0.1g。

葡醛内酯注射液：(1)2ml:0.1g；(2)2ml:0.2g。

联 苯 双 酯 [药典(二)；国基；医保(甲)]
Bifendate

【适应证】　用于慢性肝炎伴 ALT 升高及化学毒物、药物引起的 ALT 升高。

【药理】　药效学　本品能减轻因四氯化碳及硫代乙酰胺引起的血清 ALT 升高，能增强肝脏解毒功能，减轻肝脏的病理损伤，具有一定的抗氧化及免疫调节作用，能促进肝细胞再生并保护肝细胞，从而改善肝功能。

【不良反应】　个别病例服用后可出现轻度恶心，偶有皮疹发生。

【注意事项】　儿童应用过程中出现黄疸应停用。

【给药说明】　有效病例应待 ALT、AST 均恢复正常后再逐渐减量以避免反跳，ALT 一次复常即停药则易发生反跳。对于反跳病例可再重新服药，服药后 ALT 仍可下降，甚至恢复正常。凡病程长、肝功能异常时间较长者易于反跳，反之则不易发生。

【用法与用量】　成人　口服。片剂一次 25～50mg，一日 3 次。滴丸一次 7.5～15mg，一日 3 次。

儿童　口服。一次 0.5mg/kg，一日 3 次。

【制剂与规格】　联苯双酯滴丸：1.5mg。

双 环 醇 [药典(二)；医保(乙)]
Bicyclol

【适应证】　治疗伴有血清氨基转移酶异常升高的肝炎。

【药理】　(1)药效学　本品可显著降低小鼠药物性(四氯化碳、D-氨基半乳糖、对乙酰氨基酚)及免疫性肝损伤所致血清氨基转移酶升高的水平，肝脏组织病理形态学损害有不同程度的减轻。体外实验显示，本品对肝癌细胞转染人乙肝病毒的 2.2.15 细胞株具有抑制 HBsAg、HBeAg 及 HBVDNA 分泌的作用。双环醇可抑制肝损伤后诱导的多个炎性调控因子，包括核转录因子-κB（nuclear factor-kappa B，NF-κB）、肿瘤坏死因子-α（tumor necrosis factor-α，TNF-α）、白细胞介素-1β（interleukin-1β，IL-1β）、IL-18（interleukin-18，IL-18）、转化生长因子（transforming growth factor-β₁，TGF-β₁）和诱导型一氧化氮合酶（inducible nitric oxide synthase，iNOS）等的表达和活性；抑制氧自由基（reactive oxygen species，ROS）和一氧化氮（nitric oxide，NO）的生成，提高体内抗氧化物如谷胱甘肽的水平，以减轻炎症和氧化应激损伤、抑制肝细胞凋亡，从而稳定肝细胞膜、改善线粒体功能及保护肝细胞核 DNA 的结构和功能，达到抗炎保肝的作用。

（2）药动学 口服双环醇一次 25mg，其药代动力学特征符合一级房室模型及一级动力学消除规律。本品的达峰时间（t_{max}）为 1.8 小时，峰浓度（C_{max}）为 50ng/ml，吸收半衰期为 0.84 小时，消除半衰期为 6.26 小时，C_{max} 和药-时曲线下面积（AUC）与剂量成正比，而其他药代动力学参数均不随剂量明显改变，符合线性动力学特征。多次给药与单次给药相比，药代动力学参数无显著性差异，提示常用剂量多次重复给药，体内药物无蓄积现象。餐后口服本品可使 C_{max} 升高。本品在人体内主要代谢产物为 4-羟基和 4-羟基双环醇。

【不良反应】 服用本品后，个别患者可能出现的不良反应均为轻度或中度，一般无需停药或短暂停药或对症治疗即可缓解。偶见头晕、皮疹、腹胀、睡眠障碍以及血红蛋白和白细胞计数异常、总胆红素和氨基转移酶升高、血小板计数下降。另有极个别患者出现头痛、恶心、胃部不适、一过性血糖和血肌酐升高。可视具体临床情况而采取相应对症支持措施。

【禁忌证】 对本品和本品中其他成分过敏者禁用。

【注意事项】 （1）在用药期间应密切观察患者临床症状、体征和肝功能变化，疗程结束后也应加强随访。

（2）肝功能失代偿者如胆红素明显升高、低白蛋白血症、肝硬化腹水、食管胃底静脉曲张出血、肝性脑病及肝肾综合征慎用或遵医嘱。

（3）尚无本品对妊娠期妇女及哺乳期妇女的研究资料，建议应权衡利弊，谨慎使用。

（4）70 岁以上老年患者的最适剂量遵医嘱。

（5）12 岁以下儿童的最适剂量遵医嘱。

【用法与用量】 成人 口服。一次 25～50mg，一日 3 次。疗程不短于 6 个月或遵医嘱，应逐渐减量至停药。

儿童 口服。12 岁以上，一次 25mg，必要时可增至 50mg，一日 3 次。

【制剂与规格】 双环醇片：（1）12.5mg；（2）25mg；（3）50mg。

甘草酸二铵 [国基；医保（乙）]
Diammonium Glycyrrhizinate

【适应证】 主要用于伴有 ALT 升高的各型肝炎。

【药理】 （1）药效学 本药为中药甘草有效成分的提取物，具有较强的抗炎、保护肝细胞及改善肝功能的作用，对多种肝毒剂所致肝脏损伤有防治作用，并呈剂量依赖性。其具体作用如下：①对复合致病因子引起的慢性肝损伤，本药可提高存活率及改善肝功能。动物实验表明，本药可阻止半乳糖胺、四氯化碳及硫代乙酰胺引起的 ALT 升高，改善肝脏受损组织。肝组织切片显示，本药可对抗半乳糖胺所致肝细胞线粒体及核仁损害，并使肝糖原及核酸含量增加，减轻肝细胞坏死，加速肝细胞恢复。②本药在化学结构上与醛固酮的类固醇环相似，对肝脏类固醇代谢酶有较强亲和性，故可阻碍可的松和醛固酮的灭活，从而发挥类固醇样作用，但无皮质激素的不良反应。③本药可明显抑制肝脏组织中花生四烯酸（AA）代谢产物［白细胞三烯酸（LTs）和前列腺素 E₂（PGE₂）］，并呈剂量依赖性，对 ALT 无直接灭活作用。故本药可能通过控制炎症因子和免疫性因子而发挥抗肝损伤作用。④此外本药还具有刺激单核-吞噬细胞系统功能、诱生 γ 干扰素、增强自然杀伤细胞（NK）活性和抑制钙离子内流的作用，但其抗病毒作用尚待进一步研究。

（2）药动学 口服后从胃肠道吸收，其生物利用度不受胃肠道食物的影响，给药后 8～12 小时血药浓度达峰值。本品具有肝-肠循环过程。该药及其代谢产物与蛋白结合力强，其结合率受血浆蛋白浓度的影响，血药浓度变化与肝肠循环和蛋白结合有密切关系。静脉注射后约有 92% 以上的药物与血浆蛋白结合，平均滞留时间为 8 小时，在体内以肺、肝、肾分布量为高。主要通过胆汁从粪便中排出，部分从呼吸道以二氧化碳形式排出，尿中以原型排出者约占 2%。

【不良反应】 少数患者可出现水钠潴留表现，如血压升高、头晕、头痛、上腹部不适、腹胀、皮疹和水肿等，以上症状一般较轻，不影响治疗。

【禁忌证】 严重低钾血症、高钠血症、高血压、心力衰竭、肾功能衰竭患者禁用。

【注意事项】 治疗期间应定期监测血压及血清钾、钠浓度，如出现高血压、血钠潴留、低血钾等情况，应减量或停药。妊娠期妇女不宜使用。新生儿、婴幼儿的剂量和不良反应尚未确定，暂不推荐应用。

【药物相互作用】 与依他尼酸、呋塞米、乙噻嗪、三氯甲噻嗪等利尿剂并用时，其利尿作用可增强本品中所含甘草酸二铵的排钾作用，易导致血清钾值的下降，应特别注意观察血清钾值的测定等。

【给药说明】 (1)甘草酸二铵短期内效果显著，但停药后可能发生反跳，与其他保肝降酶药物联合治疗效果较好。

(2)针剂未经稀释不得进行注射。

(3)治疗过程中应定期检测血压及血清钾、钠浓度，如出现高血压、血钠潴留、低血钾等情况应停药或适当减量。

【用法与用量】 成人 (1)口服 一次150mg，一日2～3次。

(2)静脉滴注 一次150mg，一日1次，用5%～10%葡萄糖注射液250ml稀释后缓慢滴注。

【制剂与规格】 甘草酸二铵肠溶片：50mg。

甘草酸二铵胶囊：50mg。

甘草酸二铵肠溶胶囊：50mg。

注射用甘草酸二铵：150mg。

甘草酸二铵注射液：(1)10mg:50mg；(2)10ml:150mg；(3)20ml:150mg。

甘草酸二铵葡萄糖注射液：250ml(甘草酸二铵150mg、葡萄糖25g)。

甘草酸二铵氯化钠注射液：250ml(甘草酸二铵150mg、氯化钠2.25g)。

复方甘草酸苷 [医保(乙)]

Compound Glycyrrhizin

【适应证】 ①用于治疗慢性肝病，改善肝功能异常；②用于治疗湿疹、皮炎、斑秃。

【药理】 (1)药效学 甘草酸苷具有抗过敏、增强激素的抑制应激反应作用。可以直接与花生四烯酸代谢途径的启动酶——磷脂酶 A_2 结合，并与作用于花生四烯酸使其产生炎性介质的脂氧合酶结合，选择性地阻碍这些酶的磷酸化而抑制其活化，故具有较强的抗炎作用。甘草酸苷在体外实验具有对 T 细胞活化的调节、对 γ-干扰素的诱导、活化 NK 细胞以及促进胸腺外 T 淋巴细胞分化作用。甘草酸苷还有抑制由四氯化碳所致的肝细胞损伤作用及对肝细胞增殖的促进作用。甘氨酸及盐酸半胱氨酸可以抑制或减轻由于大量长期使用甘草酸苷可能出现的电解质代谢异常所致假性醛固酮增多症状。

(2)药动学 健康成人静脉注射本品40ml(含甘草酸

苷80mg)时，血中甘草酸苷浓度在给药10小时后迅速下降，以后逐渐减少。甘草酸苷加水分解物甘草次酸在给药后6小时出现，24小时达高峰，48小时后几乎完全消失。尿中甘草酸苷含量随时间逐渐减少，27小时的排泄量为给药量的1.2%。6小时后尿中出现甘草次酸，并在22～27小时后达高峰值。

【不良反应】 增大药量或长期连续使用，可能增加低钾血症发生率，出现血压上升、钠及体液潴留、水肿、体重增加等假性醛固酮增多症状。在用药过程中，要充分注意观察(如测定血清钾值等)，一旦发现异常情况，应停止给药。

【禁忌证】 (1)对本品既往有过敏史患者。

(2)醛固酮增多症患者、肌病患者、低钾血症患者(可加重低钾血症和高血压)。

【注意事项】 (1)高龄患者低钾血症发生率高，应慎重给药。

(2)由于本品亦为甘草酸苷制剂，容易出现假性醛固酮增多症，应予注意。静脉内给药时，应注意观察患者的状态，尽量以缓慢速度给药。

(3)有报道口服甘草酸苷及含甘草的制剂时，可出现横纹肌溶解症。

【药物相互作用】 (1)与袢利尿剂、噻嗪类利尿剂合用，可能因排钾效应增强，导致出现低血钾症状(如乏力、肌力下降)。

(2)与莫西沙星合用，可能导致室性心动过速，包括尖端扭转型心动过速，Q-T 间期延长。

【用法与用量】 口服给药推荐剂量：

成人 一次50～75mg(以甘草酸苷计)，一日3次，餐后服用，可酌情增减剂量。

儿童 一次25mg(以甘草酸苷计)，一日3次，餐后服用，可酌情增减剂量。

静脉注射给药推荐剂量：

慢性肝病 静脉滴注或静脉注射，一次80～120mg(以甘草酸苷计)，一日1次，可根据年龄、症状适当增减剂量，最大日剂量为200mg(以甘草酸苷计)。

湿疹、皮炎、荨麻疹 静脉注射，一次10～40mg(以甘草酸苷计)，一日1次，可根据年龄、症状适当增减剂量。

【制剂与规格】 复方甘草酸苷注射液：每20ml含甘草酸苷40mg、甘氨酸400mg、盐酸半胱氨酸20mg。

注射用复方甘草酸苷：(1)每瓶含甘草酸苷 20mg、甘氨酸200mg、盐酸半胱氨酸10mg；(2)每瓶含甘草酸苷40mg、甘氨酸400mg、盐酸半胱氨酸20mg；(3)每瓶含甘草酸苷 80mg、甘氨酸 800mg、盐酸半胱氨酸 40mg；(4)每瓶含甘草酸苷 120mg、甘氨酸 1.2g、盐酸半胱氨酸 60mg。

复方甘草酸苷片：每片含甘草酸苷 25mg、甘氨酸 25mg、甲硫氨酸 25mg。

复方甘草酸苷胶囊每粒含甘草酸苷 25mg、甘氨酸 25mg、甲硫氨酸 25mg。

苦 参 素
Marine

【适应证】　治疗慢性乙型病毒性肝炎，乙肝肝纤维化。也可用于肿瘤放疗、化疗引起的白细胞低下及其他原因引起的白细胞减少症。

【药理】　(1)药效学　①本品对正常家兔和放射线照射引起的白细胞低下家兔，有升高白细胞的作用；对丝裂霉素所致小鼠白细胞减少症也有明显疗效；对荷瘤小鼠外周血细胞也有升高趋势。②对于四氯化碳、氨基半乳糖所致实验性肝损伤动物具有保护作用，用药后血清 ALT 降低、肝脏坏死及炎症减轻，肝组织修复增加。体内外实验显示具有一定抑制 HBV 复制的作用。③本品可降低毛细血管通透性，抑制肉芽组织增生，调节小鼠及大鼠肝脏肥大细胞释放组胺、白三烯等介质，抑制脂多糖诱导的小鼠腹腔巨噬细胞释放 IL-1、IL-6 及 TNFα 等细胞因子，抑制 NF-κB 活化，降低 TNF、IL-6 和 ICAM-1 的生成，具有非甾体类激素样抗炎、抗过敏作用。④本品可抑制肝星状细胞的增殖，具有抗肝纤维化作用。⑤本品对荷瘤小鼠具有免疫调节作用，并能有效预防或延缓 2-乙酰氨基芴(2-AAF)诱发大鼠肝癌的发生。

(2)药动学　本品静脉注射后，药-时曲线呈双指数型，符合二房室模型。口服后效果与浓度之间的关系符合 S 型 E_{max} 模型，为非剂量依赖型。主要在肝脏及小肠中代谢，随尿及粪便排出。

【不良反应】　本品不良反应发生率较低。常见的不良反应有恶心、呕吐、口苦、腹泻、上腹不适或疼痛，偶见皮疹、胸闷、发热，症状一般可自行缓解。

【禁忌证】　(1)对本品过敏者禁用。

(2)严重血液、心、肝、肾及内分泌疾病患者慎用。

【注意事项】　(1)肝功能衰竭者慎用。严重肾功能不全者，不建议使用本品。

(2)妊娠期妇女不宜使用，哺乳期妇女慎用。

(3)尚无儿童用药经验，慎用。

(4)老年患者用药需减量或遵医嘱。

(5)肌内注射时个别患者在注射后出现局部疼痛，改用深部注射可减轻症状。

【药物相互作用】　与水合氯醛等中枢神经抑制药有协同作用，对苯丙胺等中枢神经兴奋药有拮抗作用，可易化士的宁的惊厥效应。

【用法与用量】　慢性乙型病毒性肝炎：①口服给药：一次 0.2～0.3g，一日 3 次，3 个月为一疗程；②静脉滴注：一次 0.4～0.6g，一日 1 次；

白细胞减少：静脉滴注，一次 0.6g，一日 1 次，2 个月为一疗程。

【制剂与规格】　苦参素胶囊：0.1g。

苦参素软胶囊：0.1g。

苦参素片：(1)0.1g；(2)0.2g；(3)0.3g。

苦参素分散片：0.1g。

注射用苦参素：0.1g；0.2；0.3g；0.4g；0.6g。

苦参素注射液：(1)2ml:0.2g；(2)2ml:0.6g；(3)5ml:0.6g；(4)6ml:0.6g。

苦参素葡萄糖注射液：100ml(苦参素 0.6g、葡萄糖 5g)。

苦参素氯化钠注射液：(1)50ml(苦参素 0.3g、氯化钠 0.45g)；(2)100ml(苦参素 0.2g、氯化钠 0.9g)；(3)100ml(苦参素 0.6g、氯化钠 0.9g)；(4)200ml(苦参素 0.6g、氯化钠 1.8g)；(5)250ml(苦参素 0.2g、氯化钠 2.25g)。

水 飞 蓟 宾 [医保(乙)]
Silibinin

【适应证】　中毒性及免疫性肝脏损害、急慢性肝炎、脂肪肝的肝功能异常治疗。

【药理】　(1)药效学　①水飞蓟宾能够稳定肝细胞膜，保护肝细胞的酶系统，清除肝细胞内的活性氧自由基，从而增强肝脏解毒能力，改善肝功能，促进肝细胞再生。药理、毒理试验结果表明，本品对四氯化碳、硫代乙酰胺、毒蕈碱、鬼笔碱、猪屎豆碱等肝脏毒物以及抗结核药物、脓毒症等引起的各种类型肝损伤有不同程度的保护和治疗作用，并对四氯化碳引起的氨基转移酶升高有一定阻止作用。②试验结果显示本品可抑制肝脏细胞增殖及胶原合成，具有一定抗纤维化作用。③本品可通过增强脂质过氧化物清除而预防糖尿病并发症，并可增加体内胰岛素敏感性。

(2)药动学　水飞蓟宾口服吸收良好，达峰时间约 1.5 小时，口服后 48 小时排出量约 20%，其中 80% 以代谢物形式由胆汁排出，其余大部分以原型由尿排出。

【不良反应】　偶见头晕、轻微胃肠道症状(如恶心、呃逆、轻度腹泻)等，一般不影响治疗。

【禁忌证】　尚不明确。

【注意事项】　(1)过敏者慎用。

(2)妊娠期妇女、哺乳期妇女用药的安全性尚不明确。

【药物相互作用】　尚未收集到相关资料。

【给药说明】　本品用于治疗脂肪肝、肝硬化时，建议最好不要过多食用高脂食物。用于长期酗酒、吸烟引起的肝损伤治疗时，可采用维持疗法。

【用法与用量】　成人　一次 70～140mg，一日 3 次，饭后口服；或遵医嘱。维持剂量可减半，一日 3 次。

【制剂与规格】　水飞蓟宾胶囊：35mg。

水飞蓟宾葡甲胺片：50mg(相当于水飞蓟宾 35.6mg)。

齐 墩 果 酸
Oleanolic Acid

【适应证】　治疗病毒性肝炎，对症状、体征和肝功能均有改善作用，尚有纠正蛋白代谢障碍及一定的抗肿瘤作用。

【药理】　药效学　动物实验表明，本品可明显降低四氯化碳引起的血清 ALT 升高，减轻肝细胞变性与坏死、肝组织炎性反应和纤维化过程，促进肝细胞再生，加速肝坏死组织的修复，抑制非特异性炎症反应，并有纠正蛋白代谢障碍作用。超微结构观察显示本品能够保护并稳定溶酶体膜及细胞器的生物膜，恢复其被动通透和主动转运功能，使细胞内、外离子和水的移动复原，使胞质疏松化及气球样变的肝细胞恢复正常，再生能力加强，预防并抑制肝纤维化。体外实验表明，本品可通过下调血管内皮生长因子(VEGF)的表达而抑制白血病细胞的增殖。

【不良反应】　少数病例服药后出现口干、腹泻、上腹部不适感，经对症处理可消失。个别病例出现轻度血小板减少，停药后即可恢复。

【禁忌证】　对本品过敏者禁用。

【注意事项】　(1)对本品过敏者禁用。

(2)儿童用量请咨询医师或药师。

(3)本品应在医师确诊患者为肝炎后作为肝病的辅助治疗药物。

(4)定期进行肝功能检查。

(5)如服用过量或出现严重不良反应，请立即就医。

(6)当本品性状发生改变时禁用。

(7)儿童必须在成人监护下使用。

(8)请将此药品放在儿童不能接触的地方。

【用法与用量】　(1)急性肝炎　一次 20～40mg，一日 3 次；

(2)慢性肝炎　一次 40～80mg，一日 3 次。

【制剂与规格】　齐墩果酸片：(1)10mg；(2)20mg。

齐墩果酸胶囊：20mg。

门冬氨酸钾镁 [医保(乙)]
Potassium Magnesium Aspartate

【适应证】　电解质补充药。用于低钾血症、低钾及强心苷类中毒引起的心律失常、心肌炎后遗症、充血性心力衰竭、心肌梗死的辅助治疗。还用于急性黄疸型肝炎、病毒性肝炎、其他肝细胞功能不全的治疗，以及慢性肝病如肝硬化和肝性脑病的治疗。

【药理】　(1)药效学　①门冬氨酸作为体内草酰乙酸的前体，在三羧酸循环中起重要作用，并参与鸟氨酸循环，使氨和二氧化碳结合生成尿素，降低血中氨和二氧化碳的含量。门冬氨酸与细胞亲和力强，可作为钾离子及镁离子的载体；同时镁是细胞膜 Na^+,K^+-ATP 酶的辅酶，可使钾离子泵入细胞能力增强，提高胞内钾离子的浓度，促进细胞除极化和细胞代谢，维持其正常功能。镁离子是生成糖原及高能磷酸酯不可缺少的物质，可增强门冬氨酸钾盐的治疗效应。本品同时提高细胞内钾、镁离子的浓度，加速肝细胞三羧酸循环，对改善肝功能、降低血清胆红素有一定作用，对肝硬化并发肝昏迷患者有苏醒作用。②镁剂静脉注射具有扩张外周血管、抑制中枢神经系统、镇静松弛平滑肌及骨骼肌的作用，作为 Na^+,K^+-ATP 酶的辅酶，可调节细胞内、外离子通透性，并能抑制钙离子内流，临床上可用于各类心律失常、心力衰竭、心肌炎、冠心病的治疗。

(2)药动学　尚无门冬氨酸钾镁注射液静脉给药的药动学资料。同位素示踪动物实验研究表明，本品口服后在体内分布广泛，0.5～1 小时血浆浓度达峰值，1 小时后肝脏药物浓度最高，其次为血、肾脏、肌肉、心脏和小肠等。本品主要经肾脏由尿排泄。

【不良反应】　(1)口服给药　可见食欲缺乏、恶心、呕吐、腹泻等胃肠道反应。

(2)静脉滴注　滴注速度过快可引起高钾血症和高镁血症，还可出现恶心、呕吐、面部潮红、胸闷、血压下降、血管刺激性疼痛、心率减慢，大剂量用药可致腹泻，上市后有过敏反应的报道。

【禁忌证】　(1)对本品过敏者。

(2)高镁血症患者。

(3)高钾血症患者。

(4)急、慢性肾衰竭患者。

(5)艾迪生病患者。

(6)Ⅲ房室传导阻滞患者。

(7)心源性休克患者(血压低于90mmHg)。

(8)活动性消化性溃疡患者禁用本品片剂。

【注意事项】 (1)本品不能肌内注射或静脉注射,静脉滴注速度宜慢。

(2)妊娠期妇女、哺乳期妇女用药尚不明确,建议慎用。

(3)老年患者肾脏清除能力下降,建议慎用。

(4)除强心苷类中毒外,其他房室传导阻滞患者慎用;肾功能损害患者、活动性消化道溃疡患者慎用。

(5)病窦综合征、肾功能不全、严重脱水、糖尿病、呼吸抑制患者慎用。

(6)有电解质紊乱的患者应常规检查血钾、镁离子浓度。用于治疗低钾血症时,需同时随访检查血镁浓度。

(7)药物过量:临床尚无过量使用本品的事件报道,建议使用镁剂不超过10g/d。一旦过量使用,会出现高钾血症、高镁血症的症状,应立即停药并给予对症治疗:静脉推注氯化钙100mg/min,必要时使用利尿药。

(8)高血钾、高血压及严重肾功能障碍者禁用。

【药物相互作用】 (1)本品能抑制四环素类、铁盐、氟化钠的吸收。

(2)与留钾利尿药、血管紧张素转换酶抑制药配伍使用时,可能发生高钾血症。

(3)本品不宜与其他呼吸抑制药如吗啡以及异烟肼配伍。

【给药说明】 本品不能作为肌内注射或静脉注射;需经10倍量以上输液稀释后静脉滴注,滴注速度应缓慢。

【用法与用量】 成人 (1)口服 ①成人常用量,一次4片(每片含门冬氨酸钾79mg,门冬氨酸镁70mg)或2片(每片含门冬氨酸钾158mg,门冬氨酸镁140mg),一日3次。②预防用药,一次剂量减半,一日3次。③儿童用量酌减。

(2)静脉滴注 一次10~20ml,加入5%或10%葡萄糖注射液500ml中缓慢滴注,一日1次。门冬氨酸钾镁葡萄糖注射液可直接静脉滴注,一次250ml,一日1次。

儿童 (1)口服 一次1片或一次1支口服液,一日3次。

(2)静脉滴注 一次5~10ml,一日1次加入5%葡萄糖注射液250ml或500ml中缓慢滴注。

【制剂与规格】 门冬氨酸钾镁片:(1)每片含门冬氨

酸钾79mg(钾18.1mg),门冬氨酸镁70mg(镁5.9mg);(2)每片含门冬氨酸钾158mg(钾36.2mg),门冬氨酸镁140mg(镁11.8mg)。

门冬氨酸钾镁口服液:10ml:门冬氨酸720mg,钾103mg,镁34mg。

门冬氨酸钾镁注射液:(1)10ml:门冬氨酸钾452mg(钾103.3mg),门冬氨酸镁400mg(镁33.7mg);(2)20ml:门冬氨酸钾900mg(钾205.4mg),门冬氨酸镁800mg(镁66.7mg)。

门冬氨酸钾镁葡萄糖注射液:250ml:门冬氨酸850mg,钾114mg,镁42mg,葡萄糖12.5g。

门冬氨酸鸟氨酸 [药典(二);医保(乙)]
L-Ornithine-L-Aspartate

【适应证】 预防与治疗因急、慢性肝病引发的各期肝性脑病。

【药理】 (1)药效学 本品能直接参与肝细胞中的鸟氨酸循环,使肝细胞摄入的大部分血氨与鸟氨酸结合,通过尿素循环,生成尿素,最终以无毒的形式排出体外;门冬氨酸间接参与三羧酸循环及核酸的合成,提供能量代谢的中间产物,增强肝脏供能。本品能激活肝脏解毒功能中的两个关键酶,增强肝脏解毒功能,迅速降低过高的血氨,促进肝细胞自身的修复和再生,从而有效地改善肝功能,恢复机体的能量平衡。

(2)药动学 本品口服(静脉)给药的t_{max} 0.5~1小时(0.5小时),C_{max}为299μmol/L(598μmol/L),AUC为1143(μmol·h)/L〔1390(μmol·h)/L〕,半衰期为3.5小时。口服门冬氨酸鸟氨酸在上消化道几乎完全被分解为鸟氨酸和门冬氨酸。其主要代谢产物从尿中排泄。

【不良反应】 (1)胃肠表现 恶心、呕吐、腹胀、腹痛、腹部不适。

(2)全身性表现 胸闷、畏寒、寒战、发热、乏力、疼痛。

(3)神经系统 头晕、头痛、局部麻木。

(4)皮肤及其附件 皮疹、瘙痒、多汗。

(5)心血管系统 心悸、一过性血压升高。

(6)呼吸系统 呼吸困难、憋气、呼吸急促。

(7)免疫功能紊乱和感染 过敏样反应、过敏反应、过敏性休克。

(8)血管 潮红、静脉炎。

【禁忌证】 (1)对本品中任何成分过敏患者禁用。

(2)严重肾功能不全患者(血清肌酐水平超过3mg/100ml)禁用。

【注意事项】 (1)用药前应仔细询问患者用药史和过敏史,用药过程中注意观察,一旦出现过敏反应或其他严重不良反应须立即停药并及时救治。

(2)用药过程中,应密切观察用药反应,特别是在开始30分钟,发现异常,应立即停药,采取积极救治措施。

(3)门冬氨酸鸟氨酸与维生素 K_1 存在配伍禁忌,为保证用药安全,尽量避免连续静脉滴注门冬氨酸鸟氨酸和上述药品,如果需要连续静脉滴注,中间可用0.9%氯化钠注射液对输液管道进行冲洗,确保用药安全。

(4)如果患者肝功能损害严重,输液速度必须根据患者的个体情况调整,以免引起恶心和呕吐。

(5)门冬氨酸鸟氨酸治疗过程中,由于疾病程度不同,驾驶和机械操作的能力会有不同程度影响。

(6)尚无孕妇使用门冬氨酸鸟氨酸注射液的临床研究数据,建议避免怀孕期间使用,如果认为必须使用本药治疗,须谨慎评估收益与风险。

(7)尚未知门冬氨酸鸟氨酸是否进入母乳建议哺乳期避免使用,如果认为必须使用本品治疗,须谨慎评估收益与风险。

(8)尚无本品影响生育的研究数据。

(9)尚无本品在儿童及老年人人群中使用的研究参考文献。

【给药说明】 在使用前应该用注射用溶液稀释,然后经静脉输入。

本品可以和常用的各种注射用溶液(5%葡萄糖注射液、10%葡萄糖注射液、0.9%氯化钠注射液、林格液)混合而不发生任何问题。由于静脉耐受方面的原因,每500ml溶液中不要溶解超过6安瓿该药物。输入速度最大不要超过每小时5g门冬氨酸鸟氨酸(相当于1安瓿该药物)。

【用法与用量】 成人 (1)口服 一次5.0g,一日2~3次,溶解在水或饮料中,餐前或餐后服用。

(2)静脉滴注 急性肝炎,一日5.0~10.0g;慢性肝炎或肝硬化,一日10.0~20.0g,病情严重可适当增加剂量,但一日不得超过40.0g;肝性脑病早期可视病情轻重,最多使用不超过40.0g,7~10日为1个疗程。

如果患者需要严格限制输液量,建议使用方法:4安瓿该药加入5%葡萄糖注射液20ml中,按每小时15ml输液泵静脉注射。

【制剂与规格】 门冬氨酸鸟氨酸颗粒:(1)1g;(2)3g。

门冬氨酸鸟氨酸注射液:10ml:5.0g。

注射用门冬氨酸鸟氨酸:(1)0.5g;(2)2.5g。

促肝细胞生长素^[医保(乙)]
Hepatocyte Growth-promoting Factors

【适应证】 ①口服制剂用于中、重度慢性肝炎的辅助治疗。

②注射剂用于重型病毒性肝炎(急性、亚急性、慢性重症肝炎的早期或中期)的辅助治疗。

【药理】 (1)药效学 本药系从新鲜乳猪肝脏中提取纯化制备的带正电荷的小分子量多肽类活性物质,具有以下生物效应:①可明显刺激新生肝细胞 DNA 合成,促进损伤的肝细胞线粒体、粗面内质网恢复,促进肝细胞再生,加速肝脏组织的修复,恢复肝功能。②可改善肝脏库普弗细胞的吞噬功能,防止来自肠道的毒素对肝细胞的进一步损害,抑制肿瘤坏死因子(TNF)活性和 Na^+,K^+-ATP 酶活性抑制因子的活性,从而促进肝坏死后的修复。同时还具有缩短凝血酶原时间和降低氨基转移酶、血清胆红素的作用。③对四氯化碳诱导的肝细胞损伤有较好的保护作用。④可明显提高 D-氨基半乳糖诱导的肝衰竭患者的存活力。

(2)药动学 本药口服后,集中分布于全身多种组织器官中,肝和胃中含量最高,体内分布容积较小,为(1.4 ± 0.33)L。本药在体内前40分钟衰减较快,基本呈快慢两个时相,α-半衰期为(19.7 ± 2.9)分钟,β-半衰期为(260 ± 57)分钟,提示本药排泄迅速,在体内不易蓄积,且不会在体内进行再分布。

【不良反应】 (1)全身性反应 过敏性休克、过敏样反应、发热、寒战、高热、畏寒、疼痛、乏力、多汗。

(2)皮肤及其附件 皮疹、瘙痒、斑丘疹、荨麻疹、红斑疹。

(3)消化系统 恶心、呕吐、腹痛、口干。

(4)呼吸系统 胸闷、呼吸困难、呼吸急促、憋气。

(5)心脑血管 心悸、心慌、潮红、发绀、低血压。

(6)神经系统 头晕、头痛、抽搐。

(7)用药部位 注射部位疼痛、局部麻木、静脉炎。

【禁忌证】 对本品过敏者禁用。

【注意事项】 (1)本品使用应以周身支持疗法和综合治疗为基础。

(2)过敏体质慎用。

(3)临床使用应单独给药;需合并使用其他药物时,应分别滴注,且两组给药之间需冲管。

(4)长期用药应定期检查肝功能和甲胎蛋白。

【给药说明】 本品粉针剂(冻干品)未溶解稀释前,若颜色变为棕黄色时忌用。

【用法与用量】 成人 (1)口服 一次100～150mg，一日3次，疗程一般为3个月，可连续使用2～4个疗程。

颗粒温开水冲服，一次10～15g，每日3次，3个月为一疗程，可服用2～4个疗程。

(2)静脉滴注 将本品粉针剂80～120mg溶于10%葡萄糖注射液中，一日1次；或将本品注射液120mg加入10%葡萄糖注射液中，一日1次或分2次静脉滴注。疗程视病情决定，一般为1个月，也可延长至4～8周；或遵医嘱。注射液：一日120μg加入10%葡萄糖注射液中，单次或分2次给药，疗程一般为4～8周。

儿童 静脉滴注，一次80～120mg加入10%葡萄糖注射液250ml，一日1次。

【制剂与规格】 促肝细胞生长素肠溶胶囊：50mg。

促肝细胞生长素颗粒：5g:50mg。

注射用促肝细胞生长素：(1)20mg；(2)40mg；(3)60mg；(4)80mg；(5)100mg；(6)120mg。

促肝细胞生长素注射液：2ml:30μg。

硫 普 罗 宁 [医保(乙)]
Tiopronin

【适应证】 用于改善各类急、慢性肝炎的肝功能；也用于脂肪肝、酒精性和药物性肝损伤的治疗，并有一定的抗肝纤维化作用，对重金属中毒有治疗作用。也可用于围手术期肝功能及胃黏膜的保护。对因化疗和放疗引起的白细胞降低有预防和治疗作用；对老年性早期白内障和玻璃体混浊也有显著的治疗作用。

【药理】 (1)药效学 本品为含游离巯基的甘氨酸衍生物，可使肝细胞线粒体中的ATP酶活性降低，ATP含量升高，从而改善肝细胞功能，维持细胞代谢，维持谷胱甘肽浓度，抑制脂质过氧化物形成，防止甘油三酯堆积，稳定肝细胞膜。本品对线粒体的作用可能是其对抗多种肝损伤、保护肝细胞的主要机制。动物实验表明，本品能逆转由四氯化碳、乙硫氨酸、毒蕈粉和乙醇等引起的急性肝损伤，对这些化学物质所致的ALT、AST升高具有明显纠正作用。本品能加速乙醇在体内排泄，对慢性肝损伤模型引起的甘油三酯蓄积有抑制作用，能抑制过氧化物产生，促进坏死肝细胞的再生和修复。此外，本品可激活铜，锌-SOD酶以增强其清除自由基的作用，可促进重金属如汞、铅从胆汁、尿、粪中排出，降低其肝、肾蓄积量，保护肝功能和多种物质代谢酶。本品还可通过提供巯基发挥解毒和组织细胞保护作用，从而治疗因化疗和放疗引起的白细胞减少。

(2)药动学 本品口服后在肠道容易吸收，生物利用度85%～90%。单剂量给药500mg后，达峰时间约5小时，峰浓度为3.6μg/ml。本品在体内呈二室分布，$t_{1/2\alpha}$为2.4小时，$t_{1/2\beta}$为18.7小时，血浆蛋白结合率为49%。本品主要在肝脏代谢，大部分为无活性代谢产物，并由尿中排出。服药后4小时约排出48%，72小时可排出78%。

【不良反应】 本药可能引起青霉胺所致的所有不良反应，但其不良反应的发生率较青霉胺低

(1)呼吸系统 ①肺炎、肺出血、支气管痉挛。②有呼吸窘迫、闭塞性细支气管炎的个案报道。

(2)泌尿生殖系统 ①恶臭尿、蛋白尿。②有尿液变色的个案报道。③长期、大量使用本药可见肾病综合征。

(3)肌肉骨骼系统 有肌无力的个案报道。

(4)免疫系统 过敏反应(包括过敏性休克、皮疹、瘙痒、恶心、呕吐、发热、寒战、头晕、心慌、胸闷、颌下腺肿大、腮腺肿大、喉水肿、呼吸困难、过敏样反应)、胰岛素自身免疫综合征。

(5)肝脏 胆汁淤积、肝功能检测指标(如丙氨酸氨基转移酶、天门冬氨酸氨基转移酶、总胆红素、碱性磷酸酶)升高。

(6)胃肠道 味觉异常(包括味觉减退)、恶心、呕吐、腹痛、腹泻、食欲减退、胃胀气、口腔溃疡。

(7)血液 白细胞减少、粒细胞缺乏、血小板减少。

(8)皮肤 瘀斑、皮疹、瘙痒、皮肤发红、荨麻疹、皮肤皱纹(通常仅见于长期治疗后)、天疱疮、黄染。

(9)眼 眼部黄染。

【禁忌证】 (1)对本品过敏者。

(2)肾功能不全伴糖尿病者。

(3)既往使用本品时发生粒细胞缺乏、再生障碍性贫血、血小板减少或其他严重不良反应者。

(4)妊娠期妇女及哺乳期妇女、儿童。

(5)急性重症铅、汞中毒患者。

【注意事项】 (1)重型肝炎或伴有重度黄疸、顽固性腹水、消化道出血、合并糖尿病或肾功能不全的患者应在医生指导下服用。

(2)用药期间应注意全面观察患者状况，定期检查肝功能，如发现异常应停服本品，或进行相应处置。

(3)有胃肠道反应、过敏反应时应酌情减药或停药。

【药物相互作用】 不能与具有氧化作用的药物合并使用。

【给药说明】 静脉滴注液：①硫普罗宁注射液、注射用硫普罗宁钠：临用前以5%～10%葡萄糖注射液或0.9%氯化钠注射液250～500ml稀释。②注射用硫普罗宁：临用前每100mg先以5%碳酸氢钠注射液2ml溶解，

再以 5%～10%的葡萄糖注射液或 0.9%氯化钠注射液 250～500ml 稀释。

片剂和胶囊：饭后口服。

【用法与用量】 (1)口服 ①一次 100～200mg，一日 3 次，饭后服用，疗程 2～3 个月，停药 3 个月后继续下一个疗程；或遵医嘱。

②重金属中毒、老年性早期白内障和玻璃体混浊：一次 100～200mg，一日 2 次。

③因化疗和放疗引起的白细胞减少：化疗及放疗前 1 周开始服用，一次 200～400mg，一日 2 次，连服 3 周，饭后服用。

(2)静脉滴注 一次 200mg，一日 1 次，连续 4 周。

【制剂与规格】 硫普罗宁片：100mg。

硫普罗宁肠溶片：100mg。

硫普罗宁肠溶胶囊：(1)100mg；(2)200mg。

硫普罗宁注射液：(1)2ml:100mg；(2)2ml:200mg；(3)5ml:200mg。

注射用硫普罗宁：(1)100mg；(2)200mg。

多烯磷脂酰胆碱[医保(乙)]
Polyene Phosphatidylcholine

【适应证】 用于不同原因引起的脂肪肝、急慢性肝炎，包括肝硬化、继发性肝功能失调；预防胆结石复发；妊娠导致的肝脏损伤(妊娠中毒)、银屑病和放射综合征。

【药理】 (1)药效学 多烯磷脂酰胆碱可提供高能量且容易吸收利用的磷脂，该成分在化学结构上与内源性磷脂一致，具有良好的亲脂性，并含有大量不饱和脂肪酸，主要进入肝细胞，并以完整的分子与肝细胞膜及细胞器膜相结合，保护肝脏细胞结构及对磷脂有依赖性的酶系统，防止肝细胞坏死和新结缔组织增生，促进肝病康复。本品可使肝细胞膜组织再生，协调磷脂与细胞膜组织之间的功能，可有效地使肝脏的脂肪代谢、合成蛋白质及解毒功能恢复正常。另外，这些磷脂分子还可分泌入胆汁，具有稳定胆汁的作用，此外，本品尚有一定降血脂作用。

(2)药动学 本品口服给药后，90%的多烯磷脂酰胆碱在小肠被吸收，大部分被磷脂酶 A 分解为 1-酰基-溶血磷脂胆碱，50%在肠黏膜立即再次酰化为多聚不饱和磷脂酰胆碱。后者通过淋巴循环进入血液，主要同肝脏的高密度脂蛋白结合。口服给药 6～12 小时后，磷脂酰胆碱的平均血药浓度达 20%。胆碱的半衰期是 66 小时，不饱和脂肪酸的半衰期是 32 小时。用 ^3H 和 ^{14}C 同位素标记，人体口服给药后在粪便中的排泄率不超过 5%。

【不良反应】 (1)心血管系统 上市后有心悸、血压升高、心律失常、静脉炎、潮红、静脉痛的报道。

(2)呼吸系统 上市后有呼吸急促、呼吸困难、咳嗽、哮喘的报道。

(3)免疫系统 上市后有过敏反应(如血管神经性水肿、过敏性休克)、过敏样反应的报道。

(4)神经系统 上市后有头晕、头痛、局部麻木的报道。

(5)胃肠道 大剂量服用可见胃肠道紊乱(如胃部不适、软便、腹泻)。上市后还有恶心、呕吐、腹痛、腹泻、腹胀的报道。

(6)皮肤 上市后有皮疹、瘙痒、荨麻疹、皮肤发红、皮肤肿胀、多汗的报道。

(7)其他 上市后有寒战、胸闷、发热(包括高热)、畏寒、乏力、疼痛、注射部位反应(如疼痛、红肿、瘙痒)的报道。

【禁忌证】 (1)3 岁以下儿童禁用。

(2)对本品成分及辅料过敏者禁用。

(3)本品含有苯甲醇，禁止用于儿童肌内注射。

【注意事项】 (1)因注射剂含有苯甲醇作为稳定剂，只能缓慢静脉注射。

(2)儿童用量应遵医嘱。

【给药说明】 (1)本品注射剂严禁用电解质溶液稀释，也不可与其他任何注射液混合注射。静脉滴注时，配制静脉输液应使用葡萄糖注射液稀释(如 5%、10%葡萄糖注射液)。若用其他输液配制，混合液 pH 不得低于 7.5，配制好的溶液在输注过程中必须保持澄清，否则禁止使用。

(2)静脉注射时需缓慢，如需稀释使用，只能以患者静脉血 1:1 稀释，不能加入其他药物稀释。

(3)因本品注射剂含有苯甲醇作为稳定剂，使用中应注意该成分引起的过敏反应。

(4)本品口服制剂应在餐中用足量液体整粒吞服，不可咀嚼。

(5)本品与腺苷蛋氨酸存在配伍禁忌。

【用法与用量】 (1)口服 ①成人常用量，一次 2 粒，一日 3 次。一日服药剂量最大不得超过 6 粒。维持剂量减为一次 1 粒，一日 3 次。②儿童用量酌减，或遵医嘱。

(2)静脉注射 成人和青少年一般一日缓慢静脉注射 1～2 支，严重病例一日缓慢静脉注射 2～4 支。一次可同时注射 2 支。

(3)静脉滴注 严重病例一日静脉滴注 2～4 支，每天剂量可增加至 6～8 支。

【制剂与规格】 多烯磷脂酰胆碱胶囊：228mg。

多烯磷脂酰胆碱注射液：5ml:232.5mg。

谷 胱 甘 肽 [药典(二);医保(乙)]
Glutathione

【适应证】 ①有解毒作用，用于重金属、丙烯腈、氟化物、一氧化碳及有机溶剂中毒；亦可用于抗肿瘤药、抗结核药、中枢神经系统用药、对乙酰氨基酚等药物中毒。②有保护肝脏作用，用于病毒性、药物毒性、酒精毒性、其他化学物质毒性引起的肝脏损害，改善肝脏疾病引起的症状。③用于由乙酰胆碱、胆碱酯酶不平衡引起的过敏症状。④眼科疾病：抑制由晶体蛋白质巯基不稳定引起的进行性白内障及控制角膜及视网膜疾病的发展，用于初期老年性白内障、角膜溃疡、角膜上皮剥离和角膜炎。⑤防止皮肤色素沉着。⑥用于急性贫血、成人呼吸窘迫综合征、败血症等引起的低氧血症，可减轻组织损伤，改善症状。

【药理】 (1)药效学 谷胱甘肽是人类细胞质中自然合成的一种肽，由谷氨酸、半胱氨酸和甘氨酸组成，含有巯基，广泛存在于机体各器官，在维持细胞生物功能方面起重要作用，并能与有毒化学物质及其代谢产物结合起到解毒作用。谷胱甘肽通过巯基与体内的自由基结合，可以转化成容易代谢的酸类物质，从而加速自由基的排泄。通过转甲基与转丙氨基反应，起到保护肝脏的合成、解毒、灭活激素等功能，并能促进胆酸代谢，有利于消化道吸收脂肪及脂溶性维生素。谷胱甘肽是甘油醛磷酸脱氢酶的辅基，又是乙二醛酶及磷酸丙糖脱氢酶的辅酶，参与体内三羧酸循环及糖代谢，使人体获得高能量。它能激活各种酶，如体内的巯基酶等，从而促进糖类、脂肪、蛋白质代谢，也能影响细胞的代谢过程。谷胱甘肽也是晶状体主要成分，可抑制晶状体蛋白质巯基的不稳定，因而可抑制进行性白内障及控制角膜及视网膜疾病的发展，起到对眼睛的保护作用。本品能防止新的黑色素形成并减少其氧化，能防止皮肤色素沉着。

(2)药动学 本品注射后主要分布于肝、肾、肌肉内，脑内分布较少。在体内代谢后以硫醇尿酸排出。半衰期为24小时。

【不良反应】 (1)心血管系统 上市后有心悸的报道。

(2)呼吸系统 上市后有呼吸困难、呼吸急促、咳嗽、哮喘的报道。

(3)免疫系统 过敏反应(如皮疹，上市后还有过敏性休克的报道)。

(4)神经系统 上市后有头晕、头痛的报道。

(5)胃肠道 ①食欲缺乏、恶心、呕吐、上腹痛。②含服还可见口腔黏膜白斑、溃疡、舌苔剥脱、疼痛等口腔不适。

(6)皮肤 上市后有皮疹、瘙痒、多汗、荨麻疹、斑丘疹、潮红的报道。

(7)眼 经眼给药可见刺激感、瘙痒感、结膜充血、一过性视物模糊。

(8)其他 上市后有注射部位疼痛、注射部位静脉炎、胸痛、寒战、发热、高热的报道。

【禁忌证】 对本品有过敏反应者禁用。

【注意事项】 (1)本药可引起过敏性休克。应询问患者药物过敏史，用药过程中应密切监测。

(2)如出现皮疹、面色苍白、血压下降、脉搏异常、口腔不良反应、眼部刺激感、瘙痒感、结膜充血、一过性视物模糊，应停药。

(3)如出现哮喘、胸闷、气促、呼吸困难、心悸、多汗、血压下降等过敏性休克的症状和体征，应立即停药并及时治疗。

(4)注射时不宜与维生素 B_{12} 及维生素 K_3 等合用。

【药物相互作用】 本品不得与维生素 B_{12}、维生素 K_3、甲萘醌、泛酸钙、乳清酸、抗组胺制剂、磺胺药及四环素等混合使用。

【给药说明】 (1)含服本药含片置于颊黏膜与齿龈间含服。

(2)肌内注射应避免同一部位反复注射。

(3)静脉注射应缓慢，滴注时间为1~2小时。

【用法与用量】 成人 (1)肌内注射 一日300~1800mg，肌内注射时必须完全溶于溶解液，溶解液需清澈无色。

(2)静脉注射 溶解液溶解后缓慢注射(溶解液可用100ml、250~500ml 0.9%氯化钠注射液或5%葡萄糖注射液)。

(3)口服 一次50~100mg，一日1~3次。

(4)含服 置于颊黏膜与齿龈间含服。成人，一日3次，每次0.3g，即每次3片，一般30天为一个疗程。

(5)滴眼 将还原型谷胱甘肽1片，溶解于所附的1瓶(5ml)专用溶剂中，浓度为2%。每日3~5次，每次1~2滴。

儿童 (1)口服 一次400mg，一日3次。

(2)缓慢静脉注射、肌内注射 一次0.3~0.6g(最大量1.8g)，一日1次。

【制剂与规格】 谷胱甘肽片：0.1g。

谷胱甘肽含片：(1)0.1g；(2)0.3g。

注射用还原型谷胱甘肽：(1)0.1g；(2)0.3g；(3)0.6g；(4)0.9g；(5)1.0g；(6)1.2g；(7)1.5g；(8)1.8g；(9)2.0g。

注射用还原型谷胱甘肽钠（以谷胱甘肽计）：(1)0.6g；(2)1.2g；(3)1.8g；(4)2.4g。

还原型谷胱甘肽滴眼液：0.1g(附溶解液5ml)。

谷 氨 酸 ^[药典(二)]
Glutamic Acid

【适应证】 本品系肝性脑病和某些精神、神经系统疾病(如精神分裂症和癫痫)治疗的辅助用药。

【药理】 药效学 本品能通过肝脏细胞与血液中的氨结合，成为谷氨酰胺，从而解除氨的毒性作用，防治肝昏迷。谷氨酸还参与脑蛋白质代谢与糖代谢，促进氧化过程，改善中枢神经系统的功能。

【不良反应】 服药后约20分钟可出现面部潮红症状。其余参阅"谷氨酸钠"。

【注意事项】 (1)肾功能不全或无尿病人慎用。

(2)不宜与碱性药物合用；与抗胆碱药合用有可能减弱后者的药理作用

【用法与用量】 成人 口服。一次2～3g，一日3次。

【制剂与规格】 谷氨酸片：0.5g。

谷 氨 酸 钠 ^[药典(二)]
Sodium Glutamate

【适应证】 用于血氨增高所致肝性脑病、肝昏迷及其他精神症状。

【药理】 药效学 重型肝炎或肝功能不全时，氨的来源、生成和吸收增加，肝脏对由氨转化为尿素的环节发生障碍，导致血氨增高，出现脑病症状。谷氨酸与精氨酸的摄入有利于降低及消除血氨，从而改善脑病症状。

【不良反应】 (1)大量谷氨酸钠治疗肝性脑病时，可导致严重的碱中毒与低钾血症，原因在于钠的吸收过多，因此在治疗过程中需严密监测电解质浓度。

(2)输液太快，可出现流涎、面部潮红与呕吐等症状。

(3)过敏的先兆可有面部潮红、头痛与胸闷等症状出现。

(4)小儿可有震颤。

(5)合并焦虑状态的患者用后可出现晕厥、心动过速及恶心等反应。

【禁忌证】 (1)少尿、无尿及肾功能衰竭者。

(2)碱中毒患者。

【注意事项】 (1)肾功能不全者慎用。

(2)谷氨酸盐与氨(NH$_3$)合成谷氨酰胺，从而解除氨对大脑的毒性作用。谷氨酰胺是一种细胞内渗透剂，脑组织内谷氨酰胺增加，可加重脑细胞水肿。动物实验显示：用谷氨酰胺合成酶抑制剂L-氨基亚砜蛋白酸预处理可防止脑内谷氨酰胺增加，防止脑水肿。

(3)治疗中严密监测电解质。

(4)输液速度过快可引起流涎、面部潮红、呕吐。

(5)儿科患者可出现震颤。

【给药说明】 (1)用药期间监测血气分析及钾、钠含量。

(2)用于肝性脑病时可与谷氨酸钾合用。

【用法与用量】 成人 静脉滴注，一次11.5g，一日不超过23g，用5%葡萄糖注射液稀释后缓慢滴注。

儿童 静脉滴注，一次5.75～11.5g，一日不超过23g(每20ml加入5%～10%葡萄糖注射液250ml缓慢静脉滴注)。

【制剂与规格】 谷氨酸钠注射液：20ml:5.75g。

注射用谷氨酸钠：11.5g。

谷 氨 酸 钾 ^[药典(二)]
Potassium Glutamate

【适应证】 用于血氨过多所致的肝性脑病及其他精神症状。

【药理】 (1)药效学 谷氨酸钾由静脉输注入血液后，谷氨酸即进入三羧酸循环，因其利用氨合成谷氨酰胺而降低血氨，以利于肝性脑病的恢复。钾离子则可补充血钾的不足，纠正肝性脑病时的低钾性中毒。

(2)药动学 本品在血中形成的谷氨酰胺很快经肾小球滤过，由尿排出。

【不良反应】 (1)大量谷氨酸钾治疗肝性脑病时，可导致高钾血症。

(2)输注过快可出现流涎、面部潮红与呕吐等症状。

(3)过敏先兆有面部潮红、头痛与胸闷等症状。

(4)小儿可出现震颤。

(5)合并焦虑的患者用本品后可出现晕厥、心动过速及恶心等反应。

【禁忌证】 肾功能不全者、无尿患者、碱血症患者禁用。

【注意事项】 (1)用药期间应注意电解质的平衡。

(2)每支谷氨酸钾含注射液钾离子34mmol，大剂量或高浓度使用可导致心律失常。

(3)其余参阅"谷氨酸钠"。

【药物相互作用】 本品在治疗肝性脑病时与精氨酸

同时应用产生协同作用，有利于血氨的降低，改善症状。

【给药说明】 （1）用药期间监测血气分析及血钾含量。

（2）用于肝性脑病可与谷氨酸钠合用。

【用法与用量】 静脉滴注 一次 6.3g（或根据肾脏功能及血清钾水平选择剂量），每支谷氨酸钾（6.3g）用 5%葡萄糖注射液 800ml 稀释（浓度相当于 0.3%氯化钾的含钾量）。为维持电解质平衡，常与谷氨酸钠按 1:3 或 1:2混合应用。

【制剂与规格】 谷氨酸钾注射液：20ml:6.3g。

注射用谷氨酸钾：18.9g。

盐酸精氨酸[药典(二)；国基；医保(甲)]
Arginine Hydrochloride

【适应证】 用于肝性脑病，适用于忌钠的患者，也适用于其他原因引起血氨过高所导致的精神症状及急性应激状态。

【药理】 药效学 精氨酸广泛参与体内机体组织代谢，与机体免疫功能、蛋白代谢创面愈合等密切相关。精氨酸为体内条件必需氨基酸，参与鸟氨酸循环，促进体内尿素合成而降低血氨，改善症状。本品有较多的氢离子，有助于纠正肝性脑病时所并发的酸碱失衡。

【不良反应】 （1）代谢/内分泌系统 高氯性酸中毒、肌酸升高。

（2）泌尿生殖系统 血尿素氮升高、血肌酸升高。

（3）其他 静脉滴注速度过快可引起呕吐、流涎、皮肤潮红等。

【禁忌证】 （1）高氯性酸中毒患者。

（2）肾功能不全者。

（3）无尿患者。

【注意事项】 （1）用量过大时可引起高氯血症，可使血尿素、肌酸、肌酐浓度升高。

（2）肾功能减退或同时应用留钾利尿药时应监测血清钾水平。

（3）输液速度过快可引起流涎、面部潮红、呕吐。

【药物相互作用】 可与谷氨酸钠、谷氨酸钾合用。

【给药说明】 （1）用药期间宜监测血气分析。

（2）本品与清开灵注射液存在配伍禁忌。

【用法与用量】 成人 静脉滴注，一次 10～20g，以 5%葡萄糖注射液 500～1000ml 稀释后缓慢滴注。

儿童 静脉滴注，一次 10～20g（0.5g/kg），用 5%葡萄糖注射液 500ml 稀释后应用，缓慢滴注。

【制剂与规格】 盐酸精氨酸片：0.25g。

注射用盐酸精氨酸：（1）5g；（2）10g。

盐酸精氨酸注射液：20ml:5g。

盐酸精氨酸葡萄糖注射液：（1）200ml（盐酸精氨酸 10g、葡萄糖 10g）。（2）250ml（盐酸精氨酸 10g、葡萄糖 12.5g）。（3）500ml（盐酸精氨酸 10g、葡萄糖 25g）。

腺苷蛋氨酸[医保(乙)]
Ademetionine

【适应证】 主要用于肝硬化前和肝硬化所致肝内胆汁淤积及治疗妊娠期肝内胆汁淤积。

【药理】 （1）药效学 腺苷蛋氨酸是存在于人体所有组织和体液中的一种生理活性分子。它作为甲基供体（转甲基作用）和生理性巯基化合物（含半胱氨酸、牛磺酸、谷胱甘肽和辅酶 A 等）的前体（转巯基作用）参与体内重要的生化反应。在肝内，通过使质膜磷脂甲基化而调节肝细胞膜的流动性，并能促进解毒过程中硫化产物的合成。肝硬化患者腺苷蛋氨酸合成酶活性显著下降，导致蛋氨酸向腺苷蛋氨酸转化明显减少，从而削弱了防止胆汁淤积的正常生理过程。同时肝硬化患者从饮食摄取的蛋氨酸血浆清除率降低，造成其代谢产物（特别是半胱氨酸、谷胱甘肽和牛磺酸）的利用度下降。蛋氨酸及其代谢产物（如硫醇、甲硫醇）在血中浓度的升高使肝性脑病发生的危险性增加。给肝硬化患者补充腺苷蛋氨酸，可以补充其内源性水平，克服腺苷蛋氨酸合成酶活性降低所致的代谢障碍，重建体内防止胆汁淤积的生理机制。

（2）药动学 ①吸收：腺苷蛋氨酸肠溶片的血浆峰值浓度与剂量相关，单次给药（剂量 400～1000mg）后 3～5小时达到血浆峰值浓度（0.5～1mg/L）。血浆浓度在 24 小时内降至基线值，空腹状态下可增强口服生物利用度。注射剂几乎完全吸收，45 分钟后血浆值达到最高水平。

②分布：100mg 和 500mg 腺苷蛋氨酸肠溶片的分布容积分别为 0.41L/kg 和 0.44L/kg。静脉注射后药动学呈双指数，含明显的快速组织分布期和终末消除期，半衰期约为 1.5 小时。血浆蛋白结合率≤5%。

③代谢：腺苷蛋氨酸在体内通过腺苷蛋氨酸循环而产生、消耗及再生。

④排泄：在健康志愿者中进行的放射性标记物放射性腺苷蛋氨酸口服给药平衡研究显示达到下述平衡，48小时后放射性成分的尿液排泄量为（15.5±1.5）%，而72 小时后的粪便排泄量为（23.5±3.5）%，约有 60%稳定沉积。

【不良反应】 因为本品只有在酸性片剂中才能保持活性，故有些患者服后感烧心和上腹痛。偶可引起昼夜节律紊乱，睡前服用催眠药可减轻此症状，以上作用均表现轻微，不需中断治疗。

【禁忌证】 (1)对本品过敏者。

(2)有影响蛋氨酸循环和(或)引起高胱氨酸尿症和(或)高同型半胱氨酸血症的遗传缺陷(如胱硫醚 β-合酶缺陷、维生素 B$_{12}$ 代谢缺陷)的患者。

【注意事项】 (1)本品可用于妊娠期及哺乳期妇女，建议妊娠早期妇女仅在明确需要时使用本药，哺乳期妇女使用本药应权衡利弊。

(2)本品可能导致头晕，故不建议用药期间驾驶或操作机械。

(3)有血氨增高的患者必须在医生指导下服用本品，并监测血氨水平。

(4)本品可干扰高半胱氨酸的免疫测定，使用本药的患者应采用非免疫分析方法检测血液高半胱氨酸水平。

【药物相互作用】 报告过服用腺苷蛋氨酸和氯米帕明的患者出现血清素综合征。尽管仅推测存在相互作用，但在同时给予腺苷蛋氨酸和选择性 5-羟色胺再摄取抑制剂(SSRIs)、三环类抗抑郁剂(包括氯米帕明)以及含有色氨酸基团的药品和植物源性营养补充剂时，应谨慎。

【给药说明】 (1)注射用冻干粉针须在临用前用所附溶剂溶解，溶解后只能保存 6 小时。

(2)注射剂不可与碱性液体或含钙液体混合。

(3)口服片剂为肠溶性，最好整片吞服，不得嚼碎。

(4)片剂须在临服前从铝箔中取出。

(5)建议在两餐之间服用。

(6)药物由白色变为其他颜色时不可再使用。与多烯磷脂酰胆碱、头孢哌酮钠等存在配伍禁忌。

【用法与用量】 成人 ①初始治疗，肌内注射或静脉缓慢注射，一日 500～1000mg，共 2 周；②维持治疗，口服，一日 1000～2000mg。

儿童 静脉滴注、口服，一次 30～60mg/kg，总量不超过 1000mg。

【制剂与规格】 注射用腺苷蛋氨酸：500mg。

腺苷蛋氨酸肠溶片：500mg。

支链氨基酸
Branch Amino Acid

【适应证】 用于多种原因引起的肝性脑病、重症肝炎、肝硬化、慢性活动性肝炎。亦可用于肝胆外科手术前后。

【药理】 (1)药效学 肝硬化、肝功能不全时易发生血清氨基酸平衡失调，特别是支链氨基酸的降低和芳香氨基酸的增多，致使两者的比例失调，造成中枢神经系统功能紊乱而出现肝性脑病。本品提高血清支链氨基酸浓度，逆转上述两类氨基酸比例的失调，恢复中枢神经系统功能。此外，肝功能不全时，补充本类氨基酸有利于肝组织的修复和肝细胞的再生，促进蛋白质合成，降低血浆非蛋白氮和尿素氮的含量，保持氮的正平衡。

(2)药动学 本类氨基酸水溶液经静脉输入，很快达峰浓度，分布于全身。

【不良反应】 输注速度过快可引起恶心、呕吐、头痛和发热等反应，尤其对危重症和老年患者。

【禁忌证】 严重肾功能损害者及有氨基酸代谢障碍的患者禁用。

【注意事项】 (1)注意水、电解质平衡的监测。

(2)严防微生物的污染，一旦发现外观异常则不得使用，启用后留存液不宜使用。

(3)本品遇冷易析出结晶，宜微温溶解后再用。

(4)重度食管胃底静脉曲张患者，使用本品时，应注意控制速度和用量，以防静脉压过高。

【药物相互作用】 本品系氨基酸类药物，不影响其他药物的代谢。

【给药说明】 (1)支链氨基酸 3H 注射液和六合氨基酸注射液可补充支链氨基酸，调节肝病患者的氨基酸代谢紊乱状态，主要用于支链氨基酸与芳香族氨基酸比例失调引起的肝性脑病及各型肝病引起的氨基酸代谢紊乱

(2)14 氨基酸-800 主要用于肝功能不全合并蛋白营养缺乏症和肝性脑病。每 100ml 溶液含 14 种氨基酸 8g，折合含氮量 1.22g

(3)本品系静脉注射液，输注速度不宜超过 3ml/min

(4)神志清醒后剂量可减半。疗程一般为 10～15 天。

【用法与用量】 (1)周围静脉滴注 一日 2 次，一次 250ml，与等量 10%葡萄糖注射液缓慢滴注。

(2)中心静脉滴注 一日量以 0.68～0.87g/kg 计，成人剂量相当于一日 500～750ml，与 25%～50%高渗葡萄糖注射液等量混匀后缓慢滴注，每分钟不得超过 40 滴。

【制剂与规格】 以所含氨基酸的种数各异而有不同的制剂。

支链氨基酸 3H 注射液：250ml:10.65g 总氨基酸。

六合氨基酸注射液：250ml:21.2g 总氨基酸。

14 氨基酸-800 注射液：250ml:20.8g 总氨基酸。

茴 三 硫
Anethole Trithione

【适应证】 用于胆囊炎、胆结石及消化不良，并可用于急、慢性肝炎。

【药理】　(1)药效学　本品能提高肝脏谷胱甘肽水平，明显增强谷氨酰半胱氨酸合成酶、谷胱甘肽还原酶和谷胱甘肽硫转移酶活性，降低谷胱甘肽过氧化酶活性，从而增强肝细胞活力，使胆汁分泌增多，属于分泌性利胆药。本品能有效保护肝脏免受肝毒性物质如酒精、四氯化碳、对乙酰氨基酚等的损害，减轻肝脏炎症，增强肝脏解毒功能。本品能增加毒蕈碱样乙酰胆碱受体数，促进唾液分泌，对抗药源性、放疗、化疗所致及老年腺体萎缩引起的口干症。本品还能促进胃肠道蠕动，消除腹胀、口臭、便秘等症状。

(2)药动学　本品经口服后，吸收迅速，生物利用度高，服用后15～30分钟后起效，1小时后达血浆峰值。本品在体内主要代谢为对羟基苯基三硫铜与葡萄糖醛酸的结合物和无毒的硫酸盐，通过肾脏排泄。

【不良反应】　偶有荨麻疹样红斑发生，停药后即可消失。

【禁忌证】　胆道完全梗阻者、对本品过敏者禁用。

【注意事项】　(1)甲状腺功能亢进症者慎用。

(2)长期服用应监测甲状腺功能，以免引起甲状腺功能亢进。妊娠期妇女或哺乳期妇女慎用。

【用法与用量】　成人　口服。一次25mg，一日3次，或遵医嘱。

【制剂与规格】　茴三硫片：(1)12.5mg；(2)25mg。茴三硫胶囊：25mg。

熊去氧胆酸 [药典(二)；国基；医保(甲)]
Ursodeoxycholic Acid

【适应证】　①不宜手术治疗的胆固醇型胆结石；②预防药物性结石形成；③胆汁淤积性肝病及慢性肝病伴肝内胆汁淤积；④脂肪泻(回肠切除术后)；⑤胆汁反流性胃炎。

【药理】　(1)药效学　①熊去氧胆酸(UDCA)可促进胆汁分泌，服用后胆汁酸分泌均值由每小时1.8mmol增至2.24mmol，长期服用可使胆汁中UDCA含量增加，并提高磷脂含量，增加胆固醇在胆汁中的溶解度，防止胆固醇结石的形成。②UDCA可拮抗疏水性胆酸的细胞毒性作用：UDCA能与疏水性鹅去氧胆酸结合，形成无毒性微胶粒，从而阻断疏水性胆酸对肝细胞膜的损害作用。③具有免疫调节作用：UDCA可抑制肝细胞膜组织相容性复合物Ⅰ(MHC-Ⅰ)的过度表达；体外实验显示，UDCA能抑制IFN-γ诱导的MHC-Ⅱ表达，这些异常表达是引起免疫性胆管炎和肝细胞损害的原因之一，长期服用，可减少细胞毒性T细胞对自身组织的损害；UDCA

还可影响细胞因子的分泌，可抑制外周血单核细胞生成IL-2、IL-4。④其他作用：UDCA对肾上腺皮质激素受体的功能具有调节作用。此外还有清除自由基和抗氧化作用以及抑制细胞凋亡和炎症反应等作用。

(2)药动学　熊去氧胆酸系弱酸，当发生微胶粒聚集时，其pK_a值约为6.0。口服后通过被动扩散而迅速吸收。吸收最有效部位是中等碱性环境的回肠。通过肝脏时被摄取5%～60%，明显低于鹅去氧胆酸(CDCA)，仅少量药物进入体循环。口服后1小时和3小时分别出现两个血药浓度峰值。UDCA的作用不取决于血药浓度而与胆汁中的药浓度有关。$t_{1/2}$为3.5～5.8天。UDCA在肝脏与甘氨酸或牛磺酸迅速结合，从胆汁排入小肠，参加肝肠循环。小肠内结合的UDCA一部分水解回复为游离型，另一部分在细菌作用下转变为石胆酸(LCA)，后者进而被硫酸盐化，从而降低其潜在的肝脏毒性。

【不良反应】　本品的毒性和不良反应比鹅去氧胆酸小，一般不引起腹泻(仅2%)；其他偶见便秘、过敏、瘙痒、头痛、头晕、胃痛、胰腺炎和心动过缓等。动物实验未发现UDCA有致基因突变作用，光镜和电镜观察未发现肝细胞与熊去氧胆酸一起孵化后有结构上的改变。

【禁忌证】　(1)胆道完全阻塞。

(2)妊娠期及哺乳期妇女。

(3)急性胆囊炎、胆管炎发作期。

(4)胆结石钙化患者出现胆管痉挛或胆绞痛时。

(5)严重肝功能衰竭。

(6)国外认为本品不能用于消化性溃疡及炎症性肠病患者。

【注意事项】　(1)溶石治疗期间应按时服药。

(2)定期检查肝功能。

(3)长期服用本品可导致外周血小板数目升高。

(4)本品不能溶解胆色素结石、混合性结石及不透X线的结石。

【药物相互作用】　口服避孕药可增加胆汁饱和度，用本品治疗时应采取其他避孕措施，以免影响疗效。本品不宜与考来烯胺或含氢氧化铝的制剂同时合用，因可阻碍本品吸收。UDCA能增加环孢素在小肠的吸收和摄取，同时服用时，需调整环孢素的用量。

【给药说明】　本品疗程较长(6个月以上)，若6个月后B型超声波检查或胆囊造影无改善者即应停药。

【用法与用量】　成人　口服。一日8～10mg/kg，进食时分2～3次给予。用于胆汁反流性胃炎时，一日250mg，晚上睡前服用。

儿童　口服。一日8～10mg/kg，分2～3次服。

【制剂与规格】熊去氧胆酸片：(1)50mg；(2)150mg；(3)250mg。

熊去氧胆酸胶囊：250mg。

熊去氧胆酸软胶囊：0.1g。

前列地尔注射液^[药典(二)]
Alprostadil Injection

参阅第八章第三节。

人血白蛋白^[医保(乙)]
Human Albumin

参阅第十八章第三节。

乙型肝炎人免疫球蛋白
Human Hepatitis B Immunoglobulin

参阅第十八章第三节。

转 移 因 子
Transfer Factor

参阅第十七章第二节。

生 长 抑 素^[药典(二)；医保(乙)]
Somatostatin

【适应证】 ①用于严重急性上消化道出血，如食管胃底静脉曲张出血、消化性溃疡、应激性溃疡、急性糜烂性或出血性胃炎等的治疗。②急性胰腺炎及胰腺手术后并发症的预防和治疗。③用于胰瘘、胆瘘、肠瘘的辅助治疗。④糖尿病酮症酸中毒时胰岛素治疗的辅助治疗。⑤可用于肢端肥大症、胃泌素瘤、胰岛素瘤、血管活性肠肽瘤的治疗。

【药理】 (1)药效学 本品为人工合成的环状14氨基酸肽，与天然生长抑素14肽在原始结构、化学反应及生物效应上完全相同。①可抑制胃酸、胃蛋白酶、胃泌素的分泌，可用于治疗应激性溃疡、消化性溃疡及急性胃炎引起的出血。②可显著地减少内脏血流，降低门脉压力，降低侧支循环的血流和压力，减少肝脏血流量，而对全身血流动力学无明显影响，不引起体循环动脉血压的显著变化，可有效地治疗食管胃底曲张静脉破裂所致的出血。③减少胰腺的内、外分泌，减少胰酶分泌，对胰腺细胞有保护作用。还有调节免疫炎症反应的作用。可用于治疗急性胰腺炎，预防和治疗胰腺手术后并发症。④抑制胰腺、胆囊、胃和小肠的分泌，可用于辅助治疗胰瘘、胆瘘、肠瘘。⑤可抑制胰高糖素的分泌，还有抑

制酮体生成作用，可以作为糖尿病酮症酸中毒的胰岛素治疗的辅助用药。

(2)药动学 以每小时75μg的速度静脉滴注本品，15分钟内可达到血药浓度峰值(1250ng/L)，代谢清除率为1L/min左右。静脉给药后，在肝脏中经肽链内切酶和氨基肽酶的作用，使 N-末端和分子环化部分发生裂解，而被迅速代谢。半衰期短，静脉注射后正常人、肝病患者、慢性肾衰竭患者的半衰期分别为1.1~3分钟、1.2~4.8分钟及2.6~4.9分钟。在静脉注射2μg的 ¹²⁵I 标记的生长抑素后，尿液排泄物的放射活性在4小时后为40%，24小时后放射活性为70%。

【不良反应】 (1)消化系统 用药期间可出现恶心、呕吐、腹泻和腹痛现象，但不常见。

(2)代谢与内分泌系统 由于本品抑制胰岛素及胰高血糖素的分泌，在治疗初期，可能会导致短暂的血糖水平下降。有发生危及生命的水潴留伴低钠血症的个案报道。

(3)皮肤 有个案报道患者静脉注射本药20小时后出现剥脱性皮炎，停药后症状消失

(4)停药效应 本品停药后常出现生长激素和其他激素反跳性的分泌过多，这限制了本品在肢端肥大症和其他疾病中的临床应用。有报道在肠外瘘的患者中一旦停药，肠液漏出量会产生反跳效应。

(5)神经系统 少数患者有眩晕症状。

【禁忌证】 (1)对本药过敏者。

(2)妊娠期和哺乳期妇女。

【注意事项】 下列情况慎用：①对奥曲肽(生长抑素八肽)过敏者(国外资料)；②由于本品抑制胰岛素和胰高血糖素的分泌，所以对胰岛素依赖型糖尿病患者在使用时必须谨慎，这些患者可能会发生短暂的低血糖或于用药2~3小时后出现高血糖，故使用时应每隔3~4小时测试一次血糖浓度。

【药物相互作用】 (1)本品可延长环己烯巴比妥引起的睡眠时间，加剧戊烯四唑的药理作用，不宜与这类药物或产生同样作用的药物同时使用。

(2)由于本品对阿片类镇痛药活性的拮抗，可能使吗啡的镇痛作用下降。

【给药说明】 (1)本品与其他药物的不相容性未经测试，所以在注射或静脉滴注时应单独给药，避免与其他药物混合配伍。

(2)给药速度超过 50μg/min 时，患者可出现恶心、呕吐现象。

(3)在治疗急性消化道大出血时，应持续静脉滴注。

若两次给药间隔时间大于 3~5 分钟，应重复静脉注射本药 250μg，以确保给药的有效性。

(4) 由于血浆半衰期较短，因此本品给药方式通常为静脉持续滴注(用氯化钠注射液或 5% 葡萄糖注射液稀释)。一些证据显示当使用聚丙烯输液袋给药时，会出现对本药明显的吸附作用(在这项研究中的稀释剂为氯化钠注射液)，故在没有更新临床资料之前，应避免使用上述给药系统给药。

【用法与用量】 成人 (1)严重上消化道出血(包括食管胃底静脉曲张出血) 以 250μg/h 的速度静脉滴注。止血后(一般在 12~24 小时以内)应继续用药 48~72 小时，以防止再次出血，通常的治疗总时间不超过 120 小时，延长静脉滴注时间并不加强效果

(2) 胰瘘、胆瘘、肠瘘辅助治疗 应以 250μg/h 的速度持续静脉滴注，直至瘘管闭合(2~20 日)。瘘管闭合后应继续用药 1~3 日，然后逐渐停药，以防止反跳作用。这种治疗可以用作全胃肠道外营养的辅助措施

(3) 胰腺手术并发症的预防和治疗 手术开始时以 250μg/h 速度静脉滴注，手术后持续用药 5 日

(4) 急性胰腺炎 应尽早用药。静脉滴注 250μg/h，连续用药 5~7 天。为预防手术患者发生手术后胰瘘，以及防止内镜逆行胰胆管造影(ERCP)或括约肌成形术所引起的胰腺并发症，应于术前 2~3 小时开始用药，连续静脉滴注 250μg/h 至手术后 24 小时

(5) 糖尿病酮症酸中毒的辅助治疗 以 100~500μg/h 的速度连续静脉滴注，同时配合胰岛素治疗。一般在 3 小时内缓解酮症酸中毒，4 小时内可以使血糖恢复正常。

儿童 静脉注射和滴注：首先缓慢静脉推注 3.5μg/kg(用 1ml 0.9% 氯化钠注射液配制)作为负荷量，而后立即以每小时 3.5μg/kg 的速度持续静脉滴注给药。

治疗急性上消化道出血：用药在血止后 48~72 小时；胰腺、胆囊和肠道瘘管的治疗：疗程不超过 20 天。

【制剂与规格】 注射用生长抑素：(1)250μg；(2)750μg；(3)2mg；(4)3mg。

奥 曲 肽 [药典(二)；医保(乙)]

Octreotide

【适应证】 (1)CDE 适应证 ①肢端肥大症用于不能、不愿接受手术以及放射治疗尚未生效的间歇期患者。控制手术或放疗不能充分控制病情的肢端肥大症患者的症状，并降低患者的生长激素(GH)和胰岛素样生长因子-1(GF-1)血浆水平。②用于缓解与功能性胃肠胰腺

(GEP)内分泌瘤有关的症状和体征。③预防胰腺手术后并发症。④与内窥镜硬化剂等特殊手段联合用于肝硬化所致的食管-胃静脉曲张出血的紧急治疗，可止血和预防再出血。

(2) 超说明书适应证 适用于癌症并伴有消化器官症状的肠梗阻。

【药理】 (1)药效学 本品是一种人工合成的八肽环状化合物，为天然生长抑素的同系物，具有与天然内源性生长抑素类似的作用，但作用持续时间更长。其抑制生长激素(GH)的作用比天然生长抑素强 40 倍，停药后无反跳作用。除了抑制 GH 外，还具有广泛的抑制内分泌和外分泌的作用。①本品可选择性地减少门静脉及其侧支循环的血流量和压力，降低食管胃底曲张静脉的压力，用于治疗食管胃底曲张静脉破裂出血。②本品可抑制胆囊排空，抑制胆囊收缩素、促胰液素的分泌，减少胰酶分泌，对胰腺细胞有直接保护作用，减少胰腺疾病并发症的发生。因此可用于急性胰腺炎和胰腺损伤、胰腺手术期的治疗，可预防胰腺术后并发症的发生。同时，本药对缓解慢性胰腺炎的症状(如疼痛)亦有很好的疗效。③本品能抑制胃酸、胃泌素和胃蛋白酶的分泌，改善胃黏膜的血液供应，对胃肠道黏膜有保护作用，并促进黏膜修复，因此可用于应激性溃疡和消化性溃疡所致胃肠道大出血的治疗。

(2) 药动学 皮下注射本品 50μg 后吸收迅速且完全，给药后 0.5~1 小时血药浓度达峰值，其消除半衰期为 90~120 分钟。静脉注射本药 25~200μg 后，其消除呈双相性，半衰期 α 相为 9~14 分钟，β 相为 72~98 分钟，并随剂量而定。总体廓清率为 160ml/min。大部分经粪便排泄，约 32% 以原型经肾脏排出。

【不良反应】 (1)局部反应 表现为注射部位疼痛、针刺感、烧灼感、红肿等，这些作用极少持续 15 分钟以上。

(2) 消化系统 如食欲缺乏，恶心、呕吐、痉挛性腹痛、腹胀、胀气、稀便、腹泻、脂肪痢等。偶有类似急性肠梗阻的胃肠道症状，包括严重上腹痛、腹部触痛、肌紧张和腹胀。因本品可使胆囊收缩功能减退、长期应用可引起胆石形成。偶可引起肝功能异常，也可引起缓慢发生的高胆红素血症伴氨基转移酶、碱性磷酸酶及 γ-谷氨酰转移酶轻度增高。个别病例可引起急性胰腺炎，通常在开始治疗的几个小时或几天内出现，但会随着停药而逐渐消失；长期使用本品且发生胆石的患者也可能出现胰腺炎。

(3) 内分泌系统 因本药对 GH、胰高血糖素及胰岛

素的抑制作用，可造成血糖调节紊乱。由于餐后糖耐量受影响，某些长期使用的患者可出现持续的高血糖，低血糖也有发生；也可见甲状腺功能减退、甲状腺功能障碍。

(4)心血管系统　心动过缓偶有发生，上市后还有心律失常的报道。

(5)过敏反应　皮肤过敏反应，暂时性脱发。上市后还有荨麻疹的报道。

(6)呼吸系统　表现为呼吸困难。

(7)神经系统　头痛、头晕。

【禁忌证】　对本药过敏者禁用。

【注意事项】　(1)下列情况需慎用　①肾功能异常者；②胰腺功能异常者；③胆石症患者；④胰岛素瘤患者；⑤老年人；⑥高尿酸血症患者；⑦全身感染者；⑧糖尿病患者(应调整降糖药物的剂量)。

(2)少数患者长期使用本药有形成胆石的报道，为防止胆石形成，患者在用药前和用药后，应每6～12个月进行一次胆囊B型超声波检查。

(3)由于分泌GH的垂体瘤可能扩散而引起严重并发症(如视野缺损)，因此应对患者进行仔细监测。如有肿瘤扩散的征兆，应考虑转换其他治疗方法。

(4)对胰岛素瘤患者，因本药对GH和胰高血糖素分泌的抑制作用大于对胰岛素分泌的抑制程度，故可能增加低血糖症的严重程度并延长其持续时间。这些患者特别是在治疗开始和改变剂量时应严密监测。

(5)少数胃、肠、胰内分泌肿瘤患者接受本药治疗时有病情突然失控而导致严重症状复发的报道。

(6)本药可改变接受胰岛素治疗的糖尿病患者对胰岛素的需要量。

(7)动物生育研究显示，本药对胎儿无影响。但尚无治疗妊娠期妇女及哺乳期妇女的经验，故这些患者仅在绝对必要的情况下使用。

(8)用于儿童的经验极有限。

(9)某些患者中，奥曲肽可能改变膳食脂肪的吸收；在某些接受奥曲肽治疗的患者中已观察到维生素B_{12}水平下降，对于维生素B_{12}缺乏的患者，在使用本品治疗期间，建议注意监测维生素B_{12}水平。

【药物相互作用】　(1)与酮康唑合用产生协同作用，可降低泌尿系统的皮质醇分泌。

(2)本药可降低胃肠道对环孢素的吸收，延缓西咪替丁的吸收。

(3)与溴隐亭合用会增加后者的生物利用度。

(4)本药可影响食物中的脂肪吸收。

(5)本药可能降低经细胞色素P450(CYP)3A4代谢药物的清除率，与此类药物合用时需谨慎。

【给药说明】　(1)注射前使药液达到室温，可减少用药后的局部不适。避免短期内同一部位重复多次注射。

(2)在两餐之间或卧床休息时注射本药，可减少胃肠道不良反应的发生。

(3)对胰岛素瘤患者，因本药可能加重低血糖程度，并延长其持续时间，应严密观察。较频繁的小剂量给药可减少血糖浓度的明显波动。

【用法与用量】　(1)皮下注射　一次0.1mg，每8小时1次，疗程视病种而决定。

(2)静脉给药　①肝硬化食管胃底曲张静脉出血：初始量为0.1mg，缓慢静脉注射(不少于5分钟)，随后以每小时0.025～0.05mg静脉滴注，疗程最多5日。②应激性或消化性溃疡出血：每小时0.025mg静脉滴注，疗程3～5日。

(3)肝功能不全时剂量　肝硬化患者的药物半衰期延长，故应调整维持剂量。

(4)肾功能不全时剂量　肾功能不全对皮下给药后的总暴露量无影响，所以无需调整剂量。

【制剂与规格】　注射用醋酸奥曲肽(以奥曲肽计)：(1)0.1mg；(2)0.3mg。

醋酸奥曲肽注射液(以奥曲肽计)：(1)1ml:0.05mg；(2)1ml:0.1mg；(3)1ml:0.15mg；(4)1ml:0.2mg；(5)1ml:0.3mg。

注射用醋酸奥曲肽微球：(1)10mg；(2)20mg；(3)30mg。

鞣酸加压素[医保(乙)]
Vasopressin Tannate

【适应证】　①中枢性尿崩症的治疗。②脑外科手术或头颅创伤后多尿的初期治疗。③用于食管、胃肠道等消化道疾病所致急性大出血的辅助治疗。

【药理】　(1)药效学　本药对肾脏有直接的抗利尿作用，也能收缩周围血管，并引起肠道、胆囊及膀胱的收缩。

(2)药动学　本药注射液具有长效抗尿崩症的作用，可减少用药次数，一次注射本药0.3ml，可维持2～6日；注射1ml，可维持10日左右。本药在肝、肾脏内失活，以代谢产物及药物原型从尿中排出。

【不良反应】　(1)腹部痉挛、恶心、嗳气、腹泻、皮疹、盗汗、抽搐、疲倦、头重感。个别患者可见过敏反应，如荨麻疹、发热、支气管痉挛、休克等。严重的不良反应可引起冠脉收缩、胸痛、心肌缺血或心肌梗死等。用药剂量不当时可导致高钠血症或水潴留。

（2）本药注射液经静脉或动脉给药后可出现室性心律不齐，末梢血管注射后可致皮肤坏疽。

（3）在同一部位重复肌内注射，可引起局部严重炎症反应。

（4）大剂量应用本药注射液后可出现子宫平滑肌痉挛。

【禁忌证】 （1）对加压素或本药成分过敏者。

（2）动脉硬化。

（3）心力衰竭。

（4）冠状动脉疾病。

（5）慢性肾炎氮质血症期。

（6）高血压患者。

（7）妊娠期妇女。

【注意事项】 （1）下列情况需慎用：癫痫、偏头痛、哮喘、心力衰竭患者以及不能耐受细胞外液快速增加的患者。

（2）用药期间请避免过量饮水。

（3）本药注射液使用前应摇5分钟以上。

【给药说明】 （1）本药注射液使用前应摇匀，用作深部肌内注射时应特别注意变换注射部位。

（2）治疗尿崩症时禁止静脉给药。静脉给药仅在紧急处理消化道出血时才采用。

（3）使用本药长效制剂比其他类型制剂更易出现水潴留。

【用法与用量】 肌内注射 初次剂量0.1ml，以后根据病情逐渐递增至一次 0.2～0.5ml，以一次注射能控制多尿症状3～6天为宜。

【制剂与规格】 鞣酸加压素注射液（油剂混悬液）：5ml:300单位。

特利加压素 [医保(乙)]

Terlipressin

【适应证】 用于治疗食管胃底静脉曲张出血。

【药理】 （1）药效学 特利加压素是人工合成的多肽，为垂体后叶分泌激素的类似物，自身无活性。本药被注射入血后，其三甘氨酰基会被体内酶切除而以稳定速率缓慢地释放出赖氨酸加压素。对平滑肌产生收缩作用，可持续10小时。特利加压素主要有两个方面的作用：一是明显的收缩血管作用，因而减少静脉血液流向肝门静脉系统，以致降低门静脉血压，具有止血作用；二是作用于肾脏上的某些受体，防止尿液中水分的过度流失，

具有抗利尿功能。适量本药可降低门静脉血压，但并不会像加压素一样，对动脉血压产生明显的改变，也不会增加纤维蛋白的溶解作用。

（2）药动学 特利加压素在体内经过酶的降解作用产生活性代谢物，主要活性代谢物为赖氨酸-加压素，因此特利加压素的起效速度较慢，但药效的持续时间较长。赖氨酸-加压素在肝脏、肾脏和其他组织中被进一步降解。本药单次静脉注射后，以二级动力学形式消除。健康男性志愿者单次注射本药5μg/kg、10μg/kg、20μg/kg后，表观分布容积为0.7L/kg，血清清除率为9ml/（kg·min）。

【不良反应】 最常见的不良反应为皮肤苍白、血压升高、腹痛、腹泻和头痛。

（1）神经系统 常见不良反应为头痛。

（2）心脏 常见不良反应为心动过缓。偶见心房颤动、室性期前收缩、心动过速、胸痛、心肌梗死、体液过量伴随肺水肿。分别有发生尖端扭转型室性心动过速和心力衰竭的报道。

（3）血管 常见不良反应为外周血管收缩、外周循环缺血、面色苍白、血压升高。偶见肠道缺血、周围性发绀、全身潮热。

（4）呼吸系统 偶见呼吸窘迫、呼吸衰竭。

（5）消化系统 常见不良反应为短暂性腹部痉挛、短暂性腹泻。偶见短暂性恶心及呕吐。

（6）电解质 偶见不良反应为低钠血症，除非体液平衡得到控制。

（7）皮肤及皮下组织 有引起皮肤坏死的报道。

（8）围生期 分别有引起子宫平滑肌张力过高及子宫血流量降低的报道。

（9）其他 偶见引起注射局部坏死。

【禁忌证】 （1）对本药及其组分过敏者。

（2）败血症性休克。

【注意事项】 （1）本品的增压与抗利尿作用虽较赖氨酸加压素及精氨酸加压素低，但哮喘、高血压、心血管疾病(严重动脉硬化、心律失常、冠状动脉供血不足等)或肾功能不全者仍应慎用。

（2）使用时应经常对患者血压、血清中钠、钾平衡进行监测。

（3）注意引起水中毒及酸碱失衡。

【药物相互作用】 （1）本药与降低心率的药物如丙泊酚、舒芬太尼同时应用可导致严重心动过缓和心输出量减低。

（2）本药与非选择性β受体拮抗药合用时，可增加其

降低门脉压力的作用。

（3）本药与Ⅰa类及Ⅲ类抗心律失常药物、红霉素、三环类抗抑郁药等能延长 Q-T 间期的药物共用时，应警惕室性心律失常的发生。

【给药说明】 （1）溶液配制后应马上使用。

（2）本药不可与其他药品混合使用。

（3）高血压患者应用本药而升高血压时，可静脉注射可乐定 150μg 处理。

（4）本药引起心动过缓时，可应用阿托品处理。

（5）本药仅能静脉注射，注意避免注射部位局部坏死。

（6）药物过量可能导致剂量依赖型的严重循环系统不良反应，如血压迅速升高。

【用法与用量】 （1）治疗食管胃底静脉曲张出血 ①开始剂量：2mg，缓慢进行静脉注射（超过 1 分钟），同时监测血压及心率。②维持剂量：每 4~6 小时静脉给药 1~2mg，直至出血得到控制，治疗时间为 24~48 小时。③每日最大剂量：120~150μg/kg。如出血还未得到控制，应考虑采用其他治疗方法。

（2）食管静脉曲张出血 起始剂量为 2mg，维持剂量为一次 1~2mg，每 4~6 小时一次，持续 24~48 小时，直至出血得到控制。推荐最大日剂量为 120~150μg/kg。

【制剂与规格】 注射用特利加压素：冻干粉针剂，1mg（相当于特利加压素 0.86mg）。

乳果糖 [药典(二)；国基；医保(乙)]

Lactulose

【适应证】 ①主要用于治疗与预防各种肝病引起的高血氨症以及由高血氨所导致的肝性脑病；②作为缓泻剂，用于便秘。

【药理】 （1）药效学 本药为一种渗透性轻泻剂。本药在结肠内被细菌代谢形成乳酸与醋酸，具有以下作用特点：①降低血氨的作用：使肠腔内 pH 值降低，酸性的内环境不利于分解蛋白质的细菌生存、繁殖，使肠道内产氨减少；还可使所产生的 NH_3 转变成 NH_4^+，不易吸收而随粪便排出，间接降低血氨水平，有利于肝性脑病的恢复。②促生素的作用：改变肠腔内的菌群，利于正常菌群生存。③缓泻作用：乳酸在结肠腔内具有渗透性，使粪便的容量增大，刺激肠道蠕动，产生缓和的导泻作用，也有利于氨和其他含氮物质的排出。④抗内毒素的作用。

（2）药动学 口服后几乎不被吸收，可以原型到达结肠，继而被肠道菌群分解代谢，剂量为 25~50g 时，可完全代谢，超过该剂量时，则部分以原型排出。

【不良反应】 极少发生不良反应，且都轻微。偶有腹部不适、胀气或腹痛；剂量大时偶见恶心、呕吐。长期大量使用致腹泻时会出现水、电解质失衡。本品的不良反应在减量或停药不久后消失。

【禁忌证】 （1）胃肠道梗阻。

（2）对本药过敏者。

（3）对乳糖或半乳糖不耐受者。

（4）有乳酸血症患者。

（5）尿毒症和糖尿病酮症酸中毒。

【注意事项】 （1）药物对妊娠的影响：妊娠期必要时可以考虑乳果糖，但使用前应权衡利弊再使用。

（2）半乳糖血症、肠梗阻、急腹症禁用。

（3）对乳果糖及其成分过敏者禁用，禁与其他泻药同时使用，糖尿病患者慎用。

（4）治疗初始几天可能会出现腹胀，通常继续治疗即可消失；当剂量高于推荐治疗剂量时，可能会出现腹痛、腹泻，长期大剂量服用会因腹泻而出现电解质紊乱。

【药物相互作用】 （1）本品可导致结肠 pH 值下降，故可能引致结肠 pH 值依赖性药物的失活（如 5-ASA）。

（2）与噻嗪类、皮质类固醇、两性霉素 B 合用，本药可能增加这些药物所致的钾流失。

（3）与强心苷类药物合用，可能增强由缺钾所致的强心苷类药物的作用。

（4）不宜与抗酸药合用，会降低本药疗效。

【给药说明】 本品疗效有个体差异性，需进行个体化用药。

【用法与用量】 成人 （1）肝昏迷及昏迷前期 0.67g/ml 规格，起始剂量：30~50ml，一日 3 次；维持剂量应调至每日最多 2~3 次软便。

（2）便秘或临床需要保持软便的情况 口服给药。①0.5g/ml 规格：一次 10ml，一日 3 次。②0.67g/ml 规格：起始剂量为一日 15~30ml，维持剂量为一日 7.5~15ml；或起始剂量为一日 30ml，维持剂量为一日 10~25ml。易于早餐时一次服用。

儿童 治疗便秘和临床需要保持软便：口服。婴儿，起始剂量一日 5ml，维持剂量一日 5ml；1~6 岁，起始剂量一日 5~10ml，维持剂量一日 5~10ml；7~14 岁，起始剂量一日 15ml，维持剂量一日 10~15ml。

【制剂与规格】 乳果糖口服溶液：（1）10ml:5g；（2）100ml:50g；（3）100ml:66.7g。

干扰素

【特殊说明】 干扰素是宿主细胞受到病毒感染或干扰素诱生剂等激发后，通过受阻遏的基因而产生的糖蛋白。它进一步启动另一基因，从而产生抗病毒蛋白，阻止病毒在宿主细胞内繁殖。它无抗原性而有高度种属特异性，只有人的干扰素才对人有效。根据干扰素理化及抗原特性，分为α、β、γ三大类。

人白细胞产生的干扰素为α-干扰素(IFN-α)，又称人白细胞干扰素。由于其蛋白分子的变异和肽类氨基酸序列第23位和第34位的不同，又可分为α2a(23位为赖氨酸、34位为组氨酸)、α2b(23位为精氨酸、34位为组氨酸)、α2c(23位及34位均为精氨酸)三种。人纤维母细胞产生者为β-干扰素(IFN-β)，又称人纤维母细胞干扰素，其结构与α者相似，由特异性抗原刺激T淋巴细胞产生γ-干扰素(IFN-γ)。干扰素也可通过大肠埃希菌、酵母菌基因工程重组而得，这些干扰素常冠以"r"，如rIFN α2b。它们的纯度均较高。干扰素与细胞表面特异性受体结合而发挥其细胞活性，α和β-干扰素具有共同的受体，γ-干扰素的受体与α和β-干扰素的受体不同，因此α和β-干扰素二者无协同作用，而α或β-干扰素与γ-干扰素均有协同作用。多个研究表明，干扰素一旦与细胞膜结合后，就会在细胞间产生一系列复杂的变化，包括对某些酶的诱导作用，阻止受病毒感染细胞中病毒的复制及保护未感染的细胞免遭病毒的攻击，此种免疫调节活性亦可增强吞噬细胞的吞噬活性，同时增强淋巴细胞对靶细胞的毒性，所有这些活性均可导致干扰素具有抗病毒、抗肿瘤和免疫增强作用。最近的研究表明，干扰素对内皮细胞和血管生成具有特殊作用，能抑制内皮细胞增长，它们的一些抗肿瘤作用被认为与抑制血管生成有关。

详见本节中人干扰素α1b、人干扰素α2a、聚乙二醇干扰素α2a、人干扰素α2b、聚乙二醇干扰素α2b。

人干扰素 α1b [国基; 医保(乙)]
Human Interferon α1b

参阅第十八章第四节。

人干扰素 α2a [国基; 医保(乙)]
Human Interferon α2a

参阅第十八章第四节。

聚乙二醇干扰素 α2a [医保(乙)]
Peginterferon α2a

【适应证】 ①慢性乙型肝炎。②慢性丙型肝炎：治疗时本品最好与利巴韦林联合使用。

【药理】 (1)药效学 本品是聚乙二醇(PEG)与重组干扰素α2a结合形成的长效干扰素。干扰素可与细胞表面的特异性α受体结合，触发细胞内复杂的信号传递途径并激活基因转录，调节多种生物效应，包括抑制感染细胞内的病毒复制，抑制细胞增殖，并具有免疫调节作用。

本品具有非聚乙二醇结合的α-干扰素(普通干扰素)的体外抗病毒和抗增殖活性。

(2)药动学

①健康人群的药代动力学

吸收：在健康受试者人群中，180μg单次皮下注射后，血清浓度可在3~6小时内检测到。在24小时内，可达到血清浓度峰值的80%。注射后72~96小时可测到血清峰浓度 [AUC(1743±459)ng·h/ml，C_{max}(14±2.5)ng/ml]。本品的绝对生物利用度是61%~84%，与普通干扰素α2a相似。

分布：本品静脉注射后的稳态分布容积(V_d)为8~14L，表明本品主要分布在血液和细胞外液中。在大鼠的物料平衡、组织学分布和全身放射自显影试验中，显示本品除了血液浓度较高外，还分布在肝脏、肾脏和骨髓中。

代谢：本品的代谢机制尚未完全阐明。大鼠试验显示本品主要在肝脏中代谢，代谢物主要通过肾脏排出体外。

清除：男性对本品的系统清除率较内源性α-干扰素低约100倍。静脉给药后，终末半衰期大约是60~80小时，而α-干扰素一般仅3~4小时。皮下注射给药后，其终末半衰期更长(50~130小时)。皮下注射后的半衰期可能不仅反映该化合物的清除相，而且还反映了吸收相延长。

在健康人群和慢性乙型或丙型肝炎患者中每周给药一次血清中本品浓度与剂量成比例增长。

在慢性乙型或丙型肝炎患者中，每周给药一次，连续6~8周后，本品血清浓度可达单次给药的2~3倍。但8周后无进一步增长。使用48周后的峰谷比约为1.5~2.0。本品的血清浓度能够维持一周(168小时)。

②特殊人群的药代动力学

肾功能不全患者：对23例肌酐清除率在高于100ml/min(肾功能正常)到20ml/min(严重肾功能不全)的患者的研究显示，本品的药代动力学与肌酐清除率无显著相关。肾功能受损对本品药代动力学影响很小，因此肾功能不全患者无需调整剂量。

对进行血液透析的终末期肾病患者，本品的清除降低了25%~40%，首剂135μg剂量产生的暴露量与肾功能正常患者180μg剂量产生的暴露量类似。

性别差异：本品单次皮下注射的药代动力学特点在

健康男性和女性中相似。

老年患者：62 岁以上的老年受试者在给予单次皮下注射 180μg 后对本品的吸收较年轻受试者延迟，但仍呈持续吸收。两者达峰时间分别为 115 小时和 82 小时；AUC 轻度增加（分别为 1663ng·h/ml 和 1295ng·h/ml）；但峰浓度相似（分别为 9.1ng/ml 和 10.3ng/ml）。根据药物利用度、药效学应答和药物耐受性特点，老年患者不需要降低剂量。

无肝硬化和肝硬化患者：本品在健康受试者中和在慢性乙型或丙型肝炎患者中的药代动力学特点均类似。丙型肝炎代偿期肝硬化患者（代偿期，Child-Pugh A 级）和无肝硬化患者的血浆浓度和药代动力学参数具有可比性。

目前尚无用于肝功能失代偿患者的资料。

【不良反应】 本品的不良反应发生频率和严重性与普通干扰素 α2a 相似。只是与其相比，本品的血液学不良反应更常见。

【禁忌证】 (1)对活性成分、α-干扰素或本品的任何赋形剂过敏者。

(2)自身免疫性慢性肝炎。

(3)严重肝功能障碍或失代偿性肝硬化。

(4)新生儿和 3 岁以下儿童，因为本产品含有苯甲醇。

(5)有严重心脏疾病史，包括 6 个月内有不稳定或未控制的心脏病。

(6)有严重的精神疾病或严重的精神疾病史，主要是抑郁症。

(7)妊娠期和哺乳期。

(8)当本品和利巴韦林联合使用时，请同时参阅利巴韦林说明书中的"禁忌证"部分。

【注意事项】 (1)精神症状和中枢神经系统(CNS) 使用干扰素治疗，包括使用本品，有可能出现严重的精神方面的不良反应。不论以往是否有精神疾病，使用者都有可能出现抑郁、自杀心态和自杀企图。有抑郁史的患者应慎用本品。

(2)心血管系统 心血管事件，如高血压、室上性心律失常、胸痛和心肌梗死，与 α-干扰素治疗有关。

因为心脏疾病可能被利巴韦林诱导的贫血而加重，本品和利巴韦林应慎用于有严重或不稳定心脏病的患者。患者在治疗前应进行相关检查，治疗中进行适当监测。如果出现心血管情况的恶化应暂停或终止利巴韦林的治疗。推荐有心脏疾病的患者在开始本品治疗前进行心电图检查。

(3)肝功能 如果患者在治疗中出现了肝功能失代

偿，应考虑停止本品的治疗并密切监测患者。与其他干扰素一样，在使用本品治疗过程中也能观察到 ALT 升高，包括出现病毒应答的患者。如果在减低了本品剂量后，ALT 仍有进行性和与临床相关的升高或伴胆红素升高，则应停药。

与慢性丙型肝炎不同，慢性乙型肝炎患者在治疗中出现病情加重并不少见；病情的加重表现为一过性和血清 ALT 水平大幅度升高。在本品治疗 HBV 感染的临床试验中，氨基转移酶水平的突然升高常伴随其他肝功能指标轻微改变，而无肝功能失代偿的表现。在氨基转移酶升高到正常上限 10 倍以上的患者中大约一半减量或暂停使用本品，直到氨基转移酶水平下降，余下的治疗维持不变。建议加大对此类患者肝功能的监测频率。

(4)过敏 严重的急性过敏反应(包括荨麻疹、血管性水肿、支气管痉挛和过敏性休克)在 α-干扰素治疗中很少见到。如果出现此类反应，应停药，并立即给予适当的治疗。一过性皮疹不需要中断治疗。

(5)自身免疫性表现 已有使用 α-干扰素治疗导致自身免疫性疾病加重的报道。对伴有自身免疫性疾病的患者应慎用本品。

(6)内分泌系统 与其他干扰素一样，可能引起或加剧甲状腺功能减退及甲状腺功能亢进。对于甲状腺异常得不到充分治疗的患者应考虑中断本品的治疗。在使用 α-干扰素治疗时可能出现高血糖，低血糖及糖尿病。有以上症状且无法得到有效药物控制的患者不应该使用本品单药或与利巴韦林联合用药的治疗，如果在使用本品的治疗期间出现以上症状且又无法得到有效药物控制的患者应中断治疗。

(7)血液系统 中性粒细胞计数小于 1500 个/mm³ 和血小板计数小于 75000 个/mm³ 或血红蛋白小于 10g/dl (贫血)的患者要慎用。推荐治疗前和治疗中定期检测血液学指标。

(8)发热 由于使用干扰素导致的流感样症状所伴有的发热是非常常见的，但在使用本品治疗过程中，应排除其他原因导致的发热，尤其是有中性粒细胞减少的患者。

(9)眼部改变 已有个别报道 α-干扰素治疗后出现眼科疾病，如视网膜出血、棉絮状渗出点、视乳头水肿、视神经病变、视网膜动脉或静脉阻塞，而且可能导致视力丧失。建议本品治疗前进行眼部检查，在本品治疗中患者如出现视力下降或视野缺失必须进行普通眼科检查。因为这些眼部表现也可见于其他情况，有糖尿病或高血压的患者在本品治疗中要定期进行眼部检查。出现新的眼科疾病或原有眼科疾病加重的患者应停止本品治疗。

(10)肺部改变 与其他 α-干扰素一样，已有用药期间出现肺部异常的报道，包括呼吸困难、肺浸润、肺炎、局限性肺炎。如果出现持续的或原因不明的肺浸润或肺功能异常，应停用。

(11)其他 α-干扰素治疗中观察到个别病例可出现新发牛皮癣或者牛皮癣加重。牛皮癣患者应慎用本品，如果使用中出现牛皮癣或者牛皮癣恶化征象，应考虑停药。采用本品治疗的患者应避免饮酒或限制酒精摄入量，每日最高摄入量为 20 克。

(12)移植 对肝脏移植的患者应用本品的安全性和有效性尚未研究。

(13)HCV/HIV 混合感染患者 患者合并感染 HIV 并接受高活性的抗逆转录病毒治疗(HAART)时可增加乳酸酸中毒的危险性。因此在 HAART 同时给予本品和利巴韦林时要谨慎(参阅利巴韦林的说明书)。

合并感染并有晚期肝硬化的患者接受 HAART 的同时给予利巴韦林和干扰素(包括本品)联合治疗时出现肝脏失代偿的危险性增加并可能导致死亡。

尚无这些患者使用干扰素单药治疗的安全性资料。

在治疗过程中，合并感染患者应该密切观察其肝脏失代偿的征兆和症状(包括腹水、脑病、静脉曲张出血、肝合成功能下降)，即 Child-Pugh 分级≥7。Child-Pugh 分级可能受到与治疗相关因素的影响(即高间接胆红素血症，白蛋白下降)，未必归于肝脏失代偿。

(14)氨基转移酶正常的慢性丙型肝炎患者 本品对氨基转移酶正常患者的疗效判断基于对持续血清学应答替代标志物(治疗 24 周后，HCV RNA<50IU/ml)的评价。对这类患者治疗的益处必须根据个体进行评价，必须考虑到治疗引起生活水平的下降和风险。

(15)实验室检查 在使用本品治疗前，建议所有患者进行血常规检查和生化检查。

下列指标是开始治疗前要达到的基础值：

①血小板计数≥90000 个/mm³。

②中性粒细胞计数(ANC)≥1500 个/mm³。

③TSH 和 T$_4$ 在正常范围内或甲状腺功能可以完全控制。

在开始治疗以后，患者应在 2 周后进行血常规检查，在 4 周后进行生化检查。治疗期间应定期(至少每隔 4 周)进行上述检查。

在本品的临床研究中，白细胞(WBC)计数和中性粒细胞计数(ANC)减少一般发生在开始本品治疗的二周内，此后的 WBC 和 ANC 进一步下降较少见。

在临床研究中，减量或停药后，ANC 的减少是可逆的。

本品有可能导致血小板减少，但在治疗结束后的随访期内可恢复到治疗前水平。在一些情况下有必要进行剂量调整。

在临床试验中，本品 180μg 与利巴韦林 1000/1200mg 治疗 48 周 13%的患者、本品 180μg 与利巴韦林 800mg 治疗 24 周 3%的患者出现贫血(血红蛋白<10g/dl)。血红蛋白下降幅度最大一般出现在开始利巴韦林治疗 4 周内。

(16)如果心血管状况出现任何恶化，利巴韦林治疗应暂停或终止。

(17)与其他干扰素一样，本品与其他有可能引起骨髓抑制的药物合用时要慎重。

(18)目前已有使用 α-干扰素(包括本品)导致的甲状腺功能异常或以前存在的甲状腺功能异常加重的报道。在慢性丙型肝炎患者使用本品之前应测量 TSH 水平。如果通过药物手段可以使 TSH 维持在正常范围也可以开始本品治疗。在治疗过程中如果患者出现甲状腺功能可能异常的临床症状，建议监测患者的 TSH 水平。如果出现甲状腺功能异常，而通过药物方法 TSH 维持在正常范围，则可以继续本品治疗。

(19)对驾驶和操作机械的影响 尚未对驾驶和操作机械的影响进行研究。但使用时应考虑本品的不良反应。对使用本品出现轻微头晕、意识模糊、嗜睡和疲劳的患者，应注意不要驾驶交通工具和操作机械。

(20)不相容性 因为未进行不相容性的研究，不准将本品与其他药物混合使用。

(21)处理和丢弃说明 本品注射用西林瓶和预充式注射器仅为一次性使用。

未用的溶液应予丢弃。

(22)本品溶液使用前必须用肉眼观察注射剂中有无颗粒或颜色变化。

(23)注射器和尖锐物的处理

必须严格遵守下述关于注射器和其他医用尖锐物的使用和处理指导：

● 针头和注射器不得重复使用；

● 将所有使用过的针头和注射器放入盛放尖锐物的容器中(不会被刺穿的一次性容器)；

● 将该容器放在儿童不易接触的地方；

● 避免将使用过的尖锐物容器放在生活垃圾中；

● 按照当地要求或者按医护人员的指导来处理装满的容器。

应该给在家用药的患者提供不会被刺穿的容器用于盛放使用过的注射器和针头。未用和过期药物的处理

释放到环境中去的药物应最小化。药物不应通过废水或生活垃圾来处理。如果您所处区域有"收集系统"，则采用该系统来处理。

【药物相互作用】 (1)在健康男性中皮下注射本品180μg每周1次共4周后，未见对美芬妥英、氨苯砜、异喹胍和甲苯磺丁脲等药物的药代动力学有影响，因此本品与细胞色素P450 3A4、2C9、2C19和2D6等同工酶的体内代谢活性无关。

(2)在同一研究中，发现茶碱的AUC(表示细胞色素P450 1A2活性的指标)出现了25%的升高，表明本品可中度抑制细胞色素P450 1A2的活性。如果同时使用本品和茶碱，应监测茶碱血清浓度并适当调整茶碱用量。茶碱和本品的最大相互作用估计出现在本品治疗4周以后。

(3)已发现干扰素可以增加之前使用或合并使用药物的神经毒性、血液毒性和心脏毒性。本品也不能排除会产生类似的相互作用。

(4)Ⅲ期临床试验中药代动力学结果表明用于慢性乙型肝炎时本品和拉米夫定无相互作用，用于慢性丙型肝炎时本品和利巴韦林无相互作用。

(5)一项临床试验，研究了每周1次皮下注射聚乙二醇干扰素α2a 180μg联合使用替比夫定每日600mg，结果显示两种药物联合使用会增加外周神经病变的风险。造成这些事件的机制尚不清楚。不排除其他类型干扰素(聚乙二醇化的或标准化的)出现这类风险增加的情况。况且，目前尚不明确α干扰素(聚乙二醇化的或标准化的)与替比夫定联合使用的益处。

(6)硫唑嘌呤：利巴韦林可抑制次黄嘌呤单磷酸脱氢酶，从而干扰硫唑嘌呤代谢并导致6-甲基硫次黄嘌呤单磷酸盐(6-MTIMP)的积聚，这与经硫唑嘌呤治疗的患者出现骨髓毒性相关。

利巴韦林与硫唑嘌呤同时给药在个别病例中益处大于其潜在的风险，在合并使用硫唑嘌呤时，建议密切监测血液学指标以识别骨髓毒性的体征，一旦发现，应停止用药。

【给药说明】 本品皮下注射部位应限于腹部和大腿。研究表明与腹部和大腿相比，注射部位为上肢时本品的生物利用度下降。

【用法与用量】 本品须由有经验的治疗慢性乙型和丙型肝炎的内科医师开始治疗，与利巴韦林联合使用时请同时参阅利巴韦林的说明书。

(1)慢性乙型肝炎 推荐剂量为一次135～180μg，

一周1次，共48周，腹部或大腿皮下注射。

(2)慢性丙型肝炎 本品单药或与利巴韦林联合应用时的推荐剂量为一次135～180μg，一周1次，腹部或大腿皮下注射。联合治疗过程中同时口服利巴韦林。

【制剂与规格】 聚乙二醇干扰素α2a：(1)0.5ml:180μg；(2)0.5ml:135μg。

人干扰素 α2b [国基；医保(乙)]
Human Interferon α2b

参阅第十八章第四节。

聚乙二醇干扰素 α2b [医保(乙)]
Peginterferon α2b

【适应证】 ①慢性丙型肝炎，患者年龄须≥18岁，患有代偿性肝脏疾病。现认为慢性丙型肝炎的建议治疗是本品和利巴韦林合用。

②慢性乙型肝炎，患者年龄须≥18岁，患有代偿性肝脏疾病。

【药理】 (1)药效学 本品是重组人干扰素α2b与单甲氧基聚乙二醇的一种共价结合物。其平均分子量约为31300。

干扰素与细胞膜结合后，可启动一系列复杂的细胞内过程，包括在感染了病毒的细胞内抑制病毒复制、抑制细胞增殖以及增强巨噬细胞吞噬功能、增加淋巴细胞对靶细胞的特异性细胞毒效应等一系列免疫调控作用。

(2)药动学 本品的C_{max}和AUC测量呈剂量相关性增加。皮下给药之后，最大血清浓度(C_{max})出现在用药后15～44小时，并可维持达48～72小时。平均表观分布容积为0.99L/kg。多次用药后可出现免疫反应性的干扰素的累积。

聚乙二醇干扰素α2b的血浆半衰期比干扰素α2b明显延长，平均约(40±13.3)小时。

本品的肾脏清除率为30%。对于重度肾功能障碍患者，未透析和接受血透析其清除率是相似的。对于中度和重度肾功能障碍患者，本品单药治疗时应减量。

对18岁以下患者的特殊药动学评价尚未进行。故本品仅适用于治疗年龄≥18岁的慢性丙型肝炎及慢性乙型肝炎患者。

【不良反应】 最为常见(≥10%的患者)的不良反应包括注射部位疼痛/炎症、疲乏感、寒战、发热、抑郁、关节痛、恶心、脱发、骨骼肌疼痛、易激动、流感样症状、失眠、腹泻、腹痛、虚弱、咽炎、体重下降、食欲缺乏、焦虑、注意力障碍、头晕等。

甲状腺功能减退症的发生率为 5%,甲状腺功能亢进症的发生率为 3%。

血液系统主要表现为白细胞和血小板下降等。反应程度多为轻度到中度,继续用药或调整剂量后可自行缓解。

本品与利巴韦林合用时,罕见再生障碍性贫血。

【禁忌证】　(1)对聚乙二醇干扰素 $\alpha_2 b$ 或任何一种干扰素或某一赋形剂过敏者。

(2)有严重心脏病史(包括近 6 个月有不稳定或未控制的心脏病)者。

(3)配偶妊娠的男性患者不能应用本品与利巴韦林的联合治疗。

(4)妊娠期妇女(与利巴韦林联用时)。

(5)自身免疫性肝炎或有自身免疫性疾病病史者。

(6)肝功能失代偿者。

(7)联合用药时,严重的肾功能不全患者(肌酐清除率<50ml/min)。

(8)未控制的甲状腺疾病患者。

(9)血红蛋白病(如地中海贫血、镰状细胞贫血)患者(与利巴韦林联用时)。

(10)严重精神病(如抑郁)或严重精神病史者。

【注意事项】　(1)精神及中枢神经系统方面　患有严重精神病或有病史的患者,对于成年患者,如果认为使用本品联合用药治疗是必需的,则只有在确保患者的精神疾病得到正确的个体化诊断和治疗的前提下,才能在确定患者精神病的诊断和治疗后开始用药。

在本品联合用药治疗时,如出现严重的神经精神方面的不良反应,尤其是抑郁症,应停止治疗。

如果患者出现精神或中枢神经系统问题(包括抑郁)时,建议对患者在治疗期和随访期间由处方医师进行密切监测。如果出现这些症状,医生要清楚地明白这些不良反应潜在的严重性。如果精神症状持续存在或加重,或者有明显的自杀构想、出现对他人的攻击性行为,则须停用本品,并密切随访,同时患者随后应给予适当的精神病治疗干预

(2)心血管方面　对有充血性心衰史、心肌梗死和(或)既往或目前有心律失常者,应用本品时治疗需要密切监测

(3)急性过敏　若用本品期间出现急性过敏反应(如荨麻疹、血管性水肿、支气管痉挛、过敏),要立即停药并进行适当的药物治疗。一过性皮疹不需中止用药

(4)肾功能　应密切监测肾功能不全患者的毒性征兆和症状。严重肾功能不全、慢性肾衰竭或肌酐清除率<50ml/min 时不应使用本品。建议所有患者在使用本品前都进行肾功能检测。对肾功能有中度损害的患者应密切监测,如需使用本品,本品用药剂量应予减少。如果血清肌酐上升至>2.0mg/100ml 时则应停药

(5)器官移植　对于肝脏或其他器官移植的患者,本品单独用药和与利巴韦林联合用药治疗的安全性和有效性尚未评价。初步的研究结果表明,应用 α-干扰素治疗可能会增加肾脏移植排斥的概率。肝脏移植排斥也曾有报告,但与 α-干扰素治疗是否有关尚未确证

(6)发热　尽管使用干扰素期间发热可能与常见的流感样症状有关,但必须排除持续性发热的其他原因

(7)甲状腺功能变化　在治疗期间,如果患者出现甲状腺功能紊乱的症状时,需测定促甲状腺素(TSH)水平。对于甲状腺功能障碍患者,只有通过治疗使 TSH 保持在正常范围内时,才可继续使用本品

(8)其他方面　有报道干扰素 $\alpha_2 b$ 可加重既往存在的牛皮癣和结节病,因此建议对于牛皮癣和肉状瘤病患者仅在效益大于潜在风险时才考虑应用本品

(9)实验室检查　所有应用本品的患者在治疗前需进行血常规、血液生化及甲状腺功能检查。下列基线指标可作为临床用药的指标参考:血小板≥100000/mm³;中性粒细胞计数≥1500/mm³;促甲状腺激素(TSH)水平必须在正常范围内。

一般在治疗期的第 2 周和第 4 周进行实验室检查,随后根据临床需要定期监测。

【药物相互作用】　在多剂量药代动力学研究中未发现本品与利巴韦林之间的药代动力学相互作用。单剂量本品的药代动力学相互作用的研究结果表明,它对细胞色素 P450CYP1A2,CYP2C8/9,CYP2D6 及肝 CYP3A4 或 N-乙酰转移酶的活性无影响。此外,有文献报道当 CYP1A2 底物(如茶碱)与其他干扰素一起使用时,清除降低 50%。因此当本品与和 CYP1A2 代谢相关的药物一起使用时要注意。

【给药说明】　本品在溶解前为白色、药片状,呈一整块,或多个碎片状,或粉末状。每瓶必须用 0.7ml 的无菌溶剂溶解,抽取 0.5ml 用于注射。用无菌注射器和长针头抽取 0.7ml 溶剂,将溶剂沿瓶壁缓慢注入本品的安瓶内,最好不要将溶剂直接对准本品,注入速度不要太快,因为这会产生很多气泡。在溶解后的几分钟内,本品呈云雾状或多个小泡状,轻轻转动安瓶使其完全溶解。不要用力摇动。由于抽取溶解后的本品时会有少量本品的丢失,为确保注射的剂量与标签上的剂量一致,本品及溶剂的实际含量超过其规格的含量,抽取 0.5ml

的本品就是标签上的含量。本品每种规格的浓度分别为：50μg/0.5ml、80μg/0.5ml、100μg/0.5ml。

【用法与用量】 (1)慢性丙型肝炎　皮下注射，50～100μg，一周1次。同时口服利巴韦林。若治疗期间出现严重不良反应和实验室指标异常，建议适当调整剂量直至不良反应减轻或消失。通过剂量调整，实验室检查指标恢复正常的患者，将剂量重新调整至全量；对调整剂量后至20周时实验室检查仍未恢复正常的患者，应维持减量后的剂量。

(2)慢性乙型肝炎　目前推荐剂量为1.0μg/kg，一周1次，皮下注射。疗程需在24周以上。白细胞(WBC)计数<$1.5×10^9$/L，粒细胞计数<$0.75×10^9$/L，血小板计数<$50×10^9$/L，应降低至一半剂量。

【制剂与规格】 聚乙二醇干扰素α2b注射液：(1)50μg:0.5ml；(2)80μg:0.5ml；(3)100μg:0.5ml。

利 巴 韦 林 [药典(二)；国基；医保(乙)]

Ribavirin

参阅第十章第十七节。

拉 米 夫 定 [药典(二)；医保(乙)]

Lamivudine

参阅第十章第十七节。

阿德福韦酯 [药典(二)；医保(乙)]

Adefovir Dipivoxil

参阅第十章第十七节。

替 比 夫 定 [医保(乙)]

Telbivudine

参阅第十章第十七节。

恩 替 卡 韦 [国基；医保(乙)]

Entecavir

参阅第十章第十七节。

替诺福韦酯 [国基；医保(乙)]

Tenofovir Disoproxil

【适应证】 ①与其他抗逆转录病毒药物联用治疗成人HIV-Ⅰ感染；②慢性乙型肝炎(成人和≥12岁的儿童)。

【药理】 (1)药效学　富马酸替诺福韦酯是一种一磷酸腺苷的开环核苷膦化二酯结构类似物，水解后转化为替诺福韦，然后通过细胞酶的磷酸化形成二磷酸替诺福韦，也叫链末端终止剂。二磷酸替诺福韦通过与天然底物5-三磷酸脱氧腺苷竞争，并且在与DNA整合后终止DNA链，从而抑制HIV-1反转录酶和HBV反转录酶的活性。

(2)药动学　在健康志愿者和HIV-1感染者中评价了富马酸替诺福韦二吡呋酯的药代动力学。这些人群中替诺福韦的药代动力学相似。

①吸收：在空腹服用富马酸替诺福韦二吡呋酯的患者中，替诺福韦的口服生物利用度大约为25%。在空腹状态下，HIV-1感染患者单次口服富马酸替诺福韦二吡呋酯300mg，在1.0±0.4小时内达到最高血清浓度(C_{max})。C_{max}和AUC值分别是(296±90)ng/ml和(2287±685)ng·h/ml。在富马酸替诺福韦二吡呋酯剂量为75～600mg之间时，替诺福韦的药代动力学和剂量呈比例关系，不受重复给药的影响。食物对口服吸收的影响：在进食高脂肪餐(700～1000kcal，含40%～50%的脂肪)后，口服富马酸替诺福韦二吡呋酯300mg，口服生物利用度增加约40%，C_{max}增加约14%。然而富马酸替诺福韦二吡呋酯和清淡食物一起给药时，与空腹给药相比，对替诺福韦的药代动力学没有显著影响。食物使替诺福韦到达C_{max}的时间延迟了大约1小时。在进食状态下，不控制食物的成分，富马酸替诺福韦二吡呋酯300mg每天一次，多次给药后替诺福韦的C_{max}和AUC分别是(0.33±0.12)mg/ml和(3.32±1.37)mg·h/ml。

②分布：在替诺福韦浓度范围0.01～25mg/ml之间，其在体外与人血浆或血清蛋白的体内结合率分别小于0.7%和7.2%。替诺福韦以1.0mg/kg和3.0mg/kg的剂量静脉注射给药后，稳态分布容积分别是(1.3±0.6)L/kg和(1.2±0.4)L/kg。

③代谢和清除：替诺福韦双磷酸盐的胞内半衰期约为10小时，可一日给药1次。替诺福韦二吡呋酯和替诺福韦都不是CYP450酶的底物。因此，由该酶引起的与其他药物间相互作用的可能性很小。该药主要经肾小球过滤和肾小管主动转运系统排泄，70%～80%以原型经尿液排出体外。与其他通过肾脏被清除的药物可能产生清除方面的竞争。

【不良反应】 本品与去羟肌苷联用，可导致不良反应风险的增加。

本品可致罕见的胰腺炎和乳酸酸中毒，有时是致命的。

HBV和HIV合并感染的患者在中断富马酸替诺福韦二吡呋酯治疗之后，曾有严重的乙型肝炎(HBV)急性恶化的报告。

表6-7中的不良反应基于文献(包括临床试验和上市后报告)。每一组的发生频率以降序排列,各发生频率定义如下:非常常见(≥1/10),常见(≥1/100,<1/10),不常见(≥1/100,<1/100),罕见(≥1/10000,<1/1000)。

表6-7 富马酸替诺福韦二吡呋酯不良反应

分类	频率	种类代谢和营养
代谢和营养	非常常见	低磷血症
	不常见	低钾血症
	罕见	乳酸酸中毒
神经系统	非常常见	头晕
消化系统	非常常见	腹泻、恶心、呕吐
	常见	胀气
	不常见	胰腺炎
肝胆	常见	氨基转移酶升高
	罕见	肝细胞脂肪变性、肝炎
皮肤和皮下组织	非常常见	皮疹
	罕见	血管神经性水肿
肌肉、骨骼和连接组织	不常见	横纹肌溶解、肌肉萎缩
	罕见	软骨病(表现为骨痛和不常见的骨折)、肌病
肾脏和泌尿系统	不常见	肌酐升高
	罕见	急性肾功能衰竭、肾功能衰竭、急性肾小管坏死、近端肾小管病变(包括Fanconi综合征)、肾炎(包括急性间质性肾炎)、肾性尿崩症
全身和给药局部	非常常见	乏力

【禁忌证】 对本药中任何一种成分过敏者。

【注意事项】 (1)乳酸性酸中毒和(或)伴有脂肪变性的重度肝肿大。临床或实验室结果如果提示有乳酸性酸中毒或显著的肝毒性(可能包括肝肿大和脂肪变性,即便氨基转移酶没有显著升高),应当暂停本药。

(2)中断治疗后可导致乙肝恶化 中断治疗的患者必须严密监测,持续至少几个月的时间。

(3)新出现的或更严重的肾功能损害 建议在开始治疗前以及治疗期间检测患者肌酐清除率,化验血清磷、尿糖、尿蛋白。必要时应定期监测肌酐清除率和血清磷。避免与具有肾毒性的制剂合用。建议对所有肌酐清除率<50ml/min的患者调整给药间期,并密切监测其肾功能。

(4)与其他药物联用 不应与含有替诺福韦的固定剂量复方制剂联用,包括:依非韦伦/恩曲他滨/富马酸替诺福韦二吡呋酯,利匹韦林/恩曲他滨/富马酸替诺福韦二吡呋酯,艾维雷韦/克比司特/恩曲他滨/富马酸替诺福韦二吡呋酯,或恩曲他滨替诺福韦。

(5)HIV-Ⅰ和HBV合并感染的患者 因存在HIV-Ⅰ耐药风险,本药仅可作为抗逆转录病毒联合治疗方案的一部分用于HBV和HIV-Ⅰ合并感染患者。所有HBV感染患者开始本药治疗前应进行HIV-Ⅰ抗体检查。也建议所有HIV-Ⅰ感染患者开始本药治疗前进行乙肝血清免疫学检查。

(6)骨矿物质密度下降 在有病理性骨折或骨硬化症或骨流失风险的成人应当考虑骨密度监测。

(7)免疫重建综合征 接受包括本药在内抗逆转录病毒联合治疗的HIV-Ⅰ感染患者中,曾经报告过免疫重建综合征的发生。

(8)脂肪重新分布 接受抗逆转录病毒联合治疗的HIV-Ⅰ感染患者中,曾经观察到体脂重新分布/堆积积包括向心性肥胖、项背脂肪增加(水牛背)、周围消瘦、面部消瘦、胸部增大和柯兴氏样面容。

(9)早期病毒学失败 HIV感染受试者中,某些只包含三种核苷酸类逆转录酶抑制剂的药物治疗方案有早期病毒学失败和高耐药性的报告。对使用此类治疗方案的患者,应仔细监测并考虑改进疗法。

(10)哺乳期妇女 HIV-Ⅰ感染或正在接受本药治疗的妇女不应进行母乳喂养。

(11)儿童用药 本药在2岁以下儿童患者中的安全性和有效性尚未确定。已有国外临床研究数据支持富马酸替诺福韦二吡呋酯用于治疗2~18岁的HIV1患者的安全性。并有研究数据表明,富马酸替诺福韦二吡呋酯在推荐的剂量范围内,在2~18岁患者的体内药代特征与临床试验中建立的成人安全有效剂量的药代特征是相似的。

(12)老年人用药 本药的临床试验尚未入选足够数量的年满65岁或以上的受试者,无法判定他们的应答是否与年轻受试者的应答有所不同。

【药物相互作用】 (1)不应与含有替诺福韦的固定剂量复方制剂或阿德福韦酯联用。

(2)阿扎那韦、茚地那韦、沙奎那韦/利托那韦和韦匹那韦/利托那韦可使本药浓度增加。在与本药合用时,建议阿扎那韦300mg与利托那韦100mg同时给药。如果没有利托那韦,阿扎那韦不应与本药联合给药。

(3)因为本药主要通过肾脏清除,所以本药与能够导致肾功能减低或与肾小管主动清除产生竞争的药物合用,使本药的血清浓度升高。

(4) 本药应避免与肾毒性药物同时使用。

(5) 富马酸替诺福韦二吡呋酯与去羟肌苷联合给药时应当谨慎。当与富马酸替诺福韦二吡呋酯多次给药联合用药时，去羟肌苷 400mg 的 C_{max} 和 AUC 显著增高。

【给药说明】 (1) 口服，空腹或与食物同时服用。

(2) 如果发生服用过量，必须检测患者是否有中毒的证据，如有必要，应采用标准的支持性治疗方案。本药能被血液透析有效清除，300mg 单次给药后，一次 4 小时的血液透析大约能清除替诺福韦给药剂量的 10%。

【用法与用量】 (1) 成人和 ≥12 岁儿童患者（体重 ≥ 35kg）推荐剂量 HIV-Ⅰ 或慢性乙肝的治疗：一次 300mg，一日 1 次，口服，空腹或与食物同时服用。

对于慢性乙肝的治疗，最佳疗程尚未明确。体重低于 35kg 的慢性乙肝儿童患者中安全性和疗效尚未研究。

(2) 成人肾功能损害者使用剂量的调整 ①肌酐清除率 ≥50ml/min，一次 300mg，每 24 小时一次；②肌酐清除率为 30～49ml/min，一次 300mg，每 48 小时一次；③肌酐清除率为 10～29ml/min，一次 300mg，每 72～96 小时一次；④肌酐清除率 <10ml/min 的非血液透析患者，尚无给药建议；⑤血液透析患者，一次 300mg，每 7 天一次或共透析约 12 小时后再给药。上述情况在用药期间应密切监测患者的临床反应和肾功能。

(3) 尚无肾功能损害儿童患者给药建议。

【制剂与规格】 富马酸替诺福韦二吡呋酯片：300mg。

富马酸替诺福韦二吡呋酯胶囊：300mg。

富马酸替诺福韦二吡呋酯散：40mg/g。

索磷布韦维帕他韦[国基；医保(乙)]

Epclusa

【成分】 索磷布韦、维帕他韦。

【适应证】 本品用于治疗成人慢性丙型肝炎病毒 (HCV) 感染。

【药理】 (1) 药效学 本品为索磷布韦与维帕他韦组成的复方制剂。

索磷布韦是丙肝非结构蛋白 5B 依赖性 RNA 聚合酶抑制剂，是一种核苷酸药物前体。代谢产物 GS-461203（尿苷类似物三磷酸盐）被 NS5B 聚合酶 HCV 嵌入 RNA 而终止复制，GS461203 既不是人类 DNA 和 RNA 聚合酶抑制剂，也不是线粒体 RNA 聚合酶抑制剂。

维帕他韦是丙肝非结构蛋白 5A 依赖性 RNA 聚合酶抑制剂，体外耐药性选择和交叉耐药性研究提示，维帕他韦的作用机制为靶标 NS5A。

(2) 药动学 索磷布韦是一种可被/广泛代谢的核苷酸药物前体。活性代谢产物在肝细胞中形成，未在血浆中观测到。主要(>90%)代谢产物 GS331007 是非活性成分，它经由连续和平行的代谢途径形成活性代谢产物。

【不良反应】 安全性特征总结：Epclusa 的安全性评估基于基因型 1、2、3、4、5 或 6HCV 感染患者（患或未患代偿期肝硬化）的汇总 3 期临床研究数据，包括接受 12 周 Epclusa 治疗的 1035 名患者。对于接受 12 周 Epclusa 治疗的患者，因不良事件而永久停止治疗的患者比例为 0.2%，出现任何严重不良事件的患者比例为 3.2%。在临床研究中，头痛、疲劳和恶心是在接受 12 周 Epclusa 治疗的患者中报告的较常见（发生率 ≥10%）不良事件。上述及其他不良事件在接受安慰剂治疗的患者与接受 Epclusa 治疗的患者中的报告频率相似。失代偿期肝硬化患者：已在一项开放标签研究中评估了 Epclusa 的安全性特征，在该研究中 CPT B 级肝硬化患者接受了 12 周 Epclusa 治疗 (n=90)、12 周 Epclusa+RBV 治疗 (n=87) 或 24 周 Epclusa 治疗 (n=90)。研究观察到的不良事件与失代偿期肝病的预计临床后遗症或当患者接受 Epclusa 与利巴韦林联合用药时，利巴韦林的已知毒性特征一致。在接受 12 周 Epclusa+RBV 治疗的 87 名患者中，分别有 23% 和 7% 的患者在治疗期间的血红蛋白下降至低于 10mg/dl 和 8.5mg/dl。15% 的接受 12 周 Epclusa+RBV 治疗的患者因不良事件而停用了利巴韦林。

选定不良反应的说明心律失常当索磷布韦与其他直接作用抗病毒药物联用，并合用药物胺碘酮和（或）降低心率的其他药物时，观察到严重心动过缓和心脏传导阻滞情况。

【禁忌证】 (1) 对活性成分或任一赋形剂出现超敏反应。

(2) 与强效 P-gp 诱导剂和强效 CYP 诱导剂联用 与强效 P-糖蛋白 (P-gp) 诱导剂或强效细胞色素 P450 (CYP) 诱导剂类药品[利福平、利福布汀、圣约翰草 (*Hypericum perforatum*)、卡马西平、苯巴比妥和苯妥英]。联合用药会显著降低索磷布韦或维帕他韦的血浆浓度，并可能导致 Epcluse 失去疗效。

【注意事项】 (1) Epclusa 不应与含索磷布韦的其他药品同时给药。

(2) 严重心动过缓和心脏传导阻滞 当索磷布韦与其他直接作用抗病毒药物 (DAA) 联合用药，并合用药物胺碘酮（含或不含其他降低心率的药品）一起使用时，观察到严重心动过缓和心脏传导阻滞情况。

应在适当的临床环境中对明确存在高心动过缓风险

的患者进行 48 小时的持续监测。由于胺碘酮的半衰期较长，对于在过去几个月内停用胺碘酮并且即将开给 Epclusa 治疗的患者，也要进行适当监测，应该提醒所有接受 Epclusa 与胺碘酮联合给药（含或不含其他降低心率的药品）的患者注意有无心动过缓和心脏传导阻滞的症状，并建议患者在出现此类症状时须马上寻求医疗建议。

（3）先前采用含 NS5A 的方案治疗失败的患者　尚无临床数据支持索磷布韦维帕他韦用于治疗先前采用另一种 NS5A 抑制剂的方案治疗失败患者的疗效，然而，基于通常在采用含其他 NS5A 抑制剂的方案治疗失败的者中观察到的 N5A 耐药相关变 NS5A RAV 且未经 NS5A 相关治疗的患者中索磷布韦/维帕他韦的治疗结局，对于采用含 NS5A 的方案治疗失败和被认为有较高的临床疾病进展风险以及没有替代治疗选择的患者，可考虑 24 周 Epclusa+RBV 治疗。

（4）与特定的 HIV 抗逆转录病毒治疗方案联用　已证明 Epolusa 可增加替诺福韦暴露量，尤其是在与含富马酸替诺福韦和一种药代动力学增强剂（利托那韦或考比司他）的 HIV 治疗方案一起使用时。尚未确定富马酸替诺福韦在 Epclusa 与药代动力学增强剂背景下的安全性。

应考虑 Epclusa 与含艾维雷韦/考比司他/恩曲他/富马酸替诺福韦的固定剂量复合片剂或富马酸替诺福韦与增强型 HIV 蛋白酶抑制剂（例如阿扎那韦或地瑞那韦）联用时的潜在风险和获益，尤其是对于肾功能不全风险增加的患者。

应对接受 Epclusa 与艾维雷韦/考比司他/恩曲他滨/富马酸替诺福韦或与富马酸替诺福韦和增强型 HIV 蛋白酶抑制剂联合给药的患者进行监测，以确定是否存在与替诺福韦相关的不良反应。请参考富马酸替诺福韦、恩曲他滨/富马酸替诺福韦或艾维雷韦/考比司他/恩曲他滨/富马酸替诺福韦处方信息，了解关于肾脏监测的建议。

孕妇及哺乳期妇女用药　妊娠　尚无孕妇使用索磷布韦、维帕他韦或 Epclusa 的数据或此类数据非常有限（不足 300 例妊娠结局）。索磷布韦：关于生殖毒性，动物研究未表明存在直接或间接有害影响。相对于推荐临床剂量下的人类暴露量，无法充分估计大鼠中所达到的索磷布韦暴露边界。维帕他韦：动物研究已表明可能与生殖毒性相关。作为一种预防措施，妊娠期间不建议 Epclusa。

哺乳　尚不清楚索磷布韦、索磷布韦的代谢物或维帕他韦是否会分泌到人乳中。动物实验所得药代动力学数据显示维帕他韦和索磷布韦的代谢产物通过乳汁排出。不能排除对于新生儿/婴儿的风险。因此，哺乳期间不应使用 Epclusa。

生育力　尚无 Epclusa 影响人类生育力的相关数据。动物研究未表明索磷布韦或维帕他韦对生育力产生有害影响。如果利巴韦林与 Epclusa 联合使用，则参考利巴韦林的处方信息，了解关于妊娠、避孕和哺乳的详细建议。

儿童用药　尚未确定 Epclusa 在儿童及 18 岁以下青少年中的安全性和疗效。尚无可用数据。

老年用药　Epclusa 的临床研究纳入了 156 名年龄为 65 岁及以上的患者（占 3 期临床研究中患者总数的 12%）。在各治疗组间，≥65 岁的患者的应答率与<65 岁患者的应答率相似。对于老年患者，无须调整剂量。

【药物相互作用】由于 Epclusa 含索磷布韦和维帕他韦，单独使用这些活性物质时发现的任何相互作用均可能在使用 Epclusa 时发生

【用法与用量】成人　Epclusa 的推荐剂量为每日一次，每次口服一片，随食物或不随食物服用。因为味苦，建议不要咀嚼或碾碎薄膜衣片。与利巴韦林合用时，另请参考含利巴韦林药品的处方信息。推荐以下给药方案，其中利巴韦林剂量每日分两次随食物服用。

如果利巴韦林用于患代偿期肝硬化的基因型 3 感染患者（移植前或移植后），则利巴韦林的推荐剂量为 1000/1200mg（对于体重<75kg 的患者，剂量为 1000mg，对于体重≥75kg 的患者，剂量为 1200mg）。

关于利巴韦林剂量调整，请参考含利巴韦林药品的处方信息。

应指示患者如果在给药后 3 小时内发生呕吐，则应补服一粒 Epclusa 片剂。如果在给药超过 3 小时后发生呕吐，则无需补服 Epclusa。

如果在正常时间 18 小时内漏服一剂 Epclusa，则应指示患者尽快服用该片剂，之后患者应在平常用药时间服用下一剂药物。若已超过 18 小时，则应指示患者等至平常用药时间服用下一剂 Epclusa。应指示患者不可服用两倍剂量的 Epclusa。

先前采用含 NS5A 的方案治疗失败的患者

可考虑 24 周 Epclusa+利巴韦林治疗。

肾功能损害　对于轻度或中度肾功能损害患者，无需调整 Epclusa 剂量。尚未在重度肾功能损害患者[肾小球滤过率估计值 eGFR<30ml/(min·1.73m^2)]或需要进行血液透析的终末期肾病（ESRD）患者中评估 Epclusa 的安全性和疗效。

肝功能损害　对于轻度、中度或重度肝功能损害（CPT A、B 或 C 级）患者，无需调整 Epclusa 剂量。已在

CPTB 级肝硬化患者中评估了 Epclusa 的安全性和疗效，但尚未在 CPTC 级肝硬化患者中进行相应评估。

【制剂与规格】 索磷布韦维帕他韦片：每片含 400mg 索磷布韦和 100mg 维帕他韦。

异甘草酸镁 [医保(乙)]
Magnesium Isoglycyrrhizinate Injection

【成分】 本品主要成分为异甘草酸镁，其化学名为：18α，20β-羧基-11-氧代正齐墩果烷-12-烯-3β-基-2-O-β-D-葡萄吡喃糖苷醛酸基-α-D-葡萄吡喃糖苷醛酸镁四水合物。

【适应证】 本品适用于慢性病毒性肝炎。改善肝功能异常。

【药理】 (1)药效学 异甘草酸镁是一种肝细胞保护剂，具有抗炎、保护肝细胞膜及改善肝功能的作用。药效试验表明，异甘草酸镁对 D-氨基半乳糖引起大鼠急性肝损伤具有防治作用，能阻止动物血清氨基转移酶升高，减轻肝细胞变性、坏死及炎症细胞浸润；对四氯化碳引起大鼠慢性肝损伤具有治疗效果，改善 CCl_4 引起慢性肝损伤大鼠的肝功能，降低 NO 水平，减轻肝组织炎症活动度及纤维化程度；对 Gal/FCA 诱发小鼠免疫性肝损害也有保护作用，降低血清氨基转移酶及血浆 NO 水平，减轻肝组织损害，提高小鼠存活率。

毒理研究 遗传毒性：本品 Ames 细菌回复突变试验、中国仓鼠肺成纤维细胞染色体畸变试验和小鼠微核试验结果均为阴性。

生殖毒性：未见异甘草酸镁对 SD 大鼠具有明显的致畸作用。大鼠一般生殖毒性试验的无毒性反应剂量为 40mg/kg，按体表面积折算，约相当于临床推荐剂量的 3 倍。

SD 雌性大鼠在妊娠末期和授乳期连续给予较大剂量的异甘草酸镁，无毒性反应剂量为 40mg/kg，按体表面积折算，约相当于临床推荐剂量的 3 倍。

(2)药动学 ①吸收、分布：动物实验表明，本品吸收后主要分布在肝，给药 1 小时后肝组织药物浓度与血浆药物浓度几乎相同，其次为肠和肺，睾丸、肾及胃中分布极低，脑、心、脂肪、骨骼肌、脾及卵巢中药物浓度均低于检测限。给药后 3h 及 7h，血浆药物浓度迅速降低，是给药后 1h 的 12.3% 和 1.9%，而肝组织中异甘草酸镁浓度下降缓慢，分别为给药 1h 后的 78.8% 和 77.3%，其他各主要组织脏器中异甘草酸镁浓度均极低，基本无法测出。

人体单次静滴本品后表现为一级消除二室模型，药物的分布较为迅速，分布半衰期 $t_{1/2\alpha}$ 为 $(1.13\sim1.72)$h，消除半衰期 $t_{1/2\beta}$ 为 $(23.10\sim24.60)$h。健康志愿者单次静滴本品 0.1g、0.2g 和 0.3g，消除速度常数 β、消除半衰期 $t_{1/2\beta}$、清除率 CL 各组间在统计学上无显著性差异，与给药剂量无关。各剂量组峰浓度 C_{max}、药时曲线下面积 $AUC_{0\sim72}$、$AUC_{0\sim\infty}$ 随给药剂量的增加而加大。其药-时曲线均符合二房室模型。

单剂量(健康志愿者单次静滴本品 0.1g、0.2g 和 0.3g)与多剂量(健康志愿者静滴本品 0.1g，每天 1 次，连续 9 天)静脉滴注给药的药动学参数：峰浓度 C_{max} 分别为 28.8mg/L、42.8mg/L；表观分布容积 V_d 分别为 3.3L、3.2L；血浆清除率 CL 分别为 0.21L/h、0.15L/h；分布半衰期 $t_{1/2\alpha}$ 分别为 1.7 小时、1.6 小时；消除半衰期 $t_{1/2\beta}$ 分别为 23.1 小时、24.0 小时；用非室模型拟和的参数平均驻留时间 $MRT_{0\sim72}$ 分别为 23.1 小时、23.3 小时，单剂量给药 $AUC^{单剂量}_{0\sim\infty}$ 为 503.2mg·h/L，多剂量给药 $AUC^{ss}_{0\sim\tau}$ 为 513.0mg·h/L。健康志愿者按本品每天 1 次，每次 0.1g 给药后，给药第 6 天达稳态。稳态时平均血药浓度为 21.4mg/L，波动系数为 1.06。

②代谢、消除：大鼠静注异甘草酸镁(60mg/kg)后，主要经胆汁排泄，24h 内累计排出量占给药量的 90.3%；经尿及粪便的 72h 累计排泄量占给药量的 4.9%。经肝—肠循环维持异甘草酸镁在肝组织中较高的有效浓度。

【不良反应】 (1)假性醛固酮症：本品Ⅱ期、Ⅲ期临床研究中未出现。据文献报道，甘草酸制剂由于增量或长期使用，可出现低钾血症，增加低钾血症的发病率，存在血压上升，钠、体液潴留、浮肿、体重增加等假性醛固酮症的危险，因此，要充分注意观察血清钾值的测定等，发现异常情况，应停止给药。另外，作为低钾血症的结果可能出现乏力感、肌力低下等症状。

(2)其他不良反应：本品Ⅲ期临床研究中少数病人出现心悸(0.3%)、眼睑水肿(0.3%)、头晕(0.3%)、皮疹(0.27%)、呕吐(0.27%)，未出现血压升高和电解质改变。

【禁忌证】 严重低钾血症、高钠血症、高血压、心力衰竭、肾功能衰竭的患者禁用。

【注意事项】 (1)治疗过程中，应定期测血压和血清钾、钠浓度。

(2)本品可能引起假性醛固酮症增多，在治疗过程中如出现发热、皮疹、高血压、血钠潴留、低钾血等情况，应予停药。

(3)孕妇及哺乳期妇女用药 目前尚未有这方面的用药经验，暂不推荐使用。

(4)儿童用药 新生儿、婴幼儿的剂量和不良反应尚未确定，不推荐使用本品。

(5) 老年用药 目前尚未有这方面的用药经验。应注意观察患者的病情，慎重用药。

【药物相互作用】 与依他尼酸、呋塞米等噻嗪类及三氯甲噻嗪、氯噻酮等降压利尿剂并用时，其利尿作用可增强本品的排钾作用，易导致血清钾值的下降，应注意观察血清钾值的测定等。

【用法与用量】 一日1次，1次0.1g(2支)，以10%葡萄糖注射液250ml稀释后静脉滴注，4周为一疗程或遵医嘱。如病情需要，每日可用至0.2g(4支)。

【制剂与规格】 异甘草酸镁注射液：10ml:50mg。

甘草酸单铵半胱氨酸氯化钠 [医保(乙)]
Monoammonium Glycyrrhizinate and Cysteine and Sodium Chloride

【成分】 本品为复方制剂，其组分为甘草酸单铵，盐酸半胱氨酸。每1ml含甘草酸单铵(C$_{42}$H$_{65}$NO$_{16}$·2H$_2$O)0.6mg，盐酸半胱氨酸(C$_3$H$_7$NO$_2$S·HCl·H$_2$0.3mg。

辅料为：氯化钠、无水亚硫酸钠、依地酸二钠、注射用水。

【适应证】 本品具有抗肝中毒，降低丙氨酸氨基转移酶。恢复肝细胞功能的作用，主要用于慢性肝炎，急性肝炎，中毒，初期肝硬化。亦可用于过敏性疾病。

【药理】 药效学 ①保护肝细胞膜作用：甘草酸可以直接与花生四烯酸代谢途径的启动酶-磷脂酶A2(phospholipase A2)结合，抑制膜磷脂分解，起到保护肝细胞膜的作用。

②解毒，抗氧化作用：自由基损伤是自由基产生和清除失衡的结果，体内的硫基氧化还原是维持细胞的氧化还原稳态，抗过氧化损伤的重要机制。半胱氨酸可能通过硫基的直接抗过氧化发挥其药理作用。此外，半胱氨酸是组成谷胱甘肽的重要成分，能够提高体内谷胱甘肽含量，谷胱甘肽具有解读，抗氧化等多种重功能。

③抗炎作用。

④类皮质激素作用：甘草酸结构与糖皮质激素类似，能够与靶细胞的糖皮质激素受体结合，从而减缓糖皮质激素在体内的代谢，产生皮质激素样作用，而半胱氨酸可以部分抵消甘草酸潜在的醛固酮样副作用。

⑤对花生四烯酸代谢酶的阻碍作用：通过与磷脂酶A2结合以及与作用于花生四烯酸使其产生炎性介质的脂氧化酶(lipoxygenase)结合，选择性地阻碍这些酶的磷酸化而抑制其活化。

⑥免疫调节作用：甘草酸在体内试验有以下免疫调节作用：对T细胞活化的调节作用；对γ-干扰素的诱导作用；活化NK细胞作用；促进胸腺外T淋巴细胞分化作用。

⑦抗肝纤维化：甘草酸可以显著抑制Ⅰ、Ⅲ型前胶原mRNA的表达，减轻肝细胞的炎症反应，同时甘草酸的糖皮质激素样作用可以降低谷氨酸羟化酶活性，促进胶原降解，从而缓解肝纤维化。

⑧抑制病毒增殖和对病毒的灭活作用：甘草酸能够抑制乙肝病毒感染细胞的外分泌，抑制肝细胞内的病毒，保护肝细胞的进一步损伤。在兔的牛痘病毒(Vaccine Virus)发痘阻止实验中，有阻止发病的作用，在体外实验中，也观察到了抑制疱疹病毒增殖的作用，以及对病毒的灭活作用。

【不良反应】 个别患者可见食欲不振，恶心、呕吐、腹胀、皮肤瘙痒、荨麻疹、口干、浮肿，以及头痛、头晕、心悸及血压增高，以上症状一般较轻，不影响治疗。

【禁忌证】 (1)严重低钾血症、高钠血症患者禁用。

(2)高血压、心衰患者禁用。

(3)肾功能衰竭患者禁用。

(4)对本品过敏者禁用。

【注意事项】 (1)治疗过程中应定期检测血压、血清钾、钠浓度、如出现高血压、水钠潴留、低血钾等情况应停药或适当减量。

(2)发现溶液混浊、颜色异常或有沉淀异物、瓶身细微破裂、瓶口松动或漏气者，不得使用。

(3)目前尚无有关妊娠妇女使用本品的临床资料，尚不足以对妇女妊娠期间应用的安全性进行评价。

该药及其代谢产物是否在人乳中分泌尚无研究资料，所以，接受本品治疗的妇女不应哺乳。

【药物相互作用】 利尿剂可增强本品所含的甘草酸的排钾作用，因此，本品与袢利尿剂，依他尼酸，呋塞米等噻嗪类及降压利尿剂三氯甲噻嗪，氯噻酮等合用，可能出现低血钾症(乏力感、肌力低下)，需观测血清钾含量。

【用法与用量】 静脉滴注：缓慢滴注，一次100～250ml，一日1次。

【制剂与规格】 甘草酸单铵半胱氨酸氯化钠注射液：250ml。

精氨酸谷氨酸
Arginine Glutamate

【适应证】 用于慢性肝病引起的高血氨症的辅助治疗。

【药理】 (1)药效学　本品在体内离解为精氨酸和谷氨酸,具有降低血氨作用及增加肝脏精氨酸酶活性的作用。

①降血氨作用:对几乎阻断肝血流的埃克瘘犬和仅阻断肝门静脉血流的埃克瘘犬静脉注射精氨酸谷氨酸盐(0.5g/kg),随后检测血氨的变化,结果显示,精氨酸谷氨酸盐能显著降低血氨。

四氯化碳损伤大鼠、埃克瘘犬及卵黄过敏大鼠给予精氨酸谷氨酸盐,然后检测血氨的变化。结果显示,精氨酸谷氨酸盐有明显降血氨作用。

②增加肝精氨酸酶活性的作用:四氯化碳和乙硫氨酸损伤大鼠的肝精氨酸酶活性和精氨酸含量几乎同时降低,给予精氨酸(5.6mM/kg)后,精氨酸酶活性显著恢复。

(2)药动学　本品静脉给药后,在体内离解为精氨酸和谷氨酸。

【不良反应】 (1)精神神经系统　感觉麻木、面部紧绷、发热、头晕、头痛。

(2)消化系统　恶心、呕吐。

(3)循环系统　心悸、胸部不适、气短。

(4)其他　潮红、四肢关节不适。

【禁忌证】 对本品中任何成分过敏者禁用。

【注意事项】 (1)严重肾功能障碍患者慎用(含氮化合物可能引起原有症状的恶化)。

(2)使用前检查,不完全澄明的注射液不得使用:开封后应尽快使用,残留液不得再用。

(3)需缓慢静脉滴注,建议200ml本品滴注时间在2小时以上。

(4)妊娠期用药的安全性尚不明确,孕妇或可能怀孕的妇女必须权衡利弊用药。

(5)哺乳期用药的安全性尚不明确,哺乳期妇女不建议使用本品,如果必须使用应停止哺乳。

(6)儿童用药的安全性和有效性尚不明确(没有用药经验)。

(7)一般老年患者的生理机能低下,应注意减少剂量。

【药物相互作用】 与巴比妥类、异烟肼、离子交换树脂、噻嗪类利尿剂合用,可能产生氨中毒或抑制氨的代谢、排泄。

【用法与用量】 成人每日推荐剂量20g(以精氨酸谷氨酸计),缓慢静脉滴注,200ml本品滴注时间在2小时以上。可根据患者年龄、症状等酌情调整剂量。

【制剂与规格】 精氨酸谷氨酸注射液:200ml:20g。

艾尔巴韦格拉瑞韦
Elbasvir and Grazoprevir

【成分】 本品为复方制剂,含艾尔巴韦和格拉瑞韦。

【适应证】 本品用于治疗成人慢性丙型肝炎(CHC)感染。

【药理】 (1)药效学　艾尔巴韦格拉瑞韦片是艾尔巴韦和格拉瑞韦组成的复方制剂,联合了两种作用机制完全不同且无交叉耐药的直接抗病毒药物,靶向作用于HCV病毒生命周期的多个步骤。

艾尔巴韦是一种HCV非结构蛋白NS5A抑制剂,NS5A是病毒RNA复制和病毒装配的重要成分。格拉瑞韦是一种HCV NS3/4A蛋白酶抑制剂,HCV NS3/4A蛋白酶对HCV编码的多蛋白的蛋白酶切(水解成NS3、NS4A、NS4B、NS5A和NS5B蛋白的成熟形式)和病毒复制是必需的。

对艾尔巴韦联合格拉瑞韦、利巴韦林或索磷布韦给药的评价显示,其在降低复制子细胞中HCV RNA水平方面无拮抗作用。对格拉瑞韦联合利巴韦林或索磷布韦给药的评价显示,其在降低复制子细胞中HCV RNA水平方面无拮抗作用。

(2)药动学　在未感染和感染HCV的成人受试者中评价了艾尔巴韦和格拉瑞韦的药代动力学特性。艾尔巴韦在健康受试者和HCV感染受试者中的药代动力学相似,且在5～100mg每日一次范围内暴露与剂量成比例。口服格拉瑞韦在HCV感染受试者中的暴露量约为健康受试者的2倍。

在HCV感染受试者中,10～800mg每日一次剂量范围内,格拉瑞韦的药代动力学参数升高超过剂量比例。与本品单独给药相比,利巴韦林或索磷布韦与本品联合给药对艾尔巴韦和格拉瑞韦的血浆AUC和C_{max}未产生具有临床意义的影响。

在非肝硬化、HCV感染受试者中的群体药代动力学模型表明,艾尔巴韦的剂量为50mg,稳态$AUC_{0\sim24}$和C_{max}的几何均值分别为2180nM·h和137nM,格拉瑞韦剂量为100mg,稳态$AUC_{0\sim24}$和C_{max}的几何均值分别为1860nM·h和220nM。对HCV感染的受试者每日一次给予本品后,艾尔巴韦和格拉瑞韦均在约6天内达到稳态。

吸收:给HCV感染的受试者服用本品后,艾尔巴韦的血浆浓度中位达峰时间t_{max}为3小时(范围3～6小时);格拉瑞韦血浆浓度中位达峰时间t_{max}为2小时(范围30分钟至3小时)。艾尔巴韦的绝对生物利用度估计为32%,格拉瑞韦的绝对生物利用度估计为10%～40%。

食物的作用：相对于空腹状态，对健康受试者随高脂餐（900kcal，500kcal 来自脂肪）单次给予本品后，艾尔巴韦的 AUC_{0-inf} 和 C_{max} 分别下降约 11% 和 15%，格拉瑞韦的 AUC_{0-inf} 和 C_{max} 分别增加约 1.5 倍和 2.8 倍。艾尔巴韦和格拉瑞韦暴露量方面的差异无临床意义；因此，服用本品无需考虑进餐情况。

分布：艾尔巴韦和格拉瑞韦可大量（分别 >99.9% 和 98.8%）与血浆蛋白结合。艾尔巴韦和格拉瑞韦可与人血白蛋白和 α_1-酸性糖蛋白结合。存在肾功能损害或肝功能损害患者的血浆蛋白结合率未发生有意义的改变。

在临床前分布研究中，艾尔巴韦分布至包括肝脏在内的多数组织中；但因 OATP1B 肝脏摄取转运体的主动转运作用，格拉瑞韦主要分布在肝脏中。

代谢：艾尔巴韦和格拉瑞韦部分通过氧化代谢（主要为 CYP3A）消除。在人体血浆中未检测到艾尔巴韦或格拉瑞韦的循环代谢产物。

消除：HCV 感染的受试者中，50mg 剂量的艾尔巴韦表观终末消除半衰期（几何均值变异系数%）的几何均值约为 24（24%）小时，100mg 剂量的格拉瑞韦表观终末消除半衰期约为 31（34%）小时。

排泄：艾尔巴韦和格拉瑞韦的主要排泄途径为粪便，几乎所有（>90%）的放射剂量可在粪便中回收，<1% 在尿液中回收。

特殊人群 肾功能损害：在非 HCV 感染伴重度肾功能损害 [$eGFR<30ml/(min \cdot 1.73m^2)$] 的受试者（含血液透析者）中，以及 HCV 感染伴重度肾功能损害（含血液透析者）者中，评价了艾尔巴韦和格拉瑞韦的药代动力学。

与非 HCV 感染且肾功能正常 [$eGFR>80mL/(min \cdot 1.73m^2)$] 的受试者相比，艾尔巴韦和格拉瑞韦的 AUC 值在非 HCV 感染伴重度肾功能损害且不进行透析的受试者中分别升高了 86% 和 65%。与肾功能正常的受试者相比，艾尔巴韦和格拉瑞韦的 AUC 值在非 HCV 感染并依赖透析的重度肾功能损害受试者中未改变。

艾尔巴韦和格拉瑞韦与血浆蛋白结合率较高。血液透析无法清除艾尔巴韦和格拉瑞韦。艾尔巴韦在透析液样本中的浓度无法定量。4 小时透析阶段内，从透析液中回收到的格拉瑞韦少于 0.5%。腹膜透析预期不会清除艾尔巴韦和格拉瑞韦。

在群体药代动力学分析中，与不存在重度肾功能损害的受试者相比，艾尔巴韦的 AUC 在透析受试者中高 25%，在重度肾功能损害的非透析受试者中高 46%。在 HCV 感染受试者的群体药代动力学分析中，与不存在重度肾功能损害的受试者相比，格拉瑞韦的 AUC 在透析受试者中高 10%，在重度肾功能损害的非透析受试者中高 40%。

总体上，存在 HCV 感染的肾功能损害受试者进行透析或不进行透析的情况下，艾尔巴韦和格拉瑞韦的暴露量变化无临床意义。因此，HCV 感染的任何程度肾功能损害受试者（不论是否进行透析）无需调整本品剂量。

肝功能损害：在非 HCV 感染的轻度肝功能损伤（Child-Pugh A 级，评分 5～6）、中度肝功能损伤（Child-Pugh B 级，评分 7～9）和重度肝功能损伤（Child-Pugh C 级，评分 10～15）受试者中评价了艾尔巴韦和格拉瑞韦的药代动力学。此外，也在 HCV 感染的轻度肝功能损伤（Child-Pugh A）或中度肝功能损伤（Child-Pugh B）受试者中评价了艾尔巴韦和格拉瑞韦的药代动力学。

与对应的健康受试者相比，在非 HCV 感染的轻度肝功能损伤（Child-Pugh A）受试者中，艾尔巴韦的 AUC_{0-inf} 降低了 40%，格拉瑞韦的稳态 $AUC_{0\sim24}$ 升高了 70%。对 II 期和 III 期研究中的 HCV 感染受试者进行的群体 PK 分析表明，HCV 感染合并代偿性肝硬化（均为 Child-Pugh A）受试者的艾尔巴韦稳态 AUC 与 HCV 感染的非肝硬化受试者相似，与 HCV 感染的非肝硬化受试者相比，格拉瑞韦稳态 $AUC_{0\sim24}$ 在 HCV 感染合并代偿性肝硬化的受试者中增加了约 65%。这些数据表明，在 HCV 感染伴轻度肝功能损伤（Child-Pugh A，包括存在代偿性肝硬化者）的受试者中无需调整本品剂量。

与对应的健康受试者相比，在非 HCV 感染的中度肝功能损伤（Child-Pugh B）受试者中，艾尔巴韦的 AUC 降低了 28%。HCV 感染的中度肝功能损害受试者的艾尔巴韦稳态 AUC 与不存肝功能损伤的受试者相似。与健康受试者相比，格拉瑞韦稳态 $AUC_{0\sim24}$ 在非 HCV 感染的中度肝功能损害受试者中升高了 5 倍。由于缺少本品用于 HCV 感染的中度肝功能损伤（Child-Pugh B）受试者人群的临床安全性和疗效经验，且预期格拉瑞韦暴露量会增加，因此本品禁用于此类患者。

与对应的健康受试者相比，在非 HCV 感染的重度肝功能损伤（Child-Pugh C）受试者中，艾尔巴韦的 AUC_{0-inf} 降低了 12%。与对应的健康受试者相比，格拉瑞韦稳态 $AUC_{0\sim24}$ 在非 HCV 感染的重度肝功能损伤受试者中升高了 12 倍。由于预期 HCV 感染的重度肝功能损伤（Child-Pugh C）受试者中格拉瑞韦暴露量会明显升高，本品禁用于此类患者。

儿童：尚未在小于 18 岁的儿科患者中确立本品的药代动力学。

老年人：在群体药代动力学分析中，估计在≥65 岁受试者中艾尔巴韦和格拉瑞韦的 AUC 比低于 65 岁的受试者分别高 16%和 45%。无需根据年龄进行剂量调整。

人种：在群体药代动力学分析中，估计亚洲人中艾尔巴韦和格拉瑞韦的 AUC 比白人分别高 15%和 50%。在白人和黑人/非裔美国人中，艾尔巴韦和格拉瑞韦的群体药代动力学暴露量估值相似。无需根据人种/种族调整本品剂量。

性别：在群体药代动力学分析中，估计女性中艾尔巴韦和格拉瑞韦的 AUC 比男性分别高 50%和 30%。无需根据性别调整本品剂量。

体重/BMI：在群体药代动力学分析中，体重对艾尔巴韦的药代动力学无影响。估计在 53kg 受试者中，格拉瑞韦的 AUC 比 77kg 的受试者高 15%。该变化对格拉瑞韦无临床意义。因此，无需根据体重或 BMI 调整本品剂量。

【禁忌证】(1)本品禁用于已知对艾尔巴韦、格拉瑞韦或其成分过敏的患者。

(2)由于缺少本品用于中度肝功能损伤(Child-Pugh B)患者人群的临床安全性和疗效的经验，且预期格拉瑞韦血浆浓度会升高，因此本品禁用于此类患者。由于预期重度肝功能损伤(Child-Pugh C)患者中格拉瑞韦血浆浓度会明显升高，且 ALT 升高的风险增加，本品禁用于此类患者。

【注意事项】(1)丙肝病毒(HCV)与乙肝病毒(HBV)合并感染患者的乙型肝炎病毒再激活风险　接受或已结束丙肝直接抗病毒药物治疗、但没有接受抗乙肝病毒(HBV)治疗的丙肝病毒(HCV)/乙肝病毒合并感染患者中，已有乙型肝炎病毒再激活的报告，在某些病例甚至导致了暴发型肝炎、肝功能衰竭以及死亡。

在乙型肝炎表面抗原(HBsAg)阳性以及在存在乙肝病毒感染已缓解血清学证据(乙型肝炎表面抗原阴性、乙型肝炎核心抗体阳性)患者中已有相关病例报告。接受某些免疫抑制剂或化疗药物的患者也有乙肝病毒再激活的报告；在这些患者中，与丙肝直接抗病毒药物治疗有关的乙肝病毒再激活风险可能增加。

乙肝病毒再激活的特征为乙肝病毒复制突然增加，表现为血清乙肝病毒脱氧核糖核酸(DNA)水平快速升高。乙肝病毒感染已缓解的患者可能重新出现乙型肝炎表面抗原。乙肝病毒复制再激活可能伴有肝炎，即氨基

转移酶水平升高；而且在重症病例可能发生胆红素水平升高、肝功能衰竭及死亡。

所有患者在开始使用本品治疗丙型肝炎病毒感染前应测定乙型肝炎表面抗原和抗乙肝病毒核心抗体，检查当前或既往有乙肝病毒感染的证据。有乙肝病毒感染血清学证据的患者，在使用本品治疗丙型肝炎病毒感染期间，以及在治疗后随访期间须监测肝炎急性发作或乙肝病毒再激活的临床和实验室检查征象，根据临床指征启动合适的患者乙肝病毒感染管理。

(2)ALT 升高风险增加　本品联合或不联合利巴韦林用于临床试验中时，<1%的受试者 ALT 从正常水平升高至正常值上限(ULN)的 5 倍以上，通常见于治疗 8 周后。ALT 升高通常无症状，多数在继续治疗或治疗结束时恢复。迟发性 ALT 升高在女性、亚洲人和≥65 岁受试者中的发生率相对较高。

治疗前、治疗第 8 周及临床需要时进行肝脏实验室检查。接受 16 周治疗的患者，还需在治疗第 12 周时进行肝脏实验室检查。

● 应指导患者在出现疲乏、无力、食欲不振、恶心和呕吐、黄疸或粪便颜色变浅时，立即咨询医生。

● 如果 ALT 水平持续维持在 ULN 10 倍以上，考虑停用本品。

● 如果 ALT 升高伴有肝脏炎症的体征或症状，或结合胆红素、碱性磷酸酶或国际标准化比值(INR)水平升高，停用本品。

(3)与利巴韦林联合治疗的相关风险　如果本品与利巴韦林联合使用，利巴韦林的警告和注意事项(包括孕妇避免使用的警告)也适用于该联合用药方案。请参考利巴韦林的药品说明书，获取利巴韦林的警告和注意事项。

(4)其他 HCV 基因型　尚未在感染基因型为 2、3、5 和 6 型 HCV 患者中确立本品的疗效。

(5)再治疗　尚未在既往接受本品或本品同类药物(除特拉匹韦、西美瑞韦、波普瑞韦以外的 NS5A 抑制剂或 NS3/4A 抑制剂)治疗的患者中证实本品的疗效。

(6)赋形剂　本品含有乳糖一水合物。患有罕见的遗传性半乳糖不耐受、Lapp 乳糖酶缺乏或葡萄糖-半乳糖吸收不良的患者不得服用本品。

每片本品包含 3.04mmol(或 69.85mg)钠。需控制钠饮食的患者应注意。

(7)对驾驶和使用机器能力的影响　本品(单药或与利巴韦林联合使用)不太可能对驾驶和使用机器能力产

生影响。应当告知患者,在本品治疗期间已有疲劳的报告。

【药物相互作用】 (1)其他药物对艾尔巴韦格拉瑞韦的影响 格拉瑞韦是 OATP1B 药物转运体的底物。本品禁止与已知或预期可能导致格拉瑞韦血浆浓度明显升高的抑制 OATP1B 转运体的药物联合使用。

艾尔巴韦和格拉瑞韦均为 CYP3A 和 P 糖蛋白的底物。CYP3A 强效诱导剂或依非韦伦与本品联合使用可能导致艾尔巴韦和格拉瑞韦血浆浓度明显下降,并导致本品疗效降低。本品禁与 CYP3A 强诱导剂或依非韦仑联合使用。

CYP3A 中效诱导剂与本品联合使用可能导致艾尔巴韦和格拉瑞韦血浆浓度下降,并导致本品疗效降低。不建议本品与 CYP3A 中效诱导剂联合使用。

本品与 CYP3A 强抑制剂联合使用可使艾尔巴韦和格拉瑞韦血浆浓度升高。不建议本品与特定 CYP3A 强效抑制剂联合使用。预期本品与 P 糖蛋白抑制剂联合使用会对本品的血浆浓度产生的影响极小。

(2)艾尔巴韦格拉瑞韦对其他药物的影响 艾尔巴韦与格拉瑞韦在人体肠道水平为药物转运体乳腺癌耐药蛋白(BCRP)的抑制剂,并可能增加联合使用的 BCRP 底物的血浆浓度。艾尔巴韦在体外并非 CYP3A 的抑制剂,格拉瑞韦在人体中是一种无临床意义的 CYP3A 弱抑制剂。因此,与本品联合使用时,CYP3A 底物不需要调整剂量。

艾尔巴韦在人体中对肠道 P 糖蛋白抑制作用极低,格拉瑞韦在体外并非 P 糖蛋白抑制剂。因此,P 糖蛋白底物与本品联合使用时无需调整剂量。艾尔巴韦和格拉瑞韦在人体中均非 OATP1B 抑制剂。根据体外数据预期本品不会作为其他 CYP 酶、UGT1A1、酯酶(CES1、CES2 和 CatA)、有机阴离子转运体(OAT)1 和 OAT3,以及有机阳离子转运体(OCT)2 的抑制剂,而发生有临床意义的相互作用,艾尔巴韦或格拉瑞韦多次给药不太可能诱导 CYP 同工酶代谢药物的代谢。

由于在本品治疗期间肝功能可能发生改变,建议对使用维生素 K 拮抗剂治疗的患者密切监测 INR。

(3)已确立及其他潜在药物相互作用 对于合并用药,如果由于与本品合用而进行了剂量调整,则在完成本品给药后应将剂量调整回之前水平。

表 6-8 提供了已确立或可能具有临床意义的相互作用的列表。所述药物相互作用均为基于艾尔巴韦格拉瑞韦复方制剂、艾尔巴韦格拉瑞韦单药开展的研究,或预期与艾尔巴韦格拉瑞韦联合使用可能发生的药物相互作用。

【用法与用量】 本品推荐剂量为口服每日 1 次,每次 1 片,空腹或与食物同服。

【制剂与规格】 艾尔巴韦格拉瑞韦片:每片含艾尔巴韦 50mg,格拉瑞韦 100mg。

表 6-8 艾尔巴韦格拉瑞韦药物相互作用

合用药物	相互作用结果	备 注
他克莫司	↑他克莫司	本品与全身他克莫司联合使用可增加他克莫司的浓度。建议开始联合用药后,频繁监测他克莫司的全血浓度、肾功能变化和他克莫司相关的不良事件
依曲韦林	↓艾尔巴韦 ↓格拉瑞韦	本品与依曲韦林(CYP3A 中效诱导剂)联合使用可能降低艾尔巴韦和格拉瑞韦浓度,并导致本品疗效降低。不建议联合使用
埃替格韦/考比司他/恩曲他滨/富马酸替诺福韦二吡呋酯/替诺福韦埃拉酚胺(固定剂量复方制剂)	↑艾尔巴韦 ↑格拉瑞韦	本品与固定剂量复方制剂埃替格韦/考比司他/恩曲他滨/富马酸替诺福韦二吡呋酯或替诺福韦埃拉酚胺联合使用导致或可能导致艾尔巴韦和格拉瑞韦浓度升高。不建议与本品联合使用
阿托伐他汀	↑阿托伐他汀	艾尔巴韦和格拉瑞韦与阿托伐他汀联合使用可增加阿托伐他汀浓度。与本品联合使用时,阿托伐他汀的剂量不应超过 20mg/日
瑞舒伐他汀	↑瑞舒伐他汀	艾尔巴韦和格拉瑞韦与瑞舒伐他汀联合使用可增加瑞舒伐他汀的浓度。与本品联合使用时,瑞舒伐他汀的剂量不应超过 10mg/日
氟伐他汀 洛伐他汀 辛伐他汀	↑氟伐他汀 ↑洛伐他汀 ↑辛伐他汀	尚未研究过本品与这些他汀类药物联合使用的情况,但联合使用可能增加这些他汀类药物的浓度。与本品联合使用时,氟伐他汀、洛伐他汀或辛伐他汀的剂量不应超过 20mg/日
舒尼替尼	↑舒尼替尼	本品与舒尼替尼联合给药可能增加舒尼替尼浓度,导致舒尼替尼有关不良事件的风险增加,慎重使用
莫达非尼	↓艾尔巴韦 ↓格拉瑞韦	本品与莫达非尼(CYP3A 中效诱导剂)联合使用可能降低艾尔巴韦和格拉瑞韦浓度,并导致本品治疗效应降低。不建议联合使用

注:↓=下降;↑=升高。

来迪派韦索磷布韦
Ledipasvir and Sofosbuvir

【适应证】 本品适用于治疗成人和 12 至<18 岁青少年的慢性丙型肝炎病毒(HCV)感染。

【药理】 (1)药效学 来迪派韦是 HCVNS5A 蛋白(为 HCV 病毒体 RNA 复制和组装必需)抑制剂。目前尚无法通过生物化学方法证实来迪派韦对 NS5A 的抑制作用,因为 NS5A 不具有酶功能。体外耐药性选择和交叉耐药性研究表明,来迪派韦的作用机制是以 NS5A 为靶标。索磷布韦是 HCVNS5BRNA 依赖性 RNA 聚合酶(为病毒复制所必需)抑制剂。索磷布韦是一种核苷酸前体药物,在细胞内代谢为具有药理活性的尿苷类似物三磷酸盐(GS461203),可被 NS5B 聚合酶嵌入 HCVRNA 中而终止复制。一项生化分析结果显示,GS-461203 对基因型 1b、2a、3a 和 4aHCV 的重组 NS5B 的聚合酶活性具有抑制作用,50%抑制浓度(IC_{50})为 0.7~2.6μmol/L。GS-461203 既不是人类 DNA 和 RNA 聚合酶抑制剂,也不是线粒体 RNA 聚合酶抑制剂。

(2)药动学 吸收:向 HCV 感染患者进行来迪派韦/索磷布韦口服给药之后,于给药后 4 小时观察到来迪派韦的中位峰值血浆浓度。索磷布韦迅速吸收,并在给药后约 1 小时观察到中位峰值血浆浓度。在给药后 4 小时观察到 GS-331007 的中位峰值血浆浓度。

基于对 HCV 感染患者进行的群体药代动力学分析,来迪派韦(n=2113)、索磷布韦(n=1542)和 GS-331007(n=2113)的几何平均值稳态 $AUC_{0\sim24}$ 分别为 8530、1380 和 12500ng·h/ml。索磷布韦和 GS-331007 的 $AUC_{0\sim24}$ 和 C_{max} 在健康成年受试者中与在 HCV 感染患者中相似。HCV 感染患者的来迪派韦 $AUC_{0\sim24}$ 比健康受试者(n=191)低 24%。

基于中国受试者(N=206)中的群体 PK 分析,来迪派韦(n=206)、索磷布韦(n=56)和 GS-331007(n=206)的稳态 $AUC_{0\sim24}$ 分别为 11400、1590 和 14200ng·h/ml。

食物影响:相对于空腹,随中度脂肪餐或高脂肪餐进行来迪派韦/索磷布韦单次给药时,索磷布韦 $AUC_{0\sim\infty}$ 约升高 2 倍,但未显著影响索磷布韦 C_{max}。两种用餐类型均未改变 GS-331007 和来迪派韦的暴露量。因此可在不考虑食物的情况下给予 Harvoni。

分布:来迪派韦和索磷布韦均不是肝脏摄取性转运体[有机阳离子转运体(OCT)1、有机阳离子转运多肽(OATP)1B1 或 OATP1B3]的底物。GS-331007 不是包括有机阴离子转运体(OAT)1、OAT3 或 OCT2 在内的肾转运体的底物。在临床研究中达到的浓度下,来迪派韦不是包括 OATP1B1 或 1B3、BSEP、OCT1、OCT2、OAT1、OAT3、多药物和毒性化合物排出(MATE)1 转运体、多药耐药蛋白(MRP)2 或 MRP4 在内的肝脏转运体的抑制剂。索磷布韦和 GS-331007 不是药物转运体 P-gp、BCRP、MRP2、BSEP、OATP1B1、OATP1B3、OCT1 的抑制剂,GS-331007 不是 OAT1、OCT2 和 MATE1 的抑制剂。

来迪派韦与人血浆蛋白的结合率>99.8%。向健康受试者单次给予 90mg[14C]-来迪派韦后,[14C]-放射性的血液与血浆之比范围为 0.51 至 0.66。索磷布韦与人血浆蛋白的结合率约为 61%~65%,在 1μg/ml 至 20μg/ml 的范围内,结合率与药物浓度无关。在人血浆中,GS-331007 的蛋白结合率极低。向健康受试者单次给予 400mg[14C]-索磷布韦后,[14C]-放射性的血液与血浆之比约为 0.7。

生物转化:在体外,未检测到人 CYP1A2、CYP2C8、CYP2C9、CYP2C19、CYP2D6 和 CYP3A4 对来迪派韦的代谢作用。已观察到通过未知机制进行缓慢氧化代谢的迹象。在 90mg[14C]-来迪派韦单次给药后,系统暴露量几乎完全源于母体药物(>98%)。无变化来迪派韦也是粪便中的主要类型。

索磷布韦在肝脏中被广泛代谢,形成具有药理学活性的核苷类似物三磷酸 GS-461203。未观察到活性代谢产物。代谢活化途径包括经人组织蛋白酶 A 或羧酸酯酶 1 催化的羧酸酯部分的连续水解以及经组氨酸三聚体核苷结合蛋白 1 进行的磷酰胺酯裂解,之后通过嘧啶核苷酸生物合成途径进行磷酸化。脱磷酸作用形成核苷酸代谢产物 GS-331007,此物质不能被有效地再磷酸化,且缺乏体外抗 HCV 活性。在来迪派韦/索磷布韦内,GS-331007 占总系统暴露量的约 85%。索磷布韦和 GS-331007 不是 UGT1A1 或 CYP3A4、CYP1A2、CYP2B6、CYP2C8、CYP2C9、CYP2C19 和 CYP2D6 酶的底物或抑制剂。消除 90mg[14C]-来迪派韦单次经口给药后,粪便和尿液中[14C]-放射性的平均总回收率为 87%,从粪便中回收到大部分放射性剂量(86%)。排泄到粪便中的无变化来迪派韦平均占给药剂量的 70%,氧化代谢产物 M19 占剂量的 2.2%。这些数据表明,无变化来迪派韦的胆汁排泄是药物消除的主要途径,而肾排泄是次要的消除途径(约 1%)。健康志愿者空腹服用来迪派韦/索磷布韦后,来迪派韦的中位终末半衰期为 47 小时。

经口给予单剂量 400mg[14C]-索磷布韦后,剂量的平均总回收率大于 92%,其中尿、粪便与呼气中分别回收了约 80%、14% 与 2.5%。尿中回收的索磷布韦剂量大部分是 GS-331007(78%)，另有 3.5%以索磷布韦的形式回收。此项数据显示 GS-331007 的主要消除途径是肾清除，其中大部分可被主动分泌。来迪派韦/索磷布韦给药后，索磷布韦和 GS-331007 的中位终末半衰期分别为 0.5 和 27 小时。

来迪派韦/索磷布韦在体外影响其他药品的可能性：

在临床研究中达到的浓度下，来迪派韦并不是包括 OATP1B1 或 1B3、BSEP、OCT1、OCT2、OAT1、OAT3、多药物和毒性化合物排出(MATE)1 转运体、多药耐药蛋白(MRP)2 或 MRP4 在内的肝脏转运体的抑制剂。索磷布韦和 GS-331007 不是药物转运体 P-gp、BCRP、MRP2、BSEP、OATP1B1、OATP1B3、OCT1 的抑制剂，GS-331007 不是 OAT1、OCT2 和 MATE1 的抑制剂。

索磷布韦和 GS-331007 不是 CYP 或尿苷二磷酸葡萄糖醛酸基转移酶(UGT)1A1 酶的抑制剂或诱导剂。

特殊人群 种族和性别：对于来迪派韦、索磷布韦或 GS-331007，未发现由种族引起的临床相关药代动力学差异。对于索磷布韦或 GS-331007，未发现由性别引起的临床相关药代动力学差异。相较于男性，在女性中来迪派韦的 AUC 和 C_{max} 分别高 77%和 58%；然而，性别与来迪派韦暴露量的关系被认为并不具有临床相关性。

老年人：在 HCV 感染患者中进行的群体药代动力学分析表明，在所分析的年龄范围内(18 至 80 岁)，年龄对来迪派韦、索磷布韦或 GS-331007 的暴露量没有临床相关影响。来迪派韦/索磷布韦的临床研究纳入 235 名(占患者总数的 8.6%)65 岁及以上的患者。

肾功能损害：在 HCV 阴性的重度肾功能损害[Cockcroft-Gault 法得出 eGFR<30ml/min，Ccr 中位值(范围)为 22(17~29)ml/min]患者中研究了 90mg 来迪派韦单次给药的药代动力学。在健康受试者和重度肾功能损害患者中未观察到来迪派韦药代动力学的临床相关差异。在轻度[eGFR≥50 且<80ml/(min·1.73m²)]、中度[eGFR≥30 且<50ml/(min·1.73m²)]、重度肾功能损害[eGFR<30ml/(min·1.73m²)]以及患有 ESRD 且需要血液透析的 HCV 阴性患者中研究了 400mg 索磷布韦单次给药后的索磷布韦药代动力学。与肾功能正常[eGFR>80ml/(min·1.73m²)]的患者相比，在轻度、中度和重度肾功能损害患者中，索磷布韦 $AUC_{0-\infty}$ 分别高出 61%、107%和 171%，GS-331007 $AUC_{0-\infty}$ 则分别高出 55%、88%和 451%。与肾功能正常的患者相比，对于 ESRD 患者，当在血液透析前 1 小时给予索磷布韦时索磷布韦 $AUC_{0-\infty}$ 高出 28%，而血液透析后 1 小时给予索磷布韦则高出 60%。ESRD 患者在血液透析前 1 小时或透析后 1

小时接受索磷布韦给药时，GS-331007 的 $AUC_{0-\infty}$ 分别至少高出 10 倍和 20 倍。GS-331007 可通过血液透析有效去除，提取系数约为 53%。索磷布韦 400mg 单次给药后，4 小时血液透析可清除 18%的索磷布韦给药剂量。尚未在重度肾功能损害或 ESRD 患者中确定索磷布韦的安全性和疗效。

肝功能损害：在重度肝功能损害(CPT 分级 C 级)的 HCV 阴性患者中研究了 90mg 来迪派韦单次给药的来迪派韦药代动力学。重度肝功能损害患者与肝功能正常的对照组患者来迪派韦血浆暴露量(AUC∞)接近。HCV 感染患者的群体药代动力学分析表明，肝硬化(包括失代偿性肝硬化)对来迪派韦暴露量无临床相关影响。

在中度和重度肝功能损害(CPT 分级 B 和 C 级)的 HCV 感染患者中进行 7 天 400mg 索磷布韦给药后，研究了索磷布韦的药代动力学。与肝功能正常的患者相比，中度和重度肝功能损害患者的索磷布韦 AUC_{0-24} 分别高出 126%和 143%，而 GS-331007 AUC_{0-24} 则分别高出 18% 和 9%。HCV 感染患者的群体药代动力学分析表明，肝硬化(包括失代偿性肝硬化)对索磷布韦和 GS-331007 暴露量无临床相关影响。

儿童人群：来迪派韦/索磷布韦(90mg/400mg)给药后，在年龄为 12 至<18 岁的青少年中，来迪派韦、索磷布韦和 GS-331007 的暴露量与 2/3 期研究中成人的相应值类似。

【不良反应】 海外研究的成人安全性特征总结：

来迪派韦索磷布韦片的安全性评估基于三项海外 3 期临床研究(ION-3、ION-1 和 ION-2)的汇总数据，这三项海外研究分别包括接受 8、12 和 24 周来迪派韦索磷布韦片给药的 215、539 和 326 名患者；以及分别接受 8、12 和 24 周来迪派韦索磷布韦片+利巴韦林联合治疗的 216、328 和 328 名患者。这些研究并未包含任何未接受来迪派韦索磷布韦片给药的对照组。进一步的数据包括一项在 155 名肝硬化患者中进行的来迪派韦索磷布韦片(12 周)和安慰剂的安全性双盲比较。

接受 8、12 和 24 周来迪派韦索磷布韦片的患者中因不良事件永久停止治疗的患者比例分别为 0%、<1%和 1%；而在接受 8、12 和 24 周来迪派韦/索磷布韦+利巴韦林联合治疗的患者中这一比例分别为<1%、0%和 2%。

在临床研究中，疲劳和头痛在接受来迪派韦索磷布韦片治疗的患者中比在接受安慰剂的患者中更为常见。在来迪派韦索磷布韦片与利巴韦林合用的研究中，来迪派韦索磷布韦片+利巴韦林联合治疗最常见的药品不良反应与利巴韦林的已知安全性特征一致，且和预期相比，药品不良反应的频率和严重程度均未增加。

使用来迪派韦索磷布韦片时已发现以下药品不良反应(表5)。下文按身体系统器官分类及发生频率列出了不良反应。频率界定如下:非常常见(≥1/10)、常见(≥1/100至<1/10)、少见(≥1/1000至<1/100)、罕见(≥1/10000至<1/1000)或极罕见(<1/10000)。

详见药品说明书 来迪派韦索磷布韦片在基因型2、3、4、5或6 CHC患者中的安全性特征与在海外3期临床研究中观察到的安全性特征基本相似。

慢性基因型1 HCV感染中国成人患者的安全性特征总结:

来迪派韦索磷布韦片在未接受过治疗或接受过治疗的基因型1慢性HCV感染中国受试者中的安全性特征与在海外3期临床研究中观察到的安全性特征基本相似。

无中国受试者出现导致提前停用来迪派韦索磷布韦片的AE。对于中国受试者,最常见的治疗相关不良事件[各在 2/206 名受试者(1.0%)中报告]为恶心、胃食管反流病、疲劳、发热、头痛和ALT升高。未报告发生人数超过1名受试者的其他治疗相关不良事件。

特殊人群:失代偿性肝硬化和(或)等待肝移植或肝脏移植后的成人失代偿性肝病和(或)肝移植后成人接受12或24周 Harvoni+利巴韦林治疗的安全性特征基于两项开放标签研究(SOLAR-1和SOLAR-2)中的数据确定。失代偿性肝硬化和(或)肝移植后以及接受过来迪派韦/索磷布韦和利巴韦林的患者中没有发现新的药品不良反应。虽然本研究发生不良事件(包括严重不良事件)的频次高于那些排除失代偿性患者和(或)肝移植后患者的研究,但是观察到的不良事件是晚期肝病和(或)移植的预期临床后遗症,或者与利巴韦林的已知安全性特征一致。

在接受来迪派韦/索磷布韦与利巴韦林联合治疗的患者中,分别有39%和13%的患者在治疗期间出现血红蛋白下降至<10g/dl 和<8.5g/dl 的情况。

15%的患者中停用利巴韦林。

7%的肝移植患者需要调整免疫抑制剂。

儿童人群:来迪派韦索磷布韦片在12~18岁青少年中的安全性和疗效基于一项2期、开放标签临床试验中的数据确定,此试验纳入了100名接受12周来迪派韦索磷布韦片治疗的基因型1 HCV感染患者。观察到的不良反应与在来迪派韦索磷布韦片成人临床研究中观察到的不良反应一致。

【禁忌证】 对活性成分或以下列出的任一赋形剂出现超敏反应:

片芯:共聚维酮、一水乳糖、微晶纤维素、交联羧甲基纤维素钠、胶体二氧化硅、硬脂酸镁。

薄膜包衣:聚乙烯醇、二氧化钛、聚乙二醇、滑石粉、FD&C 黄色 #6/日落黄 FCF 铝色淀。

【注意事项】 本品不得与含有索磷布韦的其他药品合用。

基因型特异性活性:关于不同 HCV 基因型的推荐治疗方案,参见用法用量。关于基因型特异性病毒学和临床活性。

支持在感染基因型3 HCV的成人中使用来迪派韦索磷布韦片的临床数据十分有限。尚未研究含来迪派韦索磷布韦片+利巴韦林的 12 周给药方案相比索磷布韦+利巴韦林的 24 周给药方案的相对疗效。对于所有接受过治疗的基因型3患者以及未接受过治疗的基因型3肝硬化患者,建议进行24周的保守治疗。在基因型3感染患者中,仅应考虑在以下患者中使用来迪派韦索磷布韦片(总是与利巴韦林联用):被认为有较高临床疾病进展风险以及尚无替代治疗选择的患者。支持在感染 HCV 基因型6的成人中使用来迪派韦索磷布韦片的临床数据十分有限。

重度心动过缓和心脏传导阻滞:曾观察到来迪派韦索磷布韦片与胺碘酮合用(加或者不加其他降低心率的药物)出现重度心动过缓和心脏传导阻滞的病例。尚未确定机制。

在索磷布韦加直接作用抗病毒(DAA)药物的整个临床开发过程中,限制胺碘酮的合用。由于可能危及生命,因此仅在不耐受或者禁忌使用其他替代性抗心律失常治疗的情况下,才可对接受来迪派韦索磷布韦片治疗的患者使用胺碘酮。

对于还在服用β受体拮抗剂的患者或有潜在心脏病和(或)晚期肝病的患者,在与胺碘酮联合用药时发生症状性心动过缓的风险可能会增加。

如果认为有必要合用胺碘酮,建议在开始来迪派韦索磷布韦片治疗时对患者进行严密监测。

应在适当的临床环境中对确定存在较高缓慢性心律失常风险的患者进行48小时的持续监测,之后至少在治疗期的最初2周内应每天在门诊或自行进行心率监测。

由于胺碘酮的半衰期长,因此对于在过去几个月内停用胺碘酮并且即将开始来迪派韦索磷布韦片治疗的患者,也要进行适当监测。

另外,还应提醒所有接受来迪派韦索磷布韦片与胺碘酮联合给药(加或者不加其他降低心率的药物)的患者,注意有无心动过缓和心脏传导阻滞的症状,并应建议他们如果出现此类症状立即就医。

对先前暴露于 HCV 直接作用抗病毒药物的患者的治疗：

在来迪派韦索磷布韦片治疗失败的患者中，大多数病例中发现了大幅降低对来迪派韦敏感性的 NS5A 耐药性突变选择。有限的数据表明，此类 NS5A 突变在长期随访期间不会恢复。目前尚无数据支持对来迪派韦/索磷布韦治疗失败的患者使用含 NS5A 抑制剂的后续治疗方案进行再治疗的疗效。

同样目前尚无数据支持 NS3/4A 蛋白酶抑制剂对接受过含 NS3/4A 蛋白酶抑制剂的既往治疗失败的患者的有效性。这些患者可能因此依赖于其他类型药物来清除 HCV 感染。因此，对于后续再治疗选择不确定的患者应考虑更长期的治疗。

肾功能损害：对于轻度或中度肾功能损害患者，无需调整来迪派韦索磷布韦片剂量。对于重度肾功能损害患者［肾小球滤过率估计值 eGFR<30ml/(min·1.73m^2)］或需要血液透析的终末期肾病(ESRD)患者，尚未评估来迪派韦索磷布韦片的安全性。对于肌酐清除率(Ccr)<50ml/min 的患者，当来迪派韦索磷布韦片与利巴韦林联用时，另请参阅利巴韦林的处方信息。

失代偿性肝硬化和(或)等待肝移植或肝脏移植后的成人尚未研究来迪派韦索磷布韦片在失代偿性肝硬化和(或)等待肝移植或肝移植后的基因型 5 和基因型 6 HCV 感染患者中的疗效。应通过个体患者潜在效益和风险评估指导来迪派韦索磷布韦片治疗。

与特定的 HIV 抗逆转录病毒治疗方案联用：已证明来迪派韦索磷布韦片可增加替诺福韦暴露量，尤其是在与含富马酸替诺福韦酯和药代动力学增强剂(利托那韦或考比司他)的 HIV 治疗方案联用时。

尚未确定富马酸替诺福韦酯在使用来迪派韦索磷布韦片与药代动力学增强剂背景下的安全性。应考虑来迪派韦索磷布韦片与含艾维雷韦/考比司他/恩曲他滨/富马酸替诺福韦酯的固定剂量复合片剂或富马酸替诺福韦酯与增强型 HIV 蛋白酶抑制剂(例如阿扎那韦或地瑞那韦)联用时的潜在风险和效益，尤其是对于肾功能不全风险增加的患者。应对接受来迪派韦索磷布韦片与艾维雷韦/考比司他/恩曲他滨/富马酸替诺福韦酯或与富马酸替诺福韦酯和增强型 HIV 蛋白酶抑制剂联合给药的患者进行监测，以确定是否出现与替诺福韦相关的不良反应。请参阅富马酸替诺福韦酯、恩曲他滨/富马酸替诺福韦酯或艾维雷韦/考比司他/恩曲他滨/富马酸替诺福韦酯处方信息，了解关于肾脏监测的建议。

HCV/HBV(乙型肝炎病毒)合并感染：在直接作用抗病毒药治疗期间或之后已报告乙型肝炎病毒(HBV)再激活的病例，其中包括一些致命病例。在开始治疗之前，应首先对所有患者进行 HBV 筛选。HBV/HCV 合并感染患者存在 HBV 再激活的风险，因此应按照现行临床指南进行监测和管理。

接受维生素 K 拮抗剂治疗的患者：由于在来迪派韦索磷布韦片治疗期间肝功能可能会有变化，因此建议对国际标准化比值(INR)进行密切监测。

【药物相互作用】 由于来迪派韦索磷布韦片含来迪派韦和索磷布韦，单独使用这些活性成分时发现的任何相互作用均可能在使用来迪派韦索磷布韦片时发生。

与 HMG-CoA 还原酶抑制剂合用：来迪派韦索磷布韦片与 HMG-CoA 还原酶抑制剂(他汀类药物)合用可显著增加他汀类药物的浓度，从而增加肌病和横纹肌溶解症的风险。

来迪派韦是药物转运体 P-gp 和乳腺癌耐药蛋白(BCRP)的一种体外抑制剂，可能增加这些转运体的合用底物的肠吸收。

来迪派韦和索磷布韦是药物转运体 P-gp 和 BCRP 的底物，而 GS-331007 不是。

强效 P-gp 诱导剂类药品(利福平、利福布汀、圣约翰草、卡马西平、苯巴比妥和苯妥英)可能会显著降低来迪派韦和索磷布韦的血浆浓度，导致来迪派韦索磷布韦片疗效降低，因此在使用来迪派韦索磷布韦片时应禁用此类药品。肠内中度 P-gp 诱导剂类药品(如奥卡西平)可能会降低来迪派韦和索磷布韦血浆浓度，导致来迪派韦索磷布韦片疗效降低。使用来迪派韦索磷布韦片时不推荐合用此类药品。与能够抑制 P-gp 和(或)BCRP 的药品合用可能会增加来迪派韦和索磷布韦的血浆浓度，但不会增加 GS-331007 的血浆浓度；来迪派韦索磷布韦片可以与 P-gp 和(或)BCRP 抑制剂合用。预计不会与来迪派韦索磷布韦片发生由 CYP450 或 UGT1A1 酶介导的具有临床意义的药品相互作用。

【用法与用量】 本品的治疗应由在慢性 HCV 感染患者治疗方面有丰富经验的医生发起并监测。

成人和 12～18 岁的青少年：本品推荐剂量为每次 1 片，每日 1 次，随食物或不随食物服用。

【制剂与规格】 来迪派韦索磷布韦片：每片含 90mg 来迪派韦和 400mg 索磷布韦。

苯 丙 醇 [药典(二)]
Phenylpropanol

【适应证】 用于胆囊炎、胆道感染、胆石症、胆道手术后综合征和高胆固醇血症、脂肪肝、慢性肝炎等，并可用于与肝胆疾病有关的消化不良综合征。

【不良反应】 偶见刺激反应或光照致敏反应，偶有胃部不适，减量或停药后消失。

【禁忌证】 对本品过敏者、胆道阻塞性、黄疸患者禁用。

【注意事项】 (1)如应用本品超过 3 周，每日剂量不宜超过 2 粒。

(2)妊娠期前三个月慎用。

(3)儿童用量请咨询医师或药师。

(4)如服用过量或出现严重不良反应，请立即就医。

(5)当药品性状发生改变时禁止服用。

(6)儿童必须在成人监护下使用。

(7)请将此药品放在儿童不能接触的地方。

【药物相互作用】 如与其他药物同时使用可能会发生药物相互作用，详情请咨询医师或药师。

【用法与用量】 口服 成人一次 1～2 粒，一日 3 次。餐后服用。

【制剂与规格】 苯丙醇软胶囊：0.1g。

苯丙醇胶丸：0.1g。

胱 氨 酸 [药典(二)]
Cystine

【适应证】 用于病后和产后继发性脱发症、慢性肝炎的辅助治疗。

【药理】 (1)药效学 本品中胱氨酸为氨基酸类药物，能促进细胞氧化还原功能，使肝脏功能旺盛，并能中和毒素、促进白细胞增生、阻止病原菌发育。

(2)药动学 未进行该项实验且无可靠参考文献。

【不良反应】 尚未见有关不良反应报道。

【禁忌证】 对本品过敏者禁用。

【注意事项】 当药品性状发生改变时禁止使用。

【药物相互作用】 尚不明确。

【用法与用量】 口服。一次 1～2 片，一日 3 次。

【制剂与规格】 胱氨酸片：50mg。

甲 硫 氨 酸 [药典(二)]
Methionine

【适应证】 用于肝硬化及脂肪肝等的辅助治疗，也可用于对乙酰氨基酚中毒以及酒精和磺胺等药物引起的肝损害。

【药理】 (1)药效学 本品为氨基酸类药，是体内胆碱生物合成的甲基供体，能放出活性甲基，促进磷脂酰

胆碱合成，磷脂酰胆碱与积存在肝内的脂肪发生作用形成易于吸收的卵磷脂。故可防治肝脂肪蓄积；具有保肝、解毒的作用。还能阻断自由基的连锁反应，保护抗氧化酶的活性，增加谷胱甘肽过氧化物酶的活性，增加机体抗氧化能力。

(2)药动学 本药进入人体后，可通过各种转甲基作用产生多种含甲基的重要生理活性物质，还可间接地转变成半胱氨酸和谷胱甘肽。

【不良反应】 (1)精神精神障碍。

(2)胃肠道恶心，呕吐。

【禁忌证】 (1)酸中毒患者。

(2)肝性脑病患者。

【注意事项】 当药品性状发生改变时禁止使用。

【用法与用量】 一次 0.25～0.5g，一日 3 次。

【制剂与规格】 甲硫氨酸片：0.25g。

去 氢 胆 酸 [药典(二); 医保(乙)]
Dehydrocholic Acid

【适应证】 用于慢性胆囊炎的辅助治疗。

【药理】 药效学 本药为利胆药，可促进胆汁分泌，增加胆汁容量，使胆道畅通，对消化脂肪也有一定的促进作用。

【不良反应】 (1)可有嗳气、打嗝、腹泻、恶心、肌痉挛、直肠区周围皮肤刺激等，如持续存在，应对症处理。

(2)长期滥用或一时用量过多，可导致电解质失衡，甚至可出现呼吸困难、心搏骤停、心律失常、肌痉挛、极度疲乏无力。

【禁忌证】 重症肝炎、充血性心力衰竭、原因不明的直肠出血、胆道完全阻塞及严重肝肾功能减退患者禁用。

【注意事项】 (1)本品为辅助治疗药，第一次使用本品前应咨询医师。治疗期间应定期到医院检查。

(2)妊娠期前 3 个月慎用。

(3)儿童不宜使用。

(4)如服用过量或出现严重不良反应，应立即就医。

(5)对本品过敏者禁用，过敏体质者慎用。

(6)本品性状发生改变时禁止使用。

(7)请将本品放在儿童不能接触的地方。

(8)如正在使用其他药品，使用本品前请咨询医师或药师。

【用法与用量】 成人 口服。一次 1～2 片，一日 3 次，饭后服。

【制剂与规格】 去氢胆酸片：0.25g。

水飞蓟宾葡甲胺[医保(乙)]
Silibin Meglumine

【适应证】 用于急、慢性肝炎，初期肝硬化，中毒性肝损伤的辅助治疗。

【药理】 药效学 动物实验显示：本品可增高肝细胞的微粒体酶活性，加速肝的解毒能力；也可降低四氯化碳引起的大鼠血清谷丙氨基转移酶增高作用；还可稳

定四氯化碳、鬼笔碱、硫化乙酰胺、猪屎豆碱等肝脏毒物引起的各种类型的肝损伤的细胞膜，而达到明显的肝脏保护作用。

【不良反应】 （1）神经系统 头晕。

（2）胃肠道 上腹部不适。

【给药说明】 口服给药。

【用法与用量】 一次100～200mg，一日3次。

【制剂与规格】 水飞蓟宾葡甲胺片：（1）50mg；（2）100mg。

第十节 其 他

本节主要收录治疗痔疮的药物，还有用于消化系统疾病内镜治疗的药物，比如：食管静脉曲张硬化治疗的鱼肝油酸钠等药物；内镜检查中使视野清晰的消泡剂等。

二 甲 硅 油[药典(二)；医保(乙)]
Dimethicone

【适应证】 ①各种原因引起的胃肠道胀气。②胃镜检查及放射检查的辅助用药。

【药理】 药效学 其表面张力小，能改变气泡表面张力，使其破裂，口服后能消除肠道中的泡沫，使被泡沫贮留的气体得以排除，从而缓解胀气。

【注意事项】 （1）水悬液应新鲜配制，于3日内用完。

（2）气雾剂温度过低时不能使用，应加温后使用。

（3）当药品性状发生改变时禁止使用。

【用法与用量】 （1）消除胀气 一次50～100mg，一日3～4次，餐前和临睡前服，可连服7～10天。

（2）胃镜检查 使用散剂，在喷用麻醉药前，口服或灌注本品0.5%～1.0%的水悬液30～50ml，0.5小时内完成胃镜检查。

（3）X线腹部检查 使用乳剂，在检查前3～4日开始服用，一日120～240mg，分3次与餐后或者两餐间服用，可根据年龄、症状进行适量增减。

（4）胃肠气钡双重对比检查 使用散剂，使用产气粉后，服用含本药0.2%～0.4%的硫酸钡混悬液，服后2～5分钟完成摄片。

（5）结肠气钡双对比灌肠 使用散剂，在硫酸钡混悬液中按0.2%～0.4%加入本药，当气钡充盈全结肠后摄片。

【制剂与规格】 二甲硅油片剂：（1）25mg；（2）50mg（含氢氧化铝40mg或80mg，为分散剂）。

二甲硅油散剂：6%。

二甲硅油乳剂：1ml:20mg。

二甲硅油气雾剂：每瓶总量18g，含二甲硅油1.5g。

角 菜 酸 酯[医保(乙)]
Carraghenates

【适应证】 ①对痔疮及其他肛门疾病引起的疼痛、瘙痒和充血的对症治疗。②缓解肛门局部手术后的症状。

【药理】 药效学 为肛门直肠黏膜保护药及润滑药。

①从海藻中提取的角菜酸酯可以在肛门直肠黏膜表面形成一层膜状结构，这层膜可长时间地覆盖于黏膜表面，对有炎症的或受损的黏膜起保护作用。其润滑作用可使粪便易于排出。

②锌和钛的氧化物为保护黏膜的成分，有两种作用：止痒和减轻肛门和直肠黏膜的充血。

【禁忌证】 对本品过敏者禁用。

【注意事项】 （1）复方角菜酸酯栓 ①使用本品7天后，症状未缓解，请咨询医师或药师。

②使用本品时，宜先洗净患处。

③使用本品期间注意保持良好的饮食习惯。

（2）复方角菜酸酯乳膏

①使用本品前先到医院明确诊断，如果使用本品2周后症状未见缓解，请到医院检查。

②孕妇及哺乳期妇女应在医师指导下使用。

③使用本品时，仍要保持清洁卫生和良好的饮食习惯。

④使用本品并不能完全替代某些肛门疾病的相应治疗。使用本品疗程宜短。如果使用本品后症状未能尽快缓解，请停止用药并进行直肠检查。

⑤过敏体质者慎用。

⑥将本品放在儿童不能接触的地方。

【药物相互作用】 如与其他药物同时使用可能会发生相互作用，详情请咨询医生或药师。

【用法与用量】 直肠给药 一次3.4g，一日1～2次。

【制剂与规格】 （1）复方角菜酸酯栓：3.4g。每枚含角菜酸酯300mg，二氧化钛200mg，氧化锌400mg。

（2）复方角菜酸酯乳膏：每100g含角菜酸酯2.5g、二氧化钛2g、氧化锌2g、利多卡因2g。

鱼肝油酸钠注射液[药典(二)]
Sodium Morrhuate Injection

【适应证】 ①血管瘤、静脉曲张、内痔、颞颌关节病（脱位或半脱位者）。②妇科、外科等创面渗血和出血。

【药理】 （1）药效学 局部注射后可刺激血管内膜，促使其增生，逐渐闭塞血管使之硬化。对凝血无直接作用，但与钙离子有亲和力，易形成钙皂，从而激活内源性凝血机制，加速血液的凝结。它也能导致静脉内膜的内皮细胞损伤及脱落，使静脉腔内形成混合血栓而有利于止血。还能诱导血小板聚集，使受损的血管裂口封堵，促使血液流速变慢而淤滞。本品对黏膜创口及一般创口均有止血作用。

（2）药动学 鱼肝油酸钠注射后起效时间约为5分钟，绝大部分鱼肝油酸钠停留于注射局部，但治疗食道静脉曲张时，会有20%的剂量进入肺部。

【不良反应】 （1）可引起注射区疼痛，肿胀不适。

（2）嗜睡和头痛极少发生，肺部栓塞也有报道。

（3）少数患者出现过敏反应，表现为：皮疹、头昏、虚弱、脉搏微弱等。可在注射后的几分钟内发生，也很可能在间隔儿周后再进行治疗时发生。

【禁忌证】 （1）有深部静脉血栓形成者禁用。

（2）急性感染、慢性全身性疾病伴心脏功能失调的患者禁用。

（3）对本品或对鱼肝油中的脂肪酸过敏者禁用。

（4）本品含苯甲醇，禁止用于儿童肌肉注射。

【注意事项】 （1）偶有严重过敏反应，注射前应先进行过敏试验。过敏体质者慎用。

（2）本品在气候较冷时，如有微小固体物质形成，可稍微加热而使之溶解。

（3）妊娠期妇女及哺乳期妇女用药安全性尚不明确。

（4）局部肌肉或组织注射鱼肝油酸钠可引起无菌性炎症，组织变性、坏死，并造成注射部位的纤维化，若用量过大，则可因注射部位的无菌性炎症、坏死组织过多而造成溃烂。当药物从注射部位溢出时，会导致周围组织变性、坏死或溃烂。

（5）鱼肝油酸钠若浓度过高，静脉注射速度太快，则可导致血压下降；用本品做静脉注射及体外实验均发现有较强的溶血作用。

【给药说明】 （1）孕妇及哺乳期妇女用药 动物生殖毒性研究未曾进行。给孕妇用药时，尚不知道是否会导致胎儿损伤或影响生殖能力。哺乳期患者使用本品时，应评估其预期效果是否大于可能产生的危害。

（2）儿童用药 本品可用于儿童，其用量应根据血容量而定。

（3）老年用药 本品适于老年患者用药。

【用法与用量】 局部注射。（1）常用量，一次0.5～5ml；极量，一次5ml。

（2）静脉曲张 第一次注射5%溶液（内含2%苯甲醇作为局部止痛剂）0.5～1ml于静脉曲张腔内。如无不良反应，24小时以后可继续注射0.5～2ml（一般为1ml），一日不超过5ml，每隔3～5日在不同部位注射。血管瘤者根据瘤腔大小可行多点注射。

（3）内痔 一次注射5%溶液0.5ml，注入痔核上部，一周1次。

（4）血管瘤 根据瘤体大小可多点注射。

【制剂与规格】 鱼肝油酸钠注射液：（1）1ml:0.05g；（2）2ml:0.1g；（3）5ml:0.25g；（4）10ml:0.5g。

聚 多 卡 醇
Polidocanol

【适应证】 用于蜘蛛网样静脉、蜘蛛网样静脉的中心静脉、网状静脉、小静脉、中等大小至大静脉的静脉曲张硬化治疗。

【药理】 （1）药效学 聚多卡醇会改变血管内皮细胞的密集度和数量，另外其还有局部修复的作用。在进行静脉曲张的硬化注射后包扎弹力绷带可以将静脉壁紧密压迫在一起，从而抑制过量血栓形成，同时阻碍血栓内部的血液流通，达到形成纤维组织以实现曲张血管硬化的理想效果。聚多卡醇不仅能提高局部敏感传感器的兴奋度，同时提高敏感神经纤维的引导能力。

（2）药动学 血浆半衰期为0.94～1.27小时，AUC为6.19～10.90（μg·h）/ml，全部清除时间为平均12.41L/h，单位容积为17.9L。

【不良反应】 （1）心血管系统 心脏骤停、心悸、心律失常、新血管形成、血肿、表浅血栓性静脉炎、静脉炎（包括血管性浅静脉炎）、深静脉血栓形成（包括近端深静脉血栓形成、远端深静脉血栓形成）、血管迷走性晕厥、循环衰竭、血管炎、血压异常、四肢静脉血栓形成（股总静脉血栓延伸、腓肠肌静脉血栓、比目鱼肌静脉血栓。

（2）肌肉骨骼系统 四肢疼痛、肢体不适。

（3）呼吸系统 肺栓塞、呼吸困难、胸部不适（胸部压迫感)、咳嗽。

(4)免疫系统　过敏性休克、血管性水肿、全身性荨麻疹、哮喘、过敏性皮炎。

(5)神经系统　脑血管意外、头痛、偏头痛、局部感觉异常、意识丧失、意识模糊状态、眩晕、失语、共济失调、轻偏瘫、口腔感觉减退、神经损伤。

(6)胃肠道　味觉障碍、恶心、呕吐。

(7)皮肤　皮肤色素沉着、瘀斑、接触性荨麻疹、红斑、多毛症(治疗区域)。

(8)眼　视力损害(视觉障碍)。

(9)其他　注射部位反应(血肿、疼痛、刺激、变色瘙痒、温热感、血栓形成、坏死、硬结、肿胀)、发热、潮热、无力、不适、挫伤、压痛。

【禁忌证】　(1)对本药过敏者。

(2)有严重全身性疾病的患者(尤其是未经治疗的)。

(3)不能活动的患者。

(4)有严重动脉闭塞性疾病的患者(Fontaine Ⅲ级或Ⅳ级)。

(5)血栓栓塞性疾病患者。

(6)血栓症高危患者(例如，已知有遗传性血栓形成倾向的患者或有多重风险因素的患者，如用激素类避孕药或激素替代治疗、肥胖、吸烟及长期不活动的患者)。

(7)根据严重程度，下列患者也相对禁忌使用静脉曲张硬化治疗　①发热状态。②支气管哮喘或已知易过敏体质。③一般健康状况很差。④治疗蜘蛛网样静脉时，患动脉闭塞性疾病(Fontaine Ⅱ级)。⑤腿部水肿(如果其不能通过加压治疗改善)。⑥治疗区域的炎症性皮肤病。⑦有微血管病或神经病变的症状。⑧活动受限。

【注意事项】　(1)避免注射入动脉，会导致注射处严重坏死。

(2)妊娠期妇女及哺乳期妇女用药安全性尚不明确。

【药物相互作用】　聚多卡醇为局麻剂。当与其他麻醉药物合用时，有增强麻醉药对心血管系统作用的风险。

【用法与用量】　液体治疗剂量通常不应超过每天每公斤体重 2mg 聚多卡醇。

广泛的静脉曲张病应在数个疗程中一直接受治疗。

当首次治疗有过敏反应倾向的患者时，不应给予一次以上注射。在随后的疗程中，如果未超过最大剂量，依据反应，可给予几次注射。

(1)蜘蛛网样静脉硬化治疗　规格为 0.5%的注射液，依据治疗区域的大小，每次 0.1～0.2ml。

(2)蜘蛛网样静脉的中心静脉硬化治疗　规格为0.5%或 1%的注射液，依据治疗区域的大小，每次 0.1～

0.2ml。

(3)网状静脉、小静脉曲张硬化治疗　规格为 1%的注射液，依据治疗区域的大小，每次 0.1～0.3ml。

(4)中等大小至大静脉曲张硬化治疗　规格为 3%的注射液，首次治疗时，单次注射 1ml，在随后疗程中，若未超过最大剂量，可根据疗效和治疗节段的长度注射多次(2～3 次)，每次注射可多达 2ml。

【制剂与规格】　聚多卡醇注射液：(1)2ml:10mg；(2)2ml:20mg；(3)2ml:60mg。

链霉蛋白酶
Pronase

【适应证】　胃镜检查时溶解并祛除胃黏液。

【药理】　(1)药效学　链霉蛋白酶是从链球菌中分离得到的一种丝氨酸酶和酸性蛋白酶混合物，通过切断胃黏液的主要成分黏蛋白的肽键，溶解并祛除胃黏液。①降低黏蛋白的黏度(体外研究)：链霉蛋白酶在 pH 值为7.0～10.0 的范围内具有降低明胶和黏蛋白黏度的作用，与其他蛋白分解酶相比，降低胃黏液中黏蛋白的作用最强。②溶解去除犬胃黏液的作用(体内研究)：犬的胃镜检查结果显示，胃黏膜表面附着的黏液减少量以及胃黏膜影像的清晰度均与链霉蛋白酶的用量(0，5000，20000单位/只)呈正相关性。当用量为 20000 单位/只时，在全胃范围内均未见黏液附着，胃黏膜影像清晰，易于识别黏膜表面的细微状况。③降低人体胃黏液的黏度(体外研究)：100 及 300 单位/毫升的链霉蛋白酶分别可以使患者的胃黏液黏度降低 43.1%和 68.3%。

(2)药动学　本品为酶类制剂，几乎不吸收入血。

动物实验结果显示，SD 大鼠口服链霉蛋白酶 20000单位/千克，t_{max} 为 30 分钟，C_{max} 为 0.00196 单位/毫升，AUC 为每小时 0.0059 单位/毫升。

【不良反应】　国外临床研究文献报道，4207 例进行胃镜检查的病例中，共发生不良反应有 15 件(9 例，0.21%)，其中胃内出血 2 件(0.05%)。

(1)严重不良反应　可能出现休克、过敏症状(呼吸困难、全身潮红、浮肿等)，发生频率不明。遇到此情况需仔细观察，确认后停止用药，及时适当处置。

(2)其他不良反应　消化系统：胃出血(胃溃疡部位、息肉等病变部位出血)，发生率小于 0.1%；偶见皮疹、发红过敏反应等。

【禁忌证】　(1)胃内活动性出血者。

(2)对本制剂成分过敏者。

【注意事项】　(1)慎用

①疑有胃内出血的患者。

②凝血异常的患者。

③严重肝肾功能不全的患者。

(2)使用时的注意事项

①本品在进行内镜检查前可作为常规服用。

②本品在酸性条件下不稳定,需和1克碳酸氢钠同时服用。

③本品用水溶解后直接服用。

④在服用本品后将体位变换成卧位,可以使效果更佳。

【用法与用量】 在胃镜检查前15～30分钟,将20000单位的链霉蛋白酶和1g碳酸氢钠加入50～80ml饮用水(20～40℃)中,振摇溶解后,口服。

【制剂与规格】 链霉蛋白酶颗粒:20000单位/袋。

甲磺酸加贝酯 [药典(二);医保(乙)]
Gabexate Mesylate

【适应证】 用于急性轻型(水肿型)胰腺炎的治疗,也可用于急性出血坏死型胰腺炎的辅助治疗。

【药理】 (1)药效学 本药为一种非肽类蛋白酶抑制药,可抑制胰蛋白酶、激肽释放酶、纤维蛋白溶解酶、凝血酶等蛋白酶的活性,从而制止这些酶所造成的病理生理变化。

(2)药动学 大鼠静脉注射放射性同位素标记的本品,30分钟后,肝脏、肾脏放射性为给药总放射性的27.3%及17.3%。家兔静脉注射30秒钟时达到最大血药浓度,2分钟后消失,兔血中生物半衰期约0.4分钟。静脉注射给药24小时,体内放射度几乎完全消失。尿中代谢产物主要为胍基己酸。用RP-HPLC法测定人体血液中本品的半衰期为(66.8±3)秒,分解产物为对-羟基苯甲酸乙酯。

【不良反应】 少数病人滴注本品后可能出现注射血管局部疼痛,皮肤发红等刺激症状及轻度浅表静脉炎,偶有皮疹、颜面潮红及过敏症状,极个别病人可能发生胸闷、呼吸困难和血压下降等过敏性休克现象。

【禁忌证】 对本品有过敏史者、孕妇及儿童禁用。

【注意事项】 (1)本品使用过程中,应注意观察,谨防过敏,一旦发现应及时停药或抢救。

(2)勿将药液注入血管外。

(3)多次使用应更换注射部位。

(4)药液应新鲜配制,随配随用。

【药物相互作用】 尚不明确。

【给药说明】 本药粉针剂仅供静脉滴注,滴速不宜过快,应控制在1mg/(kg·h)内,不宜超过2.5mg/(kg·h)。

多次使用应更换滴注部位,且勿使药液漏出血管外。

静脉滴注液:本药滴注液应新鲜配制,先将粉针剂以5ml注射用水溶解,再以5%葡萄糖注射液或林格注射液500ml稀释。

【用法与用量】 成人 常规剂量:静脉滴注,治疗开始3日,一次100mg,一日300mg。症状减轻后改为一日100mg。疗程6～10日。

【制剂与规格】 注射用甲磺酸加贝酯:0.1g。

乌司他丁 [药典(二);医保(乙)]
Ulinastatin

【适应证】 ①用于急性胰腺炎、慢性复发性胰腺炎的急性恶化期。②用作急性循环衰竭的抢救辅助用药。

【药理】 (1)药效学 本药系从人尿中提取精制的糖蛋白,属蛋白酶抑制药,具有抑制胰蛋白酶等各种胰酶活性的作用。此外,本药可稳定溶酶体膜,抑制溶酶体酶的释放和抑制心肌抑制因子产生。

(2)药动学 健康正常男性静脉注射本药30万U/10ml后,3小时内血药浓度迅速下降,给药后6小时给药量的24%随尿排泄,消除半衰期为40分钟。

【不良反应】 (1)心血管系统 一过性血压升高、心悸、潮红,与本药的因果关系不明。

(2)呼吸系统 支气管痉挛、呼吸困难、气促、憋气,与本药的因果关系不明。

(3)泌尿生殖系统 血红蛋白尿、肾功能异常,与本药的因果关系不明。

(4)免疫系统 过敏反应(如过敏性休克)、过敏样反应。

(5)神经系统 头晕、头痛,与本药的因果关系不明。

(6)精神表现 烦躁、淡漠、思维异常,与本药的因果关系不明。

(7)肝脏 ①天门冬氨酸氨基转移酶(AST)升高、丙氨酸氨基转移酶(ALT)升高。②总胆红素升高、黄疸,与本药的因果关系不明。

(8)胃肠道 ①恶心、呕吐、腹泻。②唾液分泌增多,与本药的因果关系不明。

(9)血液 ①白细胞减少、嗜酸粒细胞增多。②血小板减少,与本药的因果关系不明。

(10)皮肤 皮疹、瘙痒、皮肤过敏。

(11)其他 ①休克、注射部位反应(如血管痛、发红、瘙痒、皮疹)、寒战、发热。②乏力,与本药的因果关系不明。

【禁忌证】 对本药过敏者。

【注意事项】 (1)有药物过敏史、对食品过敏者或过敏体质患者慎用。对于有药物过敏史或过敏体质的患者，当临床判断患者用药获益大于风险时，首次用药时建议缓慢滴注，并加强观察。

（2）本品用于急性循环衰竭时，应注意不能代替一般的休克疗法（输液、输血、吸氧、外科处理、抗菌药等），休克症状改善后即终止给药。

（3）使用时需注意：本品溶解后应迅速使用。

（4）不良反应的处理方法：如出现血压下降、脉搏加快、胸闷、呼吸困难、皮肤潮红、荨麻疹等过敏症状或白细胞减少，应立即停药，并给予适当处理。

【药物相互作用】　本品避免与加贝酯或 globulin 制剂混合使用。

【给药说明】　注射液的配制：

①静脉滴注液：本药 10 万 U 用 5%葡萄糖注射液或 0.9%氯化钠注射液 500ml 溶解。溶解后应迅速使用。

②静脉注射液：本药 10 万 U 用 0.9%氯化钠注射液 5～10ml 溶解。溶解后应迅速使用。

【用法与用量】　（1）急性胰腺炎、慢性复发性胰腺炎　初期每次 10 万 U 溶于 500ml 5%葡萄糖注射液或 0.9%氯化钠注射液中静脉滴注，每次静滴 1～2 小时，每日 1～3 次，以后随症状消退而减量。

（2）急性循环衰竭　每次 10 万 U 溶于 500ml 5%葡萄糖注射液或 0.9%氯化钠注射液中静脉滴注，每次静滴 1～2 小时，每日 1～3 次，或每次 10 万 U 溶于 5～10ml 氯化钠注射液中，每日缓慢静脉推注 1～3 次。并可根据

年龄、症状适当增减。

【制剂与规格】　注射用乌司他丁：（1）2.5 万 U；（2）5 万 U；（3）10 万 U。

乌司他丁注射液：（1）1ml:5 万 U；（2）2ml:10 万 U。

五肽胃泌素
Pentagastrin

【适应证】　用于检查胃酸分泌功能。

【药理】　（1）药效学　本药可促进胃酸、胃蛋白酶及内因子的分泌。

（2）药动学　本药作用可持续 10～40 分钟。

【不良反应】　（1）心血管系统　低血压。

（2）神经系统　头痛、眩晕。

（3）胃肠道　恶心、胃肠痉挛。

（4）皮肤　潮红。

【禁忌证】　（1）对本药过敏者。

（2）严重消化性溃疡患者

【注意事项】　胰、肝、胆道疾病患者慎用。

【药物相互作用】　尚不明确。

【用法与用量】　成人常规剂量：检查胃酸分泌功能。

（1）皮下注射　单次 6μg/kg。

（2）肌内注射　单次 6μg/kg。

（3）静脉滴注　单次 6μg/kg，1 小时内滴注完毕。

【制剂与规格】　五肽胃泌素注射液：（1）1ml:400μg；（2）2ml:400μg。

第七章 泌尿系统用药

泌尿系统用药种类较多，本章重点介绍的药物如下：利尿药和脱水药；血液净化透析液与滤过置换液（包括血液透析液、血液滤过置换液和腹膜透析液）；泌尿系统疾病特殊用药，如治疗良性前列腺增生、前列腺癌、勃起性功能障碍和调节膀胱舒缩功能的药物；以及治疗肾小管酸中毒的枸橼酸合剂、治疗高钾血症的降钾树脂和治疗肾性贫血的红细胞生成刺激剂、治疗低钠血症和高磷血症药物、尿毒症治疗药物氧化淀粉等。而某些泌尿系统疾病的用药与其他系统用药雷同者，如治疗某些类型肾小球肾炎的糖皮质激素和免疫抑制剂、治疗慢性肾功能衰竭继发甲状旁腺功能亢进的各种活性维生素 D_3 及西那卡塞和肾性高血压的各类降压药血管紧张素转换酶抑制剂/血管紧张素受体拮抗剂等，参阅其他相应系统用药章节。

第一节 利尿药与脱水药

利尿药包括一组不同分子结构、不同作用机制，但均能抑制肾小管重吸收钠、氯和水，增加尿量，且以利尿为其主要药理作用的药物。饮水、含乙醇或咖啡因或茶碱饮料等均有轻度利尿作用，但不包括在本节中。利尿药主要应用于治疗水肿性疾病，与降压药合用治疗高血压；在某些经肾脏排泄的药物、毒物中毒时，本类药物可促使这些物质的排泄。

目前常用的利尿药有下列几类。①噻嗪类利尿药：包括氢氯噻嗪、苄氟噻嗪、氯噻酮等，主要抑制近曲和远曲小管前段钠的重吸收，有较强的利尿作用。②袢利尿药：包括呋塞米（速尿）、托拉塞米、布美他尼（丁尿胺）等，主要抑制髓袢升支粗段对 Na^+、Cl^- 的重吸收，且在利尿的同时扩张肾血管，降低肾血管阻力，增加肾血流量而不降低肾小球滤过率，是目前作用最强的利尿药。依他尼酸（利尿酸）有较强的耳毒性，目前已不用。③潴钾利尿药：抑制末端远曲小管和集合管的 Na^+-K^+ 交换，故钾排泄减少。包括螺内酯（醛固酮的竞争性抑制剂）和氨苯蝶啶等，后者因可能引起肾结石，目前已少用。④碳酸酐酶抑制剂：如乙酰唑胺，可阻止肾小管及其他部位如眼房对碳酸氢钠的重吸收，但其对肾小管的作用主要在近曲小管，而对远曲小管无作用，故利尿作用较弱，目前主要用于治疗青光眼以降低眼内压。⑤渗透性利尿药：能提高血浆渗透压，增加血容量和肾小球滤过率，抑制肾小管对水和钠的重吸收。由于其同时有强烈的组织脱水作用，目前主要用于组织脱水，一般称为脱水药，以甘露醇为代表。高渗葡萄糖也有组织脱水作用。而山梨醇、尿素等因不良反应较大，已不再使用。

关于利尿药的选择，肾功能正常者常以噻嗪类为主，并酌情补充钾盐，必要时加用潴钾利尿药。肾功能减退者适量选用袢利尿药如呋塞米、托拉塞米为宜，因为此时噻嗪类利尿效果欠佳。潴钾利尿药有引起高钾血症之虞，应慎用。对顽固性水肿者可联合使用袢利尿药、噻嗪类和潴钾利尿药，可同时阻断髓袢升支粗段和远曲小管对钠的重吸收，有时会产生明显的利尿效果。但应避免过度利尿和长期用药，以防止不良反应的发生。

利尿药的主要不良反应为水、电解质紊乱和酸碱平衡失调。此外，利尿药可直接损害肾脏。因此，若剂量、用法不当或利尿过度，常可出现血容量不足、低钠、低钾和低氯血症及代谢性碱中毒,亦可因排泄氢离子减少导致代谢性酸中毒,甚至低钙、低磷和低镁血症等。此外,各种利尿药尚有各自不同的不良反应,如听力减退、高尿酸血症、肾结石、肾功能减退和渗透性肾病等。临床医师应根据病情选择合适的利尿药和适当的剂量,避免过度利尿。大剂量利尿药可造成肾小管空泡变性以至坏死,发生急性或慢性肾损伤。尤其是老年、有心肾基础疾病、糖尿病等患者更应慎重使用利尿药,在观察疗效的同时须注意防治不良反应。

一、利尿药

(一)噻嗪类利尿药

氢 氯 噻 嗪 [药典(二);国基;医保(甲)]
Hydrochlorothiazide

【适应证】 (1)CDE 适应证 ①水肿性疾病:排泄体内过多的钠和水,减少细胞外液容量,消除水肿。常见的包括充血性心力衰竭、肝硬化腹水、肾病综合征、急慢性肾炎水肿、慢性肾功能衰竭早期、肾上腺皮质激素和雌激素治疗所致水、钠潴留。

②高血压:可单独或与其他降压药联合应用,主要用于治疗原发性高血压。

③中枢性或肾性尿崩症。

④肾石症:主要用于预防含钙盐成分形成的结石。

(2)国外适应证 月经前紧张症。

【药理】 (1)药效学 本药的主要作用表现为以下几方面。①利尿作用:本药为中效利尿药。用药后尿量增多;尿中 Na^+、Cl^-、K^+、Mg^{2+}、HCO_3^- 排出增多;尿 Ca^{2+} 排泄减少。本药作用于始端远曲小管管腔膜上皮细胞 Na^+-Cl^- 协同转运载体,抑制 Na^+、Cl^- 的重吸收,管腔液中 Na^+、Cl^- 浓度升高,影响了肾脏的稀释功能,产生利尿作用。由于远曲小管管腔液中 Na^+ 增多,通过 Na^+-K^+ 交换,尿中 K^+ 排出增加。本药在近曲小管还可抑制碳酸酐酶,故尿中 HCO_3^- 排出量也增多。此外,本药通过抑制磷酸二酯酶活性,可减少肾小管对脂肪酸的摄取和线粒体氧耗量,进而抑制肾小管对 Na^+ 和 Cl^- 的主动重吸收。②降压作用:参阅第四章。③对肾血流动力学和肾小球滤过功能的影响:由于肾小管对水、Na^+ 重吸收减少,肾小管内压力升高,以及流经远曲小管的水和 Na^+ 增多,刺激致密斑通过管-球反射,使肾内肾素、血管紧张素分泌增加,引起肾血管收缩,肾血流量下降,肾小球入球和出球小动脉收缩,肾小球滤过率亦下降。肾血流量和

肾小球滤过率下降,以及髓袢升支粗段对 Na^+、Cl^- 重吸收无影响,是本类药物利尿作用远不如袢利尿药的主要原因。

(2)药动学 口服吸收快但不完全,生物利用度为65%～70%。进食能增加吸收量,可能与药物在小肠的滞留时间延长有关。口服 2 小时起作用,达峰时间为 4 小时,作用持续时间为 6～12 小时。本药部分与血浆蛋白结合,蛋白结合率为 40%;另一部分进入红细胞内。本品吸收后消除相开始阶段血药浓度下降较快,以后血药浓度下降明显减慢,可能与后阶段药物进入红细胞内有关。可通过胎盘,也可从乳汁中分泌。给药量的 50%～70%以原型从尿排泄。$t_{1/2}$ 为 15 小时,肾功能受损者延长。

【不良反应】 大多数不良反应与剂量和疗程有关。

(1)水、电解质紊乱 较为常见,可表现为口干、烦渴、肌肉痉挛、恶心、呕吐和极度疲乏无力等。①低钾血症:较易发生,与噻嗪类利尿药排钾作用有关,长期缺钾可损伤肾小管,严重失钾可引起肾小管上皮空泡变性,甚至引起严重快速性心律失常等异位心律。②低氯性碱中毒或低氯、低钾性碱中毒:噻嗪类特别是氢氯噻嗪常明显增加氯化物的排泄。③低钠血症:可导致中枢神经系统症状及加重肾损害。④脱水:造成血容量和肾血流量减少亦可引起肾小球滤过率降低。⑤升高血氨:本药有弱的抑制碳酸酐酶作用,长期应用时,H^+ 分泌减少,尿液偏碱性。在碱性环境中,肾小管腔内的 NH_3 不能转化为 NH_4^+ 排出体外,血氨随之升高。对于肝功能严重损害者有诱发肝性脑病的风险。⑥其他:血钙升高,血磷、镁及尿钙降低。

(2)高血糖症 噻嗪类利尿药可使糖耐量降低,血糖升高,此可能与抑制胰岛素释放有关。

(3)高尿酸血症 干扰肾小管排泄尿酸,少数可诱发痛风发作。由于通常无关节疼痛,故高尿酸血症易被忽视。

(4)过敏反应 如皮疹、荨麻疹等,但较为少见。

(5)血白细胞减少或缺乏症、血小板减少性紫癜等均少见。

(6)其他 如低血压、便秘、腹泻、食欲缺乏、胆囊炎、性功能减退、光敏感、肌痉挛、头痛、头昏、感觉异常、视物模糊、色觉障碍、黄视症、静坐不能等,但较罕见。

(7)严重的不良反应 心律失常(罕见)、湿疹(罕见)、史-约(Stevens-Johnson)综合征(罕见)、中毒性表皮坏死(罕见)、胰腺炎(罕见)、造血功能障碍(罕见)、肝毒性(罕见)、系统性红斑狼疮(罕见)、肺水肿(罕见)、闭角型青光眼等。

【禁忌证】 对本药或磺胺类药物过敏者、无尿者禁用。

【注意事项】 (1)与磺胺类药物、呋塞米、布美他尼、碳酸酐酶抑制剂有交叉过敏反应。

(2)可能对泌乳产生影响,有证据显示本品可改变乳汁的组分,如不能改用其他药物,应监测乳儿的不良反应和是否有足够的乳汁摄取。

(3)儿童用药无特殊注意事项,但慎用于有黄疸的婴儿,因本药可使血胆红素升高。

(4)老年人应用本药较易发生低血压、电解质紊乱和肾功能损害。

(5)对诊断的干扰 可干扰蛋白结合碘的测定,可致糖耐量降低,血糖、尿糖、血胆红素、血钙、血尿酸、血胆固醇、甘油三酯和低密度脂蛋白胆固醇升高,血镁、钾、钠及尿钙降低。

(6)下列情况慎用 ①肾功能减退,对本药不敏感,大剂量使用时可致药物蓄积、毒性增加;②糖尿病;③高尿酸血症或有痛风病史;④肝功能损害;⑤高钙血症者;⑥低钠血症者;⑦系统性红斑狼疮,可加重病情或诱发狼疮活动;⑧低血压;⑨交感神经切除者(降压作用加强);⑩水、电解质紊乱。

(7)随访检查 ①血电解质(包括钙、磷);②血糖;③血尿酸;④血肌酐、尿素氮;⑤血压。

(8)本药过量使用时,应尽早洗胃,给予支持、对症处理,并密切随访血压、电解质和肾功能。

【药物相互作用】 (1)肾上腺皮质激素、促肾上腺皮质激素、雌激素以及两性霉素 B(静脉用药)能降低本药的利尿作用,增加发生电解质紊乱(尤其是低钾血症)的风险。

(2)非甾体抗炎药,尤其是吲哚美辛,能降低本类药物的利尿作用,与前者抑制前列腺素合成有关。与吲哚美辛合用,可能导致急性肾功能衰竭。与阿司匹林合用,可能引起或加重痛风。

(3)与可激动 α 受体的拟肾上腺类药物合用时,利尿作用减弱。

(4)考来烯胺能减少胃肠道对本类药物的吸收,故应在口服考来烯胺 1 小时前或 4 小时后服用本类药。

(5)与治疗量的多巴胺合用,利尿作用加强。

(6)与降压药合用时,利尿、降压作用均加强。与血管紧张素转换酶抑制药(ACEI)或血管紧张素 Ⅱ 受体拮抗药(ARB)合用,可降低发生高钾血症的风险。低剂量氢氯噻嗪常与 ARB 组成固定单片复合制剂(SPC),也有氢氯噻嗪与 ACEI、氢氯噻嗪与钙离子通道阻滞药

(CCB)组成的 SPC,参阅第四章。

(7)与阿替洛尔合用除有协同降压作用外,控制心率效果优于单用阿替洛尔。

(8)使抗凝药的抗凝作用减弱,主要是由于利尿后机体血浆容量下降,血中凝血因子水平升高,加上利尿使肝脏血液供应改善,合成凝血因子增多。

(9)降低降糖药的作用,因本药可升高血糖,故合用时应注意调整降糖药的剂量。

(10)与强心苷类、胺碘酮等药物合用可导致严重的低钾血症,而低血钾可增加强心苷类、胺碘酮等的毒性。

(11)与锂盐合用,增加锂的肾毒性。因本类药物可减少肾脏对锂的清除。

(12)乌洛托品与本类药物合用,其转化为甲醛受抑制,疗效下降。

(13)本类药物可增强非去极化型肌松药的肌松作用,与本药使血钾下降有关。

(14)与碳酸氢钠合用,发生低氯性碱中毒机会增加。

(15)在用本药期间,给予静脉麻醉药羟丁酸钠可致严重低钾血症。

(16)与维生素 D 合用,需注意并发高血钙。

(17)与巴比妥类药合用,可导致直立性低血压。

(18)与 β 受体拮抗药合用时,可使其升高血脂、血尿酸和血糖的作用增强。

(19)可影响肾小管排泄尿酸,使血尿酸升高,故合用抗痛风药时需增加后者剂量。

(20)与金刚烷胺合用,可产生肾毒性。

(21)与三氧化二砷、氟哌利多、氟卡尼、左醋美沙多、索他洛尔、酮色林等合用,由于本品可引发低钾或低镁血症,从而可诱发室性心律失常或 Q-T 间期延长。

(22)与吩噻嗪类药物合用,可导致严重的低血压或休克。

(23)与二氮嗪合用,可使血糖升高作用增强。

(24)与甲氧苄啶合用,易发生低钠血症。

(25)溴丙胺太林可明显增加本药的胃肠道吸收。

(26)过多输入氯化钠溶液可抵消本药的降压利尿作用。

【给药说明】 (1)应从最小有效剂量开始用药,以减少不良反应的发生,减少反射性肾素和醛固酮分泌。

(2)每日用药一次时,应在早晨用药,以免夜间排尿次数增多。间歇用药(非每日用药)能减少电解质紊乱发生的机会。

(3)有低钾血症倾向的患者,应酌情补钾或与潴钾利

尿药合用。

(4) 用药期间如出现口干、乏力、嗜睡、肌痛、腱反射消失等电解质紊乱的症状，应及时减量或停药。

(5) 高血压患者需做手术时，术前可不必停药，但麻醉医师应有所了解。

【用法与用量】　成人　口服。①治疗水肿性疾病：一次 25～50mg，一日 1～2 次，或隔日治疗，或每周连服 3～5 日。②治疗高血压：一日 25～100mg，分 1 次～2 次服用，并按降压效果调整剂量。

儿童　口服。每日按体重 1～2mg/kg 或体表面积 30～60mg/m², 分 1～2 次服用，并按疗效调整剂量。小于 6 个月的婴儿剂量可达每日 3mg/kg。

【制剂与规格】　氢氯噻嗪片：(1) 6.25mg；(2) 10mg；(3) 25mg；(4) 50mg。

低剂量氢氯噻嗪(6.25～25mg/d)与 ARB 组成固定单片复合制剂。

苄 氟 噻 嗪 [药典(二)]
Bendrofluazide

【适应证】　参阅"氢氯噻嗪"。

【药理】　(1) 药效学　参阅"氢氯噻嗪"

(2) 药动学　口服吸收迅速完全，口服后 1～2 小时开始起作用，6～12 小时达高峰，作用持续时间 18 小时以上。血浆蛋白结合率高达 94%，在体内代谢，绝大部分从尿排泄(30%为原型物)，少量由胆汁排泄，$t_{1/2}$ 为 8.5 小时。

【不良反应】　参阅"氢氯噻嗪"。

【禁忌证】　(1) 对本药过敏或对含磺胺类药物过敏者。

(2) 无尿者。

【注意事项】　参阅"氢氯噻嗪"。

【药物相互作用】　参阅"氢氯噻嗪"。

【给药说明】　参阅"氢氯噻嗪"。

【用法与用量】　成人　口服。①治疗水肿性疾病或尿崩症：开始一次 2.5～10mg，一日 1～2 次，或隔日服用，或一周连续服用 3～5 日；维持阶段则一次 2.5～5mg，一日 1 次，或隔日 1 次，或一周连续服用 3～5 日。②治疗高血压：开始一日 2.5～20mg，单次或分 2 次服，并酌情调整剂量。与其他降压药合用时，可减少本品剂量。

儿童　口服。①治疗水肿性疾病或尿崩症：一日 0.4mg/kg，分 1～2 次服；维持剂量一日 0.05～0.1mg/kg；②治疗高血压：一日 0.05～0.4mg/kg，分 1～2 次服。

【制剂与规格】　苄氟噻嗪片：5mg。

氯 噻 酮 [药典(二)]
Chlorthalidone

【适应证】　参阅"氢氯噻嗪"。

【药理】　(1) 药效学　利尿作用与氢氯噻嗪相当，对碳酸酐酶的抑制作用比氢氯噻嗪强。其余参阅"氢氯噻嗪"。

(2) 药动学　口服吸收不规则，口服 2 小时起效，作用持续 24～72 小时。主要与红细胞内碳酸酐酶结合，而与血浆蛋白结合很少，严重贫血时与血浆蛋白(主要是白蛋白)的结合增多。半衰期和作用持续时间显著长于其他噻嗪类药物的原因，是由于本品主要与红细胞内碳酸酐酶结合，故排泄和代谢均较慢。可通过胎盘，也可从乳汁中分泌。主要以原型从尿中排泄，部分在体内被代谢，由肾外途径排泄，胆道不是主要的排泄途径。$t_{1/2}$ 长达 35～50 小时。

【不良反应】　参阅"氢氯噻嗪"。

【禁忌证】　(1) 对本药或其他磺胺类药物过敏者。

(2) 无尿者。

【注意事项】　(1) 哺乳期妇女使用对乳儿的危害不能排除。

(2) 其余参阅"氢氯噻嗪"。

【药物相互作用】　参阅"氢氯噻嗪"。

【给药说明】　参阅"氢氯噻嗪"。

【用法与用量】　成人　口服。①治疗水肿性疾病：一日 25～100mg，或隔日 100～200mg；或一日 100～200mg，每周连服 3 日。也有一日剂量达 400mg。当肾脏疾病肾小球滤过率低于 10ml/min 时，用药间歇应在 24～48 小时以上。②治疗高血压：一日 25～100mg，1 次服用或隔日 1 次，并依据降压效果调整剂量。与其他降压药联合应用可以用较小剂量，一日 12.5～25mg。

儿童　口服。①5～12 岁，0.5～1.7mg/kg，晨起服用，隔日 1 次；②12～18 岁，25～50mg，晨起服用，一日 1 次或隔日 1 次。

【制剂与规格】　氯噻酮片：(1) 50mg；(2) 100mg。

甲 氯 噻 嗪
Methyclothiazide

【适应证】　参阅"氢氯噻嗪"。

【药理】　(1) 药效学　利尿作用为氢氯噻嗪的 10 倍。其余参阅"氢氯噻嗪"。

(2) 药动学　在口服后 2 小时开始，6 小时达高峰，持续 24 小时以上。由肾近曲小管排出，排泄较慢。

【不良反应】 参阅"氢氯噻嗪"。

【禁忌证】 (1)对本品或其他磺胺类药物过敏者。

(2)无尿者。

【注意事项】 (1)哺乳期妇女使用对乳儿的危害不能排除。

(2)其余参阅"氢氯噻嗪"。

【药物相互作用】 参阅"氢氯噻嗪"。

【给药说明】 治疗高血压时一般与其他降压药合用。其余参阅"氢氯噻嗪"。

【用法与用量】 成人 口服。①利尿：一次 2.5～10mg，一日 1 次。②降压：一次 2.5～5mg，一日 1 次。

儿童 口服。一日 0.05～0.2mg/kg，一日 1 次。

【制剂与规格】 甲氯噻嗪片：5mg。

(二)袢利尿药

呋 塞 米 [药典(二)；国基；医保(甲)]

Furosemide

【适应证】 ①水肿性疾病包括充血性心力衰竭、肝硬化、肾脏疾病(肾炎、肾病及各种原因所致急、慢性肾功能衰竭)，尤其是应用其他利尿药效果不佳时，应用本类药物仍可能有效。与其他药物合用治疗急性肺水肿和急性脑水肿等。

②高血压在高血压的阶梯疗法中，不作为治疗原发性高血压的首选药物，但当噻嗪类药物疗效不佳，尤其当伴有肾功能不全或出现高血压危象时，本类药物尤为适用。

③高钾血症及高钙血症。

④稀释性低钠血症尤其是血钠浓度低于 120mmol/L 时，须注意勿用大剂量。

⑤抗利尿激素分泌异常综合征(SIADH)。

⑥急性药物、毒物中毒如巴比妥类药物中毒等。

⑦用于放射性核素检查卡托普利加呋塞米介入肾动态显像，是诊断肾动脉狭窄的无创性方法，但有一定的假阳性及假阴性可能，临床应结合患者病情综合判定。

【药理】 (1)药效学 ①利尿作用：本药为高效利尿药，作用于髓袢升支粗段髓质部和皮质部，利尿作用强大，用药后尿中 H^+、Na^+、Cl^-、K^+、Mg^{2+}、Ca^{2+}排出增多。利尿作用于口服后 20～60 分钟开始，1～2 小时达高峰，可持续 4～6 小时。静脉用药后 2～5 分钟开始，20～60 分钟作用达高峰，可持续 2 小时。本药作用于髓袢升支粗段管腔膜上皮细胞 Na^+-K^+-$2Cl^-$协同转运载体，影响载体对 Na^+、Cl^-的转运，从而减少髓袢升支粗段对 Na^+、

Cl^-的重吸收，不仅使管腔液中 Na^+、Cl^-浓度升高，影响了肾脏的稀释功能；同时也使髓质间隙 Na^+、Cl^-浓度降低，妨碍髓质高渗状态的形成和维持，影响了肾脏的浓缩功能，导致 Na^+、Cl^-和水分的大量排出，产生强大的利尿作用。本药也影响载体对 K^+的转运，使髓袢升支粗段对 K^+的重吸收减少，加上远曲小管管腔液中 Na^+增多，通过 Na^+-K^+交换和 Na^+-H^+交换，使尿中 K^+、H^+排出增加。由于髓袢升支粗段对 K^+的重吸收减少，管腔内正电位降低，Mg^{2+}、Ca^{2+}的重吸收减少，故尿中 Mg^{2+}、Ca^{2+}的排出也增加。由于本药的利尿效应远较噻嗪类强大，尿中 Na^+、Cl^-、K^+、H^+排出增加，排出的 Cl^-多于 Na^+，故长期反复用药可出现低血容量、低钠血症、低钾血症和低氯性碱中毒。短期用药可增加尿酸排泄，长期使用本药则可能发生高尿酸血症。②对血流动力学的影响：呋塞米能使肾组织内前列腺素 E_2 含量升高，从而扩张肾血管，降低肾血管阻力，使肾血流量尤其是肾皮质深部血流量增加，以上在呋塞米的利尿作用中具有重要意义，也是其用于预防急性肾功能衰竭的理论基础。另外，与其他利尿药不同，本药在肾小管液流量增加的同时肾小球滤过率不下降，可能与流经致密斑的氯减少，从而减弱或阻断了球-管平衡有关。呋塞米能扩张肺部容量血管，降低肺毛细血管通透性，加之其具有利尿作用，使回心血量减少，左心室舒张末期压力降低，有助于急性左心衰竭的治疗。由于呋塞米可降低肺毛细血管通透性，为其治疗成人呼吸窘迫综合征提供了理论依据。③本药的利尿作用较噻嗪类利尿药强，存在明显的剂量-效应关系。随着剂量加大，利尿效果明显增强。因袢利尿药较噻嗪类利尿药的作用持续时间短，控制血压的效果也相对较弱，但体液潴留性高血压患者对噻嗪类利尿药耐药时或伴有肾功能损害的高血压患者应使用本药。在用本药时须避免血容量降低引起肾灌注不足，同时应注意大剂量利尿剂本身可造成肾小管坏死。

(2)药动学 ①口服吸收率为60%～70%，进食能减慢吸收，但不影响吸收率及其疗效。终末期肾脏病患者的口服吸收率降至43%～46%。

②充血性心力衰竭和肾病综合征等水肿性疾病患者，由于肠壁水肿，口服吸收率也下降，故上述情况应肠外途径用药。主要分布于细胞外液，血浆蛋白结合率为91%～97%，几乎均与白蛋白结合。

③能通过胎盘屏障，并从乳汁分泌。

④口服和静脉用药后作用开始时间分别为 30～60 分钟和 5 分钟，达峰时间为 1～2 小时和 0.33～1 小时。作用持续时间分别为 6～8 小时和 2 小时。

⑤$t_{1/2\beta}$存在较大的个体差异，正常人为30～60分钟，无尿患者延长至75～155分钟、肝肾功能同时严重受损者延长至11～20小时。

⑥新生儿由于肝肾廓清能力较差，$t_{1/2\beta}$延长至4～8小时。本药88%以原型从肾脏排泄，12%经肝脏代谢由胆汁排泄。肾功能受损者经肝脏代谢增多。

⑦本药不被血液透析清除。

【不良反应】 (1)常见者与水、电解质紊乱有关，尤其是大剂量或长期应用时，如体位性低血压、休克、低钾血症、低氯血症、低氯性碱中毒、低钠血症、低钙血症、低镁血症以及与此有关的口渴、乏力、肌肉酸痛和心律失常等。

(2)少见者有过敏反应(包括多形红斑、史-约综合征、间质性肾炎，甚至心脏骤停)、视物模糊、黄视症、光敏感、头晕、头痛、食欲缺乏、恶心、呕吐、腹痛、腹泻、胰腺炎、肌肉强直等，骨髓抑制导致粒细胞减少、血小板减少性紫癜和再生障碍性贫血，肝功能损害，指(趾)感觉异常，糖代谢紊乱(高血糖、尿糖阳性、原有糖尿病加重)，高尿酸血症。耳鸣、听力障碍多见于大剂量静脉快速注射时(每分钟剂量大于4～15mg)或是与其他耳毒性药物合用时，多为暂时性，少数为不可逆性，尤其是当与其他有耳毒性的药物同时应用时。在高钙血症时，可引起肾结石。尚有报道本药可加重特发性水肿。

【禁忌证】 对本药过敏者、无尿者禁用。

【注意事项】 (1)交叉过敏反应 对磺胺类药和噻嗪类利尿药过敏者，对本药可能亦过敏。

(2)本药可经乳汁分泌，哺乳期妇女使用对乳儿的危害不能排除，应慎用。

(3)本药在新生儿的半衰期明显延长，故新生儿用药间隔时间应延长。

(4)老年人应用本药时发生脱水、低血压、电解质紊乱、血栓形成和肾功能损害的机率增高。

(5)本品超剂量使用可引起水和电解质耗竭性的过度利尿，引起脱水和血容量减少，因此必须加强医学监测，根据患者的个体情况及时调整剂量。

(6)电解质耗竭者，用药前宜先纠正电解质失衡。

(7)肝昏迷患者在基本情况改善前，不推荐使用。

(8)可引起低钾血症，尤其是在电解质摄入不足、肝硬化、与高效利尿药合用、与皮质激素类或ACTH合用的情况下。

(9)对诊断的干扰 可致血糖升高、尿糖阳性，尤其是糖尿病或糖尿病前期患者。过度脱水可使血尿酸和尿素氮水平暂时性升高，血Na^+、Cl^-、K^+、Mg^{2+}和Ca^{2+}浓度下降。

(10)下列情况应慎用 ①严重肾功能损害者，有条件时应尽早选择血液净化治疗，而不是盲目加大剂量。如用药，则间隔时间应延长，以免出现耳毒性等副作用。如在使用过程中血氮质升高或出现少尿，应停药；②糖尿病；③高尿酸血症或有痛风病史者；④严重肝功能损害者，因水、电解质紊乱可诱发肝昏迷；⑤急性心肌梗死，过度利尿可促发休克；⑥胰腺炎或有此病史者；⑦有低钾血症倾向者，尤其是应用强心苷类药物或有室性心律失常者；⑧系统性红斑狼疮，本药可加重病情或诱发活动；⑨前列腺增生症患者。

(11)随访检查 ①血电解质，尤其是合用强心苷类药物或皮质激素类药物、合并肝肾功能损害者；②血压，尤其是用于降压，大剂量应用或用于老年人；③肾功能；④肝功能；⑤血糖；⑥血尿酸；⑦酸碱平衡情况；⑧听力。

【药物相互作用】 (1)糖皮质激素、盐皮质激素、促肾上腺皮质激素及雌激素能降低本药的利尿作用，并增加电解质紊乱尤其是低钾血症的发生机会。

(2)非甾体抗炎药能降低本药的利尿作用，肾损害机会增加，与前者抑制前列腺素合成、减少肾血流量有关。

(3)本药可增强降压药的降压作用，两者合用时，后者剂量应酌情调整。

(4)与可激动α受体的拟肾上腺素药及抗癫痫药合用时，利尿作用减弱。

(5)与氯贝丁酯合用，两药的作用均增强，并可出现肌肉酸痛、强直。

(6)与治疗剂量的多巴胺合用，利尿作用加强。

(7)饮酒及含乙醇制剂和可引起血压下降的药物能增强本品的利尿作用；与巴比妥类药物、麻醉药合用，易引起直立性低血压。

(8)本药可使尿酸排泄减少，血尿酸升高，故与治疗痛风的药物合用时，应调整后者的剂量。

(9)降低降血糖药的疗效。

(10)降低抗凝药物和抗纤溶药物的作用，主要是利尿后血容量下降，致血中凝血因子浓度升高，以及利尿使肝血液供应改善、肝脏合成凝血因子增多有关。

(11)本品加强非去极化型肌松药的作用，与血钾下降有关。手术如用筒箭毒碱作为肌松药，应于术前1周停用本药。

(12)与两性霉素、头孢菌素、氨基糖苷类抗生素等药物合用，肾毒性增加，尤其是原有肾损害时；与氨基糖苷类抗生素、依他尼酸或其他具有耳毒性的药物合用，耳毒性增加。

(13) 与抗组胺药合用时耳毒性增加，易出现耳鸣、头晕、眩晕。

(14) 与锂盐合用可增加锂浓度，锂毒性明显增加，应尽量避免合用。

(15) 服用水合氯醛后静脉注射本药可致出汗、面色潮红和血压升高，此与甲状腺素由结合状态转为游离状态增多，导致分解代谢加强有关。

(16) 与碳酸氢钠合用发生低氯性碱中毒机会增加。

(17) 与强心苷类合用应注意补钾，因低钾易致心律失常。

(18) 与三氧化二砷、氟哌利多、多非利特、苄普地尔、左醋美沙多、索他洛尔、酮色林等合用，由于本品可引发低钾或低镁血症，从而可诱发室性心律失常(Q-T间期延长，尖端扭转型室性心动过速)。

(19) 与阿司匹林相互竞争肾小管分泌，两者合用可使后者排泄减少。

(20) 与卡托普利合用偶可致肾功能恶化。

(21) 与食物合用，吸收减少，生物利用度可下降30%。

【给药说明】 (1) 药物剂量应个体化，从最小有效剂量开始，然后根据利尿反应调整剂量，以减少水、电解质紊乱等副作用的发生。

(2) 肠道外用药宜静脉给药、不主张肌内注射。常规剂量静脉注射应超过1~2分钟，大剂量静脉注射时每分钟不超过4mg。静脉用药剂量为口服的1/2时即可达到同样疗效。

(3) 本药为加碱制成的钠盐注射液，碱性较高，故静脉注射时宜用氯化钠注射液稀释，而不宜用葡萄糖注射液稀释。

(4) 存在低钾血症或低钾血症倾向时，应注意补钾。

(5) 如每日用药一次，应早晨服药，以免夜间排尿次数增多。

(6) 少尿或无尿患者应用较大剂量后无效时应停药。

(7) 肝肾功能同时受损者，本药更易在体内蓄积，容易出现不良反应。

【用法与用量】 成人 口服。①治疗水肿性疾病：起始剂量为20~40mg，一日1~2次，必要时6~8小时后追加20~40mg，直至出现满意利尿效果；但一般应控制在100mg以内，分2~3次服用，以防过度利尿和不良反应发生。部分患者剂量可减少至20~40mg，隔日1次，或一周中连续服药2~4日，一日20~40mg。紧急情况或不能口服者，可静脉注射，开始20~40mg，必要

时每2小时追加剂量，直至出现满意疗效。在非紧急情况下，不希望短期内快速利尿。维持用药阶段可分次给药。治疗急性左心衰竭时，起始40mg静脉注射，必要时每小时追加80mg，直至出现满意疗效。利尿效果差时不宜再增加剂量，以免导致肾毒性。治疗慢性肾功能不全时，一般一日剂量40~120mg。②治疗高血压：起始一日40~80mg，分2次服用，并酌情调整剂量。治疗高血压危象时，起始40~80mg静脉注射。伴急性左心衰竭或急性肾功能衰竭时，可酌情增加用量，必要时进行血液净化治疗。③治疗高钙血症：在充分水化前提下，一日口服80~120mg，分1~3次服。必要时，可静脉注射，一次20~80mg。

儿童 (1) 口服 一日2~3mg/kg，分2~3次服用。

(2) 静脉注射、静脉滴注 一次0.5~1mg/kg。

【制剂与规格】 呋塞米片：20mg。

呋塞米注射液：2ml:20mg。

注射用呋塞米：20mg。

托 拉 塞 米 [药典(二)；医保(乙)]

Torasemide

【适应证】 ①用于充血性心力衰竭、肝硬化腹水、肾脏疾病所致的水肿。②原发性高血压。

【药理】 (1) 药效学 ①托拉塞米作用于髓袢升支粗段，抑制髓质部及皮质部对Na^+、Cl^-的重吸收而发挥利尿及排钠作用。利尿作用于口服1小时内开始，1~2小时达高峰，可持续8小时。静脉用药后10分钟内开始，作用也可持续8小时。利尿作用较呋塞米强，离体灌流实验证明，10~20mg本品与40mg呋塞米的排钠作用相当。托拉塞米还可抑制远曲小管上皮细胞醛固酮与其受体结合，进一步增加其利尿、排钠效果，且使其排钾作用明显弱于其他强效髓袢利尿药。②本品生物半衰期较呋塞米长，通常每日只需用药1次即可，几乎无利尿抵抗现象。口服生物利用度(80%~90%)高于呋塞米(40%~50%)，口服和非肠道给药疗效几乎相同。③在较大的治疗剂量范围内，本品仍可以保持非常良好的线性时量以及量效关系。根据适应证的不同，可以从用于降压的2.5mg到用于严重肾衰的200mg。④本品通过增加尿量、减少机体水钠潴留，降低心脏前负荷，亦可扩张肺血容量而降低心脏后负荷，并有降低肺毛细血管通透性、抑制肺水肿形成和发展的作用。⑤本品对近曲小管的碳酸酐酶无抑制作用，从而排出碱性尿；对血清Mg^{2+}、尿酸、糖和脂类无明显影响。

(2) 药动学 口服吸收好，t_{max}为1小时，与食物同

服达峰时间延迟约 30 分钟。生物利用度为 76%～92%，血浆蛋白结合率为 97%～99%，分布容积为 0.2L/kg，消除半衰期为 2.2～5 小时，连续用药 8～21 天对半衰期无明显影响。主要在肝脏经 CYP2C9 代谢，生成的失活代谢产物（羧酸衍生物）从尿排泄，约 20% 以原型经尿排泄，主要通过近曲小管的主动分泌，肾清除率为 0.384～0.78L/h，总清除率为 3L/h。在慢性肾衰患者，托拉塞米的肾脏清除率减小，但血浆总清除率不受影响。肾功能下降的老年患者，服用托拉塞米的药动学特征与青年患者相似，其总的血浆清除率和消除半衰期保持不变。肝硬化患者的托拉塞米分布容积增大，其通过肝代谢的比例降低，而通过肾脏的排泄增加，因而半衰期会有所延长。对于伴肾功能损害的肝硬化患者，如心源性肝硬化患者，由于肝淤血和肾缺血，肝和肾的清除能力均降低，血浆半衰期延长。

【不良反应】 常见不良反应主要有疲劳、头晕、头痛、失眠、恶心、呕吐、消化不良、便秘、腹泻、肌痉挛、直立性低血压等。由于本药仅有 20% 治疗量经肾清除，故肾衰竭患者用药安全，也不会产生药物的蓄积作用。长期大量使用可能发生水和电解质平衡失调。治疗初期和年龄较大的患者常发生多尿，个别患者由于血液浓缩而引起低血压、精神紊乱、血栓性并发症及心或脑缺血引起心律失常、心绞痛、急性心肌梗死或昏厥等，另可见高血糖、低血钾（常发生在低钾饮食、呕吐、腹泻、快速给药、肝功能异常的患者）、高尿酸血症、低钙血症等。个别患者可出现皮肤过敏，偶见瘙痒、皮疹、光敏反应，罕见口干、肢体感觉异常、视觉障碍。本品有耳毒性。

【禁忌证】 (1)对本药、磺酰脲类或磺胺类药过敏者。

(2)无尿者。

(3)肝昏迷前期或肝昏迷患者。

(4)低血压、低血容量、低钾或低钠血症患者。

(5)严重排尿困难（如前列腺肥大）患者。

【注意事项】 (1)使用本品者应定期检查血电解质（特别是血钾）、血糖、尿酸、肌酐、血脂等。

(2)本品开始治疗前排尿障碍必须纠正，特别对老年病人或治疗刚开始时要仔细监察电解质和血容量的不足和血液浓缩的有关症状。

(3)肝硬化腹水患者应用本品进行利尿时，如有条件应住院进行治疗。这些病人如利尿过快，可造成严重的电解质紊乱和肝昏迷。

(4)本品与醛固酮拮抗剂或与保钾药物一起使用可防止低钾血症和代谢性碱中毒。

(5)前列腺肥大的患者排尿困难，使用本品尿量增多可导致尿潴留和膀胱扩张。

(6)在刚开始使用本品治疗或由其他药物转为使用本品治疗或开始一种新的辅助药物治疗时，个别人警觉状态受到影响（如在驾驶车辆或操作机器时）。

【药物相互作用】 (1)本药与水杨酸盐在肾小管产生排泄竞争，合用可能会增加后者的毒性。

(2)与华法林合用时，本品竞争性抑制 CYP2C9 调节华法林的代谢，华法林的血药浓度升高，清除下降，INR 升高。

(3)本品引起的低钾可加重强心苷类的不良反应。

(4)本品可加强盐和糖皮质类固醇和轻泻剂的钾消耗作用。

(5)非甾体类抗炎药（如吲哚美辛）和丙磺舒可降低本品的利尿和降压作用。

(6)本品可加强抗高血压药物的作用。

(7)本品连续用药或开始与一种血管紧张素转换酶抑制剂合并用药可能会使血压过度降低。

(8)本品可降低抗糖尿病药物的作用。

(9)本品在高剂量使用时可能会加重氨基糖苷类抗生素（如卡那霉素、庆大霉素、妥布霉素）、顺铂类制剂、头孢类的耳毒性与肾毒性。

(10)本品可加强箭毒样肌松药和茶碱类药物的作用。

(11)本品可降低去甲肾上腺素和肾上腺素的作用。

(12)当病人使用大剂量水杨酸盐类时本品可增加水杨酸盐类的毒性。

【给药说明】 (1)快速静脉注射可能发生短暂听力障碍，故单次不宜超过 200mg，注射时间不短于 2 分钟。

(2)本药开始治疗前须纠正排尿障碍（如前列腺增生等），尤其老年患者治疗开始前应监测血电解质、血容量情况。

(3)用药期间驾驶车辆或操作机械应谨慎。

【用法与用量】 成人 ①慢性心力衰竭：口服或静脉注射，初始剂量一般为一次 5～10mg，一日 1 次；递增至一次 10～20mg，一日 1 次。②慢性肾功能衰竭：一次 20mg，一日 1 次。③肝硬化：起始一次 5～10mg，一日 1 次，可逐渐加量，但一日剂量不超过 40mg。④静脉注射一日剂量不超过 50mg。

【制剂与规格】 托拉塞米片：(1)5mg；(2)10mg；(3)20mg。

托拉塞米胶囊：10mg。

托拉塞米注射液：(1)1ml:10mg；(2)2ml:10mg；

(3) 5ml:50mg。

注射用托拉塞米：(1) 10mg；(2) 20mg。

阿 佐 塞 米
Azosemide

【适应证】 原发性或继发性肾脏疾病、充血性心力衰竭以及肝硬化等所致水肿。

【药理】 (1) 药效学 本品为作用于髓袢的利尿剂，类似呋塞米，但降压作用较弱而抗血管升压素作用较强，主要通过抑制肾小管髓袢升支钠和氯的重吸收而产生利尿作用。用于利尿时，口服后 1 小时起效，2～4 小时达高峰，单次给药后作用持续 9 小时。对水肿患者作用可持续到 12 小时后。

(2) 药动学 口服吸收差，t_{max} 为 3～4 小时，生物利用度仅为 10%。肝脏代谢为主，以原型、氧化脱噻吩甲基物和葡萄糖醛酸结合物的形式经尿排泄。本药总清除率为 5.4L/h，健康成人口服本品，3～4 小时后达到血药峰浓度，半衰期为 2.3～2.7 小时。本品主要在肝脏代谢，口服后仅 2% 以原型药物随尿液排出，是否经乳汁排泄尚不清楚，本药总体清除率为 5.4L/h，在尿中以阿佐塞米原药、氧化脱噻吩甲基物和葡萄糖醛酸结合物的形式排泄。给药48小时后，尿和粪中的排泄率分别为4%和71%。

【不良反应】 (1) 代谢异常 常见低血钾、低血钠、低血氯性碱中毒等电解质紊乱，高尿酸血症，偶见高血糖症、高脂血症，有报道使用本药后可轻度降低肾脏对尿酸的排泄，致血尿酸轻度增高，临床使用时须仔细观察，发现异常时，应采取减量或停药等适当措施。

(2) 过敏症 偶见皮疹，发生这种症状时须停药。

(3) 消化系统 偶见天冬氨酸氨基转移酶(AST)、丙氨酸氨基转移酶(ALT)上升，此时须减量或停药。少见嗳气、呕吐、食欲不振、胃部不适、腹泻、口渴、便秘等。因偶见胰腺炎发生，须在临床中注意血清淀粉酶值的上升。

(4) 肾脏 少见的不良反应有多尿的发生，偶见尿素氮(BUN)、肌酐上升，碱性磷酸酶(ALP)上升较为少见，一旦发生，应采取停药等适当措施。

(5) 神经系统 偶见头晕、耳鸣、头痛等，停药后可好转或消失。

(6) 其他 偶见四肢无力、疲倦、肌肉痉挛、腓肠肌疼痛、关节痛、胸闷、脱水、血栓栓塞。

【禁忌证】 (1) 对本药、磺酰脲类或磺胺类药物过敏者。

(2) 无尿者。

(3) 肝昏迷患者。

(4) (低血钾引起的碱中毒恶化可能导致肝昏迷恶化)体液中低钠、低钾患者。

(5) (加重电解质紊乱)对磺胺类药物过敏的患者。

【注意事项】 使用本品应注意电解质紊乱、脱水，须从小剂量开始，连续使用时，须进行定期检查。

下列疾病慎用：晚期肝硬化患者，严重冠状动脉硬化或脑动脉硬化患者，严重肾功能衰竭患者，肝实质性病变、肝功能障碍患者，有痛风、糖尿病病史或遗传家族患者，腹泻、呕吐患者，正在服用头孢菌素类抗生素、氨基糖苷类抗生素、洋地黄类药物、糖肾上腺皮质激素类药物、促肾上腺皮质激素(ACTH)、水杨酸衍生物或者非甾体类消炎镇痛药的患者，进行低盐疗法的患者，老年患者，孕妇(2～6 个月)或有妊娠可能性的妇女，哺乳妇女，未足月婴儿、哺乳期婴儿。

【药物相互作用】 (1) 与血管紧张素转换酶抑制药合用，可发生直立性低血压。

(2) 与强心苷类药物(如地高辛)合用，可致强心苷类中毒，应避免合用。

(3) 与锂剂合用，可因近端肾小管对钠和锂的重吸收增加而导致血清锂浓度升高，可发生锂中毒，表现为乏力、震颤、极度口渴、意识模糊等。

(4) 与三氧化二砷、苄普地尔、氟哌利多、左醋美沙多、索他洛尔、多非利特等合用，可因低钾血症导致尖端扭转型室性心律失常。合用时应密切监测血钾和血镁水平，也可换用或合用留钾利尿药。

(5) 与酮色林、阿司咪唑、特非那定等合用，可发生室性心律失常，应避免。

(6) 不能与下述药物合并使用：升压胺(去甲肾上腺素等)，筒箭毒碱及其类似作用物质。

(7) 与下述药物合并使用须注意：降压药，氨基糖苷类抗生素(庆大霉素、阿米卡星等)，头孢菌素类抗生素，洋地黄，糖肾上腺皮质激素类药物及促肾上腺皮质激素(ACTH)，糖尿病治疗药，水杨酸衍生物，非甾体类消炎镇痛药(吲哚美辛等)，痛风治疗药。

【给药说明】 (1) 本药不宜长期服用。

(2) 低盐饮食的患者慎用本药。

【用法与用量】 口服。一次 30～60mg，一日 1 次，于早餐时服用。根据患者年龄、症状调整剂量。

【制剂与规格】 阿佐塞米片：30mg。

布 美 他 尼 [药典(二)；医保(乙)]
Bumetanide

【适应证】 ①水肿性疾病包括充血性心力衰竭、肝硬化、肾脏疾病(肾炎、肾病及各种原因所致的急、慢性肾功能衰竭),尤其是应用其他利尿药效果不佳时,应用本类药物仍可能有效。与其他药物合用治疗急性肺水肿和急性脑水肿等。

②高血压在高血压的阶梯疗法中,不作为治疗原发性高血压的首选药物,但当噻嗪类药物疗效不佳。尤其当伴有肾功能不全或出现高血压危象时,本类药物尤为适用。

③预防急性肾功能衰竭用于各种原因导致肾脏血流灌注不足,例如失水、休克、中毒、麻醉意外以及循环功能不全等,在纠正血容量不足的同时及时应用,可减少急性肾小管坏死的机会。

④高钾血症及高钙血症。

⑤稀释性低血症尤其是当血钠浓度低于120mmol/L时。

⑥抗利尿激素分泌过多症(SIADH)。

⑦急性药物毒物中毒如巴比妥类药物中毒等。

⑧对某些呋塞米无效的病例仍可能有效。

【药理】 (1)药效学　参阅"呋塞米"。本品对Na^+-K^+-$2Cl^-$协同转运载体的抑制作用比呋塞米强,故其利尿作用为呋塞米的20~60倍。本药对远曲小管无作用,抑制碳酸酐酶的作用较弱,故排钾作用小于呋塞米。对血流动力学的作用与呋塞米相同。利尿作用在口服后30~60分钟起效,1~2小时达高峰,持续4小时(用1~2mg时,大剂量时为4~6小时)。静脉注射数分钟起效,15~30分钟作用达高峰,作用持续约2小时。

(2)药动学　口服几乎完全迅速吸收,生物利用度为80%~95%。充血性心力衰竭和肾病综合征等水肿性疾病时,由于肠道黏膜水肿,口服吸收率下降。血浆蛋白结合率为94%~96%。口服和静脉注射的作用开始时间分别为30~60分钟和数分钟,作用达峰时间为1~2小时和15~30分钟。作用持续时间为4小时(应用1~2mg时,大剂量时为4~6小时)和3.5~4小时。$t_{1/2}$为60~90分钟,略长于呋塞米,肝肾功能受损时延长。本药不被透析清除。用药量的77%~85%经尿排泄,其中45%为原型,15%~23%胆汁和粪便排泄,本药经肝脏代谢较少。

【不良反应】 与呋塞米基本相同,但未见间质性肾炎和黄视、光敏感。偶见恶心、头痛、头晕、低血压、高尿酸血症、低钾血症、未婚男性遗精和阴茎勃起困难。大剂量时可发生肌肉酸痛、胸痛。对糖代谢的影响、耳毒性可能小于呋塞米。可引起血小板减少。

常见者与水、电解质紊乱有关,尤其是大剂量或长期应用时,如体位性低血压、休克、低钾血症、低氯血症、低氯性碱中毒、低钠血症、低钙血症以及与此有关的口渴、乏力、肌肉酸痛、心律失常等。

少见者有过敏反应(包括皮疹、甚至心脏骤停)、头晕、头痛、纳差、恶心、呕吐、腹痛、腹泻、胰腺炎、肌肉强直等,骨髓抑制导致粒细胞减少,血小板减少性紫癜和再生障碍性贫血,肝功能损害,指(趾)感觉异常,高糖血症,尿糖阳性,原有糖尿病加重,高尿酸血症。耳鸣、听力障碍多见于大剂量静脉快速注射时(每分钟剂量大于4~15mg),多为暂时性,少数为不可逆性,尤其当与其他有耳毒性的药物同时应用时。在高钙血症时,可引起肾结石。尚有报道本药可加重特发性水肿。偶见未婚男性遗精和阴茎勃起困难。大剂量时可发生肌肉酸痛、胸痛。对糖代谢的影响可能小于呋塞米。

【禁忌证】 (1)对本药或磺胺类药物过敏者。

(2)无尿者。

(3)肝昏迷者。

(4)严重电解质紊乱者。

【注意事项】 (1)交叉过敏　对磺胺药和噻嗪类利尿药过敏者,对本药可能亦过敏。

(2)对诊断的干扰　可致血糖升高、尿糖阳性,尤其是糖尿病或糖尿病前期患者,过度脱水可使血尿酸和尿素氮水平暂时性升高。血Na^+、Cl^-、K^+、Ca^{2+}和Mg^{2+}浓度下降。

(3)下列情况慎用　①无尿或严重肾功能损害者,后者因需加大剂量,故用药间隔时间应延长,以免出现耳毒性等副作用;②糖尿病;③高尿酸血症或有痛风病史者;④严重肝功能损害者,因水电解质紊乱可诱发肝昏迷;⑤急性心肌梗死,过度利尿可促发休克;⑥胰腺炎或有此病史者;⑦有低钾血症倾向者,尤其是应用洋地黄类药物或有室性心律失常者;⑧前列腺肥大。

(4)随访检查　①血电解质,尤其是合用洋地黄类药物或皮质激素类药物、肝肾功能损害者;②血压,尤其是用于降压,大剂量应用或用于老年人;③肾功能;④肝功能;⑤血糖;⑥血尿酸;⑦酸碱平衡情况;⑧听力。

(5)动物实验提示本药能延缓胎儿生长和骨化。对新生儿和乳母的情况尚不清楚。能增加尿磷的排泄量,可干扰尿磷的测定。

(6)运动员慎用。

【药物相互作用】 (1)肾上腺糖、盐皮质激素,促肾上腺皮质激素及雌激素能降低本药的利尿作用,并增加电解质紊乱尤其是低钾血症的发生机会。

(2)非甾体类消炎镇痛药能降低本药的利尿作用,肾损害机会也增加,与前者抑制前列腺素合成,减少肾血流量有关。

(3) 与拟交感神经药物及抗惊厥药物合用,利尿作用减弱。

(4) 与氯贝丁酯(安妥明)合用,两药的作用均增强,并可出现肌肉酸痛、强直。

(5) 与多巴胺合用,利尿作用加强。

(6) 饮酒及含酒精制剂和可引起血压下降的药物能增强本药的利尿和降压作用;与巴比妥类药物、麻醉药合用,易引起体位性低血压。

(7) 本药可使尿酸排泄减少,血尿酸升高,故与治疗痛风的药物合用时,后者的剂量应作适当调整。

(8) 降低降血糖药的疗效。

(9) 降低抗凝药物和抗纤溶药物的作用,主要是利尿后血容量下降,致血中凝血因子浓度升高,以及利尿使肝血液供应改善、肝脏合成凝血因子增多有关。

(10) 本药加强非去极化肌松药的作用,与血钾下降有关。

(11) 与两性霉素、头孢霉素、氨基糖苷类等抗生素合用,肾毒性和耳毒性增加,尤其是原有肾损害时。

(12) 与抗组胺药物合用时耳毒性增加,易出现耳鸣、头晕、眩晕。

(13) 与锂合用肾毒性明显增加,应尽量避免。

(14) 服用水合氯醛后静注本药可致出汗、面色潮红和血压升高,此与甲状腺素由结合状态转为游离状态增多,导致分解代谢加强有关。

(15) 与碳酸氢钠合用发生低氯性碱中毒机会增加。

【给药说明】 本药注射液不宜加入酸性注射液中静脉滴注,以免引起沉淀。

【用法与用量】 成人 ①治疗水肿性疾病或高血压:口服,起始一日 0.5~2mg,必要时每 4~5 小时重复,最大剂量一日可达 10~20mg。也可间隔用药,即每隔 1~2 日用药 1 日。静脉或肌内注射,起始 0.5~1mg,必要时间隔 2~3 小时重复,最大剂量为一日 10mg。②治疗急性肺水肿:静脉注射,起始 1~2mg,必要时间隔 20 分钟重复,也可将 2~5mg 稀释后缓慢滴注(不短于 30~60 分钟)。

儿童 (1)口服 一次 0.01~0.02mg/kg,必要时每 4~6 小时给药 1 次。

(2)静脉注射、静脉滴注 剂量同口服。

【制剂与规格】 布美他尼片:1mg。

布美他尼注射液:(1)2ml:0.5mg;(2)2ml:1mg。

注射用布美他尼:(1)0.5mg;(2)1mg。

依 他 尼 酸 [药典(二)]
Ethacrynic Acid

【适应证】 (1)CDE 适应证 ①水肿性疾病包括充血性心力衰竭、肝硬化、肾脏疾病(肾炎、肾病及各种原因所致的急、慢性肾功能衰竭),尤其是应用其他利尿药效果不佳时,应用本类药物仍可能有效。与其他药物合用治疗急性肺水肿和急性脑水肿等。

②高血压在高血压的阶梯疗法中,不作为治疗原发性高血压的首选药物,但当噻嗪类药物疗效不佳,尤其当伴有肾功能不全或出现高血压危象时,本类药物尤为适用。

③预防急性肾功能衰竭用于各种原因导致肾脏血流灌注不足,例如失水、休克、中毒、麻醉意外以及循环功能不全等,在纠正血容量不足的同时及时应用,可减少急性肾小管坏死的机会。

④高钾血症及高钙血症。

⑤稀释性低钠血症尤其是当血钠浓度低于 120mmol/L 时。

⑥抗利尿激素分泌过多症(SIADH)。

⑦急性药物毒物中毒如巴比妥类药物中毒等。

(2) 国外适应证 ①用于恶性、特发性水肿和淋巴水肿引发腹水的短期治疗。

②用于除婴儿外的先天性心脏病或肾病综合征的儿科住院患者的短期治疗。

【药理】 (1)药效学 参阅"呋塞米"。利尿作用于口服后 30 分钟内起效,2 小时达高峰,持续 6~8 小时。静脉注射 5 分钟起效,15~30 分钟达高峰,可持续 2 小时。

(2)药动学 口服吸收快而完全,血浆蛋白结合率 91%~97%,生物利用度为 100%。67%经肾脏排泄,33%经胆汁和粪便排泄,其中 20%为原型药物。$t_{1/2}$ 存在较大的个体差异,正常人为 30~60 分钟,无尿患者延长至 75~155 分钟,肝肾功能同时严重受损者延长至 11~20 小时。新生儿由于肝肾廓清能力较差,延长至 4~8 小时。88%以原型经肾脏排泄,12%经肝脏代谢由胆汁排泄。肾功能受损者经肝脏代谢增多。本药不被透析清除。

【不良反应】 (1)与呋塞米基本相同,但胃肠道反应、水样腹泻和耳毒性较呋塞米多见。尚可引起吞咽困难、食欲缺乏、痛风、眩晕、疲劳、视物模糊、血尿、皮疹、注射部位疼痛和消化道出血。可引起低血糖,但对糖代谢的影响较呋塞米轻。

(2)其他严重的反应有胰腺炎(罕见)、粒细胞缺症、中性粒细胞减少症、血小板减少症、肝毒性(罕见)、黄疸(罕见)、耳鸣、耳聋等。

【禁忌证】 (1)对本药过敏者。

(2)婴幼儿患者。

(3)严重水样腹泻者。

(4)无尿者。

【注意事项】 (1)交叉过敏反应　未见与磺胺类包括噻嗪类利尿药有交叉过敏反应。

(2)对诊断的干扰　可致血糖升高、尿糖阳性，尤其是糖尿病或糖尿病前期患者，过度脱水可使血尿酸和尿素氮水平暂时性升高。血 Na^+、Cl^-、K^+、Ca^{2+} 和 Mg^{2+} 浓度下降。

(3)下列情况慎用　①无尿或严重肾功能损害者，后者因需加大剂量，故用药间隔时间应延长，以免出现耳毒性等副作用；②糖尿病；③高尿酸血症或有痛风病史者；④严重肝功能损害者，因水电解质紊乱可诱发肝昏迷；⑤急性心肌梗死，过度利尿可促发休克；⑥胰腺炎或有此病史者；⑦有低钾血症倾向者，尤其是应用洋地黄类药物或有室性心律失常者；⑧前列腺肥大。

(4)随访检查　①血电解质，尤其是合用洋地黄类药物或皮质激素类药物、肝肾功能损害者；②血压，尤其是用于降压，大剂量应用或用于老年人；③肾功能；④肝功能；⑤血糖；⑥血尿酸；⑦酸碱平衡情况；⑧听力。

(5)药物剂量应个体化，从最小有效剂量开始，然后根据利尿反应调整剂量，以减少水、电解质紊乱等不良反应的发生。每日一次给药，应于早晨服用。

(6)存在低钾血症或低钾血症倾向时，应注意补充钾盐。

(7)与降压药合用时，后者剂量应酌情调整。

(8)少尿或无尿患者应用最大剂量后 24 小时仍无效时应停药。

(9)本药是否可通过胎盘或由乳汁分泌尚不清楚，50 倍于大剂量时可引起胎鼠体重下降。

(10)本药在新生儿的半衰期明显延长，故新生儿用药间隔应延长。

(11)老年人应用本药时发生低血压、电解质紊乱，血栓形成和肾功能损害的机会增多。

【药物相互作用】 (1)肾上腺糖、盐皮质激素，促肾上腺皮质激素及雌激素能降低本药的利尿作用，并增加电解质紊乱尤其是低钾血症的发生机会。

(2)非甾体类消炎镇痛药能降低本药的利尿作用，肾损害机会也增加，与前者抑制前列腺素合成、减少肾血流量有关。

(3)与拟交感神经药物及抗惊厥药物合用，利尿作用减弱。

(4)与氯贝丁酯(安妥明)合用，两药的作用均增强，并可出现肌肉酸痛、强直。

(5)与多巴胺合用，利尿作用加强。

(6)饮酒及含酒精制剂和可引起血压下降的药物能增强本药的利尿和降压作用；与巴比妥类药物、麻醉药合用，易引起体位性低血压。

(7)本药可使尿酸排泄减少，血尿酸升高，故与治疗痛风的药物合用时，后者的剂量应作适当调整。

(8)降低降血糖药的疗效。

(9)降低抗凝药物和抗纤溶药物的作用，主要是利尿后血容量下降，致血中凝血因子浓度升高，以及利尿使肝血液供应改善、肝脏合成凝血因子增多有关。

(10)本药加强非去极化肌松药的作用，与血钾下降有关。

(11)与两性霉素、头孢霉素、氨基糖苷类等抗生素合用，肾毒性和耳毒性增加，尤其是原有肾损害时。

(12)与抗组胺药物合用时耳毒性增加，易出现耳鸣、头晕、眩晕。

(13)与锂合用肾毒性明显增加，应尽量避免。

(14)服用水合氯醛后静注本药可致出汗、面色潮红和血压升高，此与甲状腺素由结合状态转为游离状态增多，导致分解代谢加强有关。

(15)与碳酸氢钠合用发生低氯性碱中毒机会增加。

【给药说明】 静脉注射应缓慢，一般在 30 分钟注射完毕。反复用药应更换注射部位，以免引起静脉炎。不可皮下或肌内注射。其他同"呋塞米"。

【用法与用量】 **成人** 治疗水肿性疾病，起始剂量为 50mg，上午一次性顿服，进餐或餐后立即服用。按需要每日增加剂量 25～50mg，直至最小有效剂量。一般有效剂量范围为一日 50～150mg，最大剂量一日 400mg。维持剂量多为一日 50～200mg，每日或隔 1～2 日服用 1 次。当急性肺水肿或口服用药疗效不佳时可静脉用药，起始剂量 50mg 或按体重 0.5～1mg/kg，溶解于 5%葡萄糖注射液或氯化钠注射液(1mg/ml)中缓慢滴注，必要时 2～4 小时后重复。有反复者可每 4～6 小时重复 1 次，危重情况可每小时重复 1 次，一般一日剂量不超过 100mg。

儿童 (1)口服　一日 0.5～1mg/kg，分 1～3 次服。

(2)静脉注射、静脉滴注　一次 0.5～1mg/kg，缓慢静脉注射或静脉滴注。

【制剂与规格】 依他尼酸片：25mg。

注射用依他尼酸钠：2ml:20mg。

（三）保钾利尿药

螺 内 酯 [药典(二)；国基；医保(甲)]
Spironolactone

【适应证】 (1)CDE 适应证 ①水肿性疾病：与其他利尿药合用，治疗充血性水肿、肝硬化腹水、肾性水肿等水肿性疾病，其目的在于纠正上述疾病时伴发的继发性醛固酮分泌增多，并对抗其他利尿药的排钾作用。也用于特发性水肿的治疗。

②高血压：作为治疗高血压的辅助药物。

③原发性醛固酮增多症：螺内酯可用于此病的诊断和治疗。

④低钾血症的预防：与噻嗪类利尿药合用，增强利尿效应和预防低钾血症。

(2)国外适应证 心力衰竭：治疗 NYHA Ⅲ-Ⅳ 类心力衰竭和射血分数降低的心力衰竭，以提高生存率，控制水肿，并减少因心力衰竭而住院的需要。

(3)超说明书适应证 ①痤疮：美国 FDA 未批准螺内酯用于治疗成人寻常痤疮。Thomson 有效性、推荐等级和证据强度：成人，有效性等级 Class Ⅱa，证据支持有效(Evidence Favors Efficacy)；推荐等级 Class Ⅱb，在某些情况下推荐使用(Recommended, In Some)；证据强度 Category B。

②多囊卵巢综合征所致多毛症：美国 FDA 未批准螺内酯用于治疗多囊卵巢综合征所致多毛症。Thomson 有效性、推荐等级和证据强度：成人，有效性等级 Class Ⅱa，证据支持有效(Evidence Favors Efficacy)；推荐等级 Class Ⅱb，在某些情况下推荐使用(Recommended, In Some)；证据强度 Category B。

【药理】 (1)药效学 本品结构与醛固酮相似，为醛固酮受体的竞争性抑制药。作用于末端远曲小管和集合管的醛固酮受体，阻止断 Na^+-K^+ 和 Na^+-H^+ 交换，使 Na^+、Cl^- 和水排泄增多，K^+、Mg^{2+}、H^+ 排泄减少，对 Ca^{2+} 和 $H_2PO_4^-$ 的作用不定。由于本药仅作用于末端远曲小管和集合管，对肾小管其他各段无作用，故利尿作用较弱。另外，本药对肾小管以外的醛固酮受体也有作用。

(2)药动学 本药口服吸收较好，生物利用度大约90%，血浆蛋白结合率在 90%以上，进入体内后80%由肝脏迅速代谢为有活性的坎利酮(canrenone)，口服 1 日左右起效，2～3 日达高峰，停药后作用仍可维持 2～3日。依服药方式不同 $t_{1/2}$ 有所差异，每日服药 1～2 次时平均 19 小时(13～24 小时)，每日服药 4 次时缩短为 12.5

小时(9～16 小时)。无活性代谢产物从肾脏和胆道排泄，约有 10%以原型从肾脏排泄。

【不良反应】 (1)常见不良反应 ①高钾血症：最为常见，尤其是单独用药、进食高钾饮食、与钾剂或含钾药物如青霉素钾等合用以及存在肾功能损害、少尿、无尿时。即使与噻嗪类利尿药合用，高钾血症的发生率仍可达 8.6%～26%，且常以心律失常为首发表现，故用药期间必须密切随访血钾和心电图。②胃肠道反应：如恶心、呕吐、胃痉挛和腹泻；尚有报道可致消化性溃疡。

(2)少见不良反应 ①低钠血症：单独应用时少见，与其他利尿药合用时发生率增高。②抗雄激素样作用或对其他内分泌系统的影响：长期服用本药可致男性乳房发育、阳痿、性功能低下，可致女性乳房胀痛、声音变粗、毛发增多、月经失调、性功能下降。③中枢神经系统表现：长期或大剂量服用本药可发生行走不协调、头痛等。

(3)罕见不良反应 ①过敏反应：出现皮疹甚至呼吸困难。②暂时性血肌酐、尿素氮升高：主要与过度利尿、有效血容量不足、肾小球滤过率下降有关。③轻度高氯性酸中毒。④肿瘤：有报道 5 例患者长期服用本药和氢氯噻嗪发生乳腺癌。

【禁忌证】 (1)对本药或对其他磺酰脲类药物过敏者。

(2)高钾血症患者。

(3)急性肾功能不全者。

(4)无尿者。

(5)肾排泄功能严重损害者。

【注意事项】 (1)本品在动物的慢性毒性试验中可致瘤，因此应避免扩大适应证使用。

(2)可引发严重的高钾血症，宜监测之。一旦出现，须暂停或停止使用并可能需医学处理。

(3)避免补钾、应用富钾的食物或应用钾盐类替代物。

(4)肾功能损害者可发生高钾血症。

(5)严重心衰患者使用本品可引起严重或致死性的高钾血症，须监测。

(6)可引发或加重稀释性低钠血症，尤其对于合用利尿药治疗或高温气候下的水肿性患者。

(7)失代偿性肝硬化患者使用本品，即使肾功能正常，也可发生高氯性代谢性酸中毒，但可逆转。

(8)严重呕吐或接受输液的患者，出现水和电解质不平衡的风险增加。

(9)本药的代谢物坎利酮可从乳汁分泌，哺乳期妇女应慎用。

（10）老年人用药较易发生高钾血症和利尿过度。

（11）对诊断的干扰　①使荧光法测定血浆皮质醇浓度升高，故取血前 4～7 日应停用本药或改用其他测定方法。②使血肌酐和尿素氮（尤其在原有肾功能损害时）、血浆肾素、血镁、血钾测定值升高，尿钙排泄可能增多，而尿钠排泄减少。

（12）下列情况慎用　①乳房增大或月经失调者。②肝功能不全，因本药引起电解质紊乱可诱发肝昏迷。③低钠血症。④酸中毒，可加重酸中毒或促发本药所致高钾血症。

【药物相互作用】　（1）肾上腺皮质激素（尤其是具有较强盐皮质激素作用者）、促肾上腺皮质激素能减弱本药的利尿作用，并拮抗本药的留钾作用。

（2）雌激素可引起水钠潴留，从而减弱本药的利尿作用。

（3）非甾体抗炎药，尤其是吲哚美辛，能降低本药的利尿作用，且合用时肾毒性增加。

（4）与激动 α 受体的拟肾上腺素药合用可降低本药的降压作用。

（5）治疗剂量的多巴胺可加强本药的利尿作用。

（6）与引起血压下降的药物合用，利尿和降压作用均加强。

（7）与依普利酮或氨苯蝶啶等其他留钾利尿药合用，留钾的作用相加，引起高钾血症的风险增加，属禁忌。

（8）与下列药物合用时，发生高钾血症的概率增高，如含钾药物、库存血（含钾 30mmol/L，如库存 10 日以上含钾高达 65mmol/L）、血管紧张素转换酶抑制药、血管紧张素 II 受体拮抗药、精氨酸、他克莫司和环孢素等。有报道与卡托普利、依那普利或精氨酸合用引起致死性心脏事件。

（9）与三氧化二砷、氟哌利多、左醋美沙多、索他洛尔合用，如患者发生低血钾或低血镁，则增加 Q-T 间期延长的风险。

（10）与葡萄糖胰岛素注射液、碱剂、钠型降钾交换树脂合用，可减少发生高钾血症的机会。

（11）本药使地高辛半衰期延长而导致中毒。

（12）与氯化铵、考来烯胺合用易发生代谢性酸中毒。

（13）甘珀酸钠、甘草类制剂具有醛固酮样作用，合用可降低本药的利尿作用；而本药可减弱甘珀酸钠对溃疡的愈合作用。

（14）与锂盐合用，锂排出减少，血锂浓度增高。

（15）与噻嗪类利尿药或氯磺丙脲合用，可引起低钠血症。

（16）与华法林合用，抗凝作用减弱。

【给药说明】　（1）给药应个体化，从最小有效剂量开始使用，以减少电解质紊乱等副作用的发生。如每日服药一次，应于早晨服药，以免夜间排尿次数增多。

（2）用药前应了解患者血钾浓度，但在某些情况血钾浓度并不能代表机体钾含量，如酸中毒时钾从细胞内转移至细胞外而易出现高钾血症，酸中毒纠正后血钾即可下降。

（3）本药起作用较慢，而维持时间较长，故首日剂量可增加至常规剂量的 2～3 倍，以后酌情调整剂量。与其他利尿药合用时，可先于其他利尿药 2～3 日服用。在已应用其他利尿药再加用本药时，其他利尿药剂量在最初 2～3 日可减量 50%，以后酌情调整剂量。在停药时，本药应先于其他利尿药 2～3 日停。

（4）用药期间如出现高钾血症，应立即停药。

（5）应于进食时或餐后服药，以减少胃肠道反应，并可能提高本药的生物利用度。

【用法与用量】　成人　①治疗水肿性疾病：一日 40～120mg，分 2～4 次服用，至少连服 5 日，以后酌情调整剂量。②治疗高血压：开始一日 40～80mg，分次服用，至少 2 周，以后酌情调整剂量，不宜与血管紧张素转换酶抑制药合用，以免发生高钾血症。③治疗原发性醛固酮增多症：手术前患者每日用量 100～400mg，分 2～4 次服用；不宜手术的患者，则选用较小剂量维持。④诊断原发性醛固酮增多症：长期试验，每日 400mg，分 2～4 次，连续 3～4 周；短期试验，每日 400mg，分 2～4 次服用，连续 4 日。老年人对本药较敏感，开始用量宜偏小。⑤心力衰竭：开始治疗 25mg，每日 1 次。

儿童　治疗水肿性疾病：开始每日按体重 1～3mg/kg 或按体表面积 30～90mg/m²，单次或分 2～4 次服，连服 5 日后酌情调整剂量。最大剂量为每日 3～9mg/kg 或 90～270mg/m²。

【制剂与规格】　螺内酯胶囊：20mg。

螺内酯片：（1）4mg；（2）12mg；（3）20mg。

依普利酮 [药典（二）]

Eplerenone

【适应证】　①心肌梗死后心力衰竭。②高血压。

【药理】　（1）药效学　本药是选择性醛固酮受体拮抗药。醛固酮是人体内肾素-血管紧张素-醛固酮系统（RAAS）中的重要成分，在心血管系统的生理和病理调节中起重要作用。在病理条件下 RAAS 被激活，使醛固酮合成和释放增加，可引起：①电解质紊乱，水钠潴留、镁和钾排泄增加；②儿茶酚胺增加，大量醛固酮可阻断心肌对儿茶酚胺的摄取，从而使细胞外儿茶酚胺增多；③增加去甲肾上腺素的摄取；④心肌重构。故体内长期醛固酮增多可导致高血压、心力衰竭、心肌缺血、心律失常、水肿、蛋白尿和肾血管损伤的发生和发展。因此，阻滞醛固酮与其受体结合，可拮抗醛固酮对血管、心、脑、肾等靶器官的损伤而产生保护作用。本药抗肾上腺盐皮质激素受体的活性是螺内酯的 2 倍，而对雄激素和黄体受体的亲和力比螺内酯低，故对性激素的影响较螺内酯小。

(2)药动学　口服吸收好，食物不影响其吸收。口服后 1.5 小时达血药峰浓度。蛋白结合率为 50%，半衰期为 4～6 小时。肾功能不全者的血药峰浓度和浓度-曲线下面积均有所增加，透析不能清除。在体内主要由肝细胞 CYP3A4 酶代谢，其中 2/3 由肾脏排出、1/3 由粪便排出体外。

【不良反应】　常见的有高钾血症(3.4%)、血清肌酐升高(2.4%)、头痛、眩晕、血清氨基转移酶升高、恶心、消化不良、肌肉痉挛等；偶见下肢水肿、尿频、勃起障碍、女性乳房发育、异常阴道出血、咳嗽、乏力及流感样症状等。

严重的：心绞痛、心肌梗死。

【禁忌证】　(1)依普利酮的禁忌证包括：对本药过敏者；高钾血症(>5.5mmol/L)者；严重肾功能损害者(肌酐清除率≤30ml/min)；严重肝功能损害者(Child-Pugh 分级 C 级)；同时服用保钾利尿剂的患者；同时给予强 CYP3A 抑制剂(如酮康唑、伊曲康唑、奈法唑酮、曲利安霉素、克拉霉素、利托那韦和奈非那韦)的患者。

(2)依普利酮禁止用于以下患者的高血压治疗：2 型糖尿病伴微量白蛋白尿；男性血清肌酐>2.0mg/dl，女性>1.8mg/dl；肌酐清除率<50ml/min；钾补充剂或保钾利尿剂(如阿米洛利、螺内酯或氨苯蝶啶)的联合给药。

【注意事项】　(1)应用本品期间应注意电解质尤其是血钾的监测。肾功能减退者、伴肾功能损害的心梗后心衰患者或糖尿病患者(尤其是有蛋白尿者)出现高钾血症的风险增高。如出现高钾血症，宜停药或减量。

(2)哺乳期应用本药不能排除对乳儿造成危险。

(3)目前尚未确定本药在儿童中使用的安全性和有效性。

【药物相互作用】　(1)与血管紧张素转换酶抑制药(ACEI)、血管紧张素Ⅱ受体拮抗药(AⅡR)、β 受体拮抗药联用，可增强降压作用且对治疗心力衰竭有协同作用。与 ACEI 联用可致血钾升高，应注意血钾监测或加用排钾利尿药。

(2)禁止与强效 CYP3A4 酶抑制药(如克拉霉素、伊曲康唑、酮康唑、奈法唑酮、奈非那韦、利托那韦等)合用。

(3)与中效 CYP3A4 酶抑制药(如氟康唑、维拉帕米、红霉素、沙奎那韦等)合用时，本药剂量应减半，并应加强对血钾和肌酐的监测。

(4)禁止与补钾药或其他留钾利尿药合用，如钾盐、阿米洛利、螺内酯、氨苯蝶啶等。

(5)目前还没有关于依普利酮与 NSAIDs 相互作用的研究。NSAIDs 与其他保钾抗高血压药一起服用，已被证明降低了一些患者的抗高血压作用，并导致肾功能受损患者出现严重高钾血症。因此，当依普利酮和 NSAIDs 同时使用时，监测血压和血清钾水平。

【给药说明】　(1)应定期监测血钾，尤其是用药前、用药第 1 周、用药 1 个月或调整剂量后。

(2)在患者开始使用中度 CYP3A 抑制剂、血管紧张素转换酶抑制药(ACEI)、血管紧张素Ⅱ受体拮抗药(AⅡR)或非甾体抗炎药(NSAIDs)后的 3～7 天内检查血清钾和血清肌酐。

(3)心肌梗死后心力衰竭患者接受中度 CYP3A 抑制剂(如红霉素、沙奎那韦、维拉帕米和氟康唑)，每日不超过 25mg。高血压患者接受中度 CYP3A 抑制剂，开始剂量为 25mg，每日 1 次，对于血压反应不充分的患者，剂量可增加至最高 25mg，每日 2 次。

【用法与用量】　成人　口服。①高血压：开始每天顿服 50mg，一般 4 周达最佳降压效果；根据需要可增至一日 100mg，分 2 次服用。②心力衰竭和心肌梗死：起始剂量为 25mg/d，4 周内逐渐加至 50mg/d。

【制剂与规格】　依普利酮片：(1)25mg；(2)50mg；(3)100mg。

氨 苯 蝶 啶 [药典(二)；国基；医保(甲)]

Triamterene

【适应证】　(1)CDE 适应证　水肿性疾病，包括充血性心力衰竭、肝硬化腹水、肾病综合征等，以及肾上腺皮质激素治疗过程中发生的水钠潴留，主要目的在于纠正上述情况时的继发性醛固酮分泌增多，并拮抗其他利尿药的排钾作用。亦可用于特发性水肿。

(2)国外适应证　高血压。

【药理】　(1)药效学　本药直接抑制肾脏末端远曲

小管和集合管的 Na^+-K^+ 交换，从而使 Na^+、Cl^-、水排泄增多，而 K^+ 排泄减少。

本药利尿作用较弱但迅速，留钾作用弱于螺内酯。与噻嗪类利尿药合用可显著增强利尿作用。

(2)药动学　口服吸收快，生物利用度约为 50%。单剂口服后 2～4 小时起效，6 小时达高峰，作用可持续 7～9 小时。血浆蛋白结合率 40%～70%，$t_{1/2}$ 为 1.5～2 小时，无尿者每日给药 1～2 次时延长至 10 小时，每日给药 4 次时延长至 9～16 小时（平均 12.5 小时）。吸收后大部分迅速由肝脏代谢，原型药物和代谢产物经肾脏排泄，少数经胆汁排泄。

【不良反应】　(1)常见　高钾血症、高尿酸血症、电解质失衡、皮疹。

(2)少见　①胃肠道反应，如恶心、呕吐、胃痉挛和腹泻等。②低钠血症。③头晕、头痛。④光敏感。

(3)罕见　①过敏反应，如呼吸困难。②血液系统损害，如粒细胞减少症甚至粒细胞缺乏症、血小板减少性紫癜、巨幼细胞贫血（干扰叶酸代谢）。③肾毒性和肾结石。有报道长期服用本药者肾结石的发生率为 1/1500。其机制可能是由于本药及其代谢产物在尿中浓度过饱和，析出结晶并与蛋白基质结合，从而形成肾结石。

【禁忌证】　(1)对本药过敏者。

(2)高钾血症患者。

(3)严重肝脏疾病患者。

(4)无尿的严重肾功能不全者。

(5)留钾治疗或补钾者。

【注意事项】　(1)本药不能代替噻嗪类利尿药成为治疗高血压或水肿的一线药物。

(2)可引起高钾血症，如未纠正则可致死。肾功能损害、糖尿病患者或疾病严重患者出现高钾血症的风险更大。使用本药须监测血钾浓度。

(3)实验显示本药可由母牛乳汁分泌，但对人的情况尚不清楚。哺乳期妇女使用对乳儿的危害不能排除。

(4)儿科患者使用的安全性和有效性未建立。

(5)老年人应用本药较易发生高钾血症和肾损害。

(6)对诊断的干扰　①干扰荧光法测定血奎尼丁浓度的结果。②使下列测定值升高：血糖（尤其是糖尿病）、血肌酐和尿素氮（尤其是在肾功能损害时）、血浆肾素、血钾、血镁、血尿酸及尿酸排泄量。③使血钠下降。

(7)下列情况慎用　①肾功能损害；②糖尿病；③肝功能不全；④低钠血症；⑤酸碱不平衡；⑥电解质不平衡；⑦高尿酸血症或有痛风病史者；⑧肾结石或有此病

史者。

【药物相互作用】　(1)因可使血尿酸升高，与噻嗪类和祥利尿药合用时可使血尿酸进一步升高，故必要时加用降尿酸药物。

(2)与降糖药合用可使血糖升高，后者剂量应适当加大。

(3)与依普利酮或螺内酯、阿米洛利等其他留钾利尿药合用，留钾的作用相加，引起高钾血症的风险增加，属禁忌。

(4)与甲氨蝶呤合用，对二氢叶酸还原酶的抑制作用相加，可出现骨髓抑制。

(5)其余参阅"螺内酯"。

【给药说明】　(1)给药应个体化，从最小有效剂量开始使用，以减少电解质紊乱等不良反应。

(2)如每日给药 1 次，应于早晨给药，以免夜间排尿次数增多。

(3)用药前应了解血钾浓度。但在某些情况下血钾浓度并不能真实反应体内钾含量，如酸中毒时钾从细胞内转移至细胞外而易出现高钾血症，酸中毒纠正后血钾即可下降。

(4)服药期间如发生高钾血症，应立即停药，并进行相应处理。

(5)应于进食时或餐后服药，以减少胃肠道反应，并可能提高本药的生物利用度。

(6)宜逐渐停药，以免发生反跳性钾丢失。

(7)多数患者在服本药期间可出现淡蓝色荧光尿，此为用药后的正常反应。

【用法与用量】　成人　口服。开始一日 25～100mg，分 2 次服用，与其他利尿药合用时剂量可酌情减少。维持阶段可改为隔日疗法。一日最大剂量不超过 300mg。

儿童　口服。一日 2～4mg/kg，分 1～2 次服。

【制剂与规格】　氨苯蝶啶片：50mg。

盐酸阿米洛利 [药典(二)]
Amiloride Hydrochloride

【适应证】　(1)CDE 适应证　水肿性疾病及难治性低钾血症的辅助治疗（由于螺内酯和氨苯蝶啶大部分需经肝脏代谢后排出体外，肝功能严重损害时，两药代谢减少，药物剂量不易控制，此时宜应用阿米洛利，因后者不需经肝脏代谢）。

(2)国外适应证　对于充血性心力衰竭或高血压患者，盐酸阿米洛利可与噻嗪类利尿剂或其他促钾排泄利尿剂的辅助治疗。

【药理】 (1)药效学 主要抑制末端远曲小管和集合管的 Na^+-K^+ 和 Na^+-H^+ 交换，从而 Na^+ 和水排出增多，而 K^+ 和 H^+ 排出减少。本药还使 Ca^{2+} 和 Mg^{2+} 排泄减少。本药与排钾利尿药合用，可明显减少钾的排泄，并部分减少 Ca^{2+} 和 Mg^{2+} 的排泄。而排 Na^+ 和水的作用则增强。其作用不依赖于醛固酮。本药的促尿钠排泄和降压活性较弱，但与噻嗪类或袢利尿药合用有协同作用。本药 40mg 与氨苯蝶啶 200mg 的利尿作用相当，为目前潴钾利尿药中作用最强者。

(2)药动学 口服后经胃肠道吸收，利尿作用于口服后 2 小时出现，6～10 小时达高峰，可持续 24 小时。单剂量盐酸阿米洛利高达 15mg 时，对电解质的影响增加。盐酸阿米洛利不经肝脏代谢，但由肾脏排泄，20mg 盐酸阿米洛利约有 50%在 72 小时内在尿液排出，40%在粪便排出。阿米洛利对肾小球滤过率和肾血流量影响不大。由于盐酸阿米洛利不被肝脏代谢，因此在肝功能不全的患者中预计不会出现药物累积，但如果肝肾综合征发展，药物累积可能发生。

【不良反应】 (1)单独使用时高钾血症较常见。

(2)本药偶可引起低钠血症，高钙血症，轻度代谢性酸中毒。

(3)胃肠道反应可有口干、恶心、呕吐、腹胀等不良反应。

(4)还可见到头痛、头晕、胸闷、性功能下降等不良反应。

(5)过敏反应主要表现为：皮疹甚至呼吸困难。

【禁忌证】 (1)对本药过敏者。

(2)肾功能减退(Cr>1.5mg/100ml 或 BUN>30mg/100ml)者。

(3)高钾血症患者。

(4)留钾治疗(使用留钾药或补充钾)者。

【注意事项】 (1)可引起高钾血症，如不纠正则可致死。高血钾常在与排钾利尿药合用时发生。肾功能损害、糖尿病患者发生率较高。应仔细监测每一名使用本药的患者。

(2)尚无实验证实本药能否经乳汁分泌。有证据显示该药可改变乳汁的分泌与组成，如果不能改用他药，应监测乳儿的不良反应以及是否摄入足够的乳汁。

(3)老年人应用本药较易出现高钾血症和肾功能损害等，用药期间应密切观察。

(4)对诊断的干扰 可使下列测定值升高：血糖(尤其是糖尿病患者)，血肌酐和尿素氮(尤其是老年人和已

有肾功能损害者)，血钾、血镁及血浆肾素浓度。血钠浓度下降。

(5)下列情况慎用 ①无尿；②肾功能损害；③糖尿病；④糖尿病肾病；⑤电解质失衡和 BUN 增加；⑥代谢性或呼吸性酸中毒和低钠血症。

【药物相互作用】 (1)与含碘造影剂合用，可增加发生急性肾功能衰竭的风险，给予造影剂之前应注意补足水分。

(2)与抗精神病药物合用，可增加发生直立性低血压的风险。

(3)与他克莫司合用，可发生致死性高血钾，肾功能不全者风险更大。

(4)与依普利酮或氨苯蝶呤等其他保钾利尿剂合用，保钾的作用相加，引起高钾血症的风险增加，属禁忌。

(5)其他参阅"螺内酯"。

【给药说明】 (1)参阅"氨苯蝶啶"。

(2)本药起效快，持续时间长，用药剂量小。

【用法与用量】 成人 口服。开始一次 2.5～5mg，一日 1 次，以后酌情调整剂量。一日最大剂量为 20mg。

【制剂与规格】 盐酸阿米洛利片：2.5mg。

复方盐酸阿米洛利片：每片含盐酸阿米洛利 2.5mg 和氢氯噻嗪 25mg。

二、脱水药

甘 露 醇 [药典(二)；国基；医保(甲)]

Mannitol

【适应证】 ①组织脱水药 用于治疗各种原因引起的脑水肿，降低颅内压，防止脑疝。

②降低眼内压 可有效降低眼内压，应用于其他降眼内压药无效时或眼内手术前准备。

③渗透性利尿药 用于鉴别肾前性因素或肾性因素引起的少尿。亦可用于预防各种原因引起的急性肾小管坏死。尚存争议。

④作为辅助性利尿措施 治疗肾病综合征、肝硬化腹水，尤其是伴有低蛋白血症时。

⑤对某些药物逾量或毒物中毒(如巴比妥类药物、锂、水杨酸盐和溴化物等) 本药可促进上述物质的排泄，并防止肾毒性。

⑥作为冲洗剂 应用于经尿道内前列腺切除术。

⑦术前肠道准备。

【药理】 (1)药效学 甘露醇为单糖，在体内不被代谢，经肾小球滤过后在肾小管内甚少被重吸收，起到渗

透性利尿作用。

①组织脱水作用：以高渗甘露醇溶液静脉给药后，可提高血浆晶体渗透压，导致组织内（包括眼、脑、脑脊液等）水分进入血管内，从而减轻组织水肿，降低眼内压、颅内压和脑脊液容量及其压力。1g 甘露醇可产生的渗透浓度为 5.5mOsm/L，注射 100g 甘露醇可使 2000ml 细胞内水转移至细胞外，尿钠排泄 50g。不同浓度甘露醇溶液的渗透压见表 7-1。

表 7-1　不同浓度甘露醇溶液的渗透压

甘露醇溶液浓度（%）	渗透压（mOsm/L）
5	275
10	550
15	825
20	1100
25	1375

②利尿作用：甘露醇的利尿作用机制分为以下两个方面。a.本药增加血容量，并促进前列腺素 I2 分泌，从而扩张肾血管，增加肾血流量（包括肾髓质血流量）。肾小球入球小动脉扩张，肾小球毛细血管压升高，皮质肾小球滤过率升高。b.本药自肾小球滤过后极少（<10%）由肾小管重吸收，故可提高肾小管内液渗透浓度，减少肾小管对水及 Na^+、Cl^-、K^+、Mg^{2+}、Ca^{2+} 和其他溶质的重吸收。过去认为本药主要作用于近曲小管，但经动物实验发现，应用大剂量甘露醇后，通过近曲小管的水和 Na^+ 仅分别增多 10%～20% 和 4%～5%，而到达远曲小管的水和 Na^+ 则分别增加 40% 和 25%，提示髓袢对水和 Na^+ 的重吸收减少在甘露醇利尿作用中占重要地位。这可能是由于肾髓质血流量增加，髓质内尿素和 Na^+ 流失增多，从而破坏了髓质渗透压梯度差。

由于输注甘露醇后肾小管液流量增加，当某些药物和毒物中毒时，这些物质在肾小管内浓度下降，对肾脏毒性减小，而且经肾脏排泄加快。静脉注射后，利尿作用于 1 小时出现，维持 3 小时；降低眼内压和颅内压作用于 15 分钟内出现，30～60 分钟达高峰，维持 3～8 小时。

③尚有清除缺血损伤时的自由基、降低血黏度、改善脑血液循环等作用。

（2）药动学　口服吸收很少。静脉注射后迅速进入细胞外液而不进入细胞内。但当血甘露醇浓度很高或存在酸中毒时，甘露醇可通过血-脑屏障，并引起颅内压反跳。本药在肝脏内生成糖原，但由于静脉注射后迅速经肾脏排泄，故一般情况下经肝脏代谢的量很少。$t_{1/2}$ 为 100 分钟，当存在急性肾功能衰竭时可延长至 6 小时。肾功能

正常时，静脉注射甘露醇 100g，3 小时内 80% 经肾脏排出。

【不良反应】　（1）水和电解质紊乱最为常见。①快速大量静脉注射甘露醇可引起体内甘露醇积聚，血容量迅速而大量增多（尤其是急、慢性肾功能衰竭时），导致心力衰竭（尤其是已有心功能损害时）和稀释性低钠血症或高钠血症，偶可致高钾血症。②不适当的过度利尿导致血容量减少，加重少尿。③大量细胞内液转移至细胞外可致组织脱水，并可引起中枢神经系统症状。

（2）寒战、发热。

（3）排尿困难、尿潴留。

（4）血栓性静脉炎（罕见）。

（5）甘露醇外渗可致组织水肿、皮肤坏死。

（6）过敏反应　引起皮疹、荨麻疹、呼吸困难、过敏性休克。

（7）头痛、头晕、癫痫发作、视物模糊、鼻炎。

（8）高渗引起口渴。此外有恶心、呕吐、腹泻等胃肠道反应。

（9）渗透性肾病（或称甘露醇肾病），主要见于大剂量快速静脉滴注时。其机制尚未完全阐明，可能与甘露醇引起肾小管液渗透压上升过高导致肾小管上皮细胞损伤有关。病理表现为肾小管上皮细胞肿胀，空泡形成。临床上出现尿量减少，甚至急性肾功能衰竭（罕见）。渗透性肾病常见于老年肾血流量减少及低钠、脱水患者。

（10）低血压、心悸、快速型心律失常、胸痛以及肺水肿（罕见）。

【禁忌证】　（1）已确诊为急性肾小管坏死的无尿患者，包括对试用甘露醇无反应者，因甘露醇积聚可引起血容量增多，加重心脏负担。

（2）严重失水者。

（3）肾脏损害或肾功能障碍者（静脉滴注本药之后）。

（4）颅内活动性出血者，因扩容加重出血，但颅内手术时除外。

（5）心力衰竭、急性肺水肿，或严重肺淤血者。

（6）对本药过敏者。

【注意事项】　（1）除作肠道准备用，均应静脉内给药。

（2）甘露醇遇冷易结晶，故应用前应仔细检查，如有结晶，可置热水中或用力振荡待结晶完全溶解后再使用。当甘露醇浓度高于 15% 时，应使用有过滤器的输液器。

（3）根据病情选择合适的浓度，避免不必要地使用高浓度和大剂量。

（4）使用低浓度和含氯化钠溶液的甘露醇能降低过

度脱水和电解质紊乱的发生机会。

(5) 用于治疗水杨酸盐或巴比妥类药物中毒时,应合用碳酸氢钠以碱化尿液。

(6) 下列情况慎用　①明显心肺功能损害者,因本药所致的突然血容量增多可引起充血性心力衰竭;②高钾血症或低钠血症;③低血容量,应用后可因利尿而加重病情,或使原来低血容量情况被暂时性扩容所掩盖;④严重肾功能衰竭而排泄减少使本药在体内积聚,引起血容量明显增加,加重心脏负荷,诱发或加重心力衰竭;⑤对甘露醇不能耐受者。

(7) 给大剂量甘露醇不出现利尿反应,可使血浆渗透浓度显著升高,故应警惕血高渗发生。

(8) 随访检查　①血压;②肾功能;③血电解质浓度,尤其是 Na$^+$ 和 K$^+$;④尿量。

(9) 临用前请仔细检查,如有下列情况切勿使用　①溶液混浊;②瓶身或瓶口有细微破裂;③封口松动。

(10) 本品应一次使用,剩余溶液切勿贮藏再用。

(11) 甘露醇能透过胎盘屏障。

儿童　(1) 主要用于组织脱水和渗透性利尿。

(2) 注意水电解质的平衡。

【药物相互作用】　(1) 可增加强心苷类的不良反应,与低钾血症有关。

(2) 增加利尿药及碳酸酐酶抑制药的利尿和降低眼内压作用,与这些药物合用时应调整剂量。

(3) 本药可引起低血钾或低血镁,与三氧化二砷、氟哌利多、左醋美沙多或索他洛尔合用,诱发 Q-T 间期延长的风险增加。

(4) 与顺铂同时缓慢静脉滴注,可减轻顺铂的肾和胃肠道反应。

(5) 可降低亚硝脲类抗癌药及丝裂霉素的毒性,但不影响其疗效。

(6) 可降低两性霉素 B 的肾毒性。

(7) 可降低秋水仙碱的不良作用。

【给药说明】　(1) 除用作肠道准备外,均应静脉给药。

(2) 甘露醇遇冷易结晶,故应用前应仔细检查,如有结晶,可置于热水中或用力振荡待结晶完全溶解后再使用。当甘露醇浓度高于 15% 时,应使用具有过滤器的输器。

(3) 根据病情选择合适的浓度和剂量,避免不必要地使用高浓度和大剂量。

(4) 使用低浓度和含氯化钠溶液的甘露醇能降低过度脱水和电解质紊乱的发生机会。

(5) 用于治疗水杨酸盐或巴比妥类药物中毒时,应合用碳酸氢钠以碱化尿液。

(6) 用药过程中一旦出现糖尿病高渗性昏迷,即血糖升高(>20mmol/L)、高血钠(>150mmol/L)、高血浆渗透压(>320mOsm/L)、尿糖阳性、酮体阴性,应立即停药。

(7) 静脉滴注时如药物漏出血管外,可用 0.5% 普鲁卡因局部封闭,并热敷处理。

【用法与用量】　**成人**　①利尿:按体重 1～2g/kg,一般用 20% 溶液 250ml 静脉滴注,并调整剂量使尿量维持在每小时 30～50ml。②治疗脑水肿、颅内高压和青光眼:按体重 1.5～2g/kg 配制为 15%～25% 溶液,于 30～60 分钟内静脉滴注完毕。当患者衰弱时,剂量应减小至 0.5g/kg。③鉴别肾前性少尿和肾性少尿:按体重 0.2g/kg,以 20% 溶液于 3～5 分钟内静脉滴注,如用药后 2～3 小时内每小时尿量仍低于 30～50ml,最多再试用一次,如仍无反应则应停药。已有心功能减退或心力衰竭者慎用或不宜使用。④预防急性肾小管坏死:应先给予 12.5～25g,10 分钟内静脉滴注,若无特殊情况,再给予 50g 于 1 小时内静脉滴注,若尿量能维持在每小时 50ml 以上,则可继续应用 5% 溶液静脉滴注;若无效则立即停药。⑤治疗药物、毒物中毒:50g 以 20% 溶液静脉滴注,调整剂量使尿量维持在每小时 100～500ml。⑥肠道准备:术前 48 小时,10% 溶液 1000ml 于 30 分钟内口服完毕。

儿童　①利尿:一次 0.25～2g/kg 或按体表面积 60g/m^2,以 15%～20% 溶液于 2～6 小时内静脉滴注。②治疗脑水肿、颅内高压和青光眼:一次 0.5～2g/kg,或按体表面积 30～60g/m^2,以 15%～20% 溶液于 30～60 分钟内静脉滴注。病人衰弱时剂量减至 0.5g/kg。③鉴别肾前性少尿和肾性少尿:按体重 0.2g/kg 或按体表面积 6g/m^2,以 15%～25% 浓度静脉滴注 3～5 分钟,如用药后 2～3 小时尿量无明显增多,可再用 1 次,如仍无反应则不再使用。④治疗药物、毒物中毒:按体重 2g/kg 或按体表面积 60g/m^2 以 5%～10% 溶液静脉滴注。

【制剂与规格】　甘露醇注射液:(1) 20ml:4g;(2) 50ml:10g;(3) 100ml:20g;(4) 250ml:50g;(5) 500ml:100g;(6) 2000ml:100g;(7) 3000ml:150g。

甘油果糖氯化钠注射液 [药典(二);国基;医保(甲)]
Glycerol Fructose and Sodium Chloride Injection

【适应证】　用于脑血管病、脑外伤、脑肿瘤、颅内炎症及其他原因引起的急、慢性颅内压增高及脑水肿等。

【药理】　(1) 药效学　本药为复方制剂。每 1000ml 中含甘油 100g、果糖 50g 和氯化钠 9g。由于血-脑屏障的作用,甘油进入血液后不能迅速转入脑组织及脑脊液中,致使血浆渗透压增高而脱水,达到降低颅内压及眼内压的目的。静脉注射后(0.59±0.39)小时颅内压开始下降，(2.23±0.46)小时达高峰，可持续(6.03±1.52)小时。用药后 1 小时血浆渗透压达到峰值(310mOsm/L)。本药可促进组织中水分向血液移动，减轻了组织水肿，并使血液得到稀释，增加血流量，改善缺血部位的供血、供氧量、组织代谢和细胞活力。小部分在肝内转化为葡萄糖，可提供一定热量。甘油有引起溶血的可能，加入果糖可以防止此不良反应。

(2)药动学　本药经血液进入全身组织，经过 2～3 小时达到分布平衡，进入脑脊液和脑组织较慢，清除也较慢，大部分代谢为二氧化碳及水排出。本药经肾脏排泄少，故肾功能不全者亦可用。

【不良反应】　不良反应少而轻微，耐受性较好。偶见溶血、血红蛋白尿、血尿、头痛、恶心、倦怠等，尤其是滴注过快时，故应严格控制滴速，有时可出现高钠血症、低钾血症。

【禁忌证】　(1)对有遗传性果糖不耐症患者禁用。

(2)对本品任一成分过敏者。

(3)高钠血症、无尿和严重脱水者。

【注意事项】　(1)严重循环系统功能障碍、尿崩症、糖尿病、溶血性贫血患者慎用。

(2)严重活动性颅内出血患者无手术条件时慎用。

(3)本品含 0.9%氯化钠，用药时须注意患者食盐摄入量。

(4)怀疑有急性硬膜下、硬膜外血肿时，应先处理出血源并确认不再有出血后方可应用本品。

(5)使用前必须认真检查，如发现容器渗漏，药液混浊变色勿使用。

(6)渗透压摩尔浓度比为 6.5～7.5。

老年人　老年患者的生理功能通常有所下降，水、电解质水平异常的老年患者慎用本品。

儿童　尚不明确。

妊娠　尚不明确。

哺乳期　尚不明确。

【药物相互作用】　尚不明确。

【给药说明】　只能静脉给药，使用时不要漏出血管。怀疑急性硬膜外或硬膜下血肿时，对出血源进行处理后，确认不再出血时方可应用。

【用法与用量】　成人　静脉滴注，一次 250～500ml，一日 1～2 次，一次 500ml 需滴注 2～3 小时，250ml 滴注时间为 1～1.5 小时。根据年龄、症状可适当增减。

【制剂与规格】　甘油果糖氯化钠注射液：(1)250ml：甘油 25g，果糖 12.5g，氯化钠 2.25g；(2)500ml：甘油 50g，果糖 25g，氯化钠 4.5g。

第二节　血液净化透析液与置换液

血液净化(blood purification)技术是一种近年来迅速发展的治疗疾病方法。它是指通过一种特定的净化装置，利用物理、化学和生物的原理，清除存在于体内的某些致病物质(如由于脏器功能衰竭，不能排出体外而过多积聚的代谢产物或毒物等)，净化血液，达到治疗疾病的目的。

目前常用的血液净化技术有：腹膜透析(peritoneal dialysis，PD)、血液透析(hemodialysis，HD)、血液滤过(hemofiltration，HF)、血液透析滤过(hemodiafiltration，HDF)、血液灌流、血浆置换和免疫吸附等。本节主要介绍血液透析液、腹膜透析液和血液滤过置换液。

1. 血液透析液　血液透析液是由浓缩液和透析用水在透析过程中由透析机的配比装置自动按一定比例混合而成，并立即用于透析。浓缩液按成分不同可分成 A 液和 B 液。血液透析液主要用于血液透析和血液透析滤过。血液透析清除溶质的主要原理是弥散，即利用人造的中空纤维透析膜两侧溶质的浓度差，清除血液内过多积聚的高浓度的有毒有害物质；又从透析液中补充体内缺乏的电解质或碱基，达到内环境的平衡与净化血液的

目的。因此，血液透析的疗效除了与透析膜的特性、结构等有关以外，与透析液的组成、浓度、性状等亦有密切关系，即透析液对维持有效透析极为重要。

透析液处方的基本要求：①混合后透析液的电解质等的组成成分和含量与正常血液中内容相近似，并足以保证驱除毒性物质和维持内环境的平衡；②混合后透析液的渗透压略高于或相近于正常血渗透压，为 280～300mOsm/L；③充分的碱基(碳酸氢盐或醋酸盐)以达到碱基跨膜转运、纠正体内酸中毒的目的；④对机体无毒、无害、无致热原、无内毒素；⑤容易制备和保存，不易发生沉淀等。

血液净化治疗对象的内环境异常不可能完全相同，如有的患者高血钾、有的低血钾；有的高血钙、有的低血钙；有的有严重酸中毒，有的无酸中毒。因此所给予的透析液，原则上最理想的是因人而异，实行完全个体化的透析处方；但是目前各个透析中心面对大量的病员，尚难以对每个病员有一个特定的透析液处方；只能在一个适应性相对较宽的、大致适用的相同透析处方中，作个别的微调、修改。例如：对血钠水平高低不同、水

钠潴留不同等，利用透析机可调钠装置加以调节钠的浓度；严重酸中毒者可同时静脉补充 5% 碳酸氢钠；严重低血钾者，可提高透析液钾浓度或静脉补充钾盐等等。因此在参考本篇介绍的相对固定的透析液处方时必须根据每一病员的具体情况，作相应调整，以保证血液净化治疗有更好的疗效和安全性。

2. 腹膜透析液 主要用于腹膜透析。腹膜透析是利用腹膜作为透析膜，向腹腔内注入透析液，膜一侧毛细血管内血浆和另一侧内透析液借助其溶质浓度梯度和渗透梯度，通过弥散、对流和超滤的原理，清除体内储留的代谢废物和过多的水分，同时通过透析液补充必需的物质。目前广泛应用的仍是以不同浓度的葡萄糖为渗透剂、以乳酸盐为缓冲剂的腹透液，多年来的临床实践表明，这种腹膜透析液是安全、有效的，但也存在一些缺点，如：由于葡萄糖随留腹时间延长而吸收，渗透梯度降低，造成超滤减少；腹膜中的蛋白质长期暴露于高糖环境，易发生糖基化反应，产生糖基化终末产物，后者长期与腹膜毛细血管接触可导致腹膜硬化和失超滤；高浓度的糖，还可刺激血中单核细胞产生各种细胞因子，抑制吞噬与杀菌能力，使腹膜防御功能减弱，易于发生腹膜炎；乳酸的缓冲作用必须通过肝脏转化，长期使用不仅加重肝脏负担，而且代谢产生的 DG 乳酸浓度增加，可影响心肌收缩、血管扩张；低 pH 的腹透液与乳酸混合也可引起细胞损伤。新型的腹膜透析液有效地改善了这方面的问题，如使用碳酸氢盐缓冲剂取代乳酸盐透析液、双袋和三腔腹透液有效地减少了葡萄糖降解产物（GDPs）含量，避免了碳酸氢盐与钙、镁的沉淀反应并升高了 pH，应用葡聚糖和氨基酸、多肽等渗透剂克服了葡萄糖作为单一渗透剂的各种缺陷。上述许多新型生理生物相容性佳的腹透液已在欧美国家广泛临床应用，但部分尚未在国内可及。

3. 血液滤过置换液 主要用于血液滤过和血液滤过透析。血液滤过（HF）采用的是截留点较大的高通量滤器，其清除溶质的原理是对流，即小于滤过膜孔径的所有溶质随水分通过半透膜，溶质滤过的量与跨膜压、筛选系数和血浆中浓度相关。由于跨膜转运的溶质和水分数量较大，需要从滤器前或后补充体内必需的溶质（如电解质、碱基）和水，即置换液。血液透析滤过综合了血液透析和血液滤过的特点，以弥散和对流联合的方式清除溶质。

由于血液滤过置换液直接输入患者静脉，而且一次 HF 所需的置换量也较大，因此要求更严格地控制置换液质量，确保无菌、无内毒素、无致热原；并有与血浆相似的电解质组成，在参照应用协定处方时，必须根据每

一名具体治疗对象的电解质紊乱与酸中毒的程度，在 HF 过程中严密观察。市售的置换液碱基分为二种，即含乳酸置换液和含碳酸氢盐置换液。虽然碳酸氢盐置换液为更合理的生理成分，但需要和含钙、镁的电解质溶液分开，临用时混合，以免发生沉淀。

血液透析液
Hemodialysis Solution

【适应证】 ①急性肾功能衰竭。②慢性肾脏病（CKD）5 期患者。③药物逾量或毒物中毒者（指某些可透析性药物或毒物，量大并达到或超过致死量，严重中毒，甚至威胁生命）。④严重水钠潴留、容量过多患者（如心力衰竭、肾病综合征伴全身高度水肿、脑水肿、肺水肿等）。

【药理】 药效学 血液透析过程中，血液隔着半通透性的透析膜（透析器）与透析液中溶质通过弥散原理进行物质交换，血液中过多积聚的有毒、有害物质，由于浓度高而弥散到透析液一侧而排出体外，透析液中为机体必需的电解质与碱基通过弥散进入体内，以纠正电解质与酸碱平衡失调。体内过多积聚的水分，主要通过血液侧与透析液侧的压力差而被清除。而体内分子量大的血液有形成分、蛋白质等有用成分不能通过半透膜；透析液中的细菌、毒素等也由于分子量大而不能进入血液一侧。血液透析（HD）过程中透析液的组成与成分，对于 HD 的效果十分重要。目前最常用的是碳酸氢盐与枸橼酸碳酸氢盐的血液透析液，其成分与浓度见表 7-2。

表 7-2 碳酸氢盐与枸橼酸碳酸氢盐透析液成分与浓度

成分	浓度（mmol/L）	
	碳酸氢盐	枸橼酸碳酸氢盐
钠	135～145	139.6
钾	0～4	2.0
钙	1.25～1.75	1.5
镁	0.5～0.75	0.5
氯	100～115	108.7
醋酸根	2～4	0.18
碳酸氢根	30～40	24
枸橼酸	0	0.9

钠：是人体细胞内液和细胞外液的主要阳离子，对维持晶体渗透压与血透患者心血管稳定性起重要作用。透析液的钠浓度可低于、等于或高于血浆钠浓度。当透析液钠浓度低于血浆钠浓度时，由于膜内外钠浓度的差异，有利于体内血浆中钠向透析液弥散清除。若想依靠浓度差更多地清除钠，必须使透析液钠进一步降低；然

而透析液钠过低，细胞外液钠弥散清除后，使细胞外液渗透压下降，于是水分进入细胞内，脑细胞内水过多后易产生头痛、肌肉痉挛、乏力和血压变化等一系列"失衡综合征"，故不宜将透析液钠降得太低。

提高透析液钠的浓度到140～145mmol/L，患者透析耐受性好，头痛、呕吐症状明显改善，并由于细胞外液渗透压的提高，心血管的稳定性也得到保证，但不利于钠的弥散清除。透析液钠的浓度与血浆浓度相同时，通过弥散清除钠变得不重要，此时水与钠的排出，依赖于对流来实现。为此，透析中可以通过与正常血浆钠相近似的透析液钠浓度进行对流及弥散来清除钠。

有时可利用现有透析机的可调钠装置，适当改变钠浓度达到良好的透析效果，达到体内钠平衡又使患者易于耐受。例如若有轻至中度水钠潴留、高血压及心衰者，可用130～135mmol/L钠浓度的透析液；若心血管状态不稳定，老年或儿童或易产生失衡综合征者宜采用稍高浓度（如140～145mmol/L）的透析液；为避免高钠透析导致血钠增高、口渴等反应可用可变钠装置，即先用3小时高钠透析（140～150mmol/L）使大量钠离子进入血中，抵消透析时尿素清除而致的血渗透压下降；达到预定脱水量后，在后1小时血透时用低钠透析液（130～135mmol/L），以清除体内过多积聚的钠离子，预防透析期间的口渴、饮水过多、高血压、心衰等。透析液钠浓度宜根据患者实际情况而定，在整个透析过程中不同时间，调整钠浓度以适合患者的需要。

由于钠在心血管动力学方面起着重要作用，应通过准确的钠平衡来避免不良反应。在此平衡中应评估的因素包括：钠的摄取、透析间期体重变化、透析时间和全身水含量。

钾：急、慢性肾衰患者常因种种原因存在着高钾血症或钾清除障碍，高血钾是急、慢性肾衰危险的并发症。因此往往需要透析液的钾浓度低于血钾浓度，常维持于1.5～2mmol/L，此浓度足以在整个透析治疗过程中产生弥散梯度。与钠不同的是，正常人血钾浓度3.5～5.0mmol/L，即使超滤2L水，排钾仅为10mmol，可以忽略超滤的排钾作用。高血钾的影响因素除饮食摄入外，还有组织坏死、高分解状态等，主要是造成了细胞内钾的转移，受酸碱平衡的影响很大，如代谢性酸中毒可使钾从细胞内转移至细胞外，导致细胞内钾降低，而血钾升高，因此透析液中碳酸氢盐的浓度、代谢性酸中毒纠正的程度，均是透析中钾平衡的重要影响因素。若有严重的高血钾可进一步降低透析液钾浓度；相反，少数患者血钾持续偏低，原则上也应提高透析液钾浓度，因此，

透析液中理想的钾浓度应根据患者饮食中摄入钾的多少，有无致高钾或低钾的因素，透析的频率、时间，透析前测得的血钾水平决定。

钙：透析液钙浓度对维持透析患者钙的动态平衡，避免因钙代谢紊乱而致骨病、迁移性钙化及心血管并发症都十分重要。

正常人血浆钙包括结合钙（非扩散钙，占40%～50%，与血浆蛋白结合）和离子钙（占50%，有重要生理活性）。它们的比例取决于血浆pH值和血浆白蛋白。酸中毒时，血浆pH值每降低0.1，离子钙增加0.2mg/100ml。低蛋白血症时，需要校正血钙值，见下列公式：

血钙校正值(mg/100ml)=血清测定钙值(mg/100ml)+0.8×[4.0-人血白蛋白(g/100ml)]。

慢性肾衰患者血钙水平多数偏低，低血钙易引起继发性甲状旁腺功能亢进，因此血透早期一般采用相对高的透析液钙浓度如1.65～1.7mmol/L，这样等于透析中静脉钙的输注。

20世纪80年代，由于广泛使用碳酸钙降低高血磷，又普遍使用活性维生素D来抑制甲状旁腺素(PTH)治疗继发性甲旁亢，此时若仍采用相对高钙的透析液，必然导致高血钙及Ca×P乘积过高而引起迁移性钙化，中小动脉的钙化不仅导致肢体供血不足坏死，而且引起冠心病与心肌梗死，在这种情况下必须用相对低钙的透析液（如1.25mmol/L）。透析液钙的浓度应综合血钙浓度、PTH水平和活性维生素D应用等情况而决定。血钙高、血磷高、Ca×P高、服用碳酸钙等含钙的磷结合剂或应用大剂量活性维生素D冲击时，应使用相对低的钙浓度（如1.25mmol/L左右）。其他患者可使用正常或相对高的钙浓度（1.50～1.75mmol/L），并应根据患者的钙平衡情况、PTH和血钙血磷水平、服用含钙的磷结合剂的总量来调整，以避免危险的高钙血症和软组织钙化。

镁：是一种细胞内离子，主要存在于骨组织中，正常血清镁水平为0.6～1.0mmol/L，仅部分反映了体内总镁水平的变化。正常情况下镁主要从肾脏排泄，肾功能衰竭时镁排出减少，血镁升高，高镁血症可抑制甲状旁腺分泌。透析液镁含量可明显影响透析患者的离子平衡，因此较常用的透析液镁浓度稍低于正常（0.25～0.38mmol/L）。透析液的镁水平应根据患者的临床需求作个体化调整。透析液镁的重要性，在临床透析中的研究较少，其作用尚待进一步评估。

氯：氯离子是透析液中主要的阴离子之一，透析液氯离子浓度与细胞外液浓度相似，一般在100～105mmol/L。调整钠浓度时，氯离子浓度也随之变化，由

于氯离子过高不利于纠正酸中毒，因此必须增加透析液钠离子浓度时，可用少量醋酸钠或碳酸氢钠代替。

葡萄糖：早年透析液中加葡萄糖主要是为提高渗透压以利于水分从血液中超滤，现由于透析机性能的改进，可通过调整跨膜压来达到超滤，因此不需要在透析液中加葡萄糖。含糖透析液较易被细菌污染，有利于细菌生长，并对糖尿病患者不利，故可以用无糖透析液。但也有研究认为少量的糖可避免低血糖反应，避免低血压、神经功能紊乱和血浆渗透压的改变，有助于纠正失衡综合征，更好地进行三羧酸循环，达到酸碱平衡，尤其在急性透析或儿童患者中，维持葡萄糖的生理水平十分重要，因此透析液中可加少量葡萄糖，较常用的是 $1\sim2g/L$。

碱基：是透析维持体内酸碱平衡和纠正代谢性酸中毒的主要药物，早年使用醋酸盐，但由于其明显的不耐受现象如低血压、恶心、呕吐、疲乏、头痛等，已被碳酸氢盐替代。其优点是更符合患者的生理特点，纠正酸中毒迅速，避免低氧血症，心血管稳定性好。缺点是：①配制浓缩液时，必须把酸性和碱性浓缩液分开，以免形成碳酸钙和碳酸镁沉淀；②高浓度碳酸氢盐不断释出 CO_2 气体，碳酸氢盐浓度逐渐降低；③碳酸氢盐浓缩液可生长细菌。透析液所用的碳酸氢盐的浓度一般为 $30\sim40mmol/L$。为维持透析液的化学稳定性，常需在透析液中加入少量醋酸盐（$2\sim4mmol/L$），因此尚不是绝对无醋酸盐的透析液，有时这些小剂量醋酸盐对少部分患者会造成一些并发症，包括对炎症细胞因子的释放、钙磷代谢的影响及血管耐受性的变化等，因此人们尚期待着无醋酸盐的透析液的改进与推广应用。

【不良反应】 （1）电解质紊乱 所用透析液各种离子浓度与治疗对象电解质情况不相宜或透析机浓度制备错误会造成钾、钠、钙等代谢紊乱及相应的并发症，如高钾、低钾、高钠、低钠、高钙、低钙及高氯等。

（2）硬水综合征 当水处理系统失控，处理的水中钙、镁离子增高，导致透析液钙水平升高，可达 $3mmol/L$，这种情况下可发生恶心、呕吐、高血压、出汗和进行性昏睡、无力等。严格水处理以及正确地使用软化、去离子和反渗水，可避免此症。

（3）溶血透析机故障，透析液配置错误，造成低钠透析液（$100\sim110mmol/L$），使透析液中水分进入细胞，红细胞破坏可致溶血。此外，透析液温度失控，大量高温透析液进入体内亦可引起红细胞破坏。透析液氯浓度过高也可引起溶血。

（4）失衡综合征 主要原因是首次透析时患者体内血肌酐、尿素氮浓度较高，或透析间隔太久，而一次透析时间过长，使体内渗透压迅速变化；有时与透析液钠浓度太低有关，透析液渗透压低下，也可助长失衡的发生，则要提高透析液钠浓度或补充高渗葡萄糖以求迅速提高患者的血渗透压。

【注意事项】 （1）碳酸氢盐浓缩液配置的质量控制：由于不同透析机不同公司其 A 液、B 液的组成不完全相同，使用时由透析机按一定配比稀释成最终透析液。

（2）透析的浓缩液必须与严格处理后的水按一定比例混合才可使用于透析患者。有时可因透析用水处理不严，内含超过标准的化学和微生物，会造成透析液污染和质量不合格，因此应严格按照质控要求，每月检测一次透析用水的细菌数、每 $1\sim3$ 个月检测一次内毒素量、透析液的细菌及内毒素检测每台透析机至少每年检测一次和每年至少检测一次用水化学物质或各种金属元素含量等，以保证透析液的安全。现代透析用水水质标准细菌要求在 $200CUF/ml$ 以下，内毒素 $2EU/ml$ 以下，铝在 $0.01mg/L$ 以下，游离氯 $0.5mg/L$、氯胺 $0.1mg/L$ 以下等。血液透析水处理系统的监测应执行 YY0572《血液透析和相关治疗用水》、AAMI RD 62：water treatment equipment for hemodialysis application 和 AAMI RD 52：dialysate for hemodialysis 标准要求。

（3）严格保证透析液之温度、压力等物理特性的稳定。透析液入透析器口的温度以 $36.5\sim37.5℃$ 为妥，为达到此目标透析机内有热交换器和温度监测器。透析液温度过高可导致患者发热、高通气、心动过速、恶心、呕吐、低血压等，在温度监测失灵时可发生严重溶血；温度过低可导致患者的冷感、寒战和低体温。有时为了特定的需要（如为纠正透析低血压、患者高热等）也可采用低温透析液（如 $35\sim36℃$）。气泡易在透析液腔内形成，会影响透析器的效率，需及时排除透析液腔内的气泡。

（4）在尚不能完全个体化透析时，为防止出现严重的电解质紊乱与酸碱平衡失调，在透析期间应根据需要，及时观察患者血电解质变化，定期检测。

【给药说明】 目前绝大多数单位均使用碳酸氢盐透析液，分为酸性浓缩液（A 液）和碱性浓缩液（B 液）。不同透析机不同公司其 A 液、B 液的组成不完全相同（表 7-3）。

（1）透析液的浓缩液应根据具体电解质浓度要求，严格称重配置；而透析时所用透析液是与处理水混合的透析液。在配置后，进入透析器前的透析液浓度必须及时定期检测，是否符合预定要求与标准。若有误差需及时纠正，严重误差必须停止使用。表 7-3 为血液透析液 A、B 液组成举例。

表 7-3 血液透析液 A、B 液组成(举例)

溶液*		Na+ (mEq/L)	K+ (mEq/L)	Ca2+ (mEq/L)	Mg2+ (mEq/L)	Cl- (mEq/L)	AC- (mEq/L)	溶液	Na+ (mEq/L)	Cl- (mEq/L)	HCO3- (mEq/L)
				A 液*						B 液*	
百特 (Baxter)	6ATAO2	80.1	2	3.5	1	86.6	4		59	20	39
	AO3	83.6	2	0	1	86.6	4		59	20	39
	AO4	81	2	2.5	1	86.6	4	6ATBO1	59	20	39
	AO5	103	2	2.5	1	108.5	3		59	20	39
	AO6	103	2	3.5	1	109.0	3		59	20	39
费森尤斯 (Fresenius)	6ATAO5	103	2	2.5	1	108.5	3	6ATBO2	35		35
	6ATAO6	103	2	3.0	1	109.0	3		35		35
金宝 (Gambro)	HCA	75	2	3.5	1	81.5	5		65	26	39
	LCA	75	2	2.5	1	80.5	5	6ATBO3	65	26	39
	NCA	75	2	3.0	1	81.0	5		65	26	39
紫薇山	ABGMT	103	2	3.5	1	109.0	3.5		—		35
和亭	CHDAGSLC	103	2	2.5	1	108.5	2.92		—		35
	CHDAGLC	103	2	3.0	1	109.0	2.92		—		35
	CHDB	103	2	3.5	1	109.5	2.92		—		35

A 液:根据透析单位使用透析机型号决定配置透析液的倍数,计算出 KCl、NaCl、CaCl$_2$、MgCl$_2$ 的量加纯水配制而成。

B 液:为避免碳酸氢盐浓缩液细菌生长,常以塑料袋固体碳酸氢钠干粉,使用前纯水溶解;也可装入特制罐内,透析时直接装在血透机上,与 A 液混合,边溶解、边稀释、边透析,配制浓缩液时,必须将 A 液(酸性)与 B 液(碱性)分开,以免形成碳酸钙或碳酸镁沉淀;高浓度的碳酸氢盐不断释出 CO$_2$ 气体,可使碳酸氢盐浓度降低,故用固体干粉为宜。配置后浓缩液不宜久放,应及时应用,以免失效,也可避免细菌生长。

(2) 透析液中一般不能加入其他药物。

(3) 透析液只限于血透时用。必须进入特定的透析器并通过半透膜与血液侧进行弥散交换,从而达到治疗目的;不能口服,更不能直接静脉输入。

【用法与用量】 血透所用透析液流量由各透析机控制,一般血透机均有自动配比功能,通常为 1:34 之比例,即 1 份浓缩透析液与 34 份透析用水,混合成 35 份标准透析液,普通透析流量为 500ml/min,高流量透析为 700~1000ml/min,故一次血透以 5 小时计,共用稀释的透析液约为:(500×60×5)=150000ml(150L),共用浓缩液为一次 4000~5000ml。

慢性肾功能衰竭 一般一周 2~3 次 HD,每次 4~6 小时。

急性肾功能衰竭 应根据病情而定。

其他 目前也有主张每日低流量血透,即:每次透析 6~8 小时,低血流量 100~200ml/min,低透析液流量 250~350ml/min,以保证充分的透析效果和最佳的血流动力学稳定性。

【制剂与规格】 血液透析浓缩物 A 液:(1)5L; (2)10L;(3)11L。

血液透析浓缩物 B 液:(1)6L;(2)10L;(3)11L; (4)12L。

血液滤过置换液[医保(乙)]
Hemofiltration Replacemeat Fluid

【适应证】 血液滤过的专用置换药,用于血液滤过疗法时置换体内的水分和电解质,替代肾脏的部分功能。

【药理】 药效学 血液滤过系采用具有高效低阻力滤过膜的滤器,尿毒症患者血液通过滤器时在跨膜压作用下水分被清除到体外。随着水分清除,尿毒症患者体液中的溶质也随之被清除;由于每次清除出体外的超滤量常达 10L 以上,故需同时补充平衡液(血液滤过置换液)以达到体液平衡。该方法由于属等张脱水,故对血流动力学影响较少。其模仿正常人肾小球清除溶质,溶质的清除与膜的性质(膜孔的大小、多孔性及膜孔长度)有关,也与该物质的筛选系数有关。血液滤过对中分子尿毒症毒素的清除效果较好。近年来,连续性血液净化技术日趋成熟,常用方法包括连续性静脉-静脉血液滤过

（continuous veno-venous hemofiltration，CVVH）、连续性静脉 - 静脉血液透析滤过（continuous veno-venous hemodiafiltration，CVVHDF）、缓慢连续性超滤（slow continuous ultrafiltration，SCUF）、缓慢低流量延时透析（slowly low-flow extended every day dialysis，SLEED）、高容量血液滤过（high volume hemofiltration，HVHF）、杂合连续性静脉 - 静脉血液滤过（hybrid continuous veno-venous hemofiltration，HCVVH）等。

血液滤过置换液电解质成分与血浆相当，其浓度为：钠135～140mmol/L，钾2.0mmol/L，钙1.25～1.75mmol/L，镁0.25～0.75mmol/L，氯105～110mmol/L，碳酸氢盐30～34mmol/L。置换液因系静脉滴注，且每小时交换量有时高达5L以上，故其水质要求较腹膜透析液更为严格，以免发生输液反应。

【不良反应】 （1）与血液滤过置换液直接有关的有输液反应（可出现发热、寒战），一旦细菌侵入可发生败血症。

（2）由于补液过快或过慢、因超滤量与输液量置换不平衡引起容量过多而增加心脏负荷或容量不足致低血压等。

（3）出血和血栓。

（4）因蛋白质、氨基酸丢失以及体内生物活性物质如生长激素、胰岛素丢失引起耗减综合征。

（5）可能发生某些难以检测的微量元素慢性中毒。

（6）血液滤过使部分常用药物如抗生素、降压药等丢失，可能影响患者的治疗效果，对这些药物的剂量需进行调整。

【禁忌证】 乳酸不耐受、乳酸性酸中毒、肝功能衰竭、糖尿病酮症酸中毒等患者禁用乳酸置换液。

【注意事项】 （1）升压药维持血压仍不稳定、血流动力学很不稳定者慎用血液滤过。

（2）维持出入液平衡，测尿量、血压等。

（3）观察血管通路是否通畅。

（4）确保管道连接密闭完好以及滤器功能正常，预防气栓的发生。

（5）保证充分的血流量，注意预防体外循环凝血，同时避免抗凝药物过量引起出血。

（6）治疗前和治疗中监测血电解质、酸碱平衡情况。

【给药说明】 （1）仅作为血液滤过治疗时静脉补液用。

（2）使用前用力挤压输液袋以检查有无渗漏、混浊、絮状物等。

（3）使用前加热至37℃左右。

【用法与用量】 置换液输入途径有前稀释法、后稀释法以及混合稀释法三种。①前稀释法：置换液在滤器前输入，其优点是血流阻力小，滤过稳定，残余血量少和不易形成蛋白覆盖层。但由于清除率低，所需置换液量较大。根据滤器的超滤系数及血流速度，前稀释置换液量为血流量的50%～60%，建议HF治疗4小时前稀释置换量30L～50L。当患者需做无抗凝剂血液滤过时，建议选择本方式。②后稀释法：置换液用量较前稀释置换法少，而清除效率较前稀释置换法高；但容易导致高凝状态的患者滤器凝血。根据滤器的超滤系数及血流速度，后稀释置换液量为血流量的25%～30%，建议血液滤过治疗4小时后稀释置换量18L～25L。一般患者均可选择本置换法，但有高凝倾向的患者不宜选择本方式。③混合稀释法：清除效率较高，且滤器不易堵塞，对于红细胞压积高者较实用，建议前稀释率要小于后稀释率，前稀释与后稀释比例为1:2。置换量可参考前稀释法。

慢性肾功能衰竭 一周1～3次，一次4～5小时，每次补充置换液量18～25L（后稀释法）。主要视体内有无体液潴留和尿量决定补充置换液量。

急性肾功能衰竭 根据每日超滤量决定每日输入置换液量。

【制剂与规格】 血液滤过置换液：（1）1L；（2）2L。

血液滤过置换液为复方制剂，其组分主要有氯化钠、氯化钾、氯化钙、乳酸钠、氯化镁、葡萄糖等；辅料：活性炭。血液滤过置换液组成及渗透压举例见表7-4。

表7-4 几种血液滤过置换液的成分及渗透压（举例）

溶液		含量（g/L）						浓度（mmol/L）与渗透压（mOsm/L）							
		氯化钠	氯化钾	碳酸氢钠	乳酸钠	氯化钙	氯化镁	葡萄糖	Na$^+$	K$^+$	Ca^{2+}	Mg^{2+}	Cl$^-$	HCO$_3^-$	G (g/L)	渗透压
费森尤斯（Frese Gnius）	1	6.048	—	3.066	—	0.2205	0.1016	1.0	140	—	1.5	0.5	109	35	1.0	292
	2	6.048	0.1491	3.066	—	0.2205	0.1016	1.0	140	2.0	1.5	0.5	111	35	1.0	296
	3	6.048	0.224	3.066	—	0.2205	0.1016	1.0	140	3.0	1.5	0.5	112	35	1.0	298
	4	6.048	0.298	3.066	—	0.2205	0.1016	1.0	140	4.0	1.5	0.5	113	35	1.0	300
华仁		5.92	0.149	—	3.78	0.276	0.152	1.5	135	2.0	1.875	0.75	108.5	33.75	1.5	290

腹膜透析液 [国基；医保(甲)]
Peritoneal Dialysis Solution

【适应证】 ①急性肾功能衰竭；②慢性肾功能衰竭；③急性药物或毒物中毒；④顽固性心力衰竭；⑤顽固性水肿；⑥电解质紊乱及酸碱平衡失调。

【药理】 (1)药效学 腹膜透析是以腹膜为半透膜，向腹腔内注入腹透液，腹膜毛细血管与透析液之间进行水和溶质的交换，溶质从浓度高的一侧向浓度低的一侧移动(弥散作用)，水则从渗透浓度低的一侧向渗透浓度高的一侧移动(渗透作用)。通过弥散、对流和超滤的原理，清除机体内潴留的代谢废物和过多的水分。利用溶质浓度梯度差可使血液中尿毒症毒素从透析液中清除，并维持电解质、酸碱平衡，同时补充机体所必需的物质。目前腹膜透析已成为肾脏替代疗法的一个重要组成部分，最常见的两种透析方式是连续非卧床性腹膜透析(continuous ambulatory peritoneal dialysis，CAPD)和自动化腹膜透析(automatic peritoneal dialysis，APD)。CAPD是透析液袋借助于一段称为"连接导管"的塑料管与患者的腹透管相连，利用重力的原理使透析液流入腹腔并从腹腔中流出，操作是人工进行的。APD指所有利用腹膜透析机进行腹透液交换的各种腹膜透析形式。

腹膜透析液是腹膜透析治疗过程中必不可少的组成部分，除了要求与静脉制剂一样，具有无菌、无毒、无致热源，符合人体的生理特点外，而且应与人体有非常好的生物相容性，这样才能维持腹膜较好的通透性，长期保持较好的腹膜透析效能，延长CKD5期腹膜透析患者的生存时间。

腹透液配方的基本原则如下。

①透析用水必须严格无菌、无致热原和无内毒素。

②透析液电解质浓度与正常血浆相近，并可按临床情况予以调整，一般透析液中：a. 钠离子浓度为132mmol/L，略低于正常浓度，有利于纠正肾功能衰竭时的钠潴留；b. 氯离子浓度95～103mmol/L；c. 钙离子浓度1.25～1.75mmol/L(其中低钙透析液的钙离子浓度为1.25mmol/L)；d. 镁离子浓度0.25～0.75mmol/L。透析液中一般不含钾离子，此有利于清除体内过多的钾离子，维持正常血钾浓度，但有低钾血症时，可临时在腹透液中加入钾盐，每升腹膜透析液加10%氯化钾溶液3ml，其钾浓度近4mmol/L。

③渗透浓度一般略高于血浆渗透浓度，有利于体内水清除，可根据体内水潴留程度适当提高透析液的渗透浓度。目前多以葡萄糖维持渗透浓度，一般用1.5%葡萄糖腹膜透析液作为基础，其渗透浓度为346mOsm/L，若需增加体内水分清除，可用2.5%葡萄糖浓度，每升透析液中每提高1%葡萄糖浓度可增加渗透浓度55mOsm/L。现有腹膜透析液中最大葡萄糖浓度为4.25%，其渗透浓度最高者为490mOsm/L(一般每日限用一次或不用)，除非严重水肿或急性肺水肿，应尽量避免使用高浓度葡萄糖渗透液以免过度脱水、严重高糖血症和高糖刺激腹膜导致腹膜丧失超滤功能。

④腹透液碱基，透析液pH为5.01～5.8。目前均以乳酸盐为碱基，它进入体内后经肝脏代谢为碳酸氢根，既往曾使用醋酸盐为碱基，但其有扩血管作用，且对腹膜刺激作用较大，长期应用可致腹膜纤维化，现已基本不用。

(2)药动学 ①吸收：不同透析液成分在腹腔中的吸收情况可通过其消除速率来反映。小分子溶质的吸收主要是通过扩散作用完成，并取决于溶质的分子量，溶质分子量越小，吸收越快。葡萄糖的吸收取决于患者腹膜的通透性，由于个体差异，葡萄糖在体内置留四小时后的吸收的百分率由40%～88%不等。而乳酸盐在留腹四小时后，注入量的82%将被吸收。

②代谢：在使用含4.25%葡萄糖的透析液进行透析时，注入45～90分钟后，血糖的浓度将升至最高点，甚至两倍于初始的血糖浓度。这种变化与口服葡萄糖后的血糖波动情况相似。其代谢的过程也与口服葡萄糖一致，提供的能量约占CAPD患者全部能量来源的20%。透析时吸收的乳酸盐通过三羧酸循环进行代谢并产生碳酸氢钠，可协助人体维持酸碱平衡。

【不良反应】 常见的有：(1)化学性腹膜炎 与透析液水质不纯、含超标内毒素有关。

(2)脱水 由于每日超滤量过多，减少透析液葡萄糖浓度可减少超滤量。

(3)低钾血症 由于透析液无钾盐，若进食少，腹透液中葡萄糖吸收多，或有呕吐、腹泻者易发生。

(4)高糖血症 由于用高渗透析液增加超滤易造成高糖血症，甚至高渗性昏迷。

(5)低钠、低氯血症，代谢性碱中毒等 由于摄入少，超滤量大，特别是伴呕吐等时。

(6)肥胖 腹透液中葡萄糖吸收过多，可转化为脂肪，导致脂代谢紊乱、代谢综合征等并发症。

(7)蛋白丢失及营养不良 部分蛋白质透过腹膜从透析液中丢失。

(8)腹膜功能衰竭 腹膜纤维化和血管新生导致超滤减少、溶质清除障碍。

【禁忌证】 (1)绝对禁忌证 ①已证实的腹膜功能丧失或广泛的腹膜粘连;②患者精神或生理异常使患者无法进行腹膜透析;③不可纠正的机械缺陷,阻碍了有效地腹膜透析或增加了感染的危险性(如:腹部大手术早期、外科无法修补的疝、脐突出、膈疝等);④腹腔肿瘤转移;⑤严重的腹部皮肤病、感染以及大面积烧伤但无法进行手术。

(2)相对禁忌证 ①腹膜瘘;②严重肺部疾病伴肺功能不全;③不能耐受获得充分腹膜透析所需的透析液量;④炎症性或缺血性肠病;⑤近期腹部大手术;⑥严重的营养不良;⑦严重的血管病变(严重的血管炎、动脉硬化导致腹膜滤过功能下降);⑧反复发作的憩室炎;⑨妊娠;⑩腹腔内巨大肿块或多囊肾。

【注意事项】 (1)每日多次灌入或放出腹膜透析液,应注意无菌操作,以减少感染可能性。

(2)注意水、电解质、酸碱平衡,定期评估及监测。使用低钙腹膜透析液(1.25mmol/L)可预防和减少高钙血症,并应监测电解质变化,调整透析方案。

(3)腹膜透析液不含钾,以避免高钾血症的风险。在血钾水平正常或低钾血症的情况下,需由医生评估仔细评估血清钾及全身钾水平后,可加入氯化钾(浓度最大4mEq/L)可以防止严重的低钾血症。

(4)腹透液宜以 1.5%～2.5%葡萄糖透析液为主,超滤脱水欠佳者只能间歇用 4.25%透析液,老年、糖尿病患者应严密观察血糖。

(5)腹膜透析液中可能需要加入某些药物以适应不同患者病情的需要,如糖尿病患者可加入适量的胰岛素以控制血糖,发生细菌性腹膜炎时应根据菌种及药敏试验加入适当的抗菌药,有蛋白凝块时可加入适量尿激酶等。添加这些药物时应注意无菌操作。

(6)排出液如有异样,应及时留取标本进行化验。

(7)如腹膜透析液过量灌注到腹腔内,表现为腹胀/腹痛和(或)呼吸急促,将腹膜透析液从腹腔中引流出来进行治疗。

(8)如发生腹膜炎,应根据药敏试验结果选用敏感抗菌药。在鉴定出病原体之前,应经验性给予广谱抗菌药。

(9)尚无关于孕妇或哺乳期女性使用腹膜透析液的足够资料。对每位患者处方腹膜透析液之前,应仔细考虑潜在的风险与利益,谨慎用药。

(10)高龄患者生理机能低下,易产生脱水症状,应注意注入液与排出液水分的管理,慎重的给药。应密切观察血糖,并注意心血管功能是否适宜做腹膜透析。

【药物相互作用】 尚无对腹膜透析液与其他药物相互作用的研究。对于可透析药物,腹膜透析可能会降低其血液浓度。

尚未进行正式的临床药物相互作用研究。体外研究显示以下抗感染药在腹膜透析液中具有稳定性:两性霉素 B、氨苄西林、阿洛西林、头孢匹林、头孢唑啉、头孢吡肟、头孢噻肟、头孢他啶、头孢曲松、环丙沙星、克林霉素、磺胺甲基异噁唑、去铁胺、红霉素、庆大霉素、利奈唑胺、美洛西林、咪康唑、莫西沙星、萘夫西林、氧氟沙星、青霉素 G、哌拉西林、替考拉宁、替考西林、妥布霉素及万古霉素。

由于氨基糖苷类与青霉素类抗菌药物具有化学不相容性,因此不能本品混合。

【给药说明】 (1)只能作为腹膜透析治疗时腹腔内给药。

(2)使用前应检查透析液是否有颗粒物质、絮状物及变色、混浊,是否过期、有无渗漏等。

(3)尽可能不用高渗透析液,以免高糖血症、蛋白丢失过多以及长期应用易引起腹膜失超滤等。

(4)使用前应加热至 37℃左右。加温透析液时,切勿除去外包装,勿将透析液浸泡于热水中加温。

(5)尽可能不向腹腔内加药,以免刺激腹膜。

【用法与用量】 成人 ①治疗急性左心衰竭,酌情用 2.5%或 4.25%葡萄糖透析液 2L;前者留置 1 小时,可脱水 100～300ml。后者留置 30 分钟,可脱水 300～500ml。②治疗急性肾功能衰竭或 CKD5 期伴水潴留者,用间歇性腹膜透析(IPD),一次 2L,留置 1～2 小时,一日交换 4～6 次。无水潴留者,用连续性不卧床腹膜透析(CAPD),一般一日 4 次,一次 2L;日间每次间隔 4～6 小时;夜间一次留置 9～12 小时,以增加中分子尿毒症毒素清除。一般一日透析液量为 8L。

儿童 尽可能采用最低浓度(1.5%)的葡萄糖透析液。按照体表面积计算灌入量,最初每次灌入量 300mL/m²,交换 12～24 次,在 7～14 天逐渐将交换量提高到 1100ml/m²,交换 5～10 次。可根据灌入量增加情况、残余肾功能和尿量调整交换次数及留腹时间。婴儿最终交换灌入量不超过 50ml/kg。

【制剂与规格】腹膜透析液:(1)1L;(2)2L;(3)2.5L;(4)5L;(5)6L。

葡萄糖浓度:(1)1.5%;(2)2.5%;(3)4.25%。

腹膜透析液为复方制剂,主要由渗透剂、缓冲液、电解质组成。目前国内最常用的腹膜透析液为葡萄糖腹膜透析液。根据葡萄糖含量及含钙量,不同类型腹透液的主要组成成分,见表7-5。

表 7-5　几种葡萄糖腹透液的成分含量及浓度

溶液		含量(g/L)				浓度(mmol/L)					
		葡萄糖(含 H₂O)	氯化钠	氯化钙(含 2H₂O)	氯化镁(含 6H₂O)	乳酸钠	钠	钙	镁	氯	乳酸根
高钙	1.5%	15	5.38	0.26	0.051	4.48	132	1.77	0.25	96	40
	2.5%	25	5.38	0.26	0.051	4.48	132	1.77	0.25	96	40
	4.25%	42.5	5.38	0.26	0.051	4.48	132	1.77	0.25	96	40
低钙	1.5%	15	5.38	0.183	0.051	4.48	132	1.24	0.25	95	40
	2.5%	25	5.38	0.183	0.051	4.48	132	1.24	0.25	95	40
	4.25%	42.5	5.38	0.183	0.051	4.48	132	1.24	0.25	95	40

艾考糊精腹膜透析液
Icodextrin Peritoneal Dialysis Solution

【适应证】　(1)CDE 适应证　①艾考糊精腹膜透析液用于终末期肾病(ESRD)患者的持续性不卧床腹膜透析(CAPD)每日单次长时间留腹(8~16 小时)治疗。②艾考糊精腹膜透析液用于改善高平均转运或高转运(通过腹膜平衡试验 PET 诊断)患者的长时间留腹超滤作用以及肌酐和尿素氮清除率。

(2)国外适应证　用于长留腹,如 CAPD 夜间留腹,APD 日间留腹。通常用于以下情况:①腹膜超滤衰竭;②高转运或高平均转运;③糖尿病;④容量负荷过多而超滤不足。

【药理】　(1)药效学　以 7.5%艾考糊精(icodextrin,一种葡聚糖)作为渗透剂,pH 为 5~6,渗透压为 284mOsm/L,超滤作用依靠胶体渗透压获得。与 4.25%高渗葡萄糖溶液相比,该药吸收的热量(碳水化合物)负载减少,每克吸收的碳水化合物的超滤量增加。

(2)药动学　①吸收:艾考糊精遵循等级动力学从腹膜腔吸收,与通过腹膜淋巴途径的对流转运相一致。在单剂量药代动力学研究中,在 12 小时的停留时间内,艾考糊精吸收量为 40%(60g)。滞留期间血浆艾考糊精水平升高,排空后血浆水平下降。在长时间停留交换结束时平均达峰时间(t_{max})为 13 小时,艾考糊精及其代谢产物峰浓度(C_{peak})中位值为 2.2g/L。达稳态时,艾考糊精及其代谢产物的平均血浆浓度约为 5g/L。在多剂量研究中,艾考糊精在一个星期内达到稳态水平。在停止使用艾考糊精后约两周内,艾考糊精和代谢产物的血浆水平恢复到基线值。②代谢:艾考糊精通过 α-淀粉酶代谢为低聚合度(DP)的寡糖,包括麦芽糖(DP2),麦芽三糖(DP3),麦芽四糖(DP4)和较高分子量的聚合物。在单剂量研究中,

DP2,DP3 和 DP4 的血浆浓度逐渐升高,其分布与总艾考糊精相似,在停留末期达到峰值,随后下降。较大的聚合物的血液浓度增加很少。艾考糊精代谢产物的浓度在一周内达到稳态水平,长期给药期间观察到稳定的血浆浓度。在十二小时的停留时间内,腹膜内会发生一定程度的异烟酰胺代谢,透析液中较小聚合物的浓度逐渐增加。

③排泄:艾考糊精经肾脏清除作用与残余肾功能的水平成正比。体内吸收和代谢艾考糊精产生的较小的代谢物也可能从血浆扩散到腹膜腔内。

【不良反应】　可能引起过敏反应,皮疹最常见(发生率>5%),少见皮肤剥脱性皮炎。

【禁忌证】　①麦芽糖或异麦芽糖不耐受者。②糖原累积病患者。③严重乳酸性酸中毒者。④未解决的腹膜透析导管机械并发症者。⑤明确对淀粉衍生物及艾考糊精过敏者。

【注意事项】　(1)可能干扰血糖检测结果。

(2)糖尿病腹膜透析患者从葡萄糖腹膜透析液转换为艾考糊精腹膜透析液时需要重新调整胰岛素用量。

(3)在使用强心苷(如地高辛)的患者中,必须仔细监测血浆中的钙、钾和镁水平。

【用法与用量】　建议一日 1 次,主要用于长时间留腹(8~16 小时),如 CAPD 夜间留腹或 APD 日间留腹。

【制剂与规格】　艾考糊精腹膜透析液:2000ml。

血液滤过置换基础液[医保(乙)]
Hemofiltration Basic Solution

【成分】　本品为复方制剂,含有葡萄糖、氧化钠、氧化镁、氯化钙。还含有辅料盐酸或氢氧化钠,作为 pH 调节剂。本品 4000ml 与 250ml 5%的碳酸氢钠注射液混合,并加入氯化钾注射液至钾离子浓度为 4.5mmol/L 时,本品的渗透压约 280mOsm/L。其主要成分含量见表 7-6。

表 7-6 血液滤过置换基础液组分表

组分	标示量	
	mmol/L	mg/ml
无水葡萄糖($C_6H_{12}O_6$)	10.6	1.91
总氯(Cl)	118	4.18
镁(Mg)	0.797	0.0194
钙(Ca)	1.60	0.0639
钠(Na)	113	2.60

【适应证】 连续性血液净化专用药物,用于血液滤过治疗时置换体内的水分和电解质,替代肾脏部分功能。

【药理】 (1)药效学 在连续性血液净化中,置换液提供与患者血浆几乎相同的基础晶体液体环境,该晶体液中应包括钠离子、氯离子、钙离子、镁离子、钾离子、葡萄糖及碳酸盐等。连续性血液净化依靠血液净化仪配套的超滤滤器过滤和净化血液,置换液仅作为补充因净化过程造成的体液减少,以及维持体液适当的离子浓度(包括 pH 值),因此置换液本身不具备任何药效学作用。

(2)药动学 无药代动力学资料。

【不良反应】 本品可能因连续性血液净化清除血清物质而导致营养不良、低磷血症等,应注意进行连续性血液净化同时严密监测患者血液检查的各项指标。

【注意事项】 (1)本品不含钾盐,临用时应根据患者的血液电解质分析结果加入氯化钾注射液。

(2)药液应一次用完,开启后切勿贮藏再次使用。

(3)血液净化装置的管道仪器不洁、破损或重复使用及温度过低易引起使用本品后发冷、发热等输液反应表现。由于本品每次均为大量使用,请医生使用时,充分注意此点。

(4)本品葡萄糖含量较高,糖尿病患者应慎用。

【药物相互作用】 本品可导致血浆中药物,特别是血浆结合率低的药物清除显著加快。

【用法与用量】 本品中不含钾离子,有利于清除体内过多钾离子,维持正常血钾浓度,但临床治疗有需要时,应根据患者的血液电解质分析结果加入钾盐。本品每袋(4000ml)加入 10%的氯化钾注射液 1ml,其钾离子浓度增加 0.335mmol/L。

加入钾盐后作为 A 液部分,配合碳酸氢钠注射液(B 液部分)联合用于连续性血液净化。一般情况下,本品每袋(4000ml)配合 5%的碳酸氢钠注射液 250ml,并通过血液净化装置输入体内,其用量根据连续性血液净化的时间而定,一般每 3～4L/h。

按照每 4000ml 配合 5%的碳酸氢钠注射液 250ml 使用时,各组分浓度如表 7-7。

表 7-7 配置使用时各组分浓度

组分	浓度(mmol/L)
葡萄糖	10
氯离子	110
镁离子	0.75
钙离子	1.50
钠离子	141
碳酸盐	35
钾离子	每 4000ml 加入 10%的氯化钾注射液 1ml,其钾离子浓度增加 0.335mmol/L

【制剂与规格】 血液滤过置换基础液:4L。

第三节 泌尿系统特殊用药

本节泌尿系统特殊用药主要包含 4 部分。

(1)良性前列腺增生药物,此类药物作用机制不相同,应根据患者临床症状及不同的治疗目的选择一种或几种药物联合应用。主要药物包括:①选择性 α_1 受体拮抗药:盐酸阿夫唑嗪、盐酸特拉唑嗪、甲磺酸多沙唑嗪、盐酸坦索罗辛、赛洛多辛和萘哌地尔。非选择性的 α 受体拮抗剂,如酚苄明等此类药物,由于同时阻断了血管平滑肌内的 α_2 受体,不良反应较多,现已很少使用。②5α-还原酶抑制药:非那雄胺、爱普列特。③天然植物药:普适泰。④其他辅助药,如谷丙甘氨酸胶囊等。

(2)前列腺癌的治疗用药,包括:①性激素拮抗药(非甾体化合物类):氟他胺、比卡鲁胺。②促黄体生成素释放激素类似物:醋酸亮丙瑞林、醋酸戈舍瑞林、醋酸曲普瑞林和醋酸地加瑞克。应根据患者的不同临床病期选择应用,并注意药物的不良反应。

(3)勃起功能障碍用药,包括:枸橼酸西地那非、盐酸伐地那非、他达拉非。因勃起功能障碍具有多种致病机制,及其潜在因素,应在对患者全面检查评估后应用药物治疗,药物治疗仅仅是勃起功能障碍治疗的其中一个环节;此外对有心血管疾病潜在风险的患者应用这类药物应慎重,并注意药物的相互作用导致的严重不良反应。

(4)调节膀胱舒缩功能的药物,主要作用机制是胆碱受体拮抗剂及平滑肌松弛剂,包括:托特罗定、盐酸黄酮哌酯、溴吡斯的明、盐酸米多君、盐酸奥昔布宁、盐酸非那吡啶、曲司氯铵、盐酸丙哌维林、索利那新和米拉贝隆等。这类药物应用时应注意排除患者下尿路梗阻，防止出现尿潴留。

一、治疗良性前列腺增生的药物

（一）α 受体拮抗药

盐酸阿夫唑嗪[医保(乙)]
Alfuzosin Hydrochloride

【适应证】 （1）CDE 适应证 缓解良性前列腺增生症（BPH）引起的症状。

【药理】 （1）药效学 本品是选择性 α_1 受体拮抗药，对 α_1 受体的亲和力较 α_2 受体强 1000 倍。经双盲对照临床试验，阿夫唑嗪减少 BPH 患者尿道阻力 45% 左右，增加尿流率 30%，对膀胱容量及压力具有益影响。由于对尿道功能的高选择性，阿夫唑嗪的治疗剂量对血压影响小。

（2）药动学 盐酸阿夫唑嗪与血浆蛋白的结合率接近 90%。阿夫唑嗪主要通过肝脏代谢，仅 11% 的原型药物从尿中排泄。大部分代谢物（非活性）在粪便中排泄（75%～90%）。

在健康中年志愿者中，服用 10mg 长效缓释片的生物利用度的平均值，为服用 7.5mg（2.5mg 片，每天 3 次）盐酸阿夫唑嗪快速释放剂型的 104.4%。长效缓释片血药浓度达峰时间为服药后 9 小时，快速释放剂型为服药后 1 小时。消除半衰期为 9.1 小时。研究显示，饭后服用本品生物利用度增加。与中年健康志愿者比较，老年患者中药代动力学参数（C_{max} 和 AUC）不增加。与肾功能健全的患者比较，中度肾功能受损（肌酐清除率>30ml/min）的患者，其 C_{max} 和 AUC 平均值会增加，消除半衰期保持不变。肌酐清除率>30ml/min 的肾功能受损的患者无需剂量调整。

【不良反应】 对某些患者可能产生一些不适症状主要是与血管扩张相关的不良反应，包括头昏、眩晕、头痛、嗜睡、疲劳和不适等。其他较罕见的还有皮疹、瘙痒、口干、腹泻、恶心、呕吐、心悸、胸痛等，这些症状是暂时性的，大多数无需停药。严重的不良反应：直立性低血压、心绞痛、Q-T 间期延长以及虹膜松弛综合征（白内障超声乳化手术中）。

【禁忌证】 （1）对阿夫唑嗪或本品中的任何成分过敏。

（2）与其他 α_1 受体拮抗剂联合用药。

（3）与强 CYP3A4 抑制剂联合用药。

（4）肝功能衰竭。

（5）严重肾功能衰竭（肌酐清除率<30ml/min）。

（6）体位性低血压。

【注意事项】 （1）用药前应先排除前列腺癌。

（2）冠状动脉供血不足的患者使用本药，可引发或加重心绞痛。

（3）正在服用抗高血压药物（尤其是钙通道阻滞药）、硝酸盐类或对其他药物有低血压反应史的患者，服用本品出现直立性低血压和晕厥的风险增加，应密切随访或调整剂量。

（4）低血压患者使用本药，出现直立性低血压和晕厥的风险增加，一般出现在用药之后数小时，有晕厥的风险。此时患者应立即躺下，直到上述一过性症状消失为止。

（5）由于可引起头晕、晕厥，对从事需要集中精力或需进行运动协调能力工作的患者慎用。

（6）接受眼科手术时应告知麻醉医师正在服用本药。使用本药的患者行白内障超声乳化手术时，出现虹膜松弛综合征的风险增加。

（7）老年患者因其对药物有较大敏感性，可减少每日剂量。

（8）治疗适应证中不涉及妇女。

（9）治疗适应证中不涉及儿童。

（10）与其他 α-肾上腺素受体拮抗剂一样，被认为与阴茎异常勃起有关（与性行为无关的持续性的伴有疼痛的阴茎勃起）。因为如不采取适当的治疗，这种情况可导致永久性的阳痿，故应告知病人这种情况出现的严重性。

（11）在获得性或先天性 Q-T 延长患者，有 Q-T 间期延长病史或服用延长 Q-T 间期药物的患者中使用时应谨慎。

（12）含蓖麻油，可引起消化系统疾病（轻度腹泻）。

【药物相互作用】 （1）禁止联合使用 α_1-受体拮抗剂。

（2）禁止联合使用强效 CYP3A4 抑制剂，比如波西普韦、克拉霉素、科比司他、红霉素、伊曲康唑、奈非那韦、泊沙康唑、利托那韦、特拉普韦、泰利霉素、伏立康唑，因为可能会导致阿夫唑嗪血药浓度升高以及出现药物不良反应的风险。

（3）不建议联合使用抗高血压 α 受体拮抗剂（多沙唑嗪、哌唑嗪、乌拉地尔），会增加降压作用，存在严重直立性低血压的风险。

（4）联合使用磷酸二酯酶 5 型抑制剂（阿伐那非、西地那非、他达拉非、伐地那非）存在直立性低血压的风险，尤其老年患者。老年患者建议以最低剂量开始治疗，并根据需要逐渐调整剂量。

(5) 硝酸盐类：联合使用除 α 受体拮抗剂以外的抗高血压药，会增加降压作用。存在发生严重直立性低血压的风险；联合使用达泊西汀，存在不良反应加重的风险，尤其是眩晕或晕厥型不良反应；联合使用降血压药物，低血压风险增加，特别是直立性低血压。

【用法与用量】 口服普通片：一次 1 片（2.5mg），一日 2 次，最多可增至 4 片（10mg）；老年患者起始剂量每日早晚各 1 片（2.5mg），最多增至一日 4 片（10mg）。肾功能损伤患者：起始剂量应一次 1 片（2.5mg），一日 2 次，随后根据临床反应调整剂量。轻度及中度肝功能损伤患者：起始剂量应一次 1 片（2.5mg），一日 1 次，随后根据临床反应增至一次 1 片，一日 2 次。缓释片：一次 1 片（10mg），一日 1 次，晚饭后即服用。整片吞服，不能咀嚼。首次治疗从晚间临睡前开始。

【制剂与规格】 盐酸阿夫唑嗪片：2.5mg。
盐酸阿夫唑嗪缓释片：(1)5mg；(2)10mg。

盐酸特拉唑嗪 [药典(二)；国基；医保(甲)]
Terazosin Hydrochloride

【适应证】 高血压：轻度或中度高血压治疗，主要降低舒张压，可与噻嗪类利尿剂或其他抗高血压药物合用，还可以在其他药物不适用或无效时单独使用。

良性前列腺增生（BHP）：良性前列腺增生（BHP）引起的症状治疗。

【药理】 (1)药效学 本品是高选择性 α₁ 受体拮抗药。由于尿道和前列腺 α₁ 受体分布丰富，该药对 α₁ 受体呈高选择性，其对心血管的影响相对较小，临床效应呈剂量依赖性，在 2mg、5mg 和 10mg 剂量组，前列腺增生症状评分（IPSS）改善分别达 40%、51% 和 69%，最大尿流率增加分别达到 26%、40% 和 52%。

(2)药动学 原型药物血浆浓/度最大值出现在给药后 1 小时左右，半衰期大约为 12 小时。食物很少甚至不会影响特拉唑嗪生物利用度。给药量的大约 40% 经尿液排泄，60% 经粪便排出。特拉唑嗪具有较高的血浆蛋白结合率。

【不良反应】 本品主要不良反应有：头痛、头晕、无力、心悸、恶心、体位性低血压等。这些反应通常轻微，继续治疗可自行消失，必要时可减量。

【禁忌证】 对盐酸特拉唑嗪或类似物过敏者禁用。

【注意事项】 (1)须排除前列腺癌后，方可使用本药。

(2)对 BPH 伴有高血压患者同时应用噻嗪类药物或其他抗高血压药物，应注意调整剂量以防止低血压。

(3)与其他 α 肾上腺素受体拮抗药一样，特拉唑嗪也会引起眩晕。眩晕通常发生在初始用药 30～90 分钟内，偶尔会发生在剂量增加过快时，如果发生眩晕，应当将患者放置平卧姿势，在必要时采用支持疗法，虽然在晕厥前偶尔会出现心动过速（心率每分钟 120～160 次），但通常认为晕厥与过度的直立性低血压有关。当从卧位或坐位突然转向立位时可能会发生眩晕、轻度头痛甚至晕厥。出现这些症状时患者应躺下，然后在站立前稍坐片刻以防症状再度发生。大多数情况下，治疗初期后或连续用药阶段不会再发生该反应。

(4)首次用药或停止用药后重新给药，可能发生眩晕、轻度头痛或嗜睡，甚至可发生首剂晕厥或突然失去知觉。在初始剂量 12 小时内或增加剂量时应当避免从事驾驶或危险工作。

(5)如果用药中断数天，恢复用药时应从初始剂量重新开始，初始剂量为睡前服用 1mg，以减少和避免首剂低血压效应。

(6)采用初始剂量开始治疗并在 4 周后进行疗效总结。每次调整剂量都可能发生暂时的不良反应。如果不良反应持续存在，应考虑减少剂量或停药。

(7)肾功能不全患者无需改变推荐剂量。

(8)怀孕妇女禁用本品，哺乳期妇女使用本品时应停止授乳。

(9)儿童使用的安全性和有效性未建立。

(10)已发现某些当前或已接受过 α₁ 受体拮抗剂治疗的患者，在白内障手术中发生术中虹膜松弛综合征（IFIS）。

【药物相互作用】 (1)本品和血管紧张素（ACE）抑制剂或利尿剂治疗的患者中报道眩晕或其他不良反应的比例高于使用本品治疗的全体者的比例。当本品与其他抗高血压药物合用应当注意观察，以避免发生显著低血压。

(2)当利尿剂或其他抗高血压药物中加入本品时，应当减少剂量并在必要时重新制定剂量。

(3)本品与磷酸二酯酶（PDE-5）抑制剂合用会发生低血压。

(4)已知本品与镇痛剂/抗炎药物、强心甙、降糖药、抗心律失常药物、抗焦虑药物/镇静药、抗细菌药、激素/甾体及治疗痛风药物不会产生相互作用。

【用法与用量】 高血压：初始剂量为睡前服用 1mg，且不应超过。一周后，每日单剂量可加倍以达预期效应。常用维持剂量为每日一次 2～10mg。剂量超过 20mg 未见效能增加，未对 40mg 以上剂量进行研究。

良性前列腺增生（BPH）：初始剂量为睡前服用 1mg，且不应超过。一周或两周后每日剂量可加倍以达预期效应。常用维持剂量为每日一次 5～10mg。给药两周后症状明显改善。未有足够的数据表明剂量超过每日一次 10mg 会引起进一步的症状缓解。

【制剂与规格】 盐酸特拉唑嗪片：（1）1mg；（2）2mg；（3）5mg。

盐酸特拉唑嗪胶囊：（1）1mg；（2）2mg。

甲磺酸多沙唑嗪[药典(二)；医保(乙)]
Doxazosin Mesylate

【适应证】 ①良性前列腺增生对症治疗。②高血压。

【药理】 （1）药效学 本品是高选择性 α_1 受体拮抗药。每天口服 4mg，连续服用几周，前列腺增生症状评分平均减少 5 分左右，尿流率平均增加 3.5ml/s。多沙唑嗪普通片对高血压患者血压可降低 10～15mmHg，对血压正常者血压降低 5mmHg 左右；控释片则对血压影响较小。

（2）药动学 口服吸收，缓释片具有比普通片更为平稳的血浆药物浓度参数。缓释片的 t_{max} 为 8～9 小时，其 C_{max} 约为同剂量普通片的 1/3，24 小时后两种剂型的谷浓度水平相似。多沙唑嗪缓释片峰/谷浓度比值相较于普通片峰/谷浓度比值低 1/2。稳态时，与普通片相比，多沙唑嗪缓释片 4mg 的相对生物利用度为 54%，8mg 多沙唑嗪的相对生物利用度为 59%，血浆蛋白结合率为 98%。本品在肝脏代谢，主要通过 O-脱甲基化和羟基化代谢，以代谢产物和原型药物从粪便排出（原型不超过 5%）。消除呈双向，$t_{1/2\beta}$ 为 22 小时。老年患者及肾脏损害患者的药代动力学无明显改变。在中度肝功能损害患者中，单剂多沙唑嗪的药时曲线下面积升高 43%，口服清除率减少 40%。与其他完全经过肝脏代谢的药物一样，肝功能受损患者使用多沙唑嗪应慎重。

【不良反应】 （1）在有对照的临床实验中，最常见的反应为直立性低血压（很少伴有晕厥）或非特异性的症状，包括：头晕、头痛、乏力、不适、外周性水肿、体虚无力、嗜睡、胃肠道反应（腹痛、腹泻、恶心、呕吐、胃肠炎）、口干、背痛、胸痛、心悸、心动过速、咳嗽、瘙痒、尿失禁、膀胱炎及鼻炎。

（2）普通片剂上市后曾经报道以下不良事件：易激怒及震颤（罕见病例），偶有与包括多沙唑嗪在内的 α_1 受体拮抗药相关性阴茎勃起和阳痿的报道。也有药物过敏反应如皮疹、血小板减少症、紫癜、鼻出血、血白细胞减少、血尿、胆汁淤积、黄疸、肝功能检查异常、肝炎、

视物模糊的报道。

（3）其他严重的不良反应：虹膜松弛综合征（白内障超声乳化手术中）。

【禁忌证】 （1）对本品或其他喹唑啉类药物过敏者。

（2）近期发生心肌梗死者。

（3）有胃肠道梗阻、食管梗阻或任何程度的胃肠道腔径缩窄病史者。

【注意事项】 （1）开始治疗前及治疗过程中应定期检查以排除前列腺癌后，方可使用本药。

（2）心绞痛患者在接受多沙唑嗪治疗之前应先采用可有效预防心绞痛发作的药物治疗。心绞痛患者从 β 受体拮抗剂转换为多沙唑嗪时，应充分注意 β 受体拮抗剂的撤药反应，直到患者血流动力学稳定后才开始服用多沙唑嗪。有症状的心衰患者，在服用多沙唑嗪之前应先接受针对心衰的治疗。接受过心衰治疗的患者，考虑到病情恶化的可能，在多沙唑嗪治疗的早期应加强随访。

（3）体位性低血压/晕厥：与所有的 α 受体拮抗剂一样，很小一部分患者在治疗初始阶段，会出现体位性低血压，表现为头晕和无力，极少出现意识丧失（晕厥）。使用 α 受体拮抗剂治疗时，应告知患者如何防止出现体位性低血压以及应对措施。故首次治疗宜从晚间临睡前开始。

（4）服用本品时将药片完整吞服，不应咀嚼、掰开或碾碎。此缓释片中的多沙唑嗪被置入了一个不能被吸收的外壳中缓慢释放。

（5）完全经过肝脏代谢的药物，肝功能受损患者使用多沙唑嗪应谨慎。

（6）通常情况下本品对驾车或操作机器能力没有影响。但应向患者说明本品可引起头昏和疲劳（特别是刚开始治疗时），并可能导致反应能力下降。

（7）多沙唑嗪与 5 型磷酸二酯酶（PDE5）抑制剂合用应慎重，因为在部分患者可能引起症状性低血压。

（8）目前或既往使用 α_1 受体拮抗剂的患者，在术前应告知眼外科医师。在既往或正在使用 α_1 受体拮抗剂治疗的部分患者中观察到白内障手术术中虹膜松弛综合征（IFIS，一种小瞳孔综合征）。

（9）上市后经验中报告了勃起时间延长和异常勃起。如异常勃起未得到马上处理，将可能导致阴茎组织损害和永久性勃起功能丧失，因此患者应立即就医。

（10）白细胞减少/中性粒细胞减少，在高血压患者接受甲磺酸多沙唑嗪缓释片治疗的对照临床试验中观察到使用多沙唑嗪组较安慰剂组平均白细胞和中性粒细胞计数分别减少 2.4% 和 1.0%，此现象在其他 α 受体拮抗剂中

也可见。

（11）多沙唑嗪可进入乳汁中，尚无对母乳喂养婴儿或泌乳产生影响的信息。

（12）儿童使用的安全性和有效性未建立。

【药物相互作用】　（1）血浆中大部分（98%）多沙唑嗪与蛋白结合。人血浆体外数据表明，多沙唑嗪对地高辛、华法林、苯妥英、吲哚美辛的蛋白结合无影响。

（2）在临床用药中多沙唑嗪与噻嗪类利尿剂、呋塞米、β受体拮抗剂、非甾体抗炎药、抗生素、口服降糖药、促尿酸药或抗凝剂合并使用未发现任何不良的药物相互作用。

【用法与用量】　（1）缓释片：口服，以足量液体将药品完整吞服，不应咀嚼、掰开或碾碎后服用。疗效不受进食与否的影响。最常用剂量为一次4mg，一日1次。国外临床使用的最大剂量为一次8mg，一日1次。国内目前尚无更多的相关临床经验。常用剂量的多沙唑嗪可用于肾功能不全患者及老年患者。肝功能不全患者慎用。

（2）普通片：口服，起始剂量1mg，一日1次，1～2周后根据临床反应和耐受情况调整剂量；首剂及调整剂量宜睡前服。维持剂量1～8mg，一日1次，但超过4mg易引起体位性低血压。国外研究资料提示最大剂量为16mg/日。

【制剂与规格】　甲磺酸多沙唑嗪片：（1）1mg；（2）2mg；（3）4mg。

甲磺酸多沙唑嗪缓释片：4mg。

甲磺酸多沙唑嗪胶囊：（1）1mg；（2）2mg。

盐酸坦索罗辛 [国基；医保（乙）]
Tamsulosin Hydrochloride

【适应证】　良性前列腺增生症引起的排尿障碍。

【药理】　（1）药效学　本品可选择性拮抗肾上腺素α₁受体，对α₁受体的亲和力比对α₂受体强。肾上腺素α₁受体又可分为α₁A、α₁B和α₁D3个亚型，其中α₁A主要存在于前列腺、膀胱颈部和尿道平滑肌，α₁B主要存在于血管平滑肌。坦洛新对3种亚型受体的亲和力为$\alpha_1A > \alpha_1D > \alpha_1B$，本品可选择性拮抗泌尿道平滑肌上的α₁A受体，对前列腺增生引起的排尿困难、夜间尿频、残余尿感等症状有明显改善。其引起周围血管扩张的不良反应低于特拉唑嗪和阿夫唑嗪。此外，坦洛新与其他抗高血压药物也无明显的相互作用。该药无首剂效应，首剂不必减少剂量或强调临睡前服药。

（2）药动学　口服吸收，缓释剂的t_{max}为6.8小时，半衰期为10～15小时，连续口服，血药浓度可在第4天达到稳态。在肝脏经CYP2D6和CYP3A4代谢，主要以代谢产物和原型药物从尿排出，原型药尿中排泄比率在12%～14%。

【不良反应】　（1）严重不良反应　失神、意识丧失（发生频率不明）：因为有可能出现与血压下降相伴随的一过性意识丧失，所以用药过程中应充分观察，出现异常情况时，应停药并采取适当的处置措施。

（2）其他不良反应

精神神经系统：偶见头晕、蹒跚感等症状。

循环系统：偶见血压下降、体位性低血压、心率加快、心悸等。

过敏反应：偶尔可出现瘙痒、皮疹、荨麻疹，出现这种症状时应停止服药。

消化系统：偶见恶心、呕吐、胃部不适、腹痛、食欲不振、腹泻、便秘、吞咽困难等。

肝功能：偶见GOT、GPT、LDH升高。

手术中虹膜松弛综合征：有报道，对于正在服用或服用过α₁受体拮抗剂的患者，有出现由于α₁受体拮抗作用引起手术中虹膜松弛综合征（Intraoperative Floppy Iris Syndrome）的现象。眼科医生在进行白内障手术时要注意手术中虹膜松弛综合征的发生。

（3）其他　偶见鼻塞、浮肿、倦怠感、阴茎异常勃起症等。

【禁忌证】　（1）儿童禁用。

（2）对本品或其中的任何成分过敏者禁用。

【注意事项】　（1）须排除前列腺癌后，方可使用本药。

（2）胶囊内容物为缓释小颗粒，注意不要咀嚼胶囊内颗粒。

（3）直立性低血压患者、肾功能不全患者、重度肝功能障碍患者慎重使用。

（4）由于有可能出现眩晕等，所以从事高空作业、汽车驾驶等伴有危险性工作时请注意。

（5）对磺胺类过敏者，使用本药出现过敏反应的风险可能增加。

（6）在与CYP3A4或CYP2D6强效抑制剂（例如：帕罗西汀）联合用药时，有可能会导致盐酸坦索罗辛的暴露量显著增加。在与帕罗西汀（CYPZD6抑制剂）联合用药时，会导致盐酸坦索罗辛的C_{max}和AUC分别增加1.3和1.6倍。

【药物相互作用】　（1）与β受体拮抗药、利尿药、ACEI、钙通道阻滞药合用，降压作用增强。

（2）与非甾体抗炎药合用，本品的降压作用降低。醋氯芬酸可降低本药的药理作用。

(3) 与 CYP2D6 的中效或强效抑制药(氟西汀等)或 CYP3A4 的中效或强效抑制药(酮康唑、西咪替丁等)合用,可导致本药的清除率明显下降,血药浓度升高。

【用法与用量】 口服。一次 0.2mg,一日 1 次,饭后服用,根据年龄及症状不同可适当增减。

【制剂与规格】 盐酸坦索罗辛缓释片(胶囊):0.2mg。

赛 洛 多 辛 [医保(乙)]

Silodosin

【适应证】 治疗良性前列腺增生症引起的症状与体征。

【药理】 (1)药效学 赛洛多辛是选择性 α_1A 肾上腺素受体拮抗药,α_1A 肾上腺素受体主要分布于前列腺、膀胱基底部、膀胱颈和前列腺尿道平滑肌,赛洛多辛通过阻断上述部位的 α_1A 肾上腺素受体与去甲肾上腺素的结合,使膀胱和前列腺平滑肌松弛,缓解膀胱出口动力性梗阻,改善 BPH 引起的下尿路阻塞症状。

体外研究显示,赛洛多辛与 α_1A 受体亚型的亲和力高于 α_1B 亚型和 α_1D 亚型,对下尿路组织的选择性显著高于主动脉、脾脏和肝脏。

(2)药动学 赛洛多辛健康中国研究显示,男性单剂量口服 4mg,C_{max} 为 (28.14 ± 10.12) ng/ml;t_{max} 为 (0.98 ± 0.65) 小时;$t_{1/2}$ 为 (7.27 ± 1.75) 小时;AUC0 ~ 24h 为 (120.22 ± 35.08) (ng • h)/ml。赛洛多辛可能存在肝肠循环。赛洛多辛主要经 CYP3A4、UDP-葡萄糖醛酸转移酶、乙醇脱氢酶及乙醛脱氢酶进行代谢,血浆中主要代谢产物为赛洛多辛葡萄糖醛酸复合物及氧化代谢物。

【不良反应】 (1)临床试验中发生的不良反应(常见发生率≥1%)

泌尿及生殖系统:常见射精障碍(逆行射精等)、勃起障碍、尿失禁。

胃肠道:常见口干、胃部不适、腹泻、软便、便秘;偶见食欲不振、恶心、呕吐、上腹部不适感、胃痛、腹痛、腹胀感、胃溃疡、胃炎、萎缩性胃炎、胃灼热、胃下垂感、十二指肠溃疡、排气增加、大便频率增多、残便感、肛门不适感。

神经系统:常见头晕、起立性眩晕、步态蹒跚、头痛、失眠;偶见头重感、发呆、肩痛、嗜睡、性欲减退。

呼吸系统:常见鼻塞、鼻出血、鼻咽炎、鼻窦炎、流涕。

心血管系统:常见心动过缓,偶见:房颤、心悸、心动过速、心律失常、室上性期外收缩、体位性低血压、血压降低、血压升高。

肝胆:常见总胆红素升高、AST 升高、ALT 升高、γ-GPT 升高、碱性磷酸酯(ALP)升高、乳酸脱氢酶(LDH)增加。

血液和淋巴系统:常见白细胞减少、红细胞减少、血红蛋白减少、红细胞压积减少。

其他:常见甘油三酯升高、疲劳、C-反应蛋白(CRP)升高、总胆固醇升高、尿糖升高、尿沉渣增多。

(2)赛洛多辛在国外上市后报道的不良反应

胃肠道:口炎。

神经系统:麻木。

皮肤及其附件:中毒性斑疹、紫癜。

肝胆:黄疸、肝功能损害伴氨基转移酶升高。

眼部:术中虹膜松弛综合征(IFIS)、视物模糊。

其他:浮肿、男子女性型乳房。

自发报告的严重不良反应有失神、意识丧失、肝功能损害、黄疸。如发现异常时应注意观察,必要时可停药并进行适当处置。

【禁忌证】 (1)重度肾功能损害(Ccr<30ml/min)禁用。

(2)服用强效细胞色素 P450 3A4(CYP3A4)抑制药(如酮康唑、克拉霉素、伊曲康唑、利托那韦)患者禁用。

(3)对本品过敏患者禁用。

【注意事项】 (1)对下述患者应慎重给药:体位性低血压患者;中度肾功能损害患者;重度肝功能损害患者;服用磷酸二酯酶 5 型(PDE5)抑制药患者。

(2)本品可能导致射精障碍(逆行性射精)等,因此给药过程中应就射精障碍对患者进行充分的解释说明。

(3)本品具有 α 受体拮抗药的药理作用可能引起以下不良反应:体位性低血压,请注意变换体位时的血压变化;头晕,因此进行高空作业、驾驶等危险操作的患者服药时应给予充分注意;同时服用降压药的患者要注意血压变化,发现血压降低时要采取减量或中止给药等措施妥善处理。

(4)本品是对症治疗药物,因此当使用本品未取得满意疗效时,可以考虑手术等其他治疗措施。

(5)孕妇及哺乳期妇女用药:本品不适用于女性患者。

(6)儿童用药:本品不适用于儿科患者。

(7)老年用药:一般老年人的生理功能均有所降低,肝功能或肾功能低下者用药时应注意观察患者状况。

【药物相互作用】 (1)CYP3A4 抑制药尚未评价中效 CYP3A4 抑制药对赛洛多辛药代动力学的影响。与强效 CYP3A4 抑制药(例如地尔硫䓬、红霉素、维拉帕米)并用,可能增加赛洛多辛的血药浓度,因此,合并用药时应谨慎并密切监测患者是否发生不良事件。

(2) 强效 P-糖蛋白(P-gp)抑制药,体外研究表明赛洛多辛是一种 P-gp 底物。P-gp 的抑制可能导致赛洛多辛血药浓度增加。因此,对服用强效 P-gp 抑制药(例如环孢素)的患者,不推荐使用赛洛多辛。

(3) α 受体拮抗药尚未确定赛洛多辛和其他 α 受体拮抗药之间的药效学相互作用。但是,预期可能发生相加作用,因此赛洛多辛不应与其他 α 受体拮抗药合并用药。

(4) 地高辛赛洛多辛和地高辛合并用药不会显著改变地高辛的稳态药代动力学。无需调整剂量。

(5) 磷酸二酯酶 5 型(PDE5)抑制药国外临床研究表明,赛洛多辛与 PDE5 抑制药合用时,可能增强 PDE5 抑制药的血管扩张作用,从而增强降压作用。

(6) 抗高血压药物尚未在临床研究中严格考察赛洛多辛与抗高血压药之间的药效学相互作用。但是,使用抗高血压药的患者,有发生直立时血压调节能力下降的情况。因此,与抗高血压药并用期间应谨慎。

(7) 食物相互作用三项研究显示,食物对赛洛多辛药代动力学有影响,使赛洛多辛最大血药浓度(C_{max})降低 18%~43%,使暴露量(AUC)降低 4%~49%。赛洛多辛的临床试验均是在进餐的条件下进行,其安全性和有效性得到了确认。因此,应指导患者在餐后服用赛洛多辛,以降低发生不良事件的风险。

【用法与用量】 成人 口服,一次 4mg,一日 2 次,早、晚餐后服,可根据症状酌情减量。

【制剂与规格】 赛洛多辛胶囊:4mg。

萘 哌 地 尔 [医保(乙)]
Naftopidil

【适应证】 ①用于缓解良性前列腺增生症(BPH)引起的尿路梗阻症状。②用于高血压病的降压治疗。

【药理】 (1)药效学 萘哌地尔为选择性的 α_1 受体拮抗剂,其药理作用为 ①通过 α_1 受体阻断作用来缓解该受体兴奋所致的前列腺和尿道的交感神经性紧张,降低尿道内压,改善良性前列腺增生症所致的排尿障碍等症状。②通过 α_1 受体阻断作用而抑制 α_1 受体引起的血压上升。药效学试验表明,本品对多种高血压动物模

型有降压作用,降压持续时间长,降压时不引起反射性心动过速,多次口服给药未见明显的首剂效应和耐药现象。心脏血流动力学试验结果显示,本品可降低麻醉开胸犬总外周阻力,扩张外周血管,对心输出量无明显影响。

(2)药动学 吸收:健康成年人分别空腹单次口服给药 25mg、50mg、100mg 时,结果见表 7-8。

表 7-8 健康成年人分别空腹单次口服萘哌地尔
25mg、50mg、100mg 后的药代动力学参数

给药量	25mg	50mg	100mg
t_{max}(小时)	0.45±0.21	0.75±0.71	0.65±0.22
C_{max}(mg/ml)	39.3±10.3	70.1±32.9	134.8±55.8
$t_{1/2}$(小时)	15.2±4,7	10.3±4.1	0.45±0.21

每日二次,每次 50mg 口服给药,第 4 次给药时血药浓度达稳态。

代谢、排泄:本品的主要代谢产物是原药与葡萄糖醛酸结合物及苯羟基化的萘哌地尔。健康成年人分别单次口服给药 25mg、50mg、100mg,给药后 24 小时内,尿中累积药物排泄率都在 0.01% 以下。

蛋白结合率:健康成年人单次口服给药 100mg 时,血清蛋白结合率可达 98.5%。

食物的影响:健康成年人空腹和饭后分别给药 50mg,血清中 t_{max} 分别为 0.75 及 2.20 小时,饭后有延长的趋势,但血清中 AUC 几乎不增大,C_{max} 和消除时间不变,说明食物对萘哌地尔的吸收影响不大。

【不良反应】 偶见头昏、起立性眩晕、头重、头疼、耳鸣、便秘、胃部不适、浮肿、寒战、AST 升高和 ALT 升高。

【禁忌证】 对本品成分有过敏史者禁用。

【注意事项】 ①肝功能损伤者慎用,重症心脑血管疾病患者初次使用本品时应慎重。②本品服用初期及用量剧增时能引起体位性低血压,导致头昏、起立性眩晕,故高空作业及机动车驾驶员应慎用。③服用期间,应注意血压变化,发现血压降低时应酌情减量或停止使用。④血压偏低者或同时使用降压药的患者慎用。⑤服用本品后有发生体位性低血压的可能性,建议在睡前服用本品。⑥老年患者可能肝功能减退,本品主要在肝脏代谢,所以高龄患者应根据情况慎重使用,开始用药时用量酌减(例如服用 12.5mg 等)。⑦妊娠期及哺乳期妇女用药的有效性和安全性尚没有确立,应慎用。⑧儿童禁用。

【药物相互作用】 本品与降压药和利尿药有协同作

用，同时服用时酌减。

【用法与用量】 (1)用于缓解BPH尿路梗阻症状 口服。通常成人初始用量为一次25mg，一日1次，于睡前服用，剂量可随临床疗效作适当调整，每日最大剂量不得超过75mg。高龄患者应从低剂量(12.5mg/d)开始用药，同时注意监护。

(2)用于高血压病的降压治疗 本品用药应根据病情和医师的临床判断而个体化。常用的起始剂量为每次25mg，每天2次。两周后，可根据病人血压的下降程度调整剂量。推荐剂量范围为每天2次，每次25～50mg。

【制剂与规格】 萘哌地尔片剂：(1)12.5mg；(2)25mg；(3)50mg。

萘哌地尔胶囊剂：25mg。

萘哌地尔分散片：25mg。

(二)5α-还原酶抑制药

非 那 雄 胺 [药典(二)；国基；医保(乙)]
Finasteride

【适应证】 ①治疗和控制良性前列腺增生(BPH)以及预防泌尿系统事件。②治疗男性雄激素性秃发。

【药理】 (1)药效学 本品为4-氮杂甾体化合物，是睾酮代谢成为更强的雄激素双氢睾酮(DHT)过程中的细胞内酶-Ⅱ型 5α-还原酶的特异性抑制药。本品与Ⅱ型 5α-还原酶缓慢形成稳定的酶复合物，减少血液和前列腺内 DHT，此过程非常缓慢($t_{1/2}$为 30 天)。药物本身对雄激素受体无亲和性。单剂量给予本品 5mg 可使 DHT 浓度快速下降，最大效应出现于给药后 8 小时。

本品血浆浓度在 24 小时内有变化，但血清 DHT 水平保持不变。BPH 患者以 5mg/d 剂量服用本品 4 年后，血中 DHT 浓度平均降低 70%，前列腺体积缩小约 10%，前列腺特异性抗原(PSA)比基线值降低约 50%。睾酮的血循环水平约增加 10%～20%，但仍在生理水平范围内。在一项随机、双盲、安慰剂对照的多中心研究(PLESS)中，3016 名中至重度前列腺增生患者服用本品 4 年，使泌尿系统事件(前列腺切除术或急性尿潴留需插入导管)的总危险性降低 51%，前列腺体积显著且持续缩小，最大尿流率持续增高，症状改善。本品治疗对其他内分泌无影响，对肝、肾及消化系统均无损害。

毛囊内含有Ⅱ型 5α-还原酶，在男性秃发患者的秃发区头皮内毛囊变小，并且双氢睾酮增加。给予非那雄胺可使这些患者头皮及血清中的双氢睾酮浓度下降，临床研究的结果证实非那雄胺能抑制头皮毛囊变小，逆转脱发的过程。

(2)药动学 口服吸收，生物利用度约为80%，不受食物影响，在给药 6～8 小时后完全吸收，t_{max} 为 1～2 小时。药物除分布于血液和组织中，也可通过血-脑屏障，并进入精液。血浆蛋白结合率为 90%，在肝脏代谢。主要以代谢产物形式经尿液和粪便排泄；消除半衰期为 6 小时(年龄≤60 岁)，8 小时(年龄≥70 岁)，但不必因此而调整剂量。血浆清除率约为 165ml/min，分布容积约 76L。男性单剂量口服给予 ^{14}C 非那雄胺后，39%以代谢产物的形式从尿液中排泄，57%从粪便中排泄。非那雄胺的代谢产物对 5α-还原酶的抑制作用活性很小。每天给药 5mg 重复应用后，非那雄胺血药浓度的稳态谷值为 8～10ng/ml，并持续稳定一段时间，可有少量缓慢蓄积。

慢性肾功能不全(肌酐清除率在 9～55ml/min)者，给予本品后的体内分布和血浆蛋白结合无改变，部分由肾脏排泄的代谢产物从粪便中排泄。因此伴有肾功能损害的非透析患者不需要调整药量。

【不良反应】 (1)发生率≥1%且大于安慰剂的临床不良反应主要是性功能受影响、乳房不适和皮疹。

(2)已有关于使用非那雄胺的男性中发生乳腺癌的上市后报告。非那雄胺的长期使用与男性乳腺肿瘤形成之间的关系尚未知。

(3)免疫系统 超敏反应，例如瘙痒、风疹及血管性水肿(包括唇部，舌头，咽喉及面部肿胀)。

(4)精神表现 抑郁，停止治疗后继续存在的性欲降低。

(5)生殖系统和乳腺 在停止治疗后继续存在的性功能障碍(勃起功能障碍及射精异常)，睾丸疼痛，男性不育和(或)精液质量差。已有报告称停止非那雄胺用药后精液质量恢复正常或出现改善。

【禁忌证】 (1)对本品任何成分过敏者禁用。

(2)药物对胎儿有危害，妊娠妇女禁用。

(3)妇女或儿童禁用。

【注意事项】 (1)血清前列腺特异性抗原(PSA)浓度与患者年龄和前列腺体积有关，而前列腺体积又与患者年龄有关。当评价 PSA 测定结果意义时，应考虑接受本品治疗的因素。大多数患者用本品治疗的第一个月内 PSA 迅速降低，随后 PSA 水平稳定在一个新的基线上。治疗后基线约为治疗前基线值的一半，因此，对应用本品三个月以上患者所测定的 PSA 值应乘以 2，才可能反映血清中真实的 PSA 水平。这在鉴别前列腺癌时应特别注意，以此水平评价患者是否可能存在前列腺癌才不致延误病情。

(2) 由于非那雄胺起效慢,用药 3 个月后才会发挥满意疗效,因此,目前临床通常的治疗策略是在开始前列腺增生药物治疗时,非那雄胺和 α 受体拮抗药联合应用,以迅速改善患者排尿不畅的症状。

(3) 对于男性雄激素性秃发,连续用药 3 个月或更长的时间才能观察到头发生长增加、头发数目增加和(或)继续脱发改善,建议持续用药以达最大疗效。

(4) 由于存在吸收非那雄胺后,继而对男性胎儿产生危险的可能性,当妇女怀孕或可能受孕时,她们不应触摸本品的碎片和裂片。

【药物相互作用】 (1)尚未确定具有临床重要意义的药物相互作用。本品对细胞色素 P450-相关的药物代谢酶系统没有明显影响。在男性中已被检测的化合物有普萘洛尔、地高辛、格列本脲,华法林、茶碱和安替比林,它们均未发现与本品有临床意义的相互作用。

(2) 其他联合治疗,虽然没有进行特异的药物相互作用研究,但在临床研究中本品与血管紧张素转换酶抑制剂、对乙酰氨基酚、阿司匹林、α受体拮抗剂、β受体拮抗剂、钙通道阻滞剂、硝酸酯类、利尿剂、H₂ 受体拮抗剂、HMG-CoA 还原酶抑制剂、非甾体抗炎药(NSAIDs)、喹诺酮类和苯二氮䓬类同时使用时,没有发现明显的临床不良相互作用。

【用法与用量】 良性前列腺增生:口服,成人一次 5mg,一日 1 次。

男性雄激素性秃发:一次 1mg,一日 1 次。

肾功能不全患者(肌酐清除率不低于 9ml/min)不需调整剂量。70 岁以上患者本品清除率有所降低,但不需调整剂量。

【制剂与规格】 非那雄胺片:(1)1mg;(2)5mg。

非那雄胺胶囊:5mg。

爱 普 列 特 [医保(乙)]
Epristeride

【适应证】 适用于治疗良性前列腺增生症,改善因良性前列腺增生的有关症状。

【药理】 (1)药效学 本品为选择性的和非竞争性的类固醇Ⅱ型 5a-还原酶抑制剂,用于治疗良性前列腺增生症,其作用机理是通过抑制睾酮转化为双氢睾酮而降低前列腺腺体内双氢睾酮的含量,导致增生的前列腺体萎缩。

(2) 药动学 临床药代动力学呈二房室模型,它在消化道中吸收迅速,给药后 0.25 小时就能测出药物存在于血清中,3～4 小时血药浓度达峰值,消除相半衰期($t_{1/2\beta}$)

为 7.5 小时。连续给药(5mg/次,每日 2 次)第 6 天,血药浓度可达稳态。主要经胃肠道排泄,经肾脏排泄很少。平均蛋白结合率高达 97%。表观分布容积约等于 0.5L/kg,与人体的体液量基本相当。

【不良反应】 不良反应可见恶心、食欲减退、腹胀、腹泻、口干、头昏、失眠、全身乏力、皮疹、性欲下降、勃起功能障碍、射精量下降、耳鸣、耳塞、髋部痛等,其发生率约为 6.63%。

本品Ⅳ期临床试验研究中,实验室检查异常发生率为 2.49%,包括肝功能异常(GTP 升高、总胆红素升高)、肾功能异常(尿素氮升高、肌酐升高)、血常规异常(血红蛋白降低、白细胞降低、血小板降低),其中肾功能与血常规异常与本品的关系尚未确定。

【禁忌证】 (1)对本品组分过敏者禁用。

(2) 孕妇和可能怀孕的妇女禁用。

【注意事项】 (1)服用本品的患者在使用血清前列腺特异抗原(PSA)指标检测前列腺癌时,应提醒医生充分考虑患者因服用本品而导致血清 PSA 下降的重要因素。

(2) 治疗前需明确诊断,注意排除外感染、前列腺癌、低张力膀胱及其他尿道梗阻性疾病等。

(3) 妊娠期及孕产期禁用。

(4) 儿童不适用。

(5) 虽然 70 岁以上患者本品血浆清除率降低,但无临床意义,因此无需对老年患者进行剂量调整。

【药物相互作用】 目前未发现。

【用法与用量】 口服 每次 5mg(1 片),每日早晚各一次,饭前饭后均可,疗程 4 个月或遵照医嘱。

【制剂与规格】 爱普列特片:5mg。

(三)天然植物药

普 适 泰 [医保(乙)]
Prostat

【适应证】 良性前列腺增生,慢性、非细菌性前列腺炎。

【药理】 药效学 为植物花粉破壳后提取的水溶性成分阿魏酰 γ-丁二胺(P-5)与脂溶性成分植物生长素 EA-10(gibberellins)组成的复方制剂。其治疗前列腺增生和炎症的可能作用机制:①抑制环氧化酶,阻断白三烯、花生四烯酸代谢途径,达到抗炎、消肿作用;②阻断 5 α-二氢睾酮与前列腺雄激素受体结合,阻断受体作为转录因子发挥作用,从而抑制前列腺增生,并使已增生的前列腺萎缩;③竞争性拮抗去甲肾上腺素,从而松弛尿道平滑肌、增加膀胱逼尿肌的收缩力，使尿流通畅，缓解BPH症状；④抑制前列腺上皮细胞的增殖。

【不良反应】 轻微的腹胀、胃灼痛、恶心、皮炎、湿疹以及变态反应。

【禁忌证】 (1)儿童禁用。

(2)对本品或花粉过敏者禁用。

【注意事项】 (1)前列腺感染致尿道狭窄、前列腺结石、膀胱颈硬化、前列腺癌症和其他前列腺疾病都会引起类似的BPH症状，所以在使用本品治疗之前应对上述疾病做出正确的判断。

(2)药品应妥善保存，避免儿童误取。

(3)不到服用时，请勿将内包装撕开，以免药片吸潮变质。

(4)由于本品起效慢，3~6个月才可获得明显效果，故对残余尿量多或尿流率严重降低者，需密切监视，以防尿流梗阻。如果病情恶化或持续6个月以上不缓解，患者应去医院就诊。

(5)本品含乳糖成分，患有下列罕见遗传性疾病的患者不得服用本品：半乳糖不耐受症，总乳糖酶缺乏症或葡萄糖-半乳糖吸收不良症。

【用法与用量】 口服 一次1片，一日2次。3~6个月后可获得明显效果，对BPH疗程是长期的。可进食时或单独服用。衰老或肾功能不全者无需改变剂量。

【制剂与规格】 普适泰片：每片含阿魏酰γ-丁二胺70mg(P-5)及植物生长素4mg(EA-10)。

二、前列腺癌的治疗用药

(一)性激素拮抗药(非甾体化合物类)

氟 他 胺 [药典(二)；医保(乙)]
Flutamide

【适应证】 ①以前未经治疗，或对激素控制疗法无效或失效的晚期前列腺癌症病人，它可被单独使用(睾丸切除或不切除)或与促黄体生成激素释放激素(LHRH)激动剂合用。②作为治疗局限性 B2-C2(T2b-T4)型前列腺癌症的一部分，可缩小肿瘤体积和加强对肿瘤的控制以及延长无病生存期。

【药理】 (1)药效学 为口服非甾体雄激素拮抗药。本品及其代谢产物可与雄激素竞争受体，与雄激素受体结合成不具有雄激素作用的复合物，进入细胞核，与核蛋白结合，从而阻断雄激素作用而抑制雄激素依赖性前列腺癌细胞生长。

(2)药动学 口服吸收快而完全，在体内迅速代谢，主要代谢产物为有活性的 α-羟基氟他胺。单剂量口服250mg，该代谢物的 t_{max} 约2小时，血浆蛋白结合率在90%以上，消除半衰期约6小时。原型药物和活性代谢物主要分布在前列腺；大部分通过尿液排泄，少量通过粪便排出体外。

【不良反应】 (1)男性乳房女性化，乳房触痛，有时伴有溢乳，如减少剂量或停药则可消失。

(2)少数患者可有腹泻、恶心、呕吐、食欲增加、失眠和疲劳。

(3)罕见性欲减低、一过性肝功能异常及精子计数减少。

(4)对心血管的潜在性影响比已烯雌酚小。

【禁忌证】 (1)对本品过敏者。

(2)严重肝功能损害者(ALT超出正常值上限2倍)。

(3)妊娠期妇女。

【注意事项】 (1)本品可能造成肝功能损害，证据包括氨基转移酶升高、黄疸、肝性脑病以及与急性肝衰竭相关的死亡。在开始用药前应先测定氨基转移酶。氨基转移酶高于正常值上限2倍者禁用本品。治疗开始后的前4个月应每月进行肝功能检查，之后定期检查。出现肝功能异常的症状和体征时(例如：瘙痒、尿液变深、恶心、呕吐、持久性食欲缺乏、黄疸、右上腹触痛或有不能解释的类似流感症状者)，应该复查肝功能。如出现黄疸或氨基转移酶高于正常值上限2倍，即使无临床症状，亦应停用本品。

(2)在治疗过程中 PSA 反而上升，或症状加剧应立即停药。

(3)长期使用本品，应定期监测精子计数。

(4)定期测定前列腺特异抗原水平有助于监测疾病进展。

(5)本品与 LHRH 激动剂联合用药治疗时，应了解每个药可能出现的不良反应，没有医生的指导，病人不可以随意停药或改变剂量方案。

(6)本品仅适用于男性患者，对孕妇及哺乳期妇女使用尚无研究，然而须想到孕妇服用本品危害胎儿的可能性和药物在乳汁中存在的可能性。

【药物相互作用】 (1)促性腺激素释放激素类似物(如醋酸亮丙瑞林等)可抑制睾酮分泌，与本药合用可增加疗效。

(2)新双香豆素与本品合并用药时，以及长期华法林治疗的患者用药可导致凝血酶原时间延长。因此，必须检测凝血酶原时间，以决定首剂和维持抗凝剂的用量。

【用法与用量】 (1)单一用药或与 LHRH 激动剂联

合用药的推荐剂量为口服，每日三次，间隔 8 小时，每次 250mg。与 LHRH 激动剂联合用药时，二者可同时开始使用，或者在开始使用 LHRH 激动剂前 24 小时使用本品。

（2）治疗局限性前列腺癌症的推荐剂量为口服，每日三次，间隔 8 小时，每次 250mg。如果还使用 LHRH 激动剂，本品应与 LHRH 激动剂同时用药或提前 24 小时用药。本品必须在放疗前 8 周开始使用，且在放疗期间持续使用。

【制剂与规格】 氟他胺片：250mg。

氟他胺胶囊：125mg。

比卡鲁胺 [医保(乙)]

Bicalutamide

【适应证】 ①每日 50mg：与促黄体生成素释放激素（LHRH）类似物或外科睾丸切除术联合应用于晚期前列腺癌的治疗。②每日 150mg：用于治疗局部晚期、无远处转移的前列腺癌患者，这些患者不适宜或不愿接受外科去势术或其他内科治疗。

【药理】 （1）药效学 比卡鲁胺为雄激素受体拮抗药，其右旋体为有效光学对映体，可以通过拮抗雄激素的作用，有效缩小前列腺肿瘤体积，降低 PSA，控制肿瘤进展，延长无瘤生存期。本品临床使用的是外消旋物。

（2）药动学 本品口服吸收良好，食物对其生物利用度无临床相关影响。本品的蛋白结合率高达 98%，在肝脏经氧化 [（R）-对映体] 及葡萄糖醛酸化 [（S）-对映体] 被广泛代谢，其代谢产物几乎以相同比例经尿和粪便排泄。（S）-对映体相对（R）-对映体消除较为迅速，（R）-对映体的 $t_{1/2}$ 为 1 周。因（R）-对映体半衰期长，在血浆中存留量约（S）-对映体的 10 倍。所以，每日剂量可一次性顿服，当每日服用本品 50mg 时，（R）-对映体的稳定血浆浓度约 9μg/ml，稳态时（R）-对映体约占总循环内药量 99%。（R）-对映体的药代动力学不受年龄、肾损害或轻、中度肝损害的影响。有证据表明在严重肝损害病例，（R）-对映体血浆清除较慢。

【不良反应】 （1）肝功改变罕有严重情况，这些改变多为一过性的，继续治疗或中止治疗均可逐渐消退或改善，可随联合去势治疗减轻。应注意定期检查肝功能。

（2）150mg 每日用于治疗局部晚期、无远处转移的前列腺癌患者，这些患者不适宜或不愿接受外科去势术或其他内科治疗：十分常见（≥1/10）：男性乳腺发育、乳房触痛。多数接受本品单药治疗的患者曾出现男性乳腺发育和（或）乳房触痛。在临床研究中这一症状在 5% 的患者中较为严重。男性乳腺发育在终止治疗后可能不会自发恢复，特别是在长期用药之后。常见（≥1/100 且 <1/10）：面色潮红、瘙痒、衰弱、脱发、头发再生、皮肤干燥、性欲减退、恶心、阳痿及体重增加。偶见（≥1/1000 且 <1/100）：腹痛、抑郁、消化不良、血尿及间质性肺病。过敏反应，包括血管神经水肿和荨麻疹。

【禁忌证】 （1）本品禁用于妇女和儿童。

（2）本品不能用于对本品活性成分或任意一种辅料过敏的病人。

【注意事项】 （1）本品在肝脏代谢，严重肝损害的患者药物清除可能会减慢，由此可能导致蓄积。所以本品对有中、重度肝损伤的患者应慎用。

（2）由于可能出现肝脏改变，应定期进行肝功能检测。主要的改变一般在本品治疗的最初 6 个月内出现。严重的肝功能改变很少见于本品的治疗。如果出现严重改变应停止本品治疗。

（3）本药与促黄体生成素释放激素（LHRH）促效药合用，有降低糖耐量的风险，从而可引发糖尿病或引发糖尿病患者血糖失控。

（4）本品显示抑制细胞色素 P450（CYP3A4）活性，因此当与主要由 CYP3A4 代谢的药物联合应用时须谨慎。

（5）有遗传性半乳糖不耐受、Lapp 乳糖酶缺乏症或葡萄糖-半乳糖吸收障碍的患者不得服用本品。

（6）在每日 150mg 用于治疗局部晚期、无远处转移的前列腺癌时，对于出现客观疾病进展伴有前列腺特异性抗原（PSA）升高的患者，应考虑停止用药。

（7）抗雄激素治疗可能会引起精子的形态改变。虽然尚未评估对精子形态的影响，且接受治疗的患者尚未报告此类变化，但患者和（或）其伴侣在治疗期间和治疗后 130 天内应采取充分的避孕措施。在动物研究中观察到雄性生育力的可逆性损伤。故推断男性存在低生育力期或无生育力期。

（8）禁用于女性患者，孕妇严禁使用。哺乳期禁用。

（9）雄激素剥夺治疗可能会延长 Q-T 间期。如患者具有 Q-T 间期延长病史，或具有 Q-T 间期延长危险因素，和正在接受可能会延长 Q-T 间期的药物治疗，应评估获益-风险比，包括在开始使用前评估尖端扭转型室性心动过速的可能性。

（10）在接受本品治疗的患者中有报道香豆素抗凝作用的增强效应，这可能导致凝血酶原时间（PT）延长和国际标准化比率（INR）增加。有些病例与出血风险有关。因此，建议密切监测 PT/INR，并考虑调整抗凝剂量。

（11）本品不会影响病人驾驶及操作机器的能力。但应注意，因偶尔可能会出现嗜睡。

【药物相互作用】　（1）本品不可与特非那定、阿司咪唑或西沙比利联合使用。

（2）本品与 LHRH 类似物之间无任何药效学或药代动力学方面的相互作用。

（3）体外试验显示 R-比卡鲁胺是 CYP3A4 的抑制剂，对 CYP2C9，2C19 和 2D6 的活性有较小的抑制作用。虽然在以安替比林为细胞色素 P450（CYP）活性标志物的临床研究中未发现与本品之间潜在药物相互作用的证据，但在联合使用本品 28 天后，平均咪达唑仑暴露水平（AUC）增加了 80%。对于治疗指数范围小的药物，该增加程度可具有相关性。因此，禁忌联合使用特非那定、阿司咪唑或西沙比利，且当本品与环孢素和钙通道阻滞剂联合应用时应谨慎。尤其当出现增加药效或药物不良反应迹象时，可能需要减低这些药物的剂量。对环孢素，推荐在本品治疗开始或结束后密切监测血浆浓度和临床状况。当本品与抑制药物氧化的其他药物，如西咪替丁和酮康唑同时使用时应谨慎。理论上，这样可以引起本品血浆浓度增加，从而理论上增加药物的副作用。

（4）体外研究表明本品可以与香豆素类抗凝剂，如：华法林，竞争其蛋白结合点。因此建议在已经接受香豆素类抗凝剂治疗的病人，如果开始服用本品，应密切监测凝血酶原时间。

（5）由于雄激素剥夺治疗可能会延长 Q-T 间期，应对与已知会延长 Q-T 间期或能诱导尖端扭转型室性心动过速的药物的合并用药进行仔细评价，如 IA 类（如奎尼丁、丙吡胺）或Ⅲ类（如胺碘酮、索他洛尔、多非利特、伊布利特）抗心律失常药、美沙酮、莫西沙星、抗精神病药等。

【用法与用量】　（1）与促黄体生成素释放激素（LHRH）类似物或外科睾丸切除术联合应用于晚期前列腺癌的治疗。

成年男性包括老年人：每次 50mg（一粒 50mg），一天一次，用本品治疗应在开始用 LHRH 类似物治疗之前至少 3 天开始，或与外科睾丸切除术治疗同时开始。

（2）用于治疗局部晚期、无远处转移的前列腺癌患者，这些患者不适宜或不愿接受外科去势术或其他内科治疗。

成年男性包括老年人：口服，一天一次，每次 150mg（三粒 50mg 或一粒 150mg）。

本品应持续服用至少两年或到疾病进展为止。

（3）肾损害：对于肾损害的病人无需调整剂量。

（4）肝损害：对于轻度肝损害的病人无需调整剂量，中重度肝损伤的病人可能发生药物蓄积。

【制剂与规格】　比卡鲁胺片（胶囊）：50mg。

比卡鲁胺片：150mg。

（二）促黄体生成素释放激素类似物

醋酸亮丙瑞林
Leuprorelin Acetate

【适应证】　①前列腺癌的内分泌治疗，替代睾丸切除而作为药物去势治疗。

②其他适应证参阅第二十三章第六节。

【药理】　（1）药效学　临床上常用其醋酸盐形式。首次给药后能立即产生一过性的垂体-性腺系统兴奋作用（急性作用），然后对性腺激素的生成和释放表现为抑制作用，并可进一步抑制卵巢和睾丸对促性腺激素的反应，从而降低雌二醇和睾酮的生成（慢性作用）。醋酸亮丙瑞林的促黄体生成激素（LH）释放活性约为 LHRH 的 100 倍，其抑制垂体-性腺系统功能的作用也强于 LHRH。醋酸亮丙瑞林是高活性的 LHRH 衍生物，由于其对蛋白分解酶的抵抗力和对 LHRH 受体的亲和性都比 LHRH 强，所以能有效地抑制垂体-性腺系统功能，从而抑制睾丸分泌雄激素。

（2）药动学　参阅第二十三章第六节。

【不良反应】　（1）代谢、内分泌系统　常见潮热、多汗、男性乳房发育、高磷酸盐血症或体重改变。可出现一过性的睾酮水平升高。

（2）中枢神经系统　常见头痛，可见抑郁、眩晕、情绪不稳定等。

（3）消化系统　可见恶心、呕吐、结肠炎。偶见肝功能异常；使用本药长效制剂后，国外报道有时患者出现腹水。

（4）骨骼肌肉系统　肌痛、关节疼痛、骨密度降低、神经肌肉障碍等。

（5）泌尿生殖系统　可出现阳痿和睾丸萎缩疼痛、夜尿、尿频、泌尿道障碍、阴道炎、阴道出血。

（6）呼吸系统　国外有用药后发生间质性肺炎的个案报道。

（7）血液系统　偶有贫血和白细胞减少报道。

（8）皮肤毛发　可见注射部位瘙痒、疼痛、发红、溃疡，可有出汗、夜汗、脱发或多毛现象，也可见痤疮、皮疹。

（9）其他　抑郁、疲劳、不适、记忆损害等。

【禁忌证】 (1)禁用于对本药、促性腺激素释放激素(GnRH)、GnRH类似物或其药品中的任何成分过敏者。

(2)药物对胎儿有危害，孕妇禁用。

(3)其他参阅第二十三章第六节。

【注意事项】 (1)有下列情况者慎用：充血性心力衰竭或有心血管疾病病史者；血栓栓塞患者；限制钠盐摄入者；有骨质疏松症病史者，本品会导致前列腺癌和骨质疏松症(包括药物诱导性)的病情加重；伴有脊髓压迫者；输尿管梗阻患者；肾功能障碍者；老年患者生理功能低下者；抑郁者。

(2)使用本药，脊髓受压的风险增加。

(3)使用本药，睾酮血药浓度增加，可一过性地加重前列腺癌的症状。

(4)乙醇可加重本品的不良反应。

(5)首次注射时，特别是在未使用雄激素拮抗药前应用，患者可出现暂时性骨痛加剧。首次治疗后第1个月内，有可能引起输尿管梗阻或脊髓压迫。所以建议首先使用雄激素拮抗药，然后再注射该药，至少二者应同时使用。

(6)用药期间PSA上升或肿瘤增大、症状加剧者应立即停药。

(7)哺乳期妇女使用对乳儿的危害不能排除。

(8)与用法用量相关的使用注意事项：因为本品是作用持续4周的缓释制剂，若给药间隔超过4周，由于本品对垂体-性腺系统的刺激作用可导致血清性激素水平再度升高，引起临床症状的一过性加重。因此，必须遵守每4周1次的给药方法。

(9)使用时注意事项：给药途径-本品只作为皮下给药(静脉注射可能会引起血栓形成)。给药方法-注射针头用7号或更粗者，预充式注射器已配备了针头。皮下注射时注意下列几点：①注射部位应选择上臂、腹部或臀部的皮下。②注射部位应每次变更，不得在同一部位重复注射。③检查注射针头不得扎入血管内。④嘱咐患者不得按摩注射部位。配制-临用时配制，混悬后立即使用。在混悬液中发现有沉积物，轻轻振荡使颗粒再度混悬均匀后使用，避免形成泡沫。

【药物相互作用】 本品是通过降低性激素的分泌达到临床效果的，故给予性激素会降低本品的临床效果。配伍使用下列药物需谨慎：性激素类化合物、雌二醇衍生物、雌激素三醇衍生物、由雌激素变化的化合物、雌激素和黄体酮的组合化合物、性激素混合化合物等。

【给药说明】 瓶装规格：给药前，应用附加的1ml溶媒将瓶内药物充分混悬，注意勿起泡沫。

预充式注射器规格：给药前先将注射针朝上，然后推动柱塞杆，将全部的溶媒完全推进至药物粉末中，充分混悬后使用，注意勿起泡沫。使用预充式注射器，就不可能对注射剂量再进行调整。所以，只有当患者需要一次性使用全部药物的时候才能使用它。

【用法与用量】 (1)前列腺癌：通常情况下，成人每4周1次，每次3.75mg，皮下注射。长效缓释剂，1次11.25mg，每3个月皮下注射一次。

(2)其他适应证参阅第二十三章第六节。

【制剂与规格】 注射用醋酸亮丙瑞林：3.75mg。

注射用醋酸亮丙瑞林微球：(1)1.88mg；(2)3.75mg；(3)11.25mg。

注射用缓释醋酸亮丙瑞林：1.88mg。

注射用醋酸亮丙瑞林缓释微球：3.75mg。

醋酸戈舍瑞林 [医保(乙)]
Goserelin Acetate

【适应证】 ①前列腺癌的内分泌治疗，替代睾丸切除而作为药物去势治疗。②其他适应证参阅第二十三章第六节。

【药理】 (1)药效学 本品是强有力的促性腺激素释放激素(GnRH)类似物，皮下注射吸收迅速，治疗前列腺癌起效时间为2～4周，血液睾酮水平可降低至去睾水平，前列腺体积缩小的最大效应出现在给药后第3个月。多次给药，作用持续时间可达12个月。

(2)药动学 ①使用本品3.6mg植入制剂后血药浓度达峰时间为12～15天，表观分布容积为44.1L，总蛋白结合率为27%。每28天皮下注射3.6mg，血药浓度始终保持在可检测的浓度以上，睾酮被抑制并维持在去睾水平。

②使用10.8mg长效制剂的达峰时间为2小时，C_{max}为8.85ng/ml，$t_{1/2}$为4.6小时。

③本药在肝脏通过C-末端氨基酸的水解进行代谢，肾排泄率为90%。肾功能减退时本品清除减少，消除半衰期延长，但并不需调整剂量；肝功能不全时本品的消除半衰期并不延长，故亦无需调整剂量。

【不良反应】 药物不良反应(ADRs)的发生频率根据本品3.6mg临床研究和上市后报告的数据计算得出。

(1)报道男性患者的药物不良反应如下：

十分常见(≥10%)：潮红、出汗、性功能障碍、性欲下降。

常见(≥1%且<10%)：糖耐量异常、情绪化、代谢异常、脊椎压迫、心衰、心肌梗死、血压异常、皮疹、

骨骼疼痛、男性乳房发育、注射部位反应包括在注射位置上有轻度淤血、骨密度下降、体重增加。

偶见（≥0.1%且<1%）：药物超敏反应、关节痛。

（2）这些反应为药理学作用，很少需要中断治疗。

（3）男性患者接受 LHRH 激动剂可观察到糖耐量降低。对于本身患有糖尿病的患者，这可能表现为糖尿病或高血糖不能良好控制。

（4）在接受本品治疗的病人中，偶尔观察到血压异常，表现为低血压或高血压。这些反应通常为一过性，在持续治疗期间或治疗结束后即可恢复，极少需要医学干预，包括停药。

（5）多为轻度，不需中断治疗即可消退。

（6）给药初期，前列腺癌症病人可能有骨骼疼痛暂时性加重，应对症处理。

（7）在一项 LHRH 激动剂用于治疗前列腺癌的药物流行病学研究中观察到该反应。当与抗雄治疗合用时，可能会增加发生风险。

（8）尤其是体毛脱落，这是雄激素水平下降的预期作用。

（9）大多数痤疮事件都报告于开始使用之后的一个月内。

【禁忌证】　（1）已知对本品活性成分或其他 LHRH 类似物，及本品其他任一辅料过敏者禁用。

（2）孕期及哺乳期妇女禁用。药物对胎儿有危害，孕妇禁用。

【注意事项】　适用于可用激素治疗的前列腺癌相关的注意事项：

（1）因尚未确定本品在儿童中的安全性和有效性，本品不得用于儿童。

（2）雄激素剥夺治疗可能会延长 Q-T 间期。对于有 Q-T 延长病史或具有 Q-T 延长危险因素的患者以及正在使用可能延长 Q-T 间期药物的患者，在启动本品治疗前，医生应评估获益风险比，包括出现尖端扭转型室性心动过速的可能性。

（3）已有本品的注射部位出现损伤，包括疼痛、血肿、出血和血管损伤事件的报告，因此需监测患者的体征或腹部出血症状。在极罕见的情况下，因操作失误而导致血管损伤和失血性休克，需要输血和手术治疗。对于低 BMI 和（或）接受全剂量抗凝药物治疗的患者，给予本品时需格外小心。

（4）对有发展为输尿管梗阻或脊髓压迫危险的男性病人本品应慎用，而且在治疗的第一个月期间应密切监护病人，可考虑开始 LHRH 类似物治疗时使用抗雄激素

制剂（如在本品治疗开始 3 天前和治疗开始后 3 周每日使用），因曾有报告这可阻止血清睾酮升高所产生的后果。如果存在或出现脊髓压迫或因输尿管梗阻而引起肾脏损伤或恶化，则应给予适当治疗。

（5）男性患者使用 LHRH 激动剂可能引起骨密度下降。在男性患者中，初步数据显示联合应用双磷酸盐化合物和 LHRH 激动剂可改善骨密度的下降。

（6）男性患者接受 LHRH 激动剂可观察到糖耐量降低。在预先患有糖尿病患者中，这可能表现为糖尿病或高血糖不能良好控制。因此对血糖应进行监控。

（7）使用方法

-对于本品正确的使用方法，请参见包装上的用药指导卡。用药前请务必阅读说明卡。

-本品注射至腹前壁时需谨慎，因为其临近腹壁下动脉及其分支动脉。

-对于 BMI 体重指数较低或（和）正在接受全剂量抗凝药物治疗的患者需格外关注。

-请仔细按照说明卡的要求进行操作，确保皮下注射，切勿穿透血管、肌肉或腹膜。

-如果出现需要手术取出本品的情况，可用超声辅助定位。

【药物相互作用】　由于雄激素剥夺治疗可能延长 Q-T 间期，当本品与已知可延长 Q-T 间期药物或可能会诱导尖端扭转型室性心动过速的药物如ⅠA 类（如奎尼丁、丙吡胺）或Ⅲ类抗心律失常药物（如胺碘酮、索他洛尔、多非利特、伊布利特）、美沙酮、莫西沙星、抗精神病药物等合用时，应谨慎评估。

【用法与用量】　（1）前列腺癌的内分泌治疗

①醋酸戈舍瑞林缓释植入剂 3.6mg/支（以戈舍瑞林计）　成人男性（包括老年人）：在腹前壁皮下注射本品 3.6mg 一支，每 28 天一次。对肾或肝功能不全者不需调整剂量。

②醋酸戈舍瑞林缓释植入剂 10.8mg/支（以戈舍瑞林计）　成年男性（包括老年人）：在腹前壁皮下注射本品 10.8mg 一支，每 12 周一次。对于本品的使用疗程尚无统一标准，临床治疗时应根据患者的具体情况制定相应的治疗方案及疗程。对于肾损伤患者时无需调整用药剂量。对于中度肝脏损伤患者时无需调整用药剂量。目前尚没有本品在重度肝功能损伤患者中的药代动力学数据。

（2）其他适应证治疗参阅第二十三章第六节。

【制剂与规格】　醋酸戈舍瑞林缓释植入剂：
(1)3.6mg/支（以戈舍瑞林计）；(2)10.8mg/支（以戈舍瑞林计）。

醋酸曲普瑞林 [药典(二); 医保(乙)]
Triptorelin Acetate

【适应证】 ①治疗转移性前列腺癌。对以前未接受过其他激素治疗的患者，药物疗效更明显。

②其他适应证参阅第二十三章第六节。

【药理】 (1)药效学 ①曲普瑞林(Triptorelin)是一合成的十肽，是天然 GnRH(促性腺激素释放激素)的类似物，对蛋白分解酶的抵抗力和对垂体促性腺激素释放激素(GnRH)受体的亲和力都强于 GnRH。

②动物研究和人体研究表明，初始刺激后，长期使用曲普瑞林可抑制促性腺激素的分泌，从而抑制睾丸和卵巢的功能。对动物进行的进一步研究提示另一作用机制：通过降低外周 GnRH 受体的敏感性产生直接性腺抑制作用。

③前列腺癌：注射曲普瑞林，早期血 LH 和 FSH 水平升高，进而血睾酮水平升高；继续用药 2～3 周，血 LH 和 FSH 水平降低，进而血睾酮降至去势水平。同时，治疗初期酸性磷酸酶一过性增高。治疗可使症状有所改善。

(2)药动学 ①本品皮下注射后迅速吸收，t_{max} 为 40 分钟，生物利用度几乎达 100%，曲线下面积为 36.6μg·h/ml。其控释注射液单次注射后疗效可维持约 30 天。平均静脉快速滴注 0.5mg，健康青年男性的肾脏清除率为 83.5ml/min，轻至重度肾功能不全者为 4.7～19.8ml/min，肝功能不全者为 35.6ml/min。轻至重度肾功能不全者经肾排泄值为 5%～17%。有肝损害者为 62%。

②肌内注射缓释剂型后，药物首先经历一个初始释放阶段，随后进入有规律的均匀释放阶段，持续释放 28 天。药物在注射后一个月内的生物利用度为 53%。

【不良反应】 (1)男性：治疗初期，随着血睾酮水平一过性升高，部分患者可见尿路症状、骨转移造成骨痛、椎骨转移造成的脊髓压迫等症状加重，1～2 周后这些症状会消失。

(2)男性：治疗过程中，最常报道的不良反应(潮热、性欲下降和阳痿)与血浆睾酮降低有关，这是药品药理作用的结果，与其他 GnRH 类似物所观察到的不良反应相似。

(3)男、女性：报道有过敏反应，如荨麻疹、皮疹、瘙痒。罕见有 Quincke 水肿(昆克水肿)发生。一些患者出现恶心、呕吐、体重增加、高血压、情绪紊乱、发烧、视觉异常、注射处疼痛。

(4)长期使用 GnRH 类似物可引起骨质流失，有致骨质疏松的危险。

【禁忌证】 (1)对 GnRH，GnRH 类似物或药品任何一种成分过敏者禁用。

(2)药物对胎儿有危害，妊娠和哺乳期妇女禁用。

【注意事项】 (1)少数前列腺癌患者在用药最初阶段可能会因血清睾酮的短暂升高而出现骨痛、排尿困难等病情加重，建议先用雄激素拮抗药 10 天，再加用本品，或至少二者同时开始使用。

(2)转移性椎体病变或尿道梗阻患者，随血清睾酮的短暂性浓度升高，在开始用药后的若干周内可能加重病情。

(3)随血清睾酮的短暂性浓度升高，由于尿道或膀胱出口梗阻可能出现肾损害。

(4)随血清睾酮的短暂性浓度升高，可出现脊髓压迫。

(5)治疗初期可观察到酸性磷酸酶一过性增高。

(6)有必要定期检查血睾酮水平，不应高于 1ng/ml。

(7)本品用药盒内提供的溶剂复溶药物粉末，复溶后马上注射。复溶后得到的悬浮液不得与其他药品混合。请严格按照药品说明书的要求进行复溶操作，任何误操作导致损失的药液量多于注射器中合理的残留量的情况应记录并报告。

【药物相互作用】 与促进泌乳素分泌的药物合用时，会降低垂体内促黄体生成素释放激素受体的数量，导致本药的作用降低。

【用法与用量】 (1)作为前列腺癌药物去势治疗，每个月皮下或肌内注射一次本品控释剂 3.75mg，每次注射需在身体不同部位。

(2)其他适应证用法用量参阅第二十三章第六节。

【制剂与规格】 注射用曲普瑞林：3.75mg。

注射用曲普瑞林控释剂：3.75mg。

注射用醋酸曲普瑞林：(1)0.1mg(以曲普瑞林计)；(2)3.75mg。

注射用双羟萘酸曲普瑞林：15mg。

醋酸曲普瑞林注射液：1ml:0.1mg(按曲普瑞林计为 95.6μg)。

醋酸地加瑞克
Degarelix Acetate

【适应证】 用于需要雄激素去势治疗的前列腺癌患者。

【药理】 (1)药效学 地加瑞克是一种选择性的促性腺激素释放激素(GnRH)拮抗剂，可竞争性和可逆地结合垂体 GnRH 受体，从而快速减少促性腺激素、促黄体激素(LH)及促卵泡激素(FSH)的释放，并减少睾丸分泌睾酮(T)。

目前已知前列腺癌被认为对雄激素敏感，且去雄激素治疗对其具有疗效。不同于 GnRH 激动剂，GnRH 拮抗剂在初始治疗后不会诱导 LH 激增和随后的睾酮激增/肿瘤刺激以及潜在的症状加重。地加瑞克单剂量 240mg，随后每月维持剂量 80mg，可迅速引起 LH、FSH 及睾酮浓度下降。血清二氢睾酮(DHT)浓度下降的方式类似于睾酮。

地加瑞克可有效持续抑制睾酮在 0.5ng/ml 的去势水平以下。每月 80mg 的维持剂量可使 97%患者的睾酮抑制维持至少一年。当对患者再次注射地加瑞克治疗后，并没有观察到睾酮的微增。治疗一年后睾酮水平的中位数为 0.087ng/ml(置信区间 0.06～0.15)，N=167。

(2)药动学 ①吸收：本品在皮下给药后形成储存库，不断释放地加瑞克到血液循环中。本品 240mg(药物浓度为 40mg/ml)给药后，平均 C_{max} 为 26.2ng/ml(变异系数，CV 83%)，平均 AUC 为 1054ng·d/ml(CV 35%)。通常在皮下给药后的 2 天内达到 C_{max}。在前列腺癌患者中(药物浓度 40mg/ml 条件下)，地加瑞克的药代动力学在 120～240mg 剂量范围内呈线性。药物在注射溶液中的浓度显著影响其药代动力学指标。②分布：地加瑞克静脉(>1L/kg)或皮下给药(>1000L)后分布容积表明，地加瑞克分布遍及全身的体液。地加瑞克的体外血浆蛋白结合率约为 90%。③代谢：地加瑞克在通过肝胆系统时水解为肽段，主要以肽段的形式经粪便排泄。皮下给药后，血浆样品中未发现主要代谢产物。体外研究表明，地加瑞克不是 CYP450 或 P-糖蛋白转运系统的底物、诱导剂或抑制剂。④排泄：前列腺癌患者皮下注射本品 240mg(药物浓度为 40mg/mL)后，地加瑞克以双相的形式消除，终末半衰期的中位值约为 53 天。地加瑞克皮下注射后形成的储存库释放地加瑞克的速度极为缓慢，导致本品半衰期长。在人体中，地加瑞克约 20%～30%的给药剂量经肾脏排泄，提示约 70%～80%的剂量是由肝胆系统排泄的。前列腺癌患者皮下注射地加瑞克后，清除率约为 9L/hr。⑤年龄、体重和人种的影响：年龄、体重或种族对地加瑞克的药代动力学参数或睾酮浓度均无影响。

【不良反应】(1)国外临床试验 ①共计 1325 名前列腺癌患者，剂量为每 28 天一次给药(60～160mg)或单剂量给药(最高达 320mg)。最常见的不良反应包括注射部位反应(如疼痛、红斑、肿胀或硬结)、潮热、体重增加、疲劳以及血清氨基转移酶和 γ-谷氨酰转移酶

(GGT)水平升高。大多数不良反应为 1 级或 2 级，3/4 级不良反应的发生率≤1%。

②在一项阳性对照试验中，610 名前列腺癌患者被随机分配接受地加瑞克(皮下注射)或亮丙瑞林(肌肉注射)治疗，28 天一次，持续 12 个月。最常报告的注射部位不良反应为疼痛(28%)、红斑(17%)、肿胀(6%)、硬结(4%)和小结节(3%)。这些不良反应大多为暂时性的，严重程度为轻到中度，主要发生在起始剂量给药时，很少导致停药(<1%)。3 级注射部位反应发生率<2%。肝功能实验室检查异常主要为 1 级或 2 级，一般是可逆的。在少于 1%的患者中发生了 3 级肝功能实验室检查异常。

③在完成上述阳性对照试验的 385 名患者，其中 251 名患者继续接受地加瑞克治疗，135 名患者由亮丙瑞林转为地加瑞克治疗，治疗持续时间中位值约为 43 个月(范围：1～58 个月)。最常报告的不良反应(≥10%的患者)为注射部位反应(如疼痛、红斑、肿胀、硬结或发炎)、发热、潮热、体重减轻或增加、疲劳、血清肝转氨酶和 GGT 水平升高。1%的患者有注射部位感染，包括脓肿。47%的患者肝转氨酶 1/2 级升高和 1%的患者 3 级升高。长期的药物去势会导致男性骨密度降低。

(2)中国临床试验 在一项中国Ⅲ期阳性药物对照试验(N=283)患者接受地加瑞克(皮下)或戈舍瑞林(皮下)注射，每 28 天一次，持续 12 个月。最常见的不良事件是注射部位反应，包括注射部位肿胀(26.8%)、红斑(26.8%)、疼痛(24.6%)和肿块(7.0%)。大部分注射部位反应为轻度或中度，且没有立即发作的超敏反应。主要出现在治疗开始阶段，发生率随时间下降。肝功能实验室检查异常包括丙氨酸氨基转移酶(ALT)(伴或不伴总胆红素)升高，天门冬氨酸氨基转移酶(AST)升高，总胆红素升高在不同治疗组之间是相当的。心电图结果表明从基线至第 3 天再至试验访视结束，各治疗组之间 Q-TcF 的平均变化无明显差异。总体而言，该试验的安全性结果与国外关键性研究数据一致。

【禁忌证】(1)对本品所含活性成分或任何辅料过敏者。

(2)已经或可能怀孕的女性禁用地加瑞克。

【注意事项】(1)超敏反应：包括过敏反应、荨麻疹和血管性水肿。发生严重超敏反应时，如果注射尚未完成，应立即停止注射地加瑞克，并对症处理。已知对本品有严重超敏反应史的患者不应再次使用本品。

(2)对 Q-T/Q-Tc 间期的影响：雄激素去势治疗可能会延长 Q-T 间期。对于有先天性长 Q-T 间期综合征、充

血性心力衰竭、频繁出现电解质紊乱的患者以及正在服用已知会延长 Q-T 间期的药物的患者，医护人员应评估雄激素去势治疗的获益是否大于其潜在风险。应纠正电解质紊乱。考虑定期监测心电图和电解质水平。

(3)实验室检查：采用地加瑞克治疗会抑制垂体性腺系统。在地加瑞克治疗期间及之后可能会影响垂体性腺功能以及性腺功能的检查结果。应通过定期测定血清前列腺特异性抗原(PSA)的浓度来监测本品的治疗效果。如果 PSA 增加，则应测定血清睾酮浓度。

(4)本品无儿童、青少年、女性应用的相关适应证。

(5)本品抑制睾酮，因而可抑制男性生育力。

(6)轻度或中度肝功能受损患者时不需要进行剂量调整。但是，由于肝功能受损可降低地加瑞克暴露量，建议肝功能受损患者应每月一次检查血睾酮浓度，直至达到药物去势。一旦达到药物去势可考虑隔月一次检查血睾酮浓度。尚未在重度肝功能受损的患者开展研究，因此在该类人群中应谨慎使用。

(7)轻度肾功能受损〔肌酐清除率(Ccr)50～80ml/min〕对地加瑞克浓度或睾酮浓度均无显著影响。中度或重度肾功能受损患者的数据有限，因此，应谨慎用于 Ccr<50ml/min 的患者。

(8)老年人使用时无需调整剂量。

【药物相互作用】 (1)由于雄激素阻断治疗可能延长 Q-Tc 间期，地加瑞克用药时同时使用已知可延长 Q-Tc 间期的药物或可能诱发尖端扭转型室性心动过速的药物如 IA 类(如奎尼丁、丙吡胺)或Ⅲ类(如胺碘酮、索他洛尔、多非利特、伊布利特)抗心律失常药物、美沙酮、莫西沙星、抗精神病药等，需谨慎评估。

(2)地加瑞克不是 CYP450 酶的底物，在体外并未显示可诱导或抑制 CYP1A2、CYP2C8、CYP2C9、CYP2C19、CYP2D6、CYP2E1 或 CYP3A4/5。因此，不存在与这些同工酶相关的具有临床意义的药代相关的药物-药物相互作用。

【给药说明】 (1)本药仅可皮下注射于腹部，避开受压区域(如束缚带、腰带或肋骨附近)，且注射部位应定期改变。

(2)注射液配置 ①本药粉针剂以提供的无菌注射用水溶解，使其配制的起始剂量浓度为 40mg/ml(120mg 规格以 3ml 无菌注射用水溶解)，维持剂量浓度为 20mg/ml(80mg 规格以 4ml 无菌注射用水溶解)。②溶解后的本药应于 1 小时内注射。

【用法与用量】 成人 起始剂量：240mg，分 2 次连续皮下注射(仅腹部区域)，每次 120mg，浓度为 40mg/ml。

维持剂量：起始剂量给药 28 天后给予首个维持剂量。每 28 天给药一次，一次皮下注射(仅腹部区域)80mg，浓度为 20mg/ml。

【制剂与规格】 醋酸地加瑞克注射剂(以地加瑞克 $C_{82}H_{103}N_{18}O_{16}Cl$ 计)：(1)80mg；(2)120mg。

三、勃起功能障碍用药

枸橼酸西地那非
Sildenafil Citrate

【适应证】 (1)CDE 适应证 男性勃起功能障碍。

(2)国外适应证 肺动脉高压。

(3)超说明书适应证 肺动脉高血压治疗。

【药理】 (1)药效学 西地那非为一种分解环磷酸鸟苷的特异性 5 型磷酸二酯酶的选择性抑制药。当性刺激引起局部 NO 释放时，本品可抑制 PDE5 活性，保持海绵体内 cGMP 处于较高水平，保持平滑肌松弛，血液流入海绵体而维持勃起状态。在没有性刺激时，推荐剂量的西地那非不起作用。对器质性或心理性勃起功能障碍患者性刺激引起的勃起有改善效应。其作用与剂量有关。服药后 30 分钟内生效，约 2 小时最强，药效可持续 4 小时。

(2)药动学 口服吸收迅速，生物利用度约为 40%。空腹状态下 t_{max} 为 30～120 分钟。在与高脂肪饮食同服时，吸收速率降低，t_{max} 平均延迟 60 分钟，C_{max} 平均下降 29%。本品的平均稳态分布容积为 105L。本品及其主要代谢产物(N-去甲西地那非)的血浆蛋白结合率均为 96%。蛋白结合率与药物总浓度无关。在精液中本品的量不足服药剂量的 0.001%。

本品在肝脏经 CYP3A4(主要途径)和 CYP2C9(次要途径)代谢，主要代谢产物为 N-去甲西地那非，后者将被进一步代谢。N-去甲西地那非具有与西地那非相似的 PDE 选择性，在体外，其对 PDE5 的作用强度约为西地那非的 50%。此代谢产物的血浆浓度约为西地那非的 40%，故西地那非的药理作用约有 20%来自其代谢产物。口服或静脉给药后，西地那非主要以代谢产物的形式从粪便中排泄(约为口服剂量的 80%)，一小部分从尿中排泄(约为口服剂量的 13%)。西地那非和 N-去甲西地那非的 $t_{1/2}$ 均为 4 小时。老年人、重度肾损害(肌酐清除率<30ml/min)及肝硬化患者的本品清除率降低，血药浓度升高。

【不良反应】 (1)在临床试验中观察到的发生率≥

2%的不良反应：面部潮红、头痛、头昏、皮疹、呼吸道感染、背痛、鼻塞、流感样症状、关节痛、消化不良和视觉异常。发生率<2%的不良反应则涉及系统较多，所有不良反应均为轻、中度且短暂：①全身反应：面部水肿、光敏反应、休克、乏力、疼痛、寒战、意外跌倒、腹痛、过敏反应、胸痛、意外损伤。②心血管系统：心绞痛、房室传导阻滞、偏头痛、晕厥、心动过速、心悸、低血压、体位性低血压、心肌缺血、脑血栓形成、心脏骤停、心力衰竭、心电图异常、心肌病。③消化系统：呕吐、舌炎、结肠炎、吞咽困难、胃炎、胃肠炎、食道炎、口腔炎、口干、肝功能异常、直肠出血、齿龈炎。④血液和淋巴系统：贫血和白细胞减少症。⑤代谢和营养：口渴、水肿、痛风、不稳定性糖尿病、高血糖、外周性水肿、高尿酸血症、低血糖反应、高钠血症。⑥骨骼肌肉系统：关节炎、关节病、肌肉痛、肌腱断裂、腱鞘炎、骨痛、肌无力、滑膜炎。⑦神经系统：共济失调、肌张力过高、神经痛、神经病变、感觉异常、震颤、眩晕、抑郁、失眠、嗜睡、多梦、反射迟缓、感觉迟钝。⑧呼吸系统：哮喘、呼吸困难、喉炎、咽炎、鼻窦炎、支气管炎、痰多、咳嗽。⑨皮肤及其附属器：荨麻疹、单纯性疱疹、瘙痒、出汗、皮肤溃疡、接触性皮炎、剥脱性皮炎。⑩特殊感觉：瞳孔扩大、结膜炎、畏光、耳鸣、眼痛、耳聋、耳痛、眼出血、白内障、眼干。泌尿生殖系统：膀胱炎、夜尿、尿频、乳腺增大、尿失禁、异常射精、生殖器水肿和缺乏性高潮。

(2) 上市后报道的不良反应事件　①心血管系统：心绞痛、心动过速、直立性低血压、房室传导阻滞，与应用西地那非有时间联系的严重心血管不良反应有心肌梗死(罕见)、心源性猝死、室性心律失常、脑出血、一过性脑缺血和高血压。上述患者绝大多数原已存在心血管危险因素。不良反应许多发生于性活动过程中或刚刚结束后，个别发生在服用西地那非后不久尚未进行性活动时。还有一些报告的不良反应发生在服药或性活动后几小时或几天。②上市后有突发听力减退或丧失的个别病例报道，与使用 PDE5 抑制剂(包括本品)有时间相关性。其中一些患者，可能存在引起耳科相关不良事件的基础疾病或其他因素。③神经系统：癫痫发作和焦虑。④泌尿生殖系统：勃起时间延长、异常勃起和血尿。⑤特殊感觉：复视、短暂视觉丧失或视力下降、红眼或眼部充血、眼部烧灼感、眼部肿胀和压迫感、眼内压增高、视网膜血管病变或出血、玻璃体剥离、黄斑周围水肿及鼻衄等。

【禁忌证】(1)硝酸酯类　由于已知的本品对一氧化氮/cGMP 途径的作用，西地那非可增强硝酸酯的降压作用。故服用一氧化氮供体(例如任何形式的有机硝酸酯类或有机亚硝酸酯类)的患者，无论是规律服用或间断服用，均为禁忌证。

(2) 已知对本品中任何成分过敏的患者禁用。

【注意事项】(1)诊断勃起功能障碍的同时应明确其潜在的病因，进行全面的医学检查后确定适当的治疗方案。药物相互作用研究显示，服用 5mg 或 10mg 氨氯地平的高血压患者加用本品 100mg 时，收缩压和舒张压平均进一步降低 8mmHg 和 7mmHg。合用多种抗高血压药物者，慎用本品。出血性疾病患者或活动性消化道溃疡患者，慎用本品。

(2) 良性前列腺增生症患者同时服用 α 受体拮抗药多沙唑嗪(4mg)，卧位收缩压和舒张压平均进一步降低 7mmHg。如同时服用更大剂量本品和多沙唑嗪(4mg)，在服药后 1～4 小时内个别患者出现直立性低血压症状。给予 α 受体拮抗药治疗的患者同时服用西地那非可能会在一些患者中引起低血压症状。因此，50mg 和 100mg 剂量的西地那非不应在服用 α 受体拮抗药 4 小时之内服用(25mg 剂量的西地那非可以在任何时间服用)。

(3) 阴茎解剖畸形(如阴茎偏曲、海绵体纤维化、Peyronie 病)患者，或具有阴茎异常勃起的易患因素(如镰状细胞贫血、多发性骨髓瘤、白血病)等患者慎用本品。

(4) 其他治疗勃起功能障碍的方法与本品合用的安全性和有效性尚未研究，不推荐联合使用。

(5) 本品可诱发和加重心血管疾病。在半年内有过心肌梗死、休克、危及生命的心律失常的患者以及心力衰竭、冠心病、不稳定型心绞痛、高血压和低血压患者，慎用本品。

(6) 如勃起时间延长(超过 4 小时)和异常勃起(痛性勃起超过 6 小时)，患者应立即就诊。如异常勃起未得到即刻处理，阴茎组织将可能受到损害并可能导致永久性的勃起功能丧失。

(7) 青光眼患者慎用本品，因本品可导致眼压升高，有可能出现急性青光眼，在一夜之间发生失明，即使治好，也不能恢复到原来的视力。

(8) 色素视网膜炎或其他视网膜病变的患者慎用本品。

(9) 可能发生视觉异常，驾驶员和高空作业者慎用。

(10) 长期服用会产生药物依赖和心理依赖，久而久之容易造成永久性阳痿。

(11) 肝或肾损害者，近期中风，亦慎用。

【药物相互作用】 (1)本品主要在肝通过细胞色素CYP3A4 和 CYP2C9 代谢,故与这些酶的抑制药,如西咪替丁、红霉素、伊曲康唑、蛋白酶抑制药(利托那韦、阿扎那韦)等同用时,西地那非的血药浓度会升高,出现西地那非不良反应的风险增加;与酶诱导药如利福平同服,则降低西地那非的血药浓度。

(2)与有机硝酸盐类合用,西地那非抑制了 5 型磷酸二酯酶,cGMP 代谢分解下降,浓度上升,可发生严重低血压,属于禁忌。

(3)下列因素与血浆西地那非水平(AUC)增加有关:年龄 65 岁以上(增加 40%)、肝脏受损(如肝硬化,增加 80%)、重度肾损害(肌酐清除率<30ml/min,增加 100%)、同时服用强效细胞色素 P450 3A4 抑制剂〔伊曲康唑(增加 200%)、红霉素(增加 182%)、saquinavir(增加 210%)〕。因为血浆水平较高可能同时增加药效和不良事件发生率,故这些患者的起始剂量以 25mg 为宜。一项在无 HIV 感染的健康受试者中进行的研究表明,Ritonavir 可使西地那非血药水平显著增高(AUC 增加了 11 倍。鉴于此,建议同时服用 Ritonavir 的患者,每 48 小时内用药剂量最多不超过 25mg。

(4)西地那非可增强硝酸酯的降压作用,故服用任何剂型的一氧化氮供体和硝酸酯的患者,禁服西地那非。

(5)需要合并使用西地那非与 α 受体拮抗剂时,西地那非治疗前,患者已应用 α 受体拮抗剂治疗达到稳定状态,而且西地那非应该从最低剂量开始服用。

(6)PDE5 抑制剂(包括西地那非)与鸟苷酸环化酶激动剂(例如利奥西呱)合用,可能会引起症状性低血压。

【给药说明】 (1)禁止西地那非与硝酸酯同时服用(无论后者是规律还是间断用药)。

(2)西地那非有增强 α 受体拮抗剂和其他抗高血压药物降压作用的潜在可能。同时服用西地那非和 α 受体拮抗剂可能会引起一些患者的低血压症状。需要合并使用西地那非与 α 受体拮抗剂时,西地那非治疗前,患者应已经达到 α 受体拮抗剂治疗稳定状态,并且西地那非应该从最低剂量开始服用。

(3)在已有心血管危险因素存在时,性活动对心脏有潜在的危险。在性活动开始时如出现心绞痛、头晕、恶心等症状,须终止性活动,并与医生讨论这些情况。

(4)若出现单眼或双眼突然视力丧失,应立即停止服用所有 5 型磷酸二酯酶(PDE5)抑制剂,包括万艾可,并向医生咨询。该情况可能是非动脉性前部缺血性视神经病(NAION)的表现,NAION 是可引起视力下降包括永久性丧失的一种疾病,在所有 PDE5 抑制剂的上市后应用中均有与用药时间相关的 NAION 的罕见报告。不能确定这些事件与应用 PDE5 抑制剂直接相关或与其他因素有关。

(5)如果突然发生听力减退或丧失,应停止服用 PDE5 抑制剂(包括本品),并尽快就医。此类事件可伴随耳鸣和头晕,据报道与服用 PDE5 抑制剂(包括本品)有时间相关性。但不能确定此类事件是否与使用 PDE5 抑制剂或其他因素有直接关系。

(6)国外批准本品上市后,有少量勃起时间延长(超过 4 小时)和异常勃起(痛性勃起超过 6 小时)的报告。如持续勃起超过 4 小时,患者应立即就诊。如异常勃起未得到即刻处理,阴茎组织将可能受到损害并可能导致永久性的勃起功能丧失。

(7)本品不应与其他 PDE5 抑制剂合用。本品与其他 PDE5 抑制剂合用的安全性和有效性尚未经研究。

(8)西地那非对性传播疾病无保护作用。

【用法与用量】
(1)枸橼酸西地那非片(25mg;50mg;100mg)
①男性勃起功能障碍治疗:口服。成人一般为 50mg(25～100mg),在性活动前约 1 小时(0.5～4 小时之间也可)服用,24 小时内用药不超过 1 次。年龄 65 岁以上及肝硬化、重度肾损害(肌酐清除率<30ml/min)患者的起始剂量以 25mg 为宜。
②肺动脉高血压治疗(超说明书用法):口服,成人,5mg 或 20mg 一天三次,间隔 4～6 小时。

(2)枸橼酸西地那非口崩片(50mg)
①成人用药:本品在性活动前约 1 小时按需服用 1 片,推荐剂量为 50mg。基于药效和耐受性,剂量可增加至 100mg(最大推荐剂量)。对于剂量需增加至 100mg 的患者,可连续服用 2 片 50mg 口腔崩解片。推荐每日最多服用 1 次。在没有性刺激时,推荐剂量的西地那非不起作用。
②老年患者用药:老年患者(≥65 岁)起始剂量以 25mg 为宜。

【制剂与规格】 枸橼酸西地那非片:(1)25mg;(2)50mg;(3)100mg。
枸橼酸西地那非口崩片:50mg。

盐酸伐地那非
Vardenafil Hydrochloride

【适应证】 (1)CDE 适应证 男性勃起功能障碍。
(2)超说明书适应证 伐地那非推荐肺动脉高压的治疗。

【药理】　(1)药效学　本品是 5 型磷酸二酯酶抑制药。参阅"西地那非"。

(2)药动学　口服迅速吸收，t_{max} 为 30～120 分钟(平均 60 分钟)。由于显著的首关消除，口服生物利用度约为 15%。在推荐剂量 5～20mg 范围内，口服后，AUC 和 C_{max} 与剂量成正比。高脂饮食可降低本品的吸收速率、t_{max} 延长，C_{max} 降低，但 AUC 不受影响。分布容积为 208L。伐地那非及其主要活动性代谢物(M1)与人血浆蛋白结合率约为 95%，这种结合和药物总浓度无关且可逆。精液中药物浓度不超过服用剂量的 0.00012%。

本品主要通过肝脏酶系 CYP3A4 同工酶代谢，小部分通过 CYP2C9 同工酶代谢。体内主要代谢产物来自哌嗪枸橼酸盐脱乙基，然后 M1 继续代谢，其血浆消除半衰期与原药相似，约为 4 小时。体循环中，部分 M1 为结合型葡萄糖醛酸苷，约占原型的 26%。代谢物 M1 具有与伐地那非相似的对磷酸二酯酶选择性抑制作用，在体外试验中，M1 抑制 PDE5 的作用约为伐地那非的 28%，占药效的 7%。

本品在体内的总清除率 56L/h，其终末消除半衰期为 4～5 小时。口服后，本品以代谢物形式排泄，大部分通过粪便(91%～95%)，小部分通过尿液(2%～6%)排泄。

老年人对本品的非肝脏清除率显著降低；重度肾损害者(肌酐清除率<30ml/min)及轻至中度肝损害患者(Child-Pugh 分级 A 和 B)，本品的清除率有所降低。

【不良反应】　本品发生的不良反应通常呈一过性，为轻至中度。

(1)很常见　面色潮红。

(2)常见(1%≤发生率<10%)　①消化系统，消化不良、恶心；②神经系统，眩晕；③呼吸系统，鼻炎。

(3)少见　①面部水肿、光过敏反应，背痛；②心血管系统：高血压、胸痛、心肌梗死、Q-T 间期延长等；③消化系统：肝功能异常，ALT 升高；④代谢营养：肌酸激酶升高；⑤肌肉骨骼：肌痛；⑥神经系统：嗜睡；⑦呼吸系统：呼吸困难；⑧特殊感觉：视觉异常、多泪、非动脉性缺血性视神经病；⑨泌尿生殖系统：阴茎异常勃起症(包括勃起延长或疼痛)。

(4)罕见　①过敏反应(包括喉部水肿)；②心血管系统：心肌缺血、心绞痛、低血压、直立性低血压、晕厥；③神经系统：易紧张；④呼吸系统：鼻出血；⑤特殊感觉系统：青光眼、听力下降、突然失聪。

本品上市后，服用伐地那非进行性活动时，曾报道心肌梗死的发生，但无法确定心肌梗死与伐地那非，或与性活动，或与患者潜在的心血管疾病，或与这些因素的综合作用直接相关。

【禁忌证】　(1)对药物的任何成分(活性或辅料)有过敏症状的患者禁用。

(2)服用硝酸盐类或一氧化氮供体治疗的患者禁止同时使用伐地那非。

(3)禁止与强效 CYP3A4 抑制剂，HIV 蛋白激酶抑制剂(茚地那韦或利托那韦)同时使用。

(4)禁用于非动脉炎性前部缺血性视神经病变(NAION)失去视力的患者。

(5)治疗勃起功能障碍的药物一般不应用于不适宜性活动的男性(如严重的心血管功能障碍的患者：如不稳定型心绞痛或重度心衰)。

(6)禁用于重度肝损害患者(Child-Pugh C)、需透析的晚期肾病、低血压(血压<90/50mmHg)、近期卒中史或心梗史(在 6 个月中)、不稳定型心绞痛、家族退行性眼部疾病如色素性视网膜炎。

(7)对 75 岁以上老年患者，禁止同时使用强 P450(CYP)3A4 抑制剂〔酮康唑和伊曲康唑(口服剂型)〕。

(8)禁止与鸟苷酸环化酶刺激剂(如利奥西呱)联合使用。

【注意事项】　(1)由于性活动伴有一定程度的心脏危险性，故医生对患者勃起障碍采取任何治疗之前，应首先考虑其心脏状况。

(2)长 Q-T 间期综合征患者避免使用。

(3)对于阴茎具有解剖畸形的(如成角、海绵体纤维化、Peyronie 病)，或者具有阴茎持续勃起易患因素(如镰状细胞贫血、多发性骨髓瘤和白血病)的患者，治疗其勃起障碍时需谨慎用药。

(4)老年、出血性疾病、活动性消化溃疡、严重肝病、需透析的晚期肾病、低血压(静息收缩压<90mmHg)、近期患有脑卒中或心肌梗死(6 个月内)、不稳定型心绞痛以及家族退行性眼部疾病如色素性视网膜炎等患者，需慎用。65 岁以上老年患者或中度肝损害患者，口服首次剂量不宜超过 5mg。

(5)同时服用本品和 α 受体拮抗药可能导致症状性低血压，故服用 α 受体拮抗药后 6 小时内不能服用本品；服药 6 小时后，应用本品的最大剂量不得超过 5mg。但患者服用 α 受体拮抗药坦洛新时，对服药间歇不做要求。

【药物相互作用】　(1)与有机硝酸盐类合用，伐地那非抑制了 5 型磷酸二酯酶，cGMP 代谢分解下降，浓度上升，可发生严重低血压，属于禁忌。

(2)与奎尼丁、普鲁卡因胺、莫雷西嗪、吡二丙胺等

Ⅰa类抗心律失常药、胺碘酮、溴苄胺、多非利特、伊布利特、乙酰卡尼、索他洛尔等Ⅲ类抗心律失常药或拉帕替尼、尼罗替尼、美沙酮、雷诺嗪等合用，Q-T间期延长的作用叠加，出现Q-T间期延长的风险增加，应避免。

(3)与哌唑嗪、坦洛新、阿夫唑嗪、多沙唑嗪等α受体拮抗药合用，可发生症状性低血压。

(4)与利托那韦、沙奎那韦等合用，伐地那非的肝脏代谢被中断，出现伐地那非不良反应的风险增加。伐地那非口服72小时内剂量不超过2.5mg。

(5)本品主要在肝脏通过CYP3A4和CYP2C9代谢，CYP3A4抑制剂会降低本药的清除率。故与这些酶的抑制剂，如红霉素、伊曲康唑、阿扎那韦、安普那韦、茚地那韦、呋山那韦、奈非那韦等合用时，伐地那非的血药浓度升高，出现伐地那非不良反应的风险增加。与阿扎那韦、克拉霉素、茚地那韦、沙奎那韦，或伊曲康唑400mg/d合用，伐地那非口服24小时内剂量不宜超过2.5mg。与红霉素、伊曲康唑200mg/d合用，伐地那非口服24小时内剂量不宜超过5mg。

【用法与用量】 (1)男性勃起功能障碍的治疗剂量 口服，开始剂量为10mg，在性交之前大约25~60分钟服用。在临床试验中，性交前4~5小时服用，仍显示药效。伐地那非和食物同服或单独服用均可。需要刺激作为本能的反应进行治疗。剂量范围：根据药效和耐受性，剂量可以增加到20mg或减少到5mg。最大推荐剂量是一日20mg，最大推荐剂量使用频率为一日1次。

(2)肺动脉高压的治疗剂量(超说明书用法) 口服5mg，每日一次，持续2~4周后加量为5mg，每日两次。

【制剂与规格】 盐酸伐地那非片：(1)5mg；(2)10mg；(3)20mg。

他达拉非
Tadalafil

【适应证】 (1)CDE适应证 男性勃起功能障碍。

(2)超说明书适应证 肺动脉高压的治疗。

【药理】 (1)药效学 本品为5型磷酸二酯酶抑制药，作用可持续36小时。其余参阅"西地那非"。

(2)药动学 口服后吸收快，t_{max}约2小时，吸收速率和吸收量不受食物的影响。血浆蛋白结合率为94%，体内分布广，分布容积约63L。仅有不到0.0005%服药剂量的药物出现在精液内。本品主要经CYP3A4代谢。主要的代谢产物是葡萄糖醛酸甲基儿茶酚，其对PED5的作用比他达拉非至少弱13000倍。口服本品平均清除率为2.5L/h，$t_{1/2}$平均为17.5小时。本品主要以失活代谢产物从粪便(约61%)和尿(约36%)排泄。

【不良反应】 (1)常见的不良反应 头痛(14.5%)、消化不良(12.3%)、恶心(11%)。其他常见不良反应有头晕眼花(2.3%)、脸面潮红(4.1%)、鼻咽炎(13%)、呼吸道感染(13%)、鼻腔充血(4.3%)、背痛(6.5%)、肌痛(5.7%)等。少见的不良反应有眼睑肿胀、眼痛和结膜充血，视觉障碍。报告显示本品的不良反应短暂而轻微，至多是中度。

(2)严重不良反应 史-约综合征、剥脱性皮炎、胸痛、心绞痛、心肌梗死、心动过速、脑出血、脑血管意外、癫痫发作，特殊感觉系统表现为非动脉性缺血性视神经病、视网膜动脉闭塞、静脉血栓形成、听力突然下降、突然失聪。

【禁忌证】 (1)已知对他达拉非及其处方中的成分过敏的患者不得服用本品。

(2)硝酸盐类药物和他达拉非共同作用于一氧化氮/cGMP通路，可以增强硝酸盐类药物的降压作用。因此，正在服用任何形式的硝酸盐类药物的患者禁止服用本品。

(3)勃起功能障碍的治疗药物，包括他达拉非在内，不应用于不宜进行性生活的心脏病患者。下列心血管疾病患者，严禁服用他达拉非：在最近90天内发生过心肌梗死的患者；不稳定型心绞痛或在性交过程中发生过心绞痛的患者；在过去6个月内达到纽约心脏病协会诊断标准2级或超过2级的心衰患者；尚未控制的心律失常、低血压(<90/50mmHg)，或尚未控制的高血压患者；最近6个月内发生过中风的患者。

(4)既往有非动脉性前部缺血性视神经病变(NAION)导致一侧视力缺失的患者禁用他达拉非。

【注意事项】 (1)心脏病患者由于本药扩张血管的作用，使用本药疾病加重的风险增加。服药前已有心血管疾病危险因素存在，或有心血管疾病者，应用本品须十分谨慎。

(2)轻至中度肝功能不全患者使用本品，宜调整剂量。严重肝损害患者不推荐使用。

(3)轻至中度肾功能不全患者使用本品，宜减小剂量。中度至严重的肾损害患者在需要时方可使用并须调整剂量。严重肾损害者，不推荐使用日服一次的方法。

(4)不推荐用于下述情况的患者 ①90天内发生过心肌梗死；②不稳定型心绞痛或在性交过程中发生过心绞痛；③在过去6个月内达到Ⅱ级或超过Ⅱ级心衰(NYHA标准)；④难治性心律失常、难治性低血压(<90/50mmHg)或难治性高血压(>170/100mmHg)；⑤6

个月内发生过卒中；⑥遗传性视网膜变性病症；⑦肺静脉闭塞疾病(PVOD)患者(可能加重心血管不良状态)。

(5)有阴茎异常勃起的易患因素(如镰状细胞贫血、多发性骨髓瘤或白血病)，或阴茎解剖学异常者(如阴茎成角、畸形阴茎、海绵体纤维化、纤维性海绵体炎或Peyronie病)患者应慎用本品。

(6)突然失聪或突然失明的患者，须停药。

(7)出血性疾病或活动性消化性溃疡的患者使用本药可延长出血时间。

(8)有非动脉性前部缺血性视神经病史或其危险因素的患者，使用本药后引发或复发的风险增加。

(9)主动脉瓣狭窄、特发性肥厚性主动脉瓣狭窄等左心室流出道梗阻的患者，对 5 型磷酸二酯酶抑制药等血管扩张药可能敏感。

(10)日服一次，可维持他达拉非的血药浓度，但与乙醇、α 受体拮抗药、抗高血压药或 CYP3A4 抑制药发生相互作用的可能性增加，可能需调整剂量。

(11)阴茎持续勃起或勃起连续超过 4 小时，应去医院急诊。

(12)本品不能用于具有遗传性半乳糖不耐受症、半乳糖分解酶缺乏症或葡萄糖-半乳糖吸收不良的患者。

【药物相互作用】 (1)与有机硝酸盐类合用，他达拉非抑制了 5 型磷酸二酯酶。cGMP 代谢分解下降，浓度上升，可发生严重低血压，属于禁忌。

(2)与乌拉地尔、酚苄明、酚妥拉明、哌唑嗪、特拉唑嗪、坦洛新、阿夫唑嗪、多沙唑嗪、曲马唑嗪、莫西赛利等 α 受体拮抗药合用，出现低血压的风险增加。

(3)本品主要在肝脏通过 CYP3A4 和 CYP2C9 代谢。故与这些酶的抑制药，如红霉素、克拉霉素、替利霉素、酮康唑、伊曲康唑、利托那韦、沙奎那韦、阿扎那韦、安普那韦、达芦那韦、茚地那韦、呋山那韦、奈非那韦、奈法唑酮、葡萄柚汁等合用时，会降低本药的清除率，他达拉非的血药浓度升高，出现他达拉非不良反应的风险增加。与 CYP3A4 酶诱导药，如利福平、苯巴比妥、苯妥英、波生坦、卡马西平、依曲韦林同服，则降低他达拉非的血药浓度。

(4)与其他治疗勃起功能障碍的药物如前列地尔同用，增加发生阴茎异常勃起的风险。

(5)与乙醇同用，血管舒张的作用相加，出现低血压的风险增加。

(6)与茶碱同用，导致心率加快。

【用法与用量】 (1)男性勃起功能障碍

①口服。成人首剂 10mg，至少在性生活前 30 分钟

服用，如果效果不显著，可以服用 20mg。最大服药频率为一日一次。

②如果同时应用强效 CYP3A4 抑制药，每 72 小时不超过 10mg。最好不要连续每日服用本品。

③对于重度肾功能不全的患者，最大剂量为 10mg。

(2)肺动脉高压(超说明书用法) 口服。成人40mg，一日一次。

【制剂与规格】 他达拉非片：(1)5mg；(2)10mg；(3)20mg。

四、调节膀胱舒缩功能的药物

托 特 罗 定 [医保(乙)]
Tolterodine

【适应证】 用于因膀胱过度兴奋引起的尿频、尿急或急迫性尿失禁等症状的治疗。

【药理】 (1)药效学 本品是竞争性 M 胆碱受体拮抗药，常用其酒石酸盐和富马酸盐。动物实验提示本品对膀胱的选择性高于唾液腺。主要作用于膀胱壁和逼尿肌上的 M 受体，竞争性抑制乙酰胆碱与 M 受体结合，从而抑制膀胱逼尿肌的不自主收缩，缓解尿频、尿急、急迫性尿失禁等膀胱过度活动症状。

(2)药动学 口服后经肝脏代谢，其主要活性代谢产物为 5-羟甲基衍生物，其抗胆碱活性与本品相近。口服迅速吸收，t_{max} 为 1~3 小时，吸收率大于 77%。食物的摄入、年龄和性别的差别不需调整剂量。本品口服 1~4mg，最大血药浓度和药时曲线下面积与剂量呈线性关系。口服 2mg 后，2.5 小时左右达到峰值血药浓度，C_{max} 为 2.5μg/L，AUC 为 11.8μg.h/L。5-羟甲基活性代谢物(DD-01)的血药浓度与原型极其相似，C_{max} 为 2.2μg/L，AUC 为 12.1(μg·h)/L。

血浆蛋白结合率为 96% 左右，游离的托特罗定的浓度平均为 (3.7±0.13)%。其代谢物(DD-01)与血浆蛋白结合率约 64%，游离代谢物(DD-01)的浓度平均为 (36±4.0)%。本品与其代谢物(DD-01)在血液与血浆的比值分别为 0.6 和 0.8。静脉注射本品 1.28mg 的分布容积为 (113±26.7)L。

托特罗定的 $t_{1/2β}$ 为 2~3 小时，代谢物(DD-01)的 $t_{1/2β}$ 为 3~4 小时。

给健康志愿者口服 [14]C 标记的托特罗定片 5mg 后，尿、粪排泄率分别为 77%、17%，原型托特罗定的排泄率不到给药量的 1%，5%~14% 以活性代谢物(DD-01)形式回收。在给药后 24 小时内大多数放射性物自人体内排泄。

相比速释片，托特罗定缓释胶囊中的托特罗定吸收较慢。因此，在服用缓释胶囊制剂后 4 小时(2～6 小时)可观察到最大血药浓度。托特罗定缓释胶囊在强代谢者体内的表观半衰期约为 6 小时，而在弱代谢者(缺乏 CYP2D6)约为 10 小时。缓释胶囊制剂给药后 4 天内可达到稳态浓度。

【不良反应】 一般可以耐受，停药后即可消失。本品可引起轻至中度抗胆碱能作用，如口干、消化不良和泪液减少。

(1)常见 口干、消化不良、便秘、腹痛、胀气、呕吐、头痛、眼干燥症、皮肤干燥、嗜睡、神经质、感觉异常。

(2)少见 自主神经功能失调、胸痛。

(3)罕见 过敏反应、尿闭、血管性水肿、精神紊乱、记忆损害、痴呆。

【禁忌证】 (1)尿潴留。

(2)胃滞纳。

(3)未经控制的窄角型青光眼。

(4)对本品过敏者。

(5)动物研究中证实对胎儿有副作用，仅在权衡药物对胎儿利大于弊时给予。

【注意事项】 (1)服用本品可能引起视物模糊，用药期间驾驶车辆、开动机器和进行危险作业者应当注意。

(2)肝功能明显低下的患者，每次剂量不得超过 1mg。

(3)肾功能低下的患者，宜减量使用。

(4)有 Q-T 间期延长史者使用本药，出现症状加重的风险增加。

(5)重症肌无力、已控制的窄角型青光眼、自主神经疾病、裂孔疝、严重的溃疡性结肠炎或中毒性巨结肠患者慎用。

(6)由于有尿潴留的风险，本品慎用于膀胱出口梗阻的患者；由于有胃滞纳的风险，也慎用于患胃肠道梗阻性疾病，如幽门狭窄的患者，或是胃肠运动迟缓的患者。

【药物相互作用】 (1)同时口服氯化钾固体剂型，可引起氯化钾在胃肠道内通过的速度减慢或迟滞，增加胃肠道损害的风险，属于禁忌。

(2)与强效 CYP3A4 抑制药如大环内酯类抗生素(红霉素和克拉霉素)、吡咯类抗真菌药(如酮康唑和伊曲康唑)、蛋白酶抑制药、环孢素或长春碱合用时应十分谨慎，因可降低本品的代谢，发生本药过量的风险增加。

(3)与延长 Q-T 间期的药物(如Ⅰa 类和Ⅲ类抗心律失常药)合用，发生尖端扭转型室性心动过速的风险增加。

(4)与中枢性抗胆碱酯酶药(如多奈哌齐和卡巴拉汀)合用时可增强治疗作用，但也增加不良反应，使胆碱能神经超敏反应的发生风险增加。反之，毒蕈碱受体激动药可降低本品的疗效。与抗毒蕈碱药合用，发生抗蕈碱样不良反应的风险增加。

(5)与其他抗胆碱作用的药物合并给药托特罗定与醋异丙嗪合用会导致毒性相加；这些药物会发生相互作用，并导致原有疾病恶化。合用时，应监测患者可能出现的相互作用的表现。需要给予医学干预或调整治疗。

可能的作用机制：托特罗定属于一种抗胆碱药物，能够抑制乙酰胆碱对毒蕈碱受体的激动作用；醋异丙嗪属于一种吩噻嗪类精神抑制药，主要用于缓解精神病症状，预防复发。抗胆碱能药物经常被用于对抗吩噻嗪类引起的锥体外系不良反应，因此两种药物联合使用是有益的。但是联合应用有时可能会导致抗胆碱能副作用明显增强(如中暑、严重便秘、麻痹性肠梗阻、阿托品样精神病)。处理措施：①谨慎合用；②监测患者的临床情况。

【给药说明】 (1)缓释片，需吞服，勿嚼碎；如需减少剂量，也可沿片面中心线完全分开，取半片服。

(2)应告知患者抗毒蕈碱类药物，如托特罗定缓释胶囊，可能产生下列反应：视力模糊、头晕或困倦。在确定药物对患者是否会产生上述影响前，应告知患者慎重从事有潜在危险性的活动。

【用法与用量】 (1)酒石酸托特罗定缓释制剂 胶囊(2mg、4mg)、缓释片(4mg)

①口服，推荐剂量为 4mg，每日一次，用水将药物完整吞服。根据患者的疗效和耐受性，该剂量可以减至每日 2mg。但本品 2mg 治疗的疗效数据尚有限。

②特殊人群的剂量调整：对于轻至中度肝功能损害(Child-Pugh 分级 A 或 B)或重度肾功能损害[肌酐清除率(CCr)10～30ml/min]的患者，推荐剂量为 2mg，每日一次。不推荐用于重度肝功能损害(Child-Pugh 分级 C)的患者。尚未对 CCr<10ml/min 的患者进行研究，所以不推荐本品用于该人群。

③合并用药的剂量调整：对于正在服用强效 CYP3A4 酶抑制剂(如：酮康唑、克拉霉素、利托那韦)的患者，推荐剂量为 2mg，每日一次。

(2)酒石酸托特罗定常释制剂 普通片(1mg、2mg)、胶囊(2mg)

①初始的推荐剂量为一次 2mg，一日二次。根据病人的反应和耐受程度，剂量可下调到一次 1mg，一日二次。

②对于肝功能不全或正在服用 CYP 3A4 抑制剂(见

药物相互作用)的患者,推荐剂量为一次 1mg,一日二次。

(3)富马酸托特罗定常释制剂　普通片(按富马酸托特罗定计)(0.93mg、1.86mg)

①初始的推荐剂量为每次 1.86mg,一日 2 次。根据病人的反应和耐受程度,剂量可下调到每次 0.93mg,一日 2 次。

②对于肝功能不全或正在服用 CYP3A4 抑制剂的患者,推荐剂量是每次 0.93mg,一日 2 次。

【制剂与规格】　酒石酸托特罗定片:(1)1mg;(2)2mg。

酒石酸托特罗定缓释片:4mg。

酒石酸托特罗定胶囊:2mg。

酒石酸托特罗定缓释胶囊:(1)2mg;(2)4mg。

富马酸托特罗定片(按富马酸托特罗定计):(1)0.93mg;(2)1.86mg。

盐酸黄酮哌酯 [药典(二);医保(甲)]
Flavoxate Hydrochloride

【适应证】　用于以下疾病引起的尿频、尿急、尿痛、排尿困难及尿失禁等的症状性治疗。①下尿路感染性疾病(前列腺炎、膀胱炎、尿道炎等)。②下尿路梗阻性疾病(早、中期前列腺增生症,痉挛性、功能性尿道狭窄)。③下尿路器械检查后或手术后(前列腺摘除术、尿道扩张术、膀胱腔内手术)。④尿道综合征。⑤急迫性尿失禁。

【药理】　(1)药效学　平滑肌松弛药。具有抑制腺苷酸环化酶、磷酸二酯酶的作用以及拮抗钙离子作用。并有弱的抗毒蕈碱作用,对泌尿生殖系统的平滑肌具有选择性解痉作用,因而能直接解除泌尿生殖系统平滑肌痉挛,使肌肉松弛,消除尿频、尿急、尿失禁及尿道膀胱平滑肌痉挛引起的下腹部疼痛。

(2)药动学　口服吸收很快,一次口服 0.2g,2 小时左右血药浓度即达高峰,该药与血浆蛋白结合很少,其水溶性代谢产物 3-甲基黄酮-8-羧酸与血浆蛋白结合率高。代谢产物有 3-甲基黄酮-8-羧酸、哌啶醇及羟化产物,主要经尿排泄,少量从胆汁排泄。

【不良反应】　(1)可出现胃部不适、恶心、呕吐、口渴、头痛、嗜睡、视物模糊、紧张、心悸、咽喉干燥及皮疹等。

(2)严重反应　白细胞减少(罕见)、精神错乱(罕见,多发生于老年患者)、眼内压升高(罕见)。

【禁忌证】　(1)胃肠道出血。

(2)食管贲门失弛缓症。

(3)阻塞性肠损害或肠梗阻。

(4)幽门或十二指肠梗阻。

(5)阻塞性尿路疾患。

(6)对本品过敏者。

【注意事项】　(1)泌尿生殖道感染患者,需同时进行抗感染治疗。

(2)青光眼、白内障及残余尿量较多者慎用。

(3)孕妇、哺乳期妇女慎用。

(4)12 岁以下儿童不宜服用。

(5)用药后如出现困倦或视物模糊,勿驾驶交通工具或操作机器。

【药物相互作用】　(1)与大量维生素 C 或氯化钾固体剂型合用,可使之在胃肠道内通过的速度减慢或迟滞,增加胃肠道损害的风险。

(2)慎与下列药物同用金刚烷胺、某些抗组胺药、吩噻嗪类抗精神病药、三环类抗抑郁药、单胺氧化酶抑制药、拟副交感神经药。

(3)会降低胃动力从而将减少某些药物的吸收,会对抗西沙必利、多潘立酮和甲氧氯普胺的胃肠道作用。

(4)黄酮哌酯与醋异丙嗪合用会导致毒性相加。合用时,应监测患者可能出现的相互作用的表现。必要时给予医学干预或调整治疗。

【用法与用量】　成人　口服。一次 0.2g,一日 3 次。

【制剂与规格】　盐酸黄酮哌酯片(胶囊):(1)0.1g;(2)0.2g。

溴吡斯的明 [药典(二);国基;医保(甲)]
Pyridostigmine Bromide

【适应证】　①膀胱逼尿肌收缩无力。②其他参阅第二章第五节。

【药理】　(1)药效学　是可逆性抗胆碱酯酶药,抑制胆碱酯酶的活性,减缓乙酰胆碱灭活,增强和延长乙酰胆碱效应;它还可直接兴奋骨骼肌的 N 胆碱受体,对骨骼肌有较明显的选择性兴奋作用。

(2)药动学　本品不易从胃肠道吸收,起效慢,30～60 分钟起效,口服达峰时间 1～2 小时,作用持续时间长达 6～12 小时,口服生物利用度 11.5%～18.9%,食物不影响其生物利用度,但延迟药物达峰时间。该药不易透过血-脑屏障。药物在体内经肝脏可先水解成氨基酸和吡啶衍生物。原型药物或代谢产物经肾由尿排泄,少量可分泌入乳汁中。静脉注射后半衰期为 1.9 小时。

【不良反应】　可出现轻度抗胆碱酯酶的毒性反应,如腹痛、腹泻、胃肠道蠕动增加、胃痉挛、肌痉挛、恶心、呕吐、唾液增多、支气管内黏液分泌增多、出汗、缩瞳、乏力和血压下降。严重的反应有心动过缓、胆碱能危象等。如长期口服可出现溴化物的不良反应，如皮疹、乏力、恶心、呕吐等。

【禁忌证】 对本药或溴化物过敏、机械性肠梗阻、尿路梗阻者禁用。

【注意事项】 (1)动物研究中证实对胎儿有副作用，孕妇妇仅在权衡药物对胎儿利大于弊时给予。

(2)本药宜由经过充分培训，熟悉其作用、特点及危害者应用给药。

(3)若漏服后不可服用双倍剂量。

(4)中毒剂量会出现胆碱能危象，使用阿托品或东莨菪碱能予以解除。

(5)术后肺不张或肺炎、心律失常(尤其是房室传导阻滞)、心绞痛患者或支气管哮喘患者慎用。

(6)根据其药理作用，对胎儿或新生儿可引起或可怀疑能引起危害，但不致畸。这些作用可能是能够逆转的。

(7)本药使用于哺乳期妇女时，对乳儿的风险极小。

【药物相互作用】 (1)季铵盐离子的吸收差，其吸收会被容积性泻剂如甲基纤维素完全抑制。

(2)奎尼丁、普鲁卡因胺会阻断乙酰胆碱受体，而导致重症肌无力加重。

(3)阿托品会拮抗本药的作用。

(4)溴吡斯的明能够引起心血管系统不良反应如心动过缓和低血压，与醋丁洛尔、普萘洛尔等β受体拮抗药联用可导致心脏不良反应累加，增加发生心动过缓和低血压的风险。β受体拮抗药还可能导致重症肌无力症状恶化，降低新斯的明治疗重症肌无力的疗效。因此，联合用药应谨慎，监测心脏不良反应(低血压、心动过缓)和重症肌无力恶化的迹象。处理措施：①监测心功能；②谨慎合用；③监测患者的临床情况。

(5)具有神经-肌肉阻断活性的药物如氨基糖苷类会削弱溴吡斯的明的作用。

(6)本药抑制琥珀酰胆碱的代谢，二者避免合用。

【用法与用量】 口服。膀胱逼尿肌收缩无力者，一次60mg，一日3次。

【制剂与规格】 溴吡斯的明片：60mg。

盐酸米多君 [药典(二)；医保(乙)]
Midodrine Hydrochloride

【适应证】 ①用于治疗体位性低血压。仅用于在临床护理后其生活仍受到严重干扰者，包括非药物治疗(如医用辅助袜)、扩容和改变生活方式等。②女性压力性尿失禁。

【药理】 (1)药效学 盐酸米多君是一种前体药，经酶促反应被水解，代谢为有活性的物质脱甘氨酸米多君。脱甘氨酸米多君选择性地激动外周α₁肾上腺素受体，使膀胱颈、尿道括约肌张力增高。

(2)药动学 口服吸收快而完全，在口服2.5mg后，30分钟以内达到血浆峰浓度10μg/L。本品在血液中经酶促水解被代谢为其活性物质脱甘氨酸米多君。在受试者和直立性低血压患者中，脱甘氨酸米多君的t_{max}约1小时，口服生物利用度(脱苷氨酸米多君)为93%。盐酸米多君的$t_{1/2\beta}$为0.49小时，其活性代谢产物的$t_{1/2\beta}$为2~4小时。米多君及其代谢产物于24小时内几乎完全在尿中被排泄；大约40%~60%为活性代谢产物，2%~5%为原型药物。米多君一般不穿透血-脑屏障。

【不良反应】 瘙痒、仰卧位高血压(收缩期血压可上升至200mmHg以上)、感觉异常、尿频、排尿困难、尿潴留、寒战、竖毛肌痉挛、皮疹等。个别患者在剂量较大时可能在头、颈部引起鸡皮样疹。心率每分钟可低于60次，罕见心律不齐。

【禁忌证】 禁用于对本品过敏、严重的器质性心脏病或充血性心力衰竭、过高的顽固性仰卧位高血压、嗜铬细胞瘤、甲状腺毒症、急性肾脏疾病或尿潴留患者。

【注意事项】 (1)动物研究中证实对胎儿有副作用，孕妇仅在权衡药物对胎儿利大于弊时给予。

(2)哺乳期妇女使用对乳儿的危害不能排除。

(3)糖尿病、肝功能不全、尿潴留患者慎用本药。

(4)可引起仰卧位血压显著上升，仅用于标准的临床治疗后生活仍受到相当损害的患者。

(5)在开始治疗前必须评价出现仰卧位或坐位高血压的可能。如果出现提示高血压的症状(例如心脏方面的感觉、头痛、视力障碍)，必须停止治疗。仰卧位高血压的出现可通过减少剂量来避免。对出现严重间歇性血压波动的患者，应当停止盐酸米多君治疗。慎与其他可引起血管收缩的药物(包括感冒药等非处方药)合用。

(6)在治疗时，可出现反射性心动过缓。因此建议同时使用直接或间接引起心率减慢药物(例如强心苷类、β受体拮抗药、精神药物类等)的患者慎用本品。如有心率减慢、眩晕加重、意识丧失必须停止给药。

(7)对肺源性心脏病患者必须特别谨慎地监测。对患有青光眼或眼内压增高危险的患者以及同时使用盐皮质激素类药或氟氢可的松类药患者，也建议谨慎用药(因为有眼内压增高的可能)。长期治疗的患者，建议对肾功能进行监测。

【药物相互作用】 (1)与双氢麦角胺合用，药理作用相加,可引起血压极度升高,两者使用属禁忌。

(2)与肾上腺素、去氧肾上腺素、伪麻黄碱等合用,药理作用相加,增加米多君的升压作用。

(3)与阿米替林、去甲替林、多塞平、阿莫沙平、米帕明、氯米帕明、洛非帕明、地昔帕明等三环类抗抑郁药合用,去甲肾上腺素的再摄取被抑制,可引起高血压、心律失常和心动过速。

(4)与强心苷类药物合用,出现心动过缓、房室传导阻滞或心律失常的风险增加。

【用法与用量】 本品可与餐同服。

(1)低血压 根据病人自主神经的张力和反应性进行治疗并作相应的调整。建议用以下剂量:成人和青少年(12岁以上),开始剂量2.5mg(1片),每日2~3次。根据病人的反应和对此药的耐受能力,可间隔3~4天增加一次剂量,达到每次10mg,每日3次。

本品应当在白天、病人需要起立进行日常活动时服用。每4小时间隔的服药时间推荐如下:晨起直立或晨起直立前,中午和下午晚些时候(通常不迟于下午6点)。

如需要,也可每间隔3小时给药以控制症状,但不宜经常如此。一次给予单剂量20mg者,出现严重而持久的卧位高血压发生率较高(约45%)。每日最大给药剂量为30mg。部分患者虽可耐受超过30mg的每日剂量,但其安全性和有效性尚缺乏系统的研究或确认。

由于有引起卧位高血压的危险,本品仅在初次治疗后症状明显改善的患者中使用,并应经常监测卧位和立位血压变化,如卧位血压过分升高,应停止使用本品。

因脱甘氨酸米多君经肾脏排泄,肾功能异常的患者应慎用;尽管还缺乏系统的研究,这类患者开始使用本品的推荐剂量为2.5mg。

(2)尿失禁 成人每次2.5mg(1片)至5mg(2片),每日2~3次。通常每天剂量不超过10mg,可在有经验的医生指导下,根据病人情况调整剂量。为防止卧位高血压,不应在晚餐后或就寝前4小时内服用盐酸米多君片。

【制剂与规格】 盐酸米多君片:2.5mg。

盐酸奥昔布宁 [药典(二);医保(乙)]
Oxybutynin Hydrochloride

【适应证】 用于无抑制性和反流性神经源性膀胱功能障碍患者与排尿有关的症状缓解,如尿急、尿频、尿失禁、夜尿和遗尿等。

【药理】 (1)药效学 本品具有较强的平滑肌解痉作用和抗胆碱作用,也有镇痛作用。可选择性作用于膀胱逼尿肌,降低膀胱内压,增加容量,减少不自主的膀胱收缩,而缓解尿急、尿频和尿失禁等。口服后起效时间为30~60分钟,3~6小时作用达高峰,解痉作用可持续6~10小时。

(2)药动学 口服吸收迅速完全,t_{max}约1小时,有首过消除,生物利用度仅6%。血浆蛋白结合率高,主要分布于脑、肺、肾和肝脏。在肝脏经CYP3A4代谢,原型药物和代谢产物经尿和粪便排泄。$t_{1/2}$为2~3小时。

①吸收:奥昔布宁缓释片首剂口服后,4~6小时内血药浓度持续上升,维持稳定的血药浓度将近24小时。与奥昔布宁普通制剂相比,奥昔布宁缓释片中R-奥昔布宁和S-奥昔布宁的相对生物利用度分别为156%和187%。R-奥昔布宁和S-奥昔布宁的血药浓度-时间曲线形状大致相同。奥昔布宁缓释片多剂量服用后,3天后血浆达稳态浓度,未观察到有药物蓄积以及奥昔布宁和去乙基奥昔布宁的药动学参数变化。食物不影响奥昔布宁缓释片的吸收和代谢。

②分布:奥昔布宁静脉给药或口服,血浆浓度呈二相的方式下降,静脉注射5mg盐酸奥昔布宁,其分布容积为193L。单剂口服奥昔布宁缓释片10mg后,t_{max}在R-奥昔布宁为12.7小时,在S-奥昔布宁为11.8小时,其消除半衰期分别为13.2小时和12.4小时。

③代谢:奥昔布宁主要经细胞色素P450酶系统代谢(尤其是肝脏和肠壁的CYP3A4),其主要代谢物为无活性的苯基环己基羟基乙酸和有活性的去乙基奥昔布宁。服用奥昔布宁缓释片后,R-奥昔布宁和S-奥昔布宁的血药浓度分别为奥昔布宁的72%和93%。

④排泄:奥昔布宁绝大多数在肝脏代谢,仅有不到0.1%的药物以原型药物从尿排泄,不到0.1%的药物以代谢物去乙基奥昔布宁形式从尿中排泄。在5~20mg的剂量范围内,奥昔布宁及其代谢产物去乙基奥昔布宁的药动学参数呈剂量相关性。

特殊人群

老年人:78岁以下人群奥昔布宁缓释片的药代动力学特征相同。

儿童:18岁以下儿童的药代动力学未进行评价。

性别:奥昔布宁缓释片的药代动力学特征在男、女健康受试者间无显著差别。

【不良反应】 少数患者可出现口干、少汗、视物模糊、心悸、嗜睡、头晕、恶心、呕吐、便秘、腹泻、阳痿、抑制泌乳等抗胆碱能药物所产生的类似症状;个别患者可见过敏反应或药物特异性反应,如荨麻疹和其他皮肤症状。

【禁忌证】 （1）未控制的窄角型青光眼。

（2）胃潴留。

（3）尿潴留。

（4）对本品或其中任何成分过敏者。

【注意事项】 （1）临床有明显的膀胱流出道梗阻者使用本药，有尿潴留的风险。

（2）肠张力缺乏或溃疡性结肠炎的患者使用本药，有胃肠蠕动下降的风险。

（3）胃肠道梗阻的患者使用本药，有胃潴留的风险。

（4）重症肌无力、老年和所有自主神经功能紊乱患者慎用。

（5）肝、肾疾病患者慎用。

（6）伴有食管裂孔疝的消化性食管炎患者或回肠和结肠造口术患者慎用。

（7）驾驶员、机器操作工、高空作业人员及从事危险工作的人员在使用本品时，应告知可能产生视物模糊或嗜睡等不良反应。

（8）伴有感染的患者，应合并使用相应的抗感染药物。

（9）甲状腺功能亢进症、冠心病、充血性心力衰竭、心律失常、高血压及前列腺肥大等患者使用本品后，可加重症状。

（10）哺乳期妇女使用对乳儿的危害不能排除，慎用。

（11）孕妇或即将怀孕的妇女服用本品的安全性尚未建立，仅在利大于弊的情况下使用。

（12）5 岁以下儿童患者使用的安全性和有效性尚未建立。

【药物相互作用】 （1）同时口服氯化钾固体剂型，可引起氯化钾在胃肠道内通过的速度减慢或迟滞，增加胃肠道损害的风险，属于禁忌。

（2）与其他抗胆碱能药合用会导致抗胆碱能作用异常增强。

（3）与中枢神经系统抑制药或乙醇合用，镇静作用增强。

（4）与 CYP3A4 抑制药（如咪唑类抗真菌药、大环内酯类抗生素）合用，本品血药浓度增加。

（5）与醋异丙嗪合用会导致毒性相加。可能的作用机制：奥昔布宁属于一种抗胆碱药物，能够抑制乙酰胆碱对毒蕈碱受体的激动作用。醋异丙嗪属于一种吩噻嗪类精神抑制药，主要用于缓解精神病症状，预防复发。合用时，应监测患者可能出现的相互作用的表现，必要时给予医学干预或调整治疗。处理措施：①谨慎合用；②监测患者的临床情况。

【用法与用量】 **成人** （1）盐酸奥昔布宁口服溶液 口服。常用量为一次 5ml（以盐酸奥昔布宁计 5mg），一日 2～3 次；最大剂量为一次 5ml（以盐酸奥昔布宁计 5mg），一日 4 次。或遵医嘱。

（2）盐酸奥昔布宁缓释片 口服。初始建议剂量为一次 5mg（半片），一日 1 次，然后根据疗效和耐受性逐渐增加剂量，每次增加 5mg，最大剂量为 30mg/日，剂量调整一般需要有约一周的时间间隔。本品需随液体吞服，不能嚼碎或压碎，但可根据 half 线掰开半片服用。

（3）盐酸奥昔布宁缓释胶囊 口服。建议初始剂量为 1 次 5～10mg，1 日 1 次，然后根据疗效和耐受性逐渐增加剂量，最大剂量为 30mg/日，剂量调整一般需要有约 1 周的时间间隔。本品需随液体吞服，不能嚼碎或压碎。

（4）盐酸奥昔布宁胶囊 口服。常用量为一次 5mg（1 粒），一日 2～3 次；最大剂量为一次 5mg（1 粒），一日 4 次。或遵医嘱。

（5）盐酸奥昔布宁片 口服。常用量为一次 5mg，一日 2～3 次；最大剂量为一次 5mg，一日 4 次。或遵医嘱。

儿童 （1）盐酸奥昔布宁口服溶液 口服。5 岁以上儿童常用量为一次 5ml（以盐酸奥昔布宁计 5mg），一日 2 次；最大剂量为一次 5ml（以盐酸奥昔布宁计 5mg）一日 3 次。或遵医嘱。5 岁以下儿童的临床数据不足，不推荐使用。瓶盖可做量杯用，每盖至刻线 5ml。

（2）盐酸奥昔布宁缓释片 口服。6 岁以上儿童：初始推荐剂量为一次 5mg（半片），一日 1 次，然后根据疗效和耐受性逐渐增加剂量，每次增加 5mg，最大剂量为 20mg/日。本品需随液体吞服，不能嚼碎或压碎，但可根据 half 线掰开半片服用。

（3）盐酸奥昔布宁缓释胶囊 口服。6 岁以上儿童：初始推荐剂量为 1 次 5mg，1 日 1 次，然后根据疗效和耐受性逐渐增加剂量，最大剂量为 20mg/日。本品需随液体吞服，不能嚼碎或压碎。

（4）盐酸奥昔布宁胶囊 口服。5 岁以上儿童口服常用量，一次 5mg（1 粒），一日 2 次；最大剂量，一次 5mg（1 粒），一日 3 次。或遵医嘱。5 岁以下儿童的临床数据不足，不推荐使用。

（5）盐酸奥昔布宁片 口服。5 岁以上儿童口服常用量，一次 5mg，一日 2 次；最大剂量，一次 5mg，一日 3 次。或遵医嘱。5 岁以下儿童的临床数据不足，不推荐使用。

【制剂与规格】 盐酸奥昔布宁片（胶囊）：5mg。

盐酸奥昔布宁口服溶液：60ml:60mg。

盐酸奥昔布宁缓释片（胶囊）：10mg。

盐酸非那吡啶 ^[药典(二)；医保(乙)]
Phenazopyridine Hydrochloride

【适应证】　用于缓解尿路感染或刺激引起的泌尿道疼痛、尿道口烧灼感、尿急、尿频等不适症状。

【药理】　(1)药效学　本品属于局麻镇痛药，用于缓解膀胱炎和尿道炎的疼痛症状。其作用机制是通过抑制膀胱传入神经而缓解膀胱疼痛症状。本品为术后口服药物，与传统镇痛方法比较，具有副作用小、使用方便安全、价格便宜的优点。临床研究表明，盐酸非那吡啶能有效缓解膀胱镜检查后疼痛，有利于患者术后康复。

(2)药动学　口服盐酸非那吡啶易吸收，达峰时间(t_{max})为(0.76 ± 0.33)小时，$t_{1/2}$为(3.52 ± 2.03)小时；血液中最大药物浓度C_{max}约为$(76.41\pm70.15)(ng/ml)$。

【不良反应】　(1)胃肠不适、头痛、皮疹。

(2)曾报道出现贫血、中性粒细胞减少症、血小板减少症、肾结石及肾毒性反应。偶尔出现肝功能异常、溶血性贫血、高铁血红蛋白血症和急性肾衰竭。

【禁忌证】　(1)对本品过敏患者禁用。

(2)肾功能不全、肾小球肾炎、尿毒症及严重的肝炎患者禁用。

【注意事项】　(1)不要长期使用本品治疗未经诊断的尿道疼痛。因本品会掩盖病情，可能延误诊断。

(2)给药期间本品会使尿液变为橙红色，停药后橙红色即可消失。如果本品服药时在口腔中含服过久，也有可能造成牙齿变色。如出现皮肤和眼结膜黄染，应立即停药，并检查肾功能。

(3)本品可能会引起胃肠不适，应于饭后服用。

(4)肝损伤患者、葡萄糖-6-磷酸脱氢酶(G-6-PD)缺乏症患者慎用本品。

(5)本品对某些实验室检查指标会有影响。

【药物相互作用】　本品为偶氮类化合物，可能会干扰以分光法或颜色反应为基础的尿液分析。

【用法与用量】成人　饭后口服。一次$100\sim200mg$，一日3次。连续服用本品一般不应超过2天。

在治疗尿道感染时，应与抗菌药物联合给药。

【制剂与规格】　盐酸非那吡啶片：100mg。
盐酸非那吡啶胶囊：100mg。

曲 司 氯 铵
Trospium Chloride

【适应证】　用于膀胱过度刺激引起的尿频、尿急、尿失禁。

【药理】　(1)药效学　本品是胆碱受体拮抗药，能直接地、竞争性地与胆碱能神经末梢M_1、M_2、M_3受体结合，拮抗乙酰胆碱对人体膀胱平滑肌的收缩效应，有效降低膀胱平滑肌的紧张度，解除膀胱平滑肌痉挛状态，增加最大膀胱容量和第1次逼尿肌收缩时的膀胱容量。本品对N胆碱受体亲和性很弱，在治疗剂量范围内，此作用可以忽略不计。本药还可有效解除胆管、胃肠道痉挛所引起的疼痛，还可以抑制肌张力亢进状态。

(2)药动学　本品是四价铵化合物，极性高，水溶性大，口服后能迅速溶解于胃肠黏膜中，主要于小肠上部被吸收，但是其生物利用度较低，仅有不足10%的吸收率。口服20mg单剂量本品后的绝对生物利用度仅为$9.6\%(4.0\%\sim16.1\%)$，用药后$5\sim6h$达到血药浓度峰值(C_{max})。

本品的口服生物利用度低于10%，可能与本品分子为阳离子，溶解于胃肠黏膜后与其中的带负电荷羧基相结合有关；同时，本品亲水性极高，致使其不能被肠道细胞摄取；此外，已经进入肠道细胞的本品分子还可能被细胞膜上的P-糖蛋白分泌出细胞外而重新进入肠道内，因此，本品很难在肠道细胞内呈高浓度聚集。研究表明，高脂类食物可以影响本品的吸收，同服时可使本品的AUC和C_{max}值比空腹服用时分别降低70%和80%，因此，本品应于进餐前或空腹时服用。

本品不易通过血-脑屏障而进入中枢神经系统。体外实验表明，在治疗浓度范围内，本品的血浆蛋白结合率为$50\%\sim85\%$。

本品以原型从肾脏排泄的比率约为80%，其余约有15%经肝脏代谢成螺环乙醇和氧化还原性产物，总消除半衰期为10小时。但是，迄今为止还未见重度肝功能不全对本品药动学影响的研究，因此，临床使用本品时仍应严密监测和及时进行适度的剂量调整，以提高应用的安全性。

由于本品大部分经肾排泄，因此，肾功能对本品的消除影响较颇大。研究表明，肾功能随年龄增大而逐渐衰减。肾功能即可极大影响本品在体内的消除，譬如当健康老年人的肌酐清除率<30ml/min时，本品AUC和C_{max}可分别增加4.5倍和2倍，半衰期可延长至33小时，因此，此时本品临床剂量应进行适当调整。

【不良反应】　(1)消化系统　口干、便秘、腹痛加剧、便秘加重、消化不良、胃肠胀气、呕吐、味觉障碍、胃炎。

(2)泌尿生殖系统　尿潴留。

(3)神经系统　头痛、晕厥、幻觉、躁狂。

(4)全身反应　无力、胸痛。

（5）代谢及营养性疾病　有血管神经性水肿的报道。

（6）心血管系统　心动过速、心悸、室上性心动过速、高血压危象。

（7）皮肤　皮肤干燥、渗出性多形性红斑、过敏反应。

（8）其他　眼干、视物模糊、视觉异常、横纹肌溶解。

【禁忌证】（1）对本品过敏者禁用。

（2）尿潴留、胃潴留及未控制的闭角型青光眼患者禁用。

【注意事项】（1）动物研究显示对胎儿有副作用，孕妇仅在权衡药物对胎儿利大于弊时给予。

（2）由于尿潴留的可能，有明显膀胱尿道梗阻症状的患者使用时应谨慎。

（3）本品具有抗胆碱作用，能降低胃肠道动力，胃肠道阻塞性疾病患者有胃潴留的可能，使用时应谨慎。严重便秘、溃疡性结肠炎和重症肌无力患者慎用。

（4）中度至重度肝功能不全患者慎用。

（5）只有当可能的受益高于风险时，方可在严密监护下用于已控制的闭角型青光眼患者。

（6）本品可经大鼠乳汁分泌，尚不知曲司氯铵是否经人乳汁分泌，只有当可能的受益高于对新生儿的危险时方可用于哺乳期妇女。

【药物相互作用】（1）曲司氯铵从肾脏排出主要经肾小管分泌作用，与其他经肾小管分泌排泄的药物（如地高辛、普鲁卡因胺、双嘧雄双酯、吗啡、万古霉素、二甲双胍及替诺福韦）同时使用，有可能引起本品血药浓度的提高，应对患者进行严密监护。

（2）与细胞色素 P450 酶抑制药西咪替丁合用，曲司氯铵的 C_{max} 和 AUC 增加。

（3）曲司氯铵为 CYP2D6 和 CYP3A4 抑制药，与主要经 CYP2D6 代谢的治疗窗较窄药物（如氟卡尼、硫利达嗪及三环类抗抑郁药）合用时应谨慎。曲司氯铵可使丙咪嗪的 C_{max} 和 AUC 增加。

（4）与其他抗胆碱药合用，可能加剧口干、便秘、视物模糊及其他抗胆碱症状。

（5）由于曲司氯铵有胃肠道动力降低作用，曲司氯铵可影响其他药物的胃肠道吸收。

【用法与用量】　成人　口服。推荐剂量为一次 20mg，一日 2 次，空腹服用或饭前 1 小时服用。

严重肾功能损害患者（肌酐清除率<30ml/min）：推荐剂量为一次 20mg，一日 1 次，睡前服用。

75 岁以上老年患者：起始剂量为一日 20mg。

【制剂与规格】　曲司氯铵片：20mg。

曲司氯铵胶囊：（1）5mg；（2）20mg。

盐酸丙哌维林
Propiverine Hydrochloride

【适应证】　解痉药物。用于治疗合并有急迫性尿失禁、尿急、尿频等症状的膀胱过度活动症。

【药理】（1）药效学　盐酸丙哌维林具有抗胆碱和钙离子通道阻滞双重作用，主要用于治疗神经性疾病等引起的尿频及尿失禁。盐酸丙哌维林是新型苯甲酸衍生物，能通过钙调蛋白抑制肌动蛋白的 ATP 酶活性，产生对膀胱平滑肌的直接解痉作用。本品母药及其代谢产物还具有抗胆碱作用。动物实验显示本品具有增加膀胱容量和抑制各种刺激引起的膀胱异常收缩作用。

（2）药动学　①据文献资料：健康成年男子口服盐酸丙哌维林 20mg，测定血浆及尿中药物原型和代谢物。单次给药：药物原型、M-1、M-2 和 2-苯基-1-(2-羟基)丙氧基乙酸（脱哌啶基，氢氧化诱导体，以下简称为 M-3）的 t_{max} 分别为（0.8±0.6）小时、（0.6±0.2）小时、（2.3±1.5）小时、（3.0±1.1）小时，C_{max} 分别为（104.0±20.2）ng/ml、（576.3±157.0）ng/ml、（20.5±9.3）ng/ml、（3.7±0.4）ng/ml。另外，0～48 小时尿中排泄主要代谢物为 M-1、M-2 和 2,2-二苯基-5-甲基-1,4-二氧六烷-3 酮（M-3 的脱水诱导体），它们的总排泄量约为给药量的 16%。连续给药：每日一次，连续给药 7 天，测血浆中药物原型的浓度（C_{max}、C_{min}），第 1～3 日其值逐渐上升，第 4～7 日其值达稳态，给药结束后半衰期约为 25 小时。此外，主要代谢物 M-1 的血药浓度（C_{min}）呈现同样变化，给药结束后半衰期约为 14 小时。

②缓释胶囊：本品口服给药后，吸收：丙哌维林通过肠道吸收，9.9 小时后达到最大血浆浓度，本品的平均绝对生物利用度为 60.8%±17.3%。分布：服用 30mg 缓释胶囊后的 4 到 5 天之内，以较高浓度水平（与单次给药相比）达到稳定状态（C 平均=71ng/ml）。生物转化：丙哌维林通过肠道和肝脏酶类代谢。主要代谢途径涉及哌啶基-N 的氧化，由 CYP 3A4 和黄素-一氧化物（FMO）1 和 3 介导，导致了活性较低的 N 氧化物生成，其血浆浓度远远超过了母体化合物。对尿液中的四个代谢产物进行鉴定；其中三个代谢产物具有药理活性，可能会起到治疗效果。清除：给健康志愿者口服 30mg ^{14}C 盐酸丙哌维林后，12 天内放射性回收率为尿液 60%，粪便 21%。低于 1% 的口服剂量以原型分泌至尿液。

【不良反应】　针对每个系统器官分类，根据发生频率按下列规定将不良反应分类：很常见（≥1/10），常见（≥1/100，<1/10），少见（≥1/1000，<1/100），罕见（≥

1/10000，1<1000)，非常罕见(1<10000)，未知(根据已有数据无法评估)。在每个频率分组内，按照不良反应严重程度递减的顺序进行如下排列：

神经系统　常见：头痛。

眼科　常见：眼部调节异常，眼部调节障碍，视力异常。

胃肠道　很常见：口干。常见：便秘，腹痛，消化不良。

一般疾病和用药部位情况　常见：疲劳。

所有不良反应均为一过性且在降低给药剂量或停药后最多1～4天后缓解。由于曾出现肝脏酶指标可逆性的变化，因此应用本品长期治疗时应对肝脏酶指标进行监测。针对可能出现青光眼的患者还应监测其眼球内压。如患者出现尿道感染的情况，还应注意患者的膀胱内残余尿量。

【禁忌证】　(1)肠梗阻患者；

(2)在可能出现尿潴留的部位有明显程度的膀胱流出道梗阻的患者；

(3)重症肌无力患者；

(4)肠道无力患者；

(5)严重溃疡性结肠炎患者；

(6)中毒性巨结肠患者；

(7)控制不佳的闭角型青光眼患者；

(8)中至重度肝功能损伤患者；

(9)快速型心律失常患者。

【注意事项】　以下情况慎用本品：

(1)自主神经疾病患者和严重肾功能损伤者应慎用。

(2)服用本品后，可能会加重以下疾病的症状：严重充血性心力衰竭、前列腺肥大、食管裂孔疝伴回流性食管炎、心律失常、心动过速。

(3)本品与其他抗胆碱能药物一样，可导致服药者瞳孔扩大，因此对于前角狭窄易感染的患者可能会增加发生急性闭角型青光眼的风险。该类药物报道过诱发急性闭角型青光眼的病例。

(4)在服药前，必须要排除由于肾病或充血性心力衰竭所造成的尿频和夜尿症以及器质性膀胱疾病(例如泌尿道感染、恶性肿瘤)患者。

(5)本品含有乳糖一水合物。患有罕见的半乳糖不耐症、lapp乳糖缺乏或葡萄糖-半乳糖吸收不良的遗传疾病患者不得服用本品。

(6)本品会引起困倦及视力低下。服药者不可驾驶汽车及进行有危险性机械操作。镇静剂可能会加重由本品引起的困倦感。

【药物相互作用】　(1)本品与三环抗抑郁药(比如丙咪嗪)、镇静剂(比如苯二氮䓬类)、抗胆碱能药(全身使用)、金刚烷胺、神经镇静药(比如吩噻嗪系)和β肾上腺素受体激动药(β拟交感神经药)等联合用药，疗效增强。

(2)本品与胆碱能药物联合用药，疗效降低。

(3)使用异烟肼治疗的患者会出现血压降低。

(4)与促动力药物(如甲氧氯普胺)联合给药时会降低促进肠胃运动的疗效。

(5)与其他细胞色素 P450 3A4(CYP3A4)代谢药物联合给药时，可能会出现药代动力学相互作用。但是，由于丙哌维林与标准酶抑制剂(例如酮康唑或葡萄柚汁)相比较弱，从而这些药物的浓度不会显著升高。因此可以认定丙哌维林是一种较弱的细胞色素 P450 3A4 的抑制剂。

【给药说明】　食物对盐酸丙哌维林的药物代谢动力学无临床重要的影响。因此针对丙哌维林与食物同时摄入无特定要求。

【用法与用量】　成人　(1)普通片：口服。一次20mg(2片)，一日1次，饭后服用。每日最高服用量不得超过40mg。

(2)缓释胶囊：口服。一次30mg(1粒)，一日1次，切勿压碎或咀嚼胶囊。

【制剂与规格】　盐酸丙哌维林片：10mg。

盐酸丙哌维林缓释胶囊：30mg。

琥珀酸索利那新 [医保(乙)]
Solifenacin Succinate

【适应证】　用于膀胱过度活动症患者伴有的尿失禁和(或)尿频、尿急症状的治疗。

【药理】　(1)药效学　索利那新是竞争性毒蕈碱受体拮抗剂，对膀胱的选择性高于唾液腺。毒蕈碱 M_3 受体在一些主要由胆碱能介导的功能中起着重要作用，包括收缩膀胱平滑肌和刺激唾液分泌。琥珀酸索利那新通过阻滞膀胱平滑肌的毒蕈碱 M_3 受体来抑制逼尿肌的过度活动，从而缓解膀胱过度活动症伴随的急迫性尿失禁、尿急和尿频症状。

(2)药动学　①吸收：口服卫喜康后，索利那新最大血浆浓度(C_{max})在3～8小时后达到，t_{max} 与给药剂量无关。在5～40mg 剂量之间，C_{max} 和曲线下面积(AUC)与给药剂量成比例增加。绝对生物利用度约为90%。进食不影响索利那新的 C_{max} 和 AUC。

②分布：静脉给药后索利那新的表观分布容积大约为600L。索利那新很大程度上与血浆蛋白结合(98%)，主要是 α_1-酸性糖蛋白。

③代谢：索利那新在肝脏中广泛代谢，主要代谢酶是细胞色素 P450 3A4(CYP3A4)。不过也存在另一个代谢途径，可帮助索利那新的代谢。索利那新的全身清除率大约是每小时 9.5L，终末半衰期大约是 45～68 小时。口服后除了可检测到索利那新外，还可在血浆中发现一种有药理学活性的代谢物(4R-羟基索利那新)和 3 种无活性的代谢物(N-葡糖苷酸结合物，索利那新 N-氧化物和4R-羟基索利那新-N-氧化物)。

④排泄：单次给药 ^{14}C 标记的索利那新 10mg 后，26天内在尿中检测到约 70%放射性，在粪便中检测到约23%放射性。在尿中回收的放射性约 11%来自未变化的原型药物，18%为 n-氧化代谢物，9%为 4R-羟基-N-氧化代谢物，8%为 4R-羟基代谢物(活性代谢产物)。

【不良反应】 (1)感染　不常见尿道感染，膀胱炎。

(2)精神表现　极为罕见幻觉。

(3)神经系统　不常见嗜睡，味觉障碍；极为罕见头晕，头痛。

(4)眼　常见视觉模糊；不常见干眼。

(5)呼吸系统、胸部和纵隔　不常见鼻干。

(6)消化系统　很常见口干；常见便秘，恶心，消化不良，腹痛；不常见胃-食管反流，咽干；罕见结肠梗阻，粪便嵌塞，呕吐。

(7)皮肤和皮下组织　不常见皮肤干燥；罕见瘙痒；极为罕见皮疹，荨麻疹。

(8)肾脏和泌尿系统　不常见排尿困难；罕见尿潴留。

(9)全身表现和给药部位情况　不常见疲劳，外周水肿。

【禁忌证】 尿潴留、严重胃肠道疾病(包括中毒性巨结肠)、重症肌无力或狭角性青光眼的患者，或处于下述风险情况的患者禁止服用本品：对本品活性成分或辅料过敏的患者；进行血液透析的患者；严重肝功能障碍的患者；正在使用酮康唑等强力 CYP3A4 抑制剂的重度肾功能障碍或中度肝功能障碍患者。

【注意事项】 (1)使用本品治疗前应确认引起尿频的其他原因(心力衰竭或肾脏疾病)。若存在尿道感染，应开始适当的抗菌治疗。

(2)下列患者应谨慎使用　①明显的下尿道梗阻，有尿潴留的风险；②胃肠道梗阻性疾病；有胃肠蠕动减弱的危险；③严重肾功能障碍(肌酐清除率≤30ml/min)，这些患者用药时剂量不超过 5mg 每日 1 次；④中度肝功能障碍(Child-Pugh 评分 7～9 分)，这些患者用药时剂量不超过 5mg 每日 1 次；⑤同时使用酮康唑等强力 CYP3A4抑制剂；⑥食管裂孔疝/胃食管反流和(或)正在服用能引起或加重食管炎的药物(例如二磷酸盐化合物)；⑦神经

源性逼尿肌过度活动患者的用药安全性和有效性尚未确立。⑧遗传性半乳糖不耐症、Lapp 乳糖酶缺乏或葡萄糖-半乳糖吸收不良的患者，不应使用本品。⑨最早可在服药 4 周后确定本品的最大疗效。⑩对驾驶和操作机械的影响：像其他抗胆碱能药物一样，索利那新可能引起视力模糊、嗜睡和疲劳(不太常见)，可能对驾驶和机械操作有负面影响。

(3)儿童用药的安全性和有效性尚未确立。因此，儿童不应使用本品。

(4)老年患者用药：不需要根据年龄进行剂量调整。

(5)妊娠期女性应谨慎，哺乳期妇女应避免使用本品。

【药物相互作用】 与其他具有抗胆碱能性质的药品合并使用可能引起更明显的治疗作用和副作用。在停止本品治疗开始使用其他抗胆碱药物之前，应设置约 1 周的间隔。同时使用胆碱能受体激动剂可能降低索利那新的疗效。索利那新能降低甲氧氯普胺和西沙必利等刺激胃肠蠕动的药品的作用。

【用法与用量】 成人　推荐剂量为每日 1 次，每次5mg，必要时可增至每日一次，每次 10mg。本品必须整片用水送服，餐前或餐后均可服用。

肾功能障碍患者　轻、中度肾功能障碍患者(肌酐清除率>30ml/min)用药剂量不需要调整。严重肾功能障碍患者(肌酐清除率≤30ml/min)应谨慎用药，剂量不超过每日 5mg。

肝功能障碍患者　轻度肝功能障碍患者用药剂量不需要调整。中度肝功能障碍患者应谨慎用药，剂量不超过每日一次 5mg。

联用下列药物者　强力的细胞色素 P450 3A4 抑制剂与酮康唑或治疗剂量的其他强力 CYP3A4 抑制剂例如利托那韦、奈非那韦和伊曲康唑同时用药时，本品的最大剂量不超过 5mg。

【制剂与规格】 琥珀酸索利那新片：(1)5mg；(2)10mg。

米 拉 贝 隆 [医保(乙)]
Mirabegron

【适应证】 成年膀胱过度活动症(OAB)患者尿急、尿频和(或)急迫性尿失禁的对症治疗。

【药理】 (1)药效学　米拉贝隆为选择性 ß3 肾上腺素受体激动剂，通过作用于膀胱组织，使膀胱平滑肌松弛。

(2)药动学　①吸收：健康志愿者口服米拉贝隆后，米拉贝隆被吸收，血药浓度与 3～4 小时达峰值。绝对生物利用度由剂量 25mg 时的 29%升高至剂量为 50mg 时的

35%。在剂量范围内，C_{max} 和 AUC 均值的增加超过相应的剂量升高比例。在所有男性和女性受试者中，米拉贝隆剂量从 50mg 升高至 100mg(升高 2 倍)时，C_{max} 和 AUC_{24h} 分别升高 2.9 和 2.6 倍，而当米拉贝隆剂量从 50mg 升高至 200mg(升高 4 倍)时，C_{max} 和 AUC_{24h} 分别升高 8.4 和 6.5 倍。米拉贝隆每日一次给药，7 天内达到稳态浓度。稳态血浆暴露量约为单次用药后的两倍。在亚洲患者(包括中国患者)中进行的Ⅲ期临床试验，餐后给予本品，结果证实其安全有效。因此建议餐后服用推荐剂量的米拉贝隆。②分布：米拉贝隆在体内分布广泛。稳态分布容积(V_{ss})约为 1670L。米拉贝隆与人血浆蛋白结合(约 71%)，并对白蛋白和 α-1 酸性糖蛋白呈中度亲和。米拉贝隆可分布于红细胞内。体外实验中，红细胞内 ¹⁴C-米拉贝隆浓度比血浆高约 2 倍。③生物转化：米拉贝隆经多种途径代谢，包括脱烷基化、氧化、(直接)葡萄糖醛酸化和酰胺水解。¹⁴C-米拉贝隆单剂量给药后血液中存在的主要形式为米拉贝隆。人血浆中存在两种主要代谢物，均为二相代谢的葡萄糖醛酸苷，分别占总暴露量的 16% 和 11%。这些代谢物无药理学活性。依据体外试验结果，临床相关浓度的米拉贝隆不会抑制 CYP1A2、CYP2B6、CYP2C8、CYP2C9、CYP2C19、CYP2E1 等细胞素 P450 酶的活性，因此米拉贝隆与经上述酶代谢的药物联用时不大可能抑制后者代谢。米拉贝隆对 CYP1A2 或 CYP3A 没有诱导作用。预计米拉贝隆在临床上不会抑制 OCT 介导的药物转运。④消除：总体血浆清除率(CL_{tot})约为 57L/h。终末消除半衰期约为 50 小时。肾清除率(CL_R)约为 13L/h，约占 CL_{tot} 的 25%。肾清除米拉贝隆主要是通过肾小管主动分泌和肾小球滤过。米拉贝隆原型药经尿液的排泄呈剂量依赖性，变化范围从约 6%(每天 25mg)到 12.2%(每天 100mg)。健康志愿者服用 160mg¹⁴C-米拉贝隆后，约 55%放射活性从尿液中回收，而 34%从粪便中回收。米拉贝隆原型药占尿液放射活性的 45%，说明存在代谢物。粪便放射活性大部分为米拉贝隆原型药。

【不良反应】 不良反应发生率定义如下：十分常见(≥1/10)；常见(≥1/100，<1/10)；偶见(≥1/1000，<1/100)；罕见(≥1/10000，<1/1000)；十分罕见(<1/10000)。

(1)感染 常见尿路感染；偶见阴道感染。

(2)眼 罕见眼睑水肿。

(3)心脏 常见心动过速；偶见心悸、房颤。

(4)血管与淋巴管 十分罕见高血压危象。

(5)胃肠道 常见恶心、便秘、腹泻；偶见消化不良、胃炎；罕见唇部水肿。

(6)皮肤及皮下组织 偶见荨麻疹、皮疹、斑状皮疹、丘疹样皮疹、瘙痒；罕见白细胞破裂性血管炎、紫癜、血管性水肿。

(7)各类肌肉骨骼及结缔组织 偶见关节肿胀。

(8)生殖系统 偶见外阴阴道瘙痒。

(9)各类检查 偶见血压升高、谷氨酰转移酶增加、天门冬氨酸氨基转移酶增加、丙氨酸氨基转移酶增加。

(10)肾脏及泌尿系统 罕见尿潴留。

(11)神经系统 罕见头痛、头晕。

【禁忌证】 (1)对米拉贝隆或本品的任何辅料过敏者。

(2)控制不佳的重度高血压［收缩压≥180mmHg 和(或)舒张压≥110mmHg］。

【注意事项】 (1)特殊人群用药 ①肾和肝损伤：参见［用法与用量］。②性别：不需要依据性别调剂量。③儿童患者：18 岁以下儿童使用本品的安全性和有效性尚未明确。目前尚无相关数据。

(2)高血压患者 米拉贝隆可能升高血压，故应在基线及治疗期间定期监测血压，特别是对于高血压患者。中度高血压(收缩压≥160mmHg 或舒张压≥100mmHg)用药患者的数据有限。

(3)先天性或后天性 Q-T 间期延长患者 临床试验中，治疗剂量的本品没有引起临床相关的 Q-T 间期延长。但是由于上述试验排除了已知有 Q-T 间期延长病史的患者或正在接受已知可延长 Q-T 间期药物治疗的患者，因此尚不清楚本品对上述患者的影响。上述患者使用本品时应谨慎。

(4)膀胱出口梗阻患者和服用抗毒蕈碱药物治疗 OAB 患者 米拉贝隆上市后用药经验中有膀胱出口梗阻患者(BOO)和服用抗毒蕈碱药物治疗的 OAB 患者发生尿潴留的报道。一项对照、安全性临床研究中，未显示出膀胱出口梗阻患者服用米拉贝隆会增加尿潴留的风险，对于临床上显著的膀胱出口梗阻患者，建议谨慎使用米拉贝隆。服用抗毒蕈碱药物治疗 OAB 的患者也应谨慎使用米拉贝隆。

(5)血管性水肿 有报告显示，服用米拉贝隆后出现脸、唇、舌和(或)喉血管性水肿。有一些患者首剂量服用后出现，也有个例报告显示首剂量服用后几小时或多剂量服用后出现血管性水肿。血管性水肿相关的上呼吸道肿胀可能是致命的。如果舌、下咽部、喉发生血管性水肿，应立即停用米拉贝隆，采取适当治疗措施以确保患者呼吸道通畅。

(6)接受 CYP2D6 代谢药物治疗的患者 由于米拉贝隆是 CYP2D6 的中度抑制剂，美托洛尔和地昔帕明等

CYP2D6 底物与米拉贝隆联用时全身暴露增加，因此有必要进行适当监测并调整剂量，特别是与硫利达嗪、氟卡尼和普罗帕酮等经 CYP2D6 代谢的治疗指数窄的药物联用时。

【药物相互作用】（1）体外数据 米拉贝隆经多种途径转运和代谢。米拉贝隆为 CYP3A4、CYP2D6、丁酰胆碱酯酶、尿苷二磷酸葡萄糖醛酸基转移酶（UGT）、外向转运体 P-糖蛋白（P-gp）、内向有机阳离子转运体（OCT）OCT1、OCT2 和 OCT3 的底物。采用人肝微粒体和重组人 CYP 酶进行的研究显示，米拉贝隆是时间依赖的 CYP2D6 的中度抑制剂，是 CYP3A 的弱抑制剂。高浓度的米拉贝隆可抑制 P-gp 介导的药物转运。

（2）体内数据 ①CYP2D6 多态性：CYP2D6 遗传多态性对米拉贝隆平均血浆暴露的影响较小。预期米拉贝隆与已知 CYP2D6 抑制剂不会发生相互作用，因此未进行该方面研究。本品与 CYP2D6 抑制剂同时使用或在 CYP2D6 代谢能力较差的患者中使用时，无需调整剂量。

②药物相互作用：在单次和多次给药试验中，进行了合并用药对米拉贝隆药代动力学以及米拉贝隆对其他药物药代动力学的影响的研究。大多数药物相互作用研究采用米拉贝隆缓释片，剂量为 100mg。米拉贝隆与美托洛尔和二甲双胍相互作用的研究采用米拉贝隆速释片（IR）160mg。除米拉贝隆对 CYP2D6 底物的代谢具有抑制作用外，米拉贝隆与抑制或诱导 CYP 同工酶或转运体的药物，以及作为 CYP 同工酶或转运体底物的药物之间预期不会发生有临床意义的相互作用。

③酶抑制剂的影响：健康志愿者同时使用 CYP3A/P-gp 强抑制剂酮康唑时，米拉贝隆暴露量（AUC）升高 1.8 倍。本品与 CYP3A 和（或）P-gp 抑制剂合用时无需调整剂量。但轻到中度肾损伤［GFR30～89ml/(min·1.73m²)］或轻度肝损伤（Child-Pugh 分级 A 级）患者合用如伊曲康唑、酮康唑、利托那韦和克拉霉素 CYP3A 强抑制剂时，推荐剂量为 25mg，每日一次，餐后服用。重度肾损伤［GFR 15～29ml/(min·1.73m²)］或中度肝损伤（Child-Pugh 分级 B 级）同时使用 CYP3A 强抑制剂的患者，不推荐使用本品。

④酶诱导剂的影响：CYP3A 或 P-gp 诱导剂可降低米拉贝隆血药浓度。与治疗剂量的利福平或其他 CYP3A 或 P-gp 诱导剂合用时，不需调整剂量。

⑤米拉贝隆对 CYP2D6 底物的影响：健康志愿者中，米拉贝隆对 CYP2D6 呈中度抑制，停用米拉贝隆后 15 天内 CYP2D6 活性可恢复。米拉贝隆速释片（IR）每日一次、多次给药使美托洛尔单次用药之后的 C_{max}，AUC 分别升高 90% 和 229%。米拉贝隆每日一次、多次给药使地昔帕明单次用药之后的 C_{max} 和 AUC 分别升高 79% 和 241%。米拉贝隆与治疗指数较窄并且大量经 CYP2D6 代谢的药物，如硫利达嗪、IC 型抗心律失常药物（如氟卡胺、普罗帕酮）和三环类抗抑郁药（如丙咪嗪、地昔帕明）合用时应谨慎。同时米拉贝隆与进行个体剂量递增的 CYP2D6 底物联用时应谨慎。

⑥米拉贝隆对转运体的影响：米拉贝隆是 P-gp 的弱抑制剂。在健康志愿者体内，米拉贝隆可使 P-gp 底物地高辛的 C_{max} 和 AUC 分别升高 29% 和 27%。对于开始联用本品和地高辛的患者，地高辛初始剂量应取最低剂量。应对血清地高辛浓度进行监测，并用于地高辛剂量调整，以获得理想的临床效果。本品与敏感的 P-gp 底物如达比加群联用时，应考虑米拉贝隆对 P-gp 潜在的抑制作用。

⑦其他相互作用：米拉贝隆与治疗剂量的索利那新、盐酸坦索罗辛、华法林、二甲双胍或含炔雌醇和左炔诺孕酮的复方口服避孕药等联用时未见临床相关的相互作用。无需调整剂量。由于药物相互作用造成的米拉贝隆暴露量增加可能与脉率增加有关。

【用法与用量】（1）成人患者（包括老年人）推荐剂量为 50mg，每日一次，餐后服用。用水送服。由于本品是缓释片，应整片吞服，不得咀嚼、掰开或压碎。

（2）肾和肝损伤患者

①在终末期肾病［GFR<15ml/(min·1.73m²)］或需要进行血液透析的患者］或重度肝损伤（Child-Pugh 分级 C 级）患者中未进行过本品研究，因此不推荐上述患者使用本品。

②肾或肝损伤患者，在使用或不使用强细胞色素 P4503A（CYP3A）抑制剂的情况下，日推荐剂量参见表 7-9。

表 7-9 肾或肝损伤患者，在使用或不使用强 CYP3A 抑制剂情况下的日推荐剂量

损伤类型	程度	强 CYP3A 抑制剂[3]	
		不使用	使用
肾损伤[1]	轻度	50mg	25mg
	中度	50mg	25mg
	重度	25mg	不推荐使用本品
肝损伤[2]	轻度	50mg	25mg
	中度	25mg	不推荐使用本品

备注：

[1]轻度：GFR 60～89ml/(min·1.73m²)；中度：GFR 30～59ml/(min·1.73m²)；重度：GFR 15～29ml/(min·1.73m²)。

[2]轻度：Child-Pugh 分级 A 级；中度：Child-Pugh 分级 B 级。

[3]强 CYP3A 抑制剂如伊曲康唑、酮康唑、利托那韦和克拉霉素等。

【制剂与规格】米拉贝隆缓释片（1）25mg；（2）50mg。

第四节　泌尿系统其他用药

本章节的泌尿系统其他用药包括枸橼酸类、阳离子交换树脂、重组人促红细胞生成素、选择性血管加压素V2受体拮抗药、非含钙类降磷药、氧化淀粉、泌尿外科腔内手术的冲洗类药物。

枸橼酸类药物主要用于预防和治疗肾结石、治疗肾小管性酸中毒，预防吸入性肺炎和治疗便秘。枸橼酸可碱化尿液，用于胱氨酸肾结石、尿酸肾结石的预防和治疗。枸橼酸钾或枸橼酸和枸橼酸钾合用可增加尿枸橼酸的排泄，用于预防和治疗含钙肾结石(磷酸钙和草酸钙)、尿酸肾结石、肾小管性酸中毒伴含钙肾结石，任何原因引起的低枸橼酸尿性草酸钙盐结石，尿酸或胱氨酸肾结石伴或不伴含钙结石。枸橼酸钾、枸橼酸钠和枸橼酸不同剂量合用或枸橼酸钠和枸橼酸合用可以治疗不同类型肾小管性酸中毒。不良反应主要是胃肠道反应。临床应用时需注意监测血电解质。

阳离子交换树脂包括聚苯乙烯磺酸钠和聚苯乙烯磺酸钙，主要用于预防和治疗急、慢性肾功能不全所致高钾血症，口服不吸收，在肠胃道中各种离子与树脂的结合次序和程度取决于它们的浓度及对树脂的亲和力，钾离子与树脂的亲和力较强，故较易被树脂所吸收。主要在肠内与钾离子等交换后，随粪便排出体外。主要副作用是食欲缺乏、恶心、呕吐、便秘等。长期过量使用可致低钾血症、高钠血症及低钙、低镁血症。临床使用时注意监测血钾。

重组人促红细胞生成素是一种集落刺激因子，生理功能主要是与红系祖细胞的表面受体结合，促进骨髓内红系定向干细胞分化为红系母细胞、有核红细胞的血红蛋白合成以及骨髓内网织红细胞和红细胞的释放。临床可用于慢性肾脏病(CKD)合并的贫血，艾滋病本身或因治疗引起的贫血及风湿性疾病引起的贫血等。另外，为择期手术储存自体血而反复采血的患者，同时应用本品可预防贫血发生。目前第一代红细胞生成激素刺激剂，包括促红素α和促红素β两种类型，第二代，达依帕汀α，其半衰期可达到促红素的三倍以上，延长了给药间隔，每周或每两周给药一次。第三代，甲氧基聚乙二醇促红素β(美血乐)是持续性红细胞生成素受体激活剂，每四周给药一次，可以有效维持血红蛋白水平在目标范围内，且可能通过减少血红蛋白波动，而使肾性贫血患者的长期预后获益。重组人促红细胞生成素一般情况下不良反应轻、耐受性好，应用较安全。有时可能引起血压升高，偶可诱发脑血管意外或癫痫发作。应用过程中

需检测血红蛋白，及时补充铁剂。

托伐普坦是选择性血管加压素V2受体拮抗药，与血管加压素V2受体的亲和性是天然精氨酸血管加压素的1.8倍，适用于明显的高容量性或正常容量性低钠血症(血钠<125mmol/L，或低钠血症不明显但有临床症状并且限液治疗效果不佳)，包括伴充血性心力衰竭、肝硬化腹水以及抗利尿激素分泌异常综合征(SIADH)的患者。常见不良反应口渴或口干，尿频或多尿，恶心、便秘、高血糖、发热、血钠升高、头晕等。在初次服药和增加剂量期间，需密切监测血清电解质和血容量的变化，避免过快纠正低钠血症引起渗透性脱髓鞘作用。

磷结合剂用于控制正在接受透析治疗的慢性肾脏病(CKD)成人患者的高磷血症。目前主要包括碳酸司维拉姆和碳酸镧。碳酸司维拉姆通过结合消化道中的磷酸根并降低其吸收，可降低血清中的磷酸根浓度。碳酸镧在胃内酸性环境中从碳酸盐中释放出来，与食物中的磷结合，形成不溶性磷酸铜，因而降低了胃肠道对磷的吸收。常见不良反应主要是消化道反应，临床需要根据患者血清磷水平确定剂量。

氧化淀粉为尿素氮吸附药，胃肠道中的氨、氮可通过复醛处理与氧化淀粉中的醛基结合成席夫碱络合物从粪便中排出，故能代偿肾功能、降低血液中非蛋白氮和尿素氮的浓度，从而发挥治疗作用。用于治疗各种原因引起的氮质血症和慢性肾炎、高血压、糖尿病引起的尿毒症。偶有轻度腹泻、腹痛等

甘氨酸用于泌尿外科腔内手术的冲洗，如经尿道前列腺电切术，经尿道膀胱肿瘤电切术或尿道内切手术，经尿道前列腺激光切除术等。使用后基本排出体外，仅有少量吸收入血液，不良反应尚不明确。

一、枸橼酸与枸橼酸盐

枸橼酸氢钾钠 [药典(二)；医保(乙)]
Potassium Sodium Hydrogen Citrate

【适应证】用于溶解尿酸结石和防止新结石的形成。作为胱氨酸结石和胱氨酸尿的维持治疗。

【药理】(1)药效学　口服枸橼酸氢钾钠颗粒增加尿液pH值和枸橼酸根的排泄，减少尿液的钙离子浓度，钙离子浓度的减少能降低尿液中形成结石的钙盐饱和度。pH值的升高能增加尿酸和胱氨酸结石的可溶性。

(2)药动学　枸橼酸盐降解较完全，仅有1.5%~2%

的原型药物在尿液中出现。服用 10g 枸橼酸氢钾钠产生约 36mmol 枸橼酸；相当于少于 2%的日剂量在体内参加了能量代谢。在服用枸橼酸氢钾钠一天后，与之当量相同的钠和钾在 24～48 小时内定量从肾脏排泄。长期给药后，钠和钾的日排泄量与日摄入量平衡。

未观察到血气和血清电解质的明显变化。这表明如肾功能正常，通过肾脏碱化调节可保持体内酸碱平衡，不会发生钠钾潴留。

【不良反应】 (1)下列不良反应尽管罕见，但应引起重视 ①代谢性碱中毒；②肠梗阻和肠穿孔；③高钾血症；④高钠血症。

(2)下列不良反应较少见，仅在症状持续存在时才需停药或减少剂量 ①腹泻或肠蠕动减慢；②胃肠道不适，表现为腹痛、恶心、呕吐。

【禁忌证】 下列患者不宜服用本品：①肾排泄功能受损；②代谢性碱中毒；③高钾血症；④遗传性周期性麻痹；⑤尿素分解杆菌引起的慢性尿道感染(感染性结石风险)；⑥低钠饮食；⑦对枸橼酸氢钾钠，日落黄(E110)或者任何一种辅料过敏。

【注意事项】 使用本品前，应排除引起泌尿系结石的疾病(如甲状旁腺腺瘤、恶性肿瘤相关的尿酸结石等)，对于这些疾病可采取针对性治疗。

日推荐最大剂量为 11.25g。这相当于 1.86g 钾，1.09g 钠，也就是 47.5mmol 钾和 47.5mmol 钠。老年人和同时使用保钾利尿剂、醛固酮拮抗剂、ACE 抑制剂、血管紧张素受体拮抗剂、非甾体抗炎药或外周镇痛药的患者，在治疗时需注意与这些药品的相互作用可能导致高钾血症。

第一次服用本品前应检测血清电解质，并监测肾功能。此外，当怀疑肾小管性酸中毒时还应检测酸碱状态。

严重肝功能损伤患者应慎用。

本品含有着色剂日落黄(E110)，过敏体质人群可能发生过敏反应如哮喘。过敏反应常见于对 2-乙酰氧基苯甲酸(阿司匹林)过敏者。

【药物相互作用】 (1)枸橼酸盐可抑制苯丙胺、麻黄碱、伪麻黄碱和奎尼丁等弱碱性药物从尿中排泄，使这些药物的作用时间延长。

(2)抗酸药尤其是含铝的抗酸药和碳酸氢钠，与枸橼酸盐合用易致代谢性碱中毒，本品与碳酸氢钠合用可引起高钠血症；枸橼酸盐可促进铝的吸收，引起铝中毒，尤其在肾功能不全的患者。

(3)抗胆碱药可使枸橼酸钾在胃的排空时间延长，从而增加后者的胃肠道刺激作用。

(4)血管紧张素转换酶抑制药、非甾体抗炎药、环孢素、保钾利尿药、肝素、低钠盐(含钾高)及含钾药物与枸橼酸氢钾钠合用可导致高钾血症。

(5)强心苷类药物导致洋地黄化的患者与枸橼酸氢钾钠合用使发生高钾血症的危险性增加。

(6)肌松药与枸橼酸盐合用可致肌松作用增强。

(7)枸橼酸氢钾钠可增加锂经肾脏排泄，而降低后者的疗效。

(8)本品可碱化尿液，使乌洛托品的抗菌作用减弱。

(9)本品可碱化尿液，使水杨酸盐排泄增多、作用减弱。

(10)含钠药物与枸橼酸氢钾钠合用，发生高钠血症的危险性增加，尤其是肾脏病患者。

【用法与用量】 除另有说明，日剂量为 10g，分三次饭后服用。早晨、中午各 2.5g，晚上服 5g。颗粒可以用水冲服。

新鲜尿液 pH 值必须在下列范围内：尿酸结石和促尿酸尿治疗 pH 6.2～6.8，胱氨酸结石 pH 7.0～8.0。

如果 pH 值低于推荐范围，晚上剂量需增加 1.25g，如果 pH 高于推荐范围，晚上需减少 1.25g。如果服用本品前测出新鲜尿液 pH 值保持在推荐范围内，则说明当前的剂量是恰当的。

建议对尿液 pH 值进行常规检测，以预防尿酸结石。

尿液 pH 值的测量：每次服用本品前，从试纸中取出一条试纸，用新鲜尿液润湿，然后将润湿的试纸与比色板比较，记下 pH 值。

将测出的 pH 值和服用颗粒的量记录在表格上，每次就诊随身携带。

【制剂与规格】 枸橼酸氢钾钠颗粒：97.1g/100g。

枸橼酸，枸橼酸钾，枸橼酸钠
Citric Acid，Potassium Citrate，Sodium Citrate

【特殊说明】 临床上应用的包括枸橼酸和枸橼酸的钠盐或钾盐，可单独应用，也可两种或三种联合应用，可根据机体的需要补充适当的钠离子或钾离子。

【适应证】 ①预防和治疗肾结石，如胱氨酸肾结石、尿酸肾结石。枸橼酸可碱化尿液，用于上述两类肾结石的预防和治疗。枸橼酸钾或枸橼酸和枸橼酸钾合用可增加尿枸橼酸的排泄，用于预防和治疗含钙肾结石(磷酸钙和草酸钙)、尿酸肾结石、肾小管性酸中毒伴含钙肾结石，任何原因引起的低枸橼酸尿性草酸钙盐结石，尿酸或胱氨酸肾结石伴或不伴含钙结石。②治疗肾小管性酸中毒。枸橼酸钾和枸橼酸合用、枸橼酸钠和枸橼酸合用或三种药物合用可以治疗不同类型肾小管性酸中毒。Ⅰ型远端性肾小管性酸中毒多伴有低血钾，服用氯化钾易加重高氯血症，加重代谢性酸中毒，故以枸橼酸钾预防和治疗低钾血症。③预防吸入性肺炎。枸橼酸钠和枸橼酸或两药合用以往可作为麻醉前用药，以中和胃酸，预防酸性胃内容物反流吸入引起的吸入性肺炎。在择期手术时，可应用控制胃酸作用更强的 H_2 受体拮抗药代替枸橼酸盐。但在急诊手术时，因枸橼酸盐中和酸的作用快而被更多地选用。④治疗便秘。枸橼酸钠可以将水分吸引到肠道内，增加粪便的含水量，因此可以作为渗透性泻药。

【药理】(1)药效学　①碱化尿液，预防和治疗尿酸肾结石和胱氨酸肾结石。枸橼酸钠和枸橼酸钾在体内代谢生成 HCO_3^-，使尿 HCO_3^- 排泄增加，尿 pH 升高呈碱性，从而使胱氨酸和尿酸溶解度增加，防止尿中胱氨酸和尿酸结晶析出，并使已形成的结石易被溶解。②预防和治疗含钙肾结石。枸橼酸钾通过与钙离子结合形成枸橼酸钙而促进后者排泄，从而抑制低枸橼酸钾状态下的草酸钙和磷酸钙的成核作用和结晶形成，但枸橼酸钾并不影响磷酸钙的饱和度，只是减少了磷酸钙的含量。③治疗代谢性酸中毒。枸橼酸在体内代谢生成 HCO_3^-，使血液中 HCO_3^- 含量升高，碱性提高而纠正酸中毒。④中和胃酸，枸橼酸为弱酸，在胃中可以提高胃液 pH 值，但不抑制胃酸分泌。

(2)药动学　枸橼酸属于弱酸类化合物，单次口服枸橼酸钾后 1 小时内起效，作用持续 12 小时。多次口服枸橼酸钾和枸橼酸口服液作用持续时间可达 24 小时，每次服 10～15ml，每日 4 次，使尿 pH 维持在 6.5～7.4；每次 15～20ml，每日 4 次，可使尿 pH 维持在 7.0～7.6。本品代谢后从尿液排泄，其中原型药物不到 5%。

【不良反应】(1)下列不良反应尽管罕见，但应引起重视　①代谢性碱中毒，可见于应用枸橼酸钾和枸橼酸钠时；②肠梗阻和肠穿孔，仅见于应用枸橼酸钾片剂时，因局部钾离子浓度过高所致；③高钾血症，仅见于应用枸橼酸钾时；④高钠血症，仅见于应用枸橼酸钠时。

(2)下列不良反应较少见，仅在症状持续存在时才需停药或减少剂量　①腹泻或肠蠕动减慢，见于应用枸橼酸钠和枸橼酸钾时；②胃肠道不适，表现为腹痛、恶心、呕吐，常见于应用枸橼酸钾时，因局部刺激作用所致。

【禁忌证】(1)下列情况禁用枸橼酸钾和枸橼酸钠　①铝中毒。本品可增加铝的吸收，尤其在肾功能不全时。②心力衰竭或严重心肌损害。此时机体对钾的清除减少，易发生高钾血症；而枸橼酸钠则加重钠潴留。③肾功能损害伴少尿或肾小球滤过率<10ml/min，此时易出现高钾血症、代谢性碱中毒及软组织钙化。④尿路感染未控制

时，尤其是由可分解尿素的细菌引起者及伴含钙或感染性尿路结石者。细菌分解枸橼酸盐可阻止尿枸橼酸盐升高，而本品所致尿 pH 升高还有利于细菌生长。

(2)下列情况禁用枸橼酸钾　①高钾血症或易发生高钾血症的病症，如肾上腺皮质功能不全、急性失水、慢性肾功能不全、严重的组织分解；②消化性溃疡。本品片剂对胃肠道有损伤。

【注意事项】(1)对妊娠和生殖系统的影响及本品是否可经乳汁分泌尚无有关研究资料。

(2)小儿及老年人应用本品后更应注意电解质和酸碱平衡。

(3)下列情况慎用枸橼酸钾和枸橼酸钠：慢性腹泻，如溃疡性结肠炎、节段性肠炎、空回肠旁路术后。有这些情况时，尿枸橼酸盐排泄量很低(<100mg/d)，此时本品增加尿枸橼酸盐排泄作用很弱，而需应用较大剂量。当肾小管酸中毒、尿 pH 很高时，本品仅能使尿 pH 轻度升高。慢性腹泻时，本品在肠道滞留时间很短，以致片剂分解代谢减少，应使用溶液剂型。

(4)下列情况慎用枸橼酸钠　①外周水肿或肺水肿；②高血压；③妊娠高血压综合征。

(5)下列情况应用枸橼酸钾片剂时对胃肠道的刺激作用增强　①胃排空延缓；②食管缩窄；③肠梗阻或肠缩窄。

【药物相互作用】(1)枸橼酸盐可抑制苯丙胺、麻黄碱、伪麻黄碱和奎尼丁等弱碱性药物从尿中排泄，使这些药物的作用时间延长。

(2)抗酸药尤其是含铝的抗酸药和碳酸氢钠，与枸橼酸盐合用易致代谢性碱中毒，本品与碳酸氢钠合用可引起高钠血症；枸橼酸盐可促进铝的吸收，引起铝中毒，尤其在肾功能不全的患者。

(3)抗胆碱药可使枸橼酸钾在胃的排空时间延长，从而增加后者的胃肠道刺激作用。

(4)血管紧张素转换酶抑制药、非甾体抗炎药、环孢素、留钾利尿药、肝素、低钠盐(含钾高)及含钾药物与枸橼酸钾合用可导致高钾血症。

(5)强心苷类药物导致洋地黄化的患者与枸橼酸钾合用使发生高钾血症的危险性增加。

(6)肌松药与枸橼酸盐合用可致肌松作用增强。

(7)枸橼酸钠可增加锂经肾脏排泄，而降低后者的疗效。

(8)本品可碱化尿液，使乌洛托品的抗菌作用减弱。

(9)本品可碱化尿液，使水杨酸盐排泄增多、作用减弱。

（10）含钠药物与枸橼酸钠合用，发生高钠血症的危险性增加，尤其是肾脏病患者。

【给药说明】 （1）为碱化尿液，需限钠的患者应选用枸橼酸钾，而需限钾的患者则选用枸橼酸钠。

（2）应用本类药物时需使枸橼酸根的排泄率升至正常范围（>320mg/d），并尽可能接近正常值（640mg/d），维持尿 pH 在 6.0～7.0。

（3）增加尿枸橼酸根排泄量的作用与剂量有关，长期治疗的患者，6.5g/d 枸橼酸钾（K^+ 60mmol）可使尿枸橼酸盐排泄率增加约 400mg/d，尿 pH 升高 0.7。

（4）需在进食时服用或餐后 30 分钟内服用，以减少胃肠道刺激。

（5）一般需保证每 24 小时尿量在 2.5L 以上，以防止尿过饱和状态的形成。

（6）出现高钾血症、高钠血症和代谢性碱中毒时需及时停用。

【用法与用量】 每 1g 枸橼酸钾含钾 9.1mmol；每 1g 枸橼酸钠含钠 10.2mmol。

成人 口服。枸橼酸和枸橼酸钠、枸橼酸和枸橼酸钾或三者复方溶液 10～15ml，每日 3 次，根据血钾、血钠水平可酌情调整剂量。①需限钠者，可应用枸橼酸和枸橼酸钾复方溶液。②需限钾者，可应用枸橼酸和枸橼酸钠复方溶液。③需补钾者，可应用枸橼酸钾和枸橼酸复方溶液或枸橼酸、枸橼酸钠和枸橼酸钾复方溶液。

儿童 口服。①碱化尿液：枸橼酸和枸橼酸钾复方溶液，开始剂量为一次 5～15ml，一日 4 次，根据体重和血钾监测的结果酌情调整剂量。②治疗代谢性酸中毒：枸橼酸和枸橼酸钠复方溶液开始剂量为一次 5～15ml，一日 3～4 次，根据体重和电解质监测的结果酌情调整剂量。

【制剂与规格】 枸橼酸和枸橼酸钾复方溶液：5ml：含 1.1g 枸橼酸钾（10mmol K^+）和 334mg 枸橼酸。

枸橼酸和枸橼酸钠复方溶液：5ml：含 490mg 枸橼酸钠（5mmol Na^+）和 640mg 枸橼酸。

枸橼酸、枸橼酸钾和枸橼酸钠复方溶液：5ml：含枸橼酸钾 550mg（5mmol K^+）、枸橼酸钠 500mg（5mmol Na^+）和枸橼酸 334mg。

枸橼酸钾颗粒剂：（1）2g；（2）1.45g（加适量液体冲服）。

枸橼酸钾缓释片：1.08g。

临床上可根据需要（如血钾水平等）配置不同比例的枸橼酸合剂复方溶液。常用配方见表 7-10。

表 7-10 枸橼酸合剂配方（单位：g）

配方	Ⅰ号方	Ⅱ号方	Ⅲ号方
枸橼酸	140	140	140
枸橼酸钠	98	98	98
枸橼酸钾	0	48	96

二、降钾药

聚苯乙烯磺酸钠
Sodium Polystyrene Sulfonate

【适应证】 用于预防和治疗急、慢性肾功能不全所致高钾血症。

【药理】 （1）药效学 本品为钠型阳离子交换树脂，口服后在胃部酸性环境中，其分子上的钠离子被氢离子取代为氢型树脂。当氢型树脂进入肠内，氢离子即与肠道中的钾、铵等离子进行交换，吸附钾后随粪便排出体外，从而清除体内钾离子。本品尚可与少量镁、钙离子交换。开始作用时间需数小时至数日。虽然每克钠型树脂含有 4.1mmol 钠，理论上 15g 树脂含有约 60mmol 钠，即可等量交换 60mmol 钾，但本品在体内的实际有效钠-钾交换量仅约为 33%。

（2）药动学 口服不吸收，主要在肠内与钾离子等交换后，随粪便排出体外。

【不良反应】 食欲缺乏、恶心、呕吐、便秘等。长期过量使用可致低钾血症、高钠血症及低钙、低镁血症。老年患者尚应注意大剂量服用可能引起肠梗阻、肠坏死等。

【禁忌证】 低血钾、高血钙患者禁用。

【注意事项】 （1）下列情况慎用：严重高血压、严重水肿、心力衰竭。

（2）由于降低血清钾的效果，可能会增强洋地黄中毒风险，合用时应慎重给药。

（3）治疗期间应监测血钾、钠、钙水平和酸碱平衡，血钾降至 4.5mmol/L 时即应停药。

【药物相互作用】 与下列任一药物合用可影响疗效，如抗酸药、缓泻药、血管紧张素Ⅱ受体拮抗药、血管紧张素转换酶抑制药、保钾利尿药等。由于本品降低血清钾的效果，可能增强强心苷类中毒作用，合用时应慎重。

可能与其他口服制剂品结合，降低其胃肠道吸收和功效，应避免将本品与其他口服制剂同时服用，与其他口服制剂的服用间隔至少为 3 小时。对于胃瘫患者，建议将服药间隔延长至 6 小时。

【给药说明】 严重高血钾者，单用本品可能不足以快速纠正高钾血症，应及时联合其他降钾措施（包括血液透析）。

【用法与用量】 成人 ①口服。一日 15～60g，分为 1～4 次服用（用温水 20～100ml 调匀），连用 2～3 日，复查血钾后酌情调整剂量。②保留灌肠（若患者呕吐、禁食或上消化道病变不能口服给药），先灌肠清洗肠腔后，将本品 30～50g 溶解于 100ml 水并加热至体温后注入直肠腔，保留时间从 30 分钟到数小时，每 6 小时灌肠 1 次。本品经直肠给药，其效果不及口服者。

儿童 口服。一日 5～10g，分为 2～3 次服用（用温水 30～50ml 调匀），连用 2～3 日，复查血钾后酌情调整剂。

【制剂与规格】 聚苯乙烯磺酸钠粉：15g/支。

聚苯乙烯磺酸钙 [医保(乙)]
Calcium Polystyrene Sulfonate

【适应证】 用于预防和治疗急、慢性肾功能不全所致高钾血症。对需严格控制钠摄入及低钙患者尤为适用。

【药理】 (1)药效学 口服给药后，在胃部酸性环境下，其分子上的钙离子被氢离子取代为氢型树脂，后者进入肠道与钾离子及少量铵、镁离子进行交换，树脂结合钾离子后经肠道排泄，从而清除钾离子。每克钙离子型树脂可交换 53～71mg(1.36～1.82mmol/g)钾，每天用本品 15～30g，大约能使血清钾下降 1mmol/L。

(2)药动学 口服不吸收，主要在肠内与钾离子等交换后，随粪便排出体外。

【不良反应】 便秘、食欲缺乏、恶心等。本品偶可引起高钙血症。其余参阅"聚苯乙烯磺酸钠"。

【禁忌证】 低血钾、高血钙患者禁用。

【注意事项】 (1)下列情况慎用：便秘、肠腔狭窄、胃肠道溃疡、甲状旁腺功能亢进症和多发性骨髓瘤患者。

(2)由于降低血清钾的效果，可能会增强洋地黄中毒风险，合用时应慎重给药。

(3)治疗期间需监测血钾、钠、钙、镁和酸碱平衡，血钾降至 4.5mmol/L 时即应停药。并监测肠蠕动情况。

(4)本品在妊娠期和哺乳期的安全性尚无资料。

【药物相互作用】 参阅"聚苯乙烯磺酸钠"。

【给药说明】 参阅"聚苯乙烯磺酸钠"。

【用法与用量】 成人 ①口服。一日剂量 15～30g，分为 2～3 次服用（每次用水 30～50ml 调匀），2～3 日后复查血钾，根据血钾水平酌情调整剂量。②经直肠给药

（若患者呕吐、禁食或上消化道病变不能口服给药），将本品 30g 溶解于 100ml 液体（水或 2%甲基纤维素溶液或 5%葡萄糖溶液），加热至体温后注入直肠腔，保留灌肠 30 分钟～1 小时，一日 1 次。

儿童 每日 5～10g，分为 2～3 次服用（每次用水 30～50ml 调匀），2～3 日后复查血钾，根据血钾水平酌情调整剂量。

【制剂与规格】 聚苯乙烯磺酸钙粉：(1)5g/包；(2)10g/包。

三、红细胞生成刺激药

人促红素 [药典(三); 国基; 医保(乙)]
Human Erythropoietin

【适应证】 用于慢性肾脏病(CKD)合并的贫血，艾滋病本身或因治疗引起的贫血及风湿性疾病引起的贫血等。另外，为择期手术储存自体血而反复采血的患者，同时应用本品可预防贫血发生。合并活动性恶性肿瘤患者，应慎用本品治疗。

【药理】 (1)药效学 rhEPO 为 165 个氨基酸组成的糖蛋白，由重组 DNA 技术产生。对后期成红细胞祖细胞(CFU-E)有明显的刺激集落形成作用。在高浓度下，本品亦可刺激早期成红细胞祖细胞(BFU-E)的集落形成。本品亦可促使组织红细胞自骨髓向血中释放，进而转化为成熟红细胞。内源性 EPO 主要由肾小管上皮细胞合成，少量则由造血干细胞和巨噬细胞产生。慢性肾功能不全合并贫血，其主要原因为 EPO 不足，故外源性的补充可矫正肾性贫血。而凡是体内 EPO 浓度明显增高的贫血则一般无作用。

(2)药动学 第一代 ESA 包括重组人促红细胞生成素 α 和重组人促红细胞生成素 β 两种类型，两者静脉注射后血浆药物浓度快速达到峰值，半衰期分别为(6.8±0.6)小时和(8.8±0.5)小时，药物疗效维持 24～36 小时；皮下注射后血浆药物浓度在 12～24 小时到达峰值。半衰期为 19～24 小时。起效时间分别为：网织红细胞计数升高为 7～10 天，而红细胞计数、血细胞比容及血红蛋白回升通常需 2～6 周。另外，其疗效与剂量及体内铁储存、血维生素 B_{12} 和叶酸水平有关，若一次给予 100～150IU/kg，每周 3 次，2 个月内作用可达高峰，停药后约 2 周血细胞比容开始下降。

【不良反应】 较常见的不良反应为高血压、心动过速、肝功能异常、瘙痒、皮疹、头痛、胸痛、肌痛、骨关节痛、水肿、疲乏、恶心及呕吐。有时尚可见气短或

流感样症状。包括血红蛋白过度升高、一过性脑缺血或脑血管意外。

【禁忌证】 对本品或人血白蛋白或哺乳动物细胞来源的产品过敏者禁用。

【注意事项】 (1)未控制的严重高血压病患者,一般不应使用本品。

(2)对妊娠期及哺乳期妇女的用药安全性尚未确立。不宜对妊娠期妇女或有妊娠可能者注射本品,不得已时需判断治疗获益大于危险性的情况下才能使用。在rhEPO动物实验(大鼠)中报告有胎儿、新生儿的发育延缓现象。哺乳期给药的安全性尚未确立,有报道指出大鼠试验中药物可向乳汁扩散。故哺乳期妇女不宜使用本品,在必须使用时应禁止哺乳。

(3)本品使用过程中应同时补充铁剂,因血红蛋白的合成增加可出现铁相对不足,并进而影响ESA的作用。

(4)ESA治疗初始阶段,至少每个月监测Hb浓度。CKD非透析患者,ESA治疗维持阶段至少每3个月监测Hb浓度。

(5)可能会引起高钾血症,适当调节饮食及给药剂量。

【药物相互作用】 (1)本品有升高血压的作用,尤其在血细胞比容迅速升高时。故在ESA用药的同时,应加强原有的抗高血压治疗。

(2)由于ESA可使红细胞数量增多,血液易于凝固,同时接受血液透析的患者肝素用量应相应增加。

(3)应用ESA时由于红细胞造血动用储存铁,铁的需求增加。除反复输血致铁过量者外,皆应同时补充铁剂。

【给药说明】 (1)若用药后未达预期的效果,常指示缺铁以致不能支持红细胞造血。首先应补铁治疗。另外,叶酸和(或)维生素B$_{12}$缺乏亦可延迟或降低ESA的疗效,有时也需补充上述药物。

(2)慢性肾功能不全贫血使用ESA纠正后,患者食欲及自觉症状改善,此时仍要严格控制饮食,否则常导致需要透析或透析次数增加。

(3)用药后若出现血压升高,可加用或调整原有的抗高血压药物,有时尚须将ESA减量或停用。

(4)慢性肾功能不全患者发生铝中毒时,应增加ESA用量。

(5)本品用前勿振摇,因振荡可使糖蛋白变性而减低其生物效价。(同时振荡可能会改变促红细胞生成素的二级结构,导致原先隐藏的抗原决定簇暴露或产生具有免疫原性的结构,使本品具有抗原性,从而刺激人体产生

抗体,导致纯红细胞再生障碍性贫血)。每瓶应一次性使用,剩余部分应弃去。

【用法与用量】 (1)Hb<100g/L的成人非透析患者,建议需根据患者Hb下降程度、先前对铁剂治疗的反应、输血的风险、ESA治疗的风险和贫血合并症状,决定是否开始ESA治疗;成人CKD5期透析患者(ESRD)为避免Hb降至90g/L以下,建议Hb在90~100g/L时开始使用ESA治疗;血红蛋白>100g/L的患者可以个体化使用ESA治疗以改善部分患者的生活质量。

(2)CKD5期血液透析和血液滤过的患者,建议选择静脉或皮下注射ESA。CKD非透析和CKD5期的腹透患者,建议皮下注射。特殊情况下也可采用静脉注射药物

(3)根据患者Hb含量、体重和临床情况决定ESA初始治疗剂量。常规初始剂量:普通EPO50~100IU/kg,一周3次;达促红素α 0.45μg/kg,一周1次或0.75μg/kg,每2周1次;甲氧基聚乙二醇促红素β为0.6μg/kg,每2周1次。

(4)初始ESA治疗目标是血红蛋白每个月增加10~20g/L,避免4周内血红蛋白增幅超过20g/L。若每月血红蛋白增长速度>20g/L,应减少ESA剂量的25%~50%。若每月增长速度<10g/L,应将ESA剂量每次增加20IU/kg;血红蛋白升高且接近130g/L时,应将剂量降低约25%。如血红蛋白持续升高,应暂停给药直到血红蛋白开始下降,然后将剂量降低约25%后重新开始给药;如在任意2周内血红蛋白水平升高超过10g/L,应将剂量降低约25%。维持治疗中,甲氧基聚乙二醇促红素β可改用每个月使用1次,用药剂量为每2周1次用量的2倍。

(5)ESRD患者治疗目标为血红蛋白>110g/L(HCT>33%),不推荐Hb>130g/L以上。

【制剂与规格】 注射用人促红素:(1)1ml:2000IU;(2)2ml:3000IU;(3)0.5ml:6000IU;(4)1ml:10000IU。

四、低钠血症治疗药

托 伐 普 坦 [医保(乙)]
Tolvaptan

【适应证】 适用于明显的高容量性或正常容量性低钠血症(血钠<125mmol/L,或低钠血症不明显但有临床症状并且限液治疗效果不佳),包括伴充血性心力衰竭、肝硬化腹水以及抗利尿激素分泌异常综合征(SIADH)的患者。

【药理】 (1)药效学 托伐普坦是选择性血管加压

素 V2 受体拮抗药，与血管加压素 V2 受体的亲和性是天然精氨酸血管加压素［AVP，又称抗利尿激素（ADH）］的 1.8 倍。口服给药时，15～60mg 剂量的托伐普坦能够拮抗 AVP 的作用，提高自由水清除和尿液排泄，降低尿液渗透压，最终促使血清钠浓度提高，但通过尿液排泄钠和钾的量以及血浆钾浓度并没有显著改变。健康受试者单次口服托伐普坦 60mg 2～4 小时后出现排水利尿作用和血清钠浓度升高；服药 4～8 小时后，血清钠浓度最高升幅达 6mmol/L，尿液排泄速率达 9ml/min；服药后 24 小时，血清钠浓度约为峰值的 60%，但尿液排泄速度未继续增加。服用托伐普坦 60mg 以上未见排水利尿作用增强和血清钠浓度的进一步升高。

（2）药动学　口服给药的 AUC 与剂量呈正比，当剂量超过 60mg 时，血药浓度峰值的升高比例低于剂量增加比例。托伐普坦的绝对生物利用度尚不清楚，至少 40% 的服用量被吸收，服药后 2～4 小时血药浓度达峰值，饮食并不影响托伐普坦的生物利用度。托伐普坦的血浆蛋白结合率较高（99%），表观分布容积约为 3L/kg。主要通过 CYP3A4 代谢，体内以药物原型和代谢产物的形式存在，代谢产物对人体血管加压素 V2 受体的拮抗作用很微弱或几乎无作用，通过肾脏消除。口服后清除率约为 4ml/(min·kg)，且末期的消除半衰期约为 12 小时。托伐普坦每日 1 次服药的体内蓄积指数为 1.3，且血药浓度谷值低于峰值的 16%，其半衰期不足 12 小时。托伐普坦血药浓度峰值和平均血药浓度个体差异较大，变动系数为 30%～60%。

【不良反应】　（1）常见不良反应　口渴或口干，尿频或多尿。

（2）其他反应　无力、食欲缺乏、恶心、便秘、高血糖、发热、血钠升高、头晕等。

（3）严重反应（少见）　心内附壁血栓、心室颤动、缺血性结肠炎、糖尿病酮症酸中毒、横纹肌溶解、脑血管意外、尿道出血、阴道出血、肺栓塞、呼吸衰竭、深静脉血栓、弥漫性血管内凝血、凝血酶原时间延长、粒细胞缺乏症。

【禁忌证】　禁用于对本品过敏者，无尿患者，需快速升高血清钠浓度者，对口渴不敏感或口渴不能正常反应的患者，低容量性低钠血症者，正在使用强效 CYP3A4 抑制药者。

【注意事项】　（1）过快纠正血清钠浓度会导致严重的神经系统后遗症。

（2）肝硬化患者的胃肠道出血。

（3）服用本品期间限制液体摄入会增加发生脱水和体液量减少的风险。

（4）不推荐与高渗盐水合并应用。

（5）部分排尿困难如前列腺肥大患者发生急性尿潴留的风险升高。

（6）糖尿病　①血糖控制欠佳的患者可能出现假性低钠血症，在托伐普坦治疗之前和期间应排除这种情况；②托伐普坦可能引起高血糖，接受本品治疗的糖尿病患者应严格监测血糖。

（7）罕见的遗传性半乳糖不耐受、缺乏乳糖酶或者葡萄糖-半乳糖吸收不良患者不宜服用。

【药物相互作用】　（1）合并用药对托伐普坦的影响　①CYP3A4 抑制药：强效 CYP3A4 抑制药如克拉霉素、伊曲康唑、泰利霉素、沙奎那韦、尼非那韦、利托那韦、奈法唑酮等合并应用可致托伐普坦剂量增加约 5 倍；中效 CYP3A4 抑制药如红霉素、氟康唑、阿瑞匹坦、地尔硫草、维拉帕米等也会增加本品剂量，应避免合用。②西柚汁：同时饮用西柚汁，托伐普坦剂量升高 1.8 倍。③P-糖蛋白抑制药：合用环孢素等 P-糖蛋白抑制药应根据疗效减少托伐普坦用量。④利福平及其他 CYP3A4 诱导药：利福平为 CYP3A4 和 P-糖蛋白的诱导药，合用后托伐普坦剂量降低 85%，因此与利福平或其他诱导药如利福布汀、利福喷汀、巴比妥类药物、苯妥英钠、卡马西平、圣约翰草等合并使用时应增加托伐普坦剂量。

（2）托伐普坦对其他药物的影响　①地高辛：地高辛是 P-糖蛋白底物，托伐普坦是 P-糖蛋白抑制药，合用可导致地高辛剂量增高 1.3 倍。②洛伐他汀：托伐普坦可分别增加洛伐他汀和活性代谢产物洛伐他汀-β 羟化物的剂量约 1.4 倍和 1.3 倍。

（3）药效学的相互作用　与呋塞米和氢氯噻嗪比较，服用托伐普坦 24 小时后排尿量增多、排尿速度加快。托伐普坦与呋塞米和氢氯噻嗪合并应用时，24 小时排尿量、排尿速度与单独服用托伐普坦相同。

【给药说明】　（1）过快纠正低钠血症可引起渗透性脱髓鞘作用，导致构音障碍、缄默症、吞咽困难、嗜睡、情感改变、强直性四肢瘫痪、癫痫发作、昏迷和死亡。

（2）在初次服药和增加剂量期间，需密切监测血清电解质和血容量的变化。

（3）避免在治疗的最初 24 小时内限制液体摄入，口渴应及时饮水。停止服用本品后，应指导患者重新限制液体摄入，并监测血清钠浓度及血容量改变。

【用法与用量】　（1）口服　成人通常起始剂量为一次 15mg，一日 1 次，餐前或餐后均可；至少 24 小时以后可将服用剂量增加至一次 30mg，一日 1 次；根据血清钠浓度，最大可增加至一次 60mg，一日 1 次。

(2)本品需根据年龄、性别、种族、心功能及肝功能损伤情况调整用量。

(3)轻度至重度肾功能不全患者(肾小球滤过率 10~79ml/min)需调整剂量，因为此类患者体内托伐普坦血药浓度不会升高。尚未对肾小球滤过率小于 10ml/min 或正在接受透析患者服用本品的情况进行评估。

【制剂与规格】 托伐普坦片：(1)15mg；(2)30mg。

五、高磷血症治疗药

司 维 拉 姆 [医保(乙)]
Sevelamer

【适应证】 本品用于控制正在接受透析治疗的慢性肾脏病(CKD)成人患者的高磷血症。

【药理】 (1)药效学 司维拉姆为一种非吸收磷酸结合交联聚合体，不含钙或其他金属；含多个胺根，各通过一个碳原子连接到聚合体主链上。胺根以质子化形式存在于肠道中，并通过离子键和氢键与磷酸分子相互作用。碳酸司维拉姆通过结合消化道中的磷酸根并降低其吸收，可降低血清中的磷酸根浓度。

除对血清磷酸水平的影响外，盐酸司维拉姆可结合胆汁酸。用离子交换树脂结合胆汁酸是一种已证实的降低血液胆固醇的方法。由于司维拉姆结合胆汁酸，可能会干扰正常脂肪吸收，因而可降低脂溶性维生素如 A、D 和 K 的吸收。

(2)药动学 尚未进行碳酸司维拉姆的药代动力学试验。盐酸司维拉姆含有与碳酸司维拉姆相同的活性成分，曾采用 [14]C 盐酸司维拉姆进行药代动力学试验，以 16 例健康男性和女性受试者为研究对象，结果显示，盐酸司维拉姆没有全身吸收。尚未对肾脏病患者进行吸收试验研究。

【不良反应】 不良反应与其他唑类药物相似，最常见的治疗相关性严重不良反应有胆红素血症、氨基转移酶升高、肝细胞损害以及恶心和呕吐。

【禁忌证】 (1)对本品任何成分过敏者禁用。

(2)禁用于低磷血症患者。

(3)禁用于肠梗阻患者。

【注意事项】 (1)在患有以下疾病的患者中尚未确定本品的安全性和有效性：吞咽困难、吞咽障碍、重度胃肠功能紊乱，包括未经治疗的或严重的胃轻瘫、胃内容物滞留，或者肠道运动异常或不规律、活动性炎症性肠病、胃肠道大手术，因此，在上述患者中应慎用本品。

(2)肠梗阻和肠阻塞/不完全肠阻塞 使用盐酸司维拉姆治疗的过程中，在罕见的病例中观察到肠梗阻和肠闭塞/不完全肠闭塞。盐酸司维拉姆与碳酸司维拉姆的活性成分相同。初期的症状可能是便秘。使用本品进行治疗时，便秘患者应密切监测。在发生重度便秘或其他胃肠道症状的患者中，应重新评估是否采用本品进行治疗。

(3)脂溶性维生素 根据饮食摄入和患者所患疾病的严重性，慢性肾脏病(CKD)患者体内的维生素 A、D、E 和 K 水平可能较低。不能排除本品可能结合摄入食物中含有的脂溶性维生素。在不摄入补充维生素但服用本品的患者中，应定期监测血清维生素 A、D、E 和 K 的水平。推荐在必要时服用维生素补充剂。在进行腹膜透析的患者中，建议监测脂溶性维生素和叶酸，因为在一项腹膜透析患者的临床试验中，未测定维生素 A、D、E 和 K 的水平。

(4)叶酸缺乏 目前的数据尚不充分，不能排除本品长期治疗期间有发生叶酸缺乏的可能性。

(5)低钙血症/高钙血症 慢性肾脏病(CKD)患者可能会发生低钙血症或高钙血症。本品不含任何钙成分。因此，应定期监测血清钙水平，必要时补充钙元素。

(6)代谢性酸中毒 慢性肾脏病患者有可能发生代谢性酸中毒。因此应对血清碳酸氢盐和氯水平进行监测。

(7)腹膜炎 进行透析的患者有发生透析相关的感染风险。腹膜炎是进行腹膜透析患者的一种常见并发症，在一项以盐酸司维拉姆进行的临床试验中，与对照组比较，司维拉姆组中报告的腹膜炎病例数大大增加。进行腹膜透析的患者应进行严密监测，以确保无菌技术的正确应用，对腹膜炎相关的任何体征和症状应进行快速确认和管理。

(8)吞咽困难和窒息 曾有服用碳酸司维拉姆片出现吞咽困难或食道药片滞留的罕见报道，个别患者需要住院或干预治疗。大多数这类患者都伴有吞咽困难或食道异常的症状。对于吞咽困难的患者，服用碳酸司维拉姆时应慎重。

(9)抗心律失常和抗癫痫药品 向同时服用抗心律失常药物和抗癫痫药物的患者开具本品处方时，应特别谨慎。

(10)甲状腺机能减退 对于同时服用碳酸司维拉姆和左甲状腺素的甲状腺功能减退患者，应密切监测甲状腺刺激激素(TSH)的水平和甲状腺功能减退的征象。

(11)长期慢性治疗 在一项为期一年的临床试验中，没有发现本品蓄积的任何证据。然而，并不能完全排除长期慢性治疗(1年)过程中发生本品吸收和蓄积的可能性。

(12)甲状旁腺功能亢进　本品不适用于控制甲状旁腺功能亢进。在继发性甲状旁腺功能亢进的患者中，本品应在多种治疗途径应用的前提下使用，包括钙补充剂，1,25-二羟基维生素D_3，或者其类似物的一种，以降低全段甲状旁腺激素(iPTH)的水平。

【药物相互作用】　在人体药物相互作用研究中，对碳酸司维拉姆与华法林和地高辛的药物间相互作用进行了研究。对盐酸司维拉姆(含有与碳酸司维拉姆相同活性成分)与环丙沙星、地高辛、华法林、依那普利、美托洛尔和铁剂的相互作用进行了研究。

(1)地高辛　19位健康受试者接受2.4g盐酸司维拉姆，每日三次，随餐服用，共2天，司维拉姆未改变单剂量地高辛的药代动力学。

18名健康受试者接受9.6g碳酸司维拉姆，每日一次，随餐服用，司维拉姆未改变单剂量地高辛的药代动力学。

(2)华法林　14位健康受试者接受2.4g的盐酸司维拉姆，每日三次，随餐服用，共2天，司维拉姆未改变单剂量华法林的药代动力学。

14名健康受试者接受9.6g碳酸司维拉姆，每日一次，随餐服用，司维拉姆未改变单剂量华法林的药代动力学。

(3)依那普利　28位健康受试者接受2.4g单剂量的盐酸司维拉姆，盐酸司维拉姆未改变单剂量依那普利的药代动力学。

(4)美托洛尔　31位健康受试者接受2.4g单剂量的盐酸司维拉姆，盐酸司维拉姆未改变单剂量美托洛尔的药代动力学。

(5)铁剂　23位健康受试者接受2.8g单剂量的盐酸司维拉姆，盐酸司维拉姆未改变单剂量200mg干硫酸亚铁片剂中铁离子的吸收。

(6)其他联合用药治疗　尚未获得关于避免碳酸司维拉姆与大多数联合用药相互作用的经验数据。碳酸司维拉姆上市后，曾有在同时接受盐酸司维拉姆和左甲状腺素的患者中促甲状腺激素(TSH)指标升高的报道，但极为罕见。需监测接受这两种药物的患者TSH的血清水平和甲状腺功能减退的征象。

当某种口服药的生物利用度降低对其安全性和疗效会产生显著临床影响时，没有适用于所有药物的给药方案信息。然而，应至少在服用碳酸司维拉姆前一小时或服用碳酸司维拉姆后三小时服用该药，并监测该药物的血药浓度。

临床试验中，将服用抗心律失常药物控制心律失常和服用抗癫痫药物控制癫痫障碍的患者从研究中排除。因此，对于同时服用此类药物的患者给予碳酸司维拉姆时，应特别谨慎。

在器官移植患者中，当与本品同时应用时，观察到环孢素、麦考酚酸莫酯和他克莫司的血药浓度降低，但没有观察到相关临床后果(即移植排斥)。但尚不能排除药物相互作用的可能性，故在这些药物同时使用时及本品停药后，应考虑对环孢素、麦考酚酸莫酯和他克莫司的血药浓度进行定期监测。

【用法与用量】　本品的推荐起始剂量为每次0.8g或1.6g，每日3次，随餐服药。具体剂量根据临床需要和患者血清磷水平确定(见表7-11)。

表7-11　透析患者中的起始剂量

血清磷水平	0.8g片剂
>1.78mmol/L 且<2.42mmol/L	1片，每日三次，随餐服药
>2.42mmol/L	2片，每日三次，随餐服药

【制剂与规格】　碳酸司维拉姆片：0.8g。

碳 酸 镧 [医保(乙)]
Lanthanum Carbonate

【适应证】　高磷血症。

本品为磷结合剂，用于血液透析或腹膜透析的慢性肾功能衰竭患者高磷血症的治疗。

【药理】　(1)药效学　碳酸镧作为磷结合剂的活性取决于镧离子与磷酸盐的高亲和性，镧离子在胃内酸性环境中从碳酸盐中释放出来，与食物中的磷结合，形成不溶性磷酸镧，因而降低了胃肠道对磷的吸收。

(2)药动学　在胃内和小肠上段，镧与食物中的磷相结合，本品治疗效果与血浆中镧的浓度无关。在Ⅲ期临床试验中，检测未使用碳酸治疗的慢性肾功能衰竭患者的基础镧水平，结果显示其血镧水平从<0.05到0.90ng/ml，骨活检标本中镧的水平从<0.006到1.0μg/g。

①吸收：碳酸镧的水溶性很低(pH7.5时，<0.01mg/ml)，口服后吸收很少。人体口服后的绝对生物利用度估计为<0.002%。健康受试者单次口服0.25g至1.0g镧之后，血浆曲线下面积(AUC)和峰浓度(C)随剂量的增加而增加，但并不成正比，符合难溶药物的吸收特点。健康受试者体内的表观血浆清除半衰期为36小时。

对肾功能衰竭透析患者，每次给予镧1.0g，每日三次，连续10天，平均血浆峰浓度(±SD)为1.06(±

1.04)ng/ml，平均血浆曲线下面积 AUC=31.1（±40.5)ng·h/ml。1707例肾功能衰竭透析患者服用碳酸镧达2年，定期监测血浆药物浓度并未发现升高。

②分布：患者或动物重复口服碳酸镧后，镧不会在血浆中蓄积。口服后被吸收的小部分镧与血浆蛋白广泛地结合(>99.7%)，在动物试验中，被吸收的镧广泛地分布于全身各组织，主要是骨骼、肝脏和胃肠道，还包括肠系膜淋巴结。在长期给药动物试验中，某些组织如胃肠道、骨骼和肝脏中的镧浓度可随时间升高，并可高于其血浆浓度几个数量级。在有些组织，如肝脏中的镧可达表观稳态水平，然而，其在胃肠道中的浓度却随治疗时间而增加。治疗停止后各个组织的血镧水平变化有所不同。停止给药后，相当大部分的镧依然存留在组织中超过6个月的时间〔中位百分比为骨≤100%(大鼠)，≤87%(犬)；肝脏≤6%(大鼠)，≤82%(犬)〕。

在长期口服较高剂量碳酸镧的动物试验中，未出现有关镧在组织中蓄积的不良反应。

③代谢：镧在体内不被代谢。未进行针对合并肝功能受损的慢性肾功能衰竭患者的研究，入选Ⅲ期临床研究时，在合并肝功能异常的患者中，在接受长达2年的碳酸镧治疗后，未发现其血浆中镧浓度增高或肝功能恶化。

④排泄：健康受试者中，镧主要经粪便排泄，仅有大约口服剂量的0.000031%是从尿液排泄(肾清除率大约为1ml/min，低于总血浆清除率的2%)。

动物接受静脉给药后，镧主要通过胆汁及直接穿过肠壁经粪便排泄(剂量的74%)。肾脏排泄是次要途径。

【不良反应】 最常见的不良反应除头痛和过敏性皮肤反应，主要为胃肠道反应，进餐时同时服用，可以减轻胃肠道反应，连续服用随时间延长也会逐渐减轻。

【禁忌证】 对碳酸镧或本品中任何赋形剂过敏、低磷血症、肠道阻塞、肠梗阻和粪便嵌塞患者禁用。

【注意事项】 (1)动物试验显示服用本品后镧能沉积于组织，在使用本品患者的105份骨活检结果中，其中一些患者使用超过4.5年，发现镧浓度随时间的延长而升高。目前尚无镧在其他组织中沉积的临床资料。目前服用本品超过2年的临床试验有限，但是在服用本品长达6年的受试者中未发现风险/受益比的变化。

(2)有报道使用镧出现相关的严重的胃肠道阻塞、肠梗阻和粪便嵌塞，其中某些不良反应需要手术或住院。在上市后报告中胃肠道阻塞的危险因素包括胃肠道解剖学改变(例如胃肠道手术史、结肠癌)、蠕动减弱(例如便秘、肠梗阻、糖尿病)与合并用药(例如钙离子通道阻滞

剂)，也有某些患者无胃肠道病史。急性消化道溃疡、溃疡性结肠炎、克罗恩病或肠梗阻患者未入选本品的临床研究。患有上述疾病的患者使用本品需仔细评价受益和风险。已知本品可导致便秘，所以容易出现肠道梗阻的患者(例如既往腹部手术、腹膜炎)须慎用。建议患者充分咀嚼药片，以减少上述的严重胃肠道不良事件风险。

(3)吞咽前请充分咀嚼或碾碎药片，请勿吞咽完整药片。在牙功能不良的患者中，考虑完全碾碎药片。肾功能不全患者可能会发生低钙血症，由于本品中不含钙，使用本品时需定期监测血钙水平并适当补充。尚无严重肝损害患者服用本品的药代动力学资料。镧不通过肝酶代谢，但可能通过胆汁分泌。在胆汁分泌显著减少的情况下，镧的清除速度可能降低，结果使其血清浓度升高和组织沉积增加。由于肝脏是吸收入血的镧的首要清除器官，建议定期监测肝功能。

(4)尚无儿童和青少年服用本品的安全性和有效性资料，不推荐在儿童和青少年中使用本品。使用本品后，如果出现低磷血症，应停用本品。使用碳酸镧的患者行腹部X线检查时，可出现典型的不透光的显像剂影像。

(5)对驾驶车辆或操作机器能力的影响：可致头晕或眩晕。可能影响驾驶和燥作机械的能力。

【药物相互作用】 (1)碳酸镧可提高胃的pH值，因此，在服用本品后2小时内，不推荐服用已知可与抗酸剂相互作用的药物(如：氯喹、羟氯喹)。

(2)在健康志愿者中，同时给予枸橼酸盐不影响镧的吸收和药代动力学特征。

(3)在本品的临床研究中，服用本品不影响脂溶性维生塞，A、D、E和K的血清浓度。

(4)在志愿者中进行的研究表明，碳酸镧与地高辛、华法林或美托洛尔一起服用，对这些药物的药代动力学特征不会产生临床意义上的改变。

在模拟胃液环境中，碳酸镧不与华法林、地高辛、呋塞米、苯妥英、美托洛尔或依那普利形成不溶性复合物，提示碳酸镧对上述药物的吸收影响甚微。

然而，理论上本品可能与一些药品之间存在相互作用，如四环素、强力霉素。如必须同期使用，建议在服用本品2小时内不要服用上述药物。

(5)在健康志愿者的单剂量研究中，同期服用碳酸镧会使口服环丙沙星的生物利用度下降50%左右。建议在服用碳酸镧之前2小时及服药后4小时内不要服用沙星类药物。

(6)磷结合剂(包括碳酸镧)会降低左甲状腺素的吸

收。因此，在服用碳酸镧 2 小时内不应进行甲状腺激素替代治疗，并建议对同时服用这两种药物的患者严密监测促甲状腺激素水平。

(7)碳酸镧水合物不是细胞色素 P450 的作用底物，在体外不会显著地抑制人体细胞色素 P450 同工酶的活性，如 CYP1A2、CYP2D6、CYP3A4、CYP2C9 或 CYP2C19。

【用法与用量】　本品为口服用药，须经咀嚼后咽下，请勿整片吞服。可以碾碎药片以方便咀嚼。

(1)成人，包括老年人(65 岁以上)　本品应与食物同服或餐后马上服用，每次服用的剂量为每日剂量除以用餐次数。患者应遵从推荐的饮食以控制磷和液体摄入量。本品为咀嚼片，可以避免摄入过多的液体。使用本品时应监测血磷，每 2 至 3 周逐渐调整使用剂量，直至血磷达到可接受的水平，此后需定期监测血磷本品的起效剂量为每日 0.75g，临床研究中少数患者的最大剂量可达每日 3.75g。多数患者每日服用 1.5～3.0g 可将血磷控制在可接受的水平。

(2)未成年人　尚无 18 岁以下患者服用本品的安全性和有效性资料。

(3)肝功能损害患者　目前尚缺乏在肝功能损害患者中使用本品的药代动力学资料，根据本品的作用机制和无需肝脏代谢的特点，在肝功能损害的患者中使用本品无需调整剂量，但需要严密监测肝功能。

【制剂与规格】　碳酸镧咀嚼片：(1)500mg；(2)750mg；(3)1000mg。

六、尿毒症治疗药

包醛氧淀粉 [药典(二)；医保(乙)]
Coated Aldehyde Oxystarch

【适应证】　用于治疗各种原因引起的氮质血症和慢性肾炎、高血压、糖尿病引起的尿毒症。

【药理】　(1)药效学　本品为尿素氮吸附药，胃肠道中的氨、氮可通过复醛处理与氧化淀粉中的醛基结合成席夫碱络合物从粪便中排出，故能代偿肾功能、降低血

液中非蛋白氮和尿素氮的浓度，从而发挥治疗作用。

(2)药动学　尚不明确。

【不良反应】　偶有轻度腹泻、腹痛等，在继续治疗中可逐渐消失。在胃肠道中不吸收，长期服用对人体无损害。

【禁忌证】　急性肠道感染、消化道出血患者禁用。

【注意事项】　(1)服用本品时要适当控制蛋白质摄入量，如能配合低蛋白饮食，将有助于提高疗效。

(2)本品受潮发霉后勿服用。

【药物相互作用】　与尿素氮结合时受 pH 影响，酸性条件可促进醛基与氨、氮结合，故应避免与碱性药物同服。

【用法与用量】　每次 5～10g，每日 2 次，饭后用温开水调和后口服或鼻饲。小儿剂量酌减。或遵医嘱。

【制剂与规格】　包醛氧淀粉胶囊：0.625g。

包醛氧淀粉：5g。

七、泌尿外科腔内手术的冲洗

甘氨酸 [药典(二)]
Glycine

【适应证】　用于泌尿外科腔内手术的冲洗，如经尿道前列腺电切术，经尿道膀胱肿瘤电切术或尿道内切手术，经尿道前列腺激光切除术等。

【药理】　(1)药效学　本品为 1.5%的甘氨酸溶液，作为泌尿外科腔内手术的冲洗液，具有透明度好，无黏稠感，不导电等特点。

(2)药动学　本品为泌尿外科腔内手术的冲洗液，使用后基本排出体外，仅有少量吸收入血液。

【不良反应】　尚不明确。

【禁忌证】　无尿患者禁用。

【注意事项】　肝肾功能不全，肝性脑病患者慎用。

【药物相互作用】　尚不明确。

【用法与用量】　经内窥镜腔内冲洗。一次 2000～20000ml 或视手术情况而定。

【制剂与规格】　甘氨酸冲洗液：2000ml:30g。

第八章 血液系统用药

造血系统包括血液、骨髓、脾、胸腺、淋巴结和结外淋巴组织以及分散在全身各处的淋巴和单核巨噬细胞组织等。血液病即造血系统疾病，主要表现为周围血细胞成分、数量和功能的异常，出血和凝血机制障碍。血液病除遗传性和部分原因不明者外，大多可经药物控制，部分已可治愈。目前临床应用于血液病的药物虽品种很多，但疗效较肯定者离实际需求还有不小的差距。

外源性营养物质与造血生长因子的不足及各种免疫异常是贫血的重要病因。缺铁性贫血最为常见，铁制剂为特效药物，目前各种缓释制剂的上市大大减少了胃肠道不良反应，使患者能坚持用药，提高了疗效。巨幼细胞性贫血大多系维生素 B_{12} 和(或)叶酸缺乏所致，国内多见于婴儿、妊娠期妇女及营养不良的老年患者。由于免疫异常引起内因子缺乏而导致的恶性贫血，国内也有不少病例报告。补充维生素 B_{12} 和(或)叶酸常能在短期内彻底纠正贫血，但内因子缺乏者应长期、间断补充维生素 B_{12}。再生障碍性贫血有免疫机制参与发病。除了采用雄性激素治疗外，重型再生障碍性贫血及早应用抗人 T 细胞免疫球蛋白和(或)环孢素治疗明显提高了缓解率，疗效仅次于异基因造血干细胞移植。肾上腺皮质激素是自身免疫性溶血性贫血及免疫性血小板减少症的主要治疗药物，60%～80%的患者可获近期缓解。其使用方便、见效迅速、价格低廉，但减量或停药后常易复发，长期应用不良反应显著。基因重组人促红素的应用明显提高了慢性肾功能衰竭合并贫血患者的生活质量，也能改善部分骨髓增生异常综合征患者的贫血。化疗药物羟基脲还是一种γ-珠蛋白基因激活药，可升高 β 地中海贫血患者的

HbF 水平，改善贫血及减少输血。上述的雄性激素、抗人 T 细胞免疫球蛋白、环孢素、肾上腺皮质激素、重组人促红素及羟基脲将在本书第九章、第十二章、第十七章、第十八章中介绍。

急性和慢性白血病、淋巴瘤、骨髓瘤、组织细胞病及各种骨髓增生性肿瘤等血液系统肿瘤性疾病至今仍以化疗为主，可参阅第十二章。各种原因引起的粒细胞减少症需依据发病机制采用针对性治疗。碳酸锂有刺激骨髓生成粒细胞的作用，但毒性较大，临床上已基本弃用。目前广为使用的升白细胞药物为重组人粒细胞集落刺激因子（G-CSF）和重组人粒-巨噬细胞集落刺激因子（GM-CSF），通过有效刺激骨髓造血祖细胞增殖而提高外周血白细胞，主要是中性粒细胞的数量及功能。

止血药是促进血液凝固，使出血停止的药物。血管通透性及收缩功能、血小板数及质量、凝血系统、纤溶系统及抗凝系统是体内保证良好止血功能的要素，止血药也分别通过上述环节发挥效应。作用于血管的药物有卡巴克洛、垂体后叶素等。目前原发免疫性血小板减少症的首选药物仍是肾上腺皮质激素，促血小板生成药物可用于二线治疗和紧急治疗。促血小板生成药物包括常用的注射用重组人血小板生成素和重组人白介素-11，还有近年新上市的口服血小板生成素受体激动剂（艾曲泊帕、阿伐曲泊帕、海曲泊帕等）。除了用于免疫性血小板减少症，促血小板生成药物还可选择性用于化疗诱导的血小板减少症、再生障碍性贫血等。具有促凝活性的药物有维生素 K、硫酸鱼精蛋白等。纠正凝血因子缺乏方面，各种基因重组凝血因子的不断问世，不但拓展了治疗的适用范围，也弥补了以往血浆源性凝血因子

(人凝血因子Ⅷ、人凝血酶原复合物等)的供不应求，大大提高了需长期凝血因子替代治疗的患者(例如血友病患者)的生活质量。各种蛇毒类血凝酶的临床疗效差别较大，临床应用时尤其需避免过度使用反而导致或加重出血。抗纤维蛋白溶解药通过增加凝血块的强度，协助止血。其中氨甲环酸的抗纤维蛋白溶解作用优于氨甲苯酸，不良反应也相对轻。

抗凝药是阻止血液凝固或降低血凝活性的药物，主要包括肝素类、香豆素类和非维生素 K 拮抗口服抗凝药(NOAC)，后者也称为直接口服抗凝药(DOAC)。肝素类抗凝药包括需注射使用的普通肝素和低分子量肝素等，起效较快，目前临床上以低分子量肝素应用最为广泛。国内最常用的香豆素类抗凝药是华法林，虽起效较慢，但因口服给药，便于需长期抗凝患者的应用，主要不便是需要常规实验室监测抗凝效果。非维生素 K 拮抗口服

抗凝药包括直接凝血酶抑制剂和直接凝血因子Ｘa 抑制剂，其中直接口服制剂使用时一般无需常规检测，已逐渐推广使用。

溶栓药使已形成的血栓溶解，达到闭塞血管再通的目的。现临床常用的溶栓药多为生物制品，或经基因工程制备，如尿激酶、链激酶、组织型纤溶酶原激活剂等，上述药物将在第十八章介绍。

血小板的黏附、聚集在动脉血栓栓塞性疾病中有重要地位。抗血小板药通过抑制血小板的黏附及聚集，保障血液流畅，预防和治疗血栓性疾病。本章除了介绍传统和目前常用的抗血小板药阿司匹林、双嘧达莫和氯吡格雷等，还介绍了近年上市的新抗血小板药物替格瑞洛和替罗非班等。

血浆及血容量扩充剂不专用于血液系统疾病，但其与血液密切相关。

第一节 升血细胞药

血细胞主要有三大类：白细胞，红细胞及血小板。引起血细胞减少的主要原因有：(1)外源性造血原料的缺乏，如叶酸、维生素 B_{12}、铁等的缺乏；(2)骨髓造血功能受损，如再生障碍性贫血，骨髓增生异常综合征，骨髓造血衰竭有原发和继发性之分，原发性为骨髓本身功能异常所致，继发性为各种髓外因素致骨髓造血受影响，其中各种免疫异常占比较大，其次为药物性、肿瘤性等。

贫血中，以缺铁性贫血最为常见，占育龄期妇女的 20% 左右，隐性缺铁性贫血者的比例更高，主要与月经失血有关，补充铁剂的针对性治疗有特效。大多口服铁剂有不同程度的胃肠道反应，而缓释制剂则大大减少了胃肠道不良反应，提高了患者的耐受性和依从性，使疗效明显提升。男性患者缺铁的常见因素为胃肠疾病及手术、痔疮、出血等。老年患者不明原因出现缺铁性贫血需警惕潜在的消化道肿瘤性疾病。大细胞性贫血，主要是由于维生素 B_{12} 或叶酸缺乏所致，国内多见于婴幼儿及高龄老年患者。严格饮食控制的糖尿病患者短期内即可贫血，临床中应引起重视，应用叶酸、维生素 B_{12} 治疗有效。由于内因子缺乏所致的维生素 B_{12} 缺乏性贫血大多需长期间断补充维生素 B_{12}。

各种原因所致的粒细胞减少以及血小板减少症，临床中较为常见，部分患者与免疫因素相关，部分患者发病机制至今未明。重组人粒细胞集落刺激因子已确认为有效的升白细胞药物，其他具有升血细胞作用的药物如①治疗慢性再生障碍性贫血的雄激素、环孢素、抗 T 细胞免疫球蛋白；②治疗免疫性血小板减少症及自身免疫

性贫血的肾上腺皮质激素；③治疗肾性贫血的人促红素等将在其他章节介绍。

一、抗贫血药

维生素 B_{12} [药典(二)；医保(甲)]

Vitamin B_{12}

【适应证】 抗贫血药。①主要用于因内因子缺乏所致的巨幼细胞贫血；②也可用于亚急性联合变性神经系统病变，如神经炎的辅助治疗。③滴眼液用于眼部不适症状(如眼疲劳)。

【药理】 (1)药效学 ①维生素 B_{12} 为一种含钴的红色化合物，需转化为甲基钴胺和辅酶 B_{12} 后才具有活性。叶酸在体内必须经还原作用转变为二氢叶酸，然后在二氢叶酸还原酶作用下，成为四氢叶酸。甲基钴胺能使四氢叶酸转化为 N^5,N^{10}-甲烯基四氢叶酸，后者在尿嘧啶脱氧核苷酸转化过程中具有供给"一碳基团"的作用。N^5,N^{10}-甲烯基四氢叶酸还原酶可催化 N^5,N^{10}-甲烯基四氢叶酸，使之还原为 N^5-甲烯基四氢叶酸。在甲基钴胺参与下，N^5-甲烯基四氢叶酸脱去甲烯基，再成为四氢叶酸，而甲烯基则转移给同型半胱氨酸以形成蛋氨酸。这样体内可以维持足够量四氢叶酸，以供尿嘧啶脱氧核苷酸转化为胸腺嘧啶脱氧核苷酸，促进 DNA 合成。因此缺乏维生素 B_{12} 时，其对血液学影响与叶酸相似，即 DNA 合成受阻，导致巨幼细胞贫血。所以维生素 B_{12} 间接参与胸腺嘧啶脱氧核苷酸合成。②奇数碳脂肪酸和某些氨基酸氧

化生成的甲基丙二酰辅酶 A 转变为琥珀酰辅酶 A 必须有甲基丙二酰辅酶 A 变位酶和辅酶 B_{12} 参与。人体缺乏维生素 B_{12} 时，可引起甲基丙二酸排泄增加和脂肪酸代谢异常。如甲基丙二酸沉着于神经组织中，可能使之变性。③S-腺苷蛋氨酸和蛋氨酸主要由同型半胱氨酸接受 N^5-甲酰基四氢叶酸的甲基而形成。甲基维生素 B_{12} 是上述反应的辅酶。因此维生素 B_{12} 的缺乏，可以导致 S-腺苷蛋氨酸和蛋氨酸的合成障碍，很可能是神经系统病变的原因之一。

(2) 药动学 口服维生素 B_{12} 在胃中与胃黏膜壁细胞分泌的内因子形成维生素 B_{12}-内因子复合物。当该复合物进入至回肠末端时与回肠黏膜细胞的微绒毛上的受体相结合，通过胞饮作用进入肠黏膜细胞，再吸收入血液。口服后 8～12 小时血药浓度达到高峰；肌内注射 40 分钟时，约 50% 吸收入血液。肌内注射 1mg 维生素 B_{12} 后，血药浓度在 1ng/ml 以上的时间平均为 2.1 个月。维生素 B_{12} 吸收入血液后即与转钴胺相结合，转入组织中。转钴胺有三种，其中转钴胺Ⅱ是维生素 B_{12} 转运的主要形式，占血浆中维生素 B_{12} 总含量的 2/3。肝脏是维生素 B_{12} 的主要贮存部位。人体内维生素 B_{12} 贮存总量为 3～5mg，其中 1～3mg 贮于肝脏。口服维生素 B_{12} 24 小时后肝中维生素 B_{12} 的浓度达到高峰。5～6 日后，约 60%～70% 仍集中在肝脏。其排泄主要经肾脏，除机体需求量外，几乎皆以原型随尿液排出。肌内注射 1mg 维生素 B_{12}，72 小时后，总量的 75% 以原型从尿中排出。尿中排出量随注入量而增加。肌内注射 5μg 后，8 小时排出 3～4μg；肌内注射 1mg 后，8 小时排出量可达 330～470μg。

【不良反应】 内分泌系统 低钾血症、高尿酸血症。

皮肤及皮肤附件 皮疹、瘙痒。

胃肠反应 腹泻。

免疫系统及感染 过敏性哮喘、过敏性休克。

【禁忌证】 对本品过敏者禁用。

【注意事项】 常规

(1) 痛风患者如使用本品，由于核酸降解加速，血尿酸升高，可诱发痛风发作，应加以注意。

(2) 神经系统损害者，在诊断未明确前不宜应用维生素 B_{12}，以免掩盖亚急性联合变性的临床表现。

(3) 心脏病患者注射维生素 B_{12} 有可能增加血容量，导致肺水肿或充血性心力衰竭的发生。

基因相关 利伯病 (Leberdisease) 即家族遗传性球后视神经炎及烟草性弱视症。血清中维生素 B_{12} 异常升高，如使用维生素 B_{12} 治疗可使视神经萎缩迅速加剧，但采用羟钴胺则有所裨益。

诊断干扰

(1) 维生素 B_{12} 缺乏可同时伴有叶酸缺乏，如以维生素 B_{12} 治疗，血象虽能改善，但可掩盖叶酸缺乏的临床表现，对该类患者宜同时补充叶酸，才能取得较好疗效。

(2) 抗生素可影响血清和红细胞内维生素 B_{12} 测定，特别是应用微生物学检查方法，可产生假性低值。在治疗前、后随访测定血清维生素 B_{12} 时，应以注意。

随访检查

(1) 维生素 B_{12} 治疗巨幼细胞贫血，在起始 48 小时宜查血钾，以便及时发现可能出现的严重低钾血症。

(2) 部分患者治疗后期由于血红蛋白合成加速，常致体内铁消耗过多而引起缺铁。故在治疗巨幼细胞贫血过程中，如血红蛋白上升至一定水平后停滞，则应及时补充铁剂。

【药物相互作用】 (1) 应避免与氯霉素合用，否则可抵消维生素 B_{12} 所产生的造血反应。

(2) 维生素 C 在体外试管中可破坏维生素 B_{12}，故维生素 B_{12} 缺乏的患者不宜大量摄入维生素 C。

(3) 氨基糖苷类抗生素，对氨基水杨酸类，抗惊厥药如苯巴比妥、苯妥英钠、扑米酮或秋水仙碱等，可以减少维生素 B_{12} 从肠道吸收。

【给药说明】 维生素 B_{12} 不得静脉注射。

【用法与用量】 成人 ①肌内注射：治疗维生素 B_{12} 缺乏症，起始一日 25～100μg 或隔日 50～200μg，共 2 周；如伴有神经系统表现，每日用量可增加至 500μg；以后每周肌内注射 2 次，每次 50～100μg，直到血象恢复正常。维持量，每个月肌内注射 100μg。②口服给药：一日 25～100μg 或隔日 50～200μg，分次服用。

儿童 肌内注射：维生素 B_{12} 缺乏症，每次 25～50μg，隔日 1 次，疗程共 2 周；以后每个月肌内注射 1 次。

【制剂与规格】 维生素 B_{12} 片：(1) 0.025mg；(2) 0.05mg。

维生素 B_{12} 注射液：(1) 1ml:0.05mg；(2) 1ml:0.1mg；(3) 1ml:0.25mg；(4) 1ml:0.5mg；(5) 1ml:1mg。

维生素 B_{12} 滴眼液：(1) 5ml:1mg；(2) 10ml:2mg。

甲 钴 胺 [药典(二)；国基；医保(乙)]

Mecobalamin

【适应证】 ①用于治疗周围神经病。②治疗维生素 B_{12} 缺乏所致巨幼细胞贫血。

【药理】 (1) 药效学 甲钴胺是一种内源性的辅酶

B_{12}参与一碳单位循环，在由同型半胱氨酸合成蛋氨酸的转甲基反应过程中发挥重要作用。动物实验发现本品比氰钴胺易于进入神经元细胞器，参与脑细胞和脊髓神经元胸腺嘧啶核苷的合成，促进叶酸的利用和核酸代谢，且促进核酸和蛋白质合成作用较氰钴胺强。本品能促进轴突运输功能和轴突再生，使链脲霉素诱导的糖尿病大鼠坐骨神经轴突骨架蛋白的运输正常化，对阿霉素、丙烯酰胺、长春新碱等药物引起的神经退变及自发性高血压大鼠神经疾病引起的神经退变具有抑制作用。在大鼠组织培养中发现本品可以促进卵磷脂合成和神经元髓鞘形成。本品能通过提高神经纤维兴奋性恢复终板电位诱导，从而使给予胆碱缺乏饲料的大鼠脑内乙酰胆碱恢复到正常水平。

(2) 药动学　健康人一次口服 120µg、1500µg，无论哪个剂量，均在给药后 3 小时达到最高血药浓度，其吸收呈剂量依赖性。服药后 8 小时，尿中总维生素 B_{12} 的排泄量为用药后 24 小时排泄量的 40%～80%。健康人一次肌内注射以及静脉注射甲钴胺（CH_3–B_{12}）500µg，达到最高血清中总维生素 B_{12} 浓度的时间（t_{max}）分别是：肌内注射为（0.9±0.1）小时，静脉注射为给药后 0～3 分钟；最高血清中总维生素 B_{12} 浓度增加部分（除去内源性血清总维生素 B_{12}）（ΔC_{max}）各自为 22.4ng/ml 和 85.0ng/ml。

【不良反应】　胃肠反应　食欲不振、恶心、呕吐、腹泻。

　　皮肤及皮肤附件　皮疹。

　　免疫系统及感染　过敏症反应，会引起血压下降、呼吸困难等过敏症反应。

　　神经系统　头痛。

　　用药部位反应　肌内注射部位疼痛、硬结。

　　全身整体表现　发热感、出汗。

【禁忌证】　对本品过敏者禁用。

【注意事项】　随访检查　如果使用一个月后仍不见效，则不必继续无目的地使用。

　　其他　从事汞及其化合物工作的人员，不宜长期大量服用本品。

【给药说明】　(1)注射液给药时见光易分解，开封后立即使用的同时，应注意避光。

(2)肌内注射时为避免对组织、神经的影响，应注意避免同一部位反复注射，且对新生儿、早产儿、婴儿、幼儿要特别小心。

(3)注意避开神经分布密集的部位；注意针扎入时，如有剧痛、血液逆流的情况，应立即拔出针头，换部位注射。

【用法与用量】　成人　(1)口服　一次 500µg，一日 3 次。

(2)肌内注射　①周围神经病，一次 500µg，一日 1 次，一周 3 次；②巨红细胞性贫血，一次 500µg，一日 1 次，一周 3 次。给药约两月后，维持治疗每隔 1～3 个月给予 500µg。

(3)静脉注射　同肌内注射。

【制剂与规格】　甲钴胺片：500µg。

甲钴胺胶囊：500µg。

甲钴胺注射液：1ml:0.5mg。

叶　酸 [药典(二)；国基；医保(甲)；医保(乙)]

Folic Acid

【适应证】　①抗贫血药，主要用于因叶酸缺乏所致巨幼细胞贫血；②妊娠期、哺乳期妇女预防用药（预防胎儿先天性神经管畸形）；③慢性溶血性贫血所致的叶酸缺乏。

【药理】　(1)药效学　叶酸主要在空肠近端吸收，十二指肠也有一定吸收作用。肠道吸收的叶酸，经门静脉进入肝脏，在肝内二氢叶酸还原酶作用下，转变为具有活性的四氢叶酸。四氢叶酸是体内转移"一碳基团"的载体。"一碳基团"可以连接在四氢叶酸第 5 位或第 10 位碳原子上，特别是参与嘌呤核苷酸和嘧啶核苷酸的合成与转化。尿嘧啶核苷酸转化为胸腺嘧啶核苷酸时所需的甲基即来自于携有"一碳基团"的四氢叶酸所提供的甲烯基。因此叶酸缺乏时，"一碳基团"转移发生障碍，胸腺嘧啶核苷酸合成发生困难，DNA 合成也受影响，细胞分裂速度减慢，往往停留在 G_1 期，而 S 期及 G_2 期相对延长。这不仅影响造血细胞，引起巨幼细胞性贫血，也可累及体细胞，特别是消化道黏膜细胞。

(2)药动学　叶酸在胃肠道几乎被完全吸收（主要在十二指肠及空肠上部），生物利用度为 76%～93%，达峰时间为 60～90 分钟。大部分贮存在肝内，体内叶酸主要被分解为蝶呤和对氨基苯甲酰谷氨酸。由胆汁排至肠道中叶酸可被再吸收，形成肠肝循环。本品 30%经肾脏排泄，少量由胆汁排出。分布半衰期为 0.7 小时。

【不良反应】　免疫系统及感染　过敏反应。

　　胃肠系统　厌食、恶心、腹胀。

【禁忌证】　维生素 B_{12} 缺乏引起的巨幼细胞贫血不能单用叶酸治疗。

【注意事项】　(1)口服大剂量叶酸，可以影响微量元素锌的吸收。

（2）应在诊断明确后用药。经验性治疗，应用生理量（一日 0.5mg）口服。

（3）营养性巨幼红细胞性贫血常合并缺铁，应同时补充铁剂，并补充蛋白质及其他 B 族维生素。

（4）恶性贫血及疑有维生素 B_{12} 缺乏的患者，不应单独使用叶酸，可能会加重维生素 B_{12} 的负担和神经系统症状。

（5）大量服用叶酸时，可使尿液呈黄色。

【药物相互作用】（1）与维生素 C 同服，可能抑制叶酸在胃肠中的吸收。

（2）叶酸与苯巴比妥、苯妥英钠和扑米酮同用，可降低后者的抗癫痫作用。

（3）甲氨蝶呤、乙胺嘧啶等对二氢叶酸还原酶有较强的亲和力，能够阻止叶酸转化为四氢叶酸，从而中止叶酸的治疗作用。反之在甲氨蝶呤治疗肿瘤、白血病时，如使用大剂量叶酸，也会影响甲氨蝶呤的疗效。

（4）叶酸可减少柳氮磺吡啶、胰酶的吸收。

【给药说明】 遇有口服叶酸片剂出现恶心和（或）呕吐较剧烈，或处于手术前后禁食期，或胃切除术后伴有吸收不良等情况，可选用叶酸钠或亚叶酸钙（甲酰四氢叶酸钙）肌内注射。营养不良所致巨幼细胞贫血患者常同时伴缺铁，尤其是在叶酸治疗造血恢复后更易伴发，故在疗程后期需补充铁剂。

【用法与用量】 成人 口服，一次 5~10mg，一日 15~30mg，用至红细胞数量恢复正常为止；维持量，一日 2.5~10mg。

儿童 抗贫血及升血细胞：口服，一次 5mg，一日 3 次。

妊娠期、哺乳期妇女预防用药 一次 0.4mg，一日一次。

【制剂与规格】 叶酸片：(1)0.4mg；(2)5mg。

亚 叶 酸 钙 [药典(二)；国基；医保(甲)；医保(乙)]

Calcium Folinate

【适应证】 ①主要用作叶酸拮抗剂（如甲氨蝶呤、乙胺嘧啶或甲氧苄啶等）的解毒剂，预防大剂量甲氨蝶呤治疗后及过量引起的严重毒性作用；②与氟尿嘧啶联合使用，提高其疗效，用于结直肠癌及胃癌的治疗；③当口服叶酸疗效不佳时，也用于口炎性腹泻、营养不良、妊娠期或婴儿期引起的巨幼细胞贫血，但对维生素 B_{12} 缺乏性贫血并不适用。

【药理】（1）药效学 本品是叶酸还原型的甲酰化衍生物，系叶酸在体内的活化形式（参阅"叶酸"）。甲氨蝶呤等叶酸拮抗药的作用是与二氢叶酸还原酶结合而拮抗叶酸向四氢叶酸盐转化。本品可直接提供叶酸在体内的活化形式，具有"解救"过量的叶酸拮抗物在体内的毒性反应，有利于胸腺嘧啶核苷酸、DNA、RNA 以至蛋白质合成。本品可限制甲氨蝶呤对正常细胞的损害程度，通过相互间竞争作用，并能逆转甲氨蝶呤对骨髓和胃肠黏膜的毒性反应，但对已存在的甲氨蝶呤神经毒性则无影响。

（2）药动学 本品口服后易于吸收，(1.72 ± 0.8) 小时后，血清还原叶酸达峰值；肌内注射血清达峰时间为 (0.71 ± 0.09) 小时。血清还原叶酸半衰期 $(t_{1/2})$，静脉注射、肌内注射或口服后为 3.5~6.2 小时。无论何种途径进入体内，药物作用持续 3~6 小时。经肝和肠膜作用后本品代谢为 5-甲基四氢叶酸，口服后代谢较肌内注射快而充分。80%~90% 经肾排出，少量随粪便排泄。

【不良反应】 **皮肤及皮肤附件** 皮疹、荨麻疹、Stevens-Johnson 综合征、中毒性表皮坏死松解症。与氟尿嘧啶联用：掌跖红肿疼痛综合征。

血液系统 白细胞减少、血小板减少。与氟尿嘧啶联用：骨髓抑制。

胃肠反应 大剂量可致恶心、呕吐。与氟尿嘧啶联用：黏膜炎、腹泻。

神经系统 痫性发作、晕厥，通常与氟尿嘧啶联用相关。

免疫系统及感染 过敏反应。

肝胆 氟尿嘧啶联用：高氨血症。

全身整体表现 过敏性休克、发热。

【禁忌证】 亚叶酸不得用于治疗恶性贫血或由维生素 B_{12} 缺乏引起的巨幼红细胞性贫血。

【注意事项】 常规 （1）当患者有下列情况时，应谨慎用于甲氨蝶呤的"解救"治疗：酸性尿（pH<7）、腹水、失水、胃肠道梗阻、胸腔渗液或肾功能障碍。有上述情况时，甲氨蝶呤毒性反应较显著，且不易从体内排出。而如病情急需者，亚叶酸钙可加大剂量。

（2）与乙胺嘧啶或甲氧苄啶应用以预防后者引起的继发性巨幼细胞贫血。

（3）亚叶酸钙不宜单独用于治疗维生素 B_{12} 缺乏所引起的巨幼细胞贫血，否则反而加重神经系统损害。

（4）贮藏过程中应避免光线直接照射及热接触。

随访检查 接受大剂量甲氨蝶呤而用亚叶酸钙"解救"的患者应进行下列各种实验室监测：①治疗前检测肌酐清除率。②甲氨蝶呤大剂量应用后每 12~24 小时测定血浆或血清甲氨蝶呤浓度，以调整亚叶酸钙剂量和应用时间；当甲氨蝶呤浓度低于 5×10^{-8}mol/L 时，可以停止实验室监测。③甲氨蝶呤治疗前及治疗后每 24 小时测定血清肌酐,用药后 24 小时肌酐大于治疗前 50%,提示有严重肾毒性,要慎重处理。④甲氨蝶呤用药前和用药后每 6 小时应监测尿液酸度,要求尿液 pH 保持在 7 以上,应常规用碳酸氢钠和水化治疗;注射当天及注射后 2 日,每日补液量应达 3000ml/m²,以防肾功能不全。⑤亚叶酸钙不宜与甲氨蝶呤同时应用,以免影响后者抗叶酸作用;宜在大剂量甲氨蝶呤应用后 24~48 小时再启用本品,剂量应达到使亚叶酸钙的血药浓度等于或大于甲氨蝶呤的血药浓度。

【药物相互作用】 (1)亚叶酸钙较大剂量与巴比妥类、扑米酮或苯妥英钠同用,可影响后者的抗癫痫作用。

(2)亚叶酸钙可能会加强氟尿嘧啶的毒性。

(3)当亚叶酸钙与叶酸拮抗剂(如复方磺胺异噁唑、乙胺嘧啶)同时使用时,可能会降低或中和叶酸拮抗剂的疗效。

【给药说明】 (1)由于亚叶酸钙注射液含有钙,所以每分钟静脉内注入不得超过 160mg。

(2)亚叶酸钙只能通过肌注或静注给药,禁止鞘内给药。

【用法与用量】 (1)口服 ①作为一般剂量甲氨蝶呤的"解救"疗法,本品剂量最好根据甲氨蝶呤血药浓度测定进行调整。一般采用的剂量为 5~15mg,每 6~8 小时 1 次,连续 2 日,直至甲氨蝶呤血药浓度在 $5×10^{-8}$mol/L 以下。②作为乙胺嘧啶或甲氧苄啶等的解毒药,一日剂量 5~15mg,视中毒情况而定。③用于巨幼细胞贫血,每日口服 1mg。

(2)肌内注射 ①作为中至大剂量甲氨蝶呤的"解救"疗法,本品剂量最好根据甲氨蝶呤血药浓度调整。一般采用剂量按体表面积为 9~15mg/m²,自甲氨蝶呤停药开始,每 6~8 小时 1 次,持续 2 日,直至甲氨蝶呤血药浓度在 $5×10^{-8}$mol/L 以下。②作为乙胺嘧啶或甲氧苄啶等的解毒药,每次剂量为肌内注射 9~15mg,视中毒情况而定。③用于巨幼细胞贫血,每日肌内注射 1mg。

(3)静脉注射 作为结肠-直肠癌的辅助治疗,与氟尿嘧啶联合应用。本品静脉注射按体表面积 200mg/m²,注射时间不短于 3 分钟;接着用氟尿嘧啶按体表面积 300~400mg/m²,静脉注射,一日 1 次,连续 5 日为一个疗程,根据毒性反应,每隔 4~5 周可重复一次。小儿剂量可酌情参照成人用量。

【制剂与规格】 亚叶酸钙片:(1)5mg;(2)10mg;(3)15mg;(4)25mg。

亚叶酸钙胶囊:(1)15mg;(2)25mg。

亚叶酸钙注射液:(1)1ml:3mg;(2)1ml:5mg;(3)1ml:100mg。

注射用亚叶酸钙:(1)3mg;(2)5mg;(3)25mg;(4)30mg;(5)50mg;(6)100mg;(7)200mg;(8)300mg。

亚叶酸钙氯化钠注射液:100ml:0.2g。

硫 酸 亚 铁 [药典(二);国基;医保(甲)]
Ferrous Sulfate

【适应证】 缺铁性贫血。

【药理】 药效学 铁是红细胞中血红蛋白的组成元素。缺铁时,红细胞合成血红蛋白量减少,致使红细胞体积变小,携氧能力下降,形成缺铁性贫血,口服本品可补充铁元素,纠正缺铁性贫血。

【不良反应】 胃肠反应 恶心、胃部或腹部疼痛、腹泻、便秘(本药可减少肠蠕动)、黑便。

【禁忌证】 (1)肝肾功能严重损害,尤其是伴有未经治疗的尿路感染者禁用。

(2)铁负荷过高、血色病或含铁血黄素沉着症患者禁用。

(3)非缺铁性贫血(如地中海贫血)患者禁用。

【注意事项】 常规

(1)下列情况慎用 酒精中毒、肝炎、急性感染、肠道炎症、胰腺炎、胃与十二指肠溃疡、溃疡性肠炎。

(2)过敏体质者慎用。

随访检查 不得长期使用,应在确诊为缺铁性贫血后使用,且治疗期间应定期检查血象和血清铁水平。

【药物相互作用】 (1)维生素 C 与本品同服,有利于铁吸收。

(2)与磷酸盐类、四环素类及鞣酸等同服,可妨碍铁的吸收。

(3)可减少左旋多巴、卡比多巴、甲基多巴及喹诺酮类药物的吸收。

【给药说明】 (1)硫酸亚铁不应与浓茶同服。

(2)在饭后或饭时服用,以减轻胃部刺激。

【用法与用量】 成人 口服。①预防用:一次 0.3g,一日 1 次。②治疗:一次 0.3g,一日 3 次;缓释片,一次 0.45g,一日 2 次。

儿童 ①治疗用:一日 3~6mg 元素铁/kg,分 1~2 次。②预防用:一日 1~2mg 元素铁/kg,一日 1 次。

【制剂与规格】 硫酸亚铁含片:0.075g。

硫酸亚铁片:0.3g。

硫酸亚铁糖浆:1ml:40mg。

硫酸亚铁缓释片:0.45g。

富马酸亚铁 [药典(二);医保(乙)]
Ferrous Fumarate

【适应证】 缺铁性贫血的预防和治疗。

【药理】 (1)药效学 铁为血红蛋白及肌红蛋白的主要组成成分。血红蛋白为红细胞中主要携氧者。肌红蛋白系肌肉细胞贮存氧的部位,以助肌肉运动时供氧需要。与三羧循环有关的大多数酶和因子均含铁,或仅在铁存在时才能发挥作用。所以对缺铁患者积极补充铁剂后,除血红蛋白合成加速外,与组织缺铁和含铁酶活性降低的有关症状如生长迟缓、行为异常、体力不足、黏膜组织变化及皮肤、指甲病变也均能逐渐得以纠正。

(2)药动学 铁剂以亚铁离子形式主要在十二指肠及空肠近端吸收。对非缺铁者,口服摄入铁的5%～10%可自肠黏膜吸收。随着体内贮存量的缺乏,铁吸收量可成比例增加。所以对一般缺铁患者,20%～30%摄入铁可被吸收。有机铁和高铁不易吸收。与食物同时摄入铁,其吸收量约较空腹时减少1/3～1/2。铁吸收后与转铁蛋白结合后进入血循环,以供造红细胞所用,也可以铁蛋白或含铁血黄素形式累积在肝、脾、骨髓及其他网状内皮组织。蛋白结合率在血红蛋白中很高,肌红蛋白、酶及转运铁的蛋白均较低,铁蛋白或含铁血黄素也很低。铁在人体中每日排泄极微量,见于尿、粪、汗液、脱落的肠黏膜细胞及酶内,丧失总量每日为0.5～1.0mg。女性由于月经、妊娠、哺乳等原因,每日平均排泄约1.5～2mg。口服铁剂后不能自肠道吸收者均随粪便排出。

【不良反应】 胃肠反应 恶心、胃部或腹部疼痛、腹泻、便秘。

【禁忌证】 (1)血色病或含铁血黄素沉着症。

(2)肝肾功能严重损害,尤其伴有未经治疗的尿路感染者。

(3)不伴缺铁的其他贫血(如地中海性贫血)。

【注意事项】 诊断干扰 应用铁剂后,血清结合转铁蛋白或铁蛋白增高,大便隐血试验阳性;前者易导致漏诊,后者则与上消化道出血相混淆。

常规 下列情况慎用:(1)酒精中毒;(2)肝炎;(3)急性感染;(4)肠道炎症如肠炎、结肠炎、憩室炎及溃疡结肠炎;(5)胰腺炎;(6)消化性溃疡。

随访检查 用药期间需定期做下列检查,以观察治疗反应:(1)血红蛋白测定;(2)网织红细胞计数;(3)血清铁蛋白及血清铁测定。

【药物相互作用】 (1)富马酸亚铁与制酸药如碳酸氢钠、磷酸盐类及含鞣酸的药物或饮料同用,易产生沉淀而影响吸收。

(2)富马酸亚铁与西咪替丁、去铁胺、二巯丙醇、胰酶、胰脂肪酶等同用,可影响铁的吸收;与铁合用,可影响四环素类药物、氟喹诺酮类、青霉胺及锌制剂的吸收。

(3)与维生素C同服,可增加铁吸收,但也易致胃肠道反应。

【给药说明】 (1)用药前须明确诊断,并尽可能找到缺铁的原因。如无铁剂注射指证,宜选用口服铁剂。

(2)口服铁剂有轻度胃肠反应,饭后即刻服用,可减轻胃部刺激,但药物吸收有所影响。

(3)如口服后胃肠道反应严重,则考虑改服其他铁剂或采用注射途径。

【用法与用量】 成人 口服。预防用,每日0.2g;治疗用,1次0.2～0.4g;一日0.6～1.2g。

儿童 口服。1岁以下,一次35mg,一日3次;1～5岁,一次70mg,一日3次;6～12岁,一次140mg,一日3次。

【制剂与规格】 富马酸亚铁片:(1)0.2g;(2)35mg;(3)50mg;(4)75mg。

富马酸亚铁胶囊:0.2g。

富马酸亚铁咀嚼片:(1)50mg;(2)200mg。

富马酸亚铁颗粒:(1)1g:0.1g;(2)2g:0.2g。

富马酸亚铁混悬液:10ml:300mg(相当于铁99mg)。

葡萄糖酸亚铁片:(1)100mg;(2)300mg。

葡萄糖酸亚铁胶囊:(1)250mg;(2)300mg;(3)400mg。

葡萄糖酸亚铁糖浆:(1)2.5%;(2)3%。

葡萄糖酸亚铁 [药典(二);医保(乙)]
Ferrous Gluconate

【适应证】 缺铁性贫血。

【药理】 药效学 铁为红细胞中血红蛋白的组成元素。缺铁时,红细胞合成血红蛋白量减少,致使红细胞体积变小,携氧能力下降,形成缺铁性贫血。口服本药可补充铁元素,纠正缺铁性贫血。

【不良反应】 胃肠反应 恶心、呕吐、上腹疼痛、便秘、黑便。

【禁忌证】 (1)严重肝、肾功能损害(尤其是伴未经治疗的尿路感染)者。

(2)铁负荷过高、血色病、含铁血黄素沉着症患者。

(3)非缺铁性贫血(如地中海贫血)患者。

【注意事项】 常规 （1）下列情况慎用：酒精中毒、肝炎、急性感染、肠道炎症、胰腺炎、胃与十二指肠溃疡、溃疡性肠炎。

（2）过敏体质者慎用。

随访检查 不得长期使用，应在确诊为缺铁性贫血后使用，且治疗期间应定期检查血象和血清铁水平。

【药物相互作用】 （1）维生素C与铁同服，有利于铁吸收。

（2）本品与磷酸盐类、四环素类及鞣酸等同服，可妨碍铁的吸收。

（3）本品可减少左旋多巴、卡比多巴、甲基多巴及喹诺酮类药物的吸收。

【给药说明】 不应与浓茶同服。宜在饭后或饭时服用，以减轻胃部刺激。

【用法与用量】 成人 口服：治疗用一次0.3～0.6g，一日2～3次。

儿童 口服：按体重一日30mg/kg，分3次给药。

【制剂与规格】 葡萄糖酸亚铁片：（1）100mg；（2）300mg。

葡萄糖酸亚铁胶囊：（1）250mg；（2）300mg；（3）400mg。

葡萄糖酸亚铁糖浆：（1）2.5%；（2）3%。

琥珀酸亚铁 [国基；医保（甲）]
Ferrous Succinate

【适应证】 缺铁性贫血。

【药理】 （1）药效学 铁是红细胞中血红蛋白的组成元素。缺铁时，红细胞合成血红蛋白量减少，致使红细胞体积变小，携氧能力下降，形成缺铁性贫血，口服琥珀酸亚铁可补充铁元素，纠正缺铁性贫血。

（2）药动学 铁的吸收：以亚铁离子形式主要在十二指肠及空肠近端吸收，酸性药物可增加铁的吸收，如维生素C、山梨醇及琥珀酸等。

铁的运输：铁吸收后与转铁蛋白结合进入血循环，以供造红细胞所用，也可以铁蛋白或含铁血黄素形式累积在肝、脾、骨髓及其他网状内皮组织中。蛋白结合率在血红蛋白中很高，肌红蛋白、酶及转运铁的蛋白均较低，铁蛋白或含铁血黄素也很低。

铁的排泄：铁在人体中每日排泄极微量，见于尿、粪、汗液、脱落的肠黏膜细胞及酶内。

【不良反应】 胃肠反应 恶心、胃部或腹部疼痛、腹泻、便秘。

【禁忌证】 （1）肝肾功能严重损害，尤其是伴有未经治疗的尿路感染者禁用。

（2）铁负荷过高、血色病或含铁血黄素沉着症患者禁用。

（3）非缺铁性贫血（如地中海贫血）患者禁用。

（4）对铁剂过敏者禁用。

【注意事项】 常规 （1）下列情况慎用：酒精中毒、肝炎、急性感染、肠道炎症、胰腺炎、胃与十二指肠溃疡、溃疡性肠炎。

（2）过敏体质者慎用。

（3）勿同时服用抗酸剂、四环素类抗生素。

（4）包装打开后，应置阴凉干燥处，并于2日内服完。

（5）勿用热开水冲服，以免影响吸收。

（6）可能有牙齿染色，无须停药，可用吸管服用，服后漱口。

随访检查 不得长期使用，应在确诊为缺铁性贫血后使用，且治疗期间应定期检查血象和血清铁水平。

诊断干扰 应用琥珀酸亚铁后，血清结合转铁蛋白、铁蛋白增高或大便隐血试验阳性会干扰对缺铁性贫血或上消化道出血的诊断。

【药物相互作用】 （1）维生素C与本品同服，有利于铁吸收。

（2）与磷酸盐类、四环素类及鞣酸等同服，可妨碍铁的吸收。

（3）可减少左旋多巴、卡比多巴、甲基多巴及喹诺酮类药物的吸收。

【给药说明】 （1）琥珀酸亚铁不应与浓茶同服。

（2）在饭后或饭时服用，以减轻胃部刺激。

【用法与用量】 儿童 （1）预防用 口服：0.05g，一日1次。

（2）治疗用 口服：0.1～0.3g，分次服用。

成人 （1）预防用 口服：0.1g，一日1次，妊娠期0.2g，一日1次。

（2）治疗用 口服：0.2～0.4g，分次服用。

【制剂与规格】 琥珀酸亚铁片（胶囊）：0.1g。

琥珀酸亚铁缓释片：0.2g。

琥珀酸亚铁颗粒：（1）0.03g；（2）0.1g。

枸橼酸铁铵
Ferric Ammonium Citrate

【适应证】 缺铁性贫血。

【药理】 药动学 枸橼酸铁铵为三价铁剂，在消化道内转为亚铁盐后方可吸收。亚铁离子主要在十二指肠及空肠近端吸收。对非缺铁者，口服摄入铁的5%～10%可自肠黏膜吸收。随着体内铁贮存量的缺乏，吸收量可成比例增加，所以对一般缺铁患者，20%～30%摄入铁可被吸收。与食物同时摄入铁，其吸收量均较空腹时减少1/3～1/2。铁吸收后与转铁蛋白结合后进入血循环，以供造红细胞所用，也可以铁蛋白或含铁血黄素形式累积在肝、脾、骨髓及其他网状内皮组织。蛋白结合率在血红蛋白中很高，肌红蛋白、酶及转运铁的蛋白均较低，铁蛋白或含铁血黄素也很低。铁在人体中每日排泄极微量，见于尿、粪、汗液、脱落的肠黏膜细胞及酶内，丧失总量每日为 0.5～1.0mg。女性由于月经、妊娠、哺乳等原因，每日平均排泄约 1.5～2.0mg，口服铁剂后不能自肠道吸收者均随粪便排出。

【不良反应】 胃肠反应 恶心、胃部或腹部不适、疼痛、腹泻、便秘、黑便。

【禁忌证】 (1)铁负荷过高、血色病、含铁血黄素沉着症及不伴缺铁的其他贫血(如地中海性贫血)禁用。

(2)肝肾功能严重损害者禁用。

(3)铁过敏者禁用。

【注意事项】 不良反应相关 酒精中毒、肝炎、肠炎、结肠炎、溃疡性结肠炎、憩室炎、胰腺炎、消化性溃疡患者慎用。

诊断干扰 服用本品后，血清铁或铁蛋白增高，易导致漏诊。

随访检查 用药期间监测血红蛋白及红细胞计数、血清铁蛋白、血清铁及铁饱和度、网织红细胞计数。

【药物相互作用】 (1)不宜与制酸药如碳酸氢钠、磷酸盐类含鞣酸的药物或饮料同用(尤其是浓茶)，易产生沉淀而影响吸收。

(2)与西咪替丁、去铁铵、二巯丙醇、胰酶、胰脂肪酶等同用，可影响铁的吸收。

(3)与铁合用，可影响四环素类药物、喹诺酮类、青霉胺及锌制剂的吸收。

(4)与维生素 C 同服，可增加铁吸收，但也易致胃肠道反应。

【给药说明】 枸橼酸铁铵宜饭后或餐中服用，可减轻胃部刺激，但药物吸收稍有影响。

【用法与用量】 配制成复方的合剂或溶液服用，口服。

成人 一次 0.2～2g，一日 3 次；预防量为治疗量的1/5。

儿童 口服，一日 20～40mg，分 3 次服用。

【制剂与规格】 枸橼酸铁铵维 B$_1$ 糖浆(Ⅰ)：每毫升含枸橼酸铁铵 100mg，维生素 B$_1$ 0.05mg。

枸橼酸铁铵维 B$_1$ 糖浆(Ⅱ)：每毫升含枸橼酸铁铵20mg，维生素 B$_1$ 0.05mg。

枸橼酸铁泡腾颗粒：3g:0.6g(相当于铁 129mg)。

右旋糖酐铁 [药典(二)；国基；医保(甲)]
Iron Dextran

【适应证】 用于缺铁性贫血，不能口服或口服疗效不佳的患者可选用静脉制剂。

【药理】 (1)药效学 口服液为可溶性铁，是右旋糖酐和铁的络合物。注射液中的铁以一种稳定的右旋糖酐氢氧化铁复合物的形式存在，与生理状态的铁即铁蛋白(磷酸氢氧化铁蛋白复合物)相似。在去离子水中以溶解状态存在。

(2)药动学 右旋糖酐铁静脉滴注后，能被单核吞噬细胞系统细胞摄取，特别是在肝脏和脾脏中，铁能缓慢地释放并结合于蛋白。6～8 周后可观察到造血功能增强。循环铁的血浆半衰期为 5 小时，总铁(结合的和循环的)半衰期为 20 小时。循环铁被单核吞噬细胞系统的细胞从血浆中吞噬，将复合物分解成铁和右旋糖酐。铁立即与蛋白结合形成血铁黄素或铁蛋白(生理状态铁)，还有少部分形成转铁蛋白。这种铁在生理调节下可补充血红蛋白和消耗的铁储备。铁不易从机体中被清除，过量蓄积有毒性。由于本品复合物分子较大(165000Da)故不能通过肾清除。少量的铁能通过尿液和粪便清除。肌内注射后，右旋糖酐铁被从注射部位吸收至毛细血管和淋巴系统。大部分在 72 小时内被吸收；大多数剩余的铁在随后的 3～4 周被吸收。右旋糖酐可被代谢或排泄。

【不良反应】 心血管系统 心律失常、心动过速、心悸、低血压、高血压。

内分泌系统 血清钙降低。

呼吸系统 呼吸困难。

肌肉骨骼 关节痛、肌肉疼痛、抽筋。

免疫系统及感染 过敏样反应(包括呼吸困难、风疹、皮疹、瘙痒、恶心、发抖、心血管性虚脱突然发作)。

神经系统 麻痹、意识丧失、抽搐、头晕、震颤、头痛、感觉异常。

精神表现 不安、精神状态改变。

肝胆 血清胆红素升高。

胃肠反应 恶心、呕吐、腹痛、腹泻、上腹不适、便秘、黑便。

血液系统 溶血。

皮肤及皮肤附件 潮红、皮疹、瘙痒、多汗。

视觉 视物模糊。

听觉、前庭及特殊感官 暂时性耳聋。

用药部位反应 皮肤色素沉着、出血、无菌脓肿、组织坏死、萎缩、疼痛、炎症、局部静脉炎。

其他 发热、胎心过缓、燥热、疲乏、胸痛、水肿。

【禁忌证】 (1)对铁剂发生过严重过敏者。

(2)非缺铁性贫血(如溶血性贫血)。

(3)铁超负荷或铁利用障碍,如血色病,含铁血黄素沉着病。

(4)肝硬化失代偿期和肝炎。

(5)急、慢性感染,因肠胃外给药可加剧细菌或病毒的感染。

(6)严重肝肾功能损害。

【注意事项】 不良反应相关 (1)非肠道补铁会导致过敏反应,包括潜在的严重的致命的过敏/类过敏反应。有使用普通剂量的注射用铁剂化合物导致过敏反应的报道。

(2)对其他药物有过敏史、有严重哮喘史、患湿疹及其他特异免疫反应的患者,过敏的风险可能会增加。

(3)有免疫性疾病或炎症状态的病人出现过敏反应的风险会显著增加,如系统性红斑狼疮,风湿性关节炎。

(4)静脉注射过快可能引起低血压。

危机处理 应在具备急救复苏设备以及具有经过过敏反应复苏与评价培训的人员的前提下给予右旋糖酐铁,每次用药后病人需要留观至少 30 分钟,以观测是否有不良反应发生。给药过程中如果出现过敏反应或不能耐受,应立即停药。应具备有氧呼吸复苏设施和处理急性过敏/类过敏反应设施,包括 1:1000 注射用肾上腺素溶液。另外可适当地用抗组胺剂和(或)皮质激素治疗。

【药物相互作用】 (1)维生素 C 与右旋糖酐铁同服,有利于铁吸收。

(2)与磷酸盐类、四环素类及鞣酸等同服,可妨碍铁的吸收。

(3)可减少左旋多巴、卡比多巴、甲基多巴及喹诺酮类药物的吸收。

(4)右旋糖酐铁注射液不应与口服铁剂同时使用,因为可导致口服铁的吸收降低。使用右旋糖酐铁注射液治疗后的 5 天内不应使用口服铁剂治疗。

【给药说明】 (1)右旋糖酐铁注射液可采用静脉滴注或缓慢静脉注射两种方式给药,也可不经稀释肌内注射,静脉滴注出现低血压的风险较小,应优先采用。

(2)稀释后应立即使用,如不能立即使用,使用者应确保其贮藏时间及条件,如稀释过程是在严格无菌条件中进行的,可在 2～8℃下保存不超过 24 小时。

(3)注射液不可冷冻。

(4)注射液仅能与 0.9%氯化钠注射液或 5%葡萄糖注射液混合使用,不能与其他的静脉稀释溶液或治疗用溶液混合使用。

【用法与用量】 成人 (1)口服 一次 50～100mg,一日 1～3 次,饭后服。

(2)肌内注射 最高 100mg,如患者可适当活动,可于臀部每日交替注射;如无法活动或卧床不起,注射频率应减少至一周 1～2 次。

(3)静脉给药 一次 100～200mg,一周 2～3 次,具体剂量根据补铁总量确定。

儿童 口服给药。(1)片剂:儿童发育期一次 25～50mg,一日 1～2 次。(2)分散片、颗粒:体重小于 5kg 儿童,一日 25mg;体重为 5～9kg 儿童,一日 50mg;体重大于 9kg 儿童用法与用量同成人。

【制剂与规格】 右旋糖酐铁片:(1)25mg(按铁计算);(2)50mg(按铁计算)。

右旋糖酐铁注射液:(1)表观分子量>200000:①2ml:50mg(铁);②2ml:100mg(铁);③4ml:100mg(铁)。(2)表观分子量<200000:2ml:100mg(铁)。

蔗 糖 铁 [医保(乙)]
Iron Sucrose

【适应证】 主要用于治疗口服铁不能有效缓解的缺铁性贫血。①对口服铁剂吸收障碍者。②对口服铁剂不能耐受者。③各种严重铁缺乏需快速补铁者。

【药理】 (1)药效学 蔗糖铁注射液为多核氢氧化铁(Ⅲ)-蔗糖复合物溶液。多核氢氧化铁(Ⅲ)核心表面被大量非共价结合的蔗糖分子所包围,从而形成一个平均分子量为 43kDa 的复合物。这种大分子结构可以避免从肾脏被消除。这种复合物结构稳定,在生理条件下不会释放出铁离子。多核核心的铁被环绕的结构与生理状态下的铁蛋白结构相似。使用蔗糖铁会引起人体生理的改变,其中包括对铁的摄入。本品毒性很低。小鼠静脉给予本品后的 LD_{50}>200 毫克铁/千克,因此治疗指数约为 30(200/7)。

(2)药动学 蔗糖铁静脉注射后,被网状内皮系统解离为蔗糖和铁。给健康志愿者单剂量静脉注射含 100mg 铁的本品,10 分钟后铁的水平达到最高,平均为 538μmol/L。中央室分布容积与血浆容积相等(大约 3L)。注射的铁在血浆中快速被清除,半衰期约为 6 小时。稳态分布容积约为 8L,说明铁在体液中分布量少。由于本品比转铁蛋白稳定性低,可以看到铁到转铁蛋白的竞争性交换。结果铁的转运速率为每 24 小时 31mg 铁。注射本品后的前 4 小时铁的肾清除量不到全部清除量的 5%。

在 24 小时后，血浆中铁的水平下降到注射前铁的水平，约75%的蔗糖被排泄。

【不良反应】 心血管系统 低血压、虚脱、心动过速、心悸。

呼吸系统 呼吸困难、肺炎、咳嗽、支气管痉挛。

肌肉骨骼 肌肉痛、四肢肿胀、肌肉痉挛、关节痛、关节肿胀。

免疫系统及感染 过敏反应。

神经系统 头痛、嗜睡、副交感神经兴奋、头晕、感觉异常、意识水平降低、眩晕、意识混乱。

肝胆 肝酶升高。

胃肠表现 口腔金属味、恶心、呕吐、腹泻、胃肠功能障碍、腹痛。

皮肤及皮肤附件 瘙痒、风疹、面部潮红、荨麻疹、皮疹、红斑、潮热。

其他 胸痛、发热、输液部位反应(静脉曲张、静脉痉挛)、寒战、胸痛和胸部压迫感、注射部位刺激(如浅表性静脉炎、灼烧感、水肿)、外周水肿、疲乏、无力、不适。

【禁忌证】 (1)非缺铁性贫血患者。

(2)铁过量或铁利用紊乱者。

(3)已知对铁单糖或双糖复合物过敏者。

【注意事项】 常规 用药前须先确认其适应证，如检查血清铁、血清铁蛋白、血红蛋白、红细胞计数、MCV、MCH 及 MCHC 等；有支气管哮喘、铁结合率低和/或叶酸缺乏症的病人，应特别注意过敏反应或过敏样反应的发生。

危机处理 非肠道使用的铁剂会引起具有潜在致命性的过敏反应或过敏样反应。轻度过敏反应应服用抗组胺类药物；重度过敏反应应立即给予肾上腺素。

妊娠 妊娠期妇女与哺乳期妇女妊娠的前 3 个月不鼓励使用非肠道铁剂；妊娠的中、后期静脉铁剂亦须慎用。非肠道给予铁剂是否会增加母乳中铁的含量目前尚不清楚。

肝损伤 有严重肝功能不良患者慎用。

其他 急性感染、有过敏史或慢性感染的患者慎用。

【药物相互作用】 和所有非肠道铁剂一样，本品会减少口服铁剂的吸收，所以蔗糖铁注射液不能与口服铁剂同时使用。因此口服铁剂的治疗应在注射完本品的 5天之后开始服用。

【给药说明】 (1)蔗糖铁只能与 0.9%氯化钠注射液混合使用。不能与其他的治疗药品混合使用。0.9%氯化钠注射液稀释后的本品应在 12 小时内使用。

(2)蔗糖铁注射速度太快，会引发低血压。

(3)谨防静脉外渗漏。如果遇到静脉外渗漏，应按以下步骤进行处理：若针头仍然插着，用少量 0.9%氯化钠注射液清洗。为了加快铁的清除，指导病人用黏多糖软膏或油膏涂在针眼处。轻轻涂抹黏多糖软膏或油膏。禁止按摩以避免铁的进一步的扩散。

(4)1ml 本品最多只能稀释到 20ml 0.9%氯化钠注射液中，5ml 本品最多稀释到 100ml 0.9%氯化钠注射液中，而 25ml 本品最多稀释到 500ml 0.9%氯化钠注射液中。

(5)药液的滴注速度应为：100mg 铁滴注至少 15 分钟；200mg 至少滴注 30 分钟；300mg 至少滴注 1.5 小时；400mg 至少滴注 2.5 小时；500mg 至少滴注 3.5 小时。

(6)为保证药液的稳定，不允许将药液配成更稀的溶液。

(7)静脉注射：蔗糖铁可不经稀释缓慢静脉注射，推荐速度为每分钟 1ml 本品(5ml 本品至少注射 5 分钟)，每次的最大注射剂量是 10ml 本品(200mg 铁)。静脉注射后，应伸展病人的胳膊。

(8)往透析器里注射：蔗糖铁可直接注射到透析器的静脉端，情况同前面的"静脉注射"。

【用法与用量】 成人 (1)静脉滴注：首次用药时的试验剂量为：20～50mg(铁)。15 分钟后未出现不良反应，可继续用药。常用剂量为一次 100～200mg(铁)，一周 2～3 次，依血红蛋白水平而定。最大耐受量为一次 500mg(铁)，应将其稀释于 0.9%氯化钠注射液 500ml 中，静脉滴注至少 3.5 小时，一周 1 次。①缺铁性贫血患者所需总铁量(mg)=体重(kg)×[目标血红蛋白−实际血红蛋白(g/L)]×0.24+储存铁量(mg)(体重≤35kg 者，目标血红蛋白=130g/L，储存铁量=15mg/kg；体重≥35kg 者，目标血红蛋白=150g/L，储存铁量=500mg)；如所需总铁量超过了允许的最大单次剂量，应分次给予。②失血和献血者所需补充铁量(mg)=丢失血的单位数×200。

(2)静脉注射：最大剂量为一次 200mg(铁)，每分钟注射 20mg(铁)。具体用量参见"静脉滴注"。

(3)透析器静脉端给药：参见"静脉滴注"。

儿童 静脉滴注。首次用药时的试验剂量为：体重大于 14kg 者 20mg(铁)，小于 14kg 者 1.5mg(铁)/kg。15 分钟后未出现不良反应，可继续用药。常用剂量为一次 3mg(铁)/kg，一周 2～3 次。

【制剂与规格】 注射用蔗糖铁：100mg(以铁计)。

蔗糖铁注射液：(1)10ml:200mg(铁)；(2)5ml:100mg(铁)。

山 梨 醇 铁 [医保(乙)]
Iron Sorbitex

【适应证】　主要用于预防和治疗各种不宜口服铁剂者，如溃疡性结肠炎；或经口服治疗无效的缺铁性贫血；或是需要迅速纠正贫血状况者。一般不用作首选铁剂。

【药理】　(1)药效学　山梨醇铁属于抗贫血药，1ml含铁量50mg。铁为人体必须元素，是构成血红蛋白、肌红蛋白、铁蛋白、细胞色素和些组织酶的组分之一。急性失血、慢性失血、铁需要量相对增加以及胃肠道铁吸收障碍时，都可因铁的消耗与摄取不平衡而发生缺铁性贫血。对缺铁患者补充铁剂后，除血红蛋白合成加速外，与组织缺铁和含铁酶活性降低症状有关者如生长迟缓、行为异常、体力不足、黏膜组织变化及皮肤、指甲病变等也都能逐渐得以纠正。

(2)药动学　山梨醇铁是三价铁，仅供肌内注射，注射后吸收迅速，2小时后血药浓度达到最高峰，24小时内从尿中排出给药量的20%～30%。不可静脉注射。如注射量超过血液的总铁结合力，血浆中游离铁对机体有毒性作用，因此该药不能与口服铁盐同时应用。

【不良反应】　注射后口腔有金属味，注射局部疼痛及药物外渗；少数患者可有发热、心动过速及关节痛等过敏反应。

心血管　心动过速。

用药部位　注射局部疼痛及药物外渗。

胃肠　注射后口腔有金属味。

肌肉骨骼　关节痛。

用药部位　发热。

【禁忌证】　血色病或含铁血黄素沉积症、溶血性贫血，已知对铁过敏及肝肾功能损害。

【注意事项】　(1)注射后，血红蛋白未见逐渐升高应停药。

(2)山梨醇铁不能静脉注射。

【药物相互作用】　不能与口服铁盐同时应用。

【给药说明】　需进行肌内深部注射，进针、出针速度要快，避免药物渗出至皮下。

【用法与用量】　深部肌内注射。

成人　一次25～50mg，间隔1～3日1次。

儿童　体重大于6kg，一次25mg，一日一次；体重小于6kg，一次12.5mg，一日1次。贫血纠正后继续使用一段时间以补充储存铁。

【制剂与规格】　山梨醇铁注射液：2ml:50mg。

人 促 红 素
Human Erythropoietin

参阅第十八章第四节。

甲磺酸去铁胺 [医保(甲)]
Deferoxamine Mesilate

【适应证】　①用于治疗慢性铁过度，例如输血所致的含铁血黄素沉着症，地中海贫血、铁粒幼细胞性贫血、自身免疫性溶血性贫血及其他慢性贫血；特发性(原发性)血色病患者因伴随疾病(例如严重贫血，心脏疾病，低蛋白血症)妨碍了静脉切开放血术；迟发性皮肤型卟啉病引起的铁负荷过载，不能进行静脉切开的患者；②急性铁中毒；③治疗伴有铝相关性骨病、透析性脑病、铝相关性贫血的晚期肾功能衰竭透析患者的慢性铝过载；④用于诊断铁或铝负荷过重。

【药理】　(1)药效学　甲磺酸去铁胺是一种螯合剂，主要与三价铁离子和铝离子形成螯合物，其得螯合物形成常数分别为 10^{31} 和 10^{25}。本品对二价离子诸如铁(Fe^{2+})、铜(Cu^{2+})、锌(Zn^{2+})、钙(Ca^{2+})的亲和力很低(螯合物形成常数为 10^{14} 或更低)。螯合作用以 1:1 摩尔基础上进行。因此，理论上 1g 本品可结合 85mg 三价铁离子(Fe^{3+})或 41mg 三价铝离子(Al^{3+})。由于其螯合特性，无论是血浆中或者细胞中的游离铁，本品均能与之结合，形成铁胺螯合物。尿中铁胺螯合物的排出主要反映了血浆中铁离子转换，而粪便中铁主要反映肝内铁螯合的状况。可以从铁蛋白和血黄素中螯合铁离子，但在临床应用的浓度下，这样的螯合过程相对较慢。然而，本品不能从转铁蛋白、血红蛋白或其他含有血红素的物质中去除铁离子。还可动员组织结合铝并与之螯合，形成铝胺螯合物。由于铁胺和铝胺这两种螯合物可完全排出，本品能促进铁和铝从尿和粪便中排出，因而减少铁或铝在器官的病理性沉积。

(2)药动学　吸收：去铁胺经肌肉或缓慢皮下输注后，吸收迅速，但是由于完整黏膜的存在，胃肠道的吸收不好。口服 1g 去铁胺，绝对生物利用率低于 2%。如果将去铁胺加入透析液中，则可在腹膜透析期间吸收。分布：按 10mg/kg 体重计算，给健康志愿者肌内注射去铁胺后 30 分钟，血浆浓度达高峰，为 15.5µmol/L(8.7µg/ml)。注射后 1 小时，铁胺的峰浓度为 3.7µmol/L(2.3µg/ml)。在健康志愿者静脉给予去铁胺 2g(约 29mg/kg 体重)2 小时后，可达到平均稳态浓度 30.5µmol/L。去铁胺的分布很快，平均半衰期 0.4 小时。体外实验去铁胺与血清蛋白质的结合少于 10%。甲磺酸去铁胺可通过胎盘，但不清楚是否也进入乳汁。代谢：已从过载患者的尿中分离并鉴别出 4 种去铁胺的代谢产物。已发现发生以下生物转换反应：转氨作用和氧化作用生成一种酸代谢产物，β-氧化作用也产生一种酸性代谢产物，脱羧作用和 N-羟化作用产生中性代谢产物。清除：健康志愿者肌内注射后，去铁胺和铁胺均呈双相清除。去铁胺和铁胺的表观分布半衰期分别为 1 小时和 2.4 小时；两者的表观终末半衰期均为 6 小时。在 6 小时注射期间，去铁胺剂量的 22% 从尿中排出，铁胺为 1%。特殊临床情况下的药代动力学血色病患者按 10mg/kg 体重计算肌内注射去铁胺后 1 小时，血浆去铁胺的峰浓度为 7.0μmol/L（3.9μg/ml）；铁胺峰值为 15.7μmol/L（9.6μg/ml）。这些患者去铁胺和铁胺的清除半衰期清除分别为 5.6 和 4.6 小时。在注射后 6 小时，去铁胺剂量的 17% 从尿中排出，铁胺为 12%。地中海贫血病人：按 50μg/kg 体重/24 小时剂量静脉输注去铁胺后，稳态血浆浓度为 4.1μg/ml。去铁胺呈"双相"从血浆清除，平均分布半衰期 0.28 小时，表观终末半衰期为 3 小时，总体血浆清除率为 0.5L/（kg·h），稳态时的分布容积约 1.35L/kg。对于 AUC，主要铁结合的代谢产物约为去铁胺的 54%，代谢产物的表观单指数清除半衰期为 1.3 小时。因肾功能衰竭而进行透析治疗的患者，在两次透析之间，按 40mg/kg 体重计算静脉输注去铁胺，在 1 小时内输完，在输注完毕时，其血浆浓度 152μmol/L（85.2μg/ml）。如果在透析进行期间输注，则血浆去铁胺浓度低 13%～27%。在所有病例，铁胺的浓度约为 7.0μmol/L（4.3μg/ml），铝胺浓度为 2～3μmol/L（1.2～1.8μg/ml）。停止输注后，去铁胺的血浆浓度迅速下降，半衰期为 20 分钟。一小部分则以半衰期为 14 小时的速度逐渐清除。铝胺的血浆浓度持续上升，直到输注后 48 小时，其浓度约达 7μmol/L（4μg/ml）。随着透析的进行，铝胺浓度下降至 2.2μmol/L（1.3μg/ml）。

【不良反应】 **心血管系统** 低血压、心动过速。

内分泌系统 血钙降低、甲状旁腺功能亢进加重。

呼吸系统 哮喘、急性呼吸窘迫综合征、肺浸润。

肌肉骨骼 节痛、肌痛、骨骼疾病（如干骺端发育不良）、肌肉痉挛。

尿路 急性肾衰竭、肾小管疾病、血肌酐升高、尿液红褐色。

免疫系统及感染 过敏反应（包括过敏性休克）。

神经系统 头痛、神经系统紊乱、头晕、脑病、周围神经病变、感觉异常、抽搐。

胃肠反应 耶尔森菌胃肠炎、恶心、呕吐、腹痛、腹泻。

血液系统 血小板减少、白细胞减少。

皮肤及皮肤附件 血管神经性水肿、风疹、全身性皮疹。

视觉 视力下降或丧失、视野缺损、视网膜变性、视神经炎、白内障、视觉敏感度降低、视物模糊、夜盲症、色觉障碍、角膜浊斑、盲点。

听觉，前庭及特殊感官 感觉神经性耳聋症、耳鸣。

其他 接合菌病、休克、生长迟缓、发热、注射部位反应（包括疼痛、肿胀、渗出、红斑、瘙痒、结痂、水泡、水肿、烧灼感）。

【禁忌证】 如果已知对活性物质过敏，除非有可能进行脱敏，否则应列为禁忌。

【注意事项】 **常规** （1）已有报道过高剂量静脉输注去铁胺治疗急性铁中毒患者和地中海贫血患者发生急性呼吸窘迫综合征。因此不应超过每日推荐剂量给药。

（2）铁螯合物排出可使尿液呈现棕红色。

肾损伤 对于肾功能正常的病人，约一半的金属螯合物经肾排泄。因此，对严重的肾功能衰竭患者，应给予注意。铁和铝的螯合物是可以透析的，肾功能衰竭患者，可用透析增加其清除，用药期间应监测肾功。

儿童 生长迟缓与在血清铁水平低的患者中应用高剂量去铁胺，和 3 岁以内儿童开始治疗有关。高剂量去铁胺导致生长迟缓应与由于铁过载所致生长迟缓有区别，剂量低于 40mg/kg 体重去铁胺很少引起生长迟缓。对于高于此剂量引起的生长迟缓，减低剂量后，一些患者的生长速度可恢复到治疗前水平，然而将无法达到预计的成年高度。使用去铁胺的患儿应每 3 个月监测一次体重和身高。

危机处理 （1）在铁过载患者中，去铁胺可能增加其感染的易感性，如假结核病菌感染。如果患者在使用去铁胺治疗中出现发热，并伴有急性肠炎/结肠炎，弥漫性腹痛或咽炎，应暂时停止治疗，做有关的细菌学试验，并立即给予适当的抗生素治疗。当感染消失后，可继续治疗。

（2）少数应用去铁胺治疗铝和/或铁负荷过载的患者发生接合菌病。如果有任何可疑体征或症状发生，应停止治疗，进行真菌学试验，立即采取合适的治疗。

（3）对于患有铝相关脑病的患者，高剂量使用去铁胺可加重神经系统功能紊乱（抽搐），可能是由于循环中的铝急性增高所致；去铁胺可能引起透析性痴呆的发作；治疗前先用氯硝西泮可预防这一神经系统副作用。

（4）高剂量去铁胺治疗，尤其对血浆铁蛋白水平低的患者可引起视力、听力障碍。接受维持透析且铁蛋白水平低的肾衰竭患者更易发生不良反应，已有仅一剂去铁胺治疗即引起视力症状的报道。低剂量去铁胺可降低不良反应的危险。如有视力和/或听力障碍应立即停止治疗，如果早期发现去铁胺引起的这些改变通常可逆转。随后可以更低剂量去铁胺重新开始治疗，并且密切监测视听功能。建议在使用去铁胺治疗前以及治疗期间每3个月应作一次视力和听力的检查，特别是铁蛋白水平低的情况。维持去铁胺平均每日剂量(mg/kg 体重)除以血清铁蛋白的指数低于0.025，可以降低地中海贫血病人发生听力异常的风险。

司机驾驶 有头晕或其他中枢神经障碍，或视力/听力损害的患者应禁止驾驶车辆或操作机器；

【药物相互作用】 在去铁胺治疗的同时合用吩噻嗪类衍生物甲哌氯丙嗪可引起暂时性意识障碍，锥体功能障碍和昏迷。对于严重慢性铁过载的患者，如联合本品和大剂量维生素C(每日500mg 以上)治疗时，可发生心脏功能损害，停用维生素C后可恢复。由于螯合在本品上的镓-67迅速经尿排出，镓-67成像会失真。建议采用闪烁法检查前48小时即停用去铁胺。

【给药说明】 (1)去铁胺使用剂量不应超过推荐剂量。

(2)如果采用皮下给药，注射针头不能离真皮层太近，溶液浓度不能超过95mg/ml，否则可能增加皮下途径给药时出现局部反应的风险。

(3)仅在不适合皮下注射的情况下选择肌内注射，必要时可用较高浓度。

(4)静脉注射去铁胺治疗时，应缓慢注射。快速静脉注射可能会引起低血压和休克(如潮红、心动过速、虚脱、循环衰竭和风疹)。

(5)在推荐浓度95mg/ml 时，复溶后溶液澄清、无色至淡黄色溶液。只有澄清溶液方可使用。不透明或混浊的溶液应丢弃。注射时应采取应有的谨慎措施。

【用法与用量】 成人 (1)用于慢性铁负荷过度 皮下滴注、肌内注射、静脉注射。平均日剂量为20～60mg/kg。血清铁蛋白低于2μg/ml 时为25mg/kg，2～3μg/ml 时为35mg/kg，血清铁蛋白水平较高时为一日55mg/kg。仅在利大于弊时方可使用较大剂量，不推荐平均日剂量超过50mg/kg。用输液泵缓慢输注8～12小时，也可24小时缓慢输注，一周用药5～7次。

(2)急性铁中毒 静脉滴注。滴注速度不超过15mg/(kg·h)，用药4～6小时后可适当减慢滴速，24小时总剂量不超过80mg/kg。

(3)终末期肾衰竭伴铝负荷过度 腹膜注射、皮下

注射、肌内注射、静脉注射。一次5mg/kg，一周1次。如去铁胺试验后血清铝升至0.3μg/ml，则应于透析的最后60分钟减缓滴注速度。如血清铝高于0.3μg/ml，应于透析之前5小时慢速滴注。在进行为期3个月治疗和其后为期4周洗脱后，应作一次甲磺酸去铁胺滴注试验。如间隔1月的两次滴注试验血清铝较用药前升高小于0.05μg/ml，则不推荐使用本药。对于非卧床持续腹膜透析(CAPD)和持续性周期性腹膜透析(CCPD)患者，于最后一次更换透析液前给药，一次5mg/kg，一周1次。

(4)诊断晚期肾衰竭患者铝负荷过度 静脉滴注。建议对血清铝超过0.06μg/ml 伴血清铁蛋白超过0.1μg/ml的患者进行试验。血液透析前测定血清铝水平，透析最后60分钟按5mg/kg 缓慢静脉滴注。于下次血液透析开始时(滴注44小时后)，第2次测定血清铝水平，如超过透析前水平0.15μg/ml 以上，则认为试验结果阳性(阴性结果并不绝对排除铝负荷过度)。

儿童 皮下注射、肌内注射、静脉注射。3岁以下儿童：用于治疗慢性铁负荷过度时，平均日剂量不得超过40mg/kg。

老年人 应谨慎选择剂量，从最小剂量开始。

【制剂与规格】 注射用甲磺酸去铁胺：0.5g。

重组人促红素-β(CHO 细胞) [医保(乙)]
Recombinant Human Erythropoietin β Injection

【适应证】 ①适用于因慢性肾衰竭所致贫血，包括行血液透析、腹膜透析和非透析治疗者。②治疗接受化疗的非髓性恶性肿瘤患者的症状性贫血。

【药理】 (1)药效学 重组人促红素-β与从贫血患者尿液中分离的促红素的氨基酸和碳水化合成分是一致的。促红素是一种糖蛋白，它通过刺激干细胞前体来促进红细胞生成，作为一种有丝分裂刺激因子和分化激素起作用。重组人促红素-β的生物效应在静脉及皮下注射后被证实。在多种载体动物模型(正常及尿毒症大鼠，红细胞增多症小鼠、狗)中给予重组人促红素-β后，总铁结合率、红细胞数目、血红蛋白水平及网织红细胞计数均增高。在鼠脾细胞培养载体实验中，发现其与重组人促红素-β孵育后，脾中有核红细胞的 ^{3}H-胸苷结合率升高。人类骨髓细胞培养调查显示，注射重组人促红素-β仅刺激红细胞生成而不影响白细胞。并没有发现重组人促红素-β对人骨髓及皮肤细胞有毒性作用，也没有任何临床前期或临床调查显示重组人促红素-β对肿瘤进展有影响。

(2) 药动学 药物动力学显示,在健康志愿者及尿毒症患者,静脉给予重组人促红素-β的半衰期为 4～12 小时,分布容积相当于 1～2 倍血浆容积。在尿毒症及正常大鼠动物实验中已发现相似结果。给尿毒症患者皮下注射重组人促红素-β后,因血清血小板浓缩而延缓吸收,平均 12～28 小时达到最大浓度。半衰期平均为 13～28 小时,比静脉注射要长。生物利用度与静脉注射相比,皮下注射重组人促红素-β的生物利用度为 23%～42%。

【不良反应】 心血管系统 血压升高、高血压、高血压加重、血栓栓塞事件、血管通路血栓形成〔尤其是有低血压趋势或动静脉瘘出现并发症(如狭窄、动脉瘤)的患者〕。正常血压或低血压患者可能出现伴有脑病样症状〔如头痛、精神错乱、感觉运动障碍(如语言障碍、步态受损)、强直痉挛性发作〕的高血压危象。

内分泌系统 血清钾水平一过性升高、磷酸盐水平一过性升高。

免疫系统及感染 过敏样反应。

神经系统 头痛。

血液系统 血清铁蛋白降低、血小板增多、纯红细胞再生障碍贫血。

皮肤及皮肤附件 皮疹、瘙痒、荨麻疹。上市后还有 Stevens-Johnson 综合征、中毒性表皮坏死松解症的报道。

用药部位反应 注射部位反应。

全身整体表现 流感样症状,如发热、寒战、头痛、肢体疼痛、不适和(或)骨痛。

【禁忌证】 (1) 对本药过敏者。

(2) 控制不佳的高血压患者。

【注意事项】 常规

(1) 本药仅在出现贫血症状时方可使用,且应采用最低有效剂量。

(2) 本药通常用于长期治疗,但如需要,可随时终止治疗。

(3) 叶酸或维生素 B_{12} 缺乏及治疗肾衰竭所致的严重铝超负荷可减弱本药的疗效。

(4) 如健康者误用本药,可能导致血红蛋白水平过度升高,从而引起危及生命的心血管系统并发症。

(5) 本药注射剂含有苯丙氨酸,重度苯丙酮尿症患者应注意。

不良反应相关

(1) 若出现高血压、心血管、脑血管、外周血管疾病,应根据个体状况确定血红蛋白每周升高的幅度和治疗靶浓度。

(2) 如出现突发性刺痛性偏头痛样头痛,应注意可能发生脑病样症状的高血压危象。

危机处理

(1) 对慢性肾衰竭患者,因本药治疗期间血红蛋白水平升高,常需增加血液透析期间的肝素剂量,如肝素化治疗未达最佳状态,可能堵塞透析系统。对有血管通路血栓形成风险的慢性肾衰竭患者,应考虑进行早期血管通路修正和预防血栓形成(如服用阿司匹林)。

(2) 如出现血钾升高,应考虑停用本药,直至血钾恢复正常水平。

(3) 如出现纯红细胞再生障碍贫血,须停用本药,且不可换用其他 ESAs 进行治疗。

(4) 如出现不能控制的血压升高,应暂停使用本药。

随访检查

(1) 肿瘤患者使用促红细胞生成素类药(ESAs)后,当血红蛋白靶浓度大于 120g/L 时,可促进疾病进展并缩短患者的存活期,增加死亡风险。

(2) 慢性肾衰竭患者使用 ESAs 后,当血红蛋白靶浓度高于 120g/L 时,可增加发生死亡和严重心血管事件的风险。

(3) 治疗期间应定期监测血红蛋白水平、血细胞比容。

(4) 治疗期间(尤其在治疗初期,包括透析期间)应定期监测血压。

(5) 治疗最初 8 周应定期监测血小板计数。

(6) 治疗期间应定期监测血清钾、血清磷。

(7) 为确保有效地生成红细胞,治疗前和治疗期间均应监测铁离子水平。如需要,可进行铁补充治疗。

【药物相互作用】 尚不明确。

【给药说明】 应注意本药只有在溶液澄清或呈轻微乳状,无色且几乎无可见颗粒时方可用于注射。预充式注射器中的药品是无菌的,但未做防腐处理。在任何情况下,每支注射器都不可以多次注射。

【用法与用量】 成人 (1) 慢性肾衰竭引起的贫血

①皮下注射 治疗期:起始剂量为一次 20U/kg,一周 3 次。如血红蛋白升高不理想(一周<2.5g/L),可每 4 周将单次剂量增加 20U/kg。同时也可将一周剂量分成每日剂量。最大周剂量为 720U/kg。如治疗 4 周后血红蛋白升高幅度超过 20g/L 或血红蛋白水平正在升高并接近 120g/L,剂量应减少 25%;如血红蛋白水平持续升高,应停止治疗直至血红蛋白水平开始降低,随后以低于前次给药剂量 25%的剂量重新开始治疗。

维持期:如血红蛋白水平维持在 100～120g/L,则进入维持期。剂量为治疗期的一半,随后每周或每 2 周调整剂量。周剂量可按一周 1 次，或分成等份剂量一周 3 次或 7 次给予。按一周 1 次给药病情稳定的患者可改为每 2 周 1 次，但可能需要增加剂量。

②静脉注射　治疗期：起始剂量为一次 20U/kg，一周 3 次。4 周后剂量可增至一次 80U/kg，一周 3 次。如需要，可每 4 周将单次剂量增加 20U/kg。最大周剂量为 720U/kg。如 4 周后血红蛋白升高幅度超过 2g/dl 或血红蛋白水平正在升高并接近 120g/L，剂量应减少 25%；如血红蛋白水平持续升高，应停止治疗直至血红蛋白水平开始降低，随后以低于前次给药剂量 25% 的剂量重新开始治疗。

维持期：如血红蛋白水平维持在 100～120g/L，则进入维持期。剂量为治疗期的一半，随后每周或每 2 周调整剂量。

(2) 肿瘤化疗引起的症状性贫血

皮下注射。治疗期：血红蛋白水平小于或等于 100g/L 时，起始剂量为一周 30000U（相当于中等体重患者，一周约 450U/kg）。最大周剂量为 60000U。周剂量可按一周 1 次，或分成等份剂量一周 3 次或 7 次给予。如治疗 4 周后血红蛋白已至少升高 10g/L，应继续使用当前剂量；如血红蛋白水平未能升高 10g/L，则可将周剂量加倍；如血红蛋白水平升高幅度超过 20g/L 或达到 120g/L，剂量应减少 25%～50%。如治疗 8 周后血红蛋白水平未能升高 10g/L，则不可能出现治疗反应，应停止治疗。

维持期：当达到治疗目标后，剂量应减少 25%～50%，并使血红蛋白维持在此水平。如血红蛋白水平超过 120g/L，剂量应减少 25%～50%；如血红蛋白水平超过 130g/L，应暂时停止治疗；如血红蛋白水平降低至 120g/L 或更低时，可以低于前次给药剂量 25% 的剂量重新开始治疗。治疗应持续至化疗结束后 4 周。

儿童　慢性肾衰竭引起的贫血：
①皮下注射　2 岁及 2 岁以上儿童，用法用量同成人；
②静脉注射　2 岁及 2 岁以上儿童，用法用量同成人。

【制剂与规格】重组人促红素-β注射液（CHO 细胞）：
(1) 0.3ml:2000U；　(2) 0.3ml:4000U；　(3) 0.3ml:5000U；
(4) 0.6ml:10000U；　(5) 0.6ml:30000U。

罗沙司他 [医保(乙)]

Roxadustat

【适应证】用于正接受透析治疗的患者因慢性肾脏病（CKD）引起的贫血。

【药理】(1) 药效学　罗沙司他为低氧诱导因子-脯氨酰羟化酶抑制剂。罗沙司他体外可抑制脯氨酰羟化酶 PHD1、PHD2、PHD3，在 Hep3B 细胞系衍生株 1 G6 细胞中可导致低氧诱导因子-α（HIF-α）的快速且可逆的活化，可诱导 Hep3B 细胞促红细胞生成素（EPO）水平升高。罗沙司他可升高正常小鼠和大鼠、炎性或肾切除诱导贫血模型大鼠的血红蛋白和红细胞压积。

(2) 药动学　吸收：罗沙司他口服给药后被快速吸收，空腹时中位血药浓度达峰时间为 2 小时。治疗剂量范围内，罗沙司他暴露量（C_{max} 和 AUC）会随剂量增加而相应增加。健康受试者中平均消除半衰期约为 8～11 小时，CKD 非透析患者中约为 12 小时，透析患者中约为 10～12 小时。在推荐剂量每周 3 次给药情况下，未见明显药物蓄积。摄入高热量、高脂肪包括乳制品的早餐后，罗沙司他 AUC 未出现变化，C_{max} 降低 25%。罗沙司他可与或不与食物同服。分布：罗沙司他与人血浆蛋白高度结合（>98%），主要与白蛋白结合。血液透析或腹膜透析对罗沙司他无明显消除作用。代谢：罗沙司他在体内主要通过 UGT1A9 和 CYP2C8 被广泛代谢，代谢产物主要有罗沙司他-O-葡糖苷酸和羟化-罗沙司他。体外 CYP450 代谢酶表型确定研究对一系列常见的 CYP 酶（CYP1A1、1A2、2A6、1B1、2B6、2C8、2C9、2C19、2D6、2E1、3A4 和 3A5）进行了评估，结果表明，在人类肝脏中，CYP2C8 是负责将罗沙司他转化为羟化罗沙司他的主要 CYP 酶。体外 UGT 代谢酶表型确定研究对一系列常见的 UGT 酶（UGT1A1、1A3、1A4、1A6、1A7、1A8、1A9、1A10、2B4、2B7、2B10、2B15 和 2B17）进行了评估，结果表明，在人类肝脏中，UGT1A9 是将罗沙司他葡萄糖苷酸化的主要酶。体外研究还表明在人肝及肾微粒体中可检测到罗沙司他的 O-葡萄糖苷酸活性。尽管在体外研究提示 rUGT1A7 和 rUGT1A8 在罗沙司他代谢中起作用，但考虑到两者通常位于肝外，且对人肝微粒体进行的关联分析未能验证两者的作用，因而认为两者可能对罗沙司他在肾脏的葡萄糖苷酸化发挥作用。消除：给健康受试者服用放射性标记的罗沙司他，平均放射性回收率约为 96%（50% 来自粪便，46% 来自尿液）。血浆中的放射性（≥83%）大部分来自于原型罗沙司他，血浆中未发现主要代谢物。

【不良反应】心血管系统　动静脉瘘闭塞、动静脉瘘部位并发症、动静脉瘘血栓形成、高血压、心力衰竭（包括充血性心力衰竭）、血管通路部位闭塞、心肌梗死、血栓形成。

内分泌系统　血糖升高、高钾血症（与本药的相关性尚不明确）、暂时性铁缺乏、高尿酸血症、代谢性酸中毒、低白蛋白血症。

呼吸系统 肺部感染、上呼吸道感染。

肌肉骨骼 肌疲劳、肌痛、关节痛。

免疫系统及感染 超敏反应。

神经系统 头晕、嗜睡、失眠、眩晕、脑血管意外。

肝胆 暂时性丙氨酸氨基转移酶升高、暂时性天门冬氨酸氨基转移酶升高。

胃肠反应 腹部不适、腹胀、消化不良、胃肠胀气、胃食管反流病、恶心、呕吐、食欲下降、呃逆、腹痛、胃肠出血、腹泻、便秘、脂肪酶升高。

皮肤及皮肤附件 瘙痒、皮疹。

视觉 眼睑水肿、视网膜出血。

其他 乏力、胸部不适(非心源性)、外周水肿、不适。

【禁忌证】 (1)对罗沙司他或任何辅料过敏的患者。

(2)妊娠期及哺乳期妇女。

【注意事项】 随访检查 血红蛋白水平监测:在CKD患者中,血红蛋白水平不应超过用法用量建议的目标值上限。过高血红蛋白水平可能增加静脉血栓栓塞、血管通路血栓形成的风险;治疗期间,应根据Hb水平对罗沙司他的剂量进行调整,使Hb水平维持在100~120g/L范围。

在开始治疗或调整剂量后,应每2周检测一次Hb水平,直至其达到并稳定在目标范围内,随后可每4周一次进行监测。若Hb在4周内升高幅度超过20g/L,应采取必要的措施,例如降低剂量或暂停治疗。

血压监测:在临床试验中观察到高血压不良事件,但这可能受到基础疾病、透析等因素的影响,药物相关性尚不明确。尚不能排除使用罗沙司他治疗贫血期间血压升高的可能。因此在使用罗沙司他治疗前、治疗开始和治疗期间应对血压进行监测。临床试验中排除了高血压控制不佳的患者,故高血压控制不佳的患者应慎用。

肝损伤 轻度或中度肝功能损害患者无需调整起始剂量。在重度肝功能受损的患者(Child-Pugh C级)中的有效性和安全性尚未确立。对于重度肝功能受损的患者,治疗需在仔细评估患者的风险/获益后进行。在剂量调整期间应对患者严密监测。

老年人 65岁以上患者无需调整起始剂量。

运动员 运动员慎用。

其他 育龄女性及男性患者的女性配偶用药期间及停药后7日内应采取高效的避孕措施。

罗沙司他不应与其他红细胞生成刺激剂同时使用。

【药物相互作用】 (1)磷结合剂、口服铁 罗沙司他(200mg)与碳酸司维拉姆(2400mg)或醋酸钙(1900mg)合并用药可导致血浆罗沙司他曲线下面积(AUC)分别下降67%和46%,最大血药浓度(C_{max})分别下降66%和52%。应在磷结合剂、口服铁、含镁/铝抗酸剂或其他含多价阳离子药物和矿物质补充剂使用前后至少间隔1小时服用罗沙司他。

(2)丙磺舒(UGT和OAT1/OAT3抑制剂) 罗沙司他(100mg)与丙磺舒(500mg,一天2次)合并用药可导致罗沙司他AUC和C_{max}分别增加2.3倍和1.4倍。应谨慎开始或结束罗沙司他与丙磺舒、其他OAT1/OAT3抑制剂(如特立氟胺)、UGT抑制剂(如丙戊酸)以及UGT诱导剂(如利福平)的合并用药,必要时可考虑调整罗沙司他用药剂量。

(3)他汀类药物 罗沙司他(200mg)与辛伐他汀(40mg)合并用药可导致辛伐他汀的AUC和C_{max}分别增加1.8和1.9倍,而辛伐他汀酸(辛伐他汀活性代谢物)的AUC和C_{max}分别增加1.9和2.8倍。两者间隔2、4和10小时用药并不能减少相互作用。罗沙司他(200mg)与瑞舒伐他汀(10mg)合并用药导致瑞舒伐他汀的AUC和C_{max}分别增加2.9和4.5倍。罗沙司他(200mg)与阿托伐他汀(40mg)合并用药导致阿托伐他汀的AUC和C_{max}分别增加2.0和1.3倍。与其他他汀类药物(或OATP1B1转运底物,如格列苯脲)合用,预期也会有相互作用。为了避免他汀类药物过量和他汀类药物对骨骼肌的可能影响(如肌痛、肌病以及罕见的横纹肌溶解症),建议与罗沙司他合并用药时应考虑减少他汀类药物剂量并监测他汀类药物的不良反应。

(4)吉非罗齐(CYP2C8和OATP1B1抑制剂) 罗沙司他(100mg)与吉非罗齐(600mg,一天2次)合并用药可导致罗沙司他AUC和C_{max}分别增加2.3倍和1.4倍。应谨慎开始或结束罗沙司他与吉非罗齐、其他OATP1B1抑制剂(如环孢素)、CYP2C8抑制剂(如氯吡格雷)以及CYP2C8诱导剂(如利福平)的合并用药,必要时可考虑调整罗沙司他用药剂量。罗沙司他与吉非罗齐或丙磺舒合并用药时会增加罗沙司他血浆暴露量,有导致Hb水平上升过快的潜在风险。通过定期监测Hb水平及相应调整剂量可减少该风险。

(5)体外实验显示临床相关浓度下,罗沙司他无CYP酶诱导作用。

(6)在CYP450酶体外抑制实验中,评估了罗沙司他对多种CYP酶(CYP1A2、2A6、2B6、2C8、2C9、2C19、

2D6、2E1 和 3A4/3A5)的作用。结果显示罗沙司他是 CYP2B6、2C8 和 2C9 的混合抑制剂,Ki 值分别为 110、16 和 140μmol/L。罗沙司他能非竞争性抑制 CYP2A6 和 3A4/3A5,Ki 值分别为 340 和 460μmol/L。罗沙司他对 CYP1A2、2D6 和 2E1 几乎无直接抑制作用 (IC_{50}>500μmol/L)。虽然未在人体中评估罗沙司他对 CYP1A2、2A6、2C19、2D6、2E1 和 3A4/3A5 底物的药物代谢动力学的影响,但因未观察到罗沙司他与 CY P2C8、2C9 和 2B6 的探针底物发生有临床意义的药物相互作用,因而罗沙司他更不太可能抑制其他 CYP 酶的底物。

【给药说明】　如漏服药物,无需补服,继续按原计划服用下次药物。

研究显示进食不会显著影响罗沙司他的暴露量,因此可空腹服用或与食物同服。对于正在接受血液透析或腹膜透析的患者,可在透析治疗前后的任何时间服用罗沙司他。

【用法与用量】　成人　根据体重选择起始剂量:透析患者为每次 100mg(45~60kg)或 120mg(≥60kg),非透析患者为每次 70mg(40~60kg)或 100mg(≥60kg),口服给药,每周三次。

剂量调整:贫血的症状和结局会因年龄、性别和疾病的总体负担不同而表现不同,医生应结合患者的具体临床情况进行评估。在起始治疗阶段,建议每 2 周监测 1 次血红蛋白(Hb)水平,直至其达到稳定,随后每 4 周监测 1 次 Hb。应根据 Hb 水平对罗沙司他的剂量进行调整,以使 Hb 水平达到并维持在 100~120g/L 之间,并最大限度地降低对输血的需求。建议根据患者当前的 Hb 水平及过去 4 周内 Hb 的变化,每 4 周进行一次剂量调整。推荐的罗沙司他剂量调整方法见表 8-1。

表 8-1　剂量调整方案表

过去 4 周 Hb 的变化 (g/L)	剂量调整时 Hb 水平(g/L)			
	<105	105~120 (不包括120)	120~130 (不包括130)	≥130
<-10	剂量增加一级	剂量增加一级	剂量不变	暂停给药,监测 Hb,直至 Hb<120g/L,恢复用药时剂量减少一级
-10~10	剂量增加一级	剂量不变	剂量减少一级	剂量减少一级
>10	剂量不变	剂量减少一级	剂量减少一级	剂量减少一级

Hb 升高过快时的剂量调整:如 Hb 在 2 周内升高>20g/L 且 Hb 值>90g/L,则剂量应减少一级。

Hb 升高过快时,建议在 4 周内仅减少一次剂量。

肝损伤　轻至中度肝功能损害者无需调整起始剂量。

老年人　65 岁以上老人无需调整起始剂量。

【制剂与规格】　罗沙司他胶囊:(1)20mg;(2)50mg。

腺苷钴胺
Cobamamide

【适应证】　用于维生素 B_{12} 缺乏所致的疾病,如妊娠期贫血、营养不良性贫血。也可用于营养性疾患以及放射线和药物引起的白细胞减少症的辅助治疗。

【药理】　(1)药效学　腺苷钴胺为氰钴型维生素 B_{12} 的同类物(即其 CN 基被腺嘌呤核苷取代),为体内维生素 B_{12} 的两种活性辅酶形式之一。本药为细胞合成核苷酸的重要辅酶,参与体内甲基转换及叶酸代谢,促进甲基叶酸还原为四氢叶酸;亦参与三羧酸循环,对神经髓鞘中脂蛋白的形成极为重要,可使巯基酶处于活性状态,从而参与广泛的蛋白质及脂肪代谢;还可促进红细胞的发育与成熟,为完整形成神经鞘脊髓纤维和保持消化系统上皮细胞功能的必须物质。

(2)药动学　口服后可直接吸收利用,活性强,与组织细胞亲和力强,排泄较慢。肌内注射后,吸收迅速而完全,给药后 1 小时达血药峰浓度。贮存于肝脏,成人总贮存量为 4~5mg。主要经肾脏排泄,大部分在最初 8 小时排出。

【不良反应】　免疫系统及感染　过敏反应。

【禁忌证】　对腺苷钴胺过敏者。

【注意事项】　常规　(1)注射剂遇光易分解,溶解后要尽快使用;若将褐色西林瓶直接放置,药物会受光分解,请在临用之前再打开遮光包装;性状发生改变时禁止使用。

(2)过敏体质者慎用。

随访检查　治疗后期可能出现缺铁性贫血,应补充铁剂。

诊断干扰　神经系统损害者在诊断未明前慎用。

【药物相互作用】　(1)氯霉素减少腺苷钴胺吸收。

(2)考来烯胺可结合维生素 B_{12} 减少其吸收。

(3)与对氨基水杨酸钠不能合用。

【给药说明】　(1)不宜与氯丙嗪、维生素 C、维生素 K 等混合于同一容器中。

(2)肌内注射腺苷钴胺粉针剂临用时用适量灭菌注射用水溶解,溶解后应尽快使用(因遇光易分解)。

(3)与葡萄糖液有配伍禁忌。

【用法与用量】　成人　口服给药,一次 0.5~1.5mg,一日 3 次;肌内注射,一次 0.5~1.5mg,一日 1 次。

【制剂与规格】 腺苷钴胺片：0.25mg。

注射用腺苷钴胺：(1)0.5mg；(2)1.0mg；(3)1.5mg。

二、升白细胞药

利 可 君 [医保(乙)]
Leucogen

【适应证】 用于预防、治疗白细胞减少症及血小板减少症。

【药理】 药效学 利可君为半胱氨酸衍生物，服用后在十二指肠碱性条件下与蛋白质结合形成可溶性物质而迅速被肠所吸收，增强骨髓造血系统的功能。

【禁忌证】 对利可君过敏者。

【注意事项】 急、慢性髓细胞白血病患者慎用。

【用法与用量】 口服：一次 20mg，一日 3 次，或遵医嘱。

【制剂与规格】 利可君片：(1)10mg；(2)20mg。

肌 苷 [药典(二)；医保(甲)]
Inosine

【适应证】 ①临床用于白细胞或血小板减少症。②各种急慢性肝脏疾患、肺源性心脏病等心脏疾患。③中心性视网膜炎、视神经萎缩等疾患。

【药理】 (1)药效学 肌苷能直接透过细胞膜进入体细胞，活化丙酮酸氧化酶类，从而使处于低能量和缺氧状态下的细胞能继续顺利进行代谢，并参与人体能量代谢与蛋白质的合成。

(2)药动学 尚不明确。

【不良反应】 胃肠反应 恶心、胃部不适。

心血管系统 有心搏骤停的报道。

皮肤及皮肤附件 颜面潮红。

【禁忌证】 对本品过敏者。

【注意事项】 常规 不能与乳清酸、氯霉素、双嘧达莫、硫喷妥钠等注射液配伍。

【用法与用量】 成人 (1)口服 一次 0.2～0.6g，一日 3 次。

(2)肌内注射 一次 0.1～0.2g，一日 1～2 次。

(3)静脉注射或滴注 一次 0.2～0.6g，一日 1～2 次。

儿童 口服。一次 0.1～0.2g，一日 3 次。

【制剂与规格】 肌苷胶囊：0.2g。

肌苷颗粒：0.2g。

肌苷口服溶液：(1)5ml:0.2g；(2)10ml:0.1g；(3)10ml:0.2g；(4)20ml:0.2g；(5)20ml:0.4g。

肌苷片：(1)0.1g；(2)0.2g。

肌苷注射液：(1)2ml:50mg；(2)2ml:100mg；(3)5ml:100mg；(4)5ml:200mg；(5)10ml:500mg。

注射用肌苷：(1)0.2g；(2)0.3g；(3)0.4g；(4)0.5g；(5)0.6g。

肌苷氯化钠注射液：(1)100ml(肌苷 0.2g 与氯化钠 0.87g)；(2)100ml(肌苷 0.2g 与氯化钠 0.9g)；(3)100ml(肌苷 0.3g 与氯化钠 0.9g)；(4)100ml(肌苷 0.5g 与氯化钠 0.9g)；(5)100ml(肌苷 0.6g 与氯化钠 0.9g)；(6)200ml(肌苷 0.4g 与氯化钠 1.8g)；(7)250ml(肌苷 0.5g 与氯化钠 2.25g)。

肌苷葡萄糖注射液：(1)100ml(肌苷 0.2g 与葡萄糖 5.0g)；(2)100ml(肌苷 0.6g 与葡萄糖 5g)；(3)200ml(肌苷 0.4g 与葡萄糖 10g)；(4)250ml(肌苷 0.6g 与葡萄糖 12.5g)。

鲨 肝 醇 [医保(乙)]
Batilol

【适应证】 ①治疗各种原因引起的白细胞减少症，如放射性、抗肿瘤药物等所导致的白细胞减少症。②治疗不明原因导致的白细胞减少症。

【药理】 药效学 鲨肝醇即α-正十八碳甘油醚，为动物体内固有物质，在骨髓造血组织中含量较多，可能是体内造血因子之一，本品具有促进白细胞增生及抗放射线的作用，还可对抗由于苯中毒和细胞毒类药物引起的造血系统抑制。

【不良反应】 胃肠反应 口干、肠鸣亢进。

【注意事项】 临床疗效与剂量相关，剂量过大或过小均影响效果，故应寻找最佳剂量；对病程较短、病情较轻及骨髓功能尚好者则疗效佳。用药期间应监测血常规。

【用法与用量】 成人 口服。一日 50～150mg，分 3 次服用，4～6 周为一个疗程。

儿童 口服。一次 1～2mg/kg，一日 3 次。

【制剂与规格】 鲨肝醇片：(1)20mg；(2)50mg。

维 生 素 B_4 [医保(乙)]
Vitamin B_4

【适应证】 用于防治各种原因引起的白细胞减少症或急性粒细胞减少症，尤其对肿瘤化学治疗和放射治疗及苯中毒引起的白细胞减少症。

【药理】 药效学 本品为升白细胞药。维生素 B_4 是核酸的组成部分，在体内参与 RNA 和 DNA 合成，当白细胞缺乏时，其能促进白细胞增生。

【不良反应】　推荐剂量下，未见明显不良反应。

【注意事项】　由于此药是核酸前体，应考虑是否有促进肿瘤发展的可能性，权衡利弊后选用。

【用法与用量】　成人　口服。一次 10～20mg，一日 3 次。

儿童　口服。一次 5～10mg，一日 2 次。

【制剂与规格】　维生素 B₄ 片：(1)10mg；(2)25mg。

氨 肽 素 [医保(乙)]
Aminopolypeptide

【适应证】　用于治疗原发性血小板减少性紫癜、再生障碍性贫血、白细胞减少症及银屑病等。

【药理】　药效学　氨肽素能增强机体代谢和抗病能力，有助于血细胞增殖、分化、成熟与释放，对提升白细胞和血小板均有较好的作用。

【用法与用量】　成人　口服。一次 1g，一日 3 次。

【制剂与规格】　氨肽素片：(1)0.2g；(2)0.5g。

人粒细胞刺激因子 [医保(乙)]
Human Granulocyte
Colony-stimulating Factor

参阅第十八章第四节。

人粒细胞巨噬细胞刺激因子 [药典(三)；医保(乙)]
Human Granulocyte-Macrophage
Colony-stimulating Factor

参阅第十八章第四节。

三、升血小板药

人白介素-11 [医保(乙)]
Human Interleukin-11

参阅第十八章第四节。

重组人血小板生成素 [医保(乙)]
Recombinant Human Thrombopoietin

参阅第十八章第四节。

肾上腺皮质激素类
Adrenocorticosteroids

参阅第九章第七节。

阿伐曲泊帕 [医保(乙)]
Avatrombopag

【特殊说明】　慢性肝病患者不得通过服用本品来恢复正常的血小板计数。

【适应证】　用于择期行诊断性操作或者手术的慢性肝病相关血小板减少症的成年患者。

【药理】　(1)药效学　阿伐曲泊帕是一种可口服的小分子促血小板生成素(TPO)受体激动剂，可刺激骨髓祖细胞中巨核细胞的增殖和分化，从而增加血小板的生成。阿伐曲泊帕不与 TPO 竞争结合 TPO 受体，在血小板生成上与 TPO 具有累加效应。阿伐曲泊帕能使成人血小板计数出现剂量和暴露依赖性升高。在 5 天的治疗疗程中，治疗开始后 3～5 天内观察到血小板计数增加，在 10 至 13 天后观察到峰值，随后，血小板计数逐渐减少，在 35 天后恢复至接近基线值。

(2)药动学　在 10mg(最低获批剂量的 0.25 倍)至 80mg(最高获批剂量的 1.3 倍)之间单次给予阿伐曲泊帕后，呈现出与剂量成比例变化的药代动力学特征。健康受试者口服 40mg 本药后，峰浓度(C_{max})的几何平均值为 166ng/ml，AUC_{0-inf} 为 4198(ng·h)/ml。在健康受试者和慢性肝病患者中，阿伐曲泊帕的药代动力学特征相似。

吸收：口服的中位达峰时间(t_{max})为 5 至 6 小时。食物影响低脂膳食或高脂膳食不影响阿伐曲泊帕的 AUC_{0-inf} 和 C_{max}。与食物同服时，阿伐曲泊帕暴露量的变异度降低了 40%～60%。本品与低脂或高脂膳食同服时，与空腹状态相比，t_{max} 延迟了 0～2 小时(中位 t_{max} 范围为 5～8 小时)。分布：阿伐曲泊帕的平均分布容积为 180L。阿伐曲泊帕与人血浆蛋白的结合度高于 96%。消除：阿伐曲泊帕的平均血浆消除半衰期约为 19 小时。阿伐曲泊帕清除率的平均值估计为 6.9L/h。代谢：阿伐曲泊帕主要通过细胞色素 P450(CYP)2C9 和 CYP3A4 代谢。排泄：本药 88%经粪便排泄，其中原型排泄占比 34%，仅 6%经尿液排泄。

特殊人群：年龄(18～86 岁)、体重(39～175kg)、性别、种族、任何级别的肝功能损害 [Child-Turcotte-Pugh，CTPA、B 和 C 级，或终末期肝病模型(MELD)评分 4～23] 和轻度至中度肾功能损害(Ccr≥30ml/min)对阿伐曲泊帕的药代动力学均无有临床意义的影响。年龄(<18 岁)、重度肾功能损害(Ccr<30ml/min，Cockcroft-Gault)，以及血液透析，对阿伐曲泊帕药代动力学的影响尚不清楚。

【不良反应】　血管，出血及凝血　血栓形成、血栓栓塞并发症。

代谢及营养　低钠血症。

肌肉骨骼　肌痛。

神经系统　头痛。

胃肠反应　腹痛、恶心。

血液系统　贫血。

其他　发热、疲劳、外周水肿。

【禁忌证】　对本品过敏者。

【注意事项】　不良反应相关　血栓形成/血栓栓塞并发症：阿伐曲泊帕是一种血小板生成素(TPO)受体激动剂，TPO受体激动剂与慢性肝病患者的血栓形成以及血栓栓塞并发症有关。在接受TPO受体激动剂治疗的慢性肝病患者中已有门静脉血栓形成的报道。在本品开展的ADAPT-1和ADAPT-2两项临床试验中，共有一名接受阿伐曲泊帕治疗的合并血小板减少症的慢性肝病患者(n=1/430)在治疗期间发生门静脉血栓形成事件。合并已知血栓栓塞危险因素的患者，包括遗传性血栓前期状态(凝血因子V Leiden突变，凝血酶原基因20210A突变，抗凝血酶缺乏，蛋白C缺乏或蛋白S缺乏)，在接受阿伐曲泊帕治疗时会增加血栓形成的风险。

随访检查　治疗期间应注意观察患者是否有血栓栓塞的症状和体征，一旦发生应及时治疗。

【药物相互作用】(1)在体外，阿伐曲泊帕对CYP1A、CYP2B6、CYP2C8、CYP2C9、CYP2C19、CYP2D6、CYP2E1和CYP3A无抑制作用，对CYP1A、CYP2B6、CYP2C和CYP3A无诱导作用，对CYP2C8和CYP2C9具有微弱诱导作用。

(2)在体外，阿伐曲泊帕对有机阴离子转运蛋白(OAT)3和乳腺癌耐药蛋白(BCRP)具有抑制作用，但对有机阴离子转运蛋白多肽(OATP)1B1和1B3、有机阳离子转运蛋白(OCT)2和OAT1无抑制作用。

(3)转运蛋白的影响　阿伐曲泊帕是P-糖蛋白(P-gp)介导的转运底物。阿伐曲泊帕不是OATP1B1、OATP1B3、OCT2、OAT1和OAT3底物。

【给药说明】　在本品治疗前和诊断性检查/手术当天测定血小板计数，确保血小板升高至目标水平。

【用法与用量】　成人　口服给药，应与食物同服，每天一次、连续口服5天。

若出现漏服，应在发现时马上服药，并在次日按原计划时间服用下一剂。不得通过增加单次的剂量以弥补漏服的剂量。

应在择期行有创性检查或手术前10～13天开始服用本药。根据患者的血小板计数选择推荐剂量(参见表8-2)。患者应完成全部5天治疗，并在末次给药后的5至8天内接受手术。

表8-2　推荐剂量和持续时间

血小板计数(×10⁹/L)	日剂量	口服时间
<40	60mg(3片)	5天
40～50	40mg(2片)	5天

【制剂与规格】　马来酸阿伐曲泊帕片：20mg。

艾曲泊帕 [医保(乙)]
Eltrombopag

【适应证】　用于治疗对糖皮质激素、免疫球蛋白等治疗反应欠佳的慢性免疫性(特发性)血小板减少(ITP)。

【药理】　(1)药效学　艾曲泊帕为口服生物可利用的、小分子促血小板生成素(TPO)受体激动药，通过与人类TPO受体跨膜结构域的相互作用，启动信号级联反应，从而诱导骨髓祖细胞和巨核细胞的增殖和分化。本药对正常人体血小板不会增强二磷酸腺苷(ADP)诱导的聚集或诱导P-选择素表达，亦不拮抗ADP或胶原蛋白引起的血小板聚集。

(2)药动学　口服后达峰时间为2～6小时。成人ITP患者给药后的AUC_{tau}和C_{max}的估计值见表8-3。本药的人血浆蛋白结合率大于99.9%(尤其是白蛋白)。本药为BCRP底物，但并非P-糖蛋白或OATP1B1底物。在体内广泛代谢，主要代谢途径包括裂解、氧化及与葡萄糖醛酸、谷胱甘肽、半胱氨酸结合。在人体内的放射标记药物研究中，原型药物约占血浆放射性AUC_{inf}的64%，葡萄糖醛酸化和氧化后的次要代谢产物亦可被检测，每种均不足血浆放射性的10%，该研究亦显示约20%的药物可能通过氧化代谢。本药31%的给药量以代谢产物的形式随尿液排泄(未检测到原型药物)，59%随粪便排泄(其中约20%为原型药物)。消除半衰期为21～32小时。

表8-3　成人ITP患者使用本药的AUC_{tau}和C_{max}的估计值

本药剂量(一日1次)	AUC_{tau} [(μg·h)/ml]	C_{max} (μg/ml)
30mg	47	3.78
50mg	108	8.01
70mg	168	12.7

【不良反应】　血管，出血及凝血　血栓形成或血栓栓塞并发症、伴急性肾衰竭的血栓性微血管病、鼻出血、出血。

呼吸系统　上呼吸道感染、鼻咽炎、口咽部疼痛、咽炎、咳嗽、鼻溢。

肌肉骨骼　关节痛、肌痛、背痛、肌肉骨骼疼痛、四肢疼痛、肌肉痉挛、牙痛。

尿路　泌尿道感染、有急性肾衰竭的个案报道。

神经系统　头痛、感觉异常、失眠、头晕、脑病变。

肝胆　ALT升高、AST升高、碱性磷酸酶升高、高胆红素血症、血胆红素升高、药物性肝损伤。

胃肠反应　腹泻、呕吐、恶心、口干、食欲减退、腹痛。

血液系统　贫血。

皮肤及皮肤附件　瘙痒、皮疹、脱发、皮肤变色(包括皮肤色素沉着过度、皮肤发黄)。

视觉　白内障。

全身整体表现　疲乏、虚弱、流感样症状、流感、发热、寒战、外周水肿、腹水。

【禁忌证】　对艾曲泊帕过敏者禁用。

【注意事项】　常规

(1) 不适用于治疗骨髓增生异常综合征(MDS),MDS患者使用本药可增加进展为急性髓系白血病(AML)的风险。

(2) 用于ITP时,仅用于血小板减少程度及临床状态可增加出血风险的患者。

(3) 用于慢性丙型肝炎时,仅用于血小板减少程度阻碍干扰素的起始治疗或维持治疗的患者。

(4) 在缺乏干扰素的情况下,本药与直接抗病毒药联用于慢性丙型肝炎的安全性和有效性尚不明确。

(5) 为将血栓形成或血栓栓塞并发症的风险降至最低,本药不得用于使血小板计数正常化。

(6) 如推荐剂量范围内本药失效或不能维持血小板计数,应立即查找诱发因素(包括骨髓网硬蛋白增加)。

(7) 有生育能力的性活跃妇女用药期间和用药结束后至少7日内应采取有效的避孕措施。

危机处理

(1) 如出现新的细胞形态异常或细胞减少,或原来的细胞形态异常情况加重,应停药,并考虑骨髓活检(包括染色检查纤维化情况)。

(2) 如肝功能正常者出现ALT大于或等于ULN的3倍、用药前氨基转移酶升高者出现ALT大于或等于用药前水平的3倍(或大于ULN的5倍)且伴以下情况之一(ALT继续升高、持续4周或4周以上、直接胆红素升高、肝功能损害临床症状、肝失代偿症状),应停药。利大于弊时,可考虑再次用药,且剂量调整期间应每周监测一次

肝功能。如肝功能异常持续、恶化或复发,应永久停药。

诊断干扰　本药高度着色,有本药使血清变色和干扰总胆红素、肌酸酐测定的报道。

随访检查

(1) 用药期间应每周监测一次全血细胞计数(包括血小板计数),直至血小板计数稳定,随后每个月监测一次。停药后应继续每周监测一次,至少持续4周。

(2) 用药前应进行外周血涂片,明确细胞形态异常的基线水平。本药治疗确定稳定剂量后,应每个月复查一次全血细胞计数。如出现不成熟或发育不良的细胞,应实时复查外周血涂片。

(3) 慢性ITP、慢性丙型肝炎患者的血小板减少、难治性重度再生障碍性贫血　用药前、剂量调整阶段每2周、确定稳定剂量后每个月监测一次肝功能(包括血清ALT、AST和胆红素)。如监测结果异常升高,应于3~5日内复查;如确认出现肝功能异常,应每周监测一次肝功能,直至恢复正常或结果稳定。

(4) 重度再生障碍性贫血的一线治疗　用药前监测ALT、AST和胆红素,接受h-ATG治疗期间隔日监测一次,随后每2周监测一次。

(5) 用药前和用药期间应进行眼科检查。

(6) 肾功能损害者应密切监测,如监测血清肌酸酐和(或)进行尿液分析。

(7) 用于ITP时,应排除以血小板减少为表现的其他疾病(尤其是MDS),应考虑进行骨髓穿刺和活检,尤其对60岁以上、具有全身症状或有异常体征(如外周原始细胞增多)的患者。

【药物相互作用】　(1) HMG CoA还原酶抑制剂　瑞舒伐他汀与艾曲泊帕乙醇胺联合用药时,应减少瑞舒伐他汀剂量,并密切监测。建议瑞舒伐他汀剂量减少50%。预计艾曲泊帕乙醇胺与其他HMG-CoA还原酶抑制剂也存在相互作用,包括阿托伐他汀、氟伐他汀、洛伐他汀、普伐他汀和辛伐他汀。与本药合用时,应考虑他汀类药物减量,并应仔细监测他汀类药物的副作用。

(2) OATP1B1和BCRP的底物　慎用艾曲泊帕乙醇胺与OATP1B1(例如甲氨蝶呤)和BCRP(例如拓扑替康和氨甲蝶呤)底物的联合用药。联合使用本品和CYP450底物时,预计不会发生临床显著的相互作用。

(3) HCV蛋白酶抑制剂　当艾曲泊帕乙醇胺与波普瑞韦或替拉瑞韦合用时,不需要剂量调整。

(4) 环孢素　当与环孢素合用时,应监测血小板计数,至少每周一次,监测2~3周。可能需要根据血小板计数增加本药剂量。

（5）多价阳离子（螯合作用）　艾曲泊帕乙醇胺可与多价阳离子发生螯合作用，如铁、钙、镁、铝、硒和锌。本品应在抗酸药、乳制品和其他含有多价阳离子的产品（如矿物质补充剂）使用前间隔至少 2 小时或使用后间隔至少 4 小时服用，以避免螯合作用造成的本品吸收量显著减少。

（6）洛匹那韦/利托那韦　联合给予本品和洛匹那韦/利托那韦（LPV/RTV）可导致艾曲泊帕乙醇胺的浓度降低。因此，本品和 LPV/RTV 联合给药应慎重。开始或停止洛匹那韦/利托那韦治疗时，应密切监测血小板计数，至少每周一次，监测 2～3 周，以确保对本药的剂量恰当的医学管理。

（7）CYP1A2 和 CYP2C8 抑制剂和诱导剂　艾曲泊帕乙醇胺经多种途径代谢，包括 CYP1A2、CYP2C8、UGT1A1 和 UGT1A3。可以抑制或诱导单酶的本药未必会显著影响血浆本药浓度；而抑制或诱导多酶的药品有可能增加（如氟伏沙明）或减少（如利福平）本药的浓度。

（8）治疗 ITP 的药品　联合使用本药和其他治疗 ITP 的药品时，应监测血小板计数，以避免血小板计数超出建议的范围。

【给药说明】（1）本药片剂不可掰开、咀嚼，或碾碎后混入食物或液体服用。

（2）24 小时内不得给予本药超过 1 剂。

（3）本药可空腹服用或与低钙（≤50mg）食物［包括某些水果、瘦肉火腿、牛肉、未强化的果汁（未添加钙、镁、铁）、豆奶及谷物］同服。

（4）单次给予艾曲泊帕乙醇胺 50mg 伴标准的含奶制品的高热量、高脂早餐后，本品的血浆 AUC_{inf} 降低 59%（90%CI：54%，64%），C_{max} 降低 65%（90%CI：59%，70%）。

【用法与用量】　成人及 12 岁以上儿童　口服给药。以最低剂量使血小板计数大于或等于 $50 \times 10^9/L$，以降低出血的风险：（1）初始剂量　一次 25mg，一日 1 次。（2）剂量调整　根据血小板计数调整剂量，见表 8-4。①以一次 25mg、一日 1 次的幅度增减剂量，少数患者可能需采用不同日期服用不同规格的片剂的联合剂量方法或需更低的给药频率。临床允许时可调整联用的 ITP 用药的剂量方案，以避免本药治疗期间血小板过高。②本药以一次 75mg、一日 1 次剂量治疗 4 周后，如血小板计数仍未升高至足以避免临床严重出血的水平，应停药。

表 8-4　ITP 患者的剂量调整表

血小板计数	剂量调整或反应
至少 2 周治疗后，<50000/µl	以 25mg 为单位，增加日剂量。至少每周一次监测血小板计数，等待 2 周，评价其增量后的效果，并考虑是否需进一步调整剂量。最高剂量 75mg/天
≥50000/µl 至 ≤150000/µl	采用能够维持血小板计数、避免或减少出血的本品最低剂量和/或合并 ITP 治疗
>150000/µl 至 ≤250000/µl*	以 25mg 为单位，减少日剂量。至少每周一次监测血小板计数，等待 2 周，评价其减量后的效果，并考虑是否需进一步调整剂量
>250000/µl**	停用本药；血小板监测频率增加到每周 2 次。一旦血小板计数≤100000/µl，可重新开始治疗，但每日剂量减少 25mg**

* 对于在治疗期间任何时间点血小板计数超过 150000/µl 的患者，需要将本药剂量降低至下一个较低剂量（例如，75mg 每日一次降低至 50mg 每日一次，或 75mg 每日一次降低至 75mg 和 50mg 隔日轮流，等等）或降低频率（例如，25mg 每日一次降低至 25mg 隔日一次，或降低至 25mg 连续 2 天随后 1 天不给药，或降低至 25mg 连续 3 天随后 1 天不给药，等等）。

** 一旦血小板计数下降至低于 100000/µl，则重新给予受试者本药治疗，但剂量下调至下一个较低剂量本药（例如，75mg 每日一次降低至 50mg 每日一次，或 75mg 每日一次降低至 75mg 和 50mg 隔日轮流，等等）或降低频率（例如，25mg 每日一次降低至 25mg 隔日一次，或降低至 25mg 连续 2 天随后 1 天不给药，或降低至 25mg 连续 3 天随后 1 天不给药，等等）。

本药标准的剂量调整方法，无论是加量还是减量，每次增减 25mg 每日一次。然而，少数患者可能需要采用在不同日期服用不同规格的片剂的联合剂量方法或者需要更低的给药频率。临床允许时可以调整合并的 ITP 用药的剂量方案，以避免本药治疗期间血小板过高。24 小时内使用本药的次数不应超过 1 次。在本药的任何剂量调整后，应监测血小板计数，至少每周一次，监测 2～3 周。等待至少 2 周后，观察剂量调整对患者血小板计数疗效的影响，然后再考虑是否继续调整剂量。任何肝硬化（即 Child-Pugh 评分≥5）的患者，增加剂量前等待 3 周。

停药　12 岁及以上的儿童和成人患者：本药以 75mg 每日一次剂量治疗 4 周后，如血小板计数仍未升高至足以避免临床严重出血的水平，应停止本药治疗。如果出现了明显的肝功能异常，也应考虑停用本药。停药后应继续监测包括血小板计数在内的血常规，每周一次，至少 4 周。

肾损伤　不需要对肾功能损害患者进行剂量调整。然而，由于临床经验有限，肾功能损害患者应慎用本药，并密切监测。

肝损伤　肝硬化（肝功能损害，Child-Pugh 评分≥5）的 ITP 患者应慎用本品，并密切监测。

未在肝功能损害的中国 ITP 患者中开展药代动力学

研究。参考国外相关临床研究结果，如果认为肝功能损害的 ITP 患者有必要使用本药，以 25mg 隔日一次减量剂量开始本药治疗。肝功能损害患者开始本药治疗后，增加剂量前应等待 3 周。

老年人 年龄在 65 岁及以上的 ITP 患者中使用本药的数据有限，尚无 85 岁以上 ITP 患者的用药经验。在本药的临床研究中，年龄至少为 65 岁的受试者和较年轻的受试者之间本药的安全性总体上未观察到临床显著差异。其他报告的临床经验也未发现老年人和较年轻患者间的疗效差异，但不排除个别老年患者对药物更敏感。

【制剂与规格】 艾曲泊帕乙醇胺片（以艾曲泊帕计）：(1)25mg；(2)50mg。

艾曲泊帕乙醇胺干混悬剂（以艾曲泊帕计）：(1)12.5mg；(2)25mg。

第二节　止血药与抗纤维蛋白溶解药

止血药是促进血液凝固，促使出血停止的药物。血管通透性及收缩功能、血小板数量及质量、凝血系统、纤维蛋白溶解系统及抗凝血系统是体内保证良好止血功能的要素，止血药则分别通过上述环节发挥效应。作用于血管的药物有卡巴克洛、垂体后叶素等。目前原发免疫性血小板减少症的首选药物仍是肾上腺皮质激素，而促血小板生成药物则一般用于二线治疗和紧急治疗。促血小板生成药物包括常用的注射用重组人血小板生成素和重组人白介素-11，还有近年新上市的口服血小板生成素受体激动剂（艾曲泊帕、阿伐曲泊帕、海曲泊帕等）。除了用于免疫性血小板减少症，促血小板生成药物还可选择性用于化疗诱导的血小板减少症、再生障碍性贫血等。具有促凝活性的药物有维生素 K、硫酸鱼精蛋白等。在纠正凝血因子缺乏方面，各种基因重组凝血因子的不断问世不但拓展了治疗的适用范围，也弥补了以往血浆源性凝血因子（人凝血因子Ⅷ、人凝血酶原复合物等）的供不应求，大大提高了需长期凝血因子替代治疗的患者（例如血友病患者）的生活质量。各种蛇毒类血凝酶的临床疗效差别较大，临床应用时尤其需避免过度使用反而导致或加重出血。抗纤维蛋白溶解药通过增加凝血块的强度，协助止血。其中氨甲环酸的抗纤维蛋白溶解作用优于氨甲苯酸等，不良反应也相对轻。

一、止血药

维 生 素 K$_1$ [药典(二)；国基；医保(甲)；医保(乙)]

Vitamin K$_1$

【特殊说明】 维生素 K$_1$ 注射液可能引起严重药品不良反应，如过敏性休克，甚至死亡。给药期间应对患者密切观察，一旦出现过敏症状，应立即停药并进行对症治疗。

【适应证】 (1)CDE 适应证 维生素 K 缺乏引起的出血，如梗阻性黄疸、胆瘘、慢性腹泻所致出血，香豆素类、水杨酸类所致的低凝血酶原血症，新生儿出血以及长期应用广谱抗生素所致的体内维生素 K 缺乏。

(2)超说明书适应证 抗凝血灭鼠药中毒。

【药理】 (1)药效学 本品为维生素类药。维生素 K 是肝脏合成凝血因子Ⅱ、Ⅶ、Ⅸ、Ⅹ的必须物质。维生素 K 进入细胞后，在微粒体环氧化酶作用下转化为环氧叶绿醌，促进凝血因子Ⅱ、Ⅶ、Ⅸ、Ⅹ合成。维生素 K 缺乏可引起这些凝血因子合成障碍或异常，临床可见出血倾向和凝血酶原时间延长，给予维生素 K$_1$ 可促进肝脏合成因子Ⅱ、Ⅶ、Ⅸ、Ⅹ，以达到较快止血的作用。

(2)药动学 维生素 K$_1$ 是脂溶性的天然的维生素 K，胆汁可促进其吸收。静脉注射后 4～6 小时起效，维持时间较长。肌内注射 1～2 小时起效，3～6 小时止血效果明显，12～14 小时后凝血酶原时间恢复正常。口服后，在胆汁的存在下，维生素 K$_1$ 由胃肠道经小肠淋巴管吸收，用药后吸收良好，6～12 小时起效。本品在肝内迅速代谢，经肾及胆道排泄，一般不在体内积蓄。半衰期 26～193 小时。本品可以透过胎盘屏障。

【不良反应】 偶有过敏反应。静注过快，超过 5mg/min，可引起面部潮红、出汗、支气管痉挛、心动过速、低血压等，曾有快速静脉注射致死的报道。

呼吸系统 呼吸困难、胸闷、呼吸急促、支气管痉挛、喉头水肿、憋气、咳嗽、哮喘、憋喘、呼吸抑制等。

心血管 发绀、低血压、心悸、心动过速等。

肝胆 大剂量或超剂量使用可能加重肝损害。

新生儿及婴儿 可能引起新生儿高胆红素血症、黄疸及溶血性贫血。

用药部位反应 肌内注射可能造成局部红肿疼痛。

【禁忌证】 (1)对本品过敏者禁用。

(2)严重肝脏疾患或肝功不良者禁用。

【注意事项】 常规 (1)用于纠正口服抗凝剂引起的低凝血酶原血症时，应先试用最小有效剂量，监测凝血酶原时间的国际标准化比值(PT-INR)，据此行剂量调整；

过量维生素 K 可给以后持续抗凝治疗带来困难。

(2)肝硬化或晚期肝病时维生素 K₁ 效果不佳,肝素所致出血使用维生素 K₁ 无效。

不良反应相关 本品肌内注射或静脉注射可能引起过敏反应,出现休克、心跳或呼吸停止等严重不良反应。临床口服、皮下注射等给药途径不可行且必须使用该药时才可选用肌内或静脉注射。

其他 (1)因维生素 K 依赖因子缺乏发生的严重出血时,因给予维生素 K 不能即刻生效,可先静脉输注凝血酶原复合物或新鲜血浆,快速纠正维生素 K 依赖因子的缺乏。

(2)和小肠吸收功能不良相关的腹泻患者使用不宜使用口服制剂,可采用皮下或肌内注射给药。如仍需口服,和胆盐同服以增加口服生物利用度。

【药物相互作用】 (1)维生素 K₁ 注射液与苯妥英钠混合 2 小时后可出现颗粒沉淀,与维生素 C、维生素 B₁₂、右旋糖酐混合易出现混浊。

(2)维生素 K₁ 与双香豆素类口服抗凝剂合用,作用相互抵消。

(3)水杨酸类、磺胺类药物减弱维生素 K₁ 疗效。

(4)维生素 K₁ 增加奎宁的吸收,奎宁、奎尼丁干扰维生素 K₁ 活性,导致低凝血酶原症。

【给药说明】 (1)用于静脉注射宜缓慢,给药速度不应超过每分钟 1mg。

(2)维生素 K₁ 注射液应避免冻结,如有油滴析出或分层则不宜使用,但可在避光条件下加热至 70～80℃,振摇使其自然冷却,如澄明度正常则仍可继续使用。

(3)维生素 K₁ 遇光快速分解,使用过程中应避光。

【用法与用量】 成人 (1)口服 一次 10mg,一日 3 次或遵医嘱。

(2)肌内、皮下注射或静脉注射 ①低凝血酶原血症:肌内或深部皮下注射,每次 10mg,每日 1～2 次,24 小时内总量不超过 40mg。

②本品用于重症患者静注时,给药速度不应超过 1mg/min。

③预防新生儿出血症:母亲于分娩前 12～24 小时肌注或缓慢静脉注射 2～5mg。

儿童 (1)治疗新生儿出血症 每次 1mg 肌内或皮下注射,8 小时后视病情需要可重复。

(2)预防新生儿出血症 可在新生儿出生后肌内或皮下注射 0.5～1mg,8 小时后可重复。

【制剂与规格】 维生素 K₁ 片:(1)5mg;(2)10mg。

维生素 K₁ 注射液:1ml:10mg。

其余内容参阅第二十章第二节。

亚硫酸氢钠甲萘醌 [药典(二);医保(甲);医保(乙)]
Menadione Sodium Bisulfit

【特殊说明】 其他名称:维生素 K₃。

【适应证】 用于维生素 K 缺乏所引起的出血性疾病,如新生儿出血、肠道吸收不良所致维生素 K 缺乏及低凝血酶原血症等。

【药理】 (1)药效学 本品为维生素类药物。维生素 K 是肝脏合成因子 Ⅱ、Ⅶ、Ⅸ、Ⅹ 所必需的物质。维生素 K 缺乏可引起这些凝血因子合成障碍或异常,临床可见出血倾向和凝血酶原时间延长。亚硫酸氢钠甲萘醌(维生素 K₃)是人工合成的水溶性维生素 K,可促进肝脏合成因子 Ⅱ、Ⅶ、Ⅸ、Ⅹ,达到止血的作用。

(2)药动学 亚硫酸氢钠甲萘醌是水溶性维生素,口服经肠道直接吸收,不依赖胆汁,也可以肌内注射。口服或肌内注射吸收后,随β脂蛋白转运,在肝脏利用,8～24 小时作用才开始明显,需数日才能使凝血酶原恢复至正常水平。以葡萄糖醛酸和硫酸结合物形式经肾及胆道排泄。

【不良反应】 (1)局部可见红肿和疼痛。

(2)较大剂量可致新生儿、早产儿溶血性贫血、高胆红素血症及黄疸。在红细胞葡萄糖-6-磷酸脱氢酶缺乏症患者可诱发急性溶血性贫血。

(3)大剂量使用可致肝损害,肝功能不全患者可改用维生素 K₁。

【禁忌证】 对本品过敏患者禁用。

【注意事项】 儿童 较大剂量的维生素 K₃ 可在新生儿特别是早产儿引起的溶血性贫血、高胆红素血症及核黄疸症。上述症状维生素 K₁ 较少见。

不良反应相关 易引起过敏反应。

其他 (1)用于纠正口服抗凝剂引起的低凝血酶原血症时,应先试用最小有效剂量,监测凝血酶原时间的国际标准比值(PT-INR),据此行剂量调整;过量维生素 K 可给以后持续抗凝治疗带来困难。

(2)肝硬化、晚期肝病以及肝素所致出血使用维生素 K₃ 无效。

(3)因维生素 K 依赖因子缺乏发生的严重出血时,给予维生素 K₃ 不能即刻生效,可先静脉输注凝血酶原复合物或血浆,快速纠正维生素 K 依赖因子的缺乏。

【药物相互作用】 (1)口服抗凝剂如双香豆素类可干扰维生素 K 代谢,两药同用,作用相互抵消。

(2)较大剂量水杨酸类、磺胺药、奎宁、奎尼丁等可减弱维生素 K 的效应。

(3) 肌内注射给药时，如遇碱性药物或还原剂可使维生素 K₃ 失效。

【用法与用量】 成人 (1)口服 一次 2～4mg，一日 3 次。(2)肌内注射 一次 2～4mg，一日 4～8mg；防止新生儿出血，妊娠期妇女于产前 1 周肌内注射，一日 2～4mg。

儿童 凝血与止血。

(1)口服 一次 1～2mg，一日 3 次。

(2)肌内注射 一次 4mg，一日 2～3 次。

【制剂与规格】 亚硫酸氢钠甲萘醌片：4mg。

亚硫酸氢钠甲萘醌注射液：(1)1ml:2mg；(2)1ml:4mg。

其余内容参阅第十五章第一节。

醋酸甲萘氢醌 [药典(二)；国基；医保(甲)]
Menadiol Diacetate

【特殊说明】 其他名称：维生素 K₄。

【适应证】 用于维生素 K 缺乏所致的凝血障碍性疾病。如肠道吸收不良所致维生素 K 缺乏。各种原因所致的阻塞性黄疸、慢性溃疡性结肠炎、慢性胰腺炎和广泛小肠切除后肠道吸收功能减低；长期应用抗生素导致的维生素 K 缺乏；双香豆素等抗凝剂造成的维生素 K 缺乏。

【药理】 (1)药效学 参阅"亚硫酸氢钠甲萘醌"。

(2)药动学 维生素 K₄ 为人工合成的水溶性维生素，口服后，不依赖胆汁即能吸收良好，吸收后进入血液循环，随 β 脂蛋白转运，主要在肝内被代谢利用，经胆汁及尿排泄，少在体内蓄积。其他参阅"亚硫酸氢钠甲萘醌"。

【不良反应】 偶见过敏反应。

胃肠反应 口服后引起恶心、呕吐等胃肠道反应。

【禁忌证】 严重肝脏疾患或肝功不全者禁用。

【注意事项】 (1)葡萄糖-6-磷酸脱氢酶缺陷者，补充维生素 K 时应特别谨慎。

(2)肝功能损害时，维生素 K 的疗效不明显，盲目使用大量维生素 K 治疗，反而加重肝脏损害。

(3)肝素引起的出血倾向及凝血酶原时间延长，用维生素 K 治疗无效。

(4)用药期间应定期监测凝血酶原时间的国际标准化比值(PT-INR)，以调整维生素 K 的用量及给药次数。

(5)当患者因维生素 K 依赖因子缺乏而发生严重出血时，因维生素 K 不能在短时间内生效，可先静脉输注凝血酶原复合物和血浆，纠正维生素 K 依赖因子的缺乏。

(6)肠道吸收不良患者，宜采用注射途径给药为宜。

肝损伤 严重肝病患者慎用。

特殊人群，儿童 参阅"亚硫酸氢钠甲萘醌"。

【药物相互作用】 参阅"亚硫酸氢钠甲萘醌"。

【用法与用量】 成人 口服。一次 2～4mg，一日 3 次。

儿童 口服。一次 2～4mg，一日 3 次。

【制剂与规格】 醋酸甲萘氢醌片：(1)2mg；(2)4mg；(3)5mg。

其余内容参阅第十五章第一节。

硫酸鱼精蛋白 [药典(二)；国基；医保(甲)]
Protamine Sulfate

【特殊说明】 硫酸鱼精蛋白可引起急性循环衰竭、非心源性肺水肿、肺动脉高压(严重肺血管收缩导致)。风险因素包括大剂量、快速给药、重复注射、既往使用过鱼精蛋白以及当前或既往使用过含鱼精蛋白的药物(NPH 胰岛素、鱼精蛋白锌胰岛素及某些 β 受体拮抗剂)。其他风险因素包括对鱼类过敏、既往输精管切除术史、严重的左心室功能不全和术前肺血流动力学异常。对于存在任何上述风险因素的患者，在给予硫酸鱼精蛋白前应仔细权衡用药的风险与获益。应配备即用型血管升压药和复苏设备，以防发生严重的鱼精蛋白反应。

【适应证】 抗肝素药。用于因注射肝素过量所引起的出血。

【药理】 (1)药效学 本品具有强碱性基团，在体内可与强酸性的肝素结合，形成稳定的复合物。这种直接拮抗作用使肝素失去抗凝活性。肝素与抗凝血酶结合，加强抗凝血酶对凝血酶的抑制作用。实验证实，本品可分解肝素与抗凝血酶结合，从而消除其抗凝作用。本品具有轻度抗凝血酶原激酶作用，但临床一般不用于对抗非肝素所致抗凝作用。

(2)药动学 注射后 30～60 秒即能发挥止血效能。作用持续约 2 小时。$t_{1/2}$ 与用量相关，用量越大，$t_{1/2}$ 越长。

【不良反应】 **心血管系统** 静脉注射可导致血压下降、心动过缓、胸闷及呼吸困难，大多因静脉注射过快，系药物直接作用于心肌或周围血管扩张引起；也有引起肺动脉高压或高血压的报道；严重、潜在的不可逆循环衰竭伴心肌衰竭和心输出量减少。

全身整体表现 注射后可出现恶心、呕吐、短暂的面红潮热伴温热感和疲倦；静脉注射可导致过敏性休克；过敏反应导致的严重呼吸窘迫、循环衰竭和毛细血管渗漏，有报告称既往无过敏史的患者出现致死性过敏反应；过敏反应伴随循环衰竭、毛细血管渗漏及非心源性肺水肿。

肌肉骨骼　在接受心脏插管等手术的患者中，有背痛不良事件报告。

其他　在接受心脏手术并行心肺旁路术的患者中，报道了与使用鱼精蛋白相关的高蛋白血症、非心源性肺水肿。

【禁忌证】　对鱼精蛋白过敏。

【注意事项】　(1)硫酸鱼精蛋白易破坏，口服无效。

(2)静脉注射速度过快可致热感、皮肤发红、低血压心动过缓等。

(3)禁与碱性物质接触。注射器具不能带有碱性。

(4)有鱼类过敏史的患者可能对鱼精蛋白发生超敏反应。使用含鱼精蛋白胰岛素或在肝素中和期间暴露于鱼精蛋白的患者容易发生不良反应。接受大剂量鱼精蛋白静脉注射后可能出现危及生命的反应。有男性不育症或输精管切除术史者的血清中存在抗鱼精蛋白抗体的报告，提示有以上病史或手术史患者在使用硫酸鱼精蛋白时可发生过敏反应。

(5)对接受心脏手术的患者进行术后密切监测非常重要。本品静脉注射速度过快可引起严重低血压及过敏反应。应配备抢救治疗设备。

(6)因为已有硫酸鱼精蛋白给药后致死性过敏反应和过敏性反应的报告，本品只能在配备复苏设备的条件下使用。

【药物相互作用】　(1)碱性药物可使其失去活性。

(2)硫酸鱼精蛋白已显示与特定抗生素不相容，包括几种头孢菌素和青霉素类抗生素。

【给药说明】　(1)硫酸鱼精蛋白注射液应由非常缓慢静脉注射的剂量给予，10分钟的时间内不得超过50mg硫酸鱼精蛋白。

(2)硫酸鱼精蛋白无需进一步稀释即可注射。但是，如果需要进一步稀释，可以使用5%葡萄糖注射液或0.9%氯化钠注射液。稀释后的溶液不包含任何防腐剂，因此不应储存。

(3)给药后可根据活化部分凝血活酶时间决定是否再次给药。

(4)硫酸鱼精蛋白不得在不了解其相容性的情况下与其他药物混合。

(5)由于肝素在体内代谢迅速，与鱼精蛋白给药的间隔时间越长，拮抗所需用量越少；例如肝素静脉注射30分钟后，再用本品，剂量可减少一半。

(6)只要溶液和容器允许，在给药前应目视检查药品的颗粒物和变色。

【用法与用量】　**成人**　静脉注射。用量与最后一次

肝素使用量相当［本品　1mg(100UAH)可中和肝素100U］，但一次用量不超过50mg。本品1mg也可以中和依诺肝素1mg。缓慢静注，一般以每分钟0.5ml的速度静脉注射，在10分钟内注入量以不超过50mg为度。一次用量后，如临床需要，可重复给予。当肝素从皮下给药时，如所给予的肝素总体再吸收尚未完成，鱼精蛋白的注射应每2～3小时重复进行。由于本品自身具有抗凝作用，因此2小时内(即本品作用有效持续时间内)用量不超过100mg。除非另有明确依据，不得随意加大剂量。

儿童　(1)抗自发性出血　每日5～8mg/kg,分2次，间隔6小时，每次以300～500ml 0.9%氯化钠注射液稀释后使用，3日后改用半量。一次用量不超25mg。

(2)抗肝素过量　用量与最后1次肝素使用量相当。一般用其1%溶液，每次不超过2.5ml(25mg)，缓慢静脉注射。

【制剂与规格】　硫酸鱼精蛋白注射液：(1)5ml:50mg;(2)10ml:100mg。

肾上腺色腙 [医保(乙)]
Carbazochrome

【特殊说明】　其他名称：卡巴克络。卡络磺钠为卡巴克络的磺酸盐。

【适应证】　用于毛细血管损伤及通透性增加所致出血，如鼻衄、视网膜出血、咯血、胃肠出血、血尿、痔疮及子宫出血。也用于血小板减少性紫癜，但止血效果不理想。

【药理】　**药效学**　肾上腺色腙是一种止血药。为肾上腺素的氧化产物肾上腺色素的缩氨脲水杨酸钠盐，无拟肾上腺素作用，不影响血压、心率，能增强毛细血管对损伤的抵抗力，稳定血管及其周围组织中的酸性黏多糖，降低毛细血管的通透性，增强受损毛细血管端的回缩作用，使血块不易从管壁脱落，从而缩短止血时间，但不影响凝血过程。

【不良反应】　**神经系统**　癫痫患者使用可引起异常脑电生理活动。

其他　本品毒性低，可产生水杨酸样反应，如恶心、头晕、呕吐、耳鸣、视力减退等。

【禁忌证】　对水杨酸过敏者禁用。

【注意事项】　(1)有癫痫病史或精神病史患者慎用。

(2)对大量出血和动脉出血疗效差。

(3)含有苯甲醇的注射制剂，禁止用于儿童肌内注射。

【药物相互作用】　(1)抗组胺药、抗胆碱药的扩血

管作用可影响本品的止血效果,如合并用药应加大本品剂量。

(2)本品可降低抗癫痫药和氟哌啶醇等抗精神病药的疗效。

【给药说明】 本品注射液禁止静脉注射。

【用法与用量】 成人 (1)口服 一次 2.5～5mg,一日 3 次。

(2)肌内注射 一次 5～10mg,一日 2～3 次;严重出血者一次使用 10～20mg,每 2～4 小时 1 次。

儿童 (1)口服 <5 岁,一次 1.25～2.5mg;>5 岁,一次 2.5～5mg;一日 2～3 次。

(2)肌内注射 <5 岁,一次 2.5～5mg;>5 岁,一次 5～10mg;一日 2～3 次。

【制剂与规格】 肾上腺色腙片:(1)1mg;(2)2.5mg;(3)5mg。

肾上腺色腙注射液:(1)1ml:5mg;(2)2ml:10mg。

特利加压素 [医保(乙)]
Terlipressin

【适应证】 ①主要用于胃肠道出血,如食管胃底静脉曲张出血、胃和十二指肠溃疡。②用于泌尿生殖系统出血,如功能性或其他原因导致的子宫出血、分娩(或流产)引起的出血。③妇科手术后局部出血(如子宫颈癌根治术后)。④适用于手术后出血,如腹腔和盆腔手术。

【药理】 (1)药效学 特利加压素是一种新型人工合成长效血管加压素制剂,是内源性加压素的类似物,为前体药物,本身无活性,在体内经氨基肽酶作用,脱去其 N 末端的 3 个甘氨酰残基后,缓慢"释放"出有活性的赖氨酸加压素。其主要作用是收缩内脏血管平滑肌,减少内脏血流量(如减少肠系膜、脾、子宫等的血流),从而减缓门静脉血流、降低门静脉压,同时也可作用于食管和子宫等部位的平滑肌。在对肝肾综合征的防治研究中发现,特利加压素还可降低血浆肾素浓度,从而减少血管紧张素 II 产生,减轻肾血管收缩,增加肝肾综合征者的肾血流量,增加肾小球滤过率,从而改善肾功能。动物及人体试验证明,特利加压素本身并没有如加压素一样的激素活性。适当剂量的特利加压素可降低门静脉血压,但并不会像加压素一样,对静脉血压产生明显的改变。同时,特利加压素也不会增加纤维蛋白的溶解作用。

(2)药动学 特利加压素在体内经氨基肽酶作用,脱去其 N 末端的 3 个甘氨酰残基后,缓慢降解为有活性的赖氨酸加压素。特利加压素静脉途径给药的药代动力学

模型为二室模型,清除半衰期约 40 分钟,代谢清除率约为 9ml/(kg·min),分布容积约 0.5～0.7L/kg。静脉给药后约 30 分钟可在血浆中检测到有生物活性的赖氨酸加压素,在 60～120 分钟期间,有活性的赖氨酸加压素达血药浓度峰值。特利加压素注射后几乎完全被肝肾降解,只有约 1%的特利加压素原型经肾脏排泄。

【不良反应】 **心血管系统** 可见面色苍白、血压升高,少见心律失常、心动过缓、冠状动脉供血不足,偶见心力衰竭、心肌梗死。

中枢神经系统 偶见头痛。

代谢与内分泌系统 极少见低钠血症和低钙血症。

呼吸系统 个别患者可有支气管痉挛并可引起呼吸困难。

泌尿生殖系统 可有子宫痉挛、子宫内膜血液循环障碍。

消化系统 常见恶心、腹痛、腹泻等(因肠道蠕动加快)。

皮肤 偶见注射部位组织坏死。

【禁忌证】 (1)对特利加压素过敏患者禁用。

(2)癫痫患者禁用。

(3)妊娠期妇女禁用。

(4)败血症性休克禁用。

【注意事项】 (1)对高血压、心功能不全或肾功能不全者慎用。使用时对患者血压、血清钠及钾水平进行监测。

(2)哮喘、肾功能不全、高血压、心律失常、冠状动脉功能不全、老年患者应慎用。

【药物相互作用】 (1)与催产素或甲基麦角新碱合用,会增强血管和子宫收缩的作用。

(2)本药可增强非选择性肾上腺素受体拮抗药对门静脉的降压作用。

(3)与可使心率降低的药物(丙泊酚、舒芬太尼)合用,可导致严重心动过缓。

【给药说明】 (1)用 0.9%氯化钠注射液配制浓度为 5ml:1mg 的本品注射液,已配置的溶液应冷藏保存,于 12 小时内使用。

(2)静脉注射效果优于静脉滴注,不良反应低。

(3)本品可用作胃肠道出血的急救药物,但不能单独用于血容量不足的休克患者。

(4)使用本品时,注射速度不要超过 4mg/h。当一次给药剂量大于 0.5mg 时,建议不要肌内注射。

(5)使用本药后如出现心动过缓,可给予阿托品;出现血压升高,可静脉注射可乐定 150μg 或予以 α肾上腺素

受体拮抗药。

【用法与用量】 成人 (1)静脉给药 ①对急性食管胃底静脉曲张出血：开始剂量为 2mg 缓慢静脉注射（超过 1 分钟），同时观察血压及心率。维持剂量为一次 1～2mg，每 4～6 小时给药 1 次，延续 24～48 小时，直至出血得到控制。②除食管胃底静脉曲张之外的胃肠道出血：一次 1mg，每 4～6 小时 1 次。③泌尿生殖系统出血：一次 0.2～1mg，每 4～6 小时 1 次。

(2)局部给药 妇科手术局部给药，一次 0.4mg，以氯化钠注射液稀释至 10ml，于宫颈内或宫颈旁给药，给药后 5～10 分钟内观察疗效。若有必要，可重复给药。

【制剂与规格】 注射用特利加压素：1mg（相当于特利加压素 0.86mg）。

尖吻蝮蛇血凝酶 [医保(乙)]
Haemocoagulase Agkistrodon

【适应证】 辅助用于外科手术浅表创面渗血的止血，是否使用根据外科医生对伤口出血情况的判断。

【药理】 (1)药效学 尖吻蝮蛇血凝酶为止血药，通过水解纤维蛋白原使其转变为纤维蛋白而增强机体凝血功能。本品具有类凝血激酶样的作用，促进凝血酶原转变为凝血酶；亦有提高血小板聚集的功能，可促进血管破损部位的血小板聚集，释放一系列凝血因子及血小板因子 3，是凝血因子 I 降解生成纤维蛋白 I 单体，并交联形成纤维蛋白，促进出血部位血栓形成和止血。

可本品在完整无损的血管内无促进血小板聚集作用，也不激活血管内凝血因子 XIII，因此，它促进形成的纤维蛋白易降解，不致引起 DIC。

(2)药动学 半衰期约为 2.5 小时，且无代谢产物。本品静脉注射后，在体内代谢符合二室模型。表观分布容积约为 8.1～10.4L，分布较为局限。本品体内消除较快，血清清除率为每小时 4.53～5.06L。消除半衰期约为 2.5 小时左右，不随给药剂量变化而变化。提示本品体内过程呈一级线性动力学特征而无饱和性。

【不良反应】 临床试验中未观察到不良反应。上市后不良反应监测收集到的不良反应均小于十万分之一。

皮肤及皮肤附件 瘙痒、皮疹。

呼吸系统 呼吸困难。

全身整体表现 胸闷、发热、寒战。

免疫系统及感染 过敏反应，过敏性休克。

胃肠反应 恶心、呕吐。

心血管系统 心悸。

神经系统 头晕、头痛。

【禁忌证】 对本品过敏者禁用。虽然本品无引起血栓报道，为安全起见，有血栓形成病史患者禁用。

【注意事项】 (1)弥漫性血管内凝血(DIC)及血液病所致的出血，不宜使用本品。

(2)缺乏血小板或某些凝血因子引起的病理性出血时，本品作用减弱，宜在补充血小板和缺乏的凝血因子或输注新鲜血液的基础上应用本品。

(3)动脉、大静脉受损的出血，必须及时外科手术处理。

(4)本品常规剂量长期使用(4～5 天)或大剂量使用(50～100 单位/次)，可使血浆纤维蛋白原水平降低，增加出血风险，因此在使用期间应注意观察患者的出现表现和监测血浆纤维蛋白原水平。

(5)本品为蛋白类物质，不能排除重复给药诱导产生抗体的可能性。

(6)本品溶解后应当日用完。

【药物相互作用】 尚无与其他药物相互作用的报道。为防止药效降低，不宜与其他药物混合静注。

【用法与用量】 单次静脉注射给药。每次 2 单位，用 2ml 注射用水溶解，缓慢静脉注射，注射时间不少于 1 分钟。用于手术预防性止血，术前 15～20 分钟给药。

【制剂与规格】 注射用尖吻蝮蛇血凝酶：1 单位。

人凝血因子VIII [药典(三)；国基；医保(甲，乙)]
Human Blood Coagulation Factor VIII

参阅第十八章第三节。

人活化凝血因子VII
Human Activated Factor VII

参阅第十八章第三节。

人纤维蛋白原 [药典(三)；医保(乙)]
Human Fibrinogen

参阅第十八章第三节。

人凝血酶原复合物 [药典(三)；医保(乙)]
Human Prothrombin Complex

参阅第十八章第三节。

重组人凝血因子Ⅸ

Recombinant Coagulation Factor Ⅸ

【成分】 重组人凝血因子Ⅸ；辅料：蔗糖、甘氨酸、L-组氨酸、聚山梨酯 80 等。

【适应证】 ①控制和预防乙型血友病患者(先天性凝血因子Ⅸ缺乏症或 Christmas 氏病)出血。②乙型血友病患者的围手术期处理。

【药理】 (1)药效学 注射用重组人凝血因子Ⅸ是一种以重组 DNA 技术生产的纯化蛋白，其初级氨基酸序列与血浆源性因子Ⅸ Ala148 等位基因型一致，乙型血友病患者注射重组人凝血因子Ⅸ后可暂时增加血浆中缺失的因子Ⅸ水平，纠正延长的活化部分凝血酶原时间(aPTT)和凝血缺陷。

(2)药动学 37 例成人(>15 岁)既往接受过治疗的患者(PTP)中，在 10 分钟内单剂静脉注射 50IU/kg(无菌注射用水复溶)，体内的因子Ⅸ活性恢复与注射前相比平均增加了 0.8±0.2(IU/dl)/(IU/kg) [范围：0.4～1.4(IU/dl)/(IU/kg)]，平均生物半衰期为 18.8±5.4 小时(范围：11～36 小时)。对 PTP 进行随机交叉药代动力学研究中，使用本品所致的体内活性恢复程度统计学上显著低于采用血源性凝血因子Ⅸ制剂(pdFⅨ)得到的恢复值(低 28%，p<0.05)。本品和 pdFⅨ 的药代动力学数据总结见表 8-5。

表 8-5 乙型血友病 PTP 患者中本品和
pdFⅨ 的药代动力学参数估计值

参数	BeneFⅨ，n=11 平均值±SD	pdFⅨ，n=11 平均值±SD
AUC$_\infty$(IU·h/dL)	548±92	928±191
$t_{1/2}$(h)	18.1±5.1	17.7±5.3
CL [ml/(kg·h)]	8.62±1.7	6.00±1.4
K 值(IU/dl)/(IU/kg)	0.84±0.30	1.17±0.26
体内活性恢复(%)	37.8±14.0	52.6±12.4

缩写词：AUC$_\infty$=从 0 时至无穷大的血浆浓度-时间曲线下面积；K 值=活性恢复增量；$t_{1/2}$=血浆消除半衰期；CL=清除率；SD=标准差。

两种制剂的生物半衰期无显著性差异。本品分子相对于 pdFⅨ 的结构差异是导致活性恢复值较低的原因。在后续最长达 24 个月的评价中，药代动力学参数与最初结果相似。

随后给药剂量为 75IU/kg 的随机、交叉药代动力学研究中，用 0.234%氯化钠稀释液复溶的本品在 24 例 PTP 中(≥12 岁)显示出与先前使用无菌注射用水复溶相似的

药代动力学特征。此外，在本品重复给药后(给药周期为 6 个月)，对 23 例 PTP 的药代参数进行随访，结果发现与最初得到的参数相比无变化。药代动力学数据总结见表 8-6。

表 8-6 在乙型血友病 PTP 基线时(交叉期)和
第 6 个月(随访期)本品药代参数估计值

参数	初始访视时的参数 (交叉期)， n=24 平均值±SD	6 个月时的参数 (随访期)， n=23 平均值±SD
C_{max}(IU/dl)	54.5±15.0	57.3±13.2
AUC$_\infty$(IU·h/dl)	940±237	923±205
$t_{1/2}$(h)	22.4±5.3	23.8±6.5
CL [ml/(kg·h)]	8.47±2.12	8.54±2.04
K 值(IU/dl)/(IU/kg)	0.73±0.20	0.76±0.18
体内活性恢复(%)	34.5±9.3	36.8±8.7

缩写词：AUC$_\infty$=从 0 时至无穷大的血浆浓度-时间曲线下面积；C_{max}=峰浓度；K 值=活性恢复增量；$t_{1/2}$=血浆消除半衰期；CL=清除率；SD=标准差。

儿童患者(≤15 岁)：19 例儿童(4～15 岁)PTP 接受了长达 24 个月的药代动力学评估。在 58 例小于 15 岁(基线时)既往未接受过治疗的患者(PUP)研究中，至少一次在注射后 30 分钟内(有或无出血的情况下)评估因子Ⅸ活性的恢复，在 60 个月中共收集到 202 次活性恢复评估，与来自 PTP 中的 19 次活性恢复评估进行了合并，并按年龄组在表 10 中进行了总结。在新生儿中有一次活性恢复评估，数值为 0.46(IU/dl)/(IU/kg)。总体平均活性恢复值和凝血因子Ⅸ消除半衰期分别为每 IU/kg(0.7±0.3)IU/dl 和(20.2±4.0)小时。

表 8-7 本品在儿童患者中药代动力学参数总结

年龄组	n	K 值(IU/dl)/(IU/kg)	$t_{1/2}$(h)
婴儿(≥1 个月 到<2 岁)	33	0.7±0.4(0.2, 2.1)	ND
儿童(≥2 岁到 <12 岁)	61	0.7±0.2(0.2, 1.5)	19.8±4.0 (14, 27)[a]
青少年(≥12 岁到 ≤15 岁)	9	0.8±0.3(0.4, 1.4)	21.1±4.5 (15, 28)[b]

[a]n=13

[b]n=6

数据按平均值±标准差(最小值，最大值)表示。

缩写词：ND=未测定；K 值=活性恢复增量；$t_{1/2}$=终末期消除半衰期。

注：各列不相互排斥；个体患者可能会在不止一个分类中列出。

【不良反应】 全身整体表现 超敏/变态反应(包括但不限于荨麻疹、全身性荨麻疹、寒战、潮红、血管性水肿、胸闷、喉痉挛、支气管痉挛、呼吸困难、喘鸣、

头昏、低血压、心动过速、视物模糊);发热。

血管,出血及凝血 注射部位静脉炎。

神经系统 头晕、头痛、震颤、嗜睡。

尿路 肾梗死。

心血管 低血压、心动过速。

呼吸系统 呼吸窘迫,干咳。

胃肠反应 恶心、呕吐。

皮肤及皮肤附件 血管性水肿、注射部位蜂窝织炎、荨麻疹、皮疹。

用药部位反应 注射部位反应(局部瘙痒和红斑)、注射部位疼痛(局部刺激症状)。

其他 味觉改变。

【**禁忌证**】 对本品任何成分过敏者禁用。

对中国仓鼠卵巢细胞(CHO 细胞)蛋白过敏者禁用。

【**注意事项**】 **不良反应相关** (1)超敏反应 对于所有凝血因子Ⅸ产品均曾报告变态反应中的超敏/过敏反应。这些事件的出现经常与因子Ⅸ抑制物的产生存在时间相关性。早期症状和体征包括瘙痒、皮疹、荨麻疹、全身性荨麻疹、寒战、面部肿胀、头晕、低血压、恶心、血管性水肿、胸闷、胸部不适、咳嗽、喉痉挛、支气管痉挛、呼吸困难、喘鸣、潮红、全身不适、疲乏、头昏、心动过速、视物模糊和过敏反应。如果发生变态反应,应立即停药,并给予适当医疗处理,也包括治疗休克。严密观察患者有无急性超敏反应的症状和体征,尤其是在首次暴露本品的早期。因为使用因子Ⅸ浓缩物有可能发生过敏反应,所以在初期(大约 10～20 次)开始因子Ⅸ给药的时候,应在能够为过敏反应提供适合的医疗救护的医学监护下进行。若出现任一上述症状,根据反应的种类和严重程度,应建议停用本品,并进行紧急治疗。

(2)血栓栓塞并发症 曾有血栓形成的上市后不良事件报告,包括危重新生儿经中心静脉导管连续滴注本品时发生危及生命的上腔静脉综合征(SVC)。尚未确立连续滴注本品的安全性和疗效。

既往曾有报告,给予来自人血浆的含有因子Ⅱ、Ⅶ、Ⅸ和Ⅹ的因子Ⅸ复合物浓缩制剂后,患者出现血栓栓塞性并发症。尽管本品不含除因子Ⅸ外的其他凝血因子,但应注意,本品仍有潜在发生血栓形成和弥散性血管内凝血(DIC)的风险(这些风险曾在应用其他含有因子Ⅸ产品后观察到)。基于血栓栓塞性并发症的潜在风险,肝病患者、术后患者、新生儿、有血栓栓塞或 DIC 风险的患者应谨慎应用本品,权衡应用本品的利益及这些并发症的风险。

(3)心血管事件 在有心血管风险因素的患者中,因

子Ⅸ替代疗法可能会增加心血管风险。

(4)肾病综合征 曾有报告体内存在因子Ⅸ抑制物且有因子Ⅸ变态反应史的乙型血友病患者在用因子Ⅸ产品性免疫耐受诱导治疗时出现肾病综合征。本品行免疫耐受诱导治疗的安全性和疗效尚未确立。

(5)中和抗体(抑制物) 应用含凝血因子Ⅸ产品的患者中曾检测到活性中和抗体(抑制物)。与所有因子Ⅸ产品相同,使用本品应通过适当的临床观察和实验室检查评估是否出现因子Ⅸ抑制物。如果血浆中因子Ⅸ活性未达预期水平,或预期剂量下未控制出血,则应检验因子Ⅸ抑制物及其滴度。体内存在因子Ⅸ抑制物的患者若后续应用因子Ⅸ,则出现严重超敏反应或过敏反应的风险增加。应评估出现变态反应的患者是否存在因子Ⅸ抑制物,并密切观察有抑制物的患者有无急性超敏反应的体征和症状,尤其是在首次暴露本品的早期。初步信息提示,患者因子Ⅸ基因如存在较大的缺失突变,可能与抑制物形成及急性超敏反应的风险增加之间存在相关性。对已知因子Ⅸ基因有较大缺失突变的患者,应密切观察急性超敏反应的症状和体征,尤其是在应用本品的初期。

随访检查 实验室监测检查:根据临床指征,通过一期法监测患者因子Ⅸ活性水平,确定因子Ⅸ活性已达到并维持在适当水平。

如果血浆中因子Ⅸ活性未达预期水平,或本品推荐剂量下未控制出血,监测患者抑制物形成情况。采用 Bethesda 单位(BUs)确定因子Ⅸ抑制物的滴度。

儿童 通常儿童患者(<15 岁)活性恢复值较低,可能需要调整剂量(注:本品儿童使用剂量主要依据国外临床试验结果,尚未获得中国儿童的临床数据)。

应严密监测因子Ⅸ在血浆中的活性,并根据临床指征,对药代动力学参数(如体内活性恢复值和半衰期等)进行计算,以便对剂量进行适当的调整。如果在常规预防或治疗期间,需要重复给予>100IU/kg 的剂量,就应考虑换用另一种因子Ⅸ产品。

妊娠 尚无本品在动物生殖和哺乳方面的研究。

由于乙型血友病在女性中罕有发生,因此缺乏妊娠和哺乳期妇女应用因子Ⅸ产品的经验。只有在有明确指征时才能在妊娠和哺乳期妇女中使用本品。

老年人 本品临床研究中年龄≥65 岁的受试者数据有限,故尚无法判定老年患者的临床反应是否和年轻者不同。和其他接受本品的患者一样,老年患者的剂量选择应注意个体化。

【**药物相互作用**】 尚不明确。

【**给药说明**】 采用 0.234%的氯化钠溶液溶解后静脉

注射给药。缓慢注射给药。一般情况下，注射速率不宜超过每分钟 4ml，给药速度可依据患者舒适度调整。如果发生超敏反应，应马上停药，并给予适当医疗处理，也包括治疗休克。

【用法与用量】 替代治疗的剂量和持续时间取决于患者因子Ⅸ活性水平、出血部位和程度，以及患者的临床状况。

基于现行 WHO 因子Ⅸ的产品标准，给予的因子Ⅸ单位采用国际单位(IU)表示。因子Ⅸ在血浆中的活性用百分比(相对于正常人血浆)或国际单位(相对于血浆中因子Ⅸ的国际标准)表示。

一个国际单位(IU)的因子Ⅸ活性相当于 1ml 正常人血浆中的因子Ⅸ的量。

按需治疗 所需的剂量是根据每千克体重给予 1 单位的因子Ⅸ，预期可以使体内因子Ⅸ水平增加多少来计算的，在≥12 岁的患者中平均可以增加 0.8IU/dl(范围从 0.4～1.4IU/dl)，在 2～12 岁的患者中平均可以增加 0.7IU/dl(范围从 0.2～1.5IU/dl)。所需剂量依据以下公式进行计算：凝血因子Ⅸ的需要量(IU)=体重(kg)×期望的因子Ⅸ升高(%或 IU/dl)×观察到的活性恢复值的倒数[(IU/kg)/(IU/dl)]。

给药剂量和给药频率均应依据本品在每个病例中的临床效果而定。

当发生下列出血事件时，因子Ⅸ活性不应低于对应时期内规定的血浆活性水平(按正常的%或 IU/dl)。发生出血事件和手术时，可参考表 8-8 指导用药。

表 8-8　发生出血事件和手术时的指导用药列表

出血程度/手术类型	需要的因子Ⅸ水平(%或 IU/dl)	给药频率(小时)/治疗持续时间(天)
早期关节积血，肌肉出血或口腔出血	20～40	每 24 小时重复注射 1 次。至少 1 天，直到出血事件引起的疼痛缓解或达到治愈
更广泛的关节积血，肌肉出血或血肿	30～60	每 24 小时重复注射 1 次，连续 3～4 天或更长，直到疼痛和急性功能障碍缓解
有威胁生命的出血	60～100	每 8～24 小时重复注射 1 次，直到病危解除
小手术(包括拔牙)	30～60	每 24 小时注射 1 次，至少 1 天，直到伤口愈合
大手术	80～100(手术前和手术后)	每 8～24 小时重复注射 1 次，直到伤口充分愈合，然后再治疗至少 7 天，期间维持因子Ⅸ活性在 30～60%的(IU/dl)

预防性用药 本品可以用于重度乙型血友病患者出血的长期预防治疗。在一项常规的次级预防性治疗临床试验中，既往接受过治疗的成人患者接受本品的平均剂量为 40IU/kg(范围 13～78IU/kg)，给药间隔 3～4 天。

【制剂与规格】 注射用重组人凝血因子Ⅸ：(1)250IU/瓶；(2)500IU/瓶；(3)1000IU/瓶；(4)2000IU/瓶。

卡 络 磺 钠 [医保(乙)]
Carbazochrome Sodium

【适应证】 用于泌尿系统、上消化道、呼吸道和妇产科出血疾病。对泌尿系统疗效较显著。亦可用于手术出血的预防及治疗等。

【药理】 (1)药效学　本品能降低毛细血管的通透性，增进毛细血管断裂端的回缩作用；增加毛细血管对损伤的抵抗力，常用于毛细血管通透性增加而产生的多种出血。

(2)药动学　健康成人男子口服本品 150mg 后，在 0.5～1 小时血液中最大浓度达 25ng/ml，半衰期($t_{1/2}$)为 1.5 小时，口服后 0.5～1 小时达尿中药物浓度最高，约 24 小时排泄完毕。

【不良反应】 **胃肠反应**　食欲缺乏、恶心、呕吐。

神经系统　眩晕。

用药部位反应　红肿、疼痛。

【禁忌证】 对本品过敏者禁用。

【注意事项】 **老年人**　老年患者生理机能减弱，建议酌情减量。

【药物相互作用】 尚不明确。

【用法与用量】 **成人**　口服：每日 30～90mg(3～9片)，每日 3 次。

肌内注射：每次 20mg，一日 2 次。

静脉滴注：1 次 60～80mg。

儿童　5 岁以上同成人用量；5 岁以下用量减半。

【制剂与规格】 注射用卡络磺钠：(1)20mg；(2)60mg；(3)80mg。

卡络磺钠注射液：(1)5ml:20mg；(2)2ml:20mg。

卡络磺钠氯化钠注射液：(1)100ml:卡络磺钠 80mg与氯化钠 0.9g；(2)100ml:卡络磺钠 60mg 与氯化钠 0.9g；(3)100ml:卡络磺钠 80mg 与氯化钠 0.9g。

重组人凝血因子Ⅶa [医保(乙)]
Recombinant Human Coagulation Factor Ⅶa

【成分】 主要成分：重组人凝血因子Ⅶa。重组凝血因子Ⅶa 是通过基因工程技术，利用幼仓鼠肾细胞

(BHK 细胞)生产的，其分子量约为 50000 道尔顿。配制后，1ml 溶液含 1mg 重组人凝血因子Ⅶa，10mg 蔗糖。配制后溶液 pH 值约 6.0。

其他成分：氯化钠、氯化钙二水合物、甘氨酰替甘氨酸、聚山梨醇酯 80、甘露醇、蛋氨酸、蔗糖、组氨酸和注射用水。

【适应证】 用于下列患者的出血发作及在外科手术过程中或有创操作中的出血的防治。

①凝血因子Ⅷ或Ⅸ的抑制物>5BU 的先天性血友病患者。

②预计对注射凝血因子Ⅷ或凝血因子Ⅸ，具有高记忆应答的先天性血友病患者。

③获得性血友病患者。

④先天性 FⅦ缺乏症患者。

⑤具有 GPⅡb-Ⅲa 和/或 HLA 抗体和既往或现在对血小板输注无效或不佳的血小板无力症患者。

【药理】 (1)药效学 重组人凝血因子Ⅶa 含有活化的 rFⅦ。止血机制包括 FⅦa 与暴露的组织因子的结合，形成的复合物激活 FⅨ至 FⅨa、FX 至 FXa，以触发凝血酶原向凝血酶的转化，凝血酶激活了损伤部位的血小板和 FV 和Ⅷ，并通过纤维蛋白原向纤维蛋白的转换形成止血栓子。

药理剂量的本品可不依赖于在损伤部位的组织因子，直接在活化的血小板表面上激活 FX。这使得在不依赖于组织因子的情况下，凝血酶原被转化成大量的凝血酶。因此凝血因子Ⅶa 的药效学作用导致局部凝血因子 Xa、凝血酶和纤维蛋白生成增多。

从理论上讲，对于患有潜在疾病的患者，整个凝血系统的激活从而诱发弥散性血管内凝血的可能性不能完全排除。

(2)药动学

①健康人群：采用 FⅦ凝结分析，在 35 例健康白种人和日本受试者中进行的一项剂量递增试验观察了本品的药代动力学特征。受试者按性别和种族进行了分组，分别给予 40μg/kg、80μg/kg、160μg/kg 的本品和/或安慰剂(每组 3 个剂量)。

药代动力学特征显示与剂量呈比例关系。不同性别和种族之间的药代动力学特征相似。平均稳态分布容积为 130～165ml/kg，平均清除率为 33.3～37.2ml/(kg·h)，平均终末相半衰期为 3.9～6.0 小时。

②伴有抑制物的血友病 A 和 B：采用 FⅦa 分析，对非出血状态下的 12 例儿童患者(2～12 岁)和 5 例成年患者进行了药代动力学研究。在儿童中使用 90 和 180μg/kg

的研究剂量下存在剂量比例关系，这与之前更低剂量(17.5～70μg/kg rFⅦa)的研究结果一致。

儿童的平均清除率相对于成人要高约 50%，然而两组的平均终末相半衰期均为 2.3 小时。相对于成人的 159ml/kg，儿童的平均稳态分布容积为 196ml/kg。清除率与年龄有关，因此，年轻患者的清除率增加可能要高于 50%。

③凝血因子Ⅶ缺乏症：从剂量非依赖性参数：总的体内清除率［70.8～79.1ml/(kg·h)］、平台期分布容积(280～290ml/kg)、平均停留时间(3.75～3.80 小时)和半衰期(2.82～3.11 小时)上看，单剂量给药 15 和 30μg/公斤体重后的药代动力学显示：两种剂量水平之间无任何显著性差异。体内平均血浆回收率约为 20%。

④血小板无力症：尚未考察本品在血小板无力症患者中的药代动力学，但预期与血友病 A 和 B 患者中的相似。

⑤临床前安全性资料：临床前安全性试验中的所有结果均与本品的药理学作用有关。

【不良反应】 血液系统 弥散性血管内凝血及相关的实验室指标包括 D-二聚体水平升高和抗凝血酶(AT)水平下降。凝血障碍。

免疫系统及感染 (1)超敏反应。

(2)过敏反应。

神经系统 头痛。

血管，出血及凝血 (1)动脉血栓栓塞事件(心肌梗死、脑梗死、脑缺血、脑动脉闭塞症、脑血管意外、肾动脉血栓、外周缺血、外周动脉血栓，肠缺血)。

(2)心绞痛。

(3)静脉血栓栓塞事件(深静脉血栓、静脉注射部位血栓、肺栓塞、肝脏静脉血栓栓塞、门静脉血栓、肾静脉血栓、血栓性静脉炎、浅表血栓性静脉炎和肠缺血)。

(4)心内血栓。

胃肠反应 恶心。

皮肤及皮肤附件 (1)皮疹(包括过敏性皮炎和红疹)。

(2)瘙痒和荨麻疹。

(3)发红。

(4)血管神经性水肿。

全身整体表现 (1)疗效下降。

(2)发热。

(3)注射部位反应，包含注射部位疼痛。

其他 (1)纤维蛋白降解产物水平增加。

(2)丙氨酸氨基转移酶、碱性磷酸酶、乳酸脱氢酶和凝血酶原水平升高。

（3）异质性抗体形成。

【禁忌证】　对本品中含有的活性成分、赋形剂，或小鼠、仓鼠或牛蛋白有过敏反应的患者禁用。

【注意事项】　（1）在组织因子表达强度可能高于正常的病理情况下，使用本品有发生血栓事件或导致弥散性血管内凝血（DIC）的潜在风险。此种情况可能包括晚期动脉粥样硬化疾病、压碎伤、败血症或弥散性血管内凝血患者。由于血栓并发症的风险，有冠心病史、肝脏疾病、大手术术后、新生儿及有栓塞风险或弥散性血管内凝血的患者，用药时需要谨慎，应充分评估应用本品治疗的潜在利益及可能发生的并发症。

（2）本品可能含有痕量的小鼠 IgG、牛 IgG 和其他残余培养蛋白（仓鼠和牛血清蛋白），因此使用本品治疗的患者存在对这些蛋白过敏的极小可能性。在出现这种情况时应考虑静脉注射抗组胺剂。

（3）发生过敏或过敏样反应，需立即停止给药。若发生过敏性休克，应给予标准的医学处理。

（4）凝血因子Ⅶ缺乏症患者在注射本品前后应监测凝血酶原时间和凝血因子Ⅶ活性。如果使用推荐剂量治疗后，凝血因子Ⅶa 活性未达到预期水平或出血未得到控制，应怀疑是否产生了抗体并应进行抗体分析。

（5）患有罕见的果糖不耐受、葡萄糖吸收不良或蔗糖-麦芽糖酶缺乏等遗传问题的患者不应使用本品。

（6）注射用重组人凝血因子Ⅶa 溶液在 25℃存放 6 小时和 5℃存放 24 小时是稳定的。但从微生物学的角度出发，本品配成溶液后应立即使用。若不能立即使用，2℃～8℃存放时间也不应超过 24 小时，除非在可控的和经验证的无菌条件下配制。

（7）本品不得与输液混合，也不可以滴注方式给药。

（8）一般无需对本品的治疗进行常规实验室监测，应根据出血情况的严重性和注射本品后的临床反应指导用药。注射本品后凝血酶原时间（PT）和活化的部分凝血活酶时间（aPTT）已显示被缩短，但并未证实 PT 和 aPTT 与本品临床疗效相关。

妊娠　作为防范措施，怀孕期间应避免使用本品。在批准的适应证范围内，有限的孕期数据表明，本品对于怀孕或胎儿及新生儿的健康没有副作用。迄今为止，没有其他相关的流行病学数据。动物研究未发现本品对怀孕、胚芽/胚胎发育、分娩或出生后的发育有直接或间接的不良影响。

哺乳期　尚不明确本品是否在乳汁中分泌。针对本品在乳汁中的分泌未作相关动物研究。是继续/停止哺乳还是继续/停止使用本品治疗的决定取决于哺乳对于孩子的益处以及本品对于哺乳期妇女治疗的益处的均衡考虑。

儿童　尽管儿童比成人消除要快，但依目前的临床经验，并未显示儿童与成人用药存在普遍的差异。因此，儿科患者可能需要更高剂量的重组人凝血因子Ⅶa（rFⅦa）以达到与成人相似的血药浓度，参见"药代动力学"。

老年人　在凝血因子缺乏患者中进行的临床研究中，纳入的 65 岁或以上受试者数量有限，不能确定该类患者与年轻患者之间是否存在治疗差异。据文献报道，在老年患者中应用本品未发现安全性问题。

其他　药物过量。目前对于本品的剂量限制性毒性没有进行相关的研究。曾有 16 岁患者应用了 rFⅦa 24mg 出现血压的一过性升高报道。获得性血友病患者和血小板无力症患者未见药物过量报道，曾有报道一例老年患者使用推荐剂量 10～20 倍后发生血栓事件（枕叶中风）。另外，一例 FⅦ缺乏症患者用药后产生凝血因子Ⅶ的抗体，考虑与药物过量相关。

由于缺乏对可能导致的额外风险的评估，不能有意增大用药剂量。

【药物相互作用】　本品与凝血因子浓缩物之间的潜在相互作用的风险尚不明确。应避免激活的或未激活的凝血酶原复合体浓缩物与本品同时使用。

据报道，抗纤维蛋白溶解药物能降低血友病患者外科手术中的失血，尤其在矫形外科手术以及纤维蛋白溶解活性高的区域，例如口腔中进行的手术。但使用抗纤维蛋白溶解药物与本品同时治疗的用药经验有限。

基于非临床研究，不推荐 rFⅦa 与重组人凝血因子ⅩⅢ（rFⅩⅢ）联合使用。没有关于 rFⅦa 与 rFⅩⅢ之间相互作用的临床数据。

【给药说明】　复溶后，在 2～5 分钟内缓慢静脉推注给药。

本品不得与输液混合，也不可以滴注方式给药。

【用法与用量】　**用法**　本品复溶后在 2～5 分钟内缓慢静脉推注给药。

本品不得与输液混合，也不可以滴注方式给药。

用量　推荐起始剂量为 90μg/kg。初次注射本品后可能需再次注射。疗程和注射的间隔将随出血的严重性、所进行的有创操作或外科手术而不同。最初间隔 2～3 小时，以达到止血效果。如需继续治疗，一旦能够达到有效的止血效果，只要治疗需要，给药间隔可增加至每 4、6、8 或 12 小时给药。

①轻度至中度出血发作（包括门诊治疗） 早期干预剂量设定为90μg/kg，可有效地治疗轻度至中度关节、肌肉和黏膜与皮肤出血。两个剂量体系推荐如下：

● 90μg/kg，间隔3小时给药，2至3次以达到止血效果，如需继续治疗，再给药1次90μg/kg以维持止血作用。

● 1次注射给药270μg/kg。

门诊治疗疗程不得超过24小时。尚无老年患者中按270μg/kg的剂量单次注射给药的临床经验。

②严重出血发作 建议起始剂量为90μg/kg，随后的剂量因出血的类型和严重程度而异。最初的用药频率应每隔2小时给药1次，直到临床情况改善。如果需要继续治疗，可增至每隔3小时给药，持续1～2天。之后只要治疗需要，可连续增至每隔4、6、8或12小时给药。对于大出血发作，可能治疗2～3周，但如果临床需要，可继续使用本品治疗。

③有创操作/外科手术 在治疗之前，应立即给予90μg/kg的起始剂量。2小时后重复此剂量，随后根据所进行的有创操作和患者的临床状态，在前24～48小时内间隔2～3小时给药。在大的外科手术中，应间隔2～4小时按该剂量给药，连续6～7天。在接下来的2周治疗中，用药间隔可增至6～8小时。进行大的外科手术的患者可给药到2～3周，直至痊愈。

④获得性血友病 应在出血发作开始后尽早给予本品。推荐起始剂量为90μg/kg。初次注射本品后可能需再次注射，疗程和注射的间隔将随出血的严重性、所进行的有创操作或外科手术而不同。最初间隔一般为2～3小时，以达到止血效果。一旦达到有效的止血效果，只要治疗需要，可增至每隔4、6、8或12小时给药。

⑤凝血因子Ⅶ缺乏症 治疗出血发作和预防外科手术或有创操作中出血的推荐剂量范围为15～30μg/kg，每隔4～6小时给药，直至达到止血效果。注射剂量和频率应视个体而定。

⑥血小板无力症 治疗出血发作和预防外科手术或有创操作中的出血的推荐剂量为90μg/kg（范围80～120μg/kg），用药间隔为2小时（1.5～2.5小时）。为确保有效地止血，应至少给药3次。对于非难治性患者，血小板输注是血小板无力症的一线治疗方法。

【制剂与规格】 注射用重组人凝血因子Ⅶa：(1)1mg(50000IU)； (2)2mg(100000IU)； (3)5mg(250000IU)。

矛头蝮蛇血凝酶 [医保(乙)]
Hemocoagulase Atrox

【成分】 巴西矛头蝮蛇的蛇毒中分离和纯化的血凝酶，不含神经毒素及其他毒素；辅料为：甘露醇、明胶（水解）、氯化钙。

【适应证】 用于需减少流血或止血的各种医疗情况，如：外科、内科、妇产科、眼科、耳鼻喉科、口腔科等临床科室的出血及出血性疾病；也可用来预防出血，如手术前用药，可避免或减少手术部位及手术后出血。

【药理】 药效学 本品为从巴西矛头蝮蛇的毒液中分离、精制得到的一种止血药，不含神经毒素或其他毒素。具有类凝血酶样作用，可促进血管破损部位的血小板聚集，并释放一系列凝血因子及血小板因子3(PF3)，使凝血因子Ⅰ降解为纤维蛋白Ⅰ单体，进而交联聚合成难溶性纤维蛋白，促进出血部位的血栓形成和止血。本品在完整血管内无促进血小板聚集的作用，不激活凝血酶ⅩⅢ，因此其促进形成的纤维蛋白Ⅰ单体易降解，不易引起DIC。

【不良反应】 全身整体表现 过敏性休克、喉头水肿、过敏反应、寒战、面部水肿、发热、多汗等。

呼吸系统 呼吸困难、胸闷。

神经系统 头晕、头痛、肢体麻木、感觉异常等。

胃肠反应 恶心、呕吐、腹痛、腹泻、腹部不适等。

心血管系统 心悸、血压升高、心律失常等。

皮肤及皮肤附件 皮疹、瘙痒、红斑、潮红等。

血液系统 凝血障碍、血栓等。

用药部位反应 用药部位疼痛、用药部位瘙痒等。

【禁忌证】 (1)有血栓病史者禁用。

(2)对本品或同类药品过敏者禁用。

【注意事项】 (1)播散性血管内凝血(DIC)及血液病所致的出血不宜使用本品。

(2)血中缺乏血小板或某些凝血因子（如凝血酶原）时，本品没有代偿作用，宜在补充血小板或缺乏的凝血因子或输注新鲜血液的基础上应用本品。

(3)在原发性纤溶系统亢进（如：内分泌腺、癌症手术等）的情况下，宜与抗纤溶酶的药物联合应用。

(4)常规剂量长期使用（4～5天以上）或大剂量(50～100单位/次)使用时，具有较强的去纤维蛋白原的作用，能明显的降低血液中的纤维蛋白原浓度，从而使血液黏度和凝血性下降。应注意防止用药过量，否则其止血作用会降低，同时增加出血风险。

(5) 使用期间还应注意观察病人的出、凝血时间。

妊娠　除非紧急情况，孕期妇女不宜使用。

【用法与用量】　静脉注射、肌内注射或皮下注射，也可局部用药。

①一般出血：成人 1～2 单位；儿童 0.3～0.5 单位。

②紧急出血：立即静注 0.25～0.5 单位，同时肌内注射 1 单位。

③各类外科手术：术前一天晚肌注 1 单位，术前 1 小时肌注 1 单位，术前 15 分钟静注 1 单位，术后 3 天，每天肌注 1 单位；

④咯血：每 12 小时皮下注射 1 单位，必要时，开始时再加静注 1 单位，最好是加入 10ml 的 0.9%氯化钠注射液中，混合注射；

⑤异常出血：剂量加倍，间隔 6 小时肌注 1 单位，至出血完全停止。

【制剂与规格】　注射用矛头蝮蛇血凝酶：(1)0.5 单位；(2)1 单位；(3)2 单位。

蛇毒血凝酶 [医保(乙)]

Hemocoagulase

【成分】　蝰蛇科蛇毒中提取的蛇毒血凝酶(含巴曲酶及磷脂依赖性凝血因子 X 激活物)；辅料：明胶、甘氨酸、氯化钙、氯化钠、三氯叔丁醇、注射用水。

【适应证】　用于需减少流血或止血的各种医疗情况，如：外科、内科、妇产科、眼科、耳鼻喉科、口腔科等临床科室的出血及出血性疾病；也可用来预防出血，如手术前用药，可避免或减少手术部位及手术后出血。

【药理】　(1)药效学　本品为从蝰蛇科蛇毒毒液中分离、精制得到的一种止血药，不含神经毒素或其他毒素。具有类凝血酶样作用，可促进血管破损部位的血小板聚集，并释放一系列凝血因子及血小板因子 3(PF3)，使凝血因子 I 降解为纤维蛋白 I 单体，进而交联聚合成难溶性纤维蛋白，促进出血部位的血栓形成和止血。本品在完整血管内无促进血小板聚集的作用，不激活凝血酶ⅩⅢ，因此其促进形成的纤维蛋白 I 单体易降解，不易引起 DIC。

(2)药动学　本品静脉、肌肉、皮下及腹腔给药均能被吸收，给药后 5～30 分钟即可产生止血作用，作用可持续 48～72 小时。本品能与血浆蛋白结合，逐渐成为无活性的复合物，其代谢产物由肾脏排泄，3～4 天即可全部清除。

【不良反应】　**全身整体表现**　过敏性休克、过敏反应、寒战、发热。

呼吸系统　呼吸困难、胸闷。

胃肠反应　恶心、呕吐。

心血管系统　心悸。

皮肤及皮肤附件　皮疹、瘙痒、潮红。

神经系统　头晕、头痛。

【禁忌证】　(1)有血栓病史者禁用。

(2)对本品或同类药品过敏者禁用。

【注意事项】　(1)播散性血管内凝血(DIC)及血液病所致的出血不宜使用本品。

(2)血中缺乏血小板或某些凝血因子(如凝血酶原)时，本品没有代偿作用，宜在补充血小板或缺乏的凝血因子或输注新鲜血液的基础上应用本品。

(3)在原发性纤溶系统亢进(如：内分泌腺、癌症手术等)情况下，宜与抗纤溶酶的药物联合应用。

(4)在常规剂量长期使用(4～5 天以上)或大剂量(50～100 单位/次)时，具有较强的去纤维蛋白原的作用，能明显的降低血液中的纤维蛋白原浓度，从而使血液黏度和凝血性下降。应注意防止用药过量，否则其止血作用会降低，同时增加出血风险。

(5)使用期间还应注意观察病人的出、凝血时间。

(6)大、中动脉，大静脉受损出血，必须及时用外科手术处理，配合应用蛇毒血凝酶注射液可控制创面渗血，使手术视野清晰，提高手术效率，从而减少失血和输血量。

(7)本品不宜与其他药物混合静注。

(8)静脉注射给药时，推荐静脉滴注。

【用法与用量】　静脉注射、肌内注射或皮下注射，也可局部用药。

①一般出血：成人 1～2 单位；儿童 0.3～0.5 单位。

②紧急出血：立即静注 0.25～0.5 单位，同时肌内注射 1 单位。

③各类外科手术：术前一天晚肌注 1 单位，术前 1 小时肌注 1 单位，术前 15 分钟静注 1 单位，术后 3 天，每天肌注 1 单位。

④咯血：每 12 小时皮下注射 1 单位，必要时，开始时再加静注 1 单位，最好是加入 10ml 的 0.9%氯化钠注射液中，混合注射。

⑤异常出血：剂量加倍，间隔 6 小时肌注 1 单位，至出血完全停止。

【制剂与规格】　蛇毒血凝酶注射液：1ml:1 单位。

二、抗纤维蛋白溶解药

氨甲环酸 [药典(二)；国基；医保(甲)；医保(乙)]

Tranexamic Acid

【适应证】 主要用于急性或慢性、局限性或全身性纤维蛋白溶解亢进所致各种出血，弥散性血管内凝血所致继发性高纤溶状态。在未肝素化前，慎用本品。

本品还可用于：①前列腺、尿道、肺、脑、子宫、肾上腺、甲状腺、肝等富含纤溶酶原激活物脏器的外伤或手术出血。②用作溶栓药，如组织型纤溶酶原激活物(t-PA)、链激酶及尿激酶的拮抗物。③人工流产、胎盘早期剥落、死胎和羊水栓塞引起的纤溶性出血。④局部纤溶性增高的月经过多、眼前房出血及严重鼻出血。⑤用于防止或减轻因子Ⅷ或因子Ⅸ缺乏性血友病患者拔牙或口腔手术后的出血。⑥中枢动脉瘤破裂所致轻度出血，如蛛网膜下隙出血和颅内动脉瘤出血，应用本品止血优于其他抗纤维蛋白溶解药，但必须注意并发脑水肿或脑梗死的危险性。对于重症且有手术指征患者，本品仅可作为辅助用药。⑦用于治疗遗传性血管性水肿，可减少其发作次数和严重程度。⑧血友病患者发生活动性出血，可联合应用本药。

【药理】 (1)药效学 纤溶酶是一种肽链内切酶，在中性环境中能裂解纤维蛋白(原)的精氨酸和赖氨酸肽链，形成纤维蛋白(原)降解产物，并引起凝血块溶解出血。纤溶酶原通过其分子结构中的赖氨酸结合部位而特异性地吸附在纤维蛋白上，赖氨酸则可以竞争性地阻抑这种吸附作用，减少纤溶酶原的吸附率，从而减少纤溶酶原的激活程度，以减少出血。本品的化学结构与赖氨酸(1,5-二氨基己酸)相似，因此也能竞争性阻抑纤溶酶原在纤维蛋白上吸附，从而防止其激活，保护纤维蛋白不被纤溶酶所降解和溶解，最终达到止血效果。本品也能直接抑制纤溶酶活力，减少纤溶酶激活补体(C1)的作用，从而达到防止遗传性血管神经性水肿的发生。本品作用强于氨甲苯酸 $6\sim10$ 倍，在组织中有更强和更持久的抗纤溶酶活性。

(2)药动学 口服后吸收较慢且不完全，吸收率为 $30\%\sim50\%$。$t_{1/2}$ 约为 2 小时，达峰值时间一般在 3 小时。按体重静脉注射 15mg/kg，1 小时后血药浓度可达 20μg/ml，4 小时后血药浓度为 5μg/ml。本品吸收后广泛分布于全身，在治疗血浆水平上蛋白结合率约 3%，初始分布体积 $9\sim12$L。能透过血-脑屏障，脑脊液内浓度可达有效水平(1μg/ml)，脑脊液中纤维蛋白降解产物可降低

到给药前的 50%左右。能透过胎盘屏障。静脉注射按体重 10mg/kg 或口服按体重 20mg/kg，则血清抗纤溶活力可维持 $7\sim8$ 小时，组织内 17 小时，尿内 48 小时。口服量 39%或静脉注射量的 90%于 24 小时内以药物原型经肾排出。本品在乳汁中分泌，其量约为母体血药浓度的 1%。本品透析不能清除。

【不良反应】 (1)偶见剂量依赖的食欲不振、恶心、呕吐、腹泻，药物过量所致脑血栓等血栓形成和脑出血。

(2)由于本品可进入脑脊液，注射后可有视物模糊、头痛、头晕、疲乏等中枢神经系统症状，与注射速度有关，但很少见。也可能引起休克。

【禁忌证】 (1)对氨甲环酸过敏者禁用。

(2)正在使用凝血酶的患者禁用。

(3)活动性血栓栓塞性疾病(深静脉血栓形成、肺栓塞、血栓栓塞病史)，包括视网膜动静脉阻塞禁用氨甲环酸口服制剂(FDA 说明书)。

(4)活动性血管内凝血患者禁用氨甲环酸注射剂(FDA 说明书)。

【注意事项】 (1)有血栓倾向的患者(脑血栓、心肌梗死、血栓静脉炎等)以及可能引起血栓症的患者慎重给药。

(2)本品一般不单独用于弥散性血管内凝血(DIC)所致继发性纤溶性出血，以防进一步血栓形成，影响脏器功能，特别是急性肾功能衰竭者，故应在肝素化的基础上应用本品。而在 DIC 晚期，以纤溶亢进为主时则可单独应用本品。

(3)如与大剂量其他凝血因子合用应警惕血栓形成，使用凝血酶原复合物后 6 小时再用本品较为妥善，但乙型血友病患者使用凝血酶原复合物时禁用本品。

(4)由于本品可导致继发性肾盂和输尿管凝血块阻塞，血尿患者禁用或慎用。

(5)本品慎用于胸腔手术，因为可导致血肿不溶解。

(6)出现慢性肾功能不全时用量酌减，给药后血液浓度常较高。治疗前列腺手术出血时，用量也应减少。

(7)应用本品时间较长者，应进行眼科检查监护(视力、视觉、视野和眼底检查)。

特殊人群，儿童 可有头痛、头晕、恶心、呕吐、胸闷等反应。

哺乳期 由于母乳中氨甲环酸的浓度很低(为血药浓度的 1%)，少量母乳喂养的婴儿在母亲使用氨甲环酸后未观察到不良事件风险增加，但仍建议在母乳喂养后使用氨甲环酸，尽量减少婴儿接触，并监测不良反应。

【药物相互作用】 (1)禁与凝血酶联合使用。

(2)与以下药物联合使用要注意 蛇毒凝血酶(易形成血栓)、巴曲酶(易引起血栓栓塞)、凝血因子制剂(如依他凝血素α)。

(3)口服避孕药、雌激素与本品合用,有增加血栓形成的危险。

【给药说明】 (1)氨甲环酸一种合成氨基酸,注射剂不能与含青霉素类药物的溶液混合。不应与血液混合。可以与肝素、电解质、氨基酸溶液和葡聚糖溶液混合。

(2)氨甲环酸静脉注射时应缓慢给药,时间为 2～5分钟,或根据临床上的需要缓慢至 5～10 分钟(注射速度过快时,偶会产生恶心、胸内不适、心悸、血压下降等症状)。

(3)一次性使用后,丢弃氨甲环酸小瓶或安瓿瓶以及小瓶/安瓿瓶中的所有剩余部分。

(4)稀释后的混合物在给药前在室温下可保存 4h。

【用法与用量】 成人 ①口服:一次 1～1.5g,一日 2～6g。②静脉注射或静脉滴注:一次 0.25～0.5g,一日 0.75～2g;以葡萄糖注射液或氯化钠注射液稀释后使用。

儿童 ①口服:一次 0.25g,一日 3～4 次。②静脉滴注:一次 0.25g(加入 25%葡萄糖注射液 20ml 静脉推注,或加入 5%～10%葡萄糖注射液或 0.9%氯化钠注射液中静脉滴注),一日 2 次。

肾损伤 根据 FDA 说明书,肾功能不全时口服剂量调整如下。血清肌酐:1.4～2.8mg/dl,一次 1300mg,一日 2 次,月经期最长用药时间为 5 日;血清肌酐:2.8～5.7mg/dl,一次 1300mg,一日 1 次,月经期最长用药时间为 5 日;血清肌酐:大于 5.7mg/dl,一次 650mg,一日 1 次,月经期最长用药时间为 5 日。

肾功能不全时静脉给药剂量调整如下。血清肌酐:1.36～2.83mg/dl,一次 10mg/kg,一日 2 次;血清肌酐:2.83～5.66mg/dl,一次 10mg/kg,一日 1 次;血清肌酐:大于 5.66mg/dl,一次 10mg/kg,每 48 小时一次。

肝损伤 无需调整剂量。

【制剂与规格】 氨甲环酸片:(1)0.125g;(2)0.25g。
氨甲环酸胶囊:0.25g。
注射用氨甲环酸:(1)0.2g;(2)0.25g;(3)0.4g;(4)0.5g;(5)1.0g。
氨甲环酸注射液:(1)2ml:0.1g;(2)2ml:0.2g;(3)5ml:0.25g;(4)5ml:0.5g;(5)10ml:1.0g。

氨甲苯酸 [国基;医保(甲)]
Aminonethylbenzoic Acid

【适应证】 本品主要用于因原发性纤维蛋白溶解过度所引起的出血,包括急性和慢性、局限性或全身性的高纤溶出血,后者常见于癌肿、白血病、妇产科意外、严重肝病出血等。

【药理】 (1)药效学 参阅"氨甲环酸"。

(2)药动学 口服:胃肠道吸收率为(69±2)%。服药后 3 小时血药浓度即达峰值,口服按体重 7.5mg/kg,峰值一般为 4～5μg/ml。体内分布浓度从高到低依次为肾、肝、心、脾、肺、血液等。口服 8 小时血药浓度已降到很低水平。口服 24 小时后,给药总量(36±5)%以原型随尿排出。

静脉注射:有效血药浓度可维持 3～5 小时,体内分布浓度依次为胃>肝>心>脾>肺>血液,静注 24 小时 63%±17%以原型随尿排出,其余为乙酰化衍生物。

【不良反应】 本品不良反应少见。

神经系统 偶有头晕、头痛。

其他 偶有腹部不适。

【禁忌证】 有心肌梗死倾向者慎用。

【注意事项】 (1)应用本品患者要监护血栓形成并发症的可能性。对于有血栓形成倾向者(如急性心肌梗死)慎用。

(2)本品不单独用于弥散性血管内凝血所致的继发性纤溶性出血,以防进一步血栓形成,影响脏器功能,特别是急性肾功能衰竭。如有必要,应在肝素化的基础上再应用本品。

(3)与凝血酶原复合物等凝血因子合用时应警惕血栓形成。建议在凝血酶原复合物使用后 8 小时左右再用本品。

(4)因为本品可导致继发肾盂和输尿管凝血块阻塞,血友病或肾盂实质病变发生大量血尿时慎用。

(5)宫内死胎所致低纤维蛋白原血症出血,肝素治疗安全性大于氨甲苯酸。

(6)慢性肾功能不全时减量使用,给药后尿液浓度常较高。治疗前列腺手术出血时,用量也应减少。

【药物相互作用】 口服避孕药、雌激素或凝血酶原复合物浓缩剂与本品合用,有增加血栓形成的危险。

【给药说明】 与青霉素或尿激酶等溶栓剂有配伍禁忌,避免同瓶输注。

【用法与用量】 成人 ①口服:一次 0.25～0.5g,一日 2～3 次,每日总量为 2g。②静脉注射或静脉滴注:

一次 0.1～0.3g，每日不超过 0.6g。

儿童　①口服：一次 0.25g，一日 3～4 次。

②静脉滴注：一次 0.25g（加入 25%葡萄糖注射液 20ml 静脉推注，或加入 5%～10%葡萄糖注射液或 0.9%氯化钠注射液中静脉滴注），一日 2 次。

【制剂与规格】　氨甲苯酸片：0.25g。

氨甲苯酸注射液：(1)5ml:50mg；(2)10ml:100mg。

氨 基 己 酸 [药典(二)；医保(乙)]
Aminocaproic Acid

【适应证】　预防及治疗血纤维蛋白溶解亢进引起的出血。①前列腺、尿道、肺、肝、胰、脑、子宫、肾上腺、甲状腺等富有纤溶酶原激活物脏器的外伤或手术出血。②组织纤溶酶原激活物(t-PA)、链激酶或尿激酶过量引起的出血。③可作为血友病患者拔牙或口腔手术后出血或月经过多的辅助治疗。④可用于上消化道出血、咯血、原发免疫性血小板减少症和白血病等各种出血的对症治疗，对一般慢性渗血效果显著；对凝血功能异常引起的出血疗效差；对严重出血、伤口大量出血及肿瘤出血等无止血作用。⑤注射剂型用于弥散性血管内凝血(DIC)晚期，以防继发性纤溶亢进症。⑥注射剂可局部应用：0.5%溶液冲洗膀胱用于术后膀胱出血；拔牙后可用 10%溶液漱口和蘸药的棉球填塞伤口；亦可用 5%～10%溶液纱布浸泡后敷贴伤口。

【药理】　(1)药效学　氨基己酸是抗纤维蛋白溶解药。纤维蛋白溶酶原通过其分子结构中的赖氨酸结合部位特异性地与纤维蛋白结合，然后在激活物作用下转变为纤溶酶，该酶能裂解纤维蛋白中精氨酸和赖氨酸肽链，形成纤维蛋白降解产物，使血凝块溶解。本品能阻止纤溶酶原与纤维蛋白结合，防止其被激活，从而抑制纤维蛋白溶解；高浓度(100mg/L)时则直接抑制纤溶酶活力，达到止血效果。

(2)药动学　本品口服吸收迅速而完全，2 小时内可达血药峰浓度，生物利用度为 80%。分布于血管内、外间隙，并迅速进入细胞，可透过胎盘屏障。本品在血中以游离状态存在，不与血浆蛋白结合，在体内维持时间短，不经肝脏代谢。口服和静脉注射的氨基己酸均通过肾脏排泄，给药后 12 小时 40%～60%以原型从尿中迅速排泄。$t_{1/2}$ 为 61～120 分钟。

【不良反应】　其他　常见不良反应包括：胃肠道紊乱、头晕、耳鸣、头痛、鼻塞和结膜充血和皮疹。

心血管系统　快速静脉注射易引起低血压、心动过缓和心律失常。

尿路　尿中药物浓度高，可形成血凝块，阻塞尿路。长期大剂量使用可能造成肾衰竭、可逆性肌病等。

【禁忌证】　有血栓形成倾向或过去有血管栓塞史者禁用。

【注意事项】　(1)本品排泄快，需持续给药，否则难以维持稳定的有效血浓度。

(2)在 DIC 早期，血液呈高凝趋势，继发性纤溶尚未发生，不应使用抗纤溶药。DIC 进入低凝期并有继发性纤溶时，肝素与抗纤溶药可考虑并用。

(3)氨基己酸不能阻止小动脉出血，术中有活动性动脉出血，仍需结扎止血。

(4)使用避孕药或雌激素的妇女，服用氨基己酸时可增加血栓形成的倾向。

(5)血尿、肾功能不全者慎用。

特殊人群，儿童　偶有腹泻、腹部不适、结膜充血、鼻塞、皮疹、低血压、呕吐、胃灼热感及尿多等。

妊娠　妊娠期妇女慎用。

哺乳期　尚不明确氨基己酸是否分泌入乳汁，哺乳期妇女慎用。

【药物相互作用】　(1)氨基己酸即刻止血作用较差，对急性大出血宜与其他止血药物配伍应用。

(2)氨基己酸不宜与酚磺乙胺混合注射。

【用法与用量】　成人　(1)口服　一次 2g，一日 3～4 次，依病情使用 7～10 日或更久。

(2)静脉滴注　初始剂量 4～6g 溶解于 100ml 0.9%氯化钠注射液或 5%～10%葡萄糖注射液，15～30 分钟滴完；维持剂量每小时 2g，维持时间依病情确定，一日不超过 20g，可连用 3～4 日。

儿童　口服、静脉滴注：一次 0.2g/kg；静脉注射时溶解于 50～100ml5%～10%葡萄糖注射液或 0.9%氯化钠注射液中，每 4～6 小时 1 次。

【制剂与规格】　氨基己酸片：0.5g。

氨基己酸注射液：(1)10ml:2g；(2)20ml:4g。

氨基己酸氯化钠注射液：100ml:氨基己酸 4g:氯化钠 0.9g。

酚 磺 乙 胺 [药典(二)；医保(乙)]
Etamsylate

【适应证】　(1)CDE 适应证　用于防治各种手术前后的出血，也可用于血小板功能不良、血管脆性增加而引起的出血，亦可用于呕血、尿血等。

(2)国外适应证　①用于月经过多的短期治疗。②用于预防新生儿脑室内出血。

【药理】 (1)药效学 本品可降低毛细血管通透性，使血管收缩，出血时间缩短。本品又能增强血小板聚集性和黏附性，促进血小板释放凝血活性物质，缩短凝血时间，但确切疗效有待进一步确定。也有学者认为本品尚有促使血小板由骨髓向外周血释放的作用。

(2)药动学 静脉注射后1小时作用达高峰，作用维持4～6小时。本品易从胃肠道吸收，口服后1小时起效。大部分以原型从肾排泄，小部分从胆汁、粪便排出。静脉注射、肌内注射的$t_{1/2\beta}$分别为1.9小时和2.1小时。

【不良反应】 本品毒性低。

全身整体疾病 恶心、头痛、皮疹，其中，头痛和皮疹减量后可消失。偶有静脉注射后发生过敏性休克的报道。

心血管疾病 暂时性低血压等。

【注意事项】 本品毒性低，可有恶心、头痛、皮疹、暂时性低血压等。

【药物相互作用】 (1)右旋糖酐抑制血小板聚集，延长出血及凝血时间，理论上与本品呈拮抗作用。

(2)可与维生素K注射液混合使用，但不宜与氨基己酸混合注射。

【用法与用量】 成人 (1)口服 一次0.5～2g，一日3次。

(2)肌内注射 一次0.25～0.5g，一日2～3次。

(3)静脉滴注 一次0.25～0.75g，一日2～3次，稀释后滴注。

(4)预防手术后出血 术前15～30分钟静脉滴注或肌内注射0.25～0.5g，必要时2小时后再注射0.25g。

儿童 (1)口服 一次10mg/kg，一日2～3次。

(2)肌内注射、静脉注射 一次0.125～0.25g，一日2～3次，视病情可增加剂量。

【制剂与规格】 酚磺乙胺片：0.25g。

酚磺乙胺注射液：(1)2ml:0.25g；(2)2ml:0.5g；(3)5ml:1g。

注射用酚磺乙胺：(1)0.5g；(2)1g。

凝血酶冻干粉
Lyophilizing Thrombin Powder

【成分】 猪血或牛血中提取的凝血酶原，经激活而得的供口服或局部止血用凝血酶的无菌冻干制品，辅料为甘露醇。

【适应证】 用于手术中不易结扎的小血管止血、消化道出血及外伤出血等。

【药理】 药效学 促使纤维蛋白原转化为纤维蛋白，应用于创口，使血液凝固而止血。

【不良反应】 (1)偶可致过敏反应，应及时停药。

(2)外科止血中应用本品可能致低热反应。

【禁忌证】 对本品有过敏史者禁用。

【注意事项】 (1)本品严禁注射。如误入血管可导致血栓形成、局部坏死危及生命。

(2)本品必须直接与创面接触，才能起止血作用。

(3)本品应新鲜配制使用。

(4)当药品性状发生改变时禁止使用。

【药物相互作用】 (1)本品遇酸、碱、重金属发生反应而降效。

(2)为提高上消化道出血的止血效果，宜先服一定量制酸剂中和胃酸后口服本品，或同时静脉给予抑酸剂。

(3)可用磷酸盐缓冲液(pH 7.6)或冷牛奶溶解。如用阿拉伯胶、明胶、果糖胶、蜂蜜等配制成乳胶状溶液，可提高凝血酶的止血效果，并可适当减少本品用量。

【用法与用量】 (1)局部止血 用灭菌氯化钠注射液溶解成每1ml中含50～200单位的溶液喷雾或用本品干粉喷洒于创面。

(2)消化道止血 用0.9%氯化钠注射液或温开水(不超过37℃)溶解成每1ml中含10～100单位的溶液，口服或局部灌注，也可根据出血部位及程度增减浓度、次数。

【制剂与规格】 凝血酶冻干粉：(1)200单位；(2)500单位；(3)1000单位；(4)2000单位；(5)5000单位；(6)1万单位。

抑 肽 酶
Aprotinin

【适应证】 用于体外循环心脏直视手术或其他手术。抑制纤溶蛋白，减少术中、术后渗血和术后肠粘连。

【药理】 (1)药效学 抑肽酶是一种广谱蛋白酶抑制剂，可用于调节心脏体外循环(CPB)手术引起的机体炎性反应(SIR)。SIR可以激活相关的出血、纤溶以及细胞和体液炎症系统。而抑肽酶通过其对多种介质的抑制作用(如舒血管素，纤维蛋白溶酶)可以降低炎性反应、纤溶反应和凝血酶的产生。抑肽酶可以抑制炎性细胞因子的释放，维持体内糖蛋白的稳定。抑肽酶可以减少血小板糖蛋白的缺失(如GpⅠb，GpⅡb/Ⅲa)，阻止粒细胞中炎性胶粘糖蛋白的表达(如CDⅡb)。抑肽酶在CPB中的作用还包括降低炎症反应，这意味着可以减少异体输血的要求，并可以减少出血以及因为出血导致的对纵隔的再探察。

（2）药动学　本品静脉（IV）注射后，迅速分布至细胞外液，引起血浆抑肽酶浓度的初期快速消除。其在后的分布相中，血浆半衰期为 150 分钟左右，消除相的半衰期为 10 小时。

国外研究对比了抑肽酶在健康志愿者、进行体外循环的心脏手术病人和进行子宫切除术病人中的药动学，在剂量范围 27.8 到 1111.1 单位时，其药动学呈线性消除。本品静脉注射后，迅速分布至细胞外液，引起血浆抑肽酶浓度的初期快速消除。其在后的分布相中，血浆半衰期为 150 分钟左右，消除相的半衰期为 10 小时。

手术中使用下述计量方案，方案 B 治疗时的血浆平均稳态浓度为 0.076 单位/ml（$n=10$）：负荷剂量 555.6 单位，预充液中加入 555.6 单位，然后以每小时 138.9 单位的剂量静脉滴注。

方案 A（剂量两倍于方案 B）治疗时的平均稳态浓度为 0.139 单位/ml（$n=20$）：负荷剂量 1111.1 单位，预充液中加入 1111.1 单位，然后每小时 277.8 单位静脉滴注。

单剂量静脉滴注放射性标记的抑肽酶，48 小时后约 25%～40% 的抑肽酶通过尿排泄，注射 555.6 单位半小时后，有 2% 以原药形式排泄；注射 1111.1 单位半小时后，尿中排泄的原药占到 9%。动物实验研究表明抑肽酶首先在肾内积聚，肾小球滤过后，被附近的肾小管重吸收。储存在吞噬性溶酶体内，然后被溶酶体酶缓慢代谢。生理学研究显示肾对抑肽酶的代谢与其他小分子蛋白质（如胰岛素）类似。

【不良反应】　全身整体表现　败血症，死亡，多个系统器官衰竭，免疫系统紊乱，腹腔积血。

心血管系统　充血性心力衰竭，束支传导阻滞，心肌缺血，心脏传导阻滞，心包积液，室性心律失常（包括室速及室颤），休克，肺动脉高压。

胃肠反应　消化不良，胃肠道出血，黄疸，肝衰竭。

血管，出血及凝血　动脉血栓形成（包括肺动脉，冠状动脉），肺栓塞，血栓性静脉炎，深部血栓性静脉炎，脑血管意外，脑栓塞。其他血液疾病包括白细胞增多，凝血障碍（弥漫性血管内凝血），凝血酶原减少。

代谢及营养　高血糖症，低血钾症，血容量过多，酸中毒。

肌肉骨骼　关节痛。

神经系统　激动不安，眩晕，焦虑，惊厥。

呼吸系统　肺炎，窒息，咳嗽，肺水肿。

皮肤及皮肤附件　皮肤变色。

尿路　少尿，肾功能衰竭，肾小管坏死。

【禁忌证】　对本品过敏者禁用。

【注意事项】　（1）警告　使用本品可能发生过敏或类过敏反应。在未使用过抑肽酶的患者中，过敏反应比较罕见。过敏反应的症状包括皮疹、瘙痒、呼吸困难、恶心、心动过速到伴随循环衰竭的致命过敏性休克。如果在使用本品时发生过敏反应，应立即停止用药并进行急救。要注意测试剂量也可能导致严重（甚至致命）的过敏/类过敏反应，即使对二次使用抑肽酶耐受无症状的患者，此后用药也可能导致过敏或类过敏反应。可在使用抑肽酶的同时，静脉给予 H_2-拮抗剂（抗组胺剂）。

（2）测试剂量　所有患者在使用本品之前都应进行预试验以评估发生过敏反应的可能性，在使用负荷剂量前 10 分钟静注浓度为 5.56 单位的本品 1ml。但即使在使用了 1ml 测试剂量后无不良反应发生，治疗剂量还是有可能引起过敏反应。一旦发生过敏反应，应立即停止用药并采用正规的紧急抗过敏措施。需注意：发生过敏/类过敏反应可能与测试剂量有关。

（3）过敏反应　有药物或其他试剂过敏史的患者在使用本品时，发生过敏或类过敏反应的风险更大。初次使用本品的过敏反应发生率<0.1%，再次使用本品的过敏反应发生率为 5.0%。

（4）负荷剂量　在患者处于仰卧位时，应于 20～30 分钟内静脉推注负荷剂量。给药过快会引起一过性血压下降。

（5）本品可干扰下列检验　出凝血时间、血清肌酐酶（CK）、血清肌酐、氨基转移酶等的检验值。

儿童　本品在儿童患者中应用的安全性及有效性尚未见确切报道，应慎用。

老年人　在安全性和有效性方面未发现与年轻病例有明显差异。

妊娠　不推荐使用，如需使用，必须仔细评价风险/受益比。

【药物相互作用】　本品有拮抗纤维蛋白溶酶（如阿替普酶、阿尼普酶、链激酶、尿激酶等）的作用，可用于抑制这些药品所引起的出血。

【给药说明】　使用 5% 葡萄糖注射液溶解。

【用法与用量】　（1）过敏反应试验　临用前，将本品 1 瓶溶于 5% 葡萄糖注射液 10ml 中，抽出 1ml，再用 5% 葡萄糖注射液稀释至 5ml，经静脉缓慢注射 1ml，严密观察 15 分钟，如果发生过敏反应，则不能使用。

（2）体外循环心脏直视手术　在体外循环前将本品 1680～2800 单位（小儿 840～1120 单位）全量一次性加入预充液中。

（3）其他纤维蛋白溶解而引起的出血　一日 44.8～

67.2 单位，病情减轻后减为每日 11.2～22.4 单位。

(4) 预防出血　于手术前一日开始，每日注射 11.2 单位。

(5) 防止术后肠粘连　手术切口闭合前，直接注入腹腔 11.2～28 单位，切勿与伤口接触。

【制剂与规格】　注射用抑肽酶：(1) 28 单位；(2) 56 单位；(3) 112 单位；(4) 278 单位。

第三节　抗凝药、抗血小板药及溶栓药

抗凝药是阻止血液凝固或降低血凝活性的药物，常用有肝素及香豆素两大类。肝素用于注射，作用快，可应急。近几年更为安全及使用方便的低分子量肝素已广泛用于临床。香豆素类用于口服，作用较慢，但便于需长期抗凝患者的应用。最近，选择性间接凝血因子 Xa 抑制剂磺达肝癸钠注射剂、直接的凝血酶抑制药比伐卢定和达比加群酯以及直接的凝血因子 Xa 抑制药阿加曲班、利伐沙班、艾多沙班和阿哌沙班已经上市。

血小板的黏附、聚集常为血栓形成的始动因素，尤其在动脉血栓栓塞性疾病中有重要地位。抗血小板药则抑制血小板的黏附及聚集，从而预防动脉内血栓形成。抗血小板药包括：①环氧酶抑制药如阿司匹林。②磷酸二酯酶抑制药如双嘧达莫。③血小板 P2Y12 受体拮抗药（噻吩并吡啶类）如噻氯匹定及氯吡格雷，以及新型 P2Y12 受体拮抗药替格瑞洛。④抗血小板膜糖蛋白 IIb/IIIa 受体拮抗药，如阿昔单抗、依替巴肽、替罗非班等（目前我国有替罗非班、依替巴肽上市）。

溶栓药即纤维蛋白溶解药，使已形成的血栓溶解，达到使闭塞血管再通的目的。现临床常用的溶栓药多为生物制品或经基因工程制备。溶栓药可分为两类，一类是"非纤维蛋白特异性"溶栓药，包括链激酶（SK）、尿激酶（UK）等；另一类是"纤维蛋白特异性"溶栓药，主要有阿替普酶（alteplase, rt-PA）及其突变体——瑞替普酶（reteplase）和替奈普酶（tenecteplase）。此外，单链尿激酶型纤溶酶原激活剂（scu-PA）已不再应用。近年来我国药厂开发了葡激酶，已获新药证书。

一、抗凝药

肝素钠 [药典(二)；国基；医保(乙)]
Heparin Sodium

【适应证】①用于防治血栓形成或栓塞性疾病：近期发生的深静脉血栓形成，应用肝素预防血栓形成和扩展，减少肺动脉栓塞的发生率；肺动脉栓塞；不稳定型心绞痛和非 ST 段抬高型心肌梗死急性期的治疗；急性 ST 段抬高型心肌梗死时，减少血栓栓塞并发症；防止导管检查及介入治疗时血栓栓塞；预防血栓形成，对有"栓塞高危因素"（包括有血栓栓塞史、术后长期卧床及年龄超过 40 岁等）患者进行腹部、骨科和胸腔大手术后以及有选择性、无出血危险的长期卧床患者预防深静脉血栓形成及肺栓塞，预防具有栓塞危险因素的心房颤动患者心脏复律或手术前及术中发生体循环血栓栓塞；减少脑卒中患者脑血栓形成的危险并降低其死亡率。

②弥散性血管内凝血。

③体外循环、血液透析或腹膜透析时预防血液凝固。

④用作输血及血样标本体外实验的抗凝药。

【药理】(1) 药效学　肝素影响凝血过程的许多环节：①抑制凝血酶原激酶形成，肝素与抗凝血酶 III（AT-III）结合，形成肝素-AT-III 复合物，从而大大增强 AT-III 的效能。AT-III 是一种丝氨酸蛋白酶抑制药，可灭活具有丝氨酸蛋白酶活性的凝血因子，如因子 XIIa、XIa、IXa 和 Xa 等，故肝素通过结合 AT-III 形成复合物加速其对凝血因子的灭活作用，抑制凝血酶原激酶的形成，并能对抗已形成的凝血酶原激酶的作用。②干扰凝血酶，小剂量肝素与 AT-III 结合后使 AT-III 的反应部位（精氨酸残基）更易与凝血酶的活性中心（丝氨酸残基）结合成稳定的凝血酶-抗凝血酶复合物，从而灭活凝血酶，抑制纤维蛋白原转变为纤维蛋白。③干扰凝血酶对因子 XIII 的激活，影响非溶性纤维蛋白的形成；阻止凝血酶对因子 VIII 和 V 的正常激活。④阻止血小板的黏附和聚集，从而防止血小板崩解而释放血小板第 III 因子及 5-羟色胺。肝素可延长活化部分凝血活酶时间（APTT）、凝血酶原时间、全血凝固时间或激活凝血时间（ACT）。肝素的抗凝作用与其分子中具有强阴电荷的硫酸根有关，当硫酸基团被水解或被带有强阳电荷的鱼精蛋白中和后，迅即失去抗凝活力。

(2) 药动学　口服不吸收，皮下、肌内或静脉注射，吸收良好。分布于血细胞和血浆中，部分可弥散到血管外组织间隙。由于分子较大，不能通过胸膜和腹膜，也不能通过胎盘组织或泌入乳汁。本品起效时间与给药方式有关。直接静脉注射即刻发挥最大抗凝效应，以后作用逐渐下降，3～4 小时后血凝恢复正常。静脉滴注起效时间取决于滴注速度。皮下注射一般在 20～60 分钟内起效，存在个体差异。静脉滴注后能与血浆低密度脂蛋白高度结合，形成复合物，也结合于球蛋白及纤维蛋白原，由单核巨噬细胞系统摄取，经肝内肝素酶作用，部分分解为尿肝素（uroheparin）。肝素还能与血小板因子 IV 及高分子量 von Willebrand 因子结合。静脉注射后，$t_{1/2}$ 为 1～6 小时，平均为 1.5 小时，与用量相关，按体重静脉注射 100U/kg、200U/kg 或 400U/kg，$t_{1/2}$ 分别为 56 分钟、96 分钟、152 分钟。慢性肝、肾功能不全及过度肥胖者，肝素代谢、排泄延迟，有体内潴留可能。代谢产物尿肝素，经肾排泄，大量静脉注射给药后则 50% 以原型排出。血浆内肝素浓度不受透析的影响。

【不良反应】（1）本品毒性较低，自发性出血倾向是肝素过量使用的最主要危险。

（2）本品偶可发生过敏反应，表现为发热、皮疹、瘙痒、鼻炎、结膜炎、哮喘、心前区紧迫感及呼吸短促。

（3）肌内注射可引起局部血肿。

（4）偶见一过性脱发和腹泻。

（5）长期使用可引起骨质疏松和自发性骨折。

（6）长期使用有时反可致血栓形成，可能是抗凝血酶Ⅲ耗竭的后果。

（7）血小板减少症　有两种类型，一种为轻型（Ⅰ型），血小板计数常呈中度降低，不出现血栓或出血症状，一般发生在用药后 2～4 日，即使继续应用肝素，血小板也常可自行恢复；另一种为重症（Ⅱ型），由于体内产生了肝素依赖性抗血小板抗体，血小板大量聚集而致循环血中血小板显著减少，一般发生于用药后 2～8 日，可由于血栓栓塞而导致皮肤、肢体或脏器坏死。

【禁忌证】（1）不能控制的活动性出血患者禁用。

（2）有出血性疾病的患者禁用，包括血友病、血小板减少性或血管性紫癜。

（3）外伤或术后渗血者禁用。

（4）先兆流产者禁用。

（5）感染性心内膜炎者禁用，除非有其他指征。胃、十二指肠溃疡，严重肝肾功能不全者禁用。

（6）严重未控制的高血压、颅内出血者禁用。

（7）对肝素过敏者禁用。

【注意事项】（1）妊娠最后 3 个月或产后，有增加母体出血危险，尤其是在分娩时，须慎用。

（2）硬膜外麻醉时尽可能地暂停用药。

（3）60 岁以上老年人，尤其是老年女性对肝素较为敏感，用药期间容易出血，应减少用量，加强监测。

（4）干扰诊断　可延长一期法凝血酶原时间，使磺溴酞钠（BSP）试验潴留时间延长而呈假阳性反应，导致 T3、T4 浓度增加，从而抑制垂体促甲状腺激素的释放。用量达 15000～20000U 时，血清胆固醇水平下降。

（5）下列情况应慎用：①有过敏性疾病及哮喘病史。②口腔手术等易致出血的操作。③已口服足量的抗凝药

者。④月经量过多者。

（6）使用前宜测定全血凝固时间（试管法）或活化部分凝血活酶时间（APTT）以及一期法凝血酶原时间。治疗期间应测定全血凝固时间（试管法）或活化部分凝血活酶时间（APTT），血细胞比容、粪便潜血试验、尿隐血试验及血小板计数等。

（7）当口服抗凝药替换肝素时应加强临床监测。

（8）本品对蛇咬伤所致 DIC 无效。

（9）本品易致眶内及颅内出血，故眼科与神经科手术及有出血性疾病者，不宜作为预防用药。

（10）早期逾量的表现有黏膜和伤口出血、齿龈渗血、皮肤瘀斑或紫癜、鼻出血、月经量过多等。严重时有内出血征象，表现为腹痛、腹胀、背痛、麻痹性肠梗阻、咯血、呕血、血尿、血便及持续性头痛，甚至可使心脏停搏。

（11）肝素干扰凝血酶原时间的测定，必须在应用肝素 4 小时后重复测定。

（12）若血浆中 AT-Ⅲ 降低，则肝素疗效较差，此时需输注血浆或 AT-Ⅲ。

（13）肝素代谢迅速，轻微过量时停用即可；严重过量时应用鱼精蛋白缓慢静脉注射予以中和，通常 1mg 鱼精蛋白能中和 100U 肝素；如果肝素注射后已超过 30 分钟，鱼精蛋白用量需减半。

【药物相互作用】（1）与下列药物合用，可加重出血危险：①香豆素及其衍生物，可导致严重的因子Ⅸ缺乏而引发出血。②阿司匹林及非甾体抗炎药，能抑制血小板功能，并诱发胃肠道溃疡出血。③双嘧达莫、右旋糖酐等可能抑制血小板功能，增加出血危险性。④肾上腺皮质激素、促肾上腺皮质激素等易诱发胃肠道溃疡出血。⑤其他尚有依他尼酸、阿替普酶（rt-PA）、尿激酶、链激酶等。

（2）甲巯咪唑、丙硫氧嘧啶等与本品有协同作用。

【给药说明】（1）临床上一般均按活化部分凝血活酶时间（APTT）调整用量，使 APTT 为治疗前的 1.5～2.5 倍，随时调整肝素用量及间隔给药时间；维持治疗期注意定期监测；老年人、高血压及肝肾功能不全者对肝素反应敏感，更需注意监测。

（2）需长期抗凝治疗时，可在肝素应用的同时加用双香豆素类口服抗凝，36～48 小时后停用肝素，而后单独用口服抗凝药维持治疗。

（3）肝素口服无效，应采用静脉注射、静脉滴注和深部皮下注射；一般不主张肌内注射，因其可导致注射部位血肿；皮下注射应深入脂肪层，例如髂嵴或腹部脂肪

组织，注入部位需不断更换，注射时不要移动针头，注射处不宜搓揉。

（4）给药期间应避免肌内注射其他药物；对肝素反应过敏者应提高警惕，由于药用肝素的主要来源是牛肺及猪肠黏膜，对猪肉、牛肉或其他动物蛋白质过敏者，可先给予本药 6～8mg 作为测试量，如半小时后无特殊反应，才可给予全量。

（5）临床上通常以小剂量肝素用作预防血栓形成，而大剂量则用作治疗血栓栓塞。

【用法与用量】成人　①深部皮下注射：首次 5000～10000U，以后每 8 小时 8000～10000U 或每 12 小时 15000～20000U；每 24 小时总量 30000～40000U，应根据凝血试验监测结果调整剂量。②静脉注射：首次 5000～10000U，之后按体重每 4 小时给予 100U/kg，用氯化钠注射液稀释后应用，应按 APTT 测定结果调整用量。③静脉滴注：每日 20000～40000U，加至氯化钠注射液中持续滴注。静脉滴注前可先静脉注射 5000U 作为初始剂量，静脉滴注过程中按 APTT 测定结果调整用量。④预防性治疗高危血栓形成患者：大多是用于手术之后，以防止深静脉血栓形成。在外科手术前 2 小时先给予 5000U 肝素皮下注射，然后每隔 8～12 小时给予 5000U，共约 7 日。

儿童　①静脉注射：按体重一次注入 50 单位/kg，以后每 4 小时给予 50～100 单位/kg。②静脉滴注：按体重注入 50 单位/kg，以后按体表面积 24 小时给予每日 20000 单位/m²，加入氯化钠注射液中缓慢滴注。

【制剂与规格】肝素钠注射液：（1）2ml:1000U；（2）2ml:5000U；（3）2ml:12500U。

肝素钠乳膏：20g:5000U。

肝素钙 [药典(二)；医保(乙)]
Heparin Calcium

【适应证】参阅"肝素钠"。

【药理】药效学　普通肝素钙是通过离子交换法自肝素钠制备，药理作用与肝素钠相似。肝素钙较肝素钠抗凝血因子Ⅱa作用略强，抗凝血因子Ⅹa作用则较弱。

【不良反应】基本参阅"肝素钠"，但皮下注射局部疼痛刺激较前者为轻。

【用法与用量】成人　①深部皮下注射：首次 5000～10000U，以后每 8 小时 8000～10000U 或每 12 小时 15000～20000U；根据 APTT 监测结果调整剂量。②静脉注射：首次 5000～10000U，以后按体重每 4 小时 100U/kg，根据 APTT 监测结果调整剂量。③静脉滴注：每日 20000～40000U，加至氯化钠注射液中持续滴注。静脉滴

注之前常先以 5000U 静脉注射作为初始剂量，静脉滴注过程中根据 APTT 监测结果调整剂量。心血管外科手术者，首次剂量按体重应不低于 150U/kg；手术持续时间在 60 分钟以内者常需 300U/kg，而持续 60 分钟以上者则需 400U/kg。术后剂量视凝血试验监测结果而定。弥散性血管内凝血患者，按体重宜以 50～100U/kg，每 4 小时 1 次，静脉注射或持续静脉滴注；若 4～8 小时后病情无改善则应停用或谨慎继续应用。④预防性治疗：术前 2 小时深部皮下注射 5000U，之后每 8～12 小时重复上述剂量，持续 7 日。

儿童　①静脉注射：首次剂量按体重 50U/kg，之后每 4 小时 50～100U/kg，根据凝血试验监测结果调整。②静脉滴注：按体重首次 50U/kg，之后 100U/kg，每 4 小时 1 次；或按体表面积 20000U/m²，24 小时持续静脉滴注；亦可根据活化部分凝血活酶时间（APTT 或 KPTT）试验结果确定。心血管外科手术时，其首次剂量及持续 60 分钟以内的手术用量同成人。弥散性血管内凝血时，每 4 小时按体重 25～50U/kg 持续静脉滴注，若 4～8 小时后病情无好转即应停用。

【制剂与规格】肝素钙注射液：（1）1ml:5000U；（2）1ml:7500U；（3）1ml:10000U。

低分子量肝素 [国基；医保(乙)]
Low Molecular Weight Heparin

10 余年来，应用化学或酶解方法，将未分组分肝素（UFH）解聚并裂解为一些分子量为 1000～12000（平均为 4000～6000）的组分，称为低分子量肝素。低分子量肝素与 UFH 相比，抗凝血因子Ⅱa活性减弱，抗凝血因子Ⅹa活性增强，抗Ⅹa/抗Ⅱa活性比值增加至（2～4）:1（UFH 为 1:1），使其具有更强的抗血栓形成作用。另外，低分子量肝素半衰期长，皮下注射吸收好，生物利用度高，可皮下注射给药，每日 1 次或 2 次而无需常规实验室监测抗凝疗效或调整剂量。低分子量肝素对血小板功能的影响明显小于 UFH，引起血小板减少者罕见。低分子量肝素用于血栓栓塞性疾病的预防和治疗。目前在国内上市的低分子量肝素有两类制剂，一类是分子量范围较宽的低分子量肝素钠和低分子量肝素钙；另一类是分子量较明确的制剂，如那屈肝素钙（nadroparin calcium）、依诺肝素钠（enoxaparin sodium）和达肝素钠（dalteparin sodium）等。可能在不久的未来，前一类制剂将逐步被临床淘汰。

【不良反应】（1）出血　低分子量肝素治疗中出血发生率低，常见注射部位血肿。

(2)偶见过敏反应(如紫癜、皮疹、发热,注射部位瘙痒、疱疹等)和皮肤坏死。

(3)局部反应 注射部位疼痛。

(4)偶尔发生血小板减少,发生率(<1%)较 UFH 明显减少。

(5)少数患者可引起血清丙氨酸氨基转移酶(ALT)和 γ-谷氨酰转移酶轻度升高,但停药后可恢复。

(6)偶见高血压,但通常是可逆的。其他参阅"肝素钠"。

【禁忌证】 (1)对低分子量肝素过敏者禁用。

(2)使用低分子量肝素诱发血小板减少症患者禁用。

(3)凝血功能严重异常患者禁用。

(4)脑血管意外(伴全身性血栓者除外)患者禁用。

(5)组织器官损伤出血者禁用。

(6)急性消化道出血者禁用。

【注意事项】 (1)下列情况慎用低分子量肝素:①对有肝素诱发血小板减少病史者须十分慎重。②对有出血危险的患者,如严重未控制的高血压、先天性或获得性出血性疾病、血小板减少、活动性溃疡、近期消化道出血或近期内脑、脊髓、眼部手术者慎用。③接受脊髓或硬膜外麻醉和腰椎穿刺患者慎用(因可发生脊髓或硬膜外血肿而导致截瘫)。④对严重肝病、肾功能不全、感染性心内膜炎及糖尿病视网膜病变者慎用。

(2)低分子量肝素不能与肝素以单位换算的方式交替使用,低分子量肝素不同制剂之间也不能以该种方式交换使用,因为各种制剂的制备过程不同,分子量分布不同,抗 Xa/抗 IIa 活性比值不同。因此每种药物必须按其各自说明书使用。

(3)如在使用低分子量肝素制剂的过程中发生了血栓栓塞事件,应调整剂量并给予适宜治疗。

(4)药物对哺乳的影响 低分子量肝素能否通过人乳分泌仍不清楚,故哺乳期妇女慎用。

【药物相互作用】 低分子量肝素对于应用口服抗凝药、抗血小板药、非甾体抗炎药、右旋糖酐和溶栓药的患者可增加出血危险,上述药物合用低分子量肝素时应谨慎。

【给药说明】 (1)低分子量肝素制剂应皮下注射给药。注射时患者取坐位或平卧位,给予深部皮下注射,注射部位可选择腹部脐周围、大腿上外侧或臀部上外象限皮下组织。注射时应用拇指、示指将皮下组织捏起,以 45°～90°角度进针。注射部位应每日更换。

(2)低分子量肝素不能肌内注射给药。

(3)低分子量肝素不能与其他注射剂混合应用。

那屈肝素钙[医保(乙)]
Nadroparin Calcium

【特殊说明】 因低分子量肝素各制剂间生物活性、分子量和化学结构存在差异,因此不同的低分子肝素不能混用。

【适应证】 ①用于预防静脉血栓栓塞性疾病,特别是预防骨科或普通外科手术后的深静脉血栓形成。②治疗已形成的深静脉血栓。③用于不稳定型心绞痛和非 ST 段抬高型心肌梗死急性期的治疗。④在血液透析中预防透析器血凝块形成。

【药理】 (1)药效学 那屈肝素是一种低分子肝素,由普通肝素解聚而成,平均分子量 4500。它具有很高的抗凝血因子 Xa 活性和较低的抗凝血因子 IIa 或抗凝血酶活性,这两种活性比值是 3.2。

(2)药动学 本品皮下注射生物利用度接近 100%,皮下注射后 3 小时血药浓度达峰值,静脉或皮下给药后血浆抗 Xa 活性消除半衰期为 2.2～3.6 小时。其通过一种非渗透性肾机制消除,肾损害患者比健康人血浆清除率明显减少。

老年患者 通常肾功能随年龄增大而有所降低,因此老年人的消除较慢。必须考虑到该年龄组有肾脏损害的可能,因此需要调整用药剂量。

肾损害 在一项有关不同程度肾功能损害患者静脉内给予那屈肝素进行药代动力学研究的临床研究中,结果发现那屈肝素清除率与肌酐清除率之间存在相关性。在中度肾功能损害的患者中(肌酐清除率为 36～43ml/min),其平均 AUC 和半衰期值与健康志愿者相比分别增加 52% 和 39%。在这些患者中,那屈肝素的平均血浆清除率降低至正常值的 63%。研究中观察到较宽的个体间变异。在严重肾功能损害的患者中(肌酐清除率为 10～20ml/min),其平均 AUC 和半衰期值与健康志愿者相比分别增加 95 和 112%。严重肾功能损害患者的血浆清除率降低至肾功能正常患者的 50%。

血液透析 进行血液透析的严重肾功能损害患者(肌酐清除率为 3～6ml/min),其平均 AUC 和半衰期值与健康志愿者相比分别增加 62% 和 65%。进行血液透析的严重肾功能损害患者的血浆清除率降低至肾功能正常患者的 67%。

【不良反应】 (1)常见的不良反应有不同部位的出血,尤其是那些还合并其他危险因素的患者。

(2)氨基转移酶一过性升高。

(3)注射部位的小血肿和注射部位反应等。

（4）血小板减少症　极少数患者发生免疫性血小板减少症伴血栓形成。

【禁忌证】　那屈肝素禁用于下列情况：

（1）对那屈肝素或那屈肝素注射液中任何赋形剂过敏。

（2）有使用那屈肝素发生血小板减少的病史。

（3）与止血异常有关的活动性出血或出血风险的增加，除外不是由肝素引起的弥散性血管内凝血。

（4）可能引起出血的器质性损伤（如活动的消化性溃疡）。

（5）出血性脑血管意外。

（6）急性感染性心内膜炎。

（7）接受血栓栓塞疾病，不稳定心绞痛以及非 Q 波心肌梗死治疗的严重肾功能损害（肌酐清除率小于30ml/min）的患者。

（8）未控制的高血压。

【注意事项】　（1）用药过量可致自发性出血，一旦发现应立即停药；严重出血者可静脉注射硫酸鱼精蛋白中和，0.6ml 硫酸鱼精蛋白可中和本品大约 0.1ml。

（2）肾功能不全时慎用。预防血栓栓塞时，严重肾功能损害患者剂量应减少 25%；治疗血栓栓塞、不稳定型心绞痛和非 ST 段抬高型心肌梗死时，轻至中度肾功能损害者剂量应减少 25%，严重肾功能损害者禁用。

（3）不建议母乳喂养期间使用。

（4）放置硬膜外导管或合并使用可能影响止血的其他药物如 NSAIDs，血小板抑制剂或其他抗凝药物会增加脊髓/硬膜外血肿的风险。外伤或反复硬膜外或脊髓穿刺也会增加风险。因此，下列情况下应该对个人受益/风险经过谨慎评估后再决定是否合用一种神经轴麻醉剂和抗凝药物治疗。对于已经使用抗凝药物治疗的患者，使用神经轴麻醉剂的益处和风险必须经过谨慎权衡。对于计划使用神经轴麻醉进行选择性外科手术的患者，必须谨慎权衡使用抗凝药物的益处和风险。对于进行腰穿，脊髓麻醉或硬膜外麻醉的患者，那屈肝素注射和脊髓/硬膜外导管或穿刺针的插入或去除之间应该有足够的间歇时间。

【药物相互作用】　（1）不建议同以下药物联合使用：非甾体类抗炎镇痛药、右旋糖酐 40（胃肠外途径）、解热镇痛剂量的阿司匹林、噻氯匹定。

（2）接受口服抗凝药物，全身性糖皮质激素的患者应谨慎给予那屈肝素。

【用法与用量】　（1）预防手术后血栓栓塞性疾病　①中度血栓栓塞形成危险的手术：皮下注射，一次 3075U（0.3ml），一日 1 次，大约在术前 2 小时进行第一次注射，通常至

少持续 7 日。②高度血栓栓塞形成危险的手术（如髋关节和膝关节手术）：皮下注射，术前至术后第 3 日应用，按体重一次 38U/kg，一日 1 次；以后调整为一次 57U/kg，一日 1 次，至少 10 日。可按表 8-9 决定剂量。

表 8-9　高度血栓栓塞形成危险的手术时剂量

体重（kg）	从术前到术后第 3 天 一日 1 次（ml）	从第 4 天起 一日 1 次（ml）
<51	0.2	0.3
51～70	0.3	0.4
>70	0.4	0.6

（2）深静脉血栓治疗　皮下注射，一次 85U/kg，每12 小时 1 次，使用时间不超过 10 日，应尽早使用口服抗凝药物。可按表 8-10 决定剂量。

表 8-10　深静脉血栓治疗的剂量

体重（kg）	一次剂量（ml）
40～49	0.4
50～59	0.5
60～69	0.6
70～79	0.7
80～89	0.8
90～99	0.9
≥100	1.0

（3）治疗不稳定型心绞痛和非 ST 段抬高型心肌梗死　皮下注射，按体重一次 86U/kg，每 12 小时 1 次，联合使用小剂量阿司匹林，初始的 86U/kg 剂量可通过一次性静脉注射或皮下注射给药，治疗效果一般在第 6 日左右达到临床稳定。依据患者体重范围可按表 8-11 调整剂量。

表 8-11　治疗不稳定型心绞痛和
非 ST 段抬高型心肌梗死时的剂量

体重（kg）	一次剂量（ml）
<50	0.4
51～59	0.5
60～69	0.6
70～79	0.7
80～89	0.8
90～99	0.9
≥100	1.0

（4）血液透析　对于无出血危险或血液透析持续 4 小时左右的患者，应在透析开始时通过动脉端单次按体

重注射大约 65U/kg。如有必要，可依据患者个体情况或血液透析技术条件调整使用剂量，如有出血危险，可将标准剂量减半。依据患者体重范围可按表 8-12 调整剂量。

表 8-12　血液透析时的剂量

体重(kg)	一次剂量(ml)
<51	0.3
51～70	0.4
>70	0.5

备注：0.2ml=2050IU 抗 Xa 因子(WHO 单位)，0.3ml=3075 抗 Xa 因子(WHO 单位)，0.4ml=4100 抗 Xa 因子(WHO 单位)，0.6ml=6150 抗 Xa 因子(WHO 单位)。

【制剂与规格】那屈肝素钙注射液：(1)0.3ml:3075U 抗 Xa；(2)0.4ml:4100U 抗 Xa；(3)0.6ml:6150U 抗 Xa。

依诺肝素钠 [医保(乙)]
Enoxaparin Sodium

【特殊说明】　当实施椎管内麻醉(脊麻和硬膜外麻醉)或椎管穿刺时应注意，使用低分子肝素或肝素类物质预防血栓并发症的病人，有可能引起椎管内血肿，导致长期甚至永久性瘫痪，以上事件很少发生。放置硬膜外导管或反复硬膜外穿刺，合并使用影响止血功能的药物，如非甾体类抗炎药(NSAIDs)、血小板抑制剂或其他抗凝药物等，血肿发生率可能会更高。此种情况，应监测病人神经损害的症状和体征，如发现有可能损伤神经，应紧急处理。医生在对此类病人实施椎管内干预(麻醉或穿刺)时，应进行利弊权衡。

【适应证】　(1)CDE 适应证　①预防深静脉血栓形成和肺栓塞。②治疗已形成的急性深静脉血栓。③不稳定型心绞痛和非 ST 段抬高型心肌梗死患者急性期的治疗，与阿司匹林合用。④血液透析过程中防止体外循环内血栓形成。⑤与溶栓剂联用或同时与经皮冠状动脉介入治疗(PCI)联用，治疗急性 ST 段抬高型心肌梗死

(2)国外适应证　FDA 批准用于预防不稳定型心绞痛及非 Q 波性心梗。

【药理】　(1)药效学　依诺肝素分子量为 3500～5500，具有高抗 Xa(100IU/mg)活性和较低抗 Ⅱa 或抗凝血酶(28IU/mg)活性，两种活性比值 3.6。在预防剂量时，依诺肝素对激活的部分凝血酶时间(APTT)没有明显改变。在治疗剂量时，在活性峰值时，依诺肝素可将 APTT 时间比对照时间延长 1.5～2.2 倍。

(2)药动学　依诺肝素皮下注射后几乎 100%吸收，血浆活性峰值是在给药后 3～5 小时之间，推荐剂量下的依诺肝素表现为线性药动学特性，抗凝作用与剂量相关。依诺肝素部分在肝脏代谢失活，部分以活性形式经肾脏清除，原型清除约 10%，总的肾脏清除率占给药剂量的 40%。皮下给药抗 Xa 活性清除半衰期，单一给药后约为 4 小时，重复给药后约为 7 小时。在严重肾功能不全的患者中(肌酐清除率<30ml/min)药物清除率显著降低。

【不良反应】
血液和淋巴系统
常见：出血、出血性贫血、血小板减少、血小板增多。
罕见：嗜酸性粒细胞增多症；免疫-过敏性血小板减少伴血栓形成；在部分病例，血栓形成并发器官梗死或肢体缺血。
免疫系统
常见：过敏反应。
罕见：过敏/类过敏反应，包括休克。
神经系统
常见：头痛。
血管
罕见：脊髓血肿(或椎管内血肿)。这些反应导致了不同程度的神经损伤，包括长期或永久性瘫痪。
肝胆
非常常见：肝酶升高(主要是氨基转移酶>3 倍正常上限)。
不常见：肝细胞性肝损伤。
罕见：胆汁淤积性肝损伤。
皮肤和皮下组织
常见：荨麻疹、瘙痒、红斑。
不常见：大疱性皮炎。
罕见：脱发；在注射部位出现皮肤血管炎、皮肤坏死(这些现象前期通常表现为紫癜或红斑、浸润和疼痛)，依诺肝素钠的治疗必须停止；注射部位结节(炎性结节，不是依诺肝素的囊性包裹)，数天后消失，不应导致治疗停止。
骨骼肌肉、结缔组织和骨
罕见：长期治疗后(大于 3 个月)出现骨质疏松。
全身性和给药部位反应
常见：注射部位血肿、注射部位疼痛。

【禁忌证】　(1)对于依诺肝素，肝素或其衍生物，包括其他低分子肝素过敏。

(2)出血或严重的凝血障碍相关的出血(与肝素治疗无关的弥漫性血管内凝血除外)。

(3)在既往 100 天内有免疫介导性肝素诱发血小板

减少症(HIT)病史或者存在循环抗体。

(4)临床上伴有明显的活动性出血和出血风险高的疾病,包括近期的出血性卒中,胃肠道溃疡,患有出血风险高的恶性肿瘤,近期脑、脊柱或眼科手术,已知或疑似的食管静脉曲张,动静脉畸形,血管瘤或重大的椎管内或脑内血管异常;或有出血倾向的器官损伤。

(5)使用依诺肝素钠前24小时内进行过脊椎或硬膜外麻醉或局部麻醉。

本品不推荐用于下列情况:

(1)急性大面积缺血性脑卒中,伴或不伴意识障碍。

(2)如果是由于栓塞引起的卒中,不能在事件发生72小时内注射依诺肝素。

(3)无论是脑卒中的病因,梗死面积或临床严重程度,依诺肝素及其他低分子肝素治疗剂量的疗效尚未建立。

(4)终末期肾病患者(肌酐清除率<15ml/min)。

(5)难以控制的动脉高压。

(6)急性感染性心内膜炎(一些栓塞性心脏疾病除外)。

【注意事项】(1)细菌性心内膜炎患者使用本药可增加出血风险,应慎用。

(2)慎用于经皮冠状动脉介入术中,严格遵守推荐的给药间隔,并推荐进行监测。

(3)患者存在出血体质、不受控制的高血压或近期有胃肠道溃疡、糖尿病视网膜病变、肾功能不全、出血等病史时,应慎用。

(4)老年患者发生出血的风险更高,可考虑进行监测。

(5)本药可增加胃肠道出血风险,故应慎用于患有活动性溃疡或血管发育不良性胃肠道疾病的患者。

(6)可出现颅内、腹膜后等处的大出血,任何部位都有可能发生出血。

(7)患先天性或获得性出血性疾病的患者发生出血的风险更高。

(8)可发生血小板减少症,建议进行检测,血小板计数降至100000/mm^{3}时应及时停药。

(9)曾经发生过肝素诱导的血小板减少症(HIT)的患者使用本药应极度谨慎,只有距发生HIT100天以上、循环血液中无抗体存在时才可使用。

(10)依诺肝素不能等单位地与肝素或其他低分子量肝素互换。

神经系统:因本药可增加出血风险,应慎用于发生过出血性卒中的患者。

【药物相互作用】(1)不推荐联合使用下述药物合用(可增加出血倾向):用于解热镇痛剂量的阿司匹林、非甾体类抗炎药(全身用药)、噻氯匹定、右旋糖酐40(肠道

外使用)。

(2)当本品与下列药物共同使用时应注意:口服抗凝剂、溶栓剂、用于抗血小板凝集剂量的阿司匹林(用于治疗不稳定型心绞痛及非Q波心梗)、糖皮质激素(全身用药)。

【用法与用量】(1)预防深静脉血栓形成　①外科患者预防静脉血栓栓塞性疾病:中度血栓形成危险时,皮下注射,一次2000U(0.2ml)、一日1次,或一次4000U(0.4ml)、一日1次;普外科手术时,术前2小时给予第一次,皮下注射;高度血栓形成倾向时,推荐剂量为术前12小时开始给药,皮下注射,一次4000U(0.4ml),一日1次,治疗一般持续7~10日。某些患者适合更长的治疗周期,若有静脉血栓倾向,应延长治疗至静脉血栓栓塞危险消除且患者不需卧床为止。在矫形外科手术中,一次4000U,一日1次,连续3周,临床可有效获益。②内科患者预防静脉血栓栓塞性疾病:皮下注射,一次4000U(0.4ml),一日1次。治疗最短应为6日,直至患者不需卧床为止,最长14日。

(2)伴有或不伴有肺栓塞的深静脉血栓治疗　皮下注射,一次150U/kg,一日1次;或一次100U/kg,一日2次。合并肺栓塞时,一次100U/kg,一日2次。疗程一般为10日。应在适当时开始口服抗凝药治疗,并应持续本品治疗直至口服抗凝药达到抗凝治疗效果(INR:2.0~3.0)。

(3)不稳定型心绞痛及非ST段抬高型心肌梗死的治疗　皮下注射,一次100U/kg,每12小时1次,应与小剂量阿司匹林合用,直至临床症状稳定,一般疗程为2~8日。

(4)血液透析体外循环中防止血栓形成　按体重一次100U/kg。对于有高度出血倾向的血液透析患者,应减量至双侧血管通路给予50U/kg或单侧血管通路给予75U/kg。应于血液透析开始时用药。上述剂量药物的作用时间一般为4小时。然而,当出现纤维蛋白环时,应再给予50~100U/kg。

肾损伤　轻中度肾功能不全者,治疗时严密监测;严重肾功能不全时需要调整剂量,推荐剂量预防时一次2000U,一日1次,治疗时一次100U/kg,一日1次。

孕妇　孕妇仅在必要时才可使用。

【制剂与规格】依诺肝素钠注射液:(1)0.2ml:2000U抗Xa(20mg);(2)0.4ml:4000U抗Xa(40mg);(3)0.6ml:6000U抗Xa(60mg);(4)0.8ml:8000U抗Xa(80mg);(5)1.0ml:10000U抗Xa(100mg)。

达 肝 素 钠 [医保(乙)]
Dalteparin Sodium

【适应证】(1)CDE适应证　①治疗急性深静脉血

栓形成。②血液透析或血液滤过时防止体外循环系统中血液凝固。③不稳定型心绞痛和非 ST 段抬高型心肌梗死患者预防缺血性并发症。④预防与手术有关的血栓形成。

(2) 国外适应证　①用于肿瘤患者 VTE 的延长治疗(FDA 批准适应证)。②用于儿童症状性静脉血栓栓塞(VTE)(FDA 批准适应证)。③与阿司匹林联用于预防不稳定型心绞痛和非 Q 波型心肌梗死的缺血性治疗(FDA 批准适应证)。

(3) 超说明书适应证　①用于防治妊娠期妇女静脉血栓栓塞。②用于人工机械心脏瓣膜搭桥抗凝。③用于治疗急性症状性浅表静脉血栓形成。

【药理】　(1) 药效学　达肝素是一种低分子肝素,来源于猪肠黏膜,其平均分子量为 5000。达肝素主要通过促进抗凝血酶(AT)抑制凝血因子 Xa 和凝血酶发挥抗凝作用。

(2) 药动学　达肝素皮下注射的生物利用度约为90%。静脉注射消除半衰期约为 2 小时,皮下注射为 3～4 小时。尿毒症患者的半衰期将延长。药物消除主要通过肾脏排泄。

【不良反应】　常见有注射部位皮下血肿、注射部位疼痛;暂时性轻微血小板减少症(Ⅰ型);一过性 AST、ALT 升高。罕见皮肤坏死、一过性脱发;超敏反应。

【禁忌证】　对本品及任一辅料、其他低分子肝素和/或肝素或猪肉制品过敏;确定或怀疑患有肝素诱导的免疫介导型血小板减少(Ⅱ型)病史;急性胃十二指肠溃疡;脑出血或其他活动性出血;严重凝血系统疾病;脓毒性心内膜炎;中枢神经系统、眼部、耳部的损伤和手术。接受大剂量达肝素(例如治疗急性深静脉血栓、肺动脉栓塞以及不稳定性冠状动脉疾病)时,禁止实施脊椎或硬膜外麻醉或椎管穿刺。

【注意事项】　(1) 本品慎用于血小板减少和血小板功能障碍、严重肝肾功能不全、未控制的高血压、高血压性或糖尿病性视网膜病,哺乳期妇女。

(2) 肝素可抑制肾上腺分泌醛固酮,导致高钾血症,使用时须监测血钾水平。

(3) 使用时须监测血小板计数。

(4) 禁止肌内注射本品。

(5) 接受大剂量本品治疗时,禁止实施脊椎或硬膜外麻醉或椎管穿刺。

(6) 鱼精蛋白可抑制本品的抗凝作用。100 抗 XaIU 达肝素所引起的凝血时间延长可被 1mg 鱼精蛋白中和,但抗 Xa 活性只能被中和约 25%～50%。鱼精蛋白本身对初期止血有抑制作用,所以只能在紧急情况下应用。

(7) 通常不需监测达肝素的抗凝效果,但对于特定患者人群,如儿童;肾衰竭患者;或极瘦或重度肥胖患者,孕妇,或出血或血栓再形成风险增高的患者,应考虑监测。建议通过功能性抗 Xa 测定进行出血风险的实验室监测。

(8) 少量达肝素钠会进入乳汁。只有当治疗对母亲的益处大于对婴儿的潜在风险时,才能在哺乳期使用达肝素。

【药物相互作用】　合并使用影响止血的药物,例如溶栓药物、阿司匹林、非甾体类抗炎药、华法林和葡聚糖可能加强本品的抗凝血效果。

【给药说明】　达肝素钠与置于玻璃瓶或塑料瓶内的等渗氯化钠溶液(9mg/ml)或等渗葡萄糖溶液(50mg/ml)相容。溶液必须在 12 小时内使用。

【用法与用量】　(1) 急性深静脉血栓治疗　皮下注射一次 200U/kg,一日 1 次,一日总量不超过 18000U;对于出血风险较高者,可一次 100U/kg,一日 2 次。使用本品同时可开始口服华法林治疗,待 INR 达到 2.0～3.0 时停用本药(通常需联合治疗 5 日左右)。

(2) 血液透析和血液滤过期间防止凝血　①慢性肾功能衰竭,患者无已知出血危险,血液透析和血液滤过不超过 4 小时者,快速静脉注射 5000U;血液透析和血液过滤超过 4 小时者,快速静脉注射 30～40U/kg,继以静脉输注每小时 10～15U/kg。②急性肾功能衰竭,患者有高度出血危险,快速静脉注射 5～10U/kg,继以静脉输注每小时 4～5U/kg;进行血液透析且治疗间隔较短者,应对抗 Xa 因子进行全面监测,血浆浓度应保持在 0.2～0.4 抗 Xa 因子/ml 的范围内。

(3) 急性冠状动脉综合征(不稳定型心绞痛和非 ST 段抬高型心肌梗死)　皮下注射一次 120U/kg,一日 2 次,最大剂量为每 12 小时 10000U,至少治疗 6 日。如有必要可以延长,此后推荐使用固定剂量治疗,直至进行血管重建,推荐同时使用低剂量阿司匹林,总治疗周期不超过 45 日,根据性别和体重选择剂量:80kg 以下女性和 70kg 以下男性,每 12 小时皮下注射 5000U;80kg 或 80kg 以上女性和 70kg 或 70kg 以上男性,每 12 小时皮下注射 7500U。

(4) 预防与手术有关的血栓形成　①中度血栓风险者,术前 1～2 小时,皮下注射 2500U;术后一日 1 次,皮下注射 2500U,直至可以活动,一般需 5～7 日或更长。②高度血栓风险(患某些肿瘤的特定患者和某些矫形手术后)者,术前晚间皮下注射 5000U;术后每晚皮下注射 5000U,持续至可以活动为止,一般需 5～7 日或更长。

也可于术前 1～2 小时皮下注射 2500U；术后 8～12 小时皮下注射 2500U；然后一日 1 次，皮下注射 5000U。

【制剂与规格】　达肝素钠注射液：(1)0.2ml:2500U 抗 Ⅹa；(2)0.2ml:5000U 抗 Ⅹa；(3)0.3ml:7500U 抗 Ⅹa。

磺达肝癸钠
Fondaparinux Sodium

【适应证】　(1)CDE 适应证　①本品用于进行下肢重大骨科手术，如髋关节骨折、膝关节手术或者髋关节置换术等患者，预防静脉血栓栓塞事件的发生。②用于无指征进行紧急(<120 分钟)介入性治疗(PCI)的不稳定型心绞痛/非 ST 段抬高型心肌梗死(UA/NSTEMI)患者的治疗。③用于使用溶栓或初始不接受其他形式再灌注疗法的 ST 段抬高型心肌梗死患者的治疗。

(2)国外适应证　FDA 说明书适应证：和华法林联合用于 DVT 和急性 PE。

【药理】　(1)药效学　磺达肝癸钠是一种人工合成的凝血因子Ⅹa 选择性抑制药。其抗血栓活性是抗凝血酶Ⅲ(AT-Ⅲ)介导的对因子Ⅹa 选择性抑制的结果。本品通过选择性地与 AT-Ⅲ结合，增强 AT-Ⅲ对因子Ⅹa 原有的中和活性(大约 300 倍)。而对因子Ⅹa 的中和作用打断凝血级联反应，从而抑制凝血酶的形成和血栓的增大。本品不能灭活凝血酶(因子Ⅱa)，对血小板无作用。本品在 2.5mg 剂量时，不影响常规凝血实验，如活化部分凝血活酶时间(APTT)、活化凝血时间(ACT)或者血浆凝血酶原时间(PT)/国际标准化比值(INR)，也不影响出血时间或纤溶活性。本品不与肝素诱导血小板减少症患者的血浆发生交叉反应。与肝素和低分子量肝素比较，本品较少引起出血。

(2)药动学　皮下给药后，本品能完全而快速地被吸收(绝对生物利用度为 100%)。年轻健康受试者皮下单次注射本品 2.5mg 后，血浆峰浓度在给药后 2 小时达到。给药后 25 分钟达到血浆平均峰浓度值的半数值。在老年健康受试者中，本品经过皮下途径给药后，在 2～8mg 范围内其药代动力学参数呈线性关系。每日 1 次给药后，稳态血浆浓度在给药后 3～4 天获得，C_{max} 和 AUC 增加 1.3 倍。本品的分布容积为 7～11L。体外研究显示，本品与抗凝血酶蛋白以外的其他血浆蛋白结合不明显，包括血小板因子Ⅳ(使血小板减少的风险降至最低)。在年轻和老年健康受试者中的消除半衰期分别约为 17 小时和 21 小时。本品 64%～77%以原型药物被肾脏排泄。在中度肾功能损害和重度肾功能损害的患者中，相关的终末半衰期值分别为 29 小时和 72 小时。老

年患者由于肾功能随年龄增大而降低，对本品的消除能力减低。>75 岁的老年人在进行骨科手术时，其血浆清除率比<65 岁的患者低 1.2～1.4 倍。药代动力学方面未见明显种族差异。

【不良反应】　(1)主要不良反应为出血，常见手术后出血。鼻出血、胃肠道出血、咯血、血尿、血肿、齿龈出血、血小板减少症、特发性血小板增多症及紫癜等不常见。上市后罕有颅内/脑内以及腹膜后出血的报道。

(2)肝脏氨基转移酶升高，肝功能异常，为可逆性。罕见胆红素血症。

(3)有过敏反应、皮疹、瘙痒、焦虑、眩晕、头晕、头痛、恶心、呕吐、发热、胸痛及低血压的报道。

【禁忌证】　(1)已知对本品或本品中任何赋形剂成分过敏者。

(2)具有临床意义的活动性出血。

(3)急性细菌性心内膜炎。

(4)肌酐清除率<20ml/min 的严重肾功能损害。

【注意事项】　(1)本品不能通过肌内注射给予。

(2)出血风险增加的患者，如先天性或获得性出血异常(如血小板计数<50×10⁹/L)、胃肠道活动性溃疡出血以及近期颅内出血或脑、脊髓或眼科手术后不久的患者，本品的使用应谨慎。

(3)对于静脉血栓栓塞的防治，任何能增加出血风险的药物与本品合并使用时均须慎重。这些药物包括地西卢定(desirudin)、溶栓药物、GPⅡb/Ⅲa 受体拮抗药、肝素、肝素类似物或低分子量肝素。其他抗血小板药物(阿司匹林、双嘧达莫、磺吡酮、噻氯匹定或氯吡格雷)以及非甾体抗炎药应谨慎使用，如果有必要合用，应严密监测。

(4)经皮介入治疗(PCI)以及导引导管血栓风险临床试验表明，与对照药物相比，在 PCI 术期间使用本品进行抗凝治疗的患者发生导引导管血栓的风险有所增加。因此，在接受直接 PCI 的 ST 段抬高型心肌梗死患者中，不推荐于 PCI 术前和术中使用本品。类似地，在不稳定型心绞痛/非 ST 段抬高型心肌梗死患者出现需要紧急血运重建等危及生命情况时，不推荐在 PCI 术前和术中使用本品。在接受非紧急 PCI 的不稳定型心绞痛/非 ST 段抬高型心肌梗死和 ST 段抬高型心肌梗死患者中，不建议于 PCI 术中使用本品作为单一抗凝药物，应根据当地的临床治疗情况使用普通肝素。

(5)脊椎/硬膜外麻醉在接受重大骨科手术的患者中，同时使用本品和脊椎/硬膜外麻醉或脊椎穿刺时不能除外导致长期或永久瘫痪的硬膜外或脊椎血肿的发生可能。手术后使用留置硬膜外导管或合并使用其他影响止血的

药品时，这些罕见事件的发生风险可能会增高。

(6) 老年患者出血风险会增加。由于肾功能通常随年龄增加而降低，老年患者可以出现消除功能的降低而增加本品的暴露。本品在老年患者中应谨慎使用。

(7) 低体重患者体重<50kg 的患者出血风险增加。本品的消除速率随体重减轻而降低。本品在这些患者中应谨慎使用。

(8) 肾功能损害已知本品主要通过肾脏排出。预防静脉血栓栓塞应用时，肌酐清除率<50ml/min 的患者出血风险增加，应谨慎使用。有关肌酐清除率小于 30ml/min 患者使用本品的临床数据尚有限。

(9) 严重肝功能受损使用本品不需要进行剂量调整。然而，由于严重肝功能受损患者存在凝血因子的缺乏而使出血风险增加，因此应谨慎使用本品。

(10) 肝素诱发血小板减少症的患者 磺达肝癸钠不与血小板因子Ⅳ结合，也不与Ⅱ型肝素诱导血小板减少症患者的血清发生交叉反应，但本品的疗效和安全性尚未在Ⅱ型肝素诱导血小板减少症患者中进行过正式的研究。

(11) 磺达肝癸钠可分泌入大鼠乳汁中，但尚不知本品是否能分泌入人乳中。因此在使用本品治疗期间不推荐哺乳。

(12) 本品在 17 岁以下患者中的安全性和疗效尚没有研究。

【药物相互作用】 (1) 本品与可增加出血危险的药物联合使用时，出血的风险会增加。口服抗凝药(华法林)、血小板抑制药(阿司匹林)、非甾体抗炎药(吡罗昔康)以及地高辛不影响本品的药代动力学。在药物相互作用研究中所使用的本品剂量(10mg)高于目前本品适应证所用的推荐剂量。本品既不影响华法林的 INR 监测结果，也不影响在使用阿司匹林或吡罗昔康治疗时的出血时间和稳态下的地高辛药代动力学。

(2) 使用另一种抗凝药物治疗的后续治疗如果后续治疗将使用肝素或低分子量肝素，其首次注射通常应在末次注射本品一日后给予。如果需要使用维生素 K 拮抗药进行后续治疗，应继续使用本品治疗直至达到 INR 目标值。

【给药说明】 (1) 皮下给药 本品通过皮下注射给药，患者取卧位。给药部位应在腹壁左(右)前外侧位和左(右)后外侧位交替进行。为了避免药品的损失，在使用预灌式注射器时，注射前不要排出其中的气泡。注射针的全长应垂直插入由拇指和食指提起的皮肤皱褶中，

整个注射过程中应维持皮肤皱褶的存在。

(2) 静脉内给药(只有 ST 段抬高型心肌梗死或溶栓治疗患者首剂使用) 应通过已建立的静脉内通道直接给予或使用小容量(25ml 或 50ml)氯化钠注射液袋输注。如果通过小容量输液袋给药，输注时间应在 1～2 分钟内。本品不能与其他药物混用。

【用法与用量】 (1) 接受重大骨科手术的患者 本品的推荐剂量为 2.5mg，一日 1 次，手术后皮下注射给药。假设手术后已经止血，初始剂量应在手术结束 6 小时后给予。治疗应持续进行，直至静脉血栓栓塞的风险已减少，通常至患者起床走动，至少应为术后 5～9 日。经验显示：在接受髋关节骨折手术的患者中，静脉血栓栓塞的风险持续至术后 9 日以上；在上述患者中，应延长预防使用磺达肝癸钠的时间，需延长至 24 日。

(2) 不稳定型心绞痛/非 ST 段抬高型心肌梗死(UA/NSTEMI)的治疗 本品的推荐剂量为 2.5mg，一日 1 次，皮下注射给药。明确诊断后应尽早开始治疗，疗程持续最长为 8 日，如果不到 8 日即出院则直至出院为止。如果患者将接受经皮冠状动脉介入治疗(PCI)，应根据当地临床实践，并考虑到患者潜在的出血风险及距离最后一次给予本品的时间，在术中使用普通肝素(参阅"注意事项")。应基于临床判断以确定拔除鞘管后再次皮下给予本品的时间。在主要的 UA/NSTEMI 临床试验中，再次开始使用本品治疗均不早于鞘管拔除后 2 小时。

(3) 不准备进行直接 PCI 的 ST 段抬高型心肌梗死(STEMI)的治疗 本品推荐剂量为 2.5mg，一日 1 次。本品首剂应静脉给药，随后剂量通过皮下注射给药。治疗应在诊断确立后尽早给药，疗程持续最长为 8 日，如果不到 8 日即出院则直至出院为止。在 ST 段抬高型心肌梗死或不稳定型心绞痛/非 ST 段抬高型心肌梗死患者中，将接受冠状动脉旁路移植术(CABG)者，如果可能的话，在手术前 24 小时内不应该给予本品，可以在手术后 48 小时再次开始给药。

(4) 特殊人群 在接受重大骨科手术的患者中，年龄≥75 岁和(或)体重<50kg 和(或)肾功能损害(肌酐清除率范围为 20～50ml/min)的患者，应严格遵守首次注射本品的时间。本品首剂给药应不早于手术结束后的 6 小时内。本品不应该用于肌酐清除率<20ml/min 的患者(参阅"禁忌证")。肌酐清除率为 20～50ml/min 的患者中，给药剂量应减少至 1.25mg，一日 1 次。轻度肾功能损害(肌酐清除率>50ml/min)患者不需要减少给药剂量。

【制剂与规格】 磺达肝癸钠注射液：0.5ml:2.5mg。

阿 加 曲 班 ^[医保(乙)]
Argatroban

【适应证】（1）CDE适应证　①用于发病48小时内缺血性脑梗死急性期患者神经症状（运动麻痹）、日常活动（步行、起立、坐位保持、饮食）的改善。②用于改善慢性动脉闭塞症（血栓闭塞性脉管炎、闭塞性动脉硬化症）患者的四肢溃疡、静息痛及冷感等症状。

（2）国外适应证　①用于治疗或预防肝素诱导的血小板减少症（HIT）患者的血栓形成。②存在HIT风险或HIT患者行冠脉介入时的抗凝治疗。

（3）超说明书适应证　①用于治疗或预防肝素诱导的血小板减少症（HIT）患者的血栓形成。②存在HIT风险或HIT患者行冠脉介入时的抗凝治疗。

【药理】（1）药效学　阿加曲班是一种选择性的直接凝血酶抑制剂，为精氨酸衍生的小分子肽，与凝血酶活性部位结合发挥抗凝作用，对与纤维素凝块结合的凝血酶和血浆中游离的凝血酶都有作用。

（2）药动学　阿加曲班主要经肝脏代谢为无活性的产物，部分经胆汁排泄，原型药物经尿液及粪便的排泄率分别为23%、12%。其消除半衰期为39～51分钟，但在肝功能不全的患者中可延长至181分钟。

【不良反应】（1）各种出血并发症　包括脑出血、出血性脑梗死、消化道出血等，需密切观察，一旦发现异常情况应终止给药，并进行适当的处理。

（2）过敏反应　严重者可致过敏性休克，需密切观察，一旦发现异常情况应终止给药，并进行适当的处理。

【禁忌证】（1）各种活动性出血，包括颅内出血、出血性脑梗死、血小板减少性紫癜、由于血管功能异常导致的出血倾向、血友病及其他凝血障碍、月经期间、手术期间、消化道出血、尿路出血、咯血者以及流产或分娩后等伴生殖器官出血的孕产妇等。

（2）脑栓塞或有可能患脑栓塞的高危患者。

（3）伴有严重意识障碍患者。

（4）对本品过敏的患者。

【注意事项】（1）有出血可能的患者，包括消化道溃疡、内脏肿瘤、消化道憩室炎、大肠炎、亚急性感染性心内膜炎、有脑出血既往病史的患者，血小板减少症患者，重度高血压和严重糖尿病患者慎用。

（2）正在使用抗凝药、具有抑制血小板聚集作用的药物、溶栓药或具有降低血纤维蛋白原作用的酶抑制药患者慎用。

（3）严重肝功能障碍患者慎用。

（4）应用本品过程中，应严格进行出、凝血功能的监测及充分临床观察，有出血时，应立即终止给药。

（5）在动物实验（大鼠）因有本品转移至乳汁中的报告，所以对哺乳期妇女给予本品时应停止哺乳。

（6）高龄患者，因生理功能降低，应注意减量。

【药物相互作用】（1）合用抗凝药如肝素、华法林等，合用抑制血小板聚集的药物如阿司匹林、奥扎格雷钠、噻氯匹定、双嘧达莫等，合用溶栓药如尿激酶、链激酶等增加出血风险。

（2）降低纤维蛋白原作用的降纤酶（如巴曲酶等）增加本品的出血风险。

【给药说明】用于缺血性脑梗死患者时，通过临床症状及计算机断层扫描充分进行观察，发生出血时，应立即停止用药，并采取适当措施。

【用法与用量】（1）用于HIT患者　将阿加曲班用5%葡萄糖或0.9%氯化钠注射液或林格液稀释至1mg/ml，以2μg/(kg·min)的起始剂量持续静脉输注。根据APTT监测结果进行剂量调整。

（2）用于PCI患者　阿加曲班350μg/kg于3～5分钟静脉注射，之后以25μg/(kg·min)的初始剂量维持治疗。5～10分钟后检测ACT，ACT 300～450秒可进行PCI操作；如ACT<300秒，应追加阿加曲班150μg/kg静脉注射，维持剂量增加至30μg/(kg·min)，5～10分钟后再测ACT。如ACT>450秒，将维持剂量减至15μg/(kg·min)，5～10分钟后再测ACT。在PCI过程中保持ACT 300～450秒，根据ACT调整阿加曲班剂量。

【制剂与规格】阿加曲班注射液：（1）2ml:10mg；（2）20ml:10mg。

比 伐 芦 定
Bivalirudin

【适应证】（1）CDE适应证　①与临时使用的糖蛋白Ⅱb/Ⅲa受体拮抗剂（GPI）合用，用于进行经皮冠状动脉介入（PCI）的患者。②用于接受经皮腔内冠状动脉成形术（PTCA）的不稳定型心绞痛患者。

（2）国外适应证　FDA适应证：用于有肝素诱导性血小板减少症和肝素诱导的血小板减少伴血栓形成综合征的患者。

【药理】（1）药效学　比伐芦定是凝血酶的直接抑制剂，与游离及血栓上凝血酶的催化位点和阴离子外结合位点特异结合起抑制作用。

（2）药动学　比伐芦定起效迅速，不与蛋白结合，只与凝血酶结合，通过蛋白水解裂解。血浆中的比伐芦定通过肾脏(20%)和蛋白酶降解(80%)两种途径排出,在正常肾功能患者体内的半衰期为 25 分钟。肾功能轻微损伤(60~89ml/min)的患者与正常肾功能的患者对该药的清除率相同,肾功能中度和重度损伤的患者对药物的清除率降低了约 20%,依赖透析的患者对药物的清除率降低了约 80%。

【不良反应】 常见的是出血,多见于动脉穿刺部位,也可能发生在身体其他部位。大出血则比较少见。用药过程中,若血压或血容量突然下降,或有其他不明症状出现时,都应立刻停药并高度警惕出血的发生。其他少见的反应尚有背痛、头痛、低血压、血小板减少症、过敏反应、皮疹、呼吸困难等。

【禁忌证】 (1)活动性出血者。

(2)对比伐芦定及其辅料或水蛭素过敏者。

(3)严重的未被控制的高血压。

(4)亚急性细菌性心内膜炎。

(5)严重肾损害及透析患者。

【注意事项】 (1)比伐芦定不能用于肌内注射。

(2)不明原因的红细胞比容、血红蛋白含量或血压下降提示可能有出血。一旦发生出血或怀疑出血应停药。目前无比伐芦定的特异性解毒药,但其作用会很快消失。

(3)患者如患有荨麻疹、胸闷、气喘等过敏反应需提前告知。

(4)对于患有肝素引发的血小板减少症(HIT)和肝素引发的血小板减少伴血栓形成综合征(HITTS),目前尚无资料支持其疗效和安全性。

(5)除非特别需要,妊娠期妇女不宜应用比伐芦定。尚不清楚比伐芦定是否经人乳分泌,哺乳期妇女慎用。

(6)比伐芦定在儿科使用中的有效性及安全性尚未评价。

(7)老年用药出血风险增加,但与肝素相比,使用比伐芦定的出血事件较少。

【药物相互作用】 在与肝素、华法林或溶栓药物合用时,会增加患者大出血的可能性。

【给药说明】 使用方法:每瓶加入 5ml 5%葡萄糖注射液或 0.9%氯化钠注射液,摇动使药品完全溶解,然后用 5%葡萄糖注射液或 0.9%氯化钠注射液稀释至浓度为 5mg/ml 使用。根据患者的体重调节给药剂量。

【用法与用量】 静脉注射或静脉滴注。成人推荐使用剂量:①进行 PCI 前,静脉注射 0.75mg/kg,然后立即静脉滴注 1.75mg/(kg·h)至手术完毕(不超过 4 小时)。静脉注射 5 分钟后,需监测活化凝血时间(ACT),如果需要,再静脉注射 0.3mg/kg 剂量。4 小时后如有必要,

再以低剂量[0.2mg/(kg·h)]滴注不超过 20 小时。可与血小板糖蛋白Ⅱb/Ⅲa 抑制药(GPI)合用。②对于患有 HIT/HITTS 的患者行 PCI 时,先静脉注射 0.75mg/kg,然后在行 PCI 期间静脉滴注 1.75mg/(kg·h)。建议比伐芦定与阿司匹林(每天 300~325mg)合用。

对于肾功能损伤患者需要减少剂量,同时监测患者抗凝状况。肾功能中度损伤患者(肌酐清除率 30~59ml/min)给药剂量为 1.75mg/(kg·h);如果肌酐清除率小于 30ml/min,要考虑将剂量减为 1.0mg/(kg·h);如果是接受透析的患者,静脉滴注剂量要减为 0.25mg/(kg·h),静脉注射剂量不变。

【制剂与规格】 注射用比伐芦定:0.25g。

华 法 林 钠 [药典(二);国基;医保(甲)]

Warfarin Sodium

【适应证】 预防及治疗深静脉血栓及肺栓塞;预防及治疗心房颤动、心脏瓣膜病或瓣膜置换术后引起的血栓栓塞并发症(脑卒中或体循环栓塞)。也可用于心肌梗死后的二级预防。

【药理】 (1)药效学 凝血因子Ⅱ、Ⅶ、Ⅸ、Ⅹ需经过 γ-羧化后才能具有生物活性,而这一过程需要维生素 K 参与。华法林是一种双香豆素衍生物,通过抑制维生素 K 及其 2,3 环氧化物(维生素 K 环氧化物)的相互转化而发挥抗凝作用。羧基化能够促进凝血因子结合到磷脂表面,进而加速血液凝固;而华法林抑制羧基化过程。此外,华法林还可抑制抗凝蛋白调节素 C 和 S 的羧化作用而具促凝血作用。华法林的抗凝作用能被维生素 K 拮抗。香豆素类药物还可以干扰在骨组织中合成的谷氨酸残基的羧化作用,孕妇服用华法林可能导致胎儿骨质异常。

(2)药动学 华法林是两种不同活性的消旋异构体 R 和 S 型异构体的混合物。华法林经胃肠道迅速吸收,生物利用度高,口服 90 分钟后血药浓度达峰值,半衰期 36~42 小时,在血液循环中与血浆蛋白(主要是白蛋白)结合,在肝脏中两种异构体通过不同途径代谢。S-华法林异构体主要经 CYP2C9 代谢,R-华法林异构体主要经 CYP1A2 和 CYP3A4 代谢。S-华法林异构体比 R-华法林异构体的抗凝效率高 2.7~3.8 倍,干扰 S-华法林异构体代谢的因素更为重要。

【不良反应】 (1)与任何抗凝药一样,出血是本品的主要不良反应。可有瘀斑、紫癜、牙龈出血、鼻出血、伤口出血经久不愈、月经过多等。出血可发生在任何部位,特别是泌尿系统和消化道。肠壁血肿可致亚急性肠

梗阻，也可见硬膜下和颅内血肿。任何穿刺均可引起血肿，严重时局部可产生明显血肿压迫症状。

(2) 不常见的不良反应有恶心、呕吐、腹泻、瘙痒性皮疹、过敏反应和皮肤坏死。大量口服甚至有双侧乳房坏死、微血管病变或溶血性贫血以及大范围皮肤坏疽等报道。

【禁忌证】 (1) 近期手术，尤其是进行脑、脊髓及眼科手术者。

(2) 有凝血功能障碍疾病、出血倾向者。

(3) 严重肝肾疾病患者、活动性消化性溃疡患者、各种原因的维生素K缺乏症患者、脑出血及脑动脉瘤患者、组织器官损伤出血患者及感染性心内膜炎患者。

(4) 本品易通过胎盘屏障而致畸胎及胎儿中枢神经系统发育异常。妊娠早期接受本品，可致"胎儿华法林综合征"，即造成胎儿发育不全(畸形)及死亡。因此在妊娠早期3个月及妊娠后期3个月禁用本品。

【注意事项】 (1) 少量华法林可由乳腺分泌进入乳汁。哺乳期妇女每日服5~10mg，血药浓度一般为0.48~1.8μg/ml，乳汁中药物浓度极低，对乳儿一般无影响，但仍需严密观察有无出血征象。

(2) 老年人用量适当减少。

(3) 本品为一种治疗窗很窄的药物，剂量必须个体化，剂量的精确与否对取得疗效和降低不良反应十分重要。治疗期间需定期检查凝血酶原时间、国际标准化比值(INR)以评估抗凝靶值，并严密观察有无口腔黏膜、鼻腔、皮下出血，减少不必要的手术操作，避免过度劳累和易致损伤的活动。

(4) 疗程中应随访检查INR、粪便潜血及尿隐血等。

(5) 本品起效缓慢，如需快速抗凝，先用肝素治疗后，开始华法林和肝素同时使用，肝素延续最少5~7日直至INR在目标范围2日以上，可停用肝素。

(6) CYP2C9和VKORC1基因多态性是影响华法林用量的种族差异和个体差异的重要因素，可通过基因多态性检测来帮助进行初始剂量的选择。

【药物相互作用】 (1) 与本品合用能增强抗凝作用的药物有：①与血浆蛋白亲和力比本品强的药物，可竞争血浆蛋白而使游离型华法林增多，如阿司匹林、保泰松、羟基保泰松、甲芬那酸、水合氯醛、氯贝丁酯、磺胺类药、丙磺舒等。②抑制肝微粒体酶的药物，使本品代谢降低而增效，如氯霉素、别嘌醇、单胺氧化酶抑制药、甲硝唑、西咪替丁等。③减少维生素K的吸收和影响凝血酶原合成的药物，如长期服用各种广谱抗生素、液状石蜡或考来烯胺等。④能促使本品与受体结合的药物，

如奎尼丁、甲状腺素、蛋白同化激素、苯乙双胍。⑤干扰血小板功能，促使抗凝作用更明显的药物，如大剂量阿司匹林、水杨酸类、前列腺素合成酶抑制药、氯丙嗪、苯海拉明等。⑥胺碘酮可明显增强本品的抗凝作用，该作用可自加用胺碘酮后4~6日持续到停药后数周至数月，合用时需减少本品剂量，并严密监测INR值。⑦其他增强抗凝作用的药物有丙硫氧嘧啶、二氮嗪(diazoxide)、丙吡胺(disopyramide)、口服降糖药、磺吡酮(抗痛风药)等，机制尚不明确。⑧肾上腺皮质激素和苯妥英钠既可增强，也可减弱抗凝作用，有导致胃肠道出血的危险，一般不宜合用。⑨不能与链激酶、尿激酶合用，否则易导致危重出血。

(2) 与本品合用能减弱抗凝作用的药物：①抑制口服抗凝药吸收的药物，包括抗酸药、轻泻药、灰黄霉素、利福平、格鲁米特、甲丙氨酯等。②维生素K、口服避孕药和雌激素等，竞争有关酶蛋白，促进凝血因子Ⅱ、因子Ⅶ、因子Ⅸ、因子Ⅹ的合成。③肝药酶诱导药，如苯巴比妥、苯妥英钠、氯噻酮、螺内酯能加速本品代谢，减弱其抗凝作用。

【给药说明】 (1) 根据华法林剂量不同，口服2到7天后出现抗凝作用，亚洲人华法林肝脏代谢酶存在较大差异，建议中国人的初始剂量为1~3mg，可在2~4周达到目标范围。

(2) 为了减少过度抗凝的情况，通常不建议给予负荷剂量。

(3) 因本品起效缓慢，治疗初3天由于血浆抗凝蛋白细胞被抑制可以存在短暂高凝状态，如需立即产生抗凝作用，可在开始同时应用肝素，待本品充分发挥抗凝效果后再停用肝素。

【用法与用量】 成人 口服初始剂量，一日1.5~3mg(年老体弱者剂量酌减)起始。剂量应严格个体化，根据国际标准化比值(INR)进行调整。

儿童 口服，按照0.2mg/kg起始，剂量应严格个体化，根据国际标准化比值(INR)进行调整。

【制剂与规格】 华法林钠片：(1)2.5mg；(2)3mg；(3)5mg。

醋硝香豆素
Acenocoumarol

【适应证】 用于预防和治疗血管内血栓性疾病，如防治静脉血栓、肺栓塞、心肌梗死及心房颤动引起的栓塞。尤其适用于长期维持抗凝治疗者；对动脉闭塞者需先用肝素控制症状，再使用本品。

【药理】 (1)药效学 醋硝香豆素是一种抗凝药,系双香豆素的合成代用品,化学结构与维生素 K 相似,与维生素 K 发生竞争性拮抗,妨碍后者的利用,使肝脏中凝血酶原和凝血因子Ⅶ、Ⅸ、Ⅹ的合成受阻,是双香豆素类中抗凝效力最强的口服抗凝药。作用较双香豆素快,但维持时间较短。对已合成的凝血酶原和凝血因子无作用。

(2)药动学 本品口服吸收迅速而完全,服后 36~48 小时达抗凝效应高峰。$t_{1/2}$ 为 8~11 小时,其还原型代谢产物也有抗凝作用,抗凝作用可持续 2~4 天。经肝脏代谢,代谢产物主要由尿中排泄。本品血浆蛋白结合率高。可通过胎盘屏障,但较少进入乳汁。

【不良反应】 口服过量易引起出血,最常见出血部位为皮肤、黏膜、胃肠道、泌尿道。偶尔出现头晕、恶心、腹泻和皮肤过敏反应,可见严重持续性头痛、背痛、腹痛等。

【禁忌证】 (1)禁用于有出血倾向者、胃肠道溃疡者、严重肾功能不全者、分娩后或手术后 3 天内、妊娠后期和哺乳期妇女。

(2)本品可通过胎盘屏障,妊娠期给药可造成胎儿内出血或死胎;应用于妊娠最初 3 个月有致畸可能;产前服用可致新生儿内出血和分娩出血过多。故妊娠期及哺乳期妇女禁用。

【注意事项】 (1)遗传性易栓症且需要抗凝的妊娠期妇女最好选用肝素。

(2)本品能经过乳腺分泌入乳汁,哺乳期妇女服用本品可致婴幼儿低凝血酶原血症。

(3)下列情况慎用 酒精中毒、恶病质、结缔组织病、充血性心力衰竭、发热、病毒性肝炎、肝功能失代偿期或肝硬化、高脂血症、甲状腺功能减退症、严重营养不良、维生素 C 或 K 缺乏、胰腺疾病、口炎性腹泻、近期放射治疗后、严重糖尿病、重度高血压、各种血液病、活动性消化性溃疡、溃疡性结肠炎、感染性心内膜炎、肾功能不全等。

(4)治疗期间避免任何组织损伤,定期检测凝血酶原时间以及粪便潜血和尿隐血。

(5)服用本品过量可口服或注射维生素 K_1 解救。紧急情况首先静脉输注新鲜血液或新鲜冷冻血浆。

【药物相互作用】 参阅"华法林钠"。

【用法与用量】 口服。第一日 4~8mg,分次服用;第二日 2~4mg,分次服用。维持剂量一日 2.5~5mg,分次服用。应严格个体化给药,根据国际标准化比值进行剂量调整。

【制剂与规格】 醋硝香豆素片:(1)1mg;(2)2mg。

利 伐 沙 班 [国基;医保(乙)]
Rivaroxaban

【适应证】 ①用于择期髋关节或膝关节置换手术的成年患者,以预防静脉血栓形成(VTE)。

②用于治疗成人深静脉血栓形成(DVT)和肺栓塞,降低初始治疗 6 个月后 DVT 和肺栓塞(PE)复发的风险。

③用于具有一种或多种危险因素(例如:充血性心力衰竭、高血压、年龄≥75 岁、糖尿病、脑卒中或短暂性脑缺血发作病史)的非瓣膜性房颤成年患者,以降低脑卒中和全身性血栓栓塞的风险。

【药理】 (1)药效学 本品是一种高选择性、直接抑制因子Ⅹa 的口服药物。通过抑制因子Ⅹa,中断内源性和外源性的共同凝血途径,抑制凝血酶的产生和血栓形成。利伐沙班在人体呈剂量依赖型抑制Ⅹa 因子活性。

(2)药动学 利伐沙班口服吸收迅速,2~4 小时达到最大峰浓度(C_{max});血浆浓度—时间曲线呈剂量依赖性;绝对生物利用度为 80%~100%,血浆蛋白结合率为 92%~95%。利伐沙班主要通过 CYP 3A4 代谢。1/3 以活性的原型药物通过肾脏排泄,2/3 经肝脏被代谢为无活性产物,通过粪便和尿液排泄;平均终末消除半衰期 7~11 小时。

利伐沙班血浆浓度(AUC)在轻度(肌酐清除率 50~80ml/min)、中度(肌酐清除率 30~49ml/min)和重度(肌酐清除率 15~29ml/min)肾功能损害患者中分别升高 1.4、1.5 和 1.6 倍。药效的相应增强更为明显。与健康受试者相比,在轻度、中度和重度肾功能损害患者中对Ⅹa 因子的总抑制率分别增加了 1.5、1.9 和 2.0 倍;与之类似,凝血酶原时间分别延长了 1.3、2.2 和 2.4 倍。尚无肌酐清除率<15ml/min 的患者的数据。

【不良反应】 (1)使用本品存在引起某些组织或器官发生隐性或显性出血的风险,可导致出血或贫血。出血的体征、症状和严重程度(包括可能的致死性结果)取决于出血的部位、程度及范围。使用后出现虚弱、无力、苍白、头晕、头痛或原因不明的肿胀等表现时,应考虑发生出血的可能性。

(2)术后出血(包括术后贫血和伤口出血)较为常见。其他部位出血包括:肌肉出血、齿龈出血、咯血、便血、呕血、血尿、生殖道出血(月经过多)、鼻出血、结膜出血、脑出血、肾上腺出血。

(3)其他不良反应 ①肝功能指标:血清 γ-谷氨酰转移酶、氨基转移酶、乳酸脱氢酶、碱性磷酸酶、胆红素升高。②心血管系统：心动过速。③血液系统：贫血（相应的实验室参数异常），血小板增多。④神经系统：晕厥、头晕、头痛。⑤消化系统：恶心、便秘、腹泻、腹痛、消化不良、口干、呕吐；脂肪酶、淀粉酶升高。⑥泌尿系统异常：肾损害（血肌酐、尿素氮升高）。⑦皮肤：瘙痒、皮疹、荨麻疹。⑧全身和给药部位：局部水肿、外周性水肿、不适（疲乏、无力）、发热；过敏性皮炎；未知的超敏反应。

【禁忌证】　（1）对本品过敏者禁用。

（2）有明显临床活动性出血者禁用。

（3）具有大出血显著风险的病灶或病情，例如目前或近期患有胃肠道溃疡、存在出血风险较高的恶性肿瘤、近期发生脑部或脊椎损伤、近期接受脑部或脊椎或眼科手术、近期发生颅内出血、已知或疑似的食管胃底静脉曲张、动静脉畸形及血管动脉瘤或重大脊椎内或脑内血管畸形的患者禁用。

（4）具有凝血异常和临床相关出血风险的肝病患者禁用，包括达到 Child-Pugh B 级和 C 级的肝硬化患者。

（5）重度肾功能损害（肌酐清除率<15ml/min）的患者禁用。

（6）除了从其他治疗转换为利伐沙班或从利伐沙班转换为其他治疗的情况，或给予维持中心静脉或动脉导管所需的普通肝素（UFH）剂量之外，禁用任何其他抗凝药的伴随治疗。

（7）妊娠期及哺乳期妇女禁用。

【注意事项】　（1）伴有出血风险的患者应慎用。

（2）在重度肾损害（肌酐清除率<30ml/min）患者中，本品的血药浓度可能显著升高，不建议用于肌酐清除率<15ml/min 的患者。肌酐清除率为 15～29ml/min 的患者应慎用。

（3）利伐沙班无需常规监测凝血指标。临床常用指标如凝血酶原时间（PT）、活化部分凝血酶原时间（APTT）、国际标准化比值（INR）等不能反映利伐沙班的抗凝作用，不建议服用利伐沙班的患者进行上述检测。服用利伐沙班的患者如 PT 明显延长，可能提示出血风险增加。

（4）尚无针对利伐沙班的特异性的拮抗剂。由于与血浆蛋白的高度结合，利伐沙班预期无法被透析。

【药物相互作用】　（1）细胞色素氧化酶（CYP）3A4 和通透性糖蛋白（P-gp）抑制药使本品的平均 AUC 升高，药效显著提高，导致出血风险升高。

（2）作用于利伐沙班两条消除途径之一（CYP3A4 或 P-gp）的抑制药使本品的血药浓度轻度升高。

（3）抗凝血药合用依诺肝素（40mg，单次给药）和利伐沙班（10mg，单次给药），在抗因子Ⅹa 活性上有相加作用，而对凝血试验（PT，APTT）无任何相加作用。依诺肝素不影响本品的药代动力学。同时接受其他抗凝血药物治疗的患者，由于出血风险升高，应特别谨慎。

（4）非甾体抗炎药/血小板聚集抑制药未观察到对本品具有临床显著性的药代动力学或药效学相互作用。但增加出血风险。

（5）CYP3A4 诱导药使本品的平均 AUC 及药效降低。

【给药说明】　利伐沙班 10mg 片剂可与食物同服，也可单独服用。

利伐沙班 15mg 片剂或 20mg 片剂应与食物同服。

【用法与用量】　用于非瓣膜性心房颤动：建议给予 20mg，每日 1 次。对 Ccr 30～49ml/min、低体重或高龄的患者，建议给予 15mg，每日 1 次。对 Ccr 15～29ml/min 的患者，抗凝治疗应慎重，如需要可给予 15mg，每日 1 次。

治疗深静脉血栓和肺栓塞：建议给予 15mg，每日 2 次，共 3 周，此后给予 20mg，每日 1 次，至少 3 个月，并根据 DVT 的危险因素来决定长期治疗的时间。对于 Ccr 30～49ml/min 的患者，应进行获益—风险评估。如出血风险超过 VTE 复发风险，必须考虑将剂量从 20mg，每日 1 次降低为 15mg，每日 1 次。对 Ccr 15～29ml/min 的患者应慎用。

预防择期髋关节或膝关节置换手术的静脉血栓形成：推荐剂量为口服 10mg，每日 1 次。如伤口已止血，首次用药时间应在手术后 6～10 小时之间。

【制剂与规格】　利伐沙班片：（1）10mg；（2）15mg；（3）20mg。

甲磺酸达比加群酯 [国基；医保（乙）]
Dabigatran Etexilate Mesylate

【特殊说明】　建议将"甲磺酸达比加群酯"改为"达比加群酯"。

【适应证】　（1）CDE 适应证　①预防成人非瓣膜性心房颤动患者的卒中和全身性栓塞（SEE）。②治疗急性深静脉血栓形成（DVT）和（或）肺栓塞（PE）及预防相关死亡。预防复发性深静脉血栓形成和（或）肺栓塞（PE）及相关死亡。

（2）国外适应证　用于预防髋关节置换术后深静脉血栓形成（DVT）和肺栓塞（PE）。

【药理】　（1）药效学　达比加群酯作为前体药物，口服后经酯酶催化水解转化为达比加群。达比加群是强效、竞争性、可逆性、直接凝血酶抑制剂，也是血浆中的主要活性成分。由于在凝血级联反应中，凝血酶使纤维蛋白原转化为纤维蛋白，抑制凝血酶可预防血栓形成。达比加群还可抑制游离凝血酶、与纤维蛋白结合的凝血酶和凝血酶诱导的血小板聚集。

(2)药动学　口服给药后，达比加群酯的绝对生物利用度为 6%～7%。吸收迅速，2 小时内达最大血药浓度（C_{max}），与食物同时服用可使 C_{max} 延后 2 小时。达比加群酯的平均终末半衰期在健康老年人中约 11 小时。多次给药后终末半衰期约 12～14 小时，2～3 天后达稳态。肾功能不全时半衰期延长。达比加群与血浆蛋白的结合率为 35%，且不依赖于达比加群血药浓度。达比加群具有中度的组织分布，分布容积 60～70L。

达比加群酯向达比加群转化的水解过程不受细胞色素 P450 同工酶或其他氧化还原酶影响。另外，体外研究发现，达比加群也不抑制细胞色素 P450 同工酶活性。因此，达比加群酯与经肝脏 P450 同工酶代谢的药物很少有相互作用。

与参比胶囊剂型相比，在去除羟丙基甲基纤维素（HPMC）胶囊外壳直接服用其中的颗粒时，口服生物利用度可能增加高达 75%。

【不良反应】(1)出血　在考察达比加群酯在房颤患者中预防脑卒中和 SEE 效果的关键研究中，最常报告的不良反应是出血，大约 16.5%患者发生不同程度的各种出血。

(2)腹痛、腹泻、恶心、消化不良、肝功能异常等。

(3)其他偶见不良反应血小板减少、皮疹、吞咽困难等。

【禁忌证】(1)已知对本品活性成分或任一辅料过敏者。

(2)重度肾功能不全（Ccr<30ml/min）患者。

(3)临床上显著的活动性出血。

(4)有大出血显著风险的病变或状况，如当前或近期消化道溃疡，高出血风险的恶性赘生物，近期脑或脊髓损伤，近期脑、脊髓或眼部手术，近期颅内出血，已知或可疑的食管胃底静脉曲张，动静脉畸形、血管动脉瘤或脊柱内或脑内主要血管异常。

(5)联合应用任何其他抗凝药物，如普通肝素（UFH），低分子量肝素（依诺肝素、达肝素等），肝素衍生物（磺达肝癸钠等），口服抗凝药（华法林、利伐沙班、阿哌沙班等），除非在由上述治疗转换至本品或反之，以及 UFH 用于维持中心静脉或动脉置管通畅的必要剂量等情况下。

(6)有预期会影响存活时间的肝功能不全或肝病。

(7)联合使用全身性酮康唑、环孢素、伊曲康唑、他克莫司和决奈达隆。

(8)机械人工瓣膜。

【注意事项】(1)出血风险　与其他所有抗凝药物一样，出血风险增高时，应谨慎使用达比加群酯。在接受达比加群酯治疗的过程中，机体任何部位都可能发生出血。如果出现难以解释的血红蛋白和（或）红细胞比容或血压的下降，应注意寻找出血部位。

(2)以下因素增加达比加群血药浓度：肾功能下降（Ccr 30～50ml/min）、年龄≥75 岁、低体重<50kg 或联合使用强效 P-gp 抑制药（如：胺碘酮、奎尼丁或维拉帕米）。

(3)老年患者（≥75 岁），使用阿司匹林（ASA）、氯吡格雷或非甾体抗炎药（NSAID）患者及存在食管炎、胃炎或需要使用质子泵抑制药（PPI）或组胺 H_2 受体拮抗药治疗的胃食管反流病患者会增加胃肠道出血的风险。在伴有上述因素的房颤患者中，应考虑达比加群酯的剂量为一次 110mg、一日 2 次，可考虑使用 PPI 预防出血。

(4)当存在显著增大出血风险的病变、状况、操作和（或）药物治疗［例如 NSAIDs、抗血小板药物、5-羟色胺再摄取抑制药（SSRIs）或选择性 5-羟色胺和去甲肾上腺素再摄取抑制药（SNRIs）］的患者，出血风险可能增加，需谨慎地进行风险-获益评估。本品仅用于获益大于出血风险时。

(5)本品不需要进行常规抗凝监测。但是，达比加群相关抗凝作用检测可能有助于避免在其他危险因素存在时达比加群的过高暴露。对于服用本品的患者进行 INR 检测是不可靠的，可能会有 INR 升高的假阳性报告。因此不应进行 INR 检测。稀释凝血酶时间（dTT）、蝰蛇毒凝血时间（ECT）和活化部分凝血活酶时间（APTT）可能提供有效的信息，但这些检查未标准化，解释结果时应谨慎。

(6)房颤相关性脑卒中和 SEE 预防的临床试验中排除了肝酶增高>2ULN（正常值上限）的肝功能不全患者，对这一患者亚组无治疗经验，所以不推荐该人群使用本品。

(7)如需进行紧急手术/操作，应暂时停用达比加群酯。在可能的情况下应延迟手术/操作至末次给药后至少 12 小时。如果不能推迟手术，可能会增加出血风险。应依据出血风险与操作的紧迫性进行权衡。

(8)椎管内麻醉等操作可能需要彻底止血。外伤或反复穿刺以及硬膜外导管使用时间延长可能增加椎管或硬膜外血肿的发生风险。在拔除导管后，应至少间隔 2 小时方可给予首剂达比加群酯。需要密切监测这些患者的神经系统体征和椎管或硬膜外血肿症状。

(9)如果出现过度抗凝，可能需要中断本品治疗。尚无针对达比加群的特异性解毒药。如果发生出血并发症，必须终止治疗，并查找出血来源。由于达比加群主要经由肾脏途径排泄，必须维持适度利尿。应该在医师的指导下采取合适的支持性治疗，例如给予外科止血和补充血容量。可考虑使用活化的凝血酶原复合浓缩物(如 FEIBA)或重组Ⅶa因子，或凝血因子Ⅱ、Ⅸ或Ⅹ浓缩物。有一些实验证据支持这些药物能够逆转达比加群的抗凝效果，但其在临床实践中的有效性以及导致血栓栓塞反弹的潜在风险数据有限。给予上述逆转药物后，抗凝检测可能不可靠，因此进行这些检测时应谨慎。对于存在血小板减少症或已经使用长效抗血小板药物的病例，应考虑给予血小板浓缩物。所有对症治疗应根据医生的判断给予。因其蛋白结合率较低，达比加群可经透析清除，但在此情况下使用透析治疗的临床经验尚有限。

(10)妊娠期妇女用药　尚无关于妊娠期女性暴露于本品的充分数据。动物研究已表明有生殖毒性。是否存在对人类的潜在风险尚未知。在接受达比加群酯治疗的育龄女性应避免妊娠。除非确实必需，否则妊娠期女性不应接受本品治疗。

(11)哺乳期妇女用药　尚无达比加群对哺乳期婴儿影响的临床数据。使用本品治疗期间应停止哺乳。

(12)儿童用药　在本品下述适应证中没有儿童人群相关应用：非瓣膜性房颤患者的卒中和 SEE 预防，由于缺乏 18 岁以下患者使用本品的安全性和有效性数据，所以不推荐本品用于 18 岁以下患者。

(13)老年用药　80 岁及以上年龄的患者治疗剂量为每次 110mg，每日两次。

【药物相互作用】(1)达比加群酯和达比加群不通过细胞色素 P450 系统代谢，与经细胞色素 P450 代谢的药物不发生相互作用。

(2)达比加群酯是外流转运蛋白 P-gp 的底物。预计与强效 P-gp 抑制药(如：胺碘酮、维拉帕米、奎尼丁、决奈达隆和克拉霉素)的联合使用会导致达比加群血药浓度升高。禁止达比加群酯与全身用药性环孢素、伊曲康唑、泊沙康唑、他克莫司和决奈达隆联合应用。与其他强效 P-gp 抑制药(如胺碘酮、奎尼丁或维拉帕米)联合使用时应谨慎。

(3)与 P-gp 诱导药如　利福平、贯叶连翘(金丝桃)、卡马西平或苯妥英等联合使用会降低达比加群血药浓度，因此应该避免联合使用。

(4)影响 P-gp 的其他药物　蛋白酶抑制药(包括利托那韦及其与其他蛋白酶抑制药的复方制剂)会影响 P-gp(作为抑制药或诱导药)。未对上述药物进行过研究，因此不建议与本品联合使用。

(5)P-gp 底物　在一项纳入 24 名健康人的研究中，当本品与地高辛联合使用时，未观察到对地高辛产生影响，也未观察到达比加群暴露量产生具有临床意义的相关改变。联合应用选择性 5-羟色胺再摄取抑制药(SSRIs)或选择性 5-羟色胺和去甲肾上腺素再摄取抑制药(SNRIs)均增加出血风险。临床研究中曾经将泮托拉唑和其他质子泵抑制药(PPI)与本品联合使用，并未观察到对本品疗效方面的影响。雷尼替丁与达比加群酯联合使用未对达比加群吸收程度产生具有临床意义的相关性影响。

【给药说明】给药时应始终注意保持胶囊的完整性，不能打开胶囊，以避免达比加群酯生物利用度的增高。

【用法与用量】存在一个或多个危险因素的成人非瓣膜性房颤患者的卒中和全身性栓塞：一次 150mg、每日 2 次。110mg、每日 2 次更适用于出血风险较高且合并以下因素的患者，如：年龄≥75 岁的老年患者；中度肾功能不全(Ccr 30～50ml/min)；合并使用具有相互作用的药物，包括强效 P 糖蛋白(P-gP)抑制剂，如胺碘酮、维拉帕米、奎尼丁、克拉霉素等，其他可能增加出血风险的药物，如阿司匹林、氯吡格雷、非甾体抗炎药、选择性 5-羟色胺再摄取抑制剂或选择性 5-羟色胺去甲肾上腺素再摄取抑制剂等。

治疗急性深静脉血栓形成(DVT)和(或)肺栓塞(PE)及预防相关死亡：一次 150mg，一日两次，应接受至少 5 天的肠外抗凝剂治疗后开始。

预防复发性深静脉血栓形成和(或)肺栓塞(PE)及相关死亡：一次 150mg，一日两次。

【制剂与规格】甲磺酸达比加群酯胶囊：(1)75mg；(2)110mg；(3)150mg。

阿哌沙班[医保(乙)]
Apixaban

【适应证】(1)CDE 适应证　用于髋关节或膝关节择期置换术的成年患者，预防静脉血栓栓塞事件(VTE)。

(2)国外适应证　用于非瓣膜性房颤，降低卒中及全身栓塞风险；治疗 DVT 和 PE，降低 DVT 和 PE 的复发风险；预防 DVT 和 PE。

【药理】(1)药效学　阿哌沙班是一种高选择性的直接抑制因子 Ⅹa 的口服药物。阿哌沙班可以抑制游离及与血栓结合的 Ⅹa 因子，并抑制凝血酶原酶活性和血栓的形成。

(2) 药动学　阿哌沙班口服吸收迅速，绝对生物利用度约为 50%，服用后 3～4 小时达到最大浓度（C_{max}）。在 10mg 剂量范围内，阿哌沙班呈线性药代动力学特征，具有剂量依赖性。在人体内，与血浆蛋白结合率为 87%。阿哌沙班主要通过 CYP3A4/5 代谢，同时是转运蛋白 P-gp 及乳腺癌耐药蛋白（BCRP）的底物。肾脏排泄率约为 27%。阿哌沙班的半衰期约为 12 小时。

【不良反应】　阿哌沙班主要的不良反应为出血，其他常见不良反应包括贫血、挫伤及恶心。此外，少见血小板减少、低血压（包括术后低血压）、肝功能异常等。

【禁忌证】　(1) 对本品过敏者。

(2) 有临床明显活动性出血。

(3) 伴有凝血异常和临床相关出血风险的肝病。

【注意事项】　(1) 在肌酐清除率为 15～29ml/min 的患者应用本药可能血浆浓度升高，由于可能增加出血风险，本药单独或联合阿司匹林用于这些患者时应谨慎。

(2) 肌酐清除率<15ml/min 的患者或透析患者不推荐应用。

(3) 不推荐重度肝损害的患者服用本药。对于轻度及中度肝损害的患者（Child Pugh A 或 B 级），应慎用。

(4) 由于本药抑制了 Xa 因子，可导致凝血试验的参数延长，如凝血酶原时间（PT），INR，以及活化部分凝血活酶时间（APTT）。在于其治疗剂量下，这些参数的变化幅度很小且变异大，不建议用这些参数来评价本药的药效作用。

(5) 尚无针对本品的任何拮抗剂，当出现出血并发症时，应立即停药，并查明出血原因。

【药物相互作用】　(1) CYP3A4 及 P-gp 抑制药　当服用强效 CYP3A4 及 P-gp 抑制药进行全身性治疗的患者不推荐服用阿哌沙班，此类抑制药包括吡咯类抗真菌药（如伊曲康唑、伏立康唑及泊沙康唑）和 HIV 蛋白酶抑制药（如利托那韦）。中度抑制阿哌沙班消除途径［CYP3A4 和（或）P-gp］的活性物质可使阿哌沙班血药浓度轻度升高，无需调整剂量。

(2) CYP3A4 及 P-gp 诱导药　阿哌沙班与 CYP3A4 及 P-gp 强效诱导药利福平合用时，可使阿哌沙班的平均 AUC 降低 54%，平均 C_{max} 降低 42%。阿哌沙班与其他 CYP3A4 及 P-gp 强效诱导药（如苯妥英、苯巴比妥或圣约翰草）合用时，也可能导致阿哌沙班的血药浓度降低。与上述药物合用时，无需调整剂量；但与某些强效 CYP3A4 及 P-gp 诱导药合用时，应谨慎。

(3) 抗凝药　如果患者联合使用了其他任何抗凝药物，由于出血风险增加，应加以关注。

(4) 阿哌沙班与 NSAIDs（包括阿司匹林）联合服用时应谨慎，因为这些药物一般可增加出血风险。

(5) 不推荐阿哌沙班与可导致严重出血的药物合用，诸如　普通肝素和肝素衍生物［包括低分子量肝素（LMWH）］、抑制凝血因子Ⅹa 的低聚糖（如磺达肝癸钠）、凝血酶Ⅱ直接抑制药（如地西卢定）、溶栓药、血小板 GP Ⅱb/Ⅲa 受体拮抗药、噻吩吡啶类（如氯吡格雷）、双嘧达莫、右旋糖酐、磺吡酮、维生素 K 拮抗药和其他口服抗凝药。

【给药说明】　不受进餐影响。

【用法与用量】　阿哌沙班的推荐剂量为每次 2.5mg，每日 2 次。首次服药时间应在手术后 12～24 小时内。

【制剂与规格】　阿哌沙班片：2.5mg。

降纤酶 [医保(乙)]

Defibrase

【适应证】　①急性缺血性脑卒中，包括脑血栓形成、脑栓塞、短暂性脑缺血发作（TIA）以及脑梗死再复发的预防。②心肌梗死、不稳定型心绞痛以及心肌梗死再复发的预防。③四肢血管病，包括股动脉栓塞、血栓闭塞性脉管炎、雷诺病。④血液呈高黏状态、高凝状态、血栓前状态。⑤突发性耳聋。⑥肺栓塞。

【药理】　药效学　本品为蛇毒中提取的丝氨酸蛋白酶，作用于纤维蛋白原的α链，使之释放出 A 肽（作用类似凝血酶），但不作用于β链，对凝血因子Ⅷ无作用，不能使纤维蛋白交联成不溶性凝块，极易被纤溶酶降解，故在不引起凝血的同时，降低了体内凝血因子Ⅰ的水平。本品还能降低血液黏度，应用 1～2 日后，出现血浆凝血因子Ⅰ减少，全血黏度时间、凝血酶原时间和凝血时间延长，停药后 3～12 日恢复正常。对出血时间和血小板数量无明显影响。

【不良反应】　主要为出血，但一般轻微，如皮肤出血点、牙龈渗血，偶有尿血、咯血和消化道出血，极少数患者出现注射部位出血或创面出血。偶有头痛、头晕、乏力等。偶见 ALT、AST 轻度升高，以及严重的过敏性休克。

【禁忌证】　(1) 有出血史、新近手术者、有出血倾向者、正在使用抗凝纤溶或抗血小板药物者、重度肝肾功能障碍及多脏器功能衰竭者禁用。

(2) 对本品过敏者禁用。

(3) 妊娠期妇女、哺乳期妇女、儿童禁用。

【注意事项】　(1) 有药物过敏史、消化道溃疡病史者、脑血管病后遗症者慎用。

(2) 因有可能引起出血，用药期间不要进行大血管穿刺或手术。对于浅表静脉穿刺部位有止血延缓现象发生时，应采用压迫止血法。

(3) 本品具有降低纤维蛋白原的作用，用药后可能有出血或止血延缓现象。因此，治疗前及给药期间应对患者进行血纤维蛋白原和其他出血及凝血功能的检查，并密切注意临床症状。给药治疗期间一旦出现出血和可疑出血时，应中止给药，并采取输血或其他措施。

(4) 70 岁以上老年人慎用。

【药物相互作用】 (1) 水杨酸类及抗凝血类药物均可增加出血风险。

(2) 抗纤溶药可抵消本药作用，不宜联用。

【给药说明】 (1) 用药前应做皮试，以本品 0.1ml 用 0.9%氯化钠注射液稀释至 1ml，皮内注射 0.1ml，皮试阴性者才可使用。

(2) 用药过程中出现过敏者，应立即停用，并做相应处理。

(3) 用药后 5～10 天内应减少活动，以防意外创伤而致出血。

(4) 每次用药前监测凝血酶原时间，如正常者方可给药。

【用法与用量】 静脉滴注。一次 5～10U，加于 100～250ml0.9%氯化钠注射液中，每日或隔日 1 次。急性发作期：一次 10U，一日 1 次，连用 3～4 日。非急性发作期：首次 10U，维持量 5～10U，一日或隔日 1 次，2 周为一个疗程。

【制剂与规格】 降纤酶注射液：1ml:5U。

注射用降纤酶：(1) 0.25U；(2) 5U；(3) 10U；(4) 100U。

巴 曲 酶^[医保(乙)]
Batroxobin

【适应证】 ①急性脑梗死；②改善各种闭塞性血管病(如血栓闭塞性脉管炎、深部静脉炎、肺栓塞等)引起的缺血性症状；③改善末梢及微循环障碍(如突发性耳聋、振动病)。

【药理】 (1) 药效学 本品作用是分解纤维蛋白原，抑制血栓形成；诱发组织型纤溶酶原激活药 (t-PA) 的释放，增强 t-PA 分子作用，减弱纤溶酶原激活药抑制因子 (PAI) 的活性，促进纤维蛋白的溶解；增加血液流动性，降低全血黏度，抑制红细胞凝集力，防止血栓形成，降低血管阻力，改善微循环。除了血纤维蛋白原之外，对血液凝固因子(血小板数，血小板机能，出血时间)几乎不发生影响。

(2) 药动学 健康成人静脉滴注本品 10BU，隔日一

次，共 3 次，第 1、2、3 次的消除半衰期分别为 5.9、3.0 及 2.8 小时。大部分代谢产物由尿排出。

【不良反应】 本品可引起注射部位出血、创面出血、头痛、头晕、头重感、氨基转移酶增高，偶可引起恶心、呕吐、荨麻疹等。

【禁忌证】 (1) 有出血史或出血倾向、正在使用抗凝药或抗血小板药及抗纤溶制剂的患者禁用。

(2) 有严重肝、肾功能不全及心脏乳头肌断裂、心源性休克、多器官功能衰竭患者禁用。

(3) 对本药过敏者禁用。

【注意事项】 (1) 有消化道溃疡病史者、患有脑血管病后遗症者、药物过敏史者、70 岁以上高龄患者及妊娠期、哺乳期妇女慎用。

(2) 本制剂具有降低纤维蛋白原的作用，用药后可能有出血或止血延缓现象。因此，治疗前及治疗期间应对患者进行血纤维蛋白原和血小板凝集情况的检查，并密切注意临床症状。首次用药后第一次血纤维蛋白原低于 100mg/100ml 者，给药治疗期间出现出血或可疑出血时，应终止给药，并采取输血或其他措施。

(3) 用药期间应避免动脉或深部静脉穿刺、手术及拔牙，否则有可能致血肿形成或出血不止。

特殊人群，儿童 不良反应轻微，主要为注射部位出血、头痛、头晕及耳鸣；治疗新生儿出血，宜与维生素 K 合用。

【药物相互作用】 (1) 与抗凝药及血小板抑制药(如阿司匹林等)合用可能会增加出血倾向或使止血时间延长。

(2) 本品能生成 desA 纤维蛋白聚合物，可能引起血栓栓塞症，因此与溶栓药合用应特别注意。

【用法与用量】 静脉滴注。成人：首次 10BU，以后隔日一次，一次 5BU；使用前用 100ml 以上氯化钠注射液稀释，静脉滴注 1 小时以上。通常疗程为 1 周，必要时可增至 3～6 周。但在延长期内每次用量减至 5BU，隔日静脉滴注。

【制剂与规格】 巴曲酶注射液：(1) 1ml:10BU；(2) 0.5ml:5BU。

甲苯磺酸艾多沙班
Edoxaban Tosilate

【特殊说明】 提前停用本品将使缺血性事件风险升高 在无充分的替代抗凝治疗的情况下，提前停用任何口服抗凝剂，将使缺血性事件风险升高。如果因病理性出血或已完成治疗之外的原因而停用本品时，需考虑给予另一种抗凝剂。

脊柱/硬膜外血肿：在接受硬膜外麻醉或脊椎穿刺时接受艾多沙班治疗的患者中可能发生脊柱/硬膜外血肿。这些血肿可能导致长期或永久性瘫痪。在安排患者接受脊柱手术时需考虑这些风险。可能使这些患者发生硬膜外或脊柱血肿风险升高的因素包括：使用留置导管；同时使用影响止血的其他药物，例如非甾体抗炎药（NSAIDs）、血小板抑制剂、其他抗凝剂；创伤性或反复的硬膜外或脊椎穿刺史；脊柱畸形或脊柱手术史。艾多沙班给药与椎管内手术的最佳间隔时间尚不清楚。需对患者进行密切观察，以发现神经功能损伤的体征及症状。如果发现神经功能损伤，必须进行紧急治疗。对于已经或即将接受抗凝治疗以预防血栓的患者，在进行硬膜外麻醉或脊椎穿刺前应进行获益与风险评估。

【适应证】 ①用于伴有一个或多个风险因素〔如充血性心力衰竭、高血压、年龄≥75岁、糖尿病、既往卒中或短暂性脑缺血发作（TIA）病史〕的非瓣膜性房颤（NVAF）成人患者，预防卒中和体循环栓塞。

②用于治疗成人深静脉血栓（DVT）和肺栓塞（PE），以及预防成人深静脉血栓和肺栓塞复发。

【药理】 （1）药效学 艾多沙班是凝血因子Ⅹa（FXa）的/选择性抑制剂，其抗凝血作用不需要抗凝血酶Ⅲ的参与。艾多沙班可抑制游离的FXa和凝血酶原酶活性，并抑制凝血酶诱导的血小板聚集。对凝血级联反应中凝血因子Ⅹa的抑制可减少凝血酶生成、抑制血栓形成。

（2）药动学 吸收：艾多沙班被吸收后1～2小时内达到血浆峰浓度。绝对生物利用度约为62%。食物导致峰暴露出现不同程度增加，但对总暴露量的影响极小。

分布：呈双相分布。平均（SD）分布容积为107（19.9）L。体外血浆蛋白结合率约为55%。艾多沙班每日1次给药后未出现临床相关蓄积（蓄积比1.14）。3天内达到稳态浓度。

生物转化：血浆中主要形式为艾多沙班原型药物。艾多沙班经水解作用（由羧酸酯酶1介导）、偶联或CYP3A4/5介导的氧化作用进行代谢（<10%）。健康受试者中，艾多沙班有3种活性代谢产物，水解作用产生的主要代谢产物（M4）具有活性，暴露量低于母体化合物的10%。其他代谢产物的暴露量低于5%。艾多沙班是外排性P糖蛋白（P-gp）转运蛋白的底物，但不是摄取转运蛋白的底物（如，有机阴离子转运多肽OATP1B1、有机阴离子转运体OAT1或OAT3或有机阳离子转运体OCT2）。其活性代谢产物是OATP1B1的底物。

清除：健康受试者中，预估总清除率为（22±3）L/h；50%经肾脏清除（11L/h）。肾清除率约占给药剂量的35%。其余清除途径为代谢和胆汁/小肠排泄。口服给药的 $t_{1/2}$

为10～14小时。

【不良反应】 患者不良反应见表8-13。

表8-13 甲苯磺酸艾多沙班不良反应表

系统器官分类	发生频率
血液与淋巴系统	
贫血	常见
血小板减少	偶见
免疫系统	
超敏反应	偶见
速发过敏反应	罕见
过敏性水肿	罕见
神经系统	
头晕	常见
头痛	常见
颅内出血（ICH）	偶见
蛛网膜下腔出血	罕见
眼部	
结膜/巩膜出血	偶见
眼内出血	偶见
心脏病	
心包出血	罕见
血管	
其他出血	偶见
呼吸、胸及纵隔	
鼻衄	常见
咯血	偶见
胃肠道	
下消化道出血	常见
上消化道出血	常见
口腔/咽部出血	常见
恶心	常见
腹痛	常见
腹膜后出血	罕见
肝胆	
血胆红素升高	常见
γ-谷氨酰转移酶升高	常见
血液碱性磷酸酶升高	偶见
氨基转移酶升高	常见
天门冬氨酸氨基转移酶升高	偶见
皮肤及皮下组织	
皮肤软组织出血	常见
皮疹	常见

续表

系统器官分类	发生频率
瘙痒	常见
荨麻疹	偶见
肌肉骨骼及结缔组织	
肌内出血(不伴有筋膜室综合征)	罕见
关节内出血	罕见
肾脏及泌尿系统	
肉眼可见的血尿/尿道出血	常见
生殖系统及乳腺	
阴道出血	常见
全身性及给药部位反应	
穿刺部位出血	常见
检查	
肝功能检查异常	常见
损伤、中毒及手术并发症	
手术部位出血	偶见
硬膜下出血	罕见
手术出血	罕见

【禁忌证】 (1)对本品活性成分或者其他辅料过敏的患者。

(2)有临床明显活动性出血的患者。

(3)伴有凝血障碍和临床相关出血风险的肝病患者。

(4)具有大出血显著风险的病灶或病情,例如目前或近期患有胃肠道溃疡,存在出血风险较高的恶性肿瘤,近期发生脑部或脊椎损伤,近期接受脑部、脊椎或眼科手术,近期发生颅内出血,已知或疑似的食管静脉曲张,动静脉畸形,血管动脉瘤或重大脊椎内或脑内血管畸形。

(5)无法控制的重度高血压。

(6)除了转换为口服抗凝剂治疗,或给予维持中心静脉或动脉导管通畅所需剂量普通肝素(UFH)的特殊情况之外,禁用任何其他抗凝剂的伴随治疗,例如 UFH、低分子肝素(依诺肝素、达肝素等)、肝素衍生物(磺达肝癸钠等)、口服抗凝剂(华法林、达比加群酯、利伐沙班、阿哌沙班等)。

(7)妊娠和哺乳期妇女。

【注意事项】 (1)出血风险:艾多沙班增加出血风险,可导致严重、潜在致死性出血。与其他抗凝剂一样,建议出血风险增加的患者慎用本品。若出现重度出血,应中止本品给药。

临床研究显示,与 VKA 治疗相比,接受艾多沙班长期治疗的患者出现黏膜出血(如鼻衄,胃肠道出血,泌尿生殖系统出血)和贫血较常见。因此,除进行充分的临床观察之外,对血红蛋白/红细胞压积的实验室检查结果做出恰当判断,可有助于发现隐匿性出血。

(2)在接受硬膜外麻醉或脊椎穿刺时接受艾多沙班治疗的患者中可能发生脊柱/硬膜外血肿。在安排患者接受脊柱手术时需考虑这些风险,并评价可能使这些患者发生硬膜外或脊柱血肿风险升高的因素。

(3)采用标准实验室检查不能可靠地监测本品的抗凝作用。

(4)尚无针对艾多沙班的特异性的拮抗剂。

(5)血液透析不能显著改变艾多沙班的清除。

(6)老年患者:老年患者合用本品与阿司匹林(ASA)具有潜在的较高出血风险,应慎用。

(7)肾损害:与肾功能正常受试者相比,轻度肾损害(Ccr>50~80ml/min)、中度肾损害(Ccr30~50ml/min)和重度肾损害(Ccr<30ml/min 但无需透析)受试者的血浆 AUC 分别增加 32%、74%和 72%。

终末期肾病或透析患者,不推荐使用本品。

(8)肾功能评估:适用本品治疗的所有患者均应在治疗开始时和治疗中监测肌酐清除率(Ccr)。

(9)肝损害:重度肝损害患者,不推荐使用本品。轻度或中度肝损害患者应慎用本品。开始本品治疗前应检查肝功能。推荐接受本品治疗 1 年以上的患者定期监测肝功能。

(10)因手术及其他干预治疗而停药:如果为了降低手术或其他干预过程的出血风险而必须停止抗凝治疗,则必须在干预前的至少 24 小时停止使用本品,以降低出血风险。

在决定是否将某个干预过程延迟至艾多沙班最后一次给药 24 小时后时,必须权衡出血风险的升高与干预治疗的紧迫性。考虑到本品的抗凝治疗在 1~2 小时起效,在手术或其他干预过程之后,一旦确定已充分止血,应该立即重新使用本品。如果在手术干预期间或之后无法服用口服药物,考虑给予非口服抗凝剂,之后转换为口服本品,每日 1 次。

(11)使用人工心脏瓣膜和中重度二尖瓣狭窄患者:尚未在伴有或不伴有房颤的人工心脏瓣膜患者和植入生物心脏瓣膜后的前 3 个月患者,或中、重度二尖瓣狭窄患者中进行过艾多沙班研究。因此,不推荐上述患者使用本品。

(12)血流动力学不稳定的 PE 患者或需溶栓或肺动脉取栓术的患者:尚未在血流动力学不稳定或可能需要溶栓或肺动脉取栓术的 PE 患者中研究艾多沙班的安全

性和疗效，因此不推荐将艾多沙班作为普通肝素的替代治疗用于此类 PE 患者。

(13) 凝血参数实验室检查：尽管艾多沙班治疗不需要常规监测，但可通过校准的抗凝血因子 Xa 定量测定来评估抗凝作用，在特殊情况下有助于临床决策，如药物过量和紧急外科手术。通过抑制 Xa 因子，艾多沙班延长标准凝血试验时间，如凝血酶原时间(PT)、INR 和活化部分凝血活酶时间(aPTT)。在预定治疗剂量下观测到的凝血试验时间变化很小，变异性程度高，并对监测艾多沙班的抗凝作用无意义。

【药物相互作用】 (1) 艾多沙班主要在上消化道吸收。因此，增加胃排空和肠蠕动的药物或疾病可能减少艾多沙班的溶解和吸收。

(2) P-gp 抑制剂：艾多沙班是外排转运蛋白 P-gp 的底物。艾多沙班与 P-gp 抑制剂(环孢素、决奈达隆、酮康唑、红霉素、奎尼丁或维拉帕米)合并使用后，艾多沙班血浆浓度增加。艾多沙班与环孢素、决奈达隆、红霉素或酮康唑合并用药时剂量需减少至 30mg，每日 1 次。

(3) P-gp 诱导剂：艾多沙班与 P-gp 诱导剂利福平合用导致艾多沙班平均 AUC 降低和半衰期缩短，其药效学作用也可能降低。艾多沙班与其他 P-gp 诱导剂(如，苯妥英钠、卡马西平、苯巴比妥或贯叶连翘)合用可导致艾多沙班血浆浓度下降。艾多沙班与 P-gp 诱导剂合用时应谨慎。

(4) 抗凝剂：因出血风险增加，艾多沙班禁止与其他抗凝剂合用。

(5) 阿司匹林(ASA)：与单独用药相比，ASA(100 或 325mg)与艾多沙班合用的出血时间延长。与高剂量 ASA(325mg)合用，艾多沙班的稳态 C_{max} 和 AUC 分别增加 35% 和 32%。不推荐艾多沙班与高剂量 ASA(325mg)长期合用。与高于 100mg 剂量的 ASA 合用须在医疗监护下进行。

(6) 血小板抑制剂：ENGAGE AF-TIMI 48 研究允许合并使用噻吩并吡啶类药物(如，氯吡格雷)，合并用药后临床相关出血风险增加，但艾多沙班组出血风险低于华法林组。

(7) NSAIDs：与单独用药相比，萘普生与艾多沙班合用的出血时间延长。萘普生对艾多沙班的 C_{max} 和 AUC 无影响。临床研究显示，与 NSAIDs 药物合用导致临床相关出血增加。不推荐艾多沙班与 NSAIDs 药物长期合并使用。

(8) SSRIs/SNRIs：同其他抗凝剂一样，因已报告的对血小板的影响，与 SSRIs 或 SNRIs 合用，存在患者出血风险升高的可能性。

【给药说明】 本品可与食物同服，也可以单独服用。

【用法与用量】 预防卒中和体循环栓塞：艾多沙班推荐剂量为 60mg，每日 1 次。

治疗深静脉血栓(DVT)和肺栓塞(PE)，预防复发性深静脉血栓和肺栓塞(静脉血栓栓塞，VTE)：艾多沙班推荐剂量为 60mg，每日 1 次，经初始非口服抗凝剂治疗至少 5 天后开始给药。

对于非瓣膜性房颤(NVAF)和静脉血栓栓塞(VTE)，存在 1 种或 1 种以上下列临床因素的患者中，艾多沙班的推荐剂量为 30mg，每日 1 次：中度或重度肾损害[肌酐清除率(Ccr)15～50ml/min]；低体重(≤60kg)；与以下 P-糖蛋白(P-gp)抑制剂联合用药：环孢素、决奈达隆、红霉素或酮康唑。

【制剂与规格】 艾多沙班片：(1)15mg；(2)30mg；(3)60mg。

阿魏酸哌嗪 ^[药典(二)；医保(乙)]
Piperazine Ferulate

【适应证】 适用于各类伴有镜下血尿和高凝状态的肾小球疾病(如肾炎、慢性肾炎、肾病综合征、早期尿毒症)、冠心病、脑梗死、脉管炎等的辅助治疗。

【药理】 (1) 药效学 本品具有抗凝、抗血小板聚集、扩张微血管、增加冠脉流量、解除血管痉挛的作用。

(2) 药动学 本品口服吸收血药峰时间为 29 分钟，分布相半衰期($t_{1/2\alpha}$)为 27 分钟，消除相半衰期($t_{1/2\beta}$)为 5.5 小时。本品在体内分布较广，除肝、肾血液中分布较多外，在胃、小肠脂肪中分布也较多，本品主要从尿、粪便中排出。能透过胎盘屏障。

【禁忌证】 对阿魏酸哌嗪类药物过敏者禁用。

【药物相互作用】 本品禁与阿苯达唑类和双羟萘酸噻嘧啶类药物合用。

【用法与用量】 口服。一次 100～200mg，一日 3 次。

【制剂与规格】 阿魏酸哌嗪片：(1)50mg；(2)100mg。

二、抗血小板药

阿 司 匹 林 ^[药典(二)；国基；医保(甲)；医保(乙)]
Aspirin

【适应证】 本品的抗血小板聚集作用可减少动脉粥样硬化性疾病血栓形成的危险，用于下述疾病及情况：①急性心肌梗死、急性冠状动脉综合征、心绞痛、缺血性脑卒中的治疗。②动脉外科手术或介入治疗后，如冠状动脉介入治疗（球囊扩张、支架置入）、冠状动脉旁路移植术、颈动脉内膜剥脱术及透析用动静脉分流术后。③心肌梗死后、脑卒中后、短暂性脑缺血后预防再发（二级预防）。④外周动脉粥样硬化性疾病预防血栓形成。⑤心脑血管疾病发病中危至高危风险人群的一级预防。⑥本品对预防心房颤动所致心源性脑栓塞的作用有限，并有潜在出血风险，《2012欧洲心脏学会（ESC）心房颤动指南》不再推荐抗血小板药用于卒中低危患者，本品仅限于拒绝使用任何口服抗凝药物者。

【药理】 阿司匹林具有较强的抗血小板作用，其机制在于使血小板的环氧酶乙酰化，减少血栓素 A_2（TXA_2）的合成，对 TXA_2 诱导的血小板聚集产生不可逆性抑制作用，阿司匹林对 ADP 和肾上腺素诱导的Ⅱ相聚集也有抑制作用，并可抑制低浓度胶原、凝血酶所致的血小板聚集和释放反应，从而抑制血栓形成。

【用法与用量】 成人 口服。（1）抑制血小板聚集时应用小剂量，一次 75～150mg，一日 1 次（一般一日100mg）。

（2）用于一级预防时，一日 75～100mg。

（3）急性心肌梗死、不稳定型心绞痛未服用过本药者，起始剂量应为150～300mg，以使其尽快发挥抗血小板作用，以后减量至一日75～100mg。

（4）对血管内支架置入术患者，未服用过本药者给予负荷量 150～300mg，以后可减少剂量至一日 75～100mg，长期服用。

其余内容参阅第十三章第一节。

铝 镁 匹 林
Aluminium Magnesium Aspirin

【适应证】 ①普通感冒或流行性感冒引起的发热；也用于缓解轻至中度疼痛，如头痛、关节痛、偏头痛、牙痛、肌肉痛等。

②需要使用阿司匹林抑制血小板黏附和聚集，但患者不能耐受阿司匹林的胃肠道反应时。参阅"阿司匹林"。

【药理】 （1）药效学 本品为阿司匹林的复方制剂，小剂量阿司匹林能抑制血栓素 A2 的形成，从而不可逆地抑制正常血小板聚集过程，防止血栓形成。氢氧化镁、重质碳酸镁、氢氧化铝、甘羟铝均为胃黏膜保护药，能迅速中和胃酸并保持很长一段时间、可逆性并选择性地结合胆酸，具有持续阻止胃蛋白酶对胃的损伤及增强胃黏膜保护因子的作用。它们与阿司匹林合用，可保护胃肠道黏膜，减低阿司匹林的胃肠不良反应，且对阿司匹林的抗血小板聚集作用不产生明显影响。

（2）药动学 参阅"阿司匹林"。

【不良反应】 （1）常见 恶心、呕吐、上腹不适等胃肠道反应。

（2）少见 胃肠道出血或溃疡、支气管痉挛性过敏反应、皮肤过敏反应、血尿、眩晕或肝脏损伤。

【禁忌证】 妊娠期妇女、哺乳期妇女禁用；哮喘-鼻息肉综合征、对阿司匹林及其他解热镇痛药过敏者禁用；血友病、血小板减少症、溃疡病活动期禁用。

【注意事项】 参阅"阿司匹林"。

【药物相互作用】 参阅"阿司匹林"。

【用法与用量】 参阅"阿司匹林"。

【制剂与规格】 （1）铝镁匹林片 阿司匹林 0.163g，氢氧化镁 75mg，氢氧化铝 75mg。

（2）铝镁匹林片（Ⅱ） 阿司匹林 81mg，重质碳酸镁22mg，甘羟铝 11mg。

盐酸噻氯匹定 [药典（二）]
Ticlopidine Hydrochloride

【适应证】 ①预防和治疗因血小板高聚集状态所致心、脑及其他动脉的循环障碍性疾病，如短暂性脑缺血发作（TIA）、缺血性脑卒中、冠心病及间歇性跛行。②血管内支架置入术后，用于预防支架内血栓形成（与阿司匹林合用）。

【药理】 （1）药效学 本品为噻吩并吡啶类血小板聚集抑制药。血小板的活化受多种因素的影响，其中二磷酸腺苷（ADP）起重要作用。当 ADP 与其特异性受体结合后，可活化血小板膜表面的纤维蛋白原受体（糖蛋白Ⅱb/Ⅲa 受体），并使其结合纤维蛋白原进而引起血小板聚集（第一相聚集）。另外，血小板活化后又可释放 ADP，导致血小板进一步聚集（第二相聚集）。噻氯匹定对 ADP 诱导的血小板聚集（包括第一相和第二相聚集）有强力的抑制作用，对聚集功能已被抑制的血小板其作用是不可逆的。此外，噻氯匹定尚可降低纤维蛋白原浓度与血液黏滞性。

（2）药动学 口服本品后80%以上由肠道迅速吸收，进餐时服药更可进一步提高其生物利用度。口服 250mg，达峰时间为 2 小时，峰值 1.33～1.99mmol/L。本品蛋白结合率甚高，为98%。主要与血中白蛋白及脂蛋白结合。本品由肝脏代谢，其代谢产物主要由肾脏（60%）及粪便（25%）排出。其消除半衰期因年龄与用药方式而异。单次给药 250mg，20～43 岁者为 7.9 小时；65～76 岁者为12.6 小时。多次给药，一次 250mg，一日 2 次，20～43岁者约 4 天；65～76 岁者约 5 天。常规用药 2 天后即可测得血小板聚集抑制，但临床明显见效(抑制>50%)一般在 4 天之后，达最强作用需用药 8~11 天。停药后出血时间及其他血小板功能多于 1~2 周内恢复正常。

【不良反应】(1)血液系统　本品最严重的不良反应为粒细胞减少症；偶尔可发生血小板减少症，可单独发生或与粒细胞减少症同时发生；罕见全血细胞减少者。多出现在用药后 3 个月内。另外，少见但严重的不良反应为血栓性血小板减少性紫癜。

(2)出血　因血小板聚集受抑制或血小板减少所致。

(3)胃肠道反应　可引起恶心、腹泻及胃肠不适，一般为轻度，不需停药，1~2 周多自行消失。极少数病例腹泻严重，可合并结肠炎，应停药。

(4)皮疹　呈斑丘疹或荨麻疹，伴瘙痒，一般在用药后 3 个月内(平均在 11 天)发生，停药后几天内可消失。

(5)极少数出现药物性肝炎和胆汁淤积性黄疸，停药后一般可恢复。

(6)个别患者发生免疫反应性改变，如脉管炎、系统性红斑狼疮等。

【禁忌证】　对本品有过敏史、血友病或其他出血性疾病患者，粒细胞或血小板减少症、溃疡病及活动性出血患者均禁忌使用本品。

【注意事项】　(1)本品可以透过胎盘屏障及进入母乳，应避免用于妊娠期和哺乳期妇女。

(2)为避免外科及口腔科择期手术中出血量增多，术前 10~14 日应停用本品。若术中出现紧急情况，可输注新鲜血小板以帮助止血。静脉注射甲泼尼龙 20mg 可使出血时间在 2 小时内恢复正常。

(3)严重的肝功能损害患者，由于其凝血因子合成障碍，因此往往增加出血的危险，故不宜使用本品。

(4)严重的肾功能损害患者，由于肾小球清除率降低，导致血药浓度升高，增加出血危险，并可加重肾功能损害。故使用本品时应密切监测肾功能，必要时可减量。

(5)用药期间应定期监测血象，最初 4~6 周每周 1 次，以后每 2 周 1 次。一旦出现白细胞或血小板减少即应停药，并继续监测至恢复正常。

(6)美国 FDA 黑框警示　本品可引起致命性血液系统不良反应，包括中性粒细胞减少、血栓性血小板减少性紫癜和再生障碍性贫血，因此，用药的前 3 个月必须严密监测血液学指标及临床情况。由于本药可引起严重血液系统的不良反应，现已很少应用，一般仅用于对阿司匹林和氯吡格雷过敏或不能耐受的患者。

【药物相互作用】　(1)本品与任何血小板聚集抑制药、溶栓药及导致低凝血酶原血症或血小板减少的药物

合用均可加重出血的危险。若临床确有必要联合用药，应密切观察并进行实验室监测。

(2)本品与茶碱合用时，因其降低了后者的清除率，可使茶碱血药浓度升高并有过量的危险。故用本品期间及之后应调整茶碱用量，必要时进行茶碱血药浓度监测。

(3)本品与地高辛合用时会使后者血药浓度轻度下降(约 15%)。但一般不会影响地高辛的临床疗效。

(4)偶见报道本品可降低环孢素的血药浓度，故两者合用时应定期进行环孢素血药浓度监测。

【给药说明】　(1)本品宜于进餐时服药，因可提高其生物利用度并减低胃肠道不良反应。

(2)服用本品时若患者受外伤且有导致继发性出血的危险时，应暂停服本药。

【用法与用量】　口服。一次 250mg，一日 1 次。对支架置入术患者可给予一次 250mg，一日 2 次；2 周后减为一次 250mg，一日 1 次；进餐时服。

【制剂与规格】　盐酸噻氯匹定片：250mg。

盐酸噻氯匹定胶囊：(1)125mg；(2)250mg。

硫酸氢氯吡格雷 [药典(二)；医保(乙)]
Clopidegrel Bisulfate

【适应证】　本品用于下列患者预防动脉粥样硬化血栓形成事件：

(1)心肌梗死患者(从几天到小于 35 天)、缺血性脑卒中患者(从 7 天到小于 6 个月)或确诊的周围动脉病变患者。

(2)用于急性冠状动脉综合征　①不稳定型心绞痛和非 ST 段抬高型心肌梗死患者，与阿司匹林联用；②急性 ST 段抬高型心肌梗死患者，与阿司匹林联用(可用于溶栓治疗的患者)；③用于冠状动脉支架置入术后预防支架内血栓形成，与阿司匹林联用；④对阿司匹林过敏或不耐受患者的替代治疗。

【药理】　(1)药效学　本品为噻吩并吡啶类血小板聚集抑制药，抑制二磷酸腺苷(ADP)诱导的血小板聚集，通过直接抑制 ADP 与其受体结合并继之抑制 ADP 介导的血小板糖蛋白 IIb/IIIa 受体的激活而起作用。本品还可通过阻断活化血小板释放的 ADP 引起的血小板激活而进一步抑制血小板聚集，但不抑制磷酸二酯酶活性。氯吡格雷不可逆地改变血小板 ADP 受体功能，其结果使暴露于本品的血小板在其寿命之内(平均 9~11 天)不再产生聚集反应。本品单剂口服 2 小时后可见到剂量依赖的血小板聚集受抑，重复一日口服 75mg，第 3~7 日对 ADP

诱导的血小板聚集受抑达到稳定状态。一日 75mg 口服达到稳态时血小板聚集平均抑制率为 40%~60%。停药 5 天后血小板聚集率和出血时间可逐步恢复正常。

（2）药动学　本品口服吸收迅速，不受食物和制酸剂影响，重复服用 75mg，2 小时后母体药物（不具有血小板抑制作用）浓度极低，在定量测定界限之下。本品主要经肝脏代谢，主要循环代谢产物为羧酸衍生物，也无血小板聚集功能，其活性代谢产物尚未分离出。重复口服 75mg 后约 1 小时主要循环代谢产物血浆浓度达到峰值水平，在氯吡格雷 50~150mg 剂量范围内主要循环代谢产物的血浆浓度与剂量呈线性相关。氯吡格雷及其主要循环代谢产物在体外可逆性地与人血浆蛋白结合（结合率分别为 98% 和 94%），该结合在体外至浓度 100μg/ml 时均为非饱和状态。本品口服 5 天后大约 50% 自尿中排泄，约 46% 自粪便排泄。单剂和重复口服后消除半衰期为 8 小时。本品在一些特殊人群的药动学特性：①本品主要代谢产物的血浆浓度在老年人（≥75 岁）较年轻的健康志愿者明显升高，但血浆浓度的升高不伴随血小板聚集率和出血时间的差异，因此老年人不需要调整剂量。②在口服 75mg 后肾功能严重受损的患者主要循环代谢产物较中度肾功能受损患者和健康志愿者低，ADP 诱导的血小板聚集率低（25%），但出血时间延长与之相似。

【不良反应】（1）出血　单独服用本品，胃肠道出血、颅内出血的发生率均与阿司匹林相似，当本品与阿司匹林合用时出血发生率增加，主要是胃肠道出血和血管穿刺处出血危险增加。

（2）胃肠道反应　腹痛、消化不良、胃炎、便秘等，偶见轻度腹泻。

（3）皮疹及其他皮肤损害。

（4）血小板减少症、白细胞减少症少见（发生率低于噻氯匹定），但如服用本品的患者出现发热或其他感染征象，必须给予相应检查，以及时确诊并进行相应的处理。血栓性血小板减少性紫癜非常罕见，但可能威胁生命。

【禁忌证】对本品过敏、严重肝损害及活动性病理性出血的患者（如消化性溃疡、颅内出血等）禁用。

【注意事项】（1）本品对由于外伤、外科手术或其他病理情况而导致出血危险增加时应慎用。如患者进行择期选择性手术，应在术前 5~7 日停用本品。

（2）对有胃肠道出血倾向病变（如溃疡病）的患者应慎用。

（3）妊娠　动物实验显示本品不损害受精，无胚胎毒性，但在妊娠期妇女尚无适宜的、有良好对照的研究，为慎重起见，应避免给予妊娠期妇女使用。

（4）哺乳　大鼠研究表明本品和（或）其代谢产物可自乳汁中排泄，但是在人类乳汁中是否排泄尚不清楚，慎重起见，服用本品治疗期间应停止哺乳。

（5）氯吡格雷活性代谢物的药代动力学和抗血小板作用随着 CYP2C19 基因型的不同而有差异。CYP2C19 慢代谢者中，服用推荐剂量的氯吡格雷其活性代谢物的血药浓度降低，抗血小板作用降低。对于这类患者，可考虑更换使用其他的 P2Y12 受体抑制剂。

【药物相互作用】（1）阿司匹林　不改变本品抑制 ADP 诱导的血小板聚集反应。但本品可能增强阿司匹林对胶原蛋白诱导的血小板聚集的抑制反应。两药联用抗血小板作用增强，出血风险也增加。

（2）肝素　本品不改变肝素的抗凝血作用，不必改变肝素剂量。同时给予肝素对本品诱导的抑制血小板聚集反应无明显作用，但两者之间可能存在药效学相互作用，使出血风险增加。

（3）非甾体抗炎药（NSAID）　在健康志愿者的研究表明，本品与 NSAID 联合应用可能增加胃肠道隐性出血，应慎用。

（4）华法林　本品（75mg）与华法林合用不会改变 INR 值，但由于各自独立的抑制止血过程。两者联用增加出血风险。

（5）质子泵抑制药（PPI）　奥美拉唑或埃索美拉唑与本品同服或间隔 12 小时服用，均使氯吡格雷活性代谢物的血药浓度下降，导致血小板聚集抑制率明显降低。但泮托拉唑、兰索拉唑与本品联用后，未观察到氯吡格雷代谢产物的血药浓度发生大幅下降，提示本品可以与泮托拉唑或兰索拉唑联合给药。

（6）其他联合治疗　本品与阿替洛尔、硝苯地平、巴比妥类和雌激素等无明显药物相互作用。在临床研究中本品曾与利尿药、β受体拮抗药、血管紧张素转换酶抑制药（ACEI）、钙通道阻滞药、降胆固醇药、血管扩张药、降糖药、抗癫痫药及激素替代治疗药物等联合应用，在临床上未见到显著的药物不良相互作用证据。高浓度体外试验显示，本品抑制 CYP2C9，据此，本品可能影响苯妥英钠、他莫昔芬、甲苯磺丁脲、华法林、托拉塞米、氟伐他汀和非甾体抗炎药的代谢，但目前尚无证据表明其影响的程度。因此，本品与上述药物联用时应慎重。

【给药说明】（1）本品口服不受食物影响。

（2）给药过程中发生严重出血者，必要时输注血小板可以逆转本品的药理作用。

【用法与用量】 (1)非 ST 段抬高性急性冠脉综合征(不稳定型心绞痛或非 Q 波心肌梗死)　应以单次负荷量氯吡格雷 300mg 开始,然后以 75mg,每日 1 次连续服药(合用阿司匹林 75~325mg/d)。由于服用较高剂量的阿司匹林有较高的出血危险性,故推荐阿司匹林的剂量不应超过 100mg。最佳疗程尚未正式确定。(2)ST 段抬高性急性心肌梗死　应以负荷量氯吡格雷开始,然后以 75mg 每日 1 次,合用阿司匹林,可合用或不合用溶栓剂。对于年龄超过 75 岁的患者,不使用氯吡格雷负荷剂量。在症状出现后应尽早开始联合治疗,并至少用药 4 周。(3)冠状动脉内药物洗脱支架置入后,应持续服用一日 1 次,每次 75mg,不少于 1 年,并应与阿司匹林一日 100mg 联合应用。

【制剂与规格】　硫酸氢氯吡格雷片:(1)25mg;(2)75mg。

替 格 瑞 洛 [国基;医保(乙)]
Ticagrelor

【适应证】 本品用于急性冠脉综合征(不稳定型心绞痛、非 ST 段抬高型心肌梗死或 ST 段抬高型心肌梗死)患者,包括接受药物治疗和经皮冠状动脉介入(PCI)治疗的患者,降低血栓性心血管事件的发生率。与氯吡格雷相比,本品可以降低心血管死亡、心肌梗死或脑卒中复合终点事件的发生率。

【药理】 (1)药效学　替格瑞洛是一种环戊三唑嘧啶(CPTP)类化合物。替格瑞洛及其主要代谢产物能可逆性地与血小板 P2Y12 受体相互作用,阻断信号转导和血小板活化。替格瑞洛与其活性代谢产物的药理活性相当。替格瑞洛还可通过抑制平衡型核苷转运体-1(ENT-1)增加局部内源性腺苷水平。

(2)药动学　替格瑞洛吸收迅速,中位 t_{max} 约为 1.5 小时。替格瑞洛可快速生成其主要循环代谢产物 AR-C124910XX(也是活性物质),后者的中位 t_{max} 约为 2.5 小时(1.5~5.0 小时)。在所研究的剂量范围(30~1260mg)内,替格瑞洛与其活性代谢产物的 C_{max} 和 AUC 与用药剂量大致成比例增加。平均绝对生物利用度约为 36%(范围为 25.4%~64.0%)。进食对血药浓度影响不大,替格瑞洛可在饭前或饭后服用。

替格瑞洛的稳态分布容积为 87.5L。替格瑞洛及其代谢产物与人体血浆蛋白广泛结合(>99%)。替格瑞洛主要经 CYP3A4 代谢,少部分由 CYP3A5 代谢。替格瑞洛的主要代谢产物为 AR-C124910XX,经体外试验评估显示其亦具有活性,可与血小板 P2Y12 受体结合。活性代谢

产物的全身暴露量为替格瑞洛的 30%~40%。替格瑞洛主要通过肝脏代谢消除。活性代谢产物的主要消除途径为经胆汁分泌。替格瑞洛的平均 $t_{1/2}$ 约为 7 小时,活性代谢产物为 9 小时。

特殊人群:①老年人:与年轻人相比,替格瑞洛在老年 ACS 患者中暴露量增加(C_{max} 和 AUC 约为 25%),但差异无临床意义。②儿童:尚未在儿童患者中进行评估。肾功能损害:严重肾功能损害(肌酐清除率<30ml/min)患者中暴露量降低约 20%,活性代谢产物暴露量升高约 17%。替格瑞洛不可通过透析清除,在终末期肾病患者中,替格瑞洛血小板聚集抑制(IPA)不受透析影响。

【不良反应】 (1)最常报道的不良反应为出血。总体主要出血发生率为 11.6%,其中颅内出血的发生率为 0.3%。

(2)呼吸困难的发生率为 13.8%,症状常为轻度至中度,多数在治疗开始后早期单次发作。

(3)肌酐水平升高、高尿酸血症。

(4)其他　偶见皮疹、瘙痒、心动过缓。

【禁忌证】 (1)对本品过敏者。

(2)活动性病理性出血(如消化性溃疡或颅内出血)的患者。

(3)有颅内出血病史者。

(4)重度肝脏损害患者。

【注意事项】 (1)肾功能损害时替格瑞洛可不用调整剂量。

(2)轻度肝功能损害的患者无需调整剂量。中度肝功能损伤慎用。

(3)哮喘/COPD 患者在替格瑞洛治疗中发生呼吸困难的绝对风险可能加大,有哮喘和/或 COPD 病史的患者应慎用替格瑞洛。

(4)对于已知 CYP2C19 中间代谢型、慢代谢型的患者,或血小板功能检测提示有残余高反应者,如无出血高危因素,在进行双联抗血小板治疗时可优先选择替格瑞洛。

(5)心动过缓患者(病态窦房结综合征、Ⅱ度和Ⅲ度房室传导阻滞或心动过缓相关晕厥并未装起搏器者)因临床经验有限,应慎用替格瑞洛。

【药物相互作用】 (1)与阿司匹林合用时,阿司匹林在初始负荷剂量(300mg)之后的维持剂量不应高于 100mg/d。

(2)与Ⅱb/Ⅲa 受体抑制剂或肝素、低分子肝素联用时无需调整剂量,但出于安全性考虑,使用时仍需谨慎。

（3）暂不推荐替格瑞洛与口服抗凝药联用。

（4）替格瑞洛与强效 CYP3A4 抑制剂联用会导致替格瑞洛的暴露量大幅度增加，因此禁止联用，包括：克拉霉素、酮康唑、奈法唑酮、利托那韦和阿扎那韦等。

（5）与 CYP3A 强效诱导剂联合使用会降低替格瑞洛的暴露，应避免合用，包括：利福平、卡马西平、苯妥英、苯巴比妥等。

（6）替格瑞洛可以抑制 P-糖蛋白，与治疗窗窄的 P-糖蛋白依赖药物(如地高辛)联用时进行适当的临床或实验室监测。

【用法与用量】　（1）口服本品可在饭前或饭后服用。本品起始剂量为单次负荷量 180mg，此后一次 1 片，一日 2 次。

（2）除非有明确禁忌，本品应与阿司匹林联合用药。在服用首剂负荷量阿司匹林后，阿司匹林的维持剂量为一日 1 次，一次 75～100mg。

（3）已经接受过负荷量氯吡格雷的 ACS 患者，可以开始使用替格瑞洛。

（4）治疗中应尽量避免漏服。如果患者漏服了一剂，应在预定的下次服药时间服用 90mg(患者的下一次剂量)。

（5）本品的治疗时间可长达 12 个月，除非有临床指征需要中止本品治疗。超过 12 个月的用药经验目前尚有限。

（6）急性冠脉综合征患者过早中止任何抗血小板药物(包括本品)治疗，可能会使基础疾病引起的心血管死亡或心肌梗死风险增加，因此，应避免过早中止治疗。

【制剂与规格】　替格瑞洛片：（1）60mg；（2）90mg。

双嘧达莫 [药典(二); 医保(甲)]
Dipyridamole

【适应证】　①本品目前主要利用其抗血小板聚集作用以预防血栓形成。与阿司匹林联合用于短暂性脑缺血发作(TIA)和缺血性脑卒中患者的二级预防及冠心病的治疗。

②本品静脉注射剂利用其血管扩张作用，可用作心肌缺血的诊断试剂(双嘧达莫试验)，作为冠心病的一种辅助检查手段，并确定心肌缺血范围。

【药理】　（1）药效学　本品为磷酸二酯酶抑制药，使血小板中的 cAMP 增多，抑制血小板聚集。本品可抑制血小板第一相和第二相聚集，在高浓度(50µg/ml)时可抑制胶原、肾上腺素和凝血酶所致血小板释放反应。其抗血小板作用的机制还可能与增强前列环素 (PGI2) 活性、激活血小板腺苷酸环化酶并轻度抑制血小板形成血栓素 A_2(TXA$_2$)等有关。本品可扩张小血管，在冠状循

环小血管的普遍扩张可引起冠状动脉"窃血"，诱发心肌缺血。

（2）药动学　本品口服吸收迅速，t_{max} 为 75 分钟，在肝内与葡萄糖醛酸结合后排入胆汁，在进入小肠后可再吸收入血，因此作用较持久。本品口服生物利用度为 37%～66%，蛋白结合率为 99%。血药浓度波动较大，普通制剂难以维持较稳定的有效抑制血小板聚集的血药浓度，正常人一日口服 200mg，其血药浓度波动于 1.8～5.6µmol/L 之间。消除半衰期 $t_{1/2\alpha}$ 为 40 分钟，$t_{1/2\beta}$ 为 10 小时，尿中排泄很少。少量药物可透过胎盘屏障，分布于乳汁。

【不良反应】　（1）不良反应与剂量有关，如一日口服超过 400mg，约 25%患者出现不良反应，以眩晕较多见，腹部不适、头痛、皮疹等较少见，腹泻、呕吐、面部潮红、瘙痒、心绞痛等罕见。偶有肝功能异常。

（2）用于冠心病患者的治疗时，较大剂量可能由于冠状动脉"窃血"，可诱发心绞痛发作或引起心绞痛恶化。

（3）本品静脉注射进行双嘧达莫试验时，可引起显著不良反应，如头痛、眩晕、支气管痉挛、胸闷、低血压、诱发心绞痛，个别发生急性心肌梗死、心律失常(如心动过缓、心脏骤停)。发生严重不良反应时应立即停止本品注射，给予相应治疗并静脉注射氨茶碱。

【禁忌证】　（1）对本品过敏者。

（2）休克患者。

【注意事项】　（1）低血压、有出血倾向者及冠心病患者慎用。

（2）本品可经乳汁分泌，哺乳期妇女应慎用。

【药物相互作用】　本品与阿司匹林、肝素、香豆素类药物、溶栓药、吲哚美辛、头孢孟多、头孢替坦、普卡霉素或丙戊酸等合用时，可进一步抑制血小板聚集增加出血危险，需予以注意和严密观察。

【给药说明】　（1）治疗血栓栓塞性疾病时，本品一日剂量一般需要 400mg，分 4 次口服，否则抗血小板作用不明显(最好用缓释制剂)。

（2）用于抗血小板治疗时本品一般与阿司匹林联合应用，并视阿司匹林的用量调整本品剂量。

（3）本品静脉注射时，除葡萄糖注射液外，不得与其他药物混合注射。

【用法与用量】　口服、肌内注射。

（1）用于血栓栓塞性疾病　在短暂性脑缺血发作(TIA)和缺血性脑卒中患者推荐应用本品，剂量均为一次 25～100mg，一日 3～4 次(最好用缓释制剂，一次 200mg，

一日 2 次），并联合应用小剂量阿司匹林（25mg）。

（2）用于预防人工瓣膜置换术后血栓形成　一日 400mg，分 3 次服用（与华法林合用）。

（3）用于冠心病　一次 25～50mg，一日 3 次。

（4）用于双嘧达莫试验　静脉注射，按体重每分钟 0.142mg/kg，注射时间为 4 分钟。

【制剂与规格】　双嘧达莫片：25mg。

双嘧达莫缓释胶囊：25mg。

双嘧达莫注射液：2ml:10mg。

梧 丙 酯 [药典(二)]
Propyl Gallate

【适应证】　用于预防与治疗脑血栓形成、冠心病及外科手术的并发症血栓性深静脉炎等。

【药理】（1）药效学　梧丙酯具有抑制 TXA_2（血栓素 A_2）引起的血小板聚集作用；可降低全血比黏度和血浆比黏度，加快红细胞电泳速度，亦可松弛血管平滑肌，增加冠状动脉的血流量；对心肌缺血有明显的保护作用。

（2）药动学　静脉注射后体内分布以肝、肺浓度最高，心、肾次之。可通过血-脑屏障。主要从尿排泄，血消除半衰期为 100 分钟。

【不良反应】　少数患者静脉滴注后有一过性心率减慢或丙氨酸氨基转移酶轻度升高。

【禁忌证】　对本品任何成分过敏者禁用。

【注意事项】　本品用药期间应检查肝、肾功能，如有异常，应停药，待恢复正常后继续用药。本品静脉滴注速度不宜过快，可防止出现头晕、困乏等症状。

【用法与用量】　加至 250～500ml 氯化钠注射液或 5%葡萄糖注射液中，静脉缓慢滴注。一次 120～180mg，一日 1 次，10～15 天为一个疗程；或遵医嘱。

【制剂与规格】　注射用梧丙酯：(1)60mg；(2)120mg；(3)180mg。

梧丙酯注射液：(1)2ml:60mg；(2)5ml:60mg；(3)5ml:180ml；(4)10ml:120mg；(5)10ml:180mg。

曲 克 芦 丁 [药典(二)；医保(乙)]
Troxerutin

【适应证】　适用于慢性静脉功能不全所致静脉曲张。适用于缺血性脑血管病（如脑血栓形成、脑栓塞）所致偏瘫、失语等，还可用于中心性视网膜炎、动脉硬化、冠心病和血栓性静脉炎。用于毛细血管通透性升高引起的血管性水肿、淋巴回流受阻引起的淋巴水肿。

【药理】（1）药效学　曲克芦丁能抑制血小板聚集，

有防止血栓形成的作用。同时能对抗 5-羟色胺、缓激肽引起的血管损伤，增加毛细血管抵抗力，降低毛细血管通透性，可防止血管通透性升高和淋巴回流受阻引起的水肿。

（2）药动学　口服曲克芦丁主要从胃肠道吸收，达峰时间（C_{max}）1～6 小时，血浆蛋白结合率为 30%左右，消除半衰期（$t_{1/2\beta}$）10～25 小时，可能存在肠肝循环，代谢产物 70%随粪便排出体外。

【不良反应】　偶见胃肠道反应（如恶心、便秘等）、过敏反应（面部潮红、头痛）；有报道，静脉滴注给药偶可出现心血管系统反应（如心律失常）、肝脏毒性反应、急性脑水肿等。

【禁忌证】　对本品任何成分过敏者禁用。

【注意事项】（1）本品用药期间应检查肝、肾功能，如有异常，应停药，待恢复正常后继续用药。

（2）静脉滴注时速度不应过快，可防止出现心慌，头昏，困乏等不适症状。

【用法与用量】（1）口服　①片剂：一次 300mg，一日 2～3 次；②颗粒：慢性静脉功能不全所致静脉曲张，一次 3.5g，一日 1 次。

（2）肌内注射　一次 0.1～0.2g，一日 2 次。

（3）静脉滴注　①曲克芦丁注射液、注射用曲克芦丁、曲克芦丁氯化钠注射液：一次 240～480mg，一日 1 次；②曲克芦丁葡萄糖注射液：一次 0.4g，一日 1 次。

【制剂与规格】　曲克芦丁片：(1)60mg；(2)180mg。

曲克芦丁胶囊：0.12g。

曲克芦丁颗粒：7g:3.5g。

曲克芦丁口服溶液：(1)10ml:0.18g；(2)10ml:0.3g。

曲克芦丁注射液：(1)2ml:0.2g；(2)2ml:60mg；(3)5ml:0.15g；(4)5ml:0.25g；(5)10ml:0.3g。

注射用曲克芦丁：(1)60mg；(2)0.1g；(3)0.12g；(4)0.15g；(5)0.2g；(6)0.25g；(7)0.3g；(8)0.32g；(9)0.4g；(10)0.48g。

曲克芦丁氯化钠注射液：(1)100ml:曲克芦丁 0.4g 与氯化钠 0.9g；(2)250ml:曲克芦丁 0.32g 与氯化钠 2.25g；(3)250ml:曲克芦丁 0.48g 与氯化钠 2.25g；(4)250ml:曲克芦丁 0.8g 与氯化钠 2.25g；(5)500ml:曲克芦丁 0.4g 与氯化钠 4.5g。

曲克芦丁葡萄糖注射液：(1)100ml:曲克芦丁 0.3g 与葡萄糖 5g；(2)100ml:曲克芦丁 0.4g 与葡萄糖 5g；(3)200ml:曲克芦丁 0.4g 与葡萄糖 10.0g；(4)250ml:曲克芦丁 0.4g 与葡萄糖 12.5g。

西 洛 他 唑 [药典(二);医保(乙)]
Cilostazol

【特殊说明】 因服用西洛他唑可能会使心率增加而发生心绞痛,要特别注意对心绞痛症状(胸痛)等的观察和问诊。

【适应证】 ①本品能改善由于慢性动脉闭塞症引起的慢性溃疡,肢体疼痛、发冷及间歇性跛行等缺血性症状。辅助治疗由动脉粥样硬化、血栓闭塞性脉管炎、糖尿病所致肢体缺血症及大动脉炎。②预防脑梗死复发。③近年来文献报道,本品与阿司匹林、氯吡格雷合用(三联抗血小板治疗)在急性冠状动脉综合征或高危患者支架植入后可改善治疗后血小板活性亢进并减少主要心血管事件的发生率(尚需进一步研究证实),本品也可用于冠状动脉支架植入术后不能耐受阿司匹林或氯吡格雷时的替代治疗。

【药理】 (1)药效学 本品通过抑制血小板及血管平滑肌内环磷酸腺苷-磷酸二酯酶(cAMP-PDE)活性,从而增加血小板及平滑肌内 cAMP 浓度、发挥抗血小板聚集及扩张血管作用。抑制 ADP、肾上腺素、胶原及花生四烯酸诱导的血小板第一相、第二相聚集和释放反应,呈剂量相关性。服药后 3~6 小时血小板聚集被明显抑制。口服 100mg 对血小板体外聚集的抑制较相应量阿司匹林强 7~78 倍(阿司匹林对血小板第一相聚集无效)。本品不干扰血管内皮细胞合成血管保护性前列环素(PGI2),对慢性动脉闭塞患者,采用体积描记法显示本品能增加足、腓肠肌部位的组织血流量,使下肢血压指数上升、皮肤血流增加及四肢皮温升高,并改善间歇性跛行。

(2)药动学 本品在肠道内吸收,血浆蛋白结合率在 95%以上,主要分布于胃、肝脏、肾脏,中枢神经系统分布很少。成人一次口服 100mg,2~4 小时血药浓度达到峰值,几天后达到稳态。广泛在肝脏经细胞色素 P450 酶(主要为 CYP3A4,少数为 CYP2C19)代谢,产生两个活性代谢产物。主要经尿、少部分经粪便排泄,消除半衰期为 11~13 小时。

【不良反应】 主要为血管扩张引起的头痛及心悸等,个别患者血压轻度升高;其次为消化系统症状,如腹胀、恶心、呕吐、腹痛等;少数患者服药后肝功能异常,尿素氮、肌酐及尿酸升高,皮疹、瘙痒。其他偶有白细胞减少、皮下出血、周围水肿、消化道出血、鼻出血、血尿、眼底出血等报道。

【禁忌证】 对本药任何成分过敏者,充血性心力衰竭患者,出血性疾病患者,妊娠或有可能妊娠的妇女,

哺乳期妇女。

【注意事项】 (1)以下患者慎重给药 月经期的患者;有出血倾向的患者;正在使用抗凝药或抗血小板药、溶栓药、前列腺素 E1 制剂及其衍生物的患者;合并冠状动脉狭窄的患者;有糖尿病或糖耐量异常的患者;重症肝、肾功能障碍患者;血压持续升高的高血压患者。

(2)对脑梗死患者应在脑梗死症状稳定后开始给药。对脑梗死患者给药,在注意与其他抑制血小板聚集药物相互作用的同时,对持续高血压患者的给药应慎重,给药期间需充分控制血压。

(3)在合并冠状动脉狭窄的患者中,当本品给药过程中出现过度心率增加时,有诱发心绞痛的可能性,此时需采取减量或终止给药等适当的处置。

(4)本品有升高血压的作用,服药期间应加强原有抗高血压的治疗。

【药物相互作用】 (1)抗凝药、抗血小板聚集药、溶栓药、前列腺素 E_1 制剂及其衍生物:合用时可能会加重出血。为了预测出血等不良反应,应严密监测凝血功能。

(2)本品与 CYP3A4 抑制药(如地尔硫草、酮康唑、伊曲康唑、红霉素)或 CYP2C19 抑制药(如奥美拉唑)合用,可引起血药浓度升高、不良反应增加,故剂量需减少。

【给药说明】 本品应在餐前至少半小时或餐后至少 2 小时服用。

【用法与用量】 口服。成人:一次 50~100mg,一日 2 次,可根据年龄及病情适当增减剂量。

根据 FDA 说明书:当西洛他唑联用中、强效的 CYP3A4 抑制剂(如:酮康唑、伊曲康唑、红霉素、地尔硫草)或 CYP2C19 抑制剂(如:噻氯匹定、氟康唑、奥美拉唑)时,剂量可调整为 50mg 口服每天 2 次。

【制剂与规格】 西洛他唑胶囊:50mg。
西洛他唑片:(1)50mg;(2)100mg。

替 罗 非 班
Tirofiban

【适应证】 ①本品与肝素合用,用于急性冠状动脉综合征(ACS)进行经皮冠状动脉介入治疗(PCI)的患者,以防治相关的心肌缺血性并发症。

②与肝素合用,用于单纯药物治疗(未行 PCI)的不稳定型心绞痛和急性非 ST 段抬高型心肌梗死患者,以减少心脏缺血事件。

【药理】 (1)药效学 本药为非肽类糖蛋白(GP)Ⅱb/Ⅲa 受体的可逆性拮抗药,为酪氨酸衍生物。通过选

择性地抑制血小板聚集的最终共同通路(纤维蛋白原与 GP Ⅱ b/Ⅲ a 受体结合),而预防血栓形成。研究表明,本药具有较强的抑制血小板聚集的功能,可呈剂量依赖性地抑制二磷酸腺苷(ADP)、胶原蛋白、花生四烯酸、血栓素类似物 U46619 和凝血酶引起的体外血小板聚集,对瑞斯托菌素引起的血小板聚集无影响,停药后血小板功能可迅速恢复到基线水平。

(2)药动学 本药静脉给药后 5 分钟起效,作用持续 3～8 小时,稳态分布容积为 22～42L,在 0.01～25μg/ml 的浓度范围内血浆蛋白结合率为 65%,与药物浓度无关。药物可通过大鼠和兔的胎盘,多以原型经胆道和尿液排泄。在正常人及冠心病患者半衰期分别为 1.4～1.8 小时和 1.9～2.2 小时。65 岁以上的老年冠心病患者与 65 岁以下的患者相比,其血浆清除率均下降 19%～26%。严重肾功能不全者(肌酐清除率<30ml/min,包括需血液透析的患者)血浆清除率下降>50%。轻至中度肝功能不全者,血浆清除率与正常人相比无显著差异。

【不良反应】 (1)最常见的不良反应为出血,包括颅内出血、腹膜后出血、心包积血、肺出血、血尿等,还可见脊柱硬膜外血肿,罕见出血致死事件。

(2)少数患者可出现严重血小板减少(血小板计数<20×10⁹/L)。

(3)恶心、头痛、发热、寒战、眩晕、皮疹或荨麻疹。

(4)过敏反应。

(5)偶见心动过缓、血管迷走性反应、水肿或肿胀。

【禁忌证】 (1)对本品过敏者禁用。

(2)使用本品曾出现血小板减少的患者禁用。

(3)有活动性内出血、颅内出血病史,近 1 个月内有脑卒中病史者禁用。

(4)颅内肿瘤、动脉瘤、动静脉畸形患者禁用。

(5)重要器官手术或严重外伤需要手术者禁用。

(6)使用其他 GP Ⅱ b/Ⅲ a 受体拮抗药的患者禁用。

【注意事项】 (1)轻中度肝功能不全患者无需调量。

(2)肌酐清除率<30ml/min(包括需要血液透析)的患者,剂量应减少 50%。

(3)妊娠安全性不确定,孕妇和哺乳期妇女使用权衡利弊。

(4)以下情况慎用 如近期(1 年内)出血;已知的凝血障碍、血小板异常或血小板减少病史;1 年内的脑血管病史;1 个月内的大的外科手术或严重躯体创伤史;近期硬膜外的手术;病史、症状或检查结果为壁间动脉瘤;严重的未控制的高血压(收缩压大于 180mmHg 和/或舒张压大于 110mmHg);急性心包炎;出血性视网膜病;

慢性血液透析。

【药物相互作用】 与阿加曲班、阿司匹林、维生素 A、软骨素、低分子肝素、抗凝药和溶栓药合用,有增加出血的危险性。

【给药说明】 (1)本药与地西泮存在配伍禁忌。可与硫酸阿托品、多巴酚丁胺、多巴胺、盐酸肾上腺素、呋塞米、利多卡因、盐酸咪达唑仑、硫酸吗啡、硝酸甘油、氯化钾、盐酸普萘洛尔、法莫替丁配伍使用。

(2)本品仅供静脉使用。

(3)应调整肝素剂量,以维持 APTT 约为对照值 2 倍。

(4)股动脉穿刺时,应确保从股动脉前壁穿刺,对经皮冠状动脉介入治疗(PCI)患者,在停用肝素 3～4 小时、活化凝血时间(ACT)<180 秒、APTT<45 秒后,方可拔出动脉鞘管,谨慎压迫出血,并严密观察。

(5)出血的预防与其他影响出血的药物(如华法林)联用时应谨慎。用药期间应监测是否有潜在出血,一旦发生应考虑停药,必要时监测出、凝血功能。

(6)如证实血小板减少,需停用本品和肝素,并进行对症治疗。

【用法与用量】 根据患者体重计算静脉注射剂量和滴注速率。

(1)不稳定型心绞痛或非 ST 段抬高心肌梗死 与肝素联用由静脉输注,起始 30 分钟滴注速率为每分钟 0.4μg/kg,然后以每分钟 0.1μg/kg 的速率维持滴注。与肝素联用滴注一般至少持续 48 小时,并可达 108 小时。

(2)冠状动脉介入治疗 与肝素联用由静脉输注,起始注射剂量为 10μg/kg,在 3 分钟内注射完毕,而后以每分钟 0.15μg/kg 的速率维持滴注。本品维持量滴注应持续 36 小时。以后停用肝素。如果患者激活凝血时间<180 秒应撤掉动脉鞘管。

【制剂与规格】 盐酸替罗非班注射液:(1)50ml:12.5mg;(2)250ml:12.5mg。

盐酸替罗非班氯化钠注射液:100ml:5mg(替罗非班 5mg)。

依 替 巴 肽 [医保(乙)]
Eptifibatide

【适应证】 用于急性冠状动脉综合征以及接受经皮冠脉介入治疗(PCI)的患者。

【药理】 (1)药效学 本品为血小板糖蛋白(GP)Ⅱ b/Ⅲ a 受体(血小板纤维蛋白原受体)拮抗药。通过选择性、可逆性抑制血小板聚集的最终共同通路(纤维蛋白原与 GP Ⅱ b/Ⅲ a 结合),可逆转因血栓形成而导致的缺血状态。

（2）药动学　本品静脉注射后 5 分钟可达血药浓度峰值。静脉给药后 1 小时，可显著抑制血小板功能，作用可持续 2～4 小时。分布容积约为 185ml/kg，分布半衰期为 5 分钟。总蛋白结合率为 25%。代谢产物脱氨基依替非巴肽和本品极性代谢产物均无活性。依替巴肽的血浆消除半衰期约为 2.5 小时，与人血浆蛋白的结合率约为 25%。在健康受试者中，肾脏清除总量约为全身清除总量的 50%，且大部分药物以原型药、脱氨依替巴肽以及其他形式经尿液排泄。在中度至重度肾功能不全（肌酐清除率<50ml/min）患者中，依替巴肽的清除率约降低 50%，且稳态血药浓度约增倍。

【不良反应】（1）常见不良反应为出血。严重出血包括颅内出血以及其他引起血红蛋白降低超过 5g/100ml 的出血事件，大部分严重出血事件发生于血管插管部位。轻微出血包括自发的肉眼血尿，消化道出血等。体重偏轻的患者引发出血的危险性增加。

（2）其他不良反应　有血小板减少症、过敏反应、低血压等。

【禁忌证】（1）对本品过敏者。

（2）有出血史，或发病前 30 日内发生活动性出血。

（3）患有严重高血压（收缩压>200mmHg 或舒张压>110mmHg），在抗高血压治疗中未得到有效控制者。

（4）发病前 6 周内接受过大型外科手术。

（5）发病前 30 日内曾有出血性脑卒中病史。

（6）同时胃肠外使用其他血小板糖蛋白Ⅱb/Ⅲa 抑制药的患者。

（7）血肌酐≥4mg/100ml 者。

（8）血小板计数<100×10^9/L 者。

（9）透析治疗的患者。

【注意事项】（1）出血是在依替巴肽治疗过程中最常见的并发症。大部分与依替巴肽相关的严重出血位于血管穿刺处或胃肠道以及生殖泌尿道。对接受经皮冠脉介入治疗的患者需要进行特殊关注以减少出血危险。如果压迫不能止血，应停用依替巴肽及肝素。在 PCI 以后，依替巴肽的输注应持续到出院后 18～24 小时。不建议在 PCI 以后使用肝素。在依替巴肽输注时最好及早除去套管。

（2）患者应尽量减少动脉和静脉穿刺、肌内注射以及经尿道管、鼻气管插管和经鼻胃管的使用。当需要进行静脉穿刺时，应避免在不可压迫的部位（如锁骨下静脉或颈静脉）进行操作。

（3）动脉套管去除前应使 APTT<45 秒或 ACT<150 秒。

（4）如果治疗过程中确认患者的血小板减少至<10×

10^9/L，应停止给予本品和肝素，并且进行适当的监护和治疗。

（5）对肌酐清除率<50ml/min 的患者，其总体药物清除率降低约 50%，稳态血药浓度增加了 1 倍。因此对于这类患者，其输注剂量应减少至 1μg/（kg·min）。如果估计肌酐清除率不可知，对血肌酐>2mg/100ml 的患者输注剂量应降低。对依赖透析的患者尚没有临床应用经验。

（6）在依替巴肽输注之前，需进行以下实验室检查以确定既往是否存在止血异常：血细胞比容或血红蛋白、血小板计数、血肌酐和 PT/APTT。对接受 PCI 的患者，还需要测定活化凝血时间（ACT）。

（7）老年人无需调整剂量，但体重小于 50kg 者应用本品有加重出血的危险性。

（8）对于接受冠状动脉旁路移植手术的患者，在手术前应停止依替巴肽的输注。

【药物相互作用】（1）与阿加曲班、噻氯匹定、双嘧达莫、低分子量肝素、曲前列尼尔（treprostinil）、尕古树脂（guggul）、维生素 A、软骨素、多昔单抗、非甾体抗炎药（如阿司匹林）、抗凝药、溶栓药合用，有增加出血的危险性。

（2）与当归、茴香、山金车、小檫树、月见草、绣线菊、小白菊、越橘、红醋栗、墨角藻、睡菜、波多、琉璃苣、猫爪草、芹菜、姜黄素、大蒜、黄芪、辣椒素、生姜、蒲公英、银杏、丁香油、卡法（KAVA）、山楂、甘草、益母草、黄芩、丹参、大黄、红花油合用，有增加出血的危险性。

（3）本品与呋塞米存在配伍禁忌，但可与阿替普酶、阿托品、多巴酚丁胺、利多卡因、哌替啶、美托洛尔、咪达唑仑、吗啡、硝酸甘油、氯化钾、葡萄糖、氯化钠配伍应用。

【用法与用量】（1）急性冠脉综合征　推荐剂量为 180μg/kg，静脉注射，然后以每分钟 2μg/kg 静脉滴注，直至患者出院或者开始进行冠状动脉旁路移植（CABG）手术，最多持续 72 小时。肾功能不全时（血肌酐为 2～4mg/100ml）的急性冠脉综合征患者，先给予 180μg/kg 静脉注射，然后以每分钟 1μg/kg 静脉滴注。

（2）经皮冠脉介入治疗（PCI）　推荐剂量为手术前 180μg/kg，静脉注射，然后以每分钟 2μg/kg 静脉滴注，并于第一次静脉注射 10 分钟后再次给予 180μg/kg 静脉注射。滴注时间应维持在 18～24 小时（至少 12 小时）。极量：体重>121kg 者，每次静脉注射的最大用量为 22.6mg，静滴速度最大为 15mg/h。肾功能不全时（血肌酐为 2～4mg/100ml）的 PCI 患者，先给予 180μg/kg 静脉注射，然后以每分钟 1μg/kg 静脉滴注，并于第一次静脉注射 10 分钟后再次给予 180μg/kg 静脉注射。体重>121kg 者，每次静脉注射的最大用量为 22.6mg，静滴速度最大为 7.5mg/h。

【制剂与规格】 依替巴肽注射剂：（1）5ml:10mg；（2）10ml:20mg。

前 列 地 尔 [药典(二)]
Alprostadil

【适应证】 本品系外源性前列腺素 E_1（PGE_1），是一种血管扩张药及血小板聚集抑制药。用于下列疾病和情况：①成人慢性周围动脉阻塞性疾病（如血栓闭塞性脉管炎、动脉粥样硬化、雷诺病）引起的肢体慢性溃疡及微小血管循环障碍引起的四肢静息性疼痛，改善心脑血管微循环障碍。②脏器移植术后抗栓治疗，用以抑制移植血管内血栓形成。③在新生儿患有先天性心脏病需要依赖动脉导管获取足够血液氧合以维持生命时，本品可暂时性维持动脉导管通畅，以等待时机进行手术治疗。④用于慢性肝炎的辅助治疗。⑤阴茎海绵体注射用于治疗成人神经性、血管性或混合性勃起功能障碍。

【药理】 （1）药效学 PGE_1 通过改善红细胞变形性、抑制血小板聚集、抑制中性粒细胞活化和增加纤维蛋白溶解性，增加血液流动性，改善微循环。PGE_1 激活细胞内腺苷酸环化酶，使血小板和血管平滑肌细胞内环磷酸腺苷（cAMP）浓度增加，导致血小板聚集抑制及血管扩张。患者注射本品后血小板体外试验时对一般诱聚剂的反应均低下。PGE_1 治疗勃起功能障碍的机制是抑制阴茎组织中α肾上腺素能活性，舒张海绵体平滑肌和加速阴茎动脉血流。

（2）药动学 本品静脉注射后，30 分钟起效。在血浆中主要与蛋白结合，其次与α-球蛋白Ⅳ-4 片断结合。经过肺循环时被迅速代谢（流经肺部一次，约 70%～90% 被代谢），母体化合物消除半衰期为 5～10 分钟，故必须持续输注给药。给药后 24 小时内尿中排泄大约 90%，其余经粪便排泄。严重呼吸功能不全患者肺清除本品的能力减退，可使血药浓度升高。

【不良反应】 （1）休克为最严重反应，但偶见。注射过程中需严密观察，发现异常立即停药，并采取相应治疗。

（2）注射部位偶见发红、硬结、瘙痒或局部血管疼痛。阴茎海绵体注射后可出现阴茎疼痛、阴茎持续勃起。阴茎局部还可出现注射部位淤血、阴茎水肿或纤维化。

（3）循环系统 可出现面部潮红、头晕、胸闷、心悸、

心动过速、心律失常、血压下降等，停药后可消失。少数患者可产生肺水肿或全心衰竭。

（4）消化系统 可出现食欲缺乏、呕吐、腹胀、便秘等症状，偶有 ALT、AST 升高等肝功能异常。

（5）神经系统 可表现头晕、头痛、乏力，偶见麻木感。

（6）皮肤 偶见荨麻疹、皮疹及瘙痒。

（7）血液系统 偶见白细胞总量减少，嗜酸性粒细胞相对增多。

（8）泌尿生殖系统 可出现尿道疼痛、尿频、尿急、排尿困难、睾丸痛、睾丸肿胀。女性性交后可出现阴道不适、尿道痛。

（9）新生儿 最常见的不良反应有呼吸暂停、发热、面部潮红、心动过缓和抽搐。呼吸暂停常见于体重<2kg 新生儿，故其在开始治疗的第一小时内，常需要辅助通气呼吸治疗。

（10）其他 偶见视力下降、口腔肿胀感、脱发。

【禁忌证】 （1）对本品过敏者禁用。

（2）严重心力衰竭患者禁用。

（3）有阴茎异常持续勃起、异常海绵体纤维化、Peyronie 病患者禁用。

（4）镰状细胞贫血或具有镰状细胞贫血特征的患者禁用。

（5）多发性骨髓瘤和白血病患者禁用。

（6）呼吸窘迫综合征的新生儿禁用。

（7）哺乳期妇女禁用。

（8）孕妇禁用。

【注意事项】 （1）下列患者慎用：①已存在心功能不全，未经适当治疗的心律失常、6 个月内心肌梗死患者。②青光眼或眼压增高者。③活动性消化性溃疡患者。④间质性肺炎患者。⑤有严重慢性阻塞性通气功能障碍者。⑥肝脏疾患和肝功能损伤患者。⑦正在使用抗凝药的患者。⑧有出血倾向的新生儿。⑨阴茎植入假体者。

（2）老年人、冠心病、心功能减退、肾功能不全（血肌酐>1.5mg/100ml）及水肿患者在用药的第一天应严密观察血压、心率、心律及心功能情况（最好住院治疗）。

（3）用药后若发生血压下降，应平卧，将双腿抬高。如症状持续需给予相应处理，并注意检查心脏情况。

（4）本品仅为对症处理，能缓解慢性动脉闭塞性疾病和脉管炎患者的临床症状，停药后有复发可能。

【药物相互作用】 （1）本药与磷酸二酯酶抑制药（如双嘧达莫）合用可相互增强疗效。

（2）本品可增强抗高血压药物、血管扩张药、抗凝药、

抗血小板药物的疗效。

（3）棉酚与小剂量本品合用，可降低棉酚的抑制生精作用，但大剂量本品与棉酚有协同性抑制生精作用。

（4）阿司匹林等非甾体抗炎药与本品有药理性拮抗作用，不宜合用。

【给药说明】（1）在室温下本药稀释液必须在 2 小时内使用，24 小时内用完，残留液不能再用。

（2）用本品治疗 3 周后应评估其疗效，如患者已不再对治疗有反应，应停药。治疗期均不应超过 4 周。

【用法与用量】（1）成人常用推荐剂量 ①静脉滴注：每次将本品 40μg 溶解于氯化钠注射液 50～250ml 中，于 2 小时内滴注完毕，一日 2 次；或本品 60μg 溶解于氯化钠注射液 50～250ml 中，于 3 小时内滴注完毕，一日 1 次。②静脉注射：每次将本品 10μg 以氯化钠注射液 10ml 稀释后静脉注射，一日 1 次。③阴茎海绵体内局部注射：治疗勃起功能障碍剂量及用法由泌尿外科医生掌握。

（2）肾功能不全时的剂量 血肌酐值>1.5mg/100ml 的患者，本品静脉滴注治疗从 20μg 开始，滴注时间 2 小时，一日 2 次；根据病情及患者耐受情况，在 2～3 日内将剂量增加至上述成人常用推荐剂量。肾功能不全或有心脏病的患者，静脉滴注液体量应限制在一日 50～100ml，且宜用输液泵滴注。

（3）新生儿用于维持动脉导管通畅 国外推荐用法为初始剂量每分钟 0.05～0.1μg/kg，经大静脉或脐动脉内置入的导管持续输注，若有效，则剂量逐渐减小，如从每分钟 0.1μg/kg 减为每分钟 0.05μg/kg、每分钟 0.025μg/kg、每分钟 0.01μg/kg，直至维持疗效的最小剂量。

【制剂与规格】 前列地尔注射液：（1）1ml:5μg；（2）2ml:10μg；（3）2ml:20μg。

注射用前列地尔：（1）20μg；（2）30μg；（3）80μg；（4）100μg；（5）200μg。

阿 魏 酸 钠
Sodium Ferulate

【适应证】 用于缺血性心脑管病的辅助治疗。

【药理】（1）药效学 动物研究结果显示阿魏酸钠能抑制丙二醛及血栓素 B2 的产生，减轻心肌水肿及乳酸脱氢酶的释放并能促进 6-酮-前列腺 Fla 的产生，具有抗血小板聚集，舒张血管及心肌保护作用。

（2）药动学 口服阿魏酸钠消除半衰期（$t_{1/2\beta}$）为 11.46min±3.2min，血浆蛋白结合率为 20.6%，吸收快且完全，分布迅速，可通过血-脑脊液屏障，主要经肾脏排泄，体内不易蓄积。

【不良反应】 偶见过敏性皮疹，停药后消失。

【禁忌证】 对本品过敏者禁用。

【注意事项】 孕妇不宜使用，哺乳期妇女慎用。

【用法与用量】 口服。一次 50～100mg，一日 3 次。

【制剂与规格】 阿魏酸钠片：50mg。

奥 扎 格 雷
Ozagrel

【适应证】 用于治疗急性血栓性脑梗死和脑梗死所伴随的运动障碍。

【药理】（1）药效学 本品为高效、选择性血栓素合成酶抑制剂，通过抑制血栓烷 A2（TXA2）的产生及促进前列环素（PGI2）的生成而改善两者间的平衡失调，具有抗血小板聚集和扩张血管作用。能抑制大脑血管痉挛，增加大脑血流量，改善大脑内微循环障碍和能量代谢异常，从而改善蛛网膜下腔出血术后患者的大脑局部缺血症状和脑血栓（急性期）患者的运动失调。

（2）药动学 人单次静脉注射本品，在血中消失较快。血中主要成分除该药的游离形式外，还有其β-氧化体和还原体。本品代谢物几乎没有药理活性。本品连续静脉注射时，2 小时内达到血药浓度稳定状态。本品大部分在 24 小时内排泄。

本品静脉滴注后，血药浓度-时间曲线符合二室开放模型，$t_{1/2\beta}$ 为（1.22±0.44）小时，V_d 为（2.32±0.62）L/kg，AUC 为（0.47 ± 0.08）μg · h/ml。Cl 为（3.25 ± 0.82）L/（h · kg），受试者半衰期最长为 1.93 小时，血药浓度可测到停药后 3 小时。停药 24 小时后，几乎全部药物经尿排出体外。

【不良反应】 常见胃肠道反应和过敏反应，如恶心、呕吐、荨麻疹、皮疹等，少数可出现 GPT、BUN 升高，颅内、消化道、皮下出血及血小板减少等。

【禁忌证】 出血性脑梗死或大面积脑梗死深昏迷，严重心、肺、肝、肾功能不全，有血液病或有出血倾向，严重高血压（收缩压≥200mmHg），对本品过敏。

【注意事项】（1）避免与含钙注射液混合使用。

（2）妊娠期妇女慎用。

（3）本品开启后不得贮藏再用。

【药物相互作用】 本品与抗血小板聚集剂、血栓溶解剂及其他抗凝药合用，可增强出血倾向，应慎重合用，必要时需适当减量。

【用法与用量】 成人 常用量一次 40～80mg，一天 1～2 次，溶于 500ml 0.9%氯化钠注射液或 5%葡萄糖溶液中，连续静脉滴注，1～2周为一疗程。另外根据年龄、症状适当增减用量。

【制剂与规格】 注射用奥扎格雷钠：(1)20mg；(2)40mg；(3)80mg。

奥扎格雷钠注射液：(1)2ml:40mg；(2)4ml:80mg。

奥扎格雷钠氯化钠注射液：(1)250ml，内含奥扎格雷钠80mg、氯化钠2.25g；(2)100ml，内含奥扎格雷钠80mg、氯化钠0.9g。

奥扎格雷钠葡萄糖注射液：(1)250ml，内含奥扎格雷钠80mg、葡萄糖12.5g；(2)100ml，内含奥扎格雷钠80mg、葡萄糖5g。

三、溶栓药

尿激酶 [药典(二)；国基；医保(甲)]
Urokinase

参阅第十八章第五节。

【儿科用法与用量】 缺乏儿童用药资料，参考剂量静脉滴注，开始2～3日，一次200～400U/kg；3日后，一日1万～2万U，共7～10日。

【儿科注意事项】 出血倾向。

重组链激酶
Recombinant Streptokinase

参阅第十八章第五节。

【儿科用法与用量】 静脉滴注 负荷剂量，25万～60万U；维持剂量，1小时10万U，连续静脉滴注。

【儿科注意事项】 (1)可引起出血。

(2)儿童剂量应根据抗链激酶抗体值高低而定，维持剂量保持每小时20U/ml。

阿替普酶 [医保(乙)]
Alteplase

参阅第十八章第五节。

瑞替普酶
Reteplase

参阅第十八章第五节。

重组人尿激酶原
Recombinant Human Prourokinase

【适应证】 急性ST段抬高性心肌梗死的溶栓治疗。

【药理】 (1)药效学 注射用重组人尿激酶原是一种纤溶酶原激活剂，能够直接激活血栓表面的纤溶酶原转变为纤溶酶。

静脉给予该药物，在循环系统中rhPro-UK表现相对非活性状态，对血浆内源性纤溶酶原影响很小，只有在血栓表面，被激肽酶或纤溶酶激活，部分变成双链UK，后者激活结合在血栓表面构型有所改变的纤溶酶原变成纤溶酶，使血栓纤维蛋白部分溶解。

当血栓纤维蛋白暴露出E-片段，rhPro-UK能直接激活结合在该片段C-端两个赖氨酸残基上的纤溶酶原，其活性增加500倍，产生大量纤溶酶使血栓纤维蛋白迅速降解，血栓溶解。

rhPro-UK是特异性的纤溶酶原激活剂，可以特异性地溶解体内血栓。药效学试验结果显示，rhPro-UK对实验动物的冠脉血栓和肺血栓有明显的溶栓作用，而对其体内的纤溶系统无明显影响。

(2)药动学 注射用重组人尿激酶原在人体内主要在肝脏清除，从尿中排泄。I期临床试验显示，健康志愿者接受20mg、35mg、50mg、65mg、75mg和85mg注射用重组人尿激酶原后，系统清除率分别为(92±25.0)L/h、(61±19.0)L/h、(46±5.0)L/h、(57.4±14.5)L/h、(57.8±13.0)L/h和(55.7±10.0)L/h，随剂量增加逐渐减慢，其半衰期分别为2.6小时、2.4小时、1.9小时、0.67小时、0.66小时、0.59小时。半衰期随剂量增加而减少，表明rhPro-UK在体内存在非线性动力学过程。

【不良反应】 (1)最常见不良反应是出血。少部分患者出现瘀斑，鼻衄和齿龈出血，但不需要特殊治疗。胃肠道，泌尿生殖器或腹膜后腔出血极少，罕有报告颅内出血。如果出现明显内脏出血，尤其是脑出血时，应该停止溶栓治疗。

(2)本药一般不会引起过敏反应。如发生过敏反应，应停止滴注并给予相应的治疗。

(3)偶见心律失常，可用标准抗心律失常措施处理。

【禁忌证】 注射用重组人尿激酶原不可用于有高危出血倾向者，如：

● 近期(30天内)有活动性出血(胃肠道溃疡，咯血，痔疮，便血等)患者；

● 3个月内做过手术或活体组织检查，心肺复苏(体外心脏按摩，心内注射，气管插管)，不能实施压迫部位的血管穿刺及外伤史；

● 控制不满意的高血压(血压≥180/110mmHg)或不能排除主动脉夹层动脉瘤；

● 有出血性脑卒中和血管栓塞病史者(包括 TIA);

● 对扩容治疗和血管加压药无反应的休克;妊娠、细菌性心内膜炎、二尖瓣病变并有房颤且高度怀疑左心腔内有血栓者;

● 出血性疾病或出血倾向、严重的肝肾功能障碍及进展性疾病;

● 糖尿病合并视网膜病变者;意识障碍患者。

【注意事项】 (1)用药时要权衡预期治疗效果和可能出现的危险,例如老年患者颅内出血危险性增加,而老年患者治疗效益也会增加。

(2)本药用量不要超过 50mg,否则会引起颅内出血的概率增高。

(3)注射用重组人尿激酶原使用前建议做以下检测,如,凝血时间、凝血酶原时间、活化的部分凝血活酶时间。

【给药说明】 注射用重组人尿激酶原不能与其他药物混合,既不能用于同一输液瓶,也不能应用同一输液管道(包括肝素)。

【用法与用量】 一次用 50mg,先将 20mg 用 0.9%氯化钠注射液 10ml 溶解,3 分钟静脉推注完毕,其余 30mg 溶于 90ml 0.9%氯化钠注射液,于 30 分钟内滴注完毕。加入 0.9%氯化钠注射液后轻轻翻倒 1～2 次,不可剧烈摇荡,以免溶液产生泡沫,降低疗效。治疗过程同时使用肝素者,应注意肝素滴注剂量,并监测 aPTT 值,aPTT 值控制在肝素给药前的 1.5～2.5 倍为宜。

【制剂与规格】 注射用重组人尿激酶原:5mg(50 万 IU)/支。

胰 蛋 白 酶 [药典(二);医保(乙)]
Trypsin

【适应证】 用于清除血凝块、脓液、坏死组织及炎性渗出物,用于坏死性创伤、溃疡、血肿、脓肿及炎症等的辅助治疗。眼科用本品治疗各种眼部炎症、出血性眼病以及眼外伤、视网膜震荡等。本品还可应用于毒蛇咬伤,使毒素分解破坏。

【药理】 药效学 本品具肽链内切酶的作用,选择地作用于变性蛋白使之水解成多肽或氨基酸,提高组织通透性、抑制水肿和血栓周围的炎症反应;溶解血凝块、渗出液、坏死组织;分解痰液、脓液等黏性分泌物;促使局部药液迅速扩散吸收。

【不良反应】 (1)注射局部疼痛、硬结。

(2)可引起组胺释放,产生全身反应,有寒战、发热、头痛、头晕、胸痛、腹痛、皮疹、血管神经性水肿、呼吸困难、眼压升高、白细胞减少等。症状轻时不影响继续治疗,给予抗组胺药和对症药物即可控制,严重时应即停药。

(3)偶可致过敏性休克。

【禁忌证】 不可用于急性炎症部位、出血空腔、肺出血一周以内。肝、肾功能不全、血凝机制异常和有出血情况的患者禁用。

【注意事项】 本品在水溶液中不稳定,溶解后效价下降较快,故应在临用前配制溶液。

【给药说明】 用药前先用针头蘸本品溶液作皮肤划痕试验,显示阴性反应,方可注射。

【用法与用量】 肌内注射 一次 1.25 万～5 万单位,一日 1 次。

结膜下注射 一次 1250～5000 单位,每日或隔日 1 次。

滴眼 浓度 250 单位/毫升,每日 4～6 次。

泪道冲洗 浓度 250 单位/毫升。

毒蛇咬伤,以 0.25%～0.5%盐酸普鲁卡因注射液溶解成 5000 单位/毫升浓度的溶液以牙痕为中心,在伤口周围作浸润注射或在肿胀部位上方作环状封闭,每次用量 5 万～10 万单位。

【制剂与规格】 注射剂:(1)1.25 万单位;(2)2.5 万单位;(3)5 万单位;(4)10 万单位。

第四节 血浆代用品

用于各种休克治疗的代血浆药物,主要包括:右旋糖酐类和羟乙基淀粉,通过提高血浆胶体渗透压,吸收血管外水分,而达到补充血容量,维持血压的目的。而前者右旋糖酐又具有降低血黏度,改善微循环,防止休克后期血管内凝血以及抑制某些凝血因子及血小板活性,防止血栓形成的作用,可用于治疗(1)血栓性疾病,如脑血管栓塞,心肌梗死。血栓闭塞性脉管炎;(2)预防肢体再植及血管外科的术后血栓形成。

右旋糖酐 20
Dextran 20

【成分】 为右旋糖酐 20 与氯化钠的灭菌水溶液。其平均分子量为20000。

【适应证】 ①休克 用于失血、创伤、烧伤等各种原因引起的休克和中毒性休克。

②预防手术后静脉血栓形成 用于肢体再植和血管

外科手术等预防术后血栓形成。

③血管栓塞性疾病 用于心绞痛、脑血栓形成、脑供血不足、血栓闭塞性脉管炎等。

④体外循环时，代替部分血液，预充人工心肺机，既节省血液又可改善循环。

【药理】 (1)药效学 右旋糖酐20为血容量扩充剂，静注后能提高血浆胶体渗透压，吸收血管外水分而增加血容量，升高和维持血压。其扩充血容量作用比右旋糖酐70弱且短暂，但改善微循环的作用比右旋糖酐70强。它可使已经聚集的红细胞和血小板解聚，降低血液黏滞性，改善微循环，防止血栓形成。此外，还具有渗透性利尿作用。

具有强抗原性。鉴于正常肠道中有产生本品的细菌，因此，即使初次注射本品，部分病人也有过敏反应发生。主要为皮肤、黏膜过敏反应。

(2)药动学 在体内停留时间较短，静注后立即开始从血液中通过肾脏排出体外，用药后经肾脏排出，少部分进入胃肠道，从粪便中排出。体内存留部分经缓慢氧化代谢。

【不良反应】 (1)过敏反应 少数患者可出现过敏反应，表现为皮肤瘙痒、荨麻疹、恶心、呕吐、哮喘，重者口唇发绀、虚脱、血压剧降、支气管痉挛，个别患者甚至出现过敏性休克，直至死亡。过敏反应的发生率约0.03%～4.7%。过敏体质者用前应做皮试。

(2)偶见发热、寒战、淋巴结肿大、关节炎等。

(3)出血倾向 可引起凝血障碍，使出血时间延长，该反应常与剂量有关。

【禁忌证】 (1)充血性心力衰竭及其他血容量过多的患者禁用。

(2)严重血小板减少，凝血障碍等出血患者禁用。

(3)少尿或无尿者禁用。

【注意事项】 (1)运动员慎用。

(2)对严重的肾功能不全、尿量减少病人，因本品可从肾脏快速排泄，增加尿黏度，可能导致少尿或肾功能衰竭，因此，本品禁用于少尿病人。一旦使用中出现少尿或无尿应停用。

(3)避免用量过大，尤其是老年人、动脉粥样硬化或补液不足者。

(4)重度休克时，如大量输注右旋糖酐，应同时给予一定数量的全血，以维持血液携氧功能。如未同时输血，由于血液在短时间内过度稀释，则携氧功能降低，组织供氧不足，而且影响血液凝固，出现低蛋白血症。

(5)某些手术创面渗血较多的患者，不应过多使用本品，以免增加渗血。

(6)伴有急性炎症脉管炎者，不宜使用本品，以免炎症扩散。

(7)对于脱水病人，应同时纠正水电解质平衡紊乱。

(8)本品能吸附于细胞表面，与红细胞形成假凝集，干扰血型鉴定。输血患者的血型检查和交叉配血试验应在使用右旋糖酐前进行，以确保输血安全。

【药物相互作用】 (1)与肝素合用时，由于有协同作用而增加出血可能。

(2)与庆大霉素、巴龙霉素合用会增加肾毒性。

【给药说明】 (1)首次输用本品，开始几毫升应缓慢静滴，并在注射开始后严密观察5～10分钟，出现所有不正常征象(寒战、皮疹等)都应马上停药。

(2)每日用量不宜超过1500ml，否则易引起出血倾向和低蛋白血症。

(3)本品不应与维生素C、维生素B_{12}、维生素K、双嘧达莫、促皮质素、氢化可的松、琥珀酸钠在同一溶液中混合给药。

【用法与用量】 静脉滴注，用量视病情而定，成人常用量一次250～500ml，24小时内不超过1000～1500ml。婴儿用量为5ml/kg，儿童用量为10ml/kg。

休克病例：用量可较大，速度可快，滴注速度为20～40ml/分，第一天最大剂量可用至20ml/kg，在使用前必须纠正脱水。

预防术后血栓形成：术中或术后给予500ml，通常术后第一、二日500ml/日，以2～4小时的速度静滴，高危患者，疗程可用至10天。

血管栓塞性疾病：应缓慢静滴，一般每次250～500ml，每日或隔日一次，7～10次为1疗程。

【制剂与规格】 右旋糖酐20氯化钠注射液：500ml:30g右旋糖酐20与4.5g氯化钠。

右旋糖酐20葡萄糖注射液：(1)100ml:6g右旋糖酐20与5g葡萄糖。(2)100ml:10g右旋糖酐20与5g葡萄糖。(3)250ml:15g右旋糖酐20与12.5g葡萄糖。(4)250ml:25g右旋糖酐20与12.5g葡萄糖。(5)500ml:30g右旋糖酐20与25g葡萄糖。(6)500ml:50g右旋糖酐20与25g葡萄糖。

右旋糖酐40 [药典(二)]
Dextran 40

【成分】 右旋糖酐40；右旋糖酐40系蔗糖经发酵后生成的高分子葡萄糖聚合物，其平均分子量为40000。

【适应证】 ①休克，用于失血、创伤、烧伤等各种原因引起的休克和中毒性休克。②预防手术后静脉血栓形成，用于肢体再植和血管外科手术等预防术后血栓形成。③血管栓塞性疾病，如心绞痛、脑血栓形成、脑供血不足、血栓闭塞性脉管炎等。④体外循环时，代替部分血液，预充人工心肺机，既节省血液又可改善循环。

【药理】 (1)药效学 本品为血容量扩充药，静注后能提高血浆胶体渗透压，吸收血管外的水分而增加血容量，升高和维持血压。本品扩充血容量作用比右旋糖酐 70 弱且短暂，但改善微循环的作用比右旋糖酐 70 强。可使已经聚集的红细胞和血小板解聚，降低血液黏滞性，改善微循环，防止血栓形成。此外，还具渗透性利尿作用。

本品具有强抗原性。鉴于正常肠道中有产生本品的细菌，因此，即使初次注射本品，部分患者也有过敏反应发生。主要为皮肤、黏膜过敏反应。

(2)药动学 本药在体内停留时间较短，静脉滴注后立即开始从血液中经肾排泄，用药后 1 小时内经肾脏排出 50%，24 小时排出 70%。少部分进入胃肠道随粪便排泄。体内存留部分经缓慢氧化代谢。半衰期约为 3 小时。

【不良反应】 (1)皮肤及皮肤附件 少数患者可出现过敏反应，表现为皮肤瘙痒、荨麻疹。少数患者应用后出现过敏反应，表现为皮肤瘙痒、荨麻疹、红色丘疹等皮肤过敏反应，也可引起哮喘发作，恶心，呕吐。重者口唇发绀、虚脱、血压剧降、支气管痉挛，个别患者可发生过敏性休克，甚至死亡。过敏反应发生率约为 0.03%～4.7%。过敏体质者用前应做皮试。

(2)呼吸系统 哮喘；支气管痉挛。

(3)胃肠反应 恶心、呕吐。

(4)全身整体表现 偶见发热、寒战、淋巴结肿大；个别患者出现过敏性休克，直至死亡。常为致热原反应，多在用药第 1～2 次出现寒战、高热。也可在多次用药或长期用药停药后，出现周期性高热或持续性低热，少数尚有淋巴结肿大和关节痛。

(5)肌肉骨骼 关节炎。

(6)血管，出血及凝血 可引起凝血障碍，使出血时间延长，该反应常与剂量有关。

【禁忌证】 (1)充血性心力衰竭及其他血容量过多的患者禁用。

(2)严重血小板减少，凝血障碍等出血患者禁用。

(3)少尿或无尿者禁用。

【注意事项】 (1)首次输用本品，开始几毫升应缓慢静滴，并在注射开始后严密观察 5～10 分钟，出现所有不正常征象(寒战、皮疹)都应马上停药。

(2)对严重的肾功能不全，尿量减少病人，因本品可从肾脏快速排泄，增加尿黏度，可能导致少尿或肾功能衰竭，因此，本品禁用于少尿病人。一旦使用中出现少尿或无尿应停用。

(3)避免用量过大，尤其是老年人、动脉粥样硬化或补液不足者。

(4)重度休克时，如大量输注右旋糖酐，应同时给予一定数量的全血，以维持血液携氧功能。如未同时输血，由于血液在短时间内过度稀释，则携氧功能降低，组织供氧不足，而且影响血液凝固，出现低蛋白血症。

(5)某些手术创面渗血较多的患者，不应过多使用本品，以免增加渗血。

(6)伴有急性炎症脉管炎者，不宜使用本品，以免炎症扩散。

(7)对于脱水病人，应同时纠正水电解质紊乱情况。

(8)每日用量不宜超过 1500ml，否则易引起出血倾向和低蛋白血症。

(9)运动员慎用，心、肝、肾功能不良患者慎用，活动性肺结核患者慎用。

(10)渗透压摩尔浓度为 265～325mOsmol/kg。

【药物相互作用】 (1)与卡那霉素、庆大霉素和巴龙霉素合用可增加其肾毒性。

(2)与肝素合用时，由于有协同作用而增加出血可能。

【给药说明】 (1)不能和促肾上腺皮质激素及肾上腺皮质激素类药物混合使用。

(2)与双嘧达莫、维生素 C、维生素 K 和维生素 B_{12} 混合可发生变化。

(3)本品能吸附于细胞表面，与红细胞形成假凝集，对血型鉴定和血交叉配血试验结果有一定干扰。输血患者的血型检查，交叉配血试验应在使用右旋糖酐前进行，以确保输血安全。

【用法与用量】 静脉滴注，用量视病情而定。成人常用量一次 250～500ml，24 小时内不超过 1000～1500ml。婴儿用量为 5ml/kg。儿童用量为 10ml/kg。

休克病例：用量可较大，速度可快，滴注速度为 20～40ml/分，第一天最大剂量可用至 20ml/kg，在使用前必须纠正脱水。

预防术后血栓形成：术中或术后给予 500ml，通常术后第一、二日 500ml/日，以 2～4 小时的速度静滴，高危患者，疗程可用至 10 天。

血管栓塞性疾病：应缓慢静滴，一般每次 250～500ml，每日或隔日一次，7～10 次为 1 疗程。

【制剂与规格】 右旋糖酐 40 氯化钠注射液：
(1)250ml(右旋糖酐 40 15g、氯化钠 2.25g)；(2)50ml(右旋糖酐 40 25g、氯化钠 2.25g)；(3)500ml(右旋糖酐 40 30g、氯化钠 4.5g)。

右旋糖酐 40 葡萄糖注射液：(1)100ml(右旋糖酐 40 6g、葡萄糖 5g)；(2)100ml(右旋糖酐 40 10g、葡萄糖 5g)；(3)250ml(右旋糖酐 40 15g、葡萄糖 12.5g)；(4)250ml(右旋糖酐 40 25g、葡萄糖 12.5g)；(5)500ml(右旋糖酐 40 30g、葡萄糖 25g)；(6)500ml(右旋糖酐 40 50g、葡萄糖 25g)。

右旋糖酐 70 ^[药典(二)]
Dextran 70

【特殊说明】 (1)严重的肾功能不全患者，应降低剂量并严密监测尿量和肾功能。

(2)避免用量过大及重复使用超过 5 天，尤其是老年人、动脉粥样硬化或补液不足者。

【适应证】 ①主要用于防治低血容量性休克。②预防手术后血栓形成和血栓性静脉炎。③用于防治微循环血栓和弥散性血管内凝血。④与阿司匹林、双嘧达莫合用，治疗栓塞性血小板减少性紫癜。⑤本药滴眼液用于减轻眼部干燥引起的灼热不适感；也可减轻暴露于风沙或阳光下导致的眼部不适。

【药理】 (1)药效学 本品为血容量扩充药，静脉注射后能提高血浆胶体渗透压，吸收血管外水分而增加血容量，升高和维持血压。血浆容量的增加与右旋糖酐的分子量和输入量有关。其扩充血容量作用较右旋糖酐 40 强，几乎无改善微循环及渗透性利尿作用。此外，本品还可使某些凝血因子及血小板的活性降低，因而还有一定的抗血栓作用。本品具有较强抗原性。鉴于正常肠道中有产生本品抗体的细菌，因此，即使初次注射本品，部分患者也可有过敏反应发生，主要为皮肤、黏膜过敏反应。

(2)药动学 静脉注射后，本品血药浓度在最初 3～4 小时内下降较迅速，以后下降缓慢，在血循环中存留时间较长，部分暂时贮存于网状内皮系统而被逐渐代谢成葡萄糖为机体所利用。本品部分以原型经肾排泄，1 小时排出 30%，24 小时排出 60%，仅少量由肠道排泄。

【不良反应】 (1)免疫系统及感染 过敏反应：少数患者可出现过敏反应，表现为皮肤瘙痒、荨麻疹、恶心、呕吐、哮喘，重者口唇发绀、虚脱、血压剧降、支气管痉挛，个别患者甚至出现过敏性休克，直至死亡。过敏反应的发生率约 0.03～4.7%。

(2)全身整体表现 偶见发热、寒战、淋巴结肿大、关节炎等。

(3)血管，出血及凝血 出血倾向：可引起凝血障碍，使出血时间延长，该反应常与剂量有关。

红细胞聚集作用：随着右旋糖酐的分子量加大，红细胞聚集更多更明显。

【禁忌证】 (1)充血性心力衰竭及其他血容量过多的患者禁用。

(2)严重血小板减少，凝血障碍等出血患者禁用。

【注意事项】 (1)输血患者的血型检查及交叉配血试验应在本药使用前进行。

(2)脱水患者应同时纠正水、电解质紊乱。

(3)心、肝、肾功能不良患者慎用。

(4)有过敏史者慎用。

【给药说明】 (1)首次输用本品，开始几毫升应缓慢静滴，并在注射开始后严密观察 5～10 分钟，如有不良反应(寒战、皮疹等)须及时停药。

(2)重度休克时，如需大量输注本品，应与血液一同输注，以维持血液携氧能力。

(3)本品不应与维生素 C、维生素 B$_{12}$、维生素 K、双嘧达莫在同一溶液中混合给药。

(4)每日用量不宜超过 1500ml，否则易引起出血倾向和低蛋白血症。

【用法与用量】 成人 静脉滴注：视病情而定。一般剂量，一次 500ml。防治低血容量性休克，通常快速扩容 500～1000ml，滴注速度为每分钟 20～40ml，一日极量为 20ml/kg。术后预防静脉血栓：可术中或术后给予 500ml，第二日继续给予 500ml，高危者疗程可达 10 日。

【制剂与规格】 右旋糖酐 70 葡萄糖注射液：500ml:30g(右旋糖酐 70)与 25g 葡萄糖。

右旋糖酐 70 氯化钠注射液：500ml:30g(右旋糖酐 70)与 4.5g 氯化钠。

明 胶
Gelatin

【适应证】 补充血浆容量，预防和治疗各种原因引起的血容量不足和休克，特别是创伤性休克和失血性休克。适用于节约用血技术(急性等容血液稀释或急性高容血液稀释)时补充血容量。

【药理】 (1)药效学 牛骨经过碱化、高温、水解、琥珀酰化或尿素桥联后生成明胶多肽，静脉输入后 30%小分子量明胶多肽迅速离开血管，进入组织间。输入明胶后，产生约为输注量 75%的容量扩充效应达 2～4 小时，能够提高胶体渗透压，明显改善低血容量患者的心输出量、血压和尿量。不会对凝血系统产生明显的非稀释性影响，不在单核-巨噬细胞系统蓄存，无输入剂量限制，过敏反应发生率低，不会影响血型鉴定，因为血浆蛋白能够穿透到明胶基质中，使其成为一个富含血浆蛋白质的表面，红细胞表面无吸附现象和桥联生成。

（2）药动学　进入体内的明胶，80%原型经肾脏排出，10%经粪便排出，10%生成二氧化碳排出体外。其中琥珀酰明胶分子量为7500～102000，平均分子量30000，渗透浓度是274mOsm/L，pH为7.3。尿素桥联明胶分子量为5000～50000，平均分子量30000，渗透浓度是280mOsm/L，pH为7.2。

【不良反应】　个别患者可能出现过敏反应，表现为荨麻疹、面颊潮红，极少数患者发生血压下降、支气管痉挛，证实与组胺释放有关。

【禁忌证】　对明胶过敏者禁用，明显高血容量、严重心功能不全、严重凝血功能异常者禁用。

【注意事项】　使用明胶多肽时应及时监测患者的容量状态，心功能不全或肾功能受损者应慎用。大剂量输注时应保证血细胞比容维持在25%以上，注意防止凝血因子过度稀释后导致凝血功能障碍。

【用法与用量】　静脉注射，其用量和输液速度依患者失血情况及血容量而定。

【制剂与规格】　聚明胶肽：（1）250ml:1.6g；（2）500ml:3.2g（以含氮量计）。

4%琥珀酰明胶：500ml（含琥珀酰明胶40g/L，Na^+ 154mmol/L，Cl^- 120mmol/L）。

3.5%尿素桥联明胶：500ml（含尿素桥联明胶35g/L，Na^+ 145mmol/L，Cl^- 145mmol/L，K^+ 5.1mmol/L，Ca^{2+} 6.25mmol/L和微量的磷酸根及硫酸根等离子）。

羟乙基淀粉 [国基；医保(乙)]
Hydroxyethyl Starch

【成分】　羟乙基淀粉（HES）是玉米或土豆中支链淀粉的葡萄糖环经羟乙基化形成的高分子复合物。

其他成分：注射用水；Na^+；Cl^-。

【适应证】　作为合成的血浆代用品，静脉注射后可以补充血浆容量，预防和治疗各种原因引起的血容量不足和休克，特别是创伤性休克和失血性休克。适用于节约用血技术（急性等容血液稀释或急性高容血液稀释）时补充血容量。也可以用于治疗性血液稀释。

【药理】　（1）药效学　羟乙基淀粉原料来自玉米淀粉或马铃薯淀粉，是高分子量的支链淀粉，能够产生渗透

压作用，维持并扩张血浆容量，其中葡萄糖单位一定部位的碳原子被羟乙基化，难于被淀粉酶水解，使其在血管内的停留时间显著延长。羟乙基淀粉溶液补充血容量的效能和作用时间取决于它们的浓度、分子量、克分子取代级（葡萄糖单位被羟乙基化的比例）和取代方式（羟乙基基团的位置），葡萄糖分子上2、3和6位碳原子可以和羟乙基基团结合，C2位上的羟乙基基团对血清淀粉酶的降解具有特别强的抵抗力。因此，羟乙基淀粉溶液浓度高、分子量大、克分子取代级高和羟乙基基团位于C2与C6的比例高，其补充血容量作用强，作用持续时间长。

中分子羟乙基淀粉（200/0.5）平均分子量200000，克分子取代级0.43～0.55，C2:C6是5:1，pH3.5～6.5，渗透浓度308mOsm/L，胶体渗透压36mmHg，1克中分子羟乙基淀粉约结合水20g，80%颗粒的分子量在130000～780000。输入中分子羟乙基淀粉后，分子量低于70000的羟乙基淀粉颗粒经肾脏排除，大分子量颗粒被血清淀粉酶裂解形成胶体活性颗粒，产生与输注量相同的容量补充效应达4小时，残存的中分子羟乙基淀粉在组织中被组织葡萄糖酐酶代谢，再经肾脏、胆汁和粪便排泄。羟乙基淀粉分子的主链由葡萄糖单位通过α-1，4链直线相联，α-1，6链发出分支，其结构与糖原非常相似，过敏反应的发生率较低。

新一代中分子羟乙基淀粉（130/0.4）平均分子量130000，克分子取代级0.38～0.45，C2:C6是9:1，pH4.0～5.5，渗透浓度308mOsm/L，胶体渗透压36mmHg。由于分子量减低且更加集中，不良反应明显降低。706代血浆平均分子量20000，克分子取代级0.91，产生输注量60%的容量扩充效应达2小时。

（2）药动学　羟乙基淀粉的药代动力学较为复杂，与分子量、摩尔取代度和取代模式（C2/C6）相关。高分子量成分由血清淀粉酶不断降解，中分子量成分与血管内液体结合保留在血管内。分子量低于50000者以原型由肾脏迅速排出。

羟乙基淀粉（200/0.5）氯化钠注射液输注即刻、1、3、6、12小时后，血液中的含量分别为给药量的94%、68%、42%、27%及16%。给药24小时后，尿中的排泄量为给药量的47%，血清中药量为给药量的10%。

羟乙基淀粉（130/0.4）0.9%氯化钠注射液输注后，血浆中羟乙基淀粉平均分子量为70000～80000道尔顿，并且在治疗期间保持在肾阈值之上。在健康志愿者中，静脉给予6%羟乙基淀粉130/0.4～0.9%氯化钠注射液500ml，输注后30分钟的血药浓度达到峰浓度的75%，

输注后 6 小时降至 14%。羟乙基淀粉（130/0.4）0.9%氯化钠注射液的血药浓度在输注后 24 小时恢复至基线水平。在健康志愿者中，羟乙基淀粉（130/0.4）0.9%氯化钠注射液静脉给药 500ml 后的血浆清除率、分布容积和消除半衰期分别为 31.4ml/分钟、5.9L 和 12 小时。在 72 小时内，约 62%的羟乙基淀粉（130/0.4）0.9%氯化钠注射液以羟乙基淀粉分子形式通过尿液排泄。

羟乙基淀粉 20 氯化钠注射液静脉滴注后，由于分子量大，主要停留于血循环内，分布于肝脏，大部分从肾脏排出，小部分随粪便排出，仅微量被分解代谢。一次静脉滴注后，24 小时内尿中排出 63%，粪便中排出 16.5%。

【不良反应】 **免疫系统及感染** 极个别患者在使用含羟乙基淀粉的药品时，可能发生过敏性样反应（过敏反应、类似中度流感的症状，心动过速、支气管痉挛、非心源性肺水肿）。在输液过程中，如果患者发生不可耐受的反应，应立即终止给药，并给予适当的治疗处理。

皮肤及皮肤附件 长期大剂量使用羟乙基淀粉，患者会出现皮肤瘙痒。

实验室检查异常 给予羟乙基淀粉时，患者血淀粉酶浓度将升高，可能干扰胰腺炎的诊断。

大剂量使用时，由于稀释效应，可能引起血液成分如凝血因子、血浆蛋白的稀释，以及红细胞压积的下降。

血管，出血及凝血 使用羟乙基淀粉时，可能发生与剂量相关的血液凝结异常。

其他 另有贫血、红细胞减少、呼吸功能不全、处置后出血、创伤出血的报告。

【禁忌证】 （1）对本品中任何成分过敏者。

（2）对于成人危重症患者，包括脓毒症患者，禁止使用羟乙基淀粉产品。因为在这类患者中，羟乙基淀粉的使用会增加死亡和肾脏替代治疗的风险。

（3）烧伤。

（4）肾功能不全或肾脏替代治疗（如，接受透析治疗）。

（5）颅内或者脑出血。

（6）液体超负荷。

（7）肺水肿。

（8）脱水。

（9）严重高钠血症或高氯血症。

（10）严重肝功能损伤。

（11）充血性心力衰竭。

（12）既存的出凝血障碍或者出血性疾病。

（13）器官移植患者。

【注意事项】 （1）由于有发生超敏反应（过敏及过敏样）的风险，因此应对患者进行密切的监护并且缓慢输注。

（2）羟乙基淀粉用于容量替代必须经过仔细考虑，并且应使用血流动力学监控进行容量和剂量控制。必须保证充足的液体摄取。如果发生重度脱水，应首先给予晶体溶液。

（3）必须避免由于过量或者输注过快引起的容量过载。使用时应仔细调整剂量，尤其在给有肺和心脏循环系统疾病患者用药时。

（4）应严密监测血清电解质，液体平衡和肾功能。当出现肾脏损伤的征兆时必须立即停药。电解质异常的患者用药应特别注意，如高钾、高钠、高镁及高氯血症的患者。

（5）肝功能损伤的患者或者凝血障碍的患者使用本品应特别谨慎，监测肝功能。

（6）必须避免低血容量患者大剂量使用羟乙基淀粉溶液而导致的严重血液稀释。

（7）重复给药时，应密切监测凝血参数。出现凝血功能障碍时立即停药。因为增加出血风险，不推荐在体外循环心脏直视手术的患者中使用羟乙基淀粉。大剂量使用本品导致血液稀释，可能会助长外伤性的大出血患者出血。

（8）对实验室检测的影响：可能会引起短暂性的血清淀粉酶的水平升高，这会干扰胰腺炎的诊断。应避免将此种现象误认为胰腺损伤。

（9）如果没有配伍研究，本品不能与其他药品混合使用。

（10）本品在输液容器与输液装置连接后需立即给药。不得重新连接部分使用了的容器。

【药物相互作用】 （1）与肾毒性药品合用：羟乙基淀粉溶液和潜在的肾毒性药品，例如氨基糖苷类合用，可能会增强对肾脏的不良反应。

（2）与引起钠潴留药品合用：由于本品本身含钠，所以当与会引起钠潴留的药品共同给药时需慎重考虑。

【给药说明】 避免液体负荷过重，对于心功能不全的患者，应调整剂量。

【用法与用量】 在输注羟乙基淀粉制剂前，医生应对输液应答进行评估，只有在单独使用晶体溶液被认为不足时，才能使用羟乙基淀粉制剂。

每日剂量及输注速度应根据患者失血量、血流动力学参数的维持或恢复及血液稀释效果确定。

治疗血容量不足时，羟乙基淀粉的使用应限于容量复苏的早期阶段，最大持续时间为 24 小时。

给药方法：静脉给药；通过加压快速输液时，在输注前必须排空塑料容器和输液装置内的所有空气，避免输注期间发生空气栓塞的风险。初始的 10～20ml，应缓慢输入，并密切观察患者，以便第一时间发现患者出现的过敏/过敏样反应。

成人最大日剂量：羟乙基淀粉(200/0.5)氯化钠注射液：按体重每日 33ml/kg(按 75kg 体重计，每日约为 2500ml)(按体重计，每日约为 2.0g 羟乙基淀粉/kg)。羟乙基淀粉 130/0.4 氯化钠注射液：最大日剂量可达 50ml/kg 体重(相当于羟乙基淀粉 3.0g/kg 体重)。如果不可能监测患者的低血容量状态，剂量应限定在 30ml/kg 体重。高渗氯化钠羟乙基淀粉 40 注射液：静脉滴注，一日 250～500ml。最大用量不超过 750ml。羟乙基淀粉 20 氯化钠注射液：静脉滴注，一日 250～500ml。

应使用最低有效剂量。禁止超过推荐的每日最大剂量。

最大输注速率：最大输注速率与患者临床状态有关，急性休克患者给药速率可达 20ml/(kg·h)[相当于 0.33ml/(kg·min)或者羟乙基淀粉 1.2g/(kg·h)]。在危及生命的情况下，可将 500ml 的本品通过人工加压给药。

应持续进行血流动力学监测以便指导治疗，在达到合适的血流动力学目标时应停止输注。

【制剂与规格】 羟乙基淀粉 200/0.5 氯化钠注射液：(1)250ml(羟乙基淀粉 200/0.5 15g、氯化钠 2.25g)；(2)500ml(羟乙基淀粉 200/0.5 30g、氯化钠 4.5g)。

高渗羟乙基淀粉 200/0.5 氯化钠注射液：250ml(羟乙基淀粉 200/0.5 15g、氯化钠 18g)。

羟乙基淀粉 130/0.4 氯化钠注射液：(1)250ml(羟乙基淀粉 130/0.4 15g、氯化钠 2.25g)；(2)500ml(羟乙基淀粉 130/0.4 30g、氯化钠 4.5g)。

羟乙基淀粉 40 氯化钠注射液：(1)250ml(羟乙基淀粉 40 15g、氯化钠 2.25g)；(2)500ml(羟乙基淀粉 40 30g、氯化钠 4.5g)。

高渗氯化钠羟乙基淀粉 40 注射液：(1)100ml(羟乙基淀粉 40 7.6g、氯化钠 4.2g)；(2)250ml(羟乙基淀粉 40 19g、氯化钠 10.5g)。

羟乙基淀粉 20 氯化钠注射液：(1)250ml(羟乙基淀粉 20 15g、氯化钠 2.25g)；(2)500ml(羟乙基淀粉 20 30g、氯化钠 4.5g)。

包醛氧淀粉 [医保(乙)]
Coated Aldehyde Oxystarch

【适应证】 尿素氮吸附剂，适用于各种原因导致的氮质血症。

【药理】 药效学 包醛氧淀粉是尿素氮吸附药，可在短时间内有效地降低血肌酐和尿素氮等尿毒物质。胃肠道中的氨、氮可通过复醛处理与氧化淀粉中的醛基结合生成席夫碱络合物而从粪便中排出，故能代偿肾功能、降低血液中非蛋白氮和尿素氮的浓度，从而发挥治疗作用。由于本品中氧化淀粉的醛基不和胃肠道直接接触，消除了服用氧化淀粉所发生的不良反应。

【不良反应】 尚不明确。

【禁忌证】 尚不明确。

【注意事项】 本品在胃肠道不被吸收。服用本品时应适当控制蛋白质摄入量。药皮内容物受潮发霉后勿服用。

【用法与用量】 口服。饭后温开水送服，一日 2～3 次，一次 5～10g。

【制剂与规格】 包醛氧淀粉散剂：5g。
包醛氧淀粉胶囊：0.625g。

第五节　其　他

维 A 酸是首个通过诱导分化机制发挥抗白血病作用的药物，三氧化二砷来源于砒霜，两者均用于急性早幼粒细胞白血病的诱导治疗。门冬酰胺酶单独应用时，抑制瘤细胞增殖作用不持久，易产生耐药性，多参与联合方案。硼替佐米和来那度胺是治疗多发性骨髓瘤的主要药物，也可用于特定类型的淋巴瘤患者。

达沙替尼是一种强效的 BCR-ABL 激酶抑制剂，主要用于对其他疗法耐药或不耐受的 PH 阳性的急性淋巴细胞白血病和各期慢性粒细胞白血病，多见且突出的不良反应是浆膜腔积液，尤其是大于 65 岁患者，更应严密观察。另外，骨髓抑制较为明显，应警惕血细胞减少引

起的各种并发症。

地拉罗司是口服的铁螯合剂，主要用于大于 2 岁的各种疾病所致的慢性铁过载。可能引起肝肾功能衰竭、胃肠道出血，禁用于肌酐清除率降低(<40ml/min)或血清肌酐大于两倍(相应年龄正常上线)的患者，以及血小板低于 50×10⁹/L 的骨髓增生异常综合征的患者。

维 A 酸 [药典(二)；国基；医保(甲)；医保(乙)]
Tretinoin

本品又名全反式维 A 酸(all-trans retinoic acid)，此章节只介绍用于治疗急性早幼粒细胞白血病(APL)的相

关内容。其皮肤科及口腔科的治疗应用，参阅第二十五章第三节及第二十八章第五节。

【适应证】 急性早幼粒细胞白血病（APL）的诱导缓解治疗，也可用于维持治疗。

【药理】 (1)药效学 本品为通过诱导、分化机制发挥抗白血病作用的首个药物。是维生素 A 的体内中间代谢产物，可能通过 APL 特有 APL/RARα 融合基因（维 A 酸受体）的构型改变以影响其功能，从而重新启动 APL 细胞的分化，促使其逐渐成熟为正常的中性粒细胞。全反式维 A 酸与砷剂具有协同作用，联合用药增加白血病干细胞的清除，使 APL 的治愈率达到 90% 以上。已成为 APL 的一线治疗方案。

(2)药动学 口服吸收良好，达峰时间（t_{max}）为 2～3 小时，峰浓度（C_{max}）为 0.3～0.5μg/ml。吸收后广泛与血浆蛋白结合，随后在葡萄糖醛酸转移酶的催化下生成葡萄糖醛酸酯化物。本品主要在肝脏代谢，经肾脏（60%）和胆汁排泄。平均消除半衰期（$t_{1/2\beta}$）为 0.7 小时，代谢产物的半衰期较本药长。多次口服给药未见体内蓄积，但血药浓度明显下降，可能系细胞色素 P450 酶的诱导作用，导致消除率上升及生物利用度降低。

【不良反应】 全身整体表现 维 A 酸综合征：也称分化综合征。是维 A 酸诱导治疗 APL 时最严重的并发症。表现为呼吸困难、发热、体重增加超过 5kg、低血压、急性肾功能衰竭、肺部浸润或胸膜心包积液等。总体发生率约 10%，重症患者可致死。血白细胞增高患者更易发生维 A 酸综合征，可达（20～30）×10⁹/L 以上；也有少数患者在血白细胞未升高的情况下即并发维 A 酸综合征。联合化疗可减低发生率。

神经系统 中枢神经系统症状：发热、头痛、高颅压等。高颅压综合征又称假性脑瘤，是导致维 A 酸不耐受的主要原因，可发生于治疗的任何阶段，大多数患者停药后症状消失。儿童发病率高于成人。临床表现为头痛、呕吐。

胃肠反应 恶心、腹部不适等胃肠道症状常见

肝胆 少部分患者肝功能受损、肝氨基转移酶升高，停药后可恢复。

皮肤及皮肤附件 皮肤、口唇及眼部干燥、脱屑常见，停药后消失。

视觉 偶见视力障碍及视神经乳头水肿。

代谢及营养 少数患者血脂、血糖升高，停药即恢复正常。

【禁忌证】 (1)本品存在致畸性，孕妇禁用。

(2)哺乳期妇女禁用，或停止哺乳。

(3)严重肝肾功能损害者。

【注意事项】 (1)过量应用可致儿童骨结构发育异常、骨骺融合过早，故儿童应慎用。

(2)糖尿病、高脂血症及肝肾功能明显异常者应慎用及严格定时监测有关血液生化指标。

(3)治疗血白细胞计数>10×10⁹/L 的 APL 者应与蒽环类药物联合应用。治疗过程中血白细胞明显升高者，应及时加用化疗。

(4)疗程中出现维 A 酸综合征者，应立即停用本品，并加用剂量较大的地塞米松及其他对症处理。

【药物相互作用】 (1)与其他维 A 酸类药物合用可增加不良反应的发生率及严重程度。

(2)与四环素类药合用可导致大脑假瘤。

(3)与光敏药物合用可加剧光敏反应。

(4)与西咪替丁、环孢素、地尔硫䓬、维拉帕米合用，可使血药浓度升高，毒性增加。

【给药说明】 用药期间避免过度日光及紫外线照射，避免使用日光灯；本品应在有经验的血液科医师指导监督下严格应用。

【用法与用量】 口服 按体表面积每天 45mg/m²，每日最高总量不超过 0.12g，分 2～4 次服用，疗程 4～8 周。根据治疗反应调整用量。达完全缓解后，还应给予标准化治疗。

【制剂与规格】 维 A 酸片：(1)5mg；(2)10mg；(3)20mg。

三氧化二砷 [药典(二)；药典(三)；国基；医保(乙)]

Arsenic Trioxide

【特殊说明】 本品为医疗用毒性药品，请在专科医生指导下观察使用。

本品可能诱发韦尼克脑病。应仔细监测患者，一旦观察到意识障碍、共济失调、眼动障碍等症状，应检查患者的维生素 B₁ 水平并进行磁共振成像诊断，同时采取维生素 B₁ 治疗以及停药等适宜措施。

【适应证】 适用于急性早幼粒细胞性白血病、晚期原发性肝癌。

【药理】 (1)药效学 药理作用：作用机制目前尚不十分清楚。在体外试验中，三氧化二砷能够引起 NB4 人急性早幼粒细胞白血病细胞的形态学变化、DNA 断裂和凋亡。同时也可以引起早幼粒细胞白血病/维 A 酸受体融和蛋白（PML/RAR-α）的损伤和退化。

毒理研究：重复给药毒性：Beagle 犬连续 90 天静脉注射三氧化二砷 0.1、0.3 或 3.0mg/（kg·d），低、中剂

量组动物在给药末期出现心率下降，高剂量组动物红细胞和血红蛋白均显著降低。停药后组织病理学检查可见高剂量组动物部分出现肝细胞变性或坏死，肾小球萎缩，肾小球囊内出现嗜酸性细胞和炎性细胞浸润及坏死细胞，睾丸中大部分曲细精管细胞层次减少，精子生成受抑制。

遗传毒性：对细菌、酵母和哺乳动物细胞无明显的致突变作用。但人纤维原细胞、人淋巴细胞试验、中国仓鼠卵巢细胞和中国仓鼠 V79 肺细胞体外试验显示三氧化二砷具有致断裂作用，小鼠骨髓微核试验也显示该药可导致细胞染色体畸变的发生率升高。

（2）药动学　本品静脉给药，组织分布较广，停药时检测组织中砷含量由高到低依次为皮肤、卵巢、肝脏、肾脏、脾脏、肌肉、睾丸、脂肪、脑组织等。停药四周后检测，皮肤中砷含量与停药时基本持平，脑组织中含量有所增加，其他组织中砷含量均有所下降。

本药治疗 APL 患者的药代动力学检测：持续 2 小时静脉滴注 10mg As$_2$O$_3$ 注射液，高峰浓度（C_{max}）为（0.94±0.37）mg/L，达峰时间（T_{peak}）为 4 小时，达峰后血浆砷被迅速清除，血浆浓度半衰期（$t_{1/2}$）为（0.89±0.29）小时；清除半衰期（$t_{1/2\beta}$）为（12.13±3.31）小时；系统清除率（CLs）为（1.43±0.17）L/h，分布容积（V_C）为（3.83±0.45）L，浓度时间曲线下面积（AUC）为（7.25±0.97）mg/h。在持续用药过程中，药代动力学参数基本保持一致。治疗中，24 小时尿排砷量为每日给药量的 1%～8%。指（趾）甲和毛发砷蓄积明显增加，可高达治疗前 5～7 倍。停药后，尿排泄的砷和末梢蓄积的砷则逐渐下降，结果表明，本品是治疗 APL 较安全有效的药物。

在肝癌患者中使用本品的药代动力学研究：通过原子荧光法来测定血浆中的砷的浓度，13 例原发性肝癌患者持续 4 小时内静脉滴注本品 10mg，14 天为一疗程。血浆分布半衰期为（0.0711±0.0272）小时，血浆清除半衰期为（23.936±18.384）小时，AUC 为（1551.576±980.384）μg·h/L，与治疗早幼粒细胞性白血病时的血浆清除半衰期相比明显延长，而且个体差异大，增加剂量或者延长时间能否引起砷蓄积中毒尚待进一步研究。

【不良反应】　本品的不良反应与患者个体对砷化物的解毒和排泄功能以及对砷的敏感性有关。临床观察表明本品毒副作用轻，较少出现骨髓抑制和外周血象（主要是白细胞）的下降。

常见的不良反应

（1）胃肠道反应　食欲减退、腹胀或腹部不适、恶心、呕吐及腹泻等。对症处理，停药后可消失。

（2）皮肤干燥、红斑或色素沉着。

（3）肝功能损害　包括氨基转移酶升高、黄疸，停药后可恢复正常。

（4）其他　关节或肌肉酸痛、浮肿、轻度心电图异常、尿素氮增高、头痛等。

少见的不良反应

（1）白细胞过多综合征　在缓解 APL 的过程中，部分患者出现外周血白细胞增多（为异常中幼粒细胞），此时可出现类似维 A 酸综合征的表现。因白细胞过多引起 DIC 或加重 DIC、纤溶亢进、脑血管栓塞引起脑出血、肺血管栓塞导致呼吸窘迫综合征、浸润症状加重，如出现视力下降、骨关节疼痛及砷酸肾病。

（2）体液潴留　患者治疗时出现体重增加、胸膜渗出、心包渗出及颜面浮肿等。

（3）泌尿系统　急性肾功能衰竭较少见，可出现肾功能变化，一般停药后可恢复。

（4）神经系统损害　在用药后 10～20 天左右出现多发性神经炎和多发性神经根炎症状。患者四肢疼痛、麻木，感觉由过敏或异常发展到痛、温、触觉的迟钝、消失，甚至感觉性共济失调。同时，有肢体无力、远端肌肉萎缩，可有明显的自主神经障碍。砷中毒性周围神经炎与一般周围神经炎无区别。大约 34% 患者于用药的早期出现程度不等的一过性脑血管痉挛性头痛。

（5）心血管系统　可出现心悸、胸闷、心电图变化，包括窦性心动过速，ST 段下移，T 波倒置或低平，PR 间期延长或完全性房室传导阻滞，但多为可逆的；Q-T 间期延长及在此基础上的室性心律失常已有多次报道。

新增的不良反应

Wernicke 脑病　用药期间应监测患者神经学症状和营养状态，一旦观察到意识障碍、共济失调、眼动障碍等症状，应检查患者的维生素 B$_1$ 水平并进行磁共振成像（MRI）诊断，同时采取维生素 B$_1$ 治疗以及停药等适宜措施。

【禁忌证】　对本品或砷剂过敏者；严重肝肾功能不全者；长期接触砷剂或砷中毒者；妊娠期妇女；哺乳期妇女。

【注意事项】（1）以下患者应慎用　心电图严重异常（Q-T 间期延长、尖端扭转型室速或 APL 分化综合征）或已有心血管疾病者（特别是心力衰竭、高血压和心脏传导功能异常）；肝肾功能不全者；糖尿病患者；周围神经病患者；低钾血症、低镁血症或同时使用排钾利尿药患者。

（2）本品可引起致命性维 A 酸-APL 分化综合征。

（3）遇未按规定用法用量用药而发生急性中毒者，可用二巯基丙磺酸钠类药物解救。

【药物相互作用】 (1)本品可引起 Q-T 间期延长和完全性房室传导阻滞,以及致命性尖端扭转型室性心动过速。因此用药期间不宜与延长 Q-T 间期药物(抗心律失常药、硫利达嗪)合用。

(2) 不宜同时使用导致电解质异常的药物(如利尿剂或两性霉素 B)。

(3) 在本品的使用过程中,避免使用含硒药品及食用含硒食品。

(4) 与可致肝毒性药物合用,增加肝毒性风险。

【给药说明】 用药前、后及用药时应检查或监测治疗前检查心电图、血清电解质水平(钾、钙、镁)。治疗期间,每周至少查心电图 1 次,电解质、血常规、凝血功能 2 次。

【用法与用量】 **成人** ①治疗白血病:每日一次,每次 10mg(或 7mg/m²),用 5%葡萄糖注射液或 0.9%氯化钠注射液 500ml 稀释后静脉滴注 3~4 小时。四周为一疗程,间歇 1~2 周,也可连续用药。

②原发性肝癌晚期:每次 7~8mg/m²,一日 1 次,用 5%葡萄糖注射液或氯化钠注射液 500ml 稀释后滴注 3~4 小时。2 周为一个疗程,间歇 1~2 周后进行下一个疗程。

儿童 静脉滴注。APL:0.16mg/kg,用法同成人。

【制剂与规格】 亚砷酸氯化钠注射液:(1)5ml:5mg;(2)10ml:10mg。

注射用三氧化二砷:(1)5mg;(2)10mg。

门冬酰胺酶 [国基;医保(甲)]
Asparaginase

【适应证】 适用于治疗急性淋巴细胞白血病(简称急淋)、急性粒细胞白血病、急性单核细胞白血病、慢性淋巴细胞白血病、霍奇金及非霍奇金淋巴瘤、黑色素瘤等。本品对上述各种瘤细胞的增殖有抑制作用,其中对儿童急淋的诱导缓解期疗效最好,有时对部分常用化疗药物缓解后复发的患者也可能有效。但单独应用时缓解期较短,而且容易产生耐药性,故多与其他化疗药物组成联合方案应用,以提高疗效。

【药理】 (1)药效学 本品为取自欧文菌或大肠埃希菌的酶类抗肿瘤药物。它能将血清中的门冬酰胺水解为门冬氨酸和氨,而门冬酰胺是细胞合成蛋白质及增殖生长所必需的氨基酸。正常细胞有自身合成门冬酰胺的功能,而急性白血病等肿瘤细胞则无此功能,因而当用本品使门冬酰胺急剧缺失时,肿瘤细胞因既不能从血中取得足够门冬酰胺,亦不能自身合成,使其蛋白质合成受

阻,增殖受抑制,细胞大量破坏而不能生长、存活。本品亦能干扰细胞 DNA、RNA 的合成,可能作用于细胞 G1 增殖周期中,为抑制该期细胞分裂的细胞周期特异性药。

(2) 药动学 本品经肌内或静脉途径吸收,血浆蛋白结合率约仅 30%,吸收后能在淋巴液中测出,但在脑脊液中的浓度很低。注射本品后,血中门冬酰胺浓度几乎立即下降到不能测出的水平,说明本品进入体内后,很快就开始作用。经肌内注射的血浆 $t_{1/2}$ 为 39~49 小时,静脉注射的血浆 $t_{1/2}$ 为 8~30 小时。肌内注射后的达峰时间为 12~24 小时,但停用本品后的 23~33 日,血浆中还可以测出门冬酰胺。本品排泄似呈双相性,仅有微量呈现于尿中。

【不良反应】 (1)较常见 ①过敏反应,主要表现为突然发生的呼吸困难、关节肿痛、皮疹、皮肤瘙痒、面部水肿,严重者可发生呼吸窘迫、休克甚至致死。在用肌内注射给药的晚期儿童白血病,虽其轻度过敏反应的发生率较高,但有报道认为其严重过敏反应的发生率较静脉注射给药为低。过敏反应一般在多次反复注射者易发生,但曾有皮内敏感试验(简称皮试)阴性患者发生。另在某些过敏体质者,即使注射皮试剂量的门冬酰胺酶时,偶尔也会产生过敏反应。②肝脏损害,通常在开始治疗的 2 周内发生,可能出现多种肝功能异常,包括血清丙氨酸氨基转移酶(ALT)、天门冬氨酸氨基转移酶(AST)、胆红素等升高,人血白蛋白等降低,有经肝穿刺活检证实有脂肪肝病变的病例。③胰腺炎、胃肠道反应,患者如感觉剧烈的上腹痛并伴有恶心、呕吐,应疑有急性胰腺炎,其中暴发性胰腺炎很危重,甚至可能致命。其他尚有恶心、呕吐、腹泻等。

(2) 少见 血糖升高、高尿酸血症、高热、精神及神经毒性等。血糖过高患者有多尿、多饮、口渴症状,其血浆渗透压可能升高而血酮含量正常。高血糖经停用本品,或给予适量胰岛素及补液可以减轻或消失,但少数严重者可以致死。高尿酸血症常发生在开始治疗时,由于大量肿瘤细胞被快速破坏,致使释放出的核酸所分解尿酸量增多,严重者可引起尿酸性肾病、肾功能衰竭。来自大肠埃希菌的门冬酰胺酶所含内毒素可引起高热、畏寒、寒战,严重者甚至可致死。精神及神经毒性表现为程度不一的嗜睡、精神抑郁、精神错乱、情绪激动、幻觉,偶可发生帕金森综合征等。其他尚有白细胞减少、免疫抑制、口腔炎等。

(3) 罕见 因低纤维蛋白原血症及凝血因子减少的出血、低脂血症、颅内出血或血栓形成、下肢静脉血栓及

骨髓抑制等。凝血因子减少与本品抑制蛋白质合成有关。

（4）其他　尚有血氨过高、脱发、血小板减少、贫血等。

【禁忌证】（1）对本品过敏者。

（2）有胰腺炎病史或现患胰腺炎者。

（3）现患水痘、广泛带状疱疹等严重感染者。

（4）有青霉素过敏者。

【注意事项】（1）来源于大肠埃希菌与来源于欧文菌族的门冬酰胺酶之间偶有交叉过敏反应。

（2）由于考虑到本品对婴儿的危害，在哺乳期间接受治疗的哺乳期妇女应停止哺乳。

（3）对诊断的干扰　①甲状腺功能试验，首次注射本品的 2 日内，患者血清中的甲状腺结合球蛋白浓度可能下降，直至最后一次注射本品后的 4 周内，浓度才恢复正常。②由于门冬酰胺的分解，血氨及尿素氮浓度可能增加。③血糖、血尿酸及尿尿酸可能增加。④在治疗的最初 3 周内，活化部分凝血活酶时间、凝血酶原时间、凝血酶时间等可能延长，血小板计数可能增加。⑤由于本品抑制血浆蛋白的合成，患者的血浆纤维蛋白原、抗凝血酶、纤维蛋白溶酶原、人血白蛋白的浓度可能降低。⑥如有肝功能异常，提示为肝毒性、肝损害的征兆。⑦血清钙可能降低。

（4）下列情况慎用　①糖尿病。②痛风或肾尿酸盐结石病史。③肝功能不全、感染等。④既往曾用细胞毒类药物或放射治疗的患者。

（5）在治疗开始前及治疗期间定期随访下列检测：周围血象、血浆凝血因子、血糖、血清淀粉酶、血尿酸、肝功能、肾功能、骨髓涂片分类、血清钙、中枢神经系统功能等。

（6）由于本品能进一步抑制患者的免疫机制，并增加所接种病毒的增殖能力、毒性及不良反应，故在接受本品治疗 3 个月内不宜进行活病毒疫苗接种，另与患者密切接触者的口服脊髓灰质炎疫苗时间亦应推迟。

【药物相互作用】（1）泼尼松或促皮质素或长春新碱与本品同用时，会增强本品的致高血糖作用，并可能增高本品引起的神经病变及红细胞生成紊乱的危险性，但有报道如先用前述各药后再用本品，则毒性似较先用本品或同时用两药者为轻。

（2）由于本品可增高血尿酸的浓度，故当与别嘌醇或秋水仙碱、磺吡酮等抗痛风药合用时，要调节上述抗痛风药的剂量以控制高尿酸血症及痛风。一般抗痛风药选用别嘌醇，因该药可阻止或逆转门冬酰胺酶引起的高尿酸血症。

（3）糖尿病患者用本品时及治疗后，均须注意调节口服降糖药或胰岛素的剂量。

（4）本品与硫唑嘌呤、苯丁酸氮芥、环磷酰胺、环孢素、巯嘌呤、单克隆抗体 CD3 或放射疗法合用时，可提高疗效，因而应考虑减少化疗药物、免疫抑制药或放射疗法的剂量。

（5）本品与甲氨蝶呤同用时，可通过抑制细胞复制的作用而阻断甲氨蝶呤的抗肿瘤作用。有研究说明如门冬酰胺酶应在给予甲氨蝶呤 9～10 日前应用或在给予甲氨蝶呤后 24 小时内应用，可以避免产生抑制甲氨蝶呤的抗肿瘤作用，并可减少甲氨蝶呤对胃肠道和血液系统的不良反应。

【给药说明】（1）患者必须住院，在对肿瘤化疗有经验的医生指导下治疗，每次注射前须备有抗过敏反应的药物（包括肾上腺素、抗组胺药物以及静脉用类固醇药物如地塞米松等）及抢救器械。

（2）凡首次采用本品或已用过本品但已停药 1 周或 1 周以上的患者，在注射本品前须做皮试。皮试的药液可按下列方法制备：加 5ml 的灭菌注射用水或氯化钠注射液入小瓶内摇动，使小瓶内 10000U 的门冬酰胺酶溶解，抽取 0.1ml（每 1ml 含 2000U），注入另一含 9.9ml 稀释液的小瓶内，制成浓度约为每 1ml 含 20U 的皮试药液。用 0.1ml 皮试液（约为 2.0U）做皮试，至少观察 1 小时，如有红斑或风团者即为皮试阳性反应。患者必须皮试阴性才能接受本品治疗。

（3）应大量补充液体，碱化尿液，口服别嘌醇，以预防白血病或淋巴瘤患者发生高尿酸血症和尿酸性肾病。

（4）由于使用本品后会很快产生抗药性，故本品不宜用作急淋等患者缓解后的维持治疗方案。

（5）本品可经静脉滴注、静脉注射或肌内注射给药。①静脉注射前必须用灭菌注射用水或氯化钠注射液加以稀释，每 10000U 的小瓶稀释液量为 5ml。静脉注射给药时，本品应经正在输注的氯化钠或葡萄糖注射液的侧管注入，静脉注射的时间不得短于半小时。②静脉滴注法给药时本品要先用等渗液如氯化钠或 5%葡萄糖注射液稀释，然后加入氯化钠或 5%葡萄糖注射液中滴入。③肌内注射时先要在含本品 10000U 的小瓶内加入 2ml 氯化钠注射液加以稀释，每一个注射部位、每一次的注射量不应超过 2ml。

（6）不论静脉注射或肌内注射，稀释液一定要澄清才能使用，且要在稀释后 8 小时内应用。

【用法与用量】成人　根据不同病种，不同的治疗方案，本药用量有较大差异。

急性淋巴细胞白血病的诱导缓解：

(1)静脉滴注　剂量可根据体表面积计，一日剂量500U/m² 或1000U/m²，最高剂量可达2000U/m²；以10～20日为1个疗程。

(2)肌内注射　参照"静脉滴注"。

【制剂与规格】　注射用门冬氨酸酶(埃希)：(1)5000单位(U)；(2)10000单位(U)。

注射用门冬氨酸酶(欧文)：10000单位(U)。

硼替佐米 [医保(乙)]
Bortezomib

【适应证】　(1)CDE适应证　①多发性骨髓瘤：本品可联合美法仑和泼尼松(MP方案)用于既往未经治疗的且不适合大剂量化疗和骨髓移植的多发性骨髓瘤患者的治疗；或单药用于至少接受过一种或一种以上治疗后复发的多发性骨髓瘤患者的治疗。

②套细胞淋巴瘤：本品可联合利妥昔单抗、环磷酰胺、多柔比星和泼尼松，用于既往未经治疗的并且不适合接受造血干细胞移植的套细胞淋巴瘤成人患者；或用于复发或难治性套细胞淋巴瘤患者的治疗，患者在使用本品前至少接受过一种治疗。

(2)超说明书适应证　①用于治疗复发性或难治性Waldenström巨球蛋白血症。

②用于治疗复发性或难治性外周T-细胞淋巴瘤、皮肤T-细胞淋巴瘤(蕈样真菌病)、滤泡性淋巴瘤。

③用于治疗系统性轻链淀粉样变性。

④用于治疗抗体介导的心脏移植排斥反应。

【药理】　(1)药效学　硼替佐米是哺乳动物细胞中26S蛋白酶体的可逆抑制剂。对多种类型的癌细胞具有细胞毒性，能够延缓包括多发性骨髓瘤在内的肿瘤生长。对于晚期溶骨性病变的多发性骨髓瘤患者，该药还能够促进成骨细胞分化和增加其活性，且抑制破骨细胞的功能。

抑制肿瘤存活的机制包括：①直接诱导肿瘤细胞凋亡。②抑制细胞中及肿瘤微环境的NF-κB的活性。③减低骨髓瘤细胞和骨髓基质细胞的黏附。④阻断骨髓瘤细胞产生白细胞介素-6(IL-6)及IL-6的细胞内信号传导。⑤阻断原血管生成介质的产生和表达。⑥克服凋亡抑制基因BCL-2的过表达、肿瘤抑制基因p53的突变及Apaf-1的丢失。⑦对骨髓瘤细胞的直接细胞毒作用。本品总体上属细胞毒类药物。Ⅱ期临床试验显示本品对复发的多发性骨髓瘤的总体反应率为27.7%，完全缓解率为2.7%，部分缓解率为25%。Ⅲ期临床试验显示总体反应率为38%，完全缓解率为6%，部分缓解率为32%。缓解持续

时间的中位数为8个月。

(2)药动学　本品1.0mg/m²和1.3mg/m²静脉给药后从，首剂量(第1天)的最大血药浓度均值分别是57和112ng/ml。在随后的给药过程中，硼替佐米的最大血药浓度均值范围分别是67～106ng/ml和89～120ng/ml。多次给药后的硼替佐米的平均消除半衰期是40～193小时。与随后剂量相比，首次给药后的清除更快。1.0mg/m²和1.3mg/m²组首次给药后的总体清除率均值分别为102和112L/h，而1.0mg/m²和1.3mg/m²组随后剂量的总体清除率均值在15～32L/h之间。本药要通过细胞色素P450酶系的CYP3A4、CYP2C19和CYP1A2酶代谢。主要代谢途径为去硼酸，硼酸的代谢产物无抑制26S蛋白酶体的活性。

【不良反应】　(1)常见的不良反应　①胃肠道反应：恶心、呕吐、便秘、腹泻、食欲缺乏、腹痛。②血细胞减少：血小板减少、中性粒细胞减少、贫血。③神经精神毒性：乏力、周围神经病、头痛、头晕、焦虑。④呼吸道反应：呼吸困难、咳嗽。⑤皮疹、瘙痒。⑥低血压。⑦骨关节疼痛、肌痛。⑧代谢及营养疾病：高血糖、食欲下降、低钾血症。⑨感染性肺炎。

(2)罕见的不良反应　眼部疾病：视神经病变、睑板腺囊肿。

(3)罕见且严重的不良反应　血栓性微血管病、心力衰竭、消化道出血、肾功能衰竭、肿瘤溶解综合征、史蒂文斯-约翰逊综合征等。

【禁忌证】　(1)对本品、硼剂、甘露醇过敏者禁用。

(2)孕妇禁用。

【注意事项】　(1)已有周围神经病变者宜慎用，在用药期间应加强监测，症状或体征加重者应调整剂量，甚至停用。

(2)有晕厥史、正在服用降压药的患者应严密监测血压，及时调整降压药剂量。

(3)心功能不全者宜慎用，重者应禁用。用药期间注意心力衰竭的发生，定期监测左心室射血分数。

(4)临床用药期间一旦出现呼吸困难，应注意有无肺间质病变，甚至急性呼吸窘迫综合征的发生，并及时停药和采取应急措施。

(5)本药相关血小板减少可导致胃肠道或脑内出血。用药期间应频繁检测全细胞计数，每周至少进行2次血常规检查。血小板计数<25×10⁹/L、中性粒细胞计数<1×10⁹/L时应及时停药，并做相应处理。

(6)胃肠道反应重者，注意及时监测水、电解质，并随时纠正失衡及给予对症处理。

（7）本品仍属细胞毒类药物，治疗肿瘤高负荷患者时有可能发生肿瘤溶解综合征，应注意尿量、血尿酸及肾功能监测，采用水化、碱化、延缓尿酸生成及降尿酸治疗。

（8）本品通过肝酶代谢，已有肝功能损害者药物清除会有影响，从而加重肝毒性，应注意肝功能的监测。

（9）体外细胞染色体畸变分析证实本品可致染色体畸变；动物实验显示本药可致孕兔流产及胎仔成活率下降、成活胎仔体重明显降低，故妊娠期妇女不宜应用，用药期间患者应采取有效避孕措施及避免哺乳。

【药物相互作用】（1）该药是细胞色素 P450（CYP）酶系 1A2、2C9、2C19、2D6 和 3A4 的弱抑制剂。

（2）与 CYP3A4 抑制剂（如利托那韦）合用时应对患者进行严密监测。

（3）不推荐与 CYP3A4 强诱导剂（如利福平、卡马西平、苯妥英、苯巴比妥和圣约翰草）合用，因其有效性可能会降低。

（4）口服降糖药的糖尿病患者使用本品后有发生低血糖或高血糖症的报道，机制未明，应注意监测血糖水平，及时调整抗糖尿病药物的剂量。

（5）谨慎与可能会引起周围神经病变的药物（如胺碘酮、抗病毒药、异烟肼、呋喃妥因或他汀类）及引起血压降低的药物联用。

【给药说明】（1）本品应在有经验的血液科医师指导下应用。当发生任何 3 级非造血毒性反应或 4 级造血毒性反应时，需暂停使用。在毒性得以控制后，本品剂量降低 25%再谨慎使用。已有严重神经病变的患者，应慎重权衡利弊后使用。当发生与本品治疗有关的神经痛或周围神经病变时推荐下述剂量调整：①1 级周围神经病变（感觉异常或反射消失），不伴疼痛或功能丧失者，则不改变常用剂量。②1 级周围神经病变伴疼痛，或 2 级周围神经病变（功能障碍，但不影响日常生活）者，剂量降至每次 1mg/m²。③2 级周围神经病变伴疼痛，或 3 级周围神经病变（影响日常生活）者，应暂停本品治疗直至症状缓解，再次用药剂量降至每次 0.7mg/m²，且每周仅用药 1 次。④4 级周围神经病变（永久性感觉丧失，功能障碍）者，永久停用本品治疗。

（2）本品需用 3.5ml 氯化钠注射液完全溶解后在 3～5 秒内通过导管静脉注射，随后用氯化钠注射液冲洗。配制时应戴手套操作，以避免皮肤接触。

（3）配制后的溶液在 25℃保存，放置在原容器或注射器内不得超过 8 小时，且应避光保存。

【用法与用量】推荐剂量为每次 1.3mg/m²，第 1、4、8 和 11 日注射，后停药 10 日，3 周为 1 个疗程。缓解的病例建议接受 8 个疗程的治疗。

【制剂与规格】　注射用硼替佐米：（1）1mg；（2）2.5mg；（3）3.5mg。

来 那 度 胺 [医保(乙)]
Lenalidomide

【适应证】（1）CDE 适应证　①与地塞米松合用，治疗此前未经治疗且不适合接受移植的多发性骨髓瘤成年患者；②与地塞米松合用，治疗曾接受过至少一种疗法的多发性骨髓瘤的成年患者。

（2）国外适应证　①与利妥昔单抗联用于先前接受过治疗的滤泡性淋巴瘤（FL）。②与利妥昔单抗联用于先前接受过治疗的边缘区淋巴瘤（MZL）。③用于治疗与 59 染色体缺失相关的低危或 1 度中危的骨髓增生异常综合征引起的输血依赖性贫血。④用于治疗 59 染色体未缺失的低危的骨髓增生异常综合征。

【药理】（1）药效学　来那度胺是沙利度胺的新一代衍生物，其化学结构与沙利度胺相似，但没有发现其具有致畸变的毒性，并且药效比沙利度胺强 100 倍。来那度胺具有免疫调节及抗新血管生成作用，但确切的作用机制目前尚不明确。

（2）药动学　口服给药吸收迅速，血药浓度 0.5～1.5 小时达峰。体外实验显示，来那度胺血浆蛋白结合率约为 30%。约有 2/3 的来那度胺以原型随尿液排泄，其消除半衰期约为 3 小时。

【不良反应】（1）心血管系统　深静脉血栓形成、四肢水肿。

（2）代谢与内分泌系统　高血糖、低钾血症、低镁血症、甲状腺功能减退症。

（3）呼吸系统　咳嗽、呼吸困难、鼻出血、鼻炎、咽炎、肺炎、肺动脉栓塞。

（4）肌肉骨骼　关节痛、背痛、肌肉痉挛、肌无力。

（5）泌尿生殖　排尿困难、泌尿道感染性疾病、肾脏病变。

（6）神经系统　头晕、头痛、失眠、神经病变、周围神经病、震颤。

（7）精神系统　神经衰弱、疲乏。

（8）消化系统　氨基转移酶升高、消化不良、食欲缺乏、恶心、呕吐、腹痛、便秘、腹泻、体重减轻等。

（9）血液系统　贫血、发热性中性粒细胞减少、骨髓抑制、血小板减少。

（10）皮肤　皮肤干燥、瘙痒、皮疹、荨麻疹。

（11）超敏反应　血管神经性水肿、过敏反应。

（12）其他　视物模糊、发热、四肢痛。

【禁忌证】（1）对本品过敏者禁用。

（2）来那度胺是沙利度胺的化学类似物，结构与沙利度胺相似。沙利度胺是一种已知的对人类有致畸作用的活性物质，会导致严重的威胁生命的出生缺陷。孕妇、有怀孕可能的女性禁用。

【注意事项】（1）以下患者慎用：深静脉血栓形成患者、肺栓塞患者、中性粒细胞减少患者、血小板减少患者及肾功能不全患者、严重皮肤反应。

（2）本药主要的剂量限制性毒性包括中性粒细胞减少和血小板减少。患者如有发热应立即报告，如果发生中性粒细胞减少，应考虑使用生长因子对患者进行治疗。

（3）密切观察出血的体征和症状，包括瘀斑和鼻出血，尤其是伴随使用可能增加出血风险的药物。

（4）服用本品治疗前，对影响甲状腺功能的合并症进行有效控制。

（5）如发生严重皮肤反应（包括过敏反应）应立即停药。

（6）接受本药治疗的套细胞淋巴瘤患者早期死亡率升高。

（7）有增加进行性多灶性白质脑病、新型恶性肿瘤等疾病的风险。

（8）不建议 0～17 岁患者应用。

【药物相互作用】（1）治疗过程中注意检测华法林、地高辛的血药浓度。

（2）合用他汀时加强检测防止横纹肌溶解的风险。

（3）与促红细胞生成药或其他可增加血栓形成风险的药物合用，血栓风险增加。

【给药说明】　治疗期间和停药 1 周内不应献血。男性服药期间也应避孕。

【用法与用量】（1）多发性骨髓瘤　每 28 日为一个周期，第 1～21 日，每天服用 25mg 来那度胺。前 4 个周期的第 1～4、9～12、17～20 日，每日服用 40mg 地塞米松；以后每个周期的第 1～4 日，每日服用 40mg 地塞米松维持治疗，并根据临床反应调整剂量。①出现血小板减少：如血小板计数低于 30×10^9/L，应停药；每周复查全血细胞计数，当血小板计数恢复至 30×10^9/L 时，以每日 15mg 重新给药。如此后再次发生血小板计数下降，停药恢复至 30×10^9/L 后，以低于之前剂量 5mg 重新给药，但每日剂量不宜低于 5mg。②出现中性粒细胞减少：如中性粒细胞计数（ANC）低于 1.0×10^9/L，应停药，加用粒细胞集落刺激因子，并每周复查血象；当 ANC

恢复至 1.0×10^9/L 且无其他毒性反应时，以每日 25mg 剂量重新给药；如存在其他毒副作用，以每日 15mg 剂量重新给药。如此后中性粒细胞计数再次下降，停药恢复至 1.0×10^9/L 后，以低于之前剂量 5mg 重新给药。③出现其他与本药相关的毒性反应时，应停药。当毒副作用降至 2 级或更低时，以低于先前剂量重新给药。

（2）骨髓异常综合征　推荐起始剂量为一次 10mg，一日 1 次，根据临床反应维持治疗或调整剂量。①初始治疗 4 周内出现中性粒细胞减少：a. 如基础值 ANC 不低于 1.0×10^9/L，当 ANC 降至 0.75×10^9/L 以下时，应停药。当 ANC 恢复至 1.0×10^9/L，可重新给药，剂量为一日 5mg。b. 如基础 ANC 低于 1.0×10^9/L，当 ANC 降至 0.5×10^9/L 以下时停药。当 ANC 恢复至 0.5×10^9/L 以上时重新给药，剂量为一日 5mg。②一日 10mg 治疗 4 周后出现中性粒细胞减少，如 ANC 低于 0.5×10^9/L 并持续 7 日或更长，或 ANC 低于 0.5×10^9/L 伴随发热，应停药。当 ANC 恢复至 0.5×10^9/L 以上时，可重新给药，剂量为一日 5mg。③一日 5mg 治疗期间出现中性粒细胞减少，如 ANC 低于 0.5×10^9/L 并持续 7 日或更长，或 ANC 低于 0.5×10^9/L 伴随发热，应停药。当 ANC 恢复至 0.5×10^9/L 以上时，可重新给药，剂量为一次 5mg，隔日 1 次。④初始治疗 4 周内出现血小板减少：a. 如基础血小板计数不低于 100×10^9/L，当血小板计数降至 50×10^9/L 以下时，应停药。当血小板计数恢复至 50×10^9/L 以上时，可重新给药，剂量为一日 5mg。b. 如基础血小板计数为 $(60\sim100)\times10^9$/L，当血小板计数降至基础值的 50%时，应停药。当血小板计数恢复至 50×10^9/L 以上时，可重新给药，每日剂量为一日 5mg。c. 如基础血小板计数低于 60×10^9/L，当血小板计数降至基础值的 50%时，应停药。当血小板计数恢复至 30×10^9/L 以上时，可重新给药，剂量为一日 5mg。⑤一日 10mg 治疗 4 周后出现血小板减少：如血小板计数低于 30×10^9/L 或 50×10^9/L，需输注血小板并停药。当血小板计数恢复至 30×10^9/L 以上并无凝血障碍时，可恢复给药，剂量为一日 5mg。⑥一日 5mg 治疗 4 周后出现血小板减少：如血小板计数低于 30×10^9/L 或 50×10^9/L，需输注血小板并停药。当血小板计数恢复至 30×10^9/L 以上并无凝血障碍时，可恢复给药，剂量为一次 5mg，隔日 1 次。

（3）肾功能不全时剂量　对于肾功能不全者，目前尚无特殊推荐剂量。因本药主要经过肾脏排泄，肾功能不全者发生不良反应风险高，用药剂量选择应谨慎。

（4）老年人剂量　对于老年患者，目前尚无推荐剂量，因老年人更容易出现肾功能不全，故用药史剂量选择需慎重。

【制剂与规格】　来那度胺胶囊：（1）5mg；（2）10mg；（3）15mg；（4）25mg。

地 西 他 滨[医保(乙)]
Decitabine

【适应证】　（1）CDE适应证　本品适用于IPSS评分系统为中危-1、中危-2和高危的初治、复治骨髓增生异常综合征（MDS）患者，包括原发性和继发性的MDS，按照FAB分型所有的亚型：难治性贫血，难治性贫血伴环形铁粒幼细胞增多，难治性贫血伴原始细胞增多，难治性贫血伴原始细胞增多-转化型，慢性粒-单核细胞白血病。

（2）超说明书适应证　用于治疗急性髓系白血病（AML）。

【药理】　（1）药效学　地西他滨通过磷酸化后直接掺入DNA，抑制DNA甲基化转移酶，引起DNA低甲基化和细胞分化或凋亡来发挥抗肿瘤作用。体外试验显示地西他滨抑制DNA甲基化，在产生该作用的浓度下不会明显抑制DNA的合成。地西他滨诱导肿瘤细胞的低甲基化，可以使控制细胞分化增殖的基因的正常功能恢复。在快速分裂的细胞中，掺入DNA的地西他滨可与DNA甲基转移酶之间形成共价结合产生细胞毒性作用。非增殖期细胞则对地西他滨相对不敏感。

（2）药动学　在3项5天方案（20mg/m²，静脉输注1小时，连续5天，每4周重复）临床试验[DACO-017（$n=11$）、DACO-020（$n=11$）、DACO-016（$n=23$）]和1项3天方案（15mg/m²，静脉输注3小时，每8小时1次，连续3天，每6周重复）临床试验[DACO-018（$n=12$）]中评价了MDS和AML患者的地西他滨群体药代动力学参数。5天方案中，在第1个治疗周期的第5天评估地西他滨的药代动力学。每个周期的总剂量为100mg/m²。3天方案中，在第1个治疗周期的每个给药日的第1次给药后评估地西他滨的药代动力学。每个周期的总剂量为135mg/m²。

①分布：静脉输注1小时（5天方案）或3小时（3天方案）之后，地西他滨的药代动力学呈线性二室模型，表现为迅速地从中心室消除，然后相对缓慢地从外周室分布。地西他滨表现为线性药代动力学，静脉输注后，在0.5小时内达到稳态浓度。基于模型仿真，药代动力学参数与时间无关（即周期之间无变化），该给药方案下未观察到蓄积。地西他滨的血浆蛋白结合可忽略不计（<1%）。癌症患者中，地西他滨V_{dss}较大，表示药物分布于外周组织。没有相关证据显示地西他滨的分布与年龄、肌酐

清除率、总胆红素或疾病相关。

②代谢：在细胞内，通过磷酸激酶作用，地西他滨经序贯磷酸化反应，代谢为相应的三磷酸盐，然后掺入DNA聚合酶，进而发挥活性。体外代谢数据及人体质量平衡研究结果显示，细胞色素P450系统不参与地西他滨的代谢。主要代谢途径可能是在肝脏、肾脏、肠上皮和血液中经胞苷脱氨酶发生脱氨基作用。人体质量平衡研究结果还显示，血浆中地西他滨原药占血浆中总放射量的大约2.4%。主要循环代谢产物不被认为具有药理活性。尿液中的代谢产物，外加高机体总清除率以及尿液中低原药排泄（大约剂量的4%）表明，大部分地西他滨经体内代谢。此外，体外数据显示地西他滨是弱的P-gp底物。

③消除：对癌症患者静脉给予本品后，平均血浆清除率>200L/h，并具有中度个体间变异性（CV大约为50%）。原药排泄仅占地西他滨消除的很少一部分。

对癌症患者给予放射性^{14}C-地西他滨的质量平衡研究结果显示，地西他滨给药剂量的90%（原药占4%）经尿液排泄。

【不良反应】　血液系统　骨髓抑制、脾肿大。

心血管系统　心肌梗死、心跳-呼吸骤停、心肌病、房颤、室上性心动过速。

胃肠反应　牙龈疼痛、上消化道出血。

全身整体表现　胸痛、导管部位出血。

肝胆　胆囊炎。

免疫系统及感染　真菌感染、败血症、支气管肺曲霉菌病、憩室周围脓肿、呼吸道感染、铜绿假单胞菌肺部感染、鸟结核分枝杆菌复合感染。

注射部位　注射后疼痛、注射后出血。

神经系统　颅内出血。

精神表现　精神状态改变。

尿路　肾衰、尿道出血。

呼吸系统　咯血、肺渗出、肺栓塞、呼吸骤停、肺部块状阴影。

其他　超敏反应（速发过敏性反应）。

【禁忌证】　（1）对本品过敏者。

（2）孕妇禁用。

（3）哺乳期妇女禁用。

【注意事项】　（1）中性粒细胞减少症和血小板减少症：在本品治疗过程中，会发生中性粒细胞减少症和血小板减少症，应根据需要进行全血和血小板计数以监测缓解率和毒性，至少应保证在每个给药周期前进行监测。

（2）肝脏损害患者：尚未确立本品用于肝脏损害患者

的数据。肝脏损害患者或出现肝损害体征或症状的患者接受本品治疗应谨慎，并对患者进行密切监测。

(3)肾脏损害患者：尚未进行本品用于重度肾脏损害患者的研究。重度肾脏损害患者(肌酐清除率［Ccr］<30ml/min)接受本品治疗应谨慎，并对患者进行密切监测。

(4)育龄期妇女用药：应告知育龄期妇女在接受本品治疗期间避免怀孕。尚不清楚接受本品治疗之后何时怀孕是安全的。应告知育龄期妇女在该时间内采取有效的避孕措施。基于其作用机制，妊娠期内使用本品对胎儿有潜在的危害。

(5)哺乳期妇女如果必须接受本品治疗，则必须停止哺乳。

(6)男性患者应用：应当建议男性患者在接受本品治疗期间及完成治疗后3个月内不宜使人受孕。

(7)尚未在儿童MDS患者中研究用药的安全性和有效性。

【药物相互作用】 (1)地西他滨可能与其他药物发生相互作用，这些药物经连续磷酸化作用(通过细胞内磷酸激酶活动)激活，并且/或者被酶代谢，这些酶与地西他滨失活有关(如胞嘧脱氨酶)。因此，当与这些药物联合时，应谨慎。

(2)使用抗肿瘤药物患者接种活疫苗，病毒复制能力可能提高，发生疫苗引起的感染或皮疹风险增加。因此，使用地西他滨患者应推迟接种活疫苗。

(3)基因工程干扰素-γ应避免与地西他滨这类抑制骨髓造血功能的药物同时使用。

(4)地西他滨与羟基脲、阿卡替尼联合使用可能增加骨髓抑制风险。

【给药说明】 (1)本品治疗期间须进行全血和血小板计数以监测临床缓解和毒性，至少应保证在每个给药周期前进行监测。在开始治疗前还应检测肝脏生化和血清肌酐。必须在具有化疗药物使用经验的医生的监督下使用本品。

(2)通常不推荐预先使用预防恶心和呕吐的药物，但根据需求，可以给予预防治疗。

(3)本品经静脉输注给药。不要求中央静脉插管。

(4)本品为单次使用制剂。应避免皮肤与溶液接触，必须佩戴保护手套。必须采用处理抗癌药物的标准程序。本品应当在无菌条件下用 10ml 无菌注射用水(USP)复溶，配制成每 1ml 约含 5.0mg 地西他滨溶液，pH 值为 6.7～7.3。复溶后溶液立即再用 0.9%的氯化钠注射液，或 5%葡萄糖注射液进一步稀释成终浓度为 0.15～1.0mg/ml 的溶液。如果不能在 15 分钟内开始使用，则应

当用低温注射液(2～8℃)稀释制备，并贮存在 2～8℃，最多不超过 4 小时。

(5)本品不得与其他药物使用相同的静脉注射通路/管线。

【用法与用量】 **3 天方案** 本品推荐剂量为 15mg/m²，连续静脉输注 3 小时以上，每 8 小时 1 次，连续 3 天(即每个治疗周期给药 9 次)。根据患者的临床缓解和观察到的毒性，每 6 周重复 1 个周期。每日总剂量不得超过 45mg/m²，每个治疗周期的总剂量不得超过 135mg/m²。如果遗漏一次给药，应尽快重新给予治疗。

5 天方案 本品推荐剂量为 20mg/m²，连续静脉输注 1 小时以上，每天 1 次，连续 5 天(即每个治疗周期给药 5 次)。根据患者的临床缓解和观察到的毒性，每 4 周重复 1 个周期。每日总剂量不得超过 20mg/m²，每个治疗周期的总剂量不得超过 100mg/m²。如果遗漏一次给药，应尽快重新给予治疗。可以在门诊使用该用药方案。

骨髓抑制和相关并发症的管理 复治或初治的 MDS 患者均常见骨髓抑制及其相关的不良事件(血小板减少症、贫血、中性粒细胞减少症、发热性中性粒细胞减少症)。骨髓抑制的并发症包括感染和出血。对于出现骨髓抑制和相关并发症的患者，按照如下所述进行剂量调整。

-5 天方案 为了最优化患者获益，该用药方案不推荐降低剂量，按照如下所述延迟给药

● 前 3 个周期的剂量调整

第 1 个周期内，常见 3 级和 4 级血细胞减少，这不一定代表 MDS 疾病进展。治疗前存在的血细胞减少可能在第 3 个周期之后才出现改善。

前 3 个周期内，中度中性粒细胞减少症的情况下(绝对中性粒细胞计数<1000/μl)，为了最优化患者获益，应在标准治疗间隔期内尽一切尝试，以维持足量治疗。根据机构指南，可以同时预防性给予抗菌药物，直至粒细胞计数恢复至大于 500/μl。在此期间，医生应同时考虑早期给予生长因子的需要，以预防或治疗 MDS 患者的感染。

与之相似，中度血小板减少症的情况下(血小板计数<25000/μl)，为了最优化患者获益，应在标准治疗间隔期内尽一切尝试，以维持足量治疗。出血的情况下，同时给予血小板输注。

● 3 个周期之后的剂量调整

如果出现下列至少可能与治疗相关的毒性事件，应延迟给药。

重度骨髓抑制相关的并发症(给予充分的抗感染治疗后感染未缓解，给予充分的治疗后出血未缓解)。

骨髓抑制延长，定义为开始一个疗程的治疗后，在无疾病进展证据的情况下，骨髓细胞过少(≤5%集簇)长达 6 周或 6 周以上。

如果恢复(绝对中性粒细胞计数>1000/µl，血小板计数>50000/µl)需要 8 周以上，则患者应停止治疗，在第 8 周结束后的 7 天内进行疾病进展评估(通过骨髓穿刺评估)。对于已经接受了至少 6 个周期治疗且持续获益的患者，在无疾病进展的情况下，根据治疗医生的判断，可以延迟 8 周后给药。

-3 天方案

● 前 3 个周期的剂量调整

第 1 个周期内，常见 3 级和 4 级血细胞减少，这不一定代表 MDS 疾病进展。治疗前存在的血细胞减少可能在第 3 个周期之后才出现改善。

前 3 个周期内，中度中性粒细胞减少症的情况下(绝对中性粒细胞计数<1000/µl)，为了最优化患者获益，应在标准治疗间隔期内尽一切尝试，以维持足量治疗。根据机构指南，可以同时预防性给予抗菌药物，直至粒细胞计数恢复至大于 500/µl。在此期间，医生应同时考虑早期给予生长因子的必要性，以预防或治疗 MDS 患者的感染。

与之相似，中度血小板减少症的情况下(血小板计数<25000/µl)，为了最优化患者获益，应在标准治疗间隔期内尽一切尝试，以维持足量治疗。出血的情况下，同时给予血小板输注。

● 3 个周期之后的剂量调整

如果经过前 1 个周期的本品治疗，血液学恢复(绝对中性粒细胞计数>1000/µl，血小板>50000/µl)需要超过 6 周，且认为持续的血细胞减少与本品治疗相关，则下一周期的治疗应延迟，且剂量应按以下原则进行调整。已经发生的剂量降低应在化疗期间维持，不可以再次升高剂量。

恢复时间超过 6 周，但少于 8 周，本品给药可延迟 2 周，且重新开始治疗剂量减少到 11mg/m²，每 8 小时 1 次 [33mg/(m²·d)，99mg/(m²·周)]。

恢复时间超过 8 周，但少于 10 周，本品给药应延迟 2 周以上，重新开始时剂量应减少到 11mg/m²，每 8 小时 1 次 [33mg/(m²·d)，99mg/(m²·周)]，然后在后续周期中，根据临床情况予以维持。

恢复时间超过 10 周 - 患者应停止治疗，在第 10 周结束后的 7 天内进行疾病进展评估(通过骨髓穿刺评估)。然而，对于已经接受了至少 6 个周期治疗且持续获益的患者，在无疾病进展的情况下，根据治疗医生的判断，

可以延迟 10 周后给药。

【制剂与规格】 注射用地西他滨：(1)10mg；(2)25mg；(3)50mg。

达沙替尼[医保(乙)]
Dasatinib

【适应证】 (1)CDE 适应证 用于其他疗法耐药或不能耐受的费城染色体(Ph)阳性急性淋巴细胞白血病。用于对伊马替尼耐药或不能耐受的慢性髓细胞白血病(CML)的加速期、急变期和慢性期。

(2)国外适应证

①用于治疗对其他疗法耐药或无法耐受的费城染色体阳性(Ph+)的急性淋巴细胞白血病(ALL)。(FDA 批准适应证)

②用于治疗新近诊断的费城染色体阳性(Ph+)的慢性淋巴细胞白血病(CML)。(FDA 批准适应证)

③用于治疗 1 岁及 1 岁以上儿童费城染色体阳性(Ph+)的慢性淋巴细胞白血病(CML)的慢性期。(FDA 批准适应证)

④与化疗药联用于治疗 1 岁及 1 岁以上儿童新近诊断的费城染色体阳性(Ph+)的急性淋巴细胞白血病(ALL)。(FDA 批准适应证)

(3)超说明书适应证

①用于治疗肺鳞癌。

②用于治疗胃肠道间质瘤(GIST)。

【药理】 (1)药效学 达沙替尼属于蛋白激酶抑制剂，可抑制 BCR-ABL 激酶和 SRC 家族激酶以及许多其他选择性的致癌激酶，包括 c-KIT、ephrin(EPH)受体激酶和 PDGFβ受体。达沙替尼是一种强效的、次纳摩尔(subnanomolar)的 BCR-ABL 激酶抑制剂，其在 0.6～0.8nM 的浓度下具有较强的活性。它与 BCR-ABL 酶的无活性及有活性构型均可结合。

体外研究中，达沙替尼在表达各种伊马替尼敏感和耐药疾病的白血病细胞系中具有活性。这些非临床研究的结果表明，达沙替尼可以克服由下列原因导致的伊马替尼耐药：BCR-ABL 过表达、BCR-ABL 激酶区域突变、激活包括 SRC 家族激酶(LYN, HCK)在内的其他信号通道，以及多药耐药基因过表达。此外，达沙替尼可在次纳摩尔浓度下抑制 SRC 家族激酶。

在使用鼠 CML 模型所单独进行的体内试验中，达沙替尼能够防止慢性期 CML 向急变期的进展，同时延长了荷瘤小鼠(源于生长在不同部位的患者 CML 细胞系，包括中枢神经系统)的生存期。

（2）药动学　①吸收：达沙替尼经口服后可被快速吸收，在 0.5~3 小时内达到峰值浓度。口服后，在 25mg 至 120mg，每日 2 次的剂量范围内，平均暴露（AUCτ）的增加大约与剂量的增加呈正比。患者中达沙替尼的总体平均终末半衰期大约为 5~6 小时。

来自健康受试者的数据表明，在高脂饮食 30 分钟后单次给予 100mg 的达沙替尼可使达沙替尼的平均 AUC 增加 14%。服用达沙替尼 30 分钟前给予低脂饮食可使达沙替尼的平均 AUC 增加 21%。所观察到的食物作用并不能代表与临床相关的暴露的改变。

②分布：在患者中，达沙替尼具有较大的表观分布容积（2,505L），表明该药物可以广泛地分布于血管外。体外试验表明，达沙替尼在临床相关的浓度下与血浆蛋白结合率大约为 96%。

③代谢：达沙替尼在人体被广泛地代谢，有多个酶参与了代谢产物的形成。在接受 100mg 的［14C］标记的达沙替尼的健康受试者中，原型达沙替尼占血浆中循环放射性的 29%。血浆浓度和在体外测定的活性表明，达沙替尼的代谢产物不太可能在所观察到的药物药理学活性中发挥主要作用。CYP3A4 是主要负责达沙替尼代谢的酶。

达沙替尼是 CYP3A4 的一种较弱的时间依赖性抑制剂。在临床相关的浓度下，达沙替尼不能抑制 CYP1A2、2A6、2B6、2C8、2C9、2C19、2D6 或 2E1。达沙替尼不是人类 CYP 酶的诱导剂。

④清除：该药主要通过粪便清除，大部分是以代谢产物的形式。单次口服［14C］标记的达沙替尼后，大约 89% 剂量在 10 天内清除，其中分别有 4% 和 85% 放射性从尿液和粪便中回收。原型的达沙替尼分别占尿液和粪便中剂量的 0.1% 和 19%，其余的剂量为代谢产物。

【不良反应】　**免疫系统及感染**　感染（包括细菌性、病毒性、真菌性、非特异性感染）、肺炎（包括细菌性、病毒性和真菌性肺炎）、上呼吸道感染/炎症、疱疹病毒感染、小肠结肠炎感染、败血症（包括出现不常见的致死性结果）。过敏症（包括结节性红斑）。

血液系统　骨髓抑制（包括贫血、中性粒细胞减少症、血小板减少症）、发热性中性粒细胞减少症、全血细胞减少、淋巴结病、淋巴细胞减少症、纯红细胞发育不全。

心血管　充血性心衰/心功能不全、心包积液、心律失常（包括心动过速）、心悸、心肌梗死（包括致死性后果）、心电图 Q-T 间期延长、心包炎、室性心律失常（包括室性心动过速）、心绞痛、心脏扩大、心电图 T 波异常、肌钙蛋白增加、肺源性心脏病、心肌炎、急性冠脉综合征、心搏骤停、心电图 PR 间期延长、冠状动脉疾病、胸膜心包炎、心房颤动/心房扑动。

胃肠反应　腹泻、呕吐、恶心、腹痛、胃肠道出血、大肠炎（包括中性粒细胞减少性大肠炎）、胃炎、黏膜炎症（包括黏膜炎/口腔炎）、消化不良、腹胀、便秘、口腔软组织疾病、胰腺炎（包括急性胰腺炎）、上消化道溃疡、食道炎、腹水、肛裂、吞咽困难、胃食管反流疾病、蛋白丢失性胃肠病、肠梗阻、肛瘘、致死性胃肠道出血。

皮肤及皮肤附件　皮疹、脱发、皮炎（包括湿疹）、瘙痒、痤疮、皮肤干燥、荨麻疹、多汗、急性发热性嗜中性皮肤病、光过敏、色素沉着、脂膜炎、皮肤溃疡、大疱、指甲疾病、手足红肿疼痛综合征、毛发疾病、白细胞分裂性血管炎、皮肤纤维症、Stevens-Johnson 综合征。

肌肉骨骼　肌肉骨骼疼痛、关节痛、肌痛、肌无力、肌肉骨骼僵硬、肌痉挛、横纹肌溶解、骨坏死、肌肉炎症、肌腱炎、关节炎。

视觉　视力障碍（包括视觉障碍，视物模糊和视敏度降低）、干眼、视觉损伤、结膜炎、畏光、流泪增多。

精神表现　抑郁、失眠、焦虑、精神混乱状态、情感不稳定、性欲减退。

神经系统　头痛、神经疾病（包括周围神经疾病）、头晕、味觉障碍、嗜睡、CNS 出血、晕厥、颤动、健忘症、平衡障碍、脑血管意外、短暂性缺血性发作、惊厥、视神经炎、第Ⅶ神经麻痹、痴呆、共济失调。

听觉，前庭及特殊感官　耳鸣、听力损失、眩晕。

血管，出血及凝血　出血、高血压、潮红、低血压、血栓性静脉炎、深静脉血栓形成、栓塞、网状青斑。

呼吸系统　胸腔积液、呼吸困难、肺水肿、肺高压、肺浸润、肺炎、咳嗽、肺动脉高压、支气管痉挛、哮喘、发声困难、肺栓塞、急性呼吸窘迫综合征、间质性肺病。

肝胆　肝炎、胆囊炎、胆汁淤积。

尿路　肾损害（包括肾衰）、尿频、蛋白尿、肾病综合征。

生殖系统　男子乳腺发育、月经不调。

全身整体表现　外周性水肿、疲劳、发热、面部水肿、无力、疼痛、胸痛、全身水肿、寒战、不适、其他浅表性水肿、步态障碍。

【禁忌证】　对达沙替尼或任何一种辅料过敏的患者，禁用本品。

妊娠期妇女或计划妊娠的妇女禁用。

【注意事项】（1）如果患者需要服用抑制血小板功能的药物或抗凝剂，应当谨慎。

（2）达沙替尼会伴有液体潴留。年龄≥65 岁的患者比年轻患者更有可能出现胸腔积液、呼吸困难、咳嗽、心包积液和充血性心衰，应当对其进行严密的观察。

（3）在开始达沙替尼治疗前，应评估患者是否有潜在心肺疾病的症状和体征。对开始治疗后产生呼吸困难和疲劳的患者应评估常见病因，包括胸腔积液、肺水肿、贫血或肺部浸润。如果确诊了肺动脉高压，应永久停用达沙替尼。应按照标准实践指南进行随访。接受达沙替尼治疗发生肺动脉高压的患者在停止达沙替尼治疗后观察到血流动力学和临床参数改善。

（4）达沙替尼有可能会延长心室复极（Q-T 间期）。达沙替尼应当慎用于出现或可能出现 Q-Tc 延长的患者。这些患者包括低钾血症或低镁血症的患者、先天性 Q-T 延长综合征的患者、正在服用抗心律失常药物或其他可以导致 Q-T 延长药物的患者，以及接受累积高剂量蒽环类药物治疗的患者。在给予达沙替尼治疗前应当纠正低钾血症或低镁血症。

（5）使用本品治疗前，应考虑按照已发布的指导原则考虑筛查 HBV。建议检测结果为 HBV 血清学阳性的患者使用本品治疗时向专科医生咨询携带 HBV 的患者需要 BCR-ABL 酪氨酸激酶抑制剂治疗时，在治疗过程中和治疗结束后的数月内，应密切监测活动性 HBV 感染的临床和实验室指征。

【药物相互作用】（1）由于本药可引起血小板减少，在体外引起血小板功能障碍，所以本药与抑制血小板功能药物或抗凝药物合用时应谨慎。

（2）由于本药可能延长 Q-T 间期，使用抗心律失常药物或其他可能导致 Q-T 间期延长的患者及接受多次高剂量蒽环类药物治疗患者应慎用本药。

（3）可能增加达沙替尼血浆浓度的活性成分：达沙替尼是 CYP3A4 的底物。达沙替尼与强效抑制 CYP3A4 的药物或物质（例如伊曲康唑、红霉素、克拉霉素、利托那韦、泰利霉素、西柚汁）同时使用可增加达沙替尼的暴露。因此，在接受达沙替尼治疗的患者中，不推荐经全身给予强效的 CYP3A4 抑制剂。如果患者无法避免强效CYP3A4 抑制剂系统给药治疗，则应对患者的毒性反应进行密切监测。

（4）可能降低达沙替尼血浆浓度的活性成分：能够诱导 CYP3A4 活性的药物（例如地塞米松、苯妥英、卡马西平、苯巴比妥或含金丝桃素的中草药制剂例如圣约翰草）可能会增加达沙替尼代谢并降低达沙替尼的血浆浓度。因此，不推荐强效 CYP3A4 诱导剂与达沙替尼同时使用。在适合接受利福平或其他 CYP3A4 诱导剂的患者中，应当使用其他酶诱导作用较低的药物。

（5）H_2 拮抗剂和质子泵抑制剂：长期使用 H_2 拮抗剂或质子泵抑制剂（例如法莫替丁和奥美拉唑）抑制胃酸分泌很有可能会降低达沙替尼的暴露。在接受本品治疗的患者中，应当考虑使用抗酸药替换 H_2 拮抗剂或质子泵抑制剂。

【给药说明】（1）本品含有一个片芯，外周包裹薄膜衣以避免卫生从业人员接触活性物质。然而，若药片被不小心压碎或破裂，卫生从业人员应当戴上一次性的化疗手套进行适当处置以使皮肤暴露的风险降至最低。

（2）任何未使用的药品或废料均应在符合当地规定的情况下进行处置。

（3）若内包装开封或破损，请勿使用。

（4）片剂不得压碎或切割，必须整片吞服。

（5）本品可与食物同服或空腹服用。

【用法与用量】Ph+慢性期 CML 的患者推荐起始剂量为达沙替尼 100mg，每日 1 次，口服。服用时间应当一致，早上或晚上均可。

Ph+加速期、急变期（急粒变和急淋变）CML 的患者推荐起始剂量为 70mg，每日 2 次，分别于早晚口服。

治疗持续时间：在临床试验中，本品治疗均持续至疾病进展或患者不再耐受该治疗。尚未对达到细胞遗传学或分子学缓解［包括完全细胞遗传学缓解（CCyR）、主要分子学缓解（MMR）和 MR4.5］后停止对慢性疾病结局治疗的影响进行研究。

剂量递增：在成年 Ph+CML 患者的临床试验中，如果患者在推荐的起始剂量治疗下未能达到血液学或细胞遗传学缓解，则慢性期 CML 患者可以将剂量增加至 140mg，每日 1 次，对于进展期（加速期和急变期）CML 患者，可以将剂量增加至 90mg，每日 2 次。

对中性粒细胞减少症和血小板减少症的剂量调整见表 8-14。

表 8-14　达沙替尼剂量调整方案

Ph+慢性期 CML（起始剂量 100mg，每日 1 次）	ANC<0.5×10^9/L 和（或）血小板<50×10^9/L	（1）停止治疗直至 ANC≥1.0×10^9/L 和血小板≥50×10^9/L
		（2）以最初的起始剂量重新开始治疗
		（3）如果血小板<25×10^9/L 和（或）再次发生 ANC<0.5×10^9/L 并持续>7 天，则重复第 1 步，并减量至 80mg，每日 1 次（第 2 次事件）重新开始治疗，或者停药（第 3 次事件）

续表

Ph+加速期和急变期CML(起始剂量为70mg,每日2次)	ANC<0.5×10⁹/L和(或)血小板<10×10⁹/L	(1) 检查血细胞减少是否与白血病相关(骨髓穿刺或活检)
		(2) 如果血细胞减少与白血病无关,那么停止治疗直至 ANC≥1.0×10⁹/L且血小板≥20×10⁹/L,并以最初的起始剂量重新开始治疗
		(3) 如果再次出现血细胞减少,重复第1步并减量至 50mg,每日2次(第2次事件)或40mg,每日2次(第3次事件)重新开始治疗
		(4) 如果血细胞减少与白血病相关,那么考虑将剂量增加至90mg,每日2次

【制剂与规格】 达沙替尼片:(1)20mg;(2)50mg;(3)70mg;(4)100mg。

地拉罗司
Deferasirox Dispersible

【特殊说明】 地拉罗司可能引起肾损害,包括肾功能衰竭,肝功能衰竭,胃肠道出血。

【适应证】 ①用于治疗年龄大于2岁的β-地中海贫血患者因频繁输血(每月浓缩红细胞的给予量≥7ml/kg)所致慢性铁过载;对于其他输血依赖性疾病所致的铁过载,本品中国患者的安全有效性数据有限,建议遵医嘱使用。

②也用于治疗10岁及10岁以上非输血依赖性地中海贫血综合征患者的慢性铁过载。

【药理】 (1)药效学 地拉罗司是口服的活性螯合剂,与铁(Fe³⁺)具有高度选择性。它是具有三个配位基的配体,以2:1的比例与铁高亲和性结合。尽管地拉罗司与锌和铜的亲和力非常低,但是给药后血清中这些痕量金属的浓度仍有不同程度的下降。尚不明确这些金属浓度降低的临床意义。

(2)药动学

①吸收:口服地拉罗司后,达峰时间(t_{max})大约为1.5到4小时。地拉罗司口服分散片相对于静脉给药的绝对生物利用度F(%)约为70%。当与高脂肪早餐一起服用时(脂肪含量>卡路里总量的50%),总暴露量(AUC)大约增加了一倍;而与标准早餐同时服用时,大约增加50%。在正常或高脂饮食的餐前30分钟服用时,地拉罗司的生物利用度F(%)中度增加(大约13%~25%)。地拉罗司分散片在橙汁或苹果汁中溶解与在水中溶解后的暴露量(AUC)相等(相对AUC比值分别为103%和90%)。

②分布:地拉罗司与血浆蛋白高度结合(~99%),而且几乎只与人血白蛋白结合,在成人稳态分布容积(V_{ss})为(14.37±2.69)L。

③生物转化:地拉罗司的主要代谢途径为葡萄糖醛酸化,然后通过胆汁排泄。可能存在小肠中葡萄糖醛酸的解离和重吸收(肠肝循环)。地拉罗司的葡萄糖醛酸化主要通过UGT1A1,在较小的程度上通过UGT1A3实现。地拉罗司的次要代谢途径是CYP450-催化(氧化)代谢(8%)。在体外研究中未观察到羟基脲对地拉罗司代谢的抑制作用。地拉罗司存在肝肠循环。在健康志愿者研究中,地拉罗司单次给药后应用考来烯胺可导致地拉罗司的暴露量(AUC)降低45%。

④消除:地拉罗司及其代谢产物主要通过粪便排泄(占给药剂量的84%)。地拉罗司及其代谢产物经肾脏排泄很少(占给药剂量的8%)。最终消除半衰期($t_{1/2}$)范围为8到16小时。

⑤线性/非线性:在稳态条件下地拉罗司的C_{max}和$AUC_{0\sim24h}$几乎与剂量呈线性增加。多次给药后暴露水平有所增加,蓄积因子为1.3~2.3。

特殊患者人群的药代动力学

儿童:青少年(12~17岁)和儿童(2~12岁)接受单次或多次口服给药后,地拉罗司的总暴露量比成人患者要低。在6岁以下的儿童,暴露量比成人约低50%。由于给药剂量会按照疗效进行个体化调整,因此预期这种情况不会引起临床后果。

性别:女性表观清除率较男性略低(约17.5%)。由于是根据个体的反应进行剂量调整,因此预计清除率的性别差异不会引起显著的临床差异。

老年患者:目前尚无老年患者(年龄>65岁)地拉罗司的药代动力学研究。

肾和肝功能损害:尚无地拉罗司在肾功能损害患者中的药代动力学的研究。肝氨基转移酶水平达到正常范围上限的5倍时不影响地拉罗司的药代动力学特征。

在6名轻度(Child-Pugh A)肝损害患者中,地拉罗司的平均AUC比6名肝功能正常的患者高16%,而6名中度(Child-Pugh B)肝损害患者的平均AUC比6名肝功能正常的患者高76%。在轻度或中度肝损害患者中,地拉罗司的平均C_{max}比正常患者高出22%。仅在一名受试者中检测了重度肝损害(Child-Pugh C)的影响。

【不良反应】 临床研究中报告的药物不良反应

(1)精神障碍 不常见:焦虑、睡眠障碍。

(2)神经系统异常 常见:头痛。不常见:头晕。

(3)眼部异常 不常见:白内障、黄斑病。罕见:视神经炎。

(4) 耳和迷路异常　不常见：耳聋。

(5) 呼吸、胸和纵隔异常　不常见：咽喉痛。

(6) 胃肠道异常　常见：腹泻、便秘、呕吐、恶心、腹痛、腹胀、消化不良。不常见：胃肠道出血、胃溃疡（包括多发性溃疡）、十二指肠溃疡、胃炎、急性胰腺炎。罕见：食管炎。

(7) 肝胆异常　常见：氨基转移酶升高。不常见：肝炎、胆石症。

(8) 皮肤和皮下组织异常　常见：皮疹、瘙痒。不常见：色素沉着。罕见：多形性红斑、嗜酸性粒细胞浸润和全身症状的药物反应（DRESS）

(9) 肾和尿路异常　很常见：血肌酐升高。常见：蛋白尿。不常见：肾小管疾病（范可尼综合征）。

(10) 全身性疾病和给药部位反应　不常见：发热、水肿、乏力。

上市后报告不良反应　(1) 免疫系统异常　超敏反应（包括过敏反应和血管性水肿）。

(2) 胃肠道异常　胃肠道穿孔。

(3) 肝胆异常　肝功能衰竭。

(4) 皮肤和皮下组织异常　Stevens-Johnson 综合征（SJS）、超敏反应血管炎、荨麻疹、脱发、中毒性表皮坏死松解症（TEN）。

(5) 肾和尿路异常　肾小管坏死、急性肾功能衰竭（大部分血清肌酐增加≥2 倍正常值上限，通常停止给药后可恢复）、肾小管间质性肾炎。

【禁忌证】(1) 已知对活性成分或任何赋形剂过敏者。

(2) 不得与其他铁螯合治疗合用，因为尚未确立这种合并使用的安全性。

(3) 禁用于肌酐清除率<40ml/min 或血清肌酐>2 倍相应年龄正常上限的患者。

(4) 一般状况差、高危骨髓增生异常综合征（MDS）患者或晚期恶性肿瘤患者。

(5) 血小板计数<50×10⁹/L 的骨髓增生异常综合征（MDS）患者。

【注意事项】(1) 开始治疗前重复检测血清肌酐和（或）肌酐清除率，且此后每个月进行监测。而对肌酐清除率 40～60ml/min 的患者应密切监测肾功能，尤其在具有额外风险因素可进一步损害肾功能的情况下，如合并用药、脱水或严重感染。

(2) 应在治疗开始前、治疗第一个月每 2 周及后续每月监测血清氨基转移酶、胆红素和碱性磷酸酶。如果出现持续的、进行性血清氨基转移酶升高，而且不能以其他原因解释，应停用本品。一旦肝功能异常的原因得到

澄清，或恢复到正常水平，可以考虑以低剂量重新开始，然后逐渐增加剂量的方法，谨慎地重新开始本品的治疗。

(3) 如果患者出现不明原因的血细胞减少，应当考虑暂停使用本品。一旦找到了血细胞减少的原因，可以考虑重新开始本品治疗。

(4) 在使用本品治疗时，医生和患者应对胃肠道溃疡和出血的体征和症状保持警惕，如果怀疑是严重的胃肠道不良反应，应及时评估和治疗。已有关于溃疡伴随胃肠道穿孔的报道（包括结局为死亡的病例）。对正在同时服用本品和有潜在致溃疡作用的药物，如非甾体类抗炎药（NSAIDs）、皮质类固醇或口服双膦酸盐药物、抗凝药物治疗的患者以及血小板计数<50×10⁹/L 的患者，应慎用本品。

(5) 在本品治疗期间可能会发生皮疹。对于轻度到中度的皮疹，可以继续使用本品而无须进行剂量调整，皮疹通常能自行缓解。而在重度的情况下，应当暂停本品治疗，在皮疹缓解后可以考虑以较低的剂量重新开始治疗并且逐渐增大剂量。

(6) 接受本品的患者已有罕见的严重超敏反应（如过敏反应和血管性水肿）的报告，大部分病例在给药后的第一个月内出现超敏反应。如果反应很严重，应停止给予本品，并采取适当的医疗干预。因为存在过敏性休克的风险，已对地拉罗司出现过超敏反应的患者不得再引入本品的治疗。

(7) 开始本品治疗前及治疗开始后定期（每 12 个月）进行听觉和视觉检测（包括眼底检查）。如果发现异常，可考虑减量或停药。

(8) 应每月检测血清铁蛋白以评估患者的治疗反应，避免过度铁螯合。在高剂量治疗期间和血清铁蛋白接近目标范围时，建议更密切地监测血清铁蛋白水平以及肝肾功能。可以考虑减少剂量以避免过度螯合。如果血清铁蛋白持续降低，且低于 500μg/L（输血依赖性铁过载的患者）或低于 300μg/L（非输血依赖性地中海贫血患者），应暂停治疗。当临床监测发现有慢性铁过载证据时，应重新开始治疗。

【药物相互作用】(1) 与 UGT 强诱导剂（如利福平、苯妥英、镇静安眠剂、蛋白酶抑制剂）联合使用可能会降低地拉罗司的临床疗效。如果本品和 UGT 诱导剂联合使用，应基于临床反应考虑增加本品的剂量。

(2) 地拉罗司与考来烯胺合用可能使地拉罗司的有效性降低。在一个健康志愿者研究中，地拉罗司单次给药后给予考来烯胺可使地拉罗司的暴露（AUC）降低了 45%。如果必须合用上述药物，可以考虑将地拉罗司的起始剂量增加至 30mg/kg，监测血清铁蛋白和临床反应

以进一步调整剂量。

（3）与经 CYP3A4 代谢的咪达唑仑及其他药物的相互作用：在健康志愿者中，本品与咪达唑仑（一种 CYP3A4 底物）联合使用，结果显示咪达唑仑暴露降低 17%（90%CI：8%～26%）。在临床应用中，这样的影响可能是比较显著的。因此，由于可能降低 CYP3A4 底物浓度进而导致疗效的降低，应注意地拉罗司与经 CYP3A4 代谢的药物（如环孢霉素、辛伐他汀、激素类避孕药）的联合使用。

（4）与经 CYP2C8 代谢的瑞格列奈及其他药物的相互作用：在一项健康志愿者的研究中，本品［多剂给药，30mg/（kg·d）］与 CYP2C8 底物瑞格列奈（单剂给药，0.5mg）联合使用使瑞格列奈的 AUC 和 C_{max} 分别增加了 131%（90%CI：103%～164%）和 62%（90%CI：42%～84%）。因此，当本品和瑞格列奈联合使用，应密切监测血糖水平。不能排除本品与其他 CYP2C8 底物如紫杉醇的相互作用。

（5）与经 CYP1A2 代谢的茶碱及其他药物的相互作用：在一项健康志愿者的研究中，本品［多剂给药，30mg/（kg·d）］与 CYP1A2 作用底物茶碱（单剂给药，120mg）联合使用，使茶碱的 AUC 增加了 84%（90%CI：73%～95%）。单剂给药的 C_{max} 未受到影响，但是随着给药时间的延长，茶碱的 C_{max} 可能会增加。如果本品和茶碱联合使用，应密切监测茶碱浓度，如需要应考虑降低茶碱的剂量。不能排除本品与其他 CYP1A2 底物的相互作用。

（6）与白消安的相互作用：根据文献报告，地拉罗司与白消安合并用药导致了白消安暴露量（AUC）增加。AUC 增加范围约为 40～150%。相互作用机制尚不清楚。地拉罗司与白消安合用应谨慎，并且应监测患者的白消安的血浆浓度。

【给药说明】本品应当在进餐前至少 30 分钟空腹服用，每天一次，最好在每天同一时间服用。不能将药片嚼碎或整片吞下。本品不得与含铝的制酸剂同服，给药剂量（mg/kg）需要计算并四舍五入至最接近的整片。

通过搅拌将药片完全溶解在水、苹果汁或橙汁中（100～200ml），直到得到均匀的混悬液后饮服，残余药物必须再加入少量水、苹果汁或橙汁混匀后服入。不推荐溶于碳酸饮料或牛奶中，因为会引起泡沫和延缓分散速度。

【用法与用量】（1）输血依赖性铁过载 应当由有治疗因输血引起的慢性铁过载经验的医生实施起始和维持治疗，根据本品治疗的预期临床受益和风险，同时考虑患者的生命预期和并存疾病作出个体化的祛铁治疗决

定。在需要进行铁螯合治疗的患者中，建议在证实患者存在铁过载的情况下开始本品的治疗，例如在输注了大约 100ml/kg 的浓缩红细胞（对于体重为 40kg 的患者约为 20 国际单位）之后，或者血清铁蛋白持续>1000μg/L。

铁螯合治疗的目标是祛除输血所引入的铁，并且视需要降低已存在的铁负荷。

起始剂量：本品的推荐起始日剂量为 20mg/kg。

对于每月接受超过 14ml/kg 浓缩红细胞（即成人约超过 4 国际单位/月）输注，并需要减少铁过载的患者可以考虑起始剂量为 30mg/（kg·d）。

对于每月接受低于 7ml/kg 浓缩红细胞（即成人约小于 2 国际单位/月）输注和需要维持体内铁平衡的患者可以考虑起始剂量为 10mg/（kg·d）。

已经对去铁胺治疗有良好反应的患者，可以考虑初始的本品剂量相当于去铁胺剂量的一半［例如，一位接受去铁胺 40mg/（kg·d），每周 5 天或相当剂量治疗的患者，如改换用本品可以从 20mg/kg 开始］。

剂量调整：由于任何下述原因或毒性，可能需要调整本品剂量、中断或终止治疗。

在开始初始治疗后，建议每个月对血清铁蛋白进行监测，并根据血清铁蛋白的趋势，必要时每 3～6 个月调整本品的剂量。剂量调整应当按照 5mg/kg 至 10mg/kg 逐步进行，并必须根据患者的疗效和治疗目标（维持或降低体内铁负荷）进行个体化调整。如果每日 30mg/kg 的剂量不能很好控制患者病情（如血清铁蛋白持续高于 2500μg/L，而且未显示出随时间下降的趋势），可以考虑使用高达 40mg/kg 的剂量。不推荐使用超过 40mg/kg 的剂量，因为使用超过该水平剂量的经验有限。

对血清铁蛋白水平已达到目标水平的患者（通常为 500～1000μg/L），应考虑以 5～10mg/kg 的幅度逐步降低剂量，以维持血清铁蛋白水平在目标范围并降低过度螯合的风险。如果血清铁蛋白持续低于 500μg/L，应当考虑暂停本品治疗。尿铁的排泄不是监测治疗的合适指标。与其他祛铁治疗一样，低铁负荷或仅伴有血清铁蛋白轻微升高的患者接受不适当的高剂量本品治疗时，本品的毒性可能会增加。

对应的推荐剂量如表 8-15 所示。

表 8-15 血性铁过载：推荐剂量

	地拉罗司分散片	输血		血清蛋白
起始剂量	20mg/（kg·d）	20 国际单位 PRBC*后（约 100ml/kg）	或	>1000μg/L

续表

	地拉罗司分散片	输血	血清蛋白
可供选择的起始剂量	30mg/(kg·d)	每月>14ml/kg PRBC* (成人约>4 国际单位/月)	
	10mg/(kg·d)	每月<7ml/kg PRBC* (成人约>2 国际单位/月)	
去铁胺控制良好的患者	去铁胺剂量的一半		
调整幅度（每 3～6 个月）	增加 5～10mg/kg 最高至 40mg/(kg·d)		>2500µg/L
	减少 5～10mg/kg		
	达到目标时		500～1000µg/L
最大剂量	40mg/(kg·d)		
暂停给药			<500µg/L

* 浓缩红细胞

（2）非输血依赖性地中海贫血（NTDT）综合征 仅当有铁过载证据［肝铁浓度（LIC）≥5mg Fe/g 干重（dw）或血清铁蛋白持续>800µg/L］时才起始本品铁螯合治疗。对于没有 LIC 评估的患者，在螯合治疗过程中应密切监测以降低过度螯合的风险。

起始剂量：推荐的起始日剂量为 10mg/kg。

剂量调整：建议每个月对血清铁蛋白进行监测，以评估患者的治疗反应并降低过度螯合的风险。治疗每 3 至 6 个月后，如果患者的 LIC≥7mg Fe/g dw 或血清铁蛋白持续>2000µg/L 且没有显示下降的趋势，并且患者对药物耐受性良好，可考虑按 5 至 10mg/kg 的幅度增加剂量。不推荐使用超过 20mg/kg 的剂量，因为在非输血依赖性地中海贫血综合征患者中尚没有应用超过该剂量水平的经验。

对于未检测 LIC 的患者，若血清铁蛋白≤2000µg/L，则剂量不应超过 10mg/kg。

对于剂量增至>10mg/kg 的患者，当 LIC<7mg Fe/g dw 或血清铁蛋白≤2000µg/L 时，建议将剂量降低至 10mg/kg 或以下。

一旦达到满意的体内铁负荷水平（LIC<3mg Fe/g dw 或血清铁蛋白<300µg/L），应暂停治疗。当临床监测发现有慢性铁过载证据时，应重新开始治疗。

对应的推荐剂量如表 8-16。

表 8-16 NTDT：推荐剂量

	地拉罗司分散片	肝铁浓度（LIC）*		血清蛋白
起始剂量	10mg/(kg·d)	≥5mg Fe/g dw	或	>800µg/L
调整幅度（每 3～6 个月）	增加 5～10mg/(kg·d)	≥7mg Fe/g dw	或	>2000µg/L
	减少 5～10mg/(kg·d)	<7mg Fe/g dw	或	≤2000µg/L
最大剂量	20mg/(kg·d)			
	10mg/(kg·d)	未评估	且	≤2000µg/L
暂停给药		<3mg Fe/g dw	或	<300µg/L
重新给药	如果有慢性铁过载的临床证据			

*LIC 是判断铁过载的优选方法

【制剂与规格】 地拉罗司分散片：（1）125mg；（2）250mg；（3）500mg。

输血用枸橼酸钠注射液
Sodium Citrate Injection for Transfusion

【适应证】 抗凝血药。用于体外抗凝血。

【药理】 （1）药效学 供输血用的血液，一般用枸橼酸钠作抗凝剂。钙为凝血过程中必需物质，可促使凝血活素（凝血因子Ⅲ），凝血酶和纤维蛋白的形成，以及激活血小板释放凝血因子反应等。本品的枸橼酸根离子与血中钙离子生成难解离的可溶性络合物枸橼酸钙，此络合物易溶于水但不易解离，使血中钙离子减少，凝血过程受到抑制，从而阻止血液凝固。枸橼酸钠一般在三羧酸循环中完全氧化代谢，其氧化速率接近正常的输血速度。本品作为体外抗凝剂，成人在 600ml 剂量下输血速度不很快且肝功能正常时，不会产生不良反应。当输血速度太快或输血量过大时，因枸橼酸盐不能及时氧化，导致血钙过低，可出现枸橼酸中毒反应。

（2）药动学 本药通常经过三羧酸循环氧化，其氧化速度接近正常输血速度。如缓慢输血，可及时将本药代谢，并经过肾脏排泄。

【不良反应】 在正常输血速度下，本品不会出现不良反应，当输血速度太快或输血量太大（1000ml 以上）时，因枸橼酸盐不能及时被氧化，可致低钙血症，引起抽搐和心肌收缩抑制。

【注意事项】 为预防枸橼酸钠盐中毒反应，大量输血时可静脉注射适量葡萄糖酸钙或氯化钙。一般每输注 1000ml 含枸橼酸钠血可静脉注射 10%葡萄糖酸钙 10ml

或 5%氯化钙 10ml，以中和输入的大量枸橼酸钠，防止低钙血症发生。

当肝肾功能不全或新生儿酶系统发育不全，不能充分代谢枸橼酸钠，即使缓慢输血也可能出现血钙过低现象，应特别注意。

【给药说明】 防止低钙血症发生时补充的钙剂应单独注射，不能加入血液中，以免发生凝血。

【用法与用量】 输血时防止血凝，每 100ml 全血中加入 2.5%枸橼酸钠溶液 10ml，可使血液不再凝固。

【制剂与规格】输血用枸橼酸钠注射液：(1)10ml:0.25g；(2)160ml:6.4g；(3)180ml:7.2g；(4)200ml:8g；(5)500ml:20g。

抗凝血用枸橼酸钠溶液
Anticoagulant Sodium Citrate Solution

【适应证】 仅用于单采原料血浆的体外抗凝血。

【药理】 (1)药效学 本品为体外抗凝剂。本品的枸橼酸根离子与血中钙离子生成难解离的可溶性络合物枸橼酸钙，此络合物易溶于水但不易解离，凝血过程受到抑制，从而阻止血液凝固。

(2)药动学 本药经三羧酸循环氧化代谢，其氧化速度接近正常的输血速度。如缓慢输血，可及时将本药代谢，并经肾脏排泄。

【不良反应】 尚无可靠参考文献。

【注意事项】 大量输入含本药的血液时，可静脉注射适量葡萄糖酸钙或氯化钙以防止低钙血症。

钙剂建议单独注射，不能加入血液，以免发生凝血。

【用法与用量】 4.0%浓度规格的抗凝剂：血液的比例为 1:10 或 1:16。

【制剂与规格】 抗凝用枸橼酸钠溶液：200ml:8g。

第九章　内分泌系统用药

内分泌系统和神经系统、免疫系统形成神经-内分泌-免疫网络，共同调控人体整体功能，以保证机体内环境稳定、脏器功能协调、能量代谢平衡以及生命过程的进行和延续。

组成内分泌系统的各种内分泌腺体、组织和细胞可分泌、合成和释放多种激素，通过体液传送至其他器官或细胞后，对其功能产生兴奋或抑制的调节作用。这些生理作用主要通过反馈的级联方式来完成，如下丘脑-垂体-肾上腺、下丘脑-垂体-甲状腺、下丘脑-垂体-性腺等的反馈调节。内分泌系统疾病主要是因激素分泌异常而导致相关功能亢进或减退，故治疗原则分别是降低或补充（替代）相关激素水平或功能。

腺垂体分泌的激素及促激素有生长激素、催乳素、促肾上腺皮质激素（ACTH）、黑色素细胞刺激素、内啡肽、促黄体生成素（LH）、促卵泡激素（FSH）、促甲状腺激素（TSH）等；其调节的靶腺激素有甲状腺激素、肾上腺激素、性腺激素等。当这些激素缺乏或分泌不足而导致疾病时，则需用腺垂体激素、促激素或靶腺激素进行补充或替代治疗；而当激素分泌增多时则需要减少分泌或对抗激素作用的药物治疗，如甲状腺功能减退或亢进时，需分别使用甲状腺素制剂或抗甲状腺药物治疗。

肾上腺皮质激素有三大类：①糖皮质激素，以氢化可的松为代表；②盐皮质激素，以醛固酮为代表；③性激素，以雌二醇和睾酮为代表。患者肾上腺皮质功能减退时则需要用上述激素分别进行补充或替代治疗。

对绝经后或老年性原发性骨质疏松症以及由多种内分泌疾病、慢性肾功能衰竭、多发性骨髓瘤、长期接受糖皮质类固醇激素治疗等所致继发性骨质疏松症的防治药物有雌激素、降钙素、双膦酸盐和依普黄酮等骨吸收抑制剂；氟制剂及蛋白同化类固醇激素等骨形成刺激剂；钙剂及维生素 D 等多种药物。

糖尿病为糖代谢调节受损性疾病，患病率高，以胰岛素分泌不足和（或）胰岛素敏感性降低为主要致病原因。糖尿病治疗药物发展很快，针对其病理生理机制分别有口服抗糖尿病药物及胰岛素注射剂。按药理作用，口服药物主要有磺脲类和非磺脲类促胰岛素分泌剂；增加外周组织对葡萄糖的摄取和利用、提高胰岛素敏感性的双胍类；延缓餐后葡萄糖吸收的 α-葡萄糖苷酶抑制剂；噻唑烷二酮类胰岛素增敏剂。近年来胰升糖素样肽 1（GLP-1）受体激动剂、二肽基肽酶-4（DPP-Ⅳ）抑制剂、钠葡萄糖协同转运蛋白-2（SGLT-2）抑制剂的加入，各种胰岛素及胰岛素类似物（餐时、基础）的补充或替代治疗提高了糖尿病的治疗达标率。糖尿病与心血管病关系密切，近年来药品监督管理部门要求对治疗糖尿病的药物进行有关心血管风险的终点试验，以证明此类药物在糖尿病伴有心血管风险患者中的安全性，发现了具有心血管获益的药物（如 SGLT-2 抑制剂和 GLP-1 受体激动剂）。

内分泌代谢系统各种疾病的治疗均需个体化，并应首先获得疾病的正确诊断，再针对病因选择正确的药物治疗方案。本章将分别阐述各种内分泌代谢疾病的治疗药物。

第一节 下丘脑-垂体激素与相关药物

下丘脑与垂体在组织学和功能上关系十分密切。下丘脑神经元生成的激素有两类：第一类是下丘脑调节腺垂体分泌的肽类激素，由垂体门脉系统输送至腺垂体，主要生理作用是调控腺垂体的激素合成和分泌，称为下丘脑调节肽，包括促生长激素释放激素（GHRH）、生长激素释放抑制激素（GHRIH，SS）、促甲状腺激素释放激素（TRH）、促肾上腺皮质激素释放激素（CRH）、促黄体素释放激素（LHRH，兼有较弱的促进 FSH 分泌作用）。下丘脑激素大都是小分子肽类物质，如 TRH 是 3 肽、LHRH 是 10 肽、GHRIH 为 14 肽；CRH 和 GHRH 的分子量较大，分别为 41 肽、44 肽。下丘脑合成的激素往往是间歇性、脉冲性释放，如 LHRH 每隔一个多小时脉冲释放一次，故只有模拟生理性剂量和节律给药，才能起到兴奋垂体及性腺轴的作用；反之，如持续大剂量给药，则在初期短暂的兴奋作用后，随之产生持续抑制垂体-性腺轴的作用。LHRH 类似物比天然 LHRH 作用强度更大、时间更持久，如曲普瑞林、亮丙瑞林因此种抑制作用而用于抑制垂体-性腺功能以达到治疗如性激素相关的肿瘤（前列腺癌、乳腺癌等）及特发性中枢性性早熟等疾病。生长抑素类似物如奥曲肽、兰瑞肽可有效抑制生长激素分泌，控制活动性肢端肥大症。生长抑素除抑制生长激素分泌外，还有多种生物学作用，故生长抑素类似物还可治疗重症急性胰腺炎、肠瘘等。而 GHRH 类似物，如 29 肽的舍莫瑞林可治疗下丘脑性生长激素缺乏引起的矮小症。

下丘脑神经元产生的另一类激素是加压素和催产素，皆为 9 肽，这两种激素沿着神经元细胞轴索形成的下丘脑-垂体神经纤维束转运至神经垂体中储存，当机体需要时释放入血。作为药物，加压素主要用于治疗中枢性尿崩症，催产素用于促进子宫收缩。人工合成的去氨加压素比动物源性加压素的抗利尿作用更强、更持久而血管加压作用甚微，常用于儿童遗尿症、甲型血友病等。

腺垂体分泌的激素可分为以下三组：①生长激素（GH）、催乳素（PRL）；②由共同的前体，即鸦片-黑色素-促皮质素原（POMC）衍生而来的促肾上腺皮质激素（ACTH）、促黑色素细胞激素（MSH）、内啡肽；③促性腺激素：包括促黄体生成素（LH）、促卵泡激素（FSH）以及促甲状腺激素（TSH），皆为糖蛋白，由 α、β 两个亚基组成，三者的 α 亚基相同，β 亚基有差别。妊娠期胎盘产生的绒毛膜促性腺激素（HCG）在化学结构及生物活性上与 LH 甚为相近。

临床上，腺垂体激素用于治疗因上述激素缺乏所导致的疾病，如生长激素治疗生长激素缺乏症、促性腺激素治疗促性腺激素缺乏所致的性功能减退症。垂体促激素也可用于检测靶腺的储备功能，如 ACTH 用于评价肾上腺糖皮质激素的储备功能及刺激肾上腺皮质分泌皮质醇来治疗多种疾病。目前人生长激素、ACTH 的 N 端 24 肽、20 肽等已可用基因工程技术进行人工合成并生产。由妊娠期妇女尿中提取的 HCG 可代替 LH 起治疗作用，由绝经后妇女尿中提取的绝经后促性腺激素（HMG）同时含有 LH 和 FSH 两种活性，由基因工程技术生产的 LH 及 FSH 也已用于临床。

下丘脑-垂体激素的分泌受多种神经递质的调控，后者多为生物活性胺类，可对垂体激素起兴奋或抑制作用，从而可用于内分泌疾病的诊断和治疗。例如多巴胺是一种最主要的催乳素释放抑制因子，可作用于垂体分泌催乳素细胞膜上的 2 型多巴胺受体而抑制催乳素的合成和释放，因此模拟多巴胺作用而合成的作用更强、效应更持久的多巴胺受体激动药溴隐亭等可有效治疗垂体催乳素瘤和高催乳素血症。

水溶性加压素一般不作为中枢性尿崩症长期治疗用药，仅作为手术、外伤、昏迷等情况下短期使用，但应注意出入液量平衡；油溶性加压素既适用于中枢性尿崩症的长期治疗，也适用于诊断中枢性尿崩症的禁水-加压素试验。

一、促性腺激素释放激素类似物

戈那瑞林、曲普瑞林、亮丙瑞林等药物，分别用于下丘脑-垂体-性腺轴功能测定、辅助生育以及特发性中枢性性早熟、子宫内膜异位症、前列腺癌等的治疗。

具体参阅第七章第三节及第二十三章第六节。

二、生长激素释放抑制激素类似物

奥曲肽 [药典（二）；国基；医保（乙）]
Octreotide

【适应证】 ①活动性肢端肥大症，包括手术治疗后血清生长激素水平未恢复正常者、放射治疗后尚未达到充分疗效的过渡期患者、部分新诊断患者的术前治疗和不适合手术治疗的患者。②缓解消化道和胰腺神经内分泌肿瘤或类癌综合征患者的症状和体征。③预防和治疗胰腺疾病的手术并发症、治疗急性胰腺炎及上消化道出血，包括肝硬化致食管胃底静脉曲张破裂出血。

【药理】（1）药效学 本品是人工合成的天然生长抑素（14 肽）的 8 肽衍生物，具有生长抑素的药理作用，且作用强而持久。在垂体可抑制生长激素和促甲状腺激素的分泌；在胰腺可抑制胰高血糖素、胰岛素、胰多肽和胰酶分泌；在胃肠道可抑制胃泌素、胃动素、促胰液素、胆囊收缩素、血管活性肠肽（VIP）、胃酸等分泌，降低胃肠道内脏血流、肠蠕动、碳酸氢盐吸收并增加水和电解质吸收。在治疗肢端肥大症时，其对生长激素抑制作用的选择性远大于对促甲状腺激素和胰高血糖素等的抑制。治疗活动性肢端肥大症时，90%患者的多汗、头痛、关节痛、软组织肥厚和打鼾（睡眠呼吸暂停综合征）的症状能够得以改善；40%～65%患者的血生长激素和类胰岛素样生长因子-1（IGF-1）水平恢复正常，部分患者垂体腺瘤显著缩小。治疗胃肠道神经内分泌肿瘤或类癌时，可显著缓解肿瘤相关腹泻及纠正电解质紊乱，部分胰高血糖素瘤患者的皮肤游走性、坏死性红斑可减轻。用于胰腺疾病围手术期时，可明显降低急性胰腺炎、胰瘘的发生率，减轻急性胰腺炎症状、缩短病程。本品因可减少30%～40%的内脏血流量，故对上消化道大出血、肝硬化引起的食管胃底静脉曲张破裂出血有显著止血作用，从而提高出血控制率和预防早期再出血。

（2）药动学 本品皮下注射后吸收迅速而完全，30分钟后血药浓度达峰值，$t_{1/2}$平均为 100 分钟（90～113 分钟）；静脉注射消除呈现双相性，血浆清除率为160ml/min，血浆蛋白结合率为 65%，以肝脏代谢为主。肝硬化患者对本品清除减少。本品的 11%～32%以原型自尿中排出，肾功能不全时清除率亦减少。

【不良反应】（1）十分常见 头痛、腹泻、腹痛、恶心、便秘、胀气、胆石症、高血糖症。

（2）常见 头晕、无力；消化不良、呕吐、腹胀、脂肪痢、稀便、大便变色；厌食症、胆囊炎、高胆红素血症、氨基转移酶水平升高；低血糖症、糖耐量受损；注射部位反应、瘙痒、皮疹；脱发、呼吸困难、心动过缓、甲状腺功能异常。

（3）偶见 脱水、心动过速。

【禁忌证】 对本品制剂中任何一种成分过敏者禁用。

【注意事项】（1）药液应达到室温使用，避免同一部位短期多次注射；剩余不用的药液均应抛弃；多剂药瓶不应穿刺超过 10 次。

（2）建议使用 0.9%氯化钠注射液而不用葡萄糖注射液作为溶媒，因本品会影响葡萄糖体内平衡。配制好的药液应马上使用，否则应保存于 2～8℃的条件下，但不

应超过 24 小时。

（3）GH 分泌型垂体瘤可因肿瘤增大而引起严重并发症（如视功能障碍），故应对所有治疗患者进行密切监测，如果发现肿瘤增大，应及时转换其他治疗方法。

（4）女性肢端肥大症患者如治疗后 GH 水平降低和IGF-1 正常化可能会恢复生育能力，应建议具有生育能力的女性患者在应用本品治疗期间采取适宜的避孕措施。

（5）在胃肠神经内分泌肿瘤治疗期间，应警惕可能会突然发生严重症状迅速复发加重的罕见情况。

（6）如发生心动过缓时，需要调整 β 受体拮抗剂、钙通道阻滞剂或控制液体和电解质平衡的药物剂量。

（7）本品对生长激素、胰高血糖素和胰岛素有抑制作用，可能影响血糖调节，使用期间应密切监测血糖水平。

（8）本品可能改变部分患者的膳食脂肪吸收，使用期间应对曾有维生素 B_{12} 缺乏史的患者监测维生素 B_{12} 水平。

（9）长期接受本品治疗的患者应监测甲状腺功能、肝功能。

（10）胆石症在本品治疗期间十分常见，可伴发胆囊炎和胆管扩张。建议在本品治疗前和治疗期间每隔 6～12个月进行胆囊超声检查。

【药物相互作用】（1）本品使环孢素和西咪替丁的吸收降低。

（2）与溴隐亭联用可增加溴隐亭的生物利用度。

【给药说明】（1）肢端肥大症患者 一般需长期用药，本品需一日 3 次皮下注射，治疗繁琐且费用较高。自从奥曲肽类药的长效缓释剂出现后，肢端肥大症的长期药物治疗倾向于使用长效制剂。

（2）胃肠道疾病 包括神经内分泌肿瘤、急性胰腺炎、上消化道出血及胰腺围手术期，则采用奥曲肽及作用时间较短的类似药物制剂。

【用法与用量】 成人 （1）活动性肢端肥大症 起始剂量 50～100μg，皮下注射，每 8 小时 1 次；以后根据血清生长激素和血清 IGF-1 水平调整，常用剂量 100～200μg，每 8 小时 1 次；最大剂量 500μg，每 8 小时 1 次。起始奥曲肽治疗有效的肢端肥大症患者应使用长效奥曲肽（LAR）维持治疗。

（2）胃肠道神经内分泌肿瘤及类癌综合征 本品初始剂量一次 50～100μg，一日 1～2 次，皮下注射；之后按需要调整为一次 100～200μg，一日 3 次。

（3）预防胰腺手术后并发症 皮下注射，每次100μg，每日 3 次，连续 7 日。第一次用药至少在手术前1 小时进行。

（4）食管胃底静脉曲张破裂、上消化道大出血 本品

连续静脉滴注每小时 25～50μg，最多治疗 5 日。

【制剂与规格】 奥曲肽注射液：1ml:100μg。

长效奥曲肽
Octreotide Long-Acting Repeatable（LAR）

【适应证】 ①活动性肢端肥大症患者，如术后有残余生长激素腺瘤致血清生长激素水平增高、垂体瘤放射治疗后尚未达到充分疗效的过渡期患者、部分不适合手术治疗及新诊断为垂体生长激素分泌性腺瘤患者的术前治疗。②胃肠道和胰腺神经内分泌肿瘤如胰高血糖素瘤、胃泌素瘤和类癌等疾病的治疗。

【药理】 （1）药效学 本品是将奥曲肽包裹在缓慢释放且易被生物降解的多聚小体内（外消旋-内交脂-羟乙酸葡萄糖），1 个月注射一次（20mg 或 30mg），血清生长激素（GH）和类胰岛素样生长因子-1（IGF-1）水平可稳定下降到与奥曲肽治疗相近效果。避免了多次注射，使用方便、顺应性好。其药理作用完全同奥曲肽，但由于药物释放系统的差别而使药效发挥及药代动力学过程出现差别。肌内注射第 1 针 20mg 或 30mg 后 2～3 小时，血清 GH 快速下降到低水平（轻至中度 GH 升高的患者可降至正常水平）；12 小时后 GH 水平回升；第 7 日回升到基线。此后血 GH 水平稳步下降，14 日时可降至低水平且保持低 GH 水平 30 日以上，60 日时血清 GH 水平才开始回升。每月 1 次连续注射，可保持 GH 水平长期被抑制，40%～65% 的患者血清 GH 水平可达正常，血 IGF-1 水平也相应降低，部分患者垂体腺瘤显著缩小。

（2）药动学 单次注射长效奥曲肽的研究表明，与血清 GH 水平变化相反，注射后第 1 日，奥曲肽血药浓度形成一个峰值，第 2 日起逐渐下降，第 7 日血药浓度跌至低谷，然后开始升高，第 14 日时已达到 700μg/L，第 21～42 日稳定在 900～1200μg/L。连续 3 次注射后达到奥曲肽的稳态血药浓度水平，以后长期稳定在恒定范围内，未观察到药物的蓄积现象。其降解、消除和经肝及肾的排泄参阅"奥曲肽"。

【不良反应】【注意事项】【药物相互作用】 参阅"奥曲肽"。

【禁忌证】 对奥曲肽及其制剂中任何一种成分过敏者禁用。

【给药说明】 本品仅适合需要长期给药的肢端肥大症及一些胃肠道类癌、神经内分泌肿瘤患者。不适于急性胰腺炎、上消化道出血患者的短期治疗。

【用法与用量】 成人 本品仅能通过臀部肌肉深部注射给药，绝不能静脉注射。反复注射应轮流选择不同部位。

（1）活动性肢端肥大症患者病情控制 ①先用奥曲肽 2～8 周，待血清 GH 水平下降后改用长效奥曲肽维持治疗，不必经奥曲肽的清洗期。②直接用长效奥曲肽，起始剂量 20mg，每 4 周 1 次，共 3 月；若 3 月后 GH 水平尚未完全控制（GH＞2.5μg/L），剂量应当增至 30mg，每 4 周 1 次；若血清 GH≤2.5μg/L，则继续使用 20mg 治疗，每 4 周 1 次。③若使用 20mg 治疗 3 月后，GH 的浓度持续低于 1μg/L，IGF-1 的浓度正常以及肢端肥大症临床表现缓解，本品剂量可降至 10mg，并密切监测 GH 和 IGF-1 的水平以及临床症状和体征。

（2）胃肠胰内分泌肿瘤患者病情控制 起始剂量 20mg，每 4 周 1 次，有效剂量应维持第一次注射后至少 2 周。治疗 3 月后，症状完全控制者，剂量降至 10mg，每 4 周 1 次。

【制剂与规格】 注射用醋酸奥曲肽微球：（1）10mg；（2）20mg；（3）30mg。

醋酸兰瑞肽
Lanreotide Acetate

【适应证】 ①活动性肢端肥大症，如术后残余生长激素腺瘤致血清 GH 水平增高、垂体瘤放射治疗后尚未达到充分疗效的过渡期患者、部分不适合手术治疗及新诊断为垂体生长激素分泌性腺瘤患者的术前治疗。②胃肠道神经内分泌肿瘤及类癌综合征引起的严重腹泻、颜面潮红、电解质紊乱及皮肤移行性、溶解坏死性皮炎等症状和体征。③国外文献支持用于垂体促甲状腺激素（TSH）腺瘤术前治疗以及手术或放疗后未完全缓解的患者。

【药理】 （1）药效学 本品是人工合成的天然生长抑素（14 肽）的一种 8 肽衍生物，其药理作用与奥曲肽、长效奥曲肽类同。本品尤其对生长抑素受体 2 及 5 亚型亲和力强，具有较强的抑制 GH 分泌和胃肠道神经内分泌组织的激素分泌作用，而对中枢神经系统的作用较弱。本品对肢端肥大症及胃肠道神经内分泌肿瘤疗效也与奥曲肽、长效奥曲肽相似。临床应用中胆囊结石的发生率稍低。

（2）药动学 本品是将兰瑞肽结合在可生物降解的多聚体微球中，这种释放系统使药物缓慢释放而使兰瑞肽成为一种长效的生长抑素。单次肌内注射本品后，微球表面的药物迅速释放，1.4±0.8 小时出现第一个兰瑞肽的血药浓度峰值、1.9±1.8 日出现第二个峰值，以后血浆兰瑞肽浓度缓慢下降，表观半衰期为 5.2±2.5 日；绝对生物利用度为 46.1%±16.7%。肢端肥大症患者一次肌内注射后血浆 GH 和 IGF-1 水平明显下降，至少保持 14 日以上。重复用药未发现药物蓄积现象。

【不良反应】 参阅奥曲肽、长效奥曲肽。

【禁忌证】 (1)妊娠期妇女、哺乳期妇女禁用。

(2)对本品制剂中任何一种成分过敏者禁用。

(3)消化道类癌及内分泌肿瘤阻塞肠道而发生梗阻现象时避免使用。

【注意事项】 持续明显出现脂肪泻者,应补充胰酶治疗。其他参阅奥曲肽、长效奥曲肽。

【药物相互作用】 (1)本品能降低环孢素的血浆水平。

(2)本品与胰岛素合用时,有低血糖风险,应调节胰岛素的剂量。

【用法与用量】 成人 (1)肢端肥大症 第一次深部肌内注射40mg;14日后血清GH水平下降＞25%者,持续治疗,每14日注射1次;若GH水平下降＜25%,每10日注射1次。两侧臀部交替注射。

(2)类癌及胃肠道神经内分泌肿瘤 每14日肌内注射40mg,临床症状如腹泻、颜面潮红、皮疹、电解质紊乱等评估治疗反应的指标改善不显著,则增至每10日注射1次。

【制剂与规格】 注射用醋酸兰瑞肽:40mg。

三、促性腺激素

人绒促性素(人绒毛膜 促性腺激素) [药典(二);国基;医保(甲)]

Human Chorionic Gonadotropin(HCG)

【适应证】 ①青春期前隐睾症的诊断和治疗、青春发育延迟患者睾丸功能测定。②男性低促性腺激素型性腺功能减退症、少精症、无精症、男性不育症,可单用也可与尿促性素合用。永久性低促性腺激素型性腺功能减退症者,无生育要求时可使用睾酮治疗。③垂体促性腺激素功能不足所致女性无排卵性不孕症,在氯米芬治疗无效后,常联合应用本品与绝经后促性腺激素以促进排卵。④辅助生育技术中促排卵,以获取多个卵子,需与绝经后促性腺激素联合应用。⑤女性黄体功能不全的治疗、功能性子宫出血、习惯性流产、妊娠先兆流产。

【药理】 (1)药效学 绒促性素与垂体分泌的促黄体生成素作用极相似,对女性能促进和维持黄体功能,使黄体合成孕激素;与含有促卵泡激素(FSH)成分的尿促性素合用,可促进卵泡生成和成熟,并可模拟生理性的促黄体生成素分泌高峰而触发排卵。对男性能使垂体促性腺激素功能不足者的睾丸产生雄激素,促使隐睾症儿童的睾丸下降和促进男性第二性征的发育。

(2)药动学 $t_{1/2}$呈双相,分别为11小时和23小时;

给药后32~36小时内发生排卵;24小时内10%~12%以原型经肾随尿排出。

【不良反应】 常见 (1)卵巢过度刺激综合征(OHSS) 轻者在胃部与盆腔出现胀满或疼痛感,常有轻度卵巢增大,但多在7~10日内减轻;中度与重度的OHSS则可出现腹水与胸水,卵巢增大至直径10cm,此时应住院治疗,以免发生不可逆的电解质紊乱,甚至死亡。若刺激后卵巢突然增大,多个卵泡发育,可有卵巢扭转或卵巢囊肿破裂,甚至有腹腔内积血的危险。一般可能在注射HCG促使排卵后3~10日症状加重。

(2)用本品刺激排卵时,常出现多个卵泡同时发育,多胎妊娠率高,导致有的新生儿发育未成熟。

(3)使用本品可增加发生动脉血栓栓塞的风险。

【禁忌证】 (1)垂体增生或肿瘤患者。

(2)性早熟患者。

(3)诊断未明的阴道流血、子宫肌瘤、卵巢囊肿或卵巢肿大患者。

(4)血栓性静脉炎患者。

(5)男性前列腺癌或其他雄激素依赖性肿瘤患者。

(6)对促性腺激素有过敏史患者。

【注意事项】 (1)本品应用前临时配制。

(2)运动员及肾功能损害、前列腺肥大、哮喘、癫痫、心脏病、偏头痛等患者慎用。

(3)妊娠试验可出现假阳性,故应在用药10日后进行检查;可使尿17-羟、17-酮类固醇及其他甾体激素分泌增加。

(4)诱导排卵用药前应先做卵巢B超,检查卵泡的数量和大小;雌激素浓度开始上升后,应每日复查,以了解卵泡成熟情况并减少卵巢过度刺激综合征的发生;每日测量基础体温,如有排卵可出现双相体温;在用绝经后促性腺激素后须测定雌激素水平;在雌激素高峰出现后24小时开始用绒促性素触发排卵,测定雌激素也可监测卵巢过度刺激情况的发生。孕酮的测定和宫颈黏液检查,有助于了解卵泡成熟程度或是否已有排卵。

(5)用于治疗男性性腺功能减退症,需测定血清睾酮水平,以排除其他原因导致的性腺功能减退;血清睾酮、精子计数及精子活力的检测亦可用于评价疗效。

(6)除了用于男性促性腺激素功能不全及促发精子生成外,在其他情况下,本品不宜长期连续使用。

(7)发现卵巢过度刺激综合征及卵巢肿大、胸水、腹水等合并症时应停药及就诊,遵医嘱进行治疗。

(8)治疗儿童隐睾症时,偶可发生性早熟,而使骨骺提前闭合,致最终成人身高受影响。

【药物相互作用】 与垂体促性腺激素(如 HMG)合并用药时，可使不良反应增加，故应谨慎联用。

【给药说明】 (1)治疗隐睾症 常在 4～9 岁开始，如出现性早熟现象应停药；如经最初的治疗未见明显疗效，应考虑手术。

(2)用于促排卵 一般先用氯米芬治疗，如无效可应用本品联合尿促性素。有卵巢过度刺激综合征的表现时，应立即做盆腔、腹腔、卵巢检查和雌激素测定；如发现卵巢明显胀大或血清雌激素显著升高，应停止治疗。注射本品 18 小时后常可发生排卵，故需每日或隔日试行受孕。用本品治疗后不出现有排卵月经时，应重新考虑治疗方案。

(3)治疗黄体功能不全 应于易受孕期时开始注射，且必须持续应用，直到妊娠 7～10 周、胎盘能产生足够激素时为止。

(4)对男性原发性曲精小管发育不全等睾丸原发病变所致无精症、男性不育症无效。

【用法与用量】 成人 (1)男性促性腺激素功能不足所致性腺功能低下 肌内注射，一次 1000～4000U，每周 2～3 次，持续数周至数个月。为促发精子生成，治疗需持续 6 个月或更长，若精子数少于 500 万/毫升，应合并应用尿促性素 12 个月左右。

(2)促排卵 用于女性无排卵性不孕或体外受精，可于绝经后尿促性素末次给予后 1 日或氯米芬末次给药后 5～7 日，肌内注射，一次 5000～10000U，连续治疗 3～6 个周期，如无效则应停药。

(3)黄体功能不全 于经期 15～17 日排卵之日起隔日肌内注射 1500U，连用 5 次，根据患者反应而进行剂量调整。妊娠后需维持原剂量直至 7～10 孕周。

(4)功能性子宫出血 1000～3000U，肌内注射；习惯性流产、妊娠先兆流产 1000～5000U，肌内注射。

儿童 (1)发育迟缓者睾丸功能测定 肌内注射，每次 2000U，每日 1 次，连续 3 日。

(2)隐睾症的治疗 10 岁以下儿童，肌内注射，一次 500～1000U；10 岁以上至青春期前患者，肌内注射，一次 1000～5000U，一周 2～3 次。总注射次数不多于 10 次。

【制剂与规格】 注射用人绒毛膜促性腺激素：(1)1000U；(2)2000U；(3)5000U。

尿 促 性 素 [药典(二)；医保(乙)]
Menotrophin(HMG)

【适应证】 治疗促性腺激素减退所致原发性或继发性闭经、无排卵及其所引起的不孕症患者，可使卵泡发育；与绒促性素合用，可促使排卵功能恢复与妊娠；对原发性卵巢衰竭无效。

【药理】 (1)药效学 主要用于促性腺激素不足的补充。注射用尿促性素是由含 75U 促卵泡激素(FSH)与 75U 促黄体生成素(LH)组成。促卵泡激素可以刺激卵泡生长与成熟；促黄体生成素可引起排卵并促进黄体发育，但尿促性素中所含促黄体生成素量不足以使黄体发育。本品主要作用是促卵泡发育，为排卵而准备成熟卵泡，常常同时给予绒促性素以刺激排卵。本品也有刺激男性睾丸曲精管的生精作用。仅含有 75U 纯促卵泡激素的制剂而无促黄体生成素活性的绝经后尿促卵泡素(urofollitrophin)没有促使黄体发育的作用。

(2)药动学 本品肌内注射能吸收，血药浓度达峰时间为 4～6 小时。消除相为双相，主要经肾脏排泄。

【不良反应】 参阅人绒毛膜促性腺激素。

【禁忌证】 诱导排卵时有原因不明的阴道异常出血、子宫肌瘤、卵巢囊肿或卵巢增大、肾上腺皮质功能减退、甲状腺功能减退及原发性卵巢功能衰竭患者禁用。

【注意事项】 (1)运动员及肾功能损害、哮喘、心脏病、癫痫、垂体增大、垂体肿瘤、甲状腺或肾上腺皮质功能减退患者慎用。

(2)全面进行盆腔检查，以了解卵巢的大小，特别是从雌激素浓度开始上升后，需要每日检查，直到加用绒促性素后至少 2 周。

(3)每日测量基础体温，有助于了解卵巢排卵功能。

(4)用本品 1 周后，每日留尿或抽血测定雌激素，仅在雌激素高峰后 24 小时开始用绒促性素(HCG)；如雌激素水平过高，则不宜给予大剂量 HCG，以免引起对卵巢的过度刺激。

(5)宫颈黏液检查有助于了解卵泡成熟程度或有否排卵。

(6)检查 β-HCG 可检测早孕。

(7)对多囊卵巢综合征，LH 水平高的患者，应使用仅含 FSH 75U 的促性腺激素。

【给药说明】 (1)本品不是治疗无排卵患者的首选促排卵药，如对其他促排卵药(包括氯米芬)治疗无效者或由于促性腺激素水平低下而导致卵巢不排卵者可以选用，用量宜按个人临床反应而定。

(2)在用本品治疗中，B 超检查卵泡成熟时直径达 20mm 以上，雌激素 24 小时尿排量达 100～150μg，可注射绒促性素；如超过以上指标者，一旦出现卵巢过度刺激症状时，应当停药。

（3）有卵巢囊肿或卵巢增大的患者，不宜用本品，以避免出现卵巢继续增大。

（4）在治疗期间出现腹痛、腹胀、恶心、呕吐、腹泻等症状，应立即停药。严重者可出现卵巢囊肿、胸水、腹水、血液浓缩及电解质紊乱。

（5）本品是从绝经后妇女的尿中提取，近年用基因工程技术由哺乳动物细胞生产的重组纯 FSH 逐渐取代了尿中提取的 HMG 而用于辅助生育技术，其剂量、不良反应、注意事项、给药须知等在两者相同。

【用法与用量】成人　本品溶于 1～2ml 氯化钠注射液后，肌内注射，起始（或月经第 5 天起）一次 75U，一日 1 次。7 日后视患者雌激素水平和卵泡发育情况调节剂量。

若卵巢无反应，则自第 2 周起每隔 7 日增加 75U，但每次剂量最多不超过 225U，直至卵泡成熟后改用绒促性素（HCG）10000U，一次肌内注射，诱导排卵。

对注射 3 周后卵巢无反应者，则停止用药。

【制剂与规格】　注射用尿促性素：（1）75U；（2）150U（以促卵泡激素效价计）。

四、生长激素

生 长 激 素[药典(二)，医保(乙)]
Growth Hormone（GH）

【适应证】　①各种原因引起的生长激素缺乏性矮小症，包括垂体性及下丘脑性生长激素缺乏症。②其他原因引起的儿童和青少年矮小症，如特纳综合征、小于胎龄儿和特发性矮小等。③儿童慢性肾功能不全导致的生长障碍。④烧伤、创伤等。⑤成人生长激素缺乏症。

【药理】　（1）药效学　生长激素通过直接和 GH 受体结合以及刺激肝脏产生类胰岛素样生长因子-1（IGF-1）而广泛作用于全身；作用于骨骺软骨细胞以及成骨细胞，促进骨骼的生长；促进肌细胞数量增多，体积增大，使内脏增大；可兴奋红细胞生成素而使红细胞数量增加。生长激素对代谢有广泛影响，可促进蛋白质合成；有拮抗胰岛素的作用，影响糖代谢，GH 过多分泌可使糖耐量减退，甚而引起糖尿病；可促进脂质分解代谢，体内脂肪成分比例减少；还可使体内水钠潴留。本品促进生长和蛋白同化等作用是通过 IGF-1 介导的，IGF-1 在生长激素刺激下主要由肝脏产生。

（2）药动学　静脉注射后，$t_{1/2}$ 为 20～30 分钟；皮下注射或肌内注射，血清浓度以 $t_{1/2}$ 为 3～5 小时的速度下降，故作用时间较长；皮下及肌内注射两者生物利用度相仿，皮下注射血药峰浓度稍高于肌内注射，但出现时间较迟。注射剂量约 90%在肝脏代谢，仅约 0.1%以原型由胆道、肾脏排泄。

【不良反应】　（1）使用生理剂量治疗的患者不良反应较少。

（2）少见　皮疹、瘙痒、注射部位疼痛、肿胀；甲状腺功能减退（血 T_4 水平降低），在原有轻度甲状腺功能减退者更易发生。

（3）偶见　暂时性面部及周围性轻至中度水肿、轻度头痛，大多出现在治疗早期。

（4）罕见　髋、膝关节疼痛。

【禁忌证】　（1）对本品过敏者禁用。

（2）本品有促进肿瘤生长的作用，罹患肿瘤或近 2 年内有恶性肿瘤病史者禁用。

（3）骨骺已闭合儿童，严重全身性感染、急性休克期等危重患者、肿瘤进展的患者禁用。

【注意事项】　（1）本品有促进肿瘤生长的作用，故矮小儿童用药前应除外鞍区占位性病变和体内其他部位肿瘤；成人使用本品前应排除肿瘤可能性，有报道结肠癌的发生率增高。

（2）糖尿病患者及有糖尿病倾向者慎用，并应定期复查血糖。

（3）本品可能致甲状腺功能减退。

（4）治疗期间需监测　①血糖、尿糖，必要时进行糖耐量试验。②甲状腺功能测定，如出现血清 T_4 浓度下降，应密切观察，必要时加用甲状腺素以纠正甲状腺功能减退。③在促生长治疗时需定期观察骨龄相。

（5）缺乏妊娠和哺乳期妇女的临床用药经验。

【药物相互作用】　（1）本品与超生理剂量的糖皮质激素合用，其促生长作用可被抑制。

（2）蛋白同化激素、雄激素、雌激素或甲状腺激素与生长激素同时使用时，均有加速骨骺提前闭合的危险，应慎重考虑。

【给药说明】　（1）目前生长激素制剂由基因重组技术生产，按宿主细胞的不同分为真核细胞（哺乳动物细胞）源性重组和原核细胞（大肠埃希菌）源性重组两类，前者方法生产的生长激素，与天然的人垂体生长激素完全一致。

（2）正常人夜间分泌生长激素较日间多，儿童则在入睡后 1 小时左右分泌峰更明显，故在晚间睡前注射更符合生理性分泌节律，疗效好。

（3）为促进身高增长而使用生长激素治疗时，如长骨的骨骺已闭合，则不再有身高增长，长期使用后身高增长速率减慢。

（4）特纳综合征、小于胎龄儿及特发性矮小症等无生长激素缺乏的矮小儿童，用药后增高效果不及生长激素缺乏者，如果治疗 6 个月后生长速率增加不明显者应停用。特纳综合征患者在治疗的第一年可能就需要较大剂量的生长激素以充分提高其生长速度。当患者已达到满意的成年人身高或骨骺闭合时，应终止治疗。

（5）对 GH 缺乏的成年人，尤其是 60 岁以上高龄患者，长期治疗的疗效和不良反应还不太明确。老年人肿瘤的自然发生率较高，使用生长激素时更需注意。

【用法与用量】 成人 生长激素缺乏症：通常不按体重给药，建议每日 0.5～1U，每晚睡前皮下注射，根据患者临床表现改善和 IGF-1 水平逐渐滴定治疗剂量。

儿童 皮下注射，推荐剂量一日 0.1～0.2U/kg，每晚睡前皮下注射，根据患者个体情况决定治疗疗程。

【制剂与规格】 注射用重组人生长激素：（1）2.5U；（2）4.0U；（3）10U。

聚乙二醇重组人生长激素^[国基]
Polyethylene Glycol Recombinant Human Somatropin

【适应证】 用于内源性生长激素缺乏所引起的儿童生长缓慢。

【药理】 （1）药效学 为重组人生长激素（rhGH）与分支型聚乙二醇（PEG）组成的共价耦联物。所使用的 rhGH 通过基因重组大肠埃希菌分泌型表达技术生产。其具有与人体内源性生长激素同等的作用，刺激生长激素缺乏症儿童身高的生长；通过增进正氮平衡，刺激骨骼肌的生长和对脂肪的动员以保持成人和儿童的身体组分比例。生长激素可以使血清中胰岛素样生长因子-1（IGF-1）和胰岛素样生长因子结合蛋白-3（IGFBP-3）的浓度增加。

（2）药动学 本品单次给药的药代动力学显示单剂量皮下注射聚乙二醇重组人生长激素注射液在 0.1～0.4mg/kg 范围内基本符合线性动力学特征。剂量为 0.2mg/kg 时 t_{max} 为（29.40±10.75）小时；C_{max} 为（379.09±109.61）ng/ml；$t_{1/2}$ 为（32.19±4.58）小时。与单次皮下注射重组人生长激素相比，健康受试者单次皮下注射聚乙二醇重组人生长激素注射液后能明显推迟达峰时间，延缓药物在体内的半衰期，减慢清除率，呈明显的长效特征。

【不良反应】 （1）常见 用药初期可出现一过性眼睑浮肿，用药过程中部分患者出现亚临床甲状腺功能减退、关节肿痛等表现。

（2）偶见 注射部位反应、一过性胰岛素升高等。

【禁忌证】 （1）禁用于急性增生性或严重的非增生性糖尿病视网膜病变。

（2）骨骺已完全闭合后禁用于促生长治疗。

（3）严重全身性感染等危重患者在机体急性休克期内禁用。

（4）不得用于有任何进展迹象的潜在性肿瘤患者及已确诊的肿瘤患者。

【注意事项】 （1）糖尿病患者可能需要调整抗糖尿病药物的剂量。

（2）同时使用糖皮质激素会抑制生长激素的促生长作用。

（3）少数患者在生长激素治疗过程中可能发生甲状腺功能减退，应及时纠正，以避免影响生长激素的疗效，因此患者应定期进行甲状腺功能的检查，必要时给予甲状腺素的补充。

（4）内分泌疾病（包括生长激素缺乏症）患者可能发生股骨头骺板滑脱，在生长激素的治疗期若出现跛行现象应注意评估。

（5）有时生长激素可导致胰岛素抵抗，因此必须注意患者是否有葡萄糖耐量降低的现象。

（6）应注意更换注射部位以防止出现皮下脂肪萎缩。

【药物相互作用】 参阅生长激素。

【给药说明】 本品应进行皮下注射，注射部位可选取腹部、上臂外侧、大腿或医护人员建议的其他注射部位。静脉注射本品时要缓慢，注射完毕应将针头在皮下停留不少于 6 秒，以确保药品完全注射入体内。

【用法与用量】 儿童 用于促进儿童生长的剂量因人而异，推荐剂量为一次 0.2mg/kg，每周给药 1 次，皮下注射（上臂、大腿或腹部脐周）。

【制剂与规格】 聚乙二醇重组人生长激素注射液：1.0ml:54IU（9.0mg）。

五、促肾上腺皮质激素
促皮质素^[医保(甲)]
Adrenocorticotropin（ACTH）

【适应证】 ①肾上腺皮质激素贮备功能检测：进行 ACTH 兴奋试验，观察用药前、后血浆皮质醇水平或 24 小时尿游离皮质醇（UFC）排量的变化，判断肾上腺分泌皮质类固醇激素的反应和贮备功能，鉴别肾上腺皮质功能减退的病因是原发性或继发性。②库欣综合征病因鉴别的辅助诊断。③治疗因垂体 ACTH 分泌不足的继发性肾上腺皮质功能减退症。④治疗长期用外源性肾上腺皮质激素而致自身肾上腺皮质功能被抑制的患者，在减药或停药前刺激肾上腺皮质功能的恢复，减轻撤药综合征症状。

【药理】 (1)药效学 ACTH 刺激肾上腺皮质增生，使肾上腺皮质激素合成和分泌增多，用药初期主要为糖皮质激素(氢皮质素)和盐皮质激素(醛固酮)分泌增加，但继续用药后即不再增多；同时，雄激素的合成和分泌也增多。ACTH 可被蛋白分解酶破坏。

(2)药动学 肌内注射后 4 小时达作用高峰，8~12 小时作用消失。静脉注射后作用迅速，于数分钟内即开始起效，血浆中的 $t_{1/2}$ 约 15 分钟。静脉滴注 ACTH 20~25U 维持 8 小时，可达到肾上腺皮质的最大兴奋。ACTH 长效明胶制剂一次肌内注射，作用时间可达 24 小时或更久；ACTH 锌混悬液，一次肌内注射，作用可维持 12~24 小时。

【不良反应】 常见 (1)医源性库欣综合征：由于 ACTH 刺激肾上腺皮质分泌糖皮质激素和盐皮质激素，故长期使用可产生糖皮质激素和盐皮质激素增多，出现医源性皮质醇增多症及明显的水、钠潴留和低钾血症。

(2)可致血糖升高、糖尿病、胃肠道反应、骨质疏松、股骨头坏死、兴奋、躁狂、抑制儿童生长发育等。

(3)皮肤色素沉着、痤疮、多毛发生率较仅使用糖皮质激素患者高。

偶见 偶可发生过敏反应、发热、皮疹、血管神经性水肿甚至过敏性休克，其在垂体前叶功能减退与肾上腺皮质功能减退者较易发生并且可加重其病情，诱发功能减退危象。

【禁忌证】 对本品过敏者禁用。

【注意事项】 (1)高血压、糖尿病、结核病、真菌感染、胃与十二指肠溃疡及心力衰竭患者慎用。

(2)本品不可用氯化钠注射液溶解，也不宜加入氯化钠注射液中静脉滴注。

(3)由于 ACTH 刺激肾上腺皮质增生，因此 ACTH 的停药较糖皮质激素容易，但应用 ACTH 时因皮质醇的负反馈作用，下丘脑-垂体-肾上腺皮质轴对应激的反应能力降低。如 ACTH 突然撤药可引起垂体功能减退，故应逐渐减量至停药。

【药物相互作用】 (1)静脉滴注时遇碱性溶液配伍可发生混浊、失效。

(2)与排钾性利尿药合用会加重失钾。

(3)长期使用时，与水杨酸类药物、吲哚美辛等合用可发生或加重消化道溃疡。

(4)糖尿病患者使用时因本品的致高血糖作用需调整，增加降血糖药用量。

(5)可使口服抗凝药的作用降低。

【给药说明】 在给予疑有肾上腺皮质功能减退者做 ACTH 试验时，宜口服地塞米松，每日 0.75~1mg，以避免肾上腺危象的发生。

【用法与用量】 成人 (1)ACTH 兴奋试验 ①标准 1 小时(或 2 小时)ACTH 兴奋试验：上午 8 点开始，静脉注射合成的 $ACTH_{1\sim24}$ 肽 250μg，于静脉注射第 0、15、30、60、90、120 分钟采血测定血浆皮质醇水平。该试验可在门诊进行，因无停药反应，故目前使用最普遍。

②8 小时 ACTH 兴奋试验 合成的 $ACTH_{1\sim24}$ 肽 250μg 或纯化的动物源(牛)ACTH 25U 溶解于 0.9%氯化钠注射液 500ml 中，均匀静脉滴注 8 小时，收集对照日及试验日 24 小时尿量，测定游离皮质醇或 17-羟类固醇排量，根据病情需要可持续该试验 1~5 天。如患者有发热等应激情况，应避免行 ACTH 兴奋试验。

(2)ACTH 治疗 ①静脉滴注：用 5%葡萄糖注射液溶解后使用；一日 25~50U，静脉滴注 8 小时，一日 1 次。

②肌内注射：一次 25U，一日 2 次。

儿童 (1)肌内注射 一日 1.6U/kg，50U/m²，分 2~3 次给药。

(2)静脉滴注 一次 0.4U/kg，静脉滴注 8 小时，一日 1 次。

【制剂与规格】 注射用促皮质素：25U。

六、多巴胺激动药

甲磺酸溴隐亭 [国基；医保(乙)]
Bromocriptine Mesylate

【适应证】 ①垂体催乳素瘤及其所致女性闭经、溢乳，男性性功能减退。本品是治疗催乳素瘤的首选用药。②高催乳素血症所致男性、女性不育或不孕的治疗。③用作流产后、死胎后及产后不需或不宜哺乳者的抑制乳汁分泌药物。④原发性帕金森病或脑炎后帕金森综合征，常作为左旋多巴和卡比多巴等药物的辅助性用药。⑤肢端肥大症手术或放射治疗的辅助用药。

【药理】 (1)药效学 ①治疗高催乳素血症及垂体催乳素瘤所致闭经、溢乳、不孕不育及产后回乳：本品为多肽麦角类衍生物，能选择性激动多巴胺 D_2 受体，直接抑制垂体前叶合成和释放催乳素，使血清催乳素水平下降，多数催乳素大腺瘤缩小，睾丸或卵巢的功能恢复并抑制乳汁分泌。

②用于帕金森病的治疗：本品可激活中枢神经系统新纹状体中的突触后多巴胺 D_2 受体，同时降低多巴胺在体内的转换。本品与左旋多巴合用时，后者可激活多巴胺 D_1 受体，从而加强本品治疗帕金森病的作用。

③治疗肢端肥大症：本品可抑制部分垂体生长激素瘤细胞的分泌，降低血清生长激素的浓度。

（2）药动学　口服后约 28%经胃肠道吸收，由于在肝中代谢转变，仅有 6%以原型进入体循环，在血液循环中 90%～96%与白蛋白结合。单次口服 2 小时后血清中的催乳素开始降低，而在 8 小时左右作用最强，持续约 24 小时。连续用药可使大部分患者血清催乳素水平下降、月经恢复、溢乳明显减少或消失。抑制产后乳汁分泌一般需用药 3 周，停药后可能有反跳。治疗帕金森病时，单次口服后 30～90 分钟起效，2 小时后作用达高峰。抑制生长激素作用起效时间为用药后 1～2 小时，持续 4～8 小时，通常需连续治疗 4～8 周后才能达有效程度。

本品 $t_{1/2\alpha}$ 为 4～5 小时，$t_{1/2\beta}$ 为 40～50 小时。在肝脏代谢，最终产物约 95%经胆汁排出，其余经肾脏随尿排出。

【不良反应】　（1）常见　①恶心、呕吐等多发生于治疗开始阶段，持续用药产生的不良反应则与药物的用量有关。②症状性眩晕和直立性低血压较为常见，发生率为 1%～5%，产后用药的发生率则可达 8%，尤其在用药初期体位变化时易发生。

（2）偶见　大剂量服用后偶发胃肠道出血、消化性溃疡和腹膜后纤维化，后者表现为持续而剧烈的腹部或胃部疼痛、排尿次数增多、背下部疼痛、恶心、呕吐及疲乏、下肢水肿等。大剂量用于治疗垂体催乳素大腺瘤时，因腺瘤缩小偶可出现脑脊液鼻漏。

（3）罕见　心肌梗死、癫痫发作、脑卒中。

（4）治疗帕金森病以及使用大剂量药物治疗肢端肥大症患者时，可出现精神错乱、幻觉、不自主躯体运动，尤以面部、舌、上肢、双手、头部及上部躯体为著，停药后反应仍可持续 1 周或更久。还可出现便秘、腹泻、口干、食欲缺乏、胃痛、呕吐等症状，以及抑郁、夜间腿部痉挛、鼻塞和暴露于寒冷时出现手指、足趾麻刺感或疼痛等雷诺现象。

【禁忌证】　（1）对本品过敏或对其他麦角碱衍生物过敏者。

（2）控制不佳的高血压、妊娠期高血压相关疾病（包括子痫、子痫前期或妊娠高血压综合征）、分娩后及产褥期高血压患者；冠状动脉疾病或其他严重心血管疾病患者。

（3）严重精神病症状或病史者、已有瓣膜病患者。

【注意事项】　（1）肝功能损害者及用药期间从事驾驶或高空作业者应特别谨慎。

（2）确定妊娠后，如为催乳素微腺瘤则一般停药观察。但在治疗妊娠期妇女垂体催乳素大腺瘤时，仍可继续用药，以防止肿瘤在妊娠期增大。

（3）所有高催乳素血症患者在治疗前应行蝶鞍磁共振检查，以了解有无垂体瘤。治疗期间应定期随访检查，了解垂体瘤大小的变化。治疗 2～3 年后，无症状的患者随访间隔时间可适当延长。

（4）用于产后抑制乳汁分泌，应注意血压变化，此时易出现低血压。

（5）用于治疗高催乳素血症的闭经患者，应注意妊娠可能，尤其是在月经恢复后又停经的妇女，更应注意是否妊娠。

（6）治疗高催乳素血症引起的不孕症时，女性需每日测量基础体温，定期测定血清催乳素的浓度，监测是否排卵或妊娠。男性不育患者，除定期测定血清促卵泡激素、促黄体激素、催乳素、睾酮的浓度外，在催乳素水平下降以后则应开始定期检测精子数目和精子活力。

（7）治疗肢端肥大症时部分患者有效，通常见于血清催乳素水平也升高及血清生长激素水平轻至中度升高的患者。用药期间应测定血清生长激素或 IGF-1 浓度，并注意有关体征的变化。

（8）临床观察发现老年人易发生中枢神经系统的不良反应，应加以注意。大剂量应用时，可使唾液分泌减少，易发生龋齿、牙周炎以及口腔念珠菌感染。

【药物相互作用】　（1）口服激素类避孕药可致闭经或溢乳，干扰本品的效应，并可能使垂体增大，不宜同时应用。

（2）氟哌啶醇、甲基多巴、单胺氧化酶抑制药、甲氧氯普胺、吩噻嗪类、利血平、硫杂蒽类、各种镇静催眠药、H_2 受体拮抗药等能升高血清催乳素浓度，干扰本品的效能，故必须合用时，应适当调整本品剂量。

（3）与其他麦角碱衍生物合用时，可使本品偶致的低血压加重，但较为罕见。

（4）与降血压药合用时，可加强降压效果，故应酌减降压药用量，因此应尽量减少合并用药。

（5）与左旋多巴合用治疗帕金森病时，能增强药效，故应适当减量。

【给药说明】　（1）初始剂量宜小，以减少不良反应的发生率和严重程度。睡前口服，从 1.25mg 起始，以后逐渐增量。用于治疗帕金森病时，可每隔 14～28 天递增 2.5mg；用于治疗其他情况时，可每隔 3～7 天递增 2.5mg；直到最小有效剂量。

（2）进食中或餐后服用，可减少胃肠道不良反应。

（3）服药期间需要避孕时，应用非甾体类药物的避孕方法；如怀疑妊娠应立即就医。

(4) 产后用以抑制乳汁分泌时更易发生低血压,故产后至少 4 小时以上,待心率、血压和呼吸等平稳后才能用药。

(5) 出现肝功能损害时应减量或停药。

【用法与用量】 成人 (1) 产后回乳 如为预防性用药,分娩后 4 小时开始服用 2.5mg,以后改为一日 2 次,一次 2.5mg,连用 14 日;如已有乳汁分泌,则一日服用 2.5mg,2～3 日后改为一日 2 次,一次 2.5mg,连用 14 日。

(2) 高催乳素血症引起的闭经、溢乳和不孕不育 常用起始量为 1.25～2.5mg,一日 1 次,口服;维持量为一次 1.25～2.5mg,一日 2～3 次,口服。月经恢复常在血催乳素水平恢复正常后 2～8 周,溢乳明显减少往往需 6～7 周。

(3) 垂体催乳素瘤 起始量为一日 1.25mg,逐渐递增至血催乳素水平降至正常,最大剂量为一日 15mg。不论高催乳素血症还是催乳素微腺瘤、大腺瘤,在血催乳素水平降至正常一段时间后,绝大多数患者的溴隐亭剂量可以逐渐减量,长期治疗的维持量以血催乳素保持正常及垂体大腺瘤缩小情况决定。

(4) 帕金森病 起始量为一次 0.625mg,一日 1～2 次,逐渐增加至一次 1.25～2.5mg,一日 2 次,一般用量为一日 7.5～15mg。本品多与左旋多巴或其复方制剂合用。

(5) 肢端肥大症 起始量为 1.25～2.5mg,一日 1 次,逐渐增加至有效量,可每间隔 3～7 日递增 2.5mg;维持量为一日 5～20mg,分次口服。

【制剂与规格】 甲磺酸溴隐亭片:2.5mg。

卡 麦 角 林
Cabergoline

【适应证】 ①治疗高催乳素血症;②因医学原因需抑制产后泌乳。

【药理】 (1) 药效学 卡麦角林是一种麦角碱衍生物,具有多巴胺受体激动作用,其特点是强力、长效并具有选择性,与多巴胺 D_2 受体有高度亲和力。卡麦角林与多巴胺受体结合抑制催乳素的分泌作用达 2 周。

(2) 药动学 卡麦角林通过胃肠道吸收,2～3 小时达血药峰浓度,血浆蛋白结合率约为 40%。存在首关代谢,大部分被代谢为几种无活性的代谢产物,主要通过粪便排泄,少数通过尿液排出。

【不良反应】 (1) 参阅溴隐亭。由于其更高的亲和力和选择性,有效治疗剂量更低,因此部分不能耐受溴隐亭治疗的患者可能耐受本品。

(2) 有个例报道使用本品后出现水肿、胸膜病变、胸

腔积液和肺纤维化等不良反应。

【禁忌证】 对本品和麦角衍生物过敏者。其他参阅溴隐亭。

【注意事项】 参阅溴隐亭。

【药物相互作用】 (1) 多巴胺受体拮抗药(如吩噻嗪类、丁苯肼类和甲氧氯普胺)可减弱卡麦角林的降低催乳素和抗帕金森病效应,多潘立酮可减弱其降低催乳素作用。

(2) 美金刚可以增强卡麦角林的作用。

(3) 能刺激胃肠蠕动的药物(如大环内酯类抗生素或奥曲肽)可增加其生物利用度。

其余参阅溴隐亭。

【给药说明】 本品口服给药且可与食物同服。

【用法与用量】 成人 (1) 抑制生理性泌乳预防性用药:产后第一天给予单剂量卡麦角林 1mg。

(2) 抑制已有的泌乳:剂量为每 12 小时 0.5mg,疗程 2 天。

(3) 治疗高催乳素血症:初始剂量每周 0.5mg,根据患者反应,每月加量 0.5mg,可每周一次给药或分 2 次在不同日期给药,药量超过 1mg 应当分次给药。常规剂量每周 1mg,最高剂量可达每周 4.5mg。进餐时或餐后服用。

【制剂与规格】 卡麦角林片:(1)0.5mg;(2)1mg。

七、抗利尿药

加 压 素
Vasopressin

【适应证】 中枢性尿崩症、头部手术或外伤所致暂时性尿崩症的治疗。

【药理】 (1) 药效学 通过提高肾集合管上皮细胞的通透性而增加水的重吸收,使尿量减少,尿渗透压升高;超生理剂量时可使血管平滑肌收缩,对毛细血管和小动脉的作用更明显,并可使胃肠道平滑肌收缩。本品也可增加 ACTH、生长激素和促卵泡素的分泌。

(2) 药动学 主要经肝脏和肾脏代谢,$t_{1/2}$ 10～20 分钟,作用持续时间 2～8 小时,静脉注射给药后,5%～15%以原型由尿排泄。

【不良反应】 (1) 少见 过敏反应,表现为发热、皮肤发红、荨麻疹,手、足、颜面、口唇肿胀。

(2) 大剂量应用时,可出现血压升高、心律失常、心绞痛或心肌梗死,周围血管收缩引起血栓形成、坏疽,较少见。

(3) 水中毒，儿童及老年人较易发生，常发生在尿量减少后仍大量饮水者，但较少见。表现为神志模糊、持续性头痛、尿少、抽搐、体重增加，严重时昏迷。胸闷、支气管痉挛等，较少见。

(4) 腹部或胃部绞痛、嗳气、腹泻、头晕、出汗增多、肠蠕动增加、恶心、呕吐、皮肤和口唇周围苍白以及肢体颤抖等，均少见，与剂量过大或个体敏感性有关。

【禁忌证】 (1) 因本品可有部分催产素效应，妊娠期妇女禁用。

(2) 对本品过敏者禁用。

【注意事项】 (1) 慢性肾功能不全者及哮喘、癫痫、偏头痛、心功能不全、冠心病、高血压患者慎用。

(2) 服药后尿量减少，应限制饮水量，以免引起水潴留、低钠血症，严重时发生水中毒。

【药物相互作用】 (1) 与卡马西平、氯磺丙脲合用时，能增强本品的抗利尿作用。

(2) 与锂制剂、去甲肾上腺素合用时，可减弱本品的抗利尿作用。

【用法与用量】 成人 起始剂量 2～4mg，每 3～6 日注射 1 次，根据维持时间和尿量调整剂量和注射间隔时间。

【制剂与规格】 鞣酸加压素注射液：5ml:100mg。

去氨加压素 [药典（二）；国基；医保（甲）]
Desmopressin（DDAVP）

【成分】 1-脱氨基-8-右旋精氨酸加压素，为去氨加压素的醋酸盐。

【适应证】 ①治疗中枢性尿崩症，可减少尿量，提高尿渗透压，降低血浆渗透压。②用于尿崩症的诊断和鉴别诊断。③治疗夜间遗尿症（6 岁或以上的患者）。④治疗血友病 A（FVIII：C 缺乏症）及血管性血友病（vWD）。⑤用于肾脏浓缩功能试验。

【药理】 (1) 药效学 本品具有较强的抗利尿作用及较弱的血管加压作用，其抗利尿作用/加压作用比为加压素的 2000～3000 倍；其抗利尿作用时间也较加压素长，可达 6～24 小时；此外，其催产素活性也明显减弱。

(2) 药动学 静脉注射本品 2～20μg 后，血浆半衰期为 50～158 分钟，其 $t_{1/2}$ 呈剂量依赖关系。鼻腔给药后，血浆 $t_{1/2}$ 变化较大，为 24～240 分钟，平均为 90 分钟；鼻腔给药的生物利用度为 10%～20%。口服给药后，大部分药物在胃肠道内被破坏，生物利用度仅为 0.5%，但能产生足够的抗利尿作用，达到临床治疗效果。

【不良反应】 (1) 常见 头痛、腹痛、腹部绞痛、恶心、呕吐、腹泻、一过性低血压、脉搏加快、面色潮红、疲乏。

(2) 罕见 脑水肿、低钠血症性惊厥。

(3) 十分罕见 过敏反应和超敏反应（如瘙痒、发疹、发热、支气管痉挛、过敏性反应）；低钠血症、水中毒；情绪障碍（儿童）。

【禁忌证】 (1) 对本品过敏者。

(2) ⅡB 型血管性血友病患者。

(3) 抗利尿激素分泌异常综合征（SIADH）等低钠血症患者。

(4) 失代偿的心功能不全或不稳定型心绞痛患者。

(5) 中至重度肾功能不全患者。

(6) 习惯性或精神性烦渴症患者。

(7) 重度经典 von Willebrand-Jurgens 综合征（Ⅱb 型），凝血因子VIII活性为 5%并具有凝血因子VIII抗体的患者。

(8) 低钠血症患者或有低钠血症病史的患者。

【注意事项】 (1) 慎用于有水、电解质平衡紊乱及颅内压增高者及老年人、婴儿、孕妇。

(2) 用药过量和液体量摄入过多可引起水潴留和低钠血症，严重时可致水中毒。

(3) 哺乳期：本品可分泌入母乳，但治疗剂量不可能对儿童产生影响。

(4) 对无症状的低钠血症患者，除暂停用本品外应限制饮水。对有症状的患者，除上述处理外，可静脉滴注等渗性氯化钠溶液；当体液潴留症状严重时，患者发生抽搐或神志不清，需加用利尿药呋塞米。

(5) 用药期间需监测患者的尿量、渗透压、血钠水平和体重，必要时需监测血浆渗透压。用于治疗或控制出血时，需密切观察患者的血压。

(6) 血栓并发症（脑动脉和冠状动脉）患者如果液体量摄入过多或用药剂量过高，水潴留可能会导致体重增加、低钠血症、癫痫发作、脑水肿或昏迷。这种情况尤其易发生于 1 岁以下儿童和老年患者。为了避免发生水中毒，应确保水平衡。

(7) 由于水重吸收增加，血压可能会升高，在某些情况下可能会出现高血压。

(8) 冠心病患者可能会发生心绞痛。

【药物相互作用】 (1) 吲哚美辛、辛伐他汀可增强患者对本品的反应，但不会影响本品作用持续时间。

(2) 某些能增加抗利尿激素释放的药物，如三环类抗抑郁药、氯丙嗪、卡马西平等与本品合用时可增加本品抗利尿作用并有引起水潴留的危险。

(3) 格列苯脲可抑制本品效应。

(4) 合用二甲矽油可能会降低本品的吸收。

(5) 合用洛哌丁胺将导致本品的血浆浓度升高 3 倍，增加水潴留 (低钠血症) 的危险。

【给药说明】 (1) 下列情况慎用，以防止体液积聚过多：年幼及年老患者、体液和 (或) 电解质不平衡、容易产生颅内压增高的患者。

(2) 经鼻给予本品高剂量 (300μg) 后测试母乳中的药物浓度，其含量低于影响利尿所需要的剂量。

(3) 本品长期使用无明显耐药性或失效现象。

【用法与用量】 成人 (1) 醋酸去氨加压素注射液 ①中枢性尿崩症：常用剂量，一日 1~4μg，皮下或静脉注射，通常分早、晚 2 次给药。长期治疗时一般不采用注射剂。②血友病 A：一次 16~32μg，皮下或静脉注射，溶于 0.9%氯化钠注射液 30ml 内快速滴注，每 12 小时 1 次。③血管性血友病：按体重 0.4μg/kg，皮下或静脉注射，溶于 0.9%氯化钠注射液 30ml 内快速滴注，每 8~12 小时 1 次。④肾脏浓缩功能试验：一次 4μg，皮下或肌内注射。

(2) 醋酸去氨加压素鼻喷液 常用起始剂量，鼻喷一次 10μg，半小时后尿量明显减少；8~16 小时后尿量开始增多，待尿量达到用药前的 60%以上时可第二次用药，根据尿量调整喷药时间与次数。鼻喷液每喷一次恒定剂量 10μg，剂量调整只能通过调节用药次数。

(3) 醋酸去氨加压素片 ①中枢性尿崩症：每次 0.025~0.1mg，每日 3 次，根据疗效调整剂量。对多数成人患者适宜的剂量为每次 0.1mg，每日 3 次。

②夜间遗尿症：首次用量为睡前 0.2mg，如疗效不显著可增至 0.4mg，连续使用 3 个月后停用本品至少 1 周，以评估是否需要继续治疗。用药前 1 小时到服药后 8 小时内需限制饮水量。

儿童 (1) 醋酸去氨加压素片 ①中枢性尿崩症：3 个月龄至 12 岁，每次 0.025~0.1mg，每日 2~3 次。口服：治疗期间应注意饮水量和尿量以避免水中毒，并根据尿量调整剂量，直至获得满意疗效。

②夜间遗尿症：每次 0.2~0.4mg，睡前口服。

(2) 醋酸去氨加压素鼻喷液 肾尿液浓缩功能试验：1 岁以下婴儿剂量为 0.4μg。1 岁以上儿童剂量为 1~2μg。建议对儿童首先使用鼻腔给药制剂。

【制剂与规格】 去氨加压素片：(1) 0.1mg；(2) 0.2mg。

去氨加压素注射液：1ml:4μg。

去氨加压素鼻喷液 (0.01%)：2.5ml:250μg (每喷 0.1ml，含 10μg)。

去氨加压素滴鼻液：2.5ml:250μg。

第二节　雄激素与蛋白同化类固醇激素

雄激素属类固醇激素，天然的雄激素是睾酮 (testosterone)，主要是由男性睾丸分泌，肾上腺皮质和女性卵巢虽也分泌少量雄激素，需转化成睾酮 (以及双氢睾酮) 发挥生理作用。雄激素具有两类作用：即男性化作用和蛋白同化或生长刺激作用。雄激素睾酮可经人工半合成或全合成的方法产生各种睾酮衍生物。其 19 位去甲基后的衍生物雄激素活性减弱而蛋白同化作用不仅被保留并可显著增强，这类睾酮的衍生物称为蛋白同化类固醇 (anabolic steroids)。雄激素和蛋白同化类固醇激素结构相似，作用相近，因此其适应证、禁忌证和不良反应等也类同。

一、雄激素

雄激素睾酮是睾丸的 Leydig 细胞在促黄体素 (LH) 刺激下合成和分泌的激素，但临床使用的雄激素都是人工合成的睾酮衍生物，这些制剂的作用比睾酮强，作用持久，而且对肝脏的损害明显减轻。

【特殊说明】 睾酮 (testosterone) 是男性分泌的主要雄性激素，2020 年版《中国药典》收录有睾酮、苯丙酸诺龙类雄激素药物及制剂。

【适应证】 ①男性腺功能减退症：用于原发性及继发性男性性腺功能减退症患者的替代治疗。②体质性青春期延迟的男性患者。③女性乳腺癌转移不能手术者的姑息性治疗，也可作为化疗的辅助治疗。④某些难治性贫血如再生障碍性贫血、骨髓纤维化等。⑤对绝经后及老年性骨质疏松症的辅助治疗有一定效果。

【药理】 (1) 药效学 雄激素对男性从胚胎早期及出生后的不同生长期，都起着重要生理作用。在男性胎儿的性分化中，雄激素起关键作用；在青春期，雄激素使阴茎增长，促进胡须、阴毛和腋毛的生长，精子的生成和成熟。雄激素促使皮脂腺增生和分泌，喉结生长，致声音变得低沉，增加骨骼肌生长。睾酮对骨骼也有促生长作用，雄激素刺激骨骺的成熟和闭合。在成年男性，大剂量睾酮或其衍生物抑制促性腺激素分泌，使睾丸间质组织和曲精小管萎缩，而抑制生育。女性在青春发育期，由卵巢和肾上腺产生的雄激素使阴毛和腋毛生长，在正常女性，作用弱的雄激素如雄烯二酮 (androstenedione) 和表雄酮 (epiandrosterone) 的产生率高于睾酮。过量的雄激素可引起女性面部和体毛生长、声音低沉、阴蒂增大、额部秃顶和显著的男性化。雄激素对男性和女性垂体促性腺激素的分泌均有负反馈作用。药理剂量的雄激素能抑制垂体促性腺激素的分泌而影响正常性腺功能，也可使高促性腺激素性性腺功能减退症男性患者的促性腺激素水平趋向正常。雄激素及同化类固醇刺激正常造血细胞，增强红细胞生成素的产生，对红细胞干细胞也有直接刺激作用。此外，雄激素能增加蛋白质合成，抑制蛋白质在体内的降解而减少尿氮的排泄。

(2)药动学 睾酮口服易吸收，但在到达全身循环前，即在肝脏内大部分代谢破坏，代谢产物与葡萄糖醛酸及硫酸结合由尿中排出，所以口服实际无效。甲基睾酮在肝内破坏缓慢，胃肠道及口腔黏膜吸收较完全，含服或舌下给药有效，$t_{1/2}$为2.5~3.5小时，舌下含片1小时血药浓度达峰值，口服片2小时达峰值。丙酸睾酮、庚酸睾酮、十一酸睾酮等注射剂型作用强而持久，可持续作用数日至1个月。

【不良反应】 (1)男性化 在妇女和青春期前的儿童最为明显，可使青春期前男孩的男性化体征过早形成。相反，男性若长期应用，可由于在外周组织经芳香化酶(CYP19)作用转化为雌二醇增多而导致女性化体征，表现为男性乳房女性化。在妇女若滥用雄激素、蛋白同化类固醇激素，常常引起面部和躯体的多毛症、痤疮、月经紊乱、闭经、声音低沉、阴蒂增大、会阴增大、性欲增加、食欲增强和身体脂肪减少等，这些作用甚至在使用小剂量时都有可能发生。

(2)肝脏 多种合成的雄激素和蛋白同化激素制剂是17-羟基置换类固醇，这种17α-甲基化雄激素，如甲基睾酮、去氢甲睾酮、羟甲烯龙(oxymetholone)和司坦唑醇(stanozolol)等，具有较常见的肝脏不良反应，可导致肝脏多种酶升高，主要有AST、ALT、乳酸脱氢酶和碱性磷酸酶。某些口服的雄激素可引起胆汁淤积性黄疸，长期使用可能诱发肝癌。

(3)心血管 长期使用大剂量雄激素、蛋白同化类固醇激素，可能会引起血脂改变，即高密度脂蛋白(HDL)胆固醇浓度降低、低密度脂蛋白(LDL)胆固醇浓度增加。

(4)其他 雄激素、蛋白同化类固醇激素还可以引起钠潴留和水肿，老年人前列腺增生而产生排尿困难；在儿童使用时由于骨骺提前闭合而使身材矮小。此外，一些高龄病例可发生前列腺癌、葡萄糖耐量降低。雄激素、蛋白同化类固醇激素还可以引起精神状态的改变，如抑郁、谵妄、急性精神分裂症发作、躁狂症等。

【禁忌证】 (1)妊娠期妇女使用可能使女胎男性化

及男胎出现性早熟，因此，妊娠期妇女及在治疗过程中有可能受孕的妇女禁用。

(2)疑似或患有前列腺癌或乳腺癌以及重度前列腺肥大的男性患者，禁止使用雄激素。老年人可增加患前列腺肥大或前列腺癌的风险。

(3)对本类药物制剂有过敏反应者禁用。

【注意事项】 (1)婴儿和青春发育期前的儿童避免使用雄激素、蛋白同化类固醇激素，因可能影响其生长和性发育。在儿童出现身高骤增时，应特别注意及时调整雄激素剂量。

(2)有严重心脏和肾脏疾病的患者，由于水钠潴留，给予雄激素时容易诱发水肿。

(3)有报道再生障碍性贫血的患者接受治疗后，可发生肝细胞癌。

(4)对男性患者可能严重地抑制其生育能力。

(5)下丘脑及腺垂体功能减退所致低促性腺激素性性腺功能减退症患者，通常先给予雄激素以维持或促进第二性征发育，而在希望生育时，再改用促性腺激素以刺激精子的生成。

(6)雄激素可刺激身体的线性生长，若用量和方法得当，可以较快地达到预期身高，用药时间应控制在4~6个月以内，并定期进行骨骺的X线检查，应避免剂量过大所致骨骺提前闭合。

【药物相互作用】 (1)与肾上腺皮质激素，尤其是盐皮质激素合用时，可增加水肿的危险性；合并应用促皮质激素或糖皮质激素，可加速痤疮的产生。

(2)因雄激素和蛋白同化类固醇激素可降低凝血因子前体的浓度(由于凝血因子前体的合成和分解改变)，以及增加抗凝物质与受体的亲和力，故可使抗凝活性增强，在与双香豆素类或茚满二酮衍生物合用时要减少用量。

(3)与口服降糖药和胰岛素合用时，因雄激素可使血糖下降，故必须密切注意低血糖的发生，必要时应调整降糖药物和胰岛素用量。

(4)与具有肝毒性的药物合用时，可加重对肝脏的损害，尤其是长期应用及原来有肝病的患者。

丙 酸 睾 酮 [药典(二)；国基；医保(甲)]
Testosterone Propionate

【适应证】 ①原发性、继发性男性性功能低减。②绝经期后女性晚期乳腺癌姑息性治疗。③男性青春期发育迟缓。

【药理】 (1)药效学 雄激素类药物，雄激素作用与蛋白同化作用之比为1:1。

（2）药动学 血浆蛋白结合率 98%，主要在肝内代谢转化成活性较弱的雄酮及无活性 5β-雄酮，并与葡萄糖醛酸或硫酸结合，由尿液排出。

【注意事项】（1）用于乳腺癌治疗时，治疗 3 个月内应有效果；若病情仍进展，应立即停药。

（2）应进行深部肌内注射，不能静脉注射。

（3）换用其他睾酮制剂时，需注意它们的不同作用时间。

（4）儿童长期应用可严重影响生长发育，应慎用。

【用法与用量】 肌内注射。

成人 （1）男性性腺功能减退症激素替代治疗 一次 25～50mg，一周 2～3 次。

（2）绝经后女性晚期乳腺癌 一次 50～100mg，一周 3 次。

（3）功能性子宫出血 一次 25～50mg，一日 1 次，共 3～4 次。

儿童、青少年 用于男性青春期发育延缓，一次 12.5～25mg，一周 2～3 次，疗程不超过 4～6 个月。

【制剂与规格】 丙酸睾酮注射液：（1）1ml:25mg；（2）1ml:50mg；（3）1ml:100mg。

庚 酸 睾 酮
Testosterone Enanthate

【适应证】 ①男性性腺功能减退症替代治疗。②绝经女性晚期乳腺癌姑息性治疗。③各种难治性贫血。④男性青春期发育延迟。

【药理】 药效学 雄激素作用与蛋白同化作用之比为 1:1。

【注意事项】（1）用于乳腺癌治疗时，治疗 3 个月内应有效果，若疾病仍进展，应立即停药。

（2）须深部肌内注射，不能用于静脉注射。

（3）庚酸睾酮是一种比较常用的长效睾酮，男性性腺功能减退症替代治疗由丙酸睾酮换用庚酸睾酮时需注意两者的作用时间不同。

【用法与用量】 肌内注射。

成人 （1）雄激素替代治疗 100～200mg，每隔 2～4 周 1 次。

（2）绝经女性晚期乳腺癌姑息性治疗 200～400mg，每隔 2～4 周 1 次。

（3）各种难治性贫血 如再生障碍性贫血，一次 100～400mg，开始一周 2～4 次，以后一周 1～2 次；渐减为维持量 200～400mg，每隔 4 周注射 1 次。

儿童 青春期发育延迟的男性儿童一次 50～100mg，每隔 2～4 周 1 次，总疗程不超过 4～6 个月。

【制剂与规格】 庚酸睾酮注射液：（1）1ml:100mg；（2）1ml:200mg。

十一酸睾酮 [药典(二)；国基；医保(乙)]
Testosterone Undecanoate

【适应证】 ①原发性或继发性睾丸功能减退症、男性青少年体质性青春期发育延迟。②乳腺癌转移女性患者的姑息性治疗。③再生障碍性贫血。④中老年男性迟发性性腺功能减退症(late-onset hypogoandism, LOH；或又称之为部分性雄激素缺乏综合征)。

【药理】（1）药效学 十一酸睾酮是睾酮的十一酸酯，口服后以乳糜微粒形式在小肠淋巴管被吸收，经胸导管进入体循环，酯键裂解后释出睾酮。

（2）药动学 药理吸收形式可避免肝脏的首过效应和肝毒性，口服后血清的达峰时间有明显的个体差异，平均约为 4 小时。单剂肌内注射后血清睾酮达峰时间约在第 7 天，21 天以后恢复到肌内注射前水平。

【不良反应】 女性男性化、水钠潴留、红细胞增多、恶心、呕吐、皮疹、哮喘、血管神经性水肿、肝功能异常、HDL-C 水平降低、LDL-C 水平升高、欣快感、情绪不稳定、暴力倾向等。

【禁忌证】 前列腺癌及可疑者禁用。

【注意事项】（1）疑有前列腺肥大及 65 岁以上男性、有水肿倾向的心脏病、肾脏病患者慎用。

（2）用药数月后可依据血清睾酮水平调整用药间隔，大都在 3～6 周注射 1 次。

【用法与用量】（1）肌内注射 一次250mg，每月 1 次。

（2）口服 一次 40～80mg，每日 1～3 次。

【制剂与规格】 十一酸睾酮注射液：2ml:250mg。
十一酸睾酮软胶囊：40mg。

硫酸普拉睾酮钠 [药典(二)]
Sodium Prasterone Sulfate

【适应证】 妊娠足月引产前使宫颈成熟。

【药理】（1）药效学 本品为脱氢表雄酮，在体内代谢成雌二醇，该激素可促进宫颈组织 b 型纤维芽细胞增生和平滑肌细胞增大，在脱氢表雄酮和雌二醇共同作用下，使颈管组织血管通透性增加，水分增多，同时细胞基质酸性黏多糖增加。激素又增强组织胶原蛋白酶活性，促使胶原纤维分解，使纤维间隙扩大，以及组织纤维断裂，最终导致宫颈管组织软化，伸展性增强，宫口松弛。

（2）药动学 药物经静脉注射进入体内，经肝脏分解成脱氢表雄酮，再经 $\Delta^{5,4}$ 异构酶作用后转化为雄烯二酮，然后再经卵巢内芳香化酶作用转化成雌酮及雌二醇。雌激素和雄激素在血中 95%与性激素结合球蛋白(SHBG)特异结合。游离部分才具生物活性,与靶细胞特异受体结合后形成"活化"复合体,产生生物效应。

【禁忌证】 动物实验中发现有胎仔致死作用,故妊娠初期禁用。

【给药说明】 (1)胎儿发育迟缓及经产道分娩产力有困难的妊娠期妇女、心功能不全、肝肾功能损害者慎用。

(2)本品系硫酸盐,不可用 0.9%氯化钠注射液溶解,应采用注射用水或 5%葡萄糖注射液溶解,须充分振荡使其完全溶解后方可使用,且须立即使用。必要时可用 30~40℃温水加热溶解。

(3)本品宜在宫缩诱发剂和宫缩促进剂前列腺素、缩宫素给药前使用。

【用法与用量】 用 5%葡萄糖注射液 10ml 溶解后静脉注射,注射时间不少于 1 分钟,每日 1 次,每次 100~200mg,连续用药 3 天。

【制剂与规格】 注射用硫酸普拉睾酮钠:100mg。

二、蛋白同化类固醇激素

蛋白同化类固醇激素是人工合成的睾酮衍生物,其雄激素作用相对减弱,蛋白同化作用明显加强;因可增加促红细胞生成素,直接刺激骨髓造血干细胞,增加红细胞的产生,故还可用于治疗难治性造血细胞生成障碍性贫血及肿瘤、药物所致再生不良性贫血。

【适应证】 ①贫血:治疗难治性造血细胞生成障碍性贫血,如再生障碍性贫血、骨髓硬化症、骨髓纤维化、特发性骨髓外化生、肿瘤或药物所致再生不良性贫血;②伴蛋白质分解过度的消耗性疾病,但应与高蛋白质饮食和运动相结合来进行治疗;③对遗传性血管神经性水肿有预防作用,但治疗的效果不一;④严重骨质疏松症的辅助治疗。

【禁忌证】 (1)因可使女性胎儿男性化或男性胎儿性早熟,故妊娠期妇女禁用。

(2)恶性肿瘤及 2 年内有恶性肿瘤史者,高钙血症及高钙血症史者禁用。

【注意事项】 用于矮小儿童的促生长治疗应慎重,以免发生女童男性化、男童性早熟、骨骺过早闭合等。

苯丙酸诺龙 [药典(二);医保(甲)]
Nandrolone Phenylpropionate

【适应证】 ①女性晚期乳腺癌姑息性治疗。②伴有蛋白质分解的消耗性疾病的治疗。

【药理】 (1)药效学 苯丙酸诺龙的蛋白同化作用为丙酸睾酮的 12 倍,而雄性化作用仅为丙酸睾酮的 1/2,因而有较强的逆转机体分解代谢或组织消耗、纠正负氮平衡的作用。

(2)药动学 肌内注射 100mg 后,1~2 天血药浓度达峰值。

【不良反应】 (1)月经紊乱、闭经。

(2)女性成人和儿童使用本品后均可出现女性男性化表现。

(3)长期使用可引起水钠潴留、血清胆固醇升高,并可能引起胆汁淤积性黄疸、肝功能损害。

【禁忌证】 妊娠期妇女禁用。

【注意事项】 (1)本品需深部肌内注射。

(2)利用蛋白同化作用治疗伴蛋白质分解的消耗性疾病时,应同时摄入充足的热量和蛋白质。

(3)儿童使用本品,用药期间生长加速但同时也可使长骨的骨骺过早闭合而缩短生长期,并有促进性早熟及女童男性化作用,因而用于矮小儿童的治疗时尤应注意。

【用法与用量】 成人 (1)女性转移性乳腺癌姑息性治疗 一周 25~100mg,肌内注射,一般须持续至 12 周;如有必要,治疗结束 4 周后,可进行第二个疗程。

(2)蛋白质大量分解的严重消耗性疾病的辅助治疗,如严重烧伤、慢性腹泻、大手术后等,一周 25~50mg,肌内注射。

【制剂与规格】 苯丙酸诺龙注射液:(1)1ml:10mg;(2)1ml:25mg;(3)1ml:50mg。

癸酸诺龙 [药典(二);医保(甲)]
Nandrolone Decanoate

【适应证】 ①各种难治性贫血。②创伤、慢性感染、营养不良等消耗性疾病。③可用于骨质疏松症治疗。

【注意事项】 (1)本品作用较苯丙酸诺龙持久,不良反应也类似,也需深部肌内注射。

(2)治疗贫血时,应保证有充足的铁质摄入。

(3)利用蛋白同化作用治疗时,需摄入充足的热能和蛋白质。

【用法与用量】 肌内注射。

成人 (1)难治性贫血 如再生障碍性贫血、药物所致再生不良性贫血、骨髓纤维化等。女性每隔 1~4 周给予 50~100mg,男性每隔 2~4 周给予 50~200mg。如每隔 3~4 周给药,应持续用药至第 12 周。必要时,治疗结束后 4 周可做第二个疗程的治疗,但应权衡利弊,加以取舍。

（2）严重烧伤、营养不良、消耗性疾病治疗　每隔1～4周给予50～100mg。

儿童　肌内注射，2岁以下剂量未定；2～13岁，每隔3～4周给予25～50mg；14岁以上，参照成人剂量。

【制剂与规格】　癸酸诺龙注射液：（1）1ml:25mg；（2）1ml:50mg。

司 坦 唑 醇 [药典(二); 医保(乙)]
Stanozolol

【适应证】　①遗传性血管神经性水肿的预防和治疗。②严重创伤、慢性感染、营养不良等消耗性疾病。③再生障碍性贫血等难治性贫血。④骨质疏松症的辅助治疗。

【药理】　药效学　司坦唑醇的雄激素活性约为甲睾酮的25%，蛋白同化作用比甲睾酮强30倍。

【注意事项】　（1）血卟啉症患者慎用。

（2）治疗再生障碍性贫血等疾病需长期大量用药时，应注意肝脏损害及诱发肝癌的可能性。

【用法与用量】　口服。

成人　（1）预防和治疗遗传性血管神经性水肿　开始一次2mg，一日3次；女性可一次2mg，一日2次；应根据患者的反应个体化给药，如治疗效果明显，可每隔1～3个月减量，直至每日2mg的维持量，但在减量过程中，须密切观察病情。

（2）慢性消耗性疾病、术后体弱、创伤经久不愈等　一次2～4mg，一日3次，女性酌减。

（3）再生障碍性贫血　剂量、疗程因人而异。

儿童　口服，用于遗传性血管神经性水肿，仅在发作时应用：6岁以下，一日1mg；6～12岁，一日2mg。

【制剂与规格】　司坦唑醇片：2mg。

第三节　雌激素、孕激素与相关药物

女性激素是由下丘脑-垂体调节，由靶器官卵巢合成和分泌的，维持着女性正常的内分泌功能。在下丘脑和垂体分泌的激素的作用下，刺激卵巢分泌激素并形成规律排卵周期，维持女性的生理、生殖功能。在生殖轴系统中，任何环节发生病变或功能失调，都可导致女性生殖内分泌疾病。

性激素是性腺所分泌的类固醇激素。女性的性激素主要由卵巢的卵泡、黄体分泌，有雌激素、孕激素和雄激素。胎盘、肾上腺皮质和男性的睾丸等组织也能分泌雌性激素。卵巢激素在女性生理与病理生理过程中最重要，临床应用广泛。目前，妇产科内分泌治疗应用的是天然性激素的人工合成品及其衍生物。

对甾体性激素的作用原理，近年来认为主要是性激素与特异性激素受体相互作用，调节靶组织的蛋白质合成。性激素分子经血流和组织液转运到靶组织，通过弥散过程进入细胞内，与特异性激素胞浆受体相结合，形成激素-胞质受体复合物，再和靶细胞基因结合，促进核糖核酸（RNA）和蛋白质合成，从而发生各种生理效应。

一、雌激素

雌激素是一类18碳的甾体化合物，常用的有以下几类。①天然雌激素：卵巢、肾上腺皮质和胎盘所产生的雌激素，有雌二醇、雌酮和雌三醇。其中雌二醇的活性最强，雌三醇最弱，后者是前两者的代谢产物。②雌激素合成衍生物：当前广泛用于临床的雌激素，主要是以雌二醇为母体结构的合成衍生物，例如炔雌醇（乙炔雌二醇，ethinylestradiol），由于在体内不易被代谢破坏，因而口服效价大大提高。雌二醇的酯类衍生物如戊酸雌二醇（estradiolvalerate），因能沉积于注射局部，缓慢吸收，故有长效作用。③全合成雌激素：是全合成的非甾体化合物，有雌激素作用，如己烯雌酚（最常用），是根据天然雌激素的结构特征，合成结构较简单的同型物，且口服有效，作用强，但不良反应亦多，氯烯雌醚亦属此类。雌激素可通过皮肤、黏膜、皮下、肌肉等各种途径吸收。雌二醇口服后从胃肠道迅速吸收，但由于在肝脏中被破坏而失活，口服效价很低。微粒化雌二醇可口服，但生物利用度很低（仅2%）。炔雌醇和非甾体雌激素如己烯雌酚，在肝脏中代谢较慢，故口服有效。雌激素经酯化后在注射局部吸收缓慢，作用时间较长，在肝脏代谢后，从尿中排出。

各种雌激素制剂的适应证有所差异，主要用于：

（1）补充雌激素不足，常用于治疗女性性腺功能减退症、双侧卵巢切除术后、萎缩性阴道炎、外阴干燥、围绝经期综合征（如全身潮热、出汗和精神、神经症状等）。

（2）用于治疗晚期前列腺癌症状明显改善，疼痛减轻，睾丸摘除后再加用雌激素治疗，现已很少应用。

（3）预防骨质疏松，用于绝经早期预防由于雌激素缺乏而引起的骨质快速丢失。

（4）治疗痤疮（粉刺），在男性可用于较重的病例，在女性可选用雌、孕激素复合制剂。

(5) 白细胞减少症,用于恶性肿瘤经化疗或放疗引起的白细胞减少症,有明显升高白细胞的效果。

(6) 用作避孕药的一部分。

(7) 产后回乳。

雌激素能促使细胞合成 DNA、RNA 和相应组织内各种不同的蛋白质。雌激素能通过减少下丘脑促性腺激素释放激素(gonadotropin releasing hormone,GnRH)的释出,导致卵泡刺激素(follicle stimulating hormone,FSH)和黄体生成激素(luteinizing hormone,LH)从垂体的释放也减少,从而抑制排卵。男性 LH 分泌减少可使睾丸分泌睾酮降低。

雌激素类制剂吸收后经血流和组织液转运到靶细胞,能与甾体激素结合球蛋白(SHBG)特异结合。其余大量与血浆白蛋白结合。游离部分能与组织内特异性受体蛋白在雌激素反应组织中结合,形成"活化"的复合体,后者具有多种功能。有些雌激素经阴道黏膜吸收,可与全身用药相比拟,亦即不论阴道给药还是肠道给药,药效可相同。主要在肝脏代谢,经过肠肝循环可以再吸收,但有些合成雌激素的代谢部位尚未完全确定。经肾随尿排出。

雌激素制剂的主要不良反应有以下几种:

(1) 不常见或罕见,但应注意的不良反应有:不规则阴道流血、点滴出血、突破性出血、长期出血不止或闭经;困倦;尿频或排尿疼痛;重或突发的头痛;行为突然失去协调,不自主性动作(舞蹈病);胸、上腹(胃)、腹股沟或腿痛,尤其是腓肠肌痛;臂或腿无力或麻木;呼吸急促,突然发生,原因不明;突发失语或发音不清;视力突然改变(眼底出血或血块);血压升高;乳腺出现小肿块;精神抑郁;眼结膜或皮肤黄染,注意肝炎或胆道阻塞;皮疹;黏稠的白色凝乳状阴道分泌物(外阴阴道念珠菌病)。

(2) 较常发生,但常在继续用药后减少的不良反应有:腹部绞痛或胀气;胃纳不佳;恶心;踝及足水肿;乳房胀痛和(或)肿胀;体重增加或减少。

总体上,以下情况应视为雌激素类药物的禁忌证:

(1) 已知或怀疑患有乳腺癌者禁用。

(2) 已知或怀疑有雌激素依赖性肿瘤者禁用。

(3) 急性血栓性静脉炎或血栓栓塞者禁用。

(4) 过去使用雌激素时,曾伴有血栓性静脉炎或血栓栓塞史者禁用。

(5) 有胆汁淤积性黄疸史者禁用。

(6) 未明确诊断的阴道不规则流血者禁用。

(7) 妊娠早期不要使用己烯雌酚,全身用药可能导致胎儿畸形,阴道用药也应注意。用药后所分娩女婴可发生生殖道异常。罕见子代病例在育龄期发生阴道癌或宫颈癌。

(8) 雌激素可经乳腺进入乳汁而排出,并可抑制泌乳,哺乳期妇女禁用。

使用雌激素类制剂应注意:

(1) 注意药物的特异性或非特异性交叉过敏反应。

(2) 对诊断的干扰 ①美替拉酮(metyrapone)试验反应减低。②去甲肾上腺素导致的血小板凝聚力可增加。③磺溴酞钠(BSP)试验提示滞留。④用血清蛋白结合碘(PBI)测试甲状腺功能,T_4 的结合增加;T_3 血清树脂的摄取减低,这是由于血清甲状腺结合球蛋白(TBG)增多。至于放射性碘[^{131}I]及血清促甲状腺激素(TSH)则并不受雌激素的影响。

(3) 下列疾病患者应慎用雌激素 哮喘;心功能不全;癫痫;精神抑郁;偏头痛;肾功能不全,雌激素可使水潴留加剧;糖尿病;良性乳腺疾病;脑血管病;冠状动脉疾病;子宫内膜异位症;胆囊疾病或胆囊病史,尤其是胆石症;肝功能异常;血钙过高,伴有肿瘤或代谢性骨质疾病;高血压;妊娠时黄疸或黄疸史,雌激素有促使肝损害复发的危险性;急性、间歇性或复杂性肝性紫质症;肾功能异常;甲状腺疾病;子宫肌瘤。

(4) 长期服用雌激素者需定期检查 ①血压。②肝功能。③阴道脱落细胞。④每 6~12 个月体检 1 次或遵医嘱。⑤每年 1 次宫颈防癌刮片。

雌激素类药物可与以下药物发生相互作用:

(1) 与抗凝药同用时,雌激素可降低抗凝效应。必须同用时,应调整抗凝药用量。

(2) 与卡马西平、苯巴比妥、苯妥英钠、扑米酮、利福平等同时使用,可减低雌激素的效应。这是由于诱导了肝微粒体酶,加快了雌激素的代谢所致。

(3) 与三环类抗抑郁药同时使用,大量的雌激素可增强抗抑郁药的不良反应,同时降低其应有的效应。

(4) 与抗高血压药同时用,可减低抗高血压的作用。

(5) 降低他莫昔芬的治疗效果。

(6) 增加钙剂的吸收。

实际用药中建议:

(1) 应用最低有效量,时间尽可能缩短,以减少可能发生的不良反应。

(2) 男性以及女性子宫切除后患者,通常采用周期性治疗,即用药 3 周后停药 1 周,相当于自然月经周期中雌激素的变化情况;有子宫的女性,为避免过度刺激,可在周期的最后 10~14 天加用孕激素,模拟自然周期中激素的节律性变化浓度。

（3）长期或大量使用雌激素者，当停药或减量时须逐步减量。

雌 二 醇 ^[药典(二)；医保(乙)]
Estradiol

【特殊说明】　为天然雌激素，17β-雌二醇生物活性最高，以往因口服无效，常制成注射剂，近来经微粒化处理后，可以口服，但生物利用度很低，仅为1%～2%，常用于激素替代疗法，可经皮吸收。

【适应证】　参阅"雌激素"概述。

【药理】　（1）药效学　参阅"雌激素"概述。

（2）药动学　参阅"雌激素"。使用贴片后，药物释放经人体皮肤的平均渗透量为每日50μg。血中雌二醇水平上升，可避免口服给药途径的肝首过效应。去除贴片后，血中雌二醇水平24小时即下降至用药前水平。周效片可维持血内有效药物浓度达7日。3～4日效片仅可维持3～4日。

【不良反应】　参阅"雌激素"。应用贴片时，贴片局部皮肤可发生瘙痒、充血、潮红、皮疹或水疱，严重时可致脱皮。

【禁忌证】　口服给药、经皮给药、阴道给药、口腔咽喉给药禁用于妊娠期妇女。

【注意事项】　皮肤涂抹或使用贴片时：①勿涂抹或贴在乳房或外阴。②患有皮肤病和皮肤过敏者不宜使用。③应注意贴片脱落。不宜在热水盆浴浸泡时间过长，避免直接搓揉贴片部位皮肤。脱落后应换新片。

【药物相互作用】　参阅"雌激素"。

【给药说明】　（1）应与孕激素联合应用，以对抗单纯雌激素引起的子宫内膜过度增生和导致乳腺癌。联合应用方法有两种：①序贯连续应用。②联合连续应用。绝经时间较短的妇女可用第一种方法；绝经较久的妇女可用后一种方法，以减少前一种方法引起的子宫周期性出血。

（2）雌二醇凝胶使用时间最好在每日早晨或晚间沐浴后。涂药后稍等片刻，等药物晾干后再穿内衣。

【用法与用量】　（1）口服雌二醇片，一日1片；如是有子宫的妇女，应加用孕激素。

（2）外用雌二醇凝胶　1.25～2.5g(含雌二醇0.75～1.5mg)，一日1次，涂抹于下腹部、臀部、上臂、大腿等处皮肤。

（3）贴片的用法　贴片每日释放50μg。揭去贴片上的保护膜后，直接贴在清洁干燥、无外伤的皮肤上，一般选择部位为下腹部或臀部。周效片应7日更换一次新的贴片，并更换贴片部位，不重复在相同皮肤部位贴片。3～4日效片应贴片后3～4日换用一次，一周内用2片。连续使用4周为一个用药周期，并于用药周期的后10～14日加用醋酸甲地孕酮4mg，一日1次，连续10～14日。

【制剂与规格】　雌二醇片：1mg。

微粒化17β-雌二醇片：(1)1mg；(2)2mg。

雌二醇凝胶：0.06%(1g凝胶含雌二醇0.6mg)。

雌二醇控释贴片：(1)周效片，4.0cm×2.6cm含2.5mg；(2)3～4日效片，4.0cm×2.6cm含4mg。

戊酸雌二醇 ^[药典(二)；医保(乙)]
Estradiol Valerate

【适应证】　①补充雌激素不足，如萎缩性阴道炎、女性性腺功能减退症、外阴阴道萎缩、绝经期血管舒缩症状、卵巢切除、原发性卵巢衰竭等。②晚期前列腺癌(乳腺癌、卵巢癌患者禁用)。③与孕激素类药物合用，能抑制排卵，可作避孕药。

【药理】　（1）药效学　参阅"雌激素"概述。

（2）药动学　口服被胃肠道吸收后，在肝内代谢，分解成雌二醇和戊酸。口服戊酸雌二醇后约有3%的雌二醇被生物利用。

【不良反应】　（1）消化道反应　如恶心，呕吐，腹痛，胆汁积郁性黄疸。

（2）神经系统　头痛，偏头痛，头晕，焦虑/抑郁症状，疲乏。

（3）心血管系统　心血管疾病的风险和相关死亡率增加。

（4）生殖系统和乳腺　阴道出血类型的改变，异常出血或大量出血，突破性出血，点滴出血(连续治疗期间不规律出血通常好转)，痛经，阴道分泌物的改变，经前样综合征，乳房疼痛、触痛或增大。良性乳腺疾病、子宫肿瘤增加。

（5）在女性中可导致撤退性出血，当用于乳腺癌患者时可导致高钙血症和骨痛。

（6）女性使用雌激素会导致骨骺提早闭合，使最终成年身高下降。

（7）可导致男性乳房女性化。

（8）各种皮肤疾病，如瘙痒，湿疹，荨麻疹，痤疮，多毛，脱发，结节性红斑，黄褐斑。

（9）其他　心悸，水肿，肌肉痉挛，体重改变，食欲增加，性欲改变，视觉异常，不能耐受隐形眼镜，过敏反应。

【禁忌证】　下面所列的任何一种情况存在时，不应开始激素替代治疗(HRT)。如果在HRT用药过程中出现下列任何一种情况，应立即停药。

(1) 妊娠和哺乳。

(2) 未确诊的阴道出血。

(3) 已知或可疑乳腺癌。

(4) 已知或可疑受性激素影响的癌前病变或恶性肿瘤。

(5) 现有或既往有肝脏肿瘤病史（良性或恶性）。

(6) 重度肝脏疾病。

(7) 活动性深静脉血栓形成，血栓栓塞性疾或有记录这些疾病的病史。

(8) 重度高甘油三酯血症。

(9) 已知对戊酸雌二醇片的任何成分过敏。

(10) 在引起栓塞的心脏病存在时，通常同样不应使用本品。

【注意事项】 (1) 开始治疗前及用药期间，应进行内、外科（血压、肝功能、腹腔、乳房检查等）及妇科检查（包括盆腔检查及宫颈的细胞涂片）。

(2) 出现以下情况应立即停药 第一次发生偏头痛或频繁发作少见的严重头痛、突发性感觉障碍（如视觉或听觉障碍）、血栓性静脉炎或血栓栓塞的前发指征（如异常的腿痛或腿肿、不明原因的呼吸或咳嗽时的刺痛感）、胸部疼痛及紧缩感、发生黄疸、肝炎、全身瘙痒、癫痫发作次数增加、血压显著增高。

【药物相互作用】 (1) 本品可增加钙剂的吸收。

(2) 大剂量雌激素可加重三环类抗抑药的不良反应，同时降低其疗效。

(3) 卡马西平、苯巴比妥、苯妥英钠、扑米酮、利福平等药物可诱导肝微粒体酶，加快雌激素的代谢，合用可减弱雌激素疗效。

(4) 本品可降低抗凝药、降糖药物的疗效。必须合用，应调整以上药物用量。

(5) 本品可减弱抗高血压药、他莫昔芬的疗效。

【给药说明】 参阅"雌激素"概述。

【用法与用量】 (1) 口服 一日 1 次，一次 1mg。

(2) 肌内注射 ①补充雌激素不足：一次 5mg，每 4 周 1 次。②前列腺癌：一次 30mg，每 1～2 周 1 次，按需调整用量。

【制剂与规格】 戊酸雌二醇片：(1) 0.5mg；(2) 1mg。

戊酸雌二醇注射液：(1) 1ml:5mg；(2) 1ml:10mg。

苯甲酸雌二醇 [药典(二)；医保(乙)]
Estradiol Benzoate

【适应证】 参阅"戊酸雌二醇"。亦可用于产后回乳。

【药理】 (1) 药效学 雌激素类药。可使子宫内膜增生、增强子宫平滑肌收缩，促使乳腺发育增生。大剂量抑制催乳素释放，对抗雄激素作用，并能增加钙在骨中沉着。

(2) 药动学 在血液内，部分与球蛋白结合，游离的雌二醇被组织利用。部分被肝脏破坏，或经胆汁排泄，再被肠道吸收，形成肠肝循环，其代谢产物多与硫酸或葡萄糖醛酸结合成酯后从尿中排出。

【不良反应】 可有恶心、头痛、乳房胀痛，偶有血栓症、皮疹、水钠潴留等。

【禁忌证】 血栓性静脉炎、肺栓塞患者，肝肾疾患者，与雌激素有关的肿瘤患者（如乳腺癌、阴道癌、子宫颈癌）及孕妇禁用。

【注意事项】 (1) 用药期间定期进行妇科检查。

(2) 子宫肌瘤、心脏病、癫痫、糖尿病及高血压患者慎用。

(3) 注射前充分摇匀，或加热摇匀。

【药物相互作用】 与降糖药合并使用时，可能减弱其降糖作用，应调节剂量。

【给药说明】 本品凝胶剂不可口服。外用最佳部位为躯干部、上肢及腿内侧。忌用于乳房、外阴和黏膜处。使用时间最好在每日早晨或晚间沐浴后。涂药后稍等片刻，待药物干后再穿内衣。

【用法与用量】 (1) 肌内注射 一次 1～2mg，一周 2～3 次。

(2) 外用 苯甲酸雌二醇凝胶，一日 1 次，一次 1.5g 涂抹于下腹部、臀部、上臂、大腿等处皮肤。

【制剂与规格】 苯甲酸雌二醇注射液：(1) 1ml:1mg；(2) 1ml:2mg。

苯甲酸雌二醇凝胶：1.5g:1.35mg。

炔 雌 醇 [药典(二)；医保(甲)]
Ethinyl Estradiol

【适应证】 ①与孕激素类药物合用，能抑制排卵，可作为避孕药。②用于晚期前列腺癌的治疗。③补充雌激素不足，治疗女性性腺功能减退症、闭经、围绝经期综合征等。

【药理】 (1) 药效学 炔雌醇为雌二醇的 17α-乙炔基衍生物，口服时其生物活性较雌二醇高 10～30 倍。对下丘脑和垂体有正、负反馈作用。小剂量可刺激促性腺激素分泌；大剂量则抑制其分泌，从而抑制卵巢的排卵，起到避孕作用。

(2) 药动学 口服可被胃肠道吸收，生物利用度个体差异大，约为 40%～60%。能与血浆蛋白中度结合，在肝内代谢,大部分以原型排出,约 60%由尿排泄。

【不良反应】 (1)心血管系统 不常见或罕见血压升高。

(2)代谢/内分泌系统 较常见乳房胀痛或肿胀、体重增加或减少,继续用药后可减轻。不常见或罕见乳腺小肿块。

(3)呼吸系统 不常见或罕见呼吸急促。

(4)泌尿生殖系统 不常见或罕见尿频或尿痛、阴道不规则出血、点滴或突破出血、长期出血不止或闭经、黏稠的白色凝乳状阴道分泌物(念珠菌病)。

(5)神经系统 不常见或罕见严重或突发性头痛、困倦、共济失调、不自主运动(舞蹈病)、臂(或腿)无力或麻木、构音障碍。

(6)精神异常 不常见或罕见精神抑郁。

(7)肝脏 不常见或罕见胆道阻塞。

(8)胃肠道反应 较常见恶心、纳差、腹部绞痛或胀气,继续用药后可减轻。不常见或罕见上腹(胃)痛。

(9)皮肤 不常见或罕见皮肤黄染、皮疹。

(10)眼 不常见或罕见视力突然改变(眼底出血或血块)、眼结膜黄染、皮疹。

(11)其他 较常见踝及足水肿,继续用药后可减轻。不常见或罕见胸痛、腹股沟或腿痛(尤其是腓肠肌痛)。

【禁忌证】 (1)禁用于妊娠期妇女。

(2)与雌激素有关的肿瘤,如乳腺癌、子宫颈癌禁用(前列腺癌、绝经期后乳腺癌除外)。

(3)血栓性静脉炎、肺栓塞患者禁用。

【药物相互作用】 (1)口服 1g 维生素 C 能使本品单次口服的生物利用度提高到 60%～70%。

(2)与孕激素类药合用有协同抑制排卵的作用。

其余参阅"雌激素"概述。

【用法与用量】 口服。

(1)避孕 常与孕激素组成复方口服避孕片,每日用量为 0.02～0.035mg。

(2)性腺发育不全 一次 0.01～0.02mg,每晚 1 次,连服 3 周。第 3 周配伍应用孕激素进行人工周期治疗,可用 1～3 个周期。

(3)围绝经期综合征 一日 0.005mg,连服 21 日,间隔 7 日后再用。有子宫的妇女,于周期后期服用孕激素 10～14 日。

(4)前列腺癌 一次 0.05～0.5mg,一日 3～6 次。

【制剂与规格】 炔雌醇片:(1)0.005mg;(2)0.0125mg;(3)0.5mg。

炔 雌 醚 [药典(二)]
Quinestrol

【适应证】 本品为长效口服复方避孕片中的雌激素成分。配伍的孕激素为炔诺孕酮或左炔诺孕酮。

【药理】 (1)药效学 本品为长效雌激素。口服后很快在消化道内吸收进入血液循环,并维持在血液内的高浓度,然后贮藏于脂肪组织中,缓慢释放,起长效作用。从脂肪释出后主要代谢为炔雌醇形式后再起作用,故其作用机制同炔雌醇。在复方口服避孕片中,长效雌激素起主要的避孕作用;而孕激素防止子宫内膜增生,使之转化为分泌期,然后脱落。

(2)药动学 本品具蓄积效应,据报道其雌激素活性最长可持续 4 个月。口服后迅速在消化道内吸收进入血液循环,并在血液内维持高浓度,然后储存于脂肪组织中,各系统中药物的含量取决于器官脂肪含量的多少。数日后药物自脂肪库中缓慢释放,并代谢为炔雌醇和葡萄糖醛酸苷炔雌醇。代谢产物主要经肾排泄。母体化合物的消除半衰期为 120 小时,代谢产物炔雌醇的半衰期为 28.8 小时。

【不良反应】 参阅"雌激素"概述。

【禁忌证】 参阅"雌激素"概述。

【注意事项】 参阅"雌激素"概述。

【药物相互作用】 参阅"雌激素"概述。

【给药说明】 参阅"雌激素"概述。

【用法与用量】 长效口服避孕片中炔雌醚含量为每片 2mg 或每片 3mg,每个月服用 1 片。

【制剂与规格】 (1)复方炔诺孕酮长效避孕片:每片含 2mg 或 3mg 炔雌醚,12mg 炔诺孕酮。

(2)复方左炔诺孕酮长效避孕片:每片含 2mg 或 3mg 炔雌醚,6mg 左炔诺孕酮。

雌 三 醇 [药典(二)]
Estriol

【适应证】 ①雌激素缺乏引起的泌尿生殖道萎缩症状,如干燥、性交痛、萎缩性阴道炎;雌激素缺乏引起的复发性下泌尿道感染;尿频、尿急、轻度尿失禁。②绝经后妇女阴道手术前、后。

【药理】 (1)药效学 卵巢产生的雌激素主要为雌二醇和雌酮,外周血中的天然雌三醇是雌二醇和雌酮的代谢产物。雌二醇的生物活性最强,雌三醇的活性最弱。天然雌三醇的药理作用基本上与雌二醇相似,但由于其活性弱,对全身用药的激素替代疗法已很少使用。多次阴道局部使用雌三醇对阴道黏膜的增生和角化作用十分明显。其作用部位的特异性可能是由于阴道存在特异的雌激素结合蛋白，而对子宫内膜无明显刺激作用。

（2）药动学　阴道内使用雌三醇可以在局部产生最佳的有效性。雌三醇也进入体循环系统，因为在血浆中观察到非结合雌三醇峰的骤升现象。血浆峰值在使用1～2个小时后出现。几乎所有的雌三醇（90%）与血浆中白蛋白结合。与其他的雌激素不同，雌三醇与性激素结合球蛋白不结合。雌三醇的代谢主要是肠肝循环内的结合与解离过程。雌三醇作为代谢终产物，主要以结合的形式通过尿液排泄，只有少部分（±2%）主要是非结合的雌三醇通过粪便排出。

【不良反应】　（1）阴道局部有轻度灼热感、瘙痒。

（2）偶有乳房胀痛。

【禁忌证】　有雌激素禁忌证者禁用。

【注意事项】　（1）如使用频繁，应定期进行体检，检查乳房和子宫内膜厚度。

（2）哺乳期妇女应慎用。

【药物相互作用】　可与皮质激素、巴比妥类、苯乙酰盐、利福平、胰岛素、β肾上腺素受体拮抗药发生相互作用。

【给药说明】　（1）每日用量不超过1次，连续使用3～6周后应停用，不宜长期连续使用。

（2）阴道栓剂应在晚上睡前使用，以免药物流出，影响疗效。

【用法与用量】　手法将1枚0.5mg栓剂或用送药器将0.5g软膏（相当于0.5mg雌三醇）放入阴道，连续使用3周。如有尿失禁可连续使用6周。疗程完毕后，根据症状缓解情况，可用维持量，一周使用2次。

【制剂与规格】　雌三醇栓剂：0.5mg。

雌三醇软膏：1g:1mg。

尼 尔 雌 醇
Nylestriol

【适应证】　用于围绝经期妇女雌激素替代治疗。

【药理】　（1）药效学　本品为雌三醇的衍生物。雌三醇为雌二醇的代谢产物，其药理作用与雌二醇相似，但生物活性低，故对子宫内膜的增生作用也较弱，适用于围绝经期妇女的雌激素替代疗法。因其3位上引入环戊醚后增加了亲脂性，有利于肠道吸收并储存在脂肪组织中，以后缓慢释放而起长效作用。其17位引入乙炔基而增强雌激素活性。皮下注射时，其雌激素活性为炔雌醚

的3倍，为雌三醇环戊醚的19倍；口服时其活性是雌三醇环戊醚的30倍。

（2）药动学　口服易吸收，在体内多功能氧化酶作用下，去3位上的环戊醚基团形成炔雌三醇，以后在酶作用下去掉17位乙炔基而形成雌三醇，活性即减低。雌三醇的半衰期为20小时左右，主要经肾脏排泄，以原型、炔雌三醇和雌三醇三种形式由尿中排泄。

【不良反应】　（1）轻度胃肠道反应，表现为恶心、呕吐、头晕。

（2）突破性出血。

（3）乳房胀痛。

（4）高血压。

（5）偶有肝功能损害。

【禁忌证】　雌激素依赖性疾病（如乳腺癌、子宫内膜癌、宫颈癌、较大子宫肌瘤等）病史者、血栓病、高血压病患者禁用。

【注意事项】　参阅"雌激素"概述。

【药物相互作用】　参阅"雌激素"概述。

【给药说明】　本品的雌激素活性虽较低，但仍有使子宫内膜增生的危险，故应每2个月给予孕激素10日以抑制雌激素的内膜增生作用。一般孕激素停用后可产生撤药性子宫出血。如使用者已切除子宫，则不需加用孕激素。

【用法与用量】　口服　一次5mg，每月1次；或一次2mg，每2周1次。

【制剂与规格】　尼尔雌醇片：（1）5mg；（2）2mg。

普 罗 雌 烯 [医保(乙)]
Promestriene

【适应证】　参阅"雌三醇"。

【药理】　（1）药效学　参阅"雌三醇"。

（2）药动学　普罗雌烯在生殖道底部黏膜处产生局部的雌激素作用，从而恢复营养机能，在阴道内使用后，不会对远离阴道的部位产生全身性的雌激素作用；在皮肤使用后，少于1%的普罗雌烯进入组织。

【不良反应】　参阅"雌三醇"。

【禁忌证】　参阅"雌三醇"。

【注意事项】　参阅"雌三醇"。

【药物相互作用】　参阅"雌三醇"。

【给药说明】　参阅"雌三醇"。

【用法与用量】　参阅"雌三醇"。

【制剂与规格】　普罗雌烯栓剂：0.5mg。

普罗雌烯软膏：1g:1mg。

己 烯 雌 酚 [药典(二); 国基; 医保(甲)]
Diethylstilbestrol (Stilbestrol)

【适应证】 ①补充体内雌激素不足,如绝经后泌尿生殖道萎缩综合征、女性性腺发育不良、围绝经期综合征、卵巢切除后、原发性卵巢缺如。②前列腺癌不能行手术治疗的晚期患者。③预防产后泌乳。

【药理】 (1)药效学 本品为人工合成的非甾体雌激素,其主要作用有:①促使女性性器官及第二性征正常发育。②促使子内膜增生和阴道上皮角化。③增强子宫收缩,提高子宫对催产素的敏感性。④本品小剂量可刺激腺垂体促性腺激素及催乳素的分泌,大剂量则抑制其分泌。⑤拮抗雄激素。

(2)药动学 本品口服或肌内注射后吸收较好,不易被肝脏破坏。

【不良反应】 妊娠期妇女早期服用此药,其女性后代在青春期后子宫颈和阴道的腺病及腺癌发生率升高;男性后代生殖道异常和精子异常发生率也增加。其他参阅"雌激素"。

【禁忌证】 (1)孕妇禁用(可能引起第二代女性阴道腺病及腺癌发生率升高,男性生殖道异常及精子异常发生率增加)。

(2)有血栓性静脉炎和肺栓塞性病史患者禁用。

(3)与雌激素有关的肿瘤患者及未确诊的阴道不规则流血患者禁用。

【注意事项】 (1)下列患者慎用 心功能不全、癫痫、糖尿病、肝肾功能障碍、精神抑郁等。

(2)长期使用应定期检查血压、肝功能、阴道脱落细胞,每年一次宫颈防癌刮片。

(3)诊断干扰 ①本品可使美替拉酮试验反应减弱。②本品可使去甲肾上腺素导致的血小板凝聚力增加。③本品可使磺溴酞钠(BSP)潴留增加。

【药物相互作用】 (1)本品与抗凝药同用时,可降低后者抗凝效应。

(2)本品与卡马西平、苯巴比妥、苯妥英钠、扑米酮、利福平等同时使用,可减低本品的效应。

(3)本品与抗高血压药同用时,可减低抗高血压药的作用。

【给药说明】 (1)应根据规定的方法服药,尽量避免漏服现象,且不宜中途停药。

(2)宜短程并以最低有效量用药。

(3)用药前后及用药时应当检查或监测乳腺、盆腔器官、宫颈细胞学检查、血压、肝功能等。

【用法与用量】 (1)口服 ①用于补充内源性雌激素不足:一日 0.25～0.50mg,21 日后停药 1 周,周期性服用。②用于前列腺癌:开始时一日 1～3mg,依据病情递增而后递减;维持量一日 1mg。③预防产后泌乳:一次 5mg,一日 3 次。

(2)肌内注射 一次 0.5～1.0mg,一日 0.5～6.0mg。

【制剂与规格】 己烯雌酚片:(1)0.5mg;(2)1mg;(3)2mg。

己烯雌酚注射液:(1)1ml:0.5mg;(2)1ml:1mg;(3)1ml:2mg。

结合雌激素 [药典(二); 医保(乙)]
Conjugated Estrogen

【成分】 本品的主要成分为结合雌激素。结合雌激素是多种雌激素的混合物,主要成分为雌酮硫酸钠与马烯雌酮硫酸钠的混合物,同时还含有 17α-二氢马烯雌酮、17α-雌二醇和 17β-双氢马烯雌酮。

【适应证】 ①用于雌激素低下绝经妇女的雌激素替代治疗。②治疗月经失调。

【药理】 (1)药效学 本品为孕马尿的提取物,为结合雌激素,主要成分为雌酮、马烯雌酮和 17α-二氢马烯雌酮的硫酸盐,有明显的雌激素活性。阴道局部用药可直接作用于阴道上皮,使之增厚,表层细胞增多,恢复阴道酸性环境,增加阴道分泌物。

(2)药动学 本品为改良型缓慢释放雌激素配方,虽胃肠吸收迅速,但达峰值时间为 4～10 小时,各种雌激素成分的表观终末相清除 $t_{1/2}$ 为 10～24 小时,在肝脏代谢,部分进入胆汁而排出,有肠肝循环,通过羟基化后主要从肾脏排出。阴道局部用药全身吸收少,约为 10%。

【不良反应】 (1)子宫内膜增生,单独使用可升高子宫内膜腺癌危险性。

(2)升高血甘油三酯。

(3)长期使用有增加乳腺癌发生的危险性。

(4)突破性子宫出血。

(5)乳房胀痛。

(6)体重增加。

(7)水肿。

(8)其他参阅"雌激素"。

【禁忌证】 雌激素不应用于以下任何一种情况:

(1)诊断不明的生殖器官异常出血。

(2)已知、怀疑或曾患乳腺癌,以及正在进行转移性乳腺癌治疗的患者。

(3) 已知或怀疑雌激素依赖的新生物(肿瘤,如子宫内膜癌和子宫内膜增生)。

(4) 活动性深静脉血栓、肺栓塞或有此类病史。

(5) 活动性或新近发生的(如过去的一年内)动脉血栓栓塞性疾病(如中风和心肌梗死)。

(6) 不能恢复到正常的肝功能不全或肝脏疾病。

(7) 已知对其成分有超敏反应者。

(8) 已知或怀疑妊娠的妇女及哺乳期妇女。

【注意事项】 长期单独使用时,可以增加子宫体腺癌的危险,故必须加用孕激素以拮抗。

【药物相互作用】 (1) CYP3A4 的诱导剂,如圣约翰草提取物(贯叶连翘)、苯巴比妥、卡马西平和利福平,可以降低雌激素血浆浓度,可能导致治疗效果降低和(或)改变子宫出血的情况。

(2) CYP3A4 的抑制剂(如红霉素、克拉霉素、酮康唑、伊曲康唑、利托那韦和葡萄柚汁)可以升高雌激素血浆浓度,而引起不良反应。

【给药说明】 (1) 应在饭后服药,以减少恶心反应。

(2) 一旦发现怀孕,应立即停药并就医。

(3) 本品仅限用于成人,作为替代治疗以补充雌激素。

【用法与用量】 (1) 口服 每日结合雌激素 0.3mg 或 0.625mg。可与孕激素联合序贯应用也可联合连续应用,加用孕激素必须每 28 日周期使用 10～14 日。

(2) 阴道内给药 阴道软膏,每日 1g,内含 0.625mg 结合雌激素,3 周为一个疗程。

【制剂与规格】 结合雌激素片:(1)0.3mg;(2)0.625mg。

结合雌激素软膏:14g(1g:0.625mg)。

氯 烯 雌 醚 [药典(二)]
Chlorotrianisene

【适应证】 ①雌激素缺乏引起的泌尿生殖道萎缩症状:如阴道干涩、性交痛、萎缩性阴道炎;预防因雌激素缺乏引起复发性下泌尿道感染;尿频、尿急、轻度尿失禁。②女性性腺功能减退症。③青春期功能失调性子宫出血。④更年期综合征。⑤男性前列腺增生。

【药理】 (1) 药效学 参阅"雌激素"概述。

(2) 药动学 本品口服后贮存于脂肪组织内,并缓慢释放,在肝代谢为具有雌激素作用的物质,主要随粪便排泄。

【不良反应】 (1) 少见 用药后出现点滴状阴道出血、撤退性阴道出血或持续性阴道出血,阴道分泌物稠厚如凝乳块。嗜睡、尿频、尿痛、严重头痛、行动突发

性失调、胸痛、臀部或腿部疼痛、呼吸短促、突发言语不清、突然视力改变、手或足发软或麻痹、血压上升、乳房有结节或分泌物、精神抑郁、腹痛、巩膜或皮肤黄染、皮疹等。

(2) 持续用药时应注意有无腹痛、胃纳减少、恶心、水潴留致下肢水肿、乳房肿胀等。

(3) 极少见 皮肤色素沉着、腹泻、体重增加或减轻、呕吐、头晕、皮肤过敏、男性性欲减退、女性性欲增强。

【禁忌证】 参阅"雌激素"概述。

【注意事项】 参阅"雌激素"概述。

【药物相互作用】 参阅"雌激素"概述。

【给药说明】 (1) 应在饭后服药,以减少恶心反应。

(2) 一旦发现怀孕,应立即停药并就医。

(3) 本品仅限用于成人,作为替代治疗以补充雌激素不足。

【用法与用量】 (1) 萎缩性阴道炎或外阴阴道萎缩 口服,一日 12～24mg,服 21 日;需要时可周期性地在停药 7 日后重复给药。

(2) 女性性腺功能减退症 口服,一日 12～24mg,连服 21 日,停药 7 日,再开始另一个疗程。用药量可按个体情况进行增减。

(3) 围绝经期综合征 口服,一日 4～12mg,每个月服 20～22 日,停药 8～10 日,再开始下个月的治疗,直到症状减轻。手术后绝经患者,也可用于纠正雌激素缺乏的症状。

(4) 青春期功能失调性子宫出血 一日 20～80mg,分 3 次口服,血止后酌情减量,直到每日维持量 8mg。

(5) 抗组织增生与肿瘤、前列腺增生症 口服,一日 12～24mg,4～8 周为一个疗程。

【制剂与规格】 氯烯雌醚胶囊:(1)4mg;(2)12mg。

氯烯雌醚滴丸:4mg。

二、孕激素

孕激素类药物主要用于以下几种情况:

(1) 常与雌激素联合序贯用药,建立人工月经周期。

(2) 治疗功能失调性子宫出血。

(3) 子宫内膜异位症。

(4) 治疗痛经。

(5) 用于减少长期应用雌激素治疗引起子宫内膜增生或腺癌的危险性。

(6) 单独或与雌激素联合用于避孕。

(7) 治疗晚期转移性子宫内膜癌。

(8) 天然黄体酮可用于习惯性流产和先兆流产的保胎

治疗；19-去甲睾酮类孕激素对人胎有危害，不能用于保胎。

（9）乳腺癌的辅助治疗。

（10）探测体内雌激素水平（黄体酮试验），治疗黄体功能不全。

孕激素通过与染色体的交互作用，增加 RNA 的合成，使增殖期子宫内膜变为分泌期。长期应用可抑制垂体前叶黄体生成素（LH）的释放，抑制排卵。长期大剂量应用使子宫内膜腺癌和乳腺癌组织萎缩坏死，孕激素有维持早孕蜕膜组织和抑制子宫肌肉收缩作用，故可以保胎。孕激素可使宫颈黏液变稠，不利于精子穿透。

孕激素在血液循环中与血浆蛋白结合率>85%，在肝内代谢，大部分经肾脏排泄。

孕激素类药物主要的不良反应有：

（1）较常见　①胃肠道反应，胃纳差。②痤疮。③液体潴留和水肿。④体重增加。⑤过敏性皮肤炎症。⑥精神压抑。⑦乳房疼痛。⑧女性性欲改变。⑨月经紊乱、不规则出血或闭经。

（2）少见　头痛；胸、臀、腿部，特别是腓肠肌处疼痛；手臂和足无力、麻木或疼痛；突发原因不明的呼吸短促；突发失语或发音不清；突发视力改变、复视，不同程度失明等。

（3）长期应用可引起　①肝功能异常。②缺血性心脏病发病率上升。

（4）早期妊娠时应用可能发生　①某些雄激素活性高的孕激素可引起女性后代男性化。②后代发生泌尿生殖道畸形，尿道下裂多见。

以下情况禁用孕激素：

（1）心血管疾病和高血压者。

（2）肝、肾功能损害者。

（3）糖尿病患者。

（4）哮喘患者。

（5）癫痫患者。

（6）偏头痛患者。

（7）未明确诊断的阴道出血患者。

（8）有血栓栓塞病史（晚期癌瘤治疗除外）患者。

（9）胆囊疾病患者。

使用孕激素类药物时，应注意：

（1）妊娠初始 4 个月内某些孕激素慎用，不宜用作早孕试验。

（2）有精神抑郁史者慎用。

（3）长期用药需注意检查肝功能，特别注意乳房检查。

使用孕激素类药物时，建议：

（1）长期给予孕激素应按 28 天周期计算孕激素的用药日期。

（2）长期使用孕激素妇女不宜吸烟。

（3）天然孕酮因代谢迅速，口服无效，合成孕激素可以口服。

黄体酮 [药典(二)；国基；医保(甲)；医保(乙)]
Progesterone

【适应证】　用于月经失调，如闭经和功能失调性子宫出血，黄体功能不全，先兆流产和习惯性流产及经前期紧张综合征的治疗；用于激素替代疗法与雌激素联合应用；亦用于宫内节育器缓释孕激素药物。阴道缓释凝胶用于辅助生殖技术中黄体酮的补充治疗。

【药理】　（1）药效学　具有孕激素的一般作用。作用于子宫内膜，能使雌激素所引起的增殖期转化为分泌期，为孕卵着床及早期胚胎的营养提供有利条件并维持妊娠。

（2）药动学　口服后迅速从胃肠道吸收，在肝内很快失活，故以往不能口服。近来已有经微粒化后的产品，可以口服，但生物利用度很低，为2%。软胶囊插入阴道后，黄体酮被阴道黏膜迅速吸收，1 小时后血液浓度开始增高，早晚各用 100mg 胶囊后，2~6 小时后血浆浓度达到最高水平。24 小时内药物平均浓度可以保持在 9.7ng/ml。注射液肌内注射后迅速吸收，血中 $t_{1/2}$ 仅数分钟。在肝内代谢，约 12%代谢为孕烷二醇（pregnanediol）。代谢产物与葡萄糖醛酸结合随尿排出。阴道缓释凝胶的持续释放特性，黄体酮的吸收延长，吸收半衰期约为 25~50 小时，清除半衰期为 5~20 分钟。

【不良反应】　参阅"孕激素"概述。

【禁忌证】　参阅"孕激素"概述。

【注意事项】　（1）本品不适用于治疗所有的自发性流产，尤其是对遗传因素造成的病症（占 50%以上）无效。

（2）妊娠过程中使用该产品时只能用到前 3 个月。因妊娠第 4~9 个月时服用本品会导致肝脏的不良反应。

（3）口服给药，餐后服用易有头晕等副作用，最好远隔进餐时间，最好晚上睡觉前服用。

（4）服用该药物会分散汽车司机和机械师的注意力，尤其是口服给药后，会有困倦，嗜睡和头晕眼花的感觉。

（5）黄体酮和孕激素应谨慎用于因体液潴留而加重的疾病，如癫痫、高血压、偏头痛、哮喘、糖尿病或心功能不全，以及有血栓栓塞倾向的患者（高剂量时特别注意）。还应谨慎用于有抑郁病史的患者。

【药物相互作用】 （1）苯巴比妥、苯妥英钠、利福平等药物由于对细胞色素 P450 具有诱导作用，可以削弱本品的药效。

（2）酮康唑是细胞色素 P450 酶的抑制剂，因此，酮康唑或其他细胞色素酶的抑制剂可能增加黄体酮的血药浓度。

【给药说明】 （1）目前常用天然黄体酮治疗先兆流产和习惯性流产。人工合成的孕酮因有胎儿致畸问题，必须慎用。

（2）经前期紧张综合征患者是否存在孕酮缺乏尚无定论，故使用黄体酮治疗尚有争议，但目前临床仍有使用。

（3）阴道软胶囊，可经口服或阴道给药。在使用黄体酮软胶囊进行治疗所有适应证时，因黄体酮能引起诸如嗜睡、头晕目眩等不良反应时，可以用阴道给药代替口服给药。具体方法由医生根据病人具体情况而定。如果建议阴道给药，需把胶囊塞到阴道深处。

【用法与用量】 （1）口服 ①对任何适应证，包括辅助妊娠治疗，每日 200～300mg，一次或分两次服用，每次剂量均不得超过 200mg。②对月经不调或激素替代治疗等，与雌激素联合应用，每日 100mg，连续使用 25 日。如尚未绝经，于月经第 5 日开始用雌激素；使用 14 日后加用黄体酮胶囊，每日 200～300mg，共用 12 日。

（2）肌内注射 ①先兆流产：一般每日 20mg，待下腹痛及出血停止后减为每日 10mg。②习惯性流产史者：自妊娠开始，一次 5～10mg，每周 2～3 次。③功能失调性子宫出血：一日 10mg，连用 5～10 日。如在用药期间月经来潮，应立即停药。④闭经：在预计月经来潮前 8～10 日，每日肌内注射，一日 10mg，共 6～8 日。⑤经前期紧张综合征：于预计月经来潮前 12 日开始注射，一日 10～20mg，连续 10 日。

（3）阴道给药 ①阴道软胶囊，每日 200～300mg，一次或分两次给药，每次的剂量均不得超过 200mg。②阴道缓释凝胶，每日 1 次，一次 90mg（1支）。如果妊娠，持续治疗至胎盘具有自助功能为止，达到 10～12 周。

【制剂与规格】 黄体酮软胶囊：100mg。
黄体酮注射液：（1）1ml:10mg；（2）1ml:20mg。
黄体酮阴道缓释凝胶：每支给药器可投送 1.125g 含 8%黄体酮（90mg）的凝胶。

甲 羟 孕 酮 [药典(二)；医保(甲)；医保(乙)]
Medroxyprogesterone

【适应证】 用于月经不调、功能失调性子宫出血及子宫内膜异位症等。注射型可用作长效避孕药，亦可用于绝经期后乳腺癌及子宫内膜癌。

【药理】 （1）药效学 作用于子宫内膜，促进增殖内膜的分泌。通过对下丘脑的负反馈作用，抑制垂体前叶促黄体生成激素的释放，使卵泡不能发育成熟，抑制卵巢的排卵过程。抗癌作用可能与抗雌激素作用有关。

（2）药动学 口服在胃肠道吸收，在肝内降解。肌内注射后 2～3 天血药浓度达峰值。血药峰值越高，药物清除也快。肌内注射 150mg 后 6～9 个月，血中才无法检出药物。血中醋酸甲羟孕酮水平超过 0.1mg/ml 时，黄体生成素(LH)和雌二醇均受到抑制而阻止排卵。

【不良反应】 （1）治疗肿瘤时，治疗剂量过大时可出现类库欣综合征。

（2）其他参阅"孕激素"概述。

【禁忌证】 禁用于：（1）对本品过敏者。

（2）血栓栓塞性疾病（如血栓性静脉炎、肺栓塞、心肌梗死、脑梗死等）及有血栓栓塞性病史者。

（3）骨转移癌产生的高钙血症患者。

（4）严重肝功能不全者。

（5）不明原因的子宫不规则出血。

（6）疑诊为乳腺癌或早期乳腺癌。

（7）妊娠期妇女。

【注意事项】 （1）本品治疗期间如发生意外阴道出血，应详细检查以排除器质性疾病。

（2）本品可能引起一定程度的液体潴留，因此可因液体潴留而加重原有疾病的患者应慎用。如癫痫、高血压、偏头痛、哮喘、糖尿病或心功能不全患者。

（3）慎用于有血栓栓塞倾向的患者（高剂量时特别注意）。

（4）具有抑郁治疗史的患者，在接受本品治疗时应受到密切监测。

（5）如果视力突然部分或完全丧失，或突发眼球突出、复视或偏头痛，在检查期间不应再给药。如检查提示视乳头水肿或视网膜血管病变，则应立即停药。

（6）某些接受本品治疗的患者可能出现糖耐量下降。糖尿病患者在使用本品治疗时应受到密切观察。

（8）肾功能衰竭和(或)肝功能衰竭的患者应谨慎用药。

（9）本品可致下列生化指标下降：①血浆/尿类固醇（如皮质醇、雌激素、孕烷二醇、孕激素、睾酮）；②血浆/尿促性腺激素(如 LH)；③性激素结合球蛋白。

【药物相互作用】 (1)氨鲁米特与醋酸甲羟孕酮同时使用时，可以显著地抑制醋酸甲羟孕酮的生物利用度。与氨鲁米特合用情况下，应警告使用者其高剂量本品的疗效可能降低。

(2)和所有的孕激素类药物相同，本品联合巴比妥、苯妥英、扑米酮、卡马西平、利福平和灰黄霉素等酶诱导剂治疗会增加肝脏的分解代谢。

(3)孕激素能抑制环孢霉素代谢，从而增加血浆环孢霉素浓度，因此增加其毒性作用。

(4)黄体酮和其他孕激素时会影响糖尿病的控制。因此患者需要调整降糖药的剂量。

【给药说明】 (1)妇女使用本品注射液可降低骨密度(BMD)，骨质流失随用药时间的延长而增多，且可能不完全可逆。

(2)治疗前应作全面妇科检查(特别是乳腺与盆腔检查)。

(3)与雌激素联用时应根据治疗目标和患者个体风险采用最低有效剂量和最短疗程。

【用法与用量】 (1)功能性闭经　口服，一日 4～8mg，连服 5～10 日。

(2)功能失调性子宫出血(功血)止血　口服，一次10～20mg，每 4～8 小时一次，连用 2～3 日；血止后每隔 3 日递减 1/3 剂量，直至维持量每日 10mg，连续用药至血止后 21 日停药。

(3)功血调整月经周期　于月经后半周期(撤药性出血的第 16～25 日)开始口服，一次 10mg，一日 1 次，连用 10～14 日，酌情应用 3～6 个周期。

(4)子宫内膜异位症　一日 30mg，连服 6 个月。

(5)子宫内膜癌　①口服：一次 100mg，一日 3 次；或一次口服 500mg，一日 1～2 次。②肌内注射：起始剂量为0.4～1g，一周后可重复 1 次。待病情改善和稳定后，剂量改为肌内注射400mg，每月 1 次；或口服500mg，每日 1 次。

(6)避孕　肌内注射，每 3 个月 1 次，一次 150mg，于月经来潮第 2～7 日注射。

【制剂与规格】醋酸甲羟孕酮片：(1)2mg；(2)4mg；(3)10mg；(4)250mg；(5)500mg。

注射用醋酸甲羟孕酮：(1)100mg；(2)150mg。

炔 诺 酮 [药典(二);医保(乙)]
Norethisterone

【适应证】 ①用于月经不调、功能失调性子宫出血、子宫内膜异位症等。②单方或与雌激素合用抑制排卵，用作避孕药。

【药理】 (1)药效学　有较强的孕激素样作用，能使子宫内膜转化为分泌期或蜕膜样变，并有一定的抗雌激素作用，具有较弱的雄激素活性和蛋白同化作用。避孕机制与炔诺孕酮相同。

(2)药动学　口服可从胃肠道吸收，作用持续至少24 小时，吸收后大多与葡萄糖醛酸结合，由尿排出。

【不良反应】 (1)主要为恶心、头晕、倦怠。

(2)突破性出血。

(3)孕期服用有比较明确的增加女性后代男性化作用。

【禁忌证】 禁用于妊娠期妇女。

【注意事项】 参阅"孕激素"概述。

【药物相互作用】 与利福平、氯霉素、氨苄西林、苯巴比妥、苯妥英钠、扑米酮、甲丙氨酯、氯氮䓬、对乙酰氨基酚及吡唑酮类镇痛药(保泰松)合用可导致避孕失败、突破出血发生率升高。

【给药说明】 (1)漏服或迟服有可能导致避孕失败，故必须每日定时服药；如有漏服，应在 24 小时内补服。

(2)用药期间可能发生子宫内膜突破出血，应仔细检查排除器质性疾病的可能。

(3)用药前应全面检查，并特别注意乳腺与盆腔检查及宫颈细胞学检查。

(4)长期用药还需检查或监测肝功能、电解质、乳房检查、血脂、血糖及凝血筛查。

【用法与用量】 (1)功能失调性子宫出血　口服，一次 5mg，每 8 小时 1 次，连用 2～3 日；血止后每隔 3 日递减 1/3 剂量，直至维持量每日 2.5～5mg，连续用药至血止后 21 日停药。

(2)痛经或子宫内膜增生过度　口服，一日 2.5mg，连服 20 日，下次月经周期第 5 天开始用药，3～6 个周期为一个疗程。

(3)子宫内膜异位症　口服，一日 5mg，连续服用 6 个月。

【制剂与规格】 炔诺酮片：(1)0.625mg；(2)2.5mg；(3)3mg；(4)5mg。

炔 诺 孕 酮 [药典(二)]
Norgestrel

【适应证】 ①主要以单方或与雌激素合用，抑制排卵，用作避孕药。②也用于月经不调、功能失调性子宫出血、子宫内膜异位症等。

【药理】 (1)药效学　主要作用于下丘脑和垂体，使月经中期的促卵泡激素和促黄体生成激素水平高峰降低或消失，卵巢不排卵。有明显的抗雌激素活性，可使子宫内膜变薄，分泌功能不良，不利于孕卵着床。炔诺孕酮为消旋体，其右旋体无活性，左旋体有活性，现国内外已广泛使用左炔诺孕酮，剂量为消旋体的一半。消旋体炔诺孕酮已很少使用。

(2) 药动学　口服易被胃肠道吸收。单次口服消旋炔诺孕酮 1mg，2 小时、8 小时及 24 小时测定血药浓度依次为 11.1ng/ml、3.3ng/ml 及 1.1ng/ml，消旋体的 $t_{1/2}$ 为 3.4～10.3 小时。在肝内代谢，代谢产物主要为 $3\alpha,5\beta$-四氢甲基炔诺酮，由尿及粪便排出，排出的代谢产物大多为葡萄糖醛酸及硫酸的结合物。

【不良反应】　参阅"孕激素"概述。

【禁忌证】　本品雄激素活性较强，故妊娠期妇女禁用。其他参阅"孕激素"。

【注意事项】　参阅"孕激素"概述。

【药物相互作用】　参阅"孕激素"概述。

【给药说明】　应按规定用法用量，不可漏服。

其余参阅"孕激素"概述。

【用法与用量】　口服。用于避孕：在夫妇同居前两天开始服药，每晚 1 片，连服 10～15 天不能间断。如同居超过半个月应接服复方短效口服避孕药。

【制剂与规格】　炔诺孕酮(18-甲基炔诺酮)：3mg。

左炔诺孕酮 [药典(二)]
Levonorgestrel

【适应证】　参阅"炔诺孕酮"。

【药理】　(1) 药效学　因左旋体有活性，右旋体无活性，故本品剂量仅需炔诺孕酮的 50%，即可达到相同的生物效应。

(2) 药动学　口服左炔诺孕酮 1mg，2 小时、8 小时及 24 小时测定血药浓度依次为 8.1ng/ml、3.8ng/ml 及 1.3ng/ml。$t_{1/2}$ 为 5.5～10.4 小时。其他参阅"炔诺孕酮"。

【不良反应】　参阅"炔诺孕酮"。

【禁忌证】　禁用于妊娠期妇女。

【注意事项】　参阅"炔诺孕酮"。

【药物相互作用】　与巴比妥类、抗惊厥药、利福平、卡马西平、HIV 蛋白酶抑制剂(利托那韦)、非核酸苷类逆转录酶抑制药(利托那韦)联用，可促进本品的代谢。

【给药说明】　(1) 本品是用于避孕失误的紧急补救避孕药，不是引产药。

(2) 本品不能作为常规避孕药，不推荐频繁使用，服药后至下次月经前应采取可靠的避孕措施。

(3) 在服用本品时，应通过免疫学妊娠诊断等充分确认未怀孕。此外还应确认有无肝功能异常、心脏病、肾

脏疾病及其既往病史。

(4) 有严重消化道障碍或消化道吸收不良综合征时，可能无法达到本品的预期效果。

(5) 作为紧急避孕药为无避孕措施和避孕失败的房事后补救避孕药，注意有一定的失败率，紧急避孕效果较米非司酮差。

【用法与用量】　(1) 作为紧急避孕药，应在房事后 72 小时内口服 0.75mg，12 小时后再服 0.75mg。

(2) 作为探亲避孕药，用法参阅第二十四章计划生育用药。

(3) 功能失调性子宫出血(功血)止血，口服，一日 1.5～2.25mg，血止后剂量递减。

【制剂与规格】　左炔诺孕酮片：0.75mg。

甲地孕酮 [药典(二)；医保(甲)]
Megestrol

【适应证】　①治疗月经不调、功能性子宫出血、子宫内膜异位症。②晚期乳腺癌和子宫内膜腺癌。③用于短效复方口服避孕片的孕激素成分。

【药理】　(1) 药效学　本品对垂体促性腺激素的释放有一定抑制作用，但比左炔诺孕酮和炔诺酮为弱。不具有雌激素和雄激素样活性，但有明显抗雌激素作用。与雌激素合用，抑制排卵。

(2) 药动学　口服后生物半衰期明显比左炔诺孕酮和炔诺酮为短，大部分代谢产物以葡萄糖醛酸酯形式排出。

【不良反应】　参阅"炔诺酮"。

【禁忌证】　(1) 对本品过敏者。

(2) 严重肝、肾功能不全者。

(3) 血栓栓塞性疾病(包括严重血栓性静脉炎)患者。

(4) 胆囊疾病患者。

(5) 因肿瘤骨转移而产生的高钙血症患者。

(6) 明确诊断的阴道出血者。

(7) 有乳房肿块患者。

(8) 妊娠期妇女(尤其妊娠前 4 个月)。

【注意事项】　参阅"炔诺酮"。

【药物相互作用】　甲地孕酮可能会提高华法林 INR 值，二者联合使用应密切监测 INR 值。

【给药说明】　(1) 治疗前排除妊娠。治疗期间必须有安全的避孕措施。

(2) 具有血栓性静脉炎病史的患者应慎用。

(3) 用药前应全面检查，特别是乳腺和盆腔检查，以及宫颈细胞学检查。长期用药需注意进行肝功能和乳房

检查。

【用法与用量】口服　(1)闭经　一次4mg，一日2～3次，连服2～3日，停药2～7日后即有撤退性出血。

(2)功能失调性子宫出血　一次4mg，每8小时1次，每3日减量一次，减量不超过原剂量的1/2，直至每日维持量为4mg，共20日。

(3)子宫内膜异位症　一次4mg、一日2次，连服7日后改为每次4mg、一日3次，7日后再改为一次8mg、一日2次，再服7日；然后增至一日20～40mg，6个月为一个疗程。

(4)子宫内膜癌　一次10～80mg，一日4次，一日总剂量40～320mg；或一次160mg，一日1次。

【制剂与规格】醋酸甲地孕酮片：(1)4mg；(2)160mg。

环 丙 孕 酮
Cyproterone

【适应证】(1)单方制剂适应证　①降低男性性欲倒错的冲动；②对不宜手术的前列腺癌进行抗雄激素治疗；③女性雄激素化的严重体征，例如非常严重的多毛症，严重的雄激素依赖性脱发，常伴有严重的痤疮和(或)脂溢性皮炎。

(2)复方制剂适应证　①围绝经期综合征的激素替代疗法，与戊酸雌二醇联合序贯应用；②与炔雌醇组成复方片剂，用于避孕或拮抗多囊卵巢综合征的高雄激素症状。

【药理】(1)药效学　本品是一种抗雄激素制剂。可抑制雄激素的作用(女性机体也可产生微量的雄激素)，并表现出孕激素或抗促性腺激素的作用。

(2)药动学　口服给药后，醋酸环丙孕酮在较大剂量范围内均完全吸收。服用本品50mg达最大血清浓度，约为140ng/ml，达峰时间约为3小时。随后，药物血清浓度一般在24～120小时的时间段内下降，终末半衰期为(43.9±12.8)小时。本品的血清总清除率测定值为(3.5±1.5)ml/(min·kg)。本品通过多种途径代谢，包括羟基化和结合反应。人血浆中的主要代谢物是15β-羟基衍生物。一部分剂量以原型随胆汁液排泄；大部分剂量以代谢物形式排泄，在尿液和胆汁中的比值为3:7。肾和胆排泄的半衰期为1.9天。代谢物以相似速率自血浆消除(半衰期为1.7天)。本品几乎完全与血浆白蛋白结合。总药物浓度中的3.5%～4%以游离型存在。本品的绝对生物利用度几乎是完全的(剂量的88%)。

【不良反应】(1)男性患者　精子发生受到抑制，偶见男子女性型乳房、骨质疏松。

(2)女性患者　乳房胀感，疲劳，精力下降，偶见短暂的内心不宁或情绪抑郁，可能发生体重变化，罕见皮疹等过敏反应。

【禁忌证】(1)孕妇、哺乳期妇女禁用，曾有妊娠期持续瘙痒史、妊娠期疱疹史者禁用。

(2)伴肝脏疾病、黄疸史、曾有或现有肝脏肿瘤(并非由于转移的前列腺癌)史、Rotor综合征史、Dubin-Johnson综合征史者禁用。

(3)曾有或现有血栓栓塞疾病、伴有血管改变的重度糖尿病、镰状细胞性贫血的患者禁用。

(4)伴消耗性疾病(不能手术的前列腺癌除外)、严重的慢性抑郁症等患者禁用。

【注意事项】(1)职业要求注意力高度集中的患者(如驾驶员，机器操作者)应慎用，本品可引起疲乏，精力减退，也可能影响注意力集中。

(2)在青春期结束前不应给予本品，因为不能排除它对纵向生长和尚不稳定的内分泌功能轴的不利影响。

(3)治疗期间，应定期检查肝功能、肾上腺皮质功能与红细胞计数。

(4)与其他性激素一样，个别病例报告有良性与恶性肝脏变化。在极罕见情况下，肝脏肿瘤可能导致危及生命的腹腔内出血。因此，当发生异常的上腹不适而短期内不能自行消失时，应进行诊治。治疗开始前，应对女性进行彻底的全身与妇科检查(包括乳房与宫颈细胞学涂片)。

(5)育龄妇女必须排除妊娠可能。

(6)女性在联合治疗期间，在服药的3周内发生少量不规则出血，不应停止服药。如出血过多时，应进行必要的检查。

【药物相互作用】(1)本品降低性欲的作用可在酒精的作用下减弱。

(2)本品可能会导致口服抗糖尿病药物或胰岛素的需要量发生变化。

【给药说明】(1)本品应餐后服用。

(2)接受周期联合治疗的妇女每日应在固定时间用药，如用药时间超过预定时间12小时以上，药物疗效将减弱，并可导致非经期出血。如漏服药物，不应补服双倍剂量。

【用法与用量】(1)降低男性性欲倒错的冲动　口服，初始剂量为一次50mg，一日2次。必要时，可增至一次100mg，一日2～3次。效果满意后，应尽量以最低剂量维持疗效，通常为一次25mg，一日2次。在确定维持剂量或停止用药时，不可突然减量，应逐渐减量。为此，应每隔数周将日剂量减少 50mg 或 25mg。为稳定治疗效果，有必要长期服用本品，并可同时采用心理治疗措施。

（2）对不宜手术的前列腺癌进行抗雄激素治疗　口服，一次 100mg，一日 2～3 次。在病情改善或缓解后，不应中止治疗，亦不应减少剂量。

（3）降低在促黄体激素释放激素（LH-RH）激动剂治疗中的男性性激素初始升高　口服，开始 5～7 日单独服用本品，一次 100mg，一日 2 次；随后 3～4 周服用本品，一次 100mg，一日 2 次，同时使用 LH-RH 激动剂。

（4）接受 LH-RH 类似物治疗的患者或睾丸切除术患者的热潮红　口服，一日 50～150mg，必要时，可缓慢增至一次 100mg，一日 3 次。

（5）女性雄激素化　口服　①育龄妇女：从月经周期第 1 日至第 10 日（共 10 日），一日 100mg，同时联用雌激素-孕激素避孕药，以提供必要的避孕保护并使周期保持稳定。治疗 21 日后停药 7 日，在此期间可发生撤药性出血，不管出血是否停止，于第 1 个疗程开始整 4 周后开始联合治疗的下个周期。如未出血，则应停药，并在恢复用药前排除妊娠可能。临床改善后，联合用药的前 10 日本品剂量可减至一日 50mg 或 25mg。②闭经妇女：将治疗的第 1 日视为周期的第 1 日，其余同育龄妇女。③绝经或子宫切除后的患者：可单独使用本品。平均剂量为一次 25～50mg，一日 1 次，连服 21 日，随后停药 7 日。

（6）复方制剂激素替代疗法　①未绝经妇女月经周期第 5 日开始与雌激素同用，一日 1 片，共服 21 日，停药 7 日后再继续服用。②已绝经妇女随时可以开始与雌激素同时使用，一日 1 片，共服 21 日，停药 7 日后再继续服用。

（7）复方制剂避孕或多囊卵巢综合征　从月经第一日开始，一日 1 片，共服 21 日，停药 7 日后再继续服用。

【制剂与规格】　醋酸环丙孕酮片：50mg。

复方戊酸雌二醇片：戊酸雌二醇 2mg，醋酸环丙孕酮 1mg。

炔雌醇环丙孕酮片：炔雌醇 35μg，醋酸环丙孕酮 2mg。

烯 丙 雌 醇 [医保（乙）]
Allylestrenol

【适应证】　①先兆性流产。②习惯性流产、早产。③功能失调性子宫出血、月经异常。

【药理】　（1）药效学　本品为 17α 羟基孕激素类药物。其母核结构为孕甾烷类，在 17 位引入烯丙基，增加

空间位阻，减少代谢，所以口服有效。

本品能使增生期子宫内膜转化为分泌期，其孕激素活性相当于黄体酮的 1/5，口服则比后者强 15 倍。其雄激素活性弱。本品能促进合体细胞数目增加，朗格汉斯细胞显著增大。增强绒毛膜合体滋养层细胞活性，增强蜕膜和绒毛膜乳酸脱氢酶和磷酸酶活性，导致其分泌 HCG、雌三醇、孕二醇的功能也随之增加。孕酮与前列腺素存在着动态平衡的关系。故使前列腺素水平下降以拮抗其子宫的收缩作用。它又能增强催产素酶的浓度及活性，降低催产素水平，减弱催产素对子宫的收缩作用，稳定子宫内环境，胎盘功能的改善有利于胚胎和胎儿的发育和维持妊娠。

（2）药动学　口服吸收完全，用药后 2 小时内血清浓度达峰值。血浆清除半衰期为 16～18 小时。70%在肝脏代谢为无活性的孕烷二醇，与葡萄糖醛酸结合，经肾脏以尿排出。另有 30%以原型从肾排出，24～30 小时后完全排出。无体内蓄积作用。

【不良反应】　偶见体液潴留、恶心、头痛等。

【禁忌证】　（1）肝功能严重障碍及 Dubin-Johnson 综合征、Rotor 综合征等先天性胆红素代谢异常者禁用。

（2）妊娠高血压综合征或既往妊娠期有疱疹病毒感染者禁用。

【注意事项】　（1）临床虽无与用药有关的胎儿致畸报道，但长期使用孕激素对女性胚胎的致畸作用应引起重视。

（2）患有糖尿病的妊娠期妇女因糖耐量的降低，应经常检查血糖水平。

【药物相互作用】　肝药酶诱导药如利福平、苯巴比妥、苯妥英钠等会降低本品药效，应慎重合用。

【给药说明】　（1）用于保胎时，必须根据病情改善情况调整用药量。

（2）妊娠达 36 周时，必须停药。

【用法与用量】　（1）先兆流产　一日 5～15mg，持续用药 5～7 日，直至症状消失。需要时可根据病情程度增加剂量到 20～25mg。

（2）习惯性流产　应在明确怀孕后立即用药，一日 10mg，直至危险期后 1 个月，通常至妊娠第 5 个月末。关键期过后继续维持一日 5mg。

（3）先兆早产　剂量需个体化，需医生结合病情与治疗经验来确定剂量，通常高于上述剂量。

（4）无排卵性闭经或功能失调性子宫出血　每日剂量为 10～15mg。

【制剂与规格】　烯丙雌醇片：烯丙烯雌醇 5mg 和维

生素 E 0.4mg。

地 屈 孕 酮 [医保(乙)]
Dydrogesterone

【适应证】 ①痛经。②子宫内膜异位症。③继发性闭经。④月经周期不规则。⑤功能失调性子宫出血。⑥经前期紧张综合征。⑦孕激素缺乏所致先兆流产或习惯性流产。⑧黄体功能不全所致不孕症。

【药理】 (1)药效学 地屈孕酮是一种口服孕激素，使子宫内膜进入完全分泌期，防止由雌激素引起的子宫内膜不典型增生和癌变。地屈孕酮无雌激素、雄激素及肾上腺皮质激素作用，对脂代谢无影响。

(2)药动学 平均半衰期为 5～7 小时。63%随尿液排出，72 小时后从体内完全清除。

【不良反应】 (1)良性、恶性及未详细说明的肿瘤(包括囊肿和息肉) 孕激素依赖性肿瘤大小的增加(例如：脑膜瘤)。

(2)精神异常 抑郁情绪、精神紧张。

(3)生殖系统和乳腺 乳房肿胀。

(4)与雌激素-孕激素治疗相关性不良反应 乳腺癌、子宫内膜增生、子宫内膜癌、性激素依赖性肿瘤(恶性/良性)、静脉血栓形成、心肌梗死、心血管意外。

(5)其他 呕吐、性欲改变。

【禁忌证】 (1)已知对本品过敏者。

(2)已知或疑有孕激素依赖性肿瘤。

(3)不明原因阴道出血。

(4)如果用于预防子宫内膜增生(应用雌激素的妇女)，参阅"雌激素"与"孕激素"的禁忌证。

(5)严重功能障碍：肝脏肿瘤(现病史或既往史)、Dubin-Johnson 综合征、Rotor 综合征、黄疸。

(6)妊娠期或应用性激素时产生或加重的疾病或症状，如严重瘙痒症、阻塞性黄疸、妊娠期疱疹、血卟啉症和耳硬化症。

【注意事项】 (1)用药前、后及用药期间，应定期全面体检，重点是妇科及乳房检查、肝肾功能检查。

(2)至今尚无地屈孕酮不能在女性妊娠期间使用的证据。研究表明，妊娠前不久或妊娠早期应用孕激素(主要是黄体酮)的母亲，其所分娩男婴患有Ⅱ度或Ⅲ度尿道下裂的风险至少增加 2 倍。两者间的因果关系尚不清楚，因为妊娠期间需要使用黄体酮的原因可能是导致尿道下裂的潜在危险因子。地屈孕酮导致尿道下裂的风险不详。哺乳期女性的乳汁中可见地屈孕酮的分泌，不能排除对乳儿的风险，因此母乳喂养期间不应使用地屈孕酮。

(3)由于安全性和有效性的资料不充分，不推荐 18 岁以下的儿童使用本品。

【药物相互作用】 尚不明确。

【给药说明】 (1)用于先兆流产或习惯性流产保胎时，应注意胎儿是否存活。

(2)用药期间出现阴道出血，应做进一步诊断。

(3)本品与雌激素合用，如出现肝肾功能异常、血栓形成、血压升高时，应停药。

【用法与用量】 口服 (1)痛经 月经周期第 5～25 日服用，一次 10mg，一日 2 次。

(2)子宫内膜异位症 月经周期第 5～25 日服用，一次 10mg，一日 2～3 次。

(3)先兆流产 起始剂量为一次 40mg，随后每 8 小时服 10mg，直至症状消失。

(4)习惯性流产 一次 10mg，一日 2 次，直至妊娠 20 周。

(5)功能失调性子宫出血 ①止血：一次 10mg，一日 2 次，连续 5～7 日。②预防出血：月经周期第 11～25 日服用，一次 10mg，一日 2 次。

(6)闭经 月经周期第 1～25 日，每日服雌二醇 1 次。月经周期第 11～25 日，联合用本品，一次 10mg，一日 2 次。

(7)经前期紧张综合征 月经周期第 11～25 日，一次 10mg，一日 2 次。

(8)月经周期不规则 月经周期第 11～25 日，一次 10mg，一日 2 次。

(9)孕酮不足导致的不孕症 月经周期第 14～25 日，一日 10mg，持续应用 6 个连续的月经周期。

【制剂与规格】 地屈孕酮片：10mg。

炔 孕 酮 [药典(二)]
Ethisterone

【适应证】 用于功能性子宫出血、月经异常、闭经、痛经。

【药理】 (1)药效学 本品为孕激素类药，其作用与黄体酮相似，能使增生期子宫内膜转化为分泌期，并促进乳腺发育。抑制 LH、抑制排卵、子宫内膜萎缩，抑制子宫肌肉收缩作用，口服比黄体酮强 15 倍，而雄激素作用很小，为睾丸素的 1/10。

(2)药动学 本品亦易从口腔黏膜吸收，因此舌下含用也有效，合成孕激素在肝内破坏缓慢，作用时间比孕酮长，部分孕激素代谢物可从胆道分泌入肠中，少量由粪便排出。

【不良反应】 可有恶心、呕吐、厌食等胃肠道反应及头痛、失眠、浮肿、体重增加、肝功能障碍等。

【禁忌证】 严重心、肝、肾功能不全患者及孕妇禁用。

【注意事项】 出现过敏反应立即停药。心、肝、肾病患者慎用。

【药物相互作用】 尚不明确。

【用法与用量】 (1)口服 一次10mg,一日3次。

(2)舌下含服 一次10~20mg,一日2~3次。

【制剂与规格】 炔孕酮片:(1)5mg;(2)10mg;(3)25mg。

三、选择性雌激素受体调节药

氯 米 芬 [药典(二);医保(乙)]

Clomiphene

【适应证】 ①治疗无排卵或少排卵的女性不孕症,适用于体内有一定雌激素水平者。②治疗黄体功能不全。③测试卵巢功能。④探测男性下丘脑-垂体-性腺轴的功能异常。⑤治疗精子过少的男性不育症。

【药理】 (1)药效学 本品刺激排卵的机制尚不完全明了。由于本品为选择性雌激素受体调节药,刺激排卵可能是在下丘脑部位,首先拮抗占优势,通过竞争性占据下丘脑雌激素受体,干扰内源性雌激素的负反馈,起抗雌激素作用,促使黄体生成激素与卵泡刺激的分泌增加,继之刺激卵泡生长。卵泡成熟后,雌激素的释放量增加,通过正反馈作用而激发排卵前促性腺激素的释放达峰值,于是排卵。治疗男性不育可能与FSH和LH升高有关。

(2)药动学 口服后经肠道吸收,进入肝血流循环。$t_{1/2}$ 一般为5~7天。本品在肝内代谢,随胆汁进入肠道,然后自粪便排出。部分经肠肝循环再吸收,5天内自粪便中排出一半,6周内仍可在粪便中测出。

【不良反应】 (1)在规定的用量范围内,不良反应少见。用量过大或用药期限过长,则严重的不良反应常有发生,停药后才可逐渐消失。用本品进行治疗,多胎的发生率增加。

(2)较常见的不良反应 胃痛、盆腔或下腹部肿胀疼痛(卵巢增大、囊肿形成或卵巢纤维瘤增大,较明显的卵巢增大一般发生在停药后数天)。

(3)较少见的不良反应 视物模糊、复视、眼前感到闪光、眼睛对光敏感、视力减退、皮肤和巩膜黄染。

(4)下列反应持续存在时应予以注意 潮热、乳房不适、便秘或腹泻、头晕或眩晕、头痛、月经量增多或阴道不规则出血、食欲亢进和体重增加、毛发脱落、精神抑郁、神经紧张、好动、失眠、疲倦、恶心、呕吐、皮肤红疹、过敏性皮炎、风疹、尿频等,也可有体重减轻。

【禁忌证】 原因不明的不规则阴道出血、子宫内膜异位症、子宫肌瘤、卵巢囊肿、肝功能损害、精神抑郁、血栓性静脉炎等患者应禁用。

【注意事项】 (1)动物实验证明本品可致畸胎。在用药期间应每日测量基础体温,以监测患者的排卵与受孕情况,一旦受孕立即停药。

(2)曾有报道,治疗中发现乳腺癌2例、睾丸癌1例。

(3)用药期间按需进行下列指标测定 ①卵泡刺激素(FSH)及黄体生成激素(LH)。②长期用药者测定血浆内24-去氢胆固醇含量,查明用药对胆固醇合成有无影响。③血浆内的皮质激素传递蛋白(transcortin)含量。④血清甲状腺素含量。⑤性激素结合球蛋白含量。⑥磺溴酞钠(BSP)肝功能试验。⑦甲状腺素结合球蛋白含量(可能增多)。

(4)多囊卵巢综合征患者慎用。

(5)用药期间需注意检查 每一疗程开始前须正确估计卵巢大小;每天测量基础体温;必要时测定血清雌激素及孕酮水平;黄体期子宫内膜组织学检查;测定尿内孕二醇含量,判断有无排卵;治疗前需测定肝功能;治疗1年以上者,需进行眼底镜及裂隙灯检查。

【药物相互作用】 (1)本品与醋酸戈那瑞林联合使用可导致卵巢过度刺激。

(2)达那唑可抑制本品的作用。

(3)本品可抑制炔雌醇的作用。

【给药说明】 (1)自月经周期第3~5日开始,每日必须在同一时间服药1次,若漏服应立即补服。如已接近下次服药时间,该次药量要加倍。

(2)因雌激素不足致月经周期延长者,应先给予雌激素补充治疗,使子宫内膜发育良好,为受精卵创造适当的着床条件。开始应用本品治疗前,雌激素治疗应及时停止。

(3)本品治疗一疗程,期间应以B超监测卵泡发育。当卵泡直径发育达20mm左右时,可注射绒毛膜促性腺激素(HCG)5000~10000U,有利于刺激月经中期排卵前的LH释放达峰值。

(4)制定疗程计划务必因人而异,对垂体促性腺激素敏感者选用本品治疗,则应疗程短、用量小。

(5)治疗过程中若发现卵巢增大或囊肿形成(下腹或盆腔内疼痛),必须立即停药,观察卵巢恢复到治疗前大小。在下一次的疗程中,氯米芬的用量要减小。

(6)服用本品后卵泡发育差者,下个周期给药量可加至每日100~150mg,连服5日。

(7) 当患者感到视力障碍,应立即停药,并进行眼科检查,一般在停药后数天或数周,视力应恢复正常。

(8) 排卵一般在一个疗程末次用药后 6~10 天内。若服用氯米芬后基础体温呈双相,并且于体温升高后 15~16 天月经仍不来潮,第二个疗程应推迟,以了解是否妊娠。只有在确定患者未曾妊娠后,方可开始下次的疗程。

(9) 若使用大量的本品治疗 3~4 个周期后仍无排卵,或治疗已停止 3~6 个月后患者尚未妊娠,应重新考虑诊断问题。肝功能不全患者及患有不规则阴道流血患者,未确知原因时不应使用氯米芬。服用本品期间应记录体温,注意监测视力、头晕或眩晕等不良反应,按期随访,适时停药。

【用法与用量】 口服 一日 50mg,共 5 日。于月经周期的第 3~5 天开始服药。若患者系闭经,则可于任何时候开始治疗。患者在治疗后有排卵但未受孕,可重复原治疗的疗程,直到受孕,一般需重复 3~4 个疗程。若患者在治疗后无排卵,在下一次的疗程中剂量可增加到一日 100mg,共 5 日。有些患者每日药量达 250mg 时才能排卵。

【制剂与规格】 枸橼酸氯米芬片:50mg。
枸橼酸氯米芬胶囊:50mg。

他 莫 昔 芬 [药典(二);药典(三);国基;医保(甲);医保(乙)]

Tamoxifen

【特殊说明】 本品可致严重和危及生命的事件,包括子宫恶性肿瘤、脑卒中和肺栓塞,但多数乳腺癌患者使用本品利大于弊。有生育潜力的女性在用药期间及末次剂量后 2 个月采取有效非激素类避孕措施。

【适应证】 ①绝经期前妇女卵巢切除或放射去势的替代治疗。②乳腺癌广泛切除后预防复发及经前期紧张综合征。③治疗女性转移性乳腺癌。

【药理】 (1)药效学 本品为选择性雌激素受体调节药,其生物作用是由高亲和力的雌激素受体结合和基因表达的调节所介导,这种结合引起不同组织的多种雌激素调节基因的不同表达,对不同雌激素作用组织产生有选择性的激动活性或拮抗活性。对乳腺组织有抗雌激素作用,防止手术后乳腺癌复发,对雌激素受体阳性患者效果好;对骨骼部分有雌激素激动作用,使绝经后妇女骨吸收降低,同时使钙平衡正向转移,尿钙丢失减少,可保持和增加骨矿量;对子宫内膜有雌激素刺激作用,使内膜增厚,增加发生子宫内膜癌的危险。

(2)药动学 口服给药后,他莫替芬被快速吸收,于 4~7 小时内达到血药峰浓度。他莫昔芬大约在给药 4 周后达到稳态浓度。他莫昔芬的血清蛋白结合率很高(达99%)。他莫昔芬通过羟基化、去甲基化和结合代谢而产生了几种代谢产物,它们的药理学特性与母体化合物相似,因此也有助于治疗效果。他莫昔芬的清除半衰期约为 7 天,其主要代谢产物 N-去甲基他莫昔芬的清除半衰期为 14 天。他莫昔芬大部分以结合物形式由粪便排出(约占 4/5),少量从尿液排出(约 1/5)。

【不良反应】 (1) 在治疗初期,骨和肿瘤疼痛可以一过性加剧,继续治疗可逐渐减轻。

(2) 少数绝经期前妇女可发生卵巢囊肿。

(3) 长期(17 个月以上)和大量(每日 240~320mg)治疗则视网膜病变和角膜混浊发生率升高。

(4) 罕见但需引起注意的不良反应 精神错乱、肺栓塞(表现为气短)、血栓形成(表现为下肢肿痛)、无力、嗜睡以及子宫内膜增生、内膜息肉和内膜癌。

(5) 较多见的不良反应 潮热、恶心、呕吐和体重增加。

(6) 较少见的不良反应 月经紊乱、头痛、外阴瘙痒、皮肤红斑和干燥。

【禁忌证】 对胎儿有影响,妊娠、哺乳期妇女禁用。

【注意事项】 (1)接受本品治疗的患者应评估任何血栓栓塞增加的风险。任何患者出现血栓栓塞应立即停止使用本品,并开始恰当的治疗。

(2) 白细胞减少或血小板减少的患者应慎用他莫昔芬。

(3) 接受他莫昔芬治疗的患者可能会引起眼部疾病,包括角膜变化,色觉下降,视网膜静脉血栓形成和视网膜病变。也有白内障发生率增加和白内障手术需求的报道。如果出现视觉障碍,应建议患者就医。

(4) 使用本品的女性进行常规妇科监测,任何不正常的症状如月经不规则,不正常阴道出血或排出物或骨盆痛应进行检查。

(5) 有肝功能异常者应慎用。

【药物相互作用】 (1)本品与香豆素类抗凝血药(如华法林)同时使用会可增强抗凝药作用。相反,和细胞毒物同时使用可能增加血栓栓塞的风险,应考虑预防性抗血栓措施。

(2) 本品和别嘌醇同时使用可加剧肝毒性。

(3) 利福平可能降低本品的血浆药物浓度。其作用机制可能是由于利福平诱导细胞色素 P450 同工酶CYP3A4。

(4) 本品与丝裂霉素同时使用可使发生溶血性血尿综合征的风险增加。

(5) 体外研究结果提示,本品可能抑制他克莫司的代谢。

【给药说明】 (1)治疗期间应做定期的全血细胞计数检查。

(2)如有肿瘤骨转移,在治疗初期需定期检查血钙。

(3)必须在医生监护下进行治疗。

【用法与用量】 口服 一次10～20mg,每日早、晚各服1次。

【制剂与规格】 枸橼酸他莫昔芬片:10mg。

枸橼酸他莫昔芬口服液:10ml:20mg(他莫昔芬)。

雷洛昔芬 [药典(二);国基;医保(乙)]
Raloxifene

【适应证】 主要用于预防和治疗绝经后妇女的骨质疏松症,降低椎体骨折发生率。

【药理】 (1)药效学 作为选择性雌激素受体调节药,雷洛昔芬的生物作用是由高亲和力的雌激素受体结合和基因表达的调节所介导,这种结合引起不同组织的多种雌激素调节基因的不同表达,对不同雌激素作用组织产生有选择性的激动活性或拮抗活性。对骨骼部分为激动作用;绝经后妇女因卵巢功能减退使雌激素分泌减少,引起骨吸收增强,骨量丢失,导致骨质疏松症和骨折。雷洛昔芬与雌激素作用相似,使骨吸收降低,同时使钙平衡正向转移,尿钙丢失减少,可保持和增加骨矿量,降低椎体骨折率。对脂代谢起部分激动作用;降低总胆固醇和低密度脂蛋白胆固醇,对高密度脂蛋白胆固醇和甘油三酯水平无明显影响。对子宫内膜无刺激作用;雷洛昔芬不增加子宫内膜厚度。对乳腺组织无刺激作用;雌激素受体阳性的侵袭性乳腺癌总体发生危险性降低。

(2)药动学 雷洛昔芬口服后大约60%迅速吸收,绝对生物利用度为2%。血浆蛋白结合率为98%～99%。其代谢产物有雷洛昔芬-4-葡萄糖苷酸、雷洛昔芬-6-葡萄糖苷酸和雷洛昔芬-4,6-葡萄糖苷酸。雷洛昔芬通过肠肝循环维持血药浓度水平。半衰期为27.7小时。体内雷洛昔芬及其代谢产物的绝大部分在5日内主要通过粪便排泄,6%经尿排出。

【不良反应】 (1)少数妇女出现潮热、出汗和外阴阴道干燥症状。

(2)小腿腓肠肌痛性痉挛。

(3)极少数有胃肠道症状,如恶心、呕吐、腹痛和消化不良。

(4)罕见皮疹、水肿、头痛和血压升高。

(5)开始治疗的4个月静脉血栓栓塞事件的危险性最大,可发生浅静脉血栓性静脉炎。

(6)可能出现流感样综合征。

(7)可能出现血AST和(或)ALT轻度升高。

【禁忌证】 (1)妊娠期妇女或可能妊娠的妇女禁用。

(2)既往或现有静脉血栓栓塞性疾病患者禁用。

(3)对本品过敏者禁用。

(4)肝功能减退(包括胆汁淤积)者禁用。

(5)严重肾功能减退者禁用。

(6)原因不明的子宫出血患者禁用。

(7)有子宫内膜癌症状或体征的患者禁用。

【注意事项】 (1)本品本身不引起子宫内膜增厚,如出现阴道出血,应查明原因。

(2)如既往用过雌激素,使甘油三酯上升,不宜再用雷洛昔芬,以免甘油三酯进一步升高。

(3)不推荐同时全身使用激素替代疗法,如有阴道萎缩症状,可局部使用。

(4)本品不适用于男性。

【药物相互作用】 同时服用华法林能轻度减少凝血酶原时间;与考来烯胺同用可显著减低雷洛昔芬的吸收和肠肝循环。

【给药说明】 (1)本品需要长期服用,建议同时补钙和维生素D。

(2)可以在一天任何时间服药,不受饮食的限制。

(3)老年人无需调整剂量。

【用法与用量】 口服 一次60mg,一日1次。

【制剂与规格】 盐酸雷洛昔芬片:60mg。

四、相关药物

达那唑 [药典(二);医保(乙)]
Danazol

【适应证】 用于对其他药物治疗不能耐受或治疗无效的子宫内膜异位症,有明显的疗效。也可用于治疗纤维囊性乳腺病。并推广应用到自发性血小板减少性紫癜、遗传性血管性水肿、系统性红斑狼疮、男性乳房女性化、青春期性早熟与不孕症的治疗。

【药理】 (1)药效学 本品是17α-乙炔睾酮的衍生物,具有轻度雄激素和类孕激素的作用。可通过下丘脑抑制促性腺激素,进而抑制垂体-卵巢轴。由于抑制了垂体促性腺激素,故促卵泡激素(FSH)和促黄体生成激素(LH)的释放均减少。直接抑制卵巢甾体激素的生成,并能直接作用于子宫内膜细胞的雌激素受体部位以抑制子宫内膜生长,有抑制雌激素的效能。使子宫正常的和异常的内膜萎缩且不活动,导致不排卵及闭经,用药可持续达6～8个月之久。治疗纤维囊性乳腺病,可使结节消失，减轻疼痛和触痛，可能发生月经失调或闭经。治疗遗传性血管性水肿时，增加血清的 C1 酯酶抑制物水平，导致补体系统的 C4 在血清内浓度升高。

（2）药动学　每次给药 100mg，每日 2 次，血药浓度峰值为 200～800ng/ml。若每次给药 200mg，每日 2 次，连服 14 日，血药浓度达 0.25～2μg/ml。在肝脏代谢，经肾脏排泄。

【不良反应】（1）较常见　女性为闭经、突破性子宫出血和阴道淋漓滴血，并可有乳房缩小、声音变粗（不可逆）、毛发增多（可能不可逆）等；无论男女，均可出现痤疮、皮肤或毛发的油脂增多、下肢水肿或体重增加。症状与药量有关，是雄激素效应的表现。

（2）较少见　血尿、鼻出血、牙龈出血、白内障（视力逐渐模糊）、肝功能损害、颅内压增高（表现为严重头痛、视力减退、复视和呕吐）、白细胞增多症、急性胰腺炎、多发性神经炎等。

（3）罕见　女性阴蒂增大（可能不可逆）、男性睾丸缩小；肝脏功能损害时，男女均可出现巩膜或皮肤黄染。

（4）以下反应如果持续出现需引起注意　①由于雌激素效能低下，可使妇女出现阴道灼热、干燥及瘙痒，或阴道出血，发生真菌性阴道炎。②男女均可出现全身潮红或皮肤发红、情绪或精神状态的改变、神经质或多汗。③有时可出现肌痉挛性疼痛，属于本品的肌肉中毒症状。

【禁忌证】（1）哺乳期妇女禁用。

（2）妊娠期妇女禁用。

【注意事项】（1）治疗期间一般不会妊娠，一旦发现妊娠，应立即停服。理论上达那唑对女性胎儿可能产生雄激素的效应。

（2）对诊断的干扰　服药时，对一些诊断性试验有影响，如糖耐量试验、甲状腺功能试验，血清总 T_4 可降低，而血清 T_3 则增加。

（3）使用本品时应注意有无心脏功能损害、肾脏功能损害、生殖器官出血，对男性还应注意睾丸大小。

（4）在治疗期间应密切注意肝脏功能。男性用药时，需随访精液量及黏度、精子计数与活动力，建议每 3～4 个月检查一次，特别是对青年患者。

【药物相互作用】（1）与胰岛素同用时，容易产生耐药性。

（2）与华法林并用时抗凝增效，容易发生出血。

【给药说明】（1）治疗子宫内膜异位症与纤维囊性乳腺病，应于月经来潮的第一天开始服药。

（2）治疗子宫内膜异位症时，服药期间如出现闭经，是达那唑治疗的临床反应，治疗应持续用药 3～6 个月，

必要时可延长到 9 个月。

（3）如停药已 60～90 天，仍无规则月经，则应进行诊治。服药期间需避孕者，应采用非甾体激素的避孕方法，不用口服避孕药。

（4）治疗纤维囊性乳腺病时，治疗前应除外乳腺癌；治疗时如果乳腺结节持续存在或增大，亦应除外乳腺肿瘤。治疗 1 个月后乳房胀痛即可减轻，治疗 2～3 个月症状消失。连续治疗 4～6 个月，乳腺结节消退。

（5）连续治疗遗传性血管性水肿，所需的剂量应根据病人的临床反应情况而酌定。

（6）女性患者如果出现男性化症状，应停止达那唑治疗。

【用法与用量】口服　（1）子宫内膜异位症　一日 400～800mg，分次服用，连服 3～6 个月，必要时可继续至第 9 个月；如停药后症状再出现，可再给药一个疗程。

（2）纤维囊性乳腺病　一次 50～200mg，一日 2 次；如停药后一年内症状复发，可再给药。

（3）遗传性血管性水肿　开始量一次 200mg，一日 2～3 次，直到疗效出现，维持量一般是开始量的 50%或更少，在 1～3 个月或更长的间隔时间递减，根据治疗前发病的频率而定。

【制剂与规格】达那唑胶囊：（1）100mg；（2）200mg。

孕 三 烯 酮 [医保(乙)]

Gestrinone

【适应证】①治疗子宫内膜异位症。②用于避孕。③用于抗早孕。

【药理】（1）药效学　孕三烯酮是一种人工合成的三烯 19-去甲甾体类化合物，具有较强的抗孕激素和抗雌激素活性，又有较弱的雌激素和雄激素作用。试验证明，在月经周期早期服用尚有抑制排卵作用。其抗着床、抗早孕作用与改变宫颈黏液稠度、抑制子宫内膜发育、拮抗子宫内膜孕酮受体有关。此外，本品还能直接作用于异位子宫内膜，使之萎缩并吸收。

（2）药动学　口服几乎完全吸收。口服 1.25mg、2.5mg 或 5mg 之后，药代动力学结果呈线性相关。药物达峰时间为 2.8～3.1 小时，首次服药 3 日后服第 2 次药，血药浓度达稳态。本品在肝内代谢，血浆半衰期约为 24 小时，由肾脏排出。体内无药物蓄积。

【不良反应】治疗期间可有头晕、头痛、乏力，胃部不适、体重增加、痤疮、多毛、脂溢性皮炎、乳房缩小、性欲减退等；也可出现潮热、出汗以及月经周期缩短、闭经。其他尚有突破性出血和血清 ALT 升高。

【禁忌证】（1）严重心力衰竭者禁用。

(2) 肝、肾功能不全者禁用。

(3) 既往有代谢或血管疾病者禁用。

(4) 妊娠期和哺乳期妇女禁用。

【注意事项】 (1) 高脂血症、糖尿病患者慎用。

(2) 用药前、后及用药时应监测肝、肾功能。

【药物相互作用】 同时服用抗癫痫药物或利福平，能加速本品的代谢。

【给药说明】 (1) 治疗子宫内膜异位症时，应首先排除妊娠，治疗期间采取可靠避孕方法。

(2) 对 ALT 轻度升高者，服用保肝药，可继续治疗。如 ALT 明显升高，则应停药。

【用法与用量】 (1) 子宫内膜异位症　口服，一次 2.5mg，一周 2 次。在月经周期第 1 日开始服用第 1 次药，第 4 日服第 2 次，以后于每周相同时间服用，连续 24 周。若漏服 1 次，应立即补服 2.5mg，以后仍按原来每周服药的日期继续治疗；如漏服 1 次以上，则应停药，经检查确认未怀孕之后，从新的月经周期第 1 日，按给药计划重新开始。

(2) 探亲避孕　于探亲当日给药，一次 3mg，口服。

(3) 避孕　从月经周期第 5～7 日开始服药，一次 2.5mg，每周 2 次。若每个周期服药 8 次以上，则成功率高。

(4) 抗早孕　终止孕期为 49 日内的妊娠一日 9mg(2～3 次分服)，连续 4 日；停药后 2 日于阴道后穹窿处放置卡前列素薄膜，一次 2mg，每 2.5 小时 1 次，共 4 次；经 2.5 小时之后再肌内注射 1.5～2mg 卡前列素；此为 1 个疗程。如无组织物排出，隔 1 日后重复疗程。

【制剂与规格】 孕三烯酮片：(1)1.5mg；(2)2.5mg。
孕三烯酮胶囊：2.5mg。

替 勃 龙 [医保(乙)]
Tibolone

【适应证】 用于雌激素低下妇女的雌激素替代疗法。

【药理】 (1) 药效学　本品为 7-甲基炔诺酮，能明显抑制垂体 FSH 释放，有弱雌激素作用，使血浆雌二醇升高达生育年龄妇女卵泡早期水平，其作用较雌二醇弱，与雌激素受体的亲和力为雌二醇的 13%，其代谢产物 Δ^4 异构体具有孕激素活性，故对子宫内膜刺激作用较轻微。本品还有弱雄激素作用，对雄激素受体亲和力为 R1881 参比物的 6%，但 Δ^4 异构体为 R1881 参比物的 35%。

(2) 药动学　本品口服吸收迅速，^{14}C 标记物结果显示在口服 30 分钟内血浆即出现放射性，1.5～4 小时达峰值，排除 $t_{1/2}$ 为 45 小时，无肠肝循环。主要由粪便排出，单次给药排出 50%，持续给药排出 60%；尿中排出 30%。

【不良反应】 (1) 突破性子宫出血。

(2) 体重增加。

(3) 偶有水肿。

(4) 有轻度降低高密度脂蛋白胆固醇作用。

【禁忌证】 (1) 已知对替勃龙或片剂中其他成分过敏者。

(2) 怀孕期和哺乳期妇女禁用。

(3) 确诊或疑似的激素依赖性肿瘤(如子宫内膜癌、乳腺癌)患者。

(4) 不明原因的阴道出血患者。

(5) 未治疗的子宫内膜增生患者。

(6) 既往或当前的静脉血栓(深静脉血栓、肺栓塞)。

(7) 已知的易患血栓的疾病(如蛋白 C、蛋白 S 或抗凝血酶缺乏)患者。

(8) 活动性或近期的动脉血栓性疾病(如心绞痛、心肌梗死、脑卒中或短暂性脑缺血发作)患者。

(9) 急性肝病或有肝病病史，肝功能实验室检查未恢复正常者。

(10) 卟啉病患者。

【注意事项】 (1) 本品不能用作避孕药。

(2) 本品仅在绝经后症状严重影响生活质量时方可开始使用。

(3) 因本品有抑制排卵的作用，妇女绝经前并有正常周期者用药后，其正常周期可能被干扰，故本品宜用于绝经 1 年以上的妇女。如为手术绝经，可立即开始使用本品。

(4) 使用或停用激素替代疗法期间，如出现不明原因的不规则阴道出血，均应查明原因，排除恶性肿瘤后再开始服用本品。

(5) 如从其他激素替代疗法改服本品，宜先用孕激素撤退出血后再开始服用，以免因子宫内膜已增厚而引起出血。

(6) 如用量超过推荐的起始剂量，可能引起阴道出血，故超过推荐的起始剂量用药时应定期加服孕激素。

(7) 如出现静脉栓塞、肝功能异常、胆道阻塞性黄疸、血压显著升高、偏头痛发作，应立即停药。

(8) 用药前后及用药时应当定期检查乳房、子宫内膜增生情况和可能出现的男性化体征。

【药物相互作用】 (1) 本品可增强纤维蛋白溶解的活性，可能会使抗凝剂(如华法林)的作用增强。本品与华法林合用时应给予监测(尤其是开始或停止合用时)，必要时调整华法林的剂量。

（2）CYP3A4 诱导剂（如巴比妥类药、卡马西平、利福平）可能会减弱本品的活性，加速本品的代谢。

【给药说明】 本品虽然对子宫内膜刺激作用微弱，不需给予孕激素，但仍需定期检测子宫内膜厚度，如超过 5mm 或有异常出血时，仍需取内膜活检。

本品片剂应整片吞服，勿咀嚼，最好固定在每日同一时间服用。如漏服本品未超过 12 小时，应尽快补服；如已超过 12 小时，则无需补服，按原计划服用下一剂。漏服会使出血和点滴出血的可能性增高。

在急性药物过量的情况下，可能出现恶心、呕吐、阴道出血。没有特效解毒剂。必要时可以给予对症治疗。

【用法与用量】 口服 一日 1 次，一次 1.25～2.5mg。

【制剂与规格】 替勃龙片：2.5mg。

第四节 甲状腺疾病用药

甲状腺是人体最大的内分泌腺，位于颈前部，靠近体表，其增大时易被查体发现，有的甲状腺肿大属生理性改变。临床上甲状腺疾病各种各样，波及新生儿、儿童和青少年以至中老年人群，可采用多种手段和方法识别其性质。疾病病因包括胚胎甲状腺发育异常，甲状腺激素生物合成障碍、碘摄入不足、感染、炎症、自身免疫功能异常乃至肿瘤（腺瘤或癌）的发生。甲状腺疾病的功能状态可有：甲状腺功能正常、功能减退（甲减）或功能亢进（甲亢）。应针对病因及发病机制进行干预，包括甲状腺激素补充或替代和药物、手术和放射治疗。甲状腺分泌的甲状腺激素是维持人体正常代谢和生长发育所必需的激素，影响全身各器官系统的功能和代谢状态。体内甲状腺素水平过低或过高发生甲状腺功能减退或亢进时，都会引起各种症状，需要分别应用甲状腺激素替代或抗甲状腺药物治疗。常用的甲状腺激素有左甲状腺素钠（L-T$_4$）、三碘甲腺原氨酸钠（T$_3$）及甲状腺素干片，主要用于甲状腺功能减退症及甲状腺手术切除后的替代或甲状腺癌术后抑制治疗等。抗甲状腺药则能阻止甲状腺激素的合成和分泌，缓解甲状腺功能亢进症状。碘及碘化物用于甲状腺手术前准备、甲状腺危象及缺碘所致甲状腺功能减退的治疗。

一、甲状腺激素

甲状腺分泌 T$_4$ 和 T$_3$，其分泌受腺垂体促甲状腺激素（TSH）所调节，而 TSH 受下丘脑促甲状腺素释放激素（TRH）的兴奋刺激作用。外周 T$_3$、T$_4$ 以及 T$_4$ 在垂体经 5′脱碘酶转变的 T$_3$ 可反馈抑制 TSH 分泌，故 TRH-TSH-TH（T$_4$、T$_3$）轴是指下丘脑-垂体-甲状腺三者自上而下的刺激兴奋作用与下级腺体对上级腺体的负反馈抑制作用；其所构成的负反馈调节系统在诊断和防治甲状腺疾病中均起重要作用，为诊断和治疗奠定理论基础。

成人甲状腺每日约分泌 T$_4$ 80～100μg，T$_3$ 20～30μg。血液循环中的甲状腺素全部来源于甲状腺合成，T$_3$ 大部分是 T$_4$ 在肝、肾等脏器中转化而成。在循环中绝大部分与血浆蛋白［主要是甲状腺素结合球蛋白（TBG）］结合，仅约 0.03% 的 T$_4$ 和 0.3% 的 T$_3$ 以游离形式存在，只有游离型甲状腺激素才能进入靶细胞而发挥生物效应。

甲状腺激素对机体的作用广泛，具有促进分解代谢（生热作用）和合成代谢的作用，对人体正常代谢及生长发育有重要影响，对婴幼儿中枢神经的发育甚为重要，其可促进神经元和轴突生长以及突触的形成。

甲状腺激素的基本作用是诱导特殊酶系的合成，调节蛋白质、糖类和脂肪以及水、盐和维生素的代谢。由于甲状腺激素诱导细胞 Na$^+$-K$^+$泵（Na$^+$, K$^+$-ATP 酶）的合成并增强其活力，使能量代谢和氧化磷酸化增强。甲状腺激素（主要是 T$_3$）与核内特异性受体相结合，后者发生构型变化，形成二聚体，激活的受体与 DNA 甲状腺激素应答元件上特异的序列相结合，从而调控甲状腺激素靶基因的转录和 mRNA 表达，促进新的蛋白质（主要为酶）合成。

各种常用甲状腺激素制剂的等效剂量为：甲状腺素干片 60mg，左甲状腺素钠 50～60μg，三碘甲腺原氨酸钠 20～25μg。甲状腺素干片中的甲状腺激素含量不恒定，其实际效应一般为其标定剂量的 90%～110%，T$_3$、T$_4$ 二者的比值也不稳定，T$_3$ 含量相对较大。甲状腺激素替代治疗一般用左甲状腺素钠（T$_4$），而三碘甲腺原氨酸钠（T$_3$）因其血药浓度不稳定，仅用于黏液性水肿昏迷、甲状腺激素抵抗综合征或外周甲状腺激素代谢障碍患者。甲状腺素干片目前已基本不用。

左甲状腺素钠 [药典（二）；国基；医保（甲）]
Levothyroxine Sodium（L-T$_4$）

【适应证】 ①各种原因引起甲状腺激素缺乏所致甲状腺功能减退症或黏液性水肿的替代或补充治疗。②非地方性单纯性甲状腺肿、预防和治疗甲状腺结节进一步增大。③抗甲状腺药物治疗甲状腺功能亢进症过程中的辅助用药。④甲状腺癌术后的替代和抑制肿瘤生长治疗。

【药理】 （1）药效学 甲状腺激素在循环系统中

99%以上与血浆蛋白结合，包括甲状腺素结合球蛋白（TBG）、甲状腺素结合前白蛋白（TBPA）和白蛋白（TBA），这些蛋白质对 T_4 和 T_3 具有不同的结合容量和亲和力。TBG 和 TBPA 对 T_4 的亲和力较高，T_4 与 T_3 相比，有较高的血药浓度水平，较慢的代谢清除率和较长的半衰期。蛋白结合型甲状腺激素与少量游离型甲状腺激素间存在着不断离散和结合的平衡。游离型激素具有代谢活性；很多药物和生理条件均会影响甲状腺激素与血浆蛋白的结合；甲状腺激素不易穿过胎盘屏障。

甲状腺激素代谢的主要途径为连续脱碘，血液循环中约 80% 的 T_3 是由外周 T_4 脱碘产生。肝脏是 T_4 和 T_3 降解的主要部位，T_4 的脱碘反应还可发生于肾脏和其他组织。每天服用 L-T_4 剂量中大约有 80% 脱碘转化为相当量的 T_3 和反 T_3（rT_3）。T_3 和 rT_3 可进一步脱碘生成二碘甲腺原氨酸。

甲状腺激素不断脱碘而降解，少量甲状腺激素在肝内降解并与葡萄糖醛酸和硫酸结合后，通过胆汁排泄。

T_3 与其受体的亲和力较 T_4 高 10 倍，作用增强 4 倍，故 T_3 是主要的具有活性的甲状腺激素，而 T_4 则被视为激素原，游离 T_4 进入靶细胞后转化为 T_3 发挥作用。

（2）药动学 口服 L-T_4 在胃肠道（GI）吸收 40%～80%，大部分 L-T_4 在空肠和回肠上段吸收。与口服相同标示剂量的 L-T_4 钠溶液相比，L-T_4 钠片的相对生物利用度约为 98%。L-T_4 在空腹吸收增加，在吸收不良综合征和同服特定食物（如婴儿配方豆制品）时吸收减少，膳食纤维会降低 L-T_4 的生物利用度。随着年龄增大，吸收可能会减少，有的药品和食物也会影响 L-T_4 的吸收。

L-T_4 的清除较为缓慢，在甲状腺功能正常时，T_4 在血中 $t_{1/2}$ 为 6～7 天，甲状腺功能减退症时为 9～10 天，甲状腺功能亢进症时为 3～4 天。T_4 在周围组织中脱碘形成 T_3 而生物效应加强，形成反 T_3（rT_3）而失去活性，T_3 也通过脱碘而失活。部分甲状腺素在肝脏中代谢，代谢产物由胆汁排泄。甲状腺激素主要通过肾脏排泄，部分激素结合物以原型进入肠道并通过粪便排泄。大约 20% 的 T_4 通过粪便排泄。随着年龄的增长，T_4 的尿液排泄量逐渐减少。

【不良反应】 服用剂量较大或增量过快，可出现心动过速、心悸、心律不齐、心绞痛、头痛、肌肉无力和痉挛、潮红、发热、呕吐、月经紊乱、头部受压感、眼胀、震颤、坐立不安、失眠、多汗、体重下降和腹泻等症状。T_4 过量所致者，因半衰期长故症状消失较缓慢。甲状腺激素长期慢性过量可导致骨质疏松症。部分患者可能会出现过敏反应。

【禁忌证】 （1）对本品及其辅料高度敏感者禁用。

（2）未经治疗的肾上腺功能减退、腺垂体功能减退和甲状腺毒症禁用。

（3）非甲状腺功能减退性心衰、快速型心律失常、急性心肌梗死期、急性心肌炎和急性全心炎者禁用。

（4）因本品含有乳糖，故患遗传性半乳糖不耐受症、Lapp 乳糖酶缺乏症或葡萄糖-半乳糖吸收障碍的患者禁用。

【注意事项】 （1）心血管疾病，包括冠心病、心绞痛、动脉硬化、高血压、心肌梗死等患者慎用，并应密切监测甲状腺激素水平调整用药剂量。

（2）对病程长，病情重的甲状腺功能减退症或黏液性水肿患者开始治疗时应用小剂量，以后缓慢增加，监测甲状腺激素水平，直至生理替代剂量。

（3）伴有腺垂体功能减退症或肾上腺皮质功能减退症患者应先用糖皮质激素治疗，待肾上腺皮质功能正常后再同用本类药，以免发生肾上腺危象。

（4）老年患者对甲状腺激素较敏感，60 岁以上患者甲状腺激素替代剂量比年轻人约低 25%。

（5）糖尿病患者服用甲状腺激素时应适当增加胰岛素或降糖药剂量。

（6）甲状腺激素不易透过胎盘，故甲状腺功能减退症患者妊娠期间无需停药，而妊娠期甲状腺激素不足则会影响胎儿发育。微量的甲状腺激素可从乳汁排出。

【药物相互作用】 （1）抗糖尿病药物 L-T_4 可能降低该类药物的降血糖效应。因此，开始甲状腺激素治疗时，应经常检测患者的血糖水平，并调整抗糖尿病药物的剂量。

（2）香豆素衍生物 L-T_4 能够取代抗凝药与血浆蛋白的结合，从而增强其抗凝作用。因此，开始甲状腺激素治疗时，应定期监测凝血指标并调整抗凝药的剂量。

（3）考来烯胺、考来替泊 二者均可抑制 L-T_4 的吸收而减弱甲状腺激素的作用，故 L-T_4 应在服用考来烯胺或考来替泊 4～5 小时前服用。

（4）含铝、铁药物和碳酸钙 上述药物可能降低 L-T_4 的作用，应在服用上述药物至少 2 小时后服用 L-T_4。

（5）水杨酸盐、双香豆素、呋塞米和苯妥英 上述药物和大剂量呋塞米（250mg）可取代 L-T_4 与血浆蛋白的结合，导致 FT_4 水平升高。

（6）丙硫氧嘧啶、糖皮质激素、β-拟交感神经药、胺碘酮和含碘造影剂 这些药物能够抑制外周 T_4 向 T_3 的转化，胺碘酮含碘量很高，可引起甲状腺功能亢进或甲状腺功能减退。

（7）舍曲林、氯喹　这些药物能够降低 L-T₄ 作用，升高血清 TSH 水平。

（8）巴比妥酸盐　因诱导肝药酶，增加 L-T₄ 的肝脏清除率。

（9）雌激素　服用雌激素、避孕药，或采取激素替代治疗的绝经妇女对 L-T₄ 的需求量可能会增加。

（10）含大豆物质　可降低 L-T₄ 在肠道中的吸收量，而可能需要调整治疗剂量。

【给药说明】 L-T₄ 用于治疗甲状腺功能减退症，由于其半衰期长，口服后 1～2 周才能达到最高疗效，停药后作用可持续 1～3 周，每日只需服药 1 次，由于其吸收不规则，最好在空腹时服用。

【用法与用量】 早餐前半小时，空腹服用。

成人　（1）口服　①一般开始剂量为一日 25～50μg，每 2～4 周增加 25μg，直到完全替代剂量，一般为 100～150μg；维持量一日 75～125μg。足量替代时 T₃、T₄ 和 TSH 均恢复正常。需个体化治疗并根据患者甲功结果调整剂量。②高龄患者、心功能不全者及严重黏液性水肿患者，开始剂量应减为一日 12.5～25μg，以后每 4～8 周递增 25μg，不必要求达到完全替代剂量，一般一日 75～100μg 即可。

（2）静脉注射　适用于黏液性水肿昏迷患者，首次剂量宜较大，为 200～400μg；以后一日 50～100μg，直到患者清醒后改为口服。

儿童　婴儿及儿童甲状腺功能减退症：必须尽早足量替代治疗，以保证体格及智力正常发育。每日完全替代剂量：6 个月以内按体重 6～8μg/kg；6～12 个月 6μg/kg；1～5 岁 5μg/kg；6～12 岁 4μg/kg。开始时应用完全替代剂量的 1/3～1/2，以后每 2 周逐渐增量。

【制剂与规格】 左甲状腺素钠片：(1)25μg；(2)50μg；(3)100μg。

左甲状腺素钠注射液：(1)1ml:100μg；(2)2ml:200μg；(3)5ml:500μg；

二、抗甲状腺药

甲状腺功能亢进症（简称甲亢）是因甲状腺激素分泌和释放过多，或因服用过多甲状腺激素药物所致。常见的原因为自身免疫性甲状腺病（Graves 病、桥本甲状腺炎）、亚急性甲状腺炎、毒性多结节性甲状腺肿、碘甲亢、高功能甲状腺腺瘤、垂体 TSH 瘤等。除有甲亢症状外，甲状腺功能检测显示 TT₄、FT₄、TT₃、FT₃ 水平增高，TSH 显著降低（垂体 TSH 瘤时 TSH 增高）。Graves 病时甲状腺自身抗体如 TRAb 可增高、甲状腺摄碘率增加；有功能腺瘤核素扫描可显示热结节，但炎症和肉芽肿甲亢时摄碘率可减低，所以后者不必用抗甲状腺药物，可用 β 肾上腺素受体拮抗药控制症状。因甲状腺素产生过多导致甲亢的患者可用抗甲状腺药，包括硫脲类的甲硫氧嘧啶及丙硫氧嘧啶，咪唑类的甲巯咪唑及卡比马唑。

本类药是治疗甲亢所必需的，可单独用于治疗甲亢，或作为甲亢行甲状腺次全切除的术前准备，或为放射性碘治疗的辅助治疗。β 肾上腺素受体拮抗药如普萘洛尔可作为甲亢治疗的辅助药物。抑制甲状腺激素释放过多可用碘化物或碳酸锂等，但仅限于特殊情况。硫脲类和咪唑类抗甲状腺药物除阻滞甲状腺激素合成外，还有轻度的免疫抑制作用。

甲 巯 咪 唑 [药典(二)；国基；医保(甲)]
Methimazole

【适应证】 用于各种类型的甲状腺功能亢进症，包括 Graves 病、甲状腺腺瘤、结节性甲状腺肿、甲状腺癌等各种原因所引起者。在 Graves 病中，尤其适用于：①病情较轻，甲状腺轻至中度肿大患者。②青少年及儿童、老年患者。③甲状腺手术后复发，又不适于用放射性 ¹³¹I 治疗者。④手术前准备。⑤作为 ¹³¹I 放疗的辅助治疗。

【药理】（1）药效学　本品为抗甲状腺药物，抑制甲状腺激素的合成。其作用机制是通过抑制甲状腺内过氧化物酶，阻滞吸聚到甲状腺内碘化物的氧化及酪氨酸的偶联，减少甲状腺素 (T₄) 和三碘甲状腺原氨酸 (T₃) 的合成。动物实验观察到抗甲状腺药物有轻度免疫抑制作用，可抑制 B 淋巴细胞合成抗体，降低血循环中甲状腺刺激性抗体的水平，使抑制性 T 细胞功能恢复正常。

（2）药动学　本品口服后由胃肠道迅速吸收，吸收率 70%～80%，广泛分布于全身，但浓集于甲状腺，在血液中不与血浆蛋白结合，$t_{1/2}$ 约 3 小时，其生物学效应能持续相当长时间。甲巯咪唑及代谢物 75%～80% 经尿排泄，易通过胎盘并能经乳汁分泌。肝病时代谢消除降低，血药浓度升高。

【不良反应】（1）较多见　皮疹、皮肤瘙痒、白细胞减少。

（2）较少见　严重的粒细胞缺乏症；可能出现再生障碍性贫血。

（3）少见　血小板减少、凝血酶原减少、Ⅶ因子减少。

（4）其他　味觉减退、恶心、呕吐、上腹部不适、关节痛、头晕头痛、脉管炎、红斑狼疮样综合征、肝损害、间质性肺炎、肾炎和累及肾脏的血管炎等。

【禁忌证】 已知对硫脲类衍生物过敏、血细胞计数有改变(粒细胞减少)、治疗开始前已有胆汁淤积、在使用卡比马唑或甲巯咪唑治疗后发生骨髓损伤的患者禁用。

【注意事项】 (1) 外周血白细胞计数偏低,对硫脲类药物过敏、肝功能异常者慎用。

(2) 使用抗甲状腺药物的患者出现发热性疾病和咽炎时应检查白细胞分类计数。尽管粒细胞缺乏症的发生频率很低,但常发生突然而严重。如在使用本品或丙硫氧嘧啶过程中出现粒细胞缺乏症或严重的不良反应,更换为另一种药物是绝对禁忌证,因为两种药物制剂的不良反应风险存在交叉。两药交叉反应的发生率约为50%。

(3) 本品引起的不良反应呈剂量依赖性。

(4) 本品致胎儿发育畸形主要是皮肤发育不全和"甲巯咪唑相关的胚胎病"。在妊娠开始3个月使用本品可能会引起包括鼻后孔和食管闭锁、颜面畸形等胚胎先天性发育缺陷。

(5) 妊娠期用药 本品可透过胎盘屏障引起胎儿甲状腺功能减退症及甲状腺肿大,甚至在分娩时造成难产、婴儿窒息。患甲亢的妊娠期妇女宜采用抗甲状腺药物最小有效剂量。

(6) 哺乳期用药 本品可由乳汁分泌,哺乳期妇女服用较大剂量抗甲状腺药物时,可能引起婴儿甲状腺功能减退症,故不宜哺乳。

(7) 儿童和老年人用药 应根据病情个体化调整剂量。

(8) 对诊断的干扰 本品可使凝血酶原时间延长,并使血清碱性磷酸酶、门冬氨酸氨基转移酶(AST)和丙氨酸氨基转移酶(ALT)增高,还可能引起血胆红素及血乳酸脱氢酶升高。

(9) 使用软膏时,为减少局部不良反应,注意保持颈部皮肤清爽;涂敷时轻轻搓揉;局部尽可能不用肥皂或用碱性较小的香皂;若局部反应较重,须暂停用药并请皮肤科协助治疗。

【药物相互作用】 (1) 与抗凝药合用,可增强抗凝作用。

(2) 高碘食物或药物的摄入可使甲亢病情加重,使抗甲状腺药需要量增加或用药时间延长,故在甲亢时应避免服用碘剂及高碘食物。

(3) 磺胺类、对氨基水杨酸、保泰松、巴比妥类、酚妥拉明、妥拉唑林、维生素B_{12}、磺酰脲类等都有抑制甲状腺功能和致甲状腺肿大的作用,故合用本品须注意。

【给药说明】 临床研究表明,口服甲巯咪唑片每日3次、每次10mg,与局部涂抹本品软膏剂每日3次、每次10mg的临床疗效相似。因此,在口服甲巯咪唑片每日3次、每次10mg的患者可改用本品软膏剂每日3次、

每次0.2g(含甲巯咪唑10mg)局部涂抹。

【用法与用量】 片剂

(1) 成人 口服,起始剂量一般为一日20~30mg,可按病情轻重在一日15~40mg范围内调整,分次口服;病情控制后,根据甲功化验结果逐渐减量;维持量按病情需要及甲功结果调整,一日5~15mg,疗程一般12~18个月。延长疗程可使缓解率增加。

(2) 儿童 口服。起始剂量为按体重一日0.4mg/kg,分次口服。维持量按病情决定。

软膏剂 给药时用精密定量泵每次按压挤出软膏0.1g(含甲巯咪唑5mg),均匀涂敷于颈前甲状腺表面皮肤(在喉结至胸骨上窝之间,甲状腺明显肿大者局部隆起部位)。用手指在涂敷局部轻轻揉擦3~5分钟以使药物进入甲状腺内。

【制剂与规格】 甲巯咪唑片:(1)5mg;(2)10mg。
甲巯咪唑乳膏:10g:0.5g(含甲巯咪唑)。

卡比马唑 [药典(二)]
Carbimazole

【适应证】 适用于甲状腺功能亢进症。

【药理】 (1) 药效学 卡比马唑是甲巯咪唑的前体,在体内快速转换为甲巯咪唑,卡比马唑10mg转换成甲巯咪唑6mg。卡比马唑与甲巯咪唑的作用方式相同。

(2) 药动学 本品口服后,在体内逐渐水解成甲巯咪唑后发挥作用,故作用缓慢,疗效维持时间较长,半衰期约9小时。

【不良反应】 同"甲巯咪唑"。

【禁忌证】 哺乳期妇女禁用。

【注意事项】 (1) 服药期间宜定期检查血常规。

(2) 孕妇、肝功能异常、外周血白细胞数偏低者应慎用。

【药物相互作用】 同"甲巯咪唑"。

【用法与用量】 成人 开始剂量一般为一日30mg,可按病情轻重调节为15~40mg,一日最大剂量60mg,分次口服;病情控制后,逐渐减量,每日维持量按病情需要介于5~15mg,疗程一般18~24个月。

儿童 开始时用量按体重0.4mg/(kg·d),分次口服。维持量约减半,按病情决定。

【制剂与规格】 卡比马唑片:5mg。

丙硫氧嘧啶 [药典(二);国基;医保(甲)]
Propylthiouracil

【适应证】 用于各种类型的甲状腺功能亢进症,尤其适用于:①病情较轻,甲状腺轻至中度肿大患者。②青

少年及儿童、老年患者。③甲状腺手术后复发，又不适于放射性 ^{131}I 治疗者。④手术前准备。⑤作为 ^{131}I 放疗的辅助治疗。

【药理】 （1）药效学 通过抑制甲状腺内过氧化物酶，阻止甲状腺内酪氨酸碘化及碘化酪氨酸的缩合，从而抑制甲状腺激素合成而治疗甲状腺功能亢进症，本品不阻断甲状腺及血液中已合成的甲状腺激素，也不影响口服或注射途径给予的外源性甲状腺激素。丙硫氧嘧啶在外周组织中抑制 T_4 转换为 T_3，使血清中活性较强的 T_3 含量较快降低。

（2）药动学 口服本品后由胃肠道迅速吸收，经代谢后广泛分布于全身，但聚集于甲状腺内，其与血浆蛋白结合率为 76.2%，血浆半衰期为 1～2 小时，生物作用时间较长。丙硫氧嘧啶及其代谢产物由尿排泄，较少透过胎盘屏障，可从乳汁分泌。

【不良反应】 硫脲类抗甲状腺药物的不良反应大多发生在用药的最初 2 个月。

（1）较多见 皮疹或皮肤瘙痒，轻度白细胞减少。

（2）严重不良反应 血液系统异常，严重的粒细胞缺乏症较少见，再生障碍性贫血也可能发生。有的皮疹可发展为剥落性皮炎。可发生肝酶增高、黄疸、丙硫氧嘧啶可引起致命性的暴发性肝坏死，故 FDA 发布了安全警告。

（3）其他 发热、咽痛、头痛、眩晕、关节痛，唾液腺和淋巴结肿大以及胃肠道反应；药热过敏反应等。

丙硫氧嘧啶可引起抗中性粒细胞胞浆抗体（ANCA）阳性的小血管炎，发生风险随用药时间延长而增加。

【禁忌证】 严重肝功能损害、白细胞严重缺乏、对硫脲类药物过敏者、局部皮肤过敏者禁用。

【注意事项】 （1）用药期间应定期检查血常规及肝功能。白细胞计数低于 $4\times10^9/L$ 或中性粒细胞计数低于 $1.5\times10^9/L$ 时，或肝酶升高大于正常高限的 3 倍，应按医嘱停用或调整用药。丙硫氧嘧啶引起肝酶升高的发生率高于甲巯咪唑，引起不良反应亦无剂量依赖性。

（2）对诊断的干扰：可使凝血酶原时间延长，AST、ALT、ALP、胆红素升高。

（3）外周血白细胞偏低、肝功能异常患者慎用。

【药物相互作用】 该品与口服抗凝药合用可增强抗凝作用。磺胺类、对氨基水杨酸、保泰松、巴比妥类、酚妥拉明、妥拉唑林、维生素 B_{12}、磺酰脲类等都有抑制甲状腺功能和致甲状腺肿大的作用，故合用该品需注意。此外，高碘食物或药物的摄入可使甲亢病情加重，使抗甲状腺药需要量增加或用药时间延长。

硫脲类抗甲状腺药物之间存在交叉过敏反应。

【给药说明】 （1）在开始接受本品治疗前，应检查血常规、肝肾功能。在肝肾功能不全的患者，应按医嘱减少剂量。

（2）治疗初期，服药剂量应分次服用，服药间隔时间相同。维持剂量可在早餐前一次服用。

（3）近年来国内外指南均指出甲巯咪唑（MMI）和丙硫氧嘧啶（PTU）对母亲和胎儿都有风险；MMI 有可能致胎儿畸形，故建议控制妊娠期甲亢治疗如下：①计划怀孕前停用 MMI，改换 PTU。②妊娠 T_1 期优先选用 PTU，避免使用 MMI。③T_1 期过后，T_2、T_3 期优先选择 MMI，避免 PTU 的肝脏毒性发生。

美国 FDA 报告 PTU 可能引起肝脏损害，甚至导致急性肝脏衰竭，建议仅在妊娠 T_1 期使用 PTU，以减少造成肝脏损伤的概率。故除 T_1 期外，优先选择 MMI。

（4）PTU 与 MMI 的等效剂量比是 10:1 至 15:1（即 PTU 100mg=MMI 7.5～10mg）。起始剂量取决于症状的严重程度及血清甲状腺激素的水平。在 PTU 和 MMI 转换时应注意监测甲状腺功能变化及药物不良反应（特别是血常规和肝功能）。

（5）控制妊娠期甲亢，不推荐抗甲状腺药物与 $L-T_4$ 联合用药，因为这样会增加抗甲状腺药物治疗剂量，导致胎儿出现甲状腺肿及甲减。抗甲状腺药物可通过胎盘屏障，为避免对胎儿的不良影响，应使用最小剂量的抗甲状腺药物。

（6）妊娠期间监测甲亢的控制指标首选血清 FT_4，控制达标是使血清 FT_4 接近或者轻度高于参考值的上限。FT_4 和 TSH 应当在治疗起始阶段每 2～4 周监测一次，达到目标值后每 4～6 周监测一次。不推荐血清 TT_3 作为监测指标。

（7）起始剂量如下：MMI 每日 5～15mg，或者 PTU 每日 50～300mg，分次服用。

【用法与用量】6 到 10 岁儿童 初始剂量：每日 50～150mg。维持剂量：每日 25～50mg。

成人及 10 岁以上的青少年 初始剂量：每日 3 次，每次 25～100mg；对严重病例或经碘治疗后的患者，建议初始剂量可为 300～600mg，分成 4～6 次服用。维持剂量：每日 25～150mg。

【制剂与规格】 丙硫氧嘧啶片：（1）50mg；（2）100mg。

丙硫氧嘧啶肠溶胶囊：50mg。

丙硫氧嘧啶肠溶片：50mg。

盐酸普萘洛尔 ^[药典(二);国基;医保(甲);医保(乙)]

Propranolol Hydrochloride

【特殊说明】 抗甲状腺药物(ATD)控制甲亢症状需 6～12 周甚至更长时间,与甲状腺不断分泌甲状腺激素有关。患者交感神经系统处于兴奋状态,虽然儿茶酚胺分泌并不增多,但对儿茶酚胺敏感的 β 肾上腺素受体数量上调,故有心悸、心动过速、焦虑、神经质和出汗过多,可用 β 肾上腺素受体拮抗药解除其症状。

【适应证】 治疗甲状腺功能亢进症主要用于以下情况:①甲状腺危象或危象先兆。②甲状腺次全切除术的术前准备。③对病情较重的甲亢患者在抗甲状腺药物或放射性碘治疗尚未起效前用以控制症状。

【药理】 药效学 甲亢时甲状腺激素分泌过多,导致 β 肾上腺素能效应亢进,此时儿茶酚胺的释放并不增多。甲亢的许多症状系 β 肾上腺素能效应过高所引起,应用普萘洛尔后,甲亢的症状可得到控制,甲状腺激素的分泌并不减少,但外周组织中 T_4 向 T_3 的转换减少,从而减轻症状。

药动学、【不良反应】【禁忌证】【注意事项】【药物相互作用】参见心血管系统用药章节。

【给药说明】 (1)甲亢性心脏病合并心功能不全心率明显加快者也可应用,但本品可使心脏收缩功能减弱,故需慎重。

(2)手术前准备 其优点为起效快、疗程短,往往数天至 1 周左右即可控制症状,使心率降至正常范围。由于本品作用时间往往短暂,故必须一直用药到手术当日清晨,在手术中必要时需静脉注射,手术后也需继续应用,一直到 T_4、T_3 水平降至正常。单用本品做手术前准备不如抗甲状腺药物加碘剂可靠,故主要用于不能耐受抗甲状腺药物者及急需紧急手术者。

【用法与用量】 (1)甲状腺功能亢进 口服,一般甲亢患者,一次 10～20mg,一日 3 次;甲状腺危象者,一次 20～80mg,每 4～6 小时 1 次。

(2)甲状腺次全切除术前准备 一次 20～40mg,每 6 小时 1 次,口服,必要时加量,直到甲亢症状控制、心率降至正常范围。手术当日清晨还需服药 1 次,手术后需继续服用数日;以后根据病情逐渐减量,如病情稳定,可在 1 周后停药。剂量较大时注意可能发生直立性低血压。

【制剂与规格】 盐酸普萘洛尔片:10mg。

盐酸普萘洛尔缓释胶囊:40mg。

盐酸普萘洛尔缓释片:(1)40mg;(2)80mg。

盐酸普萘洛尔注射液:5ml:5mg。

三、碘与碘制剂

碘 ^[药典(二)]

Iodine

【适应证】 (1)地方性甲状腺肿的治疗和预防。

(2)甲状腺手术前准备。

(3)甲状腺危象。

(4)核泄漏意外事件中可防止放射性碘进入甲状腺而致癌变。

【药理】 (1)药效学 碘为合成甲状腺激素的原料之一,正常人每日需碘 100～150μg。甲状腺具有浓集碘的能力,甲状腺内含碘量约为人体内总碘量的 80%,缺碘可引起甲状腺激素合成不足、甲状腺功能减退、甲状腺代偿性肿大;碘过量则可引起甲状腺功能亢进,即碘甲亢;但也有引起甲减和甲状腺肿大者。

(2)药动学 碘和碘化物由胃肠黏膜吸收入血,在血中以无机碘离子形式存在。碘也可经皮肤进入体内。甲状腺对碘有特殊亲和力,比其他组织的吸碘能力强数百倍。每日生理摄入量的碘有一半由甲状腺摄取,其余一半在体内分布,其分布方式与氯化物及溴化物相似。主要随尿排泄,且较氯化物及溴化物的排泄更为迅速,一部分亦出现于唾液、泪液、胆汁及乳汁中。极少量由皮肤与呼吸排出。碘可以通过胎盘到达胎儿体内,影响胎儿甲状腺功能,说明缺碘地区补碘的重要性。

【不良反应】 少见

(1)过敏反应 可在服药后立即发生或数小时后出现血管性水肿,表现为上肢、下肢、颜面部、口唇、舌或喉部水肿,也可出现皮肤红斑或风疹、发热、不适。

(2)关节疼痛、嗜酸性粒细胞增多、淋巴结肿大。

(3)长期服用可出现口腔与咽喉部烧灼感、流涎、金属味,牙齿和牙龈疼痛,胃部不适,剧烈头痛等碘中毒症状;也可出现高钾血症,表现为神志模糊、心律失常、手足麻木刺痛、下肢沉重无力。

(4)腹泻、恶心、呕吐和胃痛等消化道不良反应。

罕见 周围动脉炎、类白血病样嗜酸性粒细胞增多。

【禁忌证】 (1)对碘化物过敏者禁用。

(2)碘化物能分泌入乳汁,哺乳易致婴儿皮疹、甲状腺功能受到抑制,故妇女哺乳期间禁用。

(3)婴幼儿使用碘液易致皮疹,影响甲状腺功能,除缺碘患者外应禁用。

【注意事项】 (1)急性支气管炎、肺水肿、肺结核、高钾血症、甲状腺功能亢进症、肾功能损害、口腔疾病患者与孕妇慎用。

(2)浓碘液可致唾液腺肿胀、触痛，口腔与咽喉部烧灼感、流涎、金属味，牙齿和牙龈疼痛。

(3)应用本品能影响甲状腺功能及甲状腺摄碘率的测定，甲状腺核素扫描显像结果亦受影响，这些检查均应安排在服用本品前进行。

(4)碘化物能通过胎盘，造成胎儿甲状腺功能异常和(或)甲状腺肿大。

【药物相互作用】 (1)与抗甲状腺药物合用，可能致甲状腺功能减退症和甲状腺肿大。

(2)与血管紧张素转换酶抑制药合用以及与留钾利尿药合用时，易致高钾血症，应监测血钾。

(3)与锂盐合用时，可能引起甲状腺功能减退症和甲状腺肿大。

(4)与 131I 合用时，将减少甲状腺组织对 131I 的摄取。

【给药说明】 (1)防治地方性(单纯性)甲状腺肿：给予小剂量碘剂供给碘原料以合成甲状腺素，反馈抑制垂体促甲状腺素分泌过多，而使甲状腺缩小。地方性甲状腺肿用碘治疗时应避免剂量过大，诱发甲亢。

(2)大剂量碘剂：作为抗甲状腺药暂时控制甲状腺功能亢进症，可通过抑制甲状腺球蛋白水解酶，阻止游离甲状腺激素释放入血，作用快而强，但不能持久。短暂地抑制甲状腺激素合成，连续给药后抑制作用又可消失，导致甲亢症状更加剧。故仅用于甲状腺危象，以迅速改善症状，但必须同时服用硫脲类药物。

(3)大剂量碘剂可抑制垂体的促甲状腺素作用，使甲状腺组织血液供应减少，甲状腺缩小，质地变硬、血管减少，以利于手术。此种作用在用药 2 周达到高峰，故甲亢患者宜于手术前先服一段时间的硫脲类药物，使症状控制，甲功正常后，术前 2 周开始用碘剂做甲状腺手术前准备。用药后还可以改善突眼症状，减慢心率，降低代谢率。

(4)短期内给予大量碘化物可抑制甲状腺激素的合成和释放，在甲状腺危象时，给予大剂量碘剂可迅速见效。

(5)碘不应作为治疗甲亢的常规用药，因碘的作用主要为抑制甲状腺激素的释放，而抑制甲状腺内碘的有机化只是暂时的，用碘数周后即出现"脱逸"现象。

【用法与用量】 为减少药物刺激口腔黏膜，可用冷开水稀释后服用或与食物同服。成人和青少年常用量如下。

(1)甲状腺切除术的术前用药 与抗甲状腺药物合用，术前 10～14 天开始口服复方碘溶液，一日 3 次，一次 3～5 滴(0.1～0.3ml)。

(2)治疗甲状腺危象 口服复方碘溶液，每 6 小时 30～45 滴(1.5～2.0ml)，应在服抗甲状腺药物 1 小时后给予。如病情紧急，有条件时可用该药注射剂静脉滴注。危象缓解后，及早手术治疗。

(3)预防地方性甲状腺肿 根据当地缺碘情况而定，一般一日 100μg。

(4)治疗地方性甲状腺肿 早期患者口服碘化钾一日 15mg，20 日为一个疗程，隔 3 个月再服一个疗程；或口服复方碘溶液，一日 0.1～0.5ml，2 周为一个疗程。

【制剂与规格】 碘化钾片：(1)10mg；(2)130mg(含碘 100mg)。

碘 化 油 [药典(二);国基;医保(甲)]

Iodinated Oil

【适应证】 预防和治疗地方性甲状腺肿、地方性克汀病。

【药理】 (1)药效学 碘为合成甲状腺激素的原料，治疗量和预防量碘剂可弥补食物中碘的不足，使甲状腺素的合成和分泌保持或逐渐恢复到正常水平，并可使肿大的腺体随之缩小，因此可用于治疗碘缺乏病。

(2)药动学 口服后和植物油同样在肠道碱性消化液作用下吸收入血液内，但部分碘化油可在肠道内脱碘，并呈无机碘状态吸收。肌内注射后较长期贮留在局部组织内，持续而均衡地释放碘进入血液，注射含碘 30% 的本品 2ml 可维持有效血药浓度(6～8μg/ml)达 2 年以上。注入支气管和子宫输卵管内几乎不被吸收，绝大部分直接由注入部位排出体外。少量碘化油残留在肺泡内可长达数月到数年之久，引起组织异物反应，形成肉芽肿，部分被吞噬细胞吞噬，但相当缓慢。进入腹腔内的少量碘化油主要被吞噬细胞缓慢吞噬，一般需数月到数年。

口服碘化油后碘主要贮留在甲状腺和脂肪组织内，随着脂肪分解过程缓慢释碘，其他脏器含量极少。肌内注射后碘化油主要贮留原处，缓慢释碘进入血液后主要分布在甲状腺和脂肪组织内，并在脂肪组织内形成"第二碘库"。吸收入血液内的碘化油在脂解过程中释放出碘，血浆内每小时脱碘约 12%。

口服后最初几天从尿和粪便中排泄较快，48 小时内以无机碘形式从尿中排出约 48%，一周后趋于相对稳定，在人体内半衰期约为 1.6 个月。肌内注射后排泄缓慢，最初 3 天仅排出给药剂量的 0.41%±0.22%，一周左右达排泄高峰，然后迅速减慢，至 7～10 周趋于稳定，在人体内半衰期约为 5.7 个月。注入支气管内的碘化油在 3～4

小时内 60%～80%从气管咳出,在 1～2 日内基本排完。注入子宫输卵管内的碘化油大部分从阴道排出,小部分经输卵管进入腹腔缓慢吸收。

【不良反应】 (1)偶见碘过敏反应,在给药后即刻或数小时发生,主要表现为血管神经性水肿、呼吸道黏膜刺激、肿胀和分泌物增多等症状。也可出现皮肤红斑或风团、发热、不适。

(2)碘化油对组织刺激轻微,一般不引起局部症状,但进入支气管可刺激黏膜引起咳嗽,析出游离碘后刺激性增大,且易发生碘中毒。

(3)碘剂可促使结核病灶恶化。

(4)本品进入肺泡、腹腔等组织内可引起异物反应,生成肉芽肿。

(5)子宫输卵管碘油造影有可能引起碘化油进入血管,发生肺动脉栓塞和盆腔粘连、结核性盆腔脓肿恶化等。

(6)关节疼痛、嗜酸性粒细胞增多、淋巴结肿大,不常见。

(7)长期服用,可出现口腔、咽喉部烧灼感、流涎、金属味、齿和齿龈疼痛、胃部不适、剧烈头痛等碘中毒症状;也可出现高钙血症,表现为神志模糊、心律失常、手足麻木刺痛、下肢沉重无力。

(8)腹泻、恶心、呕吐和胃痛等消化不良反应,不常见。

(9)动脉周围炎,类白血病样嗜酸性粒细胞增多,罕见。

【禁忌证】 (1)对碘过敏者禁用。

(2)甲状腺肿瘤患者,有严重心、肝、肺疾病患者,急性支气管炎症和发热患者,体质极度衰弱者禁用。

(3)甲状腺功能亢进症患者禁用。

【注意事项】 (1)活动性肺结核;有对其他药物、食物过敏史或过敏性疾病者慎用。

(2)少数病人对碘发生过敏反应,应先做口服碘过敏试验。

(3)对诊断的干扰。本品含碘,摄入体内可干扰甲状腺功能测定,对疑有甲状腺病变需作甲状腺功能测定者宜在应用本品前进行,但其他如三碘甲状腺原氨酸树脂摄取试验等则不受影响。

(4)本品不宜久露于光线和空气中,析出游离碘后色泽变棕或棕褐色者不可再使用。

【用法与用量】 应根据缺碘情况,在医生指导下使用。

(1)软胶囊 口服,饭后用温开水冲服,每 2～3 年服一次,0.4～0.6g。7 岁以下儿童减半。

(2)咀嚼片 需咀嚼口服,16～45 岁成人及哺乳期妇女、孕妇,一次 200mg;小儿 6～15 岁一次 100mg;5 岁以下一次 50mg。每半年一次。

(3)注射液 用于防治地方性甲状腺肿深部肌内注射,成人常用量:1000mg 碘或 3ml(30%);小儿常用量:1 岁以下 125mg 碘,1～4 岁 250mg 碘,5～9 岁 750mg 碘,10 岁以上按成人剂量使用。注射一次可维持药效 5 年;

【制剂与规格】 碘化油软胶囊:(1)10mg;(2)20mg;(3)50mg;(4)100mg;(5)200mg(按含碘量计算)。

碘化油咀嚼片:50mg(按含碘量计算)。

碘化油注射液:10ml:2.96～3.28g(按含碘量计算)。

碘 酸 钾 [药典(二)]
Potassium Iodate

【适应证】 补碘药。可用于缺碘人群预防地方性甲状腺肿和地方性克汀病等碘缺乏病。

【药理】 药效学 本品为补碘剂,所含碘参与甲状腺素的构成。

【禁忌证】 禁用于甲状腺功能亢进症及对碘过敏者。

【给药说明】 (1)正常人每日供碘量因年龄及某些生理状况而有所差别,4 岁以下儿童 30～105μg,4 岁以上及成人 75～225μg,孕妇及哺乳期妇女 150～300μg。对缺碘人群进行补碘时需考虑膳食中所提供的碘量,并适当补充碘制剂,需在内分泌专科医师指导下使用。碘缺乏及碘过多对人体均有害。

(2)长时间补碘时,应定期测定尿碘,以了解补碘量是否恰当。

【用法与用量】 口服

(1)片剂 一日 1 次,4 岁以上及成人、孕妇及哺乳期妇女一次 1 片,或遵医嘱;4 岁以下儿童减半。

(2)颗粒剂 一日 1 次,4 岁以下儿童每次 1 包,4 岁以上及成人一次 1～2 包,孕妇及哺乳期妇女每次 2～3 包,或遵医嘱。

【制剂与规格】 碘酸钾片:0.4mg(含碘 237.2μg)。

碘酸钾颗粒:0.15mg(含碘 88.95μg)。

第五节 治疗糖尿病药

糖尿病是一组以长期高血糖为特征,与严重大小血管并发症密切相关的代谢紊乱症候群。引起血糖增高的病理生理机制主要是胰岛素分泌和(或)胰岛素作用缺陷及胰高糖素分泌紊乱。目前国际上将糖尿病主要分为四大类，即 1 型糖尿病、2 型糖尿病、特殊类型糖尿病和妊娠期糖尿病。①1 型糖尿病因自身免疫反应引起胰岛炎而破坏胰岛 B 细胞，致胰岛素分泌严重缺乏。多发生在儿童或青少年，起病急、病情重，血中可测到不同种类的针对胰岛的自身抗体，有酮症酸中毒倾向，需注射胰岛素维持生命，曾因此被称为胰岛素依赖型糖尿病。部分成年起病者，病程进展缓慢，在一段时间内可不依赖胰岛素。其血中可测到胰岛自身抗体，称为成人隐匿性自身免疫糖尿病(简称 LADA)。②2 型糖尿病在糖尿病群体中占绝大多数，其发病与遗传及环境因素有关。其病理生理改变程度可从胰岛素抵抗为主伴胰岛素分泌不足到以胰岛素分泌不足为主伴胰岛素抵抗不等。可发生在任何年龄，但通常多见于成人，尤以 40 岁后起病较多。多数发病缓慢，症状相对较轻，约半数无症状，一些患者因慢性并发症、伴发病或仅于健康检查时发现。多数患者不需要依赖胰岛素治疗维持生命，曾被称为非胰岛素依赖型糖尿病。在疾病某些阶段，可能需用胰岛素控制代谢紊乱。③其他特殊类型糖尿病共有 8 个类型数十种疾病，包括因某些基因变异引起胰岛 B 细胞功能遗传性缺陷、胰岛素作用遗传性缺陷以及各种继发性糖尿病等。④妊娠期糖尿病(简称 GDM)是指在妊娠过程中初次发现的糖尿病，其中一部分病人的血糖仅达到通常的糖耐量受损的水平。糖尿病是常见病、多发病，其患病率正随着人民生活水平的提高，人口老化，生活方式的改变而迅速增加。近年来 2 型糖尿病的发病趋向低龄化，在中青年及儿童中的患病率明显升高。糖尿病致残、病死率高，患者生活质量降低，对社会和经济带来沉重负担，已经成为严重威胁人类健康的世界性公共卫生问题。因此，必须积极治疗。血糖控制的参考目标见表 9-1。血糖控制目标设定要个体化，应根据患者的年龄、病程、预期寿命、并发症或伴随疾病的严重程度等多方面因素综合考虑。

由于糖尿病的病因、发病机制尚未充分明了，缺乏针对病因的治疗。目前强调本病要早发现，早预防，早治疗。提倡提前应用那些能改变机体代谢状态、已有心脑肾等重要器官获益证据的药物。注重血糖长期个体化达标和多重危险因素干预。国际糖尿病联盟(IDF)提出了糖尿病现代治疗的 5 个要点包括：饮食控制、运动疗法、血糖监测、药物治疗和糖尿病健康教育。根据作用机制的不同，抗糖尿病药物除胰岛素以外，还有以下几类：①双胍类。②磺酰脲类。③噻唑烷二酮类(简称 TZDs)。④格列奈类。⑤α-葡萄糖苷酶抑制药。⑥二肽酶(DPP-4)抑制药。⑦钠葡萄糖转运蛋白(SGLT-2)抑制药。⑧胰高

糖素样肽-1(GLP-1)受体激动药等。

表 9-1 中国 2 型糖尿病防治指南(2017 版)
血糖控制的参考目标

指标	目标值
血糖(mmol/L)	
空腹	4.4～7.0
非空腹	<10.0
糖化血红蛋白(%)	<7.0

对 1 型糖尿病患者，要提供足够、合理的营养；在总热量、食物成分、规则的餐次等方面做适当的安排；要终身应用胰岛素治疗，有利于控制高血糖；要防止低血糖的发生，保证儿童和青少年的正常生长发育。对 2 型糖尿病患者，尤其是肥胖或超重患者，合理的饮食和运动治疗有利于减轻体重，改善胰岛素敏感性，促进糖利用，有利于控制高血糖、脂代谢紊乱和高血压。在上述基础上视病情需要选择合适的药物治疗，包括口服抗糖尿病药、GLP-1 受体激动药和胰岛素。对于 2 型糖尿病，如一种口服药疗效不理想，可联合 2 种或 2 种以上不同作用机制的口服药，或口服药物联合胰岛素治疗；病情需要也可用胰岛素治疗。

一、胰岛素和胰岛素类似物

(一)动物胰岛素

胰 岛 素 [药典(二)；国基；医保(甲)]
Insulin

【特殊说明】 本品为猪胰岛素的灭菌水溶液，用适量的盐酸调节 pH 值至中性(pH7.0)。本品为短效制剂，不含可延缓胰岛素吸收的物质。本品较酸性制剂稳定，且注射部位局部刺激反应少。用药前应充分了解该制剂的特点。

【适应证】 ①1 型糖尿病；②2 型糖尿病有严重感染、外伤、大手术等严重应激情况，以及合并心、脑血管并发症、肾脏或视网膜病变等；③糖尿病酮症酸中毒，高血糖非酮症性高渗性昏迷；④长病程 2 型糖尿病血浆胰岛素水平确实较低，经合理饮食、体力活动和口服降糖药治疗控制不满意者，2 型糖尿病具有口服降糖药禁忌时，如妊娠、哺乳等；⑤成年或老年糖尿病病人发病急、体重显著减轻伴明显消瘦；⑥妊娠糖尿病；⑦继发于严重胰腺疾病的糖尿病；⑧对严重营养不良、消瘦、顽固

性妊娠呕吐、肝硬化初期可同时静脉滴注葡萄糖和小剂量胰岛素，以促进组织利用葡萄糖。

【药理】 (1)药效学 胰岛素通过与靶组织(主要是肝、脂肪和肌肉)细胞膜上的特异性受体(胰岛素受体)结合后起作用，然后引发一系列生理效应。其主要作用是增加葡萄糖的跨膜转运，促进靶组织葡萄糖的摄取，促进葡萄糖在细胞的氧化、利用；抑制肝糖原分解、促进糖原合成，抑制肝葡萄糖输出；促进蛋白质和脂肪合成，总的效应是降低血糖，并有抑制酮体生成作用。此外，与生长激素有协同作用，促进生长，促进钾向细胞内转移，并有水、钠潴留作用。

(2)药动学 本品皮下注射后吸收较迅速，约0.5～1小时开始生效，达峰时间为2～4小时，维持时间5～7小时，剂量愈大，维持作用时间愈长。静脉注射10～30分钟起效，达峰时间为15～30分钟，持续时间0.5～1小时。胰岛素吸收到血液循环后，只有5%与血浆蛋白结合，但可与胰岛素抗体结合，后者使胰岛素作用时间延长。本品主要在肾和肝中代谢，少量由尿排出。静脉注射的胰岛素在血液循环中$t_{1/2}$为5～10分钟，皮下注射后$t_{1/2}$为2小时。

【不良反应】 (1)低血糖反应。

(2)水肿。

(3)视物模糊。

(4)胰岛素抗药性。

(5)过敏反应。

(6)脂肪营养不良。

(7)体重增加。

【禁忌证】 (1)低血糖症患者禁用。

(2)对胰岛素或本品中其他成分过敏者禁用。

【注意事项】 (1)糖尿病是慢性病，需长期治疗。在长期随访治疗过程中应定期查空腹、餐后、睡前血糖和糖化血红蛋白，以帮助制定合适的胰岛素治疗方案。为尽早发现各种慢性并发症，伴发病或相关疾病以便能及时采用有效治疗，应定期进行体重、体重指数、血压、肝肾功能、血脂谱、血尿常规、尿白蛋白排泄率、蛋白肌酐比、心电图、心脏彩超、相关的大血管、微血管、神经病变等检测。

(2)胰岛素治疗中应注意个体化，依据年龄、病情、妊娠等不同情况，按需要检测血糖，调整胰岛素使用剂量，避免发生低血糖反应。

(3)下列情况胰岛素需要量可能会增加：高热、甲亢、肢端肥大症、库欣综合征、糖尿病酮症酸中毒、严重感染、外伤、大手术、急性心肌梗死、脑卒中等应激状态、尿毒

症出现胰岛素抵抗时、使用拮抗胰岛素的药物等。

(4)下列情况胰岛素需要量可能会减少：严重肝功能受损、肾功能受损、腺垂体功能减退症、肾上腺皮质功能减退症、甲状腺功能减退症、呕吐、腹泻、胃轻瘫、肠梗阻等引起食物吸收延迟等。

【药物相互作用】 (1)肾上腺糖皮质激素、促肾上腺皮质激素、胰高血糖素、雌激素、口服避孕药、甲状腺激素、肾上腺素、噻嗪类利尿药、苯乙丙胺、苯妥英钠等可升高血糖，联合用药时应调整这些药物或胰岛素的剂量。

(2)口服降糖药与胰岛素有协同的降血糖作用。

(3)抗凝血药、水杨酸盐、磺胺类药及抗肿瘤药甲氨蝶呤等可与胰岛素竞争性地和血浆蛋白结合，使血液中游离胰岛素水平升高。单胺氧化酶抑制药、非甾体抗炎药可增强胰岛素的降血糖作用。

(4)β受体拮抗药，如普萘洛尔可拮抗肾上腺素升高血糖的反应，干扰机体调节血糖功能，与胰岛素合用有增加发生低血糖的危险，可削弱某些具有低血糖反应警示作用的交感神经兴奋表现，并延长低血糖时间，合用时应注意调整胰岛素剂量。

(5)中等至大量乙醇可增强胰岛素的降血糖作用，可引起严重、持久的低血糖，在空腹或肝糖原贮备较少的情况下更易发生。

(6)氯喹、奎尼丁、奎宁等可延缓胰岛素的降解，使血中胰岛素浓度升高从而加强其降血糖作用。

(7)钙通道阻滞药、可乐定、达那唑、二氮嗪、生长激素、肝素、H_2受体拮抗药、大麻、吗啡、尼古丁、磺吡酮等可影响糖代谢，使血糖升高，如合用这些药物，胰岛素需要量可能需适当加大。

(8)血管紧张素转换酶抑制药、溴隐亭、氯贝丁酯、锂制剂、甲苯达唑、吡多辛、茶碱等可通过不同方式直接或间接影响而降低血糖，若与这些药物合用，胰岛素宜适当减量。

(9)奥曲肽可抑制生长激素、胰高血糖素及胰岛素的分泌，并使胃排空延迟及胃肠蠕动减缓，引起食物吸收延迟，从而降低餐后高血糖。故在开始应用奥曲肽时，胰岛素应适当减量，以后再按血糖调整剂量。

(10)吸烟可因烟草中儿茶酚胺的释放而拮抗胰岛素的降血糖作用，吸烟还可减少皮下组织对胰岛素的吸收。因此，正在接受胰岛素治疗且平时有吸烟习惯的糖尿病患者，当突然戒烟时应适当减少胰岛素的用量，或按血糖情况加以调整。

【给药说明】 不同胰岛素及胰岛素类似物的作用时间特点见表9-2。

表 9-2　不同胰岛素及胰岛素类似物的作用时间特点

类别(来源)			制剂名称	特性		
				起效时间	达峰时间	持续时间
动物胰岛素	单一成分	短效	胰岛素注射液*	30～60min	2～4h	5～7h
		长效	精蛋白锌胰岛素注射液	3～4h	12～24h	24～36h
	预混		精蛋白锌胰岛素注射液(30R)	30min	2～8h	24h
人胰岛素(生物合成/基因重组)	单一成分	短效	人胰岛素注射液*	15～60min△	2～4h△	7～8h
		长效	精蛋白重组人胰岛素注射液	2.5～3.0h△	5～7h△	约24h
	预混		精蛋白人胰岛素混合注射液(30R)	<30min	2～8h 双时相	约24h
			精蛋白人胰岛素混合注射液(50R)	<30min	2～8h 双时相	约24h
胰岛素类似物	单一成分	速效	门冬胰岛素注射液*	10～20min	1～3h	3～5h
			赖脯胰岛素注射液*	约15min	30～70min	2～5h
			谷赖胰岛素注射液*	10～20min	55min	2～5h
		长效	地特胰岛素注射液	2～3h△	无峰	可达24h
			甘精胰岛素注射液	2～3h△	无峰△	24h
	预混		门冬胰岛素30注射液	10～20min	1～4h 双时相	24h
			门冬胰岛素50注射液	10～20min	1～4h 双时相	24h
			精蛋白锌重组赖脯胰岛素混合注射液(25R)	15min	30～70min 双时相	约24h
			精蛋白锌重组赖脯胰岛素混合注射液(25R)	15min	30～70min 双时相	约24h

注：*可以静脉注射；△数据来源于《Joslin 糖尿病学》。

除非特殊说明，以上数据均来自国家药品监督管理局批准的最新版药品说明书。

（1）无论哪一种类型糖尿病，胰岛素治疗必须在饮食、运动治疗的基础上进行。应有相对固定、合适的总热量、食物成分以及规则的餐次安排。有时，除早、午、晚三餐外，在不增加每日总热量的原则下，抽取部分热量安排在上午、下午或睡前加餐，以便减少血糖波动，降低餐后血糖高峰和防止低血糖的发生。

（2）开始胰岛素治疗时，应从小剂量开始，注意患者对胰岛素的敏感性和治疗反应，根据血糖谱，通常可用血糖仪选择性监测三餐前、餐后、睡前的血糖来调整胰岛素治疗剂量。

（3）胰岛素一般皮下注射，剂型选择和注射次数视病情需要而定，通常速(短)效制剂每餐注射，中效或长效制剂在睡前注射；临床上根据个体化原则进行相应选择。

（4）用药后应观察有无局部或全身过敏反应。

（5）有计划地安排改变注射部位如双侧上臂、大腿、腹部，如出现发红、硬结应及时处理。

（6）注意低血糖反应。

（7）采用强化胰岛素治疗方案后，有时早晨空腹血糖仍然较高，其可能原因有：①夜间胰岛素不足；②Somogyi现象；③黎明现象，即夜间血糖控制良好，也无低血糖发生，仅于黎明时段出现高血糖，可能是由于皮质醇、生长激素等拮抗胰岛素激素分泌增多所致。夜间多次于0、2、4、6、8时监测血糖有助于鉴别其原因。

（8）胰岛素制剂最适宜储存在 2～8℃；短效制剂若出现混浊则不能应用。

（9）对动物胰岛素制剂过敏者、儿童、妊娠或计划妊娠的妇女宜选用人胰岛素或胰岛素类似物制剂。当从动物胰岛素转换用人胰岛素或胰岛素类似物制剂时，可先减少原用量的20%，以后按需要调整。

（10）原用口服降糖药患者可按需要直接改用胰岛素，但应注意某些口服药制剂尤其是长效磺脲类药物，在停药后其作用仍会持续一段时间，因此，换药后应密切监测血糖，调整胰岛素剂量。

（11）如因病情需要将常规胰岛素和中效或长效胰岛素混合，应先抽取常规胰岛素，以避免常规胰岛素瓶中混入含有多余的鱼精蛋白或锌的胰岛素制剂，从而改变其速(短)效的生物活性。此外,应注意不宜将酸性胰岛素(pH3.5)与中性胰岛素(pH7.0)混合。

(12)胰岛素治疗计划与患者的饮食、运动及活动状态是一个整体,任何一点变化均与血糖变动有关,应视病情进行调整。

(13)若发生其他疾病,如发热、上呼吸道感染等,其胰岛素需要量可能增加,应酌情增加胰岛素剂量,而不应无故停用胰岛素及误餐。

(14)用药前应注意药物的制剂和规格。使用时应注意注射器与胰岛素浓度及含量相匹配。

【用法与用量】 (1)皮下注射 一般一日3次,于餐前15~30分钟注射,主要控制餐后高血糖。剂量根据病情、血糖及尿糖水平,由小剂量开始,视血糖变化每3~4天调节一次,达到满意控制后维持治疗。1型糖尿病患者通常每日胰岛素需要总量为按体重 0.5~1U/kg,根据血糖监测结果调整。2型糖尿病患者每日需要总量变化较大,在无急性并发症情况下,敏感者每日仅需5~10U,一般约 20U,肥胖、对胰岛素敏感性较差者需要量可明显增加。在急性并发症如感染、创伤、手术等情况下,对1型及2型糖尿病患者,应每4~6小时注射一次,剂量根据病情变化及血糖监测结果进行调整。

(2)静脉注射 主要用于抢救糖尿病酮症酸中毒和高血糖高渗性昏迷的患者,成人剂量可按每小时4~6U,根据血糖变化调整剂量;也可首次静脉注射10U加肌内注射4~6U,根据血糖变化调整。病情较重者,可先静脉注射10U,继之以静脉滴注,当血糖下降至 13.9mmol/L(250mg/100ml)以下时,胰岛素剂量及注射频率随之减少。在胰岛素使用的同时,还应补液纠正电解质紊乱及酸中毒并注意机体对热量的需要。此外,若患者不能进食,或因治疗需要静脉输注含葡萄糖液体,应同时补充适量胰岛素。

(3)儿童 皮下注射:青春期前儿童一日 0.7~1.0 IU/kg,症状得到部分缓解期间可使用更低剂量。

【制剂与规格】 胰岛素注射液:(1)10ml:400U;(2)10ml:800U。

精蛋白锌胰岛素 [药典(二);医保(甲)]
Protamine Zinc Insulin

【特殊说明】 本品为含有鱼精蛋白与氯化锌的猪胰岛素无菌混悬液,用适量的盐酸调节 pH 至中性。皮下注射后,在注射部位经酶的作用使之分解,逐渐释放出游离胰岛素而被吸收,为长效动物胰岛素制剂。

【适应证】 参阅"胰岛素"。用于治疗轻、中度糖尿病患者,重症须与常规胰岛素合用,有利于减少每日胰岛素注射次数,控制夜间高血糖。但糖尿病酮症酸中毒、高血糖非酮症性高渗性昏迷患者不能使用。

【药理】 (1)药效学 参阅"胰岛素"。

(2)药动学 皮下注射吸收缓慢而均匀,注射后 3~4 小时开始生效,达峰时间为 12~24 小时,药效持续时间可达 24~36 小时。吸收入血浆的胰岛素主要分布于细胞外液,并在肝、肾和骨骼肌中降解,其中,肝脏代谢 50%左右,胰岛素及其降解产物主要经肾小球滤过而排泄;肾小管对胰岛素的重吸收功能及肾功能严重受损明显影响胰岛素消除。

【不良反应】 参阅"胰岛素"。

【禁忌证】 参阅"胰岛素"。

【注意事项】 参阅"胰岛素"。

(1)中等至大量的酒精可增强胰岛素引起的低血糖作用,可引起严重、持续的低血糖,给药期间患者应忌酒。

(2)吸烟可通过释放儿茶酚胺而拮抗胰岛素的降血糖作用,因此,正在使用胰岛素治疗的吸烟患者突然戒烟时需适当减少胰岛素用量。

(3)用药期间应定期监测血糖、糖化血红蛋白、尿糖、尿常规、肾功能、视力、眼底视网膜血管、血压及心电图等,了解病情及糖尿病并发症情况。

(4)运动员慎用。

【药物相互作用】 参阅"胰岛素"。

【给药说明】 (1)本品作用缓慢,不能用于抢救糖尿病酮症酸中毒、高糖高渗性昏迷患者。

(2)本品不能用于静脉注射。

(3)使用时应先滚动药瓶或放在两手掌中来回轻搓,使胰岛素混匀,但不可用力摇动以免产生气泡。

(4)应注意本品若与常规胰岛素混合,将有部分常规胰岛素与多余的鱼精蛋白结合而转为长效胰岛素。治疗开始时常规胰岛素与本品混合使用的剂量比例可为 2~3:1;根据病情调整剂量。此外,使用时应先抽取常规胰岛素,后抽取本品。

(5)出现低血糖症状时,处理上所需糖量较常规胰岛素引起者多。由于本品作用时间较长,发生低血糖时,虽经补糖后症状改善,但随后仍有发生低血糖的可能,应严密观察并特别注意防止夜间低血糖的发生。

【用法与用量】 本品于早餐前 0.5~1 小时皮下注射,起始治疗每日 1 次,每次 4~8U,按血糖、尿糖变化调整维持剂量。有时需要在晚餐前再注射 1 次,剂量根据病情而定,一般一日总量为 10~20U。

【制剂与规格】 精蛋白锌胰岛素注射液:10ml:400U。

低精蛋白锌胰岛素注射液:10ml:400U。

精蛋白锌胰岛素(30R) [药典(三)；国基；医保(甲)]

Isophane Protamine Insulin(30R)

【特殊说明】　本品为双时相胰岛素制剂，含有 30% 可溶性中性胰岛素和 70%低精蛋白锌胰岛素(NPH)的混悬液。双时相组分包含短效胰岛素和中效胰岛素。

【成分】　30%中性胰岛素(猪)和 70%低精蛋白锌胰岛素(猪)。

【适应证】　参阅"胰岛素"，适用于治疗需要用胰岛素来维持血糖水平的 1 型和 2 型糖尿病患者，也适用于糖尿病患者的早期治疗以及妊娠期糖尿病患者的治疗；本品不宜用于治疗糖尿病酮症酸中毒或高血糖高渗性昏迷等急性并发症。

【药理】　(1)药效学　参阅"胰岛素"。

(2)药动学　本品为双时相胰岛素制剂。本品给药后 0.5 小时之内起效，2～8 小时达到最大效应，全部的作用持续时间最长可达 24 小时，本品对血浆蛋白没有很强的亲和力。临床试验表明本品吸收阶段的半衰期为 5～10 小时。

【不良反应】　参阅"胰岛素"。低血糖是最常见的不良反应。

【禁忌证】【药物相互作用】　参阅"胰岛素"。

【注意事项】　参阅"胰岛素"。

(1)本品为预混胰岛素。

(2)使用前检查药物及内容物外观，本品应为白色混悬液，如振摇后有沉淀或团块状漂浮物切勿使用。

(3)使用期间定期监测血糖或尿糖，了解治疗效果。

(4)用药期间避免酗酒。

(5)吸烟可通过释放儿茶酚胺而拮抗胰岛素的降血糖作用，因此正在使用胰岛素治疗的吸烟患者突然戒烟时需适当减少胰岛素用量。

(6)运动员慎用。

【给药说明】　(1)本品不能用于静脉注射。

(2)本品在达到室温时更容易混匀，当笔芯尚未装入胰岛素注射器时，应将笔芯上下缓慢摇动，使笔芯内的玻璃珠由一端移动到另一端至少 20 次；每次注射前，至少重复此动作 10 次；此混匀步骤必须持续重复，直至胰岛素呈白色均匀混悬液体后立即注射，但不可用力摇动，以免产生气泡。如有凝结块物出现或底部有白色固体颗粒沉淀，以及在瓶壁上出结霜时，则不能使用。

(3)抽取药液前要先检查瓶内内容物的外观，精蛋白锌胰岛素注射液(30R)应为白色混悬液，如果振摇后瓶底仍有沉淀，或团块状漂浮物切勿使用，如果发现任何异

常或需要改变胰岛素剂量时，必须立即向医生咨询。

【用法与用量】　通常给予预混胰岛素一日 1 次或一日 2 次，剂量应根据患者的病情采取个体化给药。平均胰岛素需要量通常在每日 0.3～1.0 U/kg 之间。注射后 30 分钟内必须进食含有碳水化合物的正餐或加餐。

儿童用法用量：皮下注射，剂量应根据患儿的病情采取个体化给药。

【制剂与规格】　精蛋白锌胰岛素注射液(30R)(笔芯)：3ml:300U。

精蛋白锌胰岛素注射液(30R)：10ml:400U。

(二)人胰岛素

人 胰 岛 素 [药典(三)；医保(甲)]

Human Insulin

【特殊说明】　本品由含有可高效表达人胰岛素基因的工程化细胞，经发酵、分离、高度纯化、结晶和干燥制成的原料药，与适量的抑菌剂、渗透压调节剂配置而成。本品为短效制剂，不含可延缓胰岛素吸收的物质。本品为中性制剂，较酸性制剂稳定，且注射部位局部刺激反应少见。

【适应证】　参阅"胰岛素"。适用于治疗需要用胰岛素来维持血糖水平的糖尿病患者，也适用于糖尿病患者的早期治疗以及妊娠期糖尿病患者的治疗。此外，还可静脉注射用于包括应激性高血糖症在内的急危重症的处理。

【药理】　(1)药效学　参阅"胰岛素"。

(2)药动学　生物合成人胰岛素的起效时间在 0.5 小时之内，1.5～3.5 小时达到最大效应，全部的作用持续时间为 7～8 小时。重组人胰岛素作用时间为 4～12 小时，胰岛素在血液中的半衰期只有几分钟。本品对血浆蛋白没有很强的亲和力，但血液循环中出现胰岛素抗体的情况除外。

【不良反应】【禁忌证】　参阅"胰岛素"。

【注意事项】　本品不能用于胰岛素泵连续皮下胰岛素输注治疗，其余参阅"胰岛素"。

本品应为无色澄明溶液，如出现混浊则不宜使用。

【药物相互作用】【给药说明】　参阅"胰岛素"。

【用法与用量】　本品为短效胰岛素制剂，可以与中效或长效胰岛素制剂联合使用。

(1)皮下注射　一日 3 次，于餐前 15～30 分钟注射，主要控制餐后高血糖。根据病情、血糖和尿糖水平由小剂量开始，视血糖变化每 3～4 日调整剂量一次，达到满意控制后维持治疗。平均每日胰岛素需要量为按体重 0.3～1.0U/kg，根据血糖监测结果调整；或由临床医生根

据患者的实际需求量确定并调整胰岛素治疗剂量。当病情得到部分缓解时，胰岛素的需要量可明显减少；当患者存在胰岛素抵抗时，每日胰岛素需要量将会明显增加。

（2）静脉注射　本品可供静脉注射，主要用于抢救糖尿病酮症酸中毒和高血糖高渗性昏迷的患者。其余参阅"胰岛素"。

（3）肌内注射　重组人胰岛素亦可肌内注射给药，但临床常规不推荐。

【制剂与规格】　人胰岛素注射液（笔芯）：3ml:300U。

精蛋白重组人胰岛素 [药典(三)；医保(甲)]
Isophane Protamine Recombinant Human Insulin

【特殊说明】　本品由重组人胰岛素与适量的硫酸鱼精蛋白、抑菌剂、渗透压调节剂等配制而成的低精蛋白锌胰岛素混悬液（NPH）。为了延缓胰岛素的吸收，延长其作用，使之与鱼精蛋白结合，后者从鱼的精液中提取，其所含的氨基酸主要为精氨酸，故称为鱼精蛋白。NPH为同种异型胰岛素，又称"isophane"，意为同比胰岛素，指其中胰岛素与鱼精蛋白的比例适当，没有多余的鱼精蛋白。本品为中效胰岛素制剂，为中性混悬液。

【适应证】　参阅"胰岛素"，适用于治疗需要用胰岛素来维持血糖水平的 1 型和 2 型糖尿病患者，也适用于糖尿病患者的早期治疗以及妊娠期糖尿病患者的治疗。强化治疗控制血糖后改用本品可减少注射次数，有时为加强控制餐后高血糖，可与短效人胰岛素或速效胰岛素类似物联合使用，也可与短效人胰岛素混合使用。2 型糖尿病应用口服药效果不理想可联合本品或改用本品治疗，本品不宜用于治疗糖尿病酮症酸中毒或高血糖高渗性昏迷等急性并发症。

【药理】　（1）药效学　参阅"胰岛素"。

（2）药动学　本品皮下注射后，缓慢均匀吸收，起效时间在 1.5 小时之内，4～12 小时达到最大效应，全部的作用持续时间大约为 24 小时。本品对血浆蛋白没有很强的亲和力，但血液循环中出现胰岛素抗体的情况除外。

【不良反应】　参阅"胰岛素"；注意其引起的低血糖多在药效高峰时出现。

【禁忌证】　参阅"胰岛素"。

【注意事项】　参阅"胰岛素"。

儿童　低血糖患者禁用。

【药物相互作用】　胰岛素混悬液不能加到输注液体中，存在配伍禁忌。其余参阅"胰岛素"。

【给药说明】　（1）本品不能用于静脉注射。

（2）使用时应先滚动药瓶或放在两手掌中间来回轻搓，使药物混匀，本品混匀时呈白色均匀的混悬液，但不可用力摇动，以免产生气泡。本品在达到室温时，更容易混匀。

（3）如需与普通胰岛素混合使用，应在注射前先抽取普通胰岛素，后抽取本品。其余参阅"胰岛素"。

【用法与用量】　成人　皮下注射，剂量应根据患者的病情采取个体化用药，平均胰岛素需要量通常在每日 0.3～1.0U/kg。一般从一个预定小剂量开始（例如 4～8U），睡前注射一次，按血糖变化调整剂量；有时需于早餐前再注射一次。需要时本品可与短效人胰岛素混合使用，其余参阅"胰岛素"。

儿童　皮下注射，剂量应根据患儿的病情采取个体化给药。青春期前儿童一日 0.7～1.0 IU/kg，症状得到部分缓解期间可使用更低剂量，同时应密切监测血糖水平以减少低血糖事件的发生。

【制剂与规格】　精蛋白重组人胰岛素注射液（笔芯）：3ml:300U。

精蛋白重组人胰岛素注射液：10ml:400U。

精蛋白人胰岛素混合（30R） [药典(三)；医保(甲)]
Mixed Protamine Human Insulin（30R）

【特殊说明】　本品为双时相胰岛素制剂，含有 30% 人胰岛素（常规人胰岛素）、70%精蛋白人胰岛素（中效人胰岛素）的混悬液。双时相组分包含短效胰岛素和中效胰岛素。

【成分】　30%人胰岛素（常规人胰岛素）和 70%精蛋白人胰岛素（中效人胰岛素）。

【适应证】　参阅"胰岛素"。用于治疗糖尿病。本品不宜用于治疗糖尿病酮症酸中毒或高血糖高渗性昏迷等急性并发症。

【药理】　（1）药效学　参阅"胰岛素"。

（2）药动学　胰岛素在血液中的半衰期（$t_{1/2}$）只有几分钟，所以，胰岛素制剂的时效特征完全由其吸收特点决定。本品是由快速和缓慢起效的两种胰岛素混合而成，因此同时具备快速和缓慢吸收两种特征，经皮下注射后，其中的短效胰岛素达峰时间为 1.5～2.5 小时。本品对血浆蛋白没有很强的亲和力，血液循环中如果出现胰岛素抗体的情况除外。胰岛素蛋白酶、胰岛素降解酶、蛋白二硫异构酶可降解人胰岛素。人胰岛素分子有若干个裂解（水解）位点，裂解产生的所有代谢物是没有活性的。临床试验表明本品吸收阶段的 $t_{1/2}$ 大约为 5～10 小时。

【不良反应】【禁忌证】【药物相互作用】　参阅"胰岛素"。

【注意事项】　参阅"胰岛素"。

儿童　低血糖是最常见的不良反应。

【给药说明】　(1) 本品不可静脉注射。

(2) 本品在达到室温时更容易混匀。当笔芯尚未装入胰岛素注射器时，应将笔芯上下缓慢摇动，使笔芯内的玻璃珠由一端移动到另一端至少 20 次；每次注射前，至少重复此动作 10 次；此混匀步骤必须持续重复，直至胰岛素呈白色均匀混悬液体后立即注射。但不可用力摇动，以免产生气泡。如有凝结块物出现或底部有白色固体颗粒沉淀，以及在瓶壁上出结霜时，则不能使用。

其余参阅"胰岛素"。

【用法与用量】　本品为双时相胰岛素制剂，在需要快速起效并使效应延长时，通常给予预混胰岛素一日 1 次或一日 2 次，剂量应根据患者的病情个体化给药。个体胰岛素需要量通常在每日 0.3～1.0U/kg 之间。当患者存在胰岛素抵抗时，每日的胰岛素需要量可能会增加。而当患者体内存在残余的内源性胰岛素分泌时，每日的胰岛素需要量可能会减少。注射后 30 分钟内必须进食含有碳水化合物的正餐或加餐。

儿童　皮下注射：剂量应根据患儿的病情采取个体化给药。青春期前儿童一日 0.7～1.0IU/kg，症状得到部分缓解期间可使用更低剂量。

【制剂与规格】　精蛋白人胰岛素混合注射液 (30R) (笔芯)：3ml:300U。

精蛋白人胰岛素混合注射液 (30R)：10ml:400U。

精蛋白人胰岛素混合 (50R) [药典(三)；医保(甲)]
Mixed Protamine Human Insulin (50R)

【特殊说明】　本品为双时相胰岛素制剂，含有 50% 可溶性中性胰岛素和 50% 低精蛋白锌胰岛素 (NPH) 的混悬液。由于本品中短效胰岛素的含量相对高一些，其对于控制餐后血糖的作用较预混入胰岛素 30R 为强。

【成分】　50% 可溶性中性胰岛素和 50% 低精蛋白锌胰岛素 (NPH)。

【适应证】　参阅"胰岛素"。用于治疗糖尿病。本品不宜用于治疗糖尿病酮症酸中毒或高血糖高渗性昏迷等急性并发症。

【药理】　(1) 药效学　参阅"胰岛素"。

(2) 药动学　参阅"精蛋白人胰岛素混合注射液 (30R)"。

【不良反应】【禁忌证】【药物相互作用】　参阅"胰岛素"。

【注意事项】(1) 儿童　低血糖是最常见的不良反应。

(2) 本品不可静脉注射。

(3) 其余参阅"胰岛素"及"精蛋白人胰岛素混合 (30R)"。

【用法与用量】　参阅"精蛋白人胰岛素混合 (30R)"。

儿童　皮下注射：剂量应根据患儿的病情采取个体化给药；青春期前儿童一日 0.7～1.0IU/kg，症状得到部分缓解期间可使用更低剂量。

【制剂与规格】　精蛋白人胰岛素混合注射液 (50R) (笔芯)：3ml:300U。

(三) 胰岛素类似物

门冬胰岛素 [医保(乙)]
Insulin Aspart

【特殊说明】　本品主要成分为门冬胰岛素，是通过基因重组技术，利用酵母生产的人胰岛素类似物。本品中的人胰岛素 B 链第 28 位脯氨酸由天门冬氨酸所替代，所以本品形成六聚体的倾向比可溶性人胰岛素低，因此，与可溶性人胰岛素相比，其皮下吸收速度更快，有利于控制餐后迅速升高的血糖。

【适应证】　参阅"胰岛素"。用于治疗糖尿病。

【药理】　(1) 药效学　参阅"胰岛素"。本品为速效胰岛素类似物，按摩尔质量计算，门冬胰岛素与可溶性人胰岛素等效。皮下注射本品后，在餐后 4 小时内，比可溶性人胰岛素起效快，使血糖浓度下降得更低；作用持续时间比可溶性人胰岛素短。

(2) 药动学　本品皮下注射后，10～20 分钟内起效，最大作用时间出现在注射后 1～3 小时，作用持续时间为 3～5 小时；本品达到最高血糖浓度的平均时间为可溶性人胰岛素的 50%。1 型糖尿病患者按 0.15U/kg 皮下注射本品，其平均最高血药浓度为 429pmol/L，达峰时间为 40 分钟，注射后约 4～6 小时药物浓度回到基线值。在 2 型糖尿病患者中，吸收速率较慢，其最高血药浓度为 (352±240) pmol/L，达峰时间为 60 分钟。与可溶性人胰岛素相比，本品达峰时间的个体内变异性显著减小，但最高血药浓度的个体内变异性较大。

【不良反应】　参阅"胰岛素"。由于作用持续时间较短，所以本品导致夜间低血糖发生的风险较低。

【禁忌证】　参阅"胰岛素"。

【注意事项】　(1) 参阅"胰岛素"。

(2) 胰岛素类似物起效迅速的药效学特征决定了本品比可溶性人胰岛素起效更快，作用时间更短，如果注射本品后发生低血糖反应，症状的出现也会比可溶性人胰岛素更早。因此，使用时必须同时考虑患者的合并症及合并用药是否会延迟食物的吸收。

（3）本品可用于孕妇和哺乳期妇女，但剂量可能需要调整。

（4）临床试验显示，在 2～17 岁儿童和青少年中应用本品的药效学特性与成人相似。由于本品起效快速，如果儿童能从快速起效中获益，则可优先使用本品。

（5）在基础-餐时的治疗方案中，50%～70%的胰岛素需要量由本品提供，其他部分由中效胰岛素或长效胰岛素提供。

【药物相互作用】 参阅"胰岛素"。

【给药说明】 （1）参阅"胰岛素"。本品可经皮下注射或经胰岛素泵持续皮下输注治疗，也可经静脉给药；绝不可将胰岛素直接注入肌内。

（2）为了达到理想的血糖控制，应进行血糖监测并对本品剂量进行相应的调整。

【用法与用量】 （1）参阅"胰岛素"。

（2）本品是速效胰岛素类似物，用量应由医生根据患者的病情决定。成人和儿童中，通常为每日 0.5～1.0U/kg，一般应与至少每日 1 次的中效胰岛素或长效胰岛素联合使用。

（3）本品由于快速起效，所以一般须紧邻餐前注射。必要时，可在餐后立即给药。

【制剂与规格】 门冬胰岛素注射液（笔芯）：3ml:300U。

门冬胰岛素注射液：10ml:1000U。

门冬胰岛素 30[医保(乙)]
Insulin Aspart 30

【特殊说明】 本品含 30%可溶性门冬胰岛素和 70%精蛋白锌门冬胰岛素，其作用相当于速效及中效胰岛素的叠加。

【成分】 30%门冬胰岛素和 70%精蛋白锌门冬胰岛素。

【适应证】 用于治疗糖尿病。不推荐用于治疗糖尿病酮症酸中毒。

【药理】 （1）药效学 参阅"胰岛素"。本品是由 30%速效胰岛素类似物可溶性门冬胰岛素和 70%中效胰岛素类似物精蛋白门冬胰岛素组成的双时相混悬液。在摩尔当量的基础上，门冬胰岛素与人胰岛素等效价。

（2）药动学 本品皮下注射后，10～20 分钟内起效，作用最强时间在注射后 1～4 小时，作用持续时间可达 24 小时。本品与双时相人胰岛素中的可溶性人胰岛素相比，皮下吸收更快；与人 NPH 胰岛素类似，具有较长的吸收作用时间。本品最大血清胰岛素浓度比双时相人胰岛素

30 平均高 50%。本品达到最大浓度的时间平均是双时相人胰岛素 30 的一半。本品的半衰期平均为 8～9 小时。

【不良反应】 参阅"胰岛素"。

【禁忌证】 参阅"胰岛素"。

【注意事项】 （1）参阅"胰岛素"。

（2）用于妊娠期的临床经验有限；动物试验未发现门冬胰岛素与人胰岛素在胚胎毒性与致畸性方面有任何差异。

（3）不限制哺乳期妇女使用本品治疗，哺乳母亲使用胰岛素不会对婴儿产生危害，但是本品的剂量可能需要做相应的调整。

（4）当预混胰岛素为首选药时，本品可用于 10 岁及以上的儿童和青少年。6～9 岁儿童临床数据有限。本品尚未在 6 岁以下儿童中进行研究。

【药物相互作用】 参阅"胰岛素"。

【给药说明】 （1）本品仅可用于皮下注射，不可用于胰岛素泵、静脉给药及肌内注射。

（2）本品皮下注射部位可选择大腿、腹壁、臀部或三角肌区域。注射点应在同一注射区域内轮换，以降低脂肪代谢障碍风险。

（3）本品比双时相人胰岛素起效更快，所以一般须紧邻餐前注射。必要时可在餐后立即给药。

（4）每次使用本品前将笔芯在手掌间滚搓 10 次，注意保持笔芯水平；将笔芯上下摇动 10 次，以使笔芯内的玻璃珠由一端移动到另一端；重复上述动作直至药液呈均匀的白色雾状为止。胰岛素达到室温时更易混匀，摇匀后应立即注射。不得剧烈震摇笔芯，否则产生的泡沫将影响剂量的准确性。

（5）其余参阅"胰岛素"。

【用法与用量】 （1）本品的用量因人而异，应由医生根据患者病情来决定。为了达到理想血糖控制，应进行血糖监测和胰岛素剂量调整。

（2）在 2 型糖尿病患者中，本品可以作为单一疗法治疗。

（3）对单独使用口服降糖药不能控制血糖的患者，本品可与口服降糖药合并用药。①从未使用过胰岛素的 2 型糖尿病患者：推荐起始剂量为皮下注射早餐前 6U，晚餐前 6U；也可每日 1 次给药，晚餐前 12U。②由双时相人胰岛素转为本品治疗时，最初可采用相同剂量和方案；然后根据个体需要调整剂量，在治疗转换及最初数周内应加强血糖监测。③本品每日 1 次的剂量达到 30U 时，推荐转为每日 2 次给药，将剂量等分（50:50）在早餐前和晚餐前给药。④由每日 2 次转为每日 3 次治疗：将每日 2 次的早餐前剂量分到早餐和午餐前给药。

【制剂与规格】 门冬胰岛素 30 注射液（笔芯）：

3ml:300U。

门冬胰岛素 50 [医保(乙)]
Insulin Aspart 50

【特殊说明】　本品含 50%可溶性门冬胰岛素和 50% 精蛋白锌门冬胰岛素，其作用相当于速效及中效胰岛素 的叠加。

【成分】　50%可溶性门冬胰岛素，50%精蛋白锌门冬 胰岛素。

【适应证】　用于治疗糖尿病。

【药理】　(1)药效学　参阅"胰岛素"。

(2)药动学　本品是一种双时相胰岛素类似物,皮下 注射后将在 10～20 分钟内起效,作用最强时间在注射后 1～4 小时,作用持续时间可达 14～24 小时。本品中 50% 由可溶性门冬胰岛素组成,与双时相人胰岛素中的可溶 性人胰岛素相比,皮下吸收更快。另外 50%结晶相是精 蛋白门冬胰岛素,与人 NPH 胰岛素类似,具有较长的吸 收作用时间。

【不良反应】【禁忌证】　参阅"胰岛素"。

【注意事项】　参阅"胰岛素"及"门冬胰岛素 30 注 射液"。

本品尚未在 18 岁以下的儿童和青少年中进行研究, 安全性和有效性尚未确定,故不推荐上述人群使用。对 于老年患者,应加强血糖监测,并根据个体情况调整用 药剂量。

【药物相互作用】【给药说明】　参阅"门冬胰岛素 30 注射液""胰岛素"。

【用法与用量】　(1)本品的用量因人而异,应由医生 根据患者的病情而定。为了达到理想血糖控制,建议进 行血糖监测和胰岛素剂量调整。

(2)本品快速起效并很快达到血药峰值,一般紧邻餐 前注射,必要时,也可在餐后立即注射。

(3)成人胰岛素需求量通常为 0.5～1.0U/(kg·d), 可全部或部分来自本品。对于 2 型糖尿病患者,当单独 使用二甲双胍不足以控制血糖时,本品可与二甲双胍联 合使用。

【制剂与规格】　门冬胰岛素 50 注射液(笔芯): 3ml:300U。

赖脯胰岛素 [药典(三);医保(乙)]
Insulin Lispro

【特殊说明】　本品主要成分为赖脯胰岛素,是由基 因重组技术生产的人胰岛素类似物,是将胰岛素 B 链第

28 位和第 29 位的脯氨酸(Pro)和赖氨酸(Lys)次序对换, 转变为 $LysB^{28}$-$ProB^{29}$,使胰岛素形成多聚体的特性发生 改变,从而加速皮下注射后的吸收,有利于控制进餐后 迅速升高的血糖。

【适应证】　适用于治疗需要胰岛素维持正常血糖稳 态的糖尿病患者。

【药理】　(1)药效学　参阅"胰岛素"。根据摩尔质 量计算,赖脯胰岛素与人胰岛素等效,1 个单位的赖脯胰 岛素与 1 个单位的常规胰岛素具有相同的降糖作用。正 常志愿者和糖尿病患者经皮下给药时,赖脯胰岛素比常 规人胰岛素起效更迅速,作用持续时间更短。在不同的 个体之间或在相同的个体中,胰岛素和胰岛素类似物的 时效差异可能较大。胰岛素的吸收速度以及起效时间可 受注射部位、运动和其他变量的影响。

(2)药动学　赖脯胰岛素起效快(约 15 分钟),给药 与进餐的时间间隔比较短(餐前 0～15 分钟),作用持续 时间较短为 2～5 小时;而普通胰岛素给药时间为餐前 30～45 分钟。赖脯胰岛素的药代动力学表明,它是一种 吸收迅速的化合物,皮下注射后达峰时间为 30～70 分钟。

【不良反应】【禁忌证】　参阅"胰岛素"。

【注意事项】　(1)赖脯胰岛素对妊娠和胎儿及新生 儿无不良作用。对于胰岛素治疗的妊娠患者,整个妊娠 期间都必须保持良好的血糖控制,并根据孕期进行适当 的治疗剂量调整。正在哺乳的糖尿病患者需要根据血糖 监测来调节胰岛素使用的剂量及饮食摄入量。

(2)赖脯胰岛素在儿童的药效学特性与在成人使用 时相似,尚无中国儿童临床研究的数据,亦未验证其有 效性、安全性。

(3)老年患者使用本品无特殊说明,可遵医嘱。

【药物相互作用】　参阅"胰岛素"。

【给药说明】　参阅"胰岛素"。

(1)静脉内给药可用于控制糖尿病酮症酸中毒和急 性疾病期间的血糖水平,或者用于控制手术中和手术后 的血糖水平。

(2)本品可与长效人胰岛素或口服磺酰脲类药物联 合使用。

(3)与普通胰岛素相比,本品皮下注射后起效快,作 用持续时间较短(2～5 小时),因此可在接近进餐时给药。

(4)无论在哪个部位注射,本品都可以保持比可溶性 胰岛素更快的起效时间,其作用持续时间取决于剂量、 注射部位、血流、温度和体力活动情况。

【用法与用量】　(1)剂量应当由医生根据患者的需 要决定,通常为每日 0.5～1U/kg。

（2）本品可在餐前即时注射，必要时，也可在餐后立即注射。

（3）本品通过皮下注射或持续皮下输液泵用药，也可以肌内注射（虽不推荐这种用法），必要时可以静脉内给药。

【制剂与规格】　赖脯胰岛素注射液（笔芯）：3ml:300U。

精蛋白锌重组赖脯胰岛素混合（25R）[医保(乙)]
Mixed Protamine Zinc Recombinant Human Insulin Lispro（25R）

【特殊说明】　本品为25%赖脯胰岛素和75%精蛋白锌赖脯胰岛素的混合制剂，其作用相当于速效及中效胰岛素的叠加。

【成分】25%赖脯胰岛素，75%精蛋白锌赖脯胰岛素。

【适应证】　适用于需要胰岛素治疗的糖尿病患者。

【药理】　（1）药效学　参阅"胰岛素"。

（2）药动学　皮下注射赖脯胰岛素可快速吸收，血药浓度达峰时间为30～70分钟；精蛋白锌赖脯胰岛素药代动力学特征与体内基础胰岛素（NPH）相似；本品反映这两种药物的单独表现，故可用葡萄糖利用曲线进行评估。患者肾功能损害时，赖脯胰岛素较常规人胰岛素吸收更快。肾功能不全的2型糖尿病患者，赖脯胰岛素与人胰岛素在药代动力学上存在差异，且这种差异与肾功能损害程度无关。肝功能损害的患者，赖脯胰岛素较人胰岛素吸收快、作用时间短。

【不良反应】【禁忌证】【药物相互作用】　参阅"胰岛素"。

【注意事项】　赖脯胰岛素对妊娠或对胎儿及新生儿无不良反应；正在哺乳的糖尿病患者需调整胰岛素剂量及饮食。12岁以下儿童，与常规胰岛素相比，仅当有预期的获益时才应考虑使用。老年人无特殊说明，可遵医嘱。

【给药说明】　（1）本品只能皮下注射，不能静脉输注给药。

（2）皮下注射部位为上臂、大腿、臀部及腹部，应轮换注射部位，同一部位每个月注射不能超过1次，确保不要注射到血管中，注射完毕后不要按摩注射部位。

（3）皮下注射本品后起效迅速，因此注射时间与用餐时间可间隔很短。

（4）使用前将本品笔芯在手心中旋转10次、以180°反转10次至其中的药液呈均匀的混悬状态或乳浊液，如未达到均匀混悬状，则重复上述动作直至混合均匀为止，容器内的小玻璃珠有助于药液的混匀。不得剧烈震摇笔芯，否则产生的泡沫将影响剂量的准确性。

（5）应经常对药液容器进行检查，如发现团块或有黏结于瓶底或瓶壁类似"霜"的白色颗粒时，则不能使用。

（6）本品笔芯不能与其他胰岛素制剂混合；本装置只能一次性使用，不能再次填充。

【用法与用量】　（1）使用剂量须由医生根据患者的病情决定。

（2）本品可在餐前即时注射，必要时也可在餐后立即注射。

（3）对于不同个体或同一个体的不同时间，胰岛素的作用时间不尽相同。本品的作用时间随注射剂量、部位、血流情况、体温及运动有所改变。

【制剂与规格】　精蛋白锌重组赖脯胰岛素混合注射液（笔芯）：3ml:300U。

精蛋白锌重组赖脯胰岛素混合（50R）[医保(乙)]
Mixed Protamine Zinc Recombinant Human Insulin Lispro（50R）

【特殊说明】　本品为50%精蛋白锌赖脯胰岛素和50%赖脯胰岛素的混合制剂，其作用相当于速效及中效胰岛素的叠加。

【成分】50%赖脯胰岛素，50%精蛋白锌赖脯胰岛素。

【适应证】　参阅"胰岛素"。

适用于需要胰岛素治疗的糖尿病患者。

【药理】　（1）药效学　参阅"胰岛素"。

（2）药动学　皮下注射赖脯胰岛素可快速吸收，血药浓度达峰时间为30～70分钟。精蛋白锌赖脯胰岛素药代动力学特征与体内基础胰岛素（NPH）相似。

【不良反应】【禁忌证】【药物相互作用】　参阅"胰岛素"。

【注意事项】　参阅"胰岛素"。

（1）赖脯胰岛素对妊娠或对胎儿及新生儿无不良反应。对怀孕的糖尿病患者进行仔细的血糖水平及健康状况监测尤为重要。正在哺乳的糖尿病患者需调整胰岛素剂量及饮食或两者均需调节。

（2）对于12岁以下儿童，仅在与常规胰岛素相比，具有显著益处的情况下才考虑使用。

【给药说明】　（1）在任何情况下，本品都不能静脉输注给药。

（2）使用前将本预装注射笔在手心中旋转10次，以180°反转10次至其中的药液呈均匀的混浊液或乳浊液。如未达到则重复上述动作直至混合均匀为止。笔芯内含有的小玻璃珠有助于药液的混匀，不要剧烈振摇，否则产生的泡沫将影响剂量的准确测量。

【用法与用量】 (1)使用剂量须由医生根据患者的病情决定。

(2)本品可在餐前即时注射,必要时也可在餐后立即注射。本品只可以皮下注射方式给药。皮下注射部位为上臂、大腿、臀部及腹部。应轮换注射部位,同一部位每个月注射不能超过 1 次,确保不要注射到血管中,注射完毕后不要按摩注射部位。皮下注射本品后起效迅速,因此注射时间和用餐时间可以间隔很短。

【制剂与规格】 精蛋白锌重组赖脯胰岛素混合注射液(50R)(笔芯):3ml:300U。

谷赖胰岛素^[医保(乙)]
Insulin Glulisine

【特殊说明】 本品主要成分为谷赖胰岛素,是由基因重组技术生产的人胰岛素类似物,将人胰岛素 B 链第 3 位天门冬氨酸由赖氨酸替代,同时将 B 链第 29 位赖氨酸替换为谷氨酸,经替换后的赖氨酸诱导单体间形成轻微的静电排斥与空间排斥,从而使其以更多的单体形式存在,替换后的谷氨酸可与 A 链 N 端相连,增加单体的稳定性。因此,与可溶性人胰岛素相比,其皮下吸收速度更快。

【适应证】 主要用于治疗成人糖尿病。

【药理】 (1)药效学 参阅"胰岛素"。

(2)药动学 谷赖胰岛素的吸收速度、血药峰浓度均约为常规胰岛素的 2 倍。皮下注射谷赖胰岛素的起效时间为 10~20 分钟;达峰时间在 1 型糖尿病患者约 55 分钟,2 型糖尿病患者约 65 分钟;作用持续时间为 4~6 小时;其消除较常规人胰岛素快,表观消除半衰期分别为 42 分钟和 86 分钟。静脉注射谷赖胰岛素后的分布和消除与常规人胰岛素相似,分布容积分别为 13 升和 22 升,消除半衰期分别为 13 和 18 分钟。谷赖胰岛素的血浆蛋白结合率低,与人胰岛素相似。

【不良反应】【禁忌证】 参阅"胰岛素"。

【注意事项】 本品在儿童及青少年中使用的临床数据有限,在妊娠期及哺乳期妇女中使用尚无足够数据,故上述人群须慎用本品。

【药物相互作用】 参阅"胰岛素"。本品未进行药代动力学相互作用研究。许多影响糖代谢的物质可能导致应调整本品的剂量并进行血糖的密切监测。

【给药说明】 (1)参阅"胰岛素"。

(2)本品吸收速率、作用开始以及持续时间,都可能受注射部位、运动和其他变化所影响。在腹壁皮下注射可比在其他部位注射吸收略快;注射时应注意不要进入血管中,注射后不要按摩注射部位。

(3)如果注射装置为冷藏,使用前应于室温放置 1~2 小时,注射冷藏胰岛素会增加疼痛感。

【用法与用量】 (1)参阅"胰岛素"。

(2)本品应在餐前 0~15 分钟或餐后立即给药,可按照与中效或长效胰岛素或基础胰岛素类似物联合使用的方案给药,也可联合口服降糖药使用。本品的剂量需经个体化调整。

(3)本品应在腹壁、大腿、上臂等部位经皮下注射或胰岛素泵持续皮下输注给药。每次注射或输注的部位应该不时轮换。

【制剂与规格】 谷赖胰岛素注射液(笔芯):3ml:300U。

甘精胰岛素^[药典(三);国基;医保(乙)]
Insulin Glargine

【特殊说明】 本品主要成分为甘精胰岛素,是由基因重组技术生产的人胰岛素类似物,将人胰岛素 A 链第 21 位天门冬氨酸由甘氨酸替代,同时在 B 链第 31 位和第 32 位增加了 2 个精氨酸。B 链上增加 2 个精氨酸,可增加胰岛素六聚体稳定性,延缓吸收和作用时间。因此本品属于长效胰岛素制剂。

【适应证】 需用胰岛素治疗的成人 1 型和 2 型糖尿病,青少年和年龄在 6 岁及以上儿童的 1 型糖尿病。本品不宜用于治疗糖尿病酮症酸中毒或高血糖高渗性昏迷等急性并发症。

【药理】 (1)药效学 甘精胰岛素是人胰岛素类似物,通过促进骨骼肌和脂肪等周围组织摄取葡萄糖、抑制肝葡萄糖的产生而降低血糖;可抑制脂肪细胞内的脂解、抑制蛋白水解和促进蛋白质合成来调节糖代谢,具有长效作用。甘精胰岛素及代谢物 M_1(21A-甘氨酸-胰岛素)和 M_2(21A-甘氨酸-脱-30B-苏氨酸-胰岛素)对人胰岛素受体的亲和力与人胰岛素类似。甘精胰岛素与人 IGF-1 受体的亲和力比人胰岛素高约 5~8 倍,但比 IGF-1 低约 70~80 倍,而 M_1 和 M_2 与 IGF-1 受体的亲和力稍低于人胰岛素。

(2)药动学 皮下注射甘精胰岛素后,其吸收比人 NPH 胰岛素慢而长,而且无峰值;在首次每日 1 次皮下注射后 2~4 天血清胰岛素浓度达到稳态。注射后,甘精胰岛素迅速在 β 链的羧基端被降解,形成 2 种活性代谢物 M_1 和 M_2。血浆中主要循环化合物为代谢物 M_1,其暴露量随甘精胰岛素给药剂量的增加而增加;药代动力学和药效学表明皮下注射甘精胰岛素的效应主要基于 M_1

的暴露。

【不良反应】【禁忌证】 参阅"胰岛素"。

【注意事项】 （1）参阅"胰岛素"。

（2）甘精胰岛素对妊娠、胎儿及新生儿的健康无不良影响，至今尚未有其他相关流行病学资料。患者若怀孕或准备怀孕时，应告知其医生。

（3）本品对 6～18 岁儿童和青少年的安全性与成人相似。国内 6 岁以下儿童使用甘精胰岛素的疗效和安全性尚未确认。

【药物相互作用】 参阅"胰岛素"。

（1）许多物质影响葡萄糖代谢，可能需酌情调整甘精胰岛素用量。

（2）切勿将甘精胰岛素注射液与任何其他产品相混合。确保注射器不含任何其他物质。

【给药说明】 （1）应皮下注射给药，切勿静脉注射。

（2）甘精胰岛素的长效作用与其在皮下组织内注射有关。如将皮下注射的药物剂量注入静脉内，可发生严重低血糖。

（3）腹部、三角肌或大腿皮下注射后，血清胰岛素或葡萄糖水平未见临床差异。在某一注射区内，每次注射的部位必须轮换。

（4）甘精胰岛素注射液不能同任何别的胰岛素或稀释液混合。混合或稀释会改变其时间/作用特性，混合后会造成沉淀。

（5）其他使用细节请参阅注射装置的使用和操作指南。

（6）必须对预期的血糖水平、本品的剂量及给药时间进行个体化的确定及调整。当患者体重或生活方式变化、胰岛素给药时间改变或出现反复发生低血糖或高血糖时，可能需要调节剂量。

【用法与用量】 （1）参阅"胰岛素"。

（2）应每天 1 次在同一时间皮下注射给药，本品的剂量及给药时间应进行个体化的确定及调整。

（3）应谨慎进行胰岛素剂量的改变并遵医嘱。

（4）2 型糖尿病患者也可联合使用口服降糖药物治疗。

【制剂与规格】 甘精胰岛素注射液（笔芯）：（1）3ml:300U；（2）1.5ml:450U。

甘精胰岛素注射液：10ml:1000U。

地特胰岛素 [医保(乙)]
Insulin Detemir

【特殊说明】 本品是由基因重组技术生产的人胰岛素类似物，是将人胰岛素B链第30位苏氨酸去除，在第29位赖氨酸上增加1个脂肪酸侧链。属于长效胰岛素制剂。本品通过在注射部位地特胰岛素分子之间强大的自身聚合以及通过脂肪酸侧链与白蛋白相结合而实现长效作用。

【适应证】 治疗糖尿病。不推荐治疗糖尿病酮症酸中毒。

【药理】 （1）药效学 参阅"胰岛素"

（2）药动学 本品注射后6～8小时达到最大血清浓度；当每日注射两次时，在注射2～3次后可达到稳态血清浓度。本品吸收的个体变异低于其他基础胰岛素制剂。本品表观分布容积大约为0.1L/kg，表明大部分地特胰岛素分布在血液中。本品与脂肪酸或其他蛋白结合药物之间无临床有关相互作用。本品的降解与人胰岛素类似，其形成的代谢物无活性。地特胰岛素皮下注射的终末半衰期是决定于皮下组织的吸收速率。根据剂量不同，终末半衰期5～7小时。

【不良反应】【禁忌证】【药物相互作用】 参阅"胰岛素"。

【注意事项】 （1）参阅"胰岛素"。

（2）如果证实临床获益大于潜在风险，妊娠期妇女可考虑使用地特胰岛素治疗。

（3）地特胰岛素与NPH胰岛素具有相似的有效性，对于妊娠期妇女、妊娠结局以及胎儿和新生儿具有相似的总体安全性。地特胰岛素用于妊娠期妇女无不良事件，无致畸性或胚胎毒性。

（4）建议患有糖尿病的妊娠期妇女在整个妊娠期间和计划妊娠时应对血糖控制进行强化治疗和密切监测。

（5）尚不知地特胰岛素是否会随乳汁排出。地特胰岛素属于肽类，在人体的胃肠道中将被消化降解为氨基酸。哺乳期妇女可能需要调整胰岛素剂量。

（6）地特胰岛素的安全性和有效性已在 6 岁及以上儿童和青少年中得以证实。

【给药说明】 （1）本品作用缓慢，不能用于抢救糖尿病酮症酸中毒及高血糖高渗性昏迷患者。

（2）本品仅用于皮下注射；不能用于胰岛素泵、静脉和肌内注射。

（3）本品作用时间长，发生低血糖时可能会延缓血糖水平的恢复，应严密观察。

【用法与用量】 （1）地特胰岛素可作为基础胰岛素单独使用或与餐时胰岛素联合使用；还可与口服抗糖尿病药物联合使用。

（2）与口服抗糖尿病药物联合治疗时，推荐地特胰岛素每日 1 次给药，起始剂量为 10U 或 0.1～0.2U/kg；治疗剂量应按患者个体化需要进行调整。

（3）为达到最佳血糖控制而每日注射 2 次的患者，第 2 次可于晚间或睡前注射。

（4）如患者体力活动增加、日常饮食改变或者在伴发疾病期间，可能需要调整剂量。

（5）其余参阅"胰岛素"。

【制剂与规格】　地特胰岛素注射液（笔芯）：3ml:300U。

德谷胰岛素[医保(乙)]
Insulin Degludec

【特殊说明】　活性成分：德谷胰岛素采用重组 DNA 技术，用酿酒酵母制成；1ml 溶液含有 100U 德谷胰岛素，相当于 600nmol，即 3.66mg 德谷胰岛素。每支笔芯装有 3ml 溶液，含有 300U 德谷胰岛素。

【适应证】　用于治疗成人 2 型糖尿病。

【药理】　（1）药效学　德谷胰岛素是一种基础胰岛素，皮下注射后形成可溶、稳定的多六聚体，从而在皮下组织内形成胰岛素储存库，德谷胰岛素单体逐渐从多六聚体中解离并持续缓慢地进入循环系统，产生长效、稳定的降血糖作用。

（2）药动学　本品每日给药 2～3 天后达到稳态血清药物浓度；德谷胰岛素在每日 1 次治疗前后 12 小时之间的暴露量呈均匀分布，在治疗剂量范围内，其作用持续时间超过 42 小时，随着剂量的增加，总体降血糖效应呈线性增加，剂量与总暴露量呈比例关系。德谷胰岛素的血浆蛋白结合率>99%；降解与人胰岛素相似；形成的所有代谢产物均无活性。本品皮下注射后的半衰期决定于皮下组织的吸收速率，约为 25 小时，与剂量不相关。本品的药代动力学特征无性别差异，在老年患者、较年轻的成人患者、不同种族、健康受试者、肾功能或肝功能损害患者之间均未见差异。

【不良反应】【禁忌证】【药物相互作用】参阅"胰岛素"。

【注意事项】　参阅"胰岛素"。

（1）本品在孕妇中无临床经验，动物生殖研究未显示德谷胰岛素与人胰岛素的胚胎毒性和致畸性存在任何差异。

（2）无哺乳期间使用本品的临床经验，德谷胰岛素会分泌到大鼠乳汁中，但乳汁中的浓度低于血药浓度；尚不知道德谷胰岛素是否会分泌到人乳中。

（3）德谷胰岛素的动物生殖研究未显示对生育力产生任何不利影响。

（4）本品在中国 18 岁以下儿童中的安全性和有效性尚未确立。

【给药说明】　（1）本品仅供皮下注射，不得静脉注射给药以避免产生严重低血糖反应；不得肌内注射给药，因可改变药物吸收；本品不得在胰岛素输注泵中使用。

（2）本品可于大腿、上臂或腹壁皮下注射；注射部位应在相同区域内轮换，以降低脂肪代谢障碍的风险。应告知患者每次均应使用胰岛素注射笔新针头，因重复使用会使针头堵塞的风险升高，导致用药剂量不准确。

【用法与用量】　（1）每日 1 次，在全天任何时间皮下注射给药，但最好在每天相同时间。本品可灵活变动胰岛素给药时间，但应确保相邻两次注射至少间隔 8 小时。建议如忘记则在发现时立即给药，此后继续常规的每日 1 次给药方案。

（2）本品剂量按患者个体的需求而定；建议根据空腹血糖进行剂量调整。①未使用过胰岛素的患者：推荐每日起始剂量为 10U，随后进行个体化的剂量调整。②既往使用胰岛素的患者：使用基础胰岛素、基础-餐时胰岛素、预混胰岛素或自混胰岛素治疗的 2 型糖尿病患者，可将其基础胰岛素部分以相等剂量转换为本品，再进行个体化的剂量调整。

（3）改用本品期间及后续数周内应密切监测血糖，并调整联合使用的胰岛素或其他抗糖尿病治疗药物的剂量和给药时间。

【制剂与规格】　德谷胰岛素注射液（笔芯）：3ml:300U。

德谷门冬双胰岛素[医保(乙)]
Insulin Degludec and Insulin Aspart

【特殊说明】　活性成分：德谷胰岛素和门冬胰岛素采用重组 DNA 技术，利用酿酒酵母制成。1ml 溶液含有 100U 德谷胰岛素和门冬胰岛素，其比值为 70/30，相当于 2.56mg 德谷胰岛素和 1.05mg 门冬胰岛素。每支笔芯装有 3ml 溶液，含有 300U 德谷胰岛素和门冬胰岛素。

【成分】　德谷胰岛素和门冬胰岛素。

【适应证】　用于治疗成人 2 型糖尿病。

【药理】　（1）药效学　德谷门冬双胰岛素中的两种成分具有截然不同的药效学作用，产生的作用曲线反映了各成分的作用特征，即餐时的门冬胰岛素和基础的德谷胰岛素。其基础成分德谷胰岛素可在皮下注射后形成稳定可溶性多六聚体的储库，然后德谷胰岛素单体逐渐从多六聚体中分离出来被持续和缓慢地释放到循环系统中，起到超长、平稳的降糖作用。此作用在与门冬胰岛素组成的复方制剂中得以保持，且不干扰速效的门冬胰岛素单体被迅速释放于循环中的作用。德谷门冬双胰岛素餐时成分可在注射后迅速起效提供餐时覆盖，而基础成分则具有平稳的作用，以满足持续的基础胰岛素需求。德谷门冬双胰岛素在老年和年轻患者中的药效学作用无差异。

(2) 药动学 德谷门冬双胰岛素单剂量给药的作用持续时间超过 24 小时，总降糖作用和最大降糖作用随着剂量的增加而呈线性增加。每日 1 次给药 2～3 天后可达到德谷胰岛素的稳态血清浓度，并保持门冬胰岛素的迅速吸收特征。门冬胰岛素的药代动力学曲线在注射后 14 分钟出现，浓度峰值在 72 分钟后出现。

德谷胰岛素的血浆蛋白结合率>99%；门冬胰岛素的血浆蛋白结合率<10%，与常规人胰岛素类似。德谷胰岛素和门冬胰岛素的降解与人胰岛素相似；形成的所有代谢产物均无活性。本品皮下注射后的半衰期由皮下组织的吸收速率决定。基础成分德谷胰岛素的半衰期约为 25 小时，与剂量不相关。本品药代动力学特征无性别差异；在老年患者与较年轻的成人患者之间、不同种族之间、健康受试者与肝、肾功能损害者之间未见任何与临床有关的差异。

【不良反应】【禁忌证】【药物相互作用】 参阅"胰岛素"。

【注意事项】 参阅"胰岛素"。

(1) 本品在孕妇中无任何临床经验。建议在整个妊娠期间以及备孕时对患有糖尿病的孕妇应进行强化血糖控制和监测。

(2) 无哺乳期间使用本品的临床经验。尚不清楚德谷胰岛素和门冬胰岛素是否会分泌到人乳中。

(3) 本品在中国 18 岁以下儿童中的安全性和有效性尚未确立。本品可用于老年患者。建议加强血糖监测，并个体化地调整胰岛素的剂量。

【给药说明】 (1) 本品不得静脉、肌内注射。

(2) 如注射液非澄清和无色，切勿使用；本品冷冻后不得使用。

(3) 每次应使用新针头；针头不得重复使用以免堵塞。

(4) 如果忘记给药，可在当天下一次主餐时补充漏掉的剂量，此后恢复平时的给药方案。患者不得为了弥补遗漏剂量而进行额外给药。

【用法与用量】 (1) 本品仅供皮下注射使用。可随主餐每日 1 次或每日 2 次给药。如每日 1 次给药时，可改变给药时间按最大一餐给药即可。

(2) 本品可单独给药，也可与口服抗糖尿病药物联合使用，或与餐时胰岛素联合使用。

(3) 德谷门冬双胰岛素应根据患者的个体需要给药，

主要根据空腹血糖水平调整剂量。

(4) 推荐每日起始剂量为 10U，餐时给药，随后进行个体化剂量调整。

(5) 从其他胰岛素药品改用本品期间及后续数周内建议密切监测血糖，调整联合使用的胰岛素或其他抗糖尿病治疗药物的剂量和给药时间。①从每日 1 次基础或预混胰岛素治疗进行转换：等剂量转换为每日 1 次德谷门冬双胰岛素，总剂量与此前每日胰岛素总剂量相同。②从每日 1 次以上基础或预混胰岛素治疗进行转换：等剂量转换为每日 2 次德谷门冬双胰岛素，其总剂量与患者此前每日胰岛素总剂量相同。③从基础/餐时胰岛素治疗转换为德谷门冬双胰岛素治疗：剂量的转换需要基于个体需要进行，通常以相同单位数量的基础胰岛素剂量开始治疗。

【制剂与规格】 德谷门冬双胰岛素注射液(笔芯)：3ml:300U。

二、口服降糖药

(一)磺酰脲类

磺酰脲类(SU)主要用于治疗 2 型糖尿病，包括：第一代 SU 如甲苯磺丁脲、氯磺丙脲，目前已被第二代产品替代；第二代 SU 如格列本脲、格列齐特、格列吡嗪、格列喹酮及格列美脲。磺酰脲类具有共同的适应证、药理、不良反应、注意事项、药物相互作用，但在降血糖作用强度、持续时间、代谢方式等方面有区别，某些种类还有其特殊的药理作用及适应证。

【适应证】 适用于在经饮食控制及体育锻炼疗效不满意的轻至中度 2 型糖尿病患者，其胰岛 B 细胞有一定的分泌胰岛素功能。

【药理】 磺酰脲类对多数 2 型糖尿病患者有效，主要作用为刺激胰岛 B 细胞分泌胰岛素，其作用机制是与 B 细胞膜上的磺酰脲受体特异性结合，从而使 ATP 依赖的 K^+ 通道关闭，引起膜电位去极化，使 Ca^{2+} 通道开启，胞液内 Ca^{2+} 浓度升高，促使胰岛素分泌。部分药物还有胰腺外作用，如增加葡萄糖转运蛋白在肌细胞、脂肪细胞的表达以减轻胰岛素抵抗。

【不良反应】 (1)低血糖反应 诱因常为进餐延迟、剧烈体力活动或药物剂量过大，尤其是长效制剂如格列本脲、氯磺丙脲以及合用某些可增加低血糖发生的药物。发生低血糖反应后，进食、饮糖水通常可缓解，在肝、肾功能不全或老年、体弱者，若剂量偏大则可引起严重低血糖，甚至死亡。

（2）消化道反应　部分药物有轻度恶心、呕吐、上腹灼热感、食欲缺乏、腹泻、口中金属味等，症状程度与剂量有关，部分患者可出现体重增加。

（3）过敏反应　如皮疹，偶有发生剥脱性皮炎者；血液系统异常少见，包括白细胞减少、粒细胞缺乏症、贫血、血小板减少症。

（4）肝脏损害　黄疸、肝功能异常偶见。

【禁忌证】（1）动物实验和临床观察证明磺酰脲类降血糖药物可致死胎和胎儿畸形，故妊娠期妇女禁用。

（2）本品可由乳汁排出，故哺乳期妇女不宜应用，以免婴儿发生低血糖。

（3）下列情况应禁用　①已明确诊断的 1 型糖尿病患者；②2 型糖尿病患者伴有酮症酸中毒、高血糖高渗性昏迷、严重烧伤、感染、外伤和重大手术等应激情况；③肝、肾功能不全者；④对磺胺类药过敏者；⑤白细胞减少的患者。

【注意事项】（1）下列情况应慎用　体质虚弱、高热、恶心和呕吐、肺功能或肾功能异常的老年人；有肾上腺皮质功能减退或垂体前叶功能减退症，尤其是未经激素替代治疗者，上述患者发生严重低血糖的可能性增大。

（2）用药期间应定期监测血糖、尿糖、尿酮体、尿蛋白和肝肾功能、血常规，并进行眼科检查。

【药物相互作用】（1）SU 与下列药物合用可增加低血糖的发生　①抑制 SU 由尿中排泄，如治疗痛风的丙磺舒、别嘌醇；②延缓 SU 的代谢，如乙醇、H₂ 受体拮抗药（西咪替丁、雷尼替丁）、氯霉素、抗真菌药（咪康唑）、抗凝药。磺酰脲类与酒精同服可引起腹痛、恶心、呕吐、头痛以及面部潮红（尤其是合用氯磺丙脲时）；与香豆素类抗凝药合用，开始时两者血浆浓度皆升高，以后两者血浆浓度皆减少，故应按情况调整两药的用量。③促使血浆白蛋白结合型 SU 变成游离型的药物，如水杨酸盐、贝特类调脂药；④药物本身具有致低血糖作用，如酒精、水杨酸类、胍乙啶、单胺氧化酶抑制药、奎尼丁；⑤合用其他降血糖药物，如胰岛素、二甲双胍、阿卡波糖、胰岛素增敏药；⑥β 肾上腺素受体拮抗药可干扰低血糖时机体的升血糖反应，阻碍肝糖酵解，同时又可掩盖低血糖的神经警觉症状。

（2）下列药物与 SU 同用时可升高血糖，可能需要增加 SU 的剂量：糖皮质激素、雌激素、噻嗪类利尿药、苯妥英钠、利福平。β 肾上腺素受体拮抗药可拮抗 SU 的促胰岛素分泌作用，故也可致高血糖。

【给药说明】（1）饮食治疗是使用本类药的前提，如不控制饮食，药物不可能取得良好疗效。2 型糖尿病患者应在医生指导下，在合理的生活方式及治疗的前提下，根据血糖状况逐渐增加剂量，直到血糖控制达到个体化的目标水平。

（2）由于此类药物的胃肠道反应较小，餐前服药效果较好。

（3）漏服一次药物应尽快补上；如接近下次用药时间则不要加倍用药。

（4）用药期间要定期检查血糖或尿糖，在医生指导下调整剂量。

（5）单独使用 SU 三个月血糖尚未达到控制目标时，可联合其他类型口服降糖药或胰岛素。

（6）老年 2 型糖尿病患者开始宜采用小剂量、作用时间较短的制剂，以免发生严重低血糖反应。

（7）感染、创伤、急性心肌梗死、糖尿病酮症酸中毒、高血糖高渗性昏迷等急性并发症，妊娠期妇女、慢性肾功能不全患者不宜使用，不主要经过肾脏排泄的药物可以在肾功能轻至中度减退时使用。

格列本脲 [药典(二)；国基；医保(甲)]
Glibenclamide

【适应证】参阅"磺酰脲类"。

【药理】（1）药效学　参阅"磺酰脲类"。

（2）药动学　口服吸收快，血浆蛋白结合率达 95%，口服后 2～5 小时血药浓度达峰值，持续作用 24 小时，$t_{1/2}$ 为 10 小时。本品在肝内代谢，代谢产物由肝和肾分别排出约 50%。

【不良反应】（1）常见　头痛、腹泻、恶心、呕吐、胃痛或不适。

（2）少见　皮疹、黄疸、肝功能损害、骨髓抑制、粒细胞减少（表现为咽痛、发热、感染）、血小板减少（表现为出血、紫癜）等。

（3）参阅"磺酰脲类"。

【禁忌证】参阅"磺酰脲类"。

【注意事项】（1）本品降血糖作用相对较强，肾功能不全、老年患者对本品的代谢和排泄能力下降，有发生低血糖风险，故不宜用本品，可改用其他作用时间较短的磺酰脲类或其他降糖药。

（2）用药期间应定期监测血糖、尿糖、尿酮体、尿蛋白和肝肾功能、眼底检查等。

（3）其他参阅"磺酰脲类"。

【药物相互作用】参阅"磺酰脲类"。

【给药说明】参阅"磺酰脲类"。本品降血糖作用较强，易发生低血糖反应，对老年 2 型糖尿病患者，宜小剂量开始或选用其他作用时间较短的磺酰脲类降糖药。

【用法与用量】　口服：开始一次 2.5mg，轻症者一次 1.25mg，早餐前或早餐及午餐前各 1 次；以后每隔 1 周按疗效调整用量，一般用量为一日 5～10mg，最大用量一日不超过 15mg。

【制剂与规格】　格列本脲片：2.5mg。

格 列 齐 特 [药典(二)；医保(甲)；医保(乙)]
Gliclazide

【适应证】　参阅"磺酰脲类"。

【药理】　(1) 药效学　①对糖代谢作用参阅"磺酰脲类"。②本品可抑制血小板黏附及凝集，并有纤维蛋白溶解活性。

(2) 药动学　格列齐特片吸收较快，口服后 2～6 小时血药浓度达峰值，消除半衰期 8～10 小时，主要经肝代谢失去活性，第 2 天可由肾排出 98%。用 ^{14}C 标记研究发现，其代谢物 60%～70%经尿液排出，10%～20%由粪便排出，仅 5%原型药物由肾排出。格列齐特缓释片口服后，药物吸收完全，进食不影响其吸收的速度和吸收量；在起初的 6 小时内药物血浆浓度逐渐升高，6～12 小时后达稳定状态。

【不良反应】　(1) 常见　低血糖、恶心、消化不良、腹泻和便秘；如果用餐时服用或剂量分次服用，可以避免或减轻以上症状。

(2) 少见　皮疹、瘙痒、荨麻疹、斑丘疹、血管性水肿等；贫血、白细胞减少、血小板减少、粒细胞减少等。

(3) 罕见　肝酶 AST、ALT、ALP 水平增高，肝炎，如有胆汁淤积性黄疸出现，应停药；这些症状在治疗后均会消失。

(4) 其他参阅"磺酰脲类"。

【禁忌证】【注意事项】【药物相互作用】【给药说明】　参阅"磺酰脲类"。

【用法与用量】　(1) 格列齐特片　口服，开始一次 80mg，于早餐前服用；也可一次 40mg，一日 2 次；如果需要增加剂量，一般一次 80mg，早、晚餐前服用。2 周后按疗效调整用量，需要时逐步增加；一般一日剂量为 80～240mg，最大剂量一日不超过 320mg。

(2) 格列齐特缓释片　口服，一日 30mg，在早餐前一次性服用。若血糖水平控制不佳，可逐渐增加至一日 60mg、90mg 或 120mg；最大剂量一日不超过 120mg。剂量的增加频率以间隔 2～4 周为宜，须整片吞服，不可嚼碎或掰开服用。

【制剂与规格】　格列齐特片：80mg。
格列齐特缓释片：30mg。

格 列 吡 嗪 [药典(二)；国基；医保(甲)；医保(乙)]
Glipizide

【适应证】　参阅"磺酰脲类"概述。

【药理】　(1) 药效学　参阅"磺酰脲类"概述。

(2) 药动学　格列吡嗪片口服后吸收快，1～2.5 小时血药浓度达峰值，消除半衰期为 3～7 小时。主要经肝代谢而失去活性，第 1 天 97%，第 2 天 100%排出体外。其中 65%～80%经尿液排出，10%～15%由粪便中排出。

格列吡嗪控释片口服后 2～3 小时血药浓度开始升高，6～12 小时内达到高峰。

格列吡嗪缓释片健康成人口服 10mg，约(11±2)小时达最高血药浓度，C_{max} 约为(283±43)ng/ml。

【不良反应】　(1) 参阅"磺酰脲类"。

(2) 低血糖详情参阅"磺酰脲类"；恶心、呕吐、便秘、消化不良。

(3) 少见　荨麻疹、丙氨酸氨基转移酶、乳酸脱氢酶、碱性磷酸酶、血尿素氮和肌酐轻至中度升高。

【禁忌证】【注意事项】【药物相互作用】　参阅"磺酰脲类"。

【给药说明】　(1) 格列吡嗪片的胃肠吸收较快，最高药效时间与进餐后血糖上升高峰时间较一致，因此引起下一餐前低血糖反应的机会较少；半衰期较短，引起严重而持久的低血糖风险较小。

(2) 格列吡嗪控释片每日只需服药 1 次，不需在餐前半小时服，一般在早餐时服药为好。

(3) 消化道狭窄、腹泻者不宜服用控释片。

(4) 控释片应整片吞服，不可嚼碎或掰开服用。粪便中可出现药片样物，为正常现象，是包裹片剂的不溶性控释体系外壳。

(5) 其他参阅"磺酰脲类"。

【用法与用量】　(1) 格列吡嗪片：开始一次 2.5mg，一日 1～2 次，早餐前或早餐及午餐前(或晚餐前)各 1 次；也可一次 1.25mg，一日 3 次，三餐前服；必要时每日递增 2.5mg。一般每日剂量为 5～15mg，最大剂量每日不超过 20～30mg。

(2) 格列吡嗪控释片：一日 1 次，开始口服 5mg，早餐时服用，也可在其他认为方便的时候服用。对本品较敏感的患者，需综合评估 5mg 剂量是否有低血糖反应，再决定是否继续使用或停用。可根据患者血糖和每三个月检测 1 次 HbA1c 水平来调整剂量，多数患者一日服

【注意事项】 不宜用于 1 型糖尿病患者。

【药物相互作用】 参阅"磺酰脲类"。

【给药说明】 (1) 本品每日只需服用 1 次，于早餐前或进早餐时服，不必在餐前半小时服。

(2) 服药时应用水整片吞服，不要嚼碎。

(3) 在达到满意疗效后，可试行减量，采用最低有效剂量，以避免低血糖。由其他口服降糖药改用本品时，亦须由小剂量开始，逐步调整剂量。

(4) 其他参阅"磺酰脲类"。

【用法与用量】 起始用量为每日 1mg，以后按血糖测定值每 2 周调整一次剂量，一日用量一般为 1～4mg，每日最大剂量不超过 6mg。

【制剂与规格】 格列美脲片：(1) 1mg；(2) 2mg；(3) 3mg。

格列美脲胶囊、格列美脲分散片、格列美脲口崩片：2mg。

(二) 双胍类

二 甲 双 胍 [药典(二)；国基；医保(甲)]
Metformin

【适应证】 (1) 本品首选用于单纯饮食控制及体育锻炼治疗无效的 2 型糖尿病，特别是肥胖的 2 型糖尿病。

(2) 对于 1 型或 2 型糖尿病，本品与胰岛素合用，可增加胰岛素的降血糖作用，减少胰岛素用量，防止低血糖发生。

(3) 本品也可与磺脲类口服降血糖药合用，具协同作用。

【药理】 (1) 药效学 双胍类降糖药通过加强胰岛素敏感性和其他效应，降低 2 型糖尿病患者空腹及餐后高血糖，使 HbA1c 下降 1%～2%。本品降血糖的作用机制：①增加肌肉、脂肪等外周组织对胰岛素的敏感性，增加胰岛素介导的葡萄糖的摄取和利用，并促进糖的无氧酵解。②增加非胰岛素依赖型组织对葡萄糖的利用，如脑、血细胞、肾髓质、肠道、皮肤等。③抑制肝糖原异生作用，减少肝糖输出。④抑制肠壁细胞摄取葡萄糖。⑤抑制胆固醇的生物合成和贮存，降低血甘油三酯与总胆固醇水平。本品无促脂肪合成作用，对正常人无明显降血糖作用，2 型糖尿病患者单独应用时一般不引起低血糖反应。本品不但降血糖，还可减轻体重和治疗高胰岛素血症。

(2) 药动学 二甲双胍主要由小肠吸收，吸收半衰期 ($t_{1/2}$) 为 0.9～2.6 小时，生物利用度为 50%～60%。口服二甲双胍 0.5g 后 2 小时，其血浆浓度达峰值 2μg/ml；胃肠道壁内集聚较高水平二甲双胍，为血浆浓度的 10～100 倍；肾、肝和唾液内含量约为血浆浓度的 2 倍多。二甲双胍结构稳定，不与血浆蛋白结合，以原型随尿液排出；清除迅速，血浆半衰期为 1.7～4.5 小时，12 小时内 90% 被清除。本品一部分可由肾小管分泌，故肾清除率大于肾小球滤过率；由于本品主要以原型由肾脏排泄，故在肾功能减退时，本品可在体内大量积聚，引起乳酸性酸中毒。

【不良反应】 (1) 十分常见 恶心、呕吐、腹泻、腹痛和食欲不振，大多数患者通常可以自行缓解。

(2) 常见 味觉障碍。

(3) 十分罕见 ①乳酸酸中毒。②长期服用二甲双胍可能减少维生素 B_{12} 吸收，若患者出现巨幼红细胞贫血时应考虑该原因。③有肝功能异常或肝炎的个别病例，停止服用二甲双胍后恢复正常。④皮肤反应，例如红斑、瘙痒、荨麻疹。

【禁忌证】 禁用 (1) 严重的肾功能衰竭 [eGFR< 45ml/(min·1.73m²)]。

(2) 可能影响肾功能的急性病情如脱水、严重感染、休克；可造成组织缺氧的疾病，尤其是急性或慢性疾病的恶化如失代偿性心力衰竭、呼吸衰竭、近期发作的心肌梗死和休克等。

(3) 严重感染和外伤，外科大手术，临床有低血压和缺氧等。

(4) 已知对盐酸二甲双胍和本品中任何成分过敏。

(5) 任何急性代谢性酸中毒，包括乳酸酸中毒、糖尿病酮症酸中毒；糖尿病昏迷前驱期；肝功能不全、急性酒精中毒、酗酒；维生素 B_{12}、叶酸缺乏未纠正者。

【注意事项】 (1) 乳酸酸中毒是一种非常罕见但严重的代谢并发症，可因二甲双胍在体内蓄积而诱发，常见于肾功能急性恶化、患有心肺疾病或败血症的患者。乳酸酸中毒是必须住院治疗的急症，服用本品的乳酸酸中毒患者应立即停药并进行相关检查、诊断和及时治疗。

(2) 因严重腹泻或呕吐、发热或液体摄入量减少而脱水的患者应暂时停用二甲双胍并告知医生。

(3) 服用二甲双胍患者应警惕使用可以引起肾功能急性受损的药物，包括降压药、利尿剂和非甾体抗炎药 (NSAIDs)。

(4) 慢性肾脏病变是糖尿病的常见并发症，一旦确诊糖尿病，应常规检查肾功能。二甲双胍经过肾脏排泄，随着肾功能受损程度的增加，二甲双胍蓄积和发生乳酸酸中毒的风险随之增加，故开始治疗前及治疗期间应定期检查肾功能。

(5)静脉注射碘化造影剂可能导致造影剂肾病,引起二甲双胍蓄积和增加乳酸酸中毒的风险。因此,患者在检查前必须停用二甲双胍,在检查完成至少48小时后且复查肾功能稳定的情况下才可以恢复用药。

(6)患者接受常规、脊髓或硬膜外麻醉术前48小时必须停服二甲双胍。术后至少48小时或恢复进食后,肾功能评估稳定后才可重新开始治疗。

(7)不推荐10岁以下儿童、孕妇及哺乳期妇女使用本品。

【药物相互作用】 (1)本品可增加抗凝药如华法林的抗凝血倾向。

(2)二甲双胍与西咪替丁合用,二甲双胍的血浆和全血AUC增加,但两药单剂合用,未见二甲双胍清除半衰期或西咪替丁的药代动力学变化。

(3)树脂类药物与本品合用,可减少二甲双胍吸收。

【给药说明】 (1)对2型糖尿病单纯饮食控制效果不满意者,本品作为首选。

(2)对1型及2型糖尿病需用胰岛素治疗的患者,本品与胰岛素联合应用可增强胰岛素的降血糖作用并减少胰岛素用量(开始时减少20%～30%),以防止低血糖反应。

(3)用药期间要经常检查空腹及餐后血糖、糖化血红蛋白、糖化人血白蛋白及尿酮体,定期监测血肌酐、血乳酸浓度。

(4)本品可于餐前即刻服用,若有胃肠道不适反应可于餐中或餐后服用;肠溶片于餐前30分钟服用。

【用法与用量】 成人　肾功能正常〔eGFR≥90ml/(min·1.73m^2)〕

(1)单药治疗以及与磺脲类药物或胰岛素联合治疗盐酸二甲双胍片起始剂量0.5g,每日2次;或0.85g,每日1次;随餐服用。可每周增加0.5g,或每2周增加0.85g,逐渐加至每日2.0g,分次服用。成人最大推荐剂量为每日2.55g。对需进一步控制血糖患者,剂量可以加至每日2.55g(即每次0.85g,每日3次)。每日剂量超过2.0g时,药物最好随三餐分次服用。10至15天后,应根据血糖水平调整剂量;缓慢增加剂量可以改善胃肠道耐受性。

(2)与磺脲类药物联合使用　如本品服用最大推荐剂量数周后仍无疗效的患者,应当考虑在维持最大剂量治疗的同时逐渐加用磺脲类降糖药物,通过联合服用并调整两种药物的剂量可达到满意的血糖控制。联合治疗时应预防磺脲类药物发生低血糖的风险。

(3)与胰岛素联合使用　如果患者已联合服用最大

剂量的二甲双胍和磺脲类药物治疗1～3个月仍不能满意控制血糖,则要考虑联合胰岛素治疗或胰岛素单独治疗。

开始加用本品时可以维持胰岛素的剂量,胰岛素治疗的患者本品起始剂量应为0.5g,每日1次;如果患者血糖水平仍高,1周后增加0.5g,此后可以每周增加0.5g直到血糖控制满意。推荐的每日最大剂量是2.0g。应当根据血糖降低的反应进行个体化的调整及减少胰岛素用量。

肾功能受损成人的剂量调整　eGFR≥60ml/(min·1.73m^2)无需调整剂量,eGFR 45～59ml/(min·1.73m^2)减量,eGFR<45ml/(min·1.73m^2)禁用。

儿童　口服。10～16岁2型糖尿病患者推荐的初始剂量为一次0.25～0.5g,一日2次,进餐时服用。药量可每隔1周增加0.5g,直至日最高剂量2g,分2或3次服用,根据疗效和耐受情况调整。

【制剂与规格】 盐酸二甲双胍片:(1)0.25g;(2)0.5g;(3)0.85g。

盐酸二甲双胍肠溶片:(1)0.25g;(2)0.5g。

二甲双胍格列本脲 [药典(二);医保(乙)]

Metformin Hydrochloride and Glibenclamide

【成分】 本品为复方制剂,每粒含盐酸二甲双胍0.25g,格列本脲1.25mg。

【适应证】 用于单纯饮食控制和(或)运动疗法而血糖水平未得到满意控制的2型糖尿病患者;可作为单用磺脲类或盐酸二甲双胍治疗,血糖水平未得到满意控制的2型糖尿病患者二线用药。

【药理】 参阅"双胍类"和"磺酰脲类"。

【不良反应】 (1)常见　腹泻、恶心、呕吐、胃痛不适、口中有金属味。

(2)少见　乏力、疲倦、头晕、头痛、皮疹、黄疸、肝功能损害;骨髓抑制、粒细胞减少(表现为咽痛、发热、感染)、血小板减少症(表现为出血、紫癜)等少见而严重。还可减少肠道吸收维生素B$_{12}$,使血红蛋白减少,产生巨红细胞贫血,也可引起吸收不良。

(3)罕见　乳酸性酸中毒发生率很低,临床表现为呕吐、腹痛、过度换气、神志障碍,血液中乳酸浓度增加而不能用尿毒症、酮症酸中毒解释。

【禁忌证】 (1)肾脏疾病或肾功能不全(男性:血清肌酐≥1.5mg/dl;女性:血清肌酐≥1.4mg/dl;或肌酐清除率异常),由心源性休克、心肌梗死、败血症引起的肾功能不全。

(2)需药物治疗的充血性心衰。

(3) 对二甲双胍或格列本脲过敏者。

(4) 急、慢性代谢性酸中毒,包括糖尿病酮症酸中毒。

(5) 静脉肾盂造影或动脉造影前、重大手术以及临床有低血压和缺氧情况。

(6) 1 型糖尿病患者。

【注意事项】 (1) 本品可能引起低血糖,当热量摄取不足、剧烈运动时未及时补充热量、同时使用其他降糖药或乙醇、肾或肝功能不全时发生低血糖的风险增加。

(2) 慎用影响肾功能或二甲双胍消除的药物。

(3) 避免过量饮酒。

(4) 适量补充体内维生素 B_{12}。

(5) 2 型糖尿病患者在服用期间发现一些临床疾病(特别是迷走神经疾病)应立即检查是否酮症酸中毒或乳酸酸中毒,若血浆 pH 值下降或血中乳酸盐丙酮酸盐和二甲双胍水平升高,应立即停用并采取治疗。

(6) 服药期间应经常检查患者的肾功能、肝功能、血糖,并进行眼底检查等。

(7) 肝功能不全者不宜使用;孕期及哺乳期妇女、儿童禁用。

【药物相互作用】 (1) 噻嗪类和其他利尿药、皮质醇类、吩噻嗪类、甲状腺制剂、性激素类、口服避孕药、苯妥英钠、烟酸、拟交感神经药、钙离子通道阻滞剂,异烟肼可产生高血糖,当患者同服本品和上述药物时,应注意观察患者血糖水平的变化。停止服用上述药物时,应注意观察是否出现低血糖。

(2) 某些蛋白抑制剂如水杨酸盐、磺酰胺类、氯霉素、丙磺舒等对二甲双胍的影响较小。而磺酰脲类与血清中蛋白结合率高,比二甲双胍更易于与这些药发生相互作用。

(3) 非甾体抗炎药、其他蛋白抑制剂、水杨酸类、磺酰脲类可增加本品的降血糖作用。

(4) 环丙沙星能增强格列本脲降糖作用。

(5) 咪康唑与降糖药同服可引起严重的低血糖反应。

(6) 二甲双胍和呋塞米可互相影响药动学参数,升高 C_{max}、AUC,但对肾脏清除率影响不明显;硝苯地平可增加二甲双胍的吸收。

(7) 阿米洛利、地高辛、吗啡、普鲁卡因胺、奎尼丁、奎宁、雷尼替丁、氨苯蝶啶、甲氧苄啶、万古霉素因竞争肾小管转换而增强二甲双胍的药理作用。

(8) 口服西咪替丁可使二甲双胍血浆浓度和峰值及整个血药浓度增加 60%,血浆和全血 AUC 增加 40%;单剂量的消除相半衰期无变化。患者服用从近曲小管分泌的阳离子药物时,应密切监测并调整本品的剂量。

【给药说明】 (1) 随餐同服。

(2) 为避免低血糖,开始剂量不应超过以前所服的磺脲类或盐酸二甲双胍的日剂量。日剂量逐步调整,每次增加量不超过 2 粒,直达到最小的有效治疗剂量。

【用法与用量】 成人

(1) 饮食与运动疗法未满意控制血糖的 2 型糖尿病患者,推荐开始剂量为一日 1 次,一次 1 粒。

(2) 基线 HbAlc>9%或 FPG>11.1mmol/dl 的初次治疗患者,开始剂量为一日 2 次,一次 1 粒,早晚餐时服。每隔两周增加本品的每日剂量,以达到最小的有效治疗剂量。

(3) 以前服过其他降糖药和单用磺脲类或盐酸二甲双胍未能很好控制血糖的患者,推荐开始剂量为一日 2 次,一次 2 粒;或一日 2 次,一次 4 粒。

(4) 建议每次增加剂量不超过 2 粒,最大日剂量不超过 8 粒。

【制剂与规格】 二甲双胍格列本脲胶囊:每粒含盐酸二甲双胍 0.25g 与格列本脲 1.25mg。

(三)α-糖苷酶抑制药

阿 卡 波 糖 [药典(二);国基;医保(甲)]
Acarbose

【适应证】 配合饮食控制,用于 2 型糖尿病、糖耐量低减者的餐后血糖。

【药理】 (1) 药效学 食物中的糖类须先经过消化分解为寡糖,在小肠黏膜细胞刷状缘处被 α-糖苷酶分解为单糖(葡萄糖、果糖)后,才能被空肠上皮细胞吸收进入血循环升高餐后血糖。阿卡波糖是一种生物合成的假性四糖,由于其结构类似寡聚糖(假寡糖),可与 α-糖苷酶结合,其活性中心结构上含有氮,与酶的结合能力远较食物中经部分消化、分解的寡糖为强;可竞争性抑制糖类在空肠的迅速吸收,本品在整个小肠中逐渐被吸收,从而降低餐后高血糖。开始治疗时,尤其在剂量较大时,一部分糖类到达结肠,被结肠的菌群酵解,产生含气产物,并引起肠道渗透压的改变,从而引起肠道胀气和腹泻。

(2) 药动学 健康志愿者口服放射性标记的阿卡波糖片 0.2g 的药代动力学研究表明有 1%～2%的活性抑制剂经肠道吸收,加上被吸收的经消化酶和肠道细菌分解的产物,共占服药剂量的 35%。

未发现阿卡波糖在体内有可测定到的代谢现象,而在肠腔内阿卡波糖被消化酶和肠道细菌分解，其降解产物可于小肠下段被吸收。口服后阿卡波糖及其降解产物迅速完全地自尿中排出，服药剂量的 51% 在 96 小时内经粪便排出。

【不良反应】 (1) 常见 胃肠胀气和肠鸣音。

(2) 偶见 腹泻、腹痛。

(3) 罕见 极个别病例发生轻度肠梗阻或肠梗阻，可能出现红斑、皮疹和荨麻疹等皮肤过敏反应、水肿、黄疸和(或)肝炎合并肝损害。

【禁忌证】 (1) 对阿卡波糖和(或)非活性成分过敏者。

(2) 有明显消化和吸收障碍的慢性胃肠功能紊乱，尤其是炎症性肠病患者。

(3) 患有由于肠胀气而可能恶化的疾病(如 Roemheld 综合征、严重的疝、肠梗阻和肠溃疡)的患者。

(4) 严重肾功能损害(肌酐清除率<25ml/min)的患者。

(5) 严重肝病(严重肝功能不全)和肝硬化患者。

(6) 糖尿病酮症酸中毒。

【注意事项】 (1) 患者应遵医嘱调整剂量。

(2) 使用大剂量本品时会发生无症状的肝酶升高，应在用药初始 6～12 个月监测肝酶的变化，但停药后肝酶会恢复正常。

(3) 本品可使蔗糖分解为果糖和葡萄糖的速度更加缓慢，如果发生急性低血糖时不宜使用蔗糖，而应该使用葡萄糖以纠正低血糖反应。

(4) 妊娠期妇女、哺乳期妇女不得使用本品。

(5) 本品不应使用于 18 岁以下的患者。

【药物相互作用】 (1) 本品具有抗高血糖的作用，但它本身不会引起低血糖。如果本品与磺酰脲类药物、二甲双胍或胰岛素一起使用时，血糖会下降至低血糖的水平，故合用时需减少磺酰脲类药物、二甲双胍或胰岛素的剂量。

(2) 阿卡波糖可影响地高辛的生物利用度，因此需调整地高辛的剂量。

(3) 服用本品期间，避免同时服用考来烯胺、肠道吸附剂和消化酶类制剂，以免影响本品的疗效；未发现与二甲基硅油有相互作用。

【给药说明】 (1) 个别患者在使用大剂量时，如200mg，日服 3 次可发生无症状的肝酶升高，但停药后肝酶值可恢复正常。有肝脏病史或有肝酶升高患者，开始用药后的前 6～12 个月内应监测肝酶变化并避免用上述大剂量。

(2) 本品可延缓蔗糖分解为果糖和葡萄糖，当本品与其他降糖药联合应用而发生低血糖时，饮糖水或进食效

果差，应使用葡萄糖纠正低血糖反应。

【用法与用量】 (1) 用餐前即刻整片吞服或与第一口主食一起咀嚼服用，剂量需个体化。

(2) 推荐剂量：起始一次 50mg(1 片)，一日 3 次；以后逐渐增加至一次 100mg(2 片)，一日 3 次；个别情况下，可增加至一次 200mg(4 片)，一日 3 次；或遵医嘱。

(3) 患者服药 4～8 周后疗效不明显，可以增加剂量。如果患者坚持严格的糖尿病饮食仍有不适时，就不能再增加剂量，有时还需适当减少剂量，平均剂量为一次100mg，一日 3 次。

【制剂与规格】 阿卡波糖片：(1)50mg；(2)100mg。

伏格列波糖 [药典(二)；医保(乙)]
Voglibose

【适应证】 改善糖尿病患者餐后高血糖。本品适用于患者接受饮食疗法、运动疗法或者患者除饮食疗法、运动疗法外还用口服降血糖药物或胰岛素制剂而未获得明显降糖效果。

【药理】 (1) 药效学 本品为 α-糖苷酶抑制药，在肠道内可抑制将双糖分解为单糖的双糖类水解酶(α-葡萄糖苷酶)，延迟糖类的消化和吸收，改善餐后高血糖。本品为选择性抑制 α-葡萄糖苷酶，可抑制淀粉、麦芽糖和蔗糖负荷后的血糖增高，而对葡萄糖、果糖和乳糖负荷后的血糖增高无抑制作用。

(2) 药动学 健康成年男性，1 次 0.2mg，1 日 3 次，连续服药 7 天或健康成年男性，单次服用 2mg(10 片)时，血浆及尿中均未检测出伏格列波糖。

本品在胃肠道吸收甚微，在体内甚少代谢，主要以原型存在于血浆中；本品在组织中主要分布在肠黏膜及肾脏。

【不良反应】 (1) 发生率为 0.1%～5% 与其他糖尿病药物并用时有时出现低血糖、腹部胀满、肠排气增加、腹泻、软便、肠鸣、腹痛、便秘、食欲不振、恶心、呕吐、胃灼热、贫血。

(2) 发生率小于 0.1% 单用本品也偶见低血糖、肠梗阻样症状、暴发性肝炎、伴 AST、ALT、LDH、γ-GTP、ALP 等升高的严重肝功能障碍或黄疸、口腔炎、口渴、味觉异常、肠壁囊样积气症；过敏症如皮疹、瘙痒、光敏感；头痛、眩晕、蹒跚、困倦；血小板减少；麻痹、颜面等浮肿、朦胧眼、发热感、倦怠感、乏力感、高钾血症、血清淀粉酶上升、高密度脂蛋白降低、发汗、脱毛。

【禁忌证】 (1) 严重糖尿病酮症、昏迷或昏迷前的患者。

10mg 即可，部分患者需服 15mg，最大推荐剂量为 20mg，每日 1 次。

（3）格列吡嗪缓释胶囊/缓释片：每日 1 次，开始口服 5mg，早餐前 30 分钟服用，整粒吞服。以后根据每周测定血糖值或每 3 个月测得的 HbA1c 调整剂量。多数病人每日服 10mg 即可，部分患者须服 15mg，每日最大推荐剂量 20mg。

【制剂与规格】　格列吡嗪片：（1）2.5mg；（2）5mg。

格列吡嗪缓释片：5mg。

格列吡嗪口腔崩解片：5mg。

格列吡嗪分散片：5mg。

格列吡嗪胶囊：（1）2.5mg；（2）5mg。

格列吡嗪控释片：5mg。

格列吡嗪缓释胶囊：（1）10mg；（2）5mg。

格 列 喹 酮 [药典（二）；国基；医保（甲）]
Gliquidone

【适应证】　参阅"磺酰脲类"。

【药理】　（1）药效学　参阅"磺酰脲类"。

（2）药动学　口服吸收快，口服后 2～3 小时血药浓度达峰值，作用持续时间 2～3 小时，$t_{1/2}$ 为 1～2 小时。本品 95%经肝脏代谢，代谢物无降糖作用，经消化道排出，只有 5%经肾排出，此特点与其他磺酰脲类降糖药有所区别。本品最高药效时间与进餐后血糖上升高峰时间较一致，在磺酰脲类药物中，本品半衰期短，作用持续时间短，引起严重而持久的低血糖危险性较小。

【不良反应】　参阅"磺酰脲类"。本品不良反应较少。极少数人有皮肤过敏反应、胃肠道反应、轻度低血糖反应及血液系统方面改变的报道。

【禁忌证】　参阅"磺酰脲类"。

【注意事项】　（1）参阅"磺酰脲类"。

（2）本品只有 5%经肾排出，故糖尿病合并轻至中度肾功能减退者使用本品较其他磺酰脲类药物为宜；但重度肾功能不全者应采用胰岛素。

（3）为尽量减少糖尿病患者的心血管疾病的风险，患者应坚持严格的饮食治疗，而绝不能以增加药量而放松饮食控制。

（4）治疗中若有低血糖、发热、皮疹、恶心等应从速就医。胃肠反应一般为暂时性的，随着治疗继续而消失。

【药物相互作用】【给药说明】　参阅"磺酰脲类"。

【用法与用量】　口服　应在餐前半小时服用。一般日剂量为 15～120mg，根据个体情况及遵医嘱可适当调节剂量。通常日剂量为 30mg 以内者可于早餐前一次服

用，大剂量应分 3 次，分别于餐前服用。日最大剂量不得超过 180mg。

【制剂与规格】　格列喹酮片：30mg。

格列喹酮分散片：30mg。

格列喹酮胶囊：30mg。

格 列 美 脲 [药典（二）；国基；医保（甲）]
Glimepiride

【适应证】　参阅"磺酰脲类"。本品适用于控制饮食、运动疗法及减轻体重均不能充分控制血糖的 2 型糖尿病。

【药理】　（1）药效学　参阅"磺酰脲类"。格列美脲促胰岛素分泌的作用机制同其他磺酰脲类（SU）降糖药，但与其他磺酰脲类药物不同的是本品与 SU 受体上的 65000 亚基相结合，而决定 ATP 依赖性钾通道开放或关闭的可能性。格列美脲关闭钾通道，诱发 B 细胞去极化，同时开放电压敏感钙通道，导致钙离子向细胞内流入，使细胞内钙浓度增加，通过胞吐作用刺激胰岛素的释放。而格列本脲与分子量更大的 140000 亚基结合，故格列美脲与 SU 受体结合和解离比格列本脲更加迅速和频繁，因此，格列美脲与结合蛋白的这种高交换率特征是其较少引起严重低血糖反应的原因。此外，格列美脲还具有胰岛素致敏作用和拟胰岛素作用；可减少血小板聚集和动脉粥样硬化斑块形成；通过 ATP 敏感钾通道，与传统 SU 类药物比较，格列美脲对心血管系统的影响显著较少。

（2）药动学　本品口服后吸收较迅速和完全，空腹或进食时服用对吸收无明显影响。口服后 2～3 小时达血药峰值，口服 4mg 的平均血药峰值约为 300ng/ml，$t_{1/2}$ 为 5～8 小时，蛋白结合率大于 99%。本品在肝脏内由主要代谢酶 CYP2C9 全部代谢成环己羟甲基及羧基 2 类衍生物（分别为 M_1 及 M_2），M_1 可进一步代谢为 M_2，两者皆无降血糖活性。

【不良反应】　（1）低血糖和低血糖时间延长。

（2）偶见　恶心、呕吐、腹泻、上腹压迫感或饱胀感、腹痛等胃肠道症状；过敏性或假性过敏反应，如皮肤瘙痒、荨麻疹或皮疹；因血糖变化出现暂时性的视觉损害。

（3）罕见　血小板、白细胞、红细胞、粒细胞减少、粒细胞缺乏、溶血性贫血和全血细胞减少。

（4）在散发病例中，可出现肝炎、肝酶升高和（或）胆汁淤积和黄疸，可能发展成危及生命的肝功能衰竭，在停药后可恢复。

【禁忌证】　（1）有明显肝损害和（或）肾损害者禁用，此时需用胰岛素治疗。

（2）其他参阅"磺酰脲类"。

(2) 严重感染、手术前后或严重创伤的患者。

(3) 对本品的成分有过敏史的患者。

【注意事项】 (1) 本品单独应用一般不引起低血糖症,当与其他降血糖药合用时则可能发生。本品可延迟双糖类的消化吸收,如出现低血糖症状时不应给予蔗糖而应立即口服或静脉注射葡萄糖治疗,因本品作用下,蔗糖不能分解为葡萄糖,从而不能被吸收。

(2) 肝、肾功能损害、胃肠道手术史、肠梗阻病史者,胃肠道疾病伴消化、吸收障碍者慎用。

(3) 儿童、妊娠期妇女、哺乳期妇女均不宜用此药。

(4) 服药期间应严密观察,如患者出现肠梗阻症状、肝功能异常时应停药并及时处理。严重肝硬化患者给药时,因伴便秘等高血氨症恶化、意识障碍,故应观察排便等状况,发现异常应立即停药并进行治疗。

(5) 本品与其他降糖药物和影响血糖水平的药物合用时,应注意药物间相互作用及对本品糖吸收延迟作用的影响。

【药物相互作用】 (1) 与胰岛素及磺酰脲类药物并用时,可出现低血糖,故与上述药物并用时,应考虑发生低血糖的可能性并慎重地从低剂量开始给药。

(2) β 受体拮抗剂、水杨酸制剂、单胺氧化酶抑制剂、贝特(fibrate)类高脂血症治疗剂、华法林等可增强糖尿病药物降血糖作用。

(3) 肾上腺素、肾上腺皮质激素、甲状腺激素等可降低糖尿病药物降糖作用。

【用法与用量】 成人 1 次 0.2mg,1 日 3 次,餐前口服,服药后即刻进餐。必要时可将每次用量增至 0.3mg。

【制剂与规格】 伏格列波糖片:0.2mg。

(四)噻唑烷二酮类

罗 格 列 酮 [医保(乙)]
Rosiglitazone

【适应证】 本品仅适用于其他降糖药无法达到血糖控制目标的 2 型糖尿病患者。

【药理】 (1) 药效学 本品可通过增加组织对胰岛素的敏感性,提高细胞对葡萄糖的利用而发挥降低血糖的疗效,可明显降低空腹、餐后的血糖和糖化血红蛋白(HbA1c)水平及胰岛素和 C-肽水平。本品的作用机制与特异性激活过氧化物酶体增殖因子激活的 γ-型受体(PPARγ)有关,在人体中 PPARγ 受体分布在胰岛素作用的一些关键靶组织,如脂肪组织、骨骼肌和肝脏等;PPARγ 核受体的作用是调节胰岛素反应基因的转录,而

胰岛素反应基因参与控制葡萄糖的产生、转运和利用。另外,PPARγ 反应基因也调节脂肪酸代谢;在动物模型中,罗格列酮可以增加肝脏、肌肉和脂肪组织对胰岛素作用的敏感性,可见到在脂肪组织上由胰岛素介导的葡萄糖转运子 GLUT-4 表达增加。噻唑烷二酮类必须在尚有一定胰岛素分泌能力的 2 型糖尿病患者中才可发挥降低血糖效果,如内生胰岛素已严重缺乏则无效。

(2) 药动学 本品的口服吸收生物利用度为 99%,血浆达峰时间约为 1 小时,血浆消除 $t_{1/2}$ 为 3~4 小时,进食对本品的吸收总量无明显影响,但达峰时间延迟 2.2 小时,峰值降低 20%。本品的平均口服分布容积为 17.6L(30%);99.8%与血浆蛋白结合,主要为白蛋白。本品可被完全代谢,无原型药物从尿排出,主要代谢途径为经 N-去甲基和羟化作用与硫酸盐或葡萄糖醛酸结合,所有循环代谢产物对胰岛素增敏作用甚微。体外试验证实,本品绝大部分经 P450 酶系统的 CYP2C8 途径,少量经 CYP2C9 途径代谢。口服或静脉给予 ^{14}C 标记的罗格列酮后,64%经尿液排出,23%经粪便排出。临床研究证实罗格列酮的药代动力学参数不受年龄、种族、吸烟或饮酒的影响。

【不良反应】 (1) 本品单独应用甚少引起低血糖。

(2) 与对照药物治疗组比较,未发现因罗格列酮特异性药物反应引起的肝功能衰竭。

(3) 钠潴留致轻至中度水肿及轻度贫血,65 岁以上老年患者水肿发生率 7.5%,贫血 2.5%;65 岁以下则分别为 3.5%和 1.7%。

(4) 在大型临床研究中,此类药物有增加糖尿病患者心力衰竭的风险。

(5) 在老年女性糖尿病患者中有增加骨折的风险。

【禁忌证】 下列人群禁用:

(1) 已知对本品过敏者。

(2) 有心衰病史或有心衰危险因素的患者。

(3) 有心脏病史,尤其是缺血性心脏病史的患者。

(4) 骨质疏松症或发生过非外伤性骨折病史的患者。

(5) 严重血脂代谢紊乱的患者。

(6) 儿童、妊娠期妇女及哺乳期妇女。

【注意事项】 (1) 65 岁以上老年患者、水肿患者慎用本品。

(2) 本品与其他噻唑烷二酮类药物一样,可使绝经前和无排卵型伴胰岛素抵抗的妇女恢复排卵,建议绝经期前女性患者应注意避孕。

(3) 患者开始服用罗格列酮前应检测肝酶,服药后定期复查肝功能。

(4)可发生糖尿病黄斑水肿或伴有视物模糊和视力下降，如患者服药后出现视力障碍，应考虑黄斑水肿的可能性，服用本品的糖尿病患者应定期接受常规眼科检查。

(5)长期研究显示服用罗格列酮的患者骨折发生率升高，特别是女性患者。在使用罗格列酮治疗的患者，特别是女性患者，要考虑骨折风险，并注意按诊疗常规评估和维护患者的骨健康。

【药物相互作用】 (1)与硝苯地平、口服避孕药炔雌醇、炔诺酮等经 CYP3A4 代谢的药物之间无临床相互作用。

(2)与格列本脲、二甲双胍或阿卡波糖合用时，对这些药物的稳态药代动力学和临床疗效无影响。

(3)不影响地高辛、华法林、乙醇、雷尼替丁等在体内的代谢和临床疗效。

(4)与二甲双胍合用，不增加后者胃肠道反应的发生率，不增加血浆乳酸浓度。

【用法与用量】 本品可空腹或进餐时服用。

(1)单独用药 初始剂量为一日 4mg，单次或分 2 次口服；12 周后如空腹血糖下降不满意，剂量可加至一日 8mg，单次或分 2 次口服。

(2)与双胍类合用 初始剂量为一日 4mg，单次或分 2 次口服；12 周后如空腹血糖下降不满意，剂量可加至一日 8mg，单次或分 2 次口服。

(3)与磺酰脲类合用 一日 2mg 或 4mg，单次或分 2 次口服。

【制剂与规格】 罗格列酮片：(1)2mg；(2)4mg；(3)8mg。

吡 格 列 酮 [医保(乙)]
Pioglitazone

【适应证】 2 型糖尿病，盐酸吡格列酮可与饮食控制和体育锻炼联合以改善和控制血糖。盐酸吡格列酮可单独使用，也可与磺酰脲类、二甲双胍或胰岛素合用。

【药理】 (1)药效学 为高选择性 PPARγ 激动药，提高外周组织细胞的胰岛素敏感性，从而降低血糖水平。其余参阅"罗格列酮"。

(2)药动学 空腹口服后约 30 分钟可在血清中测到吡格列酮，2 小时内达血药峰浓度，若服药同时进食则达峰时间推迟到 3~4 小时；血清半衰期为 3~7 小时。大部分药物以原型或代谢产物，即吡格列酮羟基化衍生物和吡格列酮的酮代谢产物排泄入胆汁，从粪便清除。

【不良反应】 (1)本品有增加或加重糖尿病患者心力衰竭的风险。

(2)少数患者服药后由于循环血浆容量的增加可能引起水肿，常见于女性、与胰岛素合并用药或伴有糖尿病并发症的患者，剂量由每日 30mg 增至 45mg 时也有出现水肿的报道。

(3)头晕、蹒跚、头痛、困倦、不适、虚弱或麻木。

(4)AST、ALT、ALP 和 γ-GTP 显著升高的肝功能障碍或黄疸。

(5)与其他降糖药合并用药时，可出现低血糖症状。与胰岛素合并用药时，低血糖症状的发生率较高。

(6)贫血、白细胞减少或血小板减少。

(7)恶心、呕吐、胃部不适、胃灼热、腹痛、腹胀、腹泻、便秘、食欲亢进或食欲减退。

(8)可能发生横纹肌溶解，如肌肉疼痛、虚弱、呼吸急促、磷酸肌酸激酶(CK)、血和尿中的肌红蛋白、乳酸脱氢酶(LDH)、血尿素氮(BUN)及血钾、尿蛋白升高、总蛋白及血钙降低、体重增加。

(9)罕见：可发生糖尿病黄斑水肿，或加重黄斑水肿并伴有视力下降，但发生频率非常罕见。

【禁忌证】 (1)心力衰竭或有心力衰竭病史的患者。

(2)严重酮症、糖尿病性昏迷或昏迷前期或 1 型糖尿病患者。

(3)严重肝功能障碍的患者。

(4)严重肾功能障碍的患者。

(5)严重的感染症、手术前后或严重创伤的患者。

(6)对本品成分有过敏史的患者。

(7)孕妇或有可能妊娠的妇女。

(8)现有或既往有膀胱癌病史的患者或存在不明原因的肉眼血尿的患者。

【注意事项】 (1)吡格列酮在某些患者中有导致或加重充血性心衰的风险，服用本品期间应密切观察，如出现水肿、体重突然增加、呼吸急促、心悸、心胸比增大、胸部压迫感、面部潮红、胸腔积液、心力衰竭等症状/体征，应立即停药，必要时给予髓袢利尿剂如呋塞米等治疗。合并心脏疾病的患者服用本品或与胰岛素合并用药时，更易引发心力衰竭，因而应密切监测患者血压、心力衰竭的征兆，有无心电图异常等。

(2)如患者出现视力下降，应考虑黄斑水肿的可能性，服用本品的糖尿病患者应定期接受眼科常规检查。

(3)服用吡格列酮的女性糖尿病患者骨折发生率增加，应依据目前的护理标准注意评估和维持骨骼健康。

(4)本品只能用于具有内生胰岛素分泌功能的患者，不可用于 1 型糖尿病患者。

(5)哺乳期妇女避免用药，如必需用药时则应停止哺乳；不推荐儿童使用；老年患者慎用。

（6）对于有潜在肝功能障碍的患者，应定期进行肝功能检查，如果出现异常应采取停药等适当措施。

（7）心脏疾病患者，如心肌梗死、心绞痛、心肌病和高血压性心脏病等，脑垂体功能不全或肾上腺功能不全；营养不良状态，饥饿状态，不规律饮食，饮食摄取量不足或衰弱状态；激烈的肌肉运动、过度的饮酒、正在使用其他降糖药物的患者慎用。

（8）出现低血糖时，应采取减少剂量或暂停服药等治疗，通常给予蔗糖，但与 α-葡萄糖苷酶抑制剂合并用药时出现低血糖症状时应给予葡萄糖。

【药物相互作用】（1）同时服用避孕药时可致避孕药的血浆浓度降低 30%左右，可能会使避孕作用消失。

（2）同时服用地高辛、华法林、格列吡嗪和二甲双胍时，本品不影响这些药物的药代动力学和临床疗效。

【用法与用量】 口服。一日 15～45mg，一日 1 次，服药和进食无关。

【制剂与规格】 吡格列酮片：（1）15mg；（2）30mg。

（五）非磺酰脲类促胰岛素分泌药

瑞 格 列 奈 [药典(二)；国基；医保(乙)]
Repaglinide

【适应证】 用于饮食控制、减轻体重及运动锻炼不能有效控制高血糖的成人 2 型糖尿病患者。当单独使用二甲双胍不能有效控制其高血糖时，瑞格列奈片可与二甲双胍合用。

【药理】（1）药效学 本品为非磺脲类药物胰岛素促泌剂，通过与胰岛 B 细胞膜处 ATP 依赖型钾离子通道上的 36kDa 蛋白特异性结合，使钾通道关闭，胰岛 B 细胞去极化，钙通道开放，钙离子内流，促进胰岛素分泌。而磺酰脲类如格列本脲是与分子量为 140kDa 的 SU 受体蛋白结合，故本品促胰岛素分泌的作用较磺酰脲类为快，改善早时相的胰岛素分泌作用也比较明显，因此可较快降低餐后血糖。

（2）药动学 本品空腹或进食时服用均吸收良好，30～60 分钟后达血浆峰值，血浆 $t_{1/2}$ 约 1 小时。在肝脏主要通过 CYP2C8 和 CYP3A4 快速代谢为非活性代谢产物，大部分随胆汁清除，粪便中的原型药物少于 2%，大约 8%的药物以代谢产物的形式从尿中排泄；肝功能损害者血浆药物浓度升高。

【不良反应】（1）低血糖反应 一般较轻微，给予糖类较易纠正。

（2）胃肠道反应 偶发腹痛、腹泻、恶心、呕吐和便秘，通常较轻微。

（3）过敏反应 偶发皮肤过敏反应，如瘙痒、发红、荨麻疹。

（4）肝脏酶系统 个别病例服用本品期间肝酶指标升高，但仅为轻度和暂时性。

（5）已知血糖水平的改变可导致暂时性的视力模糊和视觉异常，尤其是在开始使用降糖药物治疗时。

（6）2 型糖尿病伴有心血管疾病风险增加。

【禁忌证】（1）已知对瑞格列奈或其中任何辅料过敏的患者。

（2）1 型糖尿病，C 肽阴性糖尿病患者。

（3）伴随或不伴随昏迷的糖尿病酮症酸中毒患者。

（4）重度肝功能异常患者。

【注意事项】（1）本品可致低血糖，与二甲双胍合用会增加发生低血糖的危险性。

（2）在发生应激反应时，如发热、外伤、感染或手术，可出现高血糖，应改用胰岛素治疗。

（3）肝肾功能损伤患者慎用。

（4）尚未确定 18 岁以下儿童中的安全性和有效性。

（5）尚未在怀孕或哺乳期妇女中进行研究，因此无法对其安全性进行评估。

（6）尚未在 75 岁以上的老年患者中进行研究。

（7）服用瑞格列奈后，应提醒患者驾驶或操纵机器时采取预防措施避免低血糖。

【药物相互作用】（1）下列药物可增强本品的降血糖作用，增加低血糖的危险性：单胺氧化酶抑制药、非选择性 β 受体拮抗药、血管紧张素转换酶抑制药、非甾体抗炎药、水杨酸盐、奥曲肽、酒精以及促进合成代谢的激素。β 受体拮抗药可能掩盖低血糖症状，酒精可能加重或延长低血糖症状。

（2）下列药物可减弱本品的降血糖作用：口服避孕药、噻嗪类利尿药、肾上腺皮质激素、达那唑、甲状腺激素和拟交感神经药，与上述药物合用需要增加本品剂量。

（3）本品不影响地高辛、茶碱和华法林稳定状态时的药代动力学特性，西咪替丁也不影响本品的药代动力学特性。

（4）本品主要由肝脏 CYP2C8 代谢，也通过 CYP3A4 代谢，同时使用 CYP2C8HE 和 CYP3A4 抑制剂时应格外小心。CYP3A4 抑制药如伊曲康唑、红霉素、氟康唑、米比法地尔可升高本品血药浓度；而 CYP3A4 诱导药如利福平或苯妥英钠可降低本品血药浓度。故上述两类药物不宜与本品合并使用。

【给药说明】　(1)瑞格列奈的服药方式为进餐服药,即不进餐不服药。

(2)应同时采取饮食控制和运动锻炼以降低餐时血糖的辅助治疗。

【用法与用量】　本品应在主餐前服用,服药时间可在餐前30分钟内或餐前即时服;根据患者的血糖水平调节剂量。推荐起始剂量为每餐前0.5mg,已使用过另一种口服降糖药者开始可用1mg,最大单次剂量为4mg。

【制剂与规格】　瑞格列奈片:(1)0.5mg;(2)1mg;(3)2mg。

那 格 列 奈 [医保(乙)]
Nateglinide

【适应证】　本品可以单独用于经饮食和运动不能有效控制高血糖的2型糖尿病病人;也可用于使用二甲双胍不能有效控制高血糖的2型糖尿病病人,采用与二甲双胍联合应用,但不能替代二甲双胍。

【药理】　(1)药效学　本品与胰岛B细胞膜处ATP敏感型K^+通道上的耦联受体结合,此结合位点与磺酰脲类不同,使K^+通道关闭,细胞膜去极化,Ca^{2+}通道开放,胰岛B细胞内Ca^{2+}浓度升高,促使胰岛素分泌,导致空腹血糖、餐后血糖及HbA1c降低。

(2)药动学　本品起效迅速、作用短暂、快速解离;口服后89%～100%在小肠被吸收,约60分钟出现血药峰浓度,其改善早时相的胰岛素分泌作用比较明显,血浆胰岛素在3～4小时内恢复到基础水平。本品在血液循环中的血浆蛋白结合率>98%,在体内的代谢70%经细胞色素P450酶(CYP2C9)代谢,30%经CYP3A4代谢,代谢产物的降血糖效力比母体化合物小3～6倍。本品及其代谢产物的清除半衰期约为1.5小时,85%通过肾脏清除,尿液中16%为原型物质,33%为羟基代谢产物,29%为小分子代谢产物。

【不良反应】　(1)低血糖反应,在进食糖类后可纠正。

(2)极少患者出现肝酶增高,其程度较轻且为一过性,很少导致停药。

(3)极少数患者出现皮肤过敏反应,如皮疹、瘙痒和荨麻疹等。

(4)胃肠道不适如腹痛、腹泻及消化不良等偶可发现。

(5)其他:头痛,呼吸道感染。

【禁忌证】　(1)对药物的活性成分或任何赋型剂过敏患者禁用。

(2)1型糖尿病患者禁用。

(3)糖尿病酮症酸中毒患者禁用。

(4)妊娠和哺乳期妇女禁用。

【注意事项】　(1)重度感染、手术前后或有严重外伤的患者慎用。

(2)重度肝功能损害患者不可使用。

(3)尚无儿童患者使用的安全性有效性评价,不推荐儿童使用。

(4)那格列奈不适用于对磺脲类降糖药治疗不理想的2型糖尿病病人。

(5)与其他口服降糖药联合治疗时,会增加发生低血糖的风险。

(6)同时服用β受体拮抗药的患者,发生低血糖时症状可能被掩盖。

(7)2型糖尿病患者在发生严重感染、外伤、需接受大手术时应改用胰岛素治疗。

(8)服用那格列奈后,应提醒患者驾驶或操纵机器时采取预防措施避免低血糖。

【药物相互作用】　(1)本品通过细胞色素P450酶CYP2C9和CYP3A4代谢,与其他药物之间不出现具有临床意义的药代动力学相互作用,本品对华法林、双氯芬酸、地高辛的药代动力学无影响。

(2)卡托普利、普伐他汀、尼卡地平、呋塞米、普萘洛尔、苯妥英钠、水杨酸等与人血白蛋白结合率高的药物与本品同时服用时,对本品的白蛋白结合率无影响。

(3)非甾体抗炎药、水杨酸盐、单胺氧化酶抑制药及非选择性β受体拮抗药可增强本品的降血糖作用。

(4)噻嗪类利尿药、肾上腺皮质激素类、甲状腺激素和拟交感神经药可减弱本品的降血糖作用。

【用法与用量】　口服　一次60～120mg,一日3次,主餐前服用,餐前即刻服用或餐前30分钟内服用。

【制剂与规格】　那格列奈片:(1)30mg;(2)60mg;(3)120mg。

(六)DPP-4抑制药

西 格 列 汀 [国基;医保(乙)]
Sitagliptin

【适应证】　配合饮食控制和运动,用于改善2型糖尿病患者的血糖控制。可以单药使用,也可以与二甲双胍、磺脲类或胰岛素联用,用于此几类药物单用或联用治疗时血糖控制不佳的患者。

【药理】　(1)药效学　当血糖浓度正常或升高时,由肠道分泌的肠促胰岛激素(肠促胰素,inretin)可以刺激胰岛素分泌,产生降血糖作用。人体内主要有两种肠促胰素，即胰高血糖素样多肽-1(GLP-1)和葡萄糖依赖性促胰岛素分泌多肽(GIP)，它们可通过涉及环磷腺苷的细胞内信号途径增加胰岛 B 细胞合成并释放胰岛素；GLP-1 还可以抑制胰岛 A 细胞分泌胰高血糖素。胰高血糖素浓度的降低和胰岛素水平的升高可降低肝葡萄糖生成，从而降低血糖水平。GLP-1 和 GIP 的作用具有葡萄糖依赖性，当血糖浓度较低时，GLP-1 不会促进胰岛素释放，也不会抑制胰高血糖素分泌；当葡萄糖水平高于正常浓度时，GLP-1 和 GIP 促进胰岛素释放的作用增强，但 GLP-1 不会损伤机体对低血糖的正常胰高血糖素释放反应。GLP-1 和 GIP 的活性受到二肽基肽酶 4(DPP-4)的限制，DPP-4 可以快速水解肠促胰素，产生非活性产物。西格列汀是一种 DPP-4 抑制药，通过阻止 DPP-4 降解体内的 GLP-1，减少 GLP-1 的失活，增加活性形式的 GLP-1 和 GIP 的血浆浓度。通过增加活性肠促胰素水平，西格列汀能够以葡萄糖浓度依赖的方式增加胰岛素释放并降低胰高血糖素水平，发挥降糖作用。

(2) 药动学　健康受试者口服给药 100mg 剂量后，西格列汀吸收迅速，服药 1~4 小时后血浆药物浓度达峰值(t_{max} 中位值)，西格列汀的 AUC 与剂量成比例增加。健康志愿者单剂量口服 100mg 后，西格列汀的平均血药 AUC 为 8.52(μg·h)/ml，C_{max} 为 950μg/ml，表观终末半衰期($t_{1/2}$)为 12.4 小时。服用西格列汀 100mg 达到稳态时的 AUC 与初次给药相比增加约 14%，个体自身和个体间西格列汀 AUC 的变异系数较小，分别为 5.8% 和 15.1%；西格列汀在健康受试者和 2 型糖尿病患者中的药代动力学指标大体相似。西格列汀的绝对生物利用度为 87%，与高脂肪餐同时服用对药代动力学没有影响，口服不受进食限制。健康受试者单剂静脉注射西格列汀 100mg，平均稳态分布容积约为 198L，可逆性血浆蛋白结合率为 38%。西格列汀大约 79% 以原型从尿中排泄，代谢仅是次要的途径。

口服 ^{14}C 标记的西格列汀后，从其代谢产物中检测到约 16% 的放射活性。检测到 6 种微量的代谢产物，对于西格列汀抑制血浆 DPP-4 的活性没有作用。体外试验证实参与西格列汀少量代谢过程的主要肝药酶是 CYP3A4 及 CYP2C8。健康受试者口服 ^{14}C 标记的西格列汀 1 周内，由粪便或由尿中检测出的放射活性分别为 13% 和 87%。西格列汀口服给药 100mg 后的表观终末半衰期 $t_{1/2}$ 约为 12.4 小时，肾清除率约为 350ml/min。

【不良反应】(1) 西格列汀与安慰剂对照的临床试验中，发生率≥5% 并且高于安慰剂治疗组患者的不良反应主要有鼻咽炎、头痛、上呼吸道感染。

(2) 联合胰岛素或格列美脲治疗常见低血糖。

(3) 实验室检查白细胞计数略有升高，其原因是中性粒细胞计数升高。

(4) 超敏反应包括过敏反应、血管性水肿、皮疹、荨麻疹、皮肤血管炎以及剥脱性皮肤损害，包括史蒂文斯约翰逊综合征。上述超敏反应是在本品上市后的单药治疗和与其他降血糖药物联合治疗过程中发现的。由于这些不良反应来自样本数不定的人群自发性报告，因此通常无法可靠估计这些不良反应的发生率或确定不良反应与药物暴露之间的因果关系。

【禁忌证】　对本品中任何成分过敏者禁用。

【注意事项】(1) 本品不得用于 1 型糖尿病患者或糖尿病酮症酸中毒。

(2) 如服药后出现持续性的剧烈腹痛，怀疑发生急性胰腺炎，则应停止使用西格列汀和其他可疑的药物。

(3) 如发生超敏反应，应停止使用本品，评估是否有其他潜在的原因并采用其他方案治疗糖尿病。

(4) 本品与胰岛素或一种磺脲类药物联合用药时，可出现低血糖，故应考虑采用较低剂量磺脲类药物或胰岛素。

(5) 须告知患者在接受本品治疗的同时应报告是否出现水疱或破溃。如果疑为大疱性类天疱疮，则应停止本品用药，并考虑转诊至皮肤科医生。

(6) 本品可通过肾脏排泄，在中度和重度肾功能不全患者以及需要血液透析或腹膜透析的终末期肾病患者中，建议减少本品的剂量。

(7) 目前尚无在妊娠期妇女中进行充分对照的研究；因此，本品在妊娠期妇女中使用的安全性未知。同其他口服降血糖药物一样，不建议在妊娠期妇女中使用本品。

(8) 西格列汀能够从哺乳期大鼠的乳汁中分泌。未知西格列汀能否在人类乳汁中分泌。因此，本品不宜应用于哺乳期女性。

(9) 目前尚未确定本品在 18 岁以下儿童患者中使用的安全性和有效性。

【药物相互作用】　西格列汀不会对 CYP 同工酶 CYP3A4、CYP2C8 或 CYP2C9 产生抑制作用，也不会抑制 CYP2D6、CYP1A2、CYP2C19、CYP2B6 或诱导 CYP3A4，因此不与上述酶的底物、抑制药或诱导药联用发生相互作用。

【给药说明】　由于需要根据患者肾功能调整剂量，因此开始使用本品治疗之前建议对患者肾功能进行基线评估，之后定期评估。

【用法与用量】(1) 本品单药或与二甲双胍、磺脲类药物(加或不加二甲双胍)、胰岛素联合治疗(加或不加二甲双胍)的推荐剂量为一次 100mg，一日 1 次。本品口服不受进食限制。

(2) 轻度肾功能不全患者，肌酐清除率［Ccr］≥50ml/min，相应的血清肌酐水平约为男性≤1.7mg/100ml 和女性≤1.5mg/100ml 服用本品时，不需要调整剂量。

(3) 中度肾功能不全患者，肌酐清除率［Ccr］30～50ml/min，相应的血清肌酐水平约为男性 1.7～3.0mg/100ml 和女性 1.5～2.5mg/100ml 服用本品时，剂量调整为一次 50mg，一日 1 次。

(4) 严重肾功能不全患者，肌酐清除率［Ccr］<30ml/min，相应的血清肌酐水平约为男性>3.0mg/100ml 和女性>2.5mg/100ml 或需要血液透析或腹膜透析的终末期肾病(ESRD)患者服用本品时，剂量调整为一次 25mg，一日 1 次。服用本品不需要考虑透析的时间。

【制剂与规格】 磷酸西格列汀片：(1)25mg；(2)50mg；(3)100mg。

西格列汀二甲双胍 [医保(乙)]
Sitagliptin Metformin Hydrochloride

【成分】 本品为复方制剂，其组分为磷酸西格列汀和盐酸二甲双胍

【适应证】 本品配合饮食和运动治疗，用于经二甲双胍单药治疗血糖仍控制不佳或正在接受二者联合治疗的 2 型糖尿病患者。

【药理】 (1) 药效学 本品是将两种作用机制互补的降血糖药物联合起来，用于改善 2 型糖尿病患者的血糖控制。药物成分中的磷酸西格列汀是 DPP-4 抑制药，能持续 24 小时抑制 DPP-4，使循环水平的活性 GLP-1 和 GIP 浓度增加 2～3 倍，增加释放的胰岛素对葡萄糖的应答性，使 C-肽和胰岛素浓度升高，胰高血糖素浓度降低，二者使空腹葡萄糖浓度降低及减少进餐后葡萄糖波动。盐酸二甲双胍是双胍类降血糖药物。磷酸西格列汀和二甲双胍同时给药对活性 GLP-1 浓度有加合效应。

(2) 药动学 西格列汀二甲双胍复方片剂与联合服用相应剂量磷酸西格列汀和盐酸二甲双胍是生物等效的。具体分别参阅西格列汀和二甲双胍部分。

【不良反应】 在接受西格列汀和二甲双胍联合治疗的患者中，不良事件的总体发生率与接受安慰剂和二甲双胍治疗的患者相似。在西格列汀与二甲双胍联合治疗组中没有发生率≥5%的不良反应。其余参阅西格列汀和二甲双胍单药治疗部分。

【禁忌证】 (1) 本品不能用于 1 型糖尿病或糖尿病

酮症酸中毒患者。

(2) 肾病或肾功能异常，即血清肌酐水平≥1.5mg/100ml(男性)或≥1.4mg/100ml(女性)，或肌酐清除率异常。

(3) 已知对磷酸西格列汀、盐酸二甲双胍或本品的任何其他成分过敏者。

(4) 急性或慢性代谢性酸中毒，包括糖尿病酮症酸中毒，无论是否伴有昏迷。

【注意事项】 (1) 开始西格列汀-二甲双胍治疗后必须仔细观察患者的症状和体征，告知患者如出现持续性重度腹痛，应怀疑急性胰腺炎，必须立即停用本品并给予相应的治疗。

(2) 开始本品治疗前应先评价患者的基线肾功能是否正常，服药后每年至少检查一次肾功能。对于老年人，应经常监测肾功能，一旦发现肾功能损害应立即停止本品治疗。

(3) 如果发生过敏反应，必须停止本品治疗，评估导致不良事件的其他潜在原因并开始针对糖尿病的其他治疗。

(4) 本品中的二甲双胍可能在体内蓄积而发生乳酸性酸中毒，一旦发生应立即停止二甲双胍治疗，并迅速给予全身支持性治疗措施。推荐通过血液透析清除乳酸性酸中毒患者体内盐酸二甲双胍，血流动力学稳定情况下清除率为 170ml/min。

(5) 如能量摄入不足、剧烈运动后没有及时补充能量、同时接受磺酰脲类药物和胰岛素等降血糖治疗或饮酒；老年、体弱、营养不良以及肾上腺或垂体功能减退、酒精中毒的患者服药后容易发生低血糖反应。

(6) 慎用其他可能影响肾功能或二甲双胍代谢的药物。

(7) 接受影像学检查需要血管内注射含碘造影剂的患者，应暂时停止本品治疗，因为这类造影剂可能造成急性肾功能损害。在检查结束后的 48 小时内也不能服用，直到再次检查肾功能正常后才能重新服用本品治疗。

(8) 任何原因引起的循环衰竭、急性充血性心力衰竭、急性心肌梗死以及其他引起低氧血症的情况，都可能引起乳酸性酸中毒，还可以引起肾前性氮质血症。一旦接受本品治疗的患者发生上述事件，应当立即停药。

(9) 接受任何手术禁食之前都应当暂时停止本品治疗，当患者能够重新进食且复查肾功能正常以后才能重新开始本品治疗。

(10) 因饮酒可增强二甲双胍对乳酸代谢的影响，应告诫接受本品治疗的患者避免过度饮酒。

(11) 有肝病临床表现或实验室检查异常的患者应当避免使用本品。

(12)服用本品的患者在应激情况下出现暂时性血糖控制不佳时应停止本品治疗,暂时给予胰岛素治疗。急性期过后再重新开始本品治疗。

(13)不推荐妊娠、哺乳期服用。

(14)二甲双胍可干扰维生素 B_{12}-内因子复合物吸收维生素 B_{12} 导致部分患者维生素 B_{12} 水平下降,发生贫血罕见,但在停用二甲双胍或补充维生素 B_{12} 后很快缓解。服用本品的患者每年应接受一次血液学检查,一旦出现异常都应当仔细追查并给予相应的处理。

(15)既往血糖控制良好但近期发生实验室检查异常或出现临床症状时,应立即检查有无酮症酸中毒或乳酸酸中毒。一旦患者发生任何一种酸中毒都应当立即停止本品治疗,并给予恰当的治疗措施。

【药物相互作用】 2 型糖尿病患者,西格列汀一次 50mg,每日 2 次和二甲双胍一次 1000mg,每日 2 次的多剂量联合给药并不会明显改变各成分药物的药代动力学,尚无研究评价本品药代动力学方面的药物相互作用,可参阅本品的独立成分西格列汀和二甲双胍的相关内容。

【给药说明】 (1)应根据患者目前的治疗方案、治疗的有效程度、对药物的耐受程度给予个体化用药剂量,但不能超过磷酸西格列汀 100mg 和二甲双胍 2000mg 的每日最大推荐剂量。在增加药物剂量时应当逐渐增量以减少二甲双胍相关性胃肠道不良反应。

(2)对于单独服用二甲双胍或同时服用西格列汀和二甲双胍需要更换治疗方案的患者,本品的初始剂量可根据患者目前正在服用的西格列汀和二甲双胍进行剂量选择。

【用法与用量】 50mg 西格列汀/500mg 盐酸二甲双胍或 50mg 西格列汀/850mg 盐酸二甲双胍,每日服药 2 次,餐中服药。

每日最大推荐剂量磷酸西格列汀 100mg 和二甲双胍 2000mg。

【制剂与规格】 西格列汀-二甲双胍片(Ⅰ):每片含磷酸西格列汀 50mg(以西格列汀计)和盐酸二甲双胍 500mg。

西格列汀-二甲双胍片(Ⅱ):每片含磷酸西格列汀 50mg(以西格列汀计)和盐酸二甲双胍 850mg。

维 格 列 汀 [医保(乙)]
Vildagliptin

【适应证】 本品适用于治疗 2 型糖尿病。当饮食和运动不能有效控制血糖时,本品可作为单药治疗;当二甲双胍、胰岛素、磺脲类药物作为单药治疗而不能有效

控制血糖时,本品可与这些药物联合使用。

【药理】 (1)药效学 维格列汀是一种选择性 DPP-4 抑制药,给药后能够迅速抑制 DPP-4 活性,使空腹和餐后内源性 GLP-1 和 GIP 的水平升高,进而增加 β-细胞对葡萄糖的敏感性,促进葡萄糖依赖性胰岛素的分泌。通过增加内源性 GLP-1 的水平,维格列汀还能够增加 A 细胞对葡萄糖的敏感性,使葡萄糖水平与胰高血糖素的分泌量契合度提高。在高血糖期间,维格列汀通过升高 GLP-1 的水平而增加胰岛素/胰高血糖素的比率,导致空腹和餐后肝脏葡萄糖生成量减少,进而降低血糖。

(2)药动学 空腹口服给药后维格列汀能够迅速吸收,其血浆药物峰浓度出现在给药后 1.7 小时。进食能够略微延迟达峰时间至 2.5 小时,但是并不改变药物的总暴露水平(AUC)。进食后血浆药物达峰浓度 C_{max} 降低 19%,但这种变化无临床意义,因此维格列汀进食或不进食均可给药。该药物的绝对生物利用度为 85%。维格列汀与血浆蛋白的结合率为 9.3%,该药可均匀分布在血浆和红细胞中。肾代谢是维格列汀在人体内的主要消除途径,约占给药剂量的 69%。肾脏是维格列汀水解的主要器官之一,主要的代谢产物 LAY151 无药理活性,为氰基基团的水解产物,约占给药剂量的 57%;次要代谢产物为氨基水解物,约占给药剂量的 4%;维格列汀的水解在一定程度上与 DPP-4 有关。维格列汀不经过 CYP450 代谢且对 CYP450 酶系无抑制或诱导作用。维格列汀口服给药后,约 85%的药物通过尿液排泄,15%的药物通过粪便回收;约 23%的维格列汀原型药物从肾脏中排泄,其消除半衰期约为 3 小时。在治疗剂量范围内,维格列汀的血浆药物峰浓度和血浆药物浓度对时间曲线下面积(AUC)随给药剂量的增多成比例增加。

【不良反应】 (1)常见 震颤、头痛、眩晕。

(2)偶见 便秘、关节痛、低血糖。

(3)罕见 肝功能异常,氨基转移酶水平升高一般无症状、非进展性、亦不出现胆汁淤积或黄疸;血管性水肿。

(4)十分罕见 上呼吸道感染、鼻咽炎。

【禁忌证】 对本品或其中任一成分过敏者禁用。

【注意事项】 (1)本品不能作为胰岛素的替代品用于需要补充胰岛素的患者;不适用于 1 型糖尿病患者,亦不能用于治疗糖尿病酮症酸中毒。

(2)中度或重度肾功能不全患者或需要接受血液透析治疗的终末期肾脏疾病(ESRD)患者使用本品时需谨慎。

(3)肝功能不全的患者,包括开始给药前血清 ALT 或 AST>正常值上限 3 倍的患者不能使用本品。

（4）本品给药前应对患者进行肝功能检测，以了解患者的肝功基线情况。在第一年使用本品时，需每3个月测定一次患者的肝功能，此后定期检测。对于肝酶升高的患者应复查并复核检测结果，并在其后增加肝功能检测的频率，直至异常结果恢复正常为止。当患者的 ALT 或 AST 超过正常值上限3倍或持续升高时，最好停用本品。出现黄疸或其他提示肝功能障碍症状的患者应停用并立即进行检查，经治疗后肝功能恢复正常也不建议重新使用本品治疗。

（5）在纽约心脏病协会（NYHA）心功能分级为Ⅰ～Ⅲ级的患者中进行的维格列汀临床试验表明，与安慰剂相比，维格列汀治疗与左心室功能改变或原有心力衰竭的恶化没有相关性。但目前尚未在 NYHA 心功能分级为Ⅳ级患者中进行维格列汀的临床试验，因此不推荐此类患者人群使用本品。

（6）在合并有糖尿病皮肤并发症的患者中使用维格列汀的经验仍较为有限，建议使用本品的糖尿病患者进行常规护理的同时，应特别注意监测其皮肤病变如水疱或溃疡的情况。

（7）因辅料中含有乳糖，有罕见的遗传性半乳糖不耐受、Lapp 乳糖酶缺陷症或葡萄糖-半乳糖吸收不良的患者不能服用本品。

（8）尚无本品对患者驾车和操控机器能力影响的研究，服药后有眩晕、不良反应的患者应避免驾车或操控机器。

（9）不推荐在儿童、青少年患者、妊娠期使用本品；维格列汀能够通过乳汁分泌，故在哺乳期亦不可使用。

【药物相互作用】　维格列汀与其他药物发生相互作用的可能性较低。维格列汀不是细胞色素 P（CYP）450 酶系的底物，其对 CYP450 酶无诱导或抑制作用，所以本品及活性成分不会与 CYP450 酶的底物、抑制药或诱导药发生相互作用。

【用法与用量】成人　维格列汀与二甲双胍合用时，维格列汀的每日推荐剂量为100mg；可早晚各给药1次，一次50mg；不推荐使用100mg以上的剂量。

本品可以餐时服用，也可以非餐时服用。

轻度肾功能不全患者（肌酐清除率≥50ml/min）无需调整给药剂量；中度、重度肾损伤患者或进行血液透析的终末期肾病（ESRD）患者，推荐使用剂量为50mg，每天1次。

肝功能不全的患者，包括开始给药前血清 ALT 或 AST 大于正常值上限3倍的患者不能使用本品。

【制剂与规格】　维格列汀片：50mg。

二甲双胍维格列汀[医保(乙)]
Metformin Hydrochloride and Vildagliptin

【成分】　本品为复方制剂，其组分为维格列汀和盐酸二甲双胍。

【适应证】　本配合饮食和运动治疗，用于二甲双胍单药治疗达耐受剂量血糖仍控制不住或正在接受维格列汀与二甲双胍联合治疗的成人2型糖尿病患者。

【药理】【不良反应】【禁忌证】【注意事项】【药物相互作用】【给药说明】　参见维格列汀和二甲双胍。

【用法与用量】　本品剂量应根据患者疗效和对药物的耐受程度个性化定制，但维格列汀最大日剂量不得超过推荐的100mg。通常的给药方案是，每日2次，早晚各50mg。

用餐时或饭后服用本品可减轻二甲双胍胃肠道症状。如果漏服本品，应在记起的时候尽快补服，但同一天总共不得服用2倍剂量的本品。

对于二甲双胍单药治疗达最大耐受剂量血糖仍控制不佳患者：本品的起始剂量相当于维格列汀50mg，每日2次（日总剂量100mg），再加上正在服用的二甲双胍的剂量。

对于正同时接受维格列汀与二甲双胍联合治疗需要更换为本品的患者：本品的起始剂量应根据正在服用的维格列汀和二甲双胍的剂量选择。

肾功能不全患者：开始应用本品治疗之前及治疗后（至少每年一次）评估肾小球滤过率（eGFR）。在有肾功能不全恶化风险的患者和老年患者中，应该更为频繁地评估肾功能，例如每3～6个月一次。二甲双胍最大日剂量最好应该分为2～3次给药。

eGFR<60ml/（min·1.73m^2）患者，用药前应该评估可能增加乳酸酸中毒的风险因素，建议根据患者 eGFR 水平调整二甲双胍剂量。

eGFR≥60ml/（min·1.73m^2）患者无需调整剂量。

eGFR45～59ml/（min·1.73m^2）患者需减量。

eGFR<45ml/（min·1.73m^2）患者禁用本品。

肝功能不全患者：丙氨酸氨基转移酶（ALT）或天冬氨酸氨基转移酶（AST）>正常值上限（ULN）2.5倍的肝功能不全患者不能使用本品。

【制剂与规格】　二甲双胍维格列汀（Ⅱ）：每片含盐酸二甲双胍850mg，维格列汀50mg；

二甲双胍维格列汀（Ⅲ）：每片含盐酸二甲双胍1000mg，维格列汀50mg。

沙 格 列 汀 [医保(乙)]

Saxagliptin

【适应证】 用于 2 型糖尿病；可作为单药治疗，在饮食和运动基础上改善血糖控制；当单独使用盐酸二甲双胍血糖控制不佳时，可与二甲双胍联合使用，在饮食和运动基础上改善血糖控制；可联合胰岛素治疗（伴或不伴二甲双胍）。

【药理】 （1）药效学　沙格列汀是 DPP-4 竞争性抑制药，可降低肠促胰素的失活速率，增高其血液浓度，从而以葡萄糖依赖性的方式减少 2 型糖尿病患者空腹和餐后的血糖浓度。进餐后，从小肠释放到血液中的肠促胰素 GLP-1 和 GIP 浓度升高，促进胰岛 B 细胞以葡萄糖依赖性的方式释放胰岛素，而 DPP-4 可使其失活。GLP-1 还可抑制胰岛 A 细胞分泌胰高血糖素，从而抑制肝脏葡萄糖产生。2 型糖尿病患者的 GLP-1 浓度下降，但 GLP-1 的肠促胰素效应依然存在。2 型糖尿病患者给予沙格列汀后，对 DPP-4 活性的抑制作用能维持 24 小时。口服糖负荷或进餐后，DPP-4 的这种抑制作用可使循环中的活性 GLP-1 和 GIP 水平增加 2~3 倍，刺激胰岛 B 细胞葡萄糖依赖性释放胰岛素增加，同时降低胰高糖素浓度，降低空腹血糖浓度，使口服糖负荷时或餐后血糖漂移减少。

（2）药动学　健康志愿者和 2 型糖尿病患者中，沙格列汀及其活性代谢产物 5-羟基沙格列汀的药代动力学特性相似。在 2.5~400mg 剂量范围内，其 C_{max} 和 AUC 成比例增长。健康志愿者单次口服沙格列汀 5mg 后，沙格列汀及其活性代谢产物的平均血浆 AUC 分别为 78ng·h/ml 和 214ng·h/ml；对应的 C_{max} 分别为 24ng/ml 和 47ng/ml，其 AUC 和 C_{max} 的平均变异性（CV）均小于 25%。任何试验剂量每日 1 次重复给药后，未观察到沙格列汀或其活性代谢产物有明显蓄积作用。每日 1 次连续给予 14 天沙格列汀 2.5~400mg，沙格列汀及其活性代谢产物的清除率不呈时间或剂量依赖性变化。

每日 1 次沙格列汀 5mg 给药后的中位达峰时间（t_{max}）为 2 小时，其活性代谢产物的 t_{max} 为 4 小时。与空腹相比，高脂饮食后给药能使沙格列汀的 t_{max} 延长约 20 分钟。沙格列汀餐后给药比空腹给药的 AUC 提高 27%。沙格列汀可与食物同时服用或分开服用。沙格列汀及其活性代谢产物在体外人血浆中的蛋白结合率可忽略不计。因此，肾或肝功能不全所致血浆蛋白水平的改变不影响沙格列汀的分布。

沙格列汀的代谢由 CYP3A4/5 介导，主要代谢产物也是 DPP-4 抑制药，其抑制活性是沙格列汀的 1/2。因此，

CYP3A4/5 强效抑制药和强效诱导药能改变沙格列汀及其代谢产物的药代动力学。沙格列汀通过肾和肝排泄；单次给予 50mg [14C]-沙格列汀后，尿中排泄出的沙格列汀、沙格列汀活性代谢产物、总放射性物质分别为给药剂量的 24%、36% 和 75%。沙格列汀的平均肾清除率约 230ml/min 大于平均肾小球滤过率约 120ml/min，提示存在主动的肾脏清除。22% 的放射性物质在粪便中被回收，提示部分沙格列汀通过胆汁排泄和（或）部分未吸收的药物经胃肠道排泄。健康志愿者单次口服沙格列汀 5mg 后，沙格列汀及其活性代谢产物的平均血浆半衰期（$t_{1/2}$）分别为 2.5 小时和 3.1 小时。

【不良反应】 （1）最常见（发生率≥5%）：上呼吸道感染、泌尿道感染、头痛。

（2）接受沙格列汀治疗的患者中，观察到与剂量相关的淋巴细胞绝对计数降低，故出现罕见或持续的临床感染时，必须测定淋巴细胞计数。

（3）在沙格列汀 2.5mg、5mg 和对照组中，过敏相关事件如荨麻疹和面部水肿的发生率分别为 1.5%、1.5% 和 0.4%。沙格列汀治疗患者中不需住院治疗或被研究者认为不威胁患者生命。

【禁忌证】 对本品有严重超敏反应史如速发过敏反应、血管性水肿或剥脱性皮肤损害的患者禁用。

【注意事项】 （1）沙格列汀不能用于 1 型糖尿病或糖尿病酮症酸中毒的患者。

（2）eGFR<45ml/（min·1.73m²）的肾损伤患者应将剂量调整为 2.5mg，每日 1 次；本品用于重度肾功能不全患者应谨慎；开始用药前及常规治疗过程中应评估肾功能。

（3）疑有沙格列汀相关严重超敏反应时则须停用，评估是否还存在其他可能的原因，并改用替代方案治疗糖尿病。既往使用其他 DPP-4 抑制药出现血管性水肿的患者，使用本品是否易复发，应谨慎考虑。

（4）使用 DPP-4 抑制药的患者出现皮疹，糖尿病患者的日常管理中，建议观察皮肤是否存在水疱、皮疹和溃疡。

（5）重度和失能性关节痛发作的时间从 1 天至数年不等，停药后症状缓解，部分患者在重新使用 DPP-4 抑制药后症状复发。

（6）在具有心力衰竭高风险的患者中，应在起始治疗前评估风险和获益。治疗期间告知患者心力衰竭的典型症状，在观察到相应症状时立即向医生报告。如果发生心力衰竭，应根据当前的治疗标准进行评价处理，并停用沙格列汀。

唑、阿扎那韦、克拉霉素、茚地那韦、伊曲康唑、奈法唑酮、奈非那韦、利托那韦、沙奎那韦和泰利霉素合用时，沙格列汀的最大建议剂量为 2.5mg/d，故本品的剂量限制为每日 2.5mg 沙格列汀/1000mg 盐酸二甲双胍。

(2) 对使用经近曲小管分泌排泄的阳离子药物如阿米洛利、地高辛、吗啡、普鲁卡因胺、奎尼丁、奎宁、雷尼替丁、氨苯蝶啶、甲氧苄啶或万古霉素的患者应进行仔细监测，并调整本品和(或)伴随药物的剂量。

(3) 噻嗪类及其他利尿药、糖皮质激素、吩噻嗪类、抗甲状腺药物、雌激素、口服避孕药、苯妥英、烟碱类、拟交感神经药物、钙通道阻滞药和异烟肼等可导致高血糖或血糖水平不易控制，使用本品的患者给予这些药物时，应密切观察患者血糖水平，停用这些药物时，应密切观察患者是否发生低血糖。

(4) 本品的剂量应根据患者当前治疗方案、治疗有效性及耐受性进行个体化调整，宜逐渐增加剂量，以减少二甲双胍引起的胃肠道不良反应。

(5) 将二甲双胍速释剂改为二甲双胍缓释剂后，应密切监测患者的血糖控制情况并进行相应的剂量调整。

(6) 需要 2.5mg 沙格列汀而未使用二甲双胍或需要二甲双胍剂量超过 1000mg 的患者，应使用单一成分药物。

【用法与用量】 (1) 每日最大建议剂量为 5mg 沙格列汀/2000mg 盐酸二甲双胍缓释剂，本品必须整片吞服，不要压碎、切开或咀嚼。本品通常于晚餐时给药，每日1次。

(2) 目前未使用二甲双胍治疗的患者，建议本品初始剂量为 5mg 沙格列汀/500mg 盐酸二甲双胍缓释剂，每日1次，之后逐渐增加剂量。

(3) 已使用二甲双胍治疗的患者，本品中二甲双胍的剂量应与正在使用的二甲双胍剂量相同或最接近该剂量。

(4) 需要 2.5mg 沙格列汀联合二甲双胍缓释剂治疗的患者，可使用本品 2.5mg 沙格列汀/1000mg 盐酸二甲双胍治疗。

【制剂与规格】 沙格列汀-二甲双胍缓释片(Ⅰ)：每片含沙格列汀 5mg 和盐酸二甲双胍 1000mg。

沙格列汀-二甲双胍缓释片(Ⅱ)：每片含沙格列汀 5mg 和盐酸二甲双胍 500mg。

沙格列汀-二甲双胍缓释片(Ⅲ)：每片含沙格列汀 2.5mg 和盐酸二甲双胍 1000mg。

利 格 列 汀 [国基: 医保(乙)]
Linagliptin

【适应证】 本品适用于治疗 2 型糖尿病。单药治疗用作饮食控制和运动的辅助治疗，以改善 2 型糖尿病患者的血糖控制。本品可与二甲双胍联合使用或与二甲双胍和磺酰脲类药物联合使用，在饮食和运动基础上改善 2 型糖尿病患者的血糖控制。

【药理】 (1) 药效学 利格列汀能与 DPP-4 进行可逆的结合，从而升高肠促胰素浓度。利格列汀促进胰岛素的分泌作用呈葡萄糖依赖性，同时能减少胰高血糖素分泌，从而更好地调节体内的葡萄糖平衡。

(2) 药动学 健康受试者单次口服利格列汀 5mg，血药达峰时间为给药后 1.5 小时；平均 AUC 为 139nmol·h/L，血药峰浓度(C_{max})为 8.9nmol/L。利格列汀的血药浓度以至少两相的方式进行消除，终末半衰期>100 小时，利格列汀蓄积的有效半衰期约为 12 个小时。每日给药 1 次利格列汀 5mg，在第 3 次给药后可达到稳态血药浓度，在稳态时达到的 C_{max} 和 AUC 与第一次给药相比，增加了 1.3 倍。在 1～10mg 剂量范围内，利格列汀的血浆 AUC 以低于剂量比例的方式增加。利格列汀在健康受试者中的药代动力学通常与 2 型糖尿病患者相似。利格列汀的绝对生物利用度约为 30%，高脂肪餐能使 C_{max} 降低 15%，AUC 增加 4%，利格列汀可以在进食或空腹条件下服用。利格列汀在组织中有广泛的分布，与 DPP-4 结合的饱和度随利格列汀浓度的增加而升高。在 DPP-4 完全饱和的高浓度时，仍有 70%～80%的利格列汀与血浆蛋白结合，因此血浆中有 20%～30%的利格列汀处于非结合状态；肾或肝功能不全的患者血浆结合不受影响。口服给药后，约 90%的利格列汀以原型药物排泄，而代谢是次要的消除途径。利格列汀有一小部分被代谢为无药理学活性的产物，其稳态暴露水平为利格列汀的 13.3%。健康受试者口服 ^{14}C 利格列汀后，在 4 天给药期间内，放射性物质 80%通过肠肝系统、5%通过尿液消除；稳态时的肾清除率约为 70ml/min。

【不良反应】 (1) 常见 鼻咽炎、腹泻、咳嗽。

(2) 实验室检查 常见发生率≥1%主要有尿酸升高。

(3) 超敏反应 包括速发型过敏反应、血管性水肿、剥脱性皮炎。

(4) 其他 急性胰腺炎、大疱性类天疱疮、口腔炎。

【禁忌证】 禁用于对利格列汀有过敏史，如速发型过敏反应、血管性水肿、剥脱性皮炎、荨麻疹或支气管高敏反应的患者。

【注意事项】 (1) 本品不能用于治疗 1 型糖尿病患者和糖尿病酮症酸中毒。

(2) 促胰岛素分泌药和胰岛素可引起低血糖，与利格列汀合用时，需要较低剂量的促胰岛素分泌药或胰岛素，以减少低血糖的发生风险。

（3）如果怀疑服药后发生胰腺炎，应立即停药。

（4）DPP-4 抑制药可导致严重的关节疼痛，适当时应停药。

（5）应提醒患者在与磺酰脲类联合使用时驾驶和机械操作能力受影响，有发生低血糖症的风险。

（6）本品不得在妊娠期间使用；哺乳期妇女接受利格列汀时必须非常小心；无本品在儿童患者中的安全性和有效性数据。

【药物相互作用】　利格列汀是 CYP 同工酶 CYP3A4 的弱到中等抑制药，但是对其他 CYP 同工酶并无抑制作用，也不是 CYP 同工酶的诱导药。体内研究表明，CYP3A4 或 P-糖蛋白的诱导药利福平可使利格列汀的暴露量降低到亚治疗水平至无效的浓度。对于使用这类药物的患者应替换利格列汀。

【给药说明】　（1）肾功能不全和肝功能不全患者不需要调整剂量。

（2）如果遗漏给药，建议患者在下次服药时无需服用双倍剂量。

【用法与用量】　成人推荐剂量为 5mg，一日 1 次。本品可在每日的任意时间服用，餐时或非餐时均可服用。

【制剂与规格】　利格列汀片：5mg。

利格列汀二甲双胍^[医保(乙)]

Linagliptin and Metformin Hydrochloride

【成分】　本品为复方制剂，其组分为利格列汀和盐酸二甲双胍。

【适应证】　本品可作为饮食控制和运动的辅助治疗，适用于适合接受利格列汀和二甲双胍治疗的 2 型糖尿病成年患者，用以改善这些患者的血糖控制水平。

【药理】【不良反应】【禁忌证】【注意事项】【药物相互作用】【给药说明】　参见利格列汀和二甲双胍。

【用法与用量】　已使用二甲双胍治疗的患者，起始剂量为 2.5 mg 利格列汀和当前剂量的二甲双胍，每日 2 次，随餐服用。

已分别使用利格列汀和二甲双胍两种药物的患者，可换用含相同剂量的两种药物的本品。

本品剂量应逐渐递增，以减少由二甲双胍引起的胃肠道副作用。

本品剂量应根据有效性和耐受性来进行个体化确定，且单次剂量不能超过 2.5mg 利格列汀/1000mg 盐酸二甲双胍。

【制剂与规格】　利格列汀二甲双片（Ⅰ）：每片含利格列汀 2.5mg 和盐酸二甲双胍 500mg。

利格列汀二甲双片（Ⅱ）：每片含利格列汀 2.5mg 和盐酸二甲双胍 850mg。

阿　格　列　汀^[医保(乙)]

Alogliptin

【适应证】　本品适用于治疗 2 型糖尿病；单药治疗，本品作为饮食控制和运动的辅助治疗，用于改善 2 型糖尿病患者的血糖控制。当单独使用盐酸二甲双胍仍不能有效控制血糖时，本品可与盐酸二甲双胍联合使用，在饮食控制和运动基础上改善 2 型糖尿病患者的血糖控制。

【药理】　（1）药效学　阿格列汀为 DPP-4 抑制药，进食可刺激小肠分泌浓度升高的肠促胰素进入血流，如 GLP-1 和 GIP；它们使胰岛 B 细胞以葡萄糖依赖性方式释放胰岛素，但却可在数分钟内被 DPP-4 酶灭活。阿格列汀抑制 DPP-4 活性，减慢肠促胰素灭活，增加其血浓度，并以葡萄糖依赖性方式降低 2 型糖尿病患者的空腹和餐后血糖。当浓度与治疗暴露量相近时，阿格列汀选择性结合并抑制 DPP-4 活性，但不抑制 DPP-8 或 DPP-9 活性。

（2）药动学　在健康受试者中，单次口服阿格列汀最高剂量 800mg，给药后 1～2 小时可达血药峰浓度。当给予临床推荐剂量 25mg 时，本品消除的平均终末半衰期约为 21 小时。当阿格列汀剂量为 25～400mg，单次给药或重复给药时，总暴露量和血药峰值升高与剂量增加成比例。阿格列汀 AUC 的个体间变异系数为 17%；在健康志愿者和 2 型糖尿病患者之间的药代动力学特征相似。本品的绝对生物利用度约为 100%；与高脂肪餐同时服用时，阿格列汀的总暴露量和血药峰值无显著改变。阿格列汀可与食物同时或分开服用。对健康受试者进行阿格列汀单次 12.5mg 静脉滴注后，终末期分布容积为 417L，说明药物广泛分布进入组织；阿格列汀的血浆蛋白结合率为 20%。阿格列汀不经过广泛代谢，给药剂量的 60%～71%以原型药物通过尿液排泄。体外数据显示，CYP2D6 和 CYP3A4 参与阿格列汀有限的代谢作用。^{14}C 阿格列汀衍生物放射活性的主要消除途径为 76%经肾排泄，13%通过粪便回收，给药放射性剂量的总回收率 89%。阿格列汀的肾清除率为 9.6L/h，显示肾小管主动分泌参与此过程，系统清除率为 14.0L/h。

【不良反应】　（1）报告率≥4%：鼻咽炎、头痛、上呼吸道感染。

（2）接受阿格列汀治疗的患者中，未观察到血常规、血生化或尿液分析发生具有临床意义的改变。

(3) 超敏反应：过敏反应、血管性水肿、皮疹、荨麻疹和严重皮肤剥脱性不良反应（包括史-约综合征）。但不能准确估计其发生频率或确定与用药的因果关系。

(4) 可能引起肝酶升高；暴发性肝功能衰竭和急性胰腺炎。

【禁忌证】 对阿格列汀产品有严重过敏反应史的患者，包括发生过敏反应、血管性水肿或严重皮肤不良反应的患者。

【注意事项】 (1) 在开始治疗后，应仔细观察患者是否出现胰腺炎体征和症状，如果疑诊急性胰腺炎，立即停用本品并采取适当的治疗措施。

(2) 如果怀疑发生严重过敏反应，须停用本品并评估其他可能的过敏原因，使用其他 DPP-4 抑制药曾出现血管性水肿的患者应慎重用药。

(3) 在开始本品治疗前，推荐评估患者的基线肝功能酶谱，肝功能检验结果异常的患者应慎重开始本品治疗。如果患者有提示肝损伤的症状如疲劳、食欲缺乏、右上腹不适、尿色加深或黄疸时，须迅速进行肝功能检查。在上述临床情况下，如果患者出现具有临床意义的肝酶升高且肝功能检查异常结果持续或恶化，应停用本品并寻找可能的原因；如未发现肝功能异常的其他原因，也不要在上述患者再次使用本品。

(4) 合并应用胰岛素和胰岛素促泌药（如磺酰脲类）可引起低血糖，故联合使用时，可能需要降低胰岛素或胰岛素促泌药的剂量，以使低血糖的发生风险最小化。

(5) 尚无临床研究证实本品或其他任何降糖药物可降低大血管事件的发生风险。

(6) 除明确必须用药外，不应在妊娠期使用本品。

【药物相互作用】 (1) CYP2D6 和 CYP3A4 参与阿格列汀有限的代谢作用，不与这些酶的底物、抑制药或诱导药发生相互作用。

(2) 本品和磺脲类合并应用时，发生低血糖的风险可能会增加；应考虑减少磺脲类药剂量以降低低血糖风险。

(3) β受体拮抗药、水杨酸、单胺氧化酶抑制剂、贝特类衍生物、华法林等可增强降糖药的降糖作用；肾上腺素、肾上腺皮质激素、甲状腺激素等药物可减弱降糖药的降糖作用。与以上药物合同时，需注意调整本品的剂量。

【给药说明】 (1) 轻度肾功能受损患者（肌酐清除率 Ccr≥60ml/min）使用本品时不需调整剂量。

(2) 需要根据肾功能调整本品剂量，推荐在开始治疗前评估基线肾功能，并定期复查。

【用法与用量】 成人 本品的推荐剂量为一次 25mg，一日 1 次；本品可与食物同时或分开服用。肌酐清除率 Ccr30～60ml/min 的患者使用本品剂量为一次 12.5mg，一日 1 次。重度肾功能受损（肌酐清除率 Ccr15～30ml/min）或终末期肾功能衰竭（ESRD）（Ccr<15ml/min 或需要血液透析）患者使用本品剂量为一次 6.25mg，一日 1 次。使用本品时可不考虑透析时间，尚未在接受腹膜透析的患者中进行本品用药研究。

【制剂与规格】 苯甲酸阿格列汀片：(1)6.25mg；(2)12.5mg；(3)25mg。

（七）糖尿病并发症用药

胰激肽原酶 [药典(二)；医保(乙)]
Pancreatic Kininogenase

【适应证】 血管扩张药，有改善微循环作用。主要用于微循环障碍性疾病，如糖尿病引起的肾病、周围神经病、视网膜病变、眼底病变及缺血性脑血管病，也可用于高血压病的辅助治疗。

【药理】 (1) 药效学 胰激肽原酶能提高机体内激肽系统活性，释放缓激肽。缓激肽作用于血管平滑肌，使小血管和毛细血管扩张，增加毛细血管通透性和血流量，改善微循环。胰激肽原酶作为活化因子能激活纤溶系统，降低血液黏度以防止血栓形成，改善各器官血流。胰激肽原酶通过缓激肽激活磷脂酶 A2，增加花生四烯酸的合成，进而合成内源性 PG，增加肾血流量，改善肾功能，减少尿蛋白。胰激肽原酶能降低外周阻力，促进水、钠排泄，具有降压作用。

(2) 药动学 口服 4 小时血浆浓度达峰值，$t_{1/2}$ 为 7 小时，主要经肾脏排泄。

【不良反应】 偶有皮疹、皮肤瘙痒等过敏现象及胃部不适和倦怠等感觉，停药后即消失。因注射给药偶会引起休克，使用时应充分观察，发现异常立即终止给药并进行适当处置。

【禁忌证】 (1) 脑出血及其他出血性疾病的急性期禁用。

(2) 对本品过敏患者禁止注射给药。

(3) 本品注射剂型内含有苯甲醇，禁止用于儿童肌内注射。

【注意事项】 (1) 本品用药前请详细询问过敏史。

(2) 本品注射剂型仅供肌内注射给药。

(3) 本品口服剂型为肠溶衣片，应整片吞服以防药物在胃中被破坏。

(4) 过敏性体质患者注射给药后须观察 15～20 分钟。

(5) 注射过程中须备有肾上腺素水针、氧气和可以静脉注射的皮质类固醇等应急抢救药品。

【药物相互作用】 (1) 胰激肽原酶与蛋白酶抑制剂不能同时使用。

(2) 胰激肽原酶与血管紧张素转使酶抑制剂（ACEI）有协同作用。

【用法与用量】 (1) 口服 一日 3 次，一次，120～240U，空腹服用。

(2) 肌内注射 临用前以注射用灭菌 0.9%氯化钠注射液 1.5ml 溶解。一日 1 次或隔日 1 次，一次 10～40U。可根据年龄、症状适当增减用量。

【制剂与规格】 胰激肽原酶片：(1) 60U；(2) 120U。
注射用胰激肽原酶：(1) 10U；(2) 40U。

(八) 钠-葡萄糖协同转运蛋白 2 (SGLT2) 抑制药 (SGLT-2 抑制药)

达 格 列 净 [国基；医保(乙)]
Dapagliflozin

【特殊说明】 重要的使用限制：本品不适用于治疗 1 型糖尿病或糖尿病酮症酸中毒。

【适应证】 ①2 型糖尿病成人患者，单药治疗、联合治疗。②射血分数降低的心力衰竭（HFrEF）成人患者（NYHA Ⅱ～Ⅳ级），降低心血管死亡和因心力衰竭住院的风险。

【药理】 (1) 药效学 钠-葡萄糖协同转运蛋白 2 (SGLT2) 表达于近端肾小管中，是负责肾小管滤过的葡萄糖重吸收的主要转运体。达格列净是一种 SGLT2 抑制剂，通过抑制 SGLT2，减少滤过葡萄糖的重吸收，降低葡萄糖的肾阈值，从而增加尿糖排泄。

(2) 药动学 空腹状态下，通常在口服达格列净后 2 小时内达到血浆峰浓度（C_{max}）。在治疗剂量范围内，C_{max} 和 AUC 值随达格列净剂量增多成正比增加。给予达格列净 10mg 后，其绝对口服生物利用度是 78%。同时服药和高脂膳食，与空腹状态相比，达格列净 C_{max} 降低 50%，t_{max} 延长约 1 小时，但 AUC 不变。上述变化不被认为具有临床意义。达格列净的蛋白结合率约为 91%，不因肾功能不全或肝功能受损而改变。达格列净在人体主要经 UGT1A9 介导代谢；主要形成非活性代谢产物达格列净 3-O-葡糖苷酸，在 50mg ^{14}C-达格列净剂量中占 61%，是人血浆中的主要药物有关物质。CYP 介导的代谢是作用较弱的清除路径。

达格列净及相关代谢产物主要经肾脏途径清除。50mg ^{14}C-达格列净单剂量给药后，总放射性的 75% 和 21% 分别经尿液和粪便排出。不到 2% 剂量以原型药物经尿液排出，约 15% 剂量以原型药物经粪便排出。单剂量口服达格列净 10mg 后平均血浆终末半衰期（$t_{1/2}$）约 12.9 小时。

【不良反应】 (1) 男、女性泌尿生殖器细菌、真菌感染。

(2) 发生酮症酸中毒；与胰岛素和胰岛素促泌剂合用引起低血糖。

(3) 恶心、低血压、血容量不足、肢体疼痛、背痛；流感、鼻咽炎；超敏反应如血管性水肿、荨麻疹。

(4) 肾脏相关不良反应，如急性肾损伤和肾功能损害。

(5) 实验室指标异常：红细胞压积、血清无机磷、低密度脂蛋白胆固醇升高。

【禁忌证】 (1) 对本品有严重超敏反应史患者禁用。

(2) 不伴有已确诊 CVD 或多种 CV 风险因素的重度肾功能不全、eGFR 低于 30ml/(min·1.73m²) 的患者禁用。

(3) 透析患者禁用。

(4) 有发生酮症酸中毒风险、不适于治疗 1 型糖尿病的患者禁用。

【注意事项】 (1) 达格列净可导致血管内容量减少，发生症状性低血压，尤其是 eGFR 低于 60ml/(min·1.73m²) 的肾功能不全、老年或正在服用髓袢利尿剂的患者在开始本品治疗前，应评估并纠正低血容量状态，治疗期间应监测低血压的体征和症状。

(2) 达格列净可致血容量下降，发生急性肾损害，此时应立即停用达格列净并给予对症治疗。

(3) 达格列净治疗可增加尿路和生殖器真菌感染的风险，有生殖器真菌感染史的患者更应严密监测，如发生感染应给予相应治疗。

(4) 与胰岛素和胰岛素促泌剂合用可引起低血糖。

(5) 达格列净会导致低密度脂蛋白胆固醇（LDL-C）升高，本品治疗中应监测 LDL-C 并治疗。

(6) 因本品可能影响肾脏发育和成熟，不推荐妊娠中、晚期使用。也不推荐哺乳期妇女使用本品。

(7) 尚未确定达格列净在 18 岁以下儿童患者中的安全性与疗效。

(8) 不建议按年龄调整给药剂量；但对于≥65 岁患者，达格列净治疗后发生与血容量不足、肾损害或肾衰相关不良反应的发生率增高。

(9) 因 SGLT2 抑制剂可增加尿糖排泄，导致尿糖试验阳性，故不建议服用 SGLT2 抑制剂的患者采用尿糖试验来监测血糖的控制，应采用其他方法监测血糖。

（10）不建议用 1,5-脱水葡萄糖醇（1,5-AG）来监测使用 SGLT2 抑制剂治疗的患者血糖。

【给药说明】 （1）对于血容量不足的患者，应在本品治疗之前获得纠正。

（2）本品可作为单药治疗，在饮食和运动基础上改善血糖控制；当单独使用二甲双胍后血糖控制不佳时，或单独使用胰岛素或胰岛素联合口服降糖药血糖控制不佳时，均可与本品联合使用。

（3）达格列净用于射血分数降低的心力衰竭（HFrEF）成人患者（NYHA Ⅱ-Ⅳ级），可降低心血管死亡和因心力衰竭住院的风险。

（4）建议在开始本品治疗之前评估肾功能情况，并在此后定期评估。

①2 型糖尿病患者控制血糖：轻度肾功能不全患者 eGFR≥45ml/（min·1.73m²）无需调整剂量；eGFR 持续在 30～45ml/（min·1.73m²），不推荐使用本品治疗；eGFR 低于 30ml/（min·1.73m²），禁忌使用本品；ESRD/透析患者禁用。

②降低伴或不伴 2 型糖尿病的 HFrEF 患者的 CV 死亡和 hHF 风险：eGFR≥30ml/（min·1.73m²）无需调整剂量；eGFR 低于 30ml/（min·1.73m²）无充足数据得出给药建议；ESRD/透析患者禁用。

（5）轻度、中度或重度肝功能受损患者无需调整剂量。

【用法与用量】 （1）2 型糖尿病　推荐起始剂量 5mg，每日一次，晨服，不受进食限制，可与或不与食物同服。对于需加强血糖控制且耐受 5mg 每日一次的患者，剂量可增加至 10mg 每日一次。

（2）心力衰竭　推荐剂量 10mg，口服，每日一次。

【制剂与规格】 达格列净片：（1）5mg；（2）10mg。

恩 格 列 净 [医保(乙)]
Empagliflozin

【适应证】 本品单药或联合二甲双胍和磺脲类药物，配合饮食控制和运动，用于改善 2 型糖尿病患者的血糖控制。

【药理】 （1）药效学　钠葡萄糖共转运体 2（SGLT-2）是将肾小球滤液中的葡萄糖重吸收进入血液循环的主要转运蛋白。恩格列净是一种 SGLT2 抑制剂，通过减少肾脏的葡萄糖重吸收，降低肾糖阈，促进葡萄糖从尿液排出。

（2）药动学　恩格列净口服给药后 1.5 小时达到血浆

峰浓度，随后，血浆浓度呈快速分布相和相对缓慢终末相的双相性降低。恩格列净 10mg，每日一次的稳态平均血浆 AUC 和 C_{max} 分别为 1870nmol·h/L 和 259nmol/L，而恩格列净 25mg 每日一次为 4740nmol·h/L 和 687nmol/L。食物对恩格列净药代动力学的影响无临床意义，可以在进食后或空腹时给药。根据群体药代动力学分析表观稳态分布容积为 73.8L。健康受试者口服 ¹⁴C-恩格列净溶液后，红细胞分区约有 36.8%，血浆蛋白结合为 86.2%。

人类血浆中未检测到恩格列净的主要代谢物。各代谢物的全身暴露小于药物相关全部物质的 10%。人体内恩格列净的主要代谢途径是通过尿苷 5'-二磷酸-葡萄糖醛酸基转移酶 UGT2B7、UGT1A3、UGT1A8 和 UGT1A9 进行葡萄糖醛酸反应。恩格列净的表观终末消除半衰期为 12.4 小时，表观口服清除率为 10.6L/小时。每日 1 次给药后，稳态时观察到相对于血浆 AUC，累积达 22%，与恩格列净的半衰期一致。健康受试者口服 ¹⁴C-恩格列净溶液后，药物相关放射性 41.2%从粪便、54.4%从尿液消除。粪便中回收的绝大多数药物相关放射性为母体药物原型，随尿液排泄的约一半药物相关放射性为母体药物原型。

【不良反应】 （1）血容量不足。

（2）排尿增多、急性肾功能损伤、尿路感染。

（3）低血糖。

（4）免疫疾病及生殖器真菌感染、尿路感染。

（5）低密度脂蛋白胆固醇、红细胞压积升高。

【禁忌证】 对本品有严重超敏反应病史禁用，重度肾损害、终末期肾脏病或透析患者禁用。

【注意事项】 （1）本品可引起血容量下降，使用本品后可能发生症状性低血压，尤其是肾损害、老年人、收缩压较低和接受利尿剂治疗的患者。

（2）服用本品的患者可有酮症酸中毒致死性风险，故不适于治疗 1 型糖尿病患者。开始本品治疗前，应考虑患者病史中酮症酸中毒的可能易感因素，包括胰岛素分泌不足、热量限制和酗酒。本品治疗时，如发生因急性疾病或手术而长期禁食等已知易感酮症酸中毒的临床情况应监测酮症酸中毒指标，并暂时停用本品。

（3）因本品可引起血容量下降致急性肾损伤及肾功能损害的风险，在开始用药前应评价肾功能并考虑可能使患者容易出现急性肾损伤的因素，包括低血容量，慢性肾功能不全、充血性心力衰竭及伴随用药如利尿剂、ACE 抑制剂、ARB、NSAID。本品可增加血清肌酐，并降低 eGFR，低血容量患者更容易出现这些改变。治疗期间亦应定期监测。建议对 eGFR 小于 60ml/(min·1.73m²) 的患者进行更频繁的肾功能监测。eGFR 持续小于 45ml/(min·1.73m²) 时，不建议使用本品，eGFR 小于 30ml/(min·1.73m²) 的患者禁用本品。

(4) SGLT2 抑制剂治疗可增加尿路感染的风险，如有尿脓毒症和肾盂肾炎的体征和症状，应及时给予治疗。

(5) 当本品与胰岛素促泌剂如磺脲类药物或胰岛素联合使用时，低血糖风险增加。因此，当与本品联合使用时，可能需要减少胰岛素促泌剂或胰岛素的剂量，以降低低血糖风险。

(6) 本品可增加生殖器真菌感染风险，有慢性或复发性生殖器真菌感染病史的患者需注意根据需要进行监测和治疗。

(7) 本品治疗可发生 LDL-C 升高，应根据需要进行监测和治疗。

(8) 不建议在妊娠中期及晚期使用本品。由于接受本品的哺乳期婴儿有可能发生严重不良反应，因此不建议在哺乳期使用本品。尚未建立本品在年龄小于 18 岁的儿科患者中的安全性和有效性。不建议根据年龄进行本品剂量调整。

(9) 因为 SGLT2 抑制剂可增加尿糖排泄，导致阳性尿糖试验结果，使用 SGLT2 抑制剂的患者不建议通过尿糖试验监测血糖控制情况，可用其他方法监测血糖。

(10) 对 1,5-无水葡萄糖(1,5-AG)测定的干扰：因为在使用 SGLT2 抑制剂的患者中，测量 1,5-AG 评估血糖控制可靠性差，不建议使用 1,5-AG 测定监测血糖控制，改用其他方法。

【药物相互作用】 (1) 利尿剂：恩格列净与利尿剂联合给药可导致尿量增加和尿频，从而可能增加血容量不足的风险。

(2) 胰岛素或胰岛素促泌剂：恩格列净与胰岛素或胰岛素促泌剂联合给药可增加低血糖风险。

【给药说明】 (1) 血容量不足的患者开始使用本品前应先纠正血容量。

(2) 本品单药、与盐酸二甲双胍联合使用、与盐酸二甲双胍和磺脲类药物联合使用并配合饮食控制和运动，均可改善 2 型糖尿病患者的血糖控制。

【用法与用量】 成人 推荐剂量早晨 10mg，每日 1 次，空腹或进食后给药。在耐受本品的患者中，剂量可以增加至 25mg。

【制剂与规格】 恩格列净片：(1)10mg；(2)25mg。

卡 格 列 净
Canagliflozin

【适应证】 与二甲双胍联合，或与二甲双胍和磺酰脲类联合，配合饮食和运动用于改善单独使用二甲双胍血糖控制不佳的成人 2 型糖尿病患者的血糖控制。

【药理】 (1) 药效学 卡格列净是一种钠-葡萄糖协同转运蛋白(SGLT2)抑制剂。肾小管管腔滤过的葡萄糖主要经表达于近端肾小管的 SGLT2 进行重吸收，卡格列净通过抑制 SGLT2 减少肾脏对滤过葡萄糖的重吸收，降低肾糖阈(RTG)，增加尿糖排泄，从而降低血糖。

(2) 药动学 单次口服后 1～2 小时达到血药峰浓度；从服用 50～300mg，卡格列净血浆 C_{max} 和 AUC 随剂量成比例增加。卡格列净 100mg 和 300mg 剂量的表观终末半衰期分别为 10.6 小时和 13.1 小时。本品 100mg 至 300mg 每天一次给药 4～5 天后达到稳态。本品药代动力学非时间依赖性，100mg 和 300mg 多次给药后在血浆蓄积达到 36%；绝对口服生物利用度约为 65%。高脂饮食对本品的药代动力学无影响；但肠道葡萄糖吸收的延缓可能降低餐后血糖波动。本品组织分布广泛平均稳态分布容积为 83.5L，与血浆蛋白结合 99%。主要代谢消除途径为经 UGT1A9 和 UGT2B4 进行葡萄糖醛酸化生成两种无活性的 O-葡萄糖醛酸代谢物，只有约 7%经 CYP3A4 介导代谢。41.5%经粪便以原型排泄，7.0% 和 3.2%分别以羟基代谢物和 O-葡萄糖醛酸代谢物形式经粪便排泄；33%经尿液排泄，主要形式为 O-葡萄糖醛酸代谢物(30.5%)。尿液中排泄的原型药物不足 1%。本品 100mg 和 300mg 的肾清除率变化范围为 1.30～1.55ml/min。在健康受试者中静脉注射给药后，本品平均全身清除率约为 192ml/min。

【不良反应】 (1) 常见 尿路感染及排尿量增加；口渴、便秘和恶心症状；疲劳、虚弱，服药前几周内跌到风险增高；下肢截肢风险增加一倍；男性和女性均常见生殖器真菌感染，女性常见外阴阴道瘙痒。

(2) 偶见 与过敏相关不良反应，包括红斑、皮疹、瘙痒、荨麻疹、血管水肿、光敏反应、多形性日光疹和晒伤。

(3) 使用袢利尿剂，中度肾损害及高龄患者常见剂量依赖性血容量减少相关症状，如低血压、体位性头晕、直立性低血压、晕厥和脱水。

【禁忌证】 对本品有严重过敏反应或血管性水肿患者禁用。

重度肾损害、终末期肾脏病或正在接受透析的患者禁用。

【注意事项】 (1)下肢截肢和骨折风险增高、可能引起尿脓毒症、肾盂肾炎、会阴坏死性筋膜炎、生殖器真菌感染和低密度脂蛋白胆固醇(LDL-C)升高。

(2)本品可致血容量减少,患者可能出现症状性低血压,特别是肾损害、老年、接受利尿剂或使用 ACEI、ARB 的患者。

(3)本品有引起酮症酸中毒的风险,应对酮症酸中毒易感因素予以关注并检测,不适用于 1 型糖尿病患者。

(4)可能引起急性肾损伤,在开始治疗前,应评估肾功能,并在治疗开始后定期进行评估。

(5)不建议在妊娠中晚期、哺乳期使用本品。尚未确定儿童服用的有效性及安全性;65 岁及以上老年患者与血管内血容量减少相关的不良反应发生率更高。

(6)诊断干扰:增加尿葡萄糖排泄并导致阳性尿糖检测结果;干扰 1,5-脱水葡萄糖醇(1,5-AG)检测。

【药物相互作用】 (1)与 UGT 酶诱导剂如利福平、苯妥英、苯巴比妥和利托那韦联合使用会降低卡格列净疗效,如需联用,则对服用 100mg 每天一次且 eGFR>60ml/(min·1.73m²)的患者,可考虑增加剂量至 300mg 每天一次。对于 eGFR 为 45 至<60ml/(min·1.73m²)的患者,可考虑其他降糖治疗。

(2)与地高辛联用,应监测地高辛血药浓度。

【给药说明】 开始用药前应根据临床指标评估肾功能。

【用法与用量】 成人 (1)起始剂量为 100mg 每天一次,当天第一餐前服用。对于能耐受本品 100mg 每天一次的剂量、eGFR≥60ml/(min·1.73m²)且需要额外血糖控制的患者,剂量可增加至 300mg 每天一次。

(2)轻度肾损害无需调整剂量;45ml/(min·1.73m²)≤eGFR<60ml/(min·1.73m²)的患者,本品的剂量限制为 100mg 每天一次;eGFR<45ml/(min·1.73m²)患者不建议使用;eGFR<30ml/(min·1.73m²)的患者禁止使用。

(3)轻度至中度肝损害患者无需调整剂量,不推荐重度肝损害的患者使用本品。

【制剂与规格】 卡格列净片:(1)100mg;(2)300mg。

艾托格列净 [医保(乙)]
Ertugliflozin

【适应证】 在单独使用盐酸二甲双胍血糖控制不佳时,与盐酸二甲双胍联用,配合饮食和运动改善成人 2 型糖尿病患者的血糖控制。

【药理】 (1)药效学 艾托格列净是一种 SGLT-2 抑制剂,通过抑制 SGLT-2,减少肾脏对滤过葡萄糖的重吸收,降低葡萄糖的肾阈值,从而增加尿糖排泄。

(2)药动学 在健康受试者和 2 型糖尿病患者中,艾托格列净的药代动力学相似。艾托格列净 5mg 每日 1 次服药后,稳态平均血浆 AUC 和 C_{max} 分别为 398ng·h/ml 和 81.3ng/ml;艾托格列净 15mg 每日 1 次服药后稳态平均血浆 AUC 和 C_{max} 分别为 1193ng·h/ml 和 268ng/ml。艾托格列净每日 1 次给药 4~6 日后达到稳态;未表现出时间-依赖性药代动力学特征,多次给药后血浆中蓄积为 10%～40%。空腹状态下,单次口服 5mg 和 15mg 艾托格列净后,1 小时达到峰值血浆浓度;其绝对口服生物利用度约为 100%。高脂高热量食物与空腹状态相比,对药代动力学的影响无临床意义。艾托格列净的血浆蛋白结合率为 93.6%;主要代谢途径是 UGT1A9 和 UGT2B7 介导的 O-葡萄糖醛酸化为两种葡糖苷酸;CYP 介导的代谢所占比重 12%;肾功能正常的 2 型糖尿病患者的平均消除半衰期为 16.6 小时。艾托格列净 40.9%经便和 50.2%从尿液排泄,其中 33.8%以原型经粪便排泄。

轻、中度肾功能不全患者的艾托格列净 AUC 增加无临床意义;血浆蛋白结合率不受肾功能影响。中度肝功能不全不导致艾托格列净暴露量升高,血浆蛋白结合率亦不受影响。

【不良反应】 (1)女性、男性生殖器霉菌感染。

(2)泌尿系感染:排尿增多,尿频、尿急、多尿、尿量增加和夜尿。

(3)头痛、渴感、背痛、体重减轻、血容量不足;鼻咽炎。

(4)肾脏相关不良反应,如急性肾损伤、肾功能不全、急性肾前性肾衰,尤其是中度肾功能不全的患者。低密度脂蛋白胆固醇、血红蛋白、血清磷酸盐升高。

(5)低血糖、酮症酸中毒。

【禁忌证】 (1)重度肾功能不全、终末期肾病或透析患者禁用。

(2)对艾托格列净有严重过敏反应史患者禁用。

【注意事项】 (1)艾托格列净可引起渗透性利尿作用,导致血容量下降,因此开始治疗后可能出现症状性低血压。

(2)接受艾托格列净治疗且出现重度代谢性酸中毒症状和体征的患者,无论血糖水平如何,应立即评估是否发生酮症酸中毒。如疑诊酮症酸中毒则应停止使用艾托格列净,并对患者进行评估和采取治疗。

(3)可能诱发患者出现急性肾损伤的因素包括血容

量过低、慢性肾功能不全、充血性心力衰竭以及合并使用利尿剂、ACEI 类、ARB 类、非甾体抗炎药等药物，如果出现急性肾损伤应立即停用艾托格列净。

（4）临床试验和上市后报告中显示，可能发生肾盂肾炎和严重尿路感染、会阴坏死性筋膜炎（福尼尔坏疽）、下肢截肢（主要是脚趾）、生殖器霉菌感染的风险上升。

（5）与胰岛素和（或）胰岛素促泌剂联用时发生低血糖的风险升高。

（6）使用艾托格列净治疗可能会使低密度脂蛋白胆固醇出现剂量相关上升，应注意监测并根据具体情况给予治疗。

（7）艾托格列净在心功能不全患者中的经验有限。

（8）艾托格列净片剂中含有乳糖，具有半乳糖不耐受、总乳糖酶缺乏或葡萄糖-半乳糖吸收不良等罕见遗传性疾病的患者不得使用本品。

（9）动物研究显示艾托格列净可影响肾脏的发育和成熟，尽量避免在妊娠期内使用艾托格列净。

（10）艾托格列净可能对人类肾脏发育有一定风险，母乳喂养的婴儿有潜在严重不良反应的可能性，因此不建议在哺乳期使用艾托格列净。

（11）老年人：不建议根据年龄调整艾托格列净剂量。

【药物相互作用】　与常用处方药物联合使用时，无需进行剂量调整。

【给药说明】　（1）早晨与食物同服或空腹服药。

（2）对血容量不足的患者，应在开始艾托格列净治疗之前纠正。

（3）如果错过一次服药，患者应在想起后尽快服用；不得在同一天服用 2 次艾托格列净。

（4）建议在开始使用艾托格列净之前评估肾功能，以后则定期评估。eGFR 低于 60ml/（min·1.73m^2）的患者不推荐使用艾托格列净；eGFR 持续低于 60ml/（min·1.73m^2）的患者不推荐继续使用艾托格列净；eGFR 低于 30ml/（min·1.73m^2）的患者禁用艾托格列净。

（5）轻度、中度肝功能不全患者无需调整剂量，不推荐在重度肝功能不全患者中使用。

【用法与用量】　成人　推荐起始剂量5mg，每日 1 次。

【制剂与规格】　艾托格列净片：5mg。

第六节　升血糖药

胰岛素和高血糖素是调节体内葡萄糖稳态的两个关键因子，二者的绝对浓度及相对比值可随体内血糖水平不同而改变。糖尿病患者胰岛素作用不足时，可造成相对高浓度的高血糖素血症，并导致高血糖的发生。当胰岛素过多或其他原因造成严重低血糖甚至昏迷时，除及时补充葡萄糖外，可使用升血糖药治疗低血糖症。

高 血 糖 素
Glucagon

【适应证】　①本品主要用于严重低血糖症，在不能口服或静脉注射葡萄糖时使用。但通常发生低血糖时仍应首选葡萄糖。②进行胃肠道检查时用于抑制胃肠道蠕动。③评估糖尿病患者的胰岛 B 细胞功能。

【药理】　（1）药效学　本品系体内胰岛 A 细胞分泌的一种单链多肽类激素，含有 29 个氨基酸的多肽，分子量为 3500。本品具有拮抗胰岛素的作用，对代谢的影响与肾上腺素相似。①升高血糖作用：促进肝糖原分解和促进糖异生，其代谢作用的主要靶器官是肝脏，促进cAMP 的生成。②正性肌力作用：本品的正性肌力作用不被普萘洛尔所拮抗，可使心肌收缩力增强、心率加快、心输出量增加、血压上升。③对其他内分泌腺的作用：能兴奋肾上腺髓质，促进其分泌儿茶酚胺类物质；也能增加胰岛素、甲状腺激素、降钙素及生长激素的分泌。④对消化系统的作用：可增加胆汁和肠液的分泌，抑制胃、小肠及结肠的蠕动等。此外，可增加肾血流量，促进尿中钠、钾、钙的排泄。

（2）药动学　本品在肝、肾、血浆和组织中被分解，半衰期为 3～6 分钟。肠道细胞可分泌肠高血糖素，也有升高血糖作用。

【禁忌证】　（1）对高血糖素或乳糖过敏者。

（2）怀疑嗜铬细胞瘤/副神经节瘤患者禁用。

【不良反应】　偶见恶心、呕吐、过敏反应、低血钾。严重不良反应罕见。

【注意事项】　（1）胰岛素瘤和高血糖素瘤患者慎用。

（2）如对危急病例仅怀疑低血糖而尚未肯定时，不可替代葡萄糖静脉注射。

（3）使用本品后，一旦低血糖昏迷患者恢复知觉，即应给予口服葡萄糖，以防再度昏迷。

（4）使用本品时，需警惕血糖过高，有时可见低血钾。

【用法与用量】　（1）治疗严重低血糖症：肌内或皮下注射，成人剂量为 1mg，5 分钟左右即可见效，药物起效后应给与口服糖类以防止低血糖复发；如 10 分钟内仍不见效，则应尽快静脉注射葡萄糖。

（2）胰岛 B 细胞分泌能力评估：患者空腹，静脉注射高血糖素 1mg，注射前和注射后 6 分钟测定血浆 C-肽水平。

【制剂与规格】 注射用生物合成高血糖素：1mg。
注射用盐酸高血糖素：1mg。

第七节　肾上腺皮质激素

　　肾上腺皮质激素由肾上腺皮质合成和分泌，肾上腺皮质球状带分泌盐皮质激素、束状带分泌糖皮质激素、网状带分泌肾上腺皮质合成的性激素。三类肾上腺皮质激素的生理活性与药理作用各异：①糖皮质激素：以氢化可的松为代表，调节糖、蛋白质和脂肪代谢，并具有抗炎、免疫抑制等药理作用。②盐皮质激素：以醛固酮为代表，主要影响水、盐代谢。③肾上腺皮质性激素：主要为雄激素，尚有少量孕激素和雌激素，主要作用于性腺器官。

　　本节主要介绍肾上腺糖皮质激素和盐皮质激素的临床使用，性激素见其他有关章节。肾上腺皮质激素类药均由甾核和侧链组成，甾核和侧链中共有 21 个碳原子，其结构特定位置上的一些化学基团，如 3 位碳原子上的酮基、4 位和 5 位碳原子间的双键、20 位碳原子上的羰基及 21 位碳原子上的羟基均是维持肾上腺皮质激素活性所必需的基团。通过对肾上腺皮质激素的结构改造，可获得一系列人工合成的糖皮质激素或盐皮质激素类药物，使其药理作用增强而不良反应减少，如人工合成的糖皮质激素类药物的抗炎或免疫抑制作用增强，某些不良反应如水、钠潴留等则不同程度地减轻。

　　生理剂量的肾上腺糖皮质激素为维持生命所必需，对蛋白质、糖、脂肪、水、电解质代谢及多种组织器官的功能有重要影响。药理剂量的肾上腺糖皮质激素具有抗炎、抗过敏和免疫抑制等药理作用，临床应用非常广泛。肾上腺糖皮质激素除了全身用药（口服、注射）外，还可局部应用于皮肤、眼、耳、鼻、喉、呼吸道等疾病。

　　【适应证】　(1)治疗原发性或继发性(垂体性)肾上腺皮质功能减退症及危象。

　　(2)治疗合成肾上腺糖皮质激素所需酶系统缺陷引起的各型先天性肾上腺增生症如 21-羟化酶缺陷、17α-羟化酶缺陷、11β-羟化酶缺陷症等。

　　(3)利用激素的抗炎、免疫抑制作用治疗多种疾病。

　　【药理】　(1)药效学　肾上腺糖皮质激素与细胞质中的特异性糖皮质激素受体结合后，方可产生效应。糖皮质激素受体广泛分布于肝、肺、脑、骨、胃肠平滑肌、骨骼肌、淋巴组织、胸腺等细胞内。细胞质中的糖皮质激素受体在未结合前属于未活化型，未活化型受体与热休克蛋白 90(HSP90)、热休克蛋白 70(HSP70)和免疫亲和素(immunophilin，IP)可结合形成复合物。当肾上腺糖

皮质激素进入靶细胞与其受体结合后，HSP90 等与受体结合的蛋白质解离，激素-受体复合物进入细胞核使受体活化。被激活的激素-受体复合物作为基因转录的激活因子，以二聚体的形式与 DNA 上的特异性序列即激素反应原件相结合，通过启动或阻抑基因转录，合成特异性蛋白质，如抗炎多肽脂皮素(lipocortin)；或抑制某些特异性蛋白质如诱导型环氧酶-2(COX-2)合成，而产生类固醇激素的生理和药理效应。

　　①抗炎作用：肾上腺糖皮质激素对病原微生物如细菌、病毒、真菌及其他因素引起的炎症反应均有抑制作用，既可减轻或防止急性炎症期的炎性渗出、水肿和炎症细胞浸润，也可减轻和防止炎症后期的纤维化、粘连及瘢痕形成。肾上腺糖皮质激素的抗炎作用涉及其对血管、炎症细胞和炎症介质的下述作用：a. 直接收缩小血管，抑制血管扩张和液体渗出；b. 抑制炎症细胞的聚集；c. 抑制中性粒细胞和巨噬细胞释放能引起组织损伤的毒性氧自由基；d. 抑制成纤维细胞的功能及胶原和氨基多糖的生成；e. 抑制与炎症有关的细胞因子生成，如抑制前列腺素类(PGs)、白三烯类(LTs)、白介素类(ILs)、肿瘤坏死因子α(TNF-α)和粒细胞 G 巨噬细胞集落刺激因子(GM-CSF)生成；f. 抑制一氧化氮(NO)和黏附分子的生成等。

　　②免疫抑制作用：肾上腺糖皮质激素有抑制巨噬细胞和其他抗原呈递细胞的功能并减弱其对抗原的反应、抑制细胞介导的免疫反应和迟发性过敏反应，减少 T 淋巴细胞、单核细胞、嗜酸性粒细胞的数目，降低免疫球蛋白与细胞表面受体的结合能力并抑制白介素的合成与释放，从而降低 T 淋巴细胞向淋巴母细胞转化并抑制原发免疫反应的扩展。肾上腺糖皮质激素还可抑制免疫复合物通过基底膜并降低补体成分及免疫球蛋白的浓度。

　　(2)药动学　除去氧皮质酮外，天然及人工合成的肾上腺皮质激素口服后可被迅速吸收。肾上腺皮质激素不溶于水，其磷酸钠盐及琥珀酸钠盐等水溶性制剂可用于静脉注射或作为迅速吸收的肌内注射剂；混悬剂吸收缓慢。氢化可的松在血浆中大部分与蛋白质结合，主要为亲和力高但容量有限的皮质激素结合球蛋白(CBG)及亲和力低但容量大的白蛋白。人工合成的肾上腺糖皮质激素与血浆蛋白结合率远较氢化可的松为低，如泼尼松龙仅为一半左右，其他的人工合成制剂则结合率更低。

氢化可的松血浆 $t_{1/2}$ 约为 90 分钟（当人的血药浓度在 CBG 的结合容量之内时，即为 25µg/100ml）。人工合成的肾上腺糖皮质激素血浆半衰期较长；激素在组织中的半衰期（生物作用半衰期）长于血浆半衰期，人工合成衍生物的组织半衰期长于天然的氢化可的松；人工合成的糖皮质激素与糖皮质激素受体结合的能力较天然氢化可的松强，如曲安西龙、倍他米松、地塞米松分别较天然氢化可的松强 2、5、7 倍。人工合成的糖皮质激素生物活性强于天然糖皮质激素，其原因是前者与血浆中的 CBG 结合较少，故游离部分多。此外，该类激素在血浆和组织中的半衰期较长，故作用较持久（表 9-3）。

表 9-3　常用肾上腺糖皮质激素类药物比较

	药物	作用持续时间 (h)	糖皮质激素作用	盐皮质激素作用	等效剂量 (mg)	血浆半衰期 (min)
短效	氢化可的松	8～12	1	1	20	90
	可的松	8～12	0.8	0.8	25	30
中效	泼尼松	12～36	4	0.8	5	60
	泼尼松龙	12～36	4	0.8	5	200
	甲泼尼龙	12～36	5	0.5	4	180
长效	地塞米松	36～54	20～30	0	0.75	100～300
	倍他米松	36～54	20～30	0	0.6	100～300

【不良反应】　肾上腺糖皮质激素在应用生理剂量补充和替代治疗时无明显不良反应，其不良反应多发生在应用药理剂量时，而且与疗程、剂量、用药种类、用法及给药途径等有密切关系。常见不良反应有以下几类。

（1）静脉迅速给予大剂量治疗时可能发生全身性过敏反应，包括面部、鼻黏膜、眼睑肿胀、荨麻疹、气短、胸闷、喘鸣等。

（2）中程或长程用药可引起以下不良反应　①医源性肾上腺皮质功能亢进症：可出现多种代谢异常及病理性体征，如满月脸、水牛背、肌肉萎缩、皮肤变薄和紫纹、体重增加、下肢水肿、多毛、痤疮、高血压、高血糖、低钾血症、出血倾向、创口愈合不良、月经紊乱、肱骨或股骨头缺血性坏死、骨质疏松或骨折（包括脊椎压缩性骨折、长骨病理性骨折）等。

②诱发和加重感染：以真菌、结核杆菌、葡萄球菌、变形杆菌、铜绿假单胞菌和各种疱疹病毒感染为主。多发生在中程或长程治疗时，但亦可在短期内使用大剂量后出现。

③胃肠道反应：如恶心、呕吐、胰腺炎、消化性溃疡或肠穿孔。

④儿童生长发育受到抑制。

⑤诱发或加重青光眼、白内障，引起良性颅内压升高综合征。

⑥精神症状：如欣快感、激动、不安、谵妄、定向力障碍、情感变异，甚至出现精神症状或自杀倾向；精神症状尤易发生于慢性消耗性疾病患者及以往有过精神异常者；在泼尼松每日用量达 40mg 或更多、用药数日到 2 周即可出现。

（3）下丘脑-垂体-肾上腺轴受抑制为激素治疗的重要并发症，其发生与剂型、剂量、疗程有关。泼尼松每日用量 >20mg 及历时 3 周以上或出现医源性肾上腺皮质功能亢进症时应考虑患者自身的肾上腺皮质功能已受到抑制。

（4）糖皮质激素停药综合征可有以下情况　①下丘脑-垂体-肾上腺皮质轴功能减退：表现为乏力、软弱、食欲缺乏、恶心、呕吐、血压偏低。长程治疗后此轴功能恢复一般需要 9～12 个月，功能恢复的先后次序为：下丘脑促肾上腺皮质激素释放激素 (CRF) 分泌恢复并增多；ACTH 分泌恢复并高于正常而此时肾上腺皮质激素的分泌仍偏低；肾上腺糖皮质激素的基础分泌恢复正常、垂体 ACTH 的分泌由原来的偏多而恢复正常；此时，下丘脑-垂体-肾上腺皮质轴对应激刺激的反应才恢复正常。

②停药后原来疾病已被控制的症状重新出现：为了避免肾上腺皮质功能减退的发生及原来疾病症状的复燃，在长程肾上腺皮质激素治疗后应缓慢、逐渐减量，并由原来的一日服用数次改为每日上午服药一次或隔日上午服药一次。

③有时患者在停药后出现头晕、晕厥倾向、腹痛或背痛、低热、食欲缺乏、恶心、呕吐、肌肉或关节疼痛、头痛、乏力、软弱等症状，但经仔细检查后如能排除肾上腺皮质功能减退和原来疾病的复燃，则可考虑为肾上腺糖皮质激素停药综合征。

【禁忌证】　（1）严重的精神病史患者禁用。

（2）活动性胃、十二指肠溃疡或新近胃肠吻合术后的患者禁用。

（3）骨质疏松症、糖尿病、严重高血压、青光眼、白内障患者禁用或慎用。

（4）未能用抗感染药物控制的病毒、细菌和真菌感染患者禁用。

【注意事项】　（1）妊娠期用药　肾上腺糖皮质激素可通过胎盘，动物实验证明妊娠期给药可增加胚胎腭裂、胎盘功能不全、自发性流产和子宫内生长发育迟缓的发生率。人类使用药理剂量的肾上腺糖皮质激素可增加胎盘功能不全、新生儿体重减少或死胎的发生率。尚未证明对人类有致畸作用。妊娠期曾接受一定剂量的肾上腺糖皮质激素治疗患者，对其所分娩的新生儿需注意观察是否有肾上腺皮质功能减退症的表现。对早产儿，为避免呼吸窘迫综合征，应在分娩前给母亲使用地塞米松以诱导早产儿肺表面活性蛋白的形成，由于仅为短期应用，对幼儿的生长和发育未见不良影响。

(2) 哺乳期用药　生理剂量或低药理剂量(每日可的松 25mg 或泼尼松 5mg 或更少)对婴儿一般无不良影响。如哺乳期妇女接受高药理剂量的肾上腺糖皮质激素治疗则不应哺乳；由于肾上腺糖皮质激素可经乳汁中排泄，可对婴儿造成生长发育受抑制、肾上腺皮质功能受抑制等不良影响。

(3) 小儿用药　小儿如长期使用肾上腺皮质激素需十分慎重，因激素可抑制患儿的生长和发育，如确有必要长期使用，应采用短效(如可的松)或中效制剂(如泼尼松)，避免使用长效制剂(如地塞米松)。口服中效制剂隔日疗法可减轻其对生长发育的抑制作用。儿童或青少年患者长期使用肾上腺糖皮质激素可有发生骨质疏松症、股骨头坏死、青光眼、白内障等的危险，必须密切观察。儿童使用激素的剂量除按年龄或体重而定外，更应当按疾病的严重程度和患儿对治疗的反应而定，应个体化治疗。对于肾上腺皮质功能减退症患儿的治疗，其激素的用量应根据体表面积而定，如果按体重而定，则易发生过量，尤其是婴幼儿和矮小或肥胖的患儿。

(4) 老年用药　老年患者用肾上腺糖皮质激素治疗容易发生高血压；老年患者尤其是绝经期后女性应用糖皮质激素易发生骨质疏松。

(5) 肾上腺糖皮质激素与感染　肾上腺皮质功能减退症患者易发生感染，且较严重，为重要的死亡原因。给予生理剂量的肾上腺糖皮质激素治疗可提高患者对感染的抵抗力。而非肾上腺皮质功能减退症患者接受药理剂量的肾上腺糖皮质激素治疗后易发生感染，这是因为患者原有疾病往往已减弱其细胞免疫和(或)体液免疫功能，而长疗程超生理剂量糖皮质激素治疗使患者的炎症反应增强，细胞免疫、体液免疫功能减弱，侵入体内的病原菌不能得到控制。在激素作用下，原来已被控制的感染可重新活动起来，最常见者为结核感染复发。接受肾上腺糖皮质激素治疗的患者在发生感染后，因炎症反应轻微，临床症状不明显而易于漏诊，以上说明药理剂量的肾上腺糖皮质激素对抗感染不利；但另一方面，在某些感染时应用肾上腺糖皮质激素治疗可减轻组织的破

坏、减少渗出、减轻感染中毒症状，但必须同时使用有效抗感染药物治疗，密切观察病情变化，在短期用药后，即应迅速减量、停药。

(6) 对诊断的干扰　①糖皮质激素可使血糖、血胆固醇和血脂肪酸、血钠水平升高，使血钙、血钾下降。

②对外周血象的影响为淋巴细胞、单核细胞及嗜酸性、嗜碱性粒细胞计数下降，多形核白细胞和血小板增加(也可下降)。

③活性较强的肾上腺糖皮质激素(如地塞米松)可使尿 17-羟皮质类固醇和 17-酮类固醇下降。

④长期大剂量服用肾上腺糖皮质激素可使结核菌素试验、组织胞浆菌素试验和过敏反应等皮肤试验结果呈假阴性。

⑤可使甲状腺 ^{131}I 摄取率下降，减弱促甲状腺激素(TSH)对 TSH 释放激素(TRH)刺激的反应，使 TRH 试验结果呈现假阳性。还可干扰促黄体生成素释放激素(LHRH)兴奋试验的结果。

⑥使脑和骨的核素显像放射性物质积聚减弱或稀疏。

⑦长期应用糖皮质激素者，应定期随访检查以下项目：血糖、尿糖或糖耐量试验，尤其是有糖尿病或糖尿病倾向者；小儿应定期监测生长和发育情况；眼科检查，注意白内障、青光眼或眼部感染的发生；血清电解质、大便隐血；高血压和骨质疏松方面的检查，老年人尤为重要。

【药物相互作用】　(1) 非甾体抗炎药可加强糖皮质激素的致溃疡作用；糖皮质激素与水杨酸盐合用，可使其消除加快而降低血浆水杨酸盐的浓度，两者合用更易致消化性溃疡。

(2) 糖皮质激素可增强对乙酰氨基酚的肝毒性。

(3) 氨鲁米特(aminoglutethimide)能抑制肾上腺皮质功能，加速地塞米松的代谢，使其半衰期缩短 2 倍。

(4) 与两性霉素 B 或碳酸酐酶抑制药合用时，可加重低钾血症，应注意血钾和心脏功能变化；长期与碳酸酐酶抑制药合用，易发生低血钙和骨质疏松。

(5) 与蛋白质同化激素合用，可增加水肿的发生率，使痤疮加重。

(6) 与抗酸药合用，可减少泼尼松或地塞米松的吸收。

(7) 与抗胆碱能药(如阿托品)长期合用，可致眼压增高。

(8) 三环类抗抑郁药可使糖皮质激素引起的精神症状加重。

(9) 与降糖药如胰岛素合用时，因可使糖尿病患者血糖升高，应适当调整降糖药剂量。

（10）甲状腺激素可使糖皮质激素的代谢清除率增加，故甲状腺激素或抗甲状腺药与糖皮质激素合用时，应适当调整后者的剂量。

（11）与肝药酶抑制药西咪替丁、大环内酯类抗生素、环孢素、酮康唑、雌激素及含雌激素的避孕药合用，可加强糖皮质激素的治疗作用和不良反应。

（12）与强心苷类合用，可增加强心苷类中毒敏感性及心律失常的发生。

（13）与排钾利尿药合用，可致严重低钾血症，并由于水、钠潴留而减弱利尿药的排钠利尿效应。

（14）苯巴比妥、苯妥英钠、利福平等肝药酶诱导药可增加糖皮质激素的代谢清除，降低其疗效。

（15）与免疫抑制药合用，可增加感染的危险性，并可能诱发淋巴瘤或其他淋巴细胞增生性疾病。

（16）糖皮质激素，尤其是泼尼松可增加异烟肼在肝脏代谢和排泄，降低异烟肼的血药浓度和疗效。

（17）糖皮质激素可促进美西律在体内代谢，降低后者的血药浓度。

（18）与生长激素合用，可抑制后者的促生长作用。

【给药说明】 （1）肾上腺皮质功能减退症患者：主要应用生理剂量的氢化可的松或可的松作为补充或替代治疗，发生危象时则需根据病情增大剂量；患者需终身服用生理补充或替代剂量的肾上腺皮质激素，对非应激状态时的患者每日用氢化可的松 20～30mg，或可的松 25.0～37.5mg，根据患者的体重、工作强度适当增减。一日量的 2/3 在清晨服用，另 1/3 在下午服用。肾上腺盐皮质激素效应不足时可加用小剂量去氧皮质酮或氟氢可的松（fludrocortisone），也可增加食盐摄入量，但注意不可过量，以免发生水肿、高血压。对急性肾上腺皮质功能减退症或慢性患者在发生严重应激状况或危象时需静脉滴注氢化可的松，每日 200～300mg，同时应采用相应的抗感染、抗休克等措施。

（2）肾上腺酶系统缺陷所致肾上腺增生症患者：应长期使用生理剂量的肾上腺糖皮质激素以抑制 ACTH 的过度分泌并减少过多的雄激素。如 21-羟化酶缺陷症患者，治疗时可用氢化可的松，于上午服用全日量的 1/3，傍晚服用 2/3；如用地塞米松，则可每日服用一次。

（3）非肾上腺疾病：利用肾上腺糖皮质激素的药理治疗作用，大致可分为以下三类情况。

①急症：如过敏性休克、感染性休克、严重哮喘持续状态、器官移植排斥反应，往往需静脉给予大剂量糖皮质激素，每日数百毫克，最大剂量不超过 1000mg，疗程限于 3～5 天，必须同时应用有关的其他有效治疗，如感染性休克时应用有效抗生素；过敏性休克时应用肾上腺素、抗组胺药。

②中程治疗：对一些较严重的疾病，如肾病综合征、狼疮性肾炎、恶性浸润性突眼，应采用药理剂量的人工合成激素制剂，如每日口服泼尼松 40～60mg，分次服用，起效后减至维持量，疗程为 4～8 周。用药剂量和疗程需根据病情的程度和治疗效果予以调整。

③长程治疗：慢性疾病，如类风湿关节炎、血小板减少性紫癜、系统性红斑狼疮，应尽量采用其他治疗方法，必要时用糖皮质激素，采用尽可能小的剂量，病情有好转时即刻减量，宜每日上午服一次或隔日上午服一次中效制剂（如泼尼松），以尽可能减轻对下丘脑-垂体-肾上腺轴的抑制作用。对于病情较重者，在隔日疗法的不服用激素日，可加用其他治疗措施。

（4）可治疗的其他多种疾病 ①自身免疫性疾病：如类风湿关节炎、系统性红斑狼疮、血管炎、多肌炎、皮肌炎、多发性硬化、Still 病、Graves 眼病、自身免疫性溶血、血小板减少性紫癜、重症肌无力、巨细胞心肌炎。

②过敏性疾病：如严重支气管哮喘、过敏性休克、荨麻疹、花粉症、血清病、血管神经性水肿、过敏性鼻炎、特异性皮炎等。

③器官移植排异反应：如肾、肝、心、肺移植等，多与其他免疫抑制药合用。

④严重急性感染：如中毒性菌痢、暴发型流行性脑膜炎、中毒性肺炎、重症伤寒、急性粟粒型肺结核、猩红热及败血症等。病毒性感染一般不应用肾上腺糖皮质激素，因为其无抗病毒作用，用后反可降低机体防御能力，例如水痘患者应用激素后，病情反可加重；但对严重传染性肝炎、流行性腮腺炎、麻疹和乙型脑炎等，也有缓解症状的作用。

⑤炎症性疾病：如节段性回肠炎、溃疡性结肠炎；也可有防止某些炎症后遗症的作用，如结核性脑膜炎、脑炎、心包炎、风湿性心瓣膜炎，损伤性关节炎，睾丸炎及烧伤后瘢痕挛缩等。

⑥抗休克：广泛用于各种类型的休克，包括感染性、出血性、心源性、外伤性、过敏性休克，但其临床疗效的报道存在矛盾。肾上腺糖皮质激素作为抗休克的辅助药物，需早期、大剂量、短时间内应用，并充分补充血容量。若为感染性休克，须与抗感染药物合用。

⑦血液病：可用于急性淋巴细胞白血病、多发性骨髓瘤、再生障碍性贫血、自身免疫性溶血性贫血、粒细胞减少症、血小板减少症和过敏性紫癜等的治疗，但停

药后易复发。

⑧眼病：肾上腺糖皮质激素能控制虹膜炎、角膜炎、视网膜炎和视神经炎等非特异性眼炎的症状。

⑨皮肤疾病：肾上腺糖皮质激素可广泛应用于多种皮肤病，如对湿疹、接触性皮炎、神经性皮炎、银屑病等可局部用药。

⑩其他：结节病、甲状腺危象、亚急性非化脓性甲状腺炎、脑水肿、肾病综合征、高钙血症等。

氢化可的松 [药典(二)；国基；医保(甲)；医保(乙)]

Hydrocortisone

【适应证】 肾上腺皮质激素类药。主要用于肾上腺皮质功能减退症及垂体功能减退症的补充或替代治疗及危象时的治疗，亦可用于过敏性和炎症性疾病。

【药理】 (1)药效学 参阅"肾上腺皮质激素"。

(2)药动学 本品可自消化道迅速吸收，约 1 小时血药浓度达峰值，其 $t_{1/2}$ 约为 100 分钟，血中 90% 以上的氢化可的松与血浆蛋白相结合。本品也可经皮肤吸收，尤其在皮肤破损处吸收更快。本品主要经肝脏代谢，转化为四氢可的松和四氢氢化可的松，大多数代谢产物结合成葡萄糖醛酸酯，极少量以原型经尿排泄。

【注意事项】 本品注射剂(醇型)中含有乙醇，现已很少应用于静脉注射。静脉滴注改为注射用氢化可的松琥珀酸钠。

【给药说明】 (1)本品为天然短效糖皮质激素，抗炎作用为可的松的 1.25 倍，其潴钠活性较强，且可直接注入静脉而迅速发挥作用。

(2)因本品注射剂(醇型)中含有 50% 乙醇，故必须充分稀释至 0.2mg/ml 后静脉滴注；乙醇过敏者禁用。中枢神经系统抑制或肝功能不全者应慎用。需用大剂量时应改用氢化可的松琥珀酸钠。

(3)本品不需经肝药酶活化即可直接发挥药理作用，故现已逐渐替代需经肝药酶活化的可的松，广泛用于临床治疗。本品兼有较强的糖皮质激素及盐皮质激素特性，故较适用于急性或慢性肾上腺皮质功能减退症、垂体前叶功能减退症以及失盐型先天性肾上腺增生症。

(4)本品混悬液(酯型)可供关节腔内注射。局部也可用于眼科、皮肤科疾病。

【用法与用量】 成人 (1)口服 治疗肾上腺皮质功能减退症，一日剂量 20～25mg，清晨服 2/3，午后服 1/3。有应激状况时，应适当加量，可增至一日 80mg，分次服用。有严重应激或发生危象时应改用注射用氢化可的松静脉滴注。

(2)静脉滴注 用于治疗急性肾上腺皮质功能减退症、肾上腺皮质危象或垂体前叶功能减退症危象、严重过敏反应、哮喘持续状态、休克。每次氢化可的松注射液(醇型)100mg 或氢化可的松琥珀酸钠 135mg，静脉滴注，可用至一日 300～500mg，疗程不超过 3～5 日。

(3)局部用药 软膏、眼膏适用于以糖皮质激素治疗为主的各类皮肤病或眼病。

儿童 (1)口服 一日 10～20mg/m²，分 3～4 次。

(2)静脉滴注 氢化可的松琥珀酸钠，一日 4～8mg/kg，于 8 小时内滴入，或分 3～4 次滴入。

【制剂与规格】 氢化可的松片：(1)4mg；(2)10mg；(3)20mg。

醋酸氢化可的松片：20mg。

氢化可的松注射液(醇型)：(1)2ml:10mg；(2)5ml:25mg；(3)10ml:50mg；(4)20ml:100mg。

注射用氢化可的松琥珀酸钠：(1)0.05g；(2)0.1g(以氢化可的松计)。

醋酸氢化可的松注射液：(1)1ml:25mg；(2)5ml:125mg(供局部及腔内注射用)。

醋酸氢化可的松眼膏：0.5%。

醋酸氢化可的松乳膏：(1)10g:25mg；(2)10g:50mg；(3)10g:100mg。

醋酸可的松 [药典(二)；医保(甲)]

Cortisone Acetate

【适应证】 参阅"氢化可的松"。

【药理】 (1)药效学 参阅"肾上腺皮质激素"。

(2)药动学 本品可迅速由消化道吸收，经肝药酶转化为具有活性的氢化可的松而发挥效应，$t_{1/2}$ 约 30 分钟。本品口服后能快速发挥作用，而肌内注射吸收较慢。

【注意事项】 (1)本品潴钠活性较强，一般不作为抗炎、抗过敏首选药。

(2)本品须经肝脏活化，肝功能不全者应采用氢化可的松。

【给药说明】 (1)同时存在严重醛固酮缺乏者，需合用氟氢可的松和氯化钠。

(2)本品皮肤局部外用或关节腔内注射无效。

【用法与用量】 成人 (1)口服 治疗肾上腺皮质功能减退症，一日剂量 25.0～37.5mg，清晨服 2/3，午后服 1/3。当患者有应激状况时(如发热、感染)，应适当加量，可增加到一日 100mg。有严重应激或发生肾上腺危象时，则应改用氢化可的松注射液或注射用氢化可的松琥珀酸钠静脉滴注。

（2）肌内注射　用于肾上腺皮质功能减退症，一日25mg，有应激状况适当加量。严重应激时，应改用氢化可的松注射液或注射用氢化可的松琥珀酸钠静脉滴注。

儿童　（1）口服　一日2.5～10mg/kg，分3～4次。

（2）肌内注射　1/3～1/2口服量。

【制剂与规格】醋酸可的松片：（1）5mg；（2）25mg。

醋酸可的松注射液：（1）2ml:50mg；（2）5ml:125mg；（3）10ml:250mg。

醋酸可的松滴眼液：3ml:15mg。

醋酸可的松眼膏：（1）1g:0.005g；（2）1g:0.0025g。

泼尼松龙 [药典(二)；医保(乙)]
Prednisolone

【适应证】肾上腺皮质激素类药。主要用于过敏性与自身免疫性炎症性疾病。由于本品潴钠作用较弱，故一般不用作肾上腺皮质功能减退症的替代治疗。

【药理】（1）药效学　参阅"肾上腺皮质激素"。

（2）药动学　本品极易由消化道吸收，其本身以活性形式存在，无需经肝脏转化即可发挥其生物效应。口服后1～2小时血药浓度达峰值，$t_{1/2}$为2～3小时。肌内注射时，本品磷酸钠盐极易吸收，而其醋酸酯混悬液则吸收缓慢。在血中本品大部分与血浆蛋白结合(但结合率低于氢化可的松)，游离型和结合型代谢产物自尿中排出，部分以原型排出，小部分可经乳汁排出。

【注意事项】本品不经肝脏内转化，抗炎作用较强。

【给药说明】（1）本品为中效糖皮质激素，本身即具有生物活性，无需经肝脏转化，可用于肝功能不全患者。

（2）本品的抗炎作用较强，而潴钠作用较可的松和氢化可的松相对为弱，一般不易引起电解质紊乱或水肿等不良反应。本品5mg的抗炎活性相当于可的松25mg。

（3）泼尼松龙磷酸钠水溶性大，作用起效快速，可供肌内注射、静脉滴注或静脉注射；醋酸泼尼松龙混悬液吸收缓慢，供肌内注射或关节腔内注射。

（4）本品可用作五官科疾病的局部治疗。

【用法与用量】成人　（1）口服　用于治疗过敏性、炎症性疾病：开始每日剂量为15～40mg，需要时可用到60mg或每日0.5～1.0mg/kg；发热患者分3次服用，体温正常者每日晨起一次性顿服。病情稳定后应逐渐减量，维持剂量5～10mg，视病情而定。

（2）肌内注射　一日10～40mg，必要时可加量。

（3）静脉滴注　一次10～20mg，加入5%葡萄糖注射液500ml中滴注。

（4）静脉注射　用于危重患者，一次10～20mg，必要时可重复。

儿童　（1）口服　一日1～2mg/kg，分3～4次服。

（2）肌内注射、静脉滴注　一日1～2mg/kg，分2次。

【制剂与规格】泼尼松龙片：5mg。

醋酸泼尼松龙片：（1）1mg；（2）5mg。

醋酸泼尼松龙注射液：（1）1ml:25mg；（2）5ml:125mg。

泼尼松龙磷酸钠注射液：1ml:20mg。

醋酸泼尼松龙乳膏：（1）4g:0.02g；（2）10g:0.05g。

泼尼松龙眼膏：0.25%。

醋酸泼尼松 [药典(二)；国基；医保(甲)]
Prednisone Acetate

【适应证】参阅"泼尼松龙"。

【药理】（1）药效学　本品须在肝内将11位酮基还原为11位羟基，转化为泼尼松龙后方具有药理活性。

（2）药动学　其$t_{1/2}$为60分钟。

【注意事项】（1）本品为中效糖皮质激素，多用口服。

（2）长期大量应用会发生药源性库欣综合征、高血压、钙磷代谢紊乱、消化性溃疡等。

【给药说明】因其需经肝脏转化后方具有生物活性，故用于肝功能不全者效果差。其余参阅"泼尼松龙"。

【用法与用量】成人　口服。（1）一次5～10mg，一日10～60mg。

（2）对于系统性红斑狼疮、肾病综合征、溃疡性结肠炎、自身免疫性溶血性贫血等自身免疫性疾病，一日40～60mg，病情稳定后逐渐减量。

（3）对药物性皮炎、荨麻疹、支气管哮喘等过敏性疾病，一日20～40mg，症状减轻后减量，每隔1～2日减少5mg。

（4）防止器官移植排斥反应，一般在术前1～2天开始，一日100mg，术后1周改为每日60mg，以后逐渐减量。

（5）治疗急性白血病、恶性肿瘤，一日60～80mg，症状缓解后减量。

儿童　口服，一日1～2mg/kg，分3～4次服。

【制剂与规格】醋酸泼尼松片：5mg。

甲泼尼龙 [医保(乙)]
Methylprednisolone

【适应证】参阅"泼尼松龙"。适用于危重型系统性红斑狼疮(狼疮脑病、血小板显著低下、肾炎、心肌损害)、重症多肌炎、皮肌炎、血管炎、哮喘急性发作、严重急性感染及器官移植术前后。

【药理】（1）药效学　本品为泼尼松龙C_6位加甲基

的衍生物，抗炎、抗过敏作用强于泼尼松龙。

(2) 药动学　本品 $t_{1/2}$ 为 30 分钟，血药浓度达峰值后迅速下降。

【注意事项】　(1) 本品抗炎、抗过敏作用强，适用于重症免疫性疾病。

(2) 大剂量静脉注射，一次维持 2～4 小时。

【给药说明】　(1) 本品 4mg 的抗炎活性相当于 5mg 泼尼松龙。

(2) 在某些急症治疗中，通常采用肌内注射或静脉给药，以期快速起效。

(3) 甲泼尼龙醋酸酯因分解缓慢，作用较持久，因此用于肌内注射可达到较持久的全身效应。其余参阅"泼尼松龙"。

【用法与用量】　成人　(1) 口服　开始时一般为一日 16～40mg，分次服用。维持剂量为一日 4～8mg。

(2) 静脉滴注或静脉注射（注射用甲泼尼龙琥珀酸钠）　①一般剂量（相当于甲泼尼龙）：每次 10～40mg。②最大剂量：可用至按体重 30mg/kg，大剂量静脉输注时速度不应过快，一般控制在 10～20 分钟左右，必要时每隔 4 小时可重复用药。③甲泼尼龙醋酸酯混悬液可用于关节腔或软组织内注射，按受损部位大小，剂量为每次 10～40mg。

(3) 静脉冲击疗法　800～1000mg 加入 5%葡萄糖注射液 200～500ml，一日滴注 1 次，4 小时以内滴完，连续 3 天。

儿童　(1) 口服　一日 1～2mg/kg，分 3～4 次服。

(2) 静脉注射、静脉滴注　一次 10～20mg，一日 1～2 次。

(3) 关节腔内、肌内注射　一次 10～80mg。

【制剂与规格】　甲泼尼龙片：(1) 2mg；(2) 4mg。

甲泼尼龙醋酸酯混悬注射液（局部注射）：(1) 1ml:20mg；(2) 1ml:40mg。

注射用甲泼尼龙琥珀酸钠：53mg（相当于甲泼尼龙 40mg）。

地 塞 米 松 [药典(二)；国基；医保(甲)；医保(乙)]
Dexamethasone

【适应证】　参阅"泼尼松龙"。本品还可用于预防新生儿呼吸窘迫综合征、降低颅内高压、缓解肿瘤所致脑水肿以及库欣综合征的定性诊断与病因学鉴别诊断。

【药理】　(1) 药效学　本品 0.75mg 的抗炎活性相当于 5mg 泼尼松龙。

(2) 药动学　本品极易自消化道吸收，其血浆 $t_{1/2}$ 为

190 分钟，组织 $t_{1/2}$ 为 3 日，肌内注射地塞米松磷酸钠或地塞米松醋酸酯后分别于 1 小时或 8 小时达血药浓度峰值。本品血浆蛋白结合率较其他糖皮质激素类药物为低，易于通过多种生理屏障。

【注意事项】　因肾上腺皮质激素可抑制患儿的生长和发育，如需长期使用，应采用短效或中效制剂，避免使用地塞米松等长效制剂。

【给药说明】　(1) 本品为长效制剂，其抗炎、抗毒和抗过敏作用比泼尼松更强。

(2) 其潴钠作用微弱，不宜用作肾上腺皮质功能减退症的替代治疗。

(3) 本品较大剂量易引起糖尿病和药源性库欣综合征症状。

(4) 本品对下丘脑-垂体-肾上腺轴抑制作用较强。

【用法与用量】　成人　(1) 口服　开始剂量：一次 0.75～3mg，一日 2～4 次。维持剂量：一日 0.75mg，视病情而定。

(2) 静脉给药　①用于危重疾病如严重休克等的治疗：静脉注射地塞米松磷酸钠，一般剂量一次 2～20mg；静脉滴注时，应以 5%葡萄糖注射液稀释，可 2～6 小时后重复给药直至病情稳定，但大剂量连续给药一般不超过 72 小时。②用于缓解恶性肿瘤所致脑水肿：首剂静脉推注 10mg，随后每 6 小时肌内注射 4mg，一般 12～24 小时后患者可有所好转，于 2～4 天后逐渐减量，5～7 天停药。对于不宜手术的脑肿瘤患者，首剂可静脉推注 50mg，以后每 2 小时重复给予 8mg，数天后再逐渐减至每日 2mg，分 2～3 次静脉给予。

(3) 鞘内注射或关节腔、软组织等损伤部位内注射用地塞米松醋酸酯和地塞米松磷酸钠，鞘内注射量为一次 5～10mg，间隔 1～3 周注射 1 次；关节腔内注射量一般为一次 0.8～4mg，按关节腔大小而定。

儿童　(1) 口服　一日 0.1～0.25mg/kg，分 3～4 次服。

(2) 肌内注射、静脉滴注　一次 0.2～0.3mg/kg，一日 1～2 次。或一日 0.25～1.0mg/kg。

【制剂与规格】　地塞米松片：0.75mg。

地塞米松软膏或乳膏：0.05%～0.1%。

地塞米松磷酸钠注射液：(1) 1ml:1mg；(2) 1ml:2mg；(3) 1ml:5mg。

地塞米松磷酸钠滴眼液：5ml:1.25mg。

倍 他 米 松 [药典(二)；医保(乙)]
Betamethasone

【适应证】　参阅"泼尼松龙"。

【药理】　药效学　本品为地塞米松的差向异构体，其抗炎作用较地塞米松略强，且作用迅速、不良反应较少。

【注意事项】　本品不宜长期使用，尤其对小儿，因其可抑制生长发育。

【给药说明】　(1)本品0.5mg疗效与地塞米松0.75mg、泼尼松5mg或可的松25mg相当。

(2)本品潴钠作用微弱，故不宜用于肾上腺皮质功能减退症患者的替代治疗。

【用法与用量】　成人　口服。起始剂量一日1～4mg，分次给予。维持剂量一日0.5～1mg。

儿童　(1)口服　一日0.06～0.16mg/kg，分3～4次服。

(2)肌内注射、静脉滴注　一次1.07～2.67mg，一日1～2次。

【制剂与规格】　倍他米松片：0.5mg。

倍他米松乳膏：15g。

倍他米松磷酸钠注射液：1ml:2mg(以倍他米松计)。

帕 拉 米 松
Paramethasone

【适应证】　参阅"泼尼松龙"。

【药理】　药效学　本品为人工合成的糖皮质激素，抗炎作用较强。

【给药说明】　(1)本品2mg的抗炎活性相当于5mg的泼尼松龙。

(2)本品无水、钠潴留作用，故不宜用于肾上腺皮质功能减退症患者的替代治疗。

【用法与用量】　口服。开始剂量　一日4～12mg，一次性顿服或分次服。

【制剂与规格】　帕拉米松片：2mg。

曲 安 西 龙 [药典(二)；医保(乙)]
Triamcinolone

【适应证】　参阅"泼尼松龙"。

【药理】　药效学　口服易吸收。本品的血浆$t_{1/2}$为5小时，血浆白蛋白结合率低。

【给药说明】　(1)为中效制剂，本品4mg的抗炎活性相当于5mg的泼尼松龙。

(2)其潴钠作用微弱，不宜用于肾上腺皮质功能减退症的替代治疗。

(3)本品各种酯型制剂肌内注射后均吸收缓慢，作用持久，一般注射一次疗效可维持2周以上。

(4)本品还可局部应用以及用作喷雾吸入治疗。

【用法与用量】　(1)口服　开始量：一次4mg，一日2～4次。维持量：一次1～4mg，一日1～2次。

(2)肌内注射　用曲安西龙醋酸酯，一般为每1～4周40～80mg。

(3)关节腔内注射　一次5～40mg，每1～7周1次(依关节腔大小而定)。

【制剂与规格】　曲安西龙片：(1)1mg；(2)2mg；(3)4mg。

曲安西龙注射液：(1)5ml:125mg；(2)5ml:200mg。

曲安西龙软膏或乳膏：0.1%～0.5%。

曲 安 奈 德 [药典(二)；医保(乙)]
Triamcinolone Acetonide

【适应证】　参阅"泼尼松龙"。

【药理】　(1)药效学　本品4mg的抗炎活性相当于25mg可的松。

(2)药动学　本品肌内注射后在数小时内生效，经1～2日达最大效应，作用可维持2～3周。

【注意事项】　(1)关节腔内注射可能引起关节损害。

(2)长期用于眼部可引起眼压升高。病毒性、结核性或急性化脓性眼病忌用。

(3)妊娠期妇女不宜长期使用。

(4)目前多用于呼吸科哮喘吸入疗法及外科、皮肤科局部用药。

【用法与用量】　成人　(1)肌内注射　一次20～100mg，一周1次。

(2)关节腔内或皮下注射　用量酌情决定，一般为2.5～5.0mg。

(3)对皮肤病可于皮损部位或分数个部位注射。

(4)外用软膏、乳膏、滴眼剂一日1～4次；气雾剂一日3～4次。

儿童　肌内注射一次1～2mg/kg，1～4周1次。

【制剂与规格】　曲安奈德注射液：(1)1ml:5mg；(2)1ml:10mg；(3)1ml:40mg；(4)2ml:80mg。

曲安奈德洗剂：(1)0.025%；(2)0.1%。

曲安奈德气雾剂：1g:0.147mg。

曲安奈德软膏、乳膏、滴眼剂：(1)0.025%；(2)0.1%；(3)0.5%。

丙酸倍氯米松 [药典(二)；医保(甲)；医保(乙)]
Beclomethasone Dipropionate

【适应证】　糖皮质激素类药。其气雾剂可用于支气管哮喘和过敏性鼻炎等。也用于过敏性与炎症性皮肤病和相关疾病，如接触性皮炎、神经性皮炎、银屑病等。

【药理】 (1)药效学 参阅"肾上腺皮质激素"。

(2)药动学 软膏亲脂性强，易渗透，涂于患处30分钟后即生效，$t_{1/2}$约为3小时。

【给药说明】 (1)气雾剂可用于轻度支气管哮喘，哮喘急性发作症状严重时应加用其他平喘药。

(2)气雾剂对个别患者有咽喉部刺激感，可出现白色念珠菌感染，若吸药后立即漱口和咽部，可减少刺激感。

(3)本品乳膏不宜长期封包给药，因易引起红斑、丘疹、水疱等刺激症状，此时应减少用药量。不宜用于皮肤结核、疱疹、水痘、皮肤化脓性感染、溃疡、Ⅱ度以上烧伤、冻伤、湿疹性外耳道炎等。本品不能用于眼科，对妊娠期妇女及婴儿须慎用。

【用法与用量】 (1)局部涂敷 一日涂敷患处2～3次，必要时予以封包。

(2)气雾吸入 成人一般一次喷药0.05～0.25mg，一日3～4次，一日最大量一般不超过1mg；

儿童 用量按年龄酌减，一日最大量一般不超过0.8mg。症状缓解后逐渐减量。

【制剂与规格】 丙酸倍氯米松气雾剂：(1)10mg(200揿，每揿50μg)；(2)50mg(200揿，每揿250μg)。

丙酸倍氯米松软膏：0.025%。

醋酸去氧皮质酮[药典(二)]
Deoxycortone Acetate

【适应证】 用于原发性肾上腺皮质功能减退症的替代治疗。

【药理】 (1)药效学 为肾上腺盐皮质激素类药。具有潴钠排钾、增加体液容量作用，无肾上腺糖皮质激素活性。本品对肾上腺皮质功能减退症的治疗仅起辅助作用，只有在患者潴钠功能不足、血压仍偏低并在已应用肾上腺糖皮质激素治疗后加用本品治疗。

(2)药动学 本品$t_{1/2}$约为70分钟。

【注意事项】 本品为盐皮质激素类药，有潴钠排钾作用，应密切注意血压及水、电解质平衡。

【给药说明】 (1)用药过程中应密切观察血压、体重、有无水肿、肺部有无湿啰音等症状，以免使用过量。如发生药物过量情况，应先停药，待症状恢复后如再有必要时则应减量使用。

(2)肝病、妊娠期、黏液性水肿时，本品半衰期及作用时间延长，故剂量应适当减少，以防钠潴留、水肿、高血压和低钾血症的发生。

【用法与用量】 成人 肌内注射。初始剂量，一日1～2mg；以后隔天注射2.5～5mg。

儿童 肌内注射。一日1～5mg，分1～2次。

【制剂与规格】 醋酸去氧皮质酮注射液：1ml:5mg。

醋酸氟氢可的松[药典(二)]
Fludrocortisone Acetate

【适应证】 主要用于肾上腺皮质功能减退症的替代治疗，近年来用于原发性醛固酮增多症的确诊试验，并可外用于过敏性皮炎、接触性皮炎、脂溢性皮炎、湿疹等皮肤病。

【药理】 药效学 主要为肾上腺盐皮质激素作用，虽有较少的肾上腺糖皮质激素活性，但常用剂量却无明显糖皮质激素作用。其抗炎作用为氢化可的松的15倍，水盐代谢作用为氢化可的松的100～125倍。口服易吸收。

【注意事项】 (1)本品为盐皮质激素，多用于口服。

(2)因本品的半衰期长，作用时间延长，故剂量可适当减少，以防发生钠潴留过度、水肿、高血压和低钾血症。

【用法与用量】 成人 (1)口服常用量 ①Addison病：一日0.1mg；与可的松或氢化可的松合用时，如有高血压发生，减为一日0.05mg。②失盐型先天性肾上腺增生症：一日0.1～0.2mg，可与可的松或氢化可的松合用。

(2)局部搽涂 软膏，一日2～3次。

儿童 口服。一日0.05～0.2mg，分1～2次服。

【制剂与规格】 醋酸氟氢可的松片：0.1mg。

醋酸氟氢可的松软膏：10g:2.5mg。

第八节 钙、磷代谢调节药

代谢性骨病主要是由于调节体内钙、磷代谢的激素与直接作用于骨骼的类固醇、肽类激素分泌过多或不足，以及骨基质中主要矿物质成分——钙、磷的改变所致。遗传性和获得性成骨细胞或破骨细胞的功能缺陷、骨基质合成与矿化障碍也可引起代谢性骨病，现分述如下。

(1)骨质疏松症(osteoporosis) 代谢性骨病中最常见的类型，是一种以骨量(bone mass)减少，骨组织细微结构破坏，骨强度减弱、脆性增加，易发生骨折为特征的全身性骨病，定义为以骨强度下降和骨折风险增加为特征的骨骼疾病。骨质疏松症包括原发性骨质疏松症和继发性骨质疏松症，前者包括绝经后骨质疏松症、老年骨质疏松症和特发性骨质疏松症。骨质疏松性骨折是该症的严重后果，其引起的并发症为老年人致残、致死的重要原因。由儿童期至少年、青年期，全身骨量不断增加，在 30 岁左右时可达骨峰值，以后逐渐减少。目前骨质疏松症的诊断主要基于双能 X 线吸收仪（DXA）测量的骨密度和（或）脆性骨折。绝经后女性及 50 岁以上男性骨密度测定的骨量降至正常人骨峰值均值-1 标准差(-1SD)以下时，定义为骨量减少；降至-2.5SD 及以下即诊断为骨质疏松症，发生骨折的风险明显增加。儿童、绝经前女性及 50 岁以下男性的骨密度判断用同种族 Z 值表述，如低于同种族同性别同龄人骨密度均值 2.0SD 时，视为"低于同年龄段预期范围"或低骨量，建议进一步评估。脆性骨折指轻微创伤或日常活动时发生的骨折，如髋部或椎体发生脆性骨折，无论骨密度水平如何，均可诊断骨质疏松症；而肱骨近端、骨盆或前臂远端发生脆性骨折，骨密度即使为骨量减少，亦可诊断骨质疏松症。

个体能达到的骨峰值及骨量丢失的速度与遗传及环境因素有关，前者包括种族、与骨代谢有关的基因多态性，后者包括幼时的钙摄入量、与维生素 D 及日照有关的钙吸收程度、体力活动以及是否吸烟、酗酒等。女性在绝经后因雌激素分泌锐减可引起一系列生理变化，雌激素水平降低导致对破骨细胞的抑制作用减弱，破骨细胞数量增加、凋亡减少，骨吸收功能增强，虽然成骨细胞介导的骨形成也代偿性加速，但仍无法代偿过度的骨吸收使两者达到平衡状态，因而出现骨丢失加重。妇女绝经期（一般 50 岁左右）后发生的骨质疏松症为高转换型，与男、女两性在老年期（65～70 岁以后）发生的骨质疏松症在病理生理上有所区别，前者主要为松质骨丢失，较多伴发脊椎骨折；后者松质骨及皮质骨皆丢失，脊柱及四肢骨折皆易发生。

绝经后骨质疏松症及老年性骨质疏松症皆属于原发性骨质疏松症；特发性骨质疏松症多见于青少年；继发性骨质疏松症则由于某些疾病及药物所引起，如甲状腺功能亢进、原发性甲状旁腺功能亢进症、库欣综合征、慢性肾功能衰竭、类风湿关节炎、胃肠疾病、多发性骨髓瘤及长期糖皮质激素治疗等，在诊断原发性骨质疏松症时，必须排除多种原因引起的继发性骨质疏松症。防治骨质疏松药物包括骨健康补充剂和抗骨质疏松药物。抗骨质疏松药物有四大类：①抑制骨吸收药：包括双磷酸盐、降钙素、雌激素、选择性雌激素受体调节剂及 RANKL 单克隆抗体；②促进骨形成药即甲状旁腺激素；③抑制骨吸收和促进骨形成双重作用药物，即雷奈酸锶和活性维生素 D；④其他抗骨质疏松药。

(2) 佝偻病/骨软化症 维生素 D 缺乏或作用缺陷以及肾脏磷排泄增加可引起钙、磷代谢紊乱；肾小管疾病可导致体内酸碱失衡，出现肾小管酸中毒，上述因素可导致类骨质矿化不良，引起骨骼生长障碍、畸形、骨痛、活动受限等。在青少年时期于骨骺未闭合之前发生即为佝偻病；在成人骨骺闭合之后发生则为骨软化症。防治药物包括普通维生素 D、活性维生素 D、钙制剂和磷制剂。

(3) 甲状旁腺疾病 ①甲状旁腺功能减退症：甲状旁腺激素（PTH）分泌不足或作用抵抗均可导致血钙水平降低、血磷水平升高，患者出现口周和肢体麻木、抽搐，严重者癫痫发作。当血钙降低的同时 PTH 水平降低或位于不适当的正常范围，称为甲状旁腺功能减退症（甲旁减）；而血钙降低的同时 PTH 水平升高，称为假性甲状旁腺功能减退症（假性甲旁减）。目前传统治疗药物包括普通维生素 D、活性维生素 D、钙制剂。

②原发性甲状旁腺功能亢进症（原发性甲旁亢）：因甲状旁腺病变自主分泌 PTH 过多，导致血钙水平升高；恶性肿瘤骨转移或分泌其他体液因子如甲状旁腺激素相关肽也可以造成高钙血症。患者出现骨痛、多饮、多尿等症状，严重者发生高血钙危象。治疗药物包括降钙素类和双膦酸盐类药物；原发性甲旁亢术后常有低钙血症，应补充钙剂和维生素 D 制剂。

(4) 变形性骨炎（Paget 骨病） 因破骨细胞过度活跃引起骨溶解加速，导致骨形成增加，发生结构紊乱的编织骨。治疗药物包括双膦酸盐类和降钙素类药物。

我国营养学会制定成人每日钙摄入推荐量为元素钙 800mg，这是获得理想骨峰值、维护骨骼健康的适宜剂量。如果饮食中钙供给不足，可选用钙剂补充，钙摄入可减缓骨质丢失，改善骨矿化。人体每日元素钙需要量：初生～3 岁为 400～800mg、4～10 岁为 800mg、成人为 800～1200mg、妊娠期妇女为 1200mg、哺乳期妇女为 1200mg。绝经后妇女和老年人每日钙摄入推荐量为元素钙 1000mg，而我国老年人平均每日从饮食中获钙仅约 400mg，故每日平均应补充的元素钙量为 500～600mg。正常人血清钙浓度为 2.13～2.7mmol/L(8.5～10.8mg/dl)。

维生素 D 是具有胆骨化醇生物活性的类固醇衍生物，主要包括维生素 D_2 与维生素 D_3。维生素 D 促进小肠黏膜刷状缘对钙的吸收及肾小管重吸收磷，提高血钙、血磷浓度；并协同 PTH、降钙素（CT），促进旧骨释放钙、磷进入细胞外液，维持及调节血浆钙、磷正常浓度。

一、钙剂

碳 酸 钙 [药典(二)；医保(乙)]
Calcium Carbonate

【适应证】 ①预防和治疗钙缺乏症，如骨质疏松症、手足搐搦症、佝偻病、骨软化症以及儿童、妊娠和哺乳期、绝经期妇女钙的补充；②甲状旁腺功能减退症或维生素 D 缺乏症所致低钙血症；③肾功能衰竭时纠正低钙高磷血症；④胃与十二指肠溃疡病引起的胃酸过多；⑤镁中毒、氟中毒救治。

【药理】 (1) 药效学　正常骨骼的矿化有赖于人体充足的钙储备，人体 99%以上的钙储于骨骼。钙可协助调节神经介质及内分泌激素的释放与储存，维持神经肌肉的正常兴奋性，促进神经末梢分泌乙酰胆碱。血清钙降低时可出现神经肌肉兴奋性升高，发生抽搐；血钙过高则兴奋性降低，出现软弱无力等。钙能改善细胞膜的通透性，增加毛细血管壁的致密性，使渗出减少，从而发挥抗过敏作用；能促进骨骼与牙齿的矿化。

(2) 药动学　口服后约 40%可在肠道吸收，吸收率随年龄增加而减少，妊娠与哺乳期钙吸收率增高；维生素 D 可促进钙的吸收。钙可分泌入汗液、胆汁、唾液、乳汁、尿、粪等，血浆钙约 45%与蛋白结合。当正常人血清钙浓度维持稳定时，则 PTH、降钙素、维生素 D 参与调节血钙含量保持稳定。70%～80%钙主要自粪便排出，余 20%～30%自尿液排泄。

【不良反应】 (1) 常见　嗳气、胃肠不适、便秘。

(2) 罕见　高钙血症，早期可表现为便秘、嗜睡、持续性头痛、食欲缺乏、口中有金属味、异常口干等；晚期有精神异常、高血压、眼和皮肤对光敏感、恶心、呕吐、心律失常等。

(3) 偶见　服用牛奶及碳酸钙或单用碳酸钙可发生乳-碱综合征，表现为高血钙、碱中毒及肾功能不全。

(4) 过量长期服用可引起胃酸分泌反跳性增高。

【禁忌证】 高钙血症、高钙尿症、含钙肾结石或有肾结石病史患者禁用。

【注意事项】 (1) 长期大量用药应定期监测血钙浓度及尿钙排泄量。

(2) 高浓度钙与镁离子之间存在竞争性拮抗作用，可用于镁中毒的救治；与氟化物生成不溶性氟化钙，可用于氟中毒的救治。

【药物相互作用】 (1) 与雌激素同用，可增加对钙的吸收。

(2) 与苯妥英钠同用产生不可吸收的化合物，影响两

者生物利用度。

(3) 与四环素同服，影响四环素的吸收。

(4) 与噻嗪类利尿药同用，可增加肾脏对钙的重吸收，导致高钙血症。

【用法与用量】 口服。(1) 骨质疏松症、妊娠和哺乳期、绝经期妇女补钙治疗：每日元素钙 0.6～1.0g。

(2) 低钙血症：每日元素钙 1.0～3.0g，分次服用；对维生素 D 缺乏引起的低钙血症，应同时服用维生素 D。

(3) 高磷血症：每日元素钙 1.5～3.0g，分次于进餐时服用，或与氢氧化铝合用。应监测血钙浓度，防止高钙血症。

【制剂与规格】 碳酸钙片(以元素钙计)：(1) 0.3g；(2) 0.25g；(3) 0.2g。

碳酸钙胶囊(以碳酸钙计)：(1) 0.5g(以元素钙计 0.2g)；(2) 0.25g(以元素钙计 0.1g)。

碳酸钙咀嚼片(以元素钙计)：(1) 0.125g；(2) 0.1g；(3) 0.5g。

碳酸钙颗粒(以元素钙计)：5g:0.25g。

复方制剂：(1) 碳酸钙 D_3 片：碳酸钙 1.5g(相当于元素钙 600mg)，维生素 D_3 125IU；(2) 碳酸钙 D_3 咀嚼片：①碳酸钙 1.25g(相当于元素钙 500mg)，维生素 D_3 200IU，②碳酸钙 0.75g(相当于元素钙 300mg)，维生素 D_3 60IU；(3) 碳酸钙 D_3 颗粒剂：碳酸钙 0.5g(相当于元素钙 500mg)，维生素 D_3 200IU。

葡萄糖酸钙 [药典(二)；医保(甲)]
Calcium Gluconate

【适应证】 ①预防和治疗钙缺乏症：如骨质疏松症、佝偻病/骨软化症患者的补钙治疗；②甲状旁腺功能减退症或维生素 D 缺乏症所致低钙血症；③过敏性疾病，镁中毒、氟中毒的救治，心脏复苏时的高血钾、低血钙或钙通道阻滞所致心功能异常的救治。

【药理】 (1) 药效学　参阅"碳酸钙"。

(2) 药动学　钙分泌进入汗液、胆汁、唾液、乳汁、尿、粪等；血浆钙约 45%与蛋白结合，PTH、降钙素、维生素 D 参与调节血钙含量稳定。70%～80%钙自粪便排出，20%～30%钙自尿液排泄。

【不良反应】 静脉注射可引起全身发热，如静脉注射速度过快可导致呕吐、恶心、心律失常甚至心搏骤停。其余参阅"碳酸钙"。

【禁忌证】 参阅"碳酸钙"。

【药物相互作用】 (1) 禁与氧化剂、枸橼酸盐、可溶性碳酸盐、磷酸盐及硫酸盐配伍。

（2）与噻嗪类利尿药同用，可增加肾脏对钙的重吸收而致高钙血症。

（3）救治强心苷类中毒时禁用注射液。

【给药说明】 （1）本品刺激性较大，不宜皮下或肌内注射，应缓慢静脉滴注。

（2）静脉注射时如漏出血管外，可致注射部位皮肤发红、皮疹和疼痛，随后出现脱皮和组织坏死。若发现药液漏出血管外，应立即停止注射，并用氯化钠注射液做局部冲洗注射及外用氢化可的松软膏、1%利多卡因和透明质酸，并抬高局部肢体及热敷。

（3）不宜用于肾功能不全及呼吸性酸中毒患者。

（4）发生脱水或低钾血症等电解质紊乱时，应先纠正低钾血症，再纠正低钙血症，以免增加心肌应激性。

【用法与用量】 成人 （1）低钙血症 1g 缓慢静脉注射，每分钟注射量不超过 2ml（1ml:0.1g）；需要时可重复注射至抽搐控制。

（2）治疗高血钾、高血镁 1～2g 缓慢静脉注射，每分钟注射量不超过 2ml，心电图监测以控制用量。

（3）氟中毒救治 ①口服：10%葡萄糖酸钙溶液，使氟化物成为不溶性氟化钙；②静脉缓慢注射：本品 1g，1小时后重复；③如有皮肤组织氟化物损伤，每平方厘米受损面积应用 10%葡萄糖酸钙 50mg，灼伤皮肤用 2.5%葡萄糖酸钙凝胶涂敷。以上成人用量一日不超过 15g（1.42g 元素钙）。

儿童 低钙血症，按体重 25mg/kg，静脉缓慢注射，但因刺激性较大，一般情况下本品注射液不用于小儿。

【制剂与规格】 葡萄糖酸钙片：（1）0.1g；（2）0.2g；（3）0.15g；（4）0.5g。

葡萄糖酸钙口服液：10ml:1g；

葡萄糖酸钙注射液：（1）10ml:1g；（2）2ml:0.1g；（3）10ml:0.5g。

氯 化 钙 [药典（二）；医保（乙）]
Calcium Chloride

【适应证】 ①治疗钙缺乏、急性血钙过低，如新生儿低钙搐搦、碱中毒及甲状旁腺功能减退症所致手足搐搦症、维生素 D 缺乏症等。②过敏性疾病；③镁中毒；④氟中毒；⑤治疗高血钾、低血钙或钙通道阻滞所致心功能异常。

【药理】 （1）药效学 参阅"碳酸钙"。

（2）药动学 血浆中约 45%的钙与血浆蛋白结合，PTH、降钙素、维生素 D 的活性代谢物维持血钙含量的稳定性。约 80%的钙自粪便排出，约 20%自尿液排出。

【不良反应】 （1）口服氯化钙对胃肠道有一定刺激性，目前较少应用。

（2）静脉注射可引起全身发热感，皮肤红、热，注射部位疼痛；静脉注射速度过快可导致呕吐、恶心、血压降低、心律失常甚至心搏骤停。

（3）高钙血症罕见，早期可表现为便秘、嗜睡、持续头痛、食欲不振、口中有金属味、异常口干等；晚期表现为精神错乱、高血压、眼和皮肤对光敏感、恶心、呕吐，心律失常等。

【禁忌证】 （1）高钙血症及高钙尿症患者。

（2）有肾结石病史者。

（3）结节病患者（可加重高钙血症）。

（4）肾功能不全的低钙血症患者。

【注意事项】 （1）不宜皮下或肌内注射；静脉注射时如漏出至血管外，可引起组织坏死。小儿因血管较细，应慎用。

（2）肠道吸收钙的作用随年龄增长而减少，排出增加，故老年人用量需增加。因氯化钙呈酸性，不宜用于肾功能不全及呼吸性酸中毒、呼吸衰竭患者。

（3）对诊断的干扰：可使血清淀粉酶增高，血清 11-羟基皮质甾醇浓度短暂升高。长期或大量应用本品，血清磷酸盐浓度降低。

（4）救治强心苷类中毒时禁用钙剂注射液。

【药物相互作用】 （1）与雌激素同用，可增加对钙的吸收。

（2）与噻嗪类利尿药同用时增加肾脏对钙的重吸收，可致高钙血症。

（3）麦麸降低胃肠道的钙吸收，皮质激素也可降低钙吸收。

（4）钙盐可降低二膦酸盐、氟化物、某些氟喹诺酮类及四环素类药物的吸收。

【给药说明】 每 1g 氯化钙含钙 6.8mmol（272mg），静脉注射前先用 10%～25%葡萄糖注射液稀释后缓慢注射，每分钟不超过 50mg 氯化钙（13.6mg 元素钙）。

【用法与用量】 （1）低钙血症或电解质补充 氯化钙注射液 0.5～1.0g（136～272mg 元素钙）稀释后静脉缓慢注射（每分钟不超过 0.5～1.0ml，即 13.6～27.2mg 元素钙）；根据患者情况和血钙浓度，1～3 天后可重复给药。

（2）治疗高钾血症 行心电监护决定治疗剂量。

（3）治疗高镁血症 首剂 500mg（含钙量为 136mg），缓慢静脉注射（每分钟不超过 5ml）；根据患者反应决定是否重复使用。

(4) 甲状旁腺功能亢进术后"骨饥饿综合征"的低钙血症　可用 0.9%氯化钠注射液或右旋糖酐稀释后,每分钟滴注 0.5～1mg(最高每分钟滴注 2mg)。

(5) 与二膦酸盐、氟化物、某些氟喹诺酮类及四环素类药物合用时,给药间隔应 3 小时以上。

(6) 小儿用量　低钙时治疗量为 25mg(6.8 mg 钙),静脉缓慢滴注。

【制剂与规格】　氯化钙注射液:(1)10ml:0.3g;(2)10ml:0.5g;(3)20ml:0.6g;(4)20ml:1g。

乳 酸 钙 [药典(二)]
Calcium Lactate

【适应证】　用于预防和治疗钙缺乏症,如骨质疏松、手足搐搦症、佝偻病以及儿童、妊娠和哺乳期、绝经期妇女、老年人钙的补充。

【药理】　药效学　本品参与骨骼的形成与骨折后骨组织的再建以及肌肉收缩、神经传递、凝血机制,并可降低毛细血管的渗透性等。

【禁忌证】　(1)高钙血症、高钙尿症、含钙肾结石或有肾结石病史患者。

(2)对本品过敏者。

【注意事项】　(1)心肾功能不全者、过敏体质者慎用。

(2)本品不宜与洋地黄类药物合用。

(3)本品性状发生改变时禁止使用。

(4)请将本品放在儿童不能接触的地方;儿童必须在成人监护下使用。

(5)如正在使用其他药品,使用本品前请咨询医师或药师。

【药物相互作用】　(1)大量饮用含酒精、咖啡因的饮料及大量吸烟均会抑制钙剂的吸收。

(2)因钙与纤维素结合成不易吸收的化合物,故大量进食富含纤维素的食物能抑制钙的吸收。

(3)本品与苯妥英钠及四环素类同用,后二者吸收减少。

(4)维生素 D、避孕药、雌激素能增加钙的吸收。

(5)含铝的抗酸药与本品同服时,铝的吸收增多。

(6)本品与噻嗪类利尿药合用时增加肾小管对钙的重吸收,易发生高钙血症。

(7)本品与含钾药物合用时,应注意心律失常的发生。

(8)如与其他药物同时使用可能发生药物相互作用,详情咨询医师或药师。

【用法与用量】　成人　口服。一次 0.5～1.5g,一日 2～3 次。

儿童　口服。一次 0.3～0.6g,一日 2～3 次;需同时服维生素 D 以促进钙吸收。

【制剂与规格】　乳酸钙片:(1)0.25g;(2)0.5g。

枸 橼 酸 钙 [药典(二)]
Calcium Citrate

【适应证】　用于预防和治疗钙缺乏症,如骨质疏松、手足搐搦症、佝偻病以及儿童、妊娠和哺乳期、绝经期妇女、老年人钙的补充。

【药理】　药效学　本品参与骨骼的形成与骨折后骨组织的再建以及肌肉收缩、神经传递、凝血机制并降低毛细血管的渗透性等。

【不良反应】　偶见便秘。

【禁忌证】　高钙血症、高钙尿症患者,对本品过敏者禁用。

【注意事项】　(1)心肾功能不全者、过敏体质者慎用。

(2)本品性状发生改变时禁止使用。

(3)肾结石患者应在医师指导下使用。

(4)请将本品放在儿童不能接触的地方;儿童必须在成人监护下使用。

(5)如正在使用其他药品,使用本品前请咨询医师或药师。

【药物相互作用】　参阅"乳酸钙"

【用法与用量】成人　一日 0.6～1.0g(以元素钙计),分 2～3 次口服。

儿童　一日 0.2～0.8g(以元素钙计),分 2～3 次口服。需同时服维生素 D 以促进钙吸收。

【制剂与规格】　枸橼酸钙片:0.5g(相当于元素钙 0.1g)。

二、维生素 D
维 生 素 D_2 [药典(二);国基;医保(甲)]

【适应证】　①维生素 D 缺乏症的预防与治疗:绝对素食、肠外营养,胰腺功能不全伴吸收不良综合征、肝功能损害、肝硬化、阻塞性黄疸等肝胆疾病、腹泻、局限性肠炎、长期腹泻等小肠疾病、胃切除术后等维生素 D 缺乏症患者;②慢性低钙血症、低磷血症、佝偻病及伴有慢性肾功能不全的骨软化症、家族性低磷血症;③甲状旁腺功能减退症、假性甲状旁腺功能减退症;④绝经后和老年性骨质疏松症;⑤急、慢性及手术后手足搐搦症及特发性手足搐搦症。

【药理】　(1)药效学　维生素 D_2 促进小肠黏膜刷状缘对钙磷的吸收及肾小管重吸收钙,提高血钙、血磷浓度，协同 PTH 维持及调节血钙、磷正常浓度；维生素 D_2 使钙磷沉着于新骨形成部位促进骨钙化及成骨细胞功能和骨样组织成熟。维生素 D_2 摄入后，在肝细胞微粒体中受 25-羟化酶系统催化生成骨化二醇 [25-$(OH)D_3$]，经肾近曲小管细胞 1，α-羟化酶催化，生成具有生物活性的骨化三醇[1,25-$(OH)_2D_3$]发挥药理作用。可增加肌力和平衡能力，降低跌倒和骨折的发生风险。

(2)药动学　小肠吸收维生素 D_2 需胆盐与特殊 α-球蛋白结合后转运到身体其他部位，贮存于肝和脂肪。代谢、活化首先通过肝脏，其次为肾脏。作用开始时间为 12～24 小时，治疗效应需 10～14 天。半衰期为 19～48 小时，在脂肪组织内可长期贮存。作用持续时间最长达 6 个月，重复给药亦有效应作用。

【不良反应】　(1)便秘、腹泻、持续性头痛、食欲缺乏、口内有金属味、恶心、呕吐、口渴、疲乏、无力；长期大量使用导致高钙血症。

(2)骨痛、尿混浊、惊厥、高血压、眼对光刺激敏感度增加、心律失常。偶有精神异常，皮肤瘙痒，肌痛、严重腹痛(有时误诊为胰腺炎)、夜间多尿、体重下降。

【禁忌证】　高钙血症、高维生素 D 血症者禁用。

【注意事项】　(1)治疗中应监测血清钙、磷水平及保持合理的钙、磷乘积；碱性磷酸酶、尿素氮、肌酐和肌酐清除率、24 小时尿钙、尿磷；必要时行骨 X 线检查等。

(2)维生素 D_2 治疗可使血清碱性磷酸酶浓度降低，血清钙、胆固醇、磷酸盐和镁浓度升高，尿钙和磷酸盐的排泄量增加。故维生素 D_2 用量应依据患者临床反应及化验结果做个体化调整。

(3)下列情况应慎用　动脉硬化、心功能不全、高胆固醇血症、高磷血症；对维生素 D 高度敏感及肾功能不全；非肾脏病用维生素 D_2 治疗时，如患者对维生素 D_2 异常敏感，也可产生肾脏毒性。

(4)孕妇及哺乳期妇女　高钙血症孕妇对维生素 D_2 敏感，应注意剂量调整。如果母亲正接受药理剂量的维生素 D_2 治疗时应严密监测其婴儿有无高钙血症或维生素 D 中毒的临床表现。

(5)儿童　婴儿对维生素 D_2 敏感性个体间差异大，用量应慎重酌定，血清钙和磷浓度的乘积 [Ca] × [P] (mg/dl)不得大于 58。

【药物相互作用】　(1)巴比妥类、苯妥英钠、抗惊厥药、扑米酮等可降低维生素 D_2 的效应而增加对维生素 D 的需要量。

(2)大剂量钙剂或噻嗪类利尿药与维生素 D_2 同用，可能发生高钙血症。

(3)考来烯胺、考来替泊、矿物油、硫糖铝等药均能减少小肠对维生素 D_2 的吸收。

(4)强心苷类与维生素 D_2 同用时应谨慎，因维生素 D 可引起高钙血症，容易诱发心律失常。

(5)大量的含磷药物与维生素 D_2 同用，可诱发高磷血症。

(6)慢性肾功能衰竭患者同时服用含镁制酸药与维生素 D_2 可引起高镁血症。

(7)降钙素与维生素 D_2 同用可抵消前者对高钙血症的疗效。

(9)利福平和异烟肼可能降低维生素 D_2 的效果。

(10)皮质激素可能对维生素 D_2 产生对抗作用。

【用法与用量】成人　(1)预防维生素 D 缺乏症　一日 0.01～0.02mg(400～800IU)。

(2)维生素 D 缺乏症　一日 0.025～0.05mg(1000～2000IU)，以后减至一日 0.01mg(400IU)。

(3)维生素 D 依赖性佝偻病　一日 0.25～1.5mg(10000～60000IU)，最高剂量一日 12.5mg(50 万 IU)。

(4)骨软化症　一日 0.025～0.1mg(1000～4000IU)。

(5)甲状旁腺功能减退症　维生素 D 用量个体差异较大，一日剂量 0.25～2.5mg(10000～100000IU)，个别患者需 200000IU/d。假性甲状旁腺功能减退症则剂量较小。临床应用时须注意个体差异和安全性，通常从小剂量开始，定期监测血钙和尿钙水平，酌情调整剂量。

儿童　(1)预防维生素 D 缺乏症　母乳喂养的婴儿，一日 0.01mg(400IU)。

(2)维生素 D 缺乏性佝偻病　根据病情，一日 0.0625～0.125mg(2500～5000IU)；活动期佝偻病，一日 0.125～0.25mg(5000～10000IU)；以后减至每日 0.01mg(400IU)作为维持量。

(3)维生素 D 依赖性佝偻病　一日 0.075～0.25mg(3000～10000IU)，最大剂量每日 1.25mg(50000IU)。

(4)甲状旁腺功能减退症：一日 0.25～0.75mg(10000～30000IU)。

【制剂与规格】　维生素 D_2 软胶囊：(1)0.125mg(5000IU)；(2)0.25mg(10000IU)；

维生素 D_2 注射液：1ml:10mg(40 万单位)；1ml:5mg(20 万单位)。

骨 化 三 醇 [医保(乙)]
Calcitriol

【适应证】　①骨质疏松症；②慢性肾功能衰竭，接受血液透析之肾性骨营养不良症患者；③甲状旁腺功能减退症及假性甲状旁腺功能减退症；④维生素 D 缺乏性佝偻病或骨软化症；⑤维生素 D 依赖性佝偻病；⑥低血磷性佝偻病或骨软化症；⑦甲状旁腺功能亢进症患者术后的低钙血症。

【药理】 (1)药效学 骨化三醇是维生素 D_3 在体内的活性代谢产物，在肾脏内由其前体 25-(OH)D_3 转化而成，骨化三醇促进肠道对钙的吸收并调节骨矿化；通过刺激骨骼成骨细胞活性，调节钙平衡，提供治疗骨质疏松症的药理学基础。肾性骨营养不良的患者治疗后能改善肠道吸收钙的能力，纠正低钙血症及过高的血碱性磷酸酶和 PTH 浓度。本品还能减轻骨与肌肉疼痛，增强肌力，增加神经-肌肉的协调性，降低跌倒风险。

(2)药动学 骨化三醇在肠道内被迅速吸收，口服单剂 0.25～1.0μg，3～6 小时内达血药峰浓度；多次用药后，在 7 日内血清骨化三醇浓度达到稳态。在血液转运过程中，骨化三醇和其他维生素 D 代谢产物与特异性血浆蛋白结合。血中骨化三醇的消除半衰期为 6～10 小时，单剂量骨化三醇的药理学作用可持续 3～5 天。肾病综合征或接受血液透析的患者中，骨化三醇血药浓度降低，达峰时间延长。

【不良反应】 如药物过量会出现高钙血症或高钙尿症，偶见的急性症状包括食欲缺乏、头痛、呕吐和便秘；慢性症状包括营养不良、感觉障碍，伴有口干、尿多、脱水、情感淡漠、发育停止以及泌尿道感染。

【禁忌证】 (1)与高血钙有关的疾病。

(2)已知对本品或同类药品及其任何赋形剂过敏的患者。

(3)有维生素 D 中毒迹象者。

【注意事项】 (1)高血钙与本品的治疗密切相关 尿毒症性骨营养不良使用骨化三醇治疗的 40%患者可出现高血钙。饮食增加乳制品摄入致钙摄入量迅速增加或不加控制地服用钙制剂均可导致高血钙。应嘱患者及家属严格遵守处方饮食，并教会他们如何识别高钙血症的症状。一旦血钙浓度比正常值高 1mg/100ml，或血肌酐升高至 120μmol/L 以上时，应立即停止服用本品直至血钙正常。本品最佳疗效取决于钙摄入量足够但不过量。

(2)骨化三醇能增加血无机磷水平 对低磷血症患者有益，但对肾功能衰竭患者则要警惕异位钙化的风险。肾功能衰竭患者要通过口服适量的磷结合剂或减少磷摄入量将血磷尽量保持在正常水平，通过调整药物剂量及透析液钙离子浓度、饮食钙摄入等，维持血钙正常。

(3)维生素 D 抵抗性佝偻病或低血磷性佝偻病 患者应继续口服磷制剂，因骨化三醇可促进肠道对磷的吸收，使磷摄入需要量减少；治疗期间需定期监测血钙、磷、镁、碱性磷酸酶以及 24 小时尿钙、磷排泄量等。

(4)用洋地黄类药物治疗的患者，如发生高钙血症可能诱发心律失常，应个体化制定骨化三醇的用量。

(5)含镁抗酸药可导致高镁血症，故长期接受透析的患者使用本品进行治疗时，不能服用这类药物。

(6)因骨化三醇可促进肠道磷吸收，影响磷在肠道、肾脏及骨髓内的输送，故应依据血磷浓度，调节磷结合型制剂的用量。维生素 D 依赖性佝偻病患者口服磷制剂时应考虑调整磷的需要量。

(7)采集血钙标本时，不能使用止血带。

【药物相互作用】 (1)与噻嗪类利尿药合用会增加高钙血症的风险。二苯乙内酰胺或苯巴比妥等肝药酶诱导药可增加骨化三醇的代谢，使其血药浓度降低。消胆胺可降低脂溶性维生素在肠道的吸收，诱导骨化三醇在肠道吸收不良。

(2)维生素 D 和糖皮质激素之间存在作用拮抗，维生素 D 制剂促进肠钙吸收，而糖皮质激素则抑制肠钙吸收。

(3)含镁抗酸药可导致高镁血症。

【给药说明】 (1)应根据患者血钙水平制定本品的每日最佳剂量。

(2)开始应用时宜尽可能使用最小剂量并监测血钙和血肌酐水平、24 小时尿钙排泄量。确定本品最佳剂量后，应每月复查一次血钙水平。

(3)若血钙超过正常范围或肌酐大于 120μmol/L，则必须减少剂量或停止治疗直至血钙正常。

【用法与用量】 (1)骨质疏松症 推荐剂量为一次 0.25μg，一日 1～2 次；服药后需定期监测血钙和血肌酐水平。

(2)肾性骨营养不良(包括透析患者) 起始剂量为一日 0.25μg，如 7～10 天内血生化指标及病情未见明显改善，则每隔 1～2 周将每日用量增加 0.25μg；大多数患者用量为一日 0.5～1.0μg，每周至少应测定血钙浓度 2 次。

(3)佝偻病或骨软化症 推荐起始剂量为一日 0.25～0.5μg，剂量≥0.5μg/d 时可分次服用；如血生化指标和病情未见明显改善，酌情增加剂量。

(4)甲状旁腺功能减退症或假性甲状旁腺功能减退症 常用剂量为一日 0.25～2μg，剂量≥0.5μg/d 时可分次服用，必要时也可使用更大剂量。剂量调整期内每 1～2 周，剂量稳定后每 3～6 个月监测血钙、磷、肾功能及 24 小时尿钙。

(5)老年患者无需特殊调整剂量，但应定期监测血钙和血肌酐浓度及 24 小时尿钙水平。

（6）静脉注射 起始剂量通常为 0.5μg，每周 3 次；如需增量应隔 2～4 周，每次增加 0.25～0.5μg，直到常规剂量为 0.5～3μg，每周 3 次。

（7）中到重度的继发性甲状旁腺功能亢进的透析患者 起始剂量为 0.5～4μg，每周 3 次；如需增量，每隔 2～4 周，每次增加 0.25～1μg 直到最大剂量 8μg，每周 3 次。

【制剂与规格】 骨化三醇胶囊：(1) 0.25μg；(2) 0.5μg。

骨化三醇注射液：1ml:1μg。

阿法骨化醇 [药典(二)；药典(三)；国基；医保(甲)；医保(乙)]
Alfacalcidol

【适应证】 ①改善慢性肾功能不全导致的矿物质与骨代谢异常，用于治疗甲状旁腺功能减退症、维生素 D 依赖性佝偻病，骨软化症。②骨质疏松症。

【药理】（1）药效学 参阅"骨化三醇"。

（2）药动学 口服阿法骨化醇后经小肠吸收，在肝内经 25-羟化酶作用转化为 1,25-(OH)$_2$D$_3$；因成骨细胞表达 25-羟化酶 mRNA，可将 1α-(OH)D$_3$ 转化为活性形式，转化后的血 1,25-(OH)$_2$D$_3$ 高峰出现于用药后 8～12 小时，半衰期 17.6 小时。

【不良反应】（1）严重不良反应 急性肾衰、肝功能异常、黄疸。

（2）其他不良反应 食欲不振、恶心、便秘、胃痛、呕吐、腹部胀痛、胃部不适、消化不良、口内异样感、口渴。头痛、头重、失眠、焦躁、倦怠无力、眩晕、麻木、嗜睡、记忆力减退、耳鸣、听力下降、背痛、肩痛、下肢痛、胸痛等；轻度血压上升，心悸；肝肾功能异常、肾结石、皮肤瘙痒、皮疹、热感；眼结膜出血、骨关节周围异位钙化、声哑、浮肿。

【禁忌证】（1）高钙血症、高镁血症。

（2）有维生素 D 中毒症状。

（3）对本品中任何成分或已知对维生素 D 及类似物过敏的患者。

【注意事项】（1）使用本品时应定期监测血钙浓度以不超过血钙正常水平上限来调整适合剂量。

（2）如出现高钙血症及急性肾衰时，应立即停药至血钙水平降低至正常值后，再减量开始服药。

（3）高磷血症患者服药时，可与磷酸结合剂合用，以使血磷水平下降。

（4）正在服用抗凝血剂、抗癫痫药、抗酸铝剂、含镁或含钙制剂、噻嗪类利尿剂、洋地黄糖苷药物的患者，请遵医嘱使用本品。

（5）出现肝功能异常及黄疸时，应停药并妥善处置。

胃肠吸收抑制剂考来烯胺或含铝抗酸药可减少本品吸收，两者不宜同服，应间隔 2 小时服药。

（6）应用洋地黄类药物的患者若出现高钙血症易诱发心律失常；与本品合用时应严密监测血钙并维持血钙正常。

【药物相互作用】（1）与钙剂合用可致血钙升高。

（2）噻嗪类利尿剂可促进肾脏对钙的吸收，合用时有发生高钙血症风险。

（3）巴比妥类、抗惊厥药可加速活性维生素 D 在肝内代谢，降低药效。

（4）胃肠吸收抑制剂 考来烯胺或含铝抗酸药可减少本品吸收。

（5）磷剂 本品与大剂量磷剂合用，可诱发高磷血症。

【给药说明】 参阅"骨化三醇"。

【用法与用量】 成人 （1）慢性肾功能不全及骨质疏松症 每日口服 0.25～1.0μg。

（2）肾性骨营养不良（包括透析患者） 起始剂量一日 0.25～0.5μg。

（3）佝偻病或骨软化症 推荐起始剂量一日 0.25μg。

（4）甲状旁腺功能减退症或假性甲状旁腺功能减退症 推荐起始剂量一日 0.25μg。

（5）其他维生素 D 代谢异常疾病 常用剂量每日 0.25～4.0μg。

上述患者如服药 7～10 天后检测血生化指标及病情未见明显改善，则每隔 1～2 周将每日用量增加 0.25μg，监测血钙、肌酐等直至正常。

儿童 每日 1 次，骨质疏松症口服 0.01～0.03μg/kg 体重，其他疾病按体重口服 0.05～0.1μg/kg，根据病情进行个体化调整。

【制剂与规格】 阿法骨化醇胶囊：(1) 0.25μg；(2) 0.5μg；(3) 1μg。

阿法骨化醇滴剂：2μg/ml。

阿法骨化醇片：(1) 0.25μg；(2) 0.5μg。

维 生 素 D$_3$ [药典(二)；医保(甲)]

【适应证】 ①维生素 D 缺乏症的预防与治疗；②慢性低钙血症、低磷血症、佝偻病及伴有慢性肾功能不全的骨软化症、家族性低磷血症、甲状旁腺功能减退症及假性甲状旁腺功能减退症；③治疗急、慢性及潜在手术后手足搐搦症及特发性手足搐搦症。

【药理】（1）药效学 维生素 D 可促进小肠黏膜刷状缘对钙的吸收及肾小管重吸收磷，提高血钙、血磷浓度，协同 PTH、降钙素（CT），促进旧骨释放钙、磷进入细胞外液，维持及调节血浆钙、磷正常浓度。维生素 D 促使钙沉着于新骨形成部位，使枸橼酸盐在骨中沉积，促进成骨细胞分泌的类骨质矿化成熟。维生素 D 摄入后，在肝细胞微粒体中受 25-羟化酶系统催化生成骨化二醇 [25-(OH)D$_3$]，经肾近曲小管细胞在 1-羟化酶系统催化，生成具有生物活性的维生素 D，即骨化三醇 [1,25-(OH)$_2$D$_3$]。

(2) 药动学　维生素 D$_3$ 的代谢、活化，首先通过肝脏，其次为肾脏。$t_{1/2}$ 为 19～48 小时，在脂肪组织内可长期贮存。

【不良反应】　(1) 便秘、腹泻、持续性头痛、食欲减退、口内有金属味、恶心呕吐、口渴、疲乏、无力。

(2) 骨痛、尿混浊、惊厥、高血压、眼对光刺激敏感度增加、心律失常、偶有精神异常、皮肤瘙痒、肌痛、严重腹痛(有时误诊为胰腺炎)、夜间多尿、体重下降。

【禁忌证】　高钙血症、维生素 D 增多症、高磷血症伴肾性佝偻病患者。

【注意事项】　(1) 治疗低钙血症时应定期复查血钙等有关指标；除非遵医嘱，否则应避免同时服用钙、磷和维生素 D 制剂。

(2) 维生素 D$_3$ 用量应依据个体差异及临床反应进行调整。

(3) 对诊断的干扰　维生素 D$_3$ 可促使血碱性磷酸酶浓度降低，血钙、胆固醇、磷酸盐和镁的浓度升高，尿钙和磷酸盐的浓度增高。

(4) 下列情况应慎用　动脉硬化、心功能不全、高胆固醇血症、高磷血症；对维生素 D 高度敏感及肾功能不全；非肾病用维生素 D$_3$ 治疗时，如患者对维生素 D$_3$ 异常敏感，也可产生肾脏毒性。

(5) 实验室检查　血肌酐和肌酐清除率、血碱性磷酸酶、血磷、钙(用维生素 D$_3$ 治疗量时应定期监测，维持血钙浓度正常)、24 小时尿钙、骨 X 线检查等。

(6) 高钙血症孕妇可伴有对维生素 D$_3$ 敏感，应注意剂量调整。

(7) 婴儿对维生素 D$_3$ 敏感性个体差异大，用量应慎重酌定，血钙和磷浓度乘积 [Ca]×[P] (mg/dl)不得大于 58。

【药物相互作用】　(1) 含镁制酸药与维生素 D$_3$ 同用，特别在慢性肾功能衰竭患者，可引起高镁血症。

(2) 巴比妥、苯妥英钠、抗惊厥药、扑米酮等可降低维生素 D$_3$ 的效应，长期服用抗惊厥药时应补充维生素 D$_3$ 以防止骨软化症。

(3) 降钙素(calcitonin)与维生素 D$_3$ 同用可抵消前者对高钙血症的疗效。

(4) 大量钙剂或噻嗪类利尿药与常用量维生素 D$_3$ 并用，有发生高钙血症的风险。

(5) 洋地黄与维生素 D$_3$ 同用时如发生高钙血症，易诱发心律失常。

(6) 大量含磷药与维生素 D$_3$ 同用，可诱发高磷血症。

【用法与用量】　成人　肌内注射。一次 7.5～15mg (30000～600000 单位)，病情严重者可于 2～4 周后重复注射 1 次。

儿童　(1) 预防维生素 D 缺乏症　母乳喂养的婴儿，一日 0.01mg(400IU)。

(2) 维生素 D 缺乏性佝偻病　根据病情，一日 0.0625～0.125mg(2500～5000IU)；活动期佝偻病，一日 0.125～0.25mg(5000～10000IU)；以后减至每日 0.01mg(400IU)作为维持量。

(3) 维生素 D 依赖性佝偻病　一日 0.075～0.25mg (3000～10000IU)，最高量每日 1.25mg(50000IU)。

(4) 甲状旁腺功能减退症　一日 0.25～0.75mg(10000～30000IU)。

【制剂与规格】　维生素 D$_3$ 胶丸：1μg。

维生素 D 胶囊型滴剂：每粒含维生素 D$_3$ 400U。

维生素 D$_3$ 注射液：(1)0.5ml:3.75mg(15 万 U)；(2)1ml:7.5mg(30 万 U)。(3)1ml:15mg(60 万 U)；(4)8ml:15mg(含维生素 D$_3$30 万 IU)。

三、抗骨质疏松药

(一)抑制骨吸收药

依替膦酸二钠[医保(乙)]
Etidronate Sodium

【适应证】　①骨质疏松症；②Paget 骨病；③异位钙化。

【药理】　(1) 药效学　双膦酸盐是焦磷酸盐的类似物，与羟磷灰石有高度亲和性，能进入羟磷灰石晶体中。当破骨细胞溶解晶体时，药物释放并发挥直接抑制破骨细胞活性、减少破骨细胞的募集和活化，增加破骨细胞凋亡的作用；双膦酸盐还能通过成骨细胞间接发挥抑制骨吸收的效应。本品为第一代双膦酸盐，服药后 24～48 小时就可检测到其抑制骨吸收的作用。

(2) 药动学　口服后肠道吸收率为 1%～3%，药物在体内不进行代谢；血浆半衰期约 2 小时，连续服药 7 天未见蓄积倾向，随尿液排出 8%～16%，随粪便排出 82%～

94%。

【不良反应】　(1)常见　腹部不适、恶心、腹泻、头痛、咽喉灼热感；静脉注射过程中或注药后可引起短暂性味觉改变或丧失。

(2)少见　过敏反应如皮疹、瘙痒等。

(3)罕见　感觉异常、周围神经病和意识模糊；舌烧伤、脱发、多形性红斑及哮喘恶化；耳鸣和听力丧失；超敏反应。

【禁忌证】　(1)中至重度肾功能损害者。

(2)妊娠期妇女。

(3)骨软化症患者。

【注意事项】　(1)肾功能减退者慎用。

(2)长期大剂量应用(按每日 10～20mg/kg)可引起骨矿化障碍，导致骨痛加重、骨软化症和骨折，故临床上应小剂量间歇性使用。一旦出现骨折，应停用直至骨折完全愈合。

(3)进食、同时摄入高钙食品如牛奶会降低药物吸收率。

(4)有症状性胃食管反流病、食管裂孔疝者服药后易出现食管黏膜刺激症状。

(5)体内钙和维生素 D 不足者用药后可能引起低钙血症。

【药物相互作用】　(1)抗酸药、导泻药常含有钙或镁、铁二价金属离子，可影响本品吸收。

(2)与氨基糖苷类合用会诱发低钙血症。

【用法与用量】　(1)骨质疏松症　间歇性、周期性服药，3 个月为一个周期；口服一次 200mg，一日 2 次，餐间服用；用药 14 天后停服，改为每日口服元素钙 500mg 和维生素 D 400IU，共 76 天。如此循环，总疗程 3 年。

(2)Paget 骨病　口服。每日按体重 5～10mg/kg，3～6 个月。若需重复治疗则应至少间隔 3 个月。病情严重患者一日按体重 10～20mg/kg，不超过 3 个月。

(3)异位钙化　一日按体重 10～20mg/kg。

【制剂与规格】　羟乙膦酸钠片：200mg。

氯屈膦酸二钠
Clodronate Disodium

【适应证】　①骨质疏松症；②高钙血症；③Paget病；④肿瘤骨转移。

【药理】　(1)药效学　本品是骨代谢调节剂，能进入骨基质羟磷灰石晶体中，当破骨细胞溶解晶体后药物被释放，抑制破骨细胞活性，并通过成骨细胞间接起抑制骨吸收作用。

(2)药动学　口服生物利用度 1%～2%，给药后很快

从血中清除，血浆半衰期约 2 小时；30%的药物被骨摄取，70%以原型在 48 小时内随尿液排出。

【不良反应】　(1)胃肠道不适，如腹痛、腹泻、腹胀。

(2)过敏性皮疹少见。

(3)少数患者可能出现眩晕、疲劳、可逆性肝酶升高、中度白细胞减少及肾脏损害。

【禁忌证】　对本品过敏者；严重肾损害者、骨软化症患者。

【注意事项】　(1)用药过程中应监测肝功能与血白细胞计数。

(2)对骨矿化不良作用较羟乙磷酸盐为轻。

其余参阅"羟乙磷酸钠"。

【药物相互作用】　参阅"羟乙膦酸钠"。

【给药说明】　本品静脉滴注时，至少溶解于 0.9%氯化钠注射液 250ml 或 5%葡萄糖注射液 250ml 中，静脉滴注 2 小时。

【用法与用量】　(1)骨质疏松症　口服。一日 400mg。

(2)高钙血症　静脉滴注。一日 300mg，3～5 天。或一次给予 1.5g，两者疗效相当。待血钙水平正常后可给予一日 400～600mg。

(3)Paget 病　一日 300mg，静脉滴注 3 小时以上，共 5 日；或一日 800～1600mg，1～6 个月。

(4)恶性肿瘤　一日 2.4g，分 2～3 次；血钙水平正常者可减为一日 1.6g；若有高钙血症，可增加至一日 3.2g。

【制剂与规格】　氯屈膦酸二钠胶囊：(1)400mg；(2)200mg。

氯屈膦酸二钠注射液：5ml:300mg。

阿仑膦酸钠[医保(乙)]
Alendronate Sodium

【适应证】　①骨质疏松症；②高钙血症；③Paget骨病。

【药理】　(1)药效学　阿仑膦酸盐为氨基双膦酸盐，抑制骨吸收作用较羟乙磷酸钠明显增强，是骨吸收的有效抑制剂。阿仑膦酸钠对骨吸收部位特别是破骨细胞作用的部位有亲嗜性；它不影响破骨细胞的聚集或黏附，却能抑制破骨细胞的活性；其在破骨细胞表面的摄入是成骨细胞表面的 10 倍。阿仑膦酸钠能降低骨转换，使骨重建部位的骨形成超过骨吸收，从而使骨量增加，降低椎体骨折发生风险，对骨矿化无不良影响。

(2)药动学　空腹及标准早餐前 2 小时给予阿仑膦酸钠 5～70mg，其平均口服生物利用度在女性为 0.64%，男性口服 10mg 后为 0.6%。在标准早餐前 1 或 1.5 小时

给药，其生物利用度下降约 40%，无性别差异。阿仑膦酸钠与咖啡或橘汁同服可使生物利用度下降约 60%。

阿仑膦酸钠在人体内的平均稳态分布容积除骨组织外，至少为 28L。口服治疗剂量的阿仑膦酸钠血浆内浓度小于 5ng/ml，与血浆蛋白结合率约为 78%。药物在体内不进行代谢，很快从血浆中清除，经肾排出或进入骨内。

静脉给予 ^{14}C 标记的阿仑膦酸钠约 50% 的放射活性在 72 小时内由尿排泄；一次性静脉给予 10mg 阿仑膦酸钠后肾清除率为 71ml/min，全身清除率不超过 200ml/min。静脉给药后 6 小时内血药浓度下降 95% 以上。在人体内的半衰期大于 10 年，提示阿仑膦酸钠从骨骼中释放。当肾功能受损时，阿仑膦酸钠在体内的蓄积可能会增加。

【不良反应】 (1) 少数患者有腹痛、腹泻、恶心、便秘、消化不良；食管糜烂和食管溃疡罕见。

(2) 过敏反应：荨麻疹、血管性水肿。

(3) 罕见无症状性血钙降低，短暂性血白细胞升高，尿红细胞、白细胞升高。

【禁忌证】 (1) 导致食管排空延迟的食管狭窄或弛缓不能患者。

(2) 不能站立或坐直至少 30 分钟者。

(3) 明显低钙血症者。

(4) 对本产品任何成分过敏者。

【注意事项】 (1) 有消化不良、吞咽困难、上消化道疾病的妇女慎用。

(2) 肾功能减退，肌酐清除率<35ml/min 者不推荐使用。

(3) 妊娠期、哺乳期妇女不宜服用。

(4) 必须遵守给药说明中的服药方法，以避免对食管黏膜的刺激。

【药物相互作用】 (1) 同时服用钙制剂、抗酸药物和其他口服药物可能会干扰本品吸收。

(2) 绝经后妇女同时服用本品及雌激素，未发现合并用药有任何不良反应。

(3) 治疗男性和绝经后妇女骨质疏松症与各种常用处方药同时使用，无明确药物不良相互作用。

【给药说明】 (1) 为降低对食管的刺激，本品必须在清晨第一次进食、喝饮料或服用其他药物前至少半小时用≥200ml 纯净水送服，其他饮料(包括矿泉水)、食物和一些药物可能会降低本品的吸收。服用本品后应避免躺卧体位，至少半小时后才可服用其他药物或进食。

(2) 阿仑膦酸钠必须持续服用以抑制新形成的吸收表面的破骨细胞。

(3) 7 天的治疗周期能够使食管黏膜可能发生的损伤有充足时间愈合，减少上消化道不良反应的发生。

【用法与用量】 口服。(1) 骨质疏松症 一日 10mg；或 70mg，一周 1 次。

(2) Paget 骨病 一日 40mg，服药 3～6 个月。

【制剂与规格】 阿仑膦酸钠片：(1)10mg；(2)70mg。

阿仑膦酸钠-维生素 D₃ 复方制剂：(1)阿仑膦酸钠片 70mg，维生素 D₃ 2800IU；(2)阿仑膦酸钠片 70mg，维生素 D₃ 5600IU。

帕米膦酸二钠 [药典(二)；医保(乙)]
Pamidronate Disodium

【适应证】 恶性肿瘤并发的高钙血症和溶骨性骨转移引起的骨痛。

【药理】 (1) 药效学 帕米膦酸二钠为氨基双膦酸盐类，是一种强效的破骨细胞性骨吸收抑制剂，在体外与羟磷灰石晶体紧密结合并抑制这些晶体形成和溶解；在体内与骨矿物质结合，抑制破骨细胞前体附着骨并抑制其转化为成熟的、有功能的破骨细胞，抑制破骨细胞性骨吸收，对骨矿化的影响较弱。

帕米膦酸二钠可抑制肿瘤引起的骨溶解及高钙血症，降低血钙、磷酸盐及尿钙、磷酸盐和羟脯氨酸的排泄。

防止或延缓患者的骨并发症及减轻骨痛；与标准抗癌治疗方案联合应用时可延缓骨转移进展。

(2) 药动学 口服生物利用度 1%～3%；50%～60% 的药物剂量进入骨，40%～50% 的药物在 72 小时内随尿以原型排出。

血浆表观半衰期约为 0.8 小时，滴注约 2～3 小时后达到表观稳态浓度。静脉滴注 60mg 帕米膦酸二钠 1 小时后的血药峰浓度约为 10nmol/ml。

帕米膦酸二钠在骨内蓄积依赖于投药剂量总和。循环中血浆蛋白结合率约 54%，当血钙浓度病理性升高时，血浆蛋白结合率相应升高。

帕米膦酸二钠在尿中以两种方式清除，其表观半衰期分别为 1.6 和 27 小时，肾脏表观清除率约为 54ml/min，且与肌酐清除率呈明显相关趋势。

严重肾功能损害患者(肌酐清除率<30ml/min)平均血浆药时曲线下面积(AUC)约是正常患者(肌酐清除率>90ml/min)的 3 倍。

【不良反应】 (1) 最常见 短暂、自限性发热，用药初始时少数患者可能骨痛加重、全身乏力、血白细胞减少；静脉给药后有局部反应、血栓性静脉炎、寒战等。

(2) 常见 低钙血症、低磷血症，情绪激动、意识模糊、头晕、失眠、嗜睡。

(3) 较少见　眼葡萄膜炎、结膜炎或巩膜炎、过敏反应；低镁血症、低钾血症、癫痫发作、幻视。

(4) 偶见　血氨基转移酶升高、低血压或高血压、贫血、血小板及淋巴细胞减少。

(5) 罕见　高钠血症、高钾血症、支气管痉挛、间质性肺炎。

【禁忌证】　重度肾功能减退(肌酐清除率<30ml/min)者禁用。

【注意事项】　(1) 肾功能损伤或减退者慎用。

(2) 治疗高钙血症时应注意监测血钙、磷等电解质水平。

(3) 不得与其他双膦酸类药物合并使用，本品不应加入含钙的静脉注射药物。

(4) 静脉输注本品时，发热和流感样症状最为常见，但通常可自行缓解。不得单次快速静脉注射帕米膦酸盐，以免发生严重的局部反应和血栓性静脉炎。

(5) 心脏病患者可能出现容量负荷过度，应慎用；甲状腺手术患者慎用，因术后如甲状旁腺功能减退可增加低钙血症的风险。

(6) 用药后可出现嗜睡或头晕，应警告患者用药后不得开车或操作机械。

(7) 帕米膦酸二钠肝脏代谢和清除不明显，肝功损害不影响本品药代动力学，给药疗程一个月不会出现药物蓄积，轻中度肝损害患者无须调整用药剂量。

(8) 本品可进入母乳中，故哺乳期妇女用药期间不应授乳。

【药物相互作用】　(1) 本品与常用抗癌药物如三苯氧胺、美法仑合用时未发生相互作用。

(2) 与降钙素合用治疗严重高钙血症时可产生协同作用，致血钙迅速降低。

(3) 本品与骨结合可干扰骨同位素扫描图像。

【给药说明】　(1) 帕米膦酸二钠注射液 30~60mg 加入 5%葡萄糖注射液或 0.9%氯化钠注射液 500~1000ml 中缓慢静脉滴注，不可用含钙的液体如林格(Ringer)注射液。

(2) 应缓慢静脉滴注帕米膦酸二钠，输液速度不超过 60mg/h，确诊或可疑肾损伤患者不超过 20mg/h，浓度为 0.9%氯化钠或 5%葡萄糖溶液 250ml 不超过 60mg。

【用法与用量】　(1) 骨质疏松症　静脉滴注 30mg，每 3 个月一次。

(2) 高钙血症　静脉给药根据血钙水平调整，总剂量为 30~90mg，一般为 30~60mg，静脉滴注维持 4 小时。

可将总剂量于一次或在 2~4 天中给予，如一次性静脉滴注 60mg 或静脉滴注 30mg，一日 2 次。

(3) Paget 病　①轻型患者可一次性给予静脉滴注 60mg；②重型患者可 2~4 周内给予 240mg，每周 1 次静脉滴注 60mg。

【制剂与规格】　帕米膦酸二钠注射液：(1)5ml:15mg；(2)10ml:30mg。

注射用帕米膦酸二钠：30mg。

伊班膦酸钠 [医保(乙)]
Ibandronate

【适应证】　①绝经后骨质疏松症；②预防和治疗恶性肿瘤骨转移；③高钙血症。

【药理】　(1) 药效学　本品为含氮的双膦酸盐化合物，是第三代双膦酸盐，主要作用于骨组织，与骨羟磷灰石特异性结合，抑制破骨细胞活性，抑制骨吸收和降低骨转换速率。给绝经后骨质疏松症患者静脉注射 0.5~3mg 伊班膦酸钠可使已升高的骨转换速率降至正常并使骨量净增加。在恶性肿瘤骨转移患者静脉滴注 2~6mg 伊班膦酸钠可有效抑制骨吸收，预防与治疗骨转移的骨相关事件如高钙血症、病理性骨折、骨痛等。治疗剂量不引起骨矿化障碍。

(2) 药动学　口服生物利用度 1%，静脉滴注为 100%。

【不良反应】　(1) 常见　①口服伊班膦酸盐出现胃肠道症状如腹痛、消化不良和恶心，严重的食管反应如食管炎和食管溃疡、胃溃疡；②静脉给药常见一次性发热，静脉及间断口服给药均可出现流感样症状，通常发生在第一次用药后。

(2) 少数患者有骨关节和(或)肌肉疼痛、发热，多出现于首次用药时，一般症状轻微，无需特殊处理即可自行缓解，严重时可使用解热镇痛类药物缓解症状；多见于绝经后妇女，停药后，多数患者症状会消失。

(3) 下颌骨坏死十分罕见，主要为接受齿科治疗的癌症患者，部分来自绝经后骨质疏松症或其他疾病患者；多数为静脉注射双膦酸盐的患者，少数为口服药物治疗的患者。

(4) 罕见　贫血、支气管痉挛、味觉障碍、感觉异常、尿毒症。

【禁忌证】　(1) 重度肾功能减退者。

(2) 低钙血症。

(3) 孕妇和哺乳期妇女。

(4) 对双膦酸盐或赋形剂过敏者。

【注意事项】 (1)警告 ①伊班膦酸钠注射液静脉使用时可能引起一过性血钙降低；②伊班膦酸钠注射液仅供静脉使用，不得注入动脉内或静脉间组织以防引起组织损伤，亦不能用于其他途径。

(2)本品使用前须先纠正低血钙、维生素 D 缺乏症、其他骨和矿物质的代谢失衡，应摄入足量维生素 D 和钙制剂。

(3)静脉注射双膦酸盐可引起肾毒性，血清肌酐升高，但极罕见肾功能衰竭。

(4)本品使用前，应先检测血肌酐水平；有肾脏疾病或其他疾病需使用对肾脏有潜在毒性药物时应慎重。治疗期间密切检测肾功能、血钙、磷和镁离子浓度，发现肾功能减退时应停止使用。

(5)血清肌酐>200μmol/L 或肌酐清除率<30ml/min 的患者不宜使用本品。

(6)患者需每 3 个月使用一次本品，如果错过注射时间，应尽快重新安排；并以此时间重新计算，不要增加频次，患者需同时补充钙剂和维生素 D。

【给药说明】 (1)伊班膦酸钠用 10ml 注射用水稀释后加入 5%葡萄糖注射液或 0.9%氯化钠注射液 250ml 中，缓慢静脉滴注。

(2)治疗高钙血症 一般本品一次使用后多数患者升高的血钙水平可在 7 天内降至正常，对复发或疗效不佳的患者可考虑再次给药。在给予 2～4mg 治疗的患者，经白蛋白纠正后血钙水平再次升高>3mmol/L，即复发的平均天数为 18～19 天；给药 6mg 的患者，复发的平均天数为 26 天。

(3)经白蛋白纠正的血钙(mmol/L)=血钙(mmol/L)-[0.02×白蛋白(g/L)]+0.8 或经白蛋白纠正的血钙(mg/dl)=血钙(mg/dl)+0.8×[4-白蛋白(g/dl)]

【用法与用量】 (1)绝经后骨质疏松症 本品 2mg 溶解于 5%葡萄糖注射液 250ml 静脉滴注，每 3 个月一次；

(2)肿瘤骨转移 本品 2mg 溶解于 5%葡萄糖注射液 250ml 静脉滴注，每个月 1 次；推荐剂量 4mg，每 3～4 周一次。

(3)高钙血症 取本品 2～4mg 稀释于不含钙离子的 0.9%氯化钠溶液或 5%葡萄糖溶液 500ml 中缓慢静脉滴注，时间不少于 2 小时。

推荐 ①中度高钙血症患者：经白蛋白纠正后血钙<3mmol/L 或<12mg/dl，单次剂量 2mg；②重度高钙血症患者：经白蛋白纠正后血钙≥3mmol/L 或≥12mg/dl，单次剂量 4mg。

【制剂与规格】 伊班膦酸钠静脉制剂：1mg。

唑 来 膦 酸 [医保(乙)]
Zoledronic Acid

【适应证】 ①治疗绝经后骨质疏松症；②变形性骨炎(Paget 骨病)；③恶性肿瘤骨转移、高钙血症。

【药理】 (1)药效学 本品结构上有两个氮原子及侧链上有咪唑环，因此有强效抑制骨吸收作用，为羟乙膦酸钠的 10000 倍。

(2)药动学 静脉滴注后 61%进入骨，39%随尿以原型排出，半衰期为 146 小时；唑来膦酸的血浆蛋白结合率为 43%～55%。

【不良反应】 (1)部分患者有发热、头痛、肌痛、流感样症状、关节痛，大都出现于用药 3 天内，可用对乙酰氨基酚或布洛芬等对症处理；再次给药后此类不良反应明显减少。

(2)少数患者有短期低钙血症，给药后 10 天内一过性血肌酐值轻度升高；下颌骨坏死十分罕见。

(3)局部反应 少数患者有注射部位局部红肿和(或)疼痛。

【禁忌证】 (1)对唑来膦酸或其他双膦酸盐或药品成分中任何一种辅料过敏者。

(2)严重肾功能不全，肌酐清除率<35ml/min 患者。

(3)低钙血症患者。

(4)妊娠期和哺乳期妇女。

【注意事项】 (1)用药前应密切监测血钙、磷、镁及血肌酐水平，如血钙、磷和镁含量过低，应给予必要的补充治疗。

(2)恶性高钙血症患者给予本品前应充分补水；利尿剂与本品合用时只能在充分补水后使用；本品与具有肾毒性的药物合用时应慎重。

(3)接受本品治疗时如出现肾功能恶化，应停药至肾功能恢复至基线水平。

(4)对阿司匹林过敏的哮喘患者应慎用本品。

【药物相互作用】 (1)不能与其他钙制剂或其他二价离子注射剂同时使用。

(2)唑来膦酸不会和高血浆蛋白结合率的药物发生竞争性相互作用。

(3)本品经肾脏排泄，与明显影响肾功能的药物合用时应加以注意。

【给药说明】 (1)本品不能与任何其他药物混合后静脉给药，必须通过单独的输液管按照恒量、恒速输注。

(2)药品经冷藏，应放置至室温后再使用。

【用法与用量】　静脉滴注。(1)绝经后骨质疏松症：100ml:5mg，至少 15 分钟，每年 1 次，疗程 3 年。

(2)变形性骨炎(Paget 病)　100ml:5mg，静脉滴注，至少 15 分钟。

(3)肿瘤性骨转移、高钙血症　4mg 溶解于 0.9%氯化钠注射液或 5%葡萄糖注射液 100ml 中，静脉滴注至少 15 分钟。

【制剂与规格】　唑来膦酸注射液：100ml:5mg。

唑来膦酸粉针剂：4mg。

利塞膦酸钠 [医保(乙)]
Risedronate Sodium

【适应证】　治疗和预防绝经后妇女的骨质疏松症。

【药理】　(1)药效学　利塞膦酸钠能与骨羟磷灰石结合，具有抑制骨吸收的作用。在细胞水平抑制破骨细胞活性，减少骨转换和骨重建部位的吸收，促进骨重建单元的正钙平衡。

(2)药动学　口服后经上消化道迅速吸收，血药浓度达峰时间(t_{max})约为服药后 1 小时，单剂量给药 2.5～30mg、多剂量给药 2.5～5mg，其吸收呈剂量依赖性；

连续用药 57 天可达稳态血药浓度。利塞膦酸钠片的平均绝对口服生物利用度为 0.63%，与食物同服时生物利用度降低；其口服生物利用度和药代动力学无性别差异。与空腹给药相比，早餐后半小时或晚餐后 2 小时给药，吸收减少 55%；早餐后 1 小时给药，吸收减少 30%。人体平均稳态分布容积为 6.3L/kg；人血浆蛋白结合率约为 24%。本品在体内无明显代谢；口服给药后，约一半吸收剂量在 24 小时内随尿排出，未吸收的药物以原型随粪便排出。其平均肾清除率为 105ml/min，与肌酐清除率呈线性关系而无剂量依赖性；终末半衰期($t_{1/2}$)达 480 小时。

【不良反应】　(1)可引起上消化道功能紊乱，表现为吞咽困难、食道炎、食道或胃溃疡，腹泻、腹痛、恶心、便秘等。

(2)其他如流感样综合征、头痛、头晕、皮疹、关节痛等。

【禁忌证】　(1)对本品及其他双膦酸类药物过敏者。

(2)肌酐清除率小于 35ml/min 者。

(3)妊娠期及哺乳期妇女。

【注意事项】　(1)低钙血症者慎用，严重维生素 D 缺乏者需注意补充充足的维生素 D。

(2)患者在首次输注药物后可能出现发热、肌肉疼痛等流感样症状，多数在 1～3 天内缓解，严重者可予以非

甾体抗炎药对症处理。

(3)接受治疗的患者应尽可能避免损伤性牙科操作。

【药物相互作用】　(1)与非甾体抗炎药联用会增加消化道及肾脏不良反应的发生率。

(2)与氨基糖苷类联用可能加重低钙血症。

【给药说明】　(1)本品主要以原型经肾排泄，与肾功能正常者相比，肌酐清除率为 30ml/min 的患者，本品的肾清除率减少 70%；严重肾功能损害，肌酐清除率＜30ml/min 的患者慎用本品；肌酐清除率≥30ml/min 的患者不需要调整剂量。

(2)老年患者(＞60 岁)和年轻患者具有相似的生物利用度，老年患者不需调整剂量。

【用法与用量】　口服。需至少餐前 30 分钟直立位服用，200ml 左右清水送服，服药后 30 分钟内不宜卧床。用量为一日 1 次，一次 5mg。

【制剂与规格】　利塞膦酸钠片：(1)5mg；(2)35mg。

鲑鱼降钙素 [医保(乙)]
Salcatonin (Salmon Calcitonin)

【适应证】　①骨质疏松症；②Paget 骨病；③高钙血症。

【药理】　(1)药效学　降钙素为骨吸收抑制药，可降低破骨细胞活性和数目，直接抑制骨吸收，延缓及减少骨丢失，减慢骨转换，轻度降低血钙水平；抑制肾小管对钙、磷重吸收，增加尿钙、磷排泄；抑制疼痛介质释放，拮抗其受体，增加 β-内啡肽释放，发挥周围和中枢性镇痛效果。

(2)药动学　口服后立即被灭活；注射给药后，降钙素主要在肝脏代谢，也有一部分在血液和外周组织中进行生物转化，最后经肾脏排出；降钙素也可经鼻腔黏膜吸收。肌内注射和皮下注射后，药物生物利用度为 70%，血药峰值出现于 1 小时，血浆消除半衰期为 70～90 分钟。鼻腔给药后的生物利用度为相同肌内注射剂量的 40%，血药浓度达峰值在给药 3～4 小时后。

【不良反应】　(1)常见　颜面潮红，较少数出现面部、耳、手或足刺痛，恶心、呕吐、胃痛、腹泻、注射部位红肿或胀痛。

(2)罕见　过敏反应、皮疹、寒战、头晕、头痛、胸闷、鼻塞、呼吸困难、血糖升高。

【禁忌证】　对鲑鱼降钙素过敏者。

【注意事项】　(1)鲑鱼降钙素是一种多肽，故对蛋白质过敏者也可能对本品发生过敏反应。对有过敏史的患者，用药前应进行皮试。

(2)30%～60%的患者在用药中会出现抗体，但仅

5%～15%对治疗产生抵抗性。

(3) 鲑鱼降钙素不能通过胎盘,但能进入乳汁,可抑制泌乳,本品对妊娠期和哺乳期妇女及儿童的影响尚未明确,故不宜使用。

(4) 患鼻炎可加强鼻喷剂的吸收,鼻喷剂的全身性不良反应少于针剂。

(5) 欧洲人用药品委员会(The EUC Committee for Medicinal Products for Human Use,CHMP)2012 年关于鲑鱼降钙素的报告显示长期使用降钙素(≥6 个月)与增加恶性肿瘤风险有轻微相关性。我国建议短期(不超过 3 个月)应用,必要时可采用间歇性重复给药。

(6) 儿童用药 缺乏在儿童中长期使用本品的充足资料。

【药物相互作用】 降钙素可减少胃液和胰液分泌,起到一定的抗酸药作用。

【给药说明】 (1) 肾功能减退者应减少剂量。

(2) 玻璃和塑料会吸附本品,降低药效,因此在配方后应尽快使用;治疗高钙血症患者时应限制使用钙剂、维生素 D 及其代谢产物。

(3) 治疗高钙血症过程中若出现"脱逸现象",即血钙在一度降低后复又上升,可加用糖皮质激素,如泼尼松或加大降钙素的用量,恢复其降血钙作用。

(4) 对骨质疏松症患者进行治疗时,需补充钙剂。

(5) 睡前用药或减少剂量有助于减轻不良反应;从小剂量开始,在 2 周内逐渐加量,也有助于减轻不良反应。

(6) 若出现继发性失效,可能与抗体产生有关,可换用另一种鱼类降钙素。

(7) 应根据患者血钙、碱性磷酸酶、血和尿中骨吸收指标及不良反应等调整剂量。

(8) 喷鼻剂按说明使用。

【用法与用量】 (1) 骨质疏松症 注射液 100IU,一日 1 次或隔日 1 次或一周 3 次,皮下或肌内注射。

鼻喷剂一日 1 次,一次 200IU。

(2) Paget 病 50IU,一周 3 次,渐增至一日 100IU,皮下或肌内注射。

(3) 高血钙症 按体重一日 2～5IU/kg,皮下或肌内注射。

【制剂与规格】 鲑鱼降钙素注射液:(1) 1ml:200IU;(2) 1ml:100IU;(3) 1ml:50IU;(4) 2ml:20μg。

鲑鱼降钙素鼻喷剂:鼻喷剂(每按一下 200IU),每瓶 14 喷。

注射用鲑降钙素:(1) 50IU;(2) 100IU。

依 降 钙 素 [医保(乙)]

Elcatonin

【适应证】 骨质疏松症引起的疼痛。

【药理】 (1) 药效学 本品是鳗鱼降钙素结构修改后的类似物,即 [氨基辛二酸 1,7] -鳗鱼降钙素;与鳗鱼降钙素相比,其半衰期较长,生物活性较强。

依降钙素改善骨质疏松症的骨强度、骨皮质厚度、骨密度、骨钙含量、尿中羟脯氨酸排泄量等指标对骨质疏松症有预防效果。

依降钙素抑制骨吸收及各种骨吸收促进因子引起的骨钙释放。

呈剂量依赖性地促进骨形成及骨钙化。

(2) 药动学 健康成年男性单次肌内注射依降钙素 20U 时,21.7 分钟后血药浓度达高峰,消除半衰期为 35.4 分钟。

【不良反应】 (1) 常见 恶心、呕吐、食欲不振。

(2) 偶见 腹痛、腹泻、口渴、胃灼热;颜面潮红、潮热、胸部压迫感、心悸;眩晕、步态不稳、头痛、耳鸣、低血钙性手足抽搐;肝酶、BUN、ALP 升高、低钠血症;哮喘、出汗、指端麻木、尿频、浮肿、视力模糊、咽喉部有含薄荷类物质后感觉、发热、寒战、无力感、全身乏力;红细胞减少。

(3) 罕见 血压升高、血压降低、口腔炎、口内麻木感、低磷血症、注射部位发红、肿胀、血红蛋白减少、呵欠;注射部位疼痛,瘙痒。

(4) 其他 过敏症、过敏性休克:若出现皮疹、荨麻疹等应停药;偶见休克,若有血压降低、全身发红、呼吸困难、咽喉水肿等休克症状出现,应立即停药并及时治疗。

【禁忌证】 对本品成分有过敏史的患者禁用。

【注意事项】 (1) 过敏性体质、支气管哮喘或有其既往过敏史的患者慎重用药。

(2) 注射时应避开神经走行部位;反复注射时,应左右交替调换注射部位。

【药物相互作用】 本品与二膦酸盐类骨吸收抑制剂等皆有降低血钙作用,故二者合用有急速降低血钙的可能,若出现严重低钙血症,应停药并给予注射用钙剂等进行治疗。

【给药说明】 参阅"鲑鱼降钙素"。

【用法与用量】 肌内注射。(1) 骨质疏松症 一次 20U,一周 1 次。

(2) Paget 病 一次 40U,一日 1 次。

（3）高钙血症 一次 40U，一日 2 次。

【制剂与规格】 依降钙素注射液：（1）1ml:10U；（2）1ml:20U；（3）1ml:40U。

地 舒 单 抗
Denosumab

【适应证】 用于有骨折高风险的绝经后妇女骨质疏松症。

【药理】 （1）药效学 地舒单抗与核因子-κB 受体活化因子配体（RANKL）结合，RANKL 是一种对破骨细胞的形成、功能和存活发挥关键作用的跨膜或可溶性蛋白。地舒单抗阻断 RANKL 激活破骨细胞及其前体表面的受体 RANK，阻断 RANKL/RANK 相互作用，抑制破骨细胞形成、功能和存活，从而减少骨吸收，增加皮质骨和小梁骨的骨量和强度，增加骨密度；在绝经后骨质疏松症妇女可显著降低椎体（64%）、非椎体（16%）和髋部（62%）骨折的风险。

（2）药动学 皮下注射 1.0mg/kg 剂量后，基于 AUC 的暴露量为相同剂量水平静脉给药时的 78%。皮下注射 60mg 后，在第 10 天达到地舒单抗的最大血药浓度（C_{max}）6μg/ml。地舒单抗由氨基酸和碳水化合物组成，不经肝脏代谢清除。其代谢和清除与免疫球蛋白相同，可降解为小肽和单个氨基酸。在达到 C_{max} 后，血清水平在 3 个月内逐渐下降，半衰期为 26 天；53%患者在给药后 6 个月血清中检测不到地舒单抗。亦未观察到地舒单抗的累积或药代动力学特征随时间推移的变化。地舒单抗结合抗体性别、年龄、人种和疾病状态、肝、肾功能损害程度对地舒单抗的药代动力学均无显著影响。地舒单抗的药代动力学呈非线性、剂量依赖性。剂量或浓度越高，清除率越低，但剂量≥60mg 时，暴露量与剂量成比例增高。

【不良反应】 （1）最常见（>1/10 的患者） 肌肉、骨骼和肢体疼痛。

（2）偶见 皮肤感染主要为蜂窝织炎。

（3）罕见 低钙血症、超敏反应、颌骨坏死、外耳道骨坏死和股骨非典型骨折。

【禁忌证】 对本品活性成分或任何辅料成分过敏者；低钙血症；妊娠期妇女、哺乳期妇女、儿童患者。

【注意事项】 （1）补充钙和维生素 D 对于所有患者，摄入足够的钙和维生素 D 以纠正低钙血症至关重要。

（2）识别存在低钙血症风险的患者 推荐每次给药前，对易于出现低钙血症的患者第一次给药后 2 周内以及在治疗期间患者出现低钙血症疑似症状时，均应监测血钙水平。

（3）重度症状性低钙血症 多数病例在治疗开始后的最初数周内出现，但也可在更晚时间发生。与糖皮质激素合用是导致低钙血症的额外危险因素。

（4）重度肾功能损害患者 肌酐清除率＜30ml/min 或接受透析的患者有发生低钙血症的高风险。肾功能损害程度加重时，低钙血症伴 PTH 水平升高的风险增加。此类患者应摄入足够的钙、维生素 D 和定期监测血钙水平。

（5）口腔内有未愈合的开放性软组织病变的患者应推迟地舒单抗开始治疗或新疗程的时间；有危险因素的患者在开始治疗前应进行预防性牙科检查和个体获益/颌骨坏死（ONJ）风险评估。在治疗期间应保持良好的口腔卫生、接受常规口腔检查和立刻报告任何口腔症状治疗医师应与具有 ONJ 治疗经验的牙医或口腔外科医师密切合作，制定 ONJ 患者的治疗管理计划。

（6）外耳道骨坏死 接受地舒单抗治疗且出现慢性耳部感染等耳部症状的患者，应考虑发生外耳道骨坏死的可能性。

（7）非典型股骨骨折 在几乎无创伤的情况下发生股骨干骨折且接受地舒单抗治疗的患者应检查对侧股骨，与双膦酸盐相关的类似骨折通常为双侧进行鉴别；对疑似有非典型股骨骨折的患者进行个体获益风险评估之前应考虑中断本品治疗。

（8）终止本品治疗后发生多发性椎体骨折（MVF） 建议有椎体骨折史的患者；在终止本品治疗前应评估个体获益/风险比，如果医生建议终止本品治疗，则应改用另一种抗骨吸收治疗药物。

（9）长期抗骨吸收治疗 地舒单抗和双膦酸盐长期治疗可能导致不良结局的风险增加，如颌骨坏死和非典型股骨骨折等。

（10）正在接受本品治疗的患者不接受其他含地舒单抗药物的合并治疗。

（11）本品每 1ml 溶液含有 47mg 山梨醇，应考虑同时接受含山梨醇或果糖产品及饮食摄入的叠加效应；本品每 60mg 含钠量低于 1mmol（23mg）。

（12）本品对驾驶车辆和使用机械的能力无影响；本品应储存于 2~8℃，勿冷冻并避光保存。本品在室温下（最高 25℃）可保存不超过 30 天。

【药物相互作用】 （1）本品不影响经细胞色素 P450 3A4（CYP3A4）代谢药物如咪达唑仑的药代动力学。

（2）地舒单抗与雌激素合用发生药效学相互作用的可能性很低。

(3)绝经后骨质疏松症妇女先用阿仑膦酸钠治疗对地舒单抗药代动力学和药效学无影响。

【给药说明】 (1)患者必须充分补充钙和维生素 D。

(2)地舒单抗和双膦酸盐治疗骨质疏松症抗骨吸收的最佳总治疗时间尚未确定。故应定期评估患者的风险获益比,决定已接受 5 年及以上治疗的患者是否需要继续治疗。

(3)肾功能损害患者、老年(≥65 岁)患者不需要调整剂量。

(4)女性患者应避免在接受本品治疗期间及治疗结束后至少 5 个月内怀孕;权衡哺乳对新生儿/婴儿获益及本品对女性患者治疗获益风险比,决定停止哺乳或本品治疗。

(5)给药前应先检查溶液有无异常;本品禁止摇晃;为避免注射部位不适,应在注射前将预充式注射器放置达到室温(最高 25℃)后缓慢注射全部药液。

【用法与用量】 皮下给药。推荐剂量 60mg,单次皮下注射,每 6 个月给药一次;注射部位为大腿、腹部或上臂部。

【制剂与规格】 预充式注射器:60mg/10ml(支)。

盐酸雷洛昔芬 [医保(乙)]
Raloxifene Hydrochloride

【适应证】 预防和治疗绝经后妇女骨质疏松症。

【药理】 (1)药效学 雷洛昔芬是雌激素受体激动剂/拮抗剂,为选择性雌激素受体调节剂(SERM),主要通过与雌激素受体结合导致某些组织中的雌激素途径被激活(激动作用),而在另一些组织中被阻断(拮抗作用);上述作用取决于雌激素受体(ER)靶基因激活子的共同活化剂和共同抑制剂的聚集程度。

雷洛昔芬在骨骼中可起到雌激素激动剂作用,抑制骨吸收和骨转换,增加骨密度(BMD)并降低椎体骨折发生率;在子宫和乳腺组织中作为雌激素拮抗剂而缺乏雌激素样作用。

(2)药动学 口服后约 60%迅速吸收,绝对生物利用度为 2%。血浆蛋白结合率为 98%~99%。其代谢产物有雷洛昔芬-4′-葡萄糖苷酸、雷洛昔芬-6-葡萄糖苷酸和雷洛昔芬-6,4′-二葡萄糖苷酸。雷洛昔芬通过肠肝循环维持血药浓度水平;半衰期为 27.7 小时。体内绝大部分雷洛替芬及其代谢产物在 5 日内主要通过粪便排泄,6%经尿排出。

【不良反应】 (1)非常常见 血管舒张(潮热)、流感症状。

(2)常见 小腿痛性痉挛、外周水肿。

(3)不常见 静脉血栓栓塞事件,包括深静脉血栓、肺栓塞、视网膜静脉血栓、浅静脉血栓性静脉炎。

【禁忌证】 (1)可能妊娠的妇女。

(2)既往或现有静脉血栓栓塞性疾病包括深静脉血栓、肺栓塞和视网膜静脉血栓患者。

(3)对本品或所含的任何赋形剂成分过敏者。

(4)肝功能减退者、严重肾功能减退者。

(5)原因不明的子宫出血患者、子宫内膜癌患者。

【注意事项】 (1)雷洛昔芬不会引起子宫内膜增厚,如出现阴道出血,应查明原因。

(2)既往用雌激素治疗后三酰甘油升高者不宜再用雷洛昔芬。

(3)不推荐同时使用全身激素替代疗法,如有阴道萎缩症状,可局部使用。

(4)本品不适用于男性。

(5)雷洛昔芬可增加静脉血栓栓塞事件的风险,故对可能造成静脉血栓事件的患者均需考虑治疗利弊。因疾病或其他情况需要长时间制动的患者应停药;直到上述情况被解决或患者可以完全活动后才能再次开始使用本品。

(6)雷洛昔芬主要在肝脏代谢,肝硬化和轻度肝功能不全(Child-Pugh A 级)患者单次使用时,血浆雷洛昔芬浓度比健康对照者约高 2.5 倍,并与总胆红素水平相关。应严密监测治疗中血清总胆红素,γ-氨酰氨基转移酶,碱性磷酸酶,ALT 和 AST 水平的变化。

(7)仅用于绝经后妇女,如果妊娠妇女误服或在服用该药期间妊娠,应向患者说明对胎儿的可能损害。哺乳期妇女不推荐使用。

【药物相互作用】 (1)同时服用华法林能轻度减少凝血酶原时间;与考来烯胺同用可显著减低雷洛昔芬的吸收和肠肝循环。

(2)同时摄入碳酸钙或含铝和氢氧化镁的抗酸剂不影响使用雷洛昔芬。

(3)雷洛昔芬不影响甲基泼尼松龙单次作用的药代动力学;也不影响地高辛药物曲线下面积(AUC)的稳定状态。

【给药说明】 (1)本品需要长期服用,建议同时补钙和维生素 D。

(2)可以在一天任何时间服药,不受饮食的限制。

(3)老年人无需调整剂量。

【用法与用量】 口服 一次 60mg,一日 1 次。

【制剂与规格】 雷诺昔芬片:60mg

（二）促进骨形成药

重组人甲状旁腺激素（1-34）
Recombinant Human Parathyroid Hormone（1-34）
［rhPTH（1-34）］

【适应证】 原发性骨质疏松症。

【药理】 （1）药效学 甲状旁腺激素（PTH）是体内重要的钙调节激素，在血中持续升高可导致骨溶解、骨吸收，在血中短暂升高则促进骨形成。每日皮下注射 1 次 rhPTH（1-34）能促进体内成骨细胞（OB）增殖和分化，抑制凋亡，其促成骨作用超过促破骨作用，故骨量增加，提升骨的力学强度。

（2）药动学 皮下注射后血中浓度约 30 分钟开始升高，并可维持 6 小时左右。

【不良反应】 （1）常见 头痛、恶心、头晕、四肢疼痛。

（2）少见 轻度高钙血症、高钙尿症和高尿酸血症。

【禁忌证】 （1）患骨肿瘤或可疑肿瘤骨转移者。

（2）高钙血症患者。

（3）严重肾损害、以往进行过骨骼外照射或内照射治疗者。

（4）甲状旁腺功能亢进症或 Paget 骨病患者。

（5）妊娠期、哺乳期妇女。

【注意事项】 （1）本品给大鼠长期注射会诱发成骨肉瘤，所以在人体不宜长期使用，推荐疗程为 18 个月，最长不得超过 24 个月。

（2）治疗中如饮食摄入的钙和维生素 D 不足，应注意补充。

【药物相互作用】 停止 PTH 治疗后接着用抑制骨吸收药，至少能维持骨量不下降。

【用法与用量】 皮下注射。一日 20μg，最长疗程为 24 个月，结束 24 个月治疗后，不得再次重复治疗。

【制剂与规格】 注射用 rhPTH（1-34）：（1）20μg；（2）40μg。

（三）具有抑制骨吸收和促进骨形成双重作用的药物

雷奈酸锶 [医保(乙)]
Strontium Ranelate for Suspension（OSSEOR）

【适应证】 治疗绝经后骨质疏松症。

【药理】 （1）药效学 雷奈酸锶增加骨形成，提高成骨细胞前体的增殖和胶原合成；减少破骨细胞的分化和

吸收活性以减少骨吸收，恢复骨转换平衡，有利于新骨形成。在治疗过的动物或人体骨组织中，锶主要吸附在晶体表面，在新形成骨的碳石灰晶体中替代少许的钙；雷奈酸锶不改变骨晶体的特征。雷奈酸锶每日 2g，服用 60 个月后未观察到对骨质量和骨矿化的有害作用。

（2）药动学 口服 2g 雷奈酸锶后，锶的绝对生物利用度约 25%。单一剂量口服后 3～5 小时达到血药峰浓度，治疗 2 周后达到稳态。其有效半衰期约 60 小时，通过肾脏和胃肠道清除，血浆清除率约 12 小时，肾脏清除率约 7ml/min。雷奈酸锶每日 2g 治疗约 3 年后骨中锶浓度可能达到平台期。

【不良反应】 （1）通常程度轻微且短暂；少数患者有恶心和腹泻，一般发生在治疗开始时。

（2）雷奈酸锶治疗与服用安慰剂的患者相比，5 年静脉血栓的年发生率约 0.7%，相对危险度 1.4。

（3）罕见 严重超敏反应综合征，典型表现为皮疹、发热、嗜酸性粒细胞增多症和腺体疾病、肝炎、间质性肾炎、间质性肺病等全身症状。

【禁忌证】 （1）对本品活性成分和任何赋形剂成分过敏者。

（2）重度肾功能损害者（肌酐清除率＜30ml/min）。

【注意事项】 （1）具有静脉血栓既往史和高度风险的患者应谨慎使用本品。

（2）本品含有苯丙氨酸，可能对高苯丙氨酸血症的患者不利。

（3）使用中如发生严重超敏反应综合征，特别是伴有嗜酸性粒细胞增多和全身症状的药物疹（drug rash with eosinophilia and systemic symptoms，DRESS）时偶有致命性，发病时间一般为 3～6 周，大多数情况下停用本品和开始皮质激素治疗后结果良好，但恢复缓慢，有的患者停止皮质激素治疗后症状复发。出现过敏反应而停药的患者不应再使用本品。

（4）肌酐清除率 30～70ml/min 的轻至中度肾功能损害的患者不需要调整剂量。

（5）《欧洲人用药品委员会（CHMP）》报告使用雷奈酸锶时心肌梗死、静脉血栓和栓塞事件的风险升高，建议限制该药用于伴有心脏和循环系统疾病病史的患者，在治疗过程中如发生了心脏或循环系统事件，应停止本品治疗。

【药物相互作用】 （1）食物、牛奶、奶制品及含钙药品降低雷奈酸锶生物利用度达 60%～70%，故服用本品和上述食品或药品时应至少间隔 2 小时。

（2）在服用四环素类或喹诺酮类抗生素时，应暂时停

用雷奈酸锶。

(3)抗酸剂最好在雷奈酸锶后服用，因为可能会形成复合物。

【用法与用量】 口服。一日1次，一次2g；药物颗粒必须溶成混悬液后立即服用，建议空腹4小时，于睡前服用。

【制剂与规格】 雷奈酸锶干混悬剂：2g。

(四)其他药物

四烯甲萘醌 [药典(二)]
Menatetrenone

【适应证】 骨质疏松症。

【药理】 (1)药效学 四烯甲萘醌是维生素 K_2 的同型物，是 γ-羟化酶的辅酶，可将骨钙素羧化为羧基化骨钙素并与羟磷灰石矿物质结合，促进骨形成、改善骨质量；抑制破骨细胞活性和骨吸收；骨质疏松患者长期服用可降低血中未羧化的骨钙素水平。

(2)药动学 饭后口服，血浆中的四烯甲萘醌平均浓度在6小时达到峰值，连续服药3~7日，血药浓度达稳态。

【不良反应】 (1)偶见-常见(0.1%~5%) 胃部不适、腹痛、腹泻、恶心、口腔炎、食欲不振、消化不良、便秘；皮疹、皮肤瘙痒；头痛、AST、ALT、γ-GTP、BUN升高；浮肿。

(2)罕见-十分罕见(<0.1%) 口渴、舌炎、呕吐、皮肤发红、头晕、头部轻飘感、麻木；血压升高、心悸；眼睛异常、关节痛、尿频、不适等。

【禁忌证】 服用华法林的患者禁用。

【注意事项】 (1)出现皮疹、皮肤发红、瘙痒时应停药。

(2)本品系脂溶性制剂，空腹服用时吸收较差，嘱患者应餐后服用；饮食脂肪含量较少时本品吸收率降低。

(3)老年人长期服药时应密切观察患者状况。

(4)如果患者必须使用华法林，则应优先用华法林治疗而停用本品。治疗期间应进行凝血酶原时间、凝血试验等检查，定期监测直至华法林达到维持剂量。

【药物相互作用】 苄丙酮香豆素(华法林)：华法林是防止血栓形成的制剂，其阻断肝细胞内维生素 K 的代谢循环，产生丧失凝血功能的凝血因子而发挥抗凝作用。四烯甲萘醌为维生素 K_2 制剂，如二者合用可减弱华法林的作用和疗效。

【给药说明】 本品为脂溶性，空腹服用时吸收较差，故应餐后服用以增加药物的生物利用度。

【用法与用量】 口服。一次15mg，一日3次，餐后服用。

【制剂与规格】 四烯甲萘醌软胶囊：15mg。

四、磷补充制剂

【适应证】 治疗肾脏磷排泄增加导致的低磷血症。

【成分】 中性磷溶液配方：磷酸氢二钠(Na_2HPO_4)29.0g，磷酸二氢钾(KH_2PO_4)6.4g，加水至1000ml。

【不良反应】 少数患者出现口苦、食欲缺乏、恶心、腹泻。

【禁忌证】 肾功能不全者禁用。

【注意事项】 (1)长期大量服用可能引起继发性甲状旁腺功能亢进症，故应避免大剂量服用并从小剂量开始逐渐增加到治疗剂量。

(2)治疗中注意补充钙剂和维生素 D，监测血 PTH水平。

【用法与用量】 口服。一日100~400ml，分5次给药。

【制剂与规格】 磷酸氢二钠(Na_2HPO_4)29.0g 粉剂，磷酸二氢钾(KH_2PO_4)6.4g 粉剂。

第九节 肥胖症治疗药

肥胖症为体内脂肪比例异常增多而导致体重增加的一种慢性代谢性疾病，肥胖症患者常伴有高胰岛素血症、2型糖尿病、高血压、血脂异常及心脑血管疾病。肥胖症已日益成为一个重要的世界性健康问题，其病因是遗传因素和后天环境因素共同作用的结果。肥胖症患者通常是由于总能量的摄入超过了消耗，故在肥胖症的治疗上，是采取减少能量摄入和增加能量消耗的综合措施，长期坚持科学合理的饮食、适度的运动锻炼即是肥胖症的基础治疗方案。在此基础上，加用减重药物，能达到更好的减重效果，改善肥胖症相关并发症。理想的减重药应该既能帮助减少能量的摄入和增加能量的消耗，又能使肥胖症伴随的高血糖、高血压、血脂异常等得以改善，同时不良反应小，使用安全、方便。目前正在使用的减重药也需要在临床实践中继续经受观察。

减重药主要分为：①食欲抑制药：主要有芬氟拉明(fenfluramine)和右芬氟拉明(dexfenfluramine)，属于中枢神经系统作用药，减重效果明确；但因有致心肌瓣膜病变的不良反应而少用，一些国家已不用。同类的制剂还有芬特明、安非拉酮等。②脂肪酶抑制药：竞争性抑制胃肠道脂酶作用而减少三酰甘油在肠道吸收，减少能量吸收，如奥利司他。③胰高糖素样肽-1 类似物：此类药物通过延缓胃排空和下丘脑摄食中枢的抑制作用，达到减轻体重，改善糖代谢的作用，目前在我国尚无减重适应证。此外，临床上遇到某些器质性疾病引起的肥胖，如下丘脑、垂体、肾上腺病变、原发性甲状腺功能减退症和性腺功能减退症等，则需针对病因治疗，而不属于减重药使用的适应证。

奥 利 司 他
Orlistat

【适应证】　已进行适度饮食控制和运动锻炼的肥胖和超重患者，包括已经出现与肥胖相关性合并症(如 2 型糖尿病、高血压、血脂异常等)患者的减重治疗。

【药理】　(1)药效学　奥利司他直接在胃肠道内发挥药效，它与胃和小肠的胃脂酶和胰脂酶的活性丝氨酸部位形成共价键而使脂酶失活，使食物中的脂肪，主要是三酰甘油不能水解为可吸收的游离脂肪酸和单酰基甘油，降低了食物中 30%脂肪的吸收，减少了能量吸收而达到减轻体重的目的。减少脂肪吸收的药效在用药24～48 小时即可出现。

(2)药动学　治疗剂量的奥利司他几乎不被胃肠道吸收，血浆中偶尔可测出微量的奥利司他浓度；被吸收的药物及其代谢产物量微，对脂肪的抑制活性弱，不具有药理意义。未被吸收的奥利司他从粪便排出体外，占服用剂量的 97%，其中83%是原型药，奥利司他及其代谢产物经肾排泄量<2%。

【不良反应】　(1)多见　奥利司他阻止食物中脂肪吸收而引起较多消化道症状，如胃肠胀气、排气增多、腹痛、排便次数增多、脂肪性大便或脂肪泻、水样便，有些患者大便失禁、直肠和肛门疼痛不适。

(2)较少见　上呼吸道和下呼吸道感染、头痛、疲劳、焦虑、泌尿系统感染、月经失调等。

(3)偶见　过敏反应、皮肤瘙痒、皮疹、荨麻疹、血管神经性水肿。

(4)罕见　氨基转移酶升高、碱性磷酸酶升高和重度肝功能异常；胰腺炎、过敏性反应、支气管痉挛，出现大疱疹十分罕见。

【禁忌证】　(1)慢性吸收不良综合征及胆汁淤积症患者禁用。

(2)对奥利司他或制剂中的任何一种成分过敏者禁用。

(3)孕妇禁用

【注意事项】　(1)2 型糖尿病的肥胖患者应用奥利司他治疗后体重减轻，常伴有血糖控制改善，需调整降血糖药，避免低血糖发生。

(2)妊娠期和哺乳期妇女、16 岁以下儿童及青少年安全性尚不清楚，不要使用。

【药物相互作用】　(1)脂溶性维生素 A、D 和 E 与本品同时服用将导致吸收减少，故补充复合维生素片时应间隔 2 小时或睡前服。

(2)因环孢素制剂中含聚氧乙烯蓖麻油等，故患者服用本品时可出现环孢素血药浓度降低，故需加强血药浓度监测及调整用量。

(3)因奥利司他与环孢霉素、左甲状腺素、华法林、胺碘酮、抗癫痫药和抗逆转录病毒药可能有药物相互作用，故与环孢素 A 不能同时服用或至少间隔 2 小时后给药；与左甲状腺素钠合用可能引起甲状腺功能低下，因此需监测甲状腺功能，建议至少间隔 4 小时给药。

(4)2 型糖尿病患者可能需要减少口服降糖药如磺酰脲类药物的剂量。

(5)同时服用奥利司他和抗癫痫药的患者会出现痉挛症状、高草酸盐尿和草酸盐肾病。

(6)联合服用奥利司他和抗凝血药时，会产生凝血酶减少、INR(国际标准化比值)增加；由于用抗凝血药治疗不平衡而导致止血参数的变化。

【给药说明】　(1)奥利司他随进餐服用可减少食物中脂肪吸收。

(2)如果不进餐或食物中不含有脂肪，这一餐则不必服药。

(3)饮食中脂肪、蛋白质和糖类应尽可能均匀分布于每日三餐，如某一餐中脂肪量较多，胃肠道不适症状及脂肪泻则较明显。

【用法与用量】　成人　口服。(1)每次进餐时或餐后1 小时内服本品120mg。

(2)如脂肪泻较严重，可减少食物中脂肪成分或减少用药次数；或由用药初期的一日 1 次逐渐过渡到一日 3 次。

【制剂与规格】　奥利司他胶囊：(1)60mg；(2)120mg。

第十章　抗感染药物

抗感染药物是指具有杀灭或抑制病原体作用的药物，包括抗菌药物、抗真菌药物、抗病毒药物、抗寄生虫药物等。抗菌药物是指对细菌、结核及非结核分枝杆菌、支原体、衣原体等微生物具有抗菌活性的药物，包括抗生素及人工合成的抗菌药物。抗生素有微生物的天然产物如青霉素 G，抗生素母核基础上的侧链改造形成的半合成抗生素，也统称为抗生素。临床常用的抗生素有β-内酰胺类、大环内酯类、氨基糖苷类、四环素类、糖肽类等。人工合成的抗菌药物有磺胺类、喹诺酮类、噁唑烷酮类、硝基咪唑类等。本章对临床常用抗菌药物、抗结核及麻风药物、抗真菌药物、抗病毒药物、抗寄生虫药物的特性进行介绍。

在各种病原微生物中，以细菌最为常见。临床上一般将抗菌药物分为杀菌药和抑菌药两类，按应用推荐治疗剂量后在血清和组织中的药物浓度所具有的杀菌或抑菌性能而区分。青霉素类、头孢菌素类、氨基糖苷类、多黏菌素类等为杀菌药，大环内酯类、四环素类、氯霉素类等为抑菌药。但必须指出，"杀菌"和"抑菌"是相对的，对极度敏感细菌，应用较大量抑菌药，则血清和组织中的药物浓度也足以杀菌；而低浓度的杀菌药对较不敏感的细菌也只能起抑制作用。足量药物及其组织穿透力为维持杀菌效能的关键。为测定一种病原微生物对某一抗感染药的敏感性，通常应用最低抑菌浓度（minimal inhibitory concentration，MIC），有时也采用最低杀菌浓度（minimal bactericidal concentration，MBC）进行评估，单位均以 mg/L 表示。测定方法有稀释法（包括试管法、微量法、平板法等）、扩散法（包括纸片法、E测定法）等。纸片法比较简单，应用广泛，但影响结果的

因素较多，应力求做到材料和方法标准化。

抗微生物药物的使用总是伴随着耐药性的出现，病原微生物耐药性可分为天然耐药和获得耐药，前者系遗传特征，一般不会改变；后者系由病原微生物体内脱氧核糖核酸（DNA）的改变而产生。DNA 的变化包括：①通过染色体 DNA 的突变；②通过质粒重新组合或获得耐药性质粒而产生。耐药性质粒广泛存在于革兰阳性菌和阴性菌中，经质粒介导的耐药性在自然界中最为多见。耐药性的发生机制包括：①钝化酶或灭活酶（如β-内酰胺酶、氨基糖苷类钝化酶、氯霉素乙酰转移酶）的形成，临床上抗感染药治疗失败往往与此有关；②细菌细胞壁通透性改变，使抗生素无法进入细胞内，从而难以作用于靶位；③细菌细胞膜上存在的抗感染药物外排系统，使菌体内药物减少而导致耐药；④抗菌药作用靶位的改变，使抗菌药物不能与靶位结合而发生抗菌作用。

抗感染药物主要排泄途径为肾脏，也可经肝代谢、肠道排泄、肺呼出气体等而被清除。β-内酰胺类等时间依赖性抗菌药物的杀菌作用和临床疗效与其血药浓度超过其最低抑菌浓度（MIC）持续的时间长短有关，持续时间越长，则疗效越好；而氨基糖苷类及喹诺酮类等浓度依赖性抗菌药物的杀菌作用、临床疗效则和血药高峰浓度或药-时曲线下面积与 MIC 的比值有关，比值大者疗效好。肝、肾功能不全，特别是肾功能不全时很多药物的半衰期明显延长，必须及时调整剂量、延长给药间期和（或）监测血药浓度，以保证安全用药。口服和肌内注射给药后，血液中抗感染药的达峰时间一般为 1~4 小时，静脉注射或静脉滴注给药后即刻达到血药峰浓度，重症患者宜采用此给药途径。药物吸收后迅速分布至各组织

和体液中，其浓度为血药浓度的 50%～100%，甚至组织浓度是血药浓度数倍以上，故除包裹性积液或脓液稠厚外，无局部用药的必要。

抗感染药口服后吸收不一致，左氧氟沙星、利奈唑胺、氟康唑、利福平、异烟肼等的吸收比较完全，约可达 90%或以上。四环素和土霉素因易与钙、镁、铝、铋、铁等金属离子螯合而影响其吸收(一般在 70%以下)，其活性也可被碱性物质所抑制，故不宜与抗酸药合用。氨基糖苷类、多黏菌素类、万古霉素、两性霉素 B 等口服后吸收很少，仅为 0.5%～3%。抗感染药进入血液后部分与血浆蛋白相结合，结合率自 0%～95%以上不等。结合型药物无活性，也不易透过各种屏障，但结合一般疏松而可逆，当血药浓度下降时即逐渐释放出游离型药物。分泌至胆汁中的药物浓度因不同药物种类而异，以四环素类、大环内酯类、林可霉素类、利福平等的浓度较高。除氯霉素、磺胺类药、异烟肼、甲硝唑、氟康唑、阿昔洛韦等以外，抗感染药物很少透过正常血-脑屏障进入脑脊液中，但脑膜有炎症时则采用某些第三代头孢菌素、乙胺丁醇、氨苄西林、青霉素 G 等，在脑脊液中的浓度可达有效水平。排入痰液及支气管分泌液中的药物浓度大多低于同时期的血药浓度，以红霉素等大环内酯类、氯霉素、喹诺酮类、利福平等的浓度较高。大多数抗感染药的主要排泄途径是肾脏，尿药浓度大多较高。红霉素等大环内酯类、复方磺胺甲噁唑、喹诺酮类等应用后有一定量进入前列腺中；林可霉素类、磷霉素、复方磺胺甲噁唑在骨组织中有较高的浓度。

抗感染药物需注意临床合理使用，以减缓耐药性的出现与发展：(1)应熟悉选用药物的抗微生物活性、药动学特性、临床适应证和不良反应。(2)及早确立病原学的诊断。确立正确的病原为合理选用抗感染药物的先决条件。有些病原采用常规方法不易分离者亦应尽量选用其他辅助诊断技术，如分子检测技术。分离和鉴定病原菌后应尽可能进行细菌的药物敏感性测定，必要时须进行联合药敏试验，供选用药物参考，这在处理严重全身性感染时尤为重要。(3)应按患者的生理、病理、免疫等状态而合理用药。新生儿体内酶系统发育不全，血浆蛋白结合药物的能力较弱，肾小球滤过较低；老年人的血浆蛋白大多减少，肾功能也减退。上述患者应用常规剂量后血药浓度和半衰期常有增高和延长，故用量以偏小为宜。某些毒性较大的药物如氨基糖苷类、糖肽类，宜进行治疗药物浓度监测，以保证用药安全。(4)局部应用抗感染药要严加控制或尽量避免。应尽量避免皮肤、黏膜等局部应用抗感染药，因易引起过敏反应，也易导致耐药菌产生。除主要供局部应用的药物如新霉素、杆菌肽、莫匹罗星、磺胺米隆等外，其他主要用于治疗全身性感染的药物，特别是青霉素类的局部应用要尽量避免。(5)预防用药应该严格掌握指征。确有预防用药指征者，需要选择合适的抗菌药物，掌握适当的使用时机及用药疗程(用药次数或天数)。(6)联合应用抗感染药需有明确的指征。临床多数感染用一种抗感染药即可控制，联合用药徒然增加不良反应和治疗费用。(7)应选用适宜的给药方案、剂量和疗程。轻至中度感染患者可口服给药，重症患者采用静脉给药。宜按药动学参数制订给药方案。抗感染药通常须持续应用至体温正常、症状消退后 72～96 小时，但感染性心内膜炎、骨髓炎、化脓性脑膜炎、伤寒、布鲁菌病、结核病等不在此列。如药后效果不显著，急性感染在 48～72 小时内应考虑调整剂量或更换抗菌药物。

第一节 青霉素类

本类药物包括：①天然青霉素，如青霉素 G、青霉素 V，主要作用于革兰阳性菌、革兰阴性球菌和某些革兰阴性杆菌如嗜血杆菌属；②耐青霉素酶青霉素类，包括甲氧西林、氯唑西林、双氯西林、苯唑西林、氟氯西林、萘夫西林等，本组青霉素对产青霉素酶葡萄球菌属具有良好作用；③氨基青霉素类，如氨苄西林、阿莫西林等，本组青霉素主要作用于对青霉素敏感的革兰阳性菌以及部分革兰阴性杆菌如部分大肠埃希菌、奇异变形杆菌、沙门菌属、志贺菌属和流感嗜血杆菌等；④抗假单胞菌青霉素类，如羧苄西林、哌拉西林、替卡西林等，本组青霉素对革兰阳性菌的作用较天然青霉素或氨基青霉素类为差，但对某些革兰阴性杆菌包括铜绿假单胞菌有抗菌活性。

细菌对青霉素类产生耐药性主要有 3 种机制：①细菌产生β-内酰胺酶，使青霉素类水解灭活；②细菌体内青霉素作用靶位——青霉素结合蛋白发生改变；③细胞壁对青霉素类的通透性减低。其中以第一种机制最为常见，也最重要。

青霉素类抗生素水溶性好，消除半衰期大多不超过 2 小时，主要经肾排出，多数品种可经血液透析清除。此类药物为时间依赖性药物，宜一天多次给药。

青霉素皮肤敏感试验对预测速发型过敏反应、降低过敏性休克等严重过敏反应具有一定价值。目前多数青霉素药物的说明书要求使用前进行皮试，结果阳性者禁用。有关青霉素过敏与皮试问题参照国家卫健委发布的《β内酰胺类抗菌药物皮肤试验指导原则(2021年版)》。

青霉素 [药典(二);国基;医保(甲)]
Benzylpenicillin

【适应证】 适用于A组和B组溶血性链球菌、肺炎链球菌、对青霉素敏感金黄色葡萄球菌(但目前90%以上金黄色葡萄球菌可产生青霉素酶,使青霉素失活)等革兰阳性球菌所导致的各种感染,如血流感染、肺炎、脑膜炎、扁桃体炎、中耳炎、猩红热、丹毒、产褥热等。也用于治疗草绿色链球菌和肠球菌属所导致的心内膜炎(与氨基糖苷类联合);梭状芽孢杆菌所导致的破伤风、气性坏疽、白喉、流行性脑脊髓膜炎、鼠咬热、梅毒、钩端螺旋体病、奋森(Vincent)咽峡炎、放线菌病等。

【药理】 (1)药效学 青霉素对上述适应证的病原微生物,包括多数革兰阳性菌、革兰阴性球菌、个别革兰阴性杆菌(如嗜血杆菌属)、螺旋体和放线菌均具有抗菌活性,但多数葡萄球菌菌株(>90%),包括金黄色葡萄球菌和凝固酶阴性葡萄球菌均可产生青霉素酶以水解青霉素而使之灭活。本品为杀菌药。青霉素、其他青霉素类和头孢菌素类等β-内酰胺类抗生素系通过干扰细菌细胞壁的合成而产生抗菌作用。近年来研究结果证实青霉素结合蛋白(penicillin binding proteins,PBPs)是青霉素等β-内酰胺类抗生素的作用靶位;由于青霉素等与PBPs的紧密结合,使前者对细菌细胞壁合成的早期阶段也发生抑制作用。PBPs为存在于细菌细胞膜上的蛋白质,其数目、分子大小及与青霉素等抗生素的结合量因不同菌种而异。大肠埃希菌共有7个PBPs。PBPs(包括转肽酶、羧肽酶、内肽酶等)参与细菌细胞壁装配的最后阶段以及细菌生长、分裂时细胞壁的成形。PBP-1B和PBP-1A为使细菌延长的最重要蛋白质,经青霉素等抗生素作用后可使细菌迅速溶解。PBP-2与控制细菌形态有关,受青霉素作用后,细菌可形成渗透压稳定的球形体。PBP-3对细菌细胞中隔形成和细菌分裂有重要作用,PBP-4、5、6则重要性较差。青霉素类与PBPs结合后发挥作用。导致细胞壁破坏,引起细菌溶解。

(2)药动学 青霉素钾盐或钠盐口服吸收很差,肌内注射后t_{max}为0.5小时,肌内注射100万U(600mg)的C_{max}为2万U/L(12mg/L),对多数敏感菌的有效血药浓度可维持5小时。新生儿按体重肌内注射青霉素2.5万U/kg后,0.5～1小时的平均C_{max}约为3.5万U/L(22mg/L),12小时后即降至1600～3200U/L。每2小时静脉注射本品200万U或每3小时注射300万U,平均血药浓度约3.2万U/L。于5分钟内静脉注射3g(500万U)青霉素钠,给药后5分钟和10分钟的平均血药浓度为400mg/L和273mg/L,1小时后即降至45mg/L,4小时后仅有3.0mg/L。同样剂量的青霉素钠于6小时内做静脉滴注时,则2小时后血药浓度才达到12～20mg/L。

本品吸收后广泛分布于组织、体液中。胸、腹腔和关节腔液中浓度约为血药浓度的50%。本品不易透入眼、骨组织、无血供区域和脓腔中,易透入有炎症的组织。青霉素可通过胎盘,除在妊娠初始3个月羊水中青霉素浓度较低外,一般在胎儿和羊水中皆可达到有效治疗浓度。本品难以透过血-脑屏障,在无炎症脑脊液中的浓度仅为血药浓度的1%～3%。在有炎症的脑脊液中浓度可达同时期血药浓度的5%～30%。乳汁中可含有青霉素,其浓度为同时期血药浓度的5%～20%。

青霉素可进入红细胞。如以青霉素做静脉注射,继以恒速静脉滴注,2小时后红细胞中青霉素含量则与血清浓度相等或超过后者。停止给药后,红细胞中青霉素浓度于50～60分钟后减少一半。

本品血浆蛋白结合率为45%～65%。消除半衰期($t_{1/2}$)约为30分钟,肾功能减退者可延长至2.5～10小时,老年人和新生儿的$t_{1/2}$也较长。新生儿的$t_{1/2}$与体重、日龄有关,体重低于2kg者,7日内和8～14日新生儿的$t_{1/2}$分别为4.9小时和2.6小时;体重高于2kg者,7日内和8～14日新生儿的$t_{1/2}$则分别为2.6小时和2.1小时。

本品约19%在肝内代谢。在肾功能正常情况下,约75%的注射量于6小时内自肾脏排出。青霉素主要通过肾小管分泌排泄,在健康成年人经肾小球滤过排泄者仅占10%左右;但在新生儿,青霉素则主要经肾小球滤过。肌内注射青霉素300mg(50万U)后,平均19%的给药量自尿中以青霉噻唑酸排出。经胆汁排泄的青霉素量不多,但胆汁中药物浓度却不低,肌内注射100万U(600mg)青霉素2～4小时后胆汁中药物浓度达峰值,为10～20mg/L。由于青霉素在肠道中被产青霉素酶的肠道菌所破坏,因此粪便中不含或仅含很少量青霉素。青霉素可在血液中为血液透析所清除,使血中消除半衰期缩短,但腹膜透析无此效果。

【不良反应】 全身整体表现 (1)过敏反应 青霉素毒性虽低,但过敏反应较常见,在各种抗感染药物中居首位,严重的过敏反应——过敏性休克(Ⅰ型变态反应)的发生率为0.004%～0.015%。血清病样反应(Ⅲ型变态反应)亦较常见,发生率为1%～7%。其他过敏反应尚有溶血性贫血（Ⅱ型变态反应）、药物性皮疹、接触性皮炎、间质性肾炎、哮喘发作等。

（2）赫氏反应和治疗矛盾　用青霉素治疗梅毒、钩端螺旋体病或其他感染时可有症状加剧现象，称为赫氏反应，系大量病原体被杀灭引起的全身性反应。治疗矛盾见于梅毒患者，系由于治疗后梅毒病灶消失过快，但组织修复较慢，或纤维组织收缩，妨碍器官功能所致。

神经系统　青霉素肌内注射可发生周围神经炎。鞘内注射超过 2 万 U 或静脉滴注大剂量青霉素可引起肌肉阵挛、抽搐、昏迷等反应（青霉素脑病）。此反应多见于婴儿、老年人和肾功能减退患者。

免疫系统及感染　二重感染：青霉素治疗期间可出现耐青霉素金黄色葡萄球菌、革兰阴性杆菌或白色念珠菌感染，念珠菌过度繁殖可使舌苔呈棕色甚至黑色。

【禁忌证】　有青霉素类药物过敏史或青霉素皮肤试验阳性患者禁用。

【注意事项】　常规　用青霉素类前必须详细青霉素类及其他药物过敏史。青霉素皮试具体参阅"青霉素"概述。

诊断干扰　①应用青霉素期间，以硫酸铜法测定尿糖时可能出现假阳性，而用葡萄糖酶法则不受影响；②大剂量青霉素钾或青霉素钠做注射给药可分别出现高钾血症和高钠血症；③多数青霉素类的应用可使血清丙氨酸氨基转移酶（ALT）或天冬氨酸氨基转移酶（AST）升高。

老年人　老年人需调整剂量并慎用。

哺乳期　青霉素类可经乳汁排出少量，哺乳期妇女应用青霉素虽尚未发生严重问题的报道，但哺乳期妇女应用仍需权衡利弊，因为哺乳期妇女应用青霉素后可使婴儿致敏和引起腹泻、皮疹、念珠菌属感染等。

肾损伤　肾功能严重损害时需调整剂量并慎用。

其他　青霉素过量的处理：以对症治疗和支持疗法为主，血液透析可加速药物排泄。

【药物相互作用】（1）丙磺舒、阿司匹林、吲哚美辛、保泰松、磺胺类药可减少青霉素类在肾小管的排泄，因而使青霉素类的血药浓度增高，而且作用维持时间较久，半衰期延长，不良反应也可能增加。

（2）青霉素可增强华法林的抗凝作用。

（3）青霉素钾或钠与重金属，特别是铜、锌和汞呈配伍禁忌，因后者可破坏青霉素的氧化噻唑环。由锌化合物制造的橡皮管或瓶塞也可影响青霉素活力。呈酸性的

葡萄糖注射液或四环素注射液皆可破坏青霉素的活性。青霉素也可被氧化剂、还原剂或羟基化合物灭活。

（4）青霉素静脉输液加入头孢噻吩、林可霉素、四环素、万古霉素、琥乙红霉素、两性霉素 B、去甲肾上腺素、间羟胺、苯妥英钠、盐酸羟嗪、丙氯拉嗪、异丙嗪、维生素 B 族、维生素 C 等后将出现混浊。故不易于其他药物同瓶滴注。

（5）青霉素与氨基糖苷类抗生素混合后，两者的抗菌活性明显减弱，因此两药不能置于同一容器内给药。

【给药说明】（1）青霉素钾或钠极易溶于水，水溶液中β-内酰胺环易裂解，水解率随温度升高而加速，裂解为无活性代谢产物青霉酸和青霉噻唑酸，后两者可降低 pH 值，使青霉素水解进一步加强，所以注射液应新鲜配制应用。

（2）青霉素可肌内注射或静脉注射给药，当成人每日剂量超过 500 万 U 时宜静脉给药。静脉给药时应采用青霉素钠，以分次静脉滴注为宜，一般每 6 小时 1 次。

（3）肌内注射 50 万 U 的青霉素钠或钾，加入灭菌注射用水 1ml 使其溶解；超过 50 万 U 者则需加入灭菌注射用水 2ml；不应以氯化钠注射液作为溶剂。静脉给药的速度不能超过每分钟 50 万 U，以免发生中枢神经系统毒性反应。

【用法与用量】成人　①肌内注射，一日 80 万～200 万 U，分 3～4 次给药；②静脉滴注，一日 200 万～1000 万 U，分 2～4 次给药。

儿童　（1）常用量　①肌内注射，一次 2.5 万 U/kg，每 12 小时给药 1 次；②静脉给药，每日 5 万～20 万 U/kg，分 2～4 次给药。

（2）新生儿（足月产）　每次 5 万 U/kg，静脉给药；出生第 1 周每 12 小时 1 次，>7 天每 8 小时一次，严重感染者每 6 小时 1 次。

（3）早产儿　第 1 周 3 万 U/kg，每 12 小时 1 次；2～4 周时每 8 小时 1 次，以后每 6 小时 1 次；静脉滴注。

肾损伤　肾小球滤过率（GFR）为 10～50ml/min 时，给药间期自 8 小时延长至 8～12 小时或剂量减少 25%。当 GFR 小于 10ml/min 时，给药间期为 12～18 小时或剂量减至正常剂量的 25%～50%。

【制剂与规格】　注射用青霉素钠：（1）0.12g（20 万 U）；（2）0.24g（40 万 U）；（3）0.48g（80 万 U）；（4）0.6g（100 万 U）；（5）0.96g（160 万 U）；（6）2.4g（400 万 U）。

注射用青霉素钾：（1）0.125g（20 万 U）；（2）0.25g（40 万 U）；（3）0.5g（80 万 U）；（4）0.625g（100 万 U）。

青霉素 V 钾 [药典(二)；医保(甲)]
Penicilin V potassium

【适应证】 适用于青霉素敏感菌株所致的轻、中度感染，包括链球菌所致的扁桃体炎、咽喉炎、猩红热、丹毒等；肺炎链球菌所致支气管炎、中耳炎、鼻窦炎，以及青霉素敏感葡萄球菌（目前 90%以上金黄色葡萄球菌可产生青霉素酶而使本品失活）所致皮肤及软组织感染等。青霉素 V 也可作为风湿热复发和感染性心内膜炎的预防用药，亦可用于螺旋体感染。

【药理】 (1)药效学 青霉素 V 的作用机制及抗菌谱与青霉素相同，但对大多数敏感菌株的活性为后者的 1/5～1/2。本品对产青霉素酶的菌株无抗菌作用。

(2)药动学 青霉素 V 耐酸，口服后 60%在十二指肠吸收。口服 0.5g 后 t_{max} 为 1 小时，C_{max} 为 3～5mg/L。食物可减少其吸收。血浆蛋白结合率为 80%。20%～35%的给药量以原型经尿排出。

【不良反应】 胃肠系统 常见恶心、呕吐、上腹部不适、腹泻等胃肠道反应及黑毛舌。

全身整体表现 过敏反应有皮疹、荨麻疹及其他血清病样反应、喉水肿、药物热和嗜酸粒细胞增多等。

血液系统 少见溶血性贫血、白细胞减少症、血小板减少症。

神经系统 少见神经毒性。

尿路系统 少见肾毒性。

【禁忌证】 参阅"青霉素"。

【注意事项】 参阅"青霉素"。

常规 治疗链球菌感染时疗程需 10 日，治疗结束后宜作细菌培养，以确定链球菌是否已清除。每 1g 本品含钾 2.6mmol/L。

【药物相互作用】 参阅"青霉素"。

【给药说明】 本品给药前需仔细询问有无药物过敏史。本品可在空腹时或饭后服用。

【用法与用量】 口服

成人 ①链球菌感染，一次 125～250mg，每 6～8 小时 1 次，疗程 10 日；②肺炎球菌感染：一次 250～500mg，每 6 小时 1 次，疗程至退热后至少 2 日；③葡萄球菌感染、螺旋体感染（奋森咽峡炎）：一次 250～500mg，每 6～8 小时 1 次；④预防心内膜炎，在拔牙或上呼吸道手术前 1 小时口服 2g，6 小时后再加服 1g（27kg 以下儿童剂量减半）。

儿童 一日 15～50mg/kg，分 3～4 次服用；最大量一日 1g。预防链球菌感染或心内膜炎，剂量减半，疗程 10 天。

【制剂与规格】 青霉素 V 钾片：(1)0.125mg(20 万 U)；(2)0.236g(40 万 U)；(3)0.472g(80 万 U)。

青霉素 V 钾胶囊：0.236g(40 万 U)。

青霉素 V 钾分散片：0.25g(40 万 U)。

青霉素 V 钾颗粒：(1)0.118g(20 万 U)；(2)0.25g(40 万 U)。

普鲁卡因青霉素 [药典(二)；国基；医保(乙)]
Procaine Penicillin

【适应证】 与青霉素相仿，但由于血药浓度较低，其应用限于对青霉素高度敏感的病原体所致中度感染，如 A 组溶血性链球菌所致扁桃体炎、猩红热、肺炎链球菌肺炎，青霉素敏感金黄色葡萄球菌所致皮肤及软组织感染（目前 90%以上金黄色葡萄球菌可产生青霉素酶而使本品失活），以及奋森(Vincent)咽峡炎。普鲁卡因青霉素也可单独应用，治疗各期梅毒、钩端螺旋体病等。

【药理】 (1)药效学 本品为青霉素的普鲁卡因盐，深部肌内注射后，青霉素缓慢释放和吸收，抗菌作用和青霉素相仿。

(2)药动学 成人肌内注射 30 万 U 普鲁卡因青霉素后，t_{max} 为 2 小时，C_{max} 约为 1.6mg/L，24 小时后仍可测得少量。出生 1 周内新生儿按体重肌内注射 5 万 U/kg 后，2～12 小时平均血药浓度为 7.4～8.8mg/L，24 小时为 1.5mg/L。同样剂量给予出生 1 周以上的新生儿时，血药浓度则较低，4 小时的血药浓度为 5～6mg/L，24 小时为 0.4mg/L。60%～90%的给药量经肾排出。

【不良反应】 参阅"青霉素"。

【禁忌证】 有青霉素类药物或普鲁卡因过敏史者，以及青霉素或普鲁卡因皮肤试验阳性患者禁用。

【注意事项】 交叉过敏反应 对普鲁卡因或其他卡因类局麻药过敏者也可能对普鲁卡因青霉素过敏。用药前必须先做青霉素及普鲁卡因皮肤敏感试验。普鲁卡因皮肤敏感试验方法为：皮内注射 1%～2%普鲁卡因溶液 0.1ml，局部出现红疹、发热或肿块者为对普鲁卡因过敏，即不宜应用本品。两者中任何一种药敏试验阳性者均不可应用本品。

常规 本品不能注入血管，否则可能发生缺血反应。偶有报道因意外注入血管，尤其是在应用大剂量之后而发生一过性的严重焦虑和激动、精神错乱、视听幻觉、癫痫发作、心动过速、高血压、发绀、濒死感等。

【给药说明】 供肌内注射，临用前加适量灭菌注射用水使成混悬液。

【用法与用量】成人 （1）常用量 一次 60 万～120 万 U，一日 1～2 次。

（2）治疗梅毒 一次 80 万 U，一日 1 次。早期梅毒连用 10～15 日，晚期梅毒连用 20 日。

【制剂与规格】 注射用普鲁卡因青霉素：（1）40 万 U（含普鲁卡因青霉素 30 万 U 和青霉素钠或钾 10 万 U）；（2）80 万 U（含普鲁卡因青霉素 60 万 U 和青霉素钠或钾 20 万 U）。

苄星青霉素 [药典(二)；国基；医保(甲)]
Benzathine Benzylpenicillin

【适应证】 （1）CDE 适应证 主要用于预防风湿热复发，也可用于控制链球菌感染的流行。

（2）超说明书适应证 梅毒。

【药理】 （1）药效学 本品为青霉素的二苄基乙二胺盐，与缓冲剂及悬浮剂适量混合制成无菌粉末，内含等量苄星青霉素和等量普鲁卡因青霉素。苄星青霉素为长效青霉素，本品肌内注射后自局部缓慢释出，水解成青霉素 G，故血药浓度甚低，但作用持续时间长。

（2）药动学 成人肌内注射苄星青霉素 240 万 U 后，14 天时血药浓度为 0.12mg/L；新生儿肌内注射苄星青霉素 5 万 U，t_{max} 为 13～24 小时，C_{max} 为 1.23mg/L，用药后 4 天和 12 天的血药浓度分别为 0.65～0.92mg/L 和 0.07～0.09mg/L。

【不良反应】 参阅"青霉素"。

【禁忌证】 有青霉素类药物过敏史者或青霉素皮肤试验阳性患者禁用。

【注意事项】 参阅"青霉素"。

常规 本品不能注入血管，否则可引起缺血反应。偶有报道因意外注入血管，尤其是在应用大剂量之后而发生一过性的严重焦虑和激动、精神错乱、视听幻觉、癫痫发作、心动过速、高血压、发绀、濒死感等。

【给药说明】 临用前加适量灭菌注射用水使成混悬液，肌内注射。

【用法与用量】成人 常用量一次 60 万～120 万 U，每 2～4 周 1 次；治疗梅毒一次 240 万 U，每周 1 次，连用 2～3 周。

儿童 一次 30 万～60 万 U，每 2～4 周 1 次。

【制剂与规格】 注射用苄星青霉素：（1）30 万 U；（2）60 万 U；（3）120 万 U。

苯唑西林钠 [药典(二)；国基；医保(甲)]
Oxacillin Sodium

【适应证】 主要用于耐青霉素但甲氧西林敏感葡萄球菌所致的各种感染，如血流感染、呼吸道感染、脑膜炎、软组织感染等，也可用于化脓性链球菌或肺炎链球菌属与甲氧西林敏感葡萄球菌所致的混合感染。本品不适用于治疗耐甲氧西林葡萄球菌感染。

【药理】 （1）药效学 苯唑西林为耐青霉素酶青霉素，其抗菌作用机制与青霉素相仿。本品对革兰阳性菌和奈瑟菌属有抗菌活性，对耐青霉素金黄色葡萄球菌的最低抑菌浓度为 0.4mg/L，但对青霉素敏感葡萄球菌和各种链球菌属的抗菌作用则较青霉素为弱。

（2）药动学 肌内注射苯唑西林 0.5g，0.5 小时达到血药峰浓度（C_{max}）为 16.7mg/L；剂量加倍，血药浓度亦倍增。苯唑西林耐酸且性质稳定，口服可吸收，给药量的 30%～33%可在肠道吸收；空腹口服苯唑西林 1g，t_{max} 为 0.5～1 小时，C_{max} 为 11.7mg/L。食物可影响苯唑西林在胃肠道的吸收。3 小时内静脉滴注苯唑西林 0.25g，滴注结束时平均血药浓度为 9.7mg/L，2 小时后为 0.16mg/L。出生 8～15 日和 20～21 日的新生儿肌内注射 20mg/kg 后，血药峰浓度分别为 51.5mg/L 和 47.0mg/L。

苯唑西林在肝、肾、肠、脾、胸腔积液和关节腔液中均可达到有效治疗浓度，腹水中浓度低，痰液中浓度为 0.3～14.5μg/ml（平均为 2.1μg/ml）。苯唑西林难以透过正常血-脑屏障。蛋白结合率很高，达 90%～94%。健康成人 $t_{1/2}$ 为 0.4～0.7 小时；出生 8～15 日和 20～21 日的新生儿的 $t_{1/2}$ 分别达 1.6 天和 1.2 天。苯唑西林约 49%在肝脏代谢，原型药物及代谢产物通过肾小球滤过和肾小管分泌，自肾脏排出体外。肌内注射和口服给药在尿中排出量分别为 40%和 23%～30%，尿中排除药物中的 10%～23%为代谢产物。苯唑西林经胆汁排泄约 10%，血液透析和腹膜透析皆不能消除苯唑西林。

【不良反应】 参阅"青霉素"。

全身整体表现 过敏反应：荨麻疹等各类皮疹较常见，白细胞减少、间质性肾炎、哮喘发作等和血清病型反应少见；过敏性休克偶见。

肝胆 已报到可引起肝毒性，但罕见。对肝脏的毒性既可是高敏性的，也可是直接的肝脏毒性。患者通常无肝肿大的症状，可逆转。儿童肝脏毒性和皮疹的发生率相对较高。

胃肠 偶可产生恶心、呕吐。

神经系统 大剂量苯唑西林(每日达 18g)静脉滴注可引起抽搐等中枢神经系统毒性反应,尤易见于肾功能减退患者。

尿路 婴儿使用大剂量本品后有出现血尿、蛋白尿和尿毒症者。

血液系统 偶有见中性粒细胞减少症或粒细胞缺乏症。

【禁忌证】 有青霉素类药物过敏史或青霉素皮肤试验阳性患者禁用。

【注意事项】 **交叉过敏反应** 对一种青霉素过敏者可能对其他青霉素类药物、青霉胺过敏。对一种青霉素过敏者可能对其他青霉素类药物、青霉胺过敏。有青霉素过敏性休克史者约 5%～7%可能存在对头孢菌素类药物交叉过敏。

肝损伤 肝病患者应慎用。

肾损伤 严重肾功能减退患者,避免应用过大剂量,以防神经系统等毒性反应的发生。

常规 1g 本品含钠 64～71mg(2.8～3.1mmol)。

【药物相互作用】 (1)在静脉注射液中本品与庆大霉素、新生霉素、多黏菌素 B、磺胺嘧啶、呋喃妥因、去甲肾上腺素、间羟胺、苯巴比妥、戊巴比妥、水解蛋白、维生素 B 族、维生素 C、琥珀胆碱等呈配伍禁忌。

(2)阿司匹林、磺胺类药物在体内、外皆可抑制苯唑西林对血浆蛋白的结合,磺胺类药可减少本品在胃肠道的吸收。丙磺舒可延长本品半衰期和增高其血药浓度。

(3)二盐酸奎宁在体外减弱苯唑西林对金黄色葡萄球菌的抗菌活性;与西索米星或奈替米星联合应用可增强本品对金黄色葡萄球菌的抗菌活性。

(4)苯唑西林与氨基糖苷类混合后,两者的抗菌活性明显减弱,因此两者不能在同一容器内给药。

【给药说明】 肌内注射,每 500mg 加入灭菌注射用水 2.8ml。静脉滴注,苯唑西林的溶液浓度一般为 20～40mg/ml 以上,分次给予。

【用法与用量】 **成人** (1)口服 一次 0.5～1g,一日 4～5 次。

(2)肌内注射或静脉滴注 一次 0.5～1g,每 4～6 小时 1 次,病情严重者剂量可增加;血流感染和脑膜炎患者的每日剂量可增至 12g。

儿童 (1)口服 一日 50～100mg/kg,分 3～4 次服用。

(2)肌内注射或静脉滴注 ①体重 40kg 以下者,每 6 小时 12.5～25mg/kg。②体重超过 40kg 者予以成人剂量。③新生儿体重低于 2kg 者,日龄 1～14 天者每 12 小时 25mg/kg,日龄 15～30 天者每 8 小时 25mg/kg;体重超过 2kg 者,日龄 1～14 天者每 8 小时 25mg/kg,日龄 15～30 天者每 6 小时 25mg/kg。④早产儿的每日剂量为 25mg/kg,分次给予,但需谨慎使用。

【制剂与规格】 注射用苯唑西林钠:(1)0.5g(按苯唑西林计算);(2)1g(按苯唑西林计算)。

苯唑西林钠片:0.25g(按苯唑西林计算)。

苯唑西林钠胶囊:0.25g(按苯唑西林计算)。

氯唑西林钠 [药典(二);医保(甲)]
Cloxacillin Sodium

【适应证】 参阅"苯唑西林钠"。

【药理】 (1)**药效学** 氯唑西林的抗菌谱与苯唑西林相仿,但对金黄色葡萄球菌的抗菌活性较后者为强。

(2)**药动学** 肌内注射氯唑西林 0.5g,t_{max} 为 0.5 小时,C_{max} 为 15mg/L。每小时静脉滴注本品 250mg,滴注结束即刻和 3 小时后血药浓度分别为 15mg/L 和 0.6mg/L。氯唑西林对胃酸稳定,口服后自胃肠道吸收,较苯唑西林好,但其吸收受食物影响。空腹口服氯唑西林 500mg,t_{max} 为 1 小时,C_{max} 为 9.1mg/L。氯唑西林能渗入急性骨髓炎病人的骨组织、脓液和关节腔积液中,在胸腔积液中也有较高浓度。亦能透过胎盘进入胎儿,但难以透过正常的血-脑屏障。氯唑西林血清蛋白结合率很高,可达 95%。$t_{1/2}$ 为 0.5～1.1 小时。500mg 的氯唑西林中有 9%～22%在体内代谢。主要通过肾小球滤过和肾小管分泌,自尿中排出。口服氯唑西林后 40%～50%的摄入量于 6 小时内经尿排出。肌内注射者尿中排泄量与口服者相仿。静脉滴注后约 62%自尿排出。口服给药后,约 10%的给药量经胆汁排泄。同时口服丙磺舒可增加氯唑西林的血药浓度。血液透析和腹膜透析不能将氯唑西林自体内清除。

【不良反应】 参阅"青霉素"。

【禁忌证】 有青霉素类药物过敏史者或青霉素皮肤试验阳性患者禁用。

【注意事项】 参阅"苯唑西林钠"。

交叉过敏反应 对一种青霉素过敏患者可能对其他青霉素类药物或青霉胺过敏。

儿童 本品可降低患者胆红素与血清蛋白结合能力,新生儿尤其是有黄疸者慎用本品。

肾损伤 肾功能减退的患者应用本品剂量不需调整;但肾功能严重减退时,本品的剂量应适当减少,大剂量静脉给药不宜使用。

【药物相互作用】 (1)本品与氨基糖苷类、去甲肾上腺素、间羟胺、苯巴比妥、维生素 B 族、维生素 C 等药物存在配伍禁忌，不宜同瓶滴注。

（2）丙磺舒可减少氯唑西林的肾小管分泌、延长本品的血清半衰期。

（3）阿司匹林、磺胺药抑制本品与血清蛋白结合。

【给药说明】 参阅"苯唑西林钠"。

【用法与用量】 成人 （1）肌内注射：一日 2g，分 4 次；肌内注射时可加用 0.5%利多卡因以减少局部疼痛。

（2）静脉滴注：一日 4～6g，分 2～4 次。

（3）口服：剂量与肌内注射剂量相同，空腹服用。

儿童 （1）肌内注射、静脉注射 ①一日 50～100mg/kg，分 2～4 次。②出生 14 天以内的新生儿，体重低于 2kg 者，每 12 小时予 25mg/kg；体重超过 2kg 者，每 8 小时给药一次；日龄 15～30 天时每 6 小时给药一次。

（2）口服 ①胶囊：每日 25～50mg/kg，分 4 次。②颗粒：出生 14 天以内的新生儿，体重低于 2kg 者，每 12 小时予 12.5～25mg/kg；体重超过 2kg 者，每 8 小时给药一次；日龄 15～30 天者每 6 小时给药一次。

【制剂与规格】 氯唑西林钠胶囊：(1)0.25g；(2)0.5g。

氯唑西林钠颗粒：(1)0.05g；(2)0.125g。

注射用氯唑西林钠：(1)0.25g；(2)0.5g；(3)1.0g；(4)1.5g；(5)2.0g。

氟氯西林钠[药典(二)]
Flucloxacillin Sodium

【适应证】 适用于治疗敏感的革兰阳性菌引起的下述感染，包括产β-内酰胺酶的葡萄球菌和链球菌：①皮肤及软组织感染：疖、痈肿、脓肿、蜂窝织炎、脓疱病、烧伤感染、植皮保护、伤口感染、疖病、感染性皮肤状态，如溃疡、湿疹和痤疮。②呼吸道感染：肺炎、肺部脓肿、积脓、鼻窦炎、咽炎、中耳炎和外耳炎、扁桃体炎、扁桃体周脓肿。③其他由对本品敏感的细菌引起的感染：骨髓炎、尿道感染、肠炎、脑膜炎、心内膜炎、败血症。④适当的时候也被用于较大外科手术(例如心胸和矫形外科手术)的预防。

【药理】 （1）药效学 氟氯西林为半合成异噁唑类青霉素，通过侧链改变形成空间位阻，有效对抗细菌耐青霉素酶作用；其强大抗菌作用源于干扰细菌细胞壁黏肽的生物合成。本药对产青霉素酶的金黄色葡萄球菌、表皮葡萄球菌、化脓性链球菌、肺炎链球菌、淋球菌、脑膜炎双球菌有较好抗菌活性。但对青霉素敏感葡萄球菌和各种链球菌的抗菌作用比青霉素弱。粪肠球菌、甲氧西林耐金黄色葡萄球菌、肠道革兰阴性杆菌、铜绿假单胞菌、厌氧脆弱拟杆菌对本药耐药。

（2）药动学 氟氯西林在酸性介质中稳定，血药浓度在给药后 1 小时达峰值，口服吸收量为 79%。氟氯西林在大多数组织分布良好，血清蛋白结合率为 95%。氟氯西林的活性浓度可以覆盖到骨组织：11.6mg/L(密质骨)和 15.6mg/L(松质骨)，平均血药浓度为 8.9mg/L。氟氯西林可少量扩散至没有炎症的脑脊液中。少量氟氯西林可经母乳排泄。大约 10%剂量的氟氯西林代谢为青霉酸。氟氯西林的血浆半衰期($t_{1/2}$)为 0.5～1.1 小时，新生儿半衰期($t_{1/2}$)延长。本品主要经肾排泄。用药 8 小时内，在尿液中可检测到未转化的活性形式为给药剂量的 76.1%。仅小部分经胆汁排泄。如果肾功能障碍，氟氯西林的排泄将减慢。

【不良反应】 皮肤及皮肤附件 较常见的过敏反应有皮疹。

肝胆 少数患者用药后可出现氨基转移酶暂时性升高，但当中断治疗后可逆转。也有致急性肝内胆汁淤积性黄疸的报道。

尿路系统 偶见急性间质性肾炎。

胃肠道 少见恶心、呕吐、腹胀、腹泻、食欲减退等胃肠道症状，偶见假膜性结肠炎。

神经系统 可发生神经功能紊乱，如惊厥，可能与肾衰竭病人的大剂量静脉给药有关。

血液系统 可发生中性白细胞减少症和血小板减少症，但治疗中断可逆转。

【禁忌证】 有青霉素类药物过敏史或青霉素皮肤试验阳性患者禁用。有氟氯西林相关黄疸、肝功能障碍病史者禁用。

【注意事项】 不良反应相关 每克大约含有 51mg 的钠，钠限制饮食病人需注意检测。治疗期间或治疗后出现发热、皮疹、皮肤瘙痒症状的患者，应监测肝脏功能。在长期的治疗过程中(如：骨髓炎、心内膜炎)，推荐定期监测肝肾功能。

儿童 因为有高胆红素血症的危险，新生儿使用必须特别谨慎。

妊娠 动物实验表明氟氯西林无致畸作用，用于孕妇的有限病例未显示不良影响。考虑对怀孕期妇女用药谨慎性，只有当潜在的优势大于潜在的危险时，才将氟氯西林用于孕妇。

哺乳期 在乳汁核中可测到底量的氟氯西林。必须考虑哺乳期婴儿发生过敏反应的可能性。因此也只有当潜在的优势大于潜在的危险时，才将氟氯西林用于孕妇。

【药物相互作用】 （1）本品与阿米卡星联用可增强对金黄色葡萄球菌的抗菌作用。

（2）丙磺舒类药物会抑制氟氯西林排泄，使用药浓度升高且维持时间延长。

(3) 本品与伤寒活疫苗同用可降低伤寒活疫苗的免疫效应，其可能的机制是本品对伤寒沙门菌具有抗菌活性。

(4) 本品与甲氨蝶呤同用可使甲氨蝶呤的药物浓度-时间曲线下面积（AUC）下降，但这种结果只有统计学上的显著差异，而无临床意义。

(5) 食物可显著延迟本品口服吸收，并使药物血药峰浓度降低 50%。

【给药说明】 口服：饭前半小时至 1 小时服用。

静脉注射：加入 100～250ml 0.9%氯化钠注射液或葡萄糖注射液中溶解，缓慢静脉滴注（每次滴注持续时间 30～60 分钟）。在 4 小时内使用完。

【用法与用量】 成人 口服：每次 0.25g，每日 4 次。骨髓炎，心内膜炎：每日剂量可高达 8g，分次服用，每 6～8 小时 1 次。

肌内注射：每次 250mg，每日 4 次。

静脉注射：每次 0.25～1g，每日 4 次。

儿童 2～10 岁：成人剂量一半；2 岁以下：成人剂量四分之一。

【制剂与规格】 注射用氟氯西林钠：(1) 0.25g；(2) 0.5g；(3) 1.0g。

氟氯西林钠胶囊：0.25g。

氟氯西林钠颗粒：0.125g。

氨苄西林钠 [药典(二)；国基；医保(甲)]

Ampicillin Sodium

【适应证】 用于敏感致病菌所致上、下呼吸道感染、胃肠道感染、尿路感染、皮肤及软组织感染、脑膜炎、血流感染、心内膜炎等。

【药理】 (1) 药效学 参阅"青霉素"。氨苄西林钠对革兰阳性球菌和杆菌（包括厌氧菌）的抗菌作用基本与青霉素相同，但对粪肠球菌的作用较后者为强。革兰阴性细菌中脑膜炎奈瑟菌、淋病奈瑟菌、流感嗜血杆菌、百日咳鲍特菌、布氏菌属、奇异变形杆菌、沙门菌属等皆对本品敏感。部分大肠埃希菌对本品敏感，但多数耐药；其余肠杆菌科细菌、铜绿假单胞菌、脆弱拟杆菌等亦对本品耐药。

(2) 药动学 肌内注射 0.5g 氨苄西林，t_{max} 为 0.5～1 小时，C_{max} 为 7～14mg/L（平均为 12mg/L）；6 小时的血药浓度为 0.5mg/L。静脉注射 0.5g 后 15 分钟和 4 小时的血药浓度分别为 17mg/L 和 0.6mg/L。

本品口服后吸收约 40%，但受食物影响。空腹口服 1g，t_{max} 为 2 小时，C_{max} 为 7.6mg/L，6 小时的血药浓度为 1.1mg/L，$t_{1/2}$ 为 1.5 小时。新生儿和早产儿肌内注射后

t_{max} 为 1 小时，肌内注射 10mg/kg 和 25mg/kg，C_{max} 分别为 20mg/L 和 60mg/L，$t_{1/2}$ 为 1.0～1.2 小时。妊娠期血药浓度明显较非妊娠期低。

氨苄西林的体内分布良好。细菌性脑膜炎患者每日静脉注射 150mg/kg，前 3 日脑脊液中浓度可达 2.9mg/L，以后浓度将随炎症减轻而降低。正常脑脊液中仅含少量氨苄西林。本品可通过胎盘屏障到达胎儿循环，在羊水中达到一定浓度。肺部感染患者的支气管分泌液中浓度为同期血药浓度的 1/50。胸水、腹水、关节腔积液、眼房水、乳汁中皆含相当量的本品。伤寒带菌者胆汁中浓度平均为血药浓度的 3 倍，最高可达 17.8 倍。本品分布容积为 0.28L/kg，血浆蛋白结合率为 20%～25%。12%～50%的本品在肝内代谢。氨苄西林的肾清除较青霉素略缓，部分通过肾小球滤过，部分通过肾小管分泌。口服后 24 小时尿中排出的氨苄西林为给药量的 20%～60%，肌内注射后为 50%，静脉注射后为 70%。胆汁中的药物浓度甚高。丙磺舒可使本品经肾清除变缓。氨苄西林可为血液透析所清除，但腹膜透析对本品的清除无影响。

【不良反应】 皮肤及皮肤附件 过敏反应较多见，皮疹是最常见的不良反应，多发生于用药后 5 天，呈荨麻疹或斑丘疹，多形性红斑也有报道。注射给药的皮疹发生率高于口服者。传染性单核细胞增多症患者、淋巴细胞白血病患者和 HIV 感染者用本品后易发生斑丘疹。

血液系统 偶见中性粒细胞和血小板减少。

胃肠道 胃肠道反应如胃炎、恶心、呕吐、肠炎、腹泻及轻度腹痛较多见。

肝胆 少数患者出现血清 ALT 升高。

全身整体表现 偶见过敏性休克。

神经系统 大剂量氨苄西林静脉给药可发生抽搐等神经系统毒性症状。婴儿应用氨苄西林后可出现颅内压增高，表现为前囟隆起。

尿路系统 可发生间质性肾炎。

【禁忌证】 有青霉素类药物过敏史或青霉素皮肤试验阳性患者禁用。

【注意事项】 参阅"青霉素"。每 1g 本品含钠 2.7mmol。

【药物相互作用】 (1) 氨苄西林与氯霉素联合应用后，氯霉素在高浓度（5～10mg/L）时对本品无拮抗现象；在低浓度（1～2mg/L）时可使氨苄西林的杀菌作用减弱，但氨苄西林对氯霉素的抗菌作用无影响。氨苄西林与氯霉素联合用药后在体外对脑膜炎奈瑟菌的抗菌活性多数呈拮抗作用；对肺炎链球菌大都呈现累加作用或协同作用。

(2) 本品与下列药品有配伍禁忌：硫酸阿米卡星、卡

那霉素、庆大霉素、链霉素、磷酸克林霉素、盐酸林可霉素、黏菌素甲磺酸钠、多黏菌素 B、琥珀酸氯霉素、红霉素乙基琥珀酸盐和乳糖酸盐、四环素类注射剂、新霉素、肾上腺素、间羟胺、多巴胺、阿托品、盐酸肼屈嗪、水解蛋白、氯化钙、葡萄糖酸钙、维生素 B 族、维生素 C。含有氨基酸的营养注射剂、多糖(如右旋糖苷 40)和氢化可的松琥珀酸钠,上述药物可使氨苄西林的活性降低。

(3)别嘌醇与氨苄西林合用后皮疹发生率增加。

(4)氨苄西林能刺激雌激素代谢或减少其肠-肝循环,因而降低口服避孕药的效果。

【给药说明】 供肌内注射可分别溶解 125mg、500mg 和 1g 氨苄西林钠于 0.9～1.2ml、1.2～1.8ml 和 2.4～7.4ml 灭菌注射用水中。氨苄西林钠静脉滴注液的浓度不宜超过 30mg/ml。

【用法与用量】成人 (1)注射 肌内注射:一日 2～4g,分 4 次给药;静脉滴注或静脉注射:一日 4～12g,分 2～4 次给药,一日最高剂量为 14g。

(2)口服 一日 1～2g,分 4 次服用。

儿童 (1)儿童 ①肌内注射:一日 50～100mg/kg,分 4 次给药。②静脉注射:一日 100～200mg/kg,分 2～4 次给药。一日最高剂量为 300mg/kg。③口服:一次 25mg/kg,一日 2～4 次。

(2)新生儿 ①足月产儿,每次 12.5～50mg/kg;出生后 48 小时内每 12 小时 1 次;第 3 日～2 周每 8 小时 1 次,以后每 6 小时一次。②早产儿,出生第 1 周、1～4 周和 4 周以上每次 12.5～50mg/kg,分别为每 12 小时、8 小时和 6 小时 1 次,静脉滴注给药。不推荐口服用药。

【制剂与规格】 氨苄西林胶囊:(1)0.1g;(2)0.125g;(3)0.25g;(4)0.5g。

氨苄西林片:(1)0.125g;(2)0.25g。

氨苄西林颗粒:(1)0.125g;(2)0.25g;(3)1.5g。

注射用氨苄西林钠:(1)0.5g;(2)1.0g;(3)2.0g。

阿 莫 西 林 [药典(二);国基;医保(甲)]
Amoxicillin

【适应证】 本品用于治疗伤寒、其他沙门菌感染和伤寒带菌者可获得满意疗效。治疗敏感细菌不产β-内酰胺酶的菌株所致尿路感染也获得良好疗效。对下尿路感染的患者和不产酶淋病奈瑟菌所致尿道炎、宫颈炎口服单次剂量 3g 即可获得满意疗效。肺炎链球菌、溶血性链球菌和不产β-内酰胺酶的流感嗜血杆菌所致耳、鼻、喉感染,呼吸道感染和皮肤、软组织感染等皆为适应证。钩端螺旋体病也可用阿莫西林。本品亦可用于敏感大肠埃希菌、奇异变形杆菌和粪肠球菌所致泌尿生殖系统感染。本品与克拉霉素和兰索拉唑联合治疗幽门螺杆菌感染有良好疗效。

【药理】 (1)药效学 参阅"氨苄西林钠"。本品能抑制细菌的细胞壁合成,使之迅速成为球形体而破裂、溶解,而氨苄西林主要干扰细菌中隔细胞壁,使细菌形成丝状体,故本品的杀菌作用优于氨苄西林。对某些链球菌属和沙门菌属的作用较氨苄西林为强,但志贺菌属对本品多数耐药。

(2)药动学 口服后迅速吸收,75%～90%可自胃肠道吸收。口服 0.25g、0.5g 和 1g 后的 C_{max} 分别为 5.1mg/L、10.8mg/L 和 20.6mg/L,约为氨苄西林的 2 倍;t_{max} 为 2 小时。食物对药物吸收的影响不显著。肌内注射阿莫西林钠 500mg 的 C_{max} 为 14mg/L,与口服同剂量本品的血药峰浓度相仿,t_{max} 为 1 小时。静脉推注阿莫西林 500mg 后 5 分钟的血药浓度为 42.6mg/L,5 小时后为 1mg/L。肺炎或慢性支气管炎急性发作患者口服本品 500mg 后 2～3 小时和 6 小时的痰中平均药物浓度分别为 0.52mg/L 和 0.53mg/L,同期的血药浓度分别为 11mg/L 和 3.5mg/L。口服本品后 2 小时的唾液中浓度为 0.32mg/L。慢性中耳炎儿童口服本品 1g 后 1～2 小时,中耳液中的药物浓度为 6.2mg/L,显然高于氨苄西林。静脉注射本品 2g 后 1.5 小时在脑脊液中的药物浓度达 2.9～40.0mg/L,为同时期血药浓度的 8%～93%。本品可通过胎盘屏障,脐带血中药物浓度为母体血药浓度的 1/4～1/3。乳汁、汗液和泪液中含有微量。本品的分布容积为 0.41L/kg,血浆蛋白结合率为 17%～20%。$t_{1/2}$ 为 1～1.3 小时。单次口服本品 250mg 和 500mg 后,分别有 24%和 33%的给药量在肝内代谢。约 60%的口服药于 6 小时内以原型药经肾小球滤过和肾小管分泌而自尿中排出,20%的口服量则以青霉噻唑酸自尿中排泄。尿中阿莫西林浓度很高,口服 250mg 后尿中浓度达 300～1300mg/L。部分药物经胆汁排泄,其浓度也高于氨苄西林。丙磺舒可延缓本品经肾排泄,血液透析能消除本品,腹膜透析无清除本品的作用。

【不良反应】 胃肠道 恶心、呕吐等胃肠道反应较氨苄西林钠少见。

皮肤及皮肤附件 皮疹易发于传染性单核细胞增多症。

肝胆 少数患者血清氨基转移酶升高。

血液系统 偶有嗜酸性粒细胞增多和白细胞减少。

免疫系统及感染 可引起由念珠菌或耐药菌引起的二重感染。

神经系统 偶见兴奋、焦虑、失眠、头晕以及行为异常等中枢神经系统症状。

【禁忌证】 有青霉素类药物过敏史或青霉素皮肤试验阳性患者禁用。

【注意事项】 (1)传染性单核细胞增多症患者应用本品易发生皮疹。

(2) 每 1g 本品含钠 2.6g。

【药物相互作用】 参阅"氨苄西林钠"。氨基糖苷类抗生素在亚抑菌浓度时可增强本品对粪肠球菌的体外杀菌作用。

【给药说明】 参阅"青霉素"。由于阿莫西林在胃肠道的吸收不受食物影响,所以可在空腹或餐后服药,并可与牛奶等食物同服。本品口服制剂仅用于轻、中度感染。

【用法与用量】成人 (1)口服:一次成人一次 0.5g,每 6～8 小时 1 次,一日剂量不超过 4g。治疗无并发症的急性尿路感染可予以单次口服本品 3g 即可。

(2) 与适当的抗菌疗法联合用药根除幽门螺杆菌:一次 1.0g,一日 2 次,餐后口服,疗程 7 日或 10 日(对于耐药严重的地区,可考虑适当延长至 14 日,但不应超过 14 日)。

(3) 肌内注射或稀释后静脉滴注:一次 0.5～1g,一日 3～4 次。

儿童 (1)口服:一日 25～50mg/kg,分 3～4 次服;

(2) 严重感染时,肌内注射或静脉滴注一日 40～80mg/kg,分 3～4 次。

(3) 新生儿和早产儿,一日 30mg,每 12 小时 1 次。

肾损伤 肾功能严重损害患者需调整给药剂量,在肾小球滤过率为 10～50ml/min 和小于 10ml/min 的患者,其给药间隔应分别为 8～12 小时和 16 小时。血液透析可影响血药浓度,每次血液透析后应给以 1g 阿莫西林。

【制剂与规格】 阿莫西林片:(1)0.125g;(2)0.25g。
阿莫西林胶囊:(1)0.125g;(2)0.25g;(3)0.5g。
阿莫西林颗粒:(1)0.125g;(2)0.25g;(3)1.5g。
阿莫西林分散片:(1)0.125g;(2)0.25g;(3)0.5g。
阿莫西林口腔崩解片:0.125g。
注射用阿莫西林钠(按阿莫西林计):(1)0.5g;(2)1g;(3)2g。

哌 拉 西 林 [药典(二);国基;医保(甲)]
Piperacillin

【适应证】 主要用于铜绿假单胞菌和各种敏感革兰阴性杆菌所致严重感染,如血流感染、下呼吸道感染、骨与关节感染、尿路感染、胆道感染、腹腔感染、盆腔感染、皮肤及软组织感染等。哌拉西林与氨基糖苷类联合应用,亦可用于有中性粒细胞减少症等免疫缺陷患者的感染。

【药理】 (1)药效学 哌拉西林为广谱青霉素,对大肠埃希菌、变形杆菌、肺炎克雷伯菌、铜绿假单胞菌、淋病奈瑟菌(不产β-内酰胺酶菌株)等皆有较好的抗菌作用,不产β-内酰胺酶的沙门菌属和志贺菌属也对本品敏感。产气肠杆菌、枸橼酸杆菌、普罗威登菌和不动杆菌属对本品的敏感性较差,沙雷菌属和产酶流感嗜血杆菌多耐药。除耐青霉素金黄色葡萄球菌外,本品对革兰阳性菌也有较好作用。对肠球菌属的抗菌活性较氨苄西林为低。脆弱拟杆菌对本品也比较敏感。本品对青霉素结合蛋白-3(PBP-3)有高度亲和力,对 PBP-2 有中度亲和力,仅在高浓度时才对 PBP-1 有作用。

(2) 药动学 口服本品不吸收。正常人肌内注射本品 2g 后 30 分钟 C_{max} 为 36mg/L,6 小时后血药浓度为 1.3mg/L。静脉滴注和静脉推注本品 1g 后血药浓度分别可达 58.0mg/L 和 142.1mg/L,6 小时后的血药浓度分别为 0.5mg/L 和 0.6mg/L。严重肾功能损害患者(肌酐清除率≤5ml/min)于 30 分钟内按体重静脉滴注 70mg/kg,1 小时后的血药浓度约为 350mg/L。

肺炎链球菌脑膜炎患儿每 6 小时静脉滴注 69.0mg/kg 或 103mg/kg 后,次日至第 17 日的脑脊液药物浓度为 2.3～24.5mg/L,脑脊液中的药物浓度与血药浓度之比为 0.36～3.65。静脉滴注 1g 后 30～90 分钟,胆总管和胆囊中胆汁的药物浓度为血清中的一半,皮下渗出液的药物峰浓度与血清中相同。给前列腺肥大患者于 4 分钟内静脉注射本品 4g,前列腺组织中的药物峰浓度于给药后 45 分钟到达,为 75µg/g。

本品的血浆蛋白结合率为 17%～22%。$t_{1/2}$ 为 1 小时左右。本品在肝内不被代谢,仅少量药物在肠道内通过细菌水解成为无活性药物。本品系通过肾(肾小球滤过和肾小管分泌)和非肾(主要经胆汁)途径清除。静脉注射给药 1g,12 小时后尿中排出原型药量为给药量的 49%～68%,也有报道尿中 24 小时排出量最高达 90%者。肝功能正常者 10%～20%的药物经胆汁排泄。少量药物也可经乳汁排出。血液透析 4 小时可清除本品给药量的 30%～50%。肌内注射前 1 小时口服丙磺舒 1g,可使血药峰浓度增高 30%,$t_{1/2}$ 延长 30%。

【不良反应】 全身整体表现 过敏反应的发生和严重程度均低于青霉素钠。约 3%的患者出现皮疹、皮肤瘙痒等,少数患者发生药物热。

胃肠 3%的患者出现腹泻,偶有恶心、呕吐,假膜性肠炎罕见。

肝胆 个别患者可出现胆汁淤积性黄疸。个别患者可有血清氨基转移酶升高。但也有病例在用药前肝、肾功能异常，于用药过程中转为正常者。

神经系统 大剂量哌拉西林的应用，尤其是在尿毒症患者，可出现青霉素脑病，但极少见。

尿路 个别患者可有血尿素氮和肌酐升高。

血液系统 对凝血的影响呈剂量相关性，尤其是对肾脏损害患者，可干扰血小板的功能，能延长出血时间，导致紫癜和黏膜出血，但本品延长出血时间的发生和程度均低于羧苄西林。

【禁忌证】 有青霉素类药物过敏史或青霉素皮肤试验阳性患者禁用。

【注意事项】 常规 患者有过敏史、出血史、溃疡性结肠炎、局限性肠炎或抗生素相关性肠炎者皆应慎用。治疗期间应定期检查血清钾和钠。

交叉过敏反应 对一种青霉素过敏者可能对其他青霉素类药物或青霉胺过敏。

诊断干扰 应用哌拉西林治疗期间直接抗人球蛋白(Coombs)试验可呈阳性，也可出现血尿素氮和血清肌酐升高、高钠血症、低钾血症、血清氨基转移酶和乳酸脱氢酶升高、胆红素增多。

哺乳期 少量哌拉西林可自母乳中排泄，可使婴儿致敏，出现腹泻、念珠菌感染和皮疹，故哺乳期妇女应用本品宜停止哺乳。

肾损伤 肾功能减退患者应用本品前或应用过程中要监测凝血时间，因凝血试验(如凝血时间、血小板聚集和凝血酶原时间)可能出现异常。一旦发生出血，应立即停用。肾功能不全者，应根据肾功能调整剂量。

【药物相互作用】 (1)哌拉西林与氨基糖苷类(阿米卡星、庆大霉素或妥布霉素)联合应用可对铜绿假单胞菌、沙雷菌属、克雷伯菌属、吲哚阳性变形杆菌、普鲁威登菌、其他肠杆菌科细菌和葡萄球菌属的敏感菌株发生协同作用。本品与庆大霉素联合应用对粪肠球菌无协同作用。

(2)本品和某些头孢菌素联合应用也可对大肠埃希菌、铜绿假单胞菌、克雷伯菌属和变形杆菌属的某些敏感菌株发生协同作用。哌拉西林与头孢西丁联合应用，因后者可诱导细菌产生β-内酰胺酶，因而对铜绿假单胞菌、沙雷菌属、变形杆菌属和肠杆菌属可能出现拮抗作用。

(3)哌拉西林和羧苄西林、阿洛西林、美洛西林、替卡西林能抑制血小板的聚集，所以与肝素、香豆素类、茚满二酮等抗凝药合用时可使出血危险性增加。上述青霉素类与溶栓药合用时可发生严重出血，因此不宜使用。

非甾体抗炎药，尤其是阿司匹林、二氟尼柳以及其他水杨酸制剂，其他血小板聚集抑制药或黄吡酮与哌拉西林等青霉素类合用时也将增加出血的危险性，因为这些药物的合用可发生血小板功能的累加抑制作用。

(4)本品与氨基糖苷类抗生素混合后，两者抗菌活性均明显减弱，故良药不可置于同一容器内给药。

【给药说明】 肌内注射时以灭菌注射用水配置成1g/2.5ml的浓度。每个肌内注射部位一次肌内注射量不可超过2g。做静脉滴注时，将1g静脉注射液再稀释至50～100ml，于20～30分钟内滴入。本品不可加入碳酸氢钠溶液中静脉滴注。

【用法与用量】 成人 轻中度感染：如果单纯性尿路感染或院外感染的肺炎，每日剂量为4～8g，分2～4次肌内注射或静脉滴注。血流感染、医院获得性肺炎、腹腔感染、盆腔感染的剂量为每4～6小时3～4g。成人每日最大剂量不可超过24g。

儿童 婴幼儿和12岁以下儿童一般为每日80～100mg/kg，分2～4次肌内注射或静脉滴注；严重感染每日100～200mg/kg，最多可增至每日300mg/kg，分3～4次静脉滴注。

肾损伤 ①肌酐清除率在40ml/min以上者不需要调整剂量。②肌酐清除率为20～40ml/min者，每8小时静脉滴注3g；严重全身性感染患者，每8小时静脉滴注4g。③肌酐清除率<20ml/min者，严重全身感染患者每12小时静脉滴注4g。

【制剂与规格】 注射用哌拉西林钠：(1)0.5g；(2)1.0g；(3)2.0g；(4)4.0g。

磺苄西林钠 [药典(二)]
Sulbenicillin Sodium

【适应证】 主要适用于对本品敏感的铜绿假单胞菌、变形杆菌属以及其他敏感革兰阴性菌所致肺炎、尿路感染、复杂性皮肤软组织感染和血流感染等。用于对本品敏感菌所致腹腔感染、盆腔感染宜与抗厌氧菌药物联合应用。

【药理】 (1)药效学 磺苄西林为广谱半合成青霉素类抗生素，其作用机制与其他青霉素相同，通过作用于青霉素结合蛋白，抑制细菌细胞壁合成而发挥杀菌作用。对大肠埃希菌、奇异变形杆菌、沙门菌属和志贺菌属等肠杆菌科细菌，以及铜绿假单胞菌、流感嗜血杆菌、奈瑟菌属等其他革兰阴性菌具有抗菌作用。肺炎克雷伯菌、吲哚阳性变形杆菌对本品多耐药。对溶血性链球菌、肺炎链球菌以及不产青霉素酶的葡萄球菌亦具抗菌活性。

对消化链球菌、梭状芽孢杆菌在内的厌氧菌也对有一定作用。对铜绿假单胞菌的活性较羧苄西林高。

(2) 药动学　口服不吸收，肌内注射后吸收迅速。肌内注射本品 1g 后 30 分钟达血药峰浓度(C_{max})，为 30mg/L。静脉推注本品 2g 后 15 分钟血药浓度为 240mg/L。于 1 小时内和 2 小时内静脉滴注本品 5g，滴注结束即刻血药浓度大于 200mg/L。本品在体内分布广泛，胆汁、腹腔渗出液、痰液、肺组织、胸壁组织、子宫、脐带及羊水中均可达到有效治疗浓度，其中胆汁浓度较高，可达 700mg/L。本品在胆汁中浓度可为血浓度的 3 倍。血清蛋白结合率约为 50%。消除半衰期为 2.5～3.2 小时。本品主要经肾脏排泄，24 小时尿中药物排出量为给药量的 80%。部分药物可经胆汁排泄。

【不良反应】　全身整体表现　皮疹、药物热等较为常见；过敏性休克偶见。

胃肠　恶心、呕吐、腹泻、食欲缺乏、上腹部灼热感等胃肠道反应。

血液系统　大剂量用药可导致血小板功能异常或干扰其他凝血机制，从而发生出血倾向。少数患者可发生白细胞减少等。

肝胆　少数患者出现血清氨基转移酶一过性增高。

神经系统　肌内注射区可发生周围神经炎。静脉大剂量注射可引起口周、面部和四肢皮肤发麻，严重者有肌肉震颤、抽搐等神经毒性反应，此反应尤易见于婴儿、老年人和肾功能减退者。

免疫系统及感染　治疗期间可出现白色念珠菌感染、念珠菌过度繁殖可使舌苔呈棕色甚至黑色。

尿路系统　偶见间质性肾炎。

用药部位表现　注射局部可有疼痛、硬结等。

【禁忌证】　有青霉素类药物过敏史或青霉素皮肤试验阳性患者禁用。

【注意事项】　常规　慎用于严重肝肾功能不全患者。

交叉过敏反应　对一种青霉素过敏者可能对其他青霉素类和青霉胺过敏。

妊娠　尚缺乏妊娠期妇女应用本品的安全性资料，妊娠期妇女应仅在确有必要时方可使用。

【药物相互作用】　(1) 丙磺舒可延缓本品的肾脏排泄，导致血药浓度增高。

(2) 本品与氨基糖苷类联合应用对肠球菌属具有协同作用。

(3) 本品与庆大霉素、多黏菌素 B、磺胺嘧啶、去甲肾上腺素、间羟胺、苯巴比妥、戊巴比妥、水解蛋白、

维生素 B 族、维生素 C、琥珀胆碱等药物属配伍禁忌，故不可置于同一容器中。本品与重金属，特别是铜、锌和汞属配伍禁忌。

【用法与用量】　成人　①肌内注射：一日 2～4g，分 2～4 次，用 0.5%利多卡因 3ml 溶解。②静脉滴注：一日 4～8g，铜绿假单胞菌等引起的严重感染一日用量最高可达 20g。

儿童　一日 40～80mg/kg，分 2～4 次静脉滴注或注射。严重感染，一日 80～300mg/kg，分 4 次静脉给药。

【制剂与规格】　注射用磺苄西林钠：(1) 1.0g；(2) 2.0g；(3) 4.0g。

阿洛西林钠 [药典(二)；医保(乙)]
Azlocillin Sodium

【适应证】　主要用于铜绿假单胞菌和其兰阴性杆菌所致各类感染如血流感染、脑膜炎、支气管炎和肺炎等以及尿路感染等；也可用于需氧菌与厌氧菌的混合性感染如腹腔感染和妇科感染。在治疗革兰阴性杆菌和铜绿假单胞菌所致严重全身性感染时，可与氨基糖苷类联合应用，以提高疗效。

【药理】　(1) 药效学　阿洛西林为脲基青霉素，对大多数革兰阴性杆菌(包括铜绿假单胞菌)、革兰阳性球菌和厌氧菌均有抗菌作用。对肠杆菌科细菌的抗菌活性一般较美洛西林或哌拉西林略差，对铜绿假单胞菌的抗菌活性较替卡西林及美洛西林为强，与哌拉西林相似；对耐庆大霉素和羧苄西林的铜绿假单胞菌也有较好抗菌作用。本品对链球菌属、肠球菌属的抗菌活性与氨苄西林相仿，对部分脆弱拟杆菌也有较好作用；对流感嗜血杆菌、脑膜炎奈瑟球菌及淋病奈瑟球菌的抗菌活性强。本品对β-内酰胺酶不稳定，耐青霉素的淋病奈瑟球菌对本品亦耐药。

(2) 药动学　本品口服不吸收。快速静脉注射 1g 阿洛西林，5 分钟后的血药峰浓度为 92.9mg/L；于 30 分钟内静脉滴注阿洛西林 5g，滴注结束时的血药浓度为 409mg/L，8 小时后仍能测得 2.6mg/L。给药剂量 1～2g 时，消除半衰期($t_{1/2β}$)为 0.7～1.5 小时，给予 5g 剂量时可延长至 1.2～1.8 小时。新生儿的半衰期($t_{1/2}$)可延长至 2.6 小时；肾功能减退患者的半衰期可延长至 2～6 小时。同时给予丙磺舒可增高血药浓度。阿洛西林在组织和体液中分布广泛，在支气管分泌物及组织液中的浓度高。本品不易进入正常脑脊液，脑膜有炎症时，脑脊液中浓度可达同期血药浓度的 10%～30%。应用阿洛西林(5g，

每 6 小时 1 次静脉注射)治疗铜绿假单胞菌脑膜炎患者，脑脊液药物浓度为 4.2～125mg/L，同期血药浓度为 13.7～460mg/L。阿洛西林可透过胎盘屏障，静脉注射本品 1g 后 3 小时，羊水中的药物浓度可达 3.5mg/L，同期血药浓度为 8.2mg/L，在胎儿组织中的浓度亦较高，少量进入乳汁。给予 2g 本品后，前列腺组织内的药物浓度为 22.9mg/kg，同期血药浓度为 64.9mg/L。本品部分经胆道排泄，胆汁中浓度可高达 63～1137mg/L。本品静脉注射 5g 后 30～45 分钟时的骨组织中浓度为 18mg/kg，91～101 分钟时为 26mg/kg；伤口渗出液中也可达较高浓度。本品血浆蛋白结合率为 30%～46%。给药量的 60%～75% 于给药后 24 小时内以原型经肾排出，给予 2g 后 2 小时尿药浓度可达 2241～8100mg/L，丙磺舒可部分阻断肾小管分泌，减少本品经肾排泄。血液透析 5～6 小时，可清除给药量的 30%～60%，平均血清半衰期可缩短 50%；全身给药量的 5.4% 可为腹膜透析所清除。

【不良反应】 全身整体表现 过敏反应较为多见，有皮疹、药物热、嗜酸性粒细胞增多等。

胃肠 少数患者可发生腹泻、恶心、呕吐、腹痛等胃肠道反应。

肝胆 偶见血清氨基转移酶升高。

血液系统 偶见白细胞减少和出血时间延长。

【禁忌证】 有青霉素类药物过敏史或青霉素皮肤试验阳性患者禁用。

【注意事项】 交叉过敏反应 对一种青霉素过敏者可能对其他青霉素类药物、青霉胺过敏，使用本品前需详细询问药物过敏史。

肾损伤 肾功能减退患者应适当降低用量。

妊娠及哺乳妇女 可透过胎盘进入胎儿血循环，并有少量随乳汁分泌，孕妇及哺乳期妇女应用须权衡利弊。

不良反应相关 每 1g 约含 2.17mmol 钠，需限制钠盐摄入的患者慎用。

【药物相互作用】 本品不宜与肝素、香豆素类等抗凝药合用，也不宜与非甾体抗炎药合用，以免引起出血。

【用法与用量】 成人 每日 12～16g，分 2～4 次静脉滴注。治疗危重感染时每 8 小时给予 5g，治疗尿路感染时每 8 小时给予 2g。剂量≤2g 时，可静脉缓慢推注给药，药液浓度不宜超过 10%。应用高剂量时宜静脉滴注，滴注时间应在 30 分钟以上。

儿童 每日 200～250mg/kg，分 2～4 次静脉滴注。

肾损伤 中度至重度肾功能减退患者的给药间隔时间延长至 12 小时，肝、肾功能同时减退者需适当减少。

【制剂与规格】 注射用阿洛西林钠：(1)0.5g；(2)1g；(3)1.5g；(4)2g；(5)3g。

美洛西林钠 [药典(二)；医保(乙)]
Mezlocillin Sodium

【适应证】 主要适用于治疗铜绿假单胞菌及其他敏感革兰阴性杆菌所致下呼吸道感染、尿路感染、生殖系统感染及血流感染、脑膜炎等。

【药理】 (1)药效学 本品对大肠埃希菌、肺炎克雷伯菌、变形杆菌属、肠杆菌属等肠杆菌科细菌，铜绿假单胞菌和不动杆菌属等非发酵菌，以及对青霉素敏感的革兰阳性菌有较强的抗菌活性。对肠杆菌科细菌的抗菌活性较阿洛西林为强，但对铜绿假单胞菌的作用较阿洛西林和哌拉西林弱。本品对粪肠球菌作用较强，与氨苄西林相仿。本品与铜绿假单胞菌生存所必需的 PBPs 形成多位点结合，且对细菌的细胞膜具有穿透作用，因此有较强的抗假单胞菌作用。本品对β-内酰胺酶不稳定，产β-内酰胺酶的金黄色葡萄球菌及肠杆菌科细菌对其耐药。

(2)药动学 本品口服不吸收，肌内注射给药后吸收良好，生物利用度为 70%，肌内注射 1g 美洛西林 0.75～1.5 小时后达血药峰浓度，为 15～25mg/L。本品静脉给药后呈非线性药代动力学模型，于 4～5 分钟内静脉推注美洛西林 1g 和 5g，推注结束后 5 分钟时的血药浓度分别为 56mg/L 和 383.5mg/L；于 15 分钟和 2 小时内分别静脉滴注美洛西林 3g，滴注结束时的血药峰浓度分别为 269mg/L 和 100mg/L。本品易分布至胆汁、腹腔液、胸腔液、胰腺、骨及创面分泌物内；本品在支气管分泌物中分布良好，以支气管镜获取的分泌物中的药物高峰浓度可达同期血药浓度的 55%，痰液中药物浓度可为同期血药浓度的 5.4%～7.7%。在脑膜无炎症时，不易进入脑脊液，但在脑膜有炎症时脑脊液中药物浓度可达同期血药浓度的 30%。本品可透过胎盘屏障，也有少量药物分泌至乳汁。美洛西林可穿透至心脏瓣膜和乳头肌以及前列腺组织。本品的血浆蛋白结合率为 16%～42%，消除半衰期为 0.7～1.1 小时，在新生儿中半衰期延长，肾功能减退患者的血半衰期可延长至 6 小时。部分药物可在肝内代谢为无活性物质。药物主要以原型经肾脏随尿液排出，55%～60% 的给药量于 6 小时内随尿排出；给药量的 4% 以原型自胆道排出。本品较少为血液透析和腹膜透析所清除。

【不良反应】 全身整体表现 以变态反应较为多见，有皮疹、药物热、嗜酸性粒细胞增多等。

胃肠 腹泻、恶心、呕吐等胃肠道反应发生于少数患者。

肝胆 个别患者出现血清氨基转移酶升高。

血液系统 个别患者出现血小板减少、白细胞总数减少。

血管，出血及凝血系统 少数患者静脉给药时可发生血栓性静脉炎，偶见凝血功能障碍。

神经系统 可出现神经-肌肉过度应激，偶见癫痫发作。

【禁忌证】 有青霉素类药物过敏史或青霉素皮肤试验阳性患者禁用。

【注意事项】 **常规** 严重肝肾功能减退者以及凝血功能异常者慎用。

诊断干扰 以硫酸铜法测定尿糖时可出现假阳性。尿蛋白实验结果可呈现假阳性，直接抗人球蛋白（Coombs）试验可呈阳性。

不良反应相关 本品 1g 含 1.85mmol 钠，大剂量给药时应定期监测血钠浓度。

哺乳期 哺乳期妇女应用本品时宜停止授乳。

【药物相互作用】 (1)与酸性物质(pH4.5 以下)配伍，可产生沉淀；与碱性物质(pH8.0 以上)配伍，效价下降较快。

(2)本品与阿米卡星、卡那霉素、庆大霉素、西索米星、诺氟沙星、胺碘酮等呈配伍禁忌。

(3)与肝素、香豆素类和茚满二酮等抗凝血药合用可能导致凝血机制障碍而引起初学。

(4)与甲氨蝶呤合用可干扰后者的肾小管排泄，降低其清除率，引起甲氨蝶呤的毒性反应。

(5)与维库溴铵类肌松药合用可延长及增加其神经-肌肉阻滞作用。

【给药说明】 肌内注射、静脉注射或静脉滴注。肌内注射临用前加灭菌注射用水溶解，静脉注射通常加入5%葡萄糖氯化钠注射液或 5%～10%葡萄糖注射液溶解后使用。

【用法与用量】 **成人** 静脉给药，每日 8～20g，分4 次静脉注射或滴注。肌内注射：每日 100～125mg/kg，分 4 次注射，一次肌内注射不宜超过 2g。

儿童 每日 150mg/kg，分 2～4 次静脉注射或滴注。

肾损伤 治疗肾功能减退患者严重全身性感染：肌酐清除率为 10～30ml/min 者，剂量为每 8 小时 3g；肌酐清除率<10ml/min 者，剂量为每 8 小时 2g。

【制剂与规格】 注射用美洛西林钠：(1)0.5g；(2)1g；(3)1.5g；(4)2.0g；(5)2.5g；(6)3.0g；(7)3.5g；(8)4.0g。

羧苄西林钠 ^[药典(二)]
Carbenicillin Sodium

【适应证】 主要适用于全身性铜绿假单胞菌感染，如血流感染、尿路感染、呼吸道感染、腹腔、盆腔感染以及皮肤、软组织感染等，也可用于其他敏感肠杆菌科细菌引起的系统性感染。

【药理】 (1)**药效学** 本品为广谱青霉素类抗生素，通过抑制细菌细胞壁合成发挥杀菌作用。对大肠埃希菌、变形杆菌属、肠杆菌属、枸橼酸菌属、沙门菌属和志贺菌属等肠杆菌科细菌，以及铜绿假单胞菌、流感嗜血杆菌、奈瑟菌属等其他革兰阴性菌具有抗菌作用。对溶血性链球菌、肺炎链球菌以及不产青霉素酶的葡萄球菌亦具抗菌活性。脆弱拟杆菌、梭状芽孢杆菌等许多厌氧菌也对本品敏感。

(2)**药动学** 肌内注射本品 1g 后 1 小时达血药峰浓度(C_{max})，为 34.8mg/L，4 小时后血药浓度为 10mg/L。静脉推注本品 5g 后 15 分钟和 2 小时的血药浓度分别为 300mg/L 和 125mg/L。新生儿肌内注射 100mg/kg 后，血药峰浓度(C_{max})可达 147mg/L。本品的分布容积(Vd)为 0.18L/kg，血清蛋白结合率约为 50%。本品难以透过正常血-脑屏障，但肺炎链球菌脑膜炎患儿每 6 小时静脉滴注 69～103mg/kg 本品后，第 2 日至第 17 日脑脊液内药物浓度为 2.3～24.5mg/L。约 2%在肝内代谢，血消除半衰期($t_{1/2\beta}$)为 1～1.5 小时。大部分以原型通过肾小球滤过和肾小管分泌清除，小部分经胆道排泄。血液透析可清除本品，腹膜透析则仅可部分清除本品。

【不良反应】 **全身整体表现** 青霉素类药物的过敏反应较常见，包括荨麻疹等各类皮疹、白细胞减少、间质性肾炎、哮喘发作和血清病型反应(Ⅲ型变态反应)。严重者偶可发生过敏性休克。

胃肠 可见恶心、呕吐。

肝胆 可见肝肿大，ALT、AST 升高。

尿路系统 可见肌酐升高。

神经系统 大剂量静脉注射本品时可出现抽搐等神经系统反应、高钠和低钾血症。

代谢及营养异常 本品为弱酸，故血药浓度过高时可发生急性代谢性酸中毒，此反应尤多见于肾病病人且已有酸中毒者。

【禁忌证】 有青霉素类药物过敏史或青霉素皮肤试验阳性患者禁用。

【注意事项】 **常规** 由于浓度较高的羧苄西林钠溶液可形成多聚体(为致敏区)，因此注射液皆须新鲜配制。

交叉过敏反应 对一种青霉素过敏者可能对其他青霉素类药物、青霉胺过敏，使用本品前需详细询问药物过敏史。

不良反应相关 含钠量较高，故限制钠盐摄入的患者应慎用本品。

肾损伤 肾功能不全患者应用本品可导致出血，应注意随访凝血时间、凝血酶原时间，发生出血时应及时停药并予适当治疗。

妊娠 尚未在孕妇中进行严格对照试验以排除本品对胎儿的不良影响，故孕妇应仅在确有必要时使用本品。

哺乳期 少量本品从乳汁中分泌，哺乳期妇女应慎用或暂停哺乳。

【药物相互作用】 (1)本品与琥珀氯霉素、琥乙红霉素、卡那霉素、链霉素、庆大霉素、妥布霉素、两性霉素 B、维生素 B 族、维生素 C、苯妥英钠、拟交感类药物、异丙嗪等有配伍禁忌。

(2) 本品在体外与氨基糖苷类药物(阿米卡星、庆大霉素或妥布霉素)对铜绿假单胞菌、部分肠杆菌科细菌具有协同抗菌作用。

(3) 本品与氨基糖苷类抗生素同瓶滴注，可导致两者的抗菌活性明显减弱。

(4) 大剂量本品与肝素等抗凝药、血栓溶解药、水杨酸制剂、磺吡酮或血小板聚集抑制药合用可增加出血危险。

(5) 与磺胺类合用可使本品的血药浓度增高，故须适当减少本品的剂量。

【用法与用量】 成人 中度感染：一日 8g，分 2～3 次肌内注射或静脉注射；严重感染，一日 10～30g，分 2～4 次静脉滴注或注射。

儿童 ①中度感染：每 6 小时按体重 12.5～50mg/kg 注射；严重感染：每日按体重 100～300mg/kg，分 4～6 次注射。②新生儿体重低于 2kg 者，首剂按体重 100mg/kg，出生第 1 周每 12 小时 75mg/kg，静脉滴注；出生第 2 周起 100mg/kg，每 6 小时 1 次。新生儿体重 2kg 以上者出生后第 1 周每 8 小时 75mg/kg，静脉滴注，以后每 6 小时 75mg/kg。

肾损伤 严重肾功能不全者，每 8～12 小时静脉给药 2g 即可维持血药浓度在 100mg/L 水平；如同时伴肝功能损害，一日 2g 即可。

【制剂与规格】 注射用羧苄西林钠：(1)0.5g；(2)1g；(3)2g。

第二节 头孢菌素类

头孢菌素类(cephalosporins)抗生素是一类广谱半合成抗生素，其母核为头孢菌素 C 裂解而获得的 7-氨基头孢烷酸(7-ACA)。头孢菌素类具有抗菌谱广、抗菌作用强、耐青霉素酶、毒性低等优点。根据药物抗菌谱和抗菌作用以及对β-内酰胺酶的稳定性不同，目前将头孢菌素分为四代：(1)第一代头孢菌素主要作用于需氧革兰阳性球菌，包括甲氧西林敏感葡萄球菌、化脓性链球菌、草绿色链球菌、D 组链球菌，但甲氧西林耐药葡萄球菌和肠球菌属对其耐药；对大肠埃希菌、肺炎克雷伯菌、奇异变形杆菌(吲哚阴性)等革兰阴性杆菌亦有一定抗菌活性；对口腔厌氧菌亦具抗菌活性；对青霉素酶稳定，但可被许多革兰阴性菌产生的β-内酰胺酶所破坏；常用品种有头孢唑林、头孢拉定和头孢氨苄，其注射剂有轻度肾毒性。(2)第二代头孢菌素对革兰阳性球菌的活性与第一代品种相仿或略差，但对大肠埃希菌、肺炎克雷伯菌、奇异变形杆菌等革兰阴性杆菌作用较强，对产β-内酰胺酶的流感嗜血杆菌、卡他莫拉菌、脑膜炎奈瑟菌、淋病奈瑟菌亦具有抗菌活性；对革兰阴性杆菌所产β-内酰胺酶的稳定性较第一代头孢菌素强；有轻度肾毒性或无肾毒性；常用品种有头孢呋辛、头孢克洛。(3)第三代头孢菌素中头孢噻肟、头孢曲松对革兰阳性菌的作用不如第一代和第二代头孢菌素，但对肺炎链球菌(包括青霉素耐药菌株)、化脓性链球菌及其他链球菌属仍有良好作用；对大肠埃希菌、肺炎克雷伯菌、奇异变形杆菌等肠杆菌科革兰阴性杆菌具有良好抗菌作用；对流感嗜血杆菌、脑膜炎奈瑟菌、淋病奈瑟菌及卡他莫拉菌作用强，对沙雷菌属、肠杆菌属、不动杆菌属及假单胞菌属的作用则不同品种间差异较大；而头孢他啶、头孢哌酮对铜绿假单胞菌具有良好作用，对肠杆菌科等革兰阴性杆菌的作用则与头孢曲松、头孢噻肟相仿，对革兰阳性球菌作用较差。多数第三代头孢菌素对革兰阴性杆菌产生的广谱β-内酰胺酶稳定，但可被革兰阴性杆菌产生的超广谱β-内酰胺酶(ESBLs)和头孢菌素酶(AmpC 酶)水解。(4)第四代头孢菌素对金黄色葡萄球菌等革兰阳性球菌的作用较第三代头孢菌素为强；对 AmpC 酶的稳定性优于第三代头孢菌素，因产 AmpC 酶而对第三代头孢菌素耐药的肠杆菌属、柠檬酸菌属、普罗威登菌属、摩根菌属及沙雷菌属仍可对第四代头孢菌素敏感；对铜绿假单胞菌的活性与头孢他啶相仿或略差；主要品种为头孢吡肟。第一、二、三代具有口服制剂。此外，尚有具有抗甲氧西林耐药葡萄球菌作用的头孢菌素如头孢罗膦，有人称其为第五代头孢菌素。

头孢菌素类药物与其他药物一样可能发生包括过敏性休克在内的过敏反应，但目前循证证据不支持在头孢菌素过敏史人群进行头孢菌素皮试。降低过敏反应风险和损害的有赖于：详询患者过敏史，用药后密切观察，一旦发生过敏反应及时、正确救治（发生速发型过敏反应首选肾上腺素肌内注射）。有关头孢菌素过敏与皮试问题参照国家卫生健康委员会发布的《β内酰胺类抗菌药物皮肤试验指导原则（2021 年版）》。

头孢噻吩钠 [药典(二)]
Cefalothin Sodium（Cephalothin）

【适应证】 适用于耐青霉素金葡菌（甲氧西林耐药者除外）和敏感革兰阴性杆菌所致的呼吸道感染、软组织感染、尿路感染、败血症等，病情严重者可与氨基糖苷类抗生素联合应用，但应警惕可能加重肾毒性。不宜用于细菌性脑膜炎病人。

【药理】 （1）药效学 第一代头孢菌素，抗菌谱广，对革兰阳性菌的活性较强，产青霉素酶和不产青霉素酶金葡菌、凝固酶阴性葡萄球菌、化脓性链球菌、肺炎链球菌、B 组溶血性链球菌、草绿色链球菌、表皮葡萄球菌、白喉杆菌、炭疽杆菌对本品皆相当敏感。肠球菌属、耐甲氧西林葡萄球菌、李斯特菌和奴卡菌耐药。流感嗜血杆菌、脑膜炎奈瑟菌、卡他莫拉菌和淋病奈瑟菌对本品高度敏感，部分大肠埃希菌、克雷伯菌属、沙门菌属、志贺菌属、变形杆菌属菌株对本品多中度敏感，其余革兰阴性杆菌则多数耐药。革兰阳性厌氧菌对本品敏感，脆弱拟杆菌对本品耐药。本品主要通过抑制细菌细胞壁的合成产生抗菌作用。

（2）药动学 肌内注射头孢噻吩 0.5g 和 1g 后，血药峰浓度（C_{max}）于 30 分钟后到达，分别为 10mg/L 和 20mg/L，4 小时后血药浓度迅速下降。同时口服丙磺舒可使本品血药峰浓度提高近 3 倍，血药浓度维持时间亦较久。静脉注射 1g 后 15 分钟血药浓度为 30～60mg/L，24 小时内连续静脉滴注 12g，血药浓度波动于 10～30mg/L。头孢噻吩广泛分布于各种组织和体液中，在肾皮质、胸水、心肌、横纹肌、皮肤和胃中浓度较高，肾组织中浓度接近血药浓度，其余组织中的浓度仅为血药浓度的 1/3 左右，在支气管分泌物、前列腺可达血药浓度的 25%。头孢噻吩甚易进入炎性腹水中，在肝和脑组织中的浓度甚低，亦很难渗透至正常脑脊液。在细菌性脑膜炎病人的脑脊液中药物浓度为血药浓度的 1%～10%。胆汁中药物浓度低于同期血药浓度。在骨组织中浓度甚低。本品可透过胎盘，胎儿血循环中药物浓度约为母体血浓度的 10%～15%。乳汁中浓度约为血中浓度的 30%。本品蛋白结合率 50%～65%，血消除相半衰期

（$t_{1/2}$）为 0.5～0.8 小时，肾功能减退时可延长至 3～8 小时，出生 1 周内新生儿的消除相半衰期（$t_{1/2}$）为 1～2 小时。约 60%～70%的给药量于给药后 6 小时内自尿中排出，其中 70%为原型，30%为其代谢产物。头孢噻吩可为血液透析和腹膜透析清除，两者的清除率分别为 50%～70%和 50%。

【不良反应】 （1）肌内注射局部疼痛较为多见，可有硬块、压痛和温度升高。大剂量或长时间静脉滴注头孢噻吩后血栓性静脉炎的发生率可高达 20%。

（2）较常见的不良反应为皮疹，嗜酸性粒细胞增多、药物热、血清病样反应等过敏反应。过敏性休克极少发生。

（3）粒细胞减少和溶血性贫血偶可发生。

（4）高剂量时可发生惊厥和其他中枢神经系统症状，肾功能减退患者尤易发生。

（5）恶心、呕吐等胃肠道不良反应少见。

（6）可发生由艰难梭菌所致的腹泻和假膜性肠炎。

（7）大剂量使用本品可发生脑病。

【禁忌证】 有头孢菌素过敏和青霉素过敏性休克史者禁用。

【注意事项】 常规

（1）本品与氨基糖苷类不可同瓶滴注。

（2）与强利尿药、氨基糖苷类和其他具肾毒性药物联合应用可增加肾毒性。

（3）患者有胃肠道疾病史者，特别是溃疡性结肠炎、局限性肠炎或抗生素相关性肠炎者和患者有肾功能减退者应慎用头孢噻吩钠。

交叉过敏反应 对一种头孢菌素或头霉素过敏者对其他头孢菌素类或头霉素类也可能过敏。对青霉素类或青霉胺过敏者也可能对本品过敏。

诊断干扰 应用本品的病人抗球蛋白试验可出现阳性；孕妇产前应用本品，此阳性反应可出现于新生儿。患者尿中头孢噻吩含量超过 10mg/ml 时，以磺基水杨酸进行尿蛋白测定可出现假阳性反应。用硫酸铜法测定尿糖可呈假阳性反应。血清丙氨酸氨基转移酶、天冬氨酸氨基转移酶、碱性磷酸酶和血尿素氮在应用本品过程中皆可升高。

肾损伤 对肾功能减退病人应在减少剂量情况下谨慎使用。下列情况应用头孢噻吩可能发生肾毒性：①每日剂量超过 12g。②肾功能减退或疑有肾功能减退应用本品时未适当减量。③50 岁以上的老年患者。④感染性心内膜炎、败血症、肺部感染等严重感染患者。⑤创伤所致的肾清除功能降低。⑥对青霉素或头孢噻吩过敏者。

肝损伤 因本品部分在肝脏代谢，因此肝功能损害病人也应慎用。

【药物相互作用】 (1)与下列药物有配伍禁忌：硫酸阿米卡星、庆大霉素、卡那霉素、妥布霉素、新霉素、盐酸金霉素、盐酸四环素、盐酸土霉素、黏菌素甲磺酸钠、硫酸多黏菌素 B、葡萄糖酸红霉素、乳糖酸红霉素、林可霉素、磺胺异噁唑、氨茶碱、可溶性巴比妥类、氯化钙、葡萄糖酸钙、盐酸苯海拉明和其他抗组胺药、利多卡因、去甲肾上腺素、间羟胺、哌甲酯、琥珀胆碱等。偶亦可能与下列药品发生配伍禁忌：青霉素、甲氧西林、氢化可的松琥珀酸钠、苯妥英钠、丙氯拉嗪、维生素 B 族和维生素 C、水解蛋白。

(2)呋塞米、依他尼酸、布美他尼等强利尿药，卡莫司汀、链佐星(streptozocin)等抗肿瘤药以及氨基糖苷类抗生素与本品合用有增加肾毒性的可能。

(3)克拉维酸可增强本品对某些因产生β-内酰胺酶而对之耐药的革兰阴性杆菌的抗菌活性。

【给药说明】 配制肌内注射液：1g 本品加 4ml 灭菌注射用水使溶解。作静脉注射时可将 1g 本品溶于 10ml 灭菌注射用水、5%葡萄糖注射液或氯化钠注射液，配制成的溶液于 3～5 分钟内徐缓注入。供静脉滴注时，先将 4g 本品溶于 20ml 灭菌注射用水中，然后再适量稀释。腹腔内给药时，一般每 1000ml 透析液中含头孢噻吩钠 60mg。治疗腹膜炎或腹腔污染后应用头孢噻吩钠的浓度可达 0.1%～4%。

【用法与用量】 成人 肌内或静脉注射，1 次 0.5～1g，每 6 小时 1 次。严重感染病人的一日剂量可加大至 6～8g。预防手术后感染可于术前 0.5～1 小时用 1～2g，手术时间超过 3 小时者可于手术期间给予 1～2g，根据病情可于术后每 6 小时 1 次，术后 24 小时内停药。如为心脏手术、人工关节成形术等，预防性应用可于术后维持 2 天。成人一日最高剂量不超过 12g。

儿童 小儿每日按体重 50～100mg/kg，分 4 次给药。1 周内的新生儿为每 12 小时按体重 20mg/kg；1 周以上者每 8 小时按体重 20mg/kg。

肾损伤 肾功能减退病人应用本品须适当减量。肌酐清除率小于 10ml/min、25ml/min、50ml/min 和 80ml/min 时，每 6 小时给予的剂量分别为 0.5g、1g、1.5g 和 2g。无尿病人每天的维持剂量为 1.5g，分 3 次给药。血液透析和腹膜透析能有效地清除本品，透析期间为维持有效血药浓度，应每 6～12 小时给予 1g。

【制剂与规格】 注射用头孢噻吩钠：(1)0.5g；(2)1.0g；(3)1.5g；(4)2.0g。

头孢唑林钠 [药典(二)；国基；医保(甲)]
Cefazolin Sodium

【适应证】 主要用于治疗敏感细菌所导致的下列感染：①肺炎链球菌、克雷伯菌属、流感嗜血杆菌、金黄色葡萄球菌(青霉素敏感和耐药菌株)及化脓性链球菌所致呼吸道感染；②大肠埃希菌、奇异变形杆菌、克雷伯菌属和部分其他肠杆菌科细菌所致尿路感染；③甲氧西林敏感金黄色葡萄球菌及化脓性链球菌所致心内膜炎和皮肤及软组织感染；④大肠埃希菌、各种链球菌、奇异变形杆菌、克雷伯菌属和金黄色葡萄球菌所致胆道感染；⑤甲氧西林敏感金黄色葡萄球菌所致骨、关节感染；⑥大肠埃希菌、奇异变形杆菌、克雷伯菌属所致前列腺炎和附睾炎；⑦肺炎链球菌、甲氧西林敏感金黄色葡萄球菌、奇异变形杆菌、大肠埃希菌和克雷伯菌属所致血流感染；⑧本品常用于预防术后切口感染；⑨由于本品对血-脑屏障穿透性较差，因此本品不宜用于中枢神经系统感染。

【药理】 (1)药效学 头孢唑林的抗菌谱与头孢噻吩相仿，对金黄色葡萄球菌的抗菌活性较头孢噻吩略差，对葡萄球菌产生的青霉素酶稳定性亦差于头孢噻吩。对表皮葡萄球菌、草绿色链球菌、化脓性链球菌和肺炎链球菌的抗菌活性均较青霉素为差。甲氧西林耐药葡萄球菌、肠球菌属对本品耐药。白喉棒状杆菌、炭疽芽孢杆菌和梭状芽孢杆菌对本品也甚敏感。本品对大肠埃希菌、奇异变形杆菌和肺炎克雷伯菌的抗菌活性较头孢噻吩为强。伤寒沙门菌、志贺菌属对本品敏感，其他肠杆菌科细菌、不动杆菌属和铜绿假单胞菌以及脆弱拟杆菌均对本品耐药。奈瑟菌属对本品相当敏感，流感嗜血杆菌仅为中度敏感。李斯特菌属、衣原体、艰难梭菌等对本品耐药。

(2)药动学 临床上用其钠盐肌内注射或静脉给药。肌内注射 500mg 后，t_{max} 为 1～2 小时；C_{max} 为 38mg/L(32～42mg/L)，8 小时后为 3mg/L。肌内注射 14.9mg/kg 后，2 小时到达的 C_{max} 为 52.2mg/L。同样剂量加入葡萄糖注射液 100ml 中于 30 分钟内做静脉滴注，C_{max} 可达 143.6mg/L。

头孢唑林的分布容积为 0.12L/kg，小于其他头孢菌素。本品难以透过血-脑屏障，在有炎症的脑脊液中也不能测出药物浓度。头孢唑林能在胸水中达到有效治疗浓度。静脉给药 1g 后 30 分钟、60 分钟和 120 分钟的平均血药浓度分别为 37mg/L、15mg/L 和 12mg/L；肌内注射 0.5g 后 60 分钟、120 分钟和 240 分钟的平均血药浓度分别为 9mg/L、15mg/L 和 33mg/L；腹水中药物浓度为同期血药浓度的 90%。骨髓炎患儿每日静脉给药 50mg/kg 后，脓液中药物浓度为 5.5～13.3mg/L，骨内药物浓度为 3.2～5.5mg/kg。在炎症渗出液中的药物浓度基本与同期血药浓度相等。头孢唑林在胆汁中药物浓度等于或略超过同期血药浓度，给予一般治疗剂量后，头孢唑林在胆汁中浓度为 17～31mg/L，维持时间亦较头孢噻吩为长。胎儿血药浓度为母体同期血药浓度的 70%～90%，乳汁中含量低。血浆蛋白结合率为 74%～86%。健康成人的 $t_{1/2}$ 为 1.4～1.8 小时，在肾功能衰竭患者可延长至 18～36 小时。1 周内新生儿的 $t_{1/2}$ 为 4.5～5 小时。

本品在体内不代谢；原型药主要通过肾小球滤过，部分通过肾小管分泌自尿中排出。80%～90%给药量于 24 小时内自尿中排出，肌内注射 0.5g 后的尿药峰浓度达 2400mg/L。仅少量(0.13%)药物自胆汁中排泄，但胆汁内药物浓度仍很高。丙磺舒可使血药浓度约提高 30%，有效血药浓度时间延长。

血液透析清除头孢唑林比较缓慢，经 6 小时血透后血药浓度减少 40%～45%，腹膜透析一般不能清除本品。

【不良反应】 全身整体表现 药疹发生率为 1.1%，嗜酸粒细胞增高的发生率为 1.7%，偶有药物热。

皮肤及皮肤附件 个别患者可出现瘙痒、史-约综合征。

胃肠 个别患者可出现腹痛、腹泻、恶心、呕吐、食欲缺乏、假膜性肠炎。

血液系统 个别患者可出现血液凝固障碍、白细胞减少、血小板减少症。

神经系统 个别患者可出现意识模糊、癫痫发作。肾功能减退患者应用大剂量(每日 12g)头孢唑林时可出现脑病反应。

肝胆 个别患者可出现一过性血清氨基转移酶、碱性磷酸酶升高。

尿路系统 个别患者可出现肾功能损害。

【禁忌证】 对本品过敏者禁用。对具有相同或相似的 C7 位 R1 侧链头孢菌素类药物过敏者避免使用。

【注意事项】 交叉过敏反应 头孢菌素与青霉素类抗生素存在交叉过敏可能，在应用本品前须详细询问患者对头孢菌素类、青霉素类抗生素及其他药物过敏史。

诊断干扰 1%应用头孢唑林的患者可出现直接或间接 Coombs 试验阳性及尿糖假阳性(硫酸铜法)。少数患者的碱性磷酸酶、血清氨基转移酶可升高。

肾损伤 肾功能不全患者应谨慎使用本品，应用时必须减量。

儿童 不推荐用于早产儿和新生儿患者。

哺乳期 本品在乳汁中含量低，哺乳期妇女用药时宜停止哺乳。

不良反应相关 肝功能损害、肾功能损害或营养状况不良的患者，疗程较长的患者和以往经抗凝治疗稳定的患者，可出现于头孢唑林相关的凝血酶原活性下降。

长期应用可导致对本品耐药细菌过度生长，治疗期间一旦发生二重感染，应及时采取适当措施。

【药物相互作用】 参阅"头孢噻吩钠"。

(1)头孢唑林与下列药物有配伍禁忌：硫酸阿米卡星、硫酸卡那霉素、葡萄糖酸红霉素、甲磺酸多黏菌素E，硫酸多黏菌素B、戊巴比妥、葡萄糖酸钙。

(2)头孢唑林与庆大霉素或阿米卡星联合应用，在体外能增强抗菌作用。

(3)与华法林合用，因维生素 K 依赖性凝血因子的合成降低，出血的风险增加。

(4)与伤寒活疫苗合用，后者的免疫作用下降。

(5)头孢唑林含有甲硫四氮唑侧链，用药期间饮酒或饮用含乙醇饮料或静脉注射含乙醇药物，可发生"双硫仑样反应"。

【给药说明】 1.05g 的头孢唑林钠约相当于 1g 头孢唑林，每 1g 头孢唑林的含钠量约为 2.1mmol(48mg)。配制肌内注射液，分别加入 2ml 和 2.5ml 灭菌注射用水或氯化钠注射液于 500mg 和 1g 注射用头孢唑林中。配制静脉注射液时将 0.5g 或 1g 头孢唑林溶解于 10ml 灭菌注射用水中，做缓慢静脉注射(3～5 分钟)。静脉滴注时再用 100ml 稀释液稀释后静脉滴注。

【用法与用量】 成人 每 6～12 小时 0.5～1g，病情严重者可酌增剂量至每日 6g。

儿童 一个月以上的婴儿和儿童，每日 25～50mg/kg，分 3～4 次给药。剂量可按感染严重程度而定。重症患儿每日 100mg/kg。

肾损伤 应用头孢唑林时先接受 500mg 的首次负荷量，然后根据肾功能损害程度给予维持量：①肌酐清除率大于 55ml/min 时，可仍按正常剂量给予；②肌酐清除率为 20～50ml/min 时，每 8 小时 0.5g；③肌酐清除率为 11～34ml/min 时，每 12 小时 0.25g；④肌酐清除率小于 10ml/min 时，每 18～24 小时 0.25g。

其他 预防手术部位感染，术前 0.5～1 小时肌内注射或静脉注射给药 1g，术后每 6～8 小时给药 0.5～1.0g，至手术后 24 小时止。

【制剂与规格】 注射用头孢唑林钠：(1)0.25g；(2)0.5g；(3)0.75g；(4)1g；(5)2g；(6)3g。

头孢拉定 [药典(二); 国基; 医保(甲); 医保(乙)]

Cefradine

【适应证】 用于敏感细菌所致急性咽炎、急性扁桃体炎、中耳炎、支气管炎、肺炎等呼吸道感染、泌尿与生殖系统感染、皮肤及软组织感染等。本品亦为预防术后伤口感染的选用药物之一。口服制剂用于上述感染的轻症患者。

【药理】 (1)药效学 头孢拉定的体外抗菌活性与头孢氨苄相仿，低于头孢噻吩和头孢唑林。本品对甲氧西林敏感金黄色葡萄球菌、表皮葡萄球菌、化脓性链球菌、肺炎链球菌和草绿色链球菌均有良好抗菌作用，耐甲氧西林葡萄球菌、肠球菌属对本品耐药。本品对革兰阳性菌和革兰阴性菌的作用与头孢氨苄相似，但对大肠埃希菌、变形杆菌属和克雷伯菌属的活性略差。本品对淋病奈瑟菌有一定作用，对产酶淋病奈瑟菌也具有活性；对流感嗜血杆菌的活性较差。除脆弱拟杆菌外，其余厌氧菌大多对本品敏感。

(2)药动学 口服本品后吸收迅速，生物利用度为90%。空腹口服0.5g，t_{max}为1小时，C_{max}为11～18mg/L；食物可延缓本品的吸收，但不影响吸收总量。静脉注射0.5g后5分钟的血药浓度为46mg/L。肌内注射0.5g后，t_{max}为1～2小时，C_{max}为6mg/L，肌内注射吸收显然较口服为差，但血药浓度持续时间较久。头孢拉定在组织和体液中分布良好。在肝组织中的药物浓度与血清浓度相等。在心肌、子宫、肺、前列腺和骨组织中皆可达到有效浓度。在脑组织内药物量少，仅为同时期血药浓度的5%～10%；在脑脊液中的药物浓度更低，静脉滴注2～4g，脑脊液中浓度仅有1.2～1.5mg/L，甚至测不到。本品可通过胎盘屏障进入胎儿循环，少量经乳汁排出。血浆蛋白结合率为6%～10%。本品在体内很少代谢。口服0.5g后，6小时和24小时后自尿中排出给药量的95%和99%。静脉注射后6小时内尿中排出量可达给药量的90%以上。肌内注射后6小时内尿中排出量为给药量的66%，尿药浓度多超过1000mg/L。少量药物自胆汁排泄，其浓度可为同期血药浓度的4倍。$t_{1/2}$为1小时，肾功能减退时延长。本品能被血液透析和腹膜透析清除。

【不良反应】 胃肠 恶心、呕吐、腹泻、上腹部不适等胃肠道反应较为常见。个别患者可见假膜性肠炎。

皮肤及皮肤附件 药物疹发生率为1%～3%。

免疫系统及感染 口服制剂长期应用可能导致菌群失调、维生素缺乏或二重感染，偶见外阴阴道念珠菌病。

用药部位反应 本品肌内注射疼痛明显，静脉内给药后有发生静脉炎的报道。

血液系统 个别患者可见嗜酸性粒细胞增多、周围血象白细胞减少等。

肝胆 少数患者可出现血清氨基转移酶、碱性磷酸酶、胆红素、乳酸脱氢酶一过性升高。

尿路 少数患者可出现暂时性血尿素氮升高。使用本品可能导致血尿。

【禁忌证】 对本品过敏者禁用。对具有相同或相似的C7位R1侧链头孢菌素类药物过敏者避免使用。

【注意事项】 交叉过敏反应 头孢菌素与青霉素类抗生素存在交叉过敏可能，在应用本品前须详细询问患者对头孢菌素类、青霉素类抗生素及其他药物过敏史。

肾损伤 本品主要经肾排出，肾功能减退时需减少剂量或延长给药间期。国内上市后有不良反应报道使用本品可能导致血尿，在儿童患者中易发生，故肾功能减退者和儿童患者应用本品须谨慎并在监测下用药。

诊断干扰 应用本品的患者以硫酸铜法测定尿糖时可出现假阳性反应。

不良反应相关 有胃肠道疾病者，特别是结肠炎患者，慎用本品。

【药物相互作用】 (1)本品和氨基糖苷类抗生素可相互灭活，当两者同时应用时，应在不同部位给药，两者也不能同瓶滴注。

(2)注射用头孢拉定不宜与其他抗生素或其他药物同瓶滴注。

(3)本品与庆大霉素、阿米卡星等氨基糖苷类抗生素联合有协同作用。

(4)本品与氨基糖苷类、祥利尿药及其他肾毒性药物合用，可使上述药物的肾毒性增加。

(5)丙磺舒可延迟本品自肾脏排泄。

【给药说明】 (1)配制肌内注射液将2ml注射用水加入0.5g装瓶内。肌内注射时应做深部肌内注射。

(2)配制静脉注射液将至少10ml注射用水或5%葡萄糖注射液分别注入0.5g装瓶内，于5分钟内注射完毕。

(3)配制静脉滴注液将适宜的稀释液10ml分别注入0.5g装瓶内，然后再以氯化钠注射液或5%葡萄糖注射液进一步稀释。

【用法与用量】 成人 ①口服：一次0.25～0.5g，每6～8小时1次，一日最高剂量为4g；②肌内注射：一次0.5～1g，每6～8小时1次；③静脉滴注：每日4～6g，每6～8小时1次，一日最高剂量为8g。

儿童 ①口服：一次6.25～12.5mg/kg，每6～8小

时一次；②肌内注射：一次 12.5～25mg/kg，每 6 小时 1 次；③静脉滴注：每日 50～150mg/kg，分 3～4 次给药，每 6～8 小时 1 次。

肾损伤 肌酐清除率>20ml/min、5～20ml/min 或小于 5ml/min 时，其剂量分别为每 6 小时 0.5g、每 6 小时 0.25g 和每 12 小时 0.25g。

【制剂与规格】 头孢拉定片：(1)0.25g；(2)0.5g。

头孢拉定胶囊：(1)0.125g；(2)0.25g；(3)0.5g。

注射用头孢拉定：(1)0.5g；(2)1.0g。

头孢拉定干混悬剂：(1)0.125g；(2)1.5g；(3)3.0g。

头孢拉定颗粒：(1)0.125g；(2)0.25g。

头 孢 氨 苄 [药典(二)；国基；医保(甲)]

Cefalexin

【适应证】 适用于敏感细菌所致急性扁桃体炎、咽峡炎、中耳炎、鼻窦炎、支气管炎、肺炎、尿路感染和皮肤及软组织感染的轻、中度感染患者。本品为口服制剂，不宜用于严重感染。

【药理】 (1)药效学 药效学头孢氨苄的抗菌谱与头孢噻吩相仿，但其抗菌活性较后者为弱。除肠球菌属、甲氧西林耐药葡萄球菌外，革兰阳性球菌大多对本品敏感。本品对奈瑟菌属有良好抗菌作用，对流感嗜血杆菌的敏感性较差，对部分大肠埃希菌、奇异变形杆菌、肺炎克雷伯菌、沙门菌属有一定抗菌作用，其他肠杆菌科细菌、不动杆菌属、铜绿假单胞菌以及脆弱拟杆菌均对本品耐药。

(2)药动学 药动学本品口服吸收完全，生物利用度 90%，空腹口服本品 500mg，t_{max} 为 1 小时，C_{max} 为 18mg/L。食物可延缓本品的吸收，但不影响吸收总量。头孢氨苄的吸收在幼儿乳糜泻和小肠憩室患者可增加，在克罗恩 (Crohn)病和肺囊性纤维化患者的吸收可延缓和减少。老年人胃肠道吸收虽无减少，但其血药浓度较年轻人持续久。给新生儿哺乳后 2 小时口服头孢氨苄 15mg/kg，t_{max} 为 6 小时，C_{max} 为 4.5mg/L。每 6 小时口服本品 0.5g 后的痰液中平均药物浓度为 0.32mg/L，脓性痰中的药物浓度较高。脓液和骨髓炎瘘管内的浓度与同期血药浓度基本相等，关节腔渗出液中的药物浓度约为同期血药浓度的一半。产妇口服本品 0.5g 后，羊水和脐带血内皆可获得有效药物浓度；哺乳期妇女口服 0.5g 后的乳汁中浓度为 5mg/L。胆汁中药物浓度为同期血药浓度的 1～4 倍。本品难以透过血-脑屏障。本品的分布容积为 0.26L/kg，血浆蛋白结合率为 10%～15%。正常健康人的 $t_{1/2}$ 为 0.6～1.0 小时，丙磺舒可使 $t_{1/2}$ 延长至 107 分钟，肾功能衰竭

时 $t_{1/2}$ 可延长至 5～30 小时，新生儿 $t_{1/2}$ 为 6.3 小时。本品在体内不代谢，以原型药物经肾小球滤过和肾小管分泌排出。6 小时经尿排出给药量的 80%，口服 500mg 后尿药峰浓度可达 2200mg/L。约 5%的口服量由胆汁排出，粪中含量甚低。头孢氨苄腹膜透析清除。

【不良反应】 胃肠 恶心、呕吐、腹泻和腹部不适等胃肠道反应较为多见。

全身整体表现 皮疹、药物热等过敏反应少见。

神经系统 个别患者可出现头晕、复视、耳鸣、抽搐等神经系统反应。

肝胆 偶有患者出现血清氨基转移酶增高。

【禁忌证】 对本品过敏者禁用。对具有相同或相似的 C7 位 R1 侧链头孢菌素类药物过敏者避免使用。

【注意事项】 交叉过敏反应 头孢菌素与青霉素类抗生素存在交叉过敏可能，在应用本品前须详细询问患者对头孢菌素类、青霉素类抗生素及其他药物过敏史。

不良反应相关 有胃肠道疾病者，特别是结肠炎患者，慎用本品。

诊断干扰 应用头孢氨苄时可出现直接 Coombs 试验阳性反应及尿糖假阳性反应(硫酸铜法)；少数患者的血清碱性磷酸酶、ALT 和 AST 皆可升高。

哺乳期 头孢氨苄可经乳汁排出少量，哺乳期妇女应用本品时宜停止哺乳。

肾损伤 有肾功能损害的患者使用本品发生不良反应的风险增加。

【药物相互作用】 (1)患者同时应用考来烯胺(消胆胺)时，可使头孢氨苄的血药峰浓度降低。

(2)丙磺舒可使本品的肾排泄延迟，也有报道认为丙磺舒可增加本品在胆汁中的排泄。

(3)本品与二甲双胍合用，二甲双胍在肾小管中的排泌被抑制，二甲双胍的血药浓度上升，出现不良反应的风险增加。

【用法与用量】 成人 一次 250～500mg，每 6 小时 1 次，最大剂量一日 4g。单纯性膀胱炎、皮肤软组织感染及链球菌咽峡炎患者，口服，每 12 小时 500mg；或采用头孢氨苄缓释胶囊，一日剂量分 2 次口服。

儿童 一日量为 25～50mg/kg，分 4 次给药，每 6 小时 1 次；皮肤软组织感染及链球菌咽峡炎患者，每 12 小时口服 12.5mg/kg。

【制剂与规格】 头孢氨苄片：(1)125mg；(2)250mg；(3)500mg。

头孢氨苄胶囊：(1)125mg；(2)250mg。

头孢氨苄颗粒：(1)50mg；(2)125mg。

头孢氨苄干混悬剂：(1)500mg；(2)1500mg。

头孢羟氨苄 [药典(二)；医保(乙)]
Cefadroxil

【适应证】 主要用于敏感细菌所致尿路感染、皮肤及软组织感染、急性扁桃体炎、急性咽炎、中耳炎及肺部感染等轻、中度感染患者。

【药理】 (1)药效学 药效学头孢羟氨苄对甲氧西林敏感金黄色葡萄球菌、表皮葡萄球菌、肺炎链球菌、化脓性链球菌、部分大肠埃希菌和奇异变形杆菌的抗菌作用与头孢氨苄相仿；对沙门菌属、志贺菌属、流感嗜血杆菌、淋病奈瑟菌的抗菌活性较头孢氨苄为强。甲氧西林耐药葡萄球菌、肠球菌属、吲哚阳性变形杆菌、肠杆菌属、沙雷菌属、铜绿假单胞菌等对本品耐药。

(2)药动学 药动学口服后几乎完全吸收，空腹口服本品0.5g后，t_{max}为1.5小时，C_{max}为16mg/L，12小时后尚有微量，$t_{1/2}$为1.5小时。进食对其吸收无明显影响。头孢羟氨苄自胃肠道的吸收较头孢氨苄和头孢拉定缓慢，但血药浓度较后二者持久。空腹口服头孢羟氨苄、头孢氨苄和头孢拉定0.5g后的C_{max}分别为16mg/L、21mg/L和18mg/L，4小时后血药浓度分别为5mg/L、1mg/L和1mg/L，$t_{1/2}$分别为1.27小时、0.57小时和0.61小时。头孢羟氨苄和头孢氨苄的血浆蛋白结合率分别为20%和15%。口服本品1g后2~5小时的痰、胸水和肺组织中的浓度分别为1.3mg/L、11.4mg/L和7.4mg/L，骨骼、肌肉和滑囊液中的药物浓度分别为同期血药浓度的23%、31%和43%。胆汁中浓度一般较同期血药浓度为低。本品可通过胎盘屏障，也可进入乳汁。口服本品1g后1~5小时，前列腺中的药物浓度为12.2mg/kg。24小时尿中排出给药量的86%，口服0.5g后尿药峰浓度可达1800mg/L。本品能被血液透析清除。

【不良反应】 胃肠 常见恶心、呕吐、腹泻等胃肠道反应。

皮肤及皮肤附件 常见皮疹。

【禁忌证】 对本品过敏者禁用。对具有相同或相似的C7位R1侧链头孢菌素类药物过敏者避免使用。

【注意事项】 交叉过敏反应 头孢菌素与青霉素类抗生素存在交叉过敏可能，在应用本品前须详细询问患者对头孢菌素类、青霉素类抗生素及其他药物过敏史。

肾损伤 肾功能减退患者应用本品时需减量。

哺乳期 哺乳期妇女使用本品宜停止授乳。

不良反应相关 有胃肠道疾病者，特别是结肠炎病者，慎用本品。

诊断干扰 应用头孢羟氨苄患者的直接Coombs试验可出现阳性；以硫酸铜法测定尿糖可有假阳性反应；血尿素氮、ALT、AST和碱性磷酸酶可有短暂性升高。

【用法与用量】 成人 每次0.5~1g，每日2次。

儿童 按体重每次15~20mg/kg，每12小时一次。化脓性链球菌咽炎及扁桃体炎，按体重每次15mg/kg，每12小时一次，疗程共10天。

肾损伤 首次剂量1g，然后根据肾功能减退程度延长给药间期。肌酐清除率为25~50ml/min、10~25ml/min和0~10ml/min时，分别每12小时、24小时和36小时服药500mg。

【制剂与规格】 头孢羟氨苄片(按无水头孢羟氨苄计)：(1)0.125g；(2)0.25g；(3)0.5g。

头孢羟氨苄胶囊：(1)0.125g；(2)0.25g；(3)0.5g。

头孢羟氨苄颗粒剂：(1)0.125g；(2)0.25g。

头孢硫脒 [药典(二)；医保(乙)]
Cefathiamidine

【适应证】 主要用于治疗敏感病原菌所致下列感染：①咽炎、扁桃体炎、肺炎、肺脓肿等呼吸道感染；②腹腔内感染，如肝胆系统感染、腹膜炎等，宜与甲硝唑等抗厌氧菌药联合应用；③泌尿与生殖系统感染；④皮肤及软组织感染；⑤血流感染等。

【药理】 (1)药效学 本品为广谱抗生素。对革兰阳性菌具有良好抗菌作用，对少数肠杆菌科细菌亦具有抗菌活性。本品对肺炎链球菌、化脓性链球菌、甲氧西林敏感金黄色葡萄球菌、表皮葡萄球菌和卡他莫拉菌具有较强抗菌作用。本品特点为体外对肠球菌属有较好作用，MIC_{90}为2mg/L(0.8~12.5mg/L)。对其他需氧革兰阳性球菌、需氧革兰阴性球菌及流感嗜血杆菌也具有抗菌活性，对多数伤寒沙门菌、福氏志贺菌有一定抗菌活性，其余革兰阴性杆菌对本品大多耐药。

(2)药动学 药动学本品口服后不吸收。静脉滴注500mg和1000mg后C_{max}分别为38.8mg/L和68.9mg/L。肌内注射500mg和1000mg后t_{max}为1小时，C_{max}分别为26.2mg/L和35.1mg/L。肌内注射的生物利用度为90.3%。本品在胆汁、肝、肾中浓度较高，难以透过血-脑屏障。血浆蛋白结合率为23%。本品在体内不被代谢，主要以原型经肾排出，12小时内经尿液排出给药量的90%。肌内注射和静脉滴注后的$t_{1/2}$分别为1.2小时和29分钟。血液透析可排除给药量的20%~30%。

【不良反应】 全身整体表现 可见皮疹、发热等过敏反应，偶见过敏性休克症状。

肝胆　偶致肝功能异常。

尿路　偶致肾功能异常。

免疫系统及感染　长期用药时可致菌群失调，发生二重感染。

用药部位反应　本品肌内注射或静脉给药时可致注射局部红肿、疼痛、硬结，严重者可发生血栓性静脉炎。

【禁忌证】　对本品过敏者禁用。对具有相同或相似的 C7 位 R1 侧链头孢菌素类药物过敏者避免使用。

【注意事项】　参阅"头孢噻吩钠"。

【药物相互作用】　(1)丙磺舒可延缓本品经肾脏排泄，导致血药浓度增高。

(2)本品与氨基糖苷类、呋塞米等袢利尿药合用可引起肾毒性。

(3)本品与氨基糖苷类药属配伍禁忌，二者不能同瓶滴注。

【给药说明】　药液宜现配现用，配制后不宜久放。

【用法与用量】　成人　每日 2～4g，重症患者剂量可增加至每日 6～8g。

儿童　每日 25～50mg/kg，均分 3～4 次肌内注射或静脉给药。

【制剂与规格】　注射用头孢硫脒：(1)0.5g；(2)1.0g；(3)2.0g；

头孢替唑钠 [药典(二)]

Ceftezole Sodium

【适应证】　适用于敏感菌所致下列感染：①呼吸系统感染，如肺炎、肺脓肿、急性支气管炎、慢性支气管炎急性细菌性感染加重、支气管扩张气症合并细菌感染等；②泌尿系统感染，如肾盂肾炎、膀胱炎、尿道炎等；③腹腔内感染，如胆囊炎、胆管炎、腹膜炎等；④皮肤及软组织感染，痈、脓肿、蜂窝织炎、淋巴结炎、乳腺炎、创面感染、烧伤及烫伤继发性感染；⑤血流感染；⑥妇科感染，如子宫内膜炎、附件炎、盆腔炎、产褥热等；⑦耳鼻喉科感染，如中耳炎、鼻窦炎、咽炎、扁桃体炎。治疗腹腔感染及妇科感染时需与抗厌氧菌药合用。

【药理】　(1)药效学　对甲氧西林敏感金黄色葡萄球菌(MSSA)、表皮葡萄球菌(MSSE)、肺炎链球菌、β-溶血性链球菌、草绿色链球菌、白喉棒状杆菌及梭状芽孢杆菌具有较强抗菌活性；对少数革兰阴性菌的部分菌株如大肠埃希菌、奇异变形杆菌、沙门菌属、志贺菌属、脑膜炎奈瑟菌和淋病奈瑟菌具有抗菌活性；但对铜绿假单胞菌、黏质沙雷菌和普通变形杆菌抗菌活性差。

(2)药动学　本品口服不吸收。肌内注射 1g，达峰时间约为 2 小时，血药峰浓度约为 22.5mg/L，消除半衰期约为 1.5 小时。静脉注射后 15 分钟的血药浓度约为 30mg/L，消除半衰期为 0.41～0.64 小时。血浆蛋白结合率为 68%～86%，给药后在体液、组织液内分布好，在各脏器都保持较高的药物浓度，但不能透过血-脑屏障。本品主要经肾脏排泄，24 小时内经尿液以原型排出给药量的 87%。

【不良反应】　**全身整体表现**　过敏反应偶有皮疹、荨麻疹、红斑、瘙痒、发热等过敏症状，过敏性休克极少发生。

胃肠　偶有恶心、呕吐、食欲缺乏，假膜性肠炎极为少见。

血液系统　偶有中性粒细胞减少、嗜酸性粒细胞增多、血小板减少症。

肝胆　偶有 ALT、AST、碱性磷酸酶上升。

尿路　偶见肾功能损害。

免疫系统及感染　偶有念珠菌病。

代谢及营养　偶有维生素 K 缺乏症、维生素 B 缺乏症。

【禁忌证】　对本品过敏者禁用。对具有相同或相似的 C7 位 R1 侧链头孢菌素类药物过敏者避免使用。

【注意事项】　**交叉过敏反应**　头孢菌素与青霉素类抗生素存在交叉过敏可能，在应用本品前须详细询问患者对头孢菌素类、青霉素类抗生素及其他药物过敏史。

妊娠　妊娠期妇女慎用本品。

哺乳期　哺乳期妇女应用本品应停止授乳。

不良反应相关　静脉内大量给药，有时会引起血管炎、血栓性静脉炎，故要注意调整注射部位和注射方法。注射速度要尽量缓慢或采用静脉滴注。肌内注射时可发生注射部位疼痛、硬结，故不可在同一部位反复注射。

肾损伤　肾功能减退患者，应调整给药剂量及给药间期。

【药物相互作用】　参阅"头孢唑林钠"。

【给药说明】　静脉注射时用注射用水、氯化钠注射液、5%葡萄糖注射液溶解；静脉滴注时溶解于氯化钠注射液或 5%葡萄糖注射液中；肌内注射时溶解于 0.5%利多卡因注射液中。

【用法与用量】　成人　常规剂量每日 2～4g，分 2 次给药，严重感染病例剂量可增加至每日 4～8g。

儿童　常规剂量每日 20～80mg/kg，分 2 次给药。

【制剂与规格】 注射用头孢替唑钠：（1）0.25g；（2）0.5g；（3）0.75g；（4）1g；（5）1.5g；（6）2g；（7）4.0g。

头孢呋辛 [药典(二)；国基；医保(甲)]
Cefuroxime Sodium

【适应证】 主要用于治疗敏感菌所致下列感染：①肺炎链球菌、流感嗜血杆菌（包括氨苄西林耐药菌株）、克雷伯菌属、甲氧西林敏感金黄色葡萄球菌、化脓性链球菌和大肠埃希菌所致下呼吸道感染；②大肠埃希菌及克雷伯菌属所致尿路感染；③甲氧西林敏感金黄色葡萄球菌及化脓性链球菌、大肠埃希菌、克雷伯菌属所致皮肤及软组织感染；④甲氧西林敏感金黄色葡萄球菌、肺炎链球菌、大肠埃希菌、流感嗜血杆菌（包括氨苄西林耐药菌株）和克雷伯菌属所致血流感染；⑤淋病奈瑟菌所致单纯性和播散性感染；⑥甲氧西林敏感金黄色葡萄球菌所致骨、关节感染；⑦亦可用于预防手术后切口感染。

【药理】（1）药效学 本品对革兰阳性球菌的活性与第一代头孢菌素相似或略差，但对葡萄球菌和革兰阴性杆菌产生的β-内酰胺酶相当稳定。耐甲氧西林葡萄球菌、肠球菌属和李斯特菌属对本品耐药，其他革兰阳性球菌（包括厌氧球菌）对本品均敏感。对金黄色葡萄球菌的抗菌活性较头孢唑林为差。本品对流感嗜血杆菌有较强抗菌活性，部分大肠埃希菌、奇异变形杆菌等可对本品敏感；吲哚阳性变形杆菌、柠檬酸杆菌属和脆弱拟杆菌对本品耐药。

（2）药动学 静脉注射本品1g后的C_{max}为144mg/L；肌内注射750mg后的C_{max}为27mg/L，t_{max}为45分钟；静脉注射和肌内注射相同剂量后的AUC相似。本品在各种体液、组织中分布良好，能进入炎性脑脊液，细菌性脑膜炎患者每8小时静脉滴注3g或65～75mg/kg本品，脑脊液内药物浓度可达0.1～22.8mg/L。每8小时肌内注射750mg后痰液中的药物浓度为0.1～7.8mg/L；注射后2.5小时胆汁中药物浓度为1.5～15mg/L。肌内注射750mg或静脉注射1.5g后骨组织中药物浓度可分别达2.4mg/L和19.4mg/L。皮肤水疱液的药物浓度与同期血药浓度相接近。产妇肌内注射后羊水中的药物浓度与同期血药浓度相仿。本品亦能分布至腮腺液、眼房水和乳汁；血浆蛋白结合率为31%～41%。本品大部分于给药后24小时内经肾小球滤过和肾小管分泌排泄，尿药浓度甚高。$t_{1/2}$为1.2小时，新生儿和肾功能减退患者$t_{1/2}$延长，同时合用丙磺舒可延长本品的$t_{1/2}$。血液透析可清除本品。

【不良反应】 皮肤及皮肤附件 不良反应以皮疹为多见，可达5%左右。少见多形性红斑、史-约综合征、中毒性表皮剥脱性坏死。

肝胆 可见血清氨基转移酶升高。

血液系统 可见嗜酸性粒细胞增多，血红蛋白降低。

用药部位反应 肌内注射区疼痛较为多见，但属轻度。静脉炎少见。

【禁忌证】 对本品过敏者禁用。对具有相同或相似的C7位R1侧链头孢菌素类药物过敏者避免使用。

【注意事项】 交叉过敏反应 头孢菌素与青霉素类抗生素存在交叉过敏可能，在应用本品前须详细询问患者对头孢菌素类、青霉素类抗生素及其他药物过敏史。

哺乳期 哺乳期妇女使用本品宜停止授乳。

不良反应相关 肝功能或肾功能损害以及营养状况不良者，凝血酶原活性下降的风险增加。胃肠道疾病，尤其是有结肠炎病史者慎用。

诊断干扰 本品可导致高铁氰化物法血糖试验呈假阴性，故应用本品期间，应以葡萄糖酶法或抗坏血酸氧化酶试验测定血糖浓度。可使硫酸铜法尿糖试验呈假阳性，但葡萄糖酶法则不受影响。

【药物相互作用】 参阅"头孢噻吩钠"。

（1）本品与袢利尿药联合应用可引起肾毒性。

（2）曾经抗凝治疗稳定者使用本品后凝血酶原活性下降的风险增加。

【给药说明】（1）1.05g头孢呋辛钠相当于1.0g头孢呋辛，可供深部肌内注射、缓慢静脉注射（3～5分钟）或静脉滴注给药。

（2）肌内注射用药的配制 3ml注射用水加入0.75g装瓶中，完全溶解后，做深部肌内注射。

（3）静脉注射液配制 8ml注射用水加入0.75g装瓶中或16ml注射用水加入1.5g装瓶中，使其完全溶解后，于3～5分钟内缓慢静脉注射；或用其他注射液进一步稀释后静脉滴注。

【用法与用量】 成人 （1）常用量：每日2.25～4.5g，每8小时给药0.75～1.5g，肌内注射或静脉给药，病情严重者可增加值每日6g，每6小时给药1.5g。

（2）脑膜炎：每8小时静脉注射本品3g。

儿童 每日50～100mg/kg，分2～4次给药；>3个月婴儿，每次16.7～33.3mg/kg，每8小时一次，静脉给药。

肾损伤 肾功能减退者需调整剂量成人肌酐清除率>20ml/min时，剂量为0.75～1.5g，每日3次；肌酐清除率为10～20ml/min和<10ml/min时，剂量分别为750mg

每 12 小时 1 次和 750mg 每 24 小时 1 次；儿童肾功能减退时的剂量按成人肾功能减退时的相应剂量调整；成人每次血液透析后给予 750mg。

【制剂与规格】 注射用头孢呋辛钠（按头孢呋辛计）：(1) 0.25g；(2) 0.5g；(3) 0.75g；(4) 1.0g；(5) 1.25g；(6) 1.5g；(7) 1.75g；(8) 2.0g；(9) 2.25g；(10) 2.5g；(11) 3.0g。

头孢孟多酯钠 [药典(二)]
Cefamandole Nafate

【适应证】 适用于敏感菌所致下列感染：①肺炎链球菌、流感嗜血杆菌、克雷伯菌属、甲氧西林敏感金黄色葡萄球菌、溶血性链球菌和奇异变形杆菌所致下呼吸道感染；②大肠埃希菌、奇异变形杆菌及克雷伯菌属所致尿路感染；③大肠埃希菌等肠杆菌科细菌所致腹膜炎；④大肠埃希菌、甲氧西林敏感金黄色葡萄球菌、肺炎链球菌、化脓性链球菌、流感嗜血杆菌和克雷伯菌属所致血流感染；⑤甲氧西林敏感金黄色葡萄球菌及化脓性链球菌、大肠埃希菌、克雷伯菌属所致皮肤与软组织感染；⑥甲氧西林敏感金黄色葡萄球菌所致骨、关节感染。

【药理】 (1) 药效学 头孢孟多酯的抗菌活性仅为头孢孟多的 1/5～1/10，头孢孟多酯进入体内迅速水解为头孢孟多，所以两者在体内的抗菌作用基本相同。头孢孟多对多数革兰阳性球菌有较强的抗菌作用，其活性与头孢噻吩和头孢唑林相仿，肠球菌属和耐甲氧西林金黄色葡萄球菌对本品耐药。本品对白喉棒状杆菌和革兰阳性厌氧菌（厌氧球菌和梭状芽孢杆菌）均有良好作用，部分大肠埃希菌、奇异变形杆菌、肺炎克雷伯菌和流感嗜血杆菌及部分产气肠杆菌、吲哚阳性变形杆菌和普罗威登菌均对本品敏感。伤寒沙门菌、志贺菌属、淋病奈瑟菌和脑膜炎奈瑟菌对本品也甚敏感，对脆弱拟杆菌的抗菌作用差。沙雷菌属、产碱杆菌属、不动杆菌属和铜绿假单胞菌对本品耐药。

(2) 药动学 头孢孟多酯经肌内或静脉给药在体内迅速水解为头孢孟多。肌内注射头孢孟多 1g，t_{max} 为 1 小时，C_{max} 为 21.2mg/L，肌内注射后 6 小时的血药浓度为 1.3mg/L。静脉注射和静脉滴注（滴注时间 1 小时）1g 后即刻血药浓度分别为 104.7mg/L 和 53.9mg/L，15 分钟后皆约下降一半，4 小时后仅有微量，分别为 0.19mg/L 和 0.06mg/L。

头孢孟多的血浆蛋白结合率为 78%，分布容积为 0.16L/kg。静脉注射本品 1～2g，胆汁中药物浓度为 141～325mg/L，腹水、心包液和关节液中为 5.5～25mg/L。当脑膜有炎症时，本品可透过血-脑屏障，其脑脊液中药物浓度与蛋白质量有关。细菌性脑膜炎患者按体重静脉注射 33mg/kg，脑脊液蛋白质低于或高于 100mg/ml 时，脑脊液中药物浓度分别为 0～0.62mg/L 和 0.57～7.4mg/L。本品可从乳汁分泌。

本品在体内不代谢，经肾小球滤过和肾小管分泌，自尿中以原型药排出。肌内注射 1g 后 0～3 小时的尿药浓度在 3000mg/L 以上，给药后 24 小时内的尿排泄量为 61%。静脉给药后 24 小时的尿排泄量为 70%～90%。少量（0.08%）可经胆汁中排泄，胆汁中可达有效治疗浓度。健康成年人肌内注射和静脉给药的 $t_{1/2}$ 为 0.5～1.2 小时。中度和重度肾功能减退患者的 $t_{1/2}$ 可分别延长至 3 小时和 10 小时以上。口服丙磺舒可增加本品的血药浓度并延长 $t_{1/2}$。腹膜透析 12 小时仅能清除给药量的 3.9%；血液透析的清除率较高，重度肾功能损害经血液透析后，$t_{1/2}$ 可缩短至 6.2 小时。

【不良反应】 皮肤及皮肤附件 可见药物疹。

用药部位反应 可有肌内注射区疼痛和血栓性静脉炎，后者较头孢噻吩为重。

肝胆 少数患者出现暂时性血 AST、ALT、碱性磷酸酶升高。

尿路 少数患者出现暂时性血清肌酐值升高，有致可逆性肾病报道。

血液系统 少数患者应用大剂量本品时，可出现凝血功能障碍所致出血倾向，凝血酶原时间和出血时间延长，多见于肾功能减退患者。本品可干扰维生素 K 在肝中的代谢，导致低凝血酶原血症。偶可出现中性粒细胞减少、血小板减少、嗜酸性粒细胞过多、溶血性贫血等。

全身整体表现 偶有药物热。

【禁忌证】 对本品过敏者禁用。对具有相同或相似的 C7 位 R1 侧链头孢菌素类药物过敏者避免使用。

【注意事项】 交叉过敏反应 头孢菌素与青霉素类抗生素存在交叉过敏可能，在应用本品前须详细询问患者对头孢菌素类、青霉素类抗生素及其他药物过敏史。

不良反应相关 应用头孢孟多期间饮酒或含乙醇饮料可出现"双硫仑样反应"，在应用本品期间和以后数天内，应避免饮酒和含乙醇的饮料。有胃肠道疾病，尤其是有结肠炎病史者慎用。

哺乳期 哺乳期妇女使用本品宜停止授乳。

诊断干扰 对诊断的干扰应用本品时可出现直接 Coombs 试验阳性；以硫酸铜法测定尿糖时发生假阳性反

应，采用葡萄糖法测定尿糖，其结果不受影响；以磺基水杨酸检测尿蛋白时可出现假阳性反应。应用本品期间可出现暂时性血清碱性磷酸酶、ALT、AST、血清肌酐和尿素氮值升高。

肾损伤 肾功能减退患者应按肾功能减退程度减少剂量，并需注意出血并发症的发生。肾功能减退患者应用大剂量头孢孟多时，偶可发生低凝血酶原血症，有时可伴出血表现，因此在治疗前和治疗过程中应监测出、凝血时间。肾功能不全患者过量应用可导致惊厥。如用药期间发生惊厥，应立即停药，并予以抗惊厥治疗，必要时进行血液透析。

老年人 老年人易发生低凝血酶原血症，有的患者可伴有出血现象。

儿童 可用于 1 个月以上婴幼儿和儿童患者，不推荐用于早产儿及新生儿患者。

【药物相互作用】 参阅"头孢噻吩钠""头孢哌酮"。

(1) 头孢孟多酯钠注射剂含有碳酸钠，因而与含有钙或镁的溶液（包括林格液或乳酸林格液）有配伍禁忌，两者不能同瓶滴注；如必须合用时，应分开在不同容器中给药。

(2) 头孢孟多与能引起低凝血酶原血症、血小板减少症或胃肠道溃疡的药物同用，将干扰凝血功能和增加出血危险。

(3) 头孢孟多与氨基糖苷类、多黏菌素类、呋塞米、依他尼酸合用，有增加肾毒性的可能。

(4) 丙磺舒可抑制头孢孟多的肾小管分泌，两者同时应用将增高头孢孟多的血药浓度。

(5) 头孢孟多与庆大霉素或阿米卡星合用，在体外对某些革兰阴性杆菌有协同作用。

【给药说明】 (1) 头孢孟多酯钠 1.11g 相当于头孢孟多 1g，其中钠含量（来自于头孢孟多酯钠本身和碳酸钠缓冲剂）约为 3.3mmol（77mg）。

(2) 肌内注射液的配制 于 1g 瓶中加入无菌注射用水或注射用氯化钠溶液 3ml，并加入 0.5%～2%利多卡因注射液（不含肾上腺素）做深部肌内注射。

(3) 静脉注射液的配制 于 1g 瓶中加入至少 10ml 灭菌注射用水或 5%葡萄糖注射液或 0.9%氯化钠注射液，于 5 分钟内缓慢静脉注射。

(4) 静脉滴注液的配制 于 1g 瓶中加入 10ml 灭菌注射用水，溶解后再用适量稀释液进行稀释。

【用法与用量】 **成人** 常用量肌内注射，每日 2～4g，分 3～4 次；静脉滴注，每日 4～8g，分 3～4 次。最大剂量不超过每日 12g。

儿童 常用量 1 个月以上的婴儿和儿童，每日剂量按体重 50～100mg/kg，分 3～4 次肌内注射；或每日 100～150mg/kg，分 3～4 次静脉滴注。

肾损伤 肾功能减退者用量可按肌酐清除率计算剂量。先予以首剂负荷量（1～2g），以后肌酐清除率大于50ml/min 者，每 6 小时给予 1g；肌酐清除率为 25～50ml/min 和 10～25ml/min 者，剂量分别为每 6 小时和每12 小时 0.5g；肌酐清除率低于 10ml/min 者，每 24 小时0.5g。

【制剂与规格】 注射用头孢孟多酯钠（按头孢孟多计）：(1)0.5g；(2)1g；(3)1.5g；(4)2g。

头 孢 替 安 [医保(乙)]
Cefotiam

【适应证】 主要用于治疗敏感金黄色葡萄球菌、链球菌属、肺炎链球菌、流感嗜血杆菌、大肠埃希菌、克雷伯菌属、柠檬酸菌属、奇异变形杆菌、普通变形杆菌、雷氏普罗威登菌和摩氏摩根菌所致血流感染，皮肤、软组织感染，骨、关节感染，扁桃体炎，中耳炎，鼻窦炎，支气管感染，肺部感染，胆管炎及胆囊炎，腹膜炎，肾盂肾炎，膀胱炎，尿道炎和前列腺炎，子宫内感染及盆腔炎性疾病等。

【药理】 (1)药效学 本品对革兰阳性菌的活性与头孢唑林相似，对金黄色葡萄球菌产青霉素酶和不产酶菌株均具有较强抗菌活性。对大肠埃希菌、肺炎克雷伯菌、奇异变形杆菌、伤寒沙门菌、志贺菌属、流感嗜血杆菌和奈瑟菌属等革兰阴性杆菌具有良好抗菌活性。对肠杆菌属、柠檬酸菌属、普通变形杆菌、雷氏普罗威登菌及摩根菌属亦具有抗菌作用。其他肠杆菌科细菌、不动杆菌属和铜绿假单胞菌对本品敏感性差或耐药。本品对除脆弱拟杆菌外的多数厌氧菌有较好抗菌作用。

(2) 药动学 肌内注射本品 0.5g 后，C_{max} 为 21mg/L，t_{max} 为 30 分钟；30 分钟内静脉滴注本品 1g 后的 C_{max} 为75mg/L。静脉注射本品 1g 或 2g 后 2 小时，胆汁中药物浓度分别可达 157.6mg/L 和 720.5mg/L，6 小时内自胆汁排出给药量的 1%。本品血浆蛋白结合率为 40%。在体内分布广，可分布至扁桃体、痰液、胸水、肺组织、胆囊壁、腹水、骨髓、血液、膀胱壁、前列腺、肾组织、骨骼、女性性器官、脐带血、羊水、耳漏液及鼻窦黏膜；但难以透过血-脑屏障，脑脊液中浓度甚低。60%～75%的给药量于给药后 6 小时内以原型自尿中排出，成人静脉注射 0.5g 后 2 小时、2～4 小时、4～6 小时的尿液内药物浓度分别为 2000mg/L、350mg/L 和 66mg/L。$t_{1/2}$ 为 0.7～

1.1 小时。

【不良反应】 皮肤及皮肤附件 可见皮疹、荨麻疹、接触性皮炎等过敏反应。

血液系统 可见中性粒细胞减少、贫血、嗜酸性粒细胞增多、血小板减少症和低凝血酶原血症等血液系统改变。

全身整体表现 可见药物热。

肝胆 可见血清 ALT 及碱性磷酸酶升高。

胃肠 可见恶心、腹泻等胃肠道反应，偶见肠道菌群改变等。

用药部位反应 可出现注射部位疼痛、血栓性静脉炎。

【禁忌证】 对本品过敏者禁用。对具有相同或相似的 C7 位 R1 侧链头孢菌素类药物过敏者避免使用。

【注意事项】 交叉过敏反应 头孢菌素与青霉素类抗生素存在交叉过敏可能，在应用本品前须详细询问患者对头孢菌素类、青霉素类抗生素及其他药物过敏史。

肾损伤 肾功能不全患者慎用，如需应用须根据肾功能调整给药剂量及给药间期。

老年人 老年人慎用，可发生因维生素 K 缺乏所致出血症状。

妊娠 本品在妊娠期妇女的安全性尚未确立。如确有应用指征，应充分权衡利弊后再决定是否采用。

哺乳期 哺乳期妇女应用本品宜停止授乳。

儿童 不推荐本品用于早产儿和新生儿患者。

诊断干扰 本品可致硫酸铜测定法尿糖呈假阳性，并可导致直接 Coombs 试验阳性。

【药物相互作用】 (1)本品与氨基糖苷类抗生素合用有协同抗菌作用，但可增加肾毒性。

(2)与呋塞米等袢利尿药合用可引致肾功能损害。

(3)与伤寒活疫苗同用可降低伤寒活疫苗的免疫效应，其可能机制为本品对伤寒沙门菌具有抗菌活性。

(4)本品与氨基糖苷类合用时不可同瓶滴注。

【给药说明】 (1)静脉注射液的配制用氯化钠注射液或 5%葡萄糖注射液溶解药物，一般将 1g 药物稀释成 20ml 溶液，缓慢静脉注射。

(2)静脉滴注液的配制每次用量溶解 于 100ml 5%葡萄糖注射液、氯化钠注射液或氨基酸溶液中。

【用法与用量】 成人 一日 0.5～2g，分 2～4 次；本品可随年龄和症状的不同适当增减对成年人血流感染一日量可增至 4～6g。

儿童 一日常用量 40～80mg/kg，分 3～4 次，静脉

注射。对小儿血流感染、脑膜炎等重症和难治性感染，一日量可增至 160mg/kg。

肾损伤 肾功能减退患者肌酐清除率≥16.6ml/min者，不需调整剂量；肌酐清除率<16.6ml/min 者，每 6～8小时用量应减为常用剂量的 75%。

【制剂与规格】 注射用头孢替安：(1)0.25g；(2)0.5g；(3)1.0g；(4)2.0g。

头孢尼西钠 [药典(二)]
Cefonicid

【适应证】 适用于敏感菌引起的下列感染：下呼吸道感染、尿路感染、血流感染、皮肤及软组织感染、骨和关节感染。

【药理】 (1)药效学 本品的抗菌谱和对β-内酰胺酶稳定性与头孢孟多相似。头孢尼西对金黄色葡萄球菌(包括产和不产青霉素酶菌株)和表皮葡萄球菌(但不包括耐甲氧西林的葡萄球菌属)、肺炎链球菌、化脓性链球菌、无乳链球菌等革兰阳性球菌具有抗菌活性；对大肠埃希菌、肺炎克雷伯菌、普罗威登菌属、摩氏摩根菌、柠檬酸菌属、变形杆菌属、流感嗜血杆菌(包括氨苄西林敏感菌和耐药菌株)、卡他莫拉菌、淋病奈瑟菌(包括青霉素敏感菌和耐药菌)等革兰阴性菌具有活性。头孢尼西对假单胞菌属、沙雷菌属、肠球菌属及不动杆菌属、脆弱拟杆菌无抗菌活性。

(2)药动学 静脉注射头孢尼西钠 1.0g 后，平均血药峰浓度为 129～148mg/L。静脉注射本品 0.5g 及 2.0g的血药峰浓度分别为 91～95mg/L 及 270～341mg/L。肌内注射本品 0.5g 及 1.0g，亦可达到较高的血药峰浓度，分别为 49～62mg/L 及 67～126mg/L。头孢尼西的表观分布容积为 5.7～10.8L。与血清蛋白结合率较高，约为 98%。可分布于多种组织和体液中，包括在伤口渗出液、子宫组织、骨、胆囊、胆汁、前列腺组织、心以及脂肪组织中达到治疗浓度。头孢尼西在体内不被代谢，以原型经尿排泄，24 小时内尿液回收率为 84%～98%。肾脏清除率为 1.08～1.32L/h，总体血浆清除率为 1.26～1.38L/h。肾功能正常患者中，血半衰期为 4.4 小时，主要以原型自尿中排出。本品与丙磺舒联用后，可导致血药浓度峰值升高，半衰期可延长至 7.5 小时。在肾功能衰竭患者中，头孢尼西的半衰期可延长至 65～70 小时。血液透析不能清除本品。

【不良反应】 用药部位反应 注射部位疼痛不适、静脉注射部位烧灼感、静脉炎发生率大于 1%。

肝胆 血清碱性磷酸酶、ALT、AST、乳酸脱氢酶

(LDH)及 γ-谷氨酰转移酶(GGT)增高发生率大于 1%。

尿路　偶见血尿素氮、肌酐值升高，间质性肾炎，少有急性肾功能衰竭的报道。

皮肤及皮肤附件　皮疹、荨麻疹、瘙痒、红斑、史-约综合征等过敏反应发生率小于 1%。

胃肠　恶心、呕吐、腹泻、假膜性结肠炎等发生率小于 1%。

血液系统　血小板、嗜酸性粒细胞增多发生率大于 1%，白细胞减少、血小板减少、溶血性贫血发生率小于 1%。

神经系统　抽搐(大剂量或肾功能障碍时)、头痛、精神紧张、胆红素脑病等发生率小于 1%。

肌肉骨骼　肌痛、关节疼痛等发生率小于 1%。

免疫系统及感染　发热、念珠菌病发生率小于 1%。

【禁忌证】　对本品过敏者禁用。对具有相同或相似的 C7 位 R1 侧链头孢菌素类药物过敏者避免使用。

【注意事项】　**交叉过敏反应**　头孢菌素类与青霉素类存在交叉过敏可能，在应用本品前须详细询问患者对头孢菌素类、青霉素类及其他药物过敏史。

不良反应相关　①本品疗程中可引起肠道功能紊乱，严重者可导致假膜性肠炎，故疗程中患者出现腹泻时应引起警惕。

②重症患者在大剂量给药或合用氨基糖苷类抗生素治疗时，出现肾毒性的可能性增加，故必须经常监测肾功能。肾功能或肝功能损害患者在使用该药时应倍加小心。

③长期使用任何广谱抗生素都可能导致其他不敏菌过度生长，应注意观察二重感染的发生。

哺乳期　头孢尼西可在乳汁中分泌，哺乳期妇女用本品时宜停止授乳。

儿童　不推荐本品用于儿童患者。

诊断干扰　本品可引起尿糖试验呈假阳性反应。

【药物相互作用】　(1)与丙磺舒联用时，可减慢本品经肾排泄，提高血药浓度水平，并导致毒性反应发生。

(2)本品可能增强氨基糖苷类、两性霉素 B、环孢素、顺铂、万古霉素、多黏菌素或黏菌素等药物的肾毒性。

(3)本品合用强效利尿药可能引起肾功能损害。

(4)头孢尼西可降低口服避孕药的作用，故应采用其他有效避孕方法。

【给药说明】　(1)肌内注射或静脉注射按表 10-1 用注射用水配制溶液，应充分摇匀。

表 10-1　头孢尼西钠肌内注射或静脉注射的配置

规格(g)	加入灭菌注射用水的量(ml)
0.5	2.0
1.0	2.5
2.0	5.0

(2)肌内注射为防止疼痛，可将本品充分溶解于 1% 盐酸利多卡因溶液中，在较大肌肉部位注射，应防止误入血管。如剂量需要达 2.0g，则应分两个部位注射。静脉推注时间应大于 3～5 分钟。

(3)静脉滴注将头孢尼西钠充分溶解于 50～100ml 0.9%氯化钠注射液或 5%葡萄糖注射液中静脉滴注。

(4)头孢尼西在溶液中不稳定，配制后应立即使用，并在使用前检查其澄明度，如果配制后溶液中有颗粒物，应弃去勿用。

【用法与用量】　**成人**　(1)一般轻度至中度感染成人每日剂量为 1g，每 24 小时 1 次。

(2)较重感染可每日 2g，每 24 小时给药 1 次。

(3)单纯性尿路感染每日 0.5g，每 24 小时 1 次。

(4)预防手术部位感染手术前 1 小时单剂给药 1g。

【制剂与规格】　注射用头孢尼西钠(按头孢尼西计)：(1)0.5g；(2)1g；(3)2g。

头孢呋辛酯^[药典(二)；医保(乙)]
Cefuroxime Axetil

【适应证】　本品为头孢呋辛的口服制剂，主要适用于敏感菌所致轻、中度感染：①化脓性链球菌所致咽炎、扁桃体炎；②肺炎链球菌青霉素敏感菌株、流感嗜血杆菌(包括产β-内酰胺酶菌株)、卡他莫拉菌(包括产β-内酰胺酶菌株)或化脓性链球菌所致急性中耳炎；③肺炎链球菌、流感嗜血杆菌(仅非产β-内酰胺酶菌株)所致急性细菌性鼻窦炎；④肺炎链球菌青霉素敏感菌株、流感嗜血杆菌(包括产β-内酰胺酶菌株)所致社区获得性肺炎；⑤肺炎链球菌青霉素敏感菌株、流感嗜血杆菌(包括产β-内酰胺酶菌株)、副流感嗜血杆菌(包括产β-内酰胺酶菌株)所致慢性支气管炎急性细菌感染性加重；⑥甲氧西林敏感金黄色葡萄球菌及化脓性链球菌所致单纯性皮肤、软组织感染；⑦大肠埃希菌或肺炎克雷伯菌所致急性单纯性膀胱炎；⑧淋病奈瑟菌(包括产青霉素酶及非产青霉素酶菌株)所致急性单纯性淋菌性尿道炎、宫颈炎、直肠肛门感染。本品可用作头孢呋辛钠静脉给药后的序贯治疗。

【药理】　(1)**药效学**　本品为头孢呋辛的前体药，其抗菌活性甚低，但口服经胃肠道吸收后，在酯酶作用下迅速水解，释放出头孢呋辛而发挥其抗菌作用，因此其抗菌作用与头孢呋辛相同。

（2）药动学 本品脂溶性强，口服吸收良好。吸收后于3～4分钟内在肠黏膜和门脉循环中被非特异性酯酶迅速水解而释放出头孢呋辛，随后分布至全身细胞外液；血浆蛋白结合率为50%。口服混悬液和片剂后生物不等效，健康成年人口服混悬液的AUC和C_{max}分别为口服片剂的91%和71%。餐后口服片剂250mg和500mg后，t_{max}为2.5～3小时，C_{max}分别为4.1mg/L和7.0mg/L。食物可促进本品吸收，空腹服药的生物利用度(F)为37%，而餐后服药F可达52%。同时饮用牛奶可使AUC增加，在儿童较成人中更为显著。$t_{1/2}$为1.2～1.6小时。老年(平均年龄84岁)患者的$t_{1/2}$可延长至3.5小时。空腹和餐后服药500mg后，24小时尿中排泄量分别为给药量的32%和48%。

【不良反应】 胃肠 主要不良反应胃肠道反应(3.0%～3.7%)，如恶心、呕吐、腹泻等，偶可发生假膜性肠炎。

免疫系统及感染 阴道炎发生率0.1%～5.4%。

全身整体表现 过敏反应的发生与其他头孢菌素类相似，偶可导致多形性红斑、史-约综合征、中毒性表皮剥脱性坏死以及严重的过敏样反应等。

血液系统 1.1%的患者可发生嗜酸性粒细胞增多。

肝胆 1.0%～1.6%的患者可发生一过性血清氨基转移酶升高。

【禁忌证】 对本品过敏者禁用。对具有相同或相似的C7位R1侧链头孢菌素类药物过敏者避免使用。

【注意事项】 交叉过敏反应 头孢菌素类与青霉素类存在交叉过敏可能，在应用本品前须详细询问患者对头孢菌素类、青霉素类及其他药物过敏史。

常规 片剂与口服混悬液并不生物等效。

不良反应相关 （1）胃肠道疾病，尤其是结肠炎患者慎用本品。

（2）接受抗菌药物治疗可能引起假膜性肠炎，如发生轻度假膜性肠炎，停药即可缓解；但中度和重度患者需对症处理，并给予甲硝唑等抗艰难梭菌药物。

（3）有肝功能或肾功能损害，或在营养不良的状况下使用本品，可能导致凝血酶原活性下降。

哺乳期 可经乳汁分泌，哺乳期妇女应用本品时宜停止授乳。

儿童 不推荐本品用于3个月以下的儿童患者。

【药物相互作用】 （1）与丙磺舒合用可使本品AUC增加50%，与抗酸药合用可减少本品吸收。

（2）同时服用袢利尿药的患者使用本品时应注意监测肾功能。

【给药说明】 （1）药物应于餐后服用以增加吸收，提高血药浓度，并可减少胃肠道反应。

（2）药片应整片吞服，不可嚼碎，因此5岁以下儿童不宜服用片剂。

（3）125mg/5ml和250mg/5ml混悬液可分别存放于2～25℃和2～30℃环境中，放置时间不超过10日，每次口服前需摇匀。

【用法与用量】 成人 一日0.5g，下呼吸道感染可加至一日1g，分2次口服。单纯性下尿路感染，一日剂量0.25g，分2次口服；单纯性淋病和奈瑟菌尿道炎，单剂口服1g。

儿童 3个月～12岁儿童急性咽炎或急性扁桃体炎，一日20mg/kg，分2次给药，通常一日最高量不超过500mg；急性中耳炎、脓疱病，一日30mg/kg，分2次给药，一日最高量不超过1000mg。儿童不可口服片剂，而宜应用本品混悬液。

【制剂与规格】 头孢呋辛酯分散片：(1)125mg；(2)250mg。

头孢呋辛酯片：(1)125mg；(2)250mg；(3)500mg。

头孢呋辛酯胶囊：(1)125mg；(2)250mg。

头孢呋辛酯干混悬剂：125mg。

头孢呋辛酯颗粒：(1)125mg；(2)250mg。

头孢丙烯 [药典(二)；医保(乙)]

Cefprozil

【适应证】 主要用于治疗敏感菌所致下列轻、中度感染：①由化脓性链球菌所致急性咽炎、急性扁桃体炎；②由肺炎链球菌、流感嗜血杆菌(包括产β-内酰胺酶菌株)和卡他莫拉菌(包括产β-内酰胺酶菌株)所致中耳炎、急性鼻窦炎、慢性支气管炎急性细菌感染性加重和急性支气管炎继发细菌感染性感染；③由甲氧西林敏感金黄色葡萄球菌和化脓性链球菌所致单纯性皮肤及软组织感染。

【药理】 （1）药效学 头孢丙烯为第二代口服头孢菌素，具有广谱抗菌作用，对革兰阳性菌和革兰阴性杆菌均具有活性，其抗菌活性略高于头孢氨苄、头孢拉定，与头孢克洛、头孢呋辛相仿。头孢丙烯对甲氧西林敏感金黄色葡萄球菌、肺炎链球菌、化脓性链球菌作用明显，对甲氧西林敏感凝固酶阴性葡萄球菌、草绿色链球菌亦具有抗菌作用。肠球菌属、甲氧西林耐药葡萄球菌属对本品耐药。头孢丙烯对产和不产β-内酰胺酶的流感嗜血杆菌、卡他莫拉菌具有高度抗菌活性，对部分大肠埃希菌、奇异变形杆菌、沙门菌属、志贺菌属和淋病奈瑟菌、弧菌属具有抗菌活性。头孢丙烯对肠杆菌属、摩根菌属、普通变形杆菌、普罗威登菌属、沙雷菌属、不动杆菌属和假单胞菌属无活性。头孢丙烯对厌氧菌中的产黑色素普雷沃菌、产气荚膜杆菌、梭杆菌属、消化链球菌和痤疮丙酸杆菌亦具有一定抗菌作用，但对脆弱拟杆菌无作用。

(2) 药动学　口服吸收好，生物利用度为 90%～95%，t_{max} 为 1.5 小时。空腹口服 0.25g、0.5g 和 1g 后，C_{max} 分别为 6.1mg/L、10.5mg/L 和 18.3mg/L；与食物同服，对 AUC 和 C_{max} 无影响，但 t_{max} 延迟 0.25～0.75 小时。血浆蛋白结合率为 36%。在各种组织、体液中分布良好，分布容积约 0.23L/kg。总清除率和肾清除率分别为 3ml/min 和 2.3ml/min。主要自肾排泄，8 小时内给药量的 54%～62% 以原型自尿中排出，尿中药物浓度甚高。单次口服 0.25g、0.5g 和 1g，尿中药物浓度可分别达 700mg/L、1000mg/L 和 2900mg/L。$t_{1/2}$ 为 1.3 小时；肾功能减退患者 $t_{1/2}$ 可延长至 5.2 小时；血液透析可清除本品，缩短 $t_{1/2}$，肝功能损害者 $t_{1/2}$ 略有延长 (2 小时)。多次服药后体内无蓄积现象。

【不良反应】　胃肠　主要为腹泻、恶心、呕吐和腹痛等胃肠道反应。

皮肤及皮肤附件　可见皮疹、荨麻疹等过敏反应，多形性红斑、史-约综合征少见。

肝胆　可出现肝酶指标升高。

全身整体表现　严重变态反应、过敏性休克少见。儿童患者中过敏反应较成人多见，常在开始治疗后数日内出现，停药后数日内消失。

神经系统　可出现眩晕。

免疫系统及感染　可出现阴道炎。

【禁忌证】　对本品过敏者禁用。对具有相同或相似的 C7 位 R1 侧链头孢菌素类药物过敏者避免使用。

【注意事项】　交叉过敏反应　头孢菌素类与青霉素类存在交叉过敏可能，在应用本品前须详细询问患者对头孢菌素类、青霉素类及其他药物过敏史。

不良反应相关　同时服用袢利尿药的患者使用本品时应注意监测肾功能。胃肠道疾病，尤其是结肠炎患者慎用本品。

哺乳期　本品少量可经乳汁分泌，哺乳期妇女应用本品时宜停止哺乳。

儿童　不推荐本品用于小于 6 个月的婴儿患者。

【药物相互作用】　参阅"头孢噻吩钠"。

(1) 本品与氨基糖苷类合用可引起肾毒性。

(2) 与丙磺舒合用可使本品经肾小管的排出量减少，AUC 增加 1 倍。

【用法与用量】　成人　①上呼吸道感染，每次 0.5g，每 24 小时 1 次。②下呼吸道感染，每次 0.5g，每 12 小时 1 次。③皮肤及软组织感染，每次 0.25g，每 12 小时 1 次；或每次 0.5g，每 24 小时 1 次。④较重感染，每次 0.5g，每 12 小时 1 次。

儿童　①2～12 岁儿童：上呼吸道感染，每次 7.5mg/kg，每 12 小时 1 次；皮肤及软组织感染，每次 20mg/kg，一日 1 次。②6 个月～2 岁儿童：中耳炎，每次 15mg/kg，每 12 小时 1 次；急性鼻窦炎，每次 7.5mg/kg，每 12 小时 1 次；较重病例，每次 15mg/kg，每 12 小时 1 次。

肾损伤　肾功能不全患者用量应根据肌酐清除率调整剂量：①肌酐清除率>30ml/min 者，仍予常用剂量；②肌酐清除率 0～29ml/min 者，给予 50%的常用剂量，分次服药。

【制剂与规格】　头孢丙烯片：(1) 0.25g；(2) 0.5g。
头孢丙烯胶囊：(1) 0.125g；(2) 0.25g。
头孢丙烯干混悬剂：(1) 0.125g；(2) 0.25g；(3) 0.5g。
头孢丙烯颗粒：(1) 0.125g；(2) 0.25g。
头孢丙烯口服混悬液 (1) 5ml:125mg；(2) 5ml:250mg。

头孢克洛 [药典(二)；医保(乙)]
Cefaclor

【适应证】　主要适用于敏感菌所致轻、中度感染：①肺炎链球菌青霉素敏感菌株、流感嗜血杆菌、甲氧西林敏感葡萄球菌或化脓性链球菌所致急性中耳炎；②肺炎链球菌、流感嗜血杆菌和化脓性链球菌感染，包括肺炎；③化脓性链球菌所致咽炎、扁桃体炎；④大肠埃希菌、奇异变形杆菌、肺炎克雷伯菌和腐生葡萄球菌所致尿路感染；⑤甲氧西林敏感金黄色葡萄球菌及化脓性链球菌所致单纯性皮肤、软组织感染；⑥流感嗜血杆菌 (仅非产β-内酰胺酶菌株)、卡他莫拉菌 (包括产β-内酰胺酶菌株) 和肺炎链球菌所致慢性支气管炎急性细菌感染性加重和急性支气管炎继发上述细菌性感染。

【药理】　(1) 药效学　本品对甲氧西林敏感金黄色葡萄球菌、化脓性链球菌、草绿色链球菌和表皮葡萄球菌的活性与头孢羟氨苄相同，对不产酶金黄色葡萄球菌和肺炎链球菌的抗菌作用较头孢羟氨苄强 2～4 倍。头孢克洛对革兰阴性杆菌包括大肠埃希菌、沙门菌属和志贺菌属的活性较头孢羟氨苄强。2.9～8mg/L 的本品可抑制所有流感嗜血杆菌，包括对氨苄西林耐药菌株。卡他莫拉菌和淋病奈瑟菌对本品甚敏感。吲哚阳性变形杆菌、沙雷菌属和其他多数肠杆菌科细菌、不动杆菌属和铜绿假单胞菌均对本品耐药。本品体外抗菌活性受细菌接种量的影响。

(2) 药动学 口服吸收好，空腹口服本品 250mg、500mg 和 1000mg 后，t_{max} 为 0.5～1 小时，C_{max} 分别为 6.0mg/L、12.4mg/L 和 23.0mg/L；饭后口服 500mg 的 C_{max} 仅为 6.3mg/L。牛奶不影响本品吸收。本品的血浆蛋白结合率为 25%。头孢克洛在体内分布广，中耳脓液中可达到相当浓度，唾液和泪液中药物浓度高。本品可通过胎盘，但乳汁中浓度低。本品主要自肾排泄，8 小时内 85%的给药量以原型自尿中排出，尿药浓度甚高。一次口服 0.25g、0.5g 和 1g，尿中药物浓度可分别达 600mg/L、900mg/L 和 1900mg/L。15%的给药量在体内代谢，约 0.05%的给药量自胆汁排泄，胆汁中的药物浓度较血药浓度低。$t_{1/2}$ 为 0.5～1 小时；同时口服丙磺舒可延迟本品排泄，$t_{1/2}$ 可延长至 1.3 小时。血液透析能清除部分本品。

【不良反应】 **全身整体表现** 过敏反应，约占病人的 1.5%，包括荨麻疹样皮疹。血清病样反应较其他口服抗生素多见，儿童患者中尤其常见，典型症状包括皮肤反应和关节痛。

胃肠 胃肠道综合征，发生率约 2.5%。以排软便、腹泻、胃部不适、恶心、食欲缺乏、嗳气等胃肠道反应较多见，程度均较轻。

肝胆 血清氨基转移酶升高者占 0.3%。

【禁忌证】 对本品过敏者禁用。对具有相同或相似的 C7 位 R1 侧链头孢菌素类药物过敏者避免使用。

【注意事项】 **交叉过敏反应** 头孢菌素类与青霉素类存在交叉过敏可能，在应用本品前须详细询问患者对头孢菌素类、青霉素类及其他药物过敏史。

不良反应相关 胃肠道疾病，尤其是结肠炎患者慎用本品。

哺乳期 哺乳期妇女使用本品时宜停止授乳。

肾损伤 肾功能明显损害者慎用。

诊断干扰 本品可使硫酸铜法尿糖试验呈假阳性，但葡萄糖酶试验法则不受影响。

【药物相互作用】 参阅"头孢噻吩钠"。

【用法与用量】 **成人** 一日 0.75～1g，较重感染或低敏感细菌感染者的剂量可加倍。

儿童 一日 20～40mg/kg，分 3 次给予，但一日总量不超过 1g。

肾损伤 中度和重度肾功能减退患者剂量应分别减

为正常剂量的 1/2 和 1/4。

【制剂与规格】 头孢克洛片：0.25g。

头孢克洛缓释片：(1)0.125g；(2)0.375g。

头孢克洛缓释片(Ⅱ)：0.375g。

头孢克洛胶囊：(1)0.25g；(2)0.5g。

头孢克洛颗粒：(1)0.1g；(2)0.125g；(3)0.25g。

头孢克洛干混悬剂：(1)0.125g；(2)0.25g；(3)0.75g；(4)1.5g。

头孢噻肟钠 [药典(二)；医保(甲)]
Cefotaxime Sodium

【适应证】 适用于敏感菌所致下列严重感染：①肺炎链球菌、化脓性链球菌和其他链球菌、甲氧西林敏感金黄色葡萄球菌、大肠埃希菌、克雷伯菌属、流感嗜血杆菌(包括氨苄西林耐药菌株)、副流感嗜血杆菌、克雷伯杆菌、奇异变形杆菌、沙雷菌属、肠杆菌属和吲哚阳性变形杆菌所致下呼吸道感染及肺炎。②大肠埃希菌、奇异变形杆菌、普通变形杆菌、克雷伯菌属、柠檬酸菌属、肠杆菌属、摩根菌属、普罗威登菌属和黏质沙雷菌所致尿路感染。本品亦可用于由淋病奈瑟菌所致单纯性尿道炎、子宫颈炎和直肠感染。③甲氧西林敏感葡萄球菌、链球菌属、克雷伯菌属、大肠埃希菌、奇异变形杆菌、肠杆菌属、梭菌属、厌氧球菌(包括消化球菌和消化链球菌)和梭杆菌属所致盆腔炎性疾病、子宫内膜炎和盆腔蜂窝织炎。本品对沙眼衣原体无效，当治疗盆腔炎性疾病时，需联合应用对沙眼衣原体有效的药物。④大肠埃希菌、克雷伯菌属、黏质沙雷菌属、甲氧西林敏感金黄色葡萄球菌、肺炎链球菌和链球菌属所致血流感染。⑤甲氧西林敏感金黄色葡萄球菌、表皮葡萄球菌、化脓性链球菌及其他链球菌、大肠埃希菌、柠檬酸菌属、肠杆菌属、克雷伯菌属、奇异变形杆菌、摩根菌属、普罗威登菌属、黏质沙雷菌、部分拟杆菌属和厌氧球菌(包括消化球菌和消化链球菌)所致皮肤及软组织感染。⑥链球菌属、大肠埃希菌、克雷伯菌属、厌氧球菌(包括消化球菌和消化链球菌)、奇异变形杆菌和梭菌属所致腹腔内感染(包括腹膜炎)。⑦甲氧西林敏感金黄色葡萄球菌、链球菌属(包括化脓性链球菌)和奇异变形杆菌所致骨、关节感染。⑧由脑膜炎奈瑟菌、流感嗜血杆菌、肺炎链球菌、肺炎克雷伯菌和大肠埃希菌所致中枢神经系统感染(包括脑膜炎和脑室炎)。治疗腹腔感染和盆腔感染时应与甲硝唑等抗厌氧菌药合用。

【药理】 (1)药效学 本品对革兰阳性菌、革兰阴性杆菌及部分厌氧菌具有广谱抗菌作用。本品对金黄色葡萄球菌青霉素敏感菌株及甲氧西林敏感菌株均具有抗菌活性，其MIC_{90}为2～4mg/L。甲氧西林耐药葡萄球菌对本品耐药。绝大部分链球菌属对本品敏感，0.1～0.25mg/L的本品可抑制绝大多数化脓性链球菌、无乳链球菌及肺炎链球菌。对耐药肺炎链球菌亦具有抗菌活性，但现已出现少数耐药菌株。肠球菌属通常对本品耐药。

本品对卡他莫拉菌、脑膜炎奈瑟菌及淋病奈瑟菌，包括产β-内酰胺酶菌株具有高度抗菌活性。

绝大多数肠杆菌科细菌对本品极为敏感（MIC_{90}≤1mg/L），如大肠埃希菌、克雷伯菌属、奇异变形杆菌、沙门菌属、志贺菌属、异型柠檬酸杆菌、普通变形杆菌、摩氏摩根菌等。弗劳地柠檬酸杆菌、普罗威登菌对本品敏感。绝大多数黏质沙雷菌及其他沙雷菌属对本品敏感，MIC_{90} 1～16mg/L。本品对小肠结肠炎耶尔森菌亦具有相当活性。

流感嗜血杆菌，包括产β-内酰胺酶菌株对本品高度敏感，MIC_{90}≤1mg/L，对氯霉素、氨苄西林耐药的菌株对本品依然敏感，但本品的MIC呈轻度增高趋势。马耳他布鲁菌对本品中度敏感，MIC 0.5～2mg/L。百日咳杆菌、嗜水气单胞菌、巴斯德菌属及洛菲不动杆菌对本品亦通常敏感。肠杆菌属、鲍曼不动杆菌、产碱杆菌属、空肠弯曲菌、黄杆菌属、绝大多数铜绿假单胞菌、洋葱伯克霍尔德菌及嗜麦芽窄食单胞菌对本品耐药。

本品对消化球菌、消化链球菌、丙酸杆菌属、韦荣球菌属、产气荚膜杆菌及部分拟杆菌属具有抗菌活性，但艰难梭菌通常耐药。脆弱拟杆菌对本品耐药。

（2）药动学 肌内注射后，吸收快，t_{max}为0.5小时，肌内注射本品0.5g或1.0g后C_{max}分别为12mg/L和25mg/L，8小时后血中仍可测出有效药物浓度。于5分钟内静脉注射本品1g或2g，即刻C_{max}分别为102mg/L和215mg/L，4小时后2g组的血药浓度尚有3.3mg/L。30分钟内静脉滴注1g的即刻血药浓度为41mg/L，4小时后的血药浓度为1.5mg/L。

头孢噻肟在全身组织、体液中分布广泛。给脑膜无炎症患者静脉注射30mg/kg后，脑脊液中的药物浓度为0.01～0.7mg/L；肌内注射0.5～1.0g后，则在脑脊液中不能测出。给脑膜炎患者静脉注射25～250mg/kg后，脑脊液中药物浓度为0.3～27.2mg/L，脑脊液浓度与脑膜炎症程度和脑脊液中细胞数有关。脑脊液中的血药峰浓度于静脉注射给药后1～2小时到达，药物浓度可维持7小时之久。急性呼吸道感染患者肌内注射0.75～1g、静脉滴注或静脉注射2g后，支气管分泌物中药物浓度为0.43～2.61mg/L，痰液中药物浓度为5.4mg/L。肌内注射或静脉

注射本品1g后，胸腔积液、脓胸脓液和腹水（肝硬化患者）中药物浓度分别为7.2mg/L、0.3～11.2mg/L和2.1～13.6mg/L。肌内注射0.5～1g本品后，T型管胆汁中浓度为2～14mg/L；静脉注射1～2g后，胆囊中胆汁和胆囊壁药物浓度分别为30～88mg/L和1～16mg/kg。肌内注射或静脉注射本品2g后，骨组织（非感染性）中浓度分别为4.5～15.4mg/kg或20mg/kg。本品在胎盘、乳汁中浓度低，静脉注射本品1g，胎盘、羊水、胎儿血和乳汁中的浓度分别为1.34～1.62mg/L、1.8～3.3mg/L、0～6.7mg/L和0.25～0.52mg/L。中耳炎患者肌内注射或静脉注射50～100mg/kg本品后，中耳溢液中药物浓度为2～17mg/L。白内障患者静脉注射2g后，前房水中药物浓度为0.3～2.3mg/L。血浆蛋白结合率为30%～50%。1/3～1/2的药物在体内代谢成为去乙酰头孢噻肟（抗菌活性为头孢噻肟的1/10）和其他无活性的代谢产物。肌内注射和静脉注射后的$t_{1/2}$分别为0.92～1.35小时和0.84～1.25小时，其代谢产物去乙酰头孢噻肟的$t_{1/2}$为1.5小时。重度肾功能不全者的$t_{1/2}$可延长至14.6小时。血液透析后可减至1.69小时。晚期肝硬化患者头孢噻肟和去乙酰头孢噻肟的$t_{1/2}$分别为2.3小时和10小时以上。早产儿和婴幼儿的$t_{1/2}$为0.5～6小时。老年人的$t_{1/2}$为2～2.5小时，较年轻人为长。

约80%（74%～88%）的给药量经肾排泄，其中50%～60%为原型药，10%～20%为去乙酰头孢噻肟，另10%～20%为无活性的代谢产物。头孢噻肟经胆汁排泄的量甚少，为给药量的0.01%～0.1%。

血液透析能将62.3%的药物自体内清除（4～6小时的血液透析可清除40%的头孢噻肟和50%的去乙酰头孢噻肟），可使肾功能不全患者的$t_{1/2}$由8.96小时缩短至1.98小时。腹膜透析一般对头孢噻肟的药物动力学无影响。

【不良反应】 用药部位反应 注射部位疼痛、静脉炎。

皮肤及皮肤附件 可见皮疹。多形性红斑、史-约综合征、中毒性表皮剥脱性坏死等少见。

全身整体表现 药物热。

胃肠 腹泻、恶心、呕吐、食欲缺乏等消化道反应。

血液系统 粒细胞生成障碍、白细胞减少、嗜酸性粒细胞增多或血小板减少症罕见。

肝胆 碱性磷酸酶或血清氨基转移酶轻度升高。

尿路 暂时性血尿素氮和肌酐增高。

心血管疾病 心律失常少见。

免疫系统及感染 黏膜念珠菌病。

【禁忌证】 对本品过敏者禁用。对具有相同或相似的 C7 位 R1 侧链头孢菌素类药物过敏者避免使用。

【注意事项】 交叉过敏反应 头孢菌素类与青霉素类存在交叉过敏可能，在应用本品前须详细询问患者对头孢菌素类、青霉素类及其他药物过敏史。

不良反应相关 本品快速静脉注射（小于 60 秒）可能引起致命性心律失常。有胃肠道疾病者，特别是结肠炎者应慎用本品。

长期应用本品可能导致不敏感或耐药株菌的过度繁殖，需要严密观察。

应用本品治疗可能发生中性粒细胞减少及罕见的中性粒细胞缺乏症，尤其是疗程长者。因此，疗程超过 10 日者应监测血常规。

本品对局部组织有刺激作用。

肾损伤 肾功能不全患者应用本品时需根据患者的肾功能、病原体的敏感性及疾病的严重程度调整剂量。肌酐清除率<20ml/min 者，给药剂量减半。

哺乳期 本品可自乳汁分泌，哺乳期妇女应用本品时宜停止哺乳。

【药物相互作用】 （1）本品与庆大霉素或妥布霉素合用对铜绿假单胞菌均有协同作用；与阿米卡星合用对大肠埃希菌、肺炎克雷伯菌和铜绿假单胞菌有协同现象，而对金黄色葡萄球菌则无此作用；与克林霉素联合对肠杆菌科细菌未发现协同或拮抗作用。

（2）本品与氨基糖苷类抗生素联合应用时，应分瓶注射给药，用药期间应监测肾功能。

（3）大剂量头孢噻肟与袢利尿药（如呋塞米）合用影响肾功能的情况尚未见报道，但其可能性不能完全排除，应慎用此种联合，且应注意肾功能变化。

（4）与脲基青霉素阿洛西林或美洛西林等合用，本品的总清除率降低，如两者合用需减低剂量。

（5）丙磺舒可使头孢噻肟的肾清除率降低 5%，血药浓度升高，$t_{1/2}$ 延长 45%。

（6）头孢噻肟可用氯化钠注射液或葡萄糖注射液稀释，但不能与碳酸氢钠溶液混合。

【给药说明】 头孢噻肟钠 1.05g 约相当于 1g 头孢噻肟，每 1g 头孢噻肟钠含钠量约为 2.2mmol（51mg）。1g 头孢噻肟溶于 14ml 灭菌注射用水形成等渗溶液。配制肌内注射液时，0.5g、1.0g 或 2.0g 的头孢噻肟分别加入 2ml、3ml 或 5ml 灭菌注射用水。供静脉注射的溶液，加至少 10～20ml 灭菌注射用水于上述不同量的头孢噻肟内，于 5～10 分钟内徐缓注入。静脉滴注时，将静脉注射液再用适当溶剂稀释至 100～500ml。肌内注射剂量超过 2g 时，

应分不同部位注射。

【用法与用量】 成人 一日剂量一般为 2～6g，分 2～3 次静脉注射或静脉滴注。①严重感染者，每 6～8 小时 2～3g，一日最大剂量不超过 12g；②治疗无并发症的肺炎链球菌肺炎或急性尿路感染，每 12 小时 1g。

儿童 ①新生儿：日龄≤7 日者，每次 50mg/kg，每 12 小时一次；日龄>7 日者，每次 50mg/kg，每 8 小时一次。②1 个月以上儿童：每次 50mg/kg，每 8 小时一次，治疗脑膜炎时剂量增至每次 75mg/kg，每 6 小时一次，均予静脉给药。

肾损伤 严重肾功能减退病人应用本品时须适当减量。①血清肌酐值超过 4.8mg 或肌酐清除率低于 29ml/min 时，头孢噻肟的维持量应减半；②血清肌酐值超过 8.5mg 时，维持量为正常量的 1/4；③需血液透析者一日 0.5～2g，但在透析后应加用一次剂量。

【制剂与规格】 注射用头孢噻肟钠：（1）1.0g；（2）4.0g；（3）0.75g；（4）1.5g；（5）3.0g；（6）0.5g；（7）2.0g。

头孢曲松钠 [药典(二)；国基；医保(甲)]
Ceftriaxone Sodium

【适应证】 适用于敏感菌所致下列感染：①由肺炎链球菌、甲氧西林敏感金黄色葡萄球菌、流感嗜血杆菌、副流感嗜血杆菌、克雷伯杆菌、大肠埃希菌、产气荚膜杆菌、奇异变形杆菌和黏质沙雷菌所致下呼吸道感染及肺炎。②由肺炎链球菌、流感嗜血杆菌（包括产β-内酰胺酶菌株）和卡他莫拉菌（包括产β-内酰胺酶菌株）所致急性中耳炎。③由甲氧西林敏感金黄色葡萄球菌、表皮葡萄球菌、化脓性链球菌、草绿色链球菌、大肠埃希菌、肠杆菌属、克雷伯杆菌、奇异变形杆菌、摩根菌属、黏质沙雷菌、乙酸钙不动杆菌、部分拟杆菌属或消化链球菌所致皮肤及软组织感染。④由大肠埃希菌、奇异变形杆菌、普通变形杆菌、摩根菌属和克雷伯菌属所致单纯性及复杂性尿路感染。⑤由淋病奈瑟菌（包括产青霉素酶及非产青霉素酶菌株）所致单纯性尿道、子宫颈和直肠感染，以及非产青霉素酶菌株所致淋病奈瑟菌性咽炎，亦可用于治疗软下疳。⑥由淋病奈瑟菌所致盆腔炎性疾病。本品对沙眼衣原体无效，当治疗盆腔炎性疾病时，需联合应用对沙眼衣原体有效的药物。⑦由甲氧西林敏感金黄色葡萄球菌、肺炎链球菌、大肠埃希菌、奇异变形杆菌、肠杆菌属和克雷伯菌属所致血流感染。⑧由甲氧西林敏感金黄色葡萄球菌、肺炎链球菌、大肠埃希菌、奇异变形杆菌、肠杆菌属和克雷伯菌属所致骨、关节感染。⑨由大肠埃希菌、肺炎克雷伯菌、部分拟杆菌属、梭菌

属和厌氧球菌(包括消化球菌和消化链球菌)所致腹腔内感染和盆腔感染,并宜与甲硝唑等抗厌氧菌药联合应用。⑩由流感嗜血杆菌、脑膜炎奈瑟菌和肺炎链球菌所致脑膜炎,亦可用于大肠埃希菌等肠杆菌科细菌所致脑膜炎。

【药理】 (1)药效学　本品对革兰阳性菌、革兰阴性杆菌及部分厌氧菌具有广谱抗菌作用。本品对金黄色葡萄球菌青霉素敏感菌株及甲氧西林敏感菌株均具有抗菌活性,其 MIC_{90} 为 2～8mg/L。甲氧西林耐药葡萄球菌对本品耐药。本品 0.1mg/L、0.2mg/L 的浓度可分别抑制肺炎链球菌及化脓性链球菌。头孢曲松对耐药肺炎链球菌亦具有抗菌活性,其 MIC 值较青霉素敏感菌株者为高。本品对无乳链球菌及草绿色链球菌的 MIC_{90} 分别为≤0.1mg/L 和 0.8mg/L。肠球菌属、单核细胞增多性李斯特菌、星形奴卡菌通常对本品耐药。本品对卡他莫拉菌、脑膜炎奈瑟菌及淋病奈瑟菌,包括产β-内酰胺酶菌株具有高度抗菌活性,MIC_{90} 为 0.025mg/L。绝大多数肠杆菌科细菌如大肠埃希菌、克雷伯菌属、变形杆菌属、普罗威登菌属、摩氏摩根菌、沙雷菌属、柠檬酸菌属、沙门菌属、志贺菌属对本品极为敏感(MIC_{90}≤1mg/L),但阴沟肠杆菌则对本品敏感性较差。大部分克雷伯菌属可被 1～2mg/L 浓度的头孢曲松抑制,包括对氨苄西林及头孢噻吩耐药的菌株。气单胞菌属、莫拉菌属、伴放线杆菌、小肠结肠炎耶尔森菌、假结核耶尔森菌对本品敏感。本品对支气管炎博德特菌、黄杆菌属、胎儿弯曲菌无抗菌活性。但百日咳鲍特菌、马耳他布鲁菌、土拉热弗朗西斯菌对本品敏感。流感嗜血杆菌,包括产β-内酰胺酶菌株对本品高度敏感,绝大部分菌株可被本品≤0.02mg/L 的浓度抑制,氯霉素、氨苄西林耐药菌株对本品依然敏感。绝大多数铜绿假单胞菌对本品耐药。食酸假单胞菌、施氏假单胞菌对本品敏感,MIC_{90} 为 2mg/L,其他假单胞菌对本品耐药。洋葱伯克霍尔德菌及嗜麦芽窄食单胞菌对本品高度耐药。本品对消化球菌、消化链球菌、产气荚膜杆菌具有抗菌活性,但艰难梭菌通常耐药。本品对脆弱拟杆菌及多数拟杆菌属作用差。

(2)药动学　肌内注射本品 0.5g 和 1g,t_{max} 为 2 小时,C_{max} 分别为 43mg/L 和 80mg/L。肌内注射 0.5g 后 24 小时的血药浓度为 6.0mg/L。1 分钟内静脉注射 0.5g 后即刻的 C_{max} 为 150.9mg/L,24 小时后的血药浓度为 9.9mg/L。30 分钟内静脉滴注本品 1g,滴注结束时的即刻血药峰浓度为 150.7mg/L,24 小时的血药浓度为 9.3mg/L。化脓性脑膜炎患者每日肌内注射 15～20mg/kg

后,6 小时的脑脊液药物浓度平均为 5.16mg/L,12 小时的浓度为 2.3mg/L。静脉滴注本品 1g 后 5 小时和 14 小时胆汁中的药物浓度分别为 1600mg/L 和 13.5mg/L。血浆蛋白结合率为 85%～95%。本品在体内不被代谢,约 40% 的药物以原型自胆道经肠道排出,60%原型药物主要通过肾小球滤过自尿中排出。丙磺舒不能增高本品血药浓度。$t_{1/2}$ 为 6～9 小时。

【不良反应】 用药部位反应　可见静脉炎。

全身整体表现　可有皮疹、瘙痒、发热、支气管痉挛和血清病等过敏反应。少见肺和肾的钙盐沉淀。

胃肠　腹泻、恶心、呕吐、腹痛、结肠炎、黄疸、胀气、味觉障碍和消化不良等消化道反应。

血液系统　可见嗜酸性粒细胞增多、血小板增多或减少和白细胞减少。溶血性贫血少见。

皮肤及皮肤附件　少见多形性红斑、史-约综合征、中毒性表皮剥脱性坏死。

神经系统　可见头痛或头晕。少见新生儿胆红素脑病。

肝胆　肝功能异常。

尿路　肾功能异常。

【禁忌证】 (1)对本品过敏者禁用。对具有相同或相似的 C7 位 R1 侧链头孢菌素类药物过敏者避免使用。

(2)禁用于矫正胎龄不足 41 周的早产儿。

(3)新生儿高胆红素血症患者禁用。

(4)如新生儿(≤28 天)需要(或预期需要)使用含钙的静脉输液,包括含钙的静脉滴注营养液治疗如肠外营养,则禁止使用本品。

【注意事项】 常规　本品不能加入哈特曼以及林格等含有钙的溶液中稀释使用。本品与含钙注射剂或含钙产品合并用药有可能导致致死性结局的不良事件。为避免在肺或肾中沉淀头孢曲松-钙盐,造成致命性危害,应避免本品静脉给药与含钙的药品(包括胃肠外营养液)静脉给药同时进行。除了新生儿,其他患者可进行本品和含钙输液的序贯给药,在两次输液之间必须用相容液体充分冲洗输液管。新生儿应有 48 小时以上的时间间隔。

不良反应相关　胃肠道疾病史,尤其是结肠炎病史者,慎用本品。已有致溶血性贫血的报道,并有病例致死。一旦出现溶血性贫血应立即停药。维生素 K 合成损害的患者使用本品,凝血酶原时间改变的风险增加。营养不良者使用本品,因本身维生素 K 储存低,凝血酶原时间改变的风险增加。

肝损伤　有胆汁淤积和胆汁沉积危险因素(疾病严重、全胃肠外营养)者使用本品,继发于胆道阻塞的胰腺炎发生风险增加。慢性肝病患者应用本品时不需调整剂量。有严重肾病的肝功能不全者，药物中毒的风险增加，故有严重肝、肾损害或肝硬化患者应调整剂量。

肾损伤 肾功能衰竭患者，药物中毒的风险增加。肾功能不全患者肌酐清除率>5ml/min，每日应用本品剂量少于 2g 时，不需做剂量调整。血液透析清除头孢曲松的量不多，透析后无需增补剂量。

诊断干扰 胆囊中的头孢曲松-钙盐沉淀有可能因超声异常而被误诊为胆囊结石。应用本品的患者以硫酸铜法测尿糖时可获得假阳性反应，以葡萄糖酶法则不受影响；血尿素氮和肌酐值可有暂时性升高；血清胆红素、碱性磷酸酶、ALT 和 AST 皆可升高。

交叉过敏反应 头孢菌素类与青霉素类存在交叉过敏可能，在应用本品前须详细询问患者对头孢菌素类、青霉素类及其他药物过敏史。

【药物相互作用】 (1)本品静脉输液中加入红霉素、两性霉素 B、血管活性药(间羟胺、去甲肾上腺素等)、苯妥英钠、氯丙嗪、异丙嗪、维生素 B 族、维生素 C 等时将出现混浊。由于本品的配伍禁忌药物甚多，故应单独给药。

(2)应用本品期间，饮酒或应用含乙醇的药物时，个别患者可出现"双硫仑样反应"。

【给药说明】 (1)头孢曲松应保存在 25℃ 以下，最好于 15～20℃ 的环境中。

(2)肌内注射用药的制备以 3.6ml 灭菌注射用水、氯化钠注射液、5%葡萄糖注射液或 1%盐酸利多卡因加入 1g 装瓶中，使每 1ml 溶液中含有约 250mg 的头孢曲松。

(3)头孢曲松静脉给药溶液的配制将 9.6ml 的前述稀释液(除利多卡因外)加入 1g 装瓶中，使其成为每 1ml 含 100mg 头孢曲松的溶液，再用 5%葡萄糖注射液或氯化钠注射液 100～250ml 稀释后静脉滴注。

【用法与用量】 成人 肌内或静脉给药每 24 小时 1～2g 或每 12 小时 0.5～1g。每日最大剂量 4g。治疗单纯性淋病及软下疳均为 250mg，单剂肌内注射。

儿童 ①新生儿(出生体重>2kg 者)：日龄≤7 日者，每日 25mg/kg；日龄>7 日者，每日 50mg/kg。②1 个月～12 岁儿童：每日 50mg/kg；脑膜炎患者可增至每日 100mg/kg，分 2 次给予，但一日总量不超过 4g。③12 岁以上儿童用成人剂量。

【制剂与规格】 注射用头孢曲松钠(按头孢曲松计)：(1)0.25g；(2)0.5g；(3)1g；(4)2g；(5)4.0g。

头孢地嗪钠 [药典(二)]
Cefodizime

【适应证】 适用于敏感菌所致下呼吸道感染、尿路感染、脑膜炎、妇科感染、外科感染等；亦可用于淋菌性尿道炎等。

【药理】 (1)药效学 本品对革兰阳性菌及革兰阴性菌具有广谱抗菌作用。甲氧西林敏感金黄色葡萄球菌对本品敏感，表皮葡萄球菌、甲氧西林耐药金黄色葡萄球菌、肠球菌属和单核细胞增多性李斯特菌对本品耐药。肺炎链球菌、化脓性链球菌、无乳链球菌及其他链球菌均对本品敏感。其抗菌活性与第一代及第二代头孢菌素相仿。肠杆菌科细菌中的大肠埃希菌、肺炎克雷伯菌、摩氏摩根菌、奇异变形菌、普通变形菌、宋内志贺菌、小肠结肠炎耶尔森菌及沙门菌属等对本品高度敏感。本品对柠檬酸杆菌、黏质沙雷菌作用较差，对肠杆菌属、不动杆菌属、铜绿假单胞菌及嗜麦芽窄食单胞菌无抗菌活性。本品对氨苄西林敏感及耐药流感嗜血杆菌、卡他莫拉菌、产β-内酰胺酶及非产β-内酰胺酶淋病奈瑟菌及脑膜炎奈瑟菌具有高度抗菌活性。

头孢地嗪钠对机体参与免疫功能的多形核细胞、单核细胞、巨噬细胞和淋巴细胞均有刺激作用，该作用有利于治疗免疫功能低下者的感染。头孢地嗪可增强多形核细胞、巨噬细胞及淋巴细胞的活性；对正常人及吞噬功能减退患者均可增强其吞噬细胞的趋化、吞噬及杀菌功能，提高 CD4$^+$淋巴细胞数，使 CD4$^+$/CD8$^+$比例增高或恢复正常，刺激淋巴细胞增生、分化。本品的体内抗菌活性较体外抗菌作用显著为强。本品可刺激宿主细胞因子分泌增多，从而使免疫系统各个细胞成分的作用协同加强。

(2)药动学 静脉注射头孢地嗪钠1g 或 2g 后的 C_{max} 分别为 215mg/L 和 394mg/L；静脉滴注 1g 后的 C_{max} 为 124.1mg/L。本品肌内注射后的生物利用度可达 90%～100%，单次肌内注射 1g、2g 后的 t_{max} 为 1～1.5 小时，C_{max} 分别为 59.6～75.2mg/L 和 135mg/L。$t_{1/2}$ 约为 2.5 小时，本品在老年患者和肾功能减退者的 $t_{1/2}$ 可延长。血浆蛋白结合率约为81%。体内分布广泛，用治疗剂量后 2～3 小时在肺组织、支气管分泌物、胸水、扁桃体、肝组织、胆囊、女性生殖系统、前列腺、肾组织和血液中均可达到有效治疗浓度。本品可透过胎盘屏障。主要经肾小球滤过排泄，少部分经肾小管分泌，给药量的 70%～80%于 48 小时内以原型自尿中排出。合用丙磺舒可使其尿排泄药量减少 30%。持续性腹膜透析患者本品 $t_{1/2}$ 延长，血液透析可清除本品。本品在体内不被代谢。

【不良反应】 **全身整体表现** 可能出现皮肤过敏反应（荨麻疹、皮疹、瘙痒）、药物热和可能危及生命的严重急性过敏反应。

用药部位反应 注射部位可能出现炎症反应和疼痛。

胃肠 可见腹泻、恶心、呕吐等胃肠道反应。

肝胆 少数患者可发生血清氨基转移酶、乳酸脱氢酶和血胆红素等升高。

神经系统 少见眩晕、寒战、头痛。

血液系统 少见血小板减少症、贫血等。

免疫系统及感染 少见生殖系统念珠菌病。

【禁忌证】 对本品过敏者禁用。对具有相同或相似的 C7 位 R1 侧链头孢菌素类药物过敏者避免使用。

【注意事项】 **交叉过敏反应** 头孢菌素类与青霉素类存在交叉过敏可能，在应用本品前须详细询问患者对头孢菌素类、青霉素类及其他药物过敏史。

妊娠 动物实验显示本品对胎儿无影响，但在妊娠期妇女中用药缺乏恰当而设计良好的对照试验。由于动物实验并不能完全预测人类反应，因此妊娠期妇女仅限于有明确指征时方可应用。

哺乳期 哺乳期妇女应用本品宜停止授乳。

儿童 不推荐本品用于儿童患者。

【药物相互作用】 （1）与丙磺舒合用可延缓本品的排泄。

（2）本品与氨基糖苷类、两性霉素 B、环孢素、顺铂、万古霉素、硫酸多黏菌素 B 或黏菌素合用时，可能增强上述药物的肾毒性，应密切监测肾功能。

（3）使用强效利尿药及大剂量头孢菌素可能引起肾功能损害。

【给药说明】 （1）本品不可与其他药物在同一容器内混合。此外，本品粉针剂不易溶解于乳酸钠溶液。本品在葡萄糖溶液中不能长期保持稳定，溶解后应立即使用。

（2）肌内注射时，以 0.5%～1%利多卡因注射液溶解粉针剂，可减轻注射部位疼痛。

【用法与用量】 **成人** 每日 2～4g，分 1～2 次静脉注射、静脉滴注或肌内注射给药。单纯性下尿路感染，1～2g 单剂给药。单纯性淋病奈瑟菌感染，0.25～1g 单剂给药。

肾损伤 肾功能不全患者需调整给药剂量：肌酐清除率为 10～30ml/min 者，每日最大剂量为 2g；肌酐清除率<10ml/min 者，上述剂量减半；血液透析患者，于透析后给药 1～2g。

【制剂与规格】 注射用头孢地嗪钠（按头孢地嗪计）：（1）0.25g；（2）0.5g；（3）1g；（4）1.5g；（5）2g。

头 孢 哌 酮 [药典(二)]
Cefoperazone

【适应证】 主要用于治疗由大肠埃希菌等敏感肠杆菌科细菌和铜绿假单胞菌所致下列感染：①由铜绿假单胞菌、流感嗜血杆菌、肺炎克雷伯菌、大肠埃希菌、奇异变形杆菌和肠杆菌属细菌所致下呼吸道感染及肺炎；②由大肠埃希菌、铜绿假单胞菌所致腹膜炎、肝胆系统感染和其他腹腔内感染；③由铜绿假单胞菌、大肠埃希菌、肺炎克雷伯菌、其他克雷伯菌属、变形杆菌属（吲哚阳性及阴性）所致血流感染；④由铜绿假单胞菌和大肠埃希菌等敏感肠杆菌科细菌所致皮肤、软组织感染；⑤由淋病奈瑟菌、链球菌属、大肠埃希菌、梭菌属所致盆腔炎、子宫内膜炎和其他女性生殖道疾病；⑥由铜绿假单胞菌和大肠埃希菌等敏感肠杆菌科细菌所致尿路感染。治疗腹腔感染和盆腔感染时需与甲硝唑等抗厌氧菌药合用。

【药理】 （1）药效学 本品的抗菌谱与头孢噻肟相仿，其抗菌活性除铜绿假单胞菌外，多较头孢噻肟为差，但血药浓度仍可超过最低抑菌浓度。头孢哌酮对甲氧西林敏感金黄色葡萄球菌的抗菌活性与头孢噻肟相仿。本品对表皮葡萄球菌的抗菌活性差异大。本品对化脓性链球菌、无乳链球菌、草绿色链球菌和肺炎链球菌均有抗菌活性。耐甲氧西林金黄色葡萄球菌、肠球菌属和李斯特菌属对本品耐药。

本品在相对较低浓度时对绝大部分肠杆菌科细菌，如大肠埃希菌、克雷伯菌属、柠檬酸菌属、奇异变形杆菌、沙门菌属、志贺菌属均具有抗菌活性，对β-内酰胺酶阳性及阴性的流感嗜血杆菌和脑膜炎奈瑟菌的 MIC≤0.25mg/L。本品对普通变形杆菌、肺炎克雷伯菌、普罗威登菌属、沙雷菌属和肠杆菌属的抗菌活性较差，MIC_{90} 为 4～64mg/L。对铜绿假单胞菌的活性较头孢他啶为差，MIC 为 8mg/L，部分庆大霉素耐药菌株亦可对本品敏感。鼠伤寒沙门菌和不动杆菌属对本品耐药，脆弱拟杆菌对本品耐药，本品对产黑色素拟杆菌和其他拟杆菌、梭杆菌属、消化链球菌和消化球菌均具有抗菌活性。

头孢哌酮对多数广谱β-内酰胺酶的稳定性较差，可不同程度地被质粒和染色体所介导的β-内酰胺酶水解灭活。

（2）药动学 健康成人肌内注射后，t_{max} 为 1～2 小时，肌内注射 1g 的 C_{max} 为 65mg/L，12 小时后血药浓度尚有 3.3mg/L；静脉注射（用葡萄糖氯化钠注射液 40ml 稀释后于 10 分钟内注射完）和静脉滴注（以葡萄糖氯化钠注射液 250ml 稀释后于 1 小时内滴注完）本品 1g，给药结束时即刻血药峰浓度分别为 178.2mg/L 和 106.0mg/L，12 小时后尚有 1.2mg/L 和 1.5mg/L。

头孢哌酮对血-脑屏障的渗透性较差，脑膜无炎症患者的脑脊液中不能测到药物，化脓性脑膜炎患者静脉注射 2g 后的脑脊液内药物浓度为 0.95～7.2mg/L，为血药浓度的 1%～4%，但也有脑脊液未能测出药物的报道。以头孢哌酮 100mg/kg 的剂量治疗细菌性脑膜炎儿童，20 分钟静脉滴注结束后，1.5～2.5 小时的脑脊液药物浓度为 1.4～19.2mg/L。脑脊液中头孢哌酮浓度随脑脊液蛋白质含量增高而上升，与脑脊液中细胞数无关。

本品可通过胎盘屏障，乳汁中药物浓度低。足月产妇静脉注射本品 1g，2 小时后母体血、胎儿脐带血和羊水中的药物浓度分别为 52.1mg/L、10.4mg/L 和 0.9mg/L，胎盘及脐带组织中的药物浓度分别为 5.5mg/kg 和 1.2mg/kg。

静脉注射或静脉滴注头孢哌酮 2g 后，0.5 小时、1 小时、3 小时的胆汁内药物浓度分别为 65mg/L、1940mg/L 和 6000mg/L。胆汁与血清中药物浓度之比为 (8～12):1。胆汁中药物浓度与胆道是否梗阻和胆囊浓缩功能有关，在梗阻性黄疸患者的胆汁中测不出本品，胆囊浓缩功能差者的胆汁中药物浓度也低。

静脉注射本品 2g，在痰液、前列腺和骨组织中的浓度分别为 1.6～8.2mg/L、22mg/kg 和 40mg/kg。每日静脉注射 2g，腹腔渗出液中药物浓度在给药第 1、2、3 天分别为 2.7mg/L、38mg/L 和 64mg/L。肌内注射 1g 后子宫内膜的药物浓度为 35mg/kg，肌内注射 2g 后输卵管的药物浓度为 84mg/kg。肌内注射 0.5～1g 后 90 分钟，扁桃体和上颌窦黏膜的药物浓度为 4～8mg/kg。中耳炎患者静脉滴注 2g 后，中耳溢液中药物浓度为 3mg/L。本品的血浆蛋白结合率高，为 70%～93.5%。头孢哌酮的 $t_{1/2}$ 为 1.99～2.45 小时，分布容积为 11.4～13.6L/kg。肾功能严重减退时 (肌酐清除率<7ml/min) 或肾功能减退伴肝功能减退时，$t_{1/2}$ 将延长；进行血液透析时，其 $t_{1/2}$ 为 1.7 小时，与正常者相近。

病毒性肝炎、酒精性脂肪肝或肝硬化以及胆道梗阻患者中本品的 $t_{1/2}$ 将延长。肝硬化患者 $t_{1/2}$ 为 4.5(2.3～9.9) 小时。出生体重低的新生儿 $t_{1/2}$ 为 6～10 小时，1 个月时其 $t_{1/2}$ 减少至 4～6 小时，2 个月～11 岁儿童的 $t_{1/2}$ 为 2.2 小时。

本品在体内几乎不被代谢。健康成年人肌内、静脉注射和静脉滴注本品 1g 后 12 小时尿中排出率分别为给药量的 19.9%～26.5%和 24.7%，以各种不同注射途径及不同剂量给药后尿中药物回收率均为 20%～30%。尿中

药物浓度甚高，为 500～1500mg/L。本品主要经胆管排泄，胆汁中药物浓度高，回收量在给药量的 40%以上。新生儿尿中药物排泄量较高，婴幼儿尿中药物回收率可达给药量的 50%，尿中药物排泄量将随年龄增长而减少。严重肝功能损害或有胆道梗阻者，尿中排泄量可达 90%。丙磺舒对头孢哌酮的血药浓度和肾排泄量影响不显著，所以本品的肾排泄主要通过肾小球滤过。血液透析和腹膜透析清除体内头孢哌酮的效果不显著，但前者能清除一定量的本品。

【不良反应】 **皮肤及皮肤附件** 皮疹较为多见。

用药部位反应 注射部位疼痛、静脉炎较为多见。

胃肠 少数患者可发生腹泻、腹痛，偶有胃肠道出血、维生素 K 缺乏。

血液系统 少数患者可发生嗜酸性粒细胞增多、轻度中性粒细胞减少，血小板减少、凝血酶原时间延长、凝血酶原活力降低等可见于个别病例。

肝胆 少数患者可发生暂时性血清氨基转移酶、碱性磷酸酶升高。

尿路 少数患者可发生暂时性尿素氮或肌酐升高。

免疫系统及感染 菌群失调可在少数患者出现。

【禁忌证】 对本品过敏者禁用。对具有相同或相似的 C7 位 R1 侧链头孢菌素类药物过敏者避免使用。

【注意事项】 **交叉过敏反应** 头孢菌素类与青霉素类存在交叉过敏可能，在应用本品前须详细询问患者对头孢菌素类、青霉素类及其他药物过敏史。

不良反应相关 维生素 K 缺乏的危险因素有营养状况差、吸收不良、酗酒、长期高营养治疗等。部分患者用本品治疗可引起维生素 K 缺乏和低凝血酶原血症。用药期间应进行出血时间、凝血酶原时间和部分凝血酶原时间监测。同时应用维生素 K_1 可防止出血症状。长期应用头孢哌酮可导致耐药菌的大量繁殖，引起二重感染。

哺乳期 乳汁中头孢哌酮的含量虽少，哺乳期妇女应用本品时宜停止授乳。

儿童 头孢哌酮治疗婴儿感染可获得较好疗效，但对早产儿和新生儿的研究尚少；因此本品在新生儿和早产儿应用时，须充分权衡利弊后再决定是否用药。

诊断干扰 对诊断的干扰用硫酸铜法进行尿糖测定时可出现假阳性反应，直接 Coombs 试验呈阳性反应；产妇临产前应用头孢菌素类或头霉素类者，新生儿进行此项试验亦可为阳性。偶有血清碱性磷酸酶、ALT、AST、血清肌酐和尿素氮增高。

肝损伤 头孢哌酮主要通过胆汁排泄。在肝病和

（或）胆道梗阻患者，半衰期延长（病情严重者延长 2～4 倍），尿中头孢哌酮排泄量增多；肝病、胆道梗阻严重或同时有肾功能减退者，胆汁中仍可获得有效治疗浓度。给药剂量需予以适当调整，且应进行血药浓度监测；如不能进行血药浓度监测时，每日给药剂量不应超过 2g。有肝功能损害和（或）胆道梗阻而每日剂量超过 4g 者应进行血药浓度监测。

肾损伤 有肾功能损害并接受较大剂量和肝、肾功能同时损害而每日剂量超过 1～2g 者应进行血药浓度监测。同时应用头孢哌酮和氨基糖苷类抗生素者应进行肾功能监测。

【药物相互作用】 （1）头孢哌酮与氨基糖苷类抗生素联合应用时对肠杆菌科细菌和铜绿假单胞菌的某些敏感菌株有协同作用。

（2）头孢哌酮与能产生低凝血酶原血症、血小板减少症或胃肠道溃疡出血的药物同时应用时，要考虑到这些药物对凝血功能的影响并可导致出血危险性增加。抗凝药如肝素、香豆素类或茚满二酮衍生物及溶栓药与具有甲硫四氮唑侧链的头孢哌酮合用时可干扰维生素 K 代谢，导致低凝血酶原血症。非甾体抗炎药特别是阿司匹林、二氟尼柳或其他水杨酸制剂以及血小板聚集抑制药、磺吡酮等与头孢哌酮合用时可由于对血小板的累加抑制作用而增加出血的危险性。

（3）头孢哌酮含有甲硫四氮唑侧链，用药期间饮酒或饮用含酒精药物或静脉注射含乙醇药物，将抑制乙醛脱氢酶的活性，使血中乙醛积聚，出现"双硫仑样反应"。在应用头孢哌酮期间直至用药后 5 日内饮酒皆可出现此反应。因此在用药期间和停药后 5 日内，患者不能饮酒或含乙醇饮料以及口服或静脉输注含乙醇药物。

（4）头孢哌酮与下列药物注射剂有配伍禁忌：阿米卡星、庆大霉素、卡那霉素 B、多西环素、甲氯芬酯、阿马林、苯海拉明钙和天冬氨酸钾镁与本品混合后立即产生沉淀。盐酸羟嗪、普鲁卡因胺、氨茶碱、丙氯拉嗪、细胞色素 C、喷他佐辛、抑肽酶等与本品混合后，6 小时内外观发生变化。头孢哌酮的水溶液与胶体制剂配合将产生沉淀；与碱性制剂配合因发生水解而使效价降低，因此本品不能与上述药物同瓶滴注。

【给药说明】 （1）头孢哌酮应做快速静脉滴注（30～60 分钟）或缓慢静脉推注（10 分钟），不宜做快速静脉注射。

（2）由于头孢哌酮主要通过胆汁排泄，因此有肾功能损害者，仍可用常用剂量（每日 4g）。有肝功能损害或胆道梗阻者，也可用常用剂量，因此时肾脏排泄可增加（可达 90%），以代偿胆道排泄的减少。同时有肝、肾功能

损害者，其排泄量将明显减少，故用药量必须减少，每日剂量不得超过 1～2g，以免血药浓度过高而引起毒性反应。

（3）配制肌内注射液时每 1g 药物加入灭菌注射用水 2.8ml 及 1ml 2%利多卡因注射液，其浓度为 250mg/L。静脉缓慢注射者，每 1g 药物加入葡萄糖氯化钠注射液 40ml 溶解稀释；供静脉滴注者，取 1～2g 头孢哌酮溶解于 100～200ml 葡萄糖氯化钠注射液或其他稀释液中，使最终药物浓度为 2～25mg/L。每 1g 头孢哌酮的钠含量为 1.5mmol（34mg）。

【用法与用量】 成人 轻、中度感染，一次 1～2g，每 12 小时 1 次；重度感染，一次 2～3g，每 8 小时 1 次。接受血液透析时，透析后应补给一次剂量。一日剂量一般不超过 9g；但在免疫缺陷患者有严重感染时，剂量可加至一日 12g。

儿童 一日 100～150mg/kg，分 2～4 次给药。

【制剂与规格】 注射用头孢哌酮钠（按头孢哌酮计）：（1）0.5g；（2）1.0g；（3）1.5g；（4）2g；（5）3g。

注射用头孢哌酮-舒巴坦钠：参阅本章第三节。

<h2 style="text-align:center">头 孢 他 啶 [药典（二）；国基；医保（乙）]</h2>
Ceftazidime

【适应证】 主要用于敏感革兰阴性杆菌，尤其铜绿假单胞菌等所致下列感染：①由铜绿假单胞菌及其他假单胞菌、流感嗜血杆菌（包括氨苄西林耐药菌株）、克雷伯菌属、肠杆菌属、奇异变形杆菌、大肠埃希菌、沙雷菌属、柠檬酸菌属等所致下呼吸道感染（包括肺炎）；②由铜绿假单胞菌、克雷伯菌属、大肠埃希菌、变形杆菌属（包括奇异变形杆菌和吲哚阳性变形杆菌）、肠杆菌属和沙雷菌属所致皮肤及软组织感染；③由铜绿假单胞菌、肠杆菌属、变形杆菌属（包括奇异变形杆菌和吲哚阳性变形杆菌）、克雷伯菌属和大肠埃希菌所致尿路感染；④由铜绿假单胞菌及其他假单胞菌、克雷伯菌属、流感嗜血杆菌（包括氨苄西林耐药菌株）、大肠埃希菌和沙雷菌属所致血流感染；⑤由铜绿假单胞菌及其他假单胞菌、克雷伯菌属和肠杆菌属所致骨、关节感染；⑥由大肠埃希菌等肠杆菌科细菌所致子宫内膜炎、盆腔炎性疾病和其他妇科感染；⑦由大肠埃希菌、克雷伯菌属以及其他肠杆菌科细菌所致腹腔感染；⑧脑膜炎奈瑟菌、流感嗜血杆菌和铜绿假单胞菌所致中枢神经系统感染，包括脑膜炎。治疗腹腔感染和盆腔感染时需与甲硝唑等抗厌氧菌药合用。

【药理】 （1）药效学 头孢他啶对甲氧西林敏感葡萄

球菌具有中度活性（MIC_{90} 8～16mg/L）。绝大部分链球菌属、肺炎链球菌对头孢他啶敏感，但日渐增多的青霉素不敏感肺炎链球菌亦对头孢他啶耐药。甲氧西林耐药葡萄球菌、肠球菌属及单核细胞增多性李斯特菌对本品耐药。

本品对卡他莫拉菌、淋病奈瑟菌、脑膜炎奈瑟菌具有良好抗菌作用，MIC_{90} 分别为≤2mg/L、0.12mg/L 和 0.03mg/L。

头孢他啶对绝大部分肠杆菌科细菌如大肠埃希菌、肺炎克雷伯菌、奇异变形杆菌、普通变形杆菌、斯氏普罗威登菌、沙门菌属、志贺菌属等具有高度抗菌活性，MIC_{90}≤1mg/L。对肠杆菌属、沙雷菌属、柠檬酸菌属及不动杆菌属的抗菌作用较差。本品对铜绿假单胞菌的抗菌作用为第三代头孢菌素中最强者。近期资料显示头孢他啶对铜绿假单胞菌的 MIC_{90} 变异度较大（从 0.5mg/L 至超过 128mg/L），70%～80%的菌株仍对头孢他啶敏感。本品对洋葱伯克霍尔德菌的 MIC_{90} 为从 1.56mg/L 至超过 128mg/L。头孢他啶对流感嗜血杆菌、卡他莫拉菌（包括产 β-内酰胺酶菌株）等呼吸道病原菌具有抗菌活性，MIC_{90}≤2mg/L。本品对百日咳鲍特菌、淋病奈瑟菌和脑膜炎奈瑟菌的抗菌活性甚强。

本品对脆弱拟杆菌的活性差。革兰阳性厌氧球菌、梭形杆菌属和韦容球菌属均对本品敏感。

本品对革兰阴性杆菌产生的多数广谱β-内酰胺酶稳定，但可被质粒介导的超广谱β-内酰胺酶和AmpCβ-内酰胺酶水解。近年来铜绿假单胞菌、肠杆菌属及克雷伯菌属等肠杆菌科细菌对本品的耐药性明显增加。

（2）药动学　肌内注射头孢他啶 0.5g 和 1g，t_{max} 为 1～1.2 小时，C_{max} 分别为 22.6mg/L 和 38.3mg/L。静脉注射和静脉滴注本品 1.0g 后的 C_{max} 分别为 120.5mg/L 和 105.7mg/L。$t_{1/2}$ 为 1.65～2.05 小时。新生儿及肾功能减退者 $t_{1/2}$ 延长。健康老年人 $t_{1/2}$ 可延长至 2.42 小时。静脉注射 2g 头孢他啶后的 C_{max} 约为 200mg/L，注射后 1 小时在骨组织、人工关节周围间隙和腹腔中的药物浓度分别为 28.6mg/L、25.6mg/L 和 27.6mg/L；注射后 90 分钟胆汁中浓度为 36.4mg/L。静脉注射 1g，由斑蝥素诱发形成的皮肤水疱液中药物浓度为 44.7mg/L，于给药后 1 小时到达，同时期血药浓度为 49.9mg/L。脑膜有炎症时，脑脊液中可达有效药物浓度。本品能通过胎盘，亦能分布至眼房水、乳汁。血浆蛋白结合率为 10%～17%。本品主要经肾小球滤过排泄，24 小时尿中以原型排出给药量的 82.8%～86.7%。尿药峰浓度可达 4000～6000mg/L。可由血液透析和腹膜透析清除。

【不良反应】　血液系统　常见嗜酸粒细胞增多和血小板增多。

用药部位反应　常见因静脉给药引起的静脉炎或血栓性静脉炎、肌内注射后注射部位疼痛和（或）发炎。

胃肠　常见腹泻等胃肠道反应。

肝胆　常见一项或多项肝酶短暂升高，包括 ALT（SGPT）、AST（SGOT）、乳酸脱氢酶（LDH）、谷氨酸转移酶（GGT）和碱性磷酸酶。

皮肤及皮肤附件　常见斑丘疹或荨麻疹。

【禁忌证】　对本品过敏者禁用。对具有相同或相似的 C7 位 R1 侧链头孢菌素类药物过敏者避免使用。

【注意事项】　交叉过敏反应　头孢菌素类与青霉素类存在交叉过敏可能，在应用本品前须详细询问患者对头孢菌素类、青霉素类及其他药物过敏史。

肾损伤　肾功能不全患者应用常规剂量时，可发生药物浓度增高、半衰期延长，因此肾功能不全患者需减量应用。血药浓度升高可导致惊厥、脑病、震颤、神经-肌肉兴奋和肌阵挛。

不良反应相关　长期应用本品可能导致不敏感或耐药菌的过度繁殖，导致二重感染。

本品可诱导肠杆菌属、假单胞菌属和沙雷菌属产 I 型β-内酰胺酶，治疗过程中病原菌可产生耐药性，导致抗感染治疗失败。

慎用于有胃肠道疾病史者，尤其是结肠炎患者。

哺乳期　本品少量经乳汁分泌，哺乳期妇女应用本品时宜停止哺乳。

诊断干扰　本品可导致硫酸铜测定法尿糖检验呈假阳性，推荐应用葡萄糖酶氧化反应测定法。

【药物相互作用】　（1）本品与氨基糖苷类及袢利尿药合用，可增强上述药物的肾毒性。

（2）氯霉素与β-内酰胺类（包括头孢他啶）联合应用有拮抗作用，应避免联用。

（3）头孢他啶与氨基糖苷类抗生素联用对部分铜绿假单胞菌和大肠埃希菌有累加作用；与妥布霉素和阿米卡星联用对多重耐药性铜绿假单胞菌则出现明显协同抗菌作用。

（4）本品与氨基糖苷类抗生素不能同瓶滴注。本品遇碳酸氢钠不稳定，两者不可配伍。

【给药说明】　（1）本品可缓慢静脉推注（3～5 分钟）、快速静脉滴注（溶解于 100ml 0.9%氯化钠注射液或葡萄糖注射液中滴注 20～30 分钟）或深部肌内注射给药，后者一般需加入 1%利多卡因 0.5ml。

（2）肌内注射用药配制 1.5ml 的注射用水或 0.5%～1%

的盐酸利多卡因溶液(不含肾上腺素)加入 0.5g 装瓶中或 3ml 加入 1g 装瓶中,使其完全溶解后,做深部肌内注射。

(3)静脉注射原始溶液配制 5ml 注射用水加入 0.5g 装瓶中或 10ml 注射用水加入 1g 或 2g 装瓶中,使其完全溶解后,于 3~5 分钟内缓慢静脉推注。将上述溶解后的药液(含 1~2g)用 5%葡萄糖注射液或氯化钠注射液 100~250ml 稀释后静脉滴注。

(4)如溶解含碳酸钠制剂时,可形成二氧化碳,使瓶内产生压力,此时需排气。

【用法与用量】 成人 (1)常用量:每日 1.5~6g。(2)单纯性尿路感染:每 12 小时 0.25~0.5g 肌内注射或静脉滴注。(3)复杂性尿路感染:每 8~12 小时 0.5g,肌内注射或静脉滴注。(4)骨和关节感染:每 12 小时 2g 肌内注射或静脉滴注。(5)单纯性肺炎和皮肤、软组织感染:每 8 小时 0.5~1g 肌内注射或静脉滴注。(6)严重感染:每 8 小时 2g,静脉滴注。

儿童 (1)儿童,每日剂量按 50~150mg/kg 计;分 3 次肌内注射或静脉给药。

(2)新生儿,出生体重>2kg、日龄≤7 日者每 12 小时 50mg/kg;日龄>7 日者,每 8 小时 50mg/kg,静脉滴注。

肾损伤 肾功能中度或严重损害者给予首次负荷量 1g,以后根据肾功能调整药物剂量:肌酐清除率为 31~50ml/min 时,每 12 小时 1g;肌酐清除率为 16~30ml/min 时,每 24 小时 1g;肌酐清除率为 6~15ml/min 时,每 24 小时 0.5g;肌酐清除率为<5ml/min 时,每 48 小时 0.5g。血液透析患者一日剂量 1g,每次透析后补给 1g。

【制剂与规格】 注射用头孢他啶:(1)0.25g;(2)0.5g;(3)1g;(4)1.5g;(5)2g;(6)3g。

头孢唑肟钠 [药典(二);医保(乙)]
Ceftizoxime Sodium

【适应证】 适用于敏感菌所致下列感染:①由克雷伯菌属、奇异变形杆菌、大肠埃希菌、流感嗜血杆菌(包括氨苄西林耐药菌株)、甲氧西林敏感金黄色葡萄球菌、肠杆菌属、沙雷菌属、肺炎链球菌、化脓性链球菌和其他链球菌所致下呼吸道感染。②由甲氧西林敏感金黄色葡萄球菌、大肠埃希菌、奇异变形杆菌、普通变形杆菌、普罗威登菌属、摩根菌属、克雷伯菌属、沙雷菌属(包括黏质沙雷菌)和肠杆菌属所致尿路感染。③由淋病奈瑟菌所致单纯性尿道炎、子宫颈炎和直肠感染。④由淋病奈瑟菌、大肠埃希菌或无乳链球菌所致盆腔炎性疾病。本品对沙眼衣原体无效,当治疗盆腔炎性疾病时,需联合应用对沙眼衣原体有效的药物。⑤由大肠埃希菌、链球

菌属、肠杆菌属、克雷伯菌属所致腹腔内感染。⑥由肺炎链球菌和链球菌属、甲氧西林敏感金黄色葡萄球菌、大肠埃希菌、克雷伯菌属、拟杆菌属和沙雷菌属所致血流感染。⑦由甲氧西林敏感金黄色葡萄球菌、表皮葡萄球菌、化脓性链球菌及其他链球菌、大肠埃希菌、克雷伯菌属、奇异变形杆菌、肠杆菌属、沙雷菌属和厌氧球菌(包括消化球菌和消化链球菌)所致皮肤及软组织感染。⑧由甲氧西林敏感金黄色葡萄球菌、链球菌属(包括化脓性链球菌)、奇异变形杆菌和厌氧球菌(包括消化球菌和消化链球菌)所致骨、关节感染。⑨由流感嗜血杆菌和肺炎链球菌所致脑膜炎。治疗腹腔感染和盆腔感染时需与甲硝唑等抗厌氧菌药合用。

【药理】 (1)药效学 头孢唑肟为半合成注射用第三代头孢菌素,具有广谱抗菌作用,其抗菌谱及抗菌作用与头孢噻肟相似,对多种革兰阳性和革兰阴性需氧菌、厌氧菌产生的广谱β-内酰胺酶稳定。本品抗菌谱和抗菌活性与头孢噻肟相似,对葡萄球菌属(包括产β-内酰胺酶菌株及非产酶菌株)的抗菌作用较第一代及第二代头孢菌素为差。甲氧西林耐药葡萄球菌和肠球菌属对本品耐药。无乳链球菌、肺炎链球菌及化脓性链球菌对本品高度敏感。本品对白喉棒状杆菌具有抗菌作用,对单核细胞增多性李斯特菌无抗菌活性。本品对脑膜炎奈瑟菌和淋病奈瑟菌(包括产β-内酰胺酶菌株)具有高度抗菌活性,$MIC_{90} \leqslant 0.01mg/L$。

本品对绝大多数肠杆菌科细菌如大肠埃希菌、克雷伯菌属、变形杆菌属、普罗威登菌属、沙门菌属、沙雷菌属、志贺菌属、小肠结肠炎耶尔森菌具有强大抗菌作用,$MIC_{90} \leqslant 0.1~1.6mg/L$。绝大部分产广谱β-内酰胺酶肠杆菌科细菌、摩氏摩根菌和普通变形杆菌对本品中度敏感。本品对部分阴沟肠杆菌、摩氏摩根菌、弗劳地柠檬酸杆菌和产气肠杆菌有抗菌作用。铜绿假单胞菌及其他假单胞菌属和产碱杆菌属对本品均耐药,不动杆菌属对本品的敏感性亦差。产β-内酰胺酶菌及非产酶的流感嗜血杆菌对本品高度敏感。

本品对脆弱拟杆菌的抗菌活性差;对消化球菌、消化链球菌、产气荚膜杆菌和韦荣球菌属的 MIC_{90} 为 1~2.3mg/L;产气荚膜梭菌和痤疮丙酸杆菌属对本品高度敏感。本品对放线菌属、双歧杆菌属、真杆菌属、梭杆菌属等亦具有抗菌活性,艰难梭菌通常对本品耐药。

(2)药动学 肌内注射本品 0.5g 及 1.0g 后 t_{max} 为 1 小时,C_{max} 分别为 13.7mg/L 和 39mg/L;静脉滴注 2g 及 3g 后 5 分钟的血药峰浓度分别为 131.8mg/L 和 221.1mg/L。$t_{1/2}$ 约 1.7 小时。血浆蛋白结合率 30%。本品

在体内不代谢，给药后 24 小时内以原型经肾脏排泄，因此尿液中药物浓度甚高。各种途径给药后 24 小时内尿中回收率为 70%～100%。本品静脉给药 1g 后 2 小时内尿液中浓度超过 6000mg/L。口服丙磺舒可抑制本品经肾小管分泌，导致血药浓度增高、半衰期延长。血液透析能清除部分本品。

本品在各种体液和组织中可达有效治疗浓度，如脑脊液（脑膜有炎症时）、胆汁、外科伤口渗液、胸水、痰液、眼房水、腹水、前列腺液、唾液、扁桃体、心脏、胆囊、骨、胆道、腹膜、前列腺及子宫。本品能穿过胎盘屏障进入胎儿，乳汁中浓度低。静脉注射 2g 后前列腺组织和正常脑脊液浓度分别为 16mg/kg 和 0.4mg/L。脑膜有炎症时，脑脊液中药物浓度可达同期血药浓度的 22%，脑脊液细胞数多和蛋白质含量高者药物浓度亦较高。

【不良反应】 **全身整体表现** 常见皮疹、瘙痒、发热等过敏反应。过敏性休克少见。

肝胆 常见一过性血清氨基转移酶和碱性磷酸酶升高等肝功能异常。少见一过性血胆红素升高。

血液系统 常见一过性嗜酸性粒细胞增多和血小板增多等血象改变。贫血（包括溶血性贫血，偶可致命）、白细胞减少和血小板减少症较少见。

用药部位反应 可有肌内注射局部灼热感、蜂窝织炎、静脉炎（接受静脉给药者）、疼痛和感觉异常等。少见局部皮肤麻木。

尿路 少见一过性尿素氮和肌酐值增高。

胃肠 腹泻、恶心和呕吐等胃肠道反应少见。

免疫系统及感染 阴道炎少见。

【禁忌证】 对本品过敏者禁用。对具有相同或相似的 C7 位 R1 侧链头孢菌素类药物过敏者避免使用。

【注意事项】 **交叉过敏反应** 头孢菌素类与青霉素类存在交叉过敏可能，在应用本品前须详细询问患者对头孢菌素类、青霉素类及其他药物过敏史。

不良反应相关 本品慎用于有胃肠道疾病的患者，特别是结肠炎患者。用药期间应监测肾功能状态，特别是应用大剂量的重症患者。长期应用本品可能导致不敏感或耐药菌的过度繁殖，需要严密观察。

哺乳期 少量本品可自乳汁分泌，哺乳期妇女用药时宜停止授乳。

儿童 本品用于 6 个月以下儿童的安全性及有效性尚未确立。6 个月及以上患儿应用本品可发生血中嗜酸性粒细胞、血清氨基转移酶及肌酸激酶一过性增高。其中肌酸激酶增高与肌内给药有关。

【药物相互作用】（1）本品与氨基糖苷类联合应用时可使后者的肾毒性增加。

（2）本品与氨基糖苷类、异丙嗪、非格司亭等药物呈配伍禁忌，联用时不能同瓶滴注，以免发生沉淀。

【给药说明】 可用注射用水、氯化钠注射液、5%葡萄糖注射液溶解后缓慢静脉注射，亦可加在 10%葡萄糖注射液、电解质注射液或氨基酸注射液中静脉滴注 30 分钟～2 小时。

【用法与用量】 **成人** ①常用剂量，一次 1～2g，每 8～12 小时 1 次。通常静脉滴注给药，肌内注射少用。②单纯性尿路感染，一次 0.5g，每 8～12 小时 1 次。③其他部位感染，一次 1g，每 8～12 小时 1 次。④严重感染或难治性感染，一次 1g，每 8 小时 1 次，或一次 2g，每 8～12 小时 1 次。⑤盆腔炎性疾病，一次 2g，每 8 小时 1 次。⑥危及生命的感染，一次 3～4g，每 8 小时 1 次。⑦单纯性淋病奈瑟菌感染，本品 1g 单剂肌内注射。⑧细菌性血流感染、局部实质性脓肿（如腹腔脓肿）、腹膜炎及其他严重感染宜静脉给药。

儿童 6 个月以上儿童一次 50mg/kg，每 8～12 小时 1 次。严重感染，一日 150mg/kg，一日最大剂量不超过成人严重感染剂量。

肾损伤 肾功能损害的患者需根据其损害程度调整剂量。在给予 0.5～1g 的首次负荷剂量后，肾功能轻度损害的患者（肌酐清除率为 50～79ml/min）常用剂量为一次 0.5g，每 8 小时 1 次，严重感染时一次 0.75～1.5g，每 8 小时 1 次；肾功能中度损害的患者（肌酐清除率为 5～49ml/min）常用剂量为一次 0.25～0.5g，每 12 小时 1 次，严重感染时一次 0.5～1g，每 12 小时 1 次；肾功能重度损害需透析的患者（肌酐清除率为 0～4ml/min）常用剂量为一次 0.5g，每 48 小时 1 次或一次 0.25g，每 24 小时 1 次，严重感染时一次 0.5～1g，每 48 小时 1 次或一次 0.5g，每 24 小时 1 次。血液透析患者透析后可不追加剂量，但需按上述给药剂量和时间，在透析结束时给药。

【制剂与规格】 注射用头孢唑肟钠（以头孢唑肟计）：(1) 0.5g；(2) 0.75g；(3) 1g；(4) 1.5g；(5) 2g；(6) 3.0g。

头 孢 克 肟 [药典(二)；医保(乙)]
Cefixime

【适应证】 用于对本品敏感的大肠埃希菌、肺炎克雷伯菌等克雷伯菌属、变形杆菌属、流感嗜血杆菌、肺炎链球菌等链球菌属、卡他莫拉菌等所致下列轻、中度感染：①急性细菌性支气管炎、慢性支气管炎伴急性细菌感染性加重、支气管扩张症伴细菌感染、肺炎；②肾盂肾炎、膀胱炎；③胆道感染；④急性中耳炎、鼻窦炎。

此外，也可用于淋病奈瑟菌所致尿道炎。

【药理】 (1)药效学 头孢克肟为第三代口服头孢菌素，对多数β-内酰胺酶稳定，许多产青霉素酶和头孢菌素酶菌株仍对本品敏感。头孢克肟在体外和体内对革兰阳性球菌如肺炎链球菌、化脓性链球菌，革兰阴性菌如流感嗜血杆菌(包括产酶菌株)、卡他莫拉菌(包括产酶菌株)、大肠埃希菌、奇异变形杆菌、淋病奈瑟菌(包括产酶菌株)均具有良好抗菌作用。头孢克肟在体外对副流感嗜血杆菌、普通变形杆菌、肺炎克雷伯菌、多杀巴斯德菌、普罗威登菌、沙门菌属、志贺菌属、黏质沙雷菌、柠檬酸菌属亦具有抗菌活性。本品对葡萄球菌属抗菌作用差，对铜绿假单胞菌、肠杆菌属、脆弱拟杆菌、梭菌属等无抗菌作用。

(2)药动学 口服后吸收 40%～50%，口服片剂 200mg、400mg 后，C_{max} 分别为 2mg/L 和 3.7mg/L，t_{max} 为 2～4 小时。服用本品混悬液后 C_{max} 较片剂高 25%～50%，AUC 高 10%～25%。血浆蛋白结合率为 70%。表观分布容积为 0.11L/kg。$t_{1/2}$ 为 3～4 小时，肾功能减退者 $t_{1/2}$ 延长。口服后体内分布良好，可通过胎盘屏障进入胎儿循环。24 小时内给药量的 20%左右以原型经尿排出，给药量的 60%左右经非肾机制消除。血液透析或腹膜透析不能清除本品。

【不良反应】 胃肠 胃肠道反应，有腹泻、排便次数增多、腹痛、恶心、消化不良、腹胀。

皮肤及皮肤附件 皮疹、荨麻疹、瘙痒。

全身整体表现 药物热。

神经系统 头痛、头晕。

肝胆 一过性血清氨基转移酶、碱性磷酸酶、乳酸脱氢酶、胆红素升高。

尿路系统 一过性尿素氮、肌酐值升高。

血液系统 血小板和白细胞计数一过性减少及嗜酸性粒细胞增多。

【禁忌证】 对本品过敏者禁用。对具有相同或相似的 C7 位 R1 侧链头孢菌素类药物过敏者避免使用。

【注意事项】 常规 由于有可能出现休克，给药前应充分询问病史。为防止耐药菌株的出现，在使用本品前原则上应确认敏感性，将剂量控制在控制疾病所需最小剂量。不要将牛奶、果汁等与药混合后放置。

交叉过敏反应 头孢菌素类与青霉素类存在交叉过敏可能，在应用本品前须详细询问患者对头孢菌素类、青霉素类及其他药物过敏史。

诊断干扰 用班氏(Benedict)试剂、费林(Fehling)试剂、尿糖试纸(Clinitest)进行尿糖检查，有假阳性出现

的可能性，应予以注意。有出现直接库姆斯试验假阳性的可能性，应予以注意。

肾损伤 对于严重肾功能障碍患者，由于药物在血液中可维持浓度，因此应根据肾功能状况适当减量，给药间隔应适当增大。

儿童 不推荐本品用于 6 个月以下儿童患者。

【药物相互作用】 参阅"头孢噻吩钠"。

【用法与用量】 成人 口服，每次 50～100mg，一日 2 次。此外，可以根据年龄、体重、症状进行适当增减，对重症患者，可每次口服 200mg，一日 2 次。

儿童 (1)体重 30kg 以上的儿童：口服，每次 50～100mg，一日 2 次。此外，可以根据年龄、体重、症状进行适当增减，对重症患者，可每次口服 200mg，一日 2 次。

(2)小儿，口服，每次 1.5～3mg/kg，一日 2 次。此外，可以根据症状进行适当增减，对于重症患者，每次可口服 6mg/kg，一日 2 次。

【制剂与规格】 头孢克肟咀嚼片：(1)50mg；(2)100mg。

头孢克肟片：(1)50mg；(2)100mg；(3)200mg。

头孢克肟胶囊：(1)50mg；(2)100mg；(3)200mg。

头孢克肟颗粒：(1)50mg；(2)100mg。

头孢克肟分散片：(1)50mg；(2)100mg；(3)200mg。

头孢克肟干混悬剂：(1)50mg；(2)100mg。

头孢泊肟酯[药典(二)]
Cefpodoxime Proxetil

【适应证】 主要适用于敏感菌所致下列轻、中度感染：①肺炎链球菌青霉素敏感菌株、化脓性链球菌、流感嗜血杆菌(包括产β-内酰胺酶菌株)或卡他莫拉菌(包括产β-内酰胺酶菌株)所致急性中耳炎；②化脓性链球菌所致咽炎、扁桃体炎；③肺炎链球菌青霉素敏感菌株、流感嗜血杆菌(包括产β-内酰胺酶菌株)所致社区获得性肺炎；④肺炎链球菌青霉素敏感菌株、流感嗜血杆菌(仅非产β-内酰胺酶菌株)或卡他莫拉菌所致慢性支气管炎急性细菌感染性加重；⑤淋病奈瑟菌(包括产青霉素酶菌株)所致急性淋菌性尿道炎、宫颈炎、直肠肛门感染；⑥甲氧西林敏感金黄色葡萄球菌及化脓性链球菌所致单纯性皮肤、软组织感染；⑦流感嗜血杆菌(包括产β-内酰胺酶菌株)、肺炎链球菌、卡他莫拉菌(包括产β-内酰胺酶菌株)所致急性鼻窦炎；⑧大肠埃希菌、肺炎克雷伯菌、奇异变形杆菌或腐生葡萄球菌所致急性单纯性膀胱炎。

【药理】 (1)药效学 本品为口服广谱第三代头孢菌

素，是头孢泊肟的前体药物。本品对多数β-内酰胺酶稳定。本品对甲氧西林敏感金黄色葡萄球菌、腐生葡萄球菌、肺炎链球菌、化脓性链球菌、无乳链球菌及 C 组、F 组、G 组链球菌等革兰阳性球菌具有较强抗菌活性。对甲氧西林耐药葡萄球菌、青霉素耐药肺炎链球菌和肠球菌属无抗菌活性。对产β-内酰胺酶及不产β-内酰胺酶的流感嗜血杆菌、卡他莫拉菌、产β-内酰胺酶及不产β-内酰胺酶的淋病奈瑟菌具有高度抗菌活性。对大肠埃希菌、肺炎克雷伯菌、催产克雷伯菌、奇异变形杆菌、异型柠檬酸杆菌、普通变形杆菌、雷氏普罗威登菌具有高度抗菌活性。对肠杆菌科细菌的活性与头孢克肟相仿。肠杆菌属、铜绿假单胞菌、其他假单胞菌属和不动杆菌属等非发酵菌均对本品耐药。

(2)药动学 口服后在肠上皮细胞内经酯酶水解去酯化后生成具有抗菌活性的头孢泊肟而被吸收。单次口服 100mg、200mg 和 400mg 本品后的 C_{max} 分别为 1.4mg/L、2.3mg/L 和 3.9mg/L，t_{max} 为 2～3 小时；空腹口服后的生物利用度为 50%，进食可增加本品的吸收，使生物利用度达 70%。抗酸药和 H_2 受体拮抗药可减少其吸收，并使血药峰浓度减低。连续服药后体内无蓄积现象。血浆蛋白结合率为 22%～33%。本品在体内分布广泛，在呼吸道、泌尿与生殖系统和胆汁中均可达到有效治疗浓度。本品在体内不被代谢，未吸收的药物经粪便排出；29%～33%的给药量以原型经尿液排泄，极少部分经胆道排泄。$t_{1/2}$ 为 2.09～2.84 小时，肾功能不全患者尿排泄药量减少，$t_{1/2}$ 延长。肝硬化患者本品的吸收减少。部分药物能为血液透析所清除。

【不良反应】 胃肠系统 可见恶心、呕吐、腹泻、软便、胃痛、腹痛、食欲不振或胃部不适感，偶见便秘等。

全身整体表现 可出现皮疹、荨麻疹、红斑、瘙痒、发热、淋巴结肿胀或关节痛等过敏症状。

血液系统 可见嗜酸粒细胞增多、血小板减少，偶见粒细胞减少。

肝胆 可出现血清氨基转移酶、胆红素、碱性磷酸酶、乳酸脱氢酶等上升。

尿路系统 可出现尿素氮及肌酐值一过性升高。

免疫系统及感染 偶见口腔炎、念珠菌症。

神经系统 偶见眩晕、头痛。

【禁忌证】 对本品过敏者禁用。对具有相同或相似的 C7 位 R1 侧链头孢菌素类药物过敏者避免使用。

【注意事项】 交叉过敏反应 头孢菌素类与青霉素类存在交叉过敏可能，在应用本品前须详细询问患者对头孢菌素类、青霉素类及其他药物过敏史。

哺乳期 哺乳期妇女使用本品时宜停止授乳。

儿童 不推荐本品用于 5 个月以下婴幼儿患者。

诊断干扰 头孢泊肟酯可导致直接 Coombs 试验阳性。

【药物相互作用】 (1)本品与大剂量抗酸药(碳酸氢钠和氢氧化铝)和 H_2 受体拮抗药合用，血药浓度峰值分别降低 24%和 42%，吸收分别减少 27%和 32%。

(2)与丙磺舒合用可抑制本品自肾小管分泌，使血药浓度升高 20%，AUC 增大 31%。

【给药说明】 宜饭后服用。

【用法与用量】 成人 ①咽炎、扁桃体炎和单纯性尿路感染，一次 100mg，每 12 小时 1 次；②社区获得性肺炎、慢性支气管炎急性发作和急性细菌性鼻窦炎，一次 200mg，每 12 小时 1 次；③急性单纯性淋病，200mg，单剂服用；④皮肤及软组织感染，一次 400mg，每 12 小时 1 次。

儿童 急性中耳炎、咽炎、扁桃体炎和急性细菌性鼻窦炎，一次 5mg/kg，每 12 小时 1 次。一日最大剂量不超过 400mg。

【制剂与规格】 头孢泊肟酯分散片：100mg。

头孢泊肟酯干混悬剂：(1)50mg；(2)0.1g；(3)0.6g。

头孢泊肟酯片：(1)50mg；(2)0.1g；(3)0.2g。

头孢泊肟酯颗粒：40mg。

头孢泊肟酯胶囊：(1)50mg；(2)0.1g；(3)0.2g。

头 孢 地 尼 [药典(二)；医保(乙)]

Cefdinir

【适应证】 主要适用于敏感菌引起的下列轻、中度感染：①由流感嗜血杆菌及副流感嗜血杆菌(包括产β-内酰胺酶菌株)、肺炎链球菌青霉素敏感菌株和卡他莫拉菌(包括产β-内酰胺酶菌株)所致社区获得性肺炎、慢性支气管炎急性细菌感染性加重、急性上颌窦炎及急性细菌性中耳炎；②化脓性链球菌所致咽炎或扁桃体炎；③甲氧西林敏感金黄色葡萄球菌及化脓性链球菌所致单纯性皮肤及软组织感染。

【药理】 (1)药效学 头孢地尼对甲氧西林敏感金黄色葡萄球菌、青霉素敏感肺炎链球菌、化脓性链球菌等革兰阳性球菌具有良好抗菌作用，其抗菌活性高于头孢克肟；对甲氧西林敏感表皮葡萄球菌、无乳链球草绿色链球菌亦具有抗菌活性。对甲氧西林耐药葡萄球菌、肠球菌属无抗菌作用。本品对革兰阴性杆菌的抗菌活性与头孢克肟相似。对产β-内酰胺酶及不产β-内酰胺酶的流感嗜血杆菌、产β-内酰胺酶及不产β-内酰胺酶的副流感嗜血杆菌、产β-内酰胺酶及不产β-内酰胺酶的卡他莫拉菌均具有高度抗菌活性。对异型柠檬酸杆菌、大肠埃希菌、肺炎克雷伯菌及奇异变形杆菌亦具有抗菌作用。假单胞菌属、其他非发酵革兰阴性菌和肠杆菌属细菌对本品耐药。

(2) 药动学 成人单剂空腹口服头孢地尼胶囊300mg 和 600mg 后的 C_{max} 分别为 1.6mg/L 和 2.87mg/L，t_{max} 为 3 小时，AUC 分别为 7.05(mg·h)/L 和 11.1(mg·h)/L。儿童单剂空腹口服头孢地尼混悬液 7mg/kg 和 14mg/kg 后的 C_{max} 分别为 2.3mg/L 和 3.86mg/L，t_{max} 约 2 小时，AUC 分别为 8.31(mg·h)/L 和 13.4(mg·h)/L。胶囊剂生物利用度为 16%～21%，混悬液生物利用度为 25%。血浆蛋白结合率为 60%～70%。成人及儿童的分布容积分别为 0.35L/kg 和 0.67L/kg。在体内分布广泛，在痰液、扁桃体组织、鼻窦黏膜、肺组织、中耳分泌物和皮肤水疱液中分布良好，乳汁中不能检出本品。本品在体内不被代谢，主要以原型经肾排泄，经尿液排出给药量的 11.6%～18.4%。$t_{1/2}$ 为 1.6～1.8 小时。肾功能减退患者对本品排泄延迟，$t_{1/2}$ 延长，血药浓度增高。肌酐清除率 30～60ml/min 者，C_{max} 和 $t_{1/2}$ 约增加 2 倍、AUC 增加约 3 倍；肌酐清除率<30ml/min 者，C_{max}、$t_{1/2}$ 和 AUC 分别增加约 2 倍、5 倍和 6 倍。肾功能明显减退者（肌酐清除率<30ml/min）和血液透析患者需调整给药剂量。由于本品主要经肾脏排泄，所以肝功能不全者不需调整给药剂量。

【不良反应】 皮肤及皮肤附件 可见皮疹、瘙痒等过敏反应。皮疹发生率：0.1%～<5%。

血液系统 嗜酸性粒细胞增多发生率：0.1%～<5%。

胃肠 可见腹泻、腹痛、胃部不适、胃灼热、恶心等消化道反应。腹泻、腹痛、胃部不适发生率：0.1%～<5%。

【禁忌证】 对头孢地尼有休克史者禁用。对具有相同或相似的 C7 位 R1 侧链头孢菌素类药物过敏者避免使用。

【注意事项】 交叉过敏反应 头孢菌素类与青霉素类存在交叉过敏可能，在应用本品前须详细询问患者对头孢菌素类、青霉素类及其他药物过敏史。

常规 建议避免与铁制剂合用。如果合用不能避免，应在服用本品 3 小时以后再使用铁制剂。与添加铁的产品（如奶粉或肠营养剂）合用时，可能出现红色粪便。可能出现红色尿。

诊断干扰 除试纸法尿糖试验之外，在用 Benedict 试剂、Fehling 试剂和 Clinitest 试验法进行尿糖检查时，可出现假阳性。可出现血清直接抗球蛋白试验阳性。

哺乳期 哺乳期妇女使用本品时宜停止授乳。

【药物相互作用】 与含镁、铝、铁等金属离子的制剂合用可降低本品的吸收。丙磺舒可使本品 AUC 增加约 1 倍、t_{max} 增加约 54%、$t_{1/2}$ 延长 50%。

【用法与用量】 成人 常规剂量为一次 0.1g，一日 3 次。剂量可依年龄、症状进行适量增减。

儿童 每日 9～18mg/kg，分 3 次口服。

肾损伤 对于进行血液透析的患者，建议剂量一日 1 次，一次 100mg。

【制剂与规格】 头孢地尼分散片：(1) 50mg；(2) 0.1g。头孢地尼片：0.1g。头孢地尼胶囊：0.1g。

盐酸头孢他美酯[药典(二)]
Cefetamet Pivoxil Hydrochloride

【适应证】 主要用于敏感菌所致中耳炎、鼻窦炎、咽炎、扁桃体炎等上呼吸道感染，慢性支气管炎急性细菌感染性加重、急性气管-支气管炎等下呼吸道感染，尿路感染如单纯性尿路感染、复杂性尿路感染、反复发作性尿路感染和肾盂肾炎，以及急性单纯性淋病奈瑟菌性尿道炎和宫颈炎等。

【药理】 (1) 药效学 本品为口服第三代头孢菌素类抗生素。口服后在体内迅速被水解为具有抗菌活性的头孢他美而发挥抗菌作用。本品对革兰阳性菌和革兰阴性杆菌的抗菌活性与头孢克肟相仿。本品对肺炎链球菌、溶血性链球菌具有抗菌活性，对葡萄球菌属和肠球菌属的抗菌作用差。对大肠埃希菌、流感嗜血杆菌、克雷伯菌属、淋病奈瑟菌等革兰阴性菌都有很强的抗菌活性，沙雷菌属、普通变形杆菌、肠杆菌属及柠檬酸杆菌属亦对本品敏感。铜绿假单胞菌对本品耐药，但洋葱伯克霍尔德菌对本品敏感。本品对脆弱拟杆菌具有较强抗菌活性，对多数β-内酰胺酶稳定。

(2) 药学 本品口服后经过肠黏膜吸收，在肝内盐酸头孢他美酯被迅速代谢，转变为头孢他美而发挥作用。本品与食物同服后，平均约 55% 的给药量转变为头孢他美。口服本品 500mg 后的血药峰浓度为 4.11mg/L，于给药后 4 小时到达。分布容积为 0.29L/kg。本品消除半衰期为 2.2～2.8 小时，血浆蛋白结合率为 22%～25%。45%～51% 的给药量于 12 小时内自尿中排出。餐后服药的生物利用度为 50%。服用抗酸药（镁、铝、氢氧化物等）

或雷尼替丁不改变本品生物利用度。肾功能不全患者的消除半衰期延长。

【不良反应】 **胃肠** 主要为腹泻、恶心、呕吐。偶有假膜性肠炎、腹胀、胃灼热、腹部不适等。

肝胆 偶有伪血中胆红素升高，氨基转移酶一过性升高等。

皮肤及皮肤附件 偶有出现瘙痒、局部浮肿、紫癜、皮疹等。

神经系统 偶有出现头痛、眩晕、衰弱、疲劳感等。

血液系统 偶有白细胞减少、嗜酸性粒细胞增多、血小板增多等，均为一过性反应。

免疫系统及感染 龈炎、直肠炎、结膜炎、药物热等罕见。

【禁忌证】 对本品过敏者禁用。对具有相同或相似的 C7 位 R1 侧链头孢菌素类药物过敏者避免使用。

【注意事项】 **交叉过敏反应** 头孢菌素类与青霉素类存在交叉过敏可能，在应用本品前须详细询问患者对头孢菌素类、青霉素类及其他药物过敏史。

儿童 暂不推荐本品用于新生儿患者。

哺乳期 哺乳期妇女应用本品时宜停止哺乳。

【药物相互作用】 （1）抗酸药、H₂ 受体拮抗药对本品药代动力学性质无影响。

（2）与伤寒活菌疫苗同用，疫苗免疫原性降低。如使用伤寒活菌疫苗，至少应在本药停用 24 小时后使用。

【给药说明】 本品宜于餐前或餐后 1 小时服用，以利肠道吸收。

【用法与用量】 **成人** 每日 500～1000mg，分 2 次口服。

儿童 每日 16～24mg/kg，分 2 次口服。

肾损伤 肌酐清除率>40ml/min：每次 500mg，每 12 小时 1 次；肌酐清除率 10～40ml/min：每次 125mg，每 12 小时 1 次。

【制剂与规格】 盐酸头孢他美酯干混悬剂（按头孢美他计）：（1）90.65mg；（2）181.3mg。

盐酸头孢他美酯胶囊（按头孢美他计）：（1）90.65mg；（2）181.3mg。

盐酸头孢他美酯片（按头孢美他计）：（1）90.65mg；（2）181.3mg。

盐酸头孢他美酯分散片（按头孢美他计）：（1）90.65mg；（2）181.3mg。

盐酸头孢他美酯颗粒：0.5g（以盐酸头孢他美酯计，相当于头孢他美 0.3626g）。

盐酸头孢吡肟 [药典(二)；医保(乙)]
Cefepime Hydrochloride

【适应证】 主要适用于治疗敏感菌引起的下列中、重度感染：①由肺炎克雷伯菌、肠杆菌属、铜绿假单胞菌和肺炎链球菌等所致中、重度肺炎；②由大肠埃希菌、肺炎克雷伯菌或奇异变形杆菌所致中、重度单纯性或复杂性尿路感染（包括肾盂肾炎），包括并发血流感染者；③由甲氧西林敏感金黄色葡萄球菌或化脓性链球菌所致皮肤、软组织感染；④由大肠埃希菌、铜绿假单胞菌、肺炎克雷伯菌、肠杆菌属细菌或脆弱拟杆菌所致腹腔内感染（需与甲硝唑合用）、盆腔感染（需与甲硝唑合用）；⑤中性粒细胞缺乏患者发热的经验性抗感染治疗。

【药理】 （1）**药效学** 头孢吡肟抗菌谱广，对大多数革兰阳性球菌和革兰阴性杆菌，包括部分耐氨基糖苷类和耐第三代头孢菌素的菌株有抗菌作用。头孢吡肟对甲氧西林敏感金黄色葡萄球菌活性较头孢他啶为强；本品对肺炎链球菌（包括青霉素耐药肺炎链球菌）、无乳链球菌和化脓性链球菌的抗菌活性较头孢他啶为强。但甲氧西林耐药葡萄球菌对本品耐药。本品对流感嗜血杆菌的作用较头孢他啶为强；对于多数肠杆菌科细菌也有良好作用。头孢吡肟对产生 AmpC 酶的细菌，如黏质沙雷菌、弗劳地柠檬酸杆菌、阴沟肠杆菌、摩根菌属、普罗威登菌属等也有良好作用。本品对肺炎克雷伯菌、产气肠杆菌、阴沟肠杆菌、弗劳地柠檬酸杆菌、摩根菌属、沙雷菌属等的活性明显较头孢他啶和头孢噻肟为强。对沙门菌属、志贺菌属作用强。对铜绿假单胞菌的抗菌活性与头孢他啶相仿或略差。其他糖非发酵革兰阴性杆菌、黄杆菌属以及厌氧菌对本品耐药。

（2）**药动学** 肌内注射本品 0.5g、1g、2g 后 t_{max} 为 1 小时，C_{max} 分别为 12.5mg/L、25.9mg/L 和 49.9mg/L；8 小时后分别降低至 1.9mg/L、4.5mg/L 和 8.7mg/L。30 分钟内静脉注射本品 0.5g、1g、2g 后 C_{max} 分别为 38.2mg/L、78.7mg/L 和 163.1mg/L；8 小时后分别降低至 1.4mg/L、2.4mg/L 和 3.9mg/L。本品在组织中分布广，在尿液、胆汁、腹膜液、水疱液、气管黏膜、痰液、前列腺液、阑尾和胆囊中均可达到有效治疗浓度。一次静脉注射 2g，组织中有效浓度可维持 8～12 小时。本品的 $t_{1/2}$ 约为 2.6 小时。每次给药 2g，每 8 小时 1 次，连续应用 9 天未见药物在体内蓄积现象。本品总清除率为 120ml/min，几乎全部经肾脏排泄，主要经肾小球滤过。80%～90%的给药量以原型自尿中排出。本品的血浆蛋白结合率为 15%～19%。

65 岁以上老年健康志愿者予以本品 1g 单剂静脉给药，与年轻受试者相比，AUC 增大，肾清除率降低。老

年人的 $t_{1/2}$ 可延长至 3 小时。肾功能不全患者的 $t_{1/2}$ 明显延长，应调整给药剂量。本品能被血液透析清除。血液透析患者的平均消除半衰期为 13 小时，持续性腹膜透析患者为 19 小时。肝功能不全或囊性纤维化患者的药代动力学无改变，无需调整给药剂量。

【不良反应】 皮肤及皮肤附件 常见过敏反应如皮疹(1.8%)、瘙痒和荨麻疹。

胃肠 常见胃肠道症状如恶心、呕吐、腹泻(1.2%)和肠炎(包括假膜性肠炎)。发生率在 0.05%～0.1%之间的不良事件包括腹痛、便秘等。

神经系统 可见头痛、头晕。有脑病(包括意识模糊、幻觉、木僵和昏迷在内的意识障碍)、癫痫、肌痉挛等报道。

免疫系统及感染 可见口腔念珠菌感染、发热、阴道炎和红斑。

用药部位反应 约有 5.2%的患者出现注射部位的局部反应，如静脉炎(2.9%)和炎症(0.1%)。肌内注射给药的耐受性良好，2.6%的患者出现注射部位发炎或疼痛。

肝胆 有一过性肝功能异常如血清氨基转移酶、碱性磷酸酶、胆红素升高。

血液系统 常见嗜酸性粒细胞增多、贫血、血小板减少症。较少见一过性白细胞或中性粒细胞减少。

尿路 较少见一过性血尿素氮和(或)血肌酐值升高。有肾功能衰竭的报道。

【禁忌证】 对本品过敏者禁用。对具有相同或相似的 C7 位 R1 侧链头孢菌素类药物过敏者避免使用。

【注意事项】 交叉过敏反应 头孢菌素类与青霉素类存在交叉过敏可能，在应用本品前须详细询问患者对头孢菌素类、青霉素类及其他药物过敏史。

不良反应相关 应用头孢吡肟期间，出现腹泻应考虑发生假膜性肠炎的可能性。对轻症肠炎患者，仅停用头孢吡肟即可缓解；中、重度患者还需要予以甲硝唑口服，无效时考虑用万古霉素或去甲万古霉素口服。治疗期间发生二重感染时，应采取相应措施。

哺乳期 本品极少量自乳汁分泌，哺乳期妇女应用本品时宜停止哺乳。

儿童 2 月龄以下儿童应慎用。

诊断干扰 可导致硫酸铜还原法尿糖试验呈假阳性。

【药物相互作用】 与氨基糖苷类或袢利尿药联合应用可能增加肾毒性，需监测肾功能。本品与氨基糖苷类、万古霉素、甲硝唑、氨苄西林、氨茶碱不宜同瓶滴注，因可能发生理化性质相互作用。

【用法与用量】 成人 每次 1～2g，每 12 小时 1 次，静脉滴注、静脉注射或肌内注射。中性粒细胞减少患者发热及危重感染，一次 2g，每 8 小时 1 次。

儿童 一日 50～100mg/kg，分 2 次静脉滴注。

肾损伤 对肾功能不全病人，如肌酐清除率低于(含)60ml/min，则应调节本品用量，弥补这些病人减慢的肾清除速率。这些病人使用头孢吡肟的初始剂量与肾功能正常的患者相同，维持剂量和给药间隙时间如表 10-2 所示。

表 10-2 与正常给药方案比较，肾功能不全成人患者的推荐维持给药方案

肌酐清除率(ml/min)	推荐维持给药方案			
>60，正常给药方案	0.5g q12h	1g q12h	2g q12h	2g q8h
30～60	0.5g q24h	1g q24h	2g q24h	2g q12h
11～29	0.5g q24h	0.5g q24h	1g q24h	2g q24h
<11	0.25g q24h	0.25g q24h	0.5g q24h	1g q24h

*血液透析患者在治疗第一天可给予负荷剂量 1g，以后每天 0.5g。透析日，头孢吡肟应在透析结束后使用。每天给药时间尽可能相同。接受持续性腹膜透析患者应每隔 48 小时给予常规剂量。

【制剂与规格】 注射用盐酸头孢吡肟：(1)0.5g；(2)1.0g；(3)2g。

头孢匹罗[医保(乙)]
Cefpirome

【适应证】 本品可适用于下述由未知病原菌或已知敏感菌造成的严重感染的治疗：下呼吸道感染(支气管肺炎及大叶性肺炎)；合并上(肾盂肾炎)及下泌尿道感染；皮肤及软组织感染(蜂窝织炎，皮肤脓肿及伤口感染)；中性粒细胞减少患者的感染；菌血症/败血症。

【药理】 (1)药效学 本品对金黄色葡萄球菌及凝固酶阴性的葡萄球菌属(表皮葡萄球菌，腐生葡萄球菌，人形葡萄球菌，瓦氏葡萄球菌)，溶血性及非溶血性链球菌，化脓性链球菌(A 组)，血清组 B 及 F 链球菌，肺炎链球菌，无乳链球菌，甲型链球菌，棒状杆菌属，大肠埃希菌，肠杆菌属，克雷伯菌属及变形杆菌属，摩根摩根菌，普鲁菲登斯菌，枸橼酸菌属，沙门菌属，哈夫尼亚菌，黏质沙雷菌，出血败血性巴斯德菌，流感嗜血杆菌及其他嗜血杆菌属，卡他莫拉菌，奈瑟菌属，产碱杆菌属，铜绿假单胞菌及其他假单胞菌属，拟杆菌属等具有抗菌活性。对粪肠球菌，产单胞李氏菌，难辨梭状杆菌，嗜麦芽黄单胞杆菌，变异梭形杆菌，脆弱拟杆菌(产β-内酰胺酶菌株)等耐药。

(2) 药动学 肌内注射后的生物利用度大于 90%。单次静脉注射剂量 1.0g 后的血清平均峰值水平（C_{5min}）为 80～90mg/L。剂量与药物动力学呈线性相关。分布容积为 14～19L。多次给药后无蓄积。血清半衰期为 1.8～2.2 小时。血清蛋白结合率低于 10%且为剂量依赖性。头孢匹罗主要经肾脏清除；80%～90%的药物可在尿液中出现。一次给药 1.0g 约有 30%可经血液透析清除。

【不良反应】 全身整体表现 过敏反应可见过敏性皮肤反应、皮疹、荨麻疹、瘙痒、药物热。有可能发生严重的急性过敏反应包括：血管性水肿、支气管痉挛。

胃肠 可出现恶心、呕吐、腹泻等胃肠道反应；罕见病例中可有假膜性结肠炎。

肝胆 可见血清肝酶（如天冬氨酸氨基转移酶，丙氨酸氨基转移酶，碱性磷酸酶）、GGT、乳酸脱氢酶及（或）胆红素升高。

尿路 可有血清肌酐及尿素的轻度增高。

血液系统 可见血小板减少；嗜酸性粒细胞增多；极少见溶血性贫血。有可能发生中性粒细胞减少及更少见的中性粒细胞缺乏，特别是治疗时间长时。

用药部位反应 可出现静脉壁炎性刺激及注射部位疼痛。

神经系统 注射后可发生头痛。有极少数病例发生惊厥。在大剂量治疗时特别是在肾功能不全患者中可发生可逆性的脑病。

免疫系统及感染 长期应用头孢匹罗可能导致包括念珠菌等非敏感病原菌的过度生长。

皮肤及皮肤附件 偶见多形性红斑、史约综合征、毒性上皮坏死溶解等大疱性反应。

听觉，前庭及特殊感官 注射后可出现味觉及（或）嗅觉异常。

【禁忌证】 对本品过敏者禁用。对具有相同或相似的 C7 位 R1 侧链头孢菌素类药物过敏者避免使用。

【注意事项】 交叉过敏反应 头孢菌素类与青霉素类存在交叉过敏可能，在应用本品前须详细询问患者对头孢菌素类、青霉素类及其他药物过敏史。

肾损伤 与氨基糖苷类或袢利尿剂合用时应给予注意。所有该类患者均应监测肾功能。肾功能不全患者应根据肌酐清除率调整本品的剂量。

不良反应相关 接受抗菌药物治疗可能引起假膜性肠炎，应注意监测。

疗程超过 10 天，则应监测血象，若出现白细胞减少，应中止治疗。

妊娠 体外研究已证实头孢匹罗可通过人的胎盘，因此妊娠期间应禁用本品。

哺乳期 可经人乳排出，故应中止本品治疗或停止喂乳。

儿童 不推荐用于 12 周岁以下儿童。

【用法与用量】 成人 如表 10-3 所示。

表 10-3 成人用法与用量

指征	单位剂量 (g)	给药间隔 (h)	每日总剂量 (g)
合并上下泌尿道感染	1.0	12	2.0
皮肤及软组织感染	1.0	12	2.0
下呼吸道感染	1.0 或 2.0	12	2.0 或 4.0
菌血症/败血症及严重感染	2.0	12	4.0
中性粒细胞减少患者的感染	2.0	12	4.0

肾损伤 如表 10-4 所示。

表 10-4 肾损伤患者用法与用量

肌酐清除率	剂量调整	
	1.0g 负荷量，然后	2.0g 负荷量，然后
20～50ml/min	0.5g 每日 2 次	1.0g 每日 2 次
5～20ml/min	0.5g 每日 1 次	1.0g 每日 1 次
<5ml/min（血液透析患者）	每日 0.5g+透析后即刻 0.25g	每日 1.0g+透析后即刻 0.5g

【制剂与规格】 硫酸头孢匹罗：(1)0.5g；(2)1.0g。

盐酸头孢甲肟[药典(二)]
Cefmenoxime Hydrochloride

【适应证】 本品适用于对本品敏感的链球菌属（肠球菌除外）、肺炎链球菌、大肠埃希菌、柠檬酸杆菌属、克雷伯菌属、肠杆菌属、沙雷菌属、变形菌属、流感嗜血杆菌等细菌引起的下述感染：败血症状、灼伤、手术创伤的继发感染；肺炎、支气管炎、支气管扩张合并感染、慢性呼吸系统疾病的继发感染；肺化脓症、脓胸；胆管炎、胆囊炎、肝脓肿、腹膜炎、肾盂肾炎、膀胱炎；前庭大腺炎、子宫内膜炎、子宫附件炎、盆腔炎、子宫旁组织炎；脑脊膜炎。

【药理】 (1)药效学 头孢甲肟为半合成的头孢菌素类广谱抗生素，通过抑制细菌细胞壁的生物合成而达到杀菌作用。对革兰阴性菌具有强抗菌作用是因为其具有良好的细胞外膜通透性，对β-内酰胺酶稳定，且对青霉素结合蛋白（PBPs）1A、1B 和 3 的亲和力强，从而对细胞壁黏肽交联形成具有较强的阻碍作用。头孢甲肟对革兰阳性菌和阴性菌均有作用。对革兰阳性菌的抗菌力，以化脓性链球菌和肺炎链球菌而论，作用强于头孢替安和头孢唑林。对消化球菌属、消化链球菌属显示有强抗菌力。对革兰阴性菌的抗菌力，以大肠埃希菌和肺炎杆菌而论，稍强于头孢替安，远强于头孢唑林。对流感杆菌、变形杆菌属、黏质沙雷杆菌、枸橼酸杆菌属、肠道菌属的抗菌力比头孢替安强，远比头孢唑林强。另外对拟杆菌属也显示有强抗菌力。

(2) 药动学　肾功能正常成人单次静脉滴注本药 0.5g 和 1g 后，血药峰浓度分别可达 50.9mg/L 和 135.7mg/L，单次静脉注射头孢甲肟 0.5g 和 1g 后，血药峰浓度分别可为 75mg/L 和 125mg/L。本品的血清消除半衰期约为 1 小时。给药后在多种组织和体液中分布良好。也可透过血-脑屏障。本药主要经肾脏排泄，成年人(肾功能正常者)一次静脉注射或静脉滴注本品 0.5g、1g、2g 后，6 小时内尿中排泄率为 60%～82%。此外，静脉滴注 1g 后的尿药浓度为 0～2 小时约 4400μg/L，2～4 小时约 750μg/L，4～6 小时约 120μg/L。小儿(肾功能正常者)一次静脉注射或静脉滴注 10、20、40mg/kg 后，6 小时的尿排泄率与成年人相同。

【不良反应】　全身整体表现　有时引起休克(小于 0.1%)。可能引起过敏症，包括一过性皮疹、荨麻疹、红斑、瘙痒、淋巴结肿大、关节痛。

尿路　偶有急性肾功能不全等严重肾功能障碍(小于 0.1%)。对肾功能不全的患者，大量用药时，有时引起痉挛等。

血液系统　有时出现粒细胞减少(小于 0.1%～5%)或无粒细胞症(小于 0.1%)，可能导致贫血、嗜酸性细胞增多、血小板减少。

胃肠　有时出现假膜性结肠炎等伴随血便的严重性结肠炎(小于 0.1%)。可能导致腹泻、恶心、呕吐、食欲不振、腹痛。

呼吸系统　伴有发热、咳嗽、呼吸困难、胸部 X 线异常，嗜酸性粒细胞增多等的间质性肺炎和 PIE 综合征(小于 0.1%)。

肝胆　可见 ALT、AST、ALP、LDH 升高、黄疸、GGT 升高。

【禁忌证】　对本品过敏者禁用。对具有相同或相似的 C7 位 R1 侧链头孢菌素类药物过敏者避免使用。

【注意事项】　交叉过敏反应　头孢菌素类与青霉素类存在交叉过敏可能，在应用本品前须详细询问患者对头孢菌素类、青霉素类及其他药物过敏史。

不良反应相关　使用本品时，最好定期做肝功能、肾功能、血液等检查。

诊断干扰　除检尿糖试带(TES-tape)反应外，用班氏试剂、费林试剂、Clinitest(含硫酸铜的片状试剂)进行尿糖测定时可出现假阳性反应，直接抗球蛋白(Coombs)试验呈阳性反应。

妊娠及哺乳　只有在判定利大于弊时才可给药。

【药物相互作用】　(1)呋塞米利尿剂与其他头孢类抗生素并用可使肾功能障碍加重，故并用时应注意肾功能。

(2)由饮酒而摄取乙醇，有时出现面部潮红、恶心、心动过速、多汗、头痛等，故在用药期间及用药后至少一周内应避免饮酒。

【给药说明】　本制剂只限于静脉内注射用。为防止大剂量静脉给药时偶发的血管痛、血栓性静脉炎，请充分注意注射液的配制方法、注射部位、注射方法等，并请尽量减慢注射速度。溶解后要尽快使用，若必须保存时也要在 12 小时内使用。

【用法与用量】　成人　①轻度感染：一日 1～2g，分 2 次静脉注射；②中、重度感染：可增至一日 4g，分 2～4 次静脉注射。

儿童　①轻度感染：一日按 40～80mg/kg，分 3～4 次静脉注射；②中、重度感染：可增至一日 160mg/kg，分 3～4 次静脉注射；③脑脊膜炎：可增量至一日 200mg/kg，分 3～4 次静脉注射。

【制剂与规格】　注射用盐酸头孢甲肟：(1) 0.25g；(2) 0.5g；(3) 1.0g；(4) 2.0g。

头孢妥仑匹酯
Cefditoren Pivoxil

【适应证】　本品对以下菌种敏感：葡萄球菌属、链球菌属、肺炎链球菌、卡他莫拉菌、大肠埃希菌、枸橼酸杆菌属、克雷伯杆菌属、肠杆菌属、沙雷菌属、变形杆菌属、摩根摩根杆菌、普罗威登菌属、流感嗜血杆菌、百日咳杆菌、消化链球菌属、拟杆菌属、普雷沃菌属、痤疮丙酸杆菌。本品适用于敏感菌引起的下列感染：浅表性皮肤感染、深部皮肤感染、淋巴管及淋巴结炎、慢性脓皮病、外伤、烫伤以及手术创口等的继发性感染、肛周脓肿、咽炎及喉炎、扁桃体炎(包括扁桃体周围炎、扁桃体周围脓肿)、急性支气管炎、肺炎、肺脓肿、慢性呼吸系统病变的继发性感染、中耳炎、鼻窦炎、牙周炎、颌炎、膀胱炎、肾盂肾炎、猩红热、百日咳。

【药理】　(1)药效学　头孢妥仑匹酯吸收时，在肠管壁代谢成头孢妥仑而发挥抗菌力。头孢妥仑的作用机制为抑制细菌细胞壁合成，与各种细菌青霉素结合蛋白(PBP)的亲和性高，发挥杀菌性作用。头孢妥仑体外对革兰阳性菌及阴性菌具有广泛抗菌谱，尤其对葡萄球菌属，包括肺炎链球菌在内的链球菌属等革兰阳性菌，大肠埃希菌、卡他莫拉菌、克雷伯菌属、变形杆菌属、流感嗜血杆菌等革兰阴性菌以及消化链球菌属、痤疮丙酸杆菌、拟杆菌属等厌氧菌显示很强抗菌力。头孢妥仑体外对各种细菌产生的β-内酰胺酶稳定，对产β-内酰胺酶菌株也显示很强抗菌力。

(2) 药动学　头孢妥仑匹酯饭后给药的吸收性较空腹时良好。主要分布于患者咳痰、扁桃体组织、上颌窦黏膜、皮肤组织、乳腺组织、胆囊组织、子宫阴道、子宫颈部、睑板腺组织、拔牙后创面等，但不分布于乳汁中。头孢妥仑匹酯在吸收时代谢成具有抗菌活性的头孢托仑。头孢妥仑几乎不经代谢而主要从尿及胆汁中排泄。健康成人饭后分别 1 次口服 100mg、200mg、300mg 时，头孢妥仑的尿中排泄率(0～24 小时)为约 20%。连续给本品(200mg q12h，共 7 日)，未见蓄积性。

【不良反应】　**全身整体表现**　有时会引起休克、过敏样症状(未满 0.1%)。有时会出现伴有发热、咳嗽、呼吸困难、胸部X线影像异常、嗜酸性粒细胞增多等的间质性肺炎、PE 综合征(未满 0.1%)等。

胃肠　有时会出现假膜性肠炎等伴有血便的严重大肠炎(未满 0.1%)。

皮肤及皮肤附件　有时会出现史-约综合征、中毒性表皮坏死症(Lyell 综合征)(未满 0.1%)。

尿路　有时会出现急性肾功能不全等严重肾损害(未满 0.1%)。

肝胆　有时会出现伴有黄疸、AST(GOT)、ALT(GPT)、AL-P 显著升高等的肝功能损害(未满 0.1%)，故定期进行检查等，若出现异常，应停药并适当处理。

血液系统　有时会出现粒细胞缺乏症(未满 0.1%)、溶血性贫血(未满 0.1%)。

【禁忌证】　对本品过敏者禁用。对具有相同或相似的 C7 位 R1 侧链头孢菌素类药物过敏者避免使用。

【注意事项】　**交叉过敏反应**　大多数β-内酰胺类抗生素可引起严重的反应(包括过敏性休克)。故在用药前应仔细问诊。

妊娠　在妊娠后期给以含匹酯基的抗菌药物时可能出现新生儿低肉碱血症。仅在治疗有益性超过危险性时方可用药。

儿童　小儿(尤其是乳幼儿)长期使用含匹酯基的抗菌药物，出现低肉碱血症时还可能出现低血糖。

【药物相互作用】　与抗酸剂合用会使其吸收率降低，与丙磺舒合用会使其尿中排泄率降低。

【给药说明】　饭后给药。

【用法与用量】　成人　头孢妥仑匹酯片：一次 200mg，一日 2 次。

儿童　头孢妥仑匹酯颗粒　①肺炎、中耳炎、鼻窦炎：一次 3mg/kg，一天 3 次，可将用量增加至一次 6mg/kg；②除上述疾病之外的其他感染：一次 3mg/kg，一天 3 次，可以随年龄以及症状，适宜增减用量。每日用量不宜超过成人用量的上限剂量(一次 200mg，一日 600mg)。

【制剂与规格】　头孢妥仑匹酯片：100mg。
头孢妥仑匹酯颗粒：(1)0.3g；(2)0.5g。

头 孢 噻 利
Cefoselis

【适应证】　由甲氧西林敏感葡萄球菌、链球菌属、肺炎链球菌、大肠埃希菌、克雷伯菌属、肠杆菌属、沙雷菌属、变形杆菌属、摩根菌属、普罗威登斯菌属、假单胞菌属、流感嗜血杆菌等对本品敏感菌引起的下列感染：败血症；丹毒、蜂窝织炎、淋巴管(结)炎、肛门周围脓肿、外伤、烫伤、手术创伤等外在性二次感染；骨髓炎、关节炎；扁桃腺周围脓肿、慢性支气管炎、支气管扩张(感染时)、慢性呼吸器疾病的二次感染、肺炎、肺脓肿；肾盂肾炎、复杂性膀胱炎、前列腺炎；胆囊炎、胆管炎、腹膜炎；骨盆腹膜炎；子宫附件炎、子宫内感染、子宫旁组织炎、前庭大腺炎；角膜溃疡；中耳炎、副鼻腔炎；腭炎、腭骨周围的蜂窝织炎。

【药理】　(1)药效学　头孢噻利是新型第四代注射用头孢菌素，其作用机制为阻碍细菌细胞壁的合成，其作用点随菌种而变化。对金黄色葡萄球菌显示与 PBP1、2 及 3 有高的亲和性，对大肠埃希菌显示按 PBP3、1b、1a、4 的顺序具有亲和性。对各种细菌产生的β-内酰胺酶稳定且亲和性低，对β-内酰胺酶产生菌有抗菌力。头孢噻利抗菌谱广，包括革兰阳性菌和革兰阴性菌。尤其是革兰阳性菌中包括葡萄球菌属、肺炎链球菌、链球菌、革兰阴性菌中包括假单胞菌属、大肠菌、克雷伯菌、肠杆菌属、沙雷菌属、变形杆菌属、摩根菌属、普罗威登斯菌属，除对流感菌有强抗菌作用外，对厌氧革兰阳性菌消化链球菌属、厌氧革兰阴性类杆菌属也具抗菌力。

(2)药动学　健康成人分别 1 小时恒速静脉给予头孢噻利 0.5g、1.0g、2.0g，给药完毕血浆浓度达到峰值，分别为 31.9mg/ml、60.0mg/ml、121.0mg/ml，各给药组血浆浓度清除半衰期大约为 2.8 小时。头孢噻利分布于痰液、胸水、前列腺液、胆汁、腹腔液、创伤浸出液、水疱液、骨盆死腔液、关节液、前房水、泪液等体液中，同时可良好地分布于前列腺、胆囊、女性生殖器、骨骼、耳鼻喉及口腔等组织器官。主要由肾脏排泄。健康成人分别 1 小时恒速静脉给药 0.5g、1.0g、2.0g，尿中排泄率均为 99% 以上（0～24 小时）；尿中最高浓度分别为 1350.0mg/ml、3280.0mg/ml、3370.0mg/ml（0～2 小时）。

【不良反应】 **全身整体表现**　可见休克现象（频度不明）。可出现过敏性症状，如呼吸困难、全身潮红、血管浮肿、荨麻疹等（频度不明）。

神经系统　可出现痉挛、意识障碍等中枢神经症状。

尿路　可出现急性肾功能不全等重症肾障碍。

血液系统　可出现血小板减少。

代谢及营养　可出现维生素 K 缺乏症（凝血酶原缺乏症，有出血倾向等），维生素 B 缺乏症（舌溃疡，口腔炎，食欲不振，神经炎等）。

【禁忌证】 （1）对本品过敏者禁用。对具有相同或相似的 C7 位 R1 侧链头孢菌素类药物过敏者避免使用。

（2）含透析患者在内的肾功能不全患者，因易发生痉挛，意识障碍等中枢神经症状，应禁止使用。

（3）对高龄患者，因随年龄的增加，易发生肾功能降低和体重减轻，且造成持续高血药浓度，导致痉挛、意识障碍等的中枢神经症状，所以原则上禁止使用。

【注意事项】 **交叉过敏反应**　头孢菌素类与青霉素类存在交叉过敏可能，在应用本品前须详细询问患者对头孢菌素类、青霉素类及其他药物过敏史。

不良反应相关　急速注射时，发生过有过敏样休克的例子，推测可能是由于静脉注射速度过快导致，应避免急速静脉注射或短时间的静脉滴注。有中枢神经障碍的既往史或痉挛的患者慎用。经口摄食不良或不经口维持营养的患者，全身症状严重的患者慎用。

肾损伤　对肾功能障碍的患者，由于易产生持续高血药浓度，从而导致痉挛，意识障碍等中枢神经症状，应根据肾功能障碍的程度减小剂量，加大给药间隔时间。

妊娠　对于孕妇及有可能受孕的妇女，仅当诊断使用后的疗效大于其副作用的危险性时使用。

其他　用本制剂时，为防止产生耐药性，原则上在确定敏感性后，应在最小期限内使用。在明确由耐甲氧苯青霉素葡萄球菌（MRSA）引起的感染时，应迅速使用万古霉素等对 MRSA 作用强的药物。在使用本制剂后检查出有对本制剂敏感性低的病菌，当临床症状无明显改善时，应迅速更换使用对其抗菌力强的药物。

哺乳期　避免哺乳期的妇女使用本制剂，不得不使用时，应避免哺乳。

老年人　高龄患者，因随年龄的增加，易发生肾功能降低和体重减轻，导致保持持续高血药浓度，重度的痉挛，意识障碍等的中枢神经症状。因此原则上不使用，不得不使用时，须对肾功能十分留意，初始采用低用量（1 次 0.5g），谨慎用药。

【药物相互作用】　与利尿剂可能加剧肾功能障碍。与氨茶碱制剂合用可导致效价降低。与坎利酸钾制剂、甲磺酸加贝酯制剂、琥珀酸羟化可的松制剂、阿昔洛韦制剂联用，可生成沉淀。

【给药说明】　用 0.9% 氯化钠注射液：葡萄糖注射液以及补液溶解使用。不得使用注射用水溶解（溶液不等渗）。1 次 0.5～1g 应在 30 分钟～1 小时，1 次 2g 时应在 1 小时以上静脉滴注。

【用法与用量】 **成人**　硫酸头孢噻利每天 1～2g，分两次使用，30 分钟～1 小时内静脉注射。根据年龄、症状适量递减，对重症、难治愈的感染可增量至 1 日 4g。1 小时以上静脉注射。

【制剂与规格】　注射用硫酸头孢噻利：0.5g。

第三节　其他β-内酰胺类

β-内酰胺类抗生素除青霉素类和头孢菌素类外，尚有头霉素类、碳青霉烯类、青霉烯类、单环类、氧头孢烯类和β-内酰胺酶抑制药复合制剂等。头霉素类有时亦被归入第二代头孢菌素，但其对多种β-内酰胺酶更为稳定，并增强了对脆弱拟杆菌等厌氧菌的抗菌作用，常用品种有头孢西丁、头孢美唑等。碳青霉烯类药物抗菌谱广，抗菌活性强，并对β-内酰胺酶（包括超广谱β-内酰胺酶和 AmpC 酶）高度稳定，主要品种有亚胺培南、美罗培南、厄他培南等。青霉烯类药物目前仅有法罗培南一个品种。β-内酰胺酶抑制剂复合制剂与β-内酰胺类单药相比加强了对细菌的抗菌活性，扩大了抗菌谱，对多数厌氧菌也有良好作用，主要品种包括阿莫西林-克拉维酸、氨苄西林-舒巴坦、替卡西林克-拉维酸、头孢哌酮-舒巴坦、哌拉西林-他唑巴坦和头孢他啶-阿维巴坦等。单环类β-内酰胺类对革兰阴性杆菌具有良好抗菌活性，而对需氧革兰阳性菌和厌氧菌无抗菌活性，与青霉素类、头孢菌素类等其他β-内酰胺类药物的交叉过敏反应发生率低，主要品种为氨曲南。

关于此类药物的过敏反应与皮肤试验,参照国家卫生健康委员会颁布的《β内酰胺类抗菌药物皮肤试验指导原则》。

头孢西丁钠 [药典(二);医保(乙)]
Cefoxitin Sodium

【适应证】 (1)CDE 适应证 适用于由敏感菌株引起的下列感染:①肺炎链球菌及其他链球菌属、甲氧西林敏感金黄色葡萄球菌、大肠埃希菌、肺炎克雷伯菌、流感嗜血杆菌以及拟杆菌属引起的下呼吸道感染;②由大肠埃希菌、变形杆菌属、肺炎克雷伯菌、摩根菌属、普罗威登菌属引起的尿路感染;③大肠埃希菌、克雷伯菌属、拟杆菌属(包括脆弱拟杆菌)以及梭菌属引起的腹膜炎和腹腔内感染;④大肠埃希菌、淋病奈瑟菌(产酶及非产酶菌株)、拟杆菌属、梭菌属、消化链球菌以及 B 组溶血性链球菌引起的子宫内膜炎、盆腔炎等,疑有沙眼衣原体感染者应合用抗衣原体药;⑤由肺炎链球菌、甲氧西林敏感金黄色葡萄球菌、大肠埃希菌、克雷伯菌属和拟杆菌属(包括脆弱拟杆菌)引起的血流感染;⑥甲氧西林敏感金黄色葡萄球菌所致骨、关节感染;⑦甲氧西林敏感金黄色葡萄球菌、表面葡萄球菌、链球菌属、大肠埃希菌、克雷伯菌属、奇异变形杆菌、拟杆菌属(包括脆弱拟杆菌)、梭菌属、消化球菌属、消化链球菌所致皮肤、软组织感染;⑧也可用于无污染的胃肠道手术以及经阴道子宫切除、经腹腔子宫切除或剖宫产等手术前预防用药。

(2)超说明书适应证 脓肿分枝杆菌复合群病治疗。

【药理】 (1)药效学 头孢西丁对多数革兰阳性球菌和革兰阴性杆菌均具有抗菌作用。本品对革兰阴性杆菌产生的包括超广谱β-内酰胺酶高度稳定。本品在体外和体内对甲氧西林敏感葡萄球菌、溶血性链球菌、肺炎链球菌及其他链球菌等革兰阳性球菌,大肠埃希菌、肺炎克雷伯菌、流感嗜血杆菌、淋病奈瑟菌(包括产酶株)、变形杆菌属、摩根菌属、普罗威登菌属等革兰阴性菌,消化球菌、消化链球菌、梭菌属、脆弱拟杆菌等厌氧菌均具有良好抗菌作用。头孢西丁对耐甲氧西林葡萄球菌、肠球菌属、铜绿假单胞菌及多数肠杆菌属细菌无抗菌作用。

(2)药动学 健康志愿者肌内注射头孢西丁钠 1g, t_{max} 为 20~30 分钟, C_{max} 为 24mg/L。静脉注射 1g 后 5 分钟,血药浓度为 124.8mg/L,4 小时后降至 1mg/L。血浆蛋白结合率 70%。表观分布容积为 0.13L/kg。头孢西丁在体内分布良好,在胸腔液、关节液和胆汁中可达有效治疗浓度。本品不能透过正常血-脑屏障,脑膜有炎症时脑脊液内药物浓度约为同期血药浓度的 10%。本品可通过胎盘屏障进入胎儿循环系统,也可从乳汁分泌。6 小时内约 85%以原型经肾脏排除。肌内注射 1g 后,尿药浓度可高于 3000mg/L。肌内注射的 $t_{1/2}$ 为 41~59 分钟,静脉注射为 64.8 分钟,肾功能减退者 $t_{1/2}$ 延长。血液透析可清除本品 85%的给药量。

【不良反应】 用药部位反应 静脉注射后可发生血栓性静脉炎,肌内注射局部疼痛、硬结。

全身整体表现 可出现过敏反应如皮疹、荨麻疹、瘙痒、嗜酸性粒细胞增多、药物热、呼吸困难、间质性肾炎、血管神经性水肿等,偶可发生过敏性休克。

胃肠 可见腹泻、肠炎、恶心、呕吐等消化道反应。

心血管系统 可见高血压。

肌肉骨骼 可能使重症肌无力患者症状加重。

血液系统 可导致中性粒细胞减少、贫血、血小板减少、直接 Coombs 试验阳性。

肝胆 可导致一过性血清氨基转移酶、乳酸脱氢酶、碱性磷酸酶、胆红素升高。

尿路 可导致一过性尿素氮、肌酐升高。

【禁忌证】 对本品过敏者禁用。对具有相同或相似的 C7 位 R1 侧链头孢菌素类药物过敏者避免使用。

【注意事项】 交叉过敏反应 与头孢菌素类、青霉素类抗生素存在交叉过敏可能,在应用本品前须详细询问患者对头孢菌素类、青霉素类抗生素及其他药物过敏史。

肾损伤 肾功能减退和老年患者,需根据内生肌酐清除率调整给药剂量。

不良反应相关 应用本品可引起肠道菌群失调,有胃肠道疾病史,尤其是结肠炎患者应慎用。

哺乳期 哺乳期妇女应用本品时应停止哺乳。

儿童 不宜用于<3 个月的婴儿患者。

诊断干扰 高浓度头孢西丁可使血及尿肌酐、尿 17-羟皮质类固醇出现假性升高,铜还原法尿糖检测出现假阳性。

【药物相互作用】 (1)有报道头孢菌素类抗生素与氨基糖苷类抗生素联合应用可增加肾毒性。本品不宜与氨基糖苷类抗生素同瓶或同一静脉通路给药。

(2)本品具有较强的β-内酰胺酶诱导作用,与羧苄西林等对β-内酰胺酶不稳定的β-内酰胺类药物合用可能发生拮抗。

（3）本品与丙磺舒合用可延缓排泄，导致清除半衰期延长。

【用法与用量】 成人 ①轻度感染患者，每 8 小时 1g，肌内注射或静脉滴注。②中度感染患者，每 4 小时 1g，或每 6～8 小时 2g，静脉滴注。③严重感染患者，每 4 小时 2g，或每 6 小时 3g，静脉滴注。成人每日最大剂量 12g。

儿童 3 个月以内婴儿不宜使用；3 个月以上儿童，每次 13.3～26.7mg/kg，每 6～8 小时一次，或每次 20～40mg/kg，每 8 小时一次，静脉滴注。

肾损伤 肾功能减退者肌酐清除率 30～50ml/min 者，每 8～12 小时 1～2g；肌酐清除率 10～29ml/min 者，每 12～24 小时 1～2g；肌酐清除率 5～9ml/min 者，每 12～24 小时 0.5～1g；肌酐清除率<5ml/min 者，每 24～48 小时 0.5～1g。

其他 围生期预防感染，剖宫产：脐带夹住时 2g 静脉注射，4 小时和 8 小时后各追加一次剂量；其他外科手术：术前 1～1.5 小时 2g 静脉注射，以后 24 小时以内，每 6 小时用药 1 次，每次 1g。

【制剂与规格】 注射用头孢西丁钠：（1）0.5g；（2）1.0g；（3）2.0g。

头孢美唑 [药典(二)；医保(乙)]
Cefmetazole

【适应证】 适用于金黄色葡萄球菌、大肠埃希菌、肺炎克雷伯菌、变形杆菌属、拟杆菌属、消化球菌和消化链球菌敏感菌株所致以下感染：①血流感染；②支气管炎、支气管扩张症继发感染、肺炎、慢性肺部疾病继发感染、肺脓肿、脓胸等；③胆囊炎、胆管炎；④腹膜炎及腹腔感染；⑤膀胱炎、肾盂肾炎；⑥前庭大腺炎、宫腔感染、子宫附件炎、盆腔感染；⑦颌骨炎和颌旁蜂窝织炎等。本品对沙眼衣原体无效，在治疗盆腔炎合并沙眼衣原体感染时，应与抗衣原体药物联合应用。

【药理】 （1）药效学 头孢美唑对甲氧西林敏感葡萄球菌、化脓性链球菌和肺炎链球菌具有良好抗菌活性。肠球菌属和甲氧西林耐药葡萄球菌对本品耐药。奈瑟菌属、卡他莫拉菌和流感嗜血杆菌亦对本品敏感。本品对大肠埃希菌、克雷伯菌属、奇异变形杆菌、吲哚阳性变形杆菌和普罗威登菌属具有良好抗菌活性。铜绿假单胞菌、弗劳地柠檬酸杆菌、肠杆菌属和沙雷菌属对本品耐药。头孢美唑对脆弱拟杆菌、其他拟杆菌属和其他厌氧菌（消化球菌、消化链球菌、梭菌属等）具有良好抗菌活性。本品与细菌细胞壁的青霉素结合蛋白结合，抑制细

菌细胞壁的合成而发挥杀菌作用，对β-内酰胺酶（包括超广谱β-内酰胺酶）高度稳定。

（2）药动学 健康成人静脉注射本品 1g，10 分钟后血药浓度为 188μg/ml，6 小时后血药浓度为 1.9μg/ml；健康成人于 1 小时内静脉滴注本品 1g，血药峰浓度平均为 76.2μg/ml，6 小时后血药浓度为 2.7μg/ml。本品广泛分布于各种组织、体液中，如痰液、腹水、腹膜渗出液、胆囊壁、胆道、子宫/卵巢、盆腔死腔液、颌骨、上颌窦黏膜和牙龈等；亦可分布到羊水和脐带血中，尚有少量分泌到乳汁。本品血浆蛋白结合率约为 84%。本品 $t_{1/2}$ 为 1～1.2 小时，主要以原型经肾排泄，给药 6 小时内经尿排出给药量的 85%～92%。肾功能减退者药物排泄减少，血药浓度增高，$t_{1/2}$ 延长。

【不良反应】 全身整体表现 可见皮疹、瘙痒和发热等过敏反应，罕见过敏性休克和史-约综合征。

血液系统 可有中性粒细胞减少症、嗜酸性粒细胞增多症、贫血、血小板减少症和凝血功能障碍等血液系统异常，亦有中性粒细胞缺乏症和溶血性贫血的报道。

肝胆 可见肝功能检查异常，如 AST、ALT 增高等。

胃肠 可见食欲缺乏、恶心、呕吐和腹泻等胃肠道反应，假膜性肠炎罕见。

代谢及营养 可见维生素缺乏症，如维生素 K 缺乏症（凝血酶原过少，出血倾向）和维生素 B 缺乏症（舌炎、口炎、食欲缺乏和周围神经炎）。

神经系统 头痛、头晕、眩晕少见。

尿路 急性肾功能衰竭和间质性肺炎等少见。

【禁忌证】 对本品过敏者禁用。对具有相同或相似的 C7 位 R1 侧链头孢菌素类药物过敏者避免使用。

【注意事项】 交叉过敏反应 与头孢菌素、青霉素类抗生素存在交叉过敏可能，在应用本品前须详细询问患者对头孢菌素类、青霉素类抗生素及其他药物过敏史。

不良反应相关 给药期间及给药后至少 1 周避免饮酒。进食困难者、老年患者、依靠肠道外营养者或全身情况恶化而无法通过饮食摄入维生素 K 的患者，应用本品时可能出现维生素 K 缺乏的症状，因此需慎用本品，必要时补充维生素 K。

诊断干扰 除了用检尿糖用试纸反应以外，用本尼迪特试剂、费林试剂及 Clinitest 进行的尿糖检查有时呈假阳性，应注意。用雅费反应进行肌酐检查时，表现肌酐值有可能示高值，应注意。直接库姆斯试验，有时呈阳性。

肾损伤 严重肾损害患者慎用(有可能出现血药浓度升高、半衰期延长)。肾功能减退者应根据肾功能调整剂量。

哺乳期 哺乳期妇女使用本品应停止哺乳。

【药物相互作用】 (1)应用本品时饮用含乙醇的饮料,可能发生"双硫仑样反应"(面部潮红、心悸、眩晕、头痛和恶心),因此用药期间以及用药停止后至少1周以内禁止饮用含乙醇的饮料。

(2)本品与利尿药(如呋塞米)合用,可能加重肾功能损害。

【给药说明】 本品应即配即用。用于静脉注射时,每1g应溶解于10ml注射液中并缓慢注射。

【用法与用量】 成人 ①常用剂量,每日1~2g,分2次静脉注射或者静脉滴注;②严重感染者剂量,可增至一日4~8g,分2~4次静脉给药。

儿童 ①常用剂量,每日25~100mg/kg,分2~4次静脉注射或者静脉滴注;②严重感染者剂量,可增至每日150mg/kg,分2~4次静脉给药。

肾损伤 根据肌酐清除率调整给药间期或每次给药剂量(表10-5)。

表10-5 肾损伤患者用法与用量

肌酐清除率 (ml/min)	调整给药间期	调整单次给药剂量
>60	1g q12h	1g q12h
30~60	1g q24h	0.5g q12h
10~30	1g q48h	0.25g q12h
<10	1g q120h	0.1g q12h

【制剂与规格】 头孢美唑:(1)0.5g;(2)1.0g;(3)2.0g;(4)3.0g。

头 孢 米 诺 [药典(二);医保(乙)]
Cefminox

【适应证】 本品可用于治疗敏感细菌引起的下列感染症:①呼吸系统感染:扁桃体炎、扁桃体周围脓肿、支气管炎、细支气管炎、支气管扩张症(感染时)、慢性呼吸道疾患继发感染、肺炎、肺脓肿;②泌尿系统感染:肾盂肾炎、膀胱炎;③腹腔感染:胆囊炎、胆管炎、腹膜炎;④盆腔感染:盆腔腹膜炎、子宫附件炎、子宫内感染、盆腔死腔炎、子宫旁组织炎;⑤败血症。

【药理】 (1)药效学 对革兰阳性菌和革兰阴性菌有广谱抗菌活性,特别对大肠埃希菌、克雷伯杆菌属、流感嗜血杆菌、变形杆菌属及脆弱拟杆菌有很强的抗菌作用。其作用机制是对β-内酰胺类抗生素通常作用点的青霉素结合蛋白显示很强的亲和性,可抑制细胞壁合成,并与肽聚糖结合,抑制肽聚糖与脂蛋白结合,以促进溶菌,在短时间内显示很强杀菌力。本品对细菌增殖期及稳定期初期均显示抗菌作用,低于MIC浓度也有杀菌作用,短时间内溶菌。体内抗菌力比MIC的预测更强。

(2)药动学 对肾功能正常成人显示剂量依赖性,其平均血浆消除半衰期为2.5小时。本品在慢性支气管炎患者的咳痰中、腹膜炎患者的腹水中以及其他患者的胆汁、子宫内膜、卵巢、输卵管中均能达到治疗浓度。头孢米诺钠在人体内未见有抗菌活性代谢物。主要从肾排泄,12小时内尿中排泄率约为90%。不同程度的肾功能不全的患者其消除半衰期延长,肾功能重度损害者(Ccr<10)24小时内尿中排泄率约为10%,中度损害者(Ccr≈48)12小时内尿中排泄率约为60%。

【不良反应】 **全身整体表现** 偶引起休克。

皮肤及皮肤附件 有时出现皮疹,偶出现皮肤发红、瘙痒、发热等。

血液系统 可见粒细胞减少、嗜酸性粒细胞增多,偶出现红细胞减少、红细胞压积值降低、血红蛋白减少、血小板减少、凝血酶原时间延长等。偶见全血细胞减少症、溶血性贫血。

胃肠 可见腹泻等胃肠道不良反应,偶见恶心、呕吐、食欲不振、假膜性肠炎等。

肝胆 可见肝胆系统异常,表现为肝功能损害、GPT上升、GOT上升等,偶见GGT、ALP、LDH、胆红素上升等。

免疫系统及感染 偶出现口腔炎、念珠菌病。

尿路 偶出现尿素上升、血肌酐上升、少尿、蛋白尿等肾损害。

【禁忌证】 对头孢米诺或头孢烯类抗生素有过敏反应的患者禁用。

【注意事项】 **交叉过敏反应** 对青霉素类抗生素有过敏症既往史患者慎用。事先对既往过敏史等进行详细问诊。同时必须确认是否有使用抗生素等引起的过敏史。给药前应做好对休克等的急救处理的准备。

肝损伤 严重肾损害患者慎用。

不良反应相关 经口摄食不足患者或非经口维持营养患者、全身状态不良患者,有可能出现维生素K缺乏症状,应慎用。饮酒可能引起颜面潮红、心悸、眩晕、头痛、恶心等,故用药期间及用药后至少1周避免饮酒。

妊娠及哺乳 仅在非常必要时孕妇才可使用此药。

哺乳期妇女应慎用此药。

老年人 高龄者应谨慎给药。

诊断干扰 用雅费反应检测肌酐时，肌酐值有时呈高值，故应注意。直接库姆斯试验有时呈阳性，故应注意。

【药物相互作用】 本品与氨茶碱、磷酸吡哆醛配伍会降低效价或着色，故不得配伍；与呋喃硫胺、硫辛酸、氢化可的松琥珀酸钠及腺苷钴胺配伍后时间稍长会变色，故配伍后应尽快使用；与利尿剂(呋塞米等)合用有可能增加肾毒性，应谨慎使用。

【给药说明】 仅用于静脉注射或静脉滴注给药。溶解后尽快使用。

【用法与用量】 成人 每次 1g，一日 2 次，可随年龄及症状适宜增减，对于败血症、难治性或重症感染症，一日可增至 6g，分 3～4 次给药；

儿童 按体重计每次 20mg/kg，一日 3～4 次。

【制剂与规格】 注射用头孢米诺钠：(1)0.5g；(2)1.0g；(3)2.0g。

氨曲南 [药典(二)；医保(乙)]
Aztreonam

【适应证】 适用于敏感菌引起的下列感染：①大肠埃希菌、奇异变形杆菌、铜绿假单胞菌、阴沟肠杆菌、臭鼻克雷伯菌、柠檬酸杆菌、黏质沙雷菌引起的单纯性和复杂性肾盂肾炎以及反复发作性膀胱炎；②大肠埃希菌、肺炎克雷伯菌、铜绿假单胞菌、流感嗜血杆菌、奇异变形杆菌、肠杆菌属和黏质沙雷菌所致下呼吸道感染；③大肠埃希菌、肺炎克雷伯菌、铜绿假单胞菌、奇异变形杆菌、黏质沙雷菌和肠杆菌属引起的血流感染；④大肠埃希菌、奇异变形杆菌、黏质沙雷菌、肠杆菌属、铜绿假单胞菌、肺炎克雷伯菌、柠檬酸杆菌引起的皮肤及软组织感染(包括手术切口感染、溃疡和烧伤创面感染)；⑤大肠埃希菌、臭鼻克雷伯菌、肺炎克雷伯菌、阴沟肠杆菌、铜绿假单胞菌、柠檬酸杆菌、黏质沙雷菌引起的腹腔感染，常需与甲硝唑等抗厌氧菌药联合应用；⑥大肠埃希菌、肺炎克雷伯菌、肠杆菌属(包括阴沟肠杆菌)、铜绿假单胞菌、奇异变形杆菌引起的子宫内膜炎、盆腔炎等妇科感染，常需与甲硝唑等抗厌氧菌药联合应用。

本品具有肾毒性低、免疫原性弱以及与青霉素类、头孢菌素类交叉过敏反应少等特点，因此可用于替代氨基糖苷类药物，作为联合用药之一治疗肾功能损害患者的需氧革兰阴性菌感染；并可在密切观察下用于对青霉

素、头孢菌素(头孢他啶除外)过敏的患者。

【药理】 (1)药效学 本品为杀菌药，主要作用于PBP-3，抑制细菌细胞壁的合成，导致细胞溶解和死亡。本品对大肠埃希菌、克雷伯菌属、变形杆菌属、沙门菌属、志贺菌属等大多数肠杆菌科细菌具有良好抗菌活性，但部分弗劳地柠檬酸杆菌、产气肠杆菌和阴沟肠杆菌对本品耐药。气单胞菌属、洋葱伯克霍尔德菌、施氏假单胞菌、奈瑟菌属(产或不产青霉素酶)以及产酶或不产酶流感嗜血杆菌对本品大多敏感。本品对铜绿假单胞菌的抗菌活性与头孢哌酮相仿，但弱于头孢他啶。不动杆菌属、产碱杆菌属、黄杆菌属、嗜麦芽窄食单胞菌、荧光假单胞菌等对本品敏感性差或耐药。本品对需氧革兰阳性菌和厌氧菌无抗菌活性。对质粒和染色体介导的β-内酰胺酶稳定，但可被超广谱β-内酰胺酶所水解。

(2)药动学 本品口服吸收甚少(不足 1%)。静脉注射 1g 后，C_{max} 可达 125mg/L；30 分钟内静脉滴注 1g，滴注结束时血药浓度为 90～160mg/L。肌内注射吸收完全，肌内注射本品 1g，t_{max} 约 1 小时，C_{max} 为 46mg/L。本品在体内分布广，胆汁、乳汁、水疱液、支气管分泌物、羊水、心包液及胸、腹腔液中可达较高药物浓度；也可分布至子宫内膜、输卵管、卵巢、前列腺、脂肪、胆囊、肾脏、大肠、肝、肺、心肌、骨骼肌、皮肤等组织，并可穿过胎盘屏障而进入胎儿循环。本品不易透过血-脑屏障，但脑膜有炎症时可部分透过。脑膜无炎症和细菌性脑膜炎成人患者接受本品 1.2～8 小时，脑脊液中药物浓度分别为 0.5～0.9mg/L 和 0.8～17mg/L。血浆蛋白结合率为 56%～60%。$t_{1/2}$ 为 1.4～2.2 小时，肾功能损害时可延长至 4.7～6.0 小时。6%～16%在体内被代谢成无活性的代谢产物。给药后 8 小时内，60%～75%以原型从尿中排出。血液透析 4 小时可使血药浓度下降 27%～58%，腹膜透析后血药浓度仅下降约 10%。

【不良反应】 用药部位反应 静脉给药可发生静脉炎或血栓性静脉炎，肌内注射可产生局部不适或肿块，二者的发生率分别约为 1.9%和 2.4%。

胃肠 可发生腹泻、恶心、呕吐等胃肠道反应。

皮肤及皮肤附件 可见皮疹。

肝胆 可见血清氨基转移酶升高、肝功能损害。

【禁忌证】 对氨曲南过敏者禁用。

【注意事项】 交叉过敏反应 本品与青霉素类、头孢菌素类等其他β-内酰胺类交叉过敏反应的发生率低；但对其他β-内酰胺类药物过敏者使用本品时出现过敏反应的风险增加，因此仍需慎用本品。

哺乳期 少量本品可在乳汁分泌，哺乳期妇女应用

本品应停止哺乳。

肾损伤 肾功能不全或老年患者应用本品时，应根据其肾功能适当调整剂量。

诊断干扰 用药期间，Coombs 试验可为阳性，血清丙氨酸氨基转移酶、天冬氨酸氨基转移酶、乳酸脱氢酶及血肌酐值可有暂时性升高，活化部分凝血活酶时间及凝血酶原时间可能延长。

【药物相互作用】 (1)氨曲南与氨基糖苷类(庆大霉素、妥布霉素、阿米卡星等)联合、对铜绿假单胞菌、不动杆菌、沙雷杆菌、克雷伯杆菌、普鲁威登菌、肠杆菌属、大肠埃希菌、摩根杆菌等起协同抗菌作用。

(2)氨曲南与头孢西丁，在体外与体内起拮抗作用；与萘夫西林、氯唑西林、红霉素、万古霉素等，在药效方面不起相互干扰作用。

【给药说明】 (1)静脉滴注 每 1g 氨曲南至少用注射用水 3ml 溶解，再用适当注射液(0.9%氯化钠注射液、5%或 10%葡萄糖注射液或林格注射液)稀释，氨曲南浓度不得超过 2%，滴注时间 20～60 分钟。

(2)静脉注射 每瓶用注射用水 6～10ml 溶解，于 3～5 分钟内缓慢注入静脉。

(3)肌内注射 每 1g 氨曲南至少用注射用水或 0.9%氯化钠注射液 3ml 溶解，深部肌内注射。

【用法与用量】 成人 尿路感染，每次 0.5g 或 1g，每 8 小时或 12 小时 1 次。中度感染，每次 1g 或 2g，每 8 小时或 12 小时 1 次。严重感染，每次 2g，每 6 小时或 8 小时 1 次；每日最大剂量 8g。

儿童 每次 30mg/kg，每 8 小时给药 1 次；严重感染，可增加至每 6 小时给药 1 次，每日最大剂量为 120mg/kg。

肾损伤 首剂与肾功能正常者相同。维持剂量应调整，内生肌酐清除率为 10～30ml/min 者，维持剂量减半；内生肌酐清除率<10ml/min 者，维持剂量为肾功能正常患者剂量的 1/4；血液透析患者每次透析后补充首次剂量的 1/8。

【制剂与规格】 注射用氨曲南：(1)0.5g；(2)1.0g；(3)2.0g。

亚胺培南西司他丁 [医保(乙)]
Imipenem Cilastatin

【适应证】 (1)CDE 适应证 亚胺培南-西司他丁抗菌谱广，特别适用于多种病原体所致和需氧/厌氧菌引起的混合感染，以及在病原菌未明严重感染的经验治疗。本品适用于由敏感细菌所引起的下列感染：腹腔内感染、下呼吸道感染、妇科感染、败血症、泌尿生殖道感染、骨关节感染、皮肤软组织感染、心内膜炎。

本品适用于治疗由敏感的需氧菌/厌氧菌株所引起的混合感染。这些混合感染主要与粪便、阴道、皮肤及口腔的菌株污染有关。脆弱拟杆菌是这些混合感染中最常见的厌氧菌，它们通常对氨基糖苷类、头孢菌素类和青霉素类抗生素耐药，而对本品敏感。

已经证明本品对许多耐头孢菌素类的细菌，包括需氧和厌氧的革兰阳性及革兰阴性细菌所引起的感染仍具有强效的抗菌活性，这些细菌耐药的头孢菌素类抗生素包括头孢唑林、头孢哌酮、头孢噻吩、头孢西丁、头孢噻肟、拉氧头孢、头孢孟多、头孢他啶和头孢曲松。同样，许多由耐氨基糖苷类抗生素(如庆大霉素、阿米卡星、妥布霉素)和（或）青霉素类(氨苄西林、羧苄西林、青霉素、替卡西林、哌拉西林、阿洛西林、美洛西林)的细菌引起的感染，使用本品仍有效。本品不适用于脑膜炎的治疗。

(2)超说明书适应证 耐药结核病的治疗。

【药理】 (1)药效学 亚胺培南为碳青霉烯类抗生素，临床应用者为亚胺培南与西司他丁的 1:1 复合制剂。亚胺培南可与多种青霉素结合蛋白(PBPs)，尤其是 PBP-1A、PBP-1B 和 PBP-2 相结合，抑制细菌细胞壁的合成，导致细胞溶解和死亡。亚胺培南对大多数β-内酰胺酶包括超广谱β-内酰胺酶、AmpC 酶高度稳定，对某些细菌具有抗生素后效应。亚胺培南的抗菌谱极广，对大多数革兰阳性、阴性需氧菌及厌氧菌均具有抗菌作用。甲氧西林敏感葡萄球菌、链球菌属及部分肠球菌属对其敏感，但屎肠球菌、甲氧西林耐药葡萄球菌对其耐药。本品对大多数肠杆菌科细菌包括大肠埃希菌、克雷伯菌属、柠檬酸菌属、摩根菌属、肠杆菌属等具有良好抗菌作用，对黏质沙雷菌、奇异变形杆菌、吲哚阳性变形杆菌、斯氏普罗威登菌的作用略差。大部分铜绿假单胞菌对其敏感，但近年来耐药性有上升趋势；洋葱伯克霍尔德菌和嗜麦芽窄单胞菌对其耐药。亚胺培南对大部分厌氧菌包括拟杆菌属、梭菌属及梭状杆菌属等均具有良好抑制作用，脆弱拟杆菌对其中度敏感。西司他丁为肾去氢肽酶-Ⅰ抑制药，不具有抗菌作用，对β-内酰胺酶也无抑制作用，对亚胺培南的抗菌作用无协同或拮抗作用；两者联合后西司他丁可减少亚胺培南被肾小管上皮细胞的去氢肽酶水解并可防止亚胺培南引起近端肾小管坏死。

(2)药动学 亚胺培南在胃酸中不稳定，因此不能口服给药。20 分钟内静脉滴注亚胺培南-西司他丁 0.25g、0.5g 和 1g，亚胺培南的 C_{max} 分别为 14～24mg/L、21～

58mg/L 和 41～83mg/L，4～6 小时内亚胺培南的血药浓度下降至 1mg/L 以下；西司他丁的 C_{max} 分别为 15～25mg/L、31～49mg/L 和 56～88mg/L。与西司他丁合用时亚胺培南的 AUC 可增加 5%～36%。亚胺培南在人体内分布广泛，在肺组织、痰液、渗出液、女性生殖系统、胆汁、皮肤等组织和体液中可达到对多数敏感菌的有效治疗浓度。亚胺培南的血浆蛋白结合率约为 20%；西司他丁约为 40%。亚胺培南和西司他丁的 $t_{1/2}$ 均为 1 小时。亚胺培南与西司他丁合用时，在给药后 10 小时内尿液中原型亚胺培南为给药量的 70%，10 小时后尿液中不能测出亚胺培南；亚胺培南给药量的其余 25%～29% 以代谢产物形式经尿液排出，少于 1% 的给药量经胆道排泄。内生肌酐清除率<10ml/min 时两者的 $t_{1/2}$ 分别延长至 4 小时和 16 小时。血液透析可清除亚胺培南与西司他丁，透析时两者的 $t_{1/2}$ 分别为 2.5 小时和 3.8 小时。肌内注射亚胺培南-西司他丁 0.5g 和 0.75g，亚胺培南的 t_{max} 为 2 小时，C_{max} 分别为 10mg/L 和 12mg/L；西司他丁的 t_{max} 为 1 小时，C_{max} 分别为 24mg/L 和 33mg/L。肌内注射亚胺培南-西司他丁后，亚胺培南的生物利用度为 75%，西司他丁为 95%。肌内注射亚胺培南-西司他丁血药浓度分别持续 6～8 小时和 4 小时，一次给药 0.5g 和 0.75g 后血药浓度超过 2mg/L 的时间达 6～8 小时。因此肌内注射本品时给药间隔时间可达 12 小时。

【不良反应】 用药部位反应 可见红斑、局部疼痛和硬结，血栓性静脉炎。

皮肤及皮肤附件 可见皮疹、瘙痒、荨麻疹、多形性红斑、史-约综合征、血管性水肿、中毒性表皮坏死(罕见)、表皮脱落性皮炎(罕见)。

全身整体表现 可见发热包括药物热及过敏反应。

胃肠 可见恶心、呕吐、腹泻、牙齿和（或）舌色斑等胃肠道反应。与使用其他所有广谱抗生素一样，已有报道本品可引起假膜性结肠炎。在粒细胞减少的病人中使用本品静脉滴注更常出现药物相关性的恶心和（或）呕吐症状。

血液系统 嗜酸性粒细胞增多症，白细胞减少症、中性粒细胞减少症，包括粒细胞缺乏症、血小板减少症、血小板增多症、血红蛋白降低和全血细胞减少症，以及凝血酶原时间延长均有报道。部分病人可能出现直接 Coombs 试验阳性反应。

肝胆 可见血清氨基转移酶、胆红素和（或）血清碱性磷酸酶升高，肝衰竭(罕见)，肝炎(罕见)和暴发性肝炎(极罕见)。

尿路 可见少尿无尿、多尿，急性肾功能衰竭(罕见)。由于这些病人通常已有导致肾前性氮质血症或肾功能损害的因素，因此难以评估本品对肾功能改变的作用。可引起血清肌酐和血尿毒氮升高。

神经系统 可引起中枢神经系统的副作用，如肌阵挛、精神障碍，包括幻觉、错乱状态或癫痫发作，感觉异常和脑病。

其他 可出现听觉丧失，味觉异常。

【禁忌证】 禁用于对本品任何成分过敏的病人。

【注意事项】 交叉过敏反应 本品与其他β-内酰胺类抗生素、青霉素类和头孢菌素类抗生素有部分交叉过敏反应。因此在使用本品前，应详细询问患者过去有无对β-内酰胺抗生素的过敏史。若在使用本品时出现过敏反应，应马上停药并作相应处理。

不良反应相关 由于本品可致抽搐、肌阵挛等中枢神经系统不良反应，在使用剂量超过推荐剂量、有癫痫等中枢神经系统基础疾病、原有肾功能损害但未减量应用的情况下尤易发生。因此，原有中枢神经系统疾病患者宜避免应用；确有指征需要使用时，应在严密观察下慎用。

肾损伤 肌酐清除率≤5ml/（min·1.73m²）的患者不应使用本品，除非在 48 小时内进行血液透析。血液透析病人亦仅在使用本品的益处大于癫痫发作的危险性时才可考虑。

老年人 老年人肾功能呈生理性减退，本品主要经肾排泄，因此应用本品时宜减量。

妊娠 在怀孕妇女使用本品方面，尚未有足够及良好对照的研究资料。只有考虑在对胎儿益处大于潜在危险的情况下，才能在妊娠期间给药。

哺乳期 在人乳中可测出亚胺培南，如确定有必要对哺乳期妇女使用本品时，患者需停止授乳。

儿童 目前尚无足够的临床资料可推荐本品用于 3 个月以下的婴儿或肾功能损害(血清肌酐>2mg/dl)的儿科患者。

【药物相互作用】 (1)合并碳青霉烯类用药，包括亚胺培南，患者接受丙戊酸或双丙戊酸钠会导致丙戊酸浓度降低。因为药物相互作用，丙戊酸浓度会低于治疗范围，因此癫痫发作的风险增加。尽管药物相互作用的机制尚不明确，体外和动物研究数据表明，碳青霉烯类药物会抑制丙戊酸葡糖苷酸代谢(VPA-g)成丙戊酸的水解，降低丙戊酸的血清浓度。增加丙戊酸或双丙戊酸钠的剂量并不足以克服该类相互作用。一般不推荐亚胺培南与丙戊酸/双丙戊酸钠同时给药。当患者癫痫发作经丙戊酸或双丙戊酸钠良好控制后，应考虑非碳青霉烯类的其他抗生素用于治疗感染。如果必须使用本品，应考虑调整抗癫痫治疗方案。

(2)有报道本品与更昔洛韦联合应用的患者将导致癫痫大发作，故仅在利大于弊时两者方可联合应用。

【给药说明】 当每次本品静脉滴注的剂量低于或等于 500mg 时，静脉滴注时间应不少于 20～30 分钟，如剂量大于 500mg 时，静脉滴注时间应不少于 40～60 分钟。如患者在滴注时出现恶心症状，可减慢滴注速度。

【用法与用量】 **成人** 对大多数感染的推荐治疗剂量为每天 1～2g，分 3～4 次滴注。对中度感染也可用每次 1g，每天 2 次的方案。根据感染严重程度、细菌对本品的敏感性以及患者体重而定，每日 2～3g，每 6～8 小时给药 1 次；每日最大剂量不得超过 50mg/kg 或 4g，目前无资料显示剂量超过 4g 可提高疗效。

儿童 (1)儿童体重≥40kg，可按成人剂量给予。

(2)儿童和婴儿体重<40kg 者，每次 15mg/kg，每 6 小时给药一次。每天总剂量不超过 2g。

肾损伤 (1)肾功能损害和体重≥70kg 成年患者使用本品静脉滴注的剂量降低安排，根据每日总剂量和患者肌酐清除率范围，再选择合适的剂量（表 10-6）。

表 10-6 肾损伤患者用法与用量

每日总剂量	肌酐清除率 ml/(min·1.73m²)		
	41～70	21～40	6～20
1.0g	250mg q8h	250mg q12h	250mg q12h
1.5g	250mg q6h	250mg q8h	250mg q12h
2.0g	500mg q8h	250mg q6h	250mg q12h
3.0g	500mg q6h	500mg q8h	500mg q12h
4.0g	750mg q8h	500mg q6h	500mg q12h

对体重<70kg 的患者，给药剂量须进一步按比例降低。当患者的肌酐清除率为 6～20ml/(min·1.73m²)时，使用 500mg 剂量，引起癫痫的危险性可能增加。若患者的肌酐清除率≤5ml/(min·1.73m²)时，除非患者在 48 小时内进行血液透析，否则不应给予本品静脉滴注。

(2)血液透析：对进行血液透析的患者，只有在使用本品静脉滴注治疗的益处大于诱发癫痫发作的危险性时，才推荐使用。对治疗肌酐清除率≤5ml/(min·1.73m²)且正在进行血液透析的患者，可使用对肌酐清除率为 6～20ml/(min·1.73m²)患者的推荐剂量。患者血液透析后应予以本品静脉滴注，并于血液透析后以每 12 小时间隔使用一次。尤其是患有中枢神经系统疾病的透析患者，应注意监护。

【制剂与规格】 注射用亚胺培南西司他丁钠：(1)

亚胺培南 0.25g 与西司他丁 0.25g；(2)亚胺培南 0.5g 与西司他丁 0.5g；(3)亚胺培南 1g 与西司他丁 1g。

美 罗 培 南 [药典(二)；医保(乙)]

Meropenem

【适应证】 (1)CDE 适应证 美罗培南适用于成人和儿童由单一或多种对美罗培南敏感的细菌引起的感染：肺炎(包括医院获得性肺炎)、尿路感染、妇科感染(如子宫内膜炎和盆腔炎)、皮肤软组织感染、脑膜炎、败血症。对成人粒细胞减少症伴发热患者的经验性治疗，可单独应用本品或联合抗病毒药或抗真菌药使用。美罗培南单用或与其他抗微生物制剂联合使用可用于治疗多重感染。

(2)超说明书适应证 耐药结核病的治疗。

【药理】 (1)药效学 0.1mg/L 本品可抑制大肠埃希菌、肺炎克雷伯菌、阴沟肠杆菌、柠檬酸杆菌属等大多数肠杆菌科细菌；对铜绿假单胞菌和不动杆菌属亦有良好作用。黄杆菌属、嗜麦芽窄食单胞菌和部分洋葱伯克霍尔德菌对本品不敏感。本品对化脓性链球菌、无乳链球菌、肺炎链球菌以及甲氧西林敏感金黄色葡萄球菌和凝固酶阴性葡萄球菌均具有良好抗菌作用，对粪肠球菌仅具有中度抑菌作用，而对屎肠球菌葡萄球菌则无抗菌活性。本品对脆弱拟杆菌、产黑色素普雷沃菌、产气芽孢梭菌、革兰阳性厌氧球菌和艰难梭菌等大多数厌氧菌具有高度抗菌活性。

本品通过与细菌的青霉素结合蛋白相结合，抑制细菌细胞壁合成而发挥杀菌作用。本品对大多数 β-内酰胺酶包括超广谱 β-内酰胺酶、AmpC 酶高度稳定，但可被嗜麦芽窄食单胞菌等少数细菌所产金属酶和其他碳青霉烯酶水解。本品对铜绿假单胞菌具有抗生素后效应。

本品对人类肾去氢肽酶-I 稳定，因此不需与去氢肽酶抑制药联合使用。

(2)药动学 30 分钟内静脉滴注本品 0.5g 和 1g，血药峰浓度分别为 14～16mg/L 和 39～58mg/L。静脉滴注本品 0.5g，6 小时后血药浓度降至 1mg/L。5 分钟内静脉注射本品 0.5g 和 1g，血药峰浓度分别为 18～65mg/L 和 83～140mg/L。

本品在大多数组织和体液中分布良好，在痰、肺组织、胆管、腹腔渗出液、尿液、女性生殖系统和皮肤、软组织中可达到或超过抑制大多数敏感菌所需药物浓度。静脉滴注本品 1g 后在肺组织中的药物浓度为 4.8mg/L，支气管黏膜中为 4.5mg/L，腹腔液中为 30.2mg/L，组织间液中为 26.3mg/L，胆汁中为 14.3mg/L，皮肤中为 5.3mg/L。本品在正常脑脊液中浓度较低，静脉滴注本品 1g 后药物浓度仅为 0.2mg/L；但化脓性脑膜炎患儿给予本品 40mg/kg 后脑脊液药物浓度可达 3.3mg/L。本品的血浆蛋白结合率为 2%。

本品 $t_{1/2}$ 为 1 小时，主要经肾小球滤过和肾小管分泌排泄，尚有约 2% 的药物经胆管排泄。本品单次静脉给药后 12 小时内尿液中原型药物为给药量的 70%，12 小时后尿液中仅可测得微量。本品静脉给药 0.5g 后尿液中药物浓度超过 10mg/L 的时间可达 5 小时。肾功能正常患者每 6 小时给予本品 1g 或每 8 小时给予本品 0.5g，未发现血液或尿液中有药物蓄积。

2 岁以上儿童对本品的药代动力学参数与成人相仿。3 个月～2 岁儿童的消除半衰期为 1.5 小时，给药剂量在 10～40mg/kg 范围时血药浓度与给药剂量呈线性关系。肾功能不全患者对本品清除率下降。肝功能损害患者不影响本品的代谢。血液透析可清除本品。

【不良反应】　过敏反应　皮疹、瘙痒等过敏反应，皮疹、发热发生率 0.1%～5%。偶见史-约综合征、多形性红斑、中毒性表皮剥脱性坏死、药物疹伴嗜酸粒细胞增多和系统症状、急性泛发性发疹性脓疱病。

血液系统　粒细胞计数降低、嗜酸粒细胞数量增多、血小板减少或增多、红细胞减少、血红蛋白降低等发生率 0.1%～5%。

肝胆　血清氨基转移酶、乳酸脱氢酶、碱性磷酸酶、亮氨酸氨基肽酶、γ-谷氨酰转肽酶、胆红素、尿胆原增加、胆碱酯酶减少等发生率 0.1%～5%。

肾脏　尿素氮、肌酐增加发生率 0.1%～5%。

胃肠　恶心、呕吐、腹泻、便秘等胃肠道反应，腹泻发生率 0.1%～5%。

代谢及营养　血清钾增加发生率 0.1%～5%。

用药部位反应　注射部位疼痛和静脉炎等局部反应。

神经系统　头痛、眩晕、失眠等神经系统症状。偶见嗜睡、意识障碍、癫痫等严重不良反应。

【禁忌证】　对本品及其他碳青霉烯类抗生素过敏者禁用。

【注意事项】　交叉过敏反应　对碳青霉烯类、青霉素类或其他内酰胺类抗生素具有既往过敏史的患者则也可能对美罗培南出现过敏反应。因此在使用本品前，应详细询问病人过去对β-内酰胺类抗生素的过敏史。若对本品有过敏反应，应立即停药并作相应处理。

妊娠　孕妇不宜使用本品，除非可证实使用该药对胎儿的影响利大于弊。

诊断干扰　除用试纸检查外，对用班氏试剂、费林试剂、尿糖试药丸做的尿糖检查，有时出现假阳性，应

注意。直接库姆斯试验有时呈阳性，应注意。有时尿胆素原检查呈假阳性，应注意。

不良反应相关　有中枢神经系统基础疾病、精神异常、癫痫史或合并应用其他可能导致癫痫药物患者，应慎用本品。细菌性脑膜炎患者、其他中枢神经系统疾病患者或肾功能损害患者使用本品，癫痫发作以及其他中枢神经系统不良反应的风险增加。

肾损伤　老年患者及肾功能损害患者，内生肌酐清除率<50ml/min 时，应调整给药剂量。

哺乳期　哺乳期妇女应用本品时应停止授乳。

儿童　3 个月以下婴儿使用本品的安全性和有效性尚未确定。

【药物相互作用】　(1)丙磺舒和美罗培南合用可竞争性激活肾小管分泌，抑制肾脏排泄，导致美罗培南消除半衰期延长，血药浓度增加，因此不推荐美罗培南与丙磺舒联用。

(2)美罗培南与丙戊酸同时应用时，会使丙戊酸的血药浓度降低，而增加癫痫发作风险。

(3)美罗培南不应与其他药物混合使用。

【给药说明】　美罗培南静脉注射的时间应大于 5 分钟，静脉滴注时间大于 15～30 分钟。

【用法与用量】　成人　肾功能正常患者根据感染严重程度、细菌对本品的敏感性以及患者体重等而定，常用量为一次 0.5～1g，每 8～12 小时给药 1 次；细菌性脑膜炎患者可增至一次 2g，每 8 小时给药 1 次。

儿童　年龄 3 个月～12 岁的儿童，根据感染类型的严重程度、致病菌敏感性和病人的具体情况，每 8 小时给药一次，每次剂量 10～20mg/kg，体重超过 50kg 的儿童，按成人剂量给药。脑膜炎儿童患者的治疗，剂量按每 8 小时 40mg/kg 给药。

肾损伤　肾功能不全成人的剂量调整（表 10-7）。

表 10-7　肾损伤患者用法与用量

肌酐清除率 （ml/min）	剂量（单位剂量 500mg、1g、2g）	时间间隔（h）
26～50	1 个单位剂量	每 12 小时
10～25	1/2 个单位剂量	每 12 小时
10	1/2 个单位剂量	每 24 小时

【制剂与规格】注射用美罗培南：(1)0.25g；(2)0.5g；(3)1.0g。

厄 他 培 南 [药典(二)；医保(乙)]

Ertapenem

【适应证】　适用于以下敏感菌所致中度感染：①大

肠埃希菌等肠杆菌科细菌、拟杆菌属、梭菌属、消化链球菌等细菌所致腹腔感染；②甲氧西林敏感金黄色葡萄球菌、化脓性链球菌、大肠埃希菌、消化链球菌所致复杂性皮肤及软组织感染；③肺炎链球菌、流感嗜血杆菌、卡他莫拉菌所致社区获得性肺炎；④大肠埃希菌、肺炎克雷伯菌所致复杂性尿路感染；⑤无乳链球菌、大肠埃希菌、拟杆菌属、消化链球菌等所致盆腔感染。

【药理】 (1)药效学 厄他培南对甲氧西林敏感金黄色葡萄球菌、肺炎链球菌、化脓性链球菌等革兰阳性菌具有高度抗菌活性，但稍差于亚胺培南；甲氧西林耐药葡萄球菌、肠球菌属对本品耐药。本品对肠杆菌科细菌的抗菌活性优于亚胺培南，1mg/L 本品可抑制大部分肠杆菌科细菌。嗜血杆菌属、卡他莫拉菌、脑膜炎奈瑟菌等对本品高度敏感，但铜绿假单胞菌、不动杆菌属等细菌对本品耐药。本品对脆弱拟杆菌、梭杆菌属、普雷沃菌属、消化链球菌、梭菌属等厌氧菌具有良好抗菌作用，其中对厌氧革兰阴性杆菌的抗菌活性较亚胺培南略差，对艰难梭菌等梭菌属细菌的抗菌活性略强于亚胺培南。

厄他培南与大肠埃希菌的 PBP-1A、PBP-1B、PBP-2、PBP-3、PBP-4、PBP-5 具有高度亲和力，通过抑制细菌合成细胞壁而发挥杀菌作用。厄他培南对大多数青霉素酶、头孢菌素酶和超广谱β-内酰胺酶稳定，但可被金属酶和其他碳青霉烯酶水解。

(2)药动学 30 分钟内静脉滴注本品 0.5g、1g 和 2g 后，厄他培南的血药峰浓度分别为 71.3mg/L、137.0mg/L 和 255.9mg/L。肌内注射本品的生物利用度约为 90%，t_{max} 为 2.3 小时；肌内注射 1g 后，C_{max} 为 67mg/L。

厄他培南血浆蛋白结合率高，但其随血药浓度升高而降低，血药浓度<100mg/L 时约为 95%；血药浓度达 300mg/L 时，其血浆蛋白结合率仅约为 85%。本品的表观分布容积约为 8.2L/kg。每日 1g，应用本品 3 日后皮肤水疱液中药物浓度可达 24mg/L。

厄他培南主要经肾脏排泄，$t_{1/2}$ 为 4.3～4.6 小时。健康青年志愿者静脉应用放射性核素标记的本品 1g 后，尿液和胆汁排出率分别为 80% 和 10%，尿液中原型药物和代谢产物各占约 40%。肾功能损害患者在内生肌酐清除率为 60～90ml/min、31～59ml/min、10～30ml/min 和 <10ml/min 时，AUC 分别为肾功能正常者的 1.5 倍、2.3 倍、4.4 倍和 7.6 倍。静脉给予本品 1g 后立即进行 4 小时血液透析，透析液中可回收本品约 30%。本品在肝功能损害患者的药代动力学参数尚未确定。

【不良反应】 神经系统 常见头痛。

用药部位反应 常见注射部位疼痛、静脉炎。

胃肠 常见腹痛、便秘、腹泻、恶心、呕吐等胃肠道反应。

肝胆 常见血清氨基转移酶、碱性磷酸酶升高。

【禁忌证】 禁用于对本品或其他碳青霉烯类药物过敏者。

【注意事项】 交叉过敏反应 对碳青霉烯类、青霉素类或其他β-内酰胺类抗生素具有既往过敏史的患者则也可能对美罗培南出现过敏反应。因此在使用本品前，应详细询问病人过去对β-内酰胺类抗生素的过敏史。若对本品有过敏反应，应立即停药并作相应处理。

常规 本品在脑脊液中浓度较低，不推荐用于中枢神经系统感染。

哺乳期 由于本品经乳汁分泌，哺乳期妇女应用本品时应停止授乳。

儿童 不推荐 3 个月以下的婴儿中使用本品。

肾损伤 肾功能损害、癫痫或其他中枢神经系统疾病患者使用本品，癫痫发作以及其他中枢神经系统不良反应的风险增加。

【药物相互作用】 (1)丙磺舒可延长本品的血清消除半衰期，提高其血药浓度。

(2)碳青霉烯类药物与丙戊酸联合应用，可促进后者代谢增加，导致其血药浓度减低至有效治疗浓度以下，甚至引发癫痫。因此两者合用时应密切监测丙戊酸血药浓度，如丙戊酸血药浓度低于有效治疗浓度或已发生癫痫时，应更换抗感染药或抗癫痫药物。

【给药说明】 (1)静脉给药时本品应以 50ml 以上 0.9% 氯化钠注射液稀释，每 1g 滴注时间应大于 30 分钟。不得溶解于葡萄糖注射液中，亦不宜与其他药物混合后滴注。

(2)肌内注射时 1g 本品以 1%利多卡因 3.2ml 稀释，充分溶解后注射。肌内注射液不得用于静脉给药。

【用法与用量】 成人 在 13 岁及以上患者中的常用剂量为 1g，每日一次。

儿童 在 3 个月至 12 岁患者中的剂量是 15mg/kg，每日 2 次(每天不超过 1g)。

肾损伤 对于内生肌酐清除率>30ml/(min·1.73m²)的病人无需调整剂量。对于患有重度肾功能不全(肌酐清除率≤30ml/(min·1.73m²)的成年患者，需将剂量调整为一日 500mg。如在给药后 6 小时内血液透析，透析后需补充给药 0.15g。

【制剂与规格】 注射用厄他培南钠：1.0g。

比 阿 培 南 [医保(乙)]
Biapenem

【适应证】 比阿培南适用于治疗由敏感细菌所引起的败血症、肺炎、肺脓肿、难治性膀胱炎、肾盂肾炎、腹膜炎、子宫附件炎等。

【药理】 (1)药效学 比阿培南为碳青霉烯类抗生素，通过抑制细菌细胞壁的合成而发挥抗菌作用，对革兰阳性、革兰阴性的需氧和厌氧菌有广谱抗菌活性。比阿培南对人肾脱氢肽酶 I（DHP-I）稳定，可单独给药而不需与 DHP-I 抑制剂合用。对比阿培南敏感的菌株有：葡萄球菌属、链球菌属、肺炎链球菌、莫拉菌属、大肠埃希菌、柠檬酸菌属、克雷伯菌属、肠杆菌属、沙雷菌属、变形杆菌属、流感嗜血杆菌、铜绿假单胞菌、放线菌属、消化链球菌属、拟杆菌属、普氏菌属、梭形杆菌属等。

(2)药动学 健康受试者进行三次静脉滴注比阿培南，每次 60 分钟，剂量分别为 150mg、300mg 及 600mg，血药浓度与给药剂量呈线性关系。反复多次进行静脉滴注时，药物代谢动力学结果显示，与单次静脉滴注的结果几乎相同，没有观察到蓄积性。30 分钟或 60 分钟单次静脉滴注比阿培南 300mg 时，骨盆液中最高浓度为 9.6μg/ml。用药 6 小时后痰液中药物浓度为 0.1～2.5μg/g。单次静脉滴注以及多次静脉滴注后，血液均未检出代谢物，代谢物中有 9.7%～23.4%经尿排泄，并且代谢物均无抑菌活性。在给药后 8～12 小时尿中药物浓度分别为 2.4、4.7 和 21.4μg/ml，而且 0～12 小时累计排泄率分别为 62.1%、63.4%和 64.0%。

【不良反应】 皮肤及皮肤附件 常见皮疹(1.0%)。

胃肠 常见腹泻(0.7%)；偶见假膜性大肠炎等严重肠炎。

肝胆 常见 ALT(GPT)上升(6.3%)、AST(GOT)上升(4.1%)；偶见肝功能损害、黄疸。

血液系统 常见嗜酸性粒细胞增多(3.4%)。

全身整体表现 偶见休克(<0.1%)。

呼吸系统 可发生间质性肺炎(0.1%～5%)。

肌肉骨骼 偶见肌痉挛。

神经系统 偶见意识障碍。

尿路 偶见急性肾功能不全。

【禁忌证】 对比阿培南及其他碳青霉烯类药物过敏者禁用。

【注意事项】 交叉过敏反应 对碳青霉烯类、青霉素类及头孢类抗生素药物过敏者慎用。

肾损伤 严重的肾功能不全者慎用。

老年人 老年患者慎用。

不良反应相关 进食困难及全身状况恶化者，可能会出现维生素 K 缺乏症状，应注意观察。有癫痫史者及中枢神经系统疾病患者慎用。

诊断干扰 除尿潜血反应外，采用班氏试剂、费林试剂以及试纸法检测尿糖可能出现假阳性结果；直接库姆斯试验可能呈现阳性结果。

【药物相互作用】 与丙戊酸合用时，可导致丙戊酸血药浓度降低，有可能使癫痫复发，因此本品不宜与丙戊酸类制剂合用。

【给药说明】 每 0.3g 比阿培南溶解于 100ml 0.9%氯化钠注射液或葡萄糖注射液中静脉滴注。

【用法与用量】 成人 每日 0.6g，分 2 次滴注，每次 30～60 分钟。可根据患者年龄、症状适当增减给药剂量。但 1 天的最大给药量不得超过 1.2g。

【制剂与规格】 注射用比阿培南：0.3g。

法罗培南钠 [药典(二)；医保(乙)]
Faropenem Sodium

【适应证】 由葡萄球菌属、链球菌属、肺炎链球菌、卡他莫拉菌、大肠埃希菌、柠檬酸杆菌、克雷伯杆菌、肠杆菌属、奇异变形杆菌、流感嗜血杆菌、消化链球菌、痤疮丙酸杆菌、拟杆菌等中敏感菌所致的下列感染性疾病：泌尿系统感染：肾盂肾炎、膀胱炎、前列腺炎、睾丸炎；呼吸系统感染：咽喉炎、扁桃体炎、急慢性支气管炎、肺炎、肺脓肿；子宫附件炎、子宫内感染、前庭大腺炎；浅表性皮肤感染、深层皮肤感染、痤疮(伴有化脓性炎症)；淋巴管炎、淋巴结炎、乳腺炎、肛周脓肿、外伤、烫伤和手术创伤等继发性感染；泪囊炎、睑腺炎、睑板腺炎、角膜炎(含角膜溃疡)；外耳炎、中耳炎、鼻窦炎；牙周组织炎、牙周炎、颌炎。

【药理】 (1)药效学 本品为青霉烯类口服抗生素。它经由阻止细菌细胞壁合成而发挥杀菌作用。对各种青霉素结合蛋白(PBP)具有高亲和性，特别是对细菌增殖所必需的高分子 PBP 呈现高亲和性。体外试验表明法罗培南钠对需氧性革兰阳性菌、需氧性革兰阴性菌及厌氧菌等具广泛抗菌作用；尤其是对需氧性革兰阳性菌中的葡萄球菌属、链球菌属、肺炎链球菌，需氧革兰阴性菌中的大肠埃希菌、肠杆菌属等肠杆菌科细菌，以及厌氧菌中的消化链球菌、拟杆菌等具良好抗菌作用。本品对 ESBLs 等多数β-内酰胺酶稳定。

(2)药动学 正常健康成人空腹时单次口服本品

150、300 或 600mg，1～1.5 小时后分别达到最高血药浓度 2.4、6.2 或 7.4μg/ml。本品半减期约为 1 小时，且与用药剂量无关。正常健康成人餐后单次口服本品 300mg，发现达到最大血药浓度时间较空腹用药时延迟约 1 小时，最大血药浓度、半衰期及血药浓度-时间曲线下面积（AUC）几乎均未出现差异。本品能进入患者咳痰、拔牙创伤浸出液、皮肤组织、扁桃体组织、上颌窦黏膜组织、女性生殖组织、眼睑皮下组织和前列腺组织等中。本品亦可轻度分布进入乳汁。本品以原型吸收，部分以原型自尿排泄，其余经肾中的脱氢肽酶-1（DHP-1）代谢后从尿消除。人血浆及尿中没有发现具有抗菌活性的法罗培南钠代谢物。本品主要经肾排泄。正常健康成人空腹口服本品 150、300 或 600mg 后的尿中排泄率（0～24 小时）在 3.1%～6.8% 间；最高尿中浓度达到时间为 0～2 小时，最高尿中浓度值分别是 21.7、57.6 或 151.5μg/ml，但 12 小时后几乎已经不能再被检出。老年患者服用本品半减期会延长。肝功能不全者的半减期与正常患者无明显区别。肾功能不全者，血药浓度有所上升且半减期有所延长。

【不良反应】 胃肠 可发生腹泻、稀便、腹痛、恶心等胃肠道反应。

皮肤及皮肤附件 可发生皮疹。

肝胆 可出现 ALT（GPT）、AST（GOT）上升。

血液系统 可出现嗜酸性粒细胞增多。

【禁忌证】 对本品过敏者禁用。

【注意事项】 交叉过敏反应 对青霉素类、头孢菌素类或碳青霉烯类药物曾有过敏史的患者慎用本品。

老年人 老年患者应从每次 150mg 剂量开始用药，并且在充分观察患者状态下慎重用药。

肾损伤 急性肾功能不全（发生率不明），有时可能发生急性肾功能不全等严重肾功能损害。一旦确认出现这种异常，即应中止用药并采取适当处置措施。

肝损伤 因有时可能发生 AST（GOT）、ALT（GPT）、ALP 等升高及出现黄疸，故应通过定期检查等予以充分观察。一旦确认发生异常，即应中止用药并采取适当处置措施。

妊娠 对孕妇或可疑妊娠妇女，除非能够判断治疗益处超过潜在风险，否则不宜用药。

哺乳期 可进入乳汁，使用本品期间避免哺乳。

【药物相互作用】 （1）与呋塞米联用可能导致肾毒性增强。

（2）与丙戊酸钠合用可导致丙戊酸钠浓度降低。

【用法与用量】 法罗培南颗粒剂需使用适量用水溶解后口服。需临用时配制，配制后不能长时间放置，用水溶解后应迅速用药，必要时可放在冰箱内保存，但也应尽快使用。

成人 （1）对浅表性皮肤感染、深层皮肤感染、淋巴结炎、慢性脓皮病、乳腺炎、肛周脓肿、外伤、烫伤和手术创伤等感染，咽喉炎、急慢性支气管炎、扁桃体炎、子宫附件炎、子宫内感染、前庭大腺炎、眼睑炎、睑腺炎、泪囊炎、睑板腺炎、角膜炎、角膜溃疡、外耳炎、牙周组织炎、牙周炎、颌炎等，口服法罗培南钠，成人患者通常一次 150～200mg，一日 3 次。

（2）对肺炎、肺脓肿，肾盂肾炎、膀胱炎（除单纯性膀胱炎外）、前列腺炎、睾丸炎、中耳炎、鼻窦炎等，口服法罗培南钠，成人患者通常一次 200～300mg，一日 3 次。

儿童 每次 5mg/kg，每日 3 次。可根据年龄、体重、症状酌情增减剂量。增加剂量不得超过每次 10mg/kg。年龄较大的儿童，剂量不得超过成人剂量的上限，即每次 300mg，每日 900mg。

【制剂与规格】 法罗培南片：（1）0.1g；（2）0.15g；（3）0.2g。

法罗培南胶囊：0.1g。

法罗培南颗粒剂：（1）0.05g；（2）0.1g。

拉氧头孢钠 [药典（二）；医保（乙）]
Latamoxef Sodium

【适应证】 适用于大肠埃希菌、克雷伯菌属、变形杆菌属、柠檬酸菌属、肠杆菌属、沙雷菌属、流感嗜血杆菌以及拟杆菌属等敏感菌引起的下列感染：①血流感染；②细菌性脑膜炎；③肺炎、肺脓肿、脓胸等下呼吸道感染；④腹膜炎、肝脓肿、胆道感染等腹腔感染；⑤盆腔感染；⑥肾盂肾炎等尿路感染。

【药理】 （1）药效学 本品对大肠埃希菌、克雷伯菌属、变形杆菌属、肠杆菌属、沙门菌属、志贺菌属、柠檬酸菌属、黏质沙雷菌等肠杆菌科细菌均具有良好抗菌活性；对流感嗜血杆菌、淋病奈瑟球菌和脑膜炎奈瑟球菌的 MIC_{90} 分别为 0.1mg/L、0.1mg/L 和 <0.01mg/L；本品对铜绿假单胞菌的抗菌活性较弱。本品对肺炎链球菌、化脓性链球菌和葡萄球菌属的 MIC 分别为 1mg/L、1mg/L 和 8～16mg/L，对肠球菌属则无抗菌活性。本品对脆弱拟杆菌中不产β-内酰胺酶和产β-内酰胺酶菌株的 MIC 分别为 ≤1mg/L 和 4～8mg/L；对多形拟杆菌的抗菌活性差，MIC_{90} 达 64mg/L；对梭状芽孢杆菌属、革兰阳性厌氧球菌、痤疮丙酸杆菌和梭杆菌属的 MIC_{90} 均为 0.5mg/L。

本品对金黄色葡萄球菌所产青霉素酶、多数肠杆菌科细菌所产质粒介导性广谱β-内酰胺酶，以及铜绿假单胞菌和脆弱拟杆菌所产染色体介导性β-内酰胺酶稳定。

（2）药动学　静脉注射本品 0.5g 和 1g，血药峰浓度分别为 44.3mg/L 和 101.2mg/L；本品 1g 和 2g 静脉滴注 1 小时，血药峰浓度分别为 77.2mg/L 和 133.8mg/L。在持续非卧床腹膜透析（CAPD）患者中，1g 本品加入腹膜透析液中给药，1 小时内吸收 60%，血药峰浓度达 25mg/L。

本品在组织、体液中分布广泛，在胸水和腹水中药物浓度相当于同期血药浓度的 50% 和 75%。静脉注射本品 1g 后，胆汁中药物峰浓度可达 66mg/L，给药后 5～6 小时仍可维持在 48mg/L。本品血-脑屏障通透性较好，每 4～8 小时静脉滴注 2g 后脑脊液平均浓度可达 12～14mg/L。静脉注射本品 1g 后皮下脂肪和肌肉中药物浓度分别为 4.3mg/g 和 4.8mg/g，相当于药浓度的 14% 和 15%。静脉注射本品 0.5g 后 2 小时，前列腺中药物浓度为 4.0～5.2mg/g，相当于同期血药浓度的 24% 和 31%。本品血浆蛋白结合率为 60%。

本品在体内不代谢，约 90% 以原型经肾脏排泄，少量经胆汁排泄。丙磺舒对其排泄影响甚微，提示本品主要经肾小球滤过，肾小管分泌很少。本品给药后 2 小时内尿液回收率为 45%～55%，6 小时内为 74%～83%。静脉注射本品 1g 后，6～8 小时尿液中药物浓度仍达 145mg/L。肾功能正常者的消除半衰期为 2.3～2.75 小时，但肾功能损害者半衰期延长，最长可达 50 小时。血液透析 4 小时可清除本品 48%～51%，腹膜透析不能清除本品。

【不良反应】　皮肤及皮肤附件　可出现皮疹、荨麻疹、瘙痒。

胃肠　可出现恶心，呕吐，腹泻，腹痛。

肝胆　偶有氨基转移酶（SGPT，SGOT）升高。

血管，出血及凝血　可引起凝血功能障碍，导致出血倾向。

【禁忌证】　对氧头孢烯类药物过敏者禁用。

【注意事项】　交叉过敏反应　与头孢菌素、青霉素类抗生素存在交叉过敏可能，在应用本品前须详细询问患者对头孢菌素类、青霉素类抗生素及其他药物过敏史。

肾损伤　对肾功能损害者慎用。

不良反应相关　静脉内大量注射，应选择合适部位，缓慢注射以减轻对管壁的刺激及减少静脉炎的发生。

妊娠　本品在妊娠期妇女中应用的安全性尚未建立，仅在利大于弊时方可使用。

哺乳期　本品可少量分泌于乳汁，哺乳期妇女应用时须停止授乳。

【药物相互作用】　本品与呋塞米联合应用可加重肾功能损害。

【给药说明】　应用本品患者饮酒可发生"双硫仑样反应"，故治疗期间及治疗结束后 1 周内应禁酒。

【用法与用量】　成人　一日 1～2g，分 2 次给药。难治性或严重感染时，成人增加至一日 4g。

儿童　一日 40～80mg/kg，分 2～4 次静脉注射或静脉滴注给药；严重感染增加至一日 150mg/kg，分 2～4 次给药。

【制剂与规格】　注射用拉氧头孢钠：（1）0.25g；（2）0.5g；（3）1.0g。

舒 巴 坦 钠 [药典(二)；医保(乙)]
Sulbactam Sodium

【适应证】　（1）CDE 适应证　与青霉素类或头孢菌素类联合，用于治疗敏感菌所致的尿路感染、肺部感染、支气管感染、耳鼻喉科感染、腹腔和盆腔感染、胆道感染、败血症、皮肤软组织感染等。

（2）超说明书适应证　舒巴坦可与其他类别药物联合用于治疗多重耐药鲍曼不动杆菌、广泛耐药鲍曼不动杆菌引起的感染。

【药理】　（1）药效学　舒巴坦为半合成β-内酰胺酶抑制药，对淋病奈瑟菌、脑膜炎奈瑟菌和乙酸钙不动杆菌有较强的抗菌活性，对其他细菌的作用均甚差，但对金黄色葡萄球菌和多数革兰阴性菌所产生的β-内酰胺酶有很强的不可逆的竞争性抑制作用。与青霉素类和头孢菌素类合用时，使因产酶而对前两类抗生素耐药的金黄色葡萄球菌、流感嗜血杆菌、大肠埃希菌、脆弱拟杆菌等的 MIC 降到敏感范围之内。

（2）药动学　舒巴坦肌内注射 0.5g 和 1.0g 半小时后血药峰浓度（C_{max}）分别为 13mg/L 和 28mg/L。静脉滴注 0.5g 和 1.0g，C_{max} 分别为 30mg/L 和 68mg/L。血消除半衰期（$t_{1/2\beta}$）为 1 小时。血浆蛋白结合率为 38%。给药后 24 小时内经尿排出给药量的 85%。组织间液和腹腔液的舒巴坦浓度同期血药浓度相当。本品可透入有炎症的脑膜。可透过胎盘进入胎儿体内，乳汁中亦含有舒巴坦。

【不良反应】　皮肤及皮肤附件　皮疹发生率 1%～6%。极个别病例发生剥脱性皮炎。

用药部位反应　注射部位疼痛发生率 3.6%，静脉炎偶有发生。

皮肤及皮肤附件　腹泻、恶心等反应偶有发生。

血液系统　偶见一过性嗜酸粒细胞增多。

肝胆　偶见一过性血清氨基转基酶升高。

免疫系统及感染　极个别病例发生过敏性休克。

【禁忌证】　当与青霉素类药物联合应用时，对青霉素类药物过敏者禁用。

【注意事项】　常规　本品配成溶液后必须及时使用，不宜久置。应用大剂量时应定期检测血清钠。

诊断干扰　(1)用药期间，以硫酸铜法进行尿糖测定时可出现假阳性，用葡萄糖酶法者则不受影响；

(2)大剂量注射给药可出现高钠血症；

(3)可使血清丙氨酸氨基转移酶或天冬氨酸氨基转移酶升高。

交叉过敏反应　对一种青霉素类抗生素过敏者可能对其他青霉素类抗生素也过敏。

【药物相互作用】　(1)丙磺舒、阿司匹林、吲哚美辛、保泰松、磺胺药可减少本品自肾脏排泄，因此与本品合用时使其血药浓度增高，排泄时间延长，毒性也可能增加。

(2)本品与双硫仑(乙醛脱氢酶抑制药)也不宜合用。

【用法与用量】　参阅"氨苄西林舒巴坦"与"头孢哌酮舒巴坦"。治疗耐药鲍曼不动杆菌感染时需加大剂量。

【制剂与规格】　注射用舒巴坦钠：(1)0.25g；(2)0.5g；(3)1.0g。

其余相关内容参阅"氨苄西林-舒巴坦钠""头孢哌酮-舒巴坦钠"。

氨苄西林钠舒巴坦钠 [药典(二)；医保(乙)]

Ampicillin Sodium and Sulbactam Sodium

【适应证】　①甲氧西林敏感葡萄球菌属、大肠埃希菌、克雷伯菌属、奇异变形杆菌、不动杆菌属和脆弱拟杆菌等产β-内酰胺酶菌株所致皮肤、软组织感染和呼吸道感染；②产β-内酰胺酶大肠埃希菌、克雷伯菌属、脆弱杆菌和肠球菌属所致腹腔感染；③产β-内酰胺酶大肠埃希菌和脆弱拟杆菌所致盆腔感染。

【药理】　(1)药效学　舒巴坦与氨苄西林联合后，不仅保护氨苄西林免受β-内酰胺酶的水解破坏，还可扩大其抗菌谱，使本品对甲氧西林敏感葡萄球菌、不动杆菌属和脆弱拟杆菌等细菌也具有良好的抗菌活性。本品对包括产酶菌株在内的葡萄球菌属、链球菌属、肺炎链球菌、肠球菌属、流感嗜血杆菌、卡他莫拉菌、大肠埃希菌、克雷伯菌属、变形杆菌属、淋病奈瑟菌、梭杆菌属、消化球菌属、消化链球菌属及脆弱拟杆菌和其他拟杆菌属均具有抗菌活性。本品对甲氧西林耐药葡萄球菌、铜绿假单胞菌、肠杆菌属、摩根菌属、沙雷菌属抗菌活性差。

(2)药动学　静脉注射氨苄西林-舒巴坦　3g(氨苄西林 2g，舒巴坦 1g)后，两者的 C_{max} 分别为109～150mg/L 和 44～88mg/L。肌内注射氨苄西林 1g、舒巴坦 0.5g 后的 C_{max} 分别为 8～37mg/L 和 6～24mg/L。氨苄西林的血浆蛋白结合率为28%，舒巴坦的血浆蛋白结合率为38%。两者在组织、体液中分布良好，脑膜有炎症时均可在脑脊液中达到有效治疗浓度。两药的 $t_{1/2\beta}$ 均为 1 小时。给药后 8 小时两者的 75%～85%以原型经尿排出。肾功能不全时两者 $t_{1/2}$ 延长。血液透析可清除两者。

【不良反应】　用药部位反应　常见注射部位疼痛、静脉炎等局部症状。

胃肠　可见恶心、呕吐、腹泻、假膜性小肠结肠炎等胃肠道反应。

皮肤及皮肤附件　少见皮疹、瘙痒等过敏反应。

肝胆　常见高胆红素血症、丙氨酸氨基转移酶升高、天冬氨酸氨基转移酶升高。

血液系统　可出现贫血、溶血性贫血、血小板减少、嗜酸性粒细胞增多和白细胞减少。

【禁忌证】　对本品中任一成分或青霉素类过敏者禁用。

【注意事项】　交叉过敏反应　接受青霉素类抗生素，包括注射用氨苄西林钠舒巴坦钠治疗的患者可发生严重的或偶发致死过敏反应。这些过敏反应在有青霉素过敏史和（或）对多种过敏原有过敏反应的患者中更容易发生。在应用青霉素治疗前，应仔细询问患者对青霉素类、头孢菌素类抗生素，以及其他过敏原的既往过敏反应史。

肝损伤　使用氨苄西林舒巴坦伴随有药物性肝损伤，包括胆汁淤积性黄疸型肝炎。如果有肝病进展的迹象和症状，应建议患者联系医生。

肾损伤　肾功能严重减退的患者，使用本品时需调整用药剂量与给药间期。

儿童　对于新生儿，特别是早产儿和其他婴儿应定期检查患者是否存在器官、系统的功能障碍，包括肾脏、肝脏和造血系统。

不良反应相关　单核细胞增多症患者应用本品时易发生皮疹，宜避免使用。

诊断干扰　氨苄西林、舒巴坦均可导致直接 Coombs 试验阳性。用 Benedict，Fehling 和 Clinitest TM 试剂进行尿液分析时，可观察到尿糖出现假阳性结果。

【药物相互作用】　(1)本品与氨基糖苷类药物联合应用具有协同作用。

(2)本品与别嘌醇合用可使痛风患者皮疹发生率上升。

(3)丙磺舒与本品合用可延长本品中两种成分的消除半衰期。

【给药说明】 静脉滴注时将每次给药量溶解于 50～100ml 适当稀释液中，滴注时间应在 15～30 分钟内。

【用法与用量】 成人 每次 1.5～3g，每 6～8 小时 1 次，肌内注射每日不超过 6g，静脉用药每日不超过 12g(舒巴坦每日给药剂量最高不超过 4g)。

儿童 按体重一日 100～200mg/kg，分次给药。

肾损伤 肾功能不全患者内生肌酐清除率≥30ml/min 者，每次 1.5～3g，每 6～8 小时 1 次；内生肌酐清除率 15～29ml/min 者，每次 1.5～3g，每 12 小时 1 次；内生肌酐清除率 5～14ml/min 者，每次 1.5～3g，每 24 小时给药 1 次。

【制剂与规格】 注射用氨苄西林钠舒巴坦钠：(1)0.75g(氨苄西林 0.5g，舒巴坦 0.25g)；(2)1.5g(氨苄西林 1.0g，舒巴坦 0.5g)；(3)3g(氨苄西林 2.0g，舒巴坦 1.0g)。

托西酸舒他西林 [药典(二)]
Sultamicillin Tosilate

【适应证】 适用于产β-内酰胺酶的葡萄球菌属、大肠埃希菌、克雷伯菌属、奇异变形杆菌、不动杆菌属和脆弱拟杆菌等敏感菌所致以下感染：①鼻窦炎、中耳炎、扁桃体炎等上呼吸道感染；②支气管炎、肺炎等下呼吸道感染；③尿路感染；④皮肤、软组织感染；⑤淋病奈瑟球菌感染。本品还用于氨苄西林-舒巴坦注射给药的序贯治疗。

【药理】 (1)药效学 本品系前体药，是由氨苄西林与舒巴坦通过亚甲基所联结而成的双酯，在人体内水解为氨苄西林与舒巴坦而发挥抗菌作用。其药效学参阅"氨苄西林钠舒巴坦钠"。

(2)药动学 本品口服经肠道吸收后酯键水解，释放出氨苄西林与舒巴坦而起作用，其生物利用度相当于氨苄西林钠舒巴坦钠静脉给药的 80%。本品口服吸收完全，吸收不受食物影响。口服本品后氨苄西林的血药峰浓度接近口服等量氨苄西林单药的 2 倍。口服本品 750mg，氨苄西林和舒巴坦的达峰时间分别为 0.92 小时和 0.96 小时，血药峰浓度分别为 9.1mg/L 和 8.9mg/L。氨苄西林与舒巴坦消除半衰期分别为 0.75 小时和 1 小时；两者分别有 50%～75%的给药量以原型经尿排出。老年人和肾功能不全者氨苄西林与舒巴坦消除的半衰期延长。

【不良反应】 参阅"氨苄西林钠舒巴坦钠"。

【禁忌证】 对本品过敏者或对青霉素类药物和舒巴坦过敏者禁用。

【注意事项】 参阅"氨苄西林钠舒巴坦钠"。

【药物相互作用】 参阅"氨苄西林钠舒巴坦钠"。

【用法与用量】 成人 成人(包括老年人)及体重≥30kg 的儿童一次 0.375～0.75g，一日 2 次。

儿童 体重<30kg 的小儿按体重一日 50mg/kg，分 2 次服用。

其他 治疗非特异性淋病时，可单剂量口服 2.25g，加服 1g 丙磺舒，以延长氨苄西林和舒巴坦的血药浓度的维持时间。

【制剂与规格】 托西酸舒他西林分散片：(1)0.125g；(2)0.375g。

托西酸舒他西林颗粒：(1)0.125g；(2)0.375g。

托西酸舒他西林片：(1)0.125g；(2)0.1875g；(3)0.25g；(4)0.375g。

托西酸舒他西林胶囊：0.125g。

阿莫西林克拉维酸钾 [药典(二)；国基；医保(甲)；医保(乙)]
Amoxicillin and Clavulanate Potassium

【适应证】 (1)CDE 适应证 阿莫西林克拉维酸钾有口服和静脉制剂。口服给药适用于下列产β-内酰胺酶的细菌所致各种感染：①流感嗜血杆菌和卡他莫拉菌所致鼻窦炎、中耳炎和下呼吸道感染；②大肠埃希菌、克雷伯菌属和肠杆菌属所致尿路、生殖系统感染(体外药敏试验中，肠杆菌属细菌对阿莫西林-克拉维酸耐药，但本品在尿液中的药物浓度非常高，因此，产酶肠杆菌属细菌所致尿路、生殖系统感染仍可用阿莫西林-克拉维酸治疗)；③金黄色葡萄球菌、大肠埃希菌和克雷伯菌属所致皮肤、软组织感染。静脉给药除上述适应证外，还可用于上述细菌所致腹腔感染、血流感染以及骨、关节感染。

(2)超说明书适应证 耐药结核病的治疗。

【药理】 (1)药效学 克拉维酸钾与阿莫西林合用，可保护后者免遭β-内酰胺酶水解，使阿莫西林仍保持其抗菌活性，并可扩大其抗菌谱。阿莫西林-克拉维酸钾对产β-内酰胺酶的葡萄球菌属、流感嗜血杆菌、卡他莫拉菌、淋病奈瑟菌、脑膜炎奈瑟菌以及大肠埃希菌、沙门菌属、克雷伯菌属、变形杆菌属等肠杆菌科细菌亦具有良好抗菌作用。脆弱拟杆菌、梭杆菌属和消化链球菌等厌氧菌也对本品敏感。但本品对铜绿假单胞菌、甲氧西林耐药葡萄球菌属以及肠杆菌、柠檬酸杆菌属、沙雷菌属等抗菌作用差。

(2)药动学 阿莫西林与克拉维酸钾配伍后对各自的药代动力学参数无显著影响。药物对胃酸稳定，口服后阿莫西林和克拉维酸钾均吸收良好，食物对两者吸收的影响不显著。口服本品 375mg(阿莫西林 250mg,克拉维酸 125mg),阿莫西林 t_{max} 为 1.5 小时,C_{max} 为 5.6mg/L;克拉维酸 t_{max} 为 1 小时,C_{max} 为 3.4mg/L。服药后 6 小时分别有 50%~70%的阿莫西林和 25%~40%的克拉维酸以原型自尿中排出。静脉注射本品 600mg(阿莫西林 500mg,克拉维酸 100mg)和 1200mg(阿莫西林 1000mg,克拉维酸 200mg),阿莫西林 C_{max} 分别为 32.2mg/L 和 105.4mg/L,克拉维酸 C_{max} 分别为 10.5mg/L 和 28.5mg/L。静脉注射本品后 6 小时内分别有 66.5%~77.4%的阿莫西林和 46.0%~63.8%的克拉维酸以原型自尿中排出。静脉滴注(>30 分钟)本品 2200mg(阿莫西林 2000mg,克拉维酸 200mg),阿莫西林和克拉维酸 C_{max} 分别为 108.3mg/L 和 13.9mg/L,两者的 $t_{1/2}$ 分别为 0.9~1.07 小时和 0.9~1.12 小时。本品在多数组织和体液中分布良好,但血-脑屏障通透性差。阿莫西林和克拉维酸的血浆蛋白结合率分别为 18%和 25%。阿莫西林和克拉维酸均可被血液透析清除。

【不良反应】 **胃肠** 常见腹泻、消化不良、恶心。胃肠道反应多发生于应用高剂量本品时。

皮肤及皮肤附件 常见皮疹。罕见多形性红斑、史-约综合征、剥脱性皮炎、中毒性表皮坏死松解症。

免疫系统及感染 常见皮肤和黏膜的念珠菌病。

用药部位反应 常见静脉炎。多发生于应用高剂量本品时。

肝胆 可导致患者 ALT、AST 增高;少数情况下应用本品后患者可发生肝炎和胆汁淤积性黄疸,这类不良反应可发生于疗程中或停药后的 6 周内,症状可能严重并持续数个月,多见于成年人及中老年人;肝功能异常通常是可逆的,但在极个别情况下(存在严重基础疾病或合并用药)可导致死亡。

全身整体表现 罕见过敏性休克。

尿路 罕见间质性肾炎。

血液系统 罕见白细胞减少、血小板减少症、溶血性贫血。

神经系统 罕见兴奋、焦虑、失眠、头晕等中枢神经系统症状。

【禁忌证】 青霉素皮试阳性者,对本品任一成分及青霉素类药物过敏者禁用。

【注意事项】 **交叉过敏反应** 本品与其他青霉素类和头孢菌素类药物之间有交叉过敏性。若有过敏反应发生,则应立即停用本品,并采取相应措施。

哺乳期 本品可分泌入母乳中,可能使婴儿致敏并引起腹泻、皮疹、念珠菌属感染等,故哺乳期妇女慎用

或用药期间暂停哺乳。

肾损伤 肾功能减退者应根据血浆肌酐清除率调整剂量或给药间期。

肝损伤 有与本品或青霉素类药物相关的胆汁淤积性黄疸或肝功能不全病史患者慎用。

诊断干扰 对实验室检查指标的干扰:①硫酸铜法尿糖试验可呈假阳性,但葡萄糖酶试验法不受影响;②可使血清丙氨酸氨基转移酶或天冬氨酸氨基转移酶测定值升高。

【药物相互作用】 (1)本品与氨基糖苷类药物联合应用具有协同作用。

(2)本品与口服避孕药合用时,可能降低后者的作用。

(3)本品可加强华法林的作用。

【给药说明】 (1)本品有多种制剂与规格,其中阿莫西林与克拉维酸配伍比例也不同,不同制剂与规格不可相互替代。40kg 以下儿童不宜用 375mg 片剂(阿莫西林与克拉维酸比例 2:1)。3 个月以下新生儿宜采用 5ml:156.25mg 混悬液,不推荐应用 5ml:250mg 混悬液。

(2)本品与食物同服可减少胃肠道反应。

【用法与用量】 **成人** (1)静脉制剂 成人及 12 岁以上儿童,每次 1200mg,每 8 小时 1 次,严重感染可加至每 6 小时 1 次。

(2)口服制剂 成人或体重 40kg 以上儿童,每次 0.625g(阿莫西林与克拉维酸比例 4:1 片剂),每 12 小时 1 次;或每次 375mg(2:1 片剂),每 8 小时 1 次;较重感染每次 1000mg(7:1 片剂),每 12 小时 1 次;或每次 625mg(4:1 片剂),每 8 小时 1 次。

儿童 (1)静脉制剂 ①3 个月以上婴儿及体重 <40kg 儿童,每次 30mg/kg,每 8 小时 1 次,严重感染可加至每 6 小时 1 次;②新生儿及 3 个月以下婴儿,每次 30mg/kg,早产儿每 12 小时 1 次,足月产儿每 8 小时 1 次。

(2)口服制剂 ①3 个月以上婴儿及体重<40kg 儿童,片剂、混悬液或咀嚼片(阿莫西林与克拉维酸比例 4:1 或 7:1)(以阿莫西林剂量计),每次 12.5mg/kg,每 12 小时 1 次;或每次 7mg/kg,每 8 小时 1 次;较重感染每次 22.5mg/kg,每 12 小时 1 次;或每次 13mg/kg,每 8 小时 1 次。②新生儿及 3 个月以下婴儿,混悬液(阿莫西林与克拉维酸比例 4:1)(以阿莫西林剂量计),每次 15mg/kg,每 12 小时 1 次。

肾损伤 内生肌酐清除率>30ml/min,无需调整剂量。内生肌酐清除率 10~30ml/min 者,每次口服 375mg 或 625mg(2:1 片剂),每 12 小时 1 次。静脉滴注首剂 1200mg,继以每 12 小时 600mg 静脉滴注。内生肌酐清除率<10ml/min 者,每次口服 375mg,每 12~24 小时 1

次。静脉滴注首剂 1200mg，继以每 24 小时 600mg 静脉滴注。本品可经血液透析清除，血液透析患者应在透析后补充 600mg。

【制剂与规格】 阿莫西林-克拉维酸钾片：(1)2:1 制剂：0.375g(阿莫西林 0.25g，克拉维酸钾 0.125g)；(2)4:1 制剂：①0.3125g(阿莫西林 0.25g，克拉维酸钾 0.0625g)；②0.625g(阿莫西林 0.5g，克拉维酸钾 0.125g)；(3)7:1 制剂：①0.6g(阿莫西林 0.525g，克拉维酸钾 0.075g)；②1.0g(阿莫西林 0.875g，克拉维酸钾 0.125g)。

阿莫西林-克拉维酸钾分散片：(1)4:1 制剂：0.15625g(阿莫西林 0.125g，克拉维酸钾 0.03125g)；(2)7:1 制剂：①0.2285g(阿莫西林 0.2g，克拉维酸钾 0.0285g)；②0.457g(阿莫西林 0.4g，克拉维酸钾 0.057g)。

阿莫西林-克拉维酸钾干混悬液：(1)4:1 制剂：①0.15625g(阿莫西林 0.125g，克拉维酸钾 0.03125g)；②0.3125g(阿莫西林 0.25g，克拉维酸钾 0.0625g)；(2)7:1 制剂：0.2285g(阿莫西林 0.2g，克拉维酸钾 0.0285g)；(3)14:1 制剂：0.643g(阿莫西林 0.6g，克拉维酸钾 0.043g)。

阿莫西林-克拉维酸钾颗粒：(1)2:1 制剂：0.375g(阿莫西林 0.25g，克拉维酸钾 0.125g)；(2)4:1 制剂：0.15625g(阿莫西林 0.125g，克拉维酸钾 0.03125g)；(3)7:1 制剂：0.2285g(阿莫西林 0.2g，克拉维酸钾 0.0285g)。

注射用阿莫西林-克拉维酸钾：(1)0.3g(阿莫西林 0.25g，克拉维酸钾 0.05g)；(2)0.6g(阿莫西林 0.5g，克拉维酸钾 0.1g)；(3)1.2g(阿莫西林 1g，克拉维酸钾 0.2g)。

替卡西林克拉维酸钾 [医保(乙)]
Ticarcillin and Clavulanate Potassium

【适应证】 适用于对本品敏感的产β-内酰胺酶细菌所致下列感染：①克雷伯菌属、大肠埃希菌、铜绿假单胞菌(或其他假单胞菌属细菌)及金黄色葡萄球菌所致血流感染；②克雷伯菌属、流感嗜血杆菌和金黄色葡萄球菌所致下呼吸道感染；③金黄色葡萄球菌所致骨、关节感染；④克雷伯菌属、大肠埃希菌、金黄色葡萄球菌所致皮肤、软组织感染；⑤大肠埃希菌、克雷伯菌属、柠檬酸杆菌属、阴沟肠杆菌、黏质沙雷菌、铜绿假单胞菌和腐生葡萄球菌所致尿路感染(包括单纯性或复杂性)；⑥肠杆菌属、大肠埃希菌、肺炎克雷伯菌、金黄色葡萄球菌、凝固酶阴性葡萄球菌、产黑色素普雷沃菌及脆弱拟杆菌所致盆腔感染；⑦大肠埃希菌、肺炎克雷伯菌、脆弱拟杆菌所致腹腔感染。

【药理】 (1)药效学 替卡西林抗菌谱与羧苄西林相仿，但对铜绿假单胞菌等革兰阴性菌的体外抗菌活性较后者强 2~4 倍。克拉维酸药效学参阅"克拉维酸钾"。克拉维酸与替卡西林配伍，可保护后者免遭β-内酰胺酶水解，使替卡西林仍保持其抗菌活性并使其抗菌谱增宽。替卡西林-克拉维酸钾对不产或产β-内酰胺酶的大肠埃希菌、沙门菌属、克雷伯菌属、变形杆菌属、普罗威登菌属、摩氏摩根菌、不动杆菌属、沙雷菌属、柠檬酸杆菌属等肠杆菌科细菌，铜绿假单胞菌、嗜麦芽窄食单胞菌、流感嗜血杆菌、卡他莫拉菌、淋病奈瑟菌、脑膜炎奈瑟菌等其他革兰阴性菌，以及金黄色葡萄球菌、凝固酶阴性葡萄球菌等具有良好抗菌活性。脆弱拟杆菌及其他拟杆菌属，产气荚膜梭菌、艰难梭菌等梭菌属，梭杆菌属，真杆菌属也对本品敏感。

(2)药动学 替卡西林与克拉维酸配伍后对各自的药代动力学参数无显著影响。30 分钟内静脉滴注替卡西林-克拉维酸 3.1g(替卡西林 3g，克拉维酸 0.1g)或 3.2g(替卡西林 3g，克拉维酸 0.2g)，替卡西林 C_{max} 为 330mg/L；克拉维酸在 3.1g 和 3.2g 不同剂量组中，C_{max} 分别为 8mg/L 和 16mg/L。替卡西林-克拉维酸可广泛分布于体内各组织，替卡西林在脑膜有炎症时可透过血-脑屏障，但克拉维酸不易透过血-脑屏障。替卡西林和克拉维酸的血 $t_{1/2\beta}$ 均为 1.1 小时。单剂给药后 6 小时内，60%~70%的替卡西林和 35%~45%的克拉维酸在尿中以原型排除。替卡西林和克拉维酸的血浆蛋白结合率分别为 45%和 9%。替卡西林和克拉维酸均可经血液透析清除。新生儿患者接受替卡西林-克拉维酸钾 50mg/kg(替卡西林:克拉维酸为 30:1)后，替卡西林和克拉维酸的 $t_{1/2\beta}$ 分别为 4.4 小时和 1.9 小时；婴儿和儿童中 $t_{1/2\beta}$ 为 1.0 小时和 0.9 小时。

【不良反应】 全身整体表现 发生过敏反应，应立即停止用药。表现为皮疹、大疱疹、荨麻疹和其他过敏反应。

胃肠 可见恶心、呕吐和腹泻，罕见假膜性结肠炎。

肝胆 可见 AST 和（或）ALT 中度增高、肝炎和胆汁淤积性黄疸。

神经系统 罕见惊厥，主要发生在肾功能不全或大剂量应用本品的病人中。

血液系统 可见血小板减少症、白细胞减少症和出血现象。

用药部位反应 静脉注射部位可出现血栓性静脉炎。

【禁忌证】 对本品中任一成分或青霉素类药物过敏者禁用。

【注意事项】 常规 由于本品是含钠制剂，对限钠饮食的病人应将本品的含钠量计入摄钠总量。

哺乳期 哺乳期妇女应用本品时宜停止授乳。

肾损伤 对中、重度肾功能不全的病人，需参照推荐剂量调整用药。

不良反应相关 较长疗程应用本品时需定期复查血常规、电解质和肝、肾功能。

交叉过敏反应 在使用本品前，应仔细询问患者有无β-内酰胺类抗生素(如：青霉素、头孢菌素)过敏的病史。

【药物相互作用】 (1)本品与氨基糖苷类药物联合应用具有协同作用。

(2)本品可减少雌、孕激素重吸收，减低避孕药物效果。

【给药说明】 可通过静脉滴注间歇给药，不用于肌内注射。一次静脉滴注须在30～40分钟内完成。

【用法与用量】 **成人** 成人(包括老年人)：常用剂量：根据体重，每6～8小时给药一次，每次1.6～3.2g。最大剂量：每4小时给药一次，每次3.2g。

儿童 常用剂量：每次80mg/kg体重，每6～8小时给药一次。新生儿期的用量：每次80mg/kg体重，每12小时给药一次，继而可增至每8小时给药一次。

肾损伤 轻度功能不全(肌酐清除率>30ml/min)每8小时3.2g；中度功能不全(肌酐清除率10～30ml/min)每8小时1.6g；严重功能不全(肌酐清除率<10ml/min)每12小时1.6g。

肾功能不全患儿的用量：须参照成人肾功能不全患者的推荐剂量进行调整。

【制剂与规格】 注射用替卡西林钠克拉维酸钾：(1)1.6g(替卡西林1.5g，克拉维酸0.1g)；(2)3.2g(替卡西林3g，克拉维酸0.2g)。

哌拉西林他唑巴坦钠 [药典(二)；国基；医保(乙)]
Piperacillin and Tazobatam Sodium

【适应证】 适用于因产β-内酰胺酶而对哌拉西林耐药但对本品敏感的细菌所致下列中、重度感染：①肺炎克雷伯菌、鲍曼不动杆菌、铜绿假单胞菌、流感嗜血菌、金黄色葡萄球菌等所致肺炎等下呼吸道感染；本品用于医院获得性铜绿假单胞菌肺炎时，应联合氨基糖苷类或其他抗铜绿假单胞菌活性药物。②金黄色葡萄球菌等所致蜂窝织炎、脓肿、糖尿病足感染等单纯性或复杂性皮肤、软组织感染。③大肠埃希菌、拟杆菌属等所致阑尾炎(合并破裂或脓肿)、腹膜炎等腹腔感染。④大肠埃希菌等所致盆腔炎、子宫内膜炎等盆腔感染。

【药理】 (1)药效学 他唑巴坦属β-内酰胺类抗生素，抗菌作用微弱，但可与细菌产生的β-内酰胺酶不可逆地结合而抑制其活性。他唑巴坦与质粒介导性2b、2br和2c组β-内酰胺酶结合力强，与葡萄球菌属产生的青霉素酶和普通变形杆菌、拟杆菌属等产生的2e组β-内酰胺酶也具有较强亲和力。他唑巴坦与铜绿假单胞菌、沙雷菌属和肠杆菌属产生的AmpC β-内酰胺酶和嗜麦芽窄食单胞菌产生的金属β-内酰胺酶具有轻微结合力，其临床意义不明。他唑巴坦不会诱导高产AmpC β-内酰胺酶。

哌拉西林的体外抗菌作用参阅"哌拉西林"。他唑巴坦与哌拉西林配伍可保护后者不被β-内酰胺酶水解，使其保持抗菌活性且扩大其抗菌谱。哌拉西林-他唑巴坦对不产或产β-内酰胺酶的大肠埃希菌、克雷伯菌属、变形杆菌属、普罗威登菌属、摩氏摩根菌、沙雷菌属、柠檬酸杆菌属、沙门菌属等肠杆菌科细菌，流感嗜血杆菌、卡他莫拉菌、淋病奈瑟菌、脑膜炎奈瑟菌、铜绿假单胞菌、不动杆菌属等革兰阴性菌，以及金黄色葡萄球菌、凝固酶阴性葡萄球菌等均具有良好抗菌作用。拟杆菌属、普雷沃菌属、产气荚膜梭菌等厌氧菌也对本品敏感。

(2)药动学 哌拉西林-他唑巴坦为8:1制剂，静脉滴注哌拉西林-他唑巴坦2.25g、3.375g和4.5g后，哌拉西林C_{max}与单独应用同等量哌拉西林者相仿，分别为134g/ml、242g/ml和298g/ml，他唑巴坦血药浓度为15mg/L、24mg/L和34mg/L。多剂给药后哌拉西林和他唑巴坦的稳态血药浓度与首剂给药后的血药浓度相近。哌拉西林-他唑巴坦可广泛分布于各种组织与体液中，组织中的药物浓度为血药浓度的50%～100%。哌拉西林与他唑巴坦的血浆蛋白结合率均为30%～40%。

哌拉西林在体内代谢为具有微弱抗菌活性的去乙基产物，他唑巴坦代谢为无活性产物。哌拉西林与他唑巴坦主要经肾脏排泄，哌拉西林经尿液以原型排出给药量的68%，80%他唑巴坦及其代谢产物自尿液中排出，哌拉西林与他唑巴坦均可分泌至胆汁。哌拉西林与他唑巴坦的$t_{1/2\beta}$均为0.7～1.2小时。内生肌酐清除率低于20ml/min者，哌拉西林与他唑巴坦的$t_{1/2}$分别延长2倍和4倍。肝硬化患者哌拉西林与他唑巴坦的$t_{1/2}$分别延长25%和18%。

【不良反应】 **胃肠** 腹泻十分常见，常见腹痛、呕吐、便秘、恶心、消化不良。罕见假膜性结肠炎。

皮肤及皮肤附件 常见皮疹、瘙痒。少见多形性红斑、荨麻疹、斑丘疹。罕见中毒性表皮坏死松解症。

用药部位反应 常见注射部位反应。

免疫系统及感染 常见念珠菌感染。

血液系统 常见血小板减少、贫血。少见白细胞减少，罕见粒细胞缺乏症。

精神 常见失眠。

神经系统 常见头痛。

全身整体表现 常见发热，少见寒战，偶可发生过敏性休克。

代谢及营养 少见低钾血症。

血管，出血及凝血 少见低血压、静脉炎、血栓性静脉炎、潮红。

【禁忌证】 对本品任一成分或青霉素类药物过敏者禁用。

【注意事项】 交叉过敏反应 开始本品治疗前，应仔细询问既往对青霉素、其他β-内酰胺类药物和其他过敏原的超敏反应情况。

不良反应相关 (1)本品可能导致艰难梭菌性腹泻。

(2)使用β-内酰胺类抗生素(包括哌拉西林)治疗的部分患者可有出血表现。

(3)和其他青霉素类药物一样，若高于推荐的静脉给药剂量，患者可能会出现惊厥形式的神经系统并发症(特别是患者患有肾功能损害时)。

(4)和其他半合成青霉素类一样，哌拉西林的使用可使囊性纤维化患者发热和皮疹发生率升高。

(5)每克哌拉西林共含有 2.84mEq(65mg)的 Na^+(钠离子)。治疗需要限制盐摄入的患者需注意。

(6)钾储备较低的患者应定期测量电解质，并且，对于钾储备可能较低以及接受细胞毒性治疗或利尿剂的患者，应考虑低钾血症的可能性。

肾损伤 使用本品是肾衰竭的独立风险因素，且与其他β-内酰胺抗菌药物相比，本品会导致肾功能恢复延迟，基于此研究，危重患者人群应考虑采用替代治疗方案。如果替代治疗方案不足或不可用，请在使用本品治疗期间监测肾功能。本品和万古霉素联用可能伴随急性肾损伤的发生率升高。对于肌酐清除率≤40ml/min 的患者和透析患者(血液透析和 CAPD)，应基于肾功能受损程度减小本品的静脉滴注剂量。

妊娠 哺乳期妇女患者应用时宜停止授乳。

诊断干扰 有多种化学尿蛋白测量方法可能产生假阳性结果。直接库姆斯试验结果可能为阳性。可能导致 Bio-Rad Laboratorics Platclia 曲霉菌 EIA 试剂盒测试结果会呈假阳性。可导致铜还原法检查尿糖时出现假阳性反应。建议采用葡萄糖氧化酶介导的酶促反应检测葡萄糖。

【药物相互作用】 (1)由于哌拉西林可使氨基糖苷类药物在体外失活，建议本品与氨基糖苷类药物分开给药。

(2)本品与丙磺舒合用可使哌拉西林和他唑巴坦的消除半衰期分别上升 21%和 71%。

(3)万古霉素：与万古霉素联合使用的患者中急性肾损伤发生率上升。需监测本品与万古霉素联合使用的患者肾功能。

(4)与肝素、口服抗凝血剂以及其他可能影响凝血系统(包括血小板功能)的药物同时使用时，应更频繁地测试并定期监控凝血参数。

(5)与维库溴铵合用时，哌拉西林可延长维库溴铵对神经肌肉的阻滞作用。由于作用机制相似，合用哌拉西林时可能会延长任何非去极化肌松剂的神经-肌肉阻滞作用。

(6)甲氨蝶呤和哌拉西林合用可能降低甲氨蝶呤的清除。尚未评估他唑巴坦对甲氨蝶呤消除的影响。

【给药说明】 本品应静脉滴注给药。以注射用水或 0.9%氯化钠注射液初步稀释至 200mg/ml，继以 50～150ml 0.9%氯化钠注射液或 5%葡萄糖注射液或乳酸林格液等液体稀释。每次静脉滴注时间应大于 30 分钟。

【用法与用量】 成人 常用剂量 4.5g，每 8 小时一次。每日的用药总剂量根据感染的严重程度和部位增减，剂量范围可一次 2.25～4.5g，每 6 小时、8 小时或 12 小时 1 次。

儿童 按哌拉西林剂量计，①2～9 个月婴儿，每次 80mg/kg，每 8 小时 1 次；②9 个月以上婴儿及儿童，体重小于 40kg 者，每次 100mg/kg，每 8 小时 1 次；③体重 40kg 以上者，剂量同成人。

肾损伤 肾功能不全患者使用本品的每日推荐剂量如下：肌酐清除率>40ml/min，无需调整；肌酐清除率介于 20～40ml/min，每日每次 4.5g，每 8 小时 1 次；肌酐清除率<20ml/min，每次 4.5g，每 12 小时 1 次。血液透析的患者，除医院获得性肺炎外，其他所有适应证的最大剂量为 2.25g q12h。医院获得性肺炎的最大剂量为 2.25g q8h。

血液透析当天，每次透析操作以后，需要另外加用本品 0.75g。连续非卧床腹膜透析(CAPD)患者不需要另外加用本品。

【制剂与规格】 注射用哌拉西林钠他唑巴坦钠：(1)4.5g(哌拉西林 4.0g 与他唑巴坦 0.5g)；(2)2.25g(哌拉西林 2.0g 与他唑巴坦 0.25g)；(3)1.125g(哌拉西林 1.0g 与他唑巴坦 0.125g)；(4)0.5625g(哌拉西林 0.5g 与他唑巴坦 0.0625g)。

头孢哌酮舒巴坦钠 [药典(二);医保(乙)]
Cefoperazone and Sulbactam Sodium

【适应证】 适用于对头孢哌酮耐药但对本品敏感的大肠埃希菌、柠檬酸杆菌属、克雷伯菌属、肠杆菌属、沙雷菌属、变形杆菌属、摩氏摩根菌、普罗威登菌属、铜绿假单胞菌、不动杆菌属、流感嗜血杆菌、葡萄球菌属和拟杆菌属所致下列感染:①支气管扩张症合并细菌感染、肺炎、肺脓肿、脓胸等下呼吸道感染;②肾盂肾炎及复杂性尿路感染;③胆囊炎、胆管炎、肝脓肿和腹膜炎(包括盆腔腹膜炎、直肠子宫陷凹脓肿)等腹腔感染;④血流感染、感染性心内膜炎;⑤烧伤、创伤或外科切口感染等皮肤及软组织感染;⑥骨、关节感染;⑦盆腔炎、子宫内膜炎等生殖道感染。

【药理】 (1)药效学 头孢哌酮对多数β-内酰胺酶的稳定性较差,能被细菌产生的质粒和染色体介导性多种β-内酰胺酶所不同程度地水解。舒巴坦与头孢哌酮合用后,可保护后者不被β-内酰胺酶水解,使头孢哌酮仍保持其抗菌活性且扩大抗菌谱。本品对大肠埃希菌、克雷伯菌属、肠杆菌属、柠檬酸杆菌属、变形杆菌属、普罗威登菌属、沙雷菌属、沙门菌属、志贺菌属等肠杆菌科细菌、铜绿假单胞菌与不动杆菌属均具有良好抗菌活性。淋病奈瑟菌、脑膜炎奈瑟菌亦对本品敏感。头孢哌酮-舒巴坦对甲氧西林敏感葡萄球菌和肺炎链球菌、化脓性链球菌等链球菌属有抗菌作用,但甲氧西林耐药葡萄球菌和肠球菌属对本品耐药。脆弱拟杆菌等拟杆菌属、梭杆菌属、消化球菌、消化链球菌、梭菌属、真杆菌属和乳杆菌属等厌氧菌均对本品敏感。

(2)药动学 静脉注射 2g 头孢哌酮-舒巴坦(头孢哌酮 1g,舒巴坦 1g)5 分钟后,头孢哌酮和舒巴坦的平均血药峰浓度为 236.8mg/L 和 130.2mg/L。肌内注射 1.5g 头孢哌酮-舒巴坦(头孢哌酮 1g,舒巴坦 0.5g)后,头孢哌酮和舒巴坦的 t_{max} 为 15 分钟~2 小时,C_{max} 分别为 64.2mg/L 和 19.0mg/L。头孢哌酮和舒巴坦均能很好地分布到各种组织和体液中,包括胆汁、皮肤、阑尾、子宫等。头孢哌酮的 $t_{1/2\beta}$ 为 1.7 小时,舒巴坦为 1 小时。给药后 12 小时内 25% 的头孢哌酮和 72% 的舒巴坦以原型药物经尿排泄,其余头孢哌酮经胆汁排泄。多次给药后两种成分的药代动力学参数无明显变化,亦未发现药物在体内的蓄积作用。

【不良反应】 胃肠 常见腹泻、稀便。腹泻发生率 0.75%。少见恶心、呕吐。

肝胆 常见氨基转移酶、碱性磷酸酶、血胆红素一过性升高。

尿路 常见血尿素氮一过性升高。

全身整体表现 少见发热、寒战、头痛。偶见过敏性休克。

用药部位反应 少见注射部位出现一过性疼痛、静脉炎。

皮肤及皮肤附件 少见斑丘疹、荨麻疹,偶见史-约综合征。

血液系统 少见中性粒细胞轻微减低、血红蛋白降低、血小板减少症、低凝血酶原血症、嗜酸性粒细胞增多。

【禁忌证】 对本品中任何组分过敏者禁用本品。

【注意事项】 交叉过敏反应 应用头孢哌酮-舒巴坦前必须详细询问患者既往有否对本品、其他头孢菌素类与青霉素类或其他药物的过敏史,因为在青霉素类和头孢菌素类等β-内酰胺类抗生素之间可能存在交叉过敏反应。

肝损伤 头孢哌酮大部分经肝胆系统排泄,因此肝功能严重减退的患者,使用本品时需调整给药方案。同时合并有肝功能障碍和肾功能损害的患者,应监测头孢哌酮的血清浓度,根据需要调整用药剂量。对这些患者如未密切监测本品的血清浓度,头孢哌酮的每日剂量不应超过 2g。

肾损伤 肾功能不全患者舒巴坦排泄减缓,使用头孢哌酮-舒巴坦时需调整用药剂量与给药间期。

哺乳期 头孢哌酮、舒巴坦均可少量分泌至乳汁中,哺乳期妇女用药时宜停止授乳。

不良反应相关 少数患者在使用头孢哌酮-舒巴坦治疗后出现维生素 K 缺乏,其机制可能与肠道菌群受到抑制有关。营养不良、吸收不良(如囊性纤维化患者)和长期静脉注射高营养制剂的患者及接受抗凝血药治疗的患者应用本品时宜补充维生素 K,并监测凝血酶原时间。

诊断干扰 头孢哌酮-舒巴坦可导致直接 Coombs 试验阳性,用 Benedict 试剂或 Fehling 试剂检查尿糖可出现假阳性反应。

【药物相互作用】 (1)本品与氨基糖苷类药物联合应用具有协同作用。

(2)使用本品期间饮酒可发生"双硫仑样"反应。故治疗期间及治疗结束后 1 周宜戒酒。

(3)本品与肝素、华法林合用,引起出血的风险增加。

【给药说明】 头孢哌酮-舒巴坦与乳酸钠林格注射液、利多卡因混合有配伍禁忌,应先用注射用水进行初步溶解，然后再用乳酸钠林格注射液或盐酸利多卡因注射液做进一步稀释后应用。

【用法与用量】 成人 常用剂量为每日 2～4g（头孢哌酮舒巴坦 1:1 制剂），每 12 小时给药一次。严重感染或难治性感染，头孢哌酮/舒巴坦的每日剂量可增加到 8g（1:1 制剂）。病情需要时接受 1:1 制剂的患者可另外单独增加头孢哌酮的用量，所用剂量应等分，每 12 小时给药一次。舒巴坦每日推荐最大剂量为 4g。

儿童 常用剂量为每日 40～80mg/kg（1:1 制剂），分 2～4 次给药。严重感染或难治性感染，剂量可增至每日 160mg/kg（1:1 制剂），分 2～4 次给药。舒巴坦的每日最大剂量不超过 80mg/kg。

肾损伤 肾功能减退患者肌酐清除率<30ml/min 者应调整剂量：血肌酐清除率为 15～30ml/min 的患者，每次接受舒巴坦的最大剂量为 1g，每 12 小时静脉滴注 1 次；血肌酐清除率<15ml/min 的患者，每次接受舒巴坦的最大剂量为 0.5g，每 12 小时静脉滴注 1 次。严重感染患者，必要时可另外增加头孢哌酮静脉滴注。血液透析患者应在透析结束后给药。

【制剂与规格】 注射用头孢哌酮-钠舒巴坦钠（1:1 制剂）：（1）0.5g（含头孢哌酮与舒巴坦各 0.25g）；（2）0.75g（含头孢哌酮与舒巴坦各 0.375g）；（3）1g（含头孢哌酮与舒巴坦各 0.5g）；（4）1.5g（含头孢哌酮与舒巴坦各 0.75g）；（5）2.0g（含头孢哌酮与舒巴坦各 1.0g）；（6）3.0g（含头孢哌酮与舒巴坦各 1.5g）。

头孢他啶阿维巴坦钠
Ceftazidime and Avibactam Sodium

【适应证】（1）CDE 适应证 ①复杂性腹腔内感染：适用于联合甲硝唑治疗18岁及以上患者中由下列对本品敏感的革兰阴性菌引起的复杂性腹腔内感染：大肠埃希菌、肺炎克雷伯菌、奇异变形杆菌、阴沟肠杆菌、产酸克雷伯菌、弗氏柠檬酸杆菌复合体和铜绿假单胞菌。②医院获得性肺炎和呼吸机相关性肺炎：适用于治疗18岁及以上患者中由下列对本品敏感的革兰阴性菌引起的医院获得性肺炎和呼吸机相关性肺炎：肺炎克雷伯菌、阴沟肠杆菌、大肠埃希菌、黏质沙雷菌、奇异变形杆菌、铜绿假单胞菌和流感嗜血杆菌。③在治疗方案选择有限的成人患者中治疗由下列对本品敏感的革兰阴性菌引起的感染：肺炎克雷伯菌、阴沟肠杆菌、大肠埃希菌、奇异变形杆菌和铜绿假单胞菌。本适应证是基于头孢他啶单独用药的经验以及对头孢他啶-阿维巴坦的药代动力学-药效学关系的分析。具有丰富

治疗感染性疾病经验的医生方可使用本品用于本适应证的治疗。

为了减少耐药细菌的出现并维持本品及其他抗菌药物的有效性，本品仅适用于治疗确诊或高度怀疑由敏感细菌所致的感染。应当依据新的培养和药敏结果选择或调整药物。在缺乏此类数据的情况下，当地流行病学和耐药性分析可能有助于经验性选择治疗。

（2）国外适应证 成人以及 3 月龄以上儿童患者复杂性尿路感染，复杂性腹腔感染。

【药理】（1）药效学 头孢他啶与青霉素结合蛋白（PBPs）结合后可抑制细菌细胞壁肽聚糖合成，导致细菌细胞裂解和死亡。阿维巴坦是一种非β-内酰胺类β-内酰胺酶抑制剂，与酶形成不易水解的共价加合物后起作用。阿维巴坦可抑制 AmblerA 类和 C 类β-内酰胺酶和某些 D 类β-内酰胺酶，包括超广谱β-内酰胺酶（ESBLs）、KPC 和 OXA-48 碳青霉烯酶，以及 AmpC 酶。阿维巴坦不会抑制 B 类酶（金属β-内酰胺酶），并且不能抑制多种 D 类酶。可能影响头孢他啶/阿维巴坦的细菌耐药机制包括突变性或获得性青霉素结合蛋白、外膜通透性降低、主动外排机制以及β-内酰胺酶对阿维巴坦的抑制作用耐受而导致头孢他啶水解。

（2）药动学 头孢他啶与血浆蛋白结合率<10%。蛋白结合的程度不依赖于浓度。阿维巴坦的人血浆蛋白结合率很低（5.7%～8.2%），且与在浓度范围 0.5～50mg/L 内体外测定的结果相似。在健康成人中，连续 11 天多次静脉滴注本品（每 8 小时 1 次）后，头孢他啶和阿维巴坦的稳态分布容积分别为 17L 和 22.2L。健康男性受试者连续 3 天多次滴注本品（每 8 小时 1 次，每次滴注 2 小时）后，支气管上皮内衬液与血浆中阿维巴坦 C_{max} 和 AUC_{0-tau} 的平均比值为 35%。支气管上皮内衬液与血浆中头孢他啶 C_{max} 和 AUC_{0-tau} 的平均比值分别为 26% 和 31%。头孢他啶很少透过完整的血-脑屏障。如果出现脑膜炎症，脑脊液（CSF）中头孢他啶的浓度可达 4～20mg/L 或更高。临床上尚未研究阿维巴坦的血-脑屏障透过情况。然而，在有脑膜炎症的兔中，头孢他啶和阿维巴坦的 CSF 暴露量分别为血浆中 AUC 的 43% 和 38%。头孢他啶易进入胎盘，并且可进入乳汁。头孢他啶大部分（80%～90%剂量）以原型形式清除。在人肝脏制备物（微粒体和肝细胞）中没有观察到阿维巴坦的代谢。单次静脉滴注 0.5g ^{14}C 标记的阿维巴坦后，在人血浆和尿液中阿维巴坦原型药是主要的药物相关性成分。头孢他啶和阿维巴坦均主要通过肾脏排泄。静脉滴注头孢他啶后，在 24 小时内 80%～90%剂量以原

型形式通过肾脏排泄。单次静脉滴注 0.5g 或 1g 后，前 2 小时内约 50%剂量可在尿液中回收。此外，20%剂量在给药后 2～4 小时内排泄，还有约 12%剂量在 4～8 小时后在尿液中排出。头孢他啶通过肾脏的清除导致尿液中浓度较高。头孢他啶的平均肾清除率约为 100ml/min。计算的血浆清除率约为 115ml/min，这表明头孢他啶几乎完全通过肾脏清除。单次静脉滴注 0.5g 放射标记的阿维巴坦后，在尿液中回收了平均 97%的放射活性，且在给药后 12 小时内回收了超过 95%的放射活性。给药后 96 小时内在粪便中回收了平均 0.20%的总放射活性。给药后 96 小时内在尿液中回收了平均 85%的阿维巴坦原型药，且在开始滴注后 2 小时内回收了 50%。肾清除率为 158ml/min，高于肾小球滤过率，这表明除了肾小球滤过以外肾小管主动分泌也促进阿维巴坦的排泄。

【不良反应】血液系统 常见嗜酸性粒细胞增多症、血小板增多症、血小板减少症。少见中心粒细胞减少症、白细胞减少症、淋巴细胞增多症。

免疫系统及感染 常见念珠菌病（包括外阴阴道念珠菌病和口腔念珠菌病）。少见难辨梭菌结肠炎、假膜性结肠炎。

神经系统 常见头痛、头晕。少见感觉异常。

胃肠 常见腹泻、腹痛、恶心、呕吐。

肝胆 常见丙氨酸氨基转移酶升高、天冬氨酸氨基转移酶升高、血碱性磷酸酶升高、γ-谷氨酰转移酶升高、血乳酸脱氢酶升高。

皮肤及皮肤附件 常见斑丘疹、荨麻疹、瘙痒。

用药部位反应 常见输液部位血栓形成、注射部位静脉炎、发热。

尿路 少见血液肌酐水平升高、血尿素升高、急性肾损伤。

【禁忌证】 对本品任一成分过敏者禁用。对具有相同或相似的 C7 位 R1 侧链头孢菌素类药物过敏者避免使用。

【注意事项】交叉过敏反应 头孢菌素与青霉素类抗生素存在交叉过敏可能，在应用本品前须详细询问患者对头孢菌素类、青霉素类抗生素及其他药物过敏史。

常规 头孢他啶对大部分革兰阳性菌和厌氧菌的活性低或无活性。如果已知或疑似这些病原菌也与感染过程有关，应与其他抗菌药物联用。阿维巴坦的抑菌谱中含有抑制许多使头孢他啶失活的酶，包括 Ambler A 类β-内酰胺酶和 C 类β-内酰胺酶。阿维巴坦不会抑制 B 类酶（金属β-内酰胺酶），并且不能抑制多种 D 类酶。延长给

药时间可能导致非敏感菌（如肠球菌、真菌）的过度生长，可能需要中断治疗或其他适当的措施。在未确诊或并非高度怀疑细菌感染的情况下，使用本品可能对患者无益，还会增加产生耐药菌的风险。

肾损伤 头孢他啶和阿维巴坦通过肾脏清除，因此，需按照肾功能损伤的程度降低剂量。偶有报告肾功能损伤患者，因未降低头孢他啶的使用剂量，而出现神经系统后遗症，包括震颤、肌阵挛、非惊厥性癫痫持续状态、惊厥、脑病和昏迷。在肾功能损伤患者中，建议密切监测 eCcr 对于肾功能处于变化中的患者，应至少每天监测 Ccr，并相应地调整本品剂量。

诊断干扰 头孢他啶可干扰检测尿糖的铜还原法（Benedict、Fehling、Clinitest），导致假阳性结果。头孢他啶不会干扰尿糖的酶检测法。直接抗球蛋白试验（DAGT 或 Coombs 试验）血清转换及溶血性贫血的潜在风险。使用头孢他啶-阿维巴坦可能导致直接抗球蛋白试验（DAGT 或 Coombs 试验）结果阳性，这可能会干扰交叉配血和（或）可能引起药源性免疫溶血性贫血。尽管在临床试验中接受本品的患者中 DAGT 血清转换很常见（在 III 期研究中，基线 Coombs 试验阴性和至少一次后续试验结果为阴性的患者的血清转换估计范围为 3.2%～20.8%），治疗期间 DAGT 结果转为阳性的患者中没有证据显示存在溶血。不能排除溶血性贫血的出现与本品治疗有关的可能性。应在本品治疗过程中或治疗后出现贫血的患者中研究这种可能性。

其他 每支总共含有 6.44mmol 钠（约 148mg），相当于 WHO 建议的每日钠最大摄入量的 7.4%。本品的最大日剂量相当于 WHO 建议的每日钠最大摄入量的 22.2%。对接受控制钠饮食的患者使用本品时需考虑这一点。

司机驾驶 服用本品可能出现不良反应（如头晕），这可能影响驾驶和使用机器的能力。

妊娠 只有在明确需要的时候才能在妊娠期使用。

哺乳期 头孢他啶可少量进入乳汁，尚不清楚阿维巴坦是否可分泌至人乳汁，使用时应停止授乳。

【药物相互作用】 联用高剂量的头孢菌素类药物和肾毒性药物，如氨基糖苷类或强效利尿剂（如呋塞米），可能会对肾功能产生不良影响。

在体外，氯霉素对头孢他啶和其他头孢菌素类药物有拮抗作用。此结果的临床相关性未知，但由于在体内可能存在拮抗作用，因而应避免联合使用。

【给药说明】 必须用注射用水复溶，复溶后的浓缩液应立即稀释使用。开始复溶至静脉滴注的配制完成之间的总时间间隔不应超过 30 分钟。不得将本品与上所述

药物之外的药物混合。稳定性数据已证实在 2～8℃中 24 小时，及后续在 25℃以下 12 小时内的化学和物理稳定性。从微生物学角度考虑，应立即使用，通常在 2～8℃下保存时间不应超过 24 小时。

【用法与用量】成人 ①复杂性腹腔内感染（与甲硝唑联用）：2.5g(2g/0.5g) 每 8 小时 1 次，滴注时间 2 小时，疗程 5～14 天；②医院获得性肺炎和呼吸机相关性肺炎：2.5g(2g/0.5g) 每 8 小时 1 次，滴注时间 2 小时，疗程 7～14 天；③治疗方案选择有限的成人患者中需氧型革兰阴性菌引起的感染：2.5g(2g/0.5g) 每 8 小时 1 次，滴注时间 2 小时，疗程取决于感染的严重程度、病原菌、患者

的临床情况和细菌学进展。

肾损伤 轻度肾功能损伤患者无需调整剂量（51ml/min≤eCcr≤80ml/min）。

eCcr 31～50ml/min：1.25g(1g/0.25g)，每 8 小时 1 次；

eCcr 16～30ml/min：0.94g(0.75g/0.19g)，每 12 小时 1 次；

eCcr 6～15ml/min：0.94g(0.75g/0.19g)，每 24 小时 1 次；

eCcr≤5ml/min：0.94g(0.75g/0.19g)，每 48 小时 1 次；

滴注时间 2 小时。

【制剂与规格】注射用头孢他啶阿维巴坦钠：2.5g(头孢他啶 2.0g 与阿维巴坦 0.5g)。

第四节 氨基糖苷类

氨基糖苷类抗生素在其分子结构中都有一个氨基环醇环和一个或多个氨基糖分子，由配糖键相连接。本类抗生素包括：①由链丝菌属的培养滤液中获得者，如链霉素、新霉素、卡那霉素等；②由小单孢菌属的培养滤液中获得者，如庆大霉素、西索米星等；③半合成氨基糖苷类，如阿米卡星为卡那霉素的半合成衍生物，奈替米星为西索米星的半合成衍生物。氨基糖苷类抗生素的共同特点为：①水溶性好，性质稳定；②抗菌谱广，对葡萄球菌属、需氧革兰阴性杆菌均具有良好的抗菌活性，某些品种对结核分枝杆菌及其他分枝杆菌属亦有作用；③其作用机制主要为抑制细菌合成蛋白质；④细菌对不同品种之间有部分或完全性交叉耐药；⑤与人血浆蛋白结合率低，大多低于 10%；⑥胃肠道吸收差，注射给药后大部分经肾脏以原型排出；⑦具有不同程度肾毒性和耳毒性，后者包括前庭功能损害或听力减退，并可有神经-肌肉接头的阻滞作用。

氨基糖苷类对需氧革兰阴性杆菌有强大抗菌活性，如大肠埃希菌、克雷伯菌属、肠杆菌属、变形杆菌属、志贺菌属、沙雷菌属、沙门菌属等。对产碱杆菌属、莫拉菌属、枸橼酸菌属、不动杆菌属、布氏菌属、嗜血杆菌属及分枝杆菌属等亦有一定抗菌活性。氨基糖苷类对淋病奈瑟菌、脑膜炎奈瑟菌等革兰阴性球菌的作用较差；对各组链球菌(如 A 组链球菌、草绿色链球菌)和肺炎链球菌的作用弱，肠球菌属对之耐药，但庆大霉素与青霉素(或氨苄西林)或万古霉素联合对部分肠球菌属常可获协同作用。结核分枝杆菌对链霉素较敏感，对卡那霉素和庆大霉素亦有一定敏感性。氨基糖苷类在碱性环境中抗菌作用较强，Ca^{2+}、Mg^{2+}、Na^+、NH_4^+、K^+等阳离子可抑制其抗菌活性，因此在药敏试验中应注意培养基中阳离子的浓度。氨基糖苷类与青霉素类或头孢菌素

类联合常可获得协同作用。青霉素和链霉素联合对于草绿色链球菌具有协同作用。其他可能具有协同作用的联合用药：与耐酶半合成青霉素(如苯唑西林)联合作用于金黄色葡萄球菌；与青霉素(如氨苄西林)或万古霉素联合作用于某些敏感的肠球菌属；与头孢菌素类联合作用于肺炎克雷伯菌；与青霉素(如氨苄西林)联合作用于李斯特菌属；与哌拉西林联合作用于铜绿假单胞菌等。

氨基糖苷类经主动转运通过细菌细胞膜，与细菌核糖体 30S 亚单位的特殊受体蛋白结合，干扰信使核糖核酸(mRNA)与 30S 亚单位形成起始复合物，也使 mRNA 密码发生错读，合成无功能性错误蛋白质而插入细胞膜，导致细胞膜的渗透性发生改变，细胞内钾离子、腺嘌呤、核苷酸等重要物质外漏，并加速了大量氨基糖苷类继续进入菌体，导致细菌迅速死亡。细菌对氨基糖苷类产生耐药性的主要机制为：①细菌产生氨基糖苷类钝化酶，这是临床分离菌对本类药物产生耐药性的最主要原因；②细胞壁渗透性改变或细胞内转运异常，使药物不能进入细菌体内，临床上对阿米卡星耐药的细菌大多缘于此机制；③作用靶位的改变，使药物进入菌体后不能与核糖体结合而发挥抗菌作用，这种情况较少见。

氨基糖苷类是临床上常用的药物，主要用于敏感需氧革兰阴性杆菌所致严重全身性感染，包括胆道感染、腹腔感染、肺炎、血流感染、尿路感染、皮肤和软组织感染等。但处理病原菌尚未查明的严重感染或血流感染，或严重革兰阴性杆菌血流感染、肺炎、脑膜炎或金黄色葡萄球菌或肠球菌属感染时，本类药物常需与其他抗感染药联合应用。近 30 余年来逐步采用了一日 1 次的给药方案，其依据为：①氨基糖苷类的肾毒性与药物在肾组

织中的积聚量呈正比，每日给药量相同时，一次性给予较大剂量的肾组织内药物浓度较分 3 次给药者为低；氨基糖苷类给药后内耳螺旋器（Corti 器）和前庭组织中的药物浓度亦有同样现象；提示减少给药次数并适当加大单次给药剂量可能减低耳、肾毒性。②氨基糖苷类属于浓度依赖性抗生素，在一定浓度范围内其杀菌活力及临床疗效与血药浓度呈正相关。③氨基糖苷类对革兰阳性菌和革兰阴性菌都有一定程度的抗生素后效应，因而可以适当延长给药间期，减少给药次数。④细菌对于氨基糖苷类有适应性耐药，即一次给药后细菌体内摄入药物量减少，称为"适应性耐药"；但这一作用是可逆的，经过一段时间后细菌对于药物的摄入量又可恢复。⑤单次较高剂量的氨基糖苷类可能避免耐药突变菌株的产生。大量临床研究结果显示，一日 1 次的给药方案可安全地用于肾功能正常的成人、儿童、中性粒细胞减低等患者，其疗效至少与一日总剂量相同而多次给药者相仿，并可能减低药物毒性反应。但本方案不宜用于新生儿、妊娠期妇女、感染性心内膜炎、革兰阴性杆菌脑膜炎、骨髓炎、肾功能减退、大面积烧伤及肺囊性纤维化等患者，对于上述患者尚需进行更多的临床研究。

临床上应用氨基糖苷类抗生素时均应尽可能进行血药浓度监测，根据测定结果调整用量，下列情况进行血药浓度监测尤为重要：①肾功能减退者；②可能危及生命的严重感染；③婴幼儿和老年患者；④休克、心力衰竭、腹水、严重失水或肾功能在短期内有较大波动者。肾功能正常者宜在用药的第 2 日测定血药峰浓度，以确定是否已达到有效治疗浓度；在用药第 4 日或第 5 日测定谷浓度，以避免血药浓度过高而引起毒性反应。此后可根据情况每周测定峰、谷浓度 1～2 次。肾功能减退或波动很大者，以及在调整用药方案后的 1～2 日内，应重复测定血药峰浓度和谷浓度，此后根据情况随时监测。

氨基糖苷类的一日 1 次或一日多次给药方案见表 10-8。肾功能减退时氨基糖苷类一日 1 次给药方案的调整见表 10-9。

表 10-8 氨基糖苷类的给药方案
（一日 1 次及一日多次给药）及预期血药峰、谷浓度

药物	给药方案及预期峰、谷浓度
庆大霉素，妥布霉素	多次：首剂 2mg/kg，维持剂量 1.7mg/kg q8h 峰 4～10μg/ml，谷 1～2μg/ml 一日 1 次：5.1（危重者 7）mg/kg 峰 16～24μg/ml，谷<1μg/ml

续表

药物	给药方案及预期峰、谷浓度
卡那霉素，阿米卡星	多次：7.5mg/kg q12h 峰 15～30μg/ml，谷 5～10μg/ml 一日 1 次：15mg/kg 峰 16～24μg/ml，谷<1μg/ml
奈替米星	多次 2mg/kg q8h 峰 4～10μg/ml，谷 1～2μg/ml 一日 1 次：6.5mg/kg 峰 22～30μg/ml，谷<1μg/ml
异帕米星	一日 1 次：严重患者 15mg/kg；病情较轻者 8mg/kg
链霉素	一日 1 次：15mg/kg（最大量不超过一日 1g）

表 10-9 肾功能减退时氨基糖苷类
一日 1 次给药方案调整

药物	肌酐清除率（ml/min）						
	>80	60～80	40～60	30～40	20～30	10～20	<10
	剂量（mg/kg，q24h）				剂量（mg/kg，q48h）		
庆大霉素，妥布霉素	5.1	4	3.5	2.5	4	3	2，q72h
阿米卡星，链霉素	15	12	7.5	4	7.5	4	3，q72h
异帕米星	8	8	8	8，q48h	8	8，q72h	8，q96h
奈替米星	6.5	5	4	2	3	2.5	2，q72h

肾功能减退患者应用氨基糖苷类抗生素时，需按照内生肌酐清除率的改变调整给药剂量或给药间期（如表 10-7 所示）。如缺少内生肌酐清除率数值时，也可根据以下公式计算，但可靠性较差。

内生肌酐清除率（成年男性）(ml/min) =（140–年龄）×标准体重(kg)/72×血肌酐值(mg/100ml)

内生肌酐清除率（成年女性）(ml/min) = 内生肌酐清除率（成年男性）×0.85

根据上述公式计算内生肌酐清除率时需注意：①老年人肌肉组织萎缩，血肌酐值常呈假性降低，以致计算剂量偏高；②产妇体重按未妊娠时标准体重计算；③无尿或少尿患者可假定内生肌酐清除率为 5～8ml/min。

链 霉 素 [药典（二）；国基；医保（甲）]
Streptomycin

【适应证】①目前推荐异烟肼、利福平和吡嗪酰胺三联用药作为结核病初治病例的治疗方案，如遇当地结核分枝杆菌对前两者的耐药率较高时，上述方案中可加

入链霉素或乙胺丁醇而成为四联方案。此外患者如对上述药物中任一种产生毒性反应或不能耐受时，亦可采用链霉素作为联合用药之一。②本品亦适用于土拉菌病，或与其他抗感染药物联合用于鼠疫、腹股沟肉芽肿病、布氏菌病、鼠咬热，亦可与青霉素联合治疗草绿色链球菌或粪肠球菌所致心内膜炎。

【药理】 (1)药效学 链霉素对结核分枝杆菌有强大抗菌作用，其最低抑菌浓度(MIC)一般为0.5mg/L。非结核性杆菌对本品大多耐药。链霉素对许多革兰阴性杆菌如大肠埃希菌、肺炎克雷伯菌、肠杆菌属、沙门菌属、志贺菌属、布氏菌属、巴斯德杆菌属等也具有抗菌作用，脑膜炎奈瑟菌和淋病奈瑟菌对本品亦敏感。链霉素对金黄色葡萄球菌等多数革兰阳性球菌的抗菌活性差。在常用剂量时链霉素对肠球菌属无抗菌作用，但本品与青霉素(如氨苄西林)合用可呈协同作用而对其具有杀菌作用。各组链球菌、铜绿假单胞菌和厌氧菌对本品耐药。细菌与链霉素接触后极易产生耐药性，其产生的速度远比对青霉素为快。近年来结核分枝杆菌对链霉素耐药者不断增加，链霉素和其他抗结核药物如异烟肼、对氨基水杨酸等合用可减少或延缓耐药性的产生，目前本品在结核病的治疗主要限于初治病例。其他革兰阴性杆菌对链霉素的耐药性也很普遍，使链霉素在临床上的应用受到很大限制。

(2)药动学 肌内注射后吸收良好。主要分布于细胞外液，并可分布于除脑以外的所有器官、组织。本品到达脑脊液和支气管分泌液中的量很少；可到达胆汁、胸水、腹水、结核性脓肿和干酪样组织。本品在尿液中浓度高，可穿过胎盘屏障。分布容积(V_d)为0.26L/kg。血浆蛋白结合率呈低至中度(20%～30%)。肌内注射1g链霉素，t_{max}为1～1.5小时，C_{max}为25～50mg/L。$t_{1/2}$为2.4～2.7小时，肾功能衰竭时可达50～110小时。本品在体内不代谢，主要经肾小球滤过排出，80%～98%在24小时内排出；约1%从胆汁排出，此外亦有少量从乳汁、唾液和汗液中排出。本品有相当量可经血液透析清除。

【不良反应】 听觉，前庭及特殊感官 耳毒性主要影响前庭功能，亦可影响听力。影响前庭功能时可有步履不稳、眩晕等症状；影响听神经出现听力减退、耳鸣、耳部饱满感。少数患者停药后仍可发生听力减退、耳鸣、耳部饱满感等耳毒性症状，应引起注意。

尿路 肾毒性比其他氨基糖苷类药物略轻。可出现血尿、排尿次数减少或尿量减少、食欲减退、口渴等肾毒性症状，少数可产生血液中尿素氮及肌酐值增高。

皮肤及皮肤附件 偶可出现皮疹、瘙痒、红肿。

神经系统 肌内注射后发生口唇周围感觉异常者并不少见，周围神经病变、视神经炎、视野盲点等神经系统症状偶有发生。鞘内注射后可导致脊神经根炎、蛛网膜炎、神经根痛、下肢麻痹等脑脊髓膜炎症状。肾损害或肾前性氮质血症患者发生神经毒性的风险较大。

视觉 偶可发生视力减退(视神经炎)，嗜睡、软弱无力、呼吸困难等神经-肌肉阻滞症状。

【禁忌证】 对链霉素或其他氨基糖苷类过敏者禁用。

【注意事项】 交叉过敏反应 对一种氨基糖苷类过敏的患者可能对其他氨基糖苷类也过敏。

老年人 老年患者应用氨基糖苷类后可产生各种毒性反应，因此在氨基糖苷类疗程中监测肾功能(最好测定肌酐清除率)极为重要。肾功能正常者用药后亦可能产生听力减退。

不良反应相关 (1)疗程中或停药后发生听力减退、耳鸣或耳部胀满感者提示有耳毒性可能，应引起注意。

(2)下列情况应慎用本品：①失水，由于可使血药浓度增高，产生毒性反应的可能性增加；②第Ⅷ对脑神经损害，链霉素可导致听神经和前庭功能损害；③重症肌无力或帕金森病，链霉素可引致神经-肌肉阻滞作用，加重骨骼肌软弱无力等不良后果；④肾功能损害，链霉素可引起肾毒性。

诊断干扰 本品可使丙氨酸氨基转移酶(ALT)、天冬氨酸氨基转移酶(AST)、血清胆红素浓度及乳酸脱氢酶浓度的测定值增高；血钙、镁、钾、钠浓度的测定值可能降低。

随访检查 对患者应注意监测：①听电图，对老年患者需在用药前、用药过程中定期及长期用药后进行听电图测，以及时发现高频听力损害；②温度刺激试验，在用药前、用药过程中定期及长期用药后用以检测前庭功能毒性；③尿常规检查和肾功能测定，在用药前、用药过程中定期测定肾功能，以防止严重肾毒性反应。应监测血药浓度，血药峰浓度超过40mg/L时引起毒性反应的可能性增加。

肾损伤 对肾功能不全的患者有条件时应经常监测血药峰浓度，以不超过20～25mg/L为宜。不能测定血药浓度时，应根据内生肌酐清除率调整剂量。给予首次负荷剂量后，有肾功能不全、前庭功能受损或听力减退的患者应减量或停用，由于链霉素在体内不被代谢，主要由尿液排出，而肾功能不全的患者体内可能产生药物积聚而达到中毒浓度。

【药物相互作用】 (1)链霉素与其他神经-肌肉阻滞药(包括其他氨基糖苷类)合用，可加重神经-肌肉阻滞作用导致骨骼肌软弱无力，呼吸抑制或呼吸肌麻痹(呼吸暂停)，用抗胆碱酯酶药或钙盐有助于恢复。

(2) 链霉素与潜在的耳毒性药物，如卷曲霉素、依他尼酸、呋塞米等合用，或先后连续局部或全身应用，可能增加耳毒性，导致听力损害发生，且停药后仍可能发展至耳聋，听力损害可能呈永久性。

(3) 链霉素与其他肾毒性药物(包括其他氨基糖苷类药物、万古霉素、头孢噻吩、环孢素、顺铂、氟达拉滨)局部或全身合用可能增加肾毒性。

(4) 链霉素与多黏菌素类注射剂合用，或先后连续局部或全身应用，可增加肾毒性和神经-肌肉阻滞作用，后者可导致骨骼肌软弱无力、呼吸抑制或呼吸肌麻痹(呼吸暂停)。

(5) 氨基糖苷类可减少扎西他滨的肾脏排泄。

【给药说明】 (1) 应给予患者充足的水分，以减少肾小管损害的程度。

(2) 当用药数日或数周后病情有所好转时，仍需继续完成规定的疗程。这一点极为重要，尤其是在结核病治疗过程中。治疗结核病必须持续用药 6 个月或 1 年以上，有时甚至需用数年或更长。但在已出现或即将出现中毒症状时或细菌已产生耐药性时，应立即停用链霉素。

(3) 肌内注射应经常更换注射部位，药液浓度一般为 200～250mg/ml，不宜超过 500mg/ml。

(4) 长期用药可能导致耐药菌过度生长。

【用法与用量】 成人 肌内注射。①一般感染：一次 0.5g(以链霉素计，下同)，每 12 小时 1 次；或一日 1g，一次性注射。②草绿色链球菌性心内膜炎：与青霉素 G 联合，一次 1g，每 12 小时 1 次，连续 1 周；继以一次 0.5g，每 12 小时 1 次，连续 1 周。肠球菌性心内膜炎，与青霉素 G 联合，一次 1g，每 12 小时 1 次，连续 2 周；继以一次 0.5g，每 12 小时 1 次，连续 4 周。③鼠疫：一次 0.5～1.0g，每 12 小时 1 次，疗程 10 日。④土拉菌病：一日 0.5～1.0g，分 1～2 次，连续 5～7 日。⑤结核病：与其他抗结核药合用，一日 1.0g，分 1～2 次；或一次 0.75g，一日 1 次；如临床情况许可，可改用间歇给药，即改为每周给药 2～3 次，一次 1g。

儿童 肌内注射。①一般感染：一日 15～25mg/kg，分 2 次给药。②结核病：与其他抗结核药合用，一日 20mg/kg，一日 1 次，一日最大剂量不超过 1g。

老年人 肌内注射。草绿色链球菌性心内膜炎，60 岁以上的患者应减为一次 0.5g，每 12 小时 1 次，连续 2 周；结核病，老年患者一次 0.5～0.75g，每日 1 次。

【制剂与规格】 注射用硫酸链霉素(按链霉素计)：

(1) 0.75g(75 万 U)；(2) 1g(100 万 U)；(3) 2g(200 万 U)；(4) 5g(500 万 U)。

硫酸庆大霉素 [药典(二)；国基；医保(甲)；医保(乙)]
Gentamicin Sulfate

【适应证】 ①适用于敏感铜绿假单胞菌、变形杆菌(吲哚阳性和阴性)属、大肠埃希菌、克雷伯菌属、肠杆菌属、沙雷菌属、柠檬酸杆菌属以及葡萄球菌属(不包括耐甲氧西林菌株)所致严重感染。临床上本品常与β-内酰胺类或其他抗感染药物联合应用。本品与青霉素 G(或氨苄西林)联合可用于治疗草绿色链球菌性心内膜炎或肠球菌属感染。②用于铜绿假单胞菌或葡萄球菌属所致严重中枢神经系统感染(脑膜炎、脑室炎)时，可同时用本品鞘内注射作为辅助治疗。③不适用于单纯性尿路感染初治。本品对链球菌属中的多数菌种(尤其是 D 组链球菌)、肺炎链球菌和厌氧菌(如拟杆菌属或梭状芽孢杆菌属)无效。④口服可用于肠道感染或结肠手术前准备，也可用本品肌内注射合并克林霉素或甲硝唑以减少结肠手术后感染发生率。

【药理】 (1) 药效学 参阅本节氨基糖苷类概述部分。

(2) 药动学 肌内注射后吸收迅速而完全。局部冲洗或局部应用后亦可吸收一定药量。吸收后主要分布于细胞外液，5%～15%再分布到组织中，在肾皮质细胞中蓄积，本品可穿过胎盘屏障。分布容积为 0.2～0.25L/kg(0.06～0.63L/kg)。尿液中药物浓度高。支气管分泌物、脑脊液、蛛网膜下隙、眼组织以及房水中含药量少。血浆蛋白结合率低。肌内注射或静脉滴注后 30～60 分钟，成人一次肌内注射 1mg/kg 后，C_{max} 为 4mg/L；成人一次静脉滴注 80mg 后，C_{max} 可达 4～6mg/L；婴儿单次给药 2.5mg/kg 后，C_{max} 可 3～6mg/L。发热或大面积烧伤患者，血药浓度可能有所降低。$t_{1/2}$ 在成人为 2～3 小时，肾功能衰竭者为 40～50 小时。发热、贫血、严重烧伤患者或合用羧苄西林的患者 $t_{1/2}$ 可能缩短；但在不同患者间有很大差异。儿童 $t_{1/2}$ 为 5～11.5 小时，体重轻者 $t_{1/2}$ 较长。

本品在体内不代谢，经肾小球滤过排出，尿中浓度可超过 100mg/L，24 小时内排出给药量的 50%～93%。新生儿出生 3 天以内者，给药后 12 小时内排出 10%；新生儿出生 5～40 天者，给药后 12 小时内排出 40%。血液透析与腹膜透析可从血液中清除相当药量，使 $t_{1/2}$ 显著缩短。

【不良反应】 听觉，前庭及特殊感官 本品的耳毒性表现为对耳前庭功能影响较大，而对耳蜗的损害相对较小。应用本品后可发生头晕、眩晕、耳鸣、麻木、共济失调等。患者原有肾功能损害是耳毒性发生的重要诱发因素。应用本品后少数患者的听力损害可进展至耳聋、听力损害。初期可表现为耳鸣及高频听力减退，如及早发现、及时停药，听力损害尚可能减轻，但如继续用药，则可能导致损害的进行性加重。

泌尿系统 应用本品后少数患者出现肾毒性，常与合用其他肾毒性药物有关。通常在使用数天后即可见肾小球滤过率下降，也可在停药后出现。初期表现为尿液中出现管型、蛋白质及红细胞等，尿量增多或减少，电解质失衡(低镁血症，也可有低钙血症和低钾血症)。如早期发现、及时停药，大多可逆，但如继续用药，则肾功能损害加重，可发展至肾功能衰竭。

神经系统 本品可对神经-肌肉接头产生阻滞作用，偶可致呼吸抑制和呼吸肌麻痹。神经系统毒性可发生脑病、精神错乱、嗜睡、幻觉、抽搐、抑郁等外周和中枢神经系统的症状。

皮肤及皮肤附件 本品与同类药物可发生交叉过敏反应，严重过敏反应极为罕见，偶可出现皮肤瘙痒、荨麻疹等。

其他 偶有报道可引起血液病、紫癜、恶心、呕吐、口腔炎、肝功能损害(血氨基转移酶、胆红素升高)等。

【禁忌证】 对庆大霉素或其他氨基糖苷类过敏者禁用。

【注意事项】 **常规** 应监测血药浓度，尤其在新生儿、老年和肾功能不全的患者。庆大霉素的有效治疗浓度范围为4～10mg/L。应避免血药峰浓度持续在12mg/L以上和谷浓度超过2mg/L。但外科、妇科、产科或烧伤患者由于个体差异较大，按计算剂量给药可能低于最小常用量或超过最大常用量。接受庆大霉素鞘内注射者应同时监测脑脊液内药物浓度。

不良反应相关 (1)庆大霉素等氨基糖苷类应用疗程超过14日的安全性未确立，因此治疗疗程一般不宜大于2周，以减少耳、肾毒性的发生。

(2)耳、肾毒性在原有肾功能不全，或肾功能正常者使用剂量过大、疗程过长者易发生前庭功能或听力损害，也易出现肾毒性。疗程中应给予患者充足的水分，以减少肾小管损害。

(3)避免联合应用肾、耳毒性药物及强效利尿药。如氨基糖苷类与第一代注射用头孢菌素类合用时可能加重肾毒性。

(4)庆大霉素等氨基糖苷类不可静脉快速注射给药，以避免神经-肌肉接头阻滞作用的发生，引起呼吸抑制。

(5)局部使用该类药物较大剂量时亦可发生上述不良反应，需加以注意。避免与神经-肌肉阻滞药合用。

(6)庆大霉素滴耳液局部应用亦可致耳毒性的发生，避免该药耳部滴用。

(7)氨基糖苷类不可用于眼内或结膜下给药，因可能引起黄斑坏死。

(8)氨基糖苷类避免使用于重症肌无力患者，慎用于帕金森病和其他肌无力的患者。

(9)庆大霉素注射剂含亚硫酸钠，在某些敏感人群中可能引起过敏性休克或其他严重过敏反应。

随访检查 在使用本品过程中应定期检查尿常规、血尿素氮、血肌酐，注意患者听力变化或听力损害先兆(耳鸣、耳部胀满感、高频听力损害)。

哺乳期 哺乳期妇女使用该类药物时应暂停授乳。

儿童 早产儿、新生儿、婴幼儿应尽量避免用氨基糖苷类，临床有明确指征需应用时，则应进行血药浓度监测，调整给药方案，坚持个体化给药。

肾损伤 肾功能减退者宜避免应用氨基糖苷类，有应用指征时需根据肾功能减退程度减量用药，并进行血药浓度监测。

老年人 老年患者常有生理性肾功能减退，参照上述肾功能减退者情况用药。不能测定血药浓度时，应根据测得的肌酐清除率调整剂量。

【药物相互作用】 参阅"链霉素"。氨基糖苷类与β-内酰胺类(头孢菌素类与青霉素类)混合可导致相互失活，因此需联合应用上述抗生素时必须分瓶滴注。同样，庆大霉素亦不宜与其他药物同瓶滴注。庆大霉素可抑制α-半乳糖激酶，因此不应与α或β-半乳糖激酶同用。

【给药说明】 (1)本品不宜用于皮下注射。

(2)无防腐剂的庆大霉素制剂可用于硬脑膜下给药，或经植入贮液囊输入。本品亦可用于气溶胶吸入给药。

(3)大量研究显示，一日1次的给药方案可安全地用于肾功能正常的成人及儿童患者；但本方案不宜用于妊娠期妇女、感染性心内膜炎、革兰阴性杆菌脑膜炎、骨髓炎、肾功能减退、大面积烧伤及肺囊性纤维化等患者。

(4)药液配制 ①静脉滴注：将每次剂量加入50～200ml 0.9%氯化钠注射液或5%葡萄糖注射液中，使药物浓度不超过1g/L(盐基)(相当于0.1%的溶液)，在30～60分钟内缓慢静脉滴注，以免发生神经-肌肉阻滞作用。儿童患者的药液量应相应减少。②鞘内注射(药液浓度2g/L)：有时用于脑手术后或脑外伤后脑膜炎患者。每次剂量需抽入5ml或10ml的无菌针筒内。进行腰椎穿刺术后，先留取脑脊液标本送实验室检查，再将装有庆大霉素的针筒连接腰椎穿刺针，使相当量的脑脊液流入针筒内，边回抽边注射，然后将针筒内的全部药液于3～5分钟内缓慢注入，注入时使腰椎穿刺针略微向上倾斜。如脑脊液呈脓性而不易流出时，庆大霉素亦可用氯化钠注射液稀释。由于庆大霉素溶液中不加防腐剂，因此剩余药液应立即丢弃。

【用法与用量】 成人 (1)口服。成人一日 240～640mg，分 4 次服用。

(2)肌内注射或静脉滴注。①常用量：一次 80mg(8 万 U)，一日 2～3 次，间隔 8 小时；或一次 1～1.7mg/kg(以庆大霉素计，下同)，每 8 小时 1 次，共 7～14 日，也可采用一日剂量 1 次给药的方法。②单纯性尿路感染：体重低于 60kg 者，一次 3mg/kg，一日 1 次；体重超过 60kg 者，一次 160mg，一日 1 次；或一次 1.5mg/kg，每 12 小时 1 次。

(3)鞘内或脑室内注射。成人每次 4～8mg，每 2～3 日一次。

(4)滴眼液滴入眼睑内，一次 1～2 滴，一日 3～5 次。

儿童 (1)口服。一日 10～15mg/kg，分 3～4 次服。

(2)肌内注射、静脉滴注。一次 2～2.5mg/kg，每 8 小时 1 次。

肾损伤 血液透析后，可根据感染严重程度，成人按体重补给一次剂量 1～1.7mg/kg；儿童补给 2～2.5mg/kg。

【制剂与规格】 硫酸庆大霉素注射液(按庆大霉素计)：(1)1ml:20mg(2 万 U)；(2)1ml:40mg(4 万 U)；(3)2ml:40mg(4 万 U)；(4)2ml:80mg(8 万 U)。

硫酸庆大霉素片：(1)20mg；(2)40mg。

硫酸庆大霉素缓释片：40mg。

硫酸庆大霉素滴眼液：8ml:40mg。

硫酸阿米卡星 [药典(二)；国基；医保(甲)]
Amikacin Sulfate

【适应证】 ①适用于敏感铜绿假单胞菌及其他假单胞菌属、大肠埃希菌、变形杆菌属(吲哚阳性和吲哚阴性)、普罗威登菌属、克雷伯菌属、肠杆菌属、沙雷菌属、不动杆菌属与葡萄球菌属等所致严重感染，如细菌性心内膜炎、血流感染(包括新生儿脓毒血症)、下呼吸道感染、骨与关节感染、皮肤及软组织感染、胆道感染、腹腔感染(包括腹膜炎)、烧伤感染、手术后感染(包括血管外科手术后感染)及反复发作性尿路感染等。临床应用时本品大多与β-内酰胺类或其他抗感染药物联合应用。②阿米卡星对大部分氨基糖苷类钝化酶稳定，故尤其适用于治疗革兰阴性杆菌对庆大霉素或妥布霉素耐药菌株所致感染。③阿米卡星不宜用于单纯性尿路感染初治病例。

【药理】 (1)药效学 参阅本节氨基糖苷类概述部分。

(2)药动学 肌内注射后迅速被吸收。主要分布于细胞外液，正常婴儿脑脊液中浓度可达同时期血药浓度的 10%～20%，当脑膜有炎症时，则可达同期血药浓度的 50%；但在心脏心耳组织、心包液、肌肉、脂肪和间质液内的浓度很低；5%～15%的药量重新分布到各种组织，可在肾脏皮质细胞和内耳液中积蓄。可穿过胎盘屏障，尿中药物浓度高，滑膜液中可达有效治疗浓度。支气管分泌物、胆汁及房水中浓度低，腹水中浓度很难预测。分布容积为 0.21L/kg，血浆蛋白结合率低，在肾脏皮质中可与组织结合。

肌内注射后 t_{max} 为 0.75～1.5 小时，一次肌内注射 250mg、375mg 及 500mg 后，C_{max} 分别 12mg/L、16mg/L 及 21mg/L，肌内注射后 6 小时尿药浓度分别为 560mg/L、700mg/L 及 830mg/L。静脉滴注后 t_{max} 为 15～30 分钟，一次静脉滴注 500mg，30 分钟滴注完毕时的 C_{max} 为 38mg/L。发热患者血药浓度减低。成人中 $t_{1/2}$ 为 2～2.5 小时，无尿患者中 $t_{1/2}$ 可长达 30 小时，烧伤患者中为 1～1.5 小时；胎儿为 3.7 小时，新生儿为 4～8 小时(与出生时体重和年龄呈反比)。

本品在体内不代谢。主要经肾小球滤过排出，9 小时内排出 84%～92%；一次肌内注射 0.5g，尿药浓度可高达 800mg/L 以上，24 小时内排出 94%～98%，10～20 天内完全排泄。血液透析与腹膜透析可自血液中清除相当量的药物，从而使消除半衰期显著缩短。

【不良反应】 **免疫系统及感染** 偶见与耐药细菌或酵母菌共生或二次感染。过敏性反应、过敏性休克、类过敏反应、超敏反应。发生率未知。

血液及淋巴系统 罕见贫血、嗜酸性粒细胞增多。

代谢及营养 罕见低镁血症。

神经系统 麻痹、嗜睡、眩晕、麻木、针刺感发生率未知。罕见头痛、震颤、感觉异常、平衡失调。

视觉 视力模糊发生率未知。玻璃体内注射阿米卡星会导致黄斑梗塞，有时导致永久性失明。

听觉，前庭及特殊感官 罕见耳鸣、听力减退。耳聋、神经性耳聋发生率未知。对第Ⅷ对脑神经的毒性作用可导致听觉丧失、平衡失调或者两者均有。阿米卡星主要影响听觉功能。耳蜗损伤包括高频性耳聋，通常发生在通过听力测试检测到的有临床意义的听力丧失之前。

心血管系统 罕见低血压。

呼吸系统 呼吸困难、支气管痉挛发生率未知。

胃肠道 偶见恶心、呕吐。

皮肤及皮肤附件 偶见皮疹，罕见瘙痒、荨麻疹。

肌肉骨骼系统 罕见关节痛、肌肉抽搐。

泌尿系统 急性肾衰竭、中毒性肾病、血尿素氮升高、血尿、管型尿发生率未知。罕见少尿、血肌酐升高、氮质血症、蛋白尿、红细胞尿、白细胞尿。停药后肾功能的改变通常是可逆的。

全身反应 罕见发热。

肝胆 肝功能异常发生率未知。

其他 所有氨基糖苷类药物都可能导致耳毒性、肾毒性和神经-肌肉阻滞。这些毒性反应在肾损害患者、使用其他耳毒性或肾毒性药物治疗的患者以及长期和（或）超量使用该类药物的患者。当遵循推荐的预防措施和剂量时，中毒反应的发生率较低，如耳鸣、眩晕和一些可逆性耳聋、皮疹、药物热、头痛、感觉异常、恶心和呕吐。

【禁忌证】 对本品或其他氨基糖苷类过敏者禁用。

【注意事项】 **常规** 由于非肠道给予氨基糖苷类药物具有耳毒性和肾毒性，且治疗期超过 14 天的安全性尚未确定，因此对于接受此类药物治疗的患者要进行密切临床观察。

神经毒性 氨基糖苷类药物的神经毒性主要表现为前庭和（或）永久性双侧耳毒性，当使用了超大剂量的药物时，有肾脏病史以及肾功能正常的患者均可发生此种神经毒性，但有肾脏病史的患者发生的风险更大。高频耳聋通常首先发生，且只能通过听觉测试检查出来。如果发生眩晕，表明可能发生前庭损伤，神经毒性的其他表现可能还有麻木、皮肤针刺感、肌肉抽搐和惊厥等。氨基糖苷类药物引起的耳毒性的风险随着血药浓度的峰值和谷值的增加而增加。出现耳蜗或前庭损伤的患者在治疗期间可能没有症状来警示其发生第Ⅷ对脑神经毒性，停药后可能出现完全或部分不可逆的双侧耳聋或致残性眩晕。氨基糖苷类药物引起的耳毒性通常是不可逆的。

肾毒性 氨基糖苷类药物具有潜在的肾毒性，对肾功能异常以及使用较高剂量或治疗时间延长的患者，其产生肾毒性的风险性更大。

在可行的情况下，应监测阿米卡星的血药浓度以确保其达到足够的治疗浓度并避免其产生潜在的毒性，其血中浓度的峰值应小于 35μg/ml。应对尿液比重下降、尿蛋白增加以及是否存在细胞或管型尿进行检查，也应定期检测血中尿素氮、血清肌酐或者肌酐清除率。对于年龄足够大的患者，尤其是高风险人群，应在可行的情况下建立听力量表。一旦有患者产生耳毒性的证据（眩晕、头晕、耳鸣、轰鸣、听力丧失），需立刻停药或调整剂量。

在治疗期间应给予患者足够的水分。在开始治疗前和治疗过程中，应采用常规方法评估肾功能。如果出现肾刺激的迹象（管型尿、白细胞尿、红细胞尿或白蛋白尿），应增加水分摄入。如果出现其他肾功能不全的证据（例如肌酐清除率降低、尿比重降低、血尿素氮、肌酐升高或少尿），可能需要减少剂量。如果氮质血症增加或尿量逐渐减少，则应停止治疗。老年患者的肾功能可能下降，在常规筛查检测（例如血尿素氮或血清肌酐）中这可能表现得并不明显。肌酐清除率测定可能更有用。需密切监测肾功能和第Ⅷ对脑神经功能，尤其是在治疗开始时已知或怀疑存在肾损害的患者以及肾功能开始正常但在治疗过程中出现肾功能异常的患者。

注意：当患者补水充足并且肾功能正常，如果不超过推荐剂量，则阿米卡星发生肾毒性反应的风险较低。

神经肌肉毒性 据报道，在非肠道给予、局部注射（例如在矫形外科或腹部冲洗或局部治疗脓胸时）以及口服氨基糖苷类药物后会出现神经-肌肉阻滞和呼吸麻痹。无论采用哪种途径给予氨基糖苷类药物，都应考虑这些症状发生的可能性，尤其是接受麻醉或神经-肌肉阻滞药（如筒箭毒碱、琥珀酰胆碱、十烃季铵、阿曲库铵、罗库溴铵、维库溴铵等）或者使用大量柠檬酸盐抗凝的患者。如果阻滞发生，钙盐可以逆转这些表现，但可能需要机械呼吸辅助。

患有重症肌无力或帕金森症等肌肉疾病的患者慎用氨基糖苷类药物，因为这些药物可能对神经-肌肉接头产生箭毒样效应，从而加剧肌无力。

过敏反应 本品有发生严重过敏反应的风险，包括过敏性休克。一旦出现呼吸困难、血压下降、意识丧失等症状，应立即停药并采取适当的救治措施。氨基糖苷类药物交叉过敏已被证实，即对一种氨基糖苷类过敏的患者可能对其他氨基糖苷类也过敏。

注：若本品辅料中含有亚硫酸盐，需增加以下内容。本品辅料中含有亚硫酸盐，可能在某些易感人群中引起过敏反应，包括过敏样症状和危及生命或较轻的哮喘发作。亚硫酸盐过敏在一般人群中的总患病率不详，很可能较低。亚硫酸盐敏感性在哮喘患者中比在非哮喘患者中更常见。

其他 包括阿米卡星在内的几乎所有的抗菌药物在应用中都曾有过艰难梭菌相关性腹泻（CDAD，Clostridium difficile associated diarrhea）的报道，其严重程度从轻度腹泻到致死性的结肠炎不等。抗菌药物治疗会改变患者结肠部位的正常菌群，导致艰难梭菌过度生长。

艰难梭菌产生的毒素 A 和 B 是导致 CDAD 发生的原因。艰难梭菌中产生高水平毒素的菌株可引起 CDAD 发病率和死亡率升高，由于这些感染属于抗微生物药物难治性感染，所以可能需要对此类患者进行结肠切除术。凡在使用抗生素后出现腹泻的患者，都必须考虑发生 CDAD 的可能性。曾有文献报道，在抗菌药物治疗结束 2 个月后发生 CDAD，因此在进行 CDAD 鉴别时需要认真了解患者的病史。

一旦怀疑或者确认患者发生了 CDAD，可能需要停止患者正在接受的抗生素(对艰难梭菌有直接抑制作用的抗生素除外)。同时应根据临床指征，对患者进行适当的液体和电解质管理、补充蛋白、使用抗生素治疗艰难梭菌感染并进行手术评估。

【药物相互作用】 (1)应避免同时或者连续给予全身的、口服的或局部的其他肾毒性或神经毒性药物，特别是杆菌肽、顺铂、两性霉素 B、头孢噻吩、头孢唑林、多黏菌素或者其他氨基糖苷类药物。其他导致其毒性风险性增加的因素还包括高龄和脱水。

(2)不能同时给予阿米卡星和强效利尿剂(依他尼酸或呋塞米)，因为利尿剂本身可以导致耳毒性。此外，当静脉给药时，利尿剂通过改变血液和组织中氨基糖苷类药物的浓度来增加其毒性作用。

(3)据报道，氨基糖苷类抗生素和头孢菌素肠外联合给药后，可能导致血清肌酐测定值假性升高。

(4)当由不同给药途径给予氨基糖苷类药物或青霉素类药物会导致半衰期降低和血药浓度降低。只有在严重肾功能损害的患者中，氨基糖苷类药物的失活才具有临床意义。采集供分析的体液样本可能会继续失活，导致氨基糖苷类药物测定不准确。这类样本应妥善处理(及时测定、冷冻或用 β-内酰胺酶处理)。

氨基糖苷类药物与 β-内酰胺类抗生素(青霉素类或头孢菌素类)体外混合可能导致相互失活。与上述抗生素联合应用时必须分瓶滴注。

(5)氨基糖苷类药物与双膦酸盐合用时，发生低钙血症的风险增加。

(6)当氨基糖苷类药物与铂类化合物一起使用时，肾毒性和耳毒性的风险增加。

(7)在麻醉药物或肌松药物(包括乙醚、氟烷、d-筒箭毒碱、琥珀酰胆碱和十甲季铵)影响下，不建议腹腔内使用阿米卡星，因为可能会发生神经-肌肉阻滞和随后的呼吸抑制。

(8)吲哚美辛可能升高新生儿阿米卡星的血药浓度。

【给药说明】 配制静脉用药时，每 500mg 加入氯化钠注射液、5%葡萄糖注射液或其他灭菌稀释液 100～200ml，上述溶液用于成人病例应在 30～60 分钟内缓慢滴注；婴儿患者稀释液量相应减少。本品不可直接静脉注射，以免产生神经-肌肉阻滞和呼吸抑制作用。

【用法与用量】 成人 肌内注射或静脉滴注。①单纯性尿路感染对常用抗菌药耐药者：每 12 小时 0.2g；②用于其他全身感染：每 12 小时 7.5mg/kg，或每 24 小时 15mg/kg。成人一日不超过 1.5g，疗程不超过 10 天。

儿童 肌内注射或静脉滴注。首剂按体重 10mg/kg，继以每 12 小时 7.5mg/kg，或每 24 小时 15mg/kg。

肾损伤 肌酐清除率>50～90ml/min 者每 12 小时给予正常剂量(7.5mg/kg)的 60%～90%；肌酐清除率 10～50ml/min 者每 24～48 小时用 7.5mg/kg 的 20%～30%。

【制剂与规格】 硫酸阿米卡星注射液：(1)1ml:50mg(5 万 U)；(2)1ml:0.1g(10 万 U)；(3)2ml:0.1g(10 万 U)；(4)2ml:0.2g(20 万 U)。

注射用硫酸阿米卡星：(1)0.1g(10 万 U)；(2)0.2g(20 万 U)；(3)0.4g(40 万 U)。

硫酸异帕米星 [药典(二)；医保(乙)]
Isepamicin Sulfate

【适应证】 适用于对庆大霉素和其他氨基糖苷类耐药的革兰阴性杆菌，包括大肠埃希菌、克雷伯菌属、肠杆菌属、柠檬酸菌属、变形杆菌属、沙雷菌属及铜绿假单胞菌等所致感染，如血流感染、尿路感染、下呼吸道感染、外伤及烧伤感染、腹膜炎等。

【药理】 (1)药效学 本品具有广谱抗菌作用，对庆大霉素和阿米卡星敏感性肠杆菌科细菌的最低抑菌浓度(MIC)多数 0.2～4mg/L，对沙雷菌属作用优于阿米卡星，对铜绿假单胞菌的作用与阿米卡星相同或略差。本品对葡萄球菌属甲氧西林敏感菌株及在体外对某些甲氧西林耐药菌株均有良好作用，对流感嗜血杆菌仅具有中度活性，对链球菌属及肠球菌属无活性。本品最大特点为对细菌所产生的多种氨基糖苷类钝化酶稳定，包括 AAC(6′)Ⅲ，AAC(2′)，AAC(3)-Ⅱ、Ⅲ、Ⅳ、Ⅴ，AAD(2″)，APH(3′)-Ⅰ、Ⅱ，APH(2″)，因此许多对庆大霉素、妥布霉素耐药的菌株对本品仍敏感。本品可为 AAD(4′)-Ⅰ、Ⅱ和 APH(3′)-Ⅵ所钝化。与阿米卡星的最大不同点为后者可被 AAC(6′)-Ⅰ所钝化，而异帕米星则否。细菌对本品耐药者多由于染色体介导的细胞壁渗透障碍所致。

本品在体外与青霉素、哌拉西林、头孢噻肟等联合，对大肠埃希菌、克雷伯菌属、肠杆菌属、柠檬酸菌属、普罗威登菌属、铜绿假单胞菌及不动杆菌属等的部分菌株有协同作用。实验动物中本品肾毒性与其他氨基糖苷类相仿，耳毒性（前庭和耳蜗）比阿米卡星低。

（2）药动学 肌内注射后迅速吸收，t_{max}为 1 小时，成年人一次肌内注射 100～300g，C_{max}为 7～16mg/L，血浆蛋白结合率为 3%～8%。本品主要经肾排出，给药后 24 小时内经肾以原型排出约 85%。成人一次静脉滴注 200mg（30 分钟内），C_{max}为 113mg/L，$t_{1/2}$约 1.8 小时，尿排出量与肌内注射者相同。多次给药后体内无明显蓄积。肾功能减退者 $t_{1/2}$亦相应延长。胆汁排药量少，乳汁中排泌量极少，脐带血、羊水和胎儿血液内药物浓度低。

【不良反应】 胃肠道 静脉使用后可发生恶心、呕吐、腹泻，成人发生率在 1%以下。成人和儿童胃肠道出血的发生率在 0.5%以下。

血液系统 约有 0.1%的患者用药后可发生中性粒细胞缺乏，约有 12%的患者出现血红蛋白减少，有 11%～16%的患者出现嗜酸性粒细胞增多，血小板减少症罕见（约 0.5%）。

肝胆 肝酶升高的发生率与阿米卡星相似。有报道约占患者的 12%，但与给药的关系未能评定。

神经系统 头痛、眩晕、耳鸣约占静脉使用患者的 2%以下，药物热在 1%以下。

听觉，前庭及特殊感官 耳毒性发生率与阿米卡星相似。

泌尿道 静脉使用后约有 5%的患者血肌酐和尿素氮升高。蛋白尿、透明管型、颗粒管型的发生率低于 3%。肾功能不全、少尿、无尿、肾功能衰竭者约有 1.5%，均与阿米卡星相似。

皮肤及皮肤附件 成人静脉使用异帕米星约有 1.5%出现皮疹，与阿米卡星相似。

【禁忌证】 对氨基糖苷类及本品过敏禁用。

【注意事项】 参阅"链霉素"。

【药物相互作用】 氨基糖苷类与β-内酰胺类（青霉素类与头孢菌素类）混合可导致相互失活，因此需联合应用上述抗生素时必须分瓶滴注。本品亦不宜与其他药物同瓶滴注。

【用法与用量】 成人 肌内注射或静脉滴注。一日 400mg，分 1～2 次给药。一日 1 次给药时，滴注时间不得少于 1 小时；一日 2 次给药时，滴注时间宜控制为 30～60 分钟。

【制剂与规格】 硫酸异帕米星注射液：(1)2ml:200mg；(2)2ml:400mg。

硫酸新霉素 [药典(二)；医保(乙)]
Neomycin Sulfate

【适应证】 适用于结肠手术前准备、肝昏迷时作为辅助治疗。新霉素不宜用于全身性感染的治疗。本品对铜绿假单胞菌无效。

【药理】 （1）药效学 参阅本节氨基糖苷类概述部分。

（2）药动学 口服后很少被吸收，完整的肠黏膜只能吸收约 3%，但经有溃疡或表皮剥落或有炎症的黏膜仍可吸收相当量，大部分以原型药随粪便排出。

【不良反应】 参阅"链霉素"。

听觉，前庭及特殊感官 耳毒性强，现仅用于口腔或局部用药，但如果吸收充分，仍可导致不可逆的部分性或完全性耳聋。耳毒性与剂量相关。

皮肤及皮肤附件 可有皮疹或瘙痒、药物热甚至严重的过敏反应，常在局部用药后出现。

胃肠道 口服可引起食欲缺乏、恶心、腹泻等，长期口服可引起表现为脂肪泻、腹泻的吸收不良综合征。

神经系统 新霉素的神经-肌肉阻滞作用比其他氨基糖苷类强。可出现头昏或步履不稳。

呼吸系统 腹腔灌注后可引起呼吸抑制和停止，可致死。

泌尿系统 肾毒性强，可导致尿量或排尿次数显著减少或极度口渴。

其他 可能导致继发感染。

【禁忌证】 对本品或其他氨基糖苷类过敏者禁用。

【注意事项】 交叉过敏反应 对一种氨基糖苷类抗生素不能耐受者，可能对其他氨基糖苷类亦不能耐受。

不良反应相关 慎用于肝功能或肾功能损害、神经-肌肉功能障碍、听力受损的患者。如肝昏迷患者不能口服新霉素时，可用无菌新霉素粉配制成 1%溶液做保留灌肠。

妊娠 妊娠期妇女宜慎用本品。

哺乳期 用药期间哺乳期妇女应暂停哺乳。

儿童 早产儿及新生儿中缺乏安全应用本品的资料，故不宜应用。

【药物相互作用】 参阅"链霉素"。口服可影响青霉素V、地高辛、甲氨蝶呤等药物的吸收，可影响口服避孕药的效果，可增加阿卡波糖的作用。

【给药说明】 新霉素可于空腹时或餐后服用。

【用法与用量】 成人 口服，一次 0.25～0.5g（以新霉素计，下同），一日 1～2g。肝性脑病的辅助治疗，一次 0.5～1.0g，每 6 小时 1 次，疗程 5～6 天。结肠手术前准备，每小时 0.5g，用药 4 小时；继以每 4 小时 0.5g，共 24 小时。

儿童 一日 25～50mg/kg，分 4 次服用。

其他 滴眼液，滴入眼结膜囊内，一次 1～2 滴，一日 3～5 次。

【制剂与规格】 硫酸新霉素片：(1)0.1g(10 万 U)；(2)0.25g(25 万 U)。

硫酸新霉素滴眼液：8ml:40mg(4 万 U)。

妥 布 霉 素 [药典(二)；医保(乙)]
Tobramycin

【适应证】 适用于敏感铜绿假单胞菌、变形杆菌、大肠埃希菌、克雷伯菌属、肠杆菌属、沙雷菌属、柠檬酸杆菌属以及葡萄球菌属(不包括耐甲氧西林菌株)所致严重感染。临床上本品常与β-内酰胺类或其他抗感染药物联合应用。本品用于铜绿假单胞菌脑膜炎或脑室炎时可同时鞘内注射给药；用于支气管及肺部感染时可同时以气溶胶吸入本品作为辅助治疗。妥布霉素对多数链球菌属感染无效。

【药理】 (1)药效学 参阅本节氨基糖苷类概述部分。

(2)药动学 肌内注射后吸收迅速而完全。局部冲洗或局部应用后亦可吸收一定量。吸收后主要分布于细胞外液；其中 5%～15%再分布到组织中，在肾皮质细胞中蓄积。本品可穿过胎盘屏障。分布容积为 0.26L/kg。尿液中药物浓度高，肌内注射 1mg/kg 后尿中浓度可达 75～100mg/L。滑膜液内可达有效浓度，在支气管分泌液、脑脊液、胆汁、粪便、乳汁、房水中浓度低。肌内注射 1mg/kg 后血药浓度可达 4mg/L；静脉滴注上述剂量 1 小时，其血药浓度与肌内注射者相似 $t_{1/2}$ 为 1.9～2.2 小时，血浆蛋白结合率很低。本品在体内不代谢，经肾小球滤过排出。24 小时内排出给药量的 85%～93%。本品可经血液透析或腹膜透析清除。

【不良反应】 参阅"硫酸庆大霉素"。

【禁忌证】 对本品或其他氨基糖苷类过敏者禁用。

【注意事项】 参阅"硫酸庆大霉素"。

常规 血药峰浓度不应高于 10μg/ml，谷浓度不超过 2μg/ml。

【药物相互作用】 氨基糖苷类与β-内酰胺类(头孢菌素类与青霉素类)混合可导致相互失活，因此需联合应用上述抗生素时必须分瓶滴注。同样妥布霉素亦不宜与其他抗感染药物同瓶滴注。

【给药说明】 参阅"硫酸庆大霉素"。

(1)妥布霉素注射液必须经充分稀释后静脉滴注，可将每次用量加入 50～200ml 5%葡萄糖注射液或氯化钠注射液以稀释成浓度为 1mg/ml(0.1%)的溶液，在 30～60 分钟内滴完(滴注时间不可少于 20 分钟)，儿童用药时稀释液量需相应减少。

(2)本品不宜皮下注射，因可引起疼痛；本品亦可用于气溶胶吸入，应注意监测用药后支气管痉挛的发生。

【用法与用量】 **成人** (1)肌内注射或静脉滴注。一次 1～1.7mg/kg，每 8 小时 1 次，疗程 7～14 日。也可采用一日剂量 1 次给药的方法。

(2)眼用 滴眼液滴于患眼睑内。①轻、中度感染：一次 1～2 滴，每 4 小时 1 次。②重度感染：一次 2 滴，每小时 1 次。眼膏剂涂入患眼睑内，轻度及中度感染的患者时，每日 2～3 次，每次取约 1.5cm 长的药膏，病情缓解后减量；滴眼液可与眼膏联合使用，即白天滴用滴眼液，晚上使用眼膏。

肾损伤 肌酐清除率在 70ml/min 以下者其维持剂量需根据测得的肌酐清除率进行调整。

儿童 肌内注射或静脉滴注。一次 2mg/kg，每 8 小时 1 次。

【制剂与规格】 硫酸妥布霉素注射液：(1)1ml:40mg(4 万 U)；(2)1ml:80mg(8 万 U)。

妥布霉素滴眼液：(1)5ml:15mg；(2)8ml:24mg。

妥布霉素眼膏：3.5g，0.3%。

硫酸奈替米星 [药典(二)；医保(乙)]
Netilmicin Sulfate

【适应证】 适用于敏感革兰阴性杆菌所致严重感染(参阅"硫酸庆大霉素")，临床上本品常与β-内酰胺类联合应用；亦可与其他抗感染药物联合用于治疗葡萄球菌属感染，但对耐甲氧西林葡萄球菌感染无效。

【药理】 (1)药效学 参阅本节氨基糖苷类概述部分。

(2)药动学 正常人一次肌内注射 1mg/kg 后，t_{max} 为 0.5～1 小时，C_{max} 可达 3.76mg/L，$t_{1/2}$ 为 2.5 小时；一次肌内注射 2mg/kg 及 3mg/kg 后的 C_{max} 分别为 11.8mg/L 与 15.8mg/L。一次静脉滴注(30 分钟内滴注完)2mg/kg 后的 C_{max} 可达 16.5mg/L，1 小时、4 小时和 8 小时后的血药浓度分别为 7.9mg/L、2.1mg/L 和 0.9mg/L。本品血浆蛋白结合率很低，体内分布与庆大霉素相似。本品不易渗入脑脊液；在化脓性支气管炎患者的支气管分泌物中，本品浓度可达同期血药浓度的 19%。

【不良反应】 参阅"硫酸庆大霉素"。

听觉，前庭及特殊感官 本品的耳毒性较庆大霉素和妥布霉素低，在前庭和耳蜗组织中的浓度亦较庆大霉素低，但二者在外淋巴液中的浓度基本相同。奈替米星耳蜗毒性的平均发生率为 2.4%。

【禁忌证】 对本品或其他氨基糖苷类过敏者禁用。

【注意事项】 参阅"硫酸庆大霉素"。

常规 血药峰浓度不应超过 12μg/ml，谷浓度不应超过 2μg/ml。

本品剂量相同时，发热患者的血药浓度较无发热者低，半衰期亦较后者为短，但热退后其血药浓度可能增高，故通常不需调整剂量。本品在贫血患者中的半衰期亦可能较短。严重烧伤患者中，本品的血药浓度可能较低，在此种患者中应根据血药浓度测定结果调整剂量。

哺乳期 氨基糖苷类药物可进入乳汁哺乳期患者应用此类药物应被告知对婴儿有潜在的损伤，为安全起见，应避免使用。

不良反应相关 为避免或减少耳、肾毒性反应的发生，治疗期间应定期进行尿常规、血尿素氮、血肌酐等检查，并应密切观察前庭功能及听力改变。

肾损伤 肾功能损伤者应根据血药浓度调整剂量，如无法监测血药浓度，可根据肌酐清除率调整剂量（患者用药剂量=正常人推荐剂量×患者肌酐清除率/正常人肌酐清除率）。调整后的一日总量可一日 1 次给药，也可分次给药，每 8 小时或 12 小时给药 1 次。每次剂量通常不超过 3.25mg/kg。

【药物相互作用】 参阅"硫酸庆大霉素"。氨基糖苷类与β-内酰胺类(头孢菌素类与青霉素类)混合可导致相互失活，因此需联合应用上述抗生素时必须分瓶滴注。本品亦不宜与其他抗感染药物同瓶滴注。

【给药说明】 参阅"硫酸庆大霉素"。

药液配制：每次剂量溶解于 50～200ml 适当的稀释液中(参阅药品说明书)。所得药液于 30～60 分钟内静脉滴注，以免发生神经-肌肉阻滞作用。儿童患者的液体量相应减少。

【用法与用量】成人 肌内注射或稀释后静脉滴注，每 8 小时 1.3～2.2mg/kg(盐基)；或每 12 小时 2～3.25mg/kg(盐基)；疗程 7～14 日。治疗复杂性尿路感染时，每 12 小时 1.5～2mg/kg(盐基)，疗程 7～14 日。血液透析后应补给 1mg/kg(盐基)。成人一日最高剂量不超过 7.5mg/kg(盐基)。也可采用一日剂量 1 次给药的方法(参阅"硫酸庆大霉素")。

儿童 肌内注射或稀释后静脉滴注，每 8 小时 1.7～2.3mg/kg(盐基)；或每 12 小时 2.5～3.5mg/kg(盐基)；疗程 7～14 日。

【制剂与规格】 硫酸奈替米星注射液：(1)1ml:5 万 U；(2)2ml:10 万 U(注：每 1mg 奈替米星相当于 1000U 奈替米星)。

硫酸西索米星[药典(二)]
Sisomicin Sulfate

【适应证】 主要适用于敏感革兰阴性杆菌，如大肠埃希菌、克雷伯菌属、肠杆菌属、变形杆菌属、铜绿假单胞菌等以及甲氧西林敏感葡萄球菌所致重症感染，如下呼吸道感染、复杂性尿路感染、血流感染、腹腔感染、皮肤及软组织感染等。临床上大多与其他抗感染药联合应用。

【药理】(1)药效学 本品对各种肠杆菌科细菌如大肠埃希菌、克雷伯菌属、变形杆菌属、肠杆菌属、沙门菌属、志贺菌属、沙雷菌属及铜绿假单胞菌等均有良好作用。本品对甲氧西林敏感葡萄球菌有良好抗菌活性，但对甲氧西林耐药葡萄球菌的作用差。本品可被多种氨基糖苷类钝化酶钝化而失去抗菌活性。西索米星与庆大霉素间存在很大程度的交叉耐药性。

(2)药动学 正常人肌内注射 1～1.5mg/kg 后平均血药峰浓度于 0.5～1 小时后到达，为 1.5～9mg/L。在体内分布广泛，但脑脊液内浓度低。本品主要经肾排出，自尿中排出给药量的 75%左右。消除半衰期约 2.5 小时。肾功能减退者尿中排出药量亦相应减少，消除半衰期延长。血液透析 6 小时约可排出 40%的给药量。

【不良反应】听觉，前庭及特殊感官 影响前庭功能时可发生眩晕、步履不稳等，亦可引起听力减退、耳鸣或耳部胀满感。

泌尿系统 在本品应用过程中可出现肾毒性，表现为血尿、排尿次数显著减少或尿量减少，血肌酐值升高等，原有肾功能减退的患者或与其他肾毒性药物联合应用时尤易发生，及时停药后大多可恢复。

神经系统 偶有因神经-肌肉阻滞作用引起软弱无力、嗜睡。

皮肤及皮肤附件 可有皮疹。

血管，出血及凝血 可有嗜酸性粒细胞增多。

肝胆系统 可有肝功能异常。

【禁忌证】 对本品和其他氨基糖苷类过敏者禁用。

【注意事项】 参阅"硫酸庆大霉素"。鉴于本品与庆大霉素相比无显著优点，故目前临床应用不广。

【用法与用量】成人 一日 3～6mg/kg，分 1～3 次肌内注射或静脉滴注。静脉滴注时每次剂量加入 50～200ml 的 0.9%氯化钠注射液或 5%葡萄糖注射液中，于 30～60 分钟内缓慢滴入。

肾损伤 肌酐清除率为 50～90ml/min 时，每 8～12 小时 1 次，每次为正常剂量的 60%～90%；肌酐清除率为 10～50ml/min 时，每 12 小时 1 次，每次为正常剂量的 30%～70%；肌酐清除率<10ml/min 时，每 24～48 小时 1 次，每次为正常剂量的 20%～30%。

【制剂与规格】 硫酸西索米星注射液(以西索米星计)：(1)1ml:50mg(5 万 U)；(2)2ml:100mg(10 万 U)。

硫酸小诺霉素 [药典(二)]
Micronomicin Sulfate

【适应证】 本品主要与其他抗感染药联合应用治疗敏感革兰阴性杆菌以及甲氧西林敏感葡萄球菌所致中、重度感染，如下呼吸道感染、复杂性尿路感染、血流感染、腹腔感染、皮肤及软组织感染等。

【药理】 (1)药效学 小诺霉素对甲氧西林敏感葡萄球菌、肠杆菌科细菌(如大肠埃希菌、克雷伯菌属、变形杆菌属、肠杆菌属等)及铜绿假单胞菌具有良好抗菌作用，对甲氧西林耐药葡萄球菌、各组链球菌和肠球菌的作用较差，对厌氧菌无效。本品对 AAC(6′)钝化酶稳定，产该酶的细菌对庆大霉素、妥布霉素、阿米卡星和西索米星等药物耐药，但对小诺霉素仍敏感。

(2)药动学 健康成人单剂肌内注射 60mg 或 120mg 本品后 30 分钟的血药浓度分别为 5.6mg/L 和 7.2mg/L，其消除半衰期为 2.5 小时，给药后 8 小时血药浓度仍维持在 0.5～1.0mg/L。单剂静脉滴注 60mg 或 120mg 本品后血药峰浓度分别为 4.3mg/L 和 8.8mg/L，消除半衰期为 1.69 小时。每 12 小时注射本品 120mg，连续 4 次，血液中药物无蓄积倾向。本品主要经肾脏排泄，8 小时尿回收率可达 80%；肾功能减退时，尿中排泄量减少。本品可通过胎盘血液循环，羊水和脐带血中药物浓度为母体血药浓度的 1/2；乳汁中药物浓度为母体血药浓度的 15%。

【不良反应】 **听觉，前庭及特殊感官** 常见听力减退、耳鸣或耳部饱满感(耳毒性)、步履不稳、眩晕(耳毒性，影响前庭)、恶心或呕吐(耳毒性，影响前庭)。

泌尿系统 可见血尿、排尿次数显著减少或尿量减少、极度口渴(肾毒性)。

眼 可见视力减退(视神经炎)。

呼吸系统 可见呼吸困难、过敏性休克。

神经系统 可见嗜睡、极度软弱无力(神经-肌肉阻滞)。

皮肤及皮肤附件 可见皮疹。

局部反应 可见注射部位疼痛、硬结、静脉炎等。

其他 可见食欲减退、血象变化、肝功能改变、消化道反应。

【禁忌证】 对本品或其他氨基糖苷类过敏者禁用。

【注意事项】 参阅"硫酸庆大霉素"。

【药物相互作用】 小诺霉素与哌拉西林、头孢哌酮等β-内酰胺类药物联合具有协同抗菌作用。余参阅"硫酸庆大霉素"。

【用法与用量】 **成人** 一日 120～240mg，分 2 次肌内注射或静脉滴注。

儿童 一日 3～4mg/kg，分 2～3 次肌内注射或静脉滴注。

【制剂与规格】 硫酸小诺霉素片：40mg(4 万 U)。

硫酸小诺霉素口服溶液：10ml:80mg(8 万 U)。

硫酸小诺霉素注射液(以小诺霉素计)：(1)1ml:30mg(3 万 U)；(2)2ml:60mg(6 万 U)；(3)2ml:80mg(8 万 U)。

注射用硫酸小诺霉素(以小诺霉素计)：(1)30mg(3 万 U)；(2)60mg(6 万 U)。

硫酸依替米星 [药典(二)；医保(乙)]
Etimicin Sulfate

【适应证】 适用于敏感革兰阴性杆菌所致各种感染，如支气管炎、肺部感染、膀胱炎、肾盂肾炎、皮肤及软组织感染等。

【药理】 (1)药效学 本品对多数肠杆菌科细菌如大肠埃希菌、肺炎克雷伯菌、奇异变形杆菌、志贺菌属、沙雷菌属、沙门菌属等均具有良好抗菌作用，对部分铜绿假单胞菌和不动杆菌属具有一定作用。对甲氧西林敏感葡萄球菌属亦有良好抗菌活性。

(2)药动学 健康成年人一次静脉滴注 100mg、150mg、200mg、300mg 依替米星后 C_{max} 分别为 11.3mg/L、14.6mg/L、17.79mg/L 和 22.64mg/L，t_{max} 为 0.5～1 小时，$t_{1/2}$ 约 1.5 小时。给药后 24 小时内尿中排出原型药约为给药量的 80%。血浆蛋白结合率约 25%。

【不良反应】 参阅"硫酸庆大霉素"。

胃肠道 可见恶心、呕吐。

听觉，前庭及特殊感官 可见眩晕、耳鸣。

皮肤及皮肤附件 可见皮疹。

注射部位 可见静脉炎。

肝胆系统 个别患者中可见 ALT 增高。

泌尿系统 个别患者中可见血尿素氮及肌酐增高。主要发生于肾功能不全患者。

【禁忌证】 对氨基糖苷类及本品过敏者禁用。

【注意事项】 参阅"硫酸庆大霉素"。

【用法与用量】 **成人** 一日 200～300mg，分 1～2 次静脉滴注。

【制剂与规格】硫酸依替米星注射液：（1）1ml:50mg；（2）2ml:100mg；（3）4ml:200mg。

注射用硫酸依替米星：（1）50mg；（2）100mg；（3）150mg；（4）200mg；（5）300mg。

硫酸核糖霉素[药典(二)]
Ribostamycin Sulfate

【适应证】　适用于治疗由敏感大肠埃希菌、变形杆菌属、肺炎克雷伯菌、流感嗜血杆菌、志贺菌属所致下呼吸道感染、尿路感染、胆道感染等。本品对铜绿假单胞菌、厌氧菌无作用。

【药理】　（1）药效学　本品对大肠埃希菌、肺炎克雷伯菌、普通变形杆菌、志贺菌属、沙门菌属有良好抗菌作用，其活性较卡那霉素稍差。对部分甲氧西林敏感葡萄球菌属、淋病奈瑟球菌、脑膜炎奈瑟球菌亦有较好作用，对链球菌属和结核分枝杆菌有微弱作用，对铜绿假单胞菌、厌氧菌无效。本品与卡那霉素交叉耐药。

（2）药动学　正常人肌内注射 0.5g 后 t_{max} 为 0.5 小时，C_{max} 为 25mg/L，1 小时、2 小时、4 小时和 6 小时的血药浓度分别为 23.1mg/L、17.2mg/L、9.4mg/L 和 2.1mg/L，8 小时后仅有微量。本品可进入全身各组织中，也有一定量进入眼房水、乳汁及羊水中。肌内注射后脐带血中药物浓度约为母体血中药物浓度的一半。给药后 12 小时内自尿中排出给药量的 85%～90%。

【不良反应】　参阅"硫酸卡那霉素"。

皮肤及皮肤附件　偶有皮疹。

神经系统　偶有麻木、头痛。

听觉，前庭及特殊感官　偶有耳鸣、个别患者可出现听力减退、眩晕。

胃肠道　偶有恶心、呕吐、腹泻。

肝胆　个别可出现氨基转移酶增高。

泌尿系统　个别出现血尿素氮升高。

代谢及营养　维生素 K 或维生素 B 缺乏。

其他　偶见休克报道。

【禁忌证】　对本品或其他氨基糖苷类抗生素过敏者禁用。

【注意事项】　**肾损伤**　肾功能不全者应根据肌酐清除率调整剂量。

妊娠　妊娠期妇女用药因本品可能引起新生儿第Ⅷ对脑神经损害，故妊娠期妇女用药前应充分权衡利弊。

危机处理　本品无特殊拮抗药，如过量或引起毒性反应时应给予大量水分，同时采用对症疗法和支持疗法。

【药物相互作用】　参阅"链霉素"。

【给药说明】　（1）本品应避免与右旋糖酐及其他肾毒性药物同用。

（2）本品仅用于肌内注射。通常疗程不宜超过 14 天。

（3）使用前每瓶含量为 0.2g、0.5g、1.0g 的本品分别加入灭菌注射用水或氯化钠注射液 2ml、3ml、4ml，完全溶解后做肌内注射。

【用法与用量】　成人　一日 1～1.5g，分 2 次肌内注射。

儿童　一日 20～30mg/kg，分 2 次肌内注射。新生儿及婴儿不推荐使用。

【制剂与规格】　注射用硫酸核糖霉素：（1）0.2g(20万 U)；（2）0.25g(25 万 U)；（3）0.5g(50 万 U)；（4）1g(100万 U)。

硫酸核糖霉素注射液：2ml:0.5g(50 万 U)。

硫酸巴龙霉素[药典(二)]
Paromomycin Sulfate

【适应证】　本品的耳、肾毒性大，故一般不宜做全身性应用。口服适用于肠道阿米巴病、细菌性痢疾、细菌性肠道感染，也可用于肠道隐孢子虫的治疗、肠道手术前准备和肝昏迷患者。

【药理】　（1）药效学　本品为氨基糖苷类抗生素。巴龙霉素的抗菌谱与新霉素和卡那霉素基本相同。对革兰阳性和阴性细菌均有抑制作用，其中以对志贺菌属和金黄色葡萄球菌的作用较显著，对铜绿假单胞菌和厌氧菌无作用。对阿米巴原虫有较强抑制作用，对利什曼原虫、隐孢子虫、丝虫等亦有良好作用。

（2）药动学　口服吸收很少，绝大多数以原型由肠道排泄。

【不良反应】　**胃肠道**　食欲缺乏、恶心、呕吐、腹部不适、轻度腹泻和头晕。

其他　长期应用也可能引起肾功能和听力损害。

【禁忌证】　对本品或其他氨基糖苷类抗生素过敏者禁用。

【注意事项】　**不良反应相关**　长期口服本品的慢性肠道感染患者，尤其是伴有肾功能减退或与其他耳毒性或肾毒性药物同服，特别应注意出现肾毒性或耳毒性症状的可能。

下列情况应慎用本品：失水、第Ⅷ对脑神经损害、重症肌无力、帕金森病、肾功能损害及溃疡性结肠炎患者。

哺乳期　哺乳期妇女在服用本品期间应暂停哺乳。

儿童　目前尚缺少早产儿与新生儿安全应用本品的数据资料，故早产儿与新生儿不宜应用。

老年人 老年患者宜慎用本品。

【用法与用量】 成人 (1)肠阿米巴病：一次 0.5g，一日 3 次，共 7 日；

(2)隐孢子虫病：一次 0.5～0.75g，一日 3 次；

(3)结肠手术前准备及肝昏迷：一次 1g，一日 3 次。

儿童 肠阿米巴病：一日 30mg/kg，分 3 次服用。

【制剂与规格】硫酸巴龙霉素片：(1)0.1g(10 万 U)；(2)0.25g(25 万 U)。

盐酸大观霉素 [药典(二); 医保(乙)]
Spectinomycin Hydrochloride

【适应证】 本品为淋病奈瑟菌所致尿道、宫颈和直肠感染的二线用药，主要适用于由产青霉素酶菌株或产染色体介导性β-内酰胺酶的青霉素耐药菌株所致感染。播散性淋病奈瑟菌感染的患者对β-内酰胺类抗生素过敏者亦可选用本品，由于许多淋病患者同时合并沙眼衣原体感染，因此在应用本品治疗后应继以 7 日疗程的四环素或多西环素或红霉素治疗。

【药理】 (1)药效学 本品主要对淋病奈瑟菌有高度抗菌活性，青霉素敏感菌和产青霉素酶淋病奈瑟菌通常对本品均呈敏感。其作用机制是干扰细菌核糖体 30S 亚单位的作用，抑制细菌合成蛋白质。细菌可因染色体突变而引起核糖体结构的改变，影响本品抑制细菌蛋白质合成作用而使细菌对本品耐药；此外偶有质粒介导的耐药性，使细菌产生一种核苷转移酶，使大观霉素钝化失活。对本品耐药的菌株往往对链霉素、庆大霉素、妥布霉素等仍敏感。大观霉素对许多肠杆菌科细菌具有中度抗菌活性，普罗威登菌和铜绿假单胞菌对本品通常耐药。本品对沙眼衣原体无活性，对溶脲脲原体有良好作用，对梅毒螺旋体无效。

(2)药动学 本品口服不吸收，肌内注射 2g 后的 t_{max} 为 1 小时，C_{max} 为 100mg/L，剂量加倍则 C_{max} 亦几近增加 1 倍。本品与血浆蛋白不结合。$t_{1/2}$ 为 1～3 小时，肾功能减退者(肌酐清除率<20ml/min)可延长至 10～30 小时。

本品主要经肾排出，一次给药后 48 小时内尿中以原型排出将近 100%。血液透析可使本品的血药浓度减低近 50%。

【不良反应】 注射部位局部反应 偶可出现注射部位疼痛。

皮肤及皮肤附件 偶见发热、皮疹等过敏反应。

神经系统 个别患者偶可出现短暂眩晕、恶心、呕吐及失眠等。

泌尿系统 肌酐清除率降低，以及碱性磷酸酶、尿素氮和血清氨基转移酶等升高。也有尿量减少的病例发生。

血液 偶见血红蛋白、红细胞压积减少。

【禁忌证】 对本品或其他氨基糖苷类过敏者禁用。

【注意事项】 交叉过敏反应 本品与青霉素类无交叉过敏性。

儿童 淋病患者对青霉素类或头孢菌素类过敏者可应用本品，由于本品的稀释剂中含 0.945%苯甲醇，可能引起婴儿产生致命性喘息综合征，故婴儿不宜使用。

不良反应相关 发生不良反应时，对严重过敏反应者可给予肾上腺素、糖皮质激素和(或)抗组胺药物，保持气道通畅，吸氧等抢救措施。

【给药说明】 (1)本品只供肌内注射，应在臀部肌肉外上方做深部肌内注射。注射部位一次注射量不超过 2g(5ml)。

(2)药液配制 2g 本品用 3.2ml 稀释液或 4g 本品用 6.2ml 稀释液(含 0.945%苯甲醇)溶解，使药液浓度为 400mg/L，充分摇匀后用 20 号针头抽吸药液后注射。

【用法与用量】 成人 用于宫颈、直肠或尿道淋病奈瑟菌感染，单剂一次肌内注射 2g；用于播散性淋病，一次肌内注射 2g，每 12 小时 1 次，共 3 日。一次最大剂量 4g，于左右两侧臀部肌内注射。

儿童 婴儿不宜使用本品。儿童体重45kg 以下者，单剂肌内注射 40mg/kg；体重 45kg 以上者，单剂肌内注射 2g。

【制剂与规格】 注射用盐酸大观霉素(以大观霉素计)：2g(200 万 U)。

第五节 四环素类

四环素类抗生素包括四环素、土霉素、金霉素以及多种半合成四环素。后者有多西环素(doxycycline，强力霉素)、米诺环素(minocycline，二甲胺四环素)、美他环素(metacycline，甲烯土霉素)和地美环素(demeclocycline，去甲基金霉素)。由于四环素类抗菌谱广、口服方便，在 20 世纪 60 年代和 70 年代临床上广为应用，无指征滥用者多，导致细菌对四环素类耐药现象严重。四环素类有

诸多不良反应，如对胎儿、新生儿、婴幼儿牙齿、骨骼发育的影响，对肝脏的损害以及加重氮质血症等。由于上述多方面的原因，目前四环素类已不再作为常见细菌感染的首选药物，其主要适应证为立克次体病、布鲁菌病(与其他药物联合应用)、支原体感染、衣原体感染、霍乱、回归热等，半合成四环素类也可用于某些敏感菌所致轻症感染。由于此类药物的不良反应，8 岁以下儿童、

妊娠期妇女均需避免应用四环素类。四环素、土霉素及半合成四环素类可供全身应用，金霉素仅作为局部应用。

盐酸四环素 [药典(二)；医保(乙)]
Tetracycline Hydrochloride

【适应证】 ①作为首选或选用药物可应用于下列疾病：立克次体病，包括流行性斑疹伤寒、地方性斑疹伤寒、落基山斑疹热、恙虫病和Q热；支原体属感染；衣原体属感染，包括鹦鹉热、性病淋巴肉芽肿、非特异性尿炎、输卵管炎、宫颈炎及沙眼；回归热；布氏菌病；霍乱；兔热病(土拉菌病)；莱姆病；鼠疫。治疗布氏菌病和鼠疫时需与氨基糖苷类联合应用。②亦可应用于对青霉素类抗生素过敏的破伤风、气性坏疽、雅司病、梅毒、淋病和钩端螺旋体病患者。③由于目前常见致病菌对四环素类耐药现象严重，仅在病原菌对此类药物呈现敏感时，方有指征选用该类药物。例如可选用于敏感的金黄色葡萄球菌、肺炎链球菌、化脓性链球菌、淋病奈瑟菌、脑膜炎奈瑟菌、大肠埃希菌、产气肠杆菌、志贺菌属、耶尔森菌、单核细胞增多性李斯特菌、放线菌属等所致呼吸道、胆道、尿路和皮肤、软组织感染，也可用于痤疮的治疗。然而由于四环素类抗生素的不良反应较多，遇有上述敏感菌所致感染时，必须权衡利弊后方可决定是否应用。

【药理】 (1)药效学　四环素类具有广谱抗病原微生物作用，为抑菌药，高浓度时具有杀菌作用。其作用机制在于能特异性地与病原微生物的核糖体30S亚基A位置结合，阻止氨基酰-tRNA在该位置上的连接，从而抑制肽链的延长和影响细菌或其他病原微生物的蛋白质合成。

(2)药动学　本品口服后可吸收但不完全，约可吸收口服量的30%～70%(其盐酸盐吸收60%～70%，四环素碱仅吸收30%～40%)；口服吸收受金属离子影响，后者与药物形成络合物而使吸收减少；进食后服药的血药浓度较空腹服用者约降低一半。单次口服250mg后，C_{max}为2～4mg/L，多次口服250mg或500mg(每6小时服药1次)后，C_{ss}分别为1～3mg/L和1.5～5mg/L。单次静脉给药500mg后，C_{max}可达15～20mg/L，1～2小时后血药浓度降至4～10mg/L，12小时后尚有1～3mg/L。吸收后广泛分布于全身组织和体液中，易渗入胸水、腹水、胎儿循环，但不易透过血-脑屏障，脑膜有炎症时脑脊液中药物浓度为同期血药浓度的10%～25%，但仍不能达到有效治疗浓度。本品易与新生儿的骨和牙齿等组织结合，在肝、脾和其他生长迅速的组织如肿瘤等部位浓集。分布容积为1.3～1.6L/kg；血浆蛋白结合率为55%～

70%；肾功能正常者$t_{1/2\beta}$为6～11小时，无尿患者可达57～108小时。本品主要自肾小球滤过排出体外，给药后24小时内可排出给药量的60%，其不吸收部分自粪便中以原型排泄。口服及注射给药后均有少量药物自胆汁分泌至肠道排出。四环素类可分泌至乳汁，乳汁中药物浓度可达血药浓度的60%～80%。本品可自血液透析缓慢清除，可清除给药量的10%～15%。

【不良反应】 胃肠　口服四环素类药物可引起恶心、呕吐、上腹不适、腹胀、腹泻等胃肠道症状。口服量每次不宜大于0.5g，以减少上述反应。偶尔引起胰腺炎，偶有食管炎和食管溃疡的报道，多发生于服药后立即卧床的患者。

肝胆　肝脏损害通常为肝脂肪变性。妊娠期妇女、高剂量给药者、原有肾功能损害的患者易发生肝毒性，但肝毒性亦可发生于无上述情况的患者。四环素类可致胰腺炎，也可与肝毒性同时发生，患者可并不伴有原发性肝病。

免疫系统及感染　四环素类药物过敏反应较青霉素类少见。可引起药物热或皮疹，后者可表现为荨麻疹、多形性红斑、湿疹样红斑等，也可诱发光感性皮炎。四环素类所致过敏性休克、哮喘、紫癜等亦偶有发生。

皮肤及皮肤附件　某些用四环素的患者日晒时会有光敏现象。服用本品期间，患者不要直接暴露于阳光或紫外线下，一旦皮肤有红斑则立即停药。

二重感染　长期应用四环素类可诱发耐药金黄色葡萄球菌、革兰阴性杆菌和真菌等的消化道、呼吸道和尿路感染，严重者可致败血症。

肾毒性　肾脏损害可引起已有肾功能损害者的氮质血症加重，高磷酸血症和酸中毒。多西环素和米诺环素引起肾功能损害者少见。有米诺环素致间质性肾炎的个例报道。

神经系统　偶可致良性颅内压增高(假性脑瘤)，可表现为头痛、呕吐、视物模糊、视神经乳头水肿等。

血液系统　偶可引起血小板减少症。在高剂量静脉用药时有损伤凝血功能的报道。也有致溶血性贫血的少数病例报道。

肌肉骨骼　四环素类药物可沉积在牙齿、骨骼和指甲中，致牙齿产生不同程度的黄染变色，牙釉质发育不良及龋齿，并可致骨发育不良。

尿路　使用失效或降解的四环素类可引起范科尼综合征，即肾小管性酸中毒，表现为多尿、恶心、烦渴、糖尿、氨基酸尿、高磷酸盐尿、低钾血症、高尿酸血症、酸中毒、蛋白尿。

四环素类的应用可使人体内正常菌群减少，导致维生素缺乏、真菌繁殖，出现口干、咽痛、口角炎、舌炎、舌苔色暗或变色等。

四环素静脉应用时，局部可产生疼痛等刺激症状，严重者发生血栓性静脉炎。

【禁忌证】 对四环素类药物过敏者禁用。

【注意事项】 交叉过敏反应　对一种四环素类药物呈过敏者可对其他四环素类药物呈现过敏。

诊断干扰　①测定尿邻苯二酚胺(Hingerty 法)浓度时，由于四环素类对荧光的干扰，可使测定结果偏高；②四环素类可使血清碱性磷酸酶、血尿素氮、血清淀粉酶、血清胆红素、血清氨基转移酶(AST、ALT)的测定值升高。

妊娠　四环素类药物可透过血-胎盘屏障而进入胎儿体内，沉积在牙齿和骨的钙质区中，引起胎儿牙齿变色、牙釉质再生不良，并可抑制胎儿骨骼生长。该类药物在动物实验中有致畸胎作用，因此妊娠期妇女不宜使用。妊娠期间患者对四环素类的肝毒性反应尤为敏感，应避免使用此类药物，如必须应用时静脉滴注盐酸四环素每日量以 1g 为宜，不应大于 1.5g，其血药浓度应保持在 15mg/L 以下。

哺乳期　四环素类药物可自乳汁分泌，乳汁中药物浓度较高，虽然四环素类可与乳汁中的钙形成不溶性的络合物，吸收甚少，但由于该类药物可引起牙齿永久性变色、牙釉质发育不良和抑制婴儿骨骼的发育生长，因此哺乳期妇女须避免应用，或在用药期间停止授乳。

儿童　8 岁以下儿童应用四环素类药物可致恒齿黄染、牙釉质发育不良和骨生长抑制，因此在婴儿和儿童中应避免使用该类药物。

肝损伤　由于本品可致肝损害，原有肝病者不宜用此类药物。

肾损伤　由于本品可加重氮质血症，已有肾功能损害不宜应用此类药物，如确有指征应用时须慎重考虑，并调整剂量。

随访检查　长期用药期间应定期随访检查血常规以及肝、肾功能。

其他　治疗性病时，如怀疑同时合并螺旋体感染，用药前须行暗视野显微镜检查及血清学检查，后者每月 1 次，至少 4 次。

常规　由于较长时间静脉给药有发生血栓性静脉炎的可能，应在病情许可时尽早改为口服给药。

【药物相互作用】（1）与抗酸药如碳酸氢钠等合用时，由于胃内 pH 值增高，可使四环素类的吸收减少、活性降低，故在服用四环素类药物后 1～3 小时内不应服用抗酸药。

（2）与葡萄糖酸钙、乳酸钙及含镁缓泻药等各种含钙、镁、铁离子的药物合用时，四环素类药物可与其中的金属离子形成不溶性络合物，使药物吸收减少。

（3）与全麻药甲氧氟烷合用时可增强其肾毒性。

（4）与强效利尿药如呋塞米等药物合用时可加重肾功能损害。

（5）与其他具有肝毒性的药物（如抗肿瘤化疗药物）合用时可加重肝损害。

（6）血脂调节药考来烯胺(cholestyramine)或考来替泊(colestipol)与四环素类合用时，可影响四环素类的吸收，有指征合用时，两者应分别服用，并间隔数小时。

（7）口服含雌激素类避孕药与四环素类同时应用，可降低避孕药的效果，以及增加月经期外出血。

（8）本品可抑制血浆凝血酶原的活性，所以接受抗凝治疗的患者需要调整抗凝药的剂量。

【给药说明】（1）口服四环素类时，应饮用足量水（约 240ml），以避免食管溃疡和减少胃肠道刺激症状。

（2）由于较长时间静脉给药有发生血栓性静脉炎的可能，故应在病情许可时尽早改为口服给药。

（3）四环素类的大多数品种宜空腹服药，即餐前 1 小时或餐后 2 小时服药，以避免食物对药物吸收的影响。

【用法与用量】 成人 （1）口服　①成人常用量，每次 0.25～0.5g，每 6 小时 1 次或每次 0.5～1.0g，每 12 小时 1 次。②治疗布鲁菌病，每次 0.5g，每 6 小时 1 次，疗程 3 周；第 1～2 周联合链霉素 1g 肌内注射，每日 1 次。③治疗梅毒，每次 0.5g，每 6 小时 1 次，早期梅毒疗程 15 日；晚期梅毒 30 日。④治疗沙眼衣原体所致单纯性尿道炎、宫颈炎或直肠感染，每次 0.5g，每日 4 次，疗程至少 7 日。⑤中、重度痤疮患者的辅助治疗，初始治疗每日 0.5～2g，分次服用；病情改善后（通常在 3 周后），剂量应逐渐减至维持量，每日 0.125～1.0g。

（2）静脉滴注　临用前加灭菌注射用水适量使本品充分溶解，进一步稀释后静脉滴注，药液浓度不超过 1mg/ml。一日剂量 1g，分 1～2 次。

（3）局部外用　软膏涂于温水洗净后的患处，一日 1～3 次。

（4）经眼给药　眼膏涂于眼睑内，一日 1～2 次。

儿童　8 岁以上儿童常用量，每次 6.25～12.5mg/kg，每 6 小时 1 次。

【制剂与规格】 盐酸四环素片：(1)0.125g；(2)0.25g。
盐酸四环素胶囊：0.25g。

注射用盐酸四环素：(1)0.125g；(2)0.25g；(3)0.5g。

盐酸四环素醋酸可的松眼膏：(1)1g；(2)2g。

四环素软膏：3%。

盐酸土霉素[药典(二)]
Oxytetracycline Hydrochloride

【适应证】 参阅"盐酸四环素"。

【药理】 (1)药效学 参阅"盐酸四环素"。

(2)药动学 口服后吸收不完全，吸收量为口服量的30%～58%，口服1g后C_{max}为3.9mg/L，服后6小时血药浓度为2.1mg/L，进食后土霉素的吸收比空腹服用时约降低一半。吸收后广泛分布于肝、肾、肺等组织和体液中，易渗入胸水、腹水，不易透过血-脑屏障。分布容积为0.9～1.9L/kg，血浆蛋白结合率为20%～35%。$t_{1/2\beta}$在肾功能正常者为6～10小时，无尿者可达47～66小时。本品主要由肾小球滤过排出，给药24小时内排出给药量的70%，其不吸收部分以原型随粪便排泄。血液透析可清除给药量的10%～15%。

【不良反应】 胃肠 消化系统：胃肠道症状如恶心、呕吐、上腹不适、腹胀、腹泻以及胰腺炎等，偶有食管炎和食管溃疡的报道，多发生于服药后立即平卧的患者。

肝胆 通常为脂肪肝变性，妊娠期妇女、原有肾功能损害的患者易发生肝毒性，但肝毒性亦可发生于无上述情况的患者。四环素所致胰腺炎也可与肝毒性同时发生，患者并不伴有原发肝病。

免疫系统及感染 多为斑丘疹和红斑，此外可见荨麻疹、血管神经性水肿、过敏性紫癜、心包炎以及系统性红斑狼疮加重，表皮剥脱性皮炎并不常见。偶有过敏性休克和哮喘发生。某些用四环素的患者日晒时有光敏现象，建议患者不要直接暴露于阳光或紫外线下，一旦皮肤有红斑则立即停药。

血液系统 可引起溶血性贫血、血小板减少、中性粒细胞减少和嗜酸性粒细胞减少。

神经系统 偶可致良性颅内压增高，可表现为头痛、呕吐、视神经乳头水肿等。

肾毒性 原有显著肾功能损害的患者可能发生氮质血症、高磷酸血症和酸中毒。

二重感染 长期应用本品可诱发耐药金葡菌、革兰阴性杆菌和真菌等的消化道、呼吸道和尿路感染，严重者可致败血症。

肌肉骨骼 本品可沉积在牙齿和骨骼中，致牙齿产生不同程度的变色黄染，牙釉质发育不良及龋齿，并可致骨发育不良。

其他 应用本品可使人体内正常菌群减少，导致维生素缺乏，真菌繁殖，出现口干、咽痛、口角炎和舌炎等。

【禁忌证】 有四环素类药物过敏史者禁用。

【注意事项】 交叉过敏反应 对一种四环素类药物呈现过敏者可对本品呈现过敏。

诊断干扰 (1)测定尿邻苯二酚胺(Hingerty法)浓度时，由于本品对荧光的干扰，可使测定结果偏高。

(2)本品可使碱性磷酸酶、血尿素氮、血清淀粉酶、血清胆红素、血清氨基转移酶(AST、ALT)的测定值升高。

肾损伤 由于本品可加重氮质血症，已有肾功能损害不宜应用此类药物，如确有指征应用时须慎重考虑，并调整剂量。

肝损伤 由于本品可致肝损害，原有肝病者不宜用此类药物。

其他 治疗性病时，如怀疑同时合并梅毒螺旋体感染，用药前须行暗视野显微镜检查及血清学检查，后者每月1次，至少4次。口服本品时，应饮用足量(约240ml)水，避免食管溃疡和减少胃肠道刺激症状。本品宜空腹口服，即餐前1小时或餐后2小时服用，避免食物对吸收的影响。

随访检查 长期用药应定期检查血常规以及肝、肾功能。

【药物相互作用】 (1)与制酸药如碳酸氢钠同用时，由于胃内pH值增高，可使本品吸收减少，活性减低，故服用本品后1～3小时内不应服用制酸药。

(2)含钙、镁、铁等金属离子的药物，可与本品形成不溶性络合物，使本品吸收减少。

(3)与全麻药甲氧氟烷同用时，可增强其肾毒性。

(4)与强利尿药如呋塞米等药物同用时可加重肾功能损害。

(5)与其他肝毒性药物(如抗肿瘤化疗药物)同用时可加重肝损害。

(6)降血脂药考来烯胺或考来替泊可影响本品的吸收，必须间隔数小时分开服用。

(7)本品可降低避孕药效果，增加经期外出血的可能。

(8)本品可抑制血浆凝血酶原的活性，所以接受抗凝治疗的患者需要调整抗凝药的剂量。

【给药说明】 (1)口服本品时，应饮用足量(约240ml)水，避免食管溃疡和减少胃肠道刺激症状。

(2)本品宜空腹口服，即餐前1小时或餐后2小时服用，避免食物对吸收的影响。

【用法与用量】成人 一次 0.25～0.5g,每 6 小时 1 次。

儿童 ①8 岁以上儿童,一次 6.25～12.5mg/kg,每 6 小时 1 次;②8 岁以下儿童,不宜使用本品。

【制剂与规格】盐酸土霉素片:(1)0.125g;(2)0.25g。

盐酸土霉素胶囊:0.25g。

土霉素软膏:0.1g。

盐酸多西环素 [药典(二);国基;医保(乙)]
Doxycycline Hydrochloride

【适应证】(1)CDE 适应证 参阅“盐酸四环素”。由于本品无明显肾脏毒性,可用于有应用四环素抗感染治疗指征而合并肾功能不全的患者。此外还可短期服用以作为旅游者腹泻的预防用。

(2)国外适应证 急性肠阿米巴病的辅助治疗。

【药理】(1)药效学 参阅“盐酸四环素”。

(2)药动学 口服吸收完全,可吸收给药量的 93%,进食对本品的吸收影响小。口服 100mg 后,C_{max} 为 1.8～2.9mg/L。吸收后广泛分布于全身组织和体液中,多西环素有较高的脂溶性,对组织穿透力较强,在肺组织、肠组织、眼和前列腺组织中均有较高浓度,为血药浓度的 60%～75%,在胆汁中浓度可达同期血药浓度 10～20 倍,分布容积为 0.7L/kg,血浆蛋白结合率为 80%～93%。$t_{1/2\beta}$ 为 12～22 小时,肾功能减退者延长不明显。

多西环素部分在肝内代谢灭活,主要自肾小球滤过排泄,给药 24 小时内可排出给药量的 35%～40%。肾功能损害患者应用多西环素时,药物自胃肠道的排泄量增加,成为主要排出途径,因此肾功能损害者应用本品后在体内积聚不明显,是四环素类中可安全用于肾功能损害患者的药物。多西环素不能被透析清除。

【不良反应】胃肠 本品口服可引起恶心、呕吐、腹痛、腹泻等胃肠道反应。偶有食管炎和食管溃疡的报道,多发生于服药后马上卧床的患者。

肝胆 脂肪肝变性患者和妊娠期妇女容易发生,亦可发生于无上述情况的患者。偶可发生胰腺炎,本品所致胰腺炎也可与肝毒性同时发生,患者并不伴有原发肝病。

皮肤及皮肤附件 多为斑丘疹和红斑,少数病人可有荨麻疹、血管神经性水肿、过敏性紫癜、心包炎以及系统性红斑狼疮皮损加重,表皮剥脱性皮炎并不常见。

全身整体表现 偶有过敏性休克和哮喘发生。

血液系统 偶可引起溶血性贫血、血小板减少、中性粒细胞减少和嗜酸粒细胞减少。

神经系统 偶可致良性颅内压增高,可表现为头痛、呕吐、视神经乳头水肿等,停药后可缓解。

其他 二重感染:长期应用本品可发生耐药金黄色葡萄球菌、革兰阴性菌和真菌等引起的消化道、呼吸道和尿路感染,严重者可致败血症。

四环素类的应用可使人体内正常菌群减少,并致维生素缺乏、真菌繁殖,出现口干、咽炎、口角炎和舌炎等。

【禁忌证】有四环素类药物过敏史者禁用。

【注意事项】妊娠 本品可透过胎盘屏障进入胎儿体内,沉积在牙齿和骨的钙质区内,引起胎儿牙齿变色、牙釉质再生不良及抑制胎儿骨骼生长,该类药物在动物实验中有致畸胎作用,所以孕妇不宜应用。

哺乳期 本品可自乳汁分泌,乳汁中浓度较高,哺乳期妇女应用时应暂停哺乳。

儿童 8 岁以下儿童禁用。

老年人 无特别要求。

随访检查 长期用药时应定期随访检查血常规以及肝功能。

肾损伤 肾功能减退患者可应用本品,不必调整剂量,应用本品时通常亦不引起血尿素氮的升高。

其他 应用本品时可能发生耐药菌的过度繁殖。一旦发生二重感染,即停用本品并予以相应治疗。

治疗性病时,如怀疑同时合并梅毒螺旋体感染,用药前须行暗视野显微镜检查及血清学检查,后者每月 1 次,至少 4 次。

本品可与食品、牛奶或含碳酸盐饮料同服。

【药物相互作用】(1)本品可抑制血浆凝血酶原的活性,所以接受抗凝治疗的患者需要调整抗凝药的剂量。

(2)巴比妥类、苯妥英或卡马西平与本品同用时,由于上述药物可诱导微粒体酶的活性致多西环素血药浓度降低,须调整多西环素的剂量。

【用法与用量】成人 (1)抗菌及抗寄生虫感染:成人,第一日 100mg(1 片),每 12 小时 1 次,继以 100～200mg(1～2 片),一日 1 次,或 50～100mg(半片～1 片),每 12 小时 1 次。

(2)淋病奈瑟菌性尿道炎和宫颈炎:一次 100mg(1 片),每 12 小时 1 次。共 7 日。

(3)非淋病奈瑟菌性尿道炎,由沙眼衣原体或解脲脲原体引起者,以及沙眼衣原体所致的单纯性尿道炎、宫颈炎或直肠感染:均为一次 100mg(1 片),一日 2 次,疗程至少 7 日。

(4)梅毒:一次 150mg(1 片半),每 12 小时 1 次,疗程至少 10 日。

儿童　8岁以上小儿第一日按体重2.2mg/kg，每12小时1次，继以按体重2.2～4.4mg/kg，一日1次，或按体重2.2mg/kg，每12小时1次。体重超过45kg的小儿用量同成人。8岁以下儿童禁用。

【制剂与规格】　盐酸多西环素片（按多西环素计）：(1)0.05g；(2)0.1g。

盐酸多西环素胶囊（按多西环素计）：0.1g。

盐酸美他环素[药典(二)]
Metacycline Hydrochloride

【适应证】　①本品作为首选或选用药物可用于下列疾病：立克次体病，包括流行性斑疹伤寒、地方性斑疹伤寒、落基山热、恙虫病和Q热；支原体属感染；衣原体属感染，包括鹦鹉热、性病性淋巴肉芽肿、非淋菌性尿道炎、输卵管炎、宫颈炎及沙眼；回归热；布鲁菌病；霍乱；兔热病；鼠疫；软下疳。治疗布鲁菌病和鼠疫时需与氨基糖苷类联合应用。②因为目前常见致病菌对四环素类耐药现象严重，仅在病原菌对此类药物敏感时，方有指征选用该类药物。本品不宜用于溶血性链球菌感染及葡萄球菌感染。③本品可用于对青霉素类过敏患者的破伤风、气性坏疽、雅司、梅毒、淋菌性尿道炎、宫颈炎和钩端螺旋体病以及放线菌属和李斯特菌感染。④可用于中、重度痤疮的辅助治疗。

【药理】　(1)药效学　①本品属于四环素类抗生素。某些四环素或土霉素耐药的菌株对本品仍可敏感。立克次体属、支原体属、衣原体属、某些非可结核性杆菌属、螺旋体对本品敏感，但肠球菌属对其耐药。其他如放线菌属、炭疽杆菌、单核细胞增多性李斯特菌、梭状芽孢杆菌、奴卡菌属、弧菌、布鲁菌属、弯曲杆菌、耶尔森菌等对本品敏感。②本品对淋病奈瑟菌具一定抗菌活性，但耐青霉素的淋球菌对美他环素也耐药。多年来由于四环素类的广泛应用，临床常见病原菌对美他环素耐药现象严重，包括葡萄球菌等革兰阳性菌及多数肠杆菌科细菌耐药。本品与四环素类不同品种之间存在交叉耐药。本品作用机制为药物能与细菌核糖体30S亚基的A位置结合，抑制肽链的增长和影响细菌蛋白质的合成。

(2)药动学　口服可吸收，单剂口服500mg后血药峰浓度（C_{max}）约为2mg/L，血消除半衰期（$t_{1/2\beta}$）为16小时，蛋白结合率为80%，在体内分布较广。以原型自尿排泄约占给药量的50%，72小时内经粪便排泄者仅占5%。

【不良反应】　变态反应　为斑丘疹和红斑，少数患者可见荨麻疹、血管神经性水肿、过敏性紫癜、心包炎以及系统性红斑狼疮加重，表皮剥脱性皮炎并不常见。偶有过敏性休克和哮喘发生。某些用四环素的患者日晒时会有光敏现象，建议患者服用本品期间不要直接暴露于阳光或紫外线下，一旦皮肤有红斑则立即停药。

血液系统　偶可引起溶血性贫血、血小板减少、中性粒细胞减少和嗜酸性粒细胞减少。

中枢神经系统　偶可致良性颅内压增高，可表现为头痛、呕吐、视神经乳头水肿等。

肾毒性　原有显著肾功能损害的患者可能发生氮质血症加重、高磷酸血症和酸中毒。

二重感染　长期应用本品可发生耐药金黄色葡萄球菌、革兰阴性杆菌和真菌等引起的消化道、呼吸道和尿路感染，严重者可致败血症。

消化系统　胃肠道症状如恶心、呕吐、上腹不适、腹胀、腹泻等，偶尔引起胰腺炎，偶有食管炎和食管溃疡的报道，多发生于服药后马上卧床的患者。

肝毒性　通常为脂肪肝变性，妊娠期妇女、原有肾功能损害的患者易发生肝毒性，但肝毒性亦可发生于无上述情况的患者。

肝胆　本品可致肝毒性，通常为脂肪肝变性，妊娠期妇女、原有肾功能损害的患者易发生肝毒性，但肝毒性亦可发生于无上述情况的患者。

【禁忌证】　对本品有过敏史者，或对四环素类中任何品种有过敏史者禁用。

【注意事项】　交叉过敏反应　对一种四环素类药物呈过敏者，对其他四环素类药物呈现过敏。

诊断干扰　(1)测定尿邻苯二酚胺（Hingerty法）浓度时，由于四环素对荧光的干扰，可使测定结果偏高。

(2)本品可使碱性磷酸酶、血尿素氮、血清淀粉酶、血清胆红素、血清氨基转移酶（AST、ALT）的测定值升高。

其他　下列情况存在时须慎用或避免应用：

(1)由于本品可致肝损害，原有肝病者不宜用此类药物。

(2)由于本品可加重氮质血症，已有肾功能损害不宜应用此类药物，如确有指征应用时须慎重考虑，并根据肾功能损害的程度，减量使用。

(3)治疗性病时，如怀疑同时合并螺旋体感染，用药前须行暗视野显微镜检查及血清学检查，后者每月1次，至少4次。

(4)应用本品时应饮用足量（约240ml）水，避免食管溃疡和减少胃肠道刺激症状。

(5)本品宜空腹口服，即餐前1小时或餐后2小时服用，以避免食物对吸收的影响。

【药物相互作用】 (1)与制酸药(如碳酸氢钠)同用时,由于胃内 pH 值增高,可使本品吸收减少,活性减低,服用本品后 1～3 小时内不应服用制酸药。

(2)含钙、镁、铁等金属离子的药物,可与本品形成不溶性络合物,使本品吸收减少。

(3)与全身麻醉药甲氧氟烷合用时,可增强其肾毒性。

(4)与强利尿药如呋塞米等药物合用时可加重肾功能损害。

(5)与其他肝毒性药物(如抗肿瘤化疗药物)合用时可加重肝损害。

(6)降血脂药考来烯胺或考来替泊可影响本品的吸收,必须间隔数小时分开服用。

(7)本品可降低避孕药效果,增加经期外出血的可能。

(8)本品可抑制血浆凝血酶原的活性,接受抗凝治疗的患者需要调整抗凝药的剂量。

【用法与用量】 成人 口服每 12 小时 300mg。

儿童 8 岁以上小儿口服每 12 小时按体重 5mg/kg。

【制剂与规格】 盐酸美他环素片:100mg。

盐酸美他环素胶囊:(1)100mg;(2)200mg;(3)300mg。

盐酸金霉素 [药典(二);医保(甲);医保(乙)]
Chlortetracycline Hydrochloride

【成分】 本品每克含盐酸金霉素 0.005g,辅料为液状石蜡和凡士林。

【适应证】 用于细菌性结膜炎、睑腺炎及细菌性眼睑炎。也用于治疗沙眼。

【药理】 药效学 本品为四环素类广谱抗生素。其作用机制主要是抑制细菌蛋白质合成。对眼部常见革兰阳性细菌及沙眼衣原体有抑制作用。

【不良反应】 免疫系统 偶见过敏反应。

皮肤系统 轻微刺激感。

其他 出现充血、眼痒、水肿等症状。

【注意事项】 不良反应相关 若出现充血、眼痒、水肿等症状,应停药就医。

儿童 (1)请将本品放在儿童不能接触的地方。

(2)儿童必须在成人监护下使用。

其他 (1)本品仅限眼部使用。

(2)涂眼前,注意清洁双手,管口勿接触手和眼睛,防止损伤和污染。

(3)本品不宜长期连续使用,使用 5 日症状未缓解,应停药就医。

(4)对本品过敏者禁用,过敏体质者慎用。

(5)本品性状发生改变时禁止使用。

(6)如正在使用其他药品,使用本品前请咨询医师或药师。

【用法与用量】 (1)眼膏 取眼膏剂适量涂于眼睑内,一日 1～2 次,最后一次宜在睡前使用。

(2)软膏 局部外用,取软膏适量,涂于患处,每日 2～3 次。

【制剂与规格】 盐酸金霉素眼膏:0.5%。

盐酸金霉素软膏:1%。

盐酸米诺环素 [药典(二);国基;医保(乙)]
Minocycline Hydrochloride

【适应证】 (1)CDE 适应证 本品适用于因葡萄球菌、链球菌、肺炎球菌、淋病奈瑟菌、志贺菌属、大肠埃希菌、克雷伯菌属、变形杆菌属、梅毒螺旋体及衣原体等对本品敏感的病原体引起的下列感染:①浅表性化脓性感染:毛囊炎、脓皮症、扁桃体炎、肩周炎、泪囊炎、牙龈炎、外阴炎、创伤感染、手术后感染等。②深部化脓性疾病:乳腺炎、淋巴管(结)炎、颌下腺炎、骨髓炎、骨炎。③急慢性支气管炎、喘息型支气管炎、支气管扩张、支气管肺炎、社区获得性肺炎。④痢疾、肠炎、感染性食物中毒、胆管炎、胆囊炎。⑤腹膜炎。⑥急性单纯性尿路感染、急性膀胱炎、尿道炎、前列腺炎、附睾炎、宫内感染、淋病。⑦中耳炎、鼻窦炎、颌下腺炎。⑧梅毒。

(2)国外适应证 ①用于治疗下列由特定微生物的敏感菌株引起的感染:落基山热、斑疹伤寒、Q 热和恙虫病。②由耶尔森菌引起的传染病。③土拉热杆菌引起的兔热病。④在急性肠阿米巴病,米诺环素可能是一个有用的辅助阿米巴杀灭剂。

(3)超说明书适应证 ①米诺环素口服混悬液用于治疗下列由指定微生物敏感菌株引起的感染落基山斑疹热、斑疹伤寒、Q 热。肺炎支原体引起的呼吸道感染。由沙眼衣原体引起的性病淋巴肉芽肿。鹦鹉热。沙眼衣原体引起的沙眼。由解脲脲原体或沙眼衣原体引起的非淋菌性尿道炎、宫颈内或直肠感染。回归热。软下疳。由鼠疫耶尔森菌引起的鼠疫。土拉弗朗西斯菌引起土拉菌病。霍乱弧菌引起的霍乱。胎儿弯曲杆菌感染。布鲁菌病。巴尔通体病。②米诺环素适用于下列对其有一定敏感性的革兰阴性菌引起感染的治疗:大肠埃希菌,肠杆菌属,志贺菌属,不动杆菌属。流感嗜血杆菌引起的呼吸道感染。由克雷伯菌引起的呼吸道和尿路感染。③米诺环素口服混悬液适用于下列药敏试验显示敏感的革兰阳性菌引起的感染：肺炎链球菌引起的呼吸道感染。由金黄色葡萄球菌引起的皮肤及皮肤结构感染。④当青霉素过敏时，米诺环素是治疗下列感染的替代药物：淋病奈瑟菌引起的男性单纯性尿道炎和其他淋球菌感染。女性淋病奈瑟菌感染。梅毒。由梅毒螺旋体亚种引起的雅司病。由单核增生李斯特菌引起的李斯特病。炭疽杆菌引起的炭疽热。以色列放线菌引起的放线菌病。⑤在急性肠阿米巴病中，米诺素可能是一种有用的阿米巴杀虫剂的辅助剂。对于严重的痤疮，米诺环素可能是有用的辅助治疗。⑥口服米诺环素用于治疗无症状奈瑟菌脑膜炎的携带者，以消除鼻咽部的脑膜炎球菌。为了保持米诺环素在治疗无症状脑膜炎球菌携带者方面的有效性，应进行血清分型和敏感性测试，以确定带菌者的状态和正确的治疗。建议在脑膜炎球菌性脑膜炎风险高的情况下预防性使用米诺环素。

【药理】 (1)药效学 参阅"盐酸多西环素"。

(2)药动学 本品口服后在胃肠道吸收完全，可吸收给药量的95%。单剂口服米诺环素200mg后 t_{max} 为2.1小时，C_{max} 为3.5mg/L，进食对米诺环素吸收影响小；单剂米诺环素200mg静脉给药后 C_{max} 为4.2mg/L，给药12小时后血药浓度仍可达1.4mg/L。本品脂溶性较多西环素和其他四环素类高，能分布到大多数组织和体液中，且能进入细胞内，在肝胆管、肺、扁桃体和唾液、痰液等可达到较高药物浓度。本品能储存于肝、脾、骨、骨髓、牙质及牙釉质中，并能进入胎儿血液循环及羊水，在乳汁中的浓度相当高。无论脑膜有无炎症，本品不易透过血-脑屏障而进入脑脊液。血浆蛋白结合率为55%～75%。仅4%～9%药物由肾脏排泄，相当部分药物由粪便排出。米诺环素有相当量在体内代谢，消除半衰期为15.5小时，肝功能不全患者用药后的半衰期无显著延长。

【不良反应】 胃肠 菌群失调：本品引起菌群失调较为多见。轻者引起维生素缺乏，也常可见到由于白色念珠菌和其他耐药菌所引起的二重感染。亦可发生难辨梭菌性假膜性肠炎。

消化道反应：食欲不振、恶心、呕吐、腹痛、腹泻、口腔炎、舌炎、肛门周围炎等；偶可发生食管溃疡。

肝胆 偶见恶心、呕吐、黄疸、脂肪肝、血清氨基转移酶升高、呕血和便血等，严重者可昏迷而死亡。

尿路 可加重肾功能不全的肾损害，导致血尿素氮和肌酐值升高。

肌肉骨骼 本品可沉积于牙齿和骨中，造成牙齿黄染，并影响胎儿、新生儿和婴幼儿骨骼的正常发育。

神经系统 可见眩晕、耳鸣、共济失调伴恶心、呕吐等前庭功能紊乱(呈剂量依赖性，女性比男性多见)，常发生于最初几次剂量时，一般停药24～48小时后可恢复。

颅内压升高 偶见呕吐、头痛、复视、视神经乳头水肿、前囟膨隆等颅内压升高症状，应立即停药。

血液系统 偶有溶血性贫血、血小板减少、中性粒细胞减少、嗜酸性粒细胞增多等。

维生素缺乏症 偶有维生素K缺乏症状(低凝血酶原症、出血倾向等)、维生素B族缺乏症状(舌炎、口腔炎、食欲不振、神经炎等)等。

全身整体表现 休克：偶有休克现象发生，须注意观察，如发现有不适感、口内异常感、哮喘、便意、耳鸣等症状时，应立即停药，并作适当处理。

皮肤及皮肤附件 斑丘疹、红斑样皮疹等；偶见剥脱性皮炎、混合性药疹、多形性红斑和Stevens-Johnson综合征。长期服用本品，偶有指甲、皮肤、黏膜处色素沉着现象发生。

过敏反应：主要表现为皮疹、荨麻疹、药物热、光敏性皮炎和哮喘等。罕见系统性红斑狼疮，若出现，应马上停药并作适当处理。

其他 偶有头晕、倦怠感等。长期服用本品，可使甲状腺变为棕黑色，甲状腺功能异常少见。罕见听力受损。

【禁忌证】 对本品或其他四环素类过敏者禁用。

【注意事项】 不良反应相关 由于具有前庭毒性，本品已不作为脑膜炎奈瑟菌带菌者和脑膜炎奈瑟菌感染的治疗药物。

本品较易引起光敏性皮炎，用药后应避免日晒。

可能使碱性磷酸酶、血清淀粉酶、血清胆红素、血清氨基转移酶(AST、ALT)的测定值升高。

交叉过敏反应 对本品过敏者有可能对其他四环素类也过敏。

司机驾驶 由于可致头晕、倦怠等，汽车驾驶员避免服用本品。

高空作业 从事危险性较大的机械操作及高空作业者应避免服用本品。

诊断干扰 测定尿邻苯二酚胺(Hingerty法)浓度时，由于本品对荧光的干扰，可能使测定结果偏高。

肾损伤 严重肾功能不全患者的剂量应低于常用剂量，如需长期治疗，应监测血药浓度。

其他 (1)肝肾功能不全、老年人、口服吸收不良或不能进食者及全身状态恶化患者(因易引发维生素K缺乏症)慎用。

(2)本品滞留于食管并崩解时,会引起食管溃疡,应多饮水,尤其临睡前服用时。

(3)急性淋病奈瑟菌性尿道炎患者疑有初期或二期梅毒时,通常应进行暗视野检查,疑有其他类型梅毒时,每月应进行血清学检查,并至少进行 4 个月。

(4)用药期间应定期检查肝、肾功能。

(5)本品可与食品、牛奶或含碳酸盐饮料同服。

妊娠 本品可透过血-胎盘屏障进入胎儿体内,沉积在牙齿和骨的钙质区中,引起胎儿牙釉质发育不良,抑制胎儿骨骼生长;在动物实验中有致畸胎作用。故孕妇和准备怀孕的妇女禁用。

哺乳期 本品在乳汁中浓度较高,虽然可与乳汁中的钙形成不溶性络合物,吸收甚少,但因为本品可引起牙齿永久性变色,牙釉质发育不良,并抑制婴幼儿骨骼的发育生长,故哺乳期妇女用药期间应暂停哺乳。

儿童 由于本品可引起牙齿永久性变色,牙釉质发育不良,并抑制骨骼的发育生长,故 8 岁以下小儿禁用。

【药物相互作用】 (1)由于本品能降低凝血酶原的活性,故本品与抗凝血药合用时,应降低抗凝血药的剂量。

(2)由于制酸药(如碳酸氢钠)可使本品的吸收减少、活性降低,故本品与制酸药应避免同时服用。

(3)本品与含铝、钙、镁、铁离子的药物合用时,可形成不溶性络合物,使本品的吸收减少。

(4)降血脂药物考来烯胺(cholestyramine)或考来替泊(colestipol)与本品合用时,可能影响本品的吸收。

(5)由于巴比妥类、苯妥英或卡马西平可诱导微粒体酶的活性致使本品血药浓度降低,故合用时须调整本品的剂量。

(6)全麻药甲氧氟烷和本品合用可导致致命性的肾毒性。

(7)由于本品能干扰青霉素的杀菌活性,应避免本品与青霉素类合用。

(8)本品与强利尿药(如呋塞米等)合用可加重肾损害。

(9)本品与其他肝毒性药物(如抗肿瘤化疗药物)合用可加重肝损害。

(10)本品和口服避孕药合用,能降低口服避孕药的效果。

【给药说明】 参阅"盐酸四环素"。进食不影响本品的吸收,故可与食物同服,以减少胃肠道反应。

【用法与用量】 成人 ①常用剂量,首次 200mg;以后每次 100mg,每 12 小时 1 次。②沙眼衣原体、解脲脲原体所致单纯性非淋病奈瑟菌性尿道炎,每次 100mg,

每 12 小时 1 次,至少用药 7 日。③寻常型痤疮 50mg 一次,每 12 小时 1 次,口服。

儿童 8 岁以上儿童常用剂量首剂 4mg/kg,以后每 12 小时 2mg/kg 口服。8 岁以下小儿禁用。

【制剂与规格】 盐酸米诺环素片:(1)50mg;(2)100mg。

盐酸米诺环素胶囊:(1)50mg;(2)100mg。

替加环素 [药典(二);医保(乙)]
Tigecycline

【适应证】 ①成人及 18 岁以上患者:本品适用于 18 岁及以上患者在下列情况下由特定细菌的敏感菌株所致的感染,包括:复杂性腹腔内感染(cIAI);复杂性皮肤和皮肤软组织感染(cSSSI);社区获得性细菌性肺炎。②8 岁以上儿童患者:因为在成年患者的研究中观察到接受替加环素治疗者的死亡率增加,未进一步评价儿童应用替加环素的疗效与安全性,因此,不推荐 18 岁以下儿童使用。对于无其他药物可用的感染,经有经验的感染科医生或临床医生讨论后,本品适用于治疗 8 岁及以上儿童患者在下列情况下由特定细菌的敏感菌株所致感染,包括:复杂性腹腔内感染(cIAI);复杂性皮肤和皮肤软组织感染(cSSSI)。

【药理】 (1)药效学 替加环素为甘氨酰环素类抗菌药,其通过与核糖体 30S 亚单位结合、阻止氨酰化 tRNA 分子进入核糖体 A 位而抑制细菌蛋白质合成。阻止了肽链因合并氨基酸残基而延长。替加环素不受四环素类两大耐药机制(核糖体保护和外排机制)的影响。尚未发现替加环素与其他抗生素存在交叉耐药。

体外试验或适应证所描述的临床感染研究显示替加环素对下列细菌的大多数菌株具有抗菌活性:①需氧及兼性需氧革兰阳性菌:金黄色葡萄球菌(甲氧西林敏感及耐药菌株)、粪肠球菌(仅限万古霉素敏感菌株)、肺炎链球菌、化脓性链球菌、无乳链球菌、咽峡炎链球菌族(包括咽峡炎链球菌、中间链球菌和星座链球菌)。②需氧及兼性需氧革兰阴性菌:大肠埃希菌、肺炎克雷伯菌、产酸克雷伯菌、弗劳地柠檬酸杆菌、阴沟肠杆菌。③厌氧菌:脆弱拟杆菌等拟杆菌属、产气荚膜梭菌、微小消化链球菌。

体外研究资料证实替加环素对下列细菌具有抗菌活性,但其临床意义尚不清楚。这些细菌中至少 90%菌株的体外最低抑菌浓度(MICs)低于或等于替加环素的敏感临界浓度。然而替加环素治疗这些细菌所致临床感染的安全性和有效性尚未被足够的对照良好的临床试验所证实。①需氧和兼性需氧革兰阳性菌：鸟肠球菌、酪黄肠球菌、粪肠球菌（万古霉素耐药菌株）、屎肠球菌（万古霉素敏感和耐药菌株）、鸡鹑肠球菌、产单核细胞李斯特菌、表皮葡萄球菌（甲氧西林敏感及耐药菌株）、溶血葡萄球菌。②需氧和兼性需氧革兰阴性菌、鲍曼不动杆菌、嗜水气单胞菌、克氏柠檬酸杆菌、产气肠杆菌、多杀巴斯德菌、黏质沙雷菌、嗜麦芽窄食单胞菌。③厌氧菌：吉氏拟杆菌、卵性拟杆菌、消化链球菌属、紫单胞菌属、普雷沃菌属。④其他细菌：脓肿分枝杆菌、龟分枝杆菌、偶发分枝杆菌。

（2）药动学 分布：替加环素的体外血浆蛋白结合率范围为71%～89%。替加环素的稳态分布容积平均500～700L（7～9L/kg），提示替加环素组织分布广泛，其分布超过其血浆容积。

代谢：替加环素的代谢并不广泛。应用人肝微粒体、肝脏切片和肝细胞进行替加环素体外研究，结果仅产生痕量代谢产物。在接受 ^{14}C-替加环素的男性健康志愿者中，替加环素是尿液和粪便中发现的主要 ^{14}C 标记物质，但也可见葡萄糖醛酸苷、N-乙酰代谢产物和替加环素异构体（每种成分均未超过给药剂量的10%）。

排泄：^{14}C-替加环素给药后粪便和尿液中放射活性的总回收率结果提示，替加环素给药剂量的59%通过胆道/粪便排泄消除，33%经尿液排泄。总剂量的22%以替加环素原型经尿液排泄。总之，替加环素排泄的主要途径为替加环素原型及其代谢产物的胆汁分泌。葡萄苷酸化和替加环素原型的肾脏排泄为次要途径。

【不良反应】 感染和侵染 常见：败血症/感染性休克、肺炎、脓肿、感染。

血液系统 常见：活化部分凝血活酶时间（APTT）延长、凝血酶原时间（PT）延长。

不常见：血小板减少症、国际标准化比值（INR）升高。

频率未知：低纤维蛋白原血症。

免疫系统异常 频率未知：过敏/过敏样反应。

代谢及营养 常见：低血糖、低蛋白血症。

神经系统 常见：眩晕。

血管 常见：静脉炎。

不常见：血栓性静脉炎。

胃肠 极为常见：恶心、呕吐、腹泻。

常见：腹痛、消化不良、厌食。

不常见：急性胰腺炎。

肝胆 常见：血清天冬氨酸氨基转移酶（AST）升高，血清丙氨酸氨基转移酶（ALT）升高，高胆红素血症。

不常见：黄疸、肝损伤、大部分为胆汁阻塞性。

频率未知：肝功能衰竭。

皮肤及皮肤附件 常见：瘙痒、皮疹。

频率未知：严重皮肤反应包括：Stevens-Johnson 综合征。

全身异常和给药部位反应 常见：愈合能力下降、注射部位反应、头痛。

不常见：注射部位炎症反应、注射部位疼痛、注射部位水肿、注射部位静脉炎。

实验室检查 常见：血清淀粉酶升高、血尿素氮（BUN）升高。

【禁忌证】 禁用于已知对本品任何成分过敏的患者。对四环素类抗生素过敏的患者可能对替加环素过敏。

【注意事项】 过敏反应/类过敏反应 替加环素在结构上与四环素类抗生素相似，四环素类抗生素过敏的患者应慎用替加环素。

肝损伤 在接受替加环素治疗的患者中，可观察到总胆红素浓度、凝血酶原时间及氨基转移酶类升高的情况。有发生严重的肝功能障碍和肝衰竭的个案报道。接受替加环素治疗的患者应监测肝功能。

胰腺炎 已有与替加环素给药相关的急性胰腺炎，包括致死性病例的报道。对服用替加环素并出现提示急性胰腺炎的临床症状、指征或实验室检测指标异常的患者需考虑诊断为急性胰腺炎。患者通常在停用替加环素后症状改善。对怀疑出现胰腺炎的患者应考虑停止替加环素治疗。

妊娠 妊娠妇女应用本品时可导致胎儿受到伤害。

牙齿 在牙齿发育期间（妊娠后半期、婴儿期以及8岁以下儿童期）使用本品可导致牙齿永久性变色（黄色-灰色-棕色）。在牙齿发育期间，除非其他药物无效或禁忌使用，否则不应使用本品。

艰难梭菌相关性腹泻 几乎所有的抗生素使用中均有发生艰难梭菌相关性腹泻（CDAD）的报道，包括替加环素。如果怀疑或确证是 CDAD，正在使用的但不能直接抑制艰难梭菌的抗生素要停用。根据临床指征，适当地补充液体、电解质和蛋白质，使用抗生素治疗艰难梭菌并且进行外科评估。

肠穿孔 当考虑单用本品治疗临床明显可见的肠穿孔继发的复杂性腹腔内感染（cIAI）时，应该谨慎。

四环素类药物效应 替加环素在结构上与四环素类抗生素相似，可能存在相似的不良反应。此类不良反应包括：光敏感性、假性脑瘤、胰腺炎以及抑制蛋白合成作用（后者导致 BUN 升高、氮质血症、酸中毒和高磷酸盐血症)。和四环素类药物一样,替加环素使用中报道有胰腺炎的发生。

二重感染 与其他抗生素类制剂相似,本品的使用可导致不敏感微生物的过度生长,包括真菌。治疗期间应该密切监测患者病情变化。如果出现二重感染,则应该采取适当措施。

司机驾驶 可能发生头晕,这会影响驾驶能力。

机械操作 可能发生头晕,这会影响机器操作能力。

其他 替加环素在有严重基础疾病的感染患者中的治疗经验有限。

【药物相互作用】 在药物相互作用研究中,同时给予健康受试者本品(首剂 100mg,然后每 12 小时 50mg)和地高辛(首剂 0.5mg 继之 0.25mg 口服,每 24 小时一次)。替加环素能使地高辛的 C_{max} 轻度降低 13%,但对地高辛的 AUC 或清除率并无影响。以 ECG 间期改变作为衡量标准,C_{max} 的轻度改变并未影响地高辛的稳态药效学效应。另外,地高辛不影响替加环素的药代动力学特性。因此,本品与地高辛合用时两者均无需调整剂量。

健康受试者同时应用本品(首剂 100mg,然后每 12 小时 50mg)和华法林(单剂量 25mg)可导致 R-华法林和 S-华法林的清除率分别减少 40% 和 23%,C_{max} 分别升高 38% 和 43%,AUC 分别增加 68% 和 29%。替加环素未显著改变华法林对 INR 的影响。另外,华法林未对替加环素的药代动力学特性造成影响。然而,替加环素与华法林合并用药应该监测凝血酶原时间或其他合适的抗凝试验。

人肝微粒体体外研究结果提示,替加环素不抑制下列 6 种细胞色素 P450(CYP)亚型所介导的代谢过程:1A2、2C8、2C9、2C19、2D6 和 3A4。因此预期替加环素不会改变需经上述代谢酶代谢的药物的代谢过程。另外,因为替加环素的代谢并不广泛,预期那些抑制或诱导这些 CYP450 亚型活性的药物不会影响本品的清除率。

抗生素与口服避孕药同时使用可导致口服避孕药作用降低。

【用法与用量】 成人 静脉滴注,推荐的给药方案为首剂 100mg,然后,每 12 小时 50mg。替加环素的静脉滴注时间应该每 12 小时给药一次,每次 30~60 分钟。

肝损伤 轻至中度肝功能损害(Child-Pugh 分级 A 和 B 级)患者无需调整剂量。

根据重度肝功能损害患者(Child-Pugh 分级 C 级)的药代动力学特征,替加环素的剂量应调整为 100mg,然后每 12 小时 25mg。

重度肝功能损害患者(Child-Pugh 分级 C 级)应谨慎用药并监测治疗反应。

肾损伤 肾功能损害或接受血液透析患者无需对替加环素进行剂量调整。

【制剂与规格】 注射用替加环素:50mg。

第六节 酰胺醇类

酰胺醇类抗生素目前在临床应用的有氯霉素和甲砜霉素。氯霉素具有广谱抗菌作用,对革兰阴性杆菌如流感嗜血杆菌等的作用较其对葡萄球菌等革兰阳性菌为强;对厌氧菌,包括脆弱拟杆菌等有抗菌作用;对衣原体属、支原体属和立克次体属亦具有抗微生物作用。氯霉素对细胞内病原微生物有效,也易通过血-脑屏障进入脑脊液中。氯霉素目前仍为下列感染的选用药物:①伤寒等沙门菌属感染;②化脓性脑膜炎,流感嗜血杆菌脑膜炎或病原菌不明的化脓性脑膜炎;③脑脓肿;④腹腔感染,常需与氨基糖苷类或其他抗需氧菌药联合应用。氯霉素有造血系统毒性,不宜用作轻症感染的首选用药,限用于某些重症感染以及其他抗菌药物治疗无效的患者。甲砜霉素可引起红细胞生成抑制以及白细胞、血小板的减少,其抗菌作用较氯霉素为弱,不宜作为常见感染的首选用药。

氯 霉 素 [药典(二);医保(甲)]
Chloramphenicol

【适应证】 全身应用适用于:①伤寒和其他沙门菌属感染:氯霉素为敏感菌株所致伤寒、副伤寒的选用药物;沙门菌属所致胃肠炎一般不宜应用本品,但如病情严重且合并有败血症可能时仍可选用。在成人伤寒、副伤寒沙门菌感染中,以氟喹诺酮类药物作为首选(妊娠期妇女及儿童不宜用该类药)。②耐氨苄西林的 B 型流感嗜血杆菌脑膜炎或对青霉素过敏患者的肺炎链球菌、脑膜炎奈瑟菌脑膜炎、敏感的革兰阴性杆菌脑膜炎(常与氨基糖苷类抗生素联合应用),本品可作为选用药物之一。③脑脓肿,尤其是耳源性,常为需氧菌和厌氧菌的混合性感染。④严重厌氧菌感染,如脆弱拟杆菌所致感染,包括病变累及中枢神经系统者,偶可与氨基糖苷类抗生素或其他抗需氧菌药联合应用以治疗腹腔感染或盆腔感染，从而控制同时存在的需氧菌和厌氧菌混合性感染。⑤立克次体感染，氯霉素可用于 Q 热、落基山斑疹热、地方性斑疹伤寒等立克次体病的治疗。氯霉素局部用于治疗敏感病原菌所致眼、耳部感染。氯霉素阴道软胶囊或复方氯霉素栓用于细菌性阴道病。

【药理】（1）药效学 氯霉素在体外具有广谱抗微生物作用，包括需氧革兰阴性菌及革兰阳性菌、厌氧菌、立克次体属、螺旋体和衣原体属。氯霉素对下列细菌具有高度抗菌活性且具有杀菌作用：流感嗜血杆菌、肺炎链球菌和脑膜炎奈瑟菌。氯霉素对以下细菌的抗菌活性较上述者为低，仅具有抑菌作用：金黄色葡萄球菌、化脓性链球菌、草绿色链球菌、B 组链球菌、大肠埃希菌、肺炎克雷伯菌、奇异变形杆菌、伤寒、副伤寒沙门菌、志贺菌属、脆弱拟杆菌等厌氧菌。下列细菌通常对氯霉素耐药：铜绿假单胞菌、不动杆菌属、肠杆菌属、黏质沙雷菌、吲哚阳性变形杆菌属、甲氧西林耐药葡萄球菌和肠球菌属。氯霉素为脂溶性，通过弥散进入细菌细胞内，并可逆性地与细菌核糖体的 50S 亚基结合，抑制转肽酶，从而抑制肽链的形成，阻止蛋白质的合成。应用本品后所发生的不可逆性再生障碍性贫血的机制尚不清楚。与本品剂量相关的骨髓抑制作用则认为是由于药物抑制了骨髓细胞线粒体蛋白质的合成所致。

（2）药动学 口服后吸收迅速而完全，约可吸收给药量的 80%～90%，给药后 1～3 小时血药浓度达峰值。成人一次口服 12.5mg/kg 后，血药峰浓度（C_{max}）为 11.2～18.4mg/L，儿童一次口服 25mg/kg 后，血药峰浓度（C_{max}）为 19～28mg/L。静脉给药后广泛分布于全身组织和体液，在肝、肾组织中浓度较高，其余依次为肺、脾、心肌、肠和脑组织。可透过血-脑脊液屏障进入脑脊液中，脑膜无炎症时，脑脊液药物浓度为血药浓度的 21%～50%，脑膜有炎症时，可达血药浓度的 45%～89%，新生儿及婴儿患者可达 50%～99%。也可透过胎盘屏障进入胎儿循环，胎儿血药浓度可达母体血药浓度的 30%～80%。还可透过血-眼屏障进入房水、玻璃体液，并可达治疗浓度。尚可分泌至乳汁、唾液、腹水、胸水以及滑膜液中。表观分布容积（V_d）为 0.6～1L/kg。蛋白结合率约为 50%～60%。血消除半衰期（$t_{1/2\beta}$）成人为 1.5～3.5 小时，肾功能损害者为 3～4 小时，严重肝功能损害者血消除半衰期（$t_{1/2\beta}$）延长（4.6～11.6 小时），出生 2 周内新生儿血消除半衰期（$t_{1/2\beta}$）为 24 小时，2～4 周者为 12 小时，大

于 1 月的婴幼儿为 4 小时。在肝内游离药物的 90% 与葡萄糖醛酸结合为无活性的氯霉素单葡萄糖醛酸酯。在 24 小时内 5%～10% 以原型由肾小球滤过排泄，80% 以无活性的代谢产物由肾小管分泌排泄。透析对本品的清除无明显影响。

【不良反应】血液系统 （1）骨髓抑制是氯霉素最严重的不良反应。有两种不同表现形式：①与剂量相关的可逆性骨髓抑制，其程度与氯霉素应用的剂量大小及疗程长短均有关，常见于血药浓度超过 25mg/L 的患者。临床表现为贫血，并可伴白细胞和血小板减少。②与剂量无关的骨髓毒性，表现为严重且不可逆性再生障碍性贫血，与个体特异质反应有关，常在用药数周甚至数月后发生。发生率大小不一，多在 1:(20000～50000) 之间。病死率高，少数存活者可发展为粒细胞白血病。临床表现有血小板减少引起的出血倾向，如瘀点、瘀斑和鼻出血等；以及由中性粒细胞减少所致感染征象，如高热、咽痛、黄疸、苍白等。大多数再生障碍性贫血患者于口服给药后发生，但也可发生于静脉给药和局部给药后。氯霉素局部使用时如疗程长且反复应用，亦可有一定体内蓄积现象，偶可发生血液系统毒性反应。

（2）溶血性贫血可发生在某些先天性葡萄糖-6-磷酸脱氢酶不足或缺乏的患者。

神经系统 周围神经炎和视神经炎常在长程治疗时发生，及早停药，常属可逆，但也有发生视神经萎缩而致盲者。其他神经系统症状有精神错乱、谵妄、抑郁和头痛。

胃肠 消化道反应口服后可有腹泻、恶心、呕吐等。

听觉，前庭及特殊感官 可发生耳毒性，尤其是在使用滴耳液之后。

血管，出血及凝血 口服氯霉素长程治疗可诱发出血倾向，可能与骨髓抑制、肠道菌群减少致维生素 K 合成受阻、凝血酶原时间延长等有关。

新生儿及婴儿 灰婴综合征典型病例发生在出生后 48 小时内即给予高剂量的氯霉素者，治疗持续 3～4 日后可发生灰婴综合征，血药浓度可高达 40～200mg/L。临床表现为腹胀、呕吐、进行性苍白、发绀、循环衰竭、体温降低、呼吸不规则，数小时或数日后死亡。常发生在早产儿或新生儿应用大剂量氯霉素（每日按体重超过 25mg/kg）时，亦可发生在母亲产前使用氯霉素的新生儿以及成人或较大儿童应用更大剂量（约每日按体重100mg/kg）时。及早停药，尚可完全恢复。

全身整体表现 可致各种皮疹、发热、血管神经性

水肿等过敏反应，尤其是在局部使用后。类过敏反应罕见。也可发生赫氏反应（Herxheimer 反应）。

免疫系统及感染 可致变形杆菌、铜绿假单胞菌、金黄色葡萄球菌、真菌等的口腔、肺、胃肠道及尿路感染。

【禁忌证】（1）对氯霉素或甲砜霉素有过敏史者禁用。

（2）由于氯霉素可透过血-胎盘屏障，对早产儿和足月产新生儿均可能引起毒性反应，导致灰婴综合征，因此在妊娠期，尤其是妊娠后期或复产期不宜应用本品。

【注意事项】儿童 新生儿由于肝脏酶系统未发育成熟，肾脏排泄功能又差，药物自肾排泄较成人缓慢，故氯霉素应用于新生儿易导致血药浓度过高而发生毒性反应（灰婴综合征），故新生儿不宜应用本品，有指征必须应用本品时，如有条件应在监测血药浓度条件下使用。

老年人 老年患者组织器官大多退化，功能减退，自身免疫功能亦降低，氯霉素可致严重不良反应，故老年患者应慎用。

哺乳期 本品自乳汁分泌，有引致乳儿发生不良反应的可能，包括严重的骨髓抑制反应，因此本品不宜用于哺乳期妇女，必须应用时须停止授乳。

随访检查（1）大剂量长期使用氯霉素滴眼液（超过 3 个月）可引起视神经炎或视神经乳头炎（特别是小儿）。长期应用本品的患者，应事先做眼部检查，并密切注意患者的视功能和视神经炎的症状，一旦出现即停药。同时服用维生素 C 和维生素 B 族。

（2）应用本品患者在治疗过程中应定期检查周围血象，长疗程治疗者尚需查网织红细胞计数，必要时做骨髓检查，以便及时发现与剂量有关的可逆性骨髓抑制，但全血象检查不能预测通常在治疗完成后才发生的再生障碍性贫血。

（3）新生儿、肝功能或肾功能损害者，同时接受经肝代谢的其他药物的患者如有指征应用氯霉素时，均需进行血药浓度监测，使其峰浓度控制在 25mg/L 以下，谷浓度控制在 5mg/L 以下。

肝损伤，肾损伤 对肝功能不全患者，氯霉素与葡萄糖醛酸的结合作用受损，致使未代谢的游离型药物浓度升高，易致血液系统毒性反应发生。因此原有肝损害患者，或肝、肾同时有损害的患者应避免应用本品，确有指征应用时，需权衡利弊后方可决定是否使用，并需在监测血药浓度下减量应用。肾功能损害者亦应慎用或避免使用本品。

不良反应相关 本品肌内注射常引起较剧烈的疼痛，还可致坐骨神经麻痹而造成下肢瘫痪，故不宜用作肌内注射。

诊断干扰 对诊断的干扰采用硫酸铜法测定尿糖时，应用氯霉素患者可产生假阳性反应。

【药物相互作用】（1）氯霉素可抑制肝微粒体酶的活性，导致抗癫痫药（乙内酰脲类）的代谢降低；或氯霉素置换该类药物的血浆蛋白结合部位，导致游离型药物浓度升高，可使药物的作用增强或毒性增加，故合用或先后应用时需调整此类药物的剂量。

（2）氯霉素与降血糖药（如甲苯磺丁脲）或口服抗凝药（如双香豆素、华法林）合用时，由于血浆蛋白结合部位被置换，可增强其降糖作用或抗凝作用，因此需调整剂量。格列吡嗪和格列本脲的非离子结合位点受影响较其他口服降糖药为小，但合用时仍需谨慎。

（3）长期口服含雌激素的避孕药期间应用氯霉素，可降低避孕效果，以及增加月经期外出血。

（4）由于氯霉素具有维生素 B_6 拮抗药的作用或使维生素 B_6 经肾排泄量增加，可导致贫血或周围神经炎的发生，因此两者不宜合用。

（5）氯霉素与抗肿瘤药物、秋水仙碱、羟基保泰松、保泰松和青霉胺等能引起骨髓抑制的药物合用时，可加重骨髓抑制作用。同时进行放射治疗时，应用氯霉素亦可加重骨髓抑制作用。因此，需调整骨髓抑制药的用药剂量或放射治疗剂量。

（6）氯霉素可抑制肝微粒体酶的作用，降低诱导麻醉药他芬太尼的清除，延长其作用时间。

（7）苯巴比妥、利福平等肝药酶诱导药与氯霉素合用时，可增强氯霉素的代谢，使本品血药浓度降低。

（8）林可霉素类和大环内酯类可替代或阻止氯霉素与细菌核糖体的 50S 亚基相结合，上述药物与氯霉素合用可发生拮抗作用，因此不宜联合应用。

（9）本品可拮抗维生素 B_{12} 的造血作用，因此两者不宜同用。

【给药说明】（1）本品治疗应持续至治愈，防止复发。

（2）由于可能发生不可逆性骨髓抑制毒性反应，本品应避免重复疗程使用。

（3）口服氯霉素时应饮用足量水分，空腹服用，即于餐前 1 小时或餐后 2 小时服用，以期达到有效治疗血药浓度。

【用法与用量】成人（1）口服 一日 1.5～3g，分 3～4 次服用。

（2）肌内注射或静脉滴注 每次 0.5～1g，一日 2 次，肌内注射；或每次 0.5～1.5g 溶解于氯化钠注射液或 5% 葡萄糖注射液 250～750ml 中，一日 2 次，静脉滴注。

（3）经眼给药 ①滴眼液：滴入眼睑内。一次 1～2

滴，一日 3～5 次。②眼膏：涂入眼睑内。一日 3 次。

（4）局部外用　搽剂：一日 2～3 次。

（5）经耳给药　滴耳液：滴入耳道内。一次 2～3 滴，一日 3 次。

（6）阴道给药　一次 0.25g，每晚 1 次。

儿童　（1）口服，一日 25～50mg/kg，分 3～4 次服用；新生儿一日不超过 25mg/kg，分 4 次服用。但新生儿用药时需监测血药浓度，根据结果调整给药方案，无监测条件下不宜应用本品。

（2）肌内或静脉注射，一日 30～50mg/kg，分 2 次肌内注射或溶解于氯化钠注射液或 5%葡萄糖注射液中静脉滴注。

【制剂与规格】　氯霉素搽剂：20ml:1.0g。

氯霉素眼膏：(1)1%；(2)3%。

氯霉素胶囊：(1)0.125g；(2)0.25g。

氯霉素片：(1)0.125g；(2)0.25g；(3)0.05g。

氯霉素滴眼液：(1)8ml:20mg；(2)10ml:25mg；(3)15ml:37.5mg；(4)8ml:40mg；(5)5ml:12.5mg；(6)10ml:50mg。

氯霉素阴道软胶囊：0.1g。

氯霉素注射液：(1)2ml:0.25g；(2)1ml:0.125g；(3)2ml:0.125g。

氯霉素滴耳液：(1)10ml:0.5g；(2)10ml:0.25g。

甲砜霉素 [药典(二)；医保(甲)]

Thiamphenicol

【适应证】　用于对其敏感的流感嗜血杆菌、大肠埃希菌、沙门菌属等所致呼吸道、尿路、肠道等感染。

【药理】　（1）药效学　本品抗菌谱与氯霉素相似，在体外具广谱抗微生物作用，包括需氧革兰阴性菌及革兰阳性菌、厌氧菌、立克次体属、螺旋体和衣原体属。对下列细菌具杀菌作用：流感嗜血杆菌、肺炎链球菌和脑膜炎奈瑟球菌。对以下细菌仅具抑菌作用：金葡菌、化脓性链球菌、草绿色链球菌、B 组链球菌、大肠埃希菌、肺炎克雷伯菌、奇异变形杆菌、伤寒及副伤寒沙门菌、志贺菌属、脆弱拟杆菌等厌氧菌。本品在肝内不与葡萄糖醛酸结合，因此体内活性较高。本品与氯霉素间呈完全交叉耐药。本品属抑菌剂。可通过弥散进入细菌细胞内，并可逆性地结合在细菌核糖体的 50S 亚基上，使肽链增长受阻（可能由于抑制了转肽酶的作用），抑制肽链的形成，从而阻止蛋白质的合成。此外，本品还具有较强的免疫抑制作用。

（2）药动学　口服吸收完全，口服 500mg 后 t_{max} 为 2 小时，C_{max} 为 3～6mg/L。吸收后在体内广泛分布，以肾、脾、肝、肺等组织和器官中的含量较多。本品可透过血-脑屏障而进入脑脊液中，也可透过胎盘进入胎儿血液循环，尚可进入乳汁。$t_{1/2\beta}$ 约 1.5 小时，24 小时内自尿中排出给药量的 70%；部分自胆汁中排泄，胆汁中浓度可为同期血药浓度的几十倍。肾功能衰竭患者应用本品时，药物可在体内有相应蓄积，无尿患者应用时，血消除半衰期可达 9 小时；肝炎或肝硬化患者应用本品时可致血药浓度升高和血消除半衰期延长。

【不良反应】血液系统　可逆性的红细胞生成抑制，白细胞和血小板减少，发生再生障碍贫血者罕见。

胃肠　腹痛，腹泻、恶心、呕吐等。

精神异常　头痛、嗜睡、头晕和周围神经炎，视觉减退、痛觉过敏等，脚部反应较手更严重，停药后可恢复。

皮肤及皮肤附件　偶见皮疹等过敏反应。

【禁忌证】　对本品或氯霉素有过敏史者禁用。

【注意事项】随访检查　患者在治疗过程中应经常定期检查周围血象，长程治疗者尚需检查网织红细胞计数，以及时发现血液系统不良反应。

妊娠　妊娠期尤其是妊娠后期妇女及新生儿避免应用。

肾损伤　肾功能不全者甲砜霉素排出减少，体内可有积蓄倾向，应减量应用。

【药物相互作用】　参阅"氯霉素"。

【用法与用量】成人　每次 1.5～3g,分 3～4 次服用。

儿童　按体重每日 25～50mg/kg，分 4 次服用。

【制剂与规格】　甲砜霉素片：(1)0.125g；(2)0.25g。

甲砜霉素胶囊：(1)0.125g；(2)0.25g。

甲砜霉素肠溶片：(1)按 $C_{12}H_{15}C_{12}NO_5S$ 计算，0.25g；(2)按 $C_{12}H_{15}C_{12}NO_5S$ 计算，0.125g。

甲砜霉素颗粒：(1)0.25g(以甲砜霉素计)；(2)5g:0.125g。

第七节　大环内酯类

大环内酯类(macrolides)抗生素具有大环内酯环的基本结构，代表品种为红霉素。目前临床应用的大环内酯类按其化学结构可分为：①14 元环：红霉素、克拉霉素、罗红霉素、地红霉素等；②15 元环：阿奇霉素；③16 元环：麦迪霉素、乙酰麦迪霉素、螺旋霉素、乙酰螺旋霉素、交沙霉素。其中阿奇霉素、克拉霉素、罗红霉素、乙酰麦迪霉素、地红霉素为相对较新的品种。本类药物的抗菌谱和抗菌活性基本相似，对多数革兰阳性菌、军团菌属、衣原体属、支原体属、厌氧菌等具有良好抗菌作用。大多数品种口服后，血药浓度较低，但在组织和体液中的分布广泛，肝、肾、肺等组织中的浓度可高于同期血药浓度数倍；在胸水、腹水、脓液、痰液、尿液、胆汁中均可达到有效治疗浓度，但不易透过血-脑屏障。本类药物主要在肝脏代谢，从胆汁中排出，胆汁中浓度可为血药浓度的 10~40 倍。大环内酯类的主要适应证为：①溶血性链球菌、肺炎链球菌等革兰阳性菌感染，可作为青霉素过敏患者的替代选用药物；②军团菌病；③支原体属感染；④衣原体属感染；⑤百日咳；⑥白喉带菌者；⑦青霉素过敏患者预防风湿热和心内膜炎等。大环内酯类的主要不良反应为食欲下降、恶心、呕吐、腹泻等胃肠道反应。

阿奇霉素等大环内酯类新品种的药效学及药动学特性较沿用品种有所改进，不良反应减少。阿奇霉素对流感嗜血杆菌、卡他莫拉菌、淋病奈瑟菌的体外抗菌作用是红霉素的 2~8 倍，新品种对支原体属、衣原体属的作用也有所增强。新品种在胃酸中稳定性增加，生物利用度提高，血药浓度和组织内药物浓度增高，消除半衰期延长，每日的给药剂量及给药次数减少，胃肠道反应及肝毒性等不良反应也明显减轻，临床适应证有所扩大。由于本类药物的过度使用，耐药菌株日益增多，大环内酯类药物不同品种之间存在明显的交叉耐药性。

红霉素 [药典(二); 国基; 医保(甲)]
Erythromycin

【适应证】 （1）CDE 适应证 ①作为青霉素过敏患者对下列感染的替代选用药：溶血性链球菌、肺炎链球菌等所致急性扁桃体炎、急性咽炎、鼻窦炎；溶血性链球菌所致猩红热、蜂窝织炎；白喉及白喉带菌者；气性坏疽、炭疽、破伤风；放线菌病；梅毒；李斯特菌病等；也可用于风湿热的预防。②军团菌病。③肺炎支原体肺炎。④肺炎衣原体肺炎。⑤衣原体属、支原体属所致的泌尿生殖系统感染。⑥化脓性链球菌、金黄色葡萄球菌所致皮肤及软组织感染。⑦沙眼衣原体结膜炎。⑧厌氧菌所致口腔感染。⑨空肠弯曲菌肠炎。⑩百日咳。上述感染中如军团菌病、支原体肺炎、空肠弯曲菌肠炎等，红霉素为首选用药。

（2）国外适应证 ①化脓性链球菌引起的轻中度上呼吸道感染。②化脓性链球菌或肺炎链球菌引起的轻中度下呼吸道感染。

【药理】 （1）药效学 红霉素属大环内酯类，对甲氧西林敏感葡萄球菌属（包括产酶菌株）、各组链球菌和某些革兰阳性杆菌均具有良好抗菌活性。奈瑟菌属、百日咳鲍特菌等也对本品敏感，流感嗜血杆菌呈中度敏感。本品对除脆弱拟杆菌和梭杆菌属以外的各种厌氧菌亦具有抗菌作用；对军团菌属、胎儿弯曲菌、某些螺旋体、肺炎支原体、溶脲脲原体、立克次体属、衣原体属和溶组织阿米巴原虫也有抑制作用。本品系抑菌药，但在高浓度时对某些细菌也有杀菌作用。本品可透过细菌细胞膜，与细菌核糖体的 50S 亚基呈可逆性结合，阻断转肽作用和信使核糖核酸(mRNA)的位移，抑制细菌蛋白质合成。

（2）药动学 口服红霉素不同盐类的生物利用度为 30%~65%。口服 200~250mg，达峰时间(t_{max})为 2~3 小时，血药峰浓度(C_{max})一般低于 1mg/L。红霉素口服吸收后除脑脊液和脑组织外，广泛分布于各组织和体液中，尤以肝脏、胆汁和脾脏中的药物浓度为高，在肾、肺等组织中的药物浓度亦可高于同期血药浓度数倍，在胆汁中的药物浓度可达血药浓度的 10~40 倍以上。在皮下组织、痰及支气管分泌物中的药物浓度也较高，痰中药物浓度与血药浓度相仿；在胸水、腹水、脓液中的药物浓度可达到有效治疗水平。本品有一定量(约为血药浓度的 33%)进入前列腺及精囊中；但不易透过血-脑屏障，脑膜有炎症时脑脊液内浓度仅为同期血药浓度的 10%左右。本品可进入胎儿血液循环，也可从乳汁中分泌排出，胎儿血中的药物浓度为母体血药浓度的 5%~20%，母乳中药物浓度可达同期血药浓度的 50%以上。表观分布容积为 0.9L/kg。血浆蛋白结合率为 70%~90%。本品主要在肝脏中代谢灭活，经胆汁排出，并进行肝肠循环。口服及静脉给药后，分别有 2%~5%和 10%~15%的药物以原型经肾小球滤过排出，尿药浓度可达 10~100mg/L。口服 250mg 后粪便中药物含量可达 50~600μg/g。血液透析和腹膜透析后极少被清除，故透析后无需加量。消除半衰期($t_{1/2\beta}$)为 1.4~2 小时，无尿患者的 $t_{1/2\beta}$ 可延长至 4.8~6 小时。

【不良反应】 胃肠 常见：腹泻、恶心、呕吐、食欲不振、胃痉挛等。

肝胆 偶见：肝功能异常、黄疸。

全身整体表现 偶见：药物热、乏力。

皮肤及皮肤附件 偶见：皮疹。

听觉，前庭及特殊感官 偶见：大剂量(≥一日 4g)应用时，可能引起听力减退，停药后大多可恢复。

心血管 偶见：心律失常。

血液系统 偶见：嗜酸性粒细胞增多症。

免疫系统及感染 偶见：口腔或阴道念珠菌感染。

其他　偶见：口舌疼痛。

【禁忌证】 (1)对红霉素及药品中的任何成分过敏，以及对任何其他大环内酯类药物过敏者禁用。

(2)本品禁止与特非那定、阿司咪唑、西沙必利、匹莫齐特合用。

【注意事项】 肝损伤　红霉素主要由肝脏代谢、胆管排出，肝功能损害者使用本品，发生不良反应的风险增加。肝功能损害患者尽可能避免应用；如确有必要使用红霉素时，需适当减量并密切随访肝功能。肝病患者不宜使用红霉素酯化物。

哺乳期　由于红霉素有相当量进入母乳中，哺乳期妇女应用本品须停止授乳。

老年人　老年人使用本品，发生尖端扭转型室性心动过速的风险增加。

不良反应相关　有重症肌无力病史的患者使用本品，有病情加重的风险。

诊断干扰　可干扰 Higerty 法的荧光测定。使尿儿茶酚胺的测定值出现假性增高；血清碱性磷酸酶、胆红素、ALT 和 AST 的测定值均可能增高。

【药物相互作用】 (1)红霉素与氯霉素或林可霉素类合用，因竞争药物的结合位点，可产生拮抗作用。

(2)红霉素可抑制 CYP1A2、CYP3A4，与许多经此酶代谢的药物可发生相互作用，导致严重不良反应，如与阿司咪唑、特非那定和西沙必利合用可引起室性心律失常。

(3)本品可抑制卡马西平、苯妥英钠和丙戊酸钠等抗癫痫药的代谢，使后者的血药浓度增高而发生毒性反应。与阿芬太尼合用可抑制后者的代谢，延长其作用时间。与环孢素、他克莫司合用可使后者血药浓度增加。与其他经肝脏细胞色素 P450 代谢的药物如溴隐亭、抗心律失常药丙吡胺合用时，可减少后者的代谢。

(4)长期服用抗凝药的患者应用红霉素时可导致凝血酶原时间延长，从而增加出血的危险性，老年患者尤应注意。两者必须合用时，抗凝药的剂量宜适当调整，并严密观察凝血酶原时间。

(5)红霉素与茶碱类药物合用，可使茶碱的肝清除减少，导致茶碱血药浓度升高和(或)毒性反应增加。因此两者合用时，茶碱类药物的剂量应予调整。

(6)红霉素与其他肝毒性药物合用可能增强肝脏毒性反应。

(7)大剂量红霉素与耳毒性药物合用，尤其对肾功能减退患者可能增加耳毒性。

(8)本品与洛伐他汀合用时可抑制后者的代谢，引起横纹肌溶解症；与咪达唑仑或三唑仑合用时可减少二者的清除而增强其作用。

(9)与地高辛合用，可使后者的血药浓度升高。

(10)与麦角胺、双氢麦角胺合用，个别患者可出现麦角中毒，表现为外周血管痉挛、皮肤感觉迟钝。

【给药说明】 (1)溶血性链球菌感染患者用本品治疗时疗程至少 10 日，以防止急性风湿热的发生。

(2)为获得较高血药浓度，除酯化物外，红霉素需空腹(餐前 1 小时或餐后 3～4 小时)服用。

(3)用药期间定期随访肝功能。

【用法与用量】 成人　(1)口服　一日 1～2g，分 3～4 次服用。治疗军团菌病成人一日 2～4g，分 4 次服；预防风湿热一次 250mg，一日 2 次服用。

(2)局部外用　取适量软膏涂于患处，一日 2 次。

(3)经眼给药　涂于眼睑内。一日 2～3 次，最后一次宜于睡前使用。

儿童　(1)口服　按体重每日 30～50mg/kg，分 3～4 次服。

(2)局部外用　用法用量同成人。

(3)经眼给药　用法用量同成人。

【制剂与规格】 红霉素肠溶胶囊：(1)0.125g(12.5 万单位)；(2)0.25g(25 万单位)。

红霉素肠溶片：(1)0.25g(25 万单位)；(2)0.125g(12.5 万单元)；(3)50mg(5 万单位)。

红霉素软膏：10g:0.1g。

红霉素眼膏：2.5g:12.5mg。

依托红霉素 [药典(二)]
Erythromycin Estolate

【适应证】 参阅"红霉素"。

【药理】 (1)药效学　本品为红霉素丙酸酯的十二烷基硫酸盐，口服吸收较完全，其药效学参阅"红霉素"。

(2)药动学　依托红霉素的药代动力学特性优于其他红霉素口服制剂，对胃酸稳定、吸收较完全，$t_{1/2\beta}$ 较长为 5.47 小时，AUC 较大。依托红霉素为酯化物，在胃肠道吸收，41%酯化物分解为红霉素。口服 250mg 及 500mg 后 t_{max} 为 2 小时，C_{max} 分别为 1.2mg/L 及 4.2mg/L。血浆蛋白结合率为 90%～99%。

【不良反应】 胃肠　可出现恶心、呕吐、中上腹痛、口舌疼痛、胃纳减退等，其发生率与剂量大小有关。

肝胆　服用本品后发生肝毒性反应者较服用其他红霉素制剂多见。有时可出现黄疸，肝功能试验显示淤胆，停药后可常可恢复。

全身整体表现 可出现乏力、发热等。

皮肤及皮肤附件 可出现皮疹。

听觉,前庭及特殊感官 大剂量(≥一日 4g)应用时,可能引起听力减退,主要与血药浓度过高(>12mg/L)有关,停药后大多可恢复。

心血管 偶见:心律失常。

免疫系统及感染 偶见:口腔或阴道念珠菌感染。

【禁忌证】 对红霉素类药品过敏者禁用。

【注意事项】 参阅"红霉素"。

不良反应相关 服用本品后出现 ALT、AST、ALP、胆红素等增高者较其他红霉素制剂为多见。

【药物相互作用】 参阅"红霉素"。

【用法与用量】成人 口服:一日总量 1~2g,分 3~4 次服用。

儿童 口服:每日按体重 20~40mg/kg,分 3~4 次服用。

【制剂与规格】 依托红霉素片(按红霉素计):(1)50mg(5 万 U);(2)62.5mg(6.25 万 U);(3)125mg(12.5 万 U)。

依托红霉素胶囊(按红霉素计):(1)50mg(5 万 U);(2)250mg(25 万 U);(3)125mg(12.5 万 U)。

依托红霉素颗粒(按红霉素计):(1)50mg(5 万 U);(2)75mg(7.5 万 U);(3)100mg(10 万 U);(4)125mg(12.5 万 U);(5)250mg(25 万 U)。

乳糖酸红霉素 [药典(二);国基;医保(甲)]
Erythromycin Lactobionate

【适应证】 (1)CDE 适应证 参阅"红霉素"。

(2)国外适应证 ①化脓性链球菌引起的轻中度上呼吸道感染。②化脓性链球菌或肺炎链球菌引起的下呼吸道感染。

【药理】 (1)药效学 本品为水溶性红霉素乳糖醛酸酯。参阅"红霉素"。

(2)药动学 静脉滴注后立即达血药浓度峰值,24 小时内静脉滴注 2g,血药浓度均值为 2.3~6.8mg/L,个体差异较大。参阅"红霉素"。

【不良反应】 用药部位反应 常见:静脉滴注局部疼痛、血栓性静脉炎。

胃肠 胃肠道反应多见,有腹泻、恶心、呕吐、中上腹痛、口舌疼痛、胃纳减退等,其发生率与剂量大小有关。

肝胆 肝毒性少见,偶见肝功能异常、黄疸等。

全身整体表现 偶见:乏力、药物热。

皮肤及皮肤附件 常见:皮疹。

听觉,前庭及特殊感官 肾功能损害者大剂量应用时可导致听力丧失。

心血管 偶见心律失常。

免疫系统及感染 偶见口腔或阴道念珠菌感染。

【禁忌证】 对红霉素类药物过敏者禁用。

【注意事项】 参阅"红霉素"。

(1)本品局部刺激性较强,不宜用作肌内注射。

(2)本品在酸性强的溶液中活力很快消失,注射液的 pH 值宜维持在 5.5 以上,浓度不超过 1mg/ml。

不良反应相关 本品局部刺激性较强,不宜用作肌内注射。

常规 本品在酸性强的溶液中活力很快消失,注射液的 pH 值宜维持在 5.5 以上,浓度不超过 1mg/ml。

【药物相互作用】 参见"红霉素"。

【给药说明】 红霉素滴注液的配制:先加 10ml 灭菌注射用水至 0.5g 红霉素粉针剂瓶中或加 20ml 灭菌注射用水至 1g 红霉素粉针剂瓶中,用力振摇至溶解。然后加入至 0.9%氯化钠注射液或其他电解质溶液中稀释,缓慢静脉滴注,注意红霉素浓度以 1~2mg/ml 为宜。溶解后也可加入含葡萄糖的注射液进行稀释,但因葡萄糖注射液偏酸性,必须于每 100ml 溶液中加入 4%碳酸氢钠 1ml。

【用法与用量】成人 静脉滴注:一日 1~2g,分 2~4 次滴注。治疗军团菌病可增至一日 3~4g,分 4 次滴注。成人一日最高剂量不超过 4g。

儿童 一日 20~40mg/kg,分 4 次滴注。

【制剂与规格】 注射用乳糖酸红霉素(按红霉素计):(1)0.25g(25 万单位);(2)0.3g(30 万单位)。

琥乙红霉素 [药典(二);国基;医保(甲);医保(乙)]
Erythromycin Ethylsuccinate

【适应证】 (1)CDE 适应证 参阅"红霉素"。

(2)国外适应证 同"乳糖酸红霉素"。

【药理】 (1)药效学 本品为红霉素的琥珀酸乙酯,在体内水解,释放出红霉素而起作用。参阅"红霉素"。

(2)药动学 本品为红霉素的乙酰琥珀酸酯,在胃酸中较红霉素稳定,但仍有部分被破坏。在肠道中以基酯化物的形式被吸收。空腹口服琥乙红霉素 800mg 后,C_{max} 为 2.23mg/L,达峰时间较短。从胃肠道吸收后,约 69% 的酯化物水解产生活性红霉素,进食可延缓琥乙红霉素的吸收。

【不良反应】 服用本品后发生肝毒性反应者较服用

其他红霉素制剂多见。

胃肠 可出现恶心、呕吐、中上腹痛、口舌疼痛、胃纳减退等，其发生率与剂量大小有关。

肝胆 服用本品后发生肝毒性反应者较服用其他红霉素制剂多见。有时可出现黄疸，肝功能试验显示淤胆，停药后常可恢复。

全身整体表现 偶见：乏力、发热。

皮肤及皮肤附件 偶见：皮疹。

听觉，前庭及特殊感官 偶见：大剂量(≥一日 4g)应用时，可能引起听力减退，大多可逆。

心血管 偶见：心律失常。

血液系统 偶见：嗜酸性粒细胞增多。

免疫系统及感染 偶见：口腔或阴道念珠菌感染。

【禁忌证】 (1)对红霉素及药品中的任何成分过敏者，或对其他大环内酯类过敏者禁用。

(2)严重肝功能损害者禁用。

【注意事项】 参阅"红霉素"。

不良反应相关 胃肠道不良反应较红霉素轻，但肝病患者慎用。用药期间定期检查肝功能。

交叉过敏反应 红霉素制剂存在交叉过敏或不耐受。

妊娠 使用本品可透过胎盘，且可能导致肝毒性增加，妊娠期禁用。

哺乳期 本品进入乳汁，哺乳期妇女使用本品停止哺乳。

肾损伤 严重肾功能损害者减量。

肝损伤 肝病患者、肝功能损害者禁用。

其他 溶血性链球菌感染使用本品，至少持续 10 日，以防止急性风湿热的发生。

【药物相互作用】 参见"红霉素"。

【用法与用量】 **成人** 口服：一日 1.6g，分 2 次或 4 次服用。军团菌病患者，一次 0.4～1g，一日 4 次。成人每日剂量不宜超过 4g。预防链球菌感染，一次 400mg，一日 2 次。衣原体或溶脲脲原体感染，一次 800mg，每 8 小时 1 次，共 7 日；或一次 400mg，每 6 小时 1 次，共 14 日。

儿童 按体重口服一次 7.5～10mg/kg，一日 4 次；或一次 15～25mg/kg，一日 2 次。严重感染时每日剂量可加倍，分 4 次服。百日咳患儿，按体重一次 10～12.5mg/kg，一日 4 次，疗程 14 日。

剂量均以琥乙红霉素计，0.4g 琥乙红霉素相当于 0.25g 红霉素碱。

【制剂与规格】 琥乙红霉素胶囊(按红霉素计)：(1)0.1g(10 万单位)；(2)0.125g(12.5 万单位)；

(3)0.25g(25 万单位)。

琥乙红霉素分散片(按红霉素计)：(1)0.1g(10 万单位)；(2)0.125g(12.5 万单位)。

琥乙红霉素片(按红霉素计)：(1)0.1g(10 万单位)；(2)0.125g(12.5 万单位)；(3)0.25g(25 万单位)。

琥乙红霉素颗粒(按红霉素计)：(1)50mg(5 万单位)；(2)0.1g(10 万单位)；(3)0.125g(12.5 万单位)；(4)0.25g(25 万单位)。

硬脂酸红霉素 [药典(二)；医保(甲)]
Erythromycin Stearate

【适应证】 (1)CDE 适应证 参阅"红霉素"。

(2) 国外适应证 同"乳糖酸红霉素"

【药理】 (1)药效学 抗菌谱和抗菌活性与红霉素相同。

(2) 药动学 本品对酸较稳定，在胃中破坏较少，在十二指肠被解离为具有抗菌活性的红霉素。本品与同量的红霉素(盐基)相比，达峰时间略早，血药浓度也较高。口服 0.25g 红霉素或红霉素硬脂酸盐后，t_{max} 前者为 2～3 小时，后者为 2 小时；C_{max} 前者为 0.3～1mg/L，后者可达 1～1.3mg/L。本品在体内的分布、代谢和排泄与红霉素完全相同。

【不良反应】 参阅"红霉素"。

【禁忌证】 (1)对本品及其他大环内酯类过敏者禁用。

(2) 本品禁止与阿司咪唑、西沙必利、匹莫齐特或特非那定合用。

【注意事项】 参阅"红霉素"。

【药物相互作用】 参阅"红霉素"。

【用法与用量】 **成人** 一次 0.25g(相当于红霉素)，每日 3～4 次，空腹口服。

【制剂与规格】 硬脂酸红霉素颗粒(按红霉素计)：50mg(5 万单位)。

硬脂酸红霉素胶囊(按红霉素计)：(1)0.1g(10 万单位)；(2)0.125g(12.5 万单位)。

硬脂酸红霉素片(按红霉素计)：(1)0.05g(5 万单位)；(2)0.125g(12.5 万单位)；(3)0.25g(25 万单位)。

罗 红 霉 素 [药典(二)；医保(乙)]
Roxithromycin

【适应证】 (1)CDE 适应证 适用于化脓性链球菌引起的咽炎及扁桃体炎；敏感菌所致鼻窦炎、中耳炎、急性支气管炎、慢性支气管炎急性细菌感染性加重；肺炎支原体或衣原体所致肺炎；沙眼衣原体引起的尿道炎和宫颈炎；敏感菌引起的皮肤及软组织感染。

(2) 国外适应证　牙源性感染。

【药理】(1) 药效学　本品为半合成 14 元环大环内酯类，其作用机制与红霉素相同，与细菌核糖体的 50S 亚单位结合，抑制细菌蛋白质合成。抗菌谱及抗菌作用基本与红霉素相仿，对革兰阳性菌作用较红霉素略差，对嗜肺军团菌的作用较红霉素强。对肺炎衣原体、肺炎支原体、溶脲脲原体的抗微生物作用与红霉素相仿或略强。

(2) 药动学　口服可吸收，生物利用度为 50%。单次口服本品 150mg，t_{max} 为 2 小时，C_{max} 为 6.6～7.9mg/L。进食后服药可使生物利用度下降约一半。在扁桃体、鼻窦、中耳、肺、痰液、前列腺及其他泌尿生殖系统中的药物浓度均可达有效治疗水平。与血清蛋白的结合具有浓度依赖性，血浆蛋白结合率在血药浓度 2.5mg/L 时为 96%。约 35% 经肝脏代谢，以原型及代谢产物从体内排出，自粪便、肺和尿中清除量分别为给药量的 53.4%、13.4% 和 7.4%。$t_{1/2\beta}$ 为 8.4～15.5 小时。

【不良反应】胃肠　常见：恶心、干呕和(或)呕吐、胃痛、腹泻。

罕见：便血性腹泻，或假膜性肠炎。

肝胆　偶见：血清氨基转移酶升高(ALT，AST)、GGT、碱性磷酸酶以及胆红素的水平一过性增高。

罕见：伴有胆汁淤积的肝细胞损害(肝炎)。

神经系统　偶见：头痛。

过敏反应　偶见：皮肤和黏膜反应，如发红，伴或不伴瘙痒，紫癜发红和肿胀。

罕见：脸部、舌和(或)喉部的肿胀，以及呼吸困难，甚至发生致死性休克。

心血管　罕见：Q-T 间期延长、心悸。

【禁忌证】对本品或其他大环内酯类过敏者禁用。

【注意事项】妊娠　目前仅有少数妊娠期妇女使用过该药，未观察到致畸率上升或是其他对胎儿的直接或间接危害。对动物的研究也未显示有对胎崽损害增加的证据。但由于资料尚不充分，妊娠期妇女用药仍应充分权衡利弊后方能使用。

哺乳期　本品低于 0.05% 的给药量被排入母乳，哺乳期妇女必须应用本品时须停止授乳。

肝损伤　肝功能不全者慎用本品或减量应用。

肾损伤　老年及肾功能减退患者不需调整剂量。

【药物相互作用】(1) 本品与口服避孕药合用，尤其出现诸如呕吐和腹泻等胃肠紊乱的病例中，会罕见出现避孕失败的情况。

(2) 罗红霉素和麦角胺或者双氢麦角胺的联合使用可以导致循环障碍，尤其是手指和脚趾。

(3) 在联合使用罗红霉素与维生素 K 抗凝血药进行治疗的患者中，报告有出现血凝抑制增强的病例。

(4) 罗红霉素能够增加地高辛吸收。

(5) 罗红霉素与咪达唑仑联合应用，可增加咪达唑仑的生物利用度以及消除半衰期，增加其药效。

(6) 与环孢素联用，可增加环孢素的血清浓度。

(7) 与可延长 Q-T 间期的药物(双异丙吡胺、匹莫齐特、抗抑郁药、阿司咪唑、特非那定、西沙比利)之间存在相互作用，可导致严重的室性心律失常。

(8) 罗红霉素可以导致血清中茶碱水平的提高，增加茶碱的毒性。

【给药说明】饭前 15 分钟或空腹(饭后 3 小时)足量水送服。

【用法与用量】成人　一次 150mg，一日 2 次，空腹口服；也可一次给药 300mg，一日 1 次。

肝损伤　严重肝功能受损的患者一次 150mg，一日 1 次给药。

肾损伤　肾功能受损患者一般不需调整剂量，如有必要可一次 150mg，一日 1 次。

儿童　按体重一次 2.5～5mg/kg，一日 2 次。

【制剂与规格】罗红霉素胶囊：(1) 75mg；(2) 150mg；(3) 50mg。

罗红霉素颗粒：(1) 75mg；(2) 25mg；(3) 50mg；(4) 150mg。

罗红霉素干混悬剂：(1) 75mg；(2) 25mg；(3) 50mg；(4) 100mg。

罗红霉素片：(1) 75mg；(2) 150mg；(3) 50mg。

罗红霉素分散片：(1) 0.15g；(2) 75mg；(3) 50mg。

罗红霉素缓释片：0.3g。

罗红霉素缓释胶囊：0.15g。

阿 奇 霉 素 [药典(二)；国基；医保(甲)；医保(乙)]
Azithromycin

【适应证】适用于：①化脓性链球菌引起的急性咽炎、急性扁桃体炎。②流感嗜血杆菌、卡他莫拉菌或肺炎链球菌引起的细菌感染性急性支气管炎、慢性支气管炎急性细菌感染性加重。③肺炎链球菌、流感嗜血杆菌以及肺炎支原体所致社区获得性肺炎。④沙眼。⑤杜克雷嗜血杆菌所致软下疳；衣原体所致尿道炎和宫颈炎。⑥敏感菌所致皮肤及软组织感染。⑦与其他药物联合，用于 HIV 感染者中鸟分枝杆菌复合体感染的预防与治疗。

【药理】(1) 药效学　本品为 15 元环大环内酯类，

即氮内酯类(azalides)的第一个品种。其作用机制与红霉素相同，主要与细菌核糖体的50S亚单位结合，抑制细菌蛋白质合成。本品对化脓性链球菌、肺炎链球菌及流感嗜血杆菌具有杀菌作用，对甲氧西林敏感葡萄球菌属具有抑菌作用。阿奇霉素对葡萄球菌属、链球菌属等革兰阳性球菌的抗菌作用较红霉素略差，其MIC值较后者高2~4倍；对流感嗜血杆菌及卡他莫拉菌的抗菌作用较红霉素强4~8倍及2~4倍；对少数大肠埃希菌、沙门菌属、志贺菌属也具有抑菌作用。对消化链球菌属等厌氧菌、肺炎支原体及沙眼衣原体等也具有良好抗微生物作用。

(2) 药动学 口服后迅速吸收，生物利用度为37%。单次口服500mg后，t_{max}为2.5~2.6小时，C_{max}为0.4~0.45mg/L。在体内分布广泛，各种组织内药物浓度可达同期血药浓度的10~100倍。在巨噬细胞及成纤维细胞内药物浓度高，巨噬细胞能将阿奇霉素转运至炎症部位。单次给药后的$t_{1/2}$为35~48小时，给药量的50%以上以原型经胆道排出，给药后72小时内约4.5%以原型经尿排出。

【不良反应】 胃肠 常见：恶心、呕吐、腹泻/稀便、腹痛、肠胃胀气。

偶见：消化不良、胃炎、黑便、黏膜炎、口腔念珠菌病。

心血管 偶见：心悸、胸痛。

神经系统 偶见：头晕、头痛、眩晕、嗜睡。

全身整体表现 偶见：疲劳、皮疹、瘙痒、光反应、血管性水肿、关节痛。

肝胆 常见：丙氨酸氨基转移酶(ALT)、天冬氨酸氨基转移酶(AST)、乳酸脱氢酶、胆红素升高，均可逆。

偶见：胆汁淤积性黄疸、血清碱性磷酸酶升高。

血液系统 偶见：白细胞、中性粒细胞、血小板减少，均可逆。

用药部位反应 常见：注射部位疼痛和局部炎症，与药液浓度相关。

【禁忌证】 (1)对本品、其他大环内酯类或酮内酯类药物过敏者禁用。

(2) 以前使用阿奇霉素后有胆汁淤积性黄疸/肝功能不全病史者禁用。

【注意事项】 特殊人群，儿童 不推荐6个月以下患儿口服本品。不推荐16岁以下患者使用本品注射剂。

哺乳期 本品慎用于哺乳期妇女，必须用药时，需监测母乳喂养婴儿是否出现腹泻，呕吐或皮疹。

肾损伤 GFR<10ml/min患者慎用。

肝损伤 严重肝功能损伤者慎用。

其他 Q-T间期延长者慎用。

【药物相互作用】 (1)避免本品与含铝或镁的抗酸药同时服用，因可降低本品的血药峰浓度；必须合用时，阿奇霉素应在服用上述药物前1小时或后2小时给予。

(2) 本品与其他药物的相互作用少，但与氨茶碱合用时，应注意监测后者的血药浓度；与华法林合用时，应严密监测凝血酶原时间；与卡马西平、地高辛、秋水仙碱、环孢素、苯妥英、麦角胺、三唑仑及经肝脏细胞色素P450酶系代谢的药物合用时，应注意观察有无不良反应发生。

【用法与用量】 成人 ①常用量，口服，第1日，500mg顿服；第2~5日，每日250mg顿服；或每日500mg顿服，连服3日。静脉滴注，社区获得性肺炎，一次500mg，一日1次；至少连续用药2日后改为口服，一日500mg，疗程7~10日。盆腔感染，每日500mg，连服1~2日；继以每日口服250mg，疗程7日。②衣原体引起的尿道炎或宫颈炎、杜克雷嗜血杆菌引起的软下疳，均为1g单剂口服。③治疗淋病奈瑟菌性尿道炎及宫颈炎，2g单剂口服。④预防鸟分枝杆菌复合体感染，每周1200mg顿服，可与利福喷丁合用。⑤鸟分枝杆菌复合体感染的治疗，每日500mg口服，疗程10~30日，与15mg/kg乙胺丁醇合用。

儿童 ①治疗中耳炎、肺炎，第1日10mg/kg顿服(一日最大量不超过500mg)；第2~5日，一日5mg/kg顿服(一日最大量不超过250mg)。②治疗儿童咽炎、扁桃体炎，第1日10mg/kg顿服；第2~5日，一日5mg/kg顿服。

【制剂与规格】 阿奇霉素片：(1)0.125g；(2)0.25g；(3)0.5g。

阿奇霉素胶囊：(1)0.125g；(2)0.25g。

阿奇霉素颗粒：(1)0.1g；(2)0.125g；(3)0.25g；(4)0.5g。

阿奇霉素干混悬剂：0.1g。

注射用阿奇霉素：(1)0.1g；(2)0.125g；(3)0.25g；(4)0.5g。

阿奇霉素注射液：2ml:0.1g。

阿奇霉素分散片：(1)0.25g；(2)0.125g；(3)0.1g。

阿奇霉素肠溶片：(1)0.125g；(2)0.25g。

克 拉 霉 素 [药典(二); 国基; 医保(乙)]

Clarithromycin

【适应证】 (1)CDE适应证 适用于：①化脓性链球菌引起的咽炎和扁桃体炎；②流感嗜血杆菌、卡他莫拉菌及肺炎链球菌所致急性鼻窦炎、儿童中耳炎；③流感嗜血杆菌、副流感嗜血杆菌、卡他莫拉菌及肺炎链球菌所致慢性支气管炎急性细菌感染性加重；④流感嗜血杆菌、肺炎链球菌、肺炎支原体或肺炎衣原体所致肺炎；⑤敏感金黄色葡萄球菌或化脓性链球菌所致单纯性皮肤及软组织感染；⑥鸟分枝杆菌或胞内分枝杆菌感染的预防与治疗；⑦与其他药物联合用于幽门螺杆菌感染的治疗。

(2)国外适应证 ①急性上颌窦炎。②成人十二指肠溃疡。

【药理】 (1)药效学 本品的作用机制与红霉素相同，与细菌核糖体 50S 亚基结合，抑制细菌蛋白质合成。对甲氧西林敏感葡萄球菌属和链球菌属的抗菌作用较红霉素略强。其体内代谢产物 14-羟克拉霉素与克拉霉素对流感嗜血杆菌具有协同抗菌作用，较红霉素强 2～4 倍。对嗜肺军团菌、沙眼衣原体及溶脲脲原体的作用较红霉素为强。对幽门螺杆菌亦具有良好抗菌作用。对鸟分枝杆菌、胞内分枝杆菌、麻风分枝杆菌有抑制作用。

(2)药动学 本品对胃酸较稳定，口服后生物利用度为 55%。单次口服 400mg 后 t_{max} 为 2.7 小时，C_{max} 为 2.2mg/L；每 12 小时口服 250mg 后的稳态血药浓度约为 1mg/L。克拉霉素及其主要代谢产物在体内分布广泛，鼻黏膜、扁桃体及肺组织中的药物浓度较同期血药浓度为高，血浆蛋白结合率 65%～75%。本品在肝脏中广泛代谢，代谢产物主要通过胆汁从粪便排泄；10%～15%以代谢产物从尿排泄。单次给药后 $t_{1/2}$ 为 4.4 小时，每 12 小时口服 250mg 和 500mg 后 $t_{1/2}$ 分别为 3～4 小时和 5～7 小时。低剂量给药(每 12 小时 250mg)后经粪、尿两类途径排出的药量相仿，尿排出量约为给药量的 32%；但剂量增大(每 12 小时 500mg)时，尿中排出量较多。克拉霉素的药动学特点呈非线性动力学，随剂量而改变，口服高剂量后由于代谢饱和，母药的峰浓度超比例增加。

【不良反应】 胃肠 常见：腹痛、腹泻、恶心、呕吐、消化不良。

偶见：厌食、食欲下降、胃炎、口炎、舌炎、腹胀、便秘、口干、嗳气、肠胃胀气、口腔念珠菌感染。

神经系统 常见：头痛、失眠。

偶见：眩晕、震颤、嗜睡。

精神异常 偶见：焦虑、神经紧张。

听觉，前庭及特殊感官 常见：味觉障碍、味觉异常。

偶见：听力障碍、耳鸣。

肝胆 常见：肝功能异常。

偶见：胆汁淤积、肝炎、丙氨酸氨基转移酶升高、天冬氨酸氨基转移酶升高。

血液系统 偶见：白细胞减少、中性粒细胞减少、嗜酸性粒细胞增多。

皮肤及皮肤附件 常见：皮疹。

偶见：瘙痒、荨麻疹。

全身整体表现 常见：多汗。

偶见：不适、无力、胸痛、寒战、疲劳。

生殖系统 偶见：阴道念珠菌感染。

心血管 偶见：心电图 Q-T 间期延长、心悸。

【禁忌证】 (1)对本品或其他大环内酯类过敏者禁用。

(2)禁止本品与西沙必利、匹莫齐特、阿司咪唑、特非那定合用。

【注意事项】 交叉过敏反应 与大环内酯类药物有交叉过敏和交叉耐受。

哺乳期 克拉霉素及其代谢产物可进入母乳中，对乳儿的危害不能排除。哺乳期妇女应用本品时宜停止授乳。

儿童 克拉霉素混悬液用于 6 个月～12 岁儿童耐受性良好，不推荐本品用于 6 个月以下的婴儿患者。

妊娠 妊娠期不推荐服用克拉霉素。

肾损伤 肾功能严重损害(肌酐清除率<30ml/min)着，需调整剂量。肌酐清除率<25ml/min 者，或有急性血卟啉症者，不推荐本品与雷尼替丁、枸橼酸铋合用。

肝损伤 肝功能损害者慎用。

【药物相互作用】 (1)避免本品与西沙比利、匹莫齐特、阿司咪唑和特非那定合用。克拉霉素可使这些药物的水平升高，同时给药可导致 Q-T 间期延长，心律失常包括室性心动过速、室颤和尖端扭转型室性心动过速。

(2)联合应用克拉霉素和麦角胺或者双氢麦角胺与急性麦角碱毒性有关。

(3)咪达唑仑与克拉霉素合用时，咪达唑仑口服给药后药时曲线下面积增加 7 倍。

(4)克拉霉素与 HMG-COA 还原酶抑制剂(他汀类)同时使用时，可导致他汀类血浆浓度升高，这将使肌病风险增加，包括横纹肌溶解症。

(5)诱导 CYP3A 的药物可诱导克拉霉素代谢，导致克拉霉素治疗水平及疗效降低。

(6)依法韦仑、奈韦拉平、利福平、利福布汀和利福喷丁可加速克拉霉素代谢，从而降低克拉霉素水平降低。

(7)依曲韦林可导致克拉霉素暴露降低，使其活性代谢产物浓度增高。

(8)利托那韦会显著抑制克拉霉素代谢。

(9)克拉霉素联合应用抗心律失常药(奎尼丁、丙吡胺)后可出现尖端扭转型室性心律失常。

(10)克拉霉素和一些降糖药物(那格列奈、瑞格列奈)合用可导致低血糖症。

(11)克拉霉素可抑制 CYP3A 活性,与主要由 CYP3A 代谢的药物合用,可增加该类药物浓度。

(12)奥美拉唑与克拉霉素同时给药,奥美拉唑稳态血药浓度增加。

(13)克拉霉素可使西地那非、达他那非、伐地那非暴露增加,合用考虑降低剂量。

(14)合用可使卡马西平、茶碱、托特罗定浓度增加。

(15)与苯二氮䓬类(阿普唑仑、咪达唑仑、三唑仑)合用,可使该类药品药-时曲线下面积增加,应密切监测。

(16)与秋水仙碱、地高辛、苯妥英、丙戊酸、伊曲康唑、沙奎那韦合用,可使这些药物暴露增加,中毒风险加大。

(17)联合应用克拉霉素与齐多夫定,齐多夫定稳态血药浓度会降低。

(18)阿扎那韦可使克拉霉素水平增加。

【给药说明】 本品可空腹口服,也可与食物或牛奶同服,与食物同服不影响其吸收。

【用法与用量】 成人 口服,一次 250～500mg,一日 2 次,疗程 7～14 日。

儿童 每次 7.5mg/kg,一日 2 次口服,或按以下方法口服给药:体重 8～11kg 者,每次 62.5mg,一日 2 次;体重 12～19kg 者,每次 125mg,一日 2 次;体重 20～29kg 者,每次 187.5mg,一日 2 次;体重 30～40kg 者,每次 250mg,一日 2 次。

肾损伤 肾损伤患者肌酐清除率小于 30ml/min 时,剂量减半。

【制剂与规格】 克拉霉素缓释片:0.5g。

克拉霉素颗粒:(1)0.1g;(2)0.125g;(3)0.25g;(4)0.05g。

克拉霉素胶囊:(1)0.125g;(2)0.25g。

克拉霉素片:(1)50mg;(2)0.125g;(3)0.25g。

克拉霉素干混悬剂:(1)125mg:5ml;(2)0.125g;(3)0.25g。

克拉霉素分散片:(1)0.125g;(2)0.25g。

交 沙 霉 素 [药典(二)]
Josamycin

【适应证】 适用于化脓性链球菌引起的咽炎及扁桃体炎,敏感菌所致鼻窦炎、中耳炎、细菌性急性支气管炎,肺炎支原体肺炎;敏感革兰阳性球菌引起的皮肤及软组织感染。

【药理】 (1)药效学 本品为 16 元环大环内酯类,其抗菌谱与红霉素相仿,对甲氧西林敏感葡萄球菌属、链球菌属的抗菌作用较红霉素略差,但对诱导型耐红霉素菌株仍具有抗菌活性;脑膜炎奈瑟菌、百日咳鲍特菌对其敏感;对消化性球菌、消化性链球菌、痤疮丙酸杆菌及真杆菌等厌氧菌具有良好抗菌作用;多数支原体属、衣原体属、军团菌属对其敏感。

(2)药动学 口服后 t_{max} 为 0.75～1 小时,口服本品 1g 后,其 C_{max} 为 2.7～3.2mg/L。口服 500mg 后,在尿、骨、齿龈、扁桃体等中的浓度可达 0.43～13.7mg/L(kg);口服 1g 后,在眼房水及前列腺中的浓度分别为 0.4mg/L 及 4.3mg/kg;口服本品 1g,2 小时及 6 小时后,在痰液中的药物浓度分别为 18mg/L 及 9mg/L,为同期血药浓度的 8～9 倍。在胆汁及肺组织中的药物浓度高;在吞噬细胞中的药物浓度是同期血药浓度的 20 倍。主要以代谢产物从胆汁排出,尿排泄量少于 20%。$t_{1/2\beta}$ 为 1.5～1.7 小时。

【不良反应】 参阅"红霉素"。

胃肠 胃肠道反应发生率低于红霉素。

皮肤及皮肤附件 偶见皮疹。

【禁忌证】 对本品及其他大环内酯类过敏者禁用。

【注意事项】 参阅"红霉素"。

【药物相互作用】 (1)本品对 CYP450 同工酶几无作用,因此对由该酶系统调节的药物代谢影响明显低于红霉素。

(2)本品与青霉素合用时可能干扰后者的杀菌活性。

【用法与用量】 成人 口服:一日 0.8～1.2g,分 3～4 次服用,较重感染可增至一日 1.6g。

儿童 口服:按体重一日 30mg/kg,分 3～4 次服用。

【制剂与规格】 丙酸交沙霉素颗粒:0.1g(10 万 U)。

交沙霉素片:(1)0.1g(10 万单位);(2)0.2g(20 万单位);(3)50mg(5 万单位)。

麦 白 霉 素 [药典(二)]
Meleumycin

【成分】 麦白霉素为麦迪霉素 A1 和吉他霉素 A6 两个组分为主的混合物。

【适应证】 适用于:①化脓性链球菌及肺炎链球菌引起的咽炎、扁桃体炎、鼻窦炎、中耳炎、急性支气管炎及轻度肺炎。②链球菌属所致口腔及牙周感染。③肺炎支原体所致肺炎。④敏感葡萄球菌属、化脓性链球菌引起的皮肤及软组织感染。

【药理】 (1)药效学 本品为 16 元环大环内酯类，对甲氧西林敏感葡萄球菌属、化脓性链球菌、肺炎链球菌的抗菌作用较红霉素略差，但对诱导型耐药菌株仍具有抗菌活性；对肺炎支原体具有良好抗菌活性。

(2)药动学 口服 400mg 后，t_{max} 为 2.4 小时，C_{max} 为 1mg/L。妊娠期妇女口服麦迪霉素后，2 小时脐带血药浓度为同期母体血药浓度的 37.5%。在组织内药物浓度较高，特别是在肺、脾、肾、肝、胆、皮下组织中浓度明显高于血药浓度，且持续时间也较长，尿中浓度很低。主要以代谢产物从胆汁排出，6 小时内自尿排出给药量的 2%～3%。

【不良反应】 肝胆 常见：胆汁淤积和暂时性氨基转移酶升高，停药后可恢复。

全身整体表现 常见：药物热。

皮肤及皮肤附件 常见：皮疹。

胃肠 偶见：恶心、呕吐、上腹不适、食欲不振。

【禁忌证】 对本品或其他大环内酯类过敏者禁用。

【注意事项】 交叉过敏反应 大环内酯类药物交叉过敏和不耐受。

妊娠 妊娠期妇女慎用。

哺乳期 可进入母乳，哺乳期妇女使用本品时停止哺乳。

肝损伤 肝功能不全者慎用。

肾损伤 肾功能不全者慎用。

诊断干扰 可干扰 Higerty 法的荧光测定。使尿儿茶酚胺的测定值出现假性增高；血清碱性磷酸酶、胆红素、ALT 和 AST 的测定值均可能增高。

其他 本品在 pH≥6.5 时吸收差。

【药物相互作用】 (1)可抑制茶碱正常代谢，与茶碱合用时可导致茶碱血药浓度异常升高而致中毒甚至死亡，故与茶碱合用时应监测茶碱血药浓度。

(2)本品与环孢素、麦角胺及卡马西平合用时，可引起后者的血药浓度上升，故后者需减量。

【用法与用量】 成人 口服。一次 200～400mg，一日 3～4 次服用。

儿童 口服。一日 30mg/kg，分 3～4 次服用。

【制剂与规格】 麦白霉素片：(1)0.1g(10 万单位)；(2)0.05g(5 万单位)。

麦白霉素胶囊：(1)0.1g(10 万单位)；(2)0.2g(20 万单位)；(3)0.05g(5 万单位)。

麦白霉素颗粒剂：0.1g。

乙酰螺旋霉素[药典(二)]
Acetylspiramycin

【适应证】 适用于甲氧西林敏感葡萄球菌属、链球菌属和肺炎链球菌所致轻、中度感染，如急性咽炎和扁桃体炎、鼻窦炎、中耳炎、牙周炎、急性支气管炎、慢性支气管炎急性细菌感染性加重、肺炎、非淋菌性尿道炎、皮肤及软组织感染。

【药理】 (1)药效学 本品属 16 元环大环内酯类，为螺旋霉素的乙酰化衍生物。本品对甲氧西林敏感金黄色葡萄球菌及表皮葡萄球菌、链球菌属的抗菌活性与红霉素相仿或略差；对李斯特菌属、卡他莫拉菌、淋病奈瑟菌、胎儿弯曲菌、百日咳鲍特菌、嗜肺军团菌、消化球菌、消化链球菌、痤疮丙酸杆菌、拟杆菌属及支原体属、衣原体属、弓形虫、隐孢子虫等也有较强的抑制作用，MIC_{90} 大多在 0.12～16mg/L。乙酰螺旋霉素对流感嗜血杆菌的抗菌活性较低；对部分诱导型红霉素耐药葡萄球菌、链球菌属仍具有抗菌活性。作用机制与红霉素相同。肠道革兰阴性杆菌通常对其耐药。

(2)药动学 本品耐酸，口服吸收好，经胃肠道吸收后转变为螺旋霉素而起抗菌作用。单剂口服 200mg 后，t_{max} 为 2 小时，C_{max} 为 1mg/L。本品在体内分布广泛，在胆汁、尿液、脓液、支气管分泌物、肺组织及前列腺中的浓度较同期血药浓度为高。在胆汁中的药物浓度可达血药浓度的 15～40 倍。本品不能透过血-脑屏障。平均 $t_{1/2\beta}$ 为 4～8 小时。本品主要经粪便排泄，12 小时内经尿排出给药量的 5%～15%，其中大部分为代谢产物。

【不良反应】 不良反应较红霉素为少见。

胃肠 常见恶心、呕吐、口干、腹痛，常发生于大剂量用药时，程度大多轻微，停药后可自行消失。有抗生素相关性腹泻、假膜性肠炎的个例报道。

皮肤及皮肤附件 过敏反应少见，主要为荨麻疹、脓疱病。

听觉，前庭及特殊感官 可见头晕、头痛、眩晕、困倦、感觉异常、视物模糊等不良反应。

肝胆 可见肝酶升高、淤胆型肝炎。

血液系统 可见白细胞减少、血小板减少。

心血管 可见 Q-T 间期延长。

【禁忌证】 对本品及其他大环内酯类过敏者禁用。

【注意事项】 肝损伤 严重肝功能不全患者慎用。

肾损伤 严重肾功能不全患者慎用。

哺乳期 哺乳期妇女应用本品宜停止哺乳。

儿童 不推荐本品用于 6 个月以内儿童患者。

妊娠 本品可透过胎盘，故在孕妇中应用需充分权衡利弊。

其他 本品可加重胃肠道反应，胃肠道疾病患者慎用。心血管疾病患者慎用。

【药物相互作用】(1)本品不影响氨茶碱等药物的体内代谢。

(2)在接受麦角衍生物类药物治疗的患者中，同时使用某些大环内酯类曾出现麦角中毒，目前尚无麦角与乙酰螺旋霉素产生相互作用的报道，但本品与麦角不宜同时服用。

【用法与用量】成人 口服。一次 200～300mg，一日 4 次服用，首次加倍。

儿童 口服。按体重一日 20～30mg/kg，分 4 次服用。

【制剂与规格】乙酰螺旋霉素胶囊：(1)0.1g(10 万单位)；(2)0.2g(20 万单位)。

乙酰螺旋霉素片：(1)0.1g(10 万单位)；(2)0.2g(20 万单位)。

吉 他 霉 素 [药典(二)]
Kitasamycin

【适应证】主要适用于敏感的革兰阳性菌所致的皮肤及软组织感染、胆道感染、呼吸道感染、链球菌咽峡炎、猩红热、白喉、军团菌病、百日咳等，以及淋病、非淋菌性尿道炎、痤疮等。

【药理】(1)药效学 作用机制同红霉素，抗菌谱与红霉素也相近，但对大多数革兰阳性菌的抗菌活性略差，部分耐红霉素的金黄色葡萄球菌仍可对吉他霉素敏感。本品对白喉棒状杆菌、破伤风杆菌、淋病奈瑟菌、百日咳鲍特菌、立克次体属和沙眼衣原体也具有相当活性。

(2)药动学 单剂口服本品 400mg 后，t_{max} 为 0.5 小时，C_{max} 为 0.69mg/L。静脉注射本品 200mg 后，C_{max} 3～6mg/L。$t_{1/2}$ 约为 2 小时。在体内分布广泛，肝和胆汁中浓度尤高，在肺、肾、肌肉等组织中的浓度也较同期血药浓度为高。本品主要经肝胆系统排泄。

【不良反应】胃肠 本品的胃肠道反应发生率较红霉素低。

常见：恶心、呕吐、食欲不振、腹痛等胃肠道反应，较红霉素发生率低。

皮肤及皮肤附件 偶见：皮疹、瘙痒。

【禁忌证】对本品或其他大环内酯类过敏者禁用。

【注意事项】参阅"红霉素"。

肝损伤 偶见一过性血清氨基转移酶升高，肝功能不全者慎用。

【药物相互作用】尚不明确。

【给药说明】静脉注射时，浓度不得大于 2%即 20 万单位，将 1 次用量溶于 10～20ml 0.9%氯化钠注射液或葡萄糖注射液中；缓慢注射(急速静脉注射，有时出现恶心、腹痛、血压下降、休克症状等)，注射速度应不少于 5 分钟，以免产生静脉不适。

【用法与用量】成人 (1)口服 一日 1～1.6g，分 3～4 次服用。

(2)静脉滴注 一次 0.2～0.4g，一日 2～3 次。

儿童 (1)口服 一日 10～20mg/kg，分 3～4 次服。

(2)静脉滴注 一日 6～14mg/kg，分 2～3 次。

【制剂与规格】吉他霉素片：0.1g(10 万 U)。

注射用酒石酸吉他霉素：(1)0.2g(20 万 U)；(2)0.4g(40 万 U)。

地 红 霉 素 [药典(二)]
Dirithromycin

【适应证】本品适用于 12 岁以上患者，用于治疗下列敏感菌引起的轻、中度感染：①由流感嗜血杆菌、卡他莫拉菌、肺炎链球菌引起的慢性支气管炎急性发作。②由卡他莫拉菌、肺炎链球菌引起的急性支气管炎。③由肺炎支原体、嗜肺军团菌、肺炎链球菌引起的社区获得性肺炎。④由化脓性链球菌引起的咽炎和扁桃体炎。⑤由金黄色葡萄球菌(甲氧西林敏感菌株)、化脓性链球菌引起的单纯性皮肤和软组织感染。

【药理】(1)药效学 本品为半合成 14 元环大环内酯类，为红霉胺的前体药物，其作用机制与红霉素相同，与细菌核糖体的 50S 亚单位结合，抑制细菌蛋白质合成。抗菌谱已为临床证实有效的微生物有：金黄色葡萄球菌(甲氧西林敏感株)、肺炎链球菌、化脓性链球菌、流感嗜血杆菌、嗜肺军团菌、卡他莫拉菌和肺炎支原体。与其他大环内酯类有高度交叉耐药关系。

(2)药动学 口服迅速吸收，通过非酶水解转化成生物活性物质红霉胺，其绝对生物利用度约 10%。单次口服本品 500mg，达峰时间 (t_{max}) 3.9 小时，峰浓度 (C_{max}) 300mg/L。红霉胺迅速、广泛分布到组织中，其细胞内浓度高于组织浓度，组织浓度明显高于血浆浓度。蛋白结合率为 15%～30%，平均表观分布容积为 (V_d) 800L。红霉胺几乎不经肝脏代谢，81%～97%从胆汁中清除，2%由肾脏清除。平均血浆半衰期 $(t_{1/2})$ 8 小时，平均消除半衰期 $(t_{1/2\beta})$ 44 小时，平均表观清除率 (CL) 23L/h。

【不良反应】胃肠 常见：腹痛、腹泻、恶心、消化不良、呕吐。

神经系统　常见：头痛、眩晕/头晕。

皮肤及皮肤附件　常见：皮疹。

血液系统　常见：血小板计数增多、嗜酸性粒细胞增加、中性粒细胞增加、白细胞增加。

其他　常见：血钾离子升高、碳酸氢盐减少、肌酸磷酸激酶增加。

【禁忌证】　对地红霉素、红霉素和其他大环内酯类抗生素严重过敏患者禁用。

【注意事项】　肝损伤　轻度肝功能不全患者，不必调整剂量。

肾损伤　肾功能不全(包括透析)患者不必调整剂量。

危机处理　如出现假膜性肠炎，轻度仅停药即可，中重度患者应采用适当治疗措施。

妊娠　妊娠期妇女慎用。

哺乳期　哺乳期妇女慎用。

儿童　12岁以下儿童使用本品的安全性和有效性尚未确立。

【药物相互作用】　(1)本品不影响特非那丁代谢，体外试验证明两药不发生相互作用，而与红霉素存在相互作用。

(2)通常正服用茶碱患者接受本品治疗，不必调整茶碱剂量或监测血药浓度，如需维持较高茶碱浓度，应适时监测，并调整剂量。

(3)抗酸剂或者 H_2 受体抑制剂，可增加地红霉素吸收。

(4)三唑仑、地高辛、抗凝血药、麦角胺、与红霉素的相互作用明确，但与地红霉素相互先作用尚不清楚，联合用药需谨慎。

(5)环孢素、环己巴比妥、卡马西平、阿芬太尼、丙比胺、苯妥英钠、溴隐亭、丙戊酸、阿司咪唑、洛伐他汀与红霉素的相互作用已有报道。

【给药说明】　本品与食物同服或饭后一小时内服用，肠溶片/肠溶胶囊不得分割、压碎、咀嚼。

【用法与用量】　成人　每日1次，每次500mg。

【制剂与规格】　地红霉素肠溶胶囊：(1)0.125g；(2)0.25g。

地红霉素肠溶片：(1)0.125g；(2)0.25g；(3)0.5g。

第八节　林可霉素类

林可霉素类也称林可酰胺类(lincosamides)，有林可霉素和其半合成衍生物克林霉素2个品种，后者的体外抗菌活性较前者强4～8倍。两者的抗菌谱与红霉素相似但更窄，甲氧西林敏感葡萄球菌属、链球菌属、白喉棒状杆菌、炭疽杆菌等革兰阳性菌对本类药物敏感；革兰阴性需氧菌以及支原体属对本类药物耐药。林可霉素类，尤其是克林霉素对厌氧菌有良好抗菌活性，拟杆菌属包括脆弱拟杆菌、梭杆菌属、消化球菌、消化链球菌、产气荚膜杆菌等大多对本类药物高度敏感。林可霉素与克林霉素间有完全交叉耐药性，与红霉素有部分性交叉耐药。林可霉素类主要作用于细菌核糖体 50S 亚基，抑制肽链延长，影响细菌蛋白质合成。红霉素、氯霉素与林可霉素类的作用部位相同，相互间竞争核糖体的结合靶位，合用时可出现拮抗现象。

克林霉素口服后吸收完全(90%)，除脑脊液外，广泛分布于体液及组织中，尤其是在骨组织、胆汁及尿液中可达较高浓度。在肝脏代谢，部分代谢产物具有抗菌活性。肾功能不全及严重肝脏损害者，半衰期延长。林可霉素类主要用于厌氧菌和需氧革兰阳性球菌所致各种感染，包括血流感染、肺炎、皮肤软组织感染、骨关节感染、盆腔感染及腹腔感染，但用于后两者时需与抗需氧革兰阴性杆菌药联合应用。轻症患者可用口服制剂，严重感染患者用注射剂。本类药物的不良反应主要为胃肠道反应，口服后腹泻较多见，一般轻微，也可表现为严重的假膜性肠炎。

盐酸林可霉素　[药典(二)；医保(甲)；医保(乙)]
Lincomycin Hydrochloride

【适应证】　适用于敏感需氧菌及厌氧菌所致各种感染：①肺炎链球菌、其他链球菌属(肠球菌属除外)、金黄色葡萄球菌及厌氧菌所致败血症、肺炎、脓胸及肺脓肿；②化脓性链球菌、金黄色葡萄球菌及厌氧菌引起的皮肤及软组织感染；③需氧菌和厌氧菌所致妇产科感染如子宫内膜炎、非淋病奈瑟菌性卵巢-输卵管脓肿、盆腔炎、阴道侧切术后感染；④需氧菌和厌氧菌所致腹腔感染如腹膜炎、腹腔脓肿；⑤金黄色葡萄球菌所致骨、关节感染等。轻症患者可用口服制剂，严重感染患者用注射剂。本品用于治疗盆腔感染和腹腔感染时常与抗需氧革兰阴性杆菌药联合应用。林可霉素在脑脊液中浓度不能达到有效治疗水平，不适用于脑膜炎。

【药理】　(1)药效学　林可霉素作用于敏感菌核糖体的 50S 亚基，抑制细菌细胞的蛋白质合成。林可霉素为抑菌药，但在高浓度时，对某些细菌也具有杀菌作用。

(2)药动学　空腹口服仅吸收给药量的20%～30%，进食后服用则吸收更少。成人口服500mg后，t_{max} 为2小时，C_{max} 为 2.6mg/L；进食后口服同等剂量，t_{max} 为4

小时，C_{max} 为 1.0mg/L，给药后 12 小时血中仍有微量。单次口服剂量增加至 1g，血药峰浓度并不成倍增加。单次肌内注射 600mg，t_{max} 为 30 分钟，C_{max} 为 11.6mg/L；每 8 小时肌内注射 600mg，血药浓度维持在 5.8～13.2mg/L。2 小时内静脉滴注 2.1g 后，血药浓度可达 37mg/L，4 小时后降至 12mg/L。除脑脊液外，本品广泛分布于各种体液和组织中，包括骨组织。静脉给药后眼组织中可达到有效治疗浓度。本品可迅速经胎盘屏障进入胎儿血液循环，在胎儿血药浓度可达母体同期血药浓度的 25%。血浆蛋白结合率为 77%～82%。林可霉素主要在肝中代谢，某些代谢产物具有抗菌活性，儿童中本品代谢率较成人为高。本品 $t_{1/2}$ 为 4～6 小时，肾功能减退时，$t_{1/2}$ 可长达 10～20 小时；肝功能减退时，$t_{1/2}$ 约为 9 小时。本品可经胆道、肾和肠道排泄，口服后 40%的给药量以原型随粪便排出，9%～13%以原型药物自尿中排泄。也可从乳汁中分泌。林可霉素不为血液透析或腹膜透析所清除。

【不良反应】　**胃肠**　常见为腹痛、腹泻、肛门瘙痒、恶心、呕吐等胃肠道症状，严重者可出现假膜性肠炎，表现为腹绞痛、腹部压痛、严重腹泻(水样或血样)，伴发热，异常口渴、疲乏等。

过敏反应　皮疹、瘙痒以及过敏样反应，重症多形性红斑。

血液系统　血清病样反应、中性粒细胞减少、血小板减少等。

心血管　大剂量快速静脉注射时可引起血压下降、心律失常、心电图变化等，偶可引起心搏、呼吸停止。

尿路　前列腺增生症的老年男性较大剂量使用时偶可出现尿潴留。

用药部位反应　静脉给药可引起血栓性静脉炎。

【禁忌证】　对本品或本类药物过敏者禁用。

【注意事项】　**不良反应相关**　有胃肠道疾病史者，特别是溃疡性结肠炎、局限性肠炎或有抗生素相关性肠炎史患者慎用。

诊断干扰　服药后血清 ALT 和 AST 可有增高。

儿童　不推荐本品用于 1 个月以下新生儿和早产儿患者；早产儿慎用，因内含防腐剂苯甲醇，可出现抓握综合征；新生儿用药的安全性和疗效不确定。

哺乳期　可经乳汁排出，对乳儿的风险不能排除。哺乳期妇女应用本品时宜停止授乳。

肾损伤　轻、中度肾功能减退患者无需减量，严重肾功能减退者剂量应减至正常剂量的 25%～30%。

肝损伤　中度以上肝功能损害，林可霉素的半衰期延长，应避免使用，如确有应用指征者应减量。

其他　有哮喘史或严重过敏史患者慎用。

【药物相互作用】　(1)本品可增强吸入性麻醉药的神经-肌肉阻断作用，导致肌无力和呼吸抑制或呼吸肌麻痹(呼吸暂停)，在手术中或术后合用本品时应注意。可用抗胆碱酯酶药物或钙盐治疗。

(2)在林可霉素类疗程中易引起腹泻，甚至在停药后数周仍可发生假膜性肠炎。本品不宜与抗肠蠕动止泻药合用，因可使结肠内毒素延迟排出，从而导致腹泻迁延和加剧。

(3)林可霉素类具有神经-肌肉阻断作用，与抗胆碱酯酶药等治疗肌无力的药物合用可降低后者的疗效，应调整这些药物的剂量。

(4)氯霉素或红霉素的作用靶位与林可霉素类相同，可抑制后者与细菌核糖体 50S 亚基的结合而产生拮抗作用。故林可霉素类药物不宜与氯霉素或红霉素合用。

(5)本品与阿片类镇痛药合用，可导致呼吸抑制延长或引起呼吸肌麻痹(呼吸暂停)，两者同用时必须对患者进行密切观察。

(6)林可霉素不可与新生霉素、卡那霉素同瓶静脉滴注。

【给药说明】　(1)为防止急性风湿热的发生，用本类药物治疗溶血性链球菌感染时疗程至少 10 日。

(2)处理林可霉素或克林霉素所致假膜性肠炎，轻症患者停药即可；中度以上患者需补充水、电解质并口服甲硝唑 250～500mg，一日 3 次。复发者可再用甲硝唑口服，无效时可改用万古霉素(或去甲万古霉素)口服，每 6 小时 125～500mg。

(3)本品静脉使用应缓慢滴注，不可静脉注射。0.6～1.0g 林可霉素至少用 100ml 液体稀释，滴注时间不少于 1 小时。

【用法与用量】　**儿童**　(1)口服　一日 30～60mg/kg，分 3～4 次服，宜空腹。新生儿不宜使用。

(2)肌内注射、静脉滴注　一日 10～20mg/kg，分 2～3 次，缓慢注射或滴注(浓度 6～12mg/ml)。

(3)经耳给药　一次 1～2 滴，一日 3～5 次。

(4)经眼给药　一次 1～2 滴，一日 3～5 次。

【制剂与规格】　盐酸林可霉素片：(1)0.25g；(2)0.5g。
盐酸林可霉素胶囊：(1)0.25g；(2)0.5g。
盐酸林可霉素注射液：(1)1ml:0.2g；(2)1ml:0.3g；(3)2ml:0.3g；(4)2ml:0.6g；(5)4ml:1.2g；(6)10ml:3g。
盐酸林可霉素滴耳液：8ml:180mg。
盐酸林可霉素滴眼液：8ml:0.2g。
注：按林可霉素计。1.13g 盐酸林可霉素相当于林可霉素 1g。

盐酸克林霉素 [药典(二);国基;医保(甲);医保(乙)]
Clindamycin Hydrochloride

【适应证】 参阅"盐酸林可霉素"。治疗某些敏感菌所致严重感染如脓胸、肺脓肿、骨髓炎、血流感染等，可先予克林霉素静脉给药，病情稳定后继以本品口服治疗。

【药理】 (1)药效学 作用机制与盐酸林可霉素相同。克林霉素的抗菌谱与林可霉素相同，其体外抗菌活性较林可霉素强4～8倍。对肺炎链球菌、其他链球菌属及葡萄球菌属等需氧菌和脆弱拟杆菌等多数厌氧菌具有良好抗菌作用。

(2)药动学 克林霉素磷酸酯300mg肌内注射后，t_{max}为2.5小时，C_{max}为4.9mg/L，8小时后血药浓度仍可达2.8mg/L；在30分钟内静脉滴注克林霉素磷酸酯300mg，C_{max}为14.7mg/L，静脉滴注后2小时及4小时的血药浓度分别为4.9mg/L及3.9mg/L。每8小时肌内注射1次或静脉滴注克林霉素磷酸酯后，8小时内尿中药物的排出量分别为用药量的8%及28%。相关研究表明，正常成年患者单剂量口服150mg盐酸克林霉素后迅速吸收，45分钟后血清浓度达到峰值，平均为2.5mg/L，3小时后平均血清浓度为1.51mg/L，6小时后为0.7mg/L。口服吸收率为90%，饮食对血清浓度无影响。

【不良反应】 胃肠 常见恶心、呕吐、腹痛、腹泻等；严重者有腹绞痛、腹部压痛、严重腹泻(水样或脓血样)，伴发热、异常口渴和疲乏(假膜性肠炎)。腹泻、肠炎和假膜性肠炎可发生在用药初期，也可发生在停药后数周。

血液系统 偶可发生白细胞减少、中性粒细胞减少、嗜酸性粒细胞增多和血小板减少等；罕见再生障碍性贫血。

过敏反应 可见皮疹、瘙痒等，偶见荨麻疹、血管性水肿和血清病反应等，罕见剥脱性皮炎、大疱性皮炎、多形性红斑和Stevens-Johnson综合征。

肝胆 可导致血清氨基转移酶升高、黄疸等。

尿路 可引起肾功能损害和血尿。

用药部位反应 静脉滴注可能引起静脉炎；肌内注射局部可能出现疼痛、硬结和无菌性脓肿。

其他 耳鸣、眩晕、念珠菌感染等，另有极少数严重病例出现的不良反应包括呼吸困难、过敏性休克、急性肾功能衰竭、过敏性紫癜、抽搐、胸闷、心悸、寒战、高热、头晕、低血压、耳鸣、听力下降等。

【禁忌证】 对克林霉素、林可霉素以及药品中的任一成分过敏者禁用。

【注意事项】 交叉过敏反应 本品和青霉素、头孢菌素类抗生素无交叉过敏反应，可用于对青霉素过敏者。

不良反应相关 肝、肾功能损害者，胃肠道病如溃疡性结肠炎、局限性肠炎、抗生素相关肠炎的患者慎用。

危机处理 如出现假膜性肠炎，可选用万古霉素0.125～0.5g口服，一日4次进行治疗。

其他 本品禁止和氨苄西林、苯妥英钠、巴比妥类、氨茶碱、葡萄糖酸钙及硫酸镁配伍；与红霉素成拮抗作用，不宜合用。

妊娠及哺乳期妇女 目前尚无详细的研究资料，尚不能作出明确的判断。因此孕妇使用本品应注意利弊。曾有报道口服克林霉素0.15g、静脉注射克林霉素磷酸酯0.6g时，乳汁出现的药量范围为0.7～3.8mg/L，因为克林霉素有可能在新生儿中引起不良反应，哺乳期妇女必须停止使用本品。

儿童 (1)作用同林可霉素。
(2)小于1个月新生儿不宜应用。
(3)其他不良反应同林可霉素。

【药物相互作用】 参阅"盐酸林可霉素"。

【给药说明】 参阅"盐酸林可霉素"。静脉滴注时，克林霉素磷酸酯每0.6g需要100～200ml 0.9%氯化钠注射液或5%葡萄糖溶液稀释成小于6mg/ml浓度的药液，每100ml滴注时间不少于30分钟。

【用法与用量】 成人 (1)肌内注射或静脉滴注 每日0.6～1.2g，分2～4次肌内注射或静脉滴注，严重感染，每日可增加至2.4g，分2～4次静脉滴注。

(2)口服 一次0.15～0.3g，一日4次口服，重症感染可增加至一次0.45g，一日4次口服。

(3)阴道给药 一次100mg，一日1次。晚间临睡时清洗外阴后，将阴道栓置于阴道后窟窿处。

儿童 (1)肌内注射、静脉注射 一个月以上儿童，每日15～25mg/kg，分3～4次应用；严重感染，每日25～40mg/kg，分3～4次应用。

(2)口服 一日10～20mg/kg，分3～4次服用。

【制剂与规格】 按克林霉素计。克林霉素磷酸酯注射液：(1)2ml:0.15g；(2)2ml:0.3g；(3)4ml:0.6g；(4)5ml:0.6g；(5)5ml:0.9g；(6)6ml:0.9g；(7)10ml:0.9g。

注射用克林霉素磷酸酯：0.6g。

盐酸克林霉素胶囊：(1)0.075g；(2)0.1g；(3)0.15g。

盐酸克林霉素棕榈酸酯混悬剂：0.5g。

盐酸克林霉素颗粒剂：(1)37.5mg；(2)75mg；(3)98mg。

克林霉素磷酸酯栓：0.1g。

盐酸克林霉素棕榈酸酯分散片：75mg。

第九节　多肽类抗生素

多肽类（polypeptides）抗生素传统品种主要包括糖肽类（glycopeptides）和多黏菌素类（polymyxins）抗生素。糖肽类抗生素的分子中含有糖及肽链结构，包括万古霉素、去甲万古霉素及替考拉宁；多黏菌素类和杆菌肽的分子中也含有多肽结构。新型抗生素脂糖肽类（lipoglycopeptides）如替拉万星、达巴万星等，环脂肽类（cyclic lipopeptides）抗生素达托霉素亦属于多肽类抗生素。多肽类抗生素具有以下共同特点：抗菌谱窄，抗菌作用强，属杀菌药，具有不同程度的肾毒性，主要用于对其敏感的多重耐药所致重症感染。

盐酸万古霉素 [药典(二)；医保(乙)]
Vancomycin Hydrochloride

【适应证】　(1)CDE 适应证　①万古霉素仅适用于耐药革兰阳性菌所致严重感染，特别是甲氧西林耐药葡萄球菌属（MRSA 及 MRCNS）、肠球菌属及青霉素耐药肺炎链球菌所致败血症、心内膜炎、脑膜炎、肺炎、骨髓炎等；②本品亦适用于中性粒细胞减少或缺乏症合并革兰阳性菌感染患者；③青霉素过敏或经其他抗生素治疗无效的严重革兰阳性菌感染患者；④口服万古霉素可用于经甲硝唑治疗无效的艰难梭菌所致假膜性肠炎患者。近年来由于万古霉素在临床上的广泛应用，已出现了对万古霉素不敏感金黄色葡萄球菌（VISA，VRSA）和耐万古霉素肠球菌属（VRE）。肠球菌属对万古霉素的耐药基因正在不断增多中，其中 VanA、VanD 型对万古霉素及替考拉宁同时耐药；VanB、VanC、VanE、VanG 和 VanL 型对万古霉素耐药，对替考拉宁仍敏感。万古霉素与细菌肽聚糖前体末端的 D-丙氨酰-D-丙氨酸结合，抑制细胞壁肽聚糖的合成。耐万古霉素菌株中 VanA、VanB、VanD 型可产生一组功能相似的连接酶，导致合成 D-丙氨酰-D-乳酸取代正常细胞壁肽聚糖末端的 D-丙氨酰-D-丙氨酸，使万古霉素不能与其靶位结合，造成细菌对万古霉素耐药。VanE、VanC、VanG、VanL 型则导致合成 D-丙氨酰-D-丝氨酸而取代正常细胞壁的结构。为控制耐药性的产生，美国 CDC 及医院感染控制咨询委员会建议下列情况不可使用万古霉素：①外科手术前常规预防用药；中心或周围静脉导管留置者的全身或局部预防用药；持续腹膜透析或血液透析的预防用药；低体重新生儿感染的预防。②MRSA 带菌状态的清除和肠道清洁。③中性粒细胞缺乏者发热的经验性治疗。④单次血培养凝固酶阴性葡萄球菌生长而不能排除污染可能者。⑤不作为假膜性肠炎的首选药物。⑥局部冲洗。

(2)超说明书适应证　在 MRSA 高流行地区可考虑预防性使用万古霉素降低脑脊液分流术后的感染及病死率。

【药理】　(1)药效学　对多数革兰阳性球菌和杆菌具有杀菌作用；对肠球菌属具有抑制作用。作用机制主要为抑制细菌细胞壁的合成，其作用部位与青霉素类和头孢菌素类不同。本品与细胞壁肽聚糖的前体 D-丙氨酰-D-丙氨酸紧密结合，抑制细胞壁肽聚糖的合成，导致细菌细胞溶解；本品也可能改变细菌细胞膜渗透性，并选择性地抑制 RNA 的合成。本品不与青霉素类竞争结合部位。万古霉素对革兰阴性菌、分枝杆菌属、拟杆菌属、立克次体属、衣原体属或真菌均无效。

(2)药动学　一次静脉给药 0.5g 及 1g 后，C_{max} 分别为 10～30mg/L 及 25～50mg/L。本品广泛分布于全身大多数组织和体液内，在血浆、胸膜、心包、腹膜、腹水和滑膜液中可达较高药物浓度，尿中浓度高，少量经胆汁中排泄；不易穿过正常血-脑屏障进入脑脊液中，但脑膜有炎症时渗入脑脊液中的药物浓度可达 3.5～5mg/L。本品可通过胎盘屏障。分布容积 0.43～1.25L/kg。血浆蛋白结合率约 55%。本品在体内不代谢。本品 $t_{1/2}$ 成人为 6 小时(4～11 小时)，儿童为 2～3 小时；约 90%药物在 24 小时内由肾小球滤过并经尿以原型排泄，肾功能不全者 $t_{1/2}$ 明显延长。血液透析或腹膜透析不能有效地清除本品。

【不良反应】　早期的制剂中有较多杂质，耳、肾毒性及皮疹等不良反应发生率较高。目前使用的制剂较纯，不良反应尤其是肾毒性明显减少。

听觉，前庭及特殊感官　有听力减退、耳鸣或耳部胀满感(耳毒性)。

肾毒性　血尿、呼吸困难、嗜睡、尿量或排尿次数显著增多或减少、食欲缺乏、恶心或呕吐、异常口渴、软弱无力(肾毒性)等。

过敏反应　"红人综合征"的发生率低，多见于快速大剂量静脉滴注后，症状有食欲缺乏、寒战或发热、晕厥、瘙痒、恶心或呕吐、心动过速、皮疹或面红，颈根、上半身背部、前臂等处发红或麻刺感(释放组胺)。用药前使用抗组胺药常可使症状减轻或避免出现。偶有药物热、皮疹、瘙痒、过敏样反应等变态反应。

用药部位反应　静脉给药可引起血栓性静脉炎。

其他　偶有中性粒细胞或血小板减少、心力衰竭等。

【禁忌证】　对本品或去甲万古霉素过敏者禁用。

【注意事项】 危机处理 逾量处理：加强支持疗法，维持肾功能。透析不能有效清除万古霉素。

不良反应相关 出现听力减退或耳聋，有肾毒性和耳毒性或肾功能衰竭的患者慎用。治疗期间应定期检查尿常规及肾功能，必要时监测听力。

诊断干扰 血尿素氮可能增高。

老年人 万古霉素用于老年患者有引起耳毒性(听力丧失)与肾毒性的高度危险。老年患者随年龄增长肾功能减退，有指征使用本品时必须根据肾功能调整剂量。

哺乳期 万古霉素静脉给药后广泛分布于多数体液中，并可自乳汁中排出。对婴儿的影响不能排除。哺乳期妇女必须采用本品治疗时应暂停授乳。

其他 为减少"红人综合征"、血栓性静脉炎、低血压的发生风险，应缓慢静脉滴注。

【药物相互作用】 (1)氨基糖苷类、两性霉素 B 注射剂、阿司匹林、其他水杨酸盐、杆菌肽注射剂、布美他尼注射剂、卷曲霉素、卡莫司汀、顺铂、环孢素、依他尼酸注射剂、呋塞米注射剂、链佐星、巴龙霉素及多黏菌素类等药物与万古霉素合用或先后应用，有增加耳毒性和(或)肾毒性的潜在可能；可能发生听力减退，即使停药后仍可能继续进展至耳聋。反应可呈可逆性，但往往会发展至永久性。本品与其他耳毒性抗感染药合用或先后应用时需监测听力。万古霉素与氨基糖苷类联合应用时需进行肾功能测定及血药浓度监测，以调整给药剂量或给药间期。

(2)布克力嗪和赛克力嗪(cyclizine)等抗组胺药、吩噻嗪类和噻吨类抗精神病药以及曲美苄胺等与本品合用时，可能掩盖耳鸣、头晕、眩晕等耳毒性症状。

(3)万古霉素与碱性溶液有配伍禁忌，遇重金属可发生沉淀。

(4)与二甲双胍合用，可减少二甲双胍的清除，从而使二甲双胍的血药浓度升高。

(5)与琥珀酰胆碱合用，可增强琥珀酰胆碱的神经-肌肉阻滞作用。

(6)与华法林合用，可增加出血的风险。

【给药说明】 (1)万古霉素对组织有高度刺激性，肌内注射或静脉注射药液外漏后可引起局部剧痛和组织坏死。故本品不能注射给药，只能用于静脉滴注或经中心静脉导管输入，静脉必须轮换使用，并应尽量避免药液外漏。

(2)为减少不良反应的发生(如"红人综合征"、血栓性静脉炎、低血压)，本品给药速度不宜过快，不可静脉注射。每次剂量应至少用 200ml 5%葡萄糖注射液或氯化钠注射液溶解后缓慢静脉滴注，每次滴注时间须在 1 小时以上。

(3)肾能减退或听力减退的患者需调整给药方案。

(4)治疗过程中必须监测血药浓度，尤其是需延长疗程或有肾功能减退或听力减退或耳聋病史的患者。血药峰浓度应控制在 25～40mg/L，谷浓度控制在 10～15mg/L。如不能测定血药浓度，应根据肌酐清除率，按表 10-10 调整剂量，肌酐清除率可按本章第四节氨基糖苷类概述中所列公式计算。

表 10-10　肾功能减退患者的盐酸万古霉素用量调整

肌酐清除率 ［ml/min(ml/s)］	静脉滴注剂量 (盐基)	肌酐清除率 ［ml/min(ml/s)］	静脉滴注剂量(盐基)
>80(1.33)	参见成人 常用量	10～50 (0.17～0.83)	每 1～4 日 1g
50～80 (0.83～1.33)	1g, q12h	<10(0.17)	每 4～7 日 1g

(5)在葡萄球菌心内膜炎的治疗中，疗程不应少于 4 周。

(6)口服液的制备 每瓶含 500mg 的万古霉素用蒸馏水稀释，使其成 500mg/6ml 的溶液供口服，该口服液在 4℃冰箱中可保存 14 日。

【用法与用量】 成人 常用量：每 6 小时静脉滴注 0.5g 或 7.5mg/kg，或每 12 小时静脉滴注 1g 或 15mg/kg。

儿童 常用量：出生 0～7 日新生儿，首剂 15mg/kg，继以 10mg/kg，每 12 小时 1 次，静脉滴注；出生 8 日～1 个月新生儿，首剂 15mg/kg，继以 10mg/kg，每 8 小时 1 次，静脉滴注；儿童，一次 10mg/kg，每 6 小时 1 次，静脉滴注；或 20mg/kg，每 12 小时 1 次，静脉滴注。用药时需做血药浓度监测。

肾损伤 肾功能减退者给予首次冲击量 0.75～1.0g 后，应按肌酐清除率适当减量，有条件时应根据血药浓度监测结果调整剂量。

其他 艰难梭菌引起的假膜性肠炎，经甲硝唑治疗 2 个疗程无效者可口服本品。口服剂量：①成人，一次 125～500mg，每 6 小时 1 次，疗程 5～10 日；②儿童，一次 10mg/kg，每 6 小时 1 次，疗程 5～20 日。需要时可重复给药。

【制剂与规格】注射用盐酸万古霉素：0.5g(50 万 U)。

盐酸去甲万古霉素[药典(二); 医保(乙)]
Norvancomycin Hydrochloride

【适应证】 (1)CDE 适应证 参阅"盐酸万古霉素"。

(2)超说明书适应证 参阅"盐酸万古霉素"。

【药理】 (1)药效学 参阅"盐酸万古霉素"。

(2)药动学 口服不吸收。单剂静脉滴注400mg,滴注完毕即达到血药峰浓度25.18mg/L,8小时血药浓度平均为1.90mg/L,有效血药浓度可维持6~8小时。本品不透过正常人的血-脑屏障,但在脑膜炎患者有可能达到治疗浓度。静脉滴注后主要经肾脏排泄,单次静脉滴注400mg,24小时尿中平均总排泄率为81.1%;单次静脉滴注800mg,24小时尿中平均总排泄率为85.9%。

【不良反应】 参阅"盐酸万古霉素"。

【禁忌证】 参阅"盐酸万古霉素"。

【注意事项】 参阅"盐酸万古霉素"。

【用法与用量】 临用前加注射用水适量使其溶解。缓慢静脉滴注。

成人 一日0.8~1.6g(80万~160万U),分2~3次静脉滴注。

儿童 一日15~25mg/kg,分2~3次静脉滴注。

【制剂与规格】 注射用盐酸去甲万古霉素:0.4g(40万U)。

替 考 拉 宁 [药典(二);医保(乙)]
Teicoplanin

【适应证】 主要适用于:①甲氧西林耐药葡萄球菌属、肠球菌属等以及对本品敏感革兰阳性菌所致中、重度感染如血流感染、骨髓炎、肺炎及下呼吸道感染、皮肤与软组织感染以及透析相关性腹膜炎;②用于青霉素过敏患者的肠球菌属或链球菌属所致严重感染的治疗;③中性粒细胞缺乏症患者的革兰阳性球菌感染。

【药理】 (1)药效学 本品属糖肽类抗生素,其分子结构、抗菌谱及抗菌活性与万古霉素相似。本品对葡萄球菌属包括甲氧西林敏感和甲氧西林耐药金黄色葡萄球菌的抗菌作用强,对大多数金黄色葡萄球菌和表皮葡萄球菌的体外抗菌作用与万古霉素相仿;而对其他凝固酶阴性葡萄球菌尤其是溶血性葡萄球菌的抗菌作用较万古霉素为差,其中约1/3的菌株对本品耐药。替考拉宁对链球菌属、肠球菌属均具有良好抗菌活性。本品对单核细胞增多性李斯特菌、白喉棒状杆菌、梭杆菌属、消化链球菌属均有一定的抗菌活性。VanB型万古霉素耐药肠球菌常对替考拉宁敏感;VanC型万古霉素耐药肠球菌对万古霉素呈低度耐药,但仍可对本品敏感。

(2)药动学 口服吸收差。通过肠外途径(静脉或肌内注射)给药。与静脉注射相比,肌内注射后的生物利用度非常高(90%)。每12小时按一次6mg/kg负荷剂量静脉给药3~5次后,C_{max}值范围为60~70mg/L,谷浓度通常在10mg/L以上。每隔12小时按一次12mg/kg负荷剂量静脉给药3次后,估计C_{max}和谷浓度大约分别为100mg/L和20mg/L。按一次6mg/kg、每天一次维持剂量给药后,估计C_{max}和谷浓度分别约为70mg/L和15mg/L。按一次12mg/kg、每天一次维持剂量给药后,谷浓度值的范围为18~30mg/L。健康受试者单次口服250或500mg,血清或尿液中未检测到替考拉宁,仅在粪便中检测到原型替考拉宁(约为给药剂量的45%)。替考拉宁和人血清蛋白结合率范围为87.6%~90.8%,与替考拉宁浓度无关。替考拉宁主要分布在肺、心肌和骨组织中,其组织/血清比率超过1,在疱液、滑膜液和腹膜液中,其组织/血清比率在0.5~1之间。在胸膜液和皮下脂肪组织中,其组织/血清比率在0.2~0.5之间。替考拉宁不易进入脑脊液中。药物在体内很少代谢,几乎全部以原型从肾脏排泄。在最近血样采集时间在8~35天大部分研究中显示,替考拉宁消除半衰期范围为100~170小时。替考拉宁不能被血透清除,只能通过腹膜透析缓慢清除。

【不良反应】 过敏反应 常见不良反应为皮疹、红斑和瘙痒等过敏反应;已有关于使用替考拉宁导致严重、危及生命甚至致死性的过敏反应(如过敏性休克)报道,如果发生替考拉宁过敏反应,应立即停止治疗并启动相应的急救治疗措施。对照研究的结果显示替考拉宁引起的"红人综合征"明显较万古霉素少见。本品与万古霉素有交叉过敏反应,已知对万古霉素过敏的患者必须慎用替考拉宁。

全身及用药部位反应 常见不良反应有注射部位疼痛,发热。

肝肾功能损害 一过性的肝肾功能异常,少数患者可发生耳肾毒性。对照研究显示在常用剂量下替考拉宁的肾毒性较万古霉素稍低。

血液系统 偶见嗜酸性粒细胞增多、白细胞减少、血小板减少等,血小板减少的发生率在替考拉宁组较万古霉素组常见,尤其常见于应用高剂量者。

【禁忌证】 对替考拉宁或任何辅料过敏者禁用。

【注意事项】 交叉过敏反应 已知对万古霉素过敏的患者必须慎用替考拉宁,因为可能发生交叉过敏反应,包括致死性过敏性休克。然后,既往因使用万古霉素发生"红人综合征"的患者,不是使用替考拉宁的禁忌证。

输液相关反应 观察到罕见病例出现"红人综合征"(包括瘙痒、荨麻疹、红斑、血管神经性水肿、心动过速、低血压、呼吸困难)。

不良反应相关 有使用替考拉宁出现肾衰竭的报道。对于肾功能不全患者和(或)接受替考拉宁治疗的同时或序贯服用其他已知有肾毒性药物(氨基糖苷类、多黏菌素E、两性霉素B、环孢素和顺铂)的患者,应密切监测。肾功能不全者应用本品时,必须根据肾功能减退程度调整给药剂量。

随访检查 用药期间需注意肾、耳毒性的发生,必须定期随访肾功能、尿常规、血常规、肝功能;注意听力改变,必要时监测听力。

二重感染 与其他抗生素相同,使用替考拉宁特别是长期使用时,可能导致非敏感微生物过度增殖。如果治疗期间出现二重感染,应采取适当措施。

对驾驶车辆和操作机器能力影响 可引起头晕和头痛,可能影响驾驶车辆或操纵机器的能力。出现上述不良影响不应驾驶车辆或操纵机器。

其他 重症患者用药剂量加大时仍需监测血药浓度。

【药物相互作用】 替考拉宁和氨基糖苷类药物溶液存在配伍禁忌,不能混合注射;但是,二者在透析液中可以配伍,治疗CAPD-相关腹膜炎时可以自由配伍使用。该药治疗同时或序贯服用其他已知有肾毒性或耳毒性药物(氨基糖苷类、黏菌素、两性霉素B、环孢素、顺铂、呋塞米等)时应谨慎。

【用法与用量】 成人 (1)复杂性皮肤和软组织感染、肺炎和复杂性尿道感染:负荷剂量每12小时静脉或肌内注射400mg(约相当于6mg/kg),给药3次,维持剂量按6mg/kg进行静脉注射或肌内注射,每天1次;(2)骨和关节感染、感染性心内膜炎:负荷剂量每12小时静脉注射800mg(约相当于12mg/kg),给药3~5次,维持剂量按12mg/kg进行静脉注射或肌内注射,每天1次。

根据临床反应决定治疗持续时间。对于感染性心内膜炎,通常认为合适给药时间最少为21天。治疗时间不应超过4个月。

儿童 新生儿和2月龄以下婴儿:负荷剂量单次16mg/kg,第一天静脉滴注,维持剂量单次8mg/kg,每天1次静脉滴注;儿童(2月龄到12岁):负荷剂量每12小时按10mg/kg单次静脉给药,重复给药3次,维持剂量按6~10mg/kg单次静脉给药,每天1次。

肾损伤 治疗第四天前,无需调整剂量。治疗第四天后:轻度和重度肾功能不全(肌酐清除率30~80ml/min)患者:维持剂量减半,即剂量不变,每2天一次给药;或剂量减半,每日一次给药。重度肾功能不全患者(肌酐清除率小于30ml/min)和血透患者:剂量减为常规推荐剂量的三分之一:即剂量不变,每三天给药一次;或剂量减至1/3,每日给药一次。

持续性非卧床腹膜透析患者,按6mg/kg体重单次静脉负荷剂量给药后,在第一周中每袋透析液内按20mg/L的剂量给药,在第二周中于交替的透析液袋中按20mg/L的剂量给药,在第三周中仅在夜间的透析液袋内按20mg/L的剂量给药。

【制剂与规格】 注射用替考拉宁:(1)0.2g(20万单位);(2)0.4g(40万单位)。

达 托 霉 素 [医保(乙)]
Daptomycin

【适应证】 本品适用于治疗下列感染:①复杂性皮肤及软组织感染(cSSSI):治疗由对本品敏感的金黄色葡萄球菌(包括甲氧西林耐药菌株)、化脓链球菌、无乳链球菌、停乳链球菌似马亚种及粪肠球菌(仅用于万古霉素敏感的菌株)导致的复杂性皮肤及软组织感染。②金黄色葡萄球菌(包括甲氧西林敏感和甲氧西林耐药)血流感染(菌血症),以及伴发的右侧感染性心内膜炎。本品不用于治疗肺炎。

【药理】 (1)药效学 达托霉素属于环脂肽类抗生素,通过扰乱细胞膜对氨基酸的转运,阻碍细菌细胞壁肽聚糖和胞壁磷酸酯的生物合成,引起细胞膜电位的快速去极化,抑制DNA、RNA和蛋白质的合成,最终导致细菌细胞死亡。还可以通过破坏细菌的细胞膜,使其内容物外泄达到杀灭细菌目的。对甲氧西林耐药的葡萄球菌和万古霉素耐药的肠球菌,抗菌活性大于万古霉素或替考拉宁。本品仅对革兰阳性菌具很强抗菌活性,对单核细胞增多性李斯特杆菌作用较差,对革兰阴性菌无抗菌活性。达托霉素的体内抗菌活性与AUC/MIC比值有关。

(2)药动学 成人每24小时分别静脉给药4mg/kg、6mg/kg,给药至14天,呈线性和非时间依赖性,C_{max}分别为57.8μg/ml、93.9μg/ml,AUC分别为494(μg·h)/ml、632(μg·h)/ml。本品与血浆蛋白可逆性结合,总蛋白结合率90%~93%,与血药浓度不相关。组织穿透性弱,表观分布容积(V_d)约为0.1L/kg,且与用药剂量不相关。达托霉素不被CYP450同工酶代谢,主要经肾脏排泄,78%以原型随尿液排泄,约5.7%经粪便排泄。消除半衰期($t_{1/2}$)为7.9~8.1小时,肾功能不全患者$t_{1/2}$延长。本品可通过血液透析或腹膜透析清除。

【不良反应】 **全身整体表现** 常见:胸痛、水肿。

其他 常见:败血症、菌血症、尿路感染。

偶见:念珠菌感染、真菌菌血症。

胃肠 常见:腹泻、腹痛。

偶见:腹胀、口炎。

神经系统 常见：头痛、头晕。

偶见：眩晕、精神状态改变、感觉异常。

皮肤及皮肤附件 常见：皮疹、瘙痒、多汗。

偶见：湿疹。

肌肉骨骼 偶见：肌痛、肌痉挛、肌无力、关节痛。

视觉 偶见：视力模糊。

听觉，前庭及特殊感官 偶见：耳鸣。

精神异常 常见：失眠。

偶见：幻觉。

肝胆 常见：肝功能异常。

偶见：黄疸、血清乳酸脱氢酶升高。

代谢及营养 偶见：低镁血症、血清碳酸氢盐升高、电解质紊乱。

心血管 常见：低血压、高血压。

偶见：室上性心律失常。

血管，出血及凝血 偶见：国际标准化比值(INR)升高。

呼吸系统 常见：呼吸困难、咽喉痛。

血液系统 偶见：白细胞增多、血小板减少、血小板增多、嗜酸粒细胞增多。

尿路 偶见：蛋白尿、肾损伤。

【禁忌证】 对达托霉素和辅料过敏患者禁用。

【注意事项】 过敏反应 可引起可能危及生命的速发过敏反应/超敏反应，如发生过敏反应，应终止给药并采取措施。

不良反应相关 (1)使用本品治疗的患者可发生肌病，部分患者可发生急性肾功能衰竭。治疗期间应对肌病相关症状发展、CPK 水平及肾功能进行监测，若患者用药期间伴随服用 HMG-CoA 还原酶抑制剂，应更频繁的监测 CPK，必要时停用 HMG-CoA 还原酶抑制剂。

(2)给予本品患者有报道出现嗜酸细胞性肺炎或机化性肺炎，如出现上述情况，应进行快速医学评估，并中止本品，推荐全身类固醇治疗。

(3)使用本品患者有发生周围神经病变的报道，应警惕和监测患者神经病变体征和症状。

(4)使用抗菌药物(包括本品)均可能引起艰难梭菌相关性肠炎出现腹泻，如怀疑或已确诊，需停止非用于直接治疗艰难梭菌的抗感染治疗，按需要进行体液和电解质治疗，补充蛋白、给予抗艰难梭菌治疗以及外科评估。

(5)治疗过程中可发生二重感染，应采取适当措施。

儿童 (1)1 岁以内儿童患者存在潜在神经系统和(或)肌肉系统影响，应避免使用本品。

(2)不得用于肾损害儿童。

妊娠 只有潜在益处超过可能风险，才可在妊娠期使用本品。

哺乳期 有本品存在于母乳中的报道，应同时考虑母乳喂养益处与母体对本品需求以及药物对婴幼儿潜在不良影响。

老年人 与小于 65 岁患者相比，65 岁或以上患者有效率较低，且更常出现不良反应。

肾损伤 基线肾功能中度损害患者中疗效降低。

诊断干扰 特定的重组凝血活酶试剂进行检测时，达托霉素临床相关血药浓度可造成 PT/INR 升高。

其他 持续或反复发作性金黄色葡萄球菌血症/心内膜炎或临床疗效欠佳患者，应复检血培养，如为金黄色葡萄球菌阳性，应进行 MIC 药敏试验，并排除是否存在罕见病灶。可能需要适当外科干预或考虑更换抗感染治疗方案。

【药物相互作用】 正接受本品治疗患者，之前或伴随使用 HMG-CoA 还原酶抑制剂时，可使 CPK 水平升高，应考虑停用 HMG-CoA 还原酶抑制剂。

【给药说明】 配制本品时，缓缓将 0.9%氯化钠注射液 10ml 注入本品瓶中，轻轻转动瓶子，确保粉末全部浸入。将润湿的产品静置 10 分钟。轻转动或晃动瓶子数分钟，直至溶液完全溶解。为避免产生泡沫，在溶解时、溶解后避免剧烈搅动或晃动瓶子。溶解的溶液保存，室温下 12 小时内稳定，在冰箱(2～8℃)中，48 小时内稳定。

【用法与用量】 成人 静脉注射持续时间应为 2 分钟，将本品复溶至 50mg/ml 浓度给药。

静脉滴注持续时间应为 30 分钟，复溶后的本品(浓度 50mg/ml)用 0.9%氯化钠注射液进一步稀释后给药。

(1)复杂性皮肤及软组织感染，按每次 4mg/kg，24 小时给药一次，共 7～14 天。

(2)成人金黄色葡萄球菌(包括甲氧西林敏感和耐药)血流感染，以及伴发的右侧感染性心内膜炎，按每次 6mg/kg，24 小时给药一次，疗程 2～4 周。

儿童 静脉滴注 30 分钟或 60 分钟。

1～6 岁儿童需 60 分钟给药，0.9%氯化钠注射液 25ml 的输液袋中进一步复溶后的本品(浓度 50mg/ml)，60 分钟内保持滴速为 0.42ml/min。

7～17 岁儿童需 30 分钟给药，0.9%氯化钠注射液 50ml 的输液袋中进一步复溶后的本品(浓度 50mg/ml)，30 分钟内保持滴速为 1.67ml/min。

(1)复杂性皮肤感染及软组织感染：1～2 岁，10mg/kg，2～6 岁，9mg/kg，每 24 小时一次，静脉滴注

60分钟；7～11岁，7mg/kg，12～17岁，5mg/kg，每24小时一次，静脉滴注30分钟。最多给药14天。

(2)儿童患者(1～17岁)金黄色葡萄球菌血流感染：1～6岁，12mg/kg，每24小时一次，静脉滴注60分钟；7～11岁，9mg/kg，12～17岁，7mg/kg，每24小时一次，静脉滴注30分钟。最多给药42天。

肾损伤 肌酐清除率(Ccr)<30ml/min的成年患者，包括血液透析和CAPD的患者每48小时给予4mg/kg(复杂性皮肤感染及软组织感染)或6mg/kg(金黄色葡萄球菌血流感染)。肌酐清除率(Ccr)>30ml/min的患者按正常剂量给予。如可能，在血液透析日完成血液透析后再给予本品。

【制剂与规格】 注射用达托霉素：500mg。

硫酸多黏菌素 B [药典(二)；医保(乙)]
Polymyxin B Sulfate

【适应证】 本品口服吸收很少，肌内注射吸收良好。硫酸多黏菌素 B 注射剂适用于：①铜绿假单胞菌感染。目前在多数情况下，铜绿假单胞菌感染的治疗已被其他毒性较低的抗感染药物所替代，偶有对其他药物均耐药菌株所致严重感染仍可考虑选用本品。治疗铜绿假单胞菌所致严重感染，必要时可与其他抗感染药物联合使用。②其他需氧革兰阴性杆菌感染。多重耐药的大肠埃希菌、肺炎克雷伯菌等革兰阴性菌严重感染在无其他有效抗感染药物时，可选用本品治疗。细菌对本品和多黏菌素 E 之间有完全交叉耐药性。

【药理】 (1)药效学 多黏菌素 B 对绝大多数肠道革兰阴性杆菌具有强大抗菌作用。大肠埃希菌、肠杆菌属、克雷伯菌属以及铜绿假单胞菌对本品呈高度敏感；沙门菌属、志贺菌属、流感嗜血杆菌及百日咳鲍特菌通常敏感；不动杆菌属、嗜肺军团菌及霍乱弧菌也呈敏感。但埃尔托型霍乱弧菌对本品耐药。沙雷菌属通常耐药，所有变形杆菌属及脆弱拟杆菌均对本品耐药，而其他拟杆菌属和真杆菌属则对本品敏感。所有革兰阳性菌对本品均耐药。本品与甲氧苄啶(TMP)和(或)磺胺类药、利福平联合，对革兰阴性菌具有协同作用。多黏菌素 B 主要作用于细菌细胞膜，使细胞内重要物质外漏，导致细菌死亡。本品进入细胞质后，也影响核质和核糖体的功能。本品属慢效杀菌药，细菌对本品不易产生耐药性。

(2)药动学 成人肌内注射硫酸多黏菌素 B 50mg后，t_{max} 为 2 小时，C_{max} 为 1～8mg/L，个体差异大，血药浓度下降缓慢，在给药后 8～12 小时内血药浓度通常

仍可测到。连续给药常出现体内药物蓄积现象，每日给药2.5mg/kg，连续 1 周后的血药峰浓度可达 15mg/L。药物不易渗透到胸腔、关节腔和感染灶内，也难以进入脑脊液中。硫酸多黏菌素 B 的血浆蛋白结合率低。硫酸多黏菌素 B 主要经肾排泄，给药量的 60%自尿中排出；本品不经胆汁排泄，未经尿排出的药物可能在体内组织中缓慢灭活。$t_{1/2}$ 约 6 小时。肾功能不全者，药物易在体内蓄积，无肾患者的 $t_{1/2}$ 可长达 2～3 天。

【不良反应】 不良反应多见，用常规剂量时，不良反应发生率可达 25%。

肾毒性 常见且明显，发生率为 22%。常发生在用药 4 天内，尿中可出现红、白细胞及蛋白尿、管型尿等，也可有肾功能异常。停药后，有时肾功能损害仍继续加重并可持续 1～2 周。

神经系统 本品可引起不同程度的精神与神经系统毒性反应如头晕、周围神经炎、兴奋、虚弱、意识混乱、嗜睡、极度麻木、视物模糊、麻痹、昏迷、共济失调等；也可引起可逆性神经-肌肉阻滞，症状出现迅速，无先兆，与剂量有关，常发生于手术后，应用麻醉药、镇静药或神经-肌肉阻滞药或患有低血钙、缺氧、肾脏疾病的患者较易发生。本品引起的神经-肌肉阻滞为非竞争性阻滞。采用本品滴耳可能引起耳聋，故不宜应用。

过敏反应 包括瘙痒、皮疹和药物热等。气溶胶吸入可引起哮喘。

用药部位反应 静脉给药偶见静脉炎。肌内注射易引起局部疼痛。

其他 偶有白细胞减少和肝毒性发生。

【禁忌证】 对本品或黏菌素(多黏菌素 E)过敏者禁用。

【注意事项】 严格掌握使用指征，一般不作为首选用药。

不良反应相关 肾功能不全者不宜选用。剂量不宜过大，疗程不宜超过 10～14 日，疗程中定期复查尿常规及肾功能。应用超过推荐剂量的本类药物可能引起急性肾小管坏死、少尿和肾功能衰竭。腹膜透析不能清除药物，血液透析能清除部分药物。

儿童 不推荐 2 岁以下儿童使用本品。

哺乳期 哺乳期用药对乳儿的风险不能排除，故哺乳期妇女必须应用本品时宜停止授乳。

【药物相互作用】 (1)与氨基糖苷类、万古霉素等其他肾毒性药物合用，可加重本品的肾毒性。

(2)与麻醉药、神经-肌肉阻滞药合用，可增强后者的神经-肌肉阻滞作用。如发生神经-肌肉阻滞，新斯的明

治疗无效，只能采用人工呼吸，钙剂可能有效。

【给药说明】　静脉滴注速度宜慢，含局麻药的本品制剂不可静脉给药。肌内注射易引起局部疼痛。

【用法与用量】　本品供肌内注射或静脉滴注用。

成人　(1)肌内注射　每天按1万～2万单位/kg计算，分3次注射。以适量注射用水或氯化钠注射液溶解后应用。

(2)静脉滴注　每天50万～100万单位，分2次给药。以适量氯化钠注射液或葡萄糖注射液溶解和稀释后应用。

(3)鞘内注射　每天1万～5万单位，3～5天后改为隔日1次，疗程2～3周。以适量氯化钠注射液溶解后使用。

儿童　(1)肌内注射、静脉注射　一日1.5万～2.5万单位/kg，分2次。

(2)鞘内注射　每天0.5万～2万单位，3～5天后改为隔日1次，疗程2～3周。以适量氯化钠注射液溶解后使用。

【制剂与规格】　注射用硫酸多黏菌素B：50mg(50万单位)。

硫酸黏菌素 [药典(二); 医保(乙)]
Colistin Sulfate

【适应证】　注射用硫酸黏菌素的适应证同硫酸多黏菌素B，口服尚可用于：①黏菌素口服可用于大肠埃希菌肠炎及其他敏感菌所致肠道感染；②肠道手术前准备：中性粒细胞减少患者可用本品联合其他抗感染药物口服，以降低肠道菌群感染风险；③可用于对其他药物耐药的菌痢。

【药理】　(1)药效学　黏菌素(colistin)即多黏菌素E(polymyxin E)，其抗菌谱与多黏菌素B相仿，其抗菌活性略低于多黏菌素B。

(2)药动学　黏菌素口服不吸收。

【不良反应】　参阅"硫酸多黏菌素B"。

心血管　可有短暂性的低血压。

血液系统　可有血卟啉症急性发作。

尿路　本品的肾毒性较多黏菌素B为低。对肾脏有一定损害，少数病人可出现蛋白尿，红白细胞及管型、血液非蛋白氮偶有轻度增高者。在一般病人并不严重，停药后可恢复正常，但肾功能损害者可加重病情，故应慎用或忌用。

胃肠　本品口服时，可有恶心、呕吐、食欲缺乏、腹泻等。

用药部位反应　肌内注射给药后有局部疼痛，少数病人出现红肿甚至硬块。

皮肤及皮肤附件　少数病人可能有皮肤感觉异常或麻木感，偶可发生药物热或药疹。

【禁忌证】　对本品或多黏菌素B过敏者禁用。

【注意事项】　参阅"硫酸多黏菌素B"。

常规　严格限定于对本品敏感的耐多药菌和泛耐药菌感染，包括耐多药或泛耐药鲍曼不动杆菌、铜绿假单胞菌或肺炎克雷伯菌所致感染，如泌尿系统感染、肺部感染、血流感染等。

应获得适当的标本进行微生物学检查，以便分离和鉴定引起感染的病原体，并测定其对硫酸黏菌素的敏感性。当等待试验结果时，可以采用经验性治疗。根据微生物学检查结果，应对抗菌治疗进行调整。

为了延缓耐药性的发展，并维持硫酸黏菌素的疗效，硫酸黏菌素应仅用来治疗被确定或强烈怀疑由前述限定的敏感菌引起的感染。在获得培养和药敏结果后，应考虑选择或调整抗菌治疗。

不良反应相关　严重肾功能损害慎用，不宜与其他肾毒性药物合用。

妊娠　妊娠期妇女宜避免应用。

儿童　多用于小儿大肠埃希菌肠炎及其他敏感革兰阴性菌所致肠道感染。

【药物相互作用】　参阅"硫酸多黏菌素B"。

【给药说明】　(1)口服宜空腹给药。

(2)静脉滴注时，每50万单位加入5%葡萄糖注射液250～500ml溶解后缓慢静脉滴注。

【用法与用量】　**成人**　(1)口服　一日100万～150万U，分3～4次空腹口服；重症患者剂量可加倍。

(2)静脉滴注　一日100万～150万U，分2～3次静脉滴注。

儿童　2岁以上儿童，口服，一日2万～3万U/kg，分3～4次服。

【制剂与规格】　硫酸黏菌素片：(1)50万U；(2)100万U；(3)300万U。

硫酸黏菌素颗粒：1g:100万U。

注射用硫酸黏菌素：50万U。

第十节 其他抗生素

本节抗生素包括：磷霉素、利奈唑胺、夫西地酸及利福昔明。

磷霉素 [药典(二); 国基; 医保(甲); 医保(乙)]

Fosfomycin

【特殊说明】 磷霉素的口服制剂有磷霉素钙和磷霉素氨丁三醇，注射剂为磷霉素钠。

【适应证】 ①口服磷霉素钙适用于敏感菌所致的肠道感染(细菌性肠炎、菌痢)，泌尿系感染(膀胱炎、肾盂肾炎、尿道炎)，皮肤科及软组织感染(疖病、炭疽、汗腺炎、淋巴结炎、毛囊炎)，呼吸道感染(鼻咽炎、扁桃体炎、气管炎、早期慢性支气管炎)，眼科感染(睑腺炎、泪囊炎)，妇科感染(阴道炎、子宫颈炎)。②磷霉素氨丁三醇单剂口服用于敏感菌引起的急性单纯性尿路感染、无症状菌尿症；也可用于预防外科手术或下尿路诊断过程引起的感染。③磷霉素钠注射剂适用于敏感菌所致的呼吸道感染、皮肤软组织感染、肠道感染、泌尿系统感染等。也可与其他抗感染药联合应用，治疗由敏感菌所致中、重度感染，如血流感染、腹膜炎、盆腔炎、骨髓炎等；与万古霉素或去甲万古霉素联合可用于金黄色葡萄球菌(甲氧西林敏感或耐药菌株)等革兰阳性菌所致重症感染。

【药理】 (1)药效学 磷霉素对革兰阳性和革兰阴性需氧菌具有广谱抗菌作用。该药在体外及体内对下列细菌具有良好抗菌作用：大肠埃希菌、志贺菌属、金黄色葡萄球菌和凝固酶阴性葡萄球菌(包括甲氧西林敏感及耐药菌株)以及粪肠球菌。磷霉素对以下细菌在体外具有抗菌活性：流感嗜血杆菌、沙门菌属、霍乱弧菌、脑膜炎奈瑟菌、链球菌属、克雷伯菌属、变形杆菌属、柠檬酸杆菌属、沙雷菌属、假单胞菌属。磷霉素与β-内酰胺类、氨基糖苷类、万古霉素和氟喹诺酮类等抗感染药联合具有协同抗菌作用。

(2)药动学 空腹口服磷霉素钙盐 1g 和 2g 后，t_{max} 为 2 小时，C_{max} 分别为 5.98mg/L 及 8.89mg/L，约可自胃肠道吸收给药量的 30%。单剂口服磷霉素氨丁三醇 3g 后迅速吸收并在体内转化为磷霉素游离酸，t_{max} 为 2 小时，C_{max} 为 26.1mg/L；口服生物利用度为 37%，进食后服药的生物利用度下降至 30%。静脉滴注磷霉素钠盐 0.5g、1.0g、2.0g 和 4.0g 后，C_{max} 分别为 28mg/L、46mg/L、90mg/L 和 195mg/L。本品的血浆蛋白结合率低，在体内各组织、

体液中广泛分布，表观分布容积为 2.4L/kg。组织中浓度以肾为最高，其次为心、肺、肝等。在胎儿血液循环和乳汁中的药物浓度分别约为同时期母体血药浓度的 70% 和 7%。在胆汁、骨髓和脓液中的药物浓度为同期血药浓度的 20%、7%~28% 和 11%。该药也可分布至胸水、腹水、淋巴液、支气管分泌液和眼房水中。磷霉素静脉给药后 24 小时内自尿中排出原型药物约 90%，口服给药后自尿中排出给药量的 30%~38%。消除半衰期为 2~5 小时。血液透析后 70%~80% 的药物可被清除。

【不良反应】 胃肠 较常见者为轻度胃肠道反应，如恶心、食欲缺乏、中上腹不适、稀便或轻度腹泻，一般不影响继续用药，偶有出现假膜性肠炎。

神经系统 头痛、头晕。

免疫系统及感染 外阴阴道炎。

皮肤及皮肤附件 偶可发生皮肤瘙痒、皮疹。

用药部位反应 静脉给药可引起静脉炎。

其他 实验室检查：偶可发生嗜酸性粒细胞增多、周围血象红细胞、血小板一过性降低、白细胞降低、血清氨基转移酶(ALT、AST)一过性升高等。

【禁忌证】 (1)对磷霉素过敏者禁用。

(2)肾功能不全者(肌酐清除率 Ccr<10ml/min)和正在进行血液透析的患者禁用磷霉素氨丁三醇。

【注意事项】 常规 (1)含 1g 磷霉素酸的本品中含钠离子 0.32g，心功能不全、肾功能不全、高血压等需限制钠盐摄入量的患者应用本品时，必须注意保持体内钠离子的平衡。

(2)磷霉素钠盐用于中、重度感染，如血流感染、重症肺炎、腹膜炎等感染时，肾功能正常成人患者每日剂量可增至 16~20g，分 3~4 次静脉滴注；并需与其他抗生素，如氨基糖苷类或β-内酰胺类合用，上述联合用药可具有协同抗菌作用。用于甲氧西林耐药葡萄球菌(MRSA)所致重症感染时常作为万古霉素或去甲万古霉素的联合用药。

不良反应相关 (1)快速静脉滴注本品易出现静脉炎，故需控制补液速度。不推荐静脉注射本品。

(2)本品肌内注射局部疼痛较剧烈，现已基本不用。

哺乳期 哺乳期妇女必须使用本品时应停止授乳。

儿童 早产儿和婴儿应用本品的安全性尚未建立。12 岁及以下儿童应用磷霉素氨丁三醇的安全性和有效性缺乏足够证据。

肾损伤　肾功能减退者应用磷霉素钠盐时，需减量应用，因本品主要自肾排出。

【药物相互作用】　(1)本品与β-内酰胺类联合对金黄色葡萄球菌(包括甲氧西林耐药金黄色葡萄球菌)、铜绿假单胞菌具有协同作用。与氨基糖苷类联合具有协同抗菌作用。

(2)磷霉素氨丁三醇与甲氧氯普胺同用时，可使磷霉素血药浓度降低；其他胃肠动力药亦有可能发生类似情况。因此本品不宜与上述药物同用。

【给药说明】　(1)磷霉素钠静脉滴注时，每4g的该药宜溶解于250ml以上输液中，每次静脉滴注时间应在1～2小时以上，以减少静脉炎的发生。

(2)磷霉素氨丁三醇应空腹服用，在餐前或餐后2～3小时服用，最好在晚间排空膀胱后服用。

【用法与用量】**成人**　(1)磷霉素钙　口服。一日2～4g。

(2)磷霉素氨丁三醇　口服。单剂3g(以磷霉素酸计)。

(3)磷霉素钠　静脉滴注。一日4～12g，严重感染时可增至16～20g。

对于广泛耐药革兰阴性菌感染，磷霉素给药剂量可为每次8g，每8小时1次或每次6g，每6小时1次静脉滴注。

儿童　(1)磷霉素钙　口服。一日50～100mg/kg，分3～4次。

(2)磷霉素钠　静脉滴注。一日100～300mg/kg，分2～4次(浓度40mg/ml)。

【制剂与规格】　注：均按磷霉素酸计。

磷霉素钙片：(1)0.1g(10万U)；(2)0.125g(12.5万U)；(3)0.14g(14万U)；(4)0.2g(20万U)；(5)0.25g(25万U)；(6)0.5g(50万U)。

磷霉素钙胶囊：(1)0.1g(10万U)；(2)0.125g(12.5万U)；(3)0.2g(20万U)；(4)0.25g(25万U)。

磷霉素钙颗粒：(1)0.1g(10万U)；(2)0.5g(50万U)。

磷霉素氨丁三醇散：3g(300万U)。

磷霉素氨丁三醇颗粒：3g(300万U)。

注射用磷霉素钠：(1)1g(100万U)；(2)2g(200万U)；(3)3g(300万U)；(4)4g(400万U)。

利奈唑胺[医保(乙)]
Linezolid

【适应证】　(1)CDE适应证　用于治疗由敏感菌引起的下列感染：①万古霉素耐药的屎肠球菌感染，包括伴发的菌血症。②由金黄色葡萄球菌(甲氧西林敏感或耐药菌株)或肺炎链球菌引起的医院获得性肺炎。③由肺炎链球菌引起的社区获得性肺炎，包括伴发的菌血症，或由金黄色葡萄球菌(仅为甲氧西林敏感的菌株)引起的社区获得性肺炎。④复杂性皮肤和软组织感染，包括未并发骨髓炎的糖尿病足部感染，由金黄色葡萄球菌(甲氧西林敏感和耐药的菌株)、化脓性链球菌或无乳链球菌所致。⑤由金黄色葡萄球菌(仅为甲氧西林敏感的菌株)或化脓性链球菌引起的非复杂性皮肤和软组织感染。合并革兰阴性菌感染者常需与抗革兰阴性菌药合用。

(2)超说明书适应证　①由耐甲氧西林金黄色葡萄球菌(MRSA)引起的社区获得性肺炎和健康护理相关性肺炎。②MRSA骨髓炎。③MRSA所致中枢神经系统感染。④持续性MRSA菌血症。⑤耐药结核分枝杆菌感染。⑥对利奈唑胺敏感的脓肿分枝杆菌等非结核分枝杆菌所致感染。

【药理】　(1)药效学　利奈唑胺对葡萄球菌属、肠球菌属、链球菌属均显示良好的抗菌作用，包括金黄色葡萄球菌(甲氧西林敏感或耐药菌株)、凝固酶阴性葡萄球菌(甲氧西林敏感或耐药菌株)、粪肠球菌(万古霉素敏感或耐药菌株)、屎肠球菌(万古霉素敏感或耐药菌株)、肺炎链球菌(包括多重耐药菌株)、无乳链球菌、化脓性链球菌、草绿色链球菌。利奈唑胺对厌氧菌亦具有抗菌活性，对艰难梭菌的作用与万古霉素相似，对拟杆菌属和梭杆菌属具有一定抗菌作用。利奈唑胺对革兰阴性菌作用差。在兼性厌氧革兰阴性菌中，利奈唑胺对卡他莫拉菌、流感嗜血杆菌、淋病奈瑟菌均具有抗菌作用。对巴斯德菌属和脑膜炎败血黄杆菌有一定抗菌作用。肠杆菌目细菌、假单胞菌属和不动杆菌属等非发酵革兰阴性杆菌则对本品耐药。利奈唑胺对支原体属和衣原体属、结核分枝杆菌、部分非结核分枝杆菌亦有一定抑制作用。利奈唑胺与细菌核糖体50S亚单位结合，抑制mRNA与核糖体连接，阻止70S起始复合物的形成，从而抑制细菌蛋白质的合成。

(2)药动学　口服吸收快速且完全，生物利用度100%。健康志愿者单剂口服利奈唑胺400mg或600mg，t_{max}为1～2小时，C_{max}分别为8.10mg/L和12.70mg/L。每日口服375mg或625mg利奈唑胺，14.5天后，C_{ss}、C_{max}分别为12mg/L和18mg/L；2种不同剂量达稳态时，血药谷浓度(C_{ss}、C_{min})均≥4mg/L。进食可使t_{max}推迟至2.2小时，C_{max}降低17%，但对AUC和生物利用度没有影响。

单剂静脉滴注利奈唑胺 600mg，t_{max} 为 0.50 小时，C_{max} 达 12.90mg/L。静脉应用利奈唑胺 500mg 或 625mg，每日 2 次，7.5 天后达稳态时，C_{ss}、C_{min} 分别为 3.51mg/L 和 3.84mg/L。在 12 小时的给药间期内，血药浓度维持在 >4mg/L 以上的时间为 9～10 小时。

在体内广泛分布于血液灌注良好的组织，血浆蛋白结合率为 31%。本品为时间依赖性抗菌药，表观分布容积为 40～50L。在体内氧化生成两个失活代谢产物，氨基乙氧乙酸(A)和羟乙基氨基乙酸(B)。非肾清除率约占利奈唑胺总清除率的 65%。稳态时，约有 30% 的药物以原型、40% 以代谢产物 B 的形式、10% 以代谢产物 A 的形式随尿排泄。利奈唑胺的肾脏清除率低，提示有肾小管重吸收。大约有 6% 和 3% 的药物分别以代谢产物 B 和 A 的形式经粪便排出。消除半衰期为 4.5～5.5 小时。

【不良反应】 **免疫系统及感染** 念珠菌病、口腔念珠菌病、阴道念珠菌病、真菌感染。

神经系统 头痛、味觉倒错(口腔金属味)。

胃肠 腹泻、恶心、呕吐。

肝胆 肝功能检测异常，AST、ALT 或碱性磷酸酶升高。

尿路 血尿素氮升高。

其他 实验室检查 (1)生化：乳酸脱氢酶、肌酸激酶、脂肪酶、淀粉酶或非空腹血糖升高。总蛋白、白蛋白、钠或钙减少。钾或碳酸氢盐升高或降低。

(2)血液学：血小板或白细胞计数下降或升高。血红蛋白、血细胞比容或红细胞计数减少。中性粒细胞或嗜酸粒细胞增加。

【禁忌证】 (1)已知对利奈唑胺或本品其他成分过敏者禁用。

(2)禁止本品与单胺氧化酶抑制药合用或使用间隔不足 2 周。

【注意事项】 **常规** (1)由于本品具有单胺氧化酶抑制药作用，在应用利奈唑胺过程中，应避免食用含有大量酪氨酸的食品，包括腌渍、炮制、烟熏、发酵及奶酪等食品。

(2)利奈唑胺若疗程超过 28 日，治疗的安全性和有效性尚未确立。

不良反应相关 (1)应用利奈唑胺的患者中有可逆性骨髓抑制的报道。对应用利奈唑胺的患者或用药前已有骨髓抑制的患者，应每周进行全血细胞计数的检查，尤其是用药超过 2 周者。发生骨髓抑制的患者应停用利奈唑胺治疗。

(2)应用利奈唑胺有发生乳酸性酸中毒的报道。因此，患者在接受利奈唑胺时，如发生反复恶心或呕吐、有原因不明的酸中毒或低碳酸血症，需进行相关检查。

(3)在利奈唑胺治疗的患者中有周围神经病和视神经病变的报道，疗程超过 28 日者，则发生风险增加。若患者出现视力损害的症状，如视敏度改变、色觉改变、视物模糊或视野缺损，应及时进行眼科检查。对于所有长期应用利奈唑胺的患者或出现新发视觉症状的患者(不论其接受利奈唑胺治疗时间的长短)，均应进行视觉功能监测。

(4)在利奈唑胺治疗过程中有惊厥的报道。在有癫痫病史或有癫痫发作危险因素的患者中应注意观察。

(5)禁用于类癌综合征,除非能监测 5-羟色胺综合征的体征或症状。

(6)同时接受胰岛素或口服降糖药物治疗的糖尿病患者应注意症状性低血糖的发生。若发生低血糖，应降低胰岛素或口服降糖药的剂量，或停止口服降糖药、胰岛素或利奈唑胺的治疗。

儿童 儿童与青少年各年龄组间药代动力学性质亦无明显差异。3 个月以下的婴儿尚缺乏临床资料，故不宜采用。中枢神经系统感染的儿科患者脑脊液血药浓度变异性大，不作推荐。

哺乳期 实验动物中利奈唑胺可分泌至乳汁中。哺乳期妇女应用本品时宜停止授乳。

肝损伤 轻至中度肝功能损害患者，利奈唑胺剂量无需调整；重度肝功能损害患者中尚缺乏临床资料，故不宜采用。

肾损伤 肾功能异常患者利奈唑胺剂量无需调整。

其他 利奈唑胺混悬剂每 5ml 含有苯丙氨酸 20mg，苯丙酮尿症患者应注意。

【药物相互作用】 本品具有轻度可逆性、非选择性的单胺氧化酶抑制药作用。因此与肾上腺素类或 5-羟色胺类药物合用有产生相互作用的可能。

(1)肾上腺素类药物 与拟交感活性药物、血管收缩药、多巴胺活性药物联合应用可使患者血压上升。

(2)5-羟色胺类药物 与 5-羟色胺类药物如右美沙芬、舍曲林、帕罗西汀联合使用可能出现高热、认知功能障碍、神经反射亢进、动作不协调等 5-羟色胺综合征。

(3)与哌替啶或丁螺环酮合用，5-羟色胺活性叠加，出现 5-羟色胺综合征(高热、高血压、肌阵挛、神经反射亢进、认知障碍)的风险增加，属于禁用。

(4)与抗组胺药合用，抗组胺药的抗胆碱能作用延长并增加，属于禁忌。

(5) 与利福平合用，利奈唑胺的 C_{max} 和 AUC 显著下降。

(6) 同时饮食富含酪胺的食物或饮料可引起血压升高，应避免。

【给药说明】 (1) 利奈唑胺葡萄糖注射液应在 30～120 分钟内滴注完毕，不能将其静脉输液袋串联在其他静脉给药通路中，不可在此溶液中加入其他药物。

(2) 利奈唑胺干混悬剂应分 2 次加入总量为 123ml 的蒸馏水，每瓶可配制成 150ml 混悬液，配置后每 5ml 混悬液内含利奈唑胺 100mg。服用前轻轻上下翻转瓶子 3～5 次混匀，切勿摇动。配制后的混悬液在室温下保存，21 天内服用。

【用法与用量】 成人 (1) 医院获得性肺炎；社区获得性肺炎，包括伴发的菌血症；复杂性皮肤与软组织感染；万古霉素耐药屎肠球菌感染，包括伴发的菌血症，每次 600mg，每 12 小时 1 次静脉滴注或口服，疗程 10～14 日。对万古霉素耐药屎肠球菌感染患者，包括伴发的菌血症疗程 14～28 日。

(2) 非复杂性皮肤与软组织感染，每次 400mg，每 12 小时 1 次，口服，疗程 10～14 日。

儿童 (1) 医院获得性肺炎；社区获得性肺炎，包括伴发的菌血症；复杂性皮肤与软组织感染；万古霉素耐药屎肠球菌感染，包括伴发的菌血症，年龄 7 日～11 岁，每次 10mg/kg，每 8 小时 1 次静脉滴注或口服；年龄 12 岁以上儿童，可给予成人常规剂量，疗程 10～14 日。对万古霉素耐药屎肠球菌感染患者，包括伴发的菌血症疗程 14～28 日。

(2) 非复杂性皮肤与软组织感染，年龄 5 岁以下者，每次 10mg/kg，每 8 小时 1 次，口服；年龄 5～11 岁者，每次 10mg/kg，每 12 小时 1 次，口服；年龄 12 岁以上儿童，每次 600mg，每 12 小时 1 次，口服。疗程 10～14 日。

未满 7 日新生儿，初始剂量每次 10mg/kg，每 12 小时 1 次，当临床疗效不佳时，给药频次增加至每 8 小时 1 次。

肾损伤 肾功能损伤患者利奈唑胺剂量无需调整。血液透析 3 小时可排出 30% 的给药量，因此血液透析的患者在完成透析后应适当补充剂量或在完成透析后再行给药。

其他 超说明书适应证用法用量 (1) 参考相关指南，本品治疗 MRSA 骨髓炎、MRSA 所致中枢神经系统感染、持续性 MRSA 菌血流感染等，12 岁以上儿童及成人，每次 600mg，每 12 小时 1 次静脉滴注或口服；12 岁以下儿童每次 10mg/kg，每 8 小时 1 次静

(2) 本品治疗耐药结核分枝杆菌感染尚无统一的推荐剂量和疗程。

(3) 参考相关指南，用于对利奈唑胺敏感的脓肿分枝杆菌等非结核分枝杆菌所致感染时，成人：①降阶梯疗法：初始剂量为每次 600mg，每日 2 次，4～6 周后减为每次 600mg，每日 1 次，口服或静脉滴注均可，与维生素 B_6 同服；②中低剂量疗法：为每日 600mg，口服或静脉滴注均可，与维生素 B_6 同服。如果出现严重不良反应还可减为每日 300mg，甚至停用。儿童：12 岁及以上儿童建议剂量为每次 10mg/kg，每 8 小时 1 次，每日不宜超过 900mg；10～12 岁儿童建议剂量为每次 10mg/kg，每 12 小时一次，每日不宜超过 600mg；口服或静脉滴注均可。

【制剂与规格】 利奈唑胺片：600mg。

利奈唑胺葡萄糖注射液：(1) 100ml:200mg；(2) 300ml:600mg。

利奈唑胺干混悬剂：3g（配制后每 5ml 含 100mg）。

夫 西 地 酸 [医保(乙)]
Fusidic Acid

【适应证】 主要适用于治疗葡萄球菌属，包括甲氧西林耐药菌株所致各种感染，如急性或慢性骨髓炎、化脓性关节炎、烧伤、皮肤及软组织感染、下呼吸道感染等；但对甲氧西林敏感金黄色葡萄球菌所致上述感染宜首选耐酶青霉素类或头孢菌素类。严重感染一般不作为首选用药。治疗较重病例或需采用较长疗程时宜与其他抗感染药物联合应用。

【药理】 (1) 药效学 本品通过抑制细菌蛋白质合成而发挥抗菌作用。对革兰阳性菌如金黄色葡萄球菌、表皮葡萄球菌有高度抗菌活性，对甲氧西林耐药菌株亦具有良好抗菌作用，但抗生素后效应较短，仅为 1～2 小时。对腐生葡萄球菌及其他革兰阳性菌如链球菌属、肺炎链球菌、肠球菌属作用差。革兰阴性需氧菌（除淋病奈瑟菌、脑膜炎奈瑟菌外）对本品均耐药。在厌氧菌中，革兰阳性杆菌（除梭菌属外）多较敏感；而对革兰阴性厌氧菌的作用差异较大。本品对结核分枝杆菌有部分抗菌活性，对麻风分枝杆菌抗菌活性更强。

(2) 药动学 口服吸收好，一次口服 0.5g 后，t_{max} 为 2～3.5 小时，C_{max} 为 14.5～33.3mg/L，$t_{1/2\beta}$ 为 8.9～16.0 小时，但个体差异明显。本品在体内清除较慢，重复使用常规剂量在体内可有蓄积。口服 500mg、每日 3 次，血药浓度可见累积现象，第 2 日 C_{max} 可从 21mg/L 上升

至 30mg/L，第 3 日 47mg/L，第 4 日 73mg/L。进食可减少药物吸收。本品的血浆蛋白结合率较高，为 95%～97%。夫西地酸混悬液口服吸收不佳，据报道其生物利用度约为夫西地酸钠的 70%。夫西地酸胶囊口服生物利用度 46%～69%，其薄膜包衣片可达 91%。静脉滴注夫西地酸 500mg 后，即刻 C_{max} 为 23.6～52.4mg/L，$t_{1/2\beta}$ 为 9.8～14.5 小时。静脉给药 500mg、每日 3 次，第 1 剂给药后，AUC 为 400(mg·h)/L；给药第 9 剂后 AUC 则上升为 800(mg·h)/L。

本品可广泛分布于体内各种组织和体液中，包括关节腔液、皮下脂肪、肾脏、支气管分泌物、前列腺、眼房水等，药物也能通过胎盘屏障而进入胎儿体内，可通过乳汁分泌，但难以通过血-脑屏障。

本品经肝脏代谢并主要经胆汁排泄。在粪便中约有 2%药物以原型排泄。几乎不通过尿液排泄或通过血液透析清除。

【不良反应】 胃肠 口服本品较常见的不良反应以胃肠道反应为主，可有恶心、呕吐、食欲缺乏、消化不良、腹痛、腹泻等，发生率随剂量增加而上升。

用药部位反应 静脉滴注时常见的不良反应为局部疼痛、血栓性静脉炎、静脉痉挛。

神经系统 偶见：头痛、头晕。

皮肤及皮肤附件 偶见：皮疹、瘙痒等。局部使用可能引起皮疹和局部刺激。

肝胆 偶见：肝功能异常、血胆红素升高等。

血液系统 偶见：白细胞减少、血小板减少、中性粒细胞减少。

肌肉骨骼 偶见：横纹肌溶解（可能致命）。

【禁忌证】 对本品过敏者禁用。

【注意事项】 不良反应相关 （1）本品应输入血流良好、直径较大的静脉，或经中心静脉插管输入，以减少静脉痉挛及血栓性静脉炎的发生。

（2）本品全身用药有报道出现严重、威胁生命的皮肤反应，通常在治疗初期的数周内出现，建议监测皮肤反应。若怀疑出现的某些反应与本品全身性用药有关，应停药并建议不再重新启动治疗。

妊娠 本品可透过胎盘屏障而进入胎儿体内，动物实验未显示有致畸作用，有指征时妊娠期妇女可谨慎应用，但对胎儿的危害不能排除。

哺乳期 本品可分泌进入母乳，对乳儿的危害不能排除，因此在哺乳期妇女中的应用需权衡利弊，必须应用时宜停止授乳。

儿童 本品具有导致胆红毒脑病的风险，早产儿，黄疸、酸中毒及严重病弱的新生儿应谨慎使用。

肝损伤 当长期大剂量用药或夫西地酸联合其他主要经肝胆系统排出的药物（如林可霉素或利福平）时，对肝功能不全或胆道异常的患者应定期检查肝功能。

【药物相互作用】 （1）与他汀类药物（HMG-CoA 还原酶抑制剂）联合应用，可使后者血药浓度明显升高，引起肌酸激酶浓度上升，出现横纹肌溶解、肌肉无力和疼痛的风险增加。全身用药禁止与他汀类药物联合使用。

（2）与 HIV 蛋白酶抑制剂如利托那韦、沙奎那韦联合应用，由于两者相互抑制代谢，可使两者的血药浓度明显升高，导致肝毒性增加。

（3）偶有报道本品可增强香豆素类药物的抗凝血作用，可通过调整口服给药剂量将抗凝作用控制在一定的水平。

【给药说明】 注射用夫西地酸钠 500mg 溶于 10ml 所附的无菌缓冲溶液中，然后用氯化钠注射液或 5%葡萄糖注射液稀释至 250～500ml 静脉滴注。若葡萄糖注射液过酸，溶液会呈乳状，如出现此情况即不能使用。静脉注射液配好后应在 24 小时用完。静脉注射液不能与其他药物同瓶滴注。当溶液的 pH 低于 7.4 时，本品会产生沉淀。

【用法与用量】 成人 （1）口服 口服混悬液每次 500mg，每天 3 次；干混悬剂每次 750mg，每天 3 次。干混悬剂置于<40℃水中混匀。

（2）静脉滴注 体重>50kg 者，每次 500mg，每日 3 次；体重<50kg 者，每次 6～7mg/kg，每日 3 次。每日总量不得超过 2g。需要注意的是，每次滴注时间应为 2～4 小时。

（3）局部外用 软膏或乳膏，涂于患处，并缓和地揉擦，必要时可用多孔绷带包扎患处。一日 2～3 次。

儿童 （1）口服 口服混悬液对敏感的葡萄球菌引起的疱疮，年龄 1～12 岁，一日 20mg/kg，分 2 次服；敏感菌引起的其他感染，年龄 1～12 岁，一日 30mg/kg，分 3 次服。干混悬剂置于<40℃水中混匀，年龄 1 岁以下，一日 50mg/kg，分 3 次服；年龄 1～5 岁，每次 250mg，每天 3 次；年龄 5～12 岁，每次 500mg，每天 3 次。年龄 12 岁以上儿童通常按照成人剂量。

（2）静脉滴注 1 个月龄以上，体重<50kg 儿童，一次 6～7mg/kg，一日 3 次，每次滴注时间 2～4 小时；体重更大患儿可按成人剂量给药。

（3）局部外用 软膏或乳膏，涂于患处，并缓和地揉擦，必要时可用多孔绷带包扎患处。一日2～次。

肾损伤　肾功能损伤患者及接受血液透析患者中，给药剂量无需调整。

肝损伤　肝功能损害患者应尽量避免使用本品。

其他　夫西地酸软膏可外用治疗皮肤感染，滴眼液可用于治疗角膜炎、结膜炎。

【制剂与规格】　夫西地酸口服混悬液：90ml:4.5g。

夫西地酸干混悬剂：0.25g。

注射用夫西地酸钠：(1)0.125g；(2)0.25g；(3)0.5g。

夫西地酸乳膏：(1)5g:0.1g；(2)10g:0.2g；(3)15g:0.3g。

夫西地酸钠软膏：(1)5g(2%)；(2)15g(2%)。

夫西地酸滴眼液：5g:50mg。

利 福 昔 明 [药典(二)；医保(乙)]

Rifaximin

【适应证】　(1)CDE适应证　适用于治疗敏感菌所致的肠道感染(包括急慢性肠道感染、腹泻综合征、夏季腹泻、旅行者腹泻、小肠结肠炎等)；预防胃肠道手术期术前术后的感染性并发症；也用于高氨血症(肝性脑病)的辅助治疗。

(2)国外适应证　用于降低成人显性肝性脑病的复发风险；用于治疗成人腹泻型肠易激综合征。

(3)超说明书适应证　在一些情况下可用于胃肠道疾病：如憩室病、克罗恩病。

【药理】　(1)药效学　利福昔明是利福霉素类抗菌药物，通过与细菌的DNA依赖性RNA多聚酶β亚基发生不可逆结合而抑制细菌RNA合成，最终抑制细菌蛋白质的合成。利福昔明具有广泛的抗菌谱，对多数革兰阳性菌和革兰阴性菌，包括需氧菌和厌氧菌具有杀菌作用。由于胃肠道的吸收非常低，多晶型α的利福昔明局部作用于肠腔，对侵入性致病菌无临床疗效，这些细菌只在体外对本品敏感。利福昔明耐药的机制主要是编码细菌RNA聚合酶的rpoB基因发生可逆性染色体单步变异，改变了DNA依赖性RNA聚合酶上的结合位点并降低了该药的结合亲和力，从而降低了活性。

(2)药动学　本品口服后不被肠道吸收(<1%)，生物利用度大约只有0.4%。在健康志愿者和肠黏膜损伤患者中，重复给予治疗剂量的利福昔明后，其血浆水平可忽略。高脂早餐后30分钟内服用该药，达峰时间(t_{max})从0.75小时延迟到1.5小时，全身吸收AUC增加1倍，但对峰浓度(C_{max})无显著影响。吸收后的本品与血浆蛋白中度结合，健康受试者平均蛋白结合率为67.5%，肝功

能不全者平均蛋白结合率为62%。本品主要经CYP3A4代谢，代谢产物为25-去乙酰利福昔明。放射性标记后，血浆药物浓度约占18%，表明吸收后的药物经广泛代谢。本品几乎完全以原型随粪便排泄，表明其在胃肠道既不降解亦不代谢。其尿液回收率为服药剂量的0.025%，<0.01%的服药剂量以代谢物回收。一项胃肠黏膜完整的胆囊切除术后患者的研究显示，胆汁中亦检出本品，表明利福昔明存在胆汁分泌。稳态时健康受试者的半衰期($t_{1/2}$)为5.6小时，腹泻型肠易激综合征患者为6小时。与健康受试者相比，Child-Pugh分级为A级、B级和C级的肝功能不全者平均曲线下面积(AUC)分别为健康受试者的10倍、14倍和21倍。由于利福昔明仅在局部起效，肝功能不全患者不推荐剂量调整。尚无肾功能不全患者中利福昔明的临床数据。

【不良反应】　**神经系统**　(1)常见：头晕、头痛；

(2)偶见：偏头痛、感觉减退、感觉异常、窦性头痛、嗜睡。

胃肠　(1)常见：便秘，腹痛，鼓胀和腹胀，腹泻，肠胃气胀，恶心，直肠里急后重，排便急迫，呕吐症状；

(2)偶见：腹水、消化不良、胃肠动力障碍、上腹疼痛、便血、黏液便、大便硬、唇口燥裂、味觉紊乱。

全身整体表现　(1)常见：发热；

(2)偶见：身体衰弱、寒战、冷汗、疼痛及不适、周围性水肿、流感样疾病、多汗。

皮肤及皮肤附件　偶见：皮疹、出疹、晒伤。

肌肉骨骼　偶见：背痛、肌无力、肌肉痉挛、颈痛、肌痛。

免疫系统及感染　偶见：念珠菌病，单纯疱疹，鼻咽炎，咽炎，上呼吸道感染。

血液系统　偶见：淋巴细胞增多症，单核细胞增多症，中性粒细胞减少症。

代谢及营养　偶见：食欲减退、脱水。

视觉　偶见：复视。

听觉，前庭及特殊感官　偶见：眩晕、耳痛。

心血管　偶见：心悸、血压升高、潮热。

呼吸系统　偶见：呼吸困难，鼻充血，咽干，口咽疼痛，咳嗽，鼻液溢。

肝胆　偶见：天冬氨酸氨基转移酶升高。

生殖系统　偶见：月经频繁。

尿路　偶见：尿血，糖尿，尿频，多尿，蛋白尿。

【禁忌证】　(1)对本品、其他利福霉素类药物或任何辅料过敏者。

（2）肠梗阻患者，即便是局部梗阻。

（3）严重肠道溃疡性病变患者。

（4）腹泻并发发热或便血患者，不应服用该药。

【注意事项】 常规 （1）如果出现对抗生素不敏感的微生物，应中断治疗并采取其他适当治疗措施。

（2）利福昔明对于因侵入性肠道致病菌如空肠弯曲菌属、沙门菌属和志贺菌属引起的肠道感染治疗无效，这些疾病通常会导致腹泻、发热、便血和大便极度频繁。如果症状恶化或持续超过48小时应停止治疗并考虑替代抗生素疗法。

儿童 不推荐6岁以下儿童使用本品片剂、胶囊剂；儿童连续服用本品不能超过7日。

肝损伤 肝功能损害患者虽然预期不进行剂量调整，但应慎用于重度肝功能损害患者。

其他 （1）在长期大剂量服用本品或肠黏膜受损时，会有极少量（少于1%）被吸收，导致尿液呈粉红色，这是由于活性成分利福昔明与其他利福霉素类抗生素一样为橙红色；

（2）不能排除利福昔明治疗引起艰难梭菌相关性腹泻（CDAD）和假膜性结肠炎的可能。

【药物相互作用】 （1）口服利福昔明只有少于1%口服剂量经胃肠吸收，所以不会引起药物的相互作用而导致的全身问题。

（2）本品应于服用药用炭后至少2小时服用。

（3）本品与华法林合用国际标准化比值（INR）改变，需监测INR和凝血酶原时间，可能需要调整华法林剂量以达到INR目标范围。

（4）在体外，利福昔明是P-糖蛋白（P-gp）的底物，P-gp抑制剂（如环孢素）可抑制本品代谢，显著增加本品的系统暴露量。因此与P-gp抑制剂合用时应谨慎。

【给药说明】 除非遵照医嘱的情况下，每一疗程不应超过7日。

【用法与用量】 成人 （1）肠道感染 口服。每次0.2g，每日4次。

（2）手术前后预防感染 口服。每次0.4g，每日2次。

（3）高氨血症（肝性脑病）的辅助治疗 口服。每次0.4g，每日3次。

美国FDA适应证用法用量 （1）降低显性肝性脑病的复发风险 口服。每次0.55g，每日2次。

（2）腹泻型肠易激综合征 口服。每次0.55g，每日3次，疗程为14日，若出现复发症状，最多应用2个疗程。

儿童 （1）肠道感染 2~6岁儿童，建议使用本品干混悬剂，一次0.1g，一日4次；6~12岁儿童，一次0.1~0.2g，一日4次；12岁以上儿童用法用量同成人。

（2）手术前后预防感染及高氨血症（肝性脑病）的辅助治疗 12岁以上儿童用法用量同成人。

【制剂与规格】 利福昔明片：（1）0.1g；（2）0.2g。

利福昔明胶囊：（1）0.1g；（2）0.2g。

利福昔明软胶囊：（1）0.1g；（2）0.2g。

利福昔明干混悬剂：（1）0.1g；（2）0.2g。

第十一节 磺胺类与甲氧苄啶

磺胺类（sulfonamides）属化学合成抗菌药物，均含有氨苯磺酰胺的基本结构。目前虽有较多的抗菌药物用于临床，但由于本类药物性质稳定、抗菌谱广、疗效确切、使用方便、价格合理，故在临床上仍占一定地位。

磺胺类抗菌药根据其药代动力学特点可分为口服易吸收、口服不易吸收及局部用药三类。口服易吸收者用于治疗全身各系统感染，口服不易吸收者仅作为肠道感染的治疗用药；局部用磺胺类作为皮肤、黏膜感染的外用药物。

目前临床应用较多者为口服易吸收磺胺类药，包括磺胺甲噁唑（sulfamethoxazole，SMZ）、磺胺嘧啶（sulfadiazine，SD）及其与甲氧苄啶（TMP）的复方制剂，如复方磺胺甲噁唑（SMZco）。局部用磺胺类制剂如磺胺嘧啶银等在临床也有使用。

磺胺甲噁唑 [药典(二)]
Sulfamethoxazole（SMZ）

【适应证】 磺胺类药属广谱抗菌药，但由于目前许多临床常见病原菌对该类药物耐药，故仅用于敏感细菌及其他敏感病原微生物所致感染。磺胺甲噁唑的适应证为：①敏感细菌所致急性非复杂性下尿路感染。②与其他抗感染药联合应用治疗对其敏感的流感嗜血杆菌、肺炎链球菌和其他链球菌所致中耳炎。③星形诺卡菌感染。④对氯喹耐药的恶性疟疾治疗的辅助用药。⑤与乙胺嘧啶联合用药治疗鼠弓形虫引起的弓形虫病。

下列疾病不宜选用磺胺类药作为治疗或预防用药：①A组溶血性链球菌所致扁桃体炎或咽炎，因该药不能消除链球菌，亦不能防止其引发风湿热的可能；②志贺菌感染；③立克次体病；④结核病；⑤放线菌病；⑥支原体感染；⑦真菌感染；⑧病毒感染。

【药理】(1)药效学 药理作用：磺胺甲噁唑等磺胺类药属广谱抗菌药，对革兰阳性菌和革兰阴性菌均具有抗菌作用。但目前细菌对该类药物普遍耐药，尤其是葡萄球菌属、淋病奈瑟菌、脑膜炎奈瑟菌、肠杆菌科细菌中耐药菌株均增多。磺胺类药在体外对下列微生物亦具有活性：沙眼衣原体、星形诺卡菌、恶性疟原虫和鼠弓形虫。

作用机制：对磺胺类药物敏感的细菌不能利用周围环境中的叶酸，只能利用对氨基苯甲酸(PABA)和二氢蝶啶。在细菌二氢叶酸合成酶催化下合成二氢叶酸，再经二氢叶酸还原酶的作用合成四氢叶酸，活化型四氢叶酸在嘌呤、胸腺嘧啶核苷的合成中发挥重要的传递一碳基团作用。磺胺类药为广谱抑菌药，在结构上类似PABA，可与PABA竞争细菌体内的二氢叶酸合成酶，妨碍了二氢叶酸的合成并减少四氢叶酸的产生量，最终影响核酸合成，抑制细菌的生长繁殖。

磺胺类药的作用可被PABA及其衍生物(普鲁卡因、丁卡因)所拮抗，此外脓液以及组织分解产物也可提供细菌生长的必需物质，可对磺胺类药起拮抗作用。

(2)药动学 口服后易吸收，约可吸收给药量的90%以上，但吸收较缓慢，t_{max}为2～4小时。单次口服2g后，C_{max}可达80～100mg/L。

本品吸收后广泛分布于全身组织和体液中，后者包括胸膜液、腹膜液和房水等。本品易透过血-脑屏障而在脑脊液中达治疗浓度，脑膜无炎症时，可达到同时期血药浓度的50%；本品也易进入胎儿血液循环。本品的分布容积为0.15L/kg。血浆蛋白结合率为60%～70%，其乙酰化代谢产物的血浆蛋白结合率较母药为高。由于磺胺类药物与胆红素竞争血浆蛋白的结合，可使血中游离胆红素增高，有引起早产儿、新生儿发生胆红素脑病的可能。严重肾功能损害者本品的血浆蛋白结合率可降低。

本品主要在肝内代谢为无抗菌活性的乙酰化物，具有毒性作用，血中乙酰化率为20%～40%。肾功能不全者应用品后由于药物经肾排出缓慢，乙酰化作用增强，乙酰化代谢产物增多，毒性作用亦增高。肝功能不全者代谢作用减弱。部分药物在肝内与葡萄糖醛酸结合形成无活性的代谢产物，自尿中排出。

本品主要自肾小球滤过排泄，部分游离型药物还可经肾小管重吸收，尿中药物排泄量与尿pH值有关，在碱性尿中排泄增多。给药后24小时内自尿中以原型排出给药量的20%～40%。腹膜透析不能排出本品，血液透析仅可中等程度清除该药。少量自粪便、乳汁、胆汁排出。肾功能正常者$t_{1/2\beta}$为6～12小时，肾功能衰竭者增至20～50小时。

【不良反应】过敏反应 过敏反应较为常见，可表现为药物疹、荨麻疹，严重者可发生渗出性多形性红斑、剥脱性皮炎和大疱性表皮松解萎缩性皮炎等；也可表现为光敏反应、药物热、关节及肌肉疼痛、发热等血清病样反应。

血液系统 (1)粒细胞减少或缺乏症、血小板减少症及再生障碍性贫血。患者可表现为咽痛、发热、苍白和出血倾向。因此在全身应用磺胺类药时应定期检查周围血象，发现异常及时停药。

(2)溶血性贫血。缺乏葡萄糖-6-磷酸脱氢酶患者应用磺胺类药后易发生，在新生儿和儿童中较成人多见。

高胆红素血症和新生儿胆红素脑病 由于磺胺类药与胆红素竞争血浆蛋白结合部位，可致游离胆红素增高。新生儿肝功能不完善，较易发生高胆红素血症和新生儿黄疸，偶可发生胆红素脑病。可发生黄疸、肝功能减退，严重者可发生急性肝坏死，故有肝功能损害患者宜避免全身应用磺胺类药。

肝脏损害 可发生黄疸、肝功能减退，严重者可发生急性肝坏死，故有肝功能损害患者宜避免全身应用磺胺类药。

肾脏损害 可发生结晶尿、血尿和管型尿。如应用本品疗程长、剂量较大时宜同服碳酸氢钠并多饮水，以防止发生结晶尿、血尿和管型尿等。此种不良反应。疗程中至少每周检查尿常规2～3次，发现结晶尿或血尿时给予碳酸氢钠及饮用大量水，直至结晶尿和血尿消失。失水、休克和老年患者应用本品易致肾损害，应慎用或避免应用本品。肾功能减退患者不宜应用本品。偶有患者发生间质性肾炎或肾小管坏死的严重不良反应。

全身整体表现 恶心、呕吐、胃纳减退、腹泻、头痛、乏力等，一般症状轻微，不影响继续用药。偶有患者发生艰难梭菌肠炎，需及时停药。

内分泌系统 甲状腺肿大及功能减退偶有发生。

神经系统 中枢神经系统毒性反应偶可发生，表现为精神错乱、定向力障碍、幻觉、欣快感或抑郁感。一旦出现均需立即停药。

其他 磺胺类药所致严重不良反应虽少见，但可能致命，如渗出性多形性红斑、剥脱性皮炎、大疱性表皮松解性药疹、暴发性肝坏死、粒细胞缺乏症、再生障碍性贫血等。疗程中应严密观察，当皮疹或其他严重不良反应早期征兆出现时即应立即停药。

【禁忌证】（1）对本品或磺胺类中任何一种药物过敏以及对呋塞米、砜类、噻嗪类利尿药、磺酰脲类、碳酸酐酶抑制药过敏者禁用磺胺类药物过敏者禁用。

（2）儿童用药磺胺类药除作为乙胺嘧啶的辅助用药治疗先天性弓形虫病外，该类药物在新生儿及 2 个月以下婴儿禁用。由于磺胺类药可与胆红素竞争在血浆蛋白上的结合部位，而新生儿的乙酰氨基转移酶系统未发育完善，磺胺类游离型血药浓度增高，与胆红素竞争血浆蛋白结合部位，可能增加胆红素脑病发生的危险性。

（3）孕妇及哺乳期妇女禁用。

（4）由于本品阻止叶酸的代谢，加重巨幼细胞贫血患者叶酸盐的缺乏，所以该病患者禁用。

（5）重度肝肾功能损害者禁用。

【注意事项】 过敏反应 （1）交叉过敏反应：对一种磺胺类药过敏的患者，对其他磺胺类药也可能过敏。

（2）对呋塞米、噻嗪类利尿药、砜类、磺酰脲类、碳酸酐酶抑制药过敏的患者，对磺胺类药亦可过敏。

哺乳期妇女 磺胺类药可自乳汁中分泌，乳汁中浓度可达母体血药浓度的 50%～100%，药物可能对乳儿产生影响。磺胺类药在葡萄糖-6-磷酸脱氢酶缺乏的新生儿中应用有导致溶血性贫血发生的可能。鉴于上述原因，哺乳期妇女不宜应用本品，必须应用时宜停止授乳。

老年患者及 AIDS 患者 老年患者、AIDS 患者应用磺胺药发生严重不良反应的风险增加。如严重皮疹、骨髓抑制和血小板减少等。

肾损伤 （1）葡萄糖-6-磷酸脱氢酶缺乏症、血卟啉症、肾功能损害患者应慎用本品。

（2）应用磺胺类药期间应多饮水，保持高尿量，以防止结晶尿的发生，必要时亦可服碱性药物。

肝损伤 磺胺类药物可引起肝脏损害，导致黄疸、肝功能减退，严重者可发生急性肝坏死。故用药期间应定期随访肝功能，有肝功能损害患者宜避免全身应用磺胺类药。

治疗中需注意检查 （1）周围血象，对接受较长疗程的患者尤为重要。

（2）应定期进行尿常规检查（每 2～3 日 1 次）。

（3）肝、肾功能检查。

【药物相互作用】（1）与碱化尿液的药物合用可增加本品在碱性尿中的溶解度，使药物排泄增多。

（2）对氨基苯甲酸及其衍生物（如普鲁卡因）可取代细菌摄取磺胺类药，因而拮抗磺胺类药的抑菌作用，故两者不宜合用。

（3）与口服抗凝药、口服降糖药、甲氨蝶呤、苯妥英

钠和硫喷妥钠等药物合用时，磺胺类药可置换这些药物与血浆蛋白结合，或抑制其代谢，使上述药物的作用增强甚至产生毒性反应，因此需调整其剂量。

（4）磺胺类药与骨髓抑制药合用时，可能增强此类药物对造血系统的不良反应。如有指征需两类药物合用时，应严密观察可能发生的血液系统毒性反应。

（5）口服含雌激素避孕药者如同时长时间服用磺胺类药可导致避孕的失败，并增加月经期外出血的机会。

（6）溶栓药物与磺胺类药合用时，可增加前者潜在的毒性作用。

（7）具有肝毒性的药物与磺胺类药同时应用，可能增高肝毒性的发生率的，故应监测肝功能。

（8）磺胺类药与光敏感药物合用可能增加光敏反应的发生风险。

（9）接受磺胺类药治疗者，维生素 K 的需要量增加。

（10）乌洛托品在酸性尿中可分解产生甲醛，后者可与磺胺形成不溶性沉淀物，使发生结晶尿的危险性增加，因此两药不宜同时应用。

（11）磺胺类药可取代保泰松的血浆蛋白结合部位，当两者同用时可增强保泰松的作用。

（12）磺吡酮（sulfinpyrazone）与磺胺类药物合用时可减少后者自肾小管的分泌，使其血药浓度升高且持久，并可发生毒性反应，因此合用期间需调整磺胺类药剂量。当磺吡酮疗程较长时，对磺胺类药的血药浓度宜进行监测。

【给药说明】（1）口服本品时应饮用足量水分（约240ml），空腹服药（餐前 1 小时或餐后 2 小时）。服用本品期间应保持充足进水量，使成人每日尿量至少维持在1200～1500ml。

（2）肾功能损害患者应尽量避免使用本品。

（3）严重感染患者应测定血药浓度，对大多数感染性疾病患者体内游离型磺胺浓度达 50～150mg/L（严重感染 120～150mg/L）可有效。总磺胺的血药浓度不应超过200mg/L，如超过此浓度，不良反应发生率将增高。

（4）由于磺胺类药可致新生儿胆红素脑病，故 2 个月以内新生儿和婴儿患者，除治疗先天性弓形虫病时可与乙胺嘧啶联合应用外，全身应用磺胺类药属禁忌。

（5）疗程中若出现皮疹、周围血象异常、中枢神经系统毒性等严重不良反应的早期症状时，需立即停药。

【用法与用量】 成人 治疗一般感染，首剂 2g，以后每日 2g，分 2 次口服。

儿童 治疗 2 个月以上婴儿及儿童的一般感染，首剂按体重 50～60mg/kg（总量不超过 2g），以后每日按体

重50～60mg/kg，分2次口服。

【制剂与规格】 磺胺甲噁唑片：0.5g。

复方磺胺甲噁唑 [药典（二）；国基；医保（甲）；医保（乙）]
Compound Sulfamethoxazole（SMZ-TMP）

【成分】 含磺胺甲噁唑及磺胺增效剂甲氧苄啶的复方制剂。

【适应证】 （1）CDE适应证 ①流感嗜血杆菌或肺炎链球菌所致成人慢性支气管炎急性细菌感染性加重。②由敏感流感嗜血杆菌或肺炎链球菌所致儿童急性中耳炎。③由大肠埃希菌、克雷伯菌属、肠杆菌属、奇异变形杆菌、普通变形杆菌和摩根菌属敏感菌株所致的尿路感染。④由产肠毒素大肠埃希菌（ETEC）和志贺菌属所致腹泻。⑤由福氏或宋氏志贺菌敏感菌株所致肠道感染。⑥治疗肺孢菌（P. jeroveci）病，该药为首选药。⑦肺孢菌病的预防，用于免疫缺陷者肺孢菌病发病危险性增长时以及患有肺孢菌病并至少有一次发作史的患者或HIV成人感染者，其CD4淋巴细胞计数≤200/mm³或少于总淋巴细胞数的20%。⑧诺卡菌病。⑨也可用于洋葱伯克霍尔特菌、嗜麦芽窄食单胞菌及耶尔森结肠炎等。⑩可作为单核细胞增多性李斯特菌感染的选用药物。

下列情况不宜应用本品：①中耳炎的预防；②A组溶血性链球菌扁桃体炎和咽炎，因不易清除该类细菌。

（2）超说明书适应证 ①MRSA感染：通常与其他药物联合应用。②百日咳。

【药理】 （1）药效学 ①药理作用：本品为磺胺类抗菌药，是磺胺甲噁唑（SMZ）与甲氧苄啶（TMP）的复方制剂，对非产酶金黄色葡萄球菌、化脓性链球菌、肺炎链球菌、大肠埃希菌、克雷伯菌属、沙门菌属、变形杆菌属、摩根菌属、志贺菌属等肠杆菌科细菌、淋球菌、脑膜炎奈瑟菌、流感嗜血杆菌均具有良好抗菌作用，尤其对大肠埃希菌、流感嗜血杆菌、金黄色葡萄球菌的抗菌作用较SMZ单药明显增强。此外在体外对沙眼衣原体、星形奴卡菌、原虫、弓形虫等亦具良好抗微生物活性。②作用机制：SMZ与TMP有协同抑菌或杀菌作用。磺胺类药作用于二氢叶酸合成酶，干扰叶酸合成的第一步；甲氧苄啶作用于叶酸合成的第二步，即选择性抑制二氢叶酸还原酶的作用。二者合用，可使细菌的叶酸合成受到双重阻断。两者的协同抗菌作用较单药增强，耐药菌株减少。

（2）药动学 分别参阅"磺胺甲噁唑"及"甲氧苄啶"。当应用TMP与SMZ复方制剂时，此二药的血药浓度比例为1:20，尿药浓度差异较大（自1:1至1:5），24小时内SMZ及TMP分别约有给药量的50%自尿中排泄。

【不良反应】 参阅"磺胺甲噁唑"及"甲氧苄啶"。

全身整体表现 本品偶可致过敏性休克。

皮肤及皮肤附件，血液系统 老年人使用本品时较易发生严重的皮肤过敏反应及血液系统异常，同时应用利尿药者更易发生。

【禁忌证】 参阅"磺胺甲噁唑"及"甲氧苄啶"。

【注意事项】 参阅"磺胺甲噁唑"及"甲氧苄啶"。

【药物相互作用】 参阅"磺胺甲噁唑"及"甲氧苄啶"。

【给药说明】 国内注射剂为肌内注射。

【用法与用量】 成人 （1）口服给药 ①治疗细菌性感染：每次SMZ 800mg，TMP 160mg，每12小时服用1次。②治疗肺孢菌病：每次口服SMZ 800mg，TMP 160mg，每8小时1次×21日。

（2）肌内注射 每次SMZ 400mg和TMP 80mg，一日1～2次。

儿童 （1）口服给药 ①治疗细菌性感染：2个月以上体重<40kg的婴幼儿，按体重口服SMZ 20～30mg/kg及TMP 4～6mg/kg，每12小时1次；体重≥40kg的小儿剂量同成人常用量。②治疗肺孢菌病：按体重每次口服SMZ 18.75～25mg/kg及TMP 3.75～5mg/kg，每8小时1次，疗程21日。

（2）肌内注射 2个月以上体重<40kg的婴幼儿按体重一次SMZ 8～12mg/kg及TMP 1.6～2.4mg/kg，每12小时1次；体重≥40kg的小儿剂量同成人常用量。

【制剂与规格】 复方磺胺甲噁唑片：含磺胺甲噁唑0.4g，甲氧苄啶0.08g。

复方磺胺甲噁唑胶囊：含磺胺甲噁唑0.2g，甲氧苄啶0.04g。

复方磺胺甲噁唑颗粒：（1）每袋0.48g（含磺胺甲噁唑0.4g，甲氧苄啶0.08g）；（2）每袋0.96g（含磺胺甲噁唑0.8g，甲氧苄啶0.16g）。

复方磺胺甲噁唑口服混悬液：（1）每瓶100ml（含磺胺甲噁唑8g，甲氧苄啶1.6g）；（2）每瓶100ml（含磺胺甲噁唑4g，甲氧苄啶0.8g）。

复方磺胺甲噁唑注射液：（1）1ml（含磺胺甲噁唑0.2g，甲氧苄啶0.04g）；（2）2ml（含磺胺甲噁唑0.4g，甲氧苄啶0.08g）。

复方磺胺甲噁唑分散片：含磺胺甲噁唑0.4g，甲氧苄啶0.08g。

小儿复方磺胺甲噁唑片：含磺胺甲噁唑0.1g，甲氧苄啶0.02g。

小儿复方磺胺甲噁唑颗粒：每袋0.12g（含磺胺甲噁

唑 0.1g，甲氧苄啶 0.02g)。

磺胺异噁唑^[药典(二)]
Sulfafurazole (Sulfisoxazole，SIZ)

【适应证】 主要用于敏感菌所致尿路感染及肠道感染。

【药理】 (1)药效学 ①药理作用：本品为短效磺胺类药。对甲氧西林敏感金黄色葡萄球菌、化脓性链球菌、肺炎链球菌、大肠埃希菌、克雷伯菌属、沙门菌属、志贺菌属等肠杆菌科细菌、淋病奈瑟菌、脑膜炎奈瑟菌、流感嗜血杆菌具有抗菌作用。但近年来细菌尤其是链球菌属、奈瑟菌属以及肠杆菌科细菌对本品的耐药性极高。②作用机制：本品在结构上类似对氨基苯甲酸(PABA)，可与 PABA 竞争性作用于细菌体内的二氢叶酸合成酶，从而阻止 PABA 参与合成细菌所需的叶酸，减少了具有代谢活性的四氢叶酸产生量，而后者是细菌合成嘌呤、胸腺嘧啶核苷和脱氧核糖核酸(DNA)的必需物质，因此抑制细菌的生长繁殖。

(2)药动学 口服吸收快，2 小时达 t_{max}。血浆蛋白结合率为 85%～90%，$t_{1/2}$ 为 5～8 小时。

【不良反应】 参阅"磺胺甲噁唑"。

【禁忌证】 对本品和其他磺胺类药过敏者禁用。

【注意事项】 参阅"磺胺甲噁唑"。

【药物相互作用】 参阅"磺胺甲噁唑"。

【用法与用量】 成人 口服：每次 1g，一日 4 次，首次剂量加倍。

儿童 2 个月以上儿童口服：每日 50～100mg/kg，分 4 次服用，首次剂量加倍。

【制剂与规格】 磺胺异噁唑片：0.5g。

磺 胺 嘧 啶^[药典(二)；国基；医保(甲)；医保(乙)]
Sulfadiazine (SD)

【适应证】 参阅"磺胺甲噁唑"。本品除可用于脑膜炎奈瑟菌脑膜炎的预防外，也可用于脑膜炎奈瑟菌敏感株所致脑膜炎患者的治疗。由于本品在尿中溶解度低，出现结晶尿机会增多，故不推荐用于尿路感染的治疗。

【药理】 (1)药效学 参阅"磺胺甲噁唑"。

(2)药动学 口服易吸收，约可吸收给药量的 70%以上，但吸收较缓慢，t_{max} 为 3～6 小时，单次口服 2g 后 C_{max} 为 30～60mg/L。血浆蛋白结合率为 38%～48%。在体内分布与磺胺异噁唑相仿，可透过血-脑屏障，脑膜无炎症时，脑脊液中药物浓度为血药浓度的 50%；脑膜有

炎症时，脑脊液中药物浓度可达血药浓度的 50%～80%。给药后 48～72 小时内以原型药物自尿中排出给药量的 60%～85%。药物在尿中溶解度低，易发生结晶尿。$t_{1/2\beta}$ 在肾功能正常者约为 10 小时，肾功能衰竭者可达 34 小时。经透析清除本品的情况同磺胺甲噁唑。

【不良反应】 参阅"磺胺甲噁唑"。

【禁忌证】 (1)对本品或磺胺类药中任何一种药物有过敏史者禁用。

(2)禁用于新生儿以及 2 个月以下婴儿。

(3)孕妇、哺乳期妇女禁用。

(4)肝、肾功能不良者禁用。

【注意事项】 参阅"磺胺甲噁唑"。

【药物相互作用】 本品可能会干扰青霉素类药物的杀菌作用，最好避免与此类药物同时应用。其他参阅"磺胺甲噁唑"。

【给药说明】 (1)本品治疗严重感染如流行性脑脊髓膜炎时需应用较大剂量静脉给药，病情改善后应尽早改为口服给药。应避免肌内注射。

(2)静脉注射时药物浓度不高于 5%，静脉滴注时药物浓度不高于 1%。

(3)治疗期应多饮水，保持每日尿量至少在 1200ml 以上(成人)。

【用法与用量】 成人 (1)口服 ①治疗一般感染，首剂 2g，以后每日 2g，分 2 次服用；②预防流行性脑脊髓膜炎，一次 1g，一日 2 次，疗程 2 日。

(2)缓慢静脉注射或静脉滴注 用于治疗严重感染如流行性脑脊髓膜炎，首剂按体重 50mg/kg，继以每日按体重 100mg/kg，分 3～4 次静脉滴注或缓慢静脉注射。

(3)取适量软膏涂患处。一日 1 次。

儿童 (1)口服 ①治疗一般感染，2 个月以上婴儿及儿童首剂按体重 50～60mg/kg(总量不超过 2g)，以后每日按体重 50～60mg/kg，分 2 次服用。2 个月以下婴儿避免应用本品。②预防流行性脑脊髓膜炎，每日 0.5g，疗程 2～3 日。

(2)缓慢静脉注射或静脉滴注 用于治疗 2 个月以上儿童流行性脑脊髓膜炎，首剂 50mg/kg(最大剂量不超过 2g)，继以每日 100mg/kg，分 4 次静脉滴注或缓慢静脉注射。

(3)取适量软膏涂患处。一日 1 次。

【制剂与规格】 磺胺嘧啶片：(1)0.2g；(2)0.5g。

磺胺嘧啶混悬液：10%(g/ml)。

磺胺嘧啶软膏：(1)10g:0.5g；(2)10g:1g。

磺胺嘧啶钠注射液：（1）2ml:0.4g；（2）5ml:1g。

注射用磺胺嘧啶钠：（1）0.4g；（2）1g。

磺胺嘧啶银[药典（二）]
Sulfadiazine Silver

【特殊说明】 参阅皮肤科用药第一节抗感染药。

磺胺嘧啶锌[药典（二）]
Sulfadiazine Zinc

【特殊说明】 参阅皮肤科用药第一节抗感染药。

醋酸磺胺米隆[药典（二）]
Mafenide Acetate

【适应证】 可用于预防或治疗Ⅱ度或Ⅲ度烧伤后所继发的创面感染，包括柠檬酸菌属、阴沟肠杆菌、大肠埃希菌、克雷伯菌属、变形杆菌、不动杆菌属、铜绿假单胞菌等假单胞菌属、葡萄球菌属、肠球菌属以及白念珠菌等真菌的感染。

【药理】 （1）药效学 参阅"磺胺甲噁唑"。应用本品4～6小时可杀灭创面细菌，其抗菌作用不受脓液、分泌物、坏死组织的影响，也不为对氨基苯甲酸所拮抗。

（2）药动学 本品可自创面部位被吸收，体内代谢为无抗菌活性物质自尿液排出，代谢产物仍保留其抑制碳酸酐酶的作用。本品对组织的穿透力较强，可迅速穿透坏死组织而到达感染部位。

【不良反应】 本品可自创面吸收，其不良反应与磺胺类药全身应用相同，参阅"磺胺甲噁唑"。

皮肤及皮肤附件 局部应用后可发生局部疼痛及烧灼感。

免疫系统及感染 过敏反应可表现为各种皮疹，如斑丘疹、荨麻疹、湿疹样皮炎、接触性皮炎和多形性红斑等。

代谢及营养异常 由于本品具有抑制碳酸酐酶作用，故用量大时吸收量增多，可导致代谢性酸中毒，一旦发生此情况且酸中毒持续存在时，宜暂停应用本品并予以碳酸氢钠静脉滴注。

【禁忌证】 对本品及对磺胺类任一药物有过敏史者禁用。

【注意事项】 由于本品可自局部创面部位被吸收，故应用本品后注意事项与磺胺类药全身应用相同，参阅"磺胺甲噁唑"。有呼吸功能损害或肾功能不全者应避免应用或慎用本品。

【用法与用量】 外用，5%、10%溶液湿敷，或5%、10%乳膏剂涂敷，一日1次。

【制剂与规格】醋酸磺胺米隆溶液：（1）5%；（2）10%。醋酸磺胺米隆乳膏：（1）5%；（2）10%。

甲 氧 苄 啶[药典（二）；医保（乙）]
Trimethoprim（TMP）

【适应证】 可用于敏感大肠埃希菌、奇异变形杆菌、肺炎克雷伯菌、某些肠杆菌属和腐生葡萄球菌等细菌所致急性非复杂性下尿路感染初发病例。本品很少单用，一般均与磺胺类药如磺胺甲噁唑和甲氧苄啶联合应用。

【药理】 （1）药效学 ①药理作用：本品属抑菌药，为亲脂性弱碱，化学结构属乙胺嘧啶类。对大肠埃希菌、奇异变形杆菌、志贺菌属均具有抗菌活性，对肺炎链球菌、淋病奈瑟菌、脑膜炎奈瑟菌的抗菌作用不明显，对铜绿假单胞菌无作用。本品与磺胺类药物合用可使细菌的叶酸合成代谢遭到双重阻断，有协同抗菌作用，并可使抑菌作用转为杀菌作用，减少耐药菌株的产生。②作用机制：干扰细菌合成叶酸。本品可选择性抑制细菌的二氢叶酸还原酶活性，使二氢叶酸不能还原为四氢叶酸，而叶酸是核酸生物合成的主要组成部分，因此本品可阻止细菌核酸和蛋白质的合成。TMP与细菌的二氢叶酸还原酶结合力较哺乳类动物中该酶与之的结合力强5万～6万倍。

（2）药动学 口服吸收完全,约可吸收给药量的90%以上，t_{max}为1～4小时，口服0.1g后C_{max}约为1mg/L。吸收后广泛分布至组织和体液中，在肾、肝、脾、肺、肌肉、支气管分泌物、唾液、阴道分泌物、前列腺组织及前列腺液中的药物浓度均超过同期血药浓度。本品可通过血-脑屏障，脑膜无炎症时脑脊液中药物浓度为血药浓度的30%～50%，有炎症时可达50%～100%。TMP亦可穿过血-胎盘屏障，胎儿血液循环中药物浓度接近母体血药浓度。乳汁中药物浓度接近或高于同期血药浓度。房水中药物浓度约为同期血药浓度的1/3。表观分布容积为1.3～1.8L/kg；血浆蛋白结合率为30%～46%。本品主要自肾小球滤过，从肾小管分泌排出，10%～20%在肝脏代谢。给药量的50%～60%在24小时内从尿排出，其中80%～90%为原型，其余为代谢产物。尿药峰浓度约为200mg/L，平均尿药浓度为90～100mg/L，在酸性尿中排泄增加，碱性尿中排出减少。少量自胆汁及粪便中（约为给药量的4%）排出。$t_{1/2\beta}$为8～15小时，无尿时为20～50小时。

【不良反应】 **免疫系统及感染** （1）可发生瘙痒、皮疹，偶可呈严重的渗出性多形红斑。

（2）偶可发生无菌性脑膜炎，有头痛、颈项强直、恶心等表现。

血液系统 由于本品对叶酸代谢的干扰，可致产生血液系统不良反应，可出现白细胞减少、血小板减少或高铁血红蛋白性贫血。通常白细胞及血小板轻度减少者及时停药可望恢复，也可在疗程中加用叶酸制剂。

胃肠 恶心、呕吐、腹泻等胃肠道反应，症状大多轻微。

【禁忌证】 （1）早产儿及2个月以下新生儿禁用。

（2）对本品过敏者禁用。

（3）叶酸缺乏所致巨幼细胞贫血患者禁用。

【注意事项】 常规 如TMP引起叶酸缺乏时，可同时服用叶酸制剂，后者并不干扰TMP的抗菌活性，因细菌并不能利用已合成的叶酸。如有骨髓抑制征象发生，应立即停用TMP，并给予叶酸3～6mg，肌内注射，每日1次，共3日；或根据需要用药至造血功能恢复正常。对长期、大剂量使用本品者可给予高剂量叶酸并延长叶酸的疗程。

肝损伤 肝功能损害的患者慎用。

肾损伤 肾功能损害的患者慎用。

相关检查 用药期间应定期进行全血象检查，在疗程长、服用剂量大、老年、营养不良及服用抗癫痫药者易出现叶酸缺乏症。如全血象中白细胞或血小板等明显减少则需停用本品。

其他 （1）叶酸缺乏的巨幼细胞贫血或其他血液系统疾病慎用。

（2）无尿患者本品的半衰期可自正常状态下的10小时左右延长至20～50小时。

孕妇 本品可穿过血-胎盘屏障，虽然在人类应用中尚未证实有致畸作用，但由于本品对大鼠、兔有致畸作用，因此本品在妊娠期间应用必须权衡利弊后决定是否用药。

哺乳期妇女 本品可分泌至乳汁中，其浓度较高，且药物有可能干扰哺乳婴儿的叶酸代谢，因此虽然在人类中尚未证实此问题存在，但本品的应用必须权衡利弊后决定是否用药。

【药物相互作用】 （1）能引起骨髓抑制的药物与本品合用时发生白细胞、血小板减少的机会增多。

（2）氨苯砜与本品合用，两者血药浓度均可升高，氨苯砜血药浓度升高可致不良反应增多且加重，尤其是高铁血红蛋白性贫血的发生。

（3）本品不宜与抗肿瘤药、2,4-二氨基嘧啶类药物同时应用，也不宜在应用其他叶酸拮抗药期间应用本品。

因为有发生骨髓再生不良或巨幼细胞贫血的可能。

（4）利福平与本品同时应用，可使本品的清除明显增加，半衰期缩短。

（5）本品与环孢素合用可增加肾毒性。

（6）本品可干扰苯妥英钠的肝内代谢，延长苯妥英钠的 $t_{1/2}$ 达50%，并使其清除率降低30%。

（7）与普鲁卡因胺合用可减少其肾清除，致该药及其代谢产物 N-乙酰普鲁卡因胺（NAPA）的血药浓度增高。

（8）本品可抑制华法林的代谢而增强其抗凝作用。

【给药说明】 （1）本品可空腹服用，如有胃肠道刺激症状也可与食物同服。

（2）TMP可经血液透析清除，故在透析后需补给维持量的全量；腹膜透析对本品自血中清除无影响。

【用法与用量】 成人 （1）口服 治疗急性非复杂性尿路感染。一次0.1g，每日2次；或一次0.2g，每日1次，每日总量不超过400mg。

（2）静脉滴注 一次30～100mg，一日80～200mg。

肾损伤患者 肾功能损害成人患者需减量应用：①肌酐清除率>30ml/min（0.5ml/s）时，仍用成人常用量；②肌酐清除率为15～30ml/min（0.25～0.5ml/s）时，每12小时服50mg；③肌酐清除率<15ml/min（0.25ml/s）时不宜用本品。

老年人 老年患者应用本品易出现叶酸缺乏症，用药量应酌减。

【制剂与规格】 甲氧苄啶片：0.1g。

甲氧苄啶注射液：2ml:0.1g。

磺 胺 多 辛 [药典(二)；医保(乙)]

Sulfadoxine

【适应证】 长效磺胺类药物，用于溶血性链球菌、肺炎球菌及志贺菌属等细菌感染，现已少用。本品与乙胺嘧啶联合可用于防治耐氯喹的恶性疟原虫所致的疟疾，也可用于疟疾的预防。

【药理】 （1）药效学 ①药理作用：磺胺多辛属长效磺胺类药物，具广谱抗菌作用。本品的抗菌作用较弱，因其具有抗疟原虫作用，与乙胺嘧啶联合，对氯喹耐药的疟原虫有效。②作用机制：磺胺类药物为广谱抑菌剂，可与对氨基苯甲酸（PABA）竞争性作用于细菌体内的二氢叶酸合成酶，从而阻止细菌所需叶酸的合成，抑制细菌的生长繁殖。

（2）药动学 口服吸收后可广泛分布于红细胞、白细胞、肾、肺、肝和脾，并可透过胎盘。单剂口服本品0.5g后，血药浓度峰值为50～75mg/L，在给药后2.5～6小时到达，血消除半衰期为100～230小时，平均约170小时。

本品主要经肾脏排泄，亦可自乳汁中分泌。

【不良反应】　参阅"磺胺甲噁唑"。

【禁忌证】　(1)对磺胺类药物过敏者禁用。

(2)孕妇及哺乳期妇女禁用。

(3)小于 2 个月的婴儿禁用。

(4)巨幼细胞贫血患者禁用。

(5)重度肝肾功能损害者禁用。

【注意事项】　常规　(1)每次服用本品时应饮用足量水分(约 240ml)，餐前 1 小时或餐后 2 小时服用。服用期间也应保持充足进水量，使成人每日尿量至少维持在 1200～1500ml。如应用本品疗程长，剂量大时除多饮水外宜同服碳酸氢钠。

(2)不可任意加大剂量、增加用药次数或延长疗程，以防蓄积中毒。

(3)由于本品能抑制大肠埃希菌的生长，妨碍维生素 B 族在肠内的合成，故使用本品超过一周以上者，应同时给予维生素 B 族以预防其缺乏。

交叉过敏反应　(1)对一种磺胺类药过敏的患者，对其他磺胺类药也可能过敏。

(2)对呋塞米、噻嗪类利尿药、砜类、磺酰脲类、碳酸酐酶抑制药过敏的患者，对磺胺类药亦可过敏。

相关检查　(1)全血象检查，对接受较长疗程的患者尤为重要。

(2)应定期进行尿常规检查(每 2～3 日 1 次)。

(3)肝、肾功能检查。

不良反应相关　严重感染者应测定血药浓度，对大多数感染性疾患游离磺胺浓度达 50～150μg/ml(严重感染 120～150μg/ml)可有效。总磺胺血浓度不应超过 200μg/ml，如超过此浓度，不良反应发生率增高。

妊娠　本品可穿过血-胎盘屏障至胎儿体内，动物实验发现有致畸作用。人类研究缺乏充足资料，孕妇宜避免应用。

哺乳期妇女　本品可自乳汁中分泌，乳汁中浓度可达母体血药浓度的 50%～100%，药物可能对乳儿产生影响。本品在葡萄糖-6-磷酸脱氢酶缺乏的新生儿中的应用有导致溶血性贫血发生的可能。鉴于上述原因，哺乳期妇女不宜应用本品。

儿童　(1)由于磺胺类药物可与胆红素竞争在血浆蛋白上的结合部位，而新生儿的乙酰转移酶系统未发育完善，磺胺游离血药浓度增高，以致增加了胆红毒脑病发生的危险性，因此该类药物在新生儿及 2 个月以下婴儿的应用属禁忌。

(2)新生儿患者和 2 个月以内婴儿除治疗先天性弓形虫病时可作为乙胺嘧啶联合用药外，全身应用属禁忌。

老年人　老年患者应用磺胺类药物发生严重不良反应的机会增加。如常发生严重皮疹、骨髓抑制和血小板减少等严重不良反应。因此老年患者宜避免应用，确有指征时需权衡利弊后决定。

其他　下列情况应慎用：缺乏葡萄糖-6-磷酸脱氢酶、肝功能不全、肾功能不全、血卟啉症、失水、艾滋病、休克和老年患者。

【药物相互作用】　(1)合用尿碱化药可增加本品在碱性尿中的溶解度，使药物排泄增多。

(2)不能与对氨基苯甲酸同用，对氨基苯甲酸可代替本品被细菌摄取，两者相互拮抗。也不宜与含对氨苯甲酰基的局麻药如普鲁卡因、苯佐卡因、丁卡因等合用。

(3)与口服抗凝药、口服降血糖药、甲氨蝶呤、苯妥英钠和硫喷妥钠同用时，上述药物需调整剂量，因本品可取代这些药物的蛋白结合部位，或抑制其代谢，以致药物作用时间延长或毒性发生。

(4)与骨髓抑制的药物同用时可能增强此类药物对造血系统的不良反应。如有指征需两类药物同用时，应严密观察可能发生的毒性反应。

(5)与避孕药(雌激素类)长时间合用可导致避孕的可靠性减小，并增加经期外出血的机会。

(6)与溶栓药合用时可能增大其潜在的毒性作用。

(7)与肝毒性药物合用时可能引起肝毒性发生率的增高。对此类患者尤其是用药时间较长及以往有肝病史者应监测肝功能。

(8)与光敏感药合用时可能发生光敏感的相加作用。

(9)接受本品治疗者对维生素 K 的需求量增加。

(10)不宜与乌洛托品合用，因乌洛托品在酸性尿中可分解产生甲醛，后者可与本品形成不溶性沉淀物，使发生结晶尿的危险性增加。

(11)本品可取代保泰松的血浆蛋白结合部位，两者合用时可增加保泰松的作用。

(12)磺吡酮与本品合用时可减少本品自肾小管的分泌，导致血药浓度升高而持久或产生毒性，因此在应用磺吡酮期间或应用其治疗后可能需要调整本品的剂量。

【给药说明】(1)磺胺多辛血浓度不应超过200μg/ml，如超过此浓度，不良反应发生率增高，毒性增强。

(2)每次服用本品时应饮用足量水分(约240ml)，餐前 1 小时或餐后 2 小时服用。服用期间也应保持充足进水量，使成人每日尿量至少维持在1200～1500ml。如应用本品疗程长，剂量大时除多饮水外宜同服碳酸氢钠。

【用法与用量】 成人 口服。首次 1~1.5g，以后 0.5~1g，每 4~7 日服一次。

第十二节 喹诺酮类

喹诺酮类（quinolones）属化学合成抗菌药。自 1962 年合成第一个喹诺酮类药物萘啶酸以来，该类药物发展迅速；尤其是 1979 年以来氟喹诺酮类的众多品种面世，在感染性疾病的治疗中逐渐发挥重要作用。氟喹诺酮类具有下列共同特点：①抗菌谱广，其化学结构不同于其他抗菌药物，对某些多重耐药菌仍具有良好抗菌作用；②药物在组织、体液中浓度高，体内分布广泛；③消除半衰期相对较长，多数品种有口服及注射用两种制剂，因而减少了给药次数，使用方便。由于上述特点，氟喹诺酮类药物发展较快，不断有新品种用于临床。在国内已广为应用者有诺氟沙星、氧氟沙星、环丙沙星等，左氧氟沙星、莫西沙星、吉米沙星等品种与沿用品种相比，明显增强了对社区获得性呼吸道感染主要病原菌肺炎链球菌、溶血性链球菌等需氧革兰阳性菌的抗菌作用，对肺炎支原体、肺炎衣原体和军团菌的抗微生物活性亦有所增高，因此这些品种有指征用于社区获得性肺炎、急性鼻窦炎、急性中耳炎，又被称为"呼吸喹诺酮类"。近年来，新的不含氟的喹诺酮类药物如加诺沙星（Garenoxacin）、奈诺沙星（Nemonoxacin）等品种也已应用于临床，其中奈诺沙星增强了对革兰阳性菌的抗菌作用，包括 MRSA。

国内某些临床分离菌对该类药物的耐药性较高，尤以大肠埃希菌为著，影响了该类药物的疗效。耐药性的增长与国内过度使用该类药物密切相关，因此，有指征地合理应用喹诺酮类药物是控制细菌耐药性增长、延长该类药物使用寿命的关键。

在喹诺酮类药物广泛应用的同时，该类药物临床应用的安全性日益受到关注，目前已知该类药物在少数病例中可致严重中枢神经系统反应、光毒性、肝毒性、溶血性尿毒症综合征、肌腱炎、肌腱断裂、血糖波动、Q-T 间期延长而引发严重室性心律失常、重症肌无力患者病情恶化、外周神经系统病变等，此种不良反应发生率虽较低，但亦需引起高度警惕，在应用该类药物时，必须进行严密观察及监测，以保障患者用药安全。

吡 哌 酸 [药典(二)；医保(甲)]

Pipemidic Acid

【特殊说明】 严禁用于食品和饲料加工。本品有发生严重过敏反应的风险，包括过敏性休克和严重皮肤过

【制剂与规格】 磺胺多辛片：0.5g。

敏反应，一旦出现皮疹、瘙痒、寒战、呼吸困难、血压下降等症状，应立即停药并采取适当的处置措施；严重皮肤反应包括渗出性多形性红斑、Stevens-Johnson 综合征、中毒性表皮坏死松解症（Lyell 综合征）。

【适应证】 用于敏感菌革兰阴性杆菌所致的尿路感染、细菌性肠道感染。

【药理】 (1)药效学 吡哌酸与其他喹诺酮类一样，主要作用于细菌的 DNA 旋转酶（gyrase）和（或）拓扑异构酶 IV，干扰细菌 DNA 的合成而引起细菌死亡。本品主要对革兰阴性杆菌，如大肠埃希菌、肺炎克雷伯菌、产气肠杆菌、奇异变形杆菌、志贺菌属、铜绿假单胞菌等具有抗菌活性。

(2)药动学 本品口服后可部分吸收，单次空腹口服 0.5g 和 1g，服药后 1~2 小时血药浓度达峰值，分别为 3.8mg/L 和 5.4mg/L。血浆蛋白结合率为 30%，血消除半衰期（$t_{1/2}$）为 3~3.5 小时。吸收后广泛分布于体内各组织和体液中（除脑组织及脑脊液外），包括肾、肝等组织，胆汁中药物浓度超过血液浓度，可透过胎盘屏障，也可自乳汁排泄。主要以原型经肾脏排泄，给药后 24 小时自尿液排出给药量的 58%~68%，约 20%自粪便排泄，少量药物在体内代谢。

【不良反应】 较多见的为胃肠道反应，较少见者为皮疹或全身瘙痒。

泌尿系统 血尿、尿频、BUN、肌酐升高。

肝胆损害 肝功能异常、AST（GOT）、ALT（GPT）升高、ALP 升高。

血液系统 白细胞减少、血小板减少、粒细胞减少。

骨骼和肌肉系统 关节痛、肌腱炎。

胃肠损害 常见的为胃肠道反应，表现为恶心、呕吐、嗳气、腹胀、胃灼热、上腹部不适、食欲缺乏、稀便或便秘等。

皮肤及其附件 皮疹、瘙痒、荨麻疹、斑丘疹、红斑疹、水疱疹、渗出性多形性红斑、史-约（Stevens-Johnson）综合征、中毒性表皮坏死松解症。

精神和神经系统 头痛、头晕、眩晕、感觉减退、厌食、食欲减退、嗜睡、失眠、癫痫样发作、痉挛。

全身性损害 寒战、发热、过敏反应、过敏性休克、面部水肿、乏力、胸痛、血管神经性水肿。

呼吸系统 呼吸困难、喉头水肿。

心血管系统 心悸、发绀、潮红、血压下降、过敏性紫癜。

【禁忌证】 对吡哌酸或任何一种喹诺酮类药物过敏者禁用。18岁以下患者、妊娠期妇女、哺乳期妇女禁用。

【注意事项】 **哺乳期** 哺乳期妇女如需使用本品时应停止授乳。

老年用药 老年患者常有肾功能减退，因本品主要经肾排出，需减量应用。

不良反应相关 (1)有抽搐或癫痫病史或其他中枢神经系统疾病者不宜应用本品。

(2)严重肝功能、肾功能减退者慎用。

(3)注意服药后不要过度暴露于阳光或紫外线下，有发生光敏反应的风险。

(4)可引起急性血卟啉症。

随访检查 长期应用，宜定期监测血常规和肝、肾功能。

【药物相互作用】 (1)丙磺舒可抑制本品的肾小管分泌，合用时后者血药浓度升高，半衰期延长。

(2)本品可减少咖啡因自肝脏清除，使后者半衰期延长，需避免合用，或监测咖啡因血药浓度。

(3)本品可显著降低茶碱的清除，致后者血药浓度升高，易于发生毒性反应，两者不宜合用，如需合用应监测茶碱浓度并调整给药剂量。

(4)与庆大霉素、羧苄西林、青霉素等常具协同作用。

【给药说明】 本品可与饮食同服，以减少胃肠道反应。

【用法与用量】 **成人** 口服。一日2次，一次0.5g。治疗急性单纯性下尿路感染及肠道感染，疗程可为5～7日。

【制剂与规格】 吡哌酸片：(1)0.25g；(2)0.5g。
吡哌酸胶囊：0.25g。

诺 氟 沙 星 [药典(二)；国基；医保(甲)]
Norfloxacin

【适应证】 适用于敏感菌所致的尿路感染、前列腺炎、肠道感染、淋病和伤寒及其他沙门菌感染。

【药理】 (1)药效学 参阅"环丙沙星"。本品的抗菌谱和抗菌作用与环丙沙星大致相仿，但对需氧革兰阴性杆菌的抗菌活性低于环丙沙星，对需氧革兰阳性球菌的抗菌活性低于环丙沙星和氧氟沙星。对支原体、衣原体、分枝杆菌等无抗菌活性。作用机制同环丙沙星。

(2)药动学 空腹时口服吸收迅速但不完全，为给药量的30%～40%；单次口服本品400mg和800mg，t_{max}为1～2小时，C_{max}分别为1.4～1.6mg/L和2.5mg/L。吸收后广泛分布于全身组织和体液中，如肝、肾、肺、前列腺、睾丸、子宫及胆汁、痰液、水疱液、血液、尿液等，但中枢神经系统分布较少。本品可通过胎盘屏障而进入胎儿血液循环。血清蛋白结合率为10%～15%。

肾脏(肾小球滤过和肾小管分泌)和肝胆系统为主要排泄途径，26%～40%以原型和<10%以代谢产物形式自尿中排出，自胆汁和(或)粪便排出占28%～30%。$t_{1/2\beta}$为3～4小时，肾功能减退时可延长至6～9小时。

【不良反应】 本品不良反应发生率略高于氧氟沙星。具体内容参阅"环丙沙星"。

神经系统 可有头昏、头痛、嗜睡或失眠，偶可发生癫痫发作、精神异常、烦躁不安、意识障碍、幻觉、震颤。

皮肤及皮肤附件 皮疹、皮肤瘙痒，偶可发生渗出性多形性红斑及血管神经性水肿。少数患者有光敏反应。

尿路 偶可发生血尿、发热、皮疹等间质性肾炎表现，偶可发生结晶尿，多见于高剂量应用时。

胃肠 胃肠道反应较为常见，可表现为腹部不适或疼痛、腹泻、恶心或呕吐。

其他 偶可发生静脉炎、关节疼痛。少数患者可发生血清氨基转移酶升高、血尿素氮增高及周围血象白细胞降低，多属轻度，并呈一过性。

【禁忌证】 (1)对本品及氟喹诺酮类药过敏的患者禁用。

(2)18岁以下儿童患者禁用。

【注意事项】 参阅"环丙沙星"。

常规 (1)由于目前大肠埃希菌对诺氟沙星耐药者多见，应在给药前留取尿标本培养，参考细菌药敏结果调整用药。

(2)葡萄糖-6-磷酸脱氢酶缺乏患者服用本品，极个别可能发生溶血反应。

(3)严禁用于食品和饲料加工。

老年人 老年患者由于肾功能下降，使用本品出现毒性反应的风险增加。

哺乳期 哺乳期妇女必须使用本品时应停止授乳。

肾损伤 肾功能减退者，需根据肾功能调整给药剂量。

肝损伤 肝功能减退时，如属重度(肝硬化腹水)可减少药物清除，血药浓度增高，肝、肾功能均减退者尤为明显，均需权衡利弊后应用，并调整剂量。

【药物相互作用】 参阅"环丙沙星"。

(1)氟喹诺酮类与甲苯磺丁脲、氯磺丙脲、二甲双胍、格列齐特、格列美脲、格列吡嗪、格列喹酮、格列本脲、米格列醇、曲格列酮、阿卡波糖、胰岛素等降糖药合用，可致血糖波动，如必须合用，应加强血糖监测，调整降糖药用量。氟喹诺酮类停用后，也应注意调整降糖药用量。

(2) 与利多卡因、乙酰卡尼、恩卡尼、妥卡尼、普鲁卡因胺、普罗帕酮、胺碘酮、美西律、溴苄胺、丙吡胺、莫雷西嗪、奎尼丁、替地沙米、阿齐利特、司美利特、伊布利特、索他洛尔、氟哌利多等合用，Q-T间期延长的作用相加，出现Q-T间期延长、尖端扭转型室性心动过速、心脏停搏等心脏毒性反应的风险增加。

(3) 与阿洛司琼、替扎尼定、咖啡因等合用，由CYP1A2调节的这些药物代谢被本品所抑制，血药浓度上升，出现不良反应的风险增加。

(4) 与吗替麦考酚酯合用时，后者的血药浓度下降。

(5) 本品与呋喃妥因有拮抗作用，不推荐联合应用。

(6) 多种维生素，或其他含铁、锌离子的制剂及含铝或镁的制酸药可减少本品的吸收，建议避免合用，不能避免时在本品服药前2小时，或服药后6小时服用。

【给药说明】 (1) 本品宜空腹服用，并同时饮水250ml。

(2) 当尿液呈碱性，pH值在7以上时，易出现结晶尿。为避免结晶尿的发生，宜多饮水以保持24小时排尿量在1200ml以上。

【用法与用量】 成人 (1) 口服 ①大肠埃希菌、肺炎克雷伯菌及奇异变形菌所致的急性单纯性下尿路感染：一次400mg，一日2次，疗程3日。②其他病原菌所致的单纯性尿路感染：剂量同上，疗程7～10日。③复杂性尿路感染：剂量同上，疗程10～21日。④单纯性淋球菌性尿道炎：单次800～1200mg。⑤急性及慢性前列腺炎：一次400mg，一日2次，疗程28日。⑥肠道感染：一次300～400mg，一日2次，疗程5～7日。⑦伤寒沙门菌感染：一日800～1200mg，分2～3次服用，疗程14～21日。

(2) 静脉滴注 ①用0.2g稀释于5%葡萄糖注射液250ml中使用，1.5～2小时滴完，一日2次。②严重病例0.4g稀释于5%葡萄糖注射液500ml中使用，3～4小时滴完，一日2次。急性感染一般7～14天为一疗程，慢性感染14～21天为一疗程，或遵医嘱。

【制剂与规格】 诺氟沙星胶囊(片)：0.1g。
诺氟沙星软膏(乳膏)：(1)10g:1g；(2)250g:2.5g。
诺氟沙星滴眼液：8ml:24mg。
诺氟沙星注射液：(1)100ml：诺氟沙星0.2g与葡萄糖5g；(2)250ml：诺氟沙星0.4g与葡萄糖12.5g。
注射用乳酸诺氟沙星：0.2g(按诺氟沙星计)。
乳酸诺氟沙星注射液：5ml:0.2g(按诺氟沙星计)。

诺氟沙星栓：0.2g。
诺氟沙星乳膏：10g:0.1g。
谷氨酸诺氟沙星注射液：2ml:0.2g。
注射用谷氨酸诺氟沙星：0.4g。

环丙沙星 [药典(二)；国基；医保(甲)；医保(乙)]

Ciprofloxacin

【适应证】 可用于敏感菌所致下列感染：①泌尿与生殖系统感染，包括单纯性、复杂性尿路感染与细菌性前列腺炎；②呼吸道感染，包括敏感革兰阴性杆菌所致慢性支气管炎急性细菌感染性加重及肺部感染、急性鼻窦炎；③胃肠道细菌感染，由志贺菌属、沙门菌属、产肠毒素大肠埃希菌、嗜水气单胞菌、副溶血性弧菌等所致；④复杂性腹腔感染，宜与甲硝唑等抗厌氧菌药同用；⑤伤寒；⑥骨和关节感染；⑦皮肤及软组织感染；⑧血流感染等全身感染，宜应用环丙沙星注射液；⑨吸入性炭疽，用于已暴露于炭疽芽孢杆菌气雾者，以减少其发病或减轻疾病的进展；⑩中性粒细胞减少症发热时的经验性治疗，需与其他抗感染药联合应用，此适应证仅限于环丙沙星注射液。

【药理】 (1) 药效学 环丙沙星具有广谱抗菌作用，尤其对需氧革兰阴性杆菌的抗菌活性高。对下列细菌在体外具有良好抗菌作用：肠杆菌科细菌，包括柠檬酸杆菌属、阴沟肠杆菌、产气肠杆菌、大肠埃希菌、克雷伯菌属、变形杆菌属、沙门菌属、志贺菌属、弧菌属、耶尔森菌等。对产酶流感嗜血杆菌和莫拉菌属均有高度抗菌活性。本品对铜绿假单胞菌等假单胞菌属的大多数株具有良好抗菌作用。对甲氧西林敏感葡萄球菌具有抗菌活性，对肺炎链球菌、溶血性链球菌和粪肠球菌仅具有中等抗菌活性。对沙眼衣原体、支原体、军团菌具有良好抗微生物作用，对结核分枝杆菌和非结核性杆菌亦有抗菌活性。对厌氧菌的抗菌作用差。近年来细菌对氟喹诺酮类耐药性明显增高，尤以大肠埃希菌为著，耐药率可高达50%以上。葡萄球菌属、铜绿假单胞菌对本品的耐药性亦有增高，各种氟喹诺酮类的不同品种间呈交叉耐药。氟喹诺酮类为杀菌药，一般认为喹诺酮类作用于细菌DNA旋转酶和(或)拓扑异构酶Ⅳ，抑制DNA的合成和复制而导致细菌死亡。

(2) 药动学 本品空腹口服后吸收迅速，生物利用度为49%～70%，食物可延缓吸收；口服250mg、500mg、750mg后，t_{max}为1～2小时，C_{max}分别为1.2～1.4mg/L、2.4～2.6mg/L、3.4～4.3mg/L。静脉滴注本品200mg和400mg后，C_{max}分别为2.1mg/L和4.6mg/L。本品吸收后

广泛分布至全身组织和体液中，组织中的浓度常超过血药浓度。脑膜无炎症时脑脊液中药物的浓度仅为同期血药浓度的 10%。可通过胎盘屏障，从乳汁分泌；分布容积为 2～3L/kg，血浆蛋白结合率为 20%～40%。口服给药后 24 小时内以原型经肾排出给药量的 40%～50%（主要为肾小管分泌）；静脉给药后以原型经肾排出给药量的 50%～70%，以代谢产物形式（仍具有抗菌活力，但较弱）排出约 15%，经胆汁及粪便于 5 日内排出 20%～35%，虽仅有少量经胆汁排出，但胆汁中药物浓度高，可达同期血药浓度的 10 倍以上。$t_{1/2\beta}$ 为 4 小时，肾功能减退时稍延长（6 小时）。仅少量环丙沙星可被血液透析和腹膜透析清除。

【不良反应】 最常见的药品不良反应为恶心、腹泻、肝功能检查异常、呕吐和皮疹，其他常见的不良反应有中枢神经系统障碍、静脉滴注部位局部反应、头痛和不安。实验室检查：凝血酶原时间延长或缩短、嗜酸性粒细胞增高、血小板计数增高或减少。

全身整体表现 腹痛、不适、疼痛、四肢疼痛。

心血管 心血管性虚脱、心肺功能停止、心肌梗死、心律失常、心动过速、心悸、脑血栓形成、晕厥、心脏杂音、高血压、低血压、心绞痛、心房扑动、心室异位起搏、（血栓性）静脉炎、血管扩张、偏头痛、Q-T 间期延长、室性心律失常、尖端扭转型室性心动过速。

神经系统 惊厥、躁动、癫痫发作（含癫痫持续状态）、中毒性精神病、抑郁、幻觉、头晕、感觉异常、震颤、焦虑、失眠、梦魇、意识模糊、不适、步态异常、兴奋、谵妄、偏头痛、反应迟钝、张力亢进、多发性神经病、颤搐、偏执狂、恐怖症、人格解体、躁狂反应、共济失调、意识错乱、极少数情况可导致患者产生自杀的念头或行动。

胃肠 难辨梭菌相关性腹泻、胰腺炎、肝功能衰竭、肝坏死、肠穿孔、消化不良、便秘、口腔溃疡、念珠菌病（口腔、胃肠道）、口干、厌食、肠胃胀气、肝炎、黄疸、肠闭塞、消化道出血。

血液系统 贫血，包括溶血性贫血和再生障碍性贫血、血小板减少症、包括血栓性血小板减少性紫癜、白细胞减少症、高铁血红蛋白血症、粒细胞减少症、全血细胞减少症和（或）其他血液疾病。

代谢及营养异常 （血清）胆固醇水平升高、（血）葡萄糖水平升高或下降、（血清）钾水平升高。

肌肉骨骼 关节痛、关节僵直、肌痛、肌阵挛、肌腱炎、肌腱断裂、肌无力、张力亢进肌腱炎、重症肌无力恶化。

尿路 急性肾功能不全或衰竭、间质性肾炎、出血性膀胱炎、肾结石、尿频、男性乳房发育、阴道念珠菌病、结晶尿、管型尿、血尿和蛋白尿。

呼吸系统 呼吸骤停、呼吸困难、喉头水肿、咯血、气道阻塞（包括支气管痉挛、气促及急性呼吸窘迫）。

皮肤及皮肤附件 过敏性反应、超敏反应，包括危及生命的过敏性休克、多形性红斑/史蒂文斯-约翰逊综合征、剥脱性皮炎、中毒性表皮坏死溶解症、血管神经性水肿（包括舌、喉、咽或面部水肿/肿胀）、手或下肢水肿、紫癜、瘙痒、荨麻疹、固定性皮疹、出汗增多、结节性红斑、血栓性静脉炎、烧灼感、血清病样反应、光过敏/光毒性反应、急性泛发性皮疹性脓疱病。

听觉，前庭及特殊感官 视力减退、视物模糊、视觉紊乱（色视症、复视和闪光感）、嗅觉丧失、耳聋、耳鸣、眼球震颤、味觉异常。周围神经病变，包括感觉错乱、感觉迟钝、触物痛感、疼痛、灼烧感、麻刺感、麻木、无力或轻触觉、痛觉、温度觉、位置觉和振动觉异常、多发性神经炎。

其他 意识丧失、过敏性肺炎、发热、血管炎、血清病、血糖紊乱。

【禁忌证】 （1）对本品及本品中任何成分过敏，或对其他喹诺酮类过敏者禁用。

（2）禁止同时服用替扎尼定。

【注意事项】 （1）肌腱炎和肌腱断裂 氟喹诺酮类药（包括环丙沙星注射液）可能会增大所有年龄段患者的肌腱炎和肌腱断裂的风险。60 岁以上老年患者、服用皮质激素药物的患者以及肾移植、心脏移植或肺移植患者发生氟喹诺酮类药物相关肌腱炎和肌腱断裂的风险进一步增加。使用本品的患者剧烈体力活动、肾功能衰竭和既往患有肌腱疾病，肌腱断裂的风险增加。一旦患者出现肌腱疼痛、肿胀、炎症或断裂，应停止使用本品。若患者出现肌腱炎或肌腱断裂的首发征象，建议立即休息，并咨询医师替换为非喹诺酮类抗菌药。

（2）周围神经病变 在接受所有喹诺酮类药物（包括环丙沙星）治疗的患者中，有罕见的感觉或感觉运动轴突多发性神经病报道，可导致感觉异常、感觉减退、感觉迟钝、无力等。如果患者出现神经系统疾病的症状，必须停用环丙沙星以防止不可逆病变的发生。

（3）中枢神经系统 有中枢神经系统疾病患者（包括重度脑动脉硬化、既往有过惊厥病史、脑血流量减少、脑部结构改变或卒中）或存在其他可诱发癫痫发作或降低癫痫发作阈值的危险因素（例如特定药物治疗、肾功能不全）的患者，使用所有氟喹诺酮类药物（包括环丙沙星）

后癫痫发作的阈值降低，应避免应用喹诺酮类药物，如有明确指征需应用该类药物时，必须充分权衡利弊后谨慎使用。

(4) **重症肌无力加重** 所有氟喹诺酮类药物(包括环丙沙星)具有神经肌肉阻滞活性，因此在重症肌无力患者中可加重肌无力。在有重症肌无力病史的患者中，不得使用环丙沙星。

(5) **超敏反应** 在接受喹诺酮类药物(包括环丙沙星注射液)治疗的患者中，报道了严重的偶发性致死性超敏(过敏)反应，某些发生在首次给药后。一旦出现临床指征，严重过敏反应需立即进行紧急治疗：肾上腺素治疗以及其他复苏措施，包括氧疗、静脉补液、静脉给予抗组胺类药物、皮质激素、升压胺类以及气道处理。喹诺酮类可致皮疹、发热等过敏反应，偶可致严重的中毒性表皮坏死松解综合征、渗出性多形性红斑等，此时需立即停药，并予相应处理。

(6) **肝毒性** 在接受环丙沙星注射液治疗的患者中，有报道严重的肝毒性反应，其中包括肝坏死、致命性肝衰竭乃至死亡事件。一旦出现肝炎体征与症状(如厌食、黄疸、小便黄赤、瘙痒症和腹部触痛)，应当立即停止治疗。接受环丙沙星注射液治疗的患者，尤其是之前有肝功能损伤的患者，可能出现短暂的氨基转移酶、碱性磷酸酶升高或胆汁淤积型黄疸等症状。

(7) **假膜性结肠炎** 几乎所有抗菌药(包括环丙沙星)使用过程中均有难辨梭菌相关腹泻(CDAD)的报道，严重程度可从轻度腹泻至致死性结肠炎。所有使用抗生素治疗的患者如果出现腹泻则必须考虑 CDAD。如果疑诊或确诊 CDAD，可能需要停用对难辨梭菌没有直接活性的抗生素。根据临床指征，可适当补液、维持电解质平衡和补充蛋白质，给予针对难辨梭菌的抗生素治疗，并进行外科手术评估。

(8) **Q-T 间期延长** 一些氟喹诺酮类药物(包括环丙沙星注射液)可能会引起心电图上 Q-T 间期延长和心律失常。也曾有出现尖端扭转型室性心动过速的报道。有 Q-T 间期延长或尖端扭转型室性心动过速发病风险因素(例如先天性 Q-T 间期延长、未能纠正的电解质紊乱如低钾血症者、低镁血症患者和心脏类疾病如心力衰竭、心肌梗死、心动过缓)的患者，以及正在应用 I a 类抗心律失常药(如奎尼丁、普鲁卡因胺)或 Ⅲ 类抗心律失常药(如胺碘酮、索洛地尔)、三环类抗抑郁药、大环内酯类药物和抗精神病类药物的患者，不易使用环丙沙星注射液的患者均应避免使用喹诺酮类。该类药物亦不宜与已知可使 Q-T 间期延长的药物合用，如西沙必利、红霉素、三环类抗抑郁药。

(9) **光过敏/光毒性** 在接受喹诺酮类药物(包括环丙沙星注射液)治疗期间暴露于日光或紫外线后可出现中至重度光过敏/光毒性反应，在用药期间应避免过度日光或人工紫外线照射，如果出现光毒性，必须停用治疗药物。

(10) 由于国内大肠埃希菌对喹诺酮类耐药现象严重，而该菌又为尿路、腹腔感染等的主要病原菌，因此上述感染患者需注意在给药前留取相应标本送培养，参考细菌药敏结果及临床情况调整用药。在缺少确诊或高度怀疑细菌感染证据的情况下给予本品治疗或预防性治疗对患者收益不大，且可能增加产生耐药菌的风险。

(11) **对血糖的干扰** 曾有氟喹诺酮类药抗菌药引起血糖紊乱(无症状性高血糖和低血糖)，这种情况多发生于同时口服降糖药(如格列本脲)或使用胰岛素的糖尿病患者。因此，此类患者在用药期间建议密切监测其血糖变化情况，如出现低血糖反应，应立即停药并采取适当的治疗措施。

(12) **定期评估器官系统功能** 与任何强效药物相似，建议在长期治疗中对器官系统功能，包括肾功能、肝功能和造血功能进行定期监测。

特殊人群，儿童 一般不用于 18 岁以下儿童及青少年；如病情需要，应完善知情告知。

肾损伤 肾功能减退者未调整剂量应用本品时，易发生抽搐、癫痫样发作等严重中枢神经系统不良反应，需根据肾功能减退情况调整剂量。肾功能衰竭患者使用本品，肌腱断裂的风险增加。

肝损伤 肝功能减退时，如属重度(发生肝硬化腹水)，将导致药物清除减少，血药浓度增高，肝、肾功能均减退者尤为明显，均需权衡利弊后方可应用，并调整剂量。

老年人 老年人常有生理性肾功能减退，主要经肾排出的氟喹诺酮类需减量应用。

妊娠 除非使用环丙沙星注射液对胎儿和孕妇的潜在获益高于潜在风险，否则禁止妊娠妇女使用。

哺乳期 哺乳期妇女使用本品时应停止授乳。

【药物相互作用】 (1)能使尿液碱化的药物可减少本品在尿中的溶解度，导致结晶尿和肾毒性发生。

(2)含铝或镁的抗酸药可减少本品的口服吸收，应避免同时口服，可在服本品前 2 小时或服本品后 6 小时口服。

(3)本品与咖啡因合用可减少后者的清除，使其 $t_{1/2}$ 延长，并可能产生中枢神经系统毒性。

(4) 丙磺舒可减少本品自肾小管分泌约50%，合用时使本品血药浓度增高，易发生毒性反应。

(5) 环丙沙星是肝脏 CYP1A2 酶抑制剂。联合使用环丙沙星与其他主要通过 CYP1A2 代谢的药物（如茶碱、甲基黄嘌呤、替扎尼定、氯氮平、奥氮平）可导致联合用药的血浆浓度升高，并可能导致显著的临床不良反应。本品与茶碱合用，可使茶碱类药物自肝清除明显减少，半衰期延长，血药浓度升高，出现恶心、呕吐、震颤、不安、激动、抽搐、心悸等不良反应。故两者合用时应监测茶碱类血药浓度并调整剂量。

(6) 去羟肌苷（didanosine，DDI）可减少本品的口服吸收，因制剂中所含有的铝及镁可与氟喹诺酮类螯合，故不宜合用。

(7) 本品与华法林合用可增强后者的抗凝作用，合用时应严密监测患者的凝血酶原时间。

(8) 本品与环孢素合用，可使后者的血药浓度升高，需监测环孢素血药浓度，并调整剂量；且应监测肾功能。

(9) 非甾体抗炎药与喹诺酮类合用可能增加对中枢神经系统的刺激，增加癫痫的发生风险。

(10) 与甲苯磺丁脲、氯磺丙脲、二甲双胍、格列齐特、格列美脲、格列吡嗪、格列喹酮、格列本脲、米格列醇、曲格列酮、阿卡波糖、胰岛素等降糖药合用，可致血糖波动，如必须合用，应加强血糖监测，调整降糖药用量。氟喹诺酮类停用后，也应注意调整降糖药用量。

(11) 利多卡因、乙酰卡尼、恩卡尼、妥卡尼、普鲁卡因胺、普罗帕酮、胺碘酮、美西律、溴苄胺、丙吡胺、莫雷西嗪、奎尼丁、替地沙米、阿齐利特、司美利特、伊布利特、多非利特、索他洛尔等合用，Q-T 间期延长的作用相加，出现 Q-T 间期延长、尖端扭转型室性心动过速、心脏停搏等心脏毒性的风险增加。

(12) 与辛伐他汀合用，辛伐他汀的代谢被抑制，出现肌病或横纹肌溶解症的风险增加。

(13) 与苯妥英同时使用时，监测苯妥英血清浓度。

(14) 可能抑制甲氨蝶呤的肾小管转运，导致甲氨蝶呤的血浆水平升高，如需要联合使用，应当进行密切监测。

(15) 与西地那非同时使用时，监测西地那非毒性。

(16) 与度洛西汀同时使用时，度洛西汀暴露量升至5倍，如无法避免使用，监测度洛西汀毒性。

(17) 环丙沙星滴眼液与吲哚美辛滴眼液合用，可在眼中生成吲哚美辛-环丙沙星沉淀。

【给药说明】 (1) 本品宜空腹服用，食物虽可延迟其吸收，但总吸收量（生物利用度）未见减少；故也可于餐后服用，以减少胃肠道反应，服用时宜同时饮水250ml。

(2) 本品注射剂应缓慢静脉滴注，滴注过快易发生用药部位的不良反应。

(3) 曾有结晶尿报道，患者的尿 pH 值在 7 以上时尤易发生，故应避免同用可碱化尿液的药物。每日进水量必须充足，以使每日尿量保持在 1200～1500ml 以上。

【用法与用量】 成人 (1) 口服 ①常用量：一日 0.5～1.5g，分 2～3 次服。②尿路感染：急性单纯性下尿路感染，一日 0.5g，分 2 次，疗程 3～7 日；复杂性尿路感染，一日 1g，分 2 次，疗程 7～14 日。③慢性细菌性前列腺炎：一日 1g，分 2 次，疗程 28 日。④肺炎等下呼吸道感染：一日 1.0～1.5g，分 2～3 次，疗程 7～14 日。⑤急性鼻窦炎：一日 1.0g，分 2 次，疗程 10 日。⑥皮肤及软组织感染：一日 1.0～1.5g，分 2～3 次，疗程 7～14 日。⑦骨、关节感染：一日 1.0～1.5g，分 2～3 次，疗程 ≥4～6 周。⑧复杂性腹腔感染：一日 1.0g，分 2 次，疗程 7～14 日。⑨感染性腹泻：一日 1.0g，分 2 次，疗程 5～7 日。⑩伤寒：一日 1.0g，分 2 次，疗程 10 日。预防吸入性炭疽（怀疑或已证实暴露于该菌后），一日 1.0g，分 2 次，疗程 60 日。

(2) 静脉滴注 ①常用量：一次 200mg，每 12 小时静脉滴注 1 次，每 200mg 滴注时间不少于 30 分钟。②重症感染或铜绿假单胞菌感染：剂量可增至一日 800～1200mg，分 2～3 次静脉滴注。各种感染的疗程均同口服。③用于中性粒细胞减少症发热患者经验性治疗：一日剂量为 1200mg，每 8 小时给药 1 次，疗程 7～14 日。④吸入性炭疽：一日剂量为 800mg，分 2 次给药。⑤瘟疫：一次 0.4g，每 8～12 小时给药 1 次。

(3) 经眼给药 ①滴眼液：滴入眼睑内，一次 1～2 滴，一日 3～6 次。疗程为 6～14 日。②眼膏：一次约 0.1g，一日 2 次。

(4) 外用 凝胶或乳膏，取适量涂于皮肤感染处，一日 2～3 次。

(5) 阴道给药 阴道泡腾片或栓剂：清洁外阴后将本药置于阴道深部。一次 1 片（枚），每晚 1 次。疗程为 7 日。

肾损伤 肾功能减退者剂量的调整可参考患者的肌酐清除率，肌酐清除率可按患者血肌酐值计算（表 10-11）。

表 10-11　环丙沙星口服及注射用于肾功能减退
患者的剂量调整

血肌酐清除率 [ml/min(ml/s)]	剂量	
	口服	注射
30～50(0.50～0.83)	一次 250～500mg，每 12 小时 1 次	
≤30(0.50)		一次 200mg，每 12 小时 1 次
5～29(0.08～0.48)	一次 250～500mg，每 18 小时 1 次	一次 200mg，每 18～24 小时 1 次
血液透析或腹膜透析	透析后 250～500mg，每 24 小时 1 次	

【制剂与规格】盐酸环丙沙星片：(1)0.25g；(2)0.5g。

盐酸环丙沙星胶囊：0.25g。

盐酸环丙沙星滴眼液：(1)5ml:15mg；(2)8ml:24mg。

注射用乳酸环丙沙星：(1)0.1g；(2)0.2g。

乳酸环丙沙星注射液：(1)2ml:0.1g；(2)5ml:0.1g；(3)5ml:0.2g；(4)10ml:0.1g；(5)10ml:0.2g。

盐酸环丙沙星注射液：(1)2ml:0.2g；(2)100ml:0.2g。

乳酸环丙沙星氯化钠注射液：(1)100ml:0.1g；(2)100ml:0.2g。

盐酸环丙沙星栓：0.2g。

盐酸环丙沙星软膏、凝胶：10g:30mg。

注：均按环丙沙星计。

氧 氟 沙 星 [药典(二)]

Ofloxacin

【适应证】适用于敏感菌所致下列感染：慢性支气管炎急性细菌感染性加重；肺炎；急性鼻窦炎；非复杂性皮肤及其附属结构感染；沙眼衣原体所致非淋菌性尿道炎和宫颈炎；急性盆腔炎和腹腔感染；怀疑有厌氧菌混合感染时，需要加用抗厌氧菌药；单纯性和复杂性尿路感染；细菌性前列腺炎；伤寒；感染性腹泻；骨、关节感染；血流感染等较重感染，宜用注射剂。

【药理】(1)药效学　本品具有广谱抗菌作用，抗菌谱与环丙沙星相仿；对铜绿假单胞菌等假单胞菌属的作用较环丙沙星略弱，对需氧革兰阳性球菌如葡萄球菌属、肺炎链球菌、肠球菌属等的作用与环丙沙星相似。对衣原体、支原体、军团菌、结核分枝杆菌、其他非结核性杆菌等的抗微生物活性均与环丙沙星相仿。本品的抗菌作用机制同环丙沙星，近年来耐药性增高的情况亦同环丙沙星。

(2)药动学　口服吸收完全，可吸收给药量的 95%～100%。t_{max} 为 1 小时左右，口服 200mg、300mg 和 400mg

的 C_{max} 分别为 2.47mg/L、4.37mg/L 和 5.60mg/L。食物对本品的吸收影响很少，多次给药后 C_{ss} 在给药后第 3 日达到。吸收后在体内分布广泛，全身组织和体液中均可达到有效治疗浓度。胆汁中药物浓度可达同期血药浓度的 4～8 倍，在肺、肾组织中也可达 3 倍以上。骨、前列腺、皮肤及软组织或体液中均可超过同期血药浓度而达到有效治疗水平，本品尚可穿过胎盘屏障而进入胎儿体内，也可通过乳汁分泌。血浆蛋白结合率为 20%～25%。主要以原型自肾排泄，少量(3%)在肝内代谢。口服后 24 小时内尿中排出给药量的 75%～90%。尿中代谢产物很少。本品以原型自粪便中排出少量，给药后 24 小时和 48 小时内累计排出量分别为给药量的 1.6% 和 3.9%。$t_{1/2\beta}$ 为 4.7～7.0 小时，肾功能减退时可延长。

【不良反应】参阅"环丙沙星"。口服氧氟沙星剂量低于环丙沙星，因此恶心、呕吐、腹泻等消化道反应较环丙沙星为少见。本品的不良反应发生率在常用同类药物中相对较低。

皮肤及皮肤附件　可出现瘙痒、皮疹、史-约综合征、中毒性表皮剥脱性坏死等。

神经系统　头痛、眩晕、失眠、周围神经病变(罕见)、癫痫发作、精神异常、烦躁不安、意识混乱、幻觉、震颤等。

心血管　Q-T 间期延长(罕见)，尖端扭转型室性心动过速(罕见)等。

血液系统　粒细胞缺乏症(罕见)、再生障碍性贫血(罕见)、各类血细胞减少或缺乏(罕见)、血小板减少症(罕见)、血小板减少性紫癜(罕见)等。

肝胆　急性肝炎(罕见)、急性肝衰竭(罕见)或肝坏死等。

尿路　急性肾衰竭(罕见)、间质性肾炎(罕见)和急性肾功能损害(罕见)等。

其他　肌腱断裂、肌腱炎等肌肉骨骼反应。

【禁忌证】(1)对氧氟沙星、左氧氟沙星，或对喹诺酮类中任何一种药物过敏禁用。

(2)18 岁以下儿科患者禁用。

【注意事项】参阅"环丙沙星"。

哺乳期　哺乳期妇女使用本品时应停止授乳。

肾损伤　肾功能减退者需减量应用。

老年人　老年患者需减量应用。

肝损伤　肝功能减退时，如属重度(肝硬化腹水)可减少药物清除，血药浓度增高，肝、肾功能均减退者尤为明显，均需权衡利弊后应用，并调整剂量。

【药物相互作用】参阅"环丙沙星"。

(1)氟喹诺酮类与甲苯磺丁脲、氯磺丙脲、二甲双胍、格列齐特、格列美脲、格列吡嗪、格列喹酮、格列本脲、米格列醇、曲格列酮、阿卡波糖、胰岛素等降糖药合用，可致血糖波动，如必须合用，应加强血糖监测，调整降糖药用量。氟喹诺酮类停用后，也应注意调整降糖药用量。

(2) 与利多卡因、乙酰卡尼、恩卡尼、妥卡尼、普鲁卡因胺、普罗帕酮、胺碘酮、美西律、溴苄胺、丙吡胺、莫雷西嗪、奎尼丁、替地沙米、阿齐利特、司美利特、伊布利特、索他洛尔、氟哌利多等合用，Q-T 间期延长的作用相加，出现 Q-T 间期延长、尖端扭转型室性心动过速、心脏停搏等心脏毒性反应的风险增加。

(3) 与阿洛司琼、替扎尼定、咖啡因等合用，由 CYP1A2 调节的这些药物代谢被本品所抑制，血药浓度上升，出现不良反应的风险增加。

(4) 在常用的氟喹诺酮类药物(如诺氟沙星、依诺沙星、环丙沙星等)中，氧氟沙星对茶碱类和咖啡因的代谢影响最小。

(5) 氧氟沙星与抗凝药之间的相互作用不明显。本品与抗凝药华法林合用时虽对后者的抗凝作用增强较小，但合用时也应严密监测患者的凝血酶原时间。

【给药说明】 仅供缓慢静脉滴注，每 0.2g 静脉滴注时间不少于 30 分钟。

【用法与用量】 成人 (1) 口服 ①成人常用量：一次 0.2～0.4g，一日 2 次。②慢性支气管炎、急性细菌性感染性加重、肺炎、急性鼻窦炎：一次 0.3～0.4g，一日 2 次，疗程 7～14 日。③急性单纯性下尿路感染：一次 0.2g，一日 2 次，疗程 5～7 日；复杂性尿路感染：一次 0.2g，一日 2 次，疗程 10～14 日。④慢性细菌性前列腺炎：一次 0.3g，一日 2 次，疗程 6 周；衣原体宫颈炎或尿道炎：一次 0.3g，一日 2 次，疗程 7～14 日。⑤伤寒：一次 0.3g，一日 2 次，疗程 10～14 日。铜绿假单胞菌感染或较重感染剂量可增至一次 0.4g，一日 2 次。⑥志贺菌感染(细菌性痢疾)：一次 0.2～0.3g，一日 2 次，疗程 5～7 日。⑦腹腔感染：一次 0.3～0.4g，一日 2 次，疗程 7～14 日。⑧非复杂性皮肤及其附属结构感染：一次 0.3～0.4g，一日 2 次，疗程 10 日。⑨急性盆腔炎：一次 0.4g，一日 2 次，疗程 10～14 日。⑩败血症等全身感染：一次 0.4g，一日 2 次，疗程 10～14 日。⑪骨、关节感染：一次 0.4g，一日 2 次，疗程 4～6 周。

(2) 静脉滴注 成人常用量同口服。仅供缓慢静脉滴注用，每 200mg 静脉滴注时间不得少于 30 分钟。

(3) 经耳给药 滴耳液一次 6～10 滴，一日 2 次，滴耳后进行约 10 分钟的耳浴。根据症状适当增减滴耳次数。疗程以 4 周为限，若继续使用，应谨慎。

(4) 经眼给药 ①眼膏：取适量涂于结膜囊内，一日

3 次。可根据症状适当增减。沙眼患者通常用药 8 周，继续用药时应谨慎。②滴眼液：一次 1 滴，一日 3 次。可根据症状适增减。

(5) 局部给药 凝胶，取适量涂于患处，一日 2 次。脓性分泌物多者，生用 0.9%氯化钠溶液清洁患处后再使用本品。

肾损伤 参阅"环丙沙星"。氧氟沙星口服及注射剂用于肾功能减退患者时剂量调整如表 10-12。

表 10-12 氧氟沙星口服及注射用于肾功能减退患者时剂量调整

血肌酐清除率 [ml/min(ml/s)]	原剂量的%	给药间隔(h)
>50(0.83)	100	12
10～50(0.17～0.83)	100	24
<10(0.17)	50	24

【制剂与规格】 氧氟沙星片：0.1g。

氧氟沙星胶囊：0.1g。

氧氟沙星注射液：(1)2ml:0.1g；(2)2ml:0.2g；(3)5ml:0.1g；(4)5ml:0.2g；(5)10ml:0.2g；(6)10ml:0.4g；(7)100ml:0.2g；(8)200ml:0.4g。

氧氟沙星氯化钠注射液：100ml(氧氟沙星 0.2g 与氯化钠 0.9g)。

氧氟沙星葡萄糖注射液：(1)100ml(氧氟沙星 0.2g 与葡萄糖 5g)；(2)250ml(氧氟沙星 0.2g 与葡萄糖 12.5g)。

氧氟沙星眼膏：3.5g。

氧氟沙星滴眼液：(1)5ml:15mg；(2)6ml:18mg；(3)8ml:24mg；(4)0.8ml:2.4mg。

氧氟沙星滴耳液：(1)5ml:15mg；(2)8ml。

氧氟沙星凝胶：(1)10g；(2)20g。

依 诺 沙 星 [药典(二)]
Enoxacin

【适应证】 适用于敏感菌所致的下列感染：单纯性和复杂性尿路感染；细菌性前列腺炎；淋病奈瑟菌尿道炎或宫颈炎(包括产酶株所致者)；志贺菌属等所致的肠道感染；伤寒；骨和关节感染；皮肤软组织感染；败血症等全身感染；敏感革兰阴性杆菌所致支气管感染急性发作及肺部感染。

【药理】 (1)药效学 参阅"环丙沙星"。依诺沙星对需氧革兰阴性杆菌和需氧革兰阳性球菌作用较环丙沙星和氧氟沙星差。对支原体、衣原体、分枝杆菌等作用亦较环丙沙星和氧氟沙星弱。作用机制同环丙沙星。

（2）药动学 口服后吸收完全，约可吸收给药量的90%。单次给药后 t_{max} 为 1~3 小时，口服 400mg 后 C_{max} 为 3.7mg/L。静脉给药 0.2g 和 0.4g，t_{max} 约为 1 小时，C_{max} 约为 2mg/L 和 3~5mg/L。血消除半衰期（$t_{1/2}$）为 3~6 小时，蛋白结合率为 18%~57%。本品吸收后广泛分布至各组织、体液，组织中的浓度常超过血药浓度而达有效水平。本品主要自肾排泄，48 小时内给药量的 52%~60% 以原型自尿中排出，一部分（20%）在体内代谢。胆汁排泄约 18%。$t_{1/2\beta}$ 为 3.3~5.8 小时。

【不良反应】 依诺沙星致光毒性反应较环丙沙星、氧氟沙星为多见。具体内容参阅"环丙沙星"。

【禁忌证】 （1）对本品过敏，或对喹诺酮类中任何一种药物过敏者禁用。

（2）有与氟喹诺酮类使用相关的肌腱炎或肌腱断裂病史者禁用。

（3）缺乏葡萄糖-6-磷酸脱氢酶的患者禁用。

【注意事项】 参阅"环丙沙星"。

不良反应相关 葡萄糖-6-磷酸脱氢酶缺乏症患者使用后有发生溶血的风险。

【药物相互作用】 参阅"环丙沙星"。在常用氟喹诺酮类药物中，本品对茶碱类、咖啡因在肝内代谢影响显著，对华法林的影响亦明显，合用时上述药物的血药浓度升高，易发生相关的不良反应，因此必须在血药浓度监测条件下减量应用上述药。

【给药说明】 参阅"环丙沙星"。与食物同服可能影响本品的口服吸收，宜空腹服用或餐前至少 1 小时、餐后至少 2 小时服用该药。胃酸减少者亦可能使本品口服后吸收减少。

【用法与用量】 成人 （1）口服 ①成人常用量：每次 200~400mg，每日 2 次。②急性单纯性下尿路感染：每次 200mg，每日 2 次，疗程 5~7 日。③复杂性尿路感染：每次 400mg，每日 2 次，疗程 10~14 日。④肠道感染：每次 200mg，每日 2 次，疗程 5~7 日。⑤伤寒：每次 400mg，每日 2 次，疗程 10~14 日。⑥慢性支气管炎急性细菌感染加重：每次 300~400mg，每日 2 次，疗程 7~14 日。

（2）静脉滴注 每 200mg 加入到 5%葡萄糖注射液 100ml 内溶解后，避光静脉滴注。成人一次 200mg，一日 2 次。重症患者最大剂量一日不超过 600mg，疗程 7~10 日，治疗中病情显著好转后即可改用口服制剂。

（3）局部外用 乳膏，取适量涂于患处，一日 2~4 次。

（4）经眼给药 滴眼液，一次 1~2 滴，一日 4~6 次。

【制剂与规格】 依诺沙星片：（1）0.1g；（2）0.2g。

依诺沙星胶囊：（1）0.1g；（2）0.2g。

依诺沙星乳膏：10g:0.1g。

依诺沙星滴眼液：8ml:24mg。

依诺沙星注射液：100ml:0.2g。

甲磺酸培氟沙星 [药典(二)]
Pefloxacin Mesylate

【适应证】 适用于由敏感菌所致下列感染：①泌尿、生殖系统感染，包括单纯性、复杂性尿路感染以及细菌性前列腺炎；②呼吸道感染，包括急性鼻窦炎、敏感菌所致下呼吸道感染；③胃肠道细菌感染，包括由志贺菌属、沙门菌属、产肠毒素大肠埃希菌等所致者；④伤寒；⑤骨、关节感染；⑥皮肤及软组织感染。

【药理】 （1）药效学 参阅"环丙沙星"。本品的抗菌谱和抗菌作用与环丙沙星大致相仿，但抗菌活性略低于环丙沙星。

（2）药动学 口服吸收迅速而完全，单剂量口服 0.4g 后，C_{max} 为 5~6mg/L，生物利用度为 90%~100%，AUC 为 63（mg·h）/L。静脉滴注本品 0.4g 后，C_{max} 为 5.8mg/L。血浆蛋白结合率为 20%~30%；本品吸收后广泛分布至各种组织、体液中，组织中的药物浓度都能达到有效治疗浓度，对血-脑屏障穿透性较高，分布容积 139L。本品主要在肝内代谢，20%~40%自肾排泄，尿液中有效药物浓度可维持 24 小时以上。$t_{1/2\beta}$ 为 10~13 小时。

【不良反应】 参阅"环丙沙星"。本品所致光毒性或光敏反应、胃肠道反应、中枢神经系统反应均较环丙沙星多见。

【禁忌证】 （1）对本品或其他喹诺酮类药物过敏者禁用。

（2）葡萄糖-6-磷酸脱氢酶缺乏症患者禁用。

（3）18 岁以下患者禁用。

（4）妊娠期妇女禁用。

【注意事项】 参阅"环丙沙星"。

肝损伤 肝病患者需减量使用。

哺乳期 哺乳期妇女使用本品时应停止授乳。

肾损伤 肾功能减退应根据肾功能调整剂量。

【药物相互作用】 参阅"环丙沙星"。

（1）本品可使茶碱类药物、环孢素血药浓度轻度升高，西咪替丁可延缓本品的排泄，本品与双香豆素、华法林合用可延长凝血酶原时间。因此使用过程中应进行相关药物的血药浓度监测，必要时调整剂量。

（2）抗酸药，含钙、铝、镁等金属离子的药物，多种维生素，或其他含铁、锌离子制剂可减少氟喹诺酮类药物的吸收，避免同时使用，如有需要，两者的服用时间应相隔 4 小时以上。

【给药说明】 (1)静脉滴注：每次静脉滴注时间应大于 60 分钟。

(2)注射液的配制：小容量注射用粉针剂应该用 5% 葡萄糖注射液 250ml 稀释。

【用法与用量】 成人 (1)口服给药 一次 400～800mg，一日 2 次。

(2)静脉滴注 常用量为一次 400mg，每 12 小时 1 次。

(3)局部外用 乳膏，取适量涂于患处，一日 2～3 次

肝损伤 严重肝功能减退者应调整剂量。静脉滴注时，伴有黄疸的患者，每 24 小时用药 1 次，伴有腹水的患者，每 36 小时用药 1 次；伴有黄疸和腹水的患者，每 48 小时用药 1 次。

【制剂与规格】 甲磺酸培氟沙星片：(1)0.1g；(2)0.2g。

甲磺酸培氟沙星胶囊：(1)0.1g；(2)0.2g。

注射用甲磺酸培氟沙星：(1)0.2g；(2)0.4g。

甲磺酸培氟沙星注射液：(1)2ml:0.2g；(2)5ml:0.4g。

甲磺酸培氟沙星乳膏：0.75%。

司 帕 沙 星 [药典(二)]
Sparfloxacin

【适应证】 本品可用于由敏感菌引起的轻、中度感染，包括以下方面：①呼吸系统感染：如急性咽炎、急性扁桃体炎、中耳炎、副鼻窦炎、支气管炎、支气管扩张合并感染、肺炎等；②肠道感染：如细菌性痢疾、伤寒、感染性肠炎、沙门菌肠炎等；③胆道感染：如胆囊炎、胆管炎等；④泌尿生殖系统感染：如膀胱炎、肾盂肾炎、前列腺炎、淋病奈瑟菌性尿道炎、非淋病奈瑟菌性尿道炎、子宫附件炎、子宫内感染、子宫颈炎、前庭大腺炎等及由溶脲脲原体、沙眼衣原体所致的泌尿生殖道感染；⑤皮肤、软组织感染：如脓疱疮、集簇性痤疮、毛囊炎、疖、疖肿、痈、丹毒、蜂窝织炎、淋巴结炎、淋巴管炎、皮下脓肿、汗腺炎、乳腺炎、外伤及手术伤口感染等；⑥口腔科感染：如牙周组织炎、牙冠周炎、腭炎等。因为使用氟喹诺酮类药物已有报道发生严重不良反应，且对于一些患者，急性细菌性鼻窦炎/慢性支气管炎急性发作/单纯性尿路感染/急性非复杂性膀胱炎有自限性，应在没有其他药物治疗时方可使用。

【药理】 (1)药效学 参阅"环丙沙星"。本品对革兰阳性菌和革兰阴性菌具有广谱抗菌活性，对需氧革兰阳性菌包括甲氧西林敏感金黄色葡萄球菌、肺炎链球菌、化脓性链球菌、无乳链球菌；需氧革兰阴性菌包括大肠埃希菌、克雷伯菌属、变形杆菌属、柠檬酸杆菌属、阴沟肠杆菌等肠杆菌科细菌、不动杆菌属、流感嗜血杆菌、副流感嗜血杆菌、卡他莫拉菌均具有抗菌作用。本品对厌氧菌作用较差，仅对消化链球菌等少数厌氧菌有抗菌作用，对肺炎衣原体、肺炎支原体亦具有抗微生物作用。对结核分枝杆菌有良好抗菌作用。

(2)药动学 健康成人单次空腹口服 0.4g，生物利用度为 92%，服药后 4 小时左右达血药峰浓度(C_{max})，血消除半衰期($t_{1/2\beta}$)约为 16 小时左右，血浆蛋白结合率为 42%～44%，口服后主要在小肠吸收，在胃内几乎不吸收。高龄者单次口服 150mg，血药峰浓度(C_{max})为 1.72μg/ml，本品口服吸收良好，且不受饮食影响。单剂口服司帕沙星 400mg 后，血药峰浓度为 1.3mg/L；200mg 多剂给药(首剂 400mg)第二日即可达稳态，稳态血药浓度为 1.1mg/L。司帕沙星广泛分布于组织和体液中，主要分布于胆囊(约为血药浓度的 7 倍)；其次为皮肤、前列腺、子宫、卵巢、耳、鼻、喉组织、痰液、前列腺液、尿液及乳汁中(约为血药浓度的 1.5 倍)；再次为唾液、泪液(为血药浓度的 0.7～0.8 倍)；最低为眼房水及脊髓液。分布容积为 3.9L/kg。司帕沙星主要在肝脏代谢，但对细胞色素酶 P450 影响较小。总清除率和肾脏清除率分别为 11.4L/h 和 1.5L/h。健康成人单次口服本品 200mg 后 72 小时，用药量($t_{1/2\beta}$)约为 26 小时左右。肾功能减退时，消除半衰期有所延长。

【不良反应】 司帕沙星的不良反应多为轻至中度，停药后可缓解。其中，腹泻、恶心、失眠、腹痛等不良反应发生率与其他氟喹诺酮类药物差异不大，但光毒性、Q-T 间期延长较其他品种多见。具体内容参阅"环丙沙星"。

【禁忌证】 (1)对本品或其他喹诺酮类药物过敏者禁用。

(2)有光敏史者禁用。

(3)Q-T 间期延长者禁用。

(4)禁止与 Ⅰa 类或 Ⅲ类抗心律失常药合用，或是与其他延长 Q-T 间期的药物合用。

(5)不能避免光照者禁用。

【注意事项】 参阅"环丙沙星"。

肝损伤 肝病患者需减量使用。

哺乳期 哺乳期妇女使用本品时应停止授乳。

肾损伤 肾功能减退应根据肾功能调整剂量。

老年人 高龄者慎用本品，若使用应适当降低用量。

【药物相互作用】 (1)司帕沙星不影响地高辛、茶碱类药物、华法林、苯妥英、西咪替丁的代谢，但上述药

物中某些品种与本品有相互作用。因此使用过程中仍应注意相关药物的血药浓度监测及不良反应的发生。

（2）抗酸药，含钙、铝、镁等金属离子的药物，多种维生素，或其他含铁、锌离子制剂可减少氟喹诺酮类药物的吸收，避免同用。

（3）下列药物可引发 Q-T 间期延长，禁止与司帕沙星合用的药物有阿司咪唑、特non非那定、异丙嗪、西沙必利、乙酰卡尼、普鲁卡因胺、胺碘酮、溴苄胺、丙吡胺、莫雷西嗪、奎尼丁、苄普地尔、氯丙嗪、多非利特、伊布利特、索他洛尔、奋乃静、氟奋乃静、阿米替林、去甲替林、丙米嗪、地昔帕明、洛非帕明、氟哌啶醇、喷他脒、甲硫达嗪、美索达嗪、三氟拉嗪、多塞平、齐拉西酮、红霉素等。

（4）其他相互作用参阅"环丙沙星"。

【给药说明】　给药期间应多饮水，以避免本品在尿中浓度过高而产生结晶。

【用法与用量】　成人　（1）片剂、分散片、胶囊　口服。成人一次 0.1～0.3g，最多不超过 0.4g，一日 1 次，疗程一般 5～10 日，可根据病种及病情适当增减疗程。

（2）颗粒剂　口服。每次适量加入温开水中稍加搅拌后马上服用或将颗粒直接放入口中，立即用温开水送服。成人每次 0.1～0.3g，最多不超过 0.4g，每日一次，疗程一般 4～7 天以上，可根据病种及病情适当增减，或遵医嘱。

肾损伤　肾功能减退患者在肌酐清除率<50ml/min时需减量应用。首日负荷剂量为 0.2g，然后每 48 小时服用 0.1g。

肝损伤　无胆汁淤积的轻、中度肝功能损害者可不调整剂量。

【制剂与规格】　司帕沙星胶囊：0.1g。

司帕沙星分散片：（1）0.1g；（2）0.2g。

司帕沙星颗粒：0.1g。

司帕沙星片：（1）0.1g；（2）0.2g；（3）0.15g。

乳酸司帕沙星片：0.1g。

左氧氟沙星 [药典(二)；国基；医保(甲)；医保(乙)]

Levofloxacin

【适应证】　（1）CDE 适应证　适用于敏感菌所致下列感染：慢性支气管炎的急性细菌性发作、社区获得性肺炎和医院获得性肺炎、急性细菌性鼻窦炎、非复杂性下尿路感染、复杂性尿路感染、慢性细菌性前列腺炎、急性肾盂肾炎、复杂性和非复杂性皮肤及其附属结构感

染、吸入性炭疽（暴露后）。其他适应证参阅"氧氟沙星"。

（2）超说明书适应证　①结核病：左氧氟沙星为耐多药结核病治疗的核心药物，并作为耐多药结核病短程治疗方案中的基本药物。②霍乱病：左氧氟沙星可作为二线治疗，减轻腹泻和缩短排菌期，疗程为 3～5 天。③布鲁菌病：非复杂性布鲁菌感染（成人及 8 岁以上儿童）患者，利福平（6 周）联合左氧氟沙星（6 周）可作为二线治疗方案。

【药理】　（1）药效学　参阅"环丙沙星"。左氧氟沙星为氧氟沙星的左旋体，对大多数临床分离菌的抗菌活性是氧氟沙星的 2 倍，尤其对甲氧西林敏感葡萄球菌、溶血链球菌、肺炎链球菌等的抗菌作用增强。作用机制同环丙沙星。

（2）药动学　本品的体内过程与氧氟沙星相仿。口服吸收完全，吸收给药量的近 100%。单次空腹口服 100mg和 200mg 后，C_{max} 分别可达 1.36mg/L 和 3.06mg/L。t_{max}为 1 小时。单次口服本品 250mg、500mg 后，C_{max} 分别为 2.8mg/L、5.1mg/L；单次静脉滴注本品 500mg 和 750mg后，C_{max} 分别为（6.2±1）mg/L 和（11.5±4）mg/L。每日 1次、每次 500mg 或 750mg 多剂口服给药后，达稳态血药浓度时，平均峰、谷浓度分别为（5.7±1.4）mg/L 和（0.5±0.2）mg/L，以及（8.6±1.9）mg/L 和（1.1±0.4）mg/L。每日 1 次、每次 500mg 或 750mg 多剂静脉滴注给药后，达稳态血药浓度时，平均峰、谷浓度分别为（6.4±0.8）mg/L和（0.6±0.2）mg/L，以及（12.1±4.1）mg/L 和（1.3±0.7）mg/L。本品 500mg 与食物同服时，达峰时间略推迟（约 1 小时），血药峰浓度略降低（约降低 14%）。血浆蛋白结合率为 30%～40%，体内广泛分布，表观分布容积为 74～112L。肺组织中药物浓度可达同期血药浓度的2～5 倍，皮肤组织、水疱液、扁桃体、前列腺组织、女性生殖道组织、痰液、泪液、唾液中药物浓度为同期血药浓度的 1～2 倍。本品在体内代谢甚少，主要经肾排出，给药后 48 小时内约自尿中以原型药物排出给药量的87%，以代谢产物形式排出量小于给药量的 5%。给药后72 小时内自粪排出量<4%。$t_{1/2\beta}$ 为 6～8 小时。肾功能减退时，该药消除半衰期延长，清除缓慢，需调整剂量。本品不被血液透析和腹膜透析所清除。

【不良反应】　参阅"环丙沙星"。

胃肠　恶心、腹泻、腹痛、腹胀等。

神经系统　失眠、头晕、头痛、癫痫发作等。

皮肤及皮肤附件　皮肤瘙痒、皮疹、多形性红斑、史-约综合征（罕见）等过敏反应。静脉注射给药时少数患者

有局部反应，包括注射部位疼痛和注射部位炎症。

呼吸系统 过敏性肺炎等。

血液系统 白细胞减少、溶血性贫血、再生障碍性贫血(罕见)、各类血细胞减少(罕见)、血小板减少性紫癜(罕见)等。

肝胆 肝功能异常、肝衰竭等。

心血管 Q-T 间期延长、尖端扭转型室性心动过速(罕见)、心脏停搏等。

肌肉骨骼 可导致肌腱炎、肌腱断裂等。

尿路 急性肾衰竭等。

全身整体表现 过敏性休克等。

内分泌系统 偶有血糖降低等。

【禁忌证】 (1)对本品、氧氟沙星或喹诺酮类中任何一种药物过敏者禁用。

(2)癫痫患者禁用。

(3)18 岁以下儿童禁用，但用于炭疽吸入(暴露后)的保护除外。

【注意事项】 参阅"环丙沙星"。

肾损伤 肾功能减退患者应用本品时需谨慎，因左氧氟沙星主要自肾排出，肾功能减退时该药清除减少，需调整给药剂量，以免药物在体内蓄积。

哺乳期 哺乳期妇女使用本品时应停止授乳。

老年人 老年患者使用本品出现 Q-T 间期延长的风险更大。此外，老年患者常有生理性肾功能减退，应按肾功能减退情况调整剂量。

老年人 有报道本品有肝毒性，包括急性肝炎，甚至有致死的病例。65 岁以上患者风险增大。如出现肝炎的体征或症状，应立即停药。

【药物相互作用】 (1)与决奈达隆、美索达嗪或硫利达嗪合用，Q-T 间期延长的作用相加，出现 Q-T 间期延长、尖端扭转型室性心动过速或心脏停搏等心脏毒性的风险增加，属禁忌。

(2)与利多卡因、乙酰卡尼、恩卡尼、氟卡尼、妥卡尼、普鲁卡因胺、普罗帕酮、胺碘酮、美西律、溴苄胺、丙吡胺、莫雷西嗪、奎尼丁、阿义马林、替地沙米、阿齐利特、多非利特、司美利特、伊布利特、雷诺嗪、索他洛尔、氟康唑、氯丙嗪、奋乃静、氟哌利多、齐拉西酮、伊洛哌酮、美沙酮、舒尼替尼、拉帕替尼、尼洛替尼等合用，Q-T 间期延长的作用叠加，出现 Q-T 间期延长、尖端扭转型室性心动过速、心脏停搏等心脏毒性的风险增加。

(3)含镁、铝的抗酸药，含铁制剂和含锌的多种维生素制剂等均可干扰本品的口服吸收，使药物吸收减少，因此不宜合用，或在服左氧氟沙星前或后至少间隔 2 小时服用。本品不宜在同一静脉输液通道内与含多价阳离子的溶液同用。

(4)左氧氟沙星对茶碱的血药浓度、AUC 等药动学参数无明显影响。茶碱对本品的吸收等亦无明显影响。但由于其他一些喹诺酮类药物与茶碱合用时，可使茶碱消除半衰期延长，血药浓度增高，致患者茶碱相关不良反应发生的危险性增加，因此在使用本品时仍应严密监测茶碱浓度，必要时调整剂量。

(5)左氧氟沙星对华法林的 C_{max}、AUC 等药动学参数无明显影响，华法林对左氧氟沙星的体内过程亦无明显影响。但在左氧氟沙星上市后监测中有该药增强华法林作用的报道，增加出血的风险，因此，两者合用时应监测相应的凝血酶原时间和出血倾向。

(6)丙磺舒和西咪替丁对左氧氟沙星吸收过程无明显影响，但可使本品的 AUC 增高 27%～38%，$t_{1/2\beta}$ 延长 30%，而总清除率及肾清除率降低 21%～35%。但本品与上述药物合用时不需调整剂量。

(7)与阿洛司琼合用，由 CYP1A2 调节的药物代谢被抑制，阿洛司琼血药浓度上升，出现不良反应的风险增加。

(8)非甾体抗炎药与喹诺酮类药物(包括左氧氟沙星)合用，γ-氨基丁酸受抑制，导致中枢神经系统兴奋，癫痫发作的风险增加。

(9)降糖药与喹诺酮类药物包括左氧氟沙星合用时，可能出现高血糖或低血糖变化，用药过程中需严密监测血糖波动，及时予以相应处理。

(10)若给药期间服用益生菌制剂，需要与左氧氟沙星间隔至少 2 小时。

(11)注射剂不能与多价金属离子如镁、钙等溶液在同一输液管中使用。

【给药说明】 (1)左氧氟沙星注射剂常用量为 250mg 或 500mg，缓慢滴注，滴注时间不少于 60 分钟；或 750mg，缓慢滴注，滴注时间不少于 90 分钟。

(2)左氧氟沙星口服制剂的服用可以不考虑进食的影响。建议在至少进食前 1 小时或进食后 2 小时服用左氧氟沙星口服制剂。

(3)口服或静脉滴注口服制剂和注射剂的患者应补充足够的水分，以阻止尿中药物浓度过高。已有喹诺酮类药物引起管型尿的报告。

【用法与用量】成人 (1)口服 左氧氟沙星常用量为250mg或500mg或750mg，每24小时一次。肌酐清除率≥50ml/min时不需要调整用量。肌酐清除率<50ml/min时，需要调整用量。①慢性支气管炎的急性细菌性加重，每日500mg，一次性顿服，疗程7日；②社区获得性肺炎［由甲氧西林敏感性金黄色葡萄球菌、肺炎链球菌(包括多重耐药性菌株MDRSP)、流感嗜血杆菌、副流感嗜血杆菌、肺炎克雷伯菌、黏膜炎莫拉菌、肺炎衣原体、嗜肺军团杆菌或肺炎支原体导致］，每日500mg，一次性顿服，疗程7～14日；社区获得性肺炎［由肺炎链球菌(包括多重耐药性菌株MDRSP)、流感嗜血杆菌、副流感嗜血杆菌、肺炎支原体或肺炎衣原体导致］，每日750mg，一次性顿服，疗程5日；医院内肺炎，每日750mg，一次性顿服，疗程7～14日；③急性细菌性鼻窦炎，每日500mg，一次性顿服，疗程7～14日，或每日750mg，一次性顿服，疗程5日；④非复杂性皮肤及皮肤软组织感染，每日500mg，一次性顿服，疗程7～14日；复杂性皮肤及皮肤软组织感染，每日750mg，一次性顿服，疗程7～14日；⑤非复杂性尿路感染，每日250mg，一次性顿服，疗程3日；⑥复杂性尿路感染、急性肾盂肾炎，每日750mg，一次性顿服，疗程5日，或250mg，一次性顿服，疗程10日；⑦慢性细菌性前列腺炎，每日500mg，一次性顿服，疗程28天；⑧吸入性炭疽(暴露后)，500mg，一次性顿服，疗程60日。

(2)静脉滴注 治疗剂量及疗程同口服，根据病情需要，可先予静脉滴注，继以口服本品的序贯疗法。

(3)经眼给药 滴眼液，①0.3%的浓度：一次1～2滴，一日3～5次，对于细菌性结膜炎疗程为7日，对于细菌性角膜炎疗程为9～14日。②0.488%的浓度：一次1滴，一日3次，临床可根据具体情况适当增减剂量，如角膜炎急性期每15～30分钟滴眼1次，严重者最初30分钟内每5分钟滴眼1次，病情控制后逐渐减少滴眼次数。眼用凝胶，涂于眼下睑弯处，一日3次(早、中、晚各1次)。

(4)经耳给药 滴耳液，一次6～10滴，一日2～3次，滴耳后进行约10分钟的耳浴。临床可根据具体情况适当增减滴耳次数，疗程不超过4周，4周后继续给药应谨慎。

(5)局部给药 用于脓疱疮，取适量涂擦于患处，一日3次，疗程为5日；用于其他化脓性皮肤病，取适量涂擦于患处，一日1次，疗程为7日。

肾损伤 肌酐清除率<50ml/min时，需要调整用量(表10-13)。

表10-13 肾功能减退患者的剂量调整(肌酐清除率<50ml/min)

肾功能正常患者中每24小时的剂量	肌酐清除率20～49ml/min	肌酐清除率10～19ml/min	血液透析或持续性非卧床腹膜透析
750mg	每48小时750mg	第一次给药750mg，此后每48小时500mg	第一次给药750mg，此后每48小时500mg
500mg	首剂500mg，此后每24小时250mg	第一次给药500mg，此后每48小时250mg	第一次给药500mg，此后每48小时250mg
250mg	无需剂量调整	每48小时250mg，对于单纯性UTI治疗，无需剂量调整	无剂量调整信息

儿童 吸入性炭疽(暴露后)，儿科患者>50kg和≥6个月，500mg，一次性顿服，疗程60日；儿科患者<50kg和≥6个月，8mg/kg(每次剂量不超过250mg)，每12小时一次，疗程60日。

【制剂与规格】 左氧氟沙星片：0.5g。

左氧氟沙星滴眼液：5ml:24mg。

盐酸左氧氟沙星片：(1)0.1g；(2)0.2g；(3)0.25g；(4)0.5g。

盐酸左氧氟沙星胶囊：(1)0.1g；(1)0.2g。

乳酸左氧氟沙星片：(1)0.1g；(2)0.2g。

甲磺酸左氧氟沙星片：0.1g。

乳酸左氧氟沙星注射液：(1)2ml:0.1g；(2)2ml:0.2g；(3)100ml:0.1g；(4)100ml:0.2g；(5)100ml:0.3g。

盐酸左氧氟沙星注射液：(1)1ml:0.1g；(2)2ml:0.1g；(3)2ml:0.2g；(4)5ml:0.1g；(5)5ml:0.3g；(6)5ml:0.5g；(7)10ml:0.1g；(8)10ml:0.3g；(9)100ml:0.1g。

甲磺酸左氧氟沙星注射液：(1)2ml:0.1g；(2)2ml:0.2g；(3)2ml:0.3g；(4)5ml:0.5g；(5)100ml:0.2g；(6)250ml:0.5g。

注射用乳酸左氧氟沙星：(1)0.1g；(2)0.2g；(3)0.25g；(4)0.3g；(5)0.5g。

注射用盐酸左氧氟沙星：(1)0.1g；(2)0.2g；(3)0.3g；(4)0.4g。

注射用甲磺酸左氧氟沙星：(1)0.1g；(2)0.2g；(3)0.3g；(4)0.5g。

盐酸左氧氟沙星软膏：0.3%:15g。

盐酸左氧氟沙星眼用凝胶：5g。

盐酸左氧氟沙星滴耳液：0.5%:5ml。

乳酸左氧氟沙星分散片：(1)0.1g；(2)0.2g。

乳酸左氧氟沙星氯化钠注射液：(1)100ml:0.1g；(2)100ml:0.3g；(3)100ml:0.5g；(4)250ml:0.5g。

盐酸左氧氟沙星氯化钠注射液：100ml:0.2g。

盐酸左氧氟沙星葡萄糖注射液：100ml:0.2g。

注：均以左氧氟沙星计。

加替沙星[药典(二)]
Gatifloxacin

【适应证】 全身用药：本品用于治疗下列敏感菌株引起的感染：①慢性支气管炎急性发作：由肺炎链球菌、流感嗜血杆菌、副流感嗜血杆菌、卡他莫拉菌、金黄色葡萄球菌所致。②急性鼻窦炎：由肺炎链球菌、流感嗜血杆菌所致。③社区获得性肺炎：由肺炎链球菌、流感嗜血杆菌、副流感嗜血杆菌、卡他莫拉菌、金黄色葡萄球菌、嗜肺衣原体、嗜肺支原体、嗜肺军团菌所致。④非复杂性和复杂性尿道感染(膀胱炎)：由大肠埃希菌、肺炎克雷伯菌，奇异变形杆菌所致。⑤肾盂肾炎：由大肠埃希菌所致。⑥男性非复杂性尿道感染：由奈瑟淋球菌所致。⑦女性非复杂性宫颈和直肠感染：由奈瑟淋球菌所致。在治疗之前，为了分离鉴定致病微生物及确定其对加替沙星的敏感性，应进行适当的培养和敏感性试验。但在获得细菌检查结果之前即可开始本品治疗。得到细菌学检查结果后，可以继续合适的治疗。

滴眼液、眼用凝胶：适用于敏感菌所引起的急性细菌性结膜炎。

【药理】 (1)药效学　本品对需氧革兰阳性球菌、厌氧菌及肺炎支原体、肺炎衣原体等非典型病原的作用较沿用氟喹诺酮类增强。该药通过对细菌 DNA 旋转酶和拓扑异构酶Ⅳ两个靶位的作用阻断细菌 DNA 复制。本品对甲氧西林敏感金黄色葡萄球菌和表皮葡萄球菌、肺炎链球菌(青霉素敏感、中介和耐药菌株)、化脓性链球菌等需氧革兰阳性球菌以及流感和副流感嗜血杆菌、卡他莫拉菌、奇异变形杆菌均具有高度抗菌活性，对肠球菌属的作用略差，对肺炎克雷伯菌、普通变形杆菌、沙雷菌属、志贺菌属、沙门菌属、摩氏摩根菌等具有良好抗菌作用。对多数产气肠杆菌、阴沟肠杆菌、集聚肠杆菌、柠檬酸杆菌属、不动杆菌属、铜绿假单胞菌的抗菌活性较环丙沙星略差。对嗜麦芽窄食单胞菌的作用则优于环丙沙星。国内约半数大肠埃希菌对该药呈现耐药。甲氧

西林耐药葡萄球菌属、洋葱伯克霍尔德菌、艰难梭菌对本品耐药。本品对脆弱拟杆菌、痤疮丙酸杆菌、消化链球菌等厌氧菌亦具有良好抗菌作用。对肺炎支原体、肺炎衣原体和嗜肺军团菌具有高度抗微生物活性。对空肠弯曲菌、幽门螺杆菌亦具有良好抗菌作用。

(2)药动学　口服后吸收完全，且不受饮食因素影响，绝对生物利用度为96%，口服后 t_{max} 为1～2小时。静脉滴注约 1 小时左右达血药峰浓度(C_{max})。在临床推荐剂量范围内，C_{max} 和 AUC 随剂量增加而成比例增高。当加替沙星应用剂量在200～800mg内，连续14日，其药动学呈线性。每日 1 次口服或静脉给药，第 3 日时可达血药稳态浓度(C_{ss})。口服400mg 每日 1 次，平均血药稳态峰浓度及谷浓度分别为 4mg/L 和 0.4mg/L，静脉给药者分别为 4.6mg/L 和 0.4mg/L。静脉注射后 1 小时的药动学与口服同等剂量片剂相同，提示静脉注射和口服两种给药途径可交替使用。血浆蛋白结合率约为 20%。本品在体内广泛分布于组织和体液中。唾液中药物浓度与血药浓度相近，唾液与血液中药物浓度之比为 0.88；在肺泡巨噬细胞、肺实质中药物浓度与同期血药浓度之比分别为 26.5 和 4.09；在窦黏膜、支气管黏膜、痰液、肺上皮细胞衬液、宫颈、阴道、前列腺液、精液等组织、体液中的药物浓度均高于同期血药浓度，比值为 1.01～1.78。

本品在体内很少代谢，无酶诱导作用，不能改变自身或其他同服药物的代谢消除。主要经肾以原型排泄。70%以上的给药剂量在口服或注射后的 48 小时原型在尿中排出，5%在粪便中排出，小于 1%以乙二妥和甲乙二胺两种代谢物的形式在尿中排出。加替沙星的 $t_{1/2}$ 为 7～14 小时，本品口服或静脉注射，粪便中原药回收率约5%，提示加替沙星也经胆道和肠道排除。

老年人(≥65 岁)男女受试者单剂量口服400mg 加替沙星后，仅发现老年女性受试者与年轻女性相比有轻微的药代动力学差异，老年女性的血药峰浓度增加 21%，曲线下面积增加 32%。这种差异主要是由于肾功能随年龄增加而减退，应根据肾功能情况，决定用量。

中度肝功能不全病人，一次口服 400mg 加替沙星，血药峰浓度和曲线下面积值较正常肝功能受试者分别轻度增高 32%和 23%。由于喹诺酮类的抗菌活性无浓度依赖性，因此在这类病人中，血药峰浓度轻微增高，并不降低加替沙星的疗效。故该类患者使用本品无须调整剂量。尚无重度肝损害病人中加替沙星的药代动力学资料。

不同程度肾功能不全者单次口服 400mg 加替沙星

后，随肾功能下降的程度不同加替沙星的表观总清除率(CL/F)相应降低，曲线下面积(AUC)相应增加。中度肾功能不全(肌酐清除率 30～40ml/min)CL/F 降低 57%，重度(肌酐清除率<30ml/min)CL/F 降低 77%。中度肾功能不全者的 AUC 增加 2 倍，重度肾功能不全者 AUC 增加 4 倍。平均峰浓度略有增高。建议肌酐清除率<40ml/min，包括需要血液透析或腹膜透析者，加替沙星减量使用(见用法用量)。

2 型糖尿病(非胰岛素依赖性糖尿病)患者每天口服本品 400mg，连续 10 天，药代动力学参数，葡萄糖耐量试验和葡萄糖体内稳定性试验(空腹血清葡萄糖，血清胰岛素和 C-肽测定)与健康人相似。首剂静脉注射或口服加替沙星后，血清胰岛素一过性轻度增加和血糖降低。经格列本脲治疗已控制病情的糖尿病人多次口服本品，虽服药后血清胰岛素浓度降低，但无血糖水平变化。

滴眼液：6 名健康男性受试者单眼给予 0.3%或 0.5%的加替沙星滴眼液，逐渐增加剂量，开始时 1 天 1 次，1 次 2 滴，而后每天 4 次，每次 2 滴，连续 7 天，最后每天 8 次，每次 2 滴，连续 3 天，所有受试者血浆中加替沙星的血浆药物浓度均低于最低检测限量 5ng/ml。

【不良反应】 **代谢及营养异常** 外周水肿、高血糖及口渴。

肌肉骨骼 关节痛、下肢痛性痉挛。

神经系统 多梦、失眠、感觉异常、震颤、血管扩张、眩晕、激动、焦虑、混乱及紧张。

呼吸系统 呼吸困难、咽炎。

皮肤及皮肤附件 皮疹、出汗、皮肤干燥及瘙痒。

视觉 视觉异常。眼部用药常见的不良反应为结膜刺激、流泪、角膜炎和乳头状结膜炎，发生率为 5%～10%。发生率在 1%～4%的不良反应为球结膜水肿、结膜充血、眼干、流泪、眼部刺激、眼部疼痛、眼睑水肿、头痛、红眼、视力减退。

听觉，前庭及特殊感官 味觉异常、耳鸣。

生殖系统 排尿困难。

全身整体表现 变态反应、寒战、发热、背痛、胸痛、虚弱及面部水肿。

心血管 高血压、心悸。

胃肠 腹痛、便秘、消化不良、舌炎、念珠菌性口腔炎、口腔炎、口腔溃疡、呕吐、食欲不振、胃炎及胃肠胀气。

【禁忌证】 (1)对本品或喹诺酮类药物过敏者禁用。

(2)糖尿病患者禁用。

(3)妊娠期妇女禁用。

(4)儿童、青少年(18 岁以下)禁用。

【注意事项】 **肾损伤** 本品增加中枢神经系统刺激症状和抽搐发生的危险性。肾功能不全患者使用本品应注意调整剂量(见用法用量)。

老年人 老年患者更易患有肾功能降低，并且毒性反应的危险性也可能较大，因此在选择给药剂量时应监测患者肾功能。

不良反应相关 (1)加替沙星可引起的血糖异常，包括症状性低血糖症和高血糖症。如果用加替沙星治疗的任何患者发生低血糖或者高血糖的症状和体征，必须立刻进行适当的治疗，并应该停用加替沙星。

(2)非甾体类消炎镇痛药物与喹诺酮类药物同时使用，可能会增加中枢神经系统刺激症状和抽搐发生的危险性。

司机驾驶 本品可能会引起眩晕和轻度头痛，从事驾驶汽车等机械作业或从事其他需要精神神经系统警觉或协调活动的患者应慎用。

常规 滴眼液、眼用凝胶：(1)本品只限于滴眼用，不能结膜下注射使用，也不能直接注入眼前节。

(2)避免使用接触镜，避免眼睛、手指和其他物品污染容器瓶口。

(3)像其他抗生素一样，长期应用可能导致非敏感菌如真菌的过度生长，如出现二重感染应停止使用加替沙星眼用凝胶，改变治疗。

(4)开启后最多可使用四周。

【药物相互作用】 (1)加替沙星与丙磺舒合用，可减少前者自肾清除。

(2)与硫酸亚铁及含铝、镁的抗酸药合用使加替沙星的吸收减少，降低本品的生物利用度。因此应在服用本品 4 小时前服用含锌、镁或铁的药物或膳食补充剂(如多种维生素)。

(3)本品与地高辛同时使用，部分受试者发现地高辛血药浓度升高。故应监测服用地高辛患者的强心苷类毒性反应相关症状和体征。对表现出毒性症状和体征的患者，应测定地高辛的血药浓度，并适当调整地高辛剂量。但不推荐事先调整两药剂量。

(4)加替沙星有使心电图 Q-T 间期延长的潜在可能，因此原本已有 Q-T 间期延长的患者、未能纠正的低钾血症者、急性心肌缺血者以及正在应用 Ⅰa 类(如奎尼丁、普鲁卡因胺)或 Ⅲ 类抗心律失常药(如胺碘酮和索洛地尔)的患者应避免使用加替沙星。加替沙星亦不宜与已知可使 Q-T 间期延长的药物，如西沙必利、红霉素、三环类抗抑郁药等合用。

（5）同时使用加替沙星和影响葡萄糖代谢的药物可增加患者血糖代谢异常的发生危险。

【给药说明】（1）本品必须采用无菌方法稀释和配制。在稀释和使用前必须查看有无颗粒状内溶物，一旦发现肉眼可见的颗粒状物则应弃去不用。本品仅供单次使用，故配制后未用完部分应弃去。

（2）严禁将其他制剂加入含本品的瓶中静脉滴注，也不可将其他静脉制剂与本品经同一静脉输液通道使用。如果同一静脉输液通道用于滴注不同的药物，在使用本品前后必须用与本品和其他药物相容的溶液冲洗通道。如果本品与其他药物联合使用，则必须按本品和该合用药物推荐剂量和方法分别分开给药。

（3）加替沙星静脉给药时，需首先以与该药相容液体稀释至 2mg/ml 浓度后方可静脉滴注。静脉滴注不宜过快，不可静脉注射，每 400mg/200ml 药液静脉内滴注时间不少于 60 分钟。本品在配制供静脉滴注 2mg/ml 的静脉滴注液时，为保证滴注液与血浆渗透压等张，不宜采用普通注射用水。

（4）严禁快速静脉滴注或肌内，鞘内，腹腔内或皮下用药。

【用法与用量】成人（1）口服　①慢性支气管炎急性细菌感染性加重，一次 400mg，一日 1 次，疗程 7～10 日；②社区获得性肺炎，一次 400mg，一日 1 次，疗程 7～14 日；③急性鼻窦炎，一次 400mg，一日 1 次，疗程 10 日；④单纯性下尿路感染（膀胱炎），一次 200mg，一日 1 次，疗程 3 日或一日单剂 400mg；⑤复杂性尿路感染、急性肾盂肾炎，均为一日单剂 400mg，疗程 7～10 日（表 10-14）。

表 10-14　加替沙星剂量表

病种	每日剂量	疗程
慢性支气管炎急性发作	400mg	7～10 天
急性鼻窦炎	400mg	10 天
社区获得性肺炎	400mg	7～14 天
单纯的尿道感染	400mg	单剂
	200mg	3 天
复杂的尿道感染	400mg	7～10 天
急性肾盂肾炎	400mg	7～10 天
男性非复杂性淋球菌尿道感染 女性非复杂性宫颈和直肠淋球菌感染	400mg	单剂量

（2）静脉滴注　以上感染如全身症状较重或患者不能口服者可静脉给药，或先静脉给药继以口服的序贯疗法；成人常用量，每次 200mg，每日 2 次，滴注时间不得少于 1 小时，重症患者可酌情加量。

肾损伤　由于加替沙星主要由肾脏排出，因此建议肌酐消除率低于 40ml/min，包括使用血液透析的病人和长期腹膜透析（CAPD）的病人，应调整用药剂量（表 10-15）。

表 10-15　肾损害的病人加替沙星推荐使用剂量

肌酐清除率	初始剂量	维持剂量
≥40ml/min	每天 400mg	每天 400mg
<40ml/min	每天 400mg	每天 200mg
血液透析	每天 400mg	每天 200mg
持续腹膜透析	每天 400mg	每天 200mg

维持剂量从第二天开始。

血液透析病人在血液透析后服用加替沙星。

对非复杂性尿路感染及淋病患者使用单剂量 400mg 或每天 200mg，用药方案的肾功能不全者无须调整剂量。

其他　滴眼液：第 1～2 天：清醒状态下，2 小时 1 次，一次 1 滴，一日 8 次；第 3～7 天：清醒状态下，一次 1 滴，一日 4 次。

眼用凝胶：一次 1 滴，一日 3 次。

【制剂与规格】加替沙星片：（1）0.1g；（2）0.2g。

加替沙星分散片：0.2g。

加替沙星胶囊：0.2g。

盐酸加替沙星片：（1）0.1g；（2）0.2g。

盐酸加替沙星胶囊：0.1g。

甲磺酸加替沙星片：（1）0.1g；（2）0.2g；（3）0.4g。

甲磺酸加替沙星胶囊：（1）0.1g；（2）0.2g。

注射用加替沙星：0.2g。

加替沙星注射液：（1）2ml:0.1g；（2）2ml:0.2g；（3）5ml:0.1g；（4）5ml:0.2g；（5）10ml:0.2g；（6）10ml:0.4g；（7）20ml:0.2g。

盐酸加替沙星注射液：（1）5ml:0.1g；（2）10ml:0.2g。

甲磺酸加替沙星注射液：（1）2ml:0.2g；（2）4ml:0.4g。

加替沙星氯化钠注射液：（1）100ml（加替沙星 0.1g 与氯化钠 0.9g）；（2）100ml（加替沙星 0.2g 与氯化钠 0.9g）；（3）200ml（加替沙星 0.4g 与氯化钠 1.8g）。

加替沙星滴眼液：0.3%。

加替沙星眼用凝胶：0.3%。

莫 西 沙 星 [医保(乙)]

Moxifloxacin

【适应证】 (1)CDE 适应证 适用于敏感细菌所致下列感染：①急性细菌性鼻窦炎：由肺炎链球菌、流感嗜血杆菌或卡他莫拉菌所致者；②慢性支气管炎急性发作：由肺炎链球菌、流感嗜血杆菌、副流感嗜血杆菌、肺炎克雷伯菌、甲氧西林敏感的金黄色葡萄球菌或卡他莫拉菌引起；③社区获得性肺炎：由肺炎链球菌、流感嗜血杆菌、卡他莫拉菌、金黄色葡萄球菌、肺炎克雷伯菌、肺炎支原体或肺炎衣原体所致者；④非复杂性皮肤和皮肤组织感染：由金黄色葡萄球菌或化脓性链球菌所致者；⑤复杂性皮肤和皮肤组织感染：由甲氧西林敏感的金黄色葡萄球菌、大肠埃希菌、肺炎克雷伯菌或阴沟肠杆菌引起；⑥复杂性腹腔内感染：由大肠埃希菌、脆弱拟杆菌、咽峡炎链球菌、星座链球菌、粪肠球菌、变形杆菌、产气荚膜梭菌、多形拟杆菌或消化链球菌属等引起，包括腹腔脓肿；⑦鼠疫：包括成人因鼠疫耶尔森杆菌(Y.pestis)引起的肺鼠疫和败血性鼠疫，也可预防鼠疫；⑧莫西沙星片除以上适应证还可用于不伴有输卵管-卵巢或盆腔脓肿的轻至中度盆腔炎性疾病(即女性上生殖道感染，包括输卵管炎和子宫内膜炎)。由于淋病奈瑟菌对莫西沙星的耐药性增加，不建议本品用于单药治疗轻至中度盆腔炎性疾病，而是应当与另一种合适的抗菌药物(例如头孢菌素)联合用药，除非能够排除对莫西沙星耐药的淋病奈瑟菌。

(2)超说明书适应证 结核感染：莫西沙星为耐多药结核病治疗的核心药物，并作为耐多药结核病短程治疗方案中的基本药物。

【药理】 (1)药效学 莫西沙星为新一代氟喹诺酮类。体内、外药效学研究结果显示，该药对需氧革兰阳性球菌、革兰阴性菌、厌氧菌、抗酸菌、衣原体、支原体等非典型病原具有广谱抗菌活性。该药系通过对细菌的拓扑异构酶Ⅱ(DNA 旋转酶)和拓扑异构酶Ⅳ的抑制作用阻断细菌 DNA 复制而发挥抗菌作用。对甲氧西林或苯唑西林敏感金黄色葡萄球菌、肺炎链球菌(包括 PISP 和 PRSP)、化脓性链球菌、流感和副流感嗜血杆菌、卡他莫拉菌均具有高度抗菌活性；但对肠球菌属的作用略差。对肺炎克雷伯菌、阴沟肠杆菌、沙门菌属等肠杆菌科细菌亦具有良好抗菌作用，与环丙沙星相仿。对铜绿假单胞菌的作用较环丙沙星略差。对嗜麦芽窄食单胞菌、脆弱拟杆菌等厌氧菌和肺炎衣原体、肺炎支原体、嗜肺军团菌等具有高度抗微生物活性，明显优于环丙沙星。对幽门螺杆菌、

空肠弯曲菌亦具有良好抗菌作用。甲氧西林耐药葡萄球菌、洋葱伯克霍尔德菌、艰难梭菌对莫西沙星呈现耐药。

(2)药动学 本品口服后吸收良好，生物利用度约 90%。高脂肪餐亦不影响本品的吸收。健康志愿者单次口服 400mg 后，C_{max} 为(3.1±1.0)mg/L，AUC 为(36.1±9.1)(mg·h)/L。单次静脉滴注 400mg 后，C_{max} 为(3.9±0.9)mg/L，AUC 为(39.3±8.6)(mg·h)/L。每日口服或静脉滴注 400mg，多次给药后至少 3 日后达稳态血药浓度。每日 400mg 多次口服后的 C_{max} 和 AUC 分别为(4.5±0.5)mg/L 和(48.0±2.7)(mg·h)/L，每日 400mg 静脉多次给药后的 C_{max} 和 AUC 分别为(4.2±0.8)mg/L 和(38.0±4.7)(mg·h)/L。血浆蛋白结合率约为 50%，表观分布容积为 1.7～2.7L/kg。口服吸收后在体内广泛分布，在肺泡巨噬细胞、肺泡上皮衬液、上颌窦黏膜、支气管黏膜、鼻息肉中的药物浓度与同期血药浓度之比为 1.7～2.12。口服或静脉给药后约有 45%的药物以原型自尿(约 20%)和粪(约 25%)中排出，$t_{1/2\beta}$ 为(12±1.3)小时。总清除率和肾清除率分别为(12±2.0)L/h 和(2.6±0.5)L/h。莫西沙星在肝内通过与葡萄糖苷酸和硫酸酯结合而被代谢，不经细胞色素酶 P450 系统。该药的代谢产物硫酸酯结合物(M1)占给药量的 38%，主要由粪便排出；口服或静脉给药量的 14%转化为葡萄糖苷酸结合物(M2)，主要自尿排出。M2 和 M1 的 C_{max} 分别约为母体同期血药浓度的 40%和<10%。老年健康志愿者口服及静脉给药后，C_{max}、AUC 和 $t_{1/2\beta}$ 与年轻者相比无明显差别，提示老年人应用时不需要调整剂量。在轻、中、重度肾功能减退者中，该药的药动学参数均无明显改变，提示肾功能减退患者不需要调整剂量。在肝功能减退呈轻度(Child-Pugh A 级)和中度(Child-Pugh B 级)患者中，莫西沙星原药的 AUC 分别较健康受试者增加 78%和 102%，C_{max} 增加 79%和 84%；代谢产物 M1 和 M2 的 AUC 及 C_{max} 亦有不同程度升高；但轻度和中度肝功能减退患者均不需要调整剂量。严重肝功能减退者(Child-Pugh C 级)的药动学研究资料尚缺乏。

【不良反应】 **胃肠** 常见恶心(7%)、腹泻(6%)、呕吐(2%)、便秘(2%)、腹部疼痛(2%)、消化不良(1%)。可见其他症状如食欲缺乏、口干、腹胀、腹泻等。

神经系统 常见头痛(4%)、头晕(3%)，可见失眠、紧张不安、焦虑、嗜睡、意识模糊、感觉异常、震颤和眩晕。罕见幻觉、癫痫发作。

全身整体表现 其他全身反应，如下肢痛、背痛、胸痛，严重过敏反应。

肝胆 可出现肝功能异常、胆汁淤积性黄疸等。罕

见肝炎、肝坏死、肝衰竭。

心血管　可见心悸、心动过速、高血压、四肢水肿、Q-T 间期延长等，罕见心电图异常、心房颤动、尖端扭转型室性心动过速、低血压。

肌肉骨骼　可见关节痛、肌痛，罕见关节炎、肌腱炎、肌腱断裂等。

皮肤及皮肤附件　可见皮疹、皮肤瘙痒、出汗等，罕见史-约综合征、中毒性表皮剥脱性坏死。

血液系统　可导致凝血酶原降低、嗜酸性粒细胞增高、白细胞计数降低、血小板计数降低或升高。罕见粒细胞缺乏症、再生障碍性贫血、溶血性贫血、各类血细胞减少、血清病。

免疫系统及感染　可见外阴阴道念珠菌病、阴道炎。

【禁忌证】　(1)已知对莫西沙星、其他喹诺酮类药物或任何辅料过敏者禁用。

(2)妊娠和哺乳期妇女禁用。

(3)由于临床数据有限，患有肝功能损伤(Child-Pugh C 级)的患者和氨基转移酶升高大于 5 倍正常值上限的患者应禁止使用莫西沙星。

(4)18 岁以下患者禁用。

(5)有喹诺酮类药物治疗相关肌腱疾病/病症病史的患者禁用。

(6)在临床前研究及在人体研究的数据显示，暴露于莫西沙星后曾经观察到心脏电生理改变，表现为 Q-T 间期延长。基于安全性考虑，下列患者禁用莫西沙星：①先天性或证明有获得性 Q-T 间期延长患者；②电解质紊乱，尤其是未纠正的低钾血症患者；③有临床意义的心动过缓患者；④有临床意义的心力衰竭并伴有左心室射血分数降低患者；⑤既往发生过有症状的心律失常患者。

(7)莫西沙星不应与其他能延长 Q-T 间期的药物同时使用。

【注意事项】　**哺乳期**　哺乳期妇女必须使用本品时应停止授乳。

儿童　儿童和青少年(<18 岁)禁止使用莫西沙星。

老年人　老年患者不必调整用药剂量。老年患者在使用氟喹诺酮类药物，如莫西沙星时会增加严重肌腱疾病，包括肌腱断裂的风险，在患者同时接受皮质类固醇治疗时，这种风险会进一步增加。在向老年患者，尤其是同时使用皮质类固醇的老年患者开具处方时应谨慎，患者应该被告知这个潜在的副作用，并建议如果发生任何症状的肌腱炎或肌腱断裂应停用莫西沙星并联系医生。

肝损伤　肝功能损害或不全及有代谢障碍的患者使用本品，可致血药浓度升高，出现 Q-T 间期延长的风险增加。

司机驾驶　对驾驶或操作机械能力的影响：包括莫西沙星在内的氟喹诺酮类药物可能会导致患者出现中枢神经系统反应(如头晕，急性、短暂的目盲)或急性和短时间的意识丧失，会损害患者的驾驶或操作机械的能力。应当建议患者在驾驶或操作机械之前考虑自己对莫西沙星是否有反应。

不良反应相关　(1)临床上有明显心动过缓、急性心肌缺血及心律失常的患者使用本品，增加 Q-T 间期延长的风险，故不推荐使用。

(2)静脉滴注的速率加快，可加重 Q-T 间期延长的程度。

(3)针对复杂盆腔感染患者(如伴有输卵管-卵巢或盆腔脓肿)治疗时，需考虑使用莫西沙星的注射液进行治疗，而不推荐口服莫西沙星治疗。

【药物相互作用】　(1)与西沙必利、决奈达隆、美索达嗪、硫利达嗪、匹莫齐特、齐拉西酮合用，Q-T 间期延长的作用相加，出现 Q-T 间期延长、尖端扭转型室性心动过速或心脏停搏等心脏毒性的风险增加，属禁忌。

(2)氟喹诺酮类与甲苯磺丁脲、氯磺丙脲、二甲双胍、格列齐特、格列美脲、格列吡嗪、格列喹酮、格列本脲、米格列醇、曲格列酮、阿卡波糖、胰岛素等降糖药合用，可致血糖波动，如必须合用，应加强血糖监测，调整降糖药用量。氟喹诺酮类停用后，也应注意调整降糖药用量。

(3)与利多卡因、恩卡尼、氟卡尼、妥卡尼、普鲁卡因胺、普罗帕酮、胺碘酮、美西律、溴苄胺、丙吡胺、莫雷西嗪、奎尼丁、阿义马林、阿夫唑嗪、多非利特、伊布利特、雷诺嗪、索他洛尔、红霉素、氯丙嗪、氯米帕明、地昔帕明、洛非帕明、奋乃静、氟奋乃静、阿米替林、去甲替林、阿莫沙平、氟哌利多、多塞平、伊洛哌酮、异丙嗪、美沙酮、舒尼替尼、拉帕替尼、尼洛替尼、三氧化二砷等合用，Q-T 间期延长的作用相加，出现 Q-T 间期延长、尖端扭转型室性心动过速、心脏停搏等心脏毒性的风险增加。

(4)与阿洛司琼合用，由 CYP1A2 调节的药物代谢被抑制，阿洛司琼血药浓度上升，出现不良反应的风险增加。

(5)服用铁剂和抗酸药明显降低莫西沙星的生物利用度。

(6) 健康志愿者同时服用莫西沙星与单剂量的华法林，对凝血酶原时间及华法林的 C_{max}、AUC 等药动学参数无明显影响。但有报道在两药合用后，在使用华法林已稳定的高龄患者中出现华法林作用增加的情况，因此，两者合用时应进行相应的凝血试验和监测出血倾向。

(7) 莫西沙星与其他喹诺酮类药物类似，在某些患者中有使心电图 Q-T 间期延长的潜在可能，因此原已有 Q-T 间期延长的患者，未能纠正的低钾血症者、急性心肌缺血者正在应用 I a 类(如奎尼丁、普鲁卡因胺)或 III 类抗心律失常药(如胺碘酮和索洛地尔)的患者应避免使用本品。本品亦不宜与已知可使 Q-T 间期延长的药物，如西沙比利、红霉素、三环类抗抑郁药等合用。

【给药说明】 莫西沙星注射液仅供静脉滴注用，每 400mg 静脉滴注时间不少于 60 分钟，不可静脉注射或快速静脉滴注，也不可与其他任何药物在同一滴注途径进行静脉滴注。在静脉滴注该药前、后，如滴注应用其他药物时均应先以液体(如 0.9%氯化钠注射液、5%葡萄糖注射液等与莫西沙星相容的液体)冲洗静脉通道。莫西沙星静脉滴注液不可用作肌内注射、鞘内注射、腹腔内注射和皮下注射。

【用法与用量】 成人 口服及静脉给药剂量相同，剂量均为一日 1 次，每次 400mg。治疗下列感染的疗程如下：急性细菌性鼻窦炎，疗程 10 日；慢性支气管炎急性细菌感染性加重，疗程 5 日；社区获得性肺炎，疗程 7～14 日；单纯性皮肤及其附属结构感染，疗程 7 日；与适当的抗菌疗法联合用药根除幽门螺杆菌，餐后口服，疗程 7 日或 10 日(对于耐药性严重的地区，可考虑适当延长至 14 日，但不宜超过 14 日)。

【制剂与规格】 盐酸莫西沙星片：0.4g。

盐酸莫西沙星氯化钠注射液：(1)250ml(莫西沙星 0.4g 与氯化钠 2g)；(2)250ml(莫西沙星 0.4g 与氯化钠 2.25g)。

盐酸莫西沙星注射液：20ml:0.4g。

吉米沙星 [医保(乙)]
Gemifloxacin

【适应证】 本品可用于由以下敏感菌引起的感染的治疗：①慢性支气管炎急性发作：由肺炎链球菌、流感嗜血杆菌及副流感嗜血杆菌或卡他莫拉菌等敏感菌引起的慢性支气管炎的急性发作；②社区获得性肺炎：由肺炎链球菌[包括多药抗性菌株(MDRSP)]、流感嗜血杆菌、卡他莫拉菌、肺炎衣原体或肺炎支原体等敏感菌引起的社区获得性肺炎；③急性鼻窦炎：由肺炎链球菌[包括多药抗性菌株(MDRSP)]、流感嗜血杆菌、卡他莫拉菌、肺炎克雷伯菌、金黄色葡萄球菌等敏感菌引起的急性鼻窦炎。因为使用氟喹诺酮类药物已有报道发生严重不良反应，且对于一些患者，急性细菌性鼻窦炎、慢性支气管炎急性发作、单纯性尿路感染、急性非复杂性膀胱炎，应在没有其他药物治疗时方可使用。

【药理】 (1)药效学 本品的抗菌作用是通过抑制细菌的 DNA 促旋酶(拓扑异构酶 II)和拓扑异构酶 IV，从而抑制细菌 DNA 的复制，转录、修复过程。吉米沙星对下列细菌具有抗菌作用：革兰阳性菌：肺炎链球菌，包括耐药肺炎链球菌株；革兰阴性菌：流感嗜血杆菌、副流感嗜血杆菌、肺炎克雷伯菌(多数菌株中度敏感)、卡他莫拉菌；其他微生物：肺炎支原体、肺炎衣原体。

(2)药动学 吉米沙星的药动学在 40～640mg 的剂量范围大约呈线性。吉米沙星当进行每日剂量 640mg 服用 7 天的多剂量给药后有少量蓄积(平均蓄积<20%)。吉米沙星每日一次 320mg 的多剂量给药，在给药的第 3 天达稳态。①吸收与生物利用度：吉米沙星口服给药时迅速由胃肠道吸收。吉米沙星在片剂口服 0.5～2 小时后观察到血浆浓度达峰，320mg 剂量的绝对生物利用度平均为 71%(95%CL 为 60%～84%)。当服用高脂肪餐时，320mg 剂量的吉米沙星药动学无显著变化。因此，在用药时可不必考虑饮食。②分布：吉米沙星与健康受试者的血浆蛋白体外结合率为 60%～70%，且与浓度无关。在多剂量给药后，在健康的老年与年轻受试者体内血浆蛋白结合率的范围在 55%～73%，且不受年龄影响。肾功能不全不会显著影响吉米沙星的蛋白结合。吉米沙星的全血/血浆浓度比为 1.2:1。吉米沙星 V_d/F 的几何均值是 4.18L/kg(范围：1.66～12.12L/kg)。吉米沙星口服后广泛分布于全身。吉米沙星在支气管肺泡灌洗液的浓度超过血浆中的浓度。吉米沙星易于进入肺组织及体液。③代谢：吉米沙星在肝脏以有限的程度代谢。在给药 4 小时后，血浆中检测到的与药物相关的成分中，以原型化合物为主(约 65%)。所有的形成的代谢物是少量的(<10%的口服剂量)，主要是 N-乙酰基-吉米沙星，吉米沙星的 E-型异构体及吉米沙星的氨甲酰基葡萄糖醛酸苷。细胞色素 P450 酶在吉米沙星的代谢中不起重要作用，且这些酶的代谢活性不被吉米沙星显著抑制。④排

泄：吉米沙星及其代谢物通过两种排泄途径排泄。在健康受试者口服吉米沙星后，均值（±SD）61%±9.5%的剂量经粪便、36%±9.3%经尿以原型药物及代谢物的形式排泄。在 320mg 多剂量给药后，肾清除率均值（±SD）为（11.6±3.9）L/h（范围 4.6～17.6L/h），表明主动分泌存在于吉米沙星的肾脏排泄中。在健康受试者给予 320mg 后达稳态时，血浆消除半衰期的均值（±SD）为（7±2）小时（范围4～12小时）。血液透析可以从血浆中清除20%～30%口服剂量的吉米沙星。

【不良反应】 吉米沙星不良反应多为轻至中度。主要是药疹、恶心、腹泻、荨麻疹、呕吐、头痛、腹痛、眩晕味觉错乱等不良反应。吉米沙星似乎有低的光敏感性。其余内容参阅"环丙沙星"。

【禁忌证】 本品禁用于对吉米沙星、氟喹诺酮类抗生素或产品中任何其他成分有过敏史的患者。

【注意事项】 参阅"环丙沙星"。

司机驾驶 本品可能引起眩晕；如果发生，患者应当避免开车或操作机器或从事需要精神警醒或协调的活动。

肝损伤 给予吉米沙星 320mg 每日一次，肝酶升高［ALT 及（或）AST 升高］发生率与参比抗生素药物（环丙沙星、左氟沙星、克拉霉素/头孢呋辛酯、阿莫西林/克拉维酸钾及氧氟沙星）相当。当患者给予吉米沙星的剂量增加到每天 480mg 或更高时，肝酶升高的发生率增高。无与肝脏酶升高相关的临床症状。肝酶升高的现象在治疗停止后即消失。

肾损伤 对于肾功能损伤（肌酐清除率≤40ml/min）的患者，必须调整给药方案。服用吉米沙星的患者应保持足够的水分，以防形成高浓度的尿。

不良反应相关 给予喹诺酮药物的患者有发生惊厥的报道；如果有曾经发生过这种情况的，请在服用此药前告知医生。

妊娠 尚未建立吉米沙星在孕妇中的安全性。吉米沙星不应给孕妇服用，除非对母亲的潜在好处大于对胎儿的危险。

哺乳期 吉米沙星可分泌于大鼠的乳汁中。无吉米沙星在人体乳汁中分泌的信息。因此，吉米沙星不应给哺乳母亲服用，除非对母亲的潜在好处高于危险。

儿童 尚未建立儿童与年龄未满 18 岁的青少年的安全性和有效性。氟喹诺酮类，包括吉米沙星可引起未成年动物的关节病和软骨病。

老年人 在吉米沙星的临床研究中，受试者总数的30%（2064）是 65 岁或以上者，同时有 12%（779）是 75 岁及以上者。未观察到这些受试者与年轻受试者间的总体上的有效性差异，这组的不良反应发生率与年轻受试者相比相似或更低，药疹在老年患者的发生率与 40 岁以下的患者相比发生率更低。

【药物相互作用】 （1）本品应当避免给予服用 Ⅰa 类（如奎尼丁、普鲁卡因胺）或 Ⅲ 类（如胺碘酮、甲磺胺心安）等抗心律失常药的患者使用。

（2）本品在给予服用可能延长 Q-T 间期药物（如红霉素、抗精神病药及三环类抗抑郁药）的患者时应当谨慎。

（3）不要在服用本品的 3 小时前或 2 小时后服用含镁及或铝或含硫酸铁（铁）的制剂、含锌或其他金属离子的多种维生素制剂，或去羟肌苷咀嚼片/缓冲片或儿童用口服冲剂；本品应在服用硫糖铝前至少 2 小时服用。

（4）本品与丙磺舒一同服用，导致吉米沙星的全身暴露量增加45%。

（5）本品对进行稳态华法林治疗的健康受试者的华法林抗凝效应无显著影响。但是，因为一些喹诺酮类曾报道可提高患者的华法林及其衍生物的抗凝效果，如果喹诺酮类抗生素与华法林或其衍生物一同服用时，需密切监视凝血酶原时间及其他适当的凝集试验。

（6）体外代谢：体外抑制研究结果表明肝脏细胞色素 P450（CYP450）酶系对吉米沙星的代谢不起重要作用，因此吉米沙星不会引起通过 CYP450 酶系代谢的其他药物显著的体内药动学相互作用。

（7）茶碱：吉米沙星 320mg 处于稳态时不影响茶碱多剂量给药（300～400mg，bid，健康男性受试者）的药动学。

【用法与用量】 成人 口服。可与食物同服或不与食物同服，应用随意量的液体完整吞服。本品的推荐剂量为每日 320mg（1 片）。①慢性支气管炎急性发作：一次 320mg（1 片），一日一次，疗程 5 天。②社区获得性肺炎：一次 320mg（1 片），一日一次，疗程 7 天。③急性鼻窦炎：一次 320mg（1 片），一日一次，疗程 5 天。

肾损伤 肾功能不全患者：肌酐消除率>40ml/min 的患者无需调整剂量。肌酐清除率<40ml/min 的患者建议应给予一次 160mg，一日一次。

肝损伤 有轻度（Child-Pugh A 级）、中度（Child-Pugh B 级）或严重（Child-Pugh C 级）的肝功能不全患者不必调整剂量。

【制剂与规格】 甲磺酸吉米沙星片：320mg。

奈诺沙星

Nemonoxacin

【适应证】 适用于治疗对奈诺沙星敏感的由肺炎链球菌、金黄色葡萄球菌、流感嗜血杆菌、副流感嗜血杆菌、卡他莫拉菌、肺炎克雷伯菌以及肺炎支原体、肺炎衣原体和嗜肺军团菌所致的轻、中度成人（≥18 岁）社区获得性肺炎。

【药理】 (1)药效学 奈诺沙星是一种无氟喹诺酮类抗菌药，其抗菌作用机制为抑制细菌 DNA 复制、转录、修复和重组所需的 DNA 回旋酶和第Ⅳ型拓扑异构酶，有别于其他含氟喹诺酮类抗菌药，其作用位点与含氟喹诺酮类抗菌药不同，因此未观察到本品与其他含氟喹诺酮类抗菌药之间有交叉耐药性产生。奈诺沙星为一广谱抗菌药。体外抗菌作用研究显示：对需氧革兰阳性菌及需氧革兰阴性菌均具有良好抗菌作用。本品对需氧革兰阳性球菌具有强大抗菌作用，包括对金黄色葡萄球菌的甲氧西林敏感株(MSSA)、甲氧西林耐药株(MRSA)、肺炎链球菌的青霉素敏感株(PSSP)、青霉素中介株(PISP)和青霉素耐药株(PRSP)、其他喹诺酮类不敏感株、化脓性链球菌、无乳链球菌等均具有高度抗菌活性。对粪肠球菌亦有良好抗菌作用，但对屎肠球菌的抗菌作用差。上述细菌中本品对 MRSA、PRSP、粪肠球菌的作用优于其他含氟喹诺酮类抗菌药。本品对需氧革兰阴性杆菌中的流感嗜血杆菌、副流感嗜血杆菌、卡他莫拉菌亦具高度抗菌活性，但对淋病奈瑟菌的作用略差。对肺炎克雷伯菌、大肠埃希菌、产气肠杆菌等大多数肠杆菌科细菌、铜绿假单胞菌、鲍曼不动杆菌、嗜麦芽窄食单胞菌亦具良好抗菌作用，本品抗菌活性与环丙沙星、左氧氟沙星相仿或略低。对艰难梭菌抗菌活性高，对脆弱拟杆菌、消化链球菌亦具良好抗菌作用。对肺炎支原体、肺炎衣原体、嗜肺军团菌均具有高度抗微生物活性。对结核分枝杆菌抗菌作用差。

(2)药动学 ①吸收：口服本品后吸收迅速完全，通常在给药后 1～2 小时血浆药物浓度达峰。本品的绝对生物利用度约为 106%，表明本品口服后完全吸收。健康志愿者单次口服给药 250～750mg 剂量范围内呈线性药代动力学特征，可以预测其药代动力学变化情况。每日空腹服药一次，剂量为 500mg 或 750mg，3 天后达稳态。进食高脂餐后口服奈诺沙星 500mg 将使健康志愿者达峰时间延迟约 3 小时，$AUC_{0 \to \infty}$仅降低了 18%。患者群体药

代动力学(PPK)结果显示，进普通餐者和空腹给药者的 C_{max}、t_{max} 和 $AUC_{0 \to tau}$ 值间差异较小。因此，服用本品与进食与否无关。②分布：奈诺沙星单次口服给药，剂量为 500mg 或 750mg，其平均分布容积为 200L 左右，这表示本品可以广泛分布于身体各种组织中。测得所研究的健康志愿者在奈诺沙星的血浆蛋白质结合率约 16%。③代谢：本品在人血浆和尿液中的立体化学结构稳定，在体内尚未检测到Ⅰ相代谢产物，不被 P450 酶等代谢。人体对本品的代谢量很低，它主要以原型由尿中排出。口服给药后，约 70% 的药物在 72 小时内以原型形式由尿中排出，约 6% 的药物在 72 小时内由粪便排出。不到 2% 的药物以葡萄糖醛酸的结合物的形式由尿中排出，这是在人类仅有的代谢产物。④排泄：本品主要经肾脏排泄。单次口服给药后 72 小时内约占给药量的 70% 的原型药物自尿中排出，约 6% 的原型药物自粪便排出。单次口服本品后其平均血浆末端相半衰期 11 小时左右。平均口服清除率及肾脏清除率分别为 12L/h 左右及 8L/h 左右。

【不良反应】 **胃肠** 恶心、呕吐、腹泻、腹痛、腹部不适。

神经系统 头晕、头痛、嗜睡。

皮肤及皮肤附件 瘙痒、皮疹、面部潮红、红斑、多汗。

肝胆 肝脏功能异常。

肌肉骨骼 肌肉抽搐。

其他 中性粒细胞减少、白细胞计数降低、心电图 Q-T 间期延长、尿白细胞阳性、丙氨酸氨基转移酶升高、血胆红素升高、血肌酸磷酸激酶升高、天冬氨酸氨基转移酶升高、γ-谷氨酰转移酶升高、血小板增多、中性粒细胞计数降低、中性粒细胞百分比降低、发声困难、嗜酸粒细胞百分比升高、淋巴细胞百分比升高、尿蛋白存在。

【禁忌证】 对喹诺酮类药物过敏者、妊娠及哺乳期妇女、18 岁以下患者禁用。

【注意事项】 **不良反应相关** (1)肌腱炎和肌腱断裂：服用本品后未发现肌腱炎或肌腱断裂。在所有年龄组中，使用其他含氟喹诺酮类药物可导致肌腱炎和肌腱断裂的风险增加。在通常 60 岁以上的老年患者、接受糖皮质激素治疗的患者和接受肾移植、心脏移植或肺移植的患者中，这个风险进一步增加。如果患者出现疼痛、水肿、炎症或肌腱断裂应停用本品，一发现有肌腱炎或肌腱断裂的症状应立即建议患者休息，并联系医生考虑

换用非喹诺酮类药物治疗。

(2) 重症肌无力恶化：服用本品后未发现重症肌无力恶化。根据报道，使用其他含氟喹诺酮类药物偶有用药后发生重症肌无力恶化。本品尚未发现，但也应进行严密观察，且应避免已知重症肌无力史的患者使用本品。

(3) 严重过敏反应：服用本品后未发现休克等严重过敏反应。根据报道，使用其他含氟喹诺酮类药物偶有用药后发生休克等严重过敏反应。本品尚未发现，但也应密切观察。若发生严重过敏，应立即停用本品，并根据临床具体情况而采取以下药物或方法治疗：肾上腺素及其他抢救措施，包括吸氧、静脉滴注、抗组织胺药、皮质类固醇等。

(4) 肝毒性：服用本品后未发现肝毒性。根据报道，使用其他含氟喹诺酮类药物偶有用药后发生肝毒性。本品尚未发现，但也应密切观察，若患者出现肝炎的体征和症状，应当立即咨询医生。

(5) 中枢神经系统影响：服用本品后未发现中枢神经系统毒性。根据报道，使用其他含氟喹诺酮类药物偶有用药后发生惊厥、中毒性精神病、颅内压升高和中枢神经系统刺激症状，上述反应可能会在第一次用药后出现。本品尚未发现，但也应密切观察，若患者出现上述症状，应立即停用本品，并采取适当的治疗措施。且本品应慎用于有中枢神经系统疾病及癫痫病史的患者。

(6) 假膜性结肠炎：服用本品后未发现假膜性结肠炎。根据报道，使用其他含氟喹诺酮类药物进行治疗的患者可能会引起假膜性结肠炎等伴有血便的重症结肠炎。本品尚未发现假膜性结肠炎，但也应密切观察。如果患者在接受本品治疗时出现严重腹泻，需要考虑为这个诊断，在这种情况下须立即采取足够的治疗措施。

(7) 外周神经病变：服用本品后未发现外周神经病变。根据报道，使用其他含氟喹诺酮类药物进行治疗的患者罕有出现感觉神经或感觉运动神经轴突的多神经元病变。本品尚未发现，但也应进行严密观察。如果患者出现神经元病变的症状如疼痛、烧灼感、麻刺感、麻木和(或)无力或其他感觉错乱如轻触觉、痛觉、温度觉、位置觉和振动觉异常时，应当立即咨询医生。

(8) Q-T 间期延长：在奈诺沙星临床试验中，48 名健康受试者的全面 Q-T/Q-Tc 临床研究的结果显示：奈诺沙星 500mg/750mg 引起的 Q-Tc 延长平均值均较莫西沙星 400mg 为短。整合性Ⅱ/Ⅲ期研究人群的安全性资料显示：奈诺沙星在 500mg 的治疗剂量下，对于 Q-Tc 延长的安全性在实际临床意义上与左氧氟沙星 500mg 相仿。已知 Q-T 间期延长的患者、未纠正的低血钾患者及使用Ⅰa 类(奎尼丁、普鲁卡因胺)和Ⅲ类(胺碘酮、索他洛尔)抗心律失常药物的患者应避免使用本品。老年患者更容易引起药物相关的 Q-T 间期的影响。本品和可能延长 Q-T 间期的药物，如红霉素、抗精神病药和三环类抗抑郁药，合并用药时可能存在累加效应，所以与这些药物合用应慎重。本品在致心律失常的条件存在时应慎用，例如：严重的心动过缓或急性心肌缺血。

(9) 血糖紊乱：服用本品后未发现血糖紊乱如症状性高血糖和低血糖反应。根据报道，其他含氟喹诺酮类药物曾有关于血糖紊乱如症状性高血糖或低血糖的报道，这种情况多发生于同时口服降糖药(如格列本脲)或使用胰岛素的糖尿病患者。对于此类患者，建议应密切监测其血糖变化情况。如果患者在接受本品治疗时出现症状性高血糖或低血糖反应，应立即停用本品，并采取适当的治疗措施。

(10) 光敏反应/光毒性：服用本品后未发现光敏反应或光毒性。根据报道，使用其他含氟喹诺酮类药物可导致少见的日光或紫外光暴露后中度至重度的光敏感性/光毒性反应，可能表现为暴露于光照部位(典型者包括面部、颈部 V 区、前臂伸侧、手背)的过度的日晒反应(例如，晒伤、红斑、渗出、水疱、大疱、水肿)。本品尚未发现，但也应密切观察，并应当避免过度暴露于上述光源，若发生光敏反应或皮肤损伤时应停用本品。

(11) 耐药菌的产生：在尚未确诊或高度怀疑细菌感染的情况下开奈诺沙星处方并不会为患者带来益处，并可增加产生耐药菌的风险。

【药物相互作用】 (1)螯合剂：抗酸剂、硫糖铝、金属阳离子、含钙补充剂：本品与二价阳离子的螯合作用相似于其他含氟喹诺酮类药物，同时使用本品和抗酸剂如镁铝制剂、金属阳离子如铁制剂会影响本品的胃肠道吸收，导致全身药物浓度显著低于预期浓度。本品和含钙补充剂并用时，会轻微影响本品的胃肠道吸收，但这种变化可能不具临床意义。

(2) 华法林：一项在 16 名健康受试者中进行的临床试验显示本品对 R-和 S-华法林的血药峰浓度、AUC 和其他药代动力学参数没有明显作用，凝血指标药效学参数 PT_{max}、$AUC_{0\sim t}$，PT 和 $AUC_{0\sim t}$，aPTT 也没有明显变化。本品对华法林的药代动力学和药效学均无明显影响。

(3) 抗糖尿病药物：奈诺沙星的临床试验中有 52 名患者合并服用本品与抗糖尿病药(胰岛素、西他列汀、吡格列酮、阿卡波糖、格列吡嗪、格列美脲、格列苯、格列齐特、马来酸罗格列酮片、瑞格列奈、盐酸二甲双胍)，没有人发生血糖变化相关的不良反应。文献报道联合应用喹诺酮类药物和抗糖尿病药物的患者可能出现血糖紊乱如高血糖和低血糖。因此，同时应用这些药物时应观察血糖水平。

(4) 非甾体类抗炎药物：奈诺沙星的临床试验中有 86 名患者合并服用本品与非甾体类抗炎药物，没有人发生 CNS 刺激和抽搐发作相关的不良反应。但本品与非甾体类抗炎药物建议不合用。

(5) 茶碱：一项在 12 名健康受试者中进行的临床试验显示本品对茶碱的药代动力学有轻微的影响，茶碱在稳态时的血药浓度和血浆暴露量有轻微的升高(大于 10%，小于 20%)。无论是单剂和多剂给药，茶碱对本品的药代动力学影响不大，本品的血药浓度和血浆暴露量均无明显变化。因此，与本品同时使用时，应观察茶碱水平并对茶碱剂量进行适当调整。

(6) 环孢素：根据报道，其他含氟喹诺酮类药物与环孢素同时使用时，患者的环孢素血药水平升高。本品尚未进行相关研究，因此本品与环孢素药物建议不合用。

(7) 与实验室或诊断检查的相互作用：根据报道，使用含氟喹诺酮类药物时，用市售试剂盒进行尿筛查阿片制剂可能会产生假阳性结果，有必要采用更特异的方法确定阿片阳性结果。本品尚未进行相关研究，但仍建议予以关注。

(8) 丙磺舒和西咪替丁：一项在健康受试者中进行的临床试验显示丙磺舒或西咪替丁对本品的吸收速率及吸收程度没有明显作用。与单独用药时相比，本品与丙磺舒或西咪替丁联合用药时，本品的 AUC 升高约 26% 或 9%，CLR 降低约 23% 或 13%。虽然这一差异具有统计学显著性，但本品与丙磺舒或西咪替丁联合用药时无需调整剂量。

【给药说明】 (1)含镁抗酸剂、铝、金属阳离子如铁离子制剂不宜与本品同服，宜在本品服用 2 小时后再服用此类药物。含钙补充剂与本品并用时没有必要进行剂量调整。

(2)本品的服用可以不考虑进食的影响，但仍建议空腹、在至少进食前 1 小时或进食后 2 小时服用本品。

(3)已有喹诺酮类药物引起结晶尿、管型尿的报告。

虽然本品的临床试验中未发现相应的病例，但仍建议接受本品治疗的患者应补充足够的水分，以防止可能形成高浓度浓缩尿。

【用法与用量】 成人 口服。成人一次 0.5g，一日 1 次。疗程为连续服用 7 至 10 天，也可根据病情需要适当延长。

肾损伤 对于肌酐清除率>50ml/min 患者没有必要进行剂量调整。中、重度肾功能减退者的用药尚无研究资料。

【制剂与规格】 苹果酸奈诺沙星胶囊：0.25g(以 $C_{20}H_{25}N_3O_4$ 计)。

西他沙星
Sitafloxacin

【适应证】 适用于对本品敏感的金黄色葡萄球菌、凝固酶阴性葡萄球菌等葡萄球菌属；肺炎链球菌、化脓性链球菌、无乳链球菌等链球菌属；粪肠球菌、屎肠球菌等肠球菌属；卡他莫拉菌；大肠埃希菌；柠檬酸杆菌；肺炎克雷伯菌等克雷伯菌属；产气肠杆菌、阴沟肠杆菌等肠杆菌属；黏质沙雷菌等沙雷菌属；奇异变形杆菌等变形杆菌属；摩根摩根菌；流感嗜血杆菌；铜绿假单胞菌；消化链球菌等消化链球菌属；普雷沃菌；牙龈卟啉单胞菌等卟啉单胞菌属；梭杆菌属；沙眼衣原体；肺炎支原体；肺炎衣原体；嗜肺军团菌所引起的下列感染：咽炎、喉炎、扁桃体炎(包括扁桃体周炎、扁桃体周脓肿)、急性支气管炎、感染性肺炎、慢性呼吸系统疾病的继发感染；膀胱炎、肾盂肾炎、尿道炎；宫颈炎；中耳炎、鼻窦炎；牙周炎、冠周炎、颌骨炎。

【药理】 (1)药效学 西他沙星为喹诺酮类抗菌药，通过抑制细菌 DNA 旋转酶和拓扑异构酶Ⅳ的活性发挥杀菌作用。西他沙星对需氧和厌氧的革兰阳性菌和革兰阴性菌、非典型病原体都有广谱抗菌作用，对葡萄球菌属、链球菌属、肺炎链球菌、肠球菌属、卡他莫拉菌、大肠埃希菌、柠檬酸杆菌属、克雷伯菌属、肠杆菌属、沙雷菌属、变形杆菌属、摩氏摩根菌、流感嗜血杆菌、铜绿假单胞菌、嗜肺军团菌、消化链球菌属、普雷沃尔菌属、卟啉菌属、梭形杆菌属、沙眼衣原体、肺炎衣原体、肺炎支原体等有抗菌作用。在以呼吸系统感染患者为受试者的临床试验中进行了 PK/PD 分析，结果显示病原菌的清除率随着 $AUC_{0\sim24h}/MIC$ 或 C_{max}/MIC 的升高而增加。$AUC_{0\sim24h}/MIC$ 超过 100 时，有 22 株肺炎链球菌在内的呼吸系统感染的主要病原菌的清除率达96.3%(78/81)，C_{max}/MIC超过5时达96.3%(79/82)。此外，以肺炎球菌性呼吸道感染患者为受试者的临床试验结果显示，以西他沙星非结合形式的血药浓度计算，$AUC_{0\sim24h}$/MIC大于30时以及C_{max}/MIC大于2时病原菌清除率均达到98.9%(89/90)。

（2）药动学 ①血药浓度：健康成人在空腹及餐后单次口服西他沙星，血药浓度的变化及药代动力学参数如图10-1、表10-16所示。

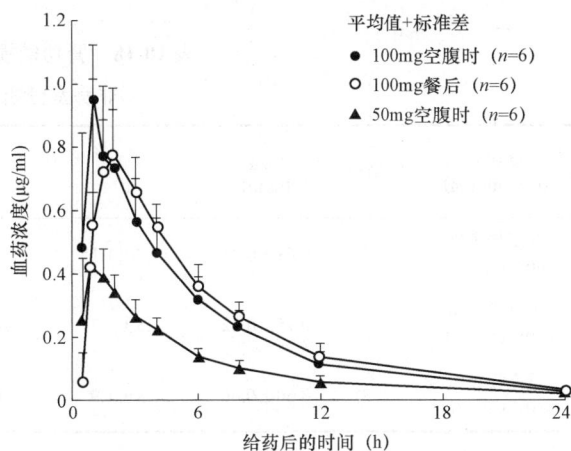

图10-1 西他沙星单次口服的血药浓度

表10-16 西他沙星单次口服的药代动力学参数

非房室分析（平均值±标准差）

给药量	例数	C_{max}(μg/ml)	t_{max}(h)	$t_{1/2}$(h)	$AUC_{0\sim\infty}$ [(μg·h)/ml]	V_{dz}/F(L/kg)
50mg 空腹时	6	0.51±0.14	1.2±0.5	6.2±0.4	2.62±0.52	2.8±0.5
100mg 空腹时	6	1.00±0.14	1.2±0.5	5.7±0.7	5.55±1.22	2.5±0.7
100mg 餐后	6	0.88±0.31	2.0±0.8	5.5±0.5	5.81±1.31	2.3±0.3

②血清蛋白结合率：健康成人单次口服西他沙星100mg，服药1小时、4小时、8小时后，本品与血清蛋白的结合率为46%～55%（超滤法），各时间点结合率基本恒定。

③分布：单次口服西他沙星50mg或100mg后，各组织及体液中浓度的变化如表10-17所示，显示良好的组织/体液分布。

表10-17 西他沙星在组织/体液中的浓度（平均值±标准差）

组织/体液	给药剂量	例数	给药后时间(h)	组织/体液中浓度(μg/g、μg/ml)	相对于血清浓度的比值
中耳黏膜	100mg	9	2.7～3.1	0.82±0.73	1.4±0.7[a]
上颌窦黏膜	100mg	4	2.0～3.0	0.56±0.31	1.1±0.8
筛窦黏膜	100mg	6	2.3～4.0	0.96±0.61	1.6±0.5
扁桃体	50mg	10	2.0～3.8	0.63±0.20	1.8±0.4
牙龈	50mg	10	2.7～3.7	0.57±0.17	1.3±0.4
拔牙创口积留液	50mg	10	2.7～3.7	0.32±0.17	0.8±0.5

a)血清浓度为除未达到定量下限的受试者之外的8名受试者的数值。

④代谢：西他沙星在体内大部分直接以原型药物从尿中排出，并已确认在血清、尿、粪便中可检出少量代谢物，如葡萄糖苷酸、7′-氧代物、7′S-氢氧化物、7′S-氢氧化物的葡糖苷酸、N-乙酰结合物。采用生物样本进行的体外试验中，西他沙星对细胞色素P450中的CYP1A1和CYP1A2有较弱的抑制作用，但不会抑制CYP2C9、CYP2D6和CYP3A4等。

⑤排泄：健康成人单次空腹口服西他沙星50mg或100mg，给药后48小时内约70%的给药量以原型药物从尿中排出。另外，研究显示口服^{14}C标记的西他沙星100mg后，72小时内约80%的给药量从尿中、约20%的给药量从粪便中排出。

⑥肾功能损害患者的药代动力学：根据肌酐清除率（Ccr）数值将受试者分为3组，单次空腹口服西他沙星50mg，结果显示随着肾功能的降低，血清中药物浓度的消除和尿排泄均延长（表10-18）。

表 10-18　肾功能损害患者的药代动力学参数

非房室分析（平均值±标准差）

肾功能 （Ccr ml/min）	例数	C_{max} （μg/ml）	t_{max} （h）	$t_{1/2}$ （h）	$AUC_{0\sim24h}$ [（μg·h）/ml]	累积尿药排泄率（%）	
						0～24 小时	0～48 小时
轻度损害组 60≤Ccr<90	6	0.63±0.35	1.7±1.1	7.5±1.3	4.18±0.91	43.4±7.1	48.9±7.4
中度损害组 30≤Ccr<60	3	0.75±0.22	1.5±1.3	11.5±2.2	6.29±1.21	37.4±4.2	44.7±2.2
重度损害组 10≤Ccr<30	3	0.60±0.06	1.8±1.9	16.3±2.1	6.33±0.67	14.5±5.1	20.1±5.8

⑦老年人的药代动力学：5 名老年人（67～80 岁）及 6 名年轻人（25～35 岁）单次空腹口服西他沙星 100mg。与年轻人比较，老年人的 $t_{1/2}$ 延长、C_{max} 下降及 $AUC_{0\sim24h}$ 增加。结果表明随年龄增加、吸收排泄功能的下降会影响西他沙星的药代动力学。

【不良反应】 **皮肤及皮肤附件** 皮疹、瘙痒、荨麻疹、光敏性、史蒂文斯-约翰逊综合征、中毒性表皮坏死松解症。

神经系统 头晕、头痛、失眠、惊厥、意识模糊、谵妄。

胃肠 腹泻、松软便、腹部不适、腹胀、腹痛、便秘、消化不良、恶心、口腔黏膜炎、唇炎、排便频率增加、舌炎、呕吐、口部感觉异常、口渴、假膜性结肠炎。

肝胆 ALT（GPT）升高、AST（GOT）升高、LDH 升高、GGT 升高、黄疸、ALP 升高。

血液系统 嗜酸性粒细胞计数增多、中性粒细胞计数降低、血小板数计数增多、白细胞计数降低、白细胞计数增多、血小板减少症、粒细胞缺乏症、全血细胞减少症、溶血性贫血。

血管、出血及凝血 主动脉瘤、主动脉夹层、Q-T 间期延长、室性心动过速（包括尖端扭转型室性心动过速）。

肌肉骨骼 肌腱病变（如跟腱炎和肌腱断裂）、横纹肌溶解、重症肌无力加重。

其他 休克、速发过敏反应、急性肾损伤、CK（CPK）升高、血糖降低、血钾升高、甘油三酯升高、尿蛋白阳性、阴道念珠菌病、背痛、寒战、感觉异常、乏力感、血钾降低、间质性肺炎。

【禁忌证】 （1）对本品的成分或其他喹诺酮类抗菌药有过敏病史的病人。

（2）妊娠期或可能妊娠的妇女。

（3）儿童。

【注意事项】 **妊娠** 妊娠期或可能妊娠的妇女禁用本品（尚未确立妊娠期间用药的安全性）。

哺乳期 哺乳期妇女用药期间应停止哺乳（动物实验结果显示本品可经大鼠的乳汁分泌）。

儿童 尚未确立本品对出生时低体重儿、新生儿、婴儿、幼儿和儿童的用药安全性。在动物实验中观察到幼犬关节软骨损伤；来自中国仓鼠的培养细胞，经过光照射后，发现可诱发染色体异常。故对上述人群禁用本品。

老年人 一般老年人的生理功能均有所降低，故应密切观察患者的状态，慎重给药。

肾损伤 肾功能损害患者用药后血药浓度会升高，故须调整给药剂量和给药间隔。

不良反应相关 （1）以下患者应慎重给药：①肾功能损害患者；②患有癫痫等惊厥性疾病或有相关既往史的患者（同类药物有诱发惊厥的报告）；③重症肌无力患者（同类药物有重症肌无力加重的报告）；④患有主动脉瘤或主动脉夹层并发症的患者，或有主动脉瘤或主动脉夹层既往病史、阳性家族史或危险因素（如马方综合征）的患者；⑤老年人（据报道肌腱病变更可能发生）。

（2）重要注意事项：由于可能会发生主动脉瘤或主动脉夹层；因此应仔细观察患者，并告知患者在出现腹部、胸部或背部疼痛等症状时应及时就医。对于患有主动脉瘤或主动脉夹层并发症的患者，或有主动脉瘤或主动脉夹层既往病史、阳性家族史或危险因素的患者，必要时应考虑进行影像学评估。

（3）使用本品时为防止出现耐药菌等，原则上应确认细菌敏感性，将用药时间控制在疾病治疗所需的最短时间内。

（4）本品引发腹泻、松软便的发生率相对较高，故使用时须充分考虑风险获益的平衡。在治疗咽炎、喉炎、扁桃体炎（包括扁桃体周炎、扁桃体周脓肿）、急性支气管炎、鼻窦炎时，需要参考相关的抗生素合理用药指南。在判断适合使用该药时，才使用该药。

常规　本品为 PTP 包装，请指导患者将药品从 PTP 板中取出后服用(有报道因误服 PTP 板后导致食管黏膜损伤，以及 PTP 板尖锐的边角引起穿孔，诱发纵隔炎等严重并发症)。

【药物相互作用】　(1)含有铝或镁的抗酸剂、含钙制剂、含铁制剂，本品可与这些药物形成螯合物，从而影响本品在胃肠道的吸收，导致药物全身浓度比预期值低。合并用药可能会减弱本品的疗效。这些药物应在服用本品 2 小时之后再使用。

(2)苯乙酸或丙酸类非甾体消炎镇痛药(酮洛芬等)，本品与这些药物同时服用时，可能通过抑制本品与中枢神经系统中 GABAa 受体的结合，增加中枢神经系统刺激的风险，有引发惊厥的可能，不建议本品与非甾体类抗炎药物合用。

(3)皮质类固醇：泼尼松龙、氢化可的松等(口服和注射)，与本品合用肌腱病变的风险增加。但发生机制不详。只有当治疗的益处大于风险时，才可以使用本品联合皮质类固醇治疗。

【用法与用量】　成人　口服，成人一次 50mg，一日 2 次；或一次 100mg，一日 1 次；疗效不理想的患者可一次 100mg　一日 2 次。

肾损伤　患者西他沙星的参考用法用量如表 10-19 所示。

表 10-19　肾损伤患者用法用量

肾功能(Ccr ml/min)	推荐的用法、用量(设定体重为 60kg)
50≤Ccr	50mg，一天 2 次，口服
	100mg，一天 1 次，口服
30≤Ccr<50	50mg，一天 1 次，口服
10≤Ccr<30	50mg，每 48 小时服用一次

【制剂与规格】　西他沙星片：50mg(按 $C_{19}H_{18}ClF_2N_3O_3$ 计)。

第十三节　其他抗菌药

本节抗菌药物包括硝基咪唑类(甲硝唑、替硝唑、吗啉硝唑、左奥硝唑)、呋喃类(呋喃妥因、呋喃唑酮)及小檗碱(黄连素)。

甲　硝　唑 [药典(二)；国基；医保(甲)；医保(乙)]

Metronidazole

【适应证】　(1)CDE 适应证　适用于各种厌氧菌引起的血流感染、心内膜炎、脓胸、肺脓肿、腹腔感染、盆腔感染、妇科感染、骨和关节感染、脑膜炎、脑脓肿、皮肤及软组织感染、艰难梭菌引起的抗生素相关肠炎、幽门螺杆菌相关性胃窦炎或消化性溃疡、牙周感染及加德纳菌阴道炎等。甲硝唑亦可作为某些手术前的预防用药，如结肠、直肠择期手术等。甲硝唑还可用于治疗肠道及肠外阿米巴病(阿米巴肝脓肿等)、女性和男性泌尿生殖系统滴虫病(包括治疗无症状的性伴侣)、小袋虫病、麦地那龙线虫病、贾第虫病。

(2)超说明书适应证　预防克罗恩病手术切除后复发。

【药理】　(1)药效学　甲硝唑对大多数厌氧菌具有强大抗菌作用，但对需氧菌和兼性厌氧菌则无作用。抗菌谱包括脆弱拟杆菌和其他拟杆菌属、梭形杆菌、产气荚膜杆菌、真杆菌、韦荣球菌、消化球菌和消化链球菌等。放线菌属、乳酸杆菌属、丙酸杆菌属对本品耐菌。杀菌浓度稍高于抑菌浓度。对溶组织阿米巴、阴道滴虫具有良好的抗原虫作用。

甲硝唑的杀菌机制尚未完全阐明，厌氧菌的硝基还原酶在敏感菌株的能量代谢中起重要作用。本品硝基被还原后的代谢产物可抑制细菌的 DNA 代谢过程，促使细菌死亡。耐药菌往往缺乏硝基还原酶，因而对本品耐药。本品抗阿米巴原虫的机制为抑制其氧化还原反应，使原虫的氮链发生断裂。

(2)药动学　口服吸收快而完全，t_{max} 为 1~2 小时，生物利用度 80% 以上。食物可延缓本品的吸收，但不减少吸收量。直肠栓剂的生物利用度为 60%~80%。单次口服 250mg、500mg 和 2g 后，C_{max} 分别为 6mg/L、12mg/L 和 40mg/L。单次静脉给药 500mg 后，C_{max} 为 20mg/L。血中主要为原型药，少量为 2-羟甲基代谢产物，二者均具有抗菌作用。血浆蛋白结合率低于 20%。表观分布容积为 0.6~0.8L/kg。脑脊液、胎盘、唾液、乳汁、胆汁中的药物浓度与同期血药浓度相近。肝脓肿病灶内脓液、肺、骨、精液、阴道分泌物中均可达到有效杀菌浓度。本品在肝脏中代谢，其羟化代谢产物具有抗菌活性。本品及其代谢产物 60%~80% 经尿排出，其中约 20% 以原型排出；6%~15% 随粪便排泄。本品的肾清除率为 10ml/min。原型药的 $t_{1/2\beta}$ 为 7~8 小时，酒精性肝硬化患者 $t_{1/2\beta}$ 可达 18 小时(10~29 小时)。羟化代谢产物的 $t_{1/2\beta}$ 比原型药物略长，在肾损害患者中可延长。本品及其代谢产物可很快经血液透析清除，血液透析患者 $t_{1/2\beta}$ 为 2.6 小时。腹膜透析不能清除本品。肾功能减退者单次给药后的药代动力学参数不变，但肝功能减退者本品清除减慢。妊娠期 28～30 周、32～35 周、36～40 周出生的新生儿，其 $t_{1/2\beta}$ 分别为 75 小时、35 小时和 25 小时。

【不良反应】 **神经系统** 本品最严重的不良反应为高剂量时可引起癫痫发作和周围神经病变，后者主要表现为肢端麻木和感觉异常。某些病例长程用药时易产生周围神经病变。尚可出现头痛、眩晕、晕厥、共济失调和精神错乱等。

胃肠 恶心、食欲缺乏、呕吐、腹泻、腹部不适、味觉改变、口干、口腔金属味等。

血液系统 白细胞减少、血小板减少以及可逆性中性粒细胞减少。

皮肤及皮肤附件 过敏反应，如皮疹、荨麻疹等。

用药部位反应 局部反应，如血栓性静脉炎等。

其他 可有发热、阴道念珠菌感染、阴道炎、宫颈炎等。尿色发黑可能为本品代谢产物所致，似无临床意义。

【禁忌证】 对本品或其他硝基咪唑类过敏者禁用；妊娠初始 3 个月者禁用。

【注意事项】 **不良反应相关** (1)致癌、致突变动物实验或体外测定发现本品具有致癌、致突变作用，但在人体中尚未证实。

(2)疗程中发生中枢神经系统不良反应时，须及时停药。对于活动性或慢性严重外周和中枢神经系统疾病的患者，由于存在神经功能恶化的风险，应谨慎使用。

(3)对于有血液不良症状或病史的患者应谨慎使用。建议治疗前后观察白细胞计数和白细胞分类计数。

交叉过敏反应 本品与其他硝基咪唑类药物可能有交叉过敏反应。

诊断干扰 本品可干扰 ALT、乳酸脱氢酶、甘油三酯、己糖激酶等的测定结果，使其测定值降至 0。

妊娠 本品可透过胎盘屏障，迅速进入胎儿血液循环。动物实验发现腹腔给药对胎崽具有毒性，而口服无毒性。本品对胎儿的影响尚无足够和严密的对照观察数据资料，因此妊娠期妇女只有在明确指征时方可选用本品，但妊娠初始 3 个月禁用。

哺乳期 本品在乳汁中浓度与血中相似。动物实验显示本品对幼鼠具有致癌作用，对乳儿的风险不能排除，故应避免用于哺乳期妇女。若必须用药，应停止授乳，并在疗程结束后 24～48 小时方可重新授乳。

肾损伤 轻、中度肾损伤患者无需调整用药剂量。但患有终末期肾病的患者可以通过尿液缓慢排出甲硝唑和代谢物，导致甲硝唑代谢物的显著蓄积；厌氧菌感染合并肾功能衰竭者，给药间隔时间应由 8 小时延长至 12 小时。建议监测甲硝唑相关的不良事件。

肝损伤 严重肝功能减退患者，需适当减少给药剂量，并监测血药浓度。

其他 (1)使用本品期间及停药后至少 3 天内不可饮酒。

(2)治疗阴道滴虫病时，需同时治疗其性伴侣。

【药物相互作用】 (1)本品能抑制华法林和其他口服抗凝药的代谢，使后者的血药浓度升高，抗凝作用增强，引起凝血酶原时间延长。

(2)同时应用苯妥英钠、苯巴比妥等肝药酶诱导药，可加强本品代谢，使血药浓度下降；而苯妥英钠排泄减慢。

(3)同时应用西咪替丁等肝药酶抑制药，可延缓本品在肝内的代谢，使消除半衰期延长，应根据血药浓度测定结果调整用量。

(4)服用甲硝唑者如饮酒，在部分患者可能引起"双硫仑样反应"。本品干扰双硫仑代谢，两者合用患者饮酒后可出现精神症状，故应用双硫仑者及在停用后 2 周内不可再用本品。

(5)本品可干扰血氨基转移酶和 LDH 的测定结果，使胆固醇、甘油三酯水平下降。

【给药说明】 (1)用药期间不应饮用含乙醇的饮料，因可干扰乙醇的氧化过程，引起体内乙醛蓄积，导致"双硫仑样反应"，患者可出现腹部痉挛、恶心、呕吐、头痛、面部潮红等。

(2)药物不应与含铝的针头和套管接触，静脉滴注速度宜慢，每次滴注时间应超过 1 小时，并避免与其他药物同瓶滴注。

【用法与用量】 **成人** (1)厌氧菌感染 口服。初始剂量为 800mg，以后每 8 小时服用 400mg，或每次 500mg，每日 3 次，疗程 7 日或更长。静脉滴注，首剂 15mg/kg；继以 7.5mg/kg，每 6～8 小时 1 次，每次最大剂量不超过 1g；每次静脉滴注时间在 1 小时以上。疗程 7 日或更长。无论静脉或口服给药每日最大剂量不可超过 4g。

(2)预防术后的厌氧菌感染 术前 24 小时每 8 小时口服 400mg，术后进行静脉或直肠给药，直到患者能够口服治疗。

(3)肠道感染 口服。每次 500mg，每日 3 次；抗生素相关性肠炎，口服，每次 500mg，每日 3～4 次；幽门螺杆菌相关性胃窦炎及消化性溃疡，每次 500mg，每日 3 次，与其他抗生素联合应用，疗程均为 7～14 日。

(4)与其他抗菌药联合用于根除幽门螺杆菌 一次 0.4g，一日 2 次，餐后口服，疗程 7 日或 10 日(对于耐药严重的地区，可考虑适当延长至 14 日，但不宜超过 14 日)。

儿童 (1)厌氧菌感染 口服。年龄 8 周～12 岁的儿童每日剂量 20~30mg/kg，单次给药或分为每 8 小时 7.5mg/kg，根据感染的严重程度，每日剂量可增加至 40mg/kg，疗程通常为 7 日；年龄<8 周的儿童，每日剂量 15mg/kg，单次给药或者每 12 小时 7.5mg/kg；在孕龄<40 周的新生儿中，最好在治疗几天后监测血清中甲硝唑浓度。静脉滴注，按体重计算剂量，同成人。口服每次最大剂量 400mg，静脉滴注每次最大剂量 500mg。

（2）预防术后的厌氧菌感染　口服。年龄<12 岁儿童，术前 1~2 小时以 20~30mg/kg 的剂量单次给药；孕龄<40 周的新生儿，术前以 10mg/kg 的剂量单次给药。

其他　对原虫及蠕虫感染治疗的用法与用量参阅第十一章第一节。

【制剂与规格】　甲硝唑凝胶：（1）0.75%；（2）10g:75mg；（3）20g:0.15g。

注射用甲硝唑：（1）0.1g；（2）25mg；（3）50mg。

甲硝唑洗液：（1）500ml（甲硝唑 1g 与氯化钠 4.5g）；（2）250ml（甲硝唑 0.5g 与氯化钠 2.25g）。

甲硝唑阴道凝胶：5g:37.5mg。

甲硝唑含漱液：0.5%。

甲硝唑胶浆：5ml:37.5mg。

甲硝唑片：（1）0.1g；（2）0.2g；（3）0.25g；（4）0.5g。

甲硝唑注射液：（1）20ml:0.1g；（2）250ml:0.5g；（3）100ml:0.5g；（4）10ml:0.25g；（5）250ml:1.25g。

甲硝唑口腔粘贴片：5mg。

甲硝唑阴道泡腾片：0.2g。

甲硝唑栓：（1）0.25g；（2）0.5g；（3）1g。

甲硝唑缓释片：0.75g。

甲硝唑乳膏：10g:0.3g。

甲硝唑含片：2.5mg。

甲硝唑胶囊：0.2g。

甲硝唑氯化钠注射液：（1）100ml:0.5g；（2）250ml:0.5g；（3）250ml:1.25g。

甲硝唑葡萄糖注射液：（1）100ml:0.5g；（2）250ml:0.5g。

替 硝 唑 [药典（二）；国基；医保（甲）；医保（乙）]

Tinidazole

【适应证】　适用于各种厌氧菌感染，如血流感染、骨髓炎、腹腔感染、盆腔感染、脑脓肿、肺与支气管感染、鼻窦炎、蜂窝织炎及术后伤口感染；常需与其他抗需氧菌药物联合使用，可用于结肠、直肠手术、妇产科手术及口腔手术前预防用药；亦可用于肠道及肠道外阿米巴病、阴道滴虫病、贾第虫病、加德纳菌阴道炎等的治疗；也可替代甲硝唑用于幽门螺杆菌所致的胃窦炎及消化性溃疡的治疗。

【药理】　（1）药效学　替硝唑的抗微生物作用机制与甲硝唑基本相仿。对脆弱拟杆菌等拟杆菌属、梭杆菌属、梭菌属、消化性球菌、消化性链球菌、韦容球菌属及加德纳菌等具有抗菌活性，2~4mg/L 的药物浓度可抑制大多数厌氧菌；对脆弱拟杆菌及梭杆菌属的作用较甲硝唑为强，但对梭状芽孢杆菌属的作用则略差。微需氧菌如幽门螺杆菌对其敏感；对阴道滴虫的作用与甲硝唑相仿，但其代谢产物对加德纳菌的活性则较强。

（2）药动学　口服后吸收迅速而完全，t_{max} 为 2 小时，生物利用度比甲硝唑高。健康女性单次口服 2g 后，C_{max} 为 51mg/L。口服 2g 后，24 小时、48 小时及 72 小时血药浓度分别为 19.0mg/L、4.2mg/L 及 1.3mg/L。静脉滴注 0.8g 及 1.6g 后，C_{max} 分别为 14~21mg/L 及 32mg/L。每日口服或静脉给药 1g，血药浓度均可维持在 8mg/L 以上。本品在体内分布广泛，在生殖器官、肠道、腹部肌肉、乳汁中可达较高药物浓度，在肝脏、脂肪中的药物浓度低，胆汁、唾液中的药物浓度与同期血药浓度相仿。对血脑屏障的穿透性较甲硝唑高，脑膜无炎症时脑脊液中的药物浓度为同期血药浓度的 80%，这与替硝唑的脂溶性较高有关。替硝唑可通过胎盘屏障，在胎儿血液循环及胎盘中可达较高药物浓度。血浆蛋白结合率为 12%。

本品在肝脏中代谢，原型药物及代谢产物主要从尿排出，少量从粪便排出。单次口服 250mg 后约 16%以原型从尿中排出；静脉给药后 20%~25%以原型从尿中排出，12%以代谢产物的形式排出。替硝唑排泄缓慢，$t_{1/2\beta}$ 为 11.6~13.3 小时，平均 12.6 小时。肾功能不全者的药动学参数不变。血液透析可快速清除替硝唑。

【不良反应】　不良反应少见而轻微。

胃肠　恶心、呕吐、食欲下降、口腔异味、便秘等。

神经系统　头痛、眩晕，高剂量时也可引起癫痫发作和周围神经病变。

皮肤及皮肤附件　过敏症：皮肤瘙痒、皮疹等。

血液系统　短暂的白细胞和中性粒细胞减少。

其他　"双硫仑样反应"、尿液发黑等。

【禁忌证】　（1）对本品或其他硝基咪唑类过敏者禁用。

（2）禁用于有活动性中枢神经疾病者及血液病者。

【注意事项】　参阅"甲硝唑"。本品对乳儿的风险不能排除，如有指征应用于哺乳期妇女时，宜停止哺乳，并需在停药 3 日后方可授乳。

【药物相互作用】　参阅"甲硝唑"。

【给药说明】　参阅"甲硝唑"。用药期间应避免饮用含乙醇饮料，以免出现"双硫仑样反应"。

【用法与用量】　成人　（1）厌氧菌感染　静脉滴注。

每次 0.8g，每日 1 次，缓慢滴注；口服，每次 1g，每日 1 次，首剂加倍，或每次 0.5g，每日 2 次。疗程 5～6 日，或根据病情决定。

（2）细菌性阴道炎　非怀孕成年妇女的推荐剂量每日 2g，服用 2 日；或每日 1g，服用 5 日。饭时服用。

（3）手术前预防用药　总量 1.6g，分 1 次或 2 次静脉滴注，第一次于术前 2～4 小时，第二次于手术期间或术后 12～24 小时内滴注；或术前 12 小时顿服 2g。

（4）与其他抗菌药联合用于根除幽门螺杆菌　一次 0.5g，一日 2 次，餐后口服，疗程 7 日或 10 日(对于耐药性严重的地区，可考虑适当延长至 14 日，但不宜超过 14 日)。

（5）原虫感染　参阅第十一章第一节。

儿童　（1）对于原虫病的治疗　对儿童使用仅限于 3 岁以下患儿的贾第鞭毛虫病和阿米巴虫病。参阅第十一章第一节。

（2）对于厌氧菌感染治疗和预防术后厌氧菌感染本品尚无 12 岁以下儿童的可用数据。

肾损伤　肾损伤患者一般无需调整剂量。但替硝唑可由血液透析排出，在透析结束时给予的补偿剂量相当于推荐剂量的 50%。

【制剂与规格】　替硝唑片：0.5g。

替硝唑胶囊：(1)0.2g；(2)0.25g；(3)0.5g。

替硝唑氯化钠注射液：(1)100ml:0.2g；(2)100ml:0.4g；(3)200ml:0.4g；(4)200ml:0.8g。

替硝唑葡萄糖注射液：(1)100ml:0.2g；(2)100ml:0.4g；(3)200ml:0.4g；(4)200ml:0.8g。

替硝唑注射液：200ml:0.4g。

注射用替硝唑：(1)0.2g；(2)0.4g；(3)0.8g。

替硝唑含片：(1)2.5mg；(2)5mg。

替硝唑口腔贴片：5mg。

浓替硝唑含漱液：100ml:0.2g。

替硝唑栓：(1)0.2g；(2)0.25g；(3)1g。

替硝唑阴道泡腾片：0.2g。

替硝唑阴道片：0.5g。

呋 喃 妥 因 [药典(二)；国基；医保(甲)]

Nitrofurantoin

【适应证】　适用于敏感大肠埃希菌、克雷伯菌属、肠杆菌属、肠球菌属、葡萄球菌属等细菌所致急性单纯性下尿路感染，不宜用于肾盂肾炎的治疗。呋喃妥因尚可用于尿路感染的预防。

【药理】　（1）药效学　本品的作用机制尚不十分明确，可能干扰细菌体内氧化还原酶系统，导致细菌代谢

紊乱并损伤其 DNA。体外药敏结果显示多数大肠埃希菌对本品敏感；克雷伯菌属、产气肠杆菌、志贺菌属等敏感度差异较大，大多呈中度耐药；铜绿假单胞菌与变形杆菌属对本品通常耐药。对部分金黄色葡萄球菌、表皮葡萄球菌、腐生葡萄球菌和肠球菌属也具有抗菌活性。本品的抗菌活性不受脓液及组织分解产物的影响，在酸性尿液中的活性较强。

（2）药动学　本品在小肠内吸收快速而完全，t_{max} 为 1～2 小时，生物利用度在空腹时为 87%，进食时为 94%。单剂口服 100mg 后，C_{max} 仅为 0.72mg/L。由于本品从体内迅速排泄，血和组织中药物浓度甚低，达不到有效治疗浓度。尿中药物浓度高，肾功能正常者为 50～200mg/L。本品可透过胎盘屏障，羊水和脐带血中的药物浓度低于母体血药浓度。血浆蛋白结合率为 60%。部分药物在体内被各种组织(包括肝脏)迅速代谢灭活，$t_{1/2\beta}$ 为 0.3～1 小时。肾小球滤过为主要排泄途径，少量自肾小管分泌和重吸收。30%～40%迅速以原型经尿排出，部分药物亦可经胆汁排泄。透析可清除本品。肾功能不全者、新生儿和婴儿的药物排泄率低，易产生严重毒性反应。

【不良反应】　**胃肠**　恶心、呕吐、食欲缺乏和腹泻等较常见。

肝胆　肝炎、胆汁淤积性黄疸、肝坏死等。

神经系统　头痛、头晕、嗜睡、肌痛、眼球震颤等偶可发生，多属可逆；严重者可发生周围神经炎，原有肾功能减退或长期服用本品的患者易于发生。

呼吸系统　偶可引起发热、咳嗽、胸痛、肺部浸润和嗜酸性粒细胞增多等急性肺炎表现，停药后可迅速消失，重症患者采用皮质激素可能减轻症状；长期服用 6 个月以上的患者，偶可引起间质性肺炎或肺纤维化，应及早停药并采取相应治疗措施。

其他　皮疹、药物热、中性粒细胞减少等亦可发生，葡萄糖-6-磷酸脱氢酶缺乏症患者尚可发生溶血性贫血。

【禁忌证】　（1）对呋喃妥因类药物过敏者禁用。

（2）无尿、少尿或肾功能明显受损(内生肌酐清除率 <60ml/min 或有临床显著的血肌酐值升高)者禁用。

（3）妊娠期妇女(妊娠 38～42 周)及分娩或即将分娩者禁用。

（4）新生儿禁用。

（5）有呋喃妥因治疗导致胆汁淤积性黄疸或肝功能异常病史者禁用。

【注意事项】　不良反应相关　（1）长期使用本品增加肾脏毒性的风险，应注意监测肾功能。

(2)应用本品治疗后偶可发生罕见的急性、亚急性和慢性肺部反应[弥漫性间质性肺炎和(或)肺纤维化]。如发生肺部反应时须立即停药，并采取相应措施。长期应用本品 6 个月或以上者有发生肺部反应的可能，故将本品用作长期预防应用者需权衡利弊，并需密切随访肺部情况。

(3)用药期间应定期检测肝功能，一旦发生肝炎应立即停药并采取相应措施。

(4)外周神经可发生严重及不可逆性病变。肾功能不全(内生肌酐清除率<60ml/min 或有临床显著的血肌酐值升高)、贫血、糖尿病、电解质紊乱、维生素 B 族缺乏及消耗性疾病等可加重周围神经病变的发生风险。长程治疗的患者应定期检查肾功能。上市后监测资料有极少见的视神经炎发生。

(5)本品可诱发伯氨喹敏感性溶血性贫血，如发生溶血应立即停用本品。

(6)应用本品可发生假膜性肠炎，程度自轻度至危及生命不等。因此应用本品的患者如发生腹泻应考虑假膜性肠炎的可能，必须立即停用本品，并予以甲硝唑口服，治疗无效者予以万古霉素或去甲万古霉素口服。

交叉过敏反应 患者对一种呋喃妥因药过敏时，对其他呋喃类药也可产生交叉过敏反应。

诊断干扰 本品可干扰尿糖测定，因其尿中代谢物可使硫酸铜试剂发生假阳性反应。

老年人 老年人应慎用本品，必须使用时需根据肾功能调整剂量，并密切随访肾功能。

哺乳期 少量呋喃妥因可进入乳汁，诱发乳儿出现溶血性贫血，尤其是 G-6-PD 缺乏症患者。哺乳期妇女应用时需停止授乳。

【药物相互作用】(1)含三硅酸镁的抗酸药可使本品的吸收速率降低、吸收量减少，其机制可能为本品吸附在三硅酸镁表面而不被机体所吸收。

(2)丙磺舒和磺吡酮等药物可抑制呋喃妥因经肾小管分泌，导致后者的血药浓度增高、毒性增强。

(3)在体外与氟喹诺酮类的抗菌作用相拮抗，其临床意义不明。

(4)与肝毒性药物合用，有增加肝毒性的可能。

(5)与氟康唑合用，肝毒性和肺毒性增加。

(6)与叶酸合用，可降低叶酸的吸收，使叶酸的血药浓度下降。

【给药说明】(1)呋喃妥因宜与食物同服，以减少胃肠道刺激；吸收虽见减慢，但总吸收量则有所增加(血药峰浓度可增高)，尿药浓度维持时间也延长。

(2)疗程至少 7 日，或继续用药至尿中细菌清除 3日以上。

(3)本品对肌酐清除率<30ml/min 的患者无效。肾功能减退者(肌酐清除率<50ml/min)不宜采用本品，因其代谢产物的蓄积可引起毒性反应。

【用法与用量】 成人 口服。每次 50～100mg，每日 3～4 次；对尿路感染反复发作者，可预防性应用，每日 50～100mg，睡前服。

儿童 1 个月以上儿童每日 5～7mg/kg，分 4 次口服，疗程至少 1 周，或用至尿培养转阴后至少 3 日。对尿路感染反复发作预防用药者，剂量一日 1mg/kg。

【制剂与规格】 呋喃妥因肠溶胶囊：50mg。

呋喃妥因肠溶片：(1)0.1g；(2)50mg。

呋喃妥因片：50mg。

呋 喃 唑 酮 [药典(二)；医保(甲)]
Furazolidone

【适应证】 本品仅用于难以根除的幽门螺杆菌感染。

【药理】(1)药效学 本品的作用机制为干扰细菌氧化还原酶从而阻断细菌的正常代谢。其对革兰阳性及阴性菌均有一定抗菌作用，包括沙门菌属、志贺菌属、大肠埃希菌、肺炎克雷伯菌、肠杆菌属、金黄色葡萄球菌、粪肠球菌、化脓性链球菌、霍乱弧菌、弯曲菌属、拟杆菌属等，在一定浓度下对毛滴虫、贾第鞭毛虫也有活性。

(2)药动学 本品口服仅吸收 5%，成人顿服 1g，血药浓度为 1.7～3.3mg/L，但在肠道内保持较高的药物浓度。部分吸收药物随尿排出。

【不良反应】 胃肠 恶心、呕吐、腹泻。

皮肤及皮肤附件 主要有皮疹、肛门瘙痒，也可发生严重的皮肤反应，如血清病样荨麻疹等。

神经系统 头痛、头晕。

血液系统 偶可出现溶血性贫血。

肝胆 偶可出现黄疸。

其他 药物热；剂量过大(一日剂量超过 0.4g 或总量超过 3g)可引起精神障碍及多发性神经炎。随着用药时间延长和用药剂量的增加，容易发生不可逆的神经炎。

【禁忌证】(1)对呋喃类过敏者禁用。

(2)葡萄糖-6-磷酸脱氢酶缺乏性患者使用本品容易发生溶血性贫血，禁用于该人群。

(3)新生儿、14 岁以下儿童禁用。

(4)妊娠期妇女和哺乳期妇女禁用。

【注意事项】 参阅"呋喃妥因"。

危机处理 本品无特异拮抗药，过量时应给予对症处理及支持治疗，包括催吐、洗胃、大量饮水及补液等。

不良反应相关 口服本品期间饮酒，可引起"双硫仑样反应"，表现为皮肤潮红、瘙痒、发热、头痛、恶心、腹痛、心动过速、血压升高、胸闷、烦躁等。

其他 (1)一般不宜用于溃疡病或支气管哮喘患者。

(2)动物实验显示呋喃唑酮对动物有致癌风险，但临床至今未有对人类致癌的病例报道，建议使用时权衡利弊。

【药物相互作用】 (1)本品可增强左旋多巴及地西泮的作用。

(2)与三环类抗抑郁药合用可引起急性中毒性精神病，应予避免。

(3)本品与胰岛素合用可增强和延长胰岛素的降血糖作用。

(4)与麻黄碱同用可使血压升高。

(5)本品代谢物为单胺氧化酶抑制剂，拟交感胺、富含酪胺食物、食欲抑制药、单胺氧化酶抑制剂等可增强本品作用。

【给药说明】 服药期间禁止饮酒及服用含乙醇的饮料。

【用法与用量】 成人 口服。常用剂量为一次 0.1g，每日 3～4 次。

儿童 口服。14 岁以上儿童，按体重每日 5～10mg/kg，分 4 次口服。

其他 与其他抗菌药联合用于根除幽门螺杆菌一次 0.1g，一日 2 次，餐后口服，疗程 7 日或 10 日(对于耐药性严重的地区，可考虑适当延长至 14 日，但不宜超过 14 日)，但目前已少用。

【制剂与规格】 呋喃唑酮片：(1)10mg； (2)30mg； (3)100mg。

盐酸小檗碱 [药典(二)；国基；医保(甲)]

Berberine Hydrochloride

【适应证】 主要用于志贺菌属、霍乱弧菌等敏感病原菌所致胃肠炎、细菌性痢疾等肠道感染。

【药理】 (1)药效学 抗菌谱广，体外对多种革兰阳性菌及革兰阴性菌均具有抑制作用，其中对志贺菌属的抗菌作用最强，对溶血性链球菌、金黄色葡萄球菌、霍乱弧菌、脑膜炎奈瑟菌、伤寒沙门菌、白喉棒状杆菌等也具有一定作用。细菌对本品极易产生耐药性。

(2)药动学 本品口服吸收差。注射后迅速进入各器官与组织中，血药浓度维持时间短暂。肌内注射后血药浓度低于最低抑菌浓度。药物分布广，以心、骨、肝、肺等组织中为多。在组织中滞留的时间短暂，24 小时后仅剩微量。绝大部分药物在体内代谢，48 小时内以原型排出者仅占给药量的 5%以下。

【不良反应】 胃肠 偶有恶心、呕吐，停药后即消失。

心血管 静脉注射或滴注可引起血管扩张、血压下降、心脏抑制等反应，严重时可发生阿-斯综合征，甚至死亡。中国已宣布淘汰盐酸小檗碱的各种注射剂。

其他 偶有皮疹和药物热，停药后即消失。

【禁忌证】 (1)对本品过敏者禁用。

(2)溶血性贫血及葡萄糖-6-磷酸脱氢酶缺乏患者禁用。

【注意事项】 不良反应相关 因本品静脉注射后可发生严重的循环系统不良反应，因此本品严禁静脉内给药。

其他 (1)妊娠期妇女及哺乳期妇女慎用。

(2)过敏体质者慎用。

【药物相互作用】 本品与含鞣质的中药合用，由于鞣质是生物碱沉淀剂，二者结合，生成难溶性鞣酸盐沉淀，降低疗效。

【给药说明】 本品在中国仅作为口服给药。

【用法与用量】 成人 口服。每次 0.1～0.3g，每日 3 次。

儿童 口服。年龄 1～3 岁，体重 10～15kg，每次 0.05～0.1g，每日 3 次；年龄 4～6 岁，体重 16～21kg，每次 0.1～0.15g，每日 3 次；年龄 7～9 岁，体重 22～27kg，每次 0.15～0.2g，每日 3 次；年龄 10～12 岁，体重 28～32kg，每次 0.2～0.25g，每日 3 次。

【制剂与规格】 盐酸小檗碱片：(1)0.025g；(2)0.05g；(3)0.1g； (4)0.15g。

盐酸小檗碱胶囊：0.1g。

吗啉硝唑氯化钠 [医保(乙)]

Morinidazole

【适应证】 本品适用于敏感细菌引起的成人(≥18岁)下列感染：①妇科盆腔炎(包括子宫内膜炎、输卵管炎、输卵管卵巢脓肿、盆腔腹膜炎等)：由包括消化链球菌、脆弱拟杆菌、韦荣球菌、吉氏拟杆菌等引起。②联合手术治疗化脓性阑尾炎、坏疽性阑尾炎：由包括拟杆菌属(脆弱拟杆菌、卵形/多型拟杆菌、单形拟杆菌、普通拟杆菌、拟杆菌属)，梭菌属(产气荚膜梭菌、双酶梭菌、丁酸梭菌及其他梭菌)、梭杆菌属(具核梭杆菌、可变梭杆菌)、厌氧球菌(消化链球菌、韦荣球菌)等引起。由于盆腔炎、阑尾炎为厌氧菌和需氧菌的混合性感染,故应根据临床需要采取其他辅助治疗措施,如合并对需氧菌有效的药物等。

【药理】 (1)药效学 本品为第三代硝基咪唑类衍生物,对厌氧革兰阴性无芽孢杆菌和革兰阳性球菌均具有较强抗菌作用。对脆弱拟杆菌、吉氏拟杆菌、卵圆形拟杆菌、普通类杆菌、产黑拟杆菌、聚黑拟杆菌、具核梭杆菌、多形拟杆菌的 MIC_{50}、MIC_{90} 值分别为 0.06~0.125mg/L 和 0.125~0.5mg/L。对产气荚膜杆菌抗菌作用强,其 MIC_{50}、MIC_{90} 值分别为 0.03mg/L 和 0.06mg/L。吗啉硝唑对革兰阳性厌氧菌中的韦荣球菌、中间型链球菌、消化链球菌的 MIC_{50}、MIC_{90} 值分别为 0.125~0.5mg/L 和 0.5mg/L。吗啉硝唑对牙龈卟啉单孢菌的 MIC_{50}、MIC_{90} 值分别为 0.125mg/L 和 0.5mg/L。对黏性放线菌抗菌活性弱,MIC_{90} 为 32mg/L。本品具有较强的杀菌作用,其最低杀菌浓度(MBC)值基本与其最低抑菌浓度(MIC)值相等或为 MIC 值的 2~4 倍。血清浓度改变对吗啉硝唑的抗菌活性无显著影响。

本品发挥抗微生物作用的机制可能是通过其分子中的硝基,在无氧环境中还原成氨基或形成自由基,与细胞成分相互作用,从而导致微生物的死亡。

(2)药动学 健康志愿者单次静脉滴注吗啉硝唑 10、16、24mg/kg 滴注时间 2 小时,结果显示单次给药峰浓度(C_{max})和曲线下面积(AUC)与给药剂量呈正相关。而静脉滴注时间对其药代动力学参数曲线下面积(AUC)无显著影响,而峰浓度(C_{max})随着滴注时间延长而降低。健康志愿者单次静脉滴注本品 500mg 滴注 45 分钟,达峰时间(t_{max})为 0.728 小时,峰浓度(C_{max})为 10.8μg/ml。吗啉硝唑能够广泛分布于各组织和体液中,其 16mg/kg 静脉滴注 2 小时,稳态分布容积(V_{ss})为 (1209±158)ml/kg,血浆蛋白结合率为 22.1%~27.2%。吗啉硝唑在人体内主要的代谢途径为原型药物的葡萄糖醛酸结合和硫酸结合。葡萄糖醛酸结合过程主要由 UGT1A9 酶介导。本品主要代谢途径不是 CYP450 酶介导,提示其与 CYP450 酶的诱导剂、抑制剂或底物在临床联合使用时发生药物-药物相互作用的可能性较小。本药半衰期($t_{1/2}$)为 5.6~6.4 小时。静脉滴注 36 小时后,平均约 70%药物经肾脏以原型和 II 相代谢物形式排泄。

中度肝功能不全患者本品药动学与健康人相比不存在显著性差异。中度肝功能减退伴肾功能减退者的暴露量(AUC)是健康组的 2.2 倍,并且药物的清除较慢,提示在肝功能不全同时伴肾功能不全,对吗啉硝唑药动学具有累加影响。重度肾功能不全患者本品药动学与健康人相比存在显著性差异。重度肾功能不全组 $t_{1/2}$ 和 MRT 分别延长了 35.7%和 39.9%,AUC_{0-t} 和 $AUC_{0-\infty}$ 均是健康组的 1.4 倍,清除率为正常状态的 72.3%。在重度肾功能不全患者中吗啉硝唑(5.95±2.22)%原型经肾脏排泄,而在健康志愿者(15.46±4.59)%原型经肾脏排泄。

【不良反应】 胃肠 恶心、口苦、口干、胃肠不适、消化不良等。

神经系统 头晕、头痛、嗜睡、困倦、眩晕、乏力、口麻等。

其他 实验室检查:氨基转移酶升高、白细胞计数下降、TBIL 异常等;过敏性皮疹、链球菌阴道炎、面部黄染、心悸等。

【禁忌证】 (1)禁用于已知对本品及硝基咪唑类药物过敏的患者。

(2)禁用于脑和脊髓发生病变的患者、癫痫及各种器官硬化症患者。

(3)禁用于造血功能低下、慢性酒精中毒患者。

【注意事项】 常规 (1)本品应仅用于治疗细菌感染,不能治疗病毒感染(例如普通感冒);

(2)本品治疗细菌感染时,应告知患者,虽然在治疗过程早期常常会感觉好转,但应完全按说明书用药。跳过剂量或不完成整个治疗疗程可能降低治疗的有效性,并增加细菌将产生耐药且将来吗啉硝唑或其他抗菌药无法治疗的可能性。

不良反应相关 (1)硝基咪唑类药物能透过血-脑屏障,具有神经毒性,因此治疗期间应注意可能出现的神经系统不良反应。本品为硝基咪唑类药物,使用中也应予以关注。

(2)使用过程中如出现异常神经系统症状和体征应立即停药,评估继续治疗的风险/效益比,并进一步观察。

肾损伤 重度肾功能不全患者建议降低每日给药剂量,延长给药间隔时间。

肝损伤 轻、中度肝功能不全患者,若肾功能正常,无需调整给药剂量和给药间隔时间。若合并有肾功能异常者,建议延长给药间隔时间。

其他 本品与青霉素、头孢菌素类或半合成抗生素(包括中成药制剂,如炎琥宁等)合用时,应注意观察药液是否发生变化。若存在配伍禁忌,当病情需要同时使用这两种药物时,应在两组药液间用 0.9%氯化钠注射液冲洗输液管或间接给药,以免药物直接接触发生化学反应,造成不良后果。

【药物相互作用】 (1)本品与奥硝唑结构相似,可能会存在相似的配伍禁忌。

(2)参考与吗啉硝唑具有化学相关性的硝基咪唑类药物(如甲硝唑、替硝唑等)的相关报道,本品仍需注意可能会与其他药物产生相互作用:①建议同时使用锂和吗啉硝唑的患者在治疗数天后应进行血清锂和肌酸酐的检查,以监测潜在的锂中毒危险。②在吗啉硝唑与此任意一种药物联合给药时,应注意监测患者免疫抑制药物的毒性反应。③若吗啉硝唑与氟尿嘧啶联合用药不可避免,应监测患者氟尿嘧啶相关的毒性反应。

【给药说明】 本品只能作为连续或间歇性输液通过缓慢的静脉滴注给药,不应向本品中加入添加物,如果使用原来的静脉输液系统,吗啉硝唑输液期间应停止使用原来的溶液。本品静脉滴注时间至少45分钟。

【用法与用量】 成人 (1)妇科盆腔炎(包括子宫内膜炎、输卵管炎、输卵管卵巢脓肿、盆腔腹膜炎等) 静脉滴注。每次500mg,一天2次,给药间隔时间为6~8小时,连续给药14天。

(2)化脓性阑尾炎、坏疽性阑尾炎 静脉滴注。每次500mg,一天2次,给药间隔时间为6~8小时,连续给药5~7天。

【制剂与规格】 吗啉硝唑氯化钠注射液:100ml:0.5g。

左 奥 硝 唑 [药典(二);医保(乙)]
Levornidazole

【适应证】 适用于:①治疗敏感厌氧菌所引起的多种感染性疾病,包括:腹腔内感染:腹膜炎、腹内脓肿、肝脓肿等;盆腔感染:子宫内膜炎、子宫肌炎、输卵管或卵巢脓肿、盆腔软组织感染、嗜血杆菌阴道炎等;口腔感染:牙周炎、尖周炎、冠周炎、急生溃疡性龈炎等;外科感染:伤口感染、表皮脓肿、压疮溃疡感染、蜂窝织炎、气性坏疽等;脑部感染:脑膜炎、脑脓肿;血流感染等严重厌氧菌感染等。②手术前预防感染和手术后厌氧菌感染等。③片剂可用于治疗阿米巴虫病、泌尿生殖道毛滴虫病及兰氏贾第鞭毛虫病。④片剂也可用于左奥硝唑氯化钠注射液治疗后的序贯治疗。

【药理】 (1)药效学 左奥硝唑为奥硝唑的左旋体,属硝基咪唑类衍生物。其抗微生物的作用机制是通过其分子中的硝基,在无氧环境中还原成氨基或通过自由基的形成,与细胞成分相互作用,而导致微生物死亡。本品对脆弱拟杆菌、多型拟杆菌、普通拟杆菌、吉氏拟杆菌、介脲拟杆菌、牙龈卟啉拟杆菌、产黑色素普氏菌、口腔普氏菌、具核梭杆菌、双歧杆菌属、产气优杆菌、迟缓优杆菌、黏性优杆菌、丙酸杆菌属、羧菌属、韦荣球菌属、消化链球菌属等厌氧菌均有抗菌活性,左奥硝唑和消旋奥硝唑的抗菌活性无明显差异。

(2)药动学 ①单次给药:左奥硝唑在体内的药动学过程呈现线性动力学特性,其在体内没有发生对映体间的相互转化。本品口服吸收快且充分,口服500mg左奥硝唑片的绝对生物利用度(F)为(98.3±7.6)%。健康受试者单次空腹口服500mg左奥硝唑片,达峰浓度(C_{max})为(12.1±3.21)μg/ml,达峰时间(t_{max})为0.50小时,表观分布容积(V_d)为(44.11±8.93)L,半衰期($t_{1/2}$)为(11.07±1.23)小时。高脂餐对口服本品后曲线下面积(AUC)略有影响,对其他药动学参数无影响。健康志愿者单次静脉滴注本品500mg,滴注时间60分钟,达峰浓度(C_{max})为(8.63±2.57)μg/ml,达峰时间(t_{max})为(1.09±0.42)小时,半衰期($t_{1/2}$)为(11.72±1.28)小时。②连续多次给药:健康受试者口服本品一次0.5g、一日2次、连用7日,第7日的达峰浓度(C_{max})为(24.1±3.28)μg/ml,达峰时间(t_{max})中值为1.50小时,表观分布容积(V_d)为(21.15±2.86)L,半衰期($t_{1/2}$)为(11.86±1.42)小时。健康受试者静脉滴注本品一次0.5g、一日2次、连用5日,给药第3日(第5次给药后)达稳态血药浓度(17.27±3.54)μg/ml,达峰时间(t_{max})为(1.30±0.42)小时,半衰期($t_{1/2}$)为(12.80±1.25)小时。多次给药与单次给药的药动学参数有一定差异,提示多次连续给药后,本品在体内有一定蓄积。③特殊人群(老年人):健康老年受试者单剂静脉滴注左奥硝唑氯化钠注射液500mg后结果与年轻受试者接近;老年人组中性别间药动学参数差异无统计学意义;老年受试者单剂静脉滴注左奥硝唑氯化钠注射液500mg后耐受性良好,故健康老年人无需调整剂量。

【不良反应】 胃肠 恶心、胃痛、胃部不适、口腔异味、便秘等。

神经系统 头晕、头痛及困倦、眩晕、颤抖、四肢麻木、痉挛和精神错乱等。

皮肤及皮肤附件 皮疹、瘙痒等。

血液系统 嗜酸性粒细胞增多、白细胞减少等。

其他 (1)实验室检查:丙氨酸氨基转移酶升高、天冬氨酸氨基转移酶升高等;

(2)局部反应:刺感、疼痛等。

【禁忌证】 (1)禁用于对本品及硝基咪唑类药物过敏的患者;

(2)禁用于中枢神经系统有器质性病变的患者,如癫痫患者、各种器官硬化症患者等。

(3)禁用于造血功能低下患者、慢性酒精中毒患者。

【注意事项】　不良反应相关　使用过程中，如有异常神经症状反应即停药，并进一步观察治疗。

肝损伤　肝损伤患者用药每次剂量与正常用量相同，但用药间隔时间要加倍，以免药物蓄积。

儿童　建议 3 岁以下儿童慎用左奥硝唑。体重低于 6kg 的儿童慎用。

妊娠　建议妊娠(特别是妊娠前三个月)及哺乳期妇女不宜使用左奥硝唑，对已过了前三个月妊娠期的孕妇使用本品，医生必须慎重考虑使用本品对孕妇的治疗作用以及对胎儿可能造成的不良影响。

其他　左奥硝唑为奥硝唑的左旋体，其他注意事项可参考奥硝唑，如：(1)血液系统疾病患者，治疗前后进行严密的监测；

(2)在需要高剂量或超过 10 日使用奥硝唑的情况下，患者应定期进行化验检查和临床检查，特别是血液学检查；

(3)服药过程不可服用含乙醇的饮料或药物，服用后可引起发热、发红、呕吐、心动过速等症状；

(4)在血液透析患者身上观察到药物半衰期缩短，因此在透析前或透析后可能需增加剂量；

(5)使用奥硝唑后可能造成头晕和思维混乱，使用该药物后不要开车或操作机械。

【药物相互作用】　(1)同其他硝基咪唑类药物相比，本品对乙醛脱氢酶无抑制作用。

(2)因为有报道奥硝唑能抑制抗凝药华法林的代谢，使其半衰期延长，增强抗凝药的药效，当与华法林同用时，应注意观察凝血酶原时间并调整给药剂量，所以此时左奥硝唑也应给予注意。

(3)文献报道，奥硝唑与呋布西林钠、萘夫西林钠、奥美拉唑、注射用炎琥宁、阿洛西林钠存在配伍禁忌，左奥硝唑在使用时也应注意。

【用法与用量】　本品静脉滴注时间为每瓶(100ml，浓度为 5mg/ml)0.5～1 小时内滴完。

成人　(1)厌氧菌感染　口服给药。每日 1.0～1.5g；静脉滴注，初始剂量为 0.5～1g，然后每 12 小时 0.5g，连用 5～10 日。如患者的症状改善，可改为口服给药，一次 0.5g，每 12 小时 1 次。

(2)预防外科手术厌氧菌感染　口服给药。术前 12 小时给予 0.5g，术后 3 日每 12 小时给予 0.5g；静脉滴注，术前 1～2 小时给予 1g，术后 12 小时和 24 小时再分别给予 0.5g。

(3)阿米巴虫病　口服给药。每日 1.0～1.5g。肝脏阿米巴病患者在脓肿阶段需同时进行脓肿的排出治疗。

(4)毛滴虫病　口服给药。五日疗法，一次 0.5g，一日 2 次(早晚各 1 次)，连用 5 日或单次疗法，晚餐后单次服用 1.5g。

(5)蓝氏贾第鞭毛虫病　口服给药。每日 1.0g。

儿童　(1)厌氧菌感染　口服给药。每日 20～30mg/kg；静脉滴注，每日 20～30mg/kg，每 12 小时 1 次。

(2)预防外科手术厌氧菌感染　口服给药。每日 20～30mg/kg，治疗方案同成人；静脉滴注，每日 20～30mg/kg，每 12 小时 1 次。

(3)阿米巴虫病、蓝氏贾第鞭毛虫病　口服给药。每日 30mg/kg。

肝损伤　若患者的肝脏功能严重受损，建议给药间期延长一倍。

【制剂与规格】　左奥硝唑片：0.25g。

左奥硝唑氯化钠注射液：(1)100ml:0.25g；(2)100ml:0.5g。

第十四节　抗结核药

结核病仍是世界范围内常见的感染性疾病。随着中国结核病防治机构的完善和发展以及人民生活条件的改善，结核病的发病率和死亡率逐年降低。但自 20 世纪 70 年代末以来，随着流动人口增加、人口老龄化、糖尿病、艾滋病和各种免疫缺陷病逐渐增多，以及不规则的治疗，导致结核菌耐药率增高，全球结核病流行重新蔓延，已成为严重危害健康的公共卫生问题。抗结核药物品种较多，常用的有：①对结核分枝杆菌具有抑制作用，如乙胺丁醇、对氨基水杨酸、氨硫脲、乙硫异烟胺、丙硫异烟胺等；②对结核分枝杆菌具有杀菌作用，如异烟肼、利福平、链霉素(只在中性或碱性环境中具有杀菌作用)；有些对于病灶中半休眠状态和隐藏于吞噬细胞内及酸性环境中的结核分

枝杆菌，也有杀灭清除作用，如吡嗪酰胺和利福平。

抗结核药物治疗的目标为：①在最短时间内使痰菌转阴，减少结核病的传播；②防止耐药菌株的产生；③达到彻底治愈，避免复发。

抗结核治疗遵循"早期、联合、适量、规律、全程"的原则。临床上通常以异烟肼、利福平、吡嗪酰胺、乙胺丁醇、链霉素为一线抗结核药物，多用于初治病例；阿米卡星(或卡那霉素)、卷曲霉素、丙硫异烟胺、对氨基水杨酸、氟喹诺酮类药物、环丝氨酸等为二线抗结核药物，用于复治和耐药病例。自 20 世纪 90 年代起，我国逐步实施了世界卫生组织推荐的直接督导下短程治疗策略(directly observed treatment+short course chemotherapy，

DOTs），使用包括异烟肼、利福平、吡嗪酰胺、乙胺丁醇（或链霉素）在内的 6 个月初治短程标准化疗方案和 8 个月的复治方案。为规范治疗，提高治愈率，减少耐药菌产生，国家结核病防治规划采用了按标准化疗方案生产的口服抗结核药物板式组合包装制剂和固定剂量复合剂。近年来为了应对同时耐异烟肼和利福平的耐多药结核病，以及同时耐氟喹诺酮类和二线抗结核药的广泛耐药结核病，世界卫生组织和我国结核病预防控制工作技术规范已将左氧氟沙星、莫西沙星、利奈唑胺、氯苯酚嗪及抗结核新药贝达喹啉、德拉马尼等药物列入耐多药和广泛耐药结核病的治疗方案。

异 烟 肼 [药典(二)；国基；医保(甲)]

Isoniazid

【适应证】（1）CDE 适应证　为保证本品和其他抗菌药物的有效性，减少耐药发生，可根据痰菌培养和药敏结果，更改或者调整抗菌药物治疗方案。①本品与其他抗结核药物联合，适用于对异烟肼敏感的各型结核病治疗。②本品可用于结核病的预防：已知或疑为人类免疫缺陷病毒（HIV）感染者，其结核菌素纯蛋白衍生物试验呈阳性反应者；与新近确诊为传染性肺结核患者有密切接触的人员，其结核菌素纯蛋白衍生物试验（PPD）皮肤反应硬结≥10mm；结核菌素纯蛋白衍生物试验强阳性，同时胸部 X 线检查符合非进行性结核病，痰菌阴性，过去未接受过正规抗结核治疗者；结核病发病高风险人群：正在接受免疫抑制药或长期使用激素治疗的患者，部分血液病和网状内皮组织疾病（如白血病、霍奇金病）、糖尿病、尿毒症、矽肺、晚期肾病、慢性营养不良、慢性消化性溃疡、慢性吸收不良综合征等患者，其结核菌素纯蛋白衍生物试验皮肤反应硬结≥10mm 者；近期结核菌素纯蛋白衍生物试验转阳或进展者（2 年内皮肤硬结反应增加≥10～15mm）。③根据国内临床经验，本品与其他抗结核药联合，也可用于其他分枝杆菌感染的治疗，但目前尚无充足的临床研究数据支持。

（2）国外适应证　FDA 批准适应证：成人或儿童活动性结核、活动性结核-HIV 感染、HIV 感染-非活动性结核、非活动性结核。

【药理】（1）药效学　异烟肼是一种具有杀菌作用的合成抗感染药，本品对多型结核分枝杆菌有高度选择性，主要是对生长繁殖期的细菌有效。其作用机制尚未阐明，可能抑制敏感细菌分枝菌酸（mycolic acid）的合成而使细胞壁破裂。

（2）药动学　口服后吸收快，t_{max} 为 1～2 小时；口服本品 300mg，C_{max} 为 3～7mg/L。吸收后分布于全身组织和体液中，包括脑脊液、胸水、腹水、皮肤、肌肉、乳汁和干酪样组织。可穿过胎盘，进入胎儿血液循环。血浆蛋白结合率仅 0～10%。口服 4～6 小时后血药浓度因患者的乙酰化快慢而异，主要在肝脏经乙酰化代谢为无活性代谢产物，慢乙酰化者有的具有肝毒性。乙酰化的速率由遗传所决定。慢乙酰化者常有肝脏 N-乙酰转移酶缺乏，未乙酰化的异烟肼可被部分结合。$t_{1/2}$ 在快乙酰化者为 0.5～1.6 小时，慢乙酰化者为 2～5 小时，肝、肾功能损害者可能延长。本品主要经肾排泄（约 70%），在 24 小时内排出，其中大部分为无活性代谢产物；快乙酰化者 93% 以乙酰化型在尿液中排出，慢乙酰化者为 63%；快乙酰化者尿液中 7% 的异烟肼呈游离型（或结合型），而慢乙酰化者则为 37%。本品亦可从乳汁排出，少量可自唾液、痰液和粪便中排出。相当量的异烟肼可经血液透析与腹膜透析清除。

【不良反应】　神经系统　最常见的反应为周围神经系统病变。该不良反应的发生率与剂量有关。最多见于营养不良和有神经病变风险患者（例如酗酒及糖尿病患者），常见早期反应为手足感觉异常，"慢乙酰化者"的发生率较高。常规剂量下少见的神经毒副作用包括：抽搐、中毒性脑病、视神经炎、视神经萎缩、记忆障碍和中毒性精神病。

肝脏　血清氨基转移酶升高、血清胆红素升高、黄疸，偶有严重肝功能损伤甚至致死性肝炎。肝炎常见的前驱症状有厌食、恶心、疲劳、不适和乏力。10%～20% 服用异烟肼的患者出现一过性的轻度血清氨基转移酶水平升高，这种异常反应通常出现在治疗的前 1～3 个月，但也可能在治疗过程中随时发生。在大多数情况下，肝酶水平会恢复至正常，因此，通常在轻度血清氨基转移酶升高时不需要停药。但在某些情况下，肝脏损伤会进行性发展。如果天冬氨酸氨基转移酶（AST）值超过正常值上限的 3～5 倍时，强烈建议停药。肝损伤的发生率随着年龄增加。

消化系统　胃肠道反应为恶心、呕吐，上腹疼痛和胰腺炎。

血液系统　粒细胞缺乏、溶血、铁粒幼细胞或再障性贫血、血小板减少和嗜酸性粒细胞增多。

过敏反应　发热、皮疹（麻疹、斑丘疹、紫癜或剥脱性皮炎）、淋巴结病和血管炎、中毒性表皮坏死松解症、伴嗜酸性粒细胞增多和全身症状的药疹（DRESS）。

代谢和内分泌系统　维生素 B_6 缺乏、糙皮病、高血糖、代谢性酸中毒和男性乳房发育。

其他　风湿综合征和系统性红斑狼疮样综合征。

【禁忌证】（1）对异烟肼过敏，包括药源性肝炎患者禁用。

（2）急性肝病患者禁用。

（3）有异烟肼引起的肝脏损害病史患者禁用。

（4）有异烟肼引起的药物热、寒战、关节炎等不良反应史者禁用。

（5）精神病患者和癫痫病人禁用。

【注意事项】　逾量的处理：①保持呼吸道通畅。②采用短效巴比妥类制剂和维生素 B_6 静脉内给药，维生素 B_6 剂量为每 1mg 异烟肼 1mg，如服用异烟肼的剂量不明，可给予 5g，每 30 分钟 1 次，直至抽搐停止，患者恢复清醒；继以洗胃，洗胃应在服用异烟肼的 2～3 小时内进行。③立即抽血测定动脉血气、血电解质、血尿素氮、血糖等。④立即静脉给予碳酸氢钠，纠正代谢性酸中毒，必要时重复给予。⑤采用渗透性利尿药，并在临床症状已改善后继续应用，促进异烟肼排泄，预防中毒症状复发。⑥严重中毒患者应及早配血，做好血液透析的准备，不能进行血液透析时，可进行腹膜透析，同时合用利尿药。⑦采取有效措施，防止出现缺氧、低血压及吸入性肺炎。

儿童　严格按儿童用法用量使用。新生儿肝脏乙酰化能力较差，本品的消除半衰期可能延长，新生儿用药时应密切观察不良反应。

妊娠　本品可穿过胎盘，导致胎儿血药浓度高于母血药浓度。动物实验证实异烟肼可引起死胎，但在人类中未证实，孕妇应用时必须充分权衡利弊。异烟肼与其他药物联合时对胎儿的作用尚未阐明。此外，在新生儿用药时应密切观察不良反应。

哺乳期　异烟肼在乳汁中浓度可达 12mg/L，与血药浓度相近；虽然在人类中尚未证实有问题，哺乳期间应用仍应充分权衡利弊。如用药则宜停止哺乳。

肝损伤　避免应用于有肝功能损害者。肝功能减退者异烟肼的剂量应酌减。35 岁以上患者用本品引起药源性肝炎的风险增大。慢性肝病，同时每天饮酒或围产期，使用本品引起药源性肝炎的风险较高。用药前、疗程中应定期检查肝功能，包括血清胆红素、AST、ALT。疗程中密切注意有无肝炎的前驱症状，一旦出现肝毒性的症状及体征时应立即停药，必须待肝炎的症状、体征完全消失后方可重新应用异烟肼，此时必须从小剂量开始，逐步增加剂量。

肾损伤　严重肾功能损害者应慎用。

不良反应相关　避免应用于有精神病、癫痫病史者、HIV 感染、周围神经病变或有易患因素，同时使用其他

慢性病药物者。如疗程中出现视神经炎症状，需立即进行眼部检查，并定期复查。

交叉过敏反应　对乙硫异烟胺、吡嗪酰胺、烟酸或其他化学结构相似药物过敏者也可能对本品过敏。

诊断干扰　用硫酸铜法进行尿糖测定可呈假阳性反应，但不影响葡萄糖酶法测定的结果。异烟肼可使血清胆红素、ALT 及 AST 的测定值增高。

【药物相互作用】（1）服用异烟肼时每日饮酒，易引起异烟肼所诱发的肝脏毒性反应，并加速异烟肼的代谢，因此需调整异烟肼的剂量，并密切观察肝毒性征象。应劝告患者服药期间避免饮用含乙醇的饮料。

（2）含铝抗酸药可延缓并减少异烟肼口服后的吸收，使血药浓度减低，故应避免两者同时服用，或在口服抗酸药前 1 小时服用异烟肼。

（3）抗凝药（如香豆素或茚满双酮衍生物）与异烟肼同时应用时，由于本品抑制抗凝药的代谢，从而使抗凝作用增强。

（4）异烟肼与环丝氨酸合用时可增加环丝氨酸的血药浓度和中枢神经系统不良反应（如头晕或嗜睡），需调整剂量，并密切观察中枢神经系统毒性征象，尤其是对于从事需要灵敏度较高工作的患者。

（5）利福平与异烟肼合用时可增加肝毒性的危险性，尤其是已有肝功能损害者或为异烟肼快乙酰化者，因此在疗程的初始 3 个月应密切随访有无肝毒性征象出现。异烟肼与其他有肝毒性的药物合用可增加本品的肝毒性，因此宜尽量避免。

（6）异烟肼为维生素 B_6 的拮抗药，可能导致周围神经炎，两者合用时维生素 B_6 的需要量增加。

（7）与肾上腺皮质激素（尤其是泼尼松龙）合用时，可增加异烟肼在肝内的代谢及排泄，导致后者血药浓度减低而影响疗效，在快乙酰化者更为显著，应适当调整剂量。

（8）与阿芬太尼（alfentanil）合用时，由于异烟肼为肝药酶抑制药，可延长阿芬太尼的作用；与双硫仑（disulfiram）合用可增强其中枢神经系统作用，出现眩晕、动作不协调、易激惹、失眠等；与恩氟烷合用可增加具有肾毒性的无机氟代谢产物形成。

（9）与乙硫异烟胺或其他抗结核药合用，可加重后二者的不良反应。

（10）与酮康唑合用，可使酮康唑的血药浓度降低或升高，不宜合用。

（11）与伊曲康唑合用，由于异烟肼诱导了 CYP3A4 调节的伊曲康唑代谢，可使伊曲康唑血药浓度显著降低，导致治疗失败。

（12）与苯妥英钠或氨茶碱合用时可抑制二者在肝脏中的代谢，而导致苯妥英钠或氨茶碱血药浓度增高，故苯妥英钠或氨茶碱的剂量应适当调整。

（13）与对乙酰氨基酚合用时，由于异烟肼可诱导肝细胞色素 P450，使对乙酰氨基酚形成毒性代谢产物的量增加，从而增加后者的肝毒性及肾毒性。

（14）与卡马西平同用时，异烟肼可抑制其代谢，使卡马西平的血药浓度增高，引起不良反应；卡马西平可诱导肝药酶而加快异烟肼的代谢，使具有肝毒性的中间代谢产物增加，从而增强异烟肼的肝毒性。

（15）与左旋多巴合用，由于异烟肼直接抑制了外周和中枢的多巴脱羧酶作用，左旋多巴治疗效果降低，帕金森病的症状加重。

（16）本品不宜与其他可引起神经系统不良反应的药物合用，以免增加神经毒性。

【给药说明】（1）异烟肼主要通过乙酰化和脱肼基反应代谢，乙酰化的速率由基因决定，约 50%黑人和白种人为"慢灭活者"，其余为"快灭活者"；大多数爱斯基摩人和东方人为"快灭活者"。

（2）除预防性用药外，治疗必须与其他抗结核药物联合，避免单一用药。间歇疗法时，成人异烟肼剂量为 500～600mg，每周给药 2 次或 3 次。

（3）肾功能减退者其血肌酐值低于 6mg/100ml 者，异烟肼的用量不需减少。如肾功能减退更为严重或患者系慢乙酰化者则可能需减量，以异烟肼服用后 24 小时的血药浓度不超过 1mg/L 为宜。在无尿患者中异烟肼的剂量可减为常用量的一半。

（4）大剂量使用异烟肼时，应适当补充维生素 B_6，有助于防止或减轻周围神经炎和（或）维生素 B_6 缺乏症状。

（5）如出现胃肠道刺激症状，异烟肼可与食物同服，亦可服用抗酸药，但异烟肼应在口服抗酸药前至少 1 小时服用。与食物或抗酸药同服可能减少异烟肼的吸收。

【用法与用量】成人 （1）口服 ①预防：一日 0.3g，顿服；②治疗：与其他抗结核药合用，按体重每日 5～8mg/kg，每日 0.3～0.4g，顿服；或每日 15mg/kg，最高 900mg，每周 2～3 次。

（2）肌内注射 治疗剂量同口服。

（3）静脉滴注 用于重症病例不能口服者，用氯化钠注射液或 5%葡萄糖注射液溶解并稀释后静脉滴注，一日 0.3～0.6g。

儿童 （1）口服 ①预防：按体重每日 10mg/kg，一日总量不超过 0.3g，顿服；②治疗：按体重每日 10～15mg/kg，

一日总量不超过 0.3g，顿服。某些严重结核病患儿（如结核性脑膜炎），每日按体重可高达 30mg/kg（一日量最高 500mg）。但要注意肝功能损害和周围神经炎的发生。

（2）肌内注射 治疗剂量同口服。

（3）静脉滴注 仅用于重症病例，用氯化钠注射液或 5%葡萄糖注射液溶解并稀释后静脉滴注，一日 10～15mg/kg，最大日剂量为 300mg。

【制剂与规格】 异烟肼片：（1）0.05g；（2）0.1g；（3）0.3g；（4）0.5g。

异烟肼注射液：（1）2ml:0.05g；（2）2ml:0.1g。

注射用异烟肼：0.1g。

异烟肼氯化钠注射液：（1）100ml（异烟肼 0.3g 与氯化钠 0.9g）；（2）250ml（异烟肼 0.3g 与氯化钠 2.25g）。

异 烟 腙 [药典(二)]
Ftivazide（Phthivazid，Isoniazon）

【适应证】 本品为二线抗结核药，当用异烟肼发生不良反应时可改用本品。

【药理】 （1）药效学 本品为异烟肼衍生物，其作用机制与异烟肼相似，但抗菌作用稍差（最低抑菌浓度为 0.13mg/L）。结核分枝杆菌对本品和异烟肼有交叉耐药性。

（2）药动学 口服后吸收慢，血药浓度低。

【不良反应】 本品毒性比异烟肼小，不良反应和异烟肼相似，但较少见。

【禁忌证】 对本品过敏者禁用。

【注意事项】 为预防和减少本品不良反应可同时使用维生素 B_6。

肝损伤 肝功能不全者应慎用。

肾损伤 严重肾功能不全者应慎用。

其他 心绞痛、其他心脏病、有精神病或癫痫病史者应慎用。

【药物相互作用】 尚不明确。

【用法与用量】成人 口服。一次 0.3～0.5g，一日 3 次。

儿童 口服。一日按体重 30～40mg/kg（一日总量不超过 1.5g），分次服用。

【制剂与规格】 异烟腙片：（1）50mg；（2）0.1g。

对氨基水杨酸钠 [药典(二)；国基；医保(甲)]
Sodium Aminosalicylate

【适应证】 适用于结核分枝杆菌所致肺及肺外结核

病，静脉滴注可用于治疗结核性脑膜炎及急性播散性结核病。本品单独应用时结核分枝杆菌对本品迅速产生耐药性，因此必须与其他抗结核药合用。链霉素和异烟肼与本品合用时能延缓结核分枝杆菌对前二者耐药性的产生。本品对非结核分枝杆菌无效。本品主要用作二线抗结核药物。

【药理】 (1)药效学 只对结核分枝杆菌有抑菌作用。本品与对氨基苯甲酸(PABA)的结构类似；通过对叶酸合成的竞争性拮抗作用而抑制结核分枝杆菌的生长和繁殖。

(2)药动学 口服吸收良好，较其他水杨酸类吸收快。吸收后迅速分布至肾、肺、肝等组织和各种体液中，在干酪样组织中可达较高浓度，在胸水中也可达到很高浓度，但在脑脊液中的浓度很低。血浆蛋白结合率低(15%)。口服后 t_{max} 为 1～2 小时，有效血药浓度持续时间约 4 小时。$t_{1/2}$ 为 45～60 分钟，肾功能损害者可达 23 小时。本品在肝中代谢，50%以上经乙酰化成为无活性代谢产物。给药量的 85%在 7～10 小时内经肾小球滤过和肾小管分泌迅速排出；14%～33%为原型，50%为代谢产物。本品亦可经乳汁分泌。血液透析能否清除本品尚不明。

【不良反应】 胃肠 胃肠道反应发生率较多的有食欲不振、恶心、呕吐、腹痛、腹泻。胃溃疡及出血发生率较少。

尿路 血尿、蛋白尿发生率较少。

肝胆 肝功损害发生率较少。

血液系统 嗜酸性粒细胞增多。粒细胞减少发生率较少。

呼吸系统 哮喘。

其他 过敏反应有瘙痒、皮疹、药物热。

【禁忌证】 (1)对本品过敏者禁用。

(2)肾病终末期患者禁用。

【注意事项】 静脉滴注的溶液需新配，滴注时应避光，溶液变色即不得使用。静脉滴注久用易致静脉炎。

儿童 严格按儿童用法用量服用。

妊娠 对孕妇未证实有问题，同时联合疗法对于胎儿的影响目前尚不清楚，但必须权衡利弊后选用。

哺乳期 氨基水杨酸类可由乳汁中排泄，哺乳期妇女须权衡利弊后选用。

交叉过敏反应 对其他水杨酸类包括水杨酸甲酯(冬青油)或其他含对氨基苯基团(如某些磺胺类药和染料)过敏的患者对本品亦可过敏。

诊断干扰 使硫酸铜法测定尿糖出现假阳性；使尿液中尿胆原测定呈假阳性反应(氨基水杨酸类与 Ehrlich 试剂发生反应，产生橘红色或黄色混浊，某些根据上述原理制成的市售试验纸条所得结果也可受其影响)；使丙氨酸氨基转移酶(ALT)和天冬氨酸氨基转移酶(AST)的正常值增高。

肝损伤 肝功能损害者慎用。

肾损伤 肾功能损害者慎用。

其他 下列情况应慎用：充血性心力衰竭、消化性溃疡、葡萄糖-6-磷酸脱氢酶(G-6-PD)缺乏症。

【药物相互作用】 (1)对氨基苯甲酸与本品有拮抗作用，不宜合用。

(2)本品可增强抗凝药(香豆素或茚满二酮衍生物)的作用，因此在用对氨基水杨酸类时或用药后，口服抗凝药的剂量应适当调整。

(3)与乙硫异烟胺合用时可增加胃肠道和肝脏的不良反应。

(4)丙磺舒或磺吡酮可减少氨基水杨酸类从肾小管的分泌，导致其血药浓度增高、持续时间延长而发生毒性反应；因此合用时或合用后，前者的剂量应适当调整，并密切随访。但目前多数不用丙磺舒作为氨基水杨酸类治疗时的辅助用药。

(5)氨基水杨酸类可能影响利福平的吸收，使后者的血药浓度降低，必须告知患者在服用上述两药时，至少相隔 6 小时。

(6)与异烟肼合用，异烟肼的乙酰化代谢下降，异烟肼的血药浓度增加。

(7)与地高辛合用，地高辛的肠吸收受抑制，血药浓度下降。

(8)对氨基水杨酸盐和维生素 B_{12} 同服时可影响后者从胃肠道的吸收，因此服用对氨基水杨酸类的患者其维生素 B_{12} 的需要量可能增加。

【给药说明】 (1)进餐、餐后服或与抗酸药同服可减少胃部刺激。如发生胃部刺激，暂时减量或暂时停服 2 周可缓解症状；然后再从小剂量开始，逐渐递增至足量。

(2)限制钠盐摄入量的患者可改用对氨基水杨酸钙。肾功能损害的患者需减量或停用。

(3)如发生结晶尿，应使尿液保持中性或稍偏碱性。

(4)静脉滴注的溶液需用现配，滴注时应避光，溶液变色即不得使用。

【用法与用量】 成人 (1)口服：一日 8～12g，一日剂量不超过 20g，分 3～4 次服用。本品的单药口服制剂目前已很少使用。

(2)静脉滴注：临用前加灭菌注射用水适量使本品溶

解后再用 5%葡萄糖注射液稀释，2～3 小时滴完。一日剂量 4～12g。

儿童 (1)口服：日剂量 0.2～0.3g/kg，分 3～4 次服用，一日剂量不超过 12g。

(2)静脉滴注：日剂量 0.2～0.3g/kg，临用前加灭菌注射用水适量使本品溶解后再用 5%葡萄糖注射液稀释，2～3 小时滴完。

【制剂与规格】 对氨基水杨酸钠肠溶片：0.5g。

注射用对氨基水杨酸钠：2g。

盐酸乙胺丁醇 [药典(二)；国基；医保(甲)]
Ethambutol Hydrochloride

【适应证】 适用于与其他抗结核药联合治疗结核分枝杆菌所致各型结核病，亦可用于结核性脑膜炎及非结核分枝杆菌感染的治疗。

【药理】 (1)药效学 本品为合成抑菌抗结核药。其作用机制尚未完全阐明。可渗入分枝杆菌体内干扰 RNA 的合成，干扰结核杆菌蛋白代谢，从而抑制细菌的繁殖，导致细菌死亡。本品只对生长繁殖期的分枝杆菌有效。单独应用时结核分枝杆菌易对本品产生耐药性。结核杆菌对本品与其他药物之间无交叉耐药现象。

(2)药动学 口服给药量的 75%～80%从胃肠道吸收，t_{max} 为 2～4 小时；单次口服 25mg/kg，C_{max} 为 5mg/L。广泛分布于全身各组织和体液中(除脑脊液外)。红细胞内药物浓度与血药浓度相等或为后者的 2 倍，并可持续 24 小时；肾、肺、唾液和尿液内的药物浓度都很高，但胸水和腹水中的浓度则很低。本品不能渗入正常脑膜，但结核性脑膜炎患者脑脊液中可有微量；可通过胎盘屏障进入胎儿血液循环；可从乳汁分泌，乳汁中的药物浓度约相当于母体血药浓度。其分布容积为 1.6L/kg。血浆蛋白结合率为 20%～30%。主要经肝脏代谢，约 15%的给药量被代谢成为无活性代谢产物。经肾小球滤过和肾小管分泌排出，给药后约 80%在 24 小时内排出，至少 50%以原型排泄，约 15%为无活性代谢产物。在粪便中以原型排出约 20%。$t_{1/2}$ 为 3～4 小时，肾功能减退者可延长至 8 小时。相当量的乙胺丁醇可经血液透析和腹膜透析从体内清除。

【不良反应】 视觉 发生率较多的有视物模糊、眼痛、红绿色盲或视力减退、视野缩小(视神经炎，每日按体重 25mg/kg 以上给药时易发生)。视力变化可为单侧或双侧，因此检查时应左眼、右眼分开测试。失明发生率较少。

胃肠 常见恶心、呕吐。

神经系统 躁狂发生率较多。麻木感、针刺感、烧灼痛或手足软弱无力(周围神经炎)发生率较少。

肌肉骨骼 发生率较少，如畏寒，关节肿痛(尤其是第一跖趾、踝、膝关节)，病变关节表面皮肤发热并有紧绷感(急性痛风、高尿酸血症)。

皮肤及皮肤附件 皮疹发生率极少。

其他 发热等过敏反应发生率极少。

血液系统 中性粒细胞减少、血小板减少发生率极少。

【禁忌证】 (1)对本品过敏者禁用。

(2)已报告药品对视力的不良反应或发生不能解释的视力变化者禁用。

【注意事项】 哺乳期 乙胺丁醇可分泌至乳汁，乳汁中的药物浓度与血药浓度相近，虽然在人类中未证实有问题，但哺乳期妇女用药需权衡利弊后再决定用药与否。

儿童 13 岁以下儿童尚缺乏临床资料，由于在幼儿中不易监测视力变化，故本品不推荐用于 13 岁以下儿童。

老年人 老年人往往伴有生理性肾功能减退，故应按肾功能情况调整用量。

肾损伤 肾功能减退患者，本品消除半衰期延长，应用时需减量。肾功能减退者慎用。

肝损伤 肝功能减退患者，本品血药浓度可能增高，消除半衰期延长，应用本品时需减量。

诊断干扰 服用本品可使血尿酸浓度测定值增高。

其他 (1)痛风、视神经炎者慎用。

(2)有 HIV 感染者或艾滋病患者需延长疗程或无限期用药。鉴于目前尚无切实可行的测定血药浓度方法，剂量应根据患者体重计算。

随访检查 治疗期间应检查：①眼部，视野、视力、红绿色觉鉴别力等，在用药前、疗程中每日检查 1 次，尤其是疗程长或每日剂量超过 15mg/kg 的患者；②由于本品可使血清尿酸浓度增高，引起痛风发作，因此在疗程中应定期测定血清尿酸值。

【药物相互作用】 (1)与氢氧化铝合用能减少乙胺丁醇的吸收。

(2)与可能引起神经系统不良反应的药物合用可增加本品神经毒性，如视神经炎或周围神经炎。

(3)与维拉帕米合用可减少后者的吸收。

(4)与乙硫异烟胺合用可增加黄疸性肝炎、视神经炎等不良反应。

【给药说明】 如发生胃肠道刺激，乙胺丁醇可与食物同服。一日剂量分次服用可能无法达到有效血药浓度，因此本品一日剂量宜一次性顿服。乙胺丁醇单用时细菌可迅速产生耐药性，因此本品必须与其他抗结核药联合应用。用于曾接受抗结核药的患者时，至少应与一种以上药物合用。

【用法与用量】 成人 常用量：与其他抗结核药合用：①结核初治，按体重 15mg/kg，一日一次性顿服；或一次口服 25mg/kg，最高一日 1.5g，每周 2～3 次。②结核复治，按体重 25mg/kg，一日一次性顿服，最高一日 1.5g，连续 2～3 个月；继以按体重 15mg/kg，一日一次性顿服。③非结核分枝杆菌感染，一日 15～25mg/kg，一次性顿服，亦需与其他抗结核药合用。

儿童 常用量：13 岁以上儿童用量，与成人相同；13 岁以下儿童一般不宜应用本品。

老年人 老年患者因生理性肾功能减退，故应按肾功能调整用量。

【制剂与规格】 盐酸乙胺丁醇片：0.25g。
盐酸乙胺丁醇胶囊：0.25g。

利 福 平 [药典(二)；国基；医保(甲)]

Rifampicin

【适应证】 (1)CDE 适应证 与其他抗结核药联合用于结核病初治与复治，包括结核性脑膜炎的治疗；亦适用于无症状脑膜炎奈瑟菌带菌者，以消除鼻咽部脑膜炎奈瑟菌。利福平不适用于脑膜炎奈瑟菌感染的治疗。本品亦可与其他药物联合应用于麻风、非结核分枝杆菌感染的治疗。利福平与万古霉素(静脉)联合可用于甲氧西林耐药葡萄球菌所致严重感染。

(2)国外适应证 FDA 批准用于成人或儿童活动性结核病、活动性结核病合并 HIV 感染、HIV 感染合并非活动性结核病、非活动性结核病、脑膜炎球菌感染性疾病携带者、复燃性结核病、肺外结核病。

【药理】 (1)药效学 本品为半合成广谱杀菌药。与 DNA 依赖性 RNA 多聚酶的 β 亚单位牢固结合，防止该酶与 DNA 模板相结合，抑制细菌 RNA 的合成，阻断了转录过程。本品对结核分枝杆菌具有高度抗菌活性；部分非结核分枝杆菌对利福平敏感。本品对葡萄球菌包括甲氧西林耐药菌株具有强大的抗菌活性；肺炎链球菌、链球菌属、肠球菌属、炭疽芽孢杆菌、单核细胞增多性李斯特菌对利福平敏感。革兰阴性菌中脑膜炎奈瑟菌、淋病奈瑟菌对利福平高度敏感；黄杆菌属对利福平敏感，流感嗜血杆菌包括氨苄西林耐药菌株对利福平通常敏感。利福平对嗜肺军团菌具有强大抗菌作用，对沙眼衣原体、鹦鹉热衣原体、立克次体、伯氏考克斯体均具有良好抗微生物活性。

(2)药动学 口服吸收良好，t_{max} 为 1.5～4 小时。成人一次口服 600mg 后，C_{max} 可达 7～9mg/L；6 个月～5 岁儿童一次口服 10mg/kg，C_{max} 为 11mg/L。进食后服药可使达峰时间延迟和血药峰浓度减低。成人于 30 分钟内静脉滴注 600mg 后，C_{max} 可达 17.5mg/L；儿童(3 个月～12 岁)于 30 分钟内静脉滴注 300mg/m²，C_{max} 可达 26mg/L。吸收后可分布至全身大部分组织和体液中，包括脑脊液，当脑膜有炎症时脑脊液内药物浓度增加；在唾液中亦可达有效治疗浓度；本品可通过胎盘屏障，进入胎儿血液循环。利福平为脂溶性，故易进入细胞内杀灭其中的敏感细菌和分枝杆菌。分布容积为 1.6L/kg。血浆蛋白结合率为 80%～91%。$t_{1/2}$ 为 3～5 小时，多次给药后缩短为 2～3 小时。本品在肝脏中可受到自身诱导型微粒体氧化酶的作用而迅速去乙酰化，成为具有抗菌活性的代谢产物 25-O-去乙酰利福平，水解后形成无活性的代谢产物由尿排出。

本品主要经胆汁从肠道排泄，存在肝肠循环；但去乙酰利福平则无肝肠循环。60%～65% 的给药量经粪便排出，6%～15% 的药物以原型、15% 以活性代谢产物经尿排出；7% 则以无活性的 3-甲酰衍生物排出。亦可经乳汁分泌。在肾功能减退患者中本品无蓄积；由于自身诱导型肝微粒体氧化酶的作用，在服用利福平的 6～10 日后消除增加；用高剂量后由于胆道排泄达到饱和，本品的排泄可能延缓。利福平不能经血液透析或腹膜透析被清除。

【不良反应】胃肠 部分患者会出现胃部灼热感、上腹疼痛、厌食、恶心、呕吐、异常乏力或软弱(肝炎前驱症状)、黄疸、胃肠胀气、痉挛、腹泻。尽管梭状芽孢杆菌在体外对利福平敏感，但仍有使用利福平(和其他广谱抗生素联合使用)后出现假膜性结肠炎的报道，因此在发生抗生素相关腹泻时应考虑该诊断。

肝胆 可表现为肝功能指标的短暂异常(如血清胆红素、碱性磷脂酶、氨基转移酶的升高)。罕见肝炎或者伴有肝受累和肝功能异常的休克样综合征。

血液系统 血小板减少症通常发生在高剂量间歇疗法的过程中，也可发生在中断治疗的恢复过程中，规范的每日用药疗法少有发生。紫癜为可逆性，停药后消失。如出现紫癜后继续使用利福平会导致脑出血甚至死亡。可出现白细胞减少、溶血性贫血、血红蛋白降低。罕见弥散性血管内凝血。利福平可能导致维生素 K 依赖性凝血障碍及出血。

神经系统 可导致头痛、发热、嗜睡、疲劳、共济失调、头晕、注意力不集中、精神困顿、行为变化、肌无力、四肢疼痛、麻木。罕见精神病。

视觉 可导致视觉障碍。

内分泌系统 可导致月经紊乱。偶有肾上腺皮质功能受损的患者出现肾功能不全。

尿路 可致血清尿素及尿酸升高。偶有尿液混浊、血红蛋白尿、血尿、尿量或排尿次数显著减少（间质性肾炎）、急性肾小管坏死、肾功能不全、急性肾功能衰竭。通常发生在间歇用药、每日用药方案中断后的恢复治疗过程中。

皮肤及皮肤附件 皮肤反应较为温和，常为自限性，通常表现为皮肤潮红和瘙痒（伴/不伴有皮疹），不表现为过敏反应。罕见由超敏反应引起的严重皮肤改变。

全身整体表现 过敏反应可表现为瘙痒、荨麻疹、皮疹、类天疱疮反应、多形性红斑包括史蒂文斯-约翰逊综合征、中毒性表皮坏死松解症、血管炎、伴有嗜酸粒细胞增多症和系统性症状综合征的药物反应、口腔溃疡、舌痛、结膜炎。过敏反应的报道比较罕见。

间歇疗法的其他反应包括"流感样综合征"（发热、寒战、头痛、眩晕、骨痛）、呼吸急促、哮喘、血压降低、休克。在患者用药不规律的情况下也可能出现"流感样综合征"。

肌肉骨骼 肌肉与骨骼疼痛，采用间歇疗法者易发生。肌肉病变的报道比较罕见。

其他 可出现血管炎、伴有嗜酸粒细胞增多症和系统性症状综合征的药物反应、口腔溃疡、舌痛、结膜炎。牙齿变色（可能为永久性的）。有发生脸部和四肢浮肿的报道。过敏反应比较罕见。牙齿变色（可能为永久性的）。有发生脸部和四肢浮肿的报道。

【禁忌证】 （1）对本品或利福霉素类过敏者禁用。

（2）有活动性脑膜炎奈瑟菌感染者禁用。

（3）严重肝功能不全、胆管阻塞者禁用。

【注意事项】 **哺乳期** 利福平可由乳汁排泄，虽然在人类未证实有问题，但哺乳期妇女用药应充分权衡利弊后再决定是否用药。

妊娠 （1）目前尚无对控制严格的妊娠妇女应用利福平的临床研究。由于利福平能够通过胎盘屏障，并出现在脐带血中，因此只有当潜在利益大于对胎儿风险时才能应用。

（2）在妊娠末期数周给药时，利福平可导致产后母婴出血，可以给予维生素K治疗。

诊断干扰 ①可引起直接抗人球蛋白试验（Coombs试验）阳性；干扰血清叶酸浓度测定和血清维生素B_{12}浓度测定结果。②可使磺溴酞钠试验潴留，因

此磺溴酞钠试验应在每日服用利福平之前进行，以免出现假阳性结果。③利福平可干扰利用分光光度计或颜色改变而进行的各项尿液分析试验检测结果，因服用利福平后可使尿液呈橘红色或红棕色。④服用利福平可使血尿素氮、碱性磷酸酶、ALT、AST、血清胆红素及血清尿酸浓度测定结果增高，以及用于胆道显影的对比剂胆道排泄减少。

肝损伤 酒精中毒、肝功能损害者慎用。利福平可导致药物性肝损伤，伴有肝脏基础疾病或同时服用其他肝毒性药物的患者发生致死性黄疸性肝炎。有肝功能损伤的患者慎用，仅在必要时应用，在治疗前以及治疗过程中每2～4周监测肝功能（尤其是ALT和AST）。如果出现肝细胞损伤的迹象，立即停用利福平。由于存在严重的肝脏毒性甚至致死的风险，利福平和吡嗪酰胺的复方制剂一般不用于结核病的预防性治疗。

不良反应相关 （1）部分患者在治疗的早期可能出现高胆红素血症，胆红素和（或）氨基转移酶轻度升高并不是中断治疗的指征，应在重复监测观察其变化趋势后，结合患者临床情况进行决策。

（2）利福平可能引起白细胞和血小板减少，并导致齿龈出血和感染、伤口愈合延迟等。应避免拔牙等手术，并注意口腔卫生，刷牙及剔牙均需慎重，直至血象恢复正常。

（3）利福平可导致伴嗜酸粒细胞增多和系统症状的药疹。监测患者是否存在过敏反应的体征和（或）症状，如果出现立即停止使用利福平并对症治疗。

危机处理 逾量引起的症状：精神迟钝，眼周或面部水肿，全身瘙痒，"红人综合征"（皮肤、黏膜及巩膜呈红色或橙色）。有原发性肝病、嗜酒者或同服其他肝毒性药物者可能引起死亡。逾量的处理：①洗胃，因患者往往出现恶心、呕吐，不宜再催吐；洗胃后给予活性炭糊剂，以吸收胃肠道内残余的利福平；有严重恶心、呕吐者给予止吐药。②给予利尿药以促进药物排泄。③支持疗法。

其他 脑膜炎球菌耐药性的迅速出现限制了利福平对于无症状脑膜炎奈瑟菌带菌者的短期治疗。利福平不能用于治疗脑膜炎球菌感染患者。

【药物相互作用】 （1）利福平能够诱导肝微粒体酶活性，与通过肝微粒体酶代谢途径进行生物转化的药物联用可加速联合用药的代谢和清除，导致这些药物的血药浓度降低，如：肾上腺皮质激素（糖皮质激素、盐皮质激素）、左甲状腺素、抗凝药、安普那韦、达鲁那韦、福辛普那韦、沙奎那韦、替普拉那韦、地拉韦啶、艾法韦仑、茚地那韦、洛匹那韦、利托那韦、那非那韦、奈韦拉平、

氨茶碱、茶碱、氯霉素、泰利霉素、甲氧苄啶、伊曲康唑、伏立康唑、氯贝丁酯、环孢素、胺碘酮、维拉帕米、劳卡尼、妥卡尼、美西律、普罗帕酮、丙吡胺、奎尼丁、雷诺嗪、口服降血糖药、促皮质素、利奈唑胺、氨苯砜、强心苷类、吉非替尼、厄洛替尼、伊马替尼、地西泮、苯妥英、喹硫平、他克莫司、吡喹酮等。

(2)对氨基水杨酸盐、抗酸药和降低胃肠动力药(如抗胆碱药和罂粟碱类)可影响利福平的吸收，导致利福平血药浓度减低；合用时，两药之间至少相隔 6 小时。

(3)利福平可促进雌激素的代谢或减少其肠肝循环，可能会影响口服或其他系统性激素类避孕药的可靠性，降低口服避孕药的作用，导致月经不规则，月经间期出血和计划外妊娠。因此服用利福平时，应改用其他避孕方法。

(4)利福平可诱导肝微粒体酶，增加抗肿瘤药达卡巴嗪(dacarbazine)、环磷酰胺的代谢与烷化代谢产物的形成，促使白细胞计数降低，因此需调整剂量。

(5)利福平与异烟肼合用可增加肝毒性发生的危险，尤其是原有肝功能损害者和异烟肼快乙酰化患者。

(6)利福平与酮康唑合用，可使二者的血药浓度均减低。

(7)利福平与乙硫异烟胺合用可加重肝脏毒性反应。

(8)利福平可增加美沙酮在肝脏中的代谢，引起美沙酮撤药症状。

(9)氯法齐明可减少利福平的吸收，延迟利福平的达峰时间并延长其消除半衰期。

(10)丙磺舒可与利福平竞争被肝细胞摄入，使利福平血药浓度增高并产生不良反应。故二者不宜合用。

(11)利福平与抗凝药合用时应每日或定期测定凝血酶原时间，据以调整剂量。

(12)禁忌与雷诺嗪、洛匹那韦、沙奎那韦、利托那韦、替拉那韦、阿扎那韦、达鲁那韦、福辛普那韦、伏立康唑合用。

(13)服用利福平时每日饮酒可导致药源性肝毒性损害发生率增高，并增加利福平的代谢，需调整剂量，并密切观察。

【给药说明】 (1)利福平应于空腹时(餐前 1 小时或餐后 2 小时)用水送服，以保证最佳吸收。如出现胃肠道刺激症状则可在进食后服用。

(2)利福平单独用于治疗结核病时可能迅速产生细菌耐药，因此本品必须与其他抗结核药合用。利福平用于抗结核间歇疗法时，最高剂量不宜超过 0.6g。

(3)肝功能减退的患者常需减少剂量，每日按体重不超过 8mg/kg。

(4)肾功能减退者不需减量。此外，在肾小球滤过率减低或无尿患者中利福平的血药浓度无显著改变。发生急性肾功能衰竭时提示利福平有诱发过敏性间质性肾炎的可能。

【用法与用量】成人 (1)口服 ①敏感结核病的治疗：与其他抗结核药合用，每日 0.45～0.6g，一次性顿服。根据国内临床使用经验，每日最大剂量不超过 1.2g，但目前尚无充足的临床研究数据支持。②结核病高危人群的预防：每日 10mg/kg，每日最大剂量不超过 0.6g，餐前顿服。③脑膜炎奈瑟菌带菌者(无症状)的治疗：每日 5mg/kg，每 12 小时 1 次，连续 2 日。④非结核分枝杆菌感染的治疗：每日 1 次，每次 0.45g，每日最大剂量不超过 0.6g。⑤麻风病的治疗：0.6g，每日 1 次，每月口服 1 次或 2 次；或者 0.45g，每日 1 次，餐前服用。剂量应随年龄或者症状变化进行调整。与其他抗麻风药物联合使用。

(2)注射 每日一次静脉滴注 600mg，一日剂量不超过 600mg，输液应在 2～3 小时内完成。

儿童 (1)口服 ①敏感结核病的治疗：1 个月以上儿童，一日按体重 10～20mg/kg，一次性顿服，一日总量不超过 0.6g，餐前口服。②结核病高危人群的预防：1 个月以上儿童，10～20mg/kg，每日最大剂量不超过 0.6g，餐前顿服。③脑膜炎奈瑟菌带菌者(无症状)的治疗：1 个月以上儿童，每日 10mg/kg，每 12 小时 1 次，每日最大剂量不超过 0.6g，持续 2 日；1 月龄以下，5mg/kg，每 12 小时给药 1 次，持续 2 日。

(2)注射 一般为每日一次静脉滴注 10～20mg/kg。一日剂量不超过 600mg。

老年人 (1)口服 ①敏感结核病的治疗：一日按体重 10mg/kg，一次性顿服。②脑膜炎奈瑟菌带菌者(无症状)的治疗：一日按体重 10mg/kg，一次性顿服。

(2)注射 每日一次静脉滴注 600mg，一日剂量不超过 600mg，输液应在 2～3 小时内完成。

【制剂与规格】利福平片：0.15g。

利福平胶囊：(1)0.15g；(2)0.225g；(3)0.3g。

利福平胶丸：0.09g。

利福平注射液：5ml:0.3g。

注射用利福平：(1)0.15g；(2)0.45g；(3)0.6g。

利 福 喷 丁 [医保(甲)]

Rifapentine

【适应证】 本品常与其他抗结核药联合用于结核病

的初治与复治。半衰期长为其特点，更适合在直接观察下的短程化疗(Directly Observed Treatment Short Course, 简称 DOTS)。本品不宜用于结核性脑膜炎的治疗。本品与其他抗麻风药联合用于麻风病的治疗可能有效；亦可用于非结核分枝杆菌感染的治疗。

【药理】 (1)药效学 利福喷丁为半合成广谱杀菌药，其作用机制与利福平相同。体外对结核分枝杆菌有很强的抗菌活性，最低抑菌浓度(MIC)为 0.12～0.25mg/L，比利福平强 2～10 倍。本品在小鼠体内的抗结核感染作用也优于利福平。麻风分枝杆菌和其他分枝杆菌如堪萨斯分枝杆菌、蟾分枝杆菌也对本品敏感，但鸟分枝杆菌对本品耐药。利福喷丁对衣原体属的作用与红霉素、多西环素相仿，较利福平差；对耐甲氧西林葡萄球菌的作用较差，但对其他多数革兰阳性球菌有高度抗菌活性，其 MIC<0.025mg/L。本品对革兰阴性菌的作用差。利福喷丁和多西环素联合，对淋病奈瑟菌有协同作用；与异烟肼联合，对结核分枝杆菌的作用远远超过利福平与异烟肼联合。体外试验结果显示，衣原体属、金黄色葡萄球菌和淋病奈瑟菌都会对本品产生耐药性。

(2)药动学 口服吸收缓慢，t_{max} 为 5～15 小时。该药在胃肠道中吸收不完全，但由于本品为脂溶性，给予高脂和少量糖类早餐后服用本品生物利用度可提高。健康成人单次口服 4mg/kg，C_{max} 为 5.13mg/L，$t_{1/2}$ 为 14.1 小时；单次口服 8mg/kg，C_{max} 为 8.5mg/L，$t_{1/2}$ 为 19.9 小时。血浆蛋白结合率>98%；本品在体内分布广，尤其在肝组织中分布最多，其次为肾，其他组织中亦有较高浓度，但不易透过血-脑屏障。主要在肝内去乙酰化，生成活性代谢产物 25-去乙酰利福喷丁，其血浆蛋白结合率为 93%；利福喷丁在肝脏内的去乙酰化过程比利福平慢。本品存在肝肠循环，由胆汁排入肠道的原型药物部分可被再吸收。本品和 25-去乙酰利福喷丁主要经胆汁随粪便排出，仅部分由尿中排出。

【不良反应】 血液系统 白细胞、血小板减少，应用本品时应经常观察血象。

尿路 高尿酸血症，脓原性蛋白尿。

肝胆 见 ALT 升高，应经常观察肝功能的变化情况。

神经系统 有头晕和失眠。

肌肉骨骼 可出现关节痛。

胃肠 胃肠道反应少见。

全身整体表现 可出现体液变为红色或橙色。

【禁忌证】 (1)对本品或其他利福霉素类抗菌药过敏者。

(2)对利福霉素类抗菌药有过敏史者。

(3)胆道阻塞者。

(4)严重肝功能不全者。

(5)妊娠期妇女。

【注意事项】 交叉过敏反应 本品与其他利福霉素有交叉过敏性。曾间歇服用利福平者可因体内产生循环抗体而发生变态反应，如出现血压下降或休克、急性溶血性贫血、血小板减少症或急性间质性肾小管肾炎者，均不宜再用本品。

哺乳期 本品对乳汁可能有影响，乳汁可能因服用本品而被染色。哺乳期妇女仍应充分权衡利弊后再决定是否用药。

儿童 12 岁以下儿童使用本品的安全性和有效性尚未确定。

肝损伤 服用本品时每日饮酒，可导致肝毒性增加，故服药期间应戒酒。酒精中毒、肝功能损害者慎用。肝功能减退的患者，即使每周仅用 1～2 次利福喷丁，也必须密切观察肝功能的变化。

手术相关 利福喷丁引起白细胞和血小板减少者，应避免进行拔牙等手术，并注意口腔卫生，剔牙需谨慎，直至血象恢复正常。

其他 不推荐用于 HIV 感染患者的抗结核治疗，因复发的风险增加。

诊断干扰 对诊断的干扰参阅"利福平"。

危机处理 逾量的处理：①洗胃，洗胃后给予活性炭糊剂，以吸收肠道内残余的利福喷丁；有严重恶心、呕吐者，给予止吐剂。②输液，给予利尿药以促进药物排泄。③出现严重肝功能损害达 24～48 小时以上者，可考虑进行胆汁引流，以切断本品的肝肠循环。

【药物相互作用】 (1)应用口服激素避孕药患者使用本品应改换其他避孕方法。

(2)与其他药物联合应用时，参阅"利福平"。禁忌与雷诺嗪合用。慎与蛋白酶抑制药合用。

(3)对氨基水杨酸盐可影响本品的吸收，合用时，两者应间隔 6 小时服用。

(4)巴比妥类药也可能影响本品的吸收，故不宜合用。

(5)利福平会降低口服抗凝药的效果，故利福喷丁与抗凝药同时应用时，亦应同样加以注意。

【给药说明】 (1)本品应在空腹时(餐前 1 小时)用水送服。因本品为脂溶性，国外推荐给予高脂和少量糖类的早餐后服药，可提高生物利用度。如因服用利福平而出现胃肠道刺激症状者，可改服本品。

(2) 本品单独用于治疗结核病可能迅速产生细菌耐药性，因此本品必须联合其他抗结核药治疗。

【用法与用量】 成人 口服给药。(1) 活动性肺结核，与其他抗结核病药(如异烟肼、吡嗪酰胺、乙胺丁醇)联用，初始治疗期为一次 600mg，一周 2 次(两剂间至少间隔 72 小时)，连用 2 个月。持续治疗期为一次 600mg，一周 1 次，连用 4 个月。

(2) 结核分枝杆菌潜伏感染，按体重给药，一周 1 次，与异烟肼 [一次 15mg/kg，依剂量选择最接近的规格用药(50mg 或 100mg)，单次最大剂量为 900mg，一周 1 次，口服给药] 联用，连用 12 周。本品剂量参见表 10-18。

儿童 口服给药。(1) 活动性肺结核，12 岁及 12 岁以上儿童，用法用量同成人。

(2) 结核分枝杆菌潜伏感染：①12 岁及 12 岁以上儿童，用法用量同成人。②2～11 岁儿童，本品按体重给药，一周 1 次，与异烟肼 [一次 25mg/kg，依剂量选择最接近的规格用药(50mg 或 100mg)，单次最大剂量为 900mg，一周 1 次，口服给药] 联用，连用 12 周。本品剂量参见表 10-20。

表 10-20 利福喷丁剂量表

体重范围	本品单次剂量
10～14kg	300mg
14.1～25kg	450mg
25.1～32kg	600mg
32.1～50kg	750mg
>50kg	900mg

【制剂与规格】 利福喷丁胶囊：(1) 0.15g；(2) 0.3g。

利 福 布 汀 [医保(乙)]
Rifabutin

【适应证】 适用于与其他抗结核药联合治疗结核分枝杆菌所致各型结核病，亦可用于非结核分枝杆菌感染的治疗。本品还适用于晚期 HIV 感染患者预防鸟-胞内复合体分枝杆菌(MAC)的感染。

【药理】 (1) 药效学 本品是由 S 类利福霉素衍生而来的半合成抗生素。本品能抑制大肠埃希菌的 DNA 依赖型 RNA 多聚酶，但不能对哺乳动物细胞发挥作用。目前还不清楚本品是否能抑制 MAC 及其 DNA 依赖型 RNA 多聚酶。无论是 HIV 阳性或 HIV 阴性的人群，试管内均证实利福布汀具有抗 MAC 的活性，同时还具有抗结核的

活性。耐利福平的结核分枝杆菌可能同时对利福布汀耐药，但有研究结果表明，耐利福平结核分枝杆菌对本品仍有 31% 的敏感度。

(2) 药动学 ①吸收：9 名健康的成年人口服 300mg 利福布汀后，C_{max} 为 (375±267)ng/ml 和 (141～1033)ng/ml，t_{max} 为 (3.3±0.9) 小时和 2～4 小时。12 名健康成年人口服利福布汀胶囊的生物利用度为 85%。高脂肪餐使胶囊的吸收减慢但并不影响其吸收总量。血药浓度达到峰值后以明显的双向曲线递降。9 名健康成年人口服利福布汀 300～600mg 与 16 名 HIV 阳性患者口服 300～900mg 后药代动力学显示呈剂量依赖性。②分布：吸收后在体内分布广，易进入组织与细胞内。5 名 HIV 阳性患者静脉用药后表观分布容积是 (9.3±1.5) L/kg，超过了全身体液的 15 倍。利福布汀在人、鼠体内组织细胞的浓度高于同期血药浓度，口服用药 12 小时肺中药物浓度与血药浓度之比约为 6.5。在 HIV 阳性患者和健康成年人，药物达稳态时平均谷浓度为 50～65ng/ml。血浆蛋白结合率约 85%。③代谢：已证实本品在人体内有 5 种代谢产物，其中以 25-氧及 31-氢氧最为重要，前者的活性与母药相似，占药物全部抗菌活性的 10%。④排泄：用 ^{14}C 标记利福布汀研究健康成年受试者的结果显示，53% 的口服用药通过尿液排出，30% 从粪便排出。健康成年人口服一次后平均全身清除率为 (0.69±0.32) L/(h·kg)。未代谢药物在肾清除率约占总清除率的 5%。利福布汀在血浆中被缓慢清除，$t_{1/2}$ 为 (45±17) 小时。⑤特殊人群：老年人：与健康成年人相比，这组人群利福布汀的药代动力学更易发生变化，剂量的选择应该慎重。尚未研究过 18 岁以下利福布汀的药代动力学。肾功能不全：研究了 18 例不同程度肾功能不全患者服用利福布汀 300mg 后的药物分布情况。与肌酐清除率 61～74ml/min 者相比，严重肾功能不全患者(肌酐清除率<30ml/min) AUC 增加了 71%，轻、中度肾功能不全患者(肌酐清除率 30～61ml/min) AUC 增加了 41%，所以建议对于肌酐清除率<30ml/min 患者使用利福布汀剂量应减少。

【不良反应】 神经系统 少见惊厥、麻木、失语、心电图非特异性 T 波改变。

视觉 HIV 阳性患者单用利福布汀做预防性治疗时偶尔出现葡萄膜炎，若剂量增大，发生率也增高。可使用氢化可的松眼药水治疗，重症者可能需要数周后症状才能缓解。一旦出现葡萄膜炎应暂停利福布汀。轻症者可以再次使用，若症状复现则必须停用。

胃肠 恶心、呕吐、食欲缺乏、味觉障碍、消化不良。

血液系统 中性粒细胞减少，偶尔出现血小板减少、

贫血、骨髓炎。

皮肤及皮肤附件 常见皮疹。偶见系统性红斑狼疮。

呼吸系统 呼吸困难发生率小于 1%。

肌肉骨骼 偶发关节痛、骨髓炎。

全身整体表现 一般耐受性较好，患者的尿液、粪便、唾液、痰液、汗液、眼泪、皮肤可被利福布汀染成棕黄色，隐形眼镜常被持久染色。

其他 中断治疗的原因主要有发生率小于 1%的不良反应包括流感样综合征、肝炎、贫血、关节痛、骨髓炎、系统性红斑狼疮、呼吸困难。

【禁忌证】 对本品及利福霉素类过敏者禁用。

【注意事项】 **哺乳期** 哺乳期妇女使用本品对乳儿的危害不能排除。

儿童 1 岁以下婴儿每日平均剂量为 18.5mg/kg，2～10 岁者每日平均剂量为 8.6mg/kg，14～16 岁者每日平均剂量为 4mg/kg。其不良反应主要包括白细胞减少和皮疹，还有角膜沉积症，但并不影响视力。喂药时最好与食物混合。

肾损伤 合并严重肾功能损害者剂量应减半，而轻、中度肾功能损害者无需调整剂量。

其他 HIV/AIDS 合并活动性结核病患者在没有其他抗结核药物联合治疗的情况下，利福布汀不能用于预防 MAC，易导致结核分枝杆菌对利福布汀和利福平产生耐药。目前还没有证据说明利福布汀可用于结核病的预防治疗，需要同时预防结核病和 MAC 的患者应同时口服异烟肼和利福布汀。

危机处理 逾量处理洗胃后向胃内注入活性炭糊剂，可以帮助吸收胃肠道内残存的药物。由于 85%的利福布汀与血浆蛋白结合，它广泛分布于组织内，很少通过尿道排泄，因此血液透析和利尿都不能有效减少患者体内的残存药物。

【药物相互作用】 本品干扰细胞色素 P4503A 酶系统，降低需要上述酶参与代谢的所有药物的血浆浓度。同时利福布汀本身又通过 CYP3A 代谢，故任何抑制 CYP3A 的药物都将增加利福布汀的血浆浓度。

(1)抗真菌药：利福布汀每日 300mg，用于接受每日氟康唑 200mg 的 HIV 感染者，利福布汀的 AUC 增加 82%，血药峰浓度增加 88%；但利福布汀并不影响氟康唑的药代动力学。与伊曲康唑每日 200mg 联用时，伊曲康唑的 AUC 和血药峰浓度分别下降 70%～75%。与伏立康唑、泊沙康唑合用，伏立康唑、泊沙康唑的血药浓度下降，利福布汀的血药浓度上升。本品与伏立康唑合用为禁忌。

(2)抗肺孢菌药：HIV 感染患者每日利福布汀 300mg/d 与氨苯砜 50mg 联用时，氨苯砜的 AUC 下降 27%～40%；如与 SMZ-TMP 联用，可使后者的 AUC 下降 15%～20%，但 SMZ-TMP 并不改变利福布汀的药代动力学。

(3)抗病毒药：HIV 感染患者每日使用利福布汀 300mg 时，地拉韦啶(delavirdine)的 AUC 下降 80%，其血药峰浓度下降 75%；地拉韦啶会使利福布汀的 AUC 增加 100%。与安普那韦、福沙那韦、洛匹那韦、利托那韦等合用，利福布汀出现毒性反应的风险增加。与茚地那韦、那非那韦、沙奎那韦、替拉那韦等合用，利福布汀出现毒性反应的风险增加，茚地那韦、那非那韦、沙奎那韦等的血药浓度下降。与依法韦仑合用，利福布汀的代谢被诱导，血药浓度下降。与依曲韦林合用，依曲韦林的代谢被诱导，血药浓度下降。

(4)克拉霉素：HIV 感染者每日利福布汀 300mg 与克拉霉素联用，克拉霉素的 AUC 下降 50%，而利福布汀的 AUC 则增加 75%，利福布汀出现毒性反应的风险增加。

(5)口服避孕药：利福布汀使口服避孕药的 AUC 和血药峰浓度均降低。

(6)其他：华法林、环孢素、他克莫司、厄洛替尼、雷诺嗪等，利福布汀诱导这些药物的代谢，使这些药物的血药浓度降低，有效性下降。本品与雷诺嗪合用为禁忌。

【给药说明】 有恶心、呕吐或其他胃肠道反应者，可改为一次 150mg，每日 2 次或于饭后服用。

【用法与用量】 口服，每次服 0.15～0.3g；每日 1 次。推荐剂量：(1)鸟-胞内分枝杆菌复合体感染：0.3g，每日 1 次，如有恶心、呕吐等胃肠道不适者，可改为 1 次 0.15g，2 次/天，进食同时服药可减轻胃肠道反应；

(2)结核：1 次 0.15～0.3g，1 次/天；

(3)严重肾功能不全者(肌酐清除率<30ml/min)：剂量减半。

【制剂与规格】 利福布汀胶囊：0.15g。

吡 嗪 酰 胺 [药典(二)；国基；医保(甲)]
Pyrazinamide

【特殊说明】 警告：患者用药前应该先测量血清中尿酸和肝功能的基础值。已经有肝损伤，或者药源性肝损伤风险较高的患者(如酗酒者)应该予以密切监控。当出现肝损伤或者伴随痛风性关节相关的尿酸增高现象时，吡嗪酰胺应该停用，并且不能再次使用。

【适应证】　与其他抗结核药(如链霉素、异烟肼、利福平及乙胺丁醇)联合用于治疗结核病。

【药理】　(1)药效学　本品为烟酰胺衍生物，仅对结核分枝杆菌有效，对其他分枝杆菌及其他微生物无效。对结核分枝杆菌具有抑菌或杀菌作用，取决于药物浓度和细菌敏感度。本品仅在 pH 偏酸性时(pH≤5.6)有抗菌活性。单独应用时结核分枝杆菌对其迅速产生耐药性，故需与其他抗结核药联合应用。

(2)药动学　口服后吸收快而完全，t_{max} 为 2 小时，口服 1.5g 和 3g 后，C_{max} 分别为 33mg/L 和 59mg/L。广泛分布于全身组织和体液中，包括肺、脑脊液、肾、肝及胆汁；脑脊液内药物浓度可达同期血药浓度的 87%～105%。血浆蛋白结合率为 10%～20%。主要在肝中被代谢，水解生成活性代谢产物吡嗪酸，继而羟化成为无活性的代谢产物。经肾小球滤过排泄，24 小时内用药量的 70%主要以代谢产物从尿中排出(其中吡嗪酸约 33%)，3%以原型排出。$t_{1/2}$ 为 9～10 小时，肝、肾功能减退时可能延长。血液透析 4 小时可消除吡嗪酰胺血药浓度的 55%，血中吡嗪酸减低 50%～60%。

【不良反应】　胃肠道反应　食欲缺乏、恶心，呕吐和厌食症(轻度，有自限性)。

血液和淋巴　本品很少发生血小板减少和伴有红细胞增生的红细胞性贫血，红细胞空泡化和血清铁浓度升高。少见卟啉症。畏寒、贫血发生较少。发生凝血不良反应的发病机制也罕见报道。

肝胆　肝毒性，与剂量相关，可以在治疗期间的任何时间出现。发热、异常乏力或软弱、巩膜或皮肤黄染发生较少。

肌肉骨骼　经常见轻微的关节痛和肌痛。关节痛是由于高尿酸血症引起，常呈轻度，有自限性。

皮肤及皮肤附件　发热、痤疮、皮肤光过敏报道较少。

尿路　排尿困难和间质性肾炎等情况报道得很少。

其他　已经报道的过敏反应包括皮疹、荨麻疹和瘙痒。发热、痤疮、皮肤光过敏、排尿困难和间质性肾炎等情况报道得很少。

【禁忌证】　(1)对本品过敏者禁用。

(2)急性痛风患者禁用。

(3)严重肝功能不全患者禁用。

【注意事项】　儿童　本品具较大毒性，儿童不宜应用。必须应用时须权衡利弊后决定。

妊娠　孕妇结核病患者可先用异烟肼、利福平和乙胺丁醇治疗 9 个月，如对上述药物中任一种耐药而对本品可能敏感者可考虑采用本品。

哺乳期　已经在母乳中发现少量吡嗪酰胺，哺乳期妇女使用本品对乳儿的危害不能排除。因此，考虑到这种治疗的风险与优势，建议在哺乳母亲中谨慎使用吡嗪酰胺。

老年用药　临床研究不包括足够数量的 65 岁及以上的患者来确定他们与年轻患者的反应是否不同。其他临床应用报告没有确定老年人和年轻患者之间的反应差异。一般来说，老年患者的剂量选择应当谨慎，通常从剂量范围的小剂量开始，这是由于老年人常常有肝或肾功能减退、伴发疾病或应用其他药物。肾功能受损的患者不需要减少剂量。但是应该从低剂量开始用药。

肝损伤　肝功能减退者除非必要，通常不宜采用本品。避免与其他肝毒性药物合用，包括非处方药中的对乙酰氨基酚。

肾损伤　肾功能减退者应用时不需减量。应用本品疗程中血尿酸常增高，可引起急性痛风发作，需进行血清尿酸值测定。糖尿病或有痛风病史者慎用。

诊断干扰　①本品可与硝基氰化钠作用产生红棕色，影响尿酮体测定结果；②可使 ALT、AST、血尿酸浓度测定值增高。

交叉过敏反应　对乙硫异烟胺、异烟肼、烟酸或其他化学结构相似的药物过敏者可能对本品也过敏。因此对上述药物过敏者均不宜应用本品。

【药物相互作用】　(1)本品可增加血尿酸浓度，从而降低别嘌醇、秋水仙碱、丙磺舒、磺吡酮对痛风的疗效。合用时应调整剂量以便控制高尿酸血症和痛风。

(2)与乙硫异烟胺合用时可增强不良反应。

(3)与环孢素合用时，可能使环孢素的血药浓度减低，需监测血药浓度，调整剂量。

(4)与利福平合用可引起严重的肝脏毒性，应在整个治疗过程中进行监测。

(5)与齐多夫定合用，可使本品的血药浓度显著降低，抗结核有效性降低。

【给药说明】　(1)本品亦可采用间歇给药法，一周用药 2 次，每次 50mg/kg。

(2)本品单用治疗结核病时，细菌易产生耐药性，因此需与其他抗结核药联合应用。通常采用短程治疗，疗程 6～9 个月；HIV 感染者的疗程可能需持续 1～2 年，甚至数年或无限期应用。

【用法与用量】　成人　口服。常用量，与其他抗结核药联合应用，一日 15～30mg/kg，一次性顿服；或 50～70mg/kg，每周 2～3 次；每日服用者最高每日 2g，每周

3 次者最高每次 3g，每周服 2 次者最高每次 4g。

儿童 口服。一日 15～30mg/kg，分 3～4 次服。除非必须，通常不宜应用。必须应用时须充分权衡利弊后再决定。

【制剂与规格】 吡嗪酰胺片：(1)0.25g；(2)0.5g。

吡嗪酰胺胶囊：0.25g。

乙硫异烟胺
Ethionamide

【适应证】 与其他抗结核药联合用于经一线抗结核药物(如链霉素、异烟肼、利福平和乙胺丁醇)治疗无效的结核病患者(复治)，包括结核性脑膜炎。本品也可与其他抗麻风药联合用于治疗麻风病，还可用于非结核分枝杆菌感染如鸟-胞内复合体分枝杆菌病的治疗。

【药理】 (1)药效学 本品和丙硫异烟胺均为异烟酸衍生物，其作用机制尚不清楚，但可能抑制肽类的合成。本品是抗结核分枝杆菌的抑菌药。对非结核分枝杆菌属亦具有抗菌活性，如堪萨斯分枝杆菌、麻风分枝杆菌以及某些鸟-胞内复合体分枝杆菌等。

(2)药动学 口服后吸收快，t_{max} 为 1.8 小时，口服 250mg 后 C_{max} 为 2mg/L；生物利用度约为 100%。广泛分布于全身组织、体液中，在各种组织中和脑脊液内的药物浓度与同期血药浓度接近。可穿过胎盘屏障进入胎儿血液循环。血浆蛋白结合率约 30%。主要在肝内代谢，代谢为亚砜，仍有部分活性；然后生成无活性代谢产物。主要经肾排泄，其中 1% 为原型，5% 为活性代谢产物。其余均为失活性代谢产物。$t_{1/2}$ 为 2～3 小时。

【不良反应】 **胃肠** 发生较多者：胃肠功能紊乱，如多涎、食欲缺乏、口中金属味、恶心或呕吐、口腔溃疡、腹痛和腹泻等。

神经系统 发生较少者：步态不稳或麻木感、针刺感、烧灼感、手足疼痛(周围神经炎)，服用维生素 B_6 可使上述症状缓解；嗜睡、软弱、精神忧郁、精神错乱或其他精神改变(中枢神经系统毒性)。眩晕，包括从卧位或坐位起身时(直立性低血压)发生极少。

肝胆 发生较少者：黄疸、肝炎，至巩膜或皮肤黄染。

视觉 发生极少者：有复视、视物模糊或视力减退，合并或不合并眼痛(视神经炎)。

内分泌系统 发生极少者：月经失调、男性性欲减退、低血糖、男性乳腺肥大、皮肤干燥而粗糙；颈前部肿、体重异常增加(甲状腺肿、甲状腺功能减退)。皮疹。

肌肉骨骼 发生极少者：关节疼痛、僵直、肿胀。

【禁忌证】 (1)对本品或本品中的任一成分过敏者禁用。

(2)严重肝功能损害者禁用。

【注意事项】 **交叉过敏反应** 虽然异烟肼、吡嗪酰胺和本品在化学结构上相似(都是异烟酸衍生物)，但是三者之间却并无交叉耐药；但对异烟肼、吡嗪酰胺和烟酸过敏者，可能对本品也过敏。氨硫脲常与乙(丙)硫异烟胺有部分交叉耐药，耐氨硫脲的结核分枝杆菌常对乙硫异烟胺敏感；但耐乙(丙)硫异烟胺的结核分枝杆菌则很少对氨硫脲敏感。

哺乳期 哺乳期妇女使用本品对乳儿的危害不能排除。

诊断干扰 对诊断的干扰可使 ALT、AST 测定值增高。

不良反应相关 可影响血糖的控制，糖尿病患者慎用。

肝损伤 肝功能减退患者宜减量。

随访检查 治疗期间需进行检查与监测：①用药前和治疗过程中每 2～4 周测定 ALT、AST。但上述试验值增高不一定预示发生临床肝炎，并可能在继续治疗过程中恢复。②眼部检查，如治疗过程中出现视力减退或其他视神经炎症状时应立即进行眼部检查，并定期复查。

【药物相互作用】 (1)与环丝氨酸合用可增加中枢神经系统不良反应发生率，尤其是全身抽搐症状。故应适当调整剂量，并严密观察。本品与其他可能引起神经系统不良反应药物同时使用，有增加神经系统不良反应的可能性，如视神经炎和周围神经炎。因乙胺丁醇可引起球后视神经炎，与之合用时，应非常谨慎。

(2)与其他抗结核药合用，可能加重其他抗结核药的不良反应。

(3)与利福平或吡嗪酰胺合用，不良反应叠加，肝毒性的风险增加。

(4)本品为维生素 B_6 拮抗药，因此在其用药期间，维生素 B_6 的需要量可能增加。

【给药说明】 (1)每日剂量在晚餐后或睡前一次性顿服可增加血药浓度和疗效，但可能加重胃肠道刺激作用。为此可将每日剂量分 3 次在餐后立即服用。

(2)单用本品治疗结核病可迅速引起细菌耐药性，故必须与其他抗结核药合用。本品属复治结核病用药，故疗程一般为 1～2 年。

(3)成人在服用本品时，每次与维生素 B_6 50～100mg 同服，有助于预防或减轻周围神经炎症状。

【用法与用量】 **成人** 口服。与其他抗结核药合用，一日 500～800mg，一次服用或分次服用(以一次服效果为好)，在餐后立即服用。必要时也可从小剂量(一日 0.3g)开始。肝功能减退者应减量使用。

儿童　口服。与其他抗结核药合用。①首剂 250mg，一日 1 次，连用 1～2 日；然后一次 250mg，一日 2 次，连用 1～2 日；之后一日 1g，分 3～4 次给药。②也可采用一次 15～20mg/kg，如耐受一日 1 次，必要时分次给药，最大日剂量为 1g。

老年人　部分老年人肌酐清除率小于 50ml/min，根据肾功能调整剂量。

肾损伤　肾功能不全时剂量，肌酐清除率大于 10ml/min 者无需调整剂量；肌酐清除率小于 10ml/min 者剂量减半。

【制剂与规格】 乙硫异烟胺片：0.1g。

丙硫异烟胺 [药典(二)；医保(乙)]
Protionamide

【适应证】　本品仅对分枝杆菌有效，与其他抗结核药联合用于经一线抗结核药物(如链霉素、异烟肼、利福平和乙胺丁醇)治疗无效的结核病患者。

【药理】　(1)药效学　本品为异烟酸衍生物，其作用机制不明，可能对肽类合成具有抑制作用。本品对结核分枝杆菌的作用取决于感染部位的药物浓度，低浓度时仅具有抑菌作用，高浓度时则具有杀菌作用。本品可抑制结核分枝杆菌分枝菌酸的合成。本品与乙硫异烟胺有完全交叉耐药现象。

(2)药动学　口服迅速吸收(80%以上)，t_{max} 为 1～3 小时。广泛分布于全身组织、体液中，在各种组织中和脑脊液内的药物浓度与同期血药浓度接近。可穿过胎盘屏障，进入胎儿血液循环。血浆蛋白结合率约 10%。有效血药浓度可持续 6 小时，$t_{1/2}$ 约 3 小时。主要在肝内代谢，经肾排泄，其中 1%为原型药物，5%为活性代谢产物，其余均为失活代谢产物。

【不良反应】 精神异常　①发生率较高者有：精神忧郁(中枢神经系统毒性)。②如持续发生以下情况应予注意：精神错乱或其他精神改变(中枢神经系统毒性)。

肝胆　巩膜或皮肤黄染(黄疸、肝炎)发生率较少。

视觉　视物模糊或视力减退，合并或不合并眼痛(视神经炎)发生率极少。

内分泌系统　发生率极少者有：月经失调、性欲减退(男性)、皮肤干燥而粗糙；颈前部肿、体重异常增加(甲状腺肿、甲状腺功能减退)。

肌肉骨骼　发生率极少者有：关节疼痛、僵直、

肿胀。

胃肠　如持续发生以上情况者应予注意：腹泻、唾液增多、流涎、食欲缺乏、口中金属味、恶心、口痛、胃痛、胃部不适、呕吐。

神经系统　发生率较少者有：步态不稳或麻木感、针刺感、烧灼感、手足疼痛(周围神经炎)。如持续发生以上情况者应予注意：眩晕(包括从卧位或坐位起身时)、嗜睡、软弱(中枢神经系统毒性)。

【禁忌证】　(1)对本品或本品中的任一成分过敏者禁用。

(2)严重肝功能损害者禁用。

【注意事项】 儿童　12 岁以下儿童不宜服用。

妊娠　孕妇禁服。

老年人　未进行该项实验且无可靠参考文献。

交叉过敏反应　患者对异烟肼、吡嗪酰胺、烟酸或其他化学结构相近的药物过敏者，可能对本品亦过敏。

诊断干扰　可使丙氨酸氨基转移酶、天冬氨酸氨基转移酶测定值增高。

肝损伤　肝功能减退患者慎用，或减量应用。治疗期间需进行检查：用药前和疗程中每 2～4 周测定丙氨酸氨基转移酶、天冬氨酸氨基转移酶，但上述化验值增高不一定预示发生临床肝炎，并可能在继续治疗过程中恢复。

其他　糖尿病患者慎用。

随访检查　治疗期间需进行检查与监测：①用药前和疗程中每 2～4 周测定丙氨酸氨基转移酶、天冬氨酸氨基转移酶，但上述化验值增高不一定预示发生临床肝炎，并可能在继续治疗过程中恢复；②眼部检查，如治疗过程中出现视力减退或其他视神经炎症状时应立即进行眼部检查，并定期复查。

【药物相互作用】　(1)与环丝氨酸合用可使中枢神经系统不良反应发生率增加，尤其是全身抽搐症状。故应适当调整剂量，并严密观察中枢神经系统毒性症状。

(2)与其他抗结核药合用，可能加重其不良反应。

(3)与利福平或吡嗪酰胺合用，不良反应叠加，肝毒性的风险增加。

(4)本品为维生素 B_6 拮抗药，因此在其用药期间，维生素 B_6 的需要量可能增加。

【给药说明】　(1)如出现胃肠道刺激症状，可与食物同服或餐后服用；每日剂量于晚餐后或睡前一次性顿服，可增加血药浓度和疗效，但可能加重胃肠道刺激作用。

(2)本品单独用于治疗结核病时易引起细菌耐药性，故必须与其他抗结核药合用；治疗可能需持续 1～2 年甚至数年。

(3) 成人每日服用维生素 B_6 50～200mg，与丙硫异烟胺同服，有助于预防或减轻周围神经炎症状，尤其是既往曾有异烟肼引起周围神经炎病史者。

【用法与用量】 成人 口服。与其他抗结核药合用，一次 250mg，一日 2～3 次。

儿童 口服。与其他抗结核药合用，一次按体重 4～5mg/kg，一日 3 次。

【制剂与规格】 丙硫异烟胺肠溶片：0.1g。

固定剂量复合抗结核药制剂
Fixed Dose Combined Antituberculosis Preparation

【成分】 本品为抗结核药品固定剂量复合制剂（Fixed-dose combinations，FDC）。四联方案抗结核固定剂量复合制剂其组分为：利福平、异烟肼、吡嗪酰胺、盐酸乙胺丁醇；三联方案抗结核 FDC 组分为：利福平、异烟肼、吡嗪酰胺；二联方案抗结核 FDC 组分为：利福平、异烟肼。

【适应证】 四联、三联方案抗结核固定剂量复合制剂适用于结核病初治和复治（非耐多药）结核病患者的 2～3 个月强化期治疗，而二联方案抗结核固定剂量复合制剂适用于上述患者的 4～6 个月维持期治疗。

【药理】 (1) 药效学 异烟肼、利福平、吡嗪酰胺及乙胺丁醇均为杀菌或抑菌药，异烟肼具有早期杀菌活性。

(2) 药动学 研究表明，在固定剂量复合抗结核药制剂中，利福平、吡嗪酰胺、异烟肼、乙胺丁醇的生物利用度不受影响。

【不良反应】 四联方、三联方和二联方复合制剂中的任何一种药均可导致肝功能损害，其他不良反应分别参阅"利福平""异烟肼""吡嗪酰胺"和"乙胺丁醇"各药项下。

【禁忌证】 (1) 对异烟肼、利福平、吡嗪酰胺、乙胺丁醇或复方中的任一成分过敏者禁用。

(2) 各种病因的急性肝病或严重肝脏损害患者、胆道梗阻者、3 个月以内孕妇、痛风患者、精神病患者、癫痫病患者、糖尿病有眼底病变者、卟啉症者禁用。

(3) 对异烟肼有寒战、药物热、关节痛等严重不良反应者禁用。

(4) 严重肾功能不全患者（肌酐清除率<30ml/min）禁用。

【注意事项】 参阅"利福平""吡嗪酰胺""异烟肼"和"乙胺丁醇"各药项下。

(1) 哺乳期妇女使用本品对乳儿的危害不能排除。

(2) 15 岁以下儿童使用本品的安全性和有效性尚未确定。

(3) 治疗后甚至治疗数个月之后仍可发生严重的、有时甚至致死的肝炎，故必须定期复查肝功能与血常规，若有异常，应请医师及时处理。

(4) 使用本品年龄越大，发生肝炎的风险越大。

(5) 每日饮酒者使用本品，发生肝炎的风险增加。

(6) 肝功能损害、慢性肝病及严重肾功能不全患者使用本品，应加强监测。

(7) 糖尿病患者使用本品，可影响血糖控制治疗。

(8) 治疗初期可出现胆红素血症。

(9) 如出现高尿酸血症伴急性痛风性关节炎，应停药。

(10) 利福平可加重血卟啉症。

(11) 逾量处理：①洗胃，洗胃后给予活性炭糊剂，以吸收肠道内残余的药物；有严重恶心、呕吐者，给予止吐药。②输液，给予利尿药以促进药物排泄。③某些患者可进行血液透析。④因其中的利福平所致严重肝功能损害达 24～48 小时以上者，可考虑进行胆汁引流，以切断利福平的肝肠循环。

【药物相互作用】 参阅"利福平""吡嗪酰胺""异烟肼"和"乙胺丁醇"各药项下。

(1) 避免与氟烷同用。

(2) 使用本品时，避免服用富含酪胺和组胺的食物（如鲣鱼、金枪鱼以及其他热带鱼类）。

【给药说明】 (1) 四联方、三联方复合制剂应于饭前 1～2 小时一次性顿服。利福平、异烟肼复合制剂应于饭前 30 分钟或饭后 2 小时服用。

(2) 营养不良患者、易罹患神经病变者（如糖尿病患者）及青少年患者服用本品时，建议加服维生素 B_6。

【用法与用量】 抗结核药品 FDC 的不同剂型、不同规格的用法用量可能存在差异，请根据具体药物说明书使用，或遵医嘱。

(1) 利福平（150mg）-异烟肼（75mg）-吡嗪酰胺（400mg）-乙胺丁醇（275mg）片 ①体重 30～37kg 者，一日 2 片；②体重 38～54kg 者，一日 3 片；③体重 55～70kg 者，一日 4 片；④体重 71kg 或以上者，一日 5 片。

(2) 利福平（120mg）-异烟肼（80mg）-吡嗪酰胺（250mg）片 ①体重 30～39kg 者，一日 3 片；②体重 40～49kg 者，一日 4 片；③体重 50kg 或以上者，一日 5 片。

(3) 利福平（150mg）-异烟肼片（100mg） 体重<50kg 者，一日 3 片。

(4) 利福平（300mg）-异烟肼片（150mg） 体重≥50kg 者，一日 2 片。

【制剂与规格】 各种抗结核药品固定剂量复合制剂内含的剂量和规格因不同生产厂商和适用于不同体重人群使用需求而不同。

硫酸卷曲霉素 [药典(二);医保(乙)]
Capreomycin Sulfate

【适应证】 适用于结核分枝杆菌所致结核病的二线治疗药物，经一线抗结核药(如链霉素、异烟肼、利福平和乙胺丁醇)治疗失败者，或对上述药物中的一种或数种产生毒性作用或细菌耐药时，本品可作为联合用药之一，主要对分枝杆菌有效。卷曲霉素单用时细菌可迅速产生耐药性，故只能与其他抗感染药联合用于结核病的治疗。

【药理】（1）药效学 本品为多肽复合物，毒性与氨基糖苷类相似，对结核分枝杆菌有抑制作用，机制尚不明确。推测其作用机制与氨基糖苷类一样，与结核菌核糖体结合而影响细菌蛋白质的合成，产生抑菌、杀菌作用。

（2）药动学 本品很少经胃肠道吸收，必须注射用药。在尿中浓度甚高，也可穿过胎盘屏障，不能渗透进入脑脊液(CSF)。肌内注射 1g 后，t_{max} 为 1～2 小时，C_{max} 为 30mg/L。$t_{1/2}$ 为 3～6 小时，肌内注射 1g 后尿中平均浓度为 1680mg/L。主要经肾小球滤过并以原型排出，给药 12 小时内以原型排出 50%～60%；少量可经胆汁排出。肾功能损害患者 $t_{1/2}$ 延长，血清中可有卷曲霉素蓄积。可经血液透析清除。静脉滴注应用时，1g 加 0.9%氯化钠注射液 250ml，60 滴/分，1 小时 10 分钟滴完，滴后 1、2、3、4、6 小时测血药浓度。2 小时达 124～302μg/ml，相当于肌内注射的 3 倍多，4 小时多降至 0，血药浓度维持时间较肌内注射时短。

【不良反应】 尿路 大剂量可造成肾脏损害、急性肾小管坏死。发生率较多的有：血尿、尿量或排尿次数显著增加或减少，血尿素氮升高，食欲减低或极度口渴(低钾血症、肾毒性)。因肾小管受损导致 K^+、Mg^{2+} 重吸收降低，低钾低镁等电解质紊乱，表现为无力、嗜睡、脉弱、心律失常、呼吸困难、腹胀、恶心、呕吐、低钙和肌内抽搐痉挛。

听觉，前庭及特殊感官 听觉障碍：耳鸣、耳部饱满感；听力减退、步态不稳，眩晕(耳毒性-前庭功能受损)。与庆大霉素等氨基糖苷类合用可使听力减退加重，不宜使用。

血液系统 出血，可见血细胞增多症和白细胞减少症，发生率较多者为嗜酸性粒细胞增多。

心血管 偶有心律失常。

神经系统 偶有精神改变、头痛等症状。

肌肉骨骼 肌痛或肌痉挛发生率较少。

胃肠 发生率较少者：胃痛、胃胀气或脉弱(低钾血症)、恶心或呕吐(耳毒性-前庭功能受损、肾毒性、低钾血症)。

皮肤及皮肤附件 发生率较少者：皮疹、瘙痒、皮肤红肿或发热等过敏反应

其他 （1）少数病例可引起药物疹，可伴药物热，也可能引起瘙痒、皮肤红肿、面部潮红或苍白、气喘、心悸、胸闷、腹痛、过敏性休克等其他过敏反应。

（2）肌内注射引起局部疼痛与硬结，宜深部注射。静脉注射时出现一过性血压下降，局部静脉炎、低钾、低钙、低镁，应查电解质。

【禁忌证】（1）对本品过敏者禁用。

（2）孕妇禁用。

【注意事项】 常规 （1）本品单用时细菌可迅速产生耐药，故本品只能与其他抗菌药联合用于结核病的治疗。本品与卡那霉素、紫霉素有交叉耐药性，但与其他抗结核药无交叉耐药性。

（2）用药 2～3 周后如病情好转，仍需继续用完整个疗程。

妊娠 本品可通过胎盘组织，动物实验具有致畸作用，孕妇禁用。

儿童 尚不明确，不推荐在儿童患者中使用本品。

老年人 （1）临床资料尚不足以说明 65 岁及以上患者的安全性和有效性以确定他们与年轻患者对本品是否有不同的反应。由于老年人肾功能呈生理性减退，需根据肾功能调整剂量，用量宜酌减。

（2）老年人群也更有可能患听觉损伤，在用本品开始治疗之前，应该进行听力和前庭功能检测，治疗期间要定期检测。

哺乳期 哺乳期妇女应用本品对乳儿的危害不能排除，哺乳期妇女禁用本品，如确有指征应用时需停止喂乳。

肾损伤 （1）可引起肾功能损害，一旦肾功能下降，应减小剂量或考虑停药。

（2）肾功能不全者使用本品，可引起肾脏额外的损害，因此需做治疗的获益/风险评价。肾功能损害患者需根据其肌酐清除率调整剂量或停药。

（3）定期做肾功能测定，尤其是在肾功能减退患者，每周 1～2 次，血尿素氮 30mg/100ml 以上需减量或停药。

肝损伤 肝功能测定，尤其是与其他具有肝毒性的抗结核药合用时。

诊断干扰 酚磺酞及磺溴酞钠排泄试验的结果降

低，血尿素氮及非蛋白氮的正常测定值可能增高。

不良反应相关 （1）大剂量静脉用药可引起部分神经-肌肉阻滞作用。

（2）下列情况应慎用本品：①失水患者，由于血药浓度增高，可能增加中毒的危险；②听力减退、重症肌无力或帕金森病，如需要用药剂量应进行调整。

（3）注射本品时需作深部肌内注射，注射过浅可加重疼痛并发生无菌性脓肿。

随访检查 用药期间应注意检查与监测：①密切观察听力变化，听力测定每周1～2次，最好做电测听检查，每月1次；②定期做前庭功能测定，尤其是在第Ⅷ对脑神经病变患者，每周1～2次；③血钾浓度测定，用药前、治疗中每个月测定一次。

【药物相互作用】 （1）与氨基糖苷类合用，可能增加耳毒性、肾毒性和神经-肌肉阻滞作用。一旦发生听力减退，停药后仍可继续进展至耳聋，可能是暂时性的，但往往呈永久性。神经-肌肉阻滞作用可导致骨骼肌软弱与呼吸抑制或呼吸肌麻痹(呼吸暂停)，可用抗胆碱酯酶药或钙盐治疗。

（2）与两性霉素B、万古霉素、杆菌肽、巴龙霉素、环孢素、卡莫司汀、顺铂、布美他尼、依他尼酸、呋塞米同时或先后应用可增加耳毒性及肾毒性，因此卷曲霉素不应与具有耳毒性及肾毒性的药物合用，必须合用时需进行听力和肾功能测定。

（3）不推荐本品与链霉素、紫霉素合用。

（4）布克利嗪(buclizine)、赛克利嗪、美克利嗪等抗组胺药以及吩噻嗪类、噻吨类、曲美苄胺与卷曲霉素合用可能掩盖耳鸣、头晕或眩晕等耳毒性症状。

（5）本品与抗胆碱酯酶药合用时可拮抗后者对骨骼肌的作用，因此合用时或合用后，需调整后者的剂量。

（6）甲氧氟烷或多黏菌素类注射剂与卷曲霉素同时或先后应用时，肾毒性或神经-肌肉阻滞作用可能增加，故应避免合用。神经-肌肉阻滞作用可致骨骼肌软弱和呼吸抑制或呼吸肌麻痹(呼吸暂停)；在外科手术过程中或手术后两者合用时亦应谨慎，用抗胆碱酯酶药或钙盐有助于阻滞恢复。

（7）本品与阿片类镇痛药合用时，两者的呼吸抑制作用可能相加，必须密切观察。

（8）与抗神经-肌肉阻断药合用时可拮抗后者对骨骼肌的作用，因此在合用的当时或合用后，需调整抗肌无力药的剂量。

【给药说明】 （1）肌内注射 本品粉针剂临用前用灭菌注射用水溶解，应作深部肌内注射，注射过浅可加重

疼痛并导致无菌性脓肿。

（2）静脉滴注 本品粉针剂临用前用氯化钠注射液250ml溶解稀释，滴速为每分钟60滴，快速滴注可导致神经-肌肉阻滞、呼吸麻痹。

【用法与用量】 成人 每日一次用药，持续2～4个月，随后改为每周用药2～3次。肌内注射：每日0.75～1g，一次给药，临用前加灭菌注射用水适量使溶解，深部肌内注射。静脉滴注：每日1g(体重<55kg，每日0.75g)，一日一次，临用前用氯化钠注射液250ml稀释后滴注，60滴/分钟。每日总剂量不得超过20mg/kg。或遵医嘱。

肾损伤 肾功能减退者按表10-21调整剂量。

表10-21 硫酸卷曲霉素用于肾功能减退患者的剂量调整

肌酐清除率〔ml/min(ml/s)〕	剂量(按盐基计算)(mg/kg)
≥110(1.84)	按正常人用量
100(1.67)	一日1次，12.7
80(1.33)	一日1次，10.4
60(1.00)	一日1次，8.2
50(0.83)	一日7或每48小时14
40(0.67)	一日5.9或每48小时11.7
30(0.50)	一日4.7或每48小时9.5
20(0.33)	一日3.6或每48小时7.2
10(0.17)	一日2.4或每48小时4.9
0(0)	一日1.3或每48小时2.6或每72小时3.9

【制剂与规格】 注射用硫酸卷曲霉素(按卷曲霉素计)：(1)0.5g(50万U)；(2)0.75g(75万U)；(3)1g(100万U)。

环 丝 氨 酸[医保(乙)]
Cycloserine

【适应证】 本品应与其他药物联合使用，不建议单独用药。与其他抗结核药联合用于经一线抗结核药物(如吡嗪酰胺、链霉素、异烟肼、利福平和乙胺丁醇)治疗失败的结核病患者。本品还可用于治疗非结核分枝杆菌感染，如鸟-胞内复合体分枝杆菌病的治疗和敏感革兰阳性和革兰阴性菌，特别是肠杆菌和大肠埃希菌引起的急性尿路感染的治疗。一般而言，本品对非分支杆菌性细菌引起的尿道感染的疗效比其他传统抗菌药弱，仅当传统药物治疗无效且确认对本品敏感时方可考虑使用本品。

【药理】 （1）药效学 环丝氨酸的化学结构类似D-丙氨酸。本品干扰细菌细胞壁合成的早期阶段，通过竞

争性抑制L-丙氨酸消旋酶和D-丙氨酸合成酶而抑制细菌细胞壁的合成。对结核分枝杆菌和其他分枝杆菌具有活性。单独应用时结核分枝杆菌对其迅速产生耐药性。

(2) 药动学 口服吸收快而完全（70%～90%），t_{max} 为 3～4 小时；单次口服 250mg，C_{max} 为 10mg/L。广泛分布于多数体液和组织中，包括脑脊液、乳汁、胆汁、痰液、淋巴组织、肺、胸水、腹水及滑膜液中，脑脊液中的药物浓度接近血药浓度。能通过胎盘屏障而进入胎儿血液循环，也可经乳汁分泌。本品主要由肾小球滤过从肾脏清除，尿中的药物浓度高；少量从粪便排出。在 12 小时内以原型排出 50%，24～72 小时内排出 65%～70%，肾功能减退者本品可在体内蓄积。$t_{1/2}$ 为 10 小时，肾功能减退者延长。本品可通过血液透析清除。

【不良反应】神经系统 (1) 常见的不良反应：焦虑、精神错乱、头晕、头痛、嗜睡、神经兴奋性增高、烦躁不安、精神抑郁、肌肉抽搐或震颤、神经质、多梦、其他情绪改变或精神改变、语言障碍、自杀倾向（中枢神经系统毒性）。

(2) 少见的不良反应：麻木感、麻刺感、烧灼感或手足无力（周围神经病），癫痫发作。

心血管 少见的不良反应：突发性充血性心力衰竭（给药量超过一天 1～1.5g）。

皮肤及皮肤附件 皮疹（过敏反应）较少见。

【禁忌证】 (1) 对本品过敏者禁用。

(2) 现患焦虑、抑郁、精神病或有其病史者禁用。

(3) 癫痫发作或有癫痫发作史者禁用。

(4) 严重肾功能减退（肌酐清除率<50ml/min）者禁用。

(5) 酗酒者禁用。

【注意事项】妊娠 目前尚不清楚环丝氨酸是否可引起胎儿毒性或影响生殖力，因此环丝氨酸仅当确实需要时才用于孕妇。

哺乳期 环丝氨酸对婴幼儿有潜在的严重毒性，可进入乳汁，浓度接近或超过母体血药浓度。哺乳期妇女使用本品对乳儿的危害不能排除。因此，给药前应综合考虑本品对母亲的重要性，以决定是停止哺乳还是停止用药。

老年人 对老年人用药安全性目前尚不明确。

儿童 本品对儿童的安全性尚不明确。

危机处理 逾量的处理：①洗胃，洗胃后给予活性炭糊剂，以吸收肠道内残余的环丝氨酸；②癫痫发作时用抗惊厥药控制；③每日服维生素 B_6 200～300mg 以预防和治疗神经毒性；④必要时可进行血液透析。

其他 治疗期间需进行下列项目监测：①血红蛋白；②血清肌酐和尿素氮；③血清环丝氨酸药物浓度，浓度应维持在 25～30μg/ml。肾功能减退但尚稳定且每日剂量超过 500mg 的患者，或表现出毒性症状和体征者应至少每周监测 1 次，应避免血药浓度高于 30mg/L。

不良反应相关 服用本品每日剂量超过 500mg 时，应密切观察中枢神经系统毒性症状。

【药物相互作用】 (1) 乙醇可增加癫痫发作的危险，服本品者需忌酒。

(2) 本品可使 ALT、AST 测定值升高，特别是已患肝脏疾病的患者。

(3) 同时服用异烟肼或乙硫异烟胺，可增高中枢神经系统不良反应的发生率，故应调整剂量，并密切观察。

(4) 本品为维生素 B_6 拮抗药，可引起贫血或周围神经炎；服药期间，对维生素 B_6 的需要量增加。

【给药说明】 (1) 若服本品产生胃肠道刺激症状者，可改在饭后服用。

(2) 单用本品治疗结核病可迅速引起细菌耐药，故必须与其他抗结核药合用。本品属结核病复治用药，故疗程一般为 1～2 年。

【用法与用量】成人 口服：常用剂量为每天 0.5～1g，分 2 次服用，需监测血药浓度。最初 2 周内每次 0.25g，一天 2 次（间隔 12 小时）。每天用量不得超过 1g。

【制剂与规格】 环丝氨酸胶囊：250mg。

贝 达 喹 啉
Bedaqulline

【适应证】 (1) CDE 适应证 本品是一种二芳基喹啉类抗分枝杆菌药物，作为联合治疗的一部分，适用于治疗成人（≥18 岁）耐多药肺结核（MDR-TB）。只有当不能提供其他有效的治疗方案时，方可使用本品。本品应在直接面视督导下治疗（DOT）。

(2) 国外适应证 多重耐药的肺结核：当无有效的治疗方案时，可与其他药物联合治疗 5 岁以上的儿童和成人的多重耐药肺结核。

(3) 超说明书适应证 非结核分枝杆菌肺疾病。

【药理】 (1) 药效学 贝达喹啉是一种二芳基喹啉类抗分枝杆菌药，可抑制分枝杆菌 ATP（5′-三磷酸腺苷）合成酶，该酶是结核分枝杆菌（MTB）能量生成所必需的。贝达喹啉通过结合该酶的亚基 C，抑制该合成酶质子泵的活性而影响 MTB 的 ATP 合成，发挥抗菌及杀菌作用。适用于作为药物联合治疗的一部分用于成人耐多药肺结核。不适用于治疗潜伏性结核感染、肺外结核病或非耐药性结核病。

贝达喹啉主要发生氧化代谢，生成 N-单去甲基代谢物(M2)。与母体化合物相比，M2 的人体平均暴露量 (23%～31%)和抗分枝杆菌活性均较低(低 4～6 倍)，因此认为 M2 对临床疗效无显著作用。然而，M2 血浆浓度似乎与 Q-T 间期延长有关。

耐药性：结核分枝杆菌中存在潜在的贝达喹啉耐药机制。在结核分枝杆菌分离株中，atpE 靶基因修饰，和(或)MmpS5-MmpL5 外排泵上调与贝达喹啉最低抑菌浓度(MIC)增加有关。临床前研究中产生的靶基因突变可导致贝达喹啉 MIC 增加 8～133 倍，使 MIC 的范围达到 0.25～4.0μg/ml。临床前和临床分离株已见外排泵突变。这些突变导致贝达喹啉 MIC 增加 2～8 倍，使 MIC 的范围达到 0.25～0.50μg/ml。

交叉耐药性：一项在 MDR-TB 患者中开展的临床研究发现，出现对贝达喹啉的 MIC 至少增加 4 倍的结核分枝杆菌分离株与导致 MmpS5-MmpL5 外排泵上调的 Rv0678 基因突变有关。携带上述外排泵突变的分离株对氯法齐明的敏感度下降。

(2)药动学 贝达喹啉的代谢主要以氧化代谢的方式进行，生成 N-单去甲基代谢物(M2)。M2 对临床疗效无显著作用，在人体内 M2 平均暴露量较低(23%～31%)，抗分枝杆菌活性也较母药低(仅为母药的 1/6～1/4)。M2 浓度似乎与 Q-T 间期延长有关。

吸收：口服用药之后，一般在给药后大约 5 小时贝达喹啉达到血浆峰浓度(C_{max})。在研究的最高剂量范围内［700mg 单次给药(负荷剂量的 1.75 倍)］，C_{max} 和药-时曲线下面积(AUC)的升高与剂量成正比。贝达喹啉与含大约 22g 脂肪的标准餐(共 558kcal)同服时的相对生物利用度较空腹服药时增加大约 2 倍。因此，贝达喹啉应与食物同服，以提高其口服生物利用度。

分布：贝达喹啉的血浆蛋白结合率大于 99.9%。在中央隔室的分布容积可达 164L。

代谢：CYP3A4 是体外条件下贝达喹啉代谢和生成 N-单去甲基代谢物(M2)过程中涉及的主要 CYP 同工酶，其中 M2 抗分枝杆菌效力减弱 4～6 倍。

消除：达到 C_{max} 之后，贝达喹啉的浓度以指数降低。贝达喹啉及 N-单去甲基代谢物(M2)的平均终末消除半衰期约为 5.5 个月。这一较长的终末消除相可能反映了外周组织对于贝达喹啉和 M2 的缓慢释放。

排泄：基于临床前研究，贝达喹啉主要通过粪便排泄。在临床研究中，尿液中贝达喹啉原型药物的排泄量低于或等于用药剂量的 0.001%，提示原型药物的肾脏清除率微乎其微。

【不良反应】 胃肠 常见有：恶心、呕吐、腹痛、食欲不佳。

肌肉骨骼 常见有：关节疼痛。

代谢及营养 常见有：血淀粉酶升高。少见有磷脂在身体组织中的积累。

神经系统 常见有：头痛、皮疹。

心血管 常见：胸痛。少见有 Q-T 间期延长。严重的不良反应有心脏节律异常，死亡。

尿路 少见有：高尿酸血症。

肝胆 常见：咯血；少见者有氨基转移酶增高、胰腺炎。严重的不良反应为肝炎。

【禁忌证】 (1)尚未获得在重度肝损伤患者中的药代动力学研究数据，建议严重肝脏疾病患者禁用。

(2)室性心律失常患者禁用。

(3)对本品或本品中任何成分过敏者禁用。

【注意事项】 常规 仅用于治疗耐多药肺结核(MDR-TB)与其他药物联用。

妊娠 贝达喹啉在孕妇中的使用仍需评估。

儿童 贝达喹啉缺乏其在中国儿童人群中有效性和安全性数据，目前不推荐用于儿童耐多药结核病的治疗。

哺乳期 目前未知贝达喹啉或其代谢物是否可分泌进入人体乳汁，但大鼠研究已经表明该药物可在母乳中浓集。由于接受母乳喂养的婴儿有可能发生不良反应，因此必须权衡母乳喂养对婴儿的益处及药物治疗对母亲的益处，以决定是否停止母乳喂养或停止/放弃本品治疗。

老年人 由于数据有限，不能排除 65 岁及以上患者使用本品的结果差异和特定风险。

肝损伤 与其他未联合本品的结核治疗药物相比，本品联合应用其他结核治疗药物时报告的肝脏相关的药物不良反应更多。服用本品时应避免饮酒、摄入含乙醇的饮料和使用其他肝脏毒性药物，尤其是肝功能受损的患者。治疗期间每月一次以及需要时监测症状(例如疲劳、厌食、恶心、黄疸、黑尿、肝压痛和肝肿大)和实验室检查(ALT、AST、碱性磷酸酶和胆红素)。如果出现肝功能异常或肝功能异常恶化的证据，进行病毒性肝炎检测并且停用其他肝毒性药物。如果出现以下情况则停用本品：①氨基转移酶升高伴随总胆红素升高大于 2 倍正常值上限；②氨基转移酶升高大于 8 倍正常值上限；③氨基转移酶升高大于 5 倍正常值上限并持续存在 2 周以上。

肾损伤 肾脏排泄贝达喹啉原型的量很少(<0.001%)。轻度或中度肾损伤的患者用药时不需要进行剂量调整，重度肾损伤或肾病终末期需要血液透析或腹膜透析的患者应谨慎使用。

对驾驶和操作机械能力的影响 不良反应(例如头

晕)可能影响驾驶或操作机械的能力,建议患者如果在服用本品期间发生头晕,不要驾驶或操作机械。

不良反应相关　(1)在一项安慰剂对照试验中,观察到本品治疗组的死亡风险较安慰剂治疗组增加。

(2)Q-T间期延长>500ms、室性心律失常患者禁用。治疗开始之前,以及本品治疗开始之后至少2周、12周和24周时,应进行心电图检查(ECG)。基线时应检测血清钾、钙和镁,并在异常时进行纠正。若出现Q-T间期延长,应进行电解质的监测。患者接受本品治疗时,下列情况可增加Q-T间期延长的风险,因此应密切监测ECG:①尖端扭转型室性心动过速病史;②先天性长Q-T间期综合征病史;③甲状腺功能减退和慢性心律失常病史;④失代偿性心力衰竭病史;⑤血清钙、镁或钾水平低于正常值下限。

(3)一旦发生晕厥应立即进行临床评估及心电图检查。

【药物相互作用】　(1)贝达喹啉通过细胞色素P450 3A4酶(CYP3A4)进行代谢,因此在与CYP3A4诱导剂联用时可降低血药浓度,其全身暴露量及治疗作用可能减弱。所以,在采用本品治疗期间,应避免与全身用药的利福霉素类药(例如,利福平、利福喷丁和利福布汀)或其他强效CYP3A4诱导剂联用。

(2)将本品与强效CYP3A4抑制剂联用时可能增加贝达喹啉的全身暴露量,从而可能增加发生不良反应的风险。因此,应避免将本品与全身用药的强效CYP3A4抑制剂一起连续使用超过14天。

(3)氯法齐明是CYP3A4的抑制剂,与贝达喹啉联合使用治疗耐多药结核病时,氯法齐明可能会增加贝达喹啉的血药浓度,从而可能增加其不良反应的发生。

(4)贝达喹啉与CYP3A4抑制剂(如酮康唑或伊曲康唑)联用时可增加血药浓度,从而导致贝达喹啉的不良反应风险升高。

(5)贝达喹啉有延长患者Q-T间期的作用,当贝达喹啉与延长Q-T间期的其他药物联用时,有相加或协同作用(如氯法齐明、氟喹诺酮类药、德拉马尼、磺胺甲噁唑等磺胺类药物,以及抗真菌药物等)。因此联用时需要加强对心电图及Q-T间期的监测。

【给药说明】　(1)本品应在直接面视督导下治疗(DOT)。

(2)本品仅在与其他抗分枝杆菌药物联合组成有效治疗方案时使用。

(3)注重整个用药过程中的依从性,按照方案用药。

(4)本品总疗程24周。因为在临床试验中缺乏继续服用>24周的经验,因此更长时间的用药应权衡风险与

获益,慎重判断。

(5)使用本品治疗之前需要获取以下信息:如可能获取抗结核分枝杆菌分离株背景治疗的药物敏感性信息,心电图,血清中钾、钙、镁的浓度,肝酶。

(6)患者应避免饮酒、摄入含乙醇的饮料,避免使用肝毒性药物或草药产品。

【用法与用量】　**成人**　常用量:前2周一日400mg,一日一次;后22周每次200mg,每周3次,两次用药之间至少间隔48小时,每周总剂量600mg,餐时服用,总疗程24周。本品应用水送下并整片吞服,并与食物同服。如果在治疗的第1~2周内漏服了一次本品,患者不必补足漏服的药物,而应继续正常的给药方案。从第3周开始,如果漏服200mg剂量,患者应尽快服用漏服的剂量,然后继续每周3次的用药方案。

【制剂与规格】　富马酸贝达喹啉片:100mg(贝达喹啉)。

德 拉 马 尼
Delamanid

【适应证】　在因耐药或耐受性原因而无法组成有效治疗方案的情况下,本品可作为联合治疗方案的一部分,用于成人耐多药肺结核(MDR-TB)患者的治疗。

【药理】　(1)**药效学**　德拉马尼是一种硝基咪唑类化合物,其作用的药理机制涉及抑制分枝杆菌细胞壁成分甲氧基分枝菌酸和酮基分枝菌酸的合成。德拉马尼的代谢产物未显示具有抗分枝杆菌活性。体外试验显示,德拉马尼对多种结核分枝杆菌临床分离株具有抗菌活性,包括对一线治疗药物乙胺丁醇、异烟肼、吡嗪酰胺、利福平和链霉素耐药的菌株;对细胞内结核分枝杆菌和牛型分枝杆菌BCG也有抗菌活性;此外,对引发人类结核病的结核分枝杆菌复合物有抗菌活性,包括结核分枝杆菌、非洲分枝杆菌、牛型分枝杆菌、田鼠分枝杆菌、山羊分枝杆菌和海豹分枝杆菌。德拉马尼在低氧环境中抗结核病的疗效强于其他抗结核病药物。

耐药性:结核分枝杆菌以下5个辅酶F420基因的任一基因缺陷突变均可引起德拉马尼耐药:ddn、fgd、fbiA、fbiB、fbiC。自发性德拉马尼耐药的体外发生频率与异烟肼相似,高于利福平。已有的研究提示,德拉马尼与目前使用的抗结核药品无交叉耐药性。

(2)**药动学**　德拉马尼在人体的完整代谢过程、分布与消除模式尚未完全阐明。

吸收:德拉马尼口服生物利用度较高(约50%),当与标准餐一起服用时,德拉马尼的口服生物利用度提高,

大约是空腹条件下的 2.7 倍。德拉马尼的血浆暴露增加低于剂量的增加比例。

分布：德拉马尼可高度结合所有血浆蛋白，总蛋白结合率≥99.5%。德拉马尼的表观分布容积较大（Vz/F 为 2100L）。

生物转化：德拉马尼主要在血浆中由白蛋白代谢，CYP3A4 介导的代谢程度较低。尚未阐明德拉马尼的完整代谢特征，如果发现有效的未知代谢产物，有可能会与其他合并用药发生药物相互作用。已经发现的代谢产物未表现出抗分枝杆菌活性，但某些代谢产物会导致 Q-T 间期延长，主要是 DM-6705。已发现的代谢产物的浓度在 6～10 周后逐渐增加至稳态。

消除：德拉马尼从血浆中的消除 $t_{1/2}$ 为 30～38 小时，其代谢产物 $t_{1/2}$ 为 121～322 小时，主要随粪便排出体外，尿液清除率较低。

【不良反应】 以下列出的不良反应是德拉马尼临床研究中所见，尚不能完全确定为德拉马尼所特有，其中部分不良反应可能是由背景治疗方案中的药品引起，有待进一步研究考证。

心血管 心悸、Q-T 间期延长。

胃肠 恶心、腹泻、胃痛、食欲下降。

神经系统 头痛、感觉异常、震颤、头晕、耳鸣。

精神 失眠、精神不振。

肌肉骨骼 关节或肌肉疼痛。

血液系统 网织红细胞增多。

代谢及营养 低血钾、高尿酸血症。

呼吸系统 咯血。

【禁忌证】 (1)对本品活性成分或任何辅料有过敏史的患者禁用。

(2) 人血白蛋白<2.8g/dl 的患者禁用。

(3) 正在服用 CYP3A 强诱导剂类药品(如卡马西平)的患者禁用。

(4) 孕妇或可能妊娠的妇女禁用。

【注意事项】 妊娠 德拉马尼在妊娠女性中的应用数据极其有限。动物研究显示德拉马尼具有生殖毒性。除非采取可靠的避孕措施，不建议妊娠女性或育龄期女性使用德拉马尼。

哺乳期 尚不明确德拉马尼或其代谢产物是否会在人类乳汁中分布。动物实验中的已有药代动力学数据表明德拉马尼和(或)其代谢产物可在乳汁中分布。由于不能排除对母乳喂养婴幼儿的潜在风险，因此不建议在德拉马尼治疗期间进行母乳喂养。

肝损伤 对于轻度肝功能损伤的患者，无需调整剂量。不建议在中度至重度肝功能损伤患者使用德拉马尼。

肾损伤 对于轻度和中度肾功能损伤的患者，无需调整剂量。尚无德拉马尼在重度肾功能损伤患者中的应用数据，因此不建议在该人群使用德拉马尼。

儿童 低出生体重儿、新生儿、婴儿、幼儿或儿童用药的安全性尚未确认。没有 18 岁以下患者的用药经验。

老年人 老年人用药的安全性、有效性尚不明确。一般情况下，老年人的生理功能下降，应观察患者状态，慎重用药。

机械操作 如果患者出现任何可能会影响机械使用能力的不良反应，例如头痛和震颤，建议患者在治疗期间不要操作机械。

司机驾驶 如果患者出现任何可能会影响驾驶能力的不良反应，例如头痛和震颤，建议患者在治疗期间不要驾驶。

不良反应相关 (1)Q-T 间期延长：在接受德拉马尼治疗的患者中观察到了 Q-T 间期延长。Q-T 间期延长与德拉马尼主要代谢产物 DM-6705 密切相关。建议在德拉马尼治疗开始前获得心电图(ECG)检查结果，在整个德拉马尼治疗期间每月检查一次。如果在德拉马尼首次给药前或治疗期间观察到 Q-TcF>500ms，则不应开始给药或停止德拉马尼治疗。如果男性/女性患者在德拉马尼治疗期间 Q-Tc 间期持续时间超过 450/470ms，则这些患者应该接受频率更高的心电图监测。同时还建议在基线时检查血清电解质，例如钾，如果结果异常则进行纠正。

(2) 心脏危险因素：对有以下风险因素的患者不得启动德拉马尼治疗，除非经权衡潜在获益大于潜在风险。此类患者在整个德拉马尼治疗期间应该接受高频率的心电图监测。①已知先天性 Q-T 间期延长或患任何可延长 Q-T 间期的疾病或 Q-Tc>500ms；②症状性心律失常病史或患有临床相关性心动过缓；③任何可诱发心律失常的心脏疾病，例如严重高血压、左心室肥大(包括肥厚型心肌病)或充血性心力衰竭伴随左心室射血分数下降；④电解质紊乱，尤其是低钾血症、低钙血症或低镁血症；⑤正在服用已知可延长 Q-Tc 间期的药物，此类药物见药物相互作用。

(3) 低白蛋白血症：接受德拉马尼治疗的患者中低白蛋白血症的存在可增加 Q-T 间期延长的风险。白蛋白<2.8g/dl 的患者禁止使用德拉马尼。开始接受德拉马尼治疗时人血白蛋白<3.4g/dl 的患者，或在治疗期间人血白蛋白下降至该范围的患者，在整个治疗期间应该接受高频率的心电图监测。

(4) 德拉马尼必须在 MDR-TB 的联合治疗方案中使

用，以防止产生耐药性。

其他　(1)生物转化和消除：尚未充分阐明德拉马尼在人体内的完整代谢特征。因此，还不能确切预测德拉马尼可能会发生的具有临床意义的潜在药物相互作用以及可能的后果，包括对 Q-T 间期的总体作用。

(2) 本品中含有乳糖。患有以下疾病的患者不能服用本品，罕见的遗传性半乳糖不耐受，Lapp 乳糖酶缺乏以及葡萄糖-半乳糖吸收不良者。

(3) 德拉马尼有效性数据的局限性：当前证据除了来自在 MDR-TB 治疗结束后收集的长期转归结果，以及一项为期 2 个月的随机对照试验和一项为期 6 个月的开放性扩展试验。

(4) 没有连续服药 24 周以上的治疗相关数据。根据WHO 指南，在 24 周的德拉马尼治疗阶段结束后需要继续接受联合治疗方案的，建议通过直接面视督导下治疗(DOT)给予德拉马尼。

(5) 没有关于德拉马尼联合治疗药物敏感性结核分枝杆菌的临床数据。

(6) 没有治疗以下疾病的临床数据：①肺外结核病(例如中枢神经系统、骨骼)。②结核分枝杆菌复合菌群以外的分枝杆菌导致的感染。③结核分枝杆菌潜伏感染。

【药物相互作用】　(1)其他药品对本品的影响　①细胞色素 P450 3A4(CYP3A4)诱导剂：以健康受试者为对象的临床药物相互作用研究表明德拉马尼暴露量下降，在 CYP3A4 强抑制剂(利福平 300mg，每日一次)与德拉马尼(200mg，每日一次)合并用药 15 天后下降幅度达到45%。②抗 HIV 药物：以健康受试者为对象的临床药物相互作用研究中，与含有洛匹那韦/利托那韦的抗 HIV 药物联合使用时，德拉马尼暴露量轻微增加。

(2) 本品对其他药品的影响　①体外研究表明德拉马尼对 CYP450 同工酶无抑制作用。体外研究表明在稳态 C_{max}5~20 倍的浓度范围内，德拉马尼和代谢产物对转运体 MDR1(pgp)、BCRP、OATP1、OATP3、OCT1、OCT2、OATP1B1、OATP1B3 和 BSEP 无任何作用。然而，由于肠道内的浓度可能远远高于上述 C_{max} 的数倍，因此德拉马尼可能会对这些转运体产生作用。②抗结核病药：与德拉马尼联合用药显著增加了乙胺丁醇的稳态血浆浓度，增加幅度大约达 25%，临床相关性未知。③正在服用已知可延长 Q-T 间期药物的患者应慎用德拉马尼。此类药物包括(但不限于)：抗心律失常药物，例如胺碘酮、丙吡胺、多非利特、伊布利特、普鲁卡因胺、奎尼丁、氢化奎尼丁、索他洛尔等。抗精神病药，如吩噻嗪、舍吲哚、舒托必利、氯丙嗪、氟哌啶醇、美索达

嗪、匹莫齐特或硫利达嗪，以及抗抑郁药。某些抗菌药物，包括：大环内酯类，如红霉素、克拉霉素等；莫西沙星、司帕沙星；三唑类抗真菌药；喷他脒；沙奎那韦。某些非镇静性抗组胺药，例如特非那定、阿司咪唑、咪唑斯汀等。以及西沙必利、氟哌利多、多潘立酮、苄普地尔、二苯马尼、普罗布考、左美沙醇、美沙酮、长春碱类、三氧化二砷等药物。不建议接受德拉马尼治疗的患者使用莫西沙星。

【给药说明】　根据 WHO 指南，在 24 周的德拉马尼治疗阶段结束后，如需要继续接受联合治疗方案，建议通过直接面视督导下治疗(DOT)给予德拉马尼。

【用法与用量】　成人　推荐剂量为每次 100mg，每日 2 次，餐后服用，连续服药 24 周；由于在临床试验中缺乏继续服用>24 周的经验，因此更长时间的用药应权衡风险与获益，慎重判断。

【制剂与规格】　德拉马尼薄膜衣片：50mg。

帕司烟肼 [药典(二)；医保(乙)]

Pasiniazid

【适应证】　与其他抗结核药联合，用于治疗各型肺结核、支气管内膜结核及肺外结核。并可作为与结核病相关手术的保护药，也可用于预防长期或大剂量皮质激素、免疫抑制治疗的结核感染及复发。

【药理】　(1)药效学　本品为异烟肼(INH)与对氨基水杨酸(PAS)的化学合成物。INH 主要对生长繁殖期的分枝杆菌有效。本品作用机制尚未阐明，可能抑制敏感细菌分枝菌酸(myolic acid)的合成而使细胞壁破裂。PAS有效地延缓和阻滞了 INH 在体内的乙酰化过程。因此，本品在血液中维持较高、较久的 INH 浓度并且降低了对肝脏的毒性。临床分别服用等量的 INH 和本品后发现，12 小时 INH 血浓度仅有 0.03mg/L，本品却有 2.6mg/L；14 小时 INH 血浓度已为 0，本品仍高达 2mg/L，为 MIC的 2 倍。这不仅增强了药物的杀菌作用，同时也延迟了细菌耐药性的产生。临床证实，在与其他抗结核药联合治疗中，本品的抗结核疗效显著优于 INH，而胃肠道反应、肝功能损害和白细胞减少，不良反应发生率显著低于 INH。动物实验表明，对人工感染的小白鼠，本品抗结核效力约为 INH 的 5 倍；本品每日 10mg/kg 的治疗效果显著优于 INH(每日 20mg/kg)+PAS(每日 200mg/kg)的物理混合制剂。

(2) 药动学　本品口服后迅速自胃肠道吸收，并分布于全身组织和体液中，包括脑脊液和干酪样组织中。在体内逐渐分解为 INH 和 PAS。大部分在肝中乙酰化而成

无活性的代谢物，主要经肾排泄。以 INH 为标记物，t_{max}=3.4 小时，$t_{1/2}$=6.8 小时。

【不良反应】 **神经系统** 偶有头晕、头痛、失眠、发热、皮疹、周围神经炎、视神经炎等。

胃肠 偶有恶心、乏力、黄疸等。

血液系统 偶有血细胞减少。

【禁忌证】 (1)精神病及癫痫患者禁用。

(2)严重肝功能障碍患者禁用。

【注意事项】 本品至少应连续服用 3 个月，如无不良反应，中途不宜停药，经临床确诊痊愈后方可停药。

妊娠 妊娠期妇女慎用。

哺乳期 哺乳期妇女慎用。

儿童 未进行该项实验且无可靠参考文献。

老年人 未进行该项实验且无可靠参考文献。

肾损伤 肾功能不良者慎用。

肝损伤 肝功能不良者慎用。用药期间应定期进行肝功能检查。少数病人在用药的前两个月可出现一过性氨基转移酶升高。在保肝治疗下继续用药，氨基转移酶可恢复正常。若继续升高，则应停药。

不良反应相关 (1)同服维生素 B_6 可防治周围神经炎等神经系统的不良反应。

(2)有精神病史、癫痫病史及脑外伤史者慎用。

(3)如疗程中出现视神经炎症状，需立即进行眼部检查，并定期复查。

【药物相互作用】 (1)本品可增强以下药物的作用，香豆素类抗凝药、部分抗癫痫药、降压药、抗胆碱药、三环类抗抑郁药，合用时需注意。

(2)抗酸药(如氢氧化铝)可抑制本品的吸收，不宜合用。

【用法与用量】 **成人** 口服：治疗，与其他抗结核药合用，一日按体重 10～20mg/kg，每日量一次顿服或分次服用，总量不宜超过一日 1.2g。

儿童 口服：治疗，与其他抗结核药合用，视个别需要可增至一日按体重 20～40mg/kg，顿服；预防，一日按体重 10～15mg/kg，顿服。

【制剂与规格】 帕司烟肼片：0.1g。

帕司烟肼胶囊：0.1g。

乙胺吡嗪利福异烟片（Ⅱ）[药典(二);医保(乙)]

Ethambutol Hydrochloride, Pyrazinamide, Rifampicin and Isoniazid Tablets（Ⅱ）

【成分】 本品为复方制剂，其组分为：利福平、异烟肼、吡嗪酰胺、盐酸乙胺丁醇。

【适应证】 适用于肺结核短程疗法的最初 2 个月的强化治疗，在此阶段必须每日服用。

【药理】 (1)药效学 参阅"利福平""异烟肼""乙胺丁醇""吡嗪酰胺"。

(2)药动学 参阅"利福平""异烟肼""乙胺丁醇""吡嗪酰胺"。

【不良反应】 参阅"利福平""异烟肼""乙胺丁醇""吡嗪酰胺"。

【禁忌证】 (1)对利福平、吡嗪酰胺、异烟肼、盐酸乙胺丁醇或任何辅料过敏者禁用。

(2)肝功能不正常者、胆道梗阻者、3 个月以内孕妇、痛风患者、精神病、癫痫病患者、糖尿病有眼底病变者、卟啉症禁用。

(3)严重肾功能不全患者(肌酐清除率<30ml/min)禁用。

(4)禁忌与伏立康唑和蛋白酶抑制剂联合使用。

【注意事项】 和利福平，异烟肼，乙胺丁醇和吡嗪酰胺各药品使用中的注意事项相同。建议患者应不间断治疗。由于在人群中存在乙酰化亚型，所以对具有极快或极慢乙酰化能力的患者应该分别服用四种药物，从而使异烟肼的剂量易于调整。

【药物相互作用】 参阅"利福平""异烟肼""乙胺丁醇""吡嗪酰胺"。

【给药说明】 乙胺吡嗪利福异烟片（Ⅱ）应用于抗结核短程疗法的强化治疗阶段，即疗程的起初 2 个月。根据 WHO 建议，该阶段之后用利福平和异烟肼继续治疗至少 4 个月。如果使用本品初期强化治疗被中断，原因包括患者不愿服药或出现禁忌，继续治疗，利福平、异烟肼、吡嗪酰胺、盐酸乙胺丁醇必须单独服用，因为利福平需要以较低的剂量再次服用。或遵医嘱。

【用法与用量】 **成人** 口服：体重 30～37kg 的患者每日 1.8g，体重 38～54kg 的患者每日 2.7g，体重 55～70kg 的患者每日 3.6g，体重 71kg 以上的患者每日 4.5g，饭前 1 小时顿服。本品不适用于体重 30kg 以下的患者。

【制剂与规格】 乙胺吡嗪利福异烟薄膜衣片：(1)0.90g(每片含利福平 0.15g、异烟肼 0.075g、吡嗪酰胺 0.4g、盐酸乙胺丁醇 0.275g)；(2)0.45g(每片含利福平 0.075g、异烟肼 0.0375g、吡嗪酰胺 0.2g、盐酸乙胺丁醇 0.1375g)。

乙胺利福异烟片 [药典(二);医保(乙)]

Ethambutol Hydrochloride, Rifampincin and Isoniazid Tablets

【成分】 本品为复方制剂，其组分为：利福平、异烟肼、盐酸乙胺丁醇。

【适应证】 本品适用于成人各类结核病复治痰菌涂片阳性患者继续期治疗。

【药理】 (1)药效学 参阅"利福平""异烟肼""乙胺丁醇"。

(2)药动学 参阅"利福平""异烟肼""乙胺丁醇"。

【不良反应】 参阅"利福平""异烟肼""乙胺丁醇"。

【禁忌证】 (1)对利福平、异烟肼、盐酸乙胺丁醇过敏者禁用。

(2)肝功能障碍、胆道梗阻、孕妇、痛风患者、精神病患者、癫痫病患者、糖尿病有眼底病变者禁用。

【注意事项】 参阅"利福平""异烟肼""乙胺丁醇"。

【药物相互作用】 参阅"利福平""异烟肼""乙胺丁醇"。

【给药说明】 请按说明书或遵医嘱使用本品，治疗全过程不能中断用药或擅自改变治疗方案。如发生不良反应，须听从医嘱处理。

【用法与用量】 成人 口服：本品应用于复治痰菌涂片阳性患者病人继续期，每二日用药一次，共 6 个月，用药 90 次。体重 50kg 以上的患者每次空腹顿服乙胺利福异烟片 5 片，体重不足 50kg 的患者根据医嘱酌减，饭前 1 小时或饭后 2 小时顿服。

【制剂与规格】 乙胺利福异烟片：每片含利福平 0.12g、异烟肼 0.12g、盐酸乙胺丁醇 0.25g。

异 福 胶 囊 [药典(二)；医保(乙)]
Rifampinand Isoniazid Capsules

【成分】 本品为复方制剂，其组分为利福平与异烟肼。

【适应证】 适合于结核病的初治和非多重性耐药的结核病患者的 4 个月维持期治疗。

【药理】 (1)药效学 本品为抗结核药，是利福平和异烟肼的复方制剂。利福平对结核分枝杆菌和部分非结核分枝杆菌(包括麻风分枝杆菌等)在宿主细胞内外均有明显的杀菌作用。异烟肼对各型结核分枝杆菌都有高度选择性杀菌作用，对生长繁殖期结核分枝杆菌作用强，对静止期作用较弱且慢。两者合用可以加强抗菌活性，并减少耐药菌株的产生。利福平与依赖于 DNA 的 RNA 多聚酶的 β 亚单位牢固结合，抑制细菌 RNA 的合成，防止该酶与 DNA 连接，从而阻断 RNA 转录过程，使 DNA 和蛋白的合成停止。异烟肼的作用机制可能是抑制敏感细菌分枝菌酸的合成而使细胞壁破裂。

(2)药动学 参阅"利福平""异烟肼"。

正常志愿者的药代动力学研究显示，本品的二种组分无论是以各自剂量同时服用还是以复合剂型服用，其生物利用度相仿。

【不良反应】 神经系统 周围神经炎多见于慢乙酰化者，并与剂量有明显关系。较多患者表现为步态不稳、麻木针刺感、烧灼感、手脚疼痛、头痛和眩晕等。此种反应在铅中毒、动脉硬化、甲状腺功能亢进症、糖尿病、酒精中毒、营养不良及孕妇等较易发生。每日服用维生素 B_6 10～50mg 可以预防或缓解症状。其他不良反应如兴奋、欣快感、失眠、丧失自主力、中毒性脑病或中毒性精神病则少见，视神经炎及萎缩等严重毒性偶有报道。

血液系统 可有粒细胞减少、嗜酸性粒细胞增多、血小板减少、高铁血红蛋白血症等。偶见凝血酶原时间缩短。偶可发生急性溶血。

内分泌系统 口干、高血糖症、代谢性酸中毒、内分泌功能障碍等偶有报道。

胃肠 多见，口服本品后可出现畏食、恶心、呕吐、上腹部不适、腹泻等胃肠道反应。

肝胆 肝毒性为本品的主要不良反应，在疗程最初数周内，少数患者可出现血清氨基转移酶升高、肝肿大和黄疸，大多为无症状的血清氨基转移酶一过性升高，在疗程中可自行恢复。老年人、酗酒者、营养不良、原有肝病或其他因素造成肝功能异常者较易发生，表现为食欲不佳、异常乏力或软弱、恶心或呕吐(肝毒性的前驱症状)及深色尿、眼或皮肤黄染(肝毒性)。

皮肤及皮肤附件 多形性皮疹。

免疫系统及感染 包括发热、多形性皮疹、淋巴结病、脉管炎、紫癜、哮喘、过敏性休克等。大剂量间歇疗法后偶可出现"流感样症候群"，表现为畏寒、寒战、发热、不适、呼吸困难、头昏、嗜睡及肌肉疼痛等，发生频率与剂量大小及间歇时间有明显关系。

尿路 偶发肾功能衰竭，目前认为其产生机制属过敏反应。

【禁忌证】 (1)对异烟肼、利福平及利福霉素类抗菌药过敏者禁用。

(2)肝功能严重不全、胆道阻塞者和 3 个月以内孕妇禁用。

【注意事项】 妊娠 利福平和异烟肼都可透过胎盘，动物实验证实可引起畸胎和死胎。人类中虽未证实有问题，但孕妇应避免应用，如确有指征应用时，必须充分权衡利弊。

哺乳期 利福平和异烟肼均可通过乳汁分泌，虽然在人类中尚未证实有问题，哺乳期间应用仍应充分权衡利弊，如果用药则宜暂停哺乳。

儿童 本品在 5 岁以下小儿应用的安全性尚未确定。

老年人 老年患者肝功能有所减退，用药量应酌减。

诊断干扰 可引起直接抗球蛋白试验(Coombs 试验)阳性；干扰血清叶酸浓度测定和血清维生素 B_{12} 浓度测定结果；可使磺溴酞钠试验滞留出现假阳性；可干扰利用分光光度计或颜色改变而进行的各项尿液分析试验的结果；可使血液尿素氮、血清碱性磷酸酶、血清丙氨酸氨基转移酶、天冬氨酸氨基转移酶、血清胆红素及血清尿酸浓度测定结果增高；用硫酸铜法进行尿糖测定可呈假阳性反应，但不影响酶法测定结果。

肾损伤 严重肾功能减退者需减量。

肝损伤 利福平可致肝功能不全，在原有肝病患者或与其他肝毒性药物同服时有伴发黄疸死亡病例的报道。因此原有肝病患者，仅在有明确指征时方可慎用，治疗开始前、治疗中严密观察肝功能变化，肝损害一旦出现，立即停药。肝功能减退的患者需减少剂量。

交叉过敏反应 对乙硫异烟胺、吡嗪酰胺、烟酸或其他化学结构有关药物过敏者也可能对本品过敏。

【药物相互作用】 (1)饮酒可致本品肝毒性发生率增加，增加本品代谢，需调整剂量，并密切观察患者有无肝毒性出现。

(2)对氨基水杨酸盐可影响本品的吸收，导致利福平血药浓度减低；如必须联合应用时，两者服用间隔至少 6 小时。

(3)本品与乙硫异烟胺、吡嗪酰胺或其他抗结核药合用可加重其不良反应。与其他肝毒性药合用可增加本品的肝毒性，宜尽量避免。

(4)氯苯酚嗪可减少利福平的吸收，达峰时间延迟且半衰期延长。

(5)与咪康唑或酮康唑合用可使后两者血药浓度减低，故本品不宜与咪唑类合用。

(6)肾上腺皮质激素(糖皮质激素、盐皮质激素)、抗凝药、氨茶碱、茶碱、氯霉素、氯贝丁酯、环孢素、维拉帕米(异搏定)、妥卡尼、普罗帕酮、甲氧苄啶、香豆素或茚满二酮衍生物、口服降血糖药、促皮质素、氨苯砜、洋地黄苷类、丙吡胺、奎尼丁等与本品合用时，由于利福平能诱导肝微粒体酶活性，可使上述药物的药效减弱，因此除地高辛和氨苯砜外，在用本品前和疗程中上述药物需调整剂量。本品与香豆素或茚满二酮类合用时应每日或定期测定凝血酶原时间，据以调整剂量。

(7)本品可促进雌激素的代谢或减少其肠肝循环，降低口服避孕药的作用，导致月经不规则，月经间期出血和计划外妊娠。所以，患者服用本品时，应改用其他避孕方法。

(8)本品可诱导肝微粒体酶，增加抗肿瘤药达卡巴嗪(dacarbazine)、环磷酰胺的代谢，形成烷化代谢物，促使白细胞减低，因此需调整剂量。

(9)与地西泮(安定)合用可增加后者的消除，使其血药浓度减低，故需调整剂量。

(10)本品可增加苯妥英钠在肝脏中的代谢，故两者合用时应测定苯妥英钠血药浓度并调整用量。

(11)本品可增加左甲状腺素在肝脏中的降解，因此两者合用时左甲状腺素剂量应增加。

(12)本品亦可增加美沙酮、美西律在肝脏中的代谢，引起美沙酮撤药症状和美西律血药浓度减低，故合用时后两者需调整剂量。

(13)丙磺舒可与利福平竞争被肝细胞的摄入，使利福平血药浓度增高并产生毒性反应。但该作用不稳定，故通常不宜加用丙磺舒以增高本品的血药浓度。

(14)异烟肼为维生素 B_6 的拮抗剂，可增加维生素 B_6 经肾排出量，易致周围神经炎的发生。同时服用维生素 B_6 者，需酌情增加用量。

(15)本品不宜与其他神经毒药物合用，以免增加神经毒性。

(16)与环丝氨酸合用时可增加中枢神经系统的不良反应(如头昏或嗜睡)，需调整剂量，并密切观察中枢神经系统毒性征象，尤其对于从事需要灵敏度较高工作的患者。

(17)本品可抑制卡马西平的代谢，使其血药浓度增高，引起毒性反应；卡马西平则可诱导异烟肼的微粒体代谢，使具有肝毒性的中间代谢物增加。

(18)与对乙酰氨基酚合用时，由于异烟肼可诱导肝细胞色素 P450，使前者形成毒性代谢物的量增加，可增加肝毒性及肾毒性。

(19)与阿芬太尼合用时，由于异烟肼为肝药酶抑制剂，可延长阿芬太尼的作用；与双硫仑合用可增强其中枢神经系统作用，产生眩晕、动作不协调、易激惹、失眠等；与安氟醚合用可增加具有肾毒性的无机氟代谢物的形成。

(20)不可与麻黄碱、颠茄同时服用，以免发生或增加不良反应。

(21)含铝制酸药可延缓并减少异烟肼口服后的吸收，使血药浓度减低，应避免同时使用，或在口服制酸药前至少 1 小时服用本品。

【用法与用量】 (1)异烟肼和利福平比例为 1:2 的规

格 体重大于或等于 50kg 者,一次 300mg(以异烟肼计)一日 1 次。连用至细菌转阴,临床症状最大程度改善。

(2)异烟肼和利福平比例为 2:3 的规格 体重小于 50kg 者,一次 300mg(以异烟肼计),一日 1 次。连用至

细菌转阴,临床症状最大程度改善,通常疗程为 4 个月。

【制剂与规格】 异福胶囊:(1)每粒含利福平 0.15g,异烟肼 0.1g;(2)每粒含利福平 0.15g,异烟肼 0.075g;(3)每粒含利福平 0.3g,异烟肼 0.15g。

第十五节 抗麻风药

麻风病是由生长非常缓慢的麻风分枝杆菌引起的疾病,麻风杆菌主要侵犯人的周围神经和皮肤,造成肢体畸残和皮肤麻木。至今麻风杆菌还未人工培养成功,导致筛选有效杀菌药物的研究非常缓慢。在氨苯砜问世之前,治疗麻风病没有特效药。1942 年 Faget 用氨苯砜(DDS)治疗麻风,揭开麻风治疗史的第一页。20 世纪 60 年代分别发现氯苯吩嗪(B663)和利福平(RFP)对麻风杆菌有抑菌或杀菌作用,90 年代又相继发现氧氟沙星(OFLO)、米诺环素(MINO)、克拉霉素(CLARY)、莫西沙星(MXFLO)对麻风杆菌有杀菌活性。其中杀菌活性比较强的有利福平、氧氟沙星和莫西沙星,属于杀菌型药物。利福平对麻风杆菌有强大的杀菌活性,每月 1 次服药 600mg 与每天服药 450mg 的疗效几乎相同。米诺环素和克拉霉素属于抑菌型药物,需要每天服药治疗麻风病。

20 世纪 80 年代初,麻风病主要用氨苯砜单药治疗。但是经过几年氨苯砜规则治疗后,发现对瘤型麻风患者治疗效果很差,出现了很多继发性耐氨苯砜者。1981 年 11 月世界卫生组织(WHO)麻风控制规划化疗研究组的会议推荐,采用以利福平(RFP)、氨苯砜(DDS)和氯苯吩嗪(B663)三药联合治疗多菌型麻风(MB)的联合化疗方案(Muiti-Drug-Therapy,MDT)和少菌型麻风(PB)的 MDT 方案。

1983 年我国开展了利福平、氯苯吩嗪和氨苯砜治疗多菌型麻风的临床试验。研究结果表明,接受率高(96.3%)、疗效好、复发率低,无严重毒副作用。1986 年在全国推广该方案。1994 年世界卫生组织推荐对多菌型病人统一实施 2 年联合化疗,我国也统一实施 2 年联合化疗。

1987 年 WHO 麻风专家委员会第六次会议决定将所有涂片阳性的病例均归为多菌型麻风,使用 2 年 MB/MDT 方案。1993 年 WHO 麻风化疗组又提出,在缺乏可靠细菌学检查设施的情况下,可按临床分类,即皮损数在 1~5 块或仅有一根神经干受累时,按少菌型麻风治疗,而皮损数超过 5 块或有 2 根或 2 根以上神经干受累,按多菌型麻风治疗。1997 年在日内瓦 WHO 总部召开的麻风专家委员会第 7 次会议,认为 MB 麻风 MDT 方案的治疗期有可能缩短到 12 个月,不增加 RFP 耐药

的危险。我国在 2012 年原卫生部制定的《全国消除麻风病危害规划(2011—2020 年)》中也明确了 12 个月多菌型联合治疗方案。有证据提示单个皮损的麻风是一种临床类型,对这类病人实施独立的治疗方案,一次剂量的 ROM 方案(利福平 600mg,氧氟沙星 400mg,米诺环素 100mg)对单个皮损的少菌型麻风是一个可接受的、价廉的、有效的治疗方案。少数病人因变态反应,或慢性肝炎,或体内麻风菌对 RFP 耐药不能服用 RFP,另一些病人因服用 B663 引起皮肤着色难以接受,这些病人需要一个有效的替代方案。对 RFP 耐药的病人一般对 DDS 也耐药,这些病人的治疗几乎完全依靠 B663,由于 OFLO+MINO 联合具有强大的杀菌活性,对不能服用 RFP 的病人可在每日服用 B663 的基础上与这两个药合用。对不能接受 B663 的病人,WHO 化疗研究组推荐应用 OFLO 一日 400mg 或 MINO 一日 100mg。但委员会建议可用 RFP600mg,OFLO400mg 和 MINO100mg 三药联合的化疗方案每月一次进行治疗,疗程 24 个月。

1999 年,我国原卫生部麻风病专家咨询委员会工作报告认为,根据我国实际情况,建议继续采用 WHO 麻风专家委员会第六次会议(1987 年)分类的决定。此外,皮肤涂片查菌阴性的病例,如皮损≥6 块和(或)神经损伤≥2 条者,按 MB 方案治疗。单皮损病例,皮损面积很大,占半个肢体或 1/4 躯干的亦按 MB 方案治疗。

2018 年 2 月,世界卫生组织推荐麻风病治疗方案如下:多菌型麻风(MB)MDT 方案为 RFP 600mg,每月一次;DDS 100mg,每日一次;B663 300mg,每月一次监服加上 B663 50mg 每日一次自服,疗程 12 个月。治疗少菌型麻风(PB)的 MDT 方案为 RFP 600mg,每月一次监服;DDS 100mg,每日一次自服;B663 300mg,每月一次监服加上 B663 50mg 每日一次自服,疗程 6 个月。

氨 苯 砜 [药典(二);国基;医保(甲)]
Dapsone

【适应证】 (1)CDE 适应证 ①本品与其他抗麻风药联合用于由麻风分枝杆菌所致各种类型麻风病的治疗。②本品也可用于其他皮肤病的治疗,参阅第二十五章第四节。

(2) 国外适应证 FDA 批准用于成人或儿童寻常痤疮、疱疹样皮炎、麻风病(与其他麻风病药物联合使用)。

【药理】 (1) 药效学 本品为砜类抑菌药,对麻风杆菌有较强的抑菌作用。作用于细菌的二氢叶酸合成酶,干扰叶酸的合成,其作用可为氨基苯甲酸所拮抗。本品亦可用作二氢叶酸还原酶抑制药。

(2) 药动学 口服吸收快而完全。血浆蛋白结合率为 50%~90%。口服吸收后广泛分布于全身组织(如肝、肾、皮肤、肌肉等)和体液中,在肝、肾中浓度较高,在病损皮肤中的浓度比正常皮肤高 10 倍。在肝脏中经 N-乙酰转移酶代谢,慢乙酰化者服药后易产生不良反应。尤其是血液系统的不良反应。其血药峰浓度亦较高,但临床疗效未见增加。快乙酰化者用药时可能需调整剂量。口服后 t_{max} 为 2~8 小时,$t_{1/2}$ 为 10~50 小时(平均 28 小时)。给药量的 70%~85% 以原型和代谢产物由尿中逐渐排泄。少量随粪便、汗液、唾液、痰液和乳汁排泄。本品存在肠肝循环,因此停药数周后在血中仍可持续存在。

【不良反应】 (1) 发生率较高者:有背、腿痛;胃痛、食欲缺乏;皮肤苍白、发热、溶血性贫血、皮疹;异常乏力或软弱;变性血红蛋白血症。

(2) 发生率极低者:可有皮肤瘙痒、剥脱性皮炎、精神紊乱、周围神经炎;咽痛、发热、中性粒细胞减少或缺乏症;砜类综合征及肝脏损害等。

(3) 下列症状如持续存在需引起注意:眩晕、头痛、恶心、呕吐。

呼吸系统 咽痛发生率极低。

肌肉骨骼系统 背痛、腿痛发生率较高。

神经系统 周围神经炎发生率极低,如持续存在眩晕、头痛需引起重视。

精神 精神紊乱发生率极低。

肝脏 肝损害发生率极低。

胃肠道 胃痛、食欲减退发生率较高,如持续存在恶心、呕吐需引起重视。

血液 氨苯砜可致高铁血红蛋白血症。伴葡萄糖-6-磷酸脱氢酶缺乏或先天性/自发性高铁血红蛋白血症患者更易出现本药诱导的高铁血红蛋白血症。溶血性贫血、变性血红蛋白血症发生率较高,粒细胞减少或缺乏发生率极低。

皮肤 皮肤苍白、皮疹发生率较高,皮肤瘙痒、剥脱性皮炎发生率极低。

其他 发热、异常乏力或软弱发生率较高,氨苯砜迟发性过敏综合征发生率极低。

【禁忌证】 (1) 对本品或磺胺类药过敏者。

(2) 严重肝肾功能损害者。

(3) 严重贫血(血红蛋白低于 80g / L)或全身极端衰弱者。

(4) 精神障碍者。

【注意事项】 交叉过敏反应 对一种砜类药过敏的患者,可能对其他砜类药亦过敏。对噻嗪类利尿药、呋塞米类药、磺酰脲类、碳酸酐酶抑制药或其他磺胺类药过敏的患者可能对本品亦过敏。

哺乳期 本品可在乳汁中达有效治疗浓度,对新生儿具有预防作用。但砜类药物在 G-6-PD(葡萄糖-6-磷酸脱氢酶)缺乏症新生儿中可能引起溶血性贫血。哺乳期妇女用药应权衡利弊。

儿童 砜类药可能使 G-6-PD 缺乏的新生儿出现溶血性贫血。儿童剂量要严格遵照儿童"用法与用量"。

其他 下列情况应慎用:严重贫血、G-6-PD 缺乏症、肝功能减退、变性血红蛋白还原酶缺乏症、肾功能减退者、有精神病史者。先天性/自发性高铁血红蛋白血症患者应避免用本品。

不良反应相关 本品可升高高铁血红蛋白水平,尤其是与高铁血红蛋白诱导药物合用时。

随访检查 随访检查与监测:①血常规计数,用药前和治疗第 1 个月中每周 1 次;以后每个月 1 次,连续 6 个月;以后每半年 1 次。②G-6-PD 测定,如为 G-6-PD 缺乏症患者应慎用本品,因易发生溶血反应。③肝功能试验(如血胆红素和 AST 测定),治疗过程中如患者发生食欲缺乏、恶心或呕吐应做测定,有肝功能损害者应停用本品。④肾功能测定,有肾功能减退者在疗程中应定期测定肾功能,并据以调整剂量;如患者肌酐清除率低于 4ml/min 时,应测定患者的血药浓度;尿闭患者应停用本品。

【药物相互作用】 (1) 丙磺舒可减少本品从肾小管排泌,合用时需调整剂量。

(2) 利福平可诱导肝脏微粒体酶的活性,使本品血药浓度降低至 1/10~1/7;故服用利福平的同时或以后应用本品时,本品的剂量应进行调整。

(3) 本品不宜与能引起骨髓抑制的药物合用,因可加重白细胞和血小板减少的程度,必须合用时应密切观察。

(4) 本品如与其他可引起溶血的药物合用可加重其溶血不良反应。

(5) 与甲氧苄啶合用时,两者的血药浓度均可增高。其机制可能为:①甲氧苄啶抑制本品在肝脏的代谢;②两者竞争在肾脏中的排泄。上述均导致本品的血药浓度增高,可加重不良反应,如变性血红蛋白血症和溶血性贫血。

（6）去羟肌苷可减少本品的吸收，因口服去羟肌苷需同时服用缓冲液以使胃酸中和，而本品则需在酸性环境中以增加吸收。故两者必须合用时，至少间隔 2 小时。

【给药说明】　（1）单用本品治疗麻风易产生细菌耐药性，因此应与其他药物如氯法齐明、利福平等联合应用。

（2）对查菌阴性即未定类麻风和结核样型麻风的治疗，2018 年底世界卫生组织推荐需与利福平和氯苯吩嗪麻风药联合服用，疗程持续半年；对查菌阳性的其他类型麻风，需将氨苯砜、利福平和氯苯吩嗪联合用药，疗程持续 1 年。

（3）快乙酰化型患者本品的血药浓度可能较低，慢乙酰化型患者的血药浓度可能较高。均需调整剂量，坚持个体化用药。

（4）肾功能减退患者用药时需减量，如肌酐清除率在 4ml/min 以下时需测定血药浓度，无尿患者应停用本品。

（5）用药过程中如出现新发或中毒性皮肤反应，须迅速停用本品，但如是皮肤所呈现的麻风反应状态时则不需停药。

（6）疗程中如出现Ⅰ型麻风反应或神经炎时，应合用肾上腺皮质激素。

（7）G-6-PD 缺乏症患者用本品时需减量。

（8）治疗疱疹样皮炎时，应食用无麸质饮食，连续 6 个月后，本品的剂量可减少 50% 甚至停用。

（9）逾量的处理：①洗胃，给予活性炭 30g，同时给予泻药每 6 小时 1 次，至少持续 24～48 小时。②紧急情况下，对正常及变性血红蛋白还原酶缺乏症的患者用亚甲蓝 1～2mg/kg 缓慢静脉注射，如变性血红蛋白重新在体内蓄积，可重复注射。③非紧急情况时，用亚甲蓝 3～5mg/kg，每 4～6 小时口服 1 次，但 G-6-PD 缺乏症患者不能采用；亦可用活性炭，即使在服用本品数小时后仍可应用。

【用法与用量】　成人　（1）抗麻风　与一种或多种其他抗麻风药联合用药。每日 100mg，一次顿服；或每日按体重 0.9～1.4mg/kg，一次性顿服。

（2）治疗疱疹样皮炎　起始每日 50mg；如症状未完全抑制，每日剂量可增加至 300mg；以后尽早减少至最低有效维持量。

儿童　（1）抗麻风　每日按体重 0.9～1.4mg/kg，一次性顿服。

（2）治疗疱疹样皮炎　起始每日 2mg/kg，一次性顿服；如症状未完全抑制，可逐渐增加剂量；一旦症状控制，应立即将剂量减至最低有效剂量。

【制剂与规格】　氨苯砜片：（1）50mg；（2）100mg。

氯 法 齐 明 [药典(二)；医保(乙)]
Clofazimine

【适应证】　（1）CDE 适应证　本品适用于各种类型麻风的治疗，对耐砜类药物的麻风杆菌感染也有效；亦可用于因予其他药物而引起急性麻风反应的治疗。此外，也可用于治疗耐药结核杆菌感染及某些非结核分枝杆菌的感染。

（2）国外适应证　FDA 批准用于成人麻风结节性红斑、瘤型或界线类偏瘤型麻风（氨苯砜耐药）。

（3）超说明书适应证　①成人持久性色素异常性红斑（推荐等级：Ⅱa 级，证据水平：B 类）；②成人或儿童肉芽肿性疾病（推荐等级：Ⅱb 级，证据水平：C 类）；③成人牛型结核菌引起的感染（推荐等级：Ⅱb 级，证据水平：C 类）。

【药理】　（1）药效学　本品可能通过干扰麻风杆菌的核酸代谢，与其 DNA 结合，抑制依赖 DNA 的 RNA 聚合酶，阻止 RNA 的合成，从而抑制细菌蛋白合成，发挥其抗麻风杆菌作用。本品的抗炎作用可能与其稳定细胞溶酶体膜、呈剂量依赖性地抑制中性粒细胞迁移和淋巴细胞转化等有关。

（2）药动学　本品为砖红色结晶性粉末，熔点 212～213℃，易溶解于三氧甲烷、苯，微溶解于乙醇，不溶于水。口服吸收率为 45%～62%，个体差异大，与食物同服可增加其吸收。本品具有高亲脂性，主要沉积于脂肪组织和单核-吞噬细胞系统内，可被全身的巨噬细胞所摄取，其组织浓度高于血浆浓度。本品从组织中释放及排泄缓慢，每日口服 100mg 和 300mg，平均血药浓度分别为 0.7mg/L 和 1mg/L。单次给药后消除半衰期约为 10 日，反复给药后消除半衰期至少为 70 日。口服单剂 300mg 后，3 天内大多数药物经粪、胆汁排泄，少量由尿液、痰液、皮脂、汗液排泄，乳汁中也含有药物。

【不良反应】　皮肤及皮肤附件　皮肤、黏膜出现红染等着色为其主要不良反应，可呈粉红色、棕色和褐黑色，着色程度与剂量、疗程呈正比。可导致皮肤干燥和鱼鳞样改变，尤以四肢为著，冬季明显。个别患者出现光敏、红皮病和痤疮样皮疹。

胃肠　可致腹部和上腹部疼痛、恶心、呕吐、腹泻等胃肠道反应。偶见脾梗死、肠梗阻或消化道出血。

视觉　可出现眼部结膜和角膜色素沉着、干燥、瘙痒和刺痛。

神经系统　偶见眩晕、嗜睡。

肝胆　偶见肝炎。

【禁忌证】　(1)对本品过敏者禁用。

(2)严重肝、肾功能障碍及胃肠道疾病者禁用。

【注意事项】　**常规**　有胃肠疾病史或肝功能损害及对本品不能耐受者慎用。

对每日剂量超过 100mg 的患者应严密观察，疗程应尽可能短。

妊娠　妊娠期妇女应在严格的权衡利弊下慎用。

哺乳期　哺乳期妇女不宜使用本品。

儿童　目前尚无儿童应用本品的安全性和疗效评价，应慎用或不使用。

不良反应相关　患者出现腹部绞痛、恶心、呕吐、腹泻时应减量，并延长给药间期或停药。

诊断干扰　可致患者血沉加快、血糖、血白蛋白、血清氨基转移酶与血胆红素升高以及血钾降低，易引起对诊断的干扰，应予以注意。

【药物相互作用】　(1)本品与氨苯砜合用时，其抗炎作用下降，但不影响抗菌作用。

(2)本品与利福平合用时，可能减少利福平的吸收并延迟其达峰时间。

【用法与用量】　**成人**　口服。(1)对耐氨苯砜的各型麻风一次 50～100mg，一日 1 次，与其他一种或几种抗麻风药合用。

(2)对氨苯砜敏感的各型麻风本品可与其他抗麻风药合用，疗程至少 2 年以上，直至皮肤涂片查菌转阴；此后继续采用一种合适的抗麻风药物维持治疗。

(3)伴麻风反应的各型麻风有神经损害或皮肤溃疡征兆者，每日 100～300mg，待反应控制后，逐渐递减至每日 100mg；无神经损害或皮肤溃疡征兆时，按耐氨苯砜的各型麻风处理。

(4)成人每日最大量不超 300mg，儿童剂量尚未明确。

【制剂与规格】　氯法齐明胶囊：50mg。

第十六节　抗真菌药

目前用于治疗深部真菌感染的药物主要有以下四类：多烯类、吡咯类、棘白菌素类和氟胞嘧啶。两性霉素 B 目前仍为深部真菌感染的主要选用药物之一，然其明显的肾毒性和滴注相关不良反应限制了其临床应用，两性霉素 B 含脂制剂的抗菌谱、抗菌活性与两性霉素 B 去氧胆酸盐相仿，但毒性反应明显减低。吡咯类抗真菌药临床常用者有氟康唑、伊曲康唑、伏立康唑，氟康唑主要作用于念珠菌和隐球菌；伊曲康唑抗真菌谱拓展至曲霉等；伏立康唑主要作用于曲霉，其抗真菌谱进一步拓展至镰孢菌属和赛多孢菌属。棘白菌素类抗真菌药有卡泊芬净、米卡芬净，具广谱抗真菌活性，对耐氟康唑的念珠菌属等均具较好的活性，对曲霉菌亦有一定抗菌活性，但对隐球菌作用差。氟胞嘧啶抗菌谱较窄，且单独应用真菌对其易产生耐药性，主要与两性霉素 B 或吡咯类联合治疗深部真菌感染。

两性霉素 B [药典(二)；国基；医保(甲)]
Amphotericin B

【适应证】　①适用于下列真菌感染的治疗：隐球菌病、皮炎芽生菌病、播散性念珠菌病、球孢子菌病、组织胞浆菌病、马内菲青霉病，由毛霉属、根霉属、犁头霉属、内胞霉属、蛙粪霉属和暗色真菌、申克孢子丝菌、烟曲霉、黄曲霉、黑曲霉等所致血流感染、心内膜炎、脑膜炎(隐球菌及其他真菌)、腹腔感染(包括与透析有关或无关者)、尿路感染和眼内炎等。②亦可作为美洲利什曼原虫病的替代治疗药物。

【药理】　(1)**药效学**　本品为多烯类抗真菌药，可与敏感真菌细胞膜上的甾醇结合，损伤膜的通透性，导致细胞内重要物质如钾离子、核苷酸和氨基酸等外漏，从而破坏了细胞的正常代谢，抑制其生长，导致真菌死亡。常用剂量通常对真菌仅具有抑菌作用，加大剂量(治疗剂量范围内)可能对某些真菌起杀菌作用。

(2)**药动学**　口服吸收少且不稳定。开始治疗时，每天静脉滴注两性霉素 B 1～5mg，后逐步增加至每天 0.4～0.6mg/kg 时的血药峰浓度(C_{max})为 0.5～2mg/L。本品与组织结合量大，与组织结合后可逐渐释放，故有双相 $t_{1/2}$，开始 $t_{1/2}$ 为 24 小时，终末 $t_{1/2}$ 为 15 日。血浆蛋白结合率为>90%。体内分布广，有炎症的胸水、腹水和滑膜液和眼房水中药物浓度约为同期血药浓度的 2/3，但脑脊液中药物浓度极低，很少超过同期血药浓度的 2.5%仅有微量可进入玻璃体液和正常的羊水中。本品在人体组织中的分布尚缺乏完整资料。氚标记本品应用于灵长类动物实验结果显示，组织中药物浓度最高者为肾，依次为肝、脾、肾上腺、肺、甲状腺、心、骨骼肌、胰腺、脑和骨组织，脑脊液中药物浓度为同期血药浓度的 2%～4%。本品通过肾脏缓慢排泄(数周至数个月)，以活性形式自尿中排出给药量的 2%～5%。由于排泄缓慢，在停药后 7 周尚可自尿中检出该药，在碱性尿液中药物排泄增多。本品不易为透析所清除。在体内的代谢途径尚不清楚。

【不良反应】　**全身整体表现**　静脉滴注过程中或静

脉滴注后数小时可发生寒战、高热、严重头痛、恶心和呕吐，有时可出现血压下降、呼吸急促、眩晕等。偶有过敏性休克、皮疹等发生。

尿路　几乎所有患者在疗程中均可出现不同程度的肾功能损害，尿中可出现红细胞、白细胞、蛋白和管型、血尿素氮及肌酐升高，肌酐清除率降低，也可引起肾小管性酸中毒。停药后可能恢复，但可能成为永久性损伤，特别在接受较大累积剂量两性霉素 B(超过 5g)的患者。

胃肠　可出现腹泻、消化不良、食欲缺乏、体重减轻等。

代谢及营养　由于引起大量钾离子排出，可致低钾血症。

血液系统　可发生正常细胞性贫血，白细胞或血小板减少也偶可发生。

肝胆　肝毒性较为少见，偶可发生肝细胞坏死、急性肝功能衰竭。

心血管　滴速过快可引起心室颤动或心脏骤停。本品所引起的低钾血症亦可导致心律失常。

用药部位反应　本品局部刺激性大，注射部位可发生血栓性静脉炎。

神经系统　视物模糊或复视、癫痫样发作，偶见引起多发性神经病变。鞘内注射本品可引起严重头痛、发热、呕吐、视力障碍、颈项强直、下肢疼痛、尿潴留等，严重者导致下肢截瘫。

【禁忌证】　对本品及其成分有过敏史者禁用。

【注意事项】　**常规**　本品毒性大、不良反应多见，故应限用于已确诊的深部真菌感染。由于本品又常是某些致命性全身性真菌感染的唯一有效治疗药物，因此必须充分权衡用药后的获益和可能的风险方可决定是否用药。

肾损伤　本品主要在体内灭活，仅在肾功能重度减退时其消除半衰期轻度延长，因此伴有肾损害的患者仍可每日或隔日静脉滴注本品，重度肾功能损害者给药间期略予延长。然而由于应用本品时常发生肾功能损害，且肾毒性与剂量有关，故宜给予最小有效治疗剂量。当本品治疗累积量大于 4g 时，可引起不可逆性肾功能损害。

随访检查　治疗期间应监测以下项目：①肾功能，定期检查尿常规、血尿素氮及血肌酐，疗程开始、剂量递增时需隔日测定 1 次，疗程进行中尿常规、血尿素氮及血肌酐至少每周检查 2 次；如血尿素氮或血肌酐值的升高具有临床意义时，则需减量或停药，直至肾功能改善。②周围血象，治疗过程中每周测定 1 次。③肝功能检查，如发现肝功能异常并逐渐加重者(血胆红素、碱性

磷酸酶、血氨基转移酶升高等)应停药。④血钾测定，治疗过程中每周至少测定 2 次。为减少本品的不良反应，给药前可给解热镇痛药和抗组胺药，如吲哚美辛和异丙嗪等，同时给予琥珀酸氢化可的松 25～50mg 或地塞米松 2～5mg 一同静脉滴注。

不良反应相关　应用本品时可发生过敏性休克。在正式治疗前应该先给患者试验剂量，仔细观察半小时，普通两性霉素 B 需要慢速滴注。如果用药过程中出现呼吸窘迫时，应立即停药并予以相应抢救措施，并不可再使用本品。

哺乳期　哺乳期妇女使用本品时，对乳儿的风险不能排除，应用本品时宜停止授乳。

儿童　如有指征应用本品，应使用最小有效治疗剂量，并严密观察。

【药物相互作用】　(1)由于本品可诱发低钾血症，因此　①除了为减轻本品的不良反应可合用肾上腺皮质激素(可加重低钾血症)外，一般不推荐两者合用；如需合用，则肾上腺皮质激素宜给予最小剂量和最短疗程，并需监测血钾浓度和心脏功能。②可增强潜在的强心苷类不良反应。本品所致的低钾血症可增强潜在的洋地黄毒性。两者同用时应严密监测血钾浓度和心脏功能。③可增强神经-肌肉阻滞作用，与具有神经-肌肉阻滞作用的药物合用时应监测患者的血钾浓度。④避免与可延长 Q-T 间期的药物合用。

(2)本品与氟胞嘧啶合用可增强两者药效；但也可增强氟胞嘧啶的毒性，因本品可促使宿主细胞摄取氟胞嘧啶并影响其自肾排泄。

(3)氨基糖苷类、抗肿瘤药、卷曲霉素、多黏菌素类、万古霉素等具有肾毒性的药物以及环孢素等具有肾毒性的免疫抑制药与本品合用时将导致肾毒性增强。

(4)骨髓抑制药、放射治疗等均可加重患者贫血，与上述药物同用时需减少本品的剂量。

(5)同时应用使尿液碱化的药物可增加本品的排泄，并防止或减少肾小管性酸中毒的发生。同时应用利尿药可能增加引起低钾血症的发生风险，应监测血钾浓度。

(6)与三氧化二砷合用，Q-T 间期延长的发生风险增加。

【给药说明】　(1)本品治疗如中断 7 日以上者，需重新自小剂量(0.25mg/kg)开始逐渐增加至所需治疗量。

(2)静脉滴注本品前或静脉滴注时可给予小剂量肾上腺皮质激素以减轻不良反应，但后者宜用最小有效剂量及最短疗程。

【用法与用量】　**成人**　①静脉滴注，开始给药时可

先试从一次 1～5mg 或按体重一次 0.02～0.1mg/kg 给药，以后根据患者耐受情况每日或隔日增加 5mg，当增加至一次剂量 0.6～0.7mg/kg 时即可暂停增加剂量。最高单次剂量按体重不超过 1mg/kg，每日或隔 1～2 日给药一次，总累积量 1.5～3.0g，疗程 1～3 个月，也可延长至 6 个月，需视患者病情及感染种类而定。对敏感真菌所致感染宜采用较小剂量，即成人单次剂量 20～30mg，疗程仍宜较长。②鞘内给药，首次为 0.05～0.1mg，以后逐渐增至每次 0.5mg，最大量每次不超过 1mg，每周给药 2～3 次，总量 15mg 左右。鞘内给药时宜与小剂量地塞米松或琥珀酸氢化可的松同时给予，并需用脑脊液反复稀释药液，边稀释边缓慢注入以减少不良反应。③持续膀胱冲洗，每日 5mg 加入 1000ml 灭菌注射用水中，按每小时注入 40ml 药液的速度进行膀胱冲洗 5～10 日。④阴道给药，一次 10mg，必要时可增至一次 15～20mg，一日 1 次，睡前给药。

儿童 静脉滴注：开始时，一日 0.1～0.25mg/kg，以后渐增至一日 1mg/kg，一日 1 次，疗程 1～3 个月。

【制剂与规格】 注射用两性霉素 B：(1) 5mg (5000U)；(2) 25mg (25000U)；(3) 50mg (50000U)。

两性霉素 B 阴道泡腾片：5mg。

两性霉素 B 脂质体 [医保(乙)]
Liposome Amphotericin B
(L-AmB，AmBisome，AMBL)

【适应证】 (1) CDE 适应证 本品适用于：①中性粒细胞缺乏患者发热疑为真菌感染患者的经验性治疗；②HIV 感染患者隐球菌脑膜炎的治疗；③经两性霉素 B 去氧胆酸盐治疗无效或肾功能不全患者或不能耐受两性霉素 B 去氧胆酸盐治疗的侵袭性曲霉、念珠菌和(或)隐球菌病；④作为内脏利什曼原虫病的替代治疗(但复发率高)。

(2) 国外适应证 ①严重全身和(或)深部真菌病的治疗；②免疫功能正常患者(包括成人和儿童)的内脏利什曼虫病治疗；③对发热中性粒细胞减少症患者中假定的真菌感染进行经验性治疗，其中发热对广谱抗生素无效，适当的调查未能确定细菌或病毒原因；④播散性念珠菌病、曲霉菌病、毛霉菌病、慢性菌丝体瘤、隐球菌性脑膜炎和内脏利什曼病，不应用于治疗仅显示皮肤或血清学试验阳性的常见临床不明显形式的真菌病。

【药理】 (1) 药效学 本品有效成分两性霉素 B 为多烯类抗真菌药。本品可透入细胞内或细胞外敏感真菌的细胞壁。本品对曲霉属(烟曲霉、黄曲霉)、念珠菌属(白

色念珠菌、克柔念珠菌、葡萄牙念珠菌、近光滑念珠菌、热带念珠菌)、新型隐球菌和皮炎芽生菌的体外抗菌活性与两性霉素 B 相仿。本品在实验动物模型中对烟曲霉、白念珠菌、克柔念珠菌、葡萄牙念珠菌、新型隐球菌、皮炎芽生菌、粗球孢子菌、荚膜组织胞浆菌、巴西副球孢子菌和婴儿利什曼原虫具有抗菌活性。

(2) 药动学 本品的药动学为非线性。分布容积和血液总清除率随剂量增加而上升。在每日 1.0～5mg/kg 的剂量范围内血药浓度上升比例小于药物剂量的增加。本品每日 1～5mg/kg 的首日及达到稳态时 C_{max} 分别为 7.3～57.6mg/L 和 12.2～83.0mg/L，AUC 分别为 27～269 ($\mu g \cdot h$) /ml 和 60～555 ($\mu g \cdot h$) /ml，$t_{1/2\beta}$ 分别为 6.4～10.7 小时和 [(6.3～7.0) ±2.1] 小时，分布容积分别为 0.16～0.44L/kg 和 0.10～0.16L/kg，总清除率分别为 21～51ml/ (h·kg) 和 11～22ml/ (h·kg)。$t_{1/2}$ 为 7～10 小时，然而给药 49 日后，终末 $t_{1/2}$ 为 100～153 小时。终末半衰期长很可能与组织中药物缓慢释放有关。给药 4 日后达稳态血浓度。在每日 1～5mg/kg 的剂量范围内，两性霉素 B 的血药谷浓度相对稳定，提示血中无显著的药物蓄积。本品在稳态时的清除与剂量无关。

【不良反应】 (1) 随机、双盲、多中心、对照研究显示，本品寒战、高血压、低血压、心动过速、低氧血症、低钾血症和各种与肾功能相关的事件均显著低于两性霉素 B 去氧胆酸盐。

(2) 滴注相关反应 首日静脉滴注本品与两性霉素 B 去氧胆酸盐的滴注相关反应发生率为发热(17%:44%)、寒战/畏寒(18%:54%) 及呕吐(6%:8%)。用本品治疗 343 例与两性霉素 B 去氧胆酸盐治疗 344 例的对照研究显示，除血管扩张(局部发红)外，低血压、心动过速、高血压、呼吸困难、过度通气和低氧血症等反应发生率在本品均低于两性霉素 B 去氧胆酸盐。

(3) 十分常见 本品与两性霉素 B 去氧胆酸盐随机对照研究显示，肾毒性发生率分别为 18.7% (64/343) 和 33.7% (116/344)，低钾血症发生率分别为 6.7% (23/343) 和 11.6% (40/344)。

(4) 十分常见 下列不良事件见于 10% 或以上的患者，但与应用本品的关系尚不确定：①全身反应，如衰弱、背痛、血液制品滴注反应、寒战、感染、疼痛、血流感染；②胸痛、低血压、高血压、心动过速等；③腹泻、胃肠道出血、恶心、呕吐、腹痛等；④血碱性磷酸酶、ALT、AST、胆红素、BUN、血糖、血钠、血容量、血尿素氮及血肌酐值升高，水肿，低钾血症、低镁血症、低钙血症；⑤焦虑、意识混乱、肌强直、

头痛、失眠等；⑥咳嗽、呼吸困难、鼻出血、低氧血症、肺功能紊乱、胸膜渗出、鼻窦炎等；⑦瘙痒、皮疹、出汗等；⑧血尿。

（5）常见　下列不良事件见于 2%～10% 的患者，但与应用本品的关系尚不确定：①全身反应，如过敏反应、蜂窝织炎、面部水肿、移植物抗宿主反应、全身不适、颈部疼痛；②心律失常、心脏停搏、心脏扩大、出血、直立性低血压、瓣膜性心脏病、血管异常及血管扩张（面部发红）等；③食欲缺乏、便秘、口鼻发干、消化不良、吞咽困难、呃逆、大便失禁、胃肠胀气、痔疮、牙龈及口腔出血、呕血、胃肠道出血、肝细胞损害、肝脏肿大、肝功能异常、肠梗阻、肠黏膜炎症、直肠功能紊乱、胃炎、消化性溃疡、静脉闭塞性肝病等；④贫血、凝血功能异常、瘀点及瘀斑、凝血酶原减少或增多、血小板减少等；⑤酸中毒、淀粉酶、胆固醇、血钾、血镁、血磷增高，低钠、低磷、低蛋白血症、乳酸脱氢酶、非蛋白氮增高及呼吸性碱中毒；⑥兴奋、昏迷、惊厥、抑郁、感觉异常、头晕、幻觉、神经质、嗜睡、思维异常及震颤；⑦咳嗽、哮喘、肺膨胀不全、咯血、打嗝、过度通气、流感样综合征、肺水肿、咽炎、肺炎、呼吸功能不全及鼻窦炎；⑧脱发、皮肤干燥、单纯性疱疹、注射部位炎症、皮疹、紫癜、皮肤脱色、皮肤异常、皮肤溃疡等；⑨结膜炎、眼球干燥、眼部出血等；⑩肾功能异常、急性肾功能衰竭、无尿、中毒性肾病、尿失禁及阴道出血。

【禁忌证】　对两性霉素 B 及本品中任何其他组分过敏者禁用。

【注意事项】　（1）如发生严重过敏反应，须立即停止滴注本品，而且以后不得继续应用本品。

（2）初始治疗时应由专业人员密切观察。本品不良反应发生率显著低于两性霉素 B 去氧胆酸盐，但用药相关不良事件仍可能发生。

（3）用药期间需定期检测肝肾功能、血电解质（尤其是血钾）、全血细胞计数。

（4）哺乳期妇女使用本品对乳儿的风险不能排除，应用本品时宜停止授乳。

（5）不推荐本品用于小于 1 个月的患儿。应用本品治疗 1 个月～16 岁患儿深部真菌感染和利什曼原虫病，其安全性及有效性与成人相同。

（6）65 岁及以上老年患者应用本品治疗不需调整剂量，但应密切观察。

（7）如偶有药物过量，应立即停药，并予以支持、对症处理，应特别注意监测肾功能。

【药物相互作用】　参阅"两性霉素 B"。

【用法与用量】　本品需静脉滴注，每剂滴注时间为 2 小时。如患者耐受良好，滴注时间可缩短至 1 小时。如患者滴注期间感不适，滴注时间可适当延长。

成人及儿童中性粒细胞缺乏症伴发热患者的经验性治疗，推荐剂量为每日 3mg/kg；侵袭性曲霉菌病、念珠菌病和隐球菌病，推荐剂量为每日 3～5mg/kg。治疗免疫功能正常患者内脏利什曼原虫病第 1～5 日、第 14 日、第 21 日，每日 3mg/kg；治疗免疫功能缺陷患者内脏利什曼原虫病第 1～5 日、第 10 日、第 17 日、第 24 日、第 31 日、第 38 日，每日 4mg/kg。

【制剂与规格】　注射用两性霉素 B 脂质体：（1）10mg（10000U）；（2）20mg；（3）100mg。

氟 胞 嘧 啶 [药典（二）；医保（乙）]
Flucytosine

【适应证】　适用于治疗念珠菌属心内膜炎、隐球菌属脑膜炎以及念珠菌属或隐球菌属真菌所致血流感染、肺部感染和尿路感染等。治疗播散性真菌病时通常与两性霉素 B 联合应用，因本品单独应用易致真菌发生耐药性。

【药理】　（1）药效学　本品穿透进入真菌细胞内而转变为具有抗代谢作用的氟尿嘧啶，后者可取代尿嘧啶进入真菌的脱氧核糖核酸，从而阻断核酸和蛋白质的合成。本品对真菌有选择性毒性作用，在人体细胞内并不能大量地将氟胞嘧啶转换为氟尿嘧啶。

（2）药动学　口服吸收完全，t_{max} 为 2～4 小时，生物利用度为 78%～90%。广泛分布在肝、肾、脾、心和肺组织中，其药物浓度与血药浓度大致相仿；脑脊液中的药物浓度可达同期血药浓度的 60%～90%，也可进入感染的腹腔、关节腔和眼房水中。血浆蛋白结合率很低。口服 2g 后，C_{max} 为 30～40mg/L，$t_{1/2}$ 为 2.5～6 小时。约 90% 以上药物自肾小球滤过，以原型自肾清除。本品可经血液透析及腹膜透析清除。

【不良反应】　胃肠　可引起恶心、呕吐、腹泻。

皮肤及皮肤附件　可引起皮疹。

神经系统　可引起精神错乱、幻觉、头痛、头晕、嗜睡。

血液系统　可引起嗜酸性粒细胞升高。可致白细胞或血小板减少，偶可发生全血细胞减少、骨髓抑制和再生障碍性贫血。合用两性霉素 B 者较单用本品者为多见，此类不良反应的发生与血药浓度过高有关。

肝胆　可致肝毒性，常无临床症状，多为血清氨基转移酶可逆性升高，偶可引起血清胆红素升高及肝肿大。

尿路 可致血尿素氮、血肌酐值升高，也可致结晶尿。

心血管 可引起心脏毒性。

【禁忌证】 对本品有过敏史者禁用。

【注意事项】 肾损伤 已有肾功能损害患者应用本品时需特别注意，因氟胞嘧啶主要经肾排泄，肾功能减退时药物可在体内蓄积。因此该类患者均应进行血药浓度监测，据以调整剂量，以避免药物在体内蓄积。

不良反应相关 已有骨髓抑制的患者应用时需特别注意，下列患者均属此种情况：血液系统疾病患者，正在接受放射治疗者或接受抑制骨髓药物治疗者或有上述药物治疗史者。对免疫抑制患者的骨髓毒性可能不可逆转而致死亡。因此上述患者应避免使用该药，确有指征使用时宜在严密监测血液系统变化及肝功能情况下慎用。

肝损伤 已有肝功能损害患者慎用本品，并严密随访肝功能变化。

哺乳期 本品在人乳汁中的分泌缺乏资料，哺乳期妇女使用本品对乳儿的风险不能排除，应用本品宜停止授乳。

随访检查 用药期间应定期监测：①周围血象；②血清氨基转移酶、碱性磷酸酶和血胆红素等；③尿常规及血尿素氮和肌酐；④肾功能减退者需要监测血药浓度，最高不宜超过 80mg/L，应以 40～60mg/L 为宜，血药浓度过高(>100mg/L)者，易发生血液系统、肝脏等不良反应。

其他 单用本品在短期内真菌易对本品产生耐药性，因此宜联合用药。

【药物相互作用】 (1)禁止与左醋美沙多合用。与后者合用时 Q-T 间期延长、尖端扭转型室性心动过速、心脏停搏等心脏毒性反应的发生风险增加。

(2)与两性霉素 B 联合应用有协同作用。但两性霉素 B 也可增强氟胞嘧啶的毒性，此与两性霉素 B 可使细胞摄入药物量增加以及肾排泄受损有关。

(3)对肾小球滤过功能有损害的药物可使本品的半衰期延长。

(4)阿糖胞苷可通过竞争性抑制作用而使本品的抗真菌作用失活。

(5)同时应用抑制骨髓药物可增加本品的不良反应，尤其是对造血系统的不良反应。

【给药说明】 (1)如一次服用剂量较大时，宜间隔一定时间(如 15 分钟)分次服用，以减少恶心和呕吐等不良反应。

(2)肾功能损害者药物的消除半衰期明显延长，无尿

患者可延长至 85 小时，因此宜减少剂量及延长给药间期，并监测血药浓度据以调整用药(表 10-22)。

表 10-22　氟胞嘧啶用于肾功能减退患者的剂量调整

肌酐清除率(ml/min)	每日剂量(mg/kg)	给药间期(h)
>40	150	6
20～40	75	12
10～20	37.5	24
<10	参照血药浓度测定结果	>24

(3)定期进行透析治疗的患者，每次血液透析后按体重应补给一次剂量 37.5mg/kg。腹膜透析者每 24 小时补给 0.5～1.0g。

【用法与用量】 成人 (1)口服：一日按体重 0.1～0.15g/kg，分 4 次服。

(2)静脉给药：剂量同口服，一日剂量分 2～3 次静脉滴注。

【制剂与规格】 氟胞嘧啶片：(1)0.25g；(2)0.5g。
氟胞嘧啶注射液：250ml:2.5g。

酮 康 唑 [药典(二)；医保(乙)]

Ketoconazole

【适应证】 适用于下列真菌感染性疾病的治疗：①念珠菌病，慢性皮肤与黏膜念珠菌病、口腔念珠菌感染、念珠菌尿路感染；②皮炎芽生菌病；③球孢子菌病；④组织胞浆菌病；⑤着色真菌病；⑥副球孢子菌病。由于本品可致严重肝毒性反应发生，目前已很少用于治疗侵袭性真菌感染。

本品也可用于经局部治疗或口服灰黄霉素无效，或难以接受灰黄霉素治疗的严重顽固性皮肤真菌感染。

由于本品对血-脑屏障穿透性差，故不宜用于治疗真菌性脑膜炎；酮康唑不推荐用于曲霉、毛霉或足分枝菌感染，因本品对上述真菌的抗菌作用差。

【药理】 (1)药效学 本品有抑制真菌作用，高浓度时也可具有杀菌作用。酮康唑可干扰细胞色素 P450 的活性，从而抑制真菌细胞膜主要成分——麦角固醇的生物合成，损伤真菌细胞膜，改变其通透性，导致重要的细胞内物质外漏。本品也可抑制真菌的甘油三酯和磷脂的生物合成，抑制氧化酶和过氧化酶的活性，引起真菌细胞内过氧化氢积聚而导致细胞亚微结构的变性和细胞坏死，并可抑制白色念珠菌自芽孢转变为侵袭性菌丝的过程。

(2)药动学 本品在胃酸内溶解后易吸收，胃酸酸度

降低时，吸收减少。药物吸收后在体内广泛分布于炎性关节液、唾液、胆汁、尿液、乳汁、肌腱、皮肤软组织、粪便等。不易通过血-脑屏障，脑脊液中药物浓度通常低于 1mg/L。可穿过胎盘进入胎儿血液循环。血浆蛋白结合率达 99%以上。单次口服 200mg 和 400mg 后，C_{max}分别可达(3.6 ± 1.65) mg/L 和(6.5 ± 1.44) mg/L。t_{max}为 1～4 小时。餐后服药约吸收给药量的 75%。$t_{1/2\beta}$为 6.5～9 小时。部分药物在肝内被代谢为数种失活代谢产物。代谢产物和原型药物主要经粪便排泄，少量经尿排出（仅占给药量的 13%，其中 2%～4%为原型药物）。

【不良反应】（1）肝毒性　本品可引起血清氨基转移酶（AST、ALT）升高，属可逆性。偶有发生严重肝毒性者，主要为肝细胞型，其发生率约为 0.01%，临床表现为黄疸、尿色加深、白色陶土样便、异常乏力等，通常停药后可恢复，但也有死亡病例报道；儿童中亦有肝炎病例发生。

（2）胃肠道反应　如恶心、呕吐、腹痛及食欲缺乏等较为常见。

（3）男性乳房发育　此与本品抑制睾丸素和肾上腺皮质激素的合成有关。

（4）偶有患者发生过敏性休克，并可在应用第一剂后发生。

（5）其他　尚可发生皮疹、皮肤瘙痒、头晕、嗜睡、畏光等反应。偶有秃发、感觉异常、颅内压增高、高甘油三酯血症、严重精神抑郁状态等报道。

【禁忌证】　对本品及其成分过敏者禁用。

【注意事项】（1）应用本品时可发生肝毒性，并有某些死亡病例的报道，因此在使用本品期间应严密观察患者的临床表现并监测肝功能，一旦出现肝功能异常并持续，或伴乏力、食欲缺乏、恶心、呕吐、尿色加深等症状时应立即停药，原有肝病患者应避免使用本品，确有指征时亦需充分权衡利弊后再决定是否使用。

（2）本品可分泌至乳汁中，对乳儿的风险不能排除。哺乳期妇女应用本品应停止授乳。

（3）酮康唑不宜用于 2 岁以下婴幼儿患者。本品在儿科患者中的应用尚无系统性研究，2 岁以上儿童也应慎用本品，确有指征应用时必须权衡利弊后再决定是否应用。

（4）对诊断的干扰　可致血清 ALT 增高，也可引起血胆红素升高。

（5）下列情况应慎用本品：①胃酸缺乏（可能引起本品的吸收明显减少）；②酒精中毒或肝功能损害（本品可致肝毒性）。

（6）如同时应用呋喃硫胺，至少应于口服酮康唑后 2 小时再服用上述药物。

（7）本品可引起光敏反应，故服药期间宜避免过长时间暴露于日光或明亮光线下。

（8）服药期间禁饮含酒精类饮料。如发生头晕、嗜睡时需引起注意。

（9）儿童：①属吡咯类抗真菌药，适用于念珠菌、球孢子菌及组织胞浆菌感染。②长期应用有肝毒性和胃肠道反应，偶可致男性乳房发育。③2 岁以下婴幼儿不宜使用，2 岁以上儿童慎用。

【药物相互作用】（1）与特非那定、西沙必利、阿司咪唑、三唑仑、匹莫齐特、雷诺嗪合用属禁忌，由于本品抑制了细胞色素 P450 酶系统，以致上述药物代谢减少，血药浓度升高，可致 Q-T 间期延长，并有发生严重室性心律失常（包括尖端扭转型室性心动过速）致死病例的报道。

（2）与阿夫唑嗪、阿普唑仑、二氢麦角碱、麦角新碱、麦角胺、西洛多辛的合用属禁忌，由于本品抑制 CYP3A4，合用时可致上述药物代谢减少，血药浓度大幅升高。

（3）与氨氯地平、非洛地平、尼卡地平、硝苯地平等钙通道阻滞药合用，由于本品抑制了 CYP3A4，致使后者血药浓度升高，可出现头晕、头痛、面红、低血压、外周水肿等不良反应。

（4）与阿托伐他汀、洛伐他汀、辛伐他汀等 HMG-CoA 还原酶抑制药合用，发生肌病或横纹肌溶解症的风险增大。

（5）与胺碘酮、索他洛尔合用，Q-T 间期延长的作用相加，Q-T 间期延长、尖端扭转型室性心动过速、心脏停搏等心脏毒性反应的发生风险增加。

（6）乙醇与酮康唑合用，可使肝毒性发生机会增多。接受长程治疗或原有肝病的患者尤应严密观察，并应避免饮用含乙醇类饮料。

（7）抗凝药、香豆素或茚满二酮衍生物与酮康唑同时应用，可使前者血药浓度升高，抗凝作用增强，导致凝血酶原时间延长，对患者应严密观察，监测凝血酶原时间，在应用酮康唑时需调整此类药物的剂量。

（8）酮康唑可使环孢素的血药浓度增高，肾毒性发生的危险性增加，因此仅在非常严密观察以及监测血药浓度的情况下，才可考虑此两类药物的联合应用。

（9）本品与卡马西平、吉非替尼、厄洛替尼、红霉素、替硝唑、芬太尼、氟替卡松、泼尼松、咪达唑仑、米非司酮、瑞格列奈、沙美特罗、西地那非、伐地那非、西罗莫司、他克莫司、曲马多、伐地考昔等合用时，均由于本品抑制了 CYP3A4，从而使后者的血药浓度升高，出现上述各药不良反应的风险增加。

（10）与抗酸药、抗胆碱药、抗惊厥药、组胺 H_2 受体拮抗药、奥美拉唑、硫糖铝等合用可使本品的吸收明显减少，血药浓度降低，疗效减弱。应在服酮康唑后至少 2 小时方可服用上述药物。

（11）利福平、异烟肼等肝药酶诱导药可增强酮康唑的代谢，合用时可降低本品的血药浓度，导致治疗失败或病情复发。故应谨慎合用上述药物。

（12）苯妥英钠与吡咯类药物合用时，可使苯妥英钠的代谢减缓，致使其血药浓度明显升高，同时使吡咯类药物血药浓度降低，因此两类药物合用时应严密观察。

（13）本品中所含缓冲剂可使消化道 pH 升高，与去羟肌苷合用时可影响本品的吸收，故两者需间隔 2 小时以上服用。

【给药说明】 （1）本品可与食物同服，以减少恶心、呕吐等消化道反应并促进吸收。

（2）治疗念珠菌病疗程至少 2 周，治疗需持续至病原菌消失。慢性皮肤、黏膜念珠菌病通常需长期维持治疗。其他系统性真菌感染的疗程需 6 个月或更长。

（3）本品用于治疗肾功能损害患者时不需减量，因为仅有小量药物以原型自肾排出。

（4）逾量服用本品，无特殊解毒药，仅可用对症处理及支持疗法。

【用法与用量】 成人 （1）口服 一日 0.2～0.4g，一次性顿服或分 2 次服用。

（2）阴道给药 栓剂：应置于阴道深处。一次 0.4g，每晚 1 次，连用 3 日为一疗程。

（3）局部给药 ①乳膏：取适量涂于患处（不宜大面积使用），一日 1～2 次。为减少复发，体癣、股癣、花斑癣及皮肤念珠菌病应连用 2～4 周，手足癣应连用 4～6 周。②2%洗剂：用于花斑癣，一日 1 次，连用 1～3 日。

儿童 口服 体重<20kg 者，一日 50mg；体重 20～40kg 者，一日 100mg；体重>40kg 者，一日 200mg；一次性顿服或分 2 次服用。

【制剂与规格】 酮康唑乳膏：10g:0.2g。
酮康唑洗剂：（1）1%；（2）2%。
酮康唑片（胶囊）：0.2g。

氟 康 唑 [药典（二）；国基；医保（甲）；医保（乙）]
Fluconazole

【适应证】 ①念珠菌病，用于治疗口咽部和食管念珠菌病；播散性念珠菌病，包括念珠菌血流感染、腹膜炎、肺炎、尿路感染等；念珠菌外阴阴道炎。尚可用于骨髓移植患者接受细胞毒类药物或放射治疗时，预防念珠菌感染的发生。②隐球菌病，用于治疗脑膜以外的新型隐球菌病；在治疗艾滋病和非艾滋病患者的隐球菌脑膜炎时，本品可作为两性霉素 B 联合氟胞嘧啶初治后的长程维持治疗药物。③球孢子菌病。④用于芽生菌病、组织胞浆菌病，本品可作为伊曲康唑的替代选用药物。氟康唑目前在免疫缺陷者中的长程预防用药，已导致了念珠菌属等对氟康唑等吡咯类抗真菌药耐药性的增加，故需严格掌握指征，避免无指征预防用药。

【药理】 （1）药效学 作用机制参阅"酮康唑"。本品具有广谱抗真菌作用，对白色念珠菌、近平滑念珠菌、热带念珠菌等念珠菌具有良好抗菌作用；但克柔念珠菌的大多数菌株对本品呈现耐药；本品对光滑念珠菌的作用亦较差，抑菌率约 60%。本品对隐球菌属亦具有良好作用，曲霉属对本品多数耐药。本品对球孢子菌、皮炎芽生菌、荚膜组织胞浆菌亦具有抗菌作用。本品的体外抗菌活性低于酮康唑，但其体内抗菌活性明显高于体外，治疗上述敏感菌所致实验动物感染有效。

（2）药动学 口服吸收完全，t_{max} 为 1～2 小时，生物利用度超过 90%。单次口服或静脉给药 100mg 后，C_{max} 为 4.5～8mg/L。口服量在 50～400mg 范围内，C_{max} 成比例增加。多次给药后 5～10 天达稳态血药浓度。给予氟康唑饱和剂量（第一天），即相当于每日常规剂量的 2 倍后，其血浆浓度可在第二天接近其稳态浓度的 90%。

血浆蛋白结合率低，仅为 11%～12%。在体内广泛分布于皮肤、水疱液、腹腔液、痰液等组织、体液中。脑膜有炎症时，脑脊液中药物浓度可达同期血药浓度的 54%～85%。主要自肾排泄，以原型药物自尿中排出给药量的 80% 以上。少量在肝脏代谢。$t_{1/2}$ 为 27～37 小时，肾功能减退时明显延长。本品可自血液透析、腹膜透析中被部分清除。

【不良反应】 胃肠 消化道反应如恶心、呕吐、腹痛或腹泻等。

全身整体表现 过敏反应可表现为皮疹，偶可发生严重的剥脱性皮炎、渗出性多形性红斑，个别病例可发生过敏性休克。

肝胆 肝毒性反应本品治疗过程中可发生轻度一过性血清 ALT 升高，偶可出现肝毒性症状，大多发生在原有严重肝脏基础疾病患者，但罕有死亡病例的报道。

血液系统 周围血象中性粒细胞减少和血小板减少偶可发生，多呈一过性。

神经系统 神经系统可发生头痛等不良反应。

【禁忌证】　对本品有过敏史者禁用。

【注意事项】　交叉过敏反应　尚无资料表明本品和其他吡咯类抗真菌药之间存在交叉过敏现象，但本品用于对其他吡咯类抗真菌药过敏者时必须谨慎。

不良反应相关　本品偶可致严重的剥脱性皮炎，因此在治疗过程中，需密切观察，如出现较广泛皮疹并呈进展性，则需中止治疗。严重皮损在艾滋病和恶性肿瘤等严重基础疾病患者中易发生。

哺乳期　本品可分泌至乳汁中，乳汁中药物浓度与血药浓度相仿，因此不推荐用于哺乳期妇女，必须采用时应停止授乳。

肝损伤　肝毒性反应通常本品可致一过性肝功能异常，停药后可恢复正常，但偶可致严重肝毒性，并有死亡病例报道，发生于有严重肝脏基础疾病的患者。因此应用氟康唑疗程中应严密观察并监测肝功能，一旦出现临床症状或肝功能持续异常，需立即停用该药。本品与肝毒性药物合用时，可使肝毒性的发生率增高，故需严密观察。

肾损伤　由于本品主要自肾排出，因此治疗过程中需定期检查肾功能。用于肾功能减退患者及老年患者时需减量应用。

儿童　不推荐本品用于 6 个月以下的婴儿患者。

常规　本品应用疗程需视感染部位及个体治疗反应而定。一般治疗应持续至真菌感染的临床表现及实验室检查指标显示真菌感染消失为止。隐球菌脑膜炎或反复发作口咽部念珠菌病的艾滋病患者需用氟康唑长期维持治疗以防止复发。

其他　接受骨髓移植的患者，如先期已有严重中性粒细胞减少，则需预防性应用本品，直至中性粒细胞计数上升至 $1×10^9/L$ 以上后 7 日。

【药物相互作用】　(1) 与甲苯磺丁脲、格列本脲、格列美脲或格列吡嗪等口服降糖药合用时，本品可减少该类药物在肝脏的代谢，使其血药浓度升高，导致低血糖症，因此需监测血糖，并减少磺酰脲类降糖药的剂量。

(2) 与华法林、双香豆素等抗凝药合用时本品可降低其代谢，增强其抗凝作用，致患者的凝血酶原时间延长，并可发生出血倾向，应监测凝血酶原时间并谨慎使用。

(3) 与苯妥英钠合用时，可使苯妥英钠的血药浓度升高，因此两者同用时需监测苯妥英钠血药浓度，并据此调整本品剂量。

(4) 高剂量本品与环孢素合用时，可使环孢素血药浓度升高，发生肾功能不全、胆汁淤积或感觉异常等毒性反应的风险增加，因此必须监测环孢素血药浓度，据以

调整剂量。

(5) 利福平、利福喷丁与本品合用时，可降低本品的血药浓度，应根据临床情况调整本品剂量。

(6) 与茶碱合用时，茶碱血药浓度约可增高 13%，可导致不良反应发生，需监测茶碱血药浓度，必要时调整剂量。

(7) 阿司咪唑、匹莫齐特、苄普地尔、左醋美沙多、美索达嗪、硫利达嗪、特非那定或西沙必利与氟康唑合用时，可使这些药物的血药浓度增高，引致 Q-T 间期延长，并可导致严重室性心律失常，包括尖端扭转型室性心动过速，因此禁止上述药物与氟康唑合用。

(8) 由于本品抑制 CYP3A4，与二氢麦角碱、麦角新碱、甲基麦角新碱、二甲麦角新碱或麦角胺合用后，可致后者血药浓度大幅升高，因此禁止上述药品与氟康唑合用。

(9) 与胺碘酮、奎尼丁、阿普林定、溴苄胺、丙吡胺、普罗帕酮、普鲁卡因胺、氟卡尼、劳卡尼、阿米替林、多塞平、丙米嗪、氟西汀、利哌酮、齐拉西酮、氟哌啶醇、佐替平、水合氯醛、氯喹、氯丙嗪、磺胺甲基异唑、甲氧苄啶、克拉霉素、红霉素、螺旋霉素、吉米沙星、左氧氟沙星、索他洛尔、奥曲肽、多拉司琼、垂体后叶加压素、氟烷、异氟烷或三氧化二砷合用，Q-T 间期延长的作用相加，严重室性心律失常如尖端扭转型室性心动过速、心脏停搏等心脏毒性反应的发生风险增加。

(10) 与阿托伐他汀、洛伐他汀、辛伐他汀等 HMG-CoA 还原酶抑制药合用，发生肌病或横纹肌溶解症的风险增大。

(11) 与西酞普兰合用，本品抑制了 CYP2C19 调节的药物代谢，导致发生 5-羟色胺综合征的风险增加。

(12) 与口服避孕药孕二烯酮合用时，可使孕二烯酮的 AUC 增高。

(13) 氢氯噻嗪可使氟康唑血药浓度升高，可能与氢氯噻嗪使氟康唑的肾清除减少有关。

(14) 在与阿普唑仑、三唑仑、芬太尼、西罗莫司、他克莫司、咪达唑仑、齐多夫定等合用时，均由于本品抑制了 CYP3A4，从而升高后者的血药浓度，出现上述各药不良反应的风险增加。

【给药说明】氟康唑的治疗剂量口服及静脉给药者相同，重症感染或不能口服者可予静脉给药，病情好转或可以口服者需及时改为口服给药。治疗隐球菌脑膜炎初期宜静脉给药。静脉滴注最大速率为每小时 200mg。

【用法与用量】　成人　①系统性念珠菌感染，包括念珠菌血流感染、播散性念珠菌病，第 1 日 800mg，以

后每日 400mg，均为一日 1 次给药，疗程视病情而定，一般至少 4 周，或症状缓解后至少持续 2 周。②食管念珠菌病，第 1 日 400mg，以后每日 200mg，一日 1 次，疗程至少 3 周，或症状缓解后至少持续 2 周；根据治疗反应，也可加大剂量至每日 400mg，一日 1 次。③口咽部念珠菌病，第 1 日 200mg，以后每日 100mg，一日 1 次，疗程至少 2 周。④念珠菌外阴阴道炎，150mg 单剂口服。⑤预防念珠菌病，有预防用药指征者（参阅"适应证"及"给药说明"），口服每日 200～400mg，一日 1 次给药。⑥隐球菌脑膜炎巩固治疗者，每日 400～800mg，一日 1 次静脉滴注；维持治疗每日 200～400mg，每日 1 次，用至脑脊液培养转阴后至少 10～12 周。艾滋病患者隐球菌脑膜炎防止复发时可长期应用本品，每日 200mg。

儿童 ①食管念珠菌病，第 1 日 6mg/kg，继以每日 3mg/kg，每日 1 次；根据病情亦可加大至每日 12mg/kg，每日 1 次；疗程至少 3 周，或症状缓解后至少持续 2 周。②系统性念珠菌病，治疗播散性念珠菌感染，每日 6～12mg/kg，疗程视病情而定。③隐球菌脑膜炎，首日 12mg/kg，继以每日 6mg/kg，每日 1 次；根据病情亦可增至 12mg/kg，每日 1 次；疗程为脑脊液培养转阴后 10～12 周。④艾滋病患者长期治疗抑制复发，每日 6mg/kg，每日 1 次。⑤儿童应用氟康唑的每日最高剂量不可超过 600mg，早产儿（26～29 周出生者）出生后首 2 周内氟康唑每次剂量同年长儿，但给药间期为 72 小时，此后可改为每日给药 1 次。

肾损伤 肾功能损害的成年患者，可按表 10-23 调整用药剂量。

表 10-23 肾功能损害患者调整氟康唑剂量的方法

肌酐清除率（ml/min）	推荐剂量的百分比
>50	100%
≤50	50%
血液透析	每次血液透析后 100%

【制剂与规格】 氟康唑胶囊：(1)0.05g；(2)0.1g；(3)0.15g。

氟康唑片：(1)0.05g；(2)0.1g；(3)0.15g。

氟康唑颗粒剂：(1)1g:0.05g；(2)2g:0.1g。

氟康唑注射液：(1)5ml:0.2g；(2)50ml:0.1g；(3)100ml:0.1g；(4)100ml:0.2g；(5)200ml:0.4g。

注射用氟康唑：(1)0.025g；(2)0.05g；(3)0.1g。

氟康唑氯化钠注射液：(1)50ml（氟康唑 0.1g，氯化钠 0.45g）；(2)100ml（氟康唑 0.19g，氯化钠 0.9g）；(3)100ml（氟康唑 0.2g，氯化钠 0.9g）。

伊 曲 康 唑 [药典(二)；国基；医保(乙)]
Itraconazole

【适应证】 （1）CDE 适应证 ①胶囊剂：适用于敏感菌属引起的侵及皮肤、毛发、甲板和黏膜的真菌感染，例如包括：皮肤真菌病（体、股癣，手、足癣，花斑癣，马拉色菌毛囊炎）、甲真菌病、外阴阴道念珠菌病、真菌病角膜炎。适用于敏感菌属引起的侵及皮肤及皮下组织的真菌感染，包括孢子丝菌病、着色芽生菌病、曲霉菌病。适用于治疗系统性真菌病，包括系统性曲霉菌病、念珠菌病、双相型真菌病（芽生菌病、组织胞浆菌病、副球孢子菌病）和其他各种少见的系统性真菌病。特别强调，伊曲康唑胶囊和伊曲康唑口服液不应互换使用。因为给予相同剂量药物时，口服液比胶囊的药物暴露更大。此外，两种制剂之间的黏膜暴露的局部影响可能不同。只证实口服液对于口腔和（或）食管念珠菌病有效。②口服液：治疗 HIV 阳性或免疫系统低下患者的口腔和（或）食管念珠菌病。对血液系统肿瘤、骨髓移植患者和预期发生中性粒细胞减少症（亦即<500 个细胞/μl）的患者，在标准治疗不适用，预期对伊曲康唑敏感时，可预防侵袭性真菌感染的发生。目前，预防曲霉病的临床有效性数据尚不充足。③静脉注射液：本品可用于治疗以下系统性真菌感染疾病。曲霉菌病；念珠菌病；隐球菌病（包括隐球菌性脑膜炎）；对于免疫受损的隐球菌病患者及所有中枢神经系统隐球菌病患者，只有在一线药物不适用或无效时，方可适用本品治疗；组织胞浆菌病。在治疗前应采集真菌标本和进行其他相关的实验室检查（湿涂片、组织病理学、血清学）以分离和鉴别病原微生物。治疗可在培养和其他实验室检查得出结果前进行；一旦得出有意义的检查结果，抗真菌治疗应进行相应的调整。

（2）国外适应证 ①外阴念珠菌病。②杂色性糠疹。③对伊曲康唑敏感菌（毛癣菌属、小孢子菌属、絮状表皮癣菌）引起的皮肤癣菌病，例如足癣、体癣。④口腔念珠菌病。⑤由皮肤真菌和（或）酵母菌引起的甲癣。

【药理】 （1）药效学 本品系通过干扰细胞色素 P450 的活性，从而抑制真菌细胞膜主要成分麦角固醇的合成，从而损伤真菌细胞膜并改变其通透性，致细胞内重要物质外漏而使真菌死亡。

本品在体外对皮炎芽生菌、荚膜组织胞浆菌、烟曲霉、黄曲霉、白色念珠菌和新型隐球菌均具有抗菌活性。对申克孢子丝菌、毛发癣菌属、克柔念珠菌和其他非白色念珠菌的抗菌活性差异较大。本品对实验动物中皮炎芽生菌、杜氏组织胞浆菌、烟曲霉、粗球孢子菌、新型隐球菌、巴西副球孢子菌、申克孢子丝菌和毛发癣菌的感染具有抑制作用。本品代谢物羟基伊曲康唑具有一定抗真菌活性，但其对组织胞浆菌和皮炎芽生菌的作用缺乏资料。

（2）药动学 本品胶囊剂口服吸收甚差，在酸性环境中吸收增加；与食物同时服用，吸收量增多。单次空腹或餐后口服 100mg 后，C_{max} 分别为 0.038mg/L 和 0.13mg/L，AUC 分别为 0.722（mg·h）/L 和 1.899（mg·h）/L，血浆蛋白结合率为 99.8%。本品在肺脏、肾脏、肝脏、骨骼、胃、脾脏和肌肉中的浓度为同期血药浓度的 2～3 倍。本品在脑脊液中浓度甚低。在体内主要通过肝脏 CYP3A4 酶代谢为多种代谢产物，主要为羟基伊曲康唑，其抗真菌活性与伊曲康唑相似。本品以原型自粪便中排泄给药量的 3%～18%；<0.03%的给药量以原型药物自尿排出，给药量的 40%自尿中以无活性代谢产物形式排出。单次给药后本品的 $t_{1/2}$ 为 15～20 小时，多次给药后可延长至 30～40 小时。

伊曲康唑口服液的吸收较其胶囊剂有所改善，绝对生物利用度为 55%。与胶囊剂不同，空腹服用可达最高血药浓度，餐后服用吸收减少，因此口服液不宜与食物同服。健康志愿者单次服本品溶液（空腹）或胶囊（进食）200mg 的平均 C_{max} 分别为（0.544±0.213）mg/L（溶液）和（0.302±0.119）mg/L（胶囊），$AUC_{0\sim24h}$ 为（4.51±1.67）（mg·h）/L（溶液）和（2.68±1.08）（mg·h）/L（胶囊）。健康志愿者口服该药溶液每日 200mg，每日 1 次，15 日后达稳态血药浓度时 C_{max} 为（1.96±0.60）mg/L（空腹）和（1.44±0.48）mg/L（进食），$AUC_{0\sim24h}$ 分别为（29.37±10.29）（mg·h）/L（空腹）和（22.82±7.10）（mg·h）/L（进食）。多次给药后 $t_{1/2\beta}$为（39.7±13）小时（空腹）和（37.4±13）小时（进食）。

伊曲康唑注射液在 HIV 感染患者中进行药动学研究显示，伊曲康唑注射液静脉滴注，每次 200mg，一日 2次，共 2 日；然后每次 200mg，一日 1 次，共 5 日；随后口服该药胶囊，每次 200mg，一日 2 次；其稳态血药浓度在第 4 剂量时到达，羟基伊曲康唑的稳态血药浓度在第 7 剂量时到达，C_{max} 分别为（2.86±0.87）mg/L 和（1.91±0.61）mg/L，$AUC_{0\sim24h}$ 分别为（30.61±8.96）（mg·h）/L 和（42.45±13.38）（mg·h）/L。伊曲康唑静脉注射液中含赋形剂羟丙基-β-环糊精，80%～90%的羟丙基-β-环糊精自肾清除。

重度肾功能减退者（肌酐清除率≤19ml/min）单次接受伊曲康唑注射剂 200mg 后，羟丙基-β-环糊精的清除较正常肾功能者减少 6 倍，因此肌酐清除率<30mg/min 的患者不可使用伊曲康唑注射液，但可用其口服制剂。肝硬化患者应用本品胶囊剂 100mg 后，平均 C_{max} 较健康者下降 47%，消除半衰期增加 2 倍。在血液透析和腹膜透析患者中，对本品药动学的影响不明显。

【不良反应】 本品偶可致严重肝毒性，表现为肝功能衰竭和死亡，其中某些病例用本品前并无肝病史，也无严重的原发肝脏疾病。因此在使用本品时应监测肝功能。

本品胶囊剂治疗系统性真菌感染临床试验资料中，因不良事件中止治疗者占 10.5%。不良事件发生率>1%者有恶心（11%）、呕吐（5%）、腹泻（3%）、皮疹（9%）、瘙痒（3%）、头痛（4%）、头晕（2%）、水肿（4%）、疲劳（3%）、发热（3%）、高血压（3%）、肝功能异常（3%）、低钾血症（2%）等。用于治疗甲癣时常见不良事件发生率>1%者有头痛、上呼吸道感染、腹泻和胃纳减退等胃肠道功能紊乱、皮疹等。因不良事件中止治疗者主要为肝酶升高、胃肠道功能紊乱、皮疹等。上市后不良事件监测资料显示常见者为胃纳减退、恶心、呕吐、腹泻等胃肠道功能紊乱，其他较少见者尚有四肢水肿、充血性心力衰竭、肺水肿、皮疹、渗出性多形性红斑、过敏性休克等过敏反应、周围神经病变、肝酶升高、肝衰竭、低钾血症、中性粒细胞缺乏症等。

本品口服液治疗口咽部或食管念珠菌病临床试验中发生的不良事件主要有恶心（11%）、腹泻（11%）、呕吐（7%）、发热（7%）、腹痛（6%）、皮疹（4%）、头痛（4%）；其他尚有便秘、疲劳、出汗增多、头晕、抑郁、皮肤瘙痒等，发生率为 1%～2%。

本品注射液临床试验及药动学研究中，发生与药物有关的不良事件有恶心（8%）、腹泻（6%）、呕吐（4%）、低钾血症（5%）、胆红素血症（4%）、出汗增多（3%）、皮疹（3%）、腹痛、肝功能异常、肾功能异常、头痛、头晕、静脉反应等，发生率为 1%～2%。

【禁忌证】 （1）对本品中任一成分过敏者禁用。

（2）伴有充血性心力衰竭或有充血性心力衰竭病史的患者禁用本品，因在动物实验和志愿者试验中已发现伊曲康唑注射剂可减弱心肌收缩力，左心室射血分数呈一过性下降。

（3）本品禁止与西沙必利、多非利特、阿普唑仑、咪达唑仑、匹莫齐特、左醋美沙多、奎尼丁等由 CYP3A4代谢的药物，洛伐他汀、辛伐他汀等 HMG-CoA 还原酶抑制药，麦角碱、麦角胺、甲基麦角新碱或三唑仑同时应用。

【注意事项】(1)对于有充血性心力衰竭危险因素的患者,包括缺血性心脏病、瓣膜性心脏病、慢性阻塞性肺疾病、肾功能衰竭和其他水肿性疾病患者,应权衡利弊后谨慎使用伊曲康唑,并在使用中严密观察充血性心力衰竭的症状和体征,一旦出现充血性心力衰竭,立即停止本品的治疗。

(2)使用本品时偶有患者出现严重的肝毒性,包括肝衰竭和死亡,某些患者治疗前并无肝病史,也无严重的原发肝脏疾病,因此疗程中应监测肝功能。用药过程中如持续有肝病的症状和体征出现,需立即停药并进行肝功能检查。原有肝酶升高者、活动性肝病者,或接受过其他肝毒性药物者不宜应用本品,除非使用本品后患者的利大于弊。如应用本品,需严密监测肝功能变化,一旦患者出现肝功能不全的症状和体征,应立即停药,并予相应处理。

(3)吡咯类抗真菌药物之间是否存在交叉过敏反应尚无资料,但本品用于对其他吡咯类抗真菌药有过敏史者时需谨慎。

(4)如本品治疗过程中出现周围神经病变,且与服用伊曲康唑胶囊有关时,需停药。

(5)有报道在本品治疗过程中患者出现一过性或持续性的失聪,尤其是老年患者,一旦出现应停用。

(6)本品的胶囊剂及口服液不可互换使用,因为其吸收程度不同,胶囊剂的口服吸收较口服水溶液差,因此仅后者治疗食管念珠菌病有效。

(7)胃酸降低时可影响本品的吸收,因此接受抗酸药治疗者,应在服本品后至少2小时方可服用抗酸药物。

(8)应用本品胶囊时,宜与食物同服,以增加吸收,但应用本品口服溶液时则宜空腹服用。

(9)本品主要自肝脏代谢,肝硬化患者消除半衰期延长,需调整剂量。

(10)哺乳期妇女应用本品时宜停止授乳。

(11)不推荐本品在儿童患者中应用。

(12)在年龄>65岁患者中应用本品注射剂的临床资料少,因此老年人应慎用本品。

(13)肺囊性纤维化患者如服本品口服液治疗效果不佳,应改换其他治疗。

(14)本品的静脉注射液中含赋形剂羟丙基-β-环糊精,静脉注射后,80%~90%的羟丙基-β-环糊精自肾清除。因此肌酐清除率<30mg/min的患者不可使用本品注射液。

(15)儿童 ①适用于芽生菌病、组织胞浆菌病、曲霉菌病。②不良反应:除有消化道反应,还有低钾血症、肝肾功能异常。③本品禁止与经CYP4503A酶代谢的药物共用,因可导致其他与该酶代谢有关药物的血药浓度升高,增加药物不良反应。

【药物相互作用】(1)与本品合用后可能引起Q-T间期延长或导致严重心律失常(如尖端扭转型室性心动过速、室性心动过速、心脏停搏)以及猝死等严重心血管事件的药物有:特非那定、阿司咪唑、匹莫齐特、奎尼丁、西沙必利、左醋美沙多等。

(2)与胺碘酮、溴苄胺、丙吡胺、伊布利特、卤泛群或索他洛尔合用,Q-T间期延长的作用相加,严重室性心律失常如尖端扭转型室性心动过速、心脏停搏等心脏毒性反应的发生风险增加。

(3)本品干扰CYP3A4的代谢,可使下列药物的血药浓度增加:芬太尼、氟替卡松、伊沙匹隆、沙美特罗、华法林、茚地那韦、里托那韦、依曲韦林、长春花生物碱类、咪达唑仑、三唑仑、地西泮、二氢吡啶类钙通道阻滞药、克拉霉素、红霉素、依维莫司、西罗莫司、他克莫司、甲泼尼松、地高辛、文拉法辛、瑞格列奈、伊马替尼、吉非替尼、厄洛替尼、拉帕替尼、达沙替尼、舒尼替尼、尼罗替尼等。

(4)苯妥英钠、苯巴比妥、卡马西平、异烟肼、利福平、利福布汀、利福喷丁、依法韦仑、奈韦拉平等肝药酶诱导药,可降低本品血药浓度。抗酸药、质子泵抑制药、H_2受体拮抗药等可减少本品吸收,降低本品血药浓度。

(5)可以增加本品血药浓度的药物有:大环内酯类抗生素、HIV蛋白酶抑制药等。

(6)与阿托伐他汀、洛伐他汀、辛伐他汀等HMG-CoA还原酶抑制药合用,产生肌病或横纹肌溶解症的风险增大。

(7)与环孢素同用,CYP3A4调节环孢素的代谢被抑制,环孢素的血药浓度增高,发生肾功能障碍、胆汁淤积、感觉异常等毒性反应的风险增加。

(8)伊曲康唑等吡咯类抗真菌药先于多烯类抗真菌药(如两性霉素B)应用时,可抑制后者的活性,但其临床意义尚不清楚。

【给药说明】(1)伊曲康唑注射液不能用5%葡萄糖注射液或乳酸林格注射液稀释。

(2)伊曲康唑注射液与0.9%氯化钠注射液以外的其他稀释剂的相容性尚不清楚。不适用于静脉滴注。

(3)稀释的伊曲康唑注射液应置于冷藏(2~8℃)或在室温(15~25℃)下保存48小时,以防直射光。给药期间,可以接受普通室内光线。

(4)只能使用专用滴注管线来注射伊曲康唑注射液。

请勿在伊曲康唑注射液的同一包装袋或同一行中引入伴随药物。如下所述，在用 0.9%氯化钠注射液冲洗管路/导管并取出并更换整个输液管路后，可以使用其他药物。在多腔导管的情况下，使用另一个腔。

(5) 只要溶液和容器允许，在给药前应目视检查肠胃外药品是否有颗粒物质和变色。

(6) 伊曲康唑注射液注射超过 14 天安全性尚不清楚。

(7) 在严重肾功能不全（定义为肌酐清除率低于 30ml/min）的患者中，禁止使用伊曲康唑。

(8) 对于轻度（定义为肌酐清除率 50～80ml/min）和中度（定义为肌酐清除率 30～49ml/min）肾功能不全的患者，应谨慎使用伊曲康唑注射液注射。应密切监测血清肌酐水平，如果怀疑有肾脏毒性，应考虑将抗真菌方案改为具有相似抗真菌剂的替代药物。

(9) 肝功能不全患者使用该药时应谨慎。

【用法与用量】 成人 (1)胶囊 治疗芽生菌病、组织胞浆菌病和曲霉病，成人常用剂量为每日 200～400mg，剂量超过 200mg 时宜分 2 次给药。治疗足趾甲癣，予以每次 200mg，一日 1 次，连用 12 周；手指甲癣，每次 200mg，一日 2 次，连服 7 日为一个疗程，停药 21 日后再予以第 2 个疗程。

(2)口服 治疗口咽部念珠菌病，予以口服液每日 200mg(20ml)，连用 1～2 周。治疗食管念珠菌病，予以口服液每日 100mg(10ml)，连用 2 周。中性粒细胞缺乏症伴发热患者的经验性治疗，先用静脉制剂 200mg，一日 2 次×2；继以 200mg，一日 1 次×14；而后改为口服液 200mg，一日 2 次，直至中性粒细胞计数恢复。

(3)静脉注射 成人常用剂量为第 1、2 日，每日 2 次，每次 200mg；从第 3 起，每日 1 次，每次 200mg。每次静脉滴注时间至少 1 小时。静脉滴注疗程为 14 日；以后继以口服液每次 200mg，每日 2 次。治疗芽生菌病、组织胞浆菌病和曲霉病，伊曲康唑静脉滴注继以口服液序贯疗法的总疗程为 3 个月或用药至真菌感染的临床症状、体征消失及实验室检查恢复正常。

儿童 口服 一日 3～5mg/kg，分 1～2 次。

【制剂与规格】 伊曲康唑胶囊：0.1g。

伊曲康唑颗粒：0.1g。

伊曲康唑口服液：150ml:1.5g。

伊曲康唑注射液：25ml:0.25g。

伏 立 康 唑 [药典(二)；医保(乙)]

Voriconazole

【适应证】 本品是一种广谱的三唑类抗真菌药，适用于治疗成人和 2 岁及 2 岁以上儿童患者的下列真菌感染：侵袭性曲霉病；非中性粒细胞减少患者的念珠菌血症；对氟康唑耐药的念珠菌引起的严重侵袭性感染（包括克柔念珠菌）；由足放线病菌属和镰刀菌属引起的严重感染。本品主要用于进展性、可能威胁生命的真菌感染患者的治疗。预防接受异基因造血干细胞移植(HSCT)的高危患者的侵袭性真菌感染。

【药理】 (1)药效学 伏立康唑的作用机制是抑制真菌中由细胞色素 P450 介导的 14α-甾醇去甲基化，从而抑制麦角甾醇的生物合成。体外试验表明伏立康唑具有广谱抗真菌作用。伏立康唑对念珠菌属（包括耐氟康唑的克柔念珠菌、光滑念珠菌和白色念珠菌耐药株）具有抗菌作用，对所有检测的曲霉菌属真菌有杀菌作用。此外，伏立康唑在体外对其他致病性真菌也有杀菌作用，包括对现有抗真菌药敏感性较低的菌属，例如足放线病菌属和镰刀菌属。

其他伏立康唑治疗有效（通常为治愈或好转）的真菌感染包括链格孢属、皮炎芽生菌、头状芽生裂殖菌、枝孢霉属、粗球孢子菌、冠状耳霉、新型隐球菌、喙状凸脐孢、棘状外瓶霉、裴氏着色霉、足菌肿马杜拉菌、淡紫色拟青霉；青霉菌属，包括马尔尼菲蓝状菌、烂木瓶霉、短帚霉；毛孢子菌属，包括白色毛孢子菌感染。

(2)药动学 由于伏立康唑的代谢具有饱和性，所以其药代动力学呈非线性，暴露药量增加的比例远大于剂量增加的比例。口服本品吸收迅速而完全，口服后生物利用度约为 96%，t_{max} 为 1～2 小时。第 1 日静脉滴注 6mg/kg，每 12 小时 1 次；继以 3mg/kg 静脉滴注，每 12 小时 1 次，共 10 日。其第 1 剂后和第 10 日的血药浓度分别为 4.7mg/L 和 3.06mg/L。分布容积为 4.6L/kg，血浆蛋白结合率约为 58%，脑脊液中药物浓度为同期血药浓度的 42%～67%。伏立康唑主要在肝脏通过细胞色素 P450 酶系(CYP2C19、CYP2C9、CYP3A4)代谢，个体间差异很大，弱代谢者的药物暴露量(AUCτ)平均比纯合子强代谢者的暴露量高 4 倍，杂合子强代谢者的药物暴露量比纯合子强代谢者高 2 倍。主要代谢产物为 N-氧化物，在血浆中约占 72%。该代谢产物抗菌活性微弱，对伏立康唑的药理作用无显著影响。$t_{1/2}$ 约 6 小时。仅有少于 2% 的药物以原型经尿排出。血液透析可清除少量本品。

【不良反应】 最常见的不良反应为视觉损害、发热、皮疹、恶心、呕吐、腹泻、头痛、幻觉、外周水肿和腹痛。这些不良反应通常为轻度到中度。导致停药的最常见的不良事件为肝功能异常、皮疹和视觉损害。

(1)视觉损害 约 30%的用药者曾出现视觉改变、视物模糊、色觉改变或畏光。视物障碍通常为轻度,罕有导致停药者。视物障碍可能与较高的血药浓度和(或)剂量有关。虽然本品的作用部位似乎主要局限于视网膜,但其作用机制仍不清楚。研究发现本品可减小视网膜电波波形的振幅。这种改变在疗程超过 29 天后不再进展,并且停药后可以完全恢复。

(2) 皮肤及其附件 皮疹发生率约 6%,皮疹、瘙痒、斑丘疹常见;皮肤的光敏反应、脱发、剥脱性皮炎、固定性药物疹、湿疹、银屑病、Stevens-Johnson 综合征、荨麻疹少见;偶见有盘状红斑狼疮、多形性红斑、中毒性表皮坏死溶解。大多数皮疹为轻、中度,Stevens-Johnson 综合征、中毒性表皮坏死溶解综合征和多形性红斑等严重皮肤反应极少见。一旦患者出现皮疹,必须进行严密观察,若皮损加重,则必须停药。

(3) 血清氨基转移酶异常 发生率为 13.4%,肝功能试验异常可能与较高的血药浓度和(或)剂量有关。绝大部分患者不影响继续用药,或者调整剂量后继续用药(包括停药)均可缓解。在伴有其他严重肝脏基础疾病的患者中,偶可发生严重的肝毒性反应,包括黄疸。肝炎、肝昏迷或者致死性的肝衰竭极为少见。

(4) 全身反应 常见者有发热、寒战、头痛、腹痛、胸痛等;少见者腹胀、衰弱、背痛、水肿、流感样症状、注射部位疼痛等。

(5) 心血管系统 常见者有心动过速、高血压、低血压、血管扩张;少见者心律失常、房室传导完全性阻滞、深静脉血栓形成、Q-T 间期延长、晕厥、室性心动过速(包括尖端扭转型室性心动过速)等。

(6) 消化系统 常见者有恶心、呕吐、腹泻、肝功能异常、胆汁淤积性黄疸、口干;少见者有食欲缺乏、便秘、胰腺炎;偶见假膜性肠炎。

(7) 血液系统 常见者有血小板减少症、贫血;少见者有中性粒细胞缺乏症、嗜酸性粒细胞增多、骨髓抑制;偶见淋巴管炎。

(8) 神经系统 眩晕、幻觉等常见;精神错乱、抑郁、焦虑、震颤、激动、感觉异常、运动失调、复视、感觉障碍、眼球震颤、中毒性脑病少见。

(9) 静脉滴注 相关反应有过敏性休克样的即刻反应,包括面红、发热、出汗、心动过速、胸闷、呼吸困难、晕厥、恶心、瘙痒和皮疹。

(10) 泌尿与生殖系统 血肌酐及血尿素氮增高、蛋白尿及血尿发生率为 1%~10%,有报道重症患者应用本品时可发生急性肾衰竭。本品与具有肾毒性的药物合用以及用于合并其他基础疾病的患者时,发生肾功能减退

的可能性增加。

【禁忌证】 (1)本品禁用于对其活性成分或其赋型剂过敏者。

(2) 本品禁止与 CYP3A4 底物联合使用,包括特非那汀、阿司咪唑、西沙必利、匹莫齐特、奎尼丁和伊伐布雷定等。因为本品可使上述药物的血药浓度增高,导致 Q-T 间期延长,并且偶见尖端扭转型室性心动过速。

(3) 本品禁止与西罗莫司联合使用。伏立康唑可显著增加西罗莫司的血药浓度,因此,禁止这两种药物合用。

(4) 本品禁止与利福平、卡马西平和苯巴比妥联合使用。这些药物可能会显著降低本品的血药浓度,因此,本品禁止与这些药物合用。

(5) 本品禁止以标准剂量与每次 400mg(每日 1 次)及更高剂量的依非韦伦合用。健康受试者同时应用此剂量的依非韦伦与伏立康唑,伏立康唑的血药浓度显著降低。伏立康唑也能显著增加依非韦伦的血药浓度。

(6) 本品禁止与高剂量的利托那韦(每次 400mg 及以上,每日 2 次)联合使用。健康受试者同时应用此剂量的利托那韦与伏立康唑,伏立康唑的血药浓度显著降低。

(7) 本品禁止与麦角生物碱类药物联合使用,包括麦角胺、双氢麦角胺等。麦角生物碱类药物为 CYP3A4 的底物,二者合用后麦角类药物的血药浓度可能会增高而导致麦角中毒。

(8) 本品禁止与圣约翰草联合使用。

(9) 本品禁止与 Naloxegol 合用,因为伏立康唑可能会增加 Naloxegol 的血药浓度,这可能会引起阿片类药物戒断综合征。

(10) 本品禁止与托伐普坦合用,因为伏立康唑可能会增加托伐普坦的血药浓度,并增加不良反应风险。

(11) 本品禁止在开始使用维奈托克时和维奈托克剂量增加阶段与其合用,因为伏立康唑可能会显著增加维奈托克的血药浓度并增加肿瘤溶解综合征的风险。

【注意事项】 (1)用药期间应注意监测肝、肾功能,尤其是肝酶指标、胆红素和血肌酐值。

(2) 哺乳期妇女应用本品时宜停止授乳。

(3) 不推荐本品用于 12 岁以下的儿童患者。

(4) 本品片剂含乳糖,不可用于罕见的遗传性半乳糖不耐受、乳糖酶缺乏症或葡萄糖-半乳糖吸收不良患者。

(5) 部分吡咯类,包括本品与心电图 Q-T 间期延长有关。极个别服用本品的患者可发生尖端扭转型室性心动过速。此类多为重症患者,存在多种复杂的危险因素,

如采用心脏毒性药物化疗、心肌病、低血钾或合用其他药物。存在潜在心律失常情况的患者慎用本品。应用本品前应纠正血钾、血镁和血钙紊乱。

（6）静脉用药疗程不宜超过 6 个月。

【药物相互作用】 本品通过 CYP2C19、CYP2C9 和 CYP3A4 代谢，这些 CYP450 同工酶的抑制药或诱导药可以分别增加或降低本品的血药浓度。

（1）苯妥英钠可使本品的 C_{max} 和 AUC 显著降低。合用时可能需要调整本品的维持剂量。

（2）体内研究显示 HIV 蛋白酶抑制药茚地那韦对本品的 C_{max} 和 AUC 无显著影响。体外试验显示上述药物可抑制本品的代谢，使本品 C_{max} 和 AUC 增加。本品与茚地那韦合用时不需调整剂量，但应监测与本品相关的不良事件和毒性反应。

（3）体外研究显示非核苷类逆转录酶抑制药（NNRTI）均可抑制本品的代谢，使本品 C_{max} 和 AUC 增加。本品与非核苷类逆转录酶抑制药（NNRTI）合用时，应注意监测与本品相关的不良事件和毒性反应。

（4）本品可使环孢素的 AUC 显著增加，但对其 C_{max} 作用不显著。应用环孢素治疗的患者开始使用本品时，建议其环孢素的剂量减半，并严密监测其血药浓度。其血药浓度增高与肾毒性有关。当停用本品时，仍需严密监测环孢素的血药浓度，必要时逐渐增加环孢素的剂量。

（5）他克莫司、苯妥英钠、奥美拉唑、非核苷类逆转录酶抑制药（NNRTI）、苯二氮䓬类、他汀类、二氢吡啶钙通道阻滞药、磺酰脲类口服降糖药、长春碱，本品可使上述药物的 C_{max} 和 AUC 显著增加。合用时应密切监测上述药物相关的不良事件和毒性反应，必要时调整上述药物的剂量，并监测他克莫司、苯妥英钠的血药浓度。

（6）本品可使应用华法林抗凝治疗患者的凝血酶原时间显著延长。因此当二者合用时，需严密监测凝血酶原时间，可能需要调整华法林的剂量。

【给药说明】 本品口服制剂应在餐前或餐后 1 小时服用。本品静脉制剂应静脉滴注给药，滴注速度不可超过每小时 3mg/kg。

【用法与用量】 成人及青少年（12～14 岁且体重≥ 50kg；15～17 岁者） 推荐剂量（口服制剂推荐剂量适用于 15 岁以上患者）：无论静脉滴注或口服给药，第 1 天均应给予负荷剂量，使其血药浓度尽快达稳态浓度。详细剂量见表 10-24。

表 10-24　伏立康唑的给药剂量及方法

静脉滴注	口服	
	患者体重≥40kg	患者体重<40kg
负荷剂量（第 1 日）	每 12 小时 1 次，每次 6mg/kg（适用于第 1 日）	每 12 小时 1 次，每次 400mg（适用于第 1 日）	每 12 小时 1 次，每次 200mg（适用于第 1 日）
维持剂量（第 1 日以后）	每次 4mg/kg，每 12 小时 1 次	每 12 小时 1 次，每次 200mg	每 12 小时 1 次，每次 100mg

成人患者如果治疗反应欠佳，口服给药的维持剂量可以增加到每日 2 次，每次 300mg；体重<40kg 的患者，剂量调整为每日 2 次，每次 150mg。如果患者不能耐受上述较高的剂量，口服给药的维持剂量可以每次减 50mg，逐渐减到每日 2 次，每次 200mg（体重<40kg 的患者，减到每日 2 次，每次 100mg）。

轻度至中度肝硬化患者（Child-Pugh A 和 B）伏立康唑的负荷剂量不变，但维持剂量减半。目前尚无伏立康唑应用于重度慢性肝硬化患者（Child-Pugh C）的研究。

肾功能减退（肌酐清除率<50ml/min）的患者不宜应用本品注射剂，因可导致其中赋形剂 SBECD 的蓄积，可选用口服制剂。

儿童 2～12 岁儿童。

（1）静脉注射　一日 6～12mg/kg，分 2 次。首日用 12mg/kg，分 2 次；次日后改为 6mg/kg，分 2 次。

（2）口服　一次 200mg，一日 2 次。

【制剂与规格】 伏立康唑片：（1）0.05g；（2）0.2g。

伏立康唑胶囊：0.05g。

伏立康唑分散片：0.2g。

注射用伏立康唑：（1）0.05g；（2）0.1g；（3）0.2g。

伏立康唑干混悬剂：45g:3g，配制成混悬液后伏立康唑浓度为 40mg/ml。

卡 泊 芬 净 [药典（二）；药典（三）；国基；医保（甲）；医保（乙）]

Caspofungin

【适应证】 ①念珠菌属血流感染、腹腔脓肿、腹膜炎和胸腔感染。尚未研究本品在由念珠菌感染引起的心内膜炎、骨髓炎和脑膜炎中的应用；②食管念珠菌病；③难治性或不能耐受其他药物治疗［如两性霉素 B、两性霉素 B 含脂制剂和（或）伊曲康唑］的侵袭性曲霉病；④中性粒细胞缺乏伴发热而经广谱抗菌药治疗无效；⑤可能为侵袭性真菌感染患者的经验性治疗。

【药理】 （1）药效学　本品在体外具有广谱抗真菌活性。本品对烟曲霉、黄曲霉、土曲霉和黑曲霉具有良好抗菌活性；对念珠菌属具有杀菌作用，对白色念珠菌、光滑念珠菌、吉列蒙念珠菌、克柔念珠菌、近平滑念珠菌和热带念珠菌具有高度抗真菌活性，明显优于氟康唑及氟胞嘧啶，与两性霉素 B 相仿。此外，本品对镰孢霉属、丝状真菌和一些双相真菌如顶孢霉属、拟青霉属等具有抗菌活性，其作用优于两性霉素 B。对组织胞浆菌和肺孢菌也有一定的作用。新型隐球菌对本品天然耐药。本品对镰孢霉属、根霉属、丝孢酵母属等作用差。

本品治疗免疫功能正常及免疫缺陷动物的白色念珠菌和烟曲霉感染，具有良好疗效。

作用机制：葡萄糖多聚物β-(1,3)-D-葡聚糖是念珠菌属和曲霉细胞壁的基本组分，使其细胞壁结构完整，药物不易渗入。本品属半合成棘白菌素类，通过非竞争性抑制β-(1,3)-D-糖苷合成酶，破坏真菌细胞壁糖苷的合成。哺乳动物无类似的细胞壁合成过程，因而此类药物在哺乳动物体内毒性较小。体外及体内研究显示本品与两性霉素 B 联合应用无相互拮抗作用，其临床意义尚不清楚。

(2) 药动学　随着静脉应用本品剂量的加大（从 5mg 到 100mg），健康人的血药浓度亦成比例增加。单剂静脉滴注本品 70mg 1 小时，滴注结束时即刻血药峰浓度为 12.04μg/ml，24 小时后的血药浓度为 1.42μg/ml。$AUC_{0\sim24h}$ 为 118.45(μg·h)/ml。血浆清除率为 9.85ml/min，主要受分布影响，受排泄及生物转化的影响较小。本品 $t_{1/2\beta}$ 为 9～11 小时，$t_{1/2\gamma}$ 为 40～50 小时。

首日 70mg，继以每日 50mg、每日 1 次，静脉滴注共 14 日，第 1 日 $AUC_{0\sim24h}$ 为 97.63(μg·h)/ml，第 14 日为 100.47(μg·h)/ml；第 1 日静脉滴注结束后血药浓度为 12.09mg/L，第 14 日为 9.94mg/L。

多剂静脉应用本品每日（15～70mg）×2 周或每日 70mg×3 周，发现在体内有中度的药物累积现象（AUC_{24h} 增加 25%～50%）。

卡泊芬净的血浆蛋白结合率可高达 97%。肝、肾和大肠的 AUC_{24h} 组织-血浆比分别为 16、2.9 和 2。小肠、肺和脾的药物浓度与血药浓度相似，而心、脑和大腿的药物浓度低于血药浓度。

健康成人静脉应用本品 70mg，本品也有自发的化学降解过程。本品消除半衰期为 9～10 小时。本品血浆总清除率为 0.72L/h。

本品主要在肝脏经水解和 N-乙酰化代谢，代谢速度缓慢。约 35%给药量的本品及其代谢产物经粪便排泄；41%经尿液排泄，其中约 1.4%以原型从尿液中排泄，表明其母药的肾清除率甚低，仅为 0.15ml/min；而本品的总清除率为 12ml/min。

65 岁以上老年患者使用本品血药浓度有轻度增加，但不需调整剂量。

本品应用于轻度至终末期肾功能不全或轻度肝功能不全患者时，不需调整剂量。血液透析不能清除本品。对于中度肝功能不全患者，应适当减少剂量。

【不良反应】　**血液和淋巴系统**　贫血、凝血障碍、中性粒细胞减少伴发热、中性粒细胞减少症、血小板减少症。

心脏　心律不齐、心房颤动、心动过缓、心搏停止、心肌梗死、心动过速。

胃肠道　腹胀、上腹部疼痛、便秘、消化不良。

一般情况和给药部位情况　衰弱、疲劳、滴注部位疼痛/瘙痒/肿胀、黏膜炎症、水肿。

肝胆　肝衰竭、肝肿大、肝毒性、高胆红素血症、黄疸。

传染和感染　菌血症、败血病、泌尿道感染。

代谢和营养　厌食症、食欲减退、体液超负荷、低镁血症、高钙血症、高血糖症、低钾血症。

肌肉、骨骼、结缔组织　关节痛、背痛、肢痛。

神经系统　抽搐、眩晕、嗜睡、震颤。

精神异常　焦虑、意识状态模糊、抑郁、失眠。

肾脏和泌尿系统　血尿、肾衰竭。

呼吸系统　呼吸困难、鼻出血、缺氧、呼吸急促。

皮肤和皮下组织　红斑、瘀斑、皮肤损伤、荨麻疹。

血管　潮红、高血压、静脉炎。

【禁忌证】　对本品或其任何成分过敏者禁用。

【注意事项】　(1) 本品不宜与环孢素合用，除非利大于弊。

(2) 哺乳期妇女应用本品时宜停止授乳。

(3) 不推荐本品用于 18 岁以下的患者。

【药物相互作用】　(1) 本品可致他克莫司血药浓度减低。两者合用时应监测他克莫司的血药浓度并调整他克莫司的剂量。

(2) 环孢素可使本品的 AUC 增加 35%，但本品不影响环孢素的血药浓度。两者合用时可发生血清氨基转移酶水平升高，故应避免两者合用。

(3) 应用利福平可使本品血药谷浓度降低 30%，故合用利福平的患者，应予以本品每日 70mg。合用依法韦仑、奈韦拉平、苯妥英、地塞米松或卡马西平等肝药酶诱导药可使本品血药浓度降低，故合用上述药物的患者，应予以本品每日 70mg。

(4) 体外研究表明醋酸卡泊芬净不是细胞色素 P450(CYP)系统的抑制剂。在临床研究中，卡泊芬净不会诱导改变其他药物经 CYP3A4 代谢。卡泊芬净不是 P-糖蛋白的底物，只是细胞色素 P450 酶的弱底物。

(5) 在健康成人志愿者中进行的临床研究显示伊曲康唑、两性霉素 B、麦考酚酸、奈非那韦或他克莫司不会影响本品的药代动力学。

(6) 本品对伊曲康唑、两性霉素 B 或麦考酚酸的活性代谢物的药代动力学也没有影响。

(7) 环孢素 在 2 项成人临床研究中，环孢素 (4mg/kg 一次给药或 3mg/kg 两次给药) 使卡泊芬净的 AUC 增加了约 35%。本品不会增加环孢素的血浆浓度。本品与环孢素联台给药时会出现肝脏 ALT 和 AST 短暂性升高。

(8) 利福平 一项在健康成人志愿者中进行的利福平-卡泊芬净相互作用研究显示，联台给药时卡泊芬净的谷浓度降低了 30%对于接受利福平治疗的成年患者，本品的治疗剂量应为 70mg 每日一次。

(9) 其他药物清除诱导剂 ①成人：成年患者药代动力学数据的回归分析提示其他药物清除诱导剂 (依非韦伦、奈韦拉平、苯妥英、地塞米松或卡马西平) 在与本品联合用药时可能会导致卡泊芬净浓度出现有临床意义的降低，本品的每日治疗剂量应考虑使用 70mg。②儿童患者：在儿童患者中药代动力学数据回归分析的结果提示，本品在与地塞米松联合用药时可能会导致卡泊芬净谷浓度出现有临床意义的降低。该发现提示在与诱导剂联合给药时儿童患者可能也会出现类似成人的药物浓度降低现象。在儿童患者中进行本品和药物清除诱导剂如利福平、依非韦伦、奈韦拉平、苯妥英、地塞米松或卡马西平联合给药时，本品的治疗剂量应考虑使用 70mg/m²(实际每日剂量不超过 70mg)。

【给药说明】 使用的卡泊芬净是其醋酸盐，但使用剂量是根据卡泊芬净确定；77.7mg 醋酸卡泊芬净相当于 70mg 卡泊芬净。通过缓慢滴注的方式给药，时间大约为 1 小时。第一天给负荷剂量 70mg，随后每日给 50mg，负荷剂量不用于治疗食管念珠菌病。体重超过 80kg 的成人和服用肝酶诱导剂、临床疗效不佳的患者，每日给 70mg。肝脏损伤的患者需要降低剂量。

【用法与用量】 所有患者的用药说明 本品应静脉缓慢滴注约 1 小时以上。本品不能经静脉注射给药。请勿将本品与其他药物混合或者同时滴注。不得使用任何含有右旋糖的稀释液。

成年患者(18 岁及 18 岁以上)的推荐剂量 (1)常用剂量为 50mg 每日一次(对于大多数适应证应首先给予 70mg 负荷剂量)。

(2) 经验性治疗中性粒细胞减少、伴发热患者的可疑真菌感染 第一天单次 70mg 负荷剂量，随后每天单次 50mg，疗程应取决于患者的临床反应，经验性治疗应持续至患者的中性粒细胞减少症恢复正常，确诊真菌感染的患者应至少治疗 14 天；在中性粒细胞减少症和临床症状消除后治疗还需持续至少 7 天。如果 50mg 剂量耐受性好，但缺乏有效的临床反应，可以将每天剂量提高至 70mg。

(3) 念珠菌血症和其他念珠菌感染(腹腔脓肿、腹膜炎和胸膜腔感染) 第一天单次 70mg 负荷剂量。随后每天单次 50mg，疗程应取决于患者的临床和微生物学反应。通常抗真菌治疗应持续至末次阳性培养后至少 14 天。在中性粒细胞减少持续存在的患者中，治疗时间可能会更长直至中性粒细胞减少症恢复。

(4) 食管念珠菌病 在症状恢复后继续给予 50mg 每日一次，治疗 7～14 天。未研究该适应证的 70mg 负荷剂量。由于 HIV 感染患者的口咽部念珠菌病存在复发的风险，因此应考虑抑制性口腔治疗。

(5) 侵袭性曲霉菌病 第一天单次 70mg 负荷剂量，随后每天单次 50mg，疗程应取决于患者病情的严重程度、免疫抑制的恢复情况以及临床反应确定。

儿童患者(3 个月至 17 岁)的推荐剂量 对于所有适应证，第一天均应给予 70mg/m² 单次负荷剂量，随后给予 50mg/m² 每日一次治疗。最大负荷剂量和每日维持剂量不应超过 70mg。儿童患者(3 个月至 17 岁)的给药剂量应根据患者的体表面积(BSA)使用 Mosteller 公式计算。

肝功能不全患者 对轻度肝功能不全(Child-Pugh 评分 5 至 6 分)的成年患者无需调整剂量。但对中度肝功能不全(Child-Pugh 评分为 7 至 9 分)的成年患者，推荐在给予首次 70mg 负荷剂量之后，根据药物代谢动力学数据将本品的治疗剂量调整为 35mg 每日一次。目前没有在严重肝功能不全(Child-Pugh 评分>9 分)的成年患者和肝功能不同程度受损的儿童患者中的临床用药经验。

肾功能不全患者 无需对肾功能不全患者进行剂量调整。卡泊芬净是不可透析的，因此在血液透析后不需要补充剂量。

接受药物清除诱导剂伴随治疗的患者 接受利福平治疗的成年患者的本品治疗剂量应为 70mg 每日一次。接受奈韦拉平、依非韦伦、卡马西平、地塞米松或苯妥英治疗的成年患者的本品治疗剂量提高至 70mg 每日一次。在儿童患者中，本品与药物清除诱导剂(如利福平、依法韦仑、奈韦拉平、苯妥英、地塞米松或卡马西平)联合使用时，应考虑将本品的治疗剂量增加至 70mg/m² 每日一次(不超过 70mg)。

【制剂与规格】 注射用醋酸卡泊芬净：(1)0.05g；(2)0.07g。

米卡芬净 [药典(二)；药典(三)；国基；医保(甲)；医保(乙)]

Micafungin

【适应证】 曲霉菌和念珠菌引起的下列感染：真菌血症、呼吸道真菌病、胃肠道真菌病。

【药理】 (1)药效学 本品对白色念珠菌(包括氟康唑敏感及耐药菌株)、光滑念珠菌、克柔念珠菌、近平滑念珠菌、热带念珠菌具有杀菌作用；对曲霉属具有抑菌作用，可抑制孢子发芽和菌丝生长；对隐球菌属、镰刀霉菌属、毛孢子菌无效。实验动物中对念珠菌属、曲霉属感染有效，其疗效优于氟康唑、伊曲康唑。对小鼠播散性念珠菌病、口腔和食管念珠菌病、播散性曲霉病和肺部曲霉病具有良好而有效的预防和治疗作用。

(2)药动学 每日给药 50mg、100mg 和 150mg 时血药峰浓度分别为 5.1mg/L、10.0mg/L 和 16.4mg/L，达稳态时 AUC 分别为 54(μg·h)/L、115(μg·h)/L 和 167(μg·h)/L。分布容积为(0.39±0.11)L/kg。多剂给药后蓄积系数为 1.5。血浆蛋白结合率大于 99%。脑脊液内药物浓度低。$t_{1/2}$ 为 14.0～17.2 小时。总清除率 1.5L/min，本品主要经肝脏代谢，给药后 28 日经粪便和尿液共排出给药量的 82.5%，其中 71%经粪便排出，主要为代谢产物。

【不良反应】 本品耐受性好，不良反应有胃肠道反应、发热、血胆红素增高、肝酶增高、白细胞减少等。2042 例应用本品的患者有 717 例发生不良反应，发生率 29.9%。常见的不良反应有白细胞减少(1.6%)、中性粒细胞减少(1.2%)、血小板减少(0.8%)、贫血(0.8%)，恶心(2.8%)、呕吐(2.4%)、腹泻(1.6%)、腹痛(1.5%)、发热(1.5%)、寒战(1.0%)、注射部位疼痛(0.9%)、胆红素增高(1.0%)、AST 增高(2.7%)、ALT 增高(2.6%)、碱性磷酸酶增高(2.0%)、肝功能异常(1.5%)、血清肌酐值增高(0.6%)、尿素氮增高(0.5%)、乳酸脱氢酶增高(0.5%)、低钾血症(1.2%)、低钙血症(1.1%)、低镁血症(1.1%)、头痛(2.4%)、头晕(0.7%)、嗜睡(0.5%)、皮疹(1.6%)、瘙痒(0.7%)、静脉炎(1.6%)、高血压(0.6%)和面部发红(0.5%)。严重的不良反应有：溶血反应、溶血性贫血、血管内溶血、血小板减少性紫癜、急性肾功能损害、过敏性休克等，但较少见。

胃肠道 恶心、呕吐、腹泻、腹痛。

血液系统 白细胞减少、中性粒细胞减少、血小板减少、贫血，溶血反应、溶血性贫血、血管内溶血、血小板减少性紫癜。

神经系统 头痛、头晕、嗜睡。

皮肤及皮肤附件 皮疹、瘙痒。

肝胆 胆红素增高、AST 增高、ALT 增高、碱性磷酸酶增高、肝功能异常、血清肌酐值增高。

泌尿系统 尿素氮增高、乳酸脱氢酶增高、急性肾功能损害。

其他 发热、寒战、注射部位疼痛，静脉炎、高血压、面部发红、低钾血症、低钙血症、低镁血症等。

【禁忌证】 对本品中任一成分或其他棘白菌素类药物过敏者禁用。

【注意事项】 随访检查 患者使用本品的疗程中应监测肝、肾功能，如出现肝功能异常时，应严密监测肝功能有否恶化，并仔细权衡利弊后再决定是否继续使用。

不良反应相关 个别患者可对本品发生严重过敏反应，应立即停药，并予恰当治疗。应用本品可发生血肌酐值和尿素氮增高，极个别患者发生肾功能不全或急性肾衰竭。患者使用本品出现肾功能异常时，应严密监测肾功能有否恶化。

应用本品可能发生血管内溶血和血红蛋白尿症，如出现临床或实验室溶血反应或溶血性贫血的证据时，应严密监测病情有否恶化，并仔细权衡利弊后再决定是否继续使用。

哺乳期 动物乳汁中可检出本品。哺乳期妇女应用本品时宜停止授乳。

儿童 本品在儿童中的安全性尚未确立。

老年人 通常老年患者的生理功能下降，故治疗应仔细留意，慎重决定使用剂量。

常规 因为将本品剂量增加至每天 300mg 用以治疗严重或难治性感染的安全性尚未确立，故在此用量时必须谨慎，密切观察患者。体重为 50kg 或以下的患者，剂量不应超过每天每千克体重 6mg。

【药物相互作用】 本品可使西罗莫司 AUC 增加 21%，但 C_{max} 不变；使硝苯地平 AUC 和 C_{max} 分别增加 18%和 42%；使伊曲康唑 AUC 和 C_{max} 分别增加 22%和 11%。故本品与西罗莫司、硝苯地平或伊曲康唑合用时，需监测后三者的毒性，必要时减少后三者的给药剂量。

【给药说明】 (1)配制时注意：溶解本品时切勿用力摇晃输液袋，因本品容易起泡且泡沫不易消失。

(2)给药时注意：因本品在光线下可发生缓慢分解，应避免阳光直射。如果从配制到输液结束需时超过 6 小时，应将输液袋遮光。

(3) 静脉滴注本品时，应将其溶解于 0.9%氯化钠注射液或 5%葡萄糖注射液中，剂量为 75mg 或低于 75mg 时滴注时间不少于 30 分钟，剂量为 75mg 以上时滴注时间不少于 1 小时，滴注过快可导致组胺释放。切勿使用注射用水溶解本品。

【用法与用量】 成人　(1) 曲霉病：成人一般每日单次剂量为 50～150mg 米卡芬净钠，每日一次静脉滴注。对于严重或者难治性曲霉病患者，根据病人情况剂量可增加至每日 300mg。

(2) 念珠菌病：成人一般每日单次剂量为 50mg 米卡芬净钠，每日一次静脉滴注。对于严重或者难治性念珠菌病患者，根据病人情况剂量可增加至每日 300mg。

【制剂与规格】 注射用米卡芬净钠：0.05g。

制　霉　菌　素 [医保(甲)]
Nystatin

【适应证】 适用于皮肤、黏膜念珠菌病的治疗，包括口服本品治疗肠道或食管念珠菌病；局部用药治疗口腔念珠菌感染、阴道念珠菌病和皮肤念珠菌病。

【药理】 (1) 药效学　本品可与真菌细胞膜上的甾醇相结合，产生真菌细胞膜通透性的改变，以致重要细胞内容物漏失而发挥抗真菌作用。

(2) 药动学　口服不吸收，几乎全部自粪便中排出。局部外用也不被皮肤和黏膜吸收。

【不良反应】 口服较大剂量时可发生腹泻、恶心、呕吐和上腹部疼痛。

【禁忌证】 对本品过敏者禁用。

【注意事项】 (1) 哺乳期妇女用药时应停止授乳。

(2) 儿童：①用于皮肤、口腔念珠菌感染。②口服大剂量可导致恶心、呕吐。

【给药说明】 口服混悬液时，宜将药液尽可能较长时间含于口中或在口腔中漱用，然后吞服。为防止复发，患者应服药至症状消失、培养转阴后 48 小时。

【用法与用量】 成人　(1) 消化道念珠菌病　口服，一次 50 万～100 万 U，一日 3 次。

(2) 口腔念珠菌病　成人以口含片 50 万 U，一日 3 次含于口中，直至缓慢完全溶解，连用 14～30 日。也可用混悬液每次 40 万～60 万 U，含于口中，充分接触病损面，然后吞服，一日 4 次。

(3) 皮肤念珠菌病　用乳膏或软膏涂敷患处，一日 2 次。

(4) 阴道念珠菌病　用阴道片或栓剂，一日 1 次，一次 1 片或 1 粒。

(5) 外耳道真菌病　滴耳，一次 1～2 滴，一日 3 次。

儿童　(1) 消化道念珠菌病　一日 5 万～10 万 U/kg，分 3～4 次口服。

(2) 口腔念珠菌病　儿童以口含片 10 万～20 万 U，一日 4 次。为安全起见，5 岁以下儿童不推荐应用。

【制剂与规格】 制霉菌素片：(1) 10 万 U；(2) 25 万 U；(3) 50 万 U。

制霉菌素阴道泡腾片：10 万 U。

制霉菌素软膏：1g:10 万 U。

制霉菌素水混悬液：1ml:10 万 U。

制霉菌素滴耳液：1ml:5 万 U。

制霉菌素阴道栓：10 万 U。

制霉菌素阴道片：10 万 U。

泊 沙 康 唑
Posaconazole

【适应证】 ① 预防侵袭性曲霉菌和念珠菌感染：本品适用于 13 岁和 13 岁以上因重度免疫缺陷而导致这些感染风险增加的患者。这些患者包括接受造血干细胞移植 (HSCT) 后发生移植物抗宿主病 (GVHD) 的患者或化疗导致长时间中性粒细胞减少症的血液系统恶性肿瘤患者。② 治疗口咽念珠菌病，包括伊曲康唑和 (或) 氟康唑难治性口咽念珠菌病。

【药理】 (1) 药效学　泊沙康唑通过抑制麦角固醇的生物合成而发挥其抗真菌活性。麦角固醇是真菌保持细胞膜的结构完整性和发挥一些膜相关性蛋白功能所必需的重要成分，也是真菌细胞周期中所必需的微量物质。泊沙康唑通过抑制真菌色素 P450 14α-去甲基酶而造成 14α-甲基固醇等的堆积，使麦角固醇的合成受阻，其受阻的程度与试验菌株的敏感性和泊沙康唑的剂量有关。白色念珠菌的突变株由于 14α-去甲基酶的突变，对伊曲康唑 (ITC)、氟康唑 (FLC)、伏立康唑 (VRC) 耐药，但对本品仍敏感。本品抑制烟曲霉菌、黄曲霉菌的甾醇生物合成比 ITC 更有效。

(2) 药动学　①对患者的药代动力学-药效学数据分析表明，平均泊沙康唑浓度 (Cav) 和预防有效性之间存在明显的相关性。较低的 Cav 可增加治疗失败的风险。②对健康人群的药动学进行研究，结果表明泊沙康唑在 50～800mg 剂量范围内血浆浓度随剂量的增加而成比例地升高，剂量>800mg 时吸收达到饱和。③泊沙康唑吸收时的 t_{max} 中位值为 3 至 5 小时。单次口服 50～800mg

和多次口服 50mg，每日 2 次至 400mg，每日 2 次后，泊沙康唑的血浆暴露水平（AUC）与剂量成比例增加。在发热性中性粒细胞减少症患者或难治性侵袭性真菌感染患者中，当剂量从 400mg，每日 2 次增至 600mg，每日 2 次时，未观察到暴露水平进一步增加。多次给药后 7 至 10 天可达到稳态血浆浓度。④食物对吸收的影响：泊沙康唑与食物同服可使其吸收增加 400%（P=0.001），与抗酸剂同服其吸收可增加 12%（P=0.352）。禁食其吸收增加 15%（P=0.296）。混悬剂与食物同服，$AUC_{0\sim72h}$ 较片剂增加 37%，与禁食用药相比较，泊沙康唑与高脂肪食物同服其 $AUC_{0\sim72h}$ 增加 4 倍，与无脂肪的食物同服其 $AUC_{0\sim72h}$ 增加 2.6 倍。

【不良反应】 严重不良反应和其他重要不良反应 过敏反应；心律失常和 Q-T 间期延长；肝毒性。

较不常见的不良反应 在泊沙康唑的预防、治疗口咽念珠菌病和难治性口咽念珠菌病的临床试验及其他临床试验期间报告的有临床意义的患者发生率<5%的不良反应包括：

（1）血液和淋巴系统：溶血性尿毒性综合征、血栓形成性血小板减少性紫癜、中性白细胞减少加重。

（2）内分泌系统：肾上腺功能不全。

（3）神经系统：感觉异常。

（4）免疫系统：过敏反应。

（5）心脏：尖端扭转型室性心动过速。

（6）血管：肺栓塞。

（7）胃肠：胰腺炎。

（8）肝胆：胆红素血症、肝酶水平升高、肝功能异常、肝炎、肝肿大、黄疸、AST 水平升高、ALT 水平升高。

（9）代谢和营养：低钾血症。

（10）血小板、出血和凝血：血小板减少症。

（11）泌尿系统：急性肾衰竭。

【禁忌证】 （1）对泊沙康唑、本品的任何成分或其他唑类抗真菌药过敏者禁用本品。

（2）禁止本品与西罗莫司联合使用。本品与西罗莫司联合用药可导致西罗莫司血液浓度约升高 9 倍，从而会导致西罗莫司中毒。

（3）与 CYP3A4 底物联合用药可导致 Q-T 间期延长 禁止本品与 CYP3A4 底物联合使用。本品与 CYP3A4 底物特非那定、阿司咪唑、西沙必利、匹莫齐特和奎尼丁联合用药可导致上述药品的血浆浓度升高，从而导致 Q-Tc 间期延长和罕见的尖端扭转型室性心动过速。

（4）禁止本品与主要通过 CYP3A4 代谢的 HMG-CoA 还原酶抑制剂联合使用，例如：阿托伐他汀、洛伐他汀和辛伐他汀。由于联合使用后这些药物的血药浓度会增加，从而会导致横纹肌溶解。

（5）禁止本品与麦角生物碱联合使用。泊沙康唑会导致麦角生物碱（麦角胺和双氢麦角胺）血浆浓度升高，可能导致麦角中毒。

【注意事项】 与神经钙蛋白抑制剂的药物相互作用 本品与环孢素或他克莫司联合用药可导致这些神经钙蛋白抑制剂的全血浓度谷值升高。临床疗效研究中，对环孢素或他克莫司浓度升高患者已有肾毒性和脑白质病（包括死亡病例）报告。在泊沙康唑治疗期间和停止治疗后应该频繁监测环孢素或他克莫司的全血浓度谷值，并且依据此调整环孢素或他克莫司的剂量。

心律失常和 Q-T 间期延长 某些唑类药物，包括泊沙康唑在内会导致心电图 Q-T 间期延长。另外，使用泊沙康唑的患者已有尖端扭转型室性心动过速病例报告。

健康志愿者中的多重时间匹配心电图分析结果显示 Q-Tc 间期平均值没有任何升高。在基线和稳态时，记录了接受泊沙康唑口服混悬液 400mg，每日 2 次，伴随高脂肪膳食的 173 名健康男性和女性志愿者（年龄为 18～85 岁）在 12 小时内采集的多重时间匹配心电图。在该汇总分析中，按推荐临床剂量给药后，Q-Tc 间期（Fridericia）平均值相对于基线的变化为-5msec。在给予安慰剂的少数受试者（n=16）中也发现 Q-Tc（F）间期减低（-3msec）。安慰剂调整后的最大 Q-Tc（F）间期平均值相对于基线的变化<0msec（–8msec）。接受泊沙康唑的健康受试者没有出现 Q-Tc（F）间期≥500msec 或 Q-Tc（F）间期与基线相比升高≥60msec。

可能发生药物性心律失常状况的患者应该慎用泊沙康唑。本品不得与已知可延长 Q-Tc 间期和属于 CYP3A4 底物的药品联合使用。开始泊沙康唑治疗前应该尽可能纠正血钾、镁和钙。

在出现过心律失常状况的患者中，必须慎用本品，例如：先天性或获得性 Q-Tc 间期延长；心肌病，尤其是心力衰竭；窦性心动过缓；已出现症状性心律失常；联合使用已知可导致 Q-Tc 间期延长的药品（除了在禁忌中提到的药物）。在泊沙康唑治疗前和治过程中，必要时应对电解质紊乱，特别是钾离子、镁离子或钙离子水平进行监测和纠正。

泊沙康唑是 CYP3A4 抑制剂，在其他通过 CYP3A4 代谢的药品治疗期间，只能在特殊情况下使用。

肝毒性 在临床试验中，出现了肝脏不良反应[例如轻度至中度丙氨酸氨基转移酶（ALT）、天冬氨酸氨基转移酶（AST）、碱性磷酸酶、总胆红素水平升高和（或）

临床肝炎]。

肝功能检查参数升高通常在停止治疗时可逆转，在某些情况下，在未暂停药物治疗时，这些试验结果可恢复正常。患有严重基础疾病(例如血液系统恶性肿瘤)的患者在泊沙康唑治疗期间出现更重度的肝脏不良反应，包括胆汁淤积或肝功能衰竭，甚至死亡。

这些重度肝脏不良反应主要见于一项临床试验中接受泊沙康唑口服溶液每日 800mg(400mg，每日 2 次或200mg，每日 4 次)治疗的受试者。

在开始泊沙康唑治疗和治疗期间，必须对肝功能检查进行评估。对于泊沙康唑治疗出现肝功能检查异常的患者，必须对发生更重度的肝损伤进行监测。患者管理必须包括实验室肝功能评估(尤其是肝功能检查和胆红素)。如果临床体征和症状符合肝病进展，并且可能与泊沙康唑相关，必须停止泊沙康唑治疗。

肾功能不全 于泊沙康唑肠溶片和口服混悬液暴露量的变异性，必须密切监测严重肾功能不全患者的突破性真菌感染。

与咪达唑仑联用 本品与咪达唑仑联合用药会导致咪达唑仑血浆浓度约升高 5 倍。而咪达唑仑血浆浓度升高则会增强并且延长催眠和镇静作用。必须密切监测治疗患者是否发生咪达唑仑血浆浓度过高导致的不良反应，并且必须备有苯二氮䓬受体拮抗剂用于逆转这些反应。

长春新碱毒性 神经毒性和其他严重不良反应与长春新碱和唑类抗真菌药，包括泊沙康唑的联合使用相关，包括癫痫发作、周围神经病变、抗利尿激素分泌不当综合征和麻痹性肠梗阻。使用长春生物碱，包括长春新碱的患者在无其他抗菌治疗可选择时，可保留唑类抗真菌药，包括泊沙康唑的治疗。

其他 过敏反应：尚无泊沙康唑与其他唑类抗真菌药物有交叉过敏的相关信息。在对其他唑类药物过敏的患者使用泊沙康唑时，应注意观察过敏情况。

胃肠功能紊乱：有关重度胃肠功能紊乱(如重度腹泻)患者中的药代动力学数据有限。在重度腹泻或呕吐患者中，必须对突破性真菌感染进行密切监测。

利福霉素抗菌药物(利福平、利福布汀)、特定的抗惊厥剂(苯妥英、卡马西平、苯巴比妥、扑米酮)和依法韦仑：在联合治疗期间，泊沙康唑的浓度可显著下降；因此，除非对患者的益处超过风险，否则必须避免联合使用泊沙康唑。

对驾驶和操作机器能力的影响：由于已经报告过的泊沙康唑的某些不良反应(如头晕、嗜睡等)潜在可能影响驾驶/操作机器的能力，如需驾驶或操作机器应慎用本品。

【药物相互作用】 (1)除非收益超过风险，通常应避免可导致泊沙康唑血浆浓度降低的联合用药。如果需要使用这类药物，必须对患者出现的突破性真菌感染进行密切监测；

(2)对本品血浆浓度产生影响的药物有：依法韦仑、利福布汀、苯妥英、西咪替丁、艾美拉唑、甲氧氯普胺；

(3)泊沙康唑是强效 CYP3A4 抑制剂，且通过 UDP葡糖苷酸化进行代谢，是 p 糖蛋白泵出作用的底物。因此，泊沙康唑可能会对以下药物的血药浓度产生影响。①通过 CYP3A4 酶代谢的药物，如西罗莫司、他克莫司、环孢素、HMG-CoA 还原酶抑制剂(他汀类药物)、苯二氮䓬类药物(咪达唑仑)、钙离子通道阻滞剂(维拉帕米、地尔硫䓬、硝苯地平、尼卡地平、非洛地平)；②CYP3A4 底物：匹莫齐特、奎尼丁、长春生物碱、麦角生物碱(麦角胺和双氢麦角胺)、抗 HIV 药物(依法韦仑、利托那韦、阿扎那韦、福沙那韦)；③可诱导 UDP-葡糖苷酶的药：利福布汀、苯妥英钠；④胃酸抑制剂/中和剂；⑤地高辛。

【给药说明】 由于泊沙康唑肠溶片和口服混悬液的用药剂量不同，两个剂型不可互换使用。应遵循泊沙康唑肠溶片和泊沙康唑口服混悬液的特定用法用量说明进行处方。

泊沙康唑肠溶片应该整体吞咽，不能掰开、压碎或咀嚼后服用。

泊沙康唑肠溶片可以与或不与食物同服。与食物同服可以增加泊沙康唑的口服吸收，优化血药浓度。

泊沙康唑肠溶片应该仅用于预防性用药适应证。泊沙康唑治疗口咽念珠菌病的用法请参见泊沙康唑口服混悬液的说明书。

在禁食和进食条件下，泊沙康唑肠溶片能够比泊沙康唑口服混悬液提供更高的血浆药物暴露剂量，是预防适应证的优选口服剂型。

严重腹泻或呕吐患者服用泊沙康唑肠溶片时应该严密监控突破性真菌感染。

肾功能不全患者的剂量调整：肾功能不全对于泊沙康唑的药代动力学不存在显著的影响。因此，在轻度至重度肾功能受损患者中，不需要进行剂量调整。

肝功能不全患者的剂量调整：在轻度至重度肝功能不全(Child-Pugh A、B 或 C 级)患者中，不建议对本品进行剂量调整。以上剂量调整的推荐同样适用于泊沙康唑肠溶片，但泊沙康唑肠溶片并未进行特定的研究。

性别：在男性和女性中，泊沙康唑的药代动力学相似。不需要根据性别对本品进行剂量调整。

人种：泊沙康唑的药代动力学性质不受人种的显著影响。不需要根据人种对本品进行剂量调整。

体重：泊沙康唑药代动力学模型提示体重大于120kg的患者可能具有较低的泊沙康唑暴露剂量，因此在体重超过120kg的患者建议密切监测突破性真菌感染。

【用法与用量】 (1)混悬液 ①预防侵袭性真菌感染：200mg，每日3次。疗程根据中性粒细胞较少症或免疫抑制剂的恢复程度而定。②口咽念珠菌病：第1天负荷剂量100mg，每日2次，之后100mg，每日1次，为期13天。③伊曲康唑和(或)氟康唑难治性口咽念珠菌病：400mg，每日2次。疗程根据患者基础疾病的严重程度和临床应答而定。

(2)肠溶片 预防侵袭性曲霉菌和念珠菌感染：负荷剂量300mg，第1天每日2次；维持剂量：300mg，每日1次。疗程根据中性粒细胞较少症或免疫抑制剂的恢复程度而定。

【制剂与规格】 泊沙康唑口服混悬液：40mg/ml。

泊沙康唑肠溶片：100mg。

第十七节 抗病毒药

病毒为细胞内寄生的微生物,利用宿主细胞的代谢系统生存并增生、复制。多数抗病毒药往往对宿主细胞亦具有一定毒性,抗病毒谱较窄,临床疗效有限,因而临床应用受到限制。抗病毒药物必须对细胞内的病毒具有高度选择性作用,而对宿主细胞无明显损害,才能真正具有临床实用价值。近年来通过深入研究病毒的生长、繁殖和复制过程及其与宿主细胞的关系,已找到一些能选择性地抑制病毒而对宿主细胞无毒或低毒的药物。

目前临床上应用的抗病毒药,根据其作用机制有以下几类:①阻止病毒吸附于细胞的药物,因而能够阻止其侵入细胞内,如丙种球蛋白或高效价免疫球蛋白,通过与病毒结合以阻止其与宿主细胞结合;②阻止病毒进入细胞的药物,如盐酸金刚烷胺、金刚乙胺等;③抑制病毒核酸复制的药物,如利巴韦林、阿昔洛韦等;④抑制病毒蛋白质合成的药物如蛋白酶抑制剂洛匹那韦;⑤抑制病毒释放药如神经氨酸酶抑制剂奥司他韦;⑥干扰素,能诱导宿主细胞产生一种抗病毒蛋白,从而抑制多种病毒繁殖。根据对不同病毒的作用,抗病毒药可分为两大类:抗非逆转录病毒药和抗逆转录病毒药。后者多用于治疗人类免疫缺陷病毒(HIV)感染的获得性免疫缺陷综合征(艾滋病,AIDS)。

近十余年来,随着对AIDS及其病原体(HIV)的研究,促进了抗病毒药物的研发与上市,如齐夫多定(AZT)、扎西他滨(DDC)、去羟肌苷(DDI)、艾博韦泰等,现已用于艾滋病的治疗。

一、抗非逆转录病毒药

阿 昔 洛 韦 [药典(二)；国基；医保(甲)；医保(乙)]

Aciclovir

【适应证】 (1)CDE适应证 ①单纯疱疹病毒感染：用于生殖器疱疹病毒感染初发和复发病例；对反复发作病例口服本品用作预防。②带状疱疹病毒感染：用于免疫功能正常者带状疱疹和免疫缺陷者轻症病例的治疗。③用于免疫缺陷者水痘的治疗。

(2)国外适应证 ①口服用于贝尔麻痹,疱疹性湿疹,生殖器单纯疱疹,生殖器单纯疱疹-HIV感染,唇疱疹-HIV感染,带状疱疹,带状疱疹-HIV感染,HIV感染-水痘,眼部单纯疱疹,唇单纯疱疹复发及水痘等的治疗。②局部用药用于生殖器单纯疱疹,非致命性单纯疱疹,带状疱疹-HIV感染,眼部单纯疱疹及唇单纯疱疹复发等的治疗。

【药理】 (1)药效学 本品系2′-脱氧鸟苷(2′-deoxyguanosine)的无环类似物,在组织培养中对单纯疱疹病毒(HSV)、水痘-带状疱疹病毒、巨细胞病毒等具有高度选择性抑制作用。阿昔洛韦被病毒摄取进入后,与病毒编码的特异性胸苷激酶结合,迅速转化为无环鸟苷单磷酸,由细胞鸟苷激酶使之转化为无环鸟苷二磷酸,再经其他细胞酶转化为无环鸟苷三磷酸而抑制病毒DNA多聚酶,通过下列两种方式抑制病毒复制：①抑制脱氧核苷三磷酸掺入疱疹病毒DNA；②与增长的DNA链结合,引起DNA链的延伸中断。由于本品对病毒的特殊亲和力,故很少引起正常宿主细胞的代谢改变。本品不仅有高度的抗病毒活性和低度的宿主细胞毒性,而且具有良好的眼内穿透力。本品对单纯疱疹病毒Ⅰ型的活性比阿糖腺苷强160倍,比碘苷强10倍,比阿糖胞苷强2倍；对单纯疱疹病毒Ⅱ型、巨细胞病毒和EB病毒也有抑制作用。但对HSV的潜伏感染无明显效果。

(2)药动学 口服吸收差,仅吸收给药量的15%~30%。进食对血药浓度影响不明显。广泛分布至各组织与体液中,包括脑、肾、肺、肝、小肠、肌肉、脾、乳汁、子宫、阴道黏膜及其分泌物、脑脊液及疱疹液。在肾、肝和小肠中药物浓度高，脑脊液中药物浓度约为血药浓度的一半。可通过胎盘屏障进入胎儿血液循环。每 4 小时口服 200mg 和 400mg，5 日后 C_{max} 分别为 0.6mg/L 和 1.2mg/L；每 8 小时静脉滴注 5mg/kg（滴注时间>1 小时），C_{max} 为 10mg/L。血浆蛋白结合率低（9%～33%）。本品主要经肾由肾小球滤过和肾小管分泌而排泄。$t_{1/2}$ 约为 2.5 小时。肌酐清除率降低至 50～80ml/min 和 15～50ml/min 时，$t_{1/2}$ 分别为 3.0 小时和 3.5 小时。无尿者的 $t_{1/2}$ 长达 19.5 小时，血液透析时降为 5.7 小时。口服给药量的 14% 以原型药物由尿排泄；静脉滴注时，给药量的 62%～91% 以原型药物由尿排泄，给药量的 9%～14% 以代谢产物由尿排泄。经粪便排泄率低于给药量的 2%。呼出气体中含微量药物。血液透析 6 小时约清除血中 60% 的药物。腹膜透析清除药量很少。

【不良反应】　**皮肤及皮肤附件**　(1) 常见的不良反应：注射部位炎症、静脉炎、皮肤瘙痒或荨麻疹。

(2) 少见的不良反应：皮疹（如多形性红斑、荨麻疹、中毒性表皮剥脱性坏死等）、皮肤瘙痒、脱发。注射给药特别是静脉注射后可发生静脉炎、局部疼痛。

胃肠　(1) 常见的不良反应：口服可引起恶心、呕吐、腹泻等。

(2) 长期口服本品后若腹泻、恶心、呕吐等症状持续存在或明显应引起注意。

神经系统　(1) 常见的不良反应：头痛。

(2) 罕见的不良反应：注射用药时可能出现昏迷、意识模糊、幻觉、癫痫等中枢神经系统症状。

(3) 长期口服本品后若头痛、眩晕（较短程用药为多）、兴奋、嗜睡、感觉异常等症状持续存在或明显应引起注意。

血液系统　罕见的不良反应：注射用药时可能出现贫血、白细胞增多、中性粒细胞减少或增多、血尿等血液系统异常。亦有免疫缺陷患者大剂量注射后发生血小板减少性紫癜、溶血性尿毒症综合征甚至致死的报道。

肝胆　少见的不良反应：注射给药特别是静脉注射后可发生 ALT 增高、肝炎、黄疸。

泌尿系统　(1) 少见的不良反应：大剂量静脉滴注可发生尿路结晶、肾小管阻塞、尿素氮和肌酐升高，偶可发生急性肾功能衰竭并死亡，故肾功能减退者慎用。

(2) 罕见的不良反应：亦有免疫缺陷患者大剂量注射后发生溶血性尿毒症综合征甚至致死的报道。

内分泌系统　少见的不良反应：长程给药偶见月经紊乱。

肌肉骨骼　长期口服本品后若关节或肌肉疼痛持续存在或明显应引起注意。

全身整体表现　(1) 少见的不良反应：全身不适。

(2) 罕见的不良反应：注射用药时可能出现淋巴结肿痛、四肢水肿、视觉异常等。

【禁忌证】　对本品过敏者禁用。

【注意事项】　**哺乳期**　药物在乳汁中的浓度为血药浓度的 0.6～4.1 倍，但未发现乳儿异常。但哺乳期妇女服药时宜暂停授乳。

随访检查　由于生殖器疱疹患者大多易患子宫颈癌，因此患者应至少 1 年检查 1 次，以早期发现。

交叉过敏反应　对更昔洛韦过敏者也可能对本品过敏，因此需注意交叉过敏反应的发生。

不良反应相关　(1) 大剂量注射剂可致动物睾丸萎缩和精子数量减少，然而人体每日口服 400mg 或 1000mg、连续 6 个月未见类似情况。

(2) 逾量处理本品无特殊解毒药。主要采用对症治疗和支持疗法：给予充足的水分以防止药物沉积于肾小管；血液透析有助于排泄血中的药物，对急性肾功能衰竭和血尿患者尤为重要。

(3) 严重免疫功能缺陷者长期或多次应用本品治疗后，可能引起单纯疱疹病毒和带状疱疹病毒对本品耐药。如单纯疱疹患者应用阿昔洛韦后皮损不见改善者，应测试单纯疱疹病毒对本品的敏感性。

常规　(1) 生殖器复发性疱疹感染以间歇短程疗法给药有效。由于动物实验中发现本品对生育的影响及致突变作用，因此口服剂量与疗程不应超过推荐标准。生殖器复发性疱疹的长程疗法也不应超过 6 个月。

(2) 每 1g 本品含钠 4.05mmol。

肝损伤　严重肝功能不全者、对本品不能承受者、精神异常或既往对细胞毒类药物出现精神反应者，静脉应用本品易产生精神症状，需慎用。

肾损伤　(1) 成人急性或慢性肾功能不全者不宜用本品静脉滴注，因滴速过快时可引起肾功能衰竭。

(2) 静脉给药可引起肾小管阻塞，使血肌酐和尿素氮增高；也可能引起肾毒性，用药前或用药期间应检查肾功能。

(3) 老年人由于生理性肾功能衰退，需根据肾功能调整剂量。

(4) 脱水或已有肾功能不全者，本品剂量应减少。

儿童　2 岁以下小儿用药剂量未确定。儿童中亦未发现不良反应。

妊娠 大剂量注射剂可致动物睾丸萎缩和精子数量减少，然而人体每日口服 400mg 或 1000mg，连续 6 个月未见类似情况。

【药物相互作用】 (1)本品静脉给药时与干扰素或甲氨蝶呤(鞘内注射)合用，可能引起精神异常，应慎用。

(2)本品静脉给药时与肾毒性药物合用可加重肾毒性，特别是肾功能不全者更易发生。

(3)与齐多夫定(gidovudine)合用可引起肾毒性，表现为深度昏睡和疲劳。

(4)静脉滴注本品与丙磺舒合用可减少本品经肾排出，增加 AUC，延长 $t_{1/2}$。

【给药说明】 (1)一旦疱疹症状与体征出现，应该尽早给药。

(2)进食对口服胶囊的吸收无明显影响。口服给药时应给予患者充足的水分，防止本品在肾小管内沉淀。

(3)静脉给药 ①阿昔洛韦钠专供静脉滴注，药液至少在 1 小时内匀速滴入，避免快速滴入或静脉注射，否则可发生肾小管内药物结晶沉积，引起肾功能损害的病例可达 10%；②静脉滴注后 2 小时，尿药浓度最高，此时应给患者充足的水分，防止药物沉积于肾小管内；③血液透析可使血药浓度降低 60%，故每血液透析 6 小时应重复给予一次剂量；④配药方法：注射用阿昔洛韦钠 0.5g 中加入 10ml 注射用水，使药物浓度为 50g/L，充分摇匀形成溶液后，再用 0.9%氯化钠注射液或 5%葡萄糖注射液稀释至 100ml，使最后药物浓度不超过 7g/L，否则易引起静脉炎。药物外溢时注射部位将出现炎症。新生儿不宜以含苯甲醇的稀释液配制静脉滴注液，否则易引起致命性的各类并发症或综合征，包括酸中毒、中枢神经抑制、呼吸困难、肾功能衰竭、低血压、癫痫和颅内出血等。肥胖患者的剂量应按标准体重计算。

【用法与用量】 成人 (1)口服 ①生殖器疱疹初治和免疫缺陷者皮肤、黏膜单纯疱疹，一次 200mg，一日 5 次，共 10 日；或一次 400mg，一日 3 次，共 5 日。再发性感染，一次 200mg，一日 5 次，共 5 日。反复发作性感染的慢性抑制疗法，一次 200mg，一日 3 次，共 6 个月，必要时剂量可加至一次 200mg，一日 5 次，共 6~12 个月。②带状疱疹，一次 800mg，一日 5 次，共 7~10 日。③水痘，一次 20mg/kg，一日 4 次，共 5 日，出现症状立即开始治疗。

(2)静脉滴注 ①重症生殖器疱疹初治，按体重每 8 小时 5mg/kg(按阿昔洛韦计，下同)，共 5 日。②带状疱疹，每次 500mg，每 8 小时 1 次；肌酐清除率 25~49ml/min 者，上述剂量每 12 小时 1 次；肌酐清除率 10~24ml/min 者，上述剂量每 24 小时 1 次；肌酐清除率<10ml/min 者，剂量减半，每 24 小时 1 次。共 7~10 日。③免疫缺陷者皮肤、黏膜单纯疱疹或严重带状疱疹，每 8 小时 5~10mg/kg，静脉滴注 1 小时以上，共 7~10 日。④单纯疱疹性脑炎，每 8 小时 10mg/kg，共 10 日。⑤成人一日最高剂量按体重 30mg/kg，或按体表面积 $1.5g/m^2$。

(3)局部给药 ①乳膏：取适量涂于患处，每 2 小时 1 次，一日 4~6 次，连用 7 日。②凝胶：取适量涂于患处并覆盖，每 3 小时 1 次，一日 6 次，连用 7 日。

(4)经眼给药 ①滴眼液：滴入眼睑内。一次 1~2 滴，每小时 1 次。②眼膏：涂于眼睑内。一日 4~6 次。

儿童 静脉滴注 ①重症生殖器疱疹初治，婴儿与 12 岁以下儿童，每 8 小时按体表面积 $250mg/m^2$，共 5 日。②免疫缺陷者皮肤、黏膜单纯疱疹，婴儿与 12 岁以下儿童，每 8 小时按体表面积 $250mg/m^2$，共 7 日；12 岁以上按成人量。③单纯疱疹性脑炎，每 8 小时按体重 10mg/kg，共 10 日。④免疫缺陷者合并水痘，每 8 小时 10mg/kg 或 $500mg/m^2$，共 10 日。⑤儿童最高剂量为每 8 小时按体表面积 $500mg/m^2$。

肾损伤 肾功能不全的成人患者应按表 10-25 调整剂量。

表 10-25 阿昔洛韦用于肾功能减退患者的剂量调整(口服)

肌酐清除率 [ml/min(ml/s)]	剂量(mg)	给药间隔(h)
生殖器疱疹		
起始或间歇治疗		
>10(0.17)	200	4(一日 5 次)
0~10(0~0.17)	200	12
慢性抑制疗法		
>10(0.17)	400	12
0~10(0~0.17)	200	12
带状疱疹		
>25(0.42)	800	4(一日 5 次)
>10~25(0.17~0.42)	800	8
0~10(0~0.17)	800	12

【制剂与规格】 阿昔洛韦胶囊：0.2g。

阿昔洛韦片：(1)0.1g；(2)0.2g；(3)0.4g。

阿昔洛韦咀嚼片：0.4g。

阿昔洛韦颗粒：0.2g。

阿昔洛韦葡萄糖注射液：（1）100ml（阿昔洛韦0.1g，葡萄糖5g）；（2）250ml（阿昔洛韦0.125g，葡萄糖12.5g）；（3）250ml（阿昔洛韦0.25g，葡萄糖12.5g）。

注射用阿昔洛韦：（1）0.25g；（2）0.5g。

阿昔洛韦注射液：（1）2ml:0.1g；（2）5ml:0.25g；（3）10ml:0.25g；（4）10ml:0.5g；（5）20ml:0.5g。

阿昔洛韦乳膏：3%。

阿昔洛韦凝胶：10g:0.1g（1%）。

阿昔洛韦滴眼液：（1）0.5ml:0.5mg；（2）5ml:5mg；（3）8ml:8mg。

阿昔洛韦眼膏：3%。

更 昔 洛 韦 [药典(二)；国基；医保(乙)]

Ganciclovir

【适应证】 适用于：①免疫缺陷者如艾滋病或器官移植者合并巨细胞病毒视网膜炎而危及视力者，但本病易复发，因此需采用长期抑制治疗。单用本品无效者可采用本品与膦甲酸钠联合治疗。②艾滋病患者合并危及生命的巨细胞病毒感染，如肺炎或胃肠道感染，但确切疗效尚难评价。本品与免疫球蛋白或巨细胞病毒免疫球蛋白静脉给药联合应用，可降低巨细胞病毒性肺炎患者的病死率。③骨髓移植或实质性器官移植患者移植物对巨细胞病毒血清试验呈阳性，或接受移植骨髓的供者为排斥巨细胞病毒者，采用本品以预防发生巨细胞病毒感染性疾病。

临床上已出现更昔洛韦耐药性巨细胞病毒株，其机制是药物在细胞内不能形成活性型三磷酸化合物。

【药理】 （1）药效学 本品进入细胞内后迅速被磷酸化而形成单磷酸化合物，然后经细胞激酶的作用成为三磷酸化合物，本品在已感染巨细胞病毒的细胞内，其磷酸化的过程较正常细胞中更快。更昔洛韦三磷酸盐可竞争性抑制DNA多聚酶，并掺入病毒及宿主细胞的DNA中，从而抑制DNA合成。本品对病毒DNA多聚酶的抑制作用较宿主细胞DNA多聚酶为强。

（2）药动学 口服吸收差，空腹服药时生物利用度为5%，进食后服药为6%～9%。在体内广泛分布于各种组织中，可透过胎盘屏障进入胎儿血液循环；脑脊液内药物浓度为同期血药浓度的7%～67%；亦可进入眼内组织。分布容积为0.74L/kg。血浆蛋白结合率低，为1%～2%。在体内不代谢，主要以原型经肾排出。正常成年人$t_{1/2}$为2.5～3.6小时（静脉注射）和3.1～5.5小时（口服）；肾功能减退者$t_{1/2}$分别延长至9～30小时（静脉注射）和15.7～18.2小时（口服）。成人静脉滴注5mg/kg（1小时内）

后的C_{max}可达8.3～9mg/L，一次口服3g后C_{max}仅为1～1.2mg/L。本品可经血液透析清除。

【不良反应】 **血液系统** 常见的不良反应为血液系统反应。用药后约40%的患者中性粒细胞计数减低至1.0×10^9/L以下，大多在用药后1～2周发生，通常可逆转，也有长期不逆转，导致致死性的感染；AIDS患者的发生风险更大。约20%的患者血小板计数减低至50×10^9/L以下，此外可有贫血。

神经系统 中枢神经系统症状如精神异常、紧张、震颤等，发生率约5%，偶有昏迷、抽搐等。

生殖系统 更昔洛韦注射剂可能导致暂时性或永久性男性精子生成抑制或女性生育抑制。

新生儿及婴儿 更昔洛韦注射剂可能导致胎儿出生缺陷。

肿瘤 更昔洛韦注射剂可能引起癌症。

尿路 可出现血肌酐和血尿素氮升高等。有关于老年患者和移植受体联合使用肾毒性药物(如环孢素、两性霉素B)时，血清肌酐水平升高的报道。

皮肤及皮肤附件 可出现皮疹。

胃肠 可出现恶心、呕吐、腹痛、食欲缺乏。

肝胆 可出现肝功能异常。

用药部位反应 静脉给药时可发生静脉炎。

全身整体表现 可出现药物热。

【禁忌证】 （1）对本品及阿昔洛韦过敏者禁用。

（2）中性粒细胞计数$<50 \times 10^9$/L或血小板计数$<25 \times 10^9$/L者禁用。

【注意事项】 **交叉过敏反应** 更昔洛韦的化学结构与阿昔洛韦和喷昔洛韦相似，这些药物间可能存在交叉过敏反应。因此为已知对阿昔洛韦或喷昔洛韦(或对其前体药物，即分别为伐昔洛韦和泛昔洛韦)过敏的患者应谨慎使用。

妊娠 动物研究中发现更昔洛韦具有致突变、致畸、致癌作用并损害生育力。开始更昔洛韦治疗前，应当提醒患者可能对胎儿有风险并应采用避孕措施。建议有生育能力的女性应当在治疗期间及治疗后至少30天采取有效避孕措施。性活跃男性建议在治疗期间以及治疗停止后至少90天采取有效避孕措施。

哺乳期 哺乳期妇女用药期间应停止哺乳。

儿童 12岁以下儿童及婴儿患者应充分权衡利弊后再决定是否用药。

肾损伤 患者应根据其肾功能适当调整剂量。

不良反应相关 由于本品可引起中性粒细胞减少、血小板减少，故易引起感染和出血，用药期间应注意口腔卫生，疗程中应定期监测周围血象。如中性粒细胞计数在0.5×

10^9/L 以下或血小板计数低于 25×10^9/L 时应暂予停药,直至中性粒细胞计数增加至 0.75×10^9/L 以上方可重新给药。少数患者同时采用 GM-CSF 治疗粒细胞减少有效。

其他 本品只可缓慢静脉滴注,并宜选择较粗静脉滴入。采用注射剂时患者应摄入充足水分。每 1g 本品约含钠 3.6mmol。

【药物相互作用】 (1)影响造血系统的药物、可引起骨髓抑制的药物及放射治疗等与本品合用时,可增强对骨髓的抑制作用。

(2)本品与具有肾毒性药物合用时(如两性霉素 B、环孢素)可能加重肾功能损害,使本品经肾排出量减少而引起不良反应。

(3)与齐多夫定合用时,可增强对造血系统的毒性,故两者不宜合用。

(4)与去羟肌苷合用或先后使用,可使后者 AUC 显著增加(增加 72%~111%),但本品的药动学不受影响。如口服更昔洛韦 2 小时前服用去羟肌苷,可使本品的 AUC 减少 21%,两者经肾清除量不变。

(5)本品与亚胺培南-西司他丁合用可发生全身抽搐,故两者不宜合用。

(6)与丙磺舒合用,可抑制肾小管分泌,使本品的肾清除量减少约 22%、AUC 增加约 53%;因而易产生不良反应。

(7)与氨苯砜、喷他脒、氟胞嘧啶、长春新碱、阿霉素、SMZ-TMP 或核苷类似物合用前应充分权衡利弊,因可能增加不良反应。

【给药说明】 (1)本品不能根治巨细胞病毒感染,因此用于艾滋病患者合并巨细胞病毒感染时往往需长期维持用药,防止复发。

(2)本品注射剂需静脉滴注给药,不可肌内注射。每次剂量至少静脉滴注 1 小时以上,患者需给予充足水分,以免增加毒性。

(3)本品胶囊应于进餐后服用,以增加吸收。

(4)肾功能减退患者剂量应酌减,血液透析患者用量每 24 小时不超过 1.25mg/kg,每次透析后血药浓度约可减低 50%,因此在透析日宜在透析以后给予一次剂量。

(5)本品口服仅适用于巨细胞病毒视网膜炎患者经更昔洛韦注射剂治疗后病情已稳定者以作为维持治疗,此时患者的病情重新迅速进展的可能性很小,并可避免长期留置静脉导管给药的不便。

(6)注射液配制时 10ml 灭菌注射用水加至 500mg 瓶中,充分摇匀使其成澄清溶液,然后用 100ml 氯化钠注射液或 5%葡萄糖注射液或林格注射液或乳酸钠林格注射液稀释,使最后药物浓度不超过 10mg/ml。本溶液为碱性(pH=11),应注意避免药液与皮肤或黏膜接触或吸入,如不慎溅及,应立即用肥皂和清水冲洗;不慎溅入眼内应用清水冲洗。

【用法与用量】 **成人** (1)诱导期 静脉滴注一次 5mg/kg,每 12 小时 1 次,每次静脉滴注 1 小时以上,疗程 14~21 日。

(2)维持期 ①静脉滴注,一日 1 次,5mg/kg 静脉滴注 1 小时以上。②口服,一日 3 次,每次 1g,与食物同服。

(3)预防用药 一次静脉滴注 5mg/kg,至少 1 小时以上,每 12 小时 1 次,连续 7~14;继以一次 5mg/kg,一日 1 次,共 7 日。

儿童 口服或静脉滴注诱导治疗,一次 5mg/kg,每 12 小时 1 次,连用 14~21 日(缓慢滴注 1 小时以上);维持治疗,一日 5mg/kg,一日 1 次,每周用 3 次。

肾损伤 (1)诱导期 肌酐清除率 50~69ml/min 者,每 12 小时静脉滴注 2.5mg/kg;肌酐清除率 25~49ml/min 者,每 24 小时静脉滴注 2.5mg/kg;肌酐清除率 10~24ml/min 者,每 24 小时静脉滴注 1.25mg/kg;肌酐清除率<10ml/min 者,一周给药 3 次,一次 1.25mg/kg,于血液透析后给予。

(2)维持期 ①静脉滴注:肌酐清除率 50~69ml/min 者,每 24 小时 2.5mg/kg;肌酐清除率 25~49ml/min 者,每 24 小时 1.25mg/kg;肌酐清除率 10~24ml/min 者,每 24 小时 0.625mg/kg;肌酐清除率<10ml/min 者,一周 3 次,每次 0.625mg/kg,于血液透析后给予。②口服:肾功能减退者按肌酐清除率调整剂量:肌酐清除率 50~69ml/min 者,每次 1.5g,一日 1 次或每次 0.5g,一日 3 次;肌酐清除率 25~49ml/min 者,每次 1g,一日 1 次或一次 0.5g、一日 2 次;肌酐清除率 10~24ml/min 者,每次 0.5g,一日 1 次;肌酐清除率<10ml/min 者,一周 3 次,每次 0.5g,血液透析后给予。

【制剂与规格】 更昔洛韦片:0.5g。

更昔洛韦胶囊:0.25g。

更昔洛韦氯化钠注射液:(1)100ml(更昔洛韦 0.05g 与氯化钠 0.9g);(2)100ml(更昔洛韦 0.1g 与氯化钠 0.98);(3)250ml(更昔洛韦 0.25g 与氯化钠 2.25g)。

注射用更昔洛韦:(1)0.05g;(2)0.125g;(3)0.15g;(4)0.25g;(5)0.5g。

更昔洛韦注射液:(1)1ml:0.05g;(2)2ml:0.05g;(3)2ml:0.1g;(4)2ml:0.125g;(5)2ml:0.2g;(6)2ml:0.25g;(7)2ml:0.3g;(8)5ml:0.0625g;(9)5ml:0.125g;(10)5ml:0.15g;(11)5ml:0.25g;(12)10ml:0.125g;(13)10ml:0.25g;(14)10ml:0.5g。

更昔洛韦钠注射液：5ml:0.25g。

盐酸伐昔洛韦 [医保(乙)]
Valacyclovir Hydrochloride

【适应证】 (1)CDE 适应证 适用于：①带状疱疹的治疗；②生殖器疱疹的治疗或反复发作者的慢性抑制治疗。

(2)国外适应证 适用于：①急性视网膜坏死综合征。②贝尔面神经麻痹(Bell' spalsy)辅助用药。③单纯或HIV 感染引起的初发和复发型生殖器单纯性疱疹。④单纯或 HIV 引起的唇疱疹。⑤单纯或 HIV 引起的带状疱疹。⑥HIV 感染者复发性生殖器单纯性疱疹的抑制治疗。⑦HIV 感染者水痘。⑧复发性生殖器单纯性疱疹的抑制及减少传播。

【药理】 (1)药效学 盐酸伐昔洛韦是阿昔洛韦的L-缬氨酸酯的盐酸盐，在体内迅速转变为阿昔洛韦，后者在体内和体外对于Ⅰ型和Ⅱ型单纯疱疹病毒和带状疱疹病毒均有抗病毒作用。其作用机制与阿昔洛韦相同。对于单纯疱疹病毒的作用较对带状疱疹病毒作用强。

(2)药动学 口服本品薄膜包衣片后迅速经胃肠道吸收，吸收后的药物几乎完全在肠道或肝内转化为阿昔洛韦和L-缬氨酸，口服 1g 后生物利用度为 54.5%。食物不影响其生物利用度。口服本品 100mg、250mg、500mg、750mg 和 1g 后的 C_{max} 分别为 0.83mg/L、2.15mg/L、4.17mg/L、5.33mg/L 和 5.65mg/L，平均 AUC 分别为 2.28(h·mg)/L、5.76(h·mg)/L、11.59(h·mg)/L、14.11(h·mg)/L 和 19.52(h·mg)/L。肾功能正常的健康成人服用治疗剂量的本品后在体内无蓄积。血浆蛋白结合率为 13.5%～17.9%。口服本品后药物在体内转变为阿昔洛韦和L-缬氨酸，其中小部分阿昔洛韦经醛氧化酶、乙醇和醛脱氢酶的作用转变为无活性代谢产物。伐昔洛韦和阿昔洛韦均不为昔洛韦均不为肝脏细胞色素 P450酶所代谢。口服后 3 小时血中即不能测到本品。单剂口服 1g 后，尿中排出阿昔洛韦 88.6%，其肾清除率约(255±86)ml/min。口服本品后阿昔洛韦的消除半衰期为 2.5～3.3 小时；肾功能衰竭患者的平均半衰期为 14 小时；血液透析患者的半衰期为 4 小时。4 小时的血液透析可清除体内约 1/3 的阿昔洛韦药量。

【不良反应】 参阅"阿昔洛韦"。

皮肤及皮肤附件 常见不良反应：皮疹(8%)，瘙痒，痤疮。

胃肠 常见不良反应：腹痛(1%～11%)，恶心(5%～15%)，呕吐(<1%～6%)，腹泻，胃部不适，食欲减退，口渴。

神经系统 常见不良反应：头晕，头痛(13%～38%)，失眠。

严重不良反应：无菌性脑膜炎、脑病、癫痫。

血液系统 常见不良反应：白细胞下降。

严重不良反应：血栓性血小板减少性紫癜。

尿路 常见不良反应：蛋白尿及尿素氮轻度升高。

严重不良反应：溶血性尿毒症综合征。

内分泌系统 一般不良反应：月经紊乱。

肌肉骨骼 一般不良反应：关节痛。

全身整体表现 常见不良反应：疲劳(8%)。

【禁忌证】 对本品及阿昔洛韦过敏者禁用。

【注意事项】 参阅"阿昔洛韦"。

交叉过敏反应 对更昔洛韦过敏者也可能对本品过敏。

不良反应相关 晚期艾滋病患者、接受同种异体骨髓移植、肾移植患者口服本品每日达 8g 时曾有发生血小板减少性紫癜及溶血性尿毒症综合征的报道，并可导致死亡。

肾损伤 肾功能损害的患者应减量应用。患者应按肾功能调整剂量。

哺乳期 本品有少量经乳汁分泌，哺乳期妇女仅在确有指征时方可慎用本品，用药期间应停止授乳。

儿童 青春期前儿童用药的安全性和有效性尚未建立，不推荐本品用于儿童患者。

老年人 老年患者用药后较易产生肾脏不良反应或心悸、幻觉、精神紊乱、谵妄等。

妊娠 阿昔洛韦可通过胎盘，孕妇用药需权衡利弊。

【药物相互作用】 参阅"阿昔洛韦"。肾功能正常者服用本品时，如联合应用地高辛、抗酸药、噻嗪类利尿药、西咪替丁或丙磺舒，不需调整剂量。

【给药说明】 (1)可以不考虑进餐而使用伐昔洛韦。

(2)伐昔洛韦口服混悬剂(25mg/ml 或 50mg/ml)可由500mg 伐昔洛韦片剂临时制备，用于不适合固体制剂的儿科患者。

【用法与用量】 成人 ①生殖器单纯疱疹初发，一次1g，一日 2 次，疗程 7～10 日。②生殖器疱疹复发，一次0.5g，一日 2 次，疗程 3 日。③反复发作生殖器疱疹患者的慢性抑制治疗，用以减轻症状，一日 0.5g 或 1g。④免疫缺陷患者(如艾滋病患者)或重症患者的口唇疱疹，一次 0.5～1g，一日 2 次，疗程 7 日，需在皮疹发生后 3 日内开始用药。⑤带状疱疹，一次 1g，一日 3 次，疗程 7 日。

肾损伤 肾功能减退者肌酐清除率>50～90ml/min者，一次 1g，每 8 小时 1 次；肌酐清除率 10～50ml/min者，一次 1g，每 12～24 小时 1 次；肌酐清除率<10ml/min者，一次 0.5g，每 24 小时 1 次。血液透析患者应在每次

透析后给药，腹膜透析及连续动-静脉血液滤过患者不需另补给剂量。

【制剂与规格】 盐酸伐昔洛韦片：(1)0.15g；(2)0.3g；(3)0.5g。

盐酸伐昔洛韦胶囊：0.15g。

盐酸伐昔洛韦颗粒：(1)0.075g；(2)0.15g。

泛昔洛韦 [药典(二)；医保(乙)]
Famciclovir

【适应证】 (1)CDE适应证 适用于：①急性带状疱疹。②免疫功能正常者复发性外生殖器单纯疱疹的治疗或慢性抑制治疗；亦可用于HIV感染者反复发作性皮肤、黏膜单纯疱疹的治疗。

(2)国外适应证 免疫功能正常的成人患者：唇疱疹(冷疮)反复发作的治疗。

【药理】 (1)药效学 本品在体内迅速生物转化成喷昔洛韦，后者对Ⅰ型和Ⅱ型单纯疱疹病毒及带状疱疹病毒具有良好抑制作用。其作用机制为喷昔洛韦首先经病毒的胸苷激酶转变成单磷酸喷昔洛韦，继而在细胞内经细胞激酶的作用转变为三磷酸喷昔洛韦，后者为病毒DNA多聚酶的竞争性抑制药，因而抑制了病毒DNA的合成。病毒的胸苷激酶或DNA多聚酶产生突变时均可导致对本品耐药，但临床应用过程中产生耐药毒株者很少。

(2)药动学 口服本品后经肠壁吸收并迅速去乙酰化，并在肝脏氧化成为喷昔洛韦。口服后的生物利用度(转变成为喷昔洛韦)平均为77%，进食可延缓吸收，但不影响本品的吸收量；t_{max}为1小时。口服后血液及尿中均测不到本品。喷昔洛韦的血浆蛋白结合率约20%。健康成人单次口服本品125mg、250mg、500mg后的C_{max}分别为0.8μg/ml、1.6μg/ml、3.3μg/ml，AUC分别为2.24(μg·h)/ml、4.48(μg·h)/ml、8.95(μg·h)/ml。口服本品500mg，一日3次，连服7日，体内无药物蓄积。体内分布好，本品在体内的代谢并非通过细胞色素P450酶系。喷昔洛韦的$t_{1/2}$为2~3小时，约70%以原型经肾小球滤过和肾小管分泌排出，给药量的约30%由肾外途径(主要为粪便)排出。单次口服泛昔洛韦500mg后，喷昔洛韦的肾清除率为27.7L/h。本品可经血液透析清除。

【不良反应】 常见的是头痛、恶心，此外尚可见下列反应：①神经系统：头晕、失眠、嗜睡、感觉异常等；②消化系统：腹泻、腹痛、消化不良、厌食、呕吐、便秘、胀气等；③全身反应：疲劳、疼痛、发热、寒战；④其他反应：皮疹、皮肤瘙痒、鼻窦炎、咽炎等。

神经系统 常见头痛，较少见的不良反应有麻木、偏头痛、头晕、嗜睡、意识模糊、幻觉。

胃肠 常见恶心，还可引起腹泻、呕吐、乏力、腹痛。

皮肤及皮肤附件 可见皮肤瘙痒，较少见的不良反应有皮疹、荨麻疹。

肝胆 较少见黄疸。可有ALT、AST增高，血脂肪酶增高、淀粉酶增高、胆红素增高。

内分泌系统 较少见月经失调。

血液系统 可见白细胞减少、中性粒细胞减少。

尿路 偶有血肌酐增高。曾有报道肾功能减退患者应用大剂量本品引起急性肾功能衰竭。

【禁忌证】 对本品及其制剂中其他成分或喷昔洛韦过敏者禁用。

【注意事项】 老年人 老年患者应用本品应根据肾功能适当调整剂量。

其他 本品不能完全根治外生殖器单纯疱疹病毒感染，目前亦无资料显示泛昔洛韦可以预防本病的传播，因此患者用药期间应避免与他人发生性关系。

哺乳期 哺乳期妇女用药时应停止授乳。

妊娠 孕期妇女一般不推荐使用本品。若使用本品，应确认使用本品后对胎儿影响利大于弊。

儿童 青春期前儿童用药的安全性和有效性尚未建立，不推荐本品用于18岁以下儿童患者。

肾损伤 肾功能减退者(肌酐清除率<60ml/min)应用本品应根据肾功能适当调整剂量。

肝损伤 代偿期肝病患者用本品时不需调整剂量，严重肝功能损害患者应用本品尚无资料。

危机处理 药物过量采用对症及支持治疗，血液透析有助于消除本品。

【药物相互作用】 (1)应用别嘌醇、西咪替丁、氨茶碱、齐多夫定的患者单次口服泛昔洛韦500mg时，对体内喷昔洛韦的药动学无影响。多次口服泛昔洛韦与多次口服地高辛合用，也不影响体内喷昔洛韦的药动学。

(2)单次口服泛昔洛韦500mg，不影响齐多夫定或葡萄糖醛酸齐多夫定的药动学。

(3)本品与丙磺舒或其他主要由肾小管分泌的药物同用，可能导致体内喷昔洛韦血药浓度增高。

【用法与用量】 成人 口服。

(1)带状疱疹：每次500mg，每8小时一次。

(2)反复发作性生殖器疱疹：每次125mg，每12小时一次。

(3)反复发作生殖器疱疹慢性抑制治疗：每次250mg，每12小时一次。

(4)HIV患者复发性口唇及生殖器单纯疱疹：每次

500mg，每 12 小时一次。

肾损伤 伐昔洛韦用于肾功能减退患者的剂量调整见表 10-26。

表 10-26 伐昔洛韦用于肾功能减退患者的剂量调整

适应证	肌酐清除率 (ml/min)	调整剂量(mg)	给药间期(h)
带状疱疹	>60	500	q8h
	49～50	500	q12h
	20～39	500	q24h
	<20	250	q24h
	血液透析	250	每次血透后
反复发作性生殖器疱疹	≥40	125	q12h
	20～39	125	q24h
	<20	125	q24h
	血液透析	125	每次血透后
反复发作生殖器疱疹慢性抑制治疗	≥40	250	q12h
	20～39	125	q12h
	<20	125	q24h
	血液透析	125	每次血透后
HIV 患者复发性口唇及生殖器单纯疱疹	≥40	500	q12h
	20～39	500	q24h
	<20	250	q24h
	血液透析	250	每次血透后

【制剂与规格】 泛昔洛韦片：(1)0.125g；(2)0.25g。

泛昔洛韦颗粒：0.5g:0.125g。

泛昔洛韦胶囊：0.125g。

金 刚 烷 胺 [药典(二)；国基；医保(甲)]
Amantadine

【适应证】 (1)CDE 适应证 用于防治 A 型流感病毒所引起的呼吸道感染。

(2)国外适应证 治疗左旋多巴诱发的运动障碍。

(3)超说明书适应证 多发性硬化症。

【药理】 (1)药效学 本品能阻断甲型流感病毒脱壳及其核酸释放至呼吸道上皮细胞中；此外，本品尚可影响已进入细胞的病毒的早期复制。本品的抗病毒作用并无宿主特异性。

(2)药动学 口服后吸收快而完全，成年人口服 2.5mg/kg 后，t_{max} 为 2～4 小时，C_{max} 为 0.3～0.4mg/L。血浆蛋白结合率约 67%。在体内分布至唾液、鼻分泌液、泪液及肺组织等，本品可透过胎盘和血-脑屏障，并可进入乳汁，有报道患者脑脊液中的药物浓度为同期血药浓度的 52%。在体内几乎不代谢，仅有少量乙酰化代谢产物。给药后约 90%以上的药物经肾小球滤过和肾小管分泌排出。$t_{1/2}$ 为 11～15 小时，老年人中可延长至 24～29 小时，血液透析患者的 $t_{1/2}$ 为 24 小时，严重肾功能损害者其 $t_{1/2}$ 可延长至 7～10 日。血液透析仅能清除微量(约 4%)。

【不良反应】 **神经系统** 常见头晕目眩、注意力不集中、头痛、失眠、焦虑。老年人及肾功能损害者偶见幻觉、意识障碍、抽搐或精神失常。还可引起共济失调、嗜睡、言语不清。有运动障碍的个别报道。

肌肉骨骼 可能发生横纹肌溶解。

胃肠 常见食欲缺乏、恶心等。少见便秘。

心血管 长期服药可引起水肿、直立性低血压、心悸。有充血性心衰个别报道。

视觉 长期服药可引起网状青斑。还可引起视物模糊。有眼球震颤的个别报道。

尿路 长期服药可引起尿潴留。

血液系统 有白细胞和中性粒细胞减少等个别报道。

其他 少见口鼻干燥。可引起出汗、光敏反应等。

【禁忌证】 对本品过敏者禁用。

【注意事项】 **不良反应相关** (1)长期使用本品可能抑制唾液分泌，患者易发生龋齿、牙周病、口腔念珠菌病等。

(2)曾有本品过量引起中毒并死亡的报道。其最低致死量为 2g。

(3)少数患者服用本品后可发生定向力消失、精神紊乱、抑郁等精神症状，甚至产生自杀倾向，其机制不明，因此服药过程中出现中枢神经系统症状者应密切观察。有癫痫病史的患者服用本品后可能加重症状。

(4)患者使用金刚烷胺治疗期间，可能发生横纹肌溶解，应仔细监测。

老年人 老年患者易发生抗胆碱样作用，因此老年患者应用本品时宜减量。

儿童 1 岁以下新生儿和婴儿使用的安全性和有效性尚未确定，不宜用于 1 岁以下的婴儿。

司机驾驶 服药过程中不宜驾车或从事需精神高度集中或运动神经协调的工作。

其他 有充血性心力衰竭或周围性水肿病史者服用本品应注意有发生充血性心力衰竭的可能，需调整剂量。

肝损伤 本品偶可引起肝酶升高，肝病患者应慎用。

肾损伤 肾功能衰竭患者服用一次剂量后，有效血药浓度可维持 7～10 日，条件许可时应对上述患者进行血药浓度监测。

哺乳期 哺乳期妇女用本品时应暂停授乳。

【药物相互作用】 (1)服药期间不宜饮用含乙醇饮料，因可增加神经系统不良反应，如眩晕、头重脚轻、直立性低血压等。

(2)与抗胆碱药合用，可能增加抗胆碱作用而引起意识障碍、幻觉、噩梦等不良反应。

(3)与硫利达嗪合用，可加重帕金森病患者的震颤症状。

(4)与SMZ-TMP合用，可减少本品经肾清除，使本品血药浓度增高；奎宁或奎尼丁可减少本品经肾清除。

(5)本品不宜与中枢兴奋药合用，以免引起烦躁、不安、易激惹、失眠、抽搐等神经兴奋症状，或心律失常等。

(6)氢氯噻嗪和氨苯蝶啶等利尿药与本品合用时，可能减少本品经肾清除量，导致血药浓度增高而引起不良反应。

【给药说明】 (1)成人一日口服本品200mg时，不良反应发生率为5%～10%。有资料表明每日剂量减少为100mg时，其对于甲型流感的预防作用不变，不良反应则较少。每日剂量分2次用药时其不良反应较一次性用药者为轻。

(2)已知与甲型流感患者接触的患者应尽早给予本品以预防发病，治疗应至少持续10日。当发生甲型流感流行时，应每日服用本品(通常流行期6～8周)或直至接受灭活甲型流感病毒疫苗后在体内产生主动免疫为止(接种后2～4周)。疫苗接种后70%～80%的患者可获得免疫能力，老年患者或高危患者服用本品的时间宜适当延长。

(3)如患者出现甲型流感症状后，应在24～48小时内即服用本品，持续至主要症状消失后24～48小时。

【用法与用量】 **成人** 一日200mg，或100mg每12小时1次。

老年人 65岁以上患者剂量减半。

儿童 1～9岁者，每8小时口服1.5～3mg/kg，一日剂量不超过150mg；9岁以上者，每12小时服100mg。

肾损伤 肾功能减退者用量：肌酐清除率>50ml/min时，与正常成人剂量同；肌酐清除率30～50ml/min者，第1日200mg，以后每日100mg；肌酐清除率15～29ml/min者，第1日200mg，以后隔日一次100mg；肌酐清除率<15ml/min及血液透析患者，每7日服200mg。

【制剂与规格】 盐酸金刚烷胺片：0.1g。

盐酸金刚烷胺胶囊：0.1g。

盐酸金刚烷胺颗粒：(1)6g:0.06g；(2)12g:0.14g。

盐酸金刚烷胺糖浆：0.5%。

膦 甲 酸 钠 [医保(乙)]
Foscarnet(Phosphonoformate，PFA)

【适应证】 主要适用于：①免疫缺陷患者(如艾滋病患者)巨细胞病毒视网膜炎的治疗。但目前无资料证实本品用于治疗肺部、胃肠道及全身播散性巨细胞病毒感染以及先天性或新生儿或免疫功能正常巨细胞病毒感染者的安全性、有效性。②本品亦可用于HIV感染者中耐阿昔洛韦单纯疱疹病毒所致皮肤、黏膜感染。但目前尚无资料证实本品用于治疗单纯疱疹病毒视网膜炎、脑炎、先天性或新生儿或免疫功能正常单纯疱疹病毒感染者的安全性、有效性。

【药理】 (1)药效学 本品可以非竞争性地阻断病毒DNA多聚酶的磷酸盐结合部位，抑制病毒DNA链的延长。与阿昔洛韦和更昔洛韦不同，本品在细胞内不需依赖病毒胸腺嘧啶激酶的激活，停用本品后病毒复制仍可恢复。

体外试验显示本品可抑制所有疱疹病毒的复制，包括单纯疱疹病毒(HSV-Ⅰ型和HSV-Ⅱ型)、带状疱疹病毒、EB病毒、人疱疹病毒-6和巨细胞病毒。本品尚可非竞争性抑制HIV的逆转录酶和乙型肝炎病毒DNA多聚酶。但本品对于上述各种病毒感染的治疗作用尚缺乏临床资料。膦甲酸钠也是磷酸钠在肾皮质刷状缘膜转运系统的特异性竞争性抑制药，可以减少肾小管对磷酸盐的重吸收，增加磷酸盐的排泄。

(2)药动学 口服吸收差，生物利用度为12%～22%。给药后药物可浓集于骨和软骨组织中。脑脊液内药物浓度约为同期血药浓度的43%(13%～68%)，亦有报道为35%～103%。血浆蛋白结合率为14%～17%。在体内不代谢。成年人静脉滴注47～57mg/kg，每8小时1次后，C_{max}可达575mmol/L。其血$t_{1/2}$为2～6小时，主要经肾小球滤过和肾小管分泌排泄，80%～87%经肾排出。血液透析可清除本品，清除率为80ml/min；3小时的透析使血药浓度减低50%，故血液透析后应再次给予一次剂量。

【不良反应】 **尿路** 肾功能损害是本品最主要的不良反应，可引起急性肾小管坏死、肾源性尿崩症及出现膦甲酸钠结晶尿等。每次给药后补给0.5～1L 0.9%氯化钠注射液可减轻其肾毒性。

代谢及营养 可导致低钙血症或高钙血症、血磷过高或过低、低钾血症等。

神经系统　中枢神经系统症状如头痛、眩晕、震颤、易激惹、幻觉、抽搐等，后者的发生率约 10%。可能与电解质紊乱有关。

血液系统　贫血可发生于 33% 的患者，但仍可继续给药。亦有发生中性粒细胞减少（约 17%）和血小板缺乏症，其抑制骨髓的程度通常较更昔洛韦轻。

胃肠　可出现恶心、呕吐、食欲缺乏、腹痛、腹泻。

肝胆　可出现肝功能异常。

心血管　可出现血压与心电图改变。

用药部位反应　可出现静脉炎。

其他　不适、疲乏、发热、感觉异常等。

【禁忌证】　对本品过敏者禁用。

【注意事项】　**肾损伤**　本品具有肾毒性，肾功能损害者和老年患者应根据肾功能情况调整用量。

不良反应相关　（1）用药期间患者应摄取足量水分，有助于减轻肾毒性。疗程中应密切监测尿常规及肾功能，据以调整剂量；并应监测电解质，特别是血钙和血镁。

（2）静脉滴注本品应选择较粗血管，以减少静脉炎的发生。

哺乳期　哺乳期妇女必须应用本品时宜停止授乳。

儿童　本品在儿童患者中应用的有效性和安全性尚未确立。

其他　本品每 1g 约含钠 15.6mmol，含磷酸盐 15.2mmol。

【药物相互作用】　（1）本品与其他具有肾毒性的药物合用时可增加肾毒性。

（2）与喷他脒注射剂（静脉给药）合用，可能有发生贫血的危险，并可引起低血钙、低血镁和肾毒性，故两者不可合用。但本品合用喷他脒气雾剂吸入尚未见毒性反应的报道。

（3）与齐多夫定合用可能加重贫血，但未发现加重骨髓抑制的表现。

（4）疗程中应注意监测血清钙、磷、镁、钾等，并密切观察可能出现的电解质紊乱症状，一旦出现上述表现，立即予以相应处理。

（5）与利托那韦和（或）沙奎那韦合用，可导致肾功能异常。

【给药说明】　（1）本品不可静脉快速注射，必须用输液泵恒速静脉滴注。快速静脉注射可导致血药浓度过高和急性低钙血症或其他中毒症状。一次剂量不超过 60mg/kg，可于 1 小时内输入；较大剂量应至少静脉滴注 2 小时以上。

（2）未经稀释的膦甲酸钠（24mg/ml）必须经中心静脉导管输入；经周围静脉滴注时，药物必须用 0.9% 氯化钠注射液或 5% 葡萄糖注射液稀释成 12mg/ml，以免刺激周围静脉。本品不可与其他药物同瓶滴注。

【用法与用量】　**成人**　（1）巨细胞病毒视网膜炎诱导期用药，每 8 小时静脉滴注 60mg/kg，用输液泵静脉滴注 1 小时以上，连续 14～21 日或视治疗后的效果而定；也可用每 12 小时静脉滴注 90mg/kg，滴注 1.5～2 小时。维持期间用药，每日 90mg/kg，用输液泵静脉滴注 2 小时更为方便。

（2）免疫缺陷患者合并耐阿昔洛韦 HSV 感染肾功能正常的患者，诱导期一次 40mg/kg，静脉滴注 1 小时以上，每 8～12 小时 1 次，连续 14～21 日或直至疱疹愈合。

（3）局部给药　乳膏：取适量涂于患处，一日 3～4 次，连用 5 日为一疗程。若皮肤破损或使用面积较大，应适当减少剂量。

（4）经眼给药　滴眼液：一次 2 滴，一日 6 次。3 日后改为一次 2 滴、一日 4 次。树枝状、地图状角膜炎疗程为 2 周；盘状角膜炎疗程为 4 周。

儿童　一日 10～15mg/kg，分 2 次。

肾损伤　肾功能减退患者的剂量调整见表 10-27。

表 10-27　膦甲酸钠用于肾功能减退患者的剂量调整

肌酐清除率* ［ml/(min·kg)］	单纯疱疹病毒诱导期		CMV 诱导期		CMV 维持期	
	40mg/kg，q.12h.	40mg/kg，q.8h.	60mg/kg，q.8h.	90mg/kg，q.12h.	90mg/(kg·d)	120mg/(kg·d)
>1.4	40，q.12h.	40，q.8h.	60，q.8h.	90，q.12h.	90，q.24h.	120，q.24h.
>1.0～1.4	30，q.12h.	30，q.8h.	45，q.8h.	70，q.24h.	70，q.12h.	90，q.24h.
>0.8～1.0	20，q.12h.	35，q.8h.	50，q.12h.	50，q.12h.	50，q.24h.	65，q.24h.
>0.6～0.8	35，q.24h.	25，q.12h.	40，q.12h.	80，q.24h.	80，q.48h.	105，q.48h.
>0.5～0.6	25，q.24h.	40，q.24h.	60，q.24h.	60，q.24h.	60，q.48h.	80，q.48h.
≥0.4～0.5	20，q.24h.	35，q.24h.	50，q.24h.	50，q.24h.	50，q.48h.	65，q.48h.
<0.4	不推荐用	不推荐用	不推荐用	不推荐用	不推荐用	不推荐用

* 肌酐清除率可根据血肌酐值用公式计算（参阅本章第四节氨基糖苷类概述部分）。

【制剂与规格】 膦甲酸钠氯化钠注射液：
(1)100ml:2.4g；(2)250ml:3g；(3)500ml:6g。

注射用膦甲酸钠：0.64g(以 CNa_3O_5P 计)。

膦甲酸钠乳膏：(1)10g:0.3g；(2)5g:0.15g。

膦甲酸钠滴眼液：5ml:0.15g。

注射用膦甲酸钠：0.64g(以 CNa_3O_5P 计)。

利 巴 韦 林 [药典(二)；国基；医保(甲)；医保(乙)]

Ribavirin

【适应证】 适用于：①婴幼儿呼吸道合胞病毒(RSV)所致细支气管炎及肺炎的严重住院患者(气雾剂)；②用于治疗拉沙热或流行性出血热(肾综合征出血热)(静脉滴注或口服)；③用于慢性丙型肝炎的治疗(与干扰素α2b或 PEG 干扰素α合用)；④防治病毒性上呼吸道感染(滴鼻剂)。

【药理】 (1)药效学 体外具有抑制呼吸道合胞病毒、流感病毒、甲肝病毒、腺病毒等多种病毒生长的作用，其机制不全清楚。本品并不改变病毒吸附、侵入和脱壳，也不诱导干扰素的产生。药物进入被病毒感染的细胞后迅速磷酸化，其产物作为病毒合成酶的竞争性抑制药，抑制肌苷单磷酸脱氢酶、流感病毒 RNA 多聚酶和 mRNA 鸟苷转移酶，从而引起细胞内三磷酸鸟苷的减少，损害病毒 RNA 并抑制蛋白质合成，使病毒的复制与传播受阻。

对呼吸道合胞病毒也可能具有免疫防御作用及中和抗体作用。

(2)药动学 口服吸收快，t_{max} 为 1.5 小时。生物利用度为 45%～65%，少量可经气溶胶吸入。单次口服 600mg 后，C_{max} 为 1～2mg/L。儿童每日以面罩吸药 2.5 小时，共 3 日，C_{max} 为 0.2mg/L；每日吸药 20 小时，共 5 日，C_{max} 为 1.7mg/L。本品与血浆蛋白几乎不结合。呼吸道分泌物中药物浓度大多高于血药浓度。药物能进入红细胞内，且蓄积量大。长期用药后脑脊液内药物浓度可达同期血药浓度的 67%。可透过胎盘屏障进入胎儿血液循环，也能通过乳汁分泌。本品主要在肝内代谢。口服和静脉给药时 $t_{1/2}$ 为 0.5～2 小时，吸入给药时为 9.5 小时。本品主要经肾排泄，72～80 小时尿药排泄量为给药量的 30%～55%。72 小时粪便内药物排泄量约 15%。药物在红细胞内可蓄积数周，终止治疗后 4 周，血浆中仍有药物存在。

【不良反应】 常见不良反应有贫血、乏力等，停药后即消失。较少见的不良反应有疲倦、头痛、失眠、食欲减退、恶心、呕吐、轻度腹泻、便秘等。并可致红细胞、白细胞及血红蛋白下降。

血液系统 静脉或口服给药后主要的不良反应有溶血性贫血、血红蛋白减低及贫血等。吸入用药罕见贫血和网织红细胞过多的报道。与干扰素α2b或 PEG 干扰素α合用可引起溶血性贫血(约 10%)、骨髓抑制。

全身整体表现 主要不良反应有乏力，较少见的不良反应有疲倦、头痛、失眠等。吸入用药时医护人员可发生头痛。

胃肠 较少见食欲缺乏、恶心。

用药部位反应 静脉注射可引起寒战。

皮肤及皮肤附件 吸入用药时有皮疹发生，医护人员可发生皮肤瘙痒、皮肤发红、眼周水肿。

呼吸系统 吸入用药可导致肺功能退化、细菌性肺炎、气胸。与干扰素α2b或 PEG 干扰素α合用可引起肺功能紊乱(呼吸困难、肺浸润性病变、局限性肺炎等)。

心血管 吸入用药可导致心血管反应(血压下降以及心脏停搏)等。

视觉 吸入用药时有结膜炎发生。

精神 与干扰素α2b或 PEG 干扰素α合用可引起严重抑郁、自杀观念、糖尿病等不良反应。

内分泌系统 与干扰素α2b或 PEG 干扰素α合用可引起糖尿病。

免疫系统及感染 与干扰素α2b或 PEG 干扰素α合用可引起自身免疫性和感染性疾病、胰腺炎。

【禁忌证】 对本品过敏者禁用；妊娠期妇女及其男性伴侣禁用；血红蛋白病患者禁用；自身免疫性肝炎患者禁忌利巴韦林与干扰素α2b合用。

【注意事项】 **妊娠** 妊娠试验阴性者才可开具处方应用本品。患者在用药期间及药物停用后 6 个月必须实施可靠避孕。

哺乳期 哺乳期妇女在用药期间需停止授乳，所吸出乳汁也应丢弃。由于哺乳期妇女呼吸道合胞病毒感染具有自限性，故本品不用于此种病例。

儿童 由于药物可能沉淀在呼吸器上，妨碍安全、有效地通气，因此施行辅助呼吸的婴儿不应采用本品气雾剂。用药期间和用药后的随访期，儿科用药患者(主要是青春期患者)的自杀观念或企图高于成年人。

肾损伤 肾功能损害者本品的毒性反应风险增大，用药期间应监测肾功能并相应调整剂量，不应使用于肌酐清除率≤50ml/min 的患者。

老年人 老年患者不推荐应用。

不良反应相关 (1)本品引起的贫血可继而导致心肌梗死，用药前应评估患者的心脏疾病发生可能性，有不稳定心脏病史的患者应避免使用。用药期间如出现心脏病恶化即应停药。有严重贫血者不宜应用。

（2）与干扰素α2b 或 PEG 干扰素α合用患者，如出现胰腺炎的体征或症状应暂停用药，如确认为胰腺炎即应停药；如有肺浸润性病变或肺功能损害依据，应密切监测或停药。

（3）口服或静脉给药引起血胆红素增高者可高达25%。大剂量可引起血红蛋白含量下降。用药前及每用药 2 周或 4 周应检查血红蛋白或血细胞比容。

其他　本品气雾剂不应与其他气雾剂同时给药。

【药物相互作用】　本品与齐多夫定有拮抗作用，因本品可抑制齐多夫定转变成活性型的磷酸齐多夫定。

【给药说明】　（1）本品气雾剂应采用指定的气雾发生器，颗粒为 1.2～1.6μm。婴儿可通过氧气罩或氧气面罩给药，流量为 12.5L/min，给药浓度为 20mg/ml，12 小时内气雾吸入浓度约 190μg/L 空气。目前国内无该种气雾发生器。

（2）尽早用药。呼吸道合胞病毒性肺炎病初 3 日内给药一般有效。本品不宜用于未经实验室检查确诊为呼吸道合胞病毒感染的患者。

【用法与用量】　成人　（1）口服：治疗慢性丙型肝炎，每日 600mg。疗程 7～14 日。

（2）静脉滴注：一日 500～1000mg，疗程 3～7 日。治疗拉沙热、流行性出血热等严重病例时，首剂静脉滴注 2g，继以每 8 小时 0.5～1g，共 10 日。

（3）气雾吸入：此用法必须严格按照给药说明中所述气雾发生器和给药方法进行。一日吸入 1g。

（4）滴鼻：一次 1～2 滴，每 1～2 小时 1 次。

（5）滴眼：一次 1～2 滴，每 1 小时 1 次，好转后每 2 小时 1 次。最多使用 4 周。

儿童　（1）口服：治疗慢性丙型肝炎，一日按体重 10mg/kg，分 4 次服。疗程 7～14 日。6 岁以下儿童口服剂量未定。

（2）静脉滴注：一日 10～15mg/kg，分 2 次给药，每次静脉滴注 20 分钟以上。疗程 3～7 日。

（3）气雾吸入：儿童给药浓度为 20mg/ml，一日吸药 12～18 小时，疗程 3～7 日。对于呼吸道合胞病毒性肺炎和其他病毒感染，也可持续吸药 3～6 日；或一日 3 次，一次 4 小时，疗程 3 日。

【制剂与规格】　利巴韦林片：（1）20mg；（2）50mg；（3）10mg；（4）200mg。

利巴韦林分散片：（1）50mg；（2）100mg；（3）200mg。

利巴韦林含片：（1）20mg；（2）50mg；（3）100mg。

利巴韦林胶囊：（1）0.1g；（2）0.15g。

利巴韦林颗粒：（1）50mg；（2）0.1g；（3）0.15g。

利巴韦林口服溶液：（1）5ml:0.15g；（2）10ml:0.3g。

利巴韦林注射液：（1）1ml:100mg；（2）2ml:100mg；（3）2ml:200mg；（4）2ml:250mg；（5）5ml:250mg；（6）5ml:600mg。

注射用利巴韦林：（1）0.1g；（2）0.25g；（3）0.5g。

利巴韦林葡萄糖注射液：（1）100ml（利巴韦林 0.1g 与葡萄糖 5g）；（2）100ml（利巴韦林 0.29 与葡萄糖 5g）；（3）100ml（利巴韦林 0.5g 与葡萄糖 5g）；（4）250ml（利巴韦林 0.25g 与葡萄糖 12.5g）；（5）250ml（利巴韦林 0.5g 与葡萄糖 12.5g）；（6）500ml（利巴韦林 0.5g 与葡萄糖 25g）。

利巴韦林氯化钠注射液：（1）100ml（利巴韦林 0.2g 与氯化钠 0.9g）；（2）100ml（利巴韦林 0.5g 与氯化钠 0.8g）；（3）100ml（利巴韦林 0.5g 与氯化钠 0.9g）；（4）250ml（利巴韦林 0.5g 与氯化钠 1.95g）；（5）250ml（利巴韦林 0.5 与氯化钠 2.125g）；（6）250ml（利巴韦林 0.5g 与氯化钠 2.25g）。

利巴韦林气雾剂：（1）每瓶 10.5g，内含利巴韦林 0.075g；（2）每瓶 140 揿，每揿含利巴韦林 0.5mg。

利巴韦林喷剂：0.4g（每揿 3mg）。

利巴韦林滴眼液：（1）0.5ml:0.5mg；（2）8ml:8mg；（3）10ml:10mg；（4）10ml:50mg。

利巴韦林滴鼻液：（1）8ml:40mg；（2）10ml:50mg。

奥 司 他 韦 [药典（二）；国基；医保（乙）]

Oseltamivir Phosphate

【适应证】　适用于甲型和乙型流感病毒（包括各种亚型）患者的治疗和预防。

【药理】　（1）药效学　本品为一种神经氨酸酶（涎酶）抑制药的乙酯前体药，口服后在体内经酯酶的作用转变成活性型的羧基奥司他韦，后者与流感病毒表面的神经氨酸酶结合，抑制该酶切断受感染细胞表面唾液酸的作用，因而阻止了新生的流感病毒颗粒从受感染细胞释出。本品在体外对甲型和乙型流感病毒的各种亚型均有强大抑制作用，在实验动物感染中亦有效。人志愿者感染甲型或乙型流感病毒后服用本品 5 日，病毒脱壳量、脱壳持续时间及症状持续时间均有所减少或缩短。

（2）药动学　口服本品后大部分经肝脏酯酶转变为活性代谢产物羧基奥司他韦。口服奥司他韦与静脉滴注羧基奥司他韦相比，其绝对生物利用度约 80%。本品的消除半衰期为 1～3 小时。其活性代谢产物的血药峰浓度在给药后 2～3 小时到达，其消除半衰期约 8.2 小时（6～10 小时）。与高脂肪食物同服不影响其生物利用度。活性代谢产物在体内各种组织分布广，分布容积为 23～26L。

本品的血浆蛋白结合率约 42%，但其活性代谢产物的血浆蛋白结合率则<3%。本品及其活性代谢产物均不影响肝脏细胞色素 P450 同工酶或葡萄糖醛酰转移酶。正常人一次口服本品75mg后血药峰浓度为456μg/L，达峰时间5 小时，总清除率 438ml/min，肾清除率 333ml/min。尿中排出原型药约 5%，其中 60%～70%为活性代谢产物。口服约 20%由粪便排出，其中约 50%为活性代谢产物。老年人的体内药代动力学过程与年轻人无显著差异，故无需调整剂量。

【不良反应】 胃肠 恶心：十分常见；呕吐：常见。

神经系统 头痛：十分常见。

全身整体表现 疼痛：常见。

【禁忌证】 对本品过敏者禁用。

【注意事项】 常规 （1）本品不能预防甲型或乙型病毒性流感病程中所发生的细菌感染性并发症。

（2）本品应在出现流感症状后 48 小时内服用。症状发生超过 48 小时后用药的疗效未经证实。

（3）免疫缺陷患者中本品的预防和治疗作用未经证实。

肾损伤 根据肌酐清除率调整剂量。

哺乳期 哺乳期妇女用药时应停止授乳。

儿童 1 岁以下婴儿不宜采用本品。

【用法与用量】 成人 （1）治疗流感：成人及 13 岁以上青少年每日服药 2 次，每次75mg，疗程 5 日。治疗应在流感症状开始的第一天或第二天（理想状态为36 小时内）开始治疗。

（2）预防流感：每日 75mg，至少 10 日。应在接触流感患者后 2 天内开始用药。如有流感暴发流行时应每日口服75mg，共 6 周或直至流行结束。

儿童 （1）治疗用药：体重≤15kg 者，每次 30mg，一日 2 次；体重 15～23kg 者，每次 45mg，一日 2 次；体重 24～40kg 者，每次 60mg，一日 2 次；体重>40kg者，与成人剂量相同。

（2）预防用药：体重<15kg 者，每日 1 次，30mg；体重 15～23kg 者，每日 1 次，45mg；体重 24～40kg 者，每日 1 次，60mg；体重>40kg 者，用成人剂量。

【制剂与规格】 磷酸奥司他韦胶囊：75mg（以奥司他韦计，相当于磷酸奥司他韦98.5mg）。

磷酸奥司他韦颗粒（以奥司他韦计）：（1）15mg；（2）25mg。

拉 米 夫 定 [药典(二)；国基；医保(乙)]

Lamivudine

【适应证】 （1）CDE 适应证 ①本品与其他抗逆转录病毒药物联合用于 HIV 感染患者；②本品亦可用于治疗慢性乙型肝炎患者，其 HBsAg 持续阳性 6 个月以上且 HBVDNA 阳性的患者。

（2）超说明书适应证 预防先天性乙型肝炎病毒感染。

【药理】 （1）药效学 本品对乙型肝炎病毒和人类免疫缺陷病毒有明显抑制作用。本品口服吸收后，在外周单核细胞和肝细胞内经磷酸激酶的作用，形成具有抗病毒作用的活性型 5′-三磷酸拉米夫定。后者通过竞争性抑制作用，终止 DNA 链延长，从而抑制 HIV 和 HBV 的逆转录酶和 HBV 聚合酶，阻止 HIV 和 HBV 的 DNA 合成和病毒复制。体外试验中本品与齐多夫定联合，对抗 HIV 病毒有协同作用。

（2）药动学 口服吸收良好，成人的生物利用度为80%～85%，儿童为 68%，t_{max} 约 1 小时。口服 100mg 后，C_{max} 为 1.1～1.5mg/L，AUC 为 400～600（μg·h）/L。与食物同服时，t_{max} 延迟 0.25～2.5 小时，C_{max} 降低 10%～40%，但生物利用度和 AUC 不变。广泛分布于体内各组织，分布容积为 1.3～1.5L/kg，血浆蛋白结合率为 16%～36%，$t_{1/2}$ 为 5～7 小时；其三磷酸化合物在肝细胞内半衰期为 17～19 小时，在 HIV 感染者血液单核细胞内为10.5～15.5 小时。药物主要以原型在肾脏排泄，肾清除率为 12～20L/h；仅少量（<10%）在肝内代谢为磺基氧化物等。本品可通过血-脑屏障而进入脑脊液；亦可通过胎盘屏障而进入胎儿血液循环；并在乳汁中分泌。

【不良反应】 本品的不良反应较轻，常见者有头痛、乏力、肌肉与关节酸痛、上腹部不适、头晕、发热、麻木、周围神经病变、口干，偶有皮疹，少数患者可有血小板减少、肌酸激酶及肝酶增高，大多程度较轻，一般不需停药。此外，曾有用药后发生胰腺炎的报道。

胃肠 十分常见：恶心（33%），腹泻（成人，18%；儿童，8%）；常见：呕吐，上腹痛；罕见：胰腺炎，血清淀粉酶升高。

神经系统 十分常见：头痛（35%）；常见：失眠；十分罕见：周围神经病变或感觉异常。

呼吸系统 十分常见：咳嗽（成人，18%；儿童，25%），鼻部症状（成人，20%；儿童，8%）。

全身整体表现 十分常见：发热（成人，10%；儿童，25%），疲劳（27%）；常见：不适。

肝胆 偶见肝酶一过性升高；罕见：肝炎。

代谢及营养 常见：高乳酸血症；罕见：乳酸酸中毒。

皮肤及皮肤附件 常见：皮疹、脱发。

肌肉骨骼 常见：关节痛、肌肉功能失调。

【禁忌证】 对拉米夫定或拉米夫定制剂中的任何成分过敏者禁用。

【注意事项】 **不良反应相关** 本品偶可引起乳酸性酸中毒、肝肿大及脂肪变性，并有死亡病例报道。肥胖及长期用药的女性患者易发生。疗程中应监测肝功能及乳酸性酸中毒的发生可能。

哺乳期 哺乳期患者用药期间应停止哺乳。

老年人 老年患者用药时应根据肾功能调整剂量。

儿童 3个月以下婴儿暂不推荐应用。儿童患者应用本品可能发生胰腺炎，故儿童患者过去曾用过核苷类抗逆转录病毒药者、有胰腺炎病史者或有发生胰腺炎的危险因素者应慎用本品。用药过程中应密切观察，一旦出现胰腺炎的症状、体征或实验室检查异常时应立即停用本品。

肝损伤 肝功能损害的患者不需调整剂量。失代偿性肝病患者不宜采用本品。本品用于治疗慢性乙型肝炎患者或 HIV 感染合并乙型肝炎患者，停用本品后可能引起乙型肝炎急性加重（包括临床症状和实验室检查）。其与本品的关系尚未阐明，故停药后仍应继续观察并随访数个月。

肾损伤 肾功能减退患者口服本品后药物清除显著减少，血药峰浓度显著增高，AUC 增加，消除半衰期延长。因此肾功能减退患者使用本品剂量应适当调整。

其他 合并 HIV 感染及慢性乙型肝炎的患者，应按治疗 HIV 感染的剂量用药。

【药物相互作用】 (1)SMZ-TMP 可增加本品血药浓度，但通常不需调整本品剂量。

(2)本品与扎西他滨可相互影响两者在细胞内的磷酸化代谢过程，故两者不宜联合应用。

【用法与用量】 **成人** (1)HIV 感染患者，每次150mg，一日2次口服或300mg，每日1次口服；体重<50kg者，每次2mg/kg，一日2次。可与食物同服，也可单独服用。

(2)慢性乙型肝炎患者，①每日口服1次，100mg。②艾滋病患者合并慢性乙肝时，剂量需加大至每日口服2次，每次150mg；并需与其他抗 HIV 药联合应用。

儿童 (1)HIV 感染患者，3个月~16岁，每次4mg/kg，一日2次，每日剂量不超过150mg，同时均需与其他抗 HIV 药物联合治疗。

(2)慢性乙型肝炎患者，每次3mg/kg，一日1次口服。

肾损伤 HIV 感染患者，肌酐清除率30~49ml/min

者，每日1次，150mg；肌酐清除率15~29ml/min者，第1日150mg，继以每日100mg；肌酐清除率5~14ml/min者，第1日150mg，继以每日50mg；肌酐清除率<5ml/min者，第1日50mg，继以每日25mg。血液透析患者，第1日150mg，继以每日25~50mg。

【制剂与规格】 拉米夫定片：(1)0.1g；(2)0.15g；(3)0.3g。

拉米夫定胶囊：0.1g。

拉米夫定口服液：(1)240ml:2.4g；(2)240ml:1.2g。

阿德福韦酯 [药典(二)；医保(乙)]
Adefovir Dipivoxil

【适应证】 (1)CDE 适应证 适用于治疗12岁或以上乙型肝炎病毒复制活动期，并伴有血清氨基转移酶(ALT 或 AST)持续升高或肝脏组织学活动性病变的慢性乙型肝炎患者。

(2)国外适应证 适用于：①预防乙型病毒性肝炎(肝脏移植)。②伴有慢性乙型病毒性肝炎的艾滋病病毒(HIV)感染。③慢性乙型病毒性肝炎。

【药理】 (1)药效学 阿德福韦在细胞内被磷酸激酶转化为具有抗病毒活性的二磷酸盐，通过对天然底物二脱氧三磷酸腺苷的竞争作用，抑制 HBV 聚合酶(逆转录酶)，吸收及掺入到病毒 DNA，中止其 DNA 链的延长，从而抑制 HBV 的复制。对宿主 DNA 聚合酶 α 和 γ 有轻微的抑制作用。体外对 HBV 转染肝细胞的 IC_{50} 为 0.2~$2.5\mu M$。对 HBVYMDD 变异毒株，本品与拉米夫定无交叉耐药性。

(2)药动学 口服本品 10mg，生物利用度为 50%，t_{max} 平均 1.75 小时，C_{max} 为 (18.4 ± 6.25)ng/ml，AUC 为 (220 ± 70)(ng·h)/ml，消除半衰期为 (7.48 ± 1.65) 小时。本品主要经肾小球滤过和肾小管主动运载而排泄。肾功能正常者连续每日口服 10mg，不影响其药代动力学参数。肾功能不全者可影响药物排泄，使血药浓度升高。肝功能失代偿者与正常人的药代动力学参数无实质性改变。

【不良反应】 **全身整体表现** 常见乏力。

神经系统 常见头痛。

胃肠 常见腹痛、恶心、食欲缺乏。

尿路 4%的患者可出现血肌酐值轻度上升。

【禁忌证】 对阿德福韦、阿德福韦酯或阿德福韦酯制剂中任何辅料过敏者禁用。

【注意事项】**肝损伤** 治疗慢性乙肝患者停药后可致严重的病情反跳，如同时有 HIV 感染者可能出现

HIV 的变异毒株。停止阿德福韦酯治疗的患者，必须定期监测肝功能至少数月。需要时应恢复乙型肝炎的治疗。

妊娠 因为对发育中的人类胚胎的危险性尚不明确，所以建议用阿德福韦酯治疗的育龄妇女要采取有效的避孕措施。

哺乳期 哺乳期妇女使用本品应避免授乳。

儿童 本品在 18 岁以下患者中的疗效和安全性尚未明确，因此不宜用于儿童和青少年。

老年人 本品在 65 岁以上老年患者中的疗效和安全性尚未明确，因此须谨慎使用。

肾损伤 对于有发生肾功能不全危险因素或有肾功能不全病史的患者，建议常规监测血清肌酐和血清磷的变化。

【药物相互作用】 对肝脏细胞色素 P450 酶系统无抑制作用，与拉米夫定、TMP/SMZ 和对乙酰氨基酚无相互作用。与布洛芬 800mg、一日 3 次合用，可使阿德福韦的 C_{max} 增加 33%、AUC 增加 23%。

【用法与用量】 成人 患者(18～65 岁)必须在有慢性乙型肝炎治疗经验的医生指导下用本品治疗。本品的推荐剂量为一日 1 次，每次 10mg，饭前或饭后口服均可。治疗的最佳疗程尚未确定。近年有根据体重等适当上调本品剂量(15～20mg)的报道，未显示安全性问题，但一般不宜超过推荐剂量使用。患者应当定期监测生化指标(含肝功能和肾功能)、病毒学指标和血清标志物，每 3～6 个月 1 次。

【制剂与规格】 阿德福韦酯片：10mg。

阿德福韦酯分散片：10mg。

阿德福韦酯胶囊：10mg。

恩 替 卡 韦 [医保(乙)]

Entecavir

【适应证】 适用于病毒复制活跃、血清氨基转移酶(ALT 或 AST)持续升高或肝脏组织学显示有活动性病变的慢性乙型肝炎治疗。

【药理】 (1)药效学 本品为鸟嘌呤核苷类似物，对 HBV 多聚酶具有抑制作用。本品能够通过磷酸化而转变成为具有活性的三磷酸盐，三磷酸盐在细胞内的半衰期为 15 小时。通过与 HBV 多聚酶的天然底物三磷酸脱氧鸟嘌呤核苷竞争，恩替卡韦三磷酸盐能抑制病毒多聚酶(逆转录酶)所具有的全部三种活性：HBV 多聚酶的启动、前基因组 mRNA 逆转录负链的形成及 HBVDNA 正链的合成。恩替卡韦三磷酸盐对 HBVDNA 多聚酶的抑制常数

(K_i)为 0.0012μmol/L。恩替卡韦三磷酸盐对细胞的 DNA 多聚酶α、β、δ和线粒体 DNA 多聚酶γ抑制作用较弱，K_i 值为 18～160μmol/L。

(2)药动学 健康受试者口服用药后迅速吸收，t_{max} 为 0.5～1.5 小时，进食可延缓本品吸收并减少吸收量。片剂和溶液的生物利用度相等，两种剂型可交换使用。每日给药 1 次，6～10 日后可达稳态。本品不经 CYP450 酶系统代谢，主要经肾小球滤过和肾小管主动分泌而排泄，$t_{1/2}$ 为 128～149 小时。本品可部分由血液透析所清除。

【不良反应】 胃肠 可出现腹泻(<1%)、消化不良(<1%)、恶心(<1%)、呕吐(<1%)等胃肠道症状。

全身整体表现 可出现疲劳(<1%)等症状。

神经系统 可出现头痛(2%)、头晕(<1%)、嗜睡(<1%)等神经系统症状。

精神 可出现失眠(<1%)等精神症状。

肝胆 可出现 ALT、总胆红素、淀粉酶、脂肪酶升高，腹痛、腹部不适、上腹痛、肝区不适、伴随脂肪变性的严重肝肿大等症状。停止治疗后可出现肝炎加剧。

皮肤及皮肤附件 可出现皮疹等症状。

代谢及营养 失代偿期肝病患者乳酸酸中毒的风险较高。

【禁忌证】 对本品或制剂中任何成分过敏者禁用。

【注意事项】 常规 应在医生的指导下服用本品，并向医生报告任何新出现的症状及合并用药情况。医生应告知患者如果随意停药，有时会出现肝炎病情加重，所以应在专科医生的指导下调整治疗方法。患者在开始本品治疗前，需要进行 HIV 抗体的检测。应告知患者如果感染了 HIV 而未接受有效的抗 HIV 药物治疗，本品可能会增加对抗 HIV 药物治疗耐药的机会。使用本品治疗并不能降低经性接触或污染血源传播 HBV 的危险性。因此，需要采取适当的防护措施。

肾损伤 伴肾功能不全患者肌酐清除率<50ml/min 者，包括血液透析或连续便携式腹膜透析(CAPD)的患者，建议调整本品的给药剂量。

肝损伤 (1)本品停用时可出现严重的急性乙型肝炎恶化，应加强监测。

(2)肝移植患者本品治疗肝移植受体的安全性和有效性尚不清楚。如果肝移植患者需要接受恩替卡韦治疗，以及曾经或正在接受可能影响肾功能的免疫抑制药(如环孢素或他克莫司)治疗的患者，应在恩替卡韦给药前及给药过程中严密监测肝、肾功能。

儿童 本品在 16 岁以下儿科患者中使用的安全性

和有效性尚未确定。

哺乳期 哺乳期妇女使用本品对乳儿的风险不能排除。

不良反应相关 （1）使用恩替卡韦的患者在治疗过程中发生 ALT 增高至 10 倍的正常值上限和基线值的 2 倍时，通常继续用药一段时间，ALT 可恢复正常；在此之前或同时伴随有病毒载量约 2 个对数值的下降。故在用药期间，需定期检测肝功能。

（2）核苷类似物可引起乳酸性酸中毒和伴随脂肪变性的严重肝肿大。肥胖、女性、长期应用核苷类似物治疗者，或有已知肝病危险因素的患者，上述不良事件发生。一旦出现乳酸性酸中毒或肝毒性的体征和症状，应立即停药。

危机处理 目前尚无使用本品过量的相关报道。在健康人群中单次给药达 40mg 或连续 14 日多次给药 20mg/d 后，未观察到不良事件发生的增多。如果发生药物过量，需监测患者的毒性指标，必要时进行支持疗法。单次给药 1.0mg 后，4 小时的血液透析约可清除药物的 13%。

【药物相互作用】 （1）本品不是 CYP 酶系统的底物，对 CYP 酶无抑制或诱导作用。因此同时服用通过抑制或诱导 CYP 酶系统而代谢的药物对本品的药代动力学无显著影响。而且，同时服用本品对已知的 CYP 酶代谢底物的药代动力学亦无显著影响。

（2）在研究本品与拉米夫定、阿德福韦和替诺福韦的相互作用时，发现上述药物的稳态药代动力学均无显著改变。

（3）由于本品主要通过肾脏清除，服用降低肾功能或竞争性通过肾小球主动分泌的药物同时，服用本品可能增加这两类药物的血药浓度。同时服用本品与拉米夫定、阿德福韦、替诺福韦，不会引起明显的药物相互作用。同时服用本品与其他通过肾脏清除或已知影响肾功能的药物，其相互作用尚未研究，故患者在同时服用本品与此类药物时要密切监测肾功能和相关不良反应的发生。

【给药说明】 本品应空腹服用（餐前或餐后至少 2 小时）。

【用法与用量】 成人 成人和 16 岁及以上的青少年每次 0.5mg，每日 1 次口服。在拉米夫定治疗时发生病毒血症或出现拉米夫定耐药突变的患者为每日 1 次，每次 1mg。

肾损伤 伴肾功能不全者在肾功能不全患者中，本品的表观口服清除率随肌酐清除率的降低而下降。肾功能不全者剂量调整如表 10-28 所示。

表 10-28 恩替卡韦用于肾功能不全患者的剂量调整

肌酐清除率 (ml/min)	通常剂量(0.5mg)	拉米夫定治疗失效 (1mg)
≥50	每次 0.5mg，每日 1 次	每次 1mg，每日 1 次
30～49	每次 0.5mg，每 48 小时 1 次	每次 1mg，每 48 小时 1 次
10～29	每次 0.5mg，每 72 小时 1 次	每次 1mg，每 72 小时 1 次
<10 或血液透析*或 CAPD	每次 0.5mg，每 5～7 日 1 次	每次 1mg，每 5～7 日 1 次

*接受血液透析的患者，请在血液透析后给药。

【制剂与规格】 恩替卡韦片：（1）0.5mg；（2）1mg。

恩替卡韦胶囊：0.5mg。

恩替卡韦分散片：0.5mg。

马来酸恩替卡韦片：0.5mg。

替 比 夫 定 [医保(乙)]

Telbivudine

【适应证】 （1）CDE 适应证 用于有病毒复制证据以及有血清氨基转移酶（ALT 或 AST）持续升高或肝组织活动性病变证据的慢性乙型肝炎成人患者。

（2）超说明书适应证 慢性乙型病毒性肝炎围产期传播预防。

【药理】 （1）药效学 本品对 HBV 病毒有明显的抑制作用。本品口服吸收后，可被细胞激酶磷酸化，转化为具有活性的三磷酸盐形式。替比夫定-5′-三磷酸盐通过与 HBVDNA 聚合酶（逆转录酶）的天然底物——胸腺嘧啶-5′-三磷酸盐竞争，从而抑制该酶活性。替比夫定-5′-三磷酸盐掺入病毒 DNA 而导致 DNA 链合成终止，抑制 HBV 复制。

（2）药动学 口服吸收良好，健康成年人生物利用度超过 40%；每日 1 次口服替比夫定 600mg，稳态血药浓度在给药后 1～4 小时达到峰值，稳态时 C_{max} 为（3.69±1.25）μg/ml，AUC 为（26.1±7.2）（μg·h）/ml，稳态时 C_{min} 为 0.2～0.3μg/ml。每日给药 1 次，5～7 日后达到稳态，有效蓄积半衰期约为 15 小时。吸收和暴露均不受食物影响。本品在进食或空腹的条件下均可服用。广泛分布于全身各组织，血浆蛋白结合率较低（3.3%）。服用本品后在体内检测不出代谢产物。本品不经 CYP 酶系统代谢，肝功能不全时，不影响本品的药动学。本品主要以原型通过尿液排泄，肾清除率为（7.6±2.9）L/h；单剂量口服 600mg 后，约 42%剂量在给药后的 7 日内通过尿排泄。肾功能不全时清除率降低，C_{max} 和 AUC 也相应增高。本品可通过血-脑屏障而进入脑脊液；也可通过胎盘屏障进入胎儿血液循环，并在乳汁中分泌。

【不良反应】 **神经系统** 常见：眩晕、头痛；偶见：周围神经病变。

胃肠 常见：腹泻、恶心。

皮肤和皮下组织 常见：皮疹。

肌肉骨骼、结缔组织和骨 偶见：肌病，肌炎，关节痛，肌痛。

全身及给药部位反应 常见：疲劳；偶见：身体不适。

肝胆 常见：血肌酸激酶升高，丙氨酸氨基转移酶（ALT）升高、血淀粉酶升高，脂肪酶升高；偶见：天冬氨酸氨基转移酶（AST）升高。

【禁忌证】 对本品或其中任何辅料过敏者禁用。

【注意事项】 不良反应相关 （1）曾报道核苷或核苷类似物单用或与抗逆转录病毒药物联用可导致乳酸性酸中毒和重度肝肿大伴脂肪变性，甚至死亡病例的报道。肥胖、女性或长期应用核苷治疗的患者风险增加。疗程中应监测肝功能及乳酸性酸中毒的发生可能。

（2）使用本品有可能发生肌病，如出现无法解释的肌无力、触痛或疼痛时，应及时就诊。如果怀疑发生肌病，应中断本品治疗；而如果诊断为肌病，则应停止本品治疗。在使用这类药物的同时给予其他一些与肌病发生有关的药物，是否会增加肌病的发生风险尚不清楚。因此，如果使用其他与肌病发生相关的药物进行伴随治疗，医师们应仔细权衡可能发生的益处和风险，且应监控患者出现任何原因未明性肌痛的体征或症状。

（3）本品单用或与干扰素同时使用，可引起周围神经病变。如果怀疑发生周围神经病变，应中断本品治疗；而如果诊断为周围神经病变，则应停止本品治疗。有关联合使用的报道主要见于本品与聚乙二醇干扰素（如PEG-IFNα）联用时。因此应避免本品与任何干扰素产品同时使用。

妊娠 妊娠期患者用药前应充分权衡利弊，在利益大于风险时方可在妊娠期间使用。

哺乳期 哺乳期妇女用药对乳儿的风险不能排除。

老年人 老年患者用药时应监测肾功能，且按照肾功能进行剂量调整。

儿童 尚未在16岁以下儿童中进行本品的用药研究，仅见少数病例报道，未见特殊不良反应，有待进一步观察，故目前尚不推荐在儿童中广泛使用。

肝损伤 （1）对于接受肝移植的患者如已经接受或正在接受可能影响肾功能的免疫抑制药治疗（如环孢素

或他克莫司），如果确定本品治疗是必需的，则应在治疗前及治疗中监测肝、肾功能。

（2）本品适用于治疗慢性乙型肝炎患者，在包括本品在内的核苷（酸）类似物停止抗乙型肝炎治疗的患者中，已经发现有重度急性肝炎发作的报道。对于停止抗HBV治疗患者的肝功能情况应从临床和实验室检查等方面严密监测，且应至少随访数个月。

（3）对于有肝功能受损的患者无需调整推荐剂量。

肾损伤 肾功能减退者口服本品后药物清除显著减少，血药 C_{max} 显著增加，AUC增加，清除半衰期（$t_{1/2\beta}$）延长，因此肾功能减退患者使用本品剂量应适当调整。

【药物相互作用】 （1）本品主要通过肾排泄消除，同时服用可改变肾排泄功能的药物可能影响本品的血药浓度。

（2）本品与干扰素同时使用可能增加周围神经病变的风险。

【用法与用量】 **成人** 成人和青少年（≥16岁）本品治疗慢性乙型肝炎的推荐剂量为一次600mg，每日1次，口服。餐前或餐后均可，不受进食影响。

肾损伤 肾功能减退患者肌酐清除率≥50ml/min者，无需调整推荐剂量，一次600mg，每日1次；肌酐清除率为30～49ml/min者，一次600mg，每48小时1次；肌酐清除率<30ml/min（无需透析）者，一次600mg，每72小时1次；对于终末期肾病患者，应在血液透析后服用本品，一次600mg，每96小时1次。

【制剂与规格】 替比夫定片：600mg。

二、抗逆转录病毒药

去 羟 肌 苷 [药典(二)]

Didanosine（DDI）

【适应证】 适用于成人或6个月以上感染HIV较严重的儿童，应与其他抗HIV药物联用。

【药理】 （1）药效学 本品是天然核苷——去氧腺苷3'-羟基被氢基所取代的人工合成核苷类似物。在细胞内本品通过细胞代谢酶转化成有抗病毒活性的代谢产物5'-三磷酸双脱氧腺苷（ddATP）。ddATP通过与天然底物——5'-三磷酸脱氧腺苷（dATP）竞争性抑制 HIV-Ⅰ逆转录酶活性，并掺入病毒DNA，从而终止病毒DNA链的延伸。

（2）药动学 本品的药代动力学参数见表10-29。本品口服吸收迅速，t_{max} 为0.25～1.50小时。在50～400mg范围内，血药浓度与剂量呈正比。血浆蛋白结合率低（<5%）。不易通过血-脑屏障。根据体外和实验动物中研究推测本品

在体内的代谢途径与嘌呤碱基相同。本品在细胞内代谢成有抗病毒活性的代谢产物 5′-三磷酸双脱氧腺苷(ddATP)。本品经肾小球滤过和肾小管主动分泌而排泄,部分可经血液透析清除,但不为腹膜透析所清除。

表 10-29　去羟肌苷的药代动力学参数

药动学参数	成年患者	儿童患者
口服生物利用度(%)	42	25
表观分布容积(L/kg)	1.08	(28 ± 15) L/m²
脑脊液/血浆比率(%)	21	46(12～85)
总清除率［ml/(min·kg)］	13.0	(516 ± 1842)ml/(min·m²)
肾清除率［ml/(min·kg)］	5.5	(240 ± 90)ml/(min·m²)
消除半衰期(h)	1.5	0.8
肾小管重吸收率(%)	18	18

食物对本品吸收的影响:进餐时服药比进餐后 2 小时服药的 C_{max} 及 AUC 低 55%。进餐前半小时服药对生物利用度无明显影响。

【不良反应】 **神经系统** 约 34%的治疗患者在正常推荐剂量或低于推荐剂量情况下出现周围神经痛,有神经痛或神经毒性药物治疗史的患者发生率较高。约 1/3 用药者有头痛。

肝胆 约 9%的用药患者在推荐剂量或低于推荐剂量时发生胰腺炎,表现为麻刺感、灼烧感、手足麻木以及中上腹部疼痛等。可出现肝肿大和(或)肝脏脂肪变性。

胃肠 约 1/3 用药者有腹泻;20%～25%患者出现恶心、呕吐、腹痛。10%～20%患者可出现便秘。

精神 20%～25%患者出现失眠;10%～20%患者可出现抑郁。

皮肤及皮肤附件 20%～25%患者出现药物疹、瘙痒等。

听觉,前庭及特殊感官 10%～20%患者可出现口炎、味觉障碍。

肌肉骨骼 10%～20%患者可出现肌痛、关节炎。

代谢及营养 可出现脂肪代谢障碍、乳酸性酸中毒。

视觉 可出现视神经炎、视网膜病变等。

其他 10%～20%患者可出现药物代谢酶活性增强。

【禁忌证】 (1)对本品过敏者禁用。

(2)禁止本品与别嘌醇合用。

(3)禁止本品与利巴韦林合用。

【注意事项】不良反应相关 (1)曾有报道使用本品

治疗时发生致死性胰腺炎,故使用本品出现胰腺炎征兆的患者需暂时中止用药,已确诊胰腺炎者需立即停药。发生胰腺炎的概率与剂量呈正相关。同时使用有胰腺毒性的药物以及严重的 HIV-Ⅰ 感染者,尤其是老年患者发生胰腺炎的危险增加。儿童患者用药后胰腺炎发生率为3%(初始剂量)和13%(较高剂量)。

(2)单独或联用核苷类似物已有引起乳酸性酸中毒、肝肿大和(或)脂肪变性的报道,严重者可致命。肥胖、女性、长期治疗或已知有肝病危险因素者,上述不良事件发生风险增加。一旦出现相关体征或症状应立即停药。

(3)视网膜病变和视神经炎在儿童与成人患者中均有报道。疗程中应定期检查视网膜。

(4)周围神经痛表现为手或足麻木、麻刺感或烧灼感,在接受去羟肌苷疗法的患者中已有报道。周围神经痛在晚期艾滋病患者、有神经系统疾病史者或曾服用神经毒性药物者(包括司他夫定等)中发生的风险增加。

(5)可出现免疫重建炎症综合征。

哺乳期 哺乳期妇女用药对乳儿的风险不能排除。

儿童 儿童用药主要不良反应与成人相同,每日口服 300mg/m² 时,7%患儿出现视网膜色素变性症。

老年人 老年患者用药应在医生指导下调整剂量。

肝损伤 肝功能不全者使用本品应做监测。

肾损伤 肾功能损害者使用本品应调整剂量。

【药物相互作用】 (1)抗酸药、酮康唑、伊曲康唑和氟喹诺酮类等药物,口服后会影响胃液的酸度,这些药物应在服用本品前 2 小时服用。

(2)更昔洛韦与本品同服,可使本品的稳态 AUC 提高(111 ± 114)%,但对更昔洛韦的稳态 AUC 无影响。本品提前 2 小时服用时,更昔洛韦的稳态 AUC 减少(21 ± 17)%。

(3)与别嘌醇合用,本品的生物利用度增加,血药浓度升高,属禁忌。

(4)与替诺福韦合用,本品的生物利用度增加、血药浓度升高,出现周围神经病变、腹泻、胰腺炎、严重的乳酸性酸中毒等药物不良反应的风险增加。

(5)与利巴韦林合用,增加本品或其活性代谢产物的血药浓度,本品对细胞线粒体 RNA 的毒性增加,可引致死性的乳酸性酸中毒、肝衰竭、周围神经病变或胰腺炎,属禁忌。

(6)与羟基脲合用,可引起致死性胰腺炎和肝脏毒性,应避免两药合用。

(7) 与司他夫定合用，可引起致死性胰腺炎和肝脏毒性，应严密监测。

(8) 与扎西他滨合用，药理作用相加或协同，周围神经病变的风险增加。

【给药说明】 (1) 本品应在空腹或进餐前 30 分钟或进餐后 2 小时服用，用药期间避免饮用含乙醇类饮料。

(2) 散剂需谨慎开启袋口，倒入盛有 120ml 左右温水的杯子。不要加果汁或其他酸性饮料。

(3) 搅拌至粉末全部溶解（需要 2~3 分钟），立即喝下全部溶液。

(4) 片剂应充分咀嚼，或在服用前溶解在水中，充分搅拌后立即饮用。

【用法与用量】 成人 ①体重≥60kg 者，片剂一次 200mg，一日 2 次；或一次 400mg，一日 1 次。散剂一次 250mg，一日 2 次。②体重<60kg 者，片剂一次 125mg，一日 2 次；或一次 250mg，一日 1 次。散剂一次 167mg，一日 2 次。

儿童 一次 120mg/m²，一日 2 次。

【制剂与规格】 去羟肌苷颗粒：0.05g。

去羟肌苷咀嚼片：(1) 0.025g；(2) 0.1g。

去羟肌苷肠溶胶囊：0.1g。

去羟肌苷分散片：0.1g。

司 他 夫 定 [药典(二)；国基；医保(乙)]
Stavudine（D4T）

【适应证】 适用于 HIV/AIDS 的联合用药。

【药理】 (1) 药效学 司他夫定是胸腺核苷类似物，可抑制 HIV 在人体细胞内的复制，其作用机制是司他夫定通过细胞激酶磷酸化，形成司他夫定的三磷酸盐而发挥抗病毒活性。司他夫定三磷酸盐通过以下两种机制抑制 HIV 的复制：①通过与天然底物三磷酸脱氧胸苷竞争，抑制 HIV 逆转录酶的活性（$K_i = 0.0083 \sim 0.032 \mu M$）；②由于司他夫定三磷酸盐缺乏 DNA 延伸所必需的 3′-羟基，因此可抑制病毒 DNA 链的延伸。司他夫定三磷酸盐也可抑制细胞 DNA 聚合酶 β 和 γ，并显著减少线粒体 DNA 的合成。

(2) 药动学 见表 10-30。本品口服吸收迅速，t_{max} 为 1 小时。在 0.03~4mg/kg 剂量范围内，C_{max} 和 AUC 与剂量成比例增加。血浆蛋白结合率<1%。本品在人体内的代谢途径及代谢产物尚未了解。肾清除率占总剂量的 40%，可被血液透析所清除。

表 10-30 司他夫定的药代动力学参数

药动学参数	成年患者	儿童患者
口服生物利用度(%)	86.4	76.9
分布容积(L 或 L/m²)	58	18.5L/m²
表观分布容积(L)	66	未确定
脑脊液/血浆比率(%)	0.4	59
总清除率 [ml/(min·kg)]	8.3	274ml/(min·m²)
表观清除率 [ml/(min·kg)]	8.0	333ml/(min·m²)
消除半衰期(静脉注射，h)	1.15	1.11
清除半衰期(口服，h)	1.44	0.96
尿排出率(%)	39	34

肾功能减退患者的司他夫定药代动力学参数见表 10-31，对肾功能减退和血液透析患者的用药剂量应进行调整。

表 10-31 司他夫定用于肾功能减退患者的药代动力学参数

	肌酐清除率(ml/min)			
	>50	26~50	9~25	血透患者
Ccr(ml/min)	104	41	17	–
CL/F(ml/min)	335	191	116	105
CLr(ml/min)	167	73	17	–
$t_{1/2}$(h)	1.7	3.5	4.6	5.4

注：Ccr：肌酐清除率；CL/F：总清除率；CLr：肾清除率；$t_{1/2}$：清除半衰期。

【不良反应】 皮肤及皮肤附件 服药后 18%~30% 的患者出现皮疹。

神经系统 8%~52% 的患者出现外周神经症状。可出现头痛、失眠、格林-巴利综合征。

血液系统 89% 的患者出现大红细胞症（未贫血）。可出现贫血、白细胞缺乏症、血小板缺乏症。

全身整体表现 可见过敏反应、寒战、发热。

胃肠 可出现腹痛、腹泻、恶心、呕吐、食欲缺乏。

肝胆 可出现肝功能指标异常、肝肿大、肝脂肪变性、肝炎、肝衰竭、胰酶升高，低于 1% 的病例出现胰腺炎。

肌肉骨骼 可出现肌肉疼痛、肌无力。

代谢及营养 可出现乳酸性酸中毒。

呼吸系统 可出现呼吸衰竭。

【禁忌证】 对本品及本品中的任一成分过敏者禁用。

【注意事项】 不良反应相关 (1) 警惕周围神经痛 周围神经病变表现为手足麻木、刺痛感。有外周神经痛病史、晚期艾滋病或同时使用有神经毒性的药物（包括去羟肌苷），发生的风险增加。

(2) 包括本品在内的抗逆转录酶核苷类似物单独或联合用药可能产生乳酸性酸中毒、肝脂肪变性、重度肝肿大，有报道甚至致命。肥胖、女性、长期应用核苷类似物治疗者，发生的风险增加。疗程中一旦发现乳酸性酸中毒或肝脂肪变性、重度肝肿大时应立即停止用药。

（3）与干扰素联用，不论是否再联用利巴韦林，均应监测出现毒性反应的可能性，尤其是肝脏功能的失代偿，必要时需调整剂量或中断治疗。

（4）患者可出现免疫重建炎症综合征，即出现无痛性炎症反应或部分机会性感染［如：鸟分枝杆菌感染、巨细胞病毒感染、金罗维肺孢子菌(P.jeroveci)肺炎、肺结核］等。

哺乳期 哺乳期妇女使用本品对乳儿的风险不能排除。

老年人 老年患者用药应根据肾功能调整剂量。

肝损伤 肝病患者使用本品，出现乳酸性酸中毒和肝脂肪变性、肝肿大等肝功能异常的风险增大。

【**药物相互作用**】 （1）与多柔比星、利巴韦林或齐多夫定合用，本品的细胞内磷酸化激活被抑制，从而降低抗病毒作用。

（2）本品与去羟肌苷和(或)羟基脲联用时，可发生胰腺炎甚至致死。故有先期症状出现时，应立即停止用药。不推荐与去羟肌苷联用，尤其是对妊娠期妇女。

【**用法与用量**】 **成人** 体重≥60kg者，一次40mg，一日2次；体重<60kg者，一次30mg，一日2次。

儿童 体重<30kg者，一次1mg/kg，一日2次；体重≥30kg者，按照成年患者给药。

其他 如疗程中出现外周神经病变时，应立即中止司他夫定的治疗，症状可自动消失。待症状完全消失后，成年人可用以下剂量继续服药：体重≥60kg者，一次20mg，一日2次；体重<60kg者，一次15mg，一日2次。儿童用量为上述推荐剂量的一半。继续使用本品后，若再发生神经病变，需考虑完全停止本品治疗。

肾损伤 肾功能减退患者用量见表10-32。

表 10-32 司他夫定用于肾功能减退患者的剂量调整

肌酐清除率 (ml/min)	调整剂量	
	体重≥60kg	体重<60kg
>50	40mg/12h	30mg/12h
26～50	20mg/12h	15mg/12h
10～25	20mg/24h	15mg/24h

血液透析患者推荐剂量：体重≥60kg者，每24小时20mg；体重<60kg者，每24小时15mg。在完成血液透析后或非血液透析日的同一时间服用。

【**制剂与规格**】 司他夫定片：(1)20mg；(2)30mg；(3)40mg。

司他夫定胶囊：(1)15mg；(2)20mg；(3)30mg；(3)40mg。

司他夫定散：0.1g。

齐 多 夫 定 [药典(二)；国基；医保(甲)；医保(乙)]
Zidovudine（AZT）

【**适应证**】 本品与其他抗HIV药物联合使用，用于治疗人类免疫缺陷病毒(HIV)感染的成年人和儿童。由于本品显示出可降低HIV的母-婴传播率，故本品亦可用于HIV阳性的妊娠期妇女及其所娩新生儿。

【**药理**】 (1)药效学 本品为胸腺嘧啶核苷的合成类似物，其3′-羟基(—OH)被叠氮基(—N$_3$)取代。在宿主细胞内，本品在酶的作用下转化为活性型三磷酸齐多夫定。后者通过竞争性抑制HIV逆转录酶，抑制病毒DNA的合成、运输、整合至宿主细胞核及病毒复制。在细胞培养中本品与拉米夫定、去羟肌苷、扎西他滨、多种蛋白酶抑制药及非核苷类逆转录酶抑制药有协同抗HIV作用。

(2)药动学 口服吸收迅速，t_{max}为1小时。有明显首关代谢，其生物利用度为60%～70%。食物可延缓其吸收，但不影响其生物利用度。每4小时口服本品(溶液剂)5mg/kg，其稳态C_{max}及C_{min}的均值分别为7.1μmol/L及0.4μmol/L(或1.9μg/ml及0.1μg/ml)。一项生物等效性研究结果显示，每4小时口服齐多夫定胶囊200mg，其稳态C_{max}及C_{min}的均值分别为4.5μmol/L(或1.2μg/ml)及0.4μmol/L(或0.1μg/ml)。分布容积1.6L/kg，血浆蛋白结合率为10%～30%，$t_{1/2}$为1.1小时。本品可通过血-脑屏障，脑脊液内药物浓度约为同时期血药浓度的60%。

本品先在细胞内代谢生成活性型三磷酸齐多夫定，其后主要在肝内代谢生成无活性的葡萄糖苷酸代谢物，口服后尿中排出原型药及其代谢产物分别为14%及74%。进餐对于药物吸收无影响，高脂饮食可减少吸收。肾功能减退患者肌酐清除率<20ml/min时及血液透析患者应减量。严重肝功能减退患者亦应减量应用。

【**不良反应**】 心血管、胃肠、血液系统 下述不良反应多见于接受大剂量治疗(一日1200～1500mg)和晚期艾滋病患者(特别是治疗前骨髓功能储备差者)，尤其是当患者CD4$^+$T淋巴细胞计数小于100个/mm^{3}时。必要时需减量或终止治疗。①心肌病；②恶心、呕吐、口腔黏膜色素沉着、腹痛、吞咽困难、食欲缺乏、腹泻、便秘、胃肠胀气等；③贫血(可能需要输血)、中性粒细胞缺乏症、白细胞减少、再生障碍性贫血等。

血液系统 接受本品治疗初期且中性粒细胞计数、血红蛋白含量及血清维生素 B_{12} 水平偏低者，中性粒细胞减少的发生率增加。可有血小板减少症、全血细胞减少（伴骨髓再生不良）和真性红细胞发育不良。

肝胆 肝功能紊乱如严重的脂肪变性和（或）肝肿大，血中肝酶水平和胆红素升高及胰腺炎。

代谢及营养 非低氧血症性乳酸性酸中毒。

肌肉骨骼 肌痛、肌病。

神经系统 头痛、头晕、失眠、感觉异常、嗜睡、智力丧失、惊厥、焦虑、抑郁等。

呼吸系统 呼吸困难、咳嗽。

皮肤及皮肤附件 皮肤和指甲色素沉着、皮疹、荨麻疹、瘙痒、出汗等。

全身整体表现 尿频、味觉倒错、发热、不适、全身酸痛、寒战、胸痛、流感样综合征、男子女性型乳房、虚弱等。

【禁忌证】 （1）对本品及其药品中任一成分有严重过敏史者禁用。

（2）中性粒细胞计数异常低下（$<0.75×10^9/L$）或血红蛋白水平异常低下（$<7.5g/100ml$）者禁用。

【注意事项】 **随访检查** 疗程中应仔细监测周围血象。晚期 HIV 感染患者在治疗开始后的 3 个月内，至少每 2 周查 1 次血常规，此后至少每个月复查 1 次。早期 HIV 感染患者（通常骨髓功能储备较好），血液系统不良反应的发生率较低，可每 1～3 个月检查 1 次。血红蛋白水平低至 7.5～9g/100ml 或中性粒细胞计数低至（0.75～1.0）$×10^9/L$ 时，应减少每日剂量，直至有骨髓恢复的迹象；否则，应停止用药 2～4 周以促进骨髓恢复。通常在减少用药剂量 2 周内，骨髓功能可得到恢复。

不良反应相关 （1）肥胖、长期用核苷类似物治疗或女性患者出现乳酸性酸中毒及重度脂肪肝的风险更大。在用本品治疗的患者，如在临床上或实验室检验中出现乳酸性酸中毒或肝毒性的征象，应停止用药。

（2）长期使用本品可引起肌炎或肌病。

（3）使用本品可出现免疫重建炎症综合征。

（4）接受α-干扰素与抗逆转录病毒药联合治疗的 HIV/HCV 协同感染患者，有肝脏功能失代偿的风险，有时甚至可致死。

妊娠 尽管妊娠期间使用本品可预防 HIV 的母婴传播，但在某些病例中仍有发生母婴传播的可能。

哺乳期 哺乳期妇女使用本品对乳儿的风险不能排除。

儿童 儿童用药 3～12 个月的婴儿可服用本品口服溶液。3 个月以上的儿童，推荐初始剂量为 360～480mg/m²，分 3～4 次与其他抗 HIV 药物合用。

【药物相互作用】 （1）利福平可使本品的 AUC 减少（$48±34$）%。其临床意义尚不清楚。

（2）阿司匹林、可待因、吗啡、吲哚美辛、酮替芬、萘普生、奥沙西泮、劳拉西泮、西咪替丁、氯贝丁酯、氨苯砜可以通过竞争性抑制葡萄糖醛酸化过程或直接抑制肝脏微粒体代谢而影响本品的代谢。当上述药物与本品联合应用，特别是长期应用时，应充分考虑引起药物相互作用的可能。

（3）司他夫定、利巴韦林可拮抗本品的抗病毒活本品性，应避免同时应用。

（4）与具有细胞毒性或骨髓抑制作用的药物，如本品与全身应用喷他脒、氨苯砜、乙胺嘧啶、复方磺胺甲唑、两性霉素 B、氟胞嘧啶、更昔洛韦、α-干扰素、长春新碱、长春碱及多柔比星同时应用，产生中性粒细胞减少、贫血或骨髓抑制等血液系统不良反应的风险增加。上述药物必须与本品同用时，应密切监测肾功能及周围血象。

（5）本品能使吡嗪酰胺的血药浓度显著降低。疗效降低。两者避免合用。

（6）与司他夫定合用，两者均由胸苷激酶调节单磷酸化，本品对胸苷激酶的亲和力更强，使司他夫定的有效性下降。

【给药说明】 血红蛋白水平降至 7.5～9g/100ml（4.65～5.59mmol/L）或中性粒细胞计数降至（0.75～1.0）$×10^9/L$ 的患者，应减少齐多夫定的用量或中止齐多夫定的治疗。

【用法与用量】 **成人** （1）本品与其他抗逆转录病毒药物合用的推荐剂量：一日 500mg 或 600mg，分 2～3 次给药。

（2）预防母婴传播的剂量：妊娠期妇女（孕周>14 周），一日 500mg，分次口服（一次 100mg，一日 5 次），直至分娩开始。在分娩过程中静脉用齐多夫定 2mg/kg，静脉滴注 1 小时以上，继以每小时静脉滴注 1mg/kg 直至脐带结扎。

儿童 新生儿应按 2mg/kg 的剂量给予齐多夫定口服溶液，每 6 小时服药 1 次。出生后 12 小时内开始给药，并持续服用至 6 周。不能口服的婴儿应静脉给予齐多夫定 1.5mg/kg，每 6 小时给药 1 次，每次给药时间大于 30 分钟。

肾损伤 肾功能减退患者的用药剂量晚期肾功能衰竭患者一日剂量为 300～400mg。治疗中应根据患者的周围血象及临床反应调整剂量。对于进行血液透析及腹膜透析的肾功能衰竭患者，推荐剂量为每6～8小时100mg。

肝损伤 肝功能减退患者的用药剂量肝功能减退患者由于葡萄糖醛酸化作用的减弱而引起齐多夫定在体内蓄积，因此必须进行剂量调整，但目前尚无理想的推荐方案。如果无法监测齐多夫定的血药浓度，医师应特别注意观察患者有无药物不耐受的征象，并适当减量或延长用药间隔时间。

【制剂与规格】 齐多夫定胶囊：0.1g。

齐多夫定口服液：100ml:1g。

阿巴卡韦
Abacavir

【适应证】 与其他抗HIV药物联合应用，治疗HIV感染的成年患者及3个月以上儿童患者。

【药理】 (1)药效学 本品是一种新型碳环2'-脱氧鸟苷核苷类药物，口服吸收完全。其是一种无活性的前体药，在体内经代谢成为具有活性的三磷酸酯，并通过：①竞争性地抑制2'-脱氧鸟苷三磷酸酯(dGTP)结合进入核酸链；②阻止新碱基的加入并终止DNA链的合成，从而抑制HIV DNA的合成。

(2)药动学 口服后吸收迅速而充分。成年人口服生物利用度约为83%。口服片剂后，平均t_{max}为1.5小时；口服溶液后t_{max}为1小时。口服本品片剂300mg、每12小时1次的稳态C_{max}为3mg/ml，AUC为6(mg·h)/ml。口服本品溶液的稳态C_{max}值稍高。进食不影响血药浓度，因此，本品在进食时或不进食时均可服用。静脉给药后，表观分布容积约为0.8L/kg。阿巴卡韦能很好地穿透血-脑屏障而至脑脊液中，脑脊液中的药物浓度是同时期血药浓度的30%～44%。血浆蛋白结合率为50%。阿巴卡韦主要在肝脏代谢，约66%的药物经乙醇脱氢酶葡萄糖醛酸化作用生成5'-羧酸和5'-葡萄糖苷酸。本品主要经肾脏排泄，尿中原型药占1%～2%，粪便排出16%。

【不良反应】 代谢及营养 常见：食欲减退，高乳酸血症。

神经系统 常见：头疼。

胃肠 常见：恶心、呕吐、腹泻。

全身整体表现 常见：发热、嗜睡、疲乏。

皮肤及皮肤附件 常见：皮疹。

【禁忌证】 (1)对本品过敏或对本品中任何成分过敏者禁用。

(2)肝功能中度及中度以上减退者禁用。

(3)曾出现严重过敏反应者禁用。

【注意事项】 不良反应相关 (1)HLA-B*5701基因位点阳性患者，发生严重甚至有时可致死的高敏反应风险显著增高，故不应使用本品。

(2)如患者对本品的高敏反应史不能排除，不应使用本品。

(3)疗程中可能发生乳酸性酸中毒(低氧血症)伴发严重肝肿大和脂肪肝的报道，可能引起死亡。疗程中如出现氨基转移酶迅速升高、进行性肝肿大或原因不明的代谢性或乳酸性酸中毒时应停止用药。患有肝肿大、肝炎和其他已知有危险因素的肝病患者(特别是肥胖、女性或长期应用核苷类似物治疗者)应慎用核苷类药物。对任何出现临床和实验室所见提示乳酸酸中毒伴随或不伴随肝炎(可包括即使无氨基转移酶升高，但出现肝肿大和脂肪变性)的患者，都应当暂停本品治疗。

(4)使用本品后有可能出现免疫重建炎症综合征。

(5)接受联合抗逆转录病毒药物治疗的HIV患者，可伴发机体脂肪重新分布(脂肪代谢障碍)，包括向心性肥胖、颈背部脂肪肿大(水牛背)、四肢消瘦、面部消瘦、乳房增大和"库欣综合征样外观"等。脂肪障碍的高危险性与个体因素(如年龄)有关，也与药物相关因素有关，如长期抗逆转录病毒药物治疗和伴发代谢紊乱。临床检查应包括对脂肪重新分布的体征评价。应考虑检查空腹血脂和血糖水平。应以临床适用来控制脂质紊乱。

肾损伤 肾功能减退患者用药不必减量，但严重肾功能减退患者应避免服用本品。

肝损伤 轻度肝功能减退患者需要调整剂量。

老年人 65岁以上老年患者用药尚无资料。

妊娠 人类妊娠期使用阿巴卡韦的安全性尚未确定。只有阿巴卡韦对母亲的益处大于对胎儿可能的危害时才考虑使用。

哺乳期 哺乳期妇女使用本品对乳儿的风险不能排除。

【药物相互作用】 (1)本品与大多数抗HIV药物如齐多夫定、奈韦拉平、拉米夫定有协同作用。

(2)与利巴韦林合用，可导致致死性的乳酸性酸中毒。

(3)与乙醇共用时会影响阿巴卡韦的代谢，导致AUC约增加41%。临床上认为没有显著意义。阿巴卡韦不改变乙醇的代谢。

(4)强效酶诱导剂，如利福平、苯巴比妥和苯妥英可以通过对UDP-葡萄糖醛酸转移酶的作用轻度降低阿巴卡韦的血浆浓度。

【给药说明】 可在进食或不进食时服用。对于不宜服用片剂的患者，尚有口服溶液可供选择。

【用法与用量】 成人 推荐剂量为每次300mg，一日 2 次。

儿童 3 个月～12 岁儿童：一次 8mg/kg，一日 2 次，口服。

肝损伤 在确定有肝硬化并有轻度肝功能损害(Child-Pugh 分数为 5～6 分)的患者中，推荐的本品剂量为 200mg 每日 2 次。为能够做到对本品进行减量，治疗这些患者时应当使用口服溶液。

【制剂与规格】 硫酸阿巴卡韦片：300mg。

硫酸阿巴卡韦口服溶液：240ml:4.8g(20mg/ml)。

奈 韦 拉 平 [药典(二)：医保(甲)]
Nevirapine

【适应证】 适用于 HIV-Ⅰ 感染，应与其他抗逆转酶药物联合用药，亦可单独用于阻断母婴传播。

【药理】 (1)药效学 本品与 HIV-Ⅰ 的逆转录酶(RT)结合，阻断此酶的催化部位，抑制 RNA 和 DNA 依赖型 DNA 聚合酶活性。本品不会与 RNA 模板或三磷酸核苷产生竞争。本品对 HIV-Ⅱ 的逆转录酶及人类 DNA 聚合酶无抑制作用。

(2)药动学 口服后迅速吸收(>90%)。t_{max} 与剂量呈线性关系，口服 400mg 后 C_{max} 为(4.5±1.9)μg/ml。本品的吸收不受食物、抗酸药或去羟肌苷的影响。口服生物利用度超过 90%。血浆蛋白结合率约 45%，本品在人体内分布广泛，可透过胎盘屏障，并能在乳汁中检测到，脑脊液中的药物浓度是血药浓度的 45%。本品主要经肝脏 CYP3A4 代谢，尿中排出 81%，主要为羟化物的葡萄糖醛酸结合物，其中原型药<3%，粪便排出约 10%。本品对 CYP3A4 有自身诱导作用，常用量用药 2～4 周后，清除率增加 1.5～2 倍，$t_{1/2}$ 由 40 小时缩短到 25～30 小时。

【不良反应】 皮肤及皮肤附件 最常见的临床毒性是严重皮疹和威胁生命的皮肤反应，包括史-约综合征和罕见的中毒性表皮坏死松解症，大约 2%奈韦拉平治疗的患者会出现上述症状，是最初治疗 6 周内特有的现象。皮疹通常表现为轻度或中度的斑丘疹、红斑样皮疹，可单独出现或以皮疹伴随全身症状为特征的变态反应。

肝胆 本品可引起的肝炎、严重危及生命的肝脏毒性及致命的急性肝衰竭。在临床研究中肝炎发生率约 1%。

全身整体表现 常见疲劳、发热、头痛、嗜睡。

胃肠 常见腹泻、恶心、呕吐、腹痛。

肌肉骨骼 常见肌痛，有关节痛的个例报道。

血液系统 其他严重的不良反应包括贫血、中性粒细胞减少、粒细胞生成障碍。

【禁忌证】 (1)对本品过敏者禁用。

(2)中等或严重程度的肝脏损害者禁用。

【注意事项】 不良反应相关 (1)本品开始治疗时 CD4+ T 淋巴细胞计数较高(成年女性>250 个/mm³，成年男性>400 个/mm³)者，发生肝脏毒性的风险大，尤其是在治疗初始 12 周，其中初始 6 周的风险最大。开始治疗前应做受益/风险评价，开始治疗后应加强监测，一旦出现肝脏不良反应，须终生停用本品。

(2)女性患者(包括妊娠期妇女联合应用奈韦拉平与其他抗逆转录病毒药治疗 HIV 感染)发生肝毒性的风险更大，尤其是在治疗初始 12 周，其中初始 6 周以及在 CD4+T 淋巴细胞计数大于 250 个/mm³ 时风险最大。

(3)本品治疗的初始 12 周，皮肤反应的风险增加，尤其是在初始 6 周的风险最大。应加强监测，一旦出现严重皮肤反应，应终生停用本品。女性发生皮疹的风险更大。

(4)应用本品必须先经历 14 日的引导期，每日服用 200mg(儿科患者每日 4mg/kg)，以减少发生皮疹的风险。若在引导期内发现皮疹，应待皮疹消失后增加用药剂量。

(5)在临床试验中，本品与泼尼松(治疗前 14 日内每日服用 40mg)联用会扩大治疗初始 6 周内皮疹的范围和程度。因此，不推荐用泼尼松预防奈韦拉平引起的皮疹。

(6)患者可出现免疫重建炎症综合征。

肝损伤 (1)肝纤维化或肝硬化患者使用本品，肝脏毒性的程度加重。

(2)乙肝病毒和丙肝病毒混合感染者以及氨基转移酶升高者，开始治疗后的 6 周内发生肝毒性的风险大。

(3)奈韦拉平主要由肝脏代谢，由肾进行代谢产物的消除。因此肝、肾功能不全患者用药时要特别注意。

哺乳期 哺乳期妇女使用本品对乳儿的风险不能排除。

妊娠 对妊娠妇女缺乏合适的、对照的治疗 HIV-Ⅰ 的感染的研究。仅在用药潜在益处大于用药可能造成的胎儿危害时，才考虑孕妇使用本品。

儿童 儿科患者应用本品联合齐多夫定，出现粒细胞缺乏症的风险更大。

【药物相互作用】 (1)本品经肝脏 CYP3A4 代谢，与其他经此类酶代谢的药物发生竞争性抑制，可导致双方血药浓度升高和毒性增加。另外，肝药酶诱导药可使本品的血药浓度降低；本品本身也有轻至中度肝药酶诱导作用，可以降低其他药物的浓度。

(2)本品与利福布汀同用时，可使利福布汀血药浓度升高，只能在确有适应证及密切观察下联合使用。与利福平合用，可使本品血药浓度降低，禁止二者联合应用，可用利福布汀作为替代。

（3）禁止本品与酮康唑联合应用，因可引起酮康唑血药浓度明显下降，而奈韦拉平血药浓度升高。

（4）与氟康唑合用，奈韦拉平的血药浓度大幅上升，需加强监测不良反应的发生。

（5）与伏立康唑合用，奈韦拉平的血药浓度上升，伏立康唑的血药浓度也出现波动（上升或下降）。

（6）使用口服避孕药或其他激素避孕药的患者使用本品时，应改用其他非激素类避孕药，因为奈韦拉平可降低激素的血药浓度，使之失效而导致避孕失败。

（7）与美沙酮合用，奈韦拉平会增加肝脏代谢而降低美沙酮的血药浓度，需增加美沙酮的剂量，监测撤药综合征。

【给药说明】 若患者终止用药超过 7 日，重新用药时宜先口服，一次 200mg，一日 1 次（儿童患者一日 4mg/kg）；14 日后，一次 200mg，一日 2 次（儿童患者根据年龄一日 4～7mg/kg）。

【用法与用量】 成人 口服，一次 200mg，一日一次，连续 14 天（这一导入期的应用可以降低皮疹的发生率）；之后改为一日两次，一次 200mg。均与其他抗 HIV 药合用。

儿童 推荐口服剂量为：2 个月～8 岁（不含 8 岁）患儿，初始 14 日内，一日 1 次，每次 4mg/kg；然后一日 2 次，一次 7mg/kg。8 岁及 8 岁以上患儿，初始 14 日内，一日 1 次，每次 4mg/kg；然后一次 4mg/kg，一日 2 次。任何患者一日的药量不超过 400mg。

【制剂与规格】 奈韦拉平缓释片：（1）100mg；（2）400mg。

奈韦拉平胶囊：0.2g。

奈韦拉平片：0.2g。

奈韦拉平分散片：0.2g。

依 非 韦 伦 [医保(甲)]

Efavirenz

【适应证】 用于 HIV-I 感染的成人、青少年和儿童的抗病毒联合治疗。

【药理】 （1）药效学 本品为 HIV-I 的非核苷类逆转录酶抑制药，可非竞争性地抑制 HIV-I 的逆转录酶而阻止该病毒的复制，但对 HIV-II 逆转录酶和人类细胞的 DNA 多聚酶α、β、γ和δ无作用。

（2）药动学 正常志愿者单剂口服 100～1600mg 后，C_{max} 和 AUC 的增高较剂量的增加为少，提示高剂量时本品的吸收减少。生物利用度为 50%。HIV 感染患者每日口服 200mg、400mg、600mg 后，其平均稳态 C_{max} 与 AUC 的增高与剂量呈正比，t_{max} 为 3～5 小时。35 名 HIV 感染者每日口服 600mg 后，其稳态 C_{max} 为 $(12.9\pm3.7)\mu mol/L$，稳态 C_{min} 为 $(5.6\pm3.2)\mu mol/L$，AUC 为 $(184\pm73)\mu(mol\cdot h)/L$。进食可使 C_{max} 及 AUC 增加，本品血浆蛋白结合率高（99.5%～99.7%），主要与白蛋白结合。HIV-I 感染患者每日口服 200～600mg，连续 1 个月以上，其脑脊液内药物浓度可达同时期血药浓度的 0.26%～1.19%（平均 0.69%）。本品主要在肝脏经 CYP3A4 和 CYP2B6 代谢成为无活性代谢产物。本品可诱导 CYP 酶系统的产生，加快自身的代谢。单剂口服本品后终末 $t_{1/2}$ 为 52～76 小时，多剂口服后终末 $t_{1/2}$ 缩短为 40～55 小时（与酶诱导作用有关）。给药量的 14%～34%经尿排出，其中原型药<1%；16%～61%经粪便排出。

【不良反应】 皮肤及皮肤附件 十分常见：皮疹。皮疹通常是轻至中度的斑丘疹，发生于治疗的初始 2 周，大多数患者的皮疹随着继续治疗会在 1 个月内消退。出现严重皮疹时应停用本品。对于因皮疹而中断治疗的患者可重新开始服用本药。重新服用本药时，建议使用适当的抗组胺药和（或）皮质激素类药物。

神经系统 常见的神经系统症状包括：头痛、眩晕、失眠、嗜睡及噩梦。神经系统症状通常开始于治疗的初始 1～2 日，并且在 2～4 周后基本消失。睡前服药可减轻症状。

全身整体表现 可出现发热、血甘油三酯升高、恶心、腹泻、肝酶指标升高、抑郁和注意力降低。

胃肠 可出现恶心、腹泻等症状。

肝胆 可出现血甘油三酯升高、肝酶指标升高等。

精神 可出现严重抑郁、自杀意念和注意力降低等症状。

【禁忌证】 对本品或本品中的任一成分过敏者禁用。

【注意事项】 常规 本品需与其他抗 HIV 药物联合应用，单用易出现病毒耐药。不推荐与其他含本品的药物合用。

肝损伤 肝病（及肝病史）患者或合用其他与肝毒性相关的药物，使用本品发生肝毒性的风险增加，应加强监测。

随访检查 疗程中应考虑监测血脂水平。

妊娠 服用依非韦伦的妇女应避免怀孕，由于依非韦伦有较长半衰期，建议在停止服用后 12 周仍然要采取适当的避孕措施。

哺乳期 哺乳期妇女使用本品对乳儿的风险不能排除。

儿童　不推荐本品用于3岁以下或体重低于13kg的儿童患者。

不良反应相关　(1)使用本品可出现免疫重建炎症综合征。

(2)精神病史患者或有本品注射史患者,使用本品出现精神症状的风险增加。

(3)癫痫病史患者使用本品,癫痫发作的风险增加,应加强监测。

【药物相互作用】　(1)本品不得与特非那定、阿司咪唑、西沙必利、苄普地尔、匹莫齐特、麦角衍生物、咪达唑仑或三唑仑合用,因为本品竞争抑制CYP3A4,可能导致这些药物的代谢抑制,血药浓度升高,可能造成严重的和(或)危及生命的不良反应,如尖端扭转型室性心动过速、持续的镇静作用或呼吸抑制。

(2)本品是CYP3A4诱导药,与安普那韦、依曲韦林、依曲康唑、伏立康唑、泊沙康唑、利福布汀、马拉韦罗等其他经CYP3A4代谢的药物合用时,后者的血药浓度可能降低。

(3)茚地那韦(每8小时800mg)与本品同时服用时,由于本品诱导肝药酶的作用,茚地那韦的AUC和C_{max}分别降低约31%和16%。因而,茚地那韦的剂量应从每8小时800mg增加到1000mg,而本品的剂量不需调整。

(4)沙奎那韦(每日3次,每次1200mg)与本品合用时,沙奎那韦的AUC和C_{max}分别降低62%和45%～50%。本品不宜与沙奎那韦合用。

(5)与利福平或利福喷丁同服时,本品的血药浓度均下降。与利福平合用时,本品剂量应提高到一日800mg。与利福喷丁合用时,本品的剂量也应适当提高。

(6)克拉霉素与本品联合用药时,克拉霉素的AUC和C_{max}分别降低约39%和26%,而克拉霉素羟基代谢产物的AUC和C_{max}分别增高约34%和49%。故与克拉霉素联合用药时,不必调整本品的剂量,而应考虑调整克拉霉素的剂量。

【给药说明】　可与或不与食物同服。

【用法与用量】　成人　本品与蛋白酶抑制药和(或)核苷(酸)类逆转录酶抑制药(NRTIs)合用时,推荐成人剂量为每次口服600mg,一日1次。

儿童　推荐儿童剂量为:①体重13～15kg者,一次200mg,一日1次;②体重16～20kg者,一次250mg,一日1次;③体重21～25kg者,一次300mg,一日1次;④体重26～32kg者,一次350mg,一日1次;⑤体重33～40kg者,一次400mg,一日1次;⑥体重>40kg者,

一次600mg,一日1次。

【制剂与规格】　依非韦伦片:(1)50mg;(2)200mg;(3)600mg。

茚地那韦[医保(甲)]
Indinavir

【适应证】　用于成人HIV-Ⅰ感染,应与抗逆转录病毒制剂(核苷和非核苷类逆转录酶抑制药)合用治疗成人的HIV-Ⅰ感染。

【药理】　(1)药效学　本品为HIV蛋白酶抑制药,可与HIV蛋白酶的活性部位结合后抑制蛋白酶,使HIV病毒的多蛋白前体不能分割成为不同功能的蛋白质,导致形成不成熟和无传染性的病毒颗粒。

(2)药动学　空腹服用本品可迅速吸收,生物利用度为80%。t_{max}为(0.8±0.3)小时。在剂量为200～1000mg范围内血药浓度的增高较剂量的增加更为显著。成人每8小时口服800mg后稳态AUC为(30691±11407)nM·h,稳态C_{max}为(12617±4037)nM,稳态C_{min}为(251±178)nM,进食高热量、高脂和高蛋白食物后可使C_{max}和AUC减低,血浆蛋白结合率为60%。本品在肝脏经CYP3A4先进行氧化代谢,然后与葡萄糖醛酸结合,形成7种代谢产物。在尿中排出量不到给药量的20%,其中一半为原型药;其余从粪便排出。$t_{1/2}$为(1.8±0.4)小时。轻至中度肝功能损害使本品在肝内代谢减少,一次口服400mg后的AUC可增高60%,$t_{1/2}$可延长至(2.8±0.5)小时。

【不良反应】　全身整体表现　可出现虚弱或疲劳、味觉异常、背痛等症状。

神经系统　可出现眩晕、头痛、感觉迟钝、失眠。

胃肠　可出现恶心、呕吐、腹痛等胃肠道反应。

皮肤及皮肤附件　可出现皮肤干燥、瘙痒、药物疹等皮肤过敏反应。

肝胆　可出现无症状性高胆红素血症、肝炎、肝功能异常。

尿路　可出现肾结石、肾功能异常。

血液系统　可出现血友病患者的自发性出血增加;急性溶血性贫血。

代谢及营养　可出现血糖升高、糖尿病酮症酸中毒或者糖尿病加重;脂肪代谢障碍、血清甘油三酯增高。

【禁忌证】　对本品及本品中的任一成分过敏者禁用。

【注意事项】　不良反应相关　(1)疗程中患者应注意摄取足够的水量。如果出现肾结石的症状和体征,可考虑暂停或中断治疗。儿科患者使用本品时出现肾结石的风险更大。

（2）如发生急性溶血性贫血，应给予相应的治疗，包括中断使用本品。

（3）使用本品可出现免疫重建炎症综合征。

肝损伤 轻至中度肝功能不全患者应用本品时须减量。

哺乳期 哺乳期妇女使用本品对乳儿的风险不能排除。

儿童 本品对儿童的安全性和有效性尚未建立。

【药物相互作用】 （1）本品不可与特非那定、阿司咪唑、西沙必利、胺碘酮、雷诺嗪、西洛度新、麦角衍生物、匹莫齐特、伊洛哌酮、阿普唑仑、三唑仑及咪达唑仑合用，因为本品竞争抑制 CYP3A4，可能导致这些药物的代谢减少，血药浓度升高，从而造成严重的和（或）危及生命的不良反应，包括 Q-T 间期延长、尖端扭转型室性心动过速或心脏停搏等。如与去羟肌苷合用，则两者应在空腹时至少间隔 1 小时分开服用。

（2）利福平、利福喷丁均是肝脏细胞色素 P450 3A4 的强效诱导药，能显著降低本品的血药浓度，不可合用。

（3）与利福布汀合用，CYP3A4 调节的利福布汀代谢被抑制，血药浓度上升，出现药物毒性的风险增加。而本品的代谢被诱导，血药浓度下降。

（4）苯巴比妥、苯妥英、卡马西平、依曲韦林和地塞米松与本品合用时应谨慎，因为上述药物也可能降低本品的血药浓度。

（5）与阿扎那韦合用，增加高间接胆红素血症的风险。

（6）与沙美特罗、舒尼替尼、达沙替尼、拉帕替尼、尼罗替尼、依维莫司、辛伐他汀、洛伐他汀、瑞舒伐他汀、他达拉非、氟替卡松等合用，CYP3A4 调节的代谢被抑制，这些药物的血药浓度显著升高，出现毒性反应的风险增加。

（7）与奥美拉唑合用，本品 pH 依赖性的生物利用度降低，导致疗效降低。

（8）与大蒜合用，CYP 和 P-糖蛋白被大蒜所诱导，蛋白酶抑制药的浓度降低，逆转录病毒出现耐药和治疗失败的风险增加。

【用法与用量】 **成人** 推荐剂量每 8 小时口服 800mg。应用本品治疗必须自一日 2.4g 的推荐剂量开始。无论是单独使用或与其他抗逆转录病毒制剂联合使用时的剂量都相同。

肝损伤 轻至中度肝功能减退患者，应减量至一日 3 次，一次 600mg 口服。

肾损伤 肾结石患者除摄取足够的水分外，患者在肾结石急性发作期可暂停治疗（如暂停 1~3 日）或者中断治疗。

其他 （1）与利福布汀联合治疗利福布汀与本品同时服用时，利福布汀的剂量应减少至标准剂量的一半，而本品剂量应增加至每 8 小时 1000mg。

（2）与酮康唑同时服用本品的剂量应减少至每 8 小时 600mg。

【制剂与规格】 硫酸茚地那韦胶囊：（1）200mg；（2）100mg；（3）400mg。

硫酸茚地那韦片：200mg。

利 托 那 韦[国基]
Ritonavir

【适应证】 单独或与抗逆转录病毒的核苷类药物合用治疗晚期或非进行性的艾滋病患者。

【药理】 （1）药效学 利托那韦为人免疫缺陷病毒-Ⅰ（HIV-Ⅰ）和人免疫缺陷病毒-Ⅱ（HIV-Ⅱ）天冬氨酸蛋白酶的口服有效抑制剂，阻断该酶促使产生形态学上成熟 HIV 颗粒所需的聚蛋白，使 HIV 颗粒因而保持在未成熟的状态，从而减慢 HIV 在细胞中的蔓延，以防止新一轮感染的发生和延迟疾病的发展。利托那韦对齐多夫定敏感的和齐多夫定与沙喹那韦耐药的 HIV 株一般均有效。

（2）药动学 HIV 感染患者服用利托那韦 600mg，每日 2 次后的稳态 C_{max} 为 11.2mg/L，与食物同服可轻微降低生物利用度，在非空腹状态下，600mg 利托那韦口服后 C_{max} 和 AUC 分别下降 23% 和 7%。血浆蛋白结合率为 98%~99%，$t_{1/2\beta}$ 为 3~5 小时，利托那韦主要经肝脏 CYP3A4 和 CYP2D6 代谢，主要代谢产物有抗病毒活性，但血药浓度低。单剂给药本品 600mg 后，86% 由粪便排出，11% 由尿排出，在粪便及尿中原型药物分别为 33.8% 及 3.5%。轻度肝功能不全患者药动学参数与正常受试者大致相仿，中度肝功能不全患者血药浓度减低 40%，目前尚缺乏本品在肾功能不全患者中的药动学资料。

【不良反应】 常见药物不良反应包括胃肠道反应（腹泻，恶心呕吐，腹痛），神经功能紊乱（包括感觉异常，口腔感觉异常），皮疹，疲劳，虚弱。

【禁忌证】 （1）利托那韦或相关辅料过敏患者禁用；

（2）禁止本品与阿夫唑嗪、胺碘酮、普罗帕酮、奎尼丁、特非那定、麦角生物碱、西沙必利、匹莫齐特、咪达唑仑、三唑仑或伏立康唑合用。

【注意事项】 （1）由于毒性原因，利托那韦口服溶液不能用于早产儿产后即刻给药，利托那韦在该类人群中安全性和有效性尚未明确；

（2）有致死性肝毒性的报道。在治疗前和治疗期间监测肝功能，特别是有肝脏疾病的患者，包括乙型病毒性

（3）有致死性胰腺炎发生的报道；

（4）有变态反应发生的报道，包括过敏，中毒性表皮坏死松解症，Stevens-Johnson 综合征，支气管痉挛，血管性水肿。如果有严重变态反应发生应停止治疗；

（5）在一些患者中发生 P-R 间期延长。有发生Ⅱ～Ⅲ度房室传导阻滞报道。有传导系统紊乱，缺血性心脏病的患者使用时应注意监测；

（6）总胆固醇和甘油三酯升高，在治疗前和治疗后定期监测相关指标；

（7）患者可能新发或加重原有糖尿病或高血糖；

（8）患者可能发生免疫抑制综合征；

（9）可能引起脂肪堆积或重新分布；

（10）血友病：可能发生自发性出血，如有必要加入Ⅷ因子治疗。

【药物相互作用】 （1）本品对细胞色素 P450 系同工酶 CYP3A 具有强力抑制作用，CYP2D6 也能被本品抑制。所以，本品会减慢通过这些酶介导的药物代谢，增加这些药物的血浓度，而增加 CYP3A 活性的药物可使本品代谢增加，血浓度降低。因此，在合并治疗中，本品很可能与许多药物发生相互作用。

（2）阿普唑仑、安非他酮、胺碘酮、阿咪唑、苄替地尔、西沙必利、氯拉折帕、氯氮平、右丙氧芬、地西泮、双氢麦角胺、恩卡肢、艾司唑仑、麦角胺、氟卡尼、氟西泮、咪达唑仑、哌替啶、匹莫齐特、吡罗昔康、普罗帕酮、奎尼丁、利福布汀、特非那定、三唑仑和左吡登禁止用于本品治疗的病人，因为它们可能与本品发生相互作用，产生严重并发症的危险。例如普罗帕酮、奎尼丁、阿咪唑、特非那定、西沙必利能引起心律失常，阿普唑仑、三唑仑、左吡登引起过度镇静和氯氮平引起血液学异常。

（3）苯巴比妥、卡马西平、苯妥因和利福平能增加 CYP3A4 的活性，很可能与本品发生相互作用，增加本品的清除，降低本品的活性。烟草可使本品的 AUC 值降低 18%。

（4）华法林、环孢素、卡马西平、奈法唑酮、紫杉醇和钙通道阻断剂的代谢均经 CYP3A 介导，因此能与本品发生相互作用，使这些药物的 AUC 值和活性大大提高。故这些药物与本品合用需谨慎。

（5）大部分三环类抗抑郁剂主要经 CYP2D6 介导代谢，与本品合用，它们的血浓度会上升。例如地昔帕明与本品合用，其 AUC 值平均增加 145%，故其剂量应考虑降低。

（6）茶碱与本品合用，其平均 AUC 值降低 43%。所以，茶碱与本品合用时，其剂量也许需要增加。炔雌醇的 AUC 也被本品降低约 40%，故本品治疗的病人，如需用避孕药，应避免使用炔雌醇口服避孕剂，而应采用其他避孕措施。

（7）常用于艾滋病病人的地塞米松、伊曲康唑、酮康唑、氯雷他定、美沙酮、奈法唑酮、奎宁和舍曲林，能与本品发生相互作用，故与本品合用，也须谨慎。吗啡、甲苯磺丁脲、芬太尼、大环内酯类和类固醇类药物与本品合用也有相互作用。

（8）体外试验表明，在大鼠和人肝微粒体内，本品能强力抑制其他蛋白酶抑制剂的代谢。在大鼠体内，沙喹那韦、奈非那韦、英地那韦和 VX-478 与本品合用，它们的 AUC8 分别增加 36，18 和 8 倍。对健康的志愿受试者的单次和多次剂量的试验表明，本品可使合用的沙喹那韦的 AUC 和 C_{max} 增加许多。故本品与这些蛋白酶抑制剂合用，应谨慎。

（9）据报道，本品增加克拉霉素 AUC 达 77%，肾功能正常病人无须调整剂量，但肾功能损害病人合用本品和克拉霉素时，应考虑调整后者的剂量。如肌酸酐清除率为 30～60ml/min 的病人，克拉霉素剂量要降低 5%。

（10）本品口服液制剂含有醇，与双硫仑或双硫仑样药物，如甲硝唑合用，能发生反应，故应避免与这些药物合用。

【给药说明】 （1）利托那韦必须与其他抗逆转录病毒药物联合使用。

（2）利托那韦片剂应整个吞下，而不要咀嚼，弄碎或压碎。随餐服用利托那韦。

【用法与用量】 成人 （1）单一的蛋白酶抑制剂：起始治疗，300mg，口服，每日 2 次，按照每 2～3 天增加 100mg（口服，每日 2 次）的幅度直至维持剂量 600mg（口服，每日 2 次）；最大用量为：600mg，口服，2 次/日。

（2）当使用低剂量利托那韦时，仅推荐其作为其他蛋白酶抑制剂的药代动力学增强剂。

儿童 美国：年龄≥1 月儿童，一日 2 次，按体表面积给药，总量不超过一次 600mg，一日 2 次。

【制剂与规格】 利托那韦片：100mg。

利托那韦口服溶液：75ml:6g。

洛匹那韦-利托那韦[国基]
Lopinavir and Ritonavir

【成分】 洛匹那韦、利托那韦。

【适应证】 本品适用于与其他抗逆转录病毒药物联

合用药，治疗 HIV 感染。

【药理】(1)药效学 本品的抗病毒活性是由洛匹那韦产生。洛匹那韦是一种 HIV-Ⅰ和 HIV-Ⅱ蛋白酶抑制药。作为复方制剂，利托那韦可以抑制 CYP3A4 介导的洛匹那韦代谢，从而提高洛匹那韦的血药浓度。作用机制：洛匹那韦可以阻断 gag-pol 多聚蛋白前体的分裂，导致产生未成熟且无感染力的病毒颗粒。

(2)药动学 进食并不影响药物的吸收。本品 400/100mg，每日给药 2 次，连续 3 周，洛匹那韦的稳态 C_{max} 为 $(9.8\pm3.7)\mu g/ml$，约在给药后 4 小时达到。清晨给药前的平均稳态 C_{min} 为 $(7.1\pm2.9)\mu g/ml$。给药间期的最低血药浓度为 $(5.5\pm2.7)\mu g/ml$，洛匹那韦在 12 小时给药间隔内的 AUC 平均为 $(92.6\pm36.7)(\mu g\cdot h)/ml$。稳态时，洛匹那韦有 98%～99%与血浆蛋白结合。洛匹那韦在肝脏经 CYP3A4 广泛代谢。利托那韦是一种强效 CYP3A4 抑制药，可抑制洛匹那韦的代谢，因此能够提高洛匹那韦的血药浓度。以原型从尿中排泄的洛匹那韦不到给药剂量的 3%，洛匹那韦的表观口服清除率(CL/F)为 $(5.98\pm5.75)L/h$。

【不良反应】 发生频率最多且与本品治疗相关的不良反应是轻至中度的腹泻。另外比较常见的不良反应包括乏力；头痛，失眠；恶心，呕吐，腹痛，大便异常，消化不良，胃肠胀气；皮疹，脂肪代谢障碍。比较常见的实验室检查异常有中性粒细胞减少(2%)，血小板减少(4%)，血清氨基转移酶增高(ALT 或 AST)(7%～8%)，血胆红素增高(3%)，高血糖，血清淀粉酶增高(7%)，血胆固醇或甘油三酯增高(3%)等。严重的不良反应有：房室传导阻滞、P-R 间期延长、Q-T 间期延长、尖端扭转型室性心动过速等。本品上市后有报道可能出现肝炎、胰腺炎、史-约综合征、多形性红斑及缓慢型心律不齐。

【禁忌证】 对洛匹那韦、利托那韦或本品中的任何成分过敏者禁用。

【注意事项】(1)有 A 型或 B 型血友病患者接受蛋白酶抑制药治疗时出血增多的报道，包括自发性皮肤血肿和关节积血，但与使用本品间的因果关系尚不明确。在接受抗逆转录病毒药治疗的患者中观察到血脂异常及体脂分布异常。

(2)哺乳期妇女使用本品对乳儿的风险不能排除。

(3)6 个月以下儿科患者不应同时使用依法韦仑、奈韦拉平、安普那韦和奈非那韦。

(4)有潜在的器质性心脏病、缺血性心脏病、心脏传导系统异常或心肌病的患者使用本品，或在使用本品的同时联合可致 P-R 间期延长的药物的患者，心脏传导异

常的发生风险增加。

(5)潜在的乙型或丙型肝炎患者，使用本品可出现或加重氨基转移酶升高或肝脏功能失代偿的风险。

(6)潜在的慢性肝炎或肝硬化患者，使用本品致肝脏毒性反应的风险增加，尤其是在开始用药后的数个月中。

(7)使用本品可发生免疫重建炎症综合征。

(8)有胰腺炎病史的患者使用本品，复发的风险增加。

(9)先天性长 Q-T 间期综合征或低血钾患者使用本品，或是在使用本品的同时使用其他延长 Q-T 间期的药品的患者，发生 Q-T 间期延长或尖端扭转型室性心动过速的风险增加。

(10)使用本品后血甘油三酯明显升高者，发生胰腺炎的风险增加。

【药物相互作用】(1)本品不能与那些主要依赖 CYP3A 清除且其血药浓度升高会引起严重和(或)致命性不良事件的药物同用。例如：抗组胺药物阿司咪唑、特非那定，麦角衍生物双氢麦角胺、麦角新碱、麦角胺、甲基麦角新碱，胃肠动力药西沙必利，精神抑制药物匹莫齐特，苯并二氮杂䓬类药咪达唑仑、三唑仑。

(2)本品不能与利福平合用，因其能够大幅降低洛匹那韦的血药浓度，从而显著降低本品治疗效果；本品与其他吸入型皮质类固醇(如布地奈德、氟替卡松丙酸酯)合用时会产生库欣(Cushing)综合征和包括肾上腺抑制症状在内的全身性皮质类固醇症状。西地那非、他达拉非和伐地那非与本品合用时被认为可导致这些药物浓度的连续增加，可引起低血压和勃起时间延长等不良事件发生风险增高。本品和贯叶连翘提取液制品同时使用会降低蛋白酶抑制药的浓度，可导致洛匹那韦疗效丧失，并使病毒对洛匹那韦等蛋白酶抑制药产生耐药性。如果在服用本品的同时使用其他经肝脏 CYP3A4 途径代谢的 HMG-CoA 还原酶抑制药(如阿托伐他汀等)，则发生肌病(包括横纹肌溶解症)等严重不良反应的风险可能会增高。

(3)本品是 CYP3A4 的体内、外抑制药。同时给予本品和主要由 CYP3A4 代谢的药物(例如二氢吡啶类钙通道阻滞药，瑞舒伐他汀等 HMG-CoA 还原酶抑制药，免疫抑制药和西地那非以及阿端匹坦、卡马西平、利多卡因、芬太尼、达沙替尼、拉帕替尼、尼罗替尼、舒尼替尼、地高辛、依维莫司、氟替卡松、夫西地酸、利福布汀、伊洛哌酮、伊立替康、伊沙匹隆、文拉法辛、长春碱、长春新碱)，可导致合用药物浓度升高，从而增强或延长合用药物的疗效和不良反应。当那些可被 CYP3A4 广泛代谢和具有较强首关效应的药物与本品合用时，其 AUC 可能会大幅增加(超过 3 倍)。本品禁止与

阿夫唑嗪、胺碘酮、普罗帕酮、恩卡尼、氟卡尼、奎尼丁、雷诺嗪、西洛度新、辛伐他汀、洛伐他汀、依普利酮、阿司咪唑、西沙必利、特非那定、利福平、考尼伐坦、苯普地尔、波生坦、麦角衍生物、咪达唑仑、三唑仑、匹莫齐特合用。

(4) 本品与 CYP3A4 诱导药合用，会降低洛匹那韦的血药浓度，导致疗效降低。尽管本品与酮康唑合用时未见洛匹那韦的血药浓度升高，但同时给予本品和其他 CYP3A4 抑制药可能会升高洛匹那韦的血浆浓度。

(5) 本品与苯巴比妥、苯妥英合用，可诱导 CYP3A4 的作用，增强洛匹那韦的代谢，使本品的有效性降低。

(6) 本品与伏立康唑合用，诱导 CYP2C9 调节伏立康唑的代谢，使伏立康唑的血药浓度降低，从而减弱其疗效。

(7) 本品与大蒜合用，可诱导 CYP 酶系统和 P-糖蛋白的作用，使蛋白酶抑制药的浓度降低，导致逆转录病毒耐药和治疗失败的风险增加。

【用法与用量】 成人 推荐剂量为一次 2 片，每日 2 次。本品可以与或不与食物同服。本品应整片咽下，不能咀嚼、掰开或压碎。合并依非韦伦、奈韦拉平、安普那韦，Fosampre 福沙那韦或奈非那韦治疗时，本品推荐剂量(一次 2 片，每日 2 次)和上述这些药物合并使用，而不需要调整剂量。

儿童 体重≥40kg 或体表面积{BSA=［身高(cm)×重量(kg)］/3600}大于 1.3m² 的儿童，可以用成人的推荐剂量(一次 2 片，每日 2 次)；体重<40kg 或体表面积(BSA)小于 1.3m² 的儿童，推荐使用儿童剂量的洛匹那韦-利托那韦口服液。

【制剂与规格】 洛匹那韦-利托那韦片：(1)洛匹那韦 100mg 和利托那韦 25mg；(2)洛匹那韦 200mg 和利托那韦 50mg。

洛匹那韦-利托那韦软胶囊：洛匹那韦 133.3mg 和利托那韦 33.3mg。

洛匹那韦-利托那韦口服液：160ml(1ml:洛匹那韦 80mg 和利托那韦 20mg)。

替诺福韦酯[国基]
Tenofovir Dipivoxil

【适应证】 (1)CDE 适应证 本品是针对 HIV-Ⅰ 的核苷酸类逆转录酶抑制药，同时也是针对 HBV 多聚酶的抑制药。本品是用于成人 HIV-Ⅰ 感染的联合治疗用药之一，也用于治疗成人的慢性乙型肝炎。

(2) 国外适应证 适用于：①HIV-Ⅰ 感染。②HIV-Ⅰ

暴露前预防。

【药理】 (1)药效学 富马酸替诺福韦酯是腺苷单磷酸的无环核苷酸磷酸二酯类似物。本品首先水解为替诺福韦，继而形成替诺福韦二磷酸。后者竞争性抑制脱氧腺苷 5'-三磷酸，使 DNA 链延伸终止，阻止 HIV-Ⅰ 逆转录酶及 HBV 多聚酶。

(2) 药动学 在 HIV 感染者与健康对照者中本品药动学参数相似。本品为其有效成分替诺福韦的水溶性双酯前体。空腹口服生物利用度约 25%。单次空腹口服本品 300mg 后，t_{max} 为(1.0±0.4)小时，C_{max} 为(0.30±0.09)(μg/ml)，AUC 为(2.29±0.69)(μg·h)/ml。在替诺福韦浓度为(0.01~25)μg/ml 时，体外血浆、血清蛋白结合率分别小于 0.7%、7.2%。静脉给予替诺福韦 1.0mg/kg、3.0mg/kg，稳态时药物分布容积分别为(1.3±0.6)L/kg、(1.2±0.4)L/kg。本品通过肾小球滤过及肾小管主动分泌排泄。静脉给予替诺福韦后 72 小时内 70%~80%原型经尿排泄。单次口服本品后，$t_{1/2}$ 为 17 小时。多次给药(300mg，每日 1 次)后，24 小时经尿排率(32±10)%。高脂肪餐(700~1000kcal 中含有 40%~50%的脂肪)可增加本品的生物利用度，替诺福韦 AUC 增加约 40%，C_{max} 增加 14%。而清淡饮食较空腹时药动学参数并无显著差异，食物仅使药物达峰时间延长 1 小时。餐后多次口服给药 300mg 每日 1 次后，C_{max} 及 AUC 分别为(0.33±0.12)μg/ml、(3.32±1.37)(μg·h)/ml。

【不良反应】 在治疗 HIV 感染患者时最多见的不良反应(发生率大于 10%)包括：皮疹、腹泻、头痛、虚弱、乏力、抑郁、恶心、呕吐、胃肠气胀。有报道包含本品的联合抗逆转录病毒治疗可能造成乳酸性酸中毒、肝肿大、肝脂肪变性，严重者甚至可致死。这些病例多见于女性、肥胖、核苷类药物长期暴露可能是其危险因素。其他严重的不良反应尚有：过敏反应、乙型肝炎、骨质丢失、肾脏损害、急性肾小管坏死、急性肾功能衰竭、间质性肾炎、肾源性尿崩症等。在治疗 HBV 感染患者时最多见的不良反应为恶心(发生率为 9%)。

【禁忌证】 (1)富马酸替诺福韦二吡呋酯禁用于先前对本药物中任何一种成分过敏的患者。

(2) 禁止与艾尔巴韦、依巴司韦合用。

【注意事项】 (1)妊娠期内不应使用替诺福韦酯，除非十分需要。

(2) 哺乳期妇女使用本品对乳儿的风险不能排除。如果母亲正接受富马酸替诺福韦二吡呋酯的治疗，则应当要求她们不以母乳喂养。

(3) 儿童患者使用本品的安全性和有效性尚未建立。

（4）使用本品有可能造成肾功能损害，包括急性肾功能衰竭及范科尼综合征（Fanconi syndrome），使用本品前需评估肌酐清除率，使用期间需监测肌酐清除率及血磷水平。在使用本品时应避免同时或近期使用其他可损害肾功能的药物（包括阿德福韦酯）。

（5）临床或实验室检测有乳酸性酸中毒、肝功能异常的患者需慎用本品。

（6）不要与含有本品成分的药物同用。

（7）本品在用于治疗慢性乙型肝炎患者时应首先明确患者 HIVG1 抗体检测是否阳性。由于本品只能作为抗逆转录病毒治疗的联合用药之一，因此合并 HIVG1 感染的慢性乙型肝炎患者不可单独使用本品。

（8）乙型肝炎病毒感染患者中止本品治疗时，可出现严重的急性肝炎恶化，一旦停止治疗应加强监测，如必要，需重新开始抗乙型肝炎治疗。

（9）本品在用于 HIV 感染的患者时可能出现骨密度减低，既往存在病理性骨折或有骨量减少的患者应监测骨密度。

（10）接受包含本品的联合抗逆转录病毒治疗的患者可能出现体脂重新分布或体脂异常聚集。

（11）使用本品可出现免疫重建炎症综合征。

【药物相互作用】 （1）本品与去羟肌苷（didanosine）同用时会增加去羟肌苷的血药浓度，去羟肌苷的不良反应（如胰腺炎、周围神经病变、腹泻、严重的乳酸性酸中毒）发生风险增加。此外初始治疗时两药合用可迅速出现耐药变异选择，导致治疗无应答，致使早期抗病毒失败。

（2）阿扎那韦（atazanavir）与本品同用时会减低阿扎那韦血药浓度，增高本品的血药浓度。因此以上两药合用时需同时联合利托那韦（ritonavir），并注意监测本品的不良反应。

（3）本品与洛匹那韦-利托那韦片合用时，会增加本品的血药浓度，需监测本品的不良反应。

（4）与阿德福韦酯合用，由于两者竞争肾小管排泄，两药的肾清除均降低，血药浓度均升高，且可导致肾脏毒性，不推荐两者联用于乙型肝炎患者的治疗。

（5）本品应避免与拉米夫定和阿巴卡韦三药合用，因治疗失败率高，并可出现耐药。

（6）本品应避免与大剂量或多剂量的非甾类抗炎药（双氯芬酸、布洛芬、吲哚美辛、萘普生、伐地昔布、塞来昔布、保泰松、甲芬那酸、羟布宗、酮咯酸等）合同，以免发生严重的肾毒性。

【给药说明】 （1）在开始使用富马酸替诺福韦酯片时，应先检测患者是否有 HBV 和 HIV-Ⅰ 感染。HIV-Ⅰ

感染的患者不应单独使用富马酸替诺福韦酯。

（2）富马酸替诺福韦酯片在使用前和使用期间，应按照临床上适当的时间表评估所有患者的血清肌酐，肌酐清除率，尿葡萄糖和尿蛋白。在患有慢性肾脏疾病的患者中，还应评估血清磷。

（3）适于存放在 25℃左右的环境里，储存温度的范围是 15～30℃。

【用法与用量】成人 对治疗成人慢性乙肝的治疗：剂量为每次 300mg，一天一次，口服，不受饮食影响。

儿童 对≥12 岁儿童慢性乙肝的治疗：剂量为每次 300mg，一天一次，口服，不受饮食影响。

肾损伤 肾功能受损患者推荐剂量：肌酐清除率 30～49ml/min 者，一次 300mg，每 48 小时 1 次；肌酐清除率 10～29ml/min 者，一次 300mg，每 72～96 小时 1 次；血液透析患者，一次 300mg，每 7 日 1 次或每次透析后约 12 小时服药。

【制剂与规格】 富马酸替诺福韦二吡呋酯片：300mg。

奈韦拉平齐多拉米双夫定[医保(乙)]
Nevirapine，Zidovudine and Lamivudine

【成分】 奈韦拉平，齐多夫定，拉米夫定。

【适应证】 适用于应用奈韦拉平 200mg，一日 2 次维持方案治疗且对奈韦拉平耐受的成年 HIV-Ⅰ 感染者。

【药理】（1）药效学 拉米夫定为合成的核苷类似物，在细胞内被磷酸化为有活性的 5′-三磷酸代谢物-拉米夫定三磷酸盐（3TC-TP），3TC-TP 的主要作用模式为通过掺入到逆转录酶 DNA 链中使 DNA 链中断，从而抑制逆转录酶活性。

齐多夫定是一种合成的核苷类似物，在细胞内被磷酸化为有活性的 5′-三磷酸代谢物-齐多夫定三磷酸盐（ZDV-3TC）。ZDV-3TC 的主要作用模式为通过掺入到逆转录酶 DNA 链中使 DNA 链中断，从而抑制逆转录酶活性。

奈韦拉平是一种 HIV-Ⅰ 的非核苷类逆转录酶抑制剂（NNRTI）。奈韦拉平直接与逆转录酶结合并通过引起酶催化位点的破坏来阻断 RNA-依赖性和 DNA-依赖性的 DNA 聚合酶活性。奈韦拉平的活性并不与模板或三磷酸核苷竞争。奈韦拉平不抑制 HIV-Ⅱ 的逆转录酶及真核生物的 DNA 聚合酶。

在 HIV-Ⅰ 感染的 MT-4 细胞中，拉米夫定与齐多夫定在多种剂量比例下两者之间抗病毒活性没有拮抗性。

（2）药动学 吸收 拉米夫定、齐多夫定和奈韦拉平在肠道中吸收良好且在体内广泛分布。正常情况下，口服拉米夫定、齐多夫定和奈韦拉平的生物利用度分别为80%~85%，60%~70%和大于90%。进食可以推迟奈韦拉平齐多夫定双夫定片吸收，但对药物的吸收程度没有明显影响。

分布 拉米夫定的平均表观分布容积为1.3L/kg，与血浆蛋白结合有限。齐多夫定的血浆蛋白结合率为34%至38%。拉米夫定进入中枢神经系统的穿透率相对较低，单独给药2~4小时后，拉米夫定和齐多夫定的脑脊液/血清浓度平均比值大约分别为0.12和0.5。奈韦拉平具有高度的亲脂性，在生理pH环境下基本以非离子化状态存在。健康成人静脉给药后，表观分布容积为1.21 ± 0.09L/kg。奈韦拉平易于透过胎盘进入乳液。在血浆浓度介于1~10μg/ml时，奈韦拉平的血浆蛋白结合率约为60%。奈韦拉平脑脊液中的浓度为血浆浓度的45%（±5%），这一比率约等于未与血浆蛋白结合的部分。

代谢/消除 拉米夫定静脉给药后约70%原型药物经肾脏排出。齐多夫定主要经肝脏代谢消除，但主要不是经细胞色素P450酶代谢。

奈韦拉平经P450酶（氧化）代谢广泛转化为几个羟基代谢产物。奈韦拉平的氧化代谢主要经细胞色素P450（CYP）同工酶CYP3A和CYP2B6介导。细胞色素P450代谢，葡萄糖苷酸结合及尿液排出葡萄糖醛酸化的代谢产物是人体内奈韦拉平生物转化和消除的主要途径。

奈韦拉平为细胞色素P450酶3A和2B6的诱导剂。红霉素呼吸试验结果及尿液中代谢产物表明CYP3A4和CYP2B6被诱导20%~25%。从单次给药到每天200~400mg连续给药2~4周，对CYP3A4和CYP2B6代谢的自体诱导导致奈韦拉平表观清除率增加1.5~2倍。自体诱导也导致血浆中奈韦拉平的终末期半衰期相应下降，从约45小时（单次）缩短到每天200~400mg多次给药后的25~30小时。

【不良反应】 齐多夫定不良反应最严重的不良反应包括贫血（可能需要输血）、中性粒细胞减少和白细胞减少。这些不良反应在服用高剂量齐多夫定（一日1200~1500mg）和晚期HIV的患者中（尤其在治疗前骨髓储备差时），特别是在CD4$^+$细胞计数低于100/mm^{3}的患者中的发生率增加。

在开始齐多夫定治疗时是中性粒细胞计数、血红蛋白水平和血清维生素B_{12}水平低的患者中性粒细胞减少症的发生率也增加。

已有报告使用齐多夫定后发生乳酸性酸中毒病例（有时是致死性的），通常伴有肝肿大和脂肪变性。

齐多夫定治疗与皮下脂肪减少有关，主要变现在面部、四肢和臀部。应用本品治疗的患者应经常检查脂肪萎缩症状，如发现脂肪萎缩症状应停止本品治疗。

临床数据显示恶心和其他常见的临床不良事件在服用齐多夫定最初的几周会随时间推移而持续下降。

所有临床研究中报告的最常见的与奈韦拉平治疗相关的不良反应为：皮疹、过敏反应、肝炎、肝功能异常、恶心、呕吐、腹泻、腹痛、乏力、发热、头痛和肌痛。

上市后的经验显示最严重的不良反应为Stevens-Johnson综合征/中毒性表皮坏死松解症、重症肝炎/肝衰竭和伴有嗜酸性粒细胞增多症及全身性症状的药物反应（以皮疹伴有发热、关节痛、肌痛和淋巴结病等全身症状以及内脏病变为特征，如表现为肝炎、嗜酸性粒细胞增多、粒细胞减少和肾功能不全）。开始治疗的最初18周是关键时期，需要对患者进行密切监测。

神经系统 （1）拉米夫定：①常见：头痛、失眠；②非常罕见：周围神经病变（或感觉异常）。

（2）齐多夫定：①非常常见：头痛；②常见：头晕；③罕见：失眠、感觉异常、嗜睡、敏锐力缺失、抽搐。

（3）奈韦拉平：常见：头痛。

呼吸系统 （1）齐多夫定：①不常见：呼吸困难；②罕见：咳嗽。

（2）拉米夫定：常见：咳嗽、鼻部症状。

胃肠道 （1）拉米夫定：①常见：恶心、呕吐、腹痛或绞痛、腹泻；②罕见：胰腺炎、血清淀粉酶升高。

（2）齐多夫定：①非常常见：恶心；②常见：呕吐、腹痛和腹泻；③不常见：胀气；④罕见：口腔黏膜色素沉着、味觉异常、消化不良、胰腺炎。

（3）奈韦拉平：常见：恶心、呕吐、腹痛、腹泻。

肝胆 （1）拉米夫定：①不常见：短暂的肝酶升高（AST、ALT）；②罕见：肝炎。

（2）齐多夫定：①常见：血液肝酶和胆红素升高；②罕见：肝脏病变、如重度肝肿大伴有脂肪变性。

（3）奈韦拉平：①常见：肝炎（包括重度及危及生命的肝毒性）（1.9%）；②不常见：黄疸；③罕见：急性重型肝炎（可能致死）。

皮肤及皮肤附件 （1）拉米夫定：①常见：皮疹、脱发；②罕见：血管性水肿.

（2）齐多夫定：①不常见：皮疹和瘙痒；②罕见：皮肤和指甲色素沉着、荨麻疹、出汗。

（3）奈韦拉平：①非常常见：皮疹（12.5%）；②不常见：Stevens-Johnson综合征/中毒性表皮坏死性松解症（可能致死）（0.2%）、血管性水肿、荨麻疹。

肌肉骨骼 （1）拉米夫定：①常见：关节痛、肌肉疾病；②罕见：横纹肌溶解。

（2）齐多夫定：①常见：肌痛；②不常见：肌病。

（3）奈韦拉平：不常见：关节痛、肌痛。

全身症状 （1）拉米夫定：常见：乏力、不适、发热。

（2）齐多夫定：①常见：不适；②不常见：发热、全身疼痛、无力；③罕见：震颤、胸痛、流感样症状。

（3）奈韦拉平：常见：发热、乏力。

心血管 齐多夫定：罕见：心肌病。

泌尿系统 齐多夫定：罕见：尿频。

生殖系统 齐多夫定：罕见：男性乳房发育。

免疫系统及感染 奈韦拉平：①常见：超敏反应（包括急性过敏反应、血管性水肿、荨麻疹）；②不常见：急性过敏反应；③罕见：伴有嗜酸性粒细胞增多及全身症状的药物反应。

血液系统 （1）拉米夫定：①不常见：中性粒细胞减少和贫血（均可偶见重度）、血小板减少；②非常罕见：纯红细胞再生障碍。

（2）齐多夫定：①常见：贫血、中性粒细胞减少和白细胞减少；②不常见：血小板减少和全血细胞减少（骨髓发育不良）；③罕见：纯红细胞再生障碍；④非常罕见：再生障碍性贫血。

（3）奈韦拉平：①常见：粒细胞减少；②不常见：贫血。

代谢及营养 （1）拉米夫定：非常罕见：乳酸性酸中毒。

（2）齐多夫定：罕见：无低氧血症的乳酸性酸中毒、厌食。

【禁忌证】 （1）对本品中任一成分过敏者禁用。

（2）本品禁用于中度或重度肝损伤患者（Child-Pugh B 级或 C 级）。

（3）本品禁用于初次使用奈韦拉平治疗的患者。

（4）奈韦拉平禁用于职业性或非职业性暴露后预防方案中。

（5）服用本品时，不可同时服用其他包含本品中任一成分的药物。

【注意事项】 奈韦拉平齐多拉米双夫定片为固定剂量复方制剂，不建议用于需对奈韦拉平、拉米夫定和齐多夫定剂量进行调整的伴有肝、肾功能损害的患者。

肝毒性和肝脏损伤 接受奈韦拉平治疗的患者中报告了重度、危及生命的肝毒性，包括暴发性和胆汁淤积型肝炎、肝坏死和肝功能衰竭。

奈韦拉平治疗最初 6 周内发生症状性肝脏病变的风险最大。某些患者表现为非特异性的前驱症状或体征、乏力、不适、厌食、恶心、黄疸、肝脏触痛或肝肿大，有些出现肝脏病变的患者伴有发热和流感样症状。一些病例，特别是伴有皮疹和其他症状的患者进展为肝功能衰竭，表现为氨基转移酶升高，伴或不伴有高胆红素血症，肝肿大，部分凝血酶原时间延长或嗜酸性细胞增多。部分应用奈韦拉平发生皮肤和（或）肝脏反应的患者中观察道横纹肌溶解。肝炎/肝功能衰竭可能与以下过敏症状有关，包括重度皮疹或皮疹伴有发热、全身不适、乏力、肌肉或关节酸痛、水疱、口腔病变、结膜炎、面部浮肿、嗜酸性粒细胞增多、粒细胞减少、淋巴结病或肾功能不全。出现肝炎症状或体征的病人必须停药并立即就医，进行包括肝酶检验的医学评估。

奈韦拉平的最初 18 周治疗是一个关键时期，在此期间需要对患者进行密集的临床和实验室监察以发现潜在的危及生命肝脏事件。一些专家建议临床及实验室检测宜多于每月 1 次，尤其应在启动奈韦拉平治疗前、剂量增加前及增加后 2 周进行肝酶检测。最初 18 周治疗后，应在整个奈韦拉平治疗期间继续进行频繁的临床和实验室检测。

患者出现提示肝炎和（或）过敏反应的症状或体征时应立即进行氨基转移酶检测，对所有在治疗最初 18 周内出现皮疹的患者也应立即进行氨基转移酶监测。医生和患者应警惕出现肝炎的症状或体征，如疲乏、不适、厌食、恶心、黄疸、胆红素尿、无胆色粪便、肝脏压痛或肝肿大。这种情况下，应考虑存在肝毒性可能，即使服药前氨基转移酶正常或考虑可能有其他诊断。

如果发生肝炎或氨基转移酶升高伴有皮疹或其他全身症状发生，则永久性停止奈韦拉平治疗，不能再服用本品。患者恢复后不能再用奈韦拉平治疗，因此也不适合服用本品。某些患者尽管停止了本品治疗，肝损伤仍可进展。

所有患者，不论其性别、CD4⁺细胞计数或抗反转录病毒治疗史，均应检测肝毒性，因为症状性肝脏不良事件在所有 CD4⁺细胞计数水平的患者中均有报告。合并感染乙肝或丙肝和（或）在开始奈韦拉平治疗时氨基转移酶升高的患者发生后期症状性事件（开始奈韦拉平治疗 6 周及以上）和无症状性 AST 或 ALT 升高的风险增加。

在一些肝纤维化或肝硬化的患者中观察到奈韦拉平谷浓度增加，因此，应仔细地检测肝纤维化或肝硬化病人以发现药物引起的毒性。对中度或重度肝损伤患者（分别为 Child-Pugh B 级或 C 级）不要给予本品治疗。

皮肤反应 已报告重度和危及生命的皮肤反应，包括致死性病例，在治疗的最初 6 周发生频率最高。这些皮肤反应包括 Stevens-Johnson 综合征、中毒性表皮坏死松解症和以皮疹、全身性改变以及包括肝衰竭的器官功能不全为特征的过敏反应。

发生重度皮肤反应或过敏反应症状或体征(包括但不限于,重度皮疹或皮疹伴有发热、全身不适、乏力、肌肉或关节酸痛、水疱、口腔病变、结膜炎、面部浮肿、和(或)肝炎,嗜酸性粒细胞增多、粒细胞减少、淋巴结病和肾功能不全)的患者必须永久停止奈韦拉平的治疗,不能再服用本品,并立即进行医学评估。出现重度皮疹、皮疹合并氨基转移酶升高或其他症状或过敏反应后,不能重新启动奈韦拉平治疗,因此也不再适合服用本品。

奈韦拉平的最初 18 周治疗是一个关键时期,在此期间需要对患者进行密集的临床和实验室监察以发现潜在的危及生命皮肤反应。这个时期的最佳监测频率尚未建立。一些专家建议临床及实验室检测宜多于每月 1 次,尤其应在开始奈韦拉平导入期治疗前、剂量增加前及在增加后 2 周时进行肝酶检测。最初 18 周治疗后,应在整个奈韦拉平治疗期间继续进行频繁的临床和实验室监测。此外,14 天的奈韦拉平 200mg,一日 1 次的导入期给药已证明可以减少皮疹的发生。

奈韦拉平治疗必须以 14 天,每日 200mg 的导入期开始,已证明导入期可以降低皮疹的发生频率,如患者出现重度皮疹或皮疹伴有全身性病变,应永久停止奈韦拉平治疗,不能再用本品。对于在 14 天、每日 200mg 的导入期内出现不伴有全身性病变的轻度至中度皮疹的患者,在皮疹消退前不能增加剂量。每日一次导入期给药总持续时间不超过 28 天,否则应寻求其他方案治疗。患者出现任何严重程度的孤立性皮疹,都必须对患者进行密切的监测。发生皮疹后奈韦拉平停药的推迟会导致更加严重的反应。

女性患者似乎较男性患者服用奈韦拉平后发生皮疹的风险高。

血液毒性/骨髓抑制 本品成分之一的齐多夫定会引起患者的血液毒性,包括中性粒细胞减少和贫血,特别是在晚期 HIV-Ⅰ 感染患者中。本品应慎用于粒细胞计数低于 1000/mm³ 或血红蛋白低于 9.5g/dl 的骨髓功能减低的患者。

建议对应用本品进行治疗的晚期 HIV-Ⅰ 感染者经常进行血液计数检查。如发生贫血或中性粒细胞减少,需中断本品治疗。

肌病 肌病和肌炎与长期使用齐多夫定有关,其病理学改变与 HIV-Ⅰ 疾病引起的改变相似,因此应用本品治疗时也可能发生。

乳酸性酸中毒及重度肝肿大伴脂肪变性 已报道使用核苷类似物及其他抗反转录病毒治疗后发生乳酸性酸中毒及重度肝肿大伴有脂肪变性,包括致死性病例。任何患者发生提示有乳酸性酸中毒或明显肝脏毒性(包括即使没有氨基转移酶明显升高的肝肿大和脂肪肝)的临床或实验室检查变化,应暂停本品治疗。

合并乙型肝炎病毒感染患者 停止拉米夫定治疗后,出现肝炎的临床症状和实验室指标加重。在患者停用本品后,应对患者进行密切的临床和实验室随访监测至少几个月。

出现拉米夫定耐药性 HBV。在 HIV-Ⅰ 和 HBV 双重感染的受试者中应用拉米夫定治疗慢性乙肝的安全性和疗效尚未建立。有报道在同时患有 HBV 和 HIV-Ⅰ 感染,接受含有拉米夫定抗反转录病毒药物方案治疗的受试者中出现了耐拉米夫定的 HBV 变异株。

与以干扰素和利巴韦林为基础的治疗方案联合应用 应对接受拉米夫定/齐多夫定联合干扰素α±利巴韦林治疗的病人进行严密的监测,以发现治疗相关性毒性,尤其是肝功能失代偿,中性粒细胞减少和贫血。如果临床允许,应考虑终止拉米夫定和齐多夫定治疗。如观察到的临床毒性加重(包括肝功能失代偿,如 Child-Pugh 评分大于 6),应考虑对干扰素α、利巴韦林或两者停药或减量。

合并 HIV-Ⅰ/HCV 感染的患者接受利巴韦林和齐多夫定治疗有贫血加重的报道。不建议拉米夫定、齐多夫定与利巴韦林同时应用。

胰腺炎 拉米夫定和齐多夫定应慎用于有胰腺炎病史或有其他明显的胰腺炎发生危险因素的患者。如临床症状、体征或实验室异常提示胰腺炎发生,应立即停止本品治疗。

免疫重建炎性综合征 在接受抗逆转录病毒联合治疗(包括本品所含成分)的患者中有发生免疫重建性综合征的报道。在联合抗反转录病毒药物治疗的初期,产生免疫系统应答的患者可能对惰性的或残存的机会致病菌感染(如鸟分枝杆菌感染、巨细胞病毒、耶氏肺孢子虫性肺炎或肺结核)产生炎性发育,需要进一步评估和治疗。

自身免疫性疾病(如 Graves 病、多发性肌炎和格林巴利综合征)在免疫重建的情况下也有发生的报告。但是发生的时间早晚变化较大,可以在治疗开始数月后发生。

脂肪重新分布 在接受抗反转录病毒药物治疗的患者中观察到了体脂的再分布/累积,包括向心性肥胖、颈背部脂肪增多(水牛背)、四肢消瘦、面部消瘦、乳房增大及"库欣外貌"。目前,这些事件发生的机制及长期后果尚不知,因果关系尚未建立。

肾损伤 肾功能损伤的患者应减少拉米夫定、齐多夫定和奈韦拉平的用量,透析患者需要增加奈韦拉平的剂量。本品为复方制剂,因此肾功能损伤患者不适用本品。

肝损伤 轻中度肝功能损伤或肝硬化患者应减少齐

多夫定用量。严重的肝功能损伤患者会发生奈韦拉平血药浓度增加和奈韦拉平蓄积，不应给严重肝功能损伤患者服用奈韦拉平。由于本品为复方制剂，因此肝功能损伤患者不适用本品。

妊娠　妊娠期妇女未进行足够样本数的对照临床试验，仅在用药潜在益处大于风险时，才考虑孕妇使用本品。

哺乳期　建议感染 HIV 的母亲不要给婴儿哺乳，以避免产后将 HIV 感染给婴儿。拉米夫定、齐多夫定和奈韦拉平均已证实经妇女乳汁分泌。考虑到 HIV 经乳汁传染以及乳汁中的拉米夫定等药物可能引起严重不良反应，故哺乳期妇女服用本品期间，应中止授乳。

儿童　考虑到本品中各个组分的剂量，因此不推荐儿童患者服用本品。

老年人　奈韦拉平，齐多夫定和拉米夫定均未对 65 岁或以上年龄的受试者中进行过充分研究，因此尚不能确定老年受试者是否与年轻受试者有不同的反应。老年患者通常肝、肾及心脏功能下降、伴随其他疾病或服用其他药物治疗的概率较高，因此老年患者在选择服药剂量时应谨慎。

【药物相互作用】　见奈韦拉平、齐多夫定、拉米夫定〔药物相互作用〕项。

【给药说明】　剂量调整：由于本品是固定剂量的复方制剂，因此对于剂量需调整的患者，不能给予本品。

如果患者出现重度皮疹或皮疹伴发全身症状应停药。如患者在服用奈韦拉平 200mg/d 的 14 天导入期内出现轻度或中度皮疹，则该患者在皮疹消退前不能增加奈韦拉平剂量，也不能使用本品治疗。如皮疹持续时间超过 14 天导入期，不能给予本品治疗。给予本品每日 1 次治疗时间不能超过 28 天，否则应选用其他方案进行治疗。如果发生有临床表现的肝脏事件，奈韦拉平应永久性停用，不能再服用本品。

中断奈韦拉平超过 7 天的患者，应重新开始奈韦拉平 200mg/d 联合标准剂量拉米夫定+齐多夫定的 14 天导入期治疗，如未出现任何过敏反应表现，则可以服用本品每日 2 次继续治疗。

【用法与用量】　成人　口服奈韦拉平齐多拉米双夫定片，一次一片，一日两次。

本品不能用于初次接受奈韦拉平治疗的患者。因为推荐先以奈韦拉平（200mg，每日一次）与拉米夫定+齐多夫定（标准剂量，每日两次）联合治疗 2 周作为导入期治疗，如果无过敏反应（如皮疹、肝功能异常等），可提高给药剂量，服用本品（1 片，每日两次）作为维持治疗。

老年人　选择服药剂量时应谨慎。

肾损伤　不适用本品。

肝损伤　不适用本品。

【制剂与规格】　奈韦拉平齐多拉米双夫定片：每片含奈韦拉平 0.2g，齐多夫定 0.3g 和拉米夫定 0.15g。

阿 比 多 尔 [医保(乙)]
Arbidol

【适应证】　治疗由 A、B 型流感病毒引起的上呼吸道感染。

【药理】　(1) 药效学　本品为预防和治疗流行性感冒药，通过抑制流感病毒脂膜与宿主细胞的融合而阻断病毒的复制。研究显示，本品体外细胞培养可直接抑制甲、乙型流感病毒的复制，体内动物实验可降低流感病毒感染小鼠的死亡率。本品尚有干扰素诱导作用。

(2) 药动学　健康受试者单剂量口服盐酸阿比多尔 200mg，约 1.63 小时血浆中阿比多尔浓度达峰值(417.8±240.7)ng/ml，阿比多尔半衰期为(10.55±4.01)小时，$AUC_{0\to t}$ 为 (2725.8 ± 1181.0)(ng·h)/ml，$AUC_{0\to\infty}$ 为 (2857.4 ± 1311.3)(ng·h)/ml。本药全身分布，肝脏中浓度最高，其次是胸腺、肾脏和脑。给药后 48h，40% 药物以原型排出体外，其中粪便中排出 38.9%，尿中排出不足 0.12%。

【不良反应】　不良事件发生率约为 6.2%，主要表现为恶心、腹泻、头昏和血清氨基转移酶增高、心动过缓情况。

【禁忌证】　对本品过敏者禁用。

【注意事项】　孕妇、哺乳期妇女、严重肾功能不全者慎用或遵医嘱。

国内进行的阿比多尔制剂的人体生物等效性试验中，服药 3 小时后部分健康受试者出现心率较服药前心动过缓的情况，此事件与药物的相关性尚不明确，对于有窦房结病变或功能不全的患者的意义尚不明确，建议该类人群慎重考虑服用本品。

【药物相互作用】　尚不明确。

【给药说明】　无。

【用法与用量】　口服。成人一次 0.2g，一日 3 次，服用 5 日。

【制剂与规格】　盐酸阿比多尔片：0.1g。

盐酸阿比多尔分散片：0.1g。

盐酸阿比多尔胶囊：0.1g。

盐酸阿比多尔颗粒：0.1g。

丙酚替诺福韦 [医保(乙)]
Tenofovir Alafenamide

【适应证】　适用于治疗成人和青少年（12 岁以上，

体重至少为 35kg)的慢性乙型肝炎(HBV)的治疗。

【药理】 (1)药效学　丙酚替诺福韦是替诺福韦的一种亚磷酰胺药物前体(2′-脱氧腺苷一磷酸类似物)。

丙酚替诺福韦通过被动扩散以及肝脏摄取性转运体 OATP1B1 和 OATP1B3 进入原代肝细胞。在原代肝细胞内丙酚替诺福韦主要通过羧酸酯酶 1 进行水解以形成替诺福韦。细胞内替诺福韦随后经过磷酸化,形成药理学活性代谢产物二磷酸替诺福韦。二磷酸替诺福韦借助 HBV 逆转录酶整合嵌入病毒 DNA(这会导致 DNA 链终止),从而抑制 HBV 复制。

(2)药动学　空腹经口给予富马酸丙酚替诺福韦片后,约在给药后 0.48 小时达到血浆浓度峰值。平均稳态 $AUC_{0\sim24h}$ 分别为 $0.22\,(\mu g \cdot h)/ml$ 和 $0.32\,(\mu g \cdot h)/ml$。丙酚替诺福韦和替诺福韦的稳态 C_{max} 分别为 0.18 和 $0.02\mu g/ml$。相对于空腹条件,高脂肪餐使丙酚替诺福韦暴露量增加 65%。基于Ⅲ期中国大陆 CHB 受试者群体药代动力学分析,丙酚替诺福韦(N=180)和替诺福韦(N=225)的平均稳态 $AUC_{0\sim24h}$ 分别为 $0.17\,(\mu g \cdot h)/ml$ 和 $0.26\,(\mu g \cdot h)/ml$。

丙酚替诺福韦血浆蛋白的结合率约为 80%。替诺福韦与人血浆蛋白的结合率低于 0.7%,且在 $0.01\sim25\mu g/ml$ 的范围内与浓度无关。

丙酚替诺福韦通过肝细胞内的羧酸酯酶-1 以及 PBMC 和巨噬细胞内的组织蛋白酶 A 代谢为替诺福韦(主要代谢产物),后者经磷酸化后形成活性代谢产物二磷酸替诺福韦。在体外,丙酚替诺福韦不会由 CYP1A2、CYP2C8、CYP2C9、CYP2C19 或 CYP2D6 代谢。极少量的丙酚替诺福韦被 CYP3A4 代谢。

丙酚替诺福韦主要在代谢为替诺福韦后被消除。丙酚替诺福韦和替诺福韦的中位血浆半衰期分别为 0.51 和 32.37 小时。替诺福韦由肾脏通过肾小球滤过和肾小管主动分泌的方式从体内消除。

【不良反应】 严重不良反应有急性肾衰竭、急性肾小管坏死、近端肾小管病变和范科尼综合征。常见不良反应有:

神经系统　头痛,头晕。

呼吸系统　咳嗽。

肌肉骨骼　背部疼痛,关节痛。

全身症状　疲劳。

消化系统　腹泻,呕吐,恶心,腹痛,腹胀,消化不良。

皮肤及皮肤附件　血管性水肿,荨麻疹。

【禁忌证】 对活性成分或以下所列任一赋形剂过敏:

(X 乳糖、微晶纤维素、交联羧甲基纤维素钠、硬脂酸镁、聚乙烯醇、二氧化钛、聚乙二醇、滑石粉和氧化铁黄)。

【注意事项】 **肝炎恶化** (1)停止治疗后突发　警告:已有报告指出,停止乙型肝炎治疗的患者出现了肝炎急性加重的情况(通常与血浆中 HBV DNA 水平升高相关)。

大部分病例属于自限型,但严重加重的情况(包括致命性结局)可能在停止乙型肝炎治疗之后出现。应在停止乙型肝炎治疗至少 6 个月内,定期进行肝功能监测。如果合适,可能需要恢复乙型肝炎治疗。

在进展期肝病或肝硬化患者中,不建议停止治疗,因为治疗后肝炎加重可能导致肝功能失代偿。在失代偿期肝病患者中,肝炎突发尤其严重,有时甚至致命。

(2)治疗期间突发　慢性乙型肝炎自发性加重相对较为常见,特点是 ALT 短暂增加。开始抗病毒治疗后,一些患者的血清 ALT 可能有所增加。在代偿性肝病患者中,此类血清 ALT 增加通常不伴有血清胆红素浓度增加或肝功能失代偿。肝硬化患者在肝炎恶化后出现肝功能失代偿的风险可能更高,因此,应在治疗期间加以严密监测。

HBV 传播　必须告知患者富马酸丙酚替诺福韦片不能预防通过性接触或血液污染的方式传播 HBV 的风险。必须继续采取适当预防措施。

失代偿性肝病患者 对于患有失代偿性肝病以及 Child-Pugh Turcotte(CPT)评分>9(即 C 级)的 HBV 感染患者,尚无富马酸丙酚替诺福韦片安全性和疗效方面的数据。这些患者出现严重肝脏或肾脏不良反应的风险可能更高。因此,应严密监测此患者人群的肝胆和肾脏各项指标和参数。

乳酸性酸中毒/严重脂肪性肝肿大　单独使用核苷类似物(包括富马酸替诺福韦酯或其他替诺福韦前体药物)治疗或联用其他抗逆转录病毒药物治疗时,曾有发生乳酸性酸中毒和严重脂肪性肝肿大的报告,包括出现致死病例。任何患者的临床或实验室结果如果提示有乳酸性酸中毒或显著的肝毒性(可能包括肝肿大和脂肪变性,即便氨基转移酶没有显著升高),应当暂停富马酸丙酚替诺福韦片治疗。

肾功能损害　肌酐清除率<30ml/min 的患者在 Ccr>15ml/min 但<30ml/min 的患者以及 Ccr<15ml/min 且正在接受血液透析的患者中,每日一次富马酸丙酚替诺福韦片的使用是基于极为有限的药代动力学数据和建模与模拟而确定。尚无使用富马酸丙酚替诺福韦片治疗 Ccr<30ml/min 的 HBV 感染患者的安全性数据。

不推荐富马酸丙酚替诺福韦片用于 Ccr<15ml/min 且未接受血液透析的患者。

肾毒性 无法排除丙酚替诺福韦给药导致长期暴露于低水平替诺福韦而引起肾毒性的潜在风险。

合并感染 HBV 和丙型肝炎或丁型肝炎病毒的患者 尚无关于富马酸丙酚替诺福韦片在合并感染丙型肝炎或丁型肝炎病毒患者中的安全性和疗效的数据。应遵循关于丙型肝炎治疗的联合用药指南。

乙型肝炎和 HIV 合并感染 由于存在出现 HIV 耐药性的风险，不建议将富马酸丙酚替诺福韦片用于 HIV-Ⅰ感染的治疗。尚未确定富马酸丙酚替诺福韦片在合并感染 HIV-Ⅰ和 HBV 的患者中的安全性和疗效。在开始富马酸丙酚替诺福韦片治疗前，应为所有 HBV 感染患者进行 HIV 抗体检测，如果为阳性，应使用为合并感染 HIV-Ⅰ的患者推荐的相应抗逆转录病毒联合方案。

与其他药品合用 富马酸丙酚替诺福韦片不应与含丙酚替诺福韦、富马酸替诺福韦酯或阿德福韦酯的产品合用。

乳糖不耐受 富马酸丙酚替诺福韦片含有α乳糖。因此，患有半乳糖不耐受、乳糖酶缺乏症或葡萄糖-半乳糖吸收不良的罕见遗传问题的患者不应服用此药品。

妊娠 大量关于孕妇的数据(超过 1000 例暴露结局)表明未出现与富马酸替诺福韦酯相关的畸形或胎儿/新生儿毒性。如有必要，可考虑在妊娠期间使用富马酸丙酚替诺福韦片。

哺乳期 不能排除对哺乳期儿童的风险。因此，哺乳期间不应使用富马酸丙酚替诺福韦片。

生育力 尚无富马酸丙酚替诺福韦片影响人类生育力的相关数据。动物研究未表明丙酚替诺福韦会对生育力产生有害影响。

儿童 尚未确定丙酚替诺福韦片在 12 岁以下或体重<35kg 的儿童中的安全性和疗效。

老年人 无需针对年龄为 65 岁及以上的患者进行富马酸丙酚替诺福韦片剂量调整。

【药物相互作用】 富马酸丙酚替诺福韦片不应与含富马酸替诺福韦酯、丙酚替诺福韦或阿德福韦酯的药品合用。

可能影响丙酚替诺福韦的药品 (1)丙酚替诺福韦由 P-gp 和乳腺癌耐药蛋白(BCRP)转运。预计 P-gp 诱导剂类药品会降低丙酚替诺福韦血浆浓度，这可能导致富马酸丙酚替诺福韦片失去疗效，如卡马西平、奥卡西平、苯巴比妥、苯妥英、利福平、利福喷丁、利福布汀、圣

约翰草，因此不建议使用。

(2)富马酸丙酚替诺福韦片与抑制 P-gp 和(或)BCRP 的药品合用可能增加丙酚替诺福韦血浆浓度，如伊曲康唑、酮康唑，不建议使用。

丙酚替诺福韦对其他药品的影响 (1)在体外，丙酚替诺福韦不是 CYP1A2、CYP2B6、CYP2C8、CYP2C9、CYP2C19 或 CYP2D6 的抑制剂。在体内，也并非 CYP3A 的抑制剂或诱导剂。

(2)在体外丙酚替诺福韦不是人尿苷二磷酸葡糖醛酸基转移酶(UGT)1A1 的抑制剂。

【给药说明】 如果发生药物过量，则必须监测患者是否有毒性迹象。

富马酸丙酚替诺福韦片药物过量的治疗需要采取一般支持性措施，包括监测生命体征以及观察患者的临床状态。

替诺福韦可通过血液透析有效清除，提取系数约为 54%。尚不清楚腹膜透析是否能够去除替诺福韦。

【用法与用量】 漏服剂量：如果漏服一剂富马酸丙酚替诺福韦片且已超过通常服药时间不足 18 小时时，则患者应尽快服用一剂，并恢复正常给药时间。如果已超过通常服药时间 18 小时以上，则患者不应服用漏服药物，仅应恢复正常给药时间。

如果患者在服用富马酸丙酚替诺福韦片后 1 小时内呕吐，则该患者应再服用一片。如果患者在服用富马酸丙酚替诺福韦片后超过 1 小时呕吐，则该患者无需再服用一片。

成人 成人和青少年(年龄为 12 岁及以上且体重至少为 35kg)：每日一次，一次一片。口服。需随食物服用。

老年人 无需针对年龄为 65 岁及以上的患者进行剂量调整。

肾损伤 对于肌酐清除率(Ccr)估计值 215ml/min 的成人或青少年(年龄至少为 12 岁，并且体重至少为 35kg)或 Ccr<15ml/min 且正在接受血液透析的患者，无需调整富马酸丙酚替诺福韦片剂量。

在进行血液透析当天，应在血液透析治疗完成后给予富马酸丙酚替诺福韦片。

对于 Ccr<15ml/min 且未接受血液透析的患者，尚无给药剂量推荐。

肝损伤 无需针对肝功能损害患者进行富马酸丙酚替诺福韦片剂量调整。

儿童 尚未确定富马酸丙酚替诺福韦片在 12 岁以下或体重<35kg 的儿童中的安全性和疗效。

【制剂与规格】 富马酸替诺福韦片：每片以丙酚替诺福韦计为 25mg。

恩 曲 他 滨 [药典(二)；医保(乙)]

Emtricitabine

【适应证】 ①与其他抗病毒药物合用于成人 HIV-Ⅰ 感染的治疗。患者为未经过逆转录酶抑制剂治疗和经过逆转录酶抑制剂治疗病毒已被抑制者。②用于慢性乙型肝炎治疗。

【药理】 (1)药效学 恩曲他滨为化学合成的类核苷胞嘧啶。其抗 HIV-Ⅰ 的机制是通过体内多步磷酸化，形成活性三磷酸酯竞争性地抑制 HIV-Ⅰ 逆转录酶，同时通过与天然的 5-磷酸胞嘧啶竞争性地渗入到病毒 DNA 合成的过程中，最终导致其 DNA 链合成中断。其抗 HBV 的机制是由于 HBV 复制过程含有恩曲他滨的作用靶点，即逆转录过程。对哺乳动物 DNA 聚合酶α、β、ε和线粒体 DNA 聚合酶γ抑制活性弱。

(2)药动学 吸收：口服给药吸收迅速，分布广泛，给药 1～2 小时后血浆药物浓度达峰值。20 例 HIV 感染病人倍数剂量口服给药，(平均值±SD)恩曲他滨血浆峰浓度(C_{max})为 $1.8\pm0.7\mu g/ml$，24 小时血浆药物浓度-时间曲线下面积(AUC)为 $10.0\pm3.1(h\cdot\mu g)/ml$。给药后 24 小时平均稳态血浆浓度为 $0.09\mu g/ml$。平均生物利用度为 93%。倍数剂量给药药动学与剂量(25～200mg)成比例。

分布：体外恩曲西他滨与人血浆蛋白的结合率<4%，当浓度超过 $0.02\sim200\mu g/ml$ 范围时以游离状态存在。在峰浓度时，血浆与血液药物浓度比率为 1.0，精液与血浆药物浓度比为 4.0。

代谢：体外研究显示恩曲他滨不是人类 CYP450 酶抑制剂。服用 ^{14}C 标记的恩曲他滨，以原型到达尿(86%)和粪便(14%)中。剂量的 13%在尿液中转化成三种代谢物。其生物转化包括巯基部分的氧化和葡萄糖醛酸结合。

排泄：恩曲他滨血浆半衰期约 10 小时。肾脏恩曲他滨清除率比血肌酐清除率大，推测通过肾小球滤过和肾小管分泌途径排出，可能有与其竞争的经肾排泄的物质。

【不良反应】 最常见的不良反应有头痛、腹泻、恶心和皮疹，程度从轻到中等严重。约 1%病人因以上原因中止服药。皮肤色素沉着已出现于手掌和(或)足底明显，一般较轻，且不伴其他症状。

皮肤及皮肤附件 皮肤色素沉着(非常常见，儿童)；皮疹(非常常见)。

消化系统 腹痛、腹泻、恶心(非常常见)。

神经系统 头晕、失眠(常见)。

精神反应 抑郁症(常见)。

呼吸系统 咳嗽频率增加，鼻炎(非常常见)。

全身症状 疲劳(常见)。

【禁忌证】 对恩曲他滨或产品中其他任何成分有超敏反应者。

【注意事项】 (1)在开始使用恩曲他滨之前或开始使用时，应对所有患者进行慢性乙型肝炎(HBV)检测。

(2)曾报道出现免疫重建综合征：在抗逆转录病毒治疗的初始阶段，可能发生机会性感染(如：鸟分枝杆菌、巨细胞病毒、肺孢子虫肺炎、肺结核)的炎症反应，需进一步评估和治疗。在免疫重建的情况下，曾报道出现自身免疫性疾病，包括格雷夫斯病(Graves disease)、多发性肌炎和格林-巴利综合征(Guillain-Barré syndrome)；可能在开始治疗后数月出现。

(3)曾有报道导致乳酸性酸中毒和严重的肝肿大伴脂肪变性，包括死亡病例；如果怀疑发现乳酸性酸中毒或肝毒性(包括肝肿大和脂肪变性)，即使氨基转移酶没有明显升高，也要暂停治疗。

(4)肾功能损害：对于 Ccr<50ml/min 或接受血液透析治疗的患者，建议进行剂量调整。

【药物相互作用】 临床合并用药中未发现明显的相互作用。

【给药说明】 胶囊和口服液：每天口服一次恩曲他滨，可不考虑食物而服用。将恩曲他滨胶囊储存在 25℃ 下；波动允许在 15～30℃。

仅在原始容器中配制。保持容器密闭。将恩曲他滨口服溶液储存在 2～8℃下冷藏。如果患者在 25℃下储存，则应在 3 个月内使用恩曲他滨口服溶液；储存温度范围 15～30℃。保持容器密闭。

【用法与用量】 成人：口服，一日一次，一次 0.2g，可与食物同服。

【制剂与规格】 恩曲他滨片：0.2g。

思曲他滨胶囊：0.2g。

盐酸金刚乙胺 [药典(二)]

Rimantadine Hydrochloride

【适应证】 本品用于预防和治疗 A 型流感病毒株引起的感染。本品可补充接种的预防作用，可用于儿童以及成人，推荐用于具高度危险性的个体，如老年人、免疫缺陷患者以及慢性病人，以及禁忌或不可能接种的个体。治疗：在人群中确认或怀疑 A 型流感时，有病毒感染症状的成年人可服用本品；在出现 A 型流感病毒症状 48 小时内服用，能减少发烧持续的时间和减轻全身症状。

【药理】 (1)药效学　金刚乙胺为合成的抗病毒药，主要对 A 型流感病毒具有活性。作用机制尚不完全清楚，可能是通过抑制病毒脱壳，从而在病毒复制的早期环节起作用。遗传学研究提示，由病毒颗粒 M$_2$ 基因编码的一种蛋白，在金刚乙胺抑制敏感 A 型流感病毒中起重要作用。本品不影响灭活的 A 型流感病毒疫苗的免疫原性。

(2)药动学　口服吸收快而完全。在给药后 2~4 小时血药浓度达到峰值。每日给予 0.1g 2 次，在 2~3 日内可达稳态浓度。可通过胎盘及血-脑屏障，约 40% 与蛋白质结合。本品在肝内发生代谢，葡萄糖醛酸化和羟基化上主要代谢途径。尿中排泄的原型药物仅占剂量的 25%。平均消除半衰期为 25~30 小时，本品的药动学呈线性，肝功能不全时也无明显改变。但肾功能不全患者和老年人半衰期延长，稳态浓度增加。

【不良反应】 **心血管**　心悸、高血压、心力衰竭、心传导阻滞、心动过速、晕厥。

代谢/内分泌系统　非产后泌乳。

呼吸系统　呼吸困难、嗅觉倒错。

泌尿及生殖系统　高于推荐剂量时可见排尿频率降低。

神经系统　脑血管功能紊乱、失眠、头晕、头痛、神经过敏、注意力下降、运动失调、嗜睡、步态反常、运动过度、震颤、意识模糊、惊厥。高于推荐剂量时可见感觉迟钝。

精神表现　急躁不安、抑郁、欣快、幻觉。高于推荐剂量时可见激动。

胃肠道　恶心、呕吐、厌食、口干、腹痛、腹泻、消化不良、味觉消失或改变。高于推荐剂量时可见便秘、吞咽困难、口炎。

皮肤　苍白、皮疹。高于推荐剂量时可见多汗。

眼　高于推荐剂量时可见泪液减少、眼痛。

耳　耳鸣。

其他　疲劳、全身无力、下肢水肿。高于推荐剂量时可见发热、寒战。

【禁忌证】 对金刚烷类药物过敏者及严重肝功能不全者禁用。

【注意事项】 有癫痫发作史的患者没有服用抗惊厥药而用金刚乙胺观察，发现癫痫样发作仍有活动，疾病发作时，应停用本品。肾和肝功能不全患者应谨慎使用。

妊娠　本品对于动物可产生致畸影响和非致畸影响，只有能够证明服用该药对母子的益处大于害处时，才能在妊娠时考虑使用。

哺乳期　本品可由乳汁排泄，服用金刚乙胺 2~3 小时，大鼠乳液中的浓度为血清中的 2 倍，仅当能证明服用该药对母子的益处大于害处时，才能考虑使用。

儿童　本品用于预防儿童 A 型流感，治疗用药的安全有效性尚未建立。1 岁以下儿童慎用。

【药物相互作用】 同时服用西咪替丁，将使金刚乙胺的总体清除率降低；同对乙酰氨基酚或阿司匹林同服后，金刚乙胺的血药浓度峰值和 AUC 降低约 10%左右。

【用法与用量】 成人　(1)预防剂量：成人及 10 岁以上儿童为每日 0.2g，可 1 次或分 2 次给药。预防性治疗的开始及持续时间依接触类型而定。与病毒性流感患者密切接触如为同一家庭的成员时，应在 24~48 小时内开始给药，并持续 8~10 日。无密切接触而进行季节性预防，应在病原体鉴定为 A 型流感病毒后即开始给药。预防性治疗应持续 4~6 周。

(2)治疗用药：推荐剂量为 100mg，每日 2 次；应在出现 A 型流行性感冒症状和体征时，服用本品越早越好，在 48 小时内服用效果更好，从症状开始连续治疗约 7 天。

儿童　1~10 岁儿童，预防用药，每日 5mg/kg(不超过 150mg)，1 次或分 2 次服。

老年人　预防及治疗剂量：老人因肾清除率随年老而降低，剂量可能应减至每日 0.1g 或分 2 次给药。

【制剂与规格】 盐酸金刚乙胺片：0.1g。

盐酸金刚乙胺颗粒：2g:50mg。

法维拉韦(法匹拉韦)[医保(乙)]
Favipiravir

【适应证】 用于治疗成人新型或再次流行的流感(仅限于其他抗流感病毒药品治疗无效或效果不佳时使用)。

【药理】 (1)药效学　法维拉韦在机体细胞内经酶代谢为活性形式法维拉韦核苷三磷酸。法维拉韦核苷三磷酸可竞争性抑制流感病毒 RNA 依赖的 RNA 聚合酶。

在法维拉韦存在下，传代 30 代的甲型流感病毒对法维拉韦的敏感性未见变化。Ⅲ期国际临床试验中未见流感病毒对该药耐药性的相关报道。

(2)药动学　法维拉韦经口吸收良好，生物利用度高，单次口服 400mg 生物利用度大于 90%。法维拉韦口服 2400mg 单剂量给药 C_{max} 和 AUC 值的平均值分别为 92.17g/ml 和 1297.56(g·h)/ml，中位 t_{max} 和平均半衰期分别为 3 和 4.5 小时。法维拉韦 400mg，bid 多次给药，第 8 天的 C_{max} 和 AUC 值的平均值分别为 43.83g/ml 和 244.31(g·h)/ml，中位 t_{max} 和平均半衰期值分别为 0.6 和 5.2 小时。血清蛋白结合率为 53.4%~54.4%，并迅速分布于包括呼吸系统在内的全身组织。法维拉韦在人肝微粒体内不被代谢，在人肝胞质中被醛氧化酶代谢为 M。也可以葡醛酸化为 M2。M1 和 M2 是其主要失活的代谢产物。法维拉韦通过该核苷单磷酸化转为 M4，M4 可以在激酶作用下与 T705 的核糖结合物 M3 互相转换，M3 可以脱核糖转化为本药。M4 可以进一步磷酸化为法维拉韦的核苷双磷酸化物 M5 和法维拉韦的核苷三磷酸化物 M6。M6 是法维拉韦的活性代谢产物。法维拉韦主要以 M1 的形式从肾脏中排泄，人单次口服 400mg 法维拉韦，90.5%以 M1 的形式从肾脏排泄，胆汁排泄的参与度小。虽然法维拉韦向人乳汁中的排泄不明，但在大鼠已证明乳汁中排泄，不能否定通过乳汁向新生儿移行的可能性。本品可以进入精液。

【不良反应】 目前批准的用法用量尚缺乏充分给药经验。

原研同品种在日本国内和国际合作的Ⅲ期临床试验中，共 501 例进行了安全性评价，观察到不良反应 100 例(发生率 19.96%)，主要的不良反应有：血尿酸增加 24 例(发生率 4.79%)，腹泻 24 例(发生率 4.79%)，中性粒细胞减少 9 例(发生率 1.80%)，AST 升高 9 例(发生率 1.80%)，ALT 升高 8 例(发生率 1.60%)等。

以下严重不良反应在服用其他抗流感病毒药物中有报告，应充分观察，发现有异常应立即中止给药，并采取相应的措施：①休克，过敏性反应；②肺炎；③重症肝炎、肝功能障碍，黄疸；④中毒性表皮坏死溶解症，Stevens-Johnson 综合征；⑤急性肾病；⑥白细胞减少，中性粒细胞减少，血小板减少；⑦精神神经症状(意识障碍，异常行为，谵妄，幻觉，幻想，痉挛等)；⑧出血性肠炎。

【禁忌证】 (1)怀孕和准备怀孕的妇女禁用。动物实验显示法维拉韦具有生殖毒性(胚胎致死和致畸作用)。应给予明确的风险提示，以确保患者在给药前及给药 7 天之内，采取有效避孕措施，如果在此期间内怀孕，应当通知患者立即停止给药，并联系相关专业的医生。

(2) 对本品成分有过敏史的患者禁用。

【注意事项】 该药对用于治疗成人新型或再次流行的流感无使用经验。批准的用法和用量以及该药的有效性和安全性尚未得到临床试验确证。

法维拉韦会引起血尿酸升高，停药后可以恢复。有痛风或痛风既往史患者以及高尿酸血症患者慎用，使用法维拉韦可能使症状恶化。

虽然因果关系不明确，已经有服用含有本药品后出现异常行为或神经精神症状的报道。对于儿童和未成年

人，如服用本品，应该采取主动的预防措施，防止异常行为引起的坠落等事故，抗流感病毒药物治疗开始给药后，需对患者以及病人家属进行说明注意：①可能产生异常行为；②在家疗养至少 2 天，需有照护者，小儿、未成年人不能够单独一人。另外，对于流感脑病等，一旦出现同样的症状也要进行以上说明。

本品对细菌感染无效。流感病毒合并细菌感染的患者，有混合流感病毒症状。如果怀疑有合并细菌感染的情况，应给予合并抗菌药物治疗。

因为该药可以进入精液，男性患者给药时，应给予明确的风险提示。给药中或给药后 7 天内，性交时要采取彻底的措施进行避孕(男性必须戴避孕套)。此外，在此期间不要与妊娠妇女进行性交。

肝功能损伤患者血浆中法维拉韦的浓度可能上升。

肾功能损伤患者血浆中法维拉韦和其代谢物的浓度可能上升。关于在肾功能障碍患者的安全性尚未获得充分的信息。

因为法维拉韦对其主要代谢酶醛氧化酶(AO)呈不可逆抑制，因此不推荐与主要经 AO 代谢消除且安全范围窄的药剂合用。

对高龄者、有基础疾病(包括糖尿病在内的代谢性疾病、慢性呼吸系统疾病、慢性心脏病)患者或免疫功能低下患者的使用经验不足。

【药物相互作用】 法维拉韦不能被细胞色素 P450(CYP)代谢，主要是由醛氧化酶(AO)，一部分是由黄嘌呤氧化酶(XO)代谢。在体外实验中，法维拉韦时间及浓度依赖性地对 AQ 活性呈不可逆抑制，另外对 CYP2C8 呈浓度依赖性抑制。

另外，该药对 XO 无抑制作用，对 CYP1A2、2C9、2C19、2D6、2E1 及 3A4 等亚型的抑制作用弱。该药对 CYP 的诱导作用不确定(表 10-33)。

表 10-33　法维拉韦的药物相互作用情况

药物名称	相互作用情况	机制
吡嗪酰胺	血中尿酸值上升 姚嗪酰胺 1.5mg，1 日 1 次，该药 1200/400mg，1 日 2 次给药时，吡嗪酰胺单独给药时或与该药连用时尿酸值分别为 11.6 和 13.9mg/dl	促进肾小管中尿酸的再吸收
瑞格列奈	瑞格列奈血中浓度上升，并可发现瑞格列奈的副作用	由于 CYP2C8 被抑制，使血中瑞格列奈浓度增高
茶碱	该药的血药浓度上升，可能会出现副作用	与茶碱合用时该药血药浓度增加，可能会出现药物不良反应

续表

药物名称	相互作用情况	机制
泛昔洛韦和舒林酸	可能会降低药致	由于该药抑制了AO,从而使得这些药物或形体在血中浓度降低所致
对乙酰氨基酚	对乙酰氨基酚的血浆中浓度(AUC)最大有可能上升到1.79倍	发生肝损伤的风险极低
磷酸奥司他韦	未见联合用药对两药的血浆中浓度的影响	

【用法与用量】 空腹口服给药。发现流感症状后开始快速给药,通常成人疗程为 5 天。

第 1 天,每次 1600mg,每日 2 次;从第 2 天到第 5 天,每次 600mg,每日 2 次。

【制剂与规格】 法维拉韦片:0.2g。

利匹韦林^[医保(乙)]
Rilpivirine

【特殊说明】 雷贝拉唑钠禁与含利匹韦林的制剂合用。

【适应证】 本品与其他抗逆转录病毒药物联合使用,适用于治疗开始时 I 型人类免疫缺陷病毒核糖核酸(HIV-I RNA)低于或等于 100000 拷贝/ml 的 1 型人类免疫缺陷病毒(HIV-I)感染的初治患者。

【药理】 (1)药效学 利匹韦林是一种特异性作用于 I 型人类免疫缺陷病毒(HIV-I)的二芳基嘧啶非核苷类反转录酶抑制剂(NNRTI),并通过非竞争性抑制 HIV-I 反转录酶(RT)而抑制 HIV-I 的复制。利匹韦林不抑制人类细胞 DNA 聚合酶α、β和γ。

(2)药动学 已经对成年健康受试者和成年 HIV-I 感染的抗逆转录病毒初治受试者评价了利匹韦林的药代动力学特性。利匹韦林的暴露量在 HIV-I 感染的受试者中通常低于健康受试者。

口服给药后,利匹韦林一般在 4~5 小时内达到最大血浆浓度。与进食正常热量(533kcal)或高脂高热量(928kcal)的膳食相比,空腹条件下服用本品时利匹韦林的暴露量约降低 40%。当本品仅与富含蛋白质的营养性饮品同时服用时,其暴露量比随餐服用时低 50%。利匹韦林与血浆蛋白的结合率大约是 99.7%,主要与白蛋白结合。目前尚未在人体中对利匹韦林在血浆之外(如:脑脊液,生殖道分泌物)的分布进行评估。体外试验显示,利匹韦林主要在细胞色素 P450(CYP)3A 系统的介导下进行氧化代谢。利匹韦林的终末清除半衰期大约是 50 小

时。单剂量口服给予 ¹⁴C-利匹韦林后,在粪便和尿液中可分别回收到平均 85% 和 6.1% 的放射性物质。在粪便中,未代谢的利匹韦林平均占给药剂量的 25%。在尿液中,只能检测到微量未代谢的利匹韦林(<剂量的 1%)。

【不良反应】 全身性及给药部位反应 疲乏(2%)。

神经系统 头痛(3%)、头晕(1%)。

精神反应 抑郁类障碍(5%)、失眠(3%)、做梦异常(2%)。

皮肤与皮下组织 皮疹(3%)。

胃肠道 恶心(1%)、腹痛(2%)、呕吐(1%)。

肝胆 胆囊炎、胆石症。

代谢和营养 食欲减退。

泌尿系统 膜性肾小球肾炎、系膜增生型肾小球肾炎、肾结石。

实验室检查结果异常 主要包括:肌酐升高、AST升高、ALT升高、总胆红素升高、总胆固醇升高(空腹)、LDL胆固醇升高(空腹)、甘油三酯升高(空腹)等。

【禁忌证】 本品不应与表 10-34 药物同时使用,这主要是因为这些药物对 CYP3A 酶有诱导作用或导致胃液的 pH 升高,从而可能显著减低利匹韦林的血浆浓度并可能导致病毒学应答失败和可能产生对本品或对非核苷类反转录酶抑制剂(NNRTIs)的耐药性。

表 10-34 禁止与本品同时使用的药物

药物类别	各类别禁忌药物	临床评论
抗惊厥药	卡马西平 奥卡西平 苯巴比妥 苯妥英	由于 CYP3A 酶诱导,利匹韦林血浆浓度可能显著降低,从而可能导致病毒学应答消失
抗分枝杆菌药	利福平 利福喷丁	
糖皮质激素(全身性)	地塞米松(多于一剂)	
草药	圣约翰草(贯叶连翘)	
质子泵抑制剂	埃索美拉唑 兰索拉唑 奥美拉唑 泮托拉唑 雷贝拉唑	由于胃液 pH 升高,可能导致利匹韦林血浆浓度显著降低,从而可能导致病毒学应答消失

【注意事项】 对心脏的影响 与已知的能导致尖端扭转型室性心动过速的药物同时使用时,应考虑使用本品的替代药物。

皮肤反应和超敏反应 上市后有接受含利匹韦林的治疗方案后出现重症皮肤反应和超敏反应的报告,包括出现药物反应伴嗜酸性粒细胞增多症和全身性症状(DRESS)的病例。部分皮肤反应伴有全身症状(例如发

热），其他皮肤反应则与器官功能障碍有关，包括肝脏血清生化指标升高。如出现重症皮肤反应或超敏反应的症状或体征，包括但不限于重症皮疹或皮疹伴发热、水疱、累及黏膜、结膜炎、面部水肿、血管性水肿、肝炎或嗜酸性粒细胞增多，需立即停止本品治疗。监测包括实验室参数在内的临床状况，同时给予适当的治疗。

抑郁性疾病 有报告使用本品治疗的患者可能会出现与抑郁性疾病有关的不良反应(情绪低落、抑郁症、恶劣心境、重性抑郁、情绪改变、消极想法、自杀企图和自杀观念)。出现严重抑郁症状的患者应立即求医以评估该症状与本品有关的可能性。若有关，则应权衡继续治疗的风险和受益。

肝毒性 接受含利匹韦林治疗方案的患者中曾报告过肝脏不良事件。有基础乙型或丙型肝炎或者治疗之前氨基转移酶明显升高的患者使用本品后出现氨基转移酶升高或恶化的风险较高。对于有基础肝病(例如乙型或丙型肝炎)的患者或者治疗开始之前氨基转移酶明显升高的患者，建议在本品治疗开始之前进行适当的实验室检查，并且在治疗期间进行肝毒性监测。对于不存在原有肝功能障碍或其他风险因素的患者，也应考虑进行肝酶监测。

脂肪重新分布 接受抗逆转录病毒治疗的患者有可能会出现身体脂肪的重新分布或堆积，包括向心性肥胖、颈背部脂肪蓄积(水牛背)、周围型消瘦、颜面部消瘦、乳房胀大和"类库欣面容"。体脂分布异常与本品应用是否存在因果关系未明确。

免疫重建综合征 接受抗逆转录病毒治疗、联合用药中包括本品的患者有发生免疫重建综合征的报告。在初始抗逆转录病毒联合用药治疗期间，患者的免疫系统可能会对无症状或残留的机会致病菌产生炎症反应(例如鸟型分枝杆菌复合感染、巨细胞病毒感染、肺孢子菌肺炎和肺结核)，从而可能需要进一步评估和治疗。

有报告指出免疫重建情况下也可发生自身免疫疾病(例如毒性弥漫性甲状腺肿、多肌炎、格林-巴利综合征和自身免疫性肝炎)，但发病时间存在较大差异，可能发生于治疗开始的数月之后。

肾功能损伤 轻度或中度肾损伤患者无需调整剂量。但是，在重度肾损伤或终末期肾病的患者中，由于继发于肾功能不全的药物吸收、分布和代谢的改变，可能会导致利匹韦林的血浆浓度升高，应谨慎使用利匹韦林并增加对不良效应的监测。由于利匹韦林与血浆蛋白高度结合，因此很可能无法通过血液透析或腹膜透析显著清除。

肝功能损伤 轻度(Child-Pugh 评分 A 级)或中度(Child-Pugh 评分 B 级)的肝损伤患者无需调整本品剂量。目前尚未在重度肝损伤(Child-Pugh 评分 C 级)患者中进行有关本品的研究。

请置于儿童不易拿到处。

【药物相互作用】 利匹韦林主要经细胞色素P450(CYP)3A 代谢。因此，具有诱导或抑制 CYP3A 作用的药物可能影响利匹韦林的清除。本品和诱导 CYP3A 的药物同时使用可能导致利匹韦林血浆浓度下降，并使得病毒学应答失败和产生对利匹韦林或对 NNRTIs 类的耐药。本品和抑制 CYP3A 药物同时使用可能导致利匹韦林血浆浓度升高。本品与升高胃液 pH 的药物同时使用可能导致利匹韦林血浆浓度下降，并使得病毒学应答失败和产生对利匹韦林或对 NNRTIs 类的耐药。

本品按剂量 25mg 每天 1 次使用时，一般不会对经 CYP 酶代谢的药物产生临床相关性影响。表 10-34 显示了已确定的和其他可能发生的药物相互作用，有可能需要调整本品和(或)同时使用药物的剂量或方案。表 10-35 中还包括建议不要与本品同时使用的药物。

表 10-35 已确定的和其他可能发生的药物相互作用：依据药物相互作用研究结果或预测的相互作用对给药剂量或方案的调整建议

合并药物的类别：药物名称	对利匹韦林或合并药物浓度的影响	临床评论
抗酸药： 抗酸药(如氢氧化铝或镁、碳酸钙)	↔利匹韦林(在服用利匹韦林前至少2小时或服用利匹韦林后至少 4 小时才能服用抗酸药) ↓利匹韦林(同时服用)	本品与抗酸药同时使用时应警惕合并用药可能会导致利匹韦林的血浆浓度显著降低(升高胃液 pH)。只能在服用本品至少 2 小时或服用后至少 4 小时，才可服用抗酸药
抗惊厥药： 卡马西平 奥卡西平 苯巴比妥 苯妥英	↓利匹韦林	禁止与本品同时使用
抗分枝杆菌药： 利福平 利福喷丁	↓利匹韦林	禁止与本品同时使用

合并药物的类别：药物名称	对利匹韦林或合并药物浓度的影响	临床评论
抗分枝杆菌药： 利福布汀*	↓利匹韦林	本品与利福布汀同时使用可能会导致利匹韦林的血浆浓度降低（抑制 CYP3A 酶）。本品与利福布汀合用期间，应将本品剂量从每日一次，每次 25mg 提高至每日一次，每次 50mg。停止合用后，应将本品剂量降低至每日一次，每次 25mg
唑类抗真菌药： 氟康唑 伊曲康唑 酮康唑*† 泊沙康唑 伏立康唑	↑利匹韦林 ↓酮康唑	本品与唑类抗真菌药同时使用可能会导致利匹韦林的血浆浓度升高（抑制 CYP3A 酶）。本品与唑类抗真菌药合用时无需调整剂量。唑类抗真菌药与本品合用时，应对突破性真菌感染进行临床监控
糖皮质激素（全身性）： 地塞米松（多于一剂）	↓利匹韦林	禁止与本品同时使用
H_2 受体拮抗剂： 西咪替丁 法莫替丁*† 尼扎替丁 雷尼替丁	↔利匹韦林（在服用利匹韦林前 12 小时或服用利匹韦林后 4 小时服用法莫替丁） ↓利匹韦林（在服用利匹韦林前 2 小时服用法莫替丁）	本品与 H_2 受体拮抗剂同时使用时应警惕合并用药可能会导致利匹韦林的血浆浓度显著降低（胃液 pH 升高）。只有在服用本品前至少 12 小时或服用后至少 4 小时，才可服用 H_2 受体拮抗剂
草药 圣约翰草（贯叶连翘）	↓利匹韦林	禁止与本品同时使用
HIV-抗病毒药：核苷类反转录酶抑制剂（NRTIs）		
去羟肌苷*†	↔利匹韦林 ↔去羟肌苷	本品与去羟肌苷合用时无需调整剂量。可在服用本品（随餐服用）至少前 2 小时或至少 4 小时后空腹口服去羟肌苷
HIV-抗病毒药：非核苷类反转录酶抑制剂（NNRTIs）		
NNRTI（地拉韦定）	↑利匹韦林 ↔地拉韦定	建议不要将利匹韦林与地拉韦定或其他 NNRTIs 同时使用
其他 NNRTIs（依非韦伦、依曲韦林、奈韦拉平）	↓利匹韦林 ↔其他 NNRTIs	
HIV 抗病毒药：蛋白酶抑制剂（PIs）—增效后（即，同时使用低剂量利托那韦）或未增效（即，未同时使用低剂量利托那韦）		
达芦那韦/利托那韦*†	↑利匹韦林 ↔增效后的达芦那韦	本品与达芦那韦/利托那韦同时使用可能会导致利匹韦林的血浆浓度升高（抑制 CYP3A 酶）。本品与达芦那韦/利托那韦合用时无需调整剂量
洛匹那韦/利托那韦*†	↑利匹韦林 ↔增效后的洛匹那韦	本品与洛匹那韦/利托那韦同时使用可能会导致利匹韦林的血浆浓度升高（抑制 CYP3A 酶）。本品与洛匹那韦/利托那韦合用时无需调整剂量
其他增效后的 PIs（阿扎那韦/利托那韦、呋山那韦/利托那韦、沙奎那韦/利托那韦、替拉那韦/利托那韦）	↑利匹韦林 ↔增效后的 PI	本品与增效后的 PIs 同时使用可能会导致利匹韦林的血浆浓度升高（抑制 CYP3A 酶）。本品预期不会影响同时使用的 PIs 的血浆浓度
未增效的 PIs（阿扎那韦、呋山那韦、茚地那韦、奈非那韦）	↑利匹韦林 ↔未增效的 PI	本品与未增效的 PIs 同时使用可能会导致利匹韦林的血浆浓度升高（抑制 CYP3A 酶）。本品预期不会影响同时使用的 PIs 的血浆浓度
大环内酯类抗生素： 克拉霉素 红霉素 泰利霉素	↑利匹韦林 ↔克拉霉素 ↔红霉素 ↔泰利霉素	本品与克拉霉素、红霉素和泰利霉素同时使用可能会导致利匹韦林的血浆浓度升高（抑制 CYP3A 酶）。若可能的话，应考虑使用替代药物，如阿奇霉素
麻醉镇痛药： 美沙酮*	↓R(-)美沙酮 ↓S(+)美沙酮	美沙酮与本品初始同时使用无需调整剂量。但建议临床监控美沙酮的维持治疗，以利于某些患者可能的药物剂量调整
质子泵抑制剂： 埃索美拉唑 兰索拉唑 奥美拉唑 泮托拉唑 雷贝拉唑	↓利匹韦林	禁止与本品同时使用

↑=增加，↓=减低，↔=无变化

* 一项临床研究中评价的本品和其他药物之间的相互作用。陈列的所有其他药物相互作用则为预测结果

† 该相互作用研究中使用了超过本品推荐剂量的用药量以评估同时使用药物可能产生的最大效应。此给药建议适用于本品的推荐剂量 25mg，每天 1 次

【给药说明】 目前尚无特异性解毒药可用于治疗本品过量。有关人过量使用本品的经验有限。过量使用本品的治疗包括一般支持性措施［监视生命体征和ECG（Q-T间期）］及观察患者的临床状况。由于利匹韦林与血浆蛋白高度结合，因此透析很可能无法显著清除这些活性成分。

【用法与用量】 推荐剂量本品在12岁及以上且体重≥35kg的患者中的推荐剂量是25mg，每日1次，每次1片，随餐口服。

妊娠期 对于妊娠前已接受稳定的本品治疗且达到病毒学抑制（HIV-Ⅰ RNA小于50拷贝/ml）的妊娠患者，推荐剂量为每日1次，每次1片（25mg），随餐口服。妊娠期间观察到较低的利匹韦林暴露，因此应密切监测病毒载量。

其他 与利福布汀联用时的推荐剂量对于与利福布汀合用的患者，应将本品剂量提高至每日1次，每次50mg（两片，一片25mg），随餐服用。停止合用后，应将本品剂量降低至每日1次，每次25mg，随餐服用（参见〔药物相互作用〕）。

【制剂与规格】 利匹韦林片：25mg。

三、其他抗病毒药物

艾考恩丙替 [医保（乙）]

Elvitegravir，Cobicistat Emtricitabine and Tenofovir Alafenamide Fumarate

【成分】 本品为复方制剂，每片含150mg艾维雷韦，150mg考比司他，200mg恩曲他滨和10mg丙酚替诺福韦。

【适应证】 适用于治疗人类免疫缺陷病毒（HIV-Ⅰ）感染的且无任何与整合酶抑制剂类药物、恩曲他滨或替诺福韦耐药性相关的已知突变的成人和青少年（年龄12岁及以上且体重至少35kg）。

【药理】 （1）药效学 本品为抗反转录病毒药物艾维雷韦加CYP3A抑制剂考比司他、恩曲他滨和丙酚替诺福韦组成的复方制剂。

作用机制 艾维雷韦是一种HIV-Ⅰ整合酶链转移抑制剂（INSTI）。抑制整合酶能够阻止HIV-Ⅰ脱氧核糖核酸（DNA）整合到宿主基因DNA，防止HIV-Ⅰ前病毒形成和病毒感染增殖。

考比司他是CYP450 3A亚族的一种选择性抑制剂。考比司他抑制CYP3A介导的代谢会增加CYP3A底物的系统暴露量，如艾维雷韦，该底物由于CYP3A依赖性代谢，故生物利用度受限且半衰期短。

恩曲他滨是一种核苷反转录酶抑制剂（NRTI），也是2′脱氧胞苷的核苷类似物。恩曲他滨通过细胞酶进行磷酸化，形成三磷酸恩曲他滨。三磷酸恩曲他滨借助HIV反转录酶（RT）整合嵌入病毒DNA（导致DNA链终止），从而抑制HIV复制。恩曲他滨对HIV-Ⅰ、HIV-Ⅱ和HBV均有活性。

丙酚替诺福韦是一种核苷酸反转录酶抑制剂（NtRTI），也是替诺福韦的膦酰胺酯药物前体（2′脱氧腺苷单磷酸类似物）。丙酚替诺福韦可渗透进细胞，由于借助组织蛋白酶A进行水解从而增加了血浆稳定性和细胞内活性，因此在提高外周血单核细胞（PBMC）（包括淋巴细胞和其他HIV靶细胞）和巨噬细胞中的替诺福韦浓度方面，丙酚替诺福韦的有效性高于TDF。细胞内替诺福韦随后经过磷酸化，形成了药理学活性代谢产物二磷酸替诺福韦。二磷酸替诺福韦借助HIV RT整合嵌入病毒DNA（导致DNA链终止），从而抑制HIV复制。替诺福韦对HIV-Ⅰ、HIVⅡ和HBV有活性。

（2）药动学 吸收 感染HIV-Ⅰ的患者随食物口服药物之后，艾维雷韦在给药后约4小时观察到峰值血浆浓度，考比司他在给药后约3小时观察到峰值血浆浓度，恩曲他滨在给药后约3小时观察到峰值血浆浓度，丙酚替诺福韦在给药后约1小时观察到峰值血浆浓度。HIV-Ⅰ感染患者中艾维雷韦 C_{max}、AUC_{tau} 和 C_{trough} 的稳态均值（均值±SD）分别为（1.7±0.39）$\mu g/ml$、（23±7.5）（$\mu g \cdot h$）$/ml$ 和（0.45±0.26）$\mu g/ml$，此药物可提供的抑制指数约为10（C_{trough}：野生型HIV-Ⅰ病毒经蛋白结合率调整的IC95的比值）。

考比司他 C_{max}、AUC_{tau} 和 C_{trough} 的相应稳态均值（均值±SD）分别为（1.1±0.40）$\mu g/ml$、（8.3±3.8）（$\mu g \cdot h$）$/ml$ 和（0.05±0.13）$\mu g/ml$，恩曲他滨的相应值分别为（1.9±0.5）$\mu g/ml$、（13±4.5）（$\mu g \cdot h$）$/ml$ 和（0.14±0.25）$\mu g/ml$。丙酚替诺福韦 C_{max} 和 AUC_{tau} 的稳态均值分别为（0.16±0.08）$\mu g/ml$ 和（0.21±0.15）（$\mu g \cdot h$）$/ml$。

与空腹状态相比，清淡饮食状态下艾维雷韦的 C_{max} 和AUC分别增加了22%和36%，高脂饮食状态下则分别增加了56%和91%。清淡饮食并未影响考比司他暴露量，而高脂饮食状态下 C_{max} 和AUC适度减小，降幅分别为24%和18%，但是未观察到艾维雷韦药效增强效应的差异。清淡饮食或高脂饮食并未影响恩曲他滨暴露量。与空腹状态相比，随清淡饮食（～400kcal，20%脂肪）或高脂饮食（～800kcal，50%脂肪）给予艾考恩丙替片对丙酚替诺福韦总体暴露量的影响不具临床意义（与空腹状态相比，清淡饮食或高脂饮食状态下的AUC分别高约15%

和 18%)。

分布　艾维雷韦的人血浆蛋白结合率为 98%～99%，药物浓度在 1ng/ml 至 1.6μg/ml 时，此结合率不受药物浓度影响。血浆与血液药物浓度比的均值为 1.37。

考比司他的人血浆蛋白结合率为 97%～98%，血浆与血液药物浓度比的均值为 2。

恩曲他滨与人血浆蛋白的体外结合率<4%，且在 0.02～200μg/ml 的药物浓度范围内，不受药物浓度影响。处于血浆浓度峰值时，血浆与血液药物浓度比的均值约为 1.0，精液与血浆药物浓度比的均值约为 4.0。

替诺福韦与人血浆蛋白的体外结合率<0.7%，在 0.01～25μg/ml 的药物浓度范围内，不受药物浓度影响。丙酚替诺福韦与人血浆蛋白的体外结合率约为 80%。

生物转化　艾维雷韦主要通过 CYP3A 进行氧化代谢，其次通过 UGT1A1/3 酶进行葡萄糖醛酸化。

考比司他通过 CYP3A（主要）和 CYP2D6（次要）介导的氧化作用进行代谢，并未进行葡萄苷酸化。

体外研究表明恩曲他滨并非人 CYP 酶的抑制剂。尿中排泄约 86%，粪便约 14%。

代谢是体内丙酚替诺福韦的主要消除途径，占口服剂量的比例>80%。丙酚替诺福韦在细胞内水解生成替诺福韦（主要代谢产物），后者经磷酸化后形成活性代谢产物二磷酸替诺福韦。在体外，丙酚替诺福韦不会由 CYP1A2、CYP2C8、CYP2C9、CYP2C19 或 CYP2D6 代谢。极少量的丙酚替诺福韦由 CYP3A4 代谢。与中度 CYP3A 诱导剂探针依非韦仑联用药时，丙酚替诺福韦暴露量未受到显著影响。

消除　［^{14}C］艾维雷韦/利托那韦口服给药后，艾维雷韦从粪便中回收了 94.8%的剂量，从尿中回收了 6.7%的给药剂量。艾考恩丙替片给药之后艾维雷韦的终末血浆半衰期中位数大约是 12.9 小时。考比司他口服给药后，分别从粪便和尿中回收了 86%和 8.2%的剂量。考比司他的终末血浆半衰期中位数大约是 3.5 小时，相关考比司他暴露产生的艾维雷韦 Ctrough 约是野生型 HIV-Ⅰ病毒经蛋白结合率调整的 IC95 的 10 倍。

恩曲他滨主要经肾脏排泄，在尿（约 86%）和粪便（约 14%）中回收了全部剂量。在尿中以三种代谢产物的形式回收了 13%的恩曲他滨剂量。恩曲他滨的系统清除率平均为 307ml/min。口服给药后，恩曲他滨的消除半衰期约为 10 小时。

丙酚替诺福韦原型肾排泄是次要途径，在尿中清除的剂量<1%。丙酚替诺福韦主要代谢为替诺福韦后被清除。丙酚替诺福韦和替诺福韦的中位血浆半衰期分别为

0.51 和 32.37 小时。替诺福韦由肾脏通过肾小球滤过和肾小管主动分泌的方式从体内清除。

肾功能损害　在使用经考比司他增强的艾维雷韦或丙酚替诺福韦进行的研究中，在健康受试者和重度肾功能损害患者（Ccr 估值>15 但<30ml/min）中未观察到艾维雷韦、考比司他、丙酚替诺福韦或替诺福韦药代动力学的临床相关差异。重度肾功能损害患者（Ccr<30ml/min）［33.7（μg·h）/ml］中均值系统恩曲他滨暴露量高于肾功能正常受试者［11.8（μg·h）/ml］。

肝功能损害　艾维雷韦和考比司他均主要通过肝脏进行代谢和清除。在中度肝功能损害（Child-Pugh B 级）的非 HIV-Ⅰ感染患者中开展了经考比司他增强艾维雷韦的药代动力学研究。未在中度肝功能损害患者和肝功能正常受试者之间观察到艾维雷韦或考比司他药代动力学的临床相关差异。尚未研究重度肝功能损害（Child-Pugh C 级）对艾维雷韦或考比司他药代动力学的影响。

未在轻度或中度肝功能损害患者中观察到丙酚替诺福韦或其代谢产物替诺福韦的药代动力学发生临床相关变化。在重度肝功能损害患者中，丙酚替诺福韦和替诺福韦总血浆浓度低于在肝功能正常受试者中观察到的相应值。经蛋白结合率调整后，重度肝功能损害患者与肝功能正常患者中的未结合（游离）丙酚替诺福韦血浆浓度相似。

乙肝和（或）丙肝病毒合并感染　尚未充分评估恩曲他滨和丙酚替诺福韦在合并感染乙肝和（或）丙肝病毒的患者中的药代动力学。人群药代动力学分析（n=24）的有限数据表明，乙肝和（或）丙肝病毒感染对增强型艾维雷韦的暴露量没有临床相关影响。

【不良反应】　血液系统　贫血（少见）。

精神表现　异常梦魇（常见）、抑郁（少见）。

神经系统　头晕、头痛（常见）。

胃肠　恶心（非常常见）；腹泻、呕吐、腹痛、肠胃胀气、消化不良（胃肠道疾病）。

皮肤及皮下组织　皮疹（常见）；血管性水肿、瘙痒症（少见）。

全身整体　疲劳（常见）。

内分泌系统　乳酸性酸中毒，治疗期间体重及血脂和血糖水平可能会增加。

肝胆　乙型病毒性肝炎恶化，伴脂肪变性的肝肿大。

肌肉骨骼　骨密度降低（成人，2%～15%），有骨坏死病例报告。

肾脏　急性肾衰竭（0.6%），范科尼综合征，血清肌酐值上升，肾功能损害。

免疫疾病及感染 免疫重建炎性综合征：伴有严重免疫缺陷的 HIV 感染患者在联合抗反转录病毒治疗(CART)开始时，可能会出现无症状或残余机会性感染引起的炎症性反应。此外，还报告了自身免疫疾病(如格雷夫斯病)。

【禁忌证】 既往对本产品中所含活性成分或任一辅料出现过敏反应的患者。

由于可能会出现严重或危及生命的不良反应、失去病毒学应答以及可能对艾考恩丙替片产生耐药性，因此禁止与以下药品合用：①α_1-肾上腺素受体拮抗剂：阿夫唑嗪；②抗心律失常药：胺碘酮、奎尼丁；③抗惊厥药：卡马西平、苯巴比妥、苯妥英；④抗分枝杆菌药：利福平；⑤麦角衍生物：双氢麦角胺、麦角新碱、麦角胺；⑥胃肠促动力剂：西沙必利；⑦中草药：圣约翰草(Hypericumperforatum)；⑧HMG CoA 还原酶抑制剂：洛伐他汀、辛伐他汀；⑨精神安定药：鲁拉西酮、匹莫齐特；⑩PDE 5 抑制剂：用于治疗肺动脉高压的西地那非；⑪镇静药/安眠药：经口给药型咪达唑仑、三唑仑。

【注意事项】 虽然已证明抗反转录病毒治疗的有效病毒抑制作用可显著降低性行为传播的风险，但是无法排除残余风险。应按照国家指南采取防止传播的预防措施。

合并感染 HIV 和乙肝或丙肝病毒的患者 本品未批准用于治疗慢性乙肝病毒(HBV)感染，且尚未在合并感染 HIV-Ⅰ 和 HBV 的患者中确定有效性及安全性。已有报告指出，合并感染 HIV-Ⅰ 和 HBV 且停用包含恩曲他滨和(或)富马酸替诺福韦二吡呋酯(TDF)片的患者出现了乙型肝炎严重急性恶化。停用本品也可能发生乙型肝炎严重急性恶化，因此，对于停止本品治疗的 HIV 和 HBV 合并感染患者，应在停止治疗后通过至少数个月的临床及实验室随访进行肝功能的严密监测。如果条件适当，可以准许患者开始抗乙肝病毒治疗。

肝脏 对于原先存在肝功能障碍(包括慢性活动性肝炎)的患者，CART 期间肝功能异常的频率增加，应根据标准临床实践进行监测。如果此类患者中存在肝病加重的迹象，则必须考虑中断或停止治疗。

乳酸性酸中毒/重度肝肿大伴脂肪变性 单独使用核苷类似物(包括恩曲他滨，本品的成分之一和富马酸替诺福韦二吡呋酯，替诺福韦的另一个前体药物)治疗或联用其他抗反转录病毒药物治疗时，曾有发生乳酸性酸中毒和严重肝肿大伴脂肪变性的报告，包括出现致死病例。任何患者的临床或实验室结果提示存在乳酸性酸中毒或显著肝毒性(可能包括肝肿大和脂肪变性，即使氨基转移酶没有显著升高)，应暂停艾考恩丙替片治疗。

体重和代谢参数 抗反转录病毒治疗期间体重、血脂水平和血糖水平可能会增加。临床上应适时控制血脂异常。

宫内暴露后线粒体功能障碍 核苷(酸)类似物可能对线粒体功能产生不同程度的影响，已在子宫内和(或)出生后暴露于核苷类似物的 HIV 阴性婴儿中报告了线粒体功能障碍；报告的主要不良反应为血液学疾病(贫血、中性粒细胞减少)和代谢疾病(高乳酸血症、高脂血症)，这些事件通常为一过性事件。较为罕见地报告了一些迟发性神经系统疾病(张力亢进、痉挛、行为异常)。目前尚不了解此类神经系统疾病为短暂性事件还是永久性事件。对于子宫内暴露于核苷(酸)类似物且出现不明病因的严重临床检查异常(特别是神经学检查异常)的任何儿童，应考虑到这些结果。

机会性感染 接受艾考恩丙替片或任何其他抗反转录病毒治疗的患者可能会继续出现机会性感染和其他 HIV 感染并发症，因此应由具备 HIV 相关疾病患者治疗经验的医生继续对该等患者进行密切的临床观察。

避孕要求 育龄期女性患者应使用含至少 30μg 炔雌醇并含诺孕酯作为结合孕激素的激素类避孕药或替代的可靠避孕方法。尚不清楚合用艾考恩丙替片与含除诺孕酯外的其他结合孕激素的口服避孕药的影响，因此应当避免合用。

辅料 艾考恩丙替片含一水乳糖。因此，患有半乳糖不耐症、Lapp 乳糖酵素缺乏症或葡萄糖-半乳糖吸收不良的罕见遗传问题的患者不应服用本品。

对驾驶及操作机械能力的影响 应该告知患者在艾考恩丙替片治疗期间已有头晕事件的报告。

【药物相互作用】 艾考恩丙替片不应与其他抗反转录病毒药品合用。因此，未提供与其他抗反转录病毒产品(包括 PI 类和非核苷反转录酶抑制剂[NNRTI])的药物间相互作用的相关信息。仅在成人中进行了相互作用的研究。

艾考恩丙替片不应与用于治疗 HBV 感染的含丙酚替诺福韦、替诺福韦酯、拉米夫定或阿德福韦酯的药品合用。

艾维雷韦 艾维雷韦主要由 CYP3A 代谢，对 CYP3A 有诱导或抑制作用的药品可能会影响艾维雷韦暴露量。艾考恩丙替片与对 CYP3A 有诱导作用的药品合用可能会导致艾维雷韦血浆浓度降低和艾考恩丙替片疗效降低。艾维雷韦可能具有诱导 CYP2C9 和(或)可诱导尿苷二磷酸葡糖醛酸基转移酶(UGT)的潜力；因此，可能会降低这些酶的底物血浆浓度。

考比司他 考比司他是 CYP3A 的强机制性抑制剂，也是 CYP3A 的底物。考比司他也是 CYP2D6 的弱抑制剂，并且在小范围内由 CYP2D6 代谢。对 CYP3A 有抑制作用的药品可能会降低考比司他的清除率，导致考比司他的血浆浓度升高。

高度依赖于 CYP3A 代谢且首过代谢较高的药品对合用考比司他时造成的暴露量大幅增加最为敏感。

考比司他是以下转运体的抑制剂：P-糖蛋白（P-gp）、乳腺癌耐药蛋白（BCRP）、有机阴离子转运多肽（OATP）1B1 和 OATP1B3。与属于 P-gp、BCRP、OATP1B1 或 OATP1B3 底物的药品合用可能会导致该药物的血浆浓度升高。

恩曲他滨 恩曲他滨与其他药品出现 CYP 介导的相互作用可能性较低。恩曲他滨与由肾小管主动分泌进行清除的药品合用可能会增加恩曲他滨和（或）合用药品的浓度。造成肾功能降低的药品可能会增加恩曲他滨浓度。

丙酚替诺福韦 丙酚替诺福韦由 P-gp 和 BCRP 转运。对 P-gp 和 BCRP 活性具有较强影响的药品可能会导致丙酚替诺福韦的吸收情况发生改变。然而，艾考恩丙替片治疗中合用考比司他时，考比司他对 P-gp 产生近似最大抑制效应，从而会增加丙酚替诺福韦的利用度，其暴露量与单独给予丙酚替诺福韦 25mg 时的暴露量相当。

因此，当与另一种 P-gp 和（或）BCRP 抑制剂（如酮康唑）合用时，预计艾考恩丙替片给药后的丙酚替诺福韦暴露量不会进一步增加。尚不清楚合用艾考恩丙替片与黄嘌呤氧化酶抑制剂（如非布索坦）是否会增加替诺福韦的系统暴露量。

丙酚替诺福韦与其他药品出现 CYP 介导的药物相互作用可能性较低。丙酚替诺福韦不是 CYP1A2、CYP2B6、CYP2C8、CYP2C9、CYP2C19 或 CYP2D6 的抑制剂。在体内，丙酚替诺福韦不是 CYP3A4 的抑制剂。在体外，丙酚替诺福韦是 OATP 的底物。OATP 和 BCRP 的抑制剂包括环孢素。

艾考恩丙替片与某些对 CYP3A 有诱导作用的药品（如圣约翰草 Hypericumperforatum、利福平、卡马西平、苯巴比妥和苯妥英）合用可能会导致考比司他和艾维雷韦血浆浓度显著降低，从而可能导致失去疗效和产生耐药性。

【用法与用量】成人 成人和年龄为 12 岁及以上且体重至少为 35kg 的青少年每日一次，每次一片，随食物服用。

如果患者在正常服药时间的 18 小时内漏服一剂艾考恩丙替片，则患者应尽快随食物补服一剂，并恢复正常服

药时间。如果患者漏服一剂艾考恩丙替片超过 18 小时，则患者不应服用漏服的剂量，仅恢复正常服药时间即可。

如果患者在服用艾考恩丙替片后 1 小时内呕吐，则应再服用一片。

老年人 对于老年患者，无需调整艾考恩丙替片的剂量。

肾功能损害 对于肌酐清除率（Ccr）估值 ≥ 30ml/min 的成人或青少年（年龄至少为 12 岁且体重至少为 35kg），无需调整艾考恩丙替片的剂量。

对于 Ccr 估值<30ml/min 的患者，不应使用艾考恩丙替片进行治疗，因为该人群中使用艾考恩丙替片的可用数据有限。

对于在治疗期间 Ccr 估值下降至低于 30ml/min 的患者，则应停用艾考恩丙替片。

肝功能损害 在轻度（Child-Pugh A 级）或中度（Child-Pugh B 级）肝功能损害患者中无需调整艾考恩丙替片的剂量。尚未在重度肝功能损害（Child-Pugh C 级）患者中进行艾考恩丙替片的研究；因此，不推荐将艾考恩丙替片用于重度肝功能损害患者。

儿童 尚未确定在 12 岁以下或体重<35kg 的儿童中艾考恩丙替片的安全性和疗效。尚无可用数据。

给药方法 口服，每日一次，随食物服用。不可咀嚼、碾碎或掰开服用。

【制剂与规格】艾考恩丙替片：恩曲他滨 200mg:丙酚替诺福韦 10mg:艾维雷韦 150mg:考比司他 150mg。

重组细胞因子基因衍生蛋白[药典（三）；医保（乙）]
Recombinant Cytokine Gene Derived Protein

【适应证】用于治疗 HBeAg 阳性的慢性乙型肝炎。

【药理】（1）药效学 本品是具有干扰素样活性的非天然重组蛋白质。体外细胞系研究以及在体移植肿瘤模型研究显示，本品具有一定的抗肿瘤活性。

（2）药动学 10μg 单次给药后，2′,5′-OAS 活性在 24～48 小时达峰，峰浓度平均值接近 300pmol/dl，证实重组细胞因子基因衍生蛋白注射液给药可以引起患者血清 2′,5′-OAS 活性的反应性增高；每日 10μg 连续给药后血清 2′,5′-OAS 活性迅速升高，药后第 5 天达到 322±194.0pmol/dl，变化趋势接近平台期，至药后 25 天尚能维持在较高水平；10μg 隔日连续给药组血清 2′,5′-OAS 活性变化趋势与每日连续给药组近似，药后血清 2′,5′-OAS 活性迅速升高第 5 天接近平台期，至药后 39 天尚能维持在较高水平；20μg 隔日连续给药组是在连续 7 天给予 10μg 重组细胞因子基因衍生蛋白注射液基础上进行的，

第 8 天开始 20µg 隔日连续给药，一周三次，连续 5 周。结果显示，连续 7 天给予 10µg 重组细胞因子基因衍生蛋白注射液后，血清 2',5'-OAS 活性已升高至平台期(292.0 ± 279.6pmol/dl)，随后的 20µg 隔日连续给药将血清 2',5'-OAS 活性值一直维持在较高的水平，至连续给药结束。各时间点血清 2',5'-OAS 活性与 10µg 每日连续给药组及 10µg 隔日连续给药组相比均无统计学显著性差异($P>0.05$)，10µg 与 20µg 给药组相比未显示出量效关系。

【不良反应】 **胃肠表现** 恶心、食欲下降、呕吐等，发生率为 68.33%。

血液系统 中性粒细胞下降和血小板降低发生率分别为 62.78%、47.78%。

肝胆 丙氨酸氨基转移酶（ALT）升高发生率（17.22%），天冬氨酸转移酶升高、胆红素升高等。

全身整体 发热、头痛、乏力、肌肉酸痛发生率分别是 88.33%、81.67%、75.00%、72.78%。

用药部位 注射部位瘙痒、硬结、红肿。

其他 头晕、低钙血症、畏寒、口干、嗜睡、牙龈出血、鼻出血、胸闷、眼痛、寒战、肌痛、甲状腺功能亢进、皮疹、失眠、血红蛋白减少、咽痛、眼干、腰痛等。

【禁忌证】 （1）对本品及其所含成分有过敏史者禁用。

（2）患有严重心脏疾病。

（3）严重的肝、肾或骨髓功能不正常者。

（4）癫痫及中枢神经系统功能损伤者。

（5）有其他严重疾病不能耐受本品者，不宜使用。

【注意事项】 **不良反应相关** 患者发生的不良反应常出现在用药初期，多为一过性和可逆性反应；如发生中等程度至严重的不良反应，可考虑调整患者的用药剂量或对某些病例停止使用本品。

其他 本品为无色透明液体，如遇有混浊、沉淀等异常现象，则不得使用。包装瓶有损坏、过期失效不能使用。

【药物相互作用】 尚不明确。

【给药说明】 肌内注射。

【用法与用量】 一次 10µg，一日 1 次。连用 12 周后改为隔日 1 次，一周 3 次，连用 24 周。

【制剂与规格】 重组细胞因子基因衍生蛋白注射液：（1）每瓶 10µg/1.0ml；（2）每瓶 20µg/1.0ml。

盐酸可洛派韦 [医保(乙)]
Coblopasvir Hydrochloride

【适应证】 与索磷布韦联用，治疗初始或干扰素经治的基因 1、2、3、6 型成人慢性丙型肝炎病毒（HCV）感染，可合并或不合并代偿性肝硬化。

【药理】 （1）**药效学** 盐酸可洛派韦是 HCV NS5A 复制复合子抑制剂。NS5A 是一种磷酸蛋白，可与多种宿主细胞蛋白相互作用，在 HCV 生命周期中的复制和组装阶段发挥作用。研究显示 NS5A 可能通过与其他的 HCV 蛋白或宿主细胞因子相互作用来发挥功能。盐酸可洛派韦对 HCV1a、1b、2a、3a、4a、5a 及 6a 基因亚型均具有强效抑制作用。

盐酸可洛派韦和索磷布韦未见交叉耐药。

（2）**药动学** 在健康成年人受试者和慢性丙型肝炎受试者中评价了盐酸可洛派韦胶囊的药代动力学特征。HCV 感染者空腹口服盐酸可洛派韦胶囊单药 60mg 单次后，盐酸可洛派韦的 C_{max} 平均值为 962ng/ml，$AUC_{0\sim24h}$ 为 6634(ng·h)/ml；连续（3 日）空腹口服盐酸可洛派韦胶囊单药 60mg 后，盐酸可洛派韦的 C_{max}、C_{ss} 平均值为 975ng/ml，$AUC_{0\sim24h}$、C_{ss} 为 7823(ng·h)/ml，C_{min}、C_{ss} 为 52ng/ml。

口服易吸收，约 2 小时达到血浆峰浓度，饮食对吸收影响不大。具有高血浆蛋白结合率，高于 99.5%。体内分布广泛，口服 60mg 后表观分布窖约 73L。人体内参与盐酸可洛派韦代谢的是 P450 CYP3A4，被代谢产生 3 个代谢产物 M1～M3。主要排泄途径为通过胆汁-粪便排出原型药。终末消除半衰期 $t_{1/2}$ 为 10 ± 2h，消除速率为 7.5 ± 2.9L/h。

【不良反应】 在临床试验中，采用盐酸可洛派韦胶囊联合索磷布韦片治疗未见总体发生率>5%的不良反应。主要不良反应（发生率>1%）包括：

胃肠表现 腹泻（1.6%）、恶心（1.1%）、腹痛（1.1%）、腹胀、上腹痛、便秘、口干、呕吐、胃食管反流病、胃酸过多。

代谢及营养 低蛋白血症（2.7%）、高尿酸血症（1.6%）、低钾血症。

全身整体 乏力（2.7%）、疲乏（1.1%）、发热感、疼痛。

神经系统 头痛（1.9%）、头晕（1.6%）、感觉减退、嗜睡、失眠。

肝胆 肝脂肪变性（1.1%）、肝囊肿、肝痛。

免疫及感染 外耳炎、胃肠炎。

听觉，前庭及特殊感官 干眼、干眼症、耳鸣。

生殖系统 月经量过少。

皮肤及皮肤附件 脱发、多汗、瘙痒症、皮肤损伤、皮疹、全身瘙痒、痤疮样皮炎。

肌肉骨骼 肢体疼痛、背痛、关节痛、类风湿关节炎。

心血管 高血压、室上性期外收缩、心肌缺血、心脏不适。

呼吸系统 咳嗽。

泌尿系统 肾脏囊肿。

其他 性欲降低。

【禁忌证】 禁用于既往对本品或产品中任何成分过敏的患者。

应避免同时合用肝酶 CYP3A 强诱导剂(包括但不限于如卡马西平、苯妥英钠、利福平及圣约翰草等)或抑制剂(包括但不限于如克拉霉素和伊曲康唑等),此类药物可能会降低或升高可洛派韦的血药浓度,影响盐酸可洛派韦的疗效或安全性。

【注意事项】 (1)HCV 和 HBV 合并感染患者中的乙型肝炎病毒再激活风险 HCV 合并乙型肝炎病毒(HBV)感染患者接受针对 HCV 直接抗病毒药物治疗时,如未接受抗 HBV 治疗,可能会出现 HBV 再激活,可能导致急性重型肝炎、肝衰竭、甚至死亡。对于目前或既往有 HBV 感染证据的患者,应在应用针对 HCV 抗病毒药物前检测 HBsAg 和抗 HBc。对于有 HBV 感染血清学证据的患者,应在治疗期间及治疗后随访期间监测肝炎复燃或 HBV 再激活的临床和实验室表现。如有临床指征,应给予适当的抗 HBV 治疗。

(2)药物相互作用 盐酸可洛派韦胶囊和已知或潜在存在显著药物间相互作用的其他药物联合使用时,可能会降低盐酸可洛派韦胶囊的疗效并导致耐药,或可能需要调整药物剂量,或可能由于药物暴露量增大导致药物不良反应增加。避免与盐酸可洛派韦胶囊合用的药物。

(3)基因型特异性活性 对基因 1 型、2 型、3 型和 6 型 HCV(包括合并代偿性肝硬化)的推荐方案,均为盐酸可洛派韦胶囊(一日 60mg)联合索磷布韦片(一日 400mg),连续 12 周,不推荐改变药物的剂量和疗程。

(4)盐酸可洛派韦胶囊的再次治疗 既往暴露于抗 HCV 非结构蛋白 5A(NS5A)抑制剂的患者中,尚未确定包含盐酸可洛派韦胶囊再次治疗方案的有效性。

(5)肝移植患者 在肝移植患者中未确定盐酸可洛派韦胶囊的安全性和有效性。

(6)HCV/HBV 合并感染 在合并感染 HBV 的患者中尚未确定盐酸可洛派韦胶囊治疗慢性丙型肝炎患者的安全性和有效性。

【药物相互作用】 (1)患者在使用含有索磷布韦片的治疗方案的同时服用胺碘酮,可能会出现症状性心动过缓和需要安装心脏起搏器治疗。不建议服用盐酸可洛派韦胶囊和索磷布韦片的同时服用胺碘酮。对于服用胺

碘酮而无其他治疗选择的患者,如需服用盐酸可洛派韦胶囊和索磷布韦片,应告知患者严重症状性心动过缓的风险,建议在开始治疗后的前 48 小时住院进行心脏监测,之后每日在门诊或患者自行监测心率至少两周。由于胺碘酮半衰期较长,患者在开始盐酸可洛派韦胶囊和索磷布韦片治疗前如刚刚停用胺碘酮,也应同上进行心脏监测。患者如出现心动过缓的症状和(或)体征,应立即就医。症状包括近似昏厥或昏厥、头晕或头重脚轻、无力、虚弱、过度疲劳感、气短、胸痛、意识模糊或记忆障碍。

(2)盐酸可洛派韦是肝酶 CYP3A4 的底物,因此中效或强效 CYP3A 诱导剂可能降低盐酸可洛派韦血药浓度,并影响疗效;强效 CYP3A 抑制剂可能会升高盐酸可洛派韦血药浓度。盐酸可洛派韦也是 P-糖蛋白(P-gp)转运体的底物,因此合用 P-gp 转运体抑制剂或诱导剂可能会升高或降低盐酸可洛派韦血药浓度,影响盐酸可洛派韦胶囊的疗效或不良反应风险。

【给药说明】 盐酸可洛派韦胶囊口服给药,空腹或随餐服药均可。应该指导患者吞服整个胶囊,不应咀嚼、碾碎或拆开胶囊。

【用法与用量】 成人 口服,一次 60mg,每日一次,连续 12 周,可空腹或随餐口服。同时空腹或随餐口服索磷布韦,一次 400mg,每日一次,连续 12 周。

肾损伤 盐酸可洛派韦胶囊在合并轻度肾功能不全(肌酐清除率 60~90ml/min)的无肝硬化患者中不需要调整剂量。对于合并中度(Ccr30~60ml/min)或重度(Ccr<30ml/min)肾功能不全的患者,尚未评估安全性和疗效。

肝损伤 盐酸可洛派韦胶囊在合并代偿性肝硬化(Child-Pugh A 级)患者中不需要调整剂量。不建议在中度或重度肝功能损害(Child-Pugh B 或 C)患者中使用本品。

儿童、老年人 尚未确认盐酸可洛派韦胶囊在 18 周岁以下儿童、70 周岁以上老年人的安全性和有效性。

漏服药 如漏服一次盐酸可洛派韦胶囊,应指导患者于当日尽快补服,之后患者应在平常用药时间进行下一次服药。如漏服后未能当日补服,则指导患者在次日平常用药时间进行下一次服药,而不应增加服药剂量。

【制剂与规格】 盐酸可洛派韦胶囊:60mg。

艾博韦泰 [医保(乙)]
Albovirtide

【适应证】 艾博韦泰是一种人类免疫缺陷病毒

（HIV-Ⅰ）融合抑制剂。适用于与其他抗逆转录病毒药物联合使用，治疗经其他多种抗逆转录病毒药物治疗仍有 HIV-Ⅰ病毒复制的 HIV-Ⅰ感染患者。

【药理】 （1）药效学 艾博韦泰为 HIV-Ⅰ融合抑制剂，以 gp41 病毒膜蛋白为靶点，抑制病毒包膜与人体细胞膜的融合。

体外试验对 8 种 HIV-Ⅰ亚型病毒（A、B、C、EA 和 G 重组子）以及采用免疫缺陷小鼠移植人体胚胎胸腺与肝细胞后再感染 HIV-Ⅰ病毒的体内药效学模型均显示了明显的抗病毒活性。

体外诱导耐药试验显示艾博韦泰的耐药障碍较高，Ⅲ期临床试验中期数据显示，5 例 HIV-Ⅰ感染者接受艾博韦泰和 LPV/r 联合治疗 24～48 周后 HIV-RNA>400copies/ml，其 HIV 病毒的 gp41 序列未发现与融合抑制剂相关的耐药突变。

（2）药动学 受试者单次静脉滴注 320mg 艾博韦泰，药代动力学参数 $AUC_{0\to\infty}$ 为（3012.6±373.0）（mg·h)/L、C_{max} 为（61.9±5.6）mg/L。$AUC_{0\to\infty}$ 与剂量之间呈良好的线性关系，符合线性消除规律。HIV-Ⅰ感染者每周一次静脉滴注 320mg 艾博韦泰，稳态药代动力学参数 $AUC_{0\to\infty}$ 为 4946.3±407.1（mg·h)/L、C_{max} 为 57.0±7.9mg/L、谷浓度 C_{trough} 为 6.9mg/L。其体内主要消除途径为经肾脏排泄。艾博韦泰对人肝微粒体中六种主要 P450 代谢酶（CYP1A2、2C8、2C9、2C19、2D6 和 3A4）的体外活性没有明显影响。

【不良反应】 （1）发生率≥2%的临床不良反应为腹泻、胃肠炎、头痛、头晕、血尿症和皮疹。

（2）发生率≥2%的与药物相关的实验室异常值。很常见的为血甘油三酯升高和血胆固醇升高；常见的有丙氨酸氨基转移酶升高、天冬氨酸氨基转移酶升高、γ-谷氨酰转移酶升高、高胆红素血症和血尿酸升高等。以上异常以轻、中度升高（1～2 级）为主。

【禁忌证】 对本品过敏者禁用。

【药物相互作用】 体外人肝微粒体试验显示，艾博韦泰不是 CYP450 酶抑制剂，对人肝微粒体酶 CYP1A2、2C8、2C9、2C19、2D6 和 3A4 活性没有明显的抑制作用。

在体外联合用药抗 HIV-Ⅰ病毒试验中，本品与齐多夫定（AZT）和沙奎那韦（SQV）具有协同作用，与依非韦仑（EFV）和恩夫韦肽（T20）表现为相加作用。

艾博韦泰与洛匹那韦/利托那韦（Lopinavir/ Ritonavir，LPV/r）联合用药没有改变艾博韦泰的药代动力学特征，LPV/r 体内暴露量降低但不需要调整剂量。

【用法与用量】 成人及 16 岁以上青少年患者：静脉滴注，一次 320mg，第 1、2、3、8 天每天一次，此后每周一次。

配制方法：取 100ml 0.9%氯化钠注射液 1 瓶（袋)，用一次性注射器抽取 12ml 氯化钠注射液弃去，其余备用。取药品 2 瓶，用 2ml（或 2.5ml）一次性注射器分别抽取 5%碳酸氢钠注射液加入注射用艾博韦泰瓶中，每瓶 1.2ml，立即轻轻振摇直到溶解。药品完全溶解后，向每瓶注射用艾博韦泰瓶中加入约 6ml 备用的 0.9%氯化钠注射液，摇匀。然后抽出该溶液加入备用的 0.9%氯化钠注射液瓶（袋）中，混合均匀即可。

【制剂与规格】 注射用艾博韦泰：每瓶 160mg。

第十一章　抗寄生虫药

寄生虫是以寄生方式生存的具有致病性的低等真核生物，分为原虫、蠕虫和体外寄生虫等几大类。我国曾是寄生虫病流行最严重的国家之一，寄生虫病种类多，尤其是人体重点蠕虫病中的土源性线虫病、华支睾吸虫病和带绦虫病等分布广、危害重，是重要的公共卫生问题。第二次全国人体寄生虫分布调查(2001～2004 年)的人体蠕虫总感染率较第一次全国人体寄生虫分布调查(1988～1992 年)结果下降了 61.28%，但寄生虫感染及其造成的疾病负担仍然十分严重。

2014～2016 年原国家卫生和计划生育委员会组织开展了第三次全国人体重点寄生虫病现状调查，该次调查覆盖全国 31 个省(直辖市、自治区)的农村和城镇地区(未包括香港、澳门、台湾地区)。调查感染虫种为人体重点寄生虫，包括土源性线虫、蛲虫、华支睾吸虫、带绦虫、肠道原虫等。本次调查结果表明，全国重点寄生虫感染率大幅降低，尤其是土源性线虫病下降最明显，流行呈明显区域性分布。但根据调查的寄生虫加权感染率推算，我国重点寄生虫感染人数仍约为 3859 万，肠道原虫感染人数约为 642 万，土源性线虫感染人数约为 2912 万，3～6 岁儿童蛲虫感染人数约为 155 万，带绦虫感染人数约为 37 万，华支睾吸虫感染人数约为 598 万。因此，我国寄生虫感染人数仍然较多，防控任务仍然艰巨。

纵观全球，热带国家或地区的寄生虫和昆虫病仍非常严重，全球气候变暖对寄生虫疾病传播产生影响。随着我国国际交流的增加，输入性寄生虫病逐年增多，输入性血吸虫病、罗阿丝虫病、盘尾丝虫病和非洲锥虫病等病例逐渐增加。尽管中国消除疟疾行动计划(2010～2020 年)的实施将促使我国疟疾发病格局的变化，本土性疟疾病例逐渐减少，但输入性疟疾病例不容忽视。因此，寄生虫病的药物治疗是全球性共同面临的课题。

随着基础医学和化学工业的迅速发展，治疗寄生虫病的药物也取得了很大进展。抗寄生虫药物在历史上取得了显著的预防和治疗成就，但与治疗其他疾病的药物相比，抗寄生虫药物品种仍然有限，寄生虫的耐药性增加，抗寄生虫药物的安全性问题仍然非常引人关注，因此抗寄生虫药物研发仍然任重道远。

本章选取的抗寄生虫药物品种基本上与《中国药典》2020 年版遴选的药物品种相同，且符合《国家基本药物目录》2020 年版和《国家基本医疗保险、工伤保险和生育保险药品目录(2020 年)》。考虑到传统用药和国际用药等因素，对少部分国内已很少应用的药物品种予以了保留。另外，本章中介绍的部分药物，由于种种原因，现国内无药品来源。

第一节　抗原虫药

原虫在自然界分布广泛，全球共发现寄生人体的原虫 147 种(含亚种)，有报道我国寄生人体的原虫有 43 种。能引起人体致病的原虫，主要涉及叶足虫(如溶组织内阿米巴等)、鞭毛虫(如利什曼原虫、锥虫、蓝氏贾第鞭毛虫、毛滴虫等)、孢子虫(如疟原虫、弓形虫等)、纤毛虫(如结肠小袋纤毛虫)等。以疟原虫为例，全球目前仍有 91 个国家存在疟原虫的流行，仅在 2019 年全球有 2.29 亿人受到疟原虫的感染，死亡病例达 40.9 万例。

2020 年版《中华人民共和国药典临床药物须知》仅将常用抗原虫药物列举，特点变化如下：

(1)国内抗疟药的应用情况变化较大。以青蒿素为主的复方制剂目前作为抗疟药物广泛使用，其疗效良好，不良反应轻微。自 20 世纪 60 年代发现疟疾对氯喹出现耐药性以来，国内外耐氯喹疟原虫株日趋增多，使氯喹的临床应用受到很大限制。奎宁注射剂目前主要是非洲地区使用。根治间日疟的药物仍为伯氨喹。近年来，在大湄公河次区域的 5 个国家(柬埔寨、老挝、缅甸、泰国和越南)发现了疟原虫对青蒿素的耐药问题。因此抗疟药物的研发和合理应用仍任重道远。

(2)治疗阿米巴病以甲硝唑为主，其衍生物替硝唑、塞克硝唑等广泛应用于临床，对肠道和肠外阿米巴病滋养体期均有较好疗效。但根治肠阿米巴病包囊期仍需要应用二氯尼特(diloxanide)。

(3)治疗黑热病以葡萄糖酸锑钠为首选，两性霉素 B 虽可应用，但其不良反应较为严重。口服抗黑热病药物米替福新(miltefosine)在国外已用于临床，疗效较好，不良反应轻微。

一、抗疟原虫药

氯 喹 [药典(二)；国基；医保(甲)]
Chloroquine

【适应证】 适用于本品敏感的恶性疟、间日疟等疟疾预防与治疗，也用于肠外阿米巴病的治疗，还有抗风湿作用(参见第十三章)。

【药理】 (1)药效学 氯喹可使疟原虫的核碎裂，细胞质出现空泡，疟色素聚成团块。已知氯喹并不能直接杀死疟原虫，但能干扰其繁殖。其作用机制在于本品与核蛋白有较强的结合力，插入到 DNA 的双螺旋两股之间，可与 DNA 形成复合物，从而阻止 DNA 的复制与 RNA 的转录。氯喹还能抑制磷酸掺入疟原虫的 DNA 与 RNA 而干扰疟原虫的繁殖。氯喹大量积聚于受感染的红细胞内，原虫的食物泡和溶酶体是其浓集的部位。使消化血红蛋白的血红蛋白酶受损失，疟原虫不能消化所摄取的血红蛋白，导致疟原虫生长发育所必需的氨基酸缺乏，并引起核糖核酸崩解。此外，氯喹还能干扰脂肪酸进入磷脂，控制谷氨酸脱氢酶和己糖激酶等。氯喹主要作用于红内期裂殖体，经 48～72 小时，血中裂殖体被杀灭。本品可根治恶性疟，但对间日疟的红外期无效，故不能根治间日疟。氯喹对配子体也无直接作用，故不能作病因预防及中断传播之用。

研究表明，抗氯喹株恶性疟原虫释放氯喹的速度要比敏感株恶性疟原虫快 40～50 倍，这种变化是由于恶性疟原虫基因的突变造成的。疟原虫对氯喹产生耐药性的基因位于疟原虫第 7 号染色体内 36kb 的 DNA 片段上，称为 Cg2 基因，它具有复杂的多态性。Cg2 基因含有特征性的 12 个有意义的突变位点和 3 个多态性重复区，其中 4～8 个发生微小的变异，即足以使疟原虫具有抗氯喹的能力。

(2)药动学 口服后肠道吸收快而充分，服药后 1～2 小时血中浓度最高。约 55%的药物在血中与血浆成分结合。血药浓度维持较久，半衰期($t_{1/2}$)为 2.5～10 日，氯喹在红细胞中的浓度为血浆的 10～20 倍，而被疟原虫侵入红细胞内的氯喹浓度又比正常者高约 25 倍。氯喹与组织蛋白结合更多，在肝、脾、肾、肺中的浓度高于血浆浓度达 200 倍。在脑组织及脊髓组织中的浓度为血浆浓度的 10～30 倍。氯喹在肝脏中代谢，其主要代谢产物是去乙基氯喹，此物仍有抗疟作用。小部分(10%～15%)氯喹以原型经肾排泄，其排泄速度可因尿液酸化而加快、碱化而降低。约 8%随粪便排泄，氯喹也可从乳汁中排出。

【不良反应】 (1)治疗疟疾时不良反应较少，口服可能出现头晕、头痛、眼花、食欲减退、恶心、呕吐、腹痛、腹泻、皮肤瘙痒、皮疹、耳鸣、烦躁等，反应通常较轻，停药后可自行消失。

(2)可在组织内蓄积，久服可致视网膜轻度水肿和色素聚集，出现暗点，影响视力，常不可逆。

(3)还可损害听力，妊娠期妇女大量服用可造成小儿先天性耳聋、智力迟钝等。

【禁忌证】 妊娠期妇女禁用。

【注意事项】 (1)氯喹注射剂禁止静脉注射，不宜做肌内注射。儿童注射易致心肌抑制。

(2)本品可引起胎儿脑积水，四肢畸形及耳聋，故孕妇禁用。

(3)肝、肾功能不全，心脏病，重型多形性红斑，血卟啉病，银屑病及精神病患者慎用。

(4)耐药虫株已在国内外广泛出现。

(5)本品会引起 Q-T 间期延长和室性心律失常等异常心律。

特殊人群，儿童 ①见抗阿米巴用药中注意事项。②需慎用静脉注射。

【药物相互作用】 (1)与氯丙嗪合用，易加重肝损害。

(2)本品对神经-肌肉接头有直接抑制作用，链霉素可加重此副作用。

(3)洋地黄化后应用本品易引起心脏传导阻滞。

【用法与用量】 成人 常用量：①治疗疟疾，口服，首剂 1g，6 小时后 0.5g，第 2、3 日各 0.5g。静脉滴注，第 1 日 1.5g，第 2、3 日均为 0.5g。一般每 0.5～0.75g 氯喹加入 5% 葡萄糖注射液 500ml 中，第 1 日药量于入院 12 小时内全部输完。②抑制性预防疟疾，口服，一周 1 次，一次 0.5g。③治疗肠外阿米巴病，口服，一日 1g，连服 2 日后改为一日 0.5g，疗程 3 周。

本品与伯氨喹合用可根治间日疟。

儿童 治疗恶性疟、间日疟：①口服：首剂 10mg/kg，治疗 6～8 小时后及第 2～3 日，各服 1 次，一次 5mg/kg。②静脉滴注：首日 18～24mg/kg，第 2 日 12mg/kg，第 3 日 10mg/kg（浓度 1mg/ml）。预防：口服，一次 4～5mg/kg，每周 1 次。

【制剂与规格】 磷酸氯喹片：(1) 75mg；(2) 250mg。
磷酸氯喹注射液：(1) 2ml:80mg；(2) 5ml:322mg。

羟 氯 喹
Hydroxychloroquine

【适应证】 本品用于疟疾的治疗与预防，还可用于红斑狼疮和类风湿关节炎的治疗。

【药理】 (1) 药效学 本品化学结构与氯喹相似，是氯喹 4 位氮原子上的乙基被羟乙基取代的衍生物。其抗疟作用与氯喹相同，但毒性仅为氯喹的一半。

(2) 药动学 本品口服生物利用度 (F) 约为 74%。给药后 2～4.5 小时达血药浓度峰值。药物吸收后在眼、肝、肾、肺和肾上腺等组织、器官中广泛分布，红细胞中药物浓度高于血药浓度 2～5 倍。本品可透过胎盘屏障，少量药物可进入乳汁中。本品血浆蛋白结合率约为 50%。药物部分在肝脏代谢为具有活性的脱乙基代谢物。主要经肾缓慢排泄，其中 23%～25% 为原型药物，酸化尿液可增加药物随尿液排泄。血浆浓度达峰后 0～10、10～48、48～504 小时的平均血浆消除半衰期分别为 5.9 小时、26.1 小时和 299 小时。

【不良反应】 (1) 精神、神经系统 长期用药可出现异常兴奋、情绪改变、梦魇、精神障碍、头痛、头晕、眩晕、耳鸣、眼球震颤、神经性耳聋、惊厥、共济失调等。

(2) 肌肉骨骼 长期用药可出现眼外肌麻痹、骨骼肌无力、腱反射消失或减退等。

(3) 眼 本品引起的视觉及角膜改变发生率远低于氯喹。长期大剂量用药时可出现：①睫状体调节障碍伴视觉模糊。该反应具有剂量相关性，停药后可逆转。②角膜一过性水肿、点状至线状混浊、角膜敏感度减小等。治疗 3 周后开始出现角膜色素沉着。③视网膜黄斑水肿、

萎缩、异常色素沉着及中央凹反射消失等。视网膜改变患者最常见的视觉症状是阅读及视物困难、畏光、远距离视觉模糊、中心或周围视野有区域缺失或变黑、闪光。视网膜病变即使停药后仍会进展，且具有剂量相关性。

(4) 皮肤 可出现白发、脱发、瘙痒、皮肤及黏膜色素沉着、皮疹 (荨麻疹、麻疹样皮疹、苔藓样皮疹、斑丘疹、紫癜、离心性环形红斑和剥脱性皮炎) 等。

(5) 血液系统 可出现再生障碍性贫血、粒细胞缺乏、血小板减少、葡萄糖-6-磷酸脱氢酶 (G-6-PD) 缺乏的个体发生溶血。

(6) 胃肠道 可出现食欲缺乏、恶心、呕吐、腹泻及腹部痉挛等症状。

(7) 心脏 大剂量用药罕见引起心肌病、心力衰竭、Q-T 间期延长、室性心律失常、尖端扭转型心律失常。

(8) 其他 体重减轻、倦怠、低血糖、卟啉症恶化或加速以及非光敏性牛皮癣。

【禁忌证】 (1) 对任何 4-氨基喹啉化合物治疗引起的视网膜或视野改变的患者禁用。

(2) 已知对 4-氨基喹啉化合物过敏的患者禁用。

(3) 妊娠期妇女及哺乳期妇女禁用。

(4) 年龄低于 6 岁的儿童禁用。

【注意事项】 (1) 本品应放在儿童无法取到的地方。

(2) 医师在开出本品处方前应当完全熟悉本说明书的全部内容。

(3) 服用本品应进行初次 (基线) 以及定期 (每 3 个月一次) 的眼科检查 (包括视觉灵敏度、裂隙灯、检眼镜以及视野检查)。

(4) 接受长期或高剂量治疗的某些患者，已观察到有不可逆视网膜损伤，据报道视网膜病变具有剂量相关性。

(5) 牛皮癣患者及卟啉症患者使用本品均可使原病症加重。故本品不应使用于这些患者，除非根据医师判断，患者的受益将超过其可能的风险。

(6) 如果视觉灵敏度、视野或视网膜黄斑区出现任何异常的迹象 (如色素变化，失去中央凹反射) 或出现任何视觉症状 (如闪光和划线)，且不能用调节困难或角膜混浊完全解释时，应当立即停药，并密切观察其可能的进展。即使在停止治疗之后，视网膜改变 (及视物障碍) 仍可能进展。

(7) 使用本品长期治疗的所有患者应定期随访和检查，应定期检查骨骼肌功能和腱反射。如果出现骨骼肌功能和腱反射降低，应该停药。

(8) 肝病或醇中毒患者，或者与已知有肝脏毒性的药物合用时，应慎用。

(9) 对长期接受本品治疗的患者应定期作血细胞计数。如出现不能归因于所治疾病的任何严重血液障碍，应当考虑停药。缺乏 G-6-PD 的患者应慎用本品。

(10) 服用本品可出现皮肤反应，因此对正在服用可能引起皮肤不良反应药物的患者应谨慎使用本品。

(11) 早期诊断"硫酸羟氯喹视网膜病变"的推荐方法，包括：①用眼底镜检查黄斑是否出现细微的色素素乱或失去中央凹反射；②用小的红色视标检查中心，视野是否有中心周围或中心房的盲点，或者确定对于红色的视网膜阈。任何不能解释的视觉症状（如闪光或划线），也应当怀疑是视网膜病变的可能表现。

(12) 因过量或过敏而出现严重中毒症状时，建议给予氯化铵口服（成人每日 8g，分次服用），每周 3 或 4 日，在停止治疗后使用数月，因为尿液酸化可使 4-氨基喹啉化合物的肾排泄增加 20%～90%，然而对肾功能损伤的患者及（或）代谢性酸中毒患者应当谨慎。

儿童 长期用药可出现异常兴奋、情绪改变、精神障碍、神经性耳聋、惊厥、共济失调、眼外肌麻痹、骨骼肌无力、腱反射消失或减退等。6 岁以下儿童禁用。

【药物相互作用】 (1) 与西咪替丁合用可增加本品血药浓度。

(2) 与地高辛合用可增加地高辛的血药浓度。

(3) 与美托洛尔合用可增加美托洛尔的生物利用度。

(4) 与抗酸药合用可减少本品吸收。

【给药说明】 (1) 与食物或牛奶同时服用可以增加胃肠道的耐受性。

(2) 如膝和踝反射检查中发现肌无力现象，或眼科检查中发现视觉灵敏度、视野或视网膜黄斑区出现任何异常现象时，应立即停药。

【用法与用量】 成人 ①预防疟疾：在进入疟疾流行区前 1 周口服 400mg，以后一周 1 次，一次 400mg。②治疗疟疾：首次 800mg，6 小时后口服 400mg；第 2～3 日，一日 1 次，一次 400mg。

儿童 口服。①预防疟疾：每次 5mg/kg，一周 1 次。②治疗疟疾：首次 10mg/kg，6 小时后服药 5mg/kg，以后一日 1 次，一次 5mg/kg。

【制剂与规格】 硫酸羟氯喹片：(1)100mg；(2)200mg。

伯 氨 喹
Primaquine

【适应证】 主要用于根治间日疟和控制疟疾传播。

【药理】 (1)药效学 伯氨喹使疟原虫的线粒体肿

胀，抑制线粒体的氧化作用，使疟原虫摄氧量减少。伯氨喹在体内经过代谢，转变为具有较强氧化性能的喹啉醌衍生物，能将红细胞内的还原型谷胱甘肽转变为氧化型谷胱甘肽，当后者还原时，需要消耗还原型辅酶Ⅱ。由于疟原虫组织期在肝实质细胞内发育本已消耗辅酶Ⅱ，而伯氨喹的作用又干扰辅酶Ⅱ的还原过程，致使辅酶Ⅱ减少，严重破坏了疟原虫的糖代谢及氧化过程。

本品可杀灭间日疟、三日疟、恶性疟和卵形疟组织期的虫株。其中，对间日疟效果最显著；可杀灭各种疟原虫的配子体，对恶性疟的作用较强；对红内期虫株的作用很弱。

(2) 药动学 口服后在肠内吸收快而完全，生物利用度（F）约为 96%，口服 22.5mg（基质），在 1 小时内血浆中浓度可达峰值（C_{max}），约 250μg/L。主要分布在肝脏，其次为肺、脑和心等组织。半衰期（$t_{1/2}$）为 5.8 小时（3.7～7.4 小时），大部分在体内代谢，仅 1% 由尿中排出，一般于 24 小时内完成。因血中浓度维持不久，故需反复多次服药才能产生较好疗效。

【不良反应】 (1) 本品毒性反应较其他抗疟药为高。当一日用量超过 30mg 时，易发生疲倦、头晕、恶心、呕吐、腹痛、心律失常、Q-T 间期延长等不良反应；少数人可出现药物热、粒细胞缺乏等，停药后即可恢复。

(2) 葡萄糖-6-磷酸脱氢酶缺乏者服用本品可发生急性溶血性贫血，这种溶血反应仅限于衰老的红细胞，并能自行停止，一般不严重，一旦发生应停药做对症治疗。当葡萄糖-6-磷酸脱氢酶缺乏时，会引起高铁血红蛋白过多症，出现发绀、胸闷等症状，应用亚甲蓝 1～2mg/kg，做静脉注射，能迅速改善症状。

【禁忌证】 (1) 孕妇禁用。

(2) 有蚕豆病及其他溶血性贫血的病史及家族史、有葡萄糖-6-磷酸脱氢酶缺乏及烟酰胺腺嘌呤二核苷酸还原酶缺乏等病史者禁用。

(3) 有粒细胞减少倾向的急性全身性疾病，例如系统性红斑狼疮及活动性类风湿关节炎患者禁用。

【注意事项】 (1) 仔细询问有无蚕豆病及其他溶血性贫血的病史及家族史、有无葡萄糖-6-磷酸脱氢酶缺乏及烟酰胺腺嘌呤二核苷酸还原酶（NADH）缺乏等病史。

(2) 肝、肾、血液系统疾病、急性细菌和病毒感染及糖尿病患者慎用。

(3) 哺乳期妇女慎用。

(4) 应定期检查红细胞计数及血红蛋白量。

儿童 (1) 需询问有无蚕豆病及溶血性贫血病史。

(2) 定期检查血常规。

【药物相互作用】 (1)本品作用于间日疟原虫的红外期，与作用于红内期的抗疟药合用，可根治间日疟。

(2)不宜与其他具有溶血作用和抑制骨髓造血功能的药物合用。

(3)当同时服用 Q-T 间期延长药物时，建议谨慎使用本品。

【用法与用量】 成人 (1)根治间日疟：口服，一次 13.2mg，一日 3 次，连服 7 日。

(2)消灭恶性疟原虫配子体(以阻断传播)：口服，一日 26.4mg，连服 3 日。

儿童 (1)治疗间日疟：口服，一次 0.2～0.3mg/kg，一日 3 次，连服 7 日。

(2)消灭恶性疟原虫配子体：口服，一日 0.5～1mg/kg，连用 3 日。

【制剂与规格】 磷酸伯氨喹片：13.2mg(相当于伯氨喹 7.5mg)。

奎 宁
Quinine

【适应证】 用于治疗恶性疟、间日疟等各种疟疾。

【药理】 (1)药效学 奎宁是喹啉类衍生物，能与疟原虫的 DNA 结合，抑制 DNA 的复制和 RNA 的转录，从而抑制原虫的蛋白质合成。作用弱于氯喹。另外，奎宁能降低疟原虫的耗氧量，抑制疟原虫内的磷酸化酶而干扰其糖代谢。奎宁也引起疟色素凝集，但发展缓慢，很少形成大团块，并常伴随细胞死亡。电子显微镜观察，可见原虫的核和外膜肿胀，并有小空泡，血细胞颗粒在小空泡内聚合，此与氯喹的色素凝集有所不同。在血液中，一定浓度的奎宁可导致被寄生红细胞早熟破裂，从而阻止裂殖体成熟。本品对红外期无效，但长疗程可根治恶性疟，对恶性疟的配子体亦无直接作用，故不能中断传播。奎宁对心肌有抑制作用，延长不应期，减慢传导，并减弱其收缩力。本品对妊娠子宫有微弱的兴奋作用。

(2)药动学 口服后吸收迅速而完全。蛋白结合率约 70%。吸收后分布于全身组织，以肝脏浓度最高，肺、肾、脾次之，骨骼肌和神经组织中最低。一次服药后 1～3 小时血药浓度达峰值，半衰期($t_{1/2}$)为 8.5 小时。奎宁在肝中被氧化分解，迅速失效，其代谢物及少量原型药(约10%)均经肾排出，服药后 15 分钟即出现于尿液中，24 小时后几乎全部排出，故奎宁无蓄积性。

【不良反应】 (1)奎宁每日用量超过 1g 或连用较久，常致金鸡纳反应，出现耳鸣、头痛、恶心、呕吐、视力

及听力减退等症状，严重者产生暂时性耳聋。停药后常可恢复。

(2)24 小时内剂量大于 4g 时，可直接损害神经组织并收缩视网膜血管，出现视野缩小、复视、弱视等。

(3)大剂量中毒时，除上述反应加重外，由于抑制心肌、扩张外周血管而致血压骤降，呼吸亦变慢变浅、烦躁、谵妄等。奎宁致死量为 8g，中毒患者多死于呼吸麻痹。

(4)少数患者对奎宁高度敏感，小量即可引起严重金鸡纳反应。

(5)奎宁还可引起皮疹、瘙痒、哮喘等。

(6)少数恶性疟患者使用小量奎宁可发生急性溶血(黑尿热)、致死。

【禁忌证】 (1)孕妇禁用。

(2)禁用于以下患者：已知对奎宁有过敏反应、血小板减少症、特发性血小板减少性紫癜(ITP)和血栓性血小板减少性紫癜(TTP)、溶血性尿毒症综合征(HUS)、黑水热(急性血管内溶血，血红蛋白尿和血红蛋白血症)、重症肌无力、视神经炎等。

【注意事项】 (1)静脉注射易致休克，所以严禁静脉注射。

(2)哮喘、心房纤颤及其他严重心脏疾患、G-6-PD 缺乏患者和妇女月经期均应慎用。

(3)哺乳期妇女慎用。

(4)对诊断的干扰：奎宁可干扰 17-羟类固醇的测定。

儿童 ①制酸药及铝制剂能减缓奎宁的吸收。②一日用量超过 1g 或连用多日，可发生金鸡纳反应(类似水杨酸中毒)。

【药物相互作用】 (1)制酸药及含铝制剂能延缓或减少奎宁的吸收。

(2)抗凝药与奎宁合用后，抗凝作用可增强。

(3)肌肉松弛药如琥珀胆碱等与奎宁合用，可能会引起呼吸抑制。

(4)奎尼丁与奎宁合用，金鸡纳反应可加重。

(5)尿液碱化剂如碳酸氢钠等，可增加肾小管对奎宁的重吸收，导致奎宁血药浓度与毒性的增加。

(6)与维生素 K 合用可增加奎宁的吸收。

(7)与吩噻嗪类、噻吨类合用可导致耳鸣、眩晕。

(8)与硝苯地平合用，游离的奎宁浓度增加。

【用法与用量】 成人 ①重症患者可采用二盐酸奎宁，按体重 5～10mg/kg(最大量 500mg)，加入氯化钠注射液 500ml 中静脉滴注，4 小时滴完，12 小时后可

重复用药，病情好转后可改为口服药。②硫酸奎宁治疗耐氯喹虫株引起的恶性疟时，一日1.8g，分次服用，疗程14日。

儿童　①治疗恶性疟及间日疟：口服一次5～10mg/kg，重症可一日2次，最高量500mg；连服7日。②硫酸奎宁用于治疗耐氯喹虫株所致的恶性疟时，小于1岁者一日0.1～0.2g，分2～3次服；1～3岁0.2～0.3g；4～6岁0.3～0.5g；7～11岁为0.5～1g，疗程10日。

【制剂与规格】　硫酸奎宁片：0.3g。

二盐酸奎宁注射液：(1)1ml:0.25g；(2)1ml:0.5g；(3)10ml:0.25g。

哌 喹
Piperaquine

【适应证】　用于疟疾的治疗，尤其是耐氯喹虫株恶性疟的治疗与症状抑制性预防。

【药理】　(1)药效学　哌喹对伯氏疟原虫红内期超微结构影响的部位主要是滋养体食物泡膜和线粒体。线粒体及食物泡膜腔内出现螺纹膜，这些变化呈进行性加重。该药可能是通过影响膜上有关酶系而改变膜的功能以及线粒体肿胀导致其生理功能的破坏，致使虫体死亡。

(2)药动学　口服后24小时的吸收率为80%～90%，分布于肝、肾、肺、脾等组织内。给药后8小时，在肝内的药量可达给药总剂量的1/4左右。该药在体内缓慢消失，半衰期($t_{1/2}$)为9.4日。药物随胆汁排出，存在肝-肠循环的代谢途径，这可能是药物在体内积蓄时间较长的重要因素。

【不良反应】　(1)可引起头晕、嗜睡、乏力、胃部不适、面部和唇周麻木。

(2)对心血管系统的毒性明显小于氯喹。

【禁忌证】　严重肝、肾及心脏病患者禁用。

【注意事项】　(1)孕妇慎用。

(2)本品多积聚于肝脏，若给药剂量大、间隔时间短，则易引起肝脏不可逆性损伤。

【用法与用量】　(1)抑制性预防疟疾：1次0.6g，一月1次，临睡前服，可连用4～6个月，但不宜超过6个月。

(2)治疗疟疾：本品对耐氯喹虫株所致的恶性疟有根治作用，但作用缓慢，宜在奎宁、青蒿素、咯萘啶控制症状后继用。首次0.6g，第2、3日分别服0.6g及0.3g，总量1.5～1.8g。

【制剂与规格】　磷酸哌喹片：(1)0.2g；(2)0.25g；(3)0.5g。

乙 胺 嘧 啶 [药典(二)；国基；医保(甲)]
Pyrimethamine

【适应证】　主要用于疟疾的预防，也用于治疗弓形虫病。

【药理】　(1)药效学　本品对疟原虫的红外期有抑制作用，对红内期的抑制作用仅限于未成熟的裂殖体阶段，能抑制滋养体的分裂。疟原虫红内期不能利用环境中出现的叶酸，而必须自行合成。本品是二氢叶酸还原酶的抑制药，使二氢叶酸不能还原为四氢叶酸，进而影响嘌呤及嘧啶核苷酸的生物合成，最后使核酸合成减少，使细胞核的分裂和疟原虫的裂殖受到抑制。

本品主要作用于进行裂殖体增殖的疟原虫，对已发育完成的裂殖体则无效。

(2)药动学　口服后在肠道吸收较慢但完全，6小时内血浆浓度达高峰。抗叶酸作用可持续48小时以上。主要分布于红、白细胞及肺、肝、肾、脾等器官中。

服药后5～7日内10%～20%的原型物经肾脏缓慢排出，可持续30日以上。从粪便仅排出少量。半衰期($t_{1/2}$)为80～100小时。本品能通过胎盘，也可由乳汁排出。

【不良反应】　(1)一般抗疟治疗量时，毒性很低。

(2)用量大时，如一日用25mg、连服1个月以上，会出现叶酸缺乏现象，影响生长繁殖特别迅速的组织，如骨髓、消化道黏膜，引起造血功能障碍及消化道症状，如味觉改变或丧失、舌头疼痛、红肿、烧灼感及针刺感、口腔溃疡、白斑等，食管炎所致的吞咽困难、恶心、呕吐、腹痛、腹泻等。较为严重的是巨幼细胞贫血、中性粒细胞减少、白细胞减少症等，如及早停药，能自行恢复。

(3)过量可引起急性中毒症状：恶心、呕吐、胃部烧灼感、口渴、心悸、烦躁不安等，重者出现眩晕、视物模糊、阵发性抽搐、惊厥、昏迷，可引起死亡，此乃药物对中枢神经系统的直接毒性作用所致。

【禁忌证】　(1)孕妇禁用。

(2)哺乳期妇女禁用。

(3)因叶酸缺乏而导致巨幼细胞性贫血的患者禁用。

【注意事项】　(1)本品具有香味，儿童可误作糖果而造成中毒事故。

(2)因为严重的反应，包括史蒂芬-约翰逊综合征和有毒的表皮坏死，已经发生了与乙胺嘧啶有关的死亡。如果皮疹的第一次出现就必须停止使用，如果发现任何形式的血液中元素的含量明显减少，或者由于发生了细菌或真菌感染，均应停止服用。

（3）下列情况应慎用：①意识障碍者，因大剂量治疗弓形虫病时可引起中枢神经系统毒性反应；②葡萄糖-6-磷酸脱氢酶缺乏者，服用本品可能引起溶血性贫血；③巨幼细胞贫血患者。

（4）大剂量治疗时，应同服四氢叶酸，以改善骨髓功能、减轻乙胺嘧啶的毒性作用。

（5）大剂量治疗时，每周应检测白细胞及血小板。

儿童 ①因味甜，应防止小孩误服中毒。②过量可引起急性中毒症状，主要表现为中枢神经毒性。

【用法与用量】 **成人** **口服** ①预防疟疾：应于进入疫区前 1 周开始服用，一周服 1 次 25mg；②治疗弓形虫病：一日 50mg 顿服，共 1～3 日（视耐受力而定），然后一日服 25mg。疗程 4～6 周。

儿童 **口服** ①预防疟疾：0.9mg/kg，一周 1 次，一次不超过 25mg。②治疗弓形虫病：一日 1mg/kg，分 2 次服，1～3 日后改为 0.5mg/kg，分 2 次，疗程 4～6 周。

【制剂与规格】 乙胺嘧啶片：(1)6.25mg；(2)25mg。

青 蒿 琥 酯 [药典(二)]
Artesunate

【适应证】 适用于脑型疟疾及各种危重疟疾的抢救。

【药理】 (1)药效学 本品为双氢青蒿素半琥珀酸酯衍生物，由青蒿素还原而得。青蒿琥酯片剂对鼠疟原虫红内期超微结构的影响，主要是疟原虫膜系结构的改变，该药首先作用于食物泡膜、表膜、线粒体，其次是核膜、内质网，此外对核内染色质也有一定的影响。提示本品的作用方式主要是干扰表膜-线粒体的功能。可能是本品作用于食物泡膜，从而阻断了营养摄取的最早阶段，使疟原虫较快出现氨基酸饥饿，迅速形成自噬泡，并不断排出虫体外，使疟原虫损失大量胞质而死亡。体外培养的恶性疟原虫对氚标记的异亮氨酸的摄入情况也显示其起始作用方式可能是抑制原虫蛋白合成。动物毒理实验表明本品有明显胚胎毒作用。在体外研究中青蒿琥酯的活性代谢物双氢青蒿素显示对恶性疟抗氯喹虫株和敏感株有同样的作用。

青蒿琥酯及其他青蒿素类药对红外期的原虫、子孢子、肝裂殖体或裂殖子无作用。

(2)药动学 ①口服后体内分布甚广，以肠、肝、肾较高。主要在体内代谢转化，仅少量由尿、粪便排泄。②本品静脉注射后快速生物转化为活性代谢物双氢青蒿

素，本品半衰期($t_{1/2}$)不到 5 分钟，血药浓度峰值(C_{max})77μmol/L。③本品肌内注射后吸收迅速，通常注射后 30 分钟内达峰值。肌内注射和静脉注射比较 C_{max} 儿童和成人分别为 1/45 和 1/20，消除率分别为 32 倍和 13 倍。④本品被血浆酯酶类广泛而快速水解，代谢物双氢青蒿素在口服青蒿琥酯中的抗疟作用最强，然而静脉注射给药后青蒿琥酯的作用更强，双氢青蒿素在肝脏通过葡萄糖苷酸化进一步代谢，经尿排泄。在恶性疟患者的尿产物中鉴定出α-双氢青蒿素-β-葡糖甘酸。

【不良反应】 推荐剂量未见不良反应。

大剂量用药后罕见迟发性溶血、免疫性溶血性贫血、胰腺炎、超敏反应等。

【禁忌证】 已知对本品严重过敏者。

【注意事项】 (1)孕妇慎用。

(2)如使用过量(大于 2.75mg/kg)，可能出现外周网织细胞一过性降低或迟发性溶血。

(3)临床试验表明，无论是成人与儿童，通过静脉或肌内注射，其疗效与安全性均相近。

【给药说明】 (1)注射用青蒿琥酯只能用于肌内注射或静脉注射，不得静脉滴注。

(2)注射剂使用前必须用专用的 5%碳酸氢钠溶液溶解，再用 5%葡萄糖注射液或 0.9%氯化钠注射液稀释到一定浓度后方可使用。

(3)肌内注射时，通常大腿前部是首选的注射部位。如果肌内注射溶液的总量较大，可以采取在几个部位分量注射，例如大腿两侧。

(4)注射给药时不得与其他药物混用。

(5)注射剂在水溶液中不稳定，配制的溶液必须在配制后 1 小时内使用。如果超过 1 小时未使用，应弃之。如配制过程中出现混浊或沉淀物不可使用。

【用法与用量】 **成人** (1)口服首剂量100mg，第 2 日起一日 2 次，一次 50mg，连服 5 日。

(2)肌内注射或静脉注射成人青蒿琥酯每次剂量按成人 120mg(2.4mg/kg)，分别于第 0、12 和 24 小时注射，然后一日 1 次，直至患者可以口服药物。使用注射用青蒿琥酯最少需要 24 小时(3 次)，患者能够口服治疗时转为口服给药。口服给药按照联合用药方案完成规定的疗程。

儿童 每次剂量按照体重确定，推荐的剂量见表11-1。根据需要可以继续按同等剂量每日给药 1 次，直至第 7 天。或患者病情缓解并能口服给药后，转为口服复方抗疟药以完成抗疟联合疗法的治疗过程。口服给药按照该复方治疗疟疾的方案进行。

表 11-1　青蒿琥酯用于儿童的推荐剂量

年龄组（岁）	第一天（单位：mg）		第二天（单位：mg）
	0 小时	12 小时	24 小时
≥16	120	120	120
11～	90	90	90
7～	60	60	60
<7	2.4mg/kg	2.4mg/kg	2.4mg/kg

【制剂与规格】　青蒿琥酯片：(1)50mg；(2)100mg。
注射用青蒿琥酯：(1)60mg；(2)120mg。

阿 莫 地 喹 [药典(二)；国基；医保(甲)；医保(乙)]
Amodiaquine

【适应证】　用于治疗恶性疟原虫(氯喹敏感或耐药株)引起的急性发作期(发热期)疟疾。该药对间日疟和其他疟疾也有效。

【药理】　(1)药效学　本品是一类人工合成的 4-氨基喹啉类抗疟药。抗疟作用与氯喹相似，作用于红细胞内期疟原虫，能迅速控制临床症状。本品可穿透受感染的红细胞，阻止疟原虫将血红蛋白聚合成一种称为疟色素的不可溶物质，引起疟原虫死亡。本品对于耐氯喹的疟原虫也有效。

(2)药动学　口服后迅速吸收并转化为主要活性产物去乙基阿莫地喹。去乙基阿莫地喹主要分布于血液中，血浆浓度远高于未转化的阿莫地喹，其在全血中的浓度较血浆中浓度高出 4～6 倍。阿莫地喹具有高肝首过效应，在肝内主要通过 CYP2C8 同工酶作用代谢成为去乙基阿莫地喹。本品主要通过生物转化排出体外。仅约 2%以原型药从尿中排出。去乙基阿莫地喹排除速度缓慢，半衰期为 9～18 天。

【不良反应】　常见食欲缺乏、腹痛、恶心、全身无力、嗜睡、失眠和咳嗽等。严重不良反应为全身无力、贫血和眩晕。

高剂量或长疗程时可见如下反应：①白血病和中性粒细胞减少症(粒细胞缺乏症)。②神经肌病。③一过性调节异常、可逆性角膜混浊等，治疗终止即可恢复。④严重肝炎，有时可致死。⑤色素沉着，手指和黏膜明显。

【禁忌证】　(1)有阿莫地喹治疗引起的肝损伤史者。

(2)有阿莫地喹治疗引起血液系统不良反应史者。

(3)有视网膜疾病史(如反复用药)。

【注意事项】　(1)因可引起粒细胞缺乏和严重肝损伤，因此不得用于疟疾预防。

(2)在阿莫地喹出现耐药地区禁用。在耐药地区联合青蒿琥酯的疗效等同于未足疗程的青蒿琥酯单方治疗，此时青蒿琥酯的血浆浓度低于青蒿琥酯单方治疗的血浆浓度。因此，恶性疟原虫对青蒿琥酯产生耐药性的可能性将被显著提高。

(3)虽然存在交叉耐药性，阿莫地喹对部分恶性疟原虫氯喹抗性株有效。

(4)用药时应注意观察以下症状：①黄疸；②粒细胞缺乏的症状如发热、扁桃体炎、口腔溃疡。

(5)青蒿琥酯和阿莫地喹联合使用可能导致中性粒细胞减少症并增加患感染风险。

(6)青蒿琥酯阿莫地喹片与抑制、减少或竞争 CYP2C8 的药物合用需慎重。曾有报道复方青蒿琥酯阿莫地喹片与依法韦仑合用导致严重肝毒性，故二者不得同时使用。

(7)青蒿琥酯阿莫地喹片不宜与高脂肪食物同服。

(8)青蒿琥酯阿莫地喹片的规范使用需同时参考官方发布的最新抗疟药使用指南和当地药物抗性资料。

(9)服用青蒿琥酯阿莫地喹片后可能出现嗜睡、眩晕或全身无力等症状，此时不能开车或操控机器。

【药物相互作用】　(1)不主张青蒿琥酯阿莫地喹片与抑制 CPY2A6(如毛果芸香碱)和 CYP2C8(甲氧苄啶、利托那韦、沙奎那韦、洛匹那韦、吉非罗齐、孟鲁司特)同时使用。

(2)不主张本品与其他抗疟药同时使用。

(3)长期使用阿莫地喹可发生粒细胞减少症和肝炎，因此含阿莫地喹的药物如青蒿琥酯阿莫地喹片与其他肝脏或血液系统毒性药物合用时需慎重。

【给药说明】　(1)青蒿琥酯阿莫地喹片若服用半小时内发生呕吐，则需再次服用相同剂量。若持续呕吐，请考虑采取重症疟疾的治疗方案。

(2)若过量使用，可能出现头痛、眩晕、视觉障碍、循环衰竭和惊厥，呼吸和心脏骤停。

(3)怀孕早期一般不应服用青蒿琥酯阿莫地喹片，除非必须治疗疟疾以挽救妊娠期妇女生命，或者妊娠期妇女对其他抗疟药失效或不耐受。怀孕中期和怀孕晚期妊娠期妇女在无其他合适抗疟药选择时可慎用青蒿琥酯阿莫地喹片。

(4)母乳中药物浓度较低。因此，哺乳期妇女可以使用。

【用法与用量】　本品需用水送服。若无法整片吞服者，如低龄儿童，服用前可将药片溶于水，亦可将药片碾碎后以水送服。

推荐剂量　每天 10mg/kg，连续服用 3 日，总量 30mg/kg。

【制剂与规格】　盐酸阿莫地喹片：0.15g(按阿莫地喹计)。

青蒿琥酯阿莫地喹片：(1)每片含青蒿琥酯 25mg 和盐酸阿莫地喹 67.5mg(以阿莫地喹计)。(2)每片含青蒿琥酯 50mg 和盐酸阿莫地喹 135mg(以阿莫地喹计)。(3)每片含青蒿琥酯 100mg 和盐酸阿莫地喹 270mg(以阿莫地喹计)。

蒿 甲 醚 ^[药典(二);医保(甲)]
Artemether

【适应证】　适用于各种疟疾的治疗，尤其是治疗抗氯喹恶性疟，与凶险型间日疟疾的急救。

【药理】　(1)药效学　蒿甲醚为青蒿素的衍生物，对疟原虫红内期有强大且快速的杀灭作用，能迅速控制临床发作及症状。蒿甲醚干扰疟原虫的表膜-线粒体功能，通过影响疟原虫红内期的超微结构，使其膜系结构发生变化。由于对食物泡膜的作用，阻断了疟原虫的营养摄取，疟原虫损失大量胞质和营养物质，而又得不到补充，因而很快死亡。蒿甲醚的抗疟活性较青蒿素大 6 倍。

(2)药动学　口服后易吸收，30 分钟后血药浓度达峰值。肌内注射后吸收快且完全。肌内注射 10mg/kg 后，血药达峰时间(t_{max})为 7 小时，峰浓度(C_{max})可达到 0.8mg/L 左右，半衰期($t_{1/2}$)约为 13 小时。在体内分布甚广，以脑组织最多，肝、肾次之。主要通过肠道排泄，其次为尿排泄。

【不良反应】　本品不良反应轻微，个别患者有 AST、ALT 轻度升高，网织红细胞一过性减少。极个别患者可能有心律失常，如室性期前收缩等。

【禁忌证】　不推荐用于妊娠期早期妇女。

【注意事项】　(1)孕妇慎用。

(2)注射剂遇冷如有凝固现象，可微温溶解后使用。

(3)严重呕吐者慎用。

(4)对于凶险型疟疾的急救，可考虑使用蒿甲醚注射液。

特殊人群，儿童　偶有 AST、ALT 轻度升高，网织红细胞可能有一过性减少。

【用法与用量】　成人　①口服：首剂 160mg，第 2 日起一日 1 次，一次 80mg，连服 5～7 日；②肌内注射：首剂 160mg，第 2 日起一日 1 次，一次 80mg，连用 5 日。

儿童　肌内注射：首日 3.2mg/kg，第 2～5 日 1.6mg/kg，一日 1 次。

【制剂与规格】　蒿甲醚片：(1)25mg；(2)40mg。

蒿甲醚胶丸：40mg。

蒿甲醚胶囊：(1)40mg；(2)100mg。

蒿甲醚注射液：1ml:80mg。

本 芴 醇 ^[药典(二)]
Benflumetol

【适应证】　用于各种恶性疟疾，尤其适用于抗氯喹恶性疟原虫的疟疾。

【药理】　(1)药效学　本品能杀灭疟原虫红内期无性体，杀虫比较彻底，作用机制为该药与红内期疟原虫的溶酶体结合，再与消化血红蛋白产生的毒性血红素相结合，从而阻止了血红素聚合成疟色素，致使虫体死亡。该药对红细胞前期和配子体无效。

(2)药动学　口服吸收慢，给药后 4～5 小时血药浓度达峰值。在体内停留时间长，半衰期($t_{1/2}$)为 24～72 小时。

【不良反应】　(1)不良反应较轻，有头晕、乏力、食欲缺乏、恶心、呕吐、腹痛、心悸、肌痛、关节痛、头痛及皮疹等。

(2)少数患者可出现心电图 Q-T 间期一过性轻度延长。

【禁忌证】　孕妇及哺乳期妇女禁用。

【注意事项】　(1)心脏病和肾脏病患者慎用。

(2)不用于重症疟疾患者。

【给药说明】　间日疟患者，在症状控制及红内期原虫消灭后，即可用磷酸伯氨喹根治。

【用法与用量】　成人　口服：第 1 日 0.8g 顿服，第 2～4 日各顿服 0.4g。

儿童　口服：一日 8mg/kg，顿服，连服 4 日，首剂加倍(最大用量不超过 0.6g)。

【制剂与规格】　本芴醇软胶囊：100mg。

复方蒿甲醚片
Artemether Compound Tablets

【适应证】　本品是蒿甲醚与本芴醇按 1:6 比例配伍的复方制剂，具有杀灭疟原虫中裂殖体的作用。

适用于恶性疟原虫引起的体重在 5kg 及以上患者的急性非重症疟疾的治疗。

【药理】　(1)药效学　蒿甲醚、本芴醇两种成分的抗寄生虫作用部位均为疟原虫的食物泡，在血红蛋白分解产生的毒性中间产物血红素转换为无毒的疟色素的过程中发挥干扰作用。蒿甲醚与本芴醇均具有继发性抑制疟原虫内核苷酸与蛋白合成的作用。体外与体内研究的结果显示复方蒿甲醚不诱导抗药性。本复方制剂较蒿甲醚和本芴醇单独的杀灭血中裂殖体的作用有所增强，对恶性疟原虫抗药株也有效。有报告显示复方蒿甲醚片对氯喹耐药地区的患者有效。

(2) 药动学　蒿甲醚在服用后大约 2 小时达到吸收的血药峰浓度。本芴醇在服用之后 6～8 小时达到血药峰浓度。蒿甲醚以及其活性代谢产物双氢青蒿素 A 的血浆清除半衰期大约为 2 小时。本芴醇清除更加缓慢，终末半衰期为 3～6 天。

【不良反应】　常见不良反应有心悸、腹痛、腹泻、食欲不振、恶心、呕吐、关节痛、肌痛、虚弱、头痛、头晕、睡眠障碍、咳嗽、发热等。也有：①嗜酸性粒细胞增多症。②耳鸣。③结膜炎。④便秘、消化不良、吞咽困难、胃溃疡。⑤步态异常。⑥脓肿、肢端皮炎、支气管炎、耳部感染、胃肠炎、蠕虫感染、钩虫感染、脓疱病、呼吸道感染、鼻咽炎、口腔疱疹、皮下脓肿、泌尿道感染。⑦ALT、AST 升高，红细胞压积降低，淋巴细胞形态异常，血小板计数减少或增多，白细胞计数减少或增多。⑧低钾血症。⑨共济失调、肌阵挛、精细运动延迟、反射亢进、感觉迟钝、眼球震颤。

【禁忌证】　(1) 在可获得其他有效抗疟药的情况下，妊娠前三个月的妇女禁用。

(2) 具有先天性 Q-Tc 间期延长或者猝死的家族史，或者伴有任何已知延长 Q-Tc 间期的临床疾病，例如伴有症状性心律失常，伴有临床相关性心动过速，或者伴有严重心脏病的患者禁用。

(3) 已知伴有电解质平衡紊乱的患者禁用，例如低钾血症或者低镁血症。

(4) 存在下列临床症状者禁用：衰竭、意识损害或者无法唤醒的昏迷、无法进食、深呼吸、呼吸窘迫(酸中毒性呼吸)、多发惊厥、循环衰竭或者休克、异常出血、临床性黄疸或蛋白尿。

(5) 影像学和实验室检查出现如下情况者禁用：肺水肿(放射学)、重度正细胞性贫血、血尿、低血糖症、代谢性酸中毒、肾脏损害、高乳酸血症或高寄生虫血症。

【注意事项】　对 CYP3A4 有混合效应的药物，尤其是抗逆转录病毒药物，例如，HIV 蛋白酶抑制剂和非核苷类逆转录酶抑制剂，以及那些对 Q-T 间期有影响的药物，在与复方蒿甲醚片同时服用时应谨慎。

复方蒿甲醚片可能降低激素类避孕药的有效性。因此，对于正在使用口服药、经皮贴片，或者其他全身性激素类避孕药的患者，应该建议使用其他非激素类避孕措施。

食物会增强蒿甲醚与本芴醇的吸收。在治疗期间仍不愿进食的患者应该进行密切监测，因为再燃的发生风险可能更大。在接受复方蒿甲醚片治疗之后出现恶性疟感染再燃现象时，患者应该接受一种不同的抗疟疾药物治疗。

【药物相互作用】　(1) CYP3A4 强诱导剂如利福平、卡马西平、苯妥英与复方蒿甲醚片同时使用，会导致蒿甲醚、本芴醇的浓度降低，抗疟疾药的疗效丧失。因此，使用这些药物的患者禁用本品。利福平是强 CYP3A4 诱导剂，与复方蒿甲醚片的联合用药会导致蒿甲醚、双氢青蒿素、本芴醇的暴露量分别降低 89%、85% 以及 68%。

(2) 服用已知能够延长 Q-Tc 间期的药物的患者禁用。这些药物包括：① IA 与 III 类抗心律失常药；②神经镇静药与抗抑郁药；③大环内酯类、氟喹诺酮类抗菌药物，咪唑类与三唑类抗真菌药；④某些非镇静性抗组胺药(特非那丁、阿司咪唑)；⑤西沙必利。

(3) 服用任何通过细胞色素酶 CYP2D6 代谢的药物(例如美托洛尔、丙咪嗪、阿米替林、氯米帕明)的患者禁用。

(4) 在接受抗逆转录病毒药物治疗的患者中，使用复方蒿甲醚片应谨慎，因为蒿甲醚、双氢青蒿素以及本芴醇浓度的降低可能导致复方蒿甲醚片的抗疟疾疗效降低。

【给药说明】　(1) 复方蒿甲醚片应与食物同服。急性疟疾患者常常对食物反应不良。如患者对食物耐受正常，应尽可能鼓励患者正常饮食，因为这有助于改善蒿甲醚以及本芴醇的吸收。对于无法吞咽片剂的患者，例如婴儿以及儿童，在使用之前可以将复方蒿甲醚片压碎，在一个干净的容器中与少量水(1 至 2 茶匙)混合，立即服用。容器可以使用更多的水冲洗，并使患者将内容物吞服。压碎的片剂应该尽可能与食物/饮料(例如牛奶、婴儿配方食品、布丁、肉汤、粥)一起服用。

(2) 如果在服药 1～2 小时内出现呕吐，则应再次服药。如果再次服用的药物仍被呕吐出来，则患者应服用另一种抗疟药。

(3) 在本品治疗期间应避免服用葡萄柚汁

(4) 正在接受任何延长 Q-T 间期的其他药物治疗，均应向主治医生说明，例如，例如 IA 类(奎尼丁、普鲁卡因胺、丙吡胺)，或者 III 类(胺碘酮、索他洛尔)抗心律失常药；抗精神病药物(匹莫齐特、齐拉西酮)；抗抑郁药；特定的抗生物类（大环内酯类抗生素、氟喹诺酮类抗生素，以及三唑类抗真菌制剂）；特定的非镇静类抗组胺药（特非那丁、阿司咪唑），或者西沙必利。

（5）告知患者在接受复方蒿甲醚片治疗期间避免接受经细胞色素酶 CYP2D6 代谢的药物治疗，因为这些药物也具有心脏影响（例如丙咪嗪、阿米替林或氯米帕明）。

（6）在正在接受其他 CYP3A4 底物、抑制剂或者诱导剂的患者，使用复方蒿甲醚片应谨慎，尤其是那些延长 Q-T 间期的药物或者抗逆转录病毒的药物。

（7）复方蒿甲醚片可能降低激素类避孕药的疗效。因此，对于正在使用口服药，经皮贴片，或者其他全身性激素类避孕药的患者，应该建议使用其他非激素类避孕措施。

【用法与用量】 成人 （1）对于体重达 35kg 及以上的成人患者，推荐为期 3 天的治疗方案，总共服用 6 剂。首次剂量为 4 片，8 小时之后再次服用 4 片，随后两天每天服用 2 次，每次 4 片（早晨与晚上各一次）。总共 24 片。

（2）对于体重低于 35kg 的患者，请参见儿童剂量。

儿童 推荐为期 3 天的治疗方案，总共服用 6 剂。具体方案如下。

（1）体重 5～15kg：首次剂量为 1 片，8 小时之后再次用 1 片，随后两天每天服用 2 次，每次 1 片（早晨与晚上各一次）。总共 6 片。

（2）体重 15～25kg：首次剂量为 2 片，8 小时之后再次服用 2 片，随后两天每天服用 2 次，每次 2 片（早晨与晚上各一次）。总共 12 片。

（3）体重 25～35kg：首次剂量为 3 片，8 小时之后再次服用 3 片，随后两天每天服用 2 次，每次 3 片（早晨与晚上各一次）。总共 18 片。

（4）体重 35kg 以上：首次剂量为 4 片，8 小时之后再次服用 4 片，随后两天每天服用 2 次，每次 4 片（早晨与晚上各一次）。总共 24 片。

【制剂与规格】 复方蒿甲醚片：每片含本芴醇 0.12g，蒿甲醚 0.02g。

双氢青蒿素^[药典(二)]
Dihydroartemisinin

【适应证】 用于治疗恶性疟、间日疟和三日疟等各种疟疾。

【药理】 （1）药效学 本品为青蒿素的衍生物，对疟原虫红内期有强大且快速的杀灭作用，能迅速控制临床发作及症状。主要作用系干扰疟原虫的表膜-线粒体功能，影响疟原虫红内期的超微结构，使其膜系结构发生变化。由于对食物泡膜的作用，阻断了疟原虫的营养摄取，当疟原虫损失大量胞质和营养物质，而又得不到补充，因而很快死亡。其作用方式是通过其内过氧化物（双氧）桥，经血红蛋白分解后产生的游离铁所介导，产生不稳定的有机自由基及（或）其他亲电子的中介物，然后与疟原虫的蛋白质形成共价加合物，而使疟原虫死亡。

（2）药动学 口服吸收良好，起效迅速。口服双氢青蒿素 2mg/kg 后，1.33 小时后血药浓度达峰值，峰浓度（C_{max}）为 0.71μg/L。血浆半衰期（$t_{1/2}$）为 1.57 小时。体内分布广，排泄和代谢迅速。

【不良反应】 推荐剂量未见不良反应。少数病例有轻度网织红细胞一过性减少。

【禁忌证】 对本品过敏者禁用。

【注意事项】 孕妇慎用。

【用法与用量】 口服 一日 1 次。

（1）成人 60mg，首剂加倍；连用 5～7 日。

（2）儿童剂量按年龄递减。

【制剂与规格】 双氢青蒿素片：20mg。

双氢青蒿素哌喹片：每片含双氢青蒿素 40mg，磷酸哌喹 320mg。

复方双氢青蒿素片：每片含双氢青蒿素 32mg，磷酸哌喹 320mg，甲氧苄啶 90mg。

咯 萘 啶
Pyronaridine

【适应证】 用于治疗各种疟疾，特别是耐氯喹虫株所致的恶性疟。

【药理】 （1）药效学 本品为苯并萘啶的衍生物，对间日疟和恶性疟原虫的裂殖体均有杀灭作用。咯萘啶对伯氏疟原虫红内期超微结构的影响首先见于复合膜肿胀，呈多层螺纹膜变、食物泡融合、色素凝集，这些变化呈进行性加重；随后影响线粒体、内质网、核糖体致密，染色质凝集。药物作用 4 小时后，已见滋养体结构瓦解，亦出现线粒体肿胀及色素凝集。裂殖体受影响稍迟。

咯萘啶与氯喹的相同作用点是食物泡，而前者还有第 2 个作用点即复合膜，可能通过破坏复合膜的结构与功能以及食物泡的代谢活力而起迅速杀虫作用。

（2）药动学 肌内注射咯萘啶 3.8mg/kg 后 40 分钟，血药浓度达高峰。肌内注射生物利用度（F）>90%，半衰期（$t_{1/2}$）为 2～3 日。吸收后以肝内含量最高。从尿中排泄

1%～2%。

【不良反应】肌内注射的大多数病例无明显反应，少数病例有恶心、呕吐、头昏、头痛等；肌内注射部位稍有疼痛感，个别出现红肿、硬结，均可逐渐消失。

【注意事项】 (1)严重心、肝、肾脏病患者慎用。

(2)严禁静脉注射。

(3)肌内注射后局部有硬块，每次注射应改变部位。

(4)用药后尿呈红色。

(5)孕期及哺乳期用药安全性尚不明确。

儿童 ①严重心、肝、肾脏病患者慎用。②用药后尿呈红色。

【药物相互作用】 (1)与乙胺嘧啶合用有增效作用，可减少复发及防止、延缓耐药性的产生。

(2)与伯氨喹合用，有较好的根治间日疟作用。

【用法与用量】成人 ①口服第1日服2次，一次0.3g，间隔6小时，第2、3日各服1次，一次0.3g。②肌内注射首次160mg，间隔6小时和24小时各给80mg。③静脉滴注把肌内注射每次用量加入5%葡萄糖注射液250～500ml中，于2～3小时滴完。24小时总剂量320mg。

儿童 ①小儿常用量：注射剂量参照成人（按千克体重计算）。②口服，一日总剂量24mg/kg，分3次服。

【制剂与规格】 盐酸咯萘啶肠溶片：0.1g。

磷酸咯萘啶注射液：2ml:80mg。

萘 酚 喹
Naphthoquine

【适应证】 适用于治疗恶性疟、间日疟和抗药性疟疾。

【药理】 (1)药效学 本品对鼠、猴疟疾的红细胞内期有较好的抗疟作用，对鼠、猴疟疾孢子体感染有预防作用。对氯喹、哌喹有抗药性的恶性疟亦有效。

(2)药动学 口服吸收较快且完全，服药后2～4小时血药浓度达到高峰，与血浆蛋白结合率为87%～89%。组织分布较广，以肝脏最高，肾、肺和脾次之，脑中较低。血细胞内浓度高于血浆，球浆比值达2.6～3.9。以原型药从尿排出为主，约45%；粪次之，为23.8%～27.8%；胆汁排出为24%，并存在肝肠循环。

【不良反应】 总量1g以下未见明显不良反应。个别患者服药后出现恶心、呕吐、腹胀、腹痛、腹泻、头痛、头晕、乏力、耳鸣、皮疹、皮肤瘙痒等，停药后可自行消失。

【禁忌证】 严重肝、肾功能不全者禁用。

【注意事项】 (1)肝功能不全患者慎用，严格按规定药量服用。

(2)不得随意增加剂量，一个月内不要重复用药。

(3)因本品起效较慢，不宜作为重症疟疾治疗的首选药物。

(4)可与速效抗疟药联用，以降低再燃率。

【给药说明】 (1)尚未进行过有关人类妊娠期间服用磷酸萘酚喹及服萘酚喹在人母乳中分布等研究，故不推荐本品用于孕妇及哺乳期妇女。

(2)过量服用会出现ALT、AST一过性的轻度升高。一旦过量服用，可进行诱导性呕吐、胃灌洗及支持疗法等常规处理。

【用法与用量】 (1)成人 ①治疗恶性疟：总量1g。首次服0.6g，隔24小时再服0.4g。②治疗间日疟：总量0.6g，1次口服。

(2)儿童 ①治疗恶性疟：≥15岁者，总量1g，首次服0.6g，隔24小时再服0.4g。15～11岁者，总量0.75g，首次服0.45g，隔24小时再服0.3g。10～7岁者，总量0.5g，首次服0.3g，隔24小时再服0.2g。2岁者，总量20mg/kg，首次服12mg/kg，隔24小时再服8mg/kg。②治疗间日疟：≥15岁者，总量0.6g，1次口服。15～11岁者，总量0.45g，1次口服。

(3)老年患者用药同成年人用量。

【制剂与规格】 磷酸萘酚喹片：0.1g。

复方磷酸萘酚喹片：(1)萘酚喹100mg，青蒿素250mg；(2)萘酚喹50mg，青蒿素125mg。

青蒿素哌喹片[药典(三)]
Artemisinin and Piperaquine Tablets

【成分】 每片含青蒿素62.5mg，哌喹375mg。

【适应证】 用于治疗恶性疟、间日疟和三日疟。

【药理】 (1)药效学 本品为青蒿素和哌喹组成的复方制剂。青蒿素进入体内后迅速转化为活性物质双氢青蒿素；双氢青蒿素对疟原虫无性体有较强的杀灭作用，能迅速杀灭疟原虫，从而迅速控制症状。哌喹为4-氨基喹啉抗疟药，抗疟作用与氯喹类似，但与其无交叉耐药性。

双氢青蒿素的血浆半衰期为4小时，耐药性培育试验表明，疟原虫对双氢青蒿素不易产生耐药性；

磷酸哌喹的血浆半衰期为7～9天，作用持久。体外药效学研究提示，二者合用具有增效作用，可延缓疟原虫抗药性的产生。

(2)药动学 青蒿素口服给药后，吸收快速而完全，分布广，代谢和排泄快。口服青蒿素的半衰期为1.6～2.6

小时。活性代谢产物双氢青蒿素可选择性地进入疟原虫感染的红细胞。青蒿素的代谢器官为肝脏。口服 48 小时后，尿、粪中可发现少量原型药物和失去抗疟活性的代谢产物。

哌喹的半衰期较长，在小鼠的半衰期为 9.5 天，在人体血中的半衰期不低于 14 天。

【不良反应】（1）消化道反应 恶心、呕吐、食欲不振、腹痛、腹泻。

（2）神经系统 头晕、头痛、耳聋、睡眠不佳等。

（3）过敏反应 皮肤不痒、皮疹等。

（4）实验室检查异常 如网织红细胞一次性降低、ALT 及 AST 一次性升高、血肌酐升高等。

【禁忌证】（1）妊娠 3 个月以内的孕妇禁用。

（2）严重肝肾疾病、血液病（如白细胞减少、血小板减少等）患者禁用。

【注意事项】（1）本品无退热作用。

（2）肝、肾功能不全者慎用。

（3）严格按规定的用法与用量使用本品；临床症状未改善时，请及时咨询医师。

（4）本品中的哌喹的半衰期较长，半个月内不要重复服用。肝功能异常的患者应慎用。

药物过量 主要表现为恶心、呕吐、头晕、疲乏或有脸麻感。可采用催吐和导泻剂加速药物排出。

【用法与用量】 口服，24 小时服药 2 次为 1 疗程。各年龄段的使用剂量详见表 11-2。（单位：片）

表 11-2　青蒿素哌喹用于各年龄段的推荐剂量

年龄	首剂剂量	24 小时
≥16	2	2
11～15	1 ½	1 ½
7～10	1	1
4～6	3/4	3/4
2～3	1/2	1/2

【制剂与规格】 青蒿素哌喹片：每片含（1）青蒿素 31.25mg，哌喹 187.5mg；（2）青蒿素 62.5mg，哌喹 375mg。

二盐酸奎宁 [医保(乙)]

Quinine Dihydrochloride

【适应证】 用于治疗脑型疟疾和其他严重的恶性疟。

【药理】（1）药效学 奎宁是喹啉类衍生物，能与疟原虫的 DNA 结合，形成复合物，抑制 DNA 的复制和 RNA 的转录，从而抑制原虫的蛋白合成，作用较氯喹为弱。另外，奎宁能降低疟原虫氧耗量，抑制疟原虫内的磷酸化酶而干扰其糖代谢。

奎宁也引起疟色素凝集，但发展缓慢，很少形成大团块，并常伴随着细胞死亡。电子显微镜观察，可见原虫的核和外膜肿胀，并有小空泡，血细胞颗粒在小空泡内聚合，此与氯喹的色素凝集有所不同。在血液中，一定浓度的奎宁可导致被寄生红细胞早熟破裂，从而阻止裂殖体成熟。

本品对红外期无效，长疗程可根治恶性疟，但对恶性疟的配子体亦无直接作用，故不能中断传播。

（2）药动学 参见本章"奎宁"。

【不良反应】（1）本品每日用量超过 1g 或连用较久，常致金鸡纳反应，此与水杨酸反应大致相似，有耳鸣、头痛、恶心、呕吐，视力听力减退等症状，严重者产生暂时性耳聋，停药后常可恢复。

（2）24 小时内剂量大于 4g 时，可直接损害神经组织并收缩视网膜血管，出现视野缩小、复视、弱视等。

（3）大剂量中毒时，除上述反应加重外，还可抑制心肌、扩张外周血管而致血压骤降、呼吸变慢变浅、发热、烦躁、谵妄等，多死于呼吸麻痹。

（4）少数病人对奎宁高度敏感，小量即可引起严重金鸡纳反应。

（5）少数恶性疟患者使用小量奎宁可发生急性溶血（黑尿热）致死。

（6）奎宁还可以引起皮疹、瘙痒、哮喘等。

（7）会导致血液相关反应，包括血小板减少症，溶血性尿毒症综合征，血栓性血小板减少性紫癜，在某些情况下可能会产生永久性肾脏损害。

（8）会导致剂量依赖性 Q-T 间期延长作用。

（9）用于治疗由寄生虫恶性疟原虫引起的单纯性疟疾和夜间腿抽筋。

【禁忌证】 孕妇禁用。

【注意事项】（1）静脉注射易致休克，所以严禁静脉注射。

（2）对于哮喘、心房纤颤及其他严重心脏疾患、葡萄糖-6-磷酸脱氢酶缺乏患者和妇女月经期均应慎用。

（3）可干扰 17-羟类固醇的测定。

（4）如果患者有 Q-T 间期延长的情况，如已存在的心脏疾病或电解质紊乱，服用其他能延长 Q-T 间期的药物，房室传导阻滞，应谨慎使用奎宁；

（5）如果使用苯巴比妥或卡马西平联合奎宁，应密切监测患者，因为这些抗惊厥药物的血清水平可能升高并引起抗惊厥毒性；

（6）奎宁不是夜间腿抽筋的常规治疗方法，只在抽筋规律性破坏睡眠的情况下使用，并仔细考虑患者相对于潜在获益的风险；

(7) 不要超过推荐剂量用药，否则可能发生严重的副作用，包括不可逆转的失明和死亡；

(8) 如果患者出现血小板减少的迹象，例如容易瘀伤，严重的鼻出血，血尿或便血，牙龈出血以及皮肤上出现异常的紫色、棕色或红色斑点，应停止治疗并及时处理。

【药物相互作用】 (1)制酸药及含铝制剂能延缓或减少奎宁的吸收；

(2) 抗凝药与奎宁合用后，抗凝作用可增强；

(3) 肌肉松弛药如琥珀胆碱、筒箭毒碱等与奎宁合同，可能会引起呼吸抑制；

(4) 奎尼丁与奎宁合用，金鸡纳反应可增加；

(5) 尿液碱化剂如碳酸氢钠等，可增加肾小管对奎宁的重吸收，导致奎宁血药浓度与毒性的增加；

(6) 与维生素 K 合用可增加奎宁的吸收；

(7) 与布克利嗪、赛克利嗪、美克利嗪、吩噻嗪类、噻吨类、曲美苄胺、氨基糖苷类抗生素合用可导致耳鸣、眩晕；

(8) 与硝苯地平合用，游离的奎宁浓度增加。

【给药说明】 (1)静脉滴注应密切观察血压变化。

(2) 对于患有急性单纯性疟疾和严重的慢性肾功能不全的患者，建议采用以下剂量方案：648mg 奎宁的负荷剂量，随后 12 小时后，每 12 小时维持 324mg 维持剂量。轻度和中度肾功能不全对硫酸奎宁的安全性和药代动力学的影响尚不清楚。

(3) 肝功能不全：对于轻度(Child-Pugh A)或中度(Child-Pugh B)肝功能损害，无需调整推荐剂量，但应密切监测患者奎宁的不良反应。患有严重(Child-Pugh C)肝功能不全的患者不应使用奎宁。

【用法与用量】 成人 按体重 5～10mg/kg(最高量500mg)，加入氯化钠注射液 500ml 中静脉滴注，4 小时滴完，12 小时后重复 1 次，病情好转后改口服。

儿童 剂量同成人，按体重 5～10mg/kg(最高量500mg)。

【制剂与规格】 二盐酸奎宁注射液：(1)1ml:0.25g；(2)10ml:0.25g；(3)1ml:0.5g。

复方磷酸萘酚喹片 [医保(乙)]
Compound Naphthoquine Phosphate Tablets

【成分】 本品系青蒿素、萘酚喹复方片剂。

【适应证】 适用于成人及儿童(4 个月以上)恶性疟、间日疟的治疗。

【药理】 (1)药效学 本品是萘酚喹和青蒿素以 1：2.5 比例组成的复方制剂。本复方为疟原虫红内期裂殖体杀灭剂，既具有青蒿素的速效又具有磷酸萘酚喹的长效作用，还有延缓耐药性产生的作用。

(2) 药动学 ①单药磷酸萘酚喹药动学 健康人空腹口服磷酸萘酚喹 t_{max} 为 2～4 小时，峰值为 98.89～245.19ng/ml，直到 120 小时血中仍能测到 7.56ng/ml。磷酸萘酚喹口服吸收较快，药物出峰时间较早，平均吸收 $t_{1/2}$ 为 1.21 小时；消除较慢，消除 $t_{1/2}$ 为 40.93 小时；分布较快，分布 $t_{1/2}$ 为 2.71 小时；排泄以尿为主占 44%，存在肝肠循环，与血浆蛋白的结合率为 87%～89%。②单药青蒿素药动学 健康人空腹口服青蒿素单药，服用后由肠道迅速吸收进入体内后主要转化为双氢青蒿素，0.5～1 小时后血药浓度达到高峰，4 小时后下降一半，72 小时血中仅含微量。它在红细胞内的浓度低于血浆中的浓度。吸收后分布于组织内，以肠、肝、肾的含量较多。青蒿素为脂溶性物质，可透过血-脑屏障进入脑组织。它在体内代谢很快，主要从肾及肠道排出，24 小时可排出 84%。由于代谢和排泄均较快，所以有效血药浓度维持时间较短。③食物影响 与空腹状态相比，健康志愿者餐后服用本品后 AUC 降低约 53%，t_{max} 延长约 3.5 小时，$t_{1/2}$ 缩短约 43%，C_{max} 降低约 53%。由此可见，食物能明显缩短磷酸奈酚喹的半衰期，对药代动力学参数有较显著的影响。

【不良反应】 约 5%服药患者出现恶心、胃不适；个别患者服药后可能有 ALT 或 AST 一过性轻度升高，停药后可自行恢复正常。

【禁忌证】 (1)严重肝肾功能不全者禁用；

(2) 妊娠 5 个月内的孕妇禁用。

【注意事项】 (1)肝肾功能不全者慎用。

(2) 动物实验结果表明，青蒿素类抗疟药对组织胚胎期有致畸作用，对妊娠后期胎儿无影响。本品通过乳汁排出量甚微，推荐剂量对婴幼儿不会有任何影响。建议妊娠 6 个月以上孕妇及哺乳期妇女慎用。

(3) 因磷酸萘酚喹有蓄积作用，10 天内不要重复用该药。

【药物过量】 如剂量超过推荐剂量的 50%，仍视为安全剂量；如超过 1 倍，少数患者可能出现一过性网织红细胞下降，一般不需处理；如超过 1.5 倍，必须到医院处理。

药物过量时，需密切监测 ALT、AST、ALP 和网织红细胞等敏感性指标。

【给药说明】 (1)本品单次顿服，推荐了成人及不同年龄段儿童的单次剂量，使用时请注意剂量与规格的关系。

（2）建议成人选用规格为每片含青蒿素 250mg 及萘酚喹 100mg。

（3）建议儿童选用规格为每片含青蒿素 125mg 及萘酚喹 50mg。

【用法与用量】　口服，建议空腹服用。

成人　单次顿服，总剂量为萘酚喹 400mg 与青蒿素 1000mg。

儿童　单次顿服，按照体重计算用药剂量。

（1）4～11 月 5～9kg　每次总剂量为萘酚喹 50mg 与青蒿素 125mg；

（2）1～3 岁 10～14kg　每次总剂量为萘酚喹 100mg 与青蒿素 250mg；

（3）4～6 岁 15～24kg　每次总剂量为萘酚喹 200mg 与青蒿素 500mg；

（4）7～12 岁 25～34kg　每次总剂量为萘酚喹 300mg 与青蒿素 750mg；

（5）13～16 岁 35～44kg　每次总剂量为萘酚喹 400mg 与青蒿素 1000mg。

【制剂与规格】　复方磷酸萘酚喹片：每片含（1）青蒿素 125mg 及萘酚喹 50mg；（2）青蒿素 250mg 及萘酚喹 100mg。

二、抗利什曼原虫药

葡萄糖酸锑钠 [药典(二)；国基；医保(甲)]
Sodium Stibogluconate

【适应证】　治疗黑热病。

【药理】　（1）药效学　本品为五价锑化合物，其必须在体内还原成三价锑才能发挥作用。其作用机制尚不十分清楚。已知锑剂可通过与巯基结合而起作用。药物通过选择性细胞内胞饮摄入，进入巨噬细胞的吞噬溶酶体，利什曼原虫无鞭毛体接触本品后，其生物能量的产生受到损害，糖酵解及脂肪酸代谢受到抑制，也减少了其 ATP 及 GTP 的产生，进而利什曼原虫被杀灭。

（2）药动学　肌内注射吸收良好，注射后肝、脾中含量最高，维持作用时间较短，很快由肾脏排出。肌内注射后 80% 的药物于 6 小时内由尿中排出，静脉注射相同量药物后 95% 以上由尿中排出，表明该药在体内无明显代谢蓄积现象；但如肾功能受损，则可妨碍锑的排泄。少量在肝内还原成三价锑。本品的清除呈双相，第一相半衰期（$t_{1/2\alpha}$）为 2 小时，第二相半衰期（$t_{1/2\beta}$）比较缓慢，为 33～76 小时，其延长的终末消除相可能反映五价锑转化为毒性较大的三价锑，后者集中在组织的

血管外腔隙，在该处给药 5 日后即呈饱和状态，由此锑剂缓慢释放。

【不良反应】　（1）可出现恶心、呕吐、腹泻等消化道反应，一般患者多能耐受。

（2）肌痛、关节僵直。

（3）后期出现心电图改变（如 T 波低平或倒置、Q-T 间期延长等），为可逆性，但也可能为严重心律失常的前奏。

（4）罕见休克和突然死亡。

【禁忌证】　肺炎、活动性肺结核，严重心、肝、肾疾病患者禁用。

【注意事项】　（1）肝、肾功能异常者，用药过程须加强监测。

（2）用药过程中，出血倾向加重、体温突然升高或末梢血中性粒细胞突然下降时应暂停治疗。

儿童　①用于治疗黑热病。②本品为五价锑，不良反应比三价锑少而轻。③活动性肺结核及肝、肾功能异常者，用药过程须加强监测。④用药过程中，出血倾向加重、体温突然升高或末梢血中性粒细胞突然下降时应暂停治疗。

【给药说明】　（1）对近期曾接受锑剂治疗者，可减少剂量。

（2）世界卫生组织推荐：一日 20mg/kg，一日 1 次，至少 20 日，直至骨髓或脾穿刺涂片利什曼原虫转阴。

【用法与用量】　**成人**　肌内或静脉注射。

（1）常用剂量：一日 1 次 6ml（含五价锑 0.6g），连用 6 日；或总剂量按体重 90～130mg/kg（以 50kg 为限），等分 6 次，一日 1 次。

（2）对敏感性较差的虫株感染，间隔 10～14 日，可重复 1～2 个疗程。

（3）对全身情况较差者，可每周注射 2 次，疗程 3 周或更长。

（4）对新近赠接受锑剂治疗者，可减少剂量。

儿童　肌内或静脉注射　总剂量按体重 150～200mg/kg，分 6 次注射，一日 1 次。

【制剂与规格】　葡萄糖酸锑钠注射液：6ml（含五价锑 0.6g，相当于葡萄糖酸锑钠 1.9g）。

三、抗阿米巴及滴虫药

甲硝唑 [药典(二)；国基；医保(甲)]
Metronidazole

【适应证】　用于治疗肠道和肠外阿米巴病，治疗阴道滴虫病、蓝氏贾第鞭毛虫病，还广泛用于厌氧菌的治

疗(参阅第十章第十三节)。

【药理】 (1)药效学 本品抑制阿米巴原虫氧化还原反应,使原虫氮链断裂。体外实验证明,药物浓度为1~2mg/L时,溶组织阿米巴于6~20小时即可发生形态改变,24小时内全部被杀灭;浓度为0.2mg/L,72小时内可杀死溶组织阿米巴。本品还有强大的杀灭滴虫的作用。甲硝唑需要将其硝基被易感生物体还原激活后才能起作用。溶组织阿米巴、阴道毛滴虫和蓝氏贾第鞭毛虫及各种厌氧菌含有能转移电子的成分,例如铁氧还原蛋白等,这些成分具有充分给予甲硝唑输送电子的负性还原氧化能力,电子的转移可使其形成具有高度活性的硝基阴离子,并通过以DNA和其他重要生物分子为目标,由根团介导的机制杀死易感的生物体。

(2)药动学 参阅第十章第十三节。

【不良反应】 参阅第十章第十三节。

【禁忌证】 参阅第十章第十三节。

【注意事项】 本品可抑制乙醇代谢,用药期间应戒酒,饮酒后可能出现腹痛、呕吐、头痛等双硫仑反应症状。

儿童 (1)有中枢神经系统疾病及血液病要遵医嘱。

(2)目前主要用于治疗厌氧菌所致系统或局部感染,腹部、妇科手术预防用药。

【药物相互作用】 参阅第十章第十三节。

【给药说明】 参阅第十章第十三节。

【用法与用量】 成人 口服 ①肠道阿米巴病,一次0.4~0.6g,一日3次,疗程7日;肠道外阿米巴病一次0.6~0.8g,一日3次,疗程20日。②蓝氏贾第鞭毛虫病,一次0.4g,一日3次,疗程7~10日。③滴虫病,一次0.2g,一日4次,疗程7日。可同时用栓剂,每晚0.5g置入阴道内,连用7~10日;或同时用甲硝唑阴道泡腾片,每晚一次0.2g,置入阴道内,疗程7~10日。

儿童 ①抗阿米巴:口服,一日35~50mg/kg,分3次服,连用10日。②抗厌氧菌、治滴虫:口服、静脉注射,一日20~50mg/kg,分3次,连用5~7日。

【制剂与规格】 甲硝唑胶囊:0.2g。

甲硝唑氯化钠注射液:(1)10ml:50mg;(2)20ml:100mg;(3)100ml:0.5g;(4)250ml:500mg;(5)250ml:1.25g。

甲硝唑栓:(1)0.5g;(2)1g。

甲硝唑阴道泡腾片:0.2g。

替 硝 唑 [药典(二);国基;医保(甲)]

Tinidazole

【适应证】 参阅"甲硝唑"。

【注意事项】 (1)用药期间忌酒。

(2)本品对阿米巴包囊作用不大,宜加用杀包囊药物。

【用法与用量】 口服 ①滴虫病:2g顿服,疗程3日。②肠阿米巴病:一次500mg,一日2次,疗程5~7日;或2g顿服,一日1次,疗程3~5日。③肠外阿米巴病:2g顿服,一日1次,疗程7~10日。④蓝氏贾第鞭毛虫病:2g顿服,疗程3~5日。

【制剂与规格】 替硝唑片:(1)0.25g;(2)0.5g。

其余内容参阅第十章第十三节。

塞 克 硝 唑 [药典(二)]

Secnidazole

【适应证】 硝基咪唑类抗原虫药物。主要用于治疗:①由阴道毛滴虫引起的尿道炎和阴道炎;②肠阿米巴病;③肝阿米巴病;④贾第鞭毛虫病。

【药理】 (1)药效学 本品结构及药理作用与甲硝唑相似,体外抗原虫谱与甲硝唑相当,包括阴道毛滴虫、牛毛滴虫、痢疾阿米巴、蓝氏贾第鞭毛虫(十二指肠贾第鞭毛虫、肠贾第鞭毛虫)。本品对阴道毛滴虫的最低抑菌浓度(MIC)与甲硝唑相似(0.7μg/ml),二者对痢疾阿米巴的最小抑制浓度也相似(6μg/ml)。本品对十二指肠贾第鞭毛虫的最小抑制浓度(0.2μg/ml)明显低于甲硝唑(1.2μg/ml),但其临床相关性不明确。

(2)药动学 口服后吸收迅速,1.5~3小时血液浓度达峰值,单次口服本品1.5~2g的绝对生物利用度近100%。体内分布范围不广泛,稳态分布体积很小(49.2L),仅约血浆药物总量的15%与血浆蛋白或球蛋白结合。血清药物与龈缝液中药物的浓度相近,因此本品极易透过牙龈组织。本品还能透过胎盘屏障。肝脏代谢;以原药随尿液排出,但速度缓慢,单次口服塞克硝唑2g,72小时后尿样中可检出大约10%~25%塞克硝唑(包括原药和代谢物),96小时累积经尿排泄量约为50%。本品消除半衰期为17~29小时。

【不良反应】 (1)常见口腔金属异味。

(2)偶见消化道紊乱(如恶心、呕吐、腹泻、腹痛)、皮肤过敏反应(如皮疹、荨麻疹、瘙痒)、深色尿、白细胞减少(停药后恢复正常)。

(3)罕见眩晕、头痛、中度神经功能紊乱。

【禁忌证】 (1)孕妇及哺乳期妇女禁用。

(2)有血液疾病史的患者禁用。

【注意事项】 (1)血液异常既往史的患者慎服本品。

(2)服药期间禁饮乙醇类饮料或饮酒。

【药物相互作用】 (1)服用本品治疗期间或至少服药

后一天内不可饮酒，以免发生双硫仑反应，引起谵妄或精神错乱。

(2)本品能抑制华法林等的代谢，加强其抗凝作用，可能引起凝血酶原时间延长。

【用法与用量】 餐前口服。

(1)阴道毛滴虫引起的尿道炎和阴道炎：成人 2g，单次服用。配偶应同时服用。

(2)肠阿米巴病：①有症状的急性阿米巴病：成人 2g，单次服用。儿童为 30mg/kg，单次服用。②无症状

的急性阿米巴病：成人 2g，一日 1 次，连服 3 日。儿童为一次 30mg/kg，一日 1 次，连服 3 日。

(3)肝阿米巴病：成人一日 1.5g，一次或分次口服，连服 5 日。儿童为 30mg/kg，一次或分次口服，连服 5日。12 岁以上儿童可以服用本品，单次服用本品的剂量为 30mg/kg 或在医生指导下使用。

(4)贾第鞭毛虫病：儿童 30mg/kg，单次服用。

【制剂与规格】 塞克硝唑片：(1)0.25g；(2)0.5g。塞克硝唑胶囊：0.25g。

第二节 抗蠕虫药

寄生虫分为原虫、蠕虫和体外寄生虫几大类，蠕虫又包括线虫、吸虫和绦虫。

蠕虫感染仍是全球重要的寄生虫感染之一。引起人类感染的蠕虫根据形态特征主要分为线虫(如蛔虫、鞭虫和钩虫等)、吸虫(如华支睾吸虫、并殖吸虫等)和绦虫(如肠道绦虫、猪囊尾蚴、曼氏裂头蚴等)三大类。根据寄生虫的传播途径，主要分为土源性感染、食源性感染和其他传播途径感染(如虫媒传播，水传播等)。目前全世界约有 15 亿人(占全球人口近 24%)感染土源性蠕虫，而我国约有 1.29 亿人感染。同时，世界卫生组织(WHO)估计全球每年由食源性吸虫造成 20 万例感染和 7000 多例死亡。

抗蠕虫药物的品种有限，存在一种药物治疗多种寄生虫病，药物安全性，药物敏感性下降，新药研发和上市滞后等多种困境。

(1)阿苯达唑为广谱抗线虫药物，其用途很广，除可治疗蛔虫、钩虫、鞭虫、蛲虫、旋毛虫、广州管圆线虫、粪类圆线虫等线虫病外，还可用来治疗肝吸虫病、囊虫病和包虫病。抗线虫药还有近年来我国自行研制的三苯双脒，此外，还有甲苯咪唑、噻嘧啶以及复方制剂复方甲苯咪唑等。治疗丝虫病采用乙胺嗪，还可选用伊维菌素。

(2)吡喹酮为广谱抗吸虫和绦虫药物，除可治疗血吸虫、肺吸虫、肝吸虫、姜片吸虫等吸虫病外，还可用于绦虫病、囊虫病的治疗。此外，抗肝片吸虫可应用三氯苯达唑。

甲 苯 咪 唑 [药典(二)；药典(三)；国基；医保(甲)]
Mebendazole

【适应证】 治疗蛲虫、蛔虫、钩虫、鞭虫、粪类圆线虫、旋毛虫、绦虫等单一或混合寄生虫病。

【药理】 (1)药效学 本品系苯并咪唑类药物，为广

谱驱线虫药。可抑制肠道寄生虫对葡萄糖的摄取，导致虫体内的糖原耗竭，还可使虫体三磷酸腺苷形成减少。超微结构观察，本品引起虫体被膜细胞及肠细胞胞浆中微管变性，使高尔基体内分泌颗粒积聚，产生运输堵塞，胞质溶解、吸收，细胞完全变性，从而引起虫体死亡。本品有完全杀死蛔虫卵的作用。

(2)药动学 口服后很少由胃肠道吸收(5%～10%)，进食(特别是脂肪性食物)可增加吸收。吸收后分布于血浆、肝、肺等部位，在肝内分布较多。口服 2～4 小时血药浓度可达峰值，但不到服药量的 0.3%。一日服用 200mg，3 日后血药浓度不超过 0.3μg/ml。肝功能正常时半衰期($t_{1/2}$)为 2.5～5.5 小时，肝功能不良时则可达 35小时。本品口服后于 24 小时内以原型或 2-氨基代谢物随粪便排出，5%～10%由尿中排出。

【不良反应】 (1)少见胃肠道反应，如腹痛、腹泻、肠胃气胀、食欲不振、恶心、呕吐等，尚可出现乏力、皮疹；少见剥脱性皮炎、全身性脱毛症。均可自行恢复正常。

(2)非常罕见脑炎综合征，多为迟发性反应，逐渐出现神经和精神方面的症状和体征。

(3)非常罕见粒细胞缺乏症、中性粒细胞减少症。

(4)可使 ALT、AST 及血尿素氮一过性增高。

【禁忌证】 (1)未满 2 岁的幼儿禁用。

(2)孕妇禁用。

(3)尚无资料表明甲苯咪唑是否经母乳排出，哺乳期妇女应权衡利弊禁用或谨慎使用。

【注意事项】 (1)肝、肾功能不全者慎用。

(2)少数病例特别是蛔虫感染较重的患者服药后可引起蛔虫游走，造成腹痛或吐蛔虫，此时应加用噻嘧啶等驱虫药以避免上述情况发生。

(3)腹泻者因虫体与药物接触少，故治愈率低，应在腹泻停止后服药。

(4) 食物(特别是脂肪性食物)可促进本品吸收。

儿童 ①<2 岁慎用，2～4 岁用量减半。②腹泻时因虫体与药物接触少，影响疗效。

【药物相互作用】 (1)西咪替丁可减慢本品的代谢，增加其血药浓度。

(2)卡马西平可加速本品的代谢，减低其效力。

(3)苯妥英钠可加速本品的代谢，减低其效力。

(4)甲苯咪唑与甲硝唑合用会引起史-约(Stevens-Johnson)综合征或中毒性表皮坏死松解症，应避免二者合用。

【给药说明】 (1)片剂、丸剂口服，用温水吞服。

(2)咀嚼片需咀嚼碎后吞咽。

(3)建议吞咽困难患者将药片放入 2～3ml 饮用水中静置 2 分钟后服用。

(4)外用乳膏：涂于皮肤上，涂药部位在腹部脐周围或大腿内侧的皮肤，面积约 20cm×20cm。

【用法与用量】 成人 (1)口服 ①治疗蛔虫、蛲虫病：200mg 顿服；②治疗钩虫、鞭虫病：一次 200mg，一日 2 次，连服 3 日；第 1 次治疗未见效者，可于 2 周后给予第 2 疗程；③治疗粪类圆线虫病：一次 300mg，一日 3 次，连服 3 日；④治疗旋毛虫病：一次 300mg，一日 3 次，连服 7 日。

(2)外用 一次用 1 袋，涂于皮肤上，涂药部位在腹部脐周围或大腿内侧的皮肤，面积约 $(20×20)cm^2$。

儿童 (1)口服 ①驱钩虫、鞭虫(4 岁以上)：一次 100mg，一日 2 次，连服 3～5 日，必要时 2 周后可复治；②驱蛔虫、蛲虫：顿服一次 200mg；③驱粪类圆线虫：一次 300mg，一日 2 次，连服 3 日；④驱旋毛虫：一次 300mg，一日 3 次，连服 7 日。

(2)外用 一次用 1 袋，涂于皮肤上，涂药部位在腹部脐周围或大腿内侧的皮肤，面积约 $(20×20)cm^2$。

【制剂与规格】 甲苯咪唑片：(1)50mg；(2)100mg。

甲苯咪唑胶囊：(1)50mg；(2)100mg。

甲苯咪唑咀嚼片：(1)100mg；(2)200mg。

复方甲苯咪唑片：甲苯咪唑 0.1g，盐酸左旋咪唑 25mg。

复方甲苯咪唑丸：每丸含甲苯咪唑 5mg，盐酸左旋咪唑 1.25mg。

复方甲苯咪唑乳膏：每支 1g，含甲苯咪唑 0.15g，盐酸左旋咪唑 0.1g。

左 旋 咪 唑 [药典(二)；药典(三)]

Levamisole

【适应证】 对蛔虫、钩虫、蛲虫和粪类圆线虫病有较好疗效。由于本品单剂量有效率较高，故适于集体治疗。对班氏丝虫、马来丝虫和盘尾丝虫成虫及微丝蚴的活性较乙胺嗪为高，但远期疗效较差。

【药理】 (1)药效学 本品为四氢咪唑的左旋体，可选择性地抑制虫体肌肉中的琥珀酸脱氢酶，使延胡索酸不能还原为琥珀酸，从而影响虫体肌肉的无氧代谢，减少能量产生。当虫体与之接触时，能使神经肌肉去极化，肌肉发生持续收缩而致麻痹；药物的拟胆碱作用有利于虫体的排出。其活性为四咪唑(消旋体)的 1～2 倍，毒副作用较低。另外，药物对虫体的微管结构可能有抑制作用。左旋咪唑还有免疫调节和免疫兴奋功能。

(2)药动学 口服后迅速吸收，服用 150mg 后 2 小时内，血药浓度达峰值(500mg/ml)，$t_{1/2}$ 为 3～4 小时。在肝内代谢，本品及其代谢产物可自尿(大部分)、粪和呼吸道排出，乳汁中亦可测得。

【不良反应】 一般轻微。有恶心、呕吐、腹痛等，少数可出现味觉障碍、疲惫、头晕、头痛、关节酸痛、神志混乱、失眠、发热、流感样症状、血压降低、脉管炎、皮疹、光敏性皮炎等，偶见蛋白尿，个别可见粒细胞减少、血小板减少，少数甚至发生粒细胞缺乏症(常为可逆性)，常发生于风湿病或肿瘤患者。另尚可引起即发型和 Arthus 过敏反应，可能系通过刺激 T 细胞而引起的特应性反应。个体病例可出现共济失调，感觉异常或视物模糊。

【禁忌证】 肝功能异常、肾功能异常、肝炎活动期、妊娠早期或原有血吸虫病的患者禁用。

【注意事项】 (1)类风湿关节炎患者服用本品后易诱发粒细胞缺乏症。

(2)干燥综合征患者慎用。

(3)类风湿关节炎和干燥综合征患者接受本品治疗，第一周每日 50mg、第二周每日 100mg、第三周每日 150mg 后，多数发生不良反应，如红斑丘疹、关节痛加重伴肿胀、肌痛、流感样症状、失眠、神志混乱等，再予以攻击量后，上述症状又可重现。

(4)有血液疾病史的患者避免使用。

儿童 ①过敏体质者慎用；②<2 岁儿童禁用。

【药物相互作用】 (1)与噻嘧啶合用可治疗严重的钩虫感染，并可提高驱除美洲钩虫的效果。

(2)与噻苯哒唑合用可治疗肠道线虫混合感染。

(3)与枸橼酸乙胺嗪先后顺序应用可治疗丝虫感染。

(4)不宜与四氯乙烯合用，以免增加其毒性。

(5)与乙醇产生双硫仑样反应。

【给药说明】 片剂、糖浆剂、丸剂：口服，饮用水送服。

颗粒剂：用 3～5ml 饮用水混匀后口服。

【用法与用量】成人 口服 (1)驱蛔虫：成人 1.5～

2.5mg/kg，空腹或睡前顿服、小儿剂量为 2～3mg/kg。

(2) 驱钩虫：1.5～2.5mg/kg，每晚 1 次，连服 3 日。

(3) 治疗丝虫病：4～6mg/kg，分 2～3 次服，连服 3 日。

儿童 口服 (1) 驱蛔虫：一日 3mg/kg，晚饭后顿服。

(2) 驱蛲虫：一日 2mg/kg，晚饭后顿服，连服 2 日。

【制剂与规格】 盐酸左旋咪唑片剂：50mg。

盐酸左旋咪唑颗粒：10g:50mg。

盐酸左旋咪唑肠溶片：25mg。

盐酸左旋咪唑丸：2mg。

盐酸左旋咪唑糖浆：(1) 10ml:20mg；(2) 100ml:800mg；(3) 500ml:4000mg；(4) 2000ml:16000mg。

复方甲苯咪唑片 [药典(二)；药典(三)]
Compound Mebendazole Tablets

【成分】 甲苯咪唑、左旋咪唑。

【适应证】 用于治疗蛲虫病、蛔虫病、钩虫病、鞭虫病、粪类圆线虫病、绦虫病。

【药理】 (1) 药效学 本品为广谱驱虫药，其组分的药理作用：①甲苯咪唑为广谱驱虫药，可抑制肠道寄生虫对葡萄糖的摄取，导致虫体内的糖原耗竭，使虫体三磷酸腺苷形成减少。但并不影响宿主血内葡萄糖水平。超微结构观察，甲苯咪唑引起虫体被膜细胞及其肠细胞质内微管变性，使高尔基体内分泌颗粒积聚。产生运输堵塞、胞质溶解，吸收细胞完全变性，从而引起虫体死亡。甲苯咪唑有完全杀死钩虫卵和鞭虫卵以及部分杀死蛔虫卵的作用。体外试验证明 5mg/L 可抑制钩虫幼虫的发育。②左旋咪唑可选择性地抑制虫体肌肉中的琥珀酸脱氢酶，使延胡索酸不能还原为琥珀酸从而影响虫体肌肉的无氧代谢，减少能量产生。另外，药物对虫体的微管结构可能有抑制作用。左旋咪唑还有免疫调节和免疫兴奋功能。

(2) 药动学 本品为甲苯咪唑与盐酸左旋咪唑混合片剂，体内药动学尚不明确。

【不良反应】 因吸收少、排泄快，故不良反应少，极少数患者有胃肠刺激症状，如恶心、腹部不适、腹痛、腹泻，尚可出现乏力、皮疹。偶见剥脱性皮炎、全身性脱毛症。均可自行恢复正常。

【禁忌证】 (1) 本品在动物实验中见有致畸作用，故妊娠期妇女禁用。

(2) 未满 2 岁的幼儿禁用。

(3) 对本品有过敏史者禁用。

【注意事项】 (1) 肝、肾功能不全者慎用。

(2) 对诊断的干扰：本品可使 ALT、AST 及血尿素氮增高。

(3) 腹泻者因虫体与药物接触少，故治愈率低，应在腹泻停止后服药。

【药物相互作用】 本品为甲苯咪唑与盐酸左旋咪唑混合片剂，药物相互作用可参照甲苯咪唑片剂、盐酸左旋咪唑片剂。

【给药说明】 口服，适量饮用水送服。

【用法与用量】 口服 ①驱蛲虫：1 片顿服，用药 2 周及 4 周后，各重复用药 1 次；②驱蛔虫：2 片顿服；③驱鞭虫、钩虫或蛔虫、鞭虫、钩虫混合感染：一次 1 片，一日 2 次，连服 3 日；④4 岁以下者用量减半。

【制剂与规格】 每片含甲苯咪唑 100mg，盐酸左旋咪唑 25mg。

阿 苯 达 唑 [药典(二)；药典(三)；国基；医保(甲)]
Albendazole

【适应证】 (1) CDE 适应证 广谱驱虫药。用于治疗蓝氏贾第鞭毛虫病、钩虫、蛔虫、鞭虫、蛲虫、粪类圆线虫、旋毛虫、广州管圆线虫等线虫病，还可用于治疗华支睾吸虫病、猪囊尾蚴病和棘球蚴病。

(2) 超说明书适应证 长期服用治疗幼虫移行症。

【药理】 (1) 药效学 ①本品系苯并咪唑类的衍生物，在体内迅速代谢为亚砜、砜醇和 2-胺砜醇。对肠道线虫选择性及不可逆性地抑制其葡萄糖摄取，使虫体内糖原耗竭，并抑制延胡索酸还原酶系统，从而阻止三磷酸腺苷的合成，导致虫体死亡；②与甲苯咪唑相似，本品引起虫体肠细胞胞浆微管变性，与其微管蛋白结合，造成细胞内运输堵塞，致使高尔基体内分泌颗粒积聚，胞质逐渐溶解、吸收，细胞完全变性，引起虫体死亡；③本品有完全杀死钩虫卵和鞭虫卵以及部分杀死蛔虫卵的作用。

(2) 药动学 本品不溶于水，故在肠道内吸收缓慢。原药在肝脏内转化为阿苯达唑-亚砜与阿苯达唑-砜，前者为杀虫成分，约 70% 的阿苯达唑-亚砜与血浆蛋白结合，具有可变的半衰期 ($t_{1/2}$) 4～15 小时。本品体内分布在肝、肾、肌肉，可透过血-脑屏障，脑组织内也有一定浓度，也可到达棘球蚴囊内，其浓度可达血浆药浓度的 1/5。口服后 2.5～3 小时血药浓度达峰值。血液中半衰期 ($t_{1/2}$) 为 8.5～10.5 小时。本品及其代谢产物在 24 小时内 87% 从尿排出，13% 从粪便排出，在体内无蓄积作用。

【不良反应】 (1) 少数病例有口干、乏力、嗜睡、头晕、头痛以及恶心、上腹不适、肝酶升高等症状。但均较轻微，不需处理可自行缓解。

(2) 极少数人可引起脑炎综合征，多为迟发性反应，逐渐出现精神、神经方面的症状和体征。

(3) 治疗猪囊尾蚴病时用药剂量较大，疗程较长，反应一般出现在服药后 2~7 日，有头痛、发热、皮疹、肌肉酸痛、癫痫发作等，这些症状与囊虫死亡释放异性蛋白等因素有关，须采取相应措施(应用肾上腺皮质激素、降颅压、抗癫痫等治疗)。

(4) 少见粒细胞减少、全血细胞减少、粒细胞减少或血小板减少的报告很少。肝病患者，包括肝棘球蚴病，似乎更有发生骨髓抑制的风险。

(5) 罕见多形性红斑，史蒂文斯-约翰逊综合征。

【禁忌证】 (1) 对该类药物过敏或有家族过敏史者禁用。

(2) 孕妇、哺乳期妇女禁用。

(3) 严重肝、肾、心脏功能不全及活动性溃疡病患者禁用。

(4) 2 岁以下儿童不宜服用。

(5) 蛋白尿、化脓性皮炎以及各种急性疾病患者不宜服用。

【注意事项】 (1) 本品杀灭旋毛虫的肠内成虫与脱囊期幼虫以及移行期幼虫的作用，优于成囊期幼虫，故应早期治疗。

(2) 蛲虫病易自身重复感染，故在治疗后 2~4 周，应重复治疗 1 次。

(3) 脑囊虫患者必须住院治疗，以免发生意外。

(4) 合并眼囊虫病时，须先行手术摘除虫体，而后进行药物治疗。

儿童 ①<2 岁儿童慎用。②2~12 岁儿童用量减半。③少数患者服用后出现消化道不良症状，个别出现药物疹。

妊娠 动物实验表明本品有致畸作用，故孕妇禁用。

哺乳期 本品可随动物乳汁排泄，目前尚不明确是否随人乳汁排泄，哺乳期妇女禁用。

【药物相互作用】 (1) 与地塞米松合用，提高约 50% 阿苯达唑活性代谢产物(阿苯达唑亚砜)血药浓度。

(2) 与西咪替丁联合使用，可增加胆汁和棘球蚴囊内阿苯达唑亚砜的浓度。

(3) 与噻嘧啶合用，可消除因虫体移动造成的不良反应(例如呕吐、腹痛、胆管蛔虫、口吐蛔虫等)，同时可增强驱虫效果。

【给药说明】 (1) 应与食物一起服用。

(2) 对整片吞咽困难幼儿，应选用颗粒剂，用饮用水

混合后服用。幼儿使用药片应该被压碎或咀嚼，饮用水送服。

(3) 适应证内的各种寄生虫在人体内寄生部位不同，本品口服后在肠道与组织中的浓度有很大差异，加之多种虫体皮层厚薄不一，因此临床上不同虫种所采用的剂量疗程相差悬殊。

(4) 在大剂量长期治疗棘球蚴病中，每个 28 天的治疗周期开始时以及在使用阿苯达唑治疗的所有患者中，每 2 周监测一次血液计数；至少每 2 周监测一次氨基转移酶。

【用法与用量】 成人 口服 ①蛔虫和蛲虫病，一次 400mg，顿服；②蓝氏贾第鞭毛虫病、钩虫病、鞭虫病、粪类圆线虫病一次 400mg，一日 2 次，连服 3 日；③旋毛虫病，一日 800mg，分 2 次服，疗程 1 周；④华支睾吸虫病，一次 10mg/kg 顿服，连服 7 日；或一日 20mg/kg，分 3 次服，连服 3~4 日；⑤猪囊尾蚴病，按体重一日 20mg/kg，分 3 次口服，10 日为一疗程，一般需 1~3 个疗程，疗程间隔视病情而定；⑥棘球蚴病，按体重 20mg/kg，分 3 次口服，疗程 1 个月，一般至少需 6~12 个疗程。疗程间隔为 7~10 日。

儿童 口服 ①驱钩虫、鞭虫、粪类圆线虫，12 岁以上一次 400mg，10 日后重复 1 次，<12 岁减半；②驱蛔虫、蛲虫，顿服 12 岁以上 400mg，12 岁以下 200mg，顿服。

【制剂与规格】 阿苯达唑片：(1) 100mg；(2) 200mg。
阿苯达唑胶囊：(1) 100mg；(2) 200mg。
阿苯达唑颗粒：1g:0.1g。

氯 硝 柳 胺 [药典(二)；药典(三)]
Niclosamide

【适应证】 治疗牛带绦虫、猪带绦虫、短小膜壳绦虫、阔节裂头绦虫、犬复孔绦虫(犬绦虫)等感染疾病。

【药理】 (1) 药效学 抑制绦虫细胞内线粒体的氧化磷酸化过程，阻碍虫体吸收葡萄糖，影响虫体的能量代谢，从而使之发生退变。药物可破坏绦虫的角质层，使虫体的头节和近端节片被宿主肠腔内的蛋白酶分解，排出时不易辨认。

(2) 药动学 口服后极少吸收，肠道内能保持较高的有效药物浓度，主要从粪便排出。

【不良反应】 偶可引起乏力、头晕、胸闷、胃肠道功能紊乱、发热、瘙痒等。

【禁忌证】 (1) 妊娠期妇女及哺乳期妇女慎用。

(2) 对本品过敏者禁用。

【注意事项】 (1) 早晨空腹服药。服药时，应将药片

充分嚼碎后吞下,并应尽量少喝水,使药物能在十二指肠上部达到较高浓度。

(2)服药前晚宜进软食。有慢性便秘者应给予泻药,使其排空后早餐空腹服药。

(3)为防止服药后呕吐,使节片破裂后的虫卵倒流入胃及十二指肠内引起囊虫病,可于服药前加服甲氧氯普胺等镇吐药,服药后1~2小时再加服泻药硫酸镁,使绦虫节片在未被消化前排出。

(4)如需重复治疗,须间隔3~4个月。

(5)在第二次服药后2小时,必需服硫酸镁导泻,以排除死去的成虫。

【药物相互作用】 尚不明确。

【给药说明】 (1)服药前晚餐宜进软食。

(2)慢性便秘者治疗前最好先给一剂泻药。

(3)早晨空腹服药,应充分嚼碎,并尽量少饮水;第2次服药后2小时,必须导泻,以排除死去的成虫。

【用法与用量】 成人 口服 ①驱牛带绦虫、猪带绦虫和阔节裂头绦虫:晨空腹口服,成人常用量为一次1g,隔1小时再服1g,2小时后服硫酸镁导泻;②驱短小膜壳绦虫:初剂2g,继以一日1g,连服7日,必要时隔1个月后复治。

儿童 口服 ①驱牛带绦虫、猪带绦虫和阔节裂头绦虫:儿童体重10~35kg者,同成人。体重<10kg者,每次0.5g,隔1小时再服1次,2小时后导泻;②驱短小膜壳绦虫:小儿2~6岁剂量较成人量减半。

【制剂与规格】 氯硝柳胺片:0.5g。

枸橼酸乙胺嗪 [药典(二);药典(三)]
Diethylcarbamazine Citrate

【适应证】 适用于班氏丝虫病、马来丝虫病和罗阿丝虫病;也用于盘尾丝虫病,但不能根治;亦可用于热带嗜酸性粒细胞增多症患者;对蛔虫感染也有效,但已被其他更安全、有效、新的抗蠕虫药所取代。

【药理】 (1)药效学 本品对丝虫成虫(除盘尾丝虫外)及微丝蚴均有杀灭作用,对易感微丝蚴有两种作用:一为抑制肌肉活动,使虫体固定不动,此可能为本品哌嗪部分的过度极化作用,促进虫体由其寄居处脱开所致;二为改变微丝蚴体表膜,使之更易遭受宿主防御功能的攻击和破坏。对成虫杀灭作用的机制尚不十分清楚,药物可能影响丝虫对葡萄糖的吸收;通过对某些酶的抑制作用而影响虫体的能量代谢和叶酸代谢。

(2)药动学 口服后易吸收,服单剂0.2~0.4g后1~2小时血药浓度达峰值,代谢快。除脂肪组织外,药物在体内分布均匀。多次反复给药后,很少有蓄积现象。口服0.2g单剂后,药物的半衰期($t_{1/2}$)为2~10小时,服药后48小时内以原药或代谢产物(70%以上)形式由肾脏排泄。

【不良反应】 (1)乙胺嗪本身的毒性甚低,偶可引起食欲缺乏、恶心、呕吐、头晕、头痛、乏力、失眠等。

(2)治疗期间的反应多由于大量微丝蚴和成虫被杀灭后释放异性蛋白所致,可有畏寒、发热、头痛、肌肉关节酸痛、皮疹、瘙痒等。偶见过敏性喉头水肿、支气管痉挛、暂时性蛋白尿、血尿、肝肿大和压痛等。成虫死亡尚可引起局部反应,如淋巴管炎、淋巴结炎、精索炎、附睾炎等,并出现结节。马来丝虫病患者出现的反应常较班氏丝虫病者为重,血中微丝蚴数多者反应也较重。

(3)盘尾丝虫病患者反应亦较严重,重度感染的盘尾丝虫病患者,在接受单剂乙胺嗪后,可出现急性炎症反应综合征(Mazzotti反应),表现为发热、心动过速、低血压、淋巴结炎和眼部炎症反应,多由微丝蚴死亡引起。

(4)重度罗阿丝虫感染者采用乙胺嗪治疗后可发生脑病和视网膜出血等。

【禁忌证】 妊娠期妇女禁用。

【注意事项】 (1)用以治疗盘尾丝虫感染时,应从小剂量开始,以减少因虫体破坏而引起的副作用。

(2)在治疗重度罗阿丝虫感染时,预防性给肾上腺皮质激素可减少副作用。

(3)对活动性肺结核、严重心脏病、肝脏病、肾脏病、急性传染病患者以及哺乳期妇女应暂缓治疗。

【给药说明】 口服,饮用水送服。

【用法与用量】 口服。

(1)治疗班氏和马来丝虫病:①总量4.2g,7日疗法即一日0.6g,分3次服,7日为一疗程。间隔1~2个月,可应用2~3个疗程;②大剂量短疗程法(主要用于马来丝虫病)即1~1.5g,夜间顿服法,也可间歇服用2~3个疗程。

(2)治疗罗阿丝虫病宜用小剂量,每次按体重2mg/kg,一日3次,连服2~3周,必要时间隔3~4周可复治。

(3)治疗盘尾丝虫病初期药物剂量宜小,按体重不超过0.5mg/kg,第1日1次,第2日2次,第3日1mg/kg,服用3次,如无严重反应,增至2mg/kg,日服3次,总疗程14日。如初治全身反应严重,可暂停用药或减少剂量。必要时可用肾上腺皮质激素。

(4)预防在中国丝虫病流行区,将乙胺嗪掺拌入食盐中,制成药盐全民食用以杀死血液中微丝蚴,防治效果迅速可靠,为消灭丝虫病传染源的较好措施。

【制剂与规格】 枸橼酸乙胺嗪片：（1）50mg；（2）100mg。

吡 喹 酮 [药典(二)；药典(三)；国基；医保(甲)]

Praziquantel

【适应证】 广谱抗吸虫和绦虫药物，适用于各种血吸虫病、华支睾吸虫病、并殖吸虫病、姜片虫病、绦虫病、猪囊尾蚴病和棘球蚴病。

【药理】 （1）药效学 在体外，吸虫与绦虫接触吡喹酮后发生两种原发性变化：①虫体肌肉发生强直性收缩与瘫痪。血吸虫接触低浓度吡喹酮后20秒钟虫体张力即增高，血药浓度达1mg/L以上时，虫体瞬即强烈挛缩。虫体肌肉收缩可能与吡喹酮增加虫体细胞膜的通透性，使细胞内钙离子丧失有关；②虫体皮层损害，吡喹酮对虫体皮层有迅速而明显的损害作用，引起合胞体外皮肿胀，出现空泡，形成大疱，突出体表，最终表皮糜烂溃破，分泌细胞几乎全部消失，环肌与纵肌亦迅速先后溶解。在宿主体内，服药15分钟即可见虫体外皮空泡变性。皮层破坏后，影响虫体吸收与排泄功能，更重要的是其体表抗原暴露，从而易遭受宿主的免疫攻击，大量嗜酸粒细胞附着皮损处并侵入，促使虫体死亡。除上述原发性变化外，吡喹酮还能引起继发性变化，使虫体表膜去极化，皮层碱性磷酸酶活性明显降低，致使葡萄糖的摄取受抑制，内源性糖原耗竭。此外，吡喹酮尚可抑制虫体核酸与蛋白质的合成。

（2）药动学 口服后吸收迅速，80%以上的药物可从肠道吸收。血药峰值于1小时左右到达，口服10～5mg/kg后的血药峰值（C_{max}）约为1mg/L。80%的药物与血浆蛋白结合，药物进入肝脏后很快代谢，主要形成羟基代谢物，极少量未代谢的原药进入体循环。门静脉血药浓度可较周围静脉血药浓度高10倍以上。脑脊液中的药物浓度为血药浓度的15%～20%左右，哺乳期患者服药后，其乳汁中药物浓度相当于血清中药物浓度的25%。

药物主要分布于肝脏，其次为肾脏、肺、胰腺、肾上腺、脑垂体、唾液腺等，很少通过胎盘，无器官特异性蓄积现象。半衰期（$t_{1/2}$）为0.8～1.5小时，其代谢物的半衰期（$t_{1/2}$）为4～5小时。主要由肾脏以代谢物形式排出，72%于24小时内排出，80%于4日内排出。

【不良反应】 （1）常见的副作用有头晕、头痛、恶心、呕吐、腹痛、腹泻、乏力、四肢酸痛等，一般程度较轻，持续时间较短，不影响治疗，不需处理。

（2）少数病例出现心悸、胸闷等症状，心电图显示T波改变和期外收缩，偶见室上性心动过速、心房纤颤。

（3）少数病例可出现一过性血清氨基转移酶升高。

（4）偶可诱发精神异常或消化道出血。

（5）也可发生过敏反应（如皮疹、哮喘）。此外，由于虫体被杀死后，释放出大量的抗原物质，可引起发热、嗜酸性粒细胞增多、皮疹等过敏现象，偶可引起过敏性休克。

（6）大多数服用吡喹酮的脑囊虫病患者有中枢神经症状，包括头痛、体温升高、癫痫发作和颅内高压，中枢神经症状被认为是对已死亡的和正在死亡虫体的炎症反应的结果。

【禁忌证】 （1）眼囊虫病患者禁用。

（2）对本品过敏者禁用。

【注意事项】 （1）哺乳期妇女服药期间，直至停药后72小时内不宜喂乳。

（2）严重心、肝、肾病患者及有精神病史者慎用。

（3）治疗寄生于组织内的寄生虫如血吸虫、并殖吸虫、猪囊尾蚴等，由于虫体被杀死后释放大量的抗原物质，可引起发热、嗜酸性粒细胞增多、皮疹等，偶可引起过敏性休克，必须注意观察。

（4）重症脑猪囊尾蚴病患者需住院治疗，并辅以防治脑水肿和降颅压或防治癫痫的治疗措施，以防发生意外。

（5）合并眼猪囊尾蚴病时，须先行手术摘除虫体，而后进行药物治疗。

（6）有明显头晕、嗜睡等神经系统反应者，治疗期间与停药后24小时内不可驾驶或操作机器。

（7）对不同虫种所采用的剂量、疗程等有所不同。

儿童 ①有严重心肝肾病者禁用。②偶有头痛、头晕、恶心、呕吐、皮疹等副作用。③<4岁小儿用药的安全性未肯定。

妊娠 孕妇慎用。

哺乳期 本品可随乳汁排泄，哺乳期妇女于服药期间，直至停药后72小时内不宜喂乳。

【药物相互作用】 （1）CYP3A4强效诱导剂可能会降低吡喹酮的血清浓度，本品禁止与利福平合用。

（2）氯喹减少吡喹酮的生物利用度。

（3）地塞米松大约可降低吡喹酮一半血浆浓度。

（4）西咪替丁可增加吡喹酮的生物利用度。

【给药说明】 （1）本品应口服吞服，不宜嚼碎。

（2）各种吸虫和绦虫在人体内寄生部位不同，吡喹酮口服吸收后在不同体液和组织中的浓度相差悬殊，加之虫体皮层厚薄不一，因此临床上对不同虫种所采用的剂量、疗程等有较大差异。

【用法与用量】 成人 口服 (1)治疗吸虫病：①血吸虫病：各种慢性血吸虫病采用总剂量 60mg/kg 的 2 日疗法，一日量分 3 次餐间服。急性血吸虫病总剂量 120mg/kg，一日量分 3 次服，连服 4 日。体重超过 60kg 者按 60kg 计算；②华支睾吸虫病：总剂量为 150mg/kg，一日 3 次，连服 3 日；③并殖吸虫病：一次 25～30mg/kg，一日 3 次，连服 3 日；④姜片虫病：15mg/kg，顿服。

(2)治疗绦虫病：①牛带绦虫病和猪带绦虫病：20mg/kg，清晨空腹顿服，1 小时后服用硫酸镁；②短膜壳绦虫和阔节列头绦虫病：25mg/kg，顿服。

(3)治疗囊虫病：总剂量 120～180mg/kg，分 5 日服，一日 3 次。

儿童 口服 一次 10mg/kg，一日 3 次，连服 2 日，总剂量 120～140mg/kg。

①治疗血吸虫病：一日 30mg/kg，分 3 次服，共 2 日；急性期可用上剂量，连用 4 日。②治疗华支睾吸虫病：一日 50mg/kg，分 3 次，共 3 日。③治疗并殖吸虫病：一日 25～30mg/kg，分 3 次，连用 3 日。④治疗姜片虫病：一日 15mg/kg，顿服。

以上治疗，对小于 12 岁儿童，适当减量。

【制剂与规格】 吡喹酮片：0.2g。

磷 酸 哌 嗪 [药典(二)；药典(三)；医保(乙)]
Piperazine Phosphate

【适应证】 用于蛔虫和蛲虫感染。

【药理】 (1)药效学 本品为一种常用驱虫药，对于蛔虫，哌嗪使易感虫产生神经肌肉阻滞，导致虫体肌肉松弛性麻痹，具有麻痹蛔虫的作用，使蛔虫不能附着在宿主肠壁，随肠蠕动而排出。其作用机制可能为阻断乙酰胆碱对蛔虫肌肉的兴奋作用，或改变虫体肌肉细胞膜对离子的通透性，影响自发冲动的传播，亦可以抑制琥珀酸盐的产生，减少能量供应，从而达到阻断神经肌肉冲动的传递。除此之外，本品对蛲虫亦有驱虫作用，但作用机制尚未明确。

(2)药动学 本品口服吸收迅速，部分在体内代谢，其余经肾脏于 24 小时内几乎完全排泄。

【不良反应】 (1)本品不良反应较少，偶可发生恶心、呕吐、腹痛、腹泻、头痛、感觉异常、荨麻疹、皮疹等，停药后很快消失。

(2)过敏者可发生流泪、流涕、咳嗽、眩晕、嗜睡、哮喘等。

(3)偶可见病毒性肝炎样表现、瞳孔缩小、调节障碍、麻痹性斜视等。

【禁忌证】 严重急性肝、肾及心脏疾患者禁用。

【注意事项】 (1)营养不良或贫血者应先予纠正，再开始服用本品。

(2)如服用过量或出现严重不良反应，应立即就医。

(3)便秘者用药时可加服泻药。

儿童 ①本品对人类(特别是儿童)具潜在神经肌肉毒性，应避免长期或过量使用。②请将本品放在儿童不能接触的地方。③儿童必须在成人监护下使用。

【药物相互作用】 (1)本品与氯丙嗪同用有可能引起抽搐，应避免合用。

(2)本品与噻嘧啶合用有拮抗作用，应避免合用。

(3)本品与烟硝酸盐混合在胃中可转变为具致癌性的 N,N-二硝基哌嗪或 N-单硝基哌嗪。

(4)如与其他药物同时使用可能会发生药物相互作用，详情请咨询药师或医师。

【给药说明】 过量服药若在数小时内发现，可予催吐或洗胃，否则只能对症治疗。

【用法与用量】 口服。12 岁以上儿童及成人，用于蛔虫感染，睡前一次服 5～6 片，连服 2 日；用于蛲虫感染，睡前一次服 3～4 片，连服 7～10 日。

12 岁以下儿童用量请见表 11-3。

表 11-3 磷酸哌嗪用于 12 岁以下儿童的剂量

年龄(岁)	体重(kg)	用量(g)		次数
		驱蛔虫	驱蛲虫	
1～3	10～15	2～3	1～1.5	
4～6	16～21	3～4	1.5～2	睡前顿服。驱蛔虫连服两日；驱蛲虫连服 7～10 日
7～9	22～27	4～5	2～2.5	
9～12	28～32	6	2.5～3	

【制剂与规格】 磷酸哌嗪片：(1)0.2g；(2)0.5g。

双羟萘酸噻嘧啶 [药典(二)；药典(三)；医保(乙)]
Pyrantel Pamoate

【适应证】 用于治疗蛔虫病、蛲虫病、钩虫病、鞭虫病。

【药理】 (1)药效学 本品是去极化神经肌肉阻滞药，具有明显的烟碱样活性，能使蛔虫产生痉挛，也能持久抑制胆碱酯酶，其作用相当于 1%乙酰胆碱；另外，它可使虫体单个细胞去极化，峰电位发放频率增加，肌张力亦增加，使虫体失去自主活动。其作用快，虫体先显著收缩，其后麻痹不动(痉挛性或收缩性麻痹)。

(2)药动学 口服很少吸收。口服后1～3小时血药浓度达峰值，一次口服 11mg/kg 时，峰浓度(C_{max})为0.05～0.13μg/ml。50%～75%以上以原型药从粪便排出，约 7%以原型药从胆管及尿中排出。

【不良反应】 口服本品仅于大剂量时才出现不良反应，治疗剂量时毒性很低，发生率约 17%。可有恶心、呕吐、食欲缺乏、腹痛和腹泻等消化道症状；少数患者发生头痛、眩晕、嗜睡、胸闷、皮疹等，一般为时短暂，可以忍受，不需处理。偶有门冬氨酸氨基转移酶活性升高。

【禁忌证】 (1)对本品有超敏反应者。

(2)肝功能不全者。

(3)妊娠期妇女及 2 岁以下儿童。

【注意事项】 (1)本品可导致一过性门冬氨酸氨基转移酶活性升高，肝功能不全者禁用。

(2)冠心病、严重溃疡病、肾脏病患者慎用。

(3)营养不良、贫血的患者因现给予支持疗法，然后应用本品。

(4)因为本品可能引起头晕或嗜睡，服药期间应避免进行小精神警觉性或协调性的活动。

(5)服药时不需空腹，也不需导泻。

【药物相互作用】 (1)本品与哌嗪类药物相互拮抗，不能合用。

(2)本品与阿苯达唑合用，可增强驱虫效果，并避免用药后因虫体移动而造成的吐虫、腹痛、胆道蛔虫症等不良反应。

【用法与用量】 (1)蛔虫病，每日 10mg/kg(一般为500mg)，睡前一次顿服，连服 2 天。

(2)钩虫病，剂量同蛔虫病，连服 3 天。

(3)蛲虫病，每日 5～10mg/kg，顿服，连服 3 天。儿童每日 5～10mg/kg，睡前服用，连服 7 天。

(4)鞭虫病，每日 2 次，每次 6mg/kg，连服 2 天。

【制剂与规格】 双羟萘酸噻嘧啶片：0.3g。

双羟萘酸噻嘧啶颗粒：0.15g。

枸橼酸哌嗪^[药典(二);药典(三)]

Piperazine Citrate

【适应证】 用于蛔虫和蛲虫感染。

【药理】 (1)药效学 本品为常用驱虫药。对于蛔虫，哌嗪使易感虫产生神经肌肉阻滞，导致虫体肌肉松弛性麻痹，具有麻痹蛔虫的作用，使蛔虫不能附着在宿主肠壁，

随肠蠕动而排出。其作用机制可能为阻断乙酰胆碱对蛔虫肌肉的兴奋作用，或改变虫体肌肉细胞膜对离子的通透性，影响自发冲动的传播，亦可以抑制琥珀酸盐的产生，减少能量供应，从而达到阻断神经肌肉冲动的传递。除此之外，本品对蛲虫亦有驱虫作用，但作用机制尚未明确。

(2)药动学 口服吸收迅速，部分在体内代谢，其余经肾脏于 24 小时内几乎完全排泄。

【不良反应】 (1)本品不良反应较少，偶可发生恶心、呕吐、腹痛、腹泻、头痛、感觉异常、荨麻疹、皮疹等，停药后很快消失。

(2)过敏者可发生流泪、流涕、咳嗽、眩晕、嗜睡、哮喘等。

(3)偶可见病毒性肝炎样表现、瞳孔缩小、调节障碍、麻痹性斜视等。

【禁忌证】 肝肾功能不全、神经系统疾、癫痫患者禁用。

【注意事项】 (1)营养不良或贫血者应先予纠正，再开始服用本品。

(2)便秘者用药时可加服泻药。

儿童 ①本品对人类(特别是儿童)具有潜在神经肌肉毒性，应避免长期或过量使用。②请将本品放在儿童不能接触的地方。③儿童必须在成人监护下使用。

【药物相互作用】 (1)本品与氯丙嗪同用有可能引起抽搐，应避免合用。

(2)本品与噻嘧啶合用有拮抗作用，应避免合用。

(3)本品与烟硝酸盐混合在胃中可转变为具致癌性的 N,N-二硝基哌嗪或 N-单硝基哌嗪。

【用法与用量】 口服 12 岁以上儿童及成人，用于蛔虫感染，睡前一次服5～6片，连服 2 日；用于蛲虫感染，睡前一次服 3～4 片，连服 7～10 日。

12 岁以下儿童用量请见表 11-4。

表 11-4 枸橼酸哌嗪用于 12 岁以下儿童的剂量

年龄(岁)	体重(kg)	用量(g)		次数
		驱蛔虫	驱蛲虫	
1～3	10～15	1～1.5	0.625～0.875	睡前顿服。驱蛔虫连服2日；驱蛲虫连服 7～10 日
4～6	16～21	1.5～2	0.875～1.25	
7～9	22～27	2～2.5	1.25～1.625	
9～12	28～32	2.5～3	1.625～2	

【制剂与规格】 枸橼酸哌嗪片：(1)0.25g；(2)0.5g。

枸橼酸哌嗪糖浆：1000ml 含 160g 枸橼酸哌嗪。

第十二章 抗肿瘤药物

肿瘤(tumor)是机体在各种致癌因素作用下，组织细胞在基因水平上失去对生长的正常调控，导致其克隆性异常增生而形成的新生物。一般将肿瘤分为良性和恶性两大类。

抗肿瘤药(antitumor drugs)是可抑制肿瘤细胞生长，对抗和治疗恶性肿瘤的药物。传统上抗肿瘤药物依据其来源和性质分为6类，即烷化剂、抗代谢药物、抗生素、植物药、激素类和其他(包括铂类、门冬酰胺等)。但以上分类不能代表药物的作用机制，来源相同的药物可能作用机制完全不同。这既未概括抗肿瘤药物的发展现状，也不足以指导临床应用。基于此种情况，中国学者于2004年根据临床用药的实际情况，对抗肿瘤药物重新进行了分类，见表12-1。

近年来，随着分子生物学技术的提高，在分子水平对肿瘤发病机制和增殖有了比较深入的认识，开始了针对细胞受体、关键基因和调控分子为靶点的治疗。这些领域包括具有靶向性的表皮生长因子受体(EGFR)拮抗药、针对某些与增殖相关受体的单克隆抗体、针对某些癌基因和癌的细胞遗传学标志的药物、抗肿瘤血管生成的药物、抗肿瘤疫苗、免疫治疗和基因治疗等等，并在近10年有了长足的进步。它们实际上超越了传统的细胞毒治疗，属于病理生理学治疗，也就是封闭肿瘤发展过程中的关键受体和纠正某些病理过程。它们在临床上的共同特点是：具有非细胞毒性和靶向性；起调节作用和细胞稳定性(cytostatic)作用；临床研究中不一定非达到剂量限制性毒性(DLT)和最大耐受剂量(MTD)；不良反应的范围和临床表现与细胞毒性药物有很大区别；与常规治疗(化疗、放疗)合用有更好的效果等等。目前已有多种单克隆抗体进入临床，如利妥昔单抗(rituximab)、尼妥珠单抗(nimotuzumab)、曲妥珠单抗(trastuzumab)、帕妥珠单抗(pertuzumab)、西妥昔单抗(cetuximab)、贝伐珠单抗(bevacizumab)和信迪利单抗(sintilimab)等；抗体药物偶联物(antibody-drug conjugate，ADC)，如恩美曲妥珠单抗(trastuzumab emtansine)；信号转导抑制药(signal transduction inhibitor)，最主要的有选择地抑制酪氨酸激酶及 BCR-ABL 异常融合蛋白的表达并抑制有 BCR-ABL 表达的白血病细胞增殖的伊马替尼(imatinib)、EGFR 酪氨酸激酶抑制药吉非替尼(gefitinib)和厄洛替尼(erlotinib)；新生血管抑制药，包括重组人血管内皮抑素(YH-16，恩度)和参一胶囊(主要成分人参皂苷 Rg_3)等。事实说明，靶向治疗在一定程度上印证了中医学"异病同治"和"同病异治"的观点，也是通向治疗个体化的重要途径。

肿瘤的病因、发病机制、临床症状以及患者的身体状况均十分复杂，单一的治疗方法效果并不理想，需要合理地、有计划地联合应用多种治疗手段，取长补短。综合治疗就是根据患者的机体状况、肿瘤的病理类型、侵犯范围(分期)和发展趋势，有计划地、合理地应用现有的治疗手段，以期较大幅度地提高治愈率和延长生存期，提高患者的生活质量。综合治疗手段包括手术、放射、化疗药物、免疫、心理和中医药治疗。在化学治疗时仍然宜联合使用不同药理作用机制的抗肿瘤药组成联合化疗方案，杀灭肿瘤细胞或干扰其生成长和代谢。

医生必须对药物有比较深入的了解，包括药代动力学特点，药物之间的相互作用，是否有器官特异性毒性。有的药物在应用前需要采取预处理和谨慎观察过敏反应；处理措施预防不良反应一般都需要每周期检查血常规和肝、肾功能等。合理用药是相对的，要不断学习，不断提高业务水平，才能胜任临床工作。并根据循证医学、规范化和个体化的原则减少失误，使患者获益。

表 12-1　抗肿瘤药物

类别	作用机制	药物
(一)细胞毒类药物	作用于脱氧核糖核酸(DNA)分子结构的药物	①烷化剂：氮芥、环磷酰胺、塞替派、亚硝脲类和甲基磺酸酯类(白消安)、替莫唑胺
		②铂类化合物：顺铂、卡铂、奥沙利铂
		③丝裂霉素
		④蒽环类：多柔比星、表柔比星、吡柔比星、柔红霉素
	影响核酸合成的药物	①二氢叶酸还原酶抑制药：甲氨蝶呤、培美曲塞
		②胸腺核苷合成酶抑制药：氟尿嘧啶、卡培他滨、替吉奥
		③嘌呤核苷合成酶抑制药：巯嘌呤、硫鸟嘌呤
		④核苷酸还原酶抑制药：羟基脲
		⑤DNA 聚合酶抑制药：阿糖胞苷、吉西他滨、安西他滨
	影响核酸转录的药物	放线菌素 D、阿克拉霉素、普卡霉素
	拓扑异构酶抑制药	①拓扑异构酶 I 抑制药：伊立替康、拓扑替康、羟喜树碱
		②拓扑异构酶 II 抑制药：依托泊苷、替尼泊苷
	影响蛋白质合成和干扰有丝分裂的药物	①紫杉类：紫杉醇、多西他赛
		②长春碱类：长春瑞滨、长春新碱、长春碱、长春地辛
		③高三尖杉酯碱
		④门冬酰胺酶
(二)激素类药物	性激素	①雌激素：己烯雌酚
		②雄激素：甲睾酮、丙酸睾酮
	抗雌激素	他莫昔芬、托瑞米芬、氟维司群
	芳香化酶抑制剂	氨鲁米特、福美斯坦、来曲唑、阿那曲唑、依西美坦
	孕激素	甲羟孕酮、甲地孕酮
	黄体生成素释放激素激动药和拮抗药	戈舍瑞林、醋酸亮丙瑞林
	抗雄激素	氟他胺
(三)生物靶向治疗药物	生物反应调节剂	干扰素、白介素-2、胸腺肽类
	单克隆抗体	利妥昔单抗、西妥昔单抗、曲妥珠单抗、贝伐珠单抗、帕妥珠单抗、信迪利单抗
	抗体药物偶联物	恩美曲妥珠单抗
	酪氨酸激酶抑制药	吉非替尼、厄洛替尼
	其他靶点抑制药	索拉非尼、舒尼替尼、凡德他尼、拉帕替尼
(四)其他抗肿瘤药物	细胞分化诱导药	维 A 酸类、亚砷酸
(五)治疗肿瘤辅助药物	升血药	粒细胞刺激因子、粒细胞巨噬细胞刺激因子、白介素-11、人促红素
	止呕药	盐酸昂丹司琼、盐酸格拉司琼、盐酸托烷司琼、阿瑞匹坦
	镇痛药	阿司匹林、对乙酰氨基酚、可待因、曲马多、吗啡、芬太尼
	抑制破骨细胞药物	双膦酸盐：帕米膦酸二钠、唑来膦酸、地舒单抗

第一节　细胞毒类药物

细胞毒类药物主要作用机制为杀伤或抑制肿瘤细胞增殖。不言而喻，对正常增殖细胞尤其是增殖活跃的细胞，如骨髓、消化道上皮细胞等具有不同程度的毒性。

一、作用于 DNA 分子结构的药物

多柔比星 [药典(二)；国基；医保(甲)]
Doxorubicin

【特殊说明】 (1)在给药期间如发生药物外溢将导致严重的局部组织坏死。多柔比星不可肌内注射或皮下注射。

(2)在多柔比星治疗期间及停止治疗后的数月至数年内可能发生心肌毒性，最严重的心肌毒性表现为潜在致命的充血性心力衰竭。发生心肌功能受损的可能性基于一系列症状和体征，当多柔比星总累积剂量达到 $300mg/m^2$ 时左心室射血分数(LVEF)下降 $1\%\sim2\%$，达到 $400mg/m^2$ 时下降 $3\%\sim5\%$，达到 $450mg/m^2$ 时下降 $5\%\sim8\%$，达到 $500mg/m^2$ 时下降 $6\%\sim20\%$。当总累积剂量超过 $400mg/m^2$ 时发生充血性心力衰竭的风险迅速增加。风险因素(活动性或非活动性心血管疾病，既往或同时接受纵隔/心脏周围区域的放射治疗，既往接受过其他蒽环类药物或蒽二酮药物的治疗，同时使用其他具有心脏毒性的药物)可能增加发生心脏毒性的风险。无论是否存在风险因素，多柔比星在较低累积剂量时仍可能发生心脏毒性。儿科患者使用多柔比星后，发生迟发性心脏毒性的风险增加。

(3)已有报道在使用蒽环类药物包括多柔比星治疗的患者中出现了继发性急性髓细胞白血病(AML)或骨髓增生异常综合征(MDS)。在既往接受大剂量细胞毒药物治疗的患者或提高蒽环类药物给药剂量的患者中，当蒽环类药物与破坏 DNA 结构的抗肿瘤制剂或放疗合用时，难治和继发性 AML 或 MDS 的发生将更加常见。以上两个研究中，接受了高剂量的环磷酰胺、放疗的患者或年龄≥50 岁的患者发生继发性 AML 或 MDS 的风险增加。儿科患者也有发生继发性 AML 的风险。

(4)肝功能受损的患者应降低给药剂量。

(5)可能导致严重的骨髓抑制。

(6)多柔比星应在有肿瘤化疗药物使用经验的医生指导下使用。

【适应证】 用于急性白血病(淋巴细胞性和粒细胞性)、恶性淋巴瘤、乳腺癌、肺癌(小细胞和非小细胞肺癌)、卵巢癌、骨及软组织肉瘤、肾母细胞瘤、神经母细胞瘤、膀胱癌、甲状腺癌、前列腺癌、头颈部鳞癌、睾丸癌、胃癌、肝癌等。

【药理】 (1)药效学 本品既含有脂溶性的蒽环配基，又有水溶性的柔红糖胺；并有酸性酚羟基和碱性氨基，因此具有很强的抗癌药理活性。可直接作用于 DNA，插入 DNA 的双螺旋链，使后者解开，改变 DNA 的模板性质，抑制 DNA 聚合酶从而既抑制 DNA，也抑制 RNA 合成。此外，本品具形成超氧基自由基的功能，并有特殊的破坏细胞膜结构和功能的作用。作为一种周期非特异性抗癌化疗药物，本品对各期细胞均有作用，但对 S 期的早期最为敏感，M 期次之，而对 G_1 期最不敏感，对 G_1、S 和 G_2 期有延缓作用。

(2)药动学 吸收：多柔比星不能通过胃肠道吸收。由于对组织具有强烈刺激性，故药物必须通过血管给药(静脉内或动脉内)。已证明膀胱内给药也是可行的，这一给药途径下药物很少进入体循环。

分布：多柔比星迅速而广泛地分布入周边室，初始血浆半衰期很短(5～10 分钟)，稳态分布容积超过 20～30L/kg，但多柔比星不通过血-脑屏障。血浆蛋白结合率约为 75%，并且血药浓度低于 $2\mu mol/L$ 时药物血浆蛋白结合率与血药浓度无关。

代谢：主要由肝脏代谢。主要代谢产物是由醛酮还原酶作用产生的 13-羟-多柔比星醇，该代谢物也有一定抗肿瘤活性。尿液和胆汁中多柔比星和 13-羟-多柔比星醇占被排泄药物的大多数。血浆中可检测到的其他代谢物还有多柔比星糖苷配基和 13-羟-多柔比星醇糖苷配基。

排泄：静脉给药后，多柔比星血浆浓度呈多相衰减，终末相半衰期为 20～48 小时。代谢物 13-羟-多柔比星醇的终末相半衰期与原型药物相似。血浆清除率为 8～20ml/(min·kg)，主要由于代谢和胆汁排泄。在肝功能受损患者，这一较慢的血浆消除可能更慢。多柔比星的清除很大程度是药物代谢转化为一系列无活性或活性较低的产物。胆汁和粪便中七天内可排出用药量的 40%～50%。肾脏分泌较少，五天内只有 5%～10%的用药量从尿中排出。

【不良反应】 血液和淋巴系统 骨髓抑制、白细胞减少症、中性粒细胞减少、贫血、血小板减少症。

消化系统 黏膜炎/口腔炎、腹泻、呕吐、恶心、食管炎、腹痛等。

皮肤及皮肤附件 脱发、掌跖红肿疼痛综合征、

荨麻疹、皮疹、皮肤色素沉着过度、指甲色素沉着过度等。

心脏 充血性心脏衰竭、窦性心动过速、心电图异常、射血分数降低。

全身及给药部位 发热、食欲不振、虚弱、寒战、体重增加、输液部位反应。

肿瘤 急性淋巴细胞性白血病、急性髓细胞性白血病。

其他 感染、脓毒血症、结膜炎、氨基转移酶异常、败血症等。

【禁忌证】 (1)孕妇及哺乳期妇女禁用。

(2)在进行纵隔或胸腔放疗期间禁用本品。

(3)下列情况应禁用：周围血象中白细胞低于 $3.5 \times 10^9/L$ 或血小板低于 $50 \times 10^9/L$、明显感染或发热、恶病质、失水电解质或酸碱平衡失调、胃肠道梗阻、明显黄疸或肝功能损害者，心肺功能失代偿患者，水痘或带状疱疹患者。

(4)对本品过敏者禁用。

(5)既往蒽环类和蒽二酮类治疗已达药物最大累积剂量。

(6)膀胱内灌注治疗禁忌：侵袭性肿瘤已穿透膀胱壁；泌尿道感染、膀胱炎症、导管插入困难(如由于巨大的膀胱内肿瘤)及血尿患者。

【注意事项】 (1)本品在动物中有致癌作用，在人体也有潜在的致突变和致癌作用。本品对动物生殖功能有明显影响，但对人，其抑制作用较大鼠实验大为减轻。

(2)本品的肾排泄虽较少，但在用药后 1～2 日内可出现红色尿，一般都在 2 日后消失。肾功能不全者用本品后要警惕高尿酸血症的出现；痛风患者，如应用本品，别嘌呤醇用量要相应增加。

(3)老年患者、2 岁以下幼儿和原有心脏病患者要特别慎用。

(4)少数患者用药后可引起黄疸或其他肝功能损害，有肝功能不全者，用量应予酌减。

(5)用药期间需检查：①用药前后要测定心脏功能、监测心电图、超声心动图、血清酶学和其他心肌功能试验；②随访检查周围血象(每周至少 1 次)和肝功能试验；③应经常查看有无口腔溃疡、腹泻以及黄疸等情况，应劝患者多饮水，以减少高尿酸血症的可能，必要时检查血清尿酸或肾功能。

(6)严防本品漏出血管外。一旦发生，应尽量抽出局部渗药，局部立即注射 50～100mg 氢化可的松，或碳酸氢钠及冷敷。

特殊人群，儿童 累计总量不超过 $400mg/m^2$，以免造成心肌损害。

【药物相互作用】 (1)各种骨髓抑制药特别是亚硝脲类、大剂量环磷酰胺或甲氨蝶呤、丝裂霉素或放射治疗，如与本品同用，后者一次量与总剂量均应酌减。

(2)既往接受过其他蒽环类药物或蒽二酮药物的治疗，同时使用其他具有心脏毒性的药物可能增加发生心脏毒性的风险。

(3)本品如与链佐星(streptozotocin)同用，后者可延长本品的半衰期，因此前者剂量应予酌减。

(4)任何可能导致肝脏损害的药物如与本品同用，可增加本品的肝毒性；与肝素、头孢菌素、氟尿嘧啶等混合应用易产生沉淀。

(5)本品与柔红霉素呈交叉耐药性。与甲氨蝶呤、氟尿嘧啶、阿糖胞苷、氮芥、丝裂霉素、博来霉素、环磷酰胺以及亚硝脲类等则不呈交叉耐药性。

(6)与环磷酰胺、氟尿嘧啶、甲氨蝶呤、顺铂以及亚硝脲类药物同用，有不同程度的协同作用。

(7)用药期间慎用活病毒疫苗接种。

(8)本品可降低肝素抗凝作用。复方枸橼酸钠注射液(ACD)及普卡霉素与本品同用，有可能导致致死性心脏毒性。

(9)本品与普萘洛尔合用，可加强抑制线粒体呼吸酶活性，增加心脏毒性。

(10)本品应避免与碱性溶液长期接触。

(11)本品是细胞色素 P450CYP3A4 和 CYP2D6 以及 P-糖蛋白(P-gp)酶底物。已有报道 CYP3A4、CYP2D6 和(或)P-gp 抑制剂(如维拉帕米)可增加多柔比星的血药浓度及临床作用，并具有临床意义。CYP3A4 诱导剂(如苯巴比妥、苯妥英、圣约翰草)及 P-gp 诱导剂可降低多柔比星的血药浓度。

【给药说明】 (1)配制药液时，每小瓶内容物用 5ml 注射用水或氯化钠注射液溶解。

(2)与大剂量的环磷酰胺合用，本品的分次和总量应酌减。

(3)本品可用于浆膜腔内给药和膀胱灌注，但不能用于鞘内注射。

(4)静脉用药是最常用的给药途径。配制后的溶液通过通畅的输液管进行静脉滴注，2～3 分钟。这样可减少血栓形成和由药物外溢导致的蜂窝织炎和水疱的危险。常用的溶液为氯化钠注射液、5%葡萄糖注射液或氯化钠葡萄糖注射液。

【用法与用量】 **成人和儿童** (1)静脉用药 用 5ml

注射用水或氯化钠注射液溶解。剂量通常根据体表面积计算。通常当本品单一用药时，每三周一次，以 60～75mg/m² 给药，当与其他有重叠毒性的抗肿瘤制剂合用时，多柔比星的剂量须减少至每三周一次，以 30～40mg/m² 给药。如剂量根据体重计算，则每三周一次，以 1.2～2.4mg/kg 单剂量给药。

儿童 静脉注射：一日 20～25mg/m²，连续 3 日。

(2)动脉内用药 动脉内注射通常用来加强局部活性，而使总剂量降低，从而减少全身毒性。必须着重指出，此种给药方法潜在的损害很大，除非采取适当的预防措施，否则被灌注的组织会产生广泛的坏死。

动脉内注射只可由技术熟练掌握的人员使用。

(3)膀胱内灌注 膀胱内灌注本品正越来越多地用于移形细胞癌、乳头状膀胱肿瘤和原位癌的治疗。经尿道切除肿瘤术后间歇性膀胱内灌注多柔比星经证实可有效地降低复发的可能。

本品在膀胱内的浓度应为 50mg/50ml。为了避免尿液被不适当的稀释，应告知患者灌注前 12 小时不要服用任何液体。尿量应限制在每小时约 50ml。当药物在一个位置停留了 15 分钟后，患者应转体 90°，通常接触药物 1 小时已足够，且应告知患者在结束时排尿。

肝肾损伤 如肝肾功能受损，本品的剂量应按表 12-2 减量。

表 12-2 肝肾损伤者多柔比星推荐剂量

血清胆红素水平	BSP(溴磺酚酞)潴留	推荐剂量
1.2～3.0mg/100ml	9%～15%	正常剂量的 50%
>3.0mg/100ml	>15%	正常剂量的 25%

【制剂与规格】 注射用盐酸多柔比星：(1)10mg；(2)50mg。

表 柔 比 星 [药典(二)；医保(乙)]

Epirubicin (Pharmorubicin)

【适应证】 治疗恶性淋巴瘤、乳腺癌、肺癌、软组织肉瘤、食管癌、胃癌、肝癌、胰腺癌、黑色素瘤、结肠直肠癌、卵巢癌、多发性骨髓瘤、白血病。

膀胱内给药有助于浅表性膀胱癌、原位癌的治疗和预防其经尿道切除术后的复发。

【药理】 (1)药效学 本品为多柔比星的主体异构体，是多柔比星氨基糖部分中 C4′ 羟基的反式构型，为一细胞周期非特异性药物，其主要作用部位是细胞核，它既可直接嵌入 DNA，与 DNA 的双螺旋结构形成复合物，阻断依赖于 DNA 的 RNA 形成，已证实表柔比星具有广谱的抗实验性肿瘤的作用，对拓扑异构酶也有抑制作用；又有其 C4′ 羟基易与葡糖醛酸酶结合，这可能是本品在体内清除较快而其毒性较同剂量多柔比星为低的主要原因。

(2)药动学 本品体内代谢和排泄较多柔比星快，其分布相半衰期($t_{1/2\alpha}$)、消除相半衰期($t_{1/2\beta}$)和终末相半衰期($t_{1/2\gamma}$)分别为 3.1～4.8 分钟、1.3～2.6 小时和 20～40 小时。主要在肝脏代谢，经胆汁排泄。48 小时内 9%～10%的给药量由尿排出，4 日内 40%的给药量由胆汁排出。该药不通过血-脑屏障。对有肝转移和肝功能受损的患者，该药在血浆中的浓度维持时间较长，故应适当减小剂量。肾功能正常与否对本品的药代动力学特性影响不大。

【不良反应】 心脏 心肌毒性，心律异常、心动过速，充血性心力衰竭等。

胃肠道 腹泻、胃肠道溃疡、胃部不适、黏膜炎/口腔黏膜炎、胃肠痛、胃肠道出血、食欲下降、恶心、呕吐等。

眼部 结膜炎、角膜炎。

免疫系统及感染 脓毒血症、肺炎、感染等。

皮肤及皮肤附件 脱发、红斑、瘙痒、皮疹、皮肤病变等。

血液系统 贫血、白细胞减少症、中性粒细胞减少症、血小板减少症、发热性中性粒细胞减少症。

全身及给药部位 乏力、寒战、发热、不适等。

血管，出血及凝血 休克、出血、动脉栓塞、静脉炎、潮热、潮红、血栓性静脉炎等。

其他 闭经、色素尿、肺栓塞、脱水、高尿酸血症等。

【禁忌证】 (1)禁用于因用化疗或放疗而造成明显骨髓抑制的患者。

(2)近期或既往有心脏受损、严重心律失常、近期心肌梗死病史的患者禁用。

(3)禁用于血尿、膀胱炎症、尿路感染患者膀胱内灌注。

(4)对本品或其他蒽环类或蒽二酮药物过敏的患者。

(5)已用过最大累积剂量表柔比星和(或)其他蒽环类药物(如多柔比星或柔红霉素)或蒽二酮药物。

(6)哺乳期妇女禁用。

【注意事项】 注射相关反应 如药液外渗可导致严重的局部组织坏死，禁止肌内或皮下注射给药；局部疼痛，严重组织损伤(起疱，严重蜂窝织炎)以及坏死可能提示药液外渗；如怀疑发生应立即停止滴注；注射相关反应（包括血管硬化以及血管周围浸润）可能发生，使用通畅的静脉输液管缓慢输送药物。

不良反应相关 （1）本品的心脏毒性较多柔比星为轻，其发生率和严重程度与本品累积量成正比。包括致命性的充血性心力衰竭（CHF）在内的心脏毒性可能在治疗期间或治疗结束后数月至数年内发生，累积剂量越大，发生 CHF 的风险越高；当总累积剂量超过 900mg/m² 时应高度谨慎。活动性或潜伏性心脏疾病可增加发生心脏毒性的风险，同时接受或曾接受过纵隔或心包区放疗可使发生心脏毒性风险升高，曾使用过其他蒽环类或蒽醌类药物，或同时使用其他心脏毒性药物进行治疗，可使发生心脏毒性风险升高，推荐进行监测。

（2）使用本品可能会导致高尿酸血症，其原因是伴随药物诱导的肿瘤细胞的迅速崩解而产生的过度的嘌呤分解代谢（肿瘤溶解综合征）。因此在治疗开始后需要评估血尿酸、钾、磷酸钙、肌酐等情况。水化、碱化尿液、预防性使用别嘌呤醇以预防高尿酸血症的出现，以尽可能地减少肿瘤溶解综合征的潜在并发症发生。

（3）和其他的细胞毒药物使用时，本品也可能会导致骨髓抑制。使用本品前及每个周期都应进行血液学检查，包括各种白细胞的计数。剂量依赖性可逆的白细胞减少和（或）粒细胞减少（中性粒细胞减少）是使用表柔比星药物最主要的血液学毒性，也是这种药物最常见的急性剂量限制性毒性。

（4）正在接受本品治疗的患者应该避免接种活疫苗，可能导致严重或致命性的感染。

肝损伤 在用药前及用药过程中需对血清总胆红素和 AST 水平进行评估。伴有胆红素或 AST 升高的患者可能出现该药清除减慢，全身毒性增加，需要进行减量。

肾损伤 血清肌酐大于 5mg/dl 的病人需要调整剂量。

生殖系统 存在怀孕潜能的女性应避免妊娠，并采取有效的避孕措施；有存在怀孕潜能女性性伴侣的男性应在治疗期间及治疗完成后采取避孕措施。

特殊人群，儿童 总量不超过 800mg/m²，以免造成心肌损害。

其他 曾有报道在使用蒽环类药物进行治疗的病人中出现继发性急性髓系白血病，同时使用 DNA 损伤类抗肿瘤药物，以细胞毒性药物进行过重度预处理，或使用大剂量蒽环类药物者发生难治性白血病的风险增高。

【药物相互作用】 （1）如与其他化疗药同用，应避免相互接触和放入同一容器内给药，与严重抑制骨髓的亚硝脲类、丝裂霉素等同用应酌减用量，与大剂量环磷酰胺（>1g）或胸部放疗同用更应减量。

（2）不能与肝素溶液混合，否则可形成沉淀。也不能长期与碱性溶液接触。

（3）不宜与地塞米松或琥珀酸氢化可的松同时静脉滴注。

（4）氨茶碱与本品接触可使溶液变成紫蓝色。

（5）与头孢菌素类药物配伍产生沉淀。

（6）在用本品期间，最好避免同时应用任何可能导致心脏或肝脏功能损害的药物（含这类抗癌化疗药物），以避免增加用本品后可能发生的心肌或肝功能损害。

（7）本品可能与柔红霉素和多柔比星呈交叉耐药性；与环磷酰胺、氟尿嘧啶、甲氨蝶呤、顺铂等可发生协同作用。

【给药说明】 （1）静脉给药，用注射用 0.9%氯化钠注射液或者注射用水稀释，使其终浓度不超过 2mg/ml。

（2）建议先注入 0.9%氯化钠注射液检查输液管通畅性及注射针头确实在静脉之后，再经此通畅的输液管给药。以此减少药物外溢的危险，并确保给药后静脉用 0.9%氯化钠注射液冲洗。

（3）表柔比星注射时溢出静脉会造成局部的疼痛、组织的严重损伤（起疱、严重的蜂窝织炎）和坏死。小静脉注射或反复注射同一血管会造成静脉硬化。建议以中心静脉滴注较好。一旦在注射的时候发生外渗的体征或症状，应立刻停止注射。

（4）不可肌内注射和鞘内注射。

【用法与用量】 成人 （1）常规剂量：表柔比星单独用药时，成人剂量为按体表面积一次 60～120mg/m²，当表柔比星用来辅助治疗腋下淋巴阳性的乳腺癌患者联合化疗时，推荐的起始剂量为 100～120mg/m² 静脉注射，每个疗程的总起始剂量可以一次单独给药或者连续 2～3 天分次给药。根据患者血象可间隔 21 天重复使用。

（2）优化剂量：高剂量可用于治疗肺癌和乳腺癌。单独用药时，成人推荐起始剂量为按体表面积一次最高可达 135mg/m²，在每疗程的第 1 天一次给药或在每疗程的第 1、2、3 天分次给药，3～4 周一次。联合化疗时，推荐起始剂量按体表面积最高可达 120mg/m²，在每疗程的第 1 天给药，3～4 周一次。静脉注射给药。根据患者血象可间隔 21 天重复使用。

（3）膀胱内给药：表柔比星应用导管灌注并应在膀胱内保持一小时左右。在灌注期间，患者应时常变换体位，以保证膀胱黏膜能最大面积地接触药物。为了避免药物被尿液不适当的稀释，应告知患者灌注前 12 小时不要饮用任何液体。医生应指导患者在治疗结束时排空尿液。

(4)浅表性膀胱癌：表柔比星 50mg 溶于 25～50ml 0.9%氯化钠注射液中，每周一次，灌注 8 次。对于有局部毒性(化学性膀胱炎)的病例，可将每次剂量减少至 30mg，患者也可接受 50mg 每周一次共 4 次、然后每月一次共 11 次的同剂量药物膀胱灌注。医生可根据患者病情调整给药次数。

老年人　伴心功能减退者宜慎用或减量。

儿童　无特殊要求。

【制剂与规格】　盐酸表柔比星注射液：5ml:10mg。

注射用盐酸表柔比星：(1)10mg；(2)50mg。

吡 柔 比 星 [药典(二)；医保(乙)]
Pirarubicin(PRA)

【适应证】　用于治疗乳腺癌、恶性淋巴瘤、急性白血病、头颈部恶性肿瘤、胃癌、泌尿及生殖系统肿瘤(膀胱癌、输尿管癌、肾盂癌、卵巢癌、宫颈癌、子宫内膜癌)等。

【药理】　(1)药效学　本品为半合成的蒽环类抗癌药，进入细胞核内迅速嵌入 DNA 核酸碱基间，干扰转录过程，阻止 mRNA 合成，抑制 DNA 聚合酶及 DNA 拓扑异构酶 II (Topoisomerase II , Topo II)活性，干扰 DNA 合成。因本品同时干扰 DNA、mRNA 合成，在细胞分裂的 G_2 期阻断细胞周期、抑制肿瘤生长，已证实本品具有广谱的抗肿瘤作用和较强的抗癌活性。

(2)药动学　本品体内代谢和排泄较多柔比星快，平均血浆半衰期约为 15 小时。本品主要在肝脏代谢，经胆汁排泄，48 小时内，7.5%～10%的给药量由尿排出，20%的给药量由胆汁排出。本品静脉注射后迅速吸收，组织分布广、脾、肺及肾组织浓度较高，心脏内较低。对有肝转移和肝功能受损的患者，给予本品时应考虑减小剂量。

【不良反应】　血液系统　骨髓抑制为剂量限制性毒性，主要为粒细胞减少，平均最低值在 14 天，第 21 天恢复，贫血及血小板减少少见。

心血管　心脏毒性低于多柔比星，急性心脏毒性主要为可逆性心电图变化，如心律失常或非特异性 ST-T 异常，慢性心脏毒性呈剂量累积性。本品急、慢性心脏毒性的发生率约为多柔比星的 1/7 和 1/4。

皮肤及皮肤附件　脱发：本品脱发总体发生率约为 40%，显著低于多柔比星(80%)；重度脱发的发生率约为 20%，显著低于多柔比星(60%)

胃肠道　恶心、呕吐、食欲不振、口腔黏膜炎，有时出现腹泻。

其他　肝肾功能异常、皮肤色素沉着等。膀胱内注入可出现尿频、排尿痛等膀胱刺激症状。

【禁忌证】　(1)因化疗或放疗而造成明显骨髓抑制的患者禁用。

(2)严重器质性心脏病或心功能异常者及对本品过敏者禁用。

(3)已用过大剂量蒽环类药物(如多柔比星或柔红霉素)的患者禁用。

(4)妊娠期、哺乳及育龄期妇女禁用。

【注意事项】　不良反应相关　由于本品可产生骨髓抑制和心脏毒性，所以应密切监测血象、心脏功能、肝肾功能及继发感染等情况。原则上每周期均要进行心电图检查，对合并感染、水痘等症状的患者应慎用本药，如发现异常，则本品可减量使用或停药。对于以往未使用过蒽环类药物的患者，如果本品的使用总量超过 $950mg/m^2$，有可能产生充血性心力衰竭，使用上应格外注意。以往使用过蒽环类药物或其他可能产生心脏毒性的药物的患者、心脏或纵隔部位接受过放射治疗且本品使用剂量超过 $700mg/m^2$ 的患者，应密切监测心脏功能，慎重使用本品。

危机处理　本品静脉注射前应确保输液管通畅，严格避免药液外渗。一旦发生渗漏，可能产生血管痛、静脉炎、注射部位硬结坏死，建议迅速回吸药液，局部利多卡因封闭，必要时硫酸镁湿敷合用激素治疗。

肝肾功能相关　肝肾功能不全患者慎用本品。

儿童　使用本品时，应着重注意不良反应的产生，慎重给予本品。

老年人　慎用或酌情减量。

【药物相互作用】　本品与其他有潜在心脏毒性药物或细胞毒药物合用时，可能出现心脏毒性或骨髓抑制作用的叠加，应密切注意心脏功能和血液学的监测。

【给药说明】　(1)本品不能皮下及肌内注射。

(2)动、静脉给药勿漏于血管外。一旦渗漏处理同多柔比星。

(3)常用 5%葡萄糖注射液或注射用水溶解本品，以免 pH 的原因影响效价或混浊。溶解后药液，即时用完，室温下放置不得超过 6 小时。

【用法与用量】　将本品加入 5%葡萄糖注射液或注射用水 10ml 溶解。可静脉注射、动脉注射、膀胱灌注。

(1)静脉给药：一般按体表面积一次 25～40mg/m²。乳腺癌，联合用药推荐每次 40～50mg/m²。每疗程的第 1

天给药，根据患者血象可间隔 21 天重复使用。急性白血病，成人剂量为按体表面积一次 25mg/m²。

(2) 动脉给药：如头颈部癌按体表面积一次 7～20mg/m²，一日 1 次，共用 5～7 日，亦可每次 14～25mg/m²，每周一次。

(3) 膀胱内给药：用于预防浅表性膀胱癌术后复发。按体表面积一次 15～30mg/m²，稀释为 500～1000μg/ml 浓度，注入膀胱腔内保留 0.5 小时，每周 1 次，连续 4～8 次；然后每月 1 次，共 1 年。

医生可根据患者病情调整给药时间、用量和次数。

【制剂与规格】 注射用吡柔比星：(1)10mg；(2)20mg。

柔红霉素 [药典(二)；国基；医保(甲)]
Daunorubicin

【适应证】 ①用于急性粒细胞白血病和急性淋巴细胞白血病，以及慢性急变者。②其他肿瘤：已观察到本品对神经母细胞瘤及横纹肌肉瘤有良好的疗效。

【药理】 (1) 药效学　本品为第一代蒽环类抗肿瘤抗生素。其作用机制与多柔比星相似。本品为细胞周期非特异性药物，其抗瘤谱远较多柔比星为窄，对实体瘤疗效大不如多柔比星和表柔比星。

(2) 药动学　本品不能透过血-脑屏障。静脉给药后 40～45 分钟，即在肝内代谢成具有抗癌活性的柔红霉素醇(daunorubicinol)，并与本品原型一起分布至全身，以肾脏、脾、肝和心脏浓度较高。本品分布相半衰期($t_{1/2\alpha}$) 和消除相半衰期($t_{1/2\beta}$)分别为 45 分钟和 18.5 小时，柔红霉素醇 $t_{1/2}$ 为 26.7 小时，其他代谢物为 50～55 小时，因此本品的血药浓度维持时间较长。13%～25%经肾排泄(其中约 25%为具有抗癌活性的代谢物)，约 40%经胆汁排泄。

【不良反应】 血液系统　骨髓衰竭、白细胞减少、粒细胞减少、中性粒细胞减少、血小板减少、贫血、出血。

心脏　可引起心电图异常、心动过速、心律失常、心肌病等；严重者可有心力衰竭。

胃肠道　黏膜炎/口腔炎、食管炎、食欲不振、恶心、呕吐、腹痛、腹泻等。

肝、肾　ALT、AST、ALP 升高、黄疸、BUN 升高、蛋白尿等。

局部反应　滴注部位静脉炎。

免疫系统及感染　脓毒血症/败血症、感染。

全身整体表现　发热、疼痛。

皮肤及皮肤附件　脱发、红斑、皮疹等。

【禁忌证】 (1)对本品以及多柔比星或表柔比星过敏者禁用。

(2)妊娠早期，尤其是在妊娠初期的 3 个月内禁用。

(3)哺乳期妇女禁用。

(4)心脏病患者及有心脏病史的患者禁用。

(5)严重感染的患者禁用。

(6)因化疗或放疗而造成明显骨髓抑制的患者禁用。

(7)既往使用过最大累积剂量的盐酸柔红霉素或其他蒽环类药物(如多柔比星)的患者禁用。

(8)严重的肝功能损伤或肾功能损伤的患者。

【注意事项】 不良反应相关　(1)在治疗前和治疗过程中应定期进行临床检查(血液检查，肝肾功能，心肌功能检查等)。如有异常，作减药、停药等处理。

(2)长期用药不良反应可增加，并有延迟性进行性心肌病变进展，故应慎用。

(3)未用过蒽环类抗癌药的患者，如本品用药总量超过 25mg/kg，发生心脏毒性的可能增加。

(4)药物外渗可能会导致严重的局部组织坏死，将本品注射入小血管或同一血管内反复注射可能会导致静脉硬化；一旦出现药物外渗的症状和体征，应立即停止注射或滴注。

(5)白血病细胞急性溶解可能会导致继发性高尿酸血症和尿酸性肾病，可能损伤肾功能，特别是在治疗前有白细胞计数增高时。需监测血尿酸、钾、钙磷及肌酐水平。水化、碱化尿液、预防性口服别嘌醇防止高尿酸血症，可降低肿瘤溶解综合征导致的并发症风险；

(6)正在接受本品治疗的患者应当避免接种活疫苗；

(7)开始用药之前必须先控制全身性感染。

(8)对既往接受过、正在或计划进行放疗的患者要特别注意。正在接受本品治疗的患者，照射区域发生局部反应(放射治疗回忆反应)的风险增加。既往接受过纵隔放疗的患者会增加本品的心脏毒性。

肾损伤　肾功能受损可导致本品毒性增加，在开始治疗前应监测肾功能。

特殊人群，儿童　(1)严重骨髓抑制、胃肠道反应及心脏毒性。

(2)心肌损害，心电图异常，心律失常，严重者可有心力衰竭。

(3)漏出血管外可致局部组织坏死。

(4)对儿童或生育年龄的患者，如必须给药，应考虑对性腺的影响。

(5)总剂量不超过 500mg/m²。

老年人 由于老年患者骨髓储备不足、肝脏功能等生理功能减退且心脏毒性反应可能会更频发地发生，须慎用柔红霉素。

肝损伤 建议在开始本品治疗前进行肝功能的监测，肝功能受损时需根据血清胆红素的水平减量。

【药物相互作用】 不相容性 （1）本品与肝素钠不相容，会导致药物在溶液中或和铝产生沉淀。

（2）本品溶液与地塞米松磷酸钠溶液、氨曲南、别嘌醇钠、氟达拉滨、哌拉西林/三唑巴坦和氨茶碱等混合不相容。

（3）本品可以和其他抗肿瘤药物联合使用，但建议不要在同一注射器中混合。

与其他药物的相互作用及其他形式的相互作用

（1）大多数情况下本品与其他细胞毒药物联合治疗，可能发生毒性相加作用，尤其是骨髓抑制和胃肠道毒性。

（2）本品与其他具有心脏毒性的药物进行联合化疗或联合纵隔放疗，均能增加本品的心脏毒性。所以，当与其他作用于心脏的药物（例如钙通道阻滞剂）同时使用时，在整个治疗过程中都需要仔细监测心脏功能。

（3）如果患者曾经或正在接受其他影响骨髓功能的治疗（如细胞毒药物、磺胺类药物、氯霉素、苯妥英、氨基比林衍生物和抗逆转录病毒制剂等），需注意发生严重造血异常的可能。必要时可调整本品的剂量。

（4）与其他细胞毒药物联合使用时（如阿糖胞苷、环磷酰胺等），本品的毒性作用可能增加。

（5）与可能影响肝脏功能的药物联合使用（如氨甲蝶呤）时，可能损害肝脏的代谢功能和（或）本品的胆汁排泄，这将导致其毒性和不良反应增加。

（6）在联合其他细胞毒药物时，发生胃肠道反应的风险也会增加。

（7）可导致尿酸排泄延迟的药物（如磺胺类药物及某些利尿剂）与本品合用时可能导致高尿酸血症。

（8）接受含本品的强化化疗后常会发生口腔和胃肠道黏膜炎，这可能会显著影响合并使用的口服药物的摄入和吸收。

（9）与血小板聚集抑制剂（如阿司匹林）合并使用时，会增加血小板减少患者的出血倾向。

【给药说明】 （1）本品仅能用作静脉注射，因对静脉有刺激，可致栓塞性静脉炎，所以不宜静脉滴注。静注给药时，应先点滴0.9%氯化钠注射液，以确保针头在静脉内，然后才在这一通畅的静脉输液管内注射本品。如有红肿、疼痛或外溢，立即停用，并采取冷敷等相应措施。

（2）联合化疗一次剂量酌减至单用常用量的2/3。血清胆红素在1.2～3mg/100ml时用3/4量；如大于3mg/100ml时仅能用半量。总累积剂量按体表面积应控制在400～500mg/m²内，2岁以下幼儿不能超过200～250mg/m²。常用联合化疗方案：CODP（环磷酰胺、长春新碱、柔红霉素和泼尼松）、DOAP（柔红霉素、长春新碱、阿糖胞苷和泼尼松）以及DAMP（柔红霉素、阿糖胞苷、巯嘌呤或硫鸟嘌呤和泼尼松）等。

【用法与用量】 单一剂量从0.5～3mg/kg。0.5～1mg/kg的剂量须间隔1天或以上，才可重复注射；而2mg/kg的剂量则须间隔4天或以上才可重复注射。虽然很少应用2.5～3mg/kg的剂量，这个剂量须间隔7～14天才可重复注射。每个病人需要注射的次数不同。应根据各自对药物的反应和耐受性、血象和骨髓象情况来调整剂量，亦应考虑与其他抗肿瘤药物合用时，应调整剂量。无论成人或儿童，总剂量不能超过20mg/kg。

儿童 本品诱导缓解儿童的急性粒细胞性/急性淋巴细胞性白血病。在联合治疗中，本品的剂量范围为一日0.5～1.5mg/kg（一日25～40mg/m²），给药频率取决于治疗方案。

老年人 年龄大于65岁的老年人，本品单独给药时应减至45mg/m²，联合给药时应减至30mg/m²。

【制剂与规格】 注射用盐酸柔红霉素：（1）10mg；（2）20mg。

丝 裂 霉 素 [药典(二)；医保(甲)]
Mitomycin（Mutamycin）

【适应证】 （1）CDE适应证 主要用于胃癌、肺癌、乳腺癌，也用于肝癌、胰腺癌、结直肠癌、食管癌、卵巢癌及癌性腔内积液、膀胱肿瘤。

（2）国外适应证 慢性淋巴细胞白血病、慢性髓细胞白血病、宫颈癌、子宫体癌、头部肿瘤。

【药理】 （1）药效学 本品为细胞周期非特异性药物，对肿瘤细胞的G_1期，特别是晚G_1期及早S期最敏感。本品在组织中经酶活化后，它的作用似双功能或三功能烷化剂，可与DNA发生交叉连接，抑制DNA合成，对RNA及蛋白质合成也有一定的抑制作用。

（2）药动学 本品主要在肝脏中生物转化，不能透过血-脑屏障，静脉注射后分布相半衰期（$t_{1/2\alpha}$）和消除相半衰期（$t_{1/2\beta}$）分别为5～10分钟和50分钟。主要通过肾脏排泄。

【不良反应】 全身整体表现 全身乏力感、体重减少等。

血液系统 白细胞减少、血小板减少、贫血、全血细胞减少、中性粒细胞减少、出血等骨髓功能抑制。

胃肠道 食欲缺乏、恶心、呕吐等。

用药部位 对局部有较强的刺激性，若药液漏出血管外，可引起局部疼痛、坏死和溃疡。

血管，出血及凝血 溶血性尿毒综合征、微血管性溶血性贫血。

泌尿系统 膀胱炎、血尿等。

呼吸系统 间质性肺炎、肺纤维症（伴有发热、咳嗽、呼吸困难、胸部X线异常，嗜酸性粒细胞增多）等。

【禁忌证】 （1）妊娠早期，尤其是在妊娠初期的3个月内禁用。

（2）哺乳期妇女禁用。

（3）水痘或带状疱疹患者禁用。

（4）用药期间禁用活病毒疫苗接种和避免口服脊髓灰质炎疫苗。

【注意事项】**不良反应相关** （1）用药期间应密切随访血常规及血小板、血尿素氮、肌酐。注意观察患者状态。若出现异常应减量或暂停并适当处置。

（2）在应用本品数月后仍应随访血常规及肾功能，特别是接受总量大于60mg的患者，易发生溶血性贫血。

（3）长期应用抑制卵巢及睾丸功能，造成闭经和精子缺乏。

（4）本品有延迟性及累积性骨髓抑制，一般较大剂量应用时两疗程之间间隔应超过6周。

（5）下述患者应慎重用药 ①肝损害或肾损害患者。②骨髓功能抑制患者。③合并感染症患者。

儿童及特殊人群 小儿及育龄患者需用药时，应考虑对性腺的影响。

老年人 老年患者常伴有肾功能损害，应慎用。

【药物相互作用】 与多柔比星或阿霉素同时应用可增加心脏毒性，建议阿霉素的总量限制在按体表面积450mg/m²以下。

【给药说明】 （1）本品一般经静脉注射给药，也可经动脉注射及腔内注射，但不可做肌内或皮下注射。

（2）由于本品有延迟性及累积性骨髓抑制，较大剂量应用时，2个疗程之间一般应至少间隔6周。

（3）静脉注射时药液若漏至血管外，应立即停止注射，并以1%盐酸普鲁卡因注射液局部封闭。

【用法与用量】 （1）静脉注射：每次6～8mg，以氯化钠注射液溶解后静脉注射，每周1次；也可1次10～20mg，每6～8周重复疗程。

（2）动脉注射：剂量与静脉注射相同。

（3）腔内注射：每次6～8mg。

（4）联合化疗：FAM（氟尿嘧啶、多柔比星、丝裂霉素）主要用于胃肠道肿瘤。

【制剂与规格】 注射用丝裂霉素：（1）2mg；（2）4mg；（3）8mg；（4）10mg。

博 来 霉 素 [药典(二)；医保(乙)]
Bleomycin

【适应证】 （1）CDE适应证 用于头颈部、食管、皮肤、宫颈、阴道、外阴、阴茎癌，霍奇金病及恶性淋巴瘤，睾丸癌及癌性胸腔积液等，亦用于银屑病。

（2）国外适应证 肺癌（特别是原发的和转移的鳞状细胞癌）、神经胶质瘤、甲状腺癌。

【药理】 （1）药效学 本品属细胞周期非特异性药物，作用于增殖细胞周期的S期，与铁的复合物嵌入DNA，引起DNA单链和双链断裂使之破坏分解。作用的第一步是本品的二噻唑环嵌入DNA的G-C碱基对之间，同时末端三肽氨基酸的正电荷和DNA磷酸基作用，使其解链。作用的第二步是本品与铁的复合物导致超氧或羟自由基的生成，引起DNA链断裂。它不引起RNA链断裂。

（2）药动学 口服无效。须经肌内或静脉注射。注射给药后，在血中消失较快，广泛分布到肝、脾、肾等各组织中，尤以皮肤和肺较多，因该处细胞中酰胺酶活性低，本品水解失活少。部分药物可透过血-脑屏障。血浆蛋白结合率仅1%。连续静脉滴注4～5日，每日30个USP博来霉素单位，24小时内血药浓度稳定在$146×10^{-6}$个USP博来霉素单位/ml。一次量静脉注射后，初期和终末消除半衰期分别为24分钟及4小时，静脉注射后，$t_{1/2}$相应参数分别为1.3和8.9小时。3岁以下儿童则为54分钟及3小时。肌内注射或静脉注射本品15个USP博来霉素单位，血药峰浓度分别为$1×10^{-3}$个USP博来霉素单位/ml及$3×10^{-3}$个USP博来霉素单位/ml。本品在组织细胞内由酰胺酶水解而失活。主要经肾排泄，24小时内排出50%～80%。不能被透析清除。

【不良反应】**呼吸系统** 肺毒性，表现为呼吸困难、咳嗽、胸痛、肺部啰音等；非特异性肺炎和肺纤维化、肺功能失常等。

胃肠道 食欲缺乏、恶心、恶性腹泻、口腔炎等。

皮肤及皮肤附件 手指、脚趾、关节处皮肤肥厚和色素沉着，引起趾甲变色脱落、脱发。

心血管系统 心电图改变、心包炎症状，但可自然消失，无长期的心脏后遗症。

肝、胆 肝细胞脂肪浸润伴肝肿大。

血液系统 骨髓抑制(较轻微)。

其他 发热,肿瘤坏死引起出血、肿瘤局部疼痛、头痛、头部沉痛感、残尿感、药物皮疹、静脉炎等。

【禁忌证】 (1)对本品过敏者禁用。

(2)水痘患者禁用。

(3)白细胞计数低于 $2.5×10^9/L$ 的患者禁用。

【注意事项】 剂量相关 本品总剂量不可超过 400 个 USP 博来霉素单位,因其可导致严重的与剂量相关的肺纤维化。

对诊断的干扰 可引起肺炎样症状,肺纤维化、肺功能损害,应与肺部感染作鉴别。

妊娠期及哺乳期 妊娠期妇女与哺乳期妇女应谨慎给药,特别是妊娠初期的 3 个月。

随访检查 用药期间应注意随访检查:肺部有无啰音、胸部 X 线检查、肺功能检查、血常规血小板、血胆红素、ALT、血尿素氮、血尿酸、肌酐清除率。

慎用 肺功能损害、肝肾功能损害患者。发热患者不宜使用。

其他 用药后避免日晒。

老年人 本品不宜用于 70 岁以上老人。

儿童 本品由于儿童的安全性和有效性还没有确定。

【药物相互作用】 (1)与顺铂合用,可降低本品消除率。

(2)与地高辛合用时,本品可降低地高辛的治疗作用,继发心脏代偿失调。对必须合用者,须密切监测。

(3)与苯妥英合用,本品可降低苯妥英在肠内的吸收而降低其作用。治疗期间应监测苯妥英的血药浓度水平,必要时可增加苯妥英的剂量。

(4)使用本品时接种活疫苗(如轮状病毒疫苗),将增加活疫苗所致感染的危险,故接受免疫抑制化疗的病人禁止注射活疫苗;处于缓解期的白血病人,化疗结束后至少间隔三个月才能注射活疫苗。

【给药说明】 (1)首次用药,应先肌内注射 1/3 剂量,若无反应,再注射其余剂量。

(2)注射本品前,先服吲哚美辛 50mg 可减轻发热反应。

(3)静脉注射应缓慢,不少于 10 分钟。

(4)淋巴瘤患者易引起高热、过敏、甚至休克,用药前应做好充分准备。

【用法与用量】 用注射器吸取适量的注射用水或 0.9%氯化钠注射液、葡萄糖溶液等,注入博来霉素瓶内,使之完全溶解后,抽入注射器内备用。

(1)给药途径

肌内或皮下注射:用上述溶液不超出 5ml,溶解 15～30 个 USP 博来霉素单位的博来霉素,肌内或皮下注射。用于皮下注射时,1 个 USP 博来霉素单位/ml 以下浓度注射为适度。

动脉内注射:将药物 5～15 个 USP 博来霉素单位溶解后,直接缓慢注射。

静脉注射:用 5～20ml 适合静脉注射用的溶液,溶解 15～30 个 USP 博来霉素单位的药物后,缓慢静脉滴注。如果明显发热时,则应减少药物单次使用量为 5 个 USP 博来霉素单位或更少,同时可以增加使用次数。如 1 次/天。

治疗癌性胸膜炎:取 60 个 USP 博来霉素单位博来霉素溶解后,缓慢注入胸腔内,保留 4～6 小时后,抽出残留积液,一般一次可缓解。

(2)注射频率:一般为每周 2 次,可根据病情调节、1 天 1 次至 1 周 1 次不同。

(3)使用总量:以肿瘤消失为目标,总量一般为 300～400 个 USP 博来霉素单位。即使肿瘤消失后,有时也应适当地追加治疗,如每周 1 次,1 次为 15 个 USP 博来霉素单位静脉注射,共 10 次。

【制剂与规格】 注射用博来霉素:15 万博来霉素单位(相当于 15 个 USP 博来霉素单位)。

苯丁酸氮芥 [药典(二);医保(乙)]

Chlorambucil

【适应证】 霍奇金病、非霍奇金淋巴瘤、慢性淋巴细胞性白血病、瓦尔登斯特伦巨球蛋白血症、晚期卵巢腺癌。

本品对于部分乳腺癌病人也有明显的疗效。

【药理】 (1)药效学 本品为芳香族氮芥衍生物,是一具有双重功能的烷化剂。通过形成一高活性的乙撑亚胺基团产生烷基化作用,其一种可能的作用方式就是通过乙撑亚胺的衍生物在 DNA 的二条螺旋链上交联,进而破坏 DNA 的复制。

(2)药动学 口服给予 ^{14}C 标记的苯丁酸氮芥,最大血浆放射活性出现在给药后 40～70 分钟,研究结果表明经平均终末期 1.5 小时后,苯丁酸氮芥从血浆中消失,尿中排泄水平低。口服或静脉注射 ^{14}C 标记的苯丁酸氮芥后,尿中高放射活性显示本品口服经胃肠道吸收良好。

12 位患者口服 0.2mg/kg 苯丁酸氮芥后,平均血药浓度峰值为(492±160)ng/ml，达峰时间为给药后 0.25～2 小时。平均终末血浆药物消除半衰期为 1.3±0.5 小时(± SD)。

苯丁酸氮芥的人体代谢途径与实验动物相似，都包括丁酸侧链的β氧化作用，本品主要的代谢产物为双-2-氯乙基-2(4-氨基苯基)乙酸［苯乙酸氮芥(PAAM)］。苯丁酸氮芥及其代谢物广泛结合血浆和组织中的蛋白。在体外，99%苯丁酸氮芥与血浆蛋白结合，尤其是白蛋白。一项研究中，有 12 位患者口服 0.2mg/kg 体重的苯丁酸氮芥，PAAM 的平均血药达峰时间为 1～3 小时，峰浓度为 306±73ng/ml。平均血浆药物终末消除半衰期为 1.8±0.4 小时，PAAM 在烷基化作用中所起的作用非常显著。其平均药-时曲线下面积(AUC)大约是苯丁酸氮芥的 1.33 倍。

【不良反应】 **血液系统** 最常见的不良反应是骨髓抑制，虽然发生率较高，但如及时停药，通常是可逆的。但也有发生不可逆性骨髓衰竭的报告。

胃肠道 胃肠道紊乱如恶心、呕吐、腹泻及口腔溃疡并不多见。其他不良反应通常仅在超量治疗时才可能出现。

皮肤及皮肤附件 首次用药或再次用药时偶有发生血管神经性水肿和荨麻疹的过敏反应报告。有皮肤过敏的报道(包括罕有皮疹发展为多形红斑的报道、毒性表皮坏死、和史-约二氏综合征)。

神经系统 有报道在无惊厥发生时，可能发生运动紊乱包括战栗，抽搐，肌肉痉挛。停药后罕有战栗和肌肉痉挛的报道，随停药而缓解。肾病综合征的儿童用药后可发生癫痫，接受日常剂量或间歇高剂量苯丁酸氮芥的成人和儿童患者偶有局灶性和(或)广泛性癫痫发作的报道。有癫痫发作史的患者当尤其注意。

其他 严重的肺间质纤维化偶可发生于长期用药的慢性淋巴细胞白血病患者，但停用本品后可恢复。有引起肝脏毒性和黄疸的报告。其他不良反应包括发热、外周神经病、间质肺炎、无菌性膀胱炎、不育和白血病。

【禁忌证】 (1)凡有严重骨髓抑制、感染者禁用。

(2)对本品及其任何辅料成分过敏者禁用。

【注意事项】 本品是一种活性细胞毒类药物，仅限于在有经验的医师指导下应用。对免疫受损患者接种活疫苗有引发感染的潜在可能性。因此，对于该类病人不推荐使用活疫苗进行免疫接种。

不良反应相关 由于本品可造成不可逆转的骨髓损害，在治疗期间应密切监测血细胞计数。

本品治疗剂量仅抑制淋巴细胞，对中性粒细胞、血小板和红细胞的影响很小。当中性粒细胞开始降低时无需停药，但须强调，停药后 10 天甚至更长时间，中性粒细胞仍可下降。

近期曾接受放射治疗或其他细胞毒类药物治疗的病人不宜使用本品。当出现骨髓淋巴细胞浸润或骨髓增生时，每日剂量不应超过 0.1mg/kg 体重。

患肾病综合征的儿童，间歇高剂量苯丁酸氮芥治疗的病人和有癫痫史的患者用药时应严密监测后序用药情况，因其发生癫痫的危险性增加。和任何潜在的致癫痫药物一样，当本品应用于有癫痫史的患者、头部有外伤的患者或使用其他潜在致癫痫药物的患者时，应格外谨慎。

其他 治疗：不慎服用过量苯丁酸氮芥最主要的表现是可逆转性的全血细胞减少。神经毒性表现为激越行为、共济失调以至反复癫痫大发作。由于尚无解毒剂，应该密切监测血象，并根据病情需要采用适当的支持性疗法和输血。本品不可透析。

【药物相互作用】 免疫受损患者不推荐免疫接种活疫苗。

病人接受保泰松时需减少苯丁酸氮芥的标准用量，因保泰松加强苯丁酸氮芥的毒性。

【给药说明】 (1)为防止用药期间出现尿酸性肾病或高尿酸血症，必要时可采用大量补液、碱化尿液，或给予别嘌醇。

(2)间歇给药比每日小剂量长期服用对骨髓毒性较小，前者用药方式在两疗程间可使骨髓恢复。

(3)如白细胞(特别是粒细胞)突然减少，应减少剂量。

(4)本品在治疗后 3 周左右才能在临床上看到疗效，不应在 4 周内因未见明显改善而停止治疗。

【用法与用量】 **成人** 详细的治疗方案应参考相关文献。

本品为口服给药。

(1)霍奇金病 单一用药剂量一般为一日 0.2mg/kg，持续治疗 4～8 周。本品通常作为联合化疗方案的组成药物，有多种组合方案。该药还可替代氮芥，使毒性减轻且疗效相同。

(2)非霍奇金淋巴瘤 起始单一用药剂量一般为一日 0.1～0.2mg/kg，4～8 周，此后进行维持治疗，可减少剂量或改为间歇用药。

本品通常用于治疗晚期弥漫性淋巴细胞性淋巴瘤以及行放疗后复发的病人。

对于晚期非霍奇金淋巴细胞性淋巴瘤，单药治疗和联合化疗的总缓解率无明显差别。

（3）慢性淋巴细胞白血病　通常在病人已出现症状或外周血细胞计数提示已有骨髓受损（而不是骨髓衰竭）时开始使用本品。

本品的初始剂量为一日 0.15mg/kg，用至全血白细胞降到 10000/μl。第一疗程结束后 4 周可再次用药，剂量为 5 日 0.1mg/kg。

通常经大约两年的治疗，部分病人血白细胞数降至正常范围，肿大的脾和淋巴结不再能触及，骨髓中淋巴细胞比例也降至 20% 以下。

骨髓衰竭患者应首选泼尼松龙治疗，待有骨髓再生表现后，方可开始使用本品。

（4）瓦尔登斯特伦巨球蛋白血症　本品是治疗方法之一，推荐的起始剂量为一日 6～12mg，直至出现白细胞减少症，随后推荐剂量视病情而定，减至一日 2～8mg。

（5）卵巢癌　单一用药的一般剂量为一日 0.2mg/kg，4～6 周。也可以用一日 0.3mg/kg 直至白细胞减少。

维持剂量用一日 0.2mg/kg 体重，并且白细胞可维持在 4000/mm³ 以下。实际应用时，维持疗程可以用药 2～4 周，每疗程间相隔 2～6 周。

（6）晚期乳腺癌　单一用药的一般剂量为一日 0.2mg/kg，用药 6 周。

本品可与泼尼松龙联合应用。如不考虑体重，按一日 14～20mg 给药超过 4～6 周，通常不会发生严重的造血抑制。本品也可与氨甲蝶呤、5-氟尿嘧啶及泼尼松龙联合使用，剂量为一日 5～7.5mg/m² 体表面积。

儿童　患霍奇金病和非霍奇金淋巴瘤的儿童也可考虑应用本品治疗，其剂量方案与成人相近。

【制剂与规格】苯丁酸氮芥片：2mg。

尼 莫 司 汀 [药典(二)；医保(乙)]
Nimustine（ACNU）

【适应证】用于脑瘤、肺癌、慢性白血病、恶性淋巴瘤、消化道癌（胃癌、肝癌、结肠癌、直肠癌）。

【药理】（1）药效学　主要作用机制是使细胞内 DNA 烷化而抑制 DNA 合成。临床前研究表明，对实验肿瘤具有很强的抗肿瘤效果和很广的抗瘤谱，且化疗指数高。对小鼠白血病 L-1210、髓性白血病 C-1498，浆细胞瘤 X-5563、艾氏瘤、乳腺肿瘤 MM-102 和 FM-3A、脑膜肉瘤 MS-147，淋巴瘤 LS-1、大鼠肝癌腹水型 AH₁₃₀ 和 AH₄₄ 有明显抗肿瘤作用。

（2）药动学　本品在血中浓度显示双相性衰减，肝肾浓度高于血中浓度，肿瘤组织内浓度稍高于血中浓

度。本品为水溶性，由于在体内条件下变成适度的脂溶性游离碱，因而可通过血-脑屏障。动物实验表明，静脉注射本品后有 7%～16% 进入脑脊液，最高可达 30%。脑肿瘤患者静脉注射本品 100～150mg，迅速分布于全身，肿瘤组织内分布良好，于给药 30 分钟后脑脊液内浓度达高峰，约为血中浓度的 30%。一项研究于开颅手术后，从颈动脉注入本品，迅速测定脑皮质、白质及肿瘤内药物浓度，肿瘤组织内药物浓度最高，而其他亚硝脲类抗肿瘤药物的同样实验发现，脑组织内与脑肿瘤内的药物浓度相同。

【不良反应】血液系统　白细胞减少、血小板减少、贫血、出血倾向、骨髓抑制等。

消化系统　食欲不振、呕吐、恶心、欲吐，口腔炎及腹泻等。

肝、胆　AST、ALT 等升高等。

皮肤及皮肤附件　皮疹、脱发等。

神经系统　头痛、眩晕等。

其他　蛋白尿，BUN 升高；低蛋白血症、乏力、痉挛、发热等。

【禁忌证】（1）妊娠期妇女及哺乳期妇女禁用。

（2）骨髓功能抑制者禁用。

（3）对本品有严重过敏史者禁用。

【注意事项】不良反应相关　（1）肝肾功能不全者及儿童、老年人慎用。

（2）每周必须进行血液及肝肾功能检查，密切注意感染及出血倾向。

（3）本品不能肌内注射或皮下给药，静脉注射不可使药液外漏，以免局部硬结坏死。

【药物相互作用】与其他抗肿瘤药合用、放射线照射，有时会加重骨髓抑制等作用。

【给药说明】（1）本品不得用于皮下注射或肌内注射。

（2）静脉注射过程中应严防药液漏至血管外。

（3）溶解后应尽快使用。

【用法与用量】成人　按体重 1 次 2～3mg/kg，或按体表面积一次 90～100mg/m²，溶于灭菌注射用水中（5mg/ml）静脉注射，或溶于氯化钠注射液、5%葡萄糖注射液 250ml 中静脉滴注，6 周给药 1 次。

【制剂与规格】注射用盐酸尼莫司汀：（1）25mg；（2）50mg。

卡 莫 司 汀 [药典(二)；医保(乙)]
Carmustine（BCNU）

【适应证】对脑瘤（恶性胶质细胞瘤、脑干胶质瘤、

成神经管细胞瘤、星形胶质细胞瘤、室管膜瘤）、脑转移瘤和脑膜白血病有效，对恶性淋巴瘤、多发性骨髓瘤，与其他药物合用对恶性黑色素瘤有效。

【药理】（1）药效学　本品为细胞周期非特异性抗癌药，进入体内后，在生理条件下经过 OH⁻ 的作用形成异氰酸盐和重氮氢氧化物，异氰酸盐可使蛋白质氨甲酰化，抑制 DNA 聚合酶，抑制 DNA 修复和 RNA 聚合；重氮氢氧化物生成正碳离子使生物大分子烷化。对增殖细胞各期均有作用，但对 G/S 过渡期细胞作用显著，对 S 期有延缓作用，也作用于 G_2 期。本品的特点是抗癌谱较广，显效快，脂溶性高，与一般烷化剂无完全交叉耐药。

（2）药动学　静脉注射入血后迅速分解。化学半衰期 5 分钟，生物半衰期 15～30 分钟。本品可通过血-脑屏障。由肝脏代谢，代谢物可在血浆中停留数日，造成延迟骨髓毒性。可能有肝肠循环。96 小时有 60%～70% 由肾排出（其中原型不到 1%），1% 由粪排泄。10% 以二氧化碳形式由呼吸道排出。由于脂溶性好，可通过血-脑屏障。脑脊液中的药物浓度为血浆中的 50% 或以上。

【不良反应】　血液系统　一次静脉注射后，骨髓抑制经常发生在用药后 4～6 周，白细胞最低值见于 5～6 周，在 6～7 周逐渐恢复。但多次用药，可延迟至 10～12 周恢复；血小板最低值见于 4～5 周，在 6～7 周内恢复，血小板下降常比白细胞严重。静脉注射部位可产生血栓性静脉炎。

神经系统　大剂量可产生脑脊髓病。

呼吸系统　长期治疗可产生肺间质或肺纤维化。有时甚至 1～2 疗程后即出现肺并发症，部分患者不能恢复。

胃肠道　恶心、呕吐等，用药后 2 小时即可出现，常持续 4～6 小时。

肝、肾　对肝肾均有影响，肝脏损害常可恢复，肾脏毒性可见氮质血症，功能减退，肾脏缩小。

生殖系统　抑制睾丸或卵子功能，引起闭经或精子缺乏；有致畸胎的可能性。

【禁忌证】（1）妊娠及哺乳期妇女禁用。

（2）严重骨髓抑制者禁用。

【注意事项】　老年人　易有肾功能减退，可影响排泄，应慎用。

诊断干扰　本品可引起肝肾功能异常。

不良反应相关　用药期间应注意检查血常规、血小板、肝肾功能、肺功能。

其他　（1）下列情况慎用：骨髓抑制、感染、肝肾功能异常、接受过放射治疗或抗癌药治疗的患者。

（2）本品可抑制身体免疫机制，使疫苗接种不能激发身体抗体产生。化疗结束后三个月内不宜接种活疫苗。

【药物相互作用】　以本品组成联合化疗方案时，应避免合用有严重降低白细胞血小板作用，或产生严重胃肠反应的抗癌药。

【给药说明】（1）有感染的患者应先治疗感染。

（2）本品有延迟骨髓抑制作用，两次给药间歇不宜短于 6 周。

（3）本品有局部刺激作用，应稀释后静脉滴注 1～2 小时。

【用法与用量】　静脉注射按体表面积 100mg/m²，每日 1 次，连用 2～3 日；或 200mg/m²，用 1 次，每 6～8 周重复。溶入 5% 葡萄糖或 0.9% 氯化钠注射液 150ml 中快速点滴。

【制剂与规格】　卡莫司汀注射液：2ml:125mg。

洛 莫 司 汀 [药典(二)；医保(乙)]
Lomustine（CCNU）

【适应证】（1）CDE 适应证　①常用于脑部原发肿瘤（如成胶质细胞瘤）及继发肿瘤；②用于实体瘤，如与氟尿嘧啶合用治疗胃癌及直肠癌；与甲氨蝶呤、环磷酰胺合用治疗支气管肺癌；③用于霍奇金淋巴瘤。

（2）国外适应证　①用于手术后或放疗后的脑部原发性或继发性肿瘤；②用于疾病进展初期的霍奇金淋巴瘤的治疗。

【药理】（1）药效学　本品为细胞周期非特异性药，作用于 G_1 期，对处于 G_1/S 过渡期的细胞或 S 早期的细胞最敏感，对 G_2 期细胞亦有抑制作用。本品进入人体后，其分子从氨甲酰胺键处断裂为两部分：一为氯乙胺部分，将氯解离，形成乙烯碳正离子（$CH_2=CH^+$），发挥烷化作用，致使 DNA 链断裂，抑制 RNA 及蛋白质的合成，这些作用主要与抗瘤有关，另一为氨甲酰基部分转化为异氰酸酯，或再转化为氨甲酸，以发挥氨甲酰化作用，主要与蛋白质、特别是与其中的赖氨酸末端氨基等反应，据认为这一作用主要与骨髓毒性有关，但氨甲酰化作用还可破坏一些酶蛋白，使 DNA 受烷化破坏后较难于修复，有助于抗癌作用。本品虽具烷化剂作用，但与一般烷化剂无交叉耐药性，与长春新碱、丙卡巴肼及抗代谢药亦无交叉耐药性。

（2）药动学　口服后 30 分钟内可完全吸收，体内迅速转化为代谢产物，代谢产物 3 小时可达血药浓度高峰。

器官分布以肝(胆汁)、肾、脾为多,次为肺、心、肌肉、小肠、大肠等。能透过血-脑屏障,脑脊液中药物浓度为血浆浓度的 15%～30%。在肝内代谢完全,代谢产物可经胆汁排入肠道,形成肝肠循环,故药效持久。代谢物血浆蛋白结合率为50%。本品半衰期为15分钟,其代谢产物血浆半衰期为16～48小时。其持久存在于体内可能引起迟发性骨髓抑制。在尿、血浆、脑脊液均无原型药存在。口服24小时内,本品的50%以代谢物形式从尿中排泄,但4日排泄量小于75%;从粪中排泄少于5%;从呼吸道排出约10%。

【不良反应】　**胃肠道**　恶心呕吐(口服后6小时内可发生)、胃肠道出血及肝功能损害。

血液系统　骨髓抑制(有累积性)、血小板减少(服药后3～5周可见)、白细胞降低(可在服药后第1及第4周先后出现2次,第6～8周才恢复)。

生殖系统　可能抑制睾丸或卵巢功能引起闭经或精子缺乏。

【禁忌证】　(1)有肝功能损害者禁用。

(2)严重骨髓抑制者禁用。

(3)白细胞低于 $4\times10^9/L$、血小板低于 $80\times10^9/L$ 者禁用。

(4)孕妇及哺乳期妇女禁用。

【注意事项】　**诊断干扰**　本品可引起肝功能一过性异常。

随访检查　用药期间应注意随访检查血常规、血尿素氮、血尿酸、肌酐清除率、血胆红素、ALT。治疗前和治疗中应检查肺功能。

常规　合并感染时应先治疗感染。

不良反应相关　预先用镇静药或甲氧氯普胺并空腹服药可减轻胃肠道不良反应。

相互作用　用药当天不能饮酒。

其他　下列情况慎用:骨髓抑制、感染、肾功能不全、经过放射治疗或抗癌药治疗的患者,有白细胞低下史者。

儿童　消化道反应及迟发的骨髓抑制。

【药物相互作用】　以本品组成联合化疗方案时,应避免合用有严重降低白细胞和血小板作用的抗癌药。

【用法与用量】　口服,100～300mg/m²。顿服,每6～8周1次,3次为一疗程。

成人　口服　按体表面积1次80～100mg/m²,顿服,每6～8周1次,3次为一疗程。

儿童　口服　1次75～150mg/m²,每6～8周1次。

【制剂与规格】　洛莫司汀胶囊:(1)40mg;(2)50mg;(3)100mg。

司 莫 司 汀 [药典(二);医保(甲)]
Semustine(Me-CCNU)

【适应证】　用于脑原发肿瘤及转移瘤。与其他药物合用可治疗恶性淋巴瘤,胃癌,大肠癌,黑色素瘤。

【药理】　(1)**药效学**　本品为洛莫司汀的衍生物,为亚硝脲类抗瘤谱较广的药物,其作用机制与洛莫司汀相似。动物实验疗效优于卡莫司汀及洛莫司汀,而毒性为后两者的 1/4～1/2。本品为细胞周期非特异性药,作用于 G_1 期,对处于 G_1/S 过渡期细胞或 S 早期的细胞最敏感,对 G_2 期细胞亦有抑制作用。本品进入人体后,其分子从氨甲酰胺键处断裂为两部分:一为氯乙胺部分,将氯解离,形成乙烯碳正离子(CH_2=CH^+),发挥烃化作用,致使 DNA 链断裂,抑制 RNA 及蛋白质的合成,这些作用主要与抗瘤有关;另一为氨甲酰基部分转化为异氰酸酯,或再转化为氨甲酸,以发挥氨甲酰化作用,主要与蛋白质、特别是与其中的赖氨酸末端氨基等反应,据认为这一作用主要与骨髓毒性有关,但氨甲酰化作用还可破坏一些酶蛋白,使 DNA 受烃化破坏后较难于修复,有助于抗癌作用。本品虽具烷化剂作用,但与一般烷化剂无交叉耐药性,与长春新碱、丙卡巴肼及抗代谢药亦无交叉耐药性。

(2)**药动学**　本品口服吸收迅速,口服以 ^{14}C 标记的本品,在胃中迅速分解进入血液,并分解为氯乙基及 4-甲基环己基两部分,用药后 10 分钟,血浆中即可测到此两种物质,氯乙基部分 6 小时达峰浓度,环己基部分 3 小时达峰浓度。将环己基及氯乙基分别标记的本品 120～290mg/m² 给患者服用,血浆环己基分布相半衰期($t_{1/2\alpha}$)为 24 小时,消除相半衰期($t_{1/2\beta}$)为 72 小时;氯乙基的半衰期为 36 小时。由于本品与血浆蛋白结合,并存在肝-肠循环,因此口服 34 小时后,血中仍可测得放射性。血浆中代谢产物浓度持续较久,可能是造成本品延迟性毒性的原因。本品脂溶性强,可进入脑脊液,给药 30 分钟即可在脑脊液中测出相当强的放射活性,为血浆中浓度的 15%～30%。本品体内分布以肝、胃、肠、肺、肾中浓度最大。约有 47%的药物以代谢产物的形式在 24 小时中从尿排泄,此外,粪便排泄<5%,<10%自呼吸道排出。

【不良反应】　**血液系统**　骨髓抑制(呈延迟性反应,有累积毒性)、白细胞或血小板减少(最低点出现在 4～6 周,一般 6～8 周可恢复)。

胃肠道　恶心、呕吐等。

肝、肾 均可因与较高浓度的药物接触而影响其功能。

生殖系统 可抑制睾丸与卵巢功能，引起闭经及精子缺乏。

其他 乏力，轻度脱发等。

【禁忌证】 (1)孕妇及哺乳期妇女禁用。

(2)严重骨髓抑制者及肝、肾功能障碍者禁用。

(3)对本品及任何辅料过敏者禁用。

【注意事项】 不良反应相关 (1)骨髓抑制、感染、肝肾功能不全者慎用。

(2)用药期间应密切注意血象、血尿素氮、尿酸、肌酐清除率、血胆红素、氨基转移酶的变化、肺功能等。

(3)合并感染时应先治疗感染。

诊断干扰 本品可引起肝功能一时性异常。

老年人 易有肾功能减退，可影响排泄，应慎用。

其他 本品可抑制身体免疫机制，使疫苗接种不能激发身体抗体产生。用药结束后三个月内不宜接种活疫苗。

【药物相互作用】 选用本品进行化疗时应避免同时联合其他对骨髓抑制较强的药物。

【用法与用量】 成人 口服 $0.1\sim0.2g/m^2$，顿服，每 $6\sim8$ 周 1 次，临睡前与止吐剂、安眠药同服。

儿童 口服 $0.1\sim0.2g/m^2$，顿服，每 $6\sim8$ 周重复。

【制剂与规格】 司莫司汀胶囊：(1)10mg；(2)50mg。

环 磷 酰 胺 [药典(二)；国基；医保(甲)]

Cyclophosphamide

【适应证】 (1)CDE 适应证 本品联合化疗或单剂治疗可用于下列疾病。

白血病：急性或慢性淋巴细胞性和髓性白血病。

恶性淋巴瘤：霍奇金淋巴瘤、非霍奇金淋巴瘤、浆细胞瘤。

转移性和非转移性的恶性实体瘤：卵巢癌、乳腺癌、小细胞肺癌、成神经细胞瘤、Ewings 肉瘤。

对多发性骨髓瘤有较好的疗效，对睾丸肿瘤、头颈部鳞癌、鼻咽癌、儿童横纹肌肉瘤及骨肉瘤有一定疗效。

进行性自身免疫性疾病：类风湿关节炎、psoriatic 关节病、系统性红斑狼疮、硬皮病、全身性脉管炎(例如伴有肾病综合征)、某些类型的肾小球肾炎(例如伴肾病综合征)、重症肌无力、自身免疫性溶血性贫血、冷凝集素病。

器官移植时的免疫抑制治疗。

(2)国外适应证 淋巴细胞淋巴瘤、混合细胞型淋巴瘤、组织细胞淋巴瘤、伯基特淋巴瘤、蕈样肉芽肿、视网膜母细胞瘤。

(3)超说明书适应证 系统性红斑狼疮、韦格纳肉芽肿。

【药理】 (1)药效学 本品属于烷化剂类的细胞毒性药物，化学结构上归属氮芥类，是细胞周期非特异性药物。本品在体外无活性，在体内被肝微粒体酶激活，转变成 4-羟基环磷酰胺，等同于其异构体醛磷酰胺，这些异构体部分自发产生、部分酶性转换为非活性和活性代谢产物(特别是磷酰胺氮芥和丙烯醛)。本品的细胞毒作用基于其烷化代谢物与 DNA 的相互作用。烷化的结果导致了 DNA 链断裂及与 DNA-蛋白交联的联结。在细胞周期中 G_2 被延迟。磷酰胺氮芥是产生细胞毒作用的活性代谢产物，丙烯醛没有抗肿瘤活性但引起泌尿系毒性副作用。

在动物实验中，本品及活性代谢产物显示致突变性、致癌性、致畸作用。

(2)药动学 本品口服易吸收，迅速分布全身，约 1 小时后达血浆峰浓度。成人静脉注射本品后，24 小时内环磷酰胺及其代谢产物的血浆浓度大幅下降，但在 72 小时内仍可在血浆内检测到。本品与大多数蛋白不结合，而其代谢产物有 50%与血浆蛋白结合。本品及其代谢产物可通过胎盘屏障，在脑脊液和乳汁中可检测到环磷酰胺。本品血浆半衰期成人为 7 小时，儿童为 4 小时，主要经肾脏排泄，48 小时内经肾脏排出 50%～70%，其中68%为代谢物，32%为原型。

【不良反应】 血液系统 骨髓抑制为十分常见的毒性，包括白细胞减少、中性粒细胞减少、粒细胞缺乏、血小板减少、贫血，全血细胞减少，血红蛋白减少；中性粒细胞减少伴发热常见。

免疫系统及感染 免疫抑制十分常见。感染常见，包括其他潜伏性细菌、真菌、病毒、原生动物和寄生虫感染再激活；包括病毒性肝炎、结核、JC 病毒伴有进行性多病灶脑白质病、耶氏肺孢子虫、带状疱疹、脓毒症和脓毒症休克。

肿瘤 给予本品高剂量治疗时十分常见继发性肿瘤。

胃肠道 常见恶心、呕吐、便秘、腹泻、口炎、厌食。

生殖系统 常见有精子损伤，妊娠初期用药可致畸胎。

全身整体表现 十分常见发热；常见寒战、无力、疲劳、不适、黏膜炎症。

肝、胆 常见肝功能损害，接受本品高剂量治疗时十分常见肝静脉闭塞症。

皮肤及皮肤附件 十分常见脱发。

泌尿系统　本品的代谢产物有尿道和肾毒性，可引起严重的出血性膀胱炎、肾盂肾炎、输尿管炎、血尿，有可能发生膀胱溃疡/坏死，尿毒毒性可能迫使治疗中断。本品也可致膀胱纤维化。使用足量美司钠和强化补液促进利尿可显著降低膀胱毒性的发生率和严重性。显微血尿十分常见，出血性膀胱炎常见，肉眼血尿常见。

呼吸系统　接受本品高剂量治疗时十分常见肺炎。

【禁忌证】（1）对本品及其代谢产物过敏的患者禁用。

（2）严重的骨髓功能损害、急性感染、膀胱炎症、尿路阻塞患者禁用。

（3）妊娠及哺乳期妇女禁用。

【注意事项】　常规（1）本品慎用于老年、虚弱患者以及先前接受过放疗的患者。

（2）对于出现免疫系统减弱、糖尿病、慢性肝脏或肾脏疾病和已患心脏病的患者，需密切监测。

不良反应相关（1）应用本品可出现严重骨髓抑制，特别是之前和（或）同时接受化疗和（或）放疗的患者。用药期间必须定期进行白细胞监测，必要时（有骨髓破坏征象）每日进行，同时检查红细胞和血小板计数。除非必要，白细胞计数低于 2500 个/mm³ 和（或）血小板计数低于 50000 个/mm³ 的患者不应给予本品。

（2）应用本品可出现尿路和肾毒性，在治疗前应排除或纠正影响尿流动力学的梗阻，治疗膀胱炎、感染，纠正水电解质紊乱。应定期检查尿中沉积物，若出现膀胱炎伴镜下血尿或肉眼血尿，应立即停药，直至恢复正常。本品的代谢产物对尿路有刺激性，应用时应鼓励患者多饮水，大剂量应用时应水化、利尿，同时给予尿路保护剂美司钠。

（3）治疗前患有肝炎的患者应严密监测，因停用本品后肝炎可能复发。

（4）本品可能干扰正常的伤口愈合。

（5）应采取适当的预防措施以改善应用本品造成的消化系统不适。

交叉过敏反应　与其他烷化剂有交叉过敏的现象。

其他（1）本品干扰精子和卵子的形成，可能造成两性的不育。

（2）本品有遗传毒性和致突变性，育龄期的男性和女性患者在接受本品治疗期间和治疗后6个月内必须避孕。

哺乳期　本品可在乳汁中排出，在开始用本品治疗时必须中止哺乳。

司机驾驶　可能会引起恶心、呕吐而导致体液代谢紊乱。医生应根据个体情况对患者参加驾驶、机器操作提出建议。

危机处理　如果发生静脉旁注射本品，应立即停止注射，血管外的药物应在局部用套管针抽出，并采取其他适当措施。

【药物相互作用】（1）阿瑞匹坦、安非他酮、白消安、氯霉素、环丙沙星、氟康唑、伊曲康唑、普拉格雷、磺胺类药、塞替派可降低环磷酰胺的活化作用从而降低环磷酰胺治疗的有效性。

（2）在与别嘌呤醇、水合氯醛、西咪替丁、双硫仑、甘油醛、人肝脏和肝外微粒体酶诱导剂、蛋白酶抑制剂合用时，可能会发生导致副作用发生频率和严重程度增加的细胞毒性代谢产物浓度升高的情况。

（3）昂丹司琼与高剂量环磷酰胺间的药代动力学相互作用会导致环磷酰胺 AUC 降低。

（4）本品与 ACE 抑制剂、那他珠单抗、紫杉醇、噻嗪利尿剂、齐多夫定合用，可能导致血液毒性和（或）免疫抑制增加。

（5）本品与蒽环类药物、阿糖胞苷、喷司他丁、心区放疗、曲妥珠单抗合用，可能导致心脏毒性增加。

（6）本品与胺碘酮、G-CSF、GM-CSF（粒细胞集落刺激因子、粒细胞巨噬细胞集落刺激因子）合用，可能导致肺毒性增加。

（7）本品与两性霉素 B、吲哚美辛合用，可能导致肾毒性增加。

（8）本品与硫唑嘌呤合用，肝毒性（肝坏死）风险增加。

（9）本品与白消安合用，肝静脉闭塞症和黏膜炎发病率增加。

（10）本品与蛋白酶抑制剂合用，黏膜炎发生率增加。

（11）本品与别嘌呤醇、氢氯噻嗪合用，骨髓抑制效用增强。

（12）本品治疗期间饮用乙醇可能增加恶心和呕吐，降低抗肿瘤活性。

（13）在 Wegener's 肉芽肿患者中，本品治疗方案中增加依那西普与非皮肤恶性肿瘤防病率升高有关。

（14）本品代谢可能抑制安非他命代谢，抑制其活化作用，降低其效用。

（15）本品会引起显著的持续性胆碱酯酶活性抑制作用。这可能加强琥珀胆碱的神经肌肉阻滞效用。

（16）本品的免疫抑制效应会降低对疫苗接种的反应，使用活疫苗可导致疫苗相关感染。

（17）本品会损害小肠中地高辛、β-乙酰地高辛和维拉帕米的吸收，从而降低其效用。

（18）本品与环孢素联用，环孢素的血清浓度降低。

（19）本品治疗期间，平行使用磺脲类降糖药，可能增加其降糖效果。

(20)本品治疗时,避免进食葡萄柚或含葡萄柚汁的饮料。

(21)本品可影响香豆素类药物的效用。

【给药说明】 (1)由于本品需在肝内活化成活性化合物,因此腔内给药无直接作用。

(2)静脉滴注前应检查药品,若发现环磷酰胺部分熔化,不得使用。

(3)本品水溶液仅能稳定2～3小时,最好现配现用。

【用法与用量】 **肝损伤** 需要减少剂量,血浆胆红素在3.1～5mg/dl时,应减少25%的剂量。

成人 (1)静脉滴注:本品的使用需要有经验的肿瘤专家指导,剂量存在个体差异,除非有特别的处方,一般建议如下剂量使用:①持续治疗:3～6mg/(kg·d)(相当于120～240mg/m²)。②间断性治疗:10～15mg/kg(相当于400～600mg/m²),间隔2～5天。③大剂量间断性治疗和大剂量冲击治疗(例如骨髓移植前冲击):20～40mg/kg(相当于800～1600mg/m²),间隔21～28天。

(2)口服:每日2～4mg/kg,连用10～14天,休息1～2周重复。

儿童 (1)静脉滴注:本品的儿童用法与成人一致,根据体重或体表面积计算用量,结合患者情况制定给药方案。

(2)口服:每日2～6mg/kg,连用10～14天,休息1～2周重复。

肾损伤 需要减少剂量,肾小球滤过率低于10ml/min,应减少50%剂量,环磷酰胺可经透析排出。

【制剂与规格】 注射用环磷酰胺:(1)0.1g;(2)0.2g;(3)0.5g;(4)0.8g;(5)1g。

环磷酰胺片:50mg。

异环磷酰胺 [药典(二);国基;医保(乙)]
Ifosfamide

【特殊说明】 假如在本品治疗期间出现膀胱炎伴镜下血尿或肉眼血尿,应该中止给药直至患者情况恢复正常。

【适应证】 (1)CDE适应证 睾丸肿瘤:用于按照TNM分级(精原细胞瘤和非精原细胞瘤)属于Ⅱ到Ⅳ期的对初始治疗不应答或应答不足的晚期肿瘤患者的联合化疗。

宫颈癌:FIGO分期ⅣB期宫颈癌(如果通过手术或放疗进行本病的根治疗法已不可能)的姑息性顺铂/异环磷酰胺联合化疗(单独使用;不再用其他联合药物)作为姑息性放疗的替代治疗。

乳腺癌:用于晚期的难治性或复发性乳腺癌的姑息性治疗。

非小细胞肺癌:用于不能手术或转移性肿瘤患者的单独或联合化疗。

小细胞肺癌:用于联合化疗。

软组织肉瘤(包括骨肉瘤和横纹肌肉瘤):用于横纹肌肉瘤或标准治疗失败后的骨肉瘤的单独或联合化疗。用于手术或放疗失败后的其他软组织肉瘤的单独或联合化疗。

尤文肉瘤:用于细胞生长抑制剂的初始治疗失败后的联合化疗。

非霍奇金淋巴瘤:用于对初始治疗不应答或应答不够的高度恶性非霍奇金淋巴瘤患者的联合化疗。用于复发肿瘤患者的联合治疗。

霍奇金淋巴瘤:用于治疗初始化疗或放化疗失败后的进展初期或早期复发(完全缓解的持续时间短于一年)的霍奇金淋巴瘤患者,在已制定的联合化疗方案,比如MINE方案的框架下实施。

(2)超说明书适应证 儿童急性淋巴细胞白血病。

【药理】 (1)药效学 本品化学结构属氮芥类细胞毒性药物,是环磷酰胺的同分异构体,其区别仅在一个氯乙基移位至环上N处,使其水溶性较环磷酰胺大,也较稳定。在体外无抗肿瘤活性,在肝脏由微粒体酶类选择性活化。与此同时,其氧氮磷环C-4原子被羟基化。由此形成其初级代谢产物4-羟基-异环磷酰胺,并与其异构体异醛磷酰胺形成动态平衡。异醛磷酰胺自发分解为丙烯醛和烷化代谢产物异环磷酰胺芥。丙烯醛是导致异环磷酰胺泌尿道毒性的主要原因。另一条代谢途径是氯乙烯侧链的氧化和脱烷基。异醛磷酰胺的细胞毒性作用是由于其烷化代谢产物和DNA的相互作用。其首选攻击点是DNA的磷酸二酯键。烷基化导致DNA链的断裂和交联。在细胞周期中,通过G_2期受阻。其细胞毒性不是细胞周期特异的。

(2)药动学 本品静脉给药后,可在数分钟内在各器官和组织检测到异环磷酰胺,用药剂量与血浆药物浓度之间具有线性关系。本品血浆蛋白结合率不足20%,分布容积大约相当于全身总体液量。活性代谢产物仅会通过血-脑屏障药物浓度为血药浓度的20%。由于本品已在动物实验中证实有致畸性,以及本品与环磷酰胺的结构相似性,因此必须估计到异环磷酰胺也会通过胎盘屏障和分泌到乳汁中的可能性。异环磷酰胺及其4-羟基-代谢产物的血浆半衰期是4～7小时。它们主要通过肾脏排泄,高剂量时存在代谢饱和现象。按一日1.6～2.4g/m²的剂量连续 3 天分次给药时，剂量的 57% 在 72 小时内以代谢产物或未转化的异环磷酰胺的形式排泄；按 3.8～5g/m² 单次大剂最给药时，给药剂量的 80% 在 72 小时内以代谢产物或未转化的异环磷酰胺的形式排泄。上述剂量的未转化药物的排泄量分别达 15% 和 53%。

【不良反应】 **免疫系统及感染** 常见感染、中性粒细胞减少伴发热。

血液系统 血液毒性，表现为骨髓衰竭的骨髓抑制，其中白细胞减少，血小板减少，贫血十分常见。

胃肠道 常见厌食，十分常见恶心、呕吐。

神经系统 中枢神经系统毒性十分常见。

肝、胆 肝毒性常见。

皮肤及皮肤附件 脱发十分常见。

泌尿系统 出血性膀胱炎、血尿、肉眼血尿、肾功能不全及肾结构损伤十分常见。

生殖系统 不育，卵巢衰竭，提早绝经，闭经，卵巢病，排卵障碍，无精子症，精子减少，精子形成受损。血雌激素减少，血促性腺激素增多。

用药部位反应 静脉炎常见。

【禁忌证】 (1) 妊娠期妇女及哺乳期妇女禁用。

(2) 严重骨髓抑制者禁用。

(3) 对本品过敏者禁用。

(4) 感染、肾功能不全和(或)尿路梗阻者、膀胱炎患者禁用。

【注意事项】 **不良反应相关** (1) 由于本品具有泌尿道毒性，使用异环磷酰胺治疗肿瘤应该经常同时联合使用美司钠。美司钠不影响异环磷酰胺的疗效及其活性。在治疗期间如出现膀胱炎伴镜下血尿或肉眼血尿时，应该将治疗暂时中止直到恢复正常。要求充足的利尿措施和对肾功能的常规监控。对于儿童尤其应当如此。

(2) 在每次化疗周期前和周期间期监控血细胞计数。应定期监测血常规必要时每天监控血象(红细胞、白细胞和血小板)直至恢复正常。

(3) 应用本品的患者可出现嗜睡、精神错乱、幻觉，甚至昏迷。出现这些症状时，停止应用本药，可采取对症的支持疗法直至症状消失。

(4) 脱发是异环磷酰胺给药极常见、并呈剂量依赖性的反应。化疗导致的脱发可能进展至秃发。

(5) 可能导致恶心和呕吐。应参考关于使用止吐药来预防和缓解恶心及呕吐的现行指导原则。饮酒可能加重化疗导致的恶心和呕吐。

(6) 可能导致口炎(口腔黏膜炎)。应参考关于口炎预防和缓解措施的现行指导原则。

肾损伤 (1) 在发生肾病时，如果继续本品的治疗，必须估计到可能会有不可逆的肾损伤，要求仔细评估风险-利益比。

(2) 肾脏排泄降低可能导致本品及其代谢物的血药浓度升高。这可能导致毒性增加(例如，神经性、肾性、血液性)，在确定此类患者的剂量时应考虑到这一点。

(3) 对于在治疗开始前已经发生肾损伤的患者应对个体进行评估。用药期间建议对这些患者进行密切的监护。

肝损伤 (1) 肝功能损害，特别是重度肝功能损害，可能与异环磷酰胺活化降低相关。这可能改变异环磷酰胺治疗的有效性。低人血白蛋白和肝功能损害还被认为是出现 CNS 毒性的风险因素。在选择剂量及判断对所选择的剂量的应答时，应考虑到这一点。

(2) 对于在治疗开始前已经发生肝损伤的患者应对个体进行评估。用药期间建议对这些患者进行密切的监护。

妊娠 本品在男女生殖细胞中具有遗传性和致突变性。因此，在异环磷酰胺治疗期间，具有生育能力的男女应采取有效的避孕措施。男性在治疗结束后 6 个月内应采取避孕措施。

交叉过敏反应 已有氧氮磷环类细胞毒性药物之间的交叉过敏报告

司机驾驶 异环磷酰胺有可能会影响患者驾车及操作机器的能力。这可能直接由脑病引发，特别是患者同时服用影响中枢神经药物或酒精时更应注意，或间接由恶心及呕吐所影响。

其他 意外静脉旁给药导致组织损伤的风险较低，发生异环磷酰胺意外静脉旁给药时，应立即停止滴注，使用插管在合适位置抽吸血管外的异环磷酰胺溶液，并采取其他适当措施。

本品可能影响正常的伤口愈合。

【药物相互作用】 (1) 与以下药物联用可能导致血液毒性和(或)免疫抑制增加：ACE 抑制剂、卡铂、顺铂、那他珠单抗(Natallzumab)。

(2) 与以下药物联用可能导致心脏毒性增加：蒽环类药物、心脏区域放疗。

(3) 与以下药物联用可能导致肺毒性增加：胺碘酮、G-CSF，GM-CSF(粒细胞集落刺激因子，粒细胞巨噬细胞集落刺激因子)。

(4) 与以下药物联用可能导致肾毒性增加：阿昔洛韦、氨基糖苷类药物、两性霉素 B、卡铂、顺铂。

(5) 与以下药物联用可能导致发生出血性膀胱炎的风险增加：白消安、膀胱放疗。

(6) 与以下药物联用可能导致 CNS 叠加效应：止吐

药、抗组胺药、麻醉药、镇静药。

(7) 与人体肝脏和肝外线粒体酶(例如，细胞色素P450 酶)诱导剂合用：在既往或同时接受卡马西平、糖皮质激素、利福平、苯巴比妥、苯妥英、圣约翰草治疗的情况下，须考虑会增加导致细胞毒性和其他毒性(取决于被诱导的酶)的代谢物形成的可能性。

(8) CYP3A4 抑制剂合用，导致本品活化和代谢减少，可能改变其治疗的有效性。抑制 CYP3A4 还可能增加与 CNS 和肾毒性相关的一种异环磷酰胺代谢物的形成。CYP3A4 抑制剂包括：酮康唑、氟康唑、伊曲康唑、索拉非尼。

(9) 有报告提示在接受阿瑞匹坦(CYP3A4 的一种诱导剂和中度抑制剂)进行预防性止吐的患者中，异环磷酰胺的神经毒性增加。

(10) 与华法林同时使用，可能增强后者的抗凝血作用而导致出血的危险性增加。同时使用抗凝血药物可能引起抗凝血机制紊乱而导致出血的危险性增加。

(11) 疫苗：异环磷酰胺的免疫抑制效应预期可降低对疫苗接种的应答。使用活疫苗可能出现疫苗导致的感染。

(12) 多西他赛：已有多西他赛滴注前给予异环磷酰胺时胃肠道毒性增加的报告。

(13) 他莫昔芬：伴随使用他莫昔芬和化疗可能增加血栓栓塞性并发症的风险。

(14) 西柚中有成分影响本品效用，应用本品治疗期间避免食用西柚及西柚汁制品。

(15) 本品能加强氯化琥珀胆碱的肌松作用。

(16) 本品能增强磺脲类降糖药的降糖作用。

(17) 别嘌呤醇和氢氯噻嗪可能加重本品的骨髓抑制毒性。

(18) 氯丙嗪、三碘甲状腺素及醛脱氢酶抑制剂可增强本品效能和毒性。

【给药说明】 (1) 用于人体的异环磷酰胺滴注液的浓度不能超过 4%。

(2) 药品应避免接触皮肤及黏膜。为了将皮肤暴露的风险降至最小，在处理含有异环磷酰胺的小瓶和溶液时，应始终佩戴防渗手套。如果异环磷酰胺溶液接触皮肤或黏膜，立即用肥皂和水充分清洗皮肤或用大量水冲洗黏膜。

(3) 本品溶解后应尽快使用。

(4) 单一大剂量给药可能导致更严重的血液、泌尿、肾和中枢神经毒性。

(5) 为预防膀胱毒性，应摄入大量水，每日经口服或静脉摄入 2L 液体。同时使用预防出血性膀胱炎保护剂，如美司钠。在给药同时及给药后 4 小时、8 小时，分别将

美司钠溶于 0.9%氯化钠注射液静脉注射。通常美司钠用量为异环磷酰胺每日总量的 20%。

【用法与用量】 本品需根据不良反应的严重程度和患者的个体情况作适当的剂量调整。疗程可以在 3～4 星期后重复。间隔时间应根据血象情况和其他不良反应或伴随症状作调整。

成人 本品静脉滴注。

(1) 单药治疗 ①分次给药：是最普遍采用的给药方式，根据剂量，输注时间为 30～120 分钟。一般采用本品每天剂量为 $1.2\sim2.4g/m^2$ 体表面积(BSA)，最高为60mg/kg 体重，以静脉滴注的形式连续使用 5 天。②连续给药：也可以以单一大剂量 24 小时连续性静脉滴注方式给药。剂量一般为每疗程 $5g/m^2$ 体表面积(125mg/kg 体重)，不应高于 $8g/m^2$ 体表面积(200mg/kg 体重)。

(2) 联合治疗 在与其他细胞生长抑制剂合用作为联合化疗时，必须进行适当治疗方案中的剂量指导。在与其他骨髓毒性药物联用时，必须适当调节用药剂量。

儿童 可参考成人用法用量，根据体重、体表面积确定剂量。

老年人 可参考成人用法用量，根据体重、体表面积确定剂量，并根据个体情况做剂量调整。

其他 骨髓抑制时剂量调整 (1) 白细胞>4000/μl，血小板>100000/μl，计划剂量的 100%。

(2) 白细胞：2500～4000/μl，血小板：50000～100000/μl，计划剂量的 50%。

(3) 白细胞<2500/μl，血小板<50000/μl，延迟给药直至数据恢复正常或根据个体情况决定。

【制剂与规格】 注射用异环磷酰胺：(1)1.0g；(2)0.5g。

顺 铂 [药典(二)；国基；医保(甲)]
Cisplatin

【适应证】 本品适用于多种实体瘤的治疗，可单药应用或与其他化疗药物联合应用。包括小细胞肺癌与非小细胞肺癌、胃癌、食管癌、睾丸癌、卵巢癌、宫颈癌、子宫内膜癌、膀胱癌、前列腺癌、乳腺癌、头颈部鳞癌、非精原细胞性生殖细胞癌、恶性黑色素瘤、骨肉瘤、神经母细胞瘤、肾上腺皮质癌和恶性淋巴瘤等的治疗。此外，可以作为放疗增敏剂，在适当情况下与放疗联合使用。

【药理】 (1) 药效学 本品为金属铂类络合物，是细胞周期非特异性抗肿瘤药，可能对宿主的免疫系统有刺激作用。本品分子中的中心铂原子对其抗肿瘤作用具有

重要意义，只有顺式有效，反式则无效。本品在细胞内低氯环境中迅速解离，以水合阳离子的形式与细胞内DNA结合形成链间、链内或蛋白质DNA交联，从而破坏DNA的结构和功能。对RNA的影响较小。由于肿瘤细胞比正常细胞的增殖和合成DNA更为迅速，肿瘤细胞对本品的细胞毒作用则更为敏感。

（2）药动学　本品经静脉、动脉或腔内注射给药均迅速吸收。注射后广泛分布于肝、肾、前列腺、膀胱、卵巢，亦可达胸、腹腔，极少通过血-脑屏障。瘤组织无选择性分布。大部分和血浆蛋白结合，代谢呈双相性：分布相半衰期（$t_{1/2\alpha}$）为25~49分钟，表示游离铂的血浆清除率；消除相半衰期（$t_{1/2\beta}$）为58~73小时，表示结合铂的排泄率。若合并使用利尿剂半衰期可明显缩短。原型药物的消除及各种含铂的生物转化产物主要由经肾脏缓慢排泄，通过肾小球过滤或部分由肾小管分泌。5日内尿中回收铂为给药量的27%~54%，少量经胆道排泄。腹腔给药时腹腔器官的药物浓度较静脉给药时高2.5~8倍。

【不良反应】　**肾脏**　主要的剂量限制性毒性。单次中、大剂量用药后，偶会出现轻微、可逆的肾功能障碍，可出现轻度血尿。多次高剂量和短期内重复用药，会出现不可逆的肾功能障碍，严重时出现肾小管坏死。采用静脉水化、甘露醇利尿及顺铂滴注6~8小时的方案可减低肾毒性的发生率与严重程度。

听觉，前庭及特殊感官　常见耳鸣和或高频听力减低，多为可逆性。耳毒性在儿童中可能较严重，在重复用药过程中更为常见且更严重。

胃肠道　几乎所有病人均可出现严重的恶心、呕吐，为剂量限制性毒性。急性恶心及呕吐一般在治疗后1~4小时开始，大多数在3天内恢复，可持续至治疗后一周。故用本品时需并用强效止吐剂。

神经系统　多见于周围神经损伤，包括感觉与运动神经，表现为运动失调，肌痛。上下肢感觉异常、躯干肌力下降等；少数病人可能出现大脑功能障碍，亦可出现癫痫，球后视神经炎等。

血液系统　白细胞减少及血小板是剂量依赖性的，在剂量>50mg/m^{2}时，更为显著。白细胞及血小板最低点一般发生于治疗3周左右，4~6周恢复。贫血发生频率类似。

全身整体表现　过敏反应：主要表现为面部水肿、喷嚏、气喘、皮疹、心动过速及低血压，以上症状曾在过去接触过顺铂的病人中报告过。此反应可被静脉注射肾上腺素，皮质激素及或抗组胺药等所控制。

代谢及营养　（1）高尿酸血症：由于药物所致肾毒性所致。常出现关节痛和腿部肿胀。剂量>50mg/m^{2}者较显著，用药后3~5天可达到峰水平。可用别嘌呤醇以减少血清尿酸水平。

（2）电解质紊乱：低镁血症，低钙血症。可表现为肌肉刺激性或抽搐、阵挛、震颤、手足痉挛或强直抽搐。应定期监测血清电解质水平并在必要时给予补充。

免疫系统　会出现免疫抑制反应。可发生继发性非淋巴细胞性白血病。

皮肤及皮肤附件　患者接受动脉或静脉注射的肢体可能出现局部肿胀。

内分泌系统　有可能出现脱发、精子卵子形成障碍、男子乳房女性化等现象。

其他　牙龈会有铂金属沉积。

【禁忌证】　本品禁忌用于对顺铂或其他含铂化合物有过敏史的病人、孕妇或哺乳期，严重肾功能不良，骨髓机能减退、失水过多、水痘、带状疱疹、痛风、高尿酸血症、近期感染及因顺铂而引起的外周神经病等。

【注意事项】　**不良反应相关**　（1）顺铂的耳毒性是累积性的，尤其是如果发生了耳鸣或听力不良等临床症状。

（2）需符合化疗基本骨髓状态要求才可使用顺铂治疗。

（3）应用本品时可发生外周神经病，体位性低血压及惊厥，出现明显临床症状者一般应禁忌进一步应用顺铂。

（4）过敏：在过去接触过顺铂的病人，再次用顺铂治疗时，偶有报告发生过敏反应。有过敏史或家族史的患者发生的风险增加。面部水肿、喷嚏、心动过速、低血压及荨麻疹样非特异性斑丘疹型皮疹可在注药后几分钟之内发生。严重反应可用肾上腺素、肾上腺皮质激素及抗组胺药静脉注射控制。使用顺铂时必须配备支持性设备及药物用于急救。

老年人　老年患者通常肾小球滤过率及肾血浆流量减少，药物排泄率减低，应慎用。

其他　顺铂可与铝相互作用生成黑色沉淀。在制备或使用顺铂时，不得使用含铝的针头、注射器、套管或静脉注射装置。亚硫酸盐、次亚硫酸盐、碳酸钠和氟尿嘧啶的存在，可影响顺铂的稳定性。

随访检查　（1）治疗过程中应监测血钾、血镁变化，注意保持水，电解质平衡。

（2）在治疗期间必须定期进行血常规检测。

（3）进行听力测验与神经功能检查

（4）定期监测肝功能。

（5）开始顺铂治疗前或下一疗程之前，必须测量血中尿素氮(BUN)、血清肌酐、肌酐清除率。

【药物相互作用】 (1)与秋水仙碱、丙磺舒或磺吡酮(sulfinpyrazone)合用时，由于顺铂可能提高血液中尿酸的水平，必须调节其剂量，以控制高尿酸血症与痛风。

(2)抗组胺药、吩噻嗪类药或噻吨类药(thioxanthene)与顺铂合用，可能掩盖耳毒性的症状，如耳鸣、眩晕等。

(3)应避免使用可能有肾毒或耳毒性药物，例如氨基糖苷类抗生素、两性霉素 B、头孢噻吩等与本品并用，有肾毒性叠加作用；MTX 及 BLM 主要由肾脏排泄，本品所致的肾损害会延缓上述两种药物的排泄，导致毒性增加；氯霉素或其呋塞米或利尿酸钠增加本品耳毒性。与其他有同类毒性化学药物联合使用时，应慎重使用或调整用药剂量。

(4)青霉胺或其他的螯合剂，会减弱顺铂的活性。故本品不应与螯合剂同时应用。

(5)病人接受顺铂化疗后至少三个月，才可接受病毒疫苗接种。

(6)与各种骨髓抑制剂或放射治疗同用，可增加毒性作用，用量应减少。

【给药说明】 (1)为减少肾毒性，在使用本品前及在 24 小时内应给予充分水化，尤其是给予大剂量顺铂(>50mg/m²)。给药前先给予 500～1000ml 0.9%氯化钠或 5%葡萄糖氯化钠溶液。给药后再给予 1000～2000ml 的液体，保证化疗前 3 天每日液体总量达 3000ml。水化前后可以配合使用甘露醇及呋塞米(速尿)，保证尿量每日 2000～3000ml，治疗过程中应监测血钾、血镁变化，注意保持水、电解质平衡。

(2)本品可用 0.9%氯化钠或 5%葡萄糖氯化钠溶液溶解稀释后静脉滴注，对静脉滴注瓶应予以遮盖以避光。

(3)如储存于室温及避光，化学上可稳定 24 小时。输液必须配制即用，滴注必须在 24 小时内完成，任何剩余药液必须抛弃。

【用法与用量】 本品可通过静脉、动脉或腔内给药。通常采用静脉滴注方式给药。作为单药治疗成人常用剂量为 50～100mg/m²，最大剂量不应超过 120mg/m²，一次使用或分 3 天静脉滴注，每 3～4 周静脉滴注一次；或每天静脉滴注 15～20mg/m²，连用 5 天，3～4 周重复用药。本品与其他抗癌药物联合使用时，剂量需根据具体情况作适当调整。

【制剂与规格】 注射用顺铂：(1)10mg；(2)20mg；(3)30mg。

顺铂氯化钠注射液：(1)50ml:50mg；(2)100ml:100mg。

顺铂注射液：(1)20ml:20mg；(2)10ml:10mg；(3)6ml:30mg；(4)2ml:10mg。

卡 铂 [药典(二)；国基；医保(甲)]
Carboplatin

【适应证】 (1)CDE 适应证 主要用于实体瘤如小细胞肺癌、卵巢癌、睾丸癌、头颈部肿瘤及恶性淋巴瘤等均有较好的疗效。也适用于其他肿瘤如子宫颈癌、膀胱癌及非小细胞肺癌等。

(2)国外适应证 乳腺癌。

(3)超说明书适应证 胸膜间皮瘤、转移性乳腺癌。

【药理】 (1)药效学 本品属细胞周期非特异性抗肿瘤药，具有与顺铂同样的生化特性，主要引起 DNA 链间交联结合而影响其合成，以抑制癌细胞。

(2)药动学 使用本品后，用药剂量和人体内血浆铂浓度和游离(超滤)铂浓度之间都呈线性关系。用药剂量和 AUC/总铂程度之间也有类似的线性关系。同样剂量连续 4 天重复给药，血浆内没有铂的蓄积。游离(超滤)铂和卡铂的终末半衰期分别约为 6 小时和 1.5 小时。在起始阶段，游离(超滤)铂代表大部分形式的卡铂。血浆中总铂的终末半衰期为 24 小时。本品主要经由肾脏清除，肌酐清除率≥60ml/min 者在 12～16 小时内排出本品剂量的 70%，24 小时尿中的铂均来自本品，仅 3%～5%的铂在 24～96 小时排泄。肌酐清除率<60ml/min 的患者，肾脏和总体清除率随肌酐清除率的降低而降低。因此有轻度肾衰的患者应减少本品的用量。尚无充足的资料确定本品是否经胆道、肠道排泄。

【不良反应】 血液系统 骨髓抑制是本品的剂量限制性毒性。白细胞减少症、中性粒细胞减少症和血小板减少症的发生是剂量依赖性的。通常血象最低点是治疗后 21 天(用联合化疗的患者为 15 天)，到第 28 天时，90%的患者的血小板恢复>10 万/mm³；74%的患者的中性粒细胞>2000/mm³；67%的患者的白细胞>4000/mm³。

胃肠道 15%的患者有恶心不伴呕吐，65%的患者有呕吐，约 1/3 的患者有严重的呕吐。复治的患者(特别是用过顺铂者)更易发生呕吐。恶心和(或)呕吐常在给药后 24 小时内停止，给予止吐药有效，亦可预防。

听觉，前庭及特殊感官 15%的患者在接受卡铂治疗后，可能会发生亚临床高音频区(4000～8000Hz)的听力缺损，但只有 1%的患者出现临床症状，大多数是耳鸣。

泌尿系统 在常规剂量下，肾毒性并非是剂量限制性，且不需要采用如水化和(或)利尿等预防措施。血尿素氮升高见于 14%的患者，血清肌酐升高见于 6%的患者，尿酸增加发生于 5%的患者。

肝、胆 肝功能基线值正常的患者，在接受本品治疗后出现肝功能轻、中度改变，碱性磷酸酶升高(24%)比 ALT、AST(15%)和总胆红素的改变(5%)常见，通常，这些改变是轻度的并且 1/2 的患者是可逆的。严重的肝功能受损都见于接受大剂量治疗的患者。本品大剂量应用时(剂量高达推荐的单次剂量的 5 倍或以上)可致严重的肝功能受损。在自体骨髓移植的患者中有肝功能化验指标明显升高的报告。

全身整体表现 接受本品治疗的患者中，报道血清中的电解质如钠、钾、钙和镁降低的发生率分别为29%、20%、22%和29%。自发不良事件报告中可见低钠血症。但与本品的关系尚不清楚，因同时伴有利尿、呼吸功能障碍和恶病质等。通过补钠或限水通常可以纠正低钠症。

【**禁忌证**】(1)本品禁用于严重肾功能不全者及严重骨髓抑制患者。

(2)本品禁用于对本品和其他含铂类化合物曾有过敏史的患者。

(3)本品禁用于出血性肿瘤患者。

(4)本品禁用于孕妇和哺乳妇女，一般禁用于儿童患者。

【**注意事项**】 **不良反应相关** ①本品的疗程开始必须与前一个疗程间隔 4 周和(或)中性粒细胞至少2000/mm³ 以上。血小板至少 10 万/mm³ 以上。②本品使用时引起的骨髓抑制与肾脏的肾小球清除率密切相关。严重的和持续的骨髓功能抑制通常发生于肾功能受损或与其他肾脏毒性药物联合使用的患者。肾脏功能在治疗前和治疗中必须仔细评估。③本品会导致恶心、呕吐，在以往接受治疗的患者中这些反应较为严重，特别是以往接受顺铂治疗的患者。预防性给予止吐剂和通过连续滴注或连续 5 天用药延长本品的给药时间可以减轻恶心、呕吐发生的频度和严重程度。④在肾功能受损的患者中使用本品超过推荐剂量，可能引起视力受影响，包括视力丧失，但极为罕见，停止注射本品几周后，视力可以完全恢复，或者明显恢复。⑤高剂量的本品(高于单药推荐剂量的 5 倍)可引起严重的肝功能和肾功能损害。

危机处理 ①与其他铂类化合物相似，本品可能引起过敏反应，过敏反应在开始给药后数分钟内发生，应给予适当的治疗。②以往接受治疗(特别是顺铂治疗)和(或)肾功能损害的患者中骨髓抑制的严重程度增加。这些患者中本品的初始剂量应适当减少，给药间期应当通过反复进行血细胞计数来仔细监测这些作用。本品与其

他骨髓抑制剂治疗的联合应当非常仔细地计划，考虑到剂量和时间选择，以减少副作用。③低钠血症与本品的关系不明，但应当考虑低钠血症的可能性，特别是对于有其他危险因素例如合并利尿治疗的患者。补钠或限水一般可以纠正低钠血症。④本品必须在有经验的内科医生指导下使用，而且必须在有适当的治疗设施和治疗经验的医院内进行治疗。必须定期进行血细胞计数以及肾功能和肝功能检查，也要定期进行神经系统检查。如果观察到骨髓抑制或肾功能或肝功能异常，应当停药。⑤本品正常的使用频率不应该超过每月一次。注射本品可能会导致血小板减少，粒细胞减少和贫血，因此，在治疗前后应定期检查血象。一旦严重的骨髓抑制发生，可能有必要进行输血治疗。

常规：①应当执行正确操作和处置抗癌药物的规范。为减少皮肤暴露于药品的危险性，在操作时一定要戴隔离手套。这些操作包括发生在临床病房、药房、药库和家庭医疗场所的所有操作：打开包装检查、设备间转送、剂量配制和给药的过程。任何时候使用抗癌药物都必须小心，一定要采取措施防止操作人员暴露于药品，操作时要使用恰当的器具如戴手套及操作后用肥皂和清水洗手。②注射本品会发生注射部位反应。因有外渗可能，所以需要密切地监测注射部位有无渗出。目前尚未有因外渗导致的注射部位反应的特殊治疗手段。若内包装标签受损，不得使用本品。

相互作用 在稀释或给药时，本品不能接触含铝的针头或其他器械。铝与本品会产生沉淀反应和(或)降低效价。

【**药物相互作用**】(1)本品与其他骨髓抑制药物联合应用时，用药剂量和周期必须非常谨慎地设计。

(2)本品与氨基糖苷类药物联合应用时，可导致耳毒性和肾毒性增加。

(3)本品与其他有致呕吐作用的药物联合应用时，呕吐增加。

(4)本品应避免与其他有肾毒性的药物联合应用。

【**给药说明**】(1)应用本品前后应检查血常规及肝、肾功能，治疗期间至少每周检查 1 次白细胞与血小板。

(2)目前已经明确用药-时曲线下面积(AUC)计算卡铂的剂量更为准确，而以往主张根据患者血肌酐水平、体表面积、年龄及性别进行肌酐清除率计算，然后再计算卡铂用量。

(3)本品用 5%葡萄糖或 0.9%氯化钠稀释到浓度为0.5mg/ml 的溶液。依照上面的方法稀释后的药液，室温中保持 8 小时稳定，冷藏(4℃)中保持 24 小时稳定。在

稀释或给药时，本品不能接触含铝的针头或静脉滴注装置。铝与本品会产生沉淀反应和(或)降低效价。

【用法与用量】 成人 本品仅供静脉使用。肾功能正常的成人初治患者，推荐剂量为 $400mg/m^2$，单剂静脉滴注 $15\sim60$ 分钟，慢速滴注，不可快速滴注。前一个疗程后 4 周和(或)中性粒细胞计数≥$2000/mm^3$ 及血小板计数≥10 万$/mm^3$ 方可进行下一疗程治疗。

老年人 存在危险因素的患者如以往有过骨髓抑制治疗史、一般状况差(ECOG-Zubrod 2～4 或卡氏评分<80)的患者，建议减少本品初始剂量的 20%～25%。对 65 岁以上的患者，应根据患者的体质情况，调整初始剂量及随后治疗剂量。建议在初始疗程中，每周测定外周血细胞计数，判断血细胞减少的最低点，以便调整下一疗程的剂量。

肾损伤 肌酐清除率<60ml/min 患者发生严重骨髓抑制的危险性增加，使用下述本品推荐剂量时，严重的白细胞减少，中性粒细胞减少或血小板减少发生率一般在 25%左右：

肌酐清除率基线值　初始剂量(第 1 天)

$41\sim59ml/min$，$250mg/m^2$ 静脉注射。

$16\sim40ml/min$，$200mg/m^2$ 静脉注射。

肌酐清除率<15ml/min 的患者尚无足够的资料允许使用推荐剂量。

上述推荐剂量均用于初始疗程，以后的剂量应根据患者的耐受性、骨髓抑制可接受程度加以调整。

【制剂与规格】 卡铂注射液：(1)10ml:50mg；(2)10ml:100mg。

注射用卡铂：(1)50mg；(2)100mg。

奥 沙 利 铂 [药典(二)；国基；医保(乙)]

Oxaliplatin

【特殊说明】 奥沙利铂曾有报道过敏反应，可能在用药后几分钟内发生，肾上腺素、糖皮质激素和抗组胺药可用于减轻症状。

【适应证】 (1)CDE 适应证 与 5-氟尿嘧啶和亚叶酸(甲酰四氢叶酸)联合用于①转移性结直肠癌的一线治疗；②原发肿瘤完全切除后的 Ⅲ 期结直肠癌的辅助治疗；③不适合手术切除或局部治疗的局部晚期和转移的肝细胞癌(HCC)治疗。

(2)超说明书适应证 卵巢癌的二线治疗、淋巴瘤、食管癌、胃癌。

【药理】 (1)药效学 本品铂原子可与 DNA 链形成链内和链间交联，阻断 DNA 的复制和转录。本品和 DNA

结合较快，对 RNA 亦有一定作用。本品对多种人和鼠肿瘤细胞均有抑制作用，包括 L_{1210} 和 P_{388} 白血病、Lewis 肺癌、B16 黑色素瘤、结肠癌 26 和结肠癌 28 等。其中对已经对顺铂耐药的瘤株如卵巢癌 A_{2780}、鼠白血病 L_{1210}、大肠癌细胞株 HT_{29} 等有显著抑制作用，与氟尿嘧啶有协同作用。体内和体外研究均表明本品与顺铂无交叉耐药。本品对骨髓抑制轻微，易和其他抗肿瘤药物联合应用。

(2)药动学 临床以 $130mg/m^2$ 静脉连续滴注 2 小时，血药浓度峰值为$(5.1\pm0.8)\mu g/ml$，曲线下面积(AUC)为$(189\pm45)(\mu g\cdot h)/ml$。50%的铂与红细胞结合，而另 50%存在于血浆中，其中 25%呈游离状态，75%与蛋白结合。给药后 5 日蛋白结合稳定在 95%水平。分布相迅速在 15 分钟内完成，排除却很慢，给药 3 小时后仍可测出残余铂。分布相半衰期$(t_{1/2\alpha})$为(0.28 ± 0.06)小时，消除相半衰期$(t_{1/2\beta})$为(16.3 ± 2.90)小时，终末相半衰期$(t_{1/2\gamma})$为(273 ± 19.0)小时。给药 28 小时，尿内排出率为 40%～50%，粪排泄很少。在以后用药周期中，血浆铂水平并无升高，但红细胞结合铂有一定蓄积趋向。

【不良反应】 全身整体表现 疲劳、寒战、发热、无力、疼痛、注射部位各种反应。

免疫系统及感染 (1)过敏反应：如皮疹(尤其是荨麻疹)、结膜炎、皮炎。

(2)速发过敏反应：包括支气管痉挛、血管性水肿、低血压、胸痛感以及速发过敏反应性休克。

神经系统 急性神经感觉症状、感觉迟钝、四肢感觉错乱、周围神经病、味觉障碍、外周感觉神经病变、头痛。

胃肠道 恶心、呕吐、腹泻、口腔炎/黏膜炎、腹痛、便秘；消化不良、胃食管反流、胃肠出血、直肠出血。

代谢及营养 厌食、低蛋白血症、低钾血症。

肌肉骨骼 背痛、关节痛、骨痛。

血液系统 贫血、中性粒细胞减少症、血小板减少症。

精神异常 抑郁、失眠。

呼吸系统 呼吸困难、咳嗽、呃逆、肺栓塞。

皮肤及皮肤附件 皮肤病变、皮肤剥脱(例如手足综合征)、红斑疹、皮疹、过度出汗、皮肤附属组织异常、脱发。

泌尿系统 血尿、排尿困难。

眼部 结膜炎、眼部异常。

【禁忌证】 (1)已知对奥沙利铂过敏或对其他铂类化

合物过敏者禁用；

（2）哺乳期妇女禁用。

【注意事项】 不良反应相关 ①胃肠道毒性，主要表现为恶心和呕吐，建议给予预防性和（或）治疗性止吐用药；②严重的腹泻和（或）呕吐可能会引起脱水、麻痹性肠梗阻、肠闭塞、低血钾、代谢性酸中毒以及肾功能异常，特别当奥沙利铂与 5-氟尿嘧啶联合应用时，发生这些情况的可能性更大；③如果在治疗后出现血液学毒性（由基线血细胞计数数值证实，如中性粒细胞<1.5×10^9/L 或血小板<75×10^9/L），或者在开始治疗前（第 1 周期）出现骨髓抑制，下一周期或第一周期的治疗应推迟，直到血液学指标恢复到可接受的水平。在奥沙利铂初次治疗前和其后每个周期前要进行含有白细胞分类计数的全血细胞计数检查。

妊娠 迄今为止，尚无资料确定奥沙利铂在孕妇中使用的安全性。根据临床前的经验，临床推荐剂量的奥沙利铂可以致死和（或）致畸。因此，在孕妇中，不主张用奥沙利铂。只有在对胎儿的危险性进行了充分的评价并征得了病人的同意后，方可考虑使用奥沙利铂。

哺乳期 既往未曾研究过该药物是否会通过乳汁排泄。在使用奥沙利铂期间应当避免哺乳。与其他细胞毒性药物一样，对于育龄妇女患者而言，在开始奥沙利铂化疗前，应该采取有效的避孕措施。

儿童 目前尚无资料确定其在儿童中应用的安全性。

老年人 对于年龄超过 65 岁的患者，奥沙利铂作为单药或与 5-氟尿嘧啶联合应用，都未见急性毒性反应的发生增加。因此，对于老年患者，没有特殊的剂量调整。

司机驾驶 尚未对奥沙利铂对驾驶和操纵机械的能力产生的效应进行研究。但是，奥沙利铂治疗可以导致头晕、恶心和呕吐危险性的增加，可以导致能够影响步态和平衡的神经系统症状，这可能对驾驶和操纵机械的能力产生轻度或中度影响。

视觉异常，特别是短暂性视觉丧失（停止治疗后可逆），可以影响患者驾驶和操纵机械的能力。因此，应该警告患者，这些事件可能对驾驶或操纵机械的能力产生潜在效应。

肾损伤 对重度肾功能不全病人应用尚缺乏足够的安全性研究的资料。因此，此类病人用药前应该权衡利弊。此种情况下，必须密切监测肾功能，并且奥沙利铂推荐起始剂量为 65mg/m²。

交叉过敏反应 对于有铂类化合物过敏史的病人，应严密监测过敏症状。过敏症状可在任何周期发生。一旦发生任何过敏反应，应立即停止给药，并给予积极的

对症治疗，并禁止在这些患者中再用奥沙利铂。

危机处理 ①如有外渗发生，应立即终止滴注并采取局部处理措施以改善症状；②如果以 2 小时内滴注完奥沙利铂的速度给药，病人出现急性喉痉挛，下次滴注时，应将滴注时间延长至 6 小时。为了防止出现这样的痉挛，应该告知患者，在奥沙利铂给药期间或给药后数小时内，避免暴露于冷环境中，避免进食未加工的/冷的食物或（和）冷饮；③如果病人出现神经系统症状（感觉障碍、痉挛），那么依据症状持续的时间和严重程度推荐以下方法调整奥沙利铂的剂量；④如果病人出现神经系统症状（感觉障碍、痉挛），那么依据症状持续的时间和严重程度推荐以下方法调整奥沙利铂的剂量：如果症状持续 7 天以上而且较严重，应将奥沙利铂的剂量从 85mg/m² 减至 65mg/m²（晚期肿瘤化疗）或至 75mg/m²（辅助化疗）；如果无功能损害的感觉异常一直持续到下一周期，奥沙利铂的剂量从 85 减至 65mg/m²（晚期肿瘤化疗）或至 75mg/m²（辅助化疗）；如果出现功能不全的感觉异常一直持续到下一周期，应停止应用奥沙利铂；如果在停止使用奥沙利铂后，这些症状有所改善，可考虑继续奥沙利铂治疗；⑤如果发生黏膜炎/口腔炎，伴有或不伴有中性粒细胞减少，下次服药应推迟至黏膜炎/口腔炎恢复到至少 1 级，和（或）中性粒细胞水平≥1.5×10^9/L；⑥当出现严重/威胁生命（4 级）的腹泻、严重（3～4 级）的中性粒细胞减少症（中性粒细胞<1×10^9/L），严重（3～4 级）的血小板减少症（血小板<50×10^9/L）时，必须停用奥沙利铂直至症状改善或解决，并且须将奥沙利铂临床应用剂量从 85mg/m² 降到 65mg/m²（晚期肿瘤化疗）或至 75mg/m²（辅助化疗），并且相应降低 5-氟尿嘧啶应用的剂量；⑦如果有无法解释的呼吸系统症状发生，如无痰性干咳、呼吸困难、肺泡罗音或可有放射影像学依据的肺浸润，应立即停止应用该药直到进一步肺部检查确定已排除发生间质性肺炎的可能为止。

其他 ①应告知病人治疗停止后，周围感觉神经病变症状可能持续存在。辅助治疗停止后，局部，中度感觉异常或影响日常活动的感觉异常可能持续 3 年以上；②应充分告知患者服用奥沙利铂和 5-氟尿嘧啶后发生腹泻/呕吐、黏膜炎/口腔炎及中性粒细胞减少等情况的危险性，并与他们的医师有密切接触以保证一旦发生问题时能采取适当的措施处理；③如有外渗发生，应立即终止滴注并采取局部处理措施以改善症状；④可逆性后部白质脑病综合征（RPLS，也称为大脑后部可逆性脑病综合征，即 PRES）的征兆和症状可能是头痛、智力改变、癫痫、视力异常（模糊至失明）、伴或不伴高血压。RPLS 可

通过脑部造影确诊；⑤如果不能确定肝功能检查结果的异常或门静脉高压症是由肝转移引起的，应考虑由奥沙利铂引起的极少见的肝血管异常的可能性。

配伍禁忌 ①奥沙利铂与 5-氟尿嘧啶［联合或不联合亚叶酸(甲酰四氢叶酸)］合用时，应根据 5-氟尿嘧啶相关的毒性对其剂量作相应的调整。②不得与碱性药物或溶液(特别是 5-氟尿嘧啶，碱性溶液，氨丁三醇，含辅料氨丁三醇的亚叶酸类药品)合用。③不要用盐溶液配制和稀释。④不要与其他任何药物混合或经同一个输液通道同时使用。⑤不要使用含铝的注射材料。

【药物相互作用】 (1)在每两周给药的患者中观察到 $85mg/m^2$ 奥沙利铂和滴注 5-氟尿嘧啶之间没有药代动力学相互作用，但在每 3 周给予 $130mg/m^2$ 奥沙利铂剂量的患者中观察到 5-氟尿嘧啶的血浆水平约增加 20%。

(2)体外研究证明，下列药物不影响奥沙利铂与血浆蛋白的结合：红霉素、水杨酸盐、格拉司琼、紫杉醇和丙戊酸钠等。

(3)将奥沙利铂与其他已知会导致 Q-T 间期延长的药物合用时应谨慎。

(4)将奥沙利铂与其他已知会导致横纹肌溶解的药物合用时应谨慎。

【给药说明】 (1)本品用于静脉滴注，使用时无需水化。

(2)配制液体和滴注时应当避免接触铝制品。

(3)本品不能用氯化钠注射液溶解，应当用灭菌注射用水或 5%葡萄糖注射液稀释，50mg 需加入稀释液 10～20ml，使本品浓度为 2.5～5.0mg/ml。这样的溶液在原包装于 2～8℃冰箱中保存 4～48 小时，但未进一步稀释的溶液不可直接静脉注射。

(4)静脉滴注前应当用 5%葡萄糖注射液 250～500ml 进一步稀释。这样的溶液一般应尽快滴注，在室温中只能保存 4～6 小时。

(5)禁止和碱性液体或碱性药物配伍滴注。最好不要和其他药物混合或经同一个输液通道同时使用，特别是 5-氟尿嘧啶、氨丁三醇和含辅料氨丁三醇的亚叶酸类药品。本品必须在 5-氟尿嘧啶前滴注。本品与亚叶酸可通过在注射部位前使用 Y 型输液管链接器同时给予，置 Y 型管于紧靠静脉穿刺端，但是两种药物不能混入同一个输液袋中。亚叶酸只能用 5%葡萄糖等渗溶液稀释，不能用碱溶液或氯化钠溶液或含氯离子溶液配置。此两种药物通过外周或中央静脉持续静脉滴注 2～6 小时。

(6)如果药液漏于血管外，必须立即终止给药。

【用法与用量】 成人　限成人使用。(1)辅助治疗结肠癌时，奥沙利铂的推荐剂量为 $85mg/m^2$(静脉滴注)每 2 周重复，共 12 个周期(6 个月)。

(2)治疗转移性结直肠癌，奥沙利铂的推荐剂量为 $85mg/m^2$(静脉滴注)每 2 周重复一次，或 $130mg/m^2$(静脉滴注)每 3 周重复一次，直至疾病进展或出现不可接受的毒性反应。

(3)治疗不可手术切除的肝细胞癌时，在奥沙利铂联合 5-氟尿嘧啶和亚叶酸 FOLFOX4 方案中，奥沙利铂的推荐剂量为 $85mg/m^2$(静脉滴注)每 2 周重复一次，直至疾病进展或出现不可接受的毒性反应。

肾损伤　肾功能正常或轻度及中度肾功能受损的患者，奥沙利铂的推荐剂量为 $85mg/m^2$；严重肾脏功能受损患者，奥沙利铂推荐的起始剂量应降低至 $65mg/m^2$。

肝损伤　在临床研究中，对肝功能异常者不需要进行特别的剂量调整。

老年人　对于年龄超过 65 岁的患者，奥沙利铂作为单药或与 5-氟尿嘧啶(5-FU)联合应用，都未见严重毒性反应增加。因此，对于老年患者，没有特殊的剂量调整。

【制剂与规格】 奥沙利铂注射液：20ml:40mg。

奥沙利铂葡萄糖注射液：100ml：奥沙利铂 50mg 与葡萄糖 5g。

注射用奥沙利铂：(1)50mg；(2)100mg。

白 消 安 [药典(二)；国基；医保(甲)]
Busulfan

【适应证】 (1)CDE 适应证　适用于慢性粒细胞白血病的慢性期，对缺乏费城染色体 Ph1 病人效果不佳。也可用于治疗原发性血小板增多症，真性红细胞增多症等慢性骨髓增殖性疾病。注射剂型联合环磷酰胺，作为慢性髓性白血病同种异体的造血祖细胞移植前的预处理方案。

(2)国外适应证　①同种造血干细胞移植前治疗。②尤因肉瘤家族肿瘤，神经母细胞瘤，恶性淋巴瘤的自体造血干细胞移植前治疗。

【药理】 (1)药效学　本品是双功能团烷化剂，是细胞周期非特异性药物，其四碳烃链的相对末端连接有 2 个不稳定磺化甲烷基团。在水溶液中本品水解并释放磺化甲烷基团，由此产生活化的碳离子使 DNA 烷基化。本品大部分的细胞毒性作用是由 DNA 损伤引起的，几乎完全表现在对造血功能的抑制，主要表现在对粒细胞生成的明显抑制作用，其次是血小板和红细胞的抑制，对淋巴细胞的抑制很弱。

（2）药动学　本品易经胃肠道吸收，口服吸收良好。吸收后很快自血浆消失，反复给药则逐渐在体内累积。本品在脑脊液中和血浆中的浓度大致相等，其与血浆成分，主要是白蛋白的不可逆结合率，估计在 32.4%±2.2%。主要代谢方式是与谷胱甘肽结合后，在肝脏内进一步氧化代谢。半衰期为 2～3 小时。主要经肾脏以代谢产物形式排出。以 ^{14}C 标记用于人体后，在 48 小时内约有 30% 的放射性从尿中排出，而粪便中仅发现极少量药物。

【不良反应】血液系统　常见的为造血系统不良反应，可致粒细胞缺乏、血小板减少，长期用药可产生骨髓抑制，并发药物性再生障碍性贫血，严重者需及时停药。

呼吸系统　长期用药或用药量过大可出现肺纤维化。

皮肤及皮肤附件　皮肤色素沉着。

生殖系统　性功能减退、睾丸萎缩、女性月经不调。

内分泌系统　男性乳房女性化。

其他　高尿酸血症。

【禁忌证】对本品任何成分过敏者禁用。

【注意事项】不良反应相关　（1）本品在推荐剂量下可导致严重或长期的骨髓抑制，需要造血祖细胞移植来避免严重或长期骨髓抑制所导致的危及生命或致命的并发症。当患者首次出现任意骨髓抑制的表现时应立即减少用药剂量或停止用药。如果骨髓状态不确定时，应对患者进行骨髓检查。

（2）慢粒白血病患者治疗时有大量细胞破坏，血及尿中尿酸水平可明显升高，严重时可产生尿酸肾病。治疗前及治疗中应严密观察血象及肝肾功能的变化，及时调整剂量，特别注意检查血尿素氮、内生肌酐清除率、胆红素、ALT 及血清尿酸。嘱咐病人多摄入液体并碱化尿液或服用别嘌呤醇以防止高尿酸血症及尿酸性肾病的产生。

（3）在接受高剂量口服本品的患者中有发生癫痫的报道。在本品开始治疗前，应预防性给予抗惊厥药物。对于有癫痫史或有脑外伤史的患者，或者同时应用其他可能致癫痫药物的患者，在给予推荐剂量的本品时，应特别注意。

（4）肝静脉闭塞症（HVOD）是一种严重的并发症，可出现在本品的治疗过程中。肝毒性可能预示 HVOD，为检查肝毒性，要对患者移植后直至 28 天，对血清氨基转移酶、碱性磷酸酶和胆红素进行每日评估。

（5）骨髓移植常常导致机会性感染，应监测患者局部或全身感染或出血迹象，并对患者血液学状况进行适当评估。

诊断干扰　对诊断的干扰：白血病时有大量白血病细胞被破坏，在服本品时则破坏更多，血液及尿中尿酸浓度可明显增高，严重者可产生尿酸性肾结石。

妊娠　本品治疗及停药后 6 个月内，可能怀孕的妇女应采取避孕措施；可能怀孕妇女的男性伴侣在使用本品治疗期间及停药后 3 个月内应采取避孕措施。

哺乳期　应用本品时应中止哺乳。

慎用　下列情况慎用：骨髓有抑制现象、痛风病史、感染、尿酸性肾结石病史、以往曾接受过细胞毒药物或放射治疗。

其他　处理和制备本品溶液时，建议使用手套，如本品原液或稀释的溶液接触到皮肤或黏膜，请以清水彻底冲洗皮肤或黏膜。

【药物相互作用】（1）伊曲康唑可使本品的清除率降低 25%。与伊曲康唑相比甲硝唑可更大程度地降低本品的消除率；甲硝唑联合用药与本品毒性增加有关。氟康唑（200mg）可与本品联合使用。

（2）与地拉罗司合用时，本品的消除率降低。在使用本品前，应尽早停用铁螯合剂，以避免增加对本品的暴露。

（3）本品通过与谷胱甘肽的结合从体内清除。在本品用药前（<72 小时）或同时使用对乙酰氨基酚，可能导致白消安清除减少，因为已知对乙酰氨基酚可降低血液和组织中的谷胱甘肽水平。

（4）苯妥英使本品的清除率增加 15% 或更多，可能由于其诱导谷胱甘肽 S 转移酶。本品的药代动力学研究是在应用了苯妥英的患者中进行的。因此推荐剂量本品的（实际）清除率可能更低。因而不用苯妥英的患者可能暴露在更高的 AUC 之下。

【给药说明】（1）服用本品时，需根据患者对药物的反应、骨髓抑制的程度、个体的差异而调节剂量。近期内曾接受全疗程的放射治疗或足量的其他化疗药物者暂不宜选用本品。

（2）本品的静脉给药剂型应通过中心静脉导管给药，每 6 小时给药一次，每次持续滴注 2 小时。

（3）所有患者均应预防性给予苯妥英，因本品可通过血-脑屏障并诱发癫痫。

（4）止吐药应在第一次开始之前给予，并按一定计划在整个用药期间持续给药。

（5）按标准的理想体重给药时，本品消除率的可预测性最好。

理想体重(IBW)的计算公式如下(身高 cm，体重 kg)：

IBW(kg，男性)=50+0.91×(身高 cm−152)。

IBW(kg，女性)=45+0.91×(身高 cm−152)。

校准的理想体重(AIBW)公式为：AIBW=IBW+0.25×(实际体重−IBW)。

【用法与用量】 注射液 在组成骨髓或外周血祖细胞移植预处理方案时，本品的成人剂量通常为0.8mg/kg，取理想体重或实际体重的低值，每6小时给药一次，连续4天(共16次)。对肥胖或特别肥胖的患者，本品应按校准的理想体重给药。

在骨髓移植前3天，本品第16次给药之后6小时，给予环磷酰胺，剂量为60mg/kg，每次静脉注射1小时，每天一次共2天。

片剂 成人常用量：慢性粒细胞白血病，每日总量4～6mg/m²，每日一次。如白细胞数下降至20×10⁹/L则需酌情停药，或给维持量每日或隔日1～2mg，以维持白细胞计数在10×10⁹/L左右。

儿童 口服，按体表面积每日1.8～4.6mg/m²，分3次服。

【制剂与规格】 白消安片：(1)0.5mg；(2)2mg。

白消安注射液：10ml:60mg

塞替派 [药典(二)；医保(甲)]
Thiotepa

【适应证】 (1)CDE 适应证 主要用于乳腺癌、卵巢癌、癌性体腔积液的腔内注射以及膀胱癌的局部灌注等，也可用于原发性肝癌、子宫颈癌、胃肠道癌和黑色素瘤等。

(2)国外适应证 3级β-地中海贫血的儿童患者，与大剂量白消安和环磷酰胺合用作为预备方案，降低同种异体造血干细胞移植(HSCT)后的排异反应(FDA)。

以下疾病的自体造血干细胞移植前治疗：恶性淋巴瘤，儿童恶性实体肿瘤(PMDA)。

【药理】 (1)药效学 本品为细胞周期非特异性药物，在生理条件下，形成不稳定的亚乙基亚氨基，具有较强的细胞毒性作用。本品干扰 DNA 和 RNA 的功能，也能与 DNA 发生交叉连接。

(2)药动学 注射后广泛分布在各组织内，主要通过肾脏排泄。

【不良反应】 血液系统 骨髓抑制(用药后1～6周发生，停药后大多数可恢复)。

胃肠道 食欲减退、恶心及呕吐等。

其他 发热、皮疹等。

【禁忌证】 对本药过敏者，有严重肝肾功能损害，严重骨髓抑制者。

【注意事项】 不良反应相关 (1)下列情况应慎用或减量使用：骨髓抑制、肝功能损害、感染、肾功能损害、肿瘤细胞浸润骨髓、有泌尿系结石或痛风病史。

(2)在白血病、淋巴瘤患者中为防止尿酸性肾病或高尿酸血症，可给予大量补液、碱化尿液及(或)给予别嘌醇。

随访检查 用药期间每周都要定期检查外周血象，白细胞与血小板及肝、肾功能。停药后3周内应继续进行相应检查，以防止出现持续的严重骨髓抑制。

联合使用 尽量减少与其他烷化剂联合使用，或同时接受放射治疗。

肝肾功能 肝肾功能较差时，本品应用较低的剂量。

妊娠 妊娠初期的3个月应避免使用此药，因其有致突变或致畸胎作用，可增加胎儿死亡及先天性畸形。

【用法与用量】 静脉或肌内注射 一次10mg，或按体重一次0.2mg/kg，用氯化钠注射液溶解，一日1次，连续5天后改为一周3次，一疗程总量300mg，如血象良好，在第一疗程结束后1.5～2个月可重复疗程。

动脉注射 一次10～20mg，一日1次，总量200～300mg。

胸腹腔注射或心包腔内注射 一次10～30mg，一周1～2次。

膀胱腔内灌注 每次排空尿液后将导尿管插入膀胱腔内，再自导管内注入，一次50～100mg(溶于50～100ml氯化钠注射液中)，一周1～2次，10次为一疗程。

【制剂与规格】 塞替派注射液：1ml:10mg。

注射用塞替派：(1)5mg；(2)10mg。

六甲蜜胺 [药典(二)；医保(乙)]
Altretamine

【适应证】 本品用于卵巢癌、SCLC、恶性淋巴瘤、子宫内膜癌的联合化疗，对卵巢癌及 SCLC 疗效尤佳。

【药理】 (1)药效学 本品为嘧啶类抗代谢药物，主要抑制二氢叶酸还原酶，干扰叶酸代谢，选择性抑制DNA、RNA 和蛋白质的合成。为周期特异性药，与烷化剂无交叉耐药。

(2)药动学 体内需经肝脏微粒体 P450 单氧化酶活化后，发挥细胞毒效应，口服血浆 t_{max} 为2～3小时，血浆 $t_{1/2}$ 为13小时，主要代谢物经尿排出。

【不良反应】 血液系统 骨髓抑制(轻至中度)，白细胞减少、血小板减少，多发生于治疗一周后，3～4周达最低点。

神经系统 中枢或周围神经毒出现于长期服用后，为剂量限制性毒性，停药4～5月可减轻或消失。

胃肠道 恶心、呕吐等，为剂量限制性毒性。

【禁忌证】 对本品过敏者禁用。

【注意事项】 **不良反应相关** 用药期间应定期查血象及肝功能。严重骨髓抑制和神经毒性患者忌用。

妊娠及哺乳期 孕妇及哺乳期妇女慎用本品。

老年人 大于65岁老年患者酌情减量。

【药物相互作用】 (1)因有骨髓抑制作用，与其他细胞毒药物联合应用需减量。

(2)与单胺氧化酶抑制剂、抗抑郁药合用可导致严重的直立性低血压，应慎用。

(3)与甲氧氯普胺合用可产生肌张力障碍，应慎用。

(4)本品与维生素B_6同时使用，可能减轻周围神经毒性。

【给药说明】 饭后1～1.5小时或睡前服用能减少胃肠道反应。

【用法与用量】 口服，按体重每日10～16mg/kg，分四次服，21天为一疗程或每日6～8mg/kg，90日为一疗程。联合方案中，推荐总量为按体表面积150～200mg/m²，连用14天，耐受好。

【制剂与规格】 六甲蜜胺片：(1)50mg；(2)100mg。
六甲蜜胺胶囊：(1)50mg；(2)100mg。

奈 达 铂 [药典(二)；医保(乙)]
Nedaplatin

【适应证】 (1)CDE适应证 主要用于头颈部癌，小细胞肺癌，非小细胞肺癌，食管癌，卵巢癌等实体瘤。

(2)国外适应证 膀胱癌，精巢(睾丸)肿瘤，子宫颈癌(PMDA)。

【药理】 (1)药效学 奈达铂为顺铂类似物。本品进入细胞后，甘醇酸酯配基上的醇性氧与铂之间的键断裂，水与铂结合，导致离子型物质(活性物质或水合物)的形成，断裂的甘醇酸酯配基变得不稳定并被释放，产生多种离子型物质并与DNA结合。

本品以与顺铂相同的方式与DNA结合，并抑制DNA复制，从而产生抗肿瘤活性。另外，已经证实本品在与DNA反应时，所结合的碱基位点与顺铂相同。

(2)药动学 肿瘤患者静脉滴注本品80mg/m²或100mg/m²后，用原子吸收光谱分析法直接测定总铂的方法研究本品的体内动态，结果显示，本品单次静脉滴注后，血浆中铂浓度呈双相性减少，$t_{1/2\alpha}$为0.1～1小时，$t_{1/2\beta}$为2～13小时，AUC随给药量增大而增大。

本品在血浆内主要以游离形式存在，动物实验可见本品在肾脏及膀胱分布较多，组织浓度高于血浆浓度。本品的排泄以尿排泄为主，24小时尿中铂的回收率在40%～69%之间。

【不良反应】 **血液系统** 骨髓抑制：表现为红细胞减少、贫血、白细胞减少、中性粒细胞减少、血小板减少、出血倾向。

肾脏 肾功能异常：出现血尿素氮、血肌酐升高，肌酐清除率下降，β_2球蛋白升高，以及血尿、蛋白尿、少尿、代偿性酸中毒及尿酸升高等。

胃肠道 恶心、呕吐、食欲不振、腹泻等。

听觉，前庭及特殊感官 耳神经系统毒性反应，表现为听觉障碍、听力低下、耳鸣等。

肝、胆 AST升高、ALT升高。

其他 脱发、发热、头痛、全身性疲倦、抗利尿激素分泌异常综合征(SIADH)、间质性肺炎、过敏性休克症状等。

【禁忌证】 (1)有明显骨髓抑制及严重肝、肾功能不全者。

(2)对其他铂制剂或右旋糖酐过敏者。

(3)孕妇、可能妊娠及有严重并发症的患者。

【注意事项】 **不良反应相关** (1)听力损害、骨髓、肝、肾功能不良，合并感染和水痘患者及老年人慎用。

(2)本品有较强的骨髓抑制作用，并可能引起肝、肾功能异常。应用本品过程中应定期经常检查血液、肝、肾功能并密切注意患者的全身情况，若发现异常应停药并适当处置。对骨髓功能低下及肾功能不全及应用过顺铂者，应适当降低初次给药剂量；本品长期给药时，毒副作用有增加的趋势，并有可能引起延迟性不良反应，应密切观察。

(3)注意出血倾向及感染性疾病的发生或加重。

(4)本品主要由肾脏排泄，应用本品过程中须确保充分的尿量以减少尿中药物对肾小管的毒性损伤。必要时适当输液及使用甘露醇、呋塞米等利尿剂。由于有报道应用呋塞米等利尿剂时，会加重肾功能障碍，听觉障碍，所以应进行输液等以补充水分。另外，饮水困难或伴有恶心、呕吐、食欲不振、腹泻等的患者应特别注意。

(5)合用其他抗恶性肿瘤药物(氮芥类、代谢拮抗类、生物碱、抗生素等)及放疗可能使骨髓抑制加重。

(6)育龄患者应考虑本品对性腺的影响。

其他 (1)本品只作静脉注射，应避免漏于血管外。

(2) 本品配制时，不可与其他抗肿瘤药混合滴注，也不宜使用氨基酸输液、pH 5 以下的酸性输液（如电解质补液、5%葡萄糖输液或葡萄糖氯化钠输液等）。

(3) 本品忌与含铝器皿接触。本品在存放及滴注时应避免直接日光照射。

哺乳期 有报道类似药物顺铂可通过乳汁分泌，因此哺乳期妇女用药时应终止授乳。

老年人 (1) 本品主要经肾脏排泄，由于一般老年人肾功能减退，排泄延迟，因此应注意观察出现骨髓抑制的可能性。

(2) 建议老年患者初次用药剂量为 $80mg/m^2$。

【药物相互作用】 (1) 本品与其他抗肿瘤药（如烷化剂、抗代谢药、抗肿瘤抗生素等）及放疗并用时，骨髓抑制作用可能增强。

(2) 与氨基糖苷类抗生素及盐酸万古霉素合用时，对肾功能和听觉器官的损害可能增加。

【用法与用量】 临用前，用 0.9%氯化钠注射液溶解后，再稀释至 500ml，静脉滴注，滴注时间不应少于 1 小时，滴完后需继续点滴输液 1000ml 以上。

推荐剂量为每次给药 $80\sim100mg/m^2$，每疗程给药一次，间隔 $3\sim4$ 周后方可进行下一疗程。

【制剂与规格】 注射用奈达铂：10mg。

替 莫 唑 胺 [药典(二)；医保(乙)]
Temozolomide

【适应证】 (1) CDE 适应证 ①新诊断的多形性胶质母细胞瘤，开始先与放疗联合治疗，随后作为辅助治疗。②常规治疗后复发或进展的多形性胶质母细胞瘤或间变性星形细胞瘤。

(2) 国外适应证 复发或难治的尤因肉瘤（PMDA）。

(3) 超说明书适应证 ①转移性恶性黑色素瘤；②神经内分泌瘤（转移性胃/肠/胰/肺/胸腺神经内分泌瘤）。③原发中枢神经系统淋巴瘤。

【药理】 (1) 药效学 本品为咪唑并四嗪类具有抗肿瘤活性的烷化剂。在体循环生理 pH 状态下，迅速转化为活性产物 MTIC[3-甲基-(三嗪-1-)咪唑-4-甲酰胺]。MTIC 的细胞毒作用主要表现为 DNA 分子上鸟嘌呤第 6 位氧原子上的烷基化以及第 7 位氮原子的烷基化。通过甲基化加成物的错配修复，发挥细胞毒作用。

(2) 药动学 吸收 成年患者口服本品后可迅速吸收，最早在服药后 20 分钟就可达到血药峰浓度（平均时间为 $0.5\sim1.5$ 小时）。

替莫唑胺与食物同服导致 C_{max} 降低 33%，曲线下面积（AUC）降低 9%，达峰时间延长。由于不能排除 C_{max} 降低的临床意义，应空腹服用替莫唑胺。

分布 替莫唑胺的平均表观分布容积为 0.4L/kg（%CV=13%）。本品的蛋白结合率低（10%～20%），因此认为其不太可能会与蛋白结合率高的药物发生相互作用。

人体和临床前 PET 研究的数据表明，替莫唑胺可迅速通过血-脑屏障，在脑脊液（CSF）中存在。确认了一名患者中的 CSF 浓度；根据替莫唑胺的 AUC，CSF 暴露约为血浆暴露的 30%，与动物数据一致。

代谢和消除 生理 pH 值下，替莫唑胺被自发水解为活性物质 MTIC 和替莫唑胺酸代谢物。MTIC 进一步水解为 5-氨基-咪唑-4 酰胺（AIC）（已知是嘌呤和核酸生物合成的中间体）和甲基肼（被认为是烷基化的活性片段）。细胞色素 P450 在替莫唑胺和 MTIC 的代谢中仅起次要作用。与替莫唑胺的 AUC 相比，MTIC 和 AIC 的暴露程度分别为 2.4%和 23%。

排泄 口服 ^{14}C 标记的替莫唑胺后，7 天内回收排泄物占替莫唑胺总放射活性剂量的 38%左右：37.7%在尿液中，0.8%在粪便中。尿液中回收的放射活性大部分是原型替莫唑胺（5.6%）、AIC（12%）、替莫唑胺酸代谢物（2.3%）和未知极性代谢物（17%）。替莫唑胺的总体清除率约为 $5.5L/(h \cdot m^2)$。替莫唑胺被迅速消除，平均消除半衰期为 1.8 小时，在治疗剂量按体表面积每日 $75\sim250mg/m^2$ 范围内显示线性动力学。血浆清除率、分布容积和半衰期都与剂量无关。

与替莫唑胺的 AUC 相比，MTIC 和 AIC 的暴露分别为 2.4%和 23%。MTIC 的体内 $t_{1/2}$ 与替莫唑胺相似，为 1.8 小时。

特殊人群 本品的群体药代动力学分析表明，本品的血浆清除率与年龄、肾功能或吸烟无关。在一项单独的药代动力学分析中，轻中度肝损伤患者中的血浆药代动力学特征与肝功能正常患者中所见相似。

儿科患者的 AUC 比成人患者高，但是儿童和成人每周期的最大耐受剂量（MTD）都是 $1000mg/m^2$。

【不良反应】 神经系统 (1) 新诊断的多形性胶质母细胞瘤：抽搐、头痛、头晕、轻偏瘫、失语，平衡障碍，注意力不能集中，意识模糊，言语障碍，记忆缺陷，神经病，周围神经病，神经疾病（NOS），感觉异常，瞌睡，震颤。

(2) 复发或进展性恶性胶质瘤：头痛，嗜睡、头晕，感觉异常等。

血液系统 (1) 新诊断的多形性胶质母细胞瘤：贫

血、发热性中性粒细胞减少、白细胞减少、血小板减少；

（2）复发或进展性恶性胶质瘤：中性粒细胞减少活淋巴细胞减少、血小板减少等。

皮肤及皮肤附件 （1）新诊断的多形性胶质母细胞瘤：脱发、皮疹；瘙痒、皮肤干燥。

（2）复发或进展性恶性胶质瘤：皮疹、瘙痒、脱发。

胃肠道 （1）新诊断的多形性胶质母细胞瘤：便秘、恶心、呕吐；腹泻、消化不良、吞咽困难、口干、口腔炎等。

（2）复发或进展性恶性胶质瘤：便秘、恶心、呕吐；腹泻、消化不良、腹痛。

呼吸系统 （1）新诊断的多形性胶质母细胞瘤：咳嗽、呼吸困难。

（2）复发或进展性恶性胶质瘤：呼吸困难。

代谢及营养 （1）新诊断的多形性胶质母细胞瘤：食欲减退、体重降低；

（2）复发或进展性恶性胶质瘤：食欲减退、体重减轻。

全身及用药部位反应 （1）新诊断的多形性胶质母细胞瘤：疲乏、发热、疼痛、过敏反应、放射损伤、味觉异常；

（2）复发或进展性恶性胶质瘤：疲乏、发热、无力、僵直、萎靡、味觉倒错。

眼部 新诊断的多形性胶质母细胞瘤：视力模糊、复视、视野缺损。

听觉，前庭及特殊感官 新诊断的多形性胶质母细胞瘤：听力损害、耳鸣。

血管，出血及凝血 新诊断的多形性胶质母细胞瘤：下肢浮肿，出血，深静脉血栓形成。

肌肉骨骼 新诊断的多形性胶质母细胞瘤：关节痛，肌肉骨骼疼痛，肌痛，肌无力。

免疫系统及感染 新诊断的多形性胶质母细胞瘤：口腔念珠菌病，感染等。

精神异常 新诊断的多形性胶质母细胞瘤：焦虑、抑郁、情绪不稳定、失眠。

其他 新诊断的多形性胶质母细胞瘤：尿失禁、ALT升高等。

【禁忌证】 （1）对本品及辅料过敏者禁用。

（2）由于替莫唑胺与达卡巴嗪均代谢为 MTIC，对达卡巴嗪过敏者禁用。

（3）严重骨髓抑制的患者禁用。

（4）妊娠期妇女禁用。

【注意事项】 **儿童** 尚无 3 岁以下多形性胶质母细胞瘤患儿使用该药的临床经验；对于 3 岁以上胶质瘤患儿

童患者，使用该药的临床经验有限。

在患复发性脑干胶质瘤或复发性高级别星形细胞瘤的患儿（3～18 岁）中研究过口服替莫唑胺，患者接受替莫唑胺每天 160～200mg/m^2，共 5 天，28 天一个周期。儿童中替莫唑胺的耐受性与成人相似。

老年人 与年轻患者相比，老年患者（>70 岁）中性粒细胞减少及血小板减少的可能性较大。

男性生殖 本品具有遗传毒性，因此在治疗过程及治疗结束后 6 个月之内，男性应避孕。由于接受本品治疗有导致不可逆不育的可能，在接受该治疗之前应冰冻保存精子。

不良反应相关 （1）卡氏肺囊虫性肺炎：在一项治疗时间延长到 42 天的小规模试验中，接受本品和放疗合并治疗的患者是卡氏肺囊虫性肺炎（PCP）的高危者。因此无论淋巴细胞计数如何，对于接受 42 天（最多为 49 天）合并治疗的全部患者，需要预防卡氏肺囊虫性肺炎发生。如果出现淋巴细胞减少，则应继续预防至淋巴细胞恢复至≤1 级。

在较长期的给药方案治疗期间，接受替莫唑胺治疗期间卡氏肺囊虫性肺炎发生率可能较高。不管何种治疗方案，都应密切观察替莫唑胺治疗的全部患者发生卡氏肺囊虫性肺炎的可能性，特别是接受类固醇治疗的患者。在使用替莫唑胺的患者中曾报告致命的呼吸衰竭病例，尤其是与地塞米松或其他类固醇类联合治疗时。

（2）肝毒性：在使用本品进行治疗前必须进行基线肝功能检查。如果基线肝功能异常，医生在开始本品治疗前应进行风险获益评估，包括评估可能出现致命性肝功能衰竭的潜在风险。对于进行 42 天治疗周期的患者需要在治疗周期中间进行肝功能检查。

对于所有的患者，必须在每个治疗周期后进行肝功能的检查。对于有显著肝功能异常的患者，医生需要对是否继续治疗进行风险获益评估。另外，肝脏毒性可能在使用本品后数周或更长时间出现。

在治疗开始前应对患者进行乙型肝炎病毒感染筛查。在 TEMODAL 治疗期间和治疗结束后几个月内，监测既往存在乙型肝炎病毒感染的患者的乙型肝炎或 HBV 再活动的临床和实验室指征。对有证据表明活动性乙型肝炎感染的患者应停止治疗。

（3）骨髓抑制：接受替莫唑胺治疗的患者可能会出现骨髓抑制，包括持续的全血细胞降低，可能导致再生障碍贫血，且在一些病例中导致了致命的结果。在一些病例中，如同时服用其他与再生障碍贫血有关的药物（包括卡马西平、苯妥英、复方磺胺甲噁唑），会使评估更为困难。

（4）恶心和呕吐常与本品相关，服用本品前后可使用止吐药。指导原则为①新诊断多形性胶质母细胞瘤的患者：在开始接受替莫唑胺合并治疗前，建议采用止吐药预防；在单药治疗期间，极力建议采用止吐药预防。②神经胶质瘤复发或进展的患者：在以前治疗周期中出现过重度（3 或 4 级）呕吐的患者需要止吐药治疗。

交叉过敏反应　乳糖：本品含有乳糖。患有罕见的遗传性半乳糖不耐受、乳糖酶缺乏或葡萄糖-半乳糖吸收不良问题的患者，不应服用本品。

机械操作　对驾驶和操作机械能力的影响：本品可导致疲劳和嗜睡，应避免对驾驶和操作机械能力的影响。

妊娠及哺乳期　替莫唑胺不应常规用于妊娠期妇女，如果妊娠期内必须使用该药，应告知病人可能对胎儿造成的潜在风险。对于可能怀孕的妇女，应劝阻其在接受本品治疗或在终止本品治疗后 6 个月内怀孕。本品不应用于哺乳期妇女。

【药物相互作用】　（1）服用雷尼替丁不改变本品及 MTIC 的 C_{max} 及 AUC；

（2）服用丙戊酸可使本品清除率降低 5%；

（3）本品与其他可能导致骨髓抑制的药物联合应用时，骨髓抑制可能加重。

【给药说明】　（1）口服应空腹（进餐前至少一小时）服用本品。服用本品前后可使用止吐药。如果服药后出现呕吐，当天不能服用第 2 剂。

（2）不能打开或咀嚼胶囊，应用一杯水整粒吞服。如果胶囊有破损，应避免皮肤或黏膜与胶囊内粉状内容物接触。

【用法与用量】　**成人**　新诊断的多形性胶质母细胞瘤的成人患者

同步放化疗期　每日剂量为 $75mg/m^2$，共 42 天，同时接受放疗（60Gy 分 30 次）；根据患者耐受程度可暂停用药，但无需降低剂量。同步放化疗期如果符合以下条件：绝对白细胞计数 $\geq 1.5 \times 10^9/L$，血小板计数 $\geq 100 \times 10^9/L$，普通毒性标准（CTC）-非血液学毒性 ≤ 1 级（除外脱发、恶心和呕吐），本品可连续使用 42 天，直至 49 天。治疗期间每周应进行全血细胞计数。在同步化疗期间应按血液学和非血液学毒性标准（表12-3）暂停或终止服用本品。

表 12-3　同步放疗期间暂停或终止本品给药

毒性	暂停 TMZ[a]	终止 TMZ
绝对白细胞计数	$\geq 0.5 \times 10^9/L$ 和 $< 1.5 \times 10^9/L$	$< 0.5 \times 10^9/L$
血小板计数	$\geq 10 \times 10^9/L$ 和 $< 100 \times 10^9/L$	$< 10 \times 10^9/L$
CTC 非血液学毒性（脱发、恶心和呕吐除外）	CTC 2 级	CTC 3 或 4 级

a：如果符合以下标准，可继续合并使用 TMZ 治疗：绝对中性粒细胞计数 $\geq 1.5 \times 10^9/L$，血小板计数 $\geq 100 \times 10^9/L$，CTC-非血液学毒性 ≤ 1 级（脱发、恶心和呕吐除外）。

辅助治疗期　本品同步放化疗期结束后 4 周，进行 6 个周期的本品单药治疗。第 1 周期的本品剂量是按体表面积每日 $150mg/m^2$，每日一次，共 5 天，然后停药 23 天。第 2 周期开始时，如果第 1 周期 CTC 的非血液学毒性 ≤ 2 级（除外脱发、恶心和呕吐）、绝对中性粒细胞计数（ANC）$\geq 1.5 \times 10^9/L$ 和血小板计数 $\geq 100 \times 10^9/L$，则剂量可增至按体表面积每日 $200mg/m^2$。如果第 2 周期的剂量没有增加，在以后的周期中也不应增加剂量。除出现毒性外，以后各周期的剂量维持在每日 $200mg/m^2$。辅助治疗期间应按表 12-4 和表 12-5 降低剂量。治疗期间，第 22 天（首剂本品后 21 天）应进行全血细胞的计数。应按表 12-5 降低剂量或终止服用本品。

表 12-4　本品单药治疗的剂量水平

剂量水平	剂量 $[mg/(m^2 \cdot d)]$	备注
−1	100	因较早的毒性而减量
0	150	第 1 周期的剂量
1	200	第 2～6 周期无毒性时的剂量

表 12-5　单药治疗期间减量或终止用药

毒性	TMZ 剂量降低一个水平[a]	终止 TMZ
绝对中性粒细胞计数	$< 1.0 \times 10^9/L$	见脚注 b
血小板计数	$< 50 \times 10^9/L$	见脚注 b
CTC 非血液学毒性（脱发、恶心和呕吐除外）	CTC 3 级	CTC 4 级

a：TMZ 剂量水平见表 12-4。

b：如果需要将 TMZ 降至 $<100mg/m^2$，或如果降低剂量后重新出现同样的 3 级非血液学毒性（脱发、恶心和呕吐除外），则应终止 TMZ 治疗。

常规治疗后复发或进展的多形性胶质母细胞瘤或间变性星形细胞瘤成人患者：

对于以前未接受过化疗患者，本品剂量是每日 200mg/m²，共 5 天。每 28 天为一周期。对于以前曾接受过化疗患者，本品起始剂量是每日 150mg/m²，如果下个周期第一天的 ANC≥1.5×10⁹/L 和血小板计数≥100×10⁹/L，则第 2 周期的剂量增为每日 200mg/m²。应根据 ANC 和血小板计数最低值调整本品的剂量。

调整剂量的实验室参数　必须符合以下实验室参数才能用药：ANC≥1.5×10⁹/L 和血小板计数≥100×10⁹/L。第 22 天（首剂后 21 天）或距离这一天的 48 小时内进行全血细胞计数，此后每周一次，直至 ANC≥1.5×10⁹/L 和血小板计数≥100×10⁹/L。如果任何一个周期内的 ANC< 1.0×10⁹/L 或血小板计数<50×10⁹/L，下个周期的剂量必须降低一个水平。剂量水平包括 100mg/m²、150mg/m² 和 200mg/m²。推荐的最低剂量为 100mg/m²。

在临床试验中，治疗继续到病变出现进展，最多为 2 年。但最佳的治疗持续时间未知。

儿童　本品仅用于 3 岁或 3 岁以上的复发或进展的恶性胶质瘤儿童患者。尚未确立在 3 岁以下患儿使用该药的安全性和有效性。

在 3 岁或 3 岁以上的患儿中，推荐本品剂量是每日 200mg/m²，共 5 天，每 28 天为一周期。对于以前曾接受过化疗患儿，本品起始剂量是每日 150mg/m²，共 5 天；如果没有出现毒性，下个周期的剂量增至每日 200mg/m²。

老年人　根据一项在 19～78 岁患者中进行的群体药代动力学分析结果显示，TMZ 的清除率不受年龄的影响。然而，老年患者(>70 岁)中性粒细胞减少及血小板减少的风险似乎较大。

肝肾损伤　严重肝功能异常(Child's Class Ⅲ)或肾功能异常的患者尚无服用替莫唑胺的资料。根据本品药代动力学特征，对于严重肝肾功能不全的病人不必降低本品用量，但应用时需倍加小心。

【制剂与规格】　替莫唑胺胶囊：(1)5mg；(2)20mg；(3)50mg；(4)100mg。

注射用替莫唑胺：100mg。

阿 扎 胞 苷 [药典(二)]

Azacitidine

【成分】　本品活性成分为阿扎胞苷。

【适应证】　本品适用于治疗以下成年患者　国际预后评分系统(IPSS)中的中危-2 及高危骨髓增生异常综合征(MDS)，慢性粒-单核细胞白血病(CMML)，按照世界卫生组织(WHO)分类的急性髓系白血病(AML)、骨髓原始细胞为 20%～30%伴多系发育异常。

【药理】　(1)药效学　阿扎胞苷是嘧啶核苷酸类似物，通过引起 DNA 去甲基化和对骨髓中异常造血细胞的直接细胞毒作用而产生抗肿瘤作用。阿扎胞苷在体外对 DNA 甲基化有最大抑制作用时的浓度对 DNA 的合成未见明显的抑制作用。DNA 的去甲基化可修复基因的正常功能，该功能对于细胞的分化和增殖起关键作用。阿扎胞苷的细胞毒作用可引起处于快速分裂状态的细胞死亡，包括对正常生长调控机制不产生应答的癌细胞。非增殖期的细胞对阿扎胞苷相对不敏感。

(2)药动学　在 6 名 MDS 患者中研究了 75mg/m² 单次皮下给药和 75mg/m² 单次静脉给药后阿扎胞苷的药代动力学特征。

吸收　皮下给药后阿扎胞苷快速吸收；峰血浆浓度(750±403)ng/ml 出现在给药后 0.5 小时。

分布　基于曲线下面积，阿扎胞苷皮下给药相对于阿扎胞苷静脉给药的生物利用度约为 89%。静脉给药后，平均分布容积是(76±26)L，平均表观皮下给药清除率是每小时(167±49)L，皮下给药后平均半衰期是（41±8）分钟。25～100mg/m² 剂量范围内，21 名癌症患者中阿扎胞苷皮下给药的 AUC 和 C_{max} 大致与剂量成比例。以推荐剂量方案多次给药并未导致药物蓄积。

消除　已发表的研究表明尿液排泄是阿扎胞苷及其代谢产物的主要消除途径。经静脉途径给予 5 名癌症患者放射性阿扎胞苷后，放射性剂量的累积尿液排泄率为 85%。3 天内，粪便排泄占给予放射性的<1%。¹⁴C-阿扎胞苷皮下给药后尿液中放射性的平均排泄率是 50%。静脉给药和皮下给药后总放射性(阿扎胞苷及其代谢产物)的平均消除半衰期相似，约为 4 小时。

特殊人群　癌症患者中，比较了每天以 75mg/(m²·d)的剂量皮下给药(第 1～5 天)后，6 名正常肾功能患者(Ccr>80ml/min)与 6 名重度肾损害患者(Ccr<30ml/min)间阿扎胞苷的药代动力学特征。重度肾损害使单次皮下给药后阿扎胞苷暴露量增加约 70%，多次皮下给药后的暴露量增加 41%。该暴露量增加未伴有不良事件增加。暴露量与接受 100mg/m² 的正常肾功能患者中的暴露量相似。因而，不建议进行第 1 周期的剂量调整。

【不良反应】　**胃肠道**　恶心、呕吐、腹泻、便秘、腹痛、口腔及牙龈出血、口腔炎、稀便等。

血液系统　贫血、中性粒细胞减少、血小板减少、白血病减少。

神经系统 头痛、头晕、嗜睡等。

呼吸系统 呼吸困难、咽喉痛、上呼吸道感染、肺炎等。

皮肤及皮肤附件 皮肤干燥、瘀血、红斑、皮疹、皮肤结节、荨麻疹、皮肤瘙痒等。

全身及用药部位反应 胸痛、疲劳、发热(包括中性粒细胞减少性发热)、体重减轻;注射部位反应/疼痛/红斑/挫伤等。

精神异常 焦虑、失眠。

泌尿系统 血尿、尿道感染。

血管,出血及凝血 血肿、低血压、瘀点、高血压等。

肌肉骨骼 关节痛、胸壁通、肌痛等。

【禁忌证】 (1)禁用于晚期恶性肝肿瘤患者;

(2)禁用于已知对阿扎胞苷或甘露醇过敏的患者。

【注意事项】 **骨髓抑制** 本品导致贫血、中性粒细胞减少和血小板减少。多次监测全血细胞计数,以评估缓解和(或)毒性,至少在每个给药周期前进行监测。首个周期以推荐剂量给药后,基于血细胞最低值计数和血液应答调整后续周期的剂量。

肝毒性 由于在既往患有重度肝损害的患者中阿扎胞苷具有潜在肝毒性,因而肝疾病患者用药需谨慎。特别是在基线白蛋白<30g/L 的此类患者中。肝损害患者使用本品前和使用的每个周期,应对其肝脏生化指标进行监测。

肾毒性 患者使用本品前和使用的每个周期,应对其血清肌酐和电解质进行监测。如果发生无法解释的血清碳酸氢盐降低<20mEq/L 或 BUN 或血肌酐升高,则应当减小剂量或暂停给药。

肾损害患者发生肾毒性的风险可能增加。此外,阿扎胞苷及其代谢产物主要经肾脏排泄。因而,应当密切监测肾毒性。

妊娠 根据阿扎胞苷的作用机制和动物实验结果,妊娠妇女使用本品时,可能会给胎儿带来伤害。建议有生育力的女性患者在本品治疗期间避免妊娠。男性患者在接受阿扎胞苷治疗期间不宜生育。

其他 包括 MDS 在内的患者接受本品治疗可能出现致命或严重的肿瘤溶解综合征。即使同时使用别嘌呤醇,肿瘤溶解综合征也可能发生。使用本品前,应评估患者的基线风险,视情况对其进行监控和治疗。

哺乳期 建议患者使用本品期间停止哺乳。

老年人 老年患者更有可能发生肾功能减退。应监测这些患者的肾功能。

【给药说明】 (1)本品复溶后药液如果接触皮肤,立即用肥皂和水充分清洗。如果接触了黏膜,应用清水充分冲洗。

(2)本品包装在单次使用小瓶中,不含任何防腐剂。每个小瓶中未使用的部分应当相应弃置。

(3)本品混悬液皮下给药。给药前充分混悬,大于4ml 的药液应当均等分至两支注射器中,注射至两个不同部位。

(4)每次注射时轮换注射部位(大腿,腹部或上臂)。新注射部位应当距离旧注射部位至少 2.5cm,不得注射至触痛、挫伤、发红或坚硬部位。

(5)供皮下给药的非冷藏注射用水复溶的药液可保存在25℃下最长达 1 小时或保存在 2℃~8℃之间最长达8 小时;当采用冷藏(2℃~8℃)注射用水复溶时,可保存在 2℃~8℃之间 22 小时。

【用法与用量】 (1)**首个治疗周期** 对于所有患者,不考虑基线血液学实验室检查值如何,首个治疗周期的推荐起始剂量为 $75mg/m^2$,每天经皮下给药,共 7 天。给予患者预防用药,以预防恶心和呕吐。

首次给药前应当收集患者全血细胞计数、肝脏生化指标和血清肌酐值。

(2)**后续治疗周期** 每 4 周为一治疗周期。若 2 个治疗周期后未见有益的效应,也未发生除恶心呕吐之外的毒性,可增加剂量至 $100mg/m^2$。建议患者至少接受 6 个周期的治疗。但对于完全或部分缓解的患者可能需要增加治疗周期。只要患者持续受益,即可持续治疗。

应当监测患者的血液学缓解情况和肾脏毒性,可能有必要按照下文所述延迟给药或减小剂量。

(3)**基于血液学实验室检查值进行剂量调整** 对于基线(治疗开始)WBC≥$3.0×10^9$/L、ANC≥$1.5×10^9$/L,且血小板>$75.0×10^9$/L 的患者,基于任何治疗周期的最低值计数,剂量调整见表 12-6。

表 12-6 剂量调整用表

最低计数		下一周期的剂量%
ANC($×10^9$/L)	血小板($×10^9$/L)	
<0.5	<25.0	50%
0.5~1.5	25.0~50.0	67%
>1.5	>50.0	100%

对于基线计数为 WBC<$3.0×10^9$/L、ANC<$1.5×10^9$/L 或血小板<$75.0×10^9$/L 的患者,剂量调整应当基于最低

值计数和最低值时骨髓活组织检查细胞构成，如下文所述。除非下一个周期时细胞分化有明显改善（成熟粒细胞的百分比较高，ANC 高于疗程起始时），则应当继续使用当前治疗的剂量（表 12-7）。

表 12-7 当前治疗剂量用表

WBC 或血小板最低值计数对于基线的下降%	最低值时的骨髓活组织检查细胞构成(%)		
	30～60	15～30	<15
	下一周期的剂量%		
50～75	100	50	33
>75	75	50	33

如果发生了表 12-7 中定义的最低值，如果随后 WBC 和血小板计数均比最低值增高>25%且正在升高，则下一个疗程应当在前一疗程开始后 28 天进行。如果前一个周期中，直至第 28 天时均没有观察到较最低值增加>25%，应当每 7 天再评估计数。如果直至第 42 天时没有观察到25%增加，则患者随后应当接受计划剂量的50%进行治疗。

（4）基于血清电解质和肾脏毒性进行剂量调整 如果发生无法解释的血清碳酸氢盐水平降低至<20mEq/L，下一个疗程中剂量应当减少 50%。

类似地，如果发生无法解释的血尿素氮（BUN）或血肌酐升高，下一个周期应当延迟给药直至以上实验室值恢复至正常或基线，并且下一个疗程的剂量应当减少50%。

【制剂与规格】 注射用阿扎胞苷：100mg。

氟 尿 苷 [药典(二)]
Floxuridine

【适应证】 本品属于抗代谢类抗肿瘤药物。适用于肝癌、直肠癌、食管癌、胃癌、乳腺癌和肺癌等。对无法手术切除的原发性肝癌疗效显著。

【药理】 （1）药效学 本品注射后在体内转化为活化型氟脲苷单磷酸盐，抑制脱氧胸苷酸合成酶，阻止脱氧尿苷酸甲基化转变为脱氧胸苷酸，从而阻断 DNA 的合成和抑制 RNA 的形成，致使肿瘤细胞死亡。

（2）药动学 本品在肝脏内代谢，以原型和尿素、氟尿嘧啶、α-氟-β-脲基丙酸、双氢氟尿嘧啶、α-氟-β-胍基丙酸及 α-氟-β-丙氨酸的形式由尿排泄，也以 CO_2 呼出。

【不良反应】 通常与局部动脉灌注并发症相关，通常表现为恶心、呕吐、腹泻、肠炎、口炎和局限性红斑。

皮肤及皮肤附件 脱发、非特异性皮肤毒性、皮疹。

实验室表现 贫血，白细胞减少，碱性磷酸激酶，血清胆红素和乳酸脱氢酶升高，大多在继续用药或减量、停药后恢复正常。

全身整体表现 发热、嗜睡、身体不适、虚弱。

局部反应 局部动脉灌注所引发的并发症：动脉瘤、动脉局部缺血、动脉血栓、栓塞、纤维肌炎、血栓性静脉炎、肝坏死、脓肿、导管感染、导管出血、导管阻塞、渗漏。

心血管 心肌局部缺血。

胃肠道 十二指肠溃疡、十二指肠炎、胃炎、出血、胃肠炎、舌炎、咽炎、厌食、痉挛、腹痛、还可能有肝胆硬化。

【禁忌证】 （1）对本品有严重过敏症状既往史的患者禁用。

（2）骨髓功能抑制的患者禁用。

（3）孕妇及哺乳期妇女禁用。

（4）营养不良患者禁用。

（5）有潜在重度感染者禁用。

【注意事项】 不良反应相关 ①由于本品有严重的毒性反应，患者首次用药必须住院治疗。②肝肾功能受损、有高剂量骨盆照射史或用过烷化剂的患者使用本品时应给予特别注意。③本品不作为手术治疗的辅助用药。

随访检查 应小心监控白细胞和血小板计数。

妊娠 孕妇使用本品可能会有致命的伤害。

联合用药 任何加重病人压力、阻碍营养吸收和降低骨髓功能的联合用药均会增强氟尿苷的毒性。

常规 溶解后的氟尿苷在 2～10℃下至多可保存两周。

【用法与用量】 每瓶用 2.5ml 的注射用水溶解制成每 1ml 约含氟尿苷100mg 的溶液，使用时以 5%葡萄糖或 0.9%氯化钠注射液适当稀释。

治疗肝癌以肝动脉插管给药疗效较好，每次 250～500mg，每疗程用量遵医嘱。

静脉滴注。一般按体重一次 15mg/kg，一日 3 次，滴注 2～8 小时，连续使用 5 天，以后剂量减半，隔日一次，直至出现毒性反应。

出现不良反应应停药，待不良反应消退后，再继续用药。只要该药对患者仍然有效，则应继续用药。

【制剂与规格】 注射用氟尿苷：（1）0.25g；（2）0.5g。

奥沙利铂甘露醇^[医保(乙)]

Oxaliplatin and Mannitol Injection

【成分】 本品的主要成分为奥沙利铂，辅料为甘露醇。

【适应证】 (1)CDE 适应证 适用于经过 5-氟尿嘧啶治疗失败之后的结、直肠癌转移的患者，可单独或联合 5-氟尿嘧啶使用。

(2) 超说明书适应证 卵巢癌的二线治疗、淋巴瘤、食管癌、胃癌。

【药理】 (1)药效学 本品属于新的铂类衍生物，其中央铂原子被一草酸和 1,2-二氨环己烷包围，呈反式构象，是一个立方体异构体。像其他铂类衍生物一样，奥沙利铂通过产生烷化结合物作用于 DNA，形成链内和链间交联，从而抑制 DNA 的合成及复制。

奥沙利铂与 DNA 结合迅速，最多需 15 分钟，而顺铂与 DNA 的结合分为两个时相，其中包括一个 48 小时后的延迟相。在人体内给药一个小时之后，通过测定白细胞的加合物，可显示其存在。

复制过程中的 DNA 合成，其后 DNA 的分离、RNA 及细胞蛋白质的合成均被抑制，某些对顺铂耐药的细胞系，奥沙利铂治疗均有效。

(2) 药动学 以 $130mg/m^2$ 的剂量连续滴注 2 小时，其血浆总铂达峰值 $(5.1\pm0.80)mg/ml$，模拟的曲线下面积为 $(189\pm45)(\mu g \cdot h)/ml$。

当输液结束时，50%铂与红细胞结合，而另外 50% 存在于血浆中。25%的血浆铂呈游离态，另外 75%与蛋白质结合。蛋白质结合铂逐步升高，于给药第五天后稳定于 95%的水平。药物的清除分为两个时相，其消除相半衰期约为 40 小时。多达 50%的药物在给药 48 小时之内由尿排出。由粪便排出的药量有限(给药 11 天后仅有 5%经粪便排出)。

在肾功能衰竭的病人中，仅有可过滤性铂的清除减少，而并不伴有毒性的增加，因此并不需要调整用药剂量。

与红细胞结合的铂清除很慢。在给药后的第 22 天，红细胞结合铂的水平为血浆峰值的 50%，而此时大多数的总血浆铂已被清除。在以后的用药周期中，总的或不被离心的血浆铂水平并无显著升高；而红细胞结合铂出现明显的早期累积现象。

【不良反应】 血液系统 主要是贫血，白细胞减少，粒细胞减少，血小板减少。

胃肠道 主要是恶心、呕吐、腹泻。

神经系统 以神经末梢炎为主要表现，有时可有口腔周围、上呼吸道和上消化道痉挛及感觉障碍。

【禁忌证】 (1)对铂类衍生物有过敏者禁用；

(2) 妊娠及哺乳期间慎用。

【注意事项】 常规 (1)不要与碱性的药物或介质、氯化合物、碱性制剂等一起使用，也不要用含铝的静脉注射器具。

(2) 本品需遮光、密闭，在阴凉处保存。

不良反应相关 (1)本品应在具有抗癌化疗经验的医师的监督下使用。特别是与具有潜在性神经毒性的药物联合用药时，应严密监测奥沙利铂的神经学安全性。在治疗开始之前应进行神经学检查，之后应定期进行。

(2) 应给予预防性和(或)治疗性的止吐用药。

(3) 在每一疗程治疗之前应进行血液计数和分类，当出现血液毒性时(白细胞<2000/mm³ 或血小板<5 万/mm³)，应推迟下一周期用药，直到恢复。

(4) 患者在两个疗程之间持续存在疼痛性感觉异常或/和功能障碍时，本品用量应减少 25%，调整剂量后若症状仍存在或加重，应停药。

(5) 因使用本品时低温可致痉挛，故不得用冰冷食物或用冰水漱口。

【药物相互作用】 因与氯化钠和碱性溶液(特别是 5-氟尿嘧啶)之间存在配伍禁忌，本品不要与上述制剂混合或通过同一条静脉同时给药。体外研究显示，在红霉素、水杨酸盐、紫杉醇和丙戊酸钠等化合物存在的情况下，本品的蛋白结合无明显变化。在动物和人的体内研究中显示，与 5-氟尿嘧啶联合应用具有协同作用。

【用法与用量】 在单独或联合用药时，推荐剂量为按体表面积一次 $130mg/m^2$，静脉滴注 $2\sim6$ 小时。没有主要毒性出现时，每 3 周(21 天)给药 1 次。剂量的调整应以安全性，尤其是神经学的安全性为依据。

【制剂与规格】 奥沙利铂甘露醇注射液：100ml:0.1g。

多柔比星

Doxorubicin

【适应证】 (1)CDE 适应证 本品可用于低 CD4(<200 CD4 淋巴细胞/mm³)及有广泛皮肤黏膜内脏疾病的与艾滋病相关的卡波西肉瘤(AIDS-KS)病人。

本品可用作一线全身化疗药物，或者用作治疗病情有进展的 AIDS-KS 病人的二线化疗药物，也可用于不能耐受下述两种以上药物联合化疗的病人：长春新碱、博莱霉素和多柔比星(或其他蒽环类抗生素)。

(2) 国外适应证 多发性骨髓瘤：对以前未接受硼替佐米且之前至少接受过一种治疗的多发性骨髓瘤患者的治疗（联合硼替佐米）。

晚期卵巢癌：指进展期或复发性卵巢癌（经铂类化疗后）的治疗。

(3) 超说明书适应证 恶性淋巴瘤；多发性骨髓瘤；乳腺癌；子宫肉瘤；子宫颈癌等。

【药理】(1) 药效学 多柔比星抗肿瘤的确切机制尚不清楚。一般认为它具有抑制 DNA、RNA 和蛋白合成的细胞毒作用。这是由于这种蒽环类抗生素能嵌入 DNA 双螺旋的相邻碱基对之间，从而抑制其解链后再复制。

本品是将盐酸多柔比星包封并隐匿于脂质体中，因而其毒性反应的程度有所不同；与多柔比星相比，一般相近或降低。

(2) 药动学 盐酸多柔比星脂质体（楷莱）在卡波西肉瘤患者进行的药代动力学研究结果见下表。在相同剂量下，多数以脂质体包裹形式存在（占测量的 90%～95%），血药浓度和 AUC 值显著高于常规盐酸多柔比星制剂。在滴注给药后 48～96 小时，对卡波西肉瘤和正常皮肤进行活组织检查：在接受 $20mg/m^2$ 盐酸多柔比星脂质体的治疗病人中，给药 48 小时后卡波西肉瘤中多柔比星总浓度比正常皮肤均高 19 倍（范围 3～53）。其他品种和楷莱参比，具有生物等效性。

本品在卡波西肉瘤患者的药代动力学参数 $20mg/m^2$ ($n=23$)，在滴注 30 分钟时测定（表 12-8）。

表 12-8 药代动力学数据表

参数	平均值±标准差
血浆峰浓度(mg/ml·h)	8.34±0.49
血浆清除率(l/h/m²)	0.041±0.004
分布容积(l/m²)	2.72±0.120
AUC(mg/m·h)	590.00±58.7
λ_1 半衰期(小时)	5.2±1.4
λ_2 半衰期(小时)	55.0±4.8

【不良反应】 骨髓抑制 白细胞减少是该患者人群最常见的不良反应；已观察到中性粒细胞减少、贫血和血小板减少。这些作用可能在治疗早期出现。血液学毒性可能要求减少剂量或者暂停或者推迟治疗。当患者的 ANC 计数<1000/mm³ 和（或）血小板计数<5 万/mm³ 时需要暂停本品治疗。后续治疗周期中当 ANC 计数<1000/mm³ 时可能需要同时给予 G-CSF（或 GM-CSF）治疗，支持血细胞恢复。

胃肠疾病 恶心、腹泻等胃肠道反应常见（≥5%），

腹痛、食欲减退等不太常见（<5%）。

输液相关急性反应 输液相关急性反应，发热，口腔炎等常见（≥5%）。

AIDS-KS 患者中，输液相关反应的特点是面部潮红、气喘、面部水肿、头痛、寒战、背痛、胸闷、喉咙憋胀和（或）低血压，报告比例为 5%～10%。所有患者的这些反应主要都发生在第一次输液期间。暂时停止输液通常就可以消除症状，无需进一步治疗。几乎所有患者在所有症状消失并且没有再发的情况下都能够继续本品治疗。第一个治疗周期之后很少再次出现输液反应。

皮肤及皮肤附件疾病 脱发常见（≥5%）；手掌-足底红斑性感觉迟钝、皮疹、口腔溃疡、舌炎、感觉异常等不太常见（<5%）。

手掌-足底红斑性感觉迟钝是一种有痛感的红色斑症。一般病人在治疗 6 周或更长时间后会出现这种反应。通过延长给药间期 1～2 周或减量后可以缓解。多数病人 1～2 周后便会消除，可使用皮质激素。这种反应在一些病人身上显得严重并使人十分衰弱，因而可能需要停药。

检验异常 本品临床研究中常见（≥5%）临床显著性实验室异常。这些异常包括碱性磷酸酶升高、AST 和胆红素升高，后者被认为与基础疾病有关，而不是本品所致。血红蛋白和血小板减少不太常见（<5%）。这些异常可能与基础的 HIV 感染有关，而非本品所致。

心血管疾病 用常规多柔比星制剂治疗时充血性心衰的发生率高。本品发生心肌病变的风险与多柔比星相近。对于 AIDS-KS 患者，本品的推荐剂量为 $20mg/m^2$ 每 2～3 周。AIDS-KS 患者达到理论上的心脏毒性累积剂量（>$400mg/m^2$）需要 20 余个疗程，相当于 40～60 周。

【禁忌证】 本品禁用于对本品活性成分或其他成分过敏的病人。也不能用于孕妇和哺乳期妇女。对于使用α干扰素进行局部或全身治疗有效的 AIDS-KS 患者，禁用本品。

【注意事项】 心脏毒性 所有接受本品治疗的病人均须经常进行心电图监测。发生一过性心电图改变如 T 波平坦，S-T 段压低和心律失常等时不必立即中止本品治疗。然而，QRS 复合波减低则是心脏毒性的重要指征。当出现这一改变时，应考虑采用检测蒽环类药物心脏损害最可靠的方法进行检查，如心肌内膜活检。

与心电图相比，考察和监测心脏功能更为特异的方法是通过超声心动描记术或多孔动脉造影术（MUGA）测定左室射血分数。在使用本品前应常规采用这些方法检测，在治疗期间应定期复查。当本品累积剂量超过 $450mg/m^2$ 时必须在每次用药前考虑评定左室功能。

对于之前没有暴露于蒽环类药物的患者，每次给予

超过蒽环类药物终生累积剂量 600mg/m² 的本品之前，必须进行左室功能评估。对于之前接受过蒽环类药物（表柔比星或多柔比星）辅助治疗的患者，每次给予超过多柔比星相当的蒽环类药物终生累积剂量 450mg/m² 的本品之前，应进行 LVEF 评估。

每当怀疑出现心脏病变时，如左室射血分数低于治疗前和（或）低于预后相应值（<45%），均应进行心肌内膜活检，必须对继续治疗的获益与产生不可逆性心脏损伤的危险进行认真评价。

由于心肌病变而产生的充血性心衰可能会突然发生，事先未见心电图改变，亦可在停药后数周才出现。

在用蒽环类药物治疗期间，上述各种监测心脏功能的评定试验和方法应按以下次序使用：心电图监测，左室射血分数，心肌内膜活检。当测定结果显示心脏损伤与使用本品有关时，应认真权衡继续治疗的益处与心脏损伤的利害关系。

对于有心脏疾病的患者，只有当利大于弊时才能接受本品治疗。

心功能不全患者接受本品治疗时要谨慎。

对已经用过其他蒽环类药物的患者，应注意观察。盐酸多柔比星总剂量的确定亦应考虑先前（或同时）使用的心脏毒性药物，如其他蒽环类或蒽醌类药物，以及 5-氟尿嘧啶。对于之前进行过纵隔照射或同时接受环磷酰胺治疗的患者，蒽环类药物累积剂量低于 450mg/m² 时也可能出现心脏毒性。

骨髓抑制 由于预先存在的 HIV 感染、伴随的或之前的药物治疗或骨髓瘤相关等因素，许多接受本品治疗的患者在基线时即存在骨髓抑制。骨髓抑制对于 AIDS-KS 患者似乎是一种剂量限制性不良事件。由于存在骨髓抑制的可能，本品治疗期间必须定期多次进行血细胞计数，并且至少在每次给药前进行。

因为药代动力学和给药方案的不同，本品不能与盐酸多柔比星的其他制剂相互交替使用。

糖尿病患者 应注意本品每瓶内含蔗糖，而且滴注时用 5% 葡萄糖注射液稀释。

随访检查 长期暴露于本品（1 年以上）或接受累积剂量大于 720mg/m² 的患者报告了非常罕见的继发性口腔肿瘤。该事件均在本品治疗期间或末次给药后 6 年内被诊断。应对患者常规检查口腔溃疡或任何可能提示继发性口腔肿瘤的口腔不适。

妊娠 不能排除致畸作用。目前尚无孕妇使用本品的经验。因此本品禁用于孕妇。建议育龄妇女或其配偶在使用本品治疗期间及停药后 6 个月内避孕。

哺乳期 目前尚不清楚乳汁中是否分泌本品，鉴于授乳婴儿可能因本品而导致严重不良反应，因而母亲在接受本品前应停止哺乳。

儿童 关于 18 岁以下病人使用本品的安全性和有效性尚未确定。

老年人 60 岁以上病人使用本品的安全性和有效性尚未确定。

【药物相互作用】 未对本品正式进行相互作用研究。但对于已知与多柔比星产生相互作用的药物，在合用时应注意。虽无正式的研究报告，但本品与其他盐酸多柔比星制剂一样，会增强其他抗癌治疗的毒性。已有报道合用盐酸多柔比星会加重环磷酰胺导致的出血性膀胱炎，增强巯嘌呤的肝细胞毒性。所以同时合用其他细胞毒性药物，特别是骨髓毒性药物时需谨慎。

【给药说明】 ①本品禁用于肌内和皮下注射，禁止未经稀释直接原液注射。②禁止使用有沉淀物或其他杂质的器材。③由于本品中未加防腐剂或抑菌剂，故必须严格遵守无菌操作。④在给药前须取出所需量用 250mg 5% 葡萄糖注射液稀释。除 5% 葡萄糖注射液外的其他稀释剂或任何抑菌剂都可能使本品产生沉淀。⑤使用本品溶液时要谨慎，需戴手套。如果药液与皮肤或黏膜发生接触，应立即用肥皂水清洗。⑥ 本品的运送和处理的方法与其他抗癌药物相同。⑦不得与其他药物混合使用。⑧为减小滴注反应的风险，起始给药速度应不大于 1mg/min。总滴注时间 90min。⑨出现早期滴注反应的处理：如果病人出现早期滴注反应，应立即中断滴注，预先给予核实的药物，以更慢的滴注速度重新开始。滴注可通过外周静脉给药。出现手足红肿综合征可以减小剂量或延迟给药。

【用法与用量】 本品应为每 2～3 周静脉内给药 20mg/m²，给药间隔不宜少于 10 天，因为不能排除药物蓄积和毒性增强的可能。病人应持续治疗 2～3 个月以产生疗效。为保持一定的疗效，在需要时继续给药。

根据推荐剂量和病人的体表面积确定本品的剂量并按下述方法稀释：

剂量<90mg：本品用 250ml 5% 葡萄糖注射液稀释。

剂量≥90mg：本品用 500ml 5% 葡萄糖注射液稀释。

肝损伤 对少数肝功能不全病人（胆红素值达 4mg/dl）给予 20mg/m²，血浆清除率和清除半衰期未见变化。然而在取得进一步的经验之前，根据以往盐酸多柔比星的使用经验，对于肝功能不全的病人本品的给药量要减少。建议当胆红素高于以下数值时考虑减少用量：血清胆红素 1.2～3.0mg/dl，用常用量的 1/2；大于 3mg/dl 时用常用量的 1/4。

肾损伤 由于多柔比星由肝脏代谢和经胆汁排泄，故使用本品时剂量不需作调整。

脾切除病人 目前尚无用于脾切除病人的经验，故不推荐使用。

【**制剂与规格**】 盐酸多柔比星脂质体注射液：(1) 5ml:10mg；(2) 10ml:20mg；(3) 25ml:50mg。

二、影响核酸合成的药物

盐酸阿糖胞苷 [药典(二)；国基；医保(甲)]
Cytarabine Hydrochloride

【**适应证**】 用于成人和儿童急性非淋巴细胞性白血病的诱导缓解和维持治疗，对其他类型的白血病也有治疗作用，含阿糖胞苷的联合治疗方案对儿童非霍奇金淋巴瘤有效。

【**药理**】 (1) 药效学 本品为主要作用于细胞 S 增殖期的嘧啶类抗代谢药物，通过抑制细胞 DNA 的合成，干扰细胞的增殖。阿糖胞苷进入人体后经激酶磷酸化后转为阿糖胞苷三磷酸及阿糖胞苷二磷酸，前者可能抑制 DNA 聚合酶的合成，后者能抑制二磷酸胞苷转变为二磷酸脱氧胞苷，从而抑制细胞 DNA 聚合及合成。本品为细胞周期特异性药物，对处于 S 增殖期细胞的作用最为敏感，对抑制 RNA 及蛋白质合成的作用较弱。

(2) 药动学 口服吸收量少，又极易被胃肠道黏膜及肝脏的胞嘧啶脱氨酶的脱氨作用而失去活性，故不宜口服。可经静脉、皮下、肌内或鞘内注射而吸收。静脉注射后能广泛分布于体液、组织及细胞内，静脉滴注后约有中等量的药物可透入血-脑屏障，其浓度约为血浆浓度的 40%。本品在肝、肾等组织内代谢，在血及组织中很容易被胞嘧啶脱氨酶迅速脱氨而形成无活性的尿嘧啶阿拉伯糖苷。在脑脊液内，由于脱氨酶含量较低，故其脱氨作用较缓慢。静脉给药时，分布相半衰期($t_{1/2\alpha}$)为 10～15 分钟，消除相半衰期($t_{1/2\beta}$) 2～2.5 小时；鞘内给药时，半衰期可延至 11 小时。在 24 小时内约 10% 以阿糖胞苷，90% 以尿嘧啶阿糖胞苷为主的无活性物质形式从肾脏排泄。

【**不良反应**】 **血液系统** 骨髓衰竭、贫血、白细胞减少、血小板减少、巨幼细胞性贫血、网织红细胞计数下降。

肌肉骨骼和结缔组织 阿糖胞苷综合征，多出现于用药后 6～12 小时，有发热、肌痛、骨痛、偶尔胸痛、斑丘疹、结膜炎和不适等表现。

胃肠道 口腔黏膜炎、口腔溃疡、肛门溃疡、肛门炎症、腹泻、呕吐、恶心、腹痛。

免疫系统及感染 脓毒血症、肺炎、感染。

其他 肝功能异常、脱发、皮疹，皮肤溃疡、发热等

【**禁忌证**】 (1) 对本品活性成分或任何辅料成分过敏者禁用。

(2) 已存在其他药物诱导的骨髓抑制的患者不应接受本品治疗，除非认为该疗法是患者的最佳治疗选择。

(3) 退行性和中毒性脑病，特别在使用本品或电离辐射治疗后，以及由于癌症外的原因存在非常低的血细胞计数。

(4) 孕妇及哺乳期妇女禁用。

【**注意事项**】 (1) 对既往药物已引起骨髓抑制的患者必须谨慎地开始用药。在诱导治疗时，须每天检测白细胞和血小板计数。在周围血象原始细胞消失后，需经常进行骨髓检查。

(2) 肝、肾功能不全的患者应谨慎使用本品并减少药物剂量。

(3) 正在接受阿糖胞苷治疗的患者应避免接种活疫苗，可以接种死疫苗或者灭活疫苗，但是对这些疫苗的免疫应答可能会降低。

【**药物相互作用**】 (1) 地高辛：患者接受含环磷酰胺、长春新碱和泼尼松联合化疗方案，无论是否包括阿糖胞苷或丙卡巴肼、联合β-醋地高辛治疗，其地高辛稳态血浆浓度和肾葡萄糖分泌发生可逆性地下降。洋地黄毒苷的稳态浓度似不变。因此接受类似联合化疗方案治疗的患者需密切监测地高辛的浓度。此类患者可考虑用洋地黄毒苷替代地高辛的使用。

(2) 庆大霉素：在体外阿糖胞苷和庆大霉素药物相互作用的研究中，发现 K. 肺炎菌株对庆大霉素敏感性的拮抗作用与阿糖胞苷相关。此研究建议：在使用庆大霉素治疗 K. 肺炎菌感染时，应用阿糖胞苷的患者如不迅速出现治疗作用可能需重新调整抗菌治疗方案。

(3) 氟胞嘧啶：阿糖胞苷可竞争性抑制氟胞嘧啶的抗真菌作用。

(4) 甲氨蝶呤：静脉注射阿糖胞苷与鞘内注射甲氨蝶呤合用会增加严重神经系统不良反应的风险，如头痛、瘫痪、昏迷和卒中样发作。

【**给药说明**】 (1) 使用本品时，应适当增加患者液体的摄入量，使尿液保持碱性，必要时同用别嘌醇以防止血清尿酸增高及尿酸性肾病的形成。

(2) 鞘内注射时，建议用不含防腐剂的 0.9% 氯化钠配制。

(3) 本品快速静脉注射虽引起的恶心、呕吐反应较严

重,但对骨髓的抑制较轻,患者亦更能耐受较大的剂量。

【用法与用量】 (1)诱导缓解:成人及儿童 ①低剂量化疗:200mg/m²,每日持续输入共5天(120小时),总剂量1000mg/m²、每2周重复一次,需要根据血象反应作调整。②高剂量化疗:2g/m²,每12小时一次(每次输入时间大于3小时),从第1天到第6天给药(包括第6天,即12次);或者3g/m²每12小时一次(每次输入时间大于1小时)从第1天到第6天给药(包括第6天,即12次);或者3g/m²每12小时一次(每次输入时间大于75分钟)从第1天到第6天给药(包括第6天,即12次)。

(2)维持治疗:治疗方案与诱导阶段相似,但在缓解后维持阶段,每个疗程之间都有较长的时间间歇。

(3)鞘内注射:应用的剂量范围为5~75mg/m²,给药次数可从每天一次共4天至4天一次,最常用的方法是30mg/m²每4天一次直至脑脊液检查正常,然后再给予一个疗程治疗。

(4)剂量调整:当外周血小板<5万/mm³或多形核粒细胞<1000/mm³时,就要考虑暂停治疗,当骨髓功能恢复、血小板和粒细胞恢复到一定水平时可以重新开始用药。

【制剂与规格】 阿糖胞苷注射液(1)1ml:100mg;(2)10ml:1g。

注射用阿糖胞苷(1)100mg;(2)500mg。

注射用盐酸阿糖胞苷(1)50mg;(2)100mg;(3)300mg;(4)500mg。

盐酸吉西他滨 [药典(二);国基;医保(乙)]
Gemcitabine Hydrochloride

【适应证】 (1)CDE适应证 本品可用于治疗以下疾病:局部晚期或已转移的非小细胞肺癌;局部晚期或已转移的胰腺癌;吉西他滨与紫杉醇联合,可用于治疗经辅助/新辅助化疗后复发,不能切除的、局部复发或转移性乳腺癌。除非临床上有禁忌,否则既往化疗中应使用过蒽环类抗生素。

(2)国外适应证 用于治疗晚期或复发的卵巢癌。

(3)超说明书适应证 胆囊癌、胆管癌、宫颈癌和淋巴瘤。

【药理】 (1)药效学 本品为脱氧胞嘧啶核苷的类似物,其化学结构与阿糖胞苷相似,为核苷酸还原酶抑制剂。在细胞内通过脱氧胞嘧啶核苷激酶磷酸化,转化成具有活性的二磷酸核苷(dFdCDP)及三磷酸核苷(dFdCTP),发挥抗肿瘤作用。dFdCDP抑制核苷酸还原酶,致使细胞内合成DNA所需的三磷酸脱氧核苷(dCTP)

产生减少,同时dFdCDP还与dCTP竞争结合DNA,从而抑制DNA合成。结合了dFdCTP的DNA链延长受阻,引起细胞程序化死亡,即凋亡。本品为细胞周期特异性药,作用于S期,可阻止G₁期向S期转化。

(2)药动学 本品在体内与血浆蛋白结合极少,半衰期42~94分钟,药物分布容积与性别有关。总清除率为30~90L/(h·m²),受年龄和性别影响。药物在体内代谢为无活性的双氟脱氧尿苷(dFdU),99%经尿排泄,原药的排泄不足10%。

【不良反应】 **血液系统** 骨髓抑制(为剂量限制性毒性)白细胞减少、血小板减少、贫血,发热性中性粒细胞减少症。

呼吸系统 呼吸困难(通常为轻度,不需要治疗即可迅速消失)、咳嗽、鼻炎。

胃肠道 恶心、呕吐,腹泻、口腔炎、口腔溃疡、便秘。

肝、胆 肝脏氨基转移酶(AST和ALT)和碱性磷酸酶升高,胆红素升高。

泌尿系统 轻度蛋白尿、血尿。

皮肤及皮肤附件 过敏性皮疹、秃头症,瘙痒和出汗。

全身整体表现 流感样症状、水肿/外周水肿、发热、乏力、寒战等。

神经系统 头痛、失眠、嗜睡等。

其他 厌食症、背痛、肌痛等。

【禁忌证】 (1)对本品及任何辅料过敏者禁用。

(2)妊娠期及哺乳期妇女禁用。

(3)本品与放疗治疗同时联合应用(由于辐射敏化和发生严重肺及食管纤维样变性的危险)。

(4)在严重肾功能不全的患者中联合应用本品与顺铂。

【注意事项】 **不良反应相关** (1)延长输液时间和增加给药频率都可增加毒性。

(2)患者在用药期间应定期检查肝、肾、骨髓功能,当证实有骨髓抑制时,应暂停化疗或调整方案。

(3)肾功能失代偿或肾功能损害者,应慎用。

(4)由于本品有引起心脏和(或)血管异常的风险,因此具有心血管疾患病史的患者使用本品时要特别谨慎。

(5)不推荐接受本品治疗的患者使用黄热病疫苗和其他减毒活疫苗。

儿童 不推荐本品用于18岁以下的儿童。

老年人 高龄患者不需特别调整剂量。

司机驾驶和机械操作 患者用药期间禁止驾驶和操

纵机器。

【药物相互作用】 与其他抗肿瘤药物进行联合化疗或序贯化疗时，应考虑对骨髓抑制作用的蓄积。

【给药说明】 (1)要求用不含防腐剂的氯化钠注射液溶解本品，1000mg 用 0.9%氯化钠注射液 25ml，200mg 用 0.9%氯化钠注射液 5ml 溶解。本品配制的最大浓度为 40mg/ml，超过该浓度可能不完全溶解。

(2)本品在输液期间如果发生外漏，应立即停止输液，更换血管重新开始输液。

【用法与用量】 (1)非小细胞肺癌：单药治疗：推荐剂量为 1000mg/m²，静脉滴注 30 分钟。每周给药 1 次，治疗 3 周后休息 1 周。重复上述的 4 周治疗周期。联合治疗：本品与顺铂联合治疗有两种治疗方案：①3 周疗法：推荐剂量为 1250mg/m²，静脉滴注 30 分钟。每 21 天治疗周期的第 1 天和第 8 天给药。②4 周疗法：推荐剂量为 1000mg/m²，静脉滴注 30 分钟。每 28 天治疗周期的第 1 天、第 8 天和第 15 天给药。

(2)胰腺癌：推荐剂量为 1000mg/m²，静脉滴注 30 分钟。每周 1 次，连续 7 周，随后休息 1 周。随后的治疗周期改为 4 周疗法：每周 1 次给药，连续治疗 3 周，随后休息 1 周。

(3)乳腺癌：推荐与紫杉醇联合给药。在每 21 天治疗周期的第 1 天给予紫杉醇(175mg/m²)，静脉滴注约 3 小时，随后在第 1 天和第 8 天给予吉西他滨(1250mg/m²)，静脉滴注 30 分钟。

【制剂与规格】 注射用盐酸吉西他滨：(1)200mg；(2)1000mg。

卡 培 他 滨 [药典(二)；国基；医保(乙)]
Capecitabine

【特殊说明】 对于同时服用卡培他滨和香豆素类衍生物抗凝药如华法林和苯丙香豆素的患者，应频繁监测抗凝反应指标，如 INR 或凝血酶原时间，以调整抗凝剂的用量。在合并用药期间，曾有凝血参数改变和(或)出血，包括死亡的报告。发生于开始卡培他滨治疗后几天到几个月时间内，也可能在停止使用卡培他滨后 1 个月内。易感因素为年龄>60，诊断为癌症。

【适应证】 (1)CDE 适应证 用于 Dukes'C 期、原发肿瘤根治术后、适于接受氟嘧啶类药物单独治疗的结肠癌患者的单药辅助治疗；单药或与奥沙利铂联合用于转移性结直肠癌的一线治疗；与多西他赛联合用于治疗含蒽环类药物方案化疗失败的转移性乳腺癌；亦可单独用于治疗对紫杉醇及含蒽环类药物化疗方案均耐药或对紫

杉醇耐药和不能再使用蒽环类药物治疗的转移性乳腺癌患者；用于不能手术的晚期或者转移性胃癌的一线治疗；与奥沙利铂联合用于 II 期和 III 期胃腺癌患者根治切除术后的辅助化疗。

(2)超说明书适应证 局部晚期或转移性胰腺癌，食管癌，胆囊癌切除术后的辅助治疗。

【药理】 (1)药效学 本药在酶作用下转化为 5-氟尿嘧啶(5-FU)发挥作用，正常细胞和肿瘤细胞都能将 5-FU 代谢为 5-氟-2-脱氧尿苷酸单磷酸(FdUMP)和 5-氟尿苷三磷酸(FUTP)，这些代谢产物通过二种不同机制引起细胞损伤。首先，FdUMP 及叶酸协同因子 N-5,10-亚甲基四氢叶酸与胸苷酸合成酶(TS)结合形成共价结合的三重复合物。这种结合抑制 2'-脱氧尿[嘧啶核]苷酸形成胸核苷酸。胸核苷酸是胸腺嘧啶核苷三磷酸必需的前体，而后者是 DNA 合成所必需的，因此该化合物的不足能抑制细胞分裂。其次，在 RNA 合成过程中核转录酶可能会在尿苷三磷酸(UTP)的部位错误地编入 FUTP。这种代谢错误将会干扰 RNA 的加工处理和蛋白质的合成。

(2)药动学 本品口服后易经胃肠道吸收，并在酶的作用下转化为 5-FU。本品和 5-FU 的 t_{max} 分别约为 1.5 小时和 2 小时，食物会降低卡培他滨的吸收率和吸收程度。给予癌症患者本药一日 0.5～3.5g/m²，本药及其代谢产物 5'-DFCR 的药动学与剂量成正比，且不随时间变化。本药及其代谢产物的血浆蛋白结合率小于 60%，与浓度无关，本药主要与人白蛋白结合(约 35%)。卡培他滨在酶的作用下大量代谢为 5-FU，二氢嘧啶脱氢酶将卡培他滨代谢产物 5-FU 氢化为毒性低得多的 5-氟-5,6-二氢氟尿嘧啶(FUH2)，二氢嘧啶酶再将嘧啶环裂解产生 5-氟脲基丙酸(FUPA)，最后β-脲基丙酸酶将 FUPA 裂解为α-氟-β-丙氨酸(FBAL)从尿中清除。本药及其代谢产物主要(95.5%)随尿液排泄(主要代谢产物为 FBAL，占给药量的 57%，约 3%的药物为原型)，2.6%随粪便排泄。本药和 5-FU 消除半衰期约为 0.75 小时。

【不良反应】 胃肠道 (1)单用本品：腹泻、腹痛、便秘、腹胀、恶心、呕吐、口炎、消化不良、厌食、食欲减退。

(2)本品与多西他赛联用(单用时的不良反应除外)：口干、口腔念珠菌病、坏死性小肠结肠炎、食管溃疡、出血性腹泻。

皮肤及皮肤附件 (1)单用本品：手足综合征、脱发、皮疹、红斑、皮炎、皮肤干燥。上市后还有皮肤型红斑狼疮、Stevens-Johnson 综合征、中毒性表皮坏死松解症的报道。

(2)本品与多西他赛联用(单用时的不良反应除外):面部潮红。

血液系统 (1)单用本品:白细胞减少、中性粒细胞减少、淋巴细胞减少、血红蛋白减少、血小板减少、全血细胞减少、皮肤色素减退、贫血、凝血障碍、特发性血小板减少性紫癜。

(2)本品与多西他赛联用(单用时的不良反应除外):发热性中性粒细胞减少、凝血因子Ⅱ减少、粒细胞缺乏。

(3)本品与顺铂联用(单用时的不良反应除外):白蛋白降低。

神经系统 (1)单用本品:嗜睡、头晕、眩晕、头痛、周围神经病变、失眠、感觉异常、易激惹、共济失调、震颤、语言障碍、发声困难、脑病、意识丧失、平衡力损害、脑血管意外、意识模糊。上市后还有中毒性脑白质病的报道。

(2)本品与多西他赛联用(单用时的不良反应除外):感觉减退、晕厥、多发性神经病、偏头痛。

呼吸系统 (1)单用本品:鼻出血、呼吸困难、呼吸窘迫、咳嗽、喉部疼痛、咽喉部不适、喉炎、支气管炎、肺炎、支气管肺炎、声音嘶哑、哮喘、咯血、肺栓塞。

(2)本品与多西他赛联用(单用时的不良反应除外):流鼻涕、胸腔积液、上呼吸道感染。

肌肉骨骼 (1)单用本品:背痛、关节痛、四肢疼痛、肌痛、关节炎、肌无力。

(2)本品与多西他赛联用(单用时的不良反应除外):骨痛。

全身整体表现 (1)单用本品:疲劳、困倦十分常见;发热、无力、乏力常见。

(2)联合用药(单用时的不良反应除外):发热、乏力、无力、寒热不耐受十分常见。

心血管系统 (1)单用本品:静脉血栓形成、心动过速、心动过缓、心房颤动、期前收缩(如室性期前收缩)、心肌炎、心包积液、低血压、高血压、心肌梗死、心肌缺血、心绞痛、节律障碍、心脏停搏、心力衰竭、猝死、心电图改变、心肌病。

(2)本品与多西他赛联用(单用时的不良反应除外):静脉炎(如血栓性静脉炎)。

代谢及内分泌 (1)单用本品:血钙升高或降低、脱水、体重增加、高甘油三酯血症、低钾血症、低镁血症、低钠血症、高血糖症。

(2)本品与多西他赛联用(单用时的不良反应除外):体重减轻。

泌尿及生殖系统 (1)单用本品:血肌酐升高、肾功能损害。上市后还有继发于脱水的急性肾衰竭的报道。

(2)本品与多西他赛联用(单用时的不良反应除外):尿路感染、肾衰竭。

免疫系统及感染 (1)单用本品:超敏反应。

(2)本品与多西他赛联用(单用时的不良反应除外):淋巴水肿。

肝、胆 (1)单用本品:丙氨酸氨基转移酶(ALT)升高、胆红素升高(包括高胆红素血症)、肝纤维化、肝炎(如胆汁淤积性肝炎)、天冬氨酸氨基转移酶(AST)升高、碱性磷酸酶升高。上市后还有肝衰竭的报道。

(2)本品与多西他赛联用(单用时的不良反应除外):黄疸、肝性脑病、肝中毒。

【**禁忌证**】 对本品、其代谢产物和其任何辅料有过敏史者;既往对氟嘧啶有严重、非预期的反应或已知对氟嘧啶过敏者;严重肾功能损伤患者(肌酐清除率低于 30ml/min)和二氢嘧啶脱氢酶活性完全缺乏患者禁用。

【**注意事项**】 (1)腹泻:卡培他滨可引起腹泻,有时比较严重。对于出现严重腹泻的患者应给予密切监护,若患者开始出现脱水,应立即补充液体和电解质。在适当的情况下,应及早开始使用标准止泻治疗药物(如洛哌丁胺)。必要时需降低给药剂量。

(2)脱水:必须预防脱水,并且在脱水出现时及时纠正。当出现 2 级(或以上)脱水症状时,必须立即停止本品的治疗,同时纠正脱水。直到病人脱水症状消失,且导致脱水的直接原因被纠正和控制后,才可以重新开始本品治疗。针对此不良反应,调整给药剂量是必要的。

(3)二氢嘧啶脱氢酶(DPD)缺乏:对于 DPYD 基因位点有某种纯合子或某种复合杂合子突变的患者会导致DPD 活性完全或接近完全缺乏,发生氟嘧啶所致重度、危及生命或致死性不良反应的风险最高。故此类患者不应接受卡培他滨治疗。对于本品获益大于风险(考虑到备选的非氟嘧啶类化疗方案的适合性)的 DPD 部分缺乏患者,治疗时必须极其谨慎,开始时大幅降低剂量,之后频繁监测,并根据毒性调整剂量。

(4)皮肤反应:卡培他滨可以引起严重皮肤反应,如Stevens-Johnson 综合征和中毒性表皮坏死松解症(TEN)。可能因使用卡培他滨治疗而引发严重皮肤反应的患者,应永久性停用卡培他滨。

(5)卡培他滨可引起手足综合征(手掌-足底红肿疼痛或化疗引起肢端红斑):持续性或严重的手足综合征(2级及以上)可最终导致指纹损失,进而可能会影响患者的身份识别。转移性肿瘤患者接受卡培他滨单药治疗，手足综合征出现的中位时间为79天(范围从11到360天)，严重程度为1到3级。

(6) 高胆红素血症：如果药物相关的胆红素升高>3.0×ULN 或肝氨基转移酶(ALT，AST)升高>2.5×ULN，应立即暂停使用卡培他滨。当胆红素降低至≤3.0×ULN 或者肝氨基转移酶≤2.5×ULN，可恢复使用卡培他滨。

(7) 联合用药：当同时使用卡培他滨与通过细胞色素P450 2C9 代谢的药物(例如，华法林或苯妥英)时，必须特别谨慎。应对合并使用卡培他滨和口服香豆素衍生物抗凝治疗的患者进行抗凝血反应(INR 或凝血酶原时间)的密切监测，并相应调整抗凝血药剂量。应对接受苯妥英与卡培他滨合并给药患者的苯妥英血浆浓度进行常规监测。应严密监测卡培他滨治疗的毒性反应。大多数不良反应是可逆的，虽然剂量可能需要限制或降低，但无需终止用药。

【药物相互作用】 (1)香豆素类抗凝剂：对使用卡培他滨同时口服香豆素类衍生物抗凝剂的患者，应常规监测其抗凝参数(INR 或 PT)，并相应调整抗凝剂的剂量。

(2) 苯妥英：卡培他滨和苯妥英同时服用会增加苯妥英的血浆浓度。

(3) 甲酰四氢叶酸(亚叶酸)：甲酰四氢叶酸可能增加卡培他滨的毒性。

(4) 索立夫定及其类似物：卡培他滨不应与索立夫定及其类似物(如溴夫定)同时给药，在结束索立夫定及其类似物治疗到开始卡培他滨治疗之间必须有至少4周的等待期。

【给药说明】 口服给药。(1)应于餐后30分钟内服用本品。

(2) 本品片剂应整片吞服，不得压碎或切割。

【用法与用量】 (1)单药的推荐剂量为1250mg/m²，每日2次口服(早晚各1次)，治疗2周后停药1周，3周为一个疗程。

(2) 与多西他赛联合使用时，卡培他滨的推荐剂量为1250mg/m²，每日2次，治疗2周后停药1周，与之联用的多西他赛推荐剂量为75mg/m²，每3周1次，静脉滴注1小时。

(3) 与奥沙利铂联合使用时，卡培他滨的推荐剂量为1000mg/m²，每日2次，治疗2周后停药1周。在对患者给予奥沙利铂(剂量为130mg/m²，静脉滴注2小时)后的当天即可开始卡培他滨的治疗，奥沙利铂必须在卡培他滨之前完成给药。

【制剂与规格】 卡培他滨片：(1)0.15g；(2)0.5g。

氟 尿 嘧 啶 [药典(二)；国基；医保(甲)]
Fluorouracil(5-FU)

【适应证】 ①本品可用于乳腺癌、消化道肿瘤(包括原发性和转移性肝癌、胆道系统肿瘤和胰腺癌)、卵巢癌和原发性支气管肺腺癌的辅助治疗和姑息治疗；②用于治疗恶性葡萄胎和绒毛膜上皮癌；③可用于浆膜腔癌性积液和膀胱癌的腔内化疗；④头颈部恶性肿瘤和肝癌的动脉内插管化疗；⑤亦可用于宫颈癌、皮肤癌的化疗。

【药理】 (1)药效学 本品在体内先转变为 5-氟-2-脱氧尿嘧啶核苷酸，后者抑制胸腺嘧啶核苷酸合成酶，阻断脱氧尿嘧啶核苷酸转变为脱氧胸腺嘧啶核苷酸，从而抑制 DNA 的生物合成。此外，通过阻止尿嘧啶和乳清酸掺入 RNA 而达到抑制 RNA 合成的作用。本品为细胞周期特异性药，主要抑制 S 期细胞。

(2) 药动学 本品主要经由肝脏代谢，大部分分解为二氧化碳，经呼吸道排出体外。约 15%的氟尿嘧啶在给药 1 小时内经肾以原型排出体外。大剂量用药能透过血-脑屏障，静脉滴注半小时后到达脑脊液中，并可维持 3 小时。分布相半衰期($t_{1/2\alpha}$)为 10~20 分钟，消除相半衰期($t_{1/2\beta}$)为 20 小时。

【不良反应】 心血管系统 心肌缺血、心绞痛、心电图改变(如 ST 段改变)。长期动脉插管注射本药可引起动脉栓塞、动脉血栓形成、局部感染、脓肿形成或栓塞性静脉炎。

呼吸系统 咳嗽、气急。上市后有鼻出血的报道。

神经系统 长期应用导致神经系统毒性，小脑共济失调、眼球震颤、头痛。

胃肠道 恶心、食欲减退、呕吐、口腔黏膜炎、口腔溃疡、腹部不适、腹泻、口炎、食管咽炎。

血液系统 白细胞减少、血小板减少、中性粒细胞减少、贫血。上市后还有全血细胞减少的报道。

皮肤及皮肤附件 脱发、注射药物的静脉上升性色素沉着、手足症候群。还有皮肤干燥、皮肤皲裂、光敏感、红斑、皮肤色素沉着增加、指甲改变(包括指甲缺失)的报道。

眼部 泪管狭窄、视力改变、流泪、畏光。

精神异常 迷失方向、困惑、欣快。

免疫系统及感染 过敏。

用药部位疾病 静脉滴注部位外渗可导致局部疼痛、坏死、蜂窝织炎。

其他 本品一个植药通道给药量超过 80mg 时，植药部位可能出现红肿、硬结、轻度疼痛；一个植药通道给药量超过 150mg 时，植药部位可能出现重度疼痛、局部溃疡；植入过浅时，可出现皮下栗粒状硬结、局部皮肤色素沉着。

【禁忌证】 (1)对本品过敏的患者禁用。

(2)妇女妊娠初期三个月内禁用本品。

(3)应用本品期间禁止哺乳。

(4)当伴发水痘或带状疱疹时禁用本品。

(5)本品禁忌用于衰弱患者。

【注意事项】 不良反应相关 (1)本品在动物实验中有致畸和致癌性，但在人类，其致突、致畸和致癌性均明显低于氮芥类或其他细胞毒性药物，长期应用本品导致第二个原发恶性肿瘤的危险性比氮芥等烷化剂为小。

(2)除单用本品较小剂量作放射增敏剂外，一般不宜和放射治疗同用。

(3)下列情况者慎用本品：①肝功能明显异常；②周围血白细胞计数低于 3500/mm³、血小板低于 5 万/mm³ 者；③感染、出血(包括皮下和胃肠道)或发热超过 38℃ 者；④明显胃肠道梗阻；⑤脱水或(和)酸碱、电解质平衡失调者。

(4)开始治疗前及疗程中应定期检查周围血象。

(5)用本品时不宜饮酒或同用阿司匹林类药物，以减少消化道出血的可能。

老年人 老年患者慎用本品，年龄在 70 岁以上及女性患者，曾报告对本品为基础的化疗有个别的严重毒性危险因素。

【药物相互作用】 (1)本品与甲氨蝶呤合用，应先给后者，4～6 小时后再给予本品，否则会减效。

(2)先给予四氢叶酸，继用本品可加强本品疗效。

(3)别嘌醇可以减低氟尿嘧啶所引起的骨髓抑制。

【给药说明】 (1)可口服、局部应用(瘤体内注射、腔内注射、外用)、静脉注射或静脉滴注，但由于本品具神经毒性，不可用作鞘内注射。

(2)本品作静脉注射或静脉滴注所用剂量相差很大。静脉滴注速度越慢，疗效越好毒副作用相应减轻。

(3)本品用于原发性或转移性肝癌时，多采用动脉插管注射。

【用法与用量】 成人 (1)口服给药 一日 50～100mg，分 3～4 次服用。30 日为一疗程，总量为 10～15g。

(2)静脉注射 按体重一日 10～20mg/kg，连用 5～10 日，每疗程 5～7g(甚至 10g)。

(3)静脉滴注 ①注射液：按体表面积一日 300～500mg/m²，连用 3～5 日，每次静脉滴注时间不得少于 6～8 小时，可用输液泵连续给药 24 小时。②粉针剂：一日 0.5～1g，每 3～4 周连用 5 日；亦可一次 0.5～0.75g，一周 1 次，连用 2～4 周后停用 2 周作为一疗程。

(4)腹腔内注射 按体表面积一次 500～600mg/m²，一周 1 次，2～4 次为一疗程。

(5)皮下植入 植入剂：①老年晚期癌症病人的姑息性化疗：一次 0.2g/m²，每 10 天一次，连用两次后休息 10 天。②联合化疗：本品一次 500mg/m²，每 3 周 1 次，2～4 次为一疗程。③体表肿瘤或手术中植药：一次 200～500mg/m²。

(6)动脉插管注射 一次 750～1000mg。

儿童 静脉滴注 按体重一次 10～12mg/kg。

【制剂与规格】 氟尿嘧啶片：50mg。

氟尿嘧啶口服乳：10ml:50mg。

氟尿嘧啶注射液：(1)10ml:0.25g；(2)10ml:0.5g。

注射用氟尿嘧啶：(1)0.125g；(2)0.25g；(3)0.5g。

氟尿嘧啶氯化钠注射液：(1)100ml(氟尿嘧啶 0.25g、氯化钠 0.9g)；(2)100ml(氟尿嘧啶 0.5g、氯化钠 0.9g)；(3)200ml(氟尿嘧啶 0.5g、氯化钠 1.8g)；(4)250ml(氟尿嘧啶 0.5g、氯化钠 2.25g)。

氟尿嘧啶葡萄糖注射液：(1)250ml(氟尿嘧啶 0.25g、葡萄糖 12.5g)；(2)500ml(氟尿嘧啶 0.5g、葡萄糖 25g)。

氟尿嘧啶植入剂：0.1g。

安 西 他 滨
Ancitabine

【适应证】 对急性白血病、实体瘤、脑膜白血病、恶性淋巴瘤、上皮浅层型单纯疱疹病毒角膜炎等有效。

【药理】 (1)药效学 本品为细胞周期特异性药物，主要作用于 S 期，并对 G_1 期向 S 期及 S 期向 G_2 期转换也有作用。本品为阿糖胞苷衍生物，在体内转变为阿糖胞苷，本身可磷酸化而阻碍脱氧核糖核酸的合成，抑制细胞合成，具有抗肿瘤作用。它的特点是不直接被胞苷脱氨酶脱氨而失活，而且对其他代谢酶也较稳定。在实验抗肿瘤药中，本品治疗指数最高为 50(阿糖胞苷为 12，甲氨蝶呤为 12，柔红霉素为 83)，对多种动物肿瘤如小鼠 S_{180}、艾氏腹水癌、白血病 L_{165} 等均有明显抑制作用。对单纯疱疹病毒也有抑制作用。

(2)药动学 本品在体内作用时间较长，在血液和脏器内停留时间亦长，口服有效。半衰期为 8 小时。单次静脉注射本品 20mg/m²，于 24 小时内排泄 95%，其中 85% 为原型，10% 为阿糖胞苷和阿糖尿苷。

【不良反应】　**胃肠道**　食欲缺乏、恶心、呕吐、流涎。

血液系统　白细胞、血小板减少，严重者可有全血象下降。

肝、胆　少数病人有肝功能损害。

用药部位反应　静脉注射部位可出现静脉炎。

内分泌系统　白血病、淋巴瘤患者治疗初期可发生高尿酸血症，严重者可发生尿酸性肾病。

其他　结膜充血、鼻黏膜肿胀，个别患者出现头痛、皮疹。本品用量过大可出现腮腺痛，冷敷局部可减轻疼痛。

【禁忌证】　对本品过敏者禁用。

【注意事项】　**不良反应相关**　应定期检查肝、肾功能。

妊娠、哺乳期　孕妇及哺乳期妇女忌用，需用药者必须在医师指导下使用。

老年人　由于老年人对化疗药物的耐受性差，用药需减量并注意根据体征等及时调整药量。

【给药说明】　本品曾经广泛用于治疗急性白血病。由于能有效抑制细胞免疫功能，目前主要用于脏器移植后抑制排斥反应。

【用法与用量】　(1)口服：按体重一次 4～12mg/kg，一日 1 次。

(2)肌内注射：按体重一次 4～12mg/kg，一日 1 次。

(3)静脉滴注：按体重一次 4～12mg/kg，一日 1 次，溶于 5%葡萄糖注射液或氯化钠注射液 500ml 中，连用 5～10 日为一疗程。

(4)鞘内注射：脑膜白血病：每次 50～100mg，溶于氯化钠注射液 2ml。

(5)滴眼：单纯疱疹病毒角膜炎，每 1～2 小时滴眼 1 次，晚间加眼膏 1 次，或单用眼膏 4～6 次，溃疡愈合实质层浸润消失后，再减量为一日 4 次，维持用药 2 周以上。用本品期间合并用抗生素和抗真菌药，以防止细菌及真菌感染。

【制剂与规格】　注射用盐酸安西他滨：100mg。

培 美 曲 塞 [国基; 医保(乙)]
Pemetrexed

【适应证】　(1)CDE 适应证　非小细胞肺癌 ①本品联合信迪利单抗和铂类用于表皮生长因子受体(EGFR)基因突变阴性和间变性淋巴瘤激酶(ALK)阴性、不可手术切除的局部晚期或转移性非鳞状非小细胞肺癌的一线治疗。②本品联合帕博利珠单抗和铂类用于表皮生长因子受体(EGFR)基因突变阴性和间变性淋巴瘤激酶(ALK)阴性的转移性非鳞状非小细胞肺癌(NSCLC)的一线治疗。③本品与顺铂联合，适用于局部晚期或者转移性非鳞状非小细胞肺癌患者的一线化疗。④本品单药适用于经 4 个周期以铂类为基础的一线化疗后未出现进展的局部晚期或转移性的非鳞状非小细胞肺癌患者的维持治疗。⑤本品单药适用于既往接受一线化疗后出现进展的局部晚期或转移性非鳞状非小细胞肺癌患者的治疗。

不推荐本品在以组织学为鳞状细胞癌为主的患者中使用。

恶性胸膜间皮瘤　本品联合顺铂用于治疗无法手术的恶性胸膜间皮瘤。

(2)超说明书适应证　复发或晚期宫颈癌的二线治疗，复发性卵巢癌的备选治疗，也可用于转移性膀胱癌、局部晚期或转移性膀胱尿路上皮细胞癌的二线治疗。

【药理】　(1)药效学　本品是一种多靶点抗癌叶酸拮抗剂，通过破坏细胞复制所必需的关键的叶酸依赖性代谢过程，从而抑制细胞复制。体外研究显示，培美曲塞是通过抑制胸苷酸合成酶(TS)、二氢叶酸还原酶(DHFR)和甘氨酰胺核苷酸甲酰转移酶(GARFT)的活性发挥作用，这些酶都是胸腺嘧啶核苷酸和嘌呤核苷酸生物再合成的关键性叶酸依赖性酶。本品通过还原型叶酸载体和细胞膜上的叶酸结合蛋白转运系统进入细胞，在叶酰聚谷氨酸合成酶的作用下转化为聚谷氨酸形式。聚谷氨酸形式存留于细胞内成为 TS 和 GARFT 的更有效的抑制剂。聚谷氨酸化在肿瘤细胞内呈现时间和浓度依赖性过程，而在正常组织内程度相对较低。聚谷氨酸化代谢物在肿瘤细胞内的半衰期延长，从而延长药物在肿瘤细胞内的作用时间。

(2)药动学　给予实体瘤患者本药，剂量范围为 0.2～838mg/m²，静脉滴注 10 分钟以上。本品的稳态分布容积为 9L/m²，血浆蛋白结合率约为 81%，不同程度的肾功能损害对结合率没有明显影响。随着剂量的增加，培美曲塞总全身暴露水平(AUC)和最大血浆浓度会成比例增加。本品的肝脏代谢有限，主要通过尿路排泄。在给药后 24 小时内，给药量的 70%～90%以原药形式从尿中排出。肾功能正常者总清除率为 91.8ml/min，血浆中消除半衰期为 3.5 小时。在多个治疗周期中，本品的药代动力学保持一致。在 26～80 岁之间，年龄和性别对本品的全身暴露量不具有临床意义的影响。口服叶酸、肌内注射维生素 B₁₂ 补充治疗或顺铂同时给药均不影响本品的药代动力学性质。儿科患者中平均清除率

[2.30L/(h·m²)]和半衰期(2.3 小时)与成年患者相似。

【不良反应】 血液系统 贫血、中性粒细胞减少(包括发热性中性粒细胞减少)、白细胞减少、血小板减少。

胃肠道 恶心、呕吐、厌食、口腔炎、食管炎、腹痛、腹泻、便秘、消化不良、胃灼热、胃肠道梗阻。

呼吸系统 咽炎。

泌尿系统 肌酐升高、肾功能衰竭。

神经系统 感觉神经病变、运动神经病变,与顺铂联用可出现味觉障碍。

全身整体表现 疲劳、乏力、水肿、与顺铂联用可见脱水、胸部疼痛。

免疫系统及感染 发热、感染、败血症、超敏反应。

皮肤及皮肤附件 皮疹、脱屑、脱发、瘙痒、多形性红斑、色素沉着过度、荨麻疹。

肝、胆 丙氨酸氨基转移酶(ALT)升高、天冬氨酸氨基转移酶(AST)升高,与顺铂联用还可见γ-谷氨酰转移酶(GGT)升高。

心血管系统 心律失常、室上性心律失常、室性心动过速、肺栓塞,与顺铂联用可出现高血压、血栓/栓塞。

眼部 结膜炎、泪液增多。

精神异常 抑郁症。

【禁忌证】 (1)对培美曲塞或该制剂中的任何其他成分过敏的患者,禁忌使用本品。

(2)禁忌母乳喂养。

(3)禁忌同时接种黄热病疫苗。

【注意事项】 不良反应相关 (1)为减少与治疗相关的毒性,必须指导接受本品治疗的患者补充叶酸和维生素 B_{12} 作为预防措施。

(2)需补充皮质类固醇,降低皮肤反应发生率和严重程度。

(3)治疗期间应当监测患者是否发生骨髓抑制,在绝对中性粒细胞计数(ANC)恢复到≥1500 个细胞/mm³ 和血小板恢复到≥10 万个细胞/mm³ 之前,不应当给予患者本品治疗。应根据前一个周期中的最低绝对中性粒细胞(ANC)、血小板计数和最严重的非血液学毒性来确定后续周期的剂量调整。

(4)每次化疗给药前应进行定期的生化检查,以评估肾功能和肝功能。肌酐清除率≥45ml/min,总胆红素≤1.5 倍正常值上限,碱性磷酸酶(AP)、天冬氨酸氨基转移酶(AST)和丙氨酸氨基转移酶(ALT)≤3 倍正常值上限时,患者才能开始下一个周期的治疗。如果肿瘤累及肝脏,碱性磷酸酶、AST 和 ALT≤5 倍正常值上限是可接受的。

(5)应定期监测患者是否出现急性肾小管坏死、肾功能减退和肾源性尿崩症的体征和症状(如高钠血症)。

(6)对于轻-中度肾功能不全患者(肌酐清除率 45～79ml/min),在本品给药前 2 天内、给药当天和给药后 2 天,应当避免服用非甾体抗炎药(NSAIDs)如布洛芬和阿司匹林(>1.3g/天)。轻至中度肾功能不全患者在培美曲塞给药前至少 5 天内、给药当天和给药后至少 2 天应当避免服用消除半衰期长的 NSAIDs。

(7)由于培美曲塞与顺铂联合给药的胃肠道毒性,曾经观察到重度脱水。因此,患者在接受治疗前和(或)治疗后应当接受充分的镇吐药治疗以及适宜的水化治疗。

(8)在培美曲塞治疗前、治疗期间或治疗后接受放射治疗的患者中,曾经报告过放射性肺炎的病例。应特别注意这些患者,使用放射敏化剂时应当谨慎。在前几周或前几年接受放射治疗的患者中曾经报告过放射回忆性损伤病例。

肾损伤 肌酐清除率<45ml/min 的患者不应接受本品治疗。

妊娠 本品不应当在妊娠期间使用,除非在慎重考虑母亲的需要和对胎儿的风险后明确需要。

哺乳期 在本品治疗期间和末次给药后一周内必须停止哺乳。

老年人 除对所有患者给予的减量建议外,不需要在 65 岁或以上患者中减少剂量。

常规 本品 100mg 每瓶含不少于 1mmol(23mg,以游离钠计算)的钠,本品 500mg 每瓶含约 54mg 钠,限钠饮食患者应该注意这点。

【药物相互作用】 (1)非甾体类抗炎药(NSAIDs):在肾功能正常的患者中(肌酐清除率≥80ml/min),高剂量的非甾体抗炎药(NSAIDs,例如布洛芬>1600mg/天)和较高剂量的阿司匹林(≥1.3g/天)可能降低培美曲塞的清除,增加不良事件的发生率。如果必须进行 NSAID 伴随给药,应对患者进行密切的毒性监测尤其是骨髓抑制、肾脏和胃肠道毒性。

(2)肾毒性药物:伴随使用肾毒性药物(如氨基糖苷、髓袢利尿剂、铂类化合物、环孢素)可能会导致培美曲塞清除延迟。伴随使用经肾小管排泄的物质(如丙磺舒)也可能会导致培美曲塞的清除延迟。与上述药物联合用药时应谨慎。必要时应当密切监测肌酐清除率。

(3)口服抗凝药物:需要增加 INR(国际标准化比值)的监测频率。

(4)减毒活疫苗:除了禁忌使用的黄热病疫苗外,也不建议同时接种减毒活疫苗,可能有致命的全身性疾病风险。

(5) 本品与含钙稀释剂物理性质不相容，包括乳酸林格注射液和林格注射液，因此不应使用这些溶液。

【给药说明】 (1)本品只能静脉滴注。

(2) 应谨慎处理和配制培美曲塞溶液。建议戴手套。如果本品溶液与皮肤接触，立即使用肥皂和水彻底清洗皮肤。如果黏膜接触了本品，用清水彻底冲洗。

(3) 在静脉滴注前，仅推荐使用 0.9%的氯化钠注射液(无防腐剂)用于重新溶解及静脉滴注前的进一步稀释。

(4) 每瓶 100mg 本品用 4.2ml 0.9%氯化钠注射液溶解；每瓶 500mg 本品用 20ml 0.9%氯化钠注射液溶解，配制成浓度为 25mg/ml 的培美曲塞溶液。轻轻旋转药瓶直至粉末完全溶解。重新溶解溶液的 pH 值为 6.6~7.8。重新溶解的培美曲塞溶液必须用 0.9%氯化钠注射液进一步稀释至 100ml，静脉滴注 10 分钟以上。

(5) 本品不可与其他药物混合使用。

(6) 在冷藏温度下，培美曲塞重新溶解和滴注溶液的物理和化学性质可在 24 小时内保持稳定。

(7) 接受本品治疗的患者每日口服叶酸制剂或含叶酸的复合维生素(350~1000μg)。在首次本品给药前 7 天中，至少有 5 天每日必须口服一次叶酸而且在整个治疗过程中直至本品末次给药后 21 天应继续口服叶酸。在本品首次给药前一周中，患者还必须接受一次维生素 B12(1000μg)肌内注射，此后每 3 个周期注射一次。在以后的维生素 B12 注射时，可以与培美曲塞安排在同一天。

(8) 在本品给药前一天、给药当天和给药后一天进行地塞米松 4mg 每日两次口服给药。

【用法与用量】 静脉滴注，单独或联合用药，本品的推荐剂量均为 500mg/m² 体表面积(BSA)，静脉滴注 10 分钟以上。每 21 天为一周期，在每周期的第 1 天给药。

(1) 与信迪利单抗/帕博利珠单抗和铂类联用治疗非鳞状非小细胞肺癌时，在信迪利单抗/帕博利珠单抗给药后、卡铂或顺铂化疗前给予本品，共四个周期。完成含铂治疗后，给予本品联合或不联合信迪利单抗/帕博利珠单抗治疗，直至疾病进展或毒性不可耐受。

(2) 与顺铂联用用于治疗非鳞状非小细胞肺癌和恶性胸膜间皮瘤时，应在 21 天周期的第 1 天本品给药结束约 30 分钟后再给予顺铂。顺铂的推荐剂量为 75mg/m²BSA，静脉滴注时间应超过 2 小时，接受顺铂治疗之前和(或)之后必须接受充分的止吐和适宜的水

化治疗。

(3) 单独用药治疗非鳞状非小细胞肺癌时，既往接受过化疗的非小细胞肺癌患者使用推荐剂量、疗程。

【制剂与规格】 注射用培美曲塞二钠：(1)100mg；(2)200mg；(3)500mg。

替 吉 奥 [医保(乙)]
Tegafur，Gimeracil and Oteracil Potassium

【特殊说明】 (1)本品仅可用于适合使用本品与顺铂联合化疗的胃癌患者。患者须在具备急救设施的医院就诊、并在有丰富肿瘤化疗经验的医生指导下使用。

(2) 与传统的口服氟尿嘧啶类药物不同，本品的剂量限制毒性(DLT)是骨髓抑制，须经常进行实验室检查，并严密观察检查结果。

(3) 本品有可能导致重度肝功能异常，如急性重型肝炎，须定期检查肝功能并严密观察，以便尽早发现肝功能异常。若发现早期肝功能异常或乏力伴随食欲减退等症状，须严密观察。若发现黄疸(巩膜黄染)，须立即停药，并采取相应措施。

(4) 本品不得与其他氟尿嘧啶类抗肿瘤药、含氟尿嘧啶类药物的化疗方案[如亚叶酸盐/替加氟-尿嘧啶(UFT)联合化疗]、抗真菌药氟胞嘧啶等合用，可能导致严重造血功能障碍等不良反应。

(5) 本品不得与索利夫定或溴夫定等抗病毒药合用，可能导致严重造血功能障碍等不良反应，部分患者可危及生命。

【成分】 本品为复方制剂，含替加氟、吉美嘧啶、奥替拉西钾。

【适应证】 (1)CDE 适应证 不能切除的局部晚期或转移性胃癌。

(2) 国外适应证 结直肠癌、头颈癌、非小细胞肺癌、无法手术或复发的乳腺癌、胰腺癌、胆管癌。

【药理】 (1)药效学 替吉奥由替加氟(FT)、吉美嘧啶(CDHP)和奥替拉西钾(Oxo)组成，其作用机制为：口服后 FT 在体内逐渐转化成 5-氟尿嘧啶(5-FU)。CDHP 选择性可逆抑制存在于肝脏的 5-FU 分解代谢酶——DPD，从而提高来自 FT 的 5-FU 浓度。伴随着体内 5-FU 浓度的升高，肿瘤组织内 5-FU 磷酸化产物——5-氟核苷酸可维持较高浓度，从而增强抗肿瘤疗效。Oxo 口服后分布于胃肠道，可选择性可逆抑制乳清酸磷酸核糖转移酶，从而选择性抑制 5-FU 转化为 5-氟核苷酸，从而在不影响 5-FU 抗肿瘤活性的同时减轻胃肠道毒副作用。5-FU 的主要作用机制是通过其活性代谢产物 FdUMP 和 dUMP

与胸腺嘧啶核苷酸合成酶竞争性结合，同时与还原型叶酸形成三聚体，从而抑制 DNA 的合成。另外，5-FU 转化为 FUTP 并整合至 RNA 分子，从而破坏 RNA 功能。

(2) 药动学　口服本品 25～200mg 后可见替加氟(FT)、吉美嘧啶(CDHP)、奥替拉西钾(Oxo)和氟尿嘧啶(5-FU)的 AUC 和 C_{max} 呈剂量依赖性增加。口服替吉奥胶囊 32～40mg/m²、每日 2 次、连续给药 28 天，分别于给药第 1、7、14 和 28 天检测血药浓度，结果显示血药浓度迅速达到稳态水平。即使在连续给药结束后，内源性尿嘧啶仍迅速降低，提示 CDHP 的 DPD 抑制作用具有可逆性，未见任何增强作用。FT、CDHP、Oxo 和 5-FU 的人血清蛋白结合率分别为 49%～56%、32%～33%、7%～10% 和 17%～20%(体外实验)。研究发现人肝脏微粒体内的细胞色素 P450 同工酶中，主要参与 FT 转化为 5-FU 者为 CYP2A6(体外实验)。服药 72 小时内有 52.8%的吉美嘧啶(CDHP)、7.8%的替加氟(FT)、2.2%的奥替拉西钾(Oxo)、11.4%的代谢物氰尿酸(CA)和 7.4%的氟尿嘧啶(5-FU)从尿中排泄。

【不良反应】　血液系统　白细胞减少、中性粒细胞减少、血红蛋白降低、血小板减少，发生骨髓抑制、溶血性贫血、弥散性血管内凝血。

肝、胆　急性重型肝炎等严重的肝功能异常。

胃肠道　常见食欲减退，可能因严重腹泻导致脱水，可能发生出血性、缺血性、坏死性肠炎，消化道溃疡，消化道出血，消化道穿孔，急性胰腺炎，重度口腔炎。

呼吸系统　间质性肺炎。

心血管系统　心肌梗死、心绞痛、心律失常及心力衰竭。

泌尿系统　严重的肾脏疾病如急性肾损伤和肾病综合征。

皮肤及皮肤附件　常见皮疹、色素沉着，可能发生中毒性表皮坏死溶解症(TEN)和 Stevens-Johnson 综合征。

神经系统　脑白质病、意识障碍等神经精神系统异常。

肌肉骨骼　横纹肌溶解症。

其他　嗅觉障碍、嗅觉丧失、泪管阻塞，AST 和 ALT 升高。

【禁忌证】　(1)对替吉奥胶囊的组成成分有严重过敏史的患者禁用。

(2)重度骨髓抑制的患者禁用。

(3)重度肾功能异常的患者禁用。

(4)重度肝功能异常的患者禁用。

(5)正在接受其他氟尿嘧啶类抗肿瘤药治疗(包括联合治疗)的患者禁用。

(6)正在接受氟胞嘧啶治疗的患者禁用。

(7)正在接受索利夫定及其结构类似物(溴夫定)治疗的患者禁用。

(8)妊娠或有可能妊娠的妇女禁用。

【注意事项】　常规　本品停药后，如需要服用其他的氟尿嘧啶类抗肿瘤药或氟胞嘧啶抗真菌药，必须有至少 7 天的洗脱期。

不良反应相关　(1)有骨髓抑制的患者、肾功能异常的患者、有肝功能异常的患者、有感染性疾病的患者、糖耐量异常的患者、有间质性肺炎或间质性肺炎病史的患者、有心脏病或心脏病病史的患者、有消化道溃疡或出血的患者、老年患者慎用。

(2)曾报告了由骨髓抑制产生的严重感染性疾病(败血症)导致患者因感染性休克和弥散性血管内凝血而死亡的案例，故应特别注意避免感染或出血倾向的出现或加重。

(3)本品可能会引发或加重间质性肺炎，重者可致死。非小细胞肺癌患者比其他癌症患者更容易发生间质性肺炎等肺部疾病。

(4)乙型肝炎病毒携带者，或 HBs 抗原阴性 HBc 抗体阳性，或 HBs 抗原阴性 HBs 抗体阳性患者使用本品，可能诱发乙型肝炎病毒复活引起的肝炎。

【药物相互作用】　(1)氟尿嘧啶类抗肿瘤药：5-FU、UFT、替加氟、去氧氟尿苷、卡培他滨、卡莫氟；亚叶酸盐+UFT 联合疗法、左旋亚叶酸盐+氟尿嘧啶联合疗法和氟尿嘧啶类抗真菌药物-氟胞嘧啶：合用该类药物(疗法)早期可导致严重造血功能异常和腹泻、口腔炎等胃肠道反应。

(2)索利夫定及其结构类似物如溴夫定：曾发现氟尿嘧啶类药物与抗病毒药物索利夫定或其结构类似物如溴夫定联合使用时会导致严重造血功能障碍，部分患者可能危及生命。本品不得与索利夫定或溴夫定同时使用，并且不得在最后一次使用索利夫定或溴夫定 4 周内使用。

(3)苯妥英类：可能发生苯妥英中毒(恶心、呕吐、眼球震颤和运动异常)，须密切观察患者的一般状况。如发现异常，须采取停药等相应措施。本品可抑制苯妥英的代谢，从而导致苯妥英血药浓度升高。

(4)华法林钾：可能增强华法林钾的作用，须注意凝血功能的变化。

(5)曲氟尿苷盐酸替匹嘧啶(Tipiracil)复方制剂：可

能导致严重骨髓抑制等副作用，与本品联用时，可使曲氟尿苷对 DNA 的逆转录作用增强。盐酸替匹嘧啶(Tipiracil)通过阻断胸苷磷酸化酶而影响本品的代谢。

(6) 其他的抗肿瘤药或放射治疗：可能加重造血功能异常和胃肠道反应等不良反应，须密切观察患者的状况，如发现异常，须采取减量或停药等相应措施。

【给药说明】 须餐后服用。

【用法与用量】 本品用于联合顺铂治疗不能切除的局部晚期或转移性胃癌时：一般情况下，根据体表面积按照表 12-9 决定成人的首次剂量。用法为每日 2 次、早晚餐后口服，连续给药 28 天，休息 14 天，为一个治疗周期。给药直至患者病情恶化或无法耐受为止。

表 12-9 成人首次剂量表

体表面积(m²)	首次剂量(按替加氟计)
<1.25	每次 40mg
≥1.25～<1.5	每次 50mg
≥1.5	每次 60mg

可根据患者情况增减给药量。每次给药量按 40mg、50mg、60mg、75mg 四个剂量等级顺序递增或递减。若未见本品所导致的实验室检查(血常规、肝肾功能)异常和胃肠道症状等安全性问题，且医师判断有必要增量时，则可按照上述顺序增加一个剂量等级，上限为每次75mg。如需减量，则按照剂量等级递减，下限为每次40mg。连续口服 21 天、休息 14 天，给药第 8 天静脉滴注顺铂 60mg/m²，为一个治疗周期。给药直至患者病情恶化或无法耐受为止。

可根据患者情况，参照下述标准增减给药量(表12-10)。

表 12-10 给药剂量增减表

减量	首次剂量	增量
停药	每次 40mg	每次 50mg
停药←每次 40mg	每次 50mg	每次 60mg
停药←每次40mg←每次50mg	每次 60mg	每次 75mg

【制剂与规格】 替吉奥胶囊：(1)20mg 规格：替加氟20mg，吉美嘧啶 5.8mg，奥替拉西钾 19.6mg；(2)25mg 规格：替加氟25mg，吉美嘧啶 7.25mg，奥替拉西钾 24.5mg。

替吉奥片：(1)20mg 规格：替加氟 20mg，吉美嘧啶5.8mg，奥替拉西钾 19.6mg；(2)25mg 规格：替加氟25mg，吉美嘧啶 7.25mg，奥替拉西钾 24.5mg。

替 加 氟 [药典(二)；医保(乙)]
Tegafur(FT-207)

【适应证】 主要治疗消化道肿瘤，例如胃癌、结肠癌、直肠癌和胰腺癌，也可用于治疗乳腺癌、支气管肺癌和肝癌等。还可用于膀胱癌、前列腺癌、肾癌等。

【药理】 (1)药效学 本品为氟尿嘧啶的衍生物，在体内经肝脏活化逐渐转变为氟尿嘧啶而起抗肿瘤作用，在体内干扰、阻断 DNA、RNA 及蛋白质合成，是抗嘧啶类的细胞周期特异性药物，化疗指数为氟尿嘧啶的 2 倍，毒性仅为氟尿嘧啶的 1/7～1/4。

(2)药动学 口服吸收良好，给药后 2 小时作用达最高峰，静脉注射后均匀分布于肝、肾、小肠、脾和脑，以肝、肾中的浓度为最高。本品具有较高的脂溶性，可通过血-脑屏障，在脑脊液中浓度比氟尿嘧啶高。本品血浆半衰期为 5 小时，经肝脏代谢，主要由尿和呼吸道排出，给药后 24 小时内由尿中以原型排出 23%，由呼吸道以 CO_2 形式排出 55%。

【不良反应】 泌尿及生殖系统 肾功能改变。
神经系统 头痛、眩晕、共济失调。
精神异常 精神状态改变。
肝、胆 肝功能改变。
胃肠道 食欲减退、恶心、呕吐、腹泻、腹痛。
血液系统 白细胞减少、血小板减少。
皮肤及皮肤附件 皮肤瘙痒、色素沉着。
全身整体表现 乏力、寒战、发热、黏膜炎。
用药部位反应 注射部位静脉炎、肿胀、疼痛。

【禁忌证】 孕妇及哺乳期妇女禁用。

【注意事项】 (1)用药期间定期检查白细胞、血小板计数，若出现骨髓抑制，轻者对症处理，重者需减量，必要时停药。

(2)轻度胃肠道反应可不必停药，给予对症处理，严重者需减量或停药，餐后服用可减轻胃肠道反应。

(3)用药期间定期检查肝肾功能，异常时根据情况减量或停药。肝、肾功能不全的患者使用时应慎重，酌情减量。

(4)替加氟注射液若遇冷析出结晶，温热可使溶解并摇匀后使用。

【药物相互作用】 本品呈碱性且含碳酸盐，避免与含钙、镁离子及酸性较强的药物合用。

【给药说明】 本品注射液禁与酸性药物配伍。

【用法与用量】 成人 (1)口服：每日 0.8～1.2g，分 3～4 次服用，总量 30～50g 为一疗程。

(2)静脉滴注：单药一日剂量 0.8～1g 或按体重一次

15～20mg/kg，溶于5%葡萄糖注射液或0.9%氯化钠注射液500ml中，一日一次，总量20～40g为一疗程。也可与其他抗肿瘤药物联合应用。

（3）直肠用药：一次0.5g，一日1～2次。

儿童 小儿剂量一次按体重4～6mg/kg，一日4次服用。

【制剂与规格】 替加氟片：0.1g。

替加氟胶囊：0.1g。

替加氟注射液：（1）5ml:0.2g；（2）10ml:0.5g；（3）20ml:1g。

替加氟氯化钠注射液：100ml（替加氟0.5g、氯化钠0.9g）。

替加氟栓：0.5g。

卡莫氟 [药典(二)；医保(乙)]
Carmofur

【适应证】 主要用于消化道癌（食管癌、胃癌、结肠癌、直肠癌），乳腺癌亦有效。

【药理】 （1）药效学 本品为氟尿嘧啶的衍生物，口服吸收迅速，在体内缓慢释放出氟尿嘧啶，干扰或阻断DNA、RNA及蛋白质合成而发挥抗肿瘤作用。

（2）药动学 本品口服后，能在体内经多种途径代谢，逐渐释放出5-氟尿嘧啶，并能较长时间维持氟尿嘧啶于有效的血药浓度范围内，血药浓度达峰时间2～4小时，肝、肾及胃壁浓度较高，主要由尿排出。

【不良反应】 **神经系统** 偶见言语、步行及意识障碍、锥体外系反应。

血液系统 偶见白细胞减少、血小板减少。

胃肠道 恶心、呕吐、腹痛、腹泻，罕见消化道溃疡。

肝、胆 肝功能障碍。

心血管系统 胸痛，心电图异常。

其他 皮疹、发热、水肿等。

【禁忌证】 （1）对本品过敏者禁用。

（2）妊娠初期3个月以内和哺乳期妇女禁用。

【注意事项】 （1）高龄、骨髓功能低下、肝肾功能不全、营养不良者以及孕妇慎用。

（2）服药后避免摄入乙醇性饮料。

（3）用药期间定期检查白细胞、血小板，若出现骨髓抑制，应酌情减量或停药。

【药物相互作用】 （1）与其他细胞毒药物联用时，本品剂量应酌情减少。

（2）本品与替吉奥合用，可能导致严重造血功能障碍

等不良反应。

【用法与用量】 口服：成人，一次200mg，一日3～4次；或按体表面积一日140mg/m²，分3次口服。联合化疗一次200mg，一日3次。

【制剂与规格】 卡莫氟片：50mg。

去氧氟尿苷 [药典(二)；医保(乙)]
Doxifluridine（5'-DFUR）

【适应证】 （1）CDE适应证 本品用于治疗乳腺癌、胃癌、结肠癌、直肠癌、鼻咽癌。

（2）国外适应证 宫颈癌、膀胱癌。

【药理】 （1）药效学 本品是一种氟尿嘧啶类衍生物，由肿瘤组织中高活性的嘧啶核苷磷酸化酶转化成氟尿嘧啶（5-FU），发挥其选择性抗肿瘤作用。试验显示去氧氟尿苷的治疗指数高于5-FU。

（2）药动学 ①血液中浓度 恶性肿瘤患者一次口服去氧氟尿苷（5'-DFUR）0.8g，被迅速吸收，原型药物的血清浓度1～2小时后达到高峰值，约1μg/ml，之后迅速下降，此外，血中5-FU的浓度也在1～2小时达到最高峰值，其浓度为原型药物的约1/10。②组织内浓度 恶性肿瘤患者，一次口服去氧氟尿苷后，测定血中及组织内5'-DFUR，5-FU浓度并加以比较，显示5'-DFUR在血中的浓度比肿瘤组织高，5-FU在肿瘤组织的浓度比血中高。另外，胃癌、大肠癌、乳腺癌、宫颈癌、膀胱癌患者，单次或多次口服本品后，显示肿瘤组织内5-FU的浓度比非肿瘤组织内浓度高。③代谢及排泄 本品由肿瘤组织内的嘧啶苷磷酸化酶分解成5-FU及5-脱氧核糖磷酸。恶性肿瘤患者单次口服本品12小时后，尿中可检出原型药、5-FU及其代谢产物5-脱氧-D-核糖醇。

【不良反应】 **胃肠道** 腹泻、恶心、呕吐、食欲不振，偶有口干、唇炎、腹痛、腹胀、便秘、胃炎、麻痹性肠梗阻，罕见胃肠道出血、胃溃疡、舌炎等。

血液系统 可出现白细胞减少、血红蛋白降低，偶尔出现血小板减少、贫血等症状。

肝、胆 偶见ALT、AST、ALP、BIL等升高。

肾脏 偶见BUN上升、血尿、蛋白尿、尿频等症状。

精神神经异常 偶有出现倦怠感、头晕、头痛、思睡、耳鸣、脚步不稳、定向障碍，嗅觉倒错，口齿不清、味觉减弱等症状，尚有类似化合物（卡莫夫等）引起脑白质症的报道。

皮肤及皮肤附件 偶有出现色素沉着、瘙痒感、毛发脱落，罕见指、趾甲异常和皮炎等。

循环系统 罕见胸部压迫感、心悸、心电图异常（ST

段升高)等症状。

免疫系统及感染 偶有皮疹、湿疹、荨麻疹，罕见光过敏。

其他 有时出现发热、咽喉部不适感、眼睛疲劳等症状。

【禁忌证】 (1)对本品有过敏史的患者禁用。

(2)孕妇及哺乳期妇女禁用。

(3)正接受索立夫定(Sorivudine)治疗的患者禁用。

【注意事项】 **不良反应相关** (1)可能会引起骨髓机能抑制等严重副作用，因此需多次进行临床检查(血液、肝、肾功能检查)，充分观察患者的状态，发现异常时减量、停药并给予适当处理。骨髓机能抑制的患者、肝功能障碍、肾功能障碍的患者慎用本品。

(2)可能会引起严重的肠炎(出血性肠炎，缺血性肠炎，坏死性肠炎)和脱水，密切注意病人的状况。当发生严重的腹部疼痛，腹泻和其他症状时，立即停药并对症治疗，当发生脱水时，应当采取适当的治疗，如补液治疗。消化道溃疡或出血的患者慎用。

(3)充分注意感染症状、出血倾向的发生及恶化。并发感染的患者慎用。

其他 (1)有报道在国外静脉用药时，引起胸痛、心电图异常(ST段上升，T波倒置等)现象。心脏疾患或既往有心脏病史的患者慎用。

(2)水痘患者(有可能导致致命性的全身障碍)慎用。

儿童 儿童用药时，要特别注意副作用的发生，慎重用药。儿童以及生育年龄患者用药时，需考虑到对性腺的影响。

老年人 老年患者和生理功能低下者慎用本药。

【药物相互作用】 (1)合并使用其他抗恶性肿瘤药物时，可能加重骨髓抑制等不良反应。

(2)抗病毒药索立夫定(Sorivudine)与本品并用时，可阻碍后者代谢，导致血液中浓度升高，显著抑制骨髓，出现严重血液毒性可导致死亡，故严禁合用。

【用法与用量】 口服，一天总量0.8～1.2g，分3～4次，并根据年龄、症状适当增减，与其他抗肿瘤药物一起使用时，请遵医嘱。

【制剂与规格】 去氧氟尿苷片：200mg。

去氧氟尿苷胶囊：200mg。

去氧氟尿苷分散片：200mg。

甲 氨 蝶 呤 [药典(二)；国基；医保(甲)]

Methotrexate

【特殊说明】 (1)本品仅限用于治疗威胁生命的肿瘤性疾病，或对其他治疗方式无明显疗效的重度、顽固、致残性银屑病患者。

(2)有使用本品治疗恶性肿瘤、银屑病和类风湿关节炎死亡的报道。

(3)应密切监测患者的骨髓、肝、肺和肾的毒性。

(4)使用推荐用于骨肉瘤的甲氨蝶呤高剂量方案需要精细护理，用于其他肿瘤疾病的高剂量治疗方案是研究性的，尚未确立治疗优势。

(5)接受低剂量本品治疗的患者可能出现恶性淋巴瘤，在甲氨蝶呤停药后恶性淋巴瘤可能消退，这些患者可能不需要细胞毒药物治疗。首先应停止使用甲氨蝶呤，如果淋巴瘤没有消退须制定适当的治疗方案。

(6)与其他细胞毒性药物一样，本品可诱发肿瘤快速生长患者的"肿瘤溶解综合征"。适当的支持性和药理学措施可以预防或减轻这种并发症。

(7)使用本品的同时进行放射治疗可能会增加软组织坏死和骨坏死的风险。

【适应证】 (1)CDE适应证 用于各类型急性白血病，特别是急性淋巴细胞白血病、恶性葡萄胎或葡萄胎、绒毛膜上皮癌、乳腺癌、Burkitts淋巴瘤、恶性淋巴瘤特别是非霍奇金淋巴瘤、蕈样肉芽肿、头颈部癌、卵巢癌、宫颈癌、睾丸癌、支气管肺癌、多发性骨髓瘤和各种软组织肉瘤，高剂量用于骨肉瘤。鞘内注射可用于预防和治疗脑膜白血病以及恶性淋巴瘤的神经系统侵犯。还可用于治疗对常规疗法不敏感的严重、顽固、致残性银屑病。

(2)国外适应证 治疗对一线治疗不耐受或反应不充分的严重、活动性类风湿关节炎(RA)和多关节幼年特发性关节炎(pJIA)患者。

【药理】 (1)药效学 本品的主要作用机制是竞争性抑制叶酸还原酶。在DNA合成和细胞复制的过程中叶酸必须被此酶还原成四氢叶酸。本品抑制叶酸的还原，并且干扰了组织细胞的复制。此外，甲氨蝶呤也有对胸苷酸合成酶的抑制作用，但抑制RNA与蛋白质合成的作用较弱。本品是一种细胞周期特异性药物，主要作用于DNA合成期的细胞。增殖活跃的组织如恶性肿瘤细胞、骨髓、胚胎细胞、皮肤上皮细胞、口腔和肠黏膜以及膀胱细胞通常对甲氨蝶呤作用更敏感。恶性肿瘤组织中的细胞增殖比大部分正常组织中的更快，因此本品可以削弱恶性肿瘤的生长而不对正常组织产生非可逆性的损伤。

银屑病时皮肤上皮细胞的增殖能力远强于正常皮肤。增殖率的差别正是使用本品来控制银屑病进展的基础。

(2) 药动学　吸收：用量按体表面积小于 30mg/m² 时，口服吸收良好，1～5 小时血药浓度达最高峰；在胃肠外注射后 0.25～2.0 小时内观察到血浆峰浓度。约 50% 吸收的甲氨蝶呤可逆的与血清蛋白结合，但是仍然容易与体液进行交换并分布到人体组织细胞。

分布：本品广泛分布于体内各组织，也可分布如腹水或胸腔积液之类的第三间隙积蓄的体液中。本品在某些组织中可滞留较长时间，如在肾脏可滞留数周，在肝脏中可滞留数月。当口服或肠道外给予治疗剂量的甲氨蝶呤时，它不能通过血-脑屏障。但当给予大剂量时，甲氨蝶呤能透过血-脑屏障，有必要时可以鞘内注射直接给予高浓度的药物。

代谢和排泄：常规剂量下，本品在体内无明显代谢，而大剂量时，则可有部分代谢。主要是通过肾脏排泄。大约 41% 在第一个 6 小时内以原型通过尿液排泄，24 小时内为 90%。少部分可能经由胆道，最后由粪便排出。分布相半衰期（$t_{1/2\alpha}$）、消除相半衰期（$t_{1/2\beta}$）和终末相半衰期（$t_{1/2\gamma}$）分别为 1 小时、2～3 小时和 8～10 小时。重复每日剂量导致血清浓度更持久和每个 24 小时之后的部分药物潴留，这可能引起药物在组织中的蓄积。用药周期延长甚至单次治疗剂量的药物都可以使肝脏细胞内保留一定量的药物。肾功能损伤时甲氨蝶呤的排泄会减少，在这种情况下血清和组织细胞中的药物可能会迅速增多。在有胸腔或腹腔积液情况下，本品的清除速度明显延迟；清除率个体差别极大，老年患者更甚。

【不良反应】　免疫系统及感染　过敏样反应、过敏反应、低丙种球蛋白血症。感染（包括致死性脓毒症）、感染抵抗力下降、机会性感染（有时对正在接受甲氨蝶呤治疗肿瘤和非肿瘤疾病的患者来说是致命的）、耶氏肺孢子虫肺炎（最常见的感染）、呼吸道感染、皮肤细菌感染、肺炎、脓毒症、诺卡菌病、组织胞浆菌病、隐球菌病、带状疱疹、单纯疱疹性肝炎、弥散性单纯疱疹、巨细胞病毒感染（包括巨细胞病毒性肺炎）、乙型肝炎感染再活化、丙型肝炎感染加重。

皮肤及皮肤附件　中毒性表皮坏死溶解（Lyell 综合征）、Stevens-Johnson 综合征、剥脱性皮炎、银屑病斑块糜烂疼痛、皮肤溃疡、皮肤坏死、多形红斑、伴有嗜酸性粒细胞增多症和全身性症状的药物反应（DRESS 综合征）、皮炎、红斑皮疹、瘙痒、荨麻疹、光敏感性、色素异常（色素减退/色素沉着）、脱发、瘀点、瘀斑、毛细血管扩张、痤疮、毛囊炎、疖病和指甲疾病。

血液系统　骨髓造血功能衰竭、白细胞减少、中性粒细胞减少、血小板减少、贫血、再生障碍性贫血、巨幼细胞贫血、嗜酸性粒细胞增多、全血细胞减少、粒细胞缺乏、淋巴结病、淋巴增生性障碍、出血（不同部位）。

胃肠道　黏膜炎、牙龈炎、口腔炎、舌炎、食欲减退（厌食症）、恶心、呕吐、腹泻、腹部不适、呕血、黑便、胃肠道溃疡与出血、胰腺炎、肠穿孔、非感染性腹膜炎、中毒性巨结肠、吸收不良、肠炎。

肝、胆　肝功能衰竭、急性和慢性肝脏毒性、急性肝萎缩、肝坏死、脂肪变性、急性肝炎、门静脉周围纤维化、肝硬化、肝酶升高、氨基转移酶升高、血乳酸脱氢酶升高、人血白蛋白下降。常有肝功能检查结果改变（氨基转移酶和 LDH 水平升高）的报道，但是一般停药后一个月内恢复。

泌尿系统　肾衰竭、严重的肾病、排尿困难、氮质血症、膀胱炎、血尿、蛋白尿、泌尿及生殖功能障碍。

生殖系统　卵子产生/精子发生缺陷、暂时性少精液症、月经异常、不育症、阴道出血、阴道溃疡、阴道炎、阴道分泌物、男性女乳症、性欲减弱、阳痿。

心血管　心包炎、心包积液。

神经系统　感觉异常、头痛头晕、睡意、抽搐、失语、轻偏瘫、语言障碍、轻瘫、构音障碍、嗜睡、运动功能障碍、颅神经障碍、颅神经麻痹、脑白质病、脑病、CSF 压力增加、神经毒性、蛛网膜炎、昏迷、截瘫、恍惚、共济失调、痴呆、颅骨感觉障碍、格林巴利综合征。

血管，出血及凝血　血管炎、低血压、血栓事件（包括动脉血栓形成、脑血栓形成、深静脉血栓形成、视网膜静脉血栓形成、血栓性静脉炎和肺动脉栓塞）。

精神异常　抑郁、意识模糊状态、易怒、短暂的认知功能障碍、情绪改变。

呼吸系统　肺炎、间质性肺炎（包括死亡）、间质性肺纤维化、可逆性肺部嗜酸细胞浸润症、慢性间质性肺病、咽炎、肺泡炎、胸腔积液、胸膜炎、呼吸困难、胸痛、缺氧、咳嗽（尤其是无痰干咳）。

听觉，前庭及特殊感官　耳鸣。

肿瘤　淋巴瘤（包括可逆性淋巴瘤）、肿瘤溶解综合征、黑色素瘤和非黑色素瘤皮肤癌。

代谢及营养　糖尿病、代谢异常。

肌肉骨骼　骨质疏松、骨坏死（股骨头无菌性坏死）、软组织坏死、组织细胞异常改变、关节痛/肌痛、应力性骨折、背痛、颈强直。

全身整体异常　猝死、结节、发热、寒战、乏力、疲劳。

其他 流产、胎儿缺陷、死胎。结膜炎、视力模糊、眼睛不适、严重视力改变，包括短暂失明/视觉丧失。

【禁忌证】 (1) 对甲氨蝶呤或本品中任一成分有已知过敏症的患者禁用。

(2) 妊娠期、哺乳期妇女禁用。

(3) 有严重肝功能损害的患者禁用。

(4) 有严重肾功能损害的患者禁用。

(5) 有酒精中毒或酒精性肝病的患者禁用。

(6) 有明显的或实验室检查证实的免疫缺陷综合征患者禁用。

(7) 已存在血液系统损伤的患者，如骨髓发育不全、白细胞减少、血小板减少或贫血禁用。

(8) 有严重急性或慢性感染的患者禁用。

(9) 有消化性溃疡病或溃疡性结肠炎的银屑病患者禁用。

(10) 甲氨蝶呤治疗过程中不可接种活疫苗。

(11) 禁止甲氨蝶呤和维 A 酸 (如：阿维 A 酸) 联合使用。

(12) 接受中枢神经系统放疗的患者不应同时接受本品鞘内注射。

【注意事项】 不良反应相关 (1) 在整个治疗过程中必须严密监测药物毒性反应，特别是在大剂量使用或药物排泄会减弱 (肾功能损害、胸腔积液、腹水) 的情况下。

(2) 本品从第三间隙腔内缓慢排出 (如胸腔积液或腹水)，这会导致末相半衰期的延长和不可预知的毒性。如果患者有显著的第三间隙蓄积，建议在治疗前抽出体液并且监测甲氨蝶呤的血浆浓度。此类患者尤其需要密切监测药物毒性，并应减少剂量，或者在某些情况下，停止本品给药。

(3) 若患者出现本品急性毒性，需用亚叶酸进行处理。大剂量甲氨蝶呤治疗过程中需用足量的亚叶酸 (亚叶酸钙) 进行保护。在给予亚叶酸钙解救、水化和碱化尿液的同时须持续监测毒性作用和甲氨蝶呤清除情况。当甲氨蝶呤血清浓度低于 10^{-8} mol/L 时，可停止亚叶酸钙给药。叶酸缺乏状态可能增加甲氨蝶呤的毒性。

(4) 全身高剂量或鞘内注射甲氨蝶呤会引起明显的中枢神经系统毒性。严密监测患者的神经系统症状，如果在治疗期间发生异常，需要停止用药并给予相应的治疗。

(5) 胃肠系统紊乱经常需要调整剂量。呕吐、腹泻和溃疡性口腔黏膜炎是常见的毒性反应，需要中断治疗。此外也可能发生出血性肠炎和致死性的肠穿孔。应给与

支持性治疗 (包括预防脱水) 直至恢复。

(6) 使用本品时必须进行预防性治疗和定期的血液学检查。血细胞计数重度下降表明应立即停止本品给药，并应采取适当的治疗措施。如果在治疗期间发生白细胞重度下降，可能会发生细菌性感染并引发危险。通常需要停药并给予适当的抗生素治疗。在发生严重骨髓抑制时，滴注全血或血小板可能是必要的。银屑病治疗过程中，如血细胞计数显著下降，须立即停用本品。

(7) 开始本品治疗前应注意任何感染风险。患者出现肺部症状时，应考虑耶氏肺孢子虫肺炎的可能性。当怀疑肺泡出血时，应考虑立即检查以确认诊断。应特别注意失活的慢性感染 (如：带状疱疹、结核病、乙型或丙型肝炎)，因为它们可能会再活化。

(8) 接受本品治疗的患者发生皮肤癌 (黑色素瘤和非黑色素瘤) 的风险增加。建议患者进行定期皮肤检查，并应通过穿防护衣和使用高效防晒霜限制阳光和紫外线暴露。

(9) 在本品治疗期间出现肺部症状 (尤其是无痰性干咳) 或非特异性肺炎可能是潜在危险性损伤的先兆，此时需要中断治疗并给予仔细地检查。若怀疑出现本品诱发的肺部疾病，应开始采用皮质类固醇进行治疗，且不应重新开始本品治疗。每次随访时均应密切监测患者的肺部症状和体征。

肾损伤 本品会引起肾功能损伤而导致急性肾功能衰竭。需密切观察肾功能包括给予足够的水化、碱化尿液和测定甲氨蝶呤血清浓度及肌酐浓度，同时推荐监测肾功能。

肝损伤 在开始本品治疗、剂量增加以及存在本品暴露量增加的风险 [如脱水、肾功能损伤、新增或伴随用药 (如：NSAID) 的剂量增加] 时应增加肝功能检查的频率。肝酶升高未解决时，应考虑减少剂量或停止治疗。正服用其他具有肝脏毒性或血液毒性药物 (如：来氟米特) 的患者须密切监测肝酶。对于接受长期治疗的银屑病患者推荐定期行肝脏活检。

机械操作 本品治疗期间可能出现中枢神经系统症状 (如：疲劳和头晕)，对驾驶或操作机械的能力有轻至中度的影响。

老年人 老年患者用药时需严密监测。老年患者的肝功能和肾功能都减弱而且体内叶酸也减少，需要给予相对的低剂量。鞘内注射能使甲氨蝶呤分布于脑脊液中，对 70 岁或 70 岁以上的成人，毒性可能会增加，因此可适当减量。

其他 本品有遗传毒性，男性使用甲氨蝶呤进行治

疗时需避孕，且在治疗期间和治疗后 6 个月内不应让伴侣怀孕。男性在治疗前应先寻求有关保护精子生育能力的建议。

【药物相互作用】（1）大剂量本品与有潜在肾毒性的化疗药物（如顺铂）联用，可能会出现肾毒性加重。

（2）鞘内甲氨蝶呤与阿糖胞苷合用会增加严重神经学不良反应的风险，如头痛、麻痹、昏迷和卒中样发作。

（3）本品与血清蛋白高结合率药物合用时，毒性反应可能会增加。这类药物包括水杨酸盐、磺胺类药、磺酰脲、保泰松和苯妥英，以及一些抗菌药如青霉素、四环素、氯霉素、普那霉素、丙磺舒及对氨基苯甲酸等。

（4）由于丙磺舒和弱有机酸（如：髓袢利尿剂和吡唑）可减少肾小管分泌，因此这些药物与甲氨蝶呤合用时须非常谨慎。

（5）降血脂化合物（例如考来烯胺）与本品合用时，其结合甲氨蝶呤能力大于血清蛋白。

（6）在骨肉瘤治疗中非甾体抗炎药不应该在大剂量甲氨蝶呤给药之前或同时使用。有报道大剂量甲氨蝶呤同时使用 NSAIDs，能提高并延长甲氨蝶呤血清浓度，结果导致患者因为严重的血液学和胃肠道毒性而死亡。当 NSAIDs 和水杨酸盐与低剂量甲氨蝶呤同时使用时要慎重。

（7）环丙沙星能减少肾小管的转运功能，因此，甲氨蝶呤与此药合用时应仔细监测。

（8）青霉素和磺胺类药物可能降低甲氨蝶呤的肾清除率，从而增加甲氨蝶呤的血清浓度。

（9）口服抗生素例如四环素、氯霉素和不能吸收的广谱抗生素可能通过抑制肠道菌群和通过细菌抑制药物代谢，从而降低甲氨蝶呤肠道吸收或干扰肠肝循环。

（10）含有叶酸或其衍生物的维生素制品可能降低甲氨蝶呤的疗效，所以不能同时给予。

（11）本品经常与其他细胞毒药物联用。如果化疗方案中包含了同样药理学效应的药物，那么毒性反应可能会增加。此时，要对骨髓抑制，肾、胃肠道和肺毒性进行特别的监测。如果甲氨蝶呤与其他有交叉毒性作用的化疗药物联合使用时其剂量需要调整。

（12）由于有肝脏毒性增加的风险，因此应避免同时使用其他潜在具有肝脏毒性的药物（如：来氟米特、柳氮磺胺吡啶和乙醇）。本品可增加巯嘌呤的血浆浓度，当与巯嘌呤同时给药时应特别谨慎。

（13）本品与来氟米特联用还可以增加全血细胞减少的风险。

（14）使用一氧化二氮麻醉增强了本品对叶酸代谢的作用而产生毒性增加，如严重的、不可预知的骨髓抑制、口腔黏膜炎和鞘内给药神经毒性。尽管使用亚叶酸解救可以降低该效应，但应避免将一氧化二氮用于接受甲氨蝶呤治疗的患者。近期一氧化二氮给药后应慎用甲氨蝶呤。

（15）给予接受甲氨蝶呤治疗的银屑病患者使用胺碘酮可以诱发溃疡性皮肤损伤。

（16）当红细胞浓缩液和甲氨蝶呤同时给予时应小心。接受 24 小时甲氨蝶呤滴注之后行输血的患者出现毒性反应增强，这可能是由于血清-甲氨蝶呤浓度持续时间延长所致。

（17）本品可以降低茶碱的清除率；当同时给药时需要监测茶碱水平。

（18）骨髓抑制和叶酸水平降低在氨苯蝶啶和本品同时用药时已有发生。

（19）质子泵抑制剂（如奥美拉唑、泮托拉唑）和本品同时给药会降低本品的清除率，从而导致甲氨蝶呤血浆水平升高并伴有甲氨蝶呤毒性的临床症状和体征。因此应避免同时使用质子泵抑制剂和大剂量甲氨蝶呤，特别是患者有肾功能损伤的情况。

（20）细胞毒药物可减少苯妥英的吸收，从而降低苯妥英的疗效并增加抽搐加重的风险。苯妥英增加肝代谢可能导致出现毒性增加或细胞毒药物疗效降低的风险。

（21）环孢素可增加本品的疗效和毒性。二者合用时会有过度免疫抑制和淋巴组织增生的风险。

（22）由于用本品后可引起血液中尿酸水平增高，在痛风或高尿酸血症患者应相应增加别嘌醇等剂量。

（23）本品可增加抗凝血作用，甚至引起肝脏凝血因子的缺少或（和）血小板减少症，因此与其他抗凝药同用时宜谨慎。

（24）口服卡那霉素可增加口服本品的吸收，而口服新霉素则可减少其吸收。

【给药说明】（1）10ml:1000mg 规格的甲氨蝶呤注射液为高渗溶液，禁止未经稀释直接用于鞘内注射。鞘内给药仅应使用等渗和不含防腐剂的甲氨蝶呤注射液，注射前应该用适当的不含防腐剂的溶剂如 0.9%氯化钠注射液稀释至 1mg/ml 的浓度。

（2）有肾病史或发现肾功能异常时，禁用大剂量甲氨蝶呤疗法；未准备好解救药亚叶酸钙（CF）、未充分进行液体补充和碱化尿液时，也不能用大剂量甲氨蝶呤疗法。

（3）大剂量甲氨蝶呤疗法易致严重不良反应，须经住院并有可能随时监测其血药浓度时才能谨慎使用。静脉滴注时不宜超过 6 小时，滴注速度太慢易增加肾毒性。

【用法与用量】成人　（1）口服：成人一次 5~10mg，

一日1次，每周1～2次，一疗程安全量50～100mg。用于急性淋巴细胞白血病维持治疗，一次 15～20mg/m²，每周一次。

(2) 肌内注射、静脉注射：①绒毛膜癌及类似滋养细胞疾病：常规剂量是一日15～30mg，肌内注射5天。通常一至数周后，在所有毒性反应全部消失后，再开始下一个疗程。通常需要 3～5 个疗程。②乳腺癌：剂量为40mg/m²，于第一天和第八天静脉给药。③淋巴瘤：一日0.625～2.5mg/kg剂量联合其他抗肿瘤药物治疗Ⅲ期淋巴肉瘤。④蕈样肉芽肿：50mg每周一次或25mg每周二次肌内注射。⑤银屑病：单次剂量范围是 5～10mg，推荐起始剂量每周 10～25mg 直到出现适当的疗效，剂量一般不能超过一周50mg。

(3) 鞘内注射：最大单次给药剂量 15mg，给药应间隔2～5天，注射速度宜缓慢，注入溶液量不能超过抽出脑脊液量。

(4) 联合化疗：CMF(环磷酰胺、甲氨蝶呤和氟尿嘧啶)，主要用于乳腺癌；CMC(洛莫司汀、甲氨蝶呤和环磷酰胺)，主要用于支气管肺癌；COMP(环磷酰胺、长春新碱、甲氨蝶呤和泼尼松)以及 CAMP(环磷酰胺、多柔比星、甲氨蝶呤和泼尼松或丙卡巴肼)，主要用于恶性淋巴瘤等。

儿童 (1)口服：每日 1.25～5mg，视骨髓情况而定。

(2) 肌内注射、静脉注射：用于诱导缓解治疗白血病时，给药剂量为一日 3.3mg/m² 联合泼尼松一日60mg/m²。当获得缓解并且支持治疗改善了临床一般状况之后可以开始维持治疗，用法为本品 30mg/m² 每周两次肌内注射，或者每 14 天 2.5mg/kg 静脉内给药。

(3) 鞘内注射：治疗或预防脑膜白血病，根据年龄推荐的剂量 6mg(1 岁以下)；8mg(1 岁)；10mg(2 岁)；12mg(3 岁及 3 岁以上)，给药应间隔2～5天。

【制剂与规格】 甲氨蝶呤片：2.5mg。

甲氨蝶呤注射液：(1)2ml:50mg；(2)20ml:500mg；(3)10ml:1000mg。

注射用甲氨蝶呤：5mg。

硫鸟嘌呤 [药典(二)；医保(乙)]
Tioguanine(6-TG)

【适应证】 用于急性淋巴细胞白血病及急性非淋巴细胞白血病的诱导缓解期及继续治疗期，慢性粒细胞白血病的慢性期及急变期。

【药理】(1)药效学 本品属于抑制嘌呤合成途径的另一常用嘌呤代谢拮抗物，是细胞周期特异性药物，对处于S周期的细胞最敏感，除能抑制细胞DNA的合成外，对 RNA 的合成亦有轻度抑制作用。本品是鸟嘌呤的同类物，在人体内必须由磷酸核糖转移酶转为 6-TG 核糖核苷酸后方具活性。本品的作用环节与巯嘌呤相似。此外，6-TG 核糖核苷酸通过对鸟苷酸激酶的抑制作用，可阻止一磷酸鸟苷(GMP)磷酸化为二磷酸鸟苷(GDP)。本品经代谢为脱氧核糖三磷酸后，能掺入 DNA，因而进一步抑制核酸的生物合成，巯嘌呤无此作用。本品与巯嘌呤有交叉耐药性，而与阿糖胞苷等药物合用，可提高疗效。

(2)药动学 口服吸收不完全，约 30%。本品仅较小量能过血-脑屏障，因而一般口服量不足以预防和治疗脑膜白血病。本品的活化及分解过程均在肝脏内进行，经甲基化作用转为氨甲基巯嘌呤或经脱氨作用转为巯嘌呤而失去活性，但灭活的代谢过程与黄嘌呤氧化酶无关，因而服用别嘌醇对本品的代谢并无明显的抑制作用。静脉注射的半衰期为 25～240 分钟，平均为 80 分钟。经肾脏排泄，一次口服，约 40%的药物在 24 小时内以代谢产物形式经尿排出，尿中仅能测出微量的硫鸟嘌呤。

【不良反应】 血液系统 常见骨髓抑制，可有白细胞及血小板减少。

消化系统 恶心、呕吐、食欲缺乏等胃肠道反应及肝功能损害，可伴有黄疸。

肾脏 开始治疗的白血病及淋巴瘤患者可出现高尿酸血症，严重者可发生尿酸性肾病。

生殖系统 本品有抑制睾丸或卵巢功能的可能，引起闭经或精子缺乏，与药物的剂量和疗程有关，反应可能是不可逆性。

【禁忌证】 本品有增加胎儿死亡及先天性畸形的危险，应避免在妊娠初期的 3 个月内服用。

【注意事项】 儿童 可引起高尿酸血症，可能抑制睾丸或卵巢功能。

哺乳期 哺乳期妇女慎用。

老年人 老年患者对化疗药物的耐受性较差，故用药时需加强支持疗法，并严密观察病情及可能出现的不良反应，及时调整剂量。

随访检查 用药期间应注意随访检查血常规，每周应随访白细胞计数及分类、血小板计数、血红蛋白量1～2次，如血细胞在短期内有急骤下降现象者，应每日检查血常规；检查肝功能，包括血清 1 分钟胆红素(即直接胆红素)、总胆红素等；其他包括血尿素氮、血尿酸、内生肌酐清除率试验等。

慎用 下列情况慎用：①骨髓已有显著的抑制征象，白细胞减少或血小板显著降低，并出现相应严重的感染或明显的出血现象者；②有肝、肾功能损害，胆道疾患者；③有痛风病史、尿酸盐结石病史者；④4～6周内已接受过细胞毒药物或放射治疗者。

【药物相互作用】 （1）本品有增加血尿酸含量的作用，因而和抗痛风药物同用时，须调节抗痛风药的剂量，以控制高尿酸血症及痛风病。

（2）本品与其他对骨髓有抑制的抗肿瘤药或放射疗法合并应用时，会增强本品的效应，因而须考虑调节本品的剂量与疗程。

【给药说明】 （1）本品有抑制骨髓造血功能及免疫功能的反应，因而必须根据具体需要给予适当的支持疗法。

（2）服用本品时，应适当增加患者水的摄入量，并使尿液保持碱性，或同时服用别嘌醇以防止患者血清尿酸含量的增高及尿酸性肾病的形成。

（3）本品可有迟缓作用，因此在疗程中首次出现血细胞减少症，特别是粒细胞减少症、血小板减少症、黄疸、出血或出血倾向时，即应迅速停药，当各实验值恢复后，可从小剂量开始重新服药。

【用法与用量】 **成人** 口服，开始时按体重一日 2mg/kg 或按体表面积一日 100mg/m²，一日 1 次或分次服用，如 4 周后临床未见改进，白细胞未见抑制，可慎将一日剂量增至按体重一日 3mg/kg。维持量按体重一日 2～3mg/kg 或按体表面积一日 100mg/m²。联合化疗中 75～200mg/m² 一次或分次服，连用 5～7 日。

儿童 白血病常用剂量：一日 2～3mg/kg，一次或分次口服。

【制剂与规格】 硫鸟嘌呤片：25mg。

巯 嘌 呤 [药典(二)；国基；医保(甲)]
Mercaptopurine

【适应证】 用于绒毛膜上皮癌，恶性葡萄胎，急性淋巴细胞白血病及急性非淋巴细胞白血病、慢性粒细胞白血病的急变期。

【药理】 （1）药效学 本品属于抑制嘌呤合成途径的细胞周期特异性药物，化学结构与次黄嘌呤相似，因而能竞争性地抑制次黄嘌呤的转变过程。本品进入体内，在细胞内必须由磷酸核糖转移酶转为 6-巯基嘌呤核糖核苷酸后方具有活性。其主要的作用环节有二：①通过负反馈作用抑制酰胺转移酶，因而阻止 1-焦磷酸-5-磷酸核糖（PRPP）转为 1-氨基-5-磷酸核糖（PRA）的过程，干扰了

嘌呤核苷酸合成的起始阶段；②抑制复杂的嘌呤物间的相互转变，即能抑制次黄嘌呤核苷酸转为腺嘌呤核苷酸及次黄嘌呤核苷酸转为黄嘌呤核苷酸、鸟嘌呤核苷酸的过程，同时本品还抑制辅酶Ⅰ（NAD⁺）的合成，并减少了生物合成 DNA 所必需的脱氧三磷酸腺苷（dATP）及脱氧三磷酸鸟苷（dGTP），因而肿瘤细胞不能增殖，本品对处于 S 增殖周期的细胞较敏感，除能抑制细胞 DNA 的合成外，对细胞 RNA 的合成亦有轻度的抑制作用。用本品治疗白血病常产生耐药现象，其原因可能是体内出现了突变的白血病细胞株，因而失去了将巯嘌呤转变为巯嘌呤核糖核苷酸的能力。

（2）药动学 口服胃肠道吸收不完全，约 50%。广泛分布于体液内，仅有较少量可渗入血-脑屏障，因而一般口服的剂量，对预防和治疗脑膜白血病无效。血浆蛋白结合率约为 20%。本品吸收后的活化分解代谢过程主要在肝脏内进行，在肝内经黄嘌呤氧化酶等氧化及甲基化作用后分解为硫尿酸等产物而失去活性。静脉注射半衰期约为 90 分钟。约半量经代谢后在 24 小时即迅速从肾脏排出，其中 7%～39% 以原型药排出，最慢的于开始服药后 17 日才经肾脏排出。

【不良反应】 **血液系统** 较常见的为骨髓抑制，可有白细胞及血小板减少，常在服药后的第 5、6 出现，停药后仍可持续 1 周左右。

消化系统 肝脏损害，可致胆汁淤积，出现黄疸。

恶心、呕吐、食欲缺乏、口腔炎、腹泻，但较少发生，可见于服药量过大的患者。

肾脏 高尿酸血症，多见于白血病治疗初期，严重的可发生尿酸性肾病。

其他 少见间质性肺炎及肺纤维化。

【禁忌证】 （1）本品有增加胎儿死亡及先天性畸形的危险，故孕期禁用本品。

（2）已知对本品高度过敏的患者禁用。

【注意事项】 **老年人** 由于老年患者对化疗药物的耐受性较差，老年性白血病确须服用本品时，则需加强支持疗法，并严密观察症状、体征及周围血象等动态改变，及时调整剂量。

诊断干扰 白血病时有大量白血病细胞破坏，在服本品时则破坏更多，血液及尿中尿酸浓度明显增高，严重者可产生尿酸性肾结石。

慎用 骨髓已有显著的抑制现象，血象表现有白细胞减少或血小板显著降低，或出现相应的严重感染或明显的出血现象者；有肝功能损害、肾功能损害、胆道疾患者；有痛风病史、尿酸盐肾结石病史者；4～6周内已

接受过细胞毒药物或放射治疗者。

随访检查 用药期间应注意定期检查血常规及肝、肾功能。每周应随访白细胞计数及分类、血小板计数、血红蛋白量1～2次，如血细胞在短期内有急骤下降现象者，应每日检查血常规。

【药物相互作用】 (1)本品与别嘌醇同时服用时，由于后者抑制了本品的代谢，除了明显地增强本品的作用外，其毒性也增加。因此在两药同时服用时，应仔细观察药物的不良反应，并适当减少本品的剂量。

(2)本品与对肝细胞有毒性的药物同用时，有增加本品对肝细胞损害的危险，因而需权衡两药合用的利弊及必要性。

(3)本品与其他对骨髓有抑制作用的抗肿瘤药物或放射治疗合并应用时，会增强本品的效应，因而须酌情调整本品的剂量与疗程。

【给药说明】 (1)本品无论单用或联合应用时，均有抑制骨髓造血及免疫功能的反应，因而必须根据具体需要给予适当的支持疗法。

(2)肾功能或肝功能不全患者应适当减少剂量。

(3)服用本品时，应适当增加患者水的摄入量，并使尿液保持碱性，以阻止患者血清尿酸含量的增高及尿酸性肾病的发展。但加用别嘌醇时则应谨慎，仅限用于血尿酸含量显著增高的患者，如一日加服300～600mg的别嘌醇时，本品剂量应减少至一日常用量的1/4～1/3，这样既能减慢本品的代谢，减少该药的毒性，又能阻止或减少高尿酸血症的产生。由于本品会出现迟缓作用，因此在疗程中首次出现显著的粒细胞减少症、粒细胞缺乏症、血小板减少症、出血或出血倾向、黄疸等征象时，应立即停药，当白细胞不再继续下降而保持稳定2～3日或已上升时，再恢复给原来药物剂量的一半，继续服药。

【用法与用量】 口服给药。

成人 (1)绒毛膜上皮癌：常用量，每日6～6.5mg/kg，分两次口服，以10日为一疗程，疗程间歇为3～4周。

(2)白血病：①开始，每日2.5mg/kg或80～100mg/m²，一日1次或分次服用，一般于用药后2～4周可见显效，如用药4周后，仍未见临床改进及白细胞数下降，可考虑在仔细观察下，加量至每日5mg/kg；②维持，每日1.5～2.5mg/kg或50～100mg/m²，一日1次或分次口服。

儿童 每日1.5～2.5mg/kg或50mg/m²，一日1次或分次口服。

【制剂与规格】 巯嘌呤片：(1)25mg；(2)50mg；

(3)100mg。

羟 基 脲 [药典(二)；国基；医保(甲)]
Hydroxycarbamide（Hydroxyurea）

【适应证】 对慢性粒细胞白血病(CML)有效，并可用于对白消安耐药的CML；对黑色素瘤、肾癌、头颈部癌有一定疗效；与放疗联合对头颈部及宫颈鳞癌有效。

【药理】 (1)药效学 本品是一种核苷二磷酸还原酶抑制剂，可阻止核苷酸还原为脱氧核苷酸，干扰嘌呤及嘧啶碱基生物合成，有选择性地阻碍DNA合成，但对RNA及蛋白质的合成无阻断作用。本品为细胞周期特异性药物，作用于S期，并能使部分细胞阻滞在G_1与S期的边缘，故可用作使癌细胞部分同步化或放射增敏的药物。

(2)药动学 本品口服吸收佳，血浆血药浓度达峰时间(t_{max})为1～2小时，半衰期为3～4小时，6小时从血中消失，可透过血脑脊液屏障，脑脊液中t_{max}为3小时，20%在肝内代谢，80%由尿中排泄，4小时内能排出60%，12小时内排出80%。

【不良反应】 **血液系统** 骨髓抑制，为剂量限制性毒性，可致白细胞和血小板减少，停药后1～2周可恢复。

胃肠道 偶见胃肠道反应。

生殖系统 尚有致睾丸萎缩和致畸胎的报道。

其他 偶见中枢神经系统症状和脱发，亦有本品可引起药物性发热的报道，重复给药时可再出现。

国外有报道，在骨髓增殖异常的病人中，使用羟基脲出现了皮肤血管毒性反应，包括血管溃疡和血管坏死，报道出现血管毒性的病人大多数曾经或者正在接受干扰素治疗。如果使用羟基脲发生血管溃疡或者坏死，应当停止用药。

【禁忌证】 (1)水痘、带状疱疹及各种严重感染患者禁用。

(2)本品有诱变、致畸胎、致癌的潜在可能，妊娠期妇女及哺乳期妇女禁用。

【注意事项】 **疫苗** 服用本品可使患者免疫功能受到抑制，故用药期间避免接种死或活病毒疫苗，一般停药3个月～1年才可考虑接种疫苗。

不良反应相关 (1)服用本品时应适当增加水的摄入量，以增加尿量及尿酸的排泄。

(2)患者严重贫血未纠正前、骨髓抑制、肾功能不全、痛风、尿酸盐结石史时慎用。

随访检查 定期监测白细胞、血小板、血中尿素氮、尿酸及肌酐浓度。

老年人 老年患者肾功能可能较差，服用本品时需减少剂量。

其他 对本品的处理过程应该谨慎。配药或者接触装有本品的药瓶时应当戴上一次性手套，且在接触含有本品的药瓶或者胶囊（片）前后都要洗手。该药应当远离儿童。

【药物相互作用】 (1)本品可能减少氟尿嘧啶(5-FU)转变为活性代谢物(Fd-UMP)，二者并用应慎重。

(2)本品对中枢神经系统有抑制作用，故用本品时慎用巴比妥类、地西泮类、麻醉药等。

(3)本品有可能提高患者血中尿酸的浓度，故与别嘌呤醇、秋水仙碱、丙磺舒等合用治疗痛风时，须调整上述药物剂量。

(4)本品与别嘌呤醇合用能预防并逆转其所致的高尿酸血症，与烷化剂无交叉耐药。

【给药说明】 (1)本品的使用剂量必须根据患者对治疗的反应、耐受性等而调节。

(2)若服用本品已达6周仍未见效，应考虑停服本品而改换其他药物治疗。

(3)在服用本品过程中，若出现显著的粒细胞或血小板减低，例如白细胞下降至 $2.5×10^9/L$ 或血小板下降至 $100×10^9/L$ 以下，应暂停服用本品，并予相应的处理。

(4)与放疗合用时，应在放疗前7日开始给药，并严密观察血象，若出现严重的放疗不良反应，亦应考虑减少或暂停服用本品。

【用法与用量】 口服。

(1)慢性粒细胞白血病按体重每日 20～60mg/kg，一周2次，6周为一疗程。

(2)头颈癌、宫颈鳞癌等按体重一次 80mg/kg，每3日1次，需与放疗合用。

【制剂与规格】 羟基脲片：0.5g。

羟基脲胶囊：0.5g。

地西他滨^[医保(乙)]

Decitabine

【适应证】 适用于IPSS评分系统为中危-1、中危-2和高危的初治、复治骨髓增生异常综合征(MDS)患者，包括原发性和继发性的 MDS，按照 FAB 分型所有的亚型：难治性贫血，难治性贫血伴环形铁粒幼细胞增多，难治性贫血伴原始细胞增多，难治性贫血伴原始细胞增多-转化型，慢性粒-单核细胞白血病。

【药理】 (1)药效学 本品是通过磷酸化后直接掺入DNA，抑制DNA甲基化转移酶，引起DNA低甲基化和细胞分化或凋亡来发挥抗肿瘤作用。体外试验显示本品抑制DNA甲基化，在产生该作用的浓度下不会明显抑制DNA的合成。本品诱导肿瘤细胞的低甲基化，从而恢复控制细胞分化增殖基因的正常功能。在快速分裂的细胞中，掺入DNA的本品可与DNA甲基转移酶共价结合从而产生细胞毒性作用。而非增殖期细胞则对本品相对不敏感。

(2)药动学 本品表现为线性药代动力学，静脉滴注后，在0.5小时内达到稳态浓度。基于模型仿真，药代动力学参数与时间无关（即周期之间无变化），该给药方案下未观察到蓄积。地西他滨的血浆蛋白结合可忽略不计(<1%)。对癌症患者静脉给予本品后，平均血浆清除率>200L/h，并具有中度个体间变异性(CV 大约为 50%)。原药排泄仅占本品消除的很少一部分。对癌症患者给予放射性 ¹⁴C-地西他滨的质量平衡研究结果显示，地西他滨给药剂量的90%(原药占4%)经尿液排泄。

【不良反应】 **心血管** 心脏停搏、心房颤动、心动过速(包括室上性心动过速)、心脏杂音、低血压、充血性心力衰竭、高血压、心肌梗死、心肌病。

内分泌系统 高血糖症、血白蛋白降低、血碳酸氢盐升高、血氯化物降低、总蛋白降低、血碳酸氢盐降低、低蛋白血症、低白蛋白血症、低镁血症、低钾血症、低钠血症、高钾血症、脱水、体重降低。

呼吸系统 咳嗽、肺炎、呼吸骤停、肺水肿、咽炎、鼻窦炎、湿啰音(包括捻发音)、呼吸音异常(包括呼吸音减弱)、低氧、啰音、鼻后滴漏、上呼吸道感染、呼吸困难、鼻出血、咽喉痛、鼻窦充血、支气管肺曲霉菌病、咯血、肺渗出、肺栓塞、肺部块状阴影、鼻咽炎、咽喉刺激。

肌肉骨骼 关节痛、肢体疼痛、背痛、胸壁疼痛、肌肉骨骼不适、肌痛、骨痛、肌肉痉挛、肌无力、僵直。

泌尿及生殖系统 泌尿道感染、血尿素氮升高、排尿困难、尿频、肾衰竭、尿道出血、血肌酐升高、阴道出血。

免疫系统及感染 淋巴结病、过敏反应(包括过敏性休克)、类过敏反应、类过敏性休克。

神经系统 颅内出血、嗜睡、头痛、头晕、触觉减退、失眠、意识模糊。

精神异常 抑郁、焦虑、精神状态改变。

肝脏 血胆红素升高、高胆红素血症、碱性磷酸酶升高、天冬氨酸氨基转移酶(AST)升高、乳酸脱氢酶升高、血胆红素降低、胆囊炎、ALT升高。

胃肠道 恶心、便秘、腹泻、呕吐、腹痛(包括上腹疼痛）、口腔黏膜瘀点、口炎、消化不良、腹水、牙龈出血、痔疮、稀便、舌溃疡、吞咽困难、口腔软组织疾病、唇部溃疡、腹胀、胃食管反流病、舌痛、口腔念珠菌病、食欲减退、厌食、口腔痛、牙痛、牙龈疼痛、牙龈脓肿、上消化道出血、口腔溃疡、腹部不适、肛周炎、肛门疼痛。

血液系统　中性粒细胞减少（包括发热性中性粒细胞减少）、血小板减少、贫血、白细胞减少、血小板增多、全血细胞减少、血红蛋白降低。

皮肤及皮肤附件　瘀点、瘀斑、皮疹、皮肤损伤、瘙痒、脱发、荨麻疹、面部肿胀、皮肤苍白、皮肤干燥、红斑、盗汗、皮下出血。上市后还有 Sweet 综合征（急性发热性嗜中性皮病）的报道。

眼部　视物模糊、结膜出血。

耳部　耳痛。

其他　疲乏、发热（包括间歇性发热）、感染（如鸟结核分枝杆菌复合感染、念珠菌感染、葡萄球菌感染、铜绿假单胞菌感染）、水肿（包括外周水肿）、疼痛（包括触痛、胸痛）、跌倒、胸部不适、导管部位反应（包括红斑、疼痛、出血、感染）、注射部位反应（肿胀、疼痛、出血）、蜂窝织炎、乏力、输血反应、擦伤、血肿、寒战、黏膜炎、挫伤、胸腔积液、憩室周围脓肿、感染性休克、菌血症、败血症。

【禁忌证】（1）已知对地西他滨或其赋形剂过敏的患者禁用。

（2）哺乳期妇女禁用。

【注意事项】　**随访检查**　每个周期治疗开始前及治疗期间进行全血和血小板计数，监测肝酶、血清肌酐。

其他　有生育能力的妇女用药期间及用药结束后 6 个月内应采取有效的避孕措施。

男性患者用药期间及用药结束后 3 个月内应采取有效的避孕措施。本品可能导致不育症，建议在接受治疗前贮存精子。

司机驾驶　本药可引起贫血，驾驶或操作机械时应谨慎。

【药物相互作用】　本品可能与其他药物发生相互作用，这些药物经连续磷酸化作用（通过细胞内磷酸激酶活动）激活，并且（或）被酶代谢，这些酶与地西他滨失活有关（如胞嘧啶脱氨酶）。因此，当本品与这些药物联合时，应谨慎。

【给药说明】　本品经静脉滴注给药。不要求中央静脉插管。本品为单次使用制剂。应避免皮肤与溶液接触，必须佩戴保护手套。必须采用处理抗癌药物的标准程序。

本品应当在无菌条件下用 10ml 无菌注射用水重溶，配制成每 1ml 约含 5.0mg 地西他滨，pH6.7～7.3 的溶液。重溶后溶液立即再用 0.9%的氯化钠注射液、5%葡萄糖注射液或乳酸林格液进一步稀释成终浓度为 0.1～1.0mg/ml 的溶液。如果不能在 15 分钟内开始使用，则应当用低温注射液（2～8℃）稀释制备，并贮存在 2～8℃，最多不超过 7 小时。如果溶液和包装容器允许，给药前目检不溶性颗粒和颜色。如果有不溶性颗粒或变色，不得使用。无相容性研究的情况下，本品不得与其他药物相混合。本品不得与其他药物使用相同的静脉注射通路/管线。

【用法与用量】　对于 MDS 治疗，推荐两种给药方案：3 天或 5 天给药方案，至少治疗 4 个周期，缓解可能在治疗 4 个以上周期后获得。如果患者能持续获益或无明显的疾病进展，则可以持续用药。4 个治疗周期后，如果认为患者未获得受益，应考虑其他替代疗法。

3 天方案：推荐剂量为 15mg/m^2，连续静脉输注 3 小时以上，每 8 小时一次，连续 3 天（即每个治疗周期给药 9 次）。根据患者的临床缓解和观察到的毒性，每 6 周重复一个周期。

5 天方案：推荐剂量为 20mg/m^2，连续静脉输注 1 小时以上，每天重复一次，连续 5 天（即每个治疗周期给药 5 次）。根据患者的临床缓解和观察到的毒性，每 4 周重复一个周期。

为了最优化患者获益，该用药方案不推荐降低剂量。可以预防性给予抗菌药物，早期给予生长因子，以预防或治疗 MDS 患者的感染。出血的情况下给予血小板输注。

【制剂与规格】　注射用地西他滨：（1）10mg；（2）25mg；（3）50mg。

克 拉 屈 滨
Cladribine

【适应证】　适用于经干扰素治疗失败后活动性的伴有临床意义的贫血、中性粒细胞减少、血小板减少以及疾病相关症状的毛细胞白血病（HCL）治疗。

【药理】（1）药效学　本品的抑瘤活性与脱氧胞苷激酶和脱氧核苷酸激酶活性有关。它主要以被动转运进入细胞，在细胞内被脱氧胞苷激酶磷酸化，转化为克拉屈滨三磷酸，掺入到 DNA 分子中，妨碍 DNA 断裂后的修复作用，造成 NAD 和 ATP 的耗竭，破坏细胞代谢，影响细胞的 DNA 合成。因此本品对分化或静止期的淋巴细胞和单核细胞均有抑制 DNA 合成和修复的作用。

（2）药动学　尚缺乏克拉屈滨按目前临床推荐剂量用

药时的中国人药代动力学资料。一项研究中包括各种血液恶性病患者 8 名，克拉屈滨按 0.12mg/kg 的剂量做 2 小时的静滴。滴注完毕时的平均血浆浓度为(48±19)ng/ml。可用双相或三相消除模型解释克拉屈滨在其中 5 位患者体内的消除过程。肾功能正常患者的终末半衰期为 5.4 小时，清除率为 (978±422) ml/(kg·h)，稳态分布容积为 (4.5±2.8) L/kg。本品可以透过血-脑屏障，脑脊液中的浓度约为血浆浓度的 25%。血浆蛋白结合率约为 20%。除已知的细胞毒作用机制外，目前尚不清楚本品在人体的代谢情况。实体瘤患者，按克拉屈滨每日 $3.5\sim8.1mg/m^2$ 的剂量连续静脉滴注 5 日，其尿排泄率平均为 18%。目前尚未在肾功和肝功损伤患者体内进行克拉屈滨的消除研究。

【不良反应】 尚缺乏在中国人使用的安全性数据。安全性数据主要来源于国外 196 位毛细胞白血病患者的临床研究。开始治疗的第一个月，严重中性白细胞减少率为 70%，发热率为 69%，感染率为 28%。开始治疗的第一个 14 天内常见的其他不良反应包括：疲劳(45%)、恶心(28%)、皮疹(27%)、头痛(22%)和注射部位反应(19%)。大多数非血液学不良反应为轻至中度。

骨髓抑制 开始治疗的第一个月常观察到骨髓抑制。70%的患者出现中性粒细胞减少($ANC<500\times10^6/L$)，而最初的发生率为 26%。37%的患者出现严重贫血(血红蛋白<8.5g/dl)，而最初的发生率为 10%。12%的患者出现血小板减少(血小板$<20\times10^9/L$)，而最初的发生率为 4%。

免疫系统及感染 治疗第一个月 28%的患者出现感染。6%的患者出现严重感染(例如败血症、肺炎)；余下的为轻或中度。几位患者的死亡应归因于感染和(或)与疾病有关的并发症。治疗第二个月感染的全部发生率为 6%；这些感染为轻至中度感染，未出现严重的系统感染。三个月后每月感染发生率均小于或等于治疗前的发生率。

发热 治疗第一个月 11%的病人出现严重发热。不到 1/3 的发热患者出现感染。

【禁忌证】 对本品过敏的患者禁用。

【注意事项】不良反应相关 本品为有效抗肿瘤药，同时也具有严重的潜在毒副作用。因此，本品应在三级甲等医院使用，应在有抗肿瘤治疗经验的临床医生指导下使用。

本品对于骨髓造血功能的抑制基本上是剂量依赖性和可逆性的，可在 1~2 个月内逐渐恢复。如遇严重情况，应按有关治疗原则(如滴注血液成分、给予抗生素等)妥善处理。

随访检查 在用本品治疗的患者(特别是高剂量时)通常可观察到严重骨髓抑制，包括中性白细胞减少、贫血和血小板减少。本品从给药开始最初 4 至 8 周内，除了连续注意患者的体征变化外，须定期作血液学检查，以便及时发现患者是否出现贫血、中性白细胞减少、血小板减少以及潜在继发的感染或出血。与使用其他有效化疗药一样，应监测患者(特别是肝、肾功能失调患者)的肝、肾功能。

治疗中和治疗后，应定期监测患者的血液学以检测骨髓造血功能抑制程度。应进行适当的实验室和放射学研究以调查发热不良反应。应定期对肾和肝功能进行检测。

肝损伤、肾损伤 目前尚无足够数据显示肝或肾功能不全患者的用药剂量。大剂量使用本品的患者有急性肾功能损伤的报道。本品应慎用于骨髓、免疫及肝、肾功能不良的患者。怀疑有肾或肝功能不全的患者也应慎用本品。

【药物相互作用】 给予本品期间如同时使用对骨髓造血功能、免疫功能和肾功能有损害作用的药物，可能加重本品在这些方面的毒性。尚不明确克拉屈滨与其他药物的相互作用。

【给药说明】 本品不得以含有葡萄糖的注射液作为稀释剂，因葡萄糖可以促进克拉屈滨的分解。本品的输液中不得随意加入其他药物。

【用法与用量】 静脉滴注治疗多毛细胞白血病时的建议剂量为克拉屈滨 0.09mg/(kg·d)，24 小时连续滴注，连用 7 天。不推荐其他的用药方案。根据已有经验，如患者对初始疗程无效，增加疗程不会获得更大利益。临用前抽取克拉屈滨注射液，加入到 500ml 0.9%氯化钠注射液中，混匀后静脉滴注。全部程序须严格按无菌操作常规进行，每天配药一次，供当天静脉滴注使用。

【制剂与规格】 克拉屈滨注射液：10ml:10mg。

雷 替 曲 塞 [医保(乙)]
Raltitrexed

【适应证】 在患者无法接受联合化疗时，本品可单药用于治疗不适合 5-FU/亚叶酸钙的晚期结直肠癌患者。

【药理】 (1)药效学 本品为抗代谢类叶酸类似物，特异性地抑制胸苷酸合酶(TS)。与 5-FU 或氨甲蝶呤相比，雷替曲塞是直接的和特异性的 TS 抑制剂。TS 是胸腺嘧啶脱氧核苷三磷酸盐(TTP)合成过程的关键酶，而 TTP 又是 DNA 合成的必须核苷酸。抑制 TS 可导致 DNA 断裂和细胞凋亡。雷替曲塞经还原叶酸载体摄入细胞被叶酰聚谷氨酸合成酶转化成谷氨酸盐形式贮存细胞中，发挥更强 TS 抑制作用。雷替曲塞聚谷氨酸盐通过增强 TS 抑制能力，延长抑制时间而提高其抗肿瘤活性。但其在正常组织中的潴留可能会使毒性增加。

(2) 药动学 国外临床研究资料显示，患者注射 $3mg/m^2$ 雷替曲塞，药物浓度与时间呈三室模型。注射结束时浓度达最高峰，然后迅速下降，之后进入慢消除相。最初分布相(α)的 $t_{1/2\alpha}$ 约为 10 分钟，反映雷替曲塞在体内的分布变化非常迅速，由于时间短，这项测定结果的可靠性不如 $t_{1/2\beta}$ 和 $t_{1/2\gamma}$，消除半衰期 $t_{1/2\gamma}$ 也即最长半衰期代表了药物从体内清除的速率。虽然患者间存在一些差异，雷替曲塞的平均最大浓度在 $1.6\sim3mg/m^2$ 剂量范围内成比例地增加。在临床剂量范围内雷替曲塞的 C_{max} 与用药剂量呈线性关系。肾功能正常者 3 周间期连续用药血浆中无明显药物蓄积。除在细胞内被聚谷氨酸化外，雷替曲塞不被代谢，主要以原型经尿出(40%～50%)。10 天约 15%雷替曲塞经粪便排泄。观察期间 ^{14}C 标识的雷替曲塞约一半没有回收到，即部分(以聚谷氨酸盐的形式)潴留于组织中。29 天红细胞中检测到微量放射标记。性别、年龄对雷替曲塞药代动力学参数无影响，儿童药代动力学尚无研究。初步研究显示肝损伤除率降低，但降低程度尚未明确。轻到中度的肝功能不全患者血浆清除率下降低于 25%。轻到中度的肾功能不全(Cr: 25～65ml/min)者血浆清除率明显下降(约 50%)。

【不良反应】 心血管 窦性心动过速、室上性心动过速、心房颤动、充血性心力衰竭。

内分泌系统 体重减轻、脱水、低钾血症。

呼吸系统 咳嗽加重、呼吸困难、咽炎。

肌肉骨骼 关节痛、肌痉挛、肌痛。

泌尿及生殖系统 肾功能异常(包括肌酸酐升高)、尿道感染。

免疫及系统感染 过敏反应。

神经系统 头痛、失眠、眩晕、感觉异常。

精神异常 抑郁。

肝脏 天冬氨酸氨基转移酶(AST)升高、丙氨酸氨基转移酶(ALT)升高、高胆红素血症、碱性磷酸酶升高。

胃肠道 恶心、呕吐、腹泻、食欲缺乏、口炎(包括口腔溃疡)、消化不良、便秘、胃肠道出血、味觉异常、腹痛、胃肠胀气、口干、肠梗死。

血液系统 白细胞减少、中性粒细胞减少、贫血、血小板减少、血红蛋白降低、粒细胞减少性发热。

皮肤及皮肤附件 皮疹、瘙痒、脱皮、脱发、多汗、蜂窝织炎。

眼部 结膜炎。

其他 黏膜炎、外周水肿、乏力、发热、全身不适、流感样症状、疼痛、感染(包括败血症)、寒战。

【禁忌证】 妊娠期妇女、治疗期间妊娠或哺乳期妇女禁用。在使用本药之前，应排除妊娠可能。重度肾功能损害者禁用。

【注意事项】 不良反应相关 本品须由掌握肿瘤化疗并能熟练处理化疗相关的毒性反应的临床医师给药或在其指导下使用。接受治疗的患者应配合监护，以便及时发现可能的不良反应(尤其是腹泻)并处理。

慎用 与其他细胞毒性药物一样，造血功能低下、一般状况差、既往经放疗者慎用。

老年人 老年患者更易出现毒性反应，尤其是胃肠道毒性(腹泻或黏膜炎)，应严格监护。

肝损伤 本药部分经由粪便排泄，因此轻度到中度的肝功能损害者应慎用，而重度肝功能损害者不推荐使用。

妊娠 夫妻任何一方接受本药治疗期间以及停药后至少 6 个月内应避孕。

其他 此前使用 5-氟尿嘧啶治疗方案疾病仍然进展的晚期肿瘤患者可能会对雷替曲塞产生耐药性。

【药物相互作用】 与叶酸、亚叶酸及包含此类成分的维生素制剂合用可减弱本药物的作用，因此使用本药前和使用本药期间禁用以上药物。

【给药说明】 只能单独给药，避免与其他药物混合使用。用 50～250ml0.9%氯化钠注射液或 5%葡萄糖水溶液稀释后静脉滴注，给药时间 15 分钟。配置好后应避光保存，在 24 小时内使用。

【用法与用量】 成人推荐剂量为 $3mg/m^2$，如果未出现毒性，可考虑按上述治疗每 3 周重复给药一次。增加剂量会致使危及生命或致死性毒性反应的发生率升高，所以不推荐剂量大于 $3mg/m^2$。

【制剂与规格】 注射用雷替曲塞：2mg。

磷酸氟达拉滨 [药典(二)；医保(乙)]
Fludarabine

【适应证】 用于 B 细胞性慢性淋巴细胞白血病(CLL)患者的治疗，这些患者接受过至少一个标准的含烷化剂方案的治疗，但在治疗期间或治疗后，病情没有改善或持续进展。

【药理】 (1)药效学 本品为抗病毒药阿糖腺苷的氟化核苷酸类似物，9-β-D-阿拉伯酸-呋喃基腺嘌呤(ara-A)，可相对地抵抗腺苷脱氨基酶的脱氨基作用。磷酸氟达拉滨被快速地去磷酸化成为 2F-ara-A，后者可以被细胞摄取，然后被细胞内的脱氧胞苷激酶磷酸化后成为有活性的三磷酸盐 2F-ara-ATP。该代谢产物可以通过抑制核苷酸还原酶、DNA 聚合酶α、δ 和 ϵ，DNA 引物酶和 DNA 连接酶从而抑制 DNA 的合成。此外，还可以部分抑制 RNA 聚合酶Ⅱ从而减少蛋白的合成。

(2) 药动学　2F-ara-AMP 是氟达拉滨(2F-ara-A)的水溶性前体药物，在人体内可以被快速定量的脱磷酸化为核苷酸 2F-ara-A。另外一种代谢产物，2F-ara-次黄嘌呤在狗中是主要的代谢物，而在人体中仅仅观测到微量。通过 2F-ara-A 药代动力学研究之间的比较得出，2F-ara-A 平均血浆总清除率(CL)是 79ml/(min·m²)，个体间的数据差异很大。静脉注射以及口服磷酸氟达拉滨后，2F-ara-A 血浆浓度和血浆浓度时间曲线下面积(AUC)增加均与药物剂量呈线性关系，而半衰期、血浆清除率和分布容积保持不变，提示与药物剂量无关。2F-ara-A 主要靠肾脏排出，静脉注射剂量的 40%~60%通过尿液排出。在实验室动物中用 ³H-2F-ara-AMP 进行的药物总出入量实验发现，从尿液中可以完全回收放射性标记物。

【不良反应】　最常见的不良事件为骨髓抑制和感染。

感染　十分常见：感染/机会性感染(包括潜伏病毒再活化如带状疱疹病毒，EB 病毒感染或进行性多灶性脑白质病)，肺炎。

良性、恶性及性质不明的肿瘤(包括囊肿和息肉)　常见：骨髓增生异常综合征和急性髓系白血病(主要与既往、伴随或后续的烷化剂治疗、拓扑异构酶抑制剂治疗或放疗相关)。

血液及淋巴系统　十分常见：中性粒细胞减少，贫血，血小板减少。

常见：骨髓抑制。

发生频率未知：出血(包括脑出血、肺出血、出血性膀胱炎)。

代谢与营养　常见：厌食。

神经系统　常见：周围神经病变。

发生频率未知：脑白质病，急性中毒性脑白质病，可逆性后部白质脑病综合征(RPLS)。

眼部　常见：视觉障碍。

呼吸系统　十分常见：咳嗽。

胃肠系统　十分常见：恶心，呕吐，腹泻。

常见：口炎。

皮肤及皮下组织　常见：皮疹。

全身及给药部位反应　十分常见：发热，疲乏，无力。

常见：寒战，不适，水肿，黏膜炎。

【禁忌证】　对本品或其所含成分过敏的患者；肌酐清除率小于 30ml/min 的肾功能不全患者；失代偿性溶血性贫血的患者；妊娠期及哺乳期妇女。

【注意事项】　**妊娠**　有生育能力的男性或女性用药

期间及用药结束后至少 6 个月内须采取有效的避孕措施。

哺乳期　用药期间不得哺乳。

司机驾驶　本品可引起疲乏、无力、视觉障碍、意识错乱、兴奋、癫痫发作，可能降低驾驶或操作机械的能力。

随访检查　(1)定期监测外周全血细胞计数。

(2)疑似肾功能不全者，应监测肌酐清除率。

(3) 65 岁及 65 岁以上老人治疗前应监测肌酐清除率。

不良反应相关　(1)如疑似出现 LE、ATL 或 RPLS，应停用本品，并进行脑成像检查(优先使用 MRI)。如确诊，应永久停用本品。

(2)一旦出现溶血，建议停用本品，考虑输血(经照射处理的血液及血液制品)和给予肾上腺皮质激素。

其他　(1)再次使用本品可能对初次使用本品治疗有效的患者仍有效。应避免对初次使用本品治疗无效的患者改用苯丁酸氮芥，因多数对本品具有耐药性的患者对苯丁酸氮芥亦具有耐药性。

(2)接受本品治疗的患者滴注未经照射处理的血液可出现与输血相关的移植物抗宿主病，故正接受本品治疗或已接受本品治疗的患者仅可接受经照射处理的血液及血液制品。

【药物相互作用】　(1)磷酸氟达拉滨合用喷司他丁(脱氧柯福霉素)治疗 CLL 时，致命性肺毒性发生率较高。因此，在使用磷酸氟达拉滨时不推荐合用喷司他丁。

(2)双嘧达莫及其他腺苷吸收抑制剂可以减弱磷酸氟达拉滨的治疗效果。

(3)临床研究和体外试验表明，磷酸氟达拉滨和阿糖胞苷联合使用可增加 Ara-CTP(阿糖胞苷的活性代谢产物)在白血病细胞内的浓度和细胞外的量。对 Ara-C 的血液浓度和代谢率无影响。

【给药说明】　(1)磷酸氟达拉滨没有含抗菌防腐剂。必须小心操作以保证配制溶液的无菌。从微生物学角度溶液配制后应立即使用。配置好的溶液在 2~8℃下储存不超过 24 小时，室温下不超过 8 小时。

(2)处理和销毁：磷酸氟达拉滨不应经由妊娠的人员处理。应遵守正确的处理和销毁规程。应根据用于细胞毒药品的指导原则考虑其处理和销毁。任何溢出或废弃物可以通过焚烧销毁。

(3)对于静脉内使用制剂的特殊说明：磷酸氟达拉滨应在无菌条件下加入灭菌注射用水配制成注射液。当用 2ml 灭菌注射用水配制时，固体块应在 15 秒内完全溶解。每毫升最终溶液将含有 25mg 磷酸氟达拉滨，25mg 甘露醇和调整 pH 值至 7.7 的氢氧化钠。最终产品的 pH

值范围为 7.2～8.2。如果是静脉注射，需再用 10ml 0.9% 氯化钠注射液稀释；如果静脉滴注，将所需剂量用 100ml 0.9%氯化钠注射液稀释，滴注时间 30 分钟。在临床研究中，曾用 100ml 或 125ml 5%葡萄糖注射液或 0.9%氯化钠注射液稀释本品。

(4) 操作和配制磷酸氟达拉滨溶液时应谨慎。推荐使用乳胶手套和防护眼镜以避免因小瓶破损或其他偶然的溢出而引起的暴露。如果溶液接触到皮肤或黏膜，应该用水和肥皂彻底清洗该部位。如果接触到眼睛，应该用大量的水彻底清洗。应避免吸入引起的暴露。

(5) 注射用磷酸氟达拉滨只能静脉给药，避免意外的静脉给药外渗。

(6) 口服片剂时，可以空腹或伴食物服用，不可嚼服或把药片弄碎后服用。

【用法与用量】 成人 (1) 静脉使用：推荐的剂量是每日 25mg/m²，连用 5 天。每 28 天重复。

对 CLL 患者，磷酸氟达拉滨应一直用到取得最佳治疗效果(完全或部分缓解，通常需 6 个周期)，方可停用。

(2) 口服：每日 40mg/m² 体表面积，每 28 天连续服用 5 天。

儿童 缺少相关数据，18 岁以下儿童不推荐使用磷酸氟达拉滨。

老年人 磷酸氟达拉滨用于老年人(>75 岁)的数据有限，因此这些患者使用磷酸氟达拉滨时应慎重。

肾损伤 对肾功能不全患者的剂量应作相应的调整。肌酐清除率在 30～70ml/min 之间时，剂量应减少 50%，并且要严密监测血液学改变以评价药物的毒性。

肝损伤 尚未在肝功能不全患者中进行过安全性和有效性研究。

【制剂与规格】 磷酸氟达拉滨片：10mg。
注射用磷酸氟达拉滨：50mg。

伊 达 比 星 [药典(二)；医保(乙)]
Idarubicin

【适应证】 用于成人未经治疗的急性非淋巴细胞性白血病(ANLL)的诱导缓解和成人复发性和难治性 ANLL 的诱导缓解。

另外，用于成人和儿童急性淋巴细胞性白血病(ALL)的二线治疗。

【药理】 (1) 药效学 伊达比星是一种 DNA 嵌入剂，作用于拓扑异构酶Ⅱ，抑制核酸合成。

蒽环结构 4 位的改变使该化合物具有高亲脂性，与多柔比星和柔红霉素相比提高了细胞对药物的摄入。

与柔红霉素相比，伊达比星具有更高的活性，静脉或经口给药对鼠白血病和淋巴瘤均有效。

体外试验表明，与多柔比星和柔红霉素相比，人和鼠的蒽环类耐药细胞对伊达比星显示出较低程度的交叉耐药性。动物心脏毒性试验提示伊达比星比多柔比星和柔红霉素具有更高的治疗指数。其主要代谢产物伊达比星醇在体内和体外试验中均显示出抗肿瘤活性。

(2) 药动学 肝肾功能正常的患者静脉给药后伊达比星从体循环中清除，其终末血浆半衰期在 11～25 小时之间。大部分药物经代谢生成活性代谢产物伊达比星醇，而该代谢产物的清除更慢，血浆半衰期在 41～69 小时之间。绝大部分药物是以伊达比星醇的形式经胆汁和尿液排出体外。

伊达比星和伊达比星醇在有核血细胞和骨髓细胞中的浓度比在血浆中的浓度高一百倍以上。

伊达比星和伊达比星醇在血浆和细胞中的消除速率相当，其终末半衰期约 15 小时。伊达比星醇的终末半衰期大约是 72 小时。

儿童患者 7 例儿童患者以连续 3 天 15～40mg/m² 的总剂量静脉给药治疗，药代动力学结果显示伊达比星的中心半衰期为 8.5 小时(范围：3.6～26.4 小时)，活性代谢产物伊达比星醇的中心半衰期为 43.7 小时(范围：27.8～131 小时)。

【不良反应】 心血管 (1)心脏毒性：危及生命的 CHF(充血性心力衰竭)是蒽环类药物引起的最严重的心肌病，表现为积累性的剂量限制性毒性。

(2) 心脏功能异常：房室传导阻滞、束支传导阻滞、充血性心力衰竭、心肌炎、心包炎、窦性心动过速、快速性心律失常、心动过缓、心肌梗死。

(3) 血管异常：出血、潮红、静脉炎、休克、血栓性静脉炎、血栓栓塞。

全身和给药部位异常 发热、出血、脱水。

代谢及营养 厌食、脱水、高尿酸血症。

泌尿及生殖系统 给药后尿液呈红色,持续 1～2 天。

免疫系统 速发过敏反应。

神经系统 脑出血。

肝脏 肝酶升高、胆红素升高。

胃肠道 (1)腹痛或灼烧感、结肠炎(包括严重小肠结肠炎/中性粒细胞减少性小肠结肠炎伴穿孔)、腹泻、糜烂/溃疡、食管炎、消化道出血、黏膜炎/口腔炎、恶心、呕吐、腹痛。

血液系统 (1)血液和淋巴系统异常：贫血、白细胞减少、中性粒细胞减少、血小板减少。

(2) 造血系统异常：骨髓增生异常综合征。

皮肤及皮肤附件 肢端红斑、脱发、放射性皮炎（放射性回忆反应）、局部毒性、皮疹/瘙痒、皮肤改变、皮肤和指甲色素沉着、荨麻疹。

感染和侵染 (1) 感染、脓毒血症/败血症：单独使用本品或与阿糖胞苷合用会产生严重的、有时甚至致命的感染。

(2) 良性、恶性及性质不明肿瘤：继发性白细胞（急性髓系白细胞和骨髓增生异常综合征）。

【禁忌证】 (1) 对伊达比星或其辅料、其他蒽环类或蒽二酮类药物过敏。

(2) 严重肝功能损害。

(3) 严重肾功能损害。

(4) 严重心肌功能不全。

(5) 近期发生过心肌梗死。

(6) 严重心律失常。

(7) 持续的骨髓抑制。

(8) 曾以伊达比星和(或)其他蒽环类和蒽二酮类药物最大累积剂量治疗。

(9) 治疗期间应停止哺乳。

【注意事项】 **随访检查** (1) 用药前和用药期间需监测心功能，如心电图、多门核素血管造影术(MUGA 扫描)或超声心动图(ECHO)检查。

(2) 用药前和用药期间应监测肝功能、肾功能。如胆红素和(或)肌酐水平高于正常值，应考虑减量。

(3) 用药前和用药期间应监测血常规。

(4) 用药期间监测血电解质、血尿酸。

(5) 可能妊娠的妇女用药前评估妊娠状态。

不良反应相关 (1) 如出现心功能损害表现，应立即停药。

(2) 如出现发热性中性粒细胞减少，建议静脉给予抗生素治疗。

(3) 如静脉注射时出现药液外渗的症状和体征，应立即停止注射，并在另一条静脉上重新注射。

(4) 如出现严重腹痛，应考虑穿孔的可能性，并采取适当的诊断和治疗措施。

妊娠 (1) 建议有生育能力的妇女在使用本品期间和用药结束后至少 6.5 个月内采取有效的避孕措施。

(2) 建议有女性性伴侣(具有生育力)的男性患者在使用本品期间和用品结束后至少 3.5 个月内采取有效的避孕措施。本品可能导致不可逆的生育功能损伤(精子染色体损伤)，故可于用药前保存精子。

其他 (1) 使用本品前，患者应已从先前使用的细胞毒类药所导致的急性毒性反应(如口腔炎、中性粒细胞减少、血小板减少、全身感染)中恢复。

(2) 使用本品期间应进行水化、碱化尿液、给予别嘌醇以预防高尿酸血症，从而减少肿瘤溶解综合征的发生。

【药物相互作用】 伊达比星是强烈的骨髓抑制剂，如与其他具有相似作用机制的药物组成联合化疗方案可导致骨髓抑制作用相加。与其他有潜在心脏毒性药物联合化疗时，或者是同时应用其他作用于心脏的药物(如钙离子通道拮抗剂)时，需要在整个治疗期间严密监测心脏功能。

合并用药所引起的肝肾功能的变化可能会影响伊达比星的代谢、药代动力学、疗效和(或)毒性反应。伊达比星治疗同时或之前的 2～3 周内进行放疗可导致累加的骨髓抑制。

不建议合并使用 减毒活疫苗(除禁忌使用的黄热病疫苗之外)：存在可能致命的全身性疾病风险。在免疫功能因基础疾病而受抑制的患者中，该风险加大。存在这种情况时使用灭活疫苗(如脊髓灰质炎)。

【用法与用量】 **成人** (1) 急性非淋巴细胞性白血病(ANLL) 在成人急性非淋巴细胞性白血病，与阿糖胞苷联合用药时的推荐剂量为每天静脉注射 $12mg/m^2$，连续使用三天。另一用法为单独和联合用药，推荐剂量为每天静脉注射 $8mg/m^2$，连续使用五天。

(2) 急性淋巴细胞性白血病(ALL) 作为单独用药，成人急性淋巴细胞性白血病的推荐剂量为每天静脉注入 $12mg/m^2$，连续使用三天；儿童 $10mg/m^2$，连续使用三天。

然而，所有的给药方案均应根据患者的血象，以及在联合用药方案中其他细胞毒药物的使用剂量而调整。通常，按体表面积计算剂量。

其他 本品仅用于静脉注射。

建议在检查针头确实在静脉内后，将溶解后的本品经过滴注 0.9%氯化钠注射液的通畅的输注管与 0.9%氯化钠注射液一起在 5～10 分钟内注入静脉内。这样可减少血栓形成和药物外溢后引起严重蜂窝织炎及坏死的风险。小静脉注射或在同一静脉内反复注射可能造成静脉硬化。

使用介绍 瓶内药物处于负压状态下，以使溶液配制时减少气雾形成。插入针头后应特别小心。在配制药液时必须避免吸入任何气雾。

将冻干粉剂溶于注射用水制备注射液，5ml 溶剂溶解 5mg 本品，10ml 溶剂溶解 10mg 本品。

【制剂与规格】 注射用盐酸伊达比星：(1)5mg；

(2)10mg。

盐酸伊达比星胶囊：10mg。

三、影响核酸转录的药物

放线菌素 D[药典(二)；医保(甲)]
Dactinomycin

【适应证】　(1)CDE 适应证　①对霍奇金病(HD)及神经母细胞瘤疗效突出，尤其是控制发热。②对无转移的绒癌初治时单用本药，治愈率达 90%～100%，与单用 MTX 的效果相似。③对睾丸癌亦有效，一般均与其他药物联合应用。④与放疗联合治疗儿童肾母细胞瘤(Wilms瘤)可提高生存率，对尤文肉瘤和横纹肌肉瘤亦有效。

(2)国外适应证　①妊娠滋养细胞癌。②肾母细胞瘤。③实体瘤的姑息治疗或恶性肿瘤的灌注化疗、局部、局部复发或局限性。④儿童骨肉瘤。⑤外阴黑色素瘤。

【药理】　(1)药效学　体外研究显示，本品主要作用于 RNA，高浓度时则同时影响 RNA 与 DNA 合成。作用机制为嵌合于 DNA 双链内与其鸟嘌呤基团结合，抑制DNA 依赖的 RNA 聚合酶活力，干扰细胞的转录过程，从而抑制 mRNA 合成。为细胞周期非特异性药物，以 G_1 期尤为敏感，阻碍 G_1 期细胞进入 S 期。

(2)药动学　本品静脉注射后迅速分布至各组织，广泛与组织结合，但不易透过血-脑屏障。半衰期为 36 小时。体内代谢很少。原型药 12%～20%由尿排出，50%～90%由胆道随粪便排出。

【不良反应】　(1)骨髓抑制为剂量限制性毒性，血小板及粒细胞减少，最低值见于给药后 10～21 日，尤以血小板下降为著。

(2)胃肠道反应多见于每次剂量超过 500μg 时，表现为恶心、呕吐、腹泻，少数有口腔溃疡，始于用药数小时后，有时严重，为急性剂量限制性毒性。

(3)脱发始于给药后 7～10 日，可逆。

(4)少数出现胃炎，肠炎或皮肤红斑，脱屑，色素沉着，肝、肾功能损害等，均可逆。

(5)静脉注射时如药液漏至血管外，对软组织损害显著。

【禁忌证】　(1)有出血倾向者慎用或禁用。

(2)有患水痘病史者禁用。

(3)本品有致突变、致畸和免疫抑制作用，妊娠期妇女禁用。

(4)哺乳期妇女及 1 岁以下婴儿慎用。

【注意事项】　(1)静脉注射时注意防止药液漏至血管外。

(2)骨髓功能低下、有痛风病史、肝功能损害、感染、有尿酸盐性肾结石病史、近期接受过放疗或抗癌药物者慎用本品。

【药物相互作用】　(1)维生素 K 可降低本品的效价，故用本品时慎用维生素 K 类药物。

(2)本品有放疗增敏作用，但有可能在放疗部位出现新的炎症，而产生"放疗再现"的皮肤改变，应予注意。

(3)不建议在治疗或治疗期间接种活病毒疫苗。

【给药说明】　静脉注射时如药液漏至血管外，应立即停止注射，并以氯化钠注射液稀释，或以 1%盐酸普鲁卡因注射液局部封闭，温湿敷或冷敷，发生皮肤破溃后按溃疡处理。

【用法与用量】　成人　(1)静脉注射　一日 300～400μg，或按体重一日 6～8μg/kg，溶于氯化钠注射液 20～40ml 中，一日一次，10 日为一疗程，间歇期 2 周，一疗程总量 4～6mg。

(2)腔内注射　胸、腹腔注射，一次 400～600μg。

(3)联合化疗　剂量及时间尚不统一。

儿童　静脉滴注，儿童，0.45mg/m²，连用 5 日，3～6 周为 1 疗程。

【制剂与规格】　注射用放线菌素 D：(1)200μg；(2)500μg。

美 法 仑[医保(乙)]
Melphalan

【特殊说明】　FDA 黑框警告：已报道发生骨髓抑制导致感染或出血；推荐进行监测，必要时调整剂量，当病人出现血小板减少症或白细胞减少症时应暂不给药。可能诱发突变。

【适应证】　(1)CDE 适应证　适用于治疗多发性骨髓瘤及晚期卵巢腺癌。本品单独应用或与其他药物合用，对于部分晚期乳腺癌患者有显著疗效。对部分真性红细胞增多症患者有效。本品亦曾作为外科治疗乳腺癌的辅助药。

(2)国外适应证　多发性骨髓瘤姑息治疗。

【药理】　(1)药效学　基本作用与环磷酰胺相同，为双功能烷化剂，细胞周期非特异性药物。直接与 DNA 结合，导致细胞死亡。耐药机制为谷胱甘肽水平提高，药物运转缓慢，DNA 修复增强。抑制谷胱甘肽 S 转移酶可加强本品抗肿瘤作用。

(2)药动学　口服吸收很不一致，个体差异较大。分布相半衰期($t_{1/2\alpha}$)6～10 分钟，消除相半衰期($t_{1/2\beta}$)40～120 分钟。尿中以原型排出的不足 15%，大部分以代谢物形式排出。脑脊液浓度不足血浆浓度的 10%。

【不良反应】 骨髓抑制是其最常见的不良反应。主要表现为白细胞、血小板减少及贫血。白细胞减少可在首次用药后的第 2 周至第 3 周出现；有时老年患者骨髓抑制可延续 5～6 周。胃肠道反应食欲缺乏、恶心及呕吐。接受高剂量静脉注射美法仑的患者，出现腹泻、呕吐和胃炎的可能性略有增加。长期应用可致脱发、皮炎及肺纤维化。接受注射用美法仑治疗的患者中约 2%出现急性过敏反应。症状可能包括荨麻疹、瘙痒、水肿和皮疹，一些患者出现心动过速、支气管痉挛、呼吸困难和血压下降。出现严重过敏反应的患者应立即停止本品治疗。

【禁忌证】 (1)对本品曾有过敏反应者禁用。

(2)近期患过水痘或带状疱疹者禁用。

(3)妊娠及哺乳期妇女禁用。

【注意事项】 (1)肾功能不全、有痛风史、泌尿系结石患者慎用。

(2)长期使用有致癌作用，一定要遵医嘱用药。

(3)用药期间注意检查白细胞、血小板、血尿酸、肌酐、尿素氮。

(4)近期内用过化疗或放疗而白细胞减少者不宜使用。

【药物相互作用】 本品可引起血尿酸增加，别嘌醇可防止或缓解本品所引起的高尿酸血症。

【用法与用量】 口服。

(1)多发性骨髓瘤：每日每千克体重 0.15mg，分次服用，连用 4 天，6 周后重复下一疗程。对于治疗有反应者延长治疗超过一年，未见病情改进。

(2)卵巢腺癌：每日每千克体重 0.2mg，共 5 天，每 4～8 周或当外周血象恢复时给予下一疗程的治疗。也可使用美法仑静脉注射治疗。晚期乳腺癌：每日每千克体重 0.15mg 或按体表面积每日 6mg/m²，连用 5 日，每六周重复疗程，当出现骨髓毒性时应减低剂量。

(3)真性红细胞增多症：诱导缓解期，每日 6～10mg，共5～7 天，之后可每日 2～4mg，直至能满意地控制症状。维持剂量可每周一次，一次 2～6mg，其间必须对患者仔细、谨慎地进行血象监测，根据血细胞计数结果，适当调整剂量。

【制剂与规格】 美法仑片：2mg。

注射用盐酸美法仑：50mg。

平 阳 霉 素 [药典(二)；国基；医保(甲)]
Bleomycin A5

【适应证】 主治唇癌、舌癌、齿龈癌、鼻咽癌等头颈部鳞癌。亦可用于治疗皮肤癌、乳腺癌、宫颈癌、食管癌、阴茎癌、外阴癌、恶性淋巴瘤和坏死性肉芽肿等。对肝癌也有一定的疗效。对翼状胬肉有显著疗效。

【药理】 (1)药效学 本品为博来霉素多组分中的单一组分 A5。其作用机制与博来霉素相同。主要抑制胸腺嘧啶核苷掺入 DNA，与 DNA 结合使之被破坏。另外也能使 DNA 单链断裂，破坏 DNA 模板，阻止 DNA 复制。

(2)药动学 本品静脉注射后 30 分钟血药浓度达高峰，以后迅速下降，半衰期为 1.5 小时。24 小时内由尿中排出 25%～50%。

【不良反应】 (1)发热少数患者于用药后 1 小时左右发生，一般 38℃左右，个别可达 40℃，并伴有寒战，3～4 小时后可自行退热。

(2)胃肠道反应可有食欲缺乏、恶心，少数有呕吐、腹泻和口腔炎，但一般较轻微。

(3)肝、肾功能损伤。

(4)指、趾关节皮肤肥厚、色素沉着较常见，有的还有指(趾)感觉过敏和指甲变形。

(5)轻度脱发。

(6)肿瘤处疼痛。

(7)静脉炎和血管痛。

(8)少见肺炎样症状和肺纤维化。

(9)过敏反应，极个别患者可发生过敏性休克。

【禁忌证】 对本品过敏者禁用。

【注意事项】 (1)发热，给药后如患者出现发热现象，可给予退热药。对出现高热的患者，在以后的治疗中应减少剂量，缩短给药时间，并在给药前后给予解热药或抗过敏剂。为预防发热，可于用药前 1 小时口服氯苯那敏、吲哚美辛和地塞米松，仍有高热者则应停用本药。对有肺、肝、肾功能障碍的患者慎用。

(2)患者出现皮疹等过敏症状时应停止给药，停药后症状可自然消失。

(3)患者如出现咳嗽、咳痰、呼吸困难等肺炎样症状，同时胸部 X 线出现异常，应停止给药，并给予甾体激素和适当的抗生素。

(4)偶尔出现休克样症状(血压低下、发冷发热、喘鸣、意识模糊等)，应立即停止给药，对症处理。

(5)本品不宜用于肺功能差或做肺部放疗的患者。肺部放疗可增加本品肺毒性。

(6)本品副作用虽小，但也不宜长期滥用，以免引起不良后果。

【给药说明】 (1)预防发热。

（2）密切监视过敏反应。

（3）特别注意肺毒性，一旦发生立即停药，并服泼尼松等。

【用法与用量】（1）静脉内注射　用 0.9%氯化钠注射液或葡萄糖注射液 5～20ml 溶解本品 4～15mg（效价）/ml。

（2）肌内注射　用 0.9%氯化钠注射液 5ml 以下溶解本品 4～15mg（效价）/ml。

（3）动脉内注射　用 3～25ml 添加抗凝血剂（如肝素）的 0.9%氯化钠注射液溶解本品 4～8mg（效价）作一次动脉内注射或持续动脉内注射。

（4）成人　每次剂量为 8mg（效价），通常每周给药 2～3 次。根据患者情况可增加或减少至每日一次到每周一次。显示疗效的剂量一般为 80～160mg（效价）。一个疗程的总剂量为 240mg（效价）。

（5）肿瘤消失后，应适当加给药，如每周 1 次 8mg（效价）静脉注射 10 次左右。

（6）治疗血管瘤及淋巴管瘤　本品瘤体内注射治疗淋巴管瘤：每次 4～8mg，溶入注射用水 2～4ml，有囊者尽可能抽尽囊内液后注药，间歇期至少 1 个月，5 次为 1 个疗程。治疗血管瘤：每次注射平阳霉素 4～8mg，用 0.9%氯化钠注射液或利多卡因注射液 3～5ml 稀释。注入瘤体内，注射 1 次未愈者，间歇 7～10 天重复注射，药物总量一般不超过 70mg（效价）。

（7）治疗鼻息肉　取平阳霉素 1 支（含 8mg）用 0.9%氯化钠注射液 4ml 溶解，用细长针头行息肉内注射，每次息肉注射 2～4ml，即一次注射 1～2 个息肉。观察 15～30 分钟有无过敏反应，每周 1 次，5 次为 1 个疗程，一般 1～2 个疗程。

【制剂与规格】　注射用盐酸平阳霉素：（1）4mg；（2）8mg；（3）15mg。

四、拓扑异构酶抑制药

拓 扑 替 康[医保(乙)]
Topotecan

【特殊说明】　本品可引起严重的骨髓抑制。第一个周期只能用于中性粒细胞计数≥1500/mm³ 和血小板计数≥10 万/mm³ 的患者。监测血细胞计数。

【适应证】（1）CDE 适应证　初始化疗或序贯化疗失败的转移性卵巢癌病人。

对化疗敏感，一线化疗失败的小细胞肺癌病人。

（2）国外适应证　一线化疗开始后至少 60 天进展的铂敏感的小细胞肺癌（SCLC）的治疗。

【药理】（1）药效学　本品是喜树碱的人工半合成衍生物，为拓扑异构酶Ⅰ抑制药。进入体内后，与拓扑异构酶Ⅰ形成复合物，导致 DNA 不能正常复制，引起 DNA 双链损伤。哺乳类动物细胞不能有效修复这种 DNA 损伤，因此抑制细胞增殖。本品属于 S 期特异性药物。

（2）药动学　本品在体内代谢呈二室模型。很容易分布到肝、肾等血流灌注好的组织。分布相半衰期（$t_{1/2\alpha}$）为 4.1～8.1 分钟，消除相半衰期（$t_{1/2\beta}$）为 2.4～4.3 小时。与血浆蛋白结合率为 6.6%～21.3%。26%～80%经肾排泄，其中 90%在用药后 12 小时内由尿中排出，其余部分由胆汁排出。本品可透过血-脑屏障进入脑脊液，并在脑脊液中蓄积。

【不良反应】（1）骨髓抑制是剂量限制性毒性，主要表现为中性粒细胞、白细胞、血小板和血红蛋白降低。

（2）胃肠反应　恶心、呕吐、腹泻、便秘、肠梗死、腹痛、口腔炎、畏食。

（3）皮肤及附件　脱发、偶见严重的皮炎及瘙痒。

（4）神经肌肉　头痛、关节痛、肌肉痛、全身痛、感觉异常。

（5）呼吸系统　可致呼吸困难。

（6）肝脏　有时出现肝功能异常，氨基转移酶升高。

（7）全身疲乏、不适、发热。

（8）局部静脉注射时，若药液漏在血管外部可产生局部刺激、红肿。

（9）过敏反应　罕见过敏反应及血管神经性水肿。

【禁忌证】（1）对喜树碱类药物或其任何成分过敏者禁用。

（2）严重骨髓抑制，中性粒细胞<1.5×10⁹/L 和（或）血小板<100×10⁹/L 者禁用。

（3）妊娠及哺乳期妇女禁用。

【注意事项】

（1）由于可能发生严重的骨髓抑制，出现中性粒细胞减少，可导致患者感染甚至死亡。因此，治疗期间要监测血常规，并密切观察患者有无感染、出血倾向等临床症状，如有异常则做减量或停药等适当处理。

（2）肝功能不全者，血胆红素 1.5～10mg/100ml 的患者，血浆清除率降低，但一般不需要调整剂量。

（3）肾功能不全者，Ccr40～60ml/min 的患者一般不需要调整剂量，中度肾功能不全者（Ccr20～39ml/min）剂量应调整为 0.6mg/m²，没有足够资料证明在严重肾功能不全者可否使用。

(4) 老年人除非肾功能不全，一般不做剂量调整，但应当注意观察。

(5) 本品可导致无力或疲劳，用药期间应避免驾驶和操作机械。

【药物相互作用】 (1) 和其他有骨髓抑制作用的细胞毒药物一样，托泊替康与其他细胞毒药物（如紫杉醇或依托泊苷）联合的时候，骨髓抑制作用可能更严重。

(2) 同时服用 G-CSF 能够延长中性粒细胞减少出现的持续时间。

【给药说明】 注射液配制：灭菌注射用水按 1ml/mg 溶解本品，再用 0.9%氯化钠注射液或 5%葡萄糖注射液稀释，得到浓度为 25～50μg/ml 的溶液后，进行静脉滴注。

【用法与用量】 成人 静脉用药推荐剂量为 1.25mg/m²，滴注 30 分钟，持续 5 天，21 天为一疗程，治疗的任何疗程中，如出现严重中性粒细胞减少，下一疗程治疗剂量减少 0.25mg/m² 或与 G-CSF 同时使用，使用从第 6 天开始，即在持续 5 天使用本品后 24 小时后再用 G-CSF。若出现血小板计数≤0.25×10⁹/L，下一疗程治疗剂量应减少 0.25mg/m²。

儿童 静脉滴注，2～1.5mg/m²，每日 1 次，连用 5 天，每 3 周为一周期。

【制剂与规格】 注射用盐酸拓扑替康：(1)1mg；(2)2mg；(3)4mg。

伊立替康^[医保(乙)]

Irinotecan

【特殊说明】 应用本品可能出现严重的中性粒细胞减少和严重腹泻

【适应证】 (1)CDE 适应证 用于晚期大肠癌的治疗：与氟尿嘧啶和亚叶酸钙联合治疗既往未接受化疗的晚期大肠癌患者；作为单一用药，治疗经含氟尿嘧啶化疗方案治疗失败的患者。

(2) 国外适应证 联合氟尿嘧啶和亚叶酸钙治疗应用吉西他滨后进展的转移性胰腺癌。

(3) 超说明书适应证 ①广泛期小细胞肺癌。②不可切除的局部晚期、复发性或转移性胃癌的综合治疗。

【药理】 (1) 药效学 本品是喜树碱的半合成衍生物。本品及其活性代谢产物 SN-38 是拓扑异构酶 I (TOPO I)抑制药，其与 TOPO I 及 DNA 形成的复合物能引起 DNA 单链断裂，阻止 DNA 复制及抑制 RNA 合成，是细胞周期 S 期特异性药物。

(2) 药动学 本品静脉注射后，大部分迅速转化为活性代谢产物 20(S)-7-乙基-10-羟基喜树碱(SN-38)，其消除呈三相，平均终末消除半衰期为 6～12 小时。伊立替康与血浆蛋白的结合率为 30%～68%，明显低于活性代谢产物 SN-38 与血浆蛋白的结合率（大约95%）。药物主要经胆道排泄，24 小时尿中本品排泄量为原药量的 20%。可透过血-脑屏障。SN-38 的主要代谢途径是与葡糖醛酸结合，产生的葡糖醛酸 SN-38(SN38G)可在胆汁中发现。24 小时尿中 SN-38 排泄量仅为 0.1%～0.2%。

【不良反应】 单药治疗常见的不良反应：

(1) 胃肠道：腹泻(迟发性，早发性)，恶心，呕吐，腹部痉挛，疼痛，厌食，便秘，胃肠胀气，口腔炎，消化不良。

(2) 血液系统：白细胞减少，贫血，中性粒细胞减少，血小板减少。

(3) 全身症状：乏力，发热，疼痛，头痛，背痛，寒战，轻度感染，浮肿，腹部膨隆。

(4) 代谢和营养：体重下降，脱水，碱性磷酸酶增高。

(5) 皮肤：脱发，出汗，皮疹。

(6) 呼吸系统：呼吸困难，咳嗽增多，鼻炎。

(7) 胆碱能综合征：患者可能出现鼻炎、流涎增多、瞳孔缩小、流泪、出汗、潮红和可引起腹部痉挛或早发性腹泻的肠蠕动亢进等胆碱能综合征。

【禁忌证】 (1) 慢性肠炎和(或)肠梗死的患者禁用。

(2) 既往对盐酸伊立替康三水合物或本品中的赋形剂有严重过敏史者禁用。

(3) 胆红素超过正常值上限的 3 倍者禁用。

(4) 严重骨髓功能不全者禁用。

(5) 妊娠期妇女或哺乳期妇女禁用。

(6) 世界卫生组织(WHO)一般状态评分>2 分的患者禁用。

【注意事项】 (1) 迟发性腹泻(通常在使用本品 24 小时后发生，出现第一次稀便的中位时间为滴注后第 5 天)持续时间可能较长，可能导致脱水、电解质紊乱或感染，甚至为致命性的。一旦发生迟发性腹泻需要及时给予洛哌丁胺治疗。腹泻患者须密切监护，如果出现脱水要补充水和电解质，如果出现肠梗死、发热或严重的中性粒细胞减少需给予抗生素治疗。首次治疗以后，应推迟后续的化疗，直到患者在不使用止泻药的情况下至少 24 小时不再腹泻。并根据腹泻等级调整后续化疗伊立替康的剂量。

(2) 出现中性粒细胞减少的并发症时应及时给予

抗生素治疗。如果出现中性粒细胞减少性发热或中性粒细胞绝对计数低于 $1.5\times10^9/L$ 时，应暂停盐酸伊立替康化疗。新疗程的化疗应该在粒细胞计数恢复到>$1.5\times10^9/L$ 后再开始。在患者恢复之后，后续的盐酸伊立替康治疗剂量应该根据患者中性粒细胞减少的情况而降低。

(3) 出现急性胆碱能综合征（"早期"腹泻、腹痛、结膜炎、鼻炎、低血压、血管舒张、多汗、晕厥、头晕、视物模糊、肌炎、流泪等症状），给予硫酸阿托品 0.25mg 皮下注射治疗。在下一次使用本品时，应预防性使用阿托品。

(4) 发生肠梗阻的患者应该及时接受抗生素治疗。在肠梗阻症状消除前，患者不能接受本品治疗。

【药物相互作用】 本品与神经肌肉阻滞药之间的相互作用不可忽视。本品具有抗胆碱酯酶的活性，凡具有抗胆碱酯酶活性的药物可延长琥珀胆碱的神经肌肉阻滞作用，非去极化神经肌肉阻滞药可能被拮抗。

【给药说明】 ①观察静滴部位是否有炎症发生。②一旦发生外渗，用无菌水冲洗并推荐给予冰敷。

【用法与用量】 推荐剂量为 $350mg/m^2$，静脉滴注 $30\sim90$ 分钟，每三周一次。

剂量调整：对于无症状的严重中性粒细胞减少症（中性粒细胞计数<$0.5\times10^9/L$），中性粒细胞减少伴发热或感染（体温超过 38℃，中性粒细胞计数<$1\times10^9/L$，或严重腹泻（需静脉输液治疗）的患者，下周期治疗剂量应从 $350mg/m^2$ 减至 $300mg/m^2$，若这一剂量仍出现严重中性粒细胞减少症，或如上所述的与中性粒细胞减少相关的发热及感染或严重腹泻时，下一周期治疗剂量可进一步从 $300mg/m^2$ 减量至 $250mg/m^2$。

延迟给药：患者中性粒细胞计数未恢复至 $1.5\times10^9/L$ 以上前请勿使用本品。

【制剂与规格】 盐酸伊立替康注射液：(1)2ml:40mg；(2)5ml:100mg；(3)15ml:300mg。

注射用盐酸伊立替康：(1)40mg；(2)100mg。

羟喜树碱[医保(甲)]
Hydroxycamptothecin

【适应证】 主要用于原发性肝癌、胃癌、头颈部癌、膀胱癌、直肠癌及白血病。

【药理】 (1)药效学 本品通过抑制拓扑异构酶Ⅰ而发挥细胞毒作用，使 DNA 不能复制，造成不可逆的 DNA 链破坏，从而导致细胞死亡。

(2)药动学 静脉注射本品后，药物浓度以胆囊及小肠内容物最高，其次为癌细胞、小肠、肝、骨髓、胃及肺组织。分布半衰期($t_{1/2\alpha}$)为 4.5 分钟，消除半衰期($t_{1/2\beta}$)为 29 分钟。主要通过粪便排泄，24 小时排出 29.6%，48 小时为 47.8%。

【不良反应】 (1)血液系统 骨髓抑制是最常见的毒性，表现为白细胞下降，对红细胞及血小板无明显影响。

(2) 消化系统 主要表现为恶心、呕吐、食欲缺乏等。

(3) 泌尿系统 有少数病例出现尿急、尿痛及血尿，停药 1 周后逐渐消失。

(4) 其他反应 有少数病例出现脱发，停药后可逐渐恢复。

【禁忌证】 对本品过敏者禁用。

【注意事项】 为避免膀胱刺激及血尿发生，用药期间应鼓励患者多饮水。妊娠期妇女慎用，本品用药期间应严格检查血象。本品仅限用 0.9%氯化钠注射液稀释。静脉给药时，药液切勿外溢，否则会引起局部疼痛及炎症。

【给药说明】 本品一般经静脉注射单独输注，也可腔内注射。本品不宜用葡萄糖等酸性药液溶解和稀释。

【用法与用量】 (1)原发性肝癌：静脉注射，一日 $4\sim6mg$，用 0.9%氯化钠注射液 20ml 溶解后，缓缓注射，或遵医嘱。肝动脉给药，用 4mg 加 0.9%氯化钠注射液 10ml 灌注，每日 1 次，$15\sim30$ 天为一疗程。

(2) 胃癌：静脉注射，一日 $4\sim6mg$，用 0.9%氯化钠注射液 20ml 溶解后，缓缓注射，或遵医嘱。

(3) 膀胱癌：膀胱灌注后加高频透热 100 分钟，剂量由 10mg 逐渐加至 20mg，每周 2 次，$10\sim15$ 次为一疗程。

(4) 直肠癌：经肠系膜下动脉插管，一日 $6\sim8mg$，加入 0.9%氯化钠注射液 500ml，动脉注入，每日 1 次，$15\sim20$ 次为一疗程。

(5) 头颈部癌：静脉注射，一日 $4\sim6mg$，用 0.9%氯化钠注射液 20ml 溶解后，缓缓注射，或遵医嘱。

(6) 白血病：成人剂量按体表面积一日 $6\sim8mg/m^2$，加入 0.9%氯化钠注射液中静脉滴注，连续给药 30 天为一疗程，或遵医嘱。

【制剂与规格】 羟喜树碱注射液：(1)2ml:2mg；(2)2ml:5mg；(3)5ml:10mg；(4)10ml:10mg。

注射用羟喜树碱：(1)2mg；(2)5mg。

依托泊苷[药典(二)；国基；医保(甲)；医保(乙)]
Etoposide

【适应证】 (1)CDE 适应证 主要用于治疗小细胞肺癌，恶性淋巴瘤，恶性生殖细胞瘤，白血病，对神经母细胞瘤，横纹肌肉瘤，卵巢癌，非小细胞肺癌，胃癌和食管癌等有一定疗效。

(2)国外适应证　艾滋病相关性卡波西肉瘤、骨尤文肉瘤、非霍奇金淋巴瘤、难治性睾丸癌。

【药理】(1)药效学　本品是细胞周期特异性抗肿瘤药物，作用于拓扑异构酶Ⅱ，形成药物-酶-DNA三者之间稳定的可逆性复合物，阻碍DNA修复。实验发现这复合物可随药物的清除而逆转，使损伤的DNA得到修复，降低了细胞毒作用。因此，延长药物的给药时间，可能提高抗肿瘤活性。

(2)药动学　静脉滴注本品，其分布相半衰期($t_{1/2\alpha}$)为1.4小时，消除相半衰期($t_{1/2\beta}$)为5.7小时，97%与血浆蛋白结合，脑脊液中的浓度(给药2～20小时后)仅为血药浓度的1%～10%。由于本品与DNA拓扑异构酶Ⅱ的结合是可逆性的，并作用于细胞周期中持续时间较长的S期及G_2期，因此血药浓度持续时间长短比峰浓度高低更重要。44%～60%由肾排泄(其中67%以原型排泄)。粪便排泄仅占16%。口服本品后0.5～4小时血药浓度可达高峰，生物利用度48%(25%～74%)，血药浓度仅为静脉注射的(52±8)%，半衰期为(4.9±0.4)小时。体内药物代谢变异很大，与消化道的pH等因素相关。

【不良反应】血液系统　白细胞减少，血小板减少，出血和贫血。

肝、胆　有时引起ALT、ALP、胆红素等升高。

肾脏　有时出现BUN升高。

胃肠道　有时恶心呕吐，食欲不振，口腔炎，腹痛，腹泻，便秘等。

皮肤及皮肤附件　有时有严重的脱毛。

神经系统　偶有四肢麻木，头痛等。

过敏反应　有时有皮肤红疹，红斑，瘙痒。

循环系统　可出现心电图改变，不整脉，低血压等。

呼吸系统　可出现间质性肺炎。

其他　有时出现倦怠，疲劳。

【禁忌证】①妊娠期妇女禁用。②骨髓抑制、白细胞、血小板明显低下者禁用。③心、肝、肾功能明显障碍者禁用。

【注意事项】(1)本品在动物中有生殖毒性及致畸，并可经乳汁排泄，孕妇及哺乳期妇女慎用。

(2)本品有明显的骨髓抑制作用，用药期间应定期检查周围血象和肝、肾功能，且与其他抗肿瘤药物联用时应注意。

(3)注意口腔卫生及口腔炎发生。

(4)肝肾功能障碍及老年人应慎用。

【药物相互作用】①本品可抑制机体免疫防御机制，使疫苗接种不能激发人体抗体产生，化疗结束后3个月以内，不宜接种病毒疫苗。②本品与血浆蛋白结合率高，因此，与血浆蛋白结合的药物可影响本品的排泄。

【给药说明】(1)本品不宜静脉注射，不得胸腔、腹腔、鞘内注射。将本品需用量用0.9%氯化钠注射液稀释，浓度每毫升不超过0.25mg，静脉滴注时间不少于30分钟，否则容易引起低血压，喉痉挛等过敏反应。

(2)本品稀释后马上使用，若有沉淀产生，严禁使用。

【用法与用量】静脉滴注　(1)实体瘤：一日60～100mg/m²，连续3～5天，每隔3～4周重复用药。

(2)白血病：一日60～100mg/m²，连续5天，根据血象情况，间隔一定时间重复给药。

(3)小儿常用量：静脉滴注每日按体表面积100～150mg/m²，连用3～4日。

口服　按体表面积一次70～100mg/m²，一日1次，连用5日；或一次30mg/m²，一日1次，连用10～14日。每3～4周为1个疗程。

【制剂与规格】　依托泊苷胶囊：25mg。

依托泊苷软胶囊：50mg。

依托泊苷注射液：5ml:100mg。

注射用依托泊苷：40mg。

替尼泊苷^[医保(乙)]
Teniposide

【特殊说明】　可能会出现严重的骨髓抑制导致的感染或出血。在替尼泊苷初次使用或重复用药后均可能出现过敏反应，包括类过敏样症状。使用肾上腺素，合并用和不合并使用皮质激素和抗组胺药，可减轻过敏反应症状。

【适应证】　本品适用于治疗恶性淋巴瘤，急性淋巴细胞白血病，中枢神经系统恶性肿瘤如神经母细胞瘤，胶质瘤和星形细胞瘤及转移瘤，膀胱癌等。

【药理】(1)药效学　本品为依托泊苷的衍生物，是细胞周期特异性抗癌药物，通过阻止细胞的有丝分裂而起作用。其作用机制是抑制DNA拓扑异构酶Ⅱ，导致DNA双链或单链破坏，使细胞不能通过S期，停于晚S期或早G_2期。与依托泊苷有交叉耐药。

(2)药动学　本品经肌内注射或口服吸收慢而不完全，主要用于静脉注射。静脉注射后骨髓内的浓度最高，肾、肝、肺、脾、心及胃、肠次之，肌肉及脑组织最低。

在静脉注射 2 小时后，本品在各组织的浓度迅速下降，而在骨髓的浓度下降较慢。本品进入体内后>99%与蛋白结合，在脑脊液中的浓度低于同时测定的血药浓度。血浆消失呈三室模型，分布半衰期($t_{1/2\alpha}$)、消除半衰期($t_{1/2\beta}$)和终末半衰期($t_{1/2\gamma}$)分别为 56 分钟、4.45 小时和 20.3 小时。本品可通过血-脑屏障，虽然在脑脊液中很难测出，但在脑组织中可测出。在体内的代谢较为活跃，主要代谢在肝内进行，但其代谢物尚不明确。经肾脏及胆道排泄，少量经粪便排泄，在排出物中，原型药占 1/3。给药后 24 小时内的排出量约占给药总量的 50%，其中 42.2%经尿排出，6.3%经粪便排出。在肾脏的清除率仅占总清除率的 10%左右。

【不良反应】　(1)骨髓毒性为剂量限制毒性，用药 7~14 日后常见白细胞和血小板降低。通常 2~3 周内骨髓抑制可完全恢复。

(2)胃肠道反应　恶心呕吐是最常见的，但通常是轻度和中度的，可以用止吐药物控制症状。

(3)脱发也较常见。

(4)低血压　快速滴注时会发生一过性的低血压。

(5)过敏反应　可发生急性过敏反应：寒战，发热，心动过速，支气管痉挛，呼吸困难，低血压，潮红，出汗，水肿，高血压和荨麻疹。

【禁忌证】　(1)本品及聚乙基代蓖麻油过敏者禁用。

(2)严重白细胞减少或血小板减少者禁用。

(3)本品含苯甲醇，禁用于 2 岁以下儿童。

【注意事项】　(1)对肝、肾功能损害的患者或肿瘤已侵犯骨髓的患者使用该药要谨慎。因有低血压的报道，在滴注本品的开始 30~60 分钟内仔细观察，监测主要的体征。

(2)患唐氏综合征的患者对骨髓抑制性的化疗药物特别敏感，该类患者应减少用量。

(3)用本品治疗时，应定期监测白细胞和血小板计数。

(4)滴注于静脉血管外可导致组织坏死和(或)血栓性静脉炎。

【药物相互作用】　(1)苯巴比妥和苯妥英钠可以增加本品的清除率，导致本品在体内作用的时间缩短，故对抗惊厥治疗的患者可增加本品的用量。

(2)已经观察到甲苯磺丁脲、水杨酸钠和磺胺甲噻二唑在体外可以置换与血浆蛋白结合的本品。

【给药说明】　①本品应现配现用。②滴注时间不少于 30 分钟。③给药前后，必须用 5%葡萄糖注射液或 0.9%氯化钠注射液冲管。

【用法与用量】　单药治疗　(1)恶性淋巴瘤和膀胱癌。

①初始治疗：按体表面积(m^2)每日 30mg，连续 5 天，然后停药 10 天。每 15 天为一疗程，通常需要 2~3 个疗程。按体表面积(m^2)每日 40~50mg，每周 2 次，至少治疗 6~9 周。骨髓储量良好的患者，在医疗监测下可每周用药 3 次。

②维持治疗：按体表面积(m^2)每日 100mg，每 10~14 天 1 次。这种维持治疗应坚持数月。

(2)中枢神经系统肿瘤：按体表面积(m^2)100~130mg，每周 1 次滴注给药。用药 6~8 次后停药 2 周，为一疗程，一疗程(6~8 周)后可评估疗效；如有效，则继续治疗直至肿瘤缩小。

联合治疗　本品可与其他已批准的抗肿瘤化疗药物联合使用，当与其他具有骨髓抑制作用的药物联合使用时，应适当降低本品剂量。

【制剂与规格】　替尼泊苷注射液：5ml:50mg。

五、影响蛋白质合成和干扰有丝分裂的药物

长春碱[药典(二)]
Vinblastine

【适应证】　(1)CDE 适应证　主要用于实体瘤的治疗。对恶性淋巴瘤、睾丸肿瘤、绒毛膜癌疗效较好，对肺癌、乳腺癌、卵巢癌、皮肤癌、肾母细胞瘤及单核细胞白血病也有一定疗效。

(2)国外适应证　FDA：霍奇金病、蕈样真菌病、Kaposi 肉瘤、Letterer-Siwe 病。

日本：朗格汉斯细胞组织细胞增生症。

【药理】　(1)药效学　本品是细胞毒性药物，通过与有丝分裂中的微管蛋白结合，阻止其进一步聚集形成纺锤体而起作用，能使细胞生长停于分裂中期。本品作用方式与浓度有关。低浓度时，本品与微管蛋白的低亲和点结合，由于空间阻隔等因素，抑制微管聚合。高浓度时，本品与微管蛋白上高亲和点结合，使微管聚集，形成类结晶。

(2)药动学　口服吸收差，需静脉注射。静脉注射后迅速分布至各组织，但很少透过血-脑屏障。血浆蛋白结合率为 75%。静脉注射后，分布半衰期($t_{1/2\alpha}$)为 3.7 分钟，消除半衰期($t_{1/2\beta}$)为 1.64 小时，终末半衰期($t_{1/2\gamma}$)为 24.8 小时。在肝内代谢成脱乙酰长春碱。本品的代谢物主要经尿排泄。

【不良反应】　血液系统　骨髓抑制作用较显著，静

脉注射后白细胞下降迅速,但可在2～3周内恢复正常。

消化道反应 恶心、呕吐、腹泻、腹痛、便秘、口腔炎等。

神经系统 表现为麻木及感觉异常、腱反射消失,少数病人可有精神抑郁、头痛和抽搐,严重者应停药。

局部刺激 注射部位可引起血栓性静脉炎,药物外渗可引起局部严重的蜂窝织炎和坏死。

【禁忌证】 (1)妊娠期妇女禁用。

(2)严重骨髓抑制、过敏者禁用。

【注意事项】 哺乳期 应用本品期间应中止哺乳。

不良反应相关 在恶病质和大面积皮肤溃疡中白细胞减少更严重,有这些疾病的老年患者不能使用长春碱。

随访检查 血常规、血胆红素、ALT、乳酸脱氢酶、血尿素氮、血尿酸、肌酐清除率。

【药物相互作用】 (1)与别嘌醇、秋水仙碱或丙磺舒合用,本品可升高血中尿酸浓度。

(2)伊曲康唑可降低细胞色素P450介导的代谢及P-糖蛋白泵,从而增加本品所致的神经毒性,此外,红霉素、丝裂霉素、齐多夫定也可增加本品的毒性。

【给药说明】 (1)本品不能做肌内、皮下或鞘内注射。

(2)在肝损伤患者中应减量、谨慎使用。

(3)用药过程中,出现白细胞过低、肝功能损害,应停药或减量,并采取治疗措施。

(4)静脉注射:冲入静脉时避免日光直接照射,药液漏至血管外,应立即停止注射,以氯化钠注射液稀释局部,或以1%盐酸普鲁卡因注射液局封,温湿敷或冷敷,发生皮肤破溃后按溃疡处理。

【用法与用量】 成人 静脉注射:一次10mg,用氯化钠注射液溶解后静脉注射,一周1次,总量60～80mg。

儿童 静脉注射:$2.5\sim10mg/m^2$,一周1次。

【制剂与规格】 硫酸长春碱注射液:10ml:10mg。

长 春 新 碱 [药典(二);国基;医保(甲)]

Vincristine

【特殊说明】 该制剂仅供静脉给药,其他给药方式可能会导致死亡。

【适应证】 (1)CDE适应证 ①急性白血病,尤其是儿童急性白血病,对急性淋巴细胞白血病疗效显著。②恶性淋巴瘤。③生殖细胞肿瘤。④小细胞肺癌,尤文肉瘤、肾母细胞瘤、神经母细胞瘤。⑤乳腺癌、慢性淋巴细胞白血病、消化道癌、黑色素瘤及多发性骨髓瘤等。

(2)国外适应证 英国还包括:①头颈部癌和软组织瘤。②儿童视网膜母细胞瘤和儿童髓母细胞瘤。③特发性血小板减少性紫癜。

【药理】 (1)药效学 长春新碱为夹竹桃科植物长春花中提取的有效成分。抗肿瘤作用靶点是微管,主要抑制微管蛋白的聚合而影响纺锤体微管的形成,使有丝分裂停止于中期。还可干扰蛋白质代谢及抑制RNA多聚酶的活力,并抑制细胞膜类脂质的合成和氨基酸在细胞膜上的转运。长春新碱对移植性肿瘤的抑制作用大于长春碱且抗瘤谱广。

(2)药动学 静脉注射后迅速分布至各组织,神经细胞和肝内浓度较高,很少透过血-脑屏障,脑脊液浓度是血浆浓度的1/30～1/20。血浆蛋白结合率75%。在成人体内,分布相半衰期($t_{1/2\alpha}$)小于5分钟,消除相半衰期($t_{1/2\beta}$)为50～155分钟,终末相半衰期($t_{1/2\gamma}$)为85小时。在肝内代谢,主要通过胆汁排出,粪便排泄70%,尿中排泄5%～16%。

【不良反应】 神经系统 神经系统毒性是剂量限制性毒性,主要引起外周神经症状,如手指、神经毒性等,与累积量有关。足趾麻木、腱反射迟钝或消失,外周神经炎。运动神经、感觉神经和脑神经也可受到破坏,并产生相应症状。神经毒性常发生于40岁以上者,儿童的耐受性好于成人,恶性淋巴瘤病人出现神经毒性的倾向高于其他肿瘤病人。

皮肤及皮肤附件 有局部组织刺激作用,药液不能外漏,否则可引起局部坏死。

血液系统 骨髓抑制反应较轻。

【禁忌证】 不得用于脱髓鞘型进行性神经性肌肉萎缩(Charcot-Marie-Tooth)综合征患者。

【注意事项】 儿童 2岁以下儿童的周围神经的髓鞘形成尚不健全,应慎用。

妊娠 可能会导致胎儿危害。怀孕小鼠给药后致23%～85%的胎儿吸收,存活动物中产生致死性畸形;妊娠猴第27～34天单次给予该药,40%存在肉眼可见畸形。尚无妊娠妇女试验数据。

哺乳期 尚未验证该药物是否在人乳汁中分泌。建议哺乳期用药应权衡利弊。

基因相关 长春新碱通过肝细胞色素P450 3A代谢,与伊曲康唑等阻碍肝细胞色素P450 3A药物合用时,可使长春新碱代谢受抑制。

诊断干扰 本品可使血钾、血及尿的尿酸升高。

随访检查 用药期间应定期检查周围血象,肝、肾功能。注意观察心率、肠鸣音及腱反射等。

常规 下列情况慎用：有痛风病史、肝功能损害、感染、白细胞减少、神经肌肉疾病、有尿酸盐性肾结石病史、近期用过放射治疗或抗癌药治疗的患者。

【药物相互作用】 (1)吡咯系列抗真菌剂(伊曲康唑)，增加肌肉神经系统的副作用。如发现有副作用，应进行减量、暂停或停药等适当处理。伊曲康唑有阻碍肝细胞色素 P450 3A 的作用，长春新碱通过肝细胞染色素 P450 3A 代谢，合用可使长春新碱代谢受抑制。

(2)与苯妥英钠合用，降低苯妥英钠吸收，或使代谢亢进。

(3)与含铂的抗亚、恶性肿瘤剂合用，可能增强第8对脑神经障碍。

(4)与 L-天冬酰胺酶合用，可能增强神经系统及血液系统的障碍。硫酸长春新碱在 L-天冬酰胺酶给药前12～24 小时使用，可将毒性控制到最小。

(5)本品可阻止甲氨蝶呤从细胞内渗出，提高后者的细胞内浓度，故常先注射本品，再用甲氨蝶呤。

(6)与门冬酰胺酶、异烟肼、脊髓放射治疗合用可加重神经系统毒性。

(7)与非格司亭、沙莫司亭合用，可能导致严重的周围神经病。

(8)本品可改变地高辛的吸收而降低其疗效。

【给药说明】 (1)仅用于静脉注射。

(2)注入静脉时避免日光直接照射。

(3)静脉注射时，漏于皮下可导致组织坏死、蜂窝织炎。一旦漏出或可疑外漏，应立即停止输液，并予相应处理(参考氮芥外漏的处理)。

(4)防止药液溅入眼内，一旦发生应立即用大量0.9%氯化钠冲洗，以后应用地塞米松眼膏保护。

(5)一旦发生口服摄入的情况，应口服活性炭或通便剂进行胃排空。

【用法与用量】 成人 1～2mg(或 1.4mg/m²)，最大不大于 2mg。年龄大于 65 岁者，最大每次 1mg。联合化疗是连用 2 周为一周期。

儿童 75µg/kg 或 2.0mg/m²，每周一次静脉注射或冲入。

【制剂与规格】 注射用硫酸长春新碱：1mg。

长 春 地 辛 [药典(二)；国基；医保(乙)]
Vindesine

【适应证】 对非小细胞肺癌、小细胞肺癌、恶性淋巴瘤、乳腺癌、食管癌及恶性黑色素瘤等恶性肿瘤有效。

【药理】 (1)药效学 本品是细胞周期特异性药物，抑制细胞内微管蛋白的聚合，阻止增殖细胞有丝分裂中的纺锤体形成，使细胞分裂停止于有丝分裂中期。本品对移植性动物肿瘤抗瘤谱较广，与长春碱、长春新碱无完全交叉耐药，毒性介于两者之间。

(2)药动学 本品在体内代谢符合三室模型：分布相半衰期($t_{1/2\alpha}$)为 0.037 小时，消除相半衰期($t_{1/2\beta}$)为 0.912 小时，终末相半衰期($t_{1/2\gamma}$)为 24.2 小时。静脉注射后，与血浆蛋白不结合，血浆中的药物浓度迅速下降，广泛分布于脾脏、肺和肝脏，周围神经和淋巴结等的浓度高于血浆浓度数倍，但在脑脊液中浓度很低。大部分以未代谢物由胆汁分泌到肠道排出，约有 10% 由尿中排出。

【不良反应】 **血液系统** 骨髓抑制：最常见的为白细胞降低，其次为血小板降低，对血红蛋白有一定影响。骨髓抑制低于长春碱，但高于长春新碱。

神经系统 可逆性的末梢神经炎，较长春新碱轻，可有腹胀、便秘。

胃肠道 轻度食欲减低，恶心和呕吐。

生殖系统 有生殖毒性和致畸作用。

用药部位反应 有局部组织刺激反应：可引起静脉炎。

【禁忌证】 妊娠期妇女禁用，骨髓功能低下和严重感染者禁用或慎用。

【注意事项】 **随访检查** 白细胞降到 3×10^9/L 及血小板降到 50×10^9/L 应停药。

肾损伤 慎用。

肝损伤 慎用。

妊娠 孕妇不宜使用。

哺乳期 应用本品期间应停止哺乳。

【药物相互作用】 (1)联合化疗若有其他降低白细胞药物时应减量。

(2)与脊髓放射治疗等合用可加重神经系统毒性。

(3)伊曲康唑可抑制细胞色素 P450 介导的代谢及P-糖蛋白泵，增强本品所致的神经毒性，如麻痹性肠梗死。

(4)Ouinupristin/Dalfopristin 是细胞色素 P450 3A 的强有力抑制剂，增强本品的血药浓度，导致本品毒性增强。合用时，本品应减量。

【给药说明】 (1)静脉滴注时应小心，防止外漏，以免漏出血管外造成疼痛、皮肤坏死、溃疡；一旦出现应立即冷敷，并用 5%普鲁卡因封闭。

(2)药物溶解后应在 6 小时内使用。

(3)本品遮光、密闭，在冷处(2～10℃)保存。

【用法与用量】 按体表面积一次 3mg/m²，一周 1 次，通常连续用药 4～6 次完成疗程。用氯化钠注射液溶解后缓慢注射，亦可溶于 5%葡萄糖注射液后缓慢静脉滴注（滴注时间 6～12 小时）。

【制剂与规格】 注射用硫酸长春地辛：（1）1mg；（2）4mg。

长春瑞滨 [药典(二)；医保(乙)]
Vinorelbine

【适应证】 （1）CDE 适应证 用于晚期乳腺癌、非小细胞肺癌、卵巢癌、恶性淋巴瘤等。

（2）超说明书适应证 宫颈癌。

【药理】 （1）药效学 本品属于抗有丝分裂的细胞周期特异性药物，对微管蛋白具有高度的亲和力，通过阻滞微管蛋白聚合形成微管，并可诱导微管的解聚，使纺锤体不能形成，使肿瘤细胞分裂增殖停止于有丝分裂中期（M），从而产生抗肿瘤作用。长春瑞滨（NVB）与长春碱（VLB）、长春新碱（VCR）、长春地辛（VDS）同属长春花生物碱类，由于其结构上的差异，因此 NVB 的抗瘤谱也与 VLB、VCR、VDS 有所不同。NVB 对小鼠白血病 L_{1210} 的细胞毒作用较 VLB 和 VCR 低；对人卵巢癌 A_{2780} 的活性与 VLB 相同；对人支气管上皮癌 N_{6L2} 的活性分别是 VLB、VDS 和 VCR 的 2 倍、2.2 倍和 22 倍。本品与 VCR 相比，有较高的治疗指数，神经毒性及造血系统毒性较低。本品具有广谱抗肿瘤活性，对人类肿瘤均有较好的治疗效果。

（2）药动学 本品静脉给药后组织吸收迅速，在肝脏中药物浓度最高，其次为肺脏、脾、淋巴结和骨骼，并在肺组织中维持较高浓度数天,肺内浓度为 VDS 和 VCR 的 3.4 倍和 14.8 倍。药动学符合三室模型，分布容积高达 43L，血浆清除率约为一小时 0.8L/kg 体重。终末相半衰期（$t_{1/2\gamma}$）为 40 小时，血浆清除率较高，约为每小时 0.8L/kg 体重。主要在肝脏代谢与清除，经胆管由粪便排出，尿排泄 10%～15%。

【不良反应】 血液系统 （1）骨髓抑制为剂量限制性毒性，主要为白细胞及中性粒细胞减少，对红细胞也有一定影响。

（2）贫血常见，但多为中度。

神经系统 （1）外周神经毒性：一般限于深腱反射消失。长期用药可出现下肢无力。

（2）自主神经毒性：主要表现为小肠麻痹引起的便秘。麻痹性肠梗死罕见。

胃肠 （1）便秘。

（2）恶心呕吐常见，程度较轻。

呼吸系统 （1）与其他长春花生物碱相似。本品可引起呼吸困难和支气管痉挛。这些反应可于注药后数分钟或数小时内发生。

（2）可见有中度进行性脱发和下颌痛。偶见呼吸困难和支气管痉挛，多用于注射药液后数分钟或数小时内发生。

用药部位 静脉用药外渗可引起局部皮肤红肿、灼痛、溃疡、蜂窝织炎、静脉炎，甚至局部组织坏死。

【禁忌证】 （1）妊娠期妇女及哺乳期妇女禁用。

（2）严重骨髓抑制者禁用。

（3）在进行包括肝脏放射治疗时禁用。

（4）严重肝功能不全者禁用。

【注意事项】 随访检查 治疗必须在严密的血液学监测下进行，每次用药前均须检查外周血象。当粒细胞减少时（<2000/mm³），应停药至血象恢复正常。

肝损伤 肝功能不全时，特别是同时合用其他由胆管排泄的抗癌药时，应减少用药剂量。

肾损伤 肾功能不全时，应慎重用药。

常规 在进行包括肝脏的放疗时，忌用本品。

其他 有痛风病史、胆管阻塞、感染、白细胞减少、尿酸盐性肾结石病史者慎用。

【给药说明】 （1）本品应在有经验的肿瘤化疗医师指导下使用。

（2）本品只能静脉给药，不能用于肌内、皮下或鞘内注射。

（3）避免任何意外的眼球污染。在一定压力下，药液喷射至眼球时，可产生严重的刺激性，甚至角膜溃疡，遇到这种情况，应立即进行冲洗。

（5）静脉注射时药液外渗可引起局部刺激、灼痛，甚至可能出现坏死性改变。一旦药液外渗，应立即停止注射，局部冷敷并注射透明质酸酶。

（4）注药后给予充分的氯化钠注射液冲洗静脉。为避免静脉炎的发生，建议深静脉给药。必须确认注射针头在静脉内方可开始注射。

【用法与用量】 成人 （1）单药治疗：推荐剂量为每周 25～30mg/m²。

（2）联合化疗：依照所用方案选用剂量和给药时间。一般 25～30mg/m²。药物必须溶于 0.9%氯化钠，于短时间内（15～20 分钟）静脉输入，然后静脉滴注 0.9%氯化钠溶液冲洗静脉。

儿童 静脉注射 25～30mg/m²，一周 1 次。

【制剂与规格】 注射用酒石酸长春瑞滨：（1）10mg；

(2)15mg；　(3)20mg。

注射用重酒石酸长春瑞滨：(1)10mg；(2)15mg。

酒石酸长春瑞滨注射液：(1)1ml:10mg；(2)2ml:20mg；(3)5ml:50mg。

紫 杉 醇 ^[药典(二)；国基；医保(甲)]

Paclitaxel

【特殊说明】　(1)本品应在专业使用细胞毒化疗药物的医疗机构进行，并在有经验的肿瘤专科医生指导下使用。

(2)对聚氧乙烯蓖麻油过敏者、基线中性粒细胞计数小于 1500 个/mm³ 的实体瘤患者或者基线中性粒细胞计数小于 1000 个/mm³ 的艾滋病相关性卡波西肉瘤患者、怀孕和哺乳妇女禁用。

【适应证】　(1)CDE 适应证　①进展期卵巢癌的一线和后继治疗。②淋巴结阳性的乳腺癌患者在含阿霉素标准方案联合化疗后的辅助治疗。③转移性乳腺癌联合化疗失败或者辅助化疗 6 个月内复发的乳腺癌患者。④非小细胞肺癌患者的一线治疗。⑤艾滋病(AIDS)相关性卡波西肉瘤(Kaposi sarcoma)的二线治疗。

(2)国外适应证　胃癌、子宫内膜癌、复发或转移的头颈部肿瘤、复发或转移的食管癌、血管肉瘤、进展或复发的宫颈癌、复发或难治性生殖细胞肿瘤。

(3)超说明书适应证　膀胱癌、小细胞肺癌。

【药理】　(1)药效学　紫杉醇是一种抗微管药物，通过促进微管蛋白二聚体聚合并抑制其解聚而达到稳定微管的作用，从而抑制分裂间期和有丝分裂期细胞功能至关重要的微管网的正常动态重组。另外，在整个细胞周期和细胞有丝分裂产生多发性星状体时，紫杉醇可导致微管"束"的排列异常，影响肿瘤细胞的分裂。

(2)药动学　本品静脉滴注后，血浆中药物呈双相消除，消除半衰期($t_{1/2\beta}$)为 5.3～17.4 小时，有广泛的血管外分布和组织结合的效应。血浆蛋白结合率为 89%～98%，蛋白结合率不受西咪替丁、雷尼替丁、地塞米松或苯海拉明的影响。体内转化可能以肝脏内代谢为主，通过 CYP2C8 代谢，主要代谢为 6α-羟基紫杉醇；通过 CYP3A4 代谢为两个小的代谢产物，即 3′-p-羟基紫杉醇和 6α-3′-p-二羟基紫杉醇。本品大部分随粪便排出，仅有少量以原型从尿中排出，在尿中获得的原型药物累计总量的均值占给药剂量的 1.3%～12.6%。

【不良反应】　本品治疗 AIDS 相关性卡波西肉瘤时，患者中肝功异常和肾毒性的发生率有升高趋势，造血系

统毒性、感染(包括机会性感染)、中性粒细胞减少性发热的发生更频繁、更严重。

本品过量使用时，最主要的可预测的并发症包括骨髓抑制、外周神经毒性及黏膜炎。儿童患者使用紫杉醇过量还可能导致急性酒精中毒。

血液系统　骨髓衰竭、出血、中性粒细胞减少、贫血、血小板减少、白细胞减少。

免疫系统及感染　过敏反应、潮热及感染。

心血管　心电图异常、低血压，心动过缓。

神经系统　神经毒性、外周神经病变、视觉诱发电位异常。

肝、胆　天冬氨酸氨基转移酶升高、血碱性磷酸酶升高、肝功能异常。

胃肠道　腹痛、腹泻、呕吐、恶心。

皮肤及皮肤附件　脱发，皮肤异常，指甲异常。

肌肉骨骼　关节痛、肌肉痛。

用药部位反应　外渗、注射部位反应、局部水肿、疼痛、硬结、触痛、皮肤变色。

【禁忌证】　(1)对本品或其他的聚氧乙烯蓖麻油配制的药物有过敏反应病史者禁用。

(2)妊娠期及哺乳期妇女禁用。

(3)基线中性粒细胞计数小于 1500 个/mm³ 的实体瘤患者，或者基线中性粒细胞计数小于 1000 个/mm³ 的 AIDS 相关性卡波西肉瘤患者禁用。

【注意事项】　常规　(1)紫杉醇必须在有化疗经验的内科医生监督下使用。只有在配备足够的诊断和治疗设备时，才有可能有效地控制并发症。

(2)建议紫杉醇治疗中监测生命体征，尤其是紫杉醇滴注的头一个小时。如患者发生明显传导异常，应在随后继续进行的紫杉醇治疗时予以连续的心电监护。

(3)配制紫杉醇应当按照妥善的抗癌药取放和处置规程进行处理。

(4)紫杉醇含无水乙醇，要考虑到乙醇可能会产生中枢神经系统影响和其他影响。

(5)紫杉醇治疗期间及治疗结束后 6 个月内男、女患者均应采取有效的避孕措施。由于本品可能降低男性生殖力，如有生殖需求，可考虑提前取精于以后生育。

不良反应相关　(1)治疗前应先采用肾上腺皮质类激素(如地塞米松)、苯海拉明和 H₂ 受体拮抗剂(如西咪替丁或雷尼替丁)治疗，但无论是否预先用药都可能发生致命的过敏反应，如出现需要救治的呼吸困难和低血压、血管神经性水肿和全身性荨麻疹为特征的严

重过敏性反应时，需要立即停止使用，并积极地进行对症治疗。

(2) 与铂化合物联合使用时，应先用紫杉醇。

(3) 紫杉醇与阿霉素联合用于未治疗过的转移性乳腺癌患者时，发生过充血性心衰，建议对心功能进行监测。

(4) 在给予紫杉醇治疗期间，应经常检查血细胞计数，中性粒细胞计数升到 1500 个/mm³（卡波西肉瘤患者 1000 个/mm³）以上，血小板计数升到 100000 个/mm³ 以上后，才能开始紫杉醇的另一个治疗周期。

(5) 血清总胆红素大于 2 倍 ULN 的患者，需考虑调整剂量。

老年人 重度骨髓抑制和重度神经病变在老年患者中更常见，应特别关注。

【**药物相互作用**】 (1) 用顺铂之后再给予紫杉醇时，紫杉醇的清除率大约减低 20%。

(2) 当紫杉醇与阿霉素联合使用时，可能会提高阿霉素(和它的活性代谢物阿霉素酮)的血药浓度。并且发现用药顺序有影响，其特征是紫杉醇在阿霉素"前"给药时，以及滴注时间比推荐的滴注时间(紫杉醇滴注 24 小时，阿霉素滴注 48 小时)长时，发生的中性粒细胞减少和口腔炎更重。

(3) 细胞色素 P450 同工酶 CYP2C8 和 CYP3A4 可促进紫杉醇的代谢。紫杉醇与 CYP2C8 和 CYP3A4 的已知底物、诱导剂(如，利福平、卡马西平、苯妥英、依法韦仑、奈韦拉平)或抑制剂(如，红霉素、氟西汀、吉非罗齐)合用时，应当慎重。许多药物(酮康唑、维拉帕米、地西泮、奎尼丁、地塞米松、环孢素、替尼帕苷、足叶乙苷、长春新碱)在体外可以抑制紫杉醇代谢为 6α-羟基紫杉醇，但是使用的浓度要超出体内正常的治疗剂量。睾酮、17α-炔雌二醇、视黄酸以及 CYP2C8 特异性抑制剂-槲黄素，在体外也能够抑制 6α-羟基紫杉醇的生成。

(4) 紫杉醇与活疫苗同时使用会增加致死性系统性疫苗疾病的风险。

【**给药说明**】 (1) 接受本品治疗的所有患者应事先进行预防用药。通常在治疗前 12 及 6 小时左右给予地塞米松 20mg 口服(进展期艾滋病患者用量为 10mg)，或在用本品之前 30～60 分钟左右静脉滴注地塞米松 20mg；苯海拉明(或其同类药)50mg，在用紫杉醇之前 30～60 分钟静脉注射或深部肌内注射，以及在应用本品之前 30～60 分钟给予静脉滴注西咪替丁(300mg)或雷尼替丁(50mg)。

(2) 本品配制时必须佩戴防渗手套操作。倘若皮肤接触本品，立即应用肥皂彻底清洗皮肤，一旦接触黏膜，应用水彻底冲洗。为了尽可能使患者少接触增塑剂 DEHP，直接接触本品的材料不应含 PVC。

(3) 本品在滴注前必须加以稀释，应稀释于 0.9%氯化钠注射液，或于 5%葡萄糖注射液，或于 5%葡萄糖加 0.9%氯化钠注射液或于 5%葡萄糖林格液中，加至最后浓度为 0.3～1.2mg/ml。

(4) 用药前，要先用没有配伍禁忌的稀释液彻底冲洗输液器，以肉眼检查溶液与容器是否有颗粒物或色泽变化。不要剧烈搅动、震动或摇晃溶液，可能会产生沉淀。

(5) 本品需通过带有过滤器的输液器给药，过滤器微孔膜的孔径不能超过 0.22μm，且过滤器的入口和出口都要用短的加膜 PVC 管，从而避免 DEHP 溶出。

【**用法与用量**】 静脉滴注。

卵巢癌患者 (1) 未治疗过的患者，每 3 周 1 次，单次 175mg/m²，滴注时间大于 3 小时，或单次 135mg/m²，滴注时间大于 24 小时。

(2) 已接受过化疗的患者，单次 175mg/m² 或 135mg/m²，滴注时间大于 3 小时，每 3 周 1 次。

乳腺癌患者 单次 175mg/m²，滴注时间大于 3 小时，每 3 周 1 次。

非小细胞癌患者 单次 175mg/m²，滴注时间大于 3 小时，每 3 周 1 次。

艾滋病相关性卡波西肉瘤患者 单次 135mg/m²，滴注时间大于 3 小时，每 3 周 1 次；或者 100mg/m²，滴注时间大于 3 小时，每 2 周 1 次。

肝损伤 具体见表 12-11。

表 12-11 肝功能损害者的推荐剂量

肝功能受损程度		
氨基转移酶水平	胆红素水平	推荐的紫杉醇剂量
24 小时滴注		
<2×ULN 并且	≤1.5mg/dl	135mg/m²
≥2<10×ULN 并且	≤1.5mg/dl	100mg/m²
<10×ULN 并且	1.6～7.5mg/dl	50mg/m²
≥10×ULN 或	>7.5mg/dl	不宜使用
3 小时滴注		
<10×ULN 并且	≤1.25×ULN	175mg/m²
<10×ULN 并且	1.26～2.0×ULN	135mg/m²
<10×ULN 并且	2.01～5.0×ULN	90mg/m²
≥10×ULN 或	>5.0×ULN	不宜使用

【制剂与规格】 注射用紫杉醇脂质体：30mg。

注射用紫杉醇(白蛋白结合型)：100mg。

紫杉醇注射液：(1)25ml:150mg；(2)5ml:30mg；(3)10ml:60mg；(4)16.7ml:100mg。

多 西 他 赛[医保(乙)]

Docetaxel

【特殊说明】 警惕严重不良反应：中毒性死亡、肝毒性、中性粒细胞减少、超敏反应、体液潴留。

【适应证】 (1)CDE 适应证 ①乳腺癌：适用于局部晚期或转移性乳腺癌的治疗。联合曲妥珠单抗，用于 HER2 基因过度表达的转移性乳腺癌患者的治疗，此类患者先期未接受过转移性癌症的化疗。联合阿霉素及环磷酰胺用于淋巴结阳性的乳腺癌患者的术后辅助化疗。②非小细胞肺癌：适用于局部晚期或转移性非小细胞肺癌的治疗，即使是在以顺铂为主的化疗失败后。③前列腺癌：联合泼尼松或泼尼松龙用于治疗激素难治性转移性前列腺癌。④胃癌：联合顺铂和 5-氟尿嘧啶(TCF 方案)用于治疗既往未接受过化疗的晚期胃腺癌，包括胃食管结合部腺癌。

(2)国外适应证 头颈部肿瘤、食管癌、卵巢癌、子宫内膜癌。

(3)超说明书适应证 宫颈癌、膀胱癌、小细胞肺癌、软组织肉瘤。

【药理】 (1)药效学 本品促进小管聚合成稳定的微管并抑制其解聚，从而使游离小管的数量显著减少，可将细胞阻断于 M 期，为细胞周期特异性药物。多西他赛在细胞内浓度高且潴留时间长，抗瘤谱广，对晚期移植性肿瘤和过度表达 P-糖蛋白的许多肿瘤细胞株均具有活性。

(2)药动学 本品的药动学特点与剂量无关，与患者的年龄或性别无关，符合三室药代动力学模型。分布半衰期($t_{1/2\alpha}$)为 4 分钟，消除半衰期($t_{1/2\beta}$)为 36 分钟，终末半衰期($t_{1/2\gamma}$)为 11.1 小时。在 1 小时内静脉滴注多西他赛 100mg/m^2，平均峰浓度为 3.7μg/ml，AUC 为 4.6(h·μg)/ml，总体清除率和稳态分布容积分别为 21L/(h·m^2)与 113L。本品血浆蛋白结合率超过 95%，代谢与 CYP450 3A 同工酶有关，轻、中度肝功能损伤(ALT，AST≥1.5 倍 ULN 伴有碱性磷酸酶≥2.5 倍 ULN)时，总清除率平均降低 27%。多西他赛及其代谢产物主要随粪便排出，经粪便和尿排出的量分别约占所给剂量的 75%和 6%。

【不良反应】 本品与其他化疗药物联合使用可增加不良事件的严重程度。

本品过量使用时，主要的可预料的并发症包括骨髓抑制、外周神经毒性及黏膜炎。尚无解毒药可用，应严密监测生命体征，尽快进行粒细胞集落刺激因子(G-CSF)治疗。

在肝功能异常的患者，接受高剂量治疗的患者，以及既往使用过铂类为基础的化疗再接受多西他赛单药 100mg/m^2 治疗的患者中，治疗相关死亡的发生率增加。

血液系统 75mg/m^2 剂量十分常见中性粒细胞减少(重度占 54%)、贫血(重度占 10.8%)、血小板减少症(重度占 1.7%)，常见发热性中性粒细胞减少；100mg/m^2 剂量十分常见中性粒细胞减少(重度占 76.4%)、贫血(重度占 8.9%)、发热性中性粒细胞减少，常见血小板减少症(重度占 0.2%)。

免疫系统及感染 75mg/m^2 剂量十分常见感染(重度占 5%)，常见超敏反应(无重度事件)；100mg/m^2 剂量十分常见感染(重度占 5.7%，包括脓毒症及肺炎，致死性占 1.7%)、超敏反应(重度占 5.3%)，常见感染合并严重中性粒细胞减少(重度占 4.6%)。

心血管 常见心律失常、血压异常。

呼吸系统 100mg/m^2 剂量常见呼吸困难。

肝、胆 100mg/m^2 剂量常见 AST、ALT 升高，血胆红素升高，血胆碱性磷酸酶升高。

胃肠道 75mg/m^2 剂量十分常见恶心、呕吐、腹泻、口腔炎，常见便秘；100mg/m^2 剂量十分常见恶心、呕吐、腹泻、口腔炎(重度占比均 3%以上)，常见便秘、腹痛、胃肠道出血。

代谢及营养 十分常见厌食。

全身整体表现 75mg/m^2 剂量十分常见虚弱(重度占 12.4%)、体液潴留(重度占 0.8%)、疼痛；100mg/m^2 剂量十分常见虚弱(重度占 11.2%)、体液潴留(重度占 6.5%)、疼痛，常见注射部位反应、非心源性胸痛(重度占 0.4%)。

皮肤及皮肤附件 75mg/m^2 剂量十分常见脱发、皮肤反应；100mg/m^2 剂量十分常见脱发、皮肤反应(重度占 5.9%)、指甲改变(重度占 2.6%)。注射部位一般为轻度反应，包括色素沉着，炎症，皮肤发红或发干，静脉炎或渗出及肿胀。

肌肉骨骼 100mg/m^2 剂量十分常见肌痛(重度占 1.4%)，常见关节痛。

生殖系统 啮齿动物毒性实验中的不良反应显示多西他赛可能减弱雄性的生育能力。

【禁忌证】 (1)对多西他赛或任何一种辅料严重过敏者禁用。

(2)基线中性粒细胞计数小于 1500 个/mm³ 的患者禁用。

(3)妊娠期妇女及哺乳期妇女禁用。

(4)胆红素大于正常值(ULN)上限,或者天冬氨酸氨基转移酶(AST)和(或)丙氨酸氨基转移酶(ALT)大于 1.5 倍 ULN 合并碱性磷酸酶大于 2.5 倍 ULN 的患者禁用。

【注意事项】 常规 (1)多西他赛必须在有癌症化疗药物应用经验的医生指导下使用。

(2)辅料中的乙醇可能对酒精中毒患者有害,可能影响驾驶或机器操作,可能改变其他合用药物的作用,要注意对中枢神经系统可能的影响。对孕期或者哺乳期患者,儿童和高危人群如肝病或癫痫患者需要考虑乙醇的作用。

(3)多西他赛注射液如果接触了皮肤,立即用肥皂和水彻底清洗,如果接触了眼睛或黏膜,立即用水彻底清洗。

不良反应相关 (1)除有禁忌外,所有患者在接受多西他赛治疗前均必须预先口服糖皮质激素类药物,以减少体液潴留和过敏反应的严重性。

(2)由于可能发生较严重的过敏反应,应具备相应的急救设施,注射期间密切监测主要功能指标。如发现全身皮疹/红斑,重度低血压,支气管痉挛或罕见的致命的过敏性反应,应立即停止滴注并进行对症治疗。对已发生重度过敏反应的患者不能再次应用多西他赛。

(3)对所有接受多西他赛治疗的患者进行频繁的血细胞计数。患者的中性粒细胞计数恢复至 ≥1500/mm³ 以上时才能接受多西他赛的治疗。如果发生重度的中性粒细胞减少(<500/mm³ 并持续 7 天或以上),在下一个疗程中减少剂量或采用适当的对症处理。

(4)在每个周期开始给予多西他赛之前应进行胆红素、AST 或 ALT 以及碱性磷酸酶检查。肝功能化验值(LFTs)升高的患者,其多西他赛的推荐剂量为 75mg/m²。

(5)患者可能发生重度体液潴留,应密切注意如胸膜积液,心包积液及腹水的发生。

(6)告知患者严重皮肤表现的体征和症状,并密切监测。如观察到重度皮肤不良反应,应考虑终止治疗。

(7)当观察到重度外周神经毒性症状时,应减少多西他赛的剂量。

(8)早期可能发生严重胃肠道毒性反应,应迅速诊断、治疗。

随访检查 (1)在治疗及随访期间,应对患者充血性心力衰竭的症状进行监测。

(2)接受多西他赛、阿霉素及环磷酰胺(TAC)的患者中,需要对发生迟发型脊髓发育不良或骨髓性白血病的危险性进行血液学随访。

(3)多西他赛联合顺铂与 5-FU 治疗(TCF)的患者和多西他赛联合阿霉素及环磷酰胺(TAC)治疗的患者,应当严密监测并预防使用 G-CSF。

(4)当患者准备接受多西他赛联合曲妥珠单抗治疗时,应对其基础心脏状况进行评估。在治疗期间应继续监测心脏功能(如:每 3 个月),有助于确诊患者是否发生心脏机能紊乱。

(5)患有视觉损伤的患者需要接受及时和完整的眼科检查,如果被诊断出囊样斑点水肿,则立即停止多西他赛的使用,并进行适当的治疗。

老年人 与年轻患者相比,老年患者严重不良事件发生率较高。应严密监测接受 TCF 方案治疗的老年患者。

妊娠 接受本品治疗期间及治疗结束后 3 个月内男、女患者均应采取有效的避孕措施。

【药物相互作用】 (1)CYP450-3A 同工酶与多西他赛的代谢有关,共用能诱导、抑制或被 CYP450-3A 代谢的药物(如:环孢素、特非那定、酮康唑、红霉素及醋竹桃霉素),存在潜在的显著药物间作用,需加以注意。如果与 CYP3A4 强抑制剂(如:酮康唑、伊曲康唑、克拉霉素、茚地那韦、芴法唑酮、奈非那韦、利托那韦、沙奎那韦、泰利霉素和伏立康唑)的合用不可避免,需要严密的临床监测,并适当调整剂量。未观察到泼尼松对多西他赛药代动力学有统计学意义的影响。

(2)体外试验显示易与蛋白结合的药物如红霉素、苯海拉明、普萘洛尔、普罗帕酮、苯妥英、水杨酸盐、磺胺甲噁唑及丙戊酸钠不影响多西他赛与蛋白的结合。地塞米松不影响多西他赛的蛋白结合率,多西他赛不影响洋地黄毒苷的蛋白结合率。

(3)多西他赛、阿霉素及环磷酰胺联合使用,对它们的药代动力学特性没有影响。在联合顺铂或卡铂时,多西他赛清除率与单一用药时相似。卡培他滨不影响多西他赛的药代动力学特性,多西他赛也不影响卡培他滨有关代谢物 5-DFUR 的药动学特性。

【给药说明】 (1)多西他赛只能用于静脉滴注。

(2)除有禁忌外,患者在接受多西他赛治疗前均须预服药物,一般为口服糖皮质激素类,如地塞米松,在多西他赛滴注一天前服用,每天 16mg(例如:每日 2 次,每次 8mg),持续 3 天;治疗前列腺癌时,口服地塞米松 8mg,分别在接受多西他赛治疗前 12 小时、3 小时及 1

小时给药；治疗胃癌时，每次口服地塞米松 8mg，共 6 次（化疗前夜，化疗当天清晨睡醒后即刻，滴注前 1 小时，化疗当晚，化疗后一天早晨，化疗后一天晚上）给药。

（3）配制静脉注射液时，由受过培训的人员在指定地点按细胞毒性药物配制相关规定操作。制备时必须将所需体积的预注射液一次注入 5%葡萄糖液或 0.9%氯化钠注射液的注射袋或瓶中，多西他赛的最终浓度不超过 0.74mg/ml。注射液在室温条件下应于配制后 4 小时内使用。

【用法与用量】 静脉滴注。本品的推荐剂量为每三周 75mg/m² 滴注一小时。除有禁忌外，所有患者在接受本品治疗前均必须预服药物。此类药物只能包括口服糖皮质激素类，如地塞米松，在本品静脉滴注一天前服用，每天 16mg（例如：每日 2 次，每次 8mg），持续 3 天。

本品应用于中性粒细胞计数≥1500/mm³ 的患者。治疗期间，如果患者发生发热性中性粒细胞减少；中性粒细胞数目<500/mm³ 持续一周以上；重度或蓄积性皮肤反应或重度外周神经症状，本品的剂量应由 100mg/m² 减至 75mg/m²，及（或）由 75mg/m² 减至 60mg/m²。若患者在 60mg/m² 剂量时仍然出现以上症状，应停止治疗。

乳腺癌 在可以手术的淋巴结阳性的乳腺癌辅助化疗中，推荐剂量为：给予阿霉素 50mg/m² 及环磷酰胺 500mg/m² 一小时后，给予本品 75mg/m²，每三周一次，进行 6 个周期。治疗局部晚期或转移性乳腺癌患者时，本品的推荐剂量为 100mg/m²。一线用药时，本品 75mg/m² 联合阿霉素（50mg/m²）。与曲妥珠单抗联用药时，本品的推荐剂量为：100mg/m²，每三周一次，曲妥珠单抗每周一次。本品首次静脉给药应于曲妥珠单抗第一次用药后一天。如果患者对前次曲妥珠单抗剂量耐受良好，本品以后的用药应紧随曲妥珠单抗静脉滴注之后给药。

接受乳腺癌辅助化疗的患者，出现并发性中性粒细胞减少（包括中性粒细胞减少发生时间延长，发热性中性粒细胞减少，或感染），在所有以后的用药周期中，推荐预防使用 G-CSF（如：第 4 天至第 11 天）。若患者持续出现以上反应，应坚持使用 G-CSF，并将本品剂量减少至 60mg/m²。如果未使用 G-CSF，本品剂量应由 75mg/m² 减至 60mg/m²。发生 3 级或 4 级口腔炎的患者应将剂量减至 60mg/m²。

非小细胞肺癌 对于既往未经治疗的患者，本品的推荐剂量为 75mg/m²，并立即给予顺铂 75mg/m² 静脉滴注 30～60 分钟。对于既往含铂治疗失败的患者，本品的推荐剂量为 75mg/m² 单药治疗。

对于本品起始剂量为 75mg/m² 联合顺铂的患者，前

期疗程中曾出现血小板最低值<25000/mm³，或曾出现发热性中性粒细胞减少，或曾出现严重的非血液学毒性，下一疗程的多西他赛剂量应减为 65mg/m²。

前列腺癌 推荐剂量为本品 75mg/m²，每三周一疗程，连续口服泼尼松或泼尼松龙每日 2 次，每次 5mg。

胃癌 推荐剂量为本品 60mg/m² 滴注 1 小时，随后给予顺铂 60mg/m² 滴注 1～3 小时（均仅在用药第 1 天），在顺铂滴注结束时开始滴注 5-氟尿嘧啶每天剂量 600mg/m² 持续 24 小时静脉滴注，连续 5 天。治疗每三周重复一次。顺铂治疗前患者必须接受止吐药治疗并适度水化。发生发热性中性粒细胞减少症或伴中性粒细胞减少症的感染或中性粒细胞减少症持续 7 天以上时，在第二个周期和（或）随后的周期推荐使用粒细胞集落刺激因子。患者需口服地塞米松作为预防用药，按以下规定时间服用：地塞米松 8mg 口服，共 6 次（①化疗前夜；②化疗当天清晨睡醒后即刻；③滴注多西他赛前 1 小时；④化疗当晚；⑤化疗后一天的早晨；⑥ 化疗后一天的晚上）。

对于起始剂量为本品 60mg/m² 联合顺铂与 5-氟尿嘧啶（5-FU）的晚期或复发性胃癌患者，在治疗中发生严重的血液学毒性和（或）非血液学毒性时可调整剂量。如果患者发生了某种毒性反应，而建议的处理方案出现矛盾时，应采用推荐的最保守的剂量调整（适合最严重毒性的剂量减少）。注意：因毒性反应降低的剂量不必再次增量。毒性反应发生时可进行两次连续药物减量；如果两次减量和（或）最长达 2 周的延迟给药仍不能缓解这种毒性反应，应终止治疗。

肝损伤 （1）根据 100mg/m² 本品单药治疗的药代动力学数据，ALT 和（或）AST>1.5 倍 ULN 同时碱性磷酸酶>2.5 倍 ULN 的患者，本品的推荐剂量为 75mg/m²。

（2）对于血清胆红素>ULN 和（或）ALT 及 AST>3.5 倍 ULN 并伴有碱性磷酸酶>6 倍 ULN 的患者，除非有严格的使用指征，否则不应使用，也无减量使用建议。

（3）ALT 和（或）AST>1.5 倍 ULN 同时碱性磷酸酶>2.5 倍 ULN，胆红素大于>ULN 的患者应用本品联合顺铂与 5-FU 治疗胃癌方案，除非有严格的使用指征，否则不应使用，也无减量使用建议。

其他 在治疗过程中出现血液学毒性、胃肠道毒性和皮肤反应时，需根据毒性反应情况调整药物用量。若使用 G-CSF 后仍有发热性中性粒细胞减少，中性粒细胞减少持续时间延长，或中性粒细胞减少性感染的情况发生，本品剂量应降低 20%。若再次出现并发性中性粒细胞减少，本品剂量应再次降低 20%。如果血小板减少至

<50×10⁹/L，本品应减量 20%。当中性粒细胞计数恢复至≥1.5×10⁹/L 并且血小板计数恢复至≥75×10⁹/L 的患者，方可进行下一疗程的治疗，并按照上个周期中出现的最严重的不良事件进行剂量调整。疗程中出现 3 级皮肤反应时，应延迟给药至≤1 级，同时本品减量 20%后再次治疗。第二次出现 3 级腹泻时本品减量 20%，第三次出现 3 级腹泻或首次出现 4 级腹泻即停止治疗。第三次出现 3 级口腔炎或第二次出现 4 级口腔炎时，本品减量 20%。

【制剂与规格】 多西他赛注射液：（1）0.5ml:20mg；（2）1ml:20mg；（3）1ml:40mg；（4）1.5ml:60mg；（5）2ml:80mg；（6）4ml:80mg。

高三尖杉酯碱 [药典(二)；国基；医保(甲)]
Homoharringtonine

【适应证】 （1）CDE 适应证 用于各型急性非淋巴细胞白血病的诱导缓解期及继续治疗阶段，尤其对急性早幼粒细胞性白血病、急性单核细胞性白血病、急性粒细胞性白血病疗效更佳，对骨髓增生异常综合征（MDS）、慢性粒细胞白血病及真性红细胞增多症等亦有一定疗效。

（2）国外适应证 用于治疗对两种或多种酪氨酸激酶抑制剂（TKI）耐药和（或）不耐受的慢性期或加速期慢性髓系白血病（CML）成年患者。

【药理】 （1）药效学 本品是从三尖杉属植物提取的有抗癌作用的生物酯碱，能抑制真核细胞蛋白质的合成，使多聚核糖体解聚，干扰蛋白核糖体功能。本品对细胞内 DNA 的合成亦有抑制作用。有体外实验显示，本品对 G1、G₂ 期细胞杀伤作用最强，而对 S 期细胞作用较小。本品与阿糖胞苷、巯嘌呤等无交叉耐药性。

（2）药动学 经肌内注射或口服吸收慢而不完全，主要用于静脉注射。静脉注射后骨髓内的浓度最高，肾、肝、肺、脾、心及胃、肠次之，肌肉及脑组织最低。在静脉注射 2 小时后，本品在各组织的浓度迅速下降，而在骨髓的浓度下降较慢。$t_{1/2}$ 为 3～50 分钟。本品在体内的代谢较为活跃，主要代谢在肝内进行，但其代谢物尚不明确。经肾脏及胆道排泄，少量经粪便排泄。在排出物中，原型药占 1/3。给药后 24 小时内的排出量约占给药总量的 50%，其中 42.2%经尿排出，6.3%经粪便排出。

【不良反应】 血液系统 本品对骨髓各系列的造血细胞均有抑制作用。对粒细胞系列的抑制较重，红细胞系列次之，对巨核细胞系列的抑制较轻。患者可出现血小板减少、中性粒细胞减少和贫血。

心血管 （1）心脏毒性：较常见的心脏毒性有窦性心动过速、房性或室性期外收缩及心电图出现 ST 段变化及 T 波平坦等心肌缺血表现，极少数患者可出现奔马律，程度不一的房室传导阻滞及束支传导阻滞、心房颤动等。

（2）低血压：当高三尖杉酯碱每次剂量>3.0mg/m² 时，部分患者于给药后 4 小时左右会出现血压降低的现象。

血管，出血及凝血 严重的血小板减少症可导致胃肠道出血和致命的脑出血。

内分泌系统 葡萄糖不耐受和高血糖症。

神经系统 头晕、感觉异常、乏力、倦怠。

胃肠道 厌食、恶心、呕吐。

【禁忌证】 （1）对本品过敏者禁用。

（2）妊娠期及哺乳期妇女禁用。

（3）严重或频发的心律失常及器质性心血管疾病患者禁用。

【注意事项】 老年人 由于老年患者对化疗耐受性较差，因而选用本品时亦需加强支持疗法，并严密观察各种不良反应。

不良反应相关 （1）下列情况慎用：①骨髓功能显著抑制，血象呈严重粒细胞减少或血小板减少；②肝功能或肾功能损害；③有痛风或尿酸盐肾结石病史患者。

（2）对原有心律失常及各类器质性心血管疾病患者应慎用或不用本品。对严重或频发的心律失常及器质性心血管疾病患者则不宜选用本品。

诊断干扰 白血病时有大量白细胞破坏，采用本品时破坏会更增多，血液及尿中尿酸浓度可能增高。

随访检查 用药期间应密切观察下列各项：（1）周围血象，每周应检查白细胞计数及分类、血小板、血红蛋白量 1～2 次，如血细胞在短期内有急骤下降现象者，则应每日观察血象；（2）肝、肾功能；（3）心脏体征及心电图检查；（4）监测血糖水平，尤其是患有糖尿病或有糖尿病危险因素的患者。

肾损伤 肾功能损害慎用。

肝损伤 肝功能损害慎用。

其他 心血管疾病静脉滴注速度过快，长期持续或重复给药时，会产生各种心脏毒性。动物实验表明，大剂量本品静脉注射，明显减少冠状动脉的血流量，故使用本品时，静脉滴注速度宜慢，对原有心律失常及各类器质性心血管疾病患者，应慎用本品；对严重或频发的心律失常及器质性心血管疾病患者则不宜选用本品。上述各项心脏毒性，除十分严重者，一般多于停用本品后消失。

儿童 未进行该项实验且无可靠参考文献。

司机驾驶 用药期间应避免驾驶任何车辆。

机械操作 用药期间应避免操作任何危险的工具或器械。

【药物相互作用】 (1)本品与其他可能抑制骨髓功能的抗癌药物或放射疗法合并应用时，应调节本品的剂量与疗程。

(2)蒽环类抗生素有心肌毒性作用，老年患者及反复采用阿霉素或柔红霉素等蒽环类抗生素治疗的患者使用高三尖杉酯碱应慎用或不用，以免增加心脏毒性。

【给药说明】 (1)当本品作为治疗急性白血病联合化疗方案组成药物时，其具体剂量及疗程必须参考有关规定。

(2)本品适用于白细胞不增多而骨髓增生的急性白血病，但宜先从小剂量开始。

(3)本品静脉滴注时滴速要慢，要求稀释为 500ml 的本品要滴注 3 小时以上。

(4)使用本品及联合化疗方案时应适当增加患者的液体摄入量，以防止血清尿酸含量的增高及尿酸性肾病的发生。

(5)对已合并弥散性血管内凝血(DIC)的患者，在处理 DIC 的同时，仍可考虑小剂量选用本品。

【用法与用量】 成人 静脉滴注，每日 1～4mg，加 5%葡萄糖注射液 250～500ml，缓慢滴入 3 小时以上，以 4～6 日为一疗程，间歇 1～2 周再重复用药。

儿童 静脉滴注，每日按体重 0.05～0.1mg/kg，以 4～6 日为一疗程。

【制剂与规格】 高三尖杉酯碱注射液：(1)2ml:2mg；(2)1ml:1mg。

注射用高三尖杉酯碱：(1)1mg；(2)2mg。

高三尖杉酯碱氯化钠注射液：(1)250ml:5mg；(2)100ml:2mg。

门冬酰胺酶 [药典(二)；国基；医保(甲)]
Asparaginase

【适应证】 用于治疗急性淋巴细胞性白血病、急性粒细胞性白血病、急性单核细胞性白血病、慢性淋巴细胞性白血病、霍奇金病及非霍奇金淋巴瘤、黑色素瘤等。

【药理】 (1)药效学 本品为取自大肠埃希菌或欧文菌的酶制剂类抗肿瘤药物，能将血清中的门冬酰胺水解为门冬氨酸和氨，而门冬酰胺是细胞合成蛋白质及增殖生长所必需的氨基酸。正常细胞有自身合成门冬酰胺的功能，而急性白血病等肿瘤细胞则无此功能，因而当用

本品使门冬酰胺急剧缺失时，肿瘤细胞因既不能从血中取得足够门冬酰胺，亦不能自身合成，使其蛋白质合成受到阻碍，增殖受抑制，细胞大量破坏而不能生长、存活。本品亦能干扰细胞 DNA、RNA 的合成，可能作用于细胞 G_1 增殖周期，为抑制该期细胞分裂的细胞周期特异性药。

(2)药动学 本品经肌内或静脉途径吸收，血浆蛋白结合率约为 30%，吸收后能在淋巴液中测出，但在脑脊液中的浓度很低。注射本品后，血中门冬酰胺浓度几乎立即下降到不能测出的水平，说明本品进入体内后，很快就开始作用。经肌内注射的血浆半衰期为 39～49 小时，静脉注射的血浆半衰期为 8～30 小时。肌内注射后的达峰时间为 12～24 小时，但停用本品后的第 23～33 日，血浆中还可以测出门冬酰胺。本品排泄似呈双相性，仅有微量呈现于尿中。

【不良反应】 成人似较儿童多见。

过敏反应 主要表现为突然发生的呼吸困难、关节肿痛、皮疹、皮肤瘙痒、面部水肿，严重者可发生呼吸窘迫、休克甚至致死。过敏反应一般在多次反复注射者易发生，但曾有在皮内敏感试验(简称皮试)阴性的患者发生。另有某些过敏体质者，即使注射做皮试剂量的门冬酰胺酶时，偶然也会产生过敏反应。另外，来自大肠埃希菌的门冬酰胺酶含的内毒素可引起高热、畏寒、寒战，严重的甚至可致死。

肝、胆 肝脏损害，通常在开始治疗的 2 周内发生，可能出现多项肝功能异常，包括血清 ALT、AST、胆红素等升高，人血白蛋白等降低，曾有经肝穿刺活检证实有脂肪肝病变的病例。

胃肠道 食欲减退、胰腺炎、恶心、呕吐、腹泻等胃肠道反应，患者如感觉剧烈的上腹痛并伴有恶心、呕吐，应疑有急性胰腺炎，其中暴发型胰腺炎很危重，甚至可能致命。

血液系统 因蛋白质合成受到抑制，凝血因子 V、Ⅶ、Ⅷ、Ⅸ 及纤维蛋白原减少。

代谢及营养 (1)血糖升高，表现为多尿、多饮、口渴等症状。高血糖经停用本品，或给适量胰岛素及补液可以减轻或消失。

(2)高尿酸血症，常发生在开始治疗时，由于大量肿瘤细胞快速被破坏，致使释放出的核酸分解的尿酸量增多，严重的可引起尿酸性肾病、肾衰竭。

(3)血脂异常及低蛋白血症等。

其他 尚有白细胞减少、血小板减少，免疫抑制、口腔炎等。

【禁忌证】 (1)对本品有过敏史或皮试阳性者禁用。

(2)有胰腺炎病史或现患胰腺炎者禁用。

(3)现患水痘、广泛带状疱疹等严重感染者禁用。

(4)由于不能排除本品有潜在的致畸胎、致突变和致继发性癌的作用,妊娠3个月内的孕妇禁用。

【注意事项】 **哺乳期** 由于考虑到本品对婴儿的危害,在哺乳期间接受治疗的乳母应停止哺乳。

交叉过敏反应 来源于大肠埃希菌与来源于欧文菌族 Erwiniacarotora 的门冬酰胺酶间偶有交叉过敏发生。

诊断干扰 (1)甲状腺功能试验,首次注射本品的2日内,患者血清中的甲状腺结合球蛋白浓度可能下降,直至最后一次注射本品后的4周内,浓度才恢复正常;

(2)由于门冬酰胺的分解,血氨及尿素氮浓度可能增加;

(3)血糖、血尿酸及尿尿酸可能增加;

(4)在治疗的最初3周内,部分凝血活酶时间、凝血酶原时间、凝血酶时间等可能延长,血小板计数可能增加;

(5)由于本品抑制血浆蛋白的合成,患者的血浆纤维蛋白原、抗凝血酶、纤维蛋白溶酶原、人血白蛋白的浓度可能降低;

(6)如有肝功能异常提示为肝毒性、肝损害的征兆;

(7)血清钙可能降低。

随访检查 在治疗开始前及治疗期间定期随访下列检测:血常规、血浆凝血因子、血糖、血清淀粉酶、血尿酸、肝功能、肾功能、骨髓涂片分类、血清钙、中枢神经系统功能等。

不良反应相关 由于本品能进一步抑制患者的免疫机制,并增加所接种病毒的增殖能力、毒性及不良反应,故在接受本品治疗3个月内不宜接受活病毒疫苗接种,另与患者密切接触者的口服脊髓灰质炎疫苗时间亦应推迟。

其他 下列情况慎用:糖尿病;痛风或肾尿酸盐结石史;肝功能不全、感染等;以往曾用细胞毒或放射治疗的患者。

【药物相互作用】 (1)泼尼松、促皮质素或长春新碱与本品同用时,会增强本品的致高血糖作用,并可能增加本品引起的神经病变及红细胞生成紊乱的危险性。但有报告,如先用前述各药后再用本品,则毒性似较先用本品或同时用两药者为轻。

(2)由于本品可增高血尿酸的浓度,故当与别嘌醇或秋水仙碱、磺吡酮等抗痛风药合用时,要调节上述抗痛风药的剂量以控制高尿酸血症及痛风。一般抗痛风药选用别嘌醇,因该药可阻止或逆转门冬酰胺酶引起的高尿酸血症。

(3)糖尿病患者用本品时及治疗后,均须注意调节口服降糖药或胰岛素的剂量。

(4)本品与硫唑嘌呤、苯丁酸氮芥、环磷酰胺、环孢素、巯嘌呤、单克隆抗体 CD3 或放射疗法合用时,可提高疗效,因而应考虑减少化疗药物、免疫抑制剂或放射疗法的剂量。

(5)本品与甲氨蝶呤同用时,可通过抑制细胞复制的作用而阻断甲氨蝶呤的抗肿瘤作用。有研究表明,如本品在给甲氨蝶呤9~10日前应用或在给甲氨蝶呤后24小时内应用,可以避免产生抑制甲氨蝶呤的抗肿瘤作用,并可减少甲氨蝶呤对胃肠道和血液系统的不良反应。

(6)糖皮质激素和(或)抗凝剂与本品同时使用可能会促进出血(抗凝剂)或血栓形成(糖皮质激素),因此,在同时服用抗凝剂(例如:香豆素、肝素、双嘧达莫、阿司匹林或非甾体类抗炎药)或糖皮质激素时,应谨慎用药。

【给药说明】 (1)患者必须住院,在对肿瘤化疗有经验的医生指导下治疗,每次注射前须备有抗过敏反应的药物(包括肾上腺素、抗组胺药物、静脉用的类固醇药物如地塞米松等)及抢救器械。

(2)凡首次采用本品或已用过本品但已停药1周或1周以上的患者,在注射本品前须做皮试。皮试的药液可按下列方法制备:加5ml的灭菌注射用水或氯化钠注射液入小瓶内摇动,使小瓶内1万单位的门冬酰胺酶溶解,抽取0.1ml(每1ml含2000单位),注入另一含9.9ml稀释液的小瓶内,制成浓度约为每1ml含20单位的皮试药液。用0.1ml皮试液(约为2.0单位)做皮试,至少观察1小时,如有红斑或风团即为皮试阳性反应。患者必须皮试阴性才能接受本品治疗。

(3)应从静脉大量补充液体,碱化尿液,口服别嘌醇,以预防白血病或淋巴瘤患者发生高尿酸血症和尿酸性肾病。

(4)由于使用本品后会很快产生抗药性,故本品不宜用作急性淋巴细胞白血病等患者缓解后的维持治疗方案。

【用法与用量】 **成人** (1)**静脉注射** 静脉注射给药时,本品应经正在输注的氯化钠注射液或5%葡萄糖注射液的侧管注入,静脉注射的时间不得短于半小时。

(2)**静脉滴注** 本品要先用等渗液如氯化钠注射液或5%葡萄糖注射液稀释,然后加入氯化钠注射液或5%葡萄糖注射液中滴入。

（3）肌内注射　先要在含本品 1 万 IU 的小瓶内加入 2ml 氯化钠注射液加以稀释，每一个注射部位每一次的注射量不应超过 2ml。不论经静脉或肌内注射，稀释液一定要澄清才能使用，且要在稀释后 8 小时内应用。

根据不同病种，不同的治疗方案，本品的用量有较大差异。以急性淋巴细胞性白血病的诱导缓解方案为例：按体表面积一日 500IU/m² 或 1000IU/m²，最高可达 2000IU/m²，以 10～20 日为 1 个疗程。

儿童　肌内注射或静脉注射，6000～10000IU/m²，每 2～3 日 1 次。

【制剂与规格】　注射用左旋门冬酰胺酶：5000KU。
注射用门冬酰胺酶：（1）10000 单位；（2）5000 单位。

甲磺酸氟马替尼[医保(乙)]
Flumatinib Mesylate

【适应证】　用于治疗费城染色体阳性的慢性髓性白血病（Ph⁺CML）慢性期成人患者。

【药理】　（1）药效学　本品为小分子蛋白酪氨酸激酶（PTK）抑制剂，通过抑制 Bcr-Abl 酪氨酸激酶活性，抑制瘤细胞增殖。本品在分子水平对 Bcr-Abl 酪氨酸激酶磷酸化抑制作用的 IC_{50} 为 11nmol/L；对 P^{210}Bcr-Abl 表达阳性的白血病细胞（K562、KU812）增殖的抑制作用 IC_{50} 为 6～8nmol/L。

（2）药动学　吸收　本品吸收迅速，单次口服 400mg 或 600mg 后，t_{max} 中位值均为 2.00 小时，C_{max} 分别为（36.674 ± 12.9515）ng/ml 和（63.583 ± 51.6045）ng/ml，AUC_{0-t} 分别为（549.7808 ± 189.8746）(h·ng)/ml 和（771.1241 ± 548.1418）(h·ng)/ml。在进食高脂肪餐后，口服本品 400mg，氟马替尼 $AUC_{0-\infty}$ 约为空腹给药的 167%，C_{max} 约为空腹给药的 282%。本品多次给药后体内有一定的蓄积。

分布　体外本品与人的血浆蛋白结合率平均为 89.4%，口服给药后在体内分布也较广，分布容积大。

消除　CYP3A4 是本品的主要代谢酶，单次给予本品 400mg 和 600mg 后，患者体内平均血浆消除半衰期（$t_{1/2}$）为 16.01～17.21 小时；N-去甲基化代谢物 M1 的平均血浆消除半衰期（$t_{1/2}$）为 18.92～19.21 小时；酰胺键水解代谢物 M3 的平均血浆消除半衰期（$t_{1/2}$）为 7.63～8.66 小时。本品在血浆中呈双相消除，其中快消除相半衰期 $t_{1/2\alpha}$ 为 1.29～1.89 小时，慢消除相半衰期 $t_{1/2\beta}$ 为 16.2～22.8 小时。本品尿中排泄以原型、M1 和 M3 为主，约占给药剂量的 1%。粪中原型药物排泄量约占给药剂量

的 50% 以上。

【不良反应】　**血液系统**　十分常见：血小板减少、白细胞减少、中性粒细胞减少、贫血；常见：淋巴细胞减少、嗜酸性粒细胞增多。

胃肠道　十分常见：腹泻、腹痛、呕吐；常见：恶心、腹部不适、牙疼、腹胀、大便潜血。

肝、胆　十分常见：丙氨酸氨基转移酶升高、天冬氨酸氨基转移酶升高、血胆红素升高；常见：γ-谷氨酰转移酶升高。

代谢及营养　十分常见：血磷降低；常见：血钙降低、血尿酸升高、血甘油三酯升高、血钾降低、血糖升高、血胆固醇升高。

免疫系统及感染　十分常见：上呼吸道感染；常见：肺部感染、尿路感染。

全身整体异常　常见：乏力、发热、液体潴留、胸部不适。

肌肉骨骼　常见：关节痛、肌痛、肢体疼痛、背痛。

皮肤及皮肤附件　常见：皮疹、瘙痒。

肾脏及泌尿　常见：血肌酐升高、血尿素升高。

呼吸系统　常见：咳嗽、口咽疼痛。

神经系统　常见：头晕、头痛。

听觉，前庭及特殊感官　常见：眩晕。

心血管　常见：窦性心动过缓、高血压。

其他　十分常见：血清脂肪酶升高；常见：心电图检查异常、血清淀粉酶升高、血肌酸磷酸激酶升高、血碱性磷酸酶升高、血乳酸脱氢酶升高。

【禁忌证】　对本品活性成分或任何一种辅料过敏者禁用。

【注意事项】　不良反应相关　（1）在本品治疗的第 1 个月，宜每周检测一次全血细胞计数，第 2 个月每 2 周检测一次全血细胞计数，之后可每个月检测一次全血细胞计数，或视需要而定。发生严重中性粒细胞减少或血小板减少时，应调整剂量。

（2）开始治疗前应检查肝功能（氨基转移酶、胆红素和碱性磷酸酶），随后每月检查一次或根据临床需要监测，必要时应调整剂量。如果高胆红素症是间接胆红素升高引起的（即直接胆红素≤1.5×ULN），需注意排除溶血性疾病，并监测血清淀粉酶和脂肪酶水平。

（3）出现血清脂肪酶和（或）淀粉酶升高时，应首先停药观察，并完善腹部 CT 检查，以排除胰腺病变，建议有胰腺炎病史的患者慎用。如果出现 2 级及以上的血清脂肪酶和（或）淀粉酶升高，在第 1 次发生时，应立即停药观察，在恢复到≤1 级后，降低 1 级剂量水平继续治疗；当

第 2 次发生或恢复到≤1 级的时间超过 28 天,应终止治疗。

(4) 本品的心脏毒性主要表现为心律失常。出现 2 级及以上不良反应时,应及时暂停给药、降低剂量或终止治疗。应用本品的老年患者或有心脏疾病史的患者,应首先测定左心室射血分数(LVEF),在治疗期间,患者有明显的心衰症状时应全面检查,根据临床症状进行相应的治疗,调整治疗剂量。

(5) 如患者需要服用抑制血小板功能的药物或抗凝药,应谨慎。

(6) 在服用本品过程中,建议监测体重,出现非预期的快速体重增加,需警惕液体潴留的可能,建议及时就医明确诊断。有心脏病、心力衰竭风险因素或肾衰竭病史的患者慎用本品。青光眼患者建议慎用。

(7) 用药期间应监测血磷浓度,发生 1~2 级的低磷血症,无需特殊处理;如发生≥3 级低磷血症(<2.0mg/dl 或<0.6mmol/L),建议停药观察,并补充磷酸盐,在恢复到≤2 级后,可以相同剂量继续治疗;如再次发生,以相同方式进行处理,直到恢复到≤2 级后,建议降低 1 级剂量水平继续治疗;如第 3 次发生,应终止治疗。

肝损伤 轻、中度肝功能损害者推荐使用最大剂量一日 600mg,严重肝功能损害者谨慎使用。

肾损伤 本品及其代谢产物只有少部分经肾排泄,预期肾功能损害患者并不会出现总体清除率的降低。

妊娠 育龄期妇女在服用本品期间,建议采取避孕措施。

其他 由于可能出现乏力、头晕、眩晕等不良反应,患者在服用本品期间驾驶或操作机器时应谨慎。

【药物相互作用】 CYP3A4 是本品的主要代谢酶,同时本品对 CYP3A4 酶的抑制具有时间依赖性,应慎用对 CYP3A4 酶有强诱导作用(如利福平、卡马西平和苯妥英钠等)和强抑制作用(如克拉霉素等大环内酯类抗菌药物、伊曲康唑等三唑类抗真菌药物和抗 HIV 药洛匹那韦等蛋白酶抑制剂)的药物。

【给药说明】 本品应空腹给药(服药前 2 小时和服药后 1 小时期间不要饮食),建议每天大致同一时间服用药物,吞咽完整药片,并用一整杯水送服,不要咀嚼或压碎。

【用法与用量】 口服给药,推荐剂量为 600mg,每天 1 次,直至疾病进展或出现不可耐受的不良反应。

当发生不良反应时用药剂量应根据情况调整。

【制剂与规格】 甲磺酸氟马替尼片:(1)0.1g;(2)0.2g(以甲磺酸氟马替尼计)。

第二节 激素类药物

与激素相关的肿瘤如乳腺癌、前列腺癌、子宫内膜腺癌等可通过激素治疗或内分泌腺的切除而使肿瘤缩小。说明这些起源于激素依赖性组织的肿瘤,仍部分地保留了激素受体和对激素的依赖性。通过内分泌或激素治疗,直接或间接通过垂体的反馈作用,改变原来机体的激素平衡和肿瘤生长的内环境,可以抑制肿瘤的生长。另一类药物如他莫昔芬则是通过竞争肿瘤表面的受体干扰雌激素对乳腺癌的刺激。肾上腺皮质激素则可通过影响脂肪酸的代谢而引起淋巴细胞溶解,因之对急性白血病和恶性淋巴瘤有效。激素类药包括雌、孕、雄激素和拮抗药。这类药物的不良反应不同于前述细胞毒类药物。

戈 舍 瑞 林[医保(乙)]
Goserelin

【特殊说明】 雄激素去势治疗可能延长 Q-T 间期。先天性长 Q-T 间期综合征、充血性心力衰竭、频繁的电解质异常、正在使用可延长 Q-T 间期药物的患者使用本药应权衡利弊。应纠正电解质异常。考虑定期监测心电图和电解质。

【适应证】 (1)CDE 适应证 ①前列腺癌:适用于可用激素治疗的前列腺癌。②乳腺癌:适用于可用激素治疗的绝经前期及绝经期妇女的乳腺癌。③子宫内膜异位症:缓解症状包括减轻疼痛并减少子宫内膜损伤的大小和数量。

(2)国外适应证 子宫内膜发育不全。

【药理】 (1)药效学 本品是天然促性腺激素释放激素(GnRH)的一种合成类似物,长期使用可抑制垂体促性腺激素的分泌,从而引起男性血清睾酮的下降。首次用药后,可导致患者体内血清黄体生成激素(LH)和卵泡刺激激素(FSH)水平升高,随后导致血清睾酮水平暂时性升高。在第一次注射此药后 21 天左右血清睾酮浓度可下降至去势水平,并在以后每 12 周一次的治疗中保持抑制。

(2)药动学 对于本品 3.6mg 缓释植入剂,戈舍瑞林的平均血药浓度可在用药 15 天后逐渐达到峰值,约为 3ng/ml,并在治疗结束之前降至约 0.5ng/ml 水平。对于本品 10.8mg 缓释植入剂,戈舍瑞林的平均血药浓度可在给药前 24 小时内迅速达到峰值,约为 8ng/ml,并在第 4 天迅速下降。自此直至治疗期结束时,戈舍瑞林的平均血药浓度维持在相对稳定的范围(0.3~1ng/ml)内。表观分布容积为(44.1±13.6)L,蛋白结合率为 27%。C-末端氨基酸的水解作用是戈舍瑞林代谢的主要代谢机制。清除机制主要是通过肝脏和尿液清除两种途径。超过 90% 的药物可通过尿液清除。大约有 20%剂量以原型药通过尿液回收。肾功能不全时，半衰期增加，但此种改变在每月 1 次的治疗中影响很小，故不需要调整剂量。肝功能不全时，其药动学参数无明显变化。

不全的患者其半衰期将会增加，但对此种改变在每月 1 次的治疗中影响很小，故不需要调整剂量。在肝功能不全的患者中，其药动学参数无明显变化对肾功能不全的患者其半衰期将会增加，但对此种改变在每月 1 次的治疗中影响很小，故不需要调整剂量。在肝功能不全的患者中，其药动学参数无明显变化对肾功能不全的患者其半衰期将会增加，但对此种改变在每月 1 次的治疗中影响很小，故不需要调整剂量。在肝功能不全的患者中，其药动学参数无明显变化

【不良反应】 **代谢及营养** 糖耐量受损。

精神异常 性欲下降，情绪变化。

神经系统 感觉异常，脊髓压迫。

心血管 心衰，心肌梗死。

血管，出血及凝血 热潮红，血压异常。

皮肤及皮肤附件 多汗，皮疹。

肌肉骨骼 骨骼疼痛。

生殖系统 勃起功能障碍，男性乳腺发育症。

用药部位反应 注射部位反应。

其他 骨密度下降，体重增加。

【禁忌证】 (1)已知对 GnRH 类似物过敏者禁用。

(2) 妇女哺乳期间不推荐使用。虽然动物生殖毒理研究没有提供致畸证据，但如果在妊娠期间使用 GnRH 激动药有可能增加流产或致畸风险。

【注意事项】 (1)初次使用本品会短暂的升高血清睾酮水平。开始本品治疗时可考虑使用抗雄药物，对初次使用抗雄激素的患者要给予特别注意和处理(如在开始使用本品治疗前的 3 天和治疗开始后的 3 周让患者每日服用 300mg 醋酸环丙孕酮)。

(2) 对有发展为输尿管梗阻或脊髓压迫危险的患者本品应慎用，而且在治疗的第一个月期间应密切监护患者，如因尿路梗阻或引起脊髓压迫或肾功能损害并恶化，则应给予适当治疗。

(3) 本品可能导致超敏反应、抗体形成和急性过敏反应，罕见过敏反应(包括荨麻疹和过敏反应)。在接受过本品治疗的女性患者中检测结果提示可能有抗体形成。

(4) 使用本品的患者，应定期监测其血糖和(或)糖化血红蛋白(HbA1c)水平，并根据当前临床实践治疗高血糖或糖尿病。

(5) 使用本品的患者，需对其提示患心血管疾病的症状和体征进行监测，并根据当前临床实践采取相关处理措施。

(6) 使用本品可能引起骨密度下降。在男性患者中，初步数据显示联合应用双膦酸盐化合物和 GnRH 激动剂可减少骨密度的下降。本品用于存在骨质疏松额外风险(如长期酗酒、吸烟、长期使用抗惊厥药物或皮质激素治疗、有骨质疏松家族史)的患者时应尤为注意。

(7) 雄激素剥夺治疗可能会延长 Q-T 间期。对于有 Q-T 间期延长病史或具有 Q-T 间期延长危险因素的患者以及正在使用可能延长 Q-T 间期药物的患者应慎用。

(8) 本品可能会造成注射部位损伤，包括疼痛、血肿、出血和血管损伤，因此需监测患者的体征或腹部出血症状。在极罕见的情况下，因操作失误而导致血管损伤和失血性休克，需要输血和手术治疗。对于低 BMI 和(或)接受全剂量抗凝药物治疗的患者，给予本品时需格外小心。

(9) 本品可能导致情绪变化(包括抑郁)。对于已知存在抑郁和高血压的患者，使用本品治疗时需进行严密监测。

(10) 使用本品治疗可能会导致反兴奋剂检测结果呈阳性。

(11) 本品对驾驶和操作机械能力几乎没有影响。

(12) 运动员慎用。

【药物相互作用】 可延长 Q-T 间期药物或可能会诱导尖端扭转型室性心动过速的药物(如奎尼丁、丙吡胺、胺碘酮、索他洛尔、多非利特、伊布利特)、美沙酮、莫西沙星、抗精神病药物。

【给药说明】 (1)对肾或肝功能不全者及老年人不需要调整剂量。

(2)注射时确保皮下注射，切勿穿透血管、肌肉或腹膜。

(3)本品尚未在儿童患者中开展安全有效性研究，故不推荐儿童使用。

【用法与用量】 (1)成人，一次 3.6mg，做腹前壁皮下注射，每 28 日 1 次。

(2)成人，一次 10.8mg，做腹前壁皮下注射，每 12 周 1 次。

【制剂与规格】 醋酸戈舍瑞林缓释植入剂：每支为(1)3.6mg(以戈舍瑞林计)；(2)10.8mg(以戈舍瑞林计)。

亮 丙 瑞 林^[医保(乙)]
Leuprorelin

【适应证】 ①前列腺癌、雌激素受体阳性的绝经前乳腺癌。②子宫内膜异位症。③子宫肌瘤。④中枢性性早熟。

【药理】 (1)药效学 本品为促黄体生成素释放激素(LHRH)的高活性衍生物,在首次给药后大剂量重复给药能产生一过性的垂体-性腺系统兴奋作用(急性作用),抑制垂体生成和释放促性腺激素;它还进一步抑制卵巢和睾丸对促性腺激素反应,从而降低雌二醇和睾酮的生成(慢性作用)。本品的促黄体生成素(LH)释放活性约为LHRH的100倍,它的抑制垂体-性腺系统功能的作用也强于LHRH。本品是高活性的LHRH衍生物,由于它对蛋白分解酶的抵抗作用和对LHRH受体的亲和作用均比LHRH更强,所以能有效抑制垂体-性腺系统的功能。醋酸亮丙瑞林微球是一种缓释制剂,它恒定地向血液中释放醋酸亮丙瑞林,故能有效地降低卵巢和睾丸的反应,产生高度有利的垂体-性腺系统的抑制作用。对性腺激素浓度的抑制作用:对绝经前乳腺癌患者,每4周皮下注射醋酸亮丙瑞林1次,血清中雌二醇下降并接近绝经期的水平。因此本品有卵巢功能抑制作用,可抑制正常排卵并使月经停止。对前列腺癌患者皮下注射醋酸亮丙瑞林,每4周1次,血清睾酮浓度比去势水平还低。

(2)药动学 吸收 单次肌内注射醋酸亮丙瑞林微球3.75mg后4小时血浆药物浓度达到峰值,其峰浓度范围为4.6~10.2ng/ml,此后在2天之内,药物的血浆浓度开始稳定在0.30ng/ml,这一稳态血药浓度可相对稳定的维持4~5周。

分布 静脉注射时,药物的平均稳态分布容积为27L,体外试验表明,药物与人血浆蛋白的结合率为43%~49%。

代谢 药物的平均系统清除率为7.6L/h,终末消除的半衰期接近3小时,符合二室模型。药物被代谢降解为一些无活性的多肽片段,包括五肽(代谢物1)、三肽(代谢物2和3)和二肽(代谢物4)。这些多肽片段也将进一步降解。五肽是药物主要的代谢产物。

排泄 该药在体内无蓄积,少量药物通过尿液排泄。

【不良反应】 内分泌系统 低雌激素症状,如潮红、头痛、失眠、眩晕、发汗、肩部僵硬等。

肌肉骨骼 疼痛,如关节痛、骨痛。

精神异常 在用于治疗子宫内膜异位症和子宫肌瘤时,由于患者血中的雌激素水平降低而出现更年期综合征样的精神抑郁状态。

泌尿系统 本品对垂体-性腺系统的刺激作用而引起的血清睾酮浓度暂时升高,并发骨疼痛一过性加重,泌尿道梗阻或脊髓压迫(≥5%)。

心血管 本品在用于列腺癌治疗时,可能会出现心力衰竭,应仔细评估伴发心血管疾病的风险。

【禁忌证】 (1)对本品的成分、合成的GnRH或GnRH衍生物有过敏史者禁用。

(2)妊娠期妇女或未排除怀孕可能的育龄妇女和哺乳期妇女禁用。

(3)性质不明、异常阴道出血者(可能为恶性肿瘤)禁用。

【注意事项】 ①本品对早产儿、新生儿和乳儿的安全性尚未确定。②一般在增加用药剂量时,有不良反应发生率增高的倾向。③开始治疗前要确认患者未孕,治疗绝经前乳腺癌、子宫内膜异位症和子宫肌瘤,初次给药必须从月经周期的第1~5日开始。④由于本品的雌激素降低作用可能发生骨质损失,长期用药或再次使用时,应尽可能做骨密度检查。⑤治疗期间,必须指导患者使用非激素性避孕措施。

【药物相互作用】 性激素类化合物、雌二醇衍生物、雌激素三醇衍生物、雌激素和黄体酮的组合化合物、性激素混合物等与本品合用时降低本品的疗效。

【给药说明】 (1)给药方法 ①注射针头用5/7号或更粗者,预充式注射器已配备了针头。②注射部位应选择上臂、腹部或臀部;注射部位应每次变更,不得在同一部位重复注射;注射针头不得扎入血管内;不得按摩注射部位。

(2)药液配制临用时配制,混悬后立即使用。在混悬液中发现有沉积物,轻轻振荡使颗粒再度混悬均匀后使用,避免形成泡沫。

(3)只作为皮下给药,静脉注射可能会引起血栓形成。

【用法与用量】 (1)子宫内膜异位症:通常情况下,成人每4周1次,每次3.75mg,皮下注射。初次给药应从月经周期的第1~5日开始。

(2)子宫肌瘤:通常情况下,成人每4周1次,每次1.88mg,皮下注射。但对于体重过重或子宫明显增大的患者,应皮下注射3.75mg。初次给药应从月经周期的第1~5日开始。

(3)前列腺癌、雌激素受体阳性的绝经前乳腺癌:通常情况下,成人每4周1次,每次3.75mg,皮下注射。

（4）中枢性性早熟症：通常情况下，每4周1次，剂量范围为30～180μg/kg，皮下注射，可根据患者性腺轴抑制情况进行适当调整。

【制剂与规格】 注射用醋酸亮丙瑞林微球：(1)1.88mg（每瓶附带注射用溶剂1支1ml）；(2)3.75mg（每瓶附带注射用溶剂1支1ml）；(3)11.25mg（每瓶附带注射用溶剂1支1ml）。

氟 他 胺 [医保(乙)]
Flutamide

【特殊说明】 服用氟他胺的患者可出现肝衰竭。肝损伤的证据通常发生在服药的前3个月内，包括血清氨基转移酶水平升高、黄疸、肝性脑病急性肝衰竭引起的死亡。

【适应证】 本品适用于以前未经治疗，或对激素控制疗法无效或失效的晚期前列腺癌症患者，可被单独使用（睾丸切除或不切除）或与促黄体生成激素释放激素（LHRH）激动剂合用。

作为治疗局限性 B2-C2（T2b-T4）型前列腺癌症的一部分，本品也可缩小肿瘤体积和加强对肿瘤的控制以及延长无病生存期。

【药理】 (1)药效学 本品是一种口服的非甾体类雄激素拮抗剂。本品及其代谢产物α-羟基氟他胺可与雄激素竞争雄激素受体。与雄激素受体结合成复合物，进入细胞核与核蛋白结合抑制雄激素依赖性前列腺癌细胞的生长。本品可抑制大鼠睾丸微粒体17α-羟化酶和17、20-裂合酶的活性，从而抑制雄激素的生物合成。

(2)药动学 本品口服后从胃肠道吸收。人体药代动力学研究表明，本品在体内大部分迅速代谢，主要活性代谢物为α-羟基氟他胺。单剂量口服250mg，该代谢物约2小时达血浓度高峰，血浆蛋白结合率均在90%以上，消除相半衰期约6小时。原药及活性代谢物主要分布在前列腺，大部分通过尿液，少量通过粪便排出体内。

【不良反应】 (1)少数患者有食欲缺乏、呕吐、腹泻等胃肠道反应。

(2)个别患者有 ALT 升高等肝功能损害。

(3)少数患者有心悸、面潮红、男性乳房发育或乳房疼痛、精子数减少、血清睾酮反馈性升高等内分泌紊乱现象。

(4)LHRH 激动剂合用，最常见的不良反应是热潮红、性欲减退、阳痿、腹泻、恶心呕吐。

(5)异常实验室指标：肝功能紊乱，血清尿素氮升高。

(6)此外还观察到黄疸、肝性脑病、肝坏死等不良反应。在停药后肝损害通常是可逆的。

【禁忌证】 对本品过敏者禁用。

【注意事项】 (1)不建议用于女性。

(2)老年人半衰期延长。

(3)肝功能不全者慎用，治疗开始前、治疗过程中期间定期监测肝功能及血压。黄疸或对于 ALT 值超过正常上限值2倍的患者不建议使用或停用本品。

【药物相互作用】 (1)促性腺激素释放激素类似物如醋酸亮丙瑞林等可抑制睾酮分泌，与本品合用可增加疗效。

(2)在一些病人接受双香豆素与本品合并用药时，可见凝血酶原时间延长。因此要监测凝血酶原时间，以此决定首剂和维持抗凝剂的用量。

(3)曾有报道当本品与茶碱合用时会出现茶碱血浆浓度的增加。

【用法与用量】 单一用药或与 LHRH 激动剂联合用药时推荐，一次250mg，每8小时1次。

与 LHRH 激动剂联合用药时，二者可同时开始使用，或者在开始使用前24小时使用本品。

【制剂与规格】 氟他胺片：250mg。

氟他胺胶囊：125mg。

枸橼酸他莫昔芬 [医保(甲)]
Tamoxifen Citrate

【特殊说明】 本品包装内含干燥剂，请勿误食。

【适应证】 (1)CDE 适应证 ①复发或转移性乳腺癌。②用于早期乳腺癌术后的辅助治疗。

【药理】 (1)药效学 本品为非甾体类抗雌激素类抗癌药。其结构与雌激素相似，存在 Z 型和 E 型两个异构体。两者物理化学性质各异，生理活性也不同，E 型具有弱雌激素活性，Z 型则具有抗雌激素作用。如果乳腺癌细胞内有雌激素受体（ER），则雌激素进入肿瘤细胞内，与其结合，促使肿瘤细胞的 DNA 和 mRNA 的合成，刺激肿瘤细胞生长。而他莫昔芬 Z 型异构体进入细胞内，与 ER 竞争结合，形成受体复合物，阻止雌激素作用的发挥，从而抑制雌激素依赖性的乳腺癌生长。

(2)药动学 本品口服吸收迅速。口服20mg后6～7.5小时血药浓度达高峰，半衰期7～14小时，4日或4日后出现血中第二高峰，可能是肝肠循环引起，半衰期大于7日。其排泄较慢，主要从粪便排泄，约占4/5，尿中排泄较少，约1/5。口服后13日时仍可从粪便中检测得到。

【不良反应】 肿瘤 子宫肌瘤。

血液系统 贫血。

免疫系统及感染 超敏反应。

代谢及营养 体液潴留。

神经系统 缺血性脑血管事件，头痛，头晕，感觉障碍（包括感觉障碍和味觉障碍）。

眼部 白内障，视网膜病变。

血管，出血及凝血 潮热。

胃肠道 恶心，呕吐，腹泻，便秘。

肝、胆 肝酶异常，脂肪肝。

皮肤及皮肤附件 皮疹，脱发。

肌肉骨骼 腿痉挛，肌痛。

生殖系统 阴道出血，阴道分泌物增多，瓣膜瘙痒症，子宫内膜变化（包括增生和息肉）。

其他 甘油三酯升高。

【禁忌证】 (1)孕妇或有妊娠计划的妇女禁用。

(2)对本品或其中任何成分过敏的患者禁用。

(3)有眼底病变者禁用。

(4)禁止与阿那曲唑联用。

【注意事项】 (1)骨转移患者在治疗初期需定期查血钙；如果确实发生高钙血症，应采取适当的治疗措施；如果严重，应停止使用本品。

(2)绝经前女性接受本品治疗乳腺癌时，有一定比例的患者发生月经失调或闭经。可能与他莫昔芬类雌激素效应有关。

(3)本品可增加子宫内膜癌的发生风险。任何接受或曾经接受过本品治疗的患者出现异常的妇科症状，特别是非月经期阴道出血，或出现月经不调、阴道分泌物增多和盆腔疼痛或压迫感等症状，应及时就医。

(4)本品与肝酶水平变化有关，肝功能异常患者应慎用本品。

(5)本品可使健康女性静脉血栓栓塞风险升高 2～3 倍。患者一旦出现任何静脉血栓栓塞症状，建议立即联系医生进行处置。

(6)在接受本品的受试者中已报告有眼部症状，包括角膜异常、对颜色的视觉感知下降、视网膜静脉血栓形成和视网膜病变。有眼底疾病者禁用本品。

(7)本品处方中含有乳糖。半乳糖不耐症、Lapp 乳糖酶缺乏症或葡萄糖-半乳糖吸收不良的患者不应使用本品。

(8)对驾驶和使用机器能力的影响：使用本品可能会导致疲劳，在驾驶或使用机器时应谨慎。

(9)运动员慎用。

【药物相互作用】 (1)雌激素可影响本品治疗效果。

(2)本品与香豆素类抗凝剂联用时，可能显著增加抗凝效果。

(3)本品与细胞毒类药物联用治疗乳腺癌时，发生血栓栓塞事件的风险增加，因此化疗期间，对患者应采取必要的预防性措施。

(4)本品与来曲唑同时使用时可使来曲唑血浆浓度降低 37%。

(5)本品经细胞色素 CYP3A4 介导代谢，与利福平等 CYP3A4 诱导剂联用会降低他莫昔芬血药浓度。与溴隐亭联用，可提高他莫昔芬和 N-去甲基他莫昔芬的血清水平。

(6)CYP2D6 抑制剂可降低他莫昔芬主要活性代谢产物 4-羟基-N-去甲基他莫昔芬的血浆浓度，其血浆浓度降低 65%～75%。另外本品与 SSRI 抗抑郁药(例如帕罗西汀)联用，可降低他莫昔芬疗效。因此应尽可能避免与已知的 CYP2D6 抑制剂(如帕罗西汀、氟西汀、奎尼丁、西那卡塞或安非他酮)联用。

【给药说明】 (1)建议有生育潜能的女性在使用本品期间避免妊娠。

(2)母乳喂养期间不建议使用本品。

(3)不建议儿童使用本品。

(4)老年患者与年轻患者之间耐受性存在未观察到总体差异。

【用法与用量】 口服，一次 20mg，一日 1 次，或一次 10mg，一日 2 次。

【制剂与规格】 枸橼酸他莫昔芬片：10mg(按他莫昔芬计)。

枸橼酸他莫昔芬口服溶液：10ml:20mg(按他莫昔芬计)。

枸橼酸托瑞米芬 [药典(二)；医保(乙)]
Toremifene Citrate

【特殊说明】 托瑞米芬延长 Q-T 间期呈剂量和浓度相关性，并可引起尖端扭转型室速。

【适应证】 (1)CDE 适应证 用于治疗绝经妇女雌激素受体阳性或不详的转移性乳腺癌。

(2)超说明书适应证 治疗绝经前和围绝经期妇女雌激素受体阳性乳腺癌。

【药理】 (1)药效学 本品为选择性雌激素受体调节剂(SERM)，竞争性结合雌激素受体，抑制雌激素受体阳性的乳腺癌生长。本品与雌激素竞争性地与乳腺癌细胞质内雌激素受体相结合，阻止雌激素诱导的癌细胞 DNA 的合成及增殖。本品的抗乳腺癌作用主要是抗雌激素作用，还可能有其他抗癌机制(改变肿瘤基因表达、分泌生长因子、诱导细胞凋亡及影响细胞动力学周期)。

(2) 药动学　本品口服后被迅速吸收。单次给药 4 小时(介于 2～5 小时)达血药峰浓度(C_{max})。本品与血清蛋白(主要是清蛋白)结合(>99.5%)。在肝内由细胞色素 P450 酶代谢,主要经肝肠循环后经粪便清除。分布相半衰期($t_{1/2\alpha}$)为 4(2～12)小时,消除相半衰期($t_{1/2\beta}$)为 5(2～10)日。每日口服本品 11～680mg,血清枸橼酸托瑞米芬药动学性质呈线性关系。本品口服一日 60mg,其稳态血药浓度平均为 0.9(0.6～1.3)μg/ml。血药峰浓度(C_{max})、曲线下面积(AUC)呈剂量依赖。肝功能不全患者清除率降低,半衰期延长,但对肾功能不全的个体这种变化不明显。

【不良反应】(1)常见的不良反应为面部潮红、多汗、子宫出血、白带、疲劳、皮疹、瘙痒、头晕及抑郁。一般都为轻微。

(2) 不太普遍出现的症状有子宫肥大、体重增加、头痛、食欲缺乏、便秘、失眠、呼吸困难、血栓栓塞。

(3) 子宫息肉、眩晕、氨基转移酶异常、子宫内膜增生、子宫内膜癌、脱发、一过性角膜不透明、黄疸等非常罕见。

【禁忌证】(1)预先患有子宫内膜增生或严重肝功能不全患者禁止长期服用本品。

(2) 已知对本品及辅料过敏者禁用。

(3) 枸橼酸托瑞米芬推荐用于绝经后妇女。由于缺乏人类在妊娠和哺乳期应用托瑞米芬的特别数据,所以此期妇女忌用枸橼酸托瑞米芬。

(4) 本品禁用于先天性或后天获得有证明的 Q-T 间期延长者;电解质紊乱,特别是顽固性低血钾症;临床相关的心动过缓;伴有心室射血分数降低的心力衰竭;既往有心律失常症状者。

【注意事项】(1)治疗前进行妇科检查,严谨检查是否已预先患有子宫内膜异常,之后每年最少进行一次妇科检查。

(2) 既往有血栓性疾病史的患者,一般不应接受本品治疗。

(3) 对非代偿性心功能不全及严重心绞痛患者要密切观察。

(4) 骨转移患者在治疗刚开始时可能出现高钙血症,故对这类患者要严密监测。

(5) 本品推荐用于绝经后妇女。

(6) 如过量使用(日用 600mg)出现眩晕,无需解毒治疗,对症处理后缓解。

【药物相互作用】(1)减少肾排泄钙的药物如噻嗪类利尿药,可增加高钙血症的风险。

(2) 酶诱导药例如苯妥英钠、苯巴比妥和卡马西平可加速本品的排泄,使稳态血药浓度下降。出现这种情况时可能要将每日剂量加倍。

(3) 本品与华法林类抗凝血药物合用有协同作用,引起出血时间明显延长,所以本品应避免与此类药物同时服用。

(4) 理论上本品的主要代谢途径为 CYP3A4 酶系统,对该酶系统有抑制作用的药物例如酮康唑及类似的抗真菌药、红霉素、三乙酰夹竹桃霉素等均可抑制本品的代谢,故本品与此类药物同时使用应慎重。

【用法与用量】口服推荐量:一次 60mg,一日 1 次。肾功能不全患者不需调整剂量,肝功能不全患者则应谨慎。

【制剂与规格】枸橼酸托瑞米芬片:(1)60mg;(2)40mg。

来 曲 唑 [药典(二);国基;医保(乙)]

Letrozole

【适应证】(1)CDE 适应证　①用于绝经后雌激素受体阳性、孕激素受体阳性或受体状况不明的晚期乳腺癌患者,这些患者应为自然绝经或人工诱导绝经。②用于绝经后激素受体阳性早期乳腺癌患者的辅助治疗。③已接受他莫昔芬治疗 5 年、雌激素或孕激素受体阳性、绝经后早期乳腺癌患者的辅助治疗。

(2) 国外适应证　用于绝经前,围绝经期,绝经后女性雌激素受体阳性人表皮生长因子 HER2 阴性的进展或转移性乳腺癌的初始内分泌治疗。

【药理】(1)药效学　本品是一种高选择性非甾体类芳香化酶抑制剂。通过竞争性地与细胞色素 P450 酶亚单位的血红素结合,从而抑制芳香化酶,导致雌激素在所有组织中的生物合成减少。在健康绝经后女性中,单次应用 0.1mg、0.5mg、2.5mg 的本品,可以分别从基线水平将雌酮和雌二醇的血清浓度降低 75%～78%和 78%。在 48～78 小时可达到最强效果。在绝经后晚期乳腺癌患者中,所有接受一日 0.1～5mg 剂量的患者,其血浆雌二醇、雌酮水平可以分别从基线水平下降 75%～95%,抑制雌激素对肿瘤生长的刺激作用。未观察到对肾上腺皮质激素合成的抑制作用。因此,不必补充糖皮质激素和盐皮质激素。本品抑制雌激素的生物合成并不会导致雄激素前体的聚集。本品对血浆黄体生成素(LH)和促卵泡刺激素(FSH)水平亦无负面影响,通过促甲状腺激素(TSH)、四碘甲状腺原氨酸(T4)和三碘甲状腺原氨酸(T3)的摄取实验证实，它同样不会对甲状腺功能产生影响。

(2) 药动学　本品口服后在胃肠道吸收迅速、完全。生物利用度达 99.9%，与食物同服不影响吸收程度。口服后 1 小时达血药浓度峰值。服药 2～6 周达到血浆稳态浓度。本品在组织中分布迅速、广泛，稳态时的表观分布容积为(1.87 ± 0.47)L/kg。本品 60%与血浆蛋白结合，主要是清蛋白(55%)。本品主要的消除途径是转变为无药理活性的葡糖醛酸化的甲醇代谢物(清除率=2.1L/h)。本品通过肾脏排泄，主要是代谢产物和约 6%的原型药。终末相半衰期($t_{1/2\gamma}$)为 75～110 小时。

【不良反应】　最常见的不良反应为轻度或中度的恶心、骨关节痛、骨质疏松、骨折、潮热、疲倦和体重增加。

代谢及营养　很常见：高胆固醇血症。

精神异常　常见：抑郁。

神经系统　常见：头痛、头晕、眩晕。

心血管　很常见：潮热；常见：心悸、高血压。

皮肤及皮肤附件　很常见：多汗；常见：脱发、皮肤干燥、皮疹(包括红斑、斑丘疹、银屑样皮疹和水疱疹)。

肌肉骨骼　很常见：关节痛。

生殖系统　常见：阴道出血。

全身整体异常　很常见：疲劳(包括乏力、不适)；常见：外周水肿、胸痛。

其他　常见：体重增加、跌倒。

【禁忌证】　(1) 对本品过敏的患者禁用。

(2) 妊娠期和哺乳期妇女禁用。

(3) 儿童禁用。

(4) 绝经前内分泌状态。

【注意事项】　(1) 对于绝经状态不明确的患者，在本品治疗前应检测促黄体激素(LH)、促卵泡激素(FSH)和(或)雌激素水平。在绝经前的女性中，LH、FSH 水平升高，导致排卵。只有确认绝经后内分泌状态的女性，才可接受本品治疗。

(2) 本品对患者驾驶和机械操作能力无明显影响，但若服药过程中出现疲乏和头晕时，应提醒注意。

(3) 建议本品治疗期间监测全身骨骼健康。

【药物相互作用】　(1) 本品主要经肝脏代谢，由细胞色素 P450 酶 CYP3A4 和 CYP2A6 介导本品的代谢清除。CYP3A4 强抑制剂(包括但不限于酮康唑、伊曲康唑、伏立康唑、利托那韦、克拉霉素和泰利霉素)和 CYP2A6 抑制剂(甲氧沙林)的作用会减少本品代谢，增加本品血药浓度，合用时应谨慎。CYP3A4 诱导剂(例如：苯妥英、利福平、卡马西平、苯巴比妥和圣约翰草)可能降低本品

血药浓度。

(2) 与经 CYP2C19 酶代谢的药物且治疗窗较窄的药物(如苯妥英、氯吡格雷)合用时应非常谨慎。

(3) 他莫昔芬、其他抗雌激素药物或含雌激素的药物与本品同时使用会降低来曲唑的药理学作用。

【给药说明】　(1) 食物对本品吸收程度无影响，饭前饭后服用皆可。

(2) 如漏服，记起时立即补服。如接近下次服药时间应跳过这次漏服剂量，按规则的服药时间表服药。剂量不得加倍。

【用法与用量】　口服。一次 2.5mg，一日 1 次。

肝损伤　轻到中度肝功能损伤患者无需调整剂量。

肾损伤　肾功能损伤但肌酐清除率 Ccr≥10ml/min 的患者无需调整剂量。

老年人　老年患者使用无需调整剂量。

【制剂与规格】　来曲唑片：2.5mg。

阿 那 曲 唑 [药典(二)；医保(乙)]

Anastrozole

【适应证】　(1) CDE 适应证　①适用于他莫昔芬及其他抗雌激素疗法仍不能控制的绝经后妇女的晚期乳腺癌。对雌激素受体阴性的病人，若其对他莫昔芬呈现阳性的临床反应，可考虑使用本品。②适用于绝经后妇女激素受体阳性的早期乳腺癌的辅助治疗。包括曾接受 2 到 3 年他莫昔芬辅助治疗的绝经后妇女激素受体阳性的早期乳腺癌的辅助治疗。

(2) 国外适应证　绝经后女性激素受体阳性或未知的，局部进展或转移的乳腺癌。

【药理】　(1) 药效学　本品为高效、高选择性的非甾体类芳香酶抑制剂，可以抑制绝经后妇女外周组织中芳香化酶复合物的作用，减少循环中的雌二醇水平，间接地抑制肿瘤生长。高灵敏度分析实验显示，绝经后妇女一日服用本品 1mg 可以降低 80%以上的雌二醇水平。本品无孕激素、雄激素及雌激素样作用。即使一日用量用至 10mg 也不会影响皮质醇和醛固酮的分泌。

(2) 药动学　本品口服吸收完全，空腹血药浓度达峰时间为 2 小时。服药 7 日以后血药浓度可达稳态浓度的 90%～95%。血浆蛋白结合率为 40%。服药后 72 小时内大部分经过 N-脱烷基化、羟基化和葡糖醛酸化而代谢，主要代谢产物包括三氮唑、羟基阿那曲唑葡萄糖苷结合物、阿那曲唑葡萄糖苷结合物。本品的代谢产物在服药 72 小时后，通过放射性核素标记测得从尿和粪便中排出 85%～87%，仅 10%以原型经尿液排出。消除速度较慢，

消除相半衰期($t_{1/2\beta}$)为40~50小时。

【不良反应】 通常为轻度或中度，包括皮肤潮红、阴道干涩、头发减少及胃肠功能紊乱（畏食、恶心、呕吐和腹泻）、乏力、关节痛或强直、嗜睡、头痛或皮疹、血脂异常。

【禁忌证】 (1)绝经前、妊娠期或哺乳期妇女及儿童禁用。

(2)有严重肾损害的患者（肌酐清除率<20ml/min）禁用。

(3)中到重度肝损害患者。

(4)已知对本品及其制剂辅料过敏的患者。

【注意事项】 (1)当对激素水平产生怀疑时，闭经应考虑是激素平衡破坏所致。

(2)本品对患者驾驶和机械操作能力无明显影响，但有乏力和忧郁症状持续出现时应特别注意。

(3)由于本品降低了循环中雌激素的水平，故有可能导致骨密度下降并可能伴有骨折风险增加。

(4)双磷酸盐的使用可能阻止由阿那曲唑引起的绝经后妇女的骨密度进一步下降，可考虑使用。伴有骨质疏松或潜在的骨质疏松风险的妇女，应当在治疗开始及以后定期地进行正规的骨密度检查，并在适当的时间开始骨质疏松的治疗或预防，并进行仔细的监测。

(5)本品含乳糖。患有半乳糖不耐受症、原发性肠乳糖酶缺乏或葡萄糖-半乳糖吸收不良遗传疾病的患者不应服用本品。

(6)既往存在缺血性心脏疾病的患者需权衡风险获益后使用本品。

【药物相互作用】 含有雌激素的疗法可降低本品疗效，不宜同时使用。

他莫昔芬可能降低本品的药理作用，故不应同本品合用。

【用法与用量】 成人（包括老年人）口服一次1mg，一日1次。

肝损伤 轻度肝功能损伤患者无需调整剂量。

肾损伤 轻至中度肾功能损害者无需调整剂量。

【制剂与规格】 阿那曲唑片：1mg。

依 西 美 坦 [药典(二)；医保(乙)]
Exemestane

【适应证】 ①用于经他莫昔芬辅助治疗2~3年后，绝经后雌激素受体阳性的妇女的早期浸润性乳腺癌的辅助治疗，直至完成总共5年的辅助内分泌治疗。②用于经他莫昔芬治疗后，其病情仍有进展的自然或人工绝经后妇女的晚期乳腺癌。

【药理】 (1)药效学 本品为一种不可逆性甾体芳香酶灭活剂，结构上与该酶的自然底物雄烯二酮相似，为芳香酶的伪底物，可通过不可逆地与该酶的活性位点结合而使其失活（该作用也称"自毁性抑制"），从而明显降低绝经妇女血液循环中的雌激素水平，但对肾上腺中皮质类固醇的生物合成无明显影响。在高于抑制芳香酶作用浓度的600倍时，对类固醇生成途径中的其他酶不产生明显影响。

(2)药动学 健康绝经后妇女口服本品后，依西美坦的血浆浓度以多指数的形式下降，平均终末半衰期约24小时。在单次（10~200mg）或多次（0.5~50mg）口服给药后，依西美坦的药代动力学呈剂量-效应关系。在多次给予依西美坦25mg/天之后，其血浆浓度与单次给药后的水平相似。

对绝经后晚期乳腺癌患者和健康绝经后妇女，在单次或多次给药后对其药代动力学参数进行比较。在多次给药之后，乳腺癌患者的平均口服清除率比健康绝经后妇女低45%，同时系统暴露量相对较高。在多次给药后，乳腺癌患者的平均AUC[75.4(ng·h)/ml]大约是健康妇女的2倍[41.4(ng·h)/ml]。

吸收：口服后，依西美坦在乳腺癌妇女体内比在健康妇女体内的吸收更快，平均达峰时间分别为1.2小时和2.9小时。大约42%的放射性标记的依西美坦由胃肠道吸收。与空腹状态相比，高脂肪早餐可使依西美坦的AUC和达峰浓度（C_{max}）分别增加59%和39%。

分布：依西美坦广泛地分布于组织内。90%与血浆蛋白结合而且血浆结合率呈非浓度依赖性。白蛋白和α1-酸性糖蛋白均参与结合。分布在血细胞中的依西美坦及其代谢产物的量可以忽略。

代谢：依西美坦被大量代谢，在血浆中原型药的量低于总给药量10%。依西美坦代谢的第一步是氧化6位亚甲基和还原17-酮基，随后形成许多二级代谢产物。各代谢产物仅占少量的药物相关物质。代谢产物是非活性的或与原药相比其对芳香化酶的抑制作用下降。一种代谢产物可能具有雄激素活性。人肝脏离体研究结果显示，细胞色素P450（CYP）3A4是参与依西美坦氧化的主要同工酶。依西美坦还可通过醛酮还原酶代谢。

排泄：给予健康绝经后妇女放射性标记的依西美坦后，尿中和粪便中放射性物质的累积排泄量相似（1周内尿样中为42%±3%，粪便中为42%±6%）。经尿排泄的原型药低于给药剂量的1%。

【不良反应】 在接受他莫昔芬序贯依西美坦辅助治

疗的早期乳腺癌患者中，最常见轻度至中度潮热(22%)、关节痛(18%)、疲劳(16%)、头痛(13.1%)、失眠(12.4%)和出汗增多(11.8%)。

在所有晚期乳腺癌的患者中，最常见潮热(14%)、恶心(12%)、疲乏(8%)、出汗增多(4%)和食欲增加(3%)。

代谢及营养 常见：厌食。

精神异常 很常见：抑郁、失眠。

神经系统 很常见：头痛、头晕；常见：腕管综合征。

血管，出血及凝血 很常见：潮热。

胃肠道 很常见：腹痛、恶心；常见：呕吐、腹泻、便秘、消化不良。

肝、胆 很常见：肝酶升高、血胆红素升高、血碱性磷酸酶升高。

皮肤及皮肤附件 很常见：出汗增多；常见：脱发、皮疹。

肌肉骨骼 很常见：关节和肌肉骨骼痛。

全身整体表现 很常见：疼痛、疲劳；常见：外周性水肿。

【禁忌证】 (1)对本品过敏的患者禁用。

(2)妊娠期妇女及哺乳期妇女禁用。

(3)儿童禁用。

(4)绝经前妇女禁用。

【注意事项】 (1)本品不可与雌激素类药物连用，以免出现干扰作用。

(2)中、重度肝功能或肾功能不全者慎用。

(3)超量服用本品可使其非致命性不良反应增加。

(4)开始本品治疗前，应进行 25 羟基维生素 D 水平的例行评估，必要时进行维生素 D 剂的补充。

(5)本品含有甲基-磷酸化羟基苯，可引起过敏反应(可表现为迟发性)。

(6)在开始本品治疗前及治疗中，应进行骨密度检查。

(7)有使用本品后发生困倦、嗜睡、乏力、头晕的报告。应提醒使用本品的患者，如果发生这些症状，其操作机器或驾车的体力和(或)精神状态可能会受到影响。

【药物相互作用】 尽管尚未对这种相互作用的临床意义进行评估，但是与已知对 CYP3A4 有诱导作用的药物，如：利福平、抗惊厥药苯妥英、卡巴西平、苯巴比妥等及某些含有贯叶连翘提取物的中草药制剂，合并用药时，可以显著减少依西美坦的暴露，可能会降低本品的疗效。不应将依西美坦与其他含雌激素的药物联合使用，这将会降低其药理作用。

【用法与用量】 口服 一次 25mg，一日 1 次，饭后服。轻度肝、肾功能不全者不需调整剂量。

【制剂与规格】 依西美坦片：25mg。

依西美坦胶囊：25mg。

氟 维 司 群
Fulvestrant

【适应证】 (1)CDE 适应证 本品可用于在抗雌激素辅助治疗后或治疗过程中复发的，或是在抗雌激素治疗中进展的绝经后(包括自然绝经和人工绝经)雌激素受体阳性的局部晚期或转移性乳腺癌。

(2)国外适应证 ①激素受体(HR)阳性、人表皮生长因子受体(HER2)阴性绝经后妇女晚期乳腺癌的一线内分泌治疗。②联合哌柏西利或阿贝西利用于内分泌治疗后进展的 HR 阳性 HER2 阴性晚期或转移性乳腺癌。

【药理】 (1)药效学 许多乳腺癌细胞中都有雌激素受体(ER)，雌激素可刺激此类肿瘤的生长。本品是一类新的 ER 抑制剂，可与 ER 竞争性结合，与 ER 的亲和力接近雌二醇，是他莫昔芬的 100 倍，是唯一在他莫昔芬作用失败后可广泛用于临床的抗雌激素药物。本品可阻断 ER，抑制其与雌激素的结合，并激发受体发生形态改变，降低 ER 浓度，抑制肿瘤细胞生长。由于该药为内分泌疗法，不会引起化疗常见的不良反应，故具有较好的患者依从性。

(2)药动学 肌内注射本品长效制剂后，氟维司群吸收缓慢，约 5 天后血浆浓度达峰值(C_{max})。按照本品 500mg 给药方案，第 1 个月内暴露量达到(接近)稳态时，氟维司群血浆浓度维持在相对较窄的范围内，峰浓度与谷浓度之间约相差 3 倍。本品与血浆蛋白结合率高达 99%，主要与极低密度脂蛋白(VLDL)、低密度脂蛋白(LDL)和高密度脂蛋白(HDL)结合。肌内注射或静脉注射后在体内进行与内源性甾体激素相似的多种途径的生物转化，包括氧化、芳香化、羟化等，在已确定的代谢物中大多数无活性或与母体活性相似，并主要从粪便中排泄，经肾清除者不到 1%，主要的代谢酶为 CYP3A4。

【不良反应】 **肝、胆** 肝酶(ALT，AST，ALP)升高，胆红素升高。

胃肠道 恶心，呕吐，腹泻。

血管，出血及凝血 静脉血栓栓塞，潮热。

代谢及营养 厌食。

皮肤及皮肤附件 皮疹。

免疫系统及感染　泌尿道感染，过敏反应。

神经系统　头痛。

肌肉骨骼　背痛。

用药部位反应　虚弱，注射部位反应。

【禁忌证】（1）已知对本品活性成分或任何辅料过敏的患者。

（2）儿童禁用。

（3）妊娠及哺乳期妇女禁用。

（4）重度肝功能损害者禁用。

【注意事项】（1）轻度肝、肾功能不全者无须调整剂量。对肝功能中、重度不全及肾功能严重不全者未进行评价。

（2）服药前应排除怀孕的可能，服药期间及停药后1年内应采取有效的避孕措施。本品对胎儿有毒性作用。

（3）考虑到本品的给药途径为肌内注射，有出血体质或血小板减少症或正接受抗凝剂治疗的患者应慎用本品。

（4）本品不会或很少影响患者驾驶和机械操作，由于治疗期间常有虚弱无力的不良反应，故在驾驶和操作机械时应特别谨慎。

（5）本品可导致雌二醇水平假性升高。

（6）本品有注射部位坏死和溃疡风险。

【药物相互作用】与咪达唑仑（CYP3A4 的底物）相互作用的临床研究表明氟维司群对 CYP3A4 无抑制作用。

与利福平（CYP3A4 的诱导剂）和酮康唑（CYP3A4 的抑制剂）相互作用的临床研究表明，氟维司群的清除率未发生临床相关性的改变。

故同时使用氟维司群与 CYP3A4 抑制剂或诱导剂时无需调整本品给药剂量。

【给药说明】臀部连续缓慢肌内注射两支 5ml 注射液，每侧臀部注射一支，每支注射时间不少于 1～2 分钟。由于接近下面的坐骨神经，在臀部肌肉外上象限注射本品时应谨慎。

【用法与用量】成年女性（包括老年妇女）：推荐剂量为每月给药一次，一次 500mg。第一次给药后 2 周时需再给予 500mg 剂量。

【制剂与规格】氟维司群注射液：5ml:250mg。

比 卡 鲁 胺 [国基；医保(乙)]
Bicalutamide

【适应证】①与促黄体生成素释放激素（LHRH）类似物或外科睾丸切除术联合应用于晚期前列腺癌的治疗。②用于治疗局部晚期、无远处转移的前列腺癌患者，

这些患者不适宜或不愿接受外科去势术或其他内科治疗。

【药理】（1）药效学　比卡鲁胺属于非甾体类雄激素受体抑制剂，可通过与靶组织中的细胞质雄性激素受体结合，完全抑制雄性激素的作用。中和雄性激素和（或）消除雄性激素来源可对雄性激素敏感的前列腺癌起治疗作用。

（2）药动学　本品经口服吸收良好。没有证据表明食物对其生物利用度方面存在任何临床相关的影响。本品与蛋白高度结合［消旋体 96%，（R）-对映体>99%］并被广泛代谢（经氧化及葡萄糖醛酸化），其代谢产物以几乎相同的比例经肾及胆消除。（S）-对映体相对（R）-对映体消除较为迅速，后者的血浆清除半衰期为 1 周。在本品的每日（50mg 和 150mg）用量下，（R）-对映体因其半衰期长，在血浆中蓄积了约 10 倍。

【不良反应】**血液系统**　贫血。

代谢及营养　食欲降低。

精神异常　性欲降低，抑郁。

神经系统　头晕，嗜睡。

心血管　心肌梗死，心力衰竭。

血管，出血及凝血　潮红。

胃肠道　腹痛，便秘，恶心，消化不良，肠胃气胀。

肝、胆　肝毒性，黄疸，氨基转移酶升高。

皮肤及皮肤附件　脱发，多毛症/毛发再生，皮肤干燥，瘙痒，皮疹。

泌尿系统　血尿。

生殖系统和乳房　男性乳腺发育和乳房融痛。

全身整体表现　乏力，水肿，胸痛。

其他　体重增加。

【禁忌证】（1）对本品活性成分及任意一种辅料过敏者禁用。

（2）禁用于妇女和儿童。

（3）本品不可与特非那定，阿司咪唑或西沙比利联合使用

【注意事项】（1）本品广泛在肝脏代谢。严重肝损害的患者药物清除可能会减慢，可能导致蓄积。故中、重度肝损害的病人应慎用。肝损害通常发生在治疗最初的 3～4 个月，在开始使用本品治疗前及，治疗最初 4 个月以及之后均应按一定间隔定期检测血清氨基转移酶水平，特别是 ALT。患者出现黄疸或 ALT 升高超过正常值上限 2 倍应立即停用，并监测肝功能。

（2）LHRH 可能导致糖耐量降低，因此本品与 LHRH

激动剂联合治疗的患者应监测血糖。

(3) 有遗传性半乳糖不耐受、Lapp 乳糖酶缺乏症或葡萄糖-半乳糖吸收障碍的患者不得服用本品。

(4) 对于出现客观疾病进展伴有前列腺特异性抗原(PSA)升高的患者，应考虑停止用药。

(5) 服药期间应避免直接暴露于阳光或紫外线下。

(6) 可能会延长 Q-T 间期，应评估风险-获益后使用。

(7) 本品可能会引起精子形态改变，患者治疗期间及治疗后 130 天内应采取有效避孕措施。

(8) 本品可能增强香豆素抗凝作用，这可能导致凝血酶原时间(PT)延长和国际标准化比率(INR)增加。因此，建议密切监测 PT/INR，并考虑调整抗凝剂剂量

(9) 本品不会影响病人驾驶及操作机器的能力。但偶尔可能会出现嗜睡，有过此类作用的病人应予以注意。

【药物相互作用】 (1)本品与 LHRH 类似物之间无任何药效学或药代动力学方面的相互作用。

(2) 本品与环孢素和钙通道阻滞剂联合应用时应谨慎。尤其当出现增加药效或药物不良反应迹象时，可能需要减低这些药物的剂量。对环孢素，推荐在本品治疗开始或结束后密切监测血浆浓度和临床状况。

(3) 西咪替丁、酮康唑可能会增加本品的血浆浓度。

(4) 本品与香豆素类抗凝剂如华法林，竞争蛋白结合位点，使其抗凝作用增强。

(5) 本品可能会延长 Q-T 间期，与已知会延长 Q-T 间期或能诱导尖端扭转型室性心动过速的药物(如奎尼丁、丙吡胺、胺碘酮、索他洛尔、美沙酮、莫西沙星等)的合并用药时，进行仔细评价。

【用法与用量】 成年男性包括老年人：每次 50mg 或 150mg，一天一次，用本品治疗应在开始用 LHRH 类似物治疗之前至少 3 天开始，或与外科睾丸切除术治疗同时开始。本品应持续服用至少两年或到疾病进展为止。

肾损害和轻度肝损害的患者无需调整剂量。

【制剂与规格】 比卡鲁胺片：(1)50mg；(2)150mg。
比卡鲁胺胶囊：50mg。

阿 比 特 龙 [医保(乙)]
Abiraterone Acetate

【适应证】 (1)CDE 适应证 本品与泼尼松或泼尼松龙合用，治疗转移性去势抵抗性前列腺癌(mCRPC)。新诊断的高危转移性内分泌治疗敏感性前列腺癌(mHSPC)，包括未接受过内分泌治疗或接受内分泌治疗最长不超过 3 个月。

(2) 国外适应证 ①本品与泼尼松联合治疗转移性去势抵抗性前列腺癌(mCRPC)，同时使用促性腺激素释放激素(GnRH)类似物疗法或进行双侧睾丸切除术。②与泼尼松联合治疗高危转移性内分泌治疗敏感性前列腺癌(mHSPC)，同时使用促性腺激素释放激素(GnRH)类似物疗法或进行双侧睾丸切除术。

【药理】 (1)药效学 醋酸阿比特龙在体内转化成阿比特龙，通过抑制雄激素生物合成所必需的 17a-羟化酶/C17，20-裂解酶(CYP17)，来抑制雄激素的生物合成，治疗雄激素敏感性前列腺癌。

(2) 药动学 吸收：阿比特龙中位达峰时间为 2 小时。与食物同时服用时，阿比特龙全身暴露量升高。

分布和蛋白结合：阿比特龙与人血浆蛋白、白蛋白和 α-1 酸性糖蛋白高度结合(>99%)。

代谢：口服醋酸阿比特龙后，醋酸阿比特龙被水解成阿比特龙(活性代谢物)。此过程可能是在酯酶(尚未鉴别酯酶)作用下转化，而不是由 CYP 介导。阿比特龙在人血浆中的两个主要循环代谢物为硫酸阿比特龙(无活性)和 N-氧化硫酸阿比特龙(无活性)。

排泄：大部分本品通过粪便排出体外，少部分通过尿液排出。

【不良反应】 (1)全身整体表现 疲乏、水肿、发热。

(2) 肌肉骨骼及结缔组织 关节肿胀不适、腹股沟疼痛。

(3) 胃肠道 便秘、腹泻、消化不良。

(4) 血管及淋巴 潮热、高血压。

(5) 呼吸系统 咳嗽、呼吸困难。

(6) 精神异常 失眠。

(7) 各类损伤、中毒及手术并发症 挫伤、跌倒。

(8) 感染 上呼吸道感染、鼻咽炎。

(9) 肾脏及泌尿系统 血尿。

(10) 皮肤及皮下组织 皮疹。

(11) 代谢及营养 低钾血症。

(12) 实验室检查异常 粒细胞减少，ALT、AST 升高，血糖升高。

【禁忌证】 (1)对本品活性成分或辅料存在超敏反应者禁用。

(2) 妊娠或有妊娠可能的妇女禁用。

(3) 严重肝功能损害患者(Child-Pugh C 级)禁用。

【注意事项】不良反应相关 (1)由于本品对 CYP17 的抑制作用会导致盐皮质激素水平升高，因此可能会引起高血压、低钾血症和体液潴留。至少每月监测一次患者是否出现高血压、低钾血症和液体潴留。在本品治疗前和治疗期间应控制高血压并纠正低钾血症。

(2) 接受本品联合泼尼松治疗的患者在停用每日的类固醇和(或)伴发感染或应激状态时，出现肾上腺皮质功能不全。监测肾上腺皮质功能不全的症状和体征，尤其是对于停用泼尼松、降低泼尼松剂量或出现异常应激状态的患者。

(3) 于开始本品治疗前、治疗开始后前 3 个月内每 2 周 1 次，其后每月 1 次监测血清氨基转移酶(ALT 和 AST)和胆红素水平。一旦 AST 或 ALT 升高至 5×ULN 以上，或胆红素升高至 3×ULN 以上，须暂时中断本品并密切监测肝功能。肝功能检查值恢复至患者基线水平或 AST 和 ALT≤2.5 倍 ULN 且总胆红素≤1.5 倍 ULN 后，才能以低剂量水平再次使用本品治疗。

其他 (1) 本品含乳糖。有半乳糖不耐受症的患者不应服用本品。

(2) 晚期转移性前列腺癌(去势抵抗性前列腺癌)患者可能出现骨密度降低，应定期监测。

(3) 部分患者出现横纹肌溶解伴随肾衰竭。对合并使用已知与肌病(横纹肌溶解)有关的药物治疗的患者，应慎用本品。

【**药物相互作用**】 (1) 本品是 CYP3A4 的底物，治疗期间应避免使用强效 CYP3A4 诱导剂［如，苯妥英钠、卡马西平、利福平、利福布汀、利福喷丁、苯巴比妥、圣约翰草(贯叶连翘)］。

(2) 阿比特龙是肝脏药物代谢酶 CYP2D6 和 CYP2C8 的抑制剂。本品与经 CYP2D6 活化或代谢的药物(特别是治疗指数较窄的药物)联合使用时需谨慎，应当考虑降低治疗指数较窄的药物的剂量。经 CYP2D6 代谢的药物包括美托洛尔、普萘洛尔、地昔帕明、文拉法辛、氟哌啶醇、利培酮、普罗帕酮、氟卡尼、可待因、羟考酮、曲马多等。可导致吡格列酮的 AUC 增加 46%，合用时应警惕由于吡格列酮剂量增加所致毒性反应。

(3) 本品与已知可延长 Q-T 间期的药物或可以诱导尖端扭转型室性心动过速的药物联合使用时应谨慎，如 ⅠA 类(例如奎尼丁、丙吡胺)或 Ⅲ 类(例如胺碘酮、索他洛尔、多非利特、伊布利特)抗心律失常药品、美沙酮、莫西沙星、抗精神病药物等。

(4) 不推荐螺内酯与本品联合使用。

【**给药说明**】 接受本品治疗的患者还应同时接受促性腺激素释放激素类似物(GnRHa)或应进行过双侧睾丸切除术。

本品须在餐前至少 1 小时和餐后至少 2 小时空腹，伴水整片吞服。请勿掰碎或咀嚼服用。

本品还含有钠，每 4 片剂量的钠含量超过 1.18mmol(或 27mg)，限钠摄入的患者权衡利弊后使用。

本品不适用于女性。尚不确定本品是否会分泌到母乳中，以及本品对乳汁分泌以及母乳喂养婴儿的影响。

【**用法与用量**】 本品推荐剂量为1000mg(4 片×250mg)，口服，每日一次。

本品与泼尼松或泼尼松龙 5mg，口服，每日 2 次联用，治疗转移性去势抵抗性前列腺癌(mCRPC)患者。

本品与泼尼松或泼尼松龙 5mg，口服，每日 1 次联用，治疗新诊断的高危转移性内分泌治疗敏感性前列腺癌(mHSPC)。

肝损伤 轻度肝功能损害的患者不需要调整剂量。

中度肝功能损害(Child-Pugh B 级)的患者，本品的推荐剂量应降低至 250mg，每天一次。

严重肝功能损害(Child-Pugh C 级)患者不得使用本品。

肾损伤 对肾功能损害患者，无需进行剂量调整。但在重度肾损害的前列腺癌患者中尚无临床经验，建议此类患者谨慎使用。

儿童和青少年 尚未确立本品在儿童和青少年中的安全性和疗效。

老年人 老年患者和较年轻患者在安全性和有效性上没有观察到总体差异。尚没有其他的临床报告证实老年患者和较年轻患者对本品的应答有差异，但是不能排除老年患者敏感性更高。

【**制剂与规格**】 醋酸阿比特龙片：250mg。

恩 扎 卢 胺 [医保(乙)]
Enzalutamide

【**适应证**】 本品适用于有高危转移风险的非转移性去势抵抗性前列腺癌(NM-CRPC)成年患者；雄激素剥夺治疗(ADT)失败后无症状或有轻微症状且未接受化疗的转移性去势抵抗性前列腺癌(CRPC)成年患者的治疗。

【**药理**】 (1) 药效学 本品是一种雄激素受体抑制剂，作用于雄激素受体信号通路，可竞争性抑制雄激素与雄激素受体结合，进而抑制雄激素受体核移位以及雄激素受体与 DNA 的相互作用。本品主要代谢物 N-去甲基-恩扎卢胺的体外活性与恩扎卢胺相似。本品在体外可抑制前列腺癌细胞增殖并诱导其死亡，且在小鼠前列腺癌移植瘤模型中可降低肿瘤体积。

(2) 药动学 吸收：达峰时间 1～2 小时。口服吸收率估计至少为 84.2%。本品及其代谢产物的平均稳态 C_{max} 值 分 别 为 16.6μg/ml ［23% 变 异 系 数(CV)］ 和 12.7μg/ml(30%CV)。

分布：单次口服给药后平均表观分布容积(V/F)为

110L(29%CV)，血管外分布广泛。本品及其代谢产物的血浆蛋白结合率分别为97%～98%和95%。

代谢：本品被广泛代谢，主要由CYP2C8代谢，较少由CYP3A4/5代谢，两种代谢途径均产生有活性的代谢产物。人血浆中存在2种主要代谢物：N-去甲基恩扎卢胺(活性)和羧酸衍生物(无活性)。本品是CYP3A4的强效诱导剂、CYP2C9和CYP2C19的中效诱导剂。

消除：本品在患者体内的平均表观清除率(CL/F)范围为0.520～0.564L/h。大部分通过尿液排出，小部分通过粪便排出。

【不良反应】 **全身整体表现** 虚弱状态，外周水肿。

肌肉骨骼 背痛，关节痛，骨骼肌肉疼痛，肌无力，骨骼肌肉强直。

胃肠道 腹泻，便秘。

血管，出血及凝血 潮热，高血压。

神经系统 头痛，头晕，脊髓压迫和马尾综合征，感觉错乱，精神损伤类疾病(包括失忆症、记忆损害、认知障碍和注意障碍)，触觉减退，味觉障碍，不安腿综合征。

感染 上呼吸道感染(包括鼻咽炎、上呼吸道感染、鼻窦炎、鼻炎、咽炎和喉炎)，下呼吸道和肺部感染(包括感染性肺炎、下呼吸道感染、支气管炎和肺部感染)。

精神异常 失眠，焦虑。

肾脏及泌尿系统 血尿，尿频。

各类损伤、中毒及手术并发症 跌倒，非病理性骨折。

皮肤及皮肤附件 瘙痒，皮肤干燥。

呼吸系统 鼻衄，呼吸困难。

代谢及营养 食欲下降。

生殖系统及乳腺 男性乳腺发育。

各类检查 体重降低，低钠血症，高血糖症，高镁血症。

血液系统 中性粒细胞减少症。

【禁忌证】 (1)对本品成分及辅料有过敏史的患者禁用。

(2)妊娠期或计划怀孕的妇女禁用。

【注意事项】 (1)使用本品有导致惊厥发作的风险，建议患者避免从事突然丧失意识时可能对自己或他人造成严重伤害的活动。治疗期间出现惊厥发作的患者应永久停用本品。

(2)本品可能发生可逆性后部脑病综合征(PRES)，若出现该病，停用本品。

(3)使用本品出现严重超敏反应时，应永久停用本品。

(4)使用本品时应监测缺血性心脏病的体征和症状。优化心血管风险因素的管理，如高血压、糖尿病或血脂异常。出现3～4级缺血性心脏病时应停用本品。

(5)接受本品治疗的患者有发生跌倒和骨折的风险。根据治疗指南监测并管理有骨折风险的患者，并考虑使用骨靶向药物。

(6)本品含山梨醇。有罕见的遗传性果糖不耐受问题的患者不得使用本品。

(7)对驾驶和使用机器能力可能有中度影响。应告知患者在驾驶或操作机器时有关可能发生精神或神经病系统疾病事件的风险。

【药物相互作用】 (1)使用本品期间避免或谨慎使用强效CYP2C8抑制剂(如吉非罗齐)。如必须合用，应将本品剂量降至80mg每日1次。

(2)本品与CYP3A4抑制剂，CYP2C8或CYP3A4诱导剂，CYP1A2或CYP2C8底物合用时无需调整剂量。

(3)本品是一种强效酶诱导剂，可增加多种酶和转运体的合成。能诱导的酶包括CYP3A(肝脏和肠道)、CYP2B6、CYP2C9、CYP2C19和尿苷二磷酸葡萄糖醛酸转移酶(UGT-葡萄糖醛酸结合酶)。可能受影响的药物类别包括但不限于：镇痛药(例如，芬太尼、曲马多)、抗生素(例如，克拉霉素、多西环素)、抗癌药(例如，卡巴他赛)、抗癫痫药(例如，卡马西平、氯硝西泮、苯妥英、扑米酮、丙戊酸)、抗精神病药(例如，氟哌啶醇)、抗凝剂(例如，醋硝香豆素、华法林、氯吡格雷)、β-受体拮抗剂(例如，比索洛尔、普萘洛尔)、钙通道阻滞剂(例如，地尔硫草、非洛地平、尼卡地平、硝苯地平、维拉帕米)、强心苷类(例如，地高辛)、皮质类固醇(例如，地塞米松、泼尼松龙)、HIV抗病毒药(例如，茚地那韦、利托那韦)、安眠药(例如，地西泮、咪达唑仑、唑吡坦)、免疫抑制剂(例如，他克莫司)、质子泵抑制剂(例如，奥美拉唑)、经CYP3A4代谢的他汀类药物(例如，阿托伐他汀、辛伐他汀)、甲状腺药物(例如，左甲状腺素)。UGT1A1也可能被诱导。此外，本品还可能诱导转运蛋白P-gp和其他转运体。增加对乙酰氨基酚给药后肝损伤风险。

(4)前列腺癌患者合用本品(160mg每日1次)与敏感CYP底物(单次口服)可致咪达唑仑(CYP3A4底物)、S-华法林(CYP2C9底物)和奥美拉唑(CYP2C19底物)的AUC分别降低86%、56%和70%。

(5)体外数据表明恩扎卢胺可能是外排转运体P-gp的抑制剂，恩扎卢胺可能通过活化孕烷核受体(PXR)诱导P-gp。治疗范围较窄的P-gp底物类药物(秋水仙碱、达比加群酯、地高辛)与本品合用时应谨慎，可能需要调整其剂量以维持最佳血浆浓度。

【给药说明】 (1)本品为口服使用,应用水送服整粒胶囊,伴餐或不伴餐均可(食物对恩扎卢胺暴露程度无临床显著影响)。

(2)不得咀嚼、溶解或打开软胶囊。

(3)非手术去势患者在治疗期间应持续使用促黄体生成素释放激素(LHRH)类似物进行药物去势。如果患者未能按时服药,应尽快补服处方剂量。如果错过服药一整天,应于次日按平常日剂量继续服药。

(4)儿童:用于成年男性的去势抵抗性前列腺癌治疗,尚无儿童人群使用经验。

(5)老年:老年患者无需调整剂量。

(6)肾功能损害患者:肌酐清除率(Ccr)≥30ml/min(根据Cockcroft-Gault 公式估计)的患者无需调整剂量。中、重度肾功能损害患者应慎用。

(7)肝功能损害患者:轻度、中度或重度肝功能损害(分别为 Child-Pugh A、B 或 C 级)患者无需调整剂量。

【用法与用量】 推荐剂量为160mg,每日1次,口服。

【制剂与规格】 恩扎卢胺软胶囊:40mg。

第三节 生物靶向治疗药物

卡介苗作为减毒活疫苗具有增强巨噬细胞活性从而杀灭肿瘤细胞的能力,同时活化 T 淋巴细胞,增强机体细胞免疫的功能;以干扰素为主的生物治疗药物主要通过调节机体免疫功能抑制肿瘤生长;针对某些特定细胞标志物的单克隆抗体,具有明确的靶向性。以上药物共同特点是具有非细胞毒性和靶向性、对机体的免疫功能具有调节作用和细胞稳定作用。生物靶向治疗药物的毒性、作用谱及临床表现与细胞毒性药物有很大区别,与常规治疗(化疗、放疗)合用有更好的效果。

卡介苗
Bacillus Calmette-Guerin (BCG) Vaccine

【特殊说明】 参阅第十八章第二节。

人干扰素α1b [医保(乙)]
Human Interferon α1b

【特殊说明】 参阅第十八章第四节。

人干扰素α2a [医保(乙)]
Human Interferon α2a

【特殊说明】 参阅第十八章第四节。

人干扰素α2b [国基;医保(乙)]
Human Interferon α2b

【特殊说明】 参阅第十八章第四节。

人干扰素γ
Human Interferon γ

【特殊说明】 参阅第十八章第四节。

人粒细胞刺激因子 [药典(三);医保(乙)]
Human Granulocyte Colony-stimulating Factor

【特殊说明】 参阅第十八章第四节。

人粒细胞巨噬细胞刺激因子
Human Granulocyte-Macrophage Colony-stimulating Factor

【特殊说明】 参阅第十八章第四节。

人白介素-2 [医保(乙)]
Human Interleukin-2

【特殊说明】 参阅第十八章第四节。

曲妥珠单抗 [国基;医保(乙)]
Trastuzumab

【特殊说明】 (1)心功能不全 本品会导致亚临床和临床心力衰竭,其发生率和严重程度在本品合并蒽环类抗生素治疗的患者中最高。在给予本品治疗前以及治疗过程中需对左心室功能进行评估。在临床显著的左心室功能下降转移性乳腺癌患者和辅助治疗患者中,应停止本品治疗。

(2)输注反应和肺部反应 本品会导致严重的致命的输注反应和肺部反应。大多数情况下,症状发生在本品输注过程中或 24 小时内。对于发生呼吸困难或临床显著的低血压患者,应当立即停止输注本品,并对患者进行监控直至症状完全消失。发生过敏、血管性水肿、间质性肺炎或者急性呼吸窘迫综合征的患者应停止输注。

(3)胚胎毒性 孕期使用本品会导致羊水过少及其造成肺发育不全、骨骼异常和新生儿死亡。向患者提示这些风险以及采取有效的避孕措施的必要性。

【适应证】 (1)CDE 适应证 转移性乳腺癌:本品

适用于 HER2 阳性的转移性乳腺癌，作为单一药物治疗已接受过 1 个或多个化疗方案的转移性乳腺癌；与紫杉醇或者多西他赛联合，用于未接受化疗的转移性乳腺癌患者。

早期乳腺癌：本品适用于 HER2 阳性的早期乳腺癌：接受了手术、含蒽环类抗生素辅助化疗和放疗（如果适用）后的单药辅助治疗；多柔比星和环磷酰胺化疗后序贯本品与紫杉醇或多西他赛的联合辅助治疗；与多西他赛和卡铂联合的辅助治疗；与化疗联合新辅助治疗，继以辅助治疗，用于局部晚期（包括炎性）或者肿瘤直径>2cm 的乳腺癌。

转移性胃癌：本品联合卡培他滨或 5-氟尿嘧啶和顺铂适用于既往未接受过针对转移性疾病治疗的 HER2 阳性的转移性胃腺癌或胃食管交界腺癌患者。本品只能用于 HER2 阳性的转移性胃癌患者，HER2 阳性的定义为使用已验证的检测方法得到的 IHC3+或 IHC2+/FISH+结果。

（2）超说明书适应证　HER2 阳性非小细胞肺癌成人静脉给药初次负荷剂量 4mg/kg，90 分钟内静脉滴注。维持剂量为每周 2mg/kg，若初次负荷剂量可耐受，此剂量可于 30 分钟内输完。

【药理】（1）药效学　本品是一种重组人源化单克隆抗体，特异性地作用于人表皮生长因子受体-2（HER2）的细胞外部位。此抗体含人 IgG1 亚型框架，互补决定区源自鼠抗 p185 HER2 抗体，能够与人 HER2 蛋白结合。

HER2 原癌基因或 C-erbB2 编码一个单一的受体样跨膜蛋白，分子量 185kDa，其结构上与其他表皮生长因子受体类似。在原发性乳腺癌患者中观察到有 25%～30%的患者 HER2 阳性。HER2 基因扩增可导致肿瘤细胞表面 HER2 蛋白表达增加，导致 HER2 蛋白活化。

本品在体外及动物实验中均显示可抑制 HER2 阳性的肿瘤细胞的增殖。另外，本品是抗体依赖的细胞介导的细胞毒反应（ADCC）的潜在介质。在体外研究中，本品介导的 ADCC 被证明在 HER2 过度表达的癌细胞中比 HER2 非过度表达的癌细胞中更优先产生。

（2）药动学　本品是非线性消除途径，因此总清除率随着浓度降低而升高。乳腺癌（MBC/EBC）的线性清除率为一日 0.127L，胃癌为一日 0.176L。非线性消除参数中，最大消除率（V_{max}）为一日 8.81mg，米氏常数（K_m）为 8.92mg/L。乳腺癌、胃癌（AGC）患者的中央室容积分别为 2.62L 和 3.63L。单周方案和 3 周给药方案治疗 MBC/EBC 达稳态时间均为 12 周，治疗 AGC 达稳态时间为 9 周。

【不良反应】　本品辅助治疗乳腺癌及用于转移性乳腺癌治疗中最常见的不良反应是：发热、恶心、呕吐、输注反应、腹泻、感染、咳嗽加重、头痛、乏力、呼吸困难、皮疹、中性粒细胞减少症、贫血和肌痛。需要中断或停止本品的不良反应包括：充血性心力衰竭、左心室功能显示下降、重度的输注反应和肺部反应。

本品用于转移性胃癌治疗中，最常见的不良反应（≥10%）：中性粒细胞减少症、腹泻、乏力、贫血、口腔炎、体重减轻、上呼吸道感染、发热、血小板减少症、黏膜炎症、鼻咽炎和味觉障碍。最常导致停止治疗的不良反应是感染、腹泻和发热性中性粒细胞减少症。

心血管　充血性心力衰竭、心功能不全、射血分数下降、血管扩张、低血压、高血压、心动过速、房颤、心肌病、血栓性静脉炎、肺栓塞、血栓病。

代谢及营养　体重减轻、体重增加、水潴留、水肿。

呼吸系统　哮喘、咳嗽增多、呼吸困难、鼻出血、肺部疾病、胸腔积液、咽炎、鼻炎、鼻窦炎、呼吸暂停、哮喘、肺功能紊乱、气胸、胸腔积液、肺炎。

肌肉骨骼　关节痛、肌肉疼痛、骨坏死、骨折。

泌尿系统　尿路感染、急性肾衰、肾盂积水、肾小球肾炎。

免疫系统及感染　超敏反应、淋巴水肿、抗体生成。

神经系统　焦虑、眩晕、失眠、感觉异常、嗜睡、精神错乱、惊厥、神经病变、思维异常。

精神异常　焦虑、抑郁。

肝、胆　肝细胞损伤、黄疸、高胆红素血症、肝区疼。

胃肠道　腹泻、畏食、便秘、消化不良、胃肠胀气、恶心、呕吐。

血液系统　单独本品治疗血液学毒性反应很少见，中性粒细胞减少、急性白血病、贫血、骨髓抑制、髓系成熟停滞、全血细胞减少。

皮肤及皮肤附件　瘙痒、皮疹、潮热、红斑、脱发、皮炎、皮肤干燥。

其他　泪液增加、结膜炎。耳聋。发热、输液反应、虚弱、黏膜炎、流行性感冒、胸痛、寒战、疲乏等。

【禁忌证】　禁用于已知对本品过敏或者对任何本品其他组分过敏的患者。

本品使用苯甲醇作为溶媒，禁止用于儿童肌内注射。

【注意事项】　**不良反应相关**　（1）本品治疗必须在很有经验的内科医生的监测下开始进行。

（2）在使用本品治疗的患者中观察到有心脏功能减退的症状和体征，如呼吸困难，咳嗽增加，夜间阵发性呼吸困难，周围性水肿，S 奔马律或射血分数减低。与本品治疗相关的充血性心衰可能相当严重，并可引起致命性心衰、死亡、脑栓塞。特别在本品与蒽环类药(多柔比星或表柔比星)和环磷酰胺合用治疗转移乳腺癌的患者中，观察到中至重度的心功能减退(Ⅲ或Ⅳ级)。在治疗前就有心功能不全的患者需特别小心。选择使用本品治疗的患者应进行全面的基础心脏评价，包括病史、物理检查和以下一项或多项检查：心电图检查(ECG)、超声心动图、多时相心室造影检查(MUGA)。目前尚无数据显示有合适的评价方法可确定患者有发生心脏毒性危险。在本品治疗过程中，左室功能应经常评估。若患者出现临床显著的左室功能减退应考虑停用本品。监测并不能全部发现将发生心功能减退的患者。

(3)约2/3有心功能减退的患者因有症状需治疗，大多数治疗后症状好转。治疗通常包括利尿药、强心苷类药和(或)血管紧张素转换酶抑制药类药。绝大多数用本品治疗的临床有效的有心脏症状和表现的患者继续每周使用本品，并未产生更多的临床心脏问题。

儿童 在灭菌注射用水中，苯乙醇作为防腐剂，它对新生儿和3岁以下的儿童有毒性。当本品用于已知对苯乙醇过敏的患者时，应用灭菌注射用水重新配制。

妊娠 妊娠期间孕妇应避免使用本品，只有在对母体的潜在获益远大于对胎儿的潜在危险时才可使用曲妥珠单抗治疗。

哺乳期 尚不清楚本品是否能分泌到人乳汁中，但人IgG可分泌到人乳汁中。已发表的相关资料表明：乳汁中的抗体不能大量进入到新生儿或胎儿体循环中。应根据本品的半衰期和对母体的重要性两方面来决定是否停止哺乳或停止本品治疗。

老年人 老年患者用药发生心功能不全的风险较年轻患者高，慎用本品。

【药物相互作用】 本品联合紫杉醇与本品联合蒽环类、环磷酰胺相比，本品的平均血药谷浓度升高约1.5倍。在灵长类动物实验中，本品联合紫杉醇，本品的清除率减少1/2。与顺铂、多柔比星或表柔比星、环磷酰胺联合用药时，对本品的血药浓度没有任何影响。

【给药说明】 (1)若患者出现临床显著的左室功能减退应考虑停用本品。治疗通常包括利尿药、强心类药和(或)血管紧张素转换酶抑制药。

(2)出现过敏反应时给予适当的处理，包括停止本品注射，给肾上腺素、肾上腺皮质酮、苯海拉明、吸氧。

(3)出现肺部反应应停止注射和给予支持治疗，包括给氧、静脉滴注液体、β受体激动药和肾上腺皮质酮。

(4)对于寒战、发热等输液相关反应，一般为轻或中

度，可用解热镇痛药如对乙酰氨基酚、抗组胺药如苯海拉明对症处理。这些症状在以后的滴注过程中很少出现。

(5)本品请勿静脉注射或静脉冲入。

【用法与用量】 在本品治疗前，应进行HER2检测。本品应通过静脉滴注给药。

早期和转移性乳腺癌 ①每周给药方案：初始负荷剂量：建议本品的初始负荷剂量为4mg/kg。静脉滴注90分钟以上。维持剂量：建议本品每周用量为2mg/kg。如果患者在第一次滴注时耐受性良好，则后续滴注可改为30分钟。②3周给药方案：初始负荷剂量为8mg/kg，随后6mg/kg每三周给药一次。且重复6mg/kg每三周给药一次时滴注时间约为90分钟。如果患者在首次滴注时耐受性良好，后续滴注可改为30分钟。

转移性胃癌、胃食管交界腺癌 建议采用每三周一次的给药方案，初始负荷剂量为8mg/kg，随后6mg/kg每三周给药一次。首次滴注时间约为90分钟。如果患者在首次滴注时耐受性良好，后续滴注可改为30分钟。维持治疗直至疾病进展。

【制剂与规格】 注射用曲妥珠单抗：440mg。

尼妥珠单抗 [医保(乙)]
Nimotuzumab

【适应证】 用于与放疗联合治疗表皮生长因子受体(EGFR)表达阳性的Ⅲ或Ⅳ期鼻咽癌。

【药理】 (1)药效学 EGFR是一种跨膜糖蛋白分子，当它与其特异性配体表皮生长因子(EGF)结合后，导致胞内酪氨酸激酶及其下游一系列信号传递通路的活化，并通过多种机制引起基因转录和蛋白质活性的改变，从而影响细胞的增殖、凋亡及细胞分化等多种功能。本品能够与EGFR特异性结合，并通过占据EGFR分子的表位，竞争性抑制EGFR的天然配体EGF、TGFα(转化生长因子α)等与EGFR的结合，有效地阻断经EGFR介导的信号传递和细胞学效应，进而抑制肿瘤细胞的增殖、诱导肿瘤细胞的凋亡、抑制肿瘤新生血管生成。

(2)药动学 对12例古巴晚期恶性肿瘤患者进行了药动学观察，其中女性11例，男性1例，平均年龄59.33岁，静脉注射50mg、100mg、200mg和400mg本品，其对应的消除相半衰期($t_{1/2\beta}$)分别为62.92小时、82.60小时、302.95小时和304.52小时。用药后24小时内，不同剂量本品经尿排出量占注射剂量(ID)的比例分别为：50mg排出21.08%，100mg排出28.20%，200mg排出27.36%，400mg排出33.57%。本品在人体内生物学分布的主要器官为肝脏、脾脏、心脏、肾脏和胆囊，其中肝

脏摄取量最高。动物药动学数据证实,给药后24小时肿瘤组织药物浓度最高。尚缺乏本品在中国人群中进行药动学的研究数据。

【不良反应】 一项中国进行的晚期鼻咽癌 II 期临床试验中,与本品相关的常见不良反应(大于1%)主要表现为轻度发热、血压下降、头晕、恶心、皮疹。

心血管 血压降低、胸前区疼痛。

肌肉骨骼 肌痛。

泌尿系统 血尿、肌酐升高。

神经系统 头痛、嗜睡、定向障碍、头晕。

肝、胆 氨基转移酶升高。

胃肠道 恶心、呕吐、吞咽困难、口干。

血液系统 贫血。

皮肤及皮肤附件 肢端发绀、潮红、皮疹。

其他 发热、寒战、发冷、虚弱。

【禁忌证】 对本品或其任一组分过敏者禁用。

【注意事项】 **不良反应相关** 本品应在具有同类药品使用经验的临床医师指导下使用,并具备相应抢救措施。

基因相关 应由熟练掌握 EGFR 检测技术的专职人员进行 EGFR 表达水平的检验。检验中若出现组织样本质量较差、操作不规范、对照使用不当等情况,均可导致结果偏差。

老年人 尚未确定老年患者使用本品安全性和疗效方面的特殊性。

儿童 尚未确定 18 岁以下儿童使用本品的安全性和疗效。

妊娠 本品可透过胎盘屏障,研究提示 EGFR 与胎儿组织分化、器官形成有关,故妊娠期妇女或没有采取有效避孕措施的妇女应慎用。

哺乳期 本品属于免疫球蛋白 G_1 类抗体,由于人 IgG_1 能够分泌至乳汁,建议哺乳期妇女在本品治疗期间以及在最后一次给药后 60 日内停止哺乳。

其他 冻融后抗体的大部分活性丧失,故本品在储存和运输过程中严禁冷冻。

【药物相互作用】 尚缺乏本品与其他药物相互作用的数据。

【给药说明】 本品稀释于 0.9%氯化钠注射液后,在 2℃~8℃可保持稳定 12 小时,在室温下可保持稳定 8 小时。如稀释后储存超过上述时间,不宜使用。

【用法与用量】 静脉滴注。将本品 100mg 加入 250ml 氯化钠注射液中静脉滴注 60 分钟以上。在给药过程中及给药结束后 1 小时内,需密切监测患者的状况。首次给

药应在放射治疗的第 1 日,并在放射治疗开始前完成。以后一周给药 1 次,共 8 次。患者同时接受标准的放射治疗。

【制剂与规格】 尼妥珠单抗注射液:10ml:50mg。

利妥昔单抗 [国基;医保(乙)]
Rituximab

【特殊说明】 致命性输液反应,严重的皮肤黏膜反应,乙型肝炎病毒再激活和进行性多灶性白质脑病。

【适应证】 (1)CDE 适应证 **非霍奇金淋巴瘤**:先前未经治疗的 CD20 阳性Ⅲ～Ⅳ期滤泡性非霍奇金淋巴瘤患者,应与化疗联合使用。初治滤泡性淋巴瘤患者经利妥昔单抗联合化疗后达完全或部分缓解后的单药维持治疗。复发或化疗耐药的滤泡性淋巴瘤。CD20 阳性弥漫大 B 细胞性非霍奇金淋巴瘤(DLBCL)应与标准 CHOP 化疗(环磷酰胺、阿霉素、长春新碱、泼尼松)8 个周期联合治疗。

慢性淋巴细胞白血病:与氟达拉滨和环磷酰胺(FC)联合治疗先前未经治疗或复发性/难治性慢性淋巴细胞白血病(CLL)患者。

(2)国外适应证 **类风湿关节炎**:与 MTX 联合治疗一种或多种 TNF 拮抗剂疗效欠佳的中重度类风湿关节炎成人患者。

肉芽肿病合并多血管炎(GPA)和显微多血管炎(MPA):联合糖皮质激素治疗患 GPA 和 MPA 的 2 岁及以上儿童和成人患者。

寻常型天疱疮(PV):用于治疗中重度 PV 成人患者。

(3)超说明书适应证 激素耐药的慢性移植物抗宿主病。血栓性血小板减少性紫癜。

【药理】 (1)药效学 本品是一种人鼠嵌合性单克隆抗体,能特异性地与位于前 B 和成熟 B 淋巴细胞表面的跨膜抗原 CD20 结合,启动免疫反应介导 B 细胞溶解。B 细胞溶解的机制可能包括补体依赖的细胞毒作用(CDC)、抗体依赖的细胞介导的细胞毒作用(ADCC)。B 细胞可能在自身免疫/炎症过程的多个位点起作用,包括通过产生类风湿因子(RF)和其他自身抗体、抗原呈递、T 细胞活化和(或)产生促炎细胞因子。

(2)药动学 非霍奇金淋巴瘤:按 375mg/m² 每周静脉滴注本品,共 8 周。平均 C_{max} 值随着利妥昔单抗连续滴注而增加,平均 C_{max} 值从首次滴注后的平均 243μg/ml 上升到第八周的 550μg/ml。

利妥昔单抗的峰谷血清水平与血液 CD-19 阳性 B 细胞计数和肿瘤负荷基线值负相关。和无缓解者相比,缓

解患者的中位稳定状态血清水平相对较高。在完成末次治疗后 3～6 个月时，仍可在患者血清中检测到利妥昔单抗。

群体药代动力学分析结果显示，本品非特异性清除率 (CL_1)、特异性清除率 (CL_2) 以及中央室分布容积 (V_1) 的典型人群估计值分别为一日 0.14L、一日 0.59L 和 2.7L。利妥昔单抗的中位终末消除半衰期估计值为 22 天。年龄、性别、种族和 WHO 体能状况对本品的药代动力学参数没有影响。按照任一检验协变量调整本品剂量并未明显减低其药代动力学变异性。

慢性淋巴细胞白血病：经静脉滴注给予利妥昔单抗，第 1 疗程剂量为 375mg/m²，后续每个疗程剂量增加至 500mg/m²，同时与氟达拉滨和环磷酰胺联合治疗 CLL 患者，共给予 6 个疗程。以 500mg/m² 剂量第 5 次滴注后，C_{max} 平均值 ($n = 15$) 为 408μg/ml。

【不良反应】 利妥昔单抗单药治疗/维持治疗 （1）十分常见不良反应为：感染，中性粒细胞减少症、白细胞减少症，血管性水肿，恶心，皮肤瘙痒、皮疹，发热、寒战、头痛、IgG 水平降低。

（2）常见不良反应为：脓毒症、真菌感染，贫血、血小板减少症，超敏反应，高血糖症、体重减轻、外周水肿、脸部水肿、LDH 升高、低钙血症，感觉异常、感觉迟钝、激越、血管舒张、头晕、失眠、焦虑、结膜炎、流泪障碍、耳鸣、耳痛，支气管痉挛、呼吸系统疾病、胸痛、呼吸困难、咳嗽、鼻炎，呕吐、腹泻、腹痛、吞咽困难、口腔黏膜炎、便秘、消化不良、食欲不振、咽喉刺激，荨麻疹、多汗、盗汗，肌张力亢进、肌痛、关节痛、背痛、颈部痛、疼痛感、肿瘤疼痛、潮红、不适等。

利妥昔单抗联合化疗用于 NHL 和 CLL （1）十分常见不良反应为：支气管炎，发热性中细粒细胞减少症、血小板减少症，脱发。

（2）常见不良反应为：急性支气管炎、鼻窦炎、乙型肝炎再激活，全血细胞减少症、粒细胞减少症，皮肤病变，疲劳、寒战。

本品引起的致命性不良反应包括输液反应，严重的皮肤黏膜反应，乙型肝炎病毒再激活和进行性多灶性白质脑病。

【禁忌证】 （1）已知对本品的任何辅料和鼠蛋白过敏的患者禁用本品。

（2）本品不得用于同时患有严重活动性感染的患者。

【注意事项】 不良反应相关 （1）曾有报道致命的严重输液反应。严重输液反应通常出现在本品滴注开始后的 30 分钟至 2 个小时之内，其特征为肺部事件的发生，

在某些病例中除了出现发热、畏寒、寒战、低血压、风疹、血管神经性水肿以及其他症状以外，还可能发生肿瘤的快速溶解以及肿瘤溶解综合征症状。在中止滴注以后，这些症状一般都是可以逆转的。建议采用苯海拉明和对乙酰氨基酚对滴注症状进行治疗。

（2）应准备用于治疗超敏反应的药物（如肾上腺素、抗组胺药和皮质类固醇）以便发生本品相关的超敏反应时，可立即使用肾上腺素、抗组胺药和糖皮质激素。

（3）对于发生肺部事件或者其他严重滴注症状的患者应该密切监视，直到其症状完全缓解为止。具有肺功能不全或者肺部肿瘤浸润病史的患者愈后不良的风险较大，应倍加小心。对于发生严重肺部事件的患者应立即中止滴注。

（4）本品可介导良性和恶性 CD20 阳性细胞发生快速溶解。应该对这些患者进行密切的和适当的实验室监测。对于发生快速肿瘤溶解体征和症状的患者，应该给予适当的医学治疗。

（5）本品滴注过程中可能发生低血压、心绞痛、心律失常等事件，在进行滴注之前 12 小时以及滴注过程中，应该考虑停用抗高血压药物。同时对于具有心脏病史的患者应该进行密切的监测。

（6）在采用本品作为单一治疗的过程中，应定期检查全血细胞计数，包括血小板计数。本品与 CHOP 或 CVP 化疗相结合时，应定期进行全血细胞计数检查。

（7）应用本品治疗前对患者进行乙肝病毒（HBV）的筛查。不应对处于活动性乙肝的患者使用本品进行治疗。对于乙肝病毒血清学检测阳性的患者，在开始接受治疗前应咨询肝病专科医生的意见，同时应对其开展监测并进行处理，以预防乙肝病毒再激活的发生。

（8）密切关注使用本品患者的神经学症状。对报告有神经学症状的患者鉴别诊断时应考虑到 PML，出现 PML 的患者，应考虑停用本品，合并使用的化疗或者免疫抑制治疗也应停用或者减量。

（9）应用本品时，应密切关注严重皮肤反应，如副肿瘤性天疱疮、史蒂文斯-约翰逊综合征、苔藓样皮炎、水疱大疱性皮炎和中毒性表皮坏死松解症。若出现疑似与本品有关的此类事件发生，治疗应永久停止。

妊娠 育龄妇女在接受本品治疗过程中及治疗结束后 12 个月之内，应采取有效的避孕措施。

哺乳期 哺乳妇女不应接受本品治疗。

常规 本品不可静脉注射。

【药物相互作用】 不建议使用本品的患者接种活病毒疫苗。使用本品的患者可接种非活疫苗，但对非活疫

苗的应答率可能降低。

【给药说明】(1)每次滴注本品前应预先使用解热镇痛药(例如对乙酰氨基酚)和抗组胺药(例如苯海拉明)。还应该预先使用糖皮质激素,尤其如果所使用的治疗方案不包括皮质激素,以降低输液反应的发生频率及严重程度。

(2)稀释本品时须采用无菌技术,在无菌条件下抽取所需剂量的本品,置于无菌无致热源的含 0.9%氯化钠注射液或 5%葡萄糖溶液的输液袋中,稀释到本品的浓度为 1mg/ml。轻柔的颠倒注射袋使溶液混合并避免产生泡沫。

(3)本品绝不能未稀释就静脉滴注,制备好的注射液也不能用于静脉注射。

【用法与用量】 初次滴注:推荐起始滴注速度为 50mg/h,如果无输液反应,可每 30 分钟增加 50mg/h,直至最大速度 400mg/h。

后续滴注:起始滴注速度可为 100mg/h,每 30 分钟增加 100mg/h,直至最大速度 400mg/h。

滤泡性非霍奇金淋巴瘤 (1)初始治疗:推荐剂量为 375mg/m²,静脉输入,每周一次,22 天的疗程内共给药 4 次。

(2)本品联合化疗推荐剂量为:每疗程 375mg/m²,使用 8 个疗程。每次先静脉滴注化疗方案中的糖皮质激素,然后在每疗程的第 1 天给药。

(3)维持治疗:推荐剂量为 375mg/m²,每 8 周治疗一次,共滴注 12 次。

(4)复发后的再治疗:首次治疗后复发的患者,再治疗的剂量是 375mg/m²,静脉滴注 4 周,每周一次。

弥漫大 B 细胞性非霍奇金淋巴瘤 本品应与 CHOP 化疗联合使用。推荐剂量为 375mg/m²,每个化疗周期的第一天使用。化疗的其他组分应在本品应用后使用。

慢性淋巴细胞白血病 本品和 FC 化疗合用时,每 28 天一个周期,共治疗 6 个疗程。建议第 1 疗程在给予 FC 化疗前 1 日给药,推荐剂量为 375mg/m²;后续疗程每次 500mg/m²,于 FC 化疗第 1 天给药,化疗药物应在本品后给予。

【制剂与规格】利妥昔单抗注射液:(1)100mg:10ml;(2)500mg:50ml。

西妥昔单抗
Cetuximab

【特殊说明】(1)输液反应 本品可导致严重的和致命的输液反应,应立即中止并永久停用。

(2)心跳呼吸骤停 在接受本品与铂类和氟尿嘧啶联合治疗头颈部鳞状细胞癌患者中,有心跳呼吸骤停或猝死病例发生。在本品给药期间和给药后,应密切监测包括镁、钾、钙在内的血清电解质。

【适应证】(1)CDE 适应证 ①本品用于治疗 RAS 基因野生型的转移性结直肠癌:与 FOLFOX 或 FOLFIRI 方案联合用于一线治疗;与伊立替康联合用于经含伊立替康治疗失败后的患者。②本品用于治疗头颈部鳞状细胞癌:与铂类和氟尿嘧啶化疗联合用于一线治疗复发和(或)转移性疾病。

(2)国外适应证 用于局部或区域性晚期头颈部鳞状细胞癌,联合放疗;以铂类药物为基础的化疗失败后的复发或转移性头颈部鳞状细胞癌,单药治疗。

【药理】(1)药效学 EGFR 通过信号转导使得野生型 RAS 蛋白激活,但对于 RAS 基因突变的细胞导致 RAS 蛋白不断的激活,不受 EGFR 的调控。本品在正常细胞和肿瘤细胞中与 EGFR 特异性结合,竞争性抑制 EGF 和其他配体(如 TNF-α)与 EGFR 结合。体内外研究显示,西妥昔单抗和 EGFR 结合后,可以阻断磷酸化和受体相关激酶的激活,从而抑制细胞生长,诱导细胞凋亡,减少基质金属蛋白酶和血管内皮生长因子的产生。在体外,西妥昔单抗可以通过抗体依赖细胞介导的细胞毒性(ADCC)对某些人类肿瘤产生抗肿瘤作用。

(2)药动学 当静脉滴注剂量按体表面积为一周 5~500mg/m² 时,本品表现出剂量依赖的药代动力学特性。

当本品的初始剂量按体表面积为 400mg/m² 时,平均分布容积大致与血管容积[2.9L/m²:1.5~6.2L/m²)]相同,平均 C_{max}(±标准偏差)为(185±55)μg/ml,平均清除率为 0.022L/(h·m²)体表面积。本品在目标剂量时具有较长的清除半衰期,为 70~100 小时。

本品的血清浓度在单药治疗 3 周后达到稳态水平。第 3 周时平均峰浓度为 155.8μg/ml,第 8 周时为 151.6pg/ml,相应的平均谷浓度分别为 41.3 和 55.4μg/ml。本品与伊立替康联合用药时,第 12 周时平均谷浓度为 50.0μg/ml,第 36 周时平均谷浓度为 49.4μg/ml。

本品的代谢可能受多种途径的影响,这些途径可以将抗体降解为小分子,如短肽和氨基酸等。

本品的药代动力学性质不会受到种族、年龄、性别、肝肾状况的影响。到目前为止,仅对肝肾功能正常的患者(血清肌酐≤正常值上限的 1.5 倍,氨基转移酶≤正常值上限的 5 倍,胆红素≤正常值上限的 1.5 倍)进行过本品的相关研究。

【不良反应】代谢及营养 (1)十分常见:低镁血症。

(2)常见:脱水,特别是腹泻及黏膜炎导致的脱水;低钙血症;食欲减退,以及可能由此导致的体重降低。

神经系统　常见：头痛。

眼部　常见：结膜炎。

胃肠道　常见：腹泻、恶心、呕吐。

肝、胆　十分常见：肝酶水平升高（AST、ALT、AP）。

皮肤及皮肤附件　十分常见：皮肤反应，80%以上的患者可能发生皮肤反应，主要表现为痤疮样皮疹和（或）较少出现的例如瘙痒、皮肤干燥、皮肤脱屑、多毛症或者指甲异常（如甲沟炎）。其中约15%的皮肤反应是重度的，包括个别皮肤坏死的病例。大多皮肤反应发生在治疗的前3周内。如按推荐的剂量调整方案进行处理，皮肤症状通常在中断治疗后自行消退，且无后遗症发生。

全身整体表现　（1）十分常见：轻度至中度的输液反应；黏膜炎，某些情况可为重度。黏膜炎可能导致鼻衄。

（2）常见：重度输液反应，在某些情况中有致命结果；疲乏。

【禁忌证】　（1）已知对有严重超敏反应（3级或4级）的患者禁用。

（2）RAS基因突变型或RAS基因状态未知的转移性结直肠癌（mCRC）患者禁用本品。

（3）在开始联合治疗前，应考虑联合的化疗药物的有关禁忌。

【注意事项】　**常规**　（1）尚无本品对以下一项或多项实验室指标异常的患者的用药经验：血红蛋白<9g/dl，白细胞计数<3000/mm³，绝对中性粒细胞计数<1500/mm³，血小板计数<100000/mm³。

（2）本品与放疗联合应用治疗结直肠癌的经验有限。

不良反应相关　（1）首次给药应缓慢，滴注速度不得超过5mg/min，且密切监测至少两个小时。如果在首次给药的15分钟内发生相关输液反应，那么应该停止滴注。如果相关输液反应发生在滴注晚期或后续滴注中。相应的处理则取决于反应的严重程度。①1级：密切监督下持续缓慢滴注；②2级：持续缓慢滴注及立即采取对症措施治疗；③3级和4级：立即停止滴注，积极对症治疗同时停止本品的进一步治疗。

如病人出现轻中度输液相关反应，应减慢本品的滴注速率，建议在此后的所有滴注过程均采用该调整后的速率。建议体能状况低下或伴有心肺疾病的患者应特别注意。

一旦发生重度输液反应，应立即并永久停用本品，并进行紧急处理。症状可能发生在首次滴注期间及滴注结束后数小时或后续滴注中。可能的症状包括支气管痉挛、荨麻疹、血压升高或降低、意识丧失或休克。罕见心绞痛、心肌梗死或心搏骤停。

（2）过敏反应可能发生在首次滴注的数分钟内，这些反应通常伴有支气管痉挛和荨麻疹。对红肉或蜱虫叮咬过敏或抗西妥昔单抗IgE抗体（a-1-3-半乳糖）反应呈阳性的患者发生过敏反应的风险要大大增加。在这些患者中，使用本品之前应仔细评估包括替代疗法在内的风险获益，且需配备抢救设备。

（3）一旦出现症状（如：呼吸困难，咳嗽，发热）或者影像学检查结果提示可能为间质性肺病（ILD），应立即进行诊断检查。如果诊断为间质性肺疾病，应立即停用本品并对患者进行适当的治疗。

（4）本品可能发生重度皮肤反应，特别是结合化疗时更易发生。继发细菌感染的风险增加会导致一些并发症，如葡萄球菌性烫伤样皮肤综合征、坏死性筋膜炎和败血症。发生时应中断或停止本品的治疗。临床实践指南推荐使用口服四环素（6～8周）和含保湿剂的1%氢化可的松外用乳膏进行预防性治疗。患者发生不可耐受的或重度皮肤反应，必须中断本品的治疗。只有当反应缓解到2级，才能重新进行治疗。如重度皮肤反应属首次发生，不须调整本品的剂量。如重度皮肤反应为第2次或第3次出现，必须再次中断使用本品。只有当反应缓解到2级，才能以较低的剂量重新开始治疗（第2次发生：按体表面积200mg/m²；第3次发生：按体表面积150mg/m²）。如重度皮肤反应为第4次发生，或停药后皮肤反应无法缓解至2级，则须永久停止应用本品进行治疗。

（5）应用本品治疗时，血清镁水平的进行性降低较常发生，并可能由此导致严重的低镁血症。在本品的治疗过程中，建议在开始治疗前以及治疗过程中周期性的监测血清电解质水平。必要时行电解质的补充治疗。

（6）本品与铂类为基础的化疗联用时，发生重度中性粒细胞减少的风险有所增加，可能会继发感染如发热性中性粒细胞减少症，肺炎或脓毒症。建议严密监测，特别是有皮肤损伤，黏膜炎或腹泻的患者，此类患者更易发生感染。

（7）在使用本品前，应评估患者的心血管系统功能、体能状况及合并使用的心脏毒性药物（如5-氟尿嘧啶）。

（8）患者出现提示角膜炎的症状和体征，如急性或恶化的眼炎症、流泪、光敏感、视力模糊、眼睛疼痛和（或）眼红应该及时找眼科专家确诊。如果诊断为溃疡性角膜炎，应中断或停止本品的治疗。如果诊断为角膜炎，应仔细考虑继续治疗的风险与收益。有角膜炎溃疡性角膜炎和严重干眼病史的患者应谨慎使用本品。隐形眼镜使用也是导致角膜炎和溃疡的一个危险因素。

（9）本品不适合治疗K-RAS或N-RAS突变的结直肠

癌患者，也不适合治疗 RAS 状态未知的结直肠癌患者。

妊娠 强烈建议对于孕妇或者任何未采取充分避孕措施的妇女仅在其可能获得的受益大于对胎儿的潜在风险时再接受本品的治疗。

哺乳期 建议哺乳期妇女在使用本品治疗期间和最后一次用药后的 2 个月内不要哺乳。

避孕 建议有生育能力的女性在使用本品治疗期间和末次使用本品后 2 个月期间采取有效的避孕措施。

老年人 老年人无需调整剂量。75 岁以上患者的用药经验有限。

【药物相互作用】 本品与伊立替康合用，未见安全性和药动学的相互影响。

与单药 5-氟尿嘧啶相比，本品联合 5-氟尿嘧啶会增加心肌缺血，包括心肌梗死及心力衰竭的发生，还会增加手足综合征的发生。

【给药说明】 (1)在用药过程中及用药结束后 1 小时内，必须密切监察患者的状况，并必须配备复苏设备。

(2)首次静脉滴注本品之前，患者必须接受抗组胺药物和皮质固醇类药物的预防用药，建议在后续治疗中，每次使用本品前都给予患者上述预防用药。

(3)本品可通过输液泵、重力滴注或注射器泵给药，必须使用单独的输液管。滴注快结束时必须使用 9mg/ml(0.9%)氯化钠溶液冲洗输液管。

【用法与用量】 本品每周静脉给药一次，初始剂量为 $400mg/m^2$ 体表面积，其后每周的给药剂量为 $250mg/m^2$ 体表面积。

首次给药应缓慢，滴注速度不得超过 5mg/min。建议滴注时间为 120 分钟，随后每周给药的滴注时间为 60 分钟，最大滴注速率不得超过 10mg/min。

【制剂与规格】 西妥昔单抗注射液：每瓶 100mg/20ml。

贝伐珠单抗
Bevacizumab

【特殊说明】 本药可导致胃肠道穿孔、手术和伤口愈合并发症、严重或致命的出血。

【适应证】 (1)CDE 适应证 ①转移性结直肠癌：贝伐珠单抗联合以氟嘧啶为基础的化疗适用于转移性结直肠癌患者的治疗。②晚期、转移性或复发性非小细胞肺癌：贝伐珠单抗联合以铂类为基础的化疗用于不可切除的晚期、转移性或复发性非鳞状细胞非小细胞肺癌患者的一线治疗。③复发性胶质母细胞瘤：贝伐珠单抗用于成人复发性胶质母细胞瘤患者的治疗。

(2)国外适应证 ①与干扰素α联合治疗转移性肾细胞癌。②与紫杉醇和顺铂或紫杉醇和拓扑替康联合用于治疗持续性、复发性或转移性宫颈癌。

(3)超说明书适应证 ①用于治疗转移性乳腺癌。②用于治疗复发性或持续性子宫内膜癌。③用于治疗遗传性出血性毛细血管扩张。④用于治疗无法切除的恶性胸膜间皮瘤。⑤用于治疗转移性或局部晚期软组织肉瘤。⑥用于治疗年龄相关性黄斑变性。⑦用于治疗黄斑水肿伴视网膜分支静脉或中央静脉闭塞。⑧用于治疗糖尿病性黄斑水肿。⑨用于电离辐射所致的中枢神经系统坏死。

【药理】 (1)药效学 本品为抑制血管生成的药物，是一种重组的人单克隆免疫球蛋白 $G_1(IgG_1)$抗体，通过抑制人血管内皮细胞生长因子的生物学活性而起作用。本品可结合血管内皮细胞生长因子(VEGF)并防止其与内皮细胞表面的受体(Flt-1 和 KDR)结合。在体外血管生成模型上，VEGF 与其相应的受体结合可导致内皮细胞增殖和新生血管形成。在接种了结肠癌的裸鼠(无胸腺)模型上，使用本品可减少微血管生成并抑制转移病灶进展。

(2)药动学 本品的药代动力学曲线，只检测其血清总浓度(即不区分游离的贝伐珠单抗和结合到 VEGF 配体上的贝伐珠单抗)。基于一定人群的药动学分析：491 名患者接受 1~20mg/kg 贝伐珠单抗，每周 1 次、每 2 周 1 次或每 3 周 1 次，本品半衰期大约为 20 日(11~50 日)，血药浓度达到稳态的时间约为 100 日。本品采用剂量为 10mg/kg，每 2 周 1 次治疗时，其血清蓄积率为 2.8。本品的血清清除率因患者的体重、性别和肿瘤负荷的不同而有所不同。通过体重校正后，男性较女性有较高的清除率(0.262L/d 对 0.207L/d)和较大的清除体积(3.25L 对 2.66L)。肿瘤负荷大的(大于或等于肿瘤体表面积中位值)患者较肿瘤负荷小的(小于肿瘤体表面积中位值)患者有较高的清除率(0.249L/d 对 0.199L/d)。

在一项 813 名患者参加的临床随机实验研究中，没有证据证明，在应用本品时，相对于女性和肿瘤负荷小的患者，男性或肿瘤负荷大的患者的疗效差。临床疗效与本品暴露量之间的关系目前还没有定论。

【不良反应】 **心血管** 高血压、高血压危象、充血性心力衰竭、静脉栓塞事件、动脉栓塞事件、动脉瘤破裂出血、肺高压。

内分泌系统 高血糖、低镁血症、体重下降、低钾血症、低蛋白血症、高钾血症。

胃肠道 腹痛、便秘、腹泻、胃肠道穿孔、消化不良、食欲下降、恶心、口腔炎、味觉改变、呕吐。

血液系统 出血、中性粒细胞减少症、血小板减少症。

肌肉骨骼　背痛、肌痛、骨盆疼痛、关节痛、四肢疼痛、肌无力、颈部疼痛、关节炎。

神经系统　头痛、晕厥、感觉神经病变、颅内出血、头晕、失眠、嗜睡。

【禁忌证】　目前尚不明确本品的禁忌证。

【注意事项】**不良反应相关**　(1)胃肠穿孔或伤口愈合并发症使用本品可并发胃肠道穿孔和伤口开裂，有时甚至是致命的。胃肠穿孔，有时伴有腹腔内脓肿，可发生在应用本品的全过程(但和使用时间的长短没有相关性)。本品和IFL(伊立替康、氟尿嘧啶、亚叶酸钙)方案联用时，胃肠穿孔的发生率为2%。如果患者在应用本品的过程中出现胃肠穿孔或需要医疗干预的伤口开裂时，本品应永久停用。为了避免本品治疗影响伤口愈合或伤口开裂，在应用本品治疗结束后要间隔多长时间再进行选择性手术，目前还没有定论。

(2)出血在应用本品和化疗联合治疗非小细胞肺癌患者中出现出血，在一个小型的采用本品和化疗联合治疗非小细胞肺癌研究中发现，病理组织学为鳞癌的严重或致命出血发生率为31%，而腺癌的发生率仅为4%，但单独采用化疗的无一例发生。近期发生过出血的患者不应接受本品治疗。

(3)监测血压，如果出现高血压的患者应更加频繁。由于接受本品治疗而诱发或加重高血压而停药的患者，应继续定期监测其血压。

(4)监测尿常规、蛋白尿，患者出现（++）或更严重的蛋白尿时，应检查24小时尿并做进一步评价。

老年人　65岁以上老人用药可增加发生动脉栓塞的风险，应慎用。

妊娠　研究已经表明血管生成对胎儿的发育至关重要。给予贝伐珠单抗后对血管生成产生的抑制作用可能导致不良的妊娠结局。在妊娠妇女中还没有开展过充分的研究(参见致畸性)。已知IgG可以穿过胎盘屏障，而且贝伐珠单抗可能抑制胎儿的血管生成。因此，在妊娠期间不应该使用贝伐珠单抗。建议育龄妇女在采用贝伐珠单抗进行治疗时，应该采取适当的避孕措施。出于药代动力学考虑，建议在最后一次贝伐珠单抗治疗后的至少6个月内都要采取避孕措施。

哺乳期　目前还不知道贝伐珠单抗是否可以通过人乳排泄。因为母体IgG可以通过乳汁排泄，而且贝伐珠单抗可能危害婴儿的生长和发育，因此应该建议妇女在采用贝伐珠单抗进行治疗时停止哺乳，并且在最后一次贝伐珠单抗治疗后的至少6个月内不要采取母乳喂养。

【药物相互作用】　与舒尼替尼合用，可导致可逆性

微血管病性溶血性贫血，停药后可恢复。

【给药说明】　第1次静脉滴注应在化疗后，滴注时间应超过90分钟；若第1次滴注耐受良好，第2次滴注时间应超过60分钟；若仍然耐受良好，以后滴注时间超过30分钟即可。

【用法与用量】　**成人**　静脉滴注，推荐剂量：结、直肠癌患者按体重一次5mg/kg，用0.9%氯化钠注射液100ml稀释，每2周1次，直至疾病进展。本品应在术后28日以后使用，且伤口完全愈合。复发性胶质母细胞瘤患者按体重1次15mg/kg，每3周1次。

肾损伤　对贝伐珠单抗在肾功能不全患者中应用的安全性和有效性还没有进行过研究。

肝损伤　对贝伐珠单抗在肝功能不全患者中应用的安全性和有效性还没有进行过研究。

老年人　在老年人中应用时不需要进行剂量调整。

【制剂与规格】　贝伐珠单抗注射液：(1)4ml:100mg；(2)16ml:400mg。

索 拉 非 尼 [医保(乙)]

Sorafenib

【适应证】　①治疗不能手术的晚期肾细胞癌。②治疗无法手术或远处转移的肝细胞癌。③治疗局部复发或转移的进展性的放射性碘难治性分化型甲状腺癌。

【药理】　(1)药效学　索拉非尼是多种激酶抑制剂，体外试验显示它可抑制肿瘤细胞增殖和抗血管生成作用。索拉非尼抑制肿瘤细胞的靶部位CRAF，BRAF，V600EBRAF，c-Kit，FLT-3和肿瘤血管靶部位的CRAF，VEGFR-2，VEGFR-3，PDGFR-P。RAF激酶是丝氨酸/苏氨酸激酶，而c-Kit，FLT-3，VEGFR-2，VEGFR-3，PDGFR-β为酪氨酸激酶，这些激酶作用于肿瘤细胞信号通路、血管生成和凋亡。体内试验显示，在多种人癌移植裸鼠模型中，如人肝细胞癌、肾细胞癌中，可抑制肿瘤生长和血管生成。

(2)药动学　与口服溶液相比，服用索拉非尼片剂平均相对生物利用度为38%～49%。索拉非尼的清除半衰期约为25～48小时。与单剂量给药相比，重复给药7天可达到2.5～7倍的蓄积。给药7天后，索拉非尼血药浓度达到稳态，平均血药浓度峰谷比小于2。

吸收分布：索拉非尼口服后约3小时达到最高血药浓度。中度脂肪饮食与禁食状态下的生物利用度相似。高脂饮食时，索拉非尼的生物利用度较禁食状态时降低29%。当口服制剂超过0.4g每日两次时，平均C_{max}和AUC的升高不成线性关系。在体外，索拉非尼与人血浆

蛋白结合率为99.5%。

代谢和清除：索拉非尼主要在肝脏内通过CYP3A4介导的氧化作用代谢。除此之外，还有通过UGT1A9介导的葡萄糖醛酸化作用代谢。索拉非尼结合物可由消化道细菌的葡萄糖醛酸糖苷酶分解，这使得索拉非尼的非结合成分可以被重新吸收。血药浓度达到稳态时，索拉非尼在血浆中约占全部血液分析物70%~85%的比例。索拉非尼有8个已知代谢产物，其中5个在血浆中被检出。索拉非尼在血浆中的主要循环代谢产物为吡啶类-*N*-氧化物。体外试验表明，该物质的效能与索拉非尼相似。口服100mg索拉非尼(溶液剂)后，96%的药物在14天内被消除，其中77%通过粪便排泄，19%以糖苷酸化代谢产物的形式通过尿液排泄。有51%的原型药物随粪便排泄，尿液中未发现原型药物。

【不良反应】 最常见的不良反应有腹泻，乏力，脱发，感染，手足皮肤反应，皮疹。

血液系统 (1)非常常见：淋巴细胞减少。

(2)常见：白细胞减少、中性粒细胞减少、贫血、血小板减少。

免疫系统及感染 (1)非常常见：感染。

(2)常见：毛囊炎。

内分泌系统 常见：甲状腺功能减退。

代谢及营养 (1)非常常见：厌食、低磷血症。

(2)常见：低钙血症、低钾血症、低钠血症。

精神异常 常见：抑郁。

神经系统 常见：外周感觉神经病变、味觉障碍。

耳和迷路 常见：耳鸣。

心脏 常见：充血性心力衰竭、心肌缺血和(或)心肌梗死。

心血管 (1)非常常见：出血(包括胃肠道出血、呼吸道出血及脑出血)、高血压。

(2)常见：面部潮红。

呼吸，胸和纵隔 常见：鼻溢、发声困难。

胃肠道 (1)非常常见：腹泻、恶心、呕吐、便秘。

(2)常见：口腔炎(包括口干和舌痛)、消化不良、吞咽困难、胃食管反流。

皮肤及皮肤附件 (1)非常常见：皮疹、脱发、手足皮肤反应、瘙痒、红斑、皮肤干燥。

(2)常见：角化棘皮瘤/皮肤鳞状上皮细胞癌、剥脱性皮炎、痤疮、皮肤脱屑、皮肤角化症。

肌肉骨骼 (1)非常常见：关节痛。

(2)常见：肌痛、肌肉痉挛。

泌尿系统 常见：肾衰、蛋白尿。

生殖系统 常见：勃起功能障碍。

全身整体表现 (1)非常常见：乏力、疼痛(包括口痛、腹痛、骨痛、头痛和癌痛)、发热、体重减轻。

(2)常见：虚弱、流行性感冒症状、黏膜炎症。

实验室检查 (1)非常常见：淀粉酶升高、脂肪酶升高。

(2)常见：氨基转移酶短暂升高。

【禁忌证】 对索拉非尼或本品任一非活性成分有严重过敏症状的患者禁用。与紫杉醇和卡铂联合治疗鳞状细胞肺癌禁用。

【注意事项】 目前缺乏在晚期肝细胞癌患者中索拉非尼与介入治疗如TACE比较的随机对照临床研究数据，因此尚不能明确本品相对介入治疗的优势，也不能明确对既往接受过介入治疗后患者使用索拉非尼是否有益。建议医生根据患者具体情况综合考虑，选择适宜治疗手段。

妊娠 育龄妇女在治疗期间应注意避孕。应告知育龄妇女患者，基于索拉非尼对多种激酶抑制的机制和动物实验中索拉非尼明显低于临床剂量暴露时出现的多种不良反应，从而推测孕妇服用索拉非尼会危害胎儿。孕期应尽免应用索拉非尼。只有在治疗收益超过对胎儿产生的可能危害时，才能应用于妊娠妇女。

哺乳期 哺乳期妇女在索拉非尼的治疗期间应停止哺乳。

老年人 不需根据患者的年龄(65岁以上)、性别或体重调整剂量。

儿童 尚无儿童患者应用索拉非尼的安全性有效性资料。

不良反应相关 存在可疑的药物不良反应时，可能需要暂停和(或)减少索拉非尼剂量。

【药物相互作用】 (1)CYP3A4诱导药利福平与本品持续联合应用可导致本品的AUC平均减少37%。其他CYP3A4诱导药如贯叶连翘(或贯叶金丝桃，俗称圣约翰草)、苯妥英、卡马西平、苯巴比妥和地塞米松等可能加快本品的代谢，因而降低本品的血药浓度。

(2)与其他抗肿瘤药物的相互作用临床试验中，本品和其他常规剂量的抗肿瘤药物进行了联合应用，包括吉西他滨、奥沙利铂、多柔比星和伊立替康。本品不影响吉西他滨和奥沙利铂的药物代谢。

(3)紫杉醇(225mg/m²)及卡铂(AUC=6)伴随本品(一日2次，一次0.1g、0.2g或0.4g)使用时(在使用紫杉醇、卡铂前后，停用本品3日)，不会对紫杉醇的药动学产生明显影响。

（4）本品和多柔比星联合应用时，可引起患者体内多柔比星的 AUC 值增加 21%。本品和伊立替康合用时，由于伊立替康活性代谢产物 SN-38 通过尿苷二磷酸葡醛酸转移酶（UGT）1A1 途径进一步代谢，两者合用导致 SN-38 的 AUC 升高 67%～120%，同时伊立替康的 AUC 值升高 26%～42%。与此相关的临床意义尚未知。

（5）多西他赛（75mg/m² 或 100mg/m²，每 21 日一次）与本品（在 21 日的治疗周期中，从第 2 天到第 19 天，0.2g 或 0.4g 一日 2 次给药）联合应用时（本品在多西他赛用药时停用 3 日），可导致多西他赛的 AUC 增加 36%～80%，C_{max} 提高 16%～32%。建议本品与多西他赛联合应用时，需谨慎。

【用法与用量】　推荐剂量　推荐服用索拉非尼的剂量为每次 0.4g（2×0.2g）、每日两次，空腹或伴低脂、中脂饮食服用。

治疗时间　应持续治疗直至患者不能获得临床受益或出现不可耐受的毒性反应。

剂量调整及特殊使用说明　晚期肾细胞癌和肝细胞癌患者的剂量调整。

【制剂与规格】　甲苯磺酸索拉非尼片：0.2g。

伊 马 替 尼 [国基；医保（乙）]
Imatinib

【适应证】　①用于治疗费城染色体阳性的慢性髓性白血病（Ph+CML）的慢性期、加速期或急变期；②用于治疗不能切除和（或）发生转移的恶性胃肠道间质瘤（GIST）的成人患者；③联合化疗治疗新诊断的费城染色体阳性急性淋巴细胞白血病（Ph+ALL）的儿童患者；④用于治疗复发难治的费城染色体阳性急性淋巴细胞白血病（Ph+ALL）的成人患者。

用于以下适应证的安全有效性信息主要来自国外研究资料，中国人群数据有限：①用于治疗嗜酸性粒细胞增多综合征（HES）和（或）慢性嗜酸性粒细胞白血病（CEL）伴有 FIP1L1-PDGFRα 融合激酶的成年患者。②用于治疗骨髓增生异常综合征/骨髓增殖性疾病（MDS/MPD）伴有血小板衍生生长因子受体（PDGFR）基因重排的成年患者。③用于治疗侵袭性系统性肥大细胞增生症（ASM），无 D816V c-Kit 基因突变或未知 c-Kit 基因突变的成人患者。④用于治疗不能切除，复发的或发生转移的隆突性皮肤纤维肉瘤（DFSP）。⑤用于 Kit（CD117）阳性 GIST 手术切除后具有明显复发风险的成人患者的辅助治疗。极低及低复发风险的患者不应该接受该辅助治疗。

【药理】　（1）药效学　伊马替尼是一种小分子蛋白酪氨酸激酶抑制剂，可有效抑制 BCR-ABL 酪氨酸激酶［为慢性髓性白血病（CML）中费城染色体阳性而形成的结构异常的酪氨酸激酶］的活性。伊马替尼能够抑制 BCR-ABL 阳性细胞系和费城染色体阳性 CML 患者新生白血病细胞的增殖，并诱导细胞凋亡。伊马替尼在活体外还可以抑制 CML 患者外周血和骨髓样本的克隆形成。

体内外研究显示，伊马替尼可抑制转染 BCR-ABL 的小鼠骨髓肿瘤细胞，以及急性转化期 CML 患者中分离的 BCR-ABL 阳性白血病细胞系的生长。

此外，伊马替尼还可抑制血小板衍化生长因子（PDGF）和干细胞因子（SCF）/c-Kit 的受体酪氨酸激酶，从而抑制由 PDGF 和 SCF 介导的细胞事件。体外研究显示，伊马替尼可抑制表达激活型 c-kit 突变的胃肠道间质瘤（GIST）细胞的增殖作用，并诱导其凋亡。

（2）药动学　伊马替尼的药代动力学是在 25～1000mg 剂量范围，在单剂量和达稳态后评价的。伊马替尼剂量在 25～1000mg 范围内，其平均曲线下面积（AUC）的增加与剂量存在比例性关系。重复给药的药物累积量在达稳态时为 1.5～2.5 倍。

吸收　伊马替尼的平均绝对生物利用度为 98%，口服后血浆伊马替尼 AUC 的变异系数波动在 40%～60% 之间。与空腹时比较，高脂饮食后本药吸收率轻微降低（C_{max} 减少 11%，t_{max} 延后 1.5 小时），AUC 略减少（7.4%）。

分布　约 95% 与血浆蛋白结合，绝大多数是与白蛋白结合，少部分与 α-酸性糖蛋白结合，只有极少部分与脂蛋白结合。整个机体内的总体分布浓度较高，分布容积为 4.9L/kg 体重，但红细胞内分布比率较低。体内组织中有关药物分布情况仅来源于临床前的资料。肾上腺和性腺中摄取水平高，中枢神经系统中摄取水平低。

代谢　人体内主要循环代谢产物是 N-去甲基哌嗪衍生物，在体外其药效与原药相似。该代谢物的血浆 AUC 是原药甲磺酸伊马替尼 AUC 的 16%。伊马替尼是 CYP3A4 的底物，又是 CYP3A4、CYP2D6、CYP2C9 和 CYP2C19 的抑制剂，因此，可影响合用药物的代谢。

消除　伊马替尼的消除半衰期为 18 小时，其活性代谢产物半衰期为 40 小时，7 天内约可排泄所给药物剂量的 81%，其中从粪便中排泄 68%，尿中排泄 13%。约 25% 为原药（尿中 5%，大便中 20%），其余为代谢产物，在粪便和尿中活性代谢产物和原药的比例相似。

根据单剂量 PK 研究估计的平均表观消除半衰期为 135 小时。血浆中所有 ¹⁴C 标记组分的半衰期为 41 至 72 小时。

特殊患者群的药代动力学 成人群体药代动力学研究表明，性别对药代动力学无影响，体重的影响也可略而不计。

给予同样的剂量(一日 400mg)，GIST 患者其稳态时的药物暴露量是 CML 患者的 1.5 倍。依据初步的 GIST 患者的群体药代动力学研究，伊马替尼的药代动力学有 3 项指标的变化(白蛋白、WBC 和胆红素)在统计学上有显著性影响。低白蛋白水平降低清除，正如较高的 WBC 水平。但是这些影响并不足以断定剂量需要调整。

儿童用药 儿童和青少年 $260mg/m^2$ 和 $340mg/m^2$ 的使用剂量会产生同样的药物暴露，分别相当于成人的 400mg 和 600mg。以 $340mg/m^2$ 的剂量经每日一次重复给药后，第 8 天和第 1 天的 $AUC_{0\sim24h}$ 比揭示出有 1.7 倍的药物蓄积。

老年用药 据报道在一项超过 65 岁的患者大于 20%的临床研究结果，年龄对药代动力学没有明显的影响。

器官功能不全 伊马替尼及其代谢产物几乎不通过肾脏排泄。轻、中度肾功能不全患者的血浆暴露量略高于肾功能正常的患者，增加 1.5～2 倍，与血浆 AGP 水平增加 1.5 倍相符，AGP 可与伊马替尼牢固结合。由于伊马替尼几乎不经肾脏排泄，故肾功能不全和肾功能正常患者的伊马替尼原药清除率大概相似。

尽管药代动力学结果显示有个体差异，但与肝功能正常的患者相比，伴有不同程度肝功能不全的患者对伊马替尼的平均暴露量未见增加。

【不良反应】 最常报告的不良事件(>10%)为中性粒细胞减少，血小板减少，贫血，头痛，消化不良，周围水肿，体重增加，恶心，呕吐，疼痛性肌疼挛，肌肉骨骼痛，腹泻，皮炎/湿疹/皮疹，疲劳和腹痛。这些事件的严重程度均为轻度至中度，且只有 2%～5%的患者因发生药物相关性不良事件导致治疗永久性终止。

神经系统 (1)很常见：头痛。

(2)常见：头晕、味觉障碍、感觉异常、感觉减退。

消化系统 (1)很常见：恶心、呕吐、腹泻、消化不良、腹痛。

(2)常见：腹胀、便秘、胃食管反流、口腔溃疡、口干、胃炎。

眼部 常见：眼睑水肿、结膜炎、视力模糊、眼干。

血管，出血及凝血 常见：潮红、出血。

呼吸道、胸和纵隔异常 常见：鼻衄、呼吸困难、咳嗽。

皮肤及皮肤附件 (1)很常见：周身水肿、皮疹。

(2)常见：颜面水肿、瘙痒、皮肤干燥。

骨骼肌、结缔组织和骨异常 十分常见：停药后肌肉骨骼疼痛(包括肌肉痛、肢体疼痛、关节痛、骨痛、脊柱痛)。

精神异常 常见：失眠。

肝、胆 常见：肝酶升高。

【禁忌证】 对本品过敏的患者禁用。

【注意事项】 已有报道，本品治疗的患者有明显的左心室射血分数(LVEF)减少，以及充血性心力衰竭的症状。因此，对有心血管疾病危险或有心脏疾病的患者应严密监测，应用本品治疗的老年患者或有心脏疾病史的患者，应首先测左心室射血分数(LVEF)，在治疗期间，患者有明显的心衰症状应全面检查，并根据临床症状进行相应治疗。本品治疗第一个月宜每周查一次全血象，第二个月每两周查一次，以后则视需要而定(如每 2～3 个月查一次)。若发生严重中性粒细胞或血小板减少，应调整剂量。

开始治疗前应检查肝功能(氨基转移酶、胆红素和碱性磷酸酶)，随后每月查一次或根据临床情况决定，必要时应调整剂量。肝功损害者慎用本品，肝功能衰竭患者本品的暴露量可能会增加，严重肝功能衰竭者在认真进行风险-获益比评估后才能使用。应谨记 GIST 患者可能有肝转移，从而增加肝功能的损害。化疗合用本品，可引起功能不全，要注意监测肝功能。

大约有 2.5%新诊断 CML 患者服用本品时发生严重体液潴留(胸水、水肿、肺水肿、腹水和浅表浮肿)，因此建议定期监测体重。应仔细评价体重的增加，必要时采取适当的支持治疗。特别是儿童患者，体液潴留可能不出现可以识别的水肿。体液潴留可以加重或导致心衰，目前尚无严重心衰患者(按纽约心脏学会分类法的Ⅲ～Ⅳ级)临床应用本品的经验，有心脏病、心力衰竭风险因素或肾衰竭病史的患者，需进行密切监测；对任何有心力衰竭或肾衰竭体征或症状的患者要进行评价与治疗；青光眼的患者也应慎用。

已证实某些嗜酸性粒细胞增多综合征(HES)伴有心肌组织内 HES 细胞隐性浸润的患者，出现心源性休克/左心室功能紊乱与开始使用本品时出现的 HES 细胞脱颗粒有关。可以通过全身使用类固醇激素、循环支持治疗和暂时停用本品使病情改善。骨髓增生异常/骨髓增殖性疾病及系统性肥大细胞增生症可能与高嗜酸性粒细胞浓度有关。因此应考虑对 HES/CEL 的患者，MDS/MPD 或高嗜酸性粒细胞引起 SM 的患者进行超声心动图检查及血清肌钙蛋白的测定。如果出现任何一项测量结果异常，应预防性地使用全身类固醇治疗(1~2mg/kg)1~2 周,并同时使用本品进行治疗。

胃肠道出血 在 GIST 临床试验中,报告有 8 例患者(5.4%)出现胃肠道出血和 4 例患者(2.7%)出现肿瘤内出血。根据肿瘤的部位不同,肿瘤内出血可能发生在腹腔内,也可能发生在肝内。这类患者的肿瘤内出血也有可能表现为胃肠道出血,此外,胃窦血管扩张(GAVE)作为一种胃肠道出血的罕见原因,已在 CML、ALL 和其他疾病患者的上市后经验中报告。因此,在格列卫治疗开始阶段和治疗期间应监测患者的胃肠道症状。需要时,可考虑中止格列卫治疗。

肿瘤溶解综合征 使用伊马替尼治疗的患者已报告有肿瘤溶解综合征(TLS)的病例。鉴于可能发生 TLS,建议在使用伊马替尼治疗前,纠正临床上显著的脱水情况并对高尿酸水平进行治疗。

乙肝病毒再激活 乙肝病毒(HBV)慢性携带者在接受BCR-ABL 酪氨酸激酶抑制剂(TKI)(如伊马替尼)之后可能发生 HBV 再激活。在某些病例中,与使用 BCR-ABL TKI 类药物有关的 HBV 再激活引发急性肝衰竭或急性重型肝炎,并从而导致肝移植或致命性结局。

患者在开始伊马替尼治疗之前,需检测是否存在乙肝病毒感染。当前正在使用伊马替尼的患者需接受基线乙肝病毒检测以识别出慢性乙肝病毒携带者。乙肝病毒血清学阳性的患者(包括疾病活动期的患者)及在治疗过程,在开始伊马替尼治疗前咨询肝病和乙肝治疗方面的专家。对需要伊马替尼治疗的乙肝病毒携带者,在整个治疗期间以及治疗终止后数月应当严密监测活动性乙肝病毒感染的症状和体征。

实验室检查 本品治疗期间应定期进行全血细胞计数检查。接受本品治疗的 CML 患者常伴发中性粒细胞减少症或血小板减少症。然而血细胞减少症的发生也取决于疾病分期,与 CML 慢性期患者相比,加速期 CML 或急变期更常见。此时应中断本品治疗或减量。

接受本品治疗的患者应定期监测肝功能(氨基转移酶、胆红素、碱性磷酸酶),若出现异常则应中断和(或)减量。

本品及其代谢产物几乎不通过肾脏排泄。肌酐清除率(Ccr)随着年龄的增长而下降,但年龄对本品的药代动力学无显著影响。肾功能不全患者的伊马替尼血浆暴露量似乎高于肾功能正常的患者,可能是由于这些患者的血浆中α酸性糖蛋白(AGP)(一种伊马替尼结合蛋白)水平增高所致。伊马替尼的血浆暴露量与按肌酐清除率评价的肾功能不全无相关性,即与轻度(Ccr:40~59ml/min)和重度(Ccr:<20ml/min)肾功能不全无相关

性。然而,如果患者不能耐受,可降低伊马替尼的起始剂量。

长期使用本品治疗可能与有临床意义的肾功能下降有关。因此,应在使用本品治疗开始前对肾功能进行评估,并在治疗期间进行密切监测,尤其要注意存在肾功能障碍危险因素的患者。如果发现肾功能障碍,应按照标准治疗指南进行适当的管理和治疗。

临床前研究表明,伊马替尼不易通过血-脑屏障。尚未在人体进行过研究。

在大鼠 2 年的致癌研究结果已显示在阴茎包皮、阴蒂、肾和膀胱有癌变,没有在人体中发现有膀胱、肾癌增加的报道。

在本品治疗期间,对甲状腺切除患者用左甲状腺素治疗时,有甲状腺功能减退的报道,在这类患者中应监测其 TSH 水平。

儿童和青少年患者(小于 18 岁) 已有报告显示接受伊马替尼的儿童和青春前期青少年出现发育迟缓。暂不知伊马替尼延长治疗对儿童发育的长期影响。因此,建议对使用伊马替尼的儿童的发育情况进行密切监测。

对驾驶员和机器操纵者能力的影响 在接受伊马替尼治疗的患者中已有发生机动车事故的报告,这些报告大多数未被怀疑是由伊马替尼造成的。该品不良反应提醒患者在治疗期间可能有头晕、视力模糊或嗜睡的症状,因此,当患者开车或操纵机器时应注意。

【**药物相互作用**】 (1)体外研究表明,本品是肝微粒体酶 CYP3A4/5、CYP2C9 和 CYP2D6 的竞争性抑制剂。

(2)可增加本品血药浓度:抑制细胞色素 P450 同工酶(CYP3A4)的物质可以减少本品代谢,并增加其血药浓度。使用本品同时服用 CYP3A4 家族抑制药(如伊曲康唑、红霉素、克拉霉素)要谨慎。

(3)可减少本品血药浓度:CYP3A4 活性的诱导药(如地塞米松、苯妥英、利福平、苯巴比妥)可以促进本品代谢和减少其血药浓度,同时服用 CYP3A4 诱导药可以降低本品的作用时间。

(4)本品可改变其他药物血药浓度:本品可升高辛伐他汀(CYP3A4 底物)的浓度。当同时服用本品和 CYP3A4 底物(如环孢素或匹莫齐特)时尤其应谨慎。本品升高 CYP3A4 所代谢的药物 [如苯二氮䓬类、二氢嘧啶钙通道阻滞药、3-羟基-3-甲基戊二酰辅酶 A(HMG-CoA)还原酶抑制药等] 的血药浓度。

(5)同时服用华法林后可见到凝血酶原时间延长,在本品治疗的始末或更改剂量时,若同时在用双香豆素,应短期监测凝血酶原时间。

【给药说明】 (1)甲磺酸伊马替尼应在进餐时服用，并饮一大杯水，以使胃肠道紊乱的风险降到最小。

(2)不能吞咽胶囊的患者(包括儿童)，可以将胶囊内药物分散于水或苹果汁中。

(3)建议怀孕期和哺乳期妇女在打开胶囊时，避免药物与皮肤或眼睛接触，或者吸入，接触打开的胶囊后应马上洗手。

(4)剂量超过 800mg 的经验有限。出现用药过量，应将患者留观，给予适当的支持治疗。

【用法与用量】 治疗应由对恶性肿瘤患者有治疗经验的医师进行。通常成人每日一次，每次 400mg 或 600mg，以及日服用量 800mg 即 400mg 剂量每天 2 次(在早上及晚上)。儿童和青少年每日一次或分两次服用(早晨和晚上)。只要患者持续受益，本品治疗应持续进行。

【制剂与规格】 甲磺酸伊马替尼片：100mg。
甲磺酸伊马替尼胶囊：100mg。

拉帕替尼
Lapatinib

【特殊说明】 本品可引起严重和致命的肝毒性。

【适应证】 (1)CDE 适应证 用于联合卡培他滨治疗生长因子受体 2(HER-2)过度表达的，既往接受过化疗(包括蒽环类药、紫杉类、曲妥珠单抗)的晚期或转移性乳腺癌。

(2)国外适应证 FDA 说明书：乳腺癌，绝经后妇女，HER-2 过度表达，联用来曲唑 EMA 说明书。用于成人患者生长因子受体 2(HER-2)过度表达的乳腺癌的治疗：与曲妥珠单抗联用于治疗激素受体阴性、既往采用曲妥珠单抗联合化疗方案后出现进展的转移性乳腺癌；与某种芳香化酶抑制剂联用于治疗激素受体阳性但不适用化疗的绝经期妇女转移性乳腺癌。

(3)超说明书适应证 联合来曲唑治疗绝经后，HER-2 过表达转移性乳腺癌。

【药理】 (1)药效学 拉帕替尼是小分子 4-苯胺基喹唑啉类受体酪氨酸激酶抑制剂，抑制表皮生长因子受体(ErbB1)和人表皮因子受体 2(ErbB2)。4 种乳腺癌细胞株中 BT474 和 SKBr3 对拉帕替尼敏感，半抑制浓度为 25 和 32nmol/L，MDA-MB-468 和 T47 D 细胞株不敏感，半抑制浓度在微摩尔级别，对于膀胱癌的 2 种细胞株，RT112(ErbB1 和 ErbB2 高度表达)和 J82(ErbB1 和 ErbB2 低度表达)，增强顺铂的疗效。在多种动物均能抑制表皮因子驱动的肿瘤生长。拉帕替尼对曲妥珠单抗耐药的肿瘤细胞株有效。

(2)药动学 口服吸收不完全，而且个体差异较大，约 4 小时后达到最大血药浓度(C_{max})，单次给药的终末半衰期为 14.2 小时，多次给药的有效半衰期 24 小时，表明本药有蓄积性；每日给药后 6～7 日达到稳态。每日给药 1250mg，C_{max} 为 2.43μg/ml(1.57～3.77μg/ml)，曲线下面积(AUC)为 36.2 [(μg•h)/ml] [23.4～56(μ•gh)/ml]。分开较一日 1 次服用 AUC 增加 1 倍；与食物同服，AUC 增加 3～4 倍。本品与白蛋白及 α₁-酸性糖蛋白结合率高(>99%)。体外研究证实，本品是乳腺癌抗癌蛋白转运及 P-糖蛋白的底物。单剂量终末相半衰期($t_{1/2γ}$)为 14.2 小时，多次给药后，有效半衰期延长至 24 小时。本品主要在肝脏中被 CYP3A4 和 CYP3A5 代谢，小部分由 CYP2C19 和 CYP2C8 完成。本品主要随粪便排泄，粪便中回收率约为口服剂量的 27%，肾脏排泄极微，不足 2% 的药物随尿液排泄。

【不良反应】 **皮肤及皮肤附件** 掌跖红肿乏力(伴卡培他滨：53%)，皮疹(28%～44%)，脱发(13%)，皮肤干燥(10%～13%)，瘙痒(12%)，指甲疾病(11%)。

肌肉骨骼 乏力(12%)、肢体疼痛(12%)、背痛(11%)。

胃肠道 腹泻(64%～65%)、恶心(31%～44%)、呕吐(17%～26%)、黏膜炎(15%)、口腔炎(14%)、厌食(11%)、消化不良(11%)。

神经系统 疲劳(≤20%)、头痛(14%)、失眠(10%)。

呼吸系统 呼吸困难(12%)，鼻出血(11%)。

心血管 左室射血分数降低(联合来曲唑：5%；联合卡培他滨：2 级：2%)。

血液系统 血红蛋白降低(联合卡培他滨：56%)，中性粒细胞减少(联合卡培他滨：22%；3 级：3%)，血小板计数减少(联合卡培他滨：18%)。

肝、胆 血清 AST 升高(49%～53%)，血清 ALT 升高(37%～46%)，血清胆红素升高(22%～45%)。

其他 疲乏(20%)。

【禁忌证】 对拉帕替尼或此产品的任一组分产生严重超敏反应(如过敏反应)的患者。

【注意事项】 对心血管系统的影响 已有 Q-T 间期延长的报道；下列诱因使发病风险增加：低钾血症、低镁血症、先天性长 Q-T 间期综合征、联用已知可延长 Q-T 间期的药物或累加高剂量蒽环类药物治疗。在用药之前应纠正低钾、低镁，监测心电图。可能发生左室射血分数降低(LVEF)降低，推荐进行监测并且可能需要停药，当出现二级以上的心脏左心室射血分数(LVEF)下降时，必须停止使用，以避免产生心脏衰竭。当 LVEF 回复至正常值或病患无症状后 2 个星期可以以较低剂量重新用药。与蒽环类的化疗药品相比，本品的心脏毒性为可逆，不像蒽环类的不可逆并有终身最大限制用量，本品并没有终身最大限制用量。

皮肤 已有重度皮肤反应（如多形性红斑、Stevens-Johnson 综合征、中毒性表皮坏死松解症）的报道；必要时应停药处理。

胃肠道 已有重度甚至致死性腹泻的报道；可能需要中断治疗或停药。

肝脏 已发生过重度肝毒性，包括致死性病例，推荐进行监测并且必要时停药；原有重度肝功能损伤的患者慎用，推荐减量。

生殖系统 本品对胎儿有害，因此如果没有绝对的需要或是对母体有极大的利益，否则不建议妊娠或欲妊娠者使用。是否通过乳汁分泌尚不清楚，哺乳期妇女应停止授乳。

呼吸系统 已有间质性肺病和肺炎的报道；推荐进行监测并且可能需要停药。

【药物相互作用】 （1）在体外，本品在治疗浓度可抑制 CYP3A4 和 CYP2C8，并且主要由 CYP3A4 代谢，抑制此酶活性的药物能显著提高拉帕替尼的血药浓度。避免与葡萄柚汁或 CYP3A4 强效抑制剂（如伊曲康唑，克拉霉素，阿扎那韦，茚地那韦，奈非那韦，奈法唑酮，利托那韦，沙奎那韦，泰利霉素，伏立康唑）联用。若因临床需要联合用药推荐进行剂量调整。如果必须使用 CYP3A4 抑制药，根据药动学研究，建议减量到一日 500mg；停用 CYP3A4 抑制剂约 1 周后，再将本药剂量增至常规剂量。

（2）健康志愿者口服 CYP3A4 诱导剂，一次 100mg，一日 2 次，3 日后改为一次 200mg，一日 2 次，共用 17 日，拉帕替尼 AUC 降低 72%。应避免使用强的 CYP3A4 诱导剂（如地塞米松，苯妥英钠，卡马西平，利福平，利福喷丁，利福布汀，苯巴比妥，圣约翰草等）。如必须合用，通过滴定逐渐调整拉帕替尼剂量从每日 1250mg 至 4500mg，为耐受剂量（HER-2 阳性转移性乳腺癌），或从每日 1500mg 至 5500mg，为耐受剂量（激素受体阳性，HER-2 阳性乳腺癌）；停用 CYP3A4 强效诱导剂后，拉帕替尼减量至常用剂量。

（3）本品能抑制人 P-糖蛋白，因此本品与作为 P-糖蛋白的转运底物的药物合用，可能增加该药的血药浓度。同时，本品也是人 P-糖蛋白的转运底物，与抑制 P-糖蛋白的药物合用时，可能增加本品的血药浓度。

【给药说明】 本品宜饭前 1 小时或饭后 2 小时后服用。如漏服 1 剂，第 2 天不需剂量加倍。中、重度肝损害的患者应酌减剂量。

【用法与用量】 推荐剂量为 1250mg，每日一次，第 1～21 天服用，与卡培他滨一日 2000mg，第 1～14 天分 2 次服用联用。

肝损伤 重度肝功能损伤（Child-Pugh 评分 C）：考虑减量至 750mg，口服，每日 1 次［人表皮生长因子受体（HER-2）阳性转移性乳腺癌］，或 1000mg，口服，每日 1 次（激素受体阳性，HER2 阳性乳腺癌）。

心功能异常 左室射血分数降低（LVEF；≥2 级或低于正常下限）：停药至少 2 周直至 LVEF 恢复正常并且患者症状消失，重新开始用药可能需减量至 1000mg，口服，每日 1 次，联用卡培他滨，或 1250mg，口服，每日 1 次，联用来曲唑。

腹泻 3 级或 1～2 级病情复杂患者：维持拉帕替尼治疗直至毒性分级≤1 级，重新开始用药减量 250mg；4 级：永久停用拉帕替尼。

其他 任何其他毒性反应，≥2 级：考虑停药或维持拉帕替尼治疗直至毒性分级≤1 级，重新开始用药剂量为一日 1250mg 或 1500mg；若重新用药再次出现毒性反应，维持拉帕替尼治疗直至毒性分级≤1 级且重新开始用药减量至 1000mg，口服，每日 1 次，联用卡培他滨，或 1250mg，口服，每日 1 次，联用来曲唑。

【制剂与规格】 甲苯磺酸拉帕替尼片：250mg。

吉 非 替 尼 [国基；医保（乙）]
Gefitinib

【适应证】 单药适用于具有表皮生长因子受体（EGFR）基因敏感突变的局部晚期或转移性非小细胞肺癌（NSCLC）患者的治疗。

【药理】 （1）药效学 本品是一种选择性表皮生长因子受体（EGFR）酪氨酸激酶抑制剂。EGFR 在正常细胞和肿瘤细胞均有表达，在细胞的生长分化过程中起重要的作用。非小细胞肺癌细胞中的 EGFR 突变（外显子 19 缺失和外显子 21 L858R 突变）可促进肿瘤细胞生长，抑制细胞凋亡，增加血管生成因子的产生，以及促进肿瘤转移。

本品是野生型和某些突变型 EGFR 的可逆性抑制剂，可抑制 EGFR 受体酪氨酸的自体磷酸化，从而进一步抑制下游信号传导，阻止 EGFR 依赖的细胞增殖。本品对突变型 EGFR（外显子 19 缺失和外显子 21 L858R 突变）的亲和力大于对野生型 EGFR 的亲和力。本品在临床相关浓度下也可抑制胰岛素样生长因子（IGF）和血小板衍生生长因子(PDGF)介导的信号传导;尚不明确吉非替尼对其他酪氨酸激酶的抑制作用。

(2)药动学 静脉给药后,吉非替尼迅速清除,分布广泛,平均清除半衰期为48小时。癌症患者口服给药后,吸收较慢,平均终末半衰期为41小时。

吉非替尼每天给药1次经7～10次给药后达到稳态,出现2～8倍蓄积。达到稳态后,24小时间隔用药,血浆药物浓度最高和最低值之比一般维持在2～3倍范围之间。

吸收 口服给药后,吉非替尼的血浆峰浓度出现在给药后的3～7小时。癌症患者的平均绝对生物利用度为59%。进食对吉非替尼吸收的影响不明显。

分布 在稳态时吉非替尼的平均分布容积为1400L,表明其在组织内分布广泛。血浆蛋白结合率约为90%。吉非替尼与人血白蛋白及α_1-酸性糖蛋白结合。

代谢 体外研究数据表明参与吉非替尼氧化代谢的P450同工酶主要是CYP3A4。

体外研究显示吉非替尼可有限地抑制CYP2D6。在动物研究中吉非替尼未显示酶诱导作用,在体外对其他的细胞色素P450酶也没有明显的抑制作用。

吉非替尼的代谢中三个生物转化的位点已被确定:N-丙基吗啉基团的代谢,喹唑啉上甲氧取代基的脱甲基作用及卤化苯基基团类的氧化脱氟作用。在粪便中已有5种代谢物被完全鉴别,其主要代谢物是O-去甲基吉非替尼,尽管它只占剂量的14%。

在人血浆中有8种代谢物被完全鉴别,主要代谢物是O-去甲基吉非替尼。它对EGFR刺激细胞生长的抑制作用比吉非替尼弱14倍,对小鼠肿瘤细胞生长没有抑制作用。因此被认为对吉非替尼的临床活性不太可能有作用。

消除 吉非替尼总的血浆清除率约为500ml/min。主要通过粪便排泄,少于4%通过肾脏以原型和代谢物的形式清除。

【不良反应】 皮肤及皮肤附件 十分常见的皮肤反应主要为轻度或中度(CTC 1或2级)脓疱疹,在红斑的基础上有时伴皮肤干燥发痒及皲裂。常见反应包括指甲异常、脱发、过敏反应。

消化道 (1)十分常见的反应包括腹泻,恶心,呕吐,口炎。

(2)常见腹泻、恶心、呕吐或厌食继发的脱水,口干。

泌尿系统 常见无症状的血肌酐值升高、蛋白尿和膀胱炎。

肝、胆 (1)十分常见反应有丙氨酸氨基转移酶升高(主要是轻度至中度)。

(2)常见天冬氨酸氨基转移酶升高(主要是轻度至中度)和总胆红素升高(主要是轻度至中度)。

内分泌和代谢 十分常见厌食(轻度或中度),虚弱(多为轻度)。

全身性疾病及给药部位反应 十分常见虚弱,多为轻度;常见发热。

眼部 常见结膜炎、眼睑炎和眼干(主要为轻度)。

血管,出血及凝血 常见出血,如鼻出血和血尿。

呼吸系统 常见间质性肺病,常较严重,已有致死性病例的报道。

【禁忌证】 已知对该活性物质或该产品任一赋形剂有严重过敏反应者。

【注意事项】 儿童 18岁以下儿童用药的安全性和有效性尚不明确,不推荐使用本品。

老年人 尚未观察到65岁及以上老人与较年轻者用药的安全性存在差异。

妊娠 本品可通过人类胎盘,胎儿用药风险尚不明确。目前尚无本品用于妊娠期女性的资料。在接受本品治疗期间应避免妊娠。

哺乳期 婴儿用药风险尚不明确。在接受本品治疗期间,应建议哺乳母亲停止母乳喂养。

基因相关 当考虑吉非替尼用于晚期或转移性NSCLC患者的治疗时,应对所有患者的肿瘤组织进行EGFR突变检测。确定具有EGFR基因敏感突变的患者推荐吉非替尼治疗。如果肿瘤标本不可评估,则可使用从血液(血浆)标本中获得的循环肿瘤DNA(ctDNA)。

不良反应相关 该项参考用法用量。

【药物相互作用】 (1)抑制CYP3A4的药物 在健康志愿者中将吉非替尼与伊曲康唑(一种CYP3A4抑制剂)合用,吉非替尼的平均AUC升高80%。由于药物不良反应与剂量及暴露量相关,该升高可能有临床意义。虽然未进行与其他CYP3A4抑制剂相互作用的研究,但这一类药物如克霉唑,Ritonovir同样可能抑制吉非替尼的代谢。

(2)升高胃pH值的药物 在一项健康志愿者中进行临床研究,表明与剂量达到能明显持续升高胃pH至≥5的雷尼替丁合用,可使吉非替尼的平均AUC降低47%,这可能降低吉非替尼疗效。

(3)CYP3A4诱导剂 如苯妥英钠、卡马西平、利福平、巴比妥类、圣约翰草等合用可使本品血药浓度降低,从而减弱其疗效;与利福平(已知的强CYP3A4诱导剂)同时给药,本品AUC平均降低83%。

(4)通过CYP2D6代谢的药物 在一项临床试验中,

吉非替尼与美托洛尔(一种 CYP2D6 酶底物)合用,使美托洛尔的暴露量升高 35%,这被认为不具有临床相关性。吉非替尼与其他由 CYP2D6 代谢的药物同服,可能会升高后者的血药浓度。

(5)理论上可能有相互作用的药物　关于华法林和本品虽然迄今尚未进行正规的药物相互作用研究,在一些服用华法林的患者中报告了 INR 增高和(或)出血事件。服用华法林的患者应定期监测其凝血酶原时间或 INR 的改变。

在 Ⅱ 期临床研究中,将本品与长春瑞滨同时服用,显示本品可能会加剧长春瑞滨引起的中性白细胞减少作用。

【给药说明】　口服给药。

(1)片剂可与或不与食物同服。

(2)如有吞咽困难,可将本品片剂置于半杯饮用水(非碳酸饮料)中,无需压碎,搅拌至完全分散(约需 15 分钟),即刻饮下药液,再以半杯水冲洗杯子,饮下;亦可通过鼻胃管给予该药液。

(3)如漏服本品一次,应尽快补服,但不可服用加倍的剂量;如距离下次服药时间不足 12 小时,则不应补服。

【用法与用量】　口服,一次 250mg,一日 1 次,持续用药直至疾病进展或出现不能耐受的毒性。

肾损伤　肌酐清除率>20ml/min 者无需调整剂量。肌酐清除率≤20ml/min 患者用药数据有限,用药时应慎重。

肝损伤　不良反应 2 级或 2 级以上 ALT 或 AST 升高应暂停用药 14 日,若 14 日后若肝功能恢复正常或降至 1 级,继续用药;若肝功能损伤加重,需停药。

其他　(1)严重(3 级及以上)或持续性(多达 14 日)腹泻:停药 14 日后若恢复正常或降至 1 级,继续用药。

(2)呼吸系统症状(比如呼吸困难、咳嗽、发热),急性发作或加重:停药 14 日后若恢复正常或降至 1 级,继续用药;若明确发生间质性肺病,则永久禁用该药。

(3)皮肤反应(3 级及以上,大疱性、起疱或片状脱落):停药 14 日后若恢复正常或降至 1 级,继续用药;若症状加重,需停药。

(4)出现重度眼病体征和症状或眼病加重(包括角膜炎):停药 14 日后若恢复正常或降至 1 级,继续用药。

(5)以下情况需永久停药:确诊间质性肺疾病(ILD);重度肝损伤;胃肠穿孔;角膜溃疡性角膜炎。

【制剂与规格】　吉非替尼片:250mg。

厄洛替尼[医保(乙)]
Erlotinib

【适应证】　(1)CDE 适应证　单药适用于表皮生长因子受体(EGFR)基因具有敏感突变的局部晚期或转移性非小细胞肺癌(NSCLC)患者的治疗,包括一线治疗、维持治疗,或既往接受过至少一次化疗进展后的二线及以上治疗。

(2)国外适应证　①FDA 说明书　用于 EGFR 基因 19 号外显子缺失或 21 号外显子替换突变的转移性 NSCLC 的一线治疗、维持治疗或先前接受至少一种一线化疗后病情仍进展的二线或二线以上用药;与吉西他滨合用作为无法切除或有转移的局部晚期胰腺癌患者的一线治疗。

②EMA 说明书　与吉西他滨合用作为无法切除或有转移的局部晚期胰腺癌患者的一线治疗。

③超说明书适应证　局部晚期,不可切除或转移性的胰腺癌,联合吉西他滨作为一线治疗方案。

【药理】　(1)药效学　厄洛替尼是表皮生长因子受体(EGFR)/人表皮生长因子受体Ⅰ(也称为 HER1)的酪氨酸激酶抑制剂。厄洛替尼可有效抑制细胞内的 EGFR 磷酸化,EGFR 通常表达于正常细胞和肿瘤细胞的表面。在非临床模型中,抑制 EGFR 磷酸化可引起细胞生长停滞和(或)细胞死亡。厄洛替尼与 19 号外显子缺失或 21 号外显子(L858R)突变的 EGFR 的结合力高于野生型受体。EGFR 突变可导致抗细胞凋亡和增殖信号传导通路的结构激活,厄洛替尼在 EGFR 敏感突变阳性肿瘤中有效阻断 EGFR 介导的信号通路的作用主要是由厄洛替尼与 EGFR 突变激酶结构域中 ATP 结合位点发生紧密结合所致。

(2)药动学　①吸收和分布　本品口服 150mg 剂量时生物利用度大约为 60%,用药后 4 小时达到血浆峰浓度。食物可显著提高生物利用度,达到几乎 100%。吸收后大约93%厄洛替尼与白蛋白和α_1酸性糖蛋白(AAG)结合。厄洛替尼的表观分布容积为 232L。

②代谢和清除　体外细胞色素酶 P450 分析表明厄洛替尼主要通过 CYP3A4 代谢,少量通过 CYP1A2 和肝外同工酶 CYP1A1 代谢。其两个侧链中的任一个经 O-脱甲基后产生了主要代谢产物 OSI-420 和 OSI-413,在非临床体外测定与体内肿瘤模型中,显示这两个代谢产物的效价与厄洛替尼相当,其在血浆中的水平<10%的厄洛替尼,但药代动力学特征与厄洛替尼相似。

口服100mg剂量后,可以回收到91%的药物,其中在粪便中为 83%(原型药占给予剂量 1%),尿液中为8%(原型药占给予剂量 0.3%)。

591 例服用单剂厄洛替尼的人群药代动力学分析表明中位半衰期为 36.2 小时。因此达到稳态血浆浓度需要

7～8 天。清除率与年龄之间无明显相关性。吸烟者厄洛替尼的清除率增高 24%。

③特殊人群　群体药代动力学分析显示，预测的表观清除率与患者年龄、体重、性别和种族之间不存在临床意义的关系。与厄洛替尼药代动力学相关的患者因素有血清总胆红素、AAG 和当前吸烟状况，血清总胆红素浓度和 AAG 浓度的增加与厄洛替尼清除率的下降有关，这些差异的临床显著性尚不清楚。

尚未对儿童和老年患者进行专门研究。

④肝功能异常患者　厄洛替尼主要在肝脏清除。虽然在中度肝功能损害患者中 C_{max} 较低，且差异具有统计学意义，但不认为该差异具有临床显著意义。目前尚无有关重度肝功能损伤对厄洛替尼药代动力学的影响的数据。在群体药代动力学分析中发现，总胆红素血清浓度的增加与厄洛替尼清除率的速率变慢有关。

⑤肾功能异常患者　单剂给药后尿中分泌少于 9%。在肾功能异常的患者中未进行临床试验。

⑥吸烟患者　不吸烟和正在吸烟的健康志愿者的药代动力学研究显示吸烟会导致厄洛替尼清除增加、暴露减少。正在吸烟者暴露量的减少可能是由于对肺 CYP1A1 和肝脏 CYP1A2 的诱导作用。

正在吸烟的 NSCLC 患者的 I 期剂量爬坡研究中，稳态药代动力学分析显示厄洛替尼从 150mg 增加到最大耐受剂量 300mg 过程中，厄洛替尼暴露量随剂量成比例增加。

【不良反应】　**胃肠道**　腹泻，恶心，消化道出血。

肝、胆　血胆红素升高，ALT 升高，AST 升高。

免疫系统及感染　感染性疾病。

眼部　结膜炎，干燥性角膜结膜炎。

精神异常　厌食，抑郁，头痛。

呼吸系统　呼吸困难，咳嗽。

全身异常　疲乏，发热。

皮肤及皮肤附件　皮疹，瘙痒，皮肤干燥，甲沟炎，口腔黏膜炎。

代谢及营养　体重下降。

【禁忌证】　对本品及成分过敏者禁用。

【注意事项】　当考虑本品用于晚期或转移性 NSCLC 患者的治疗时，建议对所有患者的 EGFR 突变进行评估。

不良反应相关　(1)肺毒性　一旦出现新的急性发作或进行性的不能解释的肺部症状如呼吸困难、咳嗽和发热时，在诊断评价时要暂时停止厄洛替尼治疗。一旦确诊是 ILD（间质性肺病），则应停止厄洛替尼治疗，必要时给予适当的治疗。

(2)腹泻、脱水、电解质失衡和肾衰　接受厄洛替尼治疗的患者可能发生腹泻，中度或重度腹泻应给予洛哌丁胺治疗。部分患者可能需要减量。对严重或持续的脱水相关腹泻、恶心、厌食或者呕吐，患者需停药并对脱水采取适当的治疗措施。对发生严重性腹泻或持续性腹泻、甚至脱水的患者，特别是存在高危险因素的患者群，应中断厄洛替尼治疗，并采取适当措施对患者进行静脉补液。对脱水患者应在补液的同时进行肾功能及血电解质监测包括血钾的监测，建议定期监测有脱水风险患者的肾功能和血清电解质。

(3)心肌梗死/心肌缺血　在胰腺癌临床试验中，在厄洛替尼/吉西他滨组中 6 例患者（发生率 2.3%）发生心肌梗死/心肌缺血，其中 1 例患者由于心肌梗死死亡。相比之下，在安慰剂/吉西他滨组中 3 例患者发生心肌梗死（发生率 1.2%），其中 1 例由于心肌梗死死亡。

(4)脑血管意外　在胰腺癌临床试验中，在厄洛替尼/吉西他滨组中 6 例患者（发生率 2.3%）发生脑血管意外，其中出血 1 次，是唯一的致命事件。相比之下，在安慰剂/吉西他滨组中没有脑血管意外。

(5)血小板减少引起的微血管溶血性贫血　在胰腺癌临床试验中，在厄洛替尼/吉西他滨组中 2 例患者（发生率 0.8%）发生血小板减少引起的微血管溶血性贫血。两位患者均为同时使用了厄洛替尼和吉西他滨。相比之下，在安慰剂/吉西他滨组中没有发生血小板减少引起的微血管溶血性贫血。

(6)肝功能异常和肝损伤患者　离体和在体实验均证明厄洛替尼主要在肝脏清除。因此肝功能异常的患者厄洛替尼的暴露量增加。总胆红素>3×ULN 的患者应慎用厄洛替尼。在厄洛替尼治疗期间应对肝损伤患者进行密切监测。治疗前检查异常的情况下，若肝功能出现重度变化，总胆红素翻倍和（或）氨基转移酶升高三倍，则应中断或停止使用厄洛替尼。

(7)胃肠道穿孔　接受厄洛替尼治疗的患者出现胃肠道穿孔的风险增加，但不常见（部分病例发生致命的后果）。同时合并使用抗血管生成药、皮质激素类药物、非甾体类抗炎药（NSAIDs），和（或）紫杉类药物为基础的化疗，或者既往有消化性溃疡或憩室疾病病史的患者风险更高。出现胃肠道穿孔的患者应永久停用厄洛替尼。

(8)大疱性或剥脱性皮肤改变　有报道大疱性，水疱性和剥脱性皮肤症状，包括非常罕见的 Stevens-Johnson 综合征/中毒性表皮坏死松解症，有些情况下是致命的。如患者出现严重的大疱性，水疱性和剥脱性皮肤症状，应中断或停用厄洛替尼。

(9) 眼部疾病 使用厄洛替尼治疗有非常罕见的角膜穿孔或角膜溃疡的报道。还观察到的其他眼部异常包括异常睫毛生长、干燥性角膜结膜炎或疱疹性角膜炎，这些也是发生角膜穿孔/溃疡的危险因子。如患者出现急性眼科异常或加重例如眼睛疼痛，应中断或停用厄洛替尼。

儿童 18 岁以下儿童用药的安全性和有效性尚不明确，不建议儿童使用。

妊娠期 生育期妇女服用厄洛替尼期间应避免妊娠。在治疗期间和治疗完成后至少 2 周应充分避孕。只有认为母亲的受益大于对胎儿的危害妊娠女性才能继续治疗。如果妊娠期间使用厄洛替尼，患者应了解对胎儿的潜在危害和可能导致流产。

哺乳期 本药是否随人类乳汁排泄尚不明确，建议哺乳期妇女使用本品期间及停药后 2 周内避免哺乳。

其他 该片剂中含有乳糖，因此患有罕见遗传病半乳糖不耐受、Lapp 乳糖酶缺乏症或葡萄糖-半乳糖吸收不良的患者不应使用本品。

【药物相互作用】 本品经肝脏代谢，主要通过 CYP3A4 代谢，少量通过 CYP1A2 和肝外同工酶 CYP1A1 代谢。任何通过这些酶代谢或者酶的抑制药或诱导药均有可能与本品发生相互作用。

(1) CYP3A4 强抑制剂可以降低本品代谢，使其血药浓度升高。

本品与 CYP3A4 和 CYP1A2 抑制剂环丙沙星合用时，厄洛替尼的 AUC 及 C_{max} 分别增加 39% 和 17%，活性代谢产物的 AUC 和 C_{max} 分别约增加了 60% 和 48%，目前还未明确该暴露增加的临床相关性。厄洛替尼慎与环丙沙星或强效 CYP1A2 抑制剂 (如氟伏沙明) 联用。因此，厄洛替尼与 CYP3A4 强抑制剂或结合的 CYP3A4/CYP1A2 抑制剂合用时应注意，一旦发现毒性作用，应当降低厄洛替尼剂量。

(2) CYP3A4 强诱导药可提高本品的代谢，显著降低本品的血药浓度。

与单独使用厄洛替尼相比，给予 150mg 厄洛替尼后，利福平 (600mg 每天 1 次服用 7 天) 通过诱导 CYP3A4 代谢活性导致厄洛替尼的平均 AUC 降低 69%。

若治疗前已使用或治疗中并用利福平，单剂给药 450mg 后厄洛替尼的平均 AUC 是未经利福平治疗时单剂给药 150mg 厄洛替尼后的 57.5%。如可能，应选择其他不具强 CYP3A4 诱导性的药物治疗。对于需要采用厄洛替尼联合强 CYP3A4 诱导剂 (如利福平) 治疗的患者，应在密切监控药物安全性情况下考虑将剂量增至 300mg，

如能良好耐受 2 周以上，可考虑将剂量进一步增至 450mg，同时密切监控药物安全性。此条件下未对更高的剂量进行研究。在与其他诱导剂，如苯妥英、卡马西平、巴比妥类或圣约翰草 (St.Johns Wort) 合用时，暴露量可能也会降低，厄洛替尼与这些活性药物合用时应特别小心。可能的情况下，可以考虑使用其他无强效 CYP3A4 诱导活性的治疗药物。

(3) 本品的溶解度与 pH 相关。pH 值升高时，厄洛替尼的溶解度降低。改变上消化道 pH 值的药物可能会改变厄洛替尼的溶解度，进而影响其生物利用度。厄洛替尼与质子泵抑制剂奥美拉唑合用，厄洛替尼的 AUC 和 C_{max} 分别降低了 46% 和 61%。t_{max} 或半衰期无变化。厄洛替尼与 300mg H_2 受体拮抗药雷尼替丁合用时，厄洛替尼的 AUC 和 C_{max} 分别降低 33% 和 54%。因此，可能的情况下应当避免厄洛替尼与减少胃酸产生的药物合用。在与这些药物合用时增加厄洛替尼的剂量不太可能补偿暴露量的减少。然而，厄洛替尼与雷尼替丁间隔给药时 (雷尼替丁 150mg 每日两次，给药前 2 小时或给药后 10 小时给予厄洛替尼)，厄洛替尼的 AUC 和 C_{max} 分别只减少 15% 和 17%。如果患者需要接受此类药物治疗，H_2 受体拮抗药如雷尼替丁应当考虑并采取间隔给药。须在 H_2 受体拮抗药给药前 2 小时或给药后 10 小时给予厄洛替尼。

(4) 厄洛替尼为 P-糖蛋白活性底物转运体的底物，与 Pgp 抑制剂 (如环孢素和维拉帕米) 合用可能会改变厄洛替尼的分布和 (或) 消除，目前尚不清楚该相互作用结果对毒性的影响，所以在此情况下应慎用。

(5) 卡培他滨可能会增加厄洛替尼的浓度。厄洛替尼与卡培他滨合用时，与另外一项厄洛替尼单药研究中的数据相比，厄洛替尼 AUC 出现统计学显著增加，C_{max} 值也出现临界意义的增加。厄洛替尼对卡培他滨的药代动力学无显著影响。

(6) 本品与他汀类药物合用可能增加他汀类药物引起的肌病包括罕见的横纹肌溶解症的发生率。

(7) 已知吸烟会诱导 CYP1A1 和 CYP1A2，导致厄洛替尼暴露量减少 50%～60%，建议吸烟者戒烟。

(8) 与香豆素类抗凝药 (如华法林) 合用可使国际标准化比值 (INR) 升高、出血事件增加 (包括严重和致命的出血)，故合用时应定期监测凝血时间和 INR。

【给药说明】 在饭前 1 小时或饭后 2 小时服用。

【用法与用量】 厄洛替尼单药用于非小细胞肺癌的推荐剂量为一日 150mg，至少在餐前 1 小时或餐后 2 小时服用。持续用药直到疾病进展或出现不能耐受的毒性反应。无证据表明进展后继续治疗能使患者受益。

【制剂与规格】 盐酸厄洛替尼片：（1）100mg；（2）150mg。

舒尼替尼[医保(乙)]
Sunitinib

【特殊说明】 本品有肝毒性，肝毒性可能是重度的，有报告致死病例。建议监测肝功能，并根据结果中断给药、减少剂量或停用本品。

【适应证】 （1）CDE 适应证 ①不能手术的晚期肾细胞癌。②甲磺酸伊马替尼治疗失败或不能耐受的胃肠间质瘤。③不可切除的，转移性高分化进展期胰腺神经内分泌瘤成年患者。

（2）国外适应证 FDA 说明书：适用于肾切除术后肾细胞癌复发风险较高的成人患者的辅助治疗。

【药理】 （1）药效学 本品是一种能抑制多个受体酪氨酸激酶（RTK）的小分子，其中某些受体酪氨酸激酶参与肿瘤生长、病理性血管形成和肿瘤转移的过程。通过对舒尼替尼抑制各种激酶（80多种激酶）的活性进行评价，证明舒尼替尼可抑制血小板衍生生长因子受体（PDGFRα 和 PDGFRβ）、血管内皮生长因子受体（VEGFR1、VEGFR2 和 VEGFR3）、干细胞因子受体（KIT）、Fms 样酪氨酸激酶-3（FLT3）、1 型集落刺激因子受体（CSF-1R）和神经胶质细胞系衍生的神经营养因子受体（RET）。生化和细胞测定证实舒尼替尼能抑制这些受体酪氨酸激酶（RTK）的活性，并在细胞增殖测定中证明了舒尼替尼的抑制作用。生化和细胞测定表明主要代谢物与舒尼替尼活性相似。在表达受体酪氨酸激酶靶点的肿瘤模型的体内试验中，舒尼替尼能抑制多个受体酪氨酸激酶（PDGFRβ、VEGFR2、KIT）的磷酸化进程；在某些动物肿瘤模型中显示出抑制肿瘤生长或导致肿瘤消退，和（或）抑制肿瘤转移的作用。体外试验结果表明苹果酸舒尼替尼能抑制靶向受体酪氨酸激酶（PDGFR、RET 或 KIT）表达失调的肿瘤细胞生长，体内试验结果表明其能抑制 PDGFRβ 和 VEGFR2 依赖的肿瘤血管形成。

（2）药动学 一般在口服给药后 6~12 小时达最大血药浓度，进食对其生物利用度无影响。本品及其主要代谢物的血浆蛋白结合率分别为 95% 和 90%。口服单剂量舒尼替尼后，本品及主要活性代谢物终末半衰期分别为 40~60 小时和 80~110 小时。每日重复给药后，本品蓄积 3~4 倍，而其主要代谢物蓄积 7~10 倍，并在 10~14 日内达稳态血药浓度。表观分布容积（V_d/F）为 2230L。在 25~100mg 的剂量范围内，血浆药时曲线下面积（AUC）和最大血浆浓度（C_{max}）随剂量成比例增加。本品

主要由 CYP3A4 代谢，产生的主要活性代谢物被 CYP3A4 进一步代谢。其主要活性代谢物占总暴露量的 23%~37%。与肝功能正常的患者相比，单剂舒尼替尼在轻度或中度肝功能损害的患者中系统暴露量是相似的。未在重度肝功能损害患者进行研究。本品 61% 通过粪便排泄，16% 通过肾脏排泄。人种、性别、体重、肌酐清除率或按美国东部肿瘤协作组（Eastern Cooperative Oncology Group，ECOG）体力状况评分标准评定的体力状态对本品及其活性代谢物的药动学没有临床相关性影响。

【不良反应】 最常见的不良反应（≥20%）是疲劳、乏力、发热、腹泻、恶心、黏膜炎/口腔炎、呕吐、消化不良、腹痛、便秘、高血压、外周水肿、皮疹、手足综合征、皮肤褪色、皮肤干燥、毛发颜色改变、味觉改变、头痛、背痛、关节疼痛、肢端疼痛、咳嗽、呼吸困难、厌食和出血。

皮肤及皮肤附件 皮疹，手足综合征、皮肤褪色/皮肤变黄、皮肤干燥、发色改变、脱发、红斑、瘙痒。

内分泌系统 甲状腺功能减退。

胃肠道 腹痛、便秘、腹泻、消化不良、黏膜炎/口腔炎、恶心、呕吐、口干、胀气、痔疮。

血液系统 贫血、出血、白细胞减少症、淋巴细胞减少症、中性粒细胞减少性疾病，血小板减少症。

肝、胆 肝功能检测异常，肝毒性。

肌肉骨骼 关节疼痛，肌痛。

神经系统 头痛，头晕，味觉改变。

泌尿系统 尿酸水平升高，蛋白尿。

呼吸系统 咳嗽，呼吸困难，鼻咽炎，口咽痛，上呼吸道感染。

心血管 高血压，外周水肿，射血分数降低。

全身反应 疲劳，乏力，发热，体重减轻，寒战，胸痛，流感样症状。

【禁忌证】 对本品或药物的非活性成分严重过敏者禁用。

【注意事项】 哺乳期 没有关于舒尼替尼及其代谢物存在于人乳汁中的信息。由于本品在乳儿中存在潜在严重不良反应，故建议哺乳女性在治疗期间和末次用药后至少 4 周内不得哺乳。

不良反应相关 （1）黑框警告：曾有报道出现严重肝毒性，甚至死亡；推荐进行肝功能监测；若发生 3~4 级肝毒性，应中断用药，直至病情缓解，若无法恢复应终止治疗。

（2）心血管系统：曾有报道出现心血管事件如心衰、心肌病、心肌缺血、心肌梗死，部分为致死性。若出现

充血性心力衰竭的临床表现，应暂停用药。无充血性心力衰竭临床证据但射血分数>20%且<50%基线值或低于正常下限的患者也应中断本品治疗和（或）减低剂量。在没有心脏风险因素的患者中，应考虑评估基线射血分数。此类患者接受该药治疗时，应仔细监测充血性心力衰竭的临床症状和体征，也应考虑进行基线和定期左心室射血分数评估。监测患者是否出现高血压，并根据需要进行标准的降压治疗。若发生严重高血压，建议暂停用药，直至高血压得到控制。该药可引起 Q-T 间期延长，且呈剂量依赖性。存在 Q-T 间期延长既往史、有相关基础心脏疾病、心动过缓、电解质紊乱、服用抗心律失常药物或可延长 Q-T 间期药物的患者，应用该药时，应定期监测心电图和电解质。

（3）内分泌系统：曾有报道出现甲状腺功能异常，所有患者在接受本品治疗时应密切监测甲状腺功能不全的症状和体征，包含甲状腺功能减退、甲状腺功能亢进和甲状腺炎，视情况开始或调整甲状腺功能异常的治疗。本品可引发低血糖，糖尿病患者血糖降低可能更为严重，在治疗中及治疗停止后应定期检查血糖，评估降糖药物的剂量，降低低血糖风险。

（4）血液系统：曾有报道发生出血事件（如胃肠道、呼吸系统、肿瘤、泌尿道、肺、脑出血），部分是致命的。曾有报道当使用本药单药疗法或与贝伐单抗联用时发生血栓性微血管病变（如血栓性血小板减少性紫癜，溶血尿毒症综合征），可能导致肾衰竭甚至死亡，应停药。

（5）骨骼与肌肉：因存在下颌骨坏死风险，既往或伴随双磷酸盐静脉给药，侵入性牙科手术的患者应避免接受本品治疗。

（6）肾脏：曾有报道出现蛋白尿及肾病综合征，包括肾衰竭及死亡。应监控患者蛋白尿的出现和加重，对肾病综合征患者或降低剂量后尿蛋白≥3g 仍重复出现的患者，终止本品治疗。

（7）生殖系统：妊娠女性使用本品可对胎儿造成危害。女性在用药期间和末次用药后 4 周内采取避孕措施。男性在用药期间和末次用药 7 周内需采取避孕措施。

（8）创伤愈合：曾有报道出现创伤愈合缓慢，正在进行重大外科手术的患者应暂停用药。

儿童 儿童用药的安全性和有效性尚不明确，不推荐使用。

老年人 尚未观察到 65 岁及以上老年患者与年轻患者用药的安全性和有效性存在总体差异。

妊娠 基于动物生殖研究及其作用机制，本品可抑制血管生成，孕妇接受舒尼替尼治疗可能会伤害胎儿。尚无妊娠女性使用本品报告药物相关风险的可用数据。应告知有生育能力的女性药物对胎儿的潜在危害。

【**药物相互作用**】 （1）CYP3A4 强抑制剂 与 CYP3A4 强抑制剂合用可能会增加舒尼替尼的血浆浓度。应选择对此类酶没有或抑制作用最小的合并用药。在与 CYP3A4 强抑制剂合用时，应考虑减少本品剂量。

（2）CYP3A4 强诱导剂 与 CYP3A4 强诱导剂合用可能会降低舒尼替尼的血浆浓度。应选择对此类酶没有或诱导作用最小的合并用药。必须与 CYP3A4 诱导剂合用时，应考虑增加本品剂量。

（3）乳腺癌耐药相关蛋白（BCRP）抑制剂 有关舒尼替尼与 BCRP 抑制剂相互作用的临床数据有限，无法排除舒尼替尼与其他 BCRP 抑制剂相互作用的可能性。

【**给药说明**】 口服。本品可与或不与食物同服。

【**用法与用量**】 本品治疗胃肠间质瘤和晚期肾细胞癌的推荐剂量是 50mg，每日一次，口服，服药四周，停药两周，直至疾病进展或出现不能耐受的毒性。对于胰腺神经内分泌瘤，本品推荐剂量为 37.5mg，口服，每日一次，直至疾病进展或出现不能耐受的毒性。

对于胃肠间质瘤和转移性肾细胞癌，根据患者个体的安全性和耐受性，以 12.5mg 为梯度单位逐步调整剂量；每日最高剂量不超过 75mg，最低剂量为 25mg。

对于胰腺神经内分泌瘤，根据患者个体的安全性和耐受性，以 12.5mg 为梯度单位逐步调整剂量；在Ⅲ期临床试验中使用的最大剂量为每日 50mg。

肾损伤 轻度（Ccr 50～80ml/min）、中度（Ccr 30～50ml/min）或重度（Ccr<30ml/min）肾功能损害且未接受透析的患者接受舒尼替尼治疗不推荐调整初始剂量。后续剂量调整应基于患者安全性及耐受性。

终末期肾病（ESRD）血液透析患者无需调整起始剂量。但考虑到与肾功能正常的患者相比暴露量有所下降，可根据安全性和耐受性将维持剂量逐渐增加至 2 倍。

肝损伤 轻度或中度肝损害无需调整初始剂量。

合用 CYP3A4 强抑制剂 如果无法避免本品与 CYP3A4 强抑制剂合用，应考虑降低本品剂量至下述最小剂量。

胃肠道间质瘤（GIST）和晚期肾细胞癌（RCC）：37.5mg，口服，每日一次，治疗方案为给药 4 周，停药 2 周（4/2 给药方案）。

胰腺神经内分泌瘤：25mg，口服，每日一次。

合用 CYP3A4 强诱导剂 如果无法避免与 CYP3A4 强诱导剂合用，应考虑增加本品剂量至下述最大剂量胃肠道间质瘤（GIST）和晚期肾细胞癌（RCC）：87.5mg，

口服，每日一次，治疗方案为给药 4 周，停药 2 周(4/2
给药方案)。

胰腺神经内分泌瘤：62.5mg，口服，每日一次。

【制剂与规格】 苹果酸舒尼替尼胶囊：(1)12.5mg；
(2)25mg；(3)37.5mg；(4)50mg。

乌 苯 美 司 [药典(二)；医保(乙)]
Ubenimex

【适应证】 本品可增强免疫功能，用于抗癌化疗、
放疗的辅助治疗，老年性免疫功能缺陷等。可配合化
疗、放疗和联合应用于白血病、多发性骨髓瘤、骨髓
增生异常综合征及造血干细胞移植后，以及其他实体
瘤患者。

【药理】 (1)药效学 本品从链霉菌属的培养液中
分离所得的二肽化合物，可竞争性地抑制氨肽酶 B 及
亮氨酸肽酶。本品可增强 T 细胞的功能，使 NK 细胞
的杀伤活力增强，且可使集落刺激因子合成增加而刺
激骨髓细胞的再生及分化。抗肿瘤作用机制尚不十分
明确，可能干扰肿瘤细胞的代谢，抑制肿瘤细胞增生，
使肿瘤细胞凋亡，并激活人体细胞免疫功能，刺激细
胞因子的生成和分泌，促进抗肿瘤效应细胞的产生和
增殖。

(2)药动学 本品口服吸收良好、迅速，1 小时后血
药浓度可达峰值。本品约有 15%在肝中被代谢为羟基乌
苯美司。给药量的 80%~85%以原型自尿排出。

【不良反应】 皮肤及皮肤附件 皮肤异常，出疹、
发红、瘙痒感等。

肝、胆 肝功能损害异常，AST、ALT 上升。

【禁忌证】 未进行该项实验且无可靠参考文献。

【注意事项】 未进行该项实验且无可靠参考文献。

【药物相互作用】 尚不明确。

【给药说明】 (1)老年人：一般高龄患者的生理功能
有所下降，应慎重用药。

(2)儿童：用药的安全性尚未确定，应慎重用药，不
得不使用时酌情减量。

(3)妊娠：动物实验表明本品可能导致胎儿发育
不全，孕妇或有妊娠可能的孕妇应该权衡利弊，慎重
用药。

(4)哺乳期：动物实验表明本品可经乳汁分泌，哺乳
期妇女应避免使用本品。

【用法与用量】 成人，一日 30mg，1 次(早晨空腹
口服)或分 3 次口服。症状减轻或长期服用，也可每周服
用 2~3 次，10 个月为一疗程。

【制剂与规格】 乌苯美司片：(1)10mg；(2)30mg。
乌苯美司胶囊：(1)10mg；(2)30mg。

达 沙 替 尼 [医保(乙)]
Dasatinib

【适应证】 (1)CDE 适应证 适用于对甲磺酸伊马
替尼耐药或不能耐受的费城染色体阳性(Ph+)慢性髓细
胞白血病(CML)慢性期、加速期和急变期(急粒变和急淋
变)成年患者。

(2)国外适应证 ①FDA 说明书：适用于新诊断的
Ph+的成人 CML 的慢性期；适用于前期治疗无效或对治
疗无法耐受的 Ph+的成人急性淋巴细胞白血病(ALL)；
适用于前期治疗无效或对治疗无法耐受的 Ph+的 CML 的
慢性期、加速期和急变期。

②EMA 说明书：适用于下列成人患者：新诊断的
Ph+的 CML 的慢性期；对包括伊马替尼在内的前期治疗
耐药或不能耐受的 Ph+的 CML 的慢性期、加速期和急变
期(急粒变和急淋变)；前期治疗无效或无法耐受的 Ph+
的 ALL 和淋巴母细胞性 CML。适用于下列儿童患者：
新诊断的 Ph+ CML 慢性期，或对包括伊马替尼在内的前
期治疗耐药或不能耐受的 Ph+ CML 慢性期；与化疗方案
联用于治疗新诊断的 Ph+的 ALL。

【药理】 (1)药效学 达沙替尼是一种强效的、次纳
摩尔(subnanomolar)的 BCR-ABL 激酶抑制剂，其在 0.6~
0.8nmol/L 的浓度下具有较强的活性。它与 BCR-ABL 酶
的无活性及有活性构型均可结合。体外研究中，达沙替
尼在表达各种伊马替尼敏感和耐药疾病的白血病细胞系
中具有活性。此外，达沙替尼还可抑制 SRC 家族激酶以
及其他选择性的致癌激酶。

(2)药动学 吸收：本品经口服后可被快速吸收，在
0.5~3 小时内达到峰值浓度。口服后，在 25~120mg，
每日 2 次的剂量范围内，平均暴露(AUCτ)的增加大约与
剂量的增加呈正比。患者中达沙替尼的总体平均终末半
衰期为 5~6 小时。来自健康受试者的数据表明，在高脂
饮食 30 分钟后单次给予本品 100mg 及服用本品 30 分钟
前给予低脂饮食可使本品平均 AUC 分别增加 14%和
21%。

分布：本品在患者中具有较大的表观分布容积
(2505L)。

代谢：本品在人体被广泛代谢，有多个酶参与代谢
产物的形成，其中 CYP3A4 是主要代谢酶。

清除：本品主要通过粪便清除，大部分是以代谢产
物的形式。原型的达沙替尼分别占尿液和粪便中剂量的

0.1%和19%，其余的剂量为代谢产物。

【不良反应】 心血管 充血性心力衰竭、心功能不全、心包积液、心律失常、心悸、高血压、潮红。

皮肤及皮肤附件 皮疹、脱发、皮炎、瘙痒、痤疮、皮肤干燥、荨麻疹、多汗。

代谢及营养 食欲障碍、高尿酸血症。

胃肠道 腹痛、腹泻、恶心、呕吐、胃肠道出血、大肠炎、胃炎、黏膜炎症、消化不良、腹胀、便秘、口腔软组织疾病。

血液系统 骨髓抑制、贫血、中性粒细胞减少症、血小板减少症。

肌肉骨骼 肌肉骨骼疼痛、关节痛、肌痛、肌无力、肌肉骨骼僵硬、肌痉挛。

神经系统 头痛、神经疾病、头晕、味觉障碍、嗜睡。

呼吸系统 呼吸困难、胸腔积液、肺炎、肺水肿、肺动脉高压、肺浸润、咳嗽。

肝、胆 ALT 水平升高、腹水、AST 水平升高、肝炎、血清胆红素升高。

免疫系统及感染 肺炎、上呼吸道感染、疱疹病毒感染、小肠结肠炎感染、败血症。

肾脏 肾损害、尿频、蛋白尿。

其他 外周性水肿、疲劳、发热、脓毒症。

【禁忌证】 对本品或任何一种辅料过敏的患者，禁用本品。

【注意事项】 重要不良反应相关 ①骨髓抑制：对于慢性期 CML 患者，前 12 周应每 2 周进行一次全血细胞计数，然后每 3 个月一次或在有临床指征时进行。对于进展期 CML 或 Ph+ ALL 患者，前 2 个月内应每周进行一次全血细胞计数，然后每月一次或在有临床指征时进行。②出血相关事件：如果患者需要服用抑制血小板功能的药物或抗凝剂，那么应当谨慎。③液体潴留：出现提示胸腔积液或其他液体潴留症状的患者应当立即进行胸部 X 线的评价或视具体情况进行其他影像诊断。④肺动脉高压(PAH)：在开始本品治疗前，应评估患者是否有潜在心肺疾病的症状和体征。如果确诊了肺动脉高压，应永久停用。⑤Q-T 间期延长：本品应当慎用于出现或可能出现 Q-Tc 间期延长的患者。在给予本品治疗前应当纠正低钾血症或低镁血症。⑥心脏不良反应：当患者出现心功能不全的症状或体征，建议暂停本品治疗。在消退后，恢复治疗前应进行功能评估。⑦乙型肝炎再激活：使用本品治疗前考虑筛查 HBV，携带者在治疗过程中和治疗结束后的数月内应密切监测活动性 HBV 感染的临床和实验室指征。

对驾驶和操作机器能力的影响 应当告知患者在接受治疗期间可能会出现一些不良反应，例如眩晕或视力模糊。

【药物相互作用】 达沙替尼是 CYP3A4 的底物。强效抑制 CYP3A4 的药物如：吡咯类抗真菌药、大环内酯类抗生素、HIV-蛋白酶抑制剂或萘法唑酮会导致本品的血浆浓度升高。若无法避免与这些药合用，应对患者的毒性反应密切监测。能够诱导 CYP3A4 活性的药物如卡马西平、地塞米松、苯巴比妥、苯妥英、利福平会导致本品的血浆浓度降低。应尽可能使用 CYP3A4 诱导作用较低的药物。

长期使用 H_2 拮抗剂或质子泵抑制剂抑制胃酸分泌会降低达沙替尼暴露量，应当考虑用抗酸剂予以替代，但抗酸药需在本品给药前至少 2 小时或给药后 2 小时服用。

【给药说明】 (1)本品必须整片吞服，服药不受进食影响，可与食物同服或空腹服用。服用时间应当一致，早上或晚上均可。

(2)患有罕见的遗传性半乳糖耐受不良、Lappp 乳糖酶缺乏症或葡萄糖-半乳糖吸收不良的患者不应服用该药。

(3)本品不应与葡萄柚或葡萄汁一起服用。

(4)儿童：由于缺少安全性和疗效数据，不推荐本品用于儿童和 18 岁以下的青少年。

(5)老年人：65 岁及以上老年患者与年轻患者用药的安全性类似。

(6)妊娠：除非有明确的需要，否则本品不应用于妊娠妇女。如果在妊娠期间服用该药，或是患者在服用该药期间发生妊娠，那么患者必须被告知其对胎儿的潜在危险。

(7)哺乳期妇女：本品治疗期间，应停止母乳喂养。

【用法与用量】 Ph+慢性期 CML 的患者推荐起始剂量为 100mg，每日 1 次，口服。

Ph+加速期、急变期(急粒变和急淋变)CML 的患者推荐起始剂量为 70mg，每日 2 次，分别于早晚口服。

剂量递增 在成年 Ph+ CML 患者的临床试验中，如果患者在推荐的起始剂量治疗下未能达到血液学或细胞遗传学缓解，则慢性期 CML 患者可以将剂量增加至 140mg，每日 1 次，对于进展期(加速期和急变期)CML 患者，可以将剂量增加至 90mg，每日 2 次。

对中性粒细胞减少症(ANC)和血小板减少症的剂量调整 (1)Ph+慢性期 CML(起始剂量 100mg,每日 1 次)：当 ANC(中性粒细胞绝对计数)$<0.5\times10^9$/L 和(或)血小

板<50×10^9/L，停止治疗直至 ANC≥1.0×10^9/L 和血小板≥50×10^9/L，以最初的起始剂量重新开始治疗。如果血小板<25×10^9/L 和（或）再次发生 ANC<0.5×10^9/L 并持续>7天，则重复第 1 步，并减量至 80mg，每日 1 次（第 2 次事件）重新开始治疗，或者停药（第 3 次事件）。

（2）Ph+加速期和急变期 CML（起始剂量为 70mg，每日 2 次）：当 ANC<0.5×10^9/L 和（或）血小板<10×10^9/L，如果血细胞减少与白血病无关，那么停止治疗直至 ANC≥1.0×10^9/L 且血小板≥20×10^9/L，并以最初的起始剂量重新开始治疗。如果再次出现血细胞减少，重复第 1 步并减量至 50mg，每日 2 次（第 2 次事件）或 40mg，每日 2 次（第 3 次事件）重新开始治疗。如果血细胞减少与白血病相关，那么考虑将剂量增加至 90mg，每日 2 次。

【制剂与规格】 达沙替尼片：（1）20mg；（2）50mg；（3）70mg；（4）100mg。

盐酸埃克替尼 [国基；医保（乙）]
Icotinib Hydrochloride

【适应证】 本品单药适用于治疗表皮生长因子受体（EGFR）基因具有敏感突变的局部晚期或转移性非小细胞肺癌（NSCLC）患者的一线治疗。

本品单药可试用于治疗既往接受过至少一个化疗方案失败后的局部晚期或转移性非小细胞肺癌（NSCLC），既往化疗主要是指以铂类为基础的联合化疗。

不推荐本品用于 EGFR 野生型非小细胞肺癌患者。

【药理】 （1）药效学 本品是一种选择性表皮生长因子受体酪氨酸激酶抑制剂（EGFR-TKI）。本品抑制 EGFR 酪氨酸激酶活性的半数有效浓度（IC_{50}）为 5nmol/L，本品是一个高选择性的 EGFR 激酶抑制剂。体外研究和动物实验表明本品可抑制多种人肿瘤细胞株的增殖。

（2）药动学 口服吸收迅速，分布广泛，平均血浆半衰期为 6 小时，本品在人体主要经肝脏代谢，存在 29 种代谢物，其中 19 种Ⅰ相代谢产物，10 种Ⅱ相代谢产物。Ⅰ期代谢反应为 4-羟基喹啉环的侧链开环与开环后氧化反应、苯乙炔环 15 位羟基化和 14 位乙炔氧化，Ⅱ相代谢反应为葡萄糖醛酸与硫酸结合反应。

空腹和餐后服用本品总的血浆清除率分别为 46L/h 和 22L/h。主要通过粪便与尿液排泄（79.5%），其中粪便排泄占 74.7%。排出形式以代谢产物为主（81.4%），药物原型药物占 18.6%。

【不良反应】 肝、胆 氨基转移酶升高、肝功能异常。

胃肠道 腹泻、口腔溃疡、恶心，食欲减退、呕吐、腹痛。

血液及淋巴系统 白细胞下降。

皮肤及皮肤附件 皮疹。

【禁忌证】 已知对本品活性物质或该产品任一赋形剂有严重过敏反应者。

【注意事项】 （1）治疗期间密切监测间质性肺病发生的迹象，如果患者出现新的急性发作或进行性加重的呼吸困难、咳嗽，应中断本品的治疗，立即进行相关检查。当证实有间质性肺病时，应停止用药，并对患者进行相应的治疗。

（2）已观察到少数患者一过性氨基转移酶升高。因此，建议定期检查肝功能，特别是在用药的前一个月内。氨基转移酶轻度升高的患者应慎重本品。氨基转移酶中度升高的患者应慎重本品，氨基转移酶中度升高或以上的患者需要暂停用药，监测氨基转移酶直至其升高缓解或消失可恢复用药。

（3）如以下情况加重，应即刻就医：严重或持续的腹泻、恶心、呕吐或厌食。

（4）对驾驶及操纵机器能力的影响：在本品治疗期间，可出现乏力的症状，出现这些症状的患者在驾驶或操纵机器时服药应谨慎。

【药物相互作用】 体外试验表明，本品主要通过细胞色素 P450 单加氧酶系统的 CYP2C19 和 CYP3A4 代谢，对 CYP2C9 和 CYP3A4 有明显的抑制作用。与下列药物合用时应注意潜在的药物相互作用：CYP2C19 诱导剂（如氨鲁米特）和 CYP3A4 诱导剂（如奈夫西林、奈韦拉平、苯巴比妥和利福霉素类）；CYP2C9 底物（如华法林）和 CYP3A4 底物（如苯二氮䓬类、钙通道阻滞药、那格列奈、麦角碱衍生物等）。

【给药说明】 （1）口服。本品片剂可与或不与食物同服，高热量食物可能明显增加药物的吸收；

（2）儿童：不推荐 18 岁以下儿童使用本品；

（3）老年人：本品血药浓度不受年龄影响，无需剂量调整；

（4）妊娠：建议育龄女性在接受本品治疗期间避免妊娠；

（5）哺乳期：哺乳母亲在接受本品治疗期间停止母乳喂养。

【用法与用量】 推荐剂量为每次 125mg（1 片），一日 3 次。

【制剂与规格】 盐酸埃克替尼片：125mg。

地 舒 单 抗 [医保（乙）]
Denosumab

【适应证】 （1）CDE 适应证 ①用于实体肿瘤骨转

移和多发性骨髓瘤：用于实体肿瘤骨转移患者和多发性骨髓瘤患者中骨相关事件的预防。②用于骨巨细胞瘤：用于治疗不可手术切除或者手术切除可能导致严重功能障碍的骨巨细胞瘤，包括成人和骨骼发育成熟(定义为至少1处成熟长骨且体重≥45kg)的青少年患者。

(2)国外适应证 (高)骨折风险的绝经后妇女的骨质疏松症、高骨折风险男性骨质疏松症以增加骨量、(高)骨折风险的糖皮质激素诱导的骨质疏松、双膦酸盐难治性恶性高钙血症、非转移性前列腺癌雄激素剥夺疗法对骨折高危男性骨量增加的治疗、接受芳香酶抑制剂治疗乳腺癌的女性骨质流失的治疗。

【药理】 (1)药效学 地舒单抗与RANKL(核因子κB受体活化因子配体)结合，RANKL是破骨细胞的形成，功能和存活所必需的跨膜或可溶性蛋白质，破骨细胞是负责骨吸收的细胞，从而调节钙从骨中的释放。由RANKL刺激的破骨细胞活性增加是骨转移性实体瘤中骨病理学的介质。同样，骨骼的巨细胞瘤由表达RANKL的基质细胞和表达RANK受体的破骨细胞样巨细胞组成，通过RANK受体发出的信号有助于骨溶解和肿瘤生长。地舒单抗阻止RANKL激活破骨细胞，其前体和破骨细胞样巨细胞表面的受体RANK。

(2)药动学 皮下给药后，生物利用度为62%。地舒单抗在低于60mg的剂量下显示出非线性的药代动力学，但在较高剂量下的暴露量与剂量成比例地增加。每4周一次皮下注射120mg的多次皮下剂量，观察到的血清地舒单抗浓度累积高达2.8倍，并在6个月内达到稳态。到6个月时，血清稳态谷浓度平均值为20.5(±13.5)mcg/ml。平均消除半衰期为28天。

【不良反应】 消化系统 恶心、腹泻。

呼吸系统 咳嗽、上呼吸道感染、呼吸困难、肺炎。

血液系统 贫血、血小板减少。

肌肉骨骼 骨关节痛、背部及四肢疼痛、骨坏死(颌骨坏死、外耳道坏死)、骨髓炎、非典型性股骨骨折。

全身整体表现 疲劳/乏力、头痛。

代谢及营养 低钙血症、低磷血症。

皮肤及皮肤附件 皮疹、苔藓样药疹、脱发。

其他 外周性水肿、牙脓肿或牙齿感染、高钙血症、超敏反应(包括速发过敏反应)、免疫原性。

【禁忌证】 (1)低钙血症。

(2)超敏反应：本品禁用于已知会对地舒单抗或任何辅料成分发生具有临床意义的超敏反应的患者。

(3)牙科或口腔术后创口未愈合。

【注意事项】 超敏反应 已有本品使用引起包括速发过敏反应在内的具有临床意义的超敏反应的报告。超敏反应的表现可能包括低血压、呼吸困难、上呼吸道水肿、唇肿胀、皮疹、瘙痒和荨麻疹。如果发生速发过敏反应或其他具有临床意义的严重变态反应，应给予对症治疗并永久停止本品治疗。

低钙血症 本品可能导致严重的有症状的低钙血症，且已有死亡病例报告。在开始本品治疗前应纠正原先存在的低钙血症。整个本品治疗期间应监测血钙水平，尤其是开始治疗的最初数周内，并且需给予钙、镁和维生素D。当本品与其他能降低血钙水平的药物同时使用时，应更频繁地监测血钙水平。建议患者在发生低钙血症症状时联系医疗专业人士。

在既往临床试验中观察到，随着肾功能损伤程度的升高，低钙血症的风险也升高，最常见于严重肾功能不全［肌酐清除率小于30ml/min且(或)接受透析］和钙补充不足/无钙补充的患者。应监测血钙水平以及钙和维生素D的摄入。

颌骨坏死(ONJ) 接受本品治疗的患者中已有颌骨坏死事件的报告，表现为颌骨疼痛、骨髓炎、骨炎、骨侵蚀、牙或牙周感染、牙痛、牙龈溃疡或牙龈糜烂。牙科手术后口腔或颌部持续性疼痛或愈合缓慢也可能是ONJ的表现。药物暴露时间越长，ONJ的发生率越高。大部分ONJ患者有拔牙史、口腔卫生不良或使用牙科器械等诱发因素。ONJ发生的其他危险因素包括：免疫抑制疗法、血管生成抑制剂治疗、应用全身性糖皮质激素、糖尿病、牙龈感染、侵袭性牙科手术。

在开始本品治疗前以及本品治疗期间定期进行口腔检查，并给以适当的预防性牙科护理。告知患者保持良好的口腔卫生习惯。本品治疗期间应避免侵入性牙科手术。如果必须进行侵入性牙科手术，可考虑暂停本品治疗。目前暂无数据用以建议最佳的治疗中断时间。

本品治疗期间疑似发生或发生ONJ的患者应接受牙医或口腔外科医生的诊断治疗。在这些患者中，进行大范围的牙科手术治疗ONJ可能会加重病情。主诊的医疗专业人员的临床判断应基于患者个体的获益/风险评估，以此来指导其治疗计划。

外耳道骨坏死 在使用本品的患者中，有外耳道骨坏死的报道。可能的风险因素包括应用激素、化疗、局部感染或创伤。当使用本品的患者出现包括慢性耳部感染在内的耳部症状时，应考虑外耳道骨坏死的可能。

非典型股骨转子下骨折和股骨干骨折 已有接受本品治疗的患者发生非典型股骨骨折的报告，且随着治疗持续时间的延长，风险增加。治疗期间和治疗结束后均有发生。

本品治疗期间，应告知患者报告新发生的或不寻常的大腿、髋部或腹股沟区疼痛。发生大腿或腹股沟区疼痛的患者应怀疑发生非典型骨折，应接受评价以排除不完全股骨骨折。发生非典型股骨骨折的患者也应接受对侧肢体骨折症状和体征的评价。基于患者个体的获益/风险评估，必要时可考虑中断本品治疗。

终止治疗后的高钙血症　已有临床病例报告提示，接受本品治疗的患者有出现需要住院治疗且伴有急性肾损伤的具有显著临床意义的高钙血症。报告的高钙血症发生于治疗终止后的 1 年内。因此，在停止治疗后，应当监测患者的高钙血症的体征和症状，定期检测血清钙水平，重新评估患者补充钙和维生素 D 的必要性，并在临床上给予适当治疗。

治疗终止后的多发性椎骨骨折（MVF）　已有终止本品治疗后的多发性椎骨骨折（MVF）报告。伴有高风险MVF 的患者包括既往曾发生骨质疏松症或骨折的患者。当终止本品治疗时，应评价每位患者发生椎骨骨折的风险。

肾功能损伤患者　在各种水平的肾功能且不患有肿瘤的患者中开展的 2 项临床试验中观察到，随着肾功能受损程度的升高，以及在钙补充不足/无钙补充的情况下，低钙血症的发生风险也升高。96%的患者中，低钙血症为轻度至中度。因此应当监测钙水平以及钙和维生素 D 摄入情况。

儿童　本品治疗可能会抑制生长板开放的儿童的骨骼生长，并抑制牙齿萌出。仅建议本品用于骨骼成熟的青少年骨巨细胞瘤患者。

妊娠期　根据动物实验的结果以及药物的作用机制，孕妇使用本品可能会对胎儿造成损害在开始本品治疗之前应评估具备生育力的女性的妊娠状态。妊娠女性和具备生育力的女性在妊娠期间或怀孕前 5 个月暴露于本品可能会导致胎儿损害。建议具备生育力的女性在接受治疗期间以及在最后一剂地舒单抗后至少 5 个月内使用有效的避孕措施。

哺乳期　尚不明确本品是否影响泌乳，是否通过人乳汁分泌以及是否影响母乳喂养的儿童。应当考虑母乳喂养对发育和健康的益处，同时也应从临床角度考虑母体对本品的治疗需求，还应考虑本品或母体基础疾病可能对母乳喂养的儿童的任何潜在不良影响。

【药物相互作用】　尚未开展正式的本品药物相互作用研究。无证据表明，多种抗癌治疗会影响本品的全身暴露和药效学作用。在既往曾接受或未曾接受静脉双膦酸盐治疗的患者中，1 和 3 个月时的血清本品浓度以及 3 个月时骨转换标志物 uNTx/Cr（按肌酐校正的尿 N 末端肽）的降低情况相似，且未受到合并化疗和（或）激素治疗的影响。

【给药说明】　（1）本品仅可通过皮下途径给药，同时需要给予钙和维生素 D 以治疗或预防低钙血症，不应与双膦酸盐合并用药。不能通过静脉、肌内或皮内途径给药。

（2）在给药前目视检查本品是否存在颗粒物质和变色。本品是澄清、无色至淡黄色的溶液，可能含微量半透明至白色蛋白质颗粒。如果溶液变色或混浊，或溶液含大量颗粒或外来颗粒物，请勿使用。

（3）在给药前，从冰箱中取出本品，并置于原包装中恢复至室温（最高 25℃/77°F）。该过程一般需要 15 至 30 分钟。请勿使用其他任何方式加热本品。

（4）使用 27G（gauge）针吸出并注射西林瓶中的所有内容物。请勿重复将针头插入药瓶。请将一次性使用过的，或针头插入过的药瓶丢弃。

【用法与用量】　（1）实体肿瘤骨转移和多发性骨髓瘤：推荐剂量为 120mg，每 4 周一次。于上臂、大腿上部或腹部皮下给药。

（2）骨巨细胞瘤：推荐剂量为 120mg，每 4 周一次，治疗第 1 个月的第 8 日和第 15 日分别给予 120mg 额外给药。于上臂、大腿上部或腹部皮下给药。

骨巨细胞瘤在接受本品治疗期间，应定期评估，以确保患者持续获益，在骨巨细胞瘤疾病状态可被本品控制的患者中，未评估过中断或终止治疗的影响。

【制剂与规格】　地舒单抗注射液：每瓶 120mg（1.7ml）。

帕妥珠单抗[医保(乙)]
Pertuzumab

【特殊说明】　警告：左心室功能不全和胚胎-胎儿毒性。左心室功能不全：本品可导致亚临床和临床心力衰竭，表现为 LVEF 下降和 CHF。治疗前和治疗期间需要评估患者的心脏功能。如果确认发生具有临床意义的左心室功能下降，应停止本品治疗。胚胎-胎儿毒性：暴露本品可导致胚胎-胎儿死亡和出生缺陷。应向患者告知这些风险并在用药时采取有效的避孕措施。

【适应证】　①早期乳腺癌：本品与曲妥珠单抗和化疗联合。用于 HER2 阳性、局部晚期、炎性或早期乳腺癌患者（直径>2cm 或淋巴结阳性）的新辅助治疗，作为早期乳腺癌整体治疗方案的一部分。用于具有高复发风险

HER2 阳性早期乳腺癌患者的辅助治疗。②转移性乳腺癌：本品与曲妥珠单抗和多西他赛联合，适用于 HER2 阳性、转移性或不可切除的局部复发性乳腺癌患者。针对转移性疾病，患者既往未接受过抗 HER2 治疗或者化疗。

【药理】 (1)药效学 本品是重组人源化单克隆抗体，靶向 HER2 的细胞外二聚化结构域(子域Ⅱ)，从而阻断 HER2 与其他 HER 家族成员(包括 EGFR、HER3 和 HER4)生成配体依赖型异源二聚体。本品通过两种主要信号通路，即促分裂原活化蛋白(MAP)激酶和磷脂酰肌醇 3 激酶(PI3K)来抑制配体启动的细胞内信号转导，抑制这些信号通路可导致细胞生长停滞和细胞凋亡。本品还可介导抗体依赖细胞介导的细胞毒作用(ADCC)。

(2)药动学 本品以静脉滴注方式给药，中央(V_c)和外周(V_p)隔室的分布体积分别为 3.11L 和 2.46L。本品主要通过分解代谢来消除，中位清除率(CL)为一日 0.235L，中位半衰期为 18 天。群体药代动力学分析表明，基于年龄、性别和种族未见药代动力学差异。

【不良反应】 血液系统 十分常见：中性粒细胞减少症、贫血、发热性中性粒细胞减少症、白细胞减少症。

心血管 常见：左心室功能不全。

眼部 十分常见：流泪增加。

胃肠道 十分常见：腹泻、恶心、呕吐、口腔黏膜炎、便秘、消化不良、腹痛。

全身整体异常 十分常见：疲劳、黏膜炎症、乏力、发热、外周水肿。

免疫系统及感染 十分常见：鼻咽炎；常见：超敏反应、上呼吸道感染和甲沟炎。

代谢及营养 十分常见：食欲减退。

肌肉骨骼 十分常见：关节痛、肌痛、肢体疼痛。

神经系统 十分常见：味觉障碍、头痛、外周感觉神经病变、周围神经病变、头晕、感觉异常。

精神异常 十分常见：失眠。

呼吸系统 十分常见：鼻衄、咳嗽、呼吸困难。

皮肤及皮肤附件 十分常见：脱发、皮疹、指甲疾病、瘙痒、皮肤干燥。

血管与淋巴 十分常见：潮热。

【禁忌证】 已知对帕妥珠单抗或者任何赋形剂有超敏反应的患者禁用。

【注意事项】 常规 本品 2℃～8℃避光贮存。

基因相关 本品只能用于 HER2 阳性的乳腺癌患者，在接受帕妥珠单抗治疗前，应进行 HER2 检测。

不良反应相关 (1)应用本品首次治疗之前评估 LVEF，并在治疗期间予以定期评估，以确保 LVEF 在正常范围内。如果 LVEF 下降并未改善，或者在后续评估中进一步下降，应考虑停用本品。

(2)首次滴注期间及之后 60 分钟内、后续滴注期间及之后 30 分钟内对患者进行密切观察。如果发生显著的输液反应，应减慢或中断滴注，并进行适当的药物治疗。对于有重度输液反应的患者应永久停药。

(3)应密切观察患者的超敏反应，配备有治疗这些反应的药物和应急设备。

妊娠 育龄女性(包括男性患者的伴侣)在本品联合曲妥珠单抗治疗期间和末次给药后 7 个月内应避孕。

【给药说明】 (1)本品不得使用 5%葡萄糖溶液稀释，不得与其他药物混合或使用其他药物稀释。

(2)稀释本品时，应从西林瓶中抽出 14ml 浓缩液，注入 250ml 0.9%氯化钠 PVC 或非 PVC 聚烯烃输液袋中，轻倒置输液袋以混匀溶液，勿振摇，避免起泡。

(3)本品的稀释液应冷藏储存(2℃～8℃)，最多保存 24 小时。

(4)本品不得静脉内注射或快速注射。

(5)本品和曲妥珠单抗必须序贯给药，但两者可按任意顺序给药。

(6)本品与紫杉类药物联合治疗时，应先于紫杉类药物给药。

(7)本品应在完成完整蒽环类药物治疗方案后给药。

【用法与用量】 (1)本品起始剂量为 840mg，静脉滴注 60 分钟，此后每 3 周给药一次，给药剂量为 420mg，每次滴注时间 30～60 分钟，输液后，建议观察 30～60 分钟。

(2)对早期乳腺癌患者，用于术前新辅助治疗时，建议患者接受 3～6 个周期的帕妥珠单抗治疗；用于术后辅助治疗时，本品应联合曲妥珠单抗持续用药 1 年(最多 18 个周期)或至疾病复发或发生无法耐受的毒性(以先发生者为准)。

(3)对转移性乳腺癌患者，本品与曲妥珠单抗和多西他赛联合使用，直至出现疾病进展或不可耐受的毒性。即使终止多西他赛治疗，帕妥珠单抗与曲妥珠单抗的治疗仍可继续。

(4)出现给药延迟或漏用时，当两次连续滴注时间间隔<6 周，应尽早静脉滴注本品 420mg；当两次连续滴注时间间隔≥6 周，应重新给予 840mg 负荷剂量，按起始剂量方案治疗。

(5)不建议减量给药，如果停止曲妥珠单抗治疗，则本品亦应停用。

【制剂与规格】 帕妥珠单抗注射液：每瓶 420mg（14ml）。

信迪利单抗 [医保(乙)]
Sintilimab

【适应证】 ①本品适用于至少经过二线系统化疗的复发或难治性经典型霍奇金淋巴瘤的治疗。②信迪利单抗联合培美曲塞和铂类化疗，用于未经系统治疗的表皮生长因子受体(EGFR)基因突变阴性和间变性淋巴瘤激酶(ALK)阴性的晚期或复发性非鳞状细胞非小细胞肺癌的治疗。③信迪利单抗联合吉西他滨和铂类化疗，用于不可手术切除的晚期或复发性鳞状细胞非小细胞肺癌的一线治疗。④信迪利单抗联合贝伐珠单抗，用于既往未接受过系统治疗的不可切除或转移性肝细胞癌的一线治疗。⑤本品联合紫杉醇和顺铂或氟尿嘧啶和顺铂用于不可切除的局部晚期、复发或转移性食管癌的一线治疗。⑥本品联合化疗(奥沙利铂+卡培他滨)一线治疗不可切除的局部晚期、复发性或转移性胃或食管交界处癌(G/GET)。

【药理】 (1)药效学 T 细胞表达的 PD-1 受体与其配体 PD-L1 和 PD-L2 结合，可以抑制 T 细胞增殖和细胞因子生成。部分肿瘤细胞的 PD-1 配体上调，通过这个通路信号传导可抑制激活的 T 细胞对肿瘤的免疫监视。本品是一种人类免疫球蛋白 $G_4(IgG_4)$ 单克隆抗体(HuMAb)，可与 PD-1 受体结合，阻断其与 PD-L1 和 PD-L2 之间的相互作用介导的免疫抑制反应，增强抗肿瘤免疫效应。

(2)药动学 采用静脉滴注给药方式，血清浓度自滴注开始逐渐上升，滴注结束后达峰，之后缓慢降低。本品在复发或难治性经典型霍奇金淋巴瘤患者中稳态分布容积(V_{ss})的几何均值(变异系数)为 4.71L(31.4%)。单次给药后，清除率的几何均值(变异系数)为 9.98ml/h(50.1%)。消除半衰期的几何均值(变异系数)为 13.7 天(45.3%)。连续 4 周期给药后，消除半衰期的几何均值(变异系数)为 19.6 天(23.7%)。

【不良反应】 **免疫系统及感染** 肺部感染、带状疱疹。

血管，出血及凝血 贫血、血小板减少症、中性粒细胞减少症、凝血障碍。

内分泌系统 甲状腺功能检查异常。

代谢及营养 低白蛋白血症、食欲下降、高血糖症、低钾血症。

呼吸系统 肺部炎症、间质性肺疾病、免疫介导性肺炎、鼻衄。

皮肤及皮肤附件 皮疹、白癜风。

泌尿系统 蛋白尿、血尿症、急性肾损伤。

全身整体表现 发热、外周水肿、流感样疾病、缺氧。

心血管 窦性心动过缓、房颤、室性期外收缩。

胃肠道 腹痛、腹泻、胰腺炎、恶心、胃食管反流病、口干。

肝、胆 天冬氨酸氨基转移酶升高、肝功能异常。

其他 淀粉酶升高、体重增加。

【禁忌证】 对本品活性成分或辅料过敏者禁用。

【注意事项】 接受本品治疗的患者可能发生免疫相关性不良反应，包括严重和致死病例。免疫相关性不良反应可发生在本品治疗期间和停药以后，可能累及多个组织器官。大部分免疫相关性不良反应是可逆的，并且可通过中断本品治疗、皮质类固醇治疗和(或)支持治疗来处理。整体而言，对于大部分 2 级、3 级以及某些特定的 4 级免疫相关性不良反应(如 4 级血淀粉酶和脂肪酶升高)需暂停给药。对于大部分 4 级和某些特定的 3 级免疫相关性不良反应(如 3 级肺炎、肝炎、肾上腺功能不全、心肌炎、脑炎等)，需永久停药。对于 3 级、4 级和某些特定的 2 级免疫相关性不良反应，根据临床指征，给予一日 $1\sim2mg/kg$ 泼尼松等效剂量及其他治疗，直至改善到 ≤1 级。皮质类固醇需至少 1 个月逐渐减量直至停药。如果不良反应在皮质类固醇治疗后继续恶化或无改善，则应增加非皮质类固醇类的免疫抑制剂治疗。

以下为各类免疫相关性不良反应的注意事项：

(1)治疗期间监测是否有免疫相关性肺炎症状和体征，如呼吸困难、缺氧表现、咳嗽、胸痛等，以及放射学改变。疑似者应采用影像学、肺功能、动脉血压饱和度等检查进行评估和确认，并排除感染和疾病相关性病因。根据患者的安全性和耐受性，可能需要暂停给药或永久停药。

(2)治疗期间监测是否有免疫相关性肝炎的发生，每个月监测肝功能的变化和肝炎的症状和体征，根据患者的安全性和耐受性，可能需要暂停给药或永久停药。

(3)治疗期间监测是否有免疫相关性结肠炎相关症状，如腹痛、腹泻、黏液便或血样便，并排除感染和疾病相关性病因。根据患者的安全性和耐受性，可能需要暂停给药或永久停药。

(4)免疫相关性肾炎：每个月监测患者肾功能的变化及肾炎相应的症状和体征，2 级或 3 级血肌酐升高暂停用药，4 级血肌酐升高永久停药。

(5)免疫相关性内分泌疾病：①甲状腺和甲状旁腺疾病：治疗期间监测患者甲状腺功能的变化及相应的临床

症状和体征。②垂体炎：治疗期间监测和评估垂体相关激素水平，必要时行功能试验，考虑垂体 MRI 检查和自身免疫性抗体检查。③肾上腺功能不全：治疗期间监测和评估肾上腺功能相关激素水平，必要时行功能试验。④高血糖症及 1 型糖尿病：治疗期间监测患者血糖，根据需要给予胰岛素替代治疗。

(6) 免疫相关性胰腺炎：治疗开始、治疗期间定期监测淀粉酶、脂肪酶以及胰腺炎相关的临床症状和体征。

(7) 免疫相关性血小板减少症：治疗期间监测患者血小板水平及有无出血倾向的症状和体征。

(8) 免疫相关性心脏毒性：治疗开始、治疗期间监测心肌酶谱以及心肌相关的临床症状和体征。

(9) 免疫相关性皮肤不良反应：对 1 级或 2 级皮疹，可继续本品治疗，并对症治疗或进行局部皮质醇治疗。3 级皮疹暂停用药。4 级皮疹永久停药。

(10) 免疫相关性神经系统不良反应：发生 2 级外周神经毒性暂停本品治疗。3 级或 4 级外周神经毒性必须永久停药。

(11) 输液反应：出现 2 级输液反应时，应降低滴速或暂停给药，当症状缓解后可考虑恢复用药并密切观察。出现 3 级或 4 级输液反应时，必须停止输液并永久停药。

(12) 配伍禁忌：在没有进行配伍性研究的情况下，不得与其他医药产品混合，不应与其他医药产品经相同的静脉通道合并滴注。

(13) 对驾驶和操作机器能力的影响：建议患者在驾驶和操作机器期间慎用本品。

(14) 妊娠及哺乳期用药：妊娠期间不建议服用本品。哺乳期妇女在本品治疗期间及末次给药后至少 5 个月内停止哺乳。育龄期妇女在本品治疗期间及末次给药后至少 5 个月内采取有效避孕措施。

【药物相互作用】　(1) 本品是一种人源化单克隆抗体，单克隆抗体不经细胞色素 P450 酶或其他药物代谢酶代谢，因此，合并使用的药物对这些酶的抑制作用或诱导作用预期不会影响本品的药代动力学。

(2) 全身性皮质类固醇及其他免疫抑制剂可能干扰本品药效学活性，应避免在开始本品治疗前使用，但是如果为了治疗免疫相关性不良反应，可在开始本品治疗后使用。

【给药说明】　(1) 本品只能静脉滴注，时间应在 30～60 分钟内。

(2) 抽取 2 瓶本品注射液(200mg)，转移到 0.9%氯化钠溶液静脉输液袋中稀释，使终浓度为 1.5～5.0mg/ml，将稀释液轻轻翻转混匀。

(3) 药瓶从冰箱取出后，稀释前可在室温下(25℃或以下)最长放置 24 小时。

(4) 冷藏后，药瓶和(或)静脉输液袋必须在使用前恢复至室温(25℃或以下)。

(5) 一经稀释必须立即使用，不得冷冻。

(6) 滴注时所采用的输液管必须配有一个无菌、无热原、低蛋白结合的输液管过滤器(孔径 0.2μm)。

(7) 勿使用同一输液管与其他药物同时给药。

【用法与用量】　**成人**　静脉滴注 200mg，每 3 周给药一次，直至出现疾病进展或产生不可耐受的毒性。根据个体患者的安全性和耐受性，可能需要暂停给药或永久停药。不建议增加或减少剂量。

儿童　尚无本品在 18 岁以下儿童及青少年中的安全性和有效性数据。

肝损伤　轻度肝功能不全患者慎用本品，如需使用，无需进行剂量调整。

肾损伤　轻度肾功能不全患者慎用本品，如需使用，无需进行剂量调整。

【制剂与规格】　信迪利单抗注射液：每瓶 100mg(10ml)。

阿 法 替 尼[医保(乙)]
Afatinib

【适应证】　①具有表皮生长因子受体(EGFR)基因敏感突变的局部晚期或转移性非小细胞肺癌(NSCLC)，既往未接受过 EGFR 酪氨酸激酶抑制剂(TKI)治疗。②含铂化疗期间或化疗后疾病进展的局部晚期或转移性鳞状组织学类型的非小细胞肺癌(NSCLC)。

【药理】　(1) 药效学　本品与 EGFR(ErbB1)、HER2(ErbB2)和 HER4(ErbB4)的激酶区域共价结合，不可逆地抑制酪氨酸激酶自磷酸化，导致 ErbB 信号下调。在患者达到有效浓度下本品抑制自体磷酸化，抑制部分细胞系的体外增殖，这些细胞条表达野生型 EGFR，或表达选择性 EGFR 外显子 19 缺失突变或外显子 21 L858R 突变(包括某些表达继发 T790M 突变的细胞系)。此外，本品抑制 HER2 过表达细胞系的体外增殖。

(2) 药动学　本品口服给药后 2～5 小时达最大血药浓度，在剂量范围 20～50mg 内，平均 C_{max} 和 $AUC_{0-\infty}$ 有略微超出比例的升高。高脂餐时给药与空腹状态给药相比，本品的全身暴露量减少 50%(C_{max})和 39%($AUC_{0-\infty}$)。本品与口服溶液相比，平均相对生物利用度是 92%，体外人血浆蛋白结合率约 95%。本品体内的酶促代谢反应可忽略，主要循环代谢物是蛋白质共价加合物。给予本品口服溶液 15mg 后，在粪便中可回收 85.4%的剂量，尿液中可回收 4.3%，母体化合物占回收剂量的 88%。表观终末半衰期是 37 小时。多次给药后 8 天内达到稳态血浆浓度，造成药物蓄积 2.77 倍（AUC）和 2.11 倍（C_{max}）。

【不良反应】 **免疫系统及感染** 甲沟炎、膀胱炎。

代谢及营养 体重下降、食欲下降、脱水、低钾血症。

神经系统 味觉障碍。

眼部 结膜炎、干眼症。

听觉，前庭及特殊感官 鼻衄、鼻溢。

胃肠道 腹泻、口腔炎、恶心、呕吐、消化不良、唇炎。

肝、胆 ALT 升高、AST 升高。

皮肤及皮肤附件 皮疹、痤疮样皮炎、皮肤瘙痒、皮肤干燥、掌跖感觉丧失性红斑综合征。

肌肉骨骼 肌肉痉挛。

泌尿系统 肾功能损害/肾功能衰竭。

全身整体表现 发热。

【禁忌证】 禁用于对本品或任何辅料过敏的患者。

【注意事项】 （1）本品开始治疗之前应采用经充分验证的检测方法确定 EGFR 基因突变状态。

（2）治疗期间在最初出现腹泻症状时即给予抗腹泻剂（如洛哌丁胺）治疗，直到腹泻停止 12 小时。严重腹泻需要中断和减少剂量，或停药。脱水患者可静脉给予电解质和液体。

（3）本品可出现皮疹/痤疮，可在暴露于日光的部位发生或恶化。对于暴露于日光的患者建议穿防护衣和（或）使用防晒品。对皮肤病反应进行早期干预（如润肤剂、抗生素）有利于治疗的持续。严重皮肤反应需要中断和减少剂量，或停药。

（4）治疗期间出现肺部症状（呼吸困难、咳嗽、发热）急性发作和（或）不明原因加重的患者，排除 ILD。对这些症状查找病因时，应暂停本品的用药。如果确诊为 ILD，则应永久停用本品。

（5）本品可出现肝功能损害，使用期间定期进行肝功能检查。

（6）有心脏风险因素的患者和有影响左室射血分数 LVEF 的患者需进行心脏监测（基线时和本品治疗期间评估 LVEF）。

（7）角膜炎、溃疡性角膜炎或严重干眼症病史的患者应慎用。治疗中出现急性或恶化的眼部炎症、流泪、光敏感、视力模糊、眼痛和（或）红眼等症状应及时就诊眼科。如果确诊为溃疡性角膜炎，应中断或停止本品治疗。

（8）建议育龄妇女在接受本品期间避免怀孕。本品治疗期间应停止哺乳。

（9）本品对驾驶和机器操作能力的影响较小。在治疗期间，部分患者报告的眼部不良反应（结膜炎、干眼症、角膜炎），这可能会影响患者驾驶或操作机械的能力。

【药物相互作用】 本品是 P-糖蛋白（P-gp）的底物。P-gp 抑制剂（如利托那韦）可与本品同时给药或在其后给药。如果在本品之前给药，P-gp 强抑制剂（包括但不限于利托那韦、环孢素、伊曲康唑、红霉素、维拉帕米、奎尼丁、他克莫司、奈非那韦、沙奎那韦和胺碘酮等）可能会增加本品的暴露量，应慎用。P-gp 强诱导剂（包括但不限于利福平、卡马西平、苯妥因、苯巴比妥或贯叶连翘等）可能会减少本品的暴露量。

【给药说明】 （1）用药时不应与食物同服，在进食后至少 3 小时或进食前至少 1 小时服用，应整片用水吞服。

（2）不推荐儿童或青少年使用本品。

（3）如果患者无法吞咽药物，可将本品整片（不应压碎）溶于约 100ml 的非碳酸饮用水中（不应使用其他液体），间或搅拌，最长 15 分钟，直到药片分散成极小的颗粒后立即服用。用约 100ml 水冲洗水杯后饮用。分散液也可通过胃管给药。

（4）对于需要使用 P-gp 抑制剂的患者，P-gp 抑制剂应在阿法替尼给药后至少间隔 6 小时。

【用法与用量】 **成人** 推荐剂量为 40mg 口服，每日一次。

发生药物不良反应为 1 级或 2 级时，不调整剂量；发生药物不良反应为 2 级［腹泻>48 小时和（或）皮疹>7 天］或≥3 级时，中断直到恢复至 0/1 级，以减量 10mg 递减继续；如果患者不能耐受一日 20mg，考虑永久停药。

肝损伤 轻度或中度肝功能损害者无需调整起始剂量。重度肝功能损害者不推荐使用。

肾损伤 轻度或中度肾功能损害者无需调整起始剂量。重度肾功能损害者不推荐使用。

其他 （1）发生漏服时，应尽快补服，如果距下次服药不到 8 小时不需补服。

（2）无需基于患者年龄、种族或性别调整剂量。

【制剂与规格】 马来酸阿法替尼片：（1）20mg；（2）30mg；（3）40mg；（4）50mg。

奥 希 替 尼 [医保(乙)]

Osimertinib

【适应证】 （1）CDE 适应证 ①用于ⅠB～ⅢA 期存在表皮生长因子受体（EGFR）外显子 19 缺失或外显子

21(L858R)置换突变的非小细胞肺癌(NSCLC)患者的治疗,患者须既往接受过手术切除治疗,并由医生决定接受或不接受辅助化疗。②具有表皮生长因子受体(EGFR)外显子19缺失或外显子21(L858R)置换突变的局部晚期或转移性非小细胞肺癌(NSCLC)成人患者的一线治疗。③既往经EGFR酪氨酸激酶抑制剂(TKI)治疗时或治疗后出现疾病进展,并且经检测确认存在EGFR T790M突变阳性的局部晚期或转移性NSCLC成人患者的治疗。

(2)国外适应证 具有表皮生长因子受体(EGFR)外显子19缺失或外显子21(L858R)突变的非小细胞肺癌(NSCLC)成人患者肿瘤切除术后的辅助治疗。

【药理】 (1)药效学 本品是表皮生长因子受体(EGFR)的激酶抑制剂,与EGFR某些突变体(T790M、L858R和外显子19缺失)不可逆性结合的浓度较野生型低约9倍。口服奥希替尼后,在血浆中发现两种具有药理学活性的代谢产物(AZ7550和AZ5104,约占原型化合物的10%),其抑制作用特征与奥希替尼相似。在细胞培养和动物肿瘤移植瘤模型中,本品对携带EGFR突变(T790M/L858R、L858R、T790M/外显子19缺失和外显子19缺失)的非小细胞肺癌细胞株具有抗肿瘤作用,对野生型EGFR基因扩增的抗肿瘤活性较弱。

(2)药动学 口服奥希替尼后,达到血浆峰浓度(C_{max})中位的时间为6(3~24)小时,部分患者在给药后的首个24小时内会出现数个峰值。经群体药代动力学模型估计,奥希替尼的平均稳态分布容积(V_{ss}/F)为918L,提示药物在组织内有广泛分布。体外血浆蛋白结合率为94.7%。本品主要通过CYP3A4和CYP3A5代谢,其中CYP3A4介导的代谢可能为次要途径。检测出了两种具有药理学活性的代谢产物(AZ7550和AZ5104)。主要代谢通路为氧化和脱烷基化。本品以20mg的剂量单次口服给药后,截至第84天收集样品结束时,从粪便中收集的剂量占总剂量的67.8%,从尿液中收集的剂量占总剂量的14.2%。原型约占消除总量的2%,其中经尿液和粪便消除的分别占0.8%和1.2%。本品单次给药后,半衰期大约为40小时,给药15天达到稳态。

【不良反应】 血液系统 白细胞减少、血小板计数下降、中性粒细胞减少、淋巴细胞减少。

胃肠道 腹泻、口腔炎。

皮肤及皮肤附件 皮疹、皮肤干燥、甲沟炎和瘙痒等。

呼吸系统 鼻衄、间质性肺疾病。

【禁忌证】 (1)对活性成分或任何辅料过敏。

(2)本品不得与圣约翰草一起服用。

【注意事项】 (1)使用本品治疗前,应使用国家药品监督管理局批准的EGFR基因检测方法检测,确认存在EGFR19外显子缺失突变或21外显子L858R置换突变,或存在EGFR-T790M突变。由于血浆检测可能会出现假阴性的结果,如果使用的是血浆ctDNA检测,且结果为阴性,则在可能的情况下应再进行组织检测。

(2)如果患者出现急性发作和(或)不明原因新的或加重的肺部症状(例如,呼吸困难、咳嗽、发热)或影像学异常(例如,磨玻璃样改变)怀疑间质性肺疾病,应暂停本品用药。如果能排除引起呼吸道症状的其他原因,且有HRCT证实,考虑间质性肺疾病诊断,则应永久停用本品。

(3)如果出现提示多形性红斑(EM)的体征和症状,应密切监测患者并考虑中断或终止使用本品。如果出现提示史蒂文斯-约翰逊综合征(SJS)的体征和症状,应立即中断或终止使用本品。

(4)如果可能,患有先天性长Q-T间期综合征的患者应避免使用本品。患有充血性心力衰竭、电解质异常或使用已知能够延长Q-Tc间期的药物的患者应考虑定期接受心电图和电解质的监测。至少两次独立心电图检测提示Q-Tc间期>500ms的患者应暂停使用本品。合并出现Q-Tc间期延长和下列任何一种情况的患者需永久停用本品:尖端扭转型室性心动过速、多形性室性心动过速、严重心律失常的症状或体征。

(5)妊娠期间不得使用本品。在完成本品治疗后的下列时间内仍应使用有效的避孕措施:女性至少2月,男性至少4个月。采用本品治疗期间应停止哺乳。

【药物相互作用】 (1)强效CYP3A4诱导剂可导致本品的暴露量下降。应避免同时使用本品和CYP3A4的强诱导剂(如苯妥英、利福平和卡马西平)。CYP3A4的中度诱导剂(如波生坦、依法韦仑、依曲韦林和莫达非尼)也可降低本品的暴露量,应该慎用。

(2)本品可能增加BCRP底物的暴露量。本品与瑞舒伐他汀(一种敏感的BCRP底物)合并使用后,后者的AUC和C_{max}分别增加了35%和72%。

(3)本品可能增加P-糖蛋白(P-gp)底物的暴露量。本品与非索非那定(PXR/P-gp底物)合用时,单次给药后非索非那定的AUC和C_{max}分别增加56%和76%,稳态时分别增加27%和25%。服用本品时,如果患者合并服用了依赖P-gp进行处置且治疗指数较窄的药物(如:地高辛、达比加群、阿利吉仑等),应进行密切监测。

【给药说明】 ①口服给药,应整片和水送服,不应压碎、掰断或咀嚼。②如果患者无法吞咽药物,可将药片溶于50ml不含碳酸盐的水中,直接搅拌至分散后迅速吞服。随后应再加入半杯水,然后迅速饮用,以保证杯内无残留。

【用法与用量】 成人 推荐剂量为每日80mg。如果漏服本品1次，在距下次服药时间12小时以上时应补服。应在每日相同的时间服用，进餐或空腹时服用均可。根据患者个体的安全性和耐受性，可暂停用药或减量。如果需要减量，则剂量应减至40mg，每日1次。无需因为患者的年龄、体重、性别、种族和吸烟状态对剂量进行调整。

儿童 年龄小于18周岁的儿童或青少年患者使用本品的安全性和有效性尚不明确。

肝损伤 轻度或中度肝功能损害患者无需进行剂量调整，不建议重度肝功能损害患者使用本品。

肾损伤 轻度、中度或重度肾功能损害患者使用本品时无需进行剂量调整。但患有重度或终末期肾功能损害的患者应慎用本品。

【制剂与规格】 甲磺酸奥希替尼片 (1)40mg；(2)80mg。

安 罗 替 尼 [医保(乙)]
Anlotinib

【适应证】 ①本品单药适用于既往至少接受过2种系统化疗后出现进展或复发的局部晚期或转移性非小细胞肺癌患者的治疗。对于存在表皮生长因子受体(EGFR)基因突变或间变性淋巴瘤激酶(ALK)阳性的患者，在开始本品治疗前应接受相应的标准靶向药物治疗后进展且至少接受过2种系统化疗后出现进展或复发。②本品单药适用于腺泡状软组织肉瘤、透明细胞肉瘤以及既往至少接受过含蒽环类化疗方案治疗后进展或复发的其他晚期软组织肉瘤患者的治疗。③本品单药适用于既往至少接受过2种化疗方案治疗后进展或复发的小细胞肺癌患者的治疗。④用于具有临床症状或明确疾病进展的、不可切除的局部晚期或转移性甲状腺髓样癌患者的治疗。

【药理】 (1)药效学 本品是一种多靶点的受体酪氨酸激酶(RTK)抑制剂。激酶抑制试验结果显示，安罗替尼可抑制VEGFR1、VEGFR2、VEGFR3、c-Kit、PDGFRβ的激酶活性。

(2)药动学 19名实体瘤患者中单次空腹口服10、12及16mg本品后，原型药物血浆浓度平均达峰时间为6~11小时；平均消除半衰期为95~116小时；在10~16mg剂量范围内，本品的体内暴露水平与给药剂量呈正相关，但线性关系不确定。高脂饮食可降低本品的口服生物利用度，与高脂食物同时服用时本品的体内

总暴露量约为空腹给药的80%。晚期肿瘤受试者单次空腹口服12mg和16mg本品后，平均表观分布容积为2061~3312L。用平衡透析法(体外)测得安罗替尼人血浆蛋白结合率为93%。主要由CYP1A2和CYP3A4/5代谢，其次经CYP2B6、CYP2C8、CYP2C9、CYP2C19和CYP2D6代谢；安罗替尼不是P-糖蛋白的底物。单次口服12mg本品2648小时(110天)后，检测到安罗替尼及其主要代谢产物经粪和尿累积排泄量约为服药剂量的62.04%，其中经粪便的排泄量为服药剂量的48.52%，经尿液的排泄量为服药剂量的13.52%。

【不良反应】 全身整体表现 疲乏、体重降低、胸痛、发热、流感样反应、水肿、癌症疼痛。

心血管 高血压、窦性心动过速、窦性心动过缓、心悸、心肌缺血、窦性心律不齐。

血管，出血及凝血 咯血、消化道出血、其他出血等。

胃肠道 腹泻、腹痛、口咽疼痛、呕吐、恶心、牙痛、口腔黏膜炎、腹胀、便秘、口腔溃疡、口干等。

皮肤及皮肤附件 手足综合征、皮疹、脱发、瘙痒症、皮肤剥脱、指/趾甲下瘀血、多汗。

泌尿系统 蛋白尿、尿路感染。

代谢及营养 食欲下降、高甘油三酯血症、高胆固醇血症、高血糖症、高尿酸血症、低钠血症、低白蛋白血症、低钾血症、低磷酸血症、低钙血症和低镁血症。

呼吸系统 发音困难、咳嗽、呼吸困难、上呼吸道感染、鼻衄、肺部感染、气胸和胸腔积液。

血液系统 白细胞计数降低、血小板计数降低、中性粒细胞计数降低、淋巴细胞计数降低、贫血。

肌肉骨骼 肌肉骨骼痛、关节痛。

内分泌系统 甲状腺功能减退症、甲状腺功能亢进症。

神经系统 头痛、头晕、失眠、感觉减退。

肝、胆 高胆红素血症。

听觉，前庭及特殊感官 耳鸣。

其他 血促甲状腺素升高、天冬氨酸氨基转移酶升高、γ-谷氨酰转移酶升高、血胆红素升高、丙氨酸氨基转移酶升高、心电图Q-T间期延长、低密度脂蛋白升高、尿红细胞阳性、血碱性磷酸酶升高、结合胆红素升高、潜血阳性、脂肪酶升高、淀粉酶升高、血肌酐升高、活化部分凝血活酶时间延长，血尿素升高。

【禁忌证】 (1)对本品任何成分过敏者禁用。
(2)中央型肺鳞癌或具有大咯血风险的患者禁用。
(3)重度肝、肾功能不全患者禁用。

(4) 妊娠期及哺乳期妇女禁用。

【注意事项】 (1) 在治疗期间应对患者的出血相关体征和症状进行监测。具有出血风险、凝血功能异常的患者应慎用本品。服用本品期间应严密监测血小板、凝血酶原时间。对于出现 2 级出血事件的患者应暂停安罗替尼治疗，如 2 周内恢复至<2 级，则下调一个剂量继续服药。如再次出血，应永久停药。一旦出现 3 级或以上的出血事件，则永久停药。

(2) 接受本品治疗的患者开始用药的前 6 周应每天监测血压。后续用药期间每周监测血压 2~3 次。发现高血压或头痛、头晕症状应接受降压药物治疗，暂停本品治疗或剂量调整。出现高血压危象的患者应立即停用本品并去心内科就诊。当发生 3/4 级高血压，应暂停用药；如恢复用药后再次出现 3/4 级高血压，应下调一个剂量后继续用药。如 3/4 级高血压持续，建议停药。出现高血压危象的患者应立即停用本品并去心内科就诊。

(3) 用药期间，注意评估是否有脱水或电解质失衡，必要时考虑静脉补液，使用洛哌丁胺、益生菌和蒙脱石散治疗。严重时也可考虑预防性抗生素治疗并加用生长抑素。

(4) 接受本品治疗的患者有口腔疼痛、口腔黏膜炎和牙疼的报告。发生牙龈口腔肿痛时，可采取包括暂停用药、下调一个剂量直至永久停药的措施。

(5) 接受本品治疗的患者有手足综合征报告。2 级手足综合征患者应采取对症治疗处理，如出现≥3 级的手足综合征，应下调一个剂量后继续用药。如不良反应仍持续，应停药。

(6) 接受本品治疗的患者有 Q-T 间期延长报告，治疗期间应每 6~8 周常规监测心电图。患有先天性长 Q-T 间期综合征的患者应避免使用本品。患有充血性心力衰竭、电解质异常或使用已知能够延长 Q-Tc 间期的药物的患者应定期(每 3~6 周)进行心电图和血电解质的监测。对于出现任何级别的 Q-Tc 间期延长并伴有下列任何一种情况的患者应永久停用本品：尖端扭转型室性心动过速、多形性室性心动过速、严重心律失常的症状或体征，并及时去心内科就诊。

(7) 每 6~8 周检查尿常规，对连续 2 次尿蛋白≥++者，须进行 24 小时尿蛋白测定，根据不良反应级别采取包括暂停用药、剂量调整和永久停药等处理措施。

(8) 既往有癫痫病史的患者应慎用本品。

【药物相互作用】 (1) CYP3A4/5 诱导剂(利福平、利福布汀、利福喷丁、地塞米松、苯妥英、卡马西平或苯巴比妥等)，和 CYP1A2 诱导剂(孟鲁司特、奥美拉唑、莫雷西嗪等)可能加速安罗替尼的代谢，减低安罗替尼的血浆浓度。

(2) CYP3A4/5 强抑制剂(酮康唑、伊曲康唑、克拉霉素、伏立康唑、泰利霉素、沙奎那韦、利托拉韦等)，和 CYP1A2 强抑制剂(环丙沙星、依诺沙星和氟伏沙明)，可能减慢安罗替尼代谢，增加安罗替尼的血浆浓度。

(3) 安罗替尼对 CYP3A4、CYP2B6、CYP2C8、CYP2C9 和 CYP2C19 有中等强度的抑制作用。应避免安罗替尼与经这些酶代谢的窄治疗范围的药物同时应用，如经 CYP3A4 代谢的阿芬太尼和麦角胺，经 CYP2C9 代谢的华法林等。

【用法与用量】 成人 (1) 推荐剂量：每次 12mg，每日一次，早餐前口服。连续服药 2 周，停药 1 周，即 3 周(21 天)为一个疗程。直至疾病进展或出现不可耐受的不良反应。用药期间如出现漏服，确认距下次用药时间短于 12 小时，则不再补服。

(2) 剂量调整：本品使用过程中应密切监测不良反应，并根据不良反应情况进行调整以使患者能够耐受治疗。本品所致的不良反应可通过对症治疗、暂停用药和(或)调整剂量等方式处理。根据不良反应程度，建议调整剂量：①第一次调整剂量：10mg，每日一次，连服 2 周，停药 1 周；②第二次调整剂量：8mg，每日一次，连服 2 周，停药 1 周。如 8mg 剂量仍无法耐受，则永久停药。

儿童 尚无 18 岁以下患者应用本品的安全性和有效性资料。

肝损伤 轻、中度肝功能不全患者须在医师指导下慎用本品，重度肝功能不全患者禁用。

肾损伤 轻、中度肾功能不全患者须在医师指导下慎用本品，重度肾功能不全患者禁用。

【制剂与规格】 盐酸安罗替尼胶囊：(1) 12mg；(2) 10mg；(3) 8mg。

克 唑 替 尼 [医保(乙)]
Crizotinib

【适应证】 本品可用于间变性淋巴瘤激酶(ALK)阳性的局部晚期或转移性非小细胞肺癌(NSCLC)患者的治疗。用于 ROS1 阳性的晚期非小细胞肺癌(NSCLC)患者的治疗。

【药理】 (1) 药效学 本品是一种酪氨酸激酶受体抑制剂，包括 ALK、肝细胞生长因子受体(HGFR, c-Met)、ROS1(c-ros)和 RON。本品在肿瘤细胞株中对 ALK、ROS1 和 c-Met 在细胞水平检测的磷酸化具有浓度依赖性抑制作用，对表达棘皮动物微管相关类蛋白 4(EML4)或核仁磷酸蛋白(NPM)-ALK 融合蛋白或 c-Met 的异种移植荷瘤小鼠具有抗肿瘤活性。

(2) 药动学　吸收　本品的吸收浓度达峰的中位时间为 4～6 小时，平均绝对生物利用度为 43%。高脂膳食可使克唑替尼的 AUC_{0-INF} 和观察到的最大血浆浓度降低约 14%。

每日 2 次服用本品 250mg，15 天内可达到并保持稳态血药浓度，平均累积率为 4.8。当剂量超出每日 2 次、每次 200～300mg 的剂量范围，稳态观察到的最低浓度和 AUC 的增加略高于剂量的增加比例。

分布　广泛分布于各组织。单次静脉注射给药后，药物几何平均分布容积(V_{ss})为 1772L。在体外，本品的蛋白结合率为 91%，与药物浓度无关，为 P-糖蛋白(P-gp)的底物。本品的血液-血浆浓度比率约为 1。

消除　本品单剂量给药后，平均表观血浆终末半衰期为 42 小时。250mg 每日 2 次给药后，在稳态时的平均表观清除率(CL/F)(60L/h)低于单剂量 250mg 口服给药后的(100L/h)。参与本品代谢消除的主要酶是 CYP3A。本品主要经随粪便和尿液排出，在粪便和尿液中分别回收到给药剂量的 63%(53% 为原型)和 22%(2.3% 为原型)。

【不良反应】　胃肠道　十分常见：腹痛、腹泻、恶心、呕吐、便秘、消化不良、吞咽困难；常见：食管炎、牙痛。

全身整体表现　十分常见：发热、水肿。

眼部　十分常见：视觉异常(复视、视力模糊、闪光幻觉、视力损伤等)。

肌肉骨骼　十分常见：肢体疼痛；常见：肌肉痉挛。

神经系统　十分常见：味觉障碍、头痛、头晕、神经病变(最常见为感觉神经病变)；常见：晕厥。

呼吸系统　十分常见：咳嗽、上呼吸道感染；常见：肺栓塞、肺炎。

心血管　常见：高血压、Q-T 间期延长。

肝、胆　十分常见：氨基转移酶升高。

血管，出血及凝血　十分常见：中性粒细胞减少、淋巴细胞减少、总蛋白降低、白蛋白降低。

代谢及营养　十分常见：低蛋白血症、低钙血症；低磷血症、低钾血症、高镁血症。

【禁忌证】　(1)禁用于严重肝损伤患者；

(2)禁用于本品或本品中任一成分过敏的患者。

【注意事项】　基因相关　使用本品前应进行 ALK 和 ROS1 检测，阳性结果方可使用。

不良反应相关　(1)根据临床状况对氨基转移酶水平升高的患者应频繁地进行重复检测氨基转移酶、碱性磷酸酶或总胆红素升高水平。

(2)接受本品治疗的患者可能出现严重的、危及生命或致命性间质性肺病(ILD)/非感染性肺炎，如果患者有间质性肺病/肺炎指征，应监测其肺部症状。如果怀疑出现间质性肺病/肺炎，应暂停本品治疗。一旦患者出现治疗相关的 ILD/非感染性肺炎，应永久停用。

(3)先天性长 Q-T 间期综合征患者应避免服用本品。对于充血性心力衰竭、缓慢性心律失常和电解质异常患者，以及正在服用抗心律失常药物或其他已知可致 Q-T 间期延长药物的患者，监测心电图、电解质和肾功能。出现心动过缓时应暂停给药、减量或永久停用。

(4)新发严重视力丧失(单眼或双眼最佳矫正视力小于 20/200)的患者应停用本品。

(5)本品可导致严重的，危及生命的，或致死性心力衰竭。接受治疗的患者，监测心衰的体征和症状(如呼吸困难，水肿，体液潴留导致的体重迅速增加)并适当考虑中断、减少剂量，或停药。

(6)有胃肠道穿孔风险(憩室炎史、肿瘤转移至胃肠道、合并使用有确定的胃肠道穿孔风险的药物)的患者应慎用。出现胃肠道穿孔的患者应停用本品。

(7)使用本品的患者可出现肾功能衰竭和急性肾功能衰竭，应监测患者肾功能，尤其要注意那些有肾功能损害的危险因素或既往史的患者。

(8)定期监测全血细胞计数，血红蛋白。

妊娠　妊娠妇女服用本品后可能会给胎儿带来潜在风险。女性在接受治疗期间及最后一次给药后至少 45 天内，男性患者至少 90 天内均应避孕。

【药物相互作用】　(1)与 CYP3A 强抑制剂(如：克拉霉素、印地那韦、伊曲康唑、酮康唑、奈法唑酮、奈非那韦、利托那韦、沙奎那韦、醋竹桃霉素、伏立康唑、西柚或西柚汁等)合用导致本品血浆浓度升高，增加不良反应风险。

(2)与强 CYP3A 诱导剂(如：卡马西平、苯巴比妥、苯妥英钠、利福平、利福布汀和圣约翰草)同时使用会导致本品血浆浓度降低，减弱疗效。

(3)避免与治疗指数狭窄的 CYP3A 底物(如：阿芬太尼、环孢素、双氢麦角胺、麦角胺、芬太尼、匹莫齐特、奎尼丁、西罗莫司和他克莫司等)同时使用。因为极小的浓度变化可能导致严重不良反应。

(4)本品可延长 Q-T/Q-Tc 间期，应避免合用可延长 Q-T 间期的药物。

(5) 本品可引起心动过缓，应避免合用可引起心动过缓的药物(如β-受体拮抗剂，非二氢吡啶类钙通道阻滞剂，可乐定和地高辛)。

【给药说明】 (1) 本品的胶囊剂应整粒吞服。

(2) 若漏服一剂，则应补服漏服剂量的药物，除非距下次服药时间短于 6 小时。

(3) 如果在服药后呕吐，则在正常时间服用下一剂药物。

(4) 本品治疗过程中应避免食用西柚或西柚汁。

【用法与用量】 本品的推荐剂量为 250mg 口服，每日 2 次，与食物同服或不同服，直至疾病进展或患者无法耐受。

发生不良反应时推荐的剂量调整：第一次减少剂量：口服 200mg，每日 2 次；第二次减少剂量：口服 250mg，每日 1 次；如果每日 1 次口服 250mg 本品仍无法耐受，则永久停服。

肝损伤 根据 NCI 的分类，对于轻度肝损害患者，无需调整本品起始剂量。对于中度肝损害患者，推荐的起始剂量为 200mg，每天 2 次。对于重度肝损害患者，推荐的起始剂量为 250mg，每天 1 次。

肾损伤 对轻度和中度肾损害的患者不需要进行起始剂量调整。在无需透析的严重肾损伤患者中，推荐本品的起始剂量为 250mg，口服，每日 1 次。

其他 与 CYP3A 强抑制剂合并使用时，应减少本品至 250mg，口服，每天 1 次。

【制剂与规格】 克唑替尼胶囊：(1) 250mg；(2) 200mg。

塞瑞替尼[医保(乙)]
Ceritinib

【适应证】 本品适用于此前接受过克唑替尼治疗后进展的或者对克唑替尼不耐受的间变性淋巴瘤激酶(ALK)阳性的局部晚期或转移性非小细胞肺癌(NSCLC)患者。

【药理】 (1) 药效学 本品为激酶抑制剂。其抑制靶点包括 ALK、胰岛素样生长因子 1 受体(IGF-1R)、胰岛素受体(InsR)和 ROS1，其中对 ALK 的抑制活性最强。本品抑制 ALK 自身磷酸化、ALK 介导的下游信号蛋白 STAT3 的磷酸化以及 ALK 依赖的癌细胞的增殖。本品可抑制表达 EML4-ALK 和 NPM-ALK 融合蛋白的细胞系的体外增殖，可剂量依赖性地抑制 EML4-ALK 阳性非小细胞肺癌细胞的小鼠和大鼠异种移植瘤的生长。

(2) 药动学 吸收 空腹条件下，患者单次口服本品后，在 4～6 小时达到血浆峰浓度(C_{max})，曲线下面积(AUC)及 C_{max} 在 50～750mg 的剂量范围内与剂量成正比。空腹条件下，本品 750mg 每日一次口服给药，约 15 日后达到稳态，3 周后几何平均蓄积率为 6.2。50～750mg 剂量每日一次重复给药，全身暴露以大于剂量比例的方式增加。

分布 本品血浆蛋白结合率约为 97%，空腹口服 750mg，患者的表现分布容积(V_d/F)为 4230L。和血浆相比，本品在红细胞的分布略多，体外平均血液/血浆浓度比为 1.35。

体外研究表明本品是 P-糖蛋白(P-gp)而不是乳腺癌耐药蛋白(BCRP)或多耐药蛋白 2(MRP2)的底物。本品的体外表现被动渗透率较低。

代谢 体外研究表明，CYP3A 酶为主要参与本品代谢和清除的酶。本品的主要生物转化途径包括单加氧化、O-去烷基化和 N-甲酰化。针对主要生物转化产物进行的次级生物转化谢途径包括葡萄糖醛酸结合反应和脱氢作用。此外还观察到一个硫醇基添加至 O-去烷基化的本品。

消除 本品消除具有随时间非线性的药代动力学特征。单次口服剂量为 750mg 的本品的清除率(88.5L/h)，达稳态后，其几何平均表观清除率(CL/F)(33.2L/h)。空腹条件下单次口服 400～750mg 本品，几何平均表现血浆终末半衰期($t_{1/2}$)为 31～41 小时。

本品及其代谢产物的主要排泄途径为粪便。空腹条件下单次口服 750mg 放射性标记的本品后，91%的给药剂量可在粪便中回收(68%为母体化合物原型)，而 1.3%的给药剂量可在尿中回收。

【不良反应】 血液系统 十分常见：贫血。

代谢及营养 十分常见：食欲减退；常见：高血糖、低磷血症。

眼部 常见：视觉障碍。

心血管 常见：心包炎、心动过缓。

呼吸系统 常见：非感染性肺炎。

胃肠道 十分常见：腹泻、恶心、呕吐、腹痛、便秘、食管疾病。

肝、胆 常见：肝功能检查异常、肝毒性。

皮肤及皮肤附件 十分常见：皮疹。

尿路 常见：肾损害、肾衰竭。

其他 医学检查中，肝脏实验室检查异常、体重减轻和血肌酐升高十分常见；心电图 Q-T 间期延长、脂肪酶升高和淀粉酶升高常见。

【禁忌证】 对本品任何活性成分或辅料过敏的患者禁用。

【注意事项】 不良反应相关 (1) 针对消化系统出现的不良反应，应根据临床指征给予患者标准监测及管理，包括止泻、止吐及补液治疗。

(2)患者开始治疗前应进行肝功能监测(包括 ALT、AST 和总胆红素)及治疗期间的监测。

(3)患者出现的提示 ILD/非感染性肺炎的肺部症状(如呼吸困难,可伴有咳嗽和低热,X 线胸片示弥漫阴影,低氧血症),需排除其他潜在原因,一旦诊断为治疗相关的任何级别的 ILD/非感染性肺炎,应永久终止本品。

(4)先天性长 Q-T 间期综合征患者应尽可能避免使用本品。充血性心力衰竭、心动过缓、电解质异常或正在使用已知可延长 Q-T 间期的药物的患者,应定期监测心电图(ECG)及电解质。至少 2 次独立 ECG 提示 Q-Tc 间期>500 毫秒的患者应暂停给药,直至 Q-Tc 间期<481 毫秒出现 Q-Tc 间期延长伴尖端扭转型室性心动过速或多形性室性心动过速或严重心律失常的体征/症状的患者需永久终止本品。

(5)本品治疗开始之前应监测空腹血清葡萄糖,之后根据临床指征定期监测。根据指征开始使用或优化降糖药物治疗,如最佳治疗不能充分控制高血糖,则永久终止本品。

(6)本品可致心动过缓,应定期监测心率和血压。

(7)本品有导致胰腺炎风险,治疗开始之前监测脂肪酶和淀粉酶,之后根据临床指征定期监测。

司机驾驶 因可能出现疲劳或视觉障碍,患者在治疗期间应谨慎驾驶和操作机器。

老年人 基于目前有限的相关安全性和有效性数据,65 岁及以上的患者使用本品无需进行剂量调整。无 85 岁及以上患者的相关用药数据。

妊娠 数据有限,若非一定需要使用,应在妊娠期避免使用本品。

【药物相互作用】(1)与强 CYP3A 抑制剂同时使用,可能会增加本品血浆药物浓度。如不可避免同时使用,应减低本品的剂量。

(2)与抑制 P-gp 的药物联合使用时,可导致本品浓度升高。

3)和强效 CYP3A/P-gp 诱导剂联合使用时,可降低本品的血浆浓度,应避免同时使用强效 CYP3A 诱导剂;包括但不限于,卡马西平、苯巴比妥、苯妥英、利福布汀、利福平、圣约翰草提取物(贯叶连翘)。联合使用 P-gp 诱导剂时应谨慎。

(4)避免与有窄治疗指数的 CYP3A 或 CYP2C9 底物同时使用。若不能避免,应考虑下调这些合用药物的剂量。

(5)本品在临床给药浓度下可抑制 CYP2A6 和 CYP2E1,和主要由这些酶代谢的药物同时使用,可能增加这些药物的血药浓度。

(6)抗心律失常的药物或其他可能导致 Q-T 间期延长的药物,如阿司咪唑、多潘立酮、氟哌利多、氯喹、卤泛群、克拉霉素、氟哌啶醇、美沙酮、西沙必利和莫西沙星等。与本品联合使用时,存在或可能出现 Q-T 间期延长的风险。

(7)抑制胃酸药物(如质子泵抑制剂、H_2 受体拮抗剂、抗酸药)可能改变本品的溶解度,并降低其生物利用度。

【给药说明】(1)服用本品前,必须进行 ALK 突变检测,确认为 ALK 阳性的 NSCLC 患者方可接受本品治疗。

(2)本品应每日一次,并且在每天同一时间随餐口服给药。

(3)胶囊剂应用水整粒吞下,不可咀嚼或压碎。

(4)如果忘记服药,且距下次服药时间间隔 12 小时以上,患者应补服漏服的剂量。

(5)若治疗期间发生呕吐,患者不应服用额外剂量,但应继续服用下次计划剂量。

(6)治疗期间避免进食葡萄柚和葡萄柚汁。

【用法与用量】 每日一次,每次 450mg,每天在同一时间口服给药,药物应与食物同时服用。只要观察到临床效益,应持续治疗直至疾病进展或出现不可耐受的毒性。

其他 在治疗过程中因不良反应可能需要暂时中断使用或下调本品剂量时,应以 150mg 的下调幅度逐步减少本品的日剂量,对于无法耐受每日随餐服用 150mg 剂量的患者,应停用本品。

【制剂与规格】 塞瑞替尼胶囊:150mg。

阿 来 替 尼 [医保(乙)]
Alectinib

【适应证】 本品单药适用于间变性淋巴瘤激酶(ALK)阳性的局部晚期或转移性非小细胞肺癌患者的治疗。

【药理】(1)药效学 本品是一种具有高度选择性的强效 ALK 和 RET 酪氨酸激酶抑制剂。非临床研究中,抑制 ALK 酪氨酸激酶活性可阻断下游信号通路 STAT3 和 PI3K/AKT 的激活,诱导肿瘤细胞死亡(凋亡)。

本品及主要代谢产物(M4)在体外和体内能抑制 ALK 酶的突变型,包括导致克唑替尼耐药的突变型。其主要代谢产物(M4)在体外具有类似效价和活性。

(2) 药动学 吸收 ALK 阳性非小细胞肺癌患者每日两次餐后口服 600mg 本品后，迅速被吸收，血药浓度在 4 至 6 小时后达峰，连续给药第 7 天达到稳态。通过群体药代动力学分析估算，其几何平均蓄积比为 5.6，餐后服用 300～900mg，具有剂量成比例关系。在健康受试者中，餐后服用本品的绝对生物利用度为 36.9%。随高脂、高热量餐单次口服 600mg 后，暴露量相对于空腹服用增加了 3 倍。

分布 本品及其主要代谢产物 M4 与人血浆蛋白结合率大于 99%，与药物浓度无关。静脉给药后，其稳态分布容积(V_{ss})的几何平均值为 475L，表明本品广泛分布于组织中。

代谢 体外代谢研究显示，CYP3A4 是介导阿来替尼及其主要代谢产物 M4 代谢的主要 CYP 同工酶，估计占人肝细胞中阿来替尼代谢的 40%～50%。人体质量平衡研究结果显示，本品和 M4 是血浆中的主要循环形式，阿来替尼和 M4 约占血浆中总放射性的 76%。

排泄 本品大多数经粪便排泄，尿液中的排泄量极少。分别有 84% 和 5.8% 的剂量以阿来替尼原药或 M4 形式从粪便中排泄。根据群体药代动力学分析，本品的表观清除率(CL/F)为 81.9L/h，个体消除半衰期的几何平均值估计为 32.5 小时。M4 的相应值分别为 217L/h 和 30.7 小时。

【不良反应】 胃肠道 便秘、恶心、腹泻、呕吐、口腔炎和口腔溃疡等。

皮肤及皮肤附件 皮疹，包括皮疹、斑丘疹、痤疮样皮炎、红斑、全身皮疹、丘疹样皮疹、瘙痒性皮疹及斑状皮疹和光敏反应。

肌肉骨骼 肌痛和肌肉骨骼疼痛，血肌酸磷酸激酶(CPK)升高。

肝、胆 AST、ALT 及胆红素升高等。

血液系统 贫血。

全身整体表现 水肿(包括外周水肿、全身水肿、眼睑水肿、眶周水肿)，体重增加等。

神经系统 味觉障碍。

眼部 视觉障碍(包括视物模糊、视力损害、飞蚊症、视觉灵敏度减退、视疲劳和复视)。

心血管 心动过缓和窦性心动过缓等。

尿路 血肌酐升高和急性肾损伤。

呼吸系统 间质性肺病/非感染性肺炎。

【注意事项】 不良反应相关 (1)若出现 4 级肾毒性，则永久停用本品。若出现 3 级肾毒性，则暂停本品，直到恢复至≤1.5ULN，然后以减量后的剂量恢复治疗。

(2) 应监测肝功能，根据药物不良反应的严重程度暂停本品治疗，然后减量继续治疗，或者永久停止本品治疗。

(3) 应监测患者是否出现提示有非感染性肺炎的肺部症状。确诊患有间质性肺病/非感染性肺炎的患者应马上中断本品治疗，如果没有发现其他间质性肺病/非感染性肺炎的潜在病因，则应永久停药。

(4) 如果患者发生症状性心动过缓或危及生命的事件，应对合并用药中已知引发心动过缓的药物以及降压药进行评估，并调整本品治疗的剂量。

(5) 在服用本品时及治疗停止后至少 7 天内，应建议患者避免长时间阳光暴晒。建议患者使用防紫外线 A(UVA)/紫外线 B(UVB)的广谱防晒霜和润唇膏(SPF≥50)，防止可能的晒伤。

(6) 本品的关键性临床试验中报告了肌痛和肌肉骨骼疼痛，包括 3 级事件。建议患者报告任何原因不明的肌痛、触痛或虚弱。评估 CPK 水平，根据 CPK 升高的严重程度暂停本品治疗，然后恢复治疗或降低剂量。

妊娠 当妊娠女性服用本品时，可能会对胎儿造成伤害。育龄期女性患者或者接受本品治疗的男性患者在治疗期间及本品末次给药后至少 3 个月内应采取避孕措施。

机械操作 本品对驾驶和操作机械的能力具有轻微影响。在驾驶或操作机械时应谨慎。

基因相关 服用本品前，必须进行 ALK 阳性评估。

【药物相互作用】 当本品与治疗指数狭窄的 P-gp 或 BCRP 底物(例如：地高辛、达比加群、甲氨蝶呤)合并用药时，建议进行适当的监测。

【用法与用量】 (1)推荐剂量：一次 600mg，每日两次(每日总剂量 1200mg)，随餐口服给药。应根据患者耐受性，以每次减量 150mg 的方式逐步降低本品的剂量。如果患者不能耐受 300mg 每日两次的给药剂量，应该永久停止本品治疗。

(2) 患者如果漏服一剂计划剂量的本品，应补服该剂量，除非距离下一次服药的时间小于 6 小时。

肝损伤 对于轻度或中度肝功能受损患者，无需调整剂量。重度肝功能受损患者的给药剂量应该为 450mg，口服给药，每日两次。

【制剂与规格】 盐酸阿来替尼胶囊：150mg(以阿来替尼计)。

培唑帕尼 [医保(乙)]
Pazopanib

【特殊说明】 曾在临床试验中观察到严重和致死性的肝毒性。

【适应证】 (1)CDE 适应证　本品适用于晚期肾细胞癌患者的一线治疗和曾接受细胞因子治疗的晚期肾细胞癌患者的治疗。

(2)国外适应证　已接受过化疗的成人晚期软组织肉瘤。

【药理】 (1)药效学　本品是血管内皮生长因子受体(VEGFR)1、2 和 3,血小板衍生生长因子受体(PDGFR)α 和 β,成纤维细胞生长因子受体(FGFR)-1 和-3,细胞因子受体(Kit)、白细胞介素-2 受体诱导的 T 细胞激酶(Itk)、白细胞特异性蛋白酪氨酸激酶(LcK)以及跨膜糖蛋白受体酪氨酸激酶(c-Fms)的多靶点酪氨酸激酶抑制剂。

(2)药动学　吸收　实体瘤患者口服 800mg 单剂量本品后,中位达峰时间为 3.5 小时,$AUC_{0\to\infty}$为(650±500)(μg·h)/ml。本品剂量高于 800mg 时,AUC 或 C_{max} 未出现持续性升高。当与食物同服时,本品的全身暴露量增加。与高脂或低脂饮食同服时,其 AUC 和 C_{max} 升高约 2 倍。本品碾碎后服用,其生物利用度和口服吸收率相对高于整片吞服。

分布　本品在体内与人血浆蛋白的结合大于 99%,在 10～100μg/ml 的剂量范围内,无浓度依赖性。

生物转化　体外研究结果证明,本品的代谢主要是由 CYP3A4 介导的,小部分由 CYP1A2 和 CYP2C8 介导。其四种主要代谢产物只占血浆暴露量的 6%。其中一种代谢产物抑制 VEGF 诱导的人脐静脉内皮细胞的增殖,与培唑帕尼原型药物的效价相似,比其他代谢产物的活性高 10～20 倍。因此,本品的活性主要依赖于培唑帕尼原型药物的暴露量。

消除　本品消除缓慢,给予推荐剂量 800mg 后的平均半衰期为 30.9 小时。主要经粪便消除,经肾脏排泄的比例不到给药剂量的 4%。

【不良反应】 肌肉骨骼　肌痛、关节痛、肌肉痉挛。

尿路　蛋白尿。

血液系统　白细胞减少症、中性粒细胞减少、血小板减少等。

皮肤及皮肤附件　皮疹、毛发颜色改变、脱发、皮肤色素减少、手足综合征、皮肤干燥、瘙痒、红斑、皮肤褪色、多汗。

胃肠道　恶心、呕吐、腹痛、腹胀、腹泻、口干、口腔炎、口腔溃疡、消化不良、胃肠胀气等。

肝、胆　肝毒性、肝功能异常、高胆红素血症、丙氨酸氨基转移酶升高、天冬氨酸氨基转移酶升高等。

呼吸系统　鼻衄、发声困难、呼吸困难、咯血。

神经系统　味觉障碍、头痛、眩晕、昏睡、感觉异常、外周感觉神经病变等。

全身整体表现　疲劳、胸痛、水肿、乏力、黏膜炎等。

内分泌系统　甲状腺功能减退。

代谢及营养　食欲减退、低磷血症、脱水、体重下降。

血管,出血及凝血　高血压、潮热、潮红、静脉血栓栓塞事件、血尿。

精神异常　失眠。

【禁忌证】 对活性成分或任何辅料过敏者禁用。

【注意事项】 不良反应相关　(1)所有接受本品治疗的患者均应监测肝功能。轻度或中度肝功能损害患者应慎用,不建议重度肝损害使用本品。

(2)高血压患者在本品治疗开始之前,应监测血压并及时采用标准抗高血压治疗,控制好血压,同时调整本品的剂量(根据临床判断中断治疗,然后以降低的剂量重新开始治疗)。如有证据表明患者存在高血压危象,或在使用抗高血压药物治疗并减少本品剂量的情况下仍存在严重和持续性的高血压,应终止本品的治疗。

(3)应监测患者是否出现具有间质性肺病(ILD)/肺炎指征的肺部症状,并对出现 ILD 或肺炎的患者停用本品。

(4)对于存在心功能不全风险(包括既往接受过蒽环类药物治疗)的患者,进行基线和定期的 LVEF 评价。如有临床指征,LVEF 显著降低的患者在中断本品治疗和(或)减量的同时,应接受高血压治疗。

(5)对于既往有 Q-T 间期延长病史的患者,服用有可能延长 Q-T 间期的抗心律失常药物或其他药物的患者,以及先前存在心脏疾病的患者应慎用。心电图监测,并将电解质(如钙,镁,钾)维持在正常范围内。

(6)出现 TMA(血栓性微血管病)的患者应永久终止培唑帕尼治疗。治疗停止后观察到 TMA 逆转。

(7)在进行择期手术前至少 7 天,应停止本品治疗。决定手术后是否再次开始本品的治疗,应以切口完全愈合的临床判断为依据。对于伤口裂开的患者,应终止本品治疗。

(8)治疗期间定期进行尿液检查,监测患者的蛋白尿恶化情况。如患者出现肾病综合征,应终止本品治疗。

机械操作　患者如感到眩晕、疲倦或虚弱,应避免驾驶或操作机械。

妊娠　怀孕期间不应使用本品,除非该女性患者的病情确实需要本品治疗。建议育龄期妇女在接受本品治疗期间以及终止治疗后 2 周内采用充分的避孕措施以避免怀孕。

哺乳期 哺乳期妇女在本品治疗期间不应进行母乳喂养。

儿童 本品不得用于 2 岁以下儿童。在 2~18 岁的儿童中的安全性和有效性尚不明确。

【药物相互作用】 (1)体外研究表明，本品在人体肝微粒体的氧化代谢主要由 CYP3A4 介导，小部分由 CYP1A2 和 CYP2C8 介导。因此，CYP3A4 的抑制剂和诱导剂可能会改变本品的代谢。本品是 CYP3A4、P-糖蛋白(P-gp)和乳腺癌耐药蛋白(BCRP)的底物。与本品单独给药(400mg，每日 1 次，连续 7 日)相比，本品(400mg，每日 1 次，连续 5 日)与 CYP3A4 和 P-gp 的强抑制剂酮康唑(400mg，每日 1 次)同时给药，导致本品的平均 AUC_{0-24h} 和 C_{max} 分别增加 66%和 45%。因此，本品与 CYP3A4 家族的强效抑制剂(如：伊曲康唑、克拉霉素、阿扎那韦、茚地那韦、奈法唑酮、奈非那韦、利托那韦、沙奎那韦、泰利霉素和伏立康唑)同时给药可能会升高本品的血药浓度。与 CYP3A4、P-gp 以及 BCRP 抑制剂(如拉帕替尼)同时给药将导致血浆中本品的浓度增加，与 P-gp 以及 BCRP 的强抑制剂同时给药也可能改变本品的暴露量和分布，包括中枢神经系统(CNS)的分布。应避免本品与CYP3A4、P-gp 或 BCRP 强抑制剂联合使用。CYP3A4 的诱导剂，如利福平，可降低血浆培唑帕尼的浓度。本品与 P-gp 或 BCRP 强诱导剂联合用药可能会改变本品的暴露量分布，包括在中枢神经系统中的分布。

(2)本品与埃索美拉唑合并用药会使本品的生物利用度降低约 40%(AUC 和 C_{max})因此，应避免与能升高胃内 pH 值的药物合并使用。

(3)本品和辛伐他汀合并用药会增加 ALT 升高的发生率。因数据不足，无法评估其他他汀类药物和本品合并用药对 ALT 水平的影响，因此，当其他他汀类药物和本品合并用药时需谨慎。不排除本品会影响其他他汀类药物(如阿托伐他汀、氟伐他汀、普伐他汀、瑞舒伐他汀)的药代动力学。

【给药说明】 (1)不应与食物同时服用，餐前至少 1 小时或餐后至少 2 小时服用本品。

(2)本品的薄膜衣片应整片用水吞服，请勿掰开或嚼碎。

(3)本品治疗期间应避免食用西柚汁。

【用法与用量】 (1)本品的推荐剂量为 800mg，每日 1 次。剂量调整应根据个体耐受情况，按 200mg 的幅度逐步递增或递减，以控制不良反应。日剂量不应超过 800mg。

(2)如果漏服剂量，且距下次剂量的服用时间不足 12 小时，则不应补服。

(3)血清肝功能检查轻度异常患者的推荐剂量为 800mg，每日 1 次。对于中度肝损害患者，建议将本品的剂量减少至 200mg 每日 1 次。不建议重度肝功能损害患者使用本品。

【制剂与规格】 培唑帕尼片：(1)200mg；(2)400mg(按培唑帕尼计)。

阿 昔 替 尼 [医保(乙)]
Axitinib

【适应证】 (1)CDE 适应证 本品用于既往接受过一种酪氨酸激酶抑制剂或细胞因子治疗失败的进展期肾细胞癌(RCC)的成人患者。

(2)国外适应证 ①与 avelumab 联合用于晚期肾细胞癌患者的一线治疗；②与帕博利珠单抗联合用于晚期肾细胞癌患者的一线治疗；③单药用于晚期肾细胞癌的治疗。

【药理】 (1)药效学 本品在治疗剂量下可以抑制酪氨酸激酶受体，包括血管内皮生长因子受体(VEGFR-1、VEGFR-2 和 VEGFR-3)。这些受体与病理性血管生成、肿瘤生长和癌症进展相关。体外试验与小鼠体内模型试验显示本品可抑制 VEGF 介导的内皮细胞增殖与存活；在荷瘤小鼠模型中，阿昔替尼可抑制肿瘤生长及 VEGFR-2 的磷酸化。

(2)药动学 采用有一级吸收和滞后时间的双室模型可充分描述本品的浓度-时间曲线。

吸收与分布：单次口服 5mg 剂量，中位 t_{max} 为 2.5~4.1 小时。平均绝对生物利用度为 58%。给药后 2~3 天内可望达到稳定状态。在稳定状态下，本品在 1~20mg 剂量范围内表现出近似线性的药代动力学。平均绝对生物利用度为 58%。血浆蛋白高度结合(99%)，优先结合于白蛋白。晚期 RCC 患者($n=20$)中，在喂食状态下每日两次 5mg 时，几何平均值(CV%)C_{max} 和 AUC_{0-24h} 分别为 27.8(79%)ng/ml 和 265(77%)(ng·h)/ml。清除率和表观分布体积的几何平均值(CV%)分别为 38(80%)L/h 和 160(105%)L。

代谢与消除：本品血浆半衰期 2.5~6.1 小时。在肝脏主要由 CYP3A4/5 代谢，较少由 CYP1A2、CYP2C19 和 UGT1A1 代谢。口服 5mg 放射性剂量的阿昔替尼后，约 41%的放射性在粪便中被回收，约 23%在尿液中被回收。

【不良反应】 胃肠道反应 腹泻、恶心、呕吐、便秘、腹痛，消化不良。

血管，出血及凝血　高血压。

皮肤及皮肤附件　黏膜炎症、口腔炎、皮疹、皮肤干燥、掌跖红肿疼痛(手足)综合征、瘙痒、脱发、红斑。

肌肉骨骼　关节痛、四肢疼痛。

呼吸系统　发声困难、咳嗽。

全身整体表现　疲乏/乏力。

代谢及营养　食欲减退。

实验室检查　体重减轻、甲状腺功能减退、血红蛋白下降、淋巴细胞(绝对计数)下降、血小板下降、白细胞计数下降、肌酐升高、碳酸氢盐下降、低钙血症、ALP升高、高血糖症、脂肪酶升高、淀粉酶升高、ALT升高、AST升高、高钠血症、低蛋白血症、高钾血症、低血糖症、低钠血症、低磷酸盐症。

听觉，前庭及特殊感官　味觉障碍。

泌尿系统　蛋白尿。

【禁忌证】　对阿昔替尼或任何辅料过敏。

【注意事项】　高血压和高血压危象　开始本品治疗前，应控制好血压。开始本品治疗后应监测高血压出现情况，按需给予标准抗高血压药物治疗。若给予抗高血压药物治疗后存在持续性高血压，降低本品剂量。如果同时给予抗高血压药物并降低本品剂量仍出现严重且持续性高血压，应停用本品，一旦患者血压正常即重新开始给予较低剂量的本品。如果出现高血压危象证据，应考虑停药。如果中断阿昔替尼给药，应监测接受抗高血压药物治疗的患者是否出现低血压。

动脉血栓　本品治疗过程中可出现动脉血栓栓塞事件(包括一过性脑缺血发作、脑血管意外、心肌梗死、视网膜动脉闭塞)。有发生此类事件风险或此类事件病史的患者应慎用本品。

静脉血栓　本品治疗过程中可出现包括死亡在内的静脉血栓栓塞事件。包括肺栓塞、深静脉血栓、视网膜静脉闭塞、视网膜静脉血栓等。存在这些事件风险或曾有这些事件病史的患者应慎用本品。

血红蛋白或血细胞比容升高　本品治疗过程中可能发生血红蛋白或血细胞比容升高，即红细胞总量增加，进而增加血栓栓塞事件的风险。本品治疗前、治疗过程中定期监测血红蛋白或血细胞比容。如果血红蛋白或血细胞比容升高至高于正常水平，应根据常规对患者进行治疗，将血红蛋白或血细胞比容降低至可接受的水平。

出血　本品治疗期间可出现出血事件。脑转移患者或近期内出现活动性胃肠道出血患者不应使用本品。如果出血事件需要药物干预，应暂停本品。

动脉瘤和动脉夹层　使用本品治疗可能增加动脉瘤和动脉夹层的风险，在开始本品治疗之前，对于具有高血压或动脉瘤病史等风险因素的患者，应谨慎考虑。

心力衰竭　使用本品治疗过程中需监测心力衰竭的体征或症状。可能需要通过永久停用本品控制心力衰竭。

胃肠穿孔和瘘管形成　本品治疗期间，应定期监测胃肠穿孔或瘘管形成的症状。

甲状腺功能不全　在本品治疗前及治疗期间应定期监测甲状腺功能。

伤口愈合不良的风险　本品有可能对伤口愈合产生不利影响。在非急需的手术前至少提前2天暂停本品。大手术后至少2周内不能给药，直到伤口完全愈合。在伤口愈合并发症解决后重新开始本品治疗的安全性尚未确定。

可逆性后部脑白质病综合征　本品治疗过程中要监测RPLS的症状，可能表现为头痛、癫痫发作、昏睡、意识模糊、失明、其他视觉和神经系统紊乱。还可能出现轻度至重度高血压。核磁共振成像是确认RPLS诊断所必需的。出现RPLS的患者应停用本品。曾出现过RPLS的患者再次给予阿昔替尼治疗的安全性未知。

蛋白尿　在本品开始治疗前、治疗期间应定期监测尿蛋白。出现中度至重度蛋白尿的患者应减量或暂停使用本品。如果患者出现肾病综合征，应停药。

肝损伤　在本品开始治疗前、治疗期间应定期监测ALT、AST及胆红素。

生殖毒性　对有生育力的女性和男性告知本品对胎儿的潜在风险并建议其在接受本品治疗期间和末次给药后1周内采取有效避孕措施。

乳糖　本品含有乳糖。患有罕见遗传疾病包括半乳糖不耐受、Lapp乳糖酶缺乏或葡萄糖-半乳糖吸收不良的患者不应服用本品。

【药物相互作用】　(1)本品与强效CYP3A4/5抑制剂(如伊曲康唑、克拉霉素、红霉素、阿扎那韦、茚地那韦、奈法唑酮、那非那韦、利托那韦、沙奎那韦及泰利霉素、伏立康唑)合用可能升高本品血浆浓度。如果必须与强效CYP3A4/5抑制剂合用，将本品剂量减少约一半；若停用CYP3A4/5抑制剂，在停用该抑制剂的3~5个半衰期之后将本品剂量重新增加至使用该强抑制剂之前的剂量。

(2)葡萄柚也可能升高阿昔替尼血浆浓度。

(3)本品与强效CYP3A4/5诱导剂[例如利福平、地塞米松、苯妥英、卡马西平、利福布汀、利福喷汀、苯巴比妥及贯叶连翘(也称作圣约翰草)]合用可能降低本品血浆浓度。建议选择无或有最低程度CYP3A4/5诱导可能性的药物合用。

(4) CYP1A2 和 CYP2C19 的强效抑制剂可能会增加本品血浆浓度，因此应慎用。

(5) 本品与 CYP1A2 底物合用可能导致 CYP1A2 底物(例如茶碱)血浆浓度升高。

【给药说明】 (1)本品可与食物同服或在空腹条件下给药，每日两次给药的时间间隔约为 12 小时。

(2) 本品应用一杯水整片吞服。

(3) 如果患者呕吐或漏服一次剂量，不应另外服用一次剂量。应按常规服用下一次处方剂量。

【用法与用量】 成人 起始口服剂量为 5mg，每日两次。

剂量调整 (1)能耐受本品至少两周连续治疗，未出现 2 级以上不良反应，血压正常，未接受降压药物治疗。当起始剂量为 5mg 时，可将剂量加至 7mg，每日两次，然后采用相同标准，进一步加量至 10mg，每日两次。

(2) 如果需要从 5mg，每日两次开始减量，则推荐剂量为 3mg，每日两次。如果需要再次减量，则推荐剂量为 2mg，每日两次。

肝损伤 (1)轻度肝损(Child-Pugh 分级：A 级)：无需调整起始剂量。

(2) 中度肝损(Child-Pugh 分级：B 级)：起始剂量应减半。可根据患者安全性和耐受性的个体差异增加或降低随后剂量。

(3) 重度肝损(Child-Pugh 分级：C 级)：不推荐使用本品。

肾损伤 (1)轻度至重度肾损害患者无需调整本品起始剂量。

(2) 终末期肾病患者(Ccr<15ml/min)应慎用本品。

老年人 老年患者无需调整剂量。

儿童 尚未在儿童患者中研究阿昔替尼的安全性和有效性。

【制剂与规格】 阿昔替尼片：(1)1mg；(2)5mg。

瑞 戈 非 尼 [医保(乙)]
Regorafenib

【特殊说明】 (1)临床研究中发生了严重的，有时是致命的肝脏毒性；

(2) 在治疗前及治疗中进行肝功能监测；

(3) 在使用瑞戈非尼片治疗中，可根据肝功能检测或肝细胞坏死所表现出来的肝脏毒性的严重程度和持续性，暂停后降低剂量或停药。

【适应证】 ①适用于治疗既往接受过以氟尿嘧啶、奥沙利铂和伊立替康为基础的化疗，以及既往接受过或不适合接受抗 VEGF 治疗、抗 EGFR 治疗(RAS 野生型)的转移性结直肠癌(mCRC)患者。②既往接受过甲磺酸伊马替尼及苹果酸舒尼替尼治疗的局部晚期的、无法手术切除的或转移性的胃肠道间质瘤(GIST)患者。③既往接受过索拉非尼治疗的肝细胞癌(HCC)患者。

【药理】 (1)药效学 本品是细胞膜结合的和胞内的多种激酶的小分子抑制剂，这些激酶参与正常的细胞功能以及肿瘤发生、肿瘤血管生成、肿瘤转移和肿瘤免疫等病理过程。

体外试验中，本品及其人体主要的活性代谢物 M-2 和 M-5 在临床使用浓度下均可抑制 RET、VEGFR1、VEGFR2、VEGFR3、KIT、PDGFR-α、PDGFR-β、FGFR1、FGFR2、TIE2、DDR2、TrkA、Eph2A、RAF-1、BRAF、BRAFV600E、SAPK2、PTK5、Ab1 和 CSF1R 等激酶活性。

其抑制大鼠肿瘤组织血管生成，抑制小鼠异种移植人结直肠癌、人胃肠道间质瘤和肝细胞癌的肿瘤生长，能抑制小鼠异种移植和原位移植人结直肠癌模型的肿瘤转移。

(2) 药动学 吸收：以 4 片 40mg 的片剂给予单次口服剂量 160mg 后，瑞戈非尼在 3 至 4 小时达到约 2.5mg/L 的平均血浆峰浓度。60mg 或 100mg 单剂量给药后，片剂与口服液的平均相对生物利用度分别为 69% 和 83%。

与高脂早餐或空腹条件相比，低脂早餐后瑞戈非尼及其主要有药理活性的代谢产物(M-2 和 M-5)的浓度最高。与空腹相比，随高脂早餐给药后瑞戈非尼的暴露量增加 48%，随低脂早餐给药后增加 36%。另外与空腹相比，瑞戈非尼随低脂早餐给药后，代谢产物 M-2(氮氧化物)和 M-5(氮氧化物和 N-去甲基化)的暴露量较高，而随高脂饮食给药后较低。

分布：瑞戈非尼及其主要循环代谢产物的血浆浓度曲线显示，由于肝肠循环在 24 小时给药间隔内有多个峰。瑞戈非尼与人血浆蛋白的体外蛋白结合率高(99.5%)。M-2 和 M-5 的体外蛋白结合率(分别为 99.8% 和 99.95%)高于瑞戈非尼。代谢产物 M-2 和 M-5 是 P-gp 的弱底物。代谢产物 M-5 是弱 BCRP 底物。

生物转化：瑞戈非尼主要在肝脏中经受 CYP3A4 介导的氧化代谢途径代谢，并经尿苷二磷酸葡萄糖醛的转移酶(UGT)1A9 介导的葡萄糖醛酸苷化代谢。研究鉴定出血浆中瑞戈非尼的两种主要的和六种次要的代谢产物。人血浆中瑞戈非尼的主要循环代谢产物为 M-2(氮氧化物)和 M-5(氮氧化物和 N-去甲基化)，有药理活性，稳态浓度与瑞戈非尼相似。M-2 进一步受 CYP3A4 介导的氧化代谢途径代谢，并经 UGT1A9 介导的葡萄糖醛酸苷化代谢。

代谢产物在胃肠道中可能由微生物菌丛还原或水解,使未结合的活性物质和代谢产物再吸收(肝肠循环)。

消除:口服后,在不同研究中,瑞戈非尼及其代谢产物 M-2 的平均消除半衰期在 20 至 30 小时的范围内。M-5 的平均消除半衰期约 60 小时(在 40 至 100 小时的范围内)在给药后 12 天内回收了约 90% 的放射性剂量,约 71% 的剂量经粪便排泄(47% 作为母体化合物,24% 作为代谢产物),约 19% 的剂量作为葡萄糖醛酸苷经尿液排泄。

葡萄糖醛酸苷的尿排泄在稳态条件下降至 10% 以下。在粪便中发现的母体化合物可能来源于葡萄糖醛酸苷的肠降解或代谢产物 M-2(氮氧化物)的还原以及未吸收的瑞戈非尼。

M-5 在胃肠道中可能由微生物菌丛还原成 M-4,使 M-4 再吸收(肝肠循环)。M-5 主要经 M-4 成为 M-6(羧酸)经粪便排泄。

【不良反应】 在接受瑞戈非尼治疗的患者中最常见的药物不良反应(≥30%)为疼痛、手足皮肤反应、无力/疲乏、腹泻、食欲下降及进食减少、高血压及感染。

在接受瑞戈非尼治疗的患者中最严重的药物不良反应为重度肝损伤、出血及胃肠道穿孔及感染。

血液系统 血小板减少及贫血非常常见;白细胞减少常见。

内分泌系统 甲状腺功能减退常见。

代谢及营养 食欲下降及进食减少非常常见;低钾血症、低磷酸盐血症、低钙血症、低钠血症、低镁血症、高尿酸血症常见。

精神异常 头疼及震颤常见。

心血管 出血及高血压非常常见。

呼吸系统 发声困难非常常见。

胃肠道 腹泻、口腔黏膜炎、恶心、呕吐非常常见;味觉异常、口干、胃食管反流、胃肠炎常见。

肝、胆 高胆红素血症及氨基转移酶升高非常常见。

皮肤及皮肤附件 手足皮肤反应、皮疹、脱发非常常见;皮肤干燥、剥脱性皮疹常见。

肌肉骨骼 骨骼肌肉强直痉挛常见。

尿路 蛋白尿常见。

全身整体表现 无力、疲乏、疼痛、发热、黏膜炎症非常常见。

其他 体重下降非常常见;淀粉酶升高、脂肪酶升高、INR 异常等常见。

【禁忌证】 对活性物质或辅料有超敏反应的患者。

【注意事项】肝脏毒性 肝功能检查(ALT、AST 及胆红素)异常常见于瑞戈非尼治疗组患者。少部分患者中报告了重度肝功能检查异常(3 至 4 级)和伴有临床表现(包括致命结局)的肝功能障碍。与高加索人相比,在临床研究中接受瑞戈非尼治疗的亚洲(尤其是日本)患者重度肝功能检查异常以及肝功能障碍的发生率较高。

建议在开始瑞戈非尼治疗之前进行肝功能检查(ALT、AST 及胆红素),并在治疗开始的 2 月内严密监测(至少两周一次)。此后,应至少每月定期监测或有临床指征时监测。

瑞戈非尼是一种 UGT1A1 抑制剂。Gilbert 综合征患者可能出现轻度间接(未结合)高胆红素血症。

观察到肝功能检查恶化且认为与瑞戈非尼治疗有关的患者(即没有明显的其他原因,如肝后胆汁淤积或疾病进展),应采取表 12-13 中的剂量改变和监测建议。

瑞戈非尼主要经肝脏途径消除。建议对轻度或中度肝损伤患者严密监测总体安全性。

由于尚未对瑞戈非尼治疗肝功能 Child-Pugh C 级患者进行研究,并且此类患者体内暴露量可能增加,因此不建议瑞戈非尼用于此类人群。

感染 在出现感染恶化的情况下,应考虑中断瑞戈非尼治疗。

出血 研究表明,瑞戈非尼与出血事件发生率升高相关,其中一些事件是致命的。对患诱发出血疾病的患者,使用抗凝药(如华法林和苯并羟基香豆素)或其他由于伴随用药增加出血风险的患者,应监测血细胞计数和凝血参数。

开始瑞戈非尼治疗前,肝硬化患者的食管静脉曲张筛查和后续治疗应根据标准治疗实践进行。如果出现需要紧急医学干预的重度出血,应考虑永久停用瑞戈非尼。

胃肠道穿孔及瘘 瑞戈非尼治疗的患者报告出现胃肠道穿孔(包括致命结局)和瘘。这些事件也是腹腔内恶性肿瘤患者常见的与疾病有关的并发症。

建议对出现胃肠道穿孔或瘘的患者停用瑞戈非尼。

心肌缺血及梗死 研究表明,瑞戈非尼与心肌缺血和心肌梗死发生率升高相关。不稳定型心绞痛或新发心绞痛(开始瑞戈非尼治疗之前 3 个月内)、近期心肌梗死(开始瑞戈非尼治疗之前 6 个月内)的患者和纽约心脏病协会(NYHA)2 级或以上的心力衰竭患者均未被纳入临床研究。

有缺血性心脏病史的患者应监测心肌缺血的临床体征和症状。对于出现心肌缺血和(或)梗死的患者,建议中断瑞戈非尼直至恢复。对个例患者潜在获益和风险进行仔细考虑后，可做出重新开始瑞戈非尼治疗的决定。如果未恢复，应永久停用瑞戈非尼。

可逆性后部脑病综合征(PRES) 据报告PRES与瑞戈非尼治疗相关。PRES的体征和症状包括癫痫发作、头痛、精神状态改变、视力障碍或皮质盲，伴随或不伴随有高血压。PRES的诊断需要脑成像证实。对于患PRES的患者，建议停用瑞戈非尼，并控制高血压，对其他症状采取支持性医学管理。

动脉高血压 研究表明，瑞戈非尼可导致动脉高血压发生率升高。开始瑞戈非尼治疗之前应控制血压。建议监测血压并依照标准医疗实践处置高血压。如果尽管采取足够的医学管理仍出现重度或持久性高血压，经临床医生同意，应暂时中断治疗和(或)减少剂量。如果出现高血压危象，应终止瑞戈非尼治疗。

皮肤毒性 手足皮肤反应(HFSR)或掌跖红肿疼痛综合征和皮疹是瑞戈非尼治疗时最常见的皮肤不良反应。

与高加索人比，在临床研究中接受瑞戈非尼治疗的亚洲(尤其是日本)患者HFSR的发生率更高。预防HFSR的措施包括控制胼胝，使用鞋垫和手套，防止对足底和手掌的压迫。HFSR的管理可能包括使用角质层分离剂乳剂(如含尿素、水杨酸或α羟基酸的乳剂，仅局部涂覆于受累区域)和保湿霜(随意涂覆)缓解症状。如果出现不良反应，应考虑减少剂量或暂时中断瑞戈非尼，如果不良反应是重度或持续性的，应考虑永久停用瑞戈非尼(见〔用法与用量〕)。

生化及代谢实验室检查异常 研究表明，瑞戈非尼与电解质异常(包括低磷酸血症、低钙血症、低钠血症及低钾血症)及代谢异常(包括促甲状腺激素、脂肪酶及淀粉酶升高)的发生率升高有关。这些异常一般为轻度至中度，并无临床表现，且通常不需要中断给药或降低剂量。建议在瑞戈非尼治疗期间监测生化及代谢参数，并在需要时根据标准临床实践开始适当的替代疗法。如果出现持续或反复的显著异常，应考虑中断给药或降低剂量，或永久性停止瑞戈非尼治疗。

伤口愈合并发症 由于具有抗血管生成性质的药品可能抑制或妨碍伤口愈合，为预防起见，建议对接受大手术的患者暂时中断瑞戈非尼。在大手术后，只有经临床判断伤口愈合充分，可做出恢复瑞戈非尼治疗的决定。

关于辅料的重要信息 每 160mg 的日剂量含 2.427mmol(或 55.8mg)的钠。患者应考虑在饮食中控制钠的摄入量。每个160mg的日剂量含1.68mg的卵磷脂(来源于大豆)。

【药物相互作用】 CYP3A4和UGT1A9的抑制剂或CYP3A4的诱导剂：体外数据表明，瑞戈非尼由细胞色素 CYP3A4 和 UGT1A9 代谢。

酮康唑是一种强 CYP3A4 抑制剂，该药(400mg，给药18天)联合单剂量瑞戈非尼(160mg，第5天给药)给药，导致瑞戈非尼的平均暴露量(AUC)增加约33%，活性代谢产物 M-2(氮氧化物)和M5(氮氧化物和 N-去甲基)的平均暴露量减少约90%。由于尚未研究CYP3A4活性的强抑制剂(如克林霉素、葡萄柚汁、伊曲康唑、酮康唑、泊沙康唑、泰利霉素和伏立康唑)对瑞戈非尼及其代谢产物的稳态暴露量的影响，建议避免同时使用这些药物。

由于尚未研究强 UGT1A9 抑制剂(如甲芬那酸、二氟尼柳和尼氟酸)对瑞戈非尼及其代谢产物的稳态暴露量的影响，建议瑞戈非尼治疗期间应避免同时给药。

利福平是一种强 CYP3A4 诱导剂，该药(600mg，给药9天)联合单剂量瑞戈非尼(160mg，第7天给药)给药，导致瑞戈非尼的AUC减少约50%，活性代谢产物 M-5 的平均暴露量增加3至4倍，活性代谢产物 M-2 的暴露量没有变化。其他强 CYP3A4 诱导剂(如苯妥英、卡马西平、苯巴比妥和贯叶连翘)可能也促进瑞戈非尼的代谢。应避免同时服用强 CYP3A4 诱导剂，或者应考虑选择无诱导 CYP3A4 可能性或诱导可能性极小的替代合并用药。

UGT1A1 和 UGT1A9 底物：体外数据表明，瑞戈非尼及其活性代谢产物 M-2 抑制 UGT1A1 和 UGT1A9 介导的葡萄糖醛酸苷化，而 M-5 仅在体内达到稳态时的浓度下才抑制 UGT1A1。瑞戈非尼给药中断5天后给予伊立替康，导致 SN-38(一种 UGT1A1 的底物和伊立替康的活性代谢产物)的 AUC 增加约44%。同时，也观察到伊立替康的 AUC 增加约28%。这表明联合使用瑞戈非尼可能增加 UGT1A1 和 UGT1A9 底物的全身暴露量。

乳腺癌耐药蛋白(BCRP)和P-糖蛋白底物：瑞舒伐他汀(5mg)(BCRP 的一种底物)单次给药前给予瑞戈非尼(160mg，共 14 日)，可导致瑞舒伐他汀的暴露量(AUC)均值升高 3.8 倍，C_{max} 升高 4.6 倍。此结果表明，瑞戈非尼合并用药可能会增加其他 BCRP 底物合并用药(如甲氨蝶呤、氟伐他汀及阿托伐他汀)的血浆浓度。因此，建议密切监测患者因 BCRP 底物暴露量增加而出现的相关体征及症状。

抗生素：浓度时间曲线显示，瑞戈非尼及其代谢产物可能经历肝肠循环(见"药代动力学")。在与新霉素联合使用的情况下，由于新霉素是一种体内吸收较差、用于根除胃肠微生物菌群的抗菌药物(可能会干扰瑞戈非尼的肝肠循环)，尽管瑞戈非尼的暴露量没有受到影响，但是与瑞戈非尼具有类似体内外药理作用的活性代谢产物 M-2 及 M-5 的暴露量则下降了约 80%。与新霉素这种相互作用的临床意义仍有待阐明，但是可能会降低瑞戈非尼的有效性。目前尚未对其他抗生素在药代动力学方面的相互作用进行研究。

【给药说明】 患者不得在同一天服用两剂药物以弥补(前一天)漏服的剂量。如果服用瑞戈非尼后出现呕吐，同一天内患者不得再次服药。

【用法与用量】 推荐剂量 160mg(4 片，每片含 40mg 瑞戈非尼)，每日一次，于每一疗程的前 21 天口服，28 天为一疗程。

服用方法 瑞戈非尼片应在每天同一时间，在低脂早餐(脂肪含量 30%)后随水整片吞服。

治疗时间 应持续治疗直至患者不能临床受益或出现不可耐受的毒性反应。

剂量调整及特殊使用说明 基于个人的安全性及耐受性考虑，可能需要中断给药或降低剂量。应采用每次 40mg(一片)的剂量调整。建议每日最低剂量为 80mg。每日最高剂量为 160mg。

发生手足皮肤反应［HFSR/PPE(掌跖红肿疼痛综合征)］时的剂量调整及措施请参见表 12-12。

表 12-12 对于手足皮肤反应的建议剂量更改及措施

皮肤毒性级别	发生	建议的剂量调整及措施
1 级	任何次数	维持剂量水平，并立即开始支持性措施以缓解症状
2 级	第 1 次发生	降低 40mg(一片)的剂量，并立即开始支持性治疗。如果降低剂量仍未改善，则中断治疗至少 7 天，直至毒性级别降至 0~1 级。允许根据主治医生的判断重新增加剂量
	在 7 天内未改善或第 2 次发生	中断治疗直至毒性级别降至 0~1 级。在继续治疗时，降低 40mg(一片)的剂量。允许根据主治医生的判断重新增加剂量
	第 3 次发生	中断治疗直至毒性级别降至 0~1 级。在继续治疗时，降低 40mg(一片)的剂量。允许根据主治医生的判断重新增加剂量
	第 4 次发生	永久性停止治疗
3 级	第 1 次发生	立即开始支持性治疗。中断治疗至少 7 天，直至毒性级别降至 0~1 级。在继续治疗时，降低 40mg(一片)的剂量。允许根据主治医生的判断重新增加剂量
	第 2 次发生	立即开始支持性治疗。中断治疗至少 7 天，直至毒性级别降至 0~1 级。在继续治疗时，降低 40mg(一片)的剂量
	第 3 次发生	永久性停止治疗

如果肝功能检查结果恶化并认为与瑞戈非尼治疗有关，建议的措施和剂量调整见表 12-13。

表 12-13 发生药物相关的肝功能检查异常时的建议措施及剂量调整

观察到的 ALT 及(或)AST 升高	发生	建议的措施及剂量调整
≤5 倍正常值上限(ULN)(最高 2 级)	任何次数	继续治疗。每周监测肝功能，直至氨基转移酶恢复至<3 倍 ULN(1 级)或基线水平
>5 倍 ULN 至 ≤20 倍 ULN (3 级)	第 1 次发生	中断治疗。每周监测氨基转移酶，直至恢复至<3 倍 ULN(1 级)或基线水平。重新开始治疗：如果潜在获益高于肝脏毒性的风险，则重新开始治疗，降低 40mg(一片)的剂量，并至少持续 4 周每周监测肝功能
	重复发生	永久性停止治疗
>20 倍 ULN (4 级)	任何次数	永久性停止治疗
>3 倍 ULN(2 级或更高)伴发胆红素>2 倍 ULN	任何次数	永久性停止治疗。每周监测肝功能，直至消退或恢复至基线水平。例外情况：发生氨基转移酶升高的 Gilbert 综合征患者必须根据以上所列的对于观察到的相应 ALT 及(或)AST 升高的建议管理

【制剂与规格】　瑞戈非尼片：40mg。

阿帕替尼[医保(乙)]

Apatinib

【适应证】　①本品单药适用于既往至少接受过2种系统化疗后进展或复发的晚期胃腺癌或胃-食管结合部腺癌患者。患者接受治疗时应一般状况良好。②本品单药用于既往接受过至少一线系统性治疗后失败或不可耐受的晚期肝细胞癌患者。

【药理】　(1)药效学　本品为一种小分子血管内皮细胞生长因子受体2(VEGFR-2)酪氨酸激酶抑制剂，可抑制肿瘤血管生成。动物研究表明本品可明显抑制多种小鼠肿瘤模型的肿瘤生长。

(2)药动学　吸收　健康受试者单次空腹口服250mg、500mg和750mg后，在体内吸收较快，原型药血浆浓度平均达峰时间为1.7~2.3小时；消除较慢，平均消除半衰期为7.9~9.4小时。具体各药代动力学参数见表12-14。

表12-14　健康受试者单次空腹口服250mg、500mg和750mg阿帕替尼片的药代动力学参数

剂量 (mg)	n	C_{max} (ng/ml)	t_{max} (h)	$AUC_{0\to\infty}$ [(ng·h)/ml]	$t_{1/2}$(h)
250	12	656±375	1.7±0.9	4222±2262	7.88±3.13
500	12	1025±422	2.3±1.0	8281±2628	9.03±3.92
750	12	785±342	2.2±1.1	6414±2946	9.38±3.80

转移性实体瘤患者餐后单次空腹口服500mg、750mg和850mg后，吸收略有延迟，原型药物血浆浓度平均达峰时间为3.9~5.1小时，平均消除半衰期为8.5~9.0小时。在500mg和750mg剂量组，原型药物血浆暴露量(AUC和C_{max})与剂量成正比例，但850mg剂量组原型药暴露量水平增加比例低于剂量增加比例。各药代动力学参数见表12-15。

表12-15　转移性实体瘤患者单次空腹口服500mg、750mg和850mg阿帕替尼后的药代动力学分析

剂量 (mg)	n	C_{max} (ng/ml)	t_{max} (h)	$AUG_{0\sim48h}$ [(ng·h)/ml]	$t_{1/2}$ (h)
500	12	840±604	3.92±1.55	6226±4155	8.46±2.49
750	9	1122±591	2.78±0.63	9895±5536	9.07±1.29
850	9	2528±2468	5.11±3.44	22304±14688	8.99±2.06

剂量水平与暴露水平相关性　转移性实体瘤患者单次给药的药代动力学研究中，阿帕替尼的暴露水平随着口服给药剂量增加而增加，但不呈剂量比例关系。

不同瘤种　晚期胃癌患者对原发病灶的手术治疗(如胃大部切除术)以及整体的体质状况可能会影响药物的溶解和吸收。

分布　健康受试者单次空腹口服250mg、500mg和750mg甲磺酸阿帕替尼片后，平均表观分布容积为929~2165L。用超滤法测得阿帕替尼血浆浓度在200ng/ml时的血浆蛋白结合率>86%。

代谢　体外代谢酶研究表明阿帕替尼主要由CYP3A4代谢，其次经CYP2D6、CYP2C9和CYP2E1代谢。在人体阿帕替尼主要经肝脏代谢，主要代谢途径为E-3-羟基化、Z-3-羟基化、25-N-氧化、N-去烷基化、16-羟基化、双羟基化及E-3-羟基化后O-葡萄糖醛酸结合。

健康受试者单次口服750mg后，血浆中除原型外共检测到23个代谢产物，包括17个Ⅰ相代谢产物和6个Ⅱ相代谢产物，其中E-3-羟基阿帕替尼-O-葡萄糖醛酸结合物为循环中最主要的代谢产物，经检测没有明显的酪氨酸激酶抑制活性。其他主要代谢物浓度均低于原型药物。

排泄　健康受试者单次口服750mg本品96小时后，检测到阿帕替尼及其主要代谢产物经粪和尿累积排泄量约为服药剂量的77%，其中经粪便的排泄量为剂量的69.8%，高于尿中的排泄量(7.02%)，因此判断阿帕替尼口服给药后主要随粪便排泄。粪样中主要以原型排泄(59.0%)。尿样中主要以代谢物形式排泄，原型几乎检测不到。

【不良反应】　精神异常　头疼、头痛、头晕等常见。

胃肠道　腹泻十分常见，食欲减退、呕吐、腹痛、恶心等常见。

呼吸系统　声音嘶哑常见。

心血管　血压升高十分常见。

皮肤及皮肤附件　手足综合征十分常见。

尿路　蛋白尿十分常见。

代谢及营养　低蛋白血症、低钾血症、低磷血症等常见。

血液系统　白细胞减少、粒细胞减少、血小板减少、血红蛋白降低等十分常见，红细胞减少常见。

肝脏　氨基转移酶升高、总胆红素升高、碱性磷酸酶升高十分常见，γ-谷氨酰转肽酶升高、乳酸脱氢酶升高等常见。

出血　便潜血及消化道出血常见。

其他　乏力十分常见。

【禁忌证】　对本品任何成分过敏者应禁用；对于有活动性出血、溃疡、肠穿孔、肠梗阻、大手术后30天内、药物不可控制的高血压、Ⅲ~Ⅳ级心功能不全(NYHA标准)、重度肝肾功能不全(4级)患者应禁用。

【注意事项】 出血 VEGFR 抑制剂类抗肿瘤药物有可能增加出血的风险。应提醒临床医生用药时密切关注。对合并用华法林抗凝的患者应常规监测活化部分凝血酶原时间(APTT)和国际标准化比率(INR),并注意临床出血迹象,一旦发生出血迹象,应及时停药。

对于重度(3/4 级)出血的患者,建议暂停用药;如恢复用药后再次出现重度(3/4 级)出血,可下调一个剂量后继续用药,如不良反应仍持续,建议停药。

凝血功能异常(APTT>1.5×ULN 或 INR>1.5)的患者未被纳入阿帕替尼临床研究中,因此尚不明确本部分人群使用阿帕替尼的风险。凝血功能异常患者应慎用本品,服用本品期间应严密监测凝血酶原时间和国际标准化比率,一旦出现严重(3/4 级)异常,建议暂停用药;如恢复用药后再次出现严重(3/4 级)异常,可下调一个剂量后继续用药,如不良反应仍持续,建议停药。

心脏毒性 临床研究中观察到服用阿帕替尼可能会引起心电图异常,包括 Q-T 间期延长或窦性心动过缓。应慎用于已知有 Q-T 间期延长病史的患者、服用抗心律失常药物的患者或者有相关基础心脏疾病、心动过缓和电解质紊乱的患者。

用药期间应注意严密监测心电图和心脏功能。如发生 3/4 级不良反应,建议暂停用药;如恢复用药后再次出现 3/4 级不良反应,可下调一个剂量后继续用药,如不良反应仍持续,建议停药。对于出现Ⅲ~Ⅳ级心功能不全或心脏彩超检查显示左室射血分数<50%的患者建议停药。

肝脏毒性 临床研究中观察到服用阿帕替尼可引起一过性氨基转移酶升高或总胆红素升高。原有血清氨基转移酶和总胆红素升高的患者应慎用本品。尚未在肝功能不全人群中进行研究,既往有肝功能不全患者当服用阿帕替尼时应谨慎和密切监测(建议在用药最初的两个月内定期,如每 2 周检测一次肝功能)。

重度肝功能不全患者禁用。当患者发生 3/4 级氨基转移酶和总胆红素升高时,建议暂停用药,同时需监测血清氨基转移酶及总胆红素直至其水平明显下降后可恢复用药;如恢复用药后再次出现 3/4 级不良反应,可下调一个剂量后继续用药,如不良反应仍持续,建议停药。

血压升高 血压升高是VEGFR抑制剂类抗肿瘤药物最常见的不良反应之一。临床研究中观察到服用阿帕替尼可引起血压升高,一般为轻到中度,多在服药后 2 周左右出现,常规的降压药物一般可以控制。服药期间应常规监测血压的变化,如有需要应在专科医师指导下进行降压治疗或调整本品剂量。如发生 3/4 级血压升高,建议暂停用药;如恢复用药后再次出现

3/4 级血压升高,可下调一个剂量后继续用药,如不良反应仍持续,建议停药。对于高血压危象的患者,发生期间应停用本品。

蛋白尿 蛋白尿是 VEGFR 抑制剂类抗肿瘤药物最常见的不良反应之一。临床研究中观察到服用阿帕替尼可引起蛋白尿,当用于肾功能不全患者时应谨慎和密切监测。建议患者定期检查尿常规,在用药的最初两个月内应定期,例如每 2 周检查 1 次尿常规,之后每 4 周检查 1 次,发生蛋白尿时请及时就医。如发生≥2 级的蛋白尿,建议暂停用药;如恢复用药后再次出现≥2 级的蛋白尿,可下调一个剂量后继续用药,如不良反应仍持续,建议停药。

皮肤毒性 手足综合征(手掌、足底红肿疼痛或指端红斑)是服用本品后最常见的皮肤不良反应,通常为轻中度(1~2 级)。1 级手足综合征定义为出现下列任一现象:手和(或)足的麻木、感觉迟钝/感觉异常、麻刺感、红斑和(或)不影响正常活动的不适;2 级定义为手和(或)足的疼痛性红斑和肿胀和(或)影响患者日常工作的不适;3 级定义为手和(或)足的湿性脱屑、溃疡、水疱或严重的疼痛和(或)使患者不能工作或进行日常工作的严重不适。

如果发生手足综合征,可在医师指导下采取一些必要的对症支持治疗,包括:加强皮肤护理,保持皮肤清洁,避免继发感染;避免压力或摩擦;使用润肤霜或润滑剂,局部使用含尿素和皮质类固醇成分的乳液或润滑剂;必要时局部使用抗真菌或抗生素治疗。如连续出现 3 次≥2 级的手足综合征,且有加重趋势的,建议暂停用药;如恢复用药后再次出现≥2 级的手足综合征,可下调一个剂量后继续用药,如不良反应仍持续,建议停药。

腹泻 腹泻患者服用本品可能会影响本品的吸收,故应积极治疗导致腹泻的疾病,好转后可在医师指导下服用本品。

服用本品期间如发生 3/4 级腹泻,建议暂停用药;如恢复用药后再次出现 3/4 级腹泻,可下调一个剂量后继续用药,如不良反应仍持续,建议停药。

伤口愈合并发症 未进行服用阿帕替尼对伤口愈合影响的专门研究。在阿帕替尼临床研究中排除了 4 周内进行过大手术伤口未愈合的患者。鉴于手术后患者何时再服用阿帕替尼的经验有限,建议手术前及手术后的 30 天内,暂时停止服用本品。

【药物相互作用】 本品尚未进行正式的药物相互作用研究。

(1)CYP3A4 抑制剂和诱导剂对阿帕替尼的影响:

体外代谢酶研究表明，阿帕替尼主要由 CYP3A4 代谢，其次经 CYP2D6、CYP2C9 和 CYP2E1 代谢。阿帕替尼与 CYP3A4 的强抑制剂（伊曲康唑、克拉霉素、伏立康唑、泰利霉素、沙奎那韦、利托那韦等）同时应用时，可能会增加阿帕替尼的血浆浓度；与 CYP3A4 的诱导剂（地塞米松、苯妥英、卡马西平、利福平、苯巴比妥、利福喷汀等）同时应用时，可能减低阿帕替尼的血浆浓度。当需与其他药物联用时，建议选择可替代的对 CYP3A4 酶无抑制或无诱导的药物，如果必须与 CYP3A4 酶强抑制剂或诱导剂同时应用，需要结合临床观察考虑是否进行剂量调整。

（2）阿帕替尼对其他药物的影响：体外研究表明，阿帕替尼对 CYP3A4 和 CYP2C9 有较强的抑制作用（$IC_{50}<1\mu mol/L$），因此治疗期间应慎与主要经 CYP3A4 代谢的药物同时应用，如钙离子拮抗剂尼索地平和乐卡地平等、HMG-CoA 还原酶抑制剂辛伐他汀和洛伐他汀以及咪达唑仑等药物，慎与经 CYP2C9 代谢的药物同时应用，如华法林、苯妥英、某些磺酰脲类降糖药如格列本脲等。

（3）引起心脏 Q-T 间期延长的药物：由于同类药物在临床上有延长 Q-T 间期的毒副作用，本品临床研究观察到 Q-T 间期延长的发生率为 0.57%（1/176）。因此在服用期间应慎用延长 Q-T 间期的药物，并在用药期间严密监测心电图。

（4）其他对肝肾功能有影响的药物：服用本品期间应慎用其他对肝肾功能有影响的药物，并在用药期间严密监测肝肾功能。

【给药说明】（1）肝肾功能不全患者的用药：目前尚无本品对肝肾功能不全患者影响的相关数据，建议肝肾功能不全患者应根据临床情况和实验室检查指标在医师指导下慎用本品，重度肝肾功能不全者禁用。

（2）剂量调整：在本品使用过程中应密切监测不良反应，并根据需要进行调整以使患者能够耐受治疗。阿帕替尼所致的不良反应可通过对症治疗、停药和调整剂量等方式处理。临床研究中剂量调整多发生在第 2、3 个周期（28 天为一周期）。

当患者出现 3/4 级血液学或非血液学不良反应时，建议暂停用药（不超过 2 周）直至症状缓解或消失，随后继续按原剂量服用；若 2 周后不良反应仍未缓解，建议在医师指导下调整剂量。第一次调整剂量：750mg，每日一次；第二次调整剂量：500mg，每日一次（关于剂量调整方法请参考表 12-16）。如需要第三次调整剂量，则永久停药。

表 12-16 阿帕替尼治疗晚期胃癌的剂量调整原则

不良反应分类	NCI分级	剂量调整的规定
血液学不良反应	3 级	暂停用药，待不良反应恢复到≤2 级，以原剂量继续用药。如再次出现 3 级或以上不良反应，则下调一个剂量后继续用药
	4 级	暂停用药，待不良反应恢复到≤2 级，下调一个剂量后继续用药
非血液学不良反应	3 级	暂停用药，待不良反应恢复至≤1 级，以原剂量继续用药；如再次出现 3 级或以上不良反应，则下调一个剂量后继续用药
	4 级	暂停用药，待不良反应恢复到≤1 级，下调一个剂量后继续用药

注：以上采用美国国家癌症研究所指定的常见毒性反应分级标准（NCI-CTCAE4.0）进行评价。

对于出现胃肠道穿孔、需要临床处理的伤口裂开、瘘、重度出血、肾病综合征或高血压危象的患者，应永久性地停用本品。

尚需进一步确诊的中到重度蛋白尿或临床尚未控制的重度高血压患者，应暂时停止使用本品。择期手术之前，应暂缓本品使用。

【用法与用量】 推荐剂量：（1）晚期胃腺癌或胃食管结合部腺癌：850mg，每日 1 次。

（2）晚期肝细胞癌：750mg，每日 1 次。

服用方法：口服，餐后半小时服用（每日服药的时间应尽可能相同），以温开水送服。疗程中漏服阿帕替尼的剂量不能补充。

治疗时间：连续服用，直至疾病进展或出现不可耐受的不良反应。

【制剂与规格】 甲磺酸阿帕替尼片（按阿帕替尼 $C_{24}H_{23}N_5O$ 计）：（1）0.425g；（2）0.375g；（3）0.25g。

呋喹替尼[医保(乙)]
Fruquintinib

【适应证】 本品单药适用于既往接受过氟尿嘧啶类、奥沙利铂和伊立替康为基础的化疗，以及既往接受过或不适合接受抗血管内皮生长因子（VEGF）治疗、抗表皮生长因子受体（EGFR）治疗（RAS 野生型）的转移性结直肠癌（mCRC）患者。

【药理】（1）药效学 本品是一具有高度选择性的肿瘤血管生成抑制剂，其主要作用靶点是 VEGFR 激酶家族 VEGFR1、2 及 3。本品在分子水平抑制 VEGFR 激酶的活性；在细胞水平抑制 VEGFR2/3 的磷酸化，抑制内皮细胞的增殖及管腔形成；在组织水平，明显抑制鸡胚绒毛尿囊膜模型新生微血管的形成；在整体动物水平上，抑制 VEGFR2/3 磷酸化，抑制肿瘤血管生成，从而抑制肿瘤生长。

（2）药动学　吸收：单次口服本品 5mg，健康受试者平均血浆药物峰浓度（C_{max}）为 155ng/ml，达峰时间（t_{max}）中位数为 3 小时（1.5 小时至 24 小时），平均血浆药物浓度时间曲线下面积（$AUC_{0\to\infty}$）为 5700（h·ng）/ml。晚期癌症患者平均 C_{max} 为 195ng/ml，t_{max} 中位数为 2 小时（0.5 小时至 2 小时），平均 $AUC_{0\sim72h}$ 为 5495（h·ng）/ml。本品在 1～6mg 剂量范围内暴露量（AUC）基本随剂量按比例增加。

分布：本品血浆蛋白结合率约为 80%。单次口服本品 5mg，健康受试者和晚期癌症患者的口服消除相表观分布容积均值分别为 32.5L 和 42.2L。

代谢：本品在人血浆中主要以原型存在，约占血浆中总暴露量的 72%，经 CYP3A4 介导的去甲基代谢产物约占血浆中总暴露量的 17%。其他代谢途径包括多位置单氧化、O-去甲基、N-去甲基、O-去喹啉唑环、酰胺键水解。Ⅱ 相代谢产物主要是 Ⅰ 相产物的葡萄糖醛酸和硫酸结合物。

排泄：本品主要经肾脏以代谢物形式随尿液排泄。晚期癌症患者单次口服本品 2～6mg，平均消除半衰期为 35.2 小时至 48.5 小时，平均口服清除率为 9.98～17.8ml/min。健康受试者口服 5mg ^{14}C 标记呋喹替尼，336 小时内的放射性物质累积回收率平均为 90.1%，其中尿液为 60.3%（原型药为 0.5%），粪便为 29.8%（原型药为 5.3%）。

【不良反应】　血管，出血及凝血　高血压、出血（消化道出血、血尿、鼻衄）。

尿路　蛋白尿。

皮肤及皮肤附件　手足皮肤反应、皮疹、皮炎。

呼吸系统　发声困难、咽喉疼痛/不适。

胃肠道　口腔黏膜炎，口腔及齿龈疼痛，腹痛/腹部不适，腹泻。

免疫系统及感染　感染（呼吸道感染，尿路感染）。

全身整体表现　疲乏/乏力。

代谢及营养　食欲下降。

内分泌系统　甲状腺功能减退症。

肌肉骨骼　背痛、骨骼肌肉痛、关节痛等。

肝、胆　肝脏功能异常。

实验室检查　氨基转移酶升高，血胆红素升高，甲状腺功能检查异常，血小板计数降低，体重降低，便潜血阳性，白细胞计数降低，中性粒细胞计数降低，

尿隐血阳性。

【禁忌证】　（1）对本品任何成分过敏者禁用。

（2）严重活动性出血、活动性消化道溃疡、未愈合的胃肠穿孔、消化道瘘患者禁用。

（3）重度肝肾功能不全患者禁用。

（4）妊娠、哺乳期妇女禁用。

【注意事项】　出血　本品可能增加出血的风险。用药时需常规监测患者的血常规和凝血指标，一旦出现需要紧急医学干预的出血迹象，应考虑永久停用本品。

对于本品用药前有潜在出血风险的患者，如活化部分凝血活酶时间（APTT）或凝血酶原时间（PT）超出 1.5 倍正常值上限、大手术后一个月内等，应慎用本品。对于存在严重活动性出血、活动性消化道溃疡的患者不建议使用本品。

感染　本品可能增加感染的风险。用药前有严重感染的患者，需在感染得到有效控制后才能开始服用本品。在治疗期间发生 3 级及以上的感染时，需暂停本品直至感染得到有效控制。

氨基转移酶升高及肝脏功能异常　本品用药前需检测肝功能（氨基转移酶和胆红素），治疗期间需常规监测肝功能。

当患者在用药期间出现 ≥3 级氨基转移酶升高或有临床指征时，根据情况及时暂停、减量或永久停用本品，积极实施保肝处理并严密监测肝功能，监测频率可增加至每周或每两周一次，直至氨基转移酶恢复到 1 级或用药前水平。

高血压　在本品用药前需将血压控制至理想水平（<140/90mmHg）；治疗期间需常规监测血压，前三个周期每周一次，以后每周期一次。

手足皮肤反应　（1）本品可增加手足皮肤反应的风险，主要为 1～2 级。相关的剂量调整详见〔用法与用量〕。

（2）本品可增加蛋白尿的风险，用药期间需定期检查尿常规，如发生蛋白尿应及时就医。肾功能不全患者服用本品应密切监测尿蛋白。

胃肠穿孔或瘘管形成　本品治疗期间，需密切关注伴消化道浸润或既往有胃肠穿孔病史的患者，如出现胃肠穿孔需立即永久停用本品，并及时救治。对于存在未愈合的胃肠穿孔或消化道瘘的患者，不建议使用本品。

动脉血栓　本品治疗期间，需密切关注有动脉血栓高风险因素（包括老龄、高血压、糖尿病、心肌缺血及梗死、脑缺血及梗死等）的患者，一旦出现动脉血栓或卒中需立即停用本品。对既往存在动脉血栓或卒中的患者，需慎用本品。

可逆性后部白质脑病综合征（RPLS）　本品治疗期

间如果出现疑似 RPLS，建议永久停用本品并控制高血压，对其他医学症状采取支持性医学措施。

伤口愈合延迟　抗血管生成类药品可能抑制或妨碍伤口愈合，为预防起见，建议对治疗期间需接受大手术的患者暂停使用本品。在大手术后，经临床医生判断伤口完全愈合后方可恢复本品治疗。

对驾驶和操纵机器的影响　本品治疗期间如果出现影响其注意力和反应的症状，建议其在症状消除后再驾驶或操纵机器。

【药物相互作用】　(1)目前尚无本品药物相互作用的临床资料。

(2)本品对外排转运体 P-糖蛋白(P-gp)和乳腺癌耐药蛋白(BCRP)具有抑制作用，患者需慎重合并使用 P-gp 和 BCRP 底物，并密切监测不良反应，必要时适当调整合并用药剂量。

【给药说明】　(1)本品可与食物同服或空腹口服，需整粒吞服。

(2)建议每日同一时段服药，如果服药后患者呕吐，无需补服；漏服剂量，应按常规服用下一次处方剂量。

(3)本品持续按治疗周期服药，直至疾病进展或出现不可耐受的毒性。

(4)轻中度肝功能不全患者慎用本品，重度肝功能不全患者禁用本品。

(5)轻度肾功能不全患者无需调整起始剂量；中度肾功能不全患者慎用本品；重度肾功能不全患者禁用本品。

(6)目前尚无本品用于 18 岁以下儿童或青少年患者的临床数据，不建议服用本品。

(7)老年患者应在医生指导下慎用本品，无需调整起始剂量。

【用法与用量】　成人　每次 5mg，每日一次；连续服药 3 周，随后停药 1 周(每 4 周为一个治疗周期)。

剂量调整　(1)发生以下情况时暂停给药：2 级任何部位的出血、2 级手足皮肤反应和反复出现的口腔黏膜炎、2 级血小板减少 [(50～75)×10^9/L]、24 小时尿蛋白定量>2.0g，所有 3 级或 4 级不良反应(需永久停药的不良反应除外)。暂停用药后，如不良反应在 1 周内恢复至 ≤1 级，则继续按原剂量服用；如 2 周内恢复至≤1 级，建议在医生指导下调整剂量：第一次调整剂量至每日 4mg(4 粒，每粒含 1mg 呋喹替尼)；第二次调整剂量至每日 3mg(3 粒，每粒含 1mg 呋喹替尼)。

(2)发生以下情况时，永久停药：3 级或以上的出血，胃肠穿孔，需要临床处理的伤口裂开，瘘，肾病综合征或高血压危象，4 级肝脏功能异常或损伤(氨基转移酶>20

倍正常值上限)，每日 3mg 剂量仍不可耐受，暂停用药超过 2 周，不良反应仍未恢复至 W1 级。

手足皮肤反应的剂量调整　(1)1 级(麻痹、感觉迟钝、感觉异常、麻木感、无痛肿胀、手足红斑或手足不适但不影响正常活动)：并开始支持性措施以缓解症状。

(2)2 级(伴疼痛的手足红斑和肿胀，和(或)影响日常活动的手足不适)：暂停用药，2 周内恢复至≤1 级，维持原有剂量水平，或临床医生根据患者情况降低一个剂量水平。

(3)3 级(湿性脱皮、溃疡、疱疹、疼痛或导致患者不能工作和正常生活的严重手足不适)：第一次出现暂停用药：2 周内恢复至≤1 级的，需降低一个剂量水平到 4mg。第二次出现暂停用药：2 周内恢复至≤1 级的，需降低一个剂量水平到 3mg。第三次出现暂停用药：仍然无法耐受的，需永久停药。

【制剂与规格】　呋喹替尼胶囊：(1)1mg；(2)5mg。

吡咯替尼^[医保(乙)]

Pyrotinib

【适应证】　①本品联合卡培他滨，适用于治疗表皮生长因子受体 2(HER2)阳性、既往未接受或接受过曲妥珠单抗的复发或转移性乳腺癌患者。使用本品前患者应接受过蒽环类或紫杉类化疗。②本品联合曲妥珠单抗及多西他赛，适用于治疗 HER2 阳性早期或局部晚期乳腺癌患者的新辅助治疗。

【药理】　(1)药效学　吡咯替尼是小分子受体酪氨酸激酶抑制剂，对人表皮生长因子受体-1(EGFR1)、表皮生长因子受体-2(EGFR2/HER2)的半数抑制浓度(IC$_{50}$)分别为 5.6nmol/L、8.1nmol/L。

吡咯替尼可显著抑制 HER2 高表达的肿瘤细胞(乳腺癌、卵巢癌、胃癌肿瘤细胞)生长，IC$_{50}$为 1～43nmol/L。吡咯替尼可显著抑制 EGFR、HER2 的磷酸化，以及下游信号 ERK1/2 和 AKt 的活性；抑制作用不可逆。可导致 BT474 细胞阻滞在细胞周期 G$_1$ 期。

(2)药动学　乳腺癌患者连续每日一次口服吡咯替尼，第 8 天吡咯替尼血药浓度达稳态，血药浓度-时间曲线下面积(AUC)蓄积比为 1.22～1.57，连续给药未见明显蓄积。

吡咯替尼与卡培他滨联用时，每日口服连续 14 天后，吡咯替尼 AUC 蓄积比近似为 1，未见明显的蓄积。在每日 160～400mg 剂量范围内，稳态时吡咯替尼的 AUC$_{0\sim24h}$ 和血药峰浓度(C$_{max}$)基本随着给药剂量的增加而增大。

吸收　乳腺癌患者口服吡咯替尼（每日 160～400mg）联合卡培他滨，稳态时吡咯替尼中位血药浓度达峰时间为 4.0～5.0 小时。每日 400mg 吡咯替尼平均 C_{max} 约为 170ng/ml。

食物影响　健康受试者分别于高脂餐后及空腹状态下口服一次 320mg 吡咯替尼，较空腹状态，高脂餐后口服吡咯替尼使 $AUC_{0-\infty}$ 升高约 43%，C_{max} 升高约 79%。

分布　乳腺癌患者联合卡培他滨给药治疗时，每日 400mg 吡咯替尼稳态下平均表观分布容积（V_{ss}/F）为 4200L。吡咯替尼可进入血细胞，相关物质全血/血浆浓度比在 1.18～1.57 间。体外 Caco-2 细胞试验提示吡咯替尼具有低渗透性的特征，且在 Caco-2 细胞上具有显著外排作用。体外人血浆蛋白结合率为 86.9%～99.7%，无浓度依赖性。

代谢　吡咯替尼主要被肝脏中 CYP3A4 酶催化代谢，主要代谢途径为 O-去甲基吡啶（M1-2，SHR150980）、O-去甲基吡啶并羧基化（M2，SHR151468）、羧基化（M7-3，SHR151136）、双氧化并脱氢（M9-1、M9-2、M9-3 和 M9-9）和双氧化（M10-1）。

排泄　乳腺癌患者联合卡培他滨给药治疗时，每日 400mg 吡咯替尼稳态下平均消除半衰期为 18.2 小时，平均清除率（CL_{ss}/F）为 141L/h。吡咯替尼主要以原型药物和代谢产物形式通过粪便排泄。

【不良反应】　不良反应的数据出自临床试验，观察的为吡咯替尼联合其他抗肿瘤药物的不良反应，故以下分类提及的不良反应均为联合用药的相关数据。

胃肠道　胃肠道反应（腹泻、呕吐、恶心、口腔黏膜炎）。

皮肤及皮肤附件　皮肤反应（手足综合征）。

代谢及营养　食欲下降、体重降低、血钾降低、血甘油三酯升高。

肝、胆　血胆红素升高、丙氨酸氨基转移酶升高、天冬氨酸氨基转移酶升高。

全身整体表现　乏力。

血液系统　血红蛋白降低、白细胞计数降低、中性粒细胞计数降低、血小板计数降低。

【禁忌证】　已知对吡咯替尼或本品任何成分过敏者禁用。

【注意事项】　腹泻　腹泻主要以 1～2 级为主，首次腹泻发生时间较早，可发生于用药的第 1～4 天，腹泻通常持续 2～3 天，经过暂停用药或下调药物剂量以及对症治疗，绝大多数的腹泻可得到控制。随着治疗周期的增加，总体腹泻的发生率有下降趋势，3 级腹泻的发生无增加趋势。治疗期间患者应关注排便性状和频率的变化，发现大便不成形后，尽早开始抗腹泻治疗，可选用洛哌丁胺或蒙脱石散。如出现持续的 3 级腹泻或 1～2 级腹泻伴并发症（≥2 级的恶心、呕吐、发热、便血或脱水等）时，患者应立即联系医生尽早开始对症治疗。

对于治疗期间频繁发生腹泻的患者及≥65 岁的老年患者，应警惕发生严重腹泻的可能。

肝脏功能异常　肝功能异常可能发生在用药后数天或数个月之后，中位首次发生日期为用药后第 35 天（范围第 7～335 天）。需要暂停或调整本品剂量，经暂停和调整后均可恢复。

开始吡咯替尼治疗前应检查肝功能，治疗期间至少每 2 个周期（6 周）应监测一次肝功能，包括 ALT、AST、碱性磷酸酶和胆红素，如有异常，应增加监测频率。如果发现严重的肝功能异常应中止治疗。中、重度肝功能不全可能面临肝脏毒性风险，不推荐使用。

皮肤反应　手足综合征（手掌和足底红肿疼痛、水疱或皮疹）严重时可能影响日常生活或工作。患者应加强日常皮肤护理，避免继发感染，如有不适，在医师指导下对症治疗。

如发生 2 级或以上皮肤不良反应，应根据剂量调整指导原则进行处理。

血液学　使用吡咯替尼联合卡培他滨治疗前应检查血常规，治疗期间应定期监测血常规。

Q-T 间期延长　Ⅰ、Ⅱ期研究中，吡咯替尼（400mg 每日一次）联合卡培他滨治疗后 14.5%（11/76）乳腺癌患者出现了 Q-TcF 超过 480ms 或较基线增加 60ms。基于目前结果，尚不能对吡咯替尼是否导致 Q-T 间期延长得出明确结论。同类药物中有报道导致 Q-T 间期延长的情况。

在开始使用吡咯替尼前，应纠正患者的低钾血症、低镁血症或低钙血症。在患者具有下列情况时，应对吡咯替尼的用药过程保持警惕。

(1) 心脏基础疾病或特殊情况：如充血性心力衰竭等，前期累积高剂量蒽环类治疗；

(2) 先天性长 Q-T 间期综合征；

(3) 低钾血症、低钙血症、低镁血症；

(4) 同时使用 2 种或以上的导致 Q-T 间期延长的药物。

左室射血分数（LVEF）下降　在开始本品治疗前，应进行 LVEF 评估，确认本品治疗前 LVEF 在正常值范围内。

在本品治疗过程中，应定期监测 LVEF，以确保 LVEF

不低于正常值下限。吡咯替尼治疗期间，如发生 LVEF 明显下降，应根据剂量调整指导原则进行处理。

孕妇 建议育龄女性在接受本品治疗期间和治疗结束后至少 8 周内应采用必要的避孕措施。

妊娠期间，本品仅在对母亲的潜在益处大于风险时才可以使用。

哺乳期妇女 建议哺乳期妇女在接受吡咯替尼治疗期间停止母乳喂养。

儿童 目前尚无用于 18 岁以下患者的安全性和有效性的数据。

【药物相互作用】 本品主要由 CYP3A4 酶代谢，与 CYP3A4 的强诱导剂(例如地塞米松、苯妥英钠、卡马西平、利福平、利福布汀、利福喷丁)合并使用时，因可能降低本品的系统暴露，潜在影响抗肿瘤治疗效果。

与 CYP3A4 强抑制剂(例如伊曲康唑、红霉素、克拉霉素、茚地那韦、利托那韦、伏立康唑、葡萄柚)合并使用时，因可能增加本品的系统暴露，增加患者安全性风险。肝功能不全患者尤其需要警惕本品与 CYP3A4 抑制剂的药物相互作用风险。

本品对 CYP2C19 有较弱的抑制作用，同时使用经 CYP2C19 酶代谢的药物可能会提高该药物的血药浓度。

本品是 P-糖蛋白转运底物的可能性较大，抑制 P-糖蛋白的药物可能会增加吡咯替尼的血药浓度。

【给药说明】 在使用本品治疗前，应使用经充分验证的检测方法进行 HER2 状态的检测。本品仅可用于 HER2 阳性的乳腺癌患者。

如果患者漏服了某一天的吡咯替尼，不需要补服，下一次按计划服药即可。

【用法与用量】 推荐剂量和给药方法 吡咯替尼推荐剂量为400mg，每日一次，餐后 30 分钟内口服，每天同一时间服药。连续服用，每 21 天为一个周期。当与卡培他滨的推荐剂量为 1000mg/m²，每日两次口服(早晚各 1 次，每日总剂量 2000mg/m²)，在餐后 30 分钟内服用(早上一次与吡咯替尼同服)，连续服用 14 天休息 7 天，每 21 天为一个周期。治疗用药应持续直到疾病进展或出现不能耐受的毒性反应。当与曲妥珠单抗和多西他塞联用时，曲妥珠单抗的首次给药剂量为 8mg/kg，此后每 3 周给药一次，剂量为 6mg/kg。多西他赛的推荐起始剂量为 100mg/m²，每 3 周给药一次。新辅助治疗推荐使用 4 个治疗周期，术后使用 3 个治疗周期 5-氟尿嘧啶、表柔比星、环磷酰胺方案。

剂量调整 药物不良反应所致的剂量调整：治疗过程中如患者出现不良反应，可通过暂停给药、降低剂量或者停止给药进行管理。对于腹泻、皮肤不良反应可首先进行对症治疗并密切观察。对症治疗后仍未缓解的不良反应，可参考表 12-17 原则对吡咯替尼/卡培他滨进行暂停用药和（或）下调剂量。吡咯替尼的剂量调整方法参见表 12-18。针对吡咯替尼常见不良反应的管理可参考【注意事项】。

一些持续存在的 2 级不良反应也可能需要多次暂停用药和(或)下调剂量。每次暂停均应在不良事件恢复至 0～1 级且并发症消失后再恢复给药。吡咯替尼的每次连续暂停时间和每个周期累计暂停时间不应超过 14 天。

如暂停给药后受试者仍有临床不可控制(即临床治疗或观察≤14 天后仍存在，出现≥2 次)的不良事件，则在暂停后恢复用药时应减少一个水平的剂量，吡咯替尼允许下调最低剂量为 240mg。

卡培他滨应该根据其现行说明书进行剂量延迟和(或)减量。

表 12-17 针对不良反应推荐的吡咯替尼/卡培他滨剂量调整原则

不良反应	CTCAE 级别	给药方案调整	暂停后恢复吡咯替尼的剂量调整*
腹泻	3 级，或 1～2 级伴有并发症(≥2 级的恶心或呕吐、发热、中性粒细胞减少、便血或脱水)	可先暂停卡培他滨，如暂停卡培他滨后 3 天仍不能缓解，再暂停吡咯替尼，直至恢复至≤1 级	第一次：400mg 第二次：320mg
	4 级	永久停用	-
手足综合征	2 级	可先暂停卡培他滨，如暂停卡培他滨后 14 天仍不能缓解，再暂停吡咯替尼，直至恢复至≤1 级	第一次：400mg 第二次：320mg
	3 级	可先暂停卡培他滨，如暂停卡培他滨后 14 天仍不能缓解，再暂停吡咯替尼，直至恢复至≤1 级，如 14 天仍不能恢复则永久停用	320mg
	出现重度进展性大疱样皮疹或黏膜病灶	永久停用	-
左室射血分数(LVEF)下降	LVEF 低于正常值下限，或出现≥2 级(至少较基线下降 10%～19%)的 LVEF 下降且合并相关的症状	暂停吡咯替尼，直至 LVEF 恢复至正常范围内，且较基线下降小于 10%，相关症状恢复	320mg

续表

不良反应	CTCAE 级别	给药方案调整	暂停后恢复吡咯替尼的剂量调整*
肝功能异常	≥3 级 ALT 或 AST 升高(>5×ULN)伴总胆红素≤2×ULN	暂停吡咯替尼,直至恢复至≤1级	第一次:400mg 第二次:320mg
	≥2 级 ALT 或 AST 升高(>3*ULN)伴总胆红素升高>2*ULN	永久停用	-
其他不良反应	≥2 级的非血液学不良反应和>3 级的血液学不良反应	暂停吡咯替尼或卡培他滨,直至恢复至≤1级	第一次:400mg 第二次:320mg

按照 CTCAE 版本 4.0 分级。CTCAE=不良事件通用术语标准;AST=天冬氨酸氨基转移酶;ALT=丙氨酸氨基转移酶;ULN=正常值上限。

*降低剂量方法参考表 12-18。

表 12-18　吡咯替尼剂量调整方法

	剂量
推荐初始剂量	400mg/天
第一次降低剂量	320mg/天
第二次降低剂量	240mg/天*

*240mg/天剂量疗效数据有限。如需进一步降低剂量至 240mg/天以下,则终止治疗。

【制剂与规格】　马来酸吡咯替尼片:(1)80mg;(2)160mg。

尼 洛 替 尼 [医保(乙)]

Nilotinib

【特殊说明】Q-T 间期延长和猝死　已有接受尼洛替尼治疗的患者猝死的报告。尼洛替尼不可用于低血钾、低血镁或长 Q-T 间期综合征的患者。在使用尼洛替尼以前必须纠正低钾和低美,并后期进行监测。避免合用已知的可延长 Q-T 间期的药物和CYP3A4 的强效抑制剂。在给药前 2 小时和给药后 1 小时避免进食。有肝功能损害的患者建议减量。在开始给药前、开始给药后 7 天以及之后时间里定期进行 ECG 检查以监测 Q-Tc,并且在任何时候进行剂量调整时也应如此。

【适应证】　(1)CDE 适应证　用于治疗新诊断的费城染色体阳性的慢性髓性白血病(Ph+CML)慢性期成人患者。

用于对既往治疗(包括伊马替尼)耐药或不耐受的费城染色体阳性的慢性髓性白血病(Ph+CML)慢性期或加速期成人患者。

可用于治疗 2 岁以上儿童慢性髓性白血病。

(2)国外适应证　大于或等于 1 岁的患儿,Ph+CML 慢性期,耐药或不耐受先前的酪氨酸激酶抑制剂(TKI)治疗的慢性髓性白血病。

【药理】　(1)药效学　尼洛替尼是一种 BCR-ABL 激酶抑制剂。尼洛替尼可结合并稳定 ABL 蛋白激酶位点的非活性构象。在体外,尼洛替尼抑制 BCR-ABL 激酶介导的鼠科白血病细胞系的增殖和来源于 Ph+CML 患者的细胞系增殖。在 33 个检测的突变中,尼洛替尼能克服 32 个 BCR-ABL 激酶突变造成的伊马替尼耐药。由于这种生物化学活性,尼洛替尼选择性抑制所有 CML 患者的 BCR-ABL 细胞系及费城染色体阳性原代白血病细胞增生及诱导细胞凋亡。尼洛替尼抑制以下这些激酶的自磷酸化:Bcr-Abl(20～60nmol/L)、PDGFR(69nmol/L)和 c-Kit(210nmol/L)。

在推荐的 CML 治疗剂量条件下口服给药后所达到的浓度范围内,尼洛替尼对 PDGF、Kit、CSF-1R、DDR 及 Ephrin 受体激酶有抑制作用。此外,尼洛替尼对大多数其他检测的蛋白激酶的影响很小或没有影响,包括 Src。

(2)药动学　吸收　绝对生物利用度未知。在口服给药 3 小时后,尼洛替尼达到峰浓度。口服给药后尼洛替尼的吸收大约为 30%。在健康志愿者中,与食物同服相比空腹条件服用时,C_{max} 和 AUC 分别高出112%和82%。进餐后 30 分钟或 2 小时后服用尼洛替尼,本品的生物利用度分别增加 29%和 15%。在接受胃全切和部分切除术的患者中,尼洛替尼的吸收分别降低 48%和 22%。本品的吸收是可饱和的。

分布　体外试验显示大约 98%的本品与血浆蛋白结合(白蛋白和 α_1-酸糖蛋白)。本品的全血-血浆比是 0.68。估计分布容积为 174L。尚未对是否透过血-脑屏障进行研究。

代谢　本品经肝脏代谢。主要代谢途径是通过CYP3A4 去甲基和羟基化。尼洛替尼原型是血清中的主要成分(87.5%)。其代谢产物对本品的药理作用无显著贡献。

消除　在健康受试者中,单次口服放射标记的尼洛替尼后,超过 90%的剂量在 7 天内消除,主要从粪便中消除。原型药物占给药剂量的 68.5%,以代谢产物形式排泄的占 21.4%。在尿中排泄的占 4.5%(以葡萄糖苷酸的形式)。按每日一次方案多次给药的药代动力学研究中得出的消除半衰期约为 17 小时(%CV:33%至 43%)。

线性/非线性　通常在给药后第 8 天达到稳态。对于本品的血清暴露,在 400mg 每日一次给药时,稳态比首剂增加约 2 倍，在 400mg 每日两次给药时，稳态比首剂增加约 3.8 倍。尼洛替尼患者间的变异度为中到高度。

在高于 400mg 剂量水平按每天一次给药时，尼洛替尼稳态下的系统暴露量随剂量增加而增加，但增加的比例小于剂量增加的比例。400mg 每日两次给药稳态下的血清暴露量比 800mg 每天一次给药的暴露量高 35%。400mg 每日两次给药稳态下暴露量（AUC）比 300mg 每日两次给药高 13%。但在 12 个月时间内尼洛替尼稳态峰浓度和谷浓度保持不变。当从 400mg 每天两次增加到 600mg 每天两次时暴露量增加不明显。

生物利用度/生物等效性研究 单剂量给予尼洛替尼 400mg，用两粒每粒含 200mg 的胶囊的内容物分别与一勺苹果酱混合，与单次给予两粒每粒含有 200mg 的完整胶囊的生物效价相同。

在特殊人群中的药代动力学 尚未在肾损害或儿童患者中开展药代动力学方面的研究。

在中国人群中的药代动力学 有 21 例中国患者接受尼洛替尼 400mg，每日 2 次的药代数据。尼洛替尼在中国慢性髓性白血病患者中单剂量和多剂量药代动力学特征与以前在主要包括高加索慢性髓性白血病患者的全球关键性试验中所观察到的结果相似。

【不良反应】 免疫系统及感染 毛囊炎、上呼吸道感染（包括咽炎、鼻咽炎、鼻炎）。

良性、恶性肿瘤及性质未明肿瘤 皮肤乳头状瘤。

血液系统 白细胞减少、嗜酸性粒细胞增多、发热性中性粒细胞减少、全血细胞减少、淋巴细胞减少。

代谢及营养 低磷血症（包括血磷下降）、电解质失调（包括低镁、高钾、低钾、低钠、低钙、高钙、高磷酸盐）、糖尿病、高血糖、高胆固醇血症、高脂血症、高甘油三酯血症。

精神异常 抑郁、失眠、焦虑。

神经系统 头昏、周围神经病变、感觉减退、感觉异常。

眼部 眼睛出血、眼窝外周水肿、眼瘙痒、结膜炎、眼干（包括眼干燥症）。

听觉，前庭及特殊感官 眩晕。

心血管 心绞痛、心律不齐（包括心室传导阻滞、心脏扑动、期前收缩、心动过速、心房纤颤、心动过缓）、心悸、Q-T 间期延长、高血压、潮红。

呼吸系统 呼吸困难、劳力性呼吸困难、鼻衄、咳嗽、发声困难。

胃肠道 胰腺炎、腹部不适、腹胀、消化不良、味觉障碍、胃肠胀气。

肝、胆 高胆红素血症（包括血液胆红素升高）、肝功能异常。

皮肤及皮肤附件 盗汗、湿疹、荨麻疹、多汗、挫伤、痤疮、皮炎（包括过敏性、剥脱性的和痤疮样的）、皮肤干燥。

肌肉骨骼 肌肉骨骼性胸痛、肌肉骨骼疼痛、背痛、颈痛、胁腹部痛、肌无力。

尿路 尿频。

全身整体表现 胸痛（包括非心源性胸痛）、疼痛、发热、胸部不适、不适。

检验异常 丙氨酸氨基转移酶升高，天冬氨酸氨基转移酶升高，脂肪酶升高，脂蛋白胆固醇升高（包括极低密度脂蛋白和高密度脂蛋白），总胆固醇升高，血甘油三酯升高，血红蛋白降低、血淀粉酶升高、血碱性磷酸酶升高、γ-谷氨酰转移酶升高、肌酸磷酸激酶升高、血胰岛素升高、体重降低、体重增加、球蛋白降低。

【禁忌证】 （1）对本品活性物质或者任何赋形剂成分过敏者禁用。

（2）伴有低钾血症、低镁血症或长 Q-T 综合征的患者禁用。

【注意事项】 骨髓抑制 本品能引起 3/4 级血小板减少、中性粒细胞减少和贫血。在伊马替尼耐药或不耐受的 CML 患者中发生频率更高，尤其是 CML 加速期患者。在最初的 2 个月，应每隔 2 周做一次全血细胞计数，之后可每个月检测一次，或者在有临床指征时进行。骨髓抑制一般是可逆的，可以通过暂时停用本品或降低剂量来控制。

Q-T 间期延长 已经显示本品能延长心室复极，可通过心电图上的 Q-T 间期检测出来，呈剂量依赖性。Q-T 间期延长能够引起尖端扭转型室性心动过速，可能引起昏厥、惊厥和（或）死亡。在基线时、服药开始 7 天后、有临床指征时应定期做心电图，在剂量调整之后也需要做心电图。

本品禁用于低钾血症和低镁血症或长 Q-T 间期综合征的患者。在使用本品之前，应纠正低钾血症和低镁血症，并在治疗期间定期监测电解质。如果本品与食物同时服用（为不适当的给药方法），和（或）与强效 CYP3A4 抑制剂和（或）其他已知可潜在延长 Q-T 间期的药物服用时，可能会出现有临床意义的 Q-T 间期延长。因此，必须避免与食物共同服用，并应避免使用已知延长 Q-T 间期的药物和强 CYP3A4 抑制剂。低钾血症和低镁血症的出现可能会增加患者 Q-T 间期延长的风险。

在具有 Q-Tc 间期延长或存在显著 Q-Tc 间期延长风

险的患者中，要慎用本品，例如具有不可控制或临床显著性的心脏疾病患者，包括新近的心肌梗死、充血性心力衰竭、不稳定型心绞痛或临床显著性心动过缓。

心血管事件 在一项新诊断的 Ph+CML 慢性期患者的随机、Ⅲ期的尼洛替尼研究中，以及上市后报告中已报道心血管事件。如果出现心血管事件的急性体征或症状，建议患者立即寻求治疗。应评估患者的心血管状态，在本品治疗期间根据标准治疗指南监测心血管风险因素，并积极治疗。

体液潴留 在一项新诊断的 CML 慢性期患者的Ⅲ期研究中，已观察到严重的体液潴留，如胸腔积液、肺水肿、心包积液，该不良反应不常见（0.1%～1%）。在上市后报告中也观察到类似事件。应该谨慎地研究非预期的，快速的体重增加。如在尼洛替尼用药期间有严重的体液潴留出现，应该评价其病因，并进行相应的治疗。

乙肝病毒再激活 乙肝病毒（HBV）慢性携带者在接受BCR-ABL酪氨酸激酶抑制剂（TKI）（例如尼洛替尼）之后可能发生 HBV 再激活。在某些病例中，与使用 BCR-ABL TKI 类药物有关的 HBV 再激活引发急性肝衰竭或急性重型肝炎，并从而导致肝移植或致命性结局。

患者在开始尼洛替尼治疗之前，需检测是否存在乙肝病毒感染。当前正在使用尼洛替尼的患者需接受基线乙肝病毒检测以识别出慢性乙肝病毒携带者。乙肝病毒血清学阳性的患者（包括疾病活动期的患者）及在治疗过程中检测发现乙肝病毒阳性的患者，在开始尼洛替尼治疗前应咨询肝病和乙肝治疗方面的专家。对需要尼洛替尼治疗的乙肝病毒携带者，在整个治疗期间以及治疗终止后数月应当严密监测活动性乙肝病毒感染的症状和体征。

对已取得持续深度分子学反应的 Ph+CML-CP 患者的特殊监测 终止治疗的条件：符合条件的患者如果确认表达典型 BCR-ABL 转录本 e13a2/b2a2 或 e14a2/b3a2，可考虑终止治疗。患者必须具有典型的 BCR-ABL 转录本，以能对 BCR-ABL 水平进行定量检测、对分子学反应的深度进行评估以及对终止本品治疗后可能出现的丧失分子学反应进行测定。

对终止治疗患者的监测 必须以确认测定分子学反应水平灵敏度至少 MR4.5 的定量诊断检测来监测符合终止治疗条件的患者的 BCR-ABL 转录本水平。必须在治疗终止之前和终止治疗期间评估 BCR-ABL 转录本水平。

丧失主要分子学反应（MMR）或确认丧失 MR4.0（相隔至少 4 周的两次连续测量显示丧失 MR4.0）将在得知丧失反应后 4 周内重新开始治疗。需要频繁监测 BCR-ABL

转录本水平以及全血细胞计数和分类，以检测可能出现的缓解丧失。对于重新开始治疗 3 个月后能达到 MMR 的患者，应进行 BCR-ABL 激酶结构域突变检测。

血清脂肪酶升高 使用本品会引起血清脂肪酶升高。建议慎用于有胰腺炎病史的患者。应该定期监测血清脂肪酶水平。如果脂肪酶升高伴随腹部症状，应该中断本品给药，应给予适当诊断以排除胰腺炎。

肝功能异常 使用本品可能引起胆红素、ALT/AST 和碱性磷酸酶升高，应定期进行肝功能检测。

电解质异常 使用本品可能引起低磷、低钾、高钾、低钙和低钠血症。在开始使用本品之前必须纠正电解质异常，治疗过程中应定期监测电解质。

食物的作用 进食会使本品的生物利用度增加。本品不应与食物一起服用。服药前 2 小时之内和服药后 1 小时之内避免进食。任何时候都应该避免进食葡萄柚汁和其他已知的有抑制 CYP3A4 作用的食物。

对于不能吞下胶囊的患者，可以把胶囊的内容物与一茶匙的苹果酱混合在一起，混合后应立即服用。苹果酱不能超过一茶匙，同时不能食用除了苹果酱以外的其他食物。

肝损害 肝损害对本品的药代动力学有轻度影响。与对照组中肝功能正常的受试者相比较，在轻度、中度或重度肝损害患者中，单剂量本品给药可导致 AUC 分别增长35%、35%和19%。稳态下本品的预测 C_{max} 分别增加了29%、18%和 22%。临床研究中已经排除了 ALT 和（或）AST>2.5（或>5，如果与疾病相关的话）倍正常值上限和（或）总胆红素>1.5 倍正常值上限的患者。本品主要经肝代谢，因此，肝损害患者的暴露量可能增加，推荐在肝损害的患者中谨慎使用，并且应该密切监测这些患者的 Q-T 间期延长。

全胃切除 在全胃切除的患者中，本品的生物利用度可能会降低。在这类患者中应该考虑进行更为频繁的随访。

肿瘤溶解综合征（TLS） 本品治疗的患者中有发生溶瘤综合征的病例。大多数病例表现出疾病进展、高白细胞计数和（或）脱水。由于可能发生肿瘤溶解综合征，建议在开始本品治疗前，纠正有临床表现的脱水并治疗高尿酸血症。

乳糖 本品含有乳糖，所以对于有遗传性半乳糖不耐受问题、严重的乳糖缺陷或葡萄糖-半乳糖吸收障碍的患者，不推荐使用本品。

实验室检查 （1）血脂：在新诊断的 CML 患者中进行的Ⅲ期研究中，接受尼洛替尼 400mg 每日两次的患者中有 1.1%出现 3 或 4 级胆固醇升高；然而，在接受300mg

每日两次的剂量组中未见 3 或 4 级胆固醇升高。建议在开始本品治疗前评估血脂，在治疗期间如出现任何临床指征时也需进行评估。由于一些降胆固醇药物会通过 CYP3A4 通路代谢，如果需要使用降脂药物，治疗开始前请参考〔药物相互作用〕。

(2)血糖：在新诊断的 CML 患者中进行的Ⅲ期研究中，接受尼洛替尼 400mg 每日两次的患者中有 5.8%出现 3 或 4 级血糖升高；在接受 300mg 每日两次的剂量组中 6.5%出现 3 或 4 级血糖升高。建议在开始本品治疗前评估血糖水平，在治疗期间如出现任何临床指征时也需进行监测。如果检查提示需要进行治疗，医生应根据当地实践和治疗指南进行治疗。

机械操作 尚未进行过本品对驾驶能力和操作机器能力的影响的研究。不良反应中如头昏、恶心和呕吐，在本品治疗期间是有可能出现的，所以驾驶或操作机器时应该谨慎。

【药物相互作用】 本品是经肝脏中的 CYP3A4 代谢的，同时也是多重药物外排泵 P-糖蛋白(P-gp)的底物。因此，本品的系统吸收(包括吸收及随后的消除)可能会受到影响 CYP3A4 和(或)P-gp 药物的影响。

可能增加本品血清浓度的药物 尼洛替尼与伊马替尼(P-gp 和 CYP3A4 的一种底物及调节剂)联合使用，两种药物都对 CYP3A4 和(或)P-gp 有轻微的抑制作用。将这两种药物合用时，伊马替尼的 AUC 增加了 18%至 39%，尼洛替尼的 AUC 增加了 18%至 40%。

在健康受试者中，当与 CYP3A4 强抑制剂酮康唑合用时，本品的生物利用度增加了 3 倍，所以应该避免与强效 CYP3A4 抑制剂(如伊曲康唑、伏立康唑、克拉霉素、利托那韦、泰利霉素和其他蛋白酶抑制剂)同时使用。可以考虑没有或仅有弱的 CYP3A4 抑制作用的替代的合并用药。

可能减少本品血清浓度的药物 在接受 CYP3A4 诱导剂(利福平，每日 600mg，持续给药 12 天)的健康受试者中，本品的系统暴露量(AUC)大约下降了 80%。

CYP3A4 活性诱导剂可提高尼洛替尼的代谢，从而降低尼洛替尼的血药浓度。同时服用 CYP3A4 诱导剂(如利福平、卡马西平、苯巴比妥、苯妥英和贯叶连翘)可能减少本品的暴露。在需要使用 CYP3A4 诱导剂的患者中，应该考虑具有较弱酶诱导作用的替代药物。

本品的溶解度具有 pH 依赖性，pH 较高时溶解度较低。在接受埃索美拉唑(每日一次 40mg，持续给药 5 天)的健康受试者中，胃 pH 值显著增加，但本品吸收只出现小幅下降(C_{max} 降低 27%，$AUC_{0-\infty}$ 降低 34%)。根

据需要，本品可与埃索美拉唑或其他质子泵抑制剂同时服用。

在一项健康受试者研究中，法莫替丁给药后 10 小时和给药前 2 小时给予单剂量本品 400mg 时，未观察到尼洛替尼的药代动力学出现显著变化。因此，当有需要合并使用 H_2 受体拮抗剂时，可在本品给药前约 10 小时和给药后约 2 小时给予。

在同一项研究中，单剂量本品 400mg 给药前后 2 小时给予一种抑酸剂(氢氧化铝和氢氧化镁/二甲基硅油)未改变尼洛替尼的药代动力学。因此，当有需要合并使用抑酸剂时，可在本品给药前后约 2 小时给予。

可能被本品改变血清浓度的药物 在体外，本品是 CYP3A4、CYP2C8、CYP2C9、CYP2D6 和 UGT1A1 的竞争性抑制剂，其中 CYP2C9 的 Ki 值最低(Ki= 0.13mmol/L)。在健康受试者中，服用单剂本品和咪达唑仑，咪达唑仑的暴露增加了 30%。当同时服用本品和这些酶的治疗指数窄的底物时，应该谨慎。在健康受试者中，临床相关浓度的尼洛替尼未改变华法林(一种敏感的 CYP2C9 底物)的药代动力学或药效动力学。在进行香豆素(CYP2C9 和 CYP3A4 的底物)治疗的患者中，应该增加对 INR 的监测。然而 1-羟咪达唑仑与咪达唑仑的代谢比例不会改变。

同时给予经 CYP3A4 通路代谢的降胆固醇药物(如他汀类药物)时应谨慎，因为可能增加全身暴露。

抗心律失常药和其他可能延长 Q-T 间期的药物 本品应该慎用于患有或可能发生 Q-T 间期延长的患者，包括服用抗心律失常药，如服用胺碘酮、丙吡胺、普鲁卡因胺、奎尼丁、索他洛尔，或服用其他可能导致 Q-T 间期延长的药物，如氯喹、卤泛群、克拉霉素、氟哌啶醇、美沙酮、莫西沙星、苄普地尔和匹莫齐特。

【用法与用量】新诊断的 Ph+CML 慢性期 本品的推荐剂量为 300mg 每日两次口服。只要患者持续受益，本品治疗应持续进行。

已获得持续深度分子学反应(MR4.5)的新诊断为 Ph+CML-CP 的患者 既往接受本品 300mg 每日两次治疗至少 3 年的 Ph+CML-CP 患者，如果在终止治疗之前的深度分子学反应持续至少 1 年，可考虑终止治疗。应该由具有 CML 患者治疗经验的医师来启动本品的停药程序。

在 1 年内必须每月监测一次符合停药条件的患者的 BCR-ABL 转录本水平及其全血细胞计数和分类，随后在第 2 年每 6 周监测一次，其后则每 12 周监测一次。

对于在无治疗阶段丧失 MR4.0、但是未丧失主要分

子原反应(MMR)的患者，每 2 周监测一次 BCR-ABL 转录水平，直到 BCR-ABL 水平恢复到 MR4.0 至 MR4.5 范围内。对于至少 4 次连续测量 BCR-ABL 水平维持在 MMR 至 MR4.0 之间的患者可以返回到原始监测时间表。

丧失 MMR 的患者必须在得知出现丧失反应后 4 周内重新开始治疗。应该以 300mg 每日两次的剂量重新开始治疗，或者如果患者在终止治疗之前已下调治疗剂量，则以 400mg 每日一次的减低剂量重新开始本品治疗。每月监测一次重新使用本品的患者的 BCR-ABL 转录本水平，直到重新获得 MMR。

耐药或不耐受的 Ph+CML 慢性期或加速期 本品的推荐剂量为 400mg 每日两次口服。只要患者持续受益，本品治疗应持续进行。

对伊马替尼不耐受的定义是：尽管采用了最佳支持治疗，在任何剂量和(或)治疗期间，患者仍由于 3 或 4 级不良事件的持续存在而中止伊马替尼治疗；或者，尽管采用了最佳支持治疗，与伊马替尼治疗相关的 2 级不良事件仍持续时间≥1 个月，或反复发生超过 3 次，不论是否剂量减少或中止治疗。

推荐剂量为每日两次，间隔约 12 小时，不得与食物一起服用。在服药前至少 2 小时以及服药后至少 1 小时内不得进食。

胶囊应用水完整吞服，不应咀嚼或吮吸，不应打开胶囊。手接触胶囊后应立即清洗。小心不要吸入胶囊中的任何粉末(比如胶囊损坏)，也不要让药粉接触皮肤或黏膜。如果发生皮肤接触，用肥皂和水清洗局部。如果眼睛接触了药粉，用水冲洗。如果胶囊中的药粉撒出，应该用手套和可弃去的湿毛巾擦去，置于密封的容器中正确丢弃。

对于不能吞咽胶囊的患者，可以把胶囊的内容物与一茶匙的苹果酱混合在一起，混匀后应立即服用。苹果酱不能超过一茶匙，同时不能食用除了苹果酱以外的其他食物。

应遵医嘱治疗。但如果错过给药，患者不得另外补充剂量，而是按照处方服用下一次剂量。

如果临床需要，本品可与造血生长因子(如 EPO 或 G-CSF)联合使用，也可与羟基脲或阿那格雷联用。

既往伊马替尼治疗后接受本品治疗且已取得持续深度分子学反应(MR4.5)的 Ph+CML-CP 患者 既往接受本品治疗至少 3 年的 Ph+CML-CP 患者，如果在终止治疗之前的深度分子学反应持续至少 1 年，可考虑终止治疗。应该由具有 CML 患者治疗经验的医师来启动尼洛替尼的停药程序。

在 1 年内必须每月监测一次符合停药条件的患者的 BCR-ABL 转录本水平及其全血细胞计数和分类，随后在第 2 年每 6 周监测一次，其后则每 12 周监测一次。

确认丧失 MR4.0(相隔至少 4 周的两次连续测定显示丧失 MR4.0)或丧失 MMR 的患者必须在得知丧失反应后 4 周内重新开始治疗。应该以 300mg 或 400mg 每日两次的剂量重新开始本品治疗。每月监测一次重新使用本品治疗的患者的 BCR-ABL 转录本水平，直到重新取得之前的主要分子学反应或 MR4.0。

监测建议和剂量调整 对接受本品的患者，应该根据医生的判断进行一定频率的实验室检查。

应定期或当治疗发生改变时对本品治疗在 Ph+CML 患者中的应答情况进行监测，以确定疗效欠佳、对治疗无应答、患者依从性不佳或可能的药物相互作用。监测结果应指导恰当管理 CML。

任何一次的剂量调整，均应在 7 天后复查心电图。

由于与潜在白血病不相关的血液学毒性(中性粒细胞减少、血小板减少)，有时候可能需要暂时停止本品和(或)降低其剂量，见表 12-19。

表 12-19 由于中性粒细胞减少和血小板减少而进行的剂量调整

新诊断的慢性期 CML 的剂量为 300mg 每日两次；耐药或不耐受的慢性期 CML 的剂量为 400mg 每日两次	ANC*<1×10⁹/L 和(或)血小板计数<50×10⁹/L	(1)停止使用本品，对血液计数进行监测。(2)如果 2 周内 ANC>1×10⁹/L 和(或)血小板>50×10⁹/L，则恢复之前剂量。(3)如果血液计数仍然很低，可能需要将剂量减少至 400mg 每日一次
耐药或不耐受的加速期 CML 的剂量为 400mg 每日两次	ANC*<0.5×10⁹/L 和(或)血小板计数<10×10⁹/L	(1)停止使用本品，对血液计数进行监测。(2)如果 2 周内 ANC>1×10⁹/L 和(或)血小板>20×10⁹/L，则恢复之前剂量。(3)如果血液计数仍然很低，可能需要将剂量减少至 400mg 每日一次

* ANC=中性粒细胞绝对计数。

如果出现有显著临床意义的中度或严重的非血液学毒性，应该中止服药；一旦毒性缓解，可以恢复每日一次，每次 400mg 的剂量。如果临床上适合，应考虑将剂量逐步恢复至 300mg(新诊断的 Ph+CML 慢性期)或 400mg(耐药或不耐受的 Ph+CML 慢性期或加速期)，每日两次。

血清脂肪酶升高：如果出现 3～4 级血清脂肪酶升高，剂量应降低至每日一次，每次 400mg 或中止给药。

应每月监测血清脂肪酶或遵医嘱。

胆红素和肝氨基转移酶升高：如果出现 3～4 级胆红素升高，剂量应降低至每日一次，每次 400mg 或中止给药。应每月监测胆红素和氨基转移酶或遵医嘱。

如果患者必须同时使用强效 CYP3A4 抑制剂，根据药物代谢动力学研究，剂量应减少至 300mg 每日一次。然而，在应用强效 CPY3A4 抑制剂的患者中尚无该剂量调整的临床数据。如果中断应用强效抑制剂，在本品剂量上调至适用剂量前应经过一个洗脱期。对不能避免使用强效 CYP3A4 抑制剂的患者，应对 Q-T 间期延长进行密切的监测。

【制剂与规格】 尼洛替尼胶囊：（1）150mg；（2）200mg。

伊布替尼[医保(乙)]
Ibrutinib

【特殊说明】 存在室性心动过速、乙肝再激活和机会性感染风险。

【适应证】 （1）CDE 适应证 ①本品单药适用于既往至少接受过一种治疗的套细胞淋巴瘤患者的治疗。②本品单药适用于慢性淋巴细胞白血病/小淋巴细胞淋巴瘤患者的治疗。③本品单药适用于既往至少接受过一种治疗的华氏巨球蛋白血症患者的治疗，或者不适合接受化学免疫治疗的华氏巨球蛋白血症患者的一线治疗。④本品联用利妥昔单抗，适用于华氏巨球蛋白血症患者的治疗。

（2）国外适应证 移植物抗宿主病。

【药理】 （1）药效学 本品为小分子 BTK（Bruton 酪氨酸激酶）抑制剂，与 BTK 活性位点的半胱氨酸残基形成共价键，从而抑制 BTK 的酶活性。BTK 是 B 细胞抗原受体（BCR）和细胞因子受体通路的信号分子。BTK 通过 B 细胞表面受体信号激活 B 细胞迁徙、趋化和黏附所必需的通路。非临床研究结果显示，本品抑制了恶性 B 细胞的体内增殖和存活以及体外细胞迁徙和基底黏附。

（2）药动学 吸收：健康受试者空腹服用本品的绝对生物利用度为 2.9%（90%CI：2.1，3.9），口服给药的吸收中位 t_{max} 是 1～2 小时。与整夜禁食后服用本品相比，与高脂高热量膳食（800 卡路里至 1000 卡路里，50%的膳食总热量来自脂肪）同服后伊布替尼的 C_{max} 增加 2～4 倍，AUC 增加约 2 倍。

体外研究表明伊布替尼不是 P 糖蛋白（P-gp）或者乳腺癌耐药蛋白（BCRP）的底物。

分布：本品在体外与人血浆蛋白的可逆结合率为 97.3%，在 50～1000ng/ml 范围内没有浓度依赖性。分布容积（V_d）为 683L，稳态表观分布容积（V_d，V_{ss}/F）约为 10000L。

消除：空腹状态下静脉清除率为 62L/h，进食状态下为 76L/h。与高首过效应相一致，空腹状态下和进食状态下的表观口服清除率分别是 2000 和 1000L/h。半衰期为 4～6 小时。

代谢：本品主要通过细胞色素 P450（CYP）3A 代谢成多种代谢产物，一小部分通过 CYP2D6 代谢。活性代谢产物 PCI-45227 是一种二氢二醇类化合物，对 BTK 的抑制活性约为伊布替尼的 1/15。稳态时主要代谢产物 PCI-45227 与原型药物的比值范围是 1～2.8。

排泄：本品（大多以代谢产物的形式）主要经粪便消除。健康受试者单次口服放射标记本品后，在 168 小时内排出 90%的放射活性，其中 80%经粪便排泄，不到 10%经尿液清除。原型伊布替尼在粪便中约占放射活性标记排泄剂量的 1%，尿液中没有，其余的排泄剂量为代谢产物。

【不良反应】 胃肠道 腹泻、恶心、便秘、腹痛、呕吐、口腔黏膜炎、消化不良、胃食管反流病。

免疫系统及感染 上呼吸道感染、尿路感染、感染性肺炎、皮肤感染、鼻窦炎、支气管炎、流感。

全身整体表现 疲乏、外周水肿、发热、乏力、寒战。

皮肤及皮肤附件 青肿、皮疹、瘀点。

肌肉骨骼 骨骼肌肉疼痛、关节痛、肌肉痉挛。

呼吸系统 咳嗽、呼吸困难、口咽疼痛、鼻衄。

代谢及营养 食欲下降、脱水、高尿酸血症、低钾血症。

神经系统 头晕、头痛。

血液系统 血小板减少、中性粒细胞减少、血红蛋白减少。

眼部 结膜炎、视物模糊、干眼、流泪增加、视觉灵敏度减退。

心血管 房颤。

肿瘤 继发恶性肿瘤。

血管，出血及凝血 高血压、出血。

听觉，前庭及特殊感官 眩晕。

各类检查 淋巴细胞计数升高、血乳酸脱氢酶升高。

精神异常 失眠。

其他 挫伤。

【禁忌证】 本品禁用于已经对伊布替尼或辅料超敏（如速发过敏和类速发过敏反应）的患者。

【注意事项】 (1)出血：使用本品治疗的患者曾发生致死性出血事件。本品可能会增加接受抗血小板或抗凝血治疗患者的出血风险，应监测患者的出血体征。应避免使用补充剂（如鱼油和维生素 E 制剂）。华法林或其他维生素 K 拮抗剂不应与本品合并使用。根据手术类型和出血风险，应在术前和术后暂停本品至少 3～7 天。

(2)感染：使用本品可增加感染发生风险，应用期间应评估患者的发热和感染情况并予以适当的治疗。

(3)血细胞减少：每月监测一次全血细胞计数。

(4)白细胞淤滞：使用本品可能发生白细胞淤滞，应密切监测患者。循环淋巴细胞计数过高(>400000/mcL)可能增加风险，考虑暂停使用本品。视临床表现给予包括补水和(或)白细胞去除术在内的支持治疗。

(5)间质性肺疾病：使用本品治疗期间监测患者是否有提示间质性肺疾病的肺部症状。如果症状发生，暂停本品治疗进行适当的间质性肺疾病治疗。

(6)心律失常和心力衰竭：使用本品治疗期间应定期监测所有患者是否发生心律失常。出现心律不齐症状或新发呼吸困难、头晕或昏厥的患者应进行临床评价，根据指征进行心电图(ECG)检查。出现室性心动过速的体征和(或)症状的患者应暂停本品并在可能重新开始治疗前应进行全面的临床获益/风险评估。

(7)高血压：使用本品治疗期间监测血压，并在本品治疗期间视情况开始使用或调整降压药。

(8)继发恶性肿瘤：本品可能发生继发恶性肿瘤，最常见的是非黑色素瘤皮肤癌，治疗期间监测患者是否出现非黑色素瘤皮肤癌。

(9)肿瘤溶解综合征：使用本品可能发生肿瘤溶解综合征。应评估基线风险（如高肿瘤负荷）并采取适当的预防措施。密切监测患者并予以适当的治疗。

(10)乙肝病毒再激活：开始本品治疗前确定乙型肝炎病毒(HBV)的状态。如果患者的 HBV 感染检测结果呈阳性，则建议咨询在乙型肝炎治疗领域具有专业经验的医生。

(11)对驾驶及操作机械能力的影响使用本品的部分患者报告过疲乏、头晕和乏力。

【药物相互作用】 (1)CYP3A 抑制剂 ①避免本品与所有其他强效 CYP3A 抑制剂（如酮康唑、茚地那韦、奈非那韦、利托那韦、沙奎那韦、克拉霉素、泰利霉素、伊曲康唑、奈法唑酮和 cobicistat）同时用药。如果获益大于风险且必须使用强效 CYP3A 抑制剂，应调整剂量。②与中效 CYP3A 抑制剂（如氟康唑、红霉素、安普那韦、阿瑞吡坦、阿扎那韦、环丙沙星、克唑替尼、地尔硫䓬、福沙那韦、伊马替尼、维拉帕米、胺碘酮和决奈达隆）同时使用，应降低本品的剂量。③与弱效 CYP3A 抑制剂联用时无需调整剂量。应密切监测患者的毒性反应，必要时依从剂量调整指南进行调整。④葡萄柚或塞维利亚橙等食物含有强效或中效 CYP3A 抑制剂，本品治疗期间应避免摄入。

(2)CYP3A 诱导剂：避免与强效 CYP3A 诱导剂，如卡马西平、利福平、苯妥英、和贯叶连翘合用。

(3)为尽可能降低在胃肠道内发生相互作用的可能性，本品给药前后至少 6 小时内不应使用治疗指数窄的 P-gp 或 BCRP 底物类药物（如地高辛或甲氨蝶呤）。本品亦可全身性抑制 BCRP，增加经 BCRP 介导肝脏外排药物的暴露量，如瑞舒伐他汀。

【给药说明】 (1)本品口服给药，每天的用药时间大致固定。

(2)应用水送服整粒胶囊。勿打开、弄破或咀嚼胶囊。

(3)本品与利妥昔单抗联合用药时，如果在同一天给药，建议在利妥昔单抗给药前给予本品。

(4)如果未在计划时间服用本品，可以在当天尽快服用，第二天继续在正常计划时间服药。请勿额外服用本品以弥补漏服剂量。

(5)妊娠期间不应使用本品。建议有生育能力的女性在服用本品期间以及终止本品治疗后1个月内避免怀孕。有生育能力的女性使用本品期间必须采取高效的避孕措施。如果在怀孕期间服用本品或服用本品期间怀孕，应明确告知患者本品可能对胎儿造成危害。

(6)建议男性在服用本品期间以及结束治疗后 3 个月内避免生育。

(7)本品治疗期间应停止哺乳。

(8)尚未确立伊布替尼在儿童患者中的安全性和疗效。

【用法与用量】 成人 (1)套细胞淋巴瘤(MCL)：560mg，每日一次，直至疾病进展或出现不可接受的毒性。

(2)慢性淋巴细胞白血病(CLL)/小淋巴细胞淋巴瘤(SLL)：420mg，每日一次，直至疾病进展或出现不可接受的毒性。

肝损伤 (1)轻度肝损伤患者(Child-Pugh A 级)：每天 140mg。

(2)中、重度肝损伤患者(Child-Pugh B 级和 C 级)：避免使用本品。

其他 出现任何≥3 级非血液学毒性、伴感染或发热的中性粒细胞减少症或者 4 级血液学毒性时，应中断本品治疗。待毒性症状消退至 1 级或基线水平(恢复)时，可以起始剂量重新开始本品治疗。如果该毒性再次发生，应将剂量减少一粒胶囊（每日 140mg）。如有需要，可以考虑再减少 140mg 剂量。如果在两次剂量降低后该毒性仍然存在或再次发生，应停用本品。

【制剂与规格】 伊布替尼胶囊：140mg。

维莫非尼[医保(乙)]
Vemurafenib

【适应证】 维莫非尼适用于治疗经 NMPA 批准的检测方法确定的 BRAF V600 突变阳性的不可切除或转移性黑色素瘤。

【药理】 (1)药效学 维莫非尼是 BRAF 丝氨酸-苏氨酸激酶的某些突变体（包括 BRAF V600E）的口服小分子抑制剂。维莫非尼在有效浓度时在体外也可抑制其他激酶，如 CRAF、ARAF、野生型 BRAF、SRMS、ACK1、MAP4K5 和 FGR。某些 BRAF 基因突变体（包括 V600E）可产生结构性激活的 BRAF 蛋白，该蛋白在细胞增殖通常所需的生长因子缺乏时也可引起细胞增殖。维莫非尼对 BRAF V600E 突变的黑色素瘤的细胞模型及动物模型均有抗肿瘤作用。

(2)药动学 吸收 单次维莫非尼 960mg（240mg 片剂 4 片）给药后维莫非尼吸收的中位 t_{max} 约为 4 小时。

口服给药后，转移性黑色素瘤患者人群的吸收速率常数估计值为 0.19～1 小时（患者间变异度为 101%）。

分布 在转移性黑色素瘤患者中，维莫非尼的人群表观分布容积估计值为 91L（患者间变异度为 64.8%）。在体外，它与人类血浆蛋白高度结合（>99%）。

代谢 CYP3A4 途径可能是维莫非尼的重要代谢途径。虽检测到结合型代谢产物（葡糖苷酸化和糖基化），不过，母体化合物是血浆中的主要成分（95%）。

清除 在转移性黑色素瘤患者中，维莫非尼的人群表观清除率估计值为一日 29.3L（患者间变异度为 31.9%）。维莫非尼的个体清除半衰期估计值中位值为 56.9 小时。主要通过粪便清除。

【不良反应】 (1)皮肤及皮下组织 十分常见：皮疹、斑丘疹、瘙痒、皮肤干燥、光敏反应、皮肤角化症、光化性角化症、毛发角化症、脱发、掌跖红肿疼痛综合征、毛囊炎；常见：脂膜炎、丘疹样皮疹。

(2)各种肌肉骨骼及结缔组织 十分常见：关节痛、肌痛、四肢痛、骨骼肌肉疼痛、关节炎。

(3)全身疾病和给药部位各种反应 十分常见：乏力、外周水肿、发热。

(4)胃肠道 十分常见：食欲减退、体重减低、恶心、腹泻、腹痛、呕吐、便秘。

(5)神经系统 十分常见：头痛、头晕、周围神经病、味觉障碍。

(6)肝、胆 十分常见：GGT 升高。

(7)呼吸系统 十分常见：咳嗽。

(8)心脏 常见：Q-T 间期延长。

(9)眼部 常见：葡萄膜炎、虹膜睫状体炎。

【禁忌证】 禁用于已知对维莫非尼或本品任何辅料过敏的患者。

【注意事项】 (1)皮肤鳞状细胞癌（CuSCC） 通常发生于治疗早期。在维莫非尼临床试验中，与皮肤鳞状细胞癌相关的潜在风险因素包括年龄（≥65 岁）、既往皮肤癌和长期日光暴露。皮肤鳞状细胞癌病例通常采用简单切除加以处理，且患者能够继续治疗，不需要剂量调整。建议所有患者在开始治疗前接受一次皮肤评估，并且建议在治疗过程中接受常规监测。维莫非尼停药后，监测应持续 6 个月，或直至开始另一种抗肿瘤治疗。

(2)非皮肤鳞状细胞癌（非 CuSCC） 患者应接受头部和颈部检查，其中应包含治疗开始前的至少一次口腔黏膜视诊和淋巴结触诊，并在治疗期间每 3 个月检查一次。此外，患者在开始治疗前还应接受一次胸部 CT 扫描，并在治疗期间每 6 个月接受一次扫描。在治疗前和治疗结束时，或有临床指征时，建议进行盆腔检查（针对女性）和肛门检查。

维莫非尼停药后，对非皮肤鳞状细胞癌的监测应持续至 6 个月，或直至开始另一种抗肿瘤治疗。

(3)新发原发性黑色素瘤 患者继续接受治疗，而不需要调整剂量。应根据以上针对皮肤鳞状细胞癌的原则对皮肤病变进行监测。

(4)胰腺炎 发生未知原因的腹痛时应及时进行检查（包括血清淀粉酶和脂肪酶的检查），确诊胰腺炎后应根据当地诊疗常规给予积极治疗。患者在胰腺炎发作后，若重新接受维莫非尼治疗，应对其进行密切监测。

(5)超敏反应 重度超敏反应包括：全身性皮疹和红斑或低血压。对于发生重度超敏反应的患者，应永久性停止维莫非尼治疗。

(6)皮肤反应 对于发生重度皮肤反应的患者，应永久性停止维莫非尼治疗。在同步或序贯给予放射治疗时，应谨慎使用维莫非尼。

(7)Q-T 间期延长 Q-T 间期延长可导致室性心律失常的风险升高，包括尖端扭转型室性心动过速。对于存在无法纠正的电解质异常、长 Q-T 间期综合征或正在服用已知能延长 Q-T 间期的药物的患者，不建议采用维莫非尼治疗。

在维莫非尼治疗前和剂量调整后，应监测心电图和电解质。治疗的前 3 个月应每月监测，此后每 3 个月进行一次监测，或根据临床指征的需要适当增加监测频率。对于 Q-Tc>500ms 的患者，不建议开始维莫非尼治疗。如果治疗期间 Q-Tc 超过 500ms（CTCAE≥3 级），应暂时中断维莫非尼治疗，纠正电解质异常，并且应对 Q-T 间期延长的心脏风险因素加以控制（例如，充血性心力衰竭、心动过缓）。应在 Q-Tc 间期下降至 500ms 以下后才考虑重新开始治疗，并降低剂量水平。如果相关风险因素纠正后，Q-Tc 间期仍大于 500ms，且相对于治疗前数值的变化大于 60ms，则建议永久性停用维莫非尼治疗。

（8）肝损伤 在开始治疗之前，应监测肝酶水平（氨基转移酶和碱性磷酸酶）和胆红素水平，在治疗过程中，应每月监测一次，或根据临床需要确定监测频率。对于实验室异常，应酌情采用减量、治疗中断或停止治疗的方式加以处理。

（9）光敏反应 应建议所有患者在服用维莫非尼期间避免日光暴露。在服用药物期间，应建议患者穿戴防护性服装，并在室外使用广谱 UVA/UVB 防晒霜和润唇膏（SPF≥30），有助于在日晒环境下保护患者。对于 2 级（不可耐受）或更高级别不良事件的光敏反应，建议调整剂量。

（10）掌腱膜挛缩症和足跖筋膜纤维瘤病 对于这类不良反应，应酌情采用减量、中断治疗或停止治疗的方式处理。

（11）眼部反应 应定期监测患者是否发生某些眼部不良反应。

（12）驾驶和操作机器的能力 尚不清楚本品对驾驶和操作机器能力的影响。患者应意识到疲劳或眼睛问题可能会影响驾驶车辆。

【药物相互作用】 维莫非尼是一种中度 CYP1A2 抑制剂和 CYP3A4 诱导剂。不建议维莫非尼与经 CYP1A2 和 CYP3A4 代谢的治疗窗较窄的药物联合应用。与咪达唑仑、美沙芬、S-华法林合用需谨慎。

维莫非尼是 CYP3A4 的底物，因此，与强效 CYP3A4 抑制剂或诱导剂的联合应用可改变维莫非尼的血药浓度。在与维莫非尼联合用药的情况下，应慎用强效 CYP3A4 抑制剂（例如，伊曲康唑、克林霉素、阿扎那韦、奈法唑酮、沙奎那韦、泰利霉素、利托那韦、茚地那韦、奈非那韦、伏立康唑）和诱导剂（例如，苯妥英、卡马西平、利福平、利福布汀、利福喷汀、苯巴比妥）。

在维莫非尼与 P-gp 底物如地高辛，合并给药时应谨慎。

【给药说明】 用一杯水送服药物，服药时整片吞下维莫非尼片剂。不应咀嚼或碾碎维莫非尼片剂。

治疗持续时间 建议维莫非尼治疗应持续至疾病进展或发生不可接受的毒性反应。

漏服 如果漏服一剂药物，可在下一剂服药 4 小时以前补服漏服的药物，以维持每日两次的给药方案。不应同时服用两剂药物。

呕吐 如果维莫非尼服药后发生呕吐，患者不应追加剂量，而应按常规剂量继续治疗。

【用法与用量】 维莫非尼的推荐剂量为 960mg（四片 240mg 片剂），每日两次。首剂药物应在上午服用，第二剂应在此后约 12 小时，即晚上服用。每次服药均可随餐或空腹服用。

对于轻度或中度肾功能受损的患者，无需进行起始剂量调整。

对于轻度或中度肝功能受损的患者，无需进行起始剂量调整。

基于不良事件的剂量调整方案 （1）出现 1~2 级可耐受不良反应时，维持 960mg（四片 240mg 片剂），每日两次。

（2）2 级（不可耐受）或 3 级不良反应时：①第 1 次暂时停药，直至不良事件恢复至 0~1 级，恢复用药时剂量调整为 720mg，每日两次。②第 2 次或治疗中断后未缓解暂时停药，直至不良事件恢复至 0~1 级，恢复用药时剂量调整为 480mg，每日两次。③第 3 次或治疗中断后未缓解永久停药。

（3）第 1 次出现任何 4 级不良事件，永久停药或暂时停药，直至不良事件恢复至 0~1 级，恢复用药时剂量调整为 480mg，每日两次。

（4）第 2 次出现任何 4 级不良事件，永久停药。

【制剂与规格】 维莫非尼片：240mg。

芦 可 替 尼 [医保(乙)]
Ruxolitinib

【适应证】 用于中危或高危的原发性骨髓纤维化（PMF）（亦称为慢性特发性骨髓纤维化）、真性红细胞增多症继发的骨髓纤维化（PPV-MF）或原发性血小板增多症继发的骨髓纤维化（PET-MF）的成年患者，治疗疾病相关脾肿大或疾病相关症状。

【药理】 （1）药效学 本品是一种 Janus 相关激酶（JAK 家族）JAK1 和 JAK2 的选择性抑制剂，这些激酶对造血和免疫功能相关的多个重要细胞因子和生长因子具有信号转导作用。

骨髓纤维化和真性红细胞增多症是骨髓增生性恶性肿瘤，已知与 JAK1 和 JAK2 信号转导调节异常有关。循环系统中激活 JAK-STAT 信号通路的细胞因子水平过高是引起这种调节异常的主要原因，JAK2 V617F 突变、负性调节机制失效导致的功能获得性突变可引起这种细胞因子水平过高。骨髓纤维化患者无论是否有 JAK2 V6I7F 突变，均表现 JAK 信号转导调节异常。超过 95% 的真性红细胞增多症患者存在 JAK 激活性突变（如 V617F 或外显子 12）。

本品可抑制细胞因子依赖的恶性血液肿瘤细胞模型或表达 JAK2V617 突变蛋白的非细胞因子依赖的 Ba/F3 细胞的 JAK-STAT 信号转导和细胞增殖。

（2）药动学 吸收：本品口服后快速吸收，大约在给药后 1 小时血浆浓度达峰（C_{max}）。

分布：在骨髓纤维化患者中，稳态时的表观分布容积是 53～65L。在体外药物的血浆蛋白结合率约为 97%，大部分与白蛋白结合。一项大鼠的全身放射自显影法研究显示，芦可替尼没有透过血-脑屏障。

生物转化：本品主要通过 CYP3A4 代谢（>50%），其他代谢途径来自 CYP2C9。在人的血浆中，以药物原型为主，占循环中药物相关物质的大约 60%。在血浆中存在两种主要活性代谢产物，分别占原型药物 AUC 的 25% 和 11%。这些代谢产物的 JAK 相关活性药理学活性为原型活性的 1/5～1/2。所有活性代谢产物的药效共计占芦可替尼总体药效的 18%。体外数据表明，本品可能对肠内的 CYP3A4，P-gp 和 BCRP 有抑制作用。

清除：本品主要通过代谢消除，平均清除半衰期大约是 3 小时。在成人健康受试者中，单次口服［^{14}C］标记的芦可替尼后，在尿液中排泄的放射性为 74%，粪便中为 22%，原型药物占总排泄放射性的 1% 以下。

【不良反应】（1）感染和侵染 尿路感染、带状疱疹、结核病。

（2）血液和淋巴系统 贫血、血小板减少、中性粒细胞减少、出血（任何出血，包括颅内出血，胃肠道出血，擦伤和鼻出血，手术后出血及血尿）。

（3）代谢与营养 体重增加、高胆固醇血症、高甘油三酯血症。

（4）神经系统 头晕、头痛。

（5）胃肠道 腹胀、便秘。

（6）肝、胆 ALT 升高、AST 升高。

（7）血管 高血压。

（8）其他 挫伤。

【禁忌证】（1）对活性成分或任何辅药过敏。

（2）妊娠和哺乳。

【注意事项】（1）血小板减少，贫血和中性粒细胞减少：使用本品可能造成血液系统不良反应。初次使用本品时应每周监测一次全血细胞计数，包括白细胞、血小板和红细胞分类计数，4 周后可每 2 至 4 周监测一次全血细胞计数，直到本品剂量达到稳定，然后可以根据临床需要进行监测。

（2）感染：使用本品有发生感染（结核病）的可能，密切观察是否存在感染的症状和体征，并尽快开始适当治疗。只有在活动性严重感染的问题解决后，方可开始本品治疗。

（3）带状疱疹：医生应该教育患者识别带状疱疹的早期症状和体征，并建议尽早寻求治疗。

（4）进行性多灶性脑白质病：使用本品可能发生进行性多灶性脑白质病（PML），应警惕提示 PML 的神经精神症状。

（5）非黑色素瘤皮肤癌：使用本品可能发生非黑色素瘤皮肤癌，建议有皮肤癌风险的患者定期接受皮肤检查。

（6）停药反应：中断或终止本品治疗后，骨髓纤维化的症状可能在大约一周后再次出现。若非必须紧急终止治疗，则可以考虑逐步减少本品的用药剂量，但逐渐减量的用法尚未得到证实。

【药物相互作用】（1）与强效 CYP3A4 抑制剂（包括但不限于波普瑞韦，克拉霉素，印地那韦，伊曲康唑，酮康唑，洛匹那韦/利托那韦，利托那韦，咪拉地尔，萘法唑酮，那非那韦，泊沙康唑，沙喹那韦，替拉瑞韦，泰利霉素，伏立康唑）合用，增加本品的暴露。

（2）当使用 CYP2C9 和 CYP3A4 酶双重抑制剂（例如氟康唑）时，根据计算机模拟结果，应该考虑将药物剂量减少 50%。避免本品与每日超过 200mg 剂量的氟康唑合用，每天给药两次或在无法达到每日两次给药时将给药频率减少为对应的每日一次剂量。

（3）本品可能抑制 P-糖蛋白和乳腺癌耐药蛋白质（BCRP），增加甲磺酸达比加群酯、环孢素、罗苏伐他汀和地高辛暴露。建议对受影响的物质进行治疗药物监测（TDM）或者临床监测。

（4）CYP3A4 诱导剂：包括但不限于阿伐麦布，卡马西平。苯巴比妥，苯妥英，利福布汀，利福平，圣约翰草（贯叶连翘）。应该密切监测患者，并且根据安全性和疗效进行剂量调整。

【给药说明】（1）本品为口服给药，可与食物同服或不与食物同服。

(2) 在开始本品治疗之前，必须进行全血细胞计数，包括白细胞分类计数。

(3) 若漏服某次药物，患者不应补服该次药物，而是应该按照原定给药方案，按时服用下次药物。

【用法与用量】 成人　血小板计数。

(1) 100000/mm³ 和 200000/mm³ 之间：起始剂量，每次 15mg，每日两次。

(2) >200000/mm³：起始剂量，每次 20mg，每日两次。

(3) 50000/mm³ 和 <100000/mm³ 之间：最大起始剂量为每次 5mg，每日两次。

肝损伤　轻、中或重度的肝功能损伤（对应 Child-Pugh 分级 A、B 和 C 级），应该根据血小板计数推荐的起始剂量将减少大约 50%，每天给药两次。

肾损伤　(1) 轻、中度肾损伤患者：无需调整剂量。

(2) 重度肾损伤（肌酐清除率小于 30ml/min）患者：根据血小板计数，将推荐起始剂量减少大约 50%，每天给药两次。

儿童　本品在 18 岁年龄以下儿童中使用的安全性和疗效尚未明确。

老年人　对于老年患者（≥65 岁）无需额外调整剂量。

【制剂与规格】 磷酸芦可替尼片：(1) 5mg；(2) 15mg；(3) 20mg（以芦可替尼计）。

奥拉帕利 [医保(乙)]

Olaparib

【适应证】 (1) CDE 适应证　①携带胚系或体细胞 BRCA 突变的（gBRCAm 或 sBRCAm）晚期上皮性卵巢癌、输卵管癌或原发性腹膜癌初治成人患者在一线含铂化疗达到完全缓解或部分缓解后的维持治疗。②铂敏感的复发性上皮性卵巢癌、输卵管癌或原发性腹膜癌成人患者在含铂化疗达到完全缓解或部分缓解后的维持治疗。③携带胚系或体细胞 BRCA 突变（gBRCAm 或 sBRCAm）且既往治疗（包括一种新型内分泌药物）失败的转移性去势抵抗性前列腺癌成人患者。

(2) 国外适应证　①用于 BRCA 突变的 HER2 阴性转移性乳腺癌。②生殖细胞 BRCA 突变型转移性胰腺腺癌的一线维持治疗。

【药理】 (1) 药效学　本品是一种聚 ADP 核糖聚合酶（PARP，包括 PARP1、PARP2 和 PARP3）抑制剂。PARP 酶参与正常的细胞功能，如 DNA 转录和 DNA 修复。本品在体外可抑制肿瘤细胞系的增殖，在体内可抑制人体肿瘤小鼠异种移植瘤的生长，单药治疗或铂类化疗后用药均有效。当细胞系和小鼠移植瘤模型中存在 BRCA 相关的 DNA 损伤同源重组修复缺陷或者非 BRCA 相关的、铂类化疗应答相关的 DNA 损伤同源重组修复缺陷时，本品给药后可产生更强的细胞毒和肿瘤抑制作用。

(2) 药动学　吸收：口服给药后，吸收迅速，给药后 1.5 小时达到中位血浆峰浓度。

分布：本品单次给药后表观分布容积平均值（±标准差）为 (158±136) L。体外蛋白结合率约为 82%。

代谢：CYP3A4/5 是主要负责本品代谢的酶。本品被广泛代谢，在尿液和粪便中原型药物分别占 15% 和 6%。

排泄：本品单次给药后血浆终末半衰期平均值（±标准差）为 (14.9±8.2) 小时，表观血浆清除率为 (7.4±3.9) L/h。44% 经尿液，42% 经粪便排泄。大多数物质以代谢产物排泄。

【不良反应】 血液系统　贫血。

胃肠道　恶心、呕吐、腹泻、便秘、口腔黏膜炎。

呼吸系统　呼吸困难、咳嗽。

感染　鼻咽炎、上呼吸道感染、鼻窦炎、鼻炎、流行性感冒。

全身整体表现　疲乏（包括虚弱）。

代谢及营养　食欲下降。

肌肉骨骼　关节痛、肌痛。

神经系统　味觉障碍、头痛。

实验室检查　白细胞计数降低、中性粒细胞计数降低、血小板计数降低、淋巴细胞计数降低、血红蛋白降低、血清肌酐升高、平均红细胞体积增加。

皮肤及皮肤附件　皮疹。

【禁忌证】 对药物活性成分或任何辅料成分过敏者禁用。

【注意事项】 (1) 血液学毒性　既往抗肿瘤治疗引起的血液学毒性未恢复之前，不应开始本品治疗。在治疗最初的 12 个月内，推荐在基线进行全血细胞检测，随后每月监测一次。如果出现重度或输血依赖性的血液学毒性，应中断治疗。

(2) 骨髓增生异常综合征/急性髓系白血病　使用本品可能出现骨髓增生异常综合征/急性髓系白血病，如果发生，建议应停止奥拉帕利片治疗，并对患者进行适当治疗。

(3) 非感染性肺炎　本品治疗期间如果出现新的或加重的呼吸系统症状，则暂时中断治疗。如果确诊为非感染性肺炎，则应停止治疗，并对患者进行适当治疗。

(4) 本品对胚胎-胎儿生存具有不良作用。在妊娠期间不应服用本品。育龄期女性在治疗期间以及最后一次服药后 6 个月内必须使用有效的避孕措施。男性患者及其育龄期女性伴侣在治疗期间以及最后一次服药后 3 个月内必须使用有效的避孕措施，并且不能捐献精子。

(5) 本品治疗期间和最后一次给药后 1 个月内停止哺乳。

(6) 患者服药期间应谨慎驾驶或操作机器。

【药物相互作用】 (1) 本品推荐的单药治疗剂量不适用于其与具有骨髓抑制的抗肿瘤药物的合并使用。

(2) 本品与强效 CYP3A 抑制剂，如伊曲康唑、泰利霉素、克拉霉素、酮康唑、伏立康唑、奈法唑酮 (nefazodone)、泊沙康唑、利托那韦、洛匹那韦/利托那韦、茚地那韦、沙奎那韦、奈非那韦、波西普韦 (boceprevir)、特拉匹韦或中效 CYP3A 抑制剂如安瑞那韦 (amprenavir)、阿瑞匹坦、阿扎那韦、环丙沙星、克唑替尼、达芦那韦/利托那韦、地尔硫草、红霉素、氟康唑、福沙那韦 (fosamprenavir)、伊马替尼、维拉帕米合并使用，会增加本品疗效。如果必须合并使用，本品剂量减至 100mg，每日 2 次。如果必须合并使用中效 CYP3A 抑制剂，本品剂量减至 150mg，每日 2 次。

(3) 本品与强效 CYP3A 诱导剂，如苯妥英、利福平、卡马西平和圣约翰草，或中效 CYP3A4 诱导剂，如波生坦、依非韦伦、依曲韦林、莫达非尼和萘夫西林联合使用，可使本品疗效降低。

【给药说明】 (1) 口服给药。本品应整片吞服，不应咀嚼、压碎、溶解或掰断药片。

(2) 本品在进餐或空腹时均可服用。

(3) 患者应在含铂化疗结束后的 8 周内开始本品治疗，持续治疗至疾病进展或发生不可接受的毒性反应。

(4) 患者漏服一剂药物，应按计划时间正常服用下一剂量。

(5) 本品治疗期间避免食用西柚、西柚汁、酸橙和酸橙汁，因为这些食物中含有 CYP3A 抑制剂。

【用法与用量】 成人 推荐剂量：300mg(2 片 150mg 片剂)，每日 2 次。100mg 片剂用于剂量减少时使用。

疗程 (1) BRCA 突变的晚期卵巢癌的一线维持治疗 BRCA1/2 突变晚期上皮性卵巢癌、输卵管癌或原发性腹膜癌患者可持续治疗至疾病进展、发生不可耐受的毒性反应或完成 2 年治疗。2 年治疗后，完全缓解(影像学无肿瘤证据)的患者应停止治疗，影像学显示有肿瘤且临床医生认为患者能从持续治疗中进一步获益的情况下可以继续治疗超过 2 年。

(2) 铂敏感的复发性卵巢癌的维持治疗 对于铂敏感复发性上皮性卵巢癌、输卵管癌或原发性腹膜癌患者，持续治疗直至疾病进展或发生不可耐受的毒性反应。

(3) BRCAI/突变的转移性去势抵抗性前列腺癌 对于 BRCA1/2 突变的转移性去势抵抗性前列腺癌 (mCRPC) 患者，建议持续治疗直到现有疾病进展或出现不能耐受的毒性。对于未接受手术去势的患者，应在治疗期间继续使用促黄体生成素释放激素(LHRH)类似物进行药物去势。

减量方法 如需减量，推荐剂量减至 250mg，每日服用 2 次。如需进一步减量，则推荐剂量减至 200mg，每日服用 2 次。

肾损伤 (1) 轻度肾功能损害(肌酐清除率 51～80ml/min)：无需调整剂量；

(2) 中度肾功能损害(肌酐清除率 31～50ml/min)：推荐剂量为 200mg，每日 2 次；

(3) 重度肾功能损害或终末期肾病患者(肌酐清除率 ≤30ml/min)：不推荐使用本品。

肝损伤 (1) 轻度或中度肝功能损害(Child-Pugh 分级 A 或 B)：无需调整剂量。

(2) 对于重度肝功能损害(Child-Pugh 分级 C)：不推荐使用本品。

儿童 不推荐儿科患者用药。

老年人 老年患者无需调整起始剂量。针对 75 岁及以上患者的临床数据有限。

【制剂与规格】 奥拉帕利片：(1)150mg；(2)100mg。

泽 布 替 尼 [医保(乙)]
Zanubrutinib

【适应证】 (1) CDE 适应证 ①既往至少接受过一种治疗的成人套细胞淋巴瘤(MCL)患者。②既往至少接受过一种治疗的成人慢性淋巴细胞白血病(CLL)/小淋巴细胞淋巴瘤患者(SLL)。

(2) 国外适应证开 ①本品用于治疗复发性或难治性边缘区淋巴瘤成年患者，患者已接受至少 1 种含抗 CD20 疗法。②本品用于治疗成人 Waldenstrim 巨球蛋白血症。

【药理】 (1) 药效学 本品是布鲁顿酪氨酸激酶 (BTK)选择性抑制剂，通过共价结合 BTK 蛋白 481 位点半胱氨酸从而抑制其 223 位点酪氨酸磷酸化，进而抑制 BTK 活性。BTK 是 B 细胞受体(BCR)信号通路的关键调节因子，在 B 细胞增殖、凋亡、分化和发育过程中发挥重要作用。体内试验显示，本品呈剂量依赖性地抑制 Rec-1 套细胞淋巴瘤细胞、TMD-8 弥漫大 B 淋巴瘤细胞的生长。

(2) 药动学 吸收：本品口服吸收的中位 t_{max} 为 2

小时。

分布：本品与人血浆蛋白的结合率约为94%，全血-血浆浓度比为0.7～0.8。平均表观分布容积为761L。

代谢：本品主要通过细胞色素 P450(CYP)3A 被代谢为几种代谢物。体循环中没有主要活性代谢物。

消除：单次口服160mg本品后，其平均终末消除半衰期($t_{1/2}$)为 2 至 4 小时。平均表观口服清除率(CL/F)为158L/h，主要通过粪便排泄，少量通过尿液排泄，其余的排泄形式为代谢物。在粪便中本品原型药为主要药物相关成分，约占总剂量的38%。

【不良反应】(1)血液和淋巴系统　中性粒细胞减少症、血小板减少症、白细胞减少症、贫血。

(2)皮肤及皮下组织　皮疹、青肿、紫癜。

(3)泌尿系统　血尿。

(4)感染　感染性肺炎(如卡氏肺孢子虫肺炎)、上呼吸道感染、感染性肠炎。

(5)胃肠道　腹泻、乙肝病毒再感染。

(6)血管与淋巴　出血。

(7)心血管　心律失常(包括性颤动和心室颤动)。

(8)代谢及营养　低钾血症，低钠血症。

【禁忌证】　本品禁用于已经对泽布替尼或辅料超敏(如速发过敏和类速发过敏反应)的患者。

【注意事项】(1)出血　本品有导致出血的风险，以瘀点/紫癜/青肿和血尿常见，可能会增加接受抗血小板或抗凝治疗患者的出血风险，应监测患者的出血迹象。需接受手术的患者，应根据手术类型和出血的风险，进行风险获益评估，考虑在术前和术后暂停本品3～7天。如发生与治疗有关的 3 级或 3 级以上的出血或任何级别的颅内出血时，应永久终止本品治疗。

(2)血细胞减少症　在本品治疗期间建议密切监测全血细胞计数，如发生血细胞减少，应根据临床需求给予对症治疗；必要时暂停用药，待相关血液学不良反应缓解至用药条件后再恢复用药。

(3)感染　使用本品时，感染高危患者需考虑对单纯疱疹病毒、耶氏肺孢子虫肺炎和其他感染进行预防性治疗。监测和评估患者是否出现发热或其他感染的症状和体征，并给予相应治疗。

(4)乙肝病毒再激活　使用本品前应明确乙型肝炎病毒状态。若患者目前或既往有乙型肝炎病毒感染，建议在开始本品治疗前咨询肝炎专科医师，并依据当地诊疗常规监测管理，以防止乙型肝炎复发。在临床试验中乙型肝炎核心抗体阳性患者须接受预防性抗乙型肝炎病毒治疗。

(5)第二原发恶性肿瘤　本品有发生第二原发恶性肿瘤的报道常见的是皮肤癌，建议患者做好防晒措施。

(6)心律失常　在接受本品治疗期间，应定期监测患者是否发生心律失常，出现心律不齐症状(如心悸、头晕、昏厥、胸部不适或新发呼吸困难)的患者应进行临床评价，根据指征接受心电图(ECG)检查。出现房颤时应及时调整治疗。

(7)肿瘤溶解综合征　使用本品治疗时，尤其是在接受治疗的 CLL 患者中，已有肿瘤溶解综合征个案报告。应评估基线风险(如高肿瘤负荷)并采取适当的预防措施。密切监测患者并予以适当的治疗。

(8)育龄女性和男性　建议有生育能力的女性在本品治疗期间及治疗结束后 1 周内采取高效避孕措施。如果在怀孕期间服用本品或服用本品期间怀孕，应明确告知患者本品可能对胎儿造成危害。建议男性在本品治疗期间以及治疗结束后 1 周内采取高效避孕措施。

(9)哺乳期　哺乳期女性在接受本品治疗期间以及末次给药后至少两周内不要进行母乳喂养。

【药物相互作用】(1)本品与中效 CYP3A 抑制剂(氟康唑、硫氮草酮、红霉素)或强效 CYP3A 抑制剂(如伊曲康唑)联合给药会增加泽布替尼的暴露量。

(2)本品与中效 CYP3A 诱导剂(如依非韦伦)或强效 CYP3A 诱导剂(如利福平)联合给药会降低泽布替尼的暴露量，使疗效降低，应避免与中效或强效 CYP3A 诱导剂联合给药。考虑给予 CYP3A 诱导作用较弱的替代药物。

(3)本品不是 BCRP 底物，是 P-gp 转运蛋白的弱底物。但本品在临床剂量下可能抑制 BCRP 和 P-gp。当泽布替尼与治疗指数狭窄的口服 P-gp 或 BCRP 底物(如地高辛、甲氨蝶呤)联合给药时，可能会升高它们的浓度。

【给药说明】(1)应口服给药，每天的用药时间大致固定。

(2)应用水送服整粒胶囊，可在饭前或饭后服用。

(3)请勿打开、弄破或咀嚼胶囊。

(4)如果未在计划时间服用本品，患者应在相邻服药间隔至少 8 小时基础上尽快服用，并在后续恢复正常用药计划。请勿额外服用本品以弥补漏服剂量。

【用法与用量】　成人　推荐剂量：每次 160mg，每日两次，直到发生疾病进展或出现不可耐受的毒性。

肝损伤　(1)轻度至中度肝损伤患者不建议进行剂量调整。

(2)重度肝损伤患者推荐剂量是每次 80mg，每日两次。

肾损伤　肾功能损伤患者不建议进行剂量调整。重度肾功能损伤(肌酐清除率<30ml/min)或透析患者使用本品需监测相关不良反应。

其他 当发生以下不良反应时，3 级及以上非血液学毒性，3 级及以上发热性中性粒细胞减少症，3 级血小板减少症伴显著出血，4 级中性粒细胞减少症(持续时间>10 天)，4 级血小板减少症(持续时间>10 天)，如下调整剂量。

(1)第一次发生，中断本品治疗，当毒性恢复到 1 级或以下或基线水平，以每次 160mg，每日两次的剂量重新开始用药。

(2)第二次发生，中断本品治疗，当毒性恢复到 1 级或以下或基线水平，以每次 80mg，每日两次的剂量重新开始用药。

(3)第三次发生，中断本品治疗，当毒性恢复到 1 级或以下或基线水平，以每次 80mg，每日一次的剂量重新开始用药。

(4)第四次发生，终止本品治疗。

老年人 老年患者无需进行剂量调整。

儿童 本品在儿童患者中的安全性和有效性尚未确立。

【制剂与规格】 泽布替尼胶囊：80mg。

仑 伐 替 尼 [医保(乙)]
Lenvatinib

【适应证】 (1)CDE 适应证 本品适用于既往未接受过全身系统治疗的不可切除的肝细胞癌患者。

(2)国外适应证 ①用于局部复发或转移性、进行性、放射性碘难治分化型甲状腺癌(DTC)的治疗。②联合 Everolimus 治疗既往接受抗血管生成治疗的晚期肾细胞癌(RCC)患者。③联合 Pembrolizumab 治疗非 MSI-H 或 dMMR 的晚期子宫内膜癌(EC)患者，这些患者在既往全身治疗后病情进展，且不适合进行治疗性手术或放疗。

【药理】 (1)药效学 本品是一种酪氨酸激酶(RTK)受体抑制剂，可抑制血管内皮生长因子(VEGF)受体 VEGFR1(FLT1)、VEGFR2(KDR)和 VEGFR3(FLT4)的激酶活性，另外还可抑制其他促血管生成和肿瘤发生通路相关的 RTK，包括成纤维细胞生长因子(FGF)，受体 FGFR1、2、3 和 4，血小板衍生生长因子(PDGF)受体 PDGFRα、KIT 和 RET。仑伐替尼与依维莫司联合用药体外可抑制人内皮细胞增殖、血管形成、VEGF 信号通路，体内可降低人肾细胞癌荷瘤小鼠的肿瘤体积，联合用药的抗血管生成与抗肿瘤活性大于单药使用。

(2)药动学 吸收：本品口服后被快速吸收，t_{max} 为

1~4 小时。食物不影响吸收程度，但可减缓吸收速度。

分布：本品与人血浆蛋白的体外结合率为 98%~99%(0.3~30μg/ml，甲磺酸盐)。首剂量的中位表观分布容积(V_z/F)范围为 50.5~92L，在 3.2~32mg 剂量组中基本一致。类似的中位稳态表观分布容积(V_z/F_{ss})也基本一致，范围为 43.2~121L。

生物转化：细胞色素 P450 3A4 是参与 P450-介导的仑伐替尼代谢的主要亚型。然而，体内数据表明，非 P450 介导的通路贡献了仑伐替尼总体代谢的很大一部分。因此，在体内，CYP3A4 的诱导剂和抑制剂对本品暴露量有轻微影响。

消除：本品血浆浓度达峰后，血浆浓度呈双指数下降。平均终末指数半衰期约为 28 小时。约 2/3 和 1/4 的放射性标记物分别经粪便和尿液消除。

【不良反应】 **内分泌系统** 甲状腺功能减退症。

胃肠道 腹泻、腹痛、恶心、呕吐、便秘、腹水、口腔黏膜炎。

全身整体表现 疲乏、发热、外周水肿。

代谢及营养 食欲下降、体重减轻。

肌肉骨骼 关节痛/肌痛。

神经系统 头痛。

泌尿系统 蛋白尿。

呼吸系统 发音困难。

皮肤及皮肤附件 皮疹、掌跖红肿综合征。

血管，出血及凝血 高血压、出血事件(包括鼻衄，血尿，齿龈出血，咯血，食管静脉曲张出血，痔出血，口腔出血，直肠出血和上消化道出血)，血小板减少症，淋巴细胞减少症，中性粒细胞减少，贫血。

实验室检查 GGT 升高，低钠血症，高胆红素血症，ALT 升高，AST 升高，碱性磷酸酶升高，脂肪酶升高，低钾血症，高钾血症，白蛋白降低，肌酐升高。

【禁忌证】 (1)对本品任何成分过敏者c

(2)哺乳期妇女。

【注意事项】 (1)高血压：本品治疗 1 周后应监测血压，之后两个月内每 2 周监测一次，其后每月监测一次。

(2)蛋白尿：本品治疗期间应定期监测尿蛋白。如果采用尿试纸法检出蛋白尿≥2+，则可能需要暂停给药或调整剂量或药。如果发生肾病综合征，应停用仑伐替尼。

(3)肾功能不全：胃肠毒性所致的脱水和(或)血容量不足是导致肾功能不全或肾衰竭的危险因素，应当积极治疗胃肠毒性，必要时暂停给药、调整剂量或停药。

（4）心功能障碍：监测患者的可逆性后部脑病综合征、心脏失代偿相关临床症状或体征，必要时暂停给药、调整剂量或停药。

（5）肝脏毒性：开始本品治疗前应监测肝功能，之后治疗期间最初 2 个月每 2 周监测一次，随后每月监测一次。若发生肝脏毒性，建议中断给药、调整剂量或停药。

（6）动脉血栓栓塞：过去 6 个月内发生过动脉血栓栓塞的患者应谨慎用药。治疗期间发生动脉血栓事件应停用仑伐替尼。

（7）出血：若发生出血，胃肠穿孔或胃肠瘘，可能需要暂停给药、调整剂量或停药。

（8）Q-T 间期延长：治疗前监测心电图、电解质（镁、钾和钙）。治疗期间应考虑定期若 Q-T 间期延长大于 500ms，则暂停本品。当 Q-Tc 间期延长缓解至≤480ms 或基线时，应减小剂量。电解质紊乱（例如低钾血症、低钙血症或低镁血症）可增加 Q-T 间期延长的风险，因此在开始治疗之前应对所有患者的电解质异常进行监测和纠正。

（9）腹泻：如果 4 级腹泻持续存在，则应停药。

（10）甲状腺功能障碍：本品治疗开始前及治疗期间定期监测甲状腺功能。

（11）胚胎-胎儿毒性：告知妊娠女性其对胎儿的潜在风险。建议有生育能力的女性在仑伐替尼治疗期间和末次剂量后至少 30 天内采取有效的避孕措施。

（12）哺乳期间禁用本品，并且在停药一周以后再开始哺乳。

（13）驾驶或操作机器时应谨慎。

【药物相互作用】 （1）谨慎使用已知具有较窄治疗指数的 CYP3A4 底物，如阿司咪唑、特非那定、西沙必利、匹莫齐特、奎尼丁、苄普地尔或麦角生物碱（麦角胺、双氢麦角胺）。

（2）目前尚不清楚本品是否会降低激素类避孕药的有效性，因此使用口服激素类避孕药的女性应增加屏障避孕法。

【给药说明】 （1）口服。本品应在每天固定时间服用，空腹或与食物同服均可。

（2）本品应整粒吞服，也可以将本品（不得打开或压碎）与一汤匙水或苹果汁在玻璃杯中混合，形成混悬剂。胶囊必须在液体中停留至少 10 分钟，搅拌至少 3 分钟以溶解胶囊壳，然后吞服混悬剂。饮用后，必须将相同量的水或苹果汁（一汤匙）加入玻璃杯中，搅拌数次，然后喝完玻璃杯中所有的液体。

（3）如果患者遗漏一次用药且无法在 12 小时内服用，无需补服，应按常规用药时间进行下一次服药。

（4）在对本品进行剂量调整之前，应积极治疗恶心、呕吐和腹泻等不良反应；应积极治疗胃肠毒性反应，以减少肾功能不全或肾衰竭发生的风险。

【用法与用量】 **成人** 体重<60kg，推荐日剂量为 8mg，每日一次；体重≥60kg，推荐日剂量为 12mg，每日一次。

剂量调整 发生持续性及不可耐受的 2 级或 3 级不良反应：①首次发生，暂停给药，直至缓解至 0～1 级或基线，体重≥60kg 调整剂量为 8mg，每日一次；体重<60kg 调整剂量为 4mg，每日一次。②第二次发生（相同反应或新反应），暂停给药，直至缓解至 0～1 级或基线，体重≥60kg 调整剂量为 4mg，每日一次；体重<60kg 调整剂量为 4mg，隔日一次。③第三次发生（相同反应或新反应），暂停给药，直至缓解至 0～1 级或基线，体重≥60kg 调整剂量为 4mg，隔日一次。体重<60kg 停药。④发生危及生命的不良反应，4 级不良反应，停药。

肝损伤 （1）轻度肝功能不全（Child-Pugh A）：无需根据肝功能调整剂量。

（2）中度肝功能不全（Child-Pugh B）：慎用本品并严密监测肝功能。

（3）重度肝功能不全（Child-Pugh C）：不建议服用本品。

肾损伤 （1）轻、度肾功能不全患者：调整剂量。

（2）重度肾功能不全患者：不建议服用本品。

儿童 目前尚无本品用于 18 岁以下儿童或青少年患者的临床数据，不建议服用本品。

老年人 无需调整起始剂量。

【制剂与规格】 甲磺酸仑伐替尼胶囊：4mg。

甲苯磺酸尼拉帕利 [医保(乙)]
Niraparib Tosilate

【适应证】 ①本品适用于晚期上皮性卵巢癌、输卵管癌或原发性腹膜癌成人患者对一线含铂化疗达到完全缓解或部分缓解后的维持治疗。②本品适用于铂敏感的复发性上皮性卵巢癌、输卵管癌或原发性腹膜癌成人患者在含铂化疗达到完全缓解或部分缓解后的维持治疗。

【药理】 （1）药效学 本品是一种多聚 ADP-核糖聚合酶（PARP）PARP-1 和 PARP-2 的抑制剂。PARP 在 DNA 修复中起作用。本品诱发的细胞毒性可能涉及抑制 PARP 酶活性和增加 PARP-DNA 复合物的形成，从而导致 DNA

损伤、细胞凋亡和细胞死亡。在具有或不具有 BRCA1/2 缺陷的肿瘤细胞株中均可见本品诱发的细胞毒性增加。在 BRCA1/2 缺陷的人肿瘤细胞株的小鼠异种移植瘤模型和来源于患者的同源重组 BRCA1/2 缺陷（突变或野生型）的异种移植瘤模型中，本品均延缓肿瘤生长。

（2）药动学 吸收：本品绝对生物利用度约为 73%。口服给药后，3 小时内达血浆峰浓度 C_{max}。

分布：本品血浆蛋白的结合率为 83.0%。平均（±SD）表观分布容积（V_d/F）为 1220（±1114）L。

清除：本品日剂量 300mg 多次给药后，平均半衰期（$t_{1/2}$）为 36 小时。在一项群体药代动力学分析中，癌症患者中尼拉帕利的表观总清除率（CL/F）为 16.2L/h。

代谢：本品主要通过羧酸酯酶（CEs）代谢，形成其主要无活性代谢产物，这些代谢产物随后会发生葡糖苷酸化。

排泄：单次口服本品 300mg 后，21 天内尿液中回收到的给药剂量的平均百分比为 47.5%（范围 33.4%～60.2%），粪便中为 38.8%（范围 28.3%～47.0%）。在 6 天内采集的合并样本中，尿液和粪便中回收到的原型尼拉帕利分别占给药剂量的 11% 和 19%。

【不良反应】 血液和淋巴系统 血小板减少症、贫血、中性粒细胞减少症、白细胞减少症。

胃肠道 恶心、便秘、呕吐、腹痛、腹泻、口干、消化不良、黏膜炎/口腔炎。

全身整体表现 疲乏/虚弱。

代谢及营养 食欲减退、低镁血症。

肌肉骨骼 肌肉骨骼疼痛、背痛。

神经系统 头痛、头晕、味觉障碍。

精神异常 失眠、焦虑。

泌尿系统 急性肾损伤。

心血管 心悸、高血压。

呼吸系统 呼吸困难、咳嗽、鼻咽炎。

皮肤及皮肤附件 皮疹。

实验室检查 血红蛋白下降、血小板计数下降、白细胞计数下降、血葡萄糖升高、中性粒细胞绝对计数下降、淋巴细胞计数下降、碱性磷酸酶升高、肌酐升高、血镁下降、AST 升高、ALT 升高。

感染 尿路感染。

【禁忌证】 对本品活性成分或任何辅料产生的超敏反应。

【注意事项】 （1）血液学不良反应：使用本品治疗期间第一个月内每周检测一次全血细胞计数，在接下来 11 个月的治疗中每月监测一次，在此之后，建议定期监测。

如果患者发生重度持续性血液学毒性反应，且在暂停用药后 28 天内仍未好转，应停用本品。

（2）骨髓增生异常综合征/急性髓性白血病：本品治疗过程中若确诊骨髓增生异常综合征/急性髓性白血病，应停止本品治疗。

（3）高血压：本品治疗期间应监测血压和心率，前两个月内至少每周监测一次，然后第一年内每月一次，此后定期监测。密切监测有心血管疾病的患者，尤其是冠状动脉功能不全、心律失常和高血压的患者。如必要，应采用降压药和调整本品剂量的方式控制高血压。

（4）可逆性后部脑病综合征：可逆性后部脑病综合征（PRES）是一种罕见、可逆的神经系统疾病，可能出现快速演变的症状，包括癫痫、头痛、精神状态改变、视力障碍或皮质盲，伴随或不伴随高血压。如果发生 PRES，建议停用本品，并采取对症治疗。

（5）妊娠期或不愿意在治疗期间以及接受最后一次给药后 6 个月内采取可靠避孕措施的有生育能力的女性，不应使用本品。对于有生育能力的女性在接受本品治疗之前应进行妊娠试验。

（6）哺乳期女性在接受本品治疗期间和最后一次给药后 1 个月内避免进行母乳喂养。

（7）避免在妊娠期间使用本品。

（8）本品治疗期间应谨慎驾驶或操作机械。

【药物相互作用】 尚未对本品进行临床药物相互作用研究。

【给药说明】 （1）患者在每天大致相同时间服药，应整粒吞下。

（2）本品可在进餐或空腹时服用。睡前给药可能会控制恶心。

（3）如果患者呕吐或漏服一剂，不应追加剂量，而应在第二天的常规时间服用下一次处方剂量。

【用法与用量】 成人 （1）卵巢癌一线维持治疗：①体重<77kg 或者基线血小板计数<150000/μl，推荐剂量 200mg，每天一次；②体重≥77kg 且基线血小板计数≥150000/μl，推荐剂量 300mg，每天一次。患者应在含铂化疗结束后的 12 周内开始本品治疗。

（2）复发性卵巢癌维持治疗：300mg，每天一次。患者应在含铂化疗结束后的 8 周内开始本品治疗。

肝损伤 对于轻、中度肝功能损害的患者，无需调整剂量。重度肝功能损害患者应慎用。

肾损伤 对于轻、中度肾功能损害的患者，无需调整剂量。目重度肾功能损害或接受血液透析治疗的终末期肾病患者应慎用。

老年人　对于老年患者(≥65 岁)，无需调整剂量。

儿童　尚未确定本品在 18 岁以下儿童和青少年中的安全性和疗效。

【制剂与规格】　甲磺酸尼拉帕利胶囊：100mg。

替雷利珠单抗^[医保(乙)]

Tislelizumab

【适应证】　①适用于至少经过二线系统化疗的复发或难治性经典型霍奇金淋巴瘤的治疗。②本品适用于 PD-L1 高表达的含铂类化疗失败包括新辅助或辅助化疗 12 个月内进展的局部晚期或转移性尿路上皮癌的治疗。③本品联合紫杉醇和卡铂用于局部晚期或转移性鳞状非小细胞肺癌的一线治疗。④本品联合培美曲塞和铂类化疗用于表皮生长因子受体(EGFR)基因突变阴性和间变性淋巴瘤激酶(ALK)阴性、不可手术切除的局部晚期或转移性非鳞状非小细胞肺癌的一线治疗。⑤本品适用于至少经过一种全身治疗的肝细胞癌(HCC)的治疗。

【药理】　(1)药效学　本品为人源化重组抗 PD-1 单克隆抗体。T 细胞表达的 PD-1 受体与其配体 PD-L1 和 PD-L2 结合，可以抑制 T 细胞增殖和细胞因子生成。部分肿瘤细胞的 PD-1 配体上调，通过这个通路信号传导可抑制激活的 T 细胞对肿瘤细胞的免疫监视。本品与人重组 PD-1 结合的 EC_{50} 为 0.12nmol/L，Kd 值为 $1.45×10^{-10}$ (PD-1 低密度)、$1.10×10^{-11}$ (PD-1 高密度)，抑制 PD-1 与 PD-L1 结合的 IC_{50} 约为 0.5nmol/L，抑制 PD-1 与 PD-L2 结合的 IC_{50} 为 0.4~0.6nmol/L。

(2)药动学　吸收：本品生物利用迅速且完全。

分布：本品稳态分布容积(V_{ss})为 5.247L。

消除：本品清除率为一日 0.171L，个体间变异为 31.9%，终末半衰期约为 26 天。

【不良反应】　(1)感染　上呼吸道感染、尿路感染、肺部感染、腹部感染。

(2)血液及淋巴系统　贫血，白细胞减少症，中性粒细胞减少症。

(3)免疫系统　输液相关反应。

(4)内分泌系统　甲状腺功能减退症，甲状腺功能亢进症。

(5)代谢及营养　食欲减退，低钠血症，高尿酸血症，低钾血症，高血糖症。

(6)神经系统　头晕，头痛。

(7)呼吸系统　肺部炎症(非感染性)，咳嗽，呼吸困难。

(8)胃肠道　腹泻，恶心，呕吐，腹痛，便秘，口干。

(9)肝、胆　肝炎。

(10)皮肤及皮下组织　皮疹，瘙痒症，重度皮肤反应。

(11)肌肉骨骼及结缔组织　关节痛，骨骼肌肉疼痛。

(12)泌尿系统　蛋白尿。

(13)全身及给药部位反应　疲乏，发热，水肿，体重降低。

(14)各类检查　丙氨酸氨基转移酶升高，天冬氨酸氨基转移酶升高，血胆红素升高，γ-谷氨酰转移酶升高，血碱性磷酸酶升高，肾脏功能检查异常，血肌酸磷酸激酶升高。

【禁忌证】　对活性成分或本品任何辅料存在超敏反应的患者。

【注意事项】　(1)密切监测接受本品治疗的患者可能发生的免疫相关不良反应。

(2)需暂停给药的情况如下：2 级免疫相关性肺炎、肝炎、肾上腺功能不全、心肌炎、外周神经毒性、重症肌无力的患者；出现 2 级或 3 级免疫相关性腹泻或结肠炎、血肌酐升高、甲状腺功能减退/亢进、垂体炎、胰腺炎的患者；3 级皮疹、血小板减少的患者；3 级高血糖症或 1 型糖尿病患者；3 级或 4 级血淀粉酶升高或脂肪酶升高患者。根据临床指征，每日给予 1~2mg/kg 泼尼松等效剂量及其他治疗，直至改善到≤1 级。皮质类固醇须在至少一个月的时间内逐渐减量直至停药。

(3)永久停止本品治疗的情况如下：4 级血肌酐升高、甲状腺功能亢进或甲状腺功能减退、垂体炎、血小板减少的患者；3 级或 4 级免疫相关性肝炎、外周神经毒性、重症肌无力、心肌炎的患者；3~4 级肾上腺功能不全时的患者；3 级或 4 级或复发性 2 级免疫相关性肺炎的患者；4 级或复发性 3 级免疫相关性腹泻或结肠炎的患者；4 级高血糖症或 1 型糖尿病患者；4 级皮疹或确诊 Stevens-Johnson 综合征(SJS)或中毒性表皮坏死松解症(TEN)的患者；4 级胰腺炎或任何级别复发的胰腺炎的患者。

(4)在使用本品治疗时可能会观察到输液反应，症状包括发热、寒战、恶心、瘙痒症、血管性水肿、低血压、头痛、支气管痉挛、荨麻疹、皮疹、呕吐、肌痛、头晕或高血压，输液期间应密切监测。出现 2 级输液反应时，应降低滴速或暂停给药，当症状缓解后可考虑恢复用药并密切观察。如果出现 3 级或 4 级输液反应，必须停止输液并永久停止本品治疗，给予适当的药物治疗。

(5)建议患者在驾驶或操作机器期间慎用本品。

(6) 不建议在妊娠期间使用本品治疗。哺乳期妇女在接受本品治疗期间及末次给药后至少 5 个月内停止哺乳。育龄期妇女在接受本品治疗期间，以及最后一次本品给药后至少 5 个月内应采用有效避孕措施。

【药物相互作用】 (1) 全身性皮质类固醇及其他免疫抑制剂可能干扰本品药效学活性，应避免在开始本品治疗前使用。但是如果为了治疗免疫相关性不良反应，可在开始本品治疗后使用全身性皮质类固醇及其他免疫抑制剂。

(2) 当本品与化疗联用时，若为同日给药则先滴注本品。

【给药说明】 (1) 本品给药途径为静脉滴注，第一次滴注时间应不短于 60 分钟；如果耐受良好，则后续每一次滴注时间应不短于 30 分钟。

(2) 将本品用注射用氯化钠溶液 (9mg/ml, 0.9%) 稀释至 1～5mg/ml 之间的浓度后进行静脉滴注。

(3) 给药前药品的稀释指导如下：从冰箱取出后立即进行溶液制备，稀释后的溶液立即使用。如不能立即使用，稀释液可保存不超过 24 小时，该 24 小时包括冷藏条件下 (2～8℃) 储存不超过 20 小时，以及恢复至室温 (25℃及以下) 且完成输液不超过 4 小时。

(4) 本品不得冷冻。

(5) 请勿使用同一输液管与其他药物同时给药。

(6) 在局部晚期或转移性尿路上皮癌中使用本品应选择 PD-L1 高表达的患者。PD-L1 表达由国家药品监督管理局批准的检测方法进行评估。

PD-L1 表达是通过免疫组化法进行测定，PD-L1 高表达定义为：①如果肿瘤浸润免疫细胞数>1%，则定义为≥25%的肿瘤细胞或≥25%的免疫细胞存在 PD-L1 表达；②如果肿瘤浸润免疫细胞数≤1%，则定义为≥25%的肿瘤细胞或所有免疫细胞 (100%) 存在 PD-L1 表达。

【用法与用量】 成人 推荐剂量：200mg，每 3 周给药一次。用药直至疾病进展或出现不可耐受的毒性。

肝损伤 (1) 轻度肝功能不全：慎用本品，如需使用，无需进行剂量调整。

(2) 中、重度肝功能不全：不推荐使用。

肾损伤 (1) 轻、中度肾功能不全：慎用本品，如需使用，无需进行剂量调整。

(2) 重度肾功能不全：不推荐使用。

老年人 慎用，如需使用，无需进行剂量调整。

儿童 尚无本品在 18 岁以下儿童及青少年中的安全性和有效性数据。

【制剂与规格】 替雷利珠单抗注射液：10ml:100mg。

阿 美 替 尼 [医保(乙)]
Almonertinib

【适应证】 ①本品适用于既往经表皮生长因子受体 (EGFR) 酪氨酸激酶抑制剂 (TKI) 治疗时或治疗后出现疾病进展，并且经检测确认存在 EGFR T790M 突变阳性的局部晚期或转移性非小细胞肺癌 (NSCLC) 成人患者的治疗。②用于具有表皮生长因子受体外显子 19 缺失或外显子 21 (L858R) 置换突变的局部晚期或转移性非小细胞肺癌 (NSCLC) 成人患者的一线治疗。

【药理】 (1) 药效学 本品是表皮生长因子受体 (EGFR) 的激酶抑制剂，对 EGFR 耐药或激活突变 (T790M、L858R 和 Del19) 产生不可逆抑制的 IC_{50} 较野生型低约 10 倍。在体外细胞增殖和体内动物肿瘤移植瘤模型中，甲磺酸阿美替尼对携带 EGFR 突变 (T790M/L858R 和 Del19) 的非小细胞肺癌细胞株具有抗肿瘤作用，对野生型 EGFR 抑制作用较弱。

(2) 药动学 吸收 晚期 NSCLC 患者单次口服 110mg 的本品后，血浆中原型药物的达峰时间 (t_{max}) 中位数为 4.00 小时，峰浓度 (C_{max}) 平均值为 318.50ng/ml，体内暴露量 ($AUC_{0～24h}$、$AUC_{0→t}$ 和 $AUC_{0→∞}$) 平均值分别为 5250.24、12225.55 和 13210.71 (h·ng)/ml。N-去甲基代谢产物 HAS-719 的达峰时间比原型药物有所延迟，t_{max} 中位数为 17.55 小时。达峰浓度降低，C_{max} 平均值为 36.52ng/ml，体内暴露量 ($AUC_{0～24h}$、$AUC_{0→t}$ 和 $AUC_{0→∞}$) 平均值分别为 696.45、2796.19 和 3756.53 (h·ng)/ml。

本品 110mg 每天一次连续给药后，阿美替尼原型药物在体内蓄积比 [Rac(AUC)] 平均值为 1.39，活性代谢产物 (HAS-719) 在体内蓄积比平均值为 4.07。提示连续给药后，阿美替尼原型药物在体内存在轻微的蓄积，HAS-719 在体内也有一定程度的蓄积。在进食高脂肪餐后单次口服本品 110mg 时，显示食物对阿美替尼和 HAS-719 的药代动力学参数无明显影响。

分布 体外试验显示阿美替尼和 HAS-719 体外与人的血浆蛋白结合率均≥99.5%，体内分布较广。晚期 NSCLC 患者口服 110mg 阿美替尼后，其表观分布容积 (V_d/F) 为 554.20L。

代谢 本品在血浆中主要以原型药物形式存在，主要活性代谢产物为 N-去甲基化代谢物 HAS-719，浓度约为原型药物的三分之一。单次给予本品 110mg 后，在晚期 NSCLC 患者体内平均血浆消除半衰期 ($t_{1/2}$) 为 30.62 小时；HAS-719 的平均 $t_{1/2}$ 为 55.36 小时。

排泄 本品以110mg剂量单次口服给药后，截至第21天收集样品结束时，从粪便中收集剂量占总剂量的84.75%，从尿液中收集的剂量占总剂量的5.44%。

【不良反应】 心血管 心律异常（包括窦性心动过缓、室性期外收缩、心律不齐、室上性期外收缩、一度房室传导阻滞、窦性心动过速、心房颤动、期外收缩、心房扑动、结性心律失常、室上性心律不齐）、Q-T间期延长、心力衰竭。

呼吸系统 咳嗽、肺栓塞、间质性肺病。

内分泌系统 低钠血症。

肌肉骨骼 血CK升高、背痛、肌痛、肢体痛、肌肉骨骼痛、胸部肌肉骨骼痛、腰肋痛、颈痛、关节痛、骨痛。

泌尿系统 蛋白尿。

肝脏 丙氨酸氨基转移酶（ALT）升高、天冬氨酸氨基转移酶（AST）升高。

胃肠道 口腔炎（包括口腔溃疡、口腔黏膜炎、阿弗他溃疡、口干、口腔痛、舌溃疡、舌痛）、腹泻。

血液系统 贫血、白细胞减少、中性粒细胞减少。

皮肤及皮肤附件 皮疹（包括斑疹、斑丘疹、丘疹、丘疹样皮疹、毛囊炎、红斑、结节性红斑、皮炎、痤疮样皮炎、水疱、荨麻疹、掌跖红肿综合征、光敏反应）、瘙痒（包括全身）。

眼部 视网膜病、黄斑病变、角膜脱落、干眼、白内障、视力疲劳、眼睑水肿、眼睑松垂、倒睫、流泪增加、眼部不适、眼部异物感。

【禁忌证】 对本品活性成分或任何一种辅料过敏者，禁用本品。

【注意事项】 不良反应相关 （1）血肌酸磷酸激酶升高 对于血肌酸磷酸激酶升高>5倍正常值上限（CTCAE≥3级）的患者，医师应建议患者马上报告是否存在不明原因的肌肉疼痛、肌肉压痛、肌肉抽搐或肌肉无力等肌肉症状，根据患者的情况进行相应的剂量调整。同时应密切监测患者的血肌酸磷酸激酶、肌红蛋白、肾功能（如血肌酐、血尿素氮和尿蛋白）、体温及血钾，建议每周检测一次。阿美替尼与下列药物合用有可能增加血肌酸磷酸激酶升高和（或）肌肉症状的风险，包括具有升高血肌酸磷酸激酶的药物（如他汀类药物）和CYP3A4抑制剂。

（2）Q-T间期延长 本品临床研究中排除了心脏节律或传导方面有临床显著异常的患者（如Q-Tc间期>470ms）。患有先天性长Q-T间期综合征的患者应避免使用本品。伴有充血性心力衰竭、电解质异常或使用已知能够延长Q-T间期药物的患者应定期接受心电图或电解质的监测。至少两次独立心电图检测提示Q-Tc间期>500ms的患者应进行剂量调整。Q-T间期延长合并下列任何一种情况的患者需永久停用本品：尖端扭转型室性心动过速、多形性室性心动过速或严重心律失常的症状或体征。

（3）心肌收缩力改变 对于有已知心血管风险及存在可能影响LVEF情况的患者，需要考虑监测心脏功能，包括在基线和服药期间测定LVEF。对于本品治疗期间出现心脏事件相关症状和体征的患者，需要考虑心脏监测包括LVEF测定。

（4）间质性肺病（ILD） 本品临床研究中，排除了既往存在ILD病史、药物诱导性ILD、需要类固醇激素治疗的放射性肺炎及临床存在活动性ILD证据的患者，无此类患者使用本品的数据。对于用药过程中出现肺部症状（呼吸困难、咳嗽或发热等）急性发作和（或）不明原因加重的患者，应排除ILD。在查找病因期间，应暂停使用本品。如果确诊为ILD，则应永久停用本品，并采取必要的治疗措施。

基因相关 EGFR T790M突变状态的评价：当考虑使用本品治疗时，首先需要明确EGFR突变阳性状态。应采用经批准的检测方法，对采自肿瘤组织样本的DNA或血浆中循环肿瘤DNA（ctDNA）进行检测。

通过肿瘤组织或血浆ctDNA检测后，如果EGFR突变状态为阳性，提示可使用本品治疗。然而，如果使用的是血浆ctDNA检测，且结果为阴性，由于血浆检测结果可能会出现假阴性，建议在可能的情况下进行肿瘤组织检测。

司机驾驶 由于可能出现乏力和头晕等不良反应，建议患者在服用本品期间驾驶或操作机器应谨慎。

【药物相互作用】 （1）CYP3A4强抑制剂：本品主要由CYP3A4酶代谢，临床研究显示本品与CYP3A4强抑制剂联用会导致暴露量显著增加（AUC增加3.1～4.0倍），治疗期间应慎用对CYP3A4酶有强抑制作用的药物（如克拉霉素等大环内酯类抗菌药物、伊曲康唑等三唑类抗真菌药物和洛匹那韦等抗人类免疫缺陷病毒的蛋白酶抑制剂）。

（2）CYP3A4强诱导剂：临床研究显示本品与CYP3A4强诱导剂联用会导致暴露量显著降低（AUC降低约90%），治疗期间应慎用对CYP3A4酶有强诱导作用的药物（如利福平、卡马西平、苯妥英钠和圣约翰草等）。

【给药说明】 （1）本品空腹或餐后服用均可。

（2）建议每天大致同一时间服用，整片吞服，并用一整杯水送服，不要咀嚼或压碎。

（3）如果漏服本品 1 次，若距离下次服药时间大于12 小时，则应补服本品。

【用法与用量】 （1）本品推荐剂量为 110mg，每天一次口服使用，直至出现疾病进展或不可耐受的毒性。根据患者个体的安全性和耐受性，可暂停用药或减量。如果需要减量，则剂量应减至 55mg，每天一次。如对55mg 仍不耐受（出现≥3 级不良反应），则建议永久停用本品。

（2）出现不良反应后的剂量调整原则

①出现间质性肺病/非感染性肺炎、症状性充血性心力衰竭，以及 Q-Tc 间期延长，且出现严重心律失常的症状或体征时永久停用本品。

②出现至少两次独立的心电图检测发现校正的Q-T（Q-Tc）间期大于 500ms 时，暂停本品最多 3 周。如果基线值>480ms，3 周内 Q-Tc 间期改善至基线水平，按55mg 恢复使用本品；如果基线值≤480ms，3 周内 Q-Tc间期改善至≤480ms：首次发生以 110mg 恢复使用本品；再次发生以 55mg 恢复使用本品。

③出现无症状性左心室射血分数（LVEF）绝对值相对基线下降>10%且绝对值<50%时，暂停本品最多 3 周。如果 3 周内改善至基线 LVEF 水平：首次发生以 110mg恢复使用本品；再次发生以 55mg 恢复使用本品。

④血肌酸磷酸激酶（CK）处于正常值上限小于 CK 值≤5 倍正常值上限（≤2 级）时，如无明显肌肉症状（≤2级），可不调整剂量。处于 5 倍正常值上限小于 CK 值≤10 倍正常值上限（3 级），无论是否伴有肌肉症状，暂停本品治疗最多 3 周，如果 3 周内改善至≤2 级（5 倍正常值上限）：首次发生以 110mg 恢复使用本品；再次发生以 55mg 恢复使用本品。处于 CK 值>10 倍正常值上限（4 级），无论是否伴有肌肉症状时，暂停本品治疗最多3 周，如果 3 周内改善至≤2 级（5 倍正常值上限）：首次发生以 55mg 恢复使用本品；再次发生永久停用本品。处于肌肉症状（≥3 级），伴或不伴 CK 升高时，暂停本品治疗最多 3 周，如果 3 周内肌肉症状改善至≤2 级：首次发生以 110mg 恢复使用本品；再次发生以 55mg 恢复使用本品。

⑤出现 3 级或以上不良反应暂停本品治疗最多 3 周，如果 3 周内改善至≤2 级：首次发生以 110mg 恢复使用本品；再次发生以 55mg 恢复使用本品。

⑥本品不良反应等级是按照美国癌症研究院-不良事件通用术语标准 4.03 版（NCI-CTCAE 4.03）进行的严重程度分级。

⑦如果暂停本品超过 3 周，未达到恢复用药标准，则永久停用。

⑧肌肉症状（包括但不限于）：肌肉疼痛、肌肉压痛、肌肉抽搐或肌肉无力。

【制剂与规格】 甲磺酸阿美替尼片：55mg。

特瑞普利单抗[医保(乙)]
Toripalimab

【适应证】 ①本品适用于既往接受全身系统治疗失败的不可切除或转移性黑色素瘤的治疗。②本品适用于含铂化疗失败包括新辅助或辅助化疗 12 个月内进展的局部晚期或转移性尿路上皮癌的治疗。以上适应证在我国是基于单臂临床试验的客观缓解率结果给予的附条件批准。本适应证的完全批准将取决于正在开展中的确证性临床试验能否证实我国患者的长期临床获益。③本品适用于既往接受过二线及以上系统治疗失败的复发/转移性鼻咽癌患者的治疗。④本品联合顺铂和吉西他滨用于局部复发或转移性鼻咽癌患者的一线治疗。⑤本品联合紫杉醇和顺铂适用于不可切除局部晚期/复发或转移性食管鳞癌的一线治疗。

【药理】 （1）药效学 T 细胞表达的 PD-1 受体与其配体 PD-L1、PD-L2 结合，可以抑制 T 细胞增殖和细胞因子生成。部分肿瘤细胞的 PD-1 配体上调，通过这个通路信号传导可抑制激活的 T 细胞对肿瘤的免疫监视。

本品可与 T 细胞表面的 PD-1 结合，阻断其与配体PD-L1 和 PD-L2 的结合，从而消除 PD-1 信号通路免疫抑制。本品可促进 T 细胞增殖，激活 T 细胞功能，抑制肿瘤生长。

（2）药动学 在 85 例中国晚期或复发性实体瘤患者（包括黑色素瘤患者等）进行的临床试验结果显示，本品的药代动力学（RK）特征在 1~10mg/kg 的剂量范围内，C_{max} 基本表现为线性药代动力学特征，AUC 的增加比例略高于剂量增加比例。每 2 周给药 1 次，给药 3~4 次后，基本达到稳态浓度。

吸收 本品采用静脉途径给药，因此生物利用迅速且完全。

分布 本品的几何平均稳态分布容积（V_d）是 79.64ml/kg（CV%：48%）。

代谢 本品通过非特异性途径分解，代谢与其清除无关。

清除 本品的平均清除率（CL）为 0.18ml/(h·kg)（CV%：37%），几何平均消除半衰期（$t_{1/2}$）为 12.6 天（CV%：29%）。

【不良反应】 **肌肉骨骼** 血肌酸磷酸激酶升高、肌肉骨骼痛(包括背痛、肌痛)、四肢痛、免疫相关性多发性肌炎。

泌尿及生殖系统 尿蛋白阳性、尿白细胞阳性、血尿、尿红细胞阳性、免疫相关性肾炎。

免疫系统及感染 抗特瑞普利单抗抗体产生。

神经系统 头晕。

肝脏 ALT升高、AST升高、血胆红素升高(包括总胆红素升高、结合胆红素升高)、肝损伤、免疫相关性肝炎。

胃肠道 食欲下降、淀粉酶升高、脂肪酶升高、胰腺炎、上消化道出血、恶心、便秘、免疫相关性腹泻。

血液系统 贫血(包括血红蛋白降低、红细胞减少)、白细胞减少、血小板减少、中性粒细胞减少。

皮肤及皮肤附件 皮疹(包括全身性皮疹、水疱疹、风疹、水疱、斑丘疹、痤疮样皮疹)、瘙痒(包括全身性瘙痒、皮疹瘙痒)、皮肤色素脱失(包括皮肤色素减退、白癜风、白斑病)、免疫相关性皮肤不良反应。

眼部 免疫相关性虹膜炎、免疫相关性葡萄膜炎。

心血管 高血压、窦性心动过缓。

内分泌系统 血促甲状腺激素升高、甲状腺功能减退、血糖升高(包括高血糖症、1型糖尿病)、低钠血症、高甘油三酯血症、甲状腺功能亢进、血促甲状腺激素降低、游离甲状腺素降低、游离甲状腺素升高、游离三碘甲状腺原氨酸升高、免疫相关性肾上腺皮质功能不全、免疫相关性垂体炎。

呼吸系统 咳嗽、感染性肺炎、上呼吸道病毒感染、免疫相关性肺炎。

其他 乏力(包括疲乏)、发热、疼痛、输液反应。

【禁忌证】 对活性成分或本品制剂的任何辅料存在超敏反应的患者。

【注意事项】 **随访检查** (1)应定期(每个月)监测肝功能及肝炎的症状和体征。如出现免疫相关性肝炎,应增加肝功能监测频率。

(2)应定期(每个月)监测肾功能及肾炎的症状和体征。如出现免疫相关性肾炎,应增加肾功能监测频率。

(3)应密切监测甲状腺功能及相关的临床症状和体征。

(4)应密切监测血糖及相关的临床症状和体征,根据临床需要给予胰岛素替代治疗。

(5)应密切监测肾上腺功能(包括激素水平)及相关的临床症状和体征。

(6)应密切监测血小板水平及有无出血倾向的症状和体征,如牙龈出血、瘀斑、血尿。

(7)应密切监测免疫相关性肺炎的症状(如呼吸困难、缺氧)、体征,并进行影像检查(如局部毛玻璃样改变、斑块样浸润)。

妊娠 育龄妇女使用本品期间及停药后至少2个月内应采取有效避孕措施。

司机驾驶 本品可能导致疲乏,建议患者谨慎驾驶或操作机械。

不良反应相关 (1)如出现疑似免疫相关性不良反应,应进行充分评估以排除其他病因。如出现3~4级及某些特定的2级免疫相关性不良反应,应给予皮质类固醇一日1~2mg/kg(泼尼松等效剂量)及其他治疗,直至不良反应缓解至0~1级。皮质类固醇需逐渐减量至停药(至少1个月),快速减量可能引起不良反应恶化或复发。如给予皮质类固醇后不良反应持续恶化或未缓解,应加用非皮质类固醇的免疫抑制药治疗。

(2)如出现症状性2~3级甲状腺功能减退,应暂停本品,并根据需要开始甲状腺激素替代治疗。如出现症状性2~3级甲状腺功能亢进,应暂停本品,并根据需要给予抗甲状腺药。如疑似出现甲状腺急性炎症,可考虑暂停本品并给予激素治疗。当甲状腺功能减退或甲状腺功能亢进的症状改善及甲状腺功能检查结果恢复,可根据临床需要重新开始本品治疗。

(3)如出现症状性2级肾上腺功能不全,应暂停本品,并根据临床需要给予生理性皮质类固醇替代治疗直至症状缓解。

(4)如出现症状性2~3级垂体炎,应暂停本品,并根据临床需要给予激素替代治疗。如疑似出现急性垂体炎,可给予皮质类固醇治疗。

(5)如出现1~2级皮疹,可继续本品治疗,并给予对症治疗或局部皮质类固醇治疗。如出现3级皮疹,应暂停本品,并给予对症治疗。

(6)如出现3级血小板减少,应暂停本品,并给予对症支持治疗,直至缓解至0~1级,根据临床判断是否给予皮质类固醇治疗及是否可重新开始本品治疗。如出现4级血小板减少,应永久停药并积极对症处理,必要时给予皮质类固醇治疗。

(7)如同时出现葡萄膜炎及其他免疫相关性不良反应,应检测是否发生伏格特-小柳-原田综合征,需全身使用皮质类固醇治疗以防永久失明。

(8)如出现2级输液反应,可在密切监测下继续接受本品治疗或暂停给药,后续治疗可考虑使用解热镇痛抗炎药和抗组胺药预防。

【药物相互作用】　因可能干扰本品药效学活性，应避免在开始本品治疗前使用全身性皮质类固醇及其他免疫抑制剂。但是如果为了治疗免疫相关性不良反应，可在开始本品治疗后使用全身性皮质类固醇及其他免疫抑制剂。

【用法与用量】　(1)二线黑色素瘤、二线尿路上皮癌、二线鼻咽炎(单药治疗)：推荐剂量为3mg/kg，静脉输注每 2 周一次，直到疾病进展或出现不可耐受的毒性。

局部复发或转移性鼻咽癌一线、不可切除的局部晚期/复发或转移性食管鳞癌一线：本品推荐剂量为固定剂量 240mg，静脉输注每 3 周一次，至疾病进展或发生不可耐受的毒性。

特瑞普利单抗联合化疗给药时，应首先给予特瑞普利单抗。

(2)已观察到接受本品治疗肿瘤的非典型反应(例如，治疗最初几个月内肿瘤出现暂时增大或者出现新的小病灶，随后肿瘤缩小)。如果患者临床症状稳定或持续减轻，即使有疾病进展的初步证据，基于总体临床获益的判断，可考虑继续应用本品治疗，直至证实疾病进展。

(3)根据个体患者的安全性和耐受性，可能需要暂停给药或永久停用。不建议增加或减少剂量。暂停给药或永久停用的指南具体见表 12-20。

表 12-20　本品推荐的治疗调整方案

免疫相关性不良反应	严重程度*	治疗调整方案
肺炎	2 级	暂停用药,直至改善至0～1级
	3～4 级或复发性 2 级	永久停药
腹泻及结肠炎	2～3级	暂停用药,直至改善至0～1级
	4 级	永久停药
肝炎	2 级,天冬氨酸氨基转移酶(AST)或丙氨酸氨基转移酶(ALT)在3～5倍正常值的上限(ULN)或总胆红素在1.5～3 倍 ULN	暂停用药,直至改善至0～1级
	3～4 级,AST 或 ALT>5 倍 ULN,或总胆红素>3 倍 ULN	永久停药
肾炎	2～3 级血肌酐升高	暂停用药,直至改善至0～1级
	4 级血肌酐升高	永久停药
内分泌疾病	症状性 2～3 级甲状腺功能减退,2～3 级甲状腺功能亢进,2～3 级垂体炎,2级肾上腺功能不全,3 级高血糖症或 1 型糖尿病	暂停用药,直至改善至0～1级
	4 级甲状腺功能减退,4 级甲状腺功能亢进,4 级垂体炎,3～4 级肾上腺功能不全,4 级高血糖症或 1 型糖尿病	永久停药
皮肤不良反应	3 级皮疹	暂停用药,直至改善至0～1级
	4 级皮疹,史蒂文斯-约翰逊综合征(SJS)或中毒性表皮坏死松解症(TEN)	永久停药
血小板减少症	3 级	暂停用药,直至改善至0～1级
	4 级	永久停药
其他	3～4 级血淀粉酶升高或脂肪酶升高,2～3 级胰腺炎,2 级心肌炎a,2～3 级首次发生的其他免疫相关性不良反应	暂停用药,直至改善至0～1级
	4 级或任何级别复发的胰腺炎,3～4 级心肌炎,3～4 级脑炎,4 级首次发生的其他免疫相关性不良反应	永久停药
复发或持续的不良反应	复发性3～4 级(除外内分泌疾病),末次给药后12周内2～3级不良反应未改善到0～1级(除外内分泌疾病),末次给药后 12 周内皮质类固醇未能降至≤每天 10mg 泼尼松等效剂量	永久停药
输液反应	2 级	降低滴速或暂停给药,当症状缓解后可考虑恢复用药并密切观察
	3～4 级	必须立刻永久停用本品,并对症处理

*按照美国国立癌症研究所的不良事件通用术语评估标准 4.03 版(NCI-CTCAEv4.03)确定毒性分级。

a：心肌炎经治疗改善到0～1 级后能否重新开始本品治疗的安全性尚不明确。

老年人　目前在老年人(65 岁及以上)中应用的数据有限，建议在医生的指导下慎用，如需使用，无需进行剂量调整。

肝损伤　本品在中度或重度肝功能损伤患者中使用的安全性及有效性尚未建立，不推荐用于中、重度肝功能损伤的患者。轻度肝功能损伤患者应在医生指导下慎用本品，如需使用，无需进行剂量调整。

肾损伤 本品在中度或重度肾功能损伤患者中使用的安全性和有效性尚未建立，不推荐用于中、重度肾功能损伤的患者。轻度肾功能损伤患者应在医生指导下慎用本品，如需使用，无需进行剂量调整。

【制剂与规格】 特瑞普利单抗注射液：（1）每瓶240mg（6ml）；（2）每瓶80mg（2ml）。

曲美替尼 [医保(乙)]
Trametinib

【适应证】 （1）CDE适应证 ①BRAF V600突变阳性不可切除或转移性黑色素瘤：本品联合甲磺酸达拉非尼适用于治疗 BRAF V600 突变阳性的不可切除或转移性黑色素瘤患者。②BRAF V600 突变阳性黑色素瘤的术后辅助治疗：本品联合甲磺酸达拉非尼适用于 BRAF V600 突变阳性的Ⅲ期黑色素瘤患者完全切除后的辅助治疗。

（2）国外适应证 ①本品联合甲磺酸达拉非尼适用于 BRAF V600 突变阳性的转移性非小细胞肺癌。②本品联合甲磺酸达拉非尼适用于 BRAF V600 突变阳性的未分化甲状腺癌。③本品联合甲磺酸达拉非尼适用于治疗 6 岁以上儿童和成人患有不可切除或转移性 BRAF V600E 突变的实体瘤患者，这些患者在先前治疗后出现进展并且没有令人满意的替代治疗选择。由于已知对 BRAF 抑制的内在抗性，达拉非尼联合曲美替尼不适用于结直肠癌患者。达拉非尼不适用于野生型 BRAF 实体瘤患者。

【药理】 （1）药效学 本品是丝裂原激活的细胞外信号调节激酶 1（MEK1）和 2（MEK2）的激活以及 MEK1 和 MEK2 激酶活性的可逆性抑制剂。MEK 蛋白是细胞外信号调节激酶（ERK）通路的上游调控子，可促进细胞增殖。BRAF V600 突变导致 BRAF 通路结构性激活，包括 MEK1 和 MEK2。本品体内外均可抑制多种 BRAF V600 突变阳性肿瘤细胞的生长。

曲美替尼和甲磺酸达拉非尼靶向 RAS/RAF/MEK/ERK 通路中两个不同的激酶。与任何一个药物单用比较，曲美替尼和甲磺酸达拉非尼联合使用导致对 BRAF V600 突变阳性肿瘤细胞株生长的体外抑制作用增加，对 BRAF V600 突变阳性的异种移植瘤生长的抑制作用时间延长。

（2）药动学 吸收 本品通过口服吸收，达到峰值浓度的中位时间为给药后 1.5 小时。相对于静脉注射（Ⅳ）给药，单次口服给药 2mg 片剂的平均绝对生物利用度为72%。重复给药后暴露（C_{max} 和 AUC）与剂量成比例增加。

服用 2mg 每日一次的稳态几何平均 C_{max}、$AUC_{0-\tau}$ 和给药前浓度分别为22.2ng/ml、370（ng·h）/ml 和 12.1（ng·h）/ml，峰谷比较低（1.8）。稳态时受试者间变异性较低（<28%）。

在 2mg 每日一次剂量方案，随着重复给药曲美替尼每日一次产生蓄积，平均蓄积率为 6.0。第 15 天达到稳态。

与禁食条件相比，与高脂肪高热量饮食伴服单剂量曲美替尼使 C_{max} 和 AUC 分别降低 70% 和 10%。

分布 本品与人血浆蛋白结合率为 97.4%。静脉注射给药 5μg 微剂量后确定的曲美替尼分布容积大约为1200L。

生物转化 体外和体内研究表明，本品主要经脱乙酰化单独或联合单加氧化作用代谢。脱乙酰化后的代谢产物通过葡糖醛酸化进一步代谢。CYP3A4 氧化作用视为次要代谢途径。脱乙酰化由羧基酯酶 1b、1c 和 2 介导，其他水解酶可能也有作用。

单次给药和重复给药曲美替尼后，血浆中主要循环组分是曲美替尼原型药。

清除 单次给药的平均终末半衰期为 127 小时（5.3天）。曲美替尼血浆Ⅳ清除率为 3.21L/h。

由于消除半衰期长，单次口服放射性同位素标记曲美替尼溶液后经 10 天采集期，总剂量回收率较低（<50%）。药物相关物质主要排泄到粪便中（回收放射性占比>80%），较少排泄在尿液中（≤19%）。只有不到 0.1% 排泄剂量为尿液中回收的原型药。

【不良反应】 心血管 （1）单用本品：心肌病（包括心力衰竭、LVEF 降低）、高血压、心动过缓。

（2）与达拉非尼联用：深静脉血栓（DVT）、肺栓塞（PE）、心肌病（包括 LVEF 降低）、高血压、心动过缓。

内分泌系统 与达拉非尼联用：高血糖、低钠血症、低磷血症。

呼吸系统 （1）单用本品：间质性肺炎（ILD）、肺炎。

（2）与达拉非尼联用：ILD、肺炎、咳嗽、呼吸困难、呼吸窘迫。

肌肉骨骼 （1）单用本品：横纹肌溶解。

（2）与达拉非尼联用：横纹肌溶解、关节痛、肌痛（包括肌肉骨骼痛、肌肉骨骼性胸痛）。

泌尿及生殖系统 （1）单用本品：肾衰竭。

（2）与达拉非尼联用：肌酐升高。有出现肉芽肿性间质性肾炎的个案报道。

免疫系统及感染 单用本品：淋巴水肿（包括水肿、外周水肿）。

神经系统 （1）单用本品：头晕。

（2）与达拉非尼联用：头晕、头痛（包括紧张性头痛）。

肝脏　（1）单用本品：天冬氨酸氨基转移酶（AST）升高、丙氨酸氨基转移酶（ALT）升高、碱性磷酸酶升高。

（2）与达拉非尼联用：AST 升高、ALT 升高、碱性磷酸酶升高。

胃肠道　（1）单用本品：结肠炎、胃肠道穿孔、腹泻、口炎（包括口疮性口炎、口腔溃疡、黏膜炎）、腹痛（包括上腹痛、下腹痛、腹部压痛）、口干、味觉障碍。

（2）与达拉非尼联用：结肠炎、胃肠道穿孔、恶心、腹泻、呕吐、腹痛（包括上腹痛、下腹痛、腹部不适）、食欲减退。

血液系统　（1）单用本品：出血（包括鼻出血、牙龈出血、便血、直肠出血、黑便、阴道出血、痔疮出血、血尿、结膜出血）、低白蛋白血症、贫血。

（2）与达拉非尼联用：中性粒细胞减少、出血（包括鼻出血、便血、血红蛋白降低、紫癜、直肠出血、肝血肿、十二指肠溃疡出血、咯血、血肿、血尿、蛛网膜下腔出血、胃出血、膀胱出血、挫伤、注射部位出血、肺出血、腹膜后出血）、低白蛋白血症、贫血、淋巴细胞减少、血小板减少、白细胞减少。

皮肤及皮肤附件　（1）单用本品：皮疹（包括脓疱疹）、痤疮样皮炎、皮肤干燥、瘙痒、甲沟炎、毛囊炎、蜂窝织炎。

（2）与达拉非尼联用：皮肤鳞状细胞癌（cuSCC）、角化棘皮瘤、基底细胞癌、皮疹（包括全身性皮疹、痒疹、红斑疹、丘疹、水疱疹、黄斑疹、斑丘疹、毛囊炎性皮疹、结节疹、脓疱疹）、皮肤干燥。上市后还有 SCAR［药物反应伴嗜酸粒细胞增多和全身性症状（DRESS）、Stevens-Johnson 综合征（SJS）］的报道。

眼部　（1）单用本品：视网膜静脉阻塞（RVO）、视网膜色素上皮脱离（RPED）、视物模糊、眼干。

（2）与达拉非尼联用：视物模糊。

其他　与达拉非尼联用：非皮肤恶性肿瘤、发热（包括高热）、寒战、水肿（包括外周水肿、淋巴水肿、局部水肿、全身水肿）、疲劳（包括虚弱、不适）。

【禁忌证】　对产品活性物质或辅料过敏者禁用。

【注意事项】危机处理　（1）如出现新发肺部症状或肺部症状进展（包括咳嗽、呼吸困难、缺氧、胸腔积液、肺浸润），应停药，并进行临床检查。

（2）如发热复发且 3 日内体温未恢复至用药前水平，或出现伴相关并发症（如脱水、低血压、肾衰竭、严重寒战）的发热且无活动性感染迹象，应给予皮质类固醇（如泼尼松一日 10mg）持续至少 5 日。

妊娠　（1）建议具生育能力的妇女使用本品期间和停药后至少 16 周内采取有效的避孕措施。与达拉非尼联用时，应使用有效的替代避孕方法，因达拉非尼可能减弱全身性激素类避孕药的疗效。

（2）有女性性伴侣（具生育力）的男性患者（包括已进行输精管切除术的患者）使用本品期间和停药后至少 16 周内应使用避孕套。

（3）本品可能损害女性的生育力。

哺乳期　由于服用本品期间母乳喂养婴儿可能出现严重不良反应，建议女性在应用本品治疗期间和最后一次给药后 16 周内不要进行母乳喂养。

常规　（1）本品与达拉非尼联用不适用于治疗 BRAF 野生型黑素瘤。

（2）有限数据表明，既往接受其他 BRAF 抑制药治疗出现疾病进展的黑素瘤患者联用本品与达拉非尼的疗效较弱。此类患者应先考虑其他可选治疗方案。

（3）如既往发生严重发热反应或伴并发症的发热，则恢复使用本品时可给予退热药作为二级预防措施。

随访检查　（1）用药前应检测 BRAF V600E 或 V600K 突变状态。

（2）用药前、用药 1 个月后及之后每 2～3 个月使用超声心动图或多通道放射性核素血管造影（MUGA）评估 LVEF。

（3）用药前及用药期间定期监测肝功能。

（4）监测血压、全血细胞计数。

（5）与达拉非尼联用时，用药前、用药期间每 2 个月和停药后 6 个月内进行皮肤评估。

（6）与达拉非尼联用时，密切监测患者是否出现非皮肤恶性肿瘤的症状和体征。

（7）与达拉非尼联用时，糖尿病或高血糖患者开始用药及临床需要时监测血糖水平。

（8）定期进行眼科评估。如出现视力丧失或其他视觉障碍，应于 24 小时内进行眼科评估。

（9）具生育能力的妇女用药前应进行妊娠试验。

（10）严重发热期间及之后监测肾功能。

【药物相互作用】其他药物对曲美替尼的影响　由于本品主要是通过水解酶（例如，羧酸酯酶）介导的脱乙酰作用进行代谢，其药代动力学可能因代谢性相互作用而受到其他制剂的影响。经水解酶代谢的药物间相互作用不能排除，以及可能影响曲美替尼暴露。

本品是外排性转运蛋白 P-gp 的体外底物。由于不能排除强效抑制肝脏 P-gp 导致曲美替尼水平升高的可能性，建议本品应谨慎合用强效 P-gp 抑制剂（如维拉帕米、环孢素、利托那韦、奎尼丁和伊曲康唑）。

曲美替尼对其他药物的影响　基于体外和体内数据，曲美替尼不太可能通过与 CYP 酶或转运蛋白的相互作用显著影响其他药物的药代动力学。在肠道中曲美替尼可能产生 BCRP 底物（如匹伐他汀）的瞬时抑制，可以通过错开这些制剂和本品的给药时间（间隔 2 小时）最大限度地降低此类抑制作用。

与甲磺酸达拉非尼联合应用　本品 2mg 每日一次和达拉非尼 150mg 每日两次重复联合给药，未导致曲美替尼或达拉非尼 C_{max} 和 AUC 发生具临床意义的改变，达拉非尼 C_{max} 和 AUC 分别增加 16% 和 23%。本品与达拉非尼（一种 CYP3A4 诱导剂）联合用药时，使用群体药代动力学分析，估计本品的生物利用度小幅降低，相应 AUC 减少 12%。

食物对曲美替尼的影响　本品单药或联合应用甲磺酸达拉非尼治疗时，由于食物对曲美替尼吸收产生影响，患者给药应在至少餐前一小时或餐后两小时进行。

【给药说明】　（1）本品联合甲磺酸达拉非尼治疗前，须通过国家药品监督管理局批准的检测方法进行 BRAF V600 突变检测，确认为 BRAF V600 突变阳性的患者方可接受本品治疗。本品联合甲磺酸达拉非尼不适用于 BRAF 野生型黑色素瘤患者。

（2）本品应在餐前至少 1 小时前或餐后至少 2 小时后服用。

（3）应在每天相同时间服用本品。联合甲磺酸达拉非尼时，应在每天相同时间服用本品每日一次，与在早晨或晚上给药的甲磺酸达拉非尼一起服用

（4）如果错过一剂，须最晚在预定的下一次给药之前 12 小时补上。如果距离下次预定的给药时间短于 12 小时，则不应该补服。

【用法与用量】　（1）本品的推荐剂量方案为 2mg 每日一次口服，需联合甲磺酸达拉非尼治疗，直至出现疾病进展或不可耐受的毒性反应。

（2）剂量调整　对于皮肤鳞状细胞癌（cuSCC）或新的原发性黑色素瘤的不良反应，不建议进行剂量调整。

在给予甲磺酸达拉非尼联合治疗时，如果出现治疗相关的毒性，则两种治疗应同时进行剂量减少、中断或停止。对于主要与甲磺酸达拉非尼相关的不良反应（葡萄膜炎、非皮肤恶性肿瘤），以及主要与曲美替尼相关的不良反应［视网膜静脉阻塞（RVO）、视网膜色素上皮脱离（RPED）、间质性肺病（ILD）/肺炎和单纯性静脉血栓栓塞］，仅需对其中一种治疗进行剂量调整。

针对本品相关不良反应进行剂量减少方法列于表 12-21。

表 12-21　针对不良反应推荐的曲美替尼剂量减少方法

措施	推荐剂量
第一次剂量减少	口服 1.5mg，每日一次
第二次剂量减少	口服 1mg，每日一次
后续剂量调整	如果口服给药本品 1mg，每日一次，仍不能耐受，则永久停药

针对本品相关性不良反应。剂量调整列于表 12-22。

表 12-22　针对不良反应推荐的曲美替尼剂量调整方法

不良反应的严重程度 [a]	曲美替尼 [b]
静脉血栓栓塞	
· 单纯的深静脉血栓栓塞（DVT）或肺栓塞（PE）	暂停本品 3 周 · 如果改善至 0～1 级，则恢复至较低剂量水平 · 如果未改善，则永久停药
· 危及生命的 PE	永久停用曲美替尼
心肌病	
· 与基线相比左心室射血分数（LVEF）无症状性降低绝对值≥10%，且治疗前数值低于机构正常值下限（LLN）	暂停本品 4 周 · 如果改善至正常 LVEF 值，则恢复至较低剂量水平 · 如果未改善至正常的 LVEF 值，则永久停药
· 症状性充血性心力衰竭 · LVEF 较基线绝对降低>20%，低于 LLN	永久停用本品
眼部毒性	
· 视网膜色素上皮脱离（RPED）	暂停本品 3 周 · 如有改善，则以相同或更低的剂量水平恢复本品治疗 · 如果未改善，则永久停药或恢复至较低剂量水平
· 视网膜静脉阻塞	永久停用本品
肺	
· 间质性肺病/肺炎	永久停用本品
发热性反应	
· 发热高于 40℃ · 发热可能并发低血压、脱水或肾功能衰竭	暂停本品，直至发热缓解。然后，以相同或更低的剂量水平恢复本品治疗
皮肤	
· 不能耐受的 2 级 · 3 或 4 级	暂停本品 3 周 · 如有改善，则恢复至较低剂量水平 · 如果未改善，则永久停药
其他副作用，包括出血	
· 不能耐受的 2 级 · 任何 3 级	暂停本品 · 如果改善至 0-1 级，则恢复至较低剂量水平 · 如果未改善，则永久停药
· 首次出现任何 4 级事件	· 暂停本品，直至不良反应改善到 0～1 级。然后，恢复至较低剂量水平 · 永久停用
· 经常出现 4 级	永久停用本品

[a]　美国国家癌症研究所不良事件通用术语标准（NCI CTCAE）4.0 版。

[b]　有关推荐的曲美替尼剂量减少方法，参见表 12-21。

老年人　本品单药治疗临床试验没有纳入足够数量的 65 岁及以上受试者，尚不能确定老年受试者中本品效应是否与年轻受试者不同。

儿童　尚未确定本品在儿童（18 岁以下）患者中的安全性和疗效。不建议此年龄组使用本品。

【制剂与规格】　曲美替尼片：（1）0.5mg；（2）1mg；（3）2mg。

达 拉 非 尼 [医保(乙)]
Dabrafenib

【适应证】　（1）CDE 适应证　①BRAF V600 突变阳性不可切除或转移性黑色素瘤　本品联合曲美替尼适用于治疗 BRAF V600 突变阳性的不可切除或转移性黑色素瘤患者。②BRAF V600 突变阳性黑色素瘤的术后辅助治疗　本品联合曲美替尼适用于 BRAF V600 突变阳性的Ⅲ期黑色素瘤患者完全切除后的辅助治疗。

（2）国外适应证　①与曲美替尼联用于治疗 BRAF V600E 突变阳性的转移性非小细胞肺癌（NSCLC）。②与曲美替尼联用于治疗无满意的局部治疗方案的 BRAF V600E 突变阳性的局部晚期或转移性未分化型甲状腺癌（ATC）。

【药理】　（1）药效学　本品为 BRAF 激酶的某些突变型的抑制药，对 BRAF V600E、BRAF V600K 和 BRAF V600D 酶的体外半数抑制浓度（IC_{50}）分别为 0.65nmol/L、0.5nmol/L、1.84nmol/L。本品亦可抑制野生型 BRAF 和 CRAF 激酶，IC_{50} 分别为 3.2nmol/L 和 5.0nmol/L。在高浓度时对其他激酶（如 SIK1、NEK11、LIMK1）亦具有抑制作用。BRAF 基因的某些突变（包括导致 BRAF V600E 的突变）可激活 BRAF 激酶，进而刺激肿瘤细胞生长。在体内、体外试验中，本品均可抑制 BRAF V600 突变阳性肿瘤细胞的生长。

本品与曲美替尼靶向 RAS/RAF/MEK/ERK 通路中两个不同的激酶。与任一药物单用相比，本品与曲美替尼联用导致对 BRAF V600 突变阳性肿瘤细胞株生长的体外抑制作用增强，对 BRAF V600 突变阳性的异种移植瘤生长的抑制作用时间延长。

（2）药动学　单次给药后，本品的暴露量［血药峰浓度（C_{max}）和曲线下面积（AUC）］在 12～300mg 剂量范围内以与剂量成比例的方式增加，但一日 2 次重复给药后以低于与剂量成比例的方式增加。口服给药后，达峰时间中值为 2 小时，平均绝对生物利用度为 95%。以一次 150mg、一日 2 次的剂量重复给药后，几何平均 C_{max}、$AUC_{0-\tau}$ 和给药前浓度（C_τ）分别为 1478ng/ml、

4341（ng·h）/ml 和 26ng/ml，血浆蛋白结合率为 99.7%。静脉注射微剂量后的稳态分布容积为 46L。

本品主要经 CYP 2C8 和 CYP 3A4 代谢为羟基达拉非尼，通过 CYP 3A4 进一步氧化形成羧基达拉非尼，羧基达拉非尼通过非酶过程脱羧形成去甲基达拉非尼。羧基达拉非尼随胆汁和尿液排泄。去甲基达拉非尼亦可在肠道内形成并重新吸收。去甲基达拉非尼可经 CYP 3A4 进一步代谢为氧化代谢产物。重复给药后，羟基达拉非尼、羧基达拉非尼、去甲基达拉非尼的平均代谢物与药物原型的 AUC 比分别为 0.9、11、0.7。

本品 71% 的口服剂量随粪便排泄，23% 的剂量以代谢产物形式随尿液排泄。静脉给药血浆清除率为 12L/h。单次口服本品的终末半衰期为 8 小时，羟基达拉非尼的终末半衰期为 10 小时，羧基达拉非尼和去甲基达拉非尼的半衰期为 21～22 小时。第 18 日/第 1 日平均蓄积 AUC 比为 0.73。

【不良反应】　心血管　与曲美替尼联用：射血分数降低、心肌病。上市后还有静脉血栓栓塞（包括肺栓塞、深静脉血栓形成）的报道。

内分泌系统　（1）单用本品：高血糖、低磷血症、低钠血症。（2）与曲美替尼联用：高血糖、低磷血症、低钠血症。

呼吸系统　（1）单用本品：咳嗽、鼻咽炎。（2）与曲美替尼联用：咳嗽、鼻咽炎、呼吸困难。

肌肉骨骼　（1）单用本品：关节痛、背痛、肌痛。（2）与曲美替尼联用：关节痛、肌痛（包括肌肉骨骼痛、肌肉骨骼性胸痛）、横纹肌溶解。

泌尿及生殖系统　（1）单用本品：间质性肾炎。（2）与曲美替尼联用：间质性肾炎、血肌酐升高。（3）上市后还有急性肾损伤的报道。

免疫系统及感染　单用本品：超敏反应（表现为大疱性皮疹）。

神经系统　（1）单用本品：头痛、头晕。（2）与曲美替尼联用：头痛（包括紧张性头痛）、头晕。

肝、胆　（1）单用本品：碱性磷酸酶升高。（2）与曲美替尼联用：碱性磷酸酶升高、天冬氨酸氨基转移酶（AST）升高、丙氨酸氨基转移酶（ALT）升高。

胃肠道　（1）单用本品：便秘、胰腺炎。（2）与曲美替尼联用：呕吐、恶心、便秘、结肠炎、胃肠道穿孔、胰腺炎、腹泻、食欲减退。

血液系统　与曲美替尼联用：中性粒细胞减少、淋巴细胞减少、贫血、出血（包括咯血、血肿、鼻出血、紫癜、血尿、蛛网膜下腔出血、胃出血、膀胱出血、挫伤、

便血、注射部位出血、肺出血、腹膜后出血)、白细胞减少、低白蛋白血症。

皮肤及皮肤附件 (1)单用本品:脱发、手足综合征(PPES)、角化过度、皮疹(包括全身性皮疹、痒疹、红斑疹、丘疹、水疱疹、黄斑疹、斑丘疹、毛囊炎性皮疹)、皮肤鳞状细胞癌(cuSCC)、角化棘皮瘤、皮肤干燥、基底细胞癌。有出现嗜中性外分泌腺汗腺炎的个案报道。(2)与曲美替尼联用:cuSCC、角化棘皮瘤、基底细胞癌、皮疹(包括全身性皮疹、痒疹、红斑疹、丘疹、水疱疹、黄斑疹、斑丘疹、毛囊炎、结节疹、脓疱疹)、皮肤干燥、脂膜炎。上市后还有 SCAR〔包括药物反应伴嗜酸粒细胞增多和全身性症状(DRESS)、Stevens-Johnson 综合征(SJS)〕的报道。

眼部 (1)单用本品:葡萄膜炎、虹膜炎。(2)与曲美替尼联用:葡萄膜炎、视物模糊。

其他 (1)单用本品:发热、乳头状瘤、寒战、疲劳、非皮肤恶性肿瘤。(2)与曲美替尼联用:发热(包括高热)、寒战、疲劳(包括虚弱、不适)、水肿(包括外周水肿、全身水肿)、非皮肤恶性肿瘤。

【禁忌证】 对本品过敏者。

【注意事项】 **不良反应相关** (1)如出现虹膜炎,应给予眼部治疗和继续使用本品,且无需调整剂量。

(2)如发热复发且 3 日内体温未恢复至用药前水平,或出现伴相关并发症(如脱水、低血压、肾衰竭、严重寒战)的发热且无活动性感染迹象,应给予皮质类固醇(如泼尼松一日 10mg)持续至少 5 日。

随访检查 (1)用药前、用药期间每 2 个月和停药后 6 个月内进行皮肤评估。

(2)与曲美替尼联用时,用药前、用药 1 个月后及之后每 2～3 个月使用超声心动图或多通道放射性核素血管造影(MUGA)评估 LVEF。

(3)监测患者是否出现非皮肤恶性肿瘤的症状和体征。

(4)监测患者是否出现葡萄膜炎的症状和体征,如视力改变、畏光、眼痛。

(5)用药前应检测 BRAF V600E 或 V600K 突变状态。

(6)具生育能力的妇女使用本品前应进行妊娠试验。

(7)糖尿病或高血糖患者开始使用本品及临床需要时监测血糖水平。

(8)监测电解质、肝功能、肾功能(包括严重发热期间及之后)。

(9)用药前和用药期间监测全血细胞计数。

妊娠 (1)建议具生育能力的妇女联用本品与曲美替尼期间和停药后至少 16 周内,或单用本品期间和停药后 2 周内采取有效的避孕措施。因本品可能减弱全身性激素类避孕药的疗效,故应使用有效的替代避孕方法。

(2)有女性性伴侣(具生育力)的男性患者(包括已进行输精管切除术的患者)联用本品与曲美替尼期间和停药后至少 16 周内,或单用本品期间和停药后 2 周内应使用避孕套。

(3)本品可能损害女性的生育力,亦存在男性不可逆精子受损的潜在风险。

基因相关 本品不适用于治疗野生型 BRAF 黑素瘤、NSCLC 或 ATC。野生型 BRAF 细胞暴露于 BRAF 抑制药可激活 MAP-激酶信号,增加细胞增殖。

其他 如既往发生严重发热反应或伴并发症的发热,则恢复使用本品时可给予退热药作为二级预防措施。

【药物相互作用】 **药物-药物相互作用** (1)强效细胞色素 P450(CYP)2C8 或 CYP 3A4 抑制药(如酮康唑、奈法唑酮、克拉霉素、吉非罗齐、利托那韦、沙奎那韦、泰利霉素、伊曲康唑、伏立康唑、泊沙康唑、阿扎那韦)

结果:合用可能升高本品的血药浓度。

机制:本品为 CYP 2C8 和 CYP 3A4 底物,其活性代谢产物羟基达拉非尼和去甲基达拉非尼为 CYP 3A4 底物。

处理:合用时应谨慎。推荐使用其他药物代替此类药物,如需合用,应密切监测本品的不良反应。

(2)强效 CYP 2C8 或 CYP 3A4 诱导药(如利福平、苯妥英、卡马西平、苯巴比妥、圣约翰草)

结果:合用可能降低本品的血药浓度。

机制:本品为 CYP 2C8 和 CYP 3A4 底物,其活性代谢产物羟基达拉非尼和去甲基达拉非尼为 CYP 3A4 底物。

处理:避免合用。

(3)地塞米松、激素类避孕药

结果:合用可降低以上药物的血药浓度,并减弱其药效。

处理:应使用其他药物代替以上药物,如需合用,应监测以上药物的药效。

(4)咪达唑仑(CYP 3A4 底物)

结果:合用可减少咪达唑仑的全身暴露量。

处理:应使用其他药物代替咪达唑仑,如需合用,应监测咪达唑仑的药效。

(5)华法林

结果:合用可减少华法林的全身暴露量。

处理:应使用其他药物代替华法林,如需合用,应监测华法林的药效,且合用期间或停药后应更频监测国际标准化比值(INR)水平。

药物-食物相互作用 结果：与空腹状态相比，伴随食物给予本品可使其生物利用度降低，并延迟其吸收。

处理：本品应在至少餐前 1 小时或餐后 2 小时服用。

【给药说明】 口服给药。

(1)本品每次服用时间约间隔 12 小时，应于每日相同时间，在餐前至少 1 小时或餐后至少 2 小时给药。联用的曲美替尼，亦应于每日相同时间，在早晨或晚上与本品一同服用。

(2)如漏服一剂，且距下一次服药时间不足 6 小时，则不应补服。

(3)本品胶囊不得打开、碾碎或破坏后服用。

(4)本品联合曲美替尼治疗前，须通过国家药品监督管理局批准的检测方法进行 BRAFV600 突变检测，确认为 BRAFV600 突变阳性的患者方可接受本品治疗。本品联合曲美替尼不适用于 BRAF 野生型黑色素瘤患者。

【用法与用量】 (1)本品的推荐剂量为 150mg 每日两次(相当于 300mg 每日总剂量)。本品需联合曲美替尼治疗，直至出现疾病进展或不可耐受的毒性反应。

(2)当本品联合应用曲美替尼时，应在每天相同时间服用曲美替尼每日一次，与在早晨或晚上给药的本品一起服用。

(3)剂量调整 对于皮肤鳞状细胞癌(CuSCC)或新的原发性黑色素瘤不良反应，不建议进行剂量调整或暂停。

在给予本品联合应用曲美替尼治疗时，如果出现治疗相关的毒性，则两种治疗应同时进行剂量减少、中断或停止。对于主要与甲磺酸达拉非尼相关的不良反应(葡萄膜炎、非皮肤恶性肿瘤)，以及主要与曲美替尼相关的不良反应(视网膜静脉阻塞(RVO)、视网膜色素上皮脱离(RPED)、间质性肺病(ILD)/肺炎和单纯性静脉血栓栓塞)，仅需对其中一种治疗进行剂量调整。

针对不良反应推荐的本品剂量减少方法见表 12-23。

表 12-23 针对不良反应推荐的甲磺酸达拉非尼剂量减少方法

措施	推荐剂量
第 1 次减量	一次 100mg，一日 2 次
第 2 次减量	一次 75mg，一日 2 次
第 3 次减量	一次 50mg，一日 2 次
后续剂量调整	如一次 50mg，一日 2 次剂量仍不能耐受，则永久停药

针对不良反应的推荐剂量调整方法见表 12-24。

表 12-24 针对不良反应推荐的甲磺酸达拉非尼剂量调整方法

不良反应严重程度	剂量调整
新发的原发性恶性肿瘤	
非皮肤 RAS 突变阳性的恶性肿瘤	永久停药
心肌病	
● 症状性充血性心力衰竭 ● 左室射血分数(LVEF)较用药前绝对降低>20%，低于正常值下限(LLN)	暂停给药，直至 LVEF 至少改善至 LLN 且较用药前绝对降低≤10%，则以相同剂量恢复给药
葡萄膜炎	
葡萄膜炎(包括虹膜炎、虹膜睫状体炎)	重度葡萄膜炎或经眼部治疗无缓解的轻至中度葡萄膜炎，暂停给药 6 周 ● 如改善至 0～1 级，则以相同或较低剂量水平恢复给药 ● 如未改善，则永久停药
发热反应	
发热至 38.5～40℃	暂停给药，直至退热，随后以相同或较低剂量水平恢复给药
● 发热高于 40℃ ● 发热伴寒战、低血压、脱水或肾衰竭	暂停给药，直至退热，随后以较低剂量水平恢复给药，或永久停药
皮肤毒性	
● 不能耐受的 2 级 ● 3 级或 4 级	暂停给药 3 周 ● 如改善，则以较低剂量水平恢复给药 TOP ● 如未改善，则永久停药
严重皮肤不良反应(SCAR)	永久停药
其他不良反应(包括出血)	
● 不能耐受的 2 级 ● 任何 3 级	暂停给药 ● 如改善至 0～1 级，则以较低剂量水平恢复给药 ● 如未改善，则永久停药
首次出现的任何 4 级	暂停给药，直至不良反应改善至 0～1级，随后以较低剂量水平恢复给药，或永久停药
频繁出现的 4 级	永久停药

【制剂与规格】 甲磺酸达拉非尼胶囊：(1)50mg；(2)75mg(以达拉非尼计)。

卡瑞利珠单抗[医保(乙)]
Camrelizumab

【适应证】 ①本品用于至少经过二线系统化疗的复发或难治性经典型霍奇金淋巴瘤患者的治疗。

本适应证是基于一项单臂临床试验的客观缓解率和缓解持续时间结果给予的附条件批准。本适应证的完全批准将取决于正在计划开展中的确证性随机对照临床试验能否证实卡瑞利珠单抗治疗相对于标准治疗的显著临床获益。

②本品用于既往接受过索拉非尼治疗和（或）含奥沙利铂系统化疗的晚期肝细胞癌患者的治疗。

本适应证是基于一项Ⅱ期临床试验的客观缓解率和总生存期结果给予的附条件批准。本适应证的完全批准将取决于正在计划开展中的确证性随机对照临床试验能否证实卡瑞利珠单抗治疗相对于标准治疗的显著临床获益。

③本品联合培美曲塞和卡铂适用于表皮生长因子受体（EGFR）基因突变阴性和间变性淋巴瘤激酶（ALK）阴性的、不可手术切除的局部晚期或转移性非鳞状非小细胞肺癌（NSCLC）的一线治疗。

④本品用于既往接受过一线化疗后疾病进展或不可耐受的局部晚期或转移性食管鳞癌患者的治疗。

⑤本品用于既往接受过二线及以上化疗后疾病进展或不可耐受的晚期鼻咽癌患者的治疗。

⑥本品联合顺铂和吉西他滨用于局部复发或转移性鼻咽癌患者的一线治疗。

⑦本品联合紫杉醇和顺铂用于不可切除局部晚期/复发或转移性食管鳞癌患者的一线治疗。

⑧本品联合紫杉醇和卡铂用于局部晚期或转移性鳞状非小细胞肺癌患者的一线治疗。

【药理】 （1）药效学 T细胞表达的PD-1受体与其配体PD-L1和PD-L2结合，可抑制T细胞增殖和细胞因子生成。部分肿瘤细胞的PD-1配体上调，通过该通路信号传导可抑制激活的T细胞对肿瘤的免疫监视。本品为一种人类IgG_4单克隆抗体（HuMAb），可与PD-1受体结合，阻断其与PD-L1和PD-L2之间的相互作用，阻断PD-1通路介导的免疫抑制反应，包括抗肿瘤免疫反应。在同源小鼠肿瘤模型中，阻断PD-1活性可抑制肿瘤生长。

（2）药动学 药代动力学研究中，给予晚期实体瘤患者本品一次1mg/kg、3mgkg、10mg/kg、200mg。单次给予1～10mg/kg，本品的体内暴露量（血药峰浓度和曲线下面积）随剂量增加而增加。单次静脉滴注200mg，达峰时间中值为2.5小时（0.55～6.5小时），分布容积为（3.82±0.89）L，清除率为（0.022±0.009）L/h，半衰期为（5.50±1.67）日。按每2周1次，多次给药，第4周期第15日的平均稳态蓄积比为1.11～1.35（以血药峰浓度计）。

【不良反应】 （1）呼吸系统 咳嗽、肺部感染、呼吸困难，鼻衄，咳痰，免疫相关性肺炎、上呼吸道感染、鼻咽炎。

（2）肌肉骨骼 肌肉骨骼疼痛。

（3）免疫系统及感染 超敏反应。

（4）肝、胆 AST升高、γ-谷氨酰转移酶升高、血胆红素升高、结合胆红素升高、肝功能异常、ALT升高、血碱性磷酸酶升高、免疫相关性肝炎。

（5）胃肠道 腹泻，恶心，腹痛，呕吐，便秘，口腔黏膜炎，食欲减退。

（6）泌尿及生殖系统 免疫相关性肾炎。

（7）血液系统 贫血、中性粒细胞计数减少、白细胞计数减少、免疫相关性血小板计数减少、淋巴细胞计数减少。

（8）皮肤及皮肤附件 皮肤反应性毛细血管增生症、瘙痒症、带状疱疹、皮疹、免疫相关性皮肤不良反应。

（9）眼部 免疫相关性结膜炎（包括光电性结膜炎）。

（10）内分泌系统 免疫相关性甲状腺功能减退、低钠血症、低钾血症、免疫相关性甲状腺功能亢进、高尿酸血症、血促甲状腺激素（TSH）升高。

（11）心血管 免疫相关性心肌炎。

（12）其他 发热、乏力、输液相关反应（包括寒战、发热、胸闷、瘙痒、皮疹、低血压、低氧血症）、肺炎合并肿瘤假性进展、反应性毛细血管增生症合并颈部感染。

【禁忌证】 对本品过敏者。

【注意事项】 不良反应相关 （1）如出现3级、4级或某些特定的2级免疫相关不良反应，应根据临床指征给予泼尼松一日1～2mg/kg或等效剂量以及其他治疗，直至不良反应缓解至0～1级。皮质类固醇需至少1个月的时间逐渐减量直至停药，快速减量可能引起不良反应恶化或复发。如不良反应在皮质类固醇治疗后继续恶化或未缓解，则应加用非皮质类固醇的免疫抑制药。

（2）如出现症状性2～3级甲状腺功能减退，应暂停本品治疗，并根据需要开始甲状腺激素替代治疗。如出现症状性2～3级甲状腺功能亢进，应暂停本品治疗，并根据需要给予抗甲状腺药。如疑似出现甲状腺急性炎症，可考虑暂停本品治疗，并给予激素治疗。如出现危及生命的甲状腺功能亢进或甲状腺功能减退，应永久停用本品，并继续监测甲状腺功能，确保适当的激素替代治疗。

（3）如出现症状性2～3级垂体炎，应暂停本品治疗，并根据临床需要给予激素替代治疗。如疑似出现急性垂体炎，可给予皮质类固醇。如出现危及生命的 4 级垂体炎，应永久停用本品，并继续监测肾上腺功能和皮质激素水平，确保适当的皮质类固醇替代治疗。

(4) 如出现症状性 2 级肾上腺功能不全，应暂停本品治疗，并根据临床需要给予生理性皮质类固醇替代治疗至症状缓解。如出现 3～4 级肾上腺功能不全，应永久停用本品，并继续监测肾上腺功能和激素水平，确保适当的皮质类固醇替代治疗。

(5) 如出现高血糖症或 1 型糖尿病，应根据临床需要给予胰岛素替代治疗。如出现血糖控制欠佳的 1 型糖尿病，应暂停本品治疗，并给予胰岛素替代治疗直至症状缓解。如出现危及生命的 4 级高血糖症或 1 型糖尿病，应永久停用本品，并继续监测血糖水平，确保适当的胰岛素替代治疗。

(6) 如出现 1 级或 2 级皮疹，可继续本品治疗，但需进行对症治疗或给予局部皮质类固醇。如出现 3 级皮疹，应暂停本品治疗，并进行对症治疗或给予局部皮质类固醇。

(7) 如出现 3 级血小板减少，应暂停本品治疗，并进行对症支持治疗直至缓解至 0～1 级，根据临床需要决定是否给予皮质类固醇治疗及是否可重新开始本品治疗。如出现 4 级血小板减少，应永久停用本品，并积极进行对症处理，必要时给予皮质类固醇。

(8) 如出现 2 级心肌炎，应暂停本品治疗，并给予皮质类固醇。如出现 3 级或 4 级心肌炎，应永久停用本品，并给予皮质类固醇，密切监测心肌酶谱、心功能。

(9) 如同时出现葡萄膜炎及其他免疫相关不良反应，应检查是否出现 Vogt-小柳-原田综合征，给予全身性皮质类固醇以防止永久失明。

(10) 如出现 1 级输液反应，在密切监测下可继续本品治疗。如出现 2 级输液反应，可减慢滴速或暂停给药，考虑给予解热镇痛抗炎药和抗组胺药，待症状缓解后可考虑恢复用药并密切观察。如出现 3 级或 3 级以上输液反应，应立即停止滴注并永久停用本品，同时给予适当的药物治疗。

随访检查 (1) 反应性毛细血管增生症可能发生在皮肤以外的其他组织(包括内脏器官)，必要时应进行相应的医学检查，如大便潜血、内镜及影像学检查。

(2) 如疑似出现免疫相关性肺炎，应通过影像学检查进行确认并排除其他病因。

(3) 如出现免疫相关性腹泻或结肠炎，应考虑肠穿孔的发生风险，必要时通过影像学和(或)内镜检查以确认。

(4) 应每月监测肝功能。如出现免疫相关性肝炎，应

增加肝功能的检查频率。

(5) 应每月监测肾功能。如出现免疫相关性肾炎，应增加肾功能的检查频率。

(6) 应密切监测甲状腺功能、血糖水平、血小板水平。

(7) 应密切监测垂体炎的症状和体征，包括垂体功能减退和继发性肾上腺功能不全。

(8) 治疗开始时、治疗期间定期以及具有临床指征时应监测脂肪酶和淀粉酶。

(9) 如疑似出现免疫相关性心肌炎，应进行充分的评估以确认病因，并进行心肌酶谱等相关检查。

妊娠 育龄女性使用本品期间及用药结束后 2 个月内应采取有效的避孕措施。

司机驾驶 本品可能导致疲劳、乏力，用药期间谨慎驾驶或操作机械。

其他 有其他抗 PD-1 抗体治疗前或治疗后进行异体造血干细胞移植(HSCT)导致致命和严重并发症的报道。同种异体 HSCT 之前或之后使用本品应权衡利弊。

【药物相互作用】 全身性皮质类固醇、其他免疫抑制药。

结果：合用可能干扰本品的疗效。

处理：开始本品治疗前应避免使用全身性皮质类固醇及其他免疫抑制药。若开始本品治疗后出现免疫相关性不良反应，可给予全身性皮质类固醇及其他免疫抑制药。

【给药说明】 给药方式说明 ①静脉滴注：本品宜在 30～60 分钟内完成滴注。②其他：本品不得静脉注射或快速静脉注射。③本品联合化疗给药时，应首先给本品，间隔至少 30 分钟再给化疗。

注射液的配制 静脉滴注液：本品粉针剂每 200mg 用 5ml 灭菌注射用水复溶，复溶时应避免直接将注射用水滴撒于药粉表面，而应将其沿瓶壁缓慢加入，并缓慢涡旋使其溶解，静置至泡沫消退，不得剧烈振摇。再抽取 5ml 复溶液至 100ml 5%葡萄糖注射液或 0.9%氯化钠注射液输液袋中稀释，最后经由内置或外加无菌、无热原、低蛋白结合的 0.2μm 过滤器的输液管进行静脉滴注。稀释后的药液可于室温下保存不超过 6 小时(包括滴注时间)或于 2～8℃冷藏保存不超过 24 小时；若冷藏保存，使用前应恢复至室温。

【用法与用量】 (1)复发性或难治性经典型霍奇金淋巴瘤 静脉滴注，推荐剂量为一次 200mg，每 2 周 1 次，持续用药直至疾病进展或出现不能耐受的毒性。

(2)晚期肝细胞癌 3mg/kg，静脉注射每 3 周 1 次，直至疾病进展或出现不可耐受的毒性。

(3)晚期或转移性非小细胞肺癌，局部复发或转移

性鼻咽癌、局部晚期/复发或转移性食管鳞癌一线　每次 200mg，静脉注射每 3 周 1 次，直至疾病进展或出现不可耐受的毒性。

（4）用药期间可能出现非典型反应（如最初数月内肿瘤暂时增大或出现新的小病灶，随后肿瘤缩小），若临床症状稳定或持续减轻，即使影像学存在疾病进展的初步证据，基于总体临床获益的判断，可考虑继续使用本品治疗，直至证实疾病进展。

（5）肾功能不全时剂量　轻度肾功能不全者无需调整剂量。

（6）肝功能不全时剂量　轻度肝功能不全者无需调整剂量。

（7）老年人剂量　65 岁以上老年人无需调整剂量。

（8）毒性状态时剂量　根据安全性和耐受性，可能需暂时停药或永久停药，增加或减少剂量，具体调整方案见表 12-25。

表 12-25　毒性状态时治疗调整方案表

	严重程度	治疗调整方案
反应性毛细血管增生症	1 级（单个最大直径≤10mm，伴或不伴破溃出血）	继续用药，易摩擦部位可用纱布保护，避免出血。破溃出血处可进行局部压迫止血
	2 级（单个最大直径>10mm，伴或不伴破溃出血）	继续用药，易摩擦部位可用纱布保护，避免出血。破溃出血处可进行局部压迫止血，或采取局部治疗措施，如激光或手术切除。避免破溃处感染
	3 级（呈泛发性，可并发皮肤感染，可能需入院治疗）	暂时停药，直至不良反应缓解至 0～1 级。易摩擦部位可用纱布保护，避免出血。破溃出血处可进行局部压迫止血，或采取局部治疗措施，如激光或手术切除。并发感染者给予抗感染治疗
	4 级（多发和泛发，危及生命）	永久停药
免疫相关不良反应		
肺炎	2 级	暂时停药，直至不良反应缓解至 0～1 级
	3 级或 4 级或复发性 2 级	永久停药
腹泻及结肠炎	2 级或 3 级	暂时停药，直至不良反应缓解至 0～1 级
	4 级	永久停药
肝炎	2 级〔AST、ALT 为 3～5 倍正常值上限（ULN）或总胆红素（TBIL）为 1.5～3 倍 ULN〕	暂时停药，直至不良反应缓解至 0～1 级
	3 级或 4 级〔AST、ALT>5 倍 ULN，或 TBIL>3 倍 ULN〕	永久停药
肾炎	2 级或 3 级血肌酐升高	暂时停药，直至不良反应缓解至 0～1 级
	4 级血肌酐升高	永久停药
内分泌疾病	症状性 2 级或 3 级甲状腺功能减退 2 级或 3 级甲状腺功能亢进 2 级或 3 级垂体炎 2 级肾上腺功能不全 3 级高血糖症或 1 型糖尿病	暂时停药，直至不良反应缓解至 0～1 级
	4 级甲状腺功能减退 4 级甲状腺功能亢进 4 级垂体炎 3 级或 4 级肾上腺功能不全 4 级高血糖症或 1 型糖尿病	永久停药
皮肤不良反应	3 级	暂时停药，直至不良反应缓解至 0～1 级
	4 级〔史-约综合征（SJS）或中毒性表皮坏死松解症（TEN）〕	永久停药
血小板减少	3 级	暂时停药，直至不良反应缓解至 0～1 级
	4 级	永久停药

续表

	严重程度	治疗调整方案
其他免疫相关不良反应	3 级或 4 级血淀粉酶升高或脂肪酶升高 2 级或 3 级胰腺炎 2 级心肌炎 2 级或 3 级首次发生的其他免疫相关不良反应	暂时停药，直至不良反应缓解至 0～1 级（但心肌炎经治疗缓解后重新开始本品治疗的安全性尚不明确）
	4 级胰腺炎或任何级别的复发性胰腺炎 3 级或 4 级心肌炎 3 级或 4 级脑炎 4 级首次发生的其他免疫相关不良反应	永久停药
复发性或持续性不良反应	复发性 3 级或 4 级（除内分泌疾病以外） 末次给药后 12 周内 2 级或 3 级不良反应未缓解至 0～1 级（除内分泌疾病以外） 末次给药后 12 周内皮质类固醇未能减至 <一日 10mg 泼尼松等效剂量	永久停药
输液反应	2 级	减慢滴速或暂时停药，待症状缓解后可考虑恢复用药并密切观察
	3 级或 4 级	永久停药

【制剂与规格】 注射用卡瑞利珠单抗：200mg。

伊尼妥单抗 [医保(乙)]

Inetetamab

【特殊说明】 心脏毒性，输注相关反应，肺部反应和胚胎毒性。

(1)心脏毒性 抗 HER2 单抗药物会导致亚临床和临床心力衰竭，其发生率和严重程度在合并蒽环类抗生素治疗的患者中最高。

在给予本品治疗前以及治疗过程中需对左心室功能进行评估。在临床显著的左心室功能下降的转移性乳腺癌患者中，应停用本品。

(2)输注相关反应，肺部反应 抗 HER2 单抗药物会导致严重的并可能致命的输注相关反应和肺部反应。症状多发生于其输注过程中或 24 小时内。对于发生呼吸困难或临床显著的低血压患者，应当立即停止输注本品，并对患者进行监控直至症状完全消失。发生过敏、血管性水肿、间质性肺炎或者急性呼吸窘迫综合征的患者应停止输注。

(3)胚胎毒性 孕期使用抗 HER2 单抗药物会导致羊水过少并继发造成胎儿肺发育不全、骨骼异常和新生儿死亡。

【适应证】 本品适用于 HER2 阳性的转移性乳腺癌：与长春瑞滨联合治疗已接受过 1 个或多个化疗方案的转移性乳腺癌患者。

【药理】 本品是一种重组人源化单克隆抗体，特异作用于人表皮生长因子受体-2(HER2)的细胞外部位。并且本品可介导抗体依赖的细胞介导的细胞毒反应(ADCC)。本品在体外及动物试验中均显示可抑制 HER2 阳性肿瘤细胞的增殖。

HER2 原癌基因或 C-erbB2 编码一个单一的受体样跨膜蛋白，分子量为 185kDa，其结构上与其他表皮生长因子受体类似。在原发性乳腺癌患者中观察到有 25%～30%的患者 HER2 阳性。HER2 基因扩增可导致肿瘤细胞表面 HER2 蛋白表达增加，导致 HER2 蛋白活化。

(2)药动学 本品单次给药和多次给药药代动力学研究在 HER2 阳性的转移性乳腺癌患者中进行。

单次给药药代动力学：19 例转移性乳腺癌患者单次静脉滴注本品 100mg(7 例)、250mg(6 例)和 500mg(6 例)，药代动力学过程符合静脉滴注二房室模型，具有非线性药代动力学特点。曲线下面积不呈剂量倍比增加，随着剂量的增加有消除半衰期增加而清除率降低的趋势。峰浓度(C_{max})均值分别为 38.3mg/ml、67.0mg/ml 和 171.5mg/ml，消除半衰期($t_{1/2}$)分别为 99 小时、121 小时和 167 小时，曲线下面积(AUC)均值分别为 4392($\mu g \cdot h$)/ml、6811($\mu g \cdot h$)/ml 和 22446($\mu g \cdot h$)/ml。清除率(CLs)分别为 0.0248L/h、0.0375L/h 和 0.0229L/h，表观分布容积(V_d)均值分别为 3.4L、5.6L 和 5.4L。

稳态药代动力学(多次给药)：6 例转移性乳腺癌患者连续静脉滴注本品 12 周(负荷剂量 4mg/kg，维持剂量 2mg/kg，每周 1 次)，血清药物浓度不断增加，到第 12 周时基本接近稳态，第 12 周血清药物浓度维持在 75.7～116.5mg/ml，在最低起效浓度 20mg/ml 之上。药代动力学过程符合静脉滴注二房室模型，曲线下面积为

23603（μg·h）/ml，消除相半衰期为181小时，表观清除率为0.045ml/h，表观分布容积为12.1ml/kg。

【不良反应】（1）血液系统　中性粒细胞减少、白细胞减少、贫血、血小板减少。

（2）胃肠道　恶心、呕吐。

（3）肝、胆　氨基转移酶升高。

（4）其他　发热、寒战。

【禁忌证】　禁用于已知对本品任一组分或中国仓鼠卵巢细胞表达蛋白过敏的患者。

【注意事项】不良反应相关　（1）心脏毒性　使用本品治疗的患者，特别是曾使用过蒽环类抗生素和环磷酰胺的患者，均应进行基线心脏功能评估，包括病史、体检、心电图、超声心动图或放射性心血管造影（MUGA）等，并记录基线左室射血分数（LVEF）。治疗期间所有患者应定期监测心脏功能，一般情况下每3个月测量LVEF一次。若LVEF值相对基线下降>10%，并且下降至50%以下，则应暂停使用伊尼妥单抗，并在约3周内重复评估LVEF。若LVEF无改善，或进一步下降，或出现有临床意义的充血性心力衰竭，则强烈建议终止伊尼妥单抗用药，除非认为患者的获益大于风险。对于发生无症状心功能不全的患者，应频繁监测（如每6~8周一次）。若患者的左心室功能持续减退，但仍保持无症状，医师应考虑终止治疗，除非认为对个体患者的获益大于风险。不推荐合并有以下疾病的患者使用本品：充血性心力衰竭、高危、未控制心律失常、需要药物治疗的心绞痛、有临床意义的心瓣膜疾病、心电图提示透壁性心肌梗死、控制不佳的高血压。

（2）输注相关反应　本品为蛋白类制品，使用过程中可能会发生输注相关反应。输注相关反应包括一系列症状，一般表现为发热、寒战，还偶见恶心、呕吐、疼痛（有时发生于肿瘤部位）、头痛、眩晕、呼吸困难、低血压、皮疹和乏力等症状。所有发生呼吸困难或临床严重低血压的患者均应暂停输注本品，同时给予相应药物治疗，治疗药物包括肾上腺素、糖皮质激素、苯海拉明、支气管扩张剂和氧气等。应密切监护患者并进行仔细评估，直至所有症状与体征得到完全缓解。强烈建议所有发生严重输注相关反应的患者永久停止使用本品。

（3）肺部反应　同类抗HER2单抗药物曲妥珠单抗在上市后的临床应用中有报告严重肺部反应事件，偶尔可导致死亡。已报告的事件有间质性肺病（包括肺浸润）、急性呼吸窘迫综合征、肺炎、非感染性肺炎、胸腔积液、呼吸窘迫、急性肺水肿和呼吸功能不全等。这些肺部反应可以是输注相关反应的一部分，也可能延迟发生。导

致间质性肺病的危险因素包括之前或正在合并使用其他已知可导致间质性肺病的抗肿瘤治疗，如紫杉烷类、吉西他滨、长春瑞滨和放疗等。因肿瘤进展或合并疾病导致静息状态呼吸困难的患者发生肺部反应的风险更高，此类患者不应接受本品治疗。

（4）化疗诱导的中性粒细胞减少症加重　在本品联合长春瑞滨治疗转移性乳腺癌的临床试验中，联合治疗组患者中性粒细胞减少的发生率较高（试验组比对照组：88.00%vs82.24%，其中3~4级发生率为71.11%vs53.27%）。

【给药说明】（1）本品不含任何防腐剂，药液配制和静脉输液过程应遵守无菌操作原则。为防止微生物污染，药品溶解后的药液应马上使用。溶液滴注前应目测有无颗粒产生和（或）变色。

（2）配制时，首先取本品每支加入2.5ml灭菌注射用水，轻轻旋转溶解；根据患者体重计算给药剂量后抽取所需体积的溶液，缓慢注入250ml 0.9%氯化钠注射液（不可使用5%葡萄糖注射液），轻轻翻转混匀，供静脉滴注。严禁剧烈振摇！配制成的溶液为无色至微黄色透明溶液。

（3）在使用本品治疗前，应进行HER2状态的检测。免疫组化（IHC）检测显示阳性（+++）或免疫组化检测显示可疑阳性（++）同时荧光原位杂交（FISH）检测结果阳性的患者可以使用本品。

【用法与用量】（1）本品推荐初始负荷剂量为4mg/kg，静脉滴注90分钟以上；维持剂量为2mg/kg，每周1次，如果在第一次滴注时患者耐受性良好，后续滴注可改为30分钟。严禁静脉推注或快速静脉注射。

（2）开始本品治疗前应检测左室射血分数（LVEF），治疗期间也应常规监测LVEF。出现LVEF较治疗前绝对数值下降>10%且LVEF绝对数值下降至50%以下时，应暂停本品治疗至少3周。3周内LVEF回升至≥50%或较治疗前绝对数值下降≤10%，可恢复使用本品；若LVEF无改善或进一步下降，或出现有临床意义的充血性心力衰竭，应停止本品用药。

【制剂与规格】　注射用伊尼妥单抗：50mg。

聚乙二醇化重组人粒细胞刺激因子[医保(乙)]
Pegylated Recombinant Human Granulocyte Colony-stimulating Factor

【适应证】　本品适用于非骨髓性癌症患者在接受易引起临床上显著的发热性中性粒细胞减少症发生的骨髓抑制性抗癌药物治疗时，降低以发热性中性粒细胞减少症为表现的感染的发生率。

本品不用于造血干细胞移植的外周血祖细胞的

动员。

【药理】(1)药效学 本品的作用机制是粒细胞刺激因子与造血细胞的表面受体结合后作用于造血细胞,从而刺激增殖、分化、定型与成熟细胞功能活化,与rhG-CSF相比,PEG-rhG-CSF能降低血浆清除率,延长半衰期。

(2)药动学 肿瘤患者化疗结束后48小时皮下注射本品60μg/kg、100μg/kg、120μg/kg,三剂量组的t_{max}和消除相半衰期$t_{1/2}$与剂量无明显的相关性,清除率具有随剂量增大而降低的趋势,C_{max}和AUC随给药剂量的增大呈非比例增大,即剂量增加1倍,C_{max}和AUC分别平均增大3.3倍和4.2倍,表现非线性动力学特征。与rhG-CSF相比,PEG-rhG-CSF的t_{max}明显后移、消除相半衰期延长、清除率降低。

【不良反应】(1)肌肉骨骼 骨骼肌肉痛。

(2)消化系统 便秘、恶心、呕吐、腹泻、纳差。

(3)其他 乏力、发热、头晕、失眠、心率及心律失常。

(4)免疫原性 与所有治疗性蛋白一样,PEG-rhG-CSF具有现在的免疫原性。

【禁忌证】(1)对聚乙二醇化重组人粒细胞刺激因子、重组人粒细胞刺激因子及对大肠埃希菌表达的其他制剂过敏者禁用。

(2)严重肝、肾、心、肺功能障碍者禁用。

【注意事项】不良反应相关 (1)使用本品可能出现过敏反应,表现为皮疹、荨麻疹,需对症治疗,若重复使用本品仍出现过敏症状,建议不再使用本品;若出现严重过敏反应,则永久停止使用本品;对已知PEG-rhG-CSF和rhG-CSF有严重过敏反应病史的患者,不得给予本品。

(2)使用本品可能发生脾破裂,可为致命性,若使用本品后出现左上腹或肩部疼痛应警惕并及时评估是否发生脾肿大或脾破裂。

(3)使用本品后可能发生严重过敏反应,所报道的事件大多数发生在初次给药。过敏反应可在最初抗过敏治疗停止后的数日内复发。对本品发生严重过敏反应的患者应永久停止使用。对已知本品和rhG-CSF有严重过敏反应病史的患者,不得给予本品。

(4)使用本品可能发生急性呼吸窘迫综合征,若使用本品后出现发热、肺浸润或呼吸窘迫,应马上就诊确定是否为急性呼吸窘迫综合征,若是,则停止使用本品。

(5)使用本品可能出现镰状细胞危象。

(6)对肿瘤恶性细胞生长的潜在刺激效应。

其他 (1)使用本品过程中应每周监测血常规,特别是中性粒细胞数目变化的情况。

(2)长期使用本品的安全有效性尚未建立。

儿童 儿童使用的安全性和有效性尚未建立。注:注射6mg或100μg/kg剂量不推荐用于婴儿、儿童和体重低于45kg的发育期少年。

老年人 未观察到老年患者与年轻患者的安全有效性存在差异。但临床试验受试者例数限制,不排除在临床使用过程中出现差别。

妊娠 在妊娠妇女中尚无充分和良好对照的研究,孕期使用的安全性尚未建立。

哺乳期 目前尚不清楚本品是否从母乳分泌,哺乳妇女应慎用。

【药物相互作用】 目前尚未进行本品和其他药物之间相互作用的正式研究。

【给药说明】(1)本品应在化疗药物给药结束后48小时使用。

(2)请勿在使用细胞毒性化疗药物前14天到化疗后24小时内注射。

(3)注射前,应当检查本品溶液是否澄清透明,如有悬浮物质产生或变色,不得继续使用。

【用法与用量】本品在每个化疗周期抗肿瘤药物给药结束后皮下注射。推荐使用剂量为一次注射固定剂量6mg。本品也可按患者体重,以100μg/kg进行个体化治疗。

【制剂与规格】 聚乙二醇化重组人粒细胞刺激因子注射液:$1.35 \times 10^8 IU(3.0mg):1.0ml$(安瓿);

$1.35 \times 10^8 IU(3.0mg):1.0ml$(预装式注射器)。

帕博利珠单抗
Pembrolizumab

【适应证】(1)CDE适应证 ①黑色素瘤:本品适用于经一线治疗失败的不可切除或转移性黑色素瘤的治疗。

②非小细胞肺癌:本品适用于由国家药品监督管理局批准的检测评估为PD-L1肿瘤比例分数(TPS)≥1%的表皮生长因子受体(EGFR)基因突变阴性和间变性淋巴瘤激酶(ALK)阴性的局部晚期或转移性非小细胞肺癌一线单药治疗。

本品联合培美曲塞和铂类化疗适用于表皮生长因子受体(EGFR)基因突变阴性和间变性淋巴瘤激酶(ALK)阴性的转移性非鳞状非小细胞肺癌(NSCLC)的一线治疗。

本品联合卡铂和紫杉醇适用于转移性鳞状非小细胞

肺癌(NSCLC)患者的一线治疗。

③食管癌：本品单药用于通过充分验证的检测评估肿瘤表达 PD-L1［综合阳性评分(CPS)≥10］的、既往一线全身治疗失败的、局部晚期或转移性食管鳞状细胞癌(ESCC)患者的治疗。

④头颈部鳞状细胞癌：本品单药用于通过充分验证的检测评估肿瘤表达 PD-L1［综合阳性评分(CPS)≥20］的转移性或不可切除的复发性头颈部鳞状细胞癌(HNSCC)患者的一线治疗。

⑤结直肠癌：本品单药用于 KRAS、NRAS、和 BRAF 基因均为野生型，不可切除或转移性高微卫星不稳定性(MSI-H)或错配修复基因缺陷型(dMMR)结直肠癌(CRC)患者的一线治疗。

(2)国外适应证 ①经典型霍奇金淋巴瘤(cHL)：用于治疗成人和儿童难治性 cHL 患者，或之前经 2 种或以上的治疗方案治疗后复发的患者。

②原发性纵隔大 B 细胞淋巴瘤(PMBCL)：用于治疗成人和儿童难治性 PMBCL，或之前经 2 种或以上的治疗方案治疗后复发的患者。

使用限制：本品不推荐用于治疗需要紧急细胞减灭治疗的患者。

③尿路上皮癌：用于治疗不适合含顺铂的化疗且经美国 FDA 批准的试验确定肿瘤 PD-L1 表达(CPS 评分≥10)的局部晚期或转移性尿路上皮癌患者，或者用于不适合任何铂类化疗的患者。

用于治疗在铂类化疗期间或之后疾病进展的，或在新辅助化疗或铂类辅助化疗后 12 个月内疾病进展的局部晚期或转移性尿路上皮癌。

适用于不适合或不选择行膀胱切除术的卡介苗(BCG)无反应、高风险、非肌肉浸润性膀胱癌(NMIBC)伴原位癌(CIS)患者。

④微卫星不稳定性-高或错配修复缺陷癌：本品用于无法切除或转移的，微卫星不稳定性高(MSI-H)或错配修复缺陷的成人和儿童患者。这些实体瘤患者在既往治疗后疾病进展且没有令人满意的替代治疗方案。

使用限制：本品在儿童 MSI-H 中枢神经系统恶性肿瘤患者中的安全性和有效性尚未确定。

⑤胃癌：本品联合曲妥珠单抗、含氟嘧啶和铂化疗，适用于局部晚期不能切除或转移性 HER2 阳性胃或胃食管交界处(GEJ)腺癌患者的一线治疗。

本品单药适用于肿瘤表达 PD-L1［综合阳性评分(CPS)≥1］的复发性局部进展期或转移性胃或 GEJ 腺癌患者的治疗，还用于在 2 种或 2 种以上的既往治疗方案

(包括含氟嘧啶和铂的化疗方案，或 HER2/neu 靶向治疗)后疾病进展的患者。

⑥宫颈癌：本品用于治疗肿瘤表达 PD-L1(CPS 评分≥1)在化疗过程中或化疗后出现疾病进展的复发或转移性宫颈癌患者。

⑦肝细胞癌(HCC)：本品用于治疗在之前已接受过索拉菲尼治疗的 HCC 患者。

⑧Merkel 细胞癌(MCC)：本品用于复发的局部晚期或转移性 Merkel 细胞癌的成人和儿童患者。

⑨肾细胞癌(RCC)：本品联合阿昔替尼或乐伐替尼适用于成人晚期肾细胞癌患者的一线治疗。

用于肾切除后或肾转移病灶切除后，中高或高复发风险 RCC 患者的辅助治疗。

⑩子宫内膜癌：本品联合乐伐替尼适用于非 MSI-H 或 dMMR 的晚期子宫内膜癌患者，这些患者在既往全身治疗后出现疾病进展，且不适合进行治疗性手术或放疗。

⑪肿瘤突变负荷高(TMB-H)癌：本品适用于不可切除或转移性肿瘤突变负荷高(TMB-H)［≥10 突变/百万碱基(mut/Mb)］的实体肿瘤成人和儿童患者，这些患者在之前的治疗后出现疾病进展，并且没有满意的替代治疗方案。本品在儿童 TMB-H 中枢神经系统癌症患者中的安全性和有效性尚未得到证实。

⑫皮肤鳞状细胞癌：用于治疗不能通过手术或放疗治愈的复发或转移性皮肤鳞状细胞癌(cSCC)或局部晚期 cSCC 患者。

⑬三阴性乳腺癌：本品用于高危期三阴性乳腺癌(TNBC)患者化疗的新辅助治疗，术后作为单药继续辅助治疗。

本品与化疗联合适用于肿瘤表达 PD-L1(CPS≥10)的局部复发、不可切除或转移性 TNBC 患者的治疗。

【药理】(1)药效学 T 细胞表达的 PD-1 受体与其配体 PD-L1、PD-L2 结合，可以抑制 T 细胞增殖和细胞因子生成。部分肿瘤细胞的 PD-1 配体上调，通过这个通路信号传导可抑制激活的 T 细胞对肿瘤的免疫监视。

本品是一种可与 PD-1 受体结合的单克隆抗体，可阻断 PD-1 与 PD-L1、PD-L2 的相互作用，解除 PD-1 通路介导的免疫应答抑制，包括抗肿瘤免疫应答。在同源小鼠肿瘤模型中，阻断 PD-1 活性可抑制肿瘤生长。

(2)药动学 吸收：本品采用静脉途径给药，因此生物利用迅速且完全。

分布：在稳态下的分布容积较小(~6.0L；CV%：20%)，这与在血管外分布有限相一致。正如对抗体的预期，本品不以特殊方式与血浆蛋白结合。

生物转化：本品通过非特异性途径分解，代谢与其清除无关。

清除：本品稳态下终末半衰期的几何平均值为 22 天（CV%：32%）。

线性/非线性：在有效剂量范围内，以本品峰浓度（C_{max}）或血浆浓度-时间曲线下面积（AUC）表示的暴露量随给药剂量成比例增加。每 3 周一次重复给药方案在第 16 周达到稳态浓度，全身累积为 2.1 倍。按每 3 周一次给药 2mg/kg 或 200mg，中位稳态谷浓度（C_{min}）分别约为 22μg/ml 和 29μg/ml，中位 3 周的血浆浓度-时间曲线下面积（$AUC_{0-3周}$）分别为 794（μg·d）/ml 和 1053（μg·d）/ml。

以下因素对于帕博利珠单抗的清除无临床重要影响：年龄（范围 15～94 岁）、性别、种族、轻度或中度肾功能受损、轻度肝功能受损和肿瘤负荷。体重和清除率的关系支持按体重给药和固定剂量给药均会导致适当且相似的暴露量。

【不良反应】 （1）感染及侵袭 常见肺炎。

（2）血液系统 单药治疗十分常见贫血，常见血小板减少症、淋巴细胞减少症。

与化疗联合十分常见中性粒细胞减少症、贫血、血小板减少症；常见发热性中性粒细胞减少症、白细胞减少症、淋巴细胞减少症。

（3）免疫系统 常见：输液相关反应。

（4）内分泌系统 单药治疗十分常见甲状腺功能减退，常见甲状腺功能亢进。

与化疗联合常见甲状腺功能减退、甲状腺功能亢进。

（5）代谢和营养 十分常见食欲减退，常见低钠血症、低钾血症、低钙血症。

与化疗联合十分常见低钾血症、食欲减退，常见低钠血症、低钙血症。

（6）精神异常 常见失眠。

（7）神经系统 单药治疗十分常见头痛，常见头晕、外周神经病变、嗜睡、味觉障碍。

与化疗联合十分常见头晕、外周神经病变、味觉障碍、头痛，常见嗜睡。

（8）眼部 常见干眼症。

（9）心脏 常见心律失常（包括心房颤动）。

（10）心血管 常见高血压。

（11）呼吸、胸部和纵隔 十分常见呼吸困难和咳嗽，常见肺炎。

（12）胃肠道 十分常见腹泻、腹痛、恶心、呕吐、便秘，常见结肠炎、口干。

（13）皮肤及皮肤附件 单药十分常见皮疹、瘙痒，常见重度皮肤反应、红斑、白癜风、皮肤干燥、脱发、湿疹、痤疮样皮炎。

与化疗联合十分常见皮疹、脱发、瘙痒，常见重度皮肤反应、红斑、皮肤干燥。

（14）肌肉骨骼 十分常见肌肉骨骼疼痛、关节痛，常见四肢痛、肌炎、关节炎。

（15）泌尿系统 与化疗联合常见肾炎、急性肾损伤。

（16）全身及给药部位状况 十分常见疲劳、虚弱、水肿和发热，常见流感样疾病、寒战。

（17）实验室检查 与化疗联合十分常见血肌酐升高，常见高钙血症、AST 升高、ALT 升高、血碱性磷酸酶升高。

单药治疗常见 AST 升高、ALT 升高、高钙血症、血碱性磷酸酶升高、血胆红素升高、血肌酐升高。

【禁忌证】 对本品的活性成分和辅料过敏者禁用。

【注意事项】 不良反应相关 免疫相关不良反应：接受本品治疗的患者可发生免疫相关不良反应，包括严重和致死病例。免疫相关不良反应可同时发生在多个器官系统。根据不良反应的严重程度，应暂时停用本品，并应用皮质类固醇治疗。当免疫相关的不良反应改善至≤1 级时，需至少一个月的时间逐步减少皮质类固醇的用量直至停药。如果不良反应保持在≤1 级，且皮质类固醇剂量已降至每天≤10mg 泼尼松或等效剂量，则可在最后一次本品给药后 12 周内重新本品治疗。

除了可用激素替代疗法控制的内分泌疾病外，对于任何复发性 3 级免疫相关不良反应以及任何 4 级免疫相关不良反应，应永久停用本品。

异基因造血干细胞移植(HSCT)的并发症 既往接受过异基因 HSCT 的患者，在使用本品治疗后有发生急性移植物抗宿主病(GVHD)，包括致命性 GVHD 的报道。移植手术后出现 GVHD 的患者，在使用本品治疗后可能会增加 GVHD 风险。对于进行过异基因 HSCT 的患者，应考虑本品治疗的获益与可能的 GVHD 风险。

多发性骨髓瘤 对于多发性骨髓瘤患者，在沙利度胺类似物和地塞米松的基础上加用本品治疗后，死亡率增加。除对照临床试验外，不推荐采用 PD-1 或 PD-L1 阻断抗体联合沙利度胺类似物和地塞米松治疗多发性骨髓瘤患者。

输液相关反应 在接受本品治疗的患者中有重度的输液相关反应报告，包括超敏和过敏反应。对于重度的输液反应，必须停止输液并永久停用本品。出现轻度或中度输液反应的患者在密切监测下可继续接受帕博利珠单抗治疗；可考虑用解热镇痛类抗炎药和抗组胺药预防。

妊娠 妊娠期间给予本品有潜在的风险，包括流产或死胎的比例增加。除非孕妇的临床疾病需要使用本品进行治疗，妊娠期间不得使用本品。建议育龄女性在本品治疗期间采用高效避孕方法，并在最后一次本品用药后 4 个月内持续避孕。

哺乳期 不能排除本品对新生儿/婴儿的风险，应权衡哺乳对胎儿的获益以及本品治疗对女性患者的获益，再决定是停止哺乳，还是停止本品治疗。

老年人 老年(≥65 岁)与年轻患者(<65 岁)在安全性或有效性上未出现总体的差异。无需在这一人群中进行剂量调整。

配伍禁忌 在没有进行配伍性研究的情况下，本品不得与其他医药产品混合。本品不应与其他医药产品经相同的静脉通道合并输注。

对驾驶和操作机器能力的影响 本品可能对驾驶和操作机器的能力有轻微影响，有给药后出现疲劳的报告。

常规 将药瓶于 2～8℃的冷藏环境下保存在原包装中，避光、避免冷冻、避免震荡。

【药物相互作用】 在使用本品之前应避免使用全身性皮质类固醇或免疫抑制剂，这些药物可能会影响本品的药效学活性及疗效。

在本品开始给药后，可使用全身性皮质类固醇或其他免疫制剂治疗免疫介导性不良反应。

【给药说明】 (1)本品必须通过静脉输注 30 分钟以上。不得通过静脉推注或单次快速静脉注射给药。

(2)溶液制备时请勿摇晃药瓶，使用前将药瓶恢复至室温(25℃或以下)。稀释前，药瓶可从冰箱取出(温度在 25℃或以下)最长放置 24 小时。给药前应目测注射用药是否存在悬浮颗粒和变色的情况。浓缩液是一种无色至轻微乳白色、无色至微黄色溶液。如果观察到可见颗粒，应丢弃药瓶。抽取所需体积最多 4ml(100mg)浓缩液，转移到含有 9mg/ml(0.9%)氯化钠或 50mg/ml(5%)葡萄糖的静脉输液袋中，制备最终浓度范围为 1～10mg/ml 的稀释液。每个小瓶过量灌装 0.25ml(每个小瓶的总内容物为 4.25ml)，以确保能回收 4ml 浓缩液。将稀释液轻轻翻转混匀。

(3)本品一经稀释必须立即使用。不得冷冻。稀释溶液如不能立即使用，在 2～8℃条件下，理化稳定性为 24 小时。该 24 小时包括室温下(25℃或以下)最长保存 6 小时。冷藏后，药瓶和(或)静脉输液袋必须在使用前恢复至室温。使用内置或外加一个无菌、无热原、低蛋白结合的 0.2～5μm 过滤器的输液管线进行静脉输注。

(4)请勿使用同一输液管与其他药物同时给药。

【用法与用量】 本品通过静脉输注给药，每次持续至少 30 分钟。

根据 PD-L1 阳性表达状态，选择使用本品治疗。一线局部晚期或转移性非小细胞肺癌，PD-L1 表达由国家药品监督管理局批准的检测评估。二线局部晚期或转移性食管鳞状细胞癌，PD-L1 表达经充分验证的检测评估。一线转移性或不可切除的复发性头颈部鳞状细胞癌，PD-L1 表达经充分验证的检测评估。

推荐剂量 200mg 每 3 周一次，或 400mg 每 6 周一次。

患者应使用本品治疗至疾病进展或发生不可接受的毒性。已观察到接受本品治疗肿瘤的非典型反应(例如，治疗最初几个月内肿瘤出现暂时增大或出现新的小病灶，随后肿瘤缩小)。

如果患者临床症状稳定，即使有疾病进展的初步证据，但基于总体临床获益的判断，可考虑继续应用本品治疗，直至证实疾病进展。

根据个体患者的安全性和耐受性，可能需要暂停给药或停药。不建议增加或减少剂量。

肾功能不全 轻度或中度肾功能不全患者无需剂量调整。本品尚未在重度肾功能不全患者中进行研究。

肝功能不全 轻度肝功能受损患者无需调整剂量。本品尚未在中度或重度肝功能不全患者中进行研究。

【制剂与规格】 帕博利珠单抗注射液：4ml:100mg。

纳武利尤单抗
Nivolumab

【适应证】 (1)CDE 适应证 ①本品单药适用于治疗表皮生长因子受体(EGFR)基因突变阴性和间变性淋巴瘤激酶(ALK)阴性、既往接受过含铂方案化疗后疾病进展或不可耐受的局部晚期或转移性非小细胞肺癌(NSCLC)成人患者。②本品单药适用于治疗接受含铂类方案治疗期间或之后出现疾病进展且肿瘤 PD-L1 表达阳性(定义为表达 PD-L1 的肿瘤细胞≥1%)的复发性或转移性头颈部鳞状细胞癌(SCCHN)患者。③本品联合含氟尿嘧啶和铂类药物化疗适用于一线治疗晚期或转移性胃癌、胃食管连接部癌或食管腺癌患者。④本品可用于治疗既往接受过两种或两种以上全身性治疗方案的晚期或复发性胃或胃食管连接部腺癌患者。⑤本品联合伊匹木单抗用于不可手术切除的、初治的非上皮样恶性胸膜间皮瘤成人患者。

(2)国外适应证 ①单用或与伊匹木单抗联用于治疗无法切除或转移性黑色素瘤。

②适用于已完全切除的累及淋巴结或伴转移性疾病的黑色素瘤的辅助治疗。

③与伊匹木单抗联用一线治疗中/低危晚期肾细胞癌；或与卡博替尼联合用于晚期肾癌患者的一线治疗；或单药治疗曾接受抗血管生成治疗的晚期肾细胞癌患者。

④用于经自体骨髓移植和本妥昔单抗治疗后或接受包括自体骨髓移植在内的 3 线或以上方案系统治疗后复发或进展的经典霍奇金淋巴瘤。

⑤适用于尿路上皮癌根治术后高复发风险患者的辅助治疗；适用于在含铂化疗期间或之后出现疾病进展或者在新辅助治疗或含铂化疗的辅助治疗后12个月内出现疾病进展的局部晚期或转移性尿路上皮癌患者的治疗。

⑥单用或与伊匹木单抗联用于先前接受氟尿嘧啶、奥沙利铂和伊立替康治疗后疾病进展的微卫星高度不稳定(MSI-H)或错配修复缺陷的 12 岁以上儿童和成年转移性结直肠癌患者。

⑦与伊匹木单抗联用于既往接受过索拉非尼治疗的肝细胞癌患者。

⑧适用于辅助治疗接受新辅助化放疗后已完全切除病灶的食管癌或伴病理性残留病灶的胃食管交界处癌；适用于氟嘧啶和铂类化疗后无法切除的晚期、复发或转移性食管鳞状细胞癌。

【药理】 (1)药效学 本品是一种人类 IgG$_4$ 单克隆抗体，可通过与 PD-1 受体结合并阻断其与 PD-L1 和 PD-L2 的相互作用，从而阻断 PD-1 通路介导的免疫抑制反应(包括抗肿瘤免疫反应)。在同源小鼠肿瘤模型中，阻断 PD-1 活性可抑制肿瘤生长。

(2)药动学 本品的药代动力学特征在 0.1～10mg/kg 的剂量范围内呈线性。根据群体 PK 分析，几何平均 [%变异系数(CV%)] 清除率(CL)、几何平均稳态分布容积(V_{ss})和几何平均消除半衰期($t_{1/2}$)分别为7.91ml/h(46%)、6.6L(24.4%)和 25 天(55.4%)。尚未对本品的代谢途径进行评估，作为一种完全 IgG$_4$ 单克隆抗体，预期本品采用与内源性 IgG 相同的方式，通过代谢途径被降解成短肽和氨基酸。

群体 PK 分析表明，基于年龄、性别、种族、肿瘤类型、肿瘤大小和肝损伤，纳武利尤单抗的清除率无差异。虽然 ECOG 状态、基线肾小球滤过率(GFR)、白蛋白和体重对纳武利尤单抗清除率有影响，但其影响不具有临床意义。轻度或中度肾损伤患者和肾功能正常患者之间纳武利尤单抗的清除率没有临床重要差异。

【不良反应】 (1)感染及侵袭 常见上呼吸道感染。

(2)血液系统 十分常见中性粒细胞减少。

(3)免疫系统 常见输液相关反应、超敏反应。

(4)内分泌系统 常见甲状腺功能减退、甲状腺功能亢进。

(5)代谢及营养 常见食欲下降。

(6)神经系统 常见周围神经病变、头痛、头晕。

(7)心血管 常见高血压。

(8)呼吸系统 常见肺炎、呼吸困难、咳嗽。

(9)胃肠道 十分常见腹泻、恶心；常见结肠炎、口腔炎、呕吐、腹痛、便秘、口干。

(10)皮肤及皮肤附件 十分常见皮疹、瘙痒；常见白癜风、皮肤干燥、红斑、脱发。

(11)肌肉骨骼 常见肌肉骨骼痛、关节痛。

(12)全身及给药部位各种反应 十分常见疲乏；常见发热、水肿(包括外周性水肿)。

(13)其他 常见体重下降。

【禁忌证】 对活性成分或任何辅料存在超敏反应的患者。

【注意事项】 免疫不良反应相关 本品可引起免疫相关性不良反应。应持续进行患者监测(至少至末次给药后 5 个月)，因为不良反应可能在本品治疗期间或治疗停止后的任何时间发生。根据不良反应的严重程度，应暂停本品治疗并给予皮质类固醇。如果虽使用了皮质类固醇但仍恶化或无改善，则应增加非皮质类固醇性免疫抑制治疗。在患者接受免疫抑制剂量的皮质类固醇或其他免疫抑制治疗期间，不可重新使用本品。在接受免疫抑制治疗的患者中，应使用预防性抗生素预防机会性感染。若出现任何重度、复发的免疫相关性不良反应以及任何危及生命的免疫相关性不良反应，必须永久停止使用本品。

输液反应 如果出现重度或危及生命的输液反应，必须停止本品相关治疗，给予适当的药物治疗。出现轻或中度输液反应的患者应给予密切监测，并依照相关治疗指南预防用药。

疾病特异性注意事项 (1)非小细胞肺癌 基线体质状况评分≥2、有活动性脑转移或自身免疫性疾病、症状性间质性肺病的患者，以及在进入研究前曾接受过全身性免疫抑制剂治疗的患者慎用本品。

(2)胃/胃食管连接部腺癌 ECOG 体质状况评分≥2或 KPS<70%，患有自身免疫性疾病、活动性脑转移(或软脑膜转移)、憩室炎、症状性胃肠溃疡、需要治疗的腹水或既往接受过全身性免疫抑制剂治疗的患者慎用

本品。

(3)恶性胸膜间皮瘤 患有原发性腹膜、心包、睾丸或鞘膜间皮瘤、间质性肺病、活动性自身免疫病、需要全身免疫抑制的医学病症和脑转移(除非手术切除或接受立体定向放疗,并且在入组前 3 个月内无进展)的患者慎用本品与伊匹木单抗联合治疗。

(4)胃癌、胃食管连接部癌或食管腺癌 胃癌、胃食管连接部癌或食管腺癌的临床研究中排除了已知人表皮生长因子受体 2(HER2)阳性,基线体能评分≥2 且存在未经治疗的中枢神经系统转移的患者慎用本品与化疗联合治疗。

药物类特异性警告和注意事项 在沙利度胺类似物联合地塞米松用药方案中加入 PD-1 阻断抗体时,多发性骨髓瘤(未获批准的适应证)患者的死亡率增加。

控制钠摄入的患者 本品注射液每毫升含 0.1mmol(或 2.5mg)钠,在对控制钠摄入的患者进行治疗时,应考虑这一因素。

司机驾驶 由于可能出现疲劳等不良反应,建议患者在驾驶或操作机器期间慎用本品,直至确定本品不会对其产生不良影响。

孕妇及哺乳期妇女用药 不建议在妊娠期间使用本品,除非临床获益大于潜在风险。应在最后一次应用本品后至少 5 个月内采用有效避孕措施。在考虑母乳喂养对孩子的益处以及治疗对妇女的益处后,必须做出是停止母乳喂养还是停止本品治疗的决定。

儿童 尚未确立本品在 18 岁以下儿童中的安全性和疗效。

老年人 老年患者(≥65 岁)无需调整剂量。

肝肾功 根据群体药代动力学结果,轻或中度肾损伤或肝损伤患者无需调整剂量。重度(总胆红素>3 倍 ULN 和任何 AST)肝损伤患者必须慎用本品。重度肾损伤患者的数据有限,不能就该人群得出相关结论。

【药物相互作用】 本品是一种人单克隆抗体,尚未进行药代动力学相互作用研究。因单克隆抗体不经细胞色素 P450(CYP)酶或其他药物代谢酶代谢,因此,合并使用的药物对这些酶的抑制或诱导作用预期不会影响纳武利尤单抗的药代动力学。因可能干扰药效学活性,应避免在基线开始纳武利尤单抗治疗前使用全身性皮质类固醇及其他免疫抑制剂。不过,为了治疗免疫相关性不良反应,可在开始纳武利尤单抗治疗后使用全身性皮质类固醇及其他免疫抑制剂。初步结果显示,纳武利尤单抗治疗开始后应用全身性免疫抑制治疗不会影响纳武利尤单抗疗效。

【给药说明】 (1)本品仅供静脉注射使用,在 30 分钟时间静脉输注本品。

(2)输注时所采用的输液管必须配有一个无菌、无热原、低蛋白结合的输液管过滤器(孔径 0.2～1.2μm)。

(3)本品可采用 10mg/ml 溶液直接输注,或者采用注射用氯化钠溶液(9mg/ml,0.9%)或注射用葡萄糖溶液(50mg/ml,5%)稀释,浓度可低至 1mg/ml。总输注量一定不能超过 160ml。

(4)本品与其他治疗药物联合给药时应先输注本品。

(5)每次输注需使用单独的输液袋和过滤器。输注结束时冲洗输液管。请勿通过同一根输液管同时给予其他药物。

【用法与用量】 (1)本品单药治疗用于非小细胞肺癌、头颈部鳞状细胞癌、胃/胃食管连接部腺癌:本品推荐剂量为 3mg/kg 或 240mg 固定剂量,静脉输注每 2 周一次,直至出现疾病进展或产生不可接受的毒性。

(2)本品与伊匹木单抗联合治疗用于恶性胸膜间皮瘤:本品的推荐剂量为 360mg,每 3 周 1 次,或 3mg/kg,每 2 周 1 次,联合伊匹木单抗 1mg/kg,每 6 周 1 次。对于没有疾病进展的患者,治疗持续最长至 24 个月。

(3)本品与化疗联合治疗用于胃癌、胃食管连接部癌或食管腺癌:本品联合含氟尿嘧啶和铂类药物化疗,本品推荐剂量为 360mg 每 3 周一次,或本品 240mg 每 2 周一次。建议治疗直至出现疾病进展或产生不可接受的毒性。本品的最长治疗持续时间为 24 个月。

【制剂与规格】 纳武利尤单抗注射液:(1)40mg/4ml(10mg/ml);(2)100mg/10ml(10mg/ml)。

度伐利尤单抗
Durvalumab

【适应证】 (1)CDE 适应证 不切除的Ⅲ期非小细胞肺癌(NSCLC):本品适用于在接受铂类药物为基础的化疗同步放疗后未出现疾病进展的不可切除、Ⅲ期 NSCLC 患者的治疗。

广泛期小细胞肺癌(ES-SCLC):本品联合依托泊苷和卡铂或顺铂,作为 ES-SCLC 成人患者的一线治疗。

(2)国外适应证 用于治疗患有局部晚期或转移性尿路上皮癌的成年患者,包括在含铂化疗期间或之后发生疾病进展,以及含铂类药物的新辅助治疗或含铂化疗辅助治疗的 12 个月内疾病进展的患者。

【药理】 (1)药效学 程序性细胞死亡配体-1(PD-L1)可在肿瘤微环境中的肿瘤细胞和肿瘤相关免疫细胞上表达,其表达可被炎症信号(如 IFN-γ)诱导。PD-L1 通过与 PD-1 和 CD80(B7.1)的相互作用阻断 T 细胞功能和激活。PD-L1 通过与其受体结合降低细胞毒性 T 细胞的活性、增殖和细胞因子的生成。

本品是一种人免疫球蛋白 G_1 kappa($IgG_1\kappa$)单克隆抗体，可与 PD-L1 结合并阻断 PD-L1 与 PD-1 和 CD80(B7.1) 的相互作用。阻断 PD-L1/PD-1 和 PD-L1/CD80 相互作用可避免免疫抑制，度伐利尤单抗不会诱导抗体依赖性细胞介导细胞毒性(ADCC)。

在共移植人肿瘤和免疫细胞异种移植小鼠模型中，度伐利尤单抗阻断 PD-L1 后可增加体外 T 细胞的活化，并使肿瘤体积缩小。

(2)药动学 本品的药代动力学已在患者中进行了研究，剂量范围为 0.1mg/kg(已批准的推荐剂量的 0.01 倍)~20mg/kg(已批准的推荐剂量的 2 倍)，每 2、3 或 4 周给药一次。

当每 2 周给药一次、剂量<3mg/kg(0.3 倍已批准的推荐剂量)时，药代动力学暴露量的增加大于剂量增加比例；在剂量≥3mg/kg 时，药代动力学暴露量的增加与剂量成正比。在大约第 16 周时达到稳态。

①分布：稳态分布容积的几何平均值［变异系数%(CV%)］为 5.6(18%)L。

②消除：度伐利尤单抗的清除率随时间而减少，相对于基线值平均最大减少(CV%)约 23%(57%)，第 365 天稳态清除率(CLss)的几何平均值(CV%)为 8.2ml/h(39%)；CLss 的减少不具有临床意义。基于基线时的 CL，终末半衰期的几何平均值(CV%)约为 18(24%)天。

③特殊人群：下列因素对度伐利尤单抗药代动力学的影响不具有临床意义：年龄(19~96 岁)、体重(34~149kg)、性别、白蛋白水平、乳酸脱氢酶(LDH)水平、肌酐水平、可溶性 PD-L1、肿瘤类型、人种、轻度肾损伤(Ccr 为 60~89ml/min)、中度肾损伤(Ccr 为 30~59ml/min)、轻度肝损伤［胆红素≤ULN 和 AST>ULN 或胆红素>(1~1.5)×ULN 和任何 AST］或 ECOG/WHO 体力状况。

尚不清楚重度肾功能损伤(Ccr 为 15~29ml/min)或中度肝损伤［胆红素>(1.5~3)×ULN 和任何数值 AST］或重度肝损伤(胆红素>3×ULN 和任何 AST)对度伐利尤单抗药代动力学的影响。

【不良反应】 本品单药治疗的安全性基于 3006 例多种类型肿瘤患者的汇总数据。本品给药剂量为 10mg/kg，每 2 周一次；或 20mg/kg，每 4 周一次。最常见(>10%)不良反应包括咳嗽/咳痰(21.5%)、腹泻(16.3%)、皮疹(16.0%)、发热(13.8%)、各种上呼吸道感染(13.5%)、腹

痛(12.7%)、瘙痒症(10.8%)和甲状腺功能减退症(10.1%)。

本品与化疗联合治疗的安全性基于 265 例 SCLC 患者的数据。本品的给药剂量为 1500mg 每 3 周一次，与化疗联合治疗，继之以单药治疗，每 4 周一次。最常见(>20%)不良反应包括中性粒细胞减少症(48.7%)、贫血(38.5%)、恶心(33.6%)、疲乏(32.1%)、脱发(31.3%)、血小板减少症(21.1%)和白细胞减少症(20.0%)。

【禁忌证】 对活性成分或者任何辅料过敏者禁用。

【注意事项】 免疫介导的不良反应 鉴于本品的作用机制，可能出现潜在免疫介导的不良反应。在接受本品单药治疗的患者中已观察到以下免疫相关不良反应：免疫介导性肝炎、免疫介导性结肠炎、免疫介导性内分泌疾病、免疫介导性肾炎、免疫介导性皮疹、重症肌无力、心肌炎、肌炎、多发性肌炎、脑膜炎、脑炎、格林巴利综合征和免疫性血小板减少症。临床研究项目中已有患者报告了胰腺炎事件。应监测患者的体征和症状。

输液相关反应 本品可导致严重或危及生命的输液相关反应。监测输液相关反应体征和症状。根据严重程度中断、减慢输注速度或永久终止本品治疗。如出现 1 级或 2 级输液相关反应，则考虑在后续给药前使用预治疗。

有生育能力妇女 在本品治疗期间以及本品末次给药后至少 3 个月内，有生育能力妇女应采取有效的避孕措施。

妊娠 尚无妊娠妇女使用本品的相关数据。基于其作用机制，本品可能影响妊娠维持，在小鼠同种异体妊娠模型中，显示 PD-L1 信号通路阻断可导致胎仔丢失增加。动物研究结果显示本品无生殖毒性。已知人 IgG_1 可穿过胎盘屏障，动物研究证实本品存在胎盘转移。妊娠妇女给药时本品可能对胎儿造成伤害，不建议在妊娠期间和在治疗期间以及末次给药后至少 3 个月内未使用有效避孕措施的有生育能力妇女中使用本品。

哺乳期 尚不清楚本品是否可分泌至人类乳汁中。食蟹猴的现有毒理学数据显示，出生后第 28 天乳汁中本品水平较低。在人体中，抗体可能转移至母乳中，但对新生儿的吸收和伤害可能性尚不清楚。但是，不能排除母乳喂养婴儿的潜在风险。必须在考虑母乳喂养对婴儿的获益和治疗对妇女的获益之后，决定是否停止母乳喂养或终止/放弃本品治疗。

儿童 尚未确定本品在儿童患者中的安全性和有效性。

老年人 老年患者(≥65 岁)无需调整剂量。75 岁及

以上患者的数据有限。

【药物相互作用】 不建议在开始度伐利尤单抗治疗前使用全身性糖皮质激素或免疫抑制剂，除了生理剂量的全身性糖皮质激素(泼尼松≤10mg/d 或等效药物)外，因为其可能干扰度伐利尤单抗的药效学活性和疗效。但是，开始度伐利尤单抗治疗免疫相关不良反应后，可使用全身性糖皮质激素或其他免疫抑制剂。

尚未正式实施度伐利尤单抗的药代动力学(PK)药物-药物相互作用研究。由于度伐利尤单抗的主要消除途径是通过网状内皮系统进行蛋白质分解代谢或靶点介导的分解代谢，因此预期不会发生代谢性药物-药物相互作用。在 CASPIAN 研究中评估了度伐利尤单抗与依托泊苷、卡铂或顺铂的 PK 药物-药物相互作用，并且显示与度伐利尤单抗联合治疗不会影响依托泊苷、卡铂或顺铂的 PK。另外，基于群体 PK 分析，联合依托泊苷、卡铂或顺铂未对度伐利尤单抗的 PK 产生有临床意义的影响。

【给药说明】 (1)配制 在溶液和容器允许的情况下，给药前目视检查制剂是否存在颗粒物和变色。如果观察到瓶内溶液混浊、变色或含可见异物，应丢弃。请勿摇晃药瓶。从本品药瓶中抽取所需体积，转移至含有 0.9%氯化钠注射液或 5%葡萄糖注射液的静脉输液袋中。通过轻轻翻转混合稀释溶液。不得摇动溶液。稀释溶液的最终浓度应在 1mg/ml 和 15mg/ml 之间。丢弃部分使用或空的药瓶。

(2)输液的贮藏 本品不含防腐剂。制备后应立即给予输液。如不能立即给予输液，并且需要贮藏，则从药瓶刺穿到开始给药的总时间不应超过：①2~8℃冰箱中 24 小时；②室温 25℃下 8 小时请勿冷冻。不得振荡。

(3)给药 输液采用带有无菌、低蛋白结合率的 0.2μm 或 0.22μm 管内滤器的静脉输液管输注，输注时间大于 60 分钟。不得采用相同输液线与其他药物合并用药。

【用法与用量】 不可切除的 Ⅲ 期 NSCLC：推荐 10mg/kg，每 2 周一次，直至发生疾病进展，或出现不可耐受的毒性，或最多 12 个月。

ES-SCLC：1500mg 联合化疗每 3 周(21 天)1 次，持续 4 个周期，继之以 1500mg，每 4 周 1 次作为单药治疗，直至发生疾病进展，或出现不可耐受的毒性。

肝损伤 来自中度和重度肝功能损害患者的数据有限。由于肝脏不是度伐利尤单抗的主要清除途径，因此预期度伐利尤单抗在肝功能损害患者体内的暴露量不会产生变化，不建议肝功能损害患者调整本品剂量。

肾损伤 对于轻度或中度肾功能损害患者，不建议调整本品剂量。重度肾功能损害患者的数据有限，无法得出该人群的结论。

【制剂与规格】 度伐利尤单抗注射液：(1)10ml: 500mg；(2)2.4ml:120mg。

阿替利珠单抗
Atezolizumab

【适应证】 (1)CDE 适应证 ①小细胞肺癌：本品与卡铂和依托泊苷联合用于广泛期小细胞肺癌(ES-SCLC)患者的一线治疗。②肝细胞癌：本品联合贝伐珠单抗治疗既往未接受过全身系统性治疗的不可切除肝细胞癌患者。③非小细胞肺癌：本品用于经国家药品监督管理局批准的检测方法评估为≥50%肿瘤细胞 PD-L1 染色阳性(TC≥50%)或肿瘤浸润 PD-L1 阳性免疫细胞(IC)覆盖≥10%的肿瘤面积(IC≥10%)的表皮生长因子受体(EGFR)基因突变阴性和间变性淋巴瘤激酶(ALK)阴性的转移性非小细胞肺癌(NSCLC)一线单药治疗。

本品联合培美曲塞和铂类化疗用于表皮生长因子受体(EGFR)基因突变阴性和间变性淋巴瘤激酶(ALK)阴性的转移性非鳞状非小细胞肺癌(NSCLC)患者的一线治疗。

(2)国外适应证 ①用于治疗成人局部晚期或转移性尿路上皮癌患者：不适用于含有顺铂的化疗，且 PD-L1 表达≥5%的患者；不论 PD-L1 表达状态，不能接受任何含铂类化疗的患者。②联合白蛋白结合型紫杉醇可用于治疗无法切除的局部晚期或转移性三阴乳腺癌且 PD-L1 表达≥1%的成年患者。③联合应用考比替尼和维莫非尼治疗 BRAF V600 突变阳性不能切除或转移性黑色素瘤。

【药理】 (1)药效学 PD-L1 可表达在肿瘤细胞和肿瘤浸润性免疫细胞上，有助于在肿瘤微环境中的抑制抗肿瘤免疫应答。当 PD-L1 与 T 细胞及抗原递呈细胞上的 PD-1 和 B7.1 受体结合时，可抑制细胞毒性 T 细胞活性、T 细胞增殖和细胞因子释放。

本品是一种可直接结合 PD-L1 并阻断与 PD-1 和 B7.1 受体之间的交互作用的单克隆抗体，解除 PD-L1/PD-1 产生免疫应答抑制，包括重新激活抗肿瘤免疫应答而不激活抗体依赖性细胞毒性。在同源小鼠肿瘤模型中，阻断 PD-L1 活性可引起肿瘤生长减慢。

(2)药动学 在剂量范围为 0.01~20mg/kg 和 1200mg，每 3 周一次，以及 840mg，每 2 周一次的多项临床试验的患者中分析了本品的药代动力学。

在 1~20mg/kg 剂量范围内，本品暴露量随剂量呈比例性升高。一项纳入 472 例患者的群体 PK 分析使用含一阶消除的线性两室分布模型，描述了剂量范围

1～20mg/kg 内本品的药代动力学。基于药代动力学模型，本品 840mg 每 2 周给药一次和 1200mg 每 3 周给药一次以及 1680mg 每 4 周给药一次的总暴露量相当。一项群体药代动力学分析表明，多次给药后 6～9 周后达到稳态。各给药方案的最大全身累积比为 3.3。

基于一项暴露量、安全性和有效性数据分析，以下因素没有临床相关效应：年龄（21～89 岁）、体重、性别、ADA 阳性状态、白蛋白水平、肿瘤负荷、地区或种族、肾功能损伤、轻度肝功能损伤、PD-L1 表达水平或 ECOG 体力状况。

吸收：本品采用静脉输注给药。未针对其他给药途径开展研究。

分布：群体药代动力学分析表明，典型患者中央室分布容积（V_1）为 3.28L，稳态容积（V_{ss}）为 6.91L。

代谢：尚未直接研究本品的代谢。抗体主要通过分解代谢被清除。

消除：群体药代动力学分析表明，本品的清除率为 0.200L/d，典型的终末消除半衰期（$t_{1/2}$）为 27 天。

【不良反应】 本品单药治疗的安全性基于 3178 例多种肿瘤类型患者的汇总数据。最常见的不良反应（>10%）为疲乏（35.9%）、食欲下降（25.5%）、恶心（23.5%）、咳嗽（20.8%）、呼吸困难（20.5%）、发热（20.1%）、腹泻（19.7%）、皮疹（19.5%）、骨骼肌肉疼痛（15.4%）、背痛（15.3%）、呕吐（15.0%）、乏力（14.5%）、关节痛（13.9%）、瘙痒症（12.6%）、尿路感染（11.6%）和头痛（11.1%）。

本品联合其他药物治疗的安全性基于 4371 例多种类型肿瘤患者的汇总数据。最常见的不良反应（≥20%）为贫血（36.8%）、中性粒细胞减少症（35.8%）、血小板减少症（27.7%）、脱发（26.4%）、便秘（25.7%），以及周围神经病（23.0%）。

(1) 神经系统 本品单药治疗十分常见：头痛。

本品联合治疗十分常见：周围神经病；常见：头晕、味觉倒错、晕厥。

(2) 呼吸系统 本品单药治疗十分常见：咳嗽、呼吸困难；常见：缺氧、鼻充血、肺炎、鼻咽炎。

本品联合治疗常见：发音困难。

(3) 皮肤及皮肤附件 本品单药治疗十分常见：皮疹、瘙痒症；常见：皮肤干燥。

本品联合治疗十分常见：脱发。

(4) 血管与淋巴管 本品单药治疗常见：低血压。

本品联合治疗十分常见：高血压。

(5) 泌尿系统 本品单药治疗常见：血肌酐升高。

本品联合治疗常见：蛋白尿。

(6) 其他 本品联合治疗常见：血碱性磷酸酶升高、血肌酐升高。

(7) 血液系统 本品单药治疗常见：血小板减少症。

本品联合治疗十分常见：贫血、中性粒细胞减少症、血小板减少症、白细胞减少症；常见：淋巴细胞减少症。

(8) 内分泌系统 本品单药治疗常见：甲状腺功能减退症。

本品联合治疗十分常见：甲状腺功能减退症；常见：甲状腺功能亢进症、肾上腺功能不全。

(9) 胃肠反应 本品单药治疗十分常见：腹泻、恶心、呕吐；常见：吞咽困难、结肠炎、腹痛、口咽疼痛。

本品联合治疗十分常见：便秘；常见：口腔黏膜炎。

(10) 全身整体表现 本品单药治疗十分常见：疲乏、乏力、发热；常见：寒战、流感样疾病、输液相关反应。

本品联合治疗十分常见：外周水肿。

(11) 肝、胆 本品单药治疗常见：ALT 升高、AST 升高、肝炎。

(12) 免疫系统及感染 本品单药治疗十分常见：尿路感染；常见：超敏反应。

本品联合治疗十分常见：肺部感染。

(13) 代谢及营养 本品单药治疗十分常见：食欲下降；常见：低钾血症、低钠血症、高血糖。

本品联合治疗十分常见：低镁血症。

(14) 肌肉骨骼 本品单药治疗十分常见：关节炎、背痛、骨骼肌肉疼痛。

【禁忌证】 本品禁用于已知对本品或任何辅料过敏的患者。

【注意事项】 常规 为提高生物制品的可追溯性，应在患者档案中记明（或注明）所使用药品的商品名和批号。

不良反应相关 (1) 免疫相关性不良反应 在临床试验或同类其他产品中报告过以下有临床意义的免疫相关性不良反应，即免疫相关肺炎、免疫相关肝炎、免疫相关结肠炎、免疫相关性内分泌疾病、全身性炎症反应综合征、组织细胞坏死性淋巴结炎、自身免疫性溶血性贫血、免疫性血小板减少性紫癜、面部和外展神经麻痹、Vogt-Koyanagi-Harada 综合征、葡萄膜炎、虹膜炎和血管炎。

(2) 输液相关反应 已在本品治疗中观察到输液相关反应，注意观察。

妊娠 尚未在妊娠女性中进行阿替利珠单抗的临床

研究。妊娠期内不建议使用阿替利珠单抗，除非对母体的潜在获益大于对胎儿的潜在风险。基于作用机制，阿替利珠单抗的使用可能对胎儿造成伤害。动物研究已经证明了 PDL1/PD-1 途径的抑制可导致发育中的胎仔发生致死性免疫相关性排斥反应的风险增加。应告知孕妇对胎儿的潜在风险。育龄期女性应在阿替利珠单抗治疗期间以及末次给药后 5 个月内采取有效的避孕措施。

哺乳期 目前尚不清楚阿替利珠单抗是否会分泌至人乳。尚未开展旨在评估阿替利珠单抗对乳汁分泌的影响或乳汁中是否含阿替利珠单抗的研究。因为对婴儿哺乳的潜在伤害尚不明确，须停止哺乳或停止阿替利珠单抗治疗。

儿童 尚未确立本品在 18 岁以下儿童和青少年患者中的安全性和有效性。

老年人 年龄≥65 岁患者无需调整剂量。

肝损伤 轻度肝功能损伤患者无需调整剂量。本品在中度或重度肝功能损伤患者中使用的安全性及有效性尚未建立，不推荐使用；如经医生评估使用本品预期获益大于风险，需在医生指导下谨慎使用。

肾损伤 肾功能损伤患者无需调整剂量。

机械操作 尚未开展过对驾驶和机械操作能力的影响研究。

【药物相互作用】 未对本品开展正式的药代动力学药物相互作用的研究。由于本品通过分解代谢从循环中清除，预计不会发生代谢性药物-药物相互作用。

【给药说明】 (1)本品应在专业医生指导下静脉滴注给药。不得以静脉注射或快速静脉滴注的方式给药。

(2)不得与其他药物使用同一输液管给药。

(3)本品第一次静脉输注时间需至少持续 60 分钟。如果首次输注患者耐受性良好，则随后的输注时间可适当缩短，但至少持续 30 分钟。

(4)本品与其他药品联合用药时，也应同时参考联用药品的完整处方信息。如在同一天给药，本品应在其联用药品之前先行给药。

(5)本品 2～8℃ 避光贮存。稀释后的溶液应马上使用。如未立即使用，可在 2～8℃ 储存最多 24 小时，或在室温（≤25℃）储存最多 8 小时。请勿冷冻。请勿振摇。

(6)稀释说明：应由专业医疗人员使用无菌技术来配制本品。从药瓶中抽出所需体积的本品浓缩液，并使用 0.9%氯化钠注射液稀释到需要的给药体积。只能使用 0.9%氯化钠注射液进行稀释。

(7)本品不得与其他药品混合。

(8)本品不含防腐剂，所以每瓶药物仅供单次使用。

丢弃任何未使用的部分。

(9)未使用/过期药品的处置 应尽量减少环境中药物的释放。药品不应经废水处理方式处置，应避免按家庭垃圾处置本品。如果当地有条件的话，使用已建立的"收集系统"处置。

【用法与用量】 (1)小细胞肺癌 本品与卡铂和依托泊苷联合用药：在诱导期，第 1 天静脉输注阿替利珠单抗，推荐剂量为 1200mg，继之以静脉输注卡铂，之后是依托泊苷。第 2 天和第 3 天静脉输注依托泊苷。该方案每 3 周给药一次，共 4 个治疗周期。诱导期之后是无化疗的维持期，在此期间每 3 周静脉输注一次 1200mg 阿替利珠单抗。

(2)肝细胞癌 本品与贝伐珠单抗联合用药：首先静脉输注阿替利珠单抗，推荐剂量为 1200mg，继之以静脉输注贝伐珠单抗 15mg/kg。该方案每 3 周给药一次。

(3)非小细胞肺癌 静脉输注阿替利珠单抗，推荐剂量为 1200mg。该方案每 3 周给药一次。

本品与卡铂或顺铂和培美曲塞联合用药：在诱导期，第 1 天静脉输注阿替利珠单抗，推荐剂量为 1200mg，继之以静脉输注培美曲塞 500mg/m²，之后是卡铂 AUC 6mg/(ml·min)或顺铂 75mg/m²。该方案每 3 周给药一次，共 4 个或 6 个治疗周期。诱导期之后是维持期，在此期间每 3 周静脉输注一次 1200mg 阿替利珠单抗和培美曲塞 500mg/m²。

(4)免疫相关性肺炎 对于 2 级肺炎，应暂停使用本品治疗，并开始 1～2mg/(kg·d)泼尼松或等效剂量的治疗。如果症状改善至≤1 级，则应在≥1 个月时间内逐渐减少皮质类固醇。如果事件在 12 周内改善至≤1 级、皮质类固醇剂量减至泼尼松每日≤10mg 或等效剂量，则可恢复本品治疗。

对于 3 级或 4 级肺炎，必须永久停用阿替利珠治疗。

(5)免疫相关性肝炎 非肝细胞癌患者中对于 2 级事件，应暂停使用本品治疗，并开始 1～2mg/(kg·d)泼尼松或等效剂量的治疗。如果事件改善至≤1 级，则应在≥1 个月时间内逐渐减少皮质类固醇。如果事件在 12 周内改善至≤1 级、皮质类固醇剂量减至泼尼松每日≤10mg 或等效剂量，则可恢复本品治疗。

对于 3 级或 4 级事件，必须永久停用本品治疗。

(6)免疫相关性结肠炎 对于 2 级或 3 级腹泻，应暂停使用本品治疗。

对于 2 级腹泻或结肠炎，如果症状持续超过 5 天或复发，则应开始 1～2mg/(kg·d)的泼尼松或等效剂量的治疗。

对于 3 级腹泻或结肠炎，应开始静脉注射皮质类固醇[1～2mg/(kg·d)甲基泼尼松龙或等效剂量]进行治疗。症状改善后，应开始使用 1～2mg/(kg·d)的泼尼松或等效剂量进行治疗。如果症状改善至≤1 级，则应在≥1 个月时间内逐渐减少皮质类固醇。如果事件在 12 周内改善至≤1 级、皮质类固醇剂量减至泼尼松每日≤10mg 或等效剂量，则可恢复本品治疗。

对于 4 级腹泻或结肠炎，必须永久停用本品治疗。

(7)免疫相关性内分泌疾病　甲状腺功能异常的无症状患者可以接受本品治疗。

对于症状性甲状腺功能减退症，应暂停使用本品，并根据需要开始甲状腺激素替代性治疗。

对于有症状的甲状腺功能亢进症，应暂停使用本品，并根据需要使用抗甲状腺药物。当症状得到控制并且甲状腺功能改善时，可以恢复使用本品治疗。

(8)输液相关反应　出现 1 级或 2 级输液相关反应的患者可以继续接受本品治疗；可考虑用解热药和抗组胺药预防或暂停给药。

出现 3 级或 4 级输液相关反应的患者应永久停用本品。

(9)其他免疫相关性不良反应　对于疑似 2 级免疫相关性不良反应，排除其他原因并根据临床指征给予皮质类固醇治疗。

对于重度(3 级或 4 级)不良反应，给予皮质类固醇，泼尼松 1～2mg/(kg·d)或等效剂量，然后逐渐减量。根据不良反应的严重程度，中断或永久停药。

(10)治疗持续时间　患者可接受本品治疗直至临床获益消失或出现不可接受的毒性。

(11)延迟或遗漏用药　如果在预定日期漏用了本品，应尽快给药。并应调整给药计划，使 2 次给药之间间隔 3 周。

(12)剂量调整　不建议减少本品的剂量。

【制剂与规格】阿替利珠单抗注射液：1200mg/20ml(60mg/ml)。

恩美曲妥珠单抗
Trastuzumab Emtansine

【特殊说明】接受本品治疗的患者中已出现过肝毒性、肝衰竭及死亡。在开始本品治疗之前以及每次给药之前应监测肝功能，根据需要调整剂量或永久性终止治疗。

本品可能会导致左心室射血分数(LVEF)降低。开始治疗前应评估左心室射血分数，根据需要进行监测并暂停给药或终止治疗。

胚胎-胎儿毒性：妊娠期间暴露于本品会导致胚胎-胎儿伤害。应告知患者相关风险以及需要采取有效避孕措施。

【适应证】早期乳腺癌：本品单药适用于接受了紫杉烷类联合曲妥珠单抗为基础的新辅助治疗后仍残存侵袭性病灶的 HER2 阳性早期乳腺癌患者的辅助治疗。

晚期乳腺癌：本品单药适用于接受了紫杉烷类和曲妥珠单抗治疗的 HER2 阳性、不可切除局部晚期或转移性乳腺癌患者。患者应具备以下任一情形：既往接受过针对局部晚期或转移性乳腺癌的治疗，或在辅助治疗期间或完成辅助治疗后 6 个月内出现疾病复发。

【药理】(1)药效学　本品为靶向 HER2 的抗体药物偶联物。本品经与 HER2 受体Ⅳ亚结构域结合，通过受体介导内化和溶酶体降解，在细胞内释放包含小分子细胞毒素 DM1 的细胞毒分解产物并与微管蛋白结合，干扰细胞内微管网络，导致细胞周期阻滞和细胞凋亡。

(2)药动学　本品的群体药代动力学分析结果表明，疾病状态(辅助治疗对比转移性疾病)对本品暴露量无影响。

吸收：本品通过静脉输注给药。

分布：当每 3 周一次静脉给药时，本品在 2.4～4.8mg/kg 的剂量范围内表现出线性药代动力学；接受剂量小于或等于 1.2mg/kg 的患者可更快清除药物。在 KATHERINE 研究中，接受 3.6mg/kg 本品每 3 周一次的患者中，第一周期时本品的平均血清浓度达峰浓度(C_{max})为 72.6($\pm$24.3)μg/ml。群体药代动力学分析，本品中央室分布容积为(3.13L)，近似于血浆容量中的值。

代谢：预计本品将通过细胞溶酶体中的蛋白水解进行分解代谢。在人血浆中检测到低水平的代谢产物，包括 Lys-MCC-DM1、MCC-DM1 和 DM1。人肝微粒体体外代谢研究表明，DM1(本品的小分子成分)主要经 CYP3A4 代谢，少量经 CYP3A5 代谢。

消除：基于群体药代动力学(PK)分析，本品静脉输注给药后，清除率为 0.68L/d，消除半衰期($t_{1/2}$)约为 4 天。每 3 周一次静脉输注重复给药后，未观察到本品蓄积。

肾功能损害：本品群体药代动力学分析结果显示，肌酐清除率未影响本品的药代动力学。重度肾损害患者(Ccr 为 15～29ml/min)的药代动力学数据有限(n=1)，因此无法提出给药剂量建议。

肝功能损害：肝脏是消除 DM1 和含 DM1 的代谢产物的主要器官。轻度和中度肝损害患者中，第一个周期时本品的全身暴露量(AUC)分别比肝功能正常患者约低

38%和 67%，接受重复给药后，第三个周期时，本品暴露量(AUC)在肝功能正常患者中观察到的范围内。未收集重度肝损害(Child-PughC 级)患者的群体 PK 数据。

【不良反应】 (1)感染 尿路感染。

(2)血液及淋巴系统 血小板减少症、贫血、中性粒细胞减少症、白细胞减少症。

(3)免疫系统 药物性超敏反应。

(4)代谢及营养 低钾血症。

(5)精神异常 失眠。

(6)神经系统 周围神经病、头痛、头晕、味觉倒错、记忆力减退。

(7)眼 眼干燥症、结膜炎、视物模糊、流泪增加。

(8)心脏 左心室功能障碍。

(9)血管与淋巴管 出血、高血压。

(10)呼吸系统 鼻衄、咳嗽、呼吸困难。

(11)胃肠反应 口腔黏膜炎、腹泻、呕吐、恶心、便秘、口干、腹痛、消化不良、齿龈出血。

(12)肝、胆 氨基转移酶升高、血碱性磷酸酶升高、血胆红素升高。

(13)皮肤及皮下组织 皮疹、瘙痒症、脱发、指甲疾病、掌跖红肿综合征、荨麻疹。

(14)肌肉骨骼及结缔组织 骨骼肌肉疼痛、关节痛、肌痛。

(15)全身整体表现及给药部位反应 疲乏、发热、乏力、外周水肿、寒战。

(16)各类损伤、中毒及手术并发症 输液相关反应。

【禁忌证】 已知对本品或其任何赋形剂有超敏反应的患者禁用本品。

【注意事项】 外渗 使用本品可能发生外渗反应，通常出现在输注 24 小时内。因此，给药期间密切观察是否出现红斑、触痛、皮肤刺激、疼痛或肿胀。

肺毒性 本品可能导致间质性肺病(ILD)，体征和症状包括呼吸困难、咳嗽、疲乏和肺浸润。建议诊断为 ILD 或非感染性肺炎的患者永久终止本品治疗，但辅助治疗中的放射性肺炎除外，其中对≥3 级或标准治疗无缓解的 2 级患者应永久终止本品治疗。

肝脏毒性 本品可导致肝脏毒性，主要表现为无症状性血清氨基转移酶浓度升高，通常为一过性。本品对氨基转移酶有累积效应。在开始本品治疗及后续各次给药前，应监测患者的肝功能。对血清氨基转移酶>3×ULN 且伴随总胆红素>2×ULN 的患者应永久停止使用本品。如接受本品治疗的患者出现肝脏结节再生性增生(NRH)，必须永久停止使用本品。

左心室功能障碍 本品可能导致左心室功能障碍。在本品治疗开始前应进行标准心脏功能检查，并在治疗期间定期进行复查。如果出现左心功能不全，应延迟给药或根据需要终止治疗。

输液相关反应 使用本品可能发生输液相关反应，因此在使用期间应密切观察患者。多数患者于输注结束后数小时至一天内得到缓解。发生重度、危及生命的输液相关反应的患者应终止使用本品。

超敏反应 使用本品可能发生超敏反应，使用期间应密切观察。

出血 使用本品可能发生中枢神经系统、呼吸系统、胃肠出血等相关的出血事件，甚至导致致死性结果，因此，每次给药之前监测血小板计数。对于使用本品出现血小板减少症(血小板计数<100000/mm³)的患者和正在接受抗凝治疗的患者，应对其进行密切监测。

神经毒性 使用本品可能发生周围神经病变，大多为 1 级。发生 3 或 4 级周围神经病的患者应暂时终止本品治疗，直至症状缓解至≤2 级。

驾驶和使用机器的能力 本品对驾驶车辆和操作机器几乎无影响。但建议出现输液相关反应症状(潮红、寒战性发抖、发热、呼吸困难、低血压或心跳加快)的患者切勿驾驶车辆和操作机器，直至症状减轻。

孕妇及哺乳期妇女用药 本品不建议孕妇使用。育龄妇女和有生育潜能男性患者在接受本品治疗时和本品末次给药后至少 7 个月内，应采取有效的避孕措施。怀孕妇女接受本品治疗，应多科室会诊对其进行密切监护。哺乳期妇女在开始接受本品治疗之前应终止哺乳，本品末次给药后 7 个月，开始哺乳。

儿童用药 用于 18 岁以下儿童和青少年的安全性和有效性尚未确定。

老年用药 群体药代动力学分析表明年龄对本品的药代动力学未产生具有临床意义的影响。

【药物相互作用】 本品与强效 CYP3A4 抑制剂，如酮康唑、伊曲康唑、克拉霉素、阿扎那韦、茚地那韦、奈法唑酮、奈非那韦、利托那韦、沙奎那韦、泰利霉素及伏立康唑伴随使用，DM1 暴露量和毒性可能会增加。

如果必须伴随使用强效 CYP3A4 抑制剂，则应考虑推迟本品治疗，直到强效 CYP3A4 抑制剂从血液循环中清除(大约为抑制剂的 3 个消除半衰期)。如果与强效 CYP3A4 抑制剂合用且无法推迟本品治疗时，应对患者进行密切监测，观察可能出现的不良反应。

【给药说明】 (1)接受本品治疗的患者应确认为 HER2 阳性肿瘤患者。

（2）本品静脉输注给药，不得静脉推注或快速静脉注射。

（3）本品应采用适当的无菌技术。

（4）本品复溶制剂中不含防腐剂，仅供一次性使用。复溶方法：使用无菌注射器，将 5ml（8ml）无菌注射用水缓慢注入 100mg（160mg）的本品西林瓶中。轻轻旋转西林瓶直至完全溶解。复溶后溶液应在 2～8℃下贮藏；24 小时后丢弃未使用本品溶液。

（5）本品可用溶媒为 0.45%氯化钠（输注时可以不使用 0.2μm 或 0.22μm 的管内聚醚砜滤器）或 0.9%的氯化钠（输注时需使用 0.2μm 或 0.22μm 的管内聚醚砜滤器）。不应使用 5%葡萄糖。输注液的配制方法：应先从西林瓶中取出适量的溶液，然后将其添加到含有 250ml 0.45%氯化钠或 0.9%氯化钠的输液袋中。做好输注准备后，立即给药，如不立即使用，输注液可在 2～8℃的冰箱中贮藏 24 小时。贮藏期间切勿冷冻或甩动输注袋。

（6）本品给予起始剂量时输注时间为 90 分钟，若既往输注时耐受性良好，则输注时间可改为 30 分钟，并且应在输注期间和输注后至少 30 分钟内对患者进行观察。

（7）当遗漏给药时，应尽快给药；同时应调整给药时间表，确保后续给药间隔为 3 周。

【用法与用量】 本品推荐剂量为 3.6mg/kg，静脉输注，每 3 周一次（21 天为一个周期）。

治疗持续时间：早期乳腺癌患者应接受共 14 个周期的治疗，除非疾病复发或出现无法控制的毒性。晚期乳腺癌患者应持续接受治疗，直至疾病进展或出现无法控制的毒性。

【制剂与规格】 注射用恩美曲妥珠单抗：（1）100mg/瓶；（2）160mg/瓶。

奈拉替尼
Neratinib

【适应证】 （1）CDE 适应证 用于人类表皮生长因子受体 2（HER2）阳性的早期乳腺癌成年患者，在接受含曲妥珠单抗辅助治疗之后的强化辅助治疗。

（2）国外适应证 与卡培他滨联用可用于治疗晚期或转移性 HER2 阳性乳腺癌成年患者，既往已接受两种或两种以上治疗方案。

【药理】 （1）药效学 本品为表皮生长因子受体酪氨酸激酶抑制剂，可与表皮生长因子受体（EGFR、HER2 和 HER4）不可逆结合。在体外，本品可减少 EGFR 和 HER2 自体磷酸化进而影响下游 MAPK 和 AKT 信号传导途径，并且在表达 EGFR 和/或 HER2 的癌细胞系中具有

抗肿瘤活性。奈拉替尼的人体代谢产物 M3、M6、M7 和 M11 在体外可抑制 EGFR、HER2 和 HER4 的活性。

（2）药动学 奈拉替尼显示非线性 PK 曲线，每日 40～400mg，AUC 的增加比例小于剂量增加的比例。

吸收：奈拉替尼及其主要活性代谢产物 M3、M6 和 M7 在口服给药后 2～8 小时达到峰浓度。

食物影响：食物影响的评估在空腹和高脂肪食物（约 55%脂肪、31%碳水化合物和 14%蛋白质）或标准早餐（约 50%碳水化合物，35%脂肪和 15%的蛋白质）条件下进行，在给予了奈拉替尼 240mg 的健康志愿者中评价了食物的影响。高脂肪饮食后可导致奈拉替尼 C_{max} 和 AUCinf 分别增加 1.7 倍和 2.2 倍。标准早餐后 C_{max} 和 AUCinf 分别增加 1.2 倍和 1.1 倍。

分布：在患者中，奈拉替尼多次给药后，稳态时的平均（CV%）表观分布容积（V_{ss}/F）为 6433（19%）L。人血浆中奈拉替尼的体外蛋白质结合率大于 99%并且与浓度无关。奈拉替尼主要与人血白蛋白和人 α_1-酸性糖蛋白结合。

消除：在健康受试者每天口服 240mg 奈拉替尼连续 7 天后，奈拉替尼、M3、M6 和 M7 的平均（CV%）血浆半衰期分别为 14.6（38%）、21.6（77%）、13.8（50%）和 10.4（33%）小时。患者单次口服后，奈拉替尼的平均消除半衰期范围是 7～17 小时。在癌症患者每天一次 240mg 的奈拉替尼多次给药后，第一剂给药后和稳态（第 21 天）时的平均（CV%）CL/F 分别为 216（34%）和 281（40%）L/h。

代谢：奈拉替尼主要在肝脏由 CYP3A4 代谢，小部分由含黄素单加氧酶（FMO）代谢。

口服奈拉替尼后，奈拉替尼主要存在于血浆中。在一项健康受试者研究中（n=25），受试者每天口服 240mg 的奈拉替尼，达到稳态时其活性代谢产物 M3、M6、M7 和 M11 的全身暴露量（AUC）分别为奈拉替尼全身暴露量（AUC）的 15%、33%、22%和 4%。

肝脏损害患者：在患有慢性肝脏损害的非癌症患者（在 Child-Pugh A、B 和 C 类中各 6 名）和具有正常肝功能的健康受试者（n=9）中评价了 120mg 奈拉替尼单次给药的情况。Child-Pugh A 级（轻度损害）和 Child-Pugh B 级（中度损害）患者中奈拉替尼的暴露量与正常健康志愿者相似。与正常肝功能对照相比，伴有重度肝脏损害（Child-Pugh C 级）的患者奈拉替尼的 Ce 和 AUC 分别增加至 273%和 281%。

排泄：放射性标记的奈拉替尼口服制剂 200mg 经口服后，其粪便排泄量约占总剂量的 97.1%，尿液排泄量占总剂量的 1.13%。96 小时内放射性标记的奈拉替尼的

回收率为 61%，10 天后回收率达到 98%。

【不良反应】 由于临床试验在不同的条件下进行，所以在某一药物的临床试验中观察到的不良反应发生率不能直接与在另一种药物的临床试验中观察到的发生率相比较，也不能反映医疗实践中观察到的发生率。

在 ExteNET 研究中最常见的不良反应(>5%)为腹泻、恶心、腹痛、疲乏、呕吐、皮疹、口腔炎、食欲下降、肌肉痉挛、消化不良、ST 或 ALT 升高、指甲病变、皮肤干燥、腹胀、体重减轻和尿路感染。最常报告的 3 级或 4 级不良反应为腹泻、呕吐、恶心和腹痛。

严重不良反应包括腹泻(1.6%)、呕吐(0.9%)、脱水(0.6%)、蜂窝织炎(0.4%)、肾衰(0.4%)、丹毒(0.4%)、ALT 升高(0.3%)、AST 升高(0.3%)、恶心(0.3%)、疲乏(0.2%)和腹痛(0.2%)。

(1)胃肠反应 腹泻、恶心、腹痛、呕吐、口腔炎、消化不良、腹胀、口干。

(2)全身整体表现 疲乏、体重降低。

(3)肝、胆 ALT 升高、AST 升高。

(4)感染和侵扰 尿路感染。

(5)代谢及营养 食欲下降、脱水。

(6)肌肉骨骼 肌肉痉挛。

(7)呼吸系统 鼻衄。

(8)皮肤及皮下组织 皮疹、皮肤干燥、指甲病变、皮肤皲裂。

【注意事项】 (1)腹泻 本品治疗期间曾报告了重度腹泻及由腹泻引起的并发症，如脱水、低血压和肾衰。

监测患者的腹泻情况，并按需使用额外的止泻药进行治疗。发生重度腹泻伴脱水时，可按需补充液体和电解质、中断本品、减少后续的本品给药剂量。3 级/4 级腹泻或任何等级的出现并发症(脱水、发热、中性粒细胞减少症)的腹泻，应根据临床指征行粪便培养，以排除感染性因素。

(2)肝脏毒性 本品与肝脏毒性(特征为肝酶升高)有关。

开始治疗后的前 3 个月应每月监测总胆红素、AST、ALT 和碱性磷酸酶，然后在治疗期间每 3 个月监测总胆红素、AST、ALT 和碱性磷酸酶，并结合临床指征。在发生 3 级腹泻或有肝脏毒性体征或症状(如疲乏加重、恶心、呕吐、右上腹压痛、发热、皮疹或嗜酸粒细胞增多)的患者中也应检测这些指标。

对于轻度至中度肝脏功能损害(Child-Pugh A 或 B)的患者无需调整剂量。患有重度肝脏功能损伤(Child-Pugh C 类)的患者本品清除率降低，C_{max} 和 AUC

增加，因此对于此类患者应该降低本品的剂量。

(3)胚胎-胎儿毒性 妊娠女性本品治疗可能引起胎儿伤害。应告知妊娠女性本品对胎儿的潜在风险。建议育龄女性在治疗期间和最后一剂给药后至少 1 个月内采取有效的避孕措施；如果男性患者的女性伴侣有生殖能力，建议在治疗期间和最后一剂本品后 3 个月内采取有效的避孕措施。

【药物相互作用】 (1)胃酸减少剂 奈拉替尼和质子泵抑制剂(PPI，兰索拉唑)伴随用药导致奈拉替尼 C_{max} 降低 71%，AUC 降低 65%。H_2 受体拮抗剂或抗酸药可能降低奈拉替尼血药浓度。奈拉替尼 AUC 降低可能降低药物活性。

因此在使用时应注意在下一剂 H_2 受体拮抗剂给药前至少 2 小时或在 H_2 受体拮抗剂给药后 10 小时服用奈拉替尼；在抗酸药给药后间隔 3 小时方可给予奈拉替尼。

(2)强效和中等 CYP3A4 抑制剂 奈拉替尼与强效 CYP3A4 抑制剂(酮康唑)伴随用药使奈拉替尼的 C_{max} 增加 321%，AUC 增加 481%。奈拉替尼与其他强效或中效 CYP3A4 抑制剂伴随用药可能会增加奈拉替尼浓度。奈拉替尼浓度升高可能增加毒性风险。

强效 CYP3A4 抑制剂包括波普瑞韦，克拉霉素，科比司他，考尼伐坦，丹诺普韦和利托那韦，地尔硫草，艾维雷韦和利托那韦，葡萄柚汁，艾地利西，茚地那韦和利托那韦，伊曲康唑，酮康唑，洛匹那韦和利托那韦，奈法唑酮，奈非那韦，帕利普韦和利托那韦和奥比塔韦(或达沙布韦)，泊沙康唑，沙奎那韦，替拉那韦，醋竹桃霉素，伏立康唑。

中效 CYP3A4 抑制剂包括阿瑞匹坦，西咪替丁，环丙沙星，克霉唑，克唑替尼，环孢素，屈奈达隆，红霉素，氟康唑，氟伏沙明，伊马替尼，托非索泮，维拉帕米。

(3)强效和中等 CYP3A4 诱导剂 奈拉替尼与强效 CYP3A4 诱导剂(利福平)伴随用药使奈拉替尼的 C_{max} 减少 76%，AUC 减少 87%。奈拉替尼与其他强效或中效 CYP3A4 诱导剂伴随用药可能会降低奈拉替尼的浓度。降低的奈拉替尼 AUC 可能会降低奈拉替尼活性。

强效 CYP3A4 诱导剂包括卡马西平，恩杂鲁胺，米托坦，苯妥英，利福平，圣约翰草。

中效 CYP3A4 诱导剂包括波生坦，依非韦伦，依曲韦林，莫达非尼。

(4)P-糖蛋白(P-gp)底物 奈拉替尼与地高辛(一种 P-gp 底物)伴随用药增加了地高辛浓度，地高辛的浓度增加可能导致包括心脏毒性在内的不良反应风险的增加。可抑制其他 P-gp 底物（例如达比加群，非索非那定）的转运。

因此，避免与 PPI、强效或中效 CYP3A4 抑制剂、强效或中效 CYP3A4 诱导剂、P-gp 底物伴随用药。

【给药说明】（1）在前两个疗程（56 天）中，推荐使用洛哌丁胺预防腹泻，开始服用本品时至第 14 天，洛哌丁胺的剂量为一次 4mg，一日 3 次，第 15～56 天，洛哌丁胺的剂量为一次 4mg，一日两次，第 57～365 天洛哌丁胺的剂量为一次 4mg，需要时服用，调整洛哌丁胺的剂量，使患者大便的次数为每天 1～2 次。如果洛哌丁胺不能控制腹泻，可以加用其他治疗腹泻药物，也可暂停用药或降低剂量。

（2）1 级腹泻（每天排便次数较基线增加小于 4 次），调整治疗腹泻药物的剂量，调整饮食。

2 级腹泻（每天排便次数较基线增加 4～6 次，持续小于 5 天），保持约 2L 的液体摄入，以避免脱水。

3 级腹泻（每天排便次数较基线增加≥7 次，大便失禁、需住院治疗、自理能力受限，持续<2 天），暂停用药，恢复至<1 级后，重新以原剂量开始，并同时服用洛哌丁胺。

4 级腹泻（致命性腹泻，需紧急干预），永久停药。

3 级 ALT 升高［>（5～20）×ULN］或 3 级胆红素升高［>（3～10）×ULN］暂停用药，直至恢复至≤1 级，评价是否其他原因导致，如在 3 周内恢复至≤1 级，降低 40mg 剂量重新开始，如在此剂量下，仍出现，应永久停药。

4 级 ALT 升高（>20×ULN）或 4 级胆红素升高（>10×ULN），永久停药。

其他不良反应（脱水、发热、低血压，肾功能衰竭、3 或 4 级中性粒细胞减少）/2 级腹泻持续≥5 天或 3 级腹泻持续>2 天暂停用药，每天保持液体摄入量约 2L，以防止脱水，如 1 周内腹泻恢复至≤1 级，重新以原剂量开始，如超过 1 周腹泻恢复至≤1 级，降低 40mg 剂量重新开始，如再次发生，重复上述步骤进行剂量调整，如在 120mg 剂量下仍发生，应永久停药。

（3）本品的片剂不可掰开或压碎服用，每天应在同一时间服用。如漏服，不用补服，第 2 天按原定时间服用。

【用法与用量】 片剂 （1）本品推荐剂量为 240mg，一日 1 次，口服，进餐时服用，连用 1 年。

（2）如出现 3 级不良反应，应暂停用药 3 周，直至恢复至≤1 级，降低剂量至 200mg，重新开始，如上述情况再次发生，暂停用药 3 周，直至恢复至≤1 级，降低 40mg 剂量重新开始，每次出现按上述步骤和剂量调整，

如果患者不能耐受 120mg 的剂量，应永久停药。

（3）轻中度肝功能不全的患者不必调整剂量，重度肝功能不全的患者推荐剂量为一次 80mg，一日 1 次。

【制剂与规格】 马来酸奈拉替尼片剂：40mg。

达 可 替 尼
Dacomitinib

【适应证】 单药用于表皮生长因子受体（EGFR）19 号外显子缺失突变或 21 号外显子 L858R 置换突变的局部晚期或转移性非小细胞肺癌（NSCLC）患者的一线治疗。

【药理】（1）药效学 本品是人表皮生长因子受体家族（EGFR/HER1、HER2 和 HER4）和某些 EGFR 激活突变体（19 号外显子缺失或 21 号外显子 L858R 置换突变）的激酶活性的不可逆抑制剂。体外试验显示，达可替尼在临床相关浓度时可抑制 DDR1、EPHA6、LCK、DDR2、MNK1 的活性。

本品呈剂量依赖性地抑制 EGFR、HER2 的自身磷酸化，抑制小鼠皮下接种的人异种移植肿瘤（HER 家族靶标包括突变的 EGFR 驱动）的生长。颅内接种人异种移植肿瘤（扩增的 EGFR 驱动）的小鼠经口给予达可替尼，显示有抗肿瘤活性。

（2）药动学 每日一次口服本品 2mg 至 60mg 的剂量范围内，其稳态最大血药浓度（C_{max}）和稳态 AUC 成比例增加。每日一次口服本品 45mg，稳态时的几何平均［变异系数（CV%）］C_{max} 为 108ng/ml（35%），AUC_{0-24h} 为 2213（ng·h）/ml（35%）。在重复给药后 14 天内达到稳态，基于 AUC 估计的几何平均（CV%）蓄积比为 5.7（28%）。

吸收：口服给药后，本品的平均绝对生物利用度为 80%。在癌症患者中，本品达到最大浓度的中位时间（t_{max}）约为 6 小时（范围 2.0～24 小时）。随高脂肪、高热量膳食（大约 800～1000kcal；蛋白质、碳水化合物和脂肪分别提供 150、250 和 500～600kcal）一并服用本品，对该药药代动力学没有临床意义上的影响。

分布：本品的几何平均（CV%）分布容积（V_{ss}）为 1889L（18%），与人血浆蛋白的体外结合率约为 98%，不依赖药物浓度（250～1000ng/ml）。

代谢：肝脏代谢是本品的主要清除途径，氧化作用和谷胱甘肽结合为主要代谢反应。在单次口服 45mg 本品后，最主要的循环代谢物是 O-去甲基达可替尼，其与达可替尼的体外药理学活性相似。O-去甲基达可替尼的稳态血药谷浓度为原型化合物的 7.4%～19%。

排泄：单次口服 45mg［^{14}C］放射性标记的达可替尼后，79%的放射性活度（20%为达可替尼）在粪便中回收，3%的放射性活度（达可替尼<1%）在尿液中回收。

特殊人群药代动力学：肾损害患者，相对于肾功能正常（Ccr≥90ml/min）患者的药代动力学，轻度（60ml/min ≤ Ccr<90ml/min）和中度（30ml/min ≤ Ccr<60ml/min）肾功能损害未改变达可替尼的药代动力学。

肝损害患者，轻度和中度肝功能损害对达可替尼的药代动力学没有临床意义上的重大影响。

【不良反应】 接受本品治疗的患者出现的严重不良反应主要有间质性肺炎（ILD）、腹泻、皮疹和剥脱性皮肤反应。

(1) 胃肠反应 十分常见：腹泻、口腔黏膜炎、恶心、便秘、口腔溃疡；常见：呕吐。

(2) 皮肤和皮下组织 十分常见：皮疹、甲沟炎、皮肤干燥、脱发、瘙痒、掌跖红肿综合征、皮炎；常见：皮肤皲裂、多毛、皮肤剥脱/剥脱性皮肤反应。

(3) 代谢和营养 十分常见：食欲减退、体重减轻；常见：脱水。

(4) 呼吸系统 十分常见：咳嗽、鼻黏膜异常、呼吸困难、上呼吸道感染、胸痛；常见：间质性肺炎。

(5) 眼 十分常见：结膜炎，常见：角膜炎。

(6) 肌肉骨骼 十分常见：四肢疼痛、肌肉骨骼疼痛。

(7) 全身整体表现 十分常见：乏力。

(8) 精神异常 十分常见：失眠。

(9) 神经系统 常见：味觉障碍。

(10) 实验室检查 十分常见：血红蛋白减少、淋巴细胞减少、白蛋白降低、低钙、低钾、低钠、低镁、ALT升高、AST升高、血糖升高、肌酐升高、碱性磷酸酶升高、胆红素升高。

【注意事项】 (1) 基因相关 本品必须基于肿瘤样本经充分验证的检测方法证实为 EGFR 19 号外显子缺失突变或 21 号外显子 L858R 置换突变阳性的患者方可使用。

(2) 不良反应相关 ①使用本品治疗期间需监测患者预示间质性肺炎（ILD/肺炎）的肺部症状。在呼吸系统症状恶化且可能预示 ILD（例如呼吸困难、咳嗽和发热）的患者中暂时停用本品并立即进行 ILD 的诊断。如果确诊为任何级别的 ILD，则永久停用本品。②使用本品治疗的患者曾发生过严重和致命的腹泻。对于≥2 级腹泻，

请暂时停用本品，直到恢复至≤1 级，然后根据腹泻严重程度，按相同剂量水平或降低一个剂量水平继续服用本品。对于腹泻患者，立即开始止泻治疗（洛哌丁胺或盐酸地芬诺酯与硫酸阿托品）。③对于持续性 2 级或任何 3 或 4 级皮肤不良反应，请暂时停用本品，直到恢复至≤1 级，然后根据皮肤不良反应的严重程度，按相同剂量水平或降低一个剂量水平继续服用本品。皮疹和剥脱性皮肤反应的发生率和严重程度可能会随着阳光照射而增加。开始使用本品时，请同时使用保湿霜并采取适当的措施防晒。一旦发生 1 级皮疹后，开始使用局部抗生素和局部类固醇治疗。出现≥2 级皮肤不良反应后，开始口服抗生素治疗。

(3) 老年人 ≥65 岁的患者与 65 岁以下的患者相比，3 和 4 级不良反应、给药中断和停药的发生率更高。

(4) 妊娠 建议具有生育能力的女性接受本品治疗期间采取有效的避孕措施，并持续至服用最后一剂本品后至少 17 天。

(5) 哺乳期 女性在使用本品治疗期间及治疗结束后至少 17 天内不要哺乳。

【药物相互作用】 (1) PPI 与 PPI 同时使用会降低本品的浓度，从而可能降低疗效。避免与 PPI 同时使用，可使用局部作用的抗酸药或 H_2 受体拮抗剂代替，在服用 H_2 受体拮抗剂至少 6 小时前或至少 10 小时后给予本品。

(2) CYP2D6 底物 与本品同时使用会增加 CYP2D6 底物药物的浓度，从而可能增加这些药物的毒性风险，避免同时用药。

【给药说明】 (1) 本品可与食物同服，也可不与食物同服。

(2) 每天在大致相同的时间服用本品。如果呕吐或漏服一剂，不应追加剂量或补充服用漏服剂量，而应在下一次的服药时间服用规定剂量。

【用法与用量】 本品的推荐剂量为每日一次口服 45mg，直至出现疾病进展或不可接受的毒性。

如果出现不良反应，需进行剂量调整，通常第一次剂量降低为 30mg/d，第二次剂量降低为 15mg/d。

如发生间质性肺疾病（ILD）、腹泻、皮肤不良反应，按注意事项中相应方法调整治疗方案。发生其他 3 或 4 级不良反应，暂时停用本品，直至恢复至≤2 级，然后降低一个剂量水平继续服用本品。

【制剂与规格】 达可替尼片：(1) 15mg；(2) 45mg。

第四节　其他抗肿瘤药物与治疗肿瘤辅助药物

盐酸丙卡巴肼、达卡巴嗪、替莫唑胺作为抗肿瘤的烷化剂主要抑制嘌呤、RNA 和蛋白质的合成，同时也影响 DNA 的合成，从而在多种肿瘤治疗中有起到重要作用。安吖啶、米托蒽醌主要影响 DNA 及 RNA 合成，抑制肿瘤的生长。三氧化二砷则通过作用于线粒体、端粒酶等多种机制诱导肿瘤细胞分化以及凋亡。其他肿瘤治疗中的辅助药物包括特异性泌尿系统保护药、止吐药、肿瘤治疗增敏药物及解救药物、免疫调节药物以及晚期肿瘤止疼药物等，这些在肿瘤局部及全身治疗方案中有重要作用，合理规范使用上述药物在临床治疗中应着重考虑。

盐酸丙卡巴肼 [药典(二)；医保(甲)]
Procarbazine Hydrochloride

【适应证】　本品为恶性淋巴瘤标准方案 MOPP 及 COPP 的主要药物之一，对 SCLC、恶性黑色素瘤、多发骨髓瘤、脑瘤(原发或继发)等亦有一定疗效。

【药理】　(1)药效学　本品在体内通过红细胞及肝微粒体酶作用，氧化成具抗肿瘤作用的代谢产物偶氮甲基苄肼，通过其末端 N-甲基的转甲基作用，将甲基移转到鸟嘌呤的 7 位及腺嘌呤的 1 位上，使之烷化，甲基亦可转移到 tRNA 上，除抑制 DNA、RNA 合成外，对蛋白质合成亦有抑制作用。

(2)药动学　口服吸收完全。吸收后迅速分布至各组织，肝、肾中浓度最高，并易透过血-脑屏障。30~60 分钟达血药浓度峰值。半衰期约为 10 分钟，在肝内代谢，尿中排泄 70%，仅 5% 为原型物。亦可自呼吸道随呼气排出。

【不良反应】　(1)血液系统　骨髓抑制为剂量限制性毒性，可致白细胞及血小板减少，出现较迟，一般发生于用药后 4~6 周，2~3 周后可恢复。

(2)消化系统　恶心、呕吐、食欲不振常见，偶有口腔炎、口干、腹泻、便秘。

(3)中枢神经系统毒性　眩晕、嗜睡、精神错乱、共济失调、眼球震颤、脑电图异常等。

(4)皮肤及皮肤附件　疱疹、皮炎、脱发、色素沉着、荨麻疹、潮红等。

(5)心血管　低血压、心动过速、晕厥。

(6)眼部　视网膜出血、乳头水肿、畏光、复视。

(7)肌肉骨骼　关节肌肉疼痛、震颤等。

(8)精神异常　幻觉、沮丧、恐惧等。

(9)其他　感染、听力减退、嗜睡、疲劳、水肿、声嘶等。

【注意事项】　(1)儿童　对儿童及青少年长期大剂量用药可有潜在的致癌、致畸性，故临床上可使用其他药物如 VP-16 替代。

(2)孕妇及哺乳期妇女　有致畸作用，孕妇尤其妊娠初期三个月内禁用，哺乳期妇女用药不确定。

(3)老年人　可酌情减量。

(4)不良反应相关　定期监测肝肾功能。肝肾功能不全、糖尿病(本品能加强降血糖药的作用)、严重感染、近期经过放疗或抗癌药治疗者应减量。

【药物相互作用】　(1)本品为单胺氧化酶抑制剂，在服用本品前 14 日内，不可服其他单胺氧化酶抑制剂，7 日内不宜服三环类抗抑郁药(如丙米嗪等)。

(2)由于抑制单胺氧化酶，还可影响某些依赖单胺氧化酶破坏的药物(或食物)的反应。不宜与拟交感胺类药物如苯丙胺、麻黄碱合用，以防血压升高。

(3)若同时服用巴比妥类药、抗组胺药、麻醉药及降压药(如利血平、胍乙啶、甲基多巴、噻嗪类利尿药)，应减少剂量，以免造成中枢神经过度抑制。

(4)本品可加强降血糖药的作用，糖尿病患者用药需调整降糖药剂量。

【用法与用量】　(1)成人　口服。成人一次 50mg，一日 2~3 次，亦可临睡前顿服，以减轻胃肠道反应，连用 2 周，4 周重复。若白细胞低于 3.0×10^9/L，血小板低于 80~100×10^9/L 应停药。血象恢复后剂量减为每日 50~100mg。

(2)儿童　每日按体重 3~5mg/kg 或按体表面积 50~100mg/m^2，分次口服，服药 1~2 周，停药 2 周。

【制剂与规格】　盐酸丙卡巴肼肠溶片：(1)25mg；(2)50mg。

达卡巴嗪 [医保(乙)]
Dacarbazine

【适应证】　本品主治恶性黑色素瘤、软组织肉瘤和霍奇金病等。亦用于神经内分泌肿瘤的治疗。

【药理】　(1)药效学　本品为烷化剂类抗肿瘤药，进入体内后，在肝内经细胞色素 P450 代谢，通过 N-去甲基反应活化，然后在靶细胞裂解代谢物，产生 $CH_3-N=NOH$，再释放出甲基正碳离子(C)，起甲基化的作用，使 DNA 的鸟嘌呤烷基化。它杀死细胞周期所有相的细胞，为细胞周期非特异性药物。本品主要作用于 G_2 期，除抑制嘌呤、RNA 和蛋白质的合成外，也影响 DNA 的合成。

(2)药动学　本品口服吸收不良，故用静脉注射。本品血浆蛋白结合率为 20%~28%，仅少量可通过血-脑屏障。本品具有双相的消除,分布相半衰期($t_{1/2\alpha}$)为 19 分钟,消除相半衰期($t_{1/2\beta}$)为 5 小时。在 6 小时内 30%～45% 以原型由尿中排出。

【不良反应】 (1)消化系统 消化道反应如食欲缺乏、恶心呕吐、腹泻等,2～8 小时后可减轻或消失。

(2)血液系统 骨髓抑制可致白细胞和血小板下降、贫血,以大剂量时更为明显。一般在用药 2～3 周出现血象下降,第 4～5 周可恢复正常。

(3)用药部位反应 局部反应注射部位可有血管刺激反应。

(4)心血管 低血压。

(5)皮肤及皮肤附件 脱发、光过敏(罕见)。

(6)神经系统 头痛、多发性神经病、癫痫发作。

(7)其他 ①少数患者可出现"流感"样症状,如全身不适、发热、肌肉疼痛,可发生于给药后 7 日,持续 1～3 周。也可有面部麻木。②偶见肝肾功能损害。

【禁忌证】 (1)妊娠期妇女禁用。

(2)水痘或带状疱疹患者及有严重过敏史者禁用。

【注意事项】 常规 (1)因本品对光和热极不稳定、遇光或热易变红,在水中不稳定,放置后溶液变浅红色。需临时配制,溶解后立即注射。并尽量避光。

(2)静脉滴注速度不宜太快。

(3)防止药物外漏,避免对局部组织刺激

诊断干扰 使用本品时可引起血清尿素氮、碱性磷酸酶、ALT 及 AST、乳酸脱氢酶暂时性升高,用药期间应定期监测。

肝肾损伤 肝肾功能损害、感染患者慎用本品。

妊娠期及哺乳期 (1)有致畸、致突变作用,可能致癌用,妊娠期妇女禁用本品。

(2)哺乳期妇女用药期间应该停止哺乳。

其他 用药期间禁止活性病毒疫苗接种。

【药物相互作用】 本品与其他对骨髓有抑制的药物或放射联合应用时,应减少本品的剂量。

【给药说明】 (1)静脉注射时药液如漏至血管外,应立即停止注射,并以 1%盐酸普鲁卡因注射液局封。

(2)用药期间应避免口服脊髓灰质炎疫苗。

【用法与用量】 成人 (1)静脉输注 ①一日 1 次,5～6mg/kg 或 200～400mg/m²,用 0.9%氯化钠注射液 10～15ml 溶解后用 5%葡萄糖溶液 250～500ml 稀释后滴注。30 分钟以上滴完,连用 5～10 日为 1 个疗程,一般间歇 3～6 周重复给药。②单次大剂量:650～1450mg/m² 每 4～6 周 1 次。

(2)静脉滴注 每次 200mg/m²,一日 1 次,连用 5 日,每 3～4 周重复给药。

(3)动脉灌注 恶性黑色素瘤,如位于四肢,可用同样剂量动脉注射。

儿童 静脉注射:一日 200～400mg/m²,连用 5 天。

【制剂与规格】 注射用达卡巴嗪:(1)100mg;(2)200mg;(3)400mg。

替 莫 唑 胺 [药典(二);医保(乙)]
Temozolomide

【适应证】 (1)CDE 适应证 用于新诊断的多形性胶质母细胞瘤,开始先与放疗联合治疗,随后作为辅助治疗;常规治疗后复发或进展的多形性胶质母细胞瘤或间变性星形细胞瘤。

(2)国外适应证 治疗进展的或转移性黑色素瘤。

(3)超说明书适应证 ①转移性消化道/肺/胸腺神经内分泌瘤。②原发中枢系统淋巴瘤。

【药理】 (1)药效学 本品为咪唑并四嗪类具有抗肿瘤活性的烷化剂。在体循环生理 pH 状态下,迅速转化,为活性产物 5-(3-甲基三嗪-1-基)咪唑-4-酰胺(MTIC)。MTIC 的细胞毒作用主要表现为 DNA 分子上鸟嘌呤第 6 位氧原上的烷基化以及第 7 位氮原子的烷基化。通过甲基化加成物的错配修复,发挥细胞毒作用。

(2)药动学 临床前数据提示,本品能迅速通过血-脑屏障,进入脑脊液。成年患者口服本品后,被迅速吸收,最早在服药后 20 分钟就可达到血药峰浓度(平均时间为 0.5～1.5 小时)。血浆清除率、分布容积和半衰期都与剂量无关。本品的蛋白结合率低(10%～20%),因此估计不会与蛋白结合率高的药物发生相互作用。口服 ¹⁴C-本品后 7 日内粪便内排泄的 ¹⁴C 为 0.8%,表明药物是完全吸收的。口服后,24 小时尿内的原型药占剂量的 5%～10%,其余是以 4-氨基-5-咪唑-盐酸羧酰胺(AIC)形式或其他极性代谢物排泄到尿中。本品药动学的群体分析表明,本品血浆清除率与年龄、肾功能或吸烟无关。儿科患者的曲线下面积(AUC)比成人患者高,但是儿童和成人每周期的最大耐受剂量(MTD)都是 1000mg/m²。

【不良反应】 (1)胃肠反应 ①轻、中度胃肠道功能紊乱,特别是恶心(43%)、呕吐(36%),具有自限性,或标准止吐药易于控制,重度恶心呕吐的发生率为(4%)。②便秘(17%)、食欲缺乏(11%)、腹泻(8%)。

(2)血液系统 ①胶质瘤患者的 3/4 级血小板减少和中性粒细胞减少的发生率分别是 19%和 17%。②骨髓抑制是可预见的(一般在开始几个周期的第 21～28 日),通常在 1～2 周内迅速恢复,未发现有累积的骨髓抑制。

(3)全身整体表现 疲乏(22%)、头痛(14%)、发热

（6%）、无力和瞌睡（6%）。

（4）皮肤及皮肤附件 皮疹（6%）。

【禁忌证】 （1）对本品过敏者禁用。

（2）对达卡巴嗪（因其同样代谢为 MTIC）过敏者禁用。

（3）严重骨髓抑制的患者禁用。

（4）妊娠期或计划妊娠的妇女禁用。

【注意事项】 肝肾损伤 严重肝功能不全或肾功能不全者尚无服用本品的资料。根据本品药动学特征，对严重肝、肾功能不全的患者不必降低本品用量，但应倍加小心。

哺乳期 本品是否经母乳分泌尚不可知，因此本品不应用于哺乳期妇女。

不良反应相关 （1）对于接受 42～49 日合并治疗者需要预防卡氏肺囊虫性肺炎发生。在较长期的给药方案治疗期间，卡氏肺囊虫性肺炎发生率可能较高。

（2）本品具有遗传毒性，男性患者在治疗过程及治疗结束后 6 个月之内应避孕。

（3）与年轻患者相比，老年患者（>70 岁）中性粒细胞减少及血小板减少的可能性较大。

（4）由于本品治疗有导致不可逆不育的可能，在接受该治疗之前应冰冻保存精子。

其他 （1）药物过量在患者中已进行了剂量为 $500mg/m^2$、$750mg/m^2$、$1000mg/m^2$ 和 $1250mg/m^2$（每治疗周期服药 5 日的总剂量）的临床评价。剂量限制性毒性为血液学毒性，在任一剂量下均有报道，但在较高剂量时较为严重。一患者 5 日中每日过量服用 2000mg，所报道的不良事件为全血细胞减少症、发热、多器官衰竭及死亡。在服药超过 5 日（最长达 64 日）的患者中所发生的不良事件包括骨髓抑制（伴随或不伴随感染），某些严重且持久的病例最终死亡。在药物过量事件中，应进行血液学评价。必要时应采取支持性措施。

（2）目前尚无 3 岁以下多形性胶质母细胞瘤患儿使用该药的临床经验。

【药物相互作用】 （1）同时服用雷尼替丁或食物对本品吸收程度的影响无临床意义。

（2）同时服用丙戊酸，本品清除率轻度降低。

（3）与其他可导致骨髓抑制的药物联合应用时，骨髓抑制可能加重。

【给药说明】 应空腹（进餐前至少 1 小时）服用本品。服用本品前后可使用止吐药。如果服药后出现呕吐，当天不能服用第 2 剂。不能打开或咀嚼本品，应用一杯水整粒吞服。如果胶囊有破损，应避免皮肤或黏膜与胶囊内粉状内容物接触。

【用法与用量】 成人 （1）口服 ①新诊断的多形性胶质母细胞瘤同步放化疗期，按体表面积一日 $75mg/m^2$，共 42 日，同时接受放疗。根据患者耐受程度可暂停用药，但无须降低剂量。同步放化疗期结束后 4 周，进行 6 个周期的本品单药辅助治疗，起始剂量按体表面积一日 $150mg/m^2$，共 5 日，然后停药 23 日，一周期为 28 日。从第 2 周期开始，根据前一周期不良反应，剂量可增至按体表面积一日 $200mg/m^2$，或减至按体表面积一日 $100mg/m^2$。②常规治疗后复发或进展的多形性胶质母细胞瘤或间变性星形细胞瘤以前曾接受过化疗者的起始剂量按体表面积一日 $150mg/m^2$，没有接受过其他化疗者的起始剂量按体表面积一日 $200mg/m^2$，共 5 日，然后停药 23 日，一周期为 28 日。治疗可继续到病变出现进展，最多为 2 年。

（2）静脉滴注 参见"口服"项。

儿童 （1）口服给药 本品仅用于 3 岁或 3 岁以上的复发或进展的恶性胶质瘤儿童患者，推荐本品口服剂量是 $200mg/(m^2 \cdot d)$，共 5 天，每 28 天为一周期。对于以前曾接受过化疗患儿，本品起始剂量是 $150mg/(m^2 \cdot d)$，共 5 天；如果没有出现毒性，下个周期的剂量增至 $200mg/(m^2 \cdot d)$。

（2）静脉滴注 参见"口服"项。

【制剂与规格】 替莫唑胺胶囊：（1）5mg；（2）20mg；（3）50mg；（4）100mg。

注射用替莫唑胺：100mg。

美司钠[药典（二）；国基；医保（乙）]
Mesna

【适应证】 用于接受环磷酰胺或异环磷酰胺治疗的患者，作为泌尿系统保护药，预防上述药物的代谢产物所致以出血性膀胱炎等为主的泌尿道毒性。

【药理】 （1）药效学 环磷酰胺类化疗药在体内产生的丙烯醛和 4-羟基代谢物对泌尿道有一定的毒性。本品可与丙烯醛的双链结合，形成稳定的硫醚化合物；另外，本品可减低尿中 4-羟基代谢产物的降解速度，形成一种相对稳定的 4-羟基环磷酰胺或 4-羟基异环磷酰胺与美司钠缩合而成的物质，此物质对膀胱无毒性。本品能与重复活化的环磷酰胺或异环磷酰胺的毒性代谢产物相结合，形成非毒性产物自尿中迅速排出体外，预防使用上述抗癌药物时引起的出血性膀胱炎等泌尿系统的损伤。

（2）药动学 本品静脉注射后主要分布于肾脏，并可迅速在组织中转化为无生物活性的二硫化物，经肾小球滤过后，在肾小管上皮又转变成巯乙磺酸钠。本品吸收后立即开始代谢，并于 8 小时内大部分清除。人体血浆半衰期约为 1.5 小时。24 小时内约有 80%的药物从尿中排泄。

【不良反应】 (1)胃肠反应　常规剂量给药，一般无不良反应，若大剂量按体重每次超过 60～70mg/kg 时，可能出现恶心、呕吐、腹痛和腹泻等。

(2)皮肤及皮肤附件　极少数可出现静脉刺激和皮肤或黏膜过敏反应。

【禁忌证】 对本品或其他含巯基化合物过敏者禁用。

【注意事项】(1)常规　本品的保护作用只限于泌尿系统的损害。

(2)诊断干扰　当使用本品治疗时可引起尿酮试验假阳性反应。

(3)妊娠期及哺乳期　妊娠期妇女及哺乳期妇女慎用。

(4)儿童　尚缺乏充分的儿童患者中的安全有效性研究资料。在儿童中的治疗经验表明，在个别病例中，可能需要增加美司钠的给药频率(例如最多 6 次)和缩短给药间隔(例如 3 小时)，因为儿童患者通常排尿频繁。

(5)其他　易于呕吐或恶心以及胃肠道吸收障碍患者，不宜口服本品。

【药物相互作用】 本品与华法林合用，出血的危险性增加。在体外，本品与顺铂、卡铂和氮芥存在配伍禁忌。然而，如果通过单独的注射部位，则可以联合给药，这些药物不会在体内发生相互作用。

【给药说明】 (1)本品常与异环磷酰胺同时使用。若使用大剂量环磷酰胺(按体重超过 10mg/kg)时也可给用本品。

(2)以往曾接受骨盆区放疗或环磷酰胺治疗时发生过膀胱炎以及曾有泌尿道损伤的患者，给予环磷酰胺时应同时给用本品。

(3)因本品排泄速度较异环磷酰胺或环磷酰胺代谢产物为快，应于第4及第8小时后重复用药。

【用法与用量】 常用量为环磷酰胺、异环磷酰胺、氯磷酰胺剂量的 20%，静脉注射或静脉滴注，给药时间为 0 小时段(用细胞抑制剂的同一时间)、4 小时后及 8 小时后的时段，共 3 次。

对儿童投药次数较频密(例如 6 次)及在较短的间隔时段(例如 3 小时)为宜。

使用环磷酰胺作连续性静脉滴注时，在治疗的 0 小时段，一次大剂量静脉注射本品，然后再将本品加入环磷酰胺输注液中同时给药(本品剂量可高达环磷酰胺剂

量的 100%)。

【制剂与规格】 美司钠注射液：(1)2ml:200mg；(2)4ml:400mg。

米 托 蒽 醌 [药典(二)；医保(乙)]
Mitoxantrone

【适应证】 本品主要用于恶性淋巴瘤、乳腺癌和急性白血病。对肺癌、黑色素瘤、软组织肉瘤、多发性骨髓瘤、肝癌、大肠癌、肾癌、前列腺癌、子宫内膜癌、睾丸肿瘤、卵巢癌和头颈部癌也有一定疗效。

【药理】 (1)药效学　米托蒽醌为蒽醌类抗肿瘤药，通过与 DNA 反应而产生抗肿瘤作用，但其作用机制尚未完全阐明。本品对体外培养的增殖性和非增殖性人细胞均有杀细胞作用，这提示其缺乏细胞周期特异性。

(2)药动学　本品静脉滴注后，血药浓度下降很快，并迅速分布于各组织中，消除缓慢，主要通过胆汁由粪便排泄。用药后 5 天中，由粪便排出约 21%，尿排出约 6.5%，排出物主要为原型药，亦有代谢产物。

【不良反应】 (1)血液系统　中度骨髓抑制，主要是白细胞和血小板减少，为剂量限制性毒性。

(2)心血管　心脏毒性，可有心悸、期前收缩及心电图异常等，其发生与总剂量有关，总剂量超过 140～160mg/m² 时，心肌损害加重。

(3)消化系统　可有恶心、呕吐、食欲减退、腹泻等消化道反应。

(4)其他　偶见乏力、脱发、皮疹、口腔炎、尿道感染等；静脉滴注药液外溢时，会发生严重的局部反应。

【禁忌证】 (1)对本品有过敏史者禁用。

(2)骨髓抑制患者。

(3)肝功能不全者。

(4)伴有心、肺功能不全的恶病质患者。

【注意事项】 不良反应相关　(1)用药期间应严格检查血象；对有进行性出血倾向的患者应慎用本品。

(2)用药过程中，应注意有无咳嗽、气急、水肿等提示心力衰竭的症状，应密切随访周围血象，肝、肾功能，心电图，必要时还需测定左心室排血量、超声心动图等。

(3)不宜做鞘内注射，可能会引起截瘫。

危机处理　用药时应注意避免药液外溢，如发现外溢应立即停止，再从另一静脉重新进行。

妊娠及哺乳期　未进行该项实验且无可靠参考文献。

老年人　老年患者用药同成人。

其他　(1)本品由尿排出，可使尿呈蓝色，不需处理。

(2)本品遇低温可能析出晶体，可将管制抗生素玻璃

瓶置热水中加温，晶体溶解后使用。

（3）本品不宜与其他药物混合注射。

【药物相互作用】 （1）与多柔比星同用可加重心脏毒性。

（2）本品有骨髓抑制作用，与其他抗肿瘤药物联合应用时应注意。

【给药说明】 总剂量不宜超过 140～160mg/m²。当总剂量超过 140～160mg/m² 时，应警惕心脏毒性。

【用法与用量】 将本品溶于 5ml 以上的氯化钠注射液或 5%葡萄糖注射液中滴注，时间不少于 30 分钟。

静脉滴注：①单药治疗，体表面积一次 12～14mg/m²，每 3～4 周 1 次；或按体表面积一次 4～8mg/m²，一日一次，连用 3～5 天，间隔 2～3 周。②联合用药，按体表面积一次 5～10mg/m²。

【制剂与规格】 盐酸米托蒽醌注射液：（1）2ml:2mg；（2）5ml:5mg；（3）10ml:10mg。

注射用盐酸米托蒽醌：（1）2mg；（2）5mg；（3）10mg；（4）20mg；（5）25mg。

安吖啶 [医保(乙)]

Amsacrine

【适应证】 对急性白血病和恶性淋巴瘤有效。对蒽环类和阿糖胞苷产生耐药的患者无明显交叉耐药性，部分患者仍有效。

【药理】 （1）药效学 安吖啶具有广谱的抗肿瘤活性，作用机制类似蒽环类药物。安吖啶和 DNA 结合，对腺嘌呤、胸腺嘧啶碱基对的配对有影响。主要抑制 DNA 合成，对 S 和 G_2 期细胞抑制作用较明显，对 RNA 的合成影响较小。

（2）药动学 本品经口服途径的吸收差而缓慢，通常静脉给药。口服血药浓度高峰于 4～6 小时才出现。本品静脉给药后血浆蛋白结合率为 98%，主要分布于肝、胆、肾，在肺、睾丸、肌肉、胆、胰、结肠、脑组织的浓度较低。在脑脊液中浓度极低，吸收后在肝脏代谢，与谷胱甘肽结合形成代谢物胺苯吖啶-5′-谷胱甘肽。本品静脉滴注体内血浆清除呈双相曲线，分布相半衰期 ($t_{1/2\alpha}$) 为 10～15 分钟，消除相半衰期 ($t_{1/2\beta}$) 为 8～9 小时。但有报道，肝及肾功能正常者按体表面积静脉注射本品 30～200mg/m²，发现本品半衰期呈三相，$t_{1/2\alpha}$ 为 32 分钟，$t_{1/2\beta}$ 为 11 小时，终末相半衰期 ($t_{1/2\gamma}$) 62 小时。本品以原型或代谢物形式从尿道或胆汁排出。

【不良反应】 （1）血液系统 本品最多见和重要的不良反应是骨髓抑制，其中以表现为周围血白细胞减低最

常见，其次为血小板减少，严重者可出现全血细胞减少。造血抑制的程度与药物剂量，亦可能与用药前的骨髓造血功能情况相关。当本品的疗程总量>200mg/m² 时多伴程度不一的骨髓抑制。有报告血白细胞及血小板多于应用本品后 7～10 日下降至最低数，部分患者受抑制的血细胞于用药后的 21～23 日可能恢复。

（2）消化系统 常见胃肠道反应，与剂量有关。常出现低中度恶心、呕吐。当总剂量达到 750mg/m² 或更高时，容易发生黏膜炎。

（3）心血管系统 心血管系统不良反应虽较少，但如发生也可能很严重，可见心电图呈现 T 波改变、室性及房性心律不齐、充血性心力衰竭、传导阻滞及窦性心率过缓等；心律失常多发生在有低钾血症或以往用过蒽环类化疗药物的患者，严重的心律失常偶然可导致猝死，故用药期间需严密观察心脏的情况。

（4）其他 可见肾脏毒性、血胆红素增高，约 30%患者血清丙氨酸氨基转移酶(ALT)会轻度升高，少数肝功能损害十分严重，另药剂量大时可有脱发，个别患者可发生癫痫等。凡有上述严重的不良反应，如严重的骨髓抑制、严重的心律失常以及肝、肾功能损害者应立即停用本品，并对症治疗。

【禁忌证】 对本品过敏者。

【注意事项】 妊娠期及哺乳期 孕妇及哺乳期妇女应慎用本品。

老年人 老年患者用药无特殊要求。剂量应适当降低。

儿童 儿童用药无特殊要求。剂量应按体表面积调整。

不良反应相关 （1）在使用本品期间，应密切观察周围血的白细胞数、白细胞分类、血小板数、血红蛋白量，血清 ALT，血清碱性磷酸酶，血尿素氮、肌酐、尿酸，肝、肾功能和血清钾、钠、氯等血电解质等动态改变。

（2）对有血钾低等电解质紊乱的患者，在用本品前应予纠正，以免发生心律失常等心脏毒性。

（3）当应用较大剂量的本品或本品与其他抗白血病药物联合应用时，可能产生严重的骨髓抑制，应重视防治感染和出血的处理。

其他 要防止本品静脉滴注时药液漏至血管外，以免药液外漏可能使周围组织产生坏死。在使用本品静脉滴注前，可先用葡萄糖注射液冲洗静脉通道。

【给药说明】 （1）本品注射液用前须先用所附含 L-乳酸的专用溶剂稀释，然后再用 5%右旋糖酐注射液 500ml 或 5%葡萄糖注射液 500ml 进一步稀释（不能用氯

化钠注射液稀释），在 1～1.5 小时内静脉滴注，滴速不能太快或药液浓度过高，以免引起静脉炎。

（2）本品注射液未经稀释应避免接触塑料制品，包括注射器，最好用玻璃注射器吸药。

（3）肾功能不全的急性白血病患者，其消除半衰期较肾功能正常者稍延长，肝功能严重不全者半衰期则较正常者显著延长。肝功能不全，血总胆红素高于 2mg/ml 者或有严重肾功能不全者，如必须应用本品时，其剂量应比常用剂量减少 25%～30%。

【用法与用量】 （1）诱导缓解 静脉滴注：成人须根据患者血常规、病情及耐受程度，按体表面积一日 70mg/m²、100mg/m² 或 120mg/m²。如患者能耐受则可连用 5 日，一疗程总量 350mg/m² 为宜，每 3～4 周重复一疗程。如患者不能耐受则用药日数可减少。

（2）缓解后继续治疗 静脉滴注：成人按体表面积一日 35mg/m²、50mg/m² 或 60mg/m²，每 4～8 周重复一疗程。

【制剂与规格】 安吖啶注射液：1.5ml:75mg。

三氧化二砷
Arsenic Trioxide

【适应证】 （1）CDE 适应证 用于急性早幼粒细胞白血病，原发性肝癌晚期。

（2）国外适应证 ①多发性骨髓瘤；②骨髓增生异常综合征；③慢性淋巴细胞白血病；④恶性胶质瘤；⑤移植物抗宿主病。

【药理】 （1）药效学 本品可诱导 NB4 细胞株［一种具有典型急性早幼粒细胞白血病（APL）特征的细胞株］和对全反式维 A 酸（ATRA）耐药的 APL 细胞株发生凋亡，而其对肿瘤细胞的作用并不依赖维 A 酸的调节途径。本品与 ATRA 和其他化疗药物无交叉耐药现象，对 ATRA 耐药细胞（AR-2、NBR-1 及 NB4-360）仍有诱导凋亡作用，对于无论有或无 APL 基因（PML）-维 A 酸受体基因（RARa）异常的多种肿瘤细胞系亦有抑制生长及诱导凋亡作用。其机制可能为干扰疏基酶的活性、调控癌相关基因的表达以及阻碍细胞周期的进程等。

（2）药动学 本品静脉给药后广泛分布于各组织。停药时组织中砷的含量由高至低依次为：皮肤、卵巢、肝、肾、脾、肌肉、睾丸、脂肪、脑组织等。停药 4 周后，脑组织中砷含量升高，皮肤含量与停药时基本相同，其他组织中砷含量均降低。

APL 患者持续 2 小时静脉滴注本品 10mg 后，4 小时达血药峰浓度（0.94±0.37）mg/L，曲线下面积（AUC）为（7.25±0.97）（mg・h）/L，分布容积为（3.83±0.45）L，分布半衰期为（0.89±0.29）小时，总清除率为（1.43±0.17）L/h，消除半衰期为（12.13±3.31）小时。连续给药期间，每日尿排砷量为每日给药量的 1%～8%，而指（趾）甲和毛发砷蓄积明显增加，可达治疗前的 5～7 倍。停药后，尿排砷量和末梢蓄积的砷则逐渐减少。

肝癌患者持续 4 小时静脉滴注本品 10mg 后，AUC 为（1.55±0.98）（mg・h）/L，分布半衰期为（0.0711±0.0272）小时，消除半衰期为（23.936±18.384）小时。

【不良反应】 （1）心血管 心悸、胸闷、心电图变化，包括窦性心动过速，ST 段下移，T 波倒置或低平，PR 间期延长或完全性房室传导阻滞，但多为可逆的；Q-T 间期延长及在此基础上的室性心律失常已有多次报道。

（2）皮肤及皮肤附件 干燥、红斑或色素沉着。

（3）神经系统 在用药后 10～20 天左右出现多发性神经炎和多发性神经根炎症。患者四肢疼痛、麻木，感觉由过敏或异常发展到痛、温、触觉的迟钝、消失，甚至感觉性共济失调。同时，有肢体无力、远端肌肉萎缩，可有明显的自主神经障碍。砷中毒性周围神经炎与一般周围神经炎无区别。大约 34%患者于用药的早期出现程度不等的一过性脑血管痉挛性头痛。

（4）消化系统 恶心、呕吐、食欲缺乏、腹痛、腹泻等为常见的不良反应，对症处理，停药后可消失。一部分患者可出现肝脏损害，包括氨基转移酶升高、黄疸，停药后肝功能可恢复正常。

（5）体液潴留 患者治疗时出现体重增加、胸膜渗出、心包渗出及颜面浮肿等。

（6）血液系统 白细胞过多综合征：在 As₂O₃ 缓解 APL 的过程中，部分患者出现外周血白细胞增多（为异常中幼粒细胞），此时可出现类似维 A 酸综合征的表现。因白细胞过多引起 DIC 或加重 DIC、纤溶亢进、脑血管栓塞引起脑出血、肺血管栓塞导致呼吸窘迫综合征、浸润症状加重，如出现视力下降、骨关节疼痛及尿酸肾病。

（7）其他 关节或肌肉酸痛、浮肿、尿素氮增高、头痛等。

【禁忌证】 （1）对本品过敏者禁用。

（2）严重肝、肾功能不全者禁用。

（3）妊娠期妇女禁用。

（4）长期接触砷或有砷中毒者。

【注意事项】 （1）本品为医疗用毒性药品，必须在专科医生指导下使用。

（2）在用本品治疗前，需对患者进行 12-导联（12-lead）的心电图检查、血清内电解质（钾、钙、镁）和肌酐的检查。纠正已存在的电解质异常。患者体内的电解质、血液及血凝数据至少每周检查2次，心电图(ECG)记录至少每周1次。心电图严重异常者(包括Q-T间期延长者、具有潜在致命性的尖端扭转型室性心动过速和APL分化综合征)慎用本品。

(3)用药期间出现外周血白细胞过高时，可酌情选用白细胞单采分离，或应用羟基脲、高三尖杉酯碱、阿糖胞苷等化疗药物。

(4)使用过程中如出现肝、肾功能异常，应及时做针对治疗，密切观察病情，必要时停药。

(5)如出现其他不良反应时，可对症治疗，严重时需停药观察。

(6)遇未按规定用法用量用药而发生急性中毒者，可用二疏基丙醇等药物解救。

【药物相互作用】 在本品的使用过程中，避免使用含硒药品及食用含硒食品。使用本品期间，不宜同时使用能延长Q-T间期的药物(一些抗心律失常药、硫利达嗪)或导致电解质异常的药物(利尿剂或两性霉素B)。

【用法与用量】 (1)治疗白血病 成人一日1次，一次5～10mg(或按表面积每次7mg/m²)，用5%葡萄糖注射液或0.9%的氯化钠注射液500ml溶解稀释后静脉滴注3～4小时。4周为1个疗程，间歇1～2周，也可连续用药。勿将本品与其他药物混合使用。注射后勿存留残余本品以后继续使用。儿童每次0.16mg/kg，用法同上。

(2)治疗肝癌 一日1次给药，每次7～8mg/m²，用5%葡萄糖注射液或0.9%氯化钠注射液500ml溶解稀释后静脉滴注3～4小时，2周为1个疗程，间歇1～2周可进行下一疗程。

【制剂与规格】 三氧化二砷注射液：(1)5ml:5mg；(2)10ml:10mg。

注射用三氧化二砷：(1)5mg；(2)10mg。

榄 香 烯 [医保(乙)]
Elemene

【适应证】 ①榄香烯乳状注射液：合并放、化疗常规方案对肺癌、肝癌、食道癌、鼻咽癌、脑瘤、骨转移癌等恶性肿瘤，可以增疗效，降低放、化疗的毒副作用。并可用于介入、腔内化疗及癌性胸腹水的治疗。②榄香烯注射液：用于神经胶质瘤和脑转移瘤的治疗；癌性胸腹水辅助治疗。③榄香烯口服乳：用于食管癌、胃癌改善症状的辅助治疗。

【药理】 (1)药效学 榄香烯是从姜科植物温郁金挥发油中提取的抗癌有效成分。其主要生物学活性为降低

肿瘤细胞有丝分裂能力，诱发肿瘤细胞凋亡，抑制肿瘤细胞的生长。药理实验表明，腹腔注射榄香烯乳对肿瘤细胞的DNA、RNA及蛋白质合成有明显的抑制作用。该药还能直接作用于细胞膜，使肿瘤细胞破裂，可以改变和增强肿瘤细胞的免疫原性，诱发和促进机体对肿瘤细胞的免疫反应。与放疗或其他化疗药物及生物反应调节剂联合应用有协同作用。本品毒副作用较小，对正常细胞和周围白细胞影响较小。静脉注射半数致死量(LD_{50})为(270.07 ± 18.93)mg/kg，口服LD_{50}大于5g/kg。常用量对小鼠无致畸、致突变作用。

(2)药动学 大鼠药代动力学研究结果显示，β-榄香烯静脉注射的动力学呈二室开放模型，消除半衰期为65分钟，而腹腔注射给药则呈一室模型，消除半衰期为126分钟。β-榄香烯在大鼠体内分布较广泛，依给药途径而异，主要脏器含药量均高于血浆；静脉注射后15分钟，各脏器含药量高低依次为心、肾、脾、脂肪等，腹腔注射后30分钟各脏器含药量高低依次为脂肪、脾、胃肠、肝等。平均血浆蛋白结合率为97.7%，从呼吸道排出及在体内生物转化可能是其重要的消除途径。

【不良反应】 (1)注射给药 部分患者用药后可有静脉炎、发热、局部疼痛、过敏反应、轻度消化道反应。

(2)口服给药 可能有消化道反应，如恶心、腹泻等。不良反应多为轻度，不影响治疗。

【禁忌证】 (1)有过敏史或对本品中的任何成分过敏者禁用。

(2)高热、胸腹水合并感染者禁用。

【注意事项】不良反应相关 (1)严重血小板减少症或有严重进行性出血倾向患者慎用。

(2)部分患者初次用药后，可有轻微发热、多在38℃以下，于给药之前30分钟口服泼尼松或解热镇痛药可预防或减轻发热。

(3)本品腔内注射时可致少数患者疼痛，如使用前根据患者的具体情况使用局部麻醉药和止痛药则可减轻或缓解疼痛，使患者能够耐受。

妊娠期及哺乳期 妊娠期及哺乳期妇女慎用。

【药物相互作用】 与放疗或其他化疗药物及生物反应调节剂联合应用有协同作用，合用加温疗法有协同作用。动物实验表明，本品可加强催眠药物的中枢抑制作用。

【给药说明】 (1)口服 本品口服乳应餐前空腹服用。

(2)静脉滴注 静脉滴注后可用500ml 0.9%氯化钠注射液冲洗血管，以预防静脉炎。

【用法与用量】 (1)榄香烯口服乳 口服，一次

20ml，一日 3 次。饭前半小时空腹小口吞服，连服 4～8 周为一疗程。治疗食管癌时，为增加药物与食管壁的接触时间，可将药液拌入米粉、粥、藕粉中服用。

（2）榄香烯乳状注射液　静脉滴注，一次 400～600mg，一日 1 次，2～3 周为一疗程。

癌性胸腹水：抽出胸腹水后，胸、腹腔内注射，按体表面积 200～400mg/m²，每周 1～2 次或遵医嘱。

【制剂与规格】　榄香烯口服乳液：（1）10ml:100mg；（2）20ml:200mg。

榄香烯乳状注射液：（1）20ml:88mg；（2）20ml:100mg。

榄香烯注射液：（1）10ml:200mg；（2）20ml:100mg。

昂 丹 司 琼 [药典(二)；国基；医保(甲)；医保(乙)]
Ondansetron

【适应证】　止吐药。用于：①细胞毒性药物化疗和放射治疗引起的恶心呕吐；②预防和治疗手术后的恶心呕吐。

【药理】　（1）药效学　本品是一强效、高选择性的 5-羟色胺（5-HT₃）受体拮抗药，有强镇吐作用。药物化疗和放射治疗可造成小肠释放 5-羟色胺（5-HT），经由 5-HT₃ 受体激活迷走神经的传入支，触发呕吐反射。一般认为，本品能阻断此处的 5-HT₃ 受体而发挥止吐作用的。由于本品的高选择性作用，因而不具有其他止吐药的副作用，如锥体外系反应、过度镇静等。

（2）药动学　本品口服后血药浓度达峰时间为 1.5 小时，其生物利用度约为 60%（老年人则更高），血浆蛋白结合率为 75%。口服或静脉给药时，本品的体内情况大致相同，消除相半衰期（$t_{1/2\beta}$）为 3 小时，老年人可能延长至 5 小时。药物彻底代谢，代谢物经肾脏（75%）与肝脏（25%）排泄。

【不良反应】　可有头痛，头部和上腹部有温热感，腹部不适、便秘、口干、皮疹，注射部位局部反应。

【禁忌证】　（1）对本品过敏者禁用。

（2）胃肠梗阻者禁用。

【药物相互作用】　（1）临床应用在预防治疗急性呕吐中，昂丹司琼与地塞米松联用，其功效明显比单用昂丹司琼好得多。

（2）据报道钙拮抗药与异羟基洋地黄毒苷或西咪替丁并用时降压作用也有增强，本品与其他降压药并用时降压作用也有增强的可能，故使用时应注意。与阿扑吗啡合用可致严重的低血压和意识丧失，禁止合用。

（3）其他 5-羟色胺（5-HT）受体拮抗药、5-HT 能药物[如选择性 5-HT 再摄取抑制药（SSRIs）、5-HT 和去甲肾上腺素再摄取抑制药（SNRIs）、单胺氧化酶抑制药、米氮平、芬太尼、锂、亚甲蓝（静脉给药）]；有合用引起 5-羟色胺综合征的报道。合用时应监测是否出现 5-羟色胺综合征，如出现，应停用本品并给予支持治疗。

（4）本品不能与其他药物混于同一注射器中使用或同时输入。

【给药说明】　注射液的配制　静脉滴注液：本品小容量注射剂可用 0.9%氯化钠注射液、5%葡萄糖注射液、10%甘露醇注射液、林格液、0.3%氯化钾加 0.9%氯化钠注射液、0.3%氯化钾加 5%葡萄糖注射液 50～100ml（成人）或 25～50ml（儿童）稀释。

【用法与用量】　（1）对于高度催吐的化疗药引起的呕吐在化疗前 30 分钟、化疗后 4 小时、8 小时各静脉滴注本品 8mg，停止化疗以后每 8～12 小时口服片剂 8mg。

（2）对催吐程度不太强的化疗药引起的呕吐，化疗前 30 分钟静脉滴注本品 8mg，以后每 8～12 小时口服片剂 8mg，连用 5 天。

（3）对于放射治疗引起的呕吐，首剂应于放疗前 1～2 小时口服片剂 8mg，以后每 8 小时口服 8mg，疗程视放疗的疗程而定。

（4）对于预防和治疗手术后呕吐　注射剂：成人可于麻醉诱导同时静脉滴注本品 4mg，对已出现术后恶心呕吐时，可缓慢静脉滴注本品 4mg 进行治疗，输注时间应不小于 15 分钟。

片剂：在麻醉前 1 小时口服片剂 8mg，随后每隔 8 小时口服片剂 8mg 两次。

【制剂与规格】　盐酸昂丹司琼片：（1）4mg；（2）8mg。

盐酸昂丹司琼胶囊：（1）4mg；（2）8mg。

盐酸昂丹司琼注射液：（1）2ml:4mg；（2）4ml:8mg。

格 拉 司 琼 [药典(二)；医保(乙)]
Granisetron

【适应证】　用于预防和治疗细胞毒类药物化疗或放射治疗引起的恶心和呕吐，也用于预防和治疗手术引起的恶心和呕吐。

【药理】　（1）药效学　本品是一强效、高选择性的外周神经元和中枢神经系统内 5-羟色胺 3（5-HT₃）受体拮抗药。对因化疗、放疗及手术引起的恶心和呕吐具有良好的预防和治疗作用。化疗、放疗及外科手术等因素可引起肠嗜铬细胞释放 5-羟色胺（5-HT），5-HT 可激活中枢或迷走神经的 5-HT₃ 受体触发呕吐反射。本品可选择性地阻断这一反射的触发。由于本品的高选择性作用，因而不具有其他止吐药的副作用，如锥体外系反应、过度镇静等。止吐作用较昂丹司琼强。

（2）药动学 本品口服吸收迅速且完全。血药浓度达峰时间为 3 小时。健康受试者静脉注射本品 20μg/kg 或 40μg/kg 后，平均血药浓度峰值分别为 13.7μg/L 和 42.8μg/L。消除相半衰期（$t_{1/2\beta}$）3.1～5.9 小时。本品在体内分布广泛，血清蛋白结合率约为 66%。大部分药物可迅速代谢，主要代谢途径为 N-去烷基化及芳香环氧化后再被共轭化。剂量的 8%～9%以原型、70%以代谢物的形式从尿中排出，15%从粪便中排出，几乎全部为代谢物。老年人用药后药动学参数与年轻人无异。

【不良反应】（1）中枢神经系统 头晕、失眠、头痛、焦虑、嗜睡和乏力。

（2）消化系统 腹痛、腹泻、便秘、ALT 和 AST 水平升高、恶心和呕吐。

（3）其他 发热，还报告了通常与化疗相关的事件：白细胞减少症、食欲下降、贫血、脱发、血小板减少症。

【禁忌证】（1）对本品过敏者禁用。

（2）胃肠道梗阻者禁用。

【注意事项】哺乳期 哺乳期妇女需慎用，若使用本品时应停止哺乳。

儿童 儿童的安全性尚未确定。

诊断干扰 本品可能掩盖胃肠道基础疾病导致的进行性肠梗阻和（或）胃胀。

不良反应相关 （1）如出现 5-HT 综合征，应停用本品并给予支持治疗。

（2）使用本品透皮贴片时，如出现重度反应或全身皮肤反应［如过敏性皮疹（包括红斑、斑疹、丘疹样皮疹、瘙痒）］，须揭除贴片。

常规 （1）不应在本品透皮贴片上方或附近使用加热垫。由于受热期间血药浓度持续升高，应避免长时间暴露于热源。

（2）本品透皮贴片可能受自然或人造日光的影响，引起皮肤反应。如粘贴期间和揭除后 10 日内有暴露于日光的风险，建议遮盖粘贴部位（如用衣物遮盖）。

其他 本品不宜与其他药物混合使用。

【药物相互作用】（1）血清素能药物［如选择性 5-羟色胺（5-HT）再摄取抑制药（SSRIs）、5-HT 和去甲肾上腺素再摄取抑制药（SNRIs）、单胺氧化酶抑制药、米氮平、芬太尼、锂、曲马多、亚甲蓝（静脉给药）］：合用可增加 5-HT 综合征的发生风险，应监测是否出现 5-HT 综合征，如出现，则停用本品并给予支持治疗。

（2）本品通过肝细胞色素 P450 药物代谢酶进行代谢，诱导或抑制此酶可以改变清除率和格拉司琼的半

衰期。

【给药说明】（1）给药方式说明 ①静脉注射：本品小容积注射液静脉注射时间应超过 5 分钟。②静脉滴注：本品粉针剂滴注时间不应少于 5 分钟；大容积注射液滴注时间不应少于 15 分钟。③局部给药：本品透皮贴片应粘贴于清洁、干燥、完整健康的上臂外侧皮肤。不应粘贴于发红、刺激或受损皮肤。

（2）注射液的配制 ①静脉注射液：本品小容积注射液用 5%葡萄糖注射液或 0.9%氯化钠注射液 20～50ml 稀释。②静脉滴注液：本品粉针剂用 5%葡萄糖注射液或 0.9%氯化钠注射液 20～50ml 溶解。

【用法与用量】（1）口服 成人一次 1mg，一日 2 次。第 1 次于化疗前 1 小时服用，第 2 次于第 1 次服药后 12 小时服用。肝、肾功能不全者无须调整剂量。

（2）静脉滴注 成人一次 3mg，于化疗前 30 分钟给药。大多数患者只需给药 1 次，对恶心和呕吐的预防作用可超过 24 小时。必要时可增加给药次数 1～2 次，但一日最大剂量不应超过 9mg。老年人和肝、肾功能不全者无须调整剂量。

（3）透皮贴剂 应粘贴于清洁、干燥、完整健康的上臂外侧皮肤。不应粘贴在发红、刺激或受损的皮肤上。每片贴片都包装在小袋内，应在小袋开启后直接粘贴，不要将贴片切成小片。成人：在化疗前至少 24 小时，将单片贴片粘贴在上臂外侧。视情况最长可在化疗前 48 小时敷贴。在化疗完成后至少 24 小时后揭去贴片。根据化疗方案的疗程不同，贴片可使用多达 7 天。

【制剂与规格】盐酸格拉司琼片：1mg。

盐酸格拉司琼分散片：1mg。

盐酸格拉司琼口腔崩解片：1mg。

盐酸格拉司琼胶囊：1mg。

格拉司琼透皮贴片：34.3mg/52cm²（释药量 3.1mg/24h）。

盐酸格拉司琼注射液：（1）1ml:1mg；（2）3ml:3mg。

盐酸格拉司琼氯化钠注射液：100ml：格拉司琼 3mg 与氯化钠 0.9g。

盐酸格拉司琼葡萄糖注射液：（1）50ml：格拉司琼 3mg 与葡萄糖 2.5g；（2）100ml：格拉司琼 3mg 与葡萄糖 5g。

注射用盐酸格拉司琼：3mg。

托 烷 司 琼 [药典(二)；医保(乙)]
Tropisetron

【适应证】 用于预防和治疗癌症化疗引起的恶心和呕吐；治疗手术后的恶心呕吐。

【药理】（1）药效学 本品是一种外周神经元及中枢

神经系统 5-羟色胺(5-HT₃)受体的高效、高选择性竞争拮抗剂。本品能选择性地阻断该反射中外周神经元突触前膜 5-HT₃ 受体兴奋功能,并直接调节中枢神经系统传入迷走神经的 5-HT₃ 受体的作用。本品可预防化疗引起的恶心和呕吐,无锥体外系反应。

(2) 药动学 健康志愿者静脉注射盐酸托烷司琼,消除半衰期($t_{1/2}$)约为 7.3~30.3 小时,表观分布容积(V)约为 400~600L,蛋白结合率为 59%~71%。

托烷司琼的代谢主要是吲哚环上 5、6 和 7 位的羟化,再进一步形成葡萄糖醛酸和硫酸的结合产物,最后经尿或胆汁排出(代谢物经尿和粪排出比例为 5:1)。代谢物对 5-HT₃ 受体的作用极弱,故不呈现药理作用。代谢正常者的消除半衰期(相)约 7~10 小时,在代谢不良者中,该值可能延长至 45 小时。本品的总体清除率约为 1L/min,其中经肾清除的约为 10%。在代谢不良的患者中,尽管经肾清除的比例不变,但总体清除率却降为 0.1~0.2L/min。这种降低可导致消除半衰期延长 4~5 倍、AUC 值提高 5~7 倍,而 C_{max} 和分布容积与正常代谢者无显著性差别,在代谢不良者中,经尿液排出的药物原型比例较代谢正常者大。

在剂量超过 10mg、每天 2 次的多天用药期间,参与本品代谢的肝酶系统的代谢能力可达饱和,并可造成本品血药浓度的剂量依赖性增高。然而,即使在代谢不良者中,这类剂量所产生的血药浓度仍属可较好耐受的水平。因此,如果采用 5mg/d、共 6 天的给药方案,不必担心药物的蓄积作用。

【不良反应】 推荐剂量下的不良反应为一过性的。

(1) 胃肠反应 最常报道的不良反应为 5mg 应用引起的便秘。其他常见的不良反应有肠功能紊乱(如腹痛和腹泻)。

(2) 神经系统 其他常见的不良反应有头痛、头昏、眩晕。

(3) 全身整体表现 疲劳。

【禁忌证】 (1) 对本品过敏者禁用。

(2) 妊娠期妇女禁用。

【注意事项】 不良反应相关 (1) 高血压未控的患者,用药后可能引起血压进一步升高。

(2) 多次大剂量使用可有幻视,高血压患者的血压可升高。应给予对症治疗,并对患者重要生命体征进行监测。

司机驾驶 盐酸托烷司琼常见不良反应是头晕和疲劳,患者服药后在驾车或操纵机械时应慎用。

哺乳期 盐酸托烷司琼是否泌入人乳尚未证实,故用药患者不应授乳。

儿童 一般不推荐使用,如病情需要必须使用时,其剂量参见〔用法与用量〕。尚无 2 岁以下儿童的用药经验。

老年人 老年人应用无需调整剂量。

【药物相互作用】 (1) 盐酸托烷司琼若与利福平或其他肝酶诱导药物(如苯巴比妥)同时使用,则可导致盐酸托烷司琼的血药浓度降低,因此代谢正常者需增加剂量(代谢不良者不需增加)。

(2) 细胞色素 P450 酶抑制剂如西咪替丁对盐酸托烷司琼的血药浓度的影响,在正常使用的情况下无需调整剂量。

(3) 接受静脉高剂量(80mg)盐酸托烷司琼注射液的患者中观察到临床无意义的 Q-Tc 延长,因此当与其他可能会导致 Q-Tc 延长的药物合用时应非常注意。

(4) 有心率或传导异常疾病的患者以及同时服用抗心律失常药物或 β 受体拮抗剂的患者应用盐酸托烷司琼注射液应谨慎。

【用法与用量】 儿童 一般不推荐用于儿童,如病情需要必须使用时,可参照下列剂量:

2 岁以上儿童剂量为 0.2mg/kg,最高可达 5mg/d。

第一天静脉给药:将盐酸托烷司琼溶于 100ml 常用的输注液中(如 0.9%氯化钠注射液、林格液或 5%葡萄糖注射液)于化疗前快速静脉滴注或缓慢静脉推注,第 2~6 天口服给药。

儿童口服给药:可从安瓿中取适量的盐酸托烷司琼注射液,用橘子汁或可乐稀释后,在早晨起床时(至少早餐前 1 小时)立即服用。

成人 推荐剂量为 5mg/d,疗程为 2~6 天。

第 1 天静脉给药:将本品 5mg 溶于 100ml 常用的输注液中(如 0.9%氯化钠注射液、林格液或 5%葡萄糖注射液)在化疗前快速静脉滴注或缓慢静脉推注。

第 2~6 天可改为口服给药,于早晨起床时(至少早餐前 1 小时)用水送服。

肝或肾功能不全患者的应用:在急性肝炎或脂肪肝患者中,盐酸托烷司琼的药代动力学无改变。但是,肝硬化或肾功能不全患者的血药浓度则较正常的健康志愿者高约 50%,然而,如果采用 5mg/d、共 6 天的给药方案,则不必减量。

【制剂与规格】 盐酸托烷司琼片:5mg。

盐酸托烷司琼胶囊:5mg。

盐酸托烷司琼口服溶液:10ml:5mg。

盐酸托烷司琼注射液:(1)2ml:2mg; (2)5ml:5mg。

注射用盐酸托烷司琼：(1)2mg；(2)5mg。

盐酸托烷司琼氯化钠注射液：(1)100ml：盐酸托烷司琼 2mg 与氯化钠 0.9g；(2)100ml：盐酸托烷司琼 5mg 与氯化钠 0.9g。

盐酸托烷司琼葡萄糖注射液：(1)100ml：托烷司琼 2mg 与葡萄糖 5g；(2)100ml：托烷司琼 5mg 与葡萄糖 5g。

亚叶酸钙 [医保(甲)]
Calcium Folinate

【适应证】 ①主要用作叶酸拮抗剂(如甲氨蝶呤、乙胺嘧啶或甲氧苄啶等)的解毒剂。②用于预防甲氨蝶呤过量或大剂量治疗后所引起的严重毒性作用。③由叶酸缺乏所引起的巨幼细胞性贫血。④与氟尿嘧啶联合应用时，用于治疗晚期结肠癌、直肠癌。

【药理】 (1)药效学 高剂量甲氨蝶呤-亚叶酸钙解救(HDMTX-CF)疗法使甲氨蝶呤的剂量比常规剂量提高100倍以上，血液中药物浓度达到较高水平，促使甲氨蝶呤更多进入肿瘤细胞内，提高疗效。高剂量甲氨蝶呤可产生严重的毒性反应，高剂量甲氨蝶呤联合亚叶酸钙(CF)的解毒治疗，可显著降低其毒性反应。亚叶酸钙系四氢叶酸的同系物，进入体内后转变为亚叶基四氢叶酸和 N^{10}-甲酰四氢叶酸，可绕过甲氨蝶呤阻断代谢途径，从旁路解毒。亚叶酸钙与甲氨蝶呤共用一主动转运系统，肿瘤细胞缺乏主动转运四氢叶酸的能力，亚叶酸钙在瘤组织达不到解救水平。亚叶酸钙的另一应用是与氟尿嘧啶同时应用提高氟尿嘧啶疗效。在 DNA 合成过程中脱氧尿苷酸(dUMP)需在胸苷酸合成酶(TMPS)催化下接受亚甲基四氢叶酸还原酶转来的甲基，形成脱氧胸苷酸(dMPS)。同时需要二氢叶酸还原酶使二氢叶酸转变为亚甲基四氢叶酸还原酶。氟尿嘧啶进入体内后先变为氟嘧啶脱氧核苷酸抑制胸苷酸合成酶。在此过程中脱氧胸苷酸、亚甲基四氢叶酸还原酶和磷酸脱氧尿苷三者形成一个过渡性复合物。当复合物分解，释放二氢叶酸、脱氧胸苷酸合成酶和三磷酸脱氧腺苷。氟尿嘧啶形成三联复合物后不能分解，脱氧胸苷酸的功能受到抑制，不能生成胸腺嘧啶核苷酸。氟尿嘧啶脱氧核苷酸与酶的结合力与亚甲基四氢叶酸还原酶的浓度成正比，因此提高亚甲基四氢叶酸还原酶的浓度可使氟尿嘧啶抑制脱氧胸苷酸的作用增强。

(2)药动学 亚叶酸钙：肌内注射血清峰值需(0.71±0.09)小时。血清还原叶酸半衰期($t_{1/2}$)，静脉注射、肌内注射后为 3.5~6.2 小时。无论何种途径进入，药物作用持续 3~6 小时。经肝和肠黏膜作用后本品代谢为 5-甲基四氢叶酸，80%~90%经肾排出，小量(5%~8%)随粪便排泄。

亚叶酸钙氯化钠注射液：本品口服后易于吸收，(1.72±0.8)小时后，血清还原叶酸达峰值；肌内注射达峰时间需(1.72±0.8)小时，$t_{1/2}$ 为 3.5 小时。无论何种途径进入人体内，药物作用持续 3~6 小时。本品经肝脏代谢为 5-甲基四氢叶酸，80%~90%经肾排出，小量随粪便排泄。

【不良反应】 胃肠外途径给药后可能会发生变应性致敏，包括过敏样反应、发热和荨麻疹。

【禁忌证】 (1)禁用于恶性贫血或维生素 B_{12} 缺乏所引起的巨幼细胞贫血。

(2)禁止鞘内注射本品。

(3)对本品有过敏史者。

【注意事项】 常规 初次使用本品，应在有经验医师指导下用药。

(1)本品不宜与叶酸拮抗剂(如甲氨蝶呤)同时使用，以免影响后者的治疗作用。应于大剂量使用甲氨蝶呤 24~48 小时后应用本品。

(2)本品应避免光线直接照射及热接触。

(3)对维生素 B_{12} 缺乏所致的贫血不宜单用本品。

慎用 当患者有下列情况者，本品应慎用于甲氨蝶呤的"解毒"治疗；酸性尿(pH<7)、腹水、失水、胃肠道梗阻、胸腔渗液或肾功能障碍。有上述情况时，甲氨蝶呤毒性较显著，且不易从体内排出；病情急需者，本品剂量要加大。

实验室监测 接受大剂量甲氨蝶呤而用本品"解救"者应进行下列各种实验室监测：

(1)治疗前测肌酐清除率。

(2)应用甲氨蝶呤大剂量后每 12~24 小时测定血浆或血清甲氨蝶呤浓度，以调整本品剂量和应用时间；当甲氨蝶呤浓度低于 $5×10^{-8}$mol/L 时，可以停止实验室监察。

(3)应用甲氨蝶呤治疗前及以后每 24 小时测定血清肌酐量，如用药后 24 小时血清肌酐量大于治疗前 50%，提示有严重肾毒性，要慎重处理。

(4)甲氨蝶呤用药前和用药后每 6 小时应监测尿液酸度，要求尿液 pH 保持在 7 以上，必要时用碳酸氢钠(每日补液量在 300ml/m²)和水化治疗。以防肾功能不全。

【药物相互作用】 (1)本品较大剂量与巴比妥、扑米酮或苯妥英钠同用，可影响抗癫痫作用。

(2)亚叶酸可能增加氟尿嘧啶的毒性。

(3)可同时与乙胺嘧啶或甲氧苄啶应用以预防后者引起继发性巨幼细胞性贫血。

【给药说明】 (1)注射用亚叶酸钙含有钙离子,静脉注射时每分钟不得超过 160mg。

(2)注射用亚叶酸钙不可与 5-氟尿嘧啶混合输用,因可能产生沉淀。

(3)临床使用本品应用现配液,避免光线直接照射及热接触。

(4)对于静脉滴注,本品可用 5%葡萄糖注射液或 0.9%氯化钠注射液稀释。用 5%葡萄糖注射液及用 0.9%氯化钠注射液稀释的亚叶酸钙静脉输注液在 2~8℃保存时可保持 24 小时稳定。

(5)本品禁止鞘内注射。

(6)实验室检测 患者接受甲氨蝶呤疗法后再接受亚叶酸钙注射液治疗时(其中包括不慎过量用药或患者甲氨蝶呤排泄能力受损),血浆肌酐和甲氨蝶呤浓度应该至少每日测一次。尿液 pH 值:如果甲氨蝶呤过量或排泄延迟,需适当监测 pH 值,保证维持 pH≥7.0。

【用法与用量】 (1)肌内注射 ①甲氨蝶呤的"解救"疗法,本品剂量最好根据血药浓度测定。一般采用剂量按体表面积为 9~15mg/m²,每 6~8 小时一次,持续 2 日,直至甲氨蝶呤血清浓度在 $5×10^{-8}$mol/L 以下。②乙胺嘧啶或甲氧苄啶等的解毒剂,每次剂量肌内注射 9~15mg,视中毒情况而定。③用于贫血,每日肌内注射 1mg。

(2)静脉注射 结肠直肠癌的辅助治疗,与氟尿嘧啶联合应用。本品静脉注射 200mg/m²,注射时间不少于 3 分钟,接着用氟尿嘧啶 300~400mg/m² 静脉注射,一日 1 次,连续 5 日为一疗程,根据毒性反应,每隔 4~5 周可重复一次,以延长存活期。

小儿剂量可酌情参照成人用量。

(3)叶酸缺乏引起的巨幼细胞性贫血 一般每天 1mg,尚无根据证明剂量增加疗效会增加。

【制剂与规格】 亚叶酸钙注射液:(1)10ml:0.1g;(2)30ml:0.3g。

注射用亚叶酸钙:(1)3mg;(2)25mg;(3)50mg;(4)100mg;(5)200mg;(6)300mg;(7)350mg。

甘氨双唑钠[药典(二);医保(乙)]
Glycididazole Sodium

【适应证】 本品为放射增敏药,适用于对头颈部肿瘤、食管癌、肺癌等实体肿瘤进行放射治疗的患者。

【药理】 (1)药效学 甘氨双唑钠为肿瘤放疗的增敏剂,属于硝基咪唑类化合物,可将射线对肿瘤乏氧细胞DNA 的损伤固定,抑制其 DNA 损伤的修复,从而提高肿瘤乏氧细胞对辐射的敏感性。

(2)药动学 人静脉滴注甘氨双唑钠后,药物原型药在注药后即刻达到高峰,随后迅速下降,4 小时后一般已测不出原药。给药后 1~3 小时其代谢产物甲硝唑达峰值,24~48 小时已测不出代谢产物。给药剂量为 800mg/m² 的 C_{max} 为(36.54±9.62)μg/ml,$t_{1/2β}$ 为(0.9956±0.5)小时,AUC 为(25.3780±7.1)(μg•h)/ml。给药后 4 小时内可由尿中排出总药量的 53.1%~77.5%。甘氨双唑钠平均蛋白结合率为 14.2%±2.2%。

【不良反应】 (1)肝、胆 使用中有时会出现 ALT、AST 的轻度升高。

(2)心血管 使用中有时会出现心悸、窦性心动过速、轻度 ST 段改变。

【禁忌证】 (1)肝肾功能和心脏功能严重异常者禁用。

(2)妊娠期及哺乳期妇女禁用。

【注意事项】 (1)常规 本品必须伴随放射治疗使用,单独使用本品无抗癌作用。

(2)不良反应相关 在使用本品时若发生过敏反应,应立即停止给药并采取适当的措施。

(3)肝损伤 使用本品时应注意监测肝功能变化,特别是肝功能异常者。

(4)心功能 使用本品时应注意监测心电图变化,特别是心脏功能异常者。

(5)其他 包装破损或稀释液不澄明者禁止使用。

【用法与用量】 静脉滴注 按体表面积每次 800mg/m²,于放射治疗前加入到 100ml 0.9%氯化钠注射液中充分摇匀后,30 分钟内滴完。给药后 60 分钟内进行放射治疗。建议于放射治疗期间按隔日一次,每周 3 次用药。

【制剂与规格】 注射用甘氨双唑钠:(1)0.25g;(2)0.6g。

香菇多糖[医保(乙)]
Lentinan

【适应证】 免疫调节剂,用于慢性乙型迁延性肝炎及恶性肿瘤的辅助治疗。

【药理】 (1)药效学 本品是一种具有免疫调节作用的抗肿瘤辅助药物,能促进 T、B 淋巴细胞增殖,提高NK 细胞活性。动物实验显示,本品对动物肿瘤(如 S_{180} 肉瘤及 EC 实体瘤)有一定抑制作用。

(2)药动学 尚无人体试验的数据。小鼠、大鼠静脉注射本品后,香菇多糖在血中的浓度迅速下降($t_{1/2α}$<3 小时),以后缓慢减少($t_{1/2α}$>50 小时)。在血中的廓清呈二相型。给药后 5 分钟各脏器中的分布,大部分在肝,其次为脾、肺、肾。放射活性在肝、脾中消失缓慢,但在肺、肾中迅速减少。给大鼠及犬本品后，初期大部由尿中排出，以后在相当长时间内有小量由尿和粪中慢慢排出。但很难由呼吸道测出。大鼠中由胆汁排出很少。只有少量或不能通过胎盘进入胚胎中，在乳汁中也未能测出。在皮下接种肉瘤 180 的小鼠，香菇多糖注射后 5 分钟在体内的分布为肝（给药量的 11%）、脾（4%）、肾（0.6%）和肿瘤（0.2%），在肿瘤内无特异性吸收。在用药后 24 小时后和 1 周期后再次观察，其结果都相同。

【禁忌证】 对本品过敏患者禁用。

【注意事项】 不良反应相关 （1）虽然临床试验仅有很少数患者发生头晕胸闷、面部潮红等一过性反应，临床仍应注意过敏反应的可能性。

（2）对于本人或家族中容易发生支气管哮喘、荨麻疹等过敏症状的特异性体质患者应慎用。

（3）有抗血小板凝聚作用，出血症患者慎用。

常规 本品加入溶剂后要用力振摇使完全溶解即刻使用。

妊娠及哺乳期 尚不明确。

儿童 目前尚未有用于早产儿、新生儿和婴幼儿的临床经验，要慎重使用。

老年人 根据现有临床经验，75 岁以下成人可使用本品。

其他 有抗血小板凝聚作用，出血症患者慎用。

【药物相互作用】 本品应避免与维生素 A 制剂混用。

【给药说明】 本品片剂应于餐后服用。

【用法与用量】 注射用香菇多糖 静脉滴注：一次 1 瓶（1mg），一周两次或遵医嘱。用 2ml 注射用水振摇溶解，加入 250ml 0.9%氯化钠注射液或 5%葡萄糖注射液中静脉滴注，或用 5%葡萄糖注射液 5～10ml 完全溶解后静脉注射。

香菇多糖注射液：每周两次，每次一支 2ml（含 1mg），加入 250ml 0.9%氯化钠注射液或 5%葡萄糖注射液中滴注，或用 5%葡萄糖注射液 20ml 稀释后静注。

香菇多糖胶囊：口服，一次 3～5 粒，一日 2 次。

香菇多糖片：口服，一次 3～5 片，一日 2 次。

【制剂与规格】 香菇多糖片：0.1g。

香菇多糖胶囊：每粒装 0.185g。

香菇多糖注射液：2ml:1mg。

注射用香菇多糖：1mg。

氨 磷 汀 [医保(乙)]
Amifostine

【适应证】 （1）CDE 适应证 本品为正常细胞保护剂，主要用于各种癌症的辅助治疗。在对肺癌、卵巢癌、乳腺癌、鼻咽癌、骨肿瘤、消化道肿瘤、血液系统肿瘤等多种癌症患者进行化疗前应用本品，可明显减轻化疗药物所产生的肾脏、骨髓、心脏、耳及神经系统的毒性，而不降低化疗药物的药效。放疗前应用本品可显著减少口腔干燥和黏膜炎的发生。

（2）国外适应证 氨磷汀是一种细胞保护剂，用于：①减少晚期卵巢癌患者反复使用顺铂后的累积肾毒性。②降低头颈部肿瘤患者放射治疗后中重度口干症的发生。

【药理】 （1）药效学 本品为一种有机硫化磷酸化合物。它在组织中被与细胞膜结合的碱性磷酸酶水解脱磷酸后，成为具有活性的代谢产物 WR-1065，其化学结构式 $H_2N—(CH_2)_3—NH—(CH_2)_2—SH$，因巯基具有清除组织中自由基的作用，故能减低顺铂、环磷酰胺及丝裂霉素等的毒性。

（2）药动学 肿瘤患者按体表面积静脉注射本品 740mg/m^2 或 910mg/m^2，15 分钟能达到最大的血药浓度。本品在血浆中快速地被清除，其分布半衰期（$t_{1/2\alpha}$）小于 1 分钟，清除半衰期约 8 分钟。本品在用药 6 分钟后仅有少于 10%在血浆中残存，它被快速地代谢为活性的游离巯基化合物。一个二硫化合物的代谢产物随后生成，其活性弱于游离的巯基化合物。10 秒内一次推注 150mg/m^2 本品，原药、巯基化合物及二硫化合物的排出量在给药后的那段时期是很低的，分别是注射量的 0.69%、2.64%、2.22%。静脉注射本品 5～8 分钟后，骨髓细胞已发现游离的巯基化合物，用地塞米松或甲氧氯普胺预先处理，对本品的药代动力学无影响。

【不良反应】 （1）胃肠反应 恶心、呕吐、乏力等，但患者可耐受。

（2）心血管 用药期间，一过性的血压轻度下降，一般 5～15 分钟内缓解，小于 3%的患者因血压降低明显而需停药。

（3）其他 推荐剂量下，小于 1%的患者出现血钙浓度轻度降低。

个别患者可出现轻度嗜睡、喷嚏、面部温热感等。

【禁忌证】 （1）低血压及低血钙患者禁用。

（2）对本品有过敏史及对甘露醇过敏患者禁用。

【注意事项】 常规 （1）患者在接受输注前应保证足够水化并在输注时监测血压变化。本品应输注 15 分钟。

（2）未研究过本品与 0.9%氯化钠注射液以外溶液的相容性。不推荐使用其他溶液。

对细胞毒药物疗效的影响 本品先于顺铂给药除应

用于晚期卵巢癌及非小细胞肺癌外，目前只有有限的资料说明其在其他肿瘤时仍保持抗肿瘤疗效。尽管一些动物实验数据表明该药可能干扰治疗，但在大多数肿瘤模型中，化学治疗的作用并不因本品的作用而降低。鉴于干扰肿瘤治疗的可能性，对于化疗可以产生显著治疗效果或治愈的肿瘤如：某些生殖细胞起源的肿瘤患者，则不建议使用氨磷汀。

对放疗疗效的影响 只是在进行常规分次放疗且仅当≥75%的双侧腮腺暴露于照射野时，对氨磷汀进行了研究。在联合化疗和放疗以及在加速高分格治疗的条件下，氨磷汀对口腔干燥的发生率以及毒性的影响尚无系统的研究。因此，对于接受根治性放疗的患者，由于目前尚无充分的资料可以排除在该情况下的肿瘤保护效应，所以不应当使用氨磷汀。

不良反应相关 （1）低血压　处于低血压或脱水状态的患者避免应用本品。接受抗高血压治疗的患者如果在使用本品24小时前不能停止抗高血压治疗者，同样不能接受本品治疗。患者应当在输注本品之前保证足够的水化，并在注射用药时保持平卧。在输注药物时，应每5分钟监测一次血压。应持续输注15分钟，长于15分钟注射可能会产生较多的副作用。如果发生低血压需要中断治疗时，患者应被保持垂头仰卧位并输注0.9%氯化钠注射液。

（2）恶心和呕吐　当本品与高效致吐的化疗药物同时应用时，应仔细监测患者的体液平衡。

（3）低血钙　临床中有关应用本品而致低血钙的报告很少，应监测有低血钙危险患者的血清钙水平，如那些有肾病综合征的患者，如需要应补充钙。

妊娠　氨磷汀按体表面积计算在相当于人的推荐剂量60%即50mg/kg时对家兔产生胚胎毒性。对于孕妇，未做充分的具有对比性的研究，除非证明对于胎儿的潜在危险小于潜在益处时，妊娠妇女才能应用此药物。

哺乳期　目前没有关于氨磷汀及其代谢物可分泌入人的乳汁的资料。由于很多药物被代谢到人的乳汁，所以在哺乳期使用本品时应劝告其停止哺乳。

儿童　目前对于儿童患者用药尚不明确。

老年人　本品在老年性患者，或患者既往存在心血管或脑血管疾病诸如心脏局部缺血，心律不齐，充血性心力衰竭，或有中风及短暂的局部缺血发作史患者中的安全性尚未确定。本品用于那些由于恶心、呕吐及低血压可引起严重后果的患者时应特别小心。

【药物相互作用】 尚未发现本品对其他药物的影响。然而，本品慎用于服用降压药或其他可增强降压作用药物的患者。

【给药说明】　静脉滴注，每次化疗或放疗前应用一次。本品只有在放（化）疗前即刻使用才显示出有效的保护作用，而在放（化）疗前或后数小时应用则无保护作用。

【用法与用量】　（1）对于化疗患者，本品起始剂量为按体表面积一次500～600mg/m²，溶于0.9%氯化钠注射液50ml中，在化疗开始前30分钟静脉滴注，15分钟滴完。

（2）对于放疗患者，本品起始剂量为按体表面积一次200～300mg/m²，溶于0.9%氯化钠注射液50ml中，在放疗开始前30分钟静脉滴注，15分钟滴完。

（3）推荐用止吐疗法，即在给予本品前及同时静脉注射地塞米松5～10mg及5-HT₃受体拮抗剂。

（4）如果收缩压比下列所述基准值降低明显，应停止本品输注。

基线收缩压（mmHg）分别为：<100、100～119、120～139、140～179、≥180，输注本品收缩压降低（mmHg）对应分别为：20、25、30、40、50。

如血压在5分钟内恢复正常且患者无任何症状，可重新开始输注，氨磷汀可给全剂量。如果不能全剂量用药，下一疗程剂量应酌情减低。

【制剂与规格】　注射用氨磷汀：（1）0.4g；（2）0.5g。

因卡膦酸二钠 [医保(乙)]
Incadronate Disodium

【适应证】　恶性肿瘤引起的骨转移疼痛。

【药理】　（1）药效学　本品为双膦酸盐类药物。本品静脉滴注可以治疗恶性肿瘤引起的高钙血症。本品在小鼠颅骨培养试验中抑制骨吸收，抑制移植肿瘤大鼠尿液中脱氧吡啶磷酸盐浓度的升高。在大鼠和小鼠试验性高钙血症试验中，本品能够降低血中游离钙离子的浓度。

（2）药动学　健康成人静脉滴注给药2小时，α和β半衰期分别为0.26～0.40小时和1.58～1.98小时，药代动力学呈线性，给药后24小时有55%～70%原型药物通过尿液排泄；肿瘤患者滴注2～24小时有10.5%的药物以原型从尿中排出，未排出的药物大部分进入骨组织。动物实验表明：给药后迅速从循环系统清除，主要分布在骨骼、肝脏、肾脏和脾脏中，本品可长期滞留于骨组织中，半衰期长达351天。

【不良反应】　（1）全身整体表现　最常见的不良反应为发热。

（2）心血管　血压降低：血压降低只是偶然发生，如观察到异常情况，应作处理。

（3）神经系统　意识障碍：意识障碍很少发生，如观察到异常情况，应作处理。

（4）尿路　急性肾功能不全：双膦酸盐的使用中这种报道极少，如出现这种情况，应适当处理。肾脏其他不良反应如尿蛋白、尿糖、尿胆红素、尿沉淀。

（5）代谢及营养　低血钙：低血钙伴有手足抽搐，双手麻木等临床症状，在双膦酸盐的使用中这些报道极少，如出现这种情况，应注射钙剂等处理。其他电解质异常，如血磷减少、代谢性酸中毒。

（6）血液系统　白细胞增多、中性粒细胞增高、淋巴细胞减少。

（7）肝、胆　总胆红素、AST、ALT、γ-GTP、LDH升高。

（8）胃肠反应　嗳气、口腔内出血。

（9）皮肤及皮肤附件　出疹。

（10）其他　总蛋白、总胆固醇降低。

【禁忌证】　对本品或其他双膦酸类药过敏者禁用。

【注意事项】　下列患者使用本品需谨慎：严重肾功能障碍患者（可能有较高的血药浓度），身体状况极度不良的患者（身体状况可能恶化），心脏疾病患者（静脉滴注0.9%氯化钠注射液增加心脏负荷，可能导致左心室不全或充血性心脏不全），老年患者。

肾损伤　使用本品后，需做肾功能检查（血清肌酐、BUN等）。

妊娠及哺乳期　对孕妇及哺乳期妇女未进行对照研究，故不推荐使用。

儿童　一般不用。

老年人　一般老年人生理机能衰退，给药时可考虑降低用量。

其他　使用本品后，需注意观察与高钙血症相关的一些指标，如钙、磷、镁、钾。由于使用本品可能引起低血钙，需特别注意观察血清钙水平。如果出现低血钙症状（手足抽搐、双手麻木等），滴入钙剂即可有效缓解。

【药物相互作用】　本品与降钙类制剂合用时如出现血钙降低，表现出低血钙症状时，应给予滴注钙剂。

【用法与用量】　用0.9%氯化钠注射液溶解后稀释于500～1000ml 0.9%氯化钠注射液中，静脉滴注2～4小时。一般患者一次用量不超过10mg，65周岁以上患者推荐剂量为一次5mg。

【制剂与规格】　注射用因卡膦酸二钠：（1）10mg；（2）5mg。

左亚叶酸钙 [药典(二) 医保(乙)]
Calcium Levofolinate

【适应证】　（1）CDE适应证　与5-氟尿嘧啶合用，用于治疗胃癌和结直肠癌。

（2）国外适应证　左亚叶酸钙是一种叶酸类似物，用于成人和儿童大剂量甲氨蝶呤治疗后的解救。

用于减少大剂量甲氨蝶呤治疗成人和儿童骨肉瘤后毒性反应。

【药理】　（1）药效学　亚叶酸是四氢叶酸（THF）的5-甲酰衍生物的非对映体异构体混合物，其生物活性物质为左旋体称为左亚叶酸。亚叶酸不需要经过二氢叶酸还原酶的还原作用而直接参与使用叶酸作为体内转移"一碳基团"载体的生物反应。L-亚叶酸（L-5甲酰四氢叶酸）快速代谢（依次为5,10-甲基四氢叶酸，5,10-亚叶酸四氢叶酸）为L-5-甲基四氢叶酸，L-5-甲基四氢叶酸能够通过其他途径代谢为5,10-亚甲基四氢叶酸，5,10-亚甲基四氢叶酸通过PDAH2和NADPH辅酶的催化还原，不可逆的转化为5-甲基四氢叶酸。使用亚叶酸能够抵消抑制二氢叶酸还原酶的盐酸拮抗剂（例如甲氨蝶呤）的治疗效果和毒性。亚叶酸能够增强氟尿嘧啶（如5-氟尿嘧啶）在肿瘤治疗中的疗效和毒性作用。同时使用亚叶酸似乎不改变5-氟尿嘧啶在血浆中的药代动力学过程。5-氟尿嘧啶在体内代谢为脱氧氟尿嘧啶核苷酸，结合并抑制胸苷酸合成酶（该酶在DNA修复和复制中十分重要）。亚叶酸在体内很容易转化成5,10-亚甲基四氢叶酸，该转化物能够稳定脱氧氟尿嘧啶核苷酸与胸苷酸合成酶的结合，进而增强对该酶的抑制作用。

（2）药动学　国内药代动力学研究显示，健康受试者，每组12人，男女各半，静脉滴注不同剂量左亚叶酸钙试验制剂（100mg、200mg、300mg加入100ml 0.9%氯化钠注射液中）后，血浆中左亚叶酸钙的浓度数据符合一室开放模型，左亚叶酸钙的主要药代动力学参数（均数±标准差）C_{max}为（7223±1242）ng/ml、（15723±2580）ng/ml、（22857±4035）ng/ml；V_d为（6.17±1.09）L、（5.98±1.17）L、（6.06±1.15）L；$t_{1/2}$为（0.75±0.05）小时、（0.73±0.05）小时、（0.72±0.07）小时；$AUC_{(0-3)}$为（9700±1503）（ng·h)/ml、（20152±3611）（ng·h)/ml、（29573±5291）（ng·h)/ml；$AUC_{0-\infty}$为（10820±1686）（ng·h)/ml、（22329±3982）（ng·h)/ml、（32689±5831）（ng·h)/ml；MRT为（1.30±0.04）小时、（1.31±0.03）小时、（1.29±0.04）小时。$AUC_{0\to10}$、$AUC_{0\to\infty}$、C_{max}与给药剂量呈线性关系。

在日本进行的人体药代动力学研究显示，健康受试者静脉滴注左亚叶酸按125mg/m² 2小时，血药浓度为7.5μg/ml，半衰期为0.67小时。肿瘤患者静脉滴注左亚叶酸按125、250mg/m² 2小时，血药浓度分别为9.7、25.9μg/ml，半衰期分别为0.92、1.17小时。静脉给药后，血浆中代谢产物 S-methyl-tetrahydrofolate (S-5-CH$_3$-THF) C_{max} 及 AUC 与左亚叶酸呈相关性。健康受试者给药 24 小时左亚叶酸或 S-5-CH$_3$-THF 尿中排泄率分别为 46.4% 和 31.8%。

【不良反应】 (1)胃肠反应 腹泻(47.6%)、食欲缺乏(47.6%)、恶心、呕吐(46.1%)。

(2)皮肤及皮肤附件 口腔内膜炎(20.5%)。

(3)全身整体表现 发热(19.0%)。

(4)其他 实验室检查异常包括白细胞数减少(60.7%)、血红蛋白减少(40.5%)、总蛋白降低(14.5%)；血小板计数减少(13.7%)。

【禁忌证】 (1)严重骨髓抑制患者。

(2)腹泻患者。

(3)合并重症感染的患者。

(4)胸水、腹水多的患者。

(5)严重心脏疾病患者或有既往史患者。

(6)全身情况恶化的患者。

(7)对本品成分或氟尿嘧啶有严重过敏症的既往史患者。

(8)与替加氟等合用或停止使用后 7 天之内的患者。

(9)不宜用于治疗恶性贫血或维生素 B$_{12}$ 缺乏引起的巨幼细胞贫血。

【注意事项】 不良反应相关 (1)应严密监测白细胞和血小板计数。给药当天，应予以白细胞和血小板计数等检查，如有严重骨髓抑制表现时，应停药，待骨髓机能恢复后，再继续给药。

(2)本疗法有时会引起骨髓抑制等严重不良反应，并可能致命，故要定期(特别是给药初期数次给药)严密监测(如进行血液学检查、肝功能、肾功能等检查)，出现异常应减量或停药时并采取适当处置。

(3)腹泻患者，需待腹泻停止后再继续给药。

(4)对本品分或氟尿嘧啶有过严重过敏的既往史患者，本疗法不能使用。

(5)严重的肠炎有时会引起脱水，甚至可能致命，故要严密观察，发现剧烈腹痛、腹泻等症状时，应停止给药，并进行适当处理。

(6)要充分注意感染症、出血倾向的出现或恶化。

慎用 左亚叶酸、氟尿嘧啶疗法，因可增强氟尿嘧啶毒性，以下患者应慎重给药：①骨髓抑制患者；②合并感染症患者；③心脏疾病患者或有其既往史患者；④肝损害患者；⑤肾损害患者；⑥肝转移患者；⑦消化道溃疡或出血者；⑧水痘患者；⑨高龄者；⑩正在用其他化学疗法和放射线疗法的患者；⑪以前用过化学疗法的患者。

妊娠及哺乳期 (1)大鼠和小鼠使用氟尿嘧啶后可引起多趾症、口盖裂等畸形，故妊娠或可能妊娠的妇女不宜使用本品与 5-氟尿嘧啶进行联合化疗。

(2)有关哺乳期中安全性未确立，故哺乳期妇女不宜使用本品。

儿童 低体重出生儿、新生儿、乳儿、幼儿或小儿的用药安全性未确立，故不宜使用本品。

老年人 高龄者生理机能低下多见，容易出现骨髓抑制，消化道反应(剧烈的腹泻和口腔内膜炎等)，皮肤毒性和神经精神系统毒性，故要注意用药量和用药间隔期，慎重用药。

【药物相互作用】 联合使用替加氟、吉美嘧啶、奥替拉西钾复合制剂时，至少要停药 7 天以上的间隔期才可使用本品。

【给药说明】 (1)左亚叶酸与氟尿嘧啶联用可增强氟尿嘧啶细胞毒性。临床试验中曾出现死亡病例。本疗法有高度危险性，必须在有充分经验的医师指导下使用。

(2)给药时 本品为静脉给药，可能会引起血管痛，血栓性静脉炎，故应注意注射部位和注射方法，不要皮下、肌内注射。

(3)配制方法 本品配制后 24 小时内使用。

【用法与用量】 静脉滴注 左亚叶酸钙 100mg 加入 0.9% 氯化钠注射液 100ml 中静脉滴注 1 小时，之后予以 5-氟尿嘧啶 375～425mg/m^2 静脉滴注 4～6 小时。或遵医嘱。

【制剂与规格】 注射用左亚叶酸钙：(1)25mg；(2)50mg；(3)100mg；(4)150mg。

唑 来 膦 酸 [医保(乙)]
Zoledronic Acid

【适应证】 (1)CDE 适应证 ①用于恶性肿瘤溶骨性骨转移引起的骨痛；②用于治疗恶性肿瘤引起的高钙血症；③用于治疗绝经后妇女的骨质疏松症；④用于治疗男性骨质疏松症，以增加骨量；⑤用于治疗 Paget's 病(变形性骨炎)；⑥与标准抗肿瘤药联用于治疗实体肿瘤骨转移和多发性骨髓瘤引起的骨骼损害。

(2)国外适应证 ①用于防治糖皮质激素引起的骨质疏松症。②用于预防绝经后妇女骨质疏松症。③结合标准抗肿瘤治疗多发性骨髓瘤患者和实体瘤骨转移患者，前列腺癌应该经过至少一种激素治疗后进展。

【药理】 (1)药效学 本品属于含氮双膦酸化合物，主要作用于人体骨骼，通过对破骨细胞的抑制，从而抑制骨吸收。双膦酸化合物对矿化骨具有高度亲和力，可以选择性的作用于骨骼。唑来膦酸静脉注射后可以迅速分布于骨骼当中并像其他双膦酸化合物一样，优先聚集于高骨转化部位。唑来膦酸的主要分子靶点是破骨细胞中法尼基焦磷酸合成酶，但不排除还存在其他作用机制。雌激素缺乏的动物的长期试验表明，在给药剂量相当于人体剂量 0.03～8 倍的范围，唑来膦酸可以抑制骨细胞的重吸收，增加骨密度。

(2) 药动学 在开始输注唑来膦酸后，活性成分的血浆浓度迅速上升。在输液结束时达到峰值。

在最初 24 小时，给药剂量的 39%±16% 以原型形式出现在尿中。而剩余药物主要与骨骼组织结合。活性成分非常缓慢地从骨组织释放入全身循环系统中，并经肾脏消除。

唑来膦酸不能被人体代谢。机体总清除率为 (5.04±2.5)L/h，与剂量无关，并且不受患者性别、年龄、种族或体重的影响。

唑来膦酸经肾脏以原型排泄。静脉内给予唑来膦酸经三相过程消除：从全身循环中迅速的双相消失，半衰期 $t_{1/2\alpha}$ 为 0.24 小时和 $t_{1/2\beta}$ 为 1.87 小时，随后出现一个很长的清除期，终末消除半衰期是 146 小时。在每 28 天多次给药后，血浆中未发现药物活性成分蓄积。

【不良反应】 (1) 全身整体表现 最常出现的不良反应是流感样症状，包括发热、疲乏、寒战等症状。

(2) 血液系统 贫血。

(3) 神经系统 头痛、头晕、感觉错乱。

(4) 精神异常 睡眠失调。

(5) 眼部 结膜炎。

(6) 胃肠反应 恶心、呕吐、腹泻、食欲减退、便秘。

(7) 皮肤及皮肤附件 多汗症。

(8) 心血管 高血压。

(9) 肌肉骨骼 骨痛、肌痛、关节痛和全身性疼痛较为常见；颌骨坏死较为罕见。

(10) 其他 肾功能损害。

【禁忌证】 (1) 对唑来膦酸或其他双膦酸盐或药品成分中任何一种辅料过敏者禁用。

(2) 低钙血症患者禁用 肌酐清除率小于 <35ml/min 的严重肾功能损害患者。

(3) 妊娠和哺乳期妇女禁用。

【注意事项】 (1) 治疗 Paget's 病 骨转换率升高是变形性骨炎的主要特征。由于唑来膦酸快速对骨转换起效，因此在本品给药后可能会发生短暂的，有时是有症状的低血钙，通常在给药后最初 10 天内最明显。建议本品给药同时给予足够的维生素 D 补充剂。另外，强烈建议变形性骨炎患者接受本品治疗后至少 10 天内，接受足量的钙补充剂，保证每日两次至少 500mg 元素钙。应告知患者低血钙症状，并对危险患者给予足够的临床监护。

(2) 骨骼肌疼痛 对使用双膦酸盐（含本品）的患者，严重及偶发的失能性骨骼，关节和（或）肌肉疼痛罕有报道。

(3) 颌骨坏死 颌骨坏死主要出现在双膦酸盐（包括唑来膦酸）治疗的肿瘤患者。这些患者中许多人也同时接受了化疗和皮质激素治疗。大多数患者出现颌骨坏死显示与牙科的一些手术有关，比如拔牙。很多患者有局部感染的症状包括骨髓炎。对伴有危险因素（如肿瘤、化疗、抗血管生成药物、皮质激素治疗、口腔卫生状况差）的患者使用双膦酸盐进行治疗前，应考虑进行口腔检查并采取适当的预防措施。

接受唑来膦酸治疗期间，需要保持口腔卫生，并定期进行牙科检查，如果有任何口腔病症，立刻报告医生。在治疗中，这些患者应尽量避免进行牙科手术。在用双膦酸盐治疗时发现有颌骨坏死病人，牙科手术可能会加剧该病。如果患者需要进行牙科手术，目前尚无数据表明中止双膦酸盐治疗会减少颌骨坏死的风险。

其他骨坏死：已有其他骨坏死（包括股骨、髋骨，膝盖骨和肱骨）的病例报告。然而，其与唑来膦酸注射液治疗的因果关系尚未确定。

(4) 非典型股骨骨折 有报道双膦酸盐治疗可能与非典型股转子下和股骨骨干骨折相关，主要是长期接受骨质疏松治疗的患者。这些横向或短斜的骨折可能发生在自股骨转子下至股骨髁上的任何地方。此类骨折在微小受力或没有创伤时即可发生，部分患者在出现完全股骨骨折前可以表现为大腿或腹股沟疼痛数周至数月。

骨折通常为双侧，因此，双膦酸盐治疗后出现股骨骨干骨折的患者应检查对侧股骨。据报道，这些骨折愈合困难。疑似非典型股骨骨折患者应根据对患者个体的获益风险评估，考虑暂停双膦酸盐治疗。

双膦酸盐治疗期间，应建议患者对腿、臀或腹股沟疼痛及时报告，从而判断发生股骨骨折的可能性。

(5) 常规 ①给药前必须对患者进行适当的补水，对于老年患者和接受利尿剂治疗的患者尤为重要。②在给予本品前，患有低钙血症的患者需服用足量的钙和维生素 D。③对阿司匹林过敏的哮喘患者应慎用本品。④配伍禁忌：本品不能与其他钙制剂或其他二价离子注射剂同时使用。⑤使用说明：本品不能与任何其他药物混合或静脉给药，必须通过单独的输液管按照恒量恒速输注。本品如果经过冷藏，请放置室温后使用。

(6) 肾损伤　严重肾功能不全患者不可使用 (肌酐清除率小于 35ml/min)，在给予本品前应对患者的血清肌酐水平进行评估。

(7) 妊娠及哺乳期　有生育能力的妇女：应该建议有生育能力的妇女在接受本品治疗过程中进行避孕。理论上，如果在接受双膦酸盐治疗过程中女性妊娠，有胎儿损害的风险 (例如，骨骼和其他畸形)。妊娠期间及哺乳期禁用本品。

(8) 儿童　对本品在儿童中使用的安全性及有效性尚未确立，暂不推荐使用。

(9) 老年人　同成人用药。但老年患者往往肾功能较低下，给药时应密切监测肾功能状。

(10) 补充钙和维生素 D　对于日常钙剂以及维生素 D 摄入不足的骨质疏松女性，进行适量补充非常重要。

【药物相互作用】　(1) 由于双膦酸盐类药物与氨基糖苷类药物同时使用能够产生降低血钙的协同作用，从而导致较长时间的低血钙，因此建议使用时应慎重。

(2) 当本品与其他可能有肾脏毒性药物合用时应慎用。

(3) 当静脉给予的双膦酸盐类药物与沙利度胺 (反应停) 合用时，可能增加多发性骨髓瘤患者发生肾功能异常的危险。

(4) 与其他可引起肾功能损害的药物合用时应谨慎。

【给药说明】　(1) 本品给药至少 15 分钟以上。

(2) 本品给药前患者必须进行适当补水，特别是同时接受利尿剂治疗的患者。

(3) 对骨转移和多发性骨髓瘤患者，应每隔 3～4 周给予本品。此外，患者应每天口服 500mg 钙和 400IU 维生素 D。

(4) 本品不得与含钙或者其他二价阳离子的输注溶液 (例如乳酸林格液) 配伍应用。

【用法与用量】　(1) 骨质疏松症　推荐剂量为一次静脉滴注 5mg，每年一次。

(2) Paget's 病　推荐剂量为一次静脉滴注 5mg。

(3) 恶性肿瘤溶骨性骨转移引起的骨痛或高钙血症成人每次 4mg，用 5ml 灭菌注射用水充分溶解后，稀释于不含钙离子的 100ml 0.9%氯化钠注射液或 5%葡萄糖注射液中，缓慢静脉滴注时间应不少于 15 分钟。每 3～4 周给药一次或遵医嘱。

【制剂与规格】　唑来膦酸注射液：(1) 5ml:4mg (以无水唑来膦酸计)；(2) 1ml:1mg (以无水唑来膦酸计)；(3) 4ml:4mg (以无水唑来膦酸计)；(4) 100ml:5mg (以唑来膦酸无水物计)。

注射用唑来膦酸：4mg。

注射用唑来膦酸浓溶液：5ml:4mg。

艾 立 布 林
Eribulin

【适应证】　(1) CDE 适应证　适用于既往接受过至少两种化疗方案的局部晚期或转移性乳腺癌患者。既往的化疗方案应包含一种蒽环类和一种紫杉烷类药物。

(2) 国外适应证　脂肪肉瘤。

【药理】　(1) 药效学　本品为一种微管抑制药，可抑制微管生长期 (不影响缩短期)，并使微管蛋白进入非生长性聚合。本药通过一种基于微管蛋白的抗有丝分裂机制而发挥作用，导致 G_2/M 细胞周期阻断，破坏有丝分裂纺锤体，经过长时间阻断有丝分裂后导致细胞凋亡。

此外，本药可引起人乳腺癌细胞形态学和基因表达改变，同时减少其体外迁徙和侵袭。在人乳腺癌小鼠移植瘤模型中，本药可增加肿瘤核心区的血流灌注和通透性，从而减少肿瘤缺氧，改变肿瘤样本中与表型相关的基因表达。

(2) 药动学　给药后首先出现快速分布期，然后出现延长消除期。平均终末半衰期约为 40 小时。平均分布容积为 43～114L/m²。血药浓度为 100～1000ng/ml 时，血浆蛋白结合率为 49%～65%。本药在循环中主要以药物原型存在，代谢物浓度小于原型药物的 0.6%。艾立布林平均清除率为 1.16～2.42L/h/m²。在 0.22～3.53mg/m² 剂量范围内，本药的药动学特性无剂量或时间依赖性。使用 ¹⁴C 标记的本药后，约 82%的剂量随粪便排泄，9%随尿液排泄。每周给药后无药物蓄积。年龄对本药的暴露量无具临床意义的影响。

轻度肾功能损害对本药的药动学无具临床意义的影响。中、重度肾功能损害者使用本药，暴露量比肾功能正常 (Ccr≥80ml/min) 者高出 1.5 倍。

轻、中度肝功能损害者使用本药，暴露量分别为肝功能正常者的 1.8 倍和 2.5 倍。轻度肝功能损害者使用本药 1.1mg/m² 和中度肝功能损害者使用本药 0.7mg/m²，与肝功能正常者使用本药 1.4mg/m² 的暴露量相似。

【不良反应】　(1) 心血管　Q-T 间期延长、低血压。

(2) 代谢及内分泌　低镁血症、脱水、体重减轻、低钙血症、低钾血症、高血糖症、低磷血症。

(3) 呼吸系统　感染性肺炎、咳嗽、呼吸困难、上呼吸道感染、口咽部疼痛。上市后还有间质性肺疾病的报道。

(4) 肌肉骨骼　关节痛、肌痛、背痛、骨痛、四肢疼痛、肌肉痉挛、肌无力、肌肉骨骼痛。

(5)泌尿及生殖系统 泌尿道感染。

(6)神经系统 周围神经病变、头痛、头晕、失眠。

(7)精神异常 精神抑郁、焦虑。

(8)肝脏 γ-谷氨酰转移酶升高、高胆红素血症、ALT升高、AST升高。

(9)胃肠反应 恶心、便秘、腹泻、呕吐、厌食、消化不良、腹痛、口炎、口干、食欲减退、味觉障碍。

(10)血液系统 白细胞减少、淋巴细胞减少、弥散性血管内凝血、血红蛋白减少、粒细胞减少、中性粒细胞减少、贫血、血小板减少。

(11)皮肤及皮肤附件 皮肤瘙痒、脱发、皮疹。上市后还有史-约综合征、中毒性表皮坏死松解症的报道。

(12)眼 泪液增加。

(13)其他 虚弱、疲乏、发热、黏膜炎、外周水肿、疼痛、脓毒症。

【禁忌证】 对本品过敏者。

【注意事项】 (1)电解质紊乱 用药前应纠正低钾血症和低镁血症。定期监测电解质。

(2)生殖毒性 具生育能力的妇女用药期间和停药后3个月内应采取有效的避孕措施;有女性性伴侣(具生育能力)的男性患者用药期间和停药后3.5个月内应采取有效的避孕措施;基于大鼠和犬试验中观察到本药有睾丸毒性,男性患者用药可能导致不可逆性不育,建议治疗前保存精子。

(3)血液毒性 本品骨髓抑制具有剂量依赖性,并且主要表现为中性粒细胞减少症。每次给药前,应对所有患者进行全血细胞计数监测。只有 ANC≥1.5×10^9/L 且血小板计数>100×10^9 的患者中,才能开始艾立布林治疗。

(4)心血管毒性 充血性心力衰竭、心动过缓和使用可延长 Q-T 间期的药物(包括Ⅰa类和Ⅲ类抗心律失常药)的患者,建议使用本药时监测心电图(ECG)。

(5)肝肾毒性 用药期间监测肝、肾功能。

(6)儿童 18岁以下儿童用药的安全性和有效性尚不明确。

(7)老年人 尚未观察到65岁及以上老年受试者与年轻受试者用药安全性存在总体差异。对于老年人群,没有推荐的剂量调整。

(8)妊娠 没有妊娠女性使用艾立布林的数据。艾立布林是一种微管抑制剂,因此在妊娠女性中用药,可能会导致胎儿损害。艾立布林在大鼠中具有胚胎毒性、胎

儿毒性和致畸性。妊娠期间不应使用艾立布林,除非非常必要且认真考虑了母亲的需求以及对胎儿的风险。

须建议具有生育能力的女性在其自身或其男性伴侣接受艾立布林治疗期间避免妊娠,并且须在治疗期间和治疗后3个月,使用有效的避孕措施。

(9)哺乳期 尚不清楚艾立布林或其代谢产物是否在人或动物乳汁中分泌。无法排除对新生儿或婴儿的风险,因而,哺乳期间不应使用艾立布林。

【药物相互作用】 预期不会与CYP3A4抑制剂和诱导剂发生药物相互作用,CYP3A4抑制剂和诱导剂不会影响艾立布林的暴露量(AUC 和 C_{max})。但合并使用治疗窗窄且主要通过 CYP3A4 介导代谢清除的药物(如环孢素、麦角胺、奎尼丁、芬太尼、匹莫齐特、他克莫司、西罗莫司)时应慎重并监测不良反应。

【给药说明】 (1)静脉注射液 未稀释的艾立布林吸入注射器后在室温下保存最长达 4 小时,在冷藏条件(4℃)下保存最长达 24 小时。

(2)静脉滴注液 ①将本品注射液以 0.9%氯化钠注射液 100ml 稀释,不可以含葡萄糖的注射液稀释或经含葡萄糖注射液的静脉输液管给药。②稀释后的药液在室温下保存最长达4小时,在冷藏条件(4℃)下保存最长达24小时。

【用法与用量】 推荐剂量为 1.4mg/m²,2～5 分钟内静脉注射,21 天为一个周期,每个周期第 1 天和第 8 天给药一次。

(1)肝功能损害患者 肝转移导致的肝功能受损:轻度肝功能损害(Child-Pugh A)患者中,本品推荐剂量为1.1mg/m²,2～5 分钟内静脉推注,21 天为一个周期,每个周期第 1 天和第 8 天给药一次。中度肝功能损害(Child-Pugh B)患者中,本品推荐剂量为 0.7mg/m²,2～5分钟内静脉推注,21 天为一个周期,每个周期第 1 天和第 8 天给药一次。尚未对重度肝功能损害(Child-Pugh C)进行研究,但是如果这些患者使用艾立布林,估计使用剂量需要更为明显的降低。

肝硬化导致的肝功能受损:尚未对这组患者进行研究。上述剂量可以用于轻度和中度肝功能损害患者,但建议对其进行密切监测,因为可能需要重新调整剂量。

(2)肾脏损害患者 中度或重度肾脏损害[肌酐清除率 (Ccr) 15 ～ 49ml/min] 患者中,本品推荐剂量为1.1mg/m²,2～5 分钟内静脉推注,21 天为一个周期,每个周期第 1 天和第 8 天给药一次。

(3)剂量 调整每次给药前需查全血细胞计数,并对周围神经病进行评估。

推荐剂量延迟 如果出现任何如下情况，第1天或第8天不得给予本品：嗜中性粒细胞绝对计数(ANC)<1000/mm³、血小板计数<75000/mm³；3级或4级非血液学毒性。

第8天剂量可以推迟最长1周，当出现下列情况：如果到第15天，毒性没有消退或好转至≤2级严重程度，则略过该剂量。如果到第15天，毒性消退或好转至≤2级严重程度，则需要降低本品剂量，并在两周后以降低的剂量重新开始下一个治疗周期。

推荐剂量减少 如果因毒性推迟用药，并且毒性已经恢复至2级严重程度或以下，按照下列规定以降低的剂量重新开始用药。

降低剂量后，不可再次增加本品剂量。

因任何下述原因，需永久性降低艾立布林1.4mg/m²剂量：①中性粒细胞绝对计数<500/mm³持续>7天、中性粒细胞绝对计数<1000/mm³伴有发热或感染、血小板计数<25000/mm³、血小板计数<50000/mm³需要输血、3级或4级非血液学毒性、在前一周期中因毒性略过或推迟第8天艾立布林剂量。推荐艾立布林剂量：1.1mg/m²。②接受1.1mg/m²期间，发生需要永久性减少剂量的任何事件。推荐艾立布林剂量0.7mg/m²。③接受0.7mg/m²期间，发生需要永久性减少剂量的任何事件。终止本品治疗。

【制剂与规格】 甲磺酸艾立布林注射液：2ml:1mg。

西达本胺^[医保(乙)]

Chidamide

【适应证】 本品适用于既往至少接受过一次全身化疗的复发或难治的外周T细胞淋巴瘤(PTCL)患者。该适应证是基于一项单臂临床试验的客观缓解率结果给予的有条件批准。有关本品用药后长期生存方面的获益尚未得到证实，随机对照设计的确证性临床试验正在进行中。

联合芳香化酶抑制剂用于激素受体阳性、人表皮生长因子受体-2阴性、绝经后、经内分泌治疗复发或进展的局部晚期或转移性乳腺癌患者。

【药理】 (1)药效学 本品为苯酰胺类组蛋白去乙酰化酶(Histone Deacetylase, HDAC)亚型选择性抑制剂，主要针对第Ⅰ类HDAC中的1、2、3亚型和第Ⅱb类10亚型，具有对肿瘤异常表观遗传功能的调控作用。西达本胺通过抑制相关HDAC亚型以增加染色质组蛋白的乙酰化水平来引发染色质重塑，并由此产生针对多条信号传递通路基因表达的改变(即表观遗传改变)，进而抑制肿瘤细胞周期、诱导肿瘤细胞凋亡，同时对机体细胞

免疫具有整体调节活性，诱导和增强自然杀伤细胞(NK)和抗原特异性细胞毒T细胞(CTL)介导的肿瘤杀伤作用。西达本胺还通过表观遗传调控机制，具有诱导肿瘤干细胞分化、逆转肿瘤细胞的上皮间充质表型转化(EMT)等功能，进而在恢复耐药肿瘤细胞对药物的敏感性和抑制肿瘤转移、复发等方面发挥潜在作用。

(2)药动学 吸收：在33例T细胞淋巴瘤患者中对西达本胺的药代动力学特征进行了研究分析。单次餐后口服30mg西达本胺片后，体内达峰时间(t_{max})平均约为4小时，血浆药物峰浓度(C_{max})平均约为60ng/ml，药时曲线下面积(AUC_{0-t})平均约为660(ng·h)/ml，终末消除半衰期($t_{1/2-z}$)平均约为17小时。

在21例晚期实体瘤和淋巴瘤患者中对不同剂量西达本胺片口服的药代动力学特征进行了研究分析。提示西达本胺片的体内暴露量随服药剂量的增加呈现非等比增加关系，可能具有剂量饱和趋势。

未进行西达本胺片的绝对生物利用度研究。

研究中观察到，西达本胺片的药代动力学参数在不同患者中存在着一定差异。随着患者年龄的增加，具有药物在体内达峰时间缩短、吸收峰浓度提高的趋势；在相同服药剂量下，男性患者的平均药物暴露量(单位AUC_{last}值)约为女性患者的80%。目前尚不明确造成这些差异的原因及其与疗效和安全性的关系，建议医生在治疗中结合疗效和安全性的评价，考虑到本品药代动力学的潜在个体差异，指导患者用药。

分布：本品在人体内具有较大的表观分布容积(V_d/F)，提示药物在体内具有较为广泛的分布。

体外研究结果表明，在20~150ng/ml浓度范围，西达本胺与人血浆蛋白结合率为89.1%~99.3%。

代谢和清除：西达本胺在人体尿液和粪便中除原型药外，共发现5个主要代谢产物，代谢途径主要有两种，分别为不同位置的单氧化和酰胺键水解。

【不良反应】 西达本胺片在关键性Ⅱ期临床试验(N=83)中≥1%的不良事件如下：

(1)血液系统 血小板计数减少(50.6%)、白细胞计数减少(39.8%)、中性粒细胞计数减少(21.7%)、血红蛋白浓度降低(8.4%)、红细胞计数减少(2.4%)、白细胞计数增加(2.4%)、淋巴细胞百分比降低(1.2%)。

(2)胃肠道 腹泻(8.4%)、恶心(8.4%)和呕吐(4.8%)、口腔溃疡(1.8%)、消化不良(1.2%)、牙疼(1.2%)。

(3)肝肾功能及电解质 γ-谷氨酰转移酶升高(8.4%)、ALT升高(7.2%)、血胆红素升高(1.2%)、血肌

酐升高(1.2%)、血肌红蛋白升高(1.2%)、血肌酸磷酸激酶升高(6.0%)、AST 升高(4.8%)、血肌酸磷酸激酶 MB 降低(4.8%)、血磷降低(1.2%)、血钾降低(2.4%)、血钙降低(2.4%)。

(4) 免疫系统及感染 免疫球蛋白 G 降低(1.2%)或升高(1.2%)。肺部感染(6.0%)、上呼吸道感染(3.6%)、鼻窦炎(2.4%)、呼吸道感染(1.2%)、坏疽(1.2%)瘙痒(1.2%)。

(5) 心脏 Q-Tc 间期延长(13.3%)，心包积液(7.2%)。上市后监测到心力衰竭，发生率不明，相关性尚无法排除。

(6) 神经系统 头晕(3.6%)、嗜睡(1.2%)、头痛(1.2%)、感觉减退(1.2%)、认知障碍(1.2%)。

(7) 肌肉骨骼 背痛、关节痛、肌痛、颈痛、肢体疼痛等发生率均为1.2%。

(8) 呼吸系统 憋闷感、呼吸急促、咳嗽、咳痰、上气道梗阻等发生率均为1.2%。上市后监测到间质性肺炎的不良事件报告，发生率不明，相关性尚无法排除。

(9) 全身性状况 乏力(9.6%)、发热(8.4%)、疲乏(3.6%)、外周水肿(2.4%)、软组织炎症(1.2%)、皮疹(4.8%)、过敏性皮炎(1.2%)。

【禁忌证】 对西达本胺或其任何成分过敏患者、严重心功能不全患者［纽约心脏病学会(NYHA)心功能不全分级Ⅳ级］，禁用本品。

【注意事项】 不良反应相关 (1)血液学不良反应相关 大约75%的首次血液学不良反应出现在服药后的6周内。在服药过程中，建议每周进行一次血常规检查。当出现≥3级血液学不良反应时,应进行对症处理和暂停用药，至少隔天进行一次血常规检查，待相关血液学不良反应缓解至用药条件后可以恢复用药。

(2) 肝功能异常 在服用本品前，如果γ-GGT、ALT 或 AST>正常上限2.5倍，建议暂缓用药，待相关指标降至正常值时再进行首次药物服用。在用药过程中应至少每3周检测一次肝功能相关指标，如果出现>3级肝功能指标异常，需暂停用药，进行对症治疗，增加肝功能指标检查频率，直至不良反应缓解至≤1级或用药前水平，恢复用药时应减量使用。

目前尚未针对肝功能损伤人群进行研究。中/重度肝功能损伤患者应谨慎服用。

(3) 肾功能异常 建议在用药过程中应至少每3周检测一次肾功能指标，如果某一项肾功能检测指标出现≥3级异常情况，应暂停用药，进行对症处理，增加相关肾功指标检查频率，直至不良反应缓解至≤1级或用药前水平，恢复用药时应减量使用。

目前尚未针对肾功能损伤人群进行研究。中/重度肾功能损伤患者应谨慎服用。

(4) 心脏毒性 在本品用药过程中,应定期进行心脏安全性相关指标监测，包括但不仅限于心电图和心脏超声检查等。

(5) 感染 在本品用药过程中，应注意是否出现发热或呼吸道、泌尿道、皮肤等各系统感染症状，如有症状应尽快进行相应检查和对症治疗。

(6) 血栓 建议在本品用药过程中，注意血栓发生的可能。如出现血栓相关症状或体征，应及时诊断和治疗，医生可根据综合情况，做出继续服用或停用本品的决定。对于有活动性出血、咳血、咯血或新发血栓性疾病的患者，应避免使用本品。在本品治疗期间避免同时使用对凝血功能有影响的药物。

儿童 目前尚未在 18 岁以下患者中进行西达本胺片的有效性和安全性研究，故不推荐使用。

妊娠及哺乳期妇女 妊娠期间禁止服用西达本胺片。如果患者在妊娠期间服用了本品，或者在用药期间怀孕，应告知患者本品对胎儿的潜在风险。应劝告育龄妇女在接受西达本胺片治疗期间避免怀孕。

本品是否经人乳汁分泌尚不确定。建议哺乳期妇女在接受本品治疗时停止哺乳。

老年人 群体药代动力学分析提示，年龄对西达本胺的药代行为无显著性影响。医生可根据老年患者的综合情况，指导患者用药或进行剂量调整。

【药物相互作用】 体外研究显示西达本胺对人肝微粒体 CYP450 酶各主要亚型均无明显的直接抑制作用。

在本品联合紫杉醇和卡铂以非小细胞肺癌为适应证的Ⅰb 期临床研究中观察到，西达本胺对紫杉醇(CYP3A4 的底物)的体内药代动力学参数无明显影响，紫杉醇或卡铂对西达本胺的体内动力学参数也无明显影响。

【给药说明】 在使用本品前，应进行血常规检查，相关指标满足以下条件方可开始用药：中性粒细胞绝对值≥1.5×10^9/L，血小板≥75×10^9/L，血红蛋白≥9.0g/dl。用药期间需定期检测血常规(通常每周一次)。

在用药过程中医生应根据不良反应情况调整用药，包括暂停用药并对症处理、降低剂量或停止本品治疗。

【用法与用量】 成人推荐每次服药30mg(6 片)，每周服药两次，两次服药间隔不应少于3天(如周一和周四、周二和周五、周三和周六等)，早餐后30分钟服用。若病情未进展或未出现不能耐受的不良反应，建议持续服药。

监测和剂量调整　针对血液学及非血液学不良反应的剂量调整原则如下。

血液学不良反应的处理和剂量调整：3 级或 4 级中性粒细胞减少(中性粒细胞计数<$1.0×10^9$/L)时，暂停本品用药。如果出现 3 级中性粒细胞减少伴体温高于 38.5℃或 4 级中性粒细胞减少，则应予以 G-CSF 等细胞因子治疗。应定期检测血常规(隔天一次或至少每周两次)，待中性粒细胞绝对值恢复至≥$1.5×10^9$/L，并经连续两次检查确认，可继续本品治疗；如之前的不良反应为 3 级，恢复用药时可采用原剂量或剂量降低至每次 20mg；如之前的不良反应为 4 级，恢复用药时剂量应降低至每次 20mg。

3 级或 4 级血小板减少(血小板计数<$50.0×10^9$/L)时，暂停本品用药，给予白介素-11 或促血小板生成素(TPO)治疗；如血小板计数<$25.0×10^9$/L 或有出血倾向时，应考虑给予成分输血治疗。应定期检测血常规(隔天一次或至少每周两次)，待血小板恢复至≥$75.0×10^9$/L，并经连续两次检查确认，可继续本品治疗；如之前的不良反应为 3 级，恢复用药时可采用原剂量或剂量降低至每次 20mg；如之前的不良反应为 4 级，恢复用药时剂量应降低至每次 20mg。

3 级或 4 级贫血(血红蛋白降低至<8.0g/dl)：暂停本品用药，使用红细胞生成素(EPO)治疗；当血红蛋白<5.0g/dl 时，应给予成分输血。应定期检测血常规(隔天一次或至少每周两次)，待血红蛋白恢复至≥9.0g/dl，并经连续两次检查确认，可继续本品治疗；如之前的不良反应为 3 级，恢复用药时可采用原剂量或剂量降低至每次 20mg；如之前的不良反应为 4 级，恢复用药时剂量应降低至每次 20mg。

针对以上血液学不良反应进行处理和剂量降低后，如果再次出现 4 级血液学不良反应或 3 级中性粒细胞减少伴体温高于 38.5℃，应停止本品治疗。

非血液学不良反应的处理和剂量调整：如果出现 3 级非血液学不良反应，应暂停用药并给予对症治疗。医生应根据具体不良反应情况，定期进行相关项目的检查和监测，待不良反应缓解至≤1 级时可恢复西达本胺用药，但剂量应降低至每次 20mg。如降低剂量后再次发生≥3 级不良反应，应停止西达本胺治疗。用药过程中如果出现 4 级非血液学不良反应，应停止本品治疗。

【制剂与规格】　西达本胺片：5mg。

哌 柏 西 利
Palbociclib

【适应证】　(1)CDE 适应证　适用于激素受体(HR)阳性、人表皮生长因子受体 2(HER2)阴性的局部晚期或转移性乳腺癌，应与芳香化酶抑制剂联合使用作为绝经后女性患者的初始内分泌治疗。

(2)国外适应证　与氟维司群联合用于激素受体(HR)阳性、人表皮生长因子受体 2(HER2)阴性的内分泌治疗后疾病进展的晚期乳腺癌患者。

【药理】　(1)药效学　哌柏西利是细胞周期蛋白依赖性激酶(CDK)4 和 6 的抑制剂。周期蛋白 D1 和 CDK4/6 位于细胞增殖信号通路的下游。在体外，通过阻滞细胞从 G_1 期进入 S 期，而减少雌激素受体(ER)阳性乳腺癌细胞系的细胞增殖。哌柏西利和雌激素拮抗剂联合作用于乳腺癌细胞系时，可降低视网膜母细胞瘤(Rb)蛋白磷酸化，从而导致 E2F 表达，及其信号传导下降，与药物各自单用相比具有更强的生长抑制作用。

(2)药动学　吸收：本品一般在口服后 6～12 小时之间达峰浓度(C_{max})。口服 125mg 哌柏西利后，其平均绝对生物利用度为 46%。在 25～225mg 剂量范围时，血药浓度时间曲线下面积(AUC)和 C_{max} 通常随剂量成比例增加。

分布：本品在体外与人血浆蛋白的结合率为 85%，无浓度依赖性。在体内，人体血浆中哌柏西利的平均游离分数(f_u)随肝功能恶化程度逐渐增加。在体内，随肾功能恶化，人体血浆中哌柏西利的平均 f_u 无明显变化趋势。

生物转化：体外和体内研究表明哌柏西利经由肝细胞进行广泛代谢。主要代谢途径是磺化和氧化，次要途径是葡萄糖苷酸化和酰化。血循环中检测到的主要为哌柏西利原型药。

消除：在晚期乳腺癌患者中，哌柏西利的几何平均表观口服清除率(CL/F)为 63L/h，平均血浆消除半衰期为 28.8 小时。

【不良反应】　(1)免疫疾病及感染　感染。

(2)血液系统　中性粒细胞减少症、白细胞减少症、贫血、血小板减少症、发热性中性粒细胞减少症。

(3)胃肠反应　口腔炎、恶心、呕吐、腹泻。

(4)代谢及营养　食欲下降。

(5)皮肤及皮肤附件　皮疹、脱发、皮肤干燥。

(6)听觉，前庭及特殊感官　味觉障碍、视物模糊、流泪增加、眼干燥症。

(7)呼吸系统　鼻衄、间质性肺病(ILD)/肺炎。

(8)全身整体表现　疲乏、乏力、发热。

(9)肝、胆　ALT 升高、AST 升高。

【禁忌证】　(1)对活性成分项下所列的任一辅料过敏者禁用。

（2）禁止使用含圣约翰草的制品。

【注意事项】**不良反应相关** （1）血液学毒性 中性粒细胞减少症是临床研究中最常报告的不良反应，应在哌柏西利治疗开始前、每个周期开始时、前两个周期的第15天以及出现临床指征时监测全血细胞计数。对于出现3或4级中性粒细胞减少症的患者，建议中断给药、减少剂量或延迟开始治疗周期，并进行密切监测。

（2）间质性肺病（ILD）/肺炎 用细胞周期蛋白依赖性激酶4/6（CDK4/6）抑制剂（包括哌柏西利）与内分泌治疗联用治疗的患者，可能会发生严重威胁生命或致命的间质性肺病（ILD）和（或）肺炎。监测患者的肺部症状，提示ILD/肺炎（例如：低氧，咳嗽，呼吸困难）。对于有新的或恶化的呼吸道症状且怀疑已发展为肺炎的患者，应立即中断哌柏西利并评估患者。重度ILD或肺炎患者应永久停用哌柏西利。

（3）感染 因为哌柏西利具有骨髓抑制特性，其可使患者易于出现感染。患者在出现任何骨髓抑制或感染体征或症状时立即报告，例如发热、寒战、头晕、气短、无力或出血和（或）瘀伤倾向加重。

肝损伤 中度或重度肝损伤患者应慎用哌柏西利，并密切监测毒性体征。

肾损伤 中度或重度肾损伤患者应慎用哌柏西利，并密切监测毒性体征。

绝经前/围绝经期女性 鉴于芳香化酶抑制剂的作用机制，绝经前/围绝经期女性接受哌柏西利与芳香化酶抑制剂联合治疗时，必须进行卵巢切除或使用促黄体生成激素释放激素（LHRH）激动剂抑制卵巢功能。哌柏西利联合氟维司群用于绝经前/围绝经期女性的研究中，仅与LHRH激动剂联合用药。

危重内脏疾病（转移）：尚未在危重的有内脏疾病（转移）患者中研究哌柏西利的疗效和安全性。

机械操作 哌柏西利对驾驶和操作机器能力的影响很小。但是，哌柏西利可能引起疲乏，患者在驾驶或操作机器时应谨慎。

儿童 尚未确定哌柏西利在18岁以下的儿童和青少年患者中的安全性和疗效。尚无相关数据。

老年人 65岁及以上患者无需调整哌柏西利的剂量。

孕妇及哺乳期妇女用药 接受本品治疗的有生育能力的女性或其男性配偶，应在治疗期间以及完成治疗后分别至少3周（女性）或14周（男性）内采取充分的避孕措施。不建议孕妇和未采取避孕措施的有生育能力的女性使用哌柏西利。

接受哌柏西利治疗的患者不应哺乳。

生育力：男性在开始哌柏西利治疗前应考虑保存精液。

其他 哌柏西利含乳糖。存在半乳糖不耐症、总乳糖酶缺乏症或葡萄糖-半乳糖吸收不良症等罕见遗传疾病的患者不得服用哌柏西利。本品主要被CYP3A和SULT2A1代谢。

【药物相互作用】（1）CYP3A抑制剂的影响 应避免与强效CYP3A抑制剂合用，包括但不限于：克拉霉素、茚地那韦、伊曲康唑、洛匹那韦/利托那韦、奈法唑酮、奈非那韦、泊沙康唑、沙奎那韦、特拉匹韦、泰利霉素、伏立康唑和葡萄柚或葡萄柚汁。与轻度和中度CYP3A抑制剂合用时无需调整剂量。

（2）CYP3A诱导剂的影响 应避免与强效CYP3A诱导剂合用，包括但不限于：卡马西平、恩杂鲁胺、苯妥英、利福平和圣约翰草。与中效CYP3A诱导剂合用时无需调整剂量。

（3）抗酸药的影响 空腹条件下同时给予质子泵抑制剂与哌柏西利，哌柏西利AUC和C_{max}显著降低。因此，哌柏西利应与食物同服，最好随餐服用。鉴于H_2受体拮抗剂和局部抗酸剂与PPI相比对胃内pH的影响较小，哌柏西利与食物同服时，预期H_2受体拮抗剂或局部抗酸剂对哌柏西利的暴露量无临床相关影响。

（4）哌柏西利对其他药品药代动力学的影响 治疗指数狭窄的敏感CYP3A4底物（如：阿芬太尼、环孢素、双氢麦角胺、麦角胺、依维莫司、芬太尼、匹莫齐特、奎尼丁、西罗莫司和他克莫司）与哌柏西利同时使用时可能需要降低剂量，因为哌柏西利可增加它们的暴露量。

（5）与转运蛋白的体外研究 根据体外研究数据，预计哌柏西利抑制肠道P-糖蛋白（P-gp）和乳腺癌耐药蛋白质（BCRP）介导的转运。因此，哌柏西利与P-gp（如：地高辛、达比加群、秋水仙碱）或BCRP（如：普伐他汀、瑞舒伐他汀、柳氮磺胺吡啶）的底物类药品合并用药可增加它们的治疗作用和不良反应。哌柏西利可抑制摄取转运体有机阳离子转运蛋白OCT1，因此可增加该转运蛋白的底物类药品（如：二甲双胍）的暴露量。

【给药说明】口服。应与食物同服，最好随餐服药以确保哌柏西利暴露量一致。

哌柏西利不得与葡萄柚或葡萄柚汁同服。

哌柏西利胶囊应整粒吞服（吞服前不得咀嚼、压碎或打开胶囊）。如果胶囊出现破损、裂纹或其他不完整的情况，则不得服用。

应在每天大约相同的时间服药。如果呕吐或者漏服，当天不得补服。应照常进行下次服药。

剂量调整建议根据个体安全性和耐受性调整哌柏西

利的剂量。

【用法与用量】 哌柏西利的推荐剂量为 125mg，每天一次，连续服用 21 天，之后停药 7 天（3/1 给药方案），28 天为一个治疗周期。

出现不良反应时哌柏西利剂量调整的建议 推荐剂量：125mg/d，第一次降低剂量：100mg/d，第二次降低剂量：75mg/d。

如需进一步降低剂量至 75mg/d 以下，则终止治疗。

在开始哌柏西利治疗前、每个治疗周期开始时、前 2 个治疗周期的第 15 天以及有临床指征时应监测全血细胞计数。

对于前 6 个治疗周期内发生最高严重程度为 1 或 2 级中性粒细胞减少症的患者，其后续周期的全血细胞计数监测时间应为每 3 个月一次、各周期开始之前以及有临床指征时。

建议在中性粒细胞绝对计数（ANC）≥1000/mm³ 且血小板计数≥50000/mm³ 时接受哌柏西利。

哌柏西利的剂量调整和管理—血液学毒性 CTCAE 级别为 1 级或 2 级时，无需调整剂量。级别为 3 级 a 时，治疗周期的第 1 天：暂停服用哌柏西利，直至恢复至≤2 级，并在 1 周内重复监测全血细胞计数。当恢复至≤2 级时，以相同剂量开始下一治疗周期。前 2 个治疗周期的第 15 天：如果第 15 天时为 3 级，以当前剂量继续服用哌柏西利，直至治疗周期结束，并在第 22 天重复监测全血细胞计数。如果第 22 天时为 4 级，参见 4 级事件剂量调整指南。如果 3 级中性粒细胞减少症恢复时间较长（>1 周）或在后续治疗周期第 1 天复发，考虑降低剂量。3 级 ANCb（<1000 至 500/mm³）+发热≥38.5℃和（或）感染。任何时间：暂停服用哌柏西利，直至恢复至≤2 级。以下一个较低的剂量重新开始治疗。4 级 a：任何时间，暂停服用哌柏西利，直至恢复至≤2 级。以下一个较低的剂量重新开始治疗。

肝损伤 轻度或中度肝损伤患者（Child-Pugh A 级和 B 级）无需调整哌柏西利的剂量。重度肝损伤（Child-Pugh C 级）患者的推荐剂量为 75mg，每天一次，采用 3/1 给药方案。

肾损伤 轻度、中度或重度肾损伤患者［肌酐清除率（Ccr）≥15ml/min］无需调整哌柏西利的剂量。

【制剂与规格】 哌柏西利胶囊：(1)75mg；(2)100mg；(3)125mg。

氯膦酸二钠 [药典(二)；医保(乙)]

【适应证】 ①恶性肿瘤并发的高钙血症。②溶骨性癌转移引起的骨痛。③可避免或延迟恶性肿瘤溶骨性骨转移。④各种类型骨质疏松。

【药理】 (1)药效学 氯膦酸盐化学上被定义为双膦酸盐，是天然焦磷酸盐的类似物。双膦酸盐对矿化组织，如骨，具有强烈的亲和性。体外研究表明它可抑制磷酸钙沉积，抑制其转化为羟磷灰石，延缓磷灰石晶体聚集成更大的结晶体，并减慢其分解。但氯膦酸盐最主要的作用机制为抑制破坏骨的吸收。氯膦酸盐抑制几种不同方式的骨吸收。高剂量氯膦酸盐用于成长期大鼠会导致长骨干骺端增宽。氯膦酸盐抑制骨吸收具有剂量依赖性，而对骨矿化或骨质的其他方面无破坏作用。氯膦酸盐可抑制破骨细胞的活性，降低血钙浓度，减少尿中排泌的钙和羟脯氨酸。氯膦酸盐可预防绝经前和绝经后妇女与乳腺癌相关的髋和腰椎骨的丢失。单独应用抑制骨吸收剂量的氯膦酸盐，未发现会对人体正常的骨矿化产生影响。已观察到可降低乳腺癌和多发性骨髓瘤患者骨折的危险性。氯膦酸盐可减少原发性乳腺癌的骨转移。在可手术治疗的原发性乳腺癌患者中进行的预防骨转移的临床试验中，发现氯膦酸盐治疗与死亡率降低有关。

(2)药动学 吸收：与其他双膦酸盐相同，氯膦酸盐的胃肠道吸收低，约为 2%。氯膦酸盐吸收迅速，单次给药后，于 30 分钟内即可达到血清峰浓度。由于氯膦酸盐对钙和其他二价阳离子有强烈的亲和性，所以当氯膦酸盐与含有二价阳离子的饮食或药物同时服用时，其吸收可忽略不计。

分布与清除：氯膦酸盐的血浆蛋白结合率低，分布容积为 20~50L。氯膦酸盐的血清消除表现为两个显著不同的时相：分布相半衰期约为 2 小时，而清除相却因氯膦酸盐与骨骼紧密结合而非常慢。氯膦酸盐主要经肾清除。在给药后几天内，吸收的氯膦酸盐约有 80%出现在尿中。与骨结合的部分（约占吸收量的 20%）排泄更慢，肾清除率约为血浆清除率的 75%。

【不良反应】 (1)代谢 无症状低血钙常见，有症状低钙血症罕见。

(2)泌尿及生殖系统 有时会出现肾功能异常。

(3)神经系统 少数情况下会出现眩晕和疲劳，但往往随治疗的继续而消失。

(4)胃肠反应 最常报告的不良反应是恶心、呕吐、腹泻，大约有 10%的患者发生，但这些反应通常是轻度的，并且在高剂量常见。

(5)血液系统 有时会出现白细胞减少。

(6)其他 有时可出现血清乳酸脱氢酶等肝酶水平升高。

【禁忌证】 (1)对本品过敏者禁用。

(2)严重肾损害者、骨软化症患者禁用。

【注意事项】 (1)常规 用于治疗骨质疏松症时，应遵医嘱决定是否需要补钙。如需要补钙，本品与钙剂应分开服用，如饭前一小时服用本品，进餐时服钙剂，以免影响本品的吸收，降低疗效。

(2)肾损伤 用药期间，对肾脏应进行监测。

(3)肝损伤 用药期间，对肝功能应进行监测。

(4)其他 用药期间，对血细胞数应进行监测。

(5)儿童 尚未确定在儿童患者使用的安全性、有效性。小儿长期用药可能影响骨代谢，应慎用。

(6)妊娠及哺乳期 安全性尚不明确，不宜使用。

【药物相互作用】 (1)禁止与其他双膦酸盐同时使用。

(2)与非甾体类抗炎止痛药合用时，有引起肾功能不全的报告。

(3)与氨基苷类药物同时使用，有增加低钙血症的风险。

曾有报告，氯膦酸盐与雌莫司汀磷酸盐同时使用，将使雌莫司汀磷酸盐的血清浓度增加，最高可增加80%。

氯膦酸盐与二价阳离子可形成难溶复合物。因此，本品不应与含有二价阳离子的食物或药物(如抗酸剂或铁制剂)同时服用。

【给药说明】 (1)口服 ①本品口服制剂日剂量为1.6g时应单次用药；若日剂量高于1.6g，超过1.6g的部分应作为第2个剂量。②如一日用药1次，应于早晨空腹服用；在随后的1小时内，禁止进食、饮水(白水除外)及口服其他药物。如一日用药2次，应按上述方法服用第1个剂量；第2个剂量应在两餐之间服用，时间应安排在进食、饮水(白水除外)或口服其他药物2小时之后、1小时之前。③不可与含二价阳离子的食物(如牛奶)同服。④本品胶囊应整粒吞服。

(2)其他 静脉滴注仅作为短期治疗，以后改为口服给药。

【用法与用量】 (1)恶性肿瘤引起的高钙血症 ①口服给药起始剂量为一日2.4g或3.2g，随后依据患者反应逐渐调整剂量至一日1.6g，用以维持正常的血钙浓度。②静脉滴注一日0.3g，滴注时间至少2小时，连用数日(通常5日内)，不应超过7日；或一次1.5g，血钙正常后改口服给药。

(2)恶性肿瘤引起的骨质溶解 口服给药起始剂量为一日1.6g，根据需要可增加剂量，但不应超过一日3.2g。

(3)骨质疏松症 口服：①早期或未发生骨痛的患者：一日0.4g，连用3个月为一疗程，必要时可重复疗程。②严重或已发生骨痛的患者：一日1.6g，分2次服用。

(4)Paget's病 静脉滴注，一日0.3g，滴注时间3小时以上，共用5日，以后改口服给药。

(5)肾功能不全时剂量 ①口服：肌酐清除率为50~80ml/min者，一日1.6g；肌酐清除率为30~50ml/min者，一日1.2g；肌酐清除率小于30ml/min者，一日0.8g。②静脉滴注：肌酐清除率为50~80ml/min者，应减量25%；肌酐清除率为12~50ml/min者，应减量25%~50%；肌酐清除率小于12ml/min者，应减量50%。

(6)老年人剂量 老年人无需调整剂量。

【制剂与规格】 氯膦酸二钠片：(1)0.4g；(2)0.8g。

氯膦酸二钠胶囊：(1)0.2g；(2)0.4g。

氯膦酸二钠注射液：5ml:0.3g。

注射用氯膦酸二钠：0.3g。

西 尼 莫 德 [医保(乙)]
Siponimode

【适应证】 适用于治疗成人复发型多发性硬化，包括临床孤立综合征、复发-缓解型疾病和活动性继发进展型疾病。

【药理】 (1)药效学 西尼莫德是一种鞘/氨醇-1-磷酸(S1P)受体调节剂，与S1P受体亚型1(S1P1)和亚型5(S1P5)高亲和力结合。西尼莫德阻止淋巴细胞从淋巴结外排，减少外周血淋巴细胞的数量。西尼莫德治疗多发性硬化的作用机制尚不清楚，但可能与减少淋巴细胞向中枢神经系统迁移有关。

(2)药动学 西尼莫德0.3~20mg每日一次或多次给药后，西尼莫德浓度与剂量成比例增加。每日一次给药大约6天后达到稳态血药浓度，稳态血药浓度大约是初次给药的2~3倍。采用滴定方案在治疗6天后达到西尼莫德的临床治疗剂量2mg，再继续给药4天达到稳态血药浓度。

吸收：口服西尼莫德速释剂型的t_{max}大约4小时(范围：3~8小时)达到最大血药浓度(C_{max})。西尼莫德的吸收广泛，为≥70%。西尼莫德的绝对口服生物利用度约为84%。进食会导致吸收延迟，对全身暴露量没有影响。因此，饭前饭后服用皆可。

分布：西尼莫德的平均分布容积124L，蛋白结合率>99.9%。

代谢：西尼莫德代谢广泛，主要经CYP2C9代谢，其次是CYP3A4。主要代谢物M3和M17的药理学活性预计对西尼莫德在人体中的临床疗效和安全性不产生影响。

排泄：表观消除半衰期大约为30小时。西尼莫德主要通过代谢从体循环消除，其次通过胆汁/粪便排泄消除。尿液中未检测到西尼莫德原型。

【不良反应】 (1)神经系统 头痛(15%),头晕(7%),癫痫发作(1.7%)。

(2)心血管 高血压(13%),心动过缓(6%),血管事件(3%)(包括缺血性中风、肺栓塞和心肌梗死)。

(3)肝、胆 氨基转移酶升高(11%)。

(4)代谢及营养 周围水肿(8%)。

(5)胃肠反应 恶心(7%),腹泻(6%)。

(6)肌肉骨骼 四肢疼痛(6%)。

【禁忌证】 (1)已知对本品任何成分过敏的患者。

(2)CYP2C9*3/*3 基因型。

(3)在过去 6 个月发生心肌梗死、不稳定型心绞痛、脑卒中、TIA、需要住院的失代偿性心力衰竭、Ⅲ或Ⅳ级心力衰竭。

(4)莫氏Ⅱ度Ⅱ型、Ⅲ度 AV 传导阻滞或病窦综合征,除非患者有运行正常的起搏器。

【注意事项】 (1)感染风险 西尼莫德引起外周淋巴细胞计数剂量依赖性降低至基线值的 20%~30%,这是由于淋巴组织中淋巴细胞的可逆性隔离所致。因此,西尼莫德可能增加感染的风险,其中一些为严重性感染。开始西尼莫德治疗之前,应评估近期(最近 6 个月内或终止既往治疗之后)全血细胞计数结果。

有重度活动性感染的患者在感染消退之前不应开始西尼莫德治疗。由于停止西尼莫德治疗后残留的药效学反应(如降低外周淋巴细胞计数)仍可能持续 3~4 周,在这期间应当始终监测感染。

对于治疗中出现感染症状的患者,应当采取有效的诊疗措施。如果患者出现严重感染,应考虑暂停西尼莫德治疗。

(2)疫苗接种 如果患者没有医疗保健专业人员确认的水痘史,或者没有病历记录接受过全程抗 VZV 接种,则应该在开始西尼莫德治疗之前进行抗 VZV 抗体检测。对于抗体阴性的患者,建议在开始西尼莫德治疗之前全程接种水痘疫苗,并延后 4 周再开始西尼莫德治疗,使疫苗完全发挥作用。

患者在服用西尼莫德期间以及停止西尼莫德治疗后 4 周内不应接种减毒活疫苗。如果在西尼莫德服药期间接种疫苗,疫苗效果可能会减低。如果计划接种疫苗,建议提前 1 周停止西尼莫德治疗,一直到接种 4 周后再开始治疗。

(3)黄斑水肿 大多数事件发生在治疗开始后的前 4 个月。建议所有患者在开始治疗前和使用西尼莫德期间出现视力变化时进行眼科检查,包括眼底、黄斑检查。应考虑个体患者的潜在获益和风险后再决定是否停用西尼莫德。有葡萄膜炎史的患者和糖尿病患者在西尼莫德治疗期间发生黄斑水肿的风险增加。除了治疗前眼底检查(包括黄斑),有糖尿病或葡萄膜炎史的 MS 患者还应该定期接受随访检查。

(4)缓慢型心律失常和房室传导延迟 由于开始西尼莫德治疗会导致心率一过性减慢和房室传导延迟,应该采用剂量滴定计划达到西尼莫德的维持剂量。

(5)肝损伤 西尼莫德治疗的患者可能发生氨基转移酶升高。开始西尼莫德治疗之前应该评估近期(最近 6 个月内)氨基转移酶和胆红素水平。如果患者在治疗过程中出现提示肝功能障碍的症状,例如原因不明的恶心、呕吐、腹痛、疲乏、厌食、皮疹伴嗜酸性粒细胞增多或黄疸和(或)尿色加深,应检查肝功能。如果确认出现严重肝损伤,则应停用西尼莫德。

(6)血压升高 西尼莫德治疗期间应当监测血压并适当处理。

(7)胎儿风险 根据动物实验研究,西尼莫德可能导致胎儿损害。有生育能力的女性应该在西尼莫德治疗期间和停止治疗后 10 天内采取有效的避孕措施以避免妊娠。

(8)可逆性后部脑病综合征(PRES) 如果西尼莫德治疗的患者出现任何非预期的神经系统或精神病学症状/体征(例如认知缺陷、行为改变、大脑皮层视觉障碍或任何其他神经系统大脑皮层症状/体征)、任何提示颅内压升高的症状/体征或神经功能恶化加速,医生应该立即安排全面的体格检查和神经病学检查,并且应该考虑行 MRI。PRES 的症状通常可逆,但可能演变为缺血性卒中或脑出血。延误诊治可能导致永久性神经系统后遗症。如果怀疑 PRES,应该停用西尼莫德。

【药物相互作用】 (1)药物相互作用抗肿瘤、免疫调节或免疫抑制疗法 可能尚未与抗肿瘤、免疫调节或免疫抑制疗法联合研究。在同时给药期间应谨慎,因为在此类治疗期间以及给药后的几周内存在附加免疫效应的风险。当从具有长期免疫作用的药物转换时,必须考虑这些药物的半衰期和作用方式,以避免意外的附加免疫抑制作用。由于阿仑单抗免疫抑制作用的特点和持续时间,不建议在阿仑单抗治疗后开始使用西尼莫德。西尼莫德通常可在停用β-干扰素或醋酸格拉替拉后立即开始使用。

(2)抗心律失常药物、Q-T 间期延长药物、可能降低心率的药物 尚未对服用 Q-T 延长药物的患者进行研究。

Ⅰa 类(如奎尼丁、普鲁卡因胺)和Ⅲ类(如胺碘酮、索他洛尔)抗心律失常药物与心动过缓患者的尖端扭转型室性心动过速有关。如果考虑使用西尼莫德进行治疗，应寻求心脏病专家的建议。由于对心率的潜在加性效应，在同时服用具有已知致心律失常特性的 Q-T 延长药物、降低心率的钙通道阻滞剂(如维拉帕米、地尔硫草)或其他可能降低心率的药物的患者中，通常不应开始使用西尼莫德治疗(例如，伊伐布拉定、地高辛)和药物相互作用。如果考虑使用西尼莫德治疗，应寻求心脏病专家关于转换为非心率降低药物或适当监测治疗开始的建议。

(3) β受体拮抗剂 在接受β受体拮抗剂治疗的患者中使用西尼莫德时应谨慎，因为它具有降低心率的附加效应；在开始服用西尼莫德之前，可能需要暂时中断β受体拮抗剂治疗。β受体拮抗剂治疗可以在接受稳定剂量的西尼莫德的患者中开始。

(4) 接种疫苗 在停止使用 MAYZENT 治疗期间及之后一个月内，接种疫苗的效果可能较差；因此，MAYZENT 治疗应在接种疫苗前 1 周和接种疫苗后 4 周暂停。使用减毒活疫苗可能会带来感染风险，因此应在西尼莫德治疗期间以及停止美увизент治疗后4周内避免使用。

(5) CYP2C9 和 CYP3A4 抑制剂 由于西尼莫德的暴露显著增加，不建议同时使用西尼莫德和导致中度 CYP2C9 和中度或重度 CYP3A4 抑制的药物。该联合用药方案可由中度 CYP2C9/CYP3A4 双重抑制剂(如氟康唑)或中度 CYP2C9 抑制剂与单独的中度或强 CYP3A4 抑制剂组合而成。同时使用西尼莫德和中度 CYP2C9 抑制剂时应谨慎。

(6) CYP2C9 和 CYP3A4 诱导剂 由于西尼莫德的暴露量显著减少，因此不建议所有患者同时使用西尼莫德和引起中度 CYP2C9 和强烈 CYP3A4 诱导的药物。该联合用药方案可包括中度 CYP2C9/强 CYP3A4 双诱导剂(如利福平或卡马西平)或中度 CYP2C9 诱导剂与单独的强 CYP3A4 诱导剂组合。同时使用西尼莫德和中度 CYP2C9 诱导剂时应谨慎。对于 CYP2C9*1/*3 和 *2/*3 基因型患者，不建议同时使用西尼莫德和中度(如莫达非尼、依法韦伦)或强 CYP3A4 诱导剂。

【给药说明】整片服用片剂；不要劈开、挤压或咀嚼。

每天早晨(空腹或进食状态下)服用一次推荐的每日剂量。

漏服：如果在滴定期，滴定剂量漏服超过 24 小时，应从第 1 天重新开始滴定。如果维持期漏服，应在下一个预定时间服用处方剂量(剂量不应加倍)。

治疗中断后重新开始治疗：如果西尼莫德维持治疗连续中断 4 个或以上日剂量，则需要使用新的起始剂量

包，重新开始西尼莫德治疗。因连续漏服 3 个日剂量导致的剂量中断无需重新滴定，而应当按照维持剂量继续治疗。

【用法与用量】第一次给药前评估 (1)CYP2C9 基因型 开始西尼莫德治疗之前应当先确定患者的 CYP2C9 基因型。对于携带 CYP2C9*1/*3 或*2/*3 基因型的患者，建议进行剂量调整。西尼莫德不能应用于携带 CYP2C9*3/*3 基因型的患者。

(2) CYP2C9*1/*1 或*1/*2 或*2/*2 基因型患者 滴定期持续 5 天，剂量滴定方案如下：第 1 天和第 2 天 0.25mg 每日一次，第 3 天 0.5mg(2 片 0.25mg)每日一次，第 4 天 0.75mg(3 片 0.25mg)每日一次，第 5 天 1.25mg(5 片 0.25mg)每日一次，第 6 天达到并开始使用西尼莫德维持剂量。

(3) CYP2C9*2/*3 或*1/*3 基因型患者 滴定期持续 4 天，剂量滴定方案如下：第 1 天和第 2 天 0.25mg 每日一次，第 3 天 0.5mg(2 片 0.25mg)每日一次，第 4 天 0.75mg(3 片 0.25mg)每日一次，第 5 天达到并开始使用西尼莫德维持剂量(4 片 0.25mg)每日一次。

已有心脏疾病患者的首次给药监测 因为开始西尼莫德治疗会导致心率(HR)下降，对于有窦性心动过缓[HR 低于 55 次/分钟(bpm)]、Ⅰ度或Ⅱ度[莫氏Ⅰ型]AV 传导阻滞、有心肌梗死或心力衰竭史的患者，建议进行首次给药 6 小时监测。

首次给药 6 小时监测 在具备适当处理症状性心动过缓医疗机构进行西尼莫德首次给药。首次给药后 6 小时内监测患者是否出现心动过缓的体征和症状，每小时测量脉搏和血压。对于这些患者，第 1 天观察期结束时进行 ECG。

6 小时监测后额外的监测 如果 6 小时后存在以下异常(即使无症状)，应继续监测直至异常消失：①给药后 6 小时心率低于 45bpm。②给药后 6 小时的心率，是给药后的最低值，提示对心脏的最大药效学作用可能尚未达到。③给药后 6 小时 ECG 显示新发生的Ⅱ度或更高度的 AV 传导阻滞。

如果出现给药后症状性心动过缓、缓慢型心律失常或传导异常相关症状，或给药后 6 小时 ECG 显示新发生的Ⅱ度或更高度 AV 传导阻滞，或 Q-Tc≥500msec，应给予适当的治疗，开始持续 ECG 监测。如果不需要药物治疗，继续监测至症状消失。如果需要药物治疗，继续监测过夜，在第二次给药后重复 6 小时监测。

如果考虑对以下患者进行西尼莫德治疗，应咨询心脏病学专家以确定起始治疗期间最合适的监测策略(可

能包括整夜监测）：①已有心脏和脑血管疾病；②给药前或 6 小时观察期间 Q-Tc 间期延长，或有 Q-T 间期延长的额外风险，或同时使用会延长 Q-T 间期的药物并且已知有发生尖端扭转型室性心动过速风险；③同时使用会减缓心率或 AV 传导的药物。

【制剂与规格】西尼莫德片：(1)0.25mg/片；(2)1mg/片；(3)2mg/片。

盐酸芬戈莫德 [医保(乙)]
Fingolimod Hydrochloride

【适应证】用于治疗 10 岁及以上患者复发型多发性硬化(RMS)。

【药理】(1)药效学 芬戈莫德被鞘氨醇激酶代谢为活性代谢物芬戈莫德-磷酸酯。芬戈莫德-磷酸酯是精氨醇 1-磷酸(S1P)受体调节剂，并且与鞘氨醇 1-磷酸受体 1.3.4.5 高亲和力结合，芬戈莫德-磷酸酯有阻碍淋巴细胞从淋巴结中排出的能力，减少外周血淋巴细胞的数量。芬戈莫德治疗多发性硬化的作用机制尚不明确，但可能与减少淋巴细胞向中枢神经系统的迁移有关。

(2)药动学 吸收：芬戈莫德的 t_{max} 为 12～16 小时。表观绝对口服生物利用度为 93%。食物摄入不会改变芬戈莫德或芬戈莫德-磷酸酯的 C_{max} 或 AUC。因此盐酸芬戈莫德的服用不需要考虑用餐时间。

每日一次给药后，在 1～2 个月之内达到稳态血药浓度。稳态血药浓度比初次剂量下的水平高近 10 倍。

分布：芬戈莫德主要分布于红细胞中(86%)。血细胞中芬戈莫德-磷酸酯的摄入小于 17%。芬戈莫德和芬戈莫德-磷酸酯的蛋白质结合率>99.7%。芬戈莫德和芬戈莫德-磷酸酯的蛋白结合不会因肾损害或肝功能不全而改变。

代谢：芬戈莫德在人体中的生物转化主要通过三种途径发生。①通过可逆立体选择性磷酸化作用生成具有药理学活性的芬戈莫德-磷酸酯(S)-对映异构体；②通过主要由细胞色素 P4504 F2(CYP4F2)和可能的其他 CYP4F 同工酶催化的氧化生物转化然后经脂肪酸样降解为无活性代谢物；③通过形成无药理活性的芬戈莫德非极性神经酰胺类似物。

消除：芬戈莫德的血液清除率为(6.3 ± 2.3)L/h，平均表观终末半衰期($t_{1/2}$)为 6～9 天。在终末期芬戈莫德-磷酸酯的血液水平与芬戈莫德平行下降两者的半衰期类似。

口服给药后，约 81%的剂量以非活性代谢物通过尿液缓慢排泄。芬戈莫德和芬戈莫德-磷酸酯不经尿液排泄，但是粪便中的主要成分。排泄量分别小于剂量的 2.5%。34 天后给药剂量的回收率为 89%。

【不良反应】(1)免疫系统及感染 非常常见(≥10%)：流感、鼻窦炎。

常见(≥1%～<10%)：疱疹病毒感染、支气管炎、花斑癣。

(2)血液系统 常见(≥1%～<10%)：淋巴细胞减少症、白细胞减少症。

(3)神经系统 非常常见(≥10%)：头痛。

常见(≥1%～<10%)：头晕、偏头痛。

(4)精神异常 常见(≥1%～<10%)：抑郁症。

(5)心血管 常见(≥1%～<10%)：心动过缓、房室传导阻滞、高血压、血甘油三酯升高。

(6)消化系统 非常常见(≥10%)：腹泻、肝酶升高(ALT、γ谷氨酰转移酶、AST 升高)。

(7)呼吸系统 非常常见(≥10%)：咳嗽。

常见(≥1%～<10%)：呼吸困难。

(8)皮肤及皮肤附件 常见(≥1%～<10%)：湿疹、脱发、瘙痒。

(9)肌肉骨骼 非常常见(≥10%)：背痛。

常见(≥1%～<10%)：肌痛、关节痛。

(10)全身整体表现 常见(≥1%～<10%)：虚弱。

【禁忌证】(1)免疫缺陷综合征患者。

(2)机会性感染风险升高的患者。包括免疫抑制患者(目前接受免疫抑制治疗或由于既往治疗导致的免疫抑制患者)。

(3)重度活动性感染，活动性慢性感染(肝炎、肺结核)。

(4)活动性恶性肿瘤患者。

(5)重度肝损伤(Child-Pugh C 级)。

(6)近 6 个月内患心肌梗死，不稳定型心绞痛、卒中/短暂性脑缺血发作，失代偿性心力衰竭(需住院治疗)或纽约心脏协会(NYHA)Ⅲ级/Ⅴ级心力衰竭的患者。

(7)需服用Ⅰa或Ⅲ类抗心律失常药物进行抗心律失常治疗的严重心律失常患者。

(8)Ⅱ度莫氏Ⅱ型房室(AV)传导阻滞或Ⅲ度房室传导阻滞，或未植入起搏器的病窦综合征患者。

(9)基线 Q-Tc 间期≥500msec 的患者。

(10)已知对芬戈莫德或对任何辅料过敏者。

【注意事项】不良反应相关 (1)心脏不良反应 开始盐酸芬戈莫德治疗时，建议对所有患者进行观察，包括每小时测量一次脉搏和血压，连续 6 小时实时 ECG 监测和心动过缓症状、体征的监测。若发生给药后心动过缓相关症状，则应该进行相关临床管理，并继续监测，直至症状缓解为止。不管在任何时间点发生Ⅲ度房室传导阻滞均应延长监测(至少整夜监测)。

(2)盐酸芬戈莫德治疗导致心率下降且 Q-T 间期延长,因此,有显著 Q-T 间期延长的患者不应使用盐酸芬戈莫德。有 Q-T 间期延长相关风险因素(例如,低血钾、低血镁或先天性 Q-T 间期延长)的患者应尽量避免使用盐酸芬戈莫德。鉴于有心脏停搏、未控制的高血压或重度未经治疗的睡眠呼吸暂停病史的患者可能对重度心动过缓耐受不良,上述患者不应使用盐酸芬戈莫德。

(3)盐酸芬戈莫德治疗会导致心率减慢,应避免与β受体拮抗剂,降低心率的钙通道阻滞剂(如维拉帕米或地尔硫䓬)和其他可能降低心率的药物联合使用。

(4)感染　重度活动性感染患者在感染未痊愈之前严禁启动盐酸芬戈莫德治疗。开始盐酸芬戈莫德治疗前,建议水痘疫苗抗体阴性患者进行全程接种,应延期 1 个月开始盐酸芬戈莫德治疗。若患者出现严重感染则应考虑暂停盐酸芬戈莫德治疗,在重新启动治疗之前应考虑获益-风险。由于芬戈莫德的免疫抑制特性,在开始使用芬戈莫德治疗前考虑疫苗接种,应考虑是否需要接种抗 HPV 感染疫苗。按照医疗标准的建议,要进行癌症筛查,包括 Pap 试验。治疗停止后大概需要 2 个月来清除芬戈莫德,在此周期内应持续进行感染警戒。

(5)黄斑水肿　建议在开始治疗的 3~4 个月时进行眼科评估。

孕妇及哺乳期　孕妇:不推荐,除非获益大于风险。哺乳:不推荐。具有生育力的女性和男性:女性在治疗期间不应妊娠,建议采取有效避孕措施。

老年人　盐酸芬莫德的多发性硬化临床研究中未纳入足够人数的 65 岁及以上全有效性是否与年轻患者不同。年龄在 65 岁及以上的患者考虑到肝脏,肾病或其他药物治疗的频率增加,应谨慎使用盐酸芬戈莫德。

【药物相互作用】　(1)由于存在累加免疫系统效应的风险,禁止合并给予抗肿瘤、免疫调节或免疫抑制药物。

(2)在盐酸芬戈莫德治疗期间以及治疗停止之后长达 2 个月内,疫苗接种的疗效可能降低。使用活体减毒疫苗可能存在感染风险,因此应避免使用。

(3)由于潜在心率降低累加效应,服用β阻滞剂或下述可能导致心率降低的药物,如Ⅰa类和Ⅲ类抗心律失常药物、钙通道阻滞剂(如维拉帕米或地尔硫䓬)、伊伐雷定、地高辛、抗胆碱酯酶药物或毛果芸香碱时,患者禁用盐酸芬戈莫德。

【用法与用量】　口服。成人和 10 岁及以上且体重超过 40kg 的儿童患者:推荐剂量为每日一次,口服 0.5mg。

【制剂与规格】　盐酸芬戈莫德胶囊:0.5mg(按 $C_{19}H_{33}NO_2$ 计)。

尼 达 尼 布 [医保(乙)]
Nintedanib

【适应证】　①用于治疗特发性肺纤维化。②用于系统性硬化病相关间质性肺疾病(SSc-ILD)。③用于具有进行性表型的慢性纤维化间质性肺疾病。

【药理】　(1)药效学　尼达尼布是一种小分子酪氨酸激酶抑制剂,具有抗纤维化和抗炎活性。尼达尼布可抑制多种受体酪氨酸激酶(RTK):血小板衍生生长因子受体α和β(PDGFR α、β)、成纤维细胞生长因子受体 1-3(FGFR1-3)、血管内皮生长因子受体 1-3(VEGFR1-3)及 Fms 样酪氨酸激酶 3(FLT3),其中 FGFR、PDGFR 和 VEGFR 与 IPF 的发病机制有关,尼达尼布可竞争性结合于这些胞内受体激酶结构域上的三磷酸腺苷(ATP)结合位点,阻滞胞内信号传导,抑制成纤维细胞的增殖、迁移和转化。

(2)药动学　尼达尼布的 PK 呈线性。尼达尼布暴露量随着剂量的增加而增加。多次给药后,IPF 患者的药时曲线下面积(AUC)蓄积量为 1.76 倍。在给药 1 周内达到稳态血药浓度。尼达尼布谷浓度保持稳定超过 1 年。

吸收:尼达尼布在进食状态下以软胶囊口服给药后大约 2~4 小时达到最大血浆浓度(范围 0.5~8 小时)。转运子效应和显著的首过代谢使吸收和生物利用度下降。

分布:尼达尼布符合最小双相处置动力学。静脉输注后,在终末相观察到了较大的分布容积(V_{ss}:1050L,45.0%gCV)。在人体血浆中,尼达尼布的体外蛋白结合率较高,结合部分为 97.8%。人血白蛋白被认为是主要结合蛋白。尼达尼布优先分布于血浆中,血液与血浆分布之比为 0.869。

代谢:尼达尼布的主要代谢反应为通过酯酶的水解分裂,仅在很小程度上经 CYP 途径进行生物转化,CYP 3A4 为主要的参与酶。因此,尼达尼布与 CYP 底物、CYP 抑制剂或 CYP 诱导剂之间不存在药物相互作用。

消除:口服给予 [^{14}C] 尼达尼布后药物相关的放射活性的主要消除途径为通过粪便/胆汁排泄。

特殊人群中的群体药代动力学分析　①年龄:尼达尼布的暴露量随年龄呈线性增加。②体重:体重与尼达尼布的暴露量呈负相关。③肾损伤:轻度或中度肾功能损害不影响尼达尼布的暴露量,重度肾功能损的数据有限。

【不良反应】　(1)胃肠反应　腹泻、恶心、腹痛、呕吐。超过 2/3 的患者腹泻的首次发生是在治疗的前 3 个月。

(2) 代谢及营养 体重下降，食欲减退。

(3) 血管，出血及凝血 出血。

(4) 肝、胆 肝酶升高。肝酶的升高是可逆的，并且不会导致具有临床表现的肝脏疾病。

【禁忌证】 (1) 本品禁用于已知对尼达尼布、花生、大豆或任何本品辅料过敏的患者。

(2) 中度 (Child Pugh B) 或重度 (Child Pugh C) 肝损伤患者不建议使用本品。

【注意事项】 不良反应相关 (1) 腹泻 腹泻为最常见的胃肠道事件，在大多数患者中，该事件的严重程度为轻度至中度，发生于治疗初期 3 个月内。应在首次出现腹泻时采用适当的补液和止泻药物，例如洛哌丁胺，进行治疗，并可能需要中断治疗。可采用降低的剂量 (每次 100mg，每日两次) 或完整剂量 (每次 150mg，每日两次) 恢复本品治疗。如果即使接受了对症治疗，重度腹泻仍持续存在，则应停止本品治疗。

(2) 恶心和呕吐 恶心和呕吐是常被报告的不良事件，大多数为轻度至中度。如果尽管接受了适当的支持疗法 (包括止吐治疗)，症状仍持续存在，那可能需要减量或中断治疗。可采用降低的剂量 (每次 100mg，每日两次) 或完整剂量 (每次 150mg，每日两次) 恢复治疗。如果即使接受了对症治疗，重度症状仍持续存在，则应停止本品治疗。

本品可能会引起血压升高。应定期检测全身血压，在出现临床表现时也应进行检测。

肝损伤 尼达尼布给药可伴有肝酶 [ALT、AST、碱性磷酸酶 (ALKP)、γ谷氨酰转移酶 (GGT)] 和胆红素升高。在降低剂量或中断治疗时，氨基转移酶和胆红素的升高是可逆的。分别在接受本品治疗前、之后持续 3 个月每月 1 次、而后每 3 个月 1 次，进行肝功能 (ALT、AST 和胆红素) 检查；或根据临床表现进行检查。肝酶升高可能需要调整剂量或中断治疗。如果检查到了氨基转移酶 (AST 或 ALT) 增高在 1.5 倍正常值上限 (ULN) 之内，且无中度肝损伤 (Child-Pugh B) 迹象时，建议降低剂量或中断本品治疗，并应对患者进行密切监测。一旦氨基转移酶恢复至基线值，本品治疗可再次增加至完整剂量 (每次 150mg，每日两次)，或以减少的剂量 (每次 100mg，每日两次) 重新开始本品治疗，并可后续增加至完整剂量。如果任何肝功能检测指标升高伴有肝损伤的临床体征或症状，例如黄疸，则应永久性停止本品治疗。

妊娠 应告知有生育能力的女性，接受本品治疗期间应避免怀孕，在本品治疗期间及末次给药后至少 3 个月内，应采取有效避孕措施。接受本品给药前，要检查

妊娠状态。

手术相关 考虑到尼达尼布的作用机制，患者出现胃肠道穿孔的风险可能会增加。对既往接受过腹部手术的患者、近期有空腔脏器穿孔病史的患者、有消化性溃疡史的患者、憩室性疾病、合并使用皮质类固醇药物或非甾体类抗炎药 (NSAIDs) 的患者进行治疗时，尤其应谨慎。应在重大手术 (包括腹部手术) 后至少 4 周才开始本品治疗。在出现胃肠道穿孔的患者中应永久性停止本品治疗。

机械操作 建议患者在使用本品治疗期间应谨慎驾驶或操纵机器。

哺乳期 使用本品治疗期间应停止哺乳。

老年人 与年龄小于 65 岁的患者相比，未在老年患者中观察到安全性和有效性的总体差异。无需根据患者年龄调整起始剂量。对 ≥75 岁的患者更有可能需要通过降低剂量的方式来管理不良反应。

其他 对血管内皮生长因子受体 (VEGFR) 的抑制可能伴有出血风险升高。最常见的出血事件为非严重的鼻衄。血栓：对具有较高心血管风险的患者，包括已知伴有冠心病的患者，应谨慎治疗，对出现急性心肌缺血体征或症状的患者，应考虑中断治疗。

【药物相互作用】 尼达尼布是 P-gp 的底物，P-gp 强效诱导剂 (例如，利福平、卡马西平、苯妥英和圣约翰草) 可降低尼达尼布暴露量，应考虑选择无 P-gp 诱导作用的或诱导作用极小的替代性合并用药。P-gp 强效抑制剂 (例如，酮康唑或红霉素) 可增加尼达尼布暴露量。

抗凝剂：尼达尼布是一种 VEGFR 抑制剂，可能会增加出血风险。应密切监测接受全剂量抗凝治疗的患者以防出血，必要时调整抗凝治疗。

【给药说明】 本品应与食物同服，用水送服整粒胶囊。本品有苦味，不得咀嚼或碾碎服用。如果漏服了一个剂量的药物，应在下一计划服药时间继续服用推荐剂量的药物，不应补服漏服的剂量。不应超过推荐的每日最大剂量 300mg。

【用法与用量】 每次 150mg，每日两次，给药间隔大约为 12 小时。根据患者耐受程度可降低剂量至 100mg，每日两次，治疗开始前及给药过程中需定期检查肝功能，一旦出现肝功能异常，应降低剂量或停药。

【制剂与规格】 乙磺酸尼达尼布软胶囊：(1) 100mg；(2) 150mg。

伊 沙 佐 米 [医保(乙)]
Ixazomib

【适应证】 与来那度胺和地塞米松联用，治疗已接

受过至少一种既往治疗的多发性骨髓瘤成人患者。

【药理】(1)药效学 伊沙佐米是一种可逆性蛋白酶体抑制剂,可优先结合 20S 蛋白酶体的 β5 亚基并抑制其糜蛋白酶样活性。

伊沙佐米在体外可诱导多发性骨髓瘤细胞系凋亡,对经硼替佐米、来那度胺和地塞米松等多种药物治疗后复发患者的骨髓瘤细胞具有细胞毒作用,伊沙佐米和来那度胺合用对多发性骨髓瘤细胞系具有协同细胞毒作用。

伊沙佐米在小鼠多发性骨髓瘤异种移植模型中具有体内抗肿瘤活性。

(2)药动学 口服给药后约 1 小时,伊沙佐米血浆浓度达到峰值。平均绝对口服生物利用度为 58%。与空腹过夜后给药相比,伴高脂饮食使伊沙佐米 AUC 减少了28%。

伊沙佐米有 99%与血浆蛋白结合并分布到红细胞中,血液和血浆中的 AUC 比值为 10。稳态分布容积为543L。

在一个放射性标记剂量口服给药后,伊沙佐米占血浆中所有药物相关物质的 70%。预计经多种 CYP 同工酶代谢和非 CYP 蛋白代谢均为伊沙佐米的主要清除机制。

伊沙佐米呈现出多相消除曲线。根据一项群体 PK 分析,全身清除率(CL)约为 1.86L/hr,个体间差异为44%。伊沙佐米的终末半衰期($t_{1/2}$)为 9.5 天。每周口服药,第 15 天观察到 AUC 的蓄积达到大约 2 倍。

在 5 例晚期癌症患者中,^{14}C-伊沙佐米单次口服给药后,经尿排泄的放射性成分占 62%,经粪便排泄占 22%。尿液中回收的伊沙佐米原型药物占给药剂量<3.5%。

肝损害:根据群体 PK 分析结果,肝功能正常患者与轻度肝损害患者[总胆红素≤ULN 且 AST>ULN 或总胆红素>(1~1.5)×ULN 且 AST 为任意值]的伊沙佐米的 PK 相似。与肝功能正常的患者相比,中度或重度肝损害患者的非结合的剂量标准化 AUC 要高 27%。

肾损害:根据群体 PK 分析结果,肾功能正常患者与轻度或中度肾损害患者(肌酐清除率≥30ml/min)的伊沙佐米的 PK 相似。与肾功能正常的患者相比,重度肾损害或需要透析的 ESRD 患者的非结合 AUC 高 38%。测定透析者在血液透析前后的伊沙佐米浓度发现在透析期间两个浓度相似,表明伊沙佐米不会被透析清除。

【不良反应】(1)血液及淋巴系统 血小板减少,中性粒细胞减少,白细胞减少。

(2)胃肠道 恶心,呕吐,腹泻,便秘。

(3)神经系统 周围神经病变。

(4)皮肤及皮肤附件 皮疹。

(5)肌肉骨骼 背痛。

(6)免疫系统及感染 上呼吸道感染,带状疱疹。

(7)眼部 视力模糊、干眼症、结膜炎和白内障。

(8)用药部位 外周水肿。

【禁忌证】(1)对本品活性成分或任何辅料过敏。

(2)由于本品与来那度胺和地塞米松联合给药,所以关于禁忌方面的其他信息,请参考来那度胺和地塞米松的药品说明书。

【注意事项】 由于本品与来那度胺和地塞米松联合给药,所以关于注意事项方面的其他信息,请参考来那度胺和地塞米松的资料。

不良反应相关 (1)外周水肿 接受本品治疗时有出现外周水肿的可能。评价患者的基础病因并按需提供支持性治疗。在出现 3 级或 4 级症状时根据处方信息调整地塞米松或伊沙佐米的给药剂量。

(2)皮肤反应 接受本品治疗时有出现皮疹的可能。通过支持性治疗或剂量调整来治疗 2 级或 2 级以上的皮疹。

(3)肝毒性 在接受本品治疗的患者中,曾报告药物性肝损伤、肝细胞损伤、肝脂肪变性、胆汁淤积型肝炎和肝毒性,上述情况均不常见。定期对肝酶进行监测,并针对 3 级或 4 级症状进行剂量调整。

(4)可逆性后部脑病综合征 接受本品治疗的患者中曾有可逆性后部脑病综合征(PRES)报道。PRES 是一种罕见的可逆性神经学疾病,可能表现为癫痫发作、高血压、头痛、意识改变和视觉障碍。通过脑成像,首选磁共振成像,进行确诊。出现 PRES 的患者需停止使用本品。

(5)血小板减少 接受本品治疗时有发生血小板减少的可能,一般表现为每个 28 天治疗周期的第 14~21 天期间血小板减少至最低值,并在下一个周期开始时恢复至基线水平。

本品治疗期间,应对血小板计数进行监测,至少每月一次。在前 3 个周期期间,根据来那度胺药品说明书,应考虑增加监测频率。可以按照标准医疗指南通过调整剂量和输注血小板对血小板减少进行管理。

(6)胃肠道毒性 接受本品治疗时有发生腹泻、便秘、恶心和呕吐的可能,偶尔需要使用止吐、止泻药物和支持性治疗。对于重度(3~4 级)症状应调整剂量。如果发生重度胃肠道事件,建议监测血清钾含量。

(7)周围神经病变 接受本品治疗时有出现周围神经病变的可能。应对患者的周围神经病变症状进行监测。患者在出现新的周围神经病变或恶化时可能需要进行剂量调整。

其他 本品是细胞毒性药物。即将服用时取出胶囊。请勿打开或压碎胶囊。应避免直接接触胶囊内容物。如果胶囊破损，请避免清扫时产生扬尘。如与皮肤发生接触，用肥皂和水彻底清洗。

对于任何未使用的药品或废弃物应按照当地的要求处置。

妊娠 接受本品治疗的女性患者应避免妊娠。如在妊娠期间使用了本品或是患者在使用本品过程中发生妊娠，应告知患者其对胎儿的潜在危害。

有生育能力的女性在服用本品期间和停止治疗后90天之内必须采用高效的避孕。使用激素避孕的女性还需采用屏障避孕。

本品与来那度胺联合使用，来那度胺在结构上与强致畸药物沙利度胺具有相关性。除非有可靠证据表明患者没有生育能力，否则所有患者必须满足来那度胺妊娠防范计划的条件。

哺乳期 尚不确定伊沙佐米或其代谢产物是否经人乳汁分泌。目前亦无动物数据。无法排除对新生儿和婴儿的风险，因此应该停止哺乳。

伊沙佐米将与来那度胺联合给药，由于使用了来那度胺，患者应该停止哺乳。

儿童 尚未确定年龄小于18岁的儿科患者使用本品的安全性和疗效。尚无数据支持。

老年人 对于年龄大于65岁的患者，无需调整本品的剂量。

机械操作 本品对驾驶车辆和操作机械能力的影响很小。临床试验中已观察到疲劳和头晕症状。如果患者出现这些症状，建议不要驾驶车辆或操作机械。

【药物相互作用】 药代动力学相互作用。

(1) CYP抑制剂 伊沙佐米与克拉霉素联用(一种CYP3A强效抑制剂)，未导致伊沙佐米的全身暴露产生有临床意义的变化。因此，伊沙佐米和CYP3A强效抑制剂联合给药无需进行剂量调整。

根据一项群体PK分析的结果，伊沙佐米与CYP1A2强效抑制剂联用未导致伊沙佐米的全身暴露产生有临床意义的变化。因此，伊沙佐米和CYP1A2强效抑制剂联合给药无需进行剂量调整。

(2) CYP诱导剂 伊沙佐米与利福平联合给药，伊沙佐米 C_{max} 下降54%，AUC下降74%。因此，不建议伊沙佐米与CYP3A强效诱导剂联合给药。

(3) 伊沙佐米对其他药品的影响 伊沙佐米既不是可逆的，也不是时间依赖性的 CYPs 1A2、2B6、2C8、2C9、2C19、2D6 或 3A4/5 的抑制剂。伊沙佐米不诱导CYP1A2、CYP2B6 和 CYP3A4/5 活性或相应免疫反应性蛋白水平。预计伊沙佐米不会通过 CYP 诱导或抑制而产生药物相互作用。

(4) 基于转运蛋白的相互作用 伊沙佐米是 P-gp 的低亲和力底物。伊沙佐米不是 BCRP、MRP2 或肝 OATP 的底物。伊沙佐米不是 P-gp、BCRP、MRP2、OATP1B1、OATP1B3、OCT2、OAT1、OAT3、MATE1 或 MATE2-K 的抑制剂。预计伊沙佐米不会产生转运蛋白介导的药物间相互作用。

(5) 口服避孕药 当伊沙佐米与地塞米松(已知是CYP3A4、其他酶和转运蛋白的一种弱效至中效诱导剂)联合给药时，需考虑口服避孕药疗效降低的风险。使用激素避孕的女性还需采用屏障避孕。

【给药说明】 (1)在开始一个新的治疗周期前 ①中性粒细胞绝对计数应为≥1000/mm³。②血小板计数应≥75000/mm³。③根据医生判定，非血液学毒性一般应恢复至患者的基线状况或≤1级治疗应持续至疾病进展或出现不可接受的毒性。由于24个周期之后的耐受性和毒性相关数据有限，因此对于需要长于24个周期的联合给药治疗，应基于患者个体获益风险评估结果。

(2) 延误或漏服剂量 如果延误或漏服一剂本品，只有当距离下次计划给药时间≥72小时时，方可补服漏服剂量。距离在下次计划给药的72小时内不得补服漏服剂量。不得服用双倍剂量以弥补漏服的剂量。

如果患者在服药后呕吐，不应重复服药，而应在下次计划给药时恢复给药。

【用法与用量】 本品的推荐起始剂量：在28天治疗周期的第1、8和15天，每周1次，每次口服给药4mg。

应该在每个治疗周期第1、8和15天大致相同的时间服药，在进餐前至少1小时或进餐后至少2小时服用本品，应用水送服整粒胶囊。请勿压碎、咀嚼或打开胶囊。

来那度胺的推荐起始剂量：在28天治疗周期的第1～21天，每日1次，每次给药25mg。

地塞米松的推荐起始剂量：在28天治疗周期的第1、8、15和22天给药，每次40mg。

【制剂与规格】 枸橼酸伊沙佐米胶囊：(1)2.3mg；(2)3mg；(3)4mg。

重组人血管内皮抑制素 [医保(乙)]
Recombinant Human Endostatin

【适应证】 (1)CDE适应证 本品联合NP化疗方案

用于治疗初治或复治的Ⅲ/Ⅳ期非小细胞肺癌患者。

（2）超说明书适应证 ①重组人血管内皮抑制素联合长春瑞滨/顺铂用于非鳞癌 NSCLC 一线治疗。②重组人血管内皮抑制素联合化疗用于骨肉瘤。

【药理】（1）药效学 重组人血管内皮抑制素为血管生成抑制类新生物制品，其作用机制是通过抑制形成血管的内皮细胞迁移来达到抑制肿瘤新生血管的生成，阻断了肿瘤细胞的营养供给，从而达到抑制肿瘤增殖或转移目的。体外实验结果显示，本品对人微血管内皮细胞株 HHEC 的迁移、Tube 形成有抑制作用，并能明显抑制鸡胚尿囊膜血管生成，提示本品具有一定的体外抗血管生成作用。

此外，本品对人肺腺癌细胞 SPC-A4 有一定的生长抑制作用。

（2）药动学 健康志愿者单次 30 分钟内静脉滴注本品 30mg$(4.8\times10^5U)/m^2$ 和 60mg$(9.6\times10^5U)/m^2$，及 120 分钟内静脉滴注 120mg$(19.2\times10^5U)/m^2$ 和 210mg$(33.6\times10^5U)/m^2$，滴注速率分别为 1、2 及 1 和 1.75mg/$(m^2\cdot min)$，其末端消除半衰期（$t_{1/2}$）为 10 小时左右，全身清除率（CLs）为 2.8L/$(h\cdot m^2)$ 左右。本品在 30～120mg/$m^2$$(4.8\times10^5～19.2\times10^5U/m^2)$ 剂量范围于正常人体内呈近似线性药代动力学，可以用线性模型预测不同剂量、滴注速率和时间的血药浓度。

滴注速率、时间和总剂量均可影响 AUC 和峰浓度水平。

肿瘤患者每日 2 小时内静脉滴注本品，连续 28 天，个体间药时曲线差异性很大。谷浓度随给药次数增加有持续增高的趋势，总剂量和滴注次数可影响峰浓度和谷浓度水平。

正常小鼠静脉给药后泌尿排泄系统的浓度最高，肾、尿、肺和肝高于血浆，其他组织均低于血浆，肌肉、脂肪和脑浓度最低。荷瘤小鼠静脉注射本品后全身分布与正常小鼠相近，肿瘤组织中分布不高，与肌肉和脂肪组织浓度相近。

【不良反应】（1）心脏不良反应 常见的药物不良反应主要有心脏不良反应。用药初期少数患者可出现轻度疲乏、胸闷、心慌。绝大多数不良反应经对症处理后可以好转。发生心脏不良反应的患者主要表现为用药后第 2～7 天内发生心肌缺血，心脏不良反应均为Ⅰ、Ⅱ度或轻、中度不良反应，未危及患者生命，其中 6.4‰的患者症状较为明显，但均为可逆性，且多数不影响本品的继续使用，不需要对症治疗即可缓解。因心脏反应而停止治疗的患者仅占 2.1‰。常见的心脏不良反应症状有窦性

心动过速、轻度 ST-T 改变、房室传导阻滞、房性期前收缩、偶发室性期前收缩等，常见于有冠心病、高血压病史患者。为确保患者安全，建议在临床应用过程中定期检测心电图，对有心脏不良反应的患者使用心电监护，对有严重心脏病史疾病未控者应在医嘱指导下使用。

（2）消化系统 偶见腹泻，肝功能异常，主要包括无症状性氨基转移酶升高，黄疸，主要为轻度及中度。

（3）皮肤及皮肤附件 过敏反应表现为全身斑丘疹，伴瘙痒。此不良反应为可逆，暂停使用药物后可缓解。发热，乏力，多为轻中度。

【禁忌证】 心、肾功能不全者慎用。

【注意事项】（1）老年人 对有严重心脏病史的老年肿瘤患者，应在医师严密观察下应用。

（2）孕妇及哺乳期妇女 本品尚未在孕妇及哺乳期妇女中使用，也未进行动物生殖毒性研究，需要时应在医师严密观察下使用。

（3）儿童 本品尚无儿童患者用药研究资料，确实需要用药时，应在医生指导下使用。

（4）不良反应相关 ①过敏体质或对蛋白类生物制品有过敏史者慎用。②有严重心脏病或病史者，包括：有记录的充血性心力衰竭病史、高危性不能控制的心律失常、需药物治疗的心绞痛、临床明确诊断心瓣膜疾病、心电图严重心肌梗死病史以及顽固性高血压者慎用。

（5）其他 ①本品为无色澄明液体，如遇有混浊、沉淀等异常现象，则不得使用。包装瓶有损坏、过期失效不能使用。②贮运时冷藏温度如间断(不超过 20℃)，时间不可超过 7 日，应避免冻结、光照和受热。

【药物相互作用】 未系统研究过本品与其他药物的相互作用。在临床使用时，应注意勿与可能影响本品酸碱度的其他药物或溶液混合使用。

【用法与用量】 本品为静脉给药，临用时将本品加入 250ml～500ml 0.9%氯化钠注射液中，匀速静脉滴注，滴注时间 3～4 小时。与 NP 化疗方案联合给药时，本品在治疗周期的第 1～14 日，每天给药一次，每次 7.5mg/$m^2$$(1.2\times10^5U/m^2)$，连续给药 14 天，休息一周，再继续下一周期治疗。通常可进行 2～4 个周期的治疗。临床推荐医师在患者能耐受的情况下可适当延长本品的使用时间。

【制剂与规格】 重组人血管内皮抑制素注射液：15mg/2.4×10^5U/3ml/支。

重组人干扰素 β1b
Recombinant Human Interferon Beta1b

【适应证】 最近两年内有两次及以上复发的复发缓

解型多发性硬化的病人。

继发进展型多发性硬化的病人，具有以复发为迹象的活动性病变。

【药理】 (1)药效学 重组人干扰素β1b 具有抗病毒和免疫调节的双重作用。其生物学反应——调节特性是通过与人体细胞表面特异性的细胞受体相互作用介导的。重组人干扰素β1b 与这些受体结合可诱导一定数目的基因物质的表达，这些物质被认为是其发挥生物学作用的介质。

(2)药动学 皮下注射 500μg(16.0MIU)注射用重组人干扰素β1b，1～8 小时后达最大血清浓度，约为40IU/ml。根据各项研究，估计本品的血清平均清除率和消除半衰期最大值分别为 30ml/(min·kg)和 5 小时。

隔日注射本品不会导致其血清水平的升高，在治疗过程中其代动力学不大可能发生变化。

皮下给予本品的绝对生物利用度近似为 50%。

【不良反应】 (1)全身整体表现 流感样综合征：发烧、寒战、关节痛、不适、出汗、疼痛。

(2)用药部位 变红、肿胀、脱色、炎症、疼痛、超敏、坏死或非特异性反应。

(3)血液系统 贫血。

(4)内分泌系统 甲状腺功能减退。

(5)代谢及营养 体重增加、体重下降。

(6)精神异常 意识模糊状态。

(7)心血管 心动过速。

(8)肝、胆 血胆红素升高。

(9)皮肤及皮肤附件 荨麻疹、瘙痒、脱发。

(10)生殖系统 月经过多。

【禁忌证】 本品在下列情况下禁止使用：(1)妊娠。

(2)有天然或重组干扰素β、人白蛋白或任何辅料过敏史的患者。

(3)有严重的抑郁性疾病和(或)自杀意念的患者。

(4)有失代偿的肝脏疾病的患者。

【注意事项】 (1)司机驾驶和机械操作 使用重组人干扰素β1b 引发的中枢神经系统相关的不良事件可能会影响易感患者驾驶和操作机械的能力。

(2)妊娠 本品在妊娠患者中使用的信息有限。获得的数据显示可能会增加自然流产的风险。怀孕期间禁忌开始治疗。

(3)哺乳期 尚不清楚使用本品是否会经人类乳汁分泌。鉴于其对哺乳的婴儿造成严重不良反应的可能性，应该作出停止哺乳还是停止用药的决定。

(4)儿童 在儿童和 12 岁以下的青少年中未进行

过本品的疗效和安全性研究，因此，本品不应用于此年龄组。

【药物相互作用】 (1)未曾开展重组人干扰素β1b 药物相互作用研究。

(2)不推荐本品与除肾上腺皮质激素和 ACTH 外的其他免疫调节剂联合应用。

(3)本品与治疗指数很窄的药品，以及主要依赖肝脏细胞色素 P450 系统清除的药品，如抗癫痫药联合应用时应慎重。

(4)本品与对造血系统有影响的任何药物联合应用都应慎重。

【给药说明】 该药物不得与“使用/操作说明”中提及的稀释液外的药物混合。

(1)配制溶液 将冻干的重组人干扰素β1b 配制成注射液：将带有针头的药瓶适配器连于小瓶上，将预装稀释液的注射器连于药瓶适配器上，将 1.2ml 稀释液[氯化钠溶液，5.4mg/ml(0.54%w/v)]注入重组人干扰素β1b 的小瓶中。将粉末完全溶解，不要摇动。配制好后，从小瓶中吸入 1.0ml 溶液至注射器中。在注射前将小瓶和药瓶适配器从预装注射器上取下。

(2)使用前检查 在使用之前目测配制好的药液。配制好的药物为无色至微黄色，轻微乳白至完全乳白色。如果其中含有颗粒状物质或变色，使用之前就要废弃药液。

(3)弃置 任何未使用的产品或废弃材料应根据当地要求进行处理。

【用法与用量】 成人 重组人干扰素β1b 的推荐剂量为 250μg(8.0MIU)，溶解为 1ml 的溶液，隔日皮下注射。

儿童 12～16 岁的青少年隔日皮下注射重组人干扰素β1b 8.0MIU 其安全性与在成人中观察到的一致。在开始治疗时一般推荐采用剂量滴定的方法。患者开始应隔日皮下注射 62.5μg(0.25ml)，然后慢慢升至隔日 250μg(1.0ml)的剂量(表 12-26)。如果发生任何显著不良反应可调整滴定时段。为了获得充分疗效，应达到隔日 250μg(1.0ml)的剂量。

表 12-26 剂量滴定时间表*

治疗天数	剂量	容积
1，3，5	62.5μg	0.25ml
7，9，11	125μg	0.5ml
13，15，17	187.5μg	0.75ml
19，21，23 等	250μg	1.0ml

*如果发生任何显著不良反应可调整滴定时段。

【制剂与规格】 注射用重组人干扰素β1b：0.3mg/支。

帕洛诺司琼 [医保(乙)]
Palonosetron

【适应证】 ①预防重度致吐化疗引起的急性恶心、呕吐；②预防中度致吐化疗引起的恶心、呕吐。③本品适用于 1 个月至 17 岁以下儿童患者：预防化疗(包含高致吐化疗)引起的急性恶心、呕吐；④预防手术后 24 小时内的手术后恶心、呕吐。

【药理】 (1)药效学　帕洛诺司琼为亲和力较强的 5-HT₃ 受体选择性拮抗剂，对其他受体无亲和力或亲和力较低。5-HT₃ 受体位于延髓最后区的催吐化疗感受区中央和周围的迷走神经末梢。化疗药物通过刺激小肠嗜铬细胞释放 5-HT，5-HT 再激活迷走传入神经的 5-HT₃ 受体，产生呕吐反射。

(2)药动学　分布：帕洛诺司琼的表观分布容积为 (8.3±2.5)L/kg，血浆蛋白结合率约为 62%。

代谢：帕洛诺司琼通过多种途径代谢，约 50% 的主药代谢为 N-去氧帕洛诺司琼和 6-S-羟基帕洛诺司琼，这两种代谢产物各自拮抗 5-HT₃ 受体的活性不到帕洛诺司琼的 1%。

排泄：单剂量静脉给予 10μg/kg ¹⁴C 标记的帕洛诺司琼，约 80% 的剂量可在 144 小时内从尿液中回收，其中，帕洛诺司琼约占给药剂量的 40%。

【不良反应】 (1)神经系统　头痛(9%)、头晕(1%)。

(2)胃肠反应　便秘(5%)、腹痛(1%)。

(3)心血管　发生率 1%：间歇性的心动过速、心动过缓、低血压。

(4)代谢及营养　发生率 1%：高钾血症。

(5)全身整体表现　发生率 1%：无力。

(6)精神异常　发生率 1%：焦虑。

【禁忌证】 禁用于已知对帕洛诺司琼或本品中任何组分过敏的患者。

【注意事项】 (1)超敏反应　无论既往是否对其他 5-HT₃ 受体拮抗剂存在超敏反应，使用帕洛诺司琼时皆有可能发生超敏反应包括过敏反应。

(2)不良反应相关　对于患有或可能发展为心脏传导间期延长的患者，尤其是 Q-Tc 延长的患者应谨慎使用帕洛诺司琼。这些患者包括：低钾血症或低镁血症患者，服用利尿药而导致电解质异常者，先天性长 Q-T 间期综合征患者，服用抗心律失常或其他药物导致 Q-T 间期延长的患者，和给予累积高剂量蒽环类药物治疗者。

(3)肾损伤　不同程度的肾损伤患者均无需调整剂量。

(4)肝损伤　不同程度的肝损伤患者均无需调整剂量。

(5)妊娠　对母亲及胎儿的影响并不清楚，故怀孕期间应慎用本品。

(6)哺乳期　应充分考虑使用药物的必要性之后，来决定是否停止哺乳或停止用药。

(7)老年人　老年患者用帕洛诺司琼无需调整剂量和特殊监护。

(8)其他　5-羟色胺综合征。

5-羟色胺综合征相关的综合征可能包括以下体征与症状的组合：精神状态改变(例如，兴奋、幻觉、谵妄和昏迷)、自主神经不稳定(例如，心动过速、血压不稳定、头晕、出汗、潮红、高热)、神经肌肉症状(例如，震颤、强直、肌阵挛、反射亢进、失调)、癫痫发作、伴或不伴胃肠症状(例如，恶心、呕吐、腹泻)。应监测患者是否出现 5-羟色胺综合征，尤其是本品与其他 5-羟色胺能药物联合用药时。当出现 5-羟色胺综合征症状时，停用本品并给予支持性治疗。应告知患者其所面临的 5-羟色胺综合征风险升高，尤其是当本品与其他 5-羟色胺能药物联合用药时。

【药物相互作用】 临床研究表明，帕洛诺司琼能安全地与皮质类固醇类、镇痛药、止吐药、解痉药和抗胆碱能药物一起使用。

曾有过接受 5-HT₃ 受体拮抗剂治疗的患者发生 5-羟色胺综合征的报告。多数报告与联合使用 5-羟色胺能药物[例如，选择性 5-羟色胺再摄取抑制剂(SSRID、5-羟色胺-去甲肾上腺素再摄取抑制剂(SNRI)、单胺氧化酶抑制剂、米氮平、芬太尼、锂剂、曲马多和亚甲蓝静脉注射剂]相关。

【给药说明】 盐酸帕洛诺司琼注射液不能跟其他药物混合，故使用帕洛诺司琼注射前、后均需要应用 0.9% 氯化钠注射液冲洗输注管路。

【用法与用量】 (1)预防化疗引起的恶心、呕吐 ①成人：化疗前约 30 分钟，单剂量静脉注射帕洛诺司琼 0.25mg，注射时间为 30 秒以上。②儿童(1 个月至 17 岁以下)：化疗前约 30 分钟，单剂量静脉注射帕洛诺司琼 20μg/kg，注射时间应超过 15 分钟。

(2)预防手术后 24 小时内的恶心、呕吐　诱导麻醉前立即静脉注射本品 0.075mg，注射时间为 10 秒以上。

【制剂与规格】 盐酸帕洛诺司琼注射液：(1)5ml:0.25mg；(2)1.5ml:0.075mg。

培 门 冬 酶 [国基;医保(乙)]

Pegaspargase

【成分】 本品主要成分为培门冬酶,培门冬酶为左旋门冬酰胺酶与一定数量的活化态聚乙二醇(PEG)5000通过共价结合而制得的酶制剂。本品所用起始原料门冬酰胺酶生产菌为大肠埃希菌。

【适应证】 本品可用于儿童急性淋巴细胞白血病患者一线治疗。

与左旋门冬酰胺酶一样,本品一般被用于联合化疗,推荐与长春新碱、泼尼松和柔红霉素联合使用。本品目前尚无单药使用临床研究信息。

【药理】 (1)药效学 培门冬酶通过选择性耗竭血浆中的门冬酰胺而杀伤白血病细胞。这些白血病细胞由于缺乏门冬酰胺合成酶不能合成门冬酰胺,而需依赖外来的门冬酰胺存活。通过门冬酰胺酶来耗竭血液中的门冬酰胺,可以杀死白血病细胞。然而正常细胞由于含有门冬酰胺合成酶,不缺乏门冬酰胺,较少受药物的影响。

(2)药动学 国外药代动力学研究:药代动力学的评估是基于门冬酰胺酶的酶活性检测进行的。在研究 1 中 34 例新诊断的标危儿童患者研究了肌内注射左旋门冬酰胺酶 2500IU/m² 的药代动力学。消除半衰期在诱导期患者为 5.8 天。在延迟强化阶段 1 和延迟强化阶段 2 中得到的消除半衰期与上述结果相似。在诱导期、延迟强化阶段 1 和延迟强化阶段 2 患者检测发现,连续 20 天,在多于 90%的试验患者样品中,药物浓度大于 0.1IU/ml。

在 3 项药代动力学研究中,37 例急性淋巴细胞白血病复发患者每两周肌内注射一次 2500IU/m²。结果显示在 9 例对大肠埃希菌左旋门冬酰胺酶高敏的患者血浆半衰期为(3.2±1.8)天,在 28 例对大肠埃希菌左旋门冬酰胺酶非高敏的患者血浆半衰期为(5.7±3.2)天。在 9 例对大肠埃希菌左旋门冬酰胺酶高敏的患者 AUC 为(9.5±4.0)IU/(ml·d),在对大肠埃希菌左旋门冬酰胺酶非高敏的患者血浆 AUC 为(9.8±6.0)IU/(ml·d)。

在对新诊断的儿童急性淋巴细胞白血病的研究中,给患者肌内注射左旋门冬酰胺酶(2500IU/m²),大肠埃希菌左旋门冬酰胺酶(25000IU/m²),或 Erwinia 左旋门冬酰胺酶(25000IU/m²),三种形式的左旋门冬酰胺酶的血浆半衰期分别见表 12-27:

表 12-27 三种形式左旋门冬氨酸酰胺酶的
血浆半衰期(国外)

治疗组	病例数	$t_{1/2}$(天)
Oncaspar	10	5.73±3.24
大肠埃希菌左旋门冬酰胺酶	17	1.24±0.17
Erwinia 左旋门冬酰胺酶	10	0.65±0.13

国内药代动力学研究:使用免疫测试法(BA-EIA),在 11 例中国急性淋巴细胞白血病儿童患者(男 7 人,女 4 人)中进行了培门冬酶药代动力学研究。在肌内注射 2500IU/m² 培门冬酶注射液(每 2 周给药一次,共给药 2 次)后的血清样品中,定量检测培门冬酶浓度,得到血清药物浓度-时间曲线,获得相关的药代动力学参数见表 12-28:

表 12-28 培门冬酶药代动力学参数

注射药物		培门冬酶注射液	
注射方式		肌内注射	
注射时间		第一次给药	第二次给药
剂量		2500IU/m²	2500IU/m²
药代动力学参数	t_{max}(h)	89±40	46±25
	C_{max}(IU/ml)	1.30±1.34	2.04±1.97
	$t_{1/2\beta}$(h)	157±49	123±27
	AUC_{0-t}[IU/(h·ml)]	$AUC_{(0-336h)}$ 243.805±257.566	$AUC_{(0-648h)}$ 373.346±428.809
	$AUC_{(0-\infty)}$[IU/(h·ml)]	313.144±321.821	380.888±438.425
	MRT(h)	243.393±58.987	181.127±56.893
	V_{SS}(ml/kg)	425.089±891.353	286.371±714.757
	CLs*[ml/(h·kg)]	1.942±4.131	1.043±2.060

* 全身清除率。

【不良反应】 (1)免疫系统 过敏反应(其中严重的超敏反应包括血管性水肿、唇肿、眼肿、红斑、血压下降、呼吸困难)、支气管痉挛、低血压、喉部水肿、局部红斑或肿胀、全身皮疹和荨麻疹等。

(2)消化系统 胰腺囊肿、胰腺炎(包括出血性或坏死性胰腺炎)。

(3)代谢 高血糖、高氨血症。

(4)心血管系统 低白蛋白血症、发热性中性粒细胞减少、高甘油三酯血症、高血糖、胆红素升高、胰腺炎、凝血障碍、栓塞和血栓事件、凝血酶时间延长、低纤维蛋白原血症、严重血栓事件包括矢状窦血栓形成。

(5)肝脏　肝脏毒性、人血白蛋白和血浆纤维蛋白原降低、氨基转移酶升高、肝功能异常。

(6)中枢神经系统　中枢神经系统血栓形成。

【禁忌证】　以下患者禁用：

(1)对培门冬酶有严重过敏史患者。

(2)既往使用左旋门冬酰胺酶治疗出现过急性血栓症者。

(3)既往使用左旋门冬酰胺酶治疗出现胰腺炎患者。

(4)既往使用左旋门冬酰胺酶治疗出现严重出血事件者。

【注意事项】　警告：本品必须在有肿瘤化疗经验以及对本品有使用经验的医生指导下进行治疗。应尽可能使用同一厂家生产的产品。如需更换，应慎重考虑不同产品之间可能存在的差异，请与企业联系，谨遵医嘱使用。

(1)过敏性反应和急性过敏反应　接受培门冬酶治疗的患者可能发生急性过敏反应；尤其有过左旋门冬酰胺酶过敏史的患者概率更高。给药后应在复苏装置及其他必备条件下（例如肾上腺素，氧气，静脉注射类固醇，抗组胺药）观察 1 小时以防发生过敏反应。患者发生严重急性过敏反应时应停止给药，给予抗组胺药物、肾上腺素、氧气和静脉内注射类固醇等救治措施。

(2)血栓　严重血栓现象，包括矢状窦血栓可能发生在培门冬酶给药患者身上。发生时应停止使用该药。

(3)胰腺炎　给予培门冬酶可发生胰腺炎。可以腹部疼痛作为胰腺炎的征兆。发生时停止使用该药。

(4)葡萄糖耐量降低　给予培门冬酶可发生葡萄糖耐量降低，且某些情况下是不可逆的。

(5)凝血障碍　给予培门冬酶的患者或可发生凝血酶原时间延长，部分凝血活酶时间延长，低纤维蛋白原血症等凝血相关现象。给药期及给药后应定期检测相关凝血参数是否超过基线。对于有急性凝血征兆的患者在给药前应用新鲜冷冻的血浆替代凝血因子。

使用注意事项：①本品冷冻结冰后不能使用。冷冻后药物的外观虽然没有明显的改变，但是药物的活性已经消失。②使用前通过肉眼检查颗粒物质、混浊和变色。如发现溶液中有微粒、混浊、污点、须扔掉该药物。

【用法与用量】　(1)用法　肌内注射。在单一部位注射给药量应少于 2ml；如需要使用的体积超过 2ml，则应在多个部位注射。

(2)用量　联合使用时,本品推荐剂量为2500IU/m²,肌内注射，每 14 天给药一次。

【制剂与规格】　培门冬酶注射液：(1)5ml:3750IU；(2)2ml:1500IU。

第十三章 解热、镇痛、抗炎与抗风湿药以及抗痛风药

解热、镇痛、抗炎与抗风湿药以及抗痛风药一章，涵盖的药物众多，其中解热、镇痛、抗炎药是一组以解热、镇痛及非特异性抗炎为主的药，其作用广泛，已在临床广泛使用并被医务人员熟知，这些药物主要用于退热、镇痛和治疗关节炎。

风湿病涵盖有 200 余种疾病，而随着医学的发展，新的疾病不断被发现，并归类于风湿病分类中，因此抗风湿药是发展最快的药物之一。这些药物主要是以化学合成为主的抗风湿药物，能改变风湿病的病情进展，所以也称改善病情药物。这类药物通常在临床中起效较慢，因此也称慢作用药，例如甲氨蝶呤、来氟米特、羟氯喹等。其作用机制通常是通过调节和抑制免疫起作用，因此多被称为免疫抑制药物。

近 20 余年，针对发病通路中的某一靶点，出现了靶向治疗药物。这类药物有通过生物工程，基因重组生产出的生物制剂，也有化学合成小分子靶向药物，在抗风湿病中起到越来越重要的作用，是治疗领域发展的一个里程碑。

此外，随着生活的改变，高尿酸血症、痛风发病日益突出，积极降低尿酸值，达到合理的水平，得到高度重视。但目前降尿酸抗痛风的药物相对较少，进展也相对缓慢。下面将在每一节中详细介绍这些药物的使用。

第一节 解热、镇痛、抗炎药

解热镇痛抗炎药又名非甾体抗炎药（non-steroidal anti-inflammatory drugs，NSAIDs），因这类药物的化学结构中不含有激素类的甾环而得名。NSAIDs 除解热、镇痛和抗炎作用外，尚有抑制血小板聚集功能，但无控制或改变原疾病病情的作用。NSAIDs 主要通过抑制环氧酶（cyclooxygenase，COX），从而减少炎症介质——各类前列腺素和血栓素的合成。在炎症部位的前列环素（PGI_2）具有扩张血管、促使局部组织充血肿胀的作用；前列腺素 E 又可增强该处受损组织痛觉阈的敏感度，构成炎症部位的肿痛症状。当 COX 被 NSAIDs 抑制后，各类前列腺素的合成减少，临床肿痛症状得以改善，这与中枢镇痛药的单纯镇痛作用机制不同。

COX 具有两种同工酶——COX-1 和 COX-2。COX-1 属于结构酶，人体正常情况下即存在；COX-2 则属于诱导酶，机体出现炎症时才会大量表达，可以加重疼痛和炎症反应。COX-1 存在于人体组织如胃壁、肾、血小板中，它维护了相应器官的功能，具有生理作用。如胃壁 COX-1 产生的各类前列腺素能够促进胃壁血流，增加黏液和 HCO_3^- 分泌以中和胃酸、保护胃黏膜不受损伤及维持胃正常功能。又如血小板的 COX-1 代谢产生的血栓素，具有促使血小板聚集和血管收缩的作用，它与代谢产物 PGI_2 共同保持人体出血及凝血的平衡。肾组织内同时具有 COX-1 和 COX-2，它们共同维护着肾小球和肾小管的生理功能。

NSAIDs 类药物因其化学结构不同而分为不同的类别，如属酸性衍生物的有水杨酸类、丙酸类、乙酸类、芬那酸类、昔康类、吡唑酮类、昔布类；非酸类的有萘丁美酮。同类药品又因结构的变化而有多种不同产品，

如布洛芬、萘普生、氟比洛芬同属于丙酸类，但结构并不完全相同。即使结构完全相同的药品由于生产厂家不同而有不同商品名，如布洛芬在市面上有 20 多个不同名字，因此在选用时必须根据其通用名和化学名选择，以免在临床应用中出现偏差。

NSAIDs 是临床上重要的解热镇痛药，国内该类药品销量仅次于抗感染药，应用十分广泛。在其临床应用过程中，各类不良反应时有发生，同时 NSAIDs 不合理用药情况也较为严重，因此重视 NSAIDs 的不良反应已经成为一项不容忽视的医学问题。最为常见的 NSAIDs 不良反应为胃肠道不良反应。既往人们把关注的焦点更多地放在如何减少胃肠道不良反应上。由于各品种自身特点如抑制 COX-1 和 COX-2 的强弱程度、药代、生物利用度及日服用量和疗程的不同，所产生的不良反应亦不同。据现有资料显示，当某种 NSAID 在发挥抗炎镇痛作用时，抑制 COX-2 时所需的剂量大于抑制 COX-1 所需剂量，则易出现严重胃肠道不良反应（包括症状性胃溃疡、胃出血、胃穿孔等）。为减少这类事件，20 世纪末研制上市了 COX-2 选择性抑制剂（简称 COX-2 抑制剂），是一种在治疗剂量时基本不抑制 COX-1 的新型 NSAIDs。这类药物主要是针对减少 NSAIDs 胃肠道不良反应而设计的，如昔布类的塞来昔布、罗非昔布等。然而，由于多个药物试验观察到 COX-2 抑制剂，特别是罗非昔布，在较长时间连续服用后出现心脑血管事件（心肌梗死、脑卒中、猝死）明显多于对照组，因此导致 2004 年 9 月罗非昔布撤出市场。由于肾脏同时具有两种 COX，因此某些 NSAIDs 能引起外周水肿、间质性肾炎、高钾血症等不良反应。当服用者存在休克、肝功能受损、老龄等情况时，甚至可引起一过性肾功能不全。另外由于 NSAIDs 发挥作用主要是通过抑制 COX-1 和 COX-2，导致炎症前体——前列腺素合成减少，而前列腺素在骨愈合的各个阶段均发挥重要调节作用，因此 NSAIDs 可影响骨代谢、延迟骨愈合，甚至导致骨折不愈合。

为保证 NSAIDs 的安全性，2005 年 4 月美国 FDA 的声明要求在其本土生产的 COX-2 抑制剂及各种需处方的 NSAIDs 修改其药品说明书，增加本品具有增加心血管及胃肠事件风险性内容的黑框警告；非处方 NSAIDs 的说明书也需纳入含有以上风险性警示的内容并要求服用者严格按非处方药注意事项用药。

NSAIDs 的风险性与服药者的个体特点、服用疗程及药物剂量相关。选择 NSAIDs 时要首先考虑服药者个体特点：如年龄≥65 岁、合并有其他疾病或同时服用其他类药物者，发生 NSAIDs 不良反应的风险性增高；合并

胃肠疾病史者发生胃肠道不良反应的风险性高，则倾向选用 COX-2 抑制剂；合并心肌梗死、脑梗死病史者则应避免用 COX-2 抑制剂。欧洲药物管理委员会（EMA）建议，在处方 NSAIDs 时，医生应尽量使用最低的有效剂量和尽量短的疗程以减少不良反应的发生风险。2008 年美国风湿病学会（American College of Rheumatology，ACR）针对 NSAIDs 的使用情况建议：如果患者的药物毒性风险低，那么应该首先考虑选用价格最低的最小有效剂量治疗；低剂量 NSAIDs 比高剂量安全；目前没有有力的证据证明一种 NSAIDs 比另外一种 NSAIDs 疗效更好；患者对不同的药物可以反应不同；在使用 NSAIDs 时除对其引起的心血管及胃肠道不良反应重视外，还应警惕 NSAIDs 所致的肝毒性、肾毒性、肺毒性以及神经系统和皮肤的不良反应。

NSAIDs 除镇痛抗炎外尚可能具有其他作用，如小剂量阿司匹林，有特异性抑制 COX-1 的作用，是当前最常用且被公认的预防心血管血栓形成的抗血小板药物。循证医学证明，即使是小剂量阿司匹林（一日量<150mg）亦会出现较安慰剂更多的胃肠道不良反应。不论是用非选择性 COX 抑制剂（亦称传统 NSAIDs）或 COX-2 抑制剂的患者，如有应用小剂量阿司匹林指征者，必须坚持两者同服。

阿司匹林（乙酰水杨酸）[药典(二)；基；医保(甲、乙)]
Aspirin（Acetylsalicylic Acid）

【适应证】 本品为 NSAIDs。临床可用于下列情况。①镇痛、解热：可缓解轻度或中度的疼痛，如头痛、牙痛、神经痛、肌肉痛及月经痛，也用于感冒和流感等退热。本品仅能缓解症状，不能治疗引起疼痛和发热的病因，故需同时应用其他药物对病因进行治疗。②抗炎、抗风湿：为治疗风湿热的常用药物，用药后可解热、使关节症状好转并使血沉下降，但不能去除风湿热的基本病理改变，也不能治疗和预防心脏损害及其他合并症。③关节炎：除风湿性关节炎外，本品也用于治疗类风湿关节炎，可改善症状，但须同时进行病因治疗。此外，本品也用于骨关节炎、强直性脊柱炎、幼年型关节炎以及其他非风湿性炎症的骨骼肌肉疼痛，也能缓解症状。但近年在这些疾病已很少应用本品。④抗血栓：本品对血小板聚集有抑制作用，可防止血栓形成，临床用于预防心脑血管疾病以及心房颤动、人工心脏瓣膜、动静脉瘘或其他手术后的血栓形成。参阅第八章第三节。⑤儿科用于皮肤黏膜淋巴结综合征（川崎病）的治疗。

【药理】 (1)药效学 ①镇痛作用：主要是通过抑制前列腺素及其他能使痛觉对机械性或化学性刺激敏感的物质(如缓激肽、组胺)的合成，属于外周性镇痛药。但不能排除中枢镇痛(可能作用于下视丘)的可能性；②抗炎作用：确切的机制尚不清楚，可能由于本品作用于炎症组织，通过抑制前列腺素或其他能引起炎性反应的物质(如组胺)的合成而起抗炎作用。抑制溶酶体酶的释放及白细胞趋化性等也可能与其有关；③解热作用：可能通过作用于下视丘体温调节中枢引起外周血管扩张，皮肤血流增加，出汗，使散热增加而起解热作用。此种中枢性作用可能与前列腺素在下视丘的合成受到抑制有关；④抗风湿作用：本品抗风湿的机制，除解热、镇痛作用外，主要在于抗炎作用；⑤抑制血小板聚集的作用：是通过抑制血小板的环氧酶，减少前列腺素的生成而起作用。

(2)药动学 阿司匹林口服后经胃肠道完全吸收。阿司匹林吸收后迅速降解为主要代谢产物水杨酸。阿司匹林和水杨酸血药浓度的达峰时间分别为 10～20 分钟和 0.3～2 小时。由于阿司匹林肠溶片具有抗酸性，所以在酸性胃液不溶解而在碱性肠液溶解。阿司匹林肠溶片相对普通片来说其吸收延迟 3～6 小时。

阿司匹林和水杨酸均和血浆蛋白紧密结合并迅速分布于全身。水杨酸能进入乳汁和穿过胎盘。

水杨酸主要经肝脏代谢，代谢物为水杨酰尿酸、水杨酚葡糖苷酸、水杨酰葡糖苷酸、龙胆酸、龙胆尿酸。

由于肝酶代谢能力有限，水杨酸的清除为剂量依赖性。因此清除半衰期可从低剂量的 2～3 小时到高剂量的 15 小时。水杨酸及其代谢产物主要从肾脏排泄。

【不良反应】 常见的副作用为胃肠道反应，如腹痛和胃肠道轻微出血，偶尔出现恶心、呕吐和腹泻。胃出血和胃溃疡，以及主要在哮喘患者出现的过敏反应(呼吸困难和皮肤反应)极少见。有报道个别病例出现肝、肾功能障碍，低血糖，以及特别严重的皮肤病变(多形性渗出性红斑)。小剂量乙酸水杨酸能减少尿酸的排泄，对易感者可引起痛风发作。极少数病例在长期服用阿司匹林肠溶片后由于胃肠道隐匿性出血导致贫血，出现黑便(严重胃出血的症状)。出现眩晕和耳鸣(特别是儿童和老年人)可能为严重的中毒症状。如出现以上不良反应时，请及时告知医生或药剂师。

【禁忌证】 (1)活动性溃疡病或其他原因引起的消化道出血。

(2)血友病或血小板减少症。

(3)有阿司匹林或其他 NSAIDs 过敏史者，尤其是出现哮喘、神经血管性水肿或休克者。

(4)活动性消化性溃疡和(或)出血者和(或)出血病史者。

(5)哮喘、鼻息肉综合征患者。

(6)严重肝、肾衰竭者。

(7)重度心力衰竭患者。

(8)妊娠、哺乳期妇女。

【注意事项】 (1)交叉过敏反应 对本品过敏时也可能对另一种水杨酸类药或另一种非水杨酸类的非甾体抗炎药过敏，但非绝对。必须警惕交叉过敏的可能性。

(2)本品可在乳汁中排泄，哺乳期妇女口服 650mg，5～8 小时后乳汁中药物浓度可达 173～483μg/ml。故长期大剂量用药时婴儿有可能产生不良反应。

(3)老年患者由于肾功能下降服用本品易出现毒性反应。

(4)小儿患者，尤其有发热及脱水者，易出现毒性反应。急性发热性疾病，尤其是流感及水痘患儿应用本品，可能与发生瑞氏综合征有关，中国尚不多见。

(5)由于本品在小剂量服用时(一日<300mg)时有抑制血小板聚集功能，可使出血时间延长。剂量小到 40mg/d 也可能影响血小板功能，有抗血小板作用。

(6)对诊断的干扰 ①长期每日用量超过 2.4g 时，硫酸铜尿糖试验可出现假阳性，葡萄糖酶尿糖试验可出现假阴性；②可干扰尿酮体试验；③当血药浓度超过 130μg/ml 时，用比色法测定血尿酸可得假性高值，但用尿酸酶法则不受影响；④用荧光法测定尿 5-羟吲哚醋酸 (5-HIAA) 时可受本品干扰；⑤尿香草基杏仁酸(VMA)的测定，由于所用方法不同，结果可高可低；⑥肝功能试验，当血药浓度>250μg/ml 时，ALT、AST 及血清碱性磷酸酶可有异常改变，剂量减小时可恢复正常；⑦大剂量应用，尤其是血药浓度>300μg/ml 时凝血酶原时间可延长；⑧每天用量超过 5g 时血清胆固醇可降低；⑨由于本品作用于肾小管，使钾排泄增多，可导致血钾降低；⑩大剂量应用本品时，用放射免疫法测定血清甲状腺素(T_4)及三碘甲状腺素(T_3)可得较低结果；由于本品与酚磺酞在肾小管竞争性排泄，而使酚磺酞排泄减少(即 PSP 排泄试验)。

(7)下列情况应慎用 ①有哮喘及其他过敏性反应时；②葡萄糖-6-磷酸脱氢酶缺陷者(本品偶见引起溶血性贫血)；③痛风(本品可影响其他排尿酸药的作用，小剂量时可能引起尿酸滞留)；④肝功能减退时可加重肝脏毒性反应，加重出血倾向，肝功能不全和肝硬化患者易出现肾脏不良反应；⑤心功能不全或高血压，大量用药时可能引起心力衰竭或肺水肿；⑥肾功能不全时有加重肾脏毒性的危险；⑦血小板减少者。

（8）长期大量用药时应定期检查血细胞比容、肝功能及血清水杨酸含量。

（9）逾量或中毒表现　①轻度，即水杨酸反应（salicylism），多见于风湿病用本品治疗者，表现为头痛、头晕、耳鸣、耳聋、恶心、呕吐、腹泻、嗜睡、精神紊乱、多汗、呼吸深快、烦渴、手足不自主运动（多见于老年人）及视力障碍等；②重度，可出现血尿、抽搐、幻觉、重症精神紊乱、呼吸困难及无名热等，儿童患者精神及呼吸障碍更明显。过量时实验室检查可有脑电图异常、酸碱平衡改变（呼吸性碱中毒及代谢性酸中毒）、低血糖或高血糖、酮尿、低钠血症、低钾血症及蛋白尿。过量时的处理：包括催吐或洗胃，给予活性炭，监测及维持生命功能，纠正高热、水、电解质、酸碱失衡以及酮症等，保持血糖正常及监测水杨酸盐血药浓度降至中毒水平以下。一般说来，服药后 2 小时血药浓度为 500μg/ml 表明严重中毒，超过 800μg/ml 可能致死。给予大量碱性药利尿可促使本品排泄，但不应给予碳酸氢钠口服，因反而促使本品吸收。严重过量者可考虑进行血液透析或腹腔透析等。如有出血，给予输血或维生素 K。

（10）儿童　①不良反应：胃肠道反应，个别引起胃出血和溃疡，抗血小板凝集可导致出血。②个别可引起哮喘、荨麻疹及血管神经性水肿并产生过敏反应。③剂量过大可导致肝、肾功能损害。④小儿发热时应用，尤在流感和水痘患儿可导致瑞氏综合征。⑤不推荐作为儿童退热药及控制风湿活动的首选用药。

如未咨询医生，含有阿司匹林的药物不应用于儿童和青少年的伴或不伴发热的病毒感染。某种病毒性疾病，尤其是流感 A，B 和水痘，可能会发生少见的危及生命的瑞氏综合征，需立即进行药物治疗。合并应用阿司匹林时发生瑞氏综合征的风险可能增加，但相关性尚未得以证实。持续地呕吐可能是瑞氏综合征的信号。

（11）孕妇及哺乳期妇女用药　孕妇：几个回顾性流行病学研究中，怀孕的头 3 个月使用水杨酸盐可能与畸形（腭裂、心脏畸形）危险性升高有关。但现有的资料不足以评估阿司匹林用于长期治疗（剂量大于 150mg/d）时导致畸形的可能性。常规治疗剂量时危险性降低。在一项 32000 对母子参与的前瞻性研究中，未显示畸形危险性升高。

孕妇服用水杨酸前应审慎权衡利弊；作为预防措施，长期治疗的剂量尽量不超过 150mg/d。在妊娠最后 3 个月，服用高剂量的阿司匹林（大于 300mg/d）可能导致孕期延长，母体子宫的收缩受抑和胎儿的心肺毒性（例如动脉导管提前关闭）。

此外，母亲和胎儿的出血风险增加。

分娩前短期服用高剂量阿司匹林可导致胎儿颅内出血，尤其是早产儿。因此所有含有阿司匹林的药物禁用于妊娠最后 3 个月的妇女，除非在正确的临床专家建议和严密监测下极有限的应用于心血管和产科。

哺乳期妇女：水杨酸盐及降解产物能少量地进入母乳。

目前未发现偶然服用时对婴儿产生不良反应，一般不需停止哺乳。但常规服用或高剂量摄入时，应尽早停止哺乳。

【药物相互作用】（1）与其他 NSAIDs 同用时疗效并不加强，因为本品可以降低其他 NSAIDs 的生物利用度。再则胃肠道不良反应（包括溃疡和出血）却增加；此外，由于对血小板聚集的抑制作用加强，还可增加其他部位出血的危险。本品与对乙酰氨基酚长期大量同用有引起肾脏病变包括肾乳头坏死、肾癌或膀胱癌的可能。

（2）与任何可引起低凝血酶原血症、血小板减少、血小板聚集功能降低或胃肠道溃疡出血的药物同用时，可有加重凝血障碍及引起出血的危险。

（3）与抗凝药（双香豆素、肝素等）、溶栓药（链激酶、尿激酶）同用，可增加出血的危险。

（4）尿碱化药（碳酸氢钠等）、抗酸药（长期大量应用）可增加本品自尿中排泄，使血药浓度下降。但当本品血药浓度已达稳定状态而停用碱性药物，又可使本品血药浓度升高到毒性水平。碳酸酐酶抑制药可使尿碱化，但可引起代谢性酸中毒，不仅能使血药浓度降低，而且使本品透入脑组织中的量增多，从而增加毒性反应。

（5）尿酸化药可减低本品的排泄，使其血药浓度升高。本品血药浓度已达稳定状态的患者加用尿酸化药后可能导致本品血药浓度升高，毒性反应增加。

（6）糖皮质激素（以下简称激素）可增加水杨酸盐的排泄，同用时为了维持本品的血药浓度，必要时应增加本品的剂量。本品与激素长期同用，尤其是大量应用时，有增加胃肠溃疡和出血的危险性。为此，目前临床上不主张将此两种药物同时应用。

（7）胰岛素或口服降糖药物的降糖效果可因与本品同用而加强。

（8）与甲氨蝶呤（MTX）同用时，可减少甲氨蝶呤与蛋白的结合，减少其从肾脏的排泄，使血药浓度升高而

(9) 丙磺舒或磺吡酮(sulfinpyrazone)的排尿酸作用，可因同时应用本品而降低；当水杨酸盐的血药浓度大于 50μg/ml 时即明显降低，血药浓度大于 100~150μg/ml 时更甚。此外，丙磺舒可降低水杨酸盐自肾脏的清除率，从而使后者的血药浓度升高。

【给药说明】 ①应与食物同服或用水冲服，或采用肠溶片可以减少对胃肠的刺激；②扁桃体摘除或口腔手术后 7 日内应整片吞服，以免嚼碎后接触伤口，引起损伤；③外科手术患者，应在术前 7 天停用本品，以免引起出血倾向；④用于治疗关节炎时，剂量应逐渐增加，直到症状缓解，达有效血药浓度(此时可出现轻度毒性反应如耳鸣、头痛等，在小儿、老年人或耳聋患者中，这些症状不是可靠指标)后开始减量。当然，如出现了不良反应还应迅速减量；水杨酸类药血药浓度达稳态一般需要 7 天。由于本品用至有效治疗剂量时往往伴发严重不良反应，以及长期应用不仅消化道溃疡病的发生率可高达 40%左右，还可使有的关节炎(如骨关节炎)病变加重，因此，目前临床上对慢性关节炎的治疗，基本上用其他 NSAIDs 替代本品；⑤有脱水的患者(尤其是小儿)应减少剂量。

【用法与用量】 成人 (1)口服 ①解热、镇痛：一次口服 0.3~0.6g，一日 3 次，必要时每 4 小时 1 次。②抗风湿：一日 3~6g，分 4 次口服。③抑制血小板聚集：应用小剂量，一次口服 75~100mg，一日 1 次，在急性心肌梗死或做血管重建手术可以开始用较高剂量(300mg)作为负荷量，以后改为正常用的低剂量。肠溶片应饭前用适量水送服。④治疗胆管蛔虫病：一次口服 1g，一日 2~3 次，连用 2~3 日；阵发性绞痛停止 24 小时后停用，然后进行驱虫治疗。

(2)肌内注射或静脉注射 解热镇痛 ①注射用精氨酸阿司匹林，一次 1g，一日 1~2 次，临用前加 0.9%氯化钠注射液或灭菌注射用水 2~4ml，溶解后立即注射。②注射用赖氨酸阿司匹林，肌内注射或静脉滴注，一次 0.9~1.8g，一日 2 次，肌内注射溶媒同上，静脉滴注，以 0.9%氯化钠注射液溶解。

儿童 (1)解热 口服：一次 5~10mg/kg，每 4~6 小时一次。

(2)风湿热及幼年特发性关节炎 口服：急性期一日 80~100mg/kg，分 3~4 次，之后逐步减量维持。

(3)川崎病 口服：一日 30~50mg/kg，分 3~4 次，体温稳定 3 日后逐步减量，2 周内减量至一日 3~5mg/kg 顿服，减量维持 2~3 月，如有冠状动脉病变则维持至冠状动脉正常。

【制剂与规格】 阿司匹林片：(1)50mg；(2)0.1g；(3)0.3g；(4)0.5g。

阿司匹林肠溶片：(1)10mg；(2)25mg；(3)40mg；(4)50mg；(5)75mg；(6)100mg；(7)300mg。

阿司匹林泡腾片：(1)0.1g；(2)0.3g；(3)0.5g。

阿司匹林肠溶胶囊：(1)0.75g；(2)0.1g；(3)0.15g；(4)0.3g。

阿司匹林咀嚼片：(1)75mg；(2)500mg。

阿司匹林缓释片：(1)50mg；(2)75mg。

阿司匹林缓释胶囊：162.5mg。

阿司匹林散：(1)100mg；(2)500mg。

阿司匹林栓：(1)0.1g；(2)0.15g；(3)0.3g；(4)0.45g；(5)0.5g。

复方制剂：铝镁匹林片(Ⅱ)每片含阿司匹林 81mg，重质碳酸镁 22mg，甘羟铝 11mg。

注射用精氨酸阿司匹林：(1)0.5g；(2)1.0g。

注射用赖氨酸阿司匹林：(1)0.25g；(2)0.5g；(3)0.9g；(4)1.8g。

贝 诺 酯 [药典(二)]
Benorilate

【适应证】 为解热镇痛药。用于普通感冒或流行性感冒引起的发热，也用于缓解轻至中度疼痛如头痛、关节痛、偏头痛、牙痛、肌肉痛、神经痛、痛经。

【药理】 (1)药效学 本品为阿司匹林与对乙酰氨基酚以酯键结合的中性化合物。有解热镇痛作用，不良反应较阿司匹林小，患者易于耐受，口服后在胃内不被水解，在肠内吸收并迅速在血中达到有效浓度，特点是很少引起胃肠出血。

(2)药动学 口服后在胃内不被水解，以原型吸收，很快达有效血药浓度。吸收后很快代谢成为水杨酸和对乙酰氨基酚，分解前 $t_{1/2}$ 约为 1 小时。作用时间较阿司匹林及对乙酰氨基酚长。主要以水杨酸及对乙酰氨基酚的代谢产物自尿中排出。极少量从粪便排出。

【不良反应】 (1)胃肠道反应较轻微，可有恶心、胃灼热、消化不良及便秘，也有报道引起腹泻者。

(2)可引起皮疹。

(3)用量过大时，有些患者可发生耳鸣或耳聋。

(4)可引起嗜睡、头晕及定向障碍等神经精神症状。

(5)在小儿急性发热性疾病，尤其是流感及水痘患儿有引起瑞氏综合征的危险。中国尚不多见。

(6) 长期用药可影响肝功能，并有引起肝细胞坏死的报道。

(7) 长期应用有可能引起镇痛药性肾病。

【禁忌证】 (1) 对阿司匹林过敏者或对本品也过敏。

(2) 妊娠期妇女及哺乳者。

(3) 不满 3 个月的婴儿及肝、肾功能不全者。

【注意事项】 (1) 老年人应用本品时，疗程不宜长于 5 天，以防肾脏受损。

(2) 本品仅为对症药物，因此在服本品 3 天后仍发热或服本品 10 天后仍疼痛者，必须就医检查。

(3) 必须在医生医嘱下方能作为抗风湿药物较长期应用。

【用法与用量】 (1) 口服　成人一次 0.5～1.0g，一日 3～4 次，疗程不超过 10 日。老年人用药每日不超过 2.5g，疗程不超过 5 日。

(2) 儿童　解热镇痛：口服，一次 20～25mg/kg，每日 3～4 次。

【制剂与规格】 贝诺酯片：(1) 0.2g；(2) 0.4g；(3) 0.5g。

贝诺酯分散片：0.5g。

贝诺酯胶囊：250mg。

贝诺酯颗粒：0.5g。

双水杨酯 [药典(二)]
Salsalate

【适应证】 本品属非乙酰化水杨酸。用于缓解各类疼痛，包括头痛、牙痛、神经痛、关节痛及软组织炎症等中等度疼痛。

【药理】 (1) 药效学　本品抗炎、镇痛作用类似阿司匹林，但不具有抑制血小板聚集的作用。

(2) 药动学　口服后不溶于胃液，但溶于小肠液中，并在肠道内逐渐分解出 2 个分子水杨酸而起治疗作用。

每日口服 2 次，一般即可维持血药浓度达 10～30mg/100ml (12 小时内)。最后一次给药后，有效血药浓度可维持 16 小时。大约 13% 以结合物排泄。

【不良反应】 本品对胃刺激性较阿司匹林为小，与其他 NSAIDs 发生交叉过敏反应较阿司匹林少。大剂量或与口服抗凝药合用时，有发生出血的可能性。

【禁忌证】 ①对本品过敏、有哮喘史病人禁用。②动脉硬化伴高血压、近期脑出血或年老体弱者禁用。③妊娠头 3 个月及分娩前 2～3 周的妇女禁用。

【注意事项】 (1) 对其他类非甾体抗炎药有过敏史者

慎用。

(2) 有慢性肾功能不全及消化性溃疡者慎用。

(3) 下列病人避免使用双水杨酯：严重的肝病、出血性疾病或接受抗凝剂治疗的人。

【药物相互作用】 (1) 双水杨酯可加强磺酰脲类药品的降血糖作用；并能由蛋白质的结合部位置换甲氨蝶呤，故与这类药物合用时应降低后者的剂量。

(2) 与抗凝血药(肝素钠、华法林)合用应密切注意凝血反应。

【用法与用量】 口服　①成人用于解热镇痛：一次 0.3～0.6g，一日 2～3 次。也可开始 0.5～1g，一日 2～3 次，以后视病情调整用量。②小儿常用量尚未建立。

【制剂与规格】 双水杨酯片：0.3g。

水 杨 酸 镁 [药典(二)]
Magnesium Salicylate

【适应证】 本品属非乙酰化水杨酸。适用于治疗各种关节炎，因不含钠离子，尤其适用于伴有高血压或心力衰竭的患者，亦可用于滑囊炎和其他软组织风湿病。

【药理】 (1) 药效学　本品具有解热、镇痛和抗炎作用。作用机制及治疗作用基本与阿司匹林相同。本品 545mg 相当于 650mg 阿司匹林的水杨酸含量。对血小板聚集作用几无影响。

(2) 药动学　口服后吸收迅速、完全，可分布于全身各组织，也能渗入关节腔和脑脊液。在肝脏代谢，代谢产物主要为水杨尿酸和葡萄糖醛酸结合物，小部分为龙胆酸。血浆蛋白结合率为 65%～90%。从肾脏排泄，小剂量服用时 $t_{1/2}$ 为 2～3 小时，大剂量时则可达 20 小时以上。

【不良反应】 少数病人有上腹部不适、恶心，偶有耳鸣、眩晕等现象。

【禁忌证】 严重肝肾功能不良、活动性消化性溃疡患者禁用。重症肌无力者禁用。

【注意事项】 除与阿司匹林的一般注意事项相同外，还须注意在慢性肾功能不全患者有引起高镁血症的危险，大量应用本品时应做血清镁含量监测。

【用法与用量】 口服　成人一次 0.5～1g，一日 3 次，必要时可增加剂量以达理想疗效。每日最大剂量为 3～4g。

【制剂与规格】 水杨酸镁片：0.25g。

水杨酸镁胶囊：0.25g。

呱 西 替 柳
Guacetisal

【适应证】 用于由感冒、急性支气管炎及慢性支气管炎急性发作等引起的头痛、发热、咳嗽、多痰等症状的对症治疗。

【药理】 (1)药效学 具有非特异性抗炎解热作用。

(2)药动学 本品在胃肠道内部分转变为水杨酸愈创木酚酯、愈创木酚及水杨酸。大部分被吸收后以水杨酸和水杨酸愈创木酚酯的形式分布在脑、肌肉、脂肪、睾丸、血浆、心、肝、脾、肺、肾中。主要以水杨酸的形式经肾排泄,水杨酸愈创木酚酯与血浆蛋白结合率为25.8%。

【不良反应】 偶见食欲不佳、上腹不适、血小板减少、血清丙氨酸氨基转移酶升高等。

【禁忌证】 对水杨酸及本品过敏者禁用。

【注意事项】 (1)胃及十二指肠溃疡、上消化道出血及肝硬化患者应慎用。

(2)并用抗凝剂时应慎用。

(3)不可空腹服用,特别是大剂量或长期应用本品时。

(4)如伴有感染症状时,根据需要可酌加抗感染药物治疗。

【药物相互作用】 (1)本品能增强香豆素等抗凝血剂的作用,同用时应谨慎。

(2)抗酸药如碳酸氢钠等可加速本品自尿中的排泄,不宜同用。

【用法与用量】 口服 成人:一次 0.5g,一日 3 次。

儿童:0～3 岁,一次 0.083g,3～6 岁,一次 0.165g,6～12 岁,一次 0.33g,一日 2～3 次。

【制剂与规格】 呱西替柳片:0.25g。

呱西替柳胶囊:(1)0.125g;(2)0.25g。

呱西替柳干混悬剂:(1)0.165g;(2)0.25g;(3)0.5g。

二 氟 尼 柳 [药典(二)]
Diflunisal

【适应证】 适用于类风湿关节炎、骨关节炎以及各种轻、中度疼痛。

【药理】 (1)药效学 本品为水杨酸衍生物,属非甾体抗炎药,具有镇痛、抗炎及解热作用,其机制是抑制前列腺素合成。

(2)药动学 本品口服吸收良好,服药后 2～3 小时可达血药峰浓度。本品的血浆蛋白结合率为 99%,表观分布容积为 7.5L,肾功能中度或严重损害时,其分布容积增加,本品血浆半衰期为 8～12 小时。本品口服剂量的 90%以两种可溶性葡糖醛酸苷-(酚和酰)结合物的形式自尿排出,总清除率为 7.9ml/min。

【不良反应】 (1)胃肠道反应 部分患者有恶心、食欲缺乏、腹痛、腹胀、便秘和腹泻。

(2)中枢神经系统反应 一般极少发生,主要有眩晕、头痛、嗜睡、失眠,症状较轻,很少需要中断治疗。

(3)偶见皮疹、水肿、鼻炎、短暂视觉障碍。

【禁忌证】 (1)对本品或其他 NSAIDs(包括阿司匹林)过敏者。

(2)活动期消化性溃疡、哮喘患者。

(3)严重肝、肾功能损害的患者。

【注意事项】 (1)有出血时间延长倾向者和有消化道疾病史患者慎用。

(2)心功能不全、高血压或其他有体液潴留倾向的患者慎用,因有可能导致水肿。

(3)肝、肾功能不良患者应用本品时,应使用较低剂量,并严密观察,以避免药物蓄积进一步损害肝、肾功能。

(4)老年患者由于肝、肾功能发生减退,易发生不良反应,应慎用或适当减量使用。

(5)12 岁以下儿童不推荐使用。

(6)孕妇存在致畸风险,故避免使用。

(7)药物过量 已有药物过量和因此发生死亡的报道。药物过量时常见的症状包括嗜睡、恶心、呕吐、腹泻、过度换气、心动过缓、耳鸣、定向障碍、木僵和昏迷。尿量减少和心肺功能障碍也有报道。有报道在未应用其他药物的情况下,服用本品 15g 而致死。同时服用其他药物时,服用本品 7.5g 而致死。发生药物过量应及时催吐或洗胃,同时给予对症和支持治疗。由于本品与血浆蛋白结合率高,故血液透析可能无效。

【药物相互作用】 (1)本品与口服抗凝血药同时服用,可延长凝血酶原时间,故应慎用,并应监测凝血酶原时间,适当调节口服抗凝药剂量。

(2)本品不宜与其他 NSAIDs 同时应用。

(3)与氢氯噻嗪同时服用,可显著增加后者的血浆浓度。

(4)与环孢素合用时,可增加环孢素肾毒性,故应监测肾功能。

(5)本品与抗酸药同服可降低后者的生物利用度。

【给药说明】 饭后口服。

【用法与用量】 口服 ①骨关节炎:成人,一次 0.5g,一日 2 次,饭后服。每日维持剂量不应超过 1.5g。②镇痛:成人,首次 1g,以后每 8～12 小时服 0.5g。有的患者一次 0.25g，一日 2～3 次即可见效。

【制剂与规格】　二氟尼柳片：(1)0.125g；(2)0.25g。

二氟尼柳分散片：0.25g。

二氟尼柳胶囊：(1)0.125g；(2)0.25g。

依托芬那酯
Etofenamate

【适应证】　用于骨骼肌肉系统等的软组织风湿疾病，如肌肉风湿病、肩周炎、腰痛、坐骨神经痛、腱鞘炎、滑囊炎及各种慢性关节炎，以及脊柱和关节的各种软组织劳损、挫伤、扭伤及拉伤等。

【药理】　(1)药效学　本品为皮肤外用的 NSAIDs，属邻氨基苯甲酸的衍生物。它主要作用于炎症过程的各个阶段，除了抑制前列腺素合成外，还抑制组胺的释放，对缓激肽和 5-羟色胺具有中和作用，抑制补体活动和透明质酸酶的释放。

(2)药动学　依托芬那酯容易透皮吸收，吸收程度与应用部位、皮肤湿度等因素有关。给予含依托芬那酯 300mg 的凝胶剂后的 12～24 小时可达血药峰浓度。依托芬那酯的蛋白结合率为 98%～99%。依托芬那酯通过肾脏、胆汁和粪便以多种代谢物的形式消除，包括羟基化物、醚裂解物、酯裂解物以及它们的结合物。

【不良反应】　(1)少数情况会出现皮肤发红。

(2)极少数情况下出现皮肤过敏反应(如剧烈瘙痒、皮疹、红斑、肿胀、水疱等)。上述症状停药后通常迅速减退。

【禁忌证】　(1)对依托芬那酯、氟芬那酸和其他 NSAIDs 过敏者禁用。

(2)妊娠期妇女禁用。

【注意事项】　(1)本品为外用制剂，仅可用于完整皮肤，不用于破损皮肤、皮肤病感染部位、湿疹性炎症部位。

(2)应避免接触眼睛及黏膜部位。

(3)本品仅供外用，切勿入口。如不慎口服本品，应予以催吐及其他的对症治疗。

【药物相互作用】　正确使用时尚未发现与其他药物有相互作用。

【给药说明】　(1)本品可以通过胎盘屏障。哺乳期妇女仅允许小面积、短期使用。因为临床研究资料尚不充足，故不能用于儿童。

(2)药物过量　如果未正确使用，则可能发生以下情况：在短时间内全身皮肤使用一支乳膏或更多，可引起头痛、眩晕或上腹不适。处理方法：用水洗去皮肤上依托芬那酯。由于药物的味道，口服通常不会达到中毒剂量，否则应予洗胃、催吐或给予药用活性炭治疗。

【用法与用量】　外用乳膏用量：根据疼痛部位大小，一次 1～2g(挤出乳膏长度 5～10cm)，一日 3～4 次，涂在疼痛部位并轻轻按摩。风湿性疾病通常需用药3～4周，钝性损伤需用药 2 周，或遵医嘱。

【制剂与规格】　依托芬那酯乳膏(10%)：(1)20g:2g；(2)40g:4g。

依托芬那酯凝胶(10%)：20g:2g。

布洛芬[药典(二)；基；医保(甲、乙)]
Ibuprofen

【适应证】　本品属丙酸类 NSAIDs。适用于：①缓解类风湿关节炎、骨关节炎、脊柱关节病、痛风性关节炎、风湿性关节炎等各种慢性关节炎的急性发作期或持续性的关节肿痛症状，无病因治疗及控制病程的作用；②治疗非关节性的各种软组织风湿性疼痛，如肩痛、腱鞘炎、滑囊炎、肌痛及运动后损伤性疼痛等；③急性的轻、中度疼痛，如：手术后、创伤后、劳损后疼痛，原发性痛经，牙痛，头痛，偏头痛等；④对成人和儿童的发热有解热作用。

【药理】　(1)药效学　本品具镇痛、抗炎、解热作用。其作用机制通过对环氧酶的抑制而减少前列腺素的合成，由此减轻因前列腺素引起的组织充血、肿胀，降低周围神经痛觉的敏感性。它通过下丘脑体温调节中枢而起解热作用。

(2)药动学　口服易吸收，与食物同服时吸收减慢，但吸收量不减少。与含铝和镁的抗酸药同服不影响吸收。血浆蛋白结合率为99%。服药后 1.2～2.1 小时血药浓度达峰值，用量 200mg 时血药浓度为 22～27μg/ml，用量 400mg 时为 23～45μg/ml，用量 600mg 时为 43～57μg/ml。一次给药后 $t_{1/2}$ 一般为 1.8～2 小时。服药 5 小时后关节液浓度与血药浓度相等，以后的 12 小时内关节液浓度高于血浆浓度。本品在肝内代谢，60%～90%经肾由尿排出，100%于 24 小时内排出，其中约 1% 为原型物，一部分随粪便排出。布洛芬的消除不会因年龄或肾功能不全而受损。布洛芬的血清半衰期为 1.2～2 小时。在肝功能受损的患者中，半衰期可延长至 3.1～3.4 小时。清除速率的范围为 3～13L/h，具体取决于给药途径，对映体类型和剂量。

【不良反应】　(1)消化道症状　包括消化不良、胃烧灼感、胃痛、恶心、呕吐，出现于 16%长期服用者，停药上述症状消失，不停药者大部分亦可耐受。少数(<1%)

出现胃溃疡和消化道出血，亦有因溃疡穿孔者。

(2) 神经系统症状 如头痛、嗜睡、晕眩，耳鸣少见，出现在 1%~3% 的患者。

(3) 肾功能不全 很少见，多发生在有潜在性肾病变者；但少数服用者可出现下肢水肿。

(4) 其他 少见症状有皮疹、支气管哮喘发作、肝酶升高、白细胞减少等。

【禁忌证】(1) 对本品过敏者及阿司匹林过敏的哮喘患者禁用。

(2) 用于晚期妊娠期妇女可使孕期延长，引起难产及产程延长，故妊娠晚期或近分娩的孕妇禁用。

(3) 哺乳期妇女禁用。

(4) 鼻息肉综合征、血管性水肿患者禁用。

【注意事项】(1) 交叉过敏 对阿司匹林或其他非甾体抗炎药过敏者对本品可有交叉过敏反应。

(2) 对血小板聚集有抑制作用，可使出血时间延长，但停药 24 小时即可消失。

(3) 可使血尿素氮及血清肌酐含量升高，肌酐清除率可下降。

(4) 有下列情况者应慎用 ①原有支气管哮喘者，用药后可加重；②心功能不全、高血压，用药后可致水潴留、水肿；③血友病或其他出血性疾病(包括凝血障碍及血小板功能异常)，用药后出血时间延长，出血倾向加重；④有消化道溃疡病史者，应用本品时易出现胃肠道副作用，包括产生新的溃疡；⑤肾功能不全者用药后肾脏不良反应增多，甚至导致肾功能衰竭。

(5) 长期用药时应定期检查血象及肝、肾功能。

(6) 对长期应用糖皮质激素的患者加用本品时，皮质激素需缓慢停药，以免病情加重或引起皮质功能不全。

(7) 儿童 ①不良反应发生率低，偶见消化不良、皮疹、氨基转移酶升高等，严重肝病、活动性溃疡，特别出血患者不宜应用。②用于 3 个月以上儿童。

【药物相互作用】(1) 饮酒或与其他 NSAIDs 同用时增加胃肠道不良反应，并有致溃疡的危险。长期与对乙酰氨基酚同用时可增加对肾脏的不良反应。

(2) 与阿司匹林或其他水杨酸类药物同用时，药效不增强，而胃肠道不良反应及出血倾向发生率增高。

(3) 与肝素、双香豆素等抗凝药及血小板聚集抑制药同用时有增加出血的危险。

(4) 与呋塞米同用时，后者的排钠和降压作用减弱。

(5) 与维拉帕米、硝苯地平同用时，本品的血药浓度增高。

(6) 本品可增加地高辛的血药浓度，同用时须注意调整地高辛的剂量。

(7) 本品可增强抗糖尿病药(包括口服降糖药)的作用。

(8) 本品与抗高血压药同用时可影响后者的降压效果。

(9) 丙磺舒可降低本品的排泄，增加血药浓度，从而增加毒性，故同用时宜减少本品剂量。

(10) 本品可降低甲氨蝶呤的排泄，增加其血浓度，甚至可达中毒水平，故本品不应与中或大剂量甲氨蝶呤同用。

(11) 药物的不良反应与所服用的剂量呈正相关，因此服药超量时应做紧急处理，包括催吐或洗胃、口服活性炭、抗酸药和(或)利尿药，并给予监测及其他支持疗法。

【给药说明】(1) 应用阿司匹林或其他非甾体抗炎药引起胃肠道不良反应的患者，可试用本品，但仍应密切注意不良反应。

(2) 治疗类风湿关节炎等多种慢性关节炎病时，本品应与其他慢作用抗风湿药同时应用以控制类风湿关节炎的活动性和病情进展。

(3) 用药期间如出现胃肠出血，肝、肾功能损害，视力障碍，血象异常以及过敏反应等情况，即应停药。

(4) 近期国外个别文献报道本品有引起心血管事件风险，故不宜剂量过大及疗程过长。

【用法与用量】(1) 口服 成人 ①抗风湿：一次 0.4~0.6g，一日 3~4 次，类风湿关节炎比骨关节炎用量要大些；②轻或中度疼痛及痛经的止痛：一次 0.2~0.4g，每 4~6 小时 1 次。成人用药一日最大限量一般为 2.4g。缓释片：一次 0.3~0.6g，一日 2 次。缓释胶囊：一次 0.3g，一日 2 次。

(2) 栓剂 塞肛门内。成人一次 100mg，如需要再次用药应间隔 4 小时以上。1~3 岁小儿一次 50mg，如症状无缓解，每 4~6 小时重复给药 1 次，24 小时不超过 200mg。3 岁以上小儿，一次 100mg。

(3) 搽剂 外用。

(4) 儿童 解热镇痛：口服，一次 5~10mg/kg，每 6 小时 1 次，每日 ≤4 次；抗风湿，口服，一日 30~40mg/kg，分 3~4 次。

【制剂与规格】布洛芬片：(1) 0.1g；(2) 0.2g；(3) 0.3g；(4) 0.4g。

布洛芬分散片：50mg。

布洛芬泡腾片：0.1g。

布洛芬胶囊：0.2g。

布洛芬缓释胶囊：0.3g。

布洛芬缓释片：0.3g。

布洛芬口服溶液：10ml:0.1g。

布洛芬糖浆：(1)10ml:0.2g；(2)20ml:0.4g；(3)60ml:1.2g；(4)90ml:1.8g。

布洛芬混悬滴剂：(1)15ml:0.6g；(2)20ml:0.8g。

布洛芬混悬液：100ml:2g。

小儿布洛芬栓：(1)50mg；(2)100mg。

布洛芬搽剂：5ml:250mg。

复方制剂

精氨洛芬颗粒：0.6g。

布洛伪麻片：每片含布洛芬 200mg，盐酸伪麻黄碱 30mg。

布洛伪麻胶囊：每粒含布洛芬 200mg，盐酸伪麻黄碱 30mg。

复方锌布颗粒：每包葡萄糖酸锌 0.1g，布洛芬 0.15g，马来酸氯苯那敏 2mg。

复方布洛芬凝胶：布洛芬 50mg、薄荷脑 30mg。

精氨酸布洛芬
Ibuprofen Arginine

【成分】　本品主要成分为精氨酸布洛芬。

【适应证】　适用于下列症状：牙痛、痛经、因创伤引起的疼痛(例如：运动性损伤)、关节和韧带痛、背痛、头痛以及流感引起的发热。

【药理】　(1)药效学　本品为非甾体抗炎药，能抑制前列腺素合成，具有镇痛、抗炎和解热的作用。

精氨酸布洛芬为布洛芬精氨酸盐，提高布洛芬的溶解度，比布洛芬的吸收速度更快，服药后 15～30 分钟即达到止痛作用。并能发挥止痛和抗炎的作用，治疗效果良好。使用中等剂量，每天用药 1.2g，主要起解热镇痛作用。大剂量具有显著的抗炎作用。

(2)药动学　在口服 200mg 后 15～30 分钟即可达到相当于 25mg/L 活性成分的最大平均血药浓度(与其他布洛芬剂型相比，其他布洛芬剂型在服药后 1～2 小时才能达到 15mg/L 的平均血药浓度)。本品主要通过小肠吸收，血药半衰期为 1.5～2 小时。同时蛋白结合率达约 99%。主要以无活性代谢物形式迅速通过肾脏排泄。即使在长时期治疗间也无蓄积现象的报道。服用布洛芬后，布洛芬及其他的代谢产物在 24 小时内完全排泄。

【不良反应】　(1)少数病人可出现恶心、呕吐、胃烧灼感或轻度消化不良、胃肠道溃疡及出血、氨基转移酶升高、头痛、头晕、耳鸣、视力模糊、精神紧张、嗜睡、

下肢水肿或体重骤增。

(2)也可出现皮疹、过敏性肾炎、膀胱炎、肾病综合征、肾乳头坏死或肾功能衰竭、支气管痉挛。

【禁忌证】　(1)对其他非甾体抗炎药过敏者禁用。

(2)支气管哮喘、肾脏疾病、血液凝固和血细胞生成障碍患者禁用。

【注意事项】　(1)本品为对症治疗药，不宜长期或大量使用，用于止痛不得超过 5 天，用于解热不得超过 3 天，如症状不缓解，请咨询医师或药师。

(2)糖尿病患者应在医师指导下使用。

(3)不能同时服用其他含有解热镇痛药的药品(如某些复方抗感冒药)。

(4)服用本品期间不得饮酒或含有酒精的饮料。

(5)下列情况患者应在医师指导下使用　有消化性溃疡史、胃肠道出血、心功能不全、高血压、60 岁以上、肝肾功能不全。

(6)如出现胃肠道出血或溃疡、胸痛、气短、无力、言语含糊、疼痛加重、疼痛区域肿胀等情况，应停药并咨询医师。

(7)第一次使用本品如出现皮疹或过敏症状，应停药并咨询医师。

(8)如服用过量或出现严重不良反应，应立即就医。

(9)对本品过敏者禁用，过敏体质者慎用。

(10)本品性状发生改变时禁止使用。

(11)请将本品放在儿童不能接触的地方。

(12)儿童必须在成人监护下使用。

(13)如正在使用其他药品，使用本品前请咨询医师或药师。

【药物相互作用】　(1)本品与其他解热、镇痛、抗炎药物同用时可增加胃肠道不良反应，并可能导致溃疡。

(2)本品与肝素、双香豆素等抗凝药同用时，可导致凝血酶原时间延长，增加出血倾向。

(3)本品与地高辛、甲氨蝶呤、巴氯酚、口服降血糖药物同用时，能使这些药物的血药浓度增高，不宜同用。

(4)本品与呋塞米(呋喃苯胺酸)同用时，后者的排钠和降压作用减弱；与抗高血压药同用时，也降低后者的降压效果。

(5)本品与丙磺舒、磺吡酮合用时，布洛芬排泄延迟，丙磺舒、磺吡酮促进尿酸排泄作用降低。

(6)如与其他药物同时使用可能会发生药物相互作用，详情请咨询医师或药师。

【给药说明】 颗粒剂 可将药品放入水杯中，加入适量的温水，混合到药液完全溶解后即可服用。空腹服用本品起效更为迅速。

一旦发生药物过量应尽快通过洗胃或通过产生诱导呕吐的方法将胃排空。如果药物已经吸收应使用碱性药物来帮助肾脏排除酸性布洛芬。

【用法与用量】 口服 成人和 12 岁以上患者：一次 0.2～0.4g，一日 2～4 次。一次 0.4g，一日 2 次。

【制剂与规格】 精氨酸布洛芬颗粒：(1)0.2g；(2)0.4g；(3)0.6g。

精氨酸布洛芬片：(1)0.2g；(2)0.4g。

精氨酸布洛芬散：0.1g。

萘 普 生 [药典(二)；医保(乙)]
Naproxen

【适应证】 本品为 NSAIDs。适用于缓解各种轻度至中等度的疼痛，如拔牙及其他手术后的疼痛、原发性痛经及头痛等。也适用于类风湿关节炎、骨关节炎、强直性脊柱炎、幼年型关节炎(juvenile arthritis)、肌腱炎、滑囊炎及急性痛风性关节炎，对于关节炎的疼痛、肿胀及活动受限均有缓解症状的作用。与阿司匹林和吲哚美辛比较，症状缓解的效应相仿，但胃肠道和神经系统的不良反应的发生率和严重程度均较低。

【药理】 (1)药效学 萘普生具有剂量依赖性的抗炎镇痛和解热作用。抗炎作用强度约为等剂量保泰松的 11 倍，镇痛、解热作用是阿司匹林的 7 倍和 22 倍。抗炎、镇痛、解热作用相当于吲哚美辛。

作用机制为萘普生通过抑制 COX 活性，从而抑制 PG 合成而产生作用，但对 COX-2 的选择性抑制作用更强，故其抗炎作用强，而胃肠道不良反应较小。

(2)药动学 萘普生游离酸和钠盐的应用等效剂量为 1:1.1。口服后均易自胃肠道吸收，且完全，但其钠盐吸收速度更快，服药 1 小时后达血药峰浓度，游离酸则需 2 小时。胃内容物可延长其吸收时间，但不影响其吸收率。血浆蛋白的结合率高(>99.5%)。可分布于全身组织，滑膜液中达有效浓度，并可透过胎盘，进入胎儿体内。经肝脏代谢，肾脏排泄，排泄物中大部分为代谢产物，少量原型。约有 3%自粪便排出，1%乳汁分泌。血浆 $t_{1/2}$ 为 13 小时。本品亦可直肠给药，但吸收速度比口服慢。

【不良反应】 (1)皮肤瘙痒、呼吸短促、呼吸困难、哮喘、耳鸣、下肢水肿、胃烧灼感、消化不良、胃痛或不适、便秘、头晕、嗜睡、头痛、恶心及呕吐等，发生率一般为 3%～9%。

(2)视物模糊或视觉障碍、听力减退、腹泻、口腔刺激或痛感、心慌及多汗等，发生率为 1%～3%。

(3)胃肠出血、肾脏损害(过敏性肾炎、肾病、肾乳头坏死及肾功能衰竭等)、荨麻疹、过敏性皮疹、精神抑郁、肌肉无力、出血或粒细胞减少及肝功能损害等较少见，发生率为 1%～3%。

(4)临床观察发现，长期使用本品，一次 220mg，一日 2 次，其心血管事件危险性高于安慰剂。

【禁忌证】 (1)对本品或同类药有过敏史，对阿司匹林或其他 NSAIDs 引起过哮喘、鼻炎及鼻息肉综合征者，血管神经性水肿均应禁用。

(2)本品对胎儿的影响研究尚不充分，由于其他非甾体抗炎药可使胎儿动脉导管早闭，又因可抑制前列腺素合成导致难产或产程延长，故除非另有原因，否则妊娠期妇女禁用。

(3)本品分泌入乳汁中的浓度相当于血药浓度的 1%，哺乳期妇女禁用。

【注意事项】 (1)交叉过敏 对阿司匹林或其他 NSAIDs 过敏者，对本品也过敏。

(2)对诊断的干扰 可影响尿 5-羟吲哚醋酸(5-HIAA)及 17-酮的测定值。

(3)下列情况应慎用 有凝血机制或血小板功能障碍时、哮喘、心功能不全或高血压、肝和肾功能不全、活动性胃肠出血或活动性消化道溃疡及老年人。

(4)长期用药应定期进行肝、肾功能，血象及眼科检查。

(5)超量中毒时应予以紧急处理，包括催吐或洗胃，口服活性炭及抗酸药，给予对症及支持疗法，并合理使用利尿药。

(6)儿童 ①对阿司匹林及其他非甾体类抗炎药过敏者禁用。②不良反应：胃肠道反应，皮疹，视听障碍，肝、肾功能损害，白细胞及血小板减少。③可增加抗凝剂活性，可使呋塞米的利尿及降压作用减弱。④肝、肾功能不全者慎用，需定期监测肝、肾功能。

【药物相互作用】 (1)饮酒或与其他抗炎药同用时，胃肠道的不良反应增多，并有溃疡发生的危险。

(2)与肝素及双香豆素等抗凝药同用，出血时间延长，可出现出血倾向，并有导致胃肠道溃疡的可能。

(3)与阿司匹林或其他水杨酸制剂同用时，对症状缓解并无增效，反而增加胃肠道不良反应。

(4)本品可降低呋塞米的排钠和降压作用。

(5) 本品可抑制锂随尿排泄，使锂的血药浓度升高。

(6) 与丙磺舒同用时，本品的血药浓度升高，$t_{1/2}$ 延长，可增加疗效，但毒性反应也相应加大，故无实用价值也不宜推荐于临床。

【给药说明】 (1) 肾功能不全者用量减小。

(2) 抗风湿治疗长期给药时，须根据患者对药物的反应而调整剂量，一般疗程不超过 10 天，应用最低的有效量。

(3) 用药期间，如患者出现胃肠出血、肝肾功能异常、过敏反应、水潴留、血液异常、视物模糊、听力下降以及精神状态异常等情况时，应立即停药，并做相应处理；其他不良反应持续存在也应予以注意。超量中毒时应予以紧急处理，包括催吐或洗胃，口服活性炭及抗酸药，给予对症及支持疗法，并合理使用利尿药。

【用法与用量】 成人 (1) 口服 ①抗风湿：一次 0.25g。每日早晚各 1 次，如无医师意见疗程不超过 10 日。②止痛：首次 0.5g，必要时重复，以后一次 0.25g，每 6～8 小时 1 次。缓释片（胶囊），一次 0.5g，一日 1 次。

(2) 肌内注射 一次 0.1～0.2g，一日 1 次。

(3) 直肠给药 一次 0.25g，睡前塞入肛门。

儿童 抗风湿：一日 10～20mg/kg，分 2 次口服，单日剂量≤2g。

【制剂与规格】 萘普生片：(1) 0.1g；(2) 0.125g；(3) 0.25g。

萘普生胶囊：(1) 0.1g；(2) 0.125g；(3) 0.2g；(4) 0.25g。

萘普生缓释片：(1) 0.25g；(2) 0.5g。

萘普生缓释胶囊：0.25g。

萘普生颗粒：10g:0.25g。

萘普生栓：(1) 0.25g；(2) 0.3g；(3) 0.4g。

萘普生注射液：(1) 2ml:0.1g；(2) 2ml:0.2g。

萘普待因片：每片含萘普生 150mg，磷酸可待因 15mg。

非诺洛芬钙
Fenoprofen Calcium

【适应证】 参阅"布洛芬"。适用于各种关节炎，包括类风湿关节炎、骨关节炎、强直性脊柱炎、痛风性关节炎及其他软组织疼痛。亦用于其他疼痛如痛经、牙痛、损伤及创伤性痛等。

【药理】 (1) 药效学 本品亦为苯丙酸衍生物，为非甾体抗炎药；通过对环氧酶的抑制而减少前列腺素的合成，因此减轻组织充血、肿胀、降低周围神经痛觉的敏感性。它通过下丘脑体温调节中心而起解热作用。

(2) 药动学 口服后吸收快，与食物、奶类同服时吸收减慢，与含铝和镁的抗酸药同服不影响吸收。一次给药 600mg 后 1～2 小时血药浓度达峰值，峰浓度为 50μg/ml。蛋白结合率为 99%。$t_{1/2}$ 为 3 小时，90% 于 24 小时内从尿中排出（主要以葡萄糖醛酸结合物形式排出）。约 2% 自粪便排出。

【不良反应】 (1) 胃肠道症状最为常见，包括恶心、呕吐、胃灼热、便秘、消化不良等。严重者可有胃溃疡、出血和穿孔。

(2) 其他有头痛、头晕、困倦、下肢水肿。偶有使白细胞、血小板减少，有时肝酶可以一过性升高。

(3) 过敏性皮疹、皮肤瘙痒亦有发生。

(4) 用药过量 数小时内即出现胃肠道和中枢神经系统症状：消化不良，恶心，呕吐，腹痛，头晕，头痛，共济失调，耳鸣，震颤，嗜睡，意识障碍等。偶尔发生高烧，心动过缓，低血压和急性肾功能衰竭。有用药过量引起呼吸抑制和代谢性酸中毒的报道。

【禁忌证】 (1) 对本品过敏者禁用。

(2) 严重肾功能障碍者禁用。

(3) 阿司匹林及其他非甾体类抗炎药诱发的哮喘、鼻炎、风疹等患者禁用本品。

【注意事项】 (1) 交叉过敏 对阿司匹林或其他非甾体抗炎药过敏者，本品可能有交叉过敏反应。对阿司匹林过敏的哮喘患者，本品也可引起支气管痉挛。

(2) 对诊断的干扰 ①因本品对血小板聚集有抑制作用，出血时间可延长。②本品可使血钾浓度增高。③本品可致血清碱性磷酸酶、乳酸脱氢酶及氨基转移酶升高；本品可影响血 T_3 的测定结果（假性升高）。

(3) 对血小板聚集有抑制作用，可使出血时间延长，但停药 24 小时即可恢复。

(4) 可使血尿素氮及血清肌酐含量升高，肌酐清除率下降。

(5) 原有支气管哮喘者，用药后可加重。

(6) 心功能不全、高血压，用药后可致水潴留、水肿。

(7) 血友病或其他出血性疾病（包括凝血障碍及血小板功能异常），用药后出血时间延长，出血倾向加重。

(8) 有消化性溃疡病史者，应用本品时易出现胃肠道副作用，包括产生新的溃疡。

(9) 肾功能不全者用药后肾脏不良反应增多，甚至导致肾功能衰竭。

(10) 长时间用药时应定期检查血象及肝、肾功能。

(11) 晚期妊娠妇女可使孕期延长，引起难产及产程延长。孕妇及哺乳期妇女不宜使用。本品在乳汁中仅有微量排出，孕妇及乳母用药问题尚缺乏资料。

【药物相互作用】 (1)饮酒或与其他非甾体类抗炎药同时应用时增加胃肠道副作用，并有致溃疡的危险。长期与对乙酰氨基酚同用时可增加对肾脏的毒副作用。

(2) 与阿司匹林或其他水杨酸类药物同时应用时，可降低本品的生物利用度，药效不增强，而胃肠道不良反应及出血倾向发生率增高。

(3) 与肝素、双香豆素等抗凝药及血小板聚集抑制药同时应用时有增加出血的危险。

(4) 与呋塞米同时应用时，后者的排钠和降压作用减弱。

(5) 与维拉帕米、硝苯地平同时应用时，本品的血药浓度增高。

(6) 本品可增高地高辛的血浓度，同时应用时须注意调整地高辛的用量。

(7) 本品可增强抗糖尿病药(包括口服降糖药)的作用。

(8) 本品与抗高血压药同时应用时可影响后者的降压效果。

(9) 丙磺舒可降低本品的排泄，增加血药浓度，从而增加毒性，故同时应用时宜减少本品剂量。

(10) 本品可降低甲氨蝶呤的排泄，增高其血浓度，甚至可达中毒水平，故本品不应与中或大剂量甲氨蝶呤同时应用。

(11) 本品与含铝和镁的抗酸药同服不影响吸收，与制酸药长期共用时，血药浓度可明显下降。

(12) 本品与苯巴比妥同用时本品的排泄半衰期缩短，可能与肝酶活性增加使本品代谢加速有关，此时本品的剂量需加以调整。

【给药说明】 参阅"布洛芬"。

【用法与用量】 口服 成人：①抗风湿一次 0.3～0.6g，依病情轻重每日服 3～4 次。②镇痛(轻至中度疼痛或痛经)一次 0.2g，每 4～6 小时 1 次。成人一日最大限量为 3.2g。

【制剂与规格】 非诺洛芬钙片：(1)0.2g；(2)0.3g。

非诺洛芬钙胶囊：(1)0.2g；(2)0.3g。

非诺洛芬钙肠溶胶囊：0.15g。

芬 布 芬 [药典(二)]
Fenbufen

【适应证】 本品用于类风湿关节炎、风湿性关节炎、

骨关节炎、脊柱关节病、痛风性关节炎的治疗。还可用于牙痛、手术后疼痛及外伤性疼痛。

【药理】 (1)药效学 本品为一种长效的 NSAIDs。本身属前体药，进入体内后代谢成为联苯乙酸后具有抑制环氧酶的活性，使前列腺素的合成减少而起作用。动物实验表明，本品的抗炎镇痛作用比吲哚美辛弱，但比阿司匹林强。

(2) 药动学 本品口服后 2 小时左右 80%被吸收。在肝内代谢为具有活性的联苯乙酸。活性物质的血浓度在 6～8 小时达峰值。$t_{1/2}$ 较长，约 7 小时，但 72 小时仍在血中可以测到浓度。98%～99%与血浆蛋白结合。66%由尿排出，10%由呼吸道排出，10%由粪便排出。

【不良反应】 本品不良反应主要为胃肠反应，表现为胃痛、胃烧灼感、恶心，发生率 12%～13%，少数(2%)出现严重不良反应包括胃溃疡、出血甚至穿孔。头晕、皮疹、白细胞计数轻度下降、氨基转移酶微升等较少见。

【禁忌证】 (1)消化性溃疡，严重肝、肾功能损害，阿司匹林引起哮喘者禁用。

(2) 妊娠期妇女、哺乳期妇女禁用。

(3) 对本品或其他 NSAIDs 过敏者禁用。

【注意事项】 (1)同其他非甾体抗炎药有交叉过敏反应。

(2) 消化性溃疡、严重肝肾功能损害、阿司匹林引起哮喘者禁用。

(3) 老年患者因肾功能下降，应注意肾脏毒性。

【用法与用量】 口服 成人一日 0.6g，1 次或分 2 次服用。成人每日总量不超过 1.0g。

【制剂与规格】 芬布芬片：(1)0.15g；(2)0.3g。

芬布芬胶囊：(1)0.15g；(2)0.2g。

氟 比 洛 芬 [药典(二)；医保(乙)]
Flurbiprofen

【适应证】 适用于类风湿关节炎、骨关节炎、强直性脊柱炎等，也可用于软组织病，如扭伤及劳损，以及轻度至中度疼痛，如痛经和手术后疼痛、牙痛等。眼科用于抑制内眼手术时的瞳孔缩小及术后抗炎。

【药理】 (1)药效学 本品为芳基丙酸类非甾体抗炎药，可能主要通过抑制前列腺素的合成而产生镇痛、抗炎、解热作用。它的抗炎和镇痛作用均比阿司匹林和布洛芬强，对血小板的黏附和聚集反应也有轻度抑制作用。本品滴眼能抑制前列腺素，故可抑制手术时的瞳孔缩小，对眼内压无明显影响。

（2）药动学　口服制剂口服 200mg 后吸收良好，血药浓度达峰时间（t_{max}）为（5.33±2.42）小时，血浆蛋白结合率为 90%，消除相半衰期（$t_{1/2}$）约为 5.7 小时。本品在肝脏主要通过羟基化和结合作用代谢，主要经尿排泄。

健康男子静脉内单次给予氟比洛芬酯注射液 5ml（50mg），在 5 分钟内全部水解为氟比洛芬，6～7 分钟后氟比洛芬血中浓度达到最高（8.9μg/ml），半衰期为 5.8 小时。用药 24 小时后，氟比洛芬酯约 50%从尿中排出，主要代谢产物为 2-(4′-羟基-2-氟-4-联苯基) 丙酸及其聚合物。

人眼滴入 0.03%氟比洛芬钠 50ml 后 30 分钟，在房水中可检测到药物，2 小时达到峰值（60ng/ml）；平均滞留时间约 3.7 小时。

【不良反应】　（1）较常见的不良反应　是胃肠道反应，如消化不良、腹泻、腹痛、恶心、便秘、胃肠道出血、腹胀、呕吐、肝酶升高等。

（2）一般的不良反应　①注射部位：偶见注射部位疼痛及皮下出血。②精神和神经系统：有时出现发热，偶见头痛、倦怠、嗜睡、畏寒。③循环系统：偶见血压上升、心悸。④皮肤：偶见瘙痒、皮疹等过敏反应。

（3）严重不良反应　罕见休克、急性肾衰、肾病综合征、胃肠道出血、伴意识障碍的抽搐。罕见再生障碍性贫血、罕见血小板减少、血小板功能低下、中毒性表皮坏死松解症、剥脱性皮炎。

【禁忌证】　（1）已知对本品过敏的患者。

（2）服用阿司匹林或其他非甾体类抗炎药后诱发哮喘、荨麻疹或过敏反应的患者。

（3）禁用于冠状动脉搭桥手术（CABG）围手术期疼痛的治疗。

（4）有应用非甾体抗炎药后发生胃肠道出血或穿孔病史的患者。

（5）有活动性消化道溃疡/出血，或者既往曾复发溃疡/出血的患者。

（6）重度心力衰竭患者、高血压患者。

（7）严重的肝、肾及血液系统功能障碍患者。

（8）正在使用依诺沙星、洛美沙星、诺氟沙星的患者。

（9）过敏体质和儿童禁用。

【注意事项】　（1）避免与其他非甾体抗炎药，包括选择性 COX-2 抑制剂合并用药。

（2）根据控制症状的需要，在最短治疗时间内使用最低有效剂量，可以使不良反应降到最低。

（3）在使用所有非甾体抗炎药治疗过程中的任何时候，都可能出现胃肠道出血、溃疡和穿孔的不良反应，其风险可能是致命的。这些不良反应可能伴有或不伴有警示症状，也无论患者是否有胃肠道不良反应史或严重的胃肠事件病史。既往有胃肠道病史（溃疡性大肠炎，克罗恩病）的患者应谨慎使用非甾体抗炎药，以免使病情恶化。当患者服用本品发生胃肠道出血或溃疡时，应停药。老年患者使用非甾体抗炎药出现不良反应的频率增加，尤其是胃肠道出血和穿孔，其风险可能是致命的。

（4）针对多种 COX-2 选择性或非选择性 NSAIDs 药物持续时间达 3 年的临床试验显示，本品可能引起严重心血管血栓性不良事件、心肌梗死和中风的风险增加，其风险可能是致命的。所有的 NSAIDs，包括 COX-2 选择性或非选择性药物，可能有相似的风险。有心血管疾病或心血管疾病危险因素的患者，其风险更大。即使既往没有心血管症状，医生和患者也应对此类事件的发生保持警惕。应告知患者严重心血管安全性的症状和（或）体征以及如果发生应采取的步骤。

患者应该警惕诸如胸痛、气短、无力、言语含糊等症状和体征，而且当有任何上述症状或体征发生后应该马上寻求医生帮助。

（5）和所有非甾体抗炎药（NSAIDs）一样，本品可能导致新发高血压或使已有的高血压症状加重，其中的任何一种都可导致心血管事件的发生率增加。服用噻嗪类或髓袢利尿剂的患者服用非甾体抗炎药（NSAIDs）时，可能会影响这些药物的疗效。高血压病患者应慎用非甾体抗炎药（NSAIDs），包括本品。在开始本品治疗和整个治疗过程中应密切监测血压。

（6）有高血压和（或）心力衰竭（如液体潴留和水肿）病史的患者应慎用。

（7）NSAIDs，包括本品可能引起致命的、严重的皮肤不良反应，例如剥脱性皮炎、史-约综合征（SJS）和中毒性表皮坏死松解症（TEN）。这些严重事件可在没有征兆的情况下出现。应告知患者严重皮肤反应的症状和体征，在第一次出现皮肤皮疹或过敏反应的其他征象时，应停用本品。

（8）下述患者慎用本品　①有消化道溃疡既往史的患者。②有出血倾向、血液系统异常或有既往史的患者。③肝、肾功能不全或有既往史的患者。④有过敏史的患者。⑤有支气管哮喘的患者。

（9）不能用于发热患者的解热和腰痛症状患者的镇痛。

（10）注射液的给药途径为静脉注射，不可以肌内注射。

（11）本品应避免长期使用，在不得已需长期使用时，要定期监测血尿常规和肝功能，及时发现异常情况，给予减量或停药。

（12）在用药过程中要密切注意患者的情况，及时发现不良反应，并作适当的处理。

【药物相互作用】 （1）参阅"布洛芬"。

（2）本品与锂盐合用时，后者的清除率降低，中毒的危险性增加。

（3）本品与环孢素合用时，后者的毒性增加，可能出现肾功能损害、胆汁淤积、感觉异常反应。

（4）本品与氧氟沙星和左氧氟沙星合用，可使癫痫发生的危险性增加。可能的机制是抑制γ-氨基丁酸对中枢的抑制作用，导致中枢神经系统兴奋。

（5）本品与免疫抑制药合用，可能引起急性肾衰竭。

（6）虽然临床及动物实验显示氟比洛芬与氯化乙酰胆碱无相互作用，也无相互作用的药理基础，但有报道指出，外科在使用本品时，氯化乙酰胆碱可失去作用。

（7）本品与其他解热、镇痛、抗炎药并用可增加胃肠道的不良反应，增加消化道溃疡发生率。

（8）本品与抗凝药并用，可致凝血酶原时间延长，增加出血倾向。

（9）本品可使地高辛、甲氨蝶呤以及口服降糖药血浓度增高。

（10）本品可降低呋塞米及降压药的疗效。

【用法与用量】 （1）口服 ①类风湿关节炎、骨关节炎：一次 50mg，一日 3～4 次，餐后服用。必要时可增加剂量。②强直性脊柱炎：一次 100mg，一日 3 次。缓释片为一日 0.2g，宜于晚餐后服用。

（2）滴眼 眼科用药抑制内眼手术时瞳孔缩小。术前 2 小时开始滴眼，每半小时 1 滴，共 4 次。一般抗炎及术后抗炎，一次 1 滴，一日 3～4 次，维持 2～3 周。激光小梁成形术后一日 3～4 次，一次 1 滴；用药 1～2 周。

（3）静脉给药 注射液，通常成人每次静脉给予氟比洛芬酯50mg，尽可能缓慢给药（1分钟以上），根据需要使用镇痛泵，必要时可重复应用。并根据年龄、症状适当增减用量。一般情况下，本品应在不能口服药物或口服药物效果不理想时应用。

【制剂与规格】 氟比洛芬片：（1）50mg；（2）100mg。

氟比洛芬缓释片：200mg。

氟比洛芬酯注射液：5ml:50mg。

氟比洛芬巴布膏：每贴含氟比洛芬 40mg（面积 13.6cm×10.0cm，含膏量 12g）（以氟比洛芬酯计）。

氟比洛芬滴眼液：5ml:1.5mg。

酮 洛 芬 [药典(二)]
Ketoprofen

【适应证】 用于各种关节炎：类风湿关节炎、骨关节炎、强直性脊柱炎、痛风性关节炎等的关节痛、肿以及各种疼痛（如痛经、牙痛、手术后痛、癌性疼痛等）。

【药理】 （1）药效学 本品和布洛芬均为芳香基丙酸衍生物，属 NSAIDs，适应证与布洛芬基本相同，但其作用比布洛芬强，不良反应亦多些。本品除抑制环氧酶外尚有一定抑制脂氧酶及减少缓激肽的作用，因缓激肽与前列腺素一样可引起疼痛，故而有较强的减轻炎症损伤部位疼痛感觉的作用。缓激肽还可引起子宫收缩，故本品用于痛经，主要是通过抑制缓激肽，从而抑制子宫收缩而起到镇痛疗效。本品尚有一定的中枢性镇痛作用。

（2）药动学 口服吸收完全。与食物、奶类同服减慢吸收，但仍较完全。与含铝和镁的抗酸药同服不影响吸收。一次给药后约 0.5～2 小时血药浓度达峰值，1 天内即达稳定状态。血浆蛋白结合率为 99%（老年人可较低）。$t_{1/2}$ 为 1.6～4 小时（平均 3 小时），60%于 24 小时内自尿中排出，主要以葡萄糖醛酸结合物形式排出，以原型物排出可达 10%。老年人、肝肾功能不全者其清除率下降 22%～50%。

【不良反应】 （1）胃肠道反应 较常见，如胃部疼痛或不适、胀气、恶心、呕吐、食欲减退、腹泻、便秘等，严重者可出现上消化道溃疡、出血及穿孔。

（2）过敏反应 过敏性皮炎、皮肤瘙痒、剥脱性皮炎、喉头水肿、支气管痉挛（过敏性）等。

（3）眼 视力模糊、视网膜出血。

（4）心血管系统 心律不齐、血压升高、心悸。

（5）中枢神经系统 头晕、头痛、耳鸣、听力下降、精神紧张、精神抑郁、幻觉、嗜睡、四肢麻木等。

（6）肝肾 肝损害、肾功能下降、间质性肾炎、肾病。

（7）血液系统 鼻衄、粒细胞减少、血小板减少、溶血性贫血等。

（8）其他 水潴留（体重增加快、尿量减少、面部水肿等）、口腔炎、多汗等。

【禁忌证】 （1）目前有活动性消化性溃疡者。

（2）对本品及其他 NSAIDs 过敏者。

【注意事项】 （1）交叉过敏 对阿司匹林或其他 NSAIDs 过敏者，本品可有交叉过敏反应。对阿司匹林过敏的哮喘患者，本品也可引起支气管痉挛。

(2) 哺乳者不宜应用。

(3) 对诊断的干扰　①由于本品对血小板聚集有抑制作用，可使出血时间延长3～4秒；②本品可使血钠浓度降低，血红蛋白及血细胞比容降低；③本品可致血清碱性磷酸酶、乳酸脱氢酶及氨基转移酶升高；④由于本品在尿中代谢产物的干扰，可影响尿17-羟皮质醇的测定结果。

(4) 有下列情况者应慎用　①哮喘，用药后可加重；②心功能不全、高血压、肾功能不全、肝硬化患者，用药后可加重水钠潴留，甚至导致心、肝、肾功能衰竭。③血友病或其他出血性疾病(包括凝血障碍及血小板功能异常)，用药后出血时间延长，出血倾向加重；④有消化道溃疡病史者，应用本品时易出现胃肠道副作用，包括产生新的溃疡。

(5) 慎用的情况参阅"布洛芬"。此外，本品用于肝硬化患者尤应慎重，因血中游离的药物(未结合药物)浓度可升高，必要时可用最小有效量，并应密切监测。

(6) 服用常规剂量的5～10倍可导致嗜睡、恶心、呕吐和上腹部疼痛。大剂量的酮洛芬可引起呼吸抑制和昏迷。胃肠道出血、低血压、高血压或急性肾功能衰竭也可发生，但较少见。服药超量时应作紧急处理，包括催吐或洗胃、口服活性炭、抗酸药和(或)利尿剂，并给予检测及其他支持治疗。

(7) 儿童　儿童用药安全性尚不明确，不良反应主要为胃肠道反应，心悸、出汗、嗜睡、皮肤瘙痒等，肝肾功能损害，诱发哮喘(外用亦可能导致)。

(8) 老年人　老年人应用本品时血浆蛋白结合率及药物排出速度可减低，导致血药浓度升高及半衰期延长，因而需注意剂量调整。尤其大于70岁者，开始可用半量，如无效且耐受好，可逐渐增加至常用量，但应密切监护。

【药物相互作用】　(1) 饮酒或与其他非甾体抗炎药同用时增加胃肠道不良反应及出血倾向。长期与对乙酰氨基酚同用时可增加对肾脏的毒副作用。

(2) 与肝素、双香豆素等抗凝药及血小板聚集抑制药同用时有增加出血的危险。

(3) 与呋塞米同用时，后者的排钠和降压作用减弱。

(4) 与维拉帕米、硝苯地平同用时，本品的血药浓度增高。

(5) 本品可增高地高辛的血浓度，同用时须注意调整地高辛的剂量。

(6) 本品可增强口服抗糖尿病药的作用。

(7) 本品与抗高血压药同用时可影响后者的降压效果。

(8) 本品不应与丙磺舒同用，因后者可明显降低本品肾脏清除率(降低66%)和蛋白结合率(降低28%)，导致血药浓度增高，而有引起中毒的危险。

(9) 本品可降低甲氨蝶呤的排泄，增高其血浓度，甚至可达中毒水平，故本品不应与中或大剂量甲氨蝶呤同用。

【给药说明】　(1) 本品治疗关节炎，用药几天至1周见效，达最大疗效需连续用药2～3周。

(2) 老年人(尤其大于70岁者)开始可用半量，如无效且耐受好，可逐渐增加至常用量，但应密切监护。

(3) 肾功能低下者用量应减少33%～50%。

(4) 为了减少对胃肠道刺激，可与食物同服或饭后服用。对急需止痛患者，可于进食前30分钟或进食后2小时服药。

(5) 长期用药时应定期随诊。一旦出现胃肠出血、黑便、肝肾功能损害、视力障碍、精神异常(幻觉、嗜睡、精神呆滞等)、血象异常及过敏反应等异常情况，应即停药就诊。

【用法与用量】　(1) 口服　成人。①抗风湿：一次50mg，一日3～4次，一日最大用量200mg；②治疗痛经：一次50mg，每6～8小时1次，必要时可增至每次75mg。控、缓释制剂：一次75mg，一日2次，或一次200mg，一日1次，一日剂量不超过200mg。

(2) 外用　①凝胶一次涂约1g制剂于痛处，一日3～4次(先洗净皮肤，涂药后按摩，使药物渗入皮内，再涂一层)。②搽剂均匀涂搽于患处，一次1～3ml，一日2～3次。③贴剂除去防粘纸，黏附于患处，一日1次，一日量不超过8贴。

(3) 儿童　口服，儿童用药按成人折算。

【制剂与规格】　酮洛芬片：50mg。
酮洛芬肠溶胶囊：(1)25mg；(2)50mg。
酮洛芬缓释片：75mg。
酮洛芬缓释胶囊：(1)75mg；(2)0.1g；(3)0.2g。
酮洛芬凝胶：(1)1g:25mg；(2)20g:0.6g；(3)30g:0.9g。
酮洛芬搽剂：(1)10ml:0.3g；(2)30ml:0.9g。
酮洛芬贴剂：30mg(70cm×10cm)。

奥沙普秦
Oxaprozin

【适应证】　用于各种关节炎包括类风湿关节炎、骨关节炎、强直性脊柱炎、风湿性关节炎、痛风性关节炎、慢性非风湿性疼痛等。也可用于不同病因引起的疼痛，包括牙痛、手术后痛、挫（外）伤后痛等。

【药理】（1）药效学 本品属丙酸类 NSAIDs，它通过抑制环氧酶而减少炎症介质前列腺素的合成，使局部组织因前列腺素引起的肿胀疼痛得以控制。从动物实验中观察到本品的抗炎作用强于布洛芬，镇痛作用优于布洛芬、保泰松和阿司匹林，而胃黏膜损伤作用低于阿司匹林和保泰松。本品兼有中枢性肌肉松弛作用。

（2）药动学 口服后吸收良好，血药浓度在 3～4 小时达峰值，食物对药物在体内过程的影响很小。每日 1 次服药和分 2 次服药的血药浓度、稳态时间基本相似。本品半衰期约为 50 小时。一次服药后 5 日内尿中排泄率为 31%～38%，15 天内为 60%，尿内含有本品原型及其他代谢物，连续多次服药后原型排泄逐渐减少。

【不良反应】（1）主要为消化道症状：包括胃痛、胃不适、食欲不振、恶心、腹泻、便秘、口渴和口炎，发生率 3%～5%，大多不需停药或给予对症药物即可耐受。

（2）其次为头晕、头痛、眩晕、神经过敏、困倦、失眠、耳鸣、抽搐、水肿；偶见血液系统的粒细胞减少及全血细胞减少；肾病综合征及一过性肝功能异常。

（3）少数人有过敏反应。

【禁忌证】（1）有活动性消化性溃疡、出血者及严重肝肾功能不全者。

（2）对本品及其他 NSAIDs 过敏者禁用。

（3）血液病患者，粒细胞减少症、血小板减少症。

（4）禁用于冠状动脉搭桥手术（CABG）围手术期疼痛的治疗。

（5）重度心力衰竭患者。

【注意事项】（1）避免与其他非甾体抗炎药，包括选择性 COX-2 抑制剂合并用药。

（2）根据控制症状的需要，在最短治疗时间内使用最低有效剂量，可以使不良反应降到最低。

（3）有消化性溃疡史、出血史者慎用。

（4）长期服用者有肝肾功能、血象异常则宜停药观察。

（5）有消化道出血、穿孔宜停药采取相应紧急措施。

（6）患者出现视力模糊，色视，弱视或胶原病时，应停用本品。

（7）对同时服用地高辛、利尿药、抗凝药、降压药者必须注意因药物相互作用而造成的血药浓度改变。

（8）有高血压和（或）心力衰竭（如液体潴留和水肿）

病史的患者应慎用。

（9）NSAIDs，包括本品可能引起致命的、严重的皮肤不良反应，例如剥脱性皮炎等。应告知患者严重皮肤反应的症状和体征，在第一次出现皮肤皮疹或过敏反应的其他征象时，应停用本品。

（10）和所有 NSAIDs 一样，本品可能引起严重心血管血栓性不良事件、心肌梗死和中风的风险增加，即使既往没有心血管症状，医生和患者也应对此类事件的发生保持警惕。患者应该警惕诸如胸痛、气短、无力、言语含糊等症状和体征，而且当有任何上述症状或体征发生后应该马上寻求医生帮助。

【药物相互作用】（1）与阿司匹林合用可能增加阿司匹林的毒性，因本品可置换与血浆蛋白结合的水杨酸盐。

（2）在老年及肾功能下降者将降低地高辛的清除率使该药血药浓度增高而增加其毒性。

（3）大剂量用于肿瘤时，影响甲氨蝶呤的排出，使甲氨蝶呤血药浓度增高而致中毒。

（4）影响降压药（血管紧张素转换酶抑制药和β受体拮抗药）的降压效果。

（5）降低利尿药的利尿及排钠效果。

【给药说明】 参阅"布洛芬"。

【用法与用量】 口服 成人：（1）抗风湿一次 0.4g，一日 1 次，一日最大量为 0.6g。

（2）止痛一次 0.2～0.4g，必要时可重复 1 次。

【制剂与规格】 奥沙普秦肠溶片：0.2g。

奥沙普秦片：0.2g。

奥沙普秦分散片：0.2g。

奥沙普秦肠溶胶囊：0.2g。

洛索洛芬^[医保（乙）]
Loxoprofen

【适应证】 适用于：①类风湿关节炎、骨关节炎、强直性脊柱炎、反应性关节炎、腰痛症、肩周炎及颈肩腕综合征等疾病的抗炎和镇痛治疗。属症状性治疗而非病因治疗。②手术后、外伤后及拔牙后的疼痛。③急性上呼吸道炎症的解热和镇痛治疗。

【药理】（1）药效学 本品为丙酸衍生物，属 NSAIDs，具有显著的镇痛、抗炎及解热作用。其镇痛作用为外周性，主要机制是通过抑制环氧酶，减少花生四烯酸转化为前列腺素，并因此减少由前列腺素介导的组织充血及肿胀等炎症反应以及降低周围神经对疼痛的敏感性。

（2）药动学 本品为前体药，经消化道吸收后迅速转化为反式-羟基活性代谢物而发挥疗效。成人一次口服洛索洛芬 60mg，迅速吸收，血中除有洛索洛芬原型外，还以活性反式-羟基代谢物存在。服药后血药浓度达峰时间在洛索洛芬大约为 30 分钟，在反式-羟基代谢物大约 50 分钟，$t_{1/2}$ 大约为 1 小时 15 分钟。给药 1 小时后的洛索洛芬原型及反式-羟基代谢物的血浆蛋白结合率分别为 97.0% 和 92.8%。本品 80% 以原型药物和反式-羟基代谢物的葡萄糖醛酸结合物形式自尿中排出。服药 8 小时内，约给药量的 50% 经尿排泄。健康成人口服本品每次 60mg，一日 3 次，连续 5 天，其吸收和排泄均与单次给药无明显差异，未见蓄积性。原型物的半衰期为 1.2 小时，活性代谢物的半衰期为 1.3 小时。

【不良反应】（1）消化道症状包括食欲缺乏、恶心、呕吐、上腹部不适或疼痛，发生率为 2.25%，通常为轻度，可自行消退。消化道出血，消化道穿孔偶有发生，但发生率不详。

（2）浮肿及水肿占 0.59%，但由本品引起急性肾功能不全，肾病综合征及间质性肾炎等肾损害的发生率不详。

（3）皮疹及荨麻疹占 0.21%，其他少见的有皮肤-黏膜-眼综合征。休克及过敏样症状偶见，发生率不详。

（4）嗜睡和头痛分别占 0.1% 和 0.5%。

（5）肝酶（如 ALT、AST、γ-GT）增高者不超过 1%，另偶见黄疸。

（6）溶血性贫血、白细胞减少及血小板减少可见，但缺少详细数据。

（7）其他　充血性心力衰竭，间质性肺炎，哮喘发作，无菌性脑膜炎。

【禁忌证】（1）对阿司匹林或对其他 NSAIDs 过敏者可能对本品发生过敏反应，故这类患者禁用本品。

（2）妊娠晚期妊娠期妇女不得使用本品，因动物实验显示本品可延迟分娩，胎儿可出现动脉导管狭窄。哺乳期妇女避免用药，因本品能分泌到乳汁。如必须用本品应停止哺乳。

（3）活动性消化性溃疡、严重血液系统异常、严重肝或肾功能损伤、严重心功能不全禁用本品。

（4）以往有服用非甾体抗炎镇痛药引发哮喘的患者禁用本品。

【注意事项】（1）要注意用抗炎镇痛药治疗是对症治疗。

（2）慢性疾病，手术后及外伤时应避免同一种药物长期使用。

（3）如长期用药，要定期进行尿液、血液学及肝、肾功能等临床检查，如发现异常应采取减量、停药等适量措施。

（4）应用于因感染而引起的炎症时，要合用适当的抗菌药物，并仔细观察，慎重给药。

（5）避免与其他消炎镇痛药同用。

（6）有消化性溃疡既往史，心、肝、肾功能障碍及既往史，血液学异常及既往史，支气管喘息、过敏症既往史及高龄患者慎用。

【药物相互作用】（1）本品可增强抗凝药如华法林的抗凝血作用，应密切观察，必要时适当减量。

（2）本品可增强磺酰脲类药物（如甲苯磺丁脲）的作用。

（3）本品有可能增强新喹诺酮类抗感染药物（如依诺沙星等）诱发的痉挛作用。

（4）本品可能通过减少碳酸锂的肾排泄，使血中锂浓度上升而引起锂中毒。

（5）本品可能减弱噻嗪类利尿药（如氢氟噻嗪及氢氯噻嗪）的利尿及降压作用。

【给药说明】（1）服药前应将药品的外包装取掉，以免误服垫片损伤食管。

（2）类风湿关节炎患者服用本品控制关节疼痛和肿胀时，应并用其他改变病情药物。

（3）老年患者易发生不良反应，应以小剂量开始。

（4）有报道长期使用 NSAIDs 可能导致女性暂时不育，故对育龄期妇女应掌握疗程。

（5）用药期间如出现胃肠出血、肝或肾功能损害、过敏、血象异常及其他不良反应时，应立即停药，并予以对症处理。

【用法与用量】口服　成人：（1）治疗类风湿关节炎、骨关节炎、腰痛症、肩周炎及颈肩腕综合征，一次 60mg，一日 3 次。顿服时，一次 60～120mg。可根据年龄及病情适当增减。成人一日最大用量一般为 180mg。

（2）用于解热或镇痛，一次 60mg，一日 2 次。

【制剂与规格】洛索洛芬钠片：60mg。

洛索洛芬钠胶囊剂：60mg。

洛索洛芬钠颗粒：2g:60mg。

洛索洛芬钠贴剂：（1）100mg/贴（10cm×14cm）；50mg/贴（7cm×10cm）。

洛索洛芬钠凝胶膏：100mg/贴。

甲 芬 那 酸 [药典(二)]
Mefenamic Acid

【适应证】用于轻度及中等度疼痛，如牙科、产科或矫形科手术后的疼痛，以及软组织运动性损伤(劳损或扭伤)引起的肌肉、骨骼疼痛。此外，还适用于痛经、血管性头痛及癌性疼痛等防治。

【药理】 (1)药效学 本品为芬那酸(fenamate)的衍生物，属于邻氨基苯甲酸类 NSAIDs。具有镇痛、退热和抗炎作用，其抗炎作用较强。

(2)药动学 口服 1g 后血药浓度 2～4 小时达高峰，峰值为 10μg/ml。每日口服 4 次，2 日可达稳定状态(血浆浓度为 20μg/ml)。由肝脏代谢，$t_{1/2}$ 为 2 小时。67%由肾排出，25%由胆汁、粪便排出。

【不良反应】 (1)胃肠道反应 较常见，如腹部不适、胃烧灼感、食欲下降、恶心、腹痛、腹泻、消化不良。严重者可引起消化性溃疡。

(2)其他 精神抑郁、头晕、头痛、易激惹、视力模糊、多汗、气短、睡眠困难等，过敏性皮疹少见。

【禁忌证】 (1)对本品及其他非甾体抗炎药过敏者。

(2)炎性肠病。

(3)活动性消化性溃疡者。

【注意事项】 (1)老年人用药更应注意毒性，开始用量宜小。

(2)胃肠炎、消化性溃疡、癫痫患者、肝肾功能不全、支气管哮喘患者及哺乳妇女不宜使用。

(3)对诊断的干扰 应用本品的患者，测血清尿素氮和钾浓度时可升高，凝血酶原时间可延长，血清氨基转移酶活性可增高。

(4)交叉过敏 对阿司匹林或其他非甾体抗炎药过敏者对本品可有交叉过敏反应。对阿司匹林过敏的哮喘患者，本品也可引起支气管痉挛。

(5)化疗的肿瘤患者应慎用，因可增加胃肠及肾脏毒性及抑制血小板功能。

【药物相互作用】 基本与布洛芬相似。与之不同的是，本品可加强抗凝药、溶栓药的作用，合用时须加强监测凝血指标及必要时调整用量，但对血小板聚集功能影响较小，故与阿司匹林同用时，引起胃肠道外出血的危险性比其他 NSAIDs 小。

【给药说明】 (1)本品宜于饭后或与食物同服，以减少对胃肠道的刺激。

(2)本品不宜长期应用，一般每次用药疗程不应超过 7 日。

(3)用药期间一旦出现腹泻及皮疹，应及时停用。

【用法与用量】 口服 (1)成人 镇痛或治疗痛经，开始 0.5g，继用 0.25g，每 6 小时 1 次，一疗程用药不超过 7 日。

(2)小儿 尚未正式建立。推荐用量为口服，每次按体重 5mg/kg，一日 3 次。

【制剂与规格】 甲芬那酸片：0.25g。

甲芬那酸胶囊：0.25g。

甲氯芬那酸^[药典(二)]
Meclofenamic Acid

【适应证】 本品属于 NSAIDs，适用于类风湿关节炎、骨关节炎及其他原因关节炎的关节肿痛，并可缓解其他疾病的轻至中度疼痛，如牙痛、痛经、手术、外伤及创伤后的疼痛，以及软组织损伤所致的肌肉骨骼疼痛。本品现已较少应用。

【药理】 (1)药效学 本品为芬那酸(fenamate)第三代的衍生物，通过对环氧酶抑制、减少前列腺素合成而具有抗炎、镇痛及解热作用。

(2)药动学 口服后吸收快，与食物同服吸收率降低。血药浓度 1～2 小时达高峰。峰值为 5～9μg/ml(口服100mg 时)。1 次服药后 $t_{1/2}$ 为 2 小时，多次服药后为 3.3小时。98%与血浆蛋白结合。本品在肝内代谢，通过氧化、水解、脱卤和葡萄糖醛酸结合物从尿中排泄。66%经肾排出。33%经胆汁、粪便排出。

【不良反应】 (1)最常见 胃肠症状与用药剂量相平行。腹泻发生率 11%，腹痛 7%。长期服用者甚至有 2.8%出现胃肠黏膜溃疡。

(2)少见(发生率 1%～3%) 皮肤瘙痒、耳鸣、肾功能受损、水潴留、口干、口腔炎、便秘、食欲减低等。

(3)极少见(发生率<1%) 精神抑郁、手足发麻、剥脱性皮炎、多形性红斑、结节性红斑、粒细胞减少、贫血、血小板减少、血清病样反应等。

【禁忌证】 参阅"甲芬那酸"。

【注意事项】 (1)本品是否由母乳排出不详，但一般主张哺乳期妇女不用本品。动物实验本品代谢产物易通过胎盘，且对胎鼠有毒性，可致轻度骨骼畸形，骨化延迟，故孕妇不宜服用。

(2)本品含钠较多，限制钠盐摄入量的患者慎用。

(3)对诊断的干扰 本品可使血清尿素氮、肌酐及钾浓度增高，肌酐清除率降低，血清碱性磷酸酶活性、乳酸脱氢酶同工酶(LDH)及氨基转移酶活性升高。

(4)其他注意事项参阅"甲芬那酸"。

【药物相互作用】 阿司匹林可降低本品的生物利用度，不宜同服。其他参阅"甲芬那酸"。

【给药说明】 (1)急需镇痛时可空腹服，吸收快；慢性用药宜与食物同服。宜用一满杯水送服，以免药品停留在食管引起局部刺激。

（2）治疗关节炎，需几天至1～2周见效，达最大疗效需2～3周。

（3）长期用药需定期随诊。

（4）其余参阅"甲芬那酸"。

【用法与用量】　口服。

（1）成人　①抗风湿：一日200mg，分3～4次口服，必要时一日量可增至400mg，达满意疗效后逐渐减至能控制症状的维持量。②镇痛：一次50mg，每4～6小时口服1次，必要时可增至一次100mg，每4～6小时1次。

（2）小儿　尚未建立。推荐剂量为一次按体重5mg/kg，一日3次。

【制剂与规格】　甲氯芬那酸钠片：250mg。

甲氯芬那酸钠胶囊：（1）50mg；（2）100mg。

吲 哚 美 辛 [药典(二)；国基；医保(甲)；医保(乙)]

Indometacin

【适应证】　本品为吲哚乙酸类非甾体抗炎药，适用于：①关节炎，可缓解类风湿关节炎、骨关节炎、强直性脊柱炎及赖特（Reiter）综合征等的症状，使疼痛和肿胀减轻，关节活动功能改善，但不能控制疾病过程的进展。②痛风，可用于缓解急性痛风性关节炎的疼痛及炎症，但不能纠正高尿酸血症，不适用于慢性痛风的长期治疗。③滑囊炎、肌腱炎及肩周炎等非关节软组织炎症，在应用一般药物无效时可试用。④高热的对症解热，可迅速大幅度短暂退热。⑤偏头痛、痛经、手术后痛及创伤后痛等的镇痛对症治疗。⑥本品滴眼液用于眼科手术及非手术因素引起的非感染性炎症。

【药理】　（1）药效学　本品具有抗炎、解热及镇痛作用，其作用机制为通过对环氧酶的抑制而减少前列腺素的合成。制止炎症组织痛觉神经冲动的形成，抑制炎性反应，包括抑制白细胞的趋化性及溶酶体酶的释放等。至于退热作用，由于作用于下视丘体温调节中枢，引起外周血管扩张及出汗，使散热增加。这种中枢性退热作用也可能与在下视丘的前列腺素合成受到抑制有关。

（2）药动学　口服吸收迅速而完全，4小时可达给药量的90%，食物或服用含铝及镁的制酸药可使吸收稍延缓，直肠给药较口服更易吸收，吸收入血后，约有99%与血浆蛋白结合。口服1～4小时血药浓度达峰值，用量25mg时血药浓度为1.4μg/ml，50mg时为2.8μg/ml；$t_{1/2}$平均为4.5小时，早产儿明显延长。本品在肝脏代谢为去甲基化物和去氯苯甲酰化物，又可水解为吲哚美辛重新吸收再循环。60%从肾脏排泄，其中10%～20%以原型排

出；33%从胆汁排泄，其中1.5%为原型药；在乳汁中也有排出（每天可达0.5～2.0mg）。本品不能被透析清除。

【不良反应】　本品的不良反应较布洛芬、萘普生及双氯芬酸多。

（1）胃肠道　出现消化不良、胃痛、胃烧灼感、恶心、反酸等症状者有12.5%～44%；出现溃疡、胃出血及胃穿孔为2%～5%。

（2）神经系统　出现头痛、头晕、焦虑及失眠等约10%～25%，严重者可有精神行为障碍或抽搐等。

（3）肾　出现血尿、水肿、肾功能不全，在老年人多见。

（4）皮肤　最严重的为大疱性多形红斑（史-约综合征）。

（5）血液系统　受抑制而出现再生障碍性贫血、白细胞减少或血小板减少等。

（6）过敏反应　哮喘、血管性水肿及休克等。

【禁忌证】　（1）对本品、阿司匹林及其他非甾体类抗炎镇痛药过敏者禁用。

（2）本品可自乳汁排出，对婴儿可引起毒副作用。哺乳期妇女禁用。

（3）活动性溃疡病、溃疡性结肠炎及其他上消化道疾病或有上述病史者禁用。

（4）癫痫、帕金森病及精神病患者，本品可使病情加重，禁用。

（5）肝、肾功能不全者禁用。

（6）血管神经性水肿或支气管哮喘者禁用。

【注意事项】　（1）用于高热时，需防止退热时的大汗而虚脱，脱水，宜及时补充液体。

（2）老年患者易发生毒性反应，应慎用。

（3）对诊断的干扰　本品因对血小板聚集有抑制作用，可使出血时间延长，停药后此作用可持续1天。用药期间血尿素氮及血肌酐含量也常增高。

（4）下列情况应慎用　①本品能导致水钠潴留，故心功能不全及高血压等患者应慎用；并及时调整剂量。②本品由肝脏代谢，经肾脏排泄，对肝、肾均有一定毒性。故肝、肾功能不全禁用；③因本品可使出血时间延长，加重出血倾向，故血友病及其他出血性疾病患者应慎用，此外，本品对造血系统有抑制作用，再生障碍性贫血、粒细胞减少等患者也应慎用。

（5）用药期间应定期随访检查　①血象及肝、肾功能；②长期用药者应定期进行眼科检查，本品能导致角膜沉着及视网膜改变（包括黄斑病变）。遇有视物模糊时应立即做眼科检查。

（6）交叉过敏反应　本品与阿司匹林有交叉过敏性，对其他非甾体抗炎药、镇痛药过敏者也可能对本品过敏。

（7）用药期间血尿素氮及血肌酐含量也常增高。

（8）本品不能控制疾病过程的进展，故必须同时应用能使疾病过程改善的药物。由于本品的毒副作用较大，治疗关节炎一般已不作首选用药，仅在其他非甾体药无效时才考虑应用。

（9）儿童　①不良反应：胃肠道反应、头痛、眩晕、精神症状、造血抑制、过敏、肝功能损害。②肝肾功能不全、癫痫、哮喘患者禁用；抗风湿治疗儿童慎用。③与阿司匹林有交叉过敏。

【药物相互作用】（1）与对乙酰氨基酚长期合用可增加肾脏毒副作用。与其他 NSAIDs 同用时消化道溃疡的发病率增高。

（2）与阿司匹林或其他水杨酸盐同用时并不能加强疗效，而胃肠道不良反应则明显增多。由于抑制血小板聚集的作用加强，可增加出血倾向。

（3）饮酒或与糖皮质激素、促肾上腺皮质激素同用，可增加胃肠道溃疡或出血的危险。

（4）与洋地黄类药物同用时，本品可使洋地黄的血药浓度升高（因抑制从肾脏的清除）而增加毒性，因而需调整洋地黄剂量。

（5）与肝素、口服抗凝药及溶栓药合用时，因本品与之竞争结合蛋白，使抗凝作用加强。同时本品有抑制血小板聚集作用，因此有增加出血的潜在危险。

（6）本品与胰岛素或口服降糖药合用，可加强降糖效应，须调整降糖药物的剂量。

（7）与呋塞米同用时，可减弱后者排钠及抗高血压作用。其原因可能是由于抑制了肾脏内前列腺素的合成。本品还有阻止呋塞米、布美他尼及吲达帕胺等对血浆肾素活性（PRA）增强的作用，对高血压患者评议其 PRA 的意义时应注意此点。

（8）与氨苯蝶啶合用时可致肾功能减退（肌酐清除率下降、氮质血症）。

（9）本品与硝苯地平或维拉帕米同用时，可致后二者血药浓度增高，因而毒性增加。

（10）丙磺舒可减少本品自肾及胆汁的清除，增高血药浓度，使毒性增加，合用时须减量。

（11）与秋水仙碱、磺吡酮合用时可增加胃肠溃疡及出血的危险。

（12）与锂盐同用时，可减少锂自尿排泄，使血药浓度增高，毒性加大。

（13）本品可使甲氨蝶呤血药浓度增高，并延长高血

药浓度时间。正在用本品的患者如需以中或大剂量甲氨蝶呤治疗，应于 24～48 小时前停用本品，以免增加其毒性。

（14）与抗病毒药齐多夫定（zidovudine）同用时，可使后者清除率降低，毒性增加。同时本品的毒性也增加，故应避免合用。

【给药说明】（1）应选用最小有效量，因用量过大（尤其是每日超过 150mg 时）容易引起毒性反应，如恶心、呕吐、紧张性头痛、嗜睡、精神行为障碍等，采用催吐或洗胃，对症及支持治疗。而治疗效果并不相应增加。

（2）用药期间应注意观察（尤其是老年患者），防止严重毒副作用发生，一旦发生应即停药。

（3）为减少药物对胃肠道的刺激，本品宜于饭后服用或与食物或制酸药同服。

（4）国外报道本品有促发血管事件的风险性，故剂量不宜过大，疗程不宜过长。

【用法与用量】　成人　（1）口服　①抗风湿，初量一次 25～50mg，一日 2～3 次口服，一日最大量不应超过 150mg。关节炎患者如有持续性夜间疼痛或晨起时关节发僵，可在睡前给予吲哚美辛栓剂 50～100mg 塞进肛门内。②镇痛，首剂一次 25～50mg，继之 25mg，一日 3 次，直到疼痛缓解，可停药；③退热，一次 6.25～12.5mg，一日不超过 3 次。

（2）直肠给药　一次 50～100mg，一日一次。不论口服和（或）直肠给药，一日剂量不宜超过 200mg。

（3）外用　①乳膏：一次 1.5～2g（制剂），涂于患处，轻轻按摩，一日 2～3 次。②搽剂：以适量涂于患处，轻轻揉搓，一日 3～4 次。③滴眼液：眼科手术前，一次 1 滴，术前 3、2、1 和 0.5 小时各滴 1 次。术后，一次 1 滴，一日 1～4 次。其他非感染性炎症：一次 1 滴，一日 4～6 次。

儿童　口服：一日按体重 1.5～2.5mg/kg，分 3～4 次。待有效后减至最低量。

【制剂与规格】　吲哚美辛肠溶片：25mg。

吲哚美辛缓释片：（1）25mg；（2）75mg。

吲哚美辛胶囊：25mg。

吲哚美辛缓释胶囊：（1）25mg；（2）75mg。

吲哚美辛栓：（1）25mg；（2）50mg；（3）100mg。

吲哚美辛乳膏：10g：100mg。

吲哚美辛凝胶：每克含吲哚美辛 0.01g 与 1-薄荷醇 0.03g。

吲哚美辛贴片：（1）7.2cm×7.2cm，含吲哚美辛 12.5mg；（2）每贴（7cm×10cm），含膏量 3.5g，含吲哚美辛 35mg。

吲哚美辛搽剂：(1)20ml:200mg；(2)50ml:500mg。

吲哚美辛滴眼液：8ml:40mg。

吲哚美辛巴布膏：每贴(14cm×10cm)，含膏体13g；每克膏体含吲哚美辛3.5mg。

阿西美辛

Acemetacin

【适应证】　本品属吲哚乙酸类NSAIDs，为症状性治疗药物，用于以下情况：①急性和慢性炎性关节炎：如类风湿关节炎、强直性脊柱炎、骨关节炎、痛风性关节炎、反应性关节炎、赖特综合征、银屑病关节炎和儿童慢性关节炎等。②软组织风湿病：常见的如肩周炎、网球肘、颈肩臂综合征、腰肌劳损、坐骨神经痛、纤维肌痛症、肌腱炎、肌腱端炎和腱鞘炎等。③手术后、拔牙后、钝挫伤后疼痛、肿胀。④其他：浅表性静脉炎、寻常型天疱疮、痛经等。

【药理】　(1)药效学　①抗炎、镇痛和解热作用：本品通过抑制炎症组织的蛋白变性，稳定溶酶体膜抑制蛋白酶释放，抑制肥大细胞释放组胺，抑制花生四烯酸转化为前列腺素，及拮抗5-羟色胺和缓激肽等炎性介质，发挥抑制炎症反应，减少渗出，减轻组织损伤，提高痛阈，增加皮肤血流量和促进散热的作用，起到抗炎、镇痛和解热效果。②抑制血小板聚集：本品通过抑制血小板的前列腺素而减少血栓素A_2的形成，从而抑制血小板聚集，预防血栓性病变。

(2)药动学　本品口服吸收完全。重复给药后生物利用度几乎100%。在滑液、滑膜和肌肉中的活性成分浓度明显高于血中的活性成分浓度，并达到有效的治疗浓度。本品口服后经肝脏代谢，其主要活性代谢产物为吲哚美辛。长期服用后，血中的阿西美辛和吲哚美辛的浓度比率约为1:1。阿西美辛及其主要代谢产物吲哚美辛的血药浓度达峰时间分别为2.4小时和4小时，$t_{1/2}$分别为1.1小时和7.1小时，血浆蛋白结合率在87.6%和93.7%之间。口服剂量的40%经肾排泄，剩余部分从粪便排出。经肾排出的部分为原型(游离的及与葡萄糖醛酸结合的)，部分为无活性代谢物。末次服药后48小时两种活性成分在血中均消失。

【不良反应】　(1)本品的不良反应主要表现为恶心、呕吐、食欲缺乏、腹痛和腹泻，发生率13%～15%。在健康志愿者对比试验本品和吲哚美辛在7天中引起的胃肠平均失血总量，本品组为4.5ml，吲哚美辛组为12.4ml。另有健康志愿者经内窥镜观察发现，引起胃和十二指肠黏膜损伤的平均积分亦明显低于吲哚美辛。

(2)头痛、头晕、眩晕、嗜睡、水肿亦可见到。

(3)少见不良反应有胃肠道溃疡、焦虑、意识模糊、精神障碍、幻觉、耳鸣、肌无力、外周神经病变、肾脏损害、高血压、高钾血症、荨麻疹、瘙痒和脱发。

(4)个别病例出现血小板减少、粒细胞减少、再生不良性贫血、听力障碍、严重皮肤反应、哮喘发作、肝损害、急性肾功能衰竭、高血糖、咽痛综合征及长期使用后视网膜色素沉着和角膜混浊。

【禁忌证】　(1)对本品和其他NSAIDs过敏者。

(2)患哮喘、花粉症、黏膜水肿或慢性呼吸道疾病者。

(3)有活动性消化性溃疡病、严重肝或肾功能损害、心力衰竭、癫痫、帕金森病或精神异常者。

(4)妊娠期妇女及哺乳期妇女。

【注意事项】　(1)与其他中枢神经系统药物合用或饮酒时使用本品应特别慎重。

(2)有出血倾向的患者服用本品因其抑制血小板聚集，会加重出血倾向。

(3)本品可能引起头晕、眩晕和嗜睡，故司机或机器操作者使用本品可能影响工作能力。

(4)长期服用宜监测肝、肾功能，血压，血象。

(5)有超量中毒者需紧急处理。

(6)服用本品时不宜与其他非甾体消炎镇痛药同时使用。

(7)患哮喘、花粉症、呼吸道黏膜水肿或慢性呼吸道疾病者，对本品有发生过敏反应的危险。

【药物相互作用】　(1)本品和地高辛并用时可增加血中地高辛浓度，应注意调整后者的剂量。

(2)本品和抗凝药如苯丙羟基香豆素并用，需警惕增加出血的可能性。

(3)本品和糖皮质激素和(或)另一NSAIDs并用时可增加胃肠出血或溃疡的危险性。与阿司匹林并用可降低本品的血药浓度。

(4)与丙磺舒同时使用可使阿西美辛的清除减慢，呋塞米可加快阿西美辛的排出。本品可减弱利尿剂和抗高血压药物的降压作用。

(5)与保钾利尿药并用时可引起高钾血症，应监测血钾水平。

(6)服本品并接受锂治疗者，应监测锂的清除率。

【给药说明】　(1)接受本品治疗者应停用其他NSAIDs。

(2)一般病情按常规给药，对不同病期或症状轻重不同患者用药量可适当增加或减少。

(3)餐后立即或用餐中服药。

【用法与用量】　口服　成人　(1)胶囊：一次30mg，

一日 3 次。对体重大或病情重者可增至一次 60mg，一日 3 次。

(2) 缓释胶囊：一次 90mg，一日 1 次，或酌情增为一次 90mg，一日 2 次。

【制剂与规格】 阿西美辛胶囊：30mg。

阿西美辛缓释胶囊：90mg。

舒 林 酸 [药典(二)；医保(乙)]
Sulindac

【适应证】 本品为吲哚乙酸类 NSAIDs。适用于：①各种慢性关节炎，尤其对老年人、肾血流量有潜在不足者。②各种原因引起的疼痛，如痛经、牙痛、外伤和手术后疼痛等。③轻中度癌性疼痛。

【药理】 (1) 药效学 本品是一个活性极小的前体药，进入人体后代谢为有抑制环氧酶、减少前列腺素合成作用的活性物质(硫化物)，后者对环氧酶的抑制作用较舒林酸强 500 倍。具有镇痛、消肿、解热的作用。由于其以非活性形式通过胃肠道，因此对胃肠道刺激性小。本品的另一特点是对肾脏的生理性前列腺素的抑制不明显，因此对肾血流量和肾功能的影响较小。本品还能抑制 5-羟色胺的释放，以及抑制胶原诱发的血小板聚集作用，延长出血时间。

(2) 药动学 口服后至少 88% 被吸收，服后血药浓度达峰时间为 1~2 小时，食物可延缓其达峰时间，达峰值时间为 4~5 小时。本品 95% 与血浆蛋白结合，舒林酸半衰期为 7 小时，活性物半衰期为 18 小时。药物最终以母药或无活性代谢物或与葡萄糖醛酸结合物形式通过粪便及尿液排出，活性成分大部分转回母药。大约 50% 通过粪便排出，其余从尿中排出。

【不良反应】 (1) 胃肠反应 是最常见的不良反应，上腹痛约 10%，消化不良、恶心、腹泻、便秘约 9%，食欲缺乏约 3%。出现胃溃疡者约为 0.4%，引起胃肠道潜血至出血者较阿司匹林低 7~8 倍。

(2) 中枢神经系统 如头晕、头痛、嗜睡、失眠很少见。

(3) 更少见的不良反应 骨髓抑制，急性肾功能衰竭，心力衰竭，无菌性脑膜炎，肝损害和史-约综合征。

(4) 其他 偶见皮疹、瘙痒、急躁、忧郁等。

【禁忌证】 (1) 对本品、阿司匹林或其他 NSAIDs 过敏者。

(2) 有活动性消化性溃疡或曾有溃疡出血或穿孔史者。

(3) 哺乳期妇女及 2 岁以下幼儿。

【注意事项】 (1) 本品可能与阿司匹林有交叉过敏反应，故对阿司匹林或其他 NSAIDs 过敏者也可对本品过敏。

(2) 本品对血小板凝集的抑制作用低于阿司匹林。

(3) 有消化道溃疡史，而目前无活动性者，宜在严密观察下应用。

(4) 肝功能不良者的血药浓度比正常者升高，必要时应降低剂量，慎用。

(5) 肾结石患者应慎用本品。在接受本品治疗时应充分补水。

(6) 超量中毒时应给以紧急处理包括洗胃、催吐、服用活性炭，同时予以对症支持疗法。

【药物相互作用】 (1) 与降血压药无明显相互作用。

(2) 与抗凝药华法林同时服用时可致凝血酶原恢复正常所需的时间延长。

(3) 与降糖药(甲苯磺丁脲)同服可使空腹血糖下降明显。

(4) 与阿司匹林同服可降低本品活性成分的 AUC 20%~25%，使本品的疗效反而降低。且可能出现周围神经病变。

(5) 本品与锂盐合用，后者的血药浓度升高，应监测调整剂量。

(6) 本品与喹诺酮类抗感染药合用，可抑制 γ-氨基丁酸对中枢的抑制作用，使中枢兴奋性增高。

【给药说明】 (1) 用药期间应定期监测服药者大便潜血、血常规、肝肾功能。

(2) 出现较明显不良反应给以对症治疗甚至停药。

(3) 本品仅是镇痛、抗炎的对症治疗，务须同时进行病因治疗。

(4) 将本品放置于儿童不易接触的地方。

【用法与用量】 口服 (1) 成人 ①抗风湿，一次 0.2g，每日早晚各服一次。②镇痛，首次服 0.2g，8 小时后重复。

(2) 2 岁以上儿童 一次 2.25mg/kg，一日 2 次，一日剂量不得超过 6mg/kg。

【制剂与规格】 舒林酸片：(1) 0.1g；(2) 0.2g。

舒林酸胶囊：0.1g。

双氯芬酸钠 [药典(二)；国基；医保(甲)；医保(乙)]
Diclofenac Sodium

【适应证】 本品为 NSAIDs。适用于：①缓解类风湿关节炎、骨关节炎、脊柱关节病、痛风性关节炎、风湿性关节炎等各种慢性关节炎的急性发作期或持续性的关节肿痛症状，无病因治疗及控制病程的作用。②治疗非关节性的各种软组织风湿性疼痛，如肩痛、腱鞘炎、滑囊炎、肌痛及运动后损伤性疼痛等。③急性的轻、中度疼痛，如：手术后、创伤后、劳损后、原发性痛经、牙痛、头痛等。④对成人和儿童的发热有解热作用。⑤本品滴眼液用于眼科手术及非手术因素引起的非感染性炎症及疼痛；亦用于抑制白内障手术中缩瞳反应，用于治疗葡萄膜炎、角膜炎、巩膜炎，抑制角膜新生血管的形成；预防和治疗白内障及人工晶体术后炎症及黄斑囊样水肿。

【药理】　(1)药效学　本品为异丁芬酸类的衍生物，双氯芬酸钠在水中略溶。其镇痛、抗炎及解热作用比吲哚美辛强2～2.5倍，比阿司匹林强26～50倍。其作用机制为抑制环氧化酶活性，从而阻断花生四烯酸向前列腺素的转化。同时，它也能促进花生四烯酸与甘油三酯结合，降低细胞内游离的花生四烯酸浓度，而间接抑制白三烯的合成。在动物实验和人的临床实践中都证实本品有解热作用。

(2)药动学　口服吸收快，完全。与食物同服降低吸收率。血药浓度空腹服药平均1～2小时达峰值，与食物同服时6小时达峰值，缓释口服药在约4小时后血药浓度达峰值，直肠给药时0.5～2小时达峰值。与食物同服时血浆浓度降低。药物半衰期约2小时。血浆蛋白结合率为99%。在乳汁中药浓度极低而可忽略，在关节滑液中，服药4小时，其水平高于当时血清水平并可维持12小时。大约50%在肝脏代谢，40%～65%从肾排出，35%从胆汁、粪便排出。用药后12小时总的排出量约为给药剂量的90%。长期应用无蓄积作用。

【不良反应】　(1)胃肠反应　为最常见的不良反应，约见于10%服药者，主要为胃不适、烧灼感、反酸、食欲缺乏、恶心等，停药或对症处理即可消失。其中少数可出现溃疡、出血、穿孔。

(2)神经系统　表现有头痛、眩晕、嗜睡、兴奋等，发生率<1%。

(3)肝脏　氨基转移酶升高，罕见肝炎、黄疸、肝功能紊乱。

(4)皮肤和皮下组织　皮疹，荨麻疹。

(5)其他　少见的有心律不齐、粒细胞减少、血小板减少等均为可逆性。

【禁忌证】　(1)有其他NSAIDs过敏史或以往对本品有过敏者。

(2)12个月以下的婴儿。

(3)有活动性消化性溃疡出血者。

(4)有肛门炎症，禁用直肠给药。

(5)禁用于冠状动脉搭桥手术(CABG)围手术期疼痛的治疗。

(6)重度心力衰竭患者以及肝肾功能衰竭的患者禁用。

【注意事项】　(1)避免与其他非甾体抗炎药，包括选择性COX-2抑制剂合并用药。

(2)根据控制症状的需要，在最短治疗时间内使用最低有效剂量，可以使不良反应降到最低。

(3)在使用所有非甾体抗炎药治疗过程中的任何时候，都可能出现胃肠道出血、溃疡和穿孔的不良反应，其风险可能是致命的。这些不良反应可能伴有或不伴有警示症状，也无论患者是否有胃肠道不良反应史或严重的胃肠事件病史。既往有胃肠道病史(溃疡性大肠炎，克罗恩病)的患者应谨慎使用非甾体抗炎药，以免使病情恶化；当患者服用本品发生胃肠道出血或溃疡时，应停药。老年患者使用非甾体抗炎药出现不良反应的频率增加。尤其是胃肠道出血和穿孔，其风险可能是致命的。

(4)针对多种COX-2选择性或非选择性NSAIDs药物持续时间达3年的临床试验显示，本品可能引起严重心血管血栓性不良事件、心肌梗死和中风的风险增加，其风险可能是致命的所有的NSAIDs，包括COX-2选择性或非选择性药物，可能有相似的风险。有心血管疾病或心血管疾病危险因素的患者，其风险更大。即使既往没有心血管症状，医生和患者也应对此类事件的发生保持警惕。应告知患者，严重心血管安全性的症状和(或)体征以及如果发生应采取的步骤。患者应该警惕诸如胸痛、气短、无力、言语含糊等症状和体征，而且当有任何上述症状或体征发生后应该马上寻求医生帮助。

(5)和所有非甾体抗炎药(NSAIDs)一样，本品可导致新发高血压或使已有的高血压症状加重其中的任何一种都可导致心血管事件的发生率增加。服用噻嗪类或髓袢利尿剂的患者服用非甾体抗炎药(NSAIDs)时，可能会影响这些药物的疗效。高血压病患者应慎用非甾体抗炎药(NSAIDs)，包括本品。在开始本品治疗和整个治疗过程中应密切监测血压。

(6)有高血压和(或)心力衰竭(如液体潴留和水肿)病史的患者应慎用。

(7)NSAIDs，包括本品可能引起致命的。严重的皮肤不良反应，例如剥脱性皮炎、史-约综合征(SJS)和中毒性表皮坏死松解症(TEN)。这些严重事件可在没有征兆的情况下出现。应告知患者严重皮肤反应的症状和体征，在第一次出现皮肤皮疹或过敏反应的其他征象时，应停用本品。

(8) 本品应空腹(餐前)随足量饮水服用,对易发生胃肠道反应的患者,推荐在进餐的同时服用。

(9) 肝、肾功能不全,心脏病或刚做过大手术者慎用。用药期间应常规随访检查肝、肾功能。

(10) 本品可能引起反应能力受损,特别是在饮酒时服用,可能影响驾驶或操作机器的能力,因此服用本品时应避免饮酒。

(11) 双氯芬酸钠制剂因含钠,对限制钠盐摄入量的患者应慎用。

(12) 对诊断的干扰 本品可致血清肝酶一过性升高,血清尿酸含量下降,尿尿酸含量升高(因肾清除功能增高)。

(13) 儿童 不良反应:胃肠道反应、过敏、出血倾向等。

【药物相互作用】 (1)CYP2C9 抑制剂 应谨慎注意双氯芬酸和 CYP2C9 抑制剂(如伏立康唑)的联合处方。可能引起双氯芬酸血浆浓度峰值及暴露量的显著升高。

(2) 锂制剂 与锂制剂同时使用,双氯芬酸可提高血浆锂剂浓度。应当检测血浆锂剂水平。

(3) 地高辛 与地高辛同时使用,双氯芬酸可提高血浆地高辛浓度。应当检测血浆地高辛水平。

(4) 利尿剂和抗高血压药物 与其他非甾体抗炎药相似,双氯芬酸与利尿剂和抗高血压药物(如β受体拮抗剂、血管紧张素转换酶抑制剂)联合使用时,抗高血压效果可能会降低。因此联合使用时,应当谨慎给药,并定期检查病人血压,尤其是老年病人。患者应予以充分的补水,并且考虑初始联合治疗开始后对肾功能进行监测并且在此后定期检查,尤其是联合使用利尿剂和血管紧张素转换酶抑制剂的患者,因为以上两种药物可增加肾毒性的风险。

(5) 环孢素和他克莫司 双氯芬酸,像其他非甾体类抗炎药一样,由于对肾脏前列腺素的影响,可能增加环孢素和他克莫司的肾毒性。因此对接受环孢素或他克莫司治疗的患者的使用量应低于不使用者。

已知引起高钾血症的药物:与保钾利尿剂,环孢素,他克莫司或甲氧苄啶合并使用可能出现血清钾水平升高,因此应经常监测血清钾水平。

(6) 喹诺酮类抗生素 有个例报道,非甾体抗炎药与喹诺酮类抗生素合用可能产生惊厥。

(7) 其他非甾体抗炎药及皮质激素 与某些非甾体抗炎药或糖皮质激素类药,全身性合并用药时,可能会增加副作用的发生。

(8) 抗凝药及血小板聚集抑制药 在联合用药时有可能增加出血风险,因此使用时需小心。虽然临床研究没有发现双氯芬酸对抗凝药物作用有影响,但有个别报道指出,当双氯芬酸与抗凝药物合用时,可增加出血危险性。因此,应该对接受这样治疗的病人进行密切观察。

(9) 选择性 5-羟色胺再摄取抑制剂(SSRIs) 与非甾体类抗炎药合用可能增加胃肠道出血风险。

(10) 抗糖尿病药物 临床研究显示,双氯芬酸可以与口服抗糖尿病药物联合使用,而不影响临床疗效。但是也有个别报道,在服用双氯芬酸后可出现血糖过高或过低而调整抗糖尿病药物的剂量。因此作为联合用药的预防措施,有必要监测血糖水平。双氯芬酸与二甲双胍同时使用时,有发生代谢性酸中毒的个别报告,尤其是已有肾功能损害的患者。

(11) 苯妥英 当本品与苯妥英合用时,由于苯妥英的暴露量可能会升高,因此建议监控苯妥英的血浆浓度。

(12) 甲氨蝶呤 在使用甲氨蝶呤治疗前后 24 小时内又服用了非甾体抗炎药时,甲氨蝶呤的血药浓度可能会升高,从而增加毒性。

(13) CYP2C9 诱导剂 应谨慎注意双氯芬酸和 CYP2C9 诱导剂(例如利福平)的联合处方。可能引起双氯芬酸血浆浓度及暴露量的显著降低。

(14) 饮酒或与其他非甾体抗炎药同用时增加胃肠道不良反应,并有致溃疡的危险。长期与对乙酰氨基酚同用时可增加对肾脏的毒副作用。

(15) 与阿司匹林或其他水杨酸类药物同用时,药效不增强,而胃肠道不良反应及出血倾向发生率增高。阿司匹林可降低本品的生物利用度。

(16) 与维拉帕米、硝苯地平同用时,本品的血药浓度增高。

(17) 丙磺舒可降低本品的排泄,增加血药浓度,从而增加毒性,故同用时宜减少本品剂量。

【给药说明】 (1)参阅"布洛芬"。本品肠溶片口服起效迅速但排出亦快,待急性疼痛控制后宜用缓释剂型,减少服药次数,维持稳定血药浓度。

(2) 近期国外个别文献报道,本品引起心血管事件的风险较安慰剂高,故服用剂量不宜过大(最低有效量),疗程不宜过长。

【用法与用量】 (1)口服 ①肠溶片,成人关节炎,一日 75～150mg,分 3 次服,疗效满意后可逐渐减量;急性疼痛:首次 50mg,以后 25～50mg,每 6～8 小时 1 次。②缓释片成人关节炎,一日 75～100mg,一次服用。

(2) 外用 ①栓剂,成人每次 50mg(塞入肛门内)。②凝胶或乳膏，涂患处，一日 3 次。每次用量依据病变范围及不同产品的浓度而定。③搽剂，根据疼痛部位大小一次 1～3ml 均匀涂于患处，一日 2～4 次。一日总量不超过 15ml。

(3) 肌内注射　深部注射，一次 50mg，一日 1 次，必要时数小时后再注射 1 次。

(4) 经眼给药　①一般情况，一次 1 滴，一日 4～6 次。②眼科手术用药，一次 1 滴，术前 3、2、1、0.5 小时各 1 次。③白内障手术，手术后 24 小时开始用药，一次 1 滴，一日 4 次，持续使用 2 周。

儿童　16 岁以下的儿童不宜服用。(对 1 岁或 1 岁以上的儿童及青少年，根据病情，每日服剂量为 0.5～2mg/kg 体重，分 2～3 次服。对青少年型类风湿关节炎，每日剂量最高可达 3mg/kg 体重，分次服。最大日剂量为 150mg。本品不得用于 12 月以下的婴儿。)

老年人　老年患者一般无需调整起始剂量，但是，应根据基础病情谨慎用药，尤其是身体虚弱和低体重老年患者，应给予最低有效剂量。

【制剂与规格】　双氯芬酸钠肠溶片：(1) 25mg；(2) 50mg。

双氯芬酸钠肠溶胶囊：50mg。

双氯芬酸钠缓释片：(1) 75mg；(2) 0.1g。

双氯芬酸钠缓释胶囊：50mg。

双氯芬酸钠栓：(1) 12.5mg；(2) 50mg。

双氯芬酸钠乳膏：25g:0.75g。

双氯芬酸钠凝胶：(1%) (1) 20g:0.2g；(2) 30g:0.3g。

双氯芬酸钠搽剂：(1) (0.1%) 20ml:0.2g；(2) (1%) 45ml:0.45g。

双氯芬酸钠滴眼液：(1) 5ml:5mg；(2) 8ml:8mg。

双氯芬酸钠注射液：2ml:50mg。

双氯芬酸钠喷雾剂：8ml:80mg。

双氯芬酸钠气雾剂：(1) 60g:0.75g；(2) 30g:0.375g。

吡罗昔康 [药典(二);医保(乙)]

Piroxicam

【适应证】　本品为昔康类 NSAIDs。适用于缓解各种关节炎及软组织病变的疼痛和肿胀的对症治疗。

【药理】　(1) 药效学　本品具有镇痛、抗炎及解热作用。本品通过抑制环氧酶使组织局部前列腺素的合成减少及抑制白细胞的趋化和溶酶体酶的释放而发挥药理作用。本品治疗关节炎时的镇痛、消肿等疗效与吲哚美辛、阿司匹林、萘普生相似。

(2) 药动学　口服吸收好。食物可降低吸收速度，但不影响吸收总量。血浆蛋白结合率高达 90% 以上。经肝脏代谢。$t_{1/2}$ 平均为 50 小时(30～86 小时)，肾功能不全患者 $t_{1/2}$ 延长。由于半衰期较长，一次给药即可维持 24 小时的血药浓度相对稳定，多次给药易致蓄积。一次服药 20mg，3～5 小时血药浓度达峰值，血药有效浓度为 1.5～2μg/ml。血药稳定浓度在开始治疗后 7～12 天方能达到。66% 自肾脏排泄，33% 自粪便排泄，内有 <5% 为原型物。

【不良反应】　(1) 恶心、胃痛、食欲减退及消化不良等胃肠不良反应最为常见，发生率约为 20%，其中 3.5% 需为此撤药。

(2) 中性粒细胞减少、嗜酸粒细胞增多、血尿素氮增高、头晕、眩晕、耳鸣、头痛、全身无力、水肿、皮疹或瘙痒等，发生率 1%～3%。

(3) 肝功能异常、血小板减少、多汗、皮肤瘀斑、脱皮、多形性红斑、中毒性上皮坏死、史-约综合征、皮肤对光过敏反应、视物模糊、眼部红肿、高血压、血尿、低血糖、精神抑郁、失眠及精神紧张等，发生率 <1%。

【禁忌证】　(1) 对本品、阿司匹林或其他 NSAIDs 过敏的患者禁用。

(2) 活动性胃肠出血、消化性溃疡或慢性胃病患者禁用。

【注意事项】　(1) 交叉过敏　对阿司匹林或其他 NSAIDs 过敏者，对本品也可能过敏。

(2) 本品可引起乳汁分泌减少，与药物有关，哺乳期妇女不宜用。

(3) 下列情况应慎用　①有凝血机制或血小板功能障碍时；②哮喘；③心功能不全或高血压；④有消化性溃疡史的患者；⑤老年人。

(4) 长期用药者应定期复查肝、肾功能及血象。

(5) 对诊断的干扰　①能抑制血小板聚集，作用比阿司匹林弱，但可持续到停药后 2 周。②肝功能试验尤其是氨基转移酶可异常，但继续应用时又可恢复正常，当肝功能明显异常时，提示有肝脏损害，应即停药。

(6) 过量中毒时应即行催吐或洗胃，并进行支持和对症治疗。

(7) 本品为对症治疗药物，必须同时进行病因治疗。

【药物相互作用】　(1) 饮酒或与其他抗炎药同服时，胃肠道不良反应增加。

(2) 与双香豆素等抗凝药同用时，后者效应增强，出血倾向显著，用量宜调整。

(3) 与阿司匹林同用时，本品的血药浓度可下降到一般浓度的 80%，同时增加胃肠道溃疡形成和出血倾向的危险性。

【给药说明】 (1)饭后给药或与食物或抗酸药同服，以减少胃肠刺激。

(2)每日量超过 20mg 时，发生胃肠溃疡的危险明显增高。

(3)一般在用药开始后 7～12 天，方达到稳定的血药浓度，因此，疗效的评定常须在用药 2 周后。

(4)用药期间如出现过敏反应、血象异常、视物模糊、精神症状、水潴留及严重胃肠反应时，应即停药。

【用法与用量】 成人 (1)口服 ①关节炎，一次 20mg，一日 1 次，或一次 10mg，一日 2 次。②急性痛风，一次 40mg，一日 1 次，连用 4～6 日。

(2)肌内注射 一次 10～20mg，一日 1 次。

【制剂与规格】 吡罗昔康片：(1)10mg；(2)20mg。

吡罗昔康胶囊：(1)10mg；(2)20mg。

吡罗昔康注射液：(1)1ml:10mg；(2)2ml:20mg。

吡罗昔康凝胶：(1)10g:50mg；(2)12g:60mg；(3)20g:100mg；(4)25g:125mg。

吡罗昔康软膏：(1)10g:0.1g；(2)20g:0.2g。

吡罗昔康贴片：48mg。

美洛昔康 [药典(二)；医保(乙)]

Meloxicam

【适应证】 慢性关节病变，包括类风湿关节炎；疼痛性骨关节炎(关节病、退行性关节病)；强直性脊柱炎。

【药理】 (1)药效学 本品在治疗剂量的范围内抑制 COX-2 所需的浓度明显低于其抑制 COX-1 的浓度，因此减少了炎症部位前列腺素的合成，而胃肠壁生理性前列腺素的合成和功能受影响小。在发挥镇痛抗炎作用的同时减少了 NSAIDs 所普遍存在的胃肠黏膜损害。据国外报道，本品引起胃肠道严重不良反应包括溃疡、出血、穿孔的合并症明显低于双氯芬酸、吡罗昔康和萘普生。

(2)药动学 本品口服吸收完全，生物利用度为 89%，镇痛抗炎起效时间为 30 分钟，每日剂量为 7.5～15mg 时，血药浓度分别为 0.4～1mg/L 和 0.8～2mg/L。美洛昔康片经口服或肛门给予都能很好地吸收，片剂、栓剂与胶囊剂具有相同的生物等效性。达到稳态血药浓度为 3～5 天，其渗入炎症性滑膜的浓度约为血浓度的 50%，与血浆蛋白结合率>99%，其 $t_{1/2}$ 为 20 小时。本品在肝脏内代谢，代谢物无活性，50%经肾脏(尿液)排出，余 50%经胆管(粪便)排出。肝功能不全或轻、中度肾功能不全对美洛昔康片药代动力学均无较大影响。平均血浆清除率为 8ml/min，老年人的清除率低，分布体积小，

平均为 11L，个体间差异可达到 30%～40%。

【不良反应】 (1)胃肠道 频率超过 1%：消化不良，恶心、呕吐、腹痛、便秘、胀气、腹泻。频率介于 0.1% 和 1%之间：短暂的肝功能指标异常(如氨基转移酶或胆红素升高)。食道炎、胃十二指肠溃疡，隐性或肉眼可见的胃肠道出血。频率小于 0.1%：胃肠道穿孔，结肠炎。

(2)血液系统 频率超过 1%：贫血。介于 0.1%和 1%之间：白细胞减少和血小板减少，同时使用潜在的骨髓毒性药物，特别是甲氨蝶呤，是导致出现血细胞减少的一个因素。

(3)皮肤 频率超过 1%：瘙痒、皮疹。介于 0.1%和 1%之间：口炎、荨麻疹。小于 0.1%：感光过敏。

(4)呼吸系统 频率小于 0.1%：已有报道在使用阿司匹林或其他 NSAIDs，包括美洛昔康片之后有个别病例出现急性哮喘。

(5)中枢神经系统 频率多于 1%：轻微头晕、头痛。介于 0.1%和 1%之间：眩晕、耳鸣、嗜睡。

(6)心血管系统 频率多于 1%：水肿。介于 0.1%和 1%之间：血压升高、心悸、面部潮红。

(7)泌尿及生殖系统 介于 0.1%和 1%之间：肾功能指标异常［血清肌酐和(或)血清尿素升高］。

【禁忌证】 (1)对药物活性成分美洛昔康或其赋形剂或其他 NSAIDs 过敏的患者禁用。

(2)对活动性消化性溃疡、严重肝功能不全者、非透析严重肾功能不全禁用。

(3)哺乳期妇女禁用。

(4)对使用阿司匹林或其他 NSAIDs(非甾体抗炎药)后曾出现哮喘，鼻炎，血管神经性水肿或荨麻疹等症状的病人不宜使用美洛昔康。

【注意事项】 (1)有消化性溃疡史者应慎用，出现胃肠症状或出血者立即停用。

(2)对中度心、肝、肾病者剂量宜酌情调整。

(3)服药者宜定期随诊其肝、肾功能，尤其是 65 岁以上老年患者。

(4)过量服用本品，可口服考来烯胺，以加快本品排出。

(5)儿童 ①不良反应有胃肠道反应、贫血、皮疹、头晕头痛、水肿、肾功能损害。②15 岁以下儿童禁用。

【药物相互作用】 (1)本品在治疗剂量时与地高辛、西咪替丁、抗酸药、呋塞米并用时不出现明显的临床相互影响疗效和毒性的症状。

(2)与华法林并用应注意本品可加强华法林的抗凝作用。

(3) 与甲氨蝶呤并用应注意本品可能增加后者的毒性作用，宜监测血象及肝功能。

(4) 本品可使同时服用的降糖药、抗高血压药的作用下降，宜监测并调整用药的剂量。

(5) 本品可使锂盐的血药浓度升高，故在开始使用时，调节锂盐的剂量或停用本品时应监控血浆中锂盐的水平。

(6) 考来烯胺在胃肠道与美洛昔康结合，加速美洛昔康的排除。

(7) NSAIDs 通过肾前列腺素介导的作用，增强环孢素的肾毒性。联合治疗期间，应当检测肾功能。

(8) 美洛昔康几乎全部经肝脏代谢，其中大约 2/3 由细胞色素 (CYP) P450 酶介导 (CYP2C9 主要通路和 CYP3A4 次要通路)，1/3 由过氧化酶氧化等其他通路介导。同时应用美洛昔康和已知抑制 CYP2C9 和(或) CYP3A4 或经其代谢的药物时，应当考虑药代动力学相互作用的可能性。

【给药说明】 (1) 本品对老年人、肝肾功能轻度异常者不需改变剂量，但应定期随诊。

(2) 有心肝肾功能异常、同时服用多类药物者减量服用。

(3) 进食时服用药物对吸收没有影响。

【用法与用量】 成人 (1) 口服 ①骨关节炎，一次 7.5～15mg，一日 1 次；②类风湿关节炎等，一次 7.5～15mg，一日 1 次。严重肾衰竭的病人透析时：剂量不应超过 7.5mg(1 片)/d。美洛昔康片每日最大建议剂量为 15mg。

(2) 直肠给药 一次 15mg，一日 1 次，塞入肛门内。

【制剂与规格】 美洛昔康片：(1) 7.5mg；(2) 15mg。
美洛昔康胶囊：(1) 7.5mg；(2) 15mg。
美洛昔康栓：15mg。
美洛昔康分散片：7.5mg。
美洛昔康注射液：1.5ml:15mg。
美洛昔康凝胶：10g:50mg。

氯 诺 昔 康 [药典(二)；医保(乙)]
Lornoxicam

【适应证】 急性轻度至中度疼痛和由某些类型的风湿性疾病引起的关节疼痛和炎症。

【药理】 (1) 药效学 属于非甾体类抗炎镇痛药，系噻嗪类衍生物，具有较强的镇痛和抗炎作用。它的作用机制包括：①通过抑制环氧酶 (COX) 活性进而抑制前列腺素合成，起到镇痛抗炎作用。但本品不抑制 5-脂氧酶

的活性，不抑制白三烯的合成，故不改变花生四烯酸向 5-脂氧酶的转化途径。动物研究显示，本品在治疗剂量范围内，可以刺激猪耳软骨中蛋白聚糖的合成。因为蛋白聚糖是参与软骨生成的主要蛋白质，因此可能会减弱类风湿关节炎的破坏作用，对防止骨变性有一定作用。②激活阿片神经肽系统，发挥中枢镇痛作用。

(2) 药动学 肌内注射后，吸收迅速而完全，0.4 小时后血药浓度达峰值，无首关效应，绝对生物利用度(以 AUC 计算)为 97%，平均半衰期 3～4 小时。口服 4mg 后，吸收迅速而完全，在 2.5 小时内达血药峰值浓度 270μg/L，在 2～6mg 每日 2 次的剂量范围下，显示剂量依赖性的药代动力学特征。与食物同时服用，药物吸收减慢并减少约 20%。生物利用度基本为 100%，平均半衰期 3～5 小时。本品在血浆中以原型和羟基化代谢物的形式存在，其羟基化代谢物不显示药理活性。本品的血浆蛋白结合率为 99%，并且不具浓度依赖性。本品代谢完全，1/3 经尿排出，2/3 经粪便排出。在老年人、连续给药时、肝肾功能损害不严重时或与抗酸药合用时，其药代动力学参数无显著性差异。

【不良反应】 注射给药后约有 10% 的不良反应，包括注射部位的疼痛、发热、刺痛样紧张感、胃痛、恶心、呕吐、眩晕、嗜睡、嗜睡加重、头痛、皮肤潮红。口服不良反应约在 1% 以下，包括胃肠胀气、躁动、消化不良、腹泻、血压增高、心悸、寒战、多汗、味觉障碍、口干、白细胞减少、血小板减少、排尿障碍。

【禁忌证】 (1) 对本品或其他 NSAIDs(如阿司匹林)过敏者。

(2) 有出血性素质、凝血障碍或手术中有出血危险或止血机制不健全者。

(3) 急性胃/肠出血或急性胃或肠溃疡者。

(4) 中度到重度肾功能受损者。

(5) 脑出血或疑有脑出血者。

(6) 大量失血或脱水者。

(7) 肝、肾功能严重受损者。

(8) 重度心力衰竭患者。

(9) 妊娠期妇女和哺乳期妇女。

(10) 年龄小于 18 岁者。

(11) 冠状动脉搭桥手术(CABG)围手术期疼痛者。

【注意事项】 (1) 有支气管哮喘史或过敏反应史者慎用。

(2) 有心肌梗死史、脑卒中史者慎用。

(3) 不宜连续长期服药。

(4) 过量服用者宜输液促进排出，早期者需洗胃。

(5)当药品性状发生改变时：如瓶内有异物或颜色改变请勿使用。

【药物相互作用】 (1)本品与其他 NSAIDs 合用，不一定提高疗效，但增加不良反应。

(2)阿司匹林使本品的 C_{max}、AUC 和清除半衰期减少 20%。本品使阿司匹林的 C_{max}、AUC 和清除半衰期减少 6%～15%，而且不良反应增强。

(3)铋的螯合物使本品的生物利用度降低。

(4)西咪替丁抑制本品在肝代谢，因而使本品血浆水平和生物利用度增加，清除率减少。

(5)地高辛使本品的 C_{max} 和清除半衰期增加，而地高辛的肾清除率减少。

(6)本品可对抗血管紧张素转换酶抑制药的抗高血压作用。

(7)本品通过血浆蛋白置换而增强磺脲类的降糖作用。

(8)本品通过血浆蛋白置换而增强华法林的抗凝作用。

(9)本品减少锂的清除，可使其血浆浓度增高（≤50%）。

(10)由于本品抑制肾前列腺素的合成，可使呋塞米的利尿和促尿钠排出作用减低。

(11)本品可使甲氨蝶呤的排泄减少，AUC 增加 20%～30%。

(12)抗酸药不会减少本品的胃肠道吸收。

【给药说明】 (1)本品有镇痛抗炎的对症疗效，无根治风湿病的作用，故应与治疗原发风湿病的措施同时进行。

(2)长期服药者，需监测肝肾功能、血象。

【用法与用量】 (1)口服 每次 8mg，每日 2 次，日剂量一般不超过 16mg。

(2)肌内注射 起始剂量 8mg。如 8mg 不能充分缓解疼痛，可加用一次 8mg。有些病例在术后第一天可能需要另加 8mg，即当天最大剂量为 24mg。其后本品的剂量为 8mg，每日 2 次。每日剂量不应超过 16mg。

【制剂与规格】 氯诺昔康片：(1)4mg；(2)8mg。

氯诺昔康分散片：8mg。

注射用氯诺昔康：8mg。

萘 丁 美 酮 [药典(二)；医保(甲)]
Nabumetone

【适应证】 ①各种急、慢性炎性关节炎：类风湿关节炎、强直性脊柱炎、骨关节炎、痛风性关节炎、银屑病关节炎、反应性关节炎、赖特综合征、风湿性关节炎

以及其他关节炎或关节痛。本品可明显改善上述各种症状。②软组织风湿病：包括肩周炎、颈肩综合征、网球肘、纤维肌痛症、腰肌劳损、腰椎间盘脱出、肌腱炎、腱鞘炎和滑囊炎等。③运动性软组织损伤、扭伤和挫伤等。④其他如手术后疼痛、外伤后疼痛、牙痛、拔牙后痛、痛经等。

【药理】 (1)药效学 本品为非酸性 NSAIDs，具有抗炎、镇痛和解热作用。①抗炎镇痛解热的作用与其他 NSAIDs 相似，与萘丁美酮的活性代谢产物抑制了炎症组织中的前列腺素合成有关。在体外还有抑制多形核白细胞和单核细胞向炎症组织迁移的能力，并抑制炎症渗出物中某些水解酶活性。②对胃黏膜影响小：本品是一种非酸性、非离子性前体药物，因此在吸收过程中对胃黏膜无明显的局部直接影响，同时本品对胃黏膜生理性环氧酶-1 的抑制作用较小。因此本品引起的胃肠黏膜糜烂和微量出血的发生率低。③对出血和凝血无影响：本品对健康志愿者的血标本，在体外进行诱导的血小板聚集作用无影响，对出血时间、凝血试验均亦无显著改变。

(2)药动学 本品口服后以非酸性前体药在十二指肠被吸收，经肝脏转化为主要活性产物，6-甲氧基-2-萘乙酸(6-MNA)。口服萘丁美酮 1g，其中约 3.5%转化为 6-MNA，及 50%转化为其他代谢物随后从尿排出。本品口服后 4～6 小时血药浓度达峰值。与食物或牛奶同时服可增加吸收率，使 6-MNA 的血浆浓度峰值增加 1/3。6-MNA 的血浆浓度略低于萘丁美酮。每日 1 次用药 3～6 天达到稳态。6-MNA 与血浆蛋白结合率可达 99%，表观分布容积平均为 7.5L。6-MNA 在体内分布广泛，主要分布在肝脏、肺、心和肠道；易于扩散至滑膜组织、滑液、纤维囊组织和各种炎性渗出物中，其浓度有效地抑制前列腺素合成；它可进入乳汁和胎盘。6-MNA 的清除半衰期在年轻人为 24 小时，在老年人为 30 小时。6-MNA 的稳态血浆浓度不受肾功能不全的影响。但严重肾功能受损时，其清除 $t_{1/2}$ 延长。严重肝功能受损影响药物代谢，需慎用。老年人达到的血浆浓度高于年轻人，然而每日一次给药不会引起药物蓄积。6-MNA 经肝转化为非活性产物，80%从尿排泄，10%从粪便排出。

【不良反应】 (1)胃肠道反应 恶心、呕吐、消化不良、腹泻、腹痛和便秘 1%～3%，上消化道出血约 0.7%。用本品的病例中，溃疡发生率在短疗程(6 周～6 个月)组和在长疗程(8 年)组分别为 0.1%和 0.95%。每日口服萘丁美酮 2g 的腹泻发生率增加。

(2)神经系统 表现有头痛、头晕、耳鸣、多汗、失眠、嗜睡、紧张和多梦，发生率小于 1.5%。

(3) 皮肤 皮疹和瘙痒约 2.1%，水肿约 1.1%。

(4) 少见或偶见的不良反应 有黄疸、肝功能异常、焦虑、抑郁、感觉异常、震颤、眩晕、大疱性皮疹、荨麻疹、呼吸困难、哮喘、过敏性肺炎、蛋白尿、血尿及血管神经性水肿等。

【禁忌证】(1) 以往对萘丁美酮制品或对阿司匹林和其他 NSAIDs 有过敏表现者，应禁用本品。

(2) 有活动性消化道溃疡或出血，有严重肝功能异常者禁用本品。

(3) 哺乳期妇女禁用。

【注意事项】(1) 肾功能不全者可适当减少剂量。

(2) 有心力衰竭、水肿或有高血压者应慎用本品。

(3) 有过敏性哮喘及对其他药物有过敏史者慎用。

(4) 具有消化性溃疡史的病人服用本品时，应对其症状的复发情况进行定期检查。

(5) 65 岁以上的老年人对本品的疗效和安全性与年轻人对比无差别。但和其他 NSAIDs 一样，老年人用本品应维持最低的有效剂量。

(6) 本品在儿童的安全性和疗效尚未肯定，故不推荐使用。

【药物相互作用】(1) 和氢氧化铝凝胶、阿司匹林或对乙酰氨基酚并用不影响本品的吸收率。但通常不主张同时用两种或多种 NSAIDs。

(2) 在健康志愿者中本品与抗凝剂华法林之间无相互作用，但是尚无在患者中合并应用这两种药物的资料。由于本品的主要活性代谢产物与血浆蛋白有较高的结合率，故二药合用应监测后者血药浓度。

(3) 本品与乙酰脲类抗惊厥药及磺脲类降血糖药并用时应适当减少后二者剂量。

【给药说明】(1) 餐中服用本品的吸收率可增加，应在餐后或晚间服药。

(2) 本品不良反应发生率与年龄和剂量无明显相关性。唯一有量效关系的是本品每日服用量超过 2g 时腹泻发生率增加。

(3) 本品常用剂量为每日 1g，对于症状严重或持续存在或急性加重的患者可酌情加量，并可将总量分为 2 次服用。

【用法与用量】口服 成人：一次 1g，一日 1 次。一日最大量为 2g，分 2 次服。体重不足 50kg 的成人，第一日可以从 0.5g 起始，逐渐上调至有效剂量。

【制剂与规格】萘丁美酮片：0.5g。

萘丁美酮胶囊：(1) 0.25g；(2) 0.5g。

萘丁美酮分散片：0.5g。

依 托 度 酸 [药典(二)]
Etodolac

【适应证】用以缓解下列疾病的症状和体征：①骨关节炎（退行性关节病变）；②类风湿关节炎；③疼痛症状。

本品可用于以上疾病急性发作的治疗，也可用于以上疾病的长期治疗。

【药理】(1) 药效学 ①镇痛作用：主要通过抑制前列腺素及其他使痛阈降低的物质（如组胺和缓激肽等）的合成而发挥镇痛作用。其镇痛活性与其他非甾体抗炎药和可待因相当，但有优于阿司匹林的实验资料。②抗炎作用：实验资料提示，本品可通过阻断炎症部位前列腺素合成，降低巨噬细胞迁移性及抑制白介素-1 和白介素-6 而起抗炎作用，但对生理情况下胃黏膜和肾脏产生的前列腺素无明显影响。③解热作用：本品解热作用可能与抑制前列腺素的萘普生的剂量相同。④抗风湿作用：实验证实本品对鼠实验性关节炎的软组织肿胀、关节间隙狭窄及骨膜反应均有明显抑制作用，并对已有破坏的骨关节病变有减缓或阻止发展的作用。其作用机制或许可参考以下资料：如有报告，本品可显著降低骨关节炎患者滑液中前列腺素和白介素-6 水平，另外，本品对关节软骨细胞代谢及基质蛋白聚糖合成无不良影响，此特点是阿司匹林和吲哚美辛所不及的。

(2) 药动学 口服后吸收良好，全身生物利用度达 80% 或以上，大约 1.2 小时达到峰值水平（平均 C_{max}=15.9μg/ml），缓释片则延长至大约 7 小时。本品在 30 分钟内产生镇痛作用，多剂量不产生显著蓄积作用。平均清除 $t_{1/2}$ 约为 7.3 小时，缓释片 $t_{1/2}$ 约为 8.3 小时。每天多次用药不改变清除半衰期。本品吸收过程存在肠-肝循环，药-时曲线出现双峰。本品在肝脏几乎完全代谢，大约 73% 经尿排泄，少数由胆汁排出。本品用于特殊人群，如老年患者，轻度肾损伤或肝病稳定期患者，无须调整剂量。通常不根据体重决定给药剂量，但在推荐剂量下个体间血药浓度的差异显著，尤其在有胃肠道病变或服用影响 GI 吸收、蛋白结合率、损害肝肾功能的药物者。

【不良反应】(1) 消化系统 表现有消化不良、恶心、上腹部灼热感、腹痛和腹泻，发生率为 1.0%～14.3%；胃肠道溃疡的发生率为 0.06%。

(2) 过敏反应 皮疹为 1.0%～2.6%。

(3) 神经和精神系统 头痛、头晕和嗜睡为 1.0%～2.8%。

（4）发生率 1%　全身症状：腹痛、乏力、不适、寒战、发热。特殊感觉：视物模糊，耳鸣。泌尿及生殖系统：排泄困难、尿频。

（5）其他　肝、肾和血液系统不良反应发生率均小于 1.0%。

【禁忌证】　有下列情况的病人应禁用：

（1）已知对本品过敏的患者。

（2）服用阿司匹林或其他非甾体抗炎药后诱发哮喘、荨麻疹或过敏反应的患者。

（3）禁用于冠状动脉搭桥手术（CABG）围手术期疼痛的治疗。

（4）有应用非甾体抗炎药后发生胃肠道出血或穿孔病史的患者。

（5）有活动性消化道溃疡/出血，或者既往曾复发溃疡/出血的患者。

（6）重度心力衰竭患者。

【注意事项】　（1）避免与其他非甾体抗炎药，包括选择性 COX-2 抑制剂合并用药。

（2）根据控制症状的需要，在最短治疗时间内使用最低有效剂量，可以使不良反应降到最低。

（3）在使用所有非甾体抗炎药治疗过程中的任何时候，都可能出现胃肠道出血、溃疡和穿孔的不良反应，其风险可能是致命的。这些不良反应可能伴有或不伴有警示症状，也无论患者是否有胃肠道不良反应史或严重的胃肠事件病史。既往有胃肠道病史（溃疡性大肠炎、克罗恩病）的患者应谨慎使用非甾体抗炎药，以免使病情恶化。当患者服用该药发生胃肠道出血或溃疡时，应停药。老年患者使用非甾体抗炎药出现不良反应的频率增加，尤其是胃肠道出血和穿孔，其风险可能是致命的。

（4）针对多种 COX-2 选择性或非选择性 NSAIDs，本品可能引起严重心血管血栓性不良事件、心肌梗死和中风的风险增加，其风险可能是致命的。患者应该警惕诸如胸痛、气短、无力、言语含糊等症状和体征，而且当有任何上述症状或体征发生后应该马上寻求医生帮助。

（5）和所有非甾体抗炎药（NSAIDs）一样，本品可导致新发高血压或使已有的高血压症状加重，其中的任何一种都可导致心血管事件的发生率增加。在开始本品治疗和整个治疗过程中应密切监测血压。

（6）有高血压和（或）心力衰竭（如液体潴留和水肿）病史的患者应慎用。

（7）NSAIDs，包括本品可能引起致命的、严重的皮肤不良反应，例如剥脱性皮炎、史-约综合征（SJS）和中毒性表皮坏死松解症（TEN）。应告知患者严重皮肤反应的症状和体征，在第一次出现皮肤皮疹或过敏反应的其他征象时，应停用本品。

（8）肾脏作用　依托度酸可以导致人肾脏发生不良反应：如血尿、急性间质性肾炎、肾功能不全等。因此，有肾功能损害的病人服用依托度酸时应小心。

（9）肝脏作用　据报道在依托度酸治疗的病人中约1%出现 ALT 或 AST 的明显升高（正常上限 3 倍或以上）。

（10）血液系统作用　服用依托度酸或其他非甾体抗炎镇痛药的病人有时可出现贫血。长期服用非甾体抗炎镇痛药（包括依托度酸）者若出现贫血的症状或体征应查血色素和红细胞压积。任何抑制前列腺素合成的药物都可能在某种程度上影响血小板的功能。服用依托度酸的病人也应密切监测此方面的不良反应。

（11）水钠潴留和浮肿　一部分服用依托度酸的病人会出现液体潴留和浮肿。

（12）实验室检测　任何非甾体抗炎镇痛药均可能随时引发严重的胃肠道溃疡和出血，因此长期用药者更应坚持随访，严密监视其有无溃疡或出血的症状和体征。依托度酸导致血尿酸水平轻度下降，临床观察发现关节炎病人服用依托度酸（600～1000mg/d）4 周后其血尿酸水平下降 1～2mg/dl，但在随后治疗的一年中则保持稳定。

（13）过量用药的处理　没有特效的解毒药，用对症和支持疗法处理过量患者，包括对摄入大剂量（常用剂量的 5～10 倍）或摄入后 4 小时内有症状者给予洗胃，同时使用催吐剂和（或）活性炭（成人剂量 60～100g，儿童 1～2g/kg）以及渗透性导泻治疗。因本品的蛋白结合率很高，其他如利尿、碱化尿液或血液透析疗法等对排出本品可能无效。

【药物相互作用】　（1）不建议本品与阿司匹林或其他 NSAIDs 同时用，以免增加不良事件的发生。

（2）本品和抗酸药同时服用不会影响本品的吸收程度，达峰时间也不出现可测出的影响，但可使血药峰浓度降低 15%～20%。

（3）有数例报道，用本品治疗的患者同时接受华法林治疗可使华法林蛋白结合率下降，使患者的凝血酶原时间延长（不论是否伴发出血），故应慎用并应加强观察。

（4）保泰松可使依托度酸的游离部分增加约 80%，因此不主张这两种药物同时使用。

（5）本品可能引起环孢素、地高辛、锂剂和甲氨蝶呤血药浓度升高，建议本品不与后几种药物并用。

（6）抗酸剂　同时服用抗酸剂对依托度酸的吸收没有明显的影响，然而抗酸剂可使依托度酸的峰值浓度下降 15%～20%，但不影响达峰时间。

（7）阿司匹林　依托度酸与阿司匹林合用时，尽管对游离依托度酸的清除不发生改变，但其蛋白结合率下降。此种药物相互作用的临床意义尚不清楚，然而由于两者同用时潜在的不良反应增加，因此临床不推荐此用法。

（8）依托度酸与苯妥英钠、呋塞米、氢氯噻嗪、甲氨蝶呤、格列本脲之间无明显的药代动力学相互作用。

（9）蛋白结合　体外研究资料表明，布洛芬、醋氨芬、苯妥英、丙磺舒、吲哚美辛、氯磺丙脲、格列本脲、萘普生、格列吡嗪、吡罗昔康均对游离依托度酸的比例无明显影响。相反，保泰松使游离态浓度增加（约 80%），尽管未经体内试验证实是否保泰松改变依托度酸的清除，但临床不推荐合用。

（10）实验室检测　服用依托度酸的患者尿中会出现其酚类代谢产物，因此测定尿胆红素可以出现假阳性反应。用快速诊断学方法在一部分服用依托度酸的病人中发现其尿酮体出现假阳性反应。这一现象与其他临床情况无相关性，也与给药剂量无关。

【给药说明】（1）可与食物同服或饭后用水冲服，以减少胃肠反应。

（2）治疗慢性肌肉关节疾病，本品的镇痛疗效可在 1～2 周出现。在获得一定疗效后应适当调整药物剂量。

（3）不宜长期连续服用。

【用法与用量】（1）止痛　急性疼痛的推荐剂量为 0.2～0.4g，每 8 小时一次，每日最大剂量不超过 1.2g。体重在 60kg 以下者，每日最大剂量不应超过 20mg/kg 体重。临床观察发现，每间隔 12 小时给药一次，在一些病人中依托度酸仍有止痛作用。

（2）慢性疾病　依托度酸治疗慢性疾病（如骨关节炎、类风湿关节炎）的推荐剂量为每日 0.4～1.2g，分次口服，每日最大剂量不应超过 1.2g，体重在 60kg 以下者，每日最大剂量不应超过 20mg/kg 体重。

依托度酸剂量每日 0.4g 以下，分次口服，或每晚单剂量给药 0.4g 或 0.6g，在一些病人中有一定的疗效。

（3）老年人服用　依托度酸在老年人中的药代动力学与普通人群无显著性差异，因此在老年人中使用无需调整剂量，但应当小心。另外，老年人对前列腺素抗体的作用较年轻人敏感，因此针对某一个体增加药物治疗剂量时更应谨慎。

【制剂与规格】依托度酸片：（1）200mg；（2）400mg。

依托度酸缓释片：400mg。

依托度酸胶囊：0.2g。

尼 美 舒 利 ^[药典(二)；医保(甲)]

Nimesulide

【适应证】适用于慢性关节炎症（包括类风湿关节炎和骨关节炎等）；手术和急性创伤后的疼痛；耳鼻咽部炎症引起的疼痛；痛经；上呼吸道感染引起的发热症状等。

【药理】（1）药效学　本品是磺酰苯胺的衍化物，以磺酰苯胺作为活性基团，使其具有很强的抗炎、止痛和解热作用，且胃肠道不良反应较少，属非甾体抗炎药。本品可通过选择性抑制环氧酶 COX-2 减少前列腺素合成，降低由多形核白细胞激活而产生的活性过氧化物，抑制金属蛋白酶合成，及抑制组胺释放等环节发挥抗炎、止痛及解热作用。本品抑制组胺释放，也不会促使白三烯合成，因而不会产生像阿司匹林等引起过敏反应导致支气管痉挛。

（2）药动学　本品口服吸收迅速和完全。健康成年人一次口服本品 100mg 后 1.2～3.8 小时血药浓度达峰值，平均峰浓度 2.86～4.58mg/L。与口服给药对比，直肠给药 100～200mg 后，血药峰浓度为 2.14～2.32mg/L，达峰时间稍推迟，为 3～4.58 小时。本品与食物同服不会降低吸收速度及程度。本品在血浆中绝大部分与血浆蛋白结合，其结合率大于 95%，游离型药物仅占 0.7%～4%。本品主要分布在细胞外液，表观分布容积为 $0.19\sim0.39\mathrm{L/kg}$。在肝脏代谢，其代谢产物大部分随尿液排出，其余约 20% 从粪便排出，$t_{1/2}$ 为 2～3 小时。有效的治疗浓度持续 6～8 小时。

【不良反应】（1）胃肠道反应　不良反应最为常见，约占 8.5%。表现为恶心、上腹部灼热感及疼痛。

（2）皮肤过敏反应　如皮疹、红斑和面部潮红，约占 0.2%。

（3）中枢神经系统　约占 0.3%，如失眠、兴奋、头痛和眩晕等。

（4）肝损伤　表现为肝酶升高、黄疸。由于肝脏毒性，部分欧洲国家（芬兰、葡萄牙、西班牙）已停止对尼美舒利的销售和流通。

（5）个别病例有轻度肾毒性表现。

【禁忌证】（1）已知对尼美舒利或本品中任何成分过敏者。

（2）具有对阿司匹林或其他非甾体抗炎药过敏史者（支气管痉挛、鼻炎、风疹）。

（3）禁用于冠状动脉搭桥手术（CABG）围手术期疼痛的治疗。

（4）对尼美舒利具有肝毒性反应病史者。

(5)有应用非甾体抗炎药后发生胃肠道出血或穿孔病史的患者。

(6)患有活动性消化道溃疡/出血，脑血管出血或其他活动性出血/出血性疾病者，或者既往曾复发溃疡/出血的患者。

(7)严重凝血障碍者。

(8)严重心衰患者。

(9)严重肾功能损害患者。

(10)肝功能损害患者。

(11)妊娠期妇女及哺乳妇女。

【注意事项】(1)根据控制症状的需要，在最短治疗时间内使用最低有效剂量，可以使不良反应降到最低。

(2)如果治疗无效请终止本品的治疗。

(3)长期应用应监测肝、肾、心功能等检查。

(4)罕见本品引起严重肝损伤的报道，致死性报道更为罕见。服用本品治疗期间出现肝损伤症状(如厌食、恶心、呕吐、腹痛、疲倦等)的患者及肝功能检查出现异常的患者应该被终止治疗。这些患者不应该继续服用本品。有报道显示本品短期服用后引起肝损害，其中绝大多数属于可逆性病变。

(5)服用本品进行治疗期间必须避免同时使用已知的肝损害性药物与过量饮酒，因为任何一种因素均可能增加本品的肝损害风险。

(6)服用本品进行治疗期间，应建议患者避免使用镇痛药物。不推荐联合应用其他非甾体抗炎药物，包括选择性COX-2抑制剂。

(7)胃肠道出血、溃疡和穿孔的风险可能是致命的。无论患者是否具有消化道方面的病史、伴有或不伴有预兆症状，本品在治疗期间内的任何时间均有可能导致患者出现消化道出血或溃疡/穿孔。如果出现消化道出血或溃疡，应终止本品的治疗。对于伴有包括消化性溃疡史、消化道出血史、溃疡性结肠炎或克罗恩病在内的消化道疾病的患者，应谨慎使用本品。老年患者使用非甾体抗炎药出现不良反应的频率增加，尤其是胃肠道出血和穿孔，其风险可能是致命的。

(8)对肾功能损害或心功能不全的患者应谨慎使用本品，因为本品可能导致肾功能损害。一旦发生肾功能损害，应终止本品的治疗。

(9)由于本品可影响血小板的功能，因此对于伴有出血倾向的患者应谨慎使用。然而，本品不能作为阿司匹林预防心血管事件方面的替代品。

(10)非甾体抗炎药可能掩盖潜在细菌感染引起的发热。

(11)本品可能损害女性的生育能力，因此不推荐用于准备受孕的女性。对于受孕困难或正在进行不孕原因检查的女性患者，应考虑终止使用本品。

(12)多种COX-2选择性或非选择性NSAIDs药物，本品可能引起严重心血管血栓性不良事件、心肌梗死和中风的风险增加，其风险可能是致命的。患者应该警惕诸如胸痛、气短、无力、言语含糊等症状和体征，而且当有任何上述症状或体征发生后应该马上寻求医生帮助。

(13)和所有非甾体抗炎药(NSAIDs)一样，本品可导致新发高血压或使已有的高血压加重，其中的任何一种都可导致心血管事件的发生率增加。在开始本品治疗和整个治疗过程中应密切监测血压。

(14)有高血压和(或)心力衰竭(如液体潴留和水肿)病史的患者应慎用。

(15)NSAIDs，包括本品可引起可能致命的、严重的皮肤不良反应，例如剥脱性皮炎、史-约综合征(SJS)和中毒性表皮坏死松解症(TEN)。这些严重事件可在没有征兆的情况下出现。应告知患者严重皮肤反应的症状和体征，在第一次出现皮肤皮疹或过敏反应的任何其他征象时，应停用本品。

(16)儿童 ①注意肝肾功能、血常规及神经系统症状随访。②12岁以下儿童禁用。

【药物相互作用】(1)本品可降低口服利尿药呋塞米的生物利用度及血药浓度，减少其排钠作用。

(2)本品可置换水杨酸、非诺贝特、呋塞米及甲苯磺丁脲与血浆蛋白的结合。

(3)在少数患者可见本品增强口服抗凝药的抗凝作用。

(4)氟康唑及氟伐他汀与本品同服时，可使本品代谢减慢而使血药浓度升高。

(5)本品可抑制细胞色素 CYP2D6 的活性，因而可使通过该酶代谢的β受体拮抗药、抗抑郁药及抗精神病药的血药浓度升高。因此，本品与上述各种药物合用时应注意观察或调整剂量。

(6)本品可干扰茶碱的肝代谢。

【给药说明】(1)本品用于炎性关节炎的对症治疗。在用药几天后开始见效，达到明显疗效需要用药2～4周。

(2)类风湿关节炎患者用本品控制关节症状时，应同时使用改变病情药物。

(3)80岁以下老年人与成年人用量相近。

(4)有心、脑、肝、肾病患者应密切监测其功能，调整剂量。

(5)长期服用者应定期随诊并复查血、尿常规和肝、肾功能。

【用法与用量】　(1)口服　①抗风湿：一次100mg，一日2次。餐后服。②止痛：一次100mg，一日2次。

(2)外用　直肠给药，一次200mg，一日2次。

【儿科用法与用量】　口服　抗风湿：一日5mg/kg，每日分2～3次。

【儿科注意事项】　(1)注意肝肾功能、血常规及神经系统症状随访。

(2)12岁以下儿童禁用。

【制剂与规格】　尼美舒利片：(1)50mg；(2)100mg。

尼美舒利口腔崩解片：0.1g。

尼美舒利颗粒：(1)50mg；(2)100mg。

尼美舒利分散片：(1)50mg；(2)100mg。

尼美舒利胶囊：(1)50mg；(2)100mg。

尼美舒利缓释片：0.2g。

尼美舒利干混悬剂：(1)0.1g；(2)0.05mg。

尼美舒利凝胶：10g:0.3g。

塞 来 昔 布^[医保(乙)]
Celecoxib

【适应证】　①用于缓解骨关节炎的症状和体征。②用于缓解成人类风湿关节炎的症状和体征。③用于治疗成人急性疼痛。④用于缓解强直性脊柱炎的症状和体征。

【药理】　(1)药效学　本品是第一个合成的昔布类药物，具抗炎、镇痛、解热作用，属NSAIDs。根据COX理论，本品通过抑制COX-2而阻止导致炎症的前列腺素的产生，减少局部组织的水肿和疼痛。又因本品在治疗剂量时抑制COX-1的程度弱，不干扰组织中与COX-1相关的生理过程，尤其是胃肠壁中COX-1，因此本品引起的全胃肠严重不良反应较非选择性NSAIDs低，故本品又称为选择性COX-2抑制药。分子生物学研究证明，多种肿瘤组织具有COX-2，国外临床试验提示本品可以延缓35%家族性腺瘤性息肉的恶变过程。

(2)药动学　空腹服用3小时后血药浓度达峰值。食物，尤其是高脂食物，可以延迟其吸收，即血药达峰时间为4小时，曲线下面积(AUC)则增加10%～20%。多次服用则在第5天或之前达到稳态。与镁或铝同服可减少本品的吸收。本品的半衰期为11小时。主要通过肝药酶CYP2C9代谢，其主要代谢物不具活性，由尿和粪便排出。只有少于3%的原药由尿、粪排出。在治疗剂量时，本品97%和血浆蛋白结合，主要是白蛋白，在组织中广泛分布。本品可以通过血-脑屏障。

【不良反应】　(1)磺胺过敏反应　常见的表现为皮疹、瘙痒、荨麻疹等。国外有报道服用者出现对本品磺胺成分的过敏反应。严重者出现史-约综合征、中毒性表皮坏死松解症、剥脱性皮炎等。

(2)消化系统　长期(6个月)应用最多见的为消化道不良反应，有腹痛(9.1%)、腹泻(9.1%)、消化不良(13.5%)、腹胀(2.2%)、恶心(6.8%)。胃肠严重不良反应则包括症状性溃疡、胃肠出血、胃穿孔，年发生率为2.22%。而传统NSAIDs为3.68%。

(3)神经系统　头痛(15.8%)、头晕(2.0%)、嗜睡(2.3%)。

(4)由于水钠潴留可出现下肢水肿(2.9%)、血压升高(1.6%)。

(5)心血管系统　在预防肠腺瘤的复发及恶变的2000余例临床试验中，平均疗程33个月时，心脑血管事件包括心肌梗死及卒中的发生率在日800mg组为3.4%，日400mg组为2.2%，而对照组为0.9%。

(6)肝酶(ALT、AST)升高(0.6%)。

(7)肾功能不全可出现在老龄、原有心、肾、肝病变和同时服用多种药物的患者。

【禁忌证】　(1)对磺胺类药物、其他NSAIDs或本品过敏者。

(2)本品不可用于服用阿司匹林或其他非甾体类抗炎药后诱发哮喘、荨麻疹或过敏反应的患者。在这些患者中已有非甾体类抗炎药诱发的严重的(极少是致命的)过敏反应报道。

(3)本品禁用于冠状动脉搭桥手术(CABG)围手术期疼痛的治疗。

(4)本品禁用于有活动性消化道溃疡/出血的患者。

(5)本品禁用于重度心力衰竭患者。

【注意事项】　(1)支气管哮喘、过敏性鼻炎、荨麻疹病史者慎用。

(2)有中等度肝肾损害者，本品剂量减低而慎用。

(3)服用本品时不能停服因防治心血管病所需服用的小剂量阿司匹林(80～150mg/d)，但两者同服会增加胃肠道不良反应。

(4)本品引起胃肠黏膜损伤较传统NSAIDs明显减少。通过数千人的随机双盲内镜临床试验显示服药3个月时，本品100mg一日2次组的内镜下胃十二指肠溃疡发生率为3.1%，200mg一日2次组为5.9%，美国FDA建议本品适用于有消化道出血的高风险者及对传统NSAIDs疗效不满意或不耐受者，用时应采用最低有效剂量。

(5)本品的心血管事件发生率与服药疗程及剂量呈

(6) 本品用于镇痛抗炎的对症治疗, 无根治风湿病疗效。

(7) 过量服用可出现嗜睡、恶心、呕吐、上腹痛。严重者出现昏迷、肾功能衰竭、胃肠出血等症状。解救措施包括洗胃(服药 4 小时内者)、催吐、导泻、口服活性炭(成人顿服 60～100g, 儿童剂量为 1～2g/kg), 支持疗法有输液。对出现过敏反应者立即停药。对严重过敏反应者宜给肾上腺皮质激素及支持治疗。有胃肠出血等急腹症者应按急腹症处理, 不宜用洗胃、催吐、导泻等措施。

【药物相互作用】 (1)因本品主要经 CYP2C9 代谢, 故 CYP2C9 抑制剂氟康唑、扎鲁司特、氟伐他汀等能抑制其代谢而使其血药浓度增高。氟康唑可使本品血药浓度升高约 1 倍。

(2) 抗酸剂降低本品的吸收。

(3) 本品不干扰类风湿关节炎患者服用甲氨蝶呤的生物利用度及肾清除率。

(4) 本品与苯妥英钠、甲苯磺丁脲、格列本脲、酮康唑不出现相互作用。

(5) 本品与华法林或其他抗凝药联合应用的开始几天, 或当本品剂量改变时, 应密切监测抗凝血作用。

(6) 本品可使锂制剂血药浓度升高, 故二者合用或已经合用撤出本品时, 应进行密切监测。

(7) 本品可抑制 CYP2C9 的活性, 因而可使通过该酶代谢的β受体拮抗药、抗抑郁药及抗精神病药的血药浓度升高, 因此本品与上述各药合用时应予以注意。

【给药说明】 (1)本品导致的胃黏膜溃疡及其他部位出血的风险较其他 NSAIDs 低。

(2) 本品长期服用导致心血管事件(心肌梗死、脑卒中、周围血管栓塞)的风险性较不服药者高。

(3) 医师要结合患者具体情况来选择应用, 需用最低的有效剂量, 疗程不宜过长。疗效不佳者可咨询医师。

【用法与用量】 骨关节炎和类风湿关节炎, 根据个体情况决定塞来昔布治疗的最低剂量。进食的时间对此使用剂量没有影响。

骨关节炎：塞来昔布治疗骨关节炎的剂量为 200mg, 每日 1 次口服或 100mg, 每日 2 次口服。

类风湿关节炎：塞来昔布治疗类风湿关节炎的剂量为 100～200mg, 每日两次口服。

急性疼痛：治疗急性疼痛的剂量为第 1 天首剂 400mg, 必要时, 可再服 200mg; 随后根据需要, 每日两次, 每次 200mg。

强直性脊柱炎：本品治疗强直性脊柱炎的剂量为每日 200mg, 单次服用(每日 1 次)或分次服用(每日 2 次)。如服用 6 周后未见效, 可尝试每日 400mg。如每日 400mg 服用 6 周后仍未见效, 应考虑选择其他治疗方法。

肝功能不全患者：中度肝功能损害患者(Child-Pugh B 级)剂量应减少大约 50%。不建议重度肝功能损害患者使用塞来昔布。

【制剂与规格】 塞来昔布胶囊：(1)0.1g; (1)0.2g。

依 托 考 昔 [医保(乙)]
Etoricoxib

【适应证】 (1)CDE 适应证 本品适用于：①治疗骨关节炎急性期和慢性期的症状和体征; ②治疗急性痛风性关节炎; ③治疗原发性痛经。

(2) 超说明书适应证 强直性脊柱炎。

【药理】 (1)药效学 本品是一种 NSAIDs, 具有抗炎、镇痛和解热作用。在临床剂量范围之内或以上, 本品是口服具有活性的选择性 COX-2 抑制药, 因此本品引起的全胃肠严重不良反应较非选择性 NSAIDs 为低。在每日剂量 150mg 之内本品对 COX-2 的抑制作用呈现剂量依赖性, 但对 COX-1 无抑制作用。单剂量服药 250mg 或 500mg 对出血时间没有影响。体内研究显示, 在 150mg 剂量下, 血药浓度达到稳态时, 体外花生四烯酸或胶原介导的血小板聚集均未受到抑制。

(2) 药动学 依托考昔口服吸收良好, 生物利用度 100%。本品的药代动力学在临床剂量范围呈线性。在成人空腹口服 120mg 每日 1 次直至达到稳态时, 在给药约 1 小时(t_{max})后出现血药峰值浓度, 正常进餐对其吸收程度及吸收速率无明显影响。蛋白结合率 92%, 半衰期为 22 小时。主要通过肝脏 CYP3A4 代谢, 其主要代谢物不具活性, 由尿(70%)和粪便(20%)排出。

【不良反应】 (1)大于 1%的不良反应 包括无力(疲乏)、头晕、下肢水肿、高血压、消化不良、胃灼热、恶心、头痛、肝酶(ALT、AST)增高。

(2) 其他少见不良反应 过敏性或过敏性样反应、焦虑、失眠、嗜睡、味觉障碍、充血性心力衰竭、高血压危象、支气管痉挛、腹痛、口腔溃疡、消化道溃疡(包括穿孔和出血, 主要发生在老年患者)、呕吐、腹泻、肝炎、血管性水肿、瘙痒、皮疹、史-约综合征、风疹、肾功能不全(一般停药后可恢复)。

【禁忌证】 (1)对其中任何一种成分过敏。

(2) 有活动性消化道溃疡/出血或者既往曾复发溃疡/出血的患者。

（3）服用阿司匹林或其他非甾体抗炎药后诱发哮喘、荨麻疹或过敏反应的患者。

（4）充血性心衰（纽约心脏病学会［NYHA］心功能分级Ⅱ-Ⅳ）。

（5）确诊的缺血性心脏病，外周动脉疾病和（或）脑血管病（包括近期进行过冠状动脉旁路移植术或血管成形术的患者）。

【注意事项】　（1）伴有明显的心血管事件危险因素（如高血压、高血脂、糖尿病、吸烟）或末梢动脉病的患者必须慎重考虑之后才能使用本品治疗。

（2）用本品治疗的患者中有上消化道溃疡/溃疡并发症发生。既往有胃肠道穿孔、溃疡和出血（PUB）史以及年龄大于 65 岁的患者是发生 PUB 的高危人群。

（3）对晚期肾脏疾病患者，不推荐用本品治疗。已患有明显肾功能不全、失代偿性心衰或肝硬化的患者。应监测肾功能，对明显脱水患者，应当谨慎使用本品，建议在开始用本品治疗前进行补液。对原有水肿、高血压或心衰的患者使用本品时应考虑到体液潴留、水肿或高血压加重的可能性。

（4）对症状和（或）体征提示肝功能异常，或经化验证实肝功能异常的患者，应评估有无肝功能持续异常。如果肝功能持续异常（正常上限的 3 倍），应当停用本品治疗。

（5）如发生过量，可采取常规的处理措施，如从胃肠道中清除未被吸收的药物，给予临床监测，使用支持治疗。本品不能被血液透析清除，目前尚不清楚是否可被腹膜透析清除。

【药物相互作用】　（1）本品每日 120mg 与华法林合用，可使凝血酶原时间国际标准化比率（INR）增高 13%。故初始治疗的前几天，应当监测 INR 值。

（2）利福平是肝代谢的强诱导剂，本品与之合用可使本品血药浓度-时间曲线下面积（AUC）降低 65%。

（3）本品在 60mg 和 90mg 水平对甲氨蝶呤血浆浓度及肾脏清除率没有影响。本品 120mg 使甲氨蝶呤血浆浓度增加了 28%，肾脏清除率降低了 13%。当本品使用剂量大于 90mg/d 并与甲氨蝶呤合用时，应考虑监测甲氨蝶呤相关的不良反应。

（4）所有 NSAIDs 可降低血管紧张素转换酶抑制药和血管紧张素Ⅱ受体拮抗药的降压效应。对肾功能不全患者，两者合用可能会导致肾功能的进一步受损。

（5）所有 NSAIDs 可使锂盐血浆水平增高。

（6）本品可以与预防心血管事件的小剂量阿司匹林同时应用。然而与小剂量阿司匹林合用时，胃肠道溃疡或其他并发症发生率比单独使用本品增加。在稳定状态下，本品 120mg 每日 1 次对小剂量的阿司匹林（81mg，每日 1 次）的抗血小板活性没有影响。

（7）口服避孕药与本品合用，可使雌激素浓度升高，后者浓度升高会增加口服避孕药相关不良事件（如在高危女性中的静脉血栓事件）的发生率。

（8）本品对泼尼松/泼尼松龙或地高辛的药动学不产生具有临床意义的影响。抗酸剂和酮康唑（CYP3A4 强抑制药）对本品的药动学不产生具有临床意义的影响。

【给药说明】　（1）本品用于口服，可与食物同服或单独服用。

（2）急性痛风性关节炎推荐剂量为 120mg，每日 1 次。本品 120mg 只适用于症状急性发作期，最长使用 8 天。

（3）肝功能不全　轻度肝功能不全患者（Child-Pugh 评分 5～6），本品使用剂量不应超过 60mg 每日 1 次。中度肝功能不全患者（Child-Pugh 评分 7～9），应当减量，不应超过隔日 60mg。对重度肝功能不全患者（Child-Pugh 评分>9），目前尚无临床或药代动力学资料。

（4）肾功能不全、患有晚期肾脏疾病（肌酐清除率<30ml/min）的患者不推荐使用本品。对于轻度肾功能不全（肌酐清除率≥30ml/min）不需要调整剂量。

（5）老年人、不同性别和种族的人群均不需调整剂量。

【用法与用量】　口服　（1）急性痛风，一次 120mg，一日 1 次。

（2）慢性疼痛，一次 30～90mg，一日 1 次。

（3）治疗原发性痛经最大推荐剂量为每天不超过 120mg。

【制剂与规格】　依托考昔片：（1）30mg；（2）60mg；（3）90mg；（4）120mg。

对乙酰氨基酚 ［药典（二）；国基；医保（甲）；医保（乙）］
Paracetamol（Acetaminophen）

【适应证】　本品为乙酰苯胺类解热镇痛药，用于：①缓解轻度至中度疼痛，如头痛、关节痛、肌痛、神经痛、偏头痛、牙痛、痛经及癌症或术后疼痛等。②退热，如感冒或其他原因引起的高热。

【药理】　（1）药效学　本品为乙酰苯胺类解热镇痛药。通过抑制下丘脑体温调节中枢前列腺素合成酶，减少前列腺素 PGE_1 的合成和释放，导致外周血管扩张、出汗而达到解热的作用，其解热作用强度与阿司匹林相似；通过抑制前列腺素 PGE_1、缓激肽和组胺等的合成和释放，提高痛阈而起到镇痛作用，属于外周性镇痛药，作用较阿司匹林弱，仅对轻、中度疼痛有效。本品无明显抗炎作用。

(2) 药动学 口服后自胃肠道吸收迅速而完全(在高糖饮食后服药可能降低吸收)，吸收后在体液中分布均匀，约有 25%与血浆蛋白结合。小量时(血药浓度<60μg/ml)与蛋白结合不明显，大量或中毒量则结合率较高，可达 43%。本品 90%～95%在肝脏代谢，主要与葡萄糖醛酸、硫酸及半胱氨酸结合。中间代谢产物对肝脏有毒性作用。$t_{1/2}$ 一般为 1～4 小时(平均 2 小时)，肾功能不全时不变，但在某些肝病患者可能延长，老年人和新生儿可有所延长，而小儿则有所缩短。口服后 0.5～2 小时血药浓度可达峰值，剂量在 650mg 以下时血药浓度为 5～20μg/ml，作用持续时间为 3～4 小时。哺乳期妇女服用本品 650mg，1～2 小时后乳汁中浓度为 10～15μg/ml；$t_{1/2}$ 为 1.35～3.5 小时。本品主要以与葡萄糖醛酸结合的形式从肾脏排泄，24 小时内约有 3%以原型随尿排出。

【不良反应】 (1)一般剂量较少引起不良反应，对胃肠刺激小，不会引起胃肠出血。少数病例可发生粒细胞缺乏症、贫血、过敏性皮炎(皮疹、皮肤瘙痒等)、肝炎或血小板减少症等。

(2) 长期大量用药，尤其是在肾功能低下者，可出现肾绞痛或急性肾功能衰竭(少尿、尿毒症)或慢性肾功能衰竭(镇痛药性肾病)。

(3) 极少数患者使用对乙酰氨基酚可能出现致命的、严重的皮肤不良反应，例如剥脱性皮炎、中毒性表皮坏死松解症(TEN)、史-约综合征(SJS)、急性泛发性发疹性脓疱病(AGEP)。这些严重事件可在没有征兆的情况下出现。当出现皮疹或过敏反应的其他征象时，应立即停用本品并咨询专科医生。

(4) 过量使用对乙酰氨基酚可引起严重肝损伤。

【禁忌证】 对本品过敏者禁用。严重肝肾功能不全者禁用。

【注意事项】 (1)交叉过敏反应 对阿司匹林过敏者对本品一般不发生过敏反应。但有报告在因阿司匹林过敏发生哮喘的患者中，少数(<5%)可于服用本品后发生轻度支气管痉挛性反应。过敏体质者慎用，对本品过敏者禁用。

(2) 虽然哺乳期妇女服用本品后在乳汁中可达一定浓度，但在哺乳婴儿尿中尚未发现过本品或本品的代谢产物排出。

(3) 对诊断的干扰 ①血糖测定，应用葡萄糖氧化酶(过氧化酶)法测定时可得假性低值，而用己糖激酶(6-磷酸脱氢酶)法测定时则无影响。②血清尿酸测定，应用磷钨酸法测定时可得假性高值。③尿 5-羟吲哚醋酸(5-HIAA)测定，应用亚硝基萘酚试剂作定性过筛试验时可得假阳性结果，定量试验不受影响。④肝功能试验，大剂量或长期使用时，凝血酶原时间、血清胆红素浓度、血清乳酸脱氢酶浓度及血清氨基转移酶均可增高。

(4) 下列情况应慎用 ①乙醇中毒、肝病或病毒性肝炎时，本品有增加肝脏毒性作用的危险。②肾功能不全，长期大量应用有增加肾脏毒性的危险。

(5) 不宜大量或长期用药以防引起造血系统和肝、肾损害。因过量使用对乙酰氨基酚有引起严重肝损伤的报道，应严格按说明书使用。用药期间如发现肝生化指标异常或出现全身乏力、食欲不振、厌油、恶心、上腹胀痛、尿黄、目黄、皮肤黄染等可能与肝损伤有关的临床表现时，应立即停药并就医。建议对乙酰氨基酚口服一日最大量不超过 2g。

(6) 逾量(一日量>10g)中毒的处理 服药过量时应洗胃或催吐，并给予拮抗药 N-乙酰半胱氨酸(N-acetylcysteine)，不得给予活性炭，因后者可影响拮抗药的吸收。N-乙酰半胱氨酸开始用时按体重给予 140mg/kg 口服，然后以 70mg/kg 每 4 小时 1 次，共用 17 次。病情严重时可静脉给药，将药物溶于 5%葡萄糖注射液 200ml 中静脉注射。拮抗药宜尽早应用，12 小时内给药疗效满意，超过 24 小时疗效较差。治疗中应进行血药浓度监测，并给予其他疗法，如用血液透析或血液滤过。

(7) 当出现皮疹或过敏反应的其他征象时，如用药后出现瘙痒、皮疹，尤其出现口腔、眼、外生殖器红斑、糜烂等，应立即停药并咨询医生。

(8) 应尽量避免合并使用含有对乙酰氨基酚或其他解热镇痛药的药品，以避免药物过量或导致毒性协同作用。

(9) 儿童 ①长期大量用药会导致肝肾功能异常、黄疸、血小板减少，重症者可导致肝性脑病、DIC，严重肝肾功能不全者禁用。②与巴比妥类等肝酶诱导剂合用毒性增加，与抗凝药合用增加抗凝作用，乙酰半胱氨酸可拮抗本品。

【药物相互作用】 (1)在长期饮酒或应用其他肝酶诱导药，尤其是应用巴比妥类或其他抗痉药的患者，长期或超量服用本品时，更有发生肝脏毒性反应的危险。

(2) 抗凝药大量或长期应用本品时，因可减少凝血因子在肝内的合成，有增强抗凝药的作用，故抗凝药的用量应根据凝血酶原时间进行调整。

（3）长期大量与阿司匹林、其他水杨酸盐制剂或其他 NSAIDs 合用时（如每年累积用量至 1000g，应用 3 年以上时），可明显增加肾毒性（包括肾乳头坏死、肾及膀胱癌等）的危险。

（4）与抗病毒药齐多夫定（zidovudine）合用时，由于两药可互相降低与葡萄糖醛酸的结合作用而降低清除率，从而增加毒性，因此应避免同时应用。

（5）本品与氯霉素并用，可延长后者的半衰期，增强其毒性。

（6）二氟尼柳可使本品的血药浓度增加 50%，因此可增加本品的肝毒性。

（7）应用巴比妥类（如苯巴比妥）或解痉药（如颠茄）的患者，长期应用本品可致肝损害。

【给药说明】 （1）给药前应注意患者的肝、肾功能，对长期较大剂量用药者应定期复查血象及肝肾功能。

（2）服用后，疗效不显著者宜就医改用其他药物。

（3）本品与水杨酸类或其他类 NSAIDs 不宜同时长期（>5 天）服用。

【用法与用量】 成人 （1）口服 退热镇痛，一次 0.3～0.6g，若持续发热或疼痛，可间隔 4～6 小时重复用药一次，24 小时内不得超过 4 次。

（2）肌内注射 一次 0.15～0.25g，不宜长期应用，退热疗程不超过 3 日，镇痛疗程不超过 10 日。

（3）直肠给药 将栓剂塞入肛门。一次 0.3g，若持续高热或疼痛，可间隔 4～6 小时重复 1 次。24 小时内不超过 1.2g。

儿童 解热镇痛：口服，一次 10～15mg/kg（总量<600mg），每 4～6 小时 1 次；每日≤4 次，连续用药不超过 3 天；新生儿一次 10mg/kg，每 6～8 小时 1 次，如果有黄疸应减量至 5mg/kg。直肠给药，1～6 岁儿童一次 0.15g，塞入肛门内，若持续发热或疼痛，可间隔 4～6 小时重复用药一次，24 小时内不超过 4 次。

【制剂与规格】 对乙酰氨基酚片：(1)0.1g；(2)0.12g；(3)0.16g；(4)0.3g；(5)0.5g。

对乙酰氨基酚咀嚼片：(1)80mg；(2)160mg。

对乙酰氨基酚泡腾片：(1)0.1g；(2)0.3g；(3)0.5g。

对乙酰氨基酚缓释片：0.65g。

对乙酰氨基酚胶囊：0.3g。

对乙酰氨基酚颗粒剂：(1)0.1g；(2)0.16g；(3)0.25g；(4)0.5g；(5)1g:0.1g；(6)2g:0.3g；(7)80mg。

对乙酰氨基酚滴剂(10%)：(1)10ml:1g；(2)15ml:1.5g；(3)16ml:1.6g；(4)0.8ml:80g。

对乙酰氨基酚注射液：(1)1ml:0.075g；(2)1ml:0.15g；(3)2ml:0.15g；(4)2ml:0.25g。

对乙酰氨基酚栓剂：(1)0.125g；(2)0.15g；(3)0.3g；(4)0.6g。

对乙酰氨基酚凝胶：5g:0.12g。

酚咖片：(1)对乙酰氨基酚 250mg，咖啡因 32.5mg；(2)对乙酰氨基酚 500mg，咖啡因 65mg。

复方对乙酰氨基酚片：每片含对乙酰氨基酚 126mg，阿司匹林 23mg，咖啡因 30mg。

复方对乙酰氨基酚片（Ⅱ）：每片含对乙酰氨基酚 0.25g、异丙安替比林 0.15g、无水咖啡因 50mg。

对乙酰氨基酚的其他复方制剂参阅第二章第七节。

辣 椒 碱 [医保(乙)]
Capsaicin

【适应证】 用于缓解由软组织损伤引起的肌肉、肌腱等疼痛，如腰背部疼痛、扭伤拉伤引起的疼痛，也适用于由风湿病引起的肌肉和关节慢性疼痛。如骨关节炎、类风湿关节炎、强直性脊柱炎、风湿性多肌痛等疼痛。可改善带状疱疹后遗神经痛、糖尿病末梢神经痛、落枕、冻伤等疼痛。

【药理】 （1）药效学 辣椒碱是从茄科植物红辣椒的果实中提取出的单体成分，其化学名称为：(反)-N-[(4-羟基-3-甲氧基苯基)-甲基]-8-甲基-6-壬烯基酰胺(香草壬烯酰胺)。辣椒碱主要是通过影响神经肽 P 物质的释放、合成和贮藏而起镇痛作用。P 物质是一种十一肽，是一种重要的神经传导介质，可把疼痛和瘙痒由外周神经传入脊髓神经和高级中枢神经。辣椒碱主要作用于 C 型感觉神经元上的 P 物质，而传导皮肤痛觉和病态瘙痒的正是 C 型神经纤维中的一些无髓慢传导纤维。局部外用辣椒碱作用于外周神经轴突，导致来自所有神经元(外周和中枢)P 物质的减少，从而实现镇痛和止痒的功效。

（2）药动学 辣椒碱是脂溶性的，可制成水包油的软膏制剂，吸收好。作为外用局部用药，很少进入体内影响全身代谢。连续使用 4 周疗效最佳，每次用药后作用时间达到 3～6 小时，通过肝脏内的微粒体细胞色素 P450 代谢清除。

【不良反应】 偶有在用药部位产生烧灼感和刺痛感，但随时间的延长和反复用药减轻或消失。

【禁忌证】 对本品及其成分过敏者禁用。

【注意事项】 本品外用时应注意：(1)本品仅可用于

完整皮肤，不用于皮肤损伤部位。

(2) 使用本品后请用肥皂将手洗净，勿与眼睛及黏膜接触。

(3) 本品仅供外用，切勿入口。

(4) 请妥善保管，避免儿童接触。

(5) 不建议大面积使用和热敷治疗。

(6) 如使用本品一周，局部疼痛未缓解，请咨询医师。

(7) 不推荐妊娠期妇女及哺乳期妇女使用本品。儿童用药，遵医嘱，儿童必须在成人监护下使用。

【用法与用量】 外用 成人及 2 岁以上儿童，依据疼痛范围大小取适量，均匀涂抹于疼痛部位，局部按摩 5 分钟以上，使全部吸收，效果更佳。关节部位涂抹，一日 3～4 次，首日 6 次。2 岁以下儿童使用须遵医嘱。

【制剂与规格】 辣椒碱乳膏：(1) 10g:2.5mg（辣椒碱）；(2) 30g:22.5mg（辣椒碱）。

辣椒碱凝胶：(1) 10g:7.5mg（辣椒碱）；(2) 20g:1.5mg（辣椒碱）。

艾瑞昔布 [医保(乙)]
Imrecoxib

【适应证】 本品用于缓解骨关节炎的疼痛症状。

【药理】 (1) 药效学 本品为非甾体抗炎药（NSAIDs），通过抑制环氧酶（COX）发挥镇痛作用。体外试验显示，本品对环氧酶（COX）的同工酶环氧酶-1（COX-1）和环氧酶-2（COX-2）的抑制作用具有选择性，对环氧酶-2（COX-2）的抑制作用强于环氧酶-1（COX-1）。在小鼠热板法诱导的镇痛试验和小鼠醋酸扭体法镇痛试验中，本品显示出镇痛作用。本品对大鼠佐剂性关节炎原发性病变有一定的预防作用，对佐剂诱导的大鼠关节炎继发性病变也有一定的预防及治疗作用。此外，本品对角叉菜胶导致的大鼠炎症有不同程度的抑制作用。

(2) 药动学 本品符合二室药代动力学模型。单次给药 30、60、90 和 200mg 4 个剂量组 AUC 和 C_{max} 呈线性动力学。空腹状态下，口服单剂量本品后约 2 小时可达到 C_{max}，C_{max} 和 AUC 与给药剂量大致成正比。本品在人体血浆中主要生成羟基代谢产物 M1 和羧基代谢产物 M2。空腹状态下，原型药物的血浆中半衰期约为 20 小时。尿中游离型代谢物排泄率为 40%，经酶水解后，尿中代谢物的总排泄率为 50%。餐后给药的 AUC 和 C_{max} 明显大于空腹给药，但 t_{max} 和 $t_{1/2}$ 无显著性差异。

【不良反应】 在本品的临床试验中，没有观察到发生率大于10%的不良反应。

(1) 常见药物不良反应（发生率大于 1%） 上腹不适、大便潜血、ALT 升高。

(2) 少见药物不良反应（发生率 0.1%～1%） 腹痛、便秘、消化道溃疡、恶心、呕吐、胃灼烧感、慢性浅表性胃炎、剑突下阵发疼痛、胃糜烂灶、胃底/胃体出血点、皮疹、浮肿、胸闷、心悸、镜下血尿、血清尿素氮（BUN）升高、白细胞下降、AST 升高、尿蛋白阳性、尿糖阳性、尿红细胞阳性。

【禁忌证】 (1) 已知对本品或其他昔布类药物及磺胺过敏的患者。

(2) 服用阿司匹林或其他 NSAIDs 后诱发哮喘、荨麻疹或过敏反应的患者。

(3) 禁用于冠状动脉搭桥手术围手术期疼痛的治疗。

(4) 有应用 NSAIDs 药后发生胃肠道出血或穿孔病史的患者。

(5) 有活动性消化道溃疡/出血或者既往曾复发溃疡/出血的患者。

(6) 重度心力衰竭患者。

(7) 有生育要求的妇女。

【注意事项】 (1) 心血管风险，针对多种 COX-2 选择性或非选择性非甾体抗炎药（NSAIDs）药物持续时间达 3 年的临床试验显示，本品可能引起严重心血管血栓性不良事件、心肌梗死和中风的风险增加，其风险可能是致命的。所有的 NSAIDs，包括 COX-2 选择性或非选择性药物，可能有相似的风险。有心血管疾病或心血管疾病危险因素的患者，其风险更大。

(2) 胃肠道风险，在使用所有非甾体抗炎药（NSAIDs）治疗过程中的任何时候，都可能出现胃肠道出血、溃疡和穿孔的不良反应，其风险可能是致命的。这些不良反应可能伴有或不伴有警示症状，也不论患者是否有胃肠道不良反应史或严重的胃肠道事件病史，既往有溃疡性结肠炎、克罗恩病的患者应谨慎使用非甾体抗炎药，以免使病情恶化。当患者服用该药发生胃肠道出血或溃疡时，应停药。老年患者使用非甾体抗炎药出现不良反应的频率增加，尤其是胃肠道出血和穿孔，其风险可能是致命的。

(3) 避免与其他 NSAIDs，包括选择性环氧酶-2（COX-2）抑制剂合并用药。

(4) 根据控制症状的需要，在最短治疗时间内使用最低有效剂量，可以使不良反应降到最低。

(5) 本品的致癌性试验尚未完成，累积用药时间暂限定在 24 周内（含 24 周）。

【药物相互作用】 (1) 未系统研究本品与其他药物的

相互作用。

（2）艾瑞昔布是选择性环氧合酶-2（COX-2）抑制剂，研究表明艾瑞昔布在人体内主要由细胞色素氧化酶 CYP2C9 代谢。

（3）体外酶抑制试验结果表明，艾瑞昔布对细胞色素氧化酶 CYP1A2、CYP2C9、CYP2C19、CYP2D6、CYP2E1、CYP3A4 抑制作用很弱。

（4）体外酶抑制试验中艾瑞昔布浓度为 50μmol/L 时，对主要经细胞色素氧化酶 CYP2C9 代谢的药物格列吡嗪和华法林的羟化代谢抑制作用很弱（IC_{50}>50μmol/L）。

【用法与用量】　口服　成人：一次 0.1g，一日 2 次，餐后用药，疗程 8 周。多疗程累积用药时间暂限定在 24 周内（含 24 周）。

【制剂与规格】　艾瑞昔布片：0.1g。

艾 拉 莫 德[医保(乙)]
Iguratimod

【适应证】　活动性类风湿关节炎。

【药理】（1）药效学　本品具有免疫调节和骨保护作用。它可抑制免疫球蛋白和多种炎性细胞因子[白介素-1、白介素-6、白介素-8 和肿瘤坏死因子-α（TNF-α）]的生成；在分子水平上，它可抑制 NF-κB。艾拉莫德还可抑制环氧酶-2 的活性，发挥抑制疼痛和炎症的短期协同作用。

（2）药动学　本品在体内符合一室模型的药代动力学特性，在治疗剂量范围内（25～50mg），暴露程度与剂量呈比例，主要药代动力学参数无性别差异。本品的生物利用度不受食物影响。口服治疗剂量的本品后，于 3.1～4.6 小时达血药浓度峰值。一日 2 次，多次给药后 3 日内达到稳态浓度。平均稳态浓度为（0.76±0.19）μg/ml，平均表观分布容积 0.20L/kg，平均血浆清除率 0.0133L/（kg·h）。消除半衰期为 10.5 小时，观察到血浆中有一定的药物蓄积。口服后以药物原型药从肾脏排除的<0.1g。

【不良反应】（1）很常见（>10%）　主要有 ALT 升高。

（2）常见（>1%，<10%）　主要有白细胞减少、胃部不适、食欲缺乏、皮疹、上腹部不适、恶心、腹胀、胃痛、血小板减少、反酸、腹痛、胃胀、视物模糊、皮肤瘙痒、十二指肠炎、胃炎、大便潜血、脱发、失眠、心电图异常、月经失调、血红蛋白下降。

（3）少见（1%）　主要有腹泻、消化不良、嗳气、胃溃疡、反流性食管炎、十二指肠溃疡、胃窦部出血、呕吐、发热、咳嗽、口干、口腔溃疡、面部水肿、皮肤水肿、疲乏、胸闷、胸痛、尿蛋白阳性、总胆红素升高、

流感样症状、上呼吸道感染、痤疮样胃炎。

（4）以上多数不良反应均在停药后自行缓解或消失。

【禁忌证】（1）妊娠期妇女或有怀孕可能性的妇女。

（2）严重肝病患者。

（3）消化性溃疡患者，或有消化性溃疡既往史的患者。

（4）对本品所含成分有过敏既往史的患者。

【注意事项】（1）对以下患者应慎重用药　哺乳期妇女；有肝病或有肝病既往史的患者；低体重患者；伴有贫血、白细胞减少症、血小板减少症的患者；骨髓功能低下患者；肾病的患者。

（2）基本注意事项　①肝毒性：在服用本品前必须进行肝功能检查。大多数患者 ALT 升高发生在用药 3 个月内，服药初始阶段应定期检查血液 ALT 和 AST。②活动性胃肠道疾病：对于有活动性胃肠疾病的患者慎用。③在服用本品前必须进行血液、肾功能等检查。当出现红细胞减少、白细胞减少、血小板减少等血液疾病时，应根据需要中止或暂停本品的使用，并进行妥善处理。④有可能会出现间质性肺炎。⑤由于在单独使用本品的临床试验中发现低体重（不足 40kg）患者的不良反应发生率较高，因此，当发现异常时进行妥善处理。⑥与甲氨蝶呤以外抗风湿药联合用药时，应需要特别留意联合用药临床观察。⑦服药期间不应使用免疫活疫苗。

【药物相互作用】（1）本品与华法林联合用药时华法林的作用被增强，进而引发严重出血的病例报告。当患者必须使用华法林进行治疗时，应优先使用华法林进行治疗，禁止给予本品。

（2）与非甾体抗炎药联用出现消化道溃疡时，应停止非甾体抗炎药和本品的使用。

（3）与西咪替丁联用可能导致本品的血浆中药物浓度升高，不良反应发生率升高。当异常出现时，应降低本品用量、停药等措施妥善处理。

（4）与苯巴比妥联用可能导致本品的血浆中药物浓度降低。

【给药说明】（1）如果用药期间出现 ALT 升高：①如果 ALT 升高在正常值上限的 2～3 倍，在密切监测下可继续给予本品，剂量降低至 25mg/d。②ALT 升高 2～3 倍正常值上限，如果剂量降低后 ALT 仍维持在 2～3 倍正常值上限及 3 倍以上，须停药，并加强护肝治疗且密切观察。

（2）需告知患者一旦发生黑便、贫血、异常胃/腹疼痛等症状，及时通知医生并尽早去医院就诊，一旦确诊为胃溃疡或十二指肠溃疡，应立即停药并进行对症治疗。

【用法与用量】 口服 一次 25mg，饭后服用，一日 2 次，早、晚各 1 次。

【制剂与规格】 艾拉莫德片：25mg。

双氯芬酸钾 [药典(二)；医保(甲)；医保(乙)]
Diclofenac Potassium

【适应证】 用于下列急症的短期治疗：①创伤后疼痛、炎症和肿胀。例如：扭伤。②手术后疼痛、炎症和肿胀。例如：牙科及矫形手术后。③妇产科疼痛和(或)炎症。例如：原发性痛经或附件炎。④脊柱疼痛综合征。⑤非关节性风湿病。⑥偏头痛发作。⑦作为耳鼻喉科严重感染性痛性炎症的辅助治疗。例如：咽扁桃体炎、耳炎。按常规治疗原则，原发疾病应给予适当的基础治疗。对单纯性发热的患者不适用。

【药理】 (1)药效学 本品属非甾体抗炎药，有明显的镇痛、消炎及解热作用。试验证明，本品通过抑制前列腺素的合成而产生镇痛、抗炎、解热作用。对于中、重疼痛有显著的镇痛效果。在炎症情况下，如创伤或外科手术后引起的炎症，它可以快速缓解自发性疼痛和运动性疼痛，减轻炎性水肿和创伤水肿。

临床研究表明，双氯芬酸钾可以有效减轻原发性痛经的疼痛，并减少出血量。还可以有效缓解偏头痛发作引起的头痛，并且改善其伴随的恶心和呕吐症状。

(2)药动学 本品口服吸收迅速且完全，口服 50mg 双氯芬酸钾，20～60 分钟后，双氯芬酸的血药浓度达到平均峰值 3.8μmol/L。食物对双氯芬酸的吸收量没有影响，尽管吸收开始时间和吸收率有轻微的延迟。吸收量与剂量呈线性关系。

约一半的双氯芬酸在首次经过肝脏时被代谢(首过效应)，因此，口服血药浓度-时间曲线下面积(AUC)仅是同等剂量非肠道给药的血药浓度-时间曲线下面积的一半。重复给药后药代动力学参数无改变。按照推荐剂量和给药间隔用药后，血浆中双氯芬酸无蓄积。

分布：双氯芬酸与血浆蛋白结合率为 99.7%，主要与白蛋白结合(99.4%)，表观分布容积 0.12～0.17L/kg。

双氯芬酸可进入滑液，当血药浓度到达峰值后约 2～4 小时内测得滑液中药物浓度最高。药物在滑液中的表观消除半衰期为 3～6 小时。当血药浓度达峰值后的 2 小时，滑液中活性物质的浓度就已经高于它在血浆中的浓度，并能维持 12 小时。

代谢：部分原型分子经葡萄糖醛酸化进行生物转化，但主要转化途径为单羟化、多羟化或甲基化反应，产生几种酚酸类代谢产物(3'-羟基，4'-羟基，5'-羟基，4',5'-

羟基和 3'-羟基-4'-甲氧基-双氯芬酸)，它们中大多数会发生葡萄糖醛酸化。其中两种代谢产物有生物活性，但其活性远小于双氯芬酸。

消除：血浆中，双氯芬酸的总清除率为(263±56)ml/min(平均值±标准差)，其血浆消除半衰期为 1～2 小时。四种代谢产物(含两种活性代谢物)同样具有 1～3 小时的短的血浆半衰期。3'-羟基-3'-甲氧基-双氯芬酸有比较长的血浆半衰期。然而，此代谢物实际上没有活性。

约 60%的给药剂量以原型分子的葡萄糖醛酸化结合物和代谢物的形式经尿排泄，后者中的大多数也转化为葡萄糖醛酸化结合物。不足 1%以原型排泄。剩余部分以代谢物形式通过胆汁从粪便中清除。

特殊状态下的药代动力学：尚未观察到药物的吸收、代谢或排泄与年龄有关。

对已知肾功能不全的患者，按常规剂量治疗时，从单剂量的代谢动力学看，原型药物不会产生蓄积。当肌酐清除率<10ml/min 时，计算所得羟基代谢的稳态血浆水平比正常人高出大约 4 倍，然而这些代谢物最终可以经胆汁被清除。

对慢性肝炎或非失代偿性肝硬化的患者，双氯芬酸的代谢动力学和代谢情况与无肝病的患者相同。

【不良反应】 (1)常见恶心、呕吐、腹泻、消化不良、腹痛、胃胀气、食欲减退。罕见胃炎、胃肠道出血、呕血、黑便、胃肠道溃疡、穿孔、出血性腹泻。

(2)常见头痛、头晕、眩晕。罕见嗜睡。

(3)常见皮疹。罕见荨麻疹。

(4)常见血清氨基转移酶升高，罕见肝炎、黄疸。

【禁忌证】 (1)对有效成分或任何辅料过敏者。

(2)活动期胃肠道溃疡，出血或穿孔的患者。

(3)与其他非甾体抗炎药一样，对有使用阿司匹林或其他非甾体抗炎药物而诱发哮喘、荨麻疹或急性鼻炎的患者，禁用本品。

【注意事项】 (1)避免与其他非甾体抗炎药，包括选择性 COX-2 抑制剂合并用药。

(2)根据控制症状的需要，在最短治疗时间内使用最低有效剂量，可以使不良反应降到最低。

(3)在使用所有非甾体抗炎药治疗过程中，都可能出现胃肠道出血、溃疡和穿孔的不良反应，其风险可能是致命的。这些不良反应可能伴有或不伴有警示症状，也无论患者是否有胃肠道不良反应史或严重的胃肠事件病史。既往有胃肠道病史(溃疡性大肠炎，克罗恩病)的患者应谨慎使用非甾体抗炎药，以免使病情恶化。当患者服用该药发生胃肠道出血或溃疡时，应停药。老年患者使用非甾体抗炎药出现不良反应的频率增加，尤其是胃肠道出血和穿孔，其风险可能是致命的。

（4）针对多种COX-2选择性或非选择性NSAIDs药物持续时间达3年的临床试验显示，本品可能引起严重心血管血栓性不良事件、心肌梗死和中风的风险增加，其风险可能是致命的。所有的NSAIDs，包括COX-2选择性或非选择性药物，可能有相似的风险。有心血管疾病或心血管疾病危险因素的患者，其风险更大。即使既往没有心血管症状，医生和患者也应对此类事件的发生保持警惕。应告知患者严重心血管安全性的症状和（或）体征以及如果发生应采取的步骤。

（5）和所有NSAIDs一样，本品可导致新发高血压或使已有的高血压症状加重，其中的任何一种都可导致心血管事件的发生率增加。服用噻嗪类或髓祥利尿剂的患者服用NSAIDs时，可能会影响这些药物的疗效。高血压病患者应慎用本品。在开始本品治疗和整个治疗过程中应密切监测血压。

（6）有高血压和（或）心力衰竭（如液体潴留和水肿）病史的患者应慎用。

（7）本品可能引起致命的、严重的皮肤不良反应，例如剥脱性皮炎、史-约综合征（SJS）和中毒性表皮坏死松解症（TEN）。这些严重事件可在没有征兆的情况下出现。应告知患者严重皮肤反应的症状和体征，在第一次出现皮肤皮疹或过敏反应的其他征象时，应停用本品。

（8）特别注意事项　有视觉障碍、头晕、眩晕、嗜睡或其他中枢神经系统障碍包括视力障碍的患者在服用双氯芬酸钾期间，应避免驾驶或操作机器。

【药物相互作用】　双氯芬酸钾糖衣片和（或）其他剂型的双氯芬酸存在以下的相互作用。

（1）锂制剂　如果同时使用，双氯芬酸可提高血浆锂剂浓度。应当检测血浆锂剂水平。

（2）地高辛　如果同时使用，双氯芬酸可提高血浆地高辛浓度。应当检测血浆地高辛水平。

（3）利尿剂和抗高血压药物　与其他非甾体抗炎药相似，双氯芬酸与利尿剂或抗高血压药物（如β受体拮抗剂、血管紧张素转换酶抑制剂）联合使用时，抗高血压效果可能会降低。因此联合使用时，应当谨慎给药，并定期检查病人血压，尤其是老年病人。对患者应予以充分的补水，并且应考虑在初始联合治疗开始后对肾功能进行监测并且在此后定期检查，尤其是对联合使用利尿剂和血管紧张素转换酶抑制剂的患者，因为以上两种药物可增加肾毒性的风险。当与保钾利尿剂联合使用时，可升高血清钾，因此有必要监测血清钾浓度。

（4）其他非甾体抗炎药及皮质激素　双氯芬酸与其他非甾体抗炎药或皮质激素联合使用时，可能增加胃肠道不良反应的频率。

（5）抗凝血剂及抗血小板药物　在联合用药时有可能增加出血风险，因此使用时需小心。虽然没有临床研究表明双氯芬酸对抗凝血药物作用有影响，但有个别报道指出，当双氯芬酸与抗凝血药合用时，可增加出血的危险性，因而应该对接受这样治疗的病人进行密切观察。

（6）选择性5-羟色胺再摄取抑制剂（SSRIs）　与非甾体类抗炎药合用可能增加胃肠道出血风险。

（7）降糖药　临床研究显示，双氯芬酸可以与降糖药一起服用，不影响疗效。然而有个别报道指出，在服用双氯芬酸后，出现血糖过高或过低，因此作为联合用药的预防措施，有必要监测血糖水平。

（8）甲氨蝶呤　在甲氨蝶呤服药前后24小时内又服用了非甾体抗炎药时，应当注意，因为甲氨蝶呤的血药浓度可能会升高，其毒性也可能增加。

（9）环孢素　双氯芬酸，像其他非甾体抗炎药一样，对肾脏前列腺素的影响可能增加环孢素的肾毒性，因此对接受环孢素治疗的患者的使用量应低于不使用者。

（10）喹诺酮类抗生素　有个例报道，喹诺酮类药物与非甾体类抗炎药合用时发生惊厥。

【给药说明】　通常建议根据个体调整剂量，并在最短时间内给予最小有效剂量。

此药宜在饭前服用，用水整片送下，不可掰开或咀嚼。

【用法与用量】　成人　（1）推荐起始日剂量为100~150mg，对轻度病人每日剂量为75~100mg，通常将每日剂量分2~3次服用。

（2）对原发性痛经，每日剂量应按不同情况区别对待，一般为50~150mg。最初剂量应为50~100mg，必要时，可在若干个月经周期内提高剂量达到最大剂量200mg/d。在最初症状出现时开始治疗，并根据症状连续治疗几天。

（3）治疗偏头痛的起始剂量为50mg并应在即将发作的第一症状出现时服用，如果首次服药后2小时内对疼痛缓解不满意，可再服用50mg。如果需要，每间隔4~6小时可服用50mg双氯芬酸钾，但在任何24小时期间内总剂量不能超过200mg。

儿童及青少年　（1）不推荐儿童以及14岁以下的青少年使用双氯芬酸钾片剂，上述患者可以使用其他形式的双氯芬酸制剂,如口腔滴剂或栓剂。对 14 岁及以上的青少年,日剂量为 75～100mg,分 2～3 次服用。

(2) 最大日剂量为 150mg。

(3) 本品也未用于治疗儿童及青少年偏头痛发作。

【制剂与规格】 双氯芬酸钾片:(1)12.5mg;(2)25mg;(3)50mg。

双氯芬酸钾颗粒:25mg。

双氯芬酸钾分散片:50mg。

双氯芬酸钾胶囊:(1)25mg;(2)50mg。

双氯芬酸钾凝胶:(1)10g:0.1g;(2)20g。

双氯芬酸钾喷雾剂:20ml:0.2g。

双氯芬酸钾栓:12.5mg。

氯 芬 待 因
Diclofenac Sodium and Codeine Phosphate

【成分】 本品为复方制剂,其组分为:每片含双氯芬酸钠 ($C_{14}H_{10}Cl_2NNaO_2$)25mg,含磷酸可待因 ($C_{18}H_{21}NO_3 \cdot H_3PO_4 \cdot 3/2 H_2O$)15mg。

【适应证】 本品为复方中度镇痛药。用于治疗骨病疼痛(骨关节痛、骨折疼痛、骨科手术疼痛和癌症骨转移疼痛等)、神经痛(三叉神经痛、坐骨神经痛、肩臂痛、腰骶神经痛等)、手术后疼痛、牙痛、痛经及癌痛。可作为癌症三阶梯止痛治疗中的第二阶梯用药。

【药理】 (1)药效学 双氯芬酸钠为苯基乙酸衍生物,具有镇痛、抗炎、解热作用。其镇痛作用比阿司匹林和吲哚美辛强,约为阿司匹林的 26～50 倍,系外周型镇痛药。特点是药效强,不良反应轻,剂量小,个体差异小。磷酸可待因为吗啡的甲基衍生物,对延脑的咳嗽中枢有直接抑制作用,镇咳作用强而迅速,强度约为吗啡的 1/4。此外,还有镇痛和镇静作用,镇痛作用强度约为吗啡的 1/10,但仍强于一般解热镇痛药。系中枢型弱阿片类镇痛药。服用本品,有可能出现消化道反应,呼吸抑制很弱,成瘾性较低。

(2) 药动学 本品经胃肠道吸收迅速,双氯芬酸钠在服用后 1～2 小时血药浓度达峰值,血浆蛋白结合率大于 99%,其浓度与剂量呈线性关系,$t_{1/2}$ 为 1～2 小时。按推荐剂量和间隔时间给药,无蓄积现象。双氯芬酸钠具有明显的首过代谢,口服后进入体循环仅为 60%,所以口服给药的药-时曲线下面积(AUC)约是同等剂量非肠道给药 AUC 的 1/2。本品经肝脏代谢,体内主要代谢物为 4-羟双氯芬酸,代谢物经尿和胆汁排泄,原型药物的排泄不足 1%。磷酸可待因口服后较易被胃肠道吸收,生物利用度为 40%～70%,在体内主要分布于实质性器官,

如肺、肝、肾、胰脏。蛋白结合率为 25%左右。其可透过血-脑脊液屏障,但脑组织内的浓度相对较低;能透过胎盘,可少量由乳汁分泌。口服用药后 30～45 分钟起效,1 小时左右血药浓度达峰值,作用维持约 4 小时。其在体内主要由肝脏代谢,大部分转化为可待因-6-葡糖醛酸,另外约有 10%脱甲基而转化为吗啡,然后与葡萄糖醛酸结合,代谢物主要经尿排泄。氯芬待因片口服 1 小时内起效,可持续 4 小时左右。

【不良反应】 (1)主要为胃肠道症状,如胃部不适、恶心、呕吐等,发生率约为 10%。

(2) 文献报道还可有头晕、困倦、皮疹、瘙痒、水肿、黄疸、便秘或出血倾向等。

【禁忌证】 (1)对阿司匹林、吗啡过敏者禁用。

(2)心源性、功能性与诊断不明的疼痛禁用。

(3)活动期胃肠道溃疡,胃出血或穿孔的患者禁用。

(4)有服用阿司匹林或其他含有前列腺素合成酶抑制剂的药物而诱发哮喘、荨麻疹或急性鼻炎病史的患者禁用。

【注意事项】 (1)本品为国家特殊管理的第二类精神药品,必须严格遵守国家对精神药品的管理条例,按规定开写精神药品处方和供应、管理本类药品,防止滥用。

(2) 应注意消化道溃疡、肾损害或成瘾性的发生,但这些现象大都是长期、大剂量应用时才有出现的可能。

(3) 肝、肾损害,有消化性溃疡病史者慎用。

【药物相互作用】 (1)本品中磷酸可待因与中枢抑制药并用时,可致相加作用。

(2)双氯芬酸钠可使非甾体抗炎药的血药浓度升高。

(3)阿司匹林可降低双氯芬酸钠的血药浓度。

【给药说明】 (1)逾量服用本品时,可很快出现由可待因所致的严重副作用,如昏迷、呼吸深度抑制、瞳孔极度缩小(或呈针尖样大,两侧对称)、血压下降、发绀、尿少、体温下降、皮肤湿冷、肌无力,由于严重缺氧致休克、循环衰竭、瞳孔散大、死亡。

(2)中毒解救 服药过量可洗胃或催吐以排除胃中药物。给予拮抗剂 N-乙酰半胱氨酸,不宜给活性炭,以防止影响拮抗剂的吸收,保持呼吸道通畅,必要时人工呼吸,静脉注射纳洛酮拮抗可待因中毒。

【用法与用量】 口服 成人,中度疼痛,每次 1 片,每日 3 次。疼痛剧烈,每次 2 片。

儿童,每日 3.5～6mg/kg(每片 40mg 计算),在医生指导下服用。连续使用不超过 7 天。

【制剂与规格】 氯芬待因片:15mg(磷酸可待因)-25mg(双氯芬酸钠)。

右酮洛芬氨丁三醇
Dexketoprofen Trometamol

【成分】　本品主要成分为右酮洛芬氨丁三醇，其化学名称为：(+)-(S)-3'-苯甲酰基-2-苯基丙酸 2-羟甲基-1,3-丙二醇盐。

【适应证】　本品适用于治疗不同病因的轻中度疼痛，如类风湿关节炎、骨性关节炎、强直性脊柱炎、痛风性关节炎的关节痛，以及痛经、牙痛、手术后痛、癌性疼痛、急性扭伤或软组织挫伤疼痛和感冒发热引起的全身疼痛等各种急慢性疼痛。

【药理】　(1)药效学　右酮洛芬氨丁三醇为非甾体抗炎药，具有抗炎、镇痛、解热作用，其作用机制可能与抑制前列腺素合成有关。

(2)药动学　据文献报道，本品可在胃肠道快速和完全吸收，食物影响其生物利用度，健康受试者单次服用12.5mg或25mg，可在0.25~0.75小时血药浓度达峰值，峰浓度分别为1.4mg/L和3.1mg/L，本品在血浆中主要以原型药、羟化代谢物和相应的葡萄糖苷酸代谢物的形式存在。70%~80%的药物主要以葡萄糖醛酸结合物形式在服药后12小时从尿中排泄。

【不良反应】　服用后最常见的不良反应是胃烧灼感、胃痛、头痛及眩晕，偶见恶心、呕吐、腹泻、便秘、瘙痒、焦虑、心悸、失眠、寒战、四肢浮肿及皮疹等，多为轻、中度。极少出现或偶尔复发胃十二指肠溃疡和消化道出血。

【禁忌证】　(1)对本品中任何成分过敏者。

(2)对阿司匹林或其他非甾体抗炎药过敏者。

(3)消化道溃疡或正在服用其他可能引起消化道溃疡药物的患者。

(4)哮喘或鼻息肉患者。

(5)患有或曾患血管神经性水肿(脸、眼、唇、舌肿大或呼吸困难)或支气管痉挛者。

(6)中、重度肾功能不全或重度肝功能不全者。

(7)凝血功能不良者或正在服用抗凝剂者。

【注意事项】　有下列状况者慎用本品：

(1)有过敏史或过敏疾病者。

(2)有消化道溃疡史者。

(3)有哮喘病史者。

(4)有肾脏疾病者。

(5)高血压或肝功能不全和肝硬化患者。

(6)轻度肾功能不全的患者在必须服用时，应酌情减量。

(7)长期用药时应定期随诊，检查血象及肝、肾功能。一旦出现胃肠道出血、肝肾功能损害、能力障碍、精神异常、血象异常及过敏反应等异常情况，应立即停药，并给予适当处理。

(8)本品为对症治疗药物。在治疗关节炎时，需用药数天至1周见效，达最大疗效需连续用药2~3周。在使用本品时必须同时进行病因治疗。

(9)对实验室检查的干扰　①由于本品对血小板聚集有抑制作用，可使出血时间延长3~4秒。②本品可使血钠浓度降低，血红蛋白及红细胞压积降低。③本品可致血清碱性磷酸酶、乳酸脱氢酶及氨基转移酶升高。④由于本品在尿中代谢物产物的干扰，可影响尿17-羟皮质类固醇的测定结果。

(10)本品对驾驶车辆或操作机器的能力会产生轻微至中等程度的影响，因此使用本品时应避免驾车(包括摩托车)和驾驶重要机器。

【药物相互作用】　(1)饮酒或与其他非甾体抗炎药同用时增加胃肠道不良反应及出血倾向。长期与对乙酰氨基酚同用时可增加对肾脏的毒副作用。

(2)与肝素、双香豆素等抗凝药及血小板聚集抑制药同用时有增加出血的危险。

(3)与呋塞米同用时，后者的排钠和降压作用减弱。

(4)与维拉帕米、硝苯地平同用时，本品的血药浓度增高。

(5)本品可增加地高辛的血浓度，同用时须注意调整地高辛的剂量。

(6)本品可增强口服抗糖尿病药的作用。

(7)本品与抗高血压药同用时可影响后者的降压效果。

(8)本品不应与丙磺舒同用，因后者可明显降低本品肾脏清除率(降低66%)和蛋白结合率(降低28%)，导致血药浓度增高，而有引起中毒的危险。

(9)本品可降低甲氨蝶呤的排泄，增高其血浓度，甚至可达中毒水平，故本品不应与中或大剂量甲氨蝶呤同用。

【给药说明】　一般宜饭后服或与食物同服。

服用常规剂量的5~10倍可导致嗜睡、恶心、呕吐和上腹部疼痛。大剂量的右旋酮洛芬可引起呼吸抑制和昏迷。胃肠道出血、低血压、高血压或急性肾功能衰竭也可发生，但较少见。服药超量时应作紧急处理，包括催吐或洗胃、口服活性炭、抗酸药和(或)利尿剂，并给予监测及其他支持治疗。

【用法与用量】　给药剂量可根据疼痛的类型，程度和时间长短而不同。通常每次 12.5～25mg，日服 3～4次。每日最大剂量不超过 100mg。

【制剂与规格】 右旋酮洛芬氨丁三醇片：12.5mg。

右旋酮洛芬氨丁三醇胶囊：12.5mg。

氨糖美辛
Glucosamine Indomethacin

【成分】 本品是由吲哚美辛和盐酸氨基葡萄糖按 1:3 的比例制成，每片含吲哚美辛 25mg 和盐酸氨基葡萄糖 75mg。

【适应证】 消炎镇痛药，临床用于强直性脊椎炎、颈椎病，亦可用于肩周炎、风湿性或类风湿关节炎等。

【药理】 药效学 吲哚美辛为吲哚乙酸类非甾体抗炎药，具有抗炎、解热及镇痛作用，其作用机制为通过对环氧酶的抑制而减少前列腺素的合成。盐酸氨基葡萄糖通过刺激黏多糖的生化合成及增加骨骼钙质的摄取，提高骨与软骨组织的代谢功能与营养，亦能改善及增强滑膜液的黏稠度，增加滑膜液合成，提供关节润滑功能。

【不良反应】 口服不良反应少，偶见过敏反应，有皮疹等表现。

【禁忌证】 肝、肾功能不全、孕妇、从事危险或精细工作人员、精神病、癫痫、造血功能障碍、重度心力衰竭、活动性胃十二指肠溃疡患者、妊娠期妇女及小儿禁用。

【注意事项】 连续使用 3 天后炎症仍未消除，应向医师咨询。

请将本品放在儿童不能触及的地方，儿童须在成人监护下使用。

当药品性状发生改变时禁止使用。

【药物相互作用】 参见"氨基葡萄糖""吲哚美辛"。

【给药说明】 本品为肠溶制剂，应整片吞服，以防药物在胃中被破坏。建议于进食或饭后即服。

【用法与用量】 口服 一次 1～2 粒，一日 1～2 次。

【制剂与规格】 氨糖美辛肠溶胶囊：每片含吲哚美辛 25mg 和盐酸氨基葡萄糖 75mg。

氨糖美辛肠溶片：每片含盐酸氨基葡萄糖 75mg，吲哚美辛 25mg。

醋氯芬酸 [医保(乙)]
Aceclofenac

【成分】 本品的活性成分为醋氯芬酸。

【适应证】 骨关节炎、类风湿关节炎和强直性脊椎炎等引起的疼痛和炎症的症状治疗。

【药理】 (1)药效学 本品为非甾体抗炎药，具有抗炎、镇痛作用。其作用机制主要是通过抑制环加氧酶活性，从而使前列腺素合成减少。

(2) 药动学 吸收：口服后醋氯芬酸可迅速完全吸收，其生物利用度几乎达 100%。血药浓度达峰时间为用药后 1.25～3 小时。与食物同服达峰时间延长，但吸收不受食物影响。

分布：醋氯芬酸蛋白结合率高(>99.7%)。醋氯芬酸透进滑膜液，其浓度达血浆药物浓度的 60%。分布容积近 30L。

排泄：平均血浆消除半衰期为 4～4.3 小时，清除率约为 5L/h。近 2/3 药物主要以结合形式的羟基化代谢物通过尿排泄，原型药物仅占药物剂量的 1%。

在病人中的特征：①未检测到在老年人中醋氯芬酸药代动力学特征的改变。②肝功能下降患者单剂量口服醋氯芬酸后，可检测到醋氯芬酸清除率减慢。每天一次，每次 100mg，重复服药，轻到中度肝硬化患者药代动力学参数与正常人之间没有区别。

【不良反应】 据国外研究资料报道：主要出现胃肠道不良反应(消化不良、腹痛、恶心和腹泻)。最常见的是消化不良(7.5%)和腹痛(6.2%)。

(1)常见(>1/100) ①胃肠道系统失调：消化不良、腹痛、恶心和腹泻。②肝和胆：肝酶升高。

(2)偶见(1/100～1/1000) ①一般：头晕。②胃肠道系统：胀气、胃炎、便秘、呕吐、溃疡性口腔黏膜炎。③皮肤：瘙痒、皮疹和皮炎。④代谢和营养：尿素氮和肌酐升高。

(3)罕见(<1/1000) ①一般：头痛、疲倦、面部浮肿、过敏反应、体重增加。②血液：贫血、粒细胞减少、血小板减少、中性粒细胞减少。③心血管：水肿、心悸、腓肠肌痉挛、潮红、紫癜。④中枢和外周神经系统：感觉障碍、震颤。⑤胃肠道系统障碍：胃肠出血和溃疡、出血性腹泻、肝炎或胰腺炎、柏油状大便、口腔黏膜炎症。⑥泌尿系统障碍：间质性肾炎。⑦皮肤：湿疹。⑧代谢和营养：碱性磷酸酶升高、高钾血症。⑨精神病学：抑郁、多梦、嗜睡、失眠。⑩眼睛：异常视觉。⑪其他：味觉倒错、脉管炎。

如其他的 NSAIDs,可能发生严重的皮肤黏膜的超敏反应。

【禁忌证】 (1)已知对本品过敏的患者。

(2)服用阿司匹林或其他非甾体类抗炎药后诱发哮

喘、荨麻疹或过敏反应的患者。

(3) 禁用于冠状动脉搭桥手术(CABG)围手术期疼痛的治疗。有应用非甾体抗炎药后发生胃肠道出血或穿孔病史的患者。

(4) 有活动性消化道溃疡/出血,或者既往曾复发溃疡/出血的患者。

(5) 重度心力衰竭患者。

【注意事项】 (1) 避免与其他非甾体抗炎药,包括选择性 COX-2 抑制剂合并用药。

(2) 根据控制症状的需要,在最短治疗时间内使用最低有效剂量,可以使不良反应降到最低。

(3) 在使用所有非甾体抗炎药治疗过程中的任何时候,都可能出现胃肠道出血、溃疡和穿孔的不良反应,其风险可能是致命的。这些不良反应可能伴有或不伴有警示症状,也无论患者是否有胃肠道不良反应史或严重的胃肠事件病史。

既往有胃肠道病史(溃疡性大肠炎,克罗恩病)的患者应谨慎使用非甾体抗炎药,以免使病情恶化。当患者服用该药发生胃肠道出血或溃疡时,应停药。

老年患者使用非甾体抗炎药出现不良反应的频率增加,尤其是胃肠道出血和穿孔,其风险可能是致命的。

(4) 针对多种 COX-2 选择性或非选择性 NSAIDs 药物持续时间达 3 年的临床试验显示,本品可能引起严重心血管血栓性不良事件、心肌梗死和中风的风险增加,其风险可能是致命的。所有的 NSAIDs,包括 COX-2 选择性或非选择性药物,可能有相似的风险。

有心血管疾病或心血管疾病危险因素的患者,其风险更大。即使既往没有心血管症状,医生和患者也应对此类事件的发生保持警惕。应告知患者严重心血管安全性的症状和(或)体征以及如果发生应采取的步骤。

患者应该警惕诸如胸痛、气短、无力、言语含糊等症状和体征,而且当有任何上述症状或体征发生后应该马上寻求医生帮助。

(5) 和所有非甾体抗炎药(NSAIDs)一样,本品可导致新发高血压或使已有的高血压症状加重,其中的任何一种都可导致心血管事件的发生率增加。服用噻嗪类或髓袢利尿剂的患者服用非甾体抗炎药(NSAIDs)时,可能会影响这些药物的疗效。

高血压病患者应慎用非甾体抗炎药(NSAIDs),包括本品。在开始本品治疗和整个治疗过程中应密切监测血压。

(6) 有高血压和(或)心力衰竭(如液体潴留和水肿)病史的患者应慎用。

(7) NSAIDs,包括本品可能引起致命的、严重的皮肤不良反应,例如剥脱性皮炎、史-约综合征(SJS)和中毒性表皮坏死松解症(TEN)。这些严重事件可在没有征兆的情况下出现。

应告知患者严重皮肤反应的症状和体征,在第一次出现皮肤皮疹或过敏反应的其他征象时,应停用本品。

(8) 每日饮酒 3 杯以上者需服用本品或其他解热镇痛药时,请遵医嘱。这些人服用本品时,可诱发胃肠道出血。

(9) 长期使用 NSAIDs 治疗的患者应经常检查肝、肾功能和血细胞计数等以作预防。

(10) 外科治疗后的恢复期患者慎用。

(11) 出现头晕和中枢神经系统其他障碍的患者应避免开车和从事机械操作。

儿童用药的安全性和有效性尚未确定,故不推荐儿童使用。

(12) 孕妇及哺乳期妇女用药的安全性未确定,故不推荐孕妇及哺乳期妇女使用。

【药物相互作用】 (1) 应避免与以下药物合用:NSAIDs 抑制甲氨蝶呤在肾小管分泌,可能具有轻微的代谢相互作用,从而导致甲氨蝶呤清除率降低。因此在高剂量甲氨蝶呤治疗期间,应始终避免服用 NSAIDs 药物。

某些 NSAIDs 药物可抑制锂盐在肾脏的消除过程,结果导致血清锂浓度升高,除非血清锂水平可以经常进行测定,应避免与锂盐合用。NSAIDs 抑制血小板聚集和损害胃肠道黏膜,可增加抗凝药物的活性,增加使用抗凝药的病人胃肠道出血的风险。除非可以进行密切的监测,醋氯芬酸应避免与香豆素类口服抗凝血药、噻氯匹定、血栓溶解剂及肝素合用。

(2) 以下联合用药需调整剂量或注意:当使用低剂量甲氨蝶呤时,也应注意 NSAIDs 与甲氨蝶呤之间产生药物相互作用的可能,特别是肾功能不全的患者。如果在 24 小时内同时使用 NSAIDs 与甲氨蝶呤,应警惕,因为甲氨蝶呤血药浓度可能增加从而导致毒性增加。

NSAIDs 与环孢霉素或他克莫司一起使用,由于降低肾脏前列腺素合成,肾毒性风险增加,因此在联合治疗时应密切监测肾功能。同时服用阿司匹林和其他非甾体抗炎药物会增加副作用发生率,应予警惕。

非甾体抗炎药物会削弱呋塞米(利尿药)和布美他尼(丁苯氧酸,利尿药)的利尿作用,可能的作用机制是抑制前列腺素合成。同样它们也会降低噻嗪类药物(利尿剂)的降压作用。与保钾利尿药同时使用会升高钾水平,因此应监测血钾。同时应用非甾体抗炎药物和 ACE(血管紧张素转化酶)抑制剂，会增加失水病人急性肾功能衰竭的危险。

尽管不能排除与其他抗高血压药物，如β-受体拮抗剂的相互作用，但醋氯芬酸与苄氟噻嗪(利尿降压药)联合用药未发现影响其对血压的控制作用。

其他可能的相互作用：分别有关于降血糖和升血糖作用的报道，醋氯芬酸可能会引起低血糖，使用时应考虑调整降糖药物的剂量。

轻、中度肾功能不全患者单剂量服药后，药代动力学未观察到临床意义上的差异。

(3)醋氯芬酸主要通过细胞色素 P450 2C9 代谢，因此可能有与苯妥英、地高辛、西咪替丁、甲苯磺丁脲、保泰松、胺碘酮、咪康唑和磺胺苯吡唑发生药物相互作用的风险。

同 NSAIDs 类的其他药品一样，与通过肾排泄消除的药物，如甲氨蝶呤和锂盐，也存在药物相互作用的风险。醋氯芬酸实际上完全与血浆蛋白结合，随之会与其他高蛋白结合药物发生置换作用，必须注意。

【给药说明】 直接口服，用至少半杯水送下，或用温水分散后口服，可与食物同服。

药物过量后可能出现的症状有：恶心、呕吐、胃病、头晕、嗜睡和头痛。治疗：如需要，可洗胃、重复给予活性炭，必要时可使用抗酸药或其他对症治疗。

【用法与用量】 (1)成年人 每日推荐最大剂量 0.2g，分两次服用，每次 0.1g，早晚各一次。

(2)老年人 一般无须降低剂量，但须慎用，严密观察可能出现的不良反应。

(3)肝功能不全病人 具有轻、中度肝功能不全的病人应减少醋氯芬酸用药剂量，推荐初始剂量为每天 0.1g。

(4)肾功能不全病人 轻、中度肾功能不全患者无需调整剂量，但应慎重。

【制剂与规格】 醋氯芬酸片：(1)50mg；(2)0.1g。
醋氯芬酸肠溶片：(1)25mg；(2)50mg；(3)0.1g。
醋氯芬酸肠溶胶囊：(1)50mg；(2)0.1g。
醋氯芬酸分散片：0.1g。
醋氯芬酸缓释片：0.2g。

赖 氨 匹 林 [医保(乙)]
Lysine Aspirin

【适应证】 适用于缓解轻至中度疼痛，如头痛、关节痛、偏头痛、牙痛、肌肉痛、神经痛、痛经等，并用于类风湿关节炎、骨关节炎等的症状缓解。

【药理】 (1)药效学 本品为阿司匹林和赖氨酸复盐，能抑制环氧酶，减少前列腺素的合成，具有解热、镇痛、抗炎作用。

(2)药动学 赖氨匹林口服吸收迅速、完全，吸收后分布于各组织，也能渗入关节腔、脑脊液中。本品在胃肠道、肝及血液内大部分很快水解为水杨酸盐，然后在肝脏代谢，代谢物及小部分游离水杨酸从肾脏排出体外，因而尿的 pH 值对排泄速度有直接影响。

静脉注射赖氨匹林后，起效快，血药浓度高，约为口服的 1.8 倍，并立即代谢为水杨酸，其浓度迅速上升。肌内注射本品后，有效血药浓度可维持 36~120 分钟。

【不良反应】 一般用于解热镇痛的剂量很少引起不良反应。长期大量用药(治疗风湿热)，尤其当药物血浓度>200μg/ml 时较易出现不良反应。血药浓度愈高，不良反应愈明显。

(1)较常见 有恶心、呕吐、上腹部不适或疼痛等胃肠道反应，停药后多可消失。长期或大剂量服用可有胃肠道出血或溃疡。

(2)中枢神经系统 出现可逆性耳鸣、听力下降，多在服用一定疗程，药物血浓度达 200~300μg/ml 后出现。

(3)过敏反应 表现为哮喘、荨麻疹、血管神经性水肿或休克。多为易感者，服药后迅速出现呼吸困难，严重者可致死亡，称为阿司匹林哮喘。有的是阿司匹林过敏、哮喘和鼻息肉三联征，往往与遗传和环境因素有关。

(4)肝、肾功能损害，与剂量大小有关，尤其是剂量过大使血药浓度达 250μg/ml 时易发生。损害均是可逆性的，停药后可恢复，但有引起肾乳头坏死的报道。

(5)血液系统 本品对抗维生素 K 的作用，抑制凝血酶原的合成，延长出血时间，可予维生素 K 防治。长期使用可抑制血小板聚集，发生出血倾向。

(6)瑞氏综合征 16 岁以下儿童使用本品可能发生瑞氏综合征。1~2 周内患有水痘或流感样症状的儿童和青少年不应使用本品。如该人群使用本品后突然出现剧烈头痛、频繁呕吐及烦躁不安等表现，应警惕瑞氏综合征。此种情况虽然少见，但神经系统症状进展迅速，可危及生命。

【禁忌证】 (1)已知对本品过敏的患者。

(2)服用阿司匹林或其他非甾体类抗炎药后诱发哮喘、荨麻疹或过敏反应的患者。

(3)有出血症状的溃疡病或其他活动性出血者。

(4)血友病或血小板减少症。

【注意事项】 (1)交叉过敏反应 对某一种水杨酸类药物或非甾体抗炎药过敏时也可能对另一种水杨酸类药过敏。但是对本品过敏者不一定对非乙酰化的水杨酸类药过敏。

(2) 对诊断的干扰　①长期每日用量超过 2.4g 时，硫酸铜尿糖试验可出现假阳性，葡萄糖酶尿糖试验可出现假阳性。②可干扰尿酮体试验。③血清尿酸测定：当血药浓度超过 130μg/ml 时，用比色法测定尿酸，可得假性高值，但用尿酸酶法不受影响。④尿 5-羟吲哚醋酸 (5-HIA) 测定，用荧光法测定时可受本品干扰。⑤尿香草基杏仁酸 (VMA) 测定，取决于所用方法，结果可高可低不稳定。⑥出血时间测定，由于本品抑制血小板聚集，可使出血时间延长 4～7 天，剂量小到 40mg 也会影响血小板功能达 96 小时，但是临床上尚未见小剂量 (<150mg) 引起出血的报道。⑦肝功能试验，包括 ALT、AST 及血清碱性磷酸酶，当血药浓度 >250μg/ml 时可有异常改变，剂量减小时可恢复正常。⑧凝血酶原时间测定，大量应用，尤其是血药浓度 <300μg/ml 时凝血酶原时间可延长。⑨血清胆固醇测定，用量每天超过 5g 时血清胆固醇可降低。⑩血钾测定，可作用于肾小管，使钾排泄增多，导致血钾降低。⑪血清甲状腺素 (T$_4$) 及三碘甲状腺素 (T$_3$) 测定，当应用放射免疫法测定及应用大剂量本品时可得较低结果。

(3) 下列情况时应慎用　①有哮喘及其他过敏性反应时。②溃疡病或腐蚀性胃炎。③葡萄糖-6-磷酸脱氢酶缺陷者。④痛风 (本品可影响其他排尿酸药的作用，小剂量时可能引起尿酸潴留)。⑤肝功能减退时可加重肝脏毒性反应，加重出血倾向，肝功能不全和肝硬化患者易出现肾脏不良反应。⑥心功能不全或高血压，大量用药时可能引起心力衰竭或肺水肿。

(4) 长期大量用药时应定期检查红细胞压积、肝功能及血清水杨酸含量测定。

(5) 本品久贮后微有醋酸味，但不影响使用，超过有效期或因保存不善致使本品吸潮变色后，请勿使用。

(6) 根据控制症状的需要，在最短治疗时间内使用最低有效剂量，可以使不良反应降到最低。

(7) 本品易于通过胎盘，有报道应用本品后发生胎儿缺陷。本品可在乳汁中排泄，哺乳期妇女口服 0.65g，5～8 小时后乳汁中药物浓度可达 0.173～0.483mg/ml，故长期大量用药时婴儿有可能产生不良反应。因此，孕妇及哺乳期妇女应慎用本品。

【药物相互作用】　(1) 与非甾体抗炎药同用时，胃肠道不良反应增加，而疗效并不加强。

(2) 抗酸药 (慢性大量应用) 或尿碱化药：碱性尿可增加本品排泄，使血药浓度降低。当血药浓度已达稳定状态停用碱性药物可使血药浓度升高至毒性水平，应予注意。

(3) 与口服抗凝药同用时，可能增加出血的危险。

(4) 与其他水杨酸类药同用，可使水杨酸血浆浓度升高到引起毒性反应的水平。

(5) 碳酸酐酶抑制药可使尿碱化，甚至可引起代谢性酸中毒，不仅能导致水杨酸盐排泄增加，血药浓度降低，而且透入脑组织中的量也增加，出现毒性反应。

(6) 糖皮质激素可增加水杨酸盐的排泄，同用时，为了维持本品的血药浓度，必要时应增加本品的剂量。此外，还有发生胃肠溃疡的危险。

(7) 胰岛素或口服降糖药的药效，可因与大量的水杨酸类药同用而更明显。

(8) 与甲氨蝶呤 (MTX) 同用时，可减少甲氨蝶呤与蛋白的结合，减少其从肾脏的排泄，使血浓度升高而毒性反应增加。

(9) 丙磺舒或磺吡酮的排尿酸作用，可因同时应用本品而降低；当水杨酸盐的血药浓度 >50μg/ml 时降低即明显，>100～150μg/ml 时更甚。此外，丙磺舒可降低水杨酸盐自肾脏的清除率，从而使后者的血药浓度升高。

(10) 尿酸化药，酸性尿可减低水杨酸盐的排泄，使后者血药浓度升高。水杨酸血浓度已达稳定状态的患者加用尿酸化药后可能导致水杨酸盐血浓度升高，毒性反应增加。

【用法与用量】　赖氨匹林肠溶片：口服。解热镇痛：一次 0.6g，一日 3 次；抗风湿：一次 1.2g，一日 3 次。

赖氨匹林散：口服。成人，一次 0.45g，一日 2～3 次。将药粉以温水溶解后立即服用。

注射用赖氨匹林：肌内注射或静脉注射，以 4ml 灭菌注射用水或 0.9%氯化钠注射液溶解后注射。成人：一次 0.9～1.8g，一日 2 次。儿童：一日按体重 10～25mg/kg，分 2 次给药。

【制剂与规格】　赖氨匹林肠溶片：0.2g。

赖氨匹林散：(1) 0.225g；(2) 0.45g；(3) 0.9g。

赖氨匹林肠溶胶囊：0.1g。

注射用赖氨匹林：(1) 0.25g；(2) 0.5g；(3) 0.9g。

罗 通 定 [医保(乙)]
Rotundine

【适应证】　镇痛：适用于消化系统疾病引起的内脏痛 (如胃溃疡及十二指肠溃疡的疼痛)、一般性头痛、月经痛、分娩后宫缩痛。镇静、催眠：适用于紧张性疼痛或因疼痛所致的失眠病人。

【药理】　(1) 药效学　本品具有镇痛、镇静、催眠及安定作用。镇痛作用弱于哌替啶，强于一般解热镇痛药。在治疗剂量下无呼吸抑制作用，亦不引起胃肠道平滑肌痉挛。对慢性持续性疼痛及内脏钝痛效果较好，对急性锐痛（如手术后疼痛，创伤性疼痛等）、晚期癌症痛效果较差。在产生镇痛作用的同时，可引起镇静及催眠。本品的作用机制尚待阐明，可能与通过抑制脑干网状结构上行激活系统、阻滞脑内多巴胺受体的功能有关。治疗量无成瘾性。

（2）药动学　本品在体内以脂肪组织中分布最多，肺、肝、肾次之。主要经肾排泄。此后内脏含量下降，脂肪中含量却增加，显然与本品脂溶性有关。从鼠与兔试验表明，本品极易透过血-脑屏障而进入脑组织，几分钟内即出现较高浓度，但30分钟后即降低，2小时后低于血中含量。

【不良反应】　常用剂量下不良反应较轻，较长期应用也不致成瘾。偶有眩晕、乏力、恶心等反应。用于镇痛时，约有76.9%的病人出现嗜睡。

【禁忌证】　（1）孕妇及哺乳期妇女禁用。

（2）已知对本品过敏的患者禁用。

（3）锥体外系疾病患者（如震颤、多动、肌张力不全等）禁用。

【注意事项】　罗通定，又称左旋四氢帕马丁、左旋延胡索乙素。

（1）本品为对症治疗药，用于止痛不超过5天，症状未缓解，请咨询医师或药师。

（2）肝病患者慎用。

（3）本品虽为非成瘾性镇痛药，但具有一定的耐受性。

（4）用于镇痛时，临床较多见病人出现嗜睡状态，因而对驾驶、机械操作、运动员等人员应用本品应慎重。

（5）据报道本类药物曾发生过敏性休克与急性中毒的反应，故应引起重视。

（6）本品与中枢神经系统抑制药合用时，应慎重，必要时适当调整剂量。

【药物相互作用】　与其他中枢神经系统抑制药（如一些镇静安眠药）同服，可引起嗜睡，严重者可致呼吸抑制。

【用法与用量】　罗通定片：口服。镇痛，成人一次60～120mg；助眠，成人一次30～90mg；一日3次。

硫酸罗通定注射液：肌内注射，成人常用量：一次60～90mg。

【制剂与规格】　硫酸罗通定注射液：2ml:60mg。

罗通定片：30mg。

罗通定口腔崩解片：30mg。

铝 镁 司
Aspirin, Heavy Magnesiun Carbonate and Dihydroxyaluminium

【成分】　本品为复方制剂，每片含阿司匹林0.33g，重质碳酸镁0.1g，甘羟铝50mg。

【适应证】　用于普通感冒或流行性感冒引起的发热；也用于缓解轻至中度疼痛，如头痛、关节痛、偏头痛、牙痛、肌肉痛、神经痛、痛经。

【药理】　药效学　本品中阿司匹林能抑制前列腺素合成，具有解热、镇痛作用；重质碳酸镁及甘羟铝为抗酸药，能减少阿司匹林对胃的刺激而引起的胃部不适、恶心、呕吐、食欲缺乏等不良反应。

【不良反应】　（1）较常见　有恶心、呕吐、上腹部不适或疼痛等胃肠道反应。

（2）较少见或罕见　①胃肠道出血或溃疡，表现为血性或柏油样便，胃部剧痛或呕吐血性或咖啡样物，多见于大剂量服药患者。②支气管痉挛性过敏反应，表现为呼吸困难或哮喘。③皮肤过敏反应，表现为皮疹、荨麻疹、皮肤瘙痒等。④血尿、眩晕和肝脏损害。

【禁忌证】　（1）孕妇、哺乳期妇女禁用。

（2）哮喘、鼻息肉综合征、对阿司匹林和其他解热镇痛药过敏者禁用。

（3）血友病或血小板减少症、溃疡病活动期患者禁用。

【注意事项】　（1）本品为对症治疗药，用于解热连续使用不超过3天，用于止痛不超过5天，症状未缓解，请咨询医师或药师。

（2）不能同时服用其他含有解热镇痛药的药品（如某些复方抗感冒药）。

（3）年老体弱患者应在医师指导下使用。

（4）服用本品期间不得饮酒或含有酒精的饮料。

（5）痛风、肝肾功能减退、心功能不全、鼻出血、月经过多以及有溶血性贫血史的患者慎用。

（6）发热伴脱水的患儿慎用。

（7）如服用过量或出现严重不良反应，应立即就医。

（8）对本品过敏者禁用，过敏体质者慎用。

（9）本品性状发生改变时禁止使用。

【药物相互作用】　（1）本品不宜与抗凝血药（如双香豆素、肝素）及溶栓药（链激酶）同用。

（2）抗酸药如碳酸氢钠等可增加本品自尿中的排泄，使血药浓度下降，不宜同用。

(3) 本品与糖皮质激素(如地塞米松等)同用,可增加胃肠道不良反应。

(4) 本品可加强口服降糖药及甲氨蝶呤的作用,不应同用。

【给药说明】 饭后服。

【用法与用量】 口服。成人,一次 1~2 片,一日 3 次。

【制剂与规格】 铝镁司片:每片含阿司匹林 0.33g,重质碳酸镁 0.1g,甘羟铝 50mg。

水杨酸二乙胺
Diethylamine Salicylate

【适应证】 用于缓解局部中度疼痛,如关节痛、肌肉痛。

【药理】 药效学 本品为前列腺素合成抑制剂、具有抗炎、镇痛作用。局部应用时其有效成分可穿透皮肤到达炎症区域,缓解急、慢性非感染性炎症反应。

【不良反应】 涂擦过多时可出现皮肤痛痒、脱屑。停药后可自行消失。

【禁忌证】 尚不明确。

【注意事项】 (1) 对本品过敏者禁用,对其他解热镇痛药过敏者慎用。

(2) 如使用一周后症状未缓解请咨询医师。

(3) 禁用于破损皮肤或感染性创口。

(4) 避免接触眼睛及黏膜(如口、鼻黏膜)。

(5) 当本品性状发生改变时禁用。

(6) 如使用过量或发生严重不良反应时应立即就医。

(7) 儿童必须在成人监护下使用。

(8) 请将此药品放在儿童不能接触的地方。

【用法与用量】 外用。按照痛处大小,使用本品适量,轻轻揉搓,一日 2~3 次。

【制剂与规格】 水杨酸二乙胺软膏:(1)20g:2g;(2)20g:4g;(3)30g:3g;(4)30g:6g。

右布洛芬
Dexibuprofen

【适应证】 本品为非甾体类抗炎药,具解热、镇痛及抗炎作用,适用于:①感冒等疾病引起的发热、头痛;②减轻或消除以下疾病的轻、中度疼痛或炎症;③扭伤、劳损、下腰疼痛、肩周炎、滑囊炎、肌腱或腱鞘炎;④痛经、痛风、牙痛或手术后疼痛;⑤类风湿关节炎、骨关节炎以及其他血清阴性(非类风湿性)关节疾病。

【药理】 (1)药效学 右旋布洛芬系布洛芬中的有效成分。通过抑制前列腺素或其他炎症介质合成、显示抗炎、镇痛、解热作用。作用较布洛芬强,起效快。

(2)药动学 血浆蛋白结合率99%,血浆半衰期约2小时,主要经肝脏代谢,60%~90%经肾排泄,原型约占1%。

【不良反应】 一般表现为胃肠道不适或皮疹、头痛、耳鸣等,偶见氨基转移酶升高。

【禁忌证】 已知对本品过敏的患者。

(1) 服用阿司匹林或其他非甾体类抗炎药后诱发哮喘、荨麻疹或过敏反应的患者。

(2) 禁用于冠状动脉搭桥手术(CABG)围手术期疼痛的治疗。

(3) 有应用非甾体抗炎药后发生胃肠道出血或穿孔病史的患者。

(4) 有活动性消化道溃疡/出血,或者既往曾复发溃疡/出血的患者。

(5) 重度心力衰竭患者。

【注意事项】 (1)胃肠道患者慎用。

(2) 有支气管哮喘病史者,有可能诱发支气管痉挛。

(3) 孕妇及哺乳期妇女慎用。

(4) 心功能不全及高血压病患者慎用。

(5) 严重肝、肾功能障碍,红斑狼疮或其他免疫疾病患者慎用。

(6) 剧烈腹痛,粪便黑色或带血,皮肤、黏膜炎症,患眼疾者请在医生指导下用药。

(7) 6 个月以下小儿慎用或遵医嘱。

(8) 连续服用 3 天发热不退时,应请医生诊治。

【药物相互作用】 合并用药时请注意下列事项:①口服降糖药、甲氨蝶呤、苯妥英、洋地黄、锂剂及饮酒等,可降低本品耐受量。②同时服用抗凝剂者,最初几日应监测其凝血酶原时间。

【用法与用量】成人:一日服用 2~3 次,一次 200~400mg。

【制剂与规格】 右布洛芬片:200mg。

右布洛芬胶囊:200mg。

右布洛芬口服混悬液:100ml:2g。

右旋布洛芬栓:50mg。

氨酚待因
Paracetamol and Codeine Phosphate

【特殊说明】 本品为复方制剂,主要成分为乙酰氨基酚和磷酸可待因。

【适应证】 本品为中等强度镇痛药。适用于各种手术后疼痛、骨折、中度癌症疼痛、骨关节疼痛、牙痛、头痛、神经痛、全身痛、软组织损伤及痛经等。

【药理】 (1)药效学 本品有镇痛作用,并有一定的解热、镇咳作用。两药通过不同的作用机制而发挥镇痛效果。对乙酰氨基酚成分主要通过抑制前列腺素的合成(抑制前列腺素合成酶)及阻断痛觉神经末梢的冲动而产生镇痛作用,后者可能与抑制前列腺素或其他能使痛觉受体敏感的物质(如 5-羟色胺、缓激肽等)的合成有关。解热作用是通过下视丘体温调节中枢产生周围血管扩张,通过增加皮肤的血流、出汗及热散失而起作用。磷酸可待因为吗啡的甲基衍生物,对延脑的咳嗽中枢有直接抑制作用,镇咳作用强而迅速,强度约为吗啡的1/4。此外,还有镇痛和镇静作用,镇痛作用强度约为吗啡的1/10,但仍强于一般解热镇痛药。系中枢型弱阿片类镇痛药。服用本品,有可能出现消化道反应,呼吸抑制很弱,成瘾性较低。两药合并给药具有镇痛协同作用,同时又能发挥各自原有的作用。

(2)药动学 本品中的对乙酰氨基酚口服经胃肠道吸收迅速、完全,在体液中分布均匀,血药浓度 0.5～1小时达到高峰,$t_{1/2}$ 为 2～3 小时。肾功能不全时不变,但超量用药、某些肝病患者、老年人和新生儿可有延长,儿童则缩短。约 25%与血浆蛋白结合,小量时(血药浓度<60μg/ml)与蛋白结合不明显,大量或中毒剂量则结合率较高,可达43%。90%～95%在肝脏代谢,60%以葡萄糖醛酸化合物,35%以硫酸盐化合物的形式迅速从尿中排出,中间代谢产物对肝脏有毒性,对肾脏可能也有毒性。不到 5%以原型由尿排出。磷酸可待因口服后较易被胃肠道吸收,生物利用度为 40%～70%,在体内主要分布于实质性器官,如肺、肝、肾、胰脏。蛋白结合率为25%左右。其可透过血-脑脊液屏障,但脑组织内的浓度相对较低;能透过胎盘,可少量由乳汁分泌。口服用药后 30～45 分钟起效,1 小时左右血药浓度达峰值,作用维持约 4 小时。其在体内主要由肝脏代谢,大部分转化为可待因-6-葡萄糖醛酸,另外约有 10%脱甲基而转化为吗啡,然后与葡萄糖醛酸结合,代谢物主要经尿排泄。

【不良反应】 (1)服用常用剂量时,偶有头晕、出汗、恶心、嗜睡等反应,停药后可自行消失。

(2)本品引起依赖性的倾向较其他吗啡类药为弱,但反复给药可产生耐受性,久用有成瘾性。

(3)呼吸抑制。

【禁忌证】 (1)对本品过敏者,呼吸抑制及有呼吸道梗阻性疾病,尤其是哮喘发作的患者应禁用。

(2)多痰患者禁用,以防因抑制咳嗽反射,使大量痰液阻塞呼吸道,继发感染而加重病情。

(3)18 岁以下青少年儿童禁用。

(4)哺乳期妇女禁用。

(5)已知为 CYP2D6 超快代谢者禁用。

【注意事项】 (1)不明原因的急腹症、腹泻,应用本品后可能掩盖真相造成误诊,故应慎重。

(2)下列情况慎用 乙醇中毒、肝病或病毒性肝炎,肾功能不全,支气管哮喘,胆结石,颅脑外伤或颅内病变,前列腺肥大等。

(3)长期大量应用本品时,特别是肝功能异常者,应定期测定肝功能及血象。

(4)连续使用一般不超过 2 周,如有必要较长期连续用药时,应遵医嘱。

(5)参阅对乙酰氨基酚与可待因项下的注意事项。

(6)禁用于已知为 CYP2D6 超快代谢者。可待因超快代谢患者存在遗传变异,与其他人相比,这类患者能够更快、更完全地将可待因转化为吗啡。血液中高于正常浓度的吗啡可能产生危及生命或致死性呼吸抑制,有的患者会出现药物过量的体征,如极度嗜睡、意识混乱或呼吸变浅,目前有与可待因超快代谢为吗啡相关的死亡不良事件报道。在扁桃体切除术和(或)腺样体切除术后接受可待因治疗,存在使用可待因在 CYP2D6 超快代谢的儿童中发生过呼吸抑制和死亡的证据。

(7)请将本品放在儿童不能接触的地方。

(8)服药期间不得驾驶机、车、船、从事高空作业、机械作业及操作精密仪器。

【药物相互作用】 (1)本品与抗胆碱药合用时,可加重便秘或尿潴留的症状。

(2)与美沙酮或其他吗啡类药、肌松药合用时,可加重呼吸抑制作用。

【给药说明】 (1)本品禁用于急性(短暂的)重度疼痛的治疗,且只有当疼痛不能经其他非甾体抗炎药(如对乙酰氨基酚或布洛芬)缓解时才可使用。

(2)逾量服用本品时,可很快出现由对乙酰氨基酚和可待因所致的严重副作用,如腹泻、多汗、肝损害、肝性脑病、抽搐、凝血障碍、胃肠道出血、低血糖、酸中毒、心律失常、肾小管坏死、嗜睡、精神错乱、瞳孔缩小如针尖、癫痫、低血压、神志不清、呼吸抑制、循环衰竭,并可致死。服药过量可洗胃或催吐以排除胃中药物。给予拮抗剂 N-乙酰半胱氨酸,不宜给活性炭,以防止影响拮抗剂的吸收,保持呼吸道通畅，必要时人工呼吸，静脉注射纳洛酮拮抗可待因中毒。长期使用可引起依赖性；超大剂量可导致死亡。

【用法与用量】 氨酚待因片（Ⅰ） 口服：成人，1次1～2片，1日3次；中度癌症疼痛，一次2片，一日3次。

氨酚待因片（Ⅱ） 口服：成人，1次1片，1日3次，中度癌症疼痛必要时可由医生决定适当增加。

【制剂与规格】 氨酚待因片（Ⅰ）：每片含对乙酰氨基酚500mg，磷酸可待因8.4mg。

氨酚待因片（Ⅱ）：每片含对乙酰氨基酚300mg；磷酸可待因15mg。

第二节　抗风湿药物

抗风湿药物是风湿免疫疾病管理的基石，其通过抑制或调节免疫系统、抑制炎症，达到延缓疾病进展的目标。近几十年来风湿免疫疾病的药物研发领域有了飞跃性的进展，不断有令人振奋的新药问世。广义地讲，它们都属于改善病情抗风湿药物（DMARDs）。2016年欧洲抗风湿病联盟（EULAR）明确定义了DMARDs命名和分类的方法，在国际上得到了广泛的认可并沿用至今。

合成DMARDs（sDMARDs）包括传统合成DMARDs（csDMARDs）和靶向合成DMARDs（tsDMARDs）。前者通常是指用传统方法合成的药物，没有特异性的分子靶点。例如，来氟米特可以抑制线粒体内的二氢乳清酸脱氢酶，抑制淋巴细胞的嘧啶从头合成，同时也能够抑制酪氨酸激酶的活化，抑制NF-κB通路及其所调控的炎症因子的表达。这类药物我们将它分类为csDMARDs。而后者则是指基于特定作用机制而开发、能够特异性靶向某一分子的化学合成药物。例如，JAK-STAT通路介导了多种炎症因子的信号转导，因此在研发阶段就设计并合成一种靶向性抑制JAK1和JAK3活性的药物，用以抑制炎症，即JAK通路抑制剂。这类药物我们将它分类为tsDMARDs。生物DMARDs（bDMARDs），也称为生物制剂，是通过基因工程开发的大分子药物，通常也特异性靶向某条炎症通路中的关键分子，因此往往起效快、有效率高。相较于csDMARDs，生物制剂发生骨髓抑制、肝功能损害等不良反应的概率大大降低。近年来，越来越多的临床研究表明，联用csDMARDs不劣于生物制剂单药治疗，且生物制剂的成本收益比相对较高，因此csDMARDs仍然在风湿免疫疾病的治疗中占有重要的地位。本章我们重点讨论csDMARDs。

csDMARDs的作用机制各不相同，但都是通过干扰炎症级联反应中的关键通路来发挥抑炎作用的。一些csDMARDs的作用机制以抑制淋巴细胞的增殖和活化为主，因此也称为免疫抑制剂，包括甲氨蝶呤、来氟米特、环磷酰胺、硫唑嘌呤、吗替麦考酚酯等。这些药物在风湿免疫疾病的管理中仍占据十分重要的地位，如甲氨蝶呤，在国内外多部类风湿关节炎的指南中均被认为是治疗的锚定药物。而另一些csDMARDs虽不具有抑制免疫的作用，但也能够延缓病情进展，包括抗疟药、柳氮磺胺吡啶及某些植物药等。这类药物与免疫抑制剂具有一定的协同作用，当免疫抑制剂疗效欠佳时，可考虑与这类药物联用。

csDMARDs的起效时间较长，往往需要使用8～12周才能够判断该药物的疗效；人体清除这类药物的时间也往往较长，对于某些具有致畸作用的药物，患者需停药3～6个月以后才可考虑妊娠。因此，临床中使用这类药物时，应做好临床宣教，尽量提高患者的用药依从性。

csDMARDs在不良反应上具有一定相似性，主要包括骨髓抑制、肝肾毒性、感染风险升高、胃肠道不适、皮疹/过敏反应、性腺抑制或致畸作用等。但各药所特有的副作用也应引起重视，如甲氨蝶呤可能导致间质性肺病、叶酸缺乏和肝硬化；来氟米特可引起高血压、周围神经病变和体重减轻；柳氮磺胺吡啶可能会罕见地引起DRESS综合征。因此需定期监测患者的血常规、肝肾功能等，并及时调整用药。尤其是治疗早期，应更积极更频繁进行监测，早期安全性建立后仍需定期监测。在育龄期女性中使用具有性腺抑制或致畸作用的药物需十分谨慎，如病情需要必须使用，应充分告知患者选择适当的避孕措施。

在不同的风湿免疫性疾病的治疗中，csDMARDs的选择具有一定的倾向性。例如，在类风湿关节炎的治疗中，甲氨蝶呤是首选的锚定药物；狼疮性肾炎的诱导缓解多选用环磷酰胺或吗替麦考酚酯；而柳氮磺胺吡啶多用于炎症性肠病。如何选择一种合适的csDMARDs，或几种csDMARDs联用，应在国内外权威指南的指导下，针对患者的临床表现、血清学特征及药物耐受性等因素进行综合考量，制定个性化的治疗方案。

肾上腺糖皮质激素是治疗风湿性疾病的常用药物，

特别是弥漫性结缔组织病，已成为必不可少的药物。近十余年的临床研究中，证明其有明显抑制类风湿关节炎的炎症反应以及骨破坏的作用，在国际上普遍认为糖皮质激素可归类为改变类风湿关节炎病情的药物，因此在本章中把糖皮质激素归类为免疫抑制剂进行阐述。不同于 csDMARDs，糖皮质激素抑炎效果强大，且起效迅速，但其全身不良反应较多，因此使用时应注意个体化用药的原则，及时减撤，在发挥其作用的同时尽量减少不良反应。

一、改变病情抗风湿药

金 诺 芬
Auranofin

【适应证】 典型或肯定的活动性类风湿关节炎患者。服用一种或多种非甾体抗炎药效果不显著或无法耐受的，可接受金诺芬治疗。

【药理】 (1)药效学 起效较慢，通常在用药 3 个月以后见效，有迟至 5～6 个月者。金制剂对机体的免疫调节和炎症过程产生多方面的影响，可抑制淋巴细胞和 DNA 合成，抑制单核和中性粒细胞的趋化反应，抑制溶酶体酶释放，降低免疫球蛋白的产生，还可抑制一氧化氮和前列腺素 E 的产生。在治疗剂量范围内无明显量效关系。临床疗效存在个体差异。

(2)药动学 金诺芬口服后，所含金的 25% 被吸收，其中约 40% 与红细胞结合，60% 与血清蛋白结合。金吸收后广泛分布于单核-吞噬细胞系统的各组织和器官中，以骨髓和肝脏最多。金制剂易进入有炎症的关节腔内。金的血清清除半衰期为 17～25 天。金诺芬的主要清除途径是通过粪便(84%～92%)，而经过尿液的只占服用量的 9%～17%(约为吸收剂量的 60%)。组织中的金排泄缓慢，停药后，金仍可在体内滞留长达 1 年以上。长期服用恒量的金诺芬，血金浓度约在 12 周达峰值，并维持稳态。

【不良反应】 (1)胃肠道反应 最常见，主要表现有腹泻、稀便，偶伴有腹痛、恶心或其他胃肠道不适，通常较轻微短暂，无须停药，必要时可对症治疗。

(2)过敏反应 皮疹、瘙痒，一般不需停药，但严重的皮疹需停药。

(3)肾脏反应 暂时性蛋白尿或血尿、肾小球肾炎和肾病综合征。出现肾损害者应停药，通常都能恢复。

(4)血液系统反应 白细胞减少、血小板减少、紫癜、单纯红细胞发育不全、再生障碍性贫血等。应定期复查血常规。

(5)肝脏反应 可出现 ALT 和 AST 升高和黄疸等，一般停药后可恢复正常。

(6)其他反应 口腔炎、结膜炎亦偶见。乏力、眩晕、间质性肺炎、角膜/晶体金盐沉积等。

【禁忌证】 (1)对金有过敏反应者。

(2)坏死性小肠结肠炎。

(3)肺纤维化。

(4)剥脱性皮炎。

(5)骨髓再生障碍。

(6)进行性肾病。

(7)严重肝病和其他血液系统疾病患者。

(8)哺乳期妇女。

【注意事项】 (1)本品须在医师指导下服用。

(2)本品起效较慢，疗效判定需在服药后至少 3 个月。

(3)本品作用不强，现已较少单独用于治疗类风湿关节炎，必要时与另一改变病情的抗风湿药合用。

(4)本品在治疗前和疗程中宜定期(1～3 个月)监测血、尿常规及肝、肾功能。

【用法与用量】 口服 饭后服：初始剂量一日 3mg，1 次服，2 周后增至一日 6mg(分 2 次服)；如服用 6 个月后疗效不显著，剂量可增加至一日 9mg，分 3 次服用；一日 9mg 连服 3 个月效果仍不显著，应停止用药。病情稳定者维持量为每日 3～6mg。

【制剂与规格】 金诺芬片：3mg。

青 霉 胺 [药典(二); 国基; 医保(甲)]
Penicillamine

【适应证】 ①用于治疗重金属中毒、肝豆状核变性(Wilson 病)。②也用于其他药物治疗无效的严重活动性类风湿关节炎。

【药理】 (1)药效学 ① 络合作用：a. 重金属中毒，本品能络合铜、铁、汞、铅、砷等重金属，形成稳定和可溶性复合物由尿排出。其驱铅作用不及依地酸钙钠，驱汞作用不及二巯丙醇；但本品可口服，不良反应稍小，可供轻度重金属中毒或其他络合剂有禁忌时选用。b. Wilson 病，是一种常见染色体隐性遗传疾病，主要有大量铜沉积于肝和脑组织，引起豆状核变性和肝硬化，本品能与沉积在组织的铜结合形成可溶性复合物由尿排出。c. 胱氨酸尿及其结石，本品能与胱氨酸反应形成半胱氨酸-青霉胺二硫化物的混合物，从而降低尿中胱氨酸浓度；该混合物的溶解度要比胱氨酸大 50 倍，因此能预防胱氨酸结石的形成；长期服用 6～12 个月，可能使已形成的胱氨酸结石逐渐溶解。②抗类风湿关节炎：治疗类风湿关节炎的作用机制尚未明了。用药后发现有改善淋巴细胞功能，明显降低血清和关节囊液中的 IgM 类风湿因子和免疫复合物的水平，但对血清免疫球蛋白绝对值无明显降低。体外有抑制 T 细胞的活力，而对 B 细胞无影响。本品还能抑制新合成原胶原交叉连接，故也用于治疗皮肤和软组织胶原病。

（2）药动学　青霉胺口服吸收快（约 57%），服药后 45 分钟～2 小时达血浆高峰浓度，血浆中有少部分以结合形式存在。富含胶原的组织对本品有较大的亲和力，主要聚积在皮肤、肌腱、肝脏、肾脏。本品在体内代谢缓慢，有蓄积作用，血浆中青霉胺半衰期可长达 90 小时。大部分在肝脏代谢，代谢产物为二磷化物从尿和粪便中排出，少数以原型从尿中排出，24 小时排出 80% 的二硫化物。

【不良反应】　本品不良反应与给药剂量相关，发生率较高且较为严重，部分患者在用药 18 个月内因无法耐受而停药。最初的不良反应多为胃肠道功能紊乱、味觉减退、中等程度的血小板计数减少，但严重者不多见。长期大剂量服用，皮肤胶原和弹性蛋白受损，导致皮肤脆性增加，有时出现穿孔性组织瘤和皮肤松弛。大多数不良反应可在停药后自行缓解和消失。

（1）过敏反应　可出现全身瘙痒、皮疹、荨麻疹、发热、关节疼痛和淋巴结肿大等过敏反应。重者可发生狼疮样红斑和剥脱性皮炎。

（2）消化系统　可有恶心、呕吐、食欲减退、腹痛、腹泻、味觉减退、口腔溃疡、舌炎、牙龈炎及溃疡病复发等。少数患者出现肝功异常（氨基转移酶升高）。

（3）泌尿及生殖系统　部分患者出现蛋白尿，少数患者可出现肾病综合征。用药 6 个月后，有的患者出现严重的肾病综合征。肾脏损害 10%～20% 患者治疗数月后可出现蛋白尿。肾脏病理改变为膜性肾小球肾炎。停药后病变可恢复正常。应定期检查尿常规和肾功能。

（4）血液系统　可导致骨髓抑制，主要表现为血小板和白细胞减少、粒细胞缺乏，严重者可出现再生障碍性贫血。也可见嗜酸粒细胞增多、溶血性贫血。

（5）神经系统　可有眼睑下垂、斜视、动眼神经麻痹等。少数患者在用药初期可出现周围神经病变。长期服用可引起视神经炎。治疗肝豆状核变性时，易加重神经系统症状，可导致痉挛、肌肉挛缩、昏迷甚至死亡。

（6）代谢/内分泌系统　本品可与多种金属形成复合物，可能导致铜、铁、锌或其他微量元素的缺乏。

（7）呼吸系统　可能加重或诱发哮喘发作。

（8）其他　本品可使皮肤变脆和出血，并影响创口愈合。据报道，本品尚可导致狼疮样综合征、重症肌无力、Goodpasture 综合征、多发性肌炎、耳鸣。也可导致 IgA 检验值降低。

【禁忌证】　（1）哺乳期妇女。

（2）粒细胞缺乏症、再生障碍性贫血和肾功能不全者。

（3）对本品及青霉素类药过敏者禁用。

（4）红斑狼疮患者、重症肌无力患者及严重的皮肤病患者禁用。

【注意事项】　（1）65 岁以上老年人易出现骨髓抑制，应慎用。

（2）在服药初 6 个月内每 2 周检查 1 次血尿常规，以后每月 1 次；每 1～2 个月查肝、肾功能 1 次，以便早期发现中毒性肝病和胆汁潴留及肾脏损害。

（3）Wilson 病患者初次应用本品时应在服药当天留 24 小时尿测尿酮，以后每 3 个月如法测定 1 次。

（4）青霉胺片应每日连续服用，即使暂时停药数日，再次用药时亦可能发生过敏反应，因此又要从小剂量开始。长期服用青霉胺片应加用维生素 B_6 每日 25mg，以补偿所需要的增加量。

（5）出现味觉异常时（肝豆状变性患者除外），可用 4% 硫酸铜溶液 5～10 滴，加入果汁中口服，一日 2 次，有助于味觉恢复。

（6）Wilson 病服本品 1～3 个月才见效。类风湿关节炎服本品 2～3 个月奏效，若治疗 3～4 个月无效时，则应停服本品，改用其他药物治疗。

（7）儿童　①不良反应：过敏反应、消化道症状、血白细胞减少甚至骨髓抑制，是引起药物性红斑狼疮的主要药物之一。②应从小剂量（50mg/d）开始，逐渐增加剂量。

（8）老年人　65 岁以上老年人服用容易有造血系统毒性反应。

【药物相互作用】　（1）吡唑类药物可增加本品血液系统不良反应的发生率。

（2）本品可加重抗疟药、金制剂、免疫抑制剂、保泰松等对血液系统和肾脏的毒性。

（3）与铁剂同服，可使本品的吸收减少 2/3。

（4）含有氢氧化铝或氢氧化镁的抗酸药可减少本品的吸收，如本品必须与抗酸药合用时，两药服用时间最好间隔 2 小时。

（5）本品可拮抗维生素 B_6 的作用，长期服用本品者，维生素 B_6 需要量增加，可一日加服 25mg 维生素 B_6。

（6）与地高辛合用时，可明显降低地高辛的血药浓度。

【给药说明】 （1）长期服用本品可引起视神经炎，应加用维生素 B_6，每日 25mg，以补偿所需要的增加量。手术患者在创口未愈合时，每日剂量限制在 250mg，因不良反应与日服剂量相关，因此，出现不良反应要减少剂量或停药。有过敏反应、造血系统和肾功能损害应视为严重不良反应，必须停药。

（2）类风湿关节炎服用本品 3 个月开始起效，若治疗 3～4 个月无效时，则应停服本品，改用其他药物治疗。

（3）青霉胺的吸收受食物、抗酸剂和铁剂的影响，故宜饭后 1～2 小时后服用。

【用法与用量】 成人 常规剂量：口服，一般一日 1g（8 片），分 4 次口服。

（1）肝豆状核变性、类风湿关节炎 开始时一日 125～250mg，以后每 1～2 月增加 125～250mg，常用维持量为一次 250mg，一日 4 次，一日最大量一般每日不超过 1.5g。待症状改善，血铜及铜蓝蛋白达正常时，可减半量，一日 500～750mg 或间歇用药。治疗 3～4 个月仍无效时，应改用其他药物治疗。

（2）重金属中毒 一日 1～1.5g，分 3～4 次服用。5～7 日为一疗程；停药 3 日后，可开始下一疗程。根据体内毒物量的多少一般需 1～4 个疗程。

儿童 抗风湿：口服，一日 10mg/kg（总量<750mg），分 2～3 次。治疗肝豆状核变性：口服，一日 20～30mg/kg，分 3～4 次于饭前半小时服。

【制剂与规格】 青霉胺片：0.125g。

柳氮磺吡啶 [药典(二)；国基；医保(甲)]

Sulfasalazine

【适应证】 类风湿关节炎、幼年型类风湿关节炎、强直性脊柱炎和银屑病关节炎。也用于溃疡性结肠炎、克罗恩病，关于后一部分适应证详见相关章节。

【药理】 （1）药效学 ①抗菌作用：本品在肠道内被该处细菌分解为磺胺吡啶和 5-氨基水杨酸。磺胺吡啶是一种磺胺类的抗菌药，有抑制大肠埃希菌和梭状芽孢杆菌等抗菌的作用。有证据表明某些肠道细菌感染在强直性脊柱炎和 Reiter 综合征的致病过程中起一定作用，研究发现这类患者的肠道肺炎克雷伯杆菌数量及其血清中抗体量均明显增高。服用本品后这些细菌的数量减少，是其发挥作用的途径之一。②免疫调节作用：本品可抑制类风湿因子的合成及淋巴细胞的有丝分裂。服用本品 12 周后 IgM 及 IgG 类风湿因子滴度可下降。③抗炎

作用：服用本品后结肠及血清中前列腺素水平下降，可能与 5-氨基水杨酸抑制环氧酶，使花生四烯酸转化为前列腺素减少有关。抑制血栓素合成酶和脂氧酶从而抑制中性粒细胞的趋化性和溶蛋白酶的活性，清除氧自由基。

（2）药动学 口服后小部分在胃肠道吸收，经肠-肝循环随胆汁排入胆管后重新进入肠道，大部分未被吸收的本品被回肠末段和结肠的细菌分解为 5-氨基水杨酸与磺胺吡啶，残留部分自粪便排出。5-氨基水杨酸几乎不被吸收，大部分以原型自粪便排出，小部分被吸收入血，经尿排出，尿中可测得其 N-乙酰衍生物。本品吸收后有小部分以原型从尿中排出。服药 4～5 天后达恒定的血药浓度。药品毒性与其血清药品及代谢产物的浓度有关，浓度超过 50μg/ml 时有毒性，应减少剂量。本品及其代谢产物也可出现于母乳中。

【不良反应】 不良反应常见于用药后的 2～3 个月内。常见的不良反应主要累及消化、血液、中枢神经系统和皮肤，降低剂量可减少不良反应的发生。

（1）消化系统 恶心、呕吐、食欲缺乏、腹痛、上腹不适、黄疸、一过性肝酶升高。常在用药的第 1 个月内发生，从低剂量开始，逐渐加量可减少此类不良反应。偶有患者发生艰难梭菌肠炎，此时需停药。罕见的有胰腺炎、中毒性肝炎、高胆红素血症、新生儿胆红素脑病。

（2）粒细胞减少、血小板减少等可出现于用药的任何时刻，但常见于用药的前 6 个月，在治疗的头 3 个月可 2～4 周复查一次血常规，以后可减少复查次数。患者可表现为咽痛、发热、苍白和出血倾向。溶血性贫血及血红蛋白尿。缺乏葡萄糖-6-磷酸脱氢酶患者使用后易发生，在新生儿和小儿中较成人为多见。本品对血液系统的抑制作用较轻，在大多数情况下，经减少剂量或暂时停药常可很快恢复。

（3）药物过敏较常见，可引起发热和非特异性皮疹，严重者可发生渗出性多形红斑、剥脱性皮炎和大疱表皮松解萎缩性皮炎等；也有表现为光敏反应、药物热、关节及肌肉疼痛、发热等血清病样反应。

（4）中枢神经系统 可有头晕、头痛、耳鸣，偶可发生精神错乱、定向力障碍、幻觉、欣快感或抑郁感。一旦出现均需立即停药。

（5）肾脏损害 可发生结晶尿、血尿、管型尿。偶有发生间质性肾炎或肾管坏死的严重不良反应。

（6）对男性生殖功能影响 本品对男性生殖腺的抑制作用已经得到肯定，表现为精子数目减少、运动和形

态异常，一般停药后可恢复。

（7）偶有甲状腺肿大及功能减退。

（8）血清磺胺吡啶及其代谢产物的浓度（20～40μg/ml）与毒性有关。浓度超过 50μg/ml 时具毒性，故应减少剂量，避免毒性反应。

【禁忌证】　（1）对磺胺及水杨酸盐过敏者。

（2）哺乳期妇女。

（3）2 岁以下儿童禁用，因可导致胆红素脑病。

（4）拟生育的男性患者。

【注意事项】　（1）交叉过敏　对磺胺类药过敏患者对本品也会过敏。对呋塞米、砜类、噻嗪类利尿药、磺脲类、碳酸酐酶抑制药、水杨酸类过敏者慎用。

（2）服药期间宜多饮水，必要时可碱化尿液，以防尿液结晶的发生。

（3）通过胎盘，替代胎儿血浆中与蛋白结合的胆红素，但临床上明显的新生儿高胆红素血症与胆红素脑病并不多见，原因是母体肝脏有结合胆红素的能力。

（4）可分泌入乳汁，但其量仅 1%左右。对葡萄糖-6-磷酸脱氢酶缺乏的新生儿可能引起溶血性贫血。

（5）下列情况应慎用　①血小板、粒细胞减少；②肠道或尿路阻塞；③葡萄糖-6-磷酸脱氢酶缺乏；④血紫质病；⑤肝肾功能损害等。

（6）治疗过程中应注意　①治疗前做全血检查，以后每月复查一次；②尿液检查，观察有无磺胺结晶，长期服用可出现尿路结石。③直肠镜与乙状结肠镜检查，观察用药效果及调整剂量。④肝、肾功能检查。

（7）缺乏葡萄糖-6-磷酸脱氢酶，血卟啉症，血小板、粒细胞减少，血紫质症，肠道或尿路阻塞患者应慎用。

（8）儿童　不良反应：一类是与剂量有关，如恶心、头痛、呕吐、乏力、溶血性贫血、血红蛋白尿等。另一类为变态反应性，包括皮疹、再生障碍性贫血、自身免疫性溶血等。

【药物相互作用】　（1）与尿碱化药合用时，可增加磺胺在尿液中的溶解度，促使其排出。

（2）与抗凝药、苯妥英钠、口服降糖药、硫喷妥钠、甲氨蝶呤等合用时，作用延长，毒性增加，要注意调整用量。

（3）与洋地黄苷类或叶酸合用时，后者的吸收减少，血药浓度降低，因此须随时观察洋地黄苷类的作用与疗效。

（4）与保泰松合用时，本品可取代其血浆蛋白结合部位，增强保泰松的作用。

（5）与丙磺舒合用，会降低肾小管磺胺排泌量，致血中磺胺浓度上升，作用延长，容易中毒。

（6）与新霉素合用，新霉素抑制肠道菌群，影响本品在肠内分解，使作用降低。

（7）对氨基苯甲酸可代替磺胺被细菌摄取，对磺胺药的抑菌作用发生拮抗，因而两者不宜合用。

（8）避孕药（雌激素类），长时间与磺胺药合用可导致避孕的可靠性减少，并增加经期外出血的机会。

（9）溶栓药物与磺胺药合用时，可能增大其潜在的毒性作用。

（10）光敏药物与磺胺药合用可能发生光敏的相加作用。

（11）乌洛托品在酸性尿中可分解产生甲醛，后者可与磺胺形成不溶性沉淀物。使发生结晶尿的危险性增加，因此不宜两药合用。

（12）磺吡酮（sulfinpyrazone）与磺胺类药物同用时可减少后者自肾小管的分泌，其血药浓度升高且持久，从而产生毒性，因此在应用磺吡酮期间或在应用其治疗后可能需要调整磺胺药的剂量。当磺吡酮疗程较长时，对磺胺药的血药浓度宜进行监测，有助于剂量的调整，保证安全用药。

（13）接受磺胺药治疗者对维生素 K 的需要量增加。

【给药说明】　（1）遇有胃肠道刺激症状，除强调餐后服药外，也可分成小量多次服用，使症状减轻。

（2）根据患者对本品的反应与耐药性，调整剂量。

（3）肾功能不全患者要减量。

（4）当每天用量达到或超过 4g，或血清药浓度超过 50μg/ml，不良反应或毒性反应明显增多。

【用法与用量】　口服　成人，常用量：初剂量为一日 2～3g，分 3～4 次口服，无明显不适量，可渐增至一日 4～6g，待症状缓解后逐渐减量至维持量，一日 1.5～2g。

儿童　初始剂量为一日 40～60mg/kg，分 3～6 次口服，病情缓解后改为维持量一日 30mg/kg，分 3～4 次口服。2 岁以上服用。

【制剂与规格】　柳氮磺吡啶肠溶片：0.25g。

柳氮磺吡啶肠溶胶囊：0.25g。

柳氮磺吡啶栓：0.5g。

磷 酸 氯 喹 [药典（二）；国基；医保（甲）]
Chloroquine Phosphate

【适应证】　用于治疗对氯喹敏感的恶性疟、间日疟及三日疟。并可以用于疟疾症状的抑制性预防。也可用于治疗肠外阿米巴病、结缔组织病、光敏感性疾病（如日晒红斑）等。

【药理】 （1）药效学 ①免疫调节作用：体内细胞对抗原的加工需要酸性环境，而本品呈弱碱性，进入溶酶体等细胞器后使之 pH 值升高，干扰酶的活性，从而阻止抗原的加工，使组织相容抗原的结合不易被自身抗原所替代，阻断自身抗体的生成。类风湿因子的生成减少可能与此有关。两者对巨噬细胞分泌的细胞因子如 IL-1、IL-2 和 TNF-α 有明显抑制作用，对 Th 细胞分泌的细胞因子如 IL-2、IL-4、IL-5 有一定抑制作用。能减少 IL-1、IL-6、TNF-α 和 TNF-γ 的生成。与 DNA 交联，防止 DNA 与抗DNA 抗体结合。更重要的是氯喹能持续不断地消耗细胞表面的受体，使细胞表面的膜受体减少约一半，使细胞对有丝分裂原刺激的反应下降。②抗炎作用：胞质 pH 的升高可稳定溶酶体膜，抑制包括磷脂酶 A_2 在内的许多酶的活性，减少前列腺素、白三烯的生成。氯喹是前列腺素强有力的抑制剂。本品能抑制 IL-1 诱导的软骨降解。氯喹在体外还能抑制血管的新生而发挥抗炎作用。③局部应用氯喹能阻止紫外线引起的皮肤红斑，能减轻紫外线引起的皮肤损害。④降血脂作用和抗血小板聚集作用：动物实验显示氯喹能降低血清胆汁酸和胆固醇水平 10%～20%。本品在血小板内积聚可抑制血小板聚集和黏附。

（2）药动学 氯喹口服吸收迅速且完全，服药后 1～2 小时达到血药浓度峰值。约 55% 的药物在血中与血浆蛋白结合，但与组织蛋白结合度更高，在肝、脾、肾、肺中的浓度远高于血浆浓度达 200～700 倍，也较多分布于含黑色素的细胞中（如眼和皮肤的细胞中）。本品血药浓度维持较久，$t_{1/2\alpha}$ 为 2.5～10 日，$t_{1/2\beta}$ 为 20～60 日。大部分药在肝脏代谢为具有活性的去乙基氯喹。部分代谢物及小部分（10%～50%）氯喹以原型经肾排泄，其排泄速度可因尿液酸化而加快，碱化而降低。约 10% 随粪便排泄。氯喹可通过胎盘屏障，并在乳汁中有少量分泌。

【不良反应】 （1）眼 ①睫状体调节障碍，伴视物模糊。该反应与剂量有关，停药后可逆转。②角膜一过性水肿、点状至线状混浊、敏感度减小。表现为视物模糊，在光线周围出现光晕、畏光。③视网膜可出现黄斑水肿、萎缩、异常色素沉着（"牛眼"征）、中心凹反射消失等，还可出现视神经乳头苍白和萎缩，视网膜小动脉变细等。常见症状：阅读及视物困难，远距离视物模糊，中心或周围视野有区域消失或变黑、闪光及划线。④视野缺损表现为中心旁盲点、中心盲点伴视敏度下降、罕见视野狭窄。视网膜病变即使停药后仍会进展。但早期视网膜病变如黄斑色素沉着等停药后可缓解或完全消失。

（2）中枢神经系统 情绪改变、兴奋、神经过敏、精神病、头痛、头昏、耳鸣、神经性耳聋、眩晕、共济失调等。

（3）胃肠道反应 恶心、呕吐、食欲缺乏、腹泻、腹痛。

（4）神经肌肉反应 骨骼肌软弱、深肌腱反射减弱或消失、眼外肌麻痹等。

（5）皮肤 皮疹、皮肤黏膜色素沉着、脱发、瘙痒等。

（6）血液系统 再生障碍性贫血、白细胞减少、血小板减少。

（7）氯喹还可损害听力，妊娠妇女大量服用可造成小儿先天性耳聋、智力迟钝、脑积水、四肢缺陷等。

（8）氯喹偶可引起窦房结的抑制，导致心律失常、休克，严重时可发生阿-斯综合征，而导致死亡。

【禁忌证】 以下情况禁用该类药品：（1）曾有 γ-氨基喹啉化合物引起视网膜或视野异常者。

（2）已知对 γ-氨基喹啉化合物过敏者。

（3）哺乳期妇女。

（4）肝、肾功能不全，心脏病患者禁用。

【注意事项】 （1）重型多形性红斑、血卟啉病、银屑病及精神病患者慎用。

（2）长期大剂量治疗可出现不可逆视网膜损伤。如出现视敏度、视野或视网膜黄斑区任何异常或出现视觉症状，应停药。

（3）用药前及用药后每 3 个月后应行眼科检查，包括：视敏度、输出裂隙灯、检眼镜及视野检查。

（4）长期用药的患者应定期检查膝和踝反射，如出现肌软弱应停药。

（5）肝病患者或与有肝脏损害的药品合用时应慎重。

（6）应定期做血常规检查，出现严重异常应停药。

（7）服药过量或过敏而出现严重中毒症状时，建议给予氯化氨口服。

（8）对有肾功能损伤或代谢性酸中毒的患者应慎用。

（9）氯喹注射剂不宜作肌内注射，尤其在儿童易引起心肌抑制。禁止作静脉推注。

【药物相互作用】 （1）本品与保泰松同用，易引起过敏性皮炎。

（2）与氯丙嗪等合用，易加重肝脏负担。

（3）本品对神经肌肉接头有直接抑制作用，链霉素可加重此不良反应。

（4）洋地黄化后应用本品易引起心脏传导阻滞。

(5) 本品与肝素或青霉胺合用，可增加出血机会。

(6) 本品与伯氨喹合用可根治间日疟。

(7) 与氯化铵合用，可加速排泄而降低血中浓度。

(8) 与单胺氧化酶抑制剂合用可增加毒性。

(9) 与曲安西龙合用易致剥脱性红皮病。

(10) 与氯喹同类物(阿莫地喹、羟基氯喹等)同用时，可使氯喹血中浓度提高。

【用法与用量】 口服 磷酸氯喹成人用于治疗红斑狼疮或类风湿关节炎，开始一次口服 0.25g，一日 1～2 次，经 2～3 周后改为一日 1 次，一般用药 2 个月左右起效，长期维持。

【制剂与规格】 磷酸氯喹片：(1)75mg；(2)250mg。

磷酸氯喹注射液：5ml:322mg。

雷 公 藤
Tripterygium Wilfordii Hook

【适应证】 祛风解毒、除湿消肿、舒筋通络。有抗炎及抑制细胞免疫和体液免疫等作用。用于风湿热瘀，毒邪阻滞所致的类风湿关节炎，肾病综合征，白塞三联症，麻风反应，自身免疫性肝炎等。

【药理】 (1)药效学 本品为卫矛科雷公藤属木质藤本植物，其制剂包括雷公藤多苷、雷公藤甲素及各种浸膏、酊剂和冲剂等。中医文献记载雷公藤具有杀虫、消炎、解毒、祛风湿之功效。现代研究证明雷公藤具有较强的抗炎和免疫抑制作用。在抗炎作用方面，它能拮抗和抑制炎症介质的释放、实验性炎症及关节炎的反应程度。在抑制免疫作用方面，它能抑制体液免疫和细胞免疫反应。国内 20 世纪 80 年代开始用于自身免疫性疾病的治疗，对类风湿关节炎有一定治疗效果，可改善临床症状。研究还发现雷公藤具有抗移植物排斥反应和抑制性细胞(精子和卵子)的作用。

(2)药动学 目前临床上应用的各种剂型的雷公藤都是复合物，即含有多种成分，尚没有人体内药代动力学报告。动物实验表明雷公藤甲素口服后以小肠吸收为主，吸收后主要分布于血流量较大的器官，如肝、脾、肺、心和脑。未吸收的药物以原型从粪便中排出，吸收部分以原型或代谢产物形式通过肾脏排出，少部分雷公藤甲素通过胆汁排泄。雷公藤甲素口服给药，小鼠的吸收峰为 40 分钟，大鼠为 1 小时，体内代谢缓慢，半衰期分别为 58.6 小时和 59.9 小时。

【不良反应】 (1)生殖系统 雷公藤对于生殖系统有明显的影响，不仅影响女性卵巢功能，也影响男性睾丸精子的发育。育龄妇女一般服药 2～3 个月后出现月经紊乱，服药半年后至少一半出现闭经，停药后约 70% 的患者月经恢复正常。年过 40 岁者或者年轻女性服药 3 年以上者可以发生永久性闭经，且可伴性欲减退。男性患者服常规剂量 1 个月后可使精子数目明显减少、活动力下降甚至完全消失，一般在停药 2～3 个月后可逐渐恢复。

(2)消化系统 可引起恶心、呕吐、腹痛、腹泻、食欲缺乏等症状，偶可引起消化道出血。停药后大多数症状可自行缓解。可引起 ALT 和 AST 升高，严重者可出现急性中毒性肝损伤，一般为可逆性。

(3)皮肤、黏膜 发生皮肤、黏膜反应者较多见。可出现皮肤变薄、色素沉着、皮疹、口腔溃疡、痤疮、指甲变软等。

(4)血液系统 有骨髓抑制作用，可引起白细胞及血小板减少，但较少见。严重者可发生粒细胞缺乏、贫血和再生障碍性贫血。

(5)其他 ①偶可引起心悸、胸闷、气短和心律失常，血压升高或下降、心电图异常。②可出现肾肌酐清除率下降，一般停药后可恢复，也有严重者发生急性肾功能衰竭。③少部分患者可出现头晕、头痛、耳鸣、脱发、口干、乏力、失眠等症状。停药后这些不良反应多可逐渐消失，但对生殖系统的影响如月经失调、闭经及精子减少等有可能较难恢复，因此，育龄患者应慎用。

【禁忌证】 (1)对本品过敏者。

(2)妊娠期妇女及哺乳期妇女。

(3)严重心血管病，肝、肾和造血系统病变和功能障碍者。

(4)胃、十二指肠溃疡活动期及严重心律失常者禁用。

【注意事项】 (1)儿童、未婚女性和希望生育的青年男女应慎用。

(2)用药过程中应定期检查血常规、尿常规、心电图和肝肾功能，必要时停药。

(3)老年患者适当减量。

(4)急性中毒及解救 过量中毒时可出现心源性休克，危及生命。急性中毒者以尽早洗胃，同时输液，维持血压，促进排出，并进行相应急救措施，如纠正心律失常或昏迷等。

(5)儿童 对青春期儿童要特别注意性腺损伤。

【药物相互作用】 与糖皮质激素合用可增强疗效，使激素用量降低，也可减少本品所致白细胞降低等不良反应。

【给药说明】 (1)向患者说明本品可影响性器官功能。

(2)性腺受抑与服药剂量及疗程相关，不宜长期服用。

(3)首剂宜足量，病情控制后应减量，间歇治疗或停药。用药可以骤停，无反跳现象。复发后再用仍有效。

(4)出现各种严重不良反应或不能耐受者应该停药。

【用法与用量】 (1)成人 口服：雷公藤多苷片，一日按体重 1～1.5mg/kg，分次饭后服用。一般为一次 20mg，一日 2 次，或一次 20mg，一日 3 次。必要时在医生密切观察下可短期按体重 1.8～2.0mg/kg 应用。病情控制后可减量或采用间歇疗法，疗程根据病种及病情而定。

(2)儿童 口服：一日按体重 1mg/kg，分 2～3 次服。一日最大量为 60mg，儿童用药 3 个月为一个疗程，一年一般只用一个疗程。

【制剂与规格】 雷公藤多苷片：10mg。

白 芍 总 苷 [医保(乙)]
Total Glucosides of White Paeony

【适应证】 (1)CDE 适应证 类风湿关节炎。

(2)超说明书适应证 原发性干燥综合征；关节病型银屑病；皮肤型红斑狼疮。

【药理】 (1)药效学 具有抗炎、免疫调节、镇痛和保护肝脏作用。本品为抗炎免疫调节药，对多种炎症性病理模型如大鼠佐剂性关节炎、角叉菜胶诱导的大鼠足爪肿胀和环磷酰胺诱导的细胞和体液免疫增高或降低模型等具有明显的抗炎和免疫调节作用。临床药理研究表明，本品能改善类风湿关节炎患者的病情，减轻患者的症状和体征，并能调节患者的免疫功能。

(2)药动学 白芍总苷经胃肠吸收后，主要以原型从肾脏排泄，经粪便和胆汁排泄较少。动物实验显示：其中的芍药苷(PF)静脉注射给药后，大鼠血药浓度-时间曲线呈二室开放模型，分布相 $t_{1/2\alpha}$ 为(2.6±0.9)分钟，消除相 $t_{1/2\beta}$ 为(27.4±14.4)分钟；兔体内的血药浓度-时间曲线也呈二室开放模型，分布相 $t_{1/2\alpha}$ 为(5.9±2.7)分钟，消除相 $t_{1/2\beta}$ 为(66.0±27.6)分钟。在狗体内的表观分布容积为(539±104)ml/kg，表明芍药苷在体内分布迅速、广泛，且消除也较快。本品静脉给药后迅速以原型出现在尿中。

【不良反应】 本品不良反应轻微，以消化道反应为主，主要表现为大便性状改变，如大便变软或稀，大便次数增多，多属轻度，无需处理。其他少见不良反应有腹胀、食欲缺乏、腹痛、恶心、头昏等，停药后即可恢复。

【禁忌证】 对白芍及其相关成分过敏者禁用。

【注意事项】 (1)妊娠期妇女动物生殖毒性试验研究发现，白芍总苷在高达 2160mg 剂量时，仍无致畸作用。对人体的影响尚不明确。

(2)哺乳期妇女不详。

(3)缺少与其他抗炎药或免疫抑制药联合用药的研究资料，因而最好不要与这些药物联合使用。

【药物相互作用】 白芍总苷可拮抗环磷酰胺对小鼠外周血 T 淋巴细胞的抑制作用，使其恢复正常水平。可以促进非特异性 Th 细胞的诱导，明显拮抗环孢素的抑制作用，还可促进非特异性 Ts 细胞的诱导，拮抗左旋咪唑的抑制作用。

【给药说明】 (1)应饭后用水冲服。

(2)少数患者服药初期可能出现大便性状改变，可小剂量开始，一日 2 次，一次 0.3g，一周后加到常规量。

【用法与用量】 (1)成人 口服：一次 0.6g，一日 2～3 次。建议在开始的 3 个月内一日 3 次，一次 0.6g；起效后改为一日 2 次，一次 0.6g。

(2)儿童 口服：推荐用量为一日 15～50mg/kg，分 2～3 次服用。

【制剂与规格】 白芍总苷胶囊：0.3g(含芍药苷不少于 104mg)。

双 醋 瑞 因
Diacerein

【适应证】 用于治疗退行性关节疾病(骨关节炎及相关疾病)。

【药理】 (1)药效学 本品为致骨关节炎的白介素-1(IL-1)的抑制药。经细胞实验及动物实验证实：①本品可诱导软骨生成，具有止痛、抗炎及退热作用；②不抑制前列腺素合成；③对骨关节炎有延缓疾病进程的作用。

(2)药动学 在动物和人体内，口服本品在进入体循环前经脱乙酰基作用生成活性代谢产物大黄酸。健康成人单次口服给药达峰时间约为 2.4 小时，血浆蛋白结合率大于 99%，血药半衰期约为 4.2 小时，生物利用度为 35%～56%。代谢产物大黄酸主要经肾脏排泄，小部分也经胆汁排泄。

【不良反应】 轻度腹泻是本品最常见的不良反应，发生率约 7%，一般会在治疗后的最初几天内出现，多数情况下会随着继续治疗而自行消失。上腹疼痛的发生率为 3%～5%，恶心或呕吐的发生率少于 1%。服用本品偶尔会导致尿液颜色变黄，这是本品的特性，无临床意义。

【禁忌证】 对本品过敏或有蒽醌衍生物过敏史的患者禁用。

【注意事项】 (1)对曾出现过肠道不适(尤其是过敏性结肠炎)的患者,必须考虑使用本品的益处及相对风险后再决定是否使用。

(2)肾功能不全会影响本品的药动学,因此建议在这种情况下(肌肝清除率<30ml/min)减小剂量。

(3)饭后服用本品可以提高它的吸收率约24%;另一方面,严重的营养不良会降低本品的生物利用度。

(4)不良反应(例如加速肠道转运)的发生率与未吸收的本品的量直接相关,在禁食或摄入食物很少时,服用本品会增加不良反应的发生率。

(5)泻药不应与本品共同服用。

【药物相互作用】 (1)在服用改善肠道转运和(或)肠道内容物性质的药物时,禁服本品。

(2)为提高本品的生物利用度应避免同时服用含有氢氧化铝和(或)氢氧化镁的药物。

(3)服用本品后会增加使用抗生素治疗和(或)化学疗法的患者患小肠结肠炎的可能性,因为抗生素和化学疗法会影响肠道的菌群。

【给药说明】 (1)由于本品起效慢(于治疗后2~4周显效)以及良好的胃肠道耐受性,建议在给药的开始2~4周可与其他止痛药或非甾体类抗炎镇痛药联合应用。

(2)医生应根据疗效来决定治疗时间,但疗程不应短于3个月。

(3)临床试验中,患者曾连续服用本品2年而无任何安全问题。若治疗中需要合用其他药物进行长期治疗,应每6个月进行一次包括肝脏生化酶在内的全面血液及尿液化验。

【用法与用量】 口服长期治疗(不短于3个月):一日1~2次,一次50mg,餐后服用。由于服用本品的首2周可能引起轻度腹泻,因此建议在治疗的首4周每日50mg,晚餐后口服。患者对药物适应后,剂量便应增加至一次50mg,一日2次,餐后口服。

【制剂与规格】 双醋瑞因胶囊:50mg。

玻 璃 酸 钠
Sodium Hyaluronate

【适应证】 变形性膝关节病和肩关节周围炎。本品滴眼液用于:①干眼症。②干燥综合征、史-约综合征、干眼综合征等内因性疾病及外因所致的角结膜上皮损伤。

【药理】 (1)药效学 本品是广泛存在于人体内的具有生理活性物质,是关节滑液的主要成分,是软骨基质的成分之一。本品无抗原性,不引起炎症反应。关节腔内注入高分子量、高浓度、高黏弹性的本品,能明显改善滑液组织的炎症反应,提高滑液中玻璃酸钠含量,增强关节液的黏稠性和润滑功能,重新形成自然屏障,防止软骨基质进一步破坏消失,保护关节软骨,促进其愈合与再生。改善病理状态下滑膜的生物学功能,减轻或消除关节摩擦及疼痛。本品对轻中度的关节骨关节炎具有良好的疗效。经眼给药时本品可与纤维连接蛋白结合,通过该作用促进上皮细胞的连接和伸展。由于其分子内可保有众多的水分子,因而具有优异的保水性。本品亦可促进角膜创伤愈合,促进角膜上皮细胞层的伸展。

(2)药动学 本品在消化道很快降解,因此不能口服。本品注射液注入动物的关节腔内24小时,即进入滑膜、软骨表面和相邻的部分肌肉组织以及肌间空隙,在滑液、半月板及软骨表面的浓度达到峰值,其半衰期为12~24小时,玻璃酸钠的半衰期高分子量长于低分子量。关节腔内玻璃酸钠逐步从关节腔经滑膜层进入软骨,并在局部降解和吸收。无论是单次给药还是多次给药,玻璃酸钠在体内的清除速率是相同的。本品注入关节腔9天后,可发现极少量的代谢产物从尿中排出,绝大多数参加呼吸氧化产生二氧化碳而代谢。单次经眼给予家兔正常角膜 ^{14}C 标记的本品0.1%滴眼液50μl,仅在外眼部可检测到放射性,尤其是在球结膜处浓度较高(至给药后8小时仍可测出),而在角膜处浓度较低(仅在给药后30分钟内可测出)。单次经眼给予家兔上皮剥离的角膜 ^{14}C 标记的本品0.1%滴眼液50μl,1小时后在角膜和房水处可检测出较高的放射性。

健康成年男子单眼以第1日0.1%、第2日0.5%的本品滴眼液滴眼,一次1滴,一日5次;第3日开始使用本品0.5%的滴眼液滴眼,一日13次,连续7日。在开始滴眼前、第3日、第9日(最终滴眼日)及第10日分别测定了本品的血药浓度,结果表明各期的测定值均在定量检测限(10μg/ml)以下,与滴眼前相同。

【不良反应】 (1)过敏反应 罕见有皮疹、荨麻疹、瘙痒等症状发生,一旦发生了这些症状,应停止治疗并采取适当的措施。

(2)注射的关节部位偶有注射后一过性的疼痛,一般2~3天内可自行消失,若症状持续不退,应停止用药,进行必要的处理。罕有水肿、发热以及压迫症状。

(3)经眼给药后可见眼刺激感、异物感、分泌物、眼部疼痛、眼睑瘙痒感、眼睑炎、眼睑皮肤炎、结膜炎、结膜充血、角膜障碍(包括弥漫性表层角膜炎)、多泪、烧灼感、视物模糊。

【禁忌证】 (1)对玻璃酸钠或类似药物过敏者禁用。

(2) 腿部静脉和淋巴回流障碍患者,膝关节感染或炎症的患者禁用。

【注意事项】(1) 肝功能障碍者或有肝脏病史者慎用。

(2) 本品与苯扎氯铵等季铵盐及氯己定(洗必泰)可形成沉淀物。

(3) 负重关节注射后前 2 天宜控制活动,以免药物渗出关节囊,引起局部肿痛。即使注射后出现明显肿痛现象,症状控制后玻璃酸钠仍存在疗效。

(4) 注射前宜拍 X 线片以协助诊断,以抽取关节液为鉴别诊断方法。

(5) 勿将药物注入滑膜和韧带内,以防增加疼痛,勿过深刺入以免损伤关节软骨。不得将药物注射到血管中。

(6) 注射后嘱患者屈伸膝关节十余次,使药物充分涂布于软骨和滑膜表面然后走动,嘱患者当日避免过劳。

(7) 各关节腔内注药几乎没有阻力,如遇阻力可能未穿入关节腔,要仔细检查,再行穿刺。

(8) 注射过程应该严格按照无菌操作进行。

(9) 如果出现了关节液滞留现象,必要时可抽出多余的关节液。

(10) 尚未确立妊娠期妇女用药的安全性,故妊娠期妇女或可能妊娠的妇女应慎重使用,本品使用期间应避免哺乳。

【给药说明】(1) 对于重度骨关节炎患者,建议待炎症消除以后,再给予玻璃酸钠注射液治疗。

(2) 用药一疗程后如果症状没有得到改善,则停用。

(3) 由于玻璃酸钠注射液非常黏,建议使用 18~20G 针头。

(4) 注射器内的药物只能一次使用,剩余药物不可再用。

【用法与用量】 关节腔内注射 成人:一次 20~25mg,一周 1 次,小关节酌减,一般 4~6 周为一疗程。

【制剂与规格】 玻璃酸钠注射液:(1) 0.5ml:5mg;(2) 0.55ml:5.5mg ;(3) 2ml:20mg ;(4) 2.5ml:25mg ;(5) 3ml:30mg。

玻璃酸钠滴眼液:(1) 0.1%;(2) 0.3%。

硫酸氨基葡萄糖 [医保(乙)]
Glucosamine Sulfate

【适应证】 原发性及继发性骨关节炎。

【药理】(1) 药效学 骨关节炎是关节软骨蛋白多糖生物合成异常而呈现退行性变的结果。氨基葡萄糖是一种天然的氨基单糖,是蛋白多糖合成的前体物质,可以刺激软骨细胞产生有正常多聚体结构的蛋白多糖,提高

软骨细胞的修复能力,抑制损伤软骨的酶如胶原酶和磷脂酶 A_2,并可防止损伤细胞的超氧化自由基的产生,可以促进软骨基质的修复和重建,从而可延缓骨关节疼痛的病理过程和疾病的进程,改善关节活动,缓解疼痛。

(2) 药动学 本品为稳定的化合物。口服后 90% 被吸收,但由于肝脏的首过效应,其绝对生物利用度为 25%,通过生物屏障迅速弥散到血液,并分布到组织和器官,尤其对关节软骨有亲和性,可弥散到关节软骨基质,达到软骨细胞。本品的血浆蛋白结合率低于 10%。口服后 4 小时血浓度达峰值。$t_{1/2}$ 为 18 小时。70% 以上的氨基葡萄糖经肝脏代谢为较小的分子,最终成二氧化碳、水和尿素。口服量的 10% 从尿排泄,只有 11% 的药物以原型从粪便排出,其余大部分以二氧化碳形式从呼气排出。

【不良反应】 极少数病例有轻微而短暂的胃肠道不适,如恶心和便秘。偶见轻度嗜睡。偶有过敏反应,可出现皮疹。

【禁忌证】 对本品过敏者禁用。

【注意事项】(1) 妊娠期妇女和哺乳期妇女用药在动物实验中,未观察到本品对生殖功能和哺乳的不良影响。由于缺乏在人体的研究,妊娠期妇女和哺乳期妇女应在权衡利弊后使用本品。怀孕头 3 个月内应避免使用。

(2) 肝、肾功能不全者慎用。

【给药说明】(1) 最好在进餐时服药。

(2) 一般 4~12 周为一疗程,或根据需要延长。每年可重复治疗 2~3 个疗程。

【用法与用量】 口服 成人:硫酸氨基葡萄糖胶囊,一次 0.25~0.5g,一日 3 次。

【制剂与规格】 硫酸氨基葡萄糖片:0.25g。

硫酸氨基葡萄糖胶囊:0.25g。

硫酸羟氯喹 [国基;医保(乙)]
Hydroxychloroquine Sulfate

【适应证】 用于治疗类风湿关节炎,盘状和系统性红斑狼疮,青少年慢性关节炎,由阳光引发或加剧的皮肤病变。

【药理】(1) 药效学 ① 免疫调节作用:体内细胞对抗原的加工需要酸性环境,而本品呈弱碱性,进入溶酶体等细胞器后使之 pH 值升高,干扰酶的活性,从而阻止抗原的加工,使组织相容抗原的结合不易被自身抗原所替代,阻断自身抗体的生成。类风湿因子的生成减少可能与此有关。两者对巨噬细胞分泌的细胞因子如 IL-1、IL-2 和 TNF-α 有明显抑制作用,对 Th 细胞分泌的细胞因子如 IL-2、IL-4、IL-5 有一定抑制作用。能减少 IL-1、IL-6、

TNF-α 和 TNF-γ 的生成。与 DNA 交联，防止 DNA 与抗 DNA 抗体结合。更重要的是氯喹能持续不断地消耗细胞表面的受体，使细胞表面的膜受体减少约一半，使细胞对有丝分裂原刺激的反应下降。②抗炎作用：胞质 pH 的升高可稳定溶酶体膜，抑制包括磷脂酶 A_2 在内的许多酶的活性，减少前列腺素、白三烯的生成。氯喹是前列腺素强有力的抑制剂。本品能抑制 IL-1 诱导的软骨降解。氯喹在体外还能抑制血管的新生而发挥抗炎作用。③局部应用氯喹能阻止紫外线引起的皮肤红斑，能减轻紫外线引起的皮肤损害。④降血脂作用和抗血小板聚集作用：动物实验显示氯喹能降低血清胆汁酸和胆固醇水平 $10\% \sim 20\%$。本品在血小板内积聚可抑制血小板聚集和黏附。

(2) 药动学 羟氯喹和氯喹的药动学相似，但半衰期较短。口服药物生物利用度约为 74%。给药后 2~4.5 小时达血药浓度峰值。药物吸收后在眼、肝、肾、脾、肺和肾上腺等组织、器官中广泛分布，50% 与血浆蛋白结合。$t_{1/2\alpha}$ 约为 3 日，$t_{1/2\beta}$ 为 18~32 日。羟氯喹主要肝脏代谢，代谢为具有活性的脱乙基代谢物；部分分泌入胆汁；40% 经肾脏排泄，20% 经粪便排泄，3% 经皮肤排泄。羟氯喹可通过胎盘屏障，少量进入乳汁中。

【不良反应】 (1) 眼 ①睫状体调节障碍，伴视物模糊。该反应与剂量有关，停药后可逆转。②角膜一过性水肿、点状至线状混浊、敏感度减小。表现为视物模糊，在光线周围出现光晕、畏光。③视网膜可出现黄斑水肿、萎缩、异常色素沉着（"牛眼"征）、中心凹反射消失等，还可出现视神经乳头苍白和萎缩，视网膜小动脉变细等。常见症状是：阅读及视物困难，远距离视物模糊，中心或周围视野有区域消失或变黑、闪光及划线。④视野缺损表现为中心旁盲点、中心盲点伴视敏度下降、罕见视野狭窄。视网膜病变即使停药后仍会进展。但早期视网膜病变如黄斑色素沉着等停药后可缓解或完全消失。

(2) 中枢神经系统 情绪改变、兴奋、神经过敏、精神病、头痛、头昏、耳鸣、神经性耳聋、眩晕、共济失调等。

(3) 胃肠道反应 恶心、呕吐、食欲缺乏、腹泻、腹痛。

(4) 神经肌肉反应 骨骼肌软弱、深肌腱反射减弱或消失、眼外肌麻痹等。

(5) 皮肤反应 皮疹、皮肤黏膜色素沉着、脱发、瘙痒。

(6) 血液系统 再生障碍性贫血、粒细胞缺乏、白细胞减少、血小板减少，葡萄糖-6-磷酸脱氢酶（G-6-PD）缺乏的个体发生溶血。

(7) 其他 体重减轻，倦怠，卟啉症恶化或加速以及非光敏性银屑病。局部报道罕见心肌病变，其与羟氯喹的关系尚不明确。

【禁忌证】 以下情况禁用该类药品：(1) 曾有 γ-氨基喹啉化合物引起视网膜或视野异常者。

(2) 已知对 γ-氨基喹啉化合物过敏者。

(3) 哺乳期妇女。

【注意事项】 (1) 本品可使银屑病及卟啉症患者原病症加重，一般不应使用，除非患者的获益超过其可能的风险。

(2) 长期大剂量治疗可出现不可逆视网膜损伤。如出现视敏度、视野或视网膜黄斑区任何异常或出现视觉症状，应停药。据报道视网膜病变具有剂量相关性。

(3) 用药前及用药后每 3 个月后应行眼科检查，包括：视敏度、输出裂隙灯、检眼镜及视野检查。如果视敏度、视野或视网膜黄斑区出现任何异常的迹象（如色素变化，失去中心凹反射）或出现任何视觉症状（如闪光和划线），且不能用调节困难或角膜混浊完全解释时，应当立即停药，并密切观察其可能的进展。即使在停止治疗之后，视网膜改变（及视觉障碍）仍可能进展。

(4) 长期用药的患者应定期检查膝和踝反射，如出现肌软弱应停药。

(5) 肝病患者或与有肝脏损害的药品合用时应慎重。

(6) 应定期做血常规检查，出现严重异常应停药。缺乏 G-6-PD（葡萄糖-6-磷酸脱氢酶）的患者应慎用本品。

(7) 服药过量或过敏而出现严重中毒症状时，建议给予氯化铵口服（成人每日 8g，分次服用），每周 3 或 4 日。

(8) 对有肾功能损伤或代谢性酸中毒的患者应慎用。

【用法与用量】 口服 成人，每日 0.4g，分 1~2 次服用，根据病人的反应，该剂量可持续数周或数月。长期维持治疗，可用较小的剂量，每日 0.2~0.4g 即可。

【制剂与规格】 硫酸羟氯喹片：(1) 0.1g；(2) 0.2g。

盐酸氨基葡萄糖 [医保(乙)]

Glucosamine Hydrochloride

【适应证】 原发性及继发性骨关节炎。

【药理】 (1) 药效学 本品为天然的氨基单糖，是人体关节软骨基质中合成蛋白聚糖所必需的重要成分。本品可改善关节软骨的代谢，有利于关节软骨的修复，有抗炎镇痛作用，可缓解骨关节炎的疼痛症状，改善关节功能，阻止骨关节炎病程的发展。氨基葡萄糖主要有硫酸氨基葡萄糖和盐酸氨基葡萄糖，两者在化学结构、生产工艺、作用特点等方面均有一定差异。

（2）药动学　本品为稳定的化合物。口服后90%被吸收，通过生物屏障迅速弥散到血液，并分布到组织和器官，尤其对关节软骨有亲和性，可弥散到关节软骨基质，达到软骨细胞。本品的血浆蛋白结合率低于10%。口服后4小时血浓度达峰值。$t_{1/2}$为18小时，70%以上的氨基葡萄糖经肝脏代谢为较小的分子，最终成二氧化碳、水和尿素。口服量的10%从尿排泄，只有11%的药物以原型从粪便排出，其余大部分以二氧化碳形式从呼气排出。

【不良反应】　极少数病例有轻微而短暂的胃肠道不适，如恶心和便秘。偶见轻度嗜睡。偶有过敏反应，可出现皮疹。

【禁忌证】　对本品过敏者禁用。

【注意事项】　（1）妊娠期妇女和哺乳期妇女用药在动物实验中，未观察到本品对生殖功能和哺乳的不良影响。由于缺乏在人体的研究，妊娠期妇女和哺乳期妇女应在权衡利弊后使用本品。怀孕头3个月内应避免使用。

（2）肝、肾功能不全者慎用。

【药物相互作用】　（1）本品可增加四环素类药物在胃肠道的吸收，减少口服青霉素或氯霉素的吸收。

（2）同时服用非甾体抗炎药的患者可能需降低本品的服用剂量，或降低非甾体抗炎药的服用剂量。

（3）本品与利尿药可能存在相互作用，两药同时服用时可能需增加利尿药的服用剂量。

【给药说明】　（1）宜在饭时或饭后服用，可减少胃肠道不适，特别是有胃溃疡的患者。

（2）一般6周为一个疗程或根据需要延长。每年重复治疗2～3次。

【用法与用量】　口服　①一次0.24～0.48g，一日3次。②一次0.75g，一日2次。

【制剂与规格】　盐酸氨基葡萄糖片：（1）0.24g；（2）0.75g。

盐酸氨基葡萄糖胶囊：（1）0.24g；（2）0.48g；（3）0.75g。

奥 沙 普 秦
Oxaprozin

【成分】　本品主要成分是奥沙普秦。化学名称为4,5-二苯基噁唑-2-丙酸。

【适应证】　适用于风湿性关节炎、类风湿关节炎、骨关节炎、强直性脊椎炎、肩关节周围炎、颈肩腕症候群、痛风及外伤和手术后消炎镇痛。

【药理】　（1）药效学　本品属丙酸类非甾体抗炎药，具有抗炎、镇痛、解热作用。通过抑制环氧合酶，进而抑制前列腺素生物合成。本品的药效较持久。

（2）药动学　口服后吸收良好，成人一次口服0.4g，血药浓度约在3～4小时达峰，半衰期约50小时。0.4g/d一次或分二次口服，连续10日，血药浓度4～6日达稳态。血浆量的结合率达98%。本品主要在肝代谢并经肾脏排泄，尿中排泄物有原型及其代谢产物。主要代谢物是奥沙普秦葡萄糖醛酸酯和奥沙普秦苯环的羟基化物。年龄与疾病可影响本品的药物代谢动力学过程。

【不良反应】　主要为消化系统反应：包括胃痛、胃不适、食欲不振、恶心、腹泻、便秘、口渴和口炎，发生率约3%～5%。大多不需停药或给予对症药物即可耐受。少见的为头晕、头痛、困倦、耳鸣和抽搐，及一过性肝功能异常。

【禁忌证】　（1）已知对本品过敏的患者。

（2）服用阿司匹林或其他非甾体类抗炎药后诱发哮喘、荨麻疹或过敏反应的患者。

（3）禁用于冠状动脉搭桥手术（CABG）围手术期疼痛的治疗。

（4）有应用非甾体抗炎药后发生胃肠道出血或穿孔病史的患者。

（5）有活动性消化道溃疡/出血，或者既往曾复发溃疡/出血的患者。

（6）重度心力衰竭患者。

【注意事项】　（1）作为抗炎、镇痛、解热药物，本品应对症使用。

（2）既往有出血病史者慎用。

（3）长期服用的患者应注意监测肝肾功能和血象，如出现异常应停药，并给予适当处理。

（4）患者出现视力模糊，色视，弱视或胶原病时，应停用本品。

（5）与口服抗凝剂并用时应慎用。

【药物相互作用】　（1）本品与阿司匹林合用可能增加阿司匹林的毒性，因本品可置换与血浆蛋白结合的水杨酸盐，因此，不建议两药合用。

（2）在老年人及肾功能下降者将降低地高辛的清除率使该药血药浓度增高而增加其毒性。

（3）与甲氨蝶呤合用时，影响甲氨蝶呤的排出，使甲氨蝶呤血浓度增高而增加其毒性。

（4）降低血管紧张素转换酶抑制剂的降压效果。

（5）降低利尿药利尿及排钠效果。

【给药说明】　尚无本品过量的资料。本品过量的症状可能类似非甾体抗炎药过量时的表现，如嗜睡、恶心、呕吐、上腹部痛，通常在对症处理后可逆转。非甾体药物过量时可出现胃肠道出血和昏迷，高血压、急性肾功能衰竭和呼吸抑制较为少见。发生药物过量时，无特效的拮抗剂。及时给予催吐或洗胃、口服活性炭，同时给予对症和支持疗法。由于本品血浆蛋白结合率高，利尿、碱化尿液或血液透析可能无效。

【用法与用量】 口服，一次 0.2～0.4g，一日一次，连续服药 1 周以上或遵医嘱，饭后服用，最大剂量一日 0.6g。

【制剂与规格】 奥沙普秦片：0.2g。

奥沙普秦分散片：0.2g。

奥沙普秦肠溶片：0.2g。

奥沙普秦肠溶胶囊：0.2g。

草 乌 甲 素 [医保(乙)]
Bulleyaconitine A

【成分】 本品主要成分为草乌甲素，为毛茛科乌头属植物龙头乌头(*Aconitum Longtounense* T. L. Ming)中提取分离出的生物碱——草乌甲素(Bulleyaconitine A)。

【适应证】 用于风湿性及类风湿关节炎、腰肌劳损、肩周炎、四肢扭伤、挫伤等。

【药理】 (1)药效学 本品具有较强的镇痛及明显的抗炎作用，本品的镇痛作用是中枢性的，并与脑内 5-羟色胺水平密切联系，起效时间比吗啡慢，但维持时间长，无成瘾性；其抗炎作用不通过肾上腺体系，而与抑制 PG 水平有关；本品有解热和局部麻醉作用。

(2)药动学 药物在肝及肾上腺含量最高，其次为肾、肺、脾及心脏，脑含量很低。给药后 4 小时各脏器内含量降低 50%。一次剂量在 6 天内从尿内排除 46%，从粪便内排除 21.9%；尿液经检测未发现有代谢峰，表明进入人体内的本品以原型物排除。

【不良反应】 极少数患者用药后可出现短暂性轻度心慌、恶心、唇舌发麻及心悸等。

个别患者出现纳差、腹胀、舌麻、胃痛、心悸、胃烧灼感。

注射剂部分患者肌内注射部位疼痛。

【禁忌证】 (1)心脏病患者禁用。

(2)孕妇及哺乳期妇女禁用。

(3)对本品过敏者禁用。

【注意事项】 (1)两次用药时间间隔不宜少于 6 小时。

(2)出现不良反应时，可静脉注射高渗葡萄糖加维生素 C，也可注射阿托品，并应减量或停用；反应极重者，可按乌头中毒处理，并停药。

(3)当药品性状发生改变时禁止使用。

(4)请将本品放在儿童接触不到的地方。

【药物相互作用】 未进行该项实验且无可靠参考文献。

【给药说明】 严格掌握用量，严格按照药品说明书的剂量使用；一旦出现不良反应，应立即停药，并采用支持对症治疗。

【用法与用量】 草乌甲素片及口服溶液：口服。一次 0.4mg，一日 2～3 次。

草乌甲素注射液：肌内注射。一日 1～2 次，每次 200μg，小孩、年老体弱者酌减。

草乌甲素软胶囊：口服，一次 0.4mg，一日 2 次，饭后用温开水送服。30 天为一疗程。

【制剂与规格】 草乌甲素片：0.4mg。

草乌甲素口服溶液：10ml:0.4mg。

草乌甲素注射液：2ml:200μg。

草乌甲素软胶囊：0.4mg。

二、免疫抑制药

甲 氨 蝶 呤 [药典(二)；国基；医保(甲)]
Methotrexate

【适应证】 (1)CDE 适应证 各型急性白血病，特别是急性淋巴细胞白血病、恶性淋巴瘤、非霍奇金淋巴瘤和蕈样肉芽肿、多发性骨髓病；头颈部癌、肺癌、各种软组织肉瘤、银屑病；乳腺癌、卵巢癌、宫颈癌、恶性葡萄胎、绒毛膜上皮癌、睾丸癌。

(2)超说明书适应证 ①类风湿关节炎，②银屑病关节炎及银屑病，③幼年型类风湿关节炎，④对以下疾病有效：脊柱关节病的周围关节炎、多肌炎及皮肌炎、系统性红斑狼疮有中枢神经受累(鞘内注射)。

【药理】 (1)药效学 本品及其代谢物(甲氨蝶呤多种谷氨酸盐)抑制二氢叶酸还原酶，干扰嘌呤核苷酸合成，亦抑制胸腺嘧啶合成酶干扰胸腺嘧啶核苷酸合成。由于多个核苷酸的受抑直接影响细胞合成所需的 DNA，使活化淋巴细胞的生成和增殖受到抑制。本品通过对 IL-1、IL-6 等炎症细胞因子的抑制而具有抗炎作用。因本品亦影响除免疫细胞以外的正常细胞的代谢，因此有许多不良反应。

(2)药动学 本品口服后大多数人吸收良好，但有个体差异，生物利用度为 25%～100%。本品在肝内代谢，其活性成分除本品外，尚有其羟基代谢物和存在于细胞内的谷氨酸盐代谢物，使血浓度和其作用不易估测。肌内注射后达峰时间为 0.5～1 小时。血浆蛋白结合率约为 50%，本品透过血-脑屏障的量甚微，但鞘内注射后则有相当量可达全身循环。部分经肝细胞代谢转化为谷氨酸盐。主要经肾（40%～90%）排泄，大多以原型药排出体外；约 10%通过胆汁排泄，$t_{1/2}$ 为 1 小时；$t_{1/2}$ 为二室型：初期为 2～3 小时；终末期为 8～10 小时。少量甲氨蝶呤及其代谢产物可以结合型形式贮存于肾脏和肝脏等组织中，可长达数月，在有胸腔或腹腔积液情况下，本品的清除速度明显减缓；清除率个体差别极大，老年患者更甚。

【不良反应】 （1）胃肠道反应　包括口腔炎、口唇溃疡、咽喉炎、恶心、呕吐、腹痛、腹泻、消化道出血。食欲减退常见，偶见假膜性或出血性肠炎等。

（2）肝功能损害，包括黄疸、丙氨酸氨基转移酶、碱性磷酸酶、γ-谷氨酰转肽酶等增高，长期口服可导致肝细胞坏死、脂肪肝、纤维化甚至肝硬化。

（3）大剂量应用时，由于本品和其代谢产物沉积在肾小管而致高尿酸血症肾病，此时可出现血尿、蛋白尿、尿少、氮质血症甚或尿毒症。

（4）长期用药可引起咳嗽、气短、肺炎或肺纤维化。

（5）骨髓抑制　主要为白细胞和血小板减少，长期口服小剂量可导致明显骨髓抑制，贫血和血小板下降而伴皮肤或内脏出血。

（6）脱发、皮肤发红、瘙痒或皮疹。

（7）白细胞低下时可并发感染。

（8）鞘内注射后可能出现视力模糊、眩晕、头痛、意识障碍，甚至嗜睡或抽搐等。

【禁忌证】　已知对本品高度过敏的患者禁用。

【注意事项】 （1）作为结缔组织病的免疫抑制剂，本品用的剂量明显低于抗肿瘤的剂量。因此，其不良反应亦相对少，但仍不容忽视而需严密观察服药前及服药后定期（每 1～3 个月）监测血象、肝肾功能，每 1～2 年查一次肺 X 线片。

（2）本品治疗各种关节炎的起效期为 6～8 周，故评价本品疗效必须在 8 周后。对口服吸收不良者可改用肌内注射或静脉注射。

（3）本品控制关节炎症状，尤其是类风湿关节炎的效果明显，但阻止其骨破坏的作用有待证实。

（4）服用叶酸是否影响本品疗效或能改善本品的不良反应目前尚无定论。

（5）本品有引起肝及肺纤维化的报道，但发生于类风湿关节炎治疗过程中尚未见报道，应密切注意观察。

（6）长期服用本品可能抑制性腺功能。

（7）医生、药师必须提醒患者，本品用法为每周 1

次，以免用药过量而中毒。

（8）本品的致突变性，致畸性和致癌性较烷化剂为轻，但长期服用后，有潜在的导致继发性肿瘤的危险。

（9）全身极度衰竭、恶病质或并发感染及心、肺、肝、肾功能不全时，禁用本品。周围血象如白细胞低于 3500/mm³ 或血小板低于 50000/mm³ 时不宜用。

（10）因本品有致畸作用及从乳汁排出，故服药期禁怀孕及哺乳。

（11）儿童　不良反应：胃肠道反应，胃炎，口腔溃疡，贫血和粒细胞减少等；服用当日或次日加服叶酸片。

【药物相互作用】 （1）乙醇和其他对肝脏有损害药物，如与本品同用，可增加肝脏的毒性。

（2）由于用本品后可引起血液中尿酸的水平增多，对于痛风或高尿酸血症患者应相应增加别嘌呤醇等药剂量。

（3）本品可增加抗血凝作用，甚至引起肝脏凝血因子的缺少和（或）血小板减少症，同此与其他抗凝药慎同用。

（4）与保泰松和磺胺类药物同用后，因与蛋白质结合的竞争，可能会引起本品血清浓度的增高而导致毒性反应的出现。

（5）口服卡那霉素可增加口服本品的吸收，而口服新霉素钠可减少其吸收。

（6）与弱有机酸和水杨酸盐等同用，可抑制本品的肾排泄而导致血清药浓度增高，继而毒性增加，应酌情减少用量。

（7）氨苯蝶啶、乙胺嘧啶等药物均有抗叶酸作用，如与本品同用可增加其毒副作用。

（8）与氟尿嘧啶同用，或先用氟尿嘧啶后用本品均可产生拮抗作用，如先用本品，4～6 小时后再用氟尿嘧啶则可产生协同作用。本品与左旋门冬酰胺酶合用也可导致减效，如用后者 10 日后用本品，或于本品用药后 24 小时内给左旋门冬酰胺酶，则可增效而减少对胃肠道和骨髓的毒副作用。有报道如在用本品前 24 小时或 10 分钟后用阿糖胞苷，可增加本品的抗癌活性。本品与放疗或其他骨髓抑制药同用时宜谨慎。

【用法与用量】 （1）成人　①口服：初始剂量一次 7.5mg，一周 1 次；可酌情增加至一周 20mg，分 1 次或 2 次服。②肌内注射：一次 10～15mg，一周 1 次。③静脉注射：一次 10～15mg，一周 1 次。④鞘内注射：一次 10mg，一周 1 次；注射速度宜慢，注入速度不能超过抽出的脑脊液流量。

（2）儿童　口服：10～15mg/m²，每周 1 次。早饭前

60 分钟空腹服用。

【制剂与规格】　甲氨蝶呤片：2.5mg。

甲氨蝶呤注射液：（1）10ml:1g；（2）20ml:0.5g；（3）50mg:2ml；（4）500mg:20ml；（5）1000mg:10ml。

注射用甲氨蝶呤：（1）5mg；（2）0.1g；（3）1g。

来氟米特 [药典(二)；国基；医保(乙)]
Leflunomide

【适应证】　（1）CDE 适应证　适用于成人类风湿关节炎，有改善病情作用。

（2）超说明书适应证　①用于 IgA 肾病的治疗；②用于过敏性紫癜性肾炎的治疗；③用于狼疮性肾炎的治疗；④用于难治性肾病综合征的治疗；⑤用于原发性小血管炎肾损害的治疗

【药理】　（1）药效学　本品为一个具有抗增殖活性的异噁唑类免疫抑制剂，其作用机制主要是抑制二氢乳清酸脱氢酶的活性，从而影响活化淋巴细胞的嘧啶合成。体内外试验表明本品具有抗炎作用。来氟米特的体内活性主要通过其活性代谢产物 A771726（M_1）而产生。

（2）药动学　本品口服吸收迅速，在胃肠黏膜与肝中迅速转变为活性代谢产物 A771726（M_1），口服后 6～12 小时内 A771726 的血药浓度达峰值，口服生物利用度（F）约 80%，吸收不受高脂肪饮食影响。单次口服 50mg 或 100mg 后 24 小时，血浆 A771726 浓度分别为 4μg/ml 或 8.5μg/ml。A771726 主要分布于肝、肾和皮肤组织，而脑组织分布较少；A771726 血浆浓度较低，血浆蛋白结合率大于 99%，稳态分布容积为 0.13L/kg。A771726 在体内进一步代谢，并从肾脏与胆汁排泄，其半衰期约 10 天。

【不良反应】　主要有腹泻、瘙痒、可逆性肝脏酶（ALT 和 AST）升高、脱发、皮疹等。

【禁忌证】　对本品及其代谢产物过敏者及严重肝脏损害患者禁用。

【注意事项】　（1）临床试验发现来氟米特可引起一过性的 ALT 升高和白细胞下降，服药初始阶段应定期检查 ALT 和白细胞。检查间隔视病人情况而定。

（2）严重肝脏损害和明确的乙肝或丙肝血清学指标阳性的患者慎用。用药前及用药后每月检查 ALT，检测时间间隔视病人具体情况而定。如果用药期间出现 ALT 升高，调整剂量或中断治疗的原则：①如果 ALT 升高在正常值的 2 倍（<80U/L）以内，继续观察。②如果 ALT 升高在正常值的 2～3 倍之间（80～120U/L），减半量服用，继续观察，若 ALT 继续升高或仍然维持 80～120U/L 之间，应中断治疗。③如果 ALT 升高超过正常值的 3 倍

（>120U/L），应停药观察。停药后若 ALT 恢复正常可继续用药，同时加强护肝治疗及随访，多数病人 ALT 不会再次升高。

（3）免疫缺陷、未控制的感染、活动性胃肠道疾病、肾功能不全、骨髓发育不良（bone marrow dysplasia）的患者慎用。

（4）如果服药期间出现白细胞下降，调整剂量或中断治疗的原则如下　①若白细胞不低于 $3.0×10^9$/L，继续服药观察。②若白细胞在 $2.0×10^9$～$3.0×10^9$/L 之间，减半量服药观察。继续用药期间，多数病人可以恢复正常。若复查白细胞仍低于 $3.0×10^9$/L，中断服药。③若白细胞低于 $2.0×10^9$/L，中断服药。建议粒细胞计数不低于 $1.5×10^9$/L。

（5）准备生育的男性应考虑中断服药，同时服用考来烯胺（消胆胺）。

（6）在本品治疗期间接种免疫活疫苗的效果和安全性没有临床资料，因此服药期间不应使用免疫活疫苗。

（7）儿童　对儿童应用本品的疗效和安全性还没有研究，故年龄小于 18 岁的患者，建议不要使用本品。

（8）妊娠及哺乳期　孕妇及尚未采取可靠避孕措施的育龄妇女及哺乳期妇女禁用。

【药物相互作用】　（1）考来烯胺和活性炭 13 例患者和 96 例志愿者给予考来烯胺或活性炭，血浆中 M_1 浓度很快减少。

（2）肝毒性药物　来氟米特和其他肝毒性药物合用可能增加不良反应，同时也应考虑到虽然中断来氟米特治疗，但没有采取药物消除措施就接着服用这些药物，同样有可能增加不良反应。在小样本（30 例）来氟米特和 MTX 联合用药的研究中，有 5 例肝脏酶出现 2～3 倍升高。其中 2 例继续服用，3 例中断来氟米特治疗，酶的升高都得到恢复。另外 5 例升高大于 3 倍，其中 2 例继续服用，3 例中断来氟米特治疗，酶的升高也都得到恢复。

（3）非甾体抗炎药　在体外一系列临床研究中，M_1 可使血浆游离双氯芬酸和布洛芬的浓度升高 13%～50%，此临床意义还不清楚。但在临床试验中曾观察了许多和非甾体药物同时应用的病例，没有发现有特殊影响。

（4）甲苯磺丁脲　在一系列临床研究中发现，M_1 可使血浆游离甲苯磺丁脲浓度升高 13%～50%，此临床意义尚不清楚。

（5）利福平　单剂量来氟米特和多剂量利福平联合使用，M_1 峰浓度较单独使用来氟米特升高（约 40%），由于随着利福平的使用，M_1 浓度可能继续升高，因此当两

药合用时,应慎重。

【用法与用量】 由于来氟米特半衰期较长,建议间隔 24 小时给药。为了快速达到稳态血药浓度,参照国外临床试验资料并结合Ⅰ期临床试验结果,建议开始治疗的最初 3 天给予负荷剂量一日 50mg(5 片),之后给予维持剂量一日 20mg(2 片)。在使用本药治疗期间可继续使用非甾体抗炎药或低剂量皮质类固醇激素。

儿童 年龄小于 18 岁的患者,建议不要使用本品。

口服:最初 3 天给予负荷剂量,一般一日 10～30mg(或者一日 1mg/kg),以后改为一日 0.3mg/kg 维持。

【制剂与规格】 来氟米特片:(1)5mg;(2)10mg;(3)20mg。

来氟米特胶囊:10mg。

环 磷 酰 胺 [药典(二);国基;医保(甲)]
Cyclophosphamide

【适应证】 (1)CDE 适应证 适用于系统性红斑狼疮、大动脉炎、韦格纳肉芽肿病、结节性动脉周围炎、显微镜下多动脉炎、类风湿关节炎等风湿性疾病。

(2)超说明书适应证 ①儿童霍奇金病和儿童非霍奇金病;②特发性肺纤维化;③轻、重型系统性红斑狼疮;④韦格纳肉芽肿。

【药理】 (1)药效学 本品在体外无活性,进入体内被肝脏或肿瘤内存在的过量的磷酰胺酶或磷酸酶水解,变为活化作用型的磷酰胺氮芥而起作用。其作用机制与氮芥相似,与 DNA 发生交叉联结,抑制 DNA 的合成,也可干扰 RNA 的功能,属细胞周期非特异性药物。本品抗瘤谱广,对多种肿瘤有抑制作用。

(2)药动学 静脉注射后血药半衰期 4～6 小时,48 小时内经肾脏排出 50%～70%,其中 68%为代谢产物,32%为原型。

【不良反应】 (1)骨髓抑制 白细胞减少较血小板减少为常见,最低值在用药后 1～2 周,多在 2～3 周后恢复。对肝功能有影响。

(2)胃肠道反应 包括食欲减退、恶心及呕吐,一般停药 1～3 天即可消失。

(3)泌尿道反应 当大剂量环磷酰胺静脉滴注,而缺乏有效预防措施时,可致出血性膀胱炎,表现为膀胱刺激症状、少尿、血尿及蛋白尿,系其代谢产物丙烯醛刺激膀胱所致,但环磷酰胺常规剂量应用时,其发生率较低。

(4)其他反应 尚包括脱发、口腔炎、中毒性肝炎、皮肤色素沉着、月经紊乱、无精子或精子减少及肺纤维化等。

【禁忌证】 (1)妊娠期妇女禁用,由于环磷酰胺有致突变或致畸作用,可造成胎儿死亡或先天性畸形。

(2)本品可在乳汁中排出,用环磷酰胺治疗时必须中止哺乳。

(3)对本品过敏者。

【注意事项】 本品的代谢产物对尿路有刺激性,应用时应鼓励患者多饮水,大剂量应用时应水化、利尿,同时给予尿路保护剂美司钠。近年研究显示,提高药物剂量强度,能明显增加疗效,当大剂量用药时,除应密切观察骨髓功能外,尤其要注意非血液学毒性如心肌炎、中毒性肝炎及肺纤维化等。当肝肾功能损害、骨髓转移或既往曾接受多程化放疗时,环磷酰胺的剂量应减少至治疗量的 1/2～1/3。由于本品需在肝内活化,因此腔内给药无直接作用。环磷酰胺水溶液仅能稳定 2～3 小时,最好现配现用。

儿童 不良反应:骨髓抑制,胃肠道反应,出血性膀胱炎,生殖毒性等;如有严重感染,WBC< 4×10^9/L 时慎用。静脉冲击当天进行水化(增加补液>20ml/kg)。

【药物相互作用】 环磷酰胺可使血清中假胆碱酯酶减少,使血清尿酸水平增高,因此,与抗痛风药如别嘌呤醇、秋水仙碱、丙磺舒等同用时,应调整抗痛风药物的剂量。此外也加强了琥珀胆碱的神经肌肉阻滞作用,可使呼吸暂停延长。环磷酰胺可抑制胆碱酯酶活性,因而延长可卡因的作用并增加毒性。大剂量巴比妥类、皮质激素类药物可影响环磷酰胺的代谢,同时应用可增加环磷酰胺的急性毒性。

【用法与用量】 (1)成人 ①静脉给药:一次按体表面积 500～1000mg/m², 每 3～4 周 1 次,或一次 200mg,隔日 1 次。②口服:一日 100mg,一次服,维持量减半。

(2)儿童 ①口服:一日 2mg/kg,分 2～3 次,连用 10～14 天,休息 1～2 周后重复。②静脉给药:一日 8～12mg/kg,连用 2 日;2～4 周后重复。

【制剂与规格】 环磷酰胺片:50mg。

注射用环磷酰胺:(1)100mg;(2)200mg;(3)500mg;(4)1000mg。

硫 唑 嘌 呤 [药典(二);国基;医保(甲)]
Azathioprine

【适应证】 (1)CDE 适应证 本品主治功效为:①急慢性白血病,对慢性粒细胞型白血病近期疗效较好,作用快,但缓解期短;②后天性溶血性贫血,特发性血小板减少性紫癜,系统性红斑狼疮;③慢性类风湿关节炎、慢性活动性肝炎（与自体免疫有关的肝炎）、原发性胆汁性肝硬化；④甲状腺功能亢进，重症肌无力；⑤其他：慢性非特异性溃疡性结肠炎、节段性肠炎、多发性神经根炎。

（2）超说明书适应证 ①克罗恩病；②天疱疮；③用于治疗大动脉炎；④特发性肺纤维化；⑤风湿免疫性疾病（如类风湿关节炎、系统性红斑狼疮等）；⑥神经免疫性疾病（如重症肌无力、视神经脊髓炎、多发性硬化）；⑦炎症性肠病。

【药理】（1）药效学 在体内几乎全部转变成 6-巯基嘌呤而起作用，由于其转变过程较慢，因而发挥作用缓慢。可通过对 RNA 代谢的干扰而具有免疫抑制作用。

（2）药动学 硫唑嘌呤的肠吸收较 6-巯基嘌呤为佳，口服吸收良好，进入体内后很快被分解为 6-巯基嘌呤，然后再分解代谢而生成多种氧化的和甲基化的衍生物，随尿排出体外，24 小时尿中排泄量为 50%～60%，48 小时内大便排出 12%，血中浓度低，服药后 1 小时达最高浓度，3～4 小时血中浓度降低一半，用药 2～4 天后有明显疗效。

【不良反应】 较巯嘌呤相似但毒性稍轻，可致骨髓抑制，肝功能损害，畸胎，亦可发生皮疹，偶见肌萎缩。

【禁忌证】 已知对本品高度过敏者、妊娠期妇女或计划妊娠的妇女。

【注意事项】（1）致肝功能损害，故肝功能差者忌用，亦可发生皮疹，偶致肌肉萎缩，用药期间严格检查血象。

（2）儿童 不良反应：肝功能损害，胃肠道反应，骨髓抑制等。

（3）有生育能力的妇女使用本品应避孕。

【药物相互作用】 别嘌呤醇可抑制巯基嘌呤（后者是硫唑嘌呤的活性代谢物）代谢成无活性产物，结果使巯基嘌呤的毒性增加，当二者必须同时服用时，硫唑嘌呤的剂量应该大大地减低，硫唑嘌呤可降低 6-巯嘌呤的灭活率，6-巯嘌呤的灭活通过下列方式：酶的 S-甲基化，与酶无关的氧化，或是被黄嘌呤氧化酶转变成硫尿酸盐等。硫唑嘌呤能与巯基化合物如谷胱甘肽起反应，在组织中缓缓释出 6-巯嘌呤而起到前体药物的作用。

【用法与用量】（1）口服，每日 1.5～4mg/kg，一日 1 次或分次口服。

（2）异体移植，每日 2～5mg/kg，一日 1 次或分次口服。

（3）白血病，每日 1.5～3mg/kg，一日 1 次或分次口服。

儿童：口服，一日 1～2mg/kg（总量<150mg），一日 1 次。

【制剂与规格】 硫唑嘌呤片：（1）50mg；（2）100mg。

环孢素 [药典（二）；国基；医保（甲）；医保（乙）]
Ciclosporin

【适应证】（1）CDE 适应证 ①预防和治疗同种异体器官移植或骨髓移植的排斥反应或移植物抗宿主反应。②经其他免疫抑制剂治疗无效的狼疮肾炎、难治性肾病综合征等自身免疫性疾病。

（2）超说明书适应证 溃疡性结肠炎（严重型）；系统性红斑狼疮，狼疮肾性肾炎；韦格纳肉芽肿病；干燥综合征；结缔组织病；骨髓增生异常综合征；干燥性角结膜炎；掌跖脓疱病；特发性肺纤维化；重症肌无力。

【药理】（1）药效学 环孢素为一新型的 T 淋巴细胞调节剂，能特异性地抑制辅助 T 淋巴细胞的活性，但并不抑制 T 淋巴细胞，反而促进其增殖。本品亦可抑制 B 淋巴细胞的活性；本品还能选择性抑制 T 淋巴细胞所分泌的白细胞介素-2、γ-干扰素，亦能抑制单核、吞噬细胞所分泌的白细胞介素-1。在明显抑制宿主细胞免疫的同时，对体液免疫亦有抑制作用。能抑制体内抗移植物抗体的产生，因而具有抗排斥的作用。本品不影响吞噬细胞的功能，不产生明显的骨髓抑制作用。

（2）药动学 口服吸收不规则、不完全，且对不同个体的差异较大。生物利用度约为 30%，但可随治疗时间延长和药物剂量增多而增加，在肝移植后，肝病或胃肠功能混乱的患者则吸收可能减少。本品与血浆蛋白的结合率可高达约 90%，主要与脂蛋白结合。口服后达峰时间约 3.5 小时，全血的浓度可为血浆的 2～9 倍，成人的血浆 $t_{1/2}$ 为 19（10～27）小时，而儿童仅约为 7（7～19）小时。本品在血液中有 33%～47% 分布于血浆中，4%～9% 在淋巴细胞，5%～12% 在粒细胞，41%～58% 则分布在红细胞中。本品由肝脏代谢，经胆道排泄至粪便中排出，仅有 6% 经肾脏排泄，其中约 0.1% 仍以原型排出。

【不良反应】（1）较常见的有厌食、恶心、呕吐等胃肠道反应，牙龈增生伴出血、疼痛、约 1/3 用药者有肾毒性，可出现血清肌酐、尿素氮增高、肾小球滤过率减低等肾功能损害、高血压等。牙龈增生一般可在停药 6 个月后消失。慢性、进行性肾中毒多于治疗后约 12 个月发生。

（2）不常见的有惊厥，其原因可能为本品对肾脏毒性及低镁血症有关。此外本品尚可引起氨基转移酶升高、胆汁淤积、高胆红素血症、高血糖、多毛症、手震颤、高尿酸血症伴血小板减少、微血管病性溶血性贫血、四肢感觉异常、下肢痛性痉挛等。此外，有报道本品可促进 ADP 诱发血小板聚集，增加血栓烷 A_2 的释放和凝血活酶的生成，增强因子Ⅶ的活性，减少前列环素产生，诱发血栓形成。

(3) 罕见的有过敏反应、胰腺炎、白细胞减少、雷诺综合征、糖尿病、血尿等。

【禁忌证】 对环孢素过敏者以及对聚氧乙烯蓖麻油过敏者，肾功能不全、未控制的高血压、未控制的感染或任何恶性肿瘤患者禁用。

【注意事项】 (1) 下列情况慎用 肝功能不全、高钾血症、感染、肠道吸收不良、肾功能不全、对服本品不耐受等。

(2) 对诊断的干扰 ①用本品最初几日，血尿素氮及肌酐可升高，这并不一定表明是肾脏移植的排斥反应；②血清丙氨酸氨基转移酶(ALT)、门冬氨酸氨基转移酶(AST)、淀粉酶、碱性磷酸酶、血胆红素可因本品对肝脏的毒性而升高；③血清镁浓度可减低，此与本品的肾毒性有关；④血清钾、血尿酸可能升高。

(3) 若本品已引起肾功能不全或有持续负氮平衡，应立即减量或至停用。

(4) 若发生感染，应立即用抗生素治疗，本品亦应减量或停用。

(5) 若移植发生排斥，本品剂量应加大。

(6) 在预防治疗器官或组织移植排斥反应及治疗自身免疫性疾病方面，本品的剂量常因治疗的疾病、个体差异、用本品后的血药浓度不相同而并不完全统一，小儿对本品的清除率较快，故用药剂量可适当加大。

(7) 儿童 ①不良反应：肾功能损害，高血压，震颤，胃肠道反应；需定期复查肝肾功及血常规。②服药 1~2 周查血药浓度(维持在 120~200ng/ml)。

【药物相互作用】 (1) 环孢素与有肾毒性的药物如氨基苷类、两性霉素 B、环丙沙星、美法仑以及甲氧苄啶等合用时，应严密监测肾功能。

(2) 可能增加洛伐他汀和秋水仙碱对肌肉的潜在副作用，从而引起肌痛和肌无力。

(3) 许多药物可通过竞争抑制或诱导有关环孢素代谢和排泄方面的肝酶，特别是细胞色素 P450，从而提高或降低血浆或全血的环孢素浓度。

(4) 已知提高环孢素血浓度的药物有酮康唑、红霉素和交沙霉素等某些大环内酯类抗生素、多西环素、口服避孕药、丙苯酚以及包括硫氮酮、尼卡地平和维拉帕米在内的某些钙通道阻滞剂。

(5) 已知可降低环孢素血浓度的药物有：巴比妥酸盐、卡马西平、苯妥英、安乃近、利福平、新青霉素Ⅲ以及磺胺二甲嘧啶静脉注射剂(非口服剂)和甲氧苄啶。若必须与上述药物合用，则应严密监测环孢素的血浓度，并对环孢素的剂量作适当调整。

(6) 因硝苯地平可引起齿龈增生，故在应用环孢素期间，发生齿龈增生的患者应避免使用硝苯地平。

【用法与用量】 (1) 器官移植 采用三联免疫抑制方案时，起始剂量 6~11mg/(kg·d)，并根据血药浓度调整剂量，根据血药浓度每 2 周减量 0.5~1mg/(kg·d)，维持剂量 2~6mg/(kg·d)，分 2 次口服。在整个治疗过程，必须在有免疫抑制治疗经验医生的指导下进行。

(2) 骨髓移植 预防 GVHD：移植前一天起先用环孢素注射液，2.5mg/(kg·d)，分 2 次静脉滴注，待胃肠反应消失后(约 0.5~1 个月)，改服本品，起始剂量 6mg/(kg·d)，分 2 次口服，一月后缓慢减量，总疗程半年左右。治疗 GVHD：单独或在原用肾上腺皮质激素基础上加用本品，2~3mg/(kg·d)，分 2 次口服，待病情稳定后缓慢减量，总疗程半年以上。

儿童 肾病综合征 6mg/(kg·d)，分两次口服。

器官移植初始剂量按体重每日 6~11mg/kg，维持量每日 2~6mg/kg。

【制剂与规格】 环孢素胶囊：(1) 25mg；(2) 50mg；(3) 100mg。

环孢素软胶囊：(1) 10mg；(2) 25mg；(3) 50mg；(4) 100mg。

环孢素注射液：5ml:250mg。

环孢素口服溶液：50ml:5g。

环孢素滴眼液：3ml:30mg。

吗替麦考酚酯 [药典(二)；国基；医保(乙)]
Mycophenolate Mofetil

【适应证】 吗替麦考酚酯适用于接受同种异体肾脏或肝脏移植的患者中预防器官的排斥反应。吗替麦考酚酯应该与环孢素 A 或他克莫司和皮质类固醇同时应用。用于治疗Ⅲ-Ⅴ型狼疮性肾炎。

【药理】 (1) 药效学 吗替麦考酚酯(简称 MMF)是麦考酚酸(MPA)的 2-乙基酯类衍生物。MPA 是高效、选择性、非竞争性、可逆性的次黄嘌呤单核苷酸脱氢酶(IMPDH)抑制剂，可抑制鸟嘌呤核苷酸的经典合成途径，抑制有丝分裂原和同种特异性刺激物引起的 T 和 B 淋巴细胞增殖，还可抑制 B 淋巴细胞产生抗体，抑制淋巴细胞和单核细胞糖蛋白的糖基化，因此可抑制白细胞进入炎症和移植物排斥反应的部位。本品不能抑制外周血单核细胞活化的早期反应，如白介素-1 和白介素-2 的产生等，但可以抑制这些早期反应所导致的 DNA 合成和增殖反应。

（2）药动学　本品口服吸收迅速且基本吸收完全，平均绝对生物利用度相当于静脉注射的 94%，在肾脏移植患者中多次给药至一日 3g 时，麦考酚酸（MPA）的 AUC 与剂量成比例增加，健康志愿者单次口服本品 1g，达峰时间（t_{max}）为（0.80±0.36）小时，C_{max} 为（24.5±9.5）μg/ml，总 AUC 为（63.9±16.2）（μg·h）/ml。

静脉注射和口服给药后，MPA 的表观分布容积分别为（3.6±1.5）L/kg 和（4.0±1.2）L/kg。在临床相应浓度下，MPA 的血浆白蛋白结合率为 97%，本品吸收后可完全代谢为活性产物 MPA，MPA 主要通过葡萄糖醛酸转化酶形成葡萄糖甘酸酚（MPAG），MPAG 无药理学活性。在体内，MPAG 通过肠肝循环再被转化成 MPA。口服给予放射性标记的本品，93% 的放射活性随尿液排泄（其中约 87% 的给药量以 MPAG 形式排出），6% 随粪便排泄，MPA 和 MPAG 通常不能经血液透析清除，但 MPAG 的血药浓度升高（>100μg/ml）时，少量可经血液透析清除。口服给药后，MPA 的血浆清除率为（193±48）ml/min，半衰期为（17.9±6.5）小时；静脉给药后，MPA 的血浆清除率为（177±31）ml/min，半衰期为（16.6±5.8）小时。

单剂给药后，严重慢性肾功能损害［肾小球滤过率<25ml（min·1.73m²）］者的血浆 MPA 的 AUC 较健康志愿者［肾小球滤过率>80ml/（min·1.73m²）］和轻度肾功能损害［肾小球滤过率为 50～80ml/（min·1.73m²）］者高 28%～75%，MPAG 的 AUC 较健康志愿者高 3～6 倍。在肾脏移植后原发性移植物无功能的患者中，28 日多次给药后，MPA 的浓度蓄积至 1～2 倍，血浆 MPAG 的浓度蓄积至 6～8 倍。

单剂给药后，健康志愿者和酒精性肝硬化患者的药动学参数相似，提示肝脏对 MPA 的葡萄糖醛酸化过程相对不受肝实质疾病的影响。

儿童口服本品混悬液一次 600mg/m²（最大一次 1g）、一日 2 次，MPA 的平均 AUC 与成人肾脏移植后早期服用本品胶囊一次 1g、一日 2 次时的 AUC 相似。

与年轻移植患者相比，老年移植患者中本品及其代谢物的药动学无变化。

【禁忌证】　禁用于对于吗替麦考酚酯、麦考酚酸或药物中的其他成分有超敏反应的患者。吗替麦考酚酯静脉制剂禁用于对聚山梨醇酯 80（吐温）有超敏反应的患者。

【注意事项】（1）有生育能力的女性患者（包括有不育症病史者）在开始本品治疗前、治疗期间及治疗结束后 6 周内，应同时采取两种可靠的避孕措施。未采取高效避孕措施的育龄期妇女禁用本品。

（2）建议男性患者在治疗期间及治疗结束后至少 90 日内使用避孕套进行避孕。输精管结扎术后的男性患者亦存在致孕的相关风险。此外，建议男性患者的女性伴侣在其治疗期间及治疗结束后至少 90 日内采取高效避孕措施。

（3）使用本品可增加皮肤癌的发生风险，应穿着防护衣并涂抹高防护系数的防晒霜以限制暴露于日光和紫外线。

（4）免疫系统的过度抑制可增加感染的易感性，与其他免疫抑制疗法联用时应谨慎。

（5）治疗期间及治疗结束后至少 6 周内不应献血。男性患者治疗期间及治疗结束后 90 日内不应捐精。

（6）若治疗期间出现嗜睡、意识模糊、头晕、震颤或低血压，驾驶或操作机械时应谨慎。

（7）儿童　肝脏同种异体移植、狼疮性肾炎患者用药的安全性和有效性尚不明确，不推荐使用本品。

（8）65 岁及 65 岁以上老年人与较年轻者相比对本品应答是否存在差异尚不明确。

（9）特殊疾病状态　接受肝脏或心脏移植的严重慢性肾功能损害者尚缺乏使用本品的研究数据，仅在利大于弊的情况下方可使用。次黄嘌呤-鸟嘌呤磷酸核糖转移酶（HGPRT）遗传缺陷（如 Lesch-Nyhan 综合征、Kelley-Seegmiller 综合征）患者应避免使用本品。

【药物相互作用】（1）阿昔洛韦　本品与阿昔洛韦联用可导致较高的血浆 MPAG 和阿昔洛韦浓度，肾功能受损时，这两种药物潜在着从肾小管竞争性分泌的可能性，使两种药物的血浆浓度进一步升高。

（2）含氢氧化镁和氢氧化铝的抗酸药　当与抗酸剂联合使用时，吗替麦考酚酯的吸收减少。

（3）考来烯胺　正常健康受试者，预先服用考来烯胺 4 天，4g，每日 3 次，单剂给药吗替麦考酚酯 1.5g，MPA 的 AUC 下降 40%。合用时应谨慎。

（4）更昔洛韦　合用导致 MPAG 和更昔洛韦浓度的增加，但无药代动力学的实质性改变，也无需调整吗替麦考酚酯的剂量。在肾功能不全的患者中，本品和更昔洛韦联用，应谨慎监测。

（5）口服避孕药　与激素类避孕药合用时应谨慎，同时必须采取屏障避孕法。

（6）他克莫司　与他克莫司联用，本品的剂量不应超过 1g，每日两次。病人应被小心监护并正确处理。

（7）经肾小管分泌的药物（如丙磺舒）合用可增加 MPAG 和经肾小管分泌药物的血浆浓度，合用时应谨慎。

（8）活疫苗　本品治疗期间接种疫苗可能使疫苗疗效减弱，但流感疫苗的接种可能不受影响，因此，本品治疗期间应避免接种减毒活疫苗。

【给药说明】给药方式说明　（1）口服　①推荐本品口服制剂空腹服用，但对稳定的肾脏移植患者，必要时可与食物同服。②若漏服一剂，应尽快补服，但已接近下次用药时间时，则无需补服。③需要时，本品干混悬剂可经鼻胃管给予。

（2）静脉滴注　本品注射剂禁止快速静脉滴注或注射，应缓慢静脉滴注超过 2 小时，滴速约为 84ml/h（总剂量约为 1g）。

注射液的配制　静脉滴注液：每 0.5g 本品粉针剂以 5% 葡萄糖溶液 20ml 复溶，40ml 复溶液（含本品 1g）再以 5% 葡萄糖溶液 125ml 稀释，使终浓度为 6mg/ml，滴注液应于配制后立即或 4 小时内使用。

【用法与用量】（1）预防肾脏移植排斥反应　口服：推荐剂量为一次 1g，一日 2 次，于移植后尽早使用。静脉滴注：用于预防肾脏移植术后急性排斥反应，推荐剂量为一次 1g，一日 2 次。首剂应于移植后 24 小时内使用，连用 14 日。

（2）预防肝脏移植排斥反应　口服：推荐剂量为一次 0.5～1g，一日 2 次，于移植后尽早使用。

（3）Ⅲ-Ⅴ型狼疮性肾炎　口服：诱导期治疗，通常与皮质类固醇联用，推荐剂量为一日 1.5～2g，分 2 次服用。维持期治疗，推荐剂量为一日 0.5～1.5g，分 2 次服用。

特殊人群　（1）肾功能不全时剂量　严重慢性肾功能损害［肾小球滤过率<25ml/(min·1.73m^2)］的肾脏移植患者，在度过术后早期后，或对急性或难治性排斥反应进行治疗后，剂量应避免超过次 1g、一日 2 次。肾脏移植后移植物功能延迟恢复的患者无需调整剂量，但需严密观察。尚无肾小球滤过率小于 30ml/min 的狼疮性肾炎患者使用本品的研究数据，如需使用本品，建议监测药物浓度。

（2）肝功能不全时剂量　严重肝实质病变的肾脏移植患者无需剂量调整。其他原因所致的肝脏疾病是否需调整剂量尚不明确。尚无严重肝实质病变的狼疮性肾炎患者使用本品的研究数据。

（3）老年人　用于预防肾脏移植排斥反应的推荐剂量为一次 1g，一日 2 次。用于预防肝脏移植排斥反应的

推荐剂量为一次 0.5～1g，一日 2 次。尚无用于治疗狼疮性肾炎充分的研究数据，暂无推荐剂量。

（4）儿童　预防肾脏移植排斥反应，口服：推荐剂量为一次 600mg/m^2，一日 2 次（最大剂量为一次 1g，一日 2 次）。

【制剂与规格】吗替麦考酚酯片：（1）0.25g；（2）0.5g。
吗替麦考酚酯分散片：（1）0.25g；（2）0.5g。
吗替麦考酚酯胶囊：0.25g。
吗替麦考酚酯干混悬剂：0.5g。
注射用吗替麦考酚酯：0.5g。

沙利度胺 [药典(二)；医保(乙)]
Thalidomide

【适应证】本品可用于中到重度麻风结节性红斑皮肤病症状的急性期治疗。合并中到重度神经炎的患者不建议单独应用沙利度胺治疗麻风结节性红斑。本品还可以作为维持治疗以预防和控制麻风结节性红斑皮肤症状的复发。

【药理】（1）药效学　本品作用机制推测有免疫抑制、免疫调节作用，通过稳定溶酶体膜，抑制中性粒细胞趋化性，产生抗炎作用。尚有抗前列腺素、组胺及 5-羟色胺作用等。

（2）药动学　未进行该项实验且无可靠参考文献。

【不良反应】本品对胎儿有严重的致畸性，常见的不良反应有口鼻黏膜干燥、倦怠、嗜睡、眩晕、皮疹、便秘、恶心、腹痛、面部浮肿，可能会引起多发性神经炎、过敏反应等。

【禁忌证】（1）孕妇及哺乳期妇女禁用。

（2）儿童禁用。

（3）对本品有过敏反应的患者禁用。

（4）本品可导致倦怠和嗜睡，从事危险工作者禁用，如驾驶员、机器操纵者等。

【注意事项】（1）对于育龄妇女，有效的避孕措施要开始于服药前的至少 4 周，第 1 个月应每周做怀孕测试，测试阴性方可继续服药，此后，如果患者月经周期规律，可 1 个月做 1 次怀孕测试，不规律则要每 2 周检查 1 次。患者停药至少 4 周后方许怀孕。服药期间不允许母乳喂养。

（2）男性患者服药期间性生活时最好使用避孕套，服药期间不允许献血。

（3）用于心血管疾病高发患者时，注意患者心力衰竭及血栓形成情况。若患者同时服用 β 受体拮抗药，则更注意。必要时停药及对症治疗。

(4) 用药期间定期检查血象，中性粒细胞的绝对值低于 $0.75 \times 10^9/L$ 的患者不要服用。

(5) 老年人 国外一项沙利度胺和地塞米松联合应用的临床研究中，50%病人≥65 岁，其中≥75 岁的病人占 15%，分析结果显示，与年轻受试者相比，其安全性和有效性整体无差异。其他报道中，沙利度胺对老年组和年轻组的疗效也无显著者差异，但不排除部分老年患者对沙利度胺敏感性较高的可能性。因此老年患者慎用。

(6) 妊娠 本品可致严重出生缺陷，除造成短肢畸形，还有其他严重畸形，并可导致胎儿死亡，因此孕妇禁用沙利度胺。

【药物相互作用】 本品能增强其他中枢抑制剂，尤其是巴比妥类药的作用。

【用法与用量】 口服。一次 25～50mg(1～2 片)，一日 100～200mg(4～8 片)，或遵医嘱。

【制剂与规格】 沙利度胺片：(1)25mg；(2)50mg。沙利度胺胶囊：25mg。

肾上腺糖皮质激素
Corticosteroids

【适应证】 ①弥漫性结缔组织病、系统性红斑狼疮、多肌炎/皮肌炎。混合型结缔组织病、未分化结缔组织病、重叠综合征、干燥综合征、系统性硬化病等。②血管炎综合征：风湿性多肌痛、巨细胞动脉炎、大动脉炎、韦格纳肉芽肿病、变应性肉芽肿血管炎、结节性多动脉炎、显微镜下多血管炎、贝赫切特病、皮肤血管炎、抗中性粒细胞胞浆抗体相关小血管炎等。③其他风湿性疾病：成人斯蒂尔病、复发性多软骨炎、脂膜炎、风湿热、反应性关节炎、腹膜后纤维化、自身免疫性肝病等。

【注意事项】 (1) 肾上腺糖皮质激素(以下简称激素)类似双刃剑，有强有力的抗炎症和免疫抑制作用，又有许多不良反应，有的甚至不可逆。为此，选用时要有明确适应证，考虑药物的疗效和风险。

(2) 不同的自身免疫病对激素反应不同，要根据疾病类别及病情选择最低的有效剂量。在病情稳定后逐渐减为维持量。

(3) 长期服用者为预防出现库欣综合征、血糖增高、血压上升，避免摄入过多的含糖食品并定期检测体重、血糖、血压。

(4) 长期服用者，尤其是中老年人为预防骨质疏松宜补充钙和维生素 D，必要时加双膦酸盐类药。

(5) 本品在少数患者可引起股骨头坏死，宜为随诊监测项目之一。

(6) 合并有糖尿病、高血压、感染等服用者应尽可能降低激素用量，同时控制合并症。

(7) 本品非自身免疫病的根治药，停止服用后可能出现疾病复发。

(8) 进行静脉输入激素冲击治疗时，曾有发生致命性心律失常的报道，应警惕。

【给药说明】 (1) 本品全日剂量宜在晨起一次服用以模拟生理皮质激素分泌的节律。

(2) 激素有自然与人工合成两大类制剂。在风湿免疫病中宜选用半衰期中等而潴钠作用不强及其他不良反应较少的人工合成制剂，常用的有泼尼松、泼尼松龙、甲泼尼龙。

(3) 服本品的患者宜定期随诊。根据病情调整药物剂量，同时监测可能出现的不良反应。

(4) 本品也用于免疫反应引起的关节炎(关节腔内注射)、中枢神经病变(鞘内注射)、眼炎(球后注射及局部滴眼)、皮炎(外用)等。

【用法与用量】 (1) 口服 ①泼尼松(或泼尼松龙)：一日按体重 0.5～1.0mg/kg，一日 1 次服或分 3 次(有发热、病重者)服。②甲泼尼龙：按体重 0.4～0.8mg/kg。可根据疾病不同及病情轻重程度不同调整剂量。

(2) 静脉注射初始量 疗程按病种而不同，一般为 4～6 周。递减过程：①泼尼松(或泼尼松龙)每 1～2 周将日剂量减少 5mg，至一日 20mg 后每 2～4 周将日剂量减少 2.5mg。②甲泼尼龙类推。维持量：①泼尼松(或泼尼松龙)一日量 7.5～10mg，一日 1 次或隔日 1 次。②甲泼尼龙日剂量 6～8mg，一日 1 次或隔日 1 次。儿童常用量及用法与成人大致相同。

(3) 静脉滴注 冲击疗法：甲泼尼龙，一日 800～1000mg，加入 5%葡萄糖注射液 500ml 中，4 小时滴完，一日 1 次，3 日为一疗程，3～4 周后可重复。

(4) 局部用药 ①鞘内注射：地塞米松，一次 10mg，一周 1 次，连续 3 周，必要时 6 周。②关节腔内注射：地塞米松，一次 5～10mg，每次间隔 1 个月，一年不得超过 3 次。

托 法 替 布 [医保(乙)]
Tofacitinib

【适应证】 (1)CDE 适应证 托法替布适用于甲氨蝶呤疗效不足或对其无法耐受的中度至重度活动性类风湿关节炎(RA)成年患者，可与甲氨蝶呤或其他非生物改善病情抗风湿药(DMARD)联合使用。

使用限制：不建议将托法替布与生物 DMARD 类药

物或强效免疫抑制剂(如硫唑嘌呤和环孢霉素)联用。

(2)超说明书适应证　①皮肌炎和多发性肌炎相关性间质性肺疾病。②成人中至重度溃疡性结肠炎。③成人银屑病关节炎。④多关节型幼年特发性关节炎。⑤中轴型脊柱关节炎。

【药理】(1)药效学　托法替布是一种 Janus 激酶(JAK)抑制剂。JAK 属于胞内酶,可传导细胞膜上的细胞因子或生长因子-受体相互作用所产生的信号,从而影响细胞造血过程和细胞免疫功能。在该信号转导通路内,JAK 磷酸化并激活信号转导因子和转录激活因子(STAT),从而调节包括基因表达在内的细胞内活动。托法替布在 JAK 这一点对该信号转导通路进行调节,防止 STAT 磷酸化和激活。JAK 酶通过配对 JAK(例如,JAK1/JAK3,JAK1/JAK2,JAK1/TyK2,JAK2/JAK2)传递细胞因子信号。托法替布抑制 JAK1/JAK2,JAK1/JAK3 和 JAK2/JAK2 组合酶的体外活性,IC_{50} 分别为 406、56 和 1377nM。但特定 JAK 组合酶与治疗有效性的相关性尚未明确。

(2)药动学　托法替布口服给药后,在 0.5～1 小时内达到血浆药物浓度峰值,清除半衰期约为 3 小时,在治疗剂量范围内观察到全身暴露量与剂量成比例增加。每天两次给药后,在 24～48 小时内达到稳态浓度,药物蓄积可以忽略不计。

吸收:托法替布的绝对口服生物利用度为 74%。托法替布与高脂肪饮食合用时,AUC 没有变化,而 C_{max} 降低了 32%。在临床试验中,托法替布给药不受食物影响。

分布:静脉给药后的分布容积为 87L。托法替布的蛋白结合率约为 40%。托法替布主要与白蛋白结合,看起来不与 α_1 酸性糖蛋白结合。托法替布在红细胞和血浆之间均匀分布。

代谢和排泄:托法替布的清除机制为,约 70%肝脏代谢,30%的母体药物经肾脏排泄。托法替布的代谢主要由 CYP3A4 介导,同时 CYP2C19 有少量贡献。在人体放射性标记研究中,原型托法替布占总循环放射性的 65%以上,余下的 35%归因于 8 个代谢产物,各占不到 8%的总放射性。托法替布的药理活性是母体分子引起的。

患者人群中药代动力学特点:群体药代动力学表明,患者间的药代动力学特点相似。托法替布 AUC 的变异系数(%)在患不同疾病的患者间整体相似,范围为 22%～34%。

【不良反应】(1)心血管系统　高血压、血栓形成(包括肺栓塞、深静脉血栓形成、动脉血栓形成)。

(2)代谢/内分泌系统　总胆固醇升高、低密度脂蛋白(LDL)胆固醇升高、高密度脂蛋白(HDL)胆固醇升高、甘油三酯升高、载脂蛋白 B 降低、脱水。

(3)呼吸系统　呼吸困难、咳嗽、鼻窦阻塞、间质性肺疾病。

(4)肌肉骨骼　肌肉骨骼痛、关节痛、关节肿胀、肌腱炎、血肌酸磷酸激酶升高。

(5)泌尿及生殖系统　肌酸酐升高。

(6)免疫系统　EB 病毒相关的移植后淋巴增生性疾病。上市后还有超敏反应(包括血管神经性水肿、荨麻疹)的报道。

(7)神经系统　头痛、失眠、感觉异常。

(8)肝脏　ALT 升高、AST 升高、肝脂肪变、药源性肝损伤。

(9)胃肠道　腹泻、腹痛、消化不良、呕吐、胃炎、恶心、胃肠道穿孔、胃肠炎。

(10)血液　淋巴细胞减少、ANC 减少、贫血。

(11)皮肤　皮疹、红斑、皮肤瘙痒。

(12)其他　感染[包括上呼吸道感染、鼻咽炎、尿路感染、肺炎、蜂窝织炎、带状疱疹、憩室炎、阑尾炎、机会性感染(包括结核及其他分枝杆菌感染、隐球菌病、组织胞浆菌病、食管念珠菌病、巨细胞病毒感染、BK 病毒感染、肺囊虫病、多发皮肤病带状疱疹、李斯特菌病)、球孢子菌病、病毒再活化]、恶性肿瘤[包括肺癌、乳腺癌、胃癌、结直肠癌、肾细胞癌、前列腺癌、淋巴瘤、胰腺癌、皮肤癌(包括黑素瘤、非黑素瘤性皮肤癌)]、发热、疲乏、外周水肿。

【注意事项】用药警示　基于大鼠研究结果,接受本品治疗可能减弱有生育能力女性的生育力,且该影响是否可逆尚不明确。有生育能力的妇女应计划生育或避孕。

不良反应的处理方法　(1)如出现严重感染、机会性感染或脓毒症,应中断本品治疗。如出现新发感染,应立即进行全面诊断,给予适当的抗菌治疗,并密切监测。

(2)如出现新发腹部症状,应立即评估,以对胃肠道穿孔进行早期诊断。

(3)如出现肝酶升高,应调整治疗方案(如减少 DMARD 或本品的剂量、中断本品治疗);如疑似出现药源性肝损伤,应中断本品治疗,直至排除该诊断。

(4)如出现严重超敏反应,应立即停药,并评估引起反应的原因。

(5)如出现血栓形成的症状,应停药,并立即评估。

用药前后及用药时应当检查或监测　(1)用药前及

用药期间适当时机应评估是否存在潜伏性或活动性结核感染。

(2)用药前应筛查患者是否患病毒性肝炎。

(3)皮肤癌高风险患者应定期进行皮肤检查。

(4)用药前及用药期间每 3 个月监测一次淋巴细胞计数。

(5)用药前、开始用药 4～8 周后及此后每 3 个月监测一次中性粒细胞计数及血红蛋白水平。

(6)开始用药 4～8 周后应评估血脂参数。

(7)用药前及用药期间应定期监测心率和血压。

(8)定期监测肝功能和肾功能。

制剂注意事项　本品缓释片含有不可变形性辅料，严重胃肠道狭窄(病理性或医源性)患者慎用。

【**药物相互作用**】　(1)强效 CYP3A4 抑制剂(如酮康唑)合用，使得托法替布暴露量增加。

(2)中等 CYP3A4 抑制剂与强效 CYP2C19 抑制剂(如氟康唑)合用，使得托法替布暴露量增加。

(3)强效 CYP3A4 诱导剂(如利福平)合用，使得托法替布暴露量减少并可能导致临床反应缺失或减少。

(4)免疫抑制药物(如硫唑嘌呤、他克莫司、环孢素)合用，免疫抑制风险增加。

(5)尚未在类风湿关节炎患者中研究与生物 DMARD 或强效免疫抑制的合并用药。

【**给药说明**】　口服给药，有无进食皆可。

【**用法与用量**】　托法替布的推荐剂量为 5mg，每天两次。

同时接受细胞色素 P450 3A4(CYP3A4)的强效抑制剂(如酮康唑)治疗，或者接受一种或多种可同时导致 CYP3A4 中等抑制和 CYP2C19 强效抑制的合并用药(如氟康唑)，托法替布的推荐剂量应为 5mg，每天一次。

托法替布与强效 CYP3A4 诱导剂(如利福平)合并用药可能导致临床缓解作用丧失或下降。不建议强效 CYP3A4 诱导剂与托法替布合并用药。

中度或重度肾功能不全，或者中度肝功能损伤，托法替布的推荐剂量应为 5mg，每天一次。

不建议重度肝功能损伤患者使用托法替布。

【**制剂与规格**】　托法替布片：5mg。

第三节　靶向治疗药物

20 世纪后半叶，基础生物学研究取得了巨大的进展，对疾病的发病机制的研究日益深入，因此针对疾病关键靶点治疗的药物不断出现，使得临床医学发生了重大的变革。靶向治疗是指药物靶向性地以引起疾病发病的不同特异性环节为靶点，与这些靶点选择性地作用从而阻断疾病的发生和发展，是目前最为理想的治疗模式。特别是在肿瘤和自身免疫病的治疗领域被越来越多的使用。在风湿性疾病中，主要的靶向药物，包括：基因重组的生物工程产生的生物制剂和化学合成的小分子制剂。根据药物所针对的自身免疫或者产生的炎症过程的不同阶段大致归为三类：①针对炎症反应过程中的上游细胞因子，这些因子被阻断后引起下游大量其他炎症调节因子活动的下调，使炎症过程被抑制，如肿瘤坏死因子(TNF-α)拮抗药；②针对炎症反应过程中下游的炎症因子；③针对自身免疫反应过程中的细胞调节信号，如细胞毒性 T 淋巴细胞抗原 4(CTLA-4)免疫球蛋白，针对 B 淋巴细胞识别信号的单克隆抗体，这些细胞调节信号在致病性自身免疫和炎症反应过程中发挥重要作用，当被抑制后所致的自身免疫病也得以抑制。目前在国内已经上市并被广泛使用的主要是 TNF-α拮抗药，用于治疗类风湿关节炎、强直性脊柱炎、银屑病关节炎等，抗 IL-17

单克隆抗体已被批准用于治疗银屑病关节炎。用于针对治疗系统性红斑狼疮的，抑制促使 B 淋巴细胞活化的贝利木单抗和泰它西普，小分子靶向化学合成药物：托法替布、巴瑞替尼用于治疗类风湿关节炎。相信将会有越来越多的生物制剂用于治疗风湿性疾病，其使用的适应证也将会越来越广泛。但是任何事物都有两面性，随着生物制剂的使用，研究也证实生物靶点在维持人类健康中同样起着积极的作用，因此过度抑制它们的生物活性，也会导致相应风险的出现，在使用时同样应引起高度的重视。

依 那 西 普^[医保(乙)]
Etanercept

【**适应证**】　①类风湿关节炎(RA)：中度至重度活动性类风湿关节炎的成年患者对包括甲氨蝶呤(如果不禁忌使用)在内的 DMARD(改善病情的抗风湿药)无效时，可用依那西普与甲氨蝶呤联用治疗。已证实依那西普单独使用或与甲氨蝶呤联用时，可降低 X 线检测相的关节损害进展率，并改善关节功能。②强直性脊柱炎(AS)：重度活动性强直性脊柱炎的成年患者对常规治疗无效时可使用依那西普治疗。

【**药理**】　(1)药效学　已知肿瘤坏死因子(TNF-α)是

类风湿关节炎、强直性脊柱炎等病理过程中的一个主要炎性介质，其参与调控的炎症反应可导致关节的病理改变。依那西普是细胞表面 TNF 受体的竞争性抑制剂，作用机制为竞争性地与血中 TNF-α结合，阻断它和细胞表面 TNF 受体结合，可以抑制 TNF 的生物活性，从而阻断了 TNF 介导的细胞反应。依那西普可能还参与调节由 TNF 诱导或调节的其他下游分子(如：细胞因子、黏附分子或蛋白酶)控制的生物反应。

(2)药动学　本品经皮下注射后，在注射部位缓慢吸收。单次给药后，约 48 小时可达血药浓度峰值。绝对生物利用度约为 76%。每周给药 2 次，达稳态时的血药浓度约为单次给药峰度的 2 倍。11 名活动性 RA 患者皮下注射 25mg/次，每周 2 次，连续给药 6 周后，rhTNFR：Fc 达稳态时间为(408±20)小时，达稳态时峰浓度(C_{max})为(3.0±0.2)μg/ml，达稳态时谷浓度(C_{min})为(2.6±0.2)μg/ml，平均稳态浓度 C_{ss} 为(2.8±0.3)μg/ml，波动系数 FI 为 12.8%±3.3%。最后一次给药后 rhTNFR：Fc 的半衰期 $t_{1/2}$ 为(74±4)小时，t_{max} 为(53±6)小时，清除率为(102.8±10.4)ml/h。在健康人和急性肝脏功能或肾脏功能异常的患者中观察到的血药浓度没有显著差别，因此，对于肾功能受损的患者无须调整剂量。在研究中未观察到 MTX 对本品的药动学影响。

【不良反应】　最常见不良反应是注射部位局部反应，包括轻至中度红斑、瘙痒、疼痛和肿胀等，注射部位反应通常发生在开始治疗的第 1 个月内，随后的治疗中发生频率降低。注射部位反应平均持续 3～5 天。其他不良反应为头痛、眩晕、皮疹、咳嗽、腹痛、白细胞减少、中性粒细胞减少、鼻炎、发热、关节酸痛、肌肉酸痛、困倦、面部肿胀和面部过敏等。此外，以下几个方面不良反应也应引起重视。

(1)感染　最常见的感染是上呼吸道感染。在与安慰剂对照试验中，没有观察到严重感染的发生率有显著升高。在所有临床试验中，RA 患者中发生的严重感染有：肾盂肾炎、支气管炎、化脓性关节炎、腹部脓肿、蜂窝织炎、骨髓炎、伤口感染、肺炎、足脓肿、腿部溃疡、腹泻、鼻窦炎和败血症。在上市以后的应用中，严重感染包括败血症和死亡都有报道。曾有机会致病菌感染的报告，包括侵袭性真菌感染、寄生虫(包括原虫)感染、细菌感染(包括利斯塔菌属和军团病杆菌属)以及非典型分枝杆菌感染。

(2)免疫原性　对接受过依那西普治疗的患者进行了多时间点的抗本品抗体的检测，大约 6%患者至少一次检测出针对 TNF 受体和其他依那西普成分的抗体，均为非中和性抗体。但未发现抗体产生与临床疗效及不良事件的相关关系。依那西普的长期免疫原性尚不清楚。

(3)自身抗体　接受本品治疗的患者抗核抗体(ANA)、抗双链 DNA(ds-DNA)抗体阳性率均较安慰剂组为高。

(4)恶性肿瘤　在对照试验中(对照治疗时间 3～6 个月)发现，本品治疗患者中发生淋巴瘤是正常人群预期淋巴瘤发生率的 2 倍。

(5)血液系统　有发生较罕见的红细胞、白细胞、血小板下降及极为罕见再生不良性贫血的报道。

(6)中枢神经系统　在本品治疗的患者中有发生中枢神经系统的脱髓鞘病变者，不过与本品的关系尚不明确。

【禁忌证】　(1)对本品中活性成分或其他任何成分过敏者。

(2)脓毒血症患者或存在脓毒血症风险者。

(3)包括慢性或局部感染在内的严重活动性感染者。

【注意事项】　(1)在同类产品上市使用过程中发生了严重的感染(败血症、致死和危及生命的感染)，因此，当医生发现患者有反复发作的感染史或者有易导致感染的潜伏疾病时，在考虑使用本品时应极为慎重。

(2)在使用本品过程中患者出现上呼吸道反复感染或其他明显感染倾向时，应及时到医院就诊，由医生根据具体情况指导治疗。

(3)当发生严重感染如糖尿病继发感染，结核感染等时，患者应暂停使用本品。

(4)在使用本品的过程中，应注意过敏反应的发生，包括血管性水肿、荨麻疹及其他严重反应，一旦出现过敏反应，应立即终止本品的治疗，并予适当处理。

(5)由于 TNF 可调节炎症及细胞免疫反应，因此在使用本品时，应充分考虑到可能会影响患者的抗感染及恶性肿瘤的作用。

(6)目前尚未有接受本品治疗的患者在接种活疫苗后造成传播感染的数据，但在使用本品期间不可接种活疫苗。

(7)在同类产品上市后的报道中发现有可能导致充血性心力衰竭的患者病情恶化，因此，对于有充血性心力衰竭的患者在需要使用本品时应极为慎重。

(8)特殊人群　对儿童尚无明确的用药资料，由于老年患者通常易发生感染，因此在治疗中应予以注意。

(9)需建议育龄妇女采用合适的避孕，避免在依那西普治疗期间或中止治疗后 3 周内怀孕。

【药物相互作用】　(1)依那西普和阿那白滞素联合治疗　与单独使用依那西普或者阿那白滞素治疗的患者相

比，两种药物同时治疗时患者严重感染的发生率更高。另外，在一项双盲安慰剂对照的试验中，与单独使用依那西普的患者相比，接受基础甲氨蝶呤治疗的患者同时使用依那西普和阿那白滞素后，严重感染(7%)和中性粒细胞减少的发病率增高。尚未证实依那西普和阿那白滞素联合用药可以增加临床效果，因此不推荐使用。

(2) 依那西普和阿巴他塞联合治疗 在临床研究中，依那西普和阿巴他塞联合治疗导致严重不良事件的发生率增加，并未证实这种联合疗法可以增加临床效果，因此不推荐使用。

(3) 依那西普和柳氮磺胺吡啶联合治疗 在临床试验中，接受确定剂量柳氮磺胺吡啶治疗的成年患者合并使用依那西普后，与单用依那西普和单用磺胺类药物相比，合并用药患者的平均白细胞计数显著下降。尚未明确这一发现的临床意义。

(4) 无药物相互作用 临床试验发现，依那西普与糖皮质激素、水杨酸盐类药物(除柳氮磺吡啶外)、非甾体抗炎药(NSAIDs)、镇痛药或甲氨蝶呤合并使用时未见药物相互作用。未发现与地高辛或华法林合并用药时出现有临床意义的药代动力学药物相互作用。

【给药说明】 (1)注射部位 注射部位为大腿、腹部和上臂，注射方式为皮下注射。每次在不同部位注射，与前次注射部位至少相距 3cm。禁止注射于皮肤柔嫩、瘀伤、发红或发硬部位。

(2)处置 将 1ml 的注射用水缓慢无菌地注射入瓶中，复溶依那西普冻干粉末。温和地旋转以避免过多的泡沫。避免摇动或剧烈地搅动。复溶所需时间通常小于 10 分钟。复溶前必须冷藏在 2～8℃。不得冷冻。在使用前依那西普冻干粉需用 1ml 的溶剂复溶。本品溶解后应马上使用。如果不立即使用，应将西林瓶中溶解后的依那西普注射液贮存于 2～8℃冰箱内，最长可保存 6 小时。如未能在 6 小时内使用，应将溶液丢弃。在注射前，应使冷藏的溶液达到室温。溶剂的预填充注射器橡皮塞中含有橡胶(干燥天然橡胶)。在接触或使用依那西普之前，患者或护理人员应联系医生询问如何处置已知或可能对橡胶产生的过敏反应(变态反应)。

【用法与用量】 (1)成人(18～64 岁) ①类风湿关节炎：皮下注射，推荐剂量为 25mg 每周二次(间隔 72～96 小时)或 50mg 每周一次。②强直性脊柱炎：皮下注射，推荐剂量为 25mg 每周二次(间隔 72～96 小时)或 50mg 每周一次。

(2) 老年患者(≥65 岁) 无需进行剂量调整。用法用量与 18～64 岁的成人相同。

(3) 肝肾功能损害的患者 无需进行剂量调整。

【制剂与规格】 注射用依那西普：25mg。

英夫利西单抗
Infliximab

【适应证】 ①类风湿关节炎：与甲氨蝶呤联合用于在有中度至严重活动性疾病患者中减轻体征和症状，抑制结构损伤的进展和改善体力功能。②成人及 6 岁以上儿童克罗恩病：本品可用于对于接受传统治疗效果不佳的中重度活动性克罗恩病的成人和 6 岁及以上的儿童患者，用于：减轻症状和体征；诱导并维持临床缓解；诱导成人患者的黏膜愈合；改善生活质量；使成人患者减少皮质激素用量或停止使用皮质激素。③瘘管性克罗恩病：本品可用于减少肠-皮肤瘘管和直肠-阴道瘘管的数量，促进并维持瘘管愈合；减轻症状和体征；改善生活质量。④溃疡性结肠炎：成人溃疡性结肠炎。对于接受传统治疗效果不佳、不耐受或有医学禁忌的中重度活动性溃疡性结肠炎成年患者，本品可用于减轻症状和体征、诱导并维持临床缓解和黏膜愈合、使患者减少或停止使用糖皮质激素。⑤强直性脊柱炎：活动性强直性脊柱炎患者，本品可用于减轻症状和体征，包括增加活动幅度；改善身体机能；改善生活质量。⑥银屑病关节炎：减轻活动性关节炎体征和症状，抑制结构损伤的进展和改善身体功能。⑦斑块性银屑病：治疗有备选全身治疗和当其他全身治疗医学上不适宜的慢性严重［即，广泛和(或)残疾］斑块性银屑病成年患者。

【药理】 (1)药效学 本品是一种人鼠嵌合的抗肿瘤坏死因子的单克隆抗体，可与可溶性 TNF-α 及跨膜形式的 TNF-α 高亲和力结合，中和 TNF-α 的生物学活性，并抑制 TNF-α 与受体结合。

(2) 药动学 单次静脉滴注 3～20mg/kg 本品显示给药剂量和血药峰浓度的线性关系。稳态分布容积与剂量无关，而且本品主要分布在血管腔内。RA 患者给 3～10mg/kg 和克罗恩病给 5mg/kg，药代动力学结果表明终末半衰期 8.0～9.5。首次给本品后在 2 周和 6 周重复输注，每次治疗后都可预测浓度-时间图形。间隔 4 周或 8 周，连续重复用 3mg/kg 或 10mg/kg 治疗时，本品无全身蓄积。出现对本品的抗体时，本品清除率增加。在给予本品 3～10mg/kg 维持剂量后，血清本品浓度中位数范围为 0.5～6μg/ml；但抗本品抗体阳性的患者中，不能检测到本品浓度(<0.1μg/ml)。

【不良反应】 (1)输注相关反应 约 20%本品治疗的患者会出现输注反应，在所有输注反应中，3%伴随非特异性症状如发热或寒战，1%伴随心肺反应(主要是胸痛、低血压、高血压或呼吸困难)，而<1%伴随瘙痒、荨麻疹或瘙痒与荨麻疹联合症状和心肺反应。<1%患者发生严重输注反应并包括过敏反应，如喉(咽)水肿和严重支气管痉挛及癫痫发作、惊厥、红斑疹和低血压。大约3%患者因输注反应而停用本品。再次给药后反应：在临床研究中发现，再次使用英夫利西单抗后，一部分患者出现不良反应，症状和体征有发热和(或)皮疹的肌痛和(或)关节痛，有些患者还包括瘙痒，颜面、手或唇水肿，吞咽困难，荨麻疹，喉痛和头痛。

(2)感染　最频发的感染是呼吸道感染(包括鼻窦炎、喉炎和支气管炎)和尿路感染。严重感染包括结核菌感染、肺炎、蜂窝织炎、脓肿、皮肤溃疡和脓毒血症。

(3)自身抗体(狼疮样综合征)　在临床试验中，英夫利西单抗治疗基线抗核抗体阴性的患者，约有半数患者发展为抗核抗体阳性，约20%英夫利西单抗治疗患者新检测到抗ds-DNA抗体，但仍可出现狼疮和狼疮样综合征。

(4)恶性疾病　在对照试验中，接受英夫利西单抗治疗的患者比接受安慰剂治疗的患者发生恶性疾病的概率更高，最常见是淋巴瘤、乳腺癌、直肠结肠癌和黑色素瘤。

(5)免疫原性　用英夫利西单抗治疗可能出现抗英夫利西单抗的抗体。给3次诱导方案后维持剂量治疗，经1~2年后抗英夫利西单抗抗体发生率约为10%。抗体阳性患者比抗体阴性患者很可能清除率增高、有效性减低和更易发生输注反应。同时接受免疫抑制药如甲氨蝶呤(MTX)的患者抗体发生率较低。

(6)肝脏毒性　乙肝病毒长期携带者(表面抗原阳性)患者接受英夫利西单抗曾发生乙型肝炎重新活动。在临床试验中，接受英夫利西单抗的患者都观察到比对照组更常出现的氨基转移酶升高(ALT比AST更常见)。患者出现ALT和AST升高一般都是无症状的，不管继用或停用英夫利西单抗，这些异常都会降低或消失。

(7)其他　①全身情况：变态反应、横膈疝、水肿、外科手术后遗症、脓毒血症、血清病。②心血管系统：循环衰竭、低血压、晕厥、心律失常、心动过缓(速)。③消化系统：便秘、胃肠道出血、小肠穿孔、小肠狭窄、胰腺炎、腹膜炎、肛门部痔痛、胆管疼痛、胆囊炎、胆石症、肝炎。④内分泌系统：甲状旁腺疾病。⑤血液和淋巴系统：全血细胞减少症、血小板减少症、溶血性贫血、白细胞减少、淋巴结病变。⑥代谢和营养异常：脱水。⑦肌肉、骨骼：椎间盘疝、肌腱疾

病。⑧肿瘤形成：基底细胞瘤。⑨神经系统：脑膜炎、神经炎、周围神经病变、眩晕。⑩呼吸系统：成年呼吸窘迫综合征、下呼吸道感染(包括肺炎)、胸膜渗出、胸膜炎、肺水肿、呼吸困难。皮肤和附件：出汗增多、溃疡、蜂窝织炎。血栓形成：脑梗死、肺栓塞、血栓性静脉炎、下肢血栓形成。泌尿及生殖系统：肾结石、肾衰竭、月经紊乱。

【禁忌证】　(1)对英夫利西单抗、其他鼠源蛋白或本品中任何成分过敏的患者。

(2)患有结核病或其他活动性感染(包括脓毒症、脓肿、机会性感染等)的患者。

(3)患有中重度心力衰竭(纽约心脏学会心功能分级Ⅲ/Ⅳ级)的患者。

【注意事项】　(1)下列情况慎用：①有慢性或复发性感染史者；②轻度充血性心力衰竭(NYHA分级的Ⅰ~Ⅱ级)者(剂量不宜超过5mg/kg)；③以往或新近中枢神经系统脱髓鞘病或癫痫患者(可加重病情)；④有血清病样反应者(可导致复发)。

(2)如果患者用本品治疗后提示发生狼疮样综合征症状，应立即中断治疗。

(3)目前不推荐同时给活疫苗。

(4)育龄妇女在接受本品治疗期间必须采取有效的避孕措施，且本品末次治疗后至少要避孕6个月。现有的临床经验有限，尚不能排除本品在妊娠期间的风险，因而不推荐妊娠妇女使用本品。目前尚不清楚本品是否从人乳汁中分泌以及哺乳后是否会被吸收。由于人类的免疫球蛋白可经母乳分泌，因而母亲在本品末次治疗后至少6个月内应停止哺乳。

(5)尚未确定英夫利西单抗在儿童患者中的安全性和有效性。

(6)老年人群一般感染发生率较高，在老年人中使用时应小心。

(7)药物过量，曾单剂量至20mg/kg无直接毒性效应。在过大剂量情况下，建议监视患者不良反应或效应的任何体征和症状，并立即用适宜的对症治疗。

【药物相互作用】　(1)同时接受免疫抑制药的患者趋向于比未应用免疫抑制药物患者较少发生输液反应。血清中英夫利西单抗浓度似乎不受治疗的基础用药影响，包括皮质激素、抗生素和氨基水杨酸等。

(2)由于同时给依那西普(etanercept)和阿那白滞素(anakinra，IL-1拮抗药)时，曾伴随严重感染增加的危险和增加中性粒细胞减少的危险，而与单用依那西普相比并不增加效益。阿那白滞素和其他TNF-α阻断药联用也

可能造成相似的危险，所以不推荐英夫利西单抗和阿那白滞素联用。

（3）慢性炎症时，CYP450 酶的形成可能会因细胞因子水平的增高而受到抑制，例如，TNF-α、白介素-1（IL-1）、白介素-6（IL-6）、白介素-10（IL-10）和干扰素（IFN）。因此，能够拮抗细胞因子活性的分子（如英夫利西单抗）预计可以使 CYP450 酶的形成趋于正常。若在接受治疗指数狭窄的 CYP450 底物药物治疗的患者中开始或停用本品，建议对这类药品监测疗效（例如，华法林）或药物浓度（例如，环孢霉素或茶碱），并根据需要调整此类药品的剂量。

【给药说明】　（1）本品静脉给药时间不得少于 2 小时。所有患者应在输注后至少观察 1～2 小时，以观察急性输液相关反应。医院需配备肾上腺素、抗组胺药、糖皮质激素及人工气道等急救物品。

（2）根据医生判断，患者可接受如抗组胺药、氢化可的松和（或）对乙酰氨基酚预处理，同时降低输注速度，以减少输液相关反应的风险。

（3）输液期间，可以通过减慢输液速度或者暂停输液来改善轻中度输液反应，一旦反应得到缓解，可以按照较低的输液速度重新开始输液，和（或）给予抗组胺药、对乙酰氨基酚和（或）糖皮质激素等治疗性药物。对于经过上述干预后仍无法耐受药物输注的患者，应立即停药。

（4）输液期间或输液后，对于出现重度输液相关性超敏反应的患者，应停止本品治疗。根据所出现的输液反应的症状和体征对重度输液反应进行处理。

（5）用 0.9%氯化钠注射液将本品的无菌注射用水溶液稀释至 250ml：从 250ml 0.9%氯化钠注射液瓶或袋中抽出与配制的本品溶液总量相同的液体量，之后，将配置好的本品溶液总量全部注入该输液瓶或袋中，轻轻混合。最终获得的输注溶液浓度范围应为 0.4～4mg/ml。请勿使用其他溶剂对本品溶液进行稀释。

（6）本品输注应在复溶并稀释后 3 小时内进行。输液时间不得少于 2 小时：输液装置上应配有一个内置的、无菌、无热原、低蛋白结合率的滤膜（孔径≤1.2μm）。本品不含抗菌防腐剂，未用完的输液不应再贮存使用。

【用法与用量】　用法　静脉输注。

用量　（1）类风湿关节炎：首次给予本品 3mg/kg，然后在首次给药后的第 2 周和第 6 周及以后每隔 8 周各给予一次相同剂量。本品应与甲氨蝶呤合用。对于疗效不佳的患者，可考虑将剂量调整至 10mg/kg，和（或）将用药间隔调整为 4 周。

（2）成人中重度活动性克罗恩病、瘘管性克罗恩病：

首次给予本品 5mg/kg，然后在首次给药后的第 2 周和第 6 周及以后每隔 8 周各给予一次相同剂量。对于疗效不佳的患者，可考虑将剂量调整至 10mg/kg。儿童中重度活动性克罗恩病（6～17 岁）：首次给予本品 5mg/kg，然后在首次给药后的第 2 周和第 6 周及以后每隔 8 周各给予一次相同剂量。现有数据不支持在治疗最初 10 周内未产生应答的儿童和青少年中继续给予本品治疗。某些患者可能需要一个更短的给药间隔以维持其临床获益，而对于另一些患者而言延长给药间隔也可以产生足够的临床获益。增加剂量至超过 5mg/kg，每 8 周给予一次的儿童克罗恩病患者发生不良反应的风险可能升高。对于剂量调整后没有获得更多治疗获益的患者，应仔细考虑是否采用调整后的剂量继续治疗。

（3）强直性脊柱炎：首次给予本品 5mg/kg，然后在首次给药后的第 2 周和第 6 周及以后每隔 6 周各给予一次相同剂量。

（4）斑块型银屑病：首次给予本品 5mg/kg，然后在首次给药后的第 2 周和第 6 周及以后每隔 8 周各给予一次相同剂量。若患者在第 14 周后（即 4 次给药后）没有应答，不应继续给予本品治疗。银屑病患者再次给药：银屑病患者相隔 20 周后再次单次给药的经验有限，与最初的诱导治疗相比，提示本品的有效性降低，且轻到中度输液反应增加。疾病复发后，有限的反复诱导治疗经验表明，与 8 周维持治疗相比，输液反应增加（包括严重反应）。如维持治疗中断，不推荐再次启动诱导治疗，应按照维持治疗再次给药。

（5）成人溃疡性结肠炎：首次给予本品 5mg/kg，然后在首次给药后的第 2 周和第 6 周及以后每隔 8 周各给予一次相同剂量。

【制剂与规格】　注射用英夫利西单抗（冻干粉）：100mg。

阿达木单抗[医保(乙)]
Adalimumab

【适应证】　①类风湿关节炎：本品与甲氨蝶呤合用，治疗对改善病情抗风湿药（DMARDs），包括甲氨蝶呤疗效不佳的成年中重度活动性类风湿关节炎患者。本品与甲氨蝶呤联合用药，可以减缓患者关节损伤的进展（X 线显示），并且可以改善身体机能。②强直性脊柱炎：用于常规治疗效果不佳的成年重度活动性强直性脊柱炎患者。③银屑病：用于需要进行系统治疗或光疗，并且对其他系统治疗（包括环孢素、甲氨蝶呤或光化学疗法）不敏感，或具有禁忌证，需要进行系统治疗的成年中重度慢性斑块状银屑病患者。

【药理】 (1)药效学 本品是一种人源化的抗人肿瘤坏死因子(TNF)单克隆抗体,可以与TNF-α特异性结合,阻断TNF-α与细胞表面p55和p75TNF受体相互作用从而消除其生物学功能。阿达木单抗还可以调节由TNF介导或调控的生物学效应,包括改变对白细胞游走起到重要作用的黏附分子的水平(ELAM-1,VCAM-1和ICAM-1,半数抑制浓度为0.1～0.2nM)。类风湿关节炎患者接受本品治疗后,与基线水平相比较,急性期炎性反应物[C-反应蛋白(CRP)、红细胞沉降率(ESR)]和血清细胞因子(IL-6)水平快速下降。导致组织重塑并使软骨破坏的基质金属蛋白酶(MMP-1和MMP-3)的血清水平也会出现下降。接受本品治疗的患者通常会出现慢性炎症的血液学指标改善。

(2)药动学 成年健康受试者单次皮下给40mg本品后,血清峰浓度(C_{max})和达峰时间(t_{max})分别是(4.7±1.6)μg/ml和(131±56)小时。在3个研究中单次皮下给40mg后估算阿达木单抗的平均绝对生物利用度是64%。单次静脉注射剂量。0.25～10.0mg/kg范围内阿达木单抗的药代动力学呈线性。阿达木单抗稳态表观分布容积(V_{ss})范围4.7～6.0L,全身清除率一般在12ml/h以下。平均末端半衰期约为2周,变动范围10～20天。在一些RA患者测得滑液中阿达木单抗浓度范围是血清浓度的31%～96%。

【不良反应】 (1)注射部位反应 本品治疗患者约15%发生注射部位反应:红斑和(或)瘙痒、出血、疼痛或肿胀,使用安慰剂的患者该数据为9%。大多数注射反应是轻度,一般不需要停药。

(2)感染 主要包括上呼吸道感染、支气管炎和泌尿系感染等,大多数患者在感染消失后可继续使用阿达木单抗。严重感染包括肺炎、脓毒性关节炎、术后感染、丹毒、蜂窝织炎、憩室炎和肾盂肾炎等。

(3)恶性肿瘤 RA患者,尤其是高活动度疾病的患者是发生淋巴瘤的高危人群。其他较常观察到的恶性肿瘤有非黑色素皮肤癌,乳腺、结肠、前列腺、肺和子宫肿瘤。

(4)自身抗体 在RA对照试验中,用阿达木单抗治疗有11.9%的患者,安慰剂和活性对照药治疗有8.1%患者,从基线抗核抗体阴性发展成第24个月时的滴度阳性。3441例阿达木单抗治疗患者中有2例出现新发狼疮样综合征的临床特征,停止治疗后情况改善。

(5)免疫原性 在临床试验中,成人RA患者在接受阿达木单抗治疗6～12个月期间约有5.5%至少发生过1次抗阿达木单抗的低滴度抗体,体外试验表明是中和抗体。同时使用MTX的患者比单用阿达木单抗治疗抗体发生率较低(分别是0.6%和12.4%)。

(6)其他 在阿达木单抗治疗RA患者中发生率≥5%的其他不良反应:①消化系统:腹泻、恶心。②全身:乏力。③注射部位反应。④感染:支气管炎、流行性感冒、鼻咽炎、鼻窦炎、上呼吸道感染、尿路感染。⑤实验室检查:胆固醇升高、血红蛋白降低、淋巴细胞减少。⑥肌肉、骨骼系统:关节痛、背痛、类风湿关节炎。⑦神经系统:神经系统紊乱、头痛。⑧呼吸系统:胸腔和纵隔异常:咳嗽。⑨皮肤和皮下组织异常:皮疹。⑩心血管系统:血管异常、高血压。

【禁忌证】 (1)对于本品或制剂中其他成分过敏者。

(2)活动性结核或者其他严重的感染疾患,诸如败血症和机会感染等。

(3)中度到重度心衰患者(NYHA分类Ⅲ/Ⅳ级)。

【注意事项】 (1)在开始使用阿达木单抗之前,应进行结核菌素皮试,评价患者是否有活动性或潜伏性结核感染。如诊断潜伏感染,应按照疾病控制中心和预防指南进行适当预防。

(2)用TNF阻断药后有充血性心力衰竭(CHF)恶化和新发生心力衰竭的报道。用阿达木单抗也曾观察到CHF恶化的病例。因此,对曾有心力衰竭的患者,医生应慎用阿达木单抗并小心随访。

(3)TNF阻断药,包括阿达木单抗,可能影响宿主抗感染和抗恶性病的能力。

(4)用TNF阻断药包括阿达木单抗,曾报道伴随脱髓鞘疾病临床症状新发作或加重的罕见病例(影像学证据)。已存在或最近发生中枢神经系统脱髓鞘疾病的患者,用阿达木单抗时应该谨慎。

(5)目前认为用阿达木单抗时不应接种活疫苗。

(6)因为阿达木单抗是TNF-α抑制药,因此在妊娠过程中会对新生儿的正常免疫反应产生影响。不推荐在妊娠期使用阿达木单抗。建议具有生育可能的女性患者使用适当的避孕方法,避免妊娠,并且在结束本品治疗后至少继续使用该方式5个月。尚不清楚阿达木单抗是否可以泌入母乳,或者人体摄入后是否会被吸收,但是由于在乳汁中分泌有人体免疫球蛋白,因此女性患者至少在结束治疗后5个月内不能哺乳。

(7)药物过量 在过大剂量情况下,建议监测患者任何不良反应的症状和体征,并开始适宜的对症治疗。

【药物相互作用】 (1)MTX 在RA患者中曾研究同时使用阿达木单抗和MTX,没有资料提示需要调整阿达木单抗或 MTX 的剂量。

(2) 阿那白滞素(anakinra，IL-1 拮抗药)和另一种 TNF 阻断药联用曾伴随严重感染，中性粒细胞减少风险增高，且与单用这些药物相比时不增加治疗获益，不推荐阿达木单抗和阿那白滞素联用，因为阿达木单抗和阿那白滞素联用也可能引起相似的毒性。

【给药说明】 (1) 应在医生指导和随访下使用阿达木单抗。必要时经过适当的注射技术训练后，患者可自己注射阿达木单抗。

(2) 应轮流更换注射部位，而且不要注射至有触痛、起疱、发红或发硬区的皮肤。

【用法与用量】 (1) 对于患有类风湿关节炎的成人患者，建议用量为 40mg 阿达木单抗，每两周皮下注射单剂量给药。本品治疗的过程中，应继续使用甲氨蝶呤。在本品的疗程中可以继续使用糖皮质激素、水杨酸类药物、非甾体类抗炎药或者镇痛药。在单一药物治疗时如某些患者出现治疗效果下降可以将用药剂量增加为每周注射 40mg 阿达木单抗以改善疗效。

(2) 强直性脊柱炎　对于患有强直性脊柱炎的成人患者，建议用量为 40mg 阿达木单抗，每两周皮下注射单剂量给药。

(3) 银屑病　对于患有银屑病的成人患者，本品的建议用量为首次皮下注射 80mg，然后自首次给药后一周开始每两周皮下注射 40mg。针对 40mg 隔周给药应答不充分的成年慢性斑块状银屑病患者，在治疗超过 16 周，增加给药频率至每周 40mg 的给药方案。

(4) 老年患者　无需进行剂量调整。

(5) 肝和(或)肾功能不良患者　未在此类患者人群中进行本品研究，尚无剂量建议。

【制剂与规格】 阿达木单抗注射液：0.8ml:40mg。

利妥昔单抗 [国基；医保(乙)]

Rituximab

【适应证】 (1) CDE 适应证　复发或耐药的滤泡性中央型淋巴瘤(国际工作分类 B、C 和 D 亚型的 B 细胞非霍奇金淋巴瘤)的治疗。

先前未经治疗的 CD20 阳性Ⅲ-Ⅳ期滤泡性非霍奇金淋巴瘤，患者应与化疗联合使用。CD20 阳性弥漫大 B 细胞性非霍奇金淋巴瘤(DLBCL)应与标准 CHOP 化疗(环磷酰胺、阿霉素、长春新碱、泼尼松)8 个周期联合治疗。

(2) 超说明书适应证　慢性移植物抗宿主病；血栓性血小板减少性紫癜；慢性淋巴细胞性白血病，联合氟达拉滨和环磷酰胺；难治性重症系统性红斑狼疮；类风湿关节炎；韦格纳肉芽肿；显微镜下多血管炎。

【药理】 (1) 药效学　利妥昔单抗是一种人鼠嵌合性单克隆抗体，能特异性地与跨膜抗原 CD20 结合。CD20 抗原位于前 B 和成熟 B 淋巴细胞的表面，而造血干细胞、前 B 细胞、正常浆细胞或其他正常组织不表达 CD20。95%以上的 B 细胞性非霍奇金淋巴瘤细胞表达 CD20。利妥昔单抗与 B 细胞上的 CD20 抗原结合后，启动介导 B 细胞溶解的免疫反应。B 细胞溶解的可能机制包括：补体依赖的细胞毒作用(CDC)，抗体依赖的细胞毒作用(ADCC)。第一次输注利妥昔单抗后，外周 B 淋巴细胞计数明显下降，低于正常水平，6 个月后开始恢复，治疗完成后通常 12 个月之内恢复正常，尽管某些患者可能需要时间更长。

(2) 药动学　按 2 周间隔 2 次静脉滴注 1000mg 本品后，平均终末半衰期为 20.8 天(范围 8.58～35.9 天)，平均系统清除率为 0.23L/d(范围 0.091～0.67L/d)，平均稳态分布容积为 4.6L(范围 1.7～7.51L)。群体药代动力学分析发现，体表面积和性别是解释药代动力学参数的个体间差异最重要的协变量。

【不良反应】 国外研究报道部分严重不良反应：

(1) 输注相关反应　包括细胞因子释放综合征、颜面潮红、咽喉刺激和震颤。利妥昔单抗联合静脉注射糖皮质激素，可能减少这些事件的发生率和严重程度。单药治疗 4 周，在临床试验中有超过 50%的患者报道了输注相关反应的体征和症状，并主要在首次输注时发生。低血压、发热、畏寒、寒战、荨麻疹、支气管痉挛、舌或喉部肿胀感(血管性水肿)、恶心、疲乏、头痛、瘙痒、呼吸困难、鼻炎、呕吐、颜面潮红和病变部位疼痛等与利妥昔单抗输注有关，属输注相关综合征。联合治疗(NHL 采用 R-CVP 方案；DLBCL 采用 R-CHOP 方案；CLL 采用 R-FC 方案)，12%的患者在第一个疗程出现了严重输注相关反应，之后的疗程中输注相关反应发生率明显降低，至第八疗程时，发生率低于 1%。

(2) 感染　单药治疗 4 周，导致了 70%～80%的患者 B 细胞耗竭，仅少数患者伴有血浆免疫球蛋白的降低。不考虑是否存在因果关系，30.3%患者发生细菌性感染、病毒性感染、真菌性感染以及病因不明的感染。3.9%的患者发生严重感染事件(3/4 度)，包括败血症。

(3) 血液系统　单药治疗 4 周,4.2%的患者中观察到严重(3 和 4 度)嗜中性白细胞减少症，1.1%的患者中观察到严重的贫血，1.7%的患者中观察到严重的血小板减小症。

（4）心血管系统　单药治疗 4 周，18.8%患者出现了心血管事件。低血压和高血压为最常见事件。

（5）IgG 水平　整个 2 年治疗期间，IgG 水平低于正常范围下限的患者比例利妥昔单抗组约为 60%，而对照组下降（2 年后为 36%）。

（6）神经系统　联合治疗（NHL 采用 R-CVP 方案；DLBCL 采用 R-CHOP 方案；CLL 采用 R-FC 方案）治疗期间，第一个疗程时 R-CHOP 组具有心血管疾病危险因素的 2%患者出现了血栓栓塞性脑血管疾病。

国内研究报道的不良反应：国内一项多中心、开放、随机、对照的临床研究在 63 例 CD20 阳性的初治的弥漫大 B 细胞性非霍奇金淋巴瘤患者中进行（试验组 32 例，对照组 31 例）。试验组为利妥昔单抗+标准 CHOP 化疗方案，对照组为标准 CHOP 化疗方案。两组均治疗 6 个疗程。每个疗程 21 天。试验组中本品在化疗周期第 1 天使用，剂量为 375mg/m² BSA，静脉滴注。试验组不良反应以白细胞下降最为常见，约 25%，其次是寒战和发热，约 20%。其他不良反应包括恶心、呕吐、氨基转移酶升高、脱发、腹部不适、腹痛、皮肤发红（过敏）、病毒性乙肝、呼吸急促、口干、心动过速、胸闷、头晕、牙痛、注射部位反应。

【禁忌证】（1）非霍奇金淋巴瘤　已知对本品的任何辅料和鼠蛋白过敏的患者禁用。

（2）类风湿关节炎患者　对处方中活性成分或任何辅料过敏者禁用。严重活动性感染或免疫应答严重损害（如低γ球蛋白血症，CD4 或 CD8 细胞计数严重下降）的患者禁用。严重心力衰竭（NYHA 分类Ⅳ）患者禁用。妊娠期间禁止利妥昔单抗与甲氨蝶呤联合用药。

【注意事项】（1）利妥昔单抗可能引发输注反应，包括窒息和其他过敏反应。静脉糖皮质激素预先用药可明显降低这些事件的发生率和严重程度。发生输注反应时应立即使用治疗过敏的药物，如肾上腺素、抗组胺药和糖皮质激素。

（2）具有已知心脏病史的患者应慎重考虑，使用期间应密切观察。

（3）不要给活动性和（或）严重感染的患者，或严重免疫缺陷的患者用药。

（4）接种疫苗应至少在使用利妥昔单抗前 4 周完成，B 细胞清除时活疫苗不推荐使用。

（5）基于 RA 患者治疗经验有限，出现实体肿瘤的潜在风险不能排除。

（6）孕妇应禁用利妥昔单抗，除非可能的获益高于风险。育龄妇女在使用利妥昔单抗的过程中及治疗后的 12 个月，必须采取有效的避孕措施。尚不清楚乳汁中是否有利妥昔单抗排出。已知母体的 IgG 可进入乳汁，因此利妥昔单抗不得用于哺乳的母亲。

（7）本品不可静脉推注。

【药物相互作用】（1）慢性淋巴细胞性白血病患者合用利妥昔单抗和氟达拉滨或环磷酰胺时，利妥昔单抗未显示对氟达拉滨或环磷酰胺的药代动力产生影响；而且，氟达拉滨和环磷酰胺也不会对利妥昔单抗的药代动力学产生明显的影响。

（2）类风湿关节炎患者合用利妥昔单抗和甲氨蝶呤时，利妥昔单抗的药代动力学不会受到甲氨蝶呤的影响。

（3）具有人抗鼠抗体（HAMA）或人抗嵌合抗体（HACA）效价的患者在使用其他诊断或治疗性单克隆抗体治疗时可能发生过敏或超敏反应。

【给药说明】　在利妥昔单抗输注过程中可能会发生低血压，所以在进行利妥昔单抗输注之前 12 小时以及输注过程中，应该考虑停用抗高血压药物。

【用法与用量】（1）滤泡性非霍奇金淋巴瘤　每次滴注利妥昔单抗前应预先使用解热镇痛药（例如对乙酰氨基酚）和抗组胺药（例如苯海拉明）。还应该预先使用糖皮质激素，尤其如果所使用的治疗方案不包括皮质激素。初始治疗：作为成年病人的单一治疗药，推荐剂量为 375mg/m² BSA（体表面积），静脉给入，每周一次，22 天的疗程内共给药 4 次。本品联合化疗用于初治滤泡性淋巴瘤患者的推荐剂量为：每疗程 375mg/m² 体表面积，使用 8 个疗程。每次先静脉输注化疗方案中的糖皮质激素，然后在每疗程的第 1 天给药。复发后的再治疗：第一次治疗后复发的患者，再治疗的剂量是 375mg/m² BSA，静脉滴注 4 周，每周一次。

（2）弥漫大 B 细胞性非霍奇金淋巴瘤　每次滴注利妥昔单抗前应预先使用解热镇痛药（例如对乙酰氨基酚）和抗组胺药（例如苯海拉明）。还应该预先使用糖皮质激素，尤其如果所使用的治疗方案不包括皮质激素。利妥昔单抗应与 CHOP 化疗联合使用。推荐剂量为 375mg/m² BSA，每个化疗周期的第一天使用。化疗的其他组分应在利妥昔单抗应用后使用。初次滴注：推荐起始滴注速度为 50mg/h；最初 60 分钟过后，可每 30 分钟增加 50mg/h，直至最大速度 400mg/h。以后的滴注：利妥昔单抗滴注的开始速度可为 100mg/h，每 30 分钟增加 100mg/h，直至最大速度 400mg/h。治疗期间的剂量调整：不推荐利妥昔单抗减量使用。利妥昔单抗与标准化疗合用时，标准化疗药剂可以减少。

（3）慢性移植物抗宿主病　推荐剂量为 375mg/m² BSA。

(4) 血栓性血小板减少性紫癜：每周 375mg/m²，共治疗 4 周。

(5) 慢性淋巴细胞性白血病，联合氟达拉滨和环磷酰胺：在开始 FC 化疗的前 1 天予静脉输注 375mg/m²，在第 2～6 个化疗疗程(每 28 天为一疗程)的第 1 天予静脉输注 500mg/m²。减量的 FCR 方案参考指南。

(6) 难治性重症系统性红斑狼疮　375mg/m²，qw，共 4 周；或 1000mg，2 周后重复 1 次。

(7) 类风湿关节炎　第一疗程予静脉输注 500～1000mg/次，0 周和 2 周各 1 次；根据病情可在 6～12 个月后接受第二个疗程。

(8) 韦格纳肉芽肿　375mg/m²，qw，共治疗 4 周。

(9) 显微镜下多血管炎　375mg/m²，qw，共治疗 4 周。

【制剂与规格】利妥昔单抗注射液：(1)10ml:100mg；(2)50ml:500mg。

托 珠 单 抗 [医保(乙)]
Tocilizumab

【适应证】①类风湿关节炎(RA)：治疗对改善病情的抗风湿药物(DMARDs)治疗应答不足的中到重度活动性类风湿关节炎的成年患者。托珠单抗与甲氨蝶呤(MTX)或其他 DMARDs 联用。②全身型幼年特发性关节炎(sJIA)：治疗此前经非甾体抗炎药(NSAIDs)和糖皮质激素治疗应答不足的 2 岁或 2 岁以上儿童的活动性全身型幼年特发性关节炎(sJIA)，可作为单药治疗(对甲氨蝶呤不耐受或不宜接受甲氨蝶呤治疗)或者与甲氨蝶呤联合使用。

【药理】(1)药效学　本品是免疫球蛋白 IgG₁ 亚型的重组人源化抗人白介素 6(IL-6)受体单克隆抗体。本品特异性结合可溶性和膜结合的 IL-6 受体(sIL-6R 和 mIL-6R)，并抑制 sIL-6R 和 mIL-6R 介导的信号传导。IL-6 是一个多功能细胞因子，由多种类型的细胞产生，其具有局部的旁分泌功能，可以调节全身的生理和病理过程，如诱导分泌免疫球蛋白，激活 T 细胞，诱导分泌肝脏急性反应蛋白及刺激红细胞生成。IL-6 还与一些疾病的发病机制相关，包括炎性疾病、骨质疏松症及肿瘤。

(2)药动学　在每 4 周给予本品 4mg/kg 和 8mg/kg 的曲线下面积(AUC)和最低血药浓度(C_{min})呈超剂量成比例增加，最大血药浓度(C_{max})随剂量成比例增加。稳态时，预测 8mg/kg 组的 AUC 和 C_{min} 分别比 4mg/kg 组高 2.7 和 6.5 倍。以下参数来自于每 4 周给予一次托珠单抗 4mg/kg 的数据。托珠单抗稳态 AUC、C_{min} 和 C_{max} 的预测平均值(±SD)分别为(13000±5800)(μg·h)/ml、

(1.49±2.13)μg/ml 和(88.3±41.4)μg/ml；AUC 和 C_{max} 的蓄积率较低，分别为 1.11 和 1.02；C_{min} 的蓄积率(1.96)较高。在第一次使用托珠单抗治疗后，C_{max} 和 AUC 即可达到稳态，在治疗 16 周后，C_{min} 可达到稳态。在接受托珠单抗静脉注射后，托珠单抗通过血液循环进行双相清除。在类风湿关节炎患者中，托珠单抗中央室分布容积为 3.5L，外周分布容积为 2.9L，故稳态分布容积为 6.4L。托珠单抗的总清除率呈浓度依赖性，包括线性和非线性清除。采用群体药代动力学分析估测的线性清除率为 12.5ml/h。托珠单抗在类风湿关节炎患者的 $t_{1/2}$ 呈浓度依赖性，稳态下 RA 患者每 4 周一次给药的浓度依赖性表观 $t_{1/2}$ 在 4mg/kg 剂量组为 11 天，8mg/kg 剂量组为 13 天。

【不良反应】(1)感染　严重感染(其中一些含致死性结局)包括肺炎、蜂窝织炎、带状疱疹、胃肠炎、憩室炎、脓毒症、细菌性关节炎。

(2)胃肠穿孔　一般将胃肠穿孔报告为憩室炎并发症(包括全身化脓性腹膜炎、下消化道穿孔、瘘和脓肿)。

(3)输液反应　在输液期间发生的主要不良反应为高血压发作，而在完成输液 24 小时内发生的主要不良反应为头痛和皮肤反应(如皮疹，荨麻疹)。这些反应不影响治疗。

(4)其他　可见免疫原性、恶性肿瘤、中性粒细胞降低、血小板降低、肝酶升高、血脂参数升高等不良反应。

【禁忌证】(1)对托珠单抗或者对任何辅料发生超敏反应者。

(2)感染活动期患者。

【注意事项】(1)超敏反应　最早可发生在托珠单抗的首次输注。使用托珠单抗治疗期间如发生速发超敏反应，应立即采取适当的治疗。如发生速发超敏反应或其他严重超敏反应，应立即停止并永久终止托珠单抗治疗。

(2)活动期肝病和肝功能损伤　应用托珠单抗，特别是合用甲氨蝶呤时，可能会使肝氨基转移酶升高。所以需慎重考虑对有活动期肝病或肝功能损伤的患者进行治疗。

(3)病毒激活　治疗类风湿关节炎时，可致病毒激活(如乙型肝炎病毒)。

(4)脱髓鞘病　应警惕患者中出现的中枢脱髓鞘病发作的潜在征象。

(5)在治疗过程中以及治疗后 3 个月内，有怀孕可能性的女性必须采取有效的避孕措施。除非有明确的医学需要，在孕妇中不应使用托珠单抗。尚不清楚托珠单抗是否通过乳汁分泌，判断是否继续/终止哺乳或是继续/终止托珠单抗治疗，需要权衡利弊。

【药物相互作用】体外试验数据表明，IL-6 可降低

多种细胞色素 P450(CYP) 同工酶(包括 CYP1A2、CYP2B6、CYP2C9、CYP2C19、CYP2D6 和 CYP3A4) 的 mRNA 表达水平，通过与临床相关浓度的托珠单抗共同培养可逆转这种表达水平的下降。相应地，使用托珠单抗治疗的 RA 患者可抑制 IL-6 信号传导，使 CYP 活性恢复至较高水平，高于不使用托珠单抗治疗的患者，结果导致 CYP 底物药物的代谢增加。使用这类药物治疗的患者在开始托珠单抗治疗时，应对其药效(如华法林)或药物浓度(环孢素或茶碱)进行治疗监测，需要时对这类药物进行个体化剂量调整。当托珠单抗与不能降低疗效的药物[如口服避孕药(CYP3A4 底物)]合并用药时应慎重。

【给药说明】 配好的注射液：0.9%氯化钠注射液配制好后的托珠单抗注射液最好立即使用。如果不能立即使用，应存储在 2~8℃下不超过 24 小时。

【用法与用量】 (1)类风湿关节炎(RA)：托珠单抗的成人推荐剂量是 8mg/kg，每 4 周静脉滴注 1 次，可与 MTX 或其他 DMARDs 药物联用。出现肝酶异常、中性粒细胞计数降低、血小板计数降低时，可将托珠单抗的剂量减至 4mg/kg。需由医疗专业人员以无菌操作方法将托珠单抗用 0.9%氯化钠注射液稀释至 100ml。建议托珠单抗静脉滴注时间在 1 小时以上。对于体重大于 100kg 的患者，每次推荐的滴注剂量不得超过 800mg。

(2)全身型幼年特发性关节炎(sJIA)：托珠单抗可以单独应用或和甲氨蝶呤联合使用。对于 sJIA 患者，推荐每 2 周静脉滴注 1 次，建议托珠单抗静脉滴注时间在 1 小时以上。

推荐剂量见表 13-1：

表 13-1　2 岁及 2 岁以上儿童推荐剂量表

每 2 周给药一次	
患者体重<30kg	12mg/kg
患者体重≥30kg	8mg/kg

剂量调整不能仅根据单次体重测量结果，因为体重会上下浮动。与给药有关的实验室指标改变(包括肝酶升高、中性粒细胞减少和血小板减少)时，可能需要暂停给药。对于体重≥30kg 的 sJIA 患者，根据体重计算所需托珠单抗溶液的体积，在无菌条件下，用 0.9%氯化钠注射液稀释至 100ml，用于静脉输注。对于体重<30kg 的 sJIA 患者，根据体重计算所需托珠单抗溶液的体积，在无菌条件下，用 0.9%氯化钠注射液稀释至 50ml，用于静脉输注。

【制剂与规格】 托珠单抗注射液：(1)80mg:4ml；(2)200mg:10ml；(3)400mg:20ml。

贝利尤单抗[医保(乙)]
Belimumab

【适应证】 本品与常规治疗联合，适用于在常规治疗基础上仍具有高疾病活动(例如：抗 ds-DNA 抗体阳性及低补体、SELENA-SLEDAI 评分≥8)的活动性、自身抗体阳性的系统性红斑狼疮(SLE) 5 岁及以上患者。

【药理】 (1)药效学 贝利尤单抗为针对可溶性人 B 淋巴细胞刺激因子蛋白(BLyS)的特异性人 IgG1λ单克隆抗体，可阻断可溶性 BLyS 与其 B 细胞上的受体结合。本品可抑制 B 细胞(包括自身反应性 B 细胞)的存活，抑制 B 细胞分化为产免疫球蛋白浆细胞。

(2)药动学 静脉滴注本品，通常在滴注结束时或结束后不久达血药峰浓度(C_{max})。SLE 患者静脉滴注本品，一次 10mg/kg，前 3 剂每 2 周 1 次，随后每 4 周 1 次，C_{max} 为 313μg/ml，曲线下面积(AUC)为 3083(μg·d)/ml，分布容积(V_{ss})为 5L，分布半衰期为 1.8，系统清除率(CL)为 215ml/d，终末半衰期为 19.4 日。

皮下注射本品，达峰时间(t_{max})为 2.6 日，生物利用度约为 74%，C_{max} 为 108μg/ml，AUC 为 726(μg·d)/ml，V_{ss} 为 5L，分布半衰期为 1.1 日，CL 为 204ml/d，终末半衰期为 18.3 日。

【不良反应】(1)呼吸系统 上呼吸道感染、鼻咽炎、鼻窦炎、咽炎、支气管炎、肺炎。

(2)肌肉骨骼 四肢疼痛。

(3)泌尿及生殖系统 尿路感染、狼疮性肾炎、膀胱炎。

(4)免疫系统 抗贝利尤单抗抗体(包括中和抗体)阳性、超敏反应(包括皮疹、恶心、疲劳、肌痛、头痛、面部水肿、低血压、血管神经性水肿、荨麻疹、瘙痒、呼吸困难)。

(5)神经系统 失眠、偏头痛。有出现 JC 病毒相关的进行性多灶性脑白质病(PML)的报道。

(6)精神 抑郁、焦虑、自杀。

(7)胃肠道 恶心、腹泻、病毒性胃肠炎、呕吐。

(8)血液 白细胞减少。

(9)其他 感染、流行性感冒、蜂窝织炎、发热、输液反应(包括恶心、红斑疹、瘙痒、眼睑水肿。头痛、呼吸困难、心动过缓、肌痛、皮疹、荨麻疹、低血压)、注射部位反应(包括疼痛、红斑、血肿、瘙痒、硬结)。

【禁忌证】 已知对本品中活性物质或任何辅料过敏

的患者禁用。

【注意事项】(1)有生育能力的妇女用药期间及用药结束后至少 4 个月内应采取有效避孕措施。

(2)尚无本品与其他 B 细胞靶向治疗联用的研究资料,联用时应谨慎。

(3)若出现新发感染,应考虑停药,并给予密切监测。

(4)若出现新发或恶化的神经病学的症状和体征,应诊断是否为 PML,如确诊,应考虑停用本品。

(5)若出现严重超敏反应,须立即停药,并给予适当的药物治疗。

(6)若出现输液反应,应减缓滴注速度或停止滴注。

【药物相互作用】(1)尚未开展体内相互作用研究。慢性炎症期间特定细胞因子水平的增加可抑制部分 CYP450 酶的形成。尚不知晓贝利尤单抗是否能够间接调节此类酶。不能排除贝利尤单抗间接降低 CYP 活性的风险。如果患者正在接受治疗指数狭窄的 CYP 底物类药物治疗,在开始或停止使用本品时,应考虑监测治疗,以便针对个体调整给药剂量(如华法林)。

(2)在 SLE 患者的临床试验中,本品与其他药物合并用药,包括糖皮质激素、抗疟药、免疫调节剂和免疫抑制剂(包括硫唑嘌呤、甲氨蝶呤和霉酚酸酯)、血管紧张素途径降压药、HMG CoA 还原酶抑制剂(他汀类)和非甾体类抗炎药物(NSAID),没有证据表明与这些药物合并用药会对贝利尤单抗的药代动力学产生具有临床意义的影响。尚未评价贝利尤单抗对其他药物药代动力学的影响。

【用法与用量】 静脉给药方案和给药方法　推荐的给药方案:10mg/kg,前 3 次每 2 周给药一次,随后每 4 周给药一次。应持续评估患者的病情。如果治疗 6 个月后疾病控制无改善,应考虑中止本品治疗。

本品用于静脉给药前必须复溶和稀释,输液时间至少 1 小时。不得通过静脉推注迅速给药。若患者发生输液反应,可减缓输液速度或中止输液。若患者发生严重超敏反应,必须立即停止本品的输液。不应将本品与其他药物同时经同一静脉给药。尚未开展评价本品与其他药物合并用药的物理或生化相容性研究。

静脉给药前的预防性用药建议:使用本品进行静脉给药前,可考虑使用预防性用药,包括抗组胺药(联合或不联合解热镇痛药),以预防输液反应和超敏反应。

配制静脉给药溶液　本品用于静脉给药,以冻干粉形式包装于单次给药瓶中,应由专业医务人员使用下述无菌技术复溶和稀释。建议使用 21~25 号针头刺穿瓶塞进行复溶和稀释。

静脉给药复溶指南:

(1)从冰箱取出药瓶,室温下静置 10~15 分钟,使药瓶升至室温。

(2)使用无菌注射用水复溶本品,复溶溶液浓度为每 1ml 含 80mg 贝利尤单抗。

● 使用 1.5ml 的无菌注射用水复溶药瓶中 120mg 贝利尤单抗。

● 使用 4.8ml 的无菌注射用水复溶药瓶中 400mg 贝利尤单抗。

(3)无菌注射用水的水流应朝向药瓶的一侧,以尽量减少泡沫形成。复溶期间,将药瓶置于室温条件下,轻轻转动药瓶 60 秒,每 5 分钟一次,直至粉末溶解。切勿摇晃。通常在加入无菌注射用水后 10~15 分钟内完成复溶,但也可能长达 30 分钟。复溶后的溶液应避光保存。

(4)如果使用机械设备复溶本品,转速不应超过 500rpm,且药瓶旋动时间不得超过 30 分钟。

(5)复溶完成后溶液应为乳白色、无色至淡黄色,且无颗粒。瓶内可能会有小气泡。

静脉给药稀释指南:

(1)葡萄糖注射液与本品不相容。本品仅可使用 0.9%氯化钠注射液、0.45%氯化钠注射液或乳酸林格注射液稀释至 250ml(对于体重≤40kg 的患者,可使用装有 100ml 以上稀释液的输液袋,本品终浓度不得超过 4mg/ml),用于静脉输液。根据患者所需本品复溶溶液的体积,从含 0.9%氯化钠注射液、0.45%氯化钠注射液或乳酸林格注射液的 250ml(或 100ml,用于体重≤40kg 的患者)输液袋或输液瓶中抽取相同体积的液体并弃去,随后将所需体积的本品复溶溶液加入至输液袋或输液瓶中,轻轻倒置输液袋或输液瓶以混合溶液。药瓶中多余的复溶溶液必须丢弃。

(2)给药前肉眼检查本品溶液是否有悬浮颗粒物和变色。如果观察到任何颗粒物或变色,请丢弃本品溶液。

(3)尚未观察到本品与聚氯乙烯或聚烯烃袋之间存在不相容性。

【贮藏】(1)未开封药瓶　冰箱内冷藏(2~8℃)保存。请勿冻存。置于原包装内避光贮藏,有效期为 60 个月。

(2)复溶溶液　采用注射用水复溶后,如果不立即使用复溶后溶液,应避光保存,并在 2~8℃冰箱中储存。本品从复溶到完成输液的总时间不应超过 8 小时。

(3)复溶并稀释后的溶液以 0.9%(9mg/ml)氯化钠注射液、0.45%(4.5mg/ml)氯化钠注射液或注射用乳酸林格溶液稀释后的本品溶液,应在 2~8℃或室温(15~25℃)条件下储存。本品从复溶到完成输液的总时间不应超过 8

小时。

【制剂与规格】 注射用贝利尤单抗：（1）120mg；（2）400mg。

贝利尤单抗注射液：20mg/ml。

司库奇尤单抗
Secukinumab

【适应证】 银屑病：用于治疗符合系统治疗或光疗指征的中度至重度斑块状银屑病的成年患者。强直性脊柱炎：用于常规治疗疗效欠佳的强直性脊柱炎的成年患者。

【药理】 （1）药效学 司库奇尤单抗是一种全人源IgG$_1$单克隆抗体，能够选择性结合细胞因子-白细胞介素17A（IL-17A）并抑制其与IL-17受体的相互作用。IL-17A是人体正常炎症和免疫应答过程中天然形成的细胞因子。司库奇尤单抗可抑制促炎细胞因子和趋化因子的释放。

研究表明银屑病斑块中IL-17A水平升高。而司库奇尤单抗能够降低银屑病斑块的表皮中性粒细胞和IL-17A水平。司库奇尤单抗治疗后第4周和第12周测得的血清总体IL-17A（游离的和与司库奇尤单抗结合的IL-17A）水平出现升高。在银屑病关节炎和强直性脊柱炎患者的血液中发现分泌IL-17的淋巴细胞和先天免疫细胞数目增加以及IL-17A水平升高。

（2）药动学 在银屑病关节炎、强直性脊柱炎等适应证的患者中观察到的PK特征与斑块状银屑病患者中表现的PK特征相似。

吸收：健康受试者接受300mg本品单次皮下给药后，司库奇尤单抗的血清浓度于给药后2~14天达到峰值，血清峰浓度值为（43.2±10.4）μg/ml。基于群体药代动力学分析的结果，斑块状银屑病患者接受150mg或300mg本品单次皮下给药后，司库奇尤单抗的血清浓度于给药后5~6天达到峰值，血清峰浓度值分别为（13.7±4.8）μg/ml和（27.3±9.5）μg/ml。群体药代动力学分析表明，本品在斑块状银屑病患者中的平均绝对生物利用度是73%。绝对生物利用度的范围是60%~77%。

分布：斑块状银屑病患者接受单次静脉给药后的终末期表观分布容积（V_z）的均值范围为7.10~8.60L，这表明司库奇尤单抗仅有限分布于外周房室。

生物转化：大多数IgG在液相或受体介导的内吞作用之后，通过细胞内分解代谢而消除。

消除：斑块状银屑病患者接受单次静脉给药后的平均系统清除率（CL）范围为0.13~0.36L/d。在群体药代动

力学分析中，斑块状银屑病患者的平均系统清除率为0.19L/d。CL不受性别影响且无剂量和时间依赖性。据群体药代动力学分析评估，斑块状银屑病患者中，平均消除半衰期为27天；静脉给药的银屑病研究显示，消除半衰期范围为18~46天。

【不良反应】 （1）感染 在本品治疗斑块状银屑病的临床研究中，安慰剂对照期内（司库奇尤单抗组和安慰剂组分别有1382例和694例患者接受了长达12周的治疗），司库奇尤单抗组和安慰剂组中分别有28.7%和18.9%的患者报告了感染，这些感染病例大多数是不严重的、轻度至中度的上呼吸道感染，包括鼻咽炎等，当这些不良反应发生时，不需要停止本品治疗。黏膜和皮肤念珠菌病的病例也有增加，这些不良反应的发生与本品的药理作用一致，这些病例严重程度为轻度至中度，不严重，对标准治疗有效，不需要停止治疗。司库奇尤单抗组和安慰剂组中分别有0.14%和0.3%的患者发生了严重感染。共3430例患者接受了本品治疗，其中大部分进行了长达52周的治疗。整个治疗期间，接受本品治疗的患者中有47.5%的患者报告了感染（0.9例/患者随访年），1.2%的患者报告了严重感染（0.015例/患者随访年）。在本品治疗强直性脊柱炎等适应证的临床研究中观察到的感染率与本品在银屑病研究中观察到的结果相似。

（2）中性粒细胞减少症 在银屑病Ⅲ期临床研究中，司库奇尤单抗组中观察到中性粒细胞减少症的频率高于安慰剂组，但大多数病例为轻度、一过性且可逆。在3430例（0.5%）接受本品治疗的患者中，18例患者报告了中性粒细胞减少至低于（0.5~1.0）×10^9/L（CTCAE 3级），其中15例无剂量依赖性，且与感染不存在时间关系。没有更严重的中性粒细胞减少症的病例报告。在其余3例病例中报告了非严重感染，这3例病例对标准治疗具有常规反应且无需停用本品。在强直性脊柱炎等适应证患者中发生中性粒细胞减少症的频率与银屑病患者相似。曾报告了中性粒细胞减少至低于0.5×10^9/L（CTCAE 4级）的罕见病例。

（3）超敏反应 在临床研究中，观察到了荨麻疹和速发过敏反应的罕见病例。

（4）免疫原性 本品治疗银屑病、强直性脊柱炎等适应证的临床研究显示，在长达52周的治疗期间仅有不到1%的患者出现抗司库奇尤单抗抗体。治疗中出现的抗药抗体中半数为中和性抗体，但与药物失效或PK异常无关。

【禁忌证】 对本品活性成分或任何一种辅料存在重度超敏反应的患者禁用。

临床上重要的活动性感染(例如：活动性结核)。

【注意事项】　警告和注意事项　(1)感染　本品可能增加感染的风险。在临床研究中，接受本品治疗的患者观察到感染的发生。有慢性感染或复发性感染病史患者慎用。如患者出现严重感染，应对患者进行密切监测，并停用本品，直至感染消退。

(2)对结核预治疗评价　对有活动性结核患者不要给本品。有潜伏或活动性 TB 病史患者在本品开始前考虑抗-TB 治疗。接受本品患者治疗期间和后应密切监视活动性 TB 的体征和症状。

(3)炎症性肠病(IBD)　患有活动性炎症性肠病(例如克罗恩病、溃疡性结肠炎)的患者应慎用本品。在临床研究中司库奇尤单抗组和安慰剂组均观察到炎症性肠病加重病例，且某些病例病情较为严重。应对接受本品治疗的活动性炎症性肠病患者进行密切监测。

(4)超敏性反应　在临床试验中本品治疗患者中发生过敏反应和荨麻疹病例。如发生过敏反应或其他严重过敏反应，应立即终止用药和开始适当治疗。

(5)妊娠期与哺乳期妇女　孕妇使用本品的相关数据有限。动物研究并未显示本品对妊娠、胚胎/胎仔发育、分娩或产后发育存在直接或间接的有害影响。因为动物生殖研究不能完全预测人体反应情况，故只有当获益明确大于潜在风险时才可在妊娠期使用本品。尚不确定本品是否会分泌至人体乳汁中。由于免疫球蛋白可通过母乳分泌，哺乳期妇女应慎用本品。尚未评价本品对人类生育能力的影响。动物研究未显示本品对生育能力存在直接或间接的有害影响。

(6)老年患者　群体药代动力学分析结果显示，65岁及以上受试者中司库奇尤单抗的表观清除率与65岁以下受试者相似。

(7)肾损伤或肝损伤患者　本品原型药物(一种 IgG 单克隆抗体)的肾脏清除率较低，且占总清除的比重较小。IgG 主要通过分解代谢被消除，预期肝损伤不会影响本品的清除率。

【药物相互作用】　(1)疫苗　①疫苗不得与本品同时使用。②接受本品治疗的患者可同时接受灭活疫苗或非活疫苗接种。

在一项研究中，接种脑膜炎球菌疫苗和灭活流感疫苗后，司库奇尤单抗组和安慰剂组中能够对脑膜炎球菌和流感疫苗产生足够免疫应答的健康受试者比例相似(即抗体效价至少增加 4 倍)。数据表明，本品不会抑制对脑膜炎球菌或流感疫苗的体液免疫应答。

(2)在一项本品治疗斑块状银屑病的研究中，未见本品与咪达唑仑(CYP3A4 底物)间的相互作用。

(3)在本品治疗关节炎(包括强直性脊柱炎等)的研究中，当本品与甲氨蝶呤(MTX)和(或)皮质类固醇同时给药时，未观察到相互作用。

【用法与用量】　须由在治疗方面有经验的医生指导和监督下使用本品。

银屑病：推荐剂量为每次 300mg，分别在第 0、1、2、3、4 周进行皮下注射初始给药，随后维持该剂量每 4 周给药一次。300mg 剂量分 2 针给药，每针 150mg。同时，对于体重低于 60kg 的患者，给药剂量可以考虑150mg。

强直性脊柱炎：推荐剂量为每次 150mg，在第 0、1、2、3 和 4 周皮下注射初始给药，随后维持该剂量每 4 周给药一次。

本品应皮下注射给药。如可能，应避免在银屑病皮损部位进行注射。

肾损伤/肝损伤：尚未在此类患者人群中进行本品的研究。

【制剂与规格】　司库奇尤单抗注射液：1ml:150mg。

阿巴西普
Abatacept

【适应证】　类风湿关节炎。

本品与甲氨蝶呤联合应用于：①治疗中度至重度活动性类风湿关节炎(RA)的成人患者，对以前的治疗效果不佳，用一种或多种包括甲氨蝶呤(MTX)或肿瘤坏死因子 (TNF) 抑制剂在内的疾病改善型抗风湿药物(DMARD)。②以前未用甲氨蝶呤治疗的类风湿关节炎患者治疗高度活跃和进行性疾病。

阿巴西普和甲氨蝶呤联合治疗后，联合损伤进展减轻和身体功能改善已得到证实。

多关节性青少年特发性关节炎：本品与甲氨蝶呤联合用于治疗 6 岁及以上儿童患者的中度至重度活动性多关节青少年特发性关节炎(JIA)，其对包括至少一种 TNF 抑制剂在内的疾病改善型抗风湿药物(DMARD)反应不佳者。

【药理】　(1)药效学　①本品是一种可溶性融合蛋白，由修饰的胞外结构区 CTLA-4 融合至人免疫球蛋白片段组成，并由哺乳动物细胞表达系统经 DNA 重组技术制成。阿巴西普与 CD80 和 CD86 结合阻断 CD28 介导 T 淋巴细胞的共刺激作用。②在类风湿关节炎(RA)患者的滑膜囊中有激活的 T 淋巴细胞出现。本品可竞争性地与 CD80/CD86 结合，阻断其刺激通道，阻止或减少

T 细胞的活化，减少 T 细胞释放致炎因子，使炎性反应减轻。

(2) 药动学　本品静脉给药后，血药峰值可达 295μg/ml，分布容积为 0.07L/kg，总体清除率为 0.22ml/(kg·h)，消除 $t_{1/2}$ 为 13 天。

【不良反应】　(1) 呼吸系统　可出现慢性支气管炎急性恶化、支气管炎、鼻咽炎、上呼吸道感染。

(2) 泌尿及生殖系统　可见泌尿道感染、肾盂肾炎。

(3) 免疫系统　据报道有 1.7% 的患者产生抗体，也可出现输液反应(最常见的症状即头晕和头痛，尚未见到重度或极重度急性滴注反应的报道)。

(4) 神经系统　可出现头痛。

(5) 胃肠道　可出现恶心、憩室炎。

(6) 皮肤　可出现蜂窝织炎。

(7) 过敏反应　可见风疹、低血压和呼吸困难。

(8) 其他　有出现恶性肿瘤(如乳腺癌、皮肤癌、膀胱癌、胆道癌、子宫内膜癌、宫颈癌、淋巴癌、黑色素瘤、骨髓增生异常综合征、肾癌、卵巢癌、前列腺癌、甲状腺癌和子宫癌)和感染性疾病的研究报道。

【禁忌证】　(1) 对本品过敏者禁用。

(2) 慢性阻塞性肺疾病(COPD)患者，潜在感染、慢性感染、局部感染或有感染史的患者(可能恶化)有导致感染和潜在因素的患者，隐性结核病患者等慎用阿巴西普。

(3) 动物实验表明本品可经乳汁分泌，哺乳期妇女使用时应暂停哺乳。

第四节　抗痛风药

高尿酸血症是嘌呤代谢紊乱引起的代谢异常综合征。无论男性还是女性，非同日 2 次血尿酸水平超过 420μmol/L(7mg/dl)称之为高尿酸血症。血尿酸超过其在血液或组织液中的饱和度可在关节局部形成尿酸钠晶体并沉积，诱发局部炎症反应和组织破坏，即痛风。若在肾脏沉积引发急性肾病、慢性间质性肾炎或肾结石，称之为尿酸性肾病。抗痛风药针对痛风的不同临床阶段分为控制急性关节炎症状和抗高尿酸血症两大类药物。前一类药物主要通过抑制炎症反应达到抗炎止疼的目的，后一类药物通过抑制尿酸的生成或促使尿酸通过肾脏排出两种不同机制达到降低血尿酸，控制和预防痛风反复发作的目的。控制痛风性关节炎症状的药物有 NSAIDs、糖皮质激素和秋水仙碱；抑制尿酸生成的有别嘌醇和非布司他；促进尿酸排出的有苯溴马隆和丙磺舒。

【注意事项】　(1) 不推荐阿巴西普与阿那白滞素合用。

(2) 儿童的剂量尚不明确。

【药物相互作用】　(1) 与肿瘤坏死因子(TNF)抑制剂合用，可明显增加感染的发生率，故不推荐合用。

(2) 与活菌疫苗或活病毒疫苗(如卡介苗活疫苗、麻疹病毒活疫苗、腮腺病毒活疫苗、脊髓灰质炎活疫苗、轮状病毒活疫苗、风疹病毒活疫苗、天花疫苗、伤寒疫苗、水痘病毒疫苗、黄热病疫苗)合用，可导致活疫苗的继发感染，并减弱免疫效果。不推荐使用阿巴西普后 3 个月内使用活疫苗。

【用法与用量】　(1) 类风湿关节炎　体重在 60kg 以下的成人，可在 30 分钟内一次性静脉滴注 500mg；体重在 60～100kg 者，可一次滴注 750mg；体重在 100kg 以上者，可一次滴注 1000mg。在首剂后的第 2 周和第 4 周再各给药 1 次，此后则每 4 周给药 1 次。

(2) 特发性关节炎　①6～17 岁患者的推荐剂量，其体重小于 75kg 的青少年特发性关节炎，根据每次给药时的患者体重计算为 10mg/kg。体重 75kg 以上的儿科患者应按成人给药方案施用，不得超过 1000mg 的最大剂量。应以 30 分钟静脉滴注的形式给药。在初次给药后，阿巴西普应在第一次输注后 2 周和 4 周以及之后每 4 周给予。②6 岁以下儿童的安全性和有效性尚未研究，因此，不推荐用于 6 岁以下儿童。

(3) 老年患者不需要剂量调整。

【制剂与规格】　阿巴西普注射剂：125mg(0.95ml)/支(预充式注射器)。

秋 水 仙 碱 [药典(二);国基;医保(甲)]
Colchicine

【特殊说明】　本品是细胞有丝分裂毒素，毒性大，一旦过量缺乏解救措施，须避免药物过量。

【适应证】　(1) CDE 适应证　适用于痛风性关节炎的急性发作、预防复发性痛风性关节炎的急性发作。

(2) 国外适应证　家族性地中海热。

(3) 超说明书适应证　用于控制白塞病的症状。口服，常用剂量为每日 2～3 次，每次 0.5mg。

【药理】　(1) 药效学　①本品与中性白细胞微管蛋白的亚单位结合而改变细胞膜功能，包括抑制中性白细胞的趋化、黏附和吞噬作用；②抑制磷脂酶 A_2，减少单核细胞和中性白细胞释放前列腺素和白三烯；③抑制局部细胞产生 IL-6 等，从而达到控制关节局部的疼痛、肿胀及炎症反应。

（2）药动学　口服后在胃肠道迅速吸收，蛋白结合率低，仅为10%～34%，服药后0.5～2小时血药浓度达峰值。口服2mg的血药峰值为2.2ng/ml。静脉注射本品后其浓度可在血清、尿液及外周血的中性白细胞内测出。在分离出的中性粒细胞内的药物浓度高于血浆浓度并可维持10天之久。本品在肝内代谢，从胆汁及肾脏排出，原型及代谢物主要从粪便排出，10%～20%从胆汁及肾脏排出。肝病患者从肾脏排泄增加。停药后药物排泄持续约10天。急性痛风于口服后12～24小时起效，90%的患者在服药24～48小时疼痛消失。

【不良反应】　与剂量大小有明显相关性。

（1）胃肠道表现　腹痛、腹泻、呕吐及食欲缺乏为常见的早期不良反应，发生率可达80%，严重者可造成脱水及电解质紊乱等表现。长期服用者可出现严重的出血性胃肠炎或吸收不良综合征。

（2）肌肉、周围神经表现　有近端肌无力和（或）血清肌酸磷酸激酶增高。在肌细胞受损同时可出现周围神经轴突性多神经病变，表现为麻木、刺痛和无力。肌神经病变并不多见，往往在预防痛风而长期服用者和有轻度肾功能不全者出现。

（3）骨髓抑制　出现血小板减少，中性粒细胞下降，甚至再生障碍性贫血。口服者少见，有时是致命性危险。

（4）休克　表现为少尿、血尿、抽搐及意识障碍，死亡率高，多见于老年人。

（5）致畸　文献报道2例Down综合征婴儿的父亲均因家族性地中海热而有长期服用秋水仙碱史者。

（6）其他　脱发、皮疹、肝损伤及发热等。

上市后监测数据显示本品可见如下不良反应/事件。

胃肠损害：腹痛、腹泻、恶心、呕吐等。

皮肤及其附件损害：皮疹、瘙痒、脱发等。

肝胆损害：肝功能生化指标异常、肝细胞损伤等。

全身性损害：乏力、发热、胸痛、寒战、多器官功能衰竭等。

神经系统损害：头晕、头痛、意识障碍等。

血液系统损害：白细胞减少、粒细胞减少、血小板减少、全血细胞减少、骨髓抑制等。

泌尿系统损害：血尿、少尿、尿频、排尿困难、肾功能异常、慢性肾功能不全加重、急性肾功能衰竭等。

肌肉骨骼损害：肌无力、肌痛、肌酸磷酸激酶升高、横纹肌溶解等。

免疫功能紊乱：过敏反应、过敏样反应、过敏性休克等。

代谢和营养障碍：低血糖、低血钾、电解质异常、脱水等。

心血管系统损害：心悸、心动过缓、心肌梗死、循环衰竭等。

呼吸系统损害：呼吸困难、呼吸急促、哮喘等。

精神障碍：厌食、食欲异常、嗜睡等。

其他：视力异常、耳鸣、味觉障碍等。

【禁忌证】　（1）妊娠期和哺乳期妇女禁用。

（2）对本品过敏者禁用。

（3）骨髓增生低下者禁用。

（4）肾和肝功能不全者禁用。

【注意事项】（1）尽量避免长期口服给药。本品应从小剂量开始使用，如发生呕吐、腹泻等不良反应，应立即停药并就诊。有研究表明低剂量秋水仙碱（1.5～1.8mg/d）与高剂量秋水仙碱（4.8～6.0mg/d）相比，有效性差异无统计学意义且不良反应发生率更低。

（2）大量使用或误用本品后可能出现以下急性中毒症状：恶心、呕吐、腹痛、腹泻、胃灼热、血尿、少尿、肌无力、谵妄、痉挛、休克、呼吸抑制、心功能衰竭等。有文献报道，秋水仙碱引起毒性反应的剂量存在个体差异性。秋水仙碱中毒尚无特效解毒剂，不能通过血液透析有效清除。秋水仙碱中毒的治疗应从洗胃和预防休克的措施开始，并采取对症治疗和支持性治疗。

（3）对老年人及肾和肝功能有潜在损害者应减少剂量。因为本品的中毒量常与其体内蓄积剂量有关，当肾排泄功能下降时容易造成积蓄中毒。本品又需经肠肝循环解毒，肝功能不良时解毒能力下降，易促使毒性加重。

（4）秋水仙碱可抑制细胞的正常分裂，对胎儿有致畸作用。育龄期妇女或其配偶在开始治疗前3个月、治疗期间及停药后3个月内应采用有效的避孕措施。

（5）骨髓造血功能不全、严重心脏病、肾功能不全及胃肠道疾病患者慎用。

（6）患者在服药期间必须进行血常规及肝和肾功能的定期监测。肾功能不全者需酌情减量或延长给药间隔，eGFR<10ml/（min·1.73m^2）或透析患者禁用。

【药物相互作用】　（1）本品可导致可逆性的维生素B$_{12}$吸收不良。

（2）本品可使中枢神经系统抑制药增效，拟交感神经药的反应性加强。

（3）秋水仙碱是CYP3A4代谢酶和P-糖蛋白（P-gp）的底物，与CYP3A4抑制剂或P-gp抑制剂合并使用会增加秋水仙碱的血药浓度。CYP3A4强抑制剂：阿扎那韦，利托那韦，茚地那韦，洛匹那韦，沙奎那韦，奈非那韦，伊曲康唑，酮康唑，泊沙康唑，伏立康唑，克拉霉素，地尔硫䓬，葡萄柚汁等；CYP3A4 中等抑制剂：阿瑞匹坦，西咪替丁，环丙沙星，克霉唑，环孢素，决奈达隆，红霉素，氟康唑，氟伏沙明，伊马替尼，维拉帕米等；P-gp 抑制剂：维拉帕米，红霉素，克拉霉素，利托那韦，环孢素，奎尼丁，普罗帕酮等。(葡萄柚汁因为品牌、浓度、饮用量等不同，对 CYP3A4 的影响差异较大)

(4)秋水仙碱与 HMG-CoA 还原酶抑制剂(如阿托伐他汀、氟伐他汀、洛伐他汀、普伐他汀、辛伐他汀等)、贝特类药物(如非诺贝特、苯扎贝特等)合并使用时可能会增加肌无力、肌痛、横纹肌溶解等肌肉损害不良反应发生风险，对秋水仙碱与上述药物进行联合处方时应谨慎。

【给药说明】 (1)本品过量口服时会出现严重的毒性反应甚至导致死亡。为预防痛风长期服用本品可引起肌炎和周围神经病变，后者往往不易恢复，目前已不主张将本品作为长期预防痛风性关节炎发作的药物。

(2)出现胃肠道症状时可适当给予对症治疗，补充液体和纠正电解质紊乱。

(3)有严重不良反应者要立即停药，对症抢救。

【用法与用量】 (1)成人 口服。

急性期：起始负荷剂量为 1.0mg 口服，1 小时后追加 0.5mg，12 小时后按照 0.5mg/次、1～2 次/天至症状完全缓解。

预防痛风发作：0.5mg/次、1～2 次/天，疗程 3～6 个月，若出现不良反应应随时停药。

(2)儿童 尚不明确。

(3)老年人应减量。孕妇及哺乳期妇女禁用。

【制剂与规格】 秋水仙碱片：(1)0.5mg；(2)1mg。

别 嘌 醇 ^[药典(二)：国基；医保(甲)]

Allopurinol

【适应证】 ①原发性和继发性高尿酸血症，尤其是尿酸生成过多而引起的高尿酸血症；②反复发作或慢性痛风者；③痛风石；④尿酸性肾结石和(或)尿酸性肾病；⑤伴有肾功能不全的高尿酸血症。

【药理】 (1)药效学 本品为黄嘌呤氧化酶抑制药，是抑制尿酸合成的药物。可控制高尿酸血症。别嘌醇及其代谢产物氧嘌呤醇均能抑制黄嘌呤氧化酶，阻止次黄嘌呤和黄嘌呤代谢为尿酸，从而减少了尿酸的生成。使血和尿中的尿酸含量降低到溶解度以下水平，防止尿酸形成结晶沉积在关节及其他组织内，也有助于痛风患者组织内的尿酸结晶重新溶解。别嘌醇亦通过对次黄嘌呤-鸟嘌呤磷酸核酸转换酶的作用抑制体内新的嘌呤合成。

(2)药动学 口服本品后在胃肠道内吸收 80%～90%，在肝脏内约 70% 代谢为有活性的氧嘌呤醇，两者都不能和蛋白结合。别嘌呤醇 1～2 小时血药浓度达峰值，$t_{1/2}$ 1～3 小时。其代谢产物氧嘌呤醇 5.2～6.5 小时血药浓度达峰值，$t_{1/2}$ 14～28 小时。肾功能损害者 $t_{1/2}$ 大大延长。用药量的约 70% 以氧嘌呤醇、10% 以别嘌醇由肾脏排泄，其余由肠道排出。并用促尿酸排泄药可促进氧嘌呤醇的排泄。但肝肾功能减退者，排出量减少。24 小时血尿酸浓度就开始下降，而在 2～4 周时下降最为明显。

【不良反应】 (1)皮疹 发生率为 3%～10%，可呈瘙痒性丘疹或荨麻疹。如皮疹广泛而持久，及经对症处理无效，并有加重趋势时必须停药。

(2)胃肠道反应 发生率为 1%～3%。包括腹泻、恶心、呕吐和腹痛等。

(3)白细胞减少、血小板减少或贫血 不论出现一系或几系明显减少，或骨髓抑制都应停药。

(4)周围神经炎 如手、足麻木，刺痛或疼痛等，发生率小于 1%。

(5)其他 脱发、头痛、嗜睡、眩晕、乏力、发热、淋巴结肿大、肝毒性、间质性肾炎及过敏性血管炎等。

(6)别嘌醇的不良反应受到遗传因素、时间因素及药物剂量因素的影响，可能导致超敏反应。一旦发生，致死率高达 30%。已证实别嘌醇超敏反应的发生与 HLA-B*5801 存在明显相关性，且汉族人群携带该基因型的频率为 10%～20%。

【禁忌证】 (1)妊娠期和哺乳期妇女禁用。

(2)严重肝肾功能不全和明显血细胞低下者禁用。

(3)对本品有过敏史者禁用。

【注意事项】 (1)本品必须由小剂量开始，逐渐递增至有效量维持正常血尿酸和尿尿酸水平。以后逐渐减量，用最小有效量维持较长时间。应充分告知患者在用药后的数天至数月警惕超敏反应。

(2)与排尿酸药合用可加强疗效。不宜与铁剂同服。

(3)不用于痛风性关节炎的急性发作期，因为本品促使尿酸结晶重新溶解时可再次诱发并加重关节炎急性期症状。本品需在痛风性关节炎的急性炎症症状消失后(一般在发作后两周左右)方开始应用。

(4)服药期间应多饮水，并使尿液呈中性或碱性以依他尼酸排泄。

(5)用药前及用药期间要定期检查血尿酸及 24 小时尿尿酸水平，以此作为调整药物剂量的依据。

(6)有肾、肝功能损害者及老年人应谨慎用药，并应减少每日用量。用药期间应定期检查血象及肝肾功能。

（7）使用别嘌醇前应进行 HLA-B*5801 基因检测，特别是对于 eGFR<60ml/(min·1.73m²) 的高尿酸血症和痛风患者。HLA-B*5801 阳性患者，国内外指南均不推荐使用别嘌醇。

【药物相互作用】　（1）乙醇、氯噻酮、依他尼酸、呋塞米、美托拉宗(metolazone)、吡嗪酰胺或噻嗪类利尿药均可增加血清中尿酸含量。本品与上述药物同用或饮酒会降低其控制痛风和高尿酸血症的效力，应用本品要注意用量的调整。对高血压或肾功能差的患者，本品与噻嗪类利尿药同用时，有发生肾功能衰竭及出现过敏的报道。

（2）与青霉素类（氨苄西林、青霉素 V、巴氨西林、仑氨西林、舒他西林）合用时，皮疹的发生率增多，尤其是高尿酸血症患者。

（3）与抗凝药如双香豆素、茚满二酮衍生物等同用时，后者的效应可加强，应注意调整剂量。

（4）与硫唑嘌呤或巯嘌呤同用时，因酶的氧化受阻更显著，用量一般要减少 1/4～1/3。

（5）与环磷酰胺同用时，对骨髓的抑制可更明显。

（6）与尿酸化药同用时，可增加肾结石形成的可能。

（7）有报道对于慢性肾功能衰竭患者，别嘌醇片与卡托普利等血管紧张素转换酶抑制剂药物一起使用时要谨慎。

（8）不宜与铁剂同服。

【给药说明】　（1）本品不能控制痛风性关节炎的急性炎症症状，不能作为抗炎药使用。

（2）本品必须在痛风性关节炎的急性炎症症状消失后（一般在发作后 2 周左右）方开始应用。

（3）用本品期间可发生尿酸转移性痛风性关节炎发作，如有发生应采用急性发作期的治疗方法。

（4）用药期间出现不良反应应停药。

（5）本品适用于血尿酸和 24 小时尿尿酸过多，或有痛风石或有泌尿系结石及不宜用促尿酸排出药者。

【用法与用量】　（1）成人　口服：初次剂量一次口服 50mg，一日 1～2 次，以后每周可递增 50～100mg，至一日 200～300mg，分 2～3 次服。每 2 周测血和尿尿酸水平，如已达正常水平，则不再增量，如仍高可再递增。但一日最大量一般不超过 600mg。维持量：一次 100～200mg，一日 2～3 次。

（2）儿童　继发性高尿酸血症：口服，6 岁以下每次 50mg，6～10 岁每次 100mg，一日 1～3 次。

（3）老年人　老年人应谨慎用药，并应减少一日用量。

【制剂与规格】　别嘌醇片：0.1g。

别嘌醇缓释片：0.25g。

别嘌醇缓释胶囊：0.25g。

丙 磺 舒 [药典(二)]
Probenecid

【适应证】　①高尿酸血症伴慢性痛风性关节炎及痛风石，但必须：肾小球滤过率大于 50～60ml/min；无肾结石或肾结石史；非酸性尿；不服用水杨酸类药物者。②作为抗生素治疗的辅助用药，与青霉素、氨苄西林、苯唑西林、林氯西林、萘夫西林(nafcillin)等抗生素同时用，可抑制这些抗生素的排出，提高血药浓度并能维持较长时间。

【药理】　（1）药效学　①本品抑制近端肾小管对尿酸盐的重吸收，使尿酸排出增加，从而降低血尿酸浓度，减少尿酸沉积。②竞争性抑制弱有机酸（如青霉素、头孢菌素）在肾小管的分泌，从而可以增加这些抗生素的血浓度和延长它们的作用时间。可作为抗生素治疗的辅助用药。

（2）药动学　口服后吸收迅速而完全。蛋白结合率为 65%～90%，主要与白蛋白结合。成人一次口服 1g，2～4 小时血药浓度达峰值，血药峰值为 30μg/ml 以上；一次口服 2g 时 4 小时达峰值，血药峰值为 150～200μg/ml。小儿按体重一次口服 25mg/kg，3～9 小时血药浓度达峰值。$t_{1/2}$ 随用药量而改变，口服 0.5g 为 3～8 小时，2g 为 6～12 小时。排尿酸有效血药浓度需 100～200μg/ml，最高疗效时间为 2 小时。本品在肝内代谢成羧化代谢物及羟基化合物，这些代谢物均具有促尿酸排泄的活性。代谢物主要经肾排出，在 24～48 小时中约有 5%～10% 的给药量以原型由尿排出。在肾功能下降时，本品的促尿酸排泄作用明显减弱或消失。

【不良反应】　（1）胃肠道症状　如恶心或呕吐等，见于约 5% 的服用者。偶有引起胃溃疡。

（2）能促进肾结石形成，故必须保证尿 pH 值≥6.5，大量饮水并同服枸橼酸钾，以防止形成肾结石。

（3）呼吸困难、发热、皮肤瘙痒、皮疹等过敏反应。

（4）偶引起白细胞减少、骨髓抑制及肝坏死等少见不良反应。

【禁忌证】　（1）有磺胺药过敏史及对本品过敏者禁用。

（2）肾功能不全者，尤其是肾小球滤过率低于 30ml/min 者。

（3）2 岁以下儿童禁用。

(4) 孕妇及哺乳期妇女禁用。

(5) 伴有肿瘤的高尿酸血症者，或使用细胞毒的抗癌药、放射治疗患者，因可引起急性肾病，不宜使用本品。

【注意事项】 (1) 本品与磺胺有交叉过敏反应，包括皮疹、皮肤瘙痒及发热等，但少见。

(2) 老年人、伴肿瘤的高尿酸血症、肝功能不全、活动性消化性溃疡或有消化性溃疡病史及肾结石者不宜服用。

(3) 痛风性关节炎急性发作症状尚未控制时不宜用本品。

(4) 服用本品时应保持摄入足量水分（每日 2500ml 左右），保持尿流通畅，防止形成肾结石，必要时同时服用枸橼酸钾。

(5) 服用本品期间不宜服水杨酸类制剂。

(6) 定期检测血和尿 pH 值、肝肾功能及血尿酸和尿尿酸等。

(7) 根据临床表现及血和尿尿酸水平调整药物用量。原则上以最小有效量维持较长时间。

(8) 儿童　不良反应：可有轻度胃肠道反应、药物热和皮疹等。不可以与水杨酸钠同服。肾功能减退者忌用。

【药物相互作用】 (1) 饮酒，氯噻酮、利尿酸、呋塞米、吡嗪酰胺以及噻嗪类等利尿药可增加血清尿酸浓度，本品与这些药同用时需注意调整用量，以控制高尿酸血症。

(2) 本品与水杨酸盐和阿司匹林并用时可抑制本品的排尿酸作用。

(3) 与利福平同用时，因两药竞争被肝脏摄取，故利福平的血药浓度可增高、作用时间延长、毒性加大。临床上一般不推荐为了提高利福平的血药浓度而两药并用。

(4) 有痛风石的患者同时使用本品与别嘌醇时，本品可加速别嘌醇的排出，而别嘌醇则可延长本品的半衰期。因此别嘌醇的有效剂量需适当增高，而本品发挥的疗效则有增加。

(5) 利尿药可增加血尿酸浓度，与本品同用时需调整本品剂量。

(6) 与甲氨蝶呤同用可使甲氨蝶呤血药浓度增高，毒性加大。

(7) 与呋喃妥因同用时，因为肾小管分泌作用受到抑制，使呋喃妥因在尿中抗感染的疗效减低。

(8) 与磺胺药同用时，因后者由肾排泄减慢，血药浓度升高。长期共用时应定期检测磺胺药的血药浓度。

(9) 与口服降糖药同用时，使降糖药的效应增强。

(10) 与吲哚美辛、氨苯砜、萘普生等同用时，后者的血药浓度增高，毒性因而加大。

(11) 与各类青霉素、头孢菌素同用时，后者的血药浓度增高，并维持较长时间，毒性因而加大，尤其是对肾脏的毒性。

【给药说明】 (1) 用本品前应检测肾功能。

(2) 为了调整药物达到有效治疗量，应定期（如 2～4 周）做血尿酸和 24 小时尿尿酸浓度测定。

(3) 为减少痛风患者尿酸结石形成的危险，摄入的液体量每天不小于 2500～3000ml，并适当补充碳酸氢钠以维持尿呈碱性，或补充枸橼酸钾，预防肾结石。

(4) 治疗痛风性关节炎，有轻度肾功能不全，而 24 小时尿酸排泄量又未超过 700mg 的患者，一般每天剂量不超过 2g。

【用法与用量】 口服　(1) 慢性痛风的高尿酸血症成人开始一次 0.25g，一日 2 次，1 周后可增至一次 0.5g，一日 2 次，一日最大剂量 2.0g。老年患者因肾功能减退，用量应适当减少。

(2) 增强青霉素类的作用　成人一次 0.5g，一日 4 次。2～14 岁或体重在 50kg 以下的儿童，首剂按体重 0.025g/kg 或按体表面积 0.7g/m²，以后每次 0.01g/kg 或 0.3g/m²，一日 4 次。

儿童　口服：2 岁及以上儿童和体重小于 50kg 的儿童，初始剂量为 25mg/kg（或 700mg/m²），随后每日 40mg/kg（或 1.2g/m²），分 4 次给药。体重大于 50kg 的儿童，推荐同成人剂量。

【制剂与规格】 丙磺舒片：0.25g。

苯 溴 马 隆 [药典(二); 国基; 医保(乙)]
Benzbromarone

【适应证】 原发性高尿酸血症，痛风性关节炎间歇期及痛风结节肿等。

【药理】 (1) 药效学　本品作用机制与丙磺舒相似，即抑制肾小管对尿酸的重吸收而达到降低高尿酸血症和组织中尿酸结晶的沉着，亦促进尿酸结晶的重新溶解。本品促尿酸排出的作用比丙磺舒强，并与丙磺舒有协同作用。

(2) 药动学　本品口服吸收好。口服本品 50～100mg，吸收约 50%，其余以原型从粪便中排出。由于在肠内排泄，此药亦可用于血肌酐至 5mg/100ml 的肾功能不全者。口服 100mg，6 小时血药浓度达峰值，而在 6～12 小时稍降，其蛋白结合率为 99%。本品在肝脏代谢，其代谢物为有效型。服药 24 小时血中尿酸降为服药前的

66.5%。在肝内去溴离子后以游离型或结合型主要从胆汁排出，其次从粪便少部分从尿液排出。

【不良反应】（1）胃肠损害 呕吐、腹痛、胃肠道出血。

（2）肝胆损害 肝生化指标异常、肝细胞损伤等。警惕苯溴马隆的肝损害风险。

（3）全身性损害 乏力、水肿、胸痛、发热等。

（4）神经系统损害 头晕、头痛等。

（5）泌尿系统损害 血尿、少尿、尿频、肾功能异常、急性肾功能衰竭等。

（6）免疫功能紊乱 过敏反应、过敏样反应等。

（7）其他 结膜炎、血小板减少、白细胞减少、心悸、阳痿等。

【禁忌证】（1）对本品中任何成分过敏者。

（2）中至重度肾功能损害者（肾小球滤过率低于20ml/min）及患有肾结石的患者。

（3）孕妇、有可能怀孕妇女以及哺乳期妇女禁用。

【注意事项】（1）不能在痛风急性发作期服用，因为开始治疗阶段，随着组织中尿酸溶出，有可能加重病症。

（2）为了避免治疗初期痛风急性发作，建议在给药最初几天合用秋水仙碱或抗炎药。

（3）治疗期间需大量饮水以增加尿量（治疗初期饮水量不得少于1.5～2L），以免在排泄的尿中由于尿酸过多导致尿酸结晶。定期测量尿液的酸碱度，为促进尿液碱化，可酌情给予碳酸氢钠或枸橼酸合剂，并注意酸碱平衡。应调节病人尿液的 pH 在6.5～6.8。

（4）在开始治疗时有大量尿酸随尿排出，因此在此时的用药量要小（起始剂量）。

（5）用药期间应监测肝、肾功能。

（6）对近期患过肝脏疾病、提示有肝脏疾病（如不明原因的持续性氨基转移酶升高，黄疸）、酗酒的患者，使用本品需谨慎。

（7）在用药过程中应密切注意肝损害的症状和体征，如出现食欲不振、恶心、呕吐、全身倦怠感、腹痛、腹泻、发热、眼球结膜黄染等现象，应立即停药并及时就医。

（8）应避免同其他潜在的肝毒性药物合并使用。

（9）本品可能会增加香豆素类抗凝血药（如华法林、双香豆素、醋硝香豆素等）的抗凝作用，增加出血风险。如合并使用，应密切监测患者凝血酶原时间，还应严密观察口腔黏膜、鼻腔、皮下出血及大便隐血、血尿等。

【药物相互作用】（1）本品的促尿酸排泄作用可因水杨酸盐、吡嗪酰胺等拮抗而减弱。

（2）本品可增强口服抗凝药的作用，故合用时应调整后者剂量。

【给药说明】（1）轻中度肾功能不全者需增加本品剂量。严重的肾功能不全者慎用。

（2）在用本品过程中如有痛风性关节炎急性发作，可加用 NSAIDs。

【用法与用量】 口服 成人：由小剂量开始，一次25mg，一日1次，无不良反应可逐渐递增至一日100mg。早餐后服，同时加服碳酸氢钠一日3g。

【制剂与规格】 苯溴马隆胶囊：50mg。

苯溴马隆片：（1）25mg；（2）50mg。

非布司他 [医保(乙)]

Febuxostat

【适应证】 适用于痛风患者高尿酸血症的长期治疗。不推荐用于无临床症状的高尿酸血症。

【药理】（1）药效学 本品为 2-芳基噻唑衍生物，是一种黄嘌呤氧化酶抑制剂，通过抑制尿酸合成降低血清尿酸浓度，非布司他常规治疗浓度下不会抑制其他参与嘌呤和嘧啶合成与代谢的酶。

（2）药动学 在健康受试者中，10～120mg 剂量范围内，单次和多次给药，非布司他的最大血浆浓度（C_{max}）和 AUC 呈剂量相关性增加。每24小时给予治疗剂量时，体内无蓄积。非布司他半衰期（$t_{1/2}$）为5～8小时。通过群体药代动力学分析，非布司他在痛风的高尿酸血症患者中的药代动力学参数与健康受试者相似。口服给药后，放射性标记的非布司他的吸收率至少为49%（根据尿液中总回收的放射性标记物）。服药后1～1.5小时能达到最大血浆浓度。多次口服非布司他 40mg/d 或 80mg/d，C_{max}分别是（1.6±0.6）μg/ml，（2.6±1.7）μg/ml。

【不良反应】（1）肝胆异常 肝功能衰竭（有些是致命的）、黄疸、肝功能检查结果严重异常、肝脏疾病。

（2）免疫系统 过敏反应。

（3）肌肉骨骼和结缔组织 横纹肌溶解症。

（4）精神异常 包括攻击性倾向的精神病行为。

（5）神经系统 脑血管意外。

（6）心血管系统 心血管死亡、心肌梗死。

（7）泌尿系统 肾小管间质性肾炎。

【禁忌证】（1）本品禁用于正在接受硫唑嘌呤、巯嘌呤治疗的患者。

（2）对本品成分和辅料有过敏史的患者禁用。

【注意事项】（1）本品为降尿酸药物，在痛风性关节炎（痛风发作）发作时使用本品可使血尿酸值降低，加重痛风性关节炎(痛风发作),故在使用本品前有痛风性关节炎的患者,在症状稳定前,不可使用本品。另外,在使用本品过程中发现有痛风性关节炎(痛风发作)时,可不改变本品用量继续用药,亦可根据具体症状合用秋水仙碱、非类固醇抗炎药、肾上腺皮质激素等药物。

(2)警惕相关性心血管事件风险。用药时注意监测心肌梗死和脑卒中的症状及体征。尤其在合并心脑血管疾病的老年人中应谨慎使用并密切关注心血管事件。

(3)肝脏的影响 首次使用非布司他之前患者应该进行一次肝功能测试,将此结果作为基线水平。如果患者出现肝功能异常(ALT超过参考范围上限的3倍以上),应该中止服药,并调查以确定可能的原因。

(4)继发性高尿酸血症 不建议将本品应用于尿酸盐大量升高的患者(如恶性疾病、Lesch-Nyhan综合征)。少数病例显示,尿中黄嘌呤浓度明显升高后可在泌尿道沉积。

(5)已有患者服用非布司他后出现严重的皮肤反应和过敏反应的报告,包括史-约综合征、嗜酸性粒细胞增多及全身症状的药物反应(DRESS)和中毒性表皮坏死松解症(TEN)。如怀疑发生严重的皮肤反应,应中止使用非布司他。许多这样的患者曾在使用别嘌醇时报告过类似的皮肤反应。在这些患者中应慎重使用非布司他。

(6)本品使用过程中观察有无甲状腺相关症状,发现异常时,需进行甲状腺功能相关的检查。

【药物相互作用】 (1)黄嘌呤氧化酶底物类药物:非布司他是一种黄嘌呤氧化酶(XO)抑制剂。由非布司他引起的XO抑制可能会提高这些药物在血浆中的浓度,从而导致中毒。因此非布司他禁用于正在接受硫唑嘌呤或巯嘌呤治疗的患者。

(2)非布司他改变茶碱(黄嘌呤氧化酶的底物)在人体内的代谢。因此,非布司他与茶碱联用时应谨慎。

(3)非布司他与阿糖胞苷(黄嘌呤氧化酶的底物)同服时可能导致幻觉、震颤、神经障碍等阿糖胞苷不良反应增强。因此,非布司他与阿糖胞苷合用时应谨慎。

(4)非布司他可使去羟肌苷(黄嘌呤氧化酶底物)的C_{max}和AUC升高。因此合用时,应注意去羟肌苷的给药量。

(5)非布司他与秋水仙碱、萘普生、吲哚美辛、氢氯噻嗪、华法林、地昔帕明合用时无显著相互作用。因此,非布司他可与这些药物联用。

【给药说明】 (1)孕妇或可能怀孕的妇女仅在确认治疗上的益处大于危险性的情况下方可给药。(有关怀孕期间用药的安全性尚未确立)

(2)哺乳期妇女使用本品给药期间应停止哺乳。

(3)尚未确定本品治疗18岁以下患者的安全性和有效性。

(4)老年患者无需调整剂量。

【用法与用量】 口服 起始剂量为20mg,一日一次。如果2~4周后,血尿酸水平仍不低于6mg/100ml(约360μmol/L),可增加20mg/d,最大剂量为80mg/d。对CKD4~5期患者,非布司他推荐起始剂量为20mg/d,最大剂量40mg/d。

老年人 老年患者无需调整剂量。

儿童 尚未确定本品治疗18岁以下患者的安全性和有效性。

肝损伤 轻、中度肝功能不全(Child-Pugh A、B级)的患者无需调整剂量。尚未进行重度肝功能不全者(Child-Pugh C级)使用非布司他的疗效及安全性研究,所以此类患者应慎用非布司他。

肾损伤 轻、中度肾功能不全(Ccr 30~89ml/min)的患者无需调整剂量。尚无严重肾功能不全(Ccr<30ml/min)患者的充足研究数据,因此此类患者应慎用非布司他。

【制剂与规格】 非布司他片:(1)20mg;(2)40mg;(3)80mg。

第十四章 抗过敏药

过敏反应（又称变态反应）是人体接触过敏原后出现的不正常的免疫应答。过敏反应可分为四型，即Ⅰ型（速发型）、Ⅱ型（细胞毒性型）、Ⅲ型（免疫复合物型）和Ⅳ型（迟发型）。通常所说的过敏反应指的是Ⅰ型过敏反应，即速发型过敏反应。该型又可分为速发相和迟发相。其机制为机体暴露于过敏原后，产生特异性的IgE，后者结合在肥大细胞的表面，使机体呈致敏状态。当机体再次暴露于相同过敏原时，导致肥大细胞活化脱颗粒，释放多种化学介质，其中以组胺、白三烯最为重要。这些介质诱发的病理改变和症状，称为速发型过敏反应的速发相；在上述过敏介质、细胞因子、黏附因子及炎性细胞（特别是嗜酸粒细胞）的参与下，引发的过敏反应性炎症，称为速发型过敏反应的迟发相。抗过敏药通常包括三大类：抗组胺药、抗白三烯以及其他介质药、肥大细胞膜稳定剂。

第一节 抗组胺药

组胺是过敏性疾病病理机制中的主要介质。当过敏反应发生时，肥大细胞和嗜碱粒细胞脱颗粒释放出组胺及其他介质，导致平滑肌收缩，毛细血管扩张及血管通透性增加等作用，从而引起过敏反应的相关症状。此外，在生理情况下，组胺还参与许多生理功能的调节，包括细胞增殖和分化、造血、胚胎发育、再生和伤口愈合等，中枢神经系统中的组胺能影响认知和记忆、调节睡眠-觉醒周期、维持内分泌稳态。

组胺通过四种受体发挥作用，分别是 H_1、H_2、H_3 和 H_4。其中 H_1 受体是一种 G 蛋白偶联受体，可激活细胞内信号，包括钙离子、cGMP、磷脂酶 A_2、C、D、NF-κB、cAMP 和一氧化氮。多个系统和细胞中均表达有 H_1 受体，包括中枢神经系统、气道和血管平滑肌细胞、肝细胞、软骨细胞、神经细胞、内皮细胞、树突状细胞、单核细胞、中性粒细胞、T 细胞和 B 细胞等。H_1 受体的激活导致气道和血管平滑肌收缩，血管通透性增加。在过敏性鼻炎、特应性皮炎、过敏性结膜炎、荨麻疹、支气管哮喘和严重过敏反应等多种变态反应疾病的病理过程发挥重要作用。

抗组胺药也称 H_1 受体拮抗剂，只能与组胺竞争 H_1 受体，而对其他组胺受体没有作用。传统抗组胺药可通过血-脑屏障进入中枢神经系统，当其与中枢神经系统的 H_1 受体结合后，会出现明显的中枢抑制作用，产生困倦嗜睡等副作用，同时由于传统抗组胺药对 H_1 受体的选择性较弱，可能在不同程度上与毒蕈碱受体、胆碱能受体、α肾上腺素能受体和 5-羟色胺结合。相比之下，第二代（新一代）H_1 抗组胺药对 H_1 受体具有高度特异性，且不易透过血-脑屏障，因此，基本上消除了这些副作用，也就相应地被称为"非镇静类抗组胺药"。

根据化学结构，可将抗组胺药分为以下几类。

（1）烷基胺类 例如氯苯那敏、曲普利啶、溴苯那敏等。

（2）乙醇胺类 例如苯海拉明、氯马斯汀等。

（3）乙二胺类 例如吡苄明等。

（4）吩噻嗪类 例如异丙嗪、甲喹吩嗪等。

（5）哌嗪类 例如羟嗪、去氯羟嗪、西替利嗪等。

（6）哌啶类 例如氯雷他定、地氯雷他定、特非那定、赛庚啶、依巴斯汀、左卡巴斯汀、咪唑斯汀、奥洛他定等。

(7) 其他　多塞平、氮䓬斯汀等。

第二代抗组胺药由于特异性强，主要用于治疗组胺介导的过敏性疾病如荨麻疹、过敏性鼻炎、过敏性结膜炎以及其他由组胺介导的过敏性疾病的对症治疗；传统的抗组胺药，由于特异性较差，除了可阻滞 H_1 受体外，还可与其他多种受体结合，故除了上述适应证外，还可有多种其他用途，如麻醉合并用药(异丙嗪)、晕动病(苯海拉明、茶苯海明)、抗焦虑(羟嗪)、抗抑郁(多塞平)。抗组胺药主要用于Ⅰ型过敏反应，对于其他类型的过敏性疾病，不应滥用。

抗组胺药的不良反应主要有中枢抑制、抗胆碱作用、心脏毒性及体重增加四大类。

(1) 中枢抑制作用　在中枢神经系统和周围组织中均有 H_1 受体，前者与警觉有关，后者与过敏有关。传统的抗组胺药可通过血-脑屏障与中枢神经系统 H_1 受体结合，引起嗜睡的不良反应。对抗过敏来说中枢抑制作用是其不良反应，但在某些情况下，该不良反应又可能转化为药理作用：由于中枢抑制可提高痒觉的阈值，故止痒作用更好。有些传统的抗组胺药本身就有抗焦虑、抗抑郁等中枢作用，如羟嗪和多塞平等。新型抗组胺药少有嗜睡作用，但并非绝对，因患者存在个体差异，对多数人无中枢抑制，对少数人却可产生困倦，对从事危险工种者尤其要注意。

(2) 抗胆碱作用　多数抗组胺药都有轻重不等的抗胆碱作用，具体表现为口干、舌燥，对闭角型青光眼患者可引起眼压增高，对患有良性前列腺增生的老年人，可能引起尿潴留。某些情况下抗胆碱作用也可能转化为药理作用，如胆碱能性荨麻疹就应选择抗胆碱作用明显的美喹他嗪或异丙嗪。

(3) 心脏的不良反应　某些抗组胺药可引起心脏的不良反应，表现为 Q-T 间期延长，在此基础上，可发展为尖端扭转型室性心动过速(torsade de pointes, TDP)，后者是一种严重的心律失常，如处理不当可发生心室颤动，甚至因心脏停搏而死亡。国外文献曾有特非那丁及阿司咪唑引起上述心脏毒性而致死的报道，但多在超大剂量服用时发生，如同时应用 CYP3A4 抑制药，亦可使血药浓度升高，患者同时罹患心脏疾患(如严重的心律失常)或存在电解质紊乱(如低血钾)以及严重的肝脏疾患时，也易于发生心脏的不良反应。

马来酸氯苯那敏 [药典(二)；国基；医保(甲)；医保(乙)]
Chlorpheniramine Maleate

【适应证】　①用于皮肤过敏症：荨麻疹、湿疹、皮炎、药疹、皮肤瘙痒症、虫咬症；②用于过敏性鼻炎、血管舒缩性鼻炎、上呼吸道感染引起的鼻充血，还可用于感冒或鼻窦炎；③用于药物及食物过敏。

【药理】　(1) 药效学　为烷基胺类抗组胺药，主要作用机制为：①抗组胺作用，可与组胺竞争性拮抗 H_1 受体，从而抑制组胺介导的过敏反应；②抗胆碱作用。

(2) 药动学　可口服或注射给药，口服吸收迅速完全，生物利用度 25%～50%，血浆蛋白结合率为 72%。口服给药后 15～60 分钟起效，肌内注射后 5～10 分钟起效，清除相半衰期($t_{1/2\beta}$)为 12～15 小时，作用可维持 4～6 小时。本品主要经肝脏代谢，中间代谢产物无药理活性，原型药物主要经肾排泄，其代谢物经尿液、粪便、汗液排泄。本品亦可随乳汁分泌。

【不良反应】　(1) 有嗜睡、疲劳、口干、咽干、咽痛，少见有皮肤瘀斑及出血倾向、胸闷、心悸。

(2) 少数患者出现药疹。

(3) 个别患者有烦躁、失眠等中枢兴奋症状，甚至可能诱发癫痫。

(4) 其他　多尿。

【禁忌证】　对本品及辅料过敏者禁用。

【注意事项】　(1) 闭角型青光眼、膀胱颈部或幽门十二指肠梗阻或消化性溃疡致幽门狭窄者、心血管疾病患者及肝功能不良者慎用。

(2) 本品不可用于下呼吸道感染或哮喘发作(因可使痰液变稠而加重疾病)。

(3) 用药期间不得驾驶、从事高空作业或机械作业、操作精密仪器。

(4) 交叉过敏　对其他抗组胺药或拟交感神经药(麻黄碱、肾上腺素、异丙肾上腺素、间羟异丙肾上腺素、去甲肾上腺素等)过敏者，亦可能对本品过敏。对碘过敏者亦可能对本品过敏。

(5) 儿童　①早产儿或新生儿不宜使用，婴幼儿慎用。②有嗜睡、疲劳等不良反应，个别有兴奋作用。

(6) 老年人　老年人酌减量。

(7) 哺乳期　哺乳期妇女慎用。

【药物相互作用】　(1) 与中枢神经系统抑制药并用，可加强本品的中枢抑制作用。

(2) 可增强金刚烷胺、氟哌啶醇、抗胆碱药、三环类抗抑郁药、吩噻嗪类以及拟交感神经药的药效。

(3) 与奎尼丁合用，可增强本品抗胆碱作用。

(4) 本品能增加氯喹的吸收和药效，从而提高寄生虫病的治愈率。

(5) 本品可抑制代谢苯妥英的肝微粒体酶，合用时可引起苯妥英蓄积中毒，应注意监测苯妥英的浓度。

(6) 本品不宜与哌替啶、阿托品等药合用，亦不宜与氨茶碱作混合注射。

(7) 本品与普萘洛尔有拮抗作用。

(8) 本品与解热镇痛药合用可增强解热镇痛药的镇痛和缓解感冒症状的作用。

(9) 药物-酒精/尼古丁相互作用 合用可增强本品的药效和对中枢神经系统的抑制作用。

【给药说明】 可与食物、水或奶同服，以减少对胃的刺激。

【用法与用量】 成人 ①口服：一次 4～8mg，一日 3 次。②肌内注射：一次 5～20mg。

儿童 口服：一日 0.3～0.4mg/kg，分 3～4 次服用。

【制剂与规格】 马来酸氯苯那敏片：(1)1mg；(2)4mg。

马来酸氯苯那敏滴丸：(1)2mg；(2)4mg。

马来酸氯苯那敏注射液：(1)1ml:10mg；(2)2ml:20mg。

盐酸苯海拉明 [药典(二)；国基；医保(甲)]
Diphenhydramine Hydrochloride

【适应证】 ①皮肤、黏膜的过敏，如荨麻疹、血管神经性水肿、过敏性鼻炎、各种皮肤瘙痒及过敏症；②急性过敏反应，如输血或血浆所致的急性过敏反应；③晕动病的防治；④曾用于辅助治疗帕金森病和锥体外系症状；⑤镇静作用；术前给药；⑥牙科局麻。

【药理】 (1)药效学 本品为乙醇胺的衍生物，作用机制为：①抗组胺：可与组胺竞争性拮抗 H_1 受体，从而抑制组胺释放介导的过敏反应；②中枢抑制作用：镇静、减轻眩晕、恶心、呕吐；③镇咳作用：直接作用延髓咳嗽中枢，抑制咳嗽反射；④本品还有局麻作用；⑤镇吐等抗 M 胆碱样受体及降低毛细血管渗出、消肿、止痒等作用。

(2)药动学 口服或注射给药，吸收迅速完全，口服后 1～4 小时达血药峰浓度，一次给药可维持药效 3～6 小时。广泛分布于体内各组织，可透过血-脑脊液屏障和胎盘屏障。在肺、脾、肾、肝、脑和肌肉中浓度最高，血浆蛋白结合率为 98%。口服给药后，15～60 分钟起效，清除半衰期($t_{1/2\beta}$)为 4～7 小时。本品由肝脏代谢，大部分水解生成二苯基甲醇后，再与葡萄糖醛酸结合，经尿、

粪便、汗液排出。本品亦可随乳汁分泌。

【不良反应】 (1)最常见 有嗜睡、头晕、头痛、口干、恶心、呕吐、食欲缺乏、倦乏、共济失调。停药后可消失。

(2)少见 呼吸困难、胸闷、咳嗽、肌张力障碍等，曾有给药后发生牙关紧闭并伴喉痉挛的报道。

(3)偶可引起粒细胞减少。长期应用(6 个月以上)可引起贫血。

(4)有对本品过敏(如药疹)的报道。

【禁忌证】 (1)新生儿和早产儿禁用。

(2)对本品及辅料过敏者禁用。

(3)其他乙醇胺类药过敏者。

(4)前列腺肥大患者。

【注意事项】 (1)本品有阿托品样作用，故慎用于闭角型青光眼、胃肠道或泌尿及生殖系统梗阻的患者。

(2)本品可影响神经-肌肉接头的传导，故重症肌无力患者慎用。

(3)妊娠妇女慎用，特别是早期妊娠者。

(4)哺乳期妇女慎用。

(5)应用本品后避免驾驶车辆及操作精密或危险机器。

(6)老年人慎用。

(7)本品的镇吐作用可给某些疾病的诊断造成困难。

(8)交叉过敏 对其他乙醇胺类药过敏者，亦可能对本品过敏。

(9)特殊疾病状态 幽门十二指肠梗阻、消化性溃疡所致幽门狭窄、膀胱颈狭窄、甲状腺功能亢进、心血管病、高血压、下呼吸道感染(包括哮喘)患者：上述患者不宜使用本品。

【药物相互作用】 (1)可短暂影响巴比妥类药物和磺胺醋酰钠的吸收。

(2)与对氨基水杨酸同用时可减低后者肠道的吸收而降低其血药浓度。

(3)可增强中枢神经系统抑制药(如催眠、镇静等)的作用，应避免合用。

(4)单胺氧化酶抑制剂能增强本品的抗胆碱作用，使不良反应增加。

(5)大剂量可降低肝素的抗凝作用。

(6)可拮抗肾上腺素能神经阻滞药的作用。

【给药说明】 口服给药用于防治晕动病时，宜于旅行前 1～2 小时(至少 30 分钟)使用本品。

【用法与用量】 (1)成人 ①口服：一次 25～50mg，一日 2～3 次，餐后服用。用于预防晕动病，宜在旅行前 1～2 小时，最少 30 分钟前服用。②肌内注射：一次 20mg，

一日 1～2 次。③静脉给药：10～50mg，若需要可增至 100mg，最大日剂量为 400mg。静脉给药速率通常不超过 25mg/min。

（2）儿童　口服：一次 1～2mg/kg，一日 3 次。

（3）肾损伤患者　肾衰竭患者的给药间隔时间应延长。

【制剂与规格】　盐酸苯海拉明片：25mg。

苯海拉明注射液：1ml:20mg。

盐酸苯海拉明软胶囊：（1）25mg；（2）50mg。

茶 苯 海 明 [药典(二)；医保(乙)]
Dimenhydrinate

【适应证】　①主要用其抗晕动症；②对妊娠、梅尼埃病、放射线治疗等引起的恶心、呕吐、眩晕也有一定效果。

【药理】（1）药效学　本品为苯海拉明与γ-氨茶碱的复盐，抗组胺效应比苯海拉明弱，但有较强的抗晕动作用，能防治因乘车、船、飞机引起的恶心、呕吐、眩晕等，也可防治因手术、药物引起的呕吐和妊娠呕吐。还可减少前庭的兴奋和抑制迷走神经，阻断前庭核区胆碱能突触的兴奋性迷路，抑制延髓催吐化学感受器。

（2）药动学　口服后吸收迅速且完全，15～60 分钟起效，作用可持续 3～6 小时，清除相半衰期（$t_{1/2\beta}$）4～6 小时，血浆蛋白结合率较高。主要在肝脏代谢，肝功能不全的患者服用本品，可在体内产生蓄积，应予减量。

【不良反应】（1）大剂量服用可产生嗜睡、头晕，偶有药疹发生。

（2）长期使用可能引起造血系统的疾病。

【禁忌证】（1）新生儿及早产儿禁用。

（2）对本品及辅料过敏者禁用。对苯海拉明或茶碱过敏者亦应禁用。

（3）对本品或其他乙醇胺类药过敏者。

【注意事项】（1）用药期间不宜驾驶车辆及从事有危险的机器操作。

（2）妊娠初期 4 个月妇女慎用。

（3）不宜与其他中枢抑制药物同服。

（4）药物对检验值或诊断的影响　本品的镇吐效应可干扰阑尾炎和药源性反应的诊断。

（5）特殊疾病状态　青光眼、慢性肺病、前列腺增生引起的排尿困难患者：以上患者不使用本品。

（6）儿童　常见不良反应：迟钝、嗜睡、注意力不集中、头晕，罕见：幻觉，视力下降，排尿困难，皮疹等。

（7）老年人　老年人慎用本品。

【药物相互作用】（1）对乙醇、中枢抑制药、三环类抗抑郁药的药效有促进作用。

（2）能短暂影响巴比妥类和磺胺醋酰钠等的吸收。

（3）与对氨基水杨酸钠同用时，后者的血药浓度降低。

【给药说明】　与食物、果汁或牛奶同服，可减少本品对胃的刺激。

【用法与用量】　口服（1）预防晕动病　①片剂：一次 25～50mg，预防晕动病应在出发前 30 分钟服用，治疗晕动病则每 4 小时 1 次。最大日剂量为300mg。②含片：出现恶心、呕吐、眩晕等症状时含服。一次 20～40mg，一日 3～6 次。最大日剂量为240mg。③缓释胶囊：用于防治恶心、呕吐和(或)头晕，根据需要一次 75～150mg，每 8 小时 1 次。最大日剂量为375mg。用于晕动病时应至少在出发前 30 分钟内第 1 次用药，最好在出发前 1～2 小时内用药。

（2）抗过敏　成人一次 50mg，一日 2～3 次。

儿童　口服给药。①片剂：1～6 岁儿童，一次 12.5～25mg，最大日剂量为150mg；7～12 岁儿童，一次 25～50mg，最大日剂量为 200mg。②含片：7～12 岁儿童，一次 10mg，一日 3～6 次，最大日剂量为120mg。

【制剂与规格】　茶苯海明片：（1）25mg；（2）50mg。

茶苯海明含片：（1）20mg；（2）40mg。

茶苯海明缓释胶囊：75mg。

盐酸异丙嗪 [药典(二)；国基；医保(甲)]
Promethazine Hydrochloride

【适应证】　①皮肤黏膜的过敏：适用于长期的、季节性的过敏性鼻炎，血管运动性鼻炎，过敏性结膜炎，荨麻疹，血管神经性水肿，对血液或血浆制品的过敏反应，皮肤划痕症。②晕动病：防治晕车、晕船、晕飞机。③用于麻醉和手术前后的辅助治疗，包括镇静、催眠、镇痛、止吐。④用于防治放射病性或药源性恶心、呕吐。

【药理】（1）药效学　本品属吩噻嗪类药物。具明显的中枢抑制作用，并有增强麻醉药、催眠药、镇痛药的作用和降低体温的作用。具体作用机制为：①抗组胺作用：组胺 H_1 受体拮抗；②止吐作用：可能与抑制延髓的催吐化学受体触发区有关；③抗晕动作用：作用于前庭和呕吐中枢及中脑髓质感受器，从而阻断前庭核区胆碱能突触迷路冲动的兴奋；④镇静催眠作用：可能与间接降低脑干网状激动系统的应激性有关。

（2）药动学　口服后吸收迅速且完全，口服、肌内注射、直肠给药后 20 分钟起效，静脉注射 3～5 分钟起效，抗组胺作用持续 6～12 小时，镇静作用持续 2～8 小时。

本品主要在肝脏代谢,肝首过效应显著,主要代谢产物经尿液中排出。

【不良反应】 (1)常见　有嗜睡、反应迟钝、眩晕及低血压。

(2)较少见　有视物模糊或轻度色盲,头晕,口、鼻、咽干燥,痰液黏稠等抗胆碱作用。

(3)少见　心率加快或减慢、白细胞减少等。

(4)增加皮肤的光敏性。

【禁忌证】 (1)早产儿、新生儿禁用。

(2)对本品及辅料过敏者、对吩噻嗪类过敏者禁用。

【注意事项】 (1)已知对吩噻嗪类药高度过敏的人,也对本品过敏。

(2)下列情况应慎用　急性哮喘,膀胱颈部梗阻,骨髓抑制,心血管疾病,昏迷,闭角型青光眼,肝功能不全,高血压,胃溃疡,前列腺肥大症状明显者,幽门或十二指肠梗阻,呼吸系统疾病(尤其是儿童,服用本品后痰液黏稠,影响排痰,并可抑制咳嗽反射),癫痫患者(注射给药时可增加抽搐的严重程度),黄疸,各种肝病以及肾功能衰竭,瑞氏综合征(异丙嗪所致的锥体外系症状易与瑞氏综合征混淆)。应用异丙嗪时,应特别注意有无肠梗阻,或药物的逾量、中毒等问题,因其症状、体征可被异丙嗪的镇吐作用所掩盖。

(3)儿童　一般的抗组胺药对婴儿特别是新生儿和早产儿有较大的危险性;小于3个月的婴儿体内药物代谢酶不足,不宜应用本品。此外还有可能引起肾功能不全。新生儿或早产儿、患急性病或脱水的小儿以及患急性感染的儿童,注射异丙嗪后易发生肌张力障碍。

(4)老年人慎用　老年人用本品易发生头晕、滞呆、精神错乱、低血压。还易发生锥体外系反应,特别是帕金森病、不能静坐(akathisia)和持续性运动障碍,用量大或胃肠道外给药时更易发生。

【药物相互作用】 (1)乙醇或其他中枢神经抑制剂,特别是麻醉药、巴比妥类、单胺氧化酶抑制剂或三环类抗抑郁药与本品同用时,可增加异丙嗪和(或)这些药物的效应,用量要另行调整。

(2)碳酸氢钠等碱性药物能降低本品的排泄。

(3)与抗胆碱类药物(特别是阿托品类药)同用时,二者的抗胆碱作用互相增强。

(4)对诊断的干扰　葡萄糖耐量试验中可显示葡萄糖耐量增加。可干扰尿妊娠免疫试验,结果呈假阳性或假阴性。

(5)顺铂、巴龙霉素及其他氨基糖苷类抗生素、水杨酸制剂和万古霉素等耳毒性药与异丙嗪同用时,其耳毒

性症状可被掩盖。

【用法与用量】 口服　①抗过敏,一次12.5mg(0.5片),每日4次,饭后及睡前服用,必要时睡前25mg(1片)。②止吐,开始时一次25mg(1片),必要时可每4~6小时服12.5~25mg(0.5~1片)。③抗眩晕,一次25mg(1片),必要时每日2次。④镇静催眠,一次25~50mg(1~2片),必要时增倍。

肌内注射　①过敏,一次25mg,必要时2小时后重复;严重过敏时可用肌内注射25~50mg,最高量不得超过100mg。②在特殊紧急情况下,可用灭菌注射用水稀释至0.25%,缓慢静脉注射。③止吐,12.5~25mg,必要时每4小时重复一次。④镇静催眠,一次25~50mg。

【制剂与规格】 盐酸异丙嗪片:(1)12.5mg;(2)25mg;(3)50mg。

盐酸异丙嗪注射剂:(1)1ml:25mg;(2)2ml:50mg。

小儿盐酸异丙嗪片:5mg。

小儿异丙嗪 [医保(甲)]
Pediatric Promethazine

【适应证】 ①皮肤黏膜的过敏:适用于长期的、季节性的过敏性鼻炎,血管舒缩性鼻炎,接触过敏原或食物而致的过敏性结膜炎,荨麻疹,血管神经性水肿,对血液或血浆制品的过敏反应,皮肤划痕症。必要时可与肾上腺素合用,作为本品的辅助剂。②晕动病:防治晕车、晕船、晕飞机。③镇静、催眠:适用于减轻儿童的恐惧感,呈浅睡眠状态。④恶心、呕吐的治疗:适用于一些麻醉和手术后的恶心、呕吐,也用于防治放射病性或药源性恶心、呕吐。⑤术后疼痛:可与止痛药合用,作为辅助用药。

【药理】 (1)药效学　异丙嗪是吩噻嗪类衍生物,属抗组胺药,可用于镇吐,抗晕眩,晕动症以及镇静催眠。①抗组胺作用:与组织释放的组胺竞争H_1受体,能拮抗组胺对胃肠道、气管、支气管或细支气管平滑肌的收缩或挛缩,能解除组胺对支气管平滑肌的致痉和充血作用。②止呕作用:可能与抑制了延髓的催吐化学感受区有关。③抗晕动症作用:可能通过中枢性抗胆碱性能,作用于前庭和呕吐中枢及中脑髓质感受器,主要是阻断了前庭核区胆碱能突触路迷走冲动的兴奋。④镇静催眠作用:有关抑制中枢神经系统的机制尚未确切阐明,可能由于间接降低了脑干网状结构激活系统的应激性。

(2)药动学　口服或注射给药后吸收快而完全,蛋白结合率高。本品经口服、肌内注射或直肠给药后起效时

间为 20 分钟，静脉注射后为 3～5 分钟，抗组胺作用一般持续时间为 6～12 小时，镇静作用可持续 2～8 小时。主要在肝内代谢，无活性的代谢产物可经尿排出，经粪便排出量少。

【不良反应】 异丙嗪属吩噻嗪类衍生物，小剂量时无明显副作用，但大量和长时间应用时可出现吩噻嗪类常见的副作用。

(1)增加皮肤对光的敏感性，多噩梦，易兴奋，易激动，幻觉，中毒性谵妄，儿童易发生锥体外系反应。上述反应发生率不高。

(2)用量过大的症状和体征 手脚动作笨拙或行动古怪，严重时嗜睡或面色潮红、发热，气急或呼吸困难，心率加快[抗毒蕈碱(M)受体效应]，肌肉痉挛，尤其好发于颈部和背部的肌肉。坐卧不宁，步履艰难，头面部肌肉痉挛性抽动或双手震颤(后者属锥体外系的效应)。

(3)下列情况持续存在时应予注意 较常见的有嗜睡；较少见的有视物模糊或色盲(轻度)、头晕目眩、口鼻咽干燥、耳鸣、皮疹、胃痛或胃部不适感、反应迟钝(儿童多见)、恶心或呕吐[进行外科手术和(或)并用其他药物时]，甚至出现黄疸。使用栓剂时可发生直肠烧灼感或刺痛。

【禁忌证】 早产儿、新生儿禁用。

【注意事项】 (1)交叉过敏 已知对吩噻嗪类药高度过敏的病人，也对本品过敏。

(2)对诊断的干扰 葡萄糖耐量试验中可显示葡萄糖耐量增加。

(3)下列情况应慎用 急性哮喘，膀胱颈部梗阻，骨髓抑制，心血管疾病，晕迷，闭角型青光眼，肝功能不全，高血压，胃溃疡，幽门或十二指肠梗阻，呼吸系统疾病(尤其是儿童服用本品后痰液黏稠，影响排痰，并可抑制咳嗽反射)，癫痫患者(注射给药时可增加抽搐的严重程度)，黄疸，各种肝病以及肾功能衰竭，瑞氏综合征(异丙嗪所致的锥体外系症状易与瑞氏综合征混淆)。

(4)应用异丙嗪时，应特别注意有无肠梗阻，或药物的逾量、中毒等问题，因其症状、体征可被异丙嗪的镇吐作用所掩盖。

【药物相互作用】 (1)乙醇或其他中枢神经抑制剂，特别是麻醉药、巴比妥类、单胺氧化酶抑制剂或三环类抗抑郁药与本品同用时，可增加异丙嗪和(或)这些药物的效应，用量要另行调整。

(2)抗胆碱类药物，尤其是阿托品类和异丙嗪同用时，后者的抗毒蕈碱样效应增加。

(3)顺铂、巴龙霉素及其他氨基糖苷类抗生素、水杨酸制剂和万古霉素等耳毒性药与异丙嗪同用时，其耳毒性症状可被掩盖。

【用法与用量】 口服。按体重一次 0.5～1mg/kg，一日 3～4 次。或按体表面积一次 15mg/m^2，一日 3～4 次。

【制剂与规格】 小儿异丙嗪片：5mg。

盐酸西替利嗪 [药典(二)；医保(乙)]
Cetirizine Hydrochloride

【适应证】 ①用于过敏性鼻炎、过敏性结膜炎；②荨麻疹；③各种过敏性瘙痒性皮肤疾患。

【药理】 (1)药效学 本品为羟嗪的衍生物，可选择性拮抗 H$_1$ 受体，可抑制由组胺介导的过敏反应的初始期，同时还可明显减少与迟发性皮肤过敏反应相关的炎性细胞(如嗜酸粒细胞)的迁移及炎性介质的释放。本品不易通过血-脑屏障，有一定抗胆碱作用。

(2)药动学 口服本品在 5～60mg 剂量范围内，血浆浓度水平与给药剂量呈线形关系。成年人清除相半衰期($t_{1/2\beta}$)约为 10 小时，给药剂量的 2/3 以原型由尿液排出。本品的吸收不受进食的影响。

【不良反应】 临床研究表明，使用推荐剂量的西替利嗪有轻微的中枢神经系统副作用，包括嗜睡、疲劳、头晕、头痛。相反在某些病例中，也有中枢神经系统兴奋的报告。尽管西替利嗪是选择性的外周 H$_1$ 受体拮抗剂，并且相对而言无抗胆碱能活性，但是仍有排尿困难、眼部调节障碍和口干的个例报告。

有肝酶升高伴发胆红素升高的肝功能异常情况的报告。大部分病例可以在本品停药后恢复。

【禁忌证】 (1)对本品及辅料过敏者禁用。

(2)对羟嗪过敏者也应禁用。

(3)禁用于严重肾功能不全的患者(肌酐清除率小于 10ml/min)。

【注意事项】 (1)驾驶或操作机械 建议病人不要超过推荐剂量。

(2)建议伴随饮酒时慎用。

(3)有尿潴留易感因素(例如，脊髓损害，前列腺肥大)的患者应慎用，因为西替利嗪可能增加尿潴留的风险。

(4)癫痫以及有抽搐风险的患者慎用。

(5)儿童 偶见嗜睡等镇静作用。

(6)妊娠 不推荐给怀孕初期至 3 个月内的孕妇服

用，也不应给哺乳妇女使用。

（7）肾损伤　肾功能不全者慎用。

【药物相互作用】　同服镇静剂（安眠药）及乙醇时需小心。

【用法与用量】　口服，一次 10mg，一日 1 次，或一次 5mg，一日 2 次。

推荐成年人和 1 岁以上儿童使用。

滴剂使用时，先按瓶盖上图示打开瓶盖，然后瓶口垂直向下，药液即会滴出。

儿童　6 岁以上儿童：早上和晚上各服用 0.5ml（5mg，约 10 滴）或每天一次 1ml（10mg，约 20 滴）。

2～6 岁儿童：早上和晚上各服用 0.25ml（2.5mg，约 5 滴）或每天一次 0.5ml（5mg，约 10 滴）。

1～2 岁儿童：早上和晚上各服用 0.25ml（2.5mg，约 5 滴）。

1 岁以下儿童：虽然有 6 个月以上到 1 岁婴儿服用西替利嗪的临床数据，但相关评估尚未完全结束，如需使用，请遵医嘱，谨慎使用。

老年人　老年患者：肾功能正常的老年患者，参照成人推荐剂量。肾功能不全的老年患者，参见肾功能不全患者推荐剂量。

肾损伤　肾功能不全的患者：建议减半服用推荐剂量。即：成年或老年患者，推荐剂量为每日 0.5ml（5mg，约 10 滴），一次口服。6 岁以上儿童：早上和晚上各服用 0.25ml（2.5mg，约 5 滴）或每天一次 0.5ml（5mg，约 10 滴）。1～6 岁的儿童：每天一次 0.25ml（2.5mg，约 5 滴）。

肝损伤　肝功能不全患者：无需调整给药剂量。

【制剂与规格】　盐酸西替利嗪片：10mg。

盐酸西替利嗪滴剂：（1）5ml:50mg；（2）10ml:100mg。

盐酸西替利嗪糖浆：0.1%（g/ml）。

盐酸西替利嗪口服溶液：10ml:10mg。

盐酸西替利嗪胶囊：（1）5mg；（2）10mg。

盐酸左西替利嗪 [医保（乙）]
Levocetirizine Hydrochloride

【适应证】　①季节性过敏性鼻炎、常年性过敏性鼻炎；②过敏性结膜炎；③慢性特发性荨麻疹。

【药理】　（1）药效学　本品是西替利嗪的 R-对映体，也是西替利嗪的活性成分。对 H_1 受体具有高度选择性，可竞争性拮抗 H_1 受体。

（2）药动学　左西替利嗪的药代动力学特征是血浆浓度水平和给药剂量呈线性关系，个体间差异极小。左西替利嗪在人体内的吸收迅速且完全，进食可能导致左

西替利嗪的吸收速度下降，但是总的吸收度不会降低，血浆蛋白结合率约为 90%，表观分布容积为 0.4L/kg；血浆消除半衰期为（7.9±1.9）小时，左西替利嗪的代谢没有首过效应，其在人体内的代谢率小于给药剂量的 14%，因此肝酶的个体差异性或合并服用肝酶抑制剂对其影响甚微，与其他物质产生相互作用的可能性小。左西替利嗪平均 85.4% 以原型由尿液排出，12.9% 由粪便排出。在吸收和清除的过程中左西替利嗪不会转换为右西替利嗪。

【不良反应】　一般为轻至中度的嗜睡、疲劳、腹泻、便秘、呕吐、口干、发热等。尤以婴幼儿、儿童更常见。

【禁忌证】　（1）对本品或西替利嗪、羟嗪过敏者禁用。

（2）哺乳期妇女禁用。

（3）对肌酐清除率<10ml/min 的肾病晚期患者禁用。

（4）禁用于伴有特殊遗传性疾病（包括患有罕见的半乳糖不耐受症、原发性乳糖酶缺乏（lapp lactase）或葡萄糖-半乳糖吸收不良的患者。

【注意事项】　（1）建议饮酒后应谨慎使用。

（2）有尿潴留诱发因素（例如：脊髓损伤、前列腺增生）的患者应谨慎用药，左西替利嗪可能增加尿潴留风险。

（3）对驾驶和操作机械能力的影响　左西替利嗪可能导致嗜睡加重。因此，本品会影响车辆驾驶能力和机器操作能力。合并服用酒精或其他中枢神经系统抑制剂可能导致其警戒性降低和操作能力削弱。

（4）有癫痫和惊厥风险的患者应谨慎用药，左西替利嗪可能会引起癫痫发作加重。

（5）儿童　轻至中度的嗜睡、疲劳、虚弱、头痛、口干等。

（6）妊娠　动物研究未表明存在妊娠、胚胎/胎仔发育、分娩和产后发育方面的直接或间接有害影响。孕妇慎用。

（7）老年人　老年患者在服用本品时需监测肾功能，并根据肌肝清除率调整剂量。

（8）肾损伤　肾功能不全患者慎用本品。

【用法与用量】　口服　（1）成人一次 5mg，一日 1 次。

（2）肾功能损伤患者，肌酐清除率≥50ml/min 时，无须调整剂量；肌酐清除率为 30～49ml/min 时，减量至每 2 日 5mg；肌酐清除率<30ml/min 时，减量至每 3 日 5mg。肾功能不全终末期需进行透析的患者减量至每 3～4 日 5mg，透析后无须补充剂量。

（3）仅有肝功能损伤患者无须调整剂量，肝功能损伤伴肾功能损伤患者剂量调整同肾功能损伤患者。

儿童：口服，6～11 岁根据症状轻重可一次 2.5～5mg，一日 1 次。12 岁以上或体重在 30kg 以上，一次 5mg，一日 1 次。

【制剂与规格】 盐酸左西替利嗪片：5mg。

盐酸左西替利嗪分散片：5mg。

盐酸左西替利嗪胶囊：5mg。

盐酸左西替利嗪口服溶液：0.05%。

盐酸左西替利嗪口服滴剂：10ml:50mg。

盐酸去氯羟嗪 [药典(二)；医保(乙)]
Decloxizine Hydrochloride

【适应证】 ①用于荨麻疹、血管性水肿、过敏性鼻炎及其他过敏性瘙痒性皮肤病；②也可用于哮喘的辅助治疗。

【药理】 (1)药效学 本品为第一代抗组胺药羟嗪的衍生物，属哌嗪类抗组胺药，有较强的选择性 H_1 受体拮抗作用，作用时间长，可维持疗效 6～12 小时。对白三烯等过敏反应介质也有一定的抑制作用，且有一定的中枢神经抑制和抗胆碱作用。

(2)药动学 口服后从胃肠道吸收，30 分钟～1 小时起效，药效可维持 6～12 小时，药物经肝脏首关代谢降解，由尿液、粪便及汗液排出。

【不良反应】 (1)有明显的中枢抑制作用(如困倦)和抗胆碱作用(如口干、视物模糊、痰液变稠、大便秘结等)。

(2)少见兴奋、易激动、失眠等反常现象。

【禁忌证】 (1)对本品及辅料过敏者禁用。

(2)对羟嗪或西替利嗪过敏者禁用。

(3)新生儿和早产儿禁用。

【注意事项】 (1)老年人、妊娠期及哺乳妇女慎用。

(2)服药期间不得驾驶机、车、船，从事高空作业、机械作业及操作精密仪器。

(3)长期服用本品的患者一旦停药，少数患者可出现烦躁、失眠、出汗、心悸等。

(4)儿童 ①有较强的选择性 H_1 受体拮抗作用。②有明显中枢抑制作用，少见兴奋、激动、失眠等反常现象。

【药物相互作用】 (1)与中枢抑制药合用时，可增强中枢抑制作用。

(2)与β受体激动药、麻黄碱或氨茶碱等合用能增强平喘作用。

(3)乙醇与本品可相互增强中枢抑制作用。

【用法与用量】 成人 口服，一次 25～50mg，一日

3 次。

儿童 口服，一次 1～2mg/kg，一日 3 次。

【制剂与规格】 盐酸去氯羟嗪片：(1)25mg；(2)50mg。

盐 酸 羟 嗪 [医保(甲)]
Hydroxyzine Hydrochloride

【适应证】 ①慢性特发性荨麻疹等过敏性疾患；②治疗神经疾病或躯体疾病所致的焦虑、紧张、激动等症状。

【药理】 (1)药效学 本品为哌嗪类化合物，具有中枢镇静、弱抗焦虑及肌肉松弛，还有支气管扩张以及抗组胺和镇痛作用。

(2)药动学 盐酸羟嗪从胃肠道迅速吸收，通常在口服本品后 15～30 分钟内观察到临床效果。

【不良反应】 (1)常见嗜睡、晕眩、无力、头痛、低血压与心悸。

(2)偶见本品引起的药疹，有瘙痒、皮疹、荨麻疹。

(3)罕见骨髓抑制。

(4)可能诱发癫痫、急性脓疱症(AGEP)、口干、Q-T 间期延长、幻觉。

【禁忌证】 (1)妊娠期早期禁用。

(2)哺乳期妇女禁用。

(3)婴幼儿禁用。

(4)禁用于 Q-T 间期延长的患者。

(5)禁用于对本品过敏者。已知对羟嗪、盐酸西替利嗪或盐酸左西替利嗪过敏的患者。

【注意事项】 (1)长期使用可产生依赖性。

(2)肝肾功能不全者、肺功能不全者慎用，应定期检查肝功能与白细胞计数。

(3)用药期间不宜驾驶车辆、操作机械或高空作业。服药期间勿饮酒。

(4)6 岁以下儿童慎用。

(5)老年患者慎用。

(6)对于先天性长 Q-T 间期综合征、长 Q-T 间期综合征家族史、其他易患 Q-T 间期延长和室性心律失常的情况，以及近期心肌梗死、失代偿性心力衰竭、缓慢性心律失常等危险因素的患者，应慎用羟嗪。

【药物相互作用】 (1)与巴比妥类、阿片类或其他中枢抑制药合用，能增强其他中枢抑制药的作用，增强阿片类的镇痛和镇静作用，但不增加呼吸抑制作用。

(2)术前使用本品可延长麻醉药——氯胺酮的麻醉恢复时间(延长 30%～40%)。

(3)羟嗪作为一种镇静剂，在术前用药和全麻后，可

增强哌替啶和巴比妥类药物的作用。

(4) 与其他可致 Q-T 间期延长的药物共同使用时，增加发生尖端扭转型室性心动过速的风险。

【用法与用量】 成人 口服：一次 25～50mg，一日 2～3 次。

【制剂与规格】 盐酸羟嗪片(糖衣)：25mg。

美 喹 他 嗪
Mequitazine

【适应证】 ①过敏性鼻炎；②过敏性结膜炎；③荨麻疹(特别是胆碱能性荨麻疹)；④支气管哮喘的辅助治疗；⑤各种过敏性瘙痒性皮肤病。

【药理】 (1)药效学 本品为吩噻嗪类抗组胺药，具中等强度的 H_1 受体拮抗作用，抗毒蕈碱样胆碱作用和镇静作用。本品可选择性阻断组胺 H_1 受体，抑制释放过敏反应介质，对乙酰胆碱、5-羟色胺、缓激肽等神经递质以及过敏原引起的荨麻疹均有抑制作用。还可调节迷走神经紧张度，从而抑制过敏反应。

(2)药动学 本品口服后从胃肠道吸收较快，2～4 小时起效，6 小时后血药浓度达峰值。清除相半衰期($t_{1/2\beta}$)为 18 小时，在肝脏代谢，本品及其代谢物自胆汁排出，排泄缓慢，48 小时尿中排泄量约 20%。不易透过血-脑屏障。

【不良反应】 (1)偶见困倦、乏力、头痛、口干、口苦、多汗、视物模糊、胃肠不适、便秘、腹泻、ALT 及 AST 升高、血小板减少等。

(2)罕见对本品过敏的报道。

(3)本品在前述剂量下镇静作用较少见，如增加剂量至一次 10mg，每日 2 次，可出现镇静副作用。

(4)药物过量可出现困倦、恶心、呕吐及轻微抗胆碱症状，处理方法为对症治疗。

【禁忌证】 对本品过敏者禁用。

【注意事项】 (1)青光眼、肝病、前列腺良性增生及癫痫患者慎用。

(2)本品对妊娠及哺乳的影响尚不明确。

(3)服药期间不宜驾驶和进行危险的机械作业。

【药物相互作用】 (1)中枢抑制药可加强本品的中枢抑制作用。

(2)与单胺氧化酶抑制剂合用可致严重不良反应。本品可增强拟交感胺的作用。

【用法与用量】 口服 成人及 12 岁以上儿童：一次 3～5mg，一日 2 次。或睡前顿服 10mg，一日 1 次。

【制剂与规格】 美喹他嗪片：(1)3mg；(2)5mg。

阿 伐 斯 汀 [医保(乙)]
Acrivastine

【适应证】 ①急性荨麻疹、慢性荨麻疹急性发作；②过敏性鼻炎；③各种皮肤过敏症。

【药理】 (1)药效学 本品为曲普利啶的衍生物，可与组胺竞争 H_1 受体，从而抑制组胺释放介导的过敏反应。本品没有明显的抗胆碱作用，对中枢神经系统的穿透力低。其丙酸代谢产物也有抗 H_1 受体作用。

(2)药动学 口服吸收迅速完全，在体内分布广，但不易通过血-脑屏障。服药后，约 0.5 小时起效，约 1.5 小时出现的药物血浆峰浓度(C_{max})约为 150ng/ml。清除相半衰期($t_{1/2\beta}$)为(1.9±0.3)小时，其丙酸代谢物清除相半衰期($t_{1/2\beta}$)为(3.8±1.4)小时。血浆蛋白结合率约为 50%，主要与白蛋白结合。服药 12 小时后，代谢产物及原药的 80%随尿液排出。

【不良反应】 (1)少有嗜睡、乏力、头晕等中枢抑制症状。

(2)偶见皮疹、恶心、腹泻、口干及消化系统症状。

【禁忌证】 (1)对本品和曲普利啶过敏的患者禁用。

(2)肌酐清除率≤48ml/min 的肾功能患者禁用。

【注意事项】 (1)妊娠期妇女及哺乳期妇女不宜使用。

(2)重度高血压、严重冠状动脉疾病、肾功能不良者及同时应用单胺氧化酶抑制药者慎用。

(3)老年人慎用。

(4)12 岁以下儿童不推荐使用。

(5)本品含有乳糖，患有半乳糖不耐症，Lapp 乳糖酶缺乏症或葡萄糖-半乳糖吸收不良的罕见遗传疾病的患者不应服用本品。

(6)本品可能引起头晕和嗜睡。应提醒所有患者在使用本品后从事精神警觉性工作(如驾车、操作机器)时应谨慎。

【药物相互作用】 (1)本品与中枢神经系统抑制药合用，可增加后者的不良反应，应避免合用。

(2)同时服用含乙醇饮料或药物，会增加中枢抑制作用，应避免合用。

【给药说明】 老年人肾功能正常者不必减量，应监测肾功能。

【用法与用量】 口服 成人及 12 岁以上儿童：一次 8mg，一日 1～3 次。

【制剂与规格】 阿伐斯汀胶囊：8mg。

盐酸氮䓬斯汀 [药典(二); 医保(乙)]
Azelastine Hydrochloride

【适应证】 ①预防和治疗季节性过敏性鼻结膜炎；②慢性特发性荨麻疹；③常年性过敏性鼻炎；④用于哮喘的辅助治疗。

【药理】 (1)药效学 本品为 H_1 受体拮抗药，并能稳定肥大细胞膜从而抑制炎性介质从肥大细胞释放，拮抗多种炎性介质如白三烯、血小板活化因子等，还可抑制嗜酸粒细胞的浸润，从多渠道发挥抗组胺作用。

(2)药动学 口服后，吸收迅速完全，4~5 小时达血药浓度峰值。经肝脏代谢，其主要代谢产物为去甲基氮䓬斯汀，后者仍具抗组胺活性。氮䓬斯汀及其代谢物的血浆清除半衰期($t_{1/2\beta}$)约为 25 小时，其血浆蛋白结合率分别为 88%和 97%。氮䓬斯汀及其代谢产物主要从粪便排出，在尿中亦有排泄。口服给药后，药代动力学参数不受年龄、性别或肝功能损害的影响。

【不良反应】 (1)口服本品可有困倦、口干、鼻干、口苦，偶见便秘、头痛、ALT 升高。

(2)滴眼剂 可有轻微、短暂的局部刺激感、苦味等。

(3)喷鼻剂 若给药方法不正确会有苦味的感觉，可有鼻黏膜刺激感、鼻出血等一过性反应。

【禁忌证】 (1)对本品及辅料过敏者禁用。

(2)口服给药 妊娠期禁用。

【注意事项】 (1)服药期间不要驾驶车辆、操作机器及进行高空作业。

(2)本品应避免与乙醇或其他中枢抑制药物同时服用。

(3)哺乳期妇女 不推荐服用本品。

(4)低龄儿童及老年人 不推荐服用本品。

(5)应用本品滴眼剂期间不能佩戴角膜接触镜。

(6)鼻喷雾剂 仅限于鼻腔内局部使用，避免接触口腔、眼部等。

(7)滴眼液 不适用于眼睛感染患者的治疗。药品开启瓶封后，使用不可超过 4 周。

【药物相互作用】 西咪替丁可增加口服本品峰浓度(C_{max})和曲线下面积(AUC)约 65%；口服雷尼替丁、红霉素、氨茶碱对本品药代动力学无明显影响。

【用法与用量】 (1)口服 片剂：①成人，一次 1~4mg，一日 2 次。②6~12 岁儿童，一次 2mg，一日 2 次。

(2)外用 ①喷鼻剂：成人及 6 岁以上儿童，一次每鼻孔 1 喷，一日 2 次，或遵医嘱，可用至症状消除，但不能连续使用超过 6 个月。②滴眼剂：一次 1 滴滴眼，一日 2~4 次。

【制剂与规格】 盐酸氮䓬斯汀片：(1)1mg；(2)2mg。

盐酸氮䓬斯汀鼻喷雾剂：(1)10ml:10mg，70 喷，每喷 0.14mg；(2)10ml:10mg，140 喷，每喷 0.07mg。

盐酸氮䓬斯汀滴眼液：(1)5ml:2.5mg；(2)8ml:4mg (0.05%)；(3)6ml:3mg。

富马酸氯马斯汀 [药典(二)]
Clemastine Fumarate

【适应证】 ①主要用于过敏性鼻炎；②荨麻疹；③其他过敏性瘙痒性皮肤病。

【药理】 (1)药效学 本品为 H_1 受体拮抗药，能竞争性地阻断 H_1 受体而对抗组胺所导致的毛细血管扩张及通透性增加、水肿形成、潮红、瘙痒、胃肠道和呼吸道平滑肌收缩，可迅速止痒。本品可剂量依赖地导致中枢神经系统兴奋或抑制。本品尚具抗胆碱和镇静作用。

(2)药动学 口服经消化道迅速吸收，30 分钟后起效，血药浓度于 2~5 小时达峰，作用可持续 12 小时，分布于肝、肾、肺、脾等脏器较多。本品清除相半衰期($t_{1/2\beta}$)为 21 小时，在肝中代谢的单甲基化、双甲基化产物可与葡萄糖醛酸结合，以代谢物和少量原型药物形式主要由尿和粪便中排泄，少量药物可出现于乳汁中。

【不良反应】 (1)一般有嗜睡、眩晕、食欲缺乏、恶心、呕吐、口干等。

(2)尚可见低血压、心悸、心动过速、疲乏、神经质、不安、震颤、失眠、欣快、视物模糊、抽搐、尿频、排尿困难、月经提前、痰液黏稠、鼻塞、胸闷、血小板减少、粒细胞减少、溶血性贫血、皮肤瘙痒、荨麻疹、过敏性休克等。

【禁忌证】 (1)新生儿、早产儿禁用。

(2)对本品或其他化学结构相似的抗组胺药及辅料过敏者禁用。

(3)不用于下呼吸道疾病包括支气管性哮喘患者。

(4)正在使用单胺氧化酶(MAO)抑制剂者禁用。

【注意事项】 (1)用药期间不宜驾驶车辆，高空作业，从事危险工种，操作精密机器。

(2)妊娠期慎用。

(3)哺乳期妇女慎用。

(4)老年人对成人常规剂量较敏感，易发生低血压、精神错乱、呆滞和头晕，应酌情减量。

（5）患有眼内压升高、甲亢、心血管及高血压病、溃疡病、前列腺肥大和尿路梗阻等，慎用富马酸氯马斯汀干混悬剂。

（6）儿童　下呼吸道感染（包括哮喘）患儿禁用。

【药物相互作用】　可增强乙醇、中枢神经抑制药和抗胆碱药的作用。

【用法与用量】　口服　片剂：一次1.34mg，一日2次。干混悬剂：一日2次。

儿童　口服溶液：儿童（6～12岁），起始量每次5ml（0.5mg氯马斯汀），每日2次，依病情需要，剂量可适当增加，但每日不超过30ml（3mg氯马斯汀）；治疗荨麻疹及血管神经性水肿，起始量每次10ml（1mg氯马斯汀），每日2次，依病情需要，剂量可适当增加，但每日不超过30ml（3mg氯马斯汀）。

干混悬剂：6～12岁儿童，起始量每次1包（每包含氯马斯汀0.5mg）；依病情及体重剂量可适当增减。

成人　口服溶液：成人及12岁以上儿童，起始量每次10ml（1mg氯马斯汀），每日2次，依病情需要，剂量可适当增加，但每日不超过60ml（6mg氯马斯汀）；治疗荨麻疹及血管神经性水肿，起始量每次20ml（2mg氯马斯汀），每日2次，每日不超过60ml（6mg氯马斯汀）。

干混悬剂：12岁以上儿童及成人，起始量为每次2包（每包含氯马斯汀0.5mg）；若病情需要，剂量可适当增加至每日6～8包。

老年人　老年患者用药应酌情减量。

【制剂与规格】　富马酸氯马斯汀口服溶液：60ml:8.04mg。

富马酸氯马斯汀胶囊：1.34mg。

富马酸氯马斯汀干混悬剂：0.67mg。

富马酸氯马斯汀片：1.34mg。

依巴斯汀 [药典（二）；医保（乙）]

Ebastine

【适应证】　①过敏性鼻炎；②荨麻疹；③其他过敏性瘙痒性皮肤病。

【药理】　（1）药效学　本品为组胺H$_1$受体拮抗药。对组胺H$_1$受体具有选择性拮抗作用，对中枢神经系统的H$_1$受体拮抗作用和抗胆碱作用很弱。本品与H$_1$受体结合牢固，属中长效的抗组胺药。

（2）药动学　口服给药后，依巴斯汀被快速吸收，大部分在肝脏中初步代谢。其产物为一种酸性活性代谢产物卡瑞斯汀（carebastine）。单次口服10mg后，其代谢产

物的最大血药浓度为80～100ng/ml，达峰时间为2.6～4小时，卡瑞斯汀的半衰期为15～19小时，依巴斯汀的66%以结合的代谢产物形式主要由尿中排出。每日给药一次，每次10mg，3～5日后达到其稳定血药浓度，峰浓度在130～160ng/ml范围。依巴斯汀和卡瑞斯汀均与蛋白高度结合：>95%。

【不良反应】　（1）有时困倦，嗜睡，偶见头痛、头晕、多动。

（2）过敏症，罕见皮疹、水肿发生。

（3）偶见ALT、ALP升高。

（4）罕见心动过速。

（5）罕见嗜酸粒细胞增多及对本品过敏者。

【禁忌证】　对本品及辅料过敏者禁用。

【注意事项】　（1）有肝功能障碍者或障碍史者慎用。

（2）驾驶或操纵机器期间慎用。

（3）妊娠期妇女用药的安全性尚未确定。本品可进入乳汁，故服药期间应避免哺乳。

（4）本品适用于2岁以上儿童，对2岁以下儿童本品的安全性有待进一步验证。

（5）老年患者剂量酌减。

（6）服用本品者如需做皮肤试验停药3～5天，以免引起假阴性反应。

【药物相互作用】　（1）依巴斯汀与红霉素合用，使依巴斯汀的血药浓度增高。

（2）其他抗组胺药物的作用在使用依巴斯汀后或许会被增强。

【用法与用量】　口服。

成人　一次10～20mg，一日1次。

儿童　12岁以上儿童：一日1片或2片，一次口服。6～11岁儿童：片剂，一日1次，半片（5mg）口服。2～5岁儿童：常用量为一日1次，2.5mg口服。2岁以下儿童：本品的安全性有待进一步验证。

老年人　老年患者无需作剂量调整。

肝损伤　肝功能不全患者无需作剂量调整。对于严重肝功能衰竭患者，每日用量避免超过10mg。

肾损伤　肾功能不全患者无需作剂量调整。

【制剂与规格】　依巴斯汀片：10mg。

咪唑斯汀 [医保（乙）]

Mizolastine

【适应证】　①慢性特发性荨麻疹，急性荨麻疹，血管神经性水肿等过敏性皮肤疾患；②季节性过敏性鼻炎（花粉症）及常年性过敏性鼻炎；③过敏性结膜炎等。

【药理】 (1)药效学 本品具有较强的抗组胺活性，其选择性也较高，人体皮肤组胺抑制试验显示，口服本品 10mg，1 小时后，组胺诱导的风团和红斑即可受到明显抑制，4 小时抑制 80%，24 小时为 50%。本品具有抑制 5-脂氧酶的作用，可减少白三烯生成；本品对肥大细胞有保护作用，可抑制肥大细胞脱颗粒；对黏附分子-1 (ICAM-1)的表达有抑制作用，对炎性细胞的活化、趋化和迁移都有抑制作用。

(2)药动学 本品口服后吸收迅速，血浆浓度达峰时间(t_{max})中值为 1.5 小时，生物利用度约为 65%，药代动力学呈线性，平均消除半衰期为 13.0 小时，血浆蛋白结合率约为 98.4%。在肝功能损害的患者体内，咪唑斯汀的吸收减慢，分布相延长，药时曲线下面积 (AUC)增加 50%。咪唑斯汀主要在肝脏通过葡糖醛酸化进行代谢，其他代谢途径之一是通过细胞色素 P450 3A4 酶形成羟基化代谢产物。本品的代谢产物均无药理活性。

【不良反应】 (1)胃肠反应 常见：腹泻、腹痛(包括消化不良)、口干、恶心、食欲增加并伴有体重增加。

由于本品含有蓖麻油，可能会引起消化道不适，如恶心、呕吐和腹痛。治疗期间如出现不良反应请与医生联系。

(2)心血管系统 偶见：低血压、心动过速、心悸；十分罕见：血管迷走神经发作。

(3)神经系统 常见头痛、头晕；偶见焦虑、抑郁。困意和乏力通常为一过性的。

(4)肝胆 偶见肝酶升高。

(5)肌肉骨骼 偶见关节痛、肌痛。

(6)皮肤及皮肤附件 十分罕见：过敏反应包括速发过敏反应、血管性水肿、全身性皮疹、荨麻疹。

(7)血液系统 极个别病例：白细胞计数降低；十分罕见：低中性粒细胞计数。

【禁忌证】 对本品任何一种成分过敏。

【注意事项】 (1)在个别病例中观察到，咪唑斯汀可致 Q-T 间期轻微延长，故原有器质性心脏病者、心律失常者及严重肝病患者应慎用。

(2)从事驾驶和复杂工作者应慎用，以避免可能出现的困倦影响正常工作。

(3)妊娠期妇女及哺乳期使用咪唑斯汀的安全性尚未建立。

(4)尚无 12 岁以下儿童用药方面的资料。

(5)老年患者用药同成人。但应注意老年患者对咪唑斯汀可能的镇静作用和对心脏复极化作用较为敏感。

【药物相互作用】 (1)大环内酯类抗生素(如红霉素、醋竹桃霉素、克拉霉素或交沙霉素)同时使用时，咪唑斯汀的血浆浓度会有一定程度的升高。

(2)与肝药酶 CYP3A4 的强效抑制药或底物如西咪替丁、环孢素、硝苯地平等合用时，应谨慎。

(3)咪唑斯汀不会加重酒精引起的镇静和行为异常。

【用法与用量】 口服，成人(包括老年人)及 12 岁以上儿童。一次 10mg，一日 1 次，或遵医嘱。本品为控释片，不能掰开服用。

【制剂与规格】 咪唑斯汀控释片：10mg。

盐酸左卡巴斯汀 [医保(乙)]
Levocabastine Hydrochloride

【适应证】 本品只有喷鼻剂和滴眼剂两种剂型。喷鼻剂用于缓解和解除过敏性鼻炎的典型症状。滴眼剂用于过敏性结膜炎。

【药理】 (1)药效学 本品为卡巴斯汀的左旋体，是一种局部应用的强效、速效、具有高度选择性的新型组胺 H_1 受体拮抗药。局部应用起效迅速，作用可持续数小时。

(2)药动学 鼻腔给药后，一般 5～10 分钟起效，清除相半衰期($t_{1/2\beta}$)为 35～40 小时。

【不良反应】 (1)用药部位疾病 使用本品后，偶有出现暂时而轻微的局部刺激(鼻刺痛和烧灼感)的报道。

<1%的受试者报告的不良反应有：给药部位刺激、给药部位疼痛、给药部位干燥、给药部位灼伤、给药部位不适。

(2)胃肠反应 ≥1%的受试者报道的不良反应有：恶心、口干。

(3)呼吸系统 ≥1%的受试者报道的不良反应有：鼻窦炎、咽喉疼痛、鼻出血、咳嗽。

(4)神经系统 ≥1%的受试者报道的不良反应有：疼痛、头痛、嗜睡、头晕。

(5)全身表现 疲乏(≥1%)。

(6)视觉异常 有报道使用本品后，可出现视力障碍、眼痛/干/红、流泪、眼睑水肿等症状。

(7)免疫异常及感染 罕见对本品过敏者。

【禁忌证】 (1)对本品及其辅料过敏者禁用。

(2)正使用角膜接触镜者禁用。

(3)因本品中含有苯扎氯铵，所以在使用时禁止佩戴隐形眼镜。

【注意事项】 (1)肾功能损伤患者慎用。

(2) 哺乳期妇女应用前应考虑使用本品的必要性。因本品有少量进入乳汁，故哺乳期妇女应慎用。

(3) 司机及操作机器者可使用本品。

(4) 鼻喷雾剂 3 岁以下儿童及老年人应在医师指导下使用，儿童必须在成人监护下使用。

(5) 滴眼液 12 岁以下儿童用药的安全性和有效性资料尚缺乏。

(6) 若过量服用本品，可能出现镇静作用。一旦发生以上症状，应饮用大量清水以便加快左卡巴斯汀的肾脏清除。

【药物相互作用】 本品与乙醇可能有轻微的相互作用。

【用法与用量】 (1) 喷鼻 每侧鼻孔一次 2 喷，一日 2 次，症状严重者也可增加到一次 2 喷，一日 3～4 次。

(2) 滴眼 一次双眼各 1 滴，一日 2 次，如需要可增加至一日 3～4 次。

【制剂与规格】 盐酸左卡巴斯汀喷鼻剂：10ml:5mg。

盐酸左卡巴斯汀滴眼剂：1ml:0.5mg。

氯雷他定 [药典(二)；国基；医保(甲)；医保(乙)]
Loratadine

【适应证】 用于治疗过敏性鼻炎、慢性荨麻疹及其他过敏性瘙痒性皮肤病。

【药理】 (1) 药效学 氯雷他定为哌啶类化合物，可选择性拮抗外周 H_1 受体。起效快，作用强。氯雷他定或其代谢物均不能通过血-脑屏障，无明显的中枢抑制和抗胆碱能作用。

(2) 药动学 空腹口服后吸收迅速，1～3 小时内起效，8～12 小时达最大效应，持续作用达 24 小时以上，食物可使血药浓度达峰时间延迟约 1 小时，分别使氯雷他定及其代谢物的曲线下面积 AUC(吸收量)增加约 40% 和 15%，但血药的峰值浓度不受食物影响。正常成年人，本品的清除相半衰期 ($t_{1/2\beta}$) 为 8.4 小时 (3～20 小时)，其代谢物去羧酸乙氧基氯雷他定的清除相半衰期 ($t_{1/2\beta}$) 为 28 小时 (8.8～92 小时)。本品及其代谢物地氯雷他定与血浆蛋白的结合率分别为 98% 和 73%～77%。本品及其代谢产物可在乳汁中检出，但不通过血-脑屏障。

【不良反应】 治疗剂量未见明显的镇静作用。

神经系统 常见：头痛、嗜睡；罕见：癫痫发作、晕厥、运动功能亢进。

全身表现 常见：乏力。

胃肠 常见：恶心、胃炎。

肝胆 罕见：肝功能改变、黄疸、肝炎、肝坏死。

免疫异常及感染 罕见：多形性红斑及全身性过敏反应等。

视觉 罕见视觉模糊。

心血管 罕见血压降低或升高、心悸。

皮肤及皮肤附件 罕见脱发。

其他 罕见乳房肿大。

【禁忌证】 对本品及辅料过敏者禁用。

【注意事项】 (1) 肝功能受损者对氯雷他定的清除率降低，应降低初始剂量。推荐半剂量每天服用或全剂量隔天服用。

(2) 妊娠期慎用。

(3) 哺乳期妇女慎用。本品可以从乳汁中分泌，而抗组胺药对婴儿的危害性大，特别对新生儿和早产儿，服药期必须停止哺乳。

(4) 2 岁以下儿童服用氯雷他定的安全性及疗效目前尚未确定。

(5) 老年患者用药量与成人相同。

(6) 抗组胺药能清除或减轻皮肤对所有变应原的阳性反应，因此在作皮试前约 48 小时应停止使用氯雷他定。

(7) 精神运动试验研究表明，本品与酒同时服用时不会产生药力相加作用。

(8) 药物过量 成年人过量服用本品 (40～180mg) 后，会出现嗜睡、心动过速和头痛等症状，儿童服用过量本品 (>10mg) 有锥体外系迹象、心悸等症状。过量中毒时，如患者清醒可予催吐。可用生理盐水洗胃，并给予活性炭吸附药物。也可以考虑用盐类泻药 (硫酸钠) 以阻止药物在肠道吸收。血液透析不能使本品消除，腹膜透析能否使本品消除尚未明确。

【药物相互作用】 抑制肝药物代谢酶活性的药物能使本品的代谢减慢。与大环内酯类抗生素、西咪替丁、茶碱等药物并用也可抑制氯雷他定的代谢。

【用法与用量】 成人 口服：一次 10mg，一日 1 次。

儿童 口服：2～12 岁，体重>30kg，一日 10mg；体重<30kg，一日 5mg，一日 1 次。

【制剂与规格】 氯雷他定片：10mg。

氯雷他定糖浆：(1)1ml:1mg；(2)10ml:10mg；(3)50ml:50mg；(4)60ml:60mg。

氯雷他定胶囊：(1)5mg；(2)10mg。

氯雷他定颗粒：(1)5mg；(2)10mg。

地氯雷他定 [医保(乙)]
Desloratadine

【适应证】 ①季节性和常年性过敏性鼻炎；②过敏

性结膜炎；③荨麻疹。

【药理】 (1)药效学 本品(去羧甲基乙氧基氯雷他定)是氯雷他定在体内的具有抗过敏活性的代谢物，属哌啶类化合物。本品与受体结合能力强，选择性高，不易通过血-脑屏障。另据文献报道，本品可抑制炎性细胞因子 IL-4、IL-6、IL-8 和 IL-13 的释放；对炎症趋化因子、活性氧自由基、嗜酸粒细胞的黏附及趋化作用、某些黏附分子的表达，也有抑制作用。

(2)药动学 地氯雷他定口服后 30 分钟可测得其血浆浓度，吸收较好，地氯雷他定与血浆蛋白结合率为 83%～87%。约 3 小时后达到血药峰浓度。

【不良反应】 (1)最常见不良反应为疲倦、口干和头痛。

(2)迄今罕有过敏性反应及心悸、氨基转移酶升高及胆红素增加的报道。

【禁忌证】 对本品及其辅料过敏者、对氯雷他定过敏者禁用。

【注意事项】 (1)严重肝肾功能不全患者慎用。

(2)尚无孕妇使用地氯雷他定的临床资料。

(3)地氯雷他定可经乳汁排泄，因此不建议哺乳期妇女服用地氯雷他定。

(4)对 12 岁以下的儿童患者的有效性和安全性尚未确定。

(5)尚缺乏老年患者用药的研究资料。

(6)未见地氯雷他定对驾驶及操作机器的能力造成影响。然而需向患者说明，有极少数的患者出现困倦现象，这样会影响他们的驾驶和使用机械的能力。

(7)地氯雷他定应慎用于具有癫痫病史或家族史的患者。特别是幼儿，在地氯雷他定治疗期间可能更容易癫痫发作。

(8)存在罕见的遗传性半乳糖不耐受，Lapp 乳糖酶缺乏或葡萄糖-半乳糖吸收不良的患者不宜服用本品。

(9)药物过量 服药过量时应考虑采取标准治疗措施去除未吸收的活性物质。建议进行对症及支持治疗。在一项对成人和青少年进行的多剂量临床试验中，受试者接受高达 45mg 的地氯雷他定(临床实际用量的 9 倍)，未见临床相关的不良反应。地氯雷他定不能通过血液透析排除，能否通过腹膜透析排除尚不明确。

【药物相互作用】 (1)本品的代谢酶尚未确定，因此与其他药物的相互作用尚不能完全排除。

(2)地氯雷他定与乙醇同时使用时不会强化乙醇对人认知能力和执行功能的损害作用。

(3)地氯雷他定与其他抗交感神经药或有中枢神经系统镇静作用的药合用会增强睡眠。

【给药说明】 干混悬剂：将其溶于水中，服用前搅拌均匀，可与食物同时服用。

【用法与用量】 口服：成人和青少年(12 岁或 12 岁以上) 口服：一日 1 次，一次 5mg(糖浆 10ml 或干混悬剂 5mg)。

儿童 口服：①1～5 岁：一日 1 次，一次糖浆 2.5ml(或干混悬剂 1.25mg)。②6～11 岁：一日 1 次，一次糖浆 5ml(或干混悬剂 2.5mg)。

【制剂与规格】 地氯雷他定片：(1)2.5mg；(2)5mg。
地氯雷他定干混悬剂：(1)0.5g:2.5mg；(2)1g:5mg。
地氯雷他定糖浆：100ml:50mg。
地氯雷他定胶囊：5mg。

盐酸非索非那定
Fexofenadine Hydrochloride

【适应证】 ①过敏性鼻炎；②过敏性结膜炎；③慢性特发性荨麻疹。

【药理】 (1)药效学 本品是特非那定在体内的代谢产物，具有抗组胺作用，比特非那定有更强的选择拮抗性，属哌啶类化合物。不能穿透血-脑屏障。本品与明显的心电图异常无关。

(2)药动学 服用本品一次 60mg，一日 2 次，连续给药 5 天，最大血药浓度(C_{max})为 286μg/L，达到最大血药浓度的时间为给药后 1.3 小时，血药浓度-时间曲线下面积(AUC)为 1521(μg·h)/L，本品清除半衰期($t_{1/2\beta}$)为 14.4 小时。性别对本品的药动学性质有一定影响，口服清除率女性比男性减少 30%。

【不良反应】 除以下不良反应外，尚有咽部刺激感。

神经系统 常见：头痛、嗜睡、恶心、头昏。

上市后罕见报道的病例有：失眠、紧张、睡眠紊乱或做噩梦。

全身表现 常见：疲倦。

胃肠反应 常见：恶心和消化不良。

血液系统 常见：白细胞增多。

肌肉骨骼 对于季节性过敏性鼻炎患者(≥12 岁)的超过 1%不良反应为背痛。

对于慢性原发性荨麻疹患者(≥12 岁)的超过 2%不良反应为背痛和四肢疼痛。

呼吸系统 对于季节性过敏性鼻炎患者(6～11 岁)的超过 2%不良反应为：咳嗽、上呼吸道感染。

对于季节性过敏性鼻炎患者(6 个月～5 岁)的超过 2%不良反应为流涕。

免疫异常及感染 上市后罕见报道的病例有：过敏反应（包括全身性过敏、荨麻疹、血管神经性水肿、胸闷、呼吸困难、皮肤红肿、瘙痒和皮疹）。

听觉、前庭及特殊感官 对于季节性过敏性鼻炎患者（6～11岁）的超过2%不良反应为中耳炎。

其他 对于季节性过敏性鼻炎患者（≥12岁）的超过1%不良反应为：痛经。

对于季节性过敏性鼻炎患者（6～11岁）的超过2%不良反应为：发热。

【禁忌证】 对本品、特非那定及其辅料过敏者禁用。

【注意事项】 （1）不应与铝、镁制酸剂短时间内同时服用；不宜与果汁同服。

（2）药物过量 有盐酸非索非那定过量引起眩晕、嗜睡及口干的报道。在过量服用时，应考虑采取标准的措施去除尚未吸收的药物。建议采取对症处理和支持疗法。血液透析疗法不能有效去除血液中的盐酸非索非那定。

（3）老年用药 尚不能确定老年患者与年轻患者的反应是否有差异。但是由于本品经肾脏充分排泄，而老年患者很可能有肾功能的下降，因此剂量的选择需谨慎，必要时需要进行肾功能监测。

（4）儿童用药 6岁以下儿童使用本品的安全性和有效性尚未建立。

（5）本品在动物中未表现明显的致畸作用，但由于对怀孕妇女未进行充分的、良好对照的研究，因此在怀孕期间只有当潜在的利益远大于对胎儿的危害时才能使用。

（6）对哺乳期妇女未进行充分的、良好对照的研究。哺乳期妇女应慎用。

（7）肾功能不全的患者剂量需减半。

【药物相互作用】 （1）与红霉素的药物间相互作用：盐酸非索非那定虽然表现出较小的肝脏代谢率（5%），但当与红霉素作用时会导致盐酸非索非那定的血药浓度升高。盐酸非索非那定对红霉素的药代动力学没有影响。

（2）15分钟内与铝、镁抗酸剂一起服用120mg盐酸非索非那定（2×60mg）会使盐酸非所非那定AUC降低41%，C_{max}降低43%。因此不应将盐酸非所非那定与铝、镁抗酸剂同时服用。

【用法与用量】 口服 成人、12岁及12岁以上的青少年：季节性过敏性鼻炎推荐剂量为60mg，一日2次；或180mg，一日1次。慢性特发性荨麻疹推荐剂量为一次60mg，一日2次。

儿童 6～11岁儿童，推荐剂量为30mg，一日2次。

肾损伤 肾功能不全的患者：成人、12岁及12岁以上的青少年，推荐起始剂量为60mg，一日1次。6～11岁儿童患者，推荐起始剂量为30mg，一日1次。

【制剂与规格】 盐酸非索非那定片：（1）30mg；（2）60mg；（3）120mg。

盐酸非索非那定胶囊：60mg。

盐酸赛庚啶 [药典（二）；国基；医保（甲）]
Cyproheptadine Hydrochloride

【适应证】 （1）CDE适应证 用于过敏性疾病，如荨麻疹、丘疹性荨麻疹、湿疹、皮肤瘙痒。

（2）超说明书适应证 国外有文献报道本品可作为食欲刺激剂。

【药理】 （1）药效学 本品为哌啶类H_1受体拮抗药，并有轻、中度的抗5-羟色胺和抗胆碱作用。本品分子结构与酮替芬相似，可能有一定的保护肥大细胞及嗜碱粒细胞或阻释介质的作用。由于具有抗5-羟色胺作用，本品一方面能阻断5-羟色胺对血管、肠道和其他部位平滑肌的效应，从而抑制血管性头痛；另一方面还可能抑制下丘脑的"饱食"中枢，从而刺激食欲，使服用本品后食欲增加，体重增加。

（2）药动学 本品口服后经胃肠道吸收入血，30分钟～1小时起效，2～3小时达到血药浓度峰值，药效可维持6～8小时。本品在体内分布广泛，并可通过血-脑屏障。本品经肝脏代谢，除尿液及粪便外，还可经汗液、乳汁排出。

【不良反应】 （1）可有药疹、光敏性皮炎、低血压、心动过速、期外收缩、过敏性休克；溶血性贫血、白细胞减少、血小板减少；嗜睡、乏力、头痛、失眠、感觉异常、惊厥等其他神经精神症状，罕见消化功能紊乱。

（2）本品还可引起口干、口苦、痰液黏稠、便秘、泪腺分泌下降、支气管分泌物黏稠、尿潴留等不良反应。

（3）长期服用本品可致食欲增加，而增加体重，药物使用剂量过大还可发生精神错乱和共济失调。

（4）外用乳膏，偶见皮肤刺激如烧灼感，或过敏反应如皮疹、瘙痒。

【禁忌证】 （1）闭角型青光眼患者、尿潴留和幽门梗阻患者禁用。

（2）对本品及辅料过敏者禁用。

（3）哺乳期妇女禁用。

【注意事项】 （1）前列腺肥大者慎用。

（2）妊娠期妇女慎用。

（3）服药期间不得驾驶机、车、船，从事高空作业、机械作业及操作精密仪器。

（4）用药期间应避免长时间暴露于阳光下或日光灯下。

（5）服用本品期间不得饮酒或含有酒精的饮料。

（6）乳膏剂不得用于急性炎症、糜烂或有渗出的皮肤损害处。

（7）儿童 ①<6 岁儿童一次剂量不超过 1mg。②不良反应有药疹、过敏性皮炎及神经抑制或兴奋等。③2 岁以下儿童不宜使用。

（8）老年人 老年人对成年人常规剂量较敏感，可酌情减量。

【药物相互作用】（1）与单胺氧化酶抑制药和具有单胺氧化酶抑制作用的药物合用时，可导致本品的作用和毒性增强，故不宜合用。

（2）与促甲状腺激素释放激素合用时，有可能使血清淀粉酶和催乳素水平增高而影响诊断。

（3）与中枢神经系统抑制药合用，可增强中枢抑制作用。

（4）缬草可增强本品作用。

（5）与抗胆碱药合用时可使阿托品样不良反应增加。

（6）与舒托必利、吩噻嗪药物（如氯丙嗪）合用，会增加室性心律失常，尤其是增加尖端扭转型室性心动过速的危险。

（7）本品可降低吗啡的镇痛作用。

（8）乙醇可增强本品的中枢抑制作用，故服药期间应避免饮酒或饮用含乙醇类饮料。

【用法与用量】（1）口服：成人一次 2～4mg，一日 2～3 次。

（2）外用：一日 2～3 次，涂擦于患处。

儿童 口服：一次 0.1mg/kg，一日 3 次；极量，一次 0.2mg/kg。

【制剂与规格】（1）盐酸赛庚啶片：2mg。

（2）赛庚啶乳膏：1g:5mg。

奥 洛 他 定
Olopatadine

【适应证】①滴眼液用于过敏性结膜炎；②口服片剂、胶囊剂用于过敏性鼻炎、荨麻疹、瘙痒性皮肤病（湿疹、皮炎、痒疹、皮肤瘙痒症、寻常性银屑病、渗出性多形性红斑）。

【药理】（1）药效学 本品主要对组胺 H_1 受体具有选择性拮抗作用，并抑制化学递质（白三烯、血栓素、PAF等）的生成和游离，对神经递质速激肽的游离具有抑制作用。

（2）药动学 健康成人单次口服本品 5mg 和 10mg，

48 小时的原型药物的累积尿排泄率为给药量的 63.0%～71.8%。另外，多次给药时一次 10mg，2 次/日，共 6 日，第 7 日服药 1 次，共计 13 次，尿中排泄率与单次服药基本相同。本品滴眼液经眼给药治疗过敏性结膜炎，起效时间短于 30 分钟，单次给药作用可维持 8 小时。经眼给药只有极少量进入全身循环。

【不良反应】 口服本品的主要不良反应为嗜睡、倦怠感、口渴；AST、ALT、γ-GT、LDH 上升；腹痛、腹部不适感；尿潜血、尿蛋白阳性。偶见头痛、头重感、头晕、麻木感，注意力低下；红斑、瘙痒、水肿（颜面、四肢等）、呼吸困难。个别病例月经异常，发生概率不详。

本品滴眼液的不良反应有头痛（发生率为 7%）、虚弱、视物模糊、烧灼或刺激、干眼症、异物感、充血、过敏、角膜炎、眼睑水肿、恶心、咽炎、瘙痒、鼻炎、鼻窦炎以及味觉异常，发生率均低于 5%。

【禁忌证】 对本品过敏者禁用。

【注意事项】 滴眼液：①使用本品滴眼液，请勿佩戴角膜接触镜。②不能用于治疗隐形眼镜引起的刺激。

肾损伤 口服片剂：肾功能低下患者，有血药浓度持续偏高的可能，慎用。

肝损伤 口服片剂：肝功能损害的患者，有可能造成肝功能恶化，慎用。

老年人 口服片剂：慎用。采取从低剂量开始方法，注意患者状态。

妊娠期 鼻喷剂、滴眼剂妊娠期妇女慎用。

哺乳期 口服片剂：药物可经乳汁排泄，哺乳期妇女应尽量避免服用本品。

司机 口服片剂：机动车驾驶员、高空作业人员等不宜使用。

儿童 口服片剂：儿童用药尚无经验。滴眼液 3 岁以下儿童用药的安全性和有效性尚未建立。

【给药说明】（1）分割使用时，分割后应避光保存。

（2）滴眼剂使用时勿触及药品瓶口，不用时将瓶盖拧紧，以防药液污染。

（3）滴眼剂仅用于局部，不能用于注射和口服。

【用法与用量】口服 片剂、胶囊剂：成人一次 5mg，一日 2 次，早晨和晚上睡前各服 1 次。根据年龄和症状适宜增减。

滴眼 滴眼液：成人一次 1～2 滴，一日 2 次（应间隔 6～8 小时）滴患眼。推荐 3 岁或 3 岁以上儿童剂量同成人。

【制剂与规格】 盐酸奥洛他定片：（1）2.5mg；（2）5mg。

盐酸奥洛他定胶囊：5mg。

盐酸奥洛他定滴眼液：5ml:5mg（以奥洛他定计0.10%）。

曲 普 利 啶
Triprolidine

【适应证】 ①用于过敏性鼻炎；②荨麻疹；③其他过敏性瘙痒性皮肤疾患；④过敏性结膜炎。

【药理】 (1)药效学 本品为烷基胺类抗组胺药，在体内与组胺竞争结合靶细胞上的 H_1 受体，从而抑制过敏反应发生。

(2)药动学 口服后经胃肠道吸收迅速完全，起效快，1～3 小时达到血药浓度峰值，药效可维持 8～12 小时。本品在体内分布广泛，局部以肺、脾、肾浓度较高。清除相半衰期 $(t_{1/2\beta})$ 为 6～24 小时。本品部分经肝脏代谢，降解物由肾排出，也可经乳汁排出。

【不良反应】 有中枢镇静作用及胃肠道反应，包括恶心、倦乏、口干、轻度嗜睡等，减量或停药后可自行消失。

【禁忌证】 (1)对本品及其辅料过敏者禁用。

(2)对阿伐斯汀过敏者禁用。

(3)急性哮喘发作期内的患者禁用。

(4)早产儿及新生儿禁用。

【注意事项】 (1)眼内压增高、闭角型青光眼、甲状腺功能亢进症、血管性疾患及高血压、支气管哮喘、幽门梗阻、前列腺增生、膀胱颈阻塞、慢性阻塞性肺疾病、消化道溃疡及 12 岁以下儿童，均慎用。

(2)妊娠期、哺乳期妇女慎用。

(3)老年患者慎用。

(4)服药期间不得驾驶机、车、船，从事高空作业、机械作业及操作精密仪器。

【药物相互作用】 服药期间不可同时服用单胺氧化酶(MAO)抑制剂，中枢性镇静或催眠药及含有酒精的饮品。

【用法与用量】 口服：成人一次 2.5～5mg，一日 2 次。

【制剂与规格】 曲普利啶片：5mg。

曲普利啶胶囊：2.5mg。

盐酸多塞平 [药典(二)；国基；医保(甲)；医保(乙)]
Doxepin Hydrochloride

【适应证】 用于异位性皮炎，慢性单纯性苔藓和过敏性接触性皮炎等皮肤病引起的成人轻度瘙痒的短期治疗。

【药理】 (1)药效学 本品为三环类抗抑郁药，并具潜在 H_1、H_2 受体拮抗作用，同时也是胆碱能受体和肾上腺素受体拮抗剂。本品的霜剂可作为湿疹等过敏性皮肤病的对症治疗。

(2)药动学 本品乳膏极易经皮吸收，当涂布面积较大时可产生全身性作用。

局部外用本品后，可在血中检测到有临床意义的药物浓度。本品代谢迅速，它在肝脏中进行去甲基反应，生成最初活性代谢物去甲基多塞平。多塞平和去甲基多塞平两者代谢途径包括羟基化反应、N-氧化反应、与葡萄糖醛酸的结合反应，主要以游离和结合方式的代谢物从尿液排泄。本品在体内分布广泛，并与血浆蛋白结合，血浆半衰期 8～24 小时，本品可越过血-脑屏障和胎盘屏障。

【不良反应】 因本品乳膏经皮极易吸收，当涂布面积较大时特别有破损时可产生全身性作用，因而亦可引起全身性不良反应。

(1)全身不良反应 一般为嗜睡，还可有口干、头痛、眩晕、疲倦、情绪改变、味觉改变、恶心、焦虑和发热等。

(2)局部不良反应 有一过性刺痛感和(或)烧灼感、瘙痒、红斑、皮肤发干等。

【禁忌证】 (1)因为本品具有抗胆碱作用，而且外用后可在血中检出本品，因此对于未治疗的闭角性青光眼或有尿潴留倾向者禁用。

(2)心功能不全，心肌梗死恢复期，严重肝、肾损伤者以及有癫痫病史者禁用。

(3)既往有严重药物过敏史者禁用。

(4)孕妇和哺乳期妇女禁用。

【注意事项】 (1)心血管疾病、肝功能不全者及 12 岁以下儿童和老年人不宜用本品治疗过敏性疾病。

(2)涂布面积不得超过体表面积的 5%。

(3)局部皮肤不可破损，否则会加速经皮吸收，且局部刺激明显。

(4)由于外用后仍可吸收入血，20%的患者外用后可有嗜睡，特别外用超过 10%体表面积时，使用本品可引起困倦。患者在用药期间不应从事驾驶、精密和危险工作，以防发生意外。

(5)本品只用于局部皮肤，不能用于眼部及黏膜部位。

(6)因使用本品可增强酒精饮品的作用，故用药时应避免饮酒。

(7)使用本品前至少两周应停用单胺氧化酶(MAO)

抑制剂。

【药物相互作用】　与单胺氧化酶抑制剂、三环类抗抑郁药、西咪替丁、乙醇等均有不同程度的相互作用。使用本品前至少两周应停用单胺氧化酶(MAO)抑制剂。

【用法与用量】　外用乳膏：适量涂于患处，一日 3 次。每次涂布一薄层，且每次涂布面积不超过总体表面积的5%，两次使用需间隔4小时，每日3次，总疗程为 7 天。不可使用密闭敷料，本品不得涂于口腔黏膜或阴道。

【制剂与规格】　盐酸多塞平乳膏：(1)10g:0.5g；(2)20g:1g；(3)25g:1.25g；(4)30g:1.5g。

盐酸多塞平乳膏：5%。

富马酸卢帕他定
Rupatadine Fumarate

【适应证】　季节性或常年性过敏性鼻炎；慢性特发性荨麻疹。

【药理】　(1)药效学　本品是非镇静类的第二代抗组胺药物，具有长效的选择性拮抗外周组胺H_1受体的作用。药物在体内的一些代谢产物(地氯雷他定及其羟基代谢物)仍然具有抗组胺活性，有利于增强整体药效。同时，体内外的研究均证实本品还具有阻断血小板活化因子的作用。本品通过抑制肥大细胞脱颗粒，抑制中性粒细胞和嗜酸性粒细胞的迁移及细胞因子的释放发挥抗变态反应的作用。并且，体外研究表明，高浓度卢帕他定能够抑制因免疫或非免疫刺激产生的肥大细胞增生和细胞因子的释放，特别是抑制肥大细胞和单核细胞中肿瘤坏死因子 TNF-α 的释放。

(2)药动学　吸收与生物利用度：口服卢帕他定之后，吸收迅速，其达峰时间(t_{max})约为服药后 0.75 小时，一次口服 10mg 后的平均血药峰浓度(C_{max})为 2.6ng/ml。一次口服 20mg 后的平均血药峰浓度(C_{max})为 4.6ng/ml。卢帕他定的人体药代动力学在单次剂量 10～40mg 范围之内呈线性关系。每日一次服用 10mg，连续服用 7 天，平均血药峰浓度(C_{max})为 3.8ng/ml。血浆浓度呈双相方式消除。平均半衰期为 5.9 小时。卢帕他定的血浆蛋白质结合率为 98.5%～99%。

食物的影响：食物可使卢帕他定的总暴露量(AUC)增加 23%，活性代谢物和非活性代谢物的暴露量基本相同(分别减少约 5%和 3%)。卢帕他定的达峰时间(t_{max})延长 1 小时。进食对血浆药物浓度峰值(C_{max})没有影响。上述差异尚未对临床有突出影响。

代谢与排泄：卢帕他定的主要代谢途径是一种氧化过程，它的一些代谢产物仍保持抗组胺活性，可能部分

参与药物的药效及延长药效时间过程。健康志愿者在服用 40mg 卢帕他定的排泄试验中，7 天后共有 34.6%排泄至尿中，60.9%排泄至粪便中，胆汁排泄是药物最重要的消除途径。

特殊人群：卢帕他定的总暴露量(AUC)和血药浓度峰值(C_{max})均有所增加。这种情况的主要原因可能是老年人的肝脏首过代谢能力下降。老年人和青年志愿者的清除半衰期分别为 8.7 和 5.9 小时。由于卢帕他定及其代谢的这两方面结果均未在临床上得到证明，因此对老年人给药 10mg 时，无需进行剂量调整。

【不良反应】　(1)常见(1%～10%)　嗜睡、头痛、头晕、口干、疲劳、乏力。

(2)偶见(0.1%～1%)　肝功能异常；注意力下降；鼻出血、鼻干、咽炎、咳嗽、咽干、喉痛、鼻炎；恶心、上腹部疼痛、腹泻、消化不良、呕吐、腹痛；皮疹；背痛、关节痛；食欲增加、体重增加；口渴、不适、发热；易怒。

【禁忌证】　(1)对本品及其辅料过敏者禁用。

(2)无法耐受乳糖患者、Lapp-乳糖酶缺乏，或葡萄糖-乳糖吸收障碍的患者禁用。

【注意事项】　(1)肝功能或肾功能损伤的患者不建议服用。

(2)不推荐用于 12 岁以下儿童。

(3)65 岁以上老年人服药应咨询医生或药师。

(4)除非在医生指导下，妊娠期妇女及哺乳期应避免使用。

(5)在推荐剂量时，本品不会影响从事驾驶和操作机器的能力，但在首次服用时应注意观察其反应。

(6)本品不宜与葡萄柚汁同时服用。

(7)对于已明确的 Q-T 间期延长，不可纠正的低钾血症，进展的心律失常(如心动过缓)，急性心肌缺血的患者应慎用。

【药物相互作用】　(1)尽管与红霉素同时服用未发现任何不良事件，例如包括 Q-Tc 间期在内的 ECG 参数变化、实验室检测指标的改变或生命体征的变化，但与红霉素(或其他可能的 CYP3A4 抑制剂)同时服用会导致卢帕他定血药浓度增加。在治疗剂量时，卢帕他定与阿奇霉素或氟西汀合并使用是安全的。

(2)卢帕他定与葡萄柚汁同时服用会引起药物原型药物 AUC 增加 3 倍左右。

【用法与用量】　口服。

成人及 12 岁以上儿童：一次口服 10mg，一日 1 次，可单独服用或与食物同服。服药时需要足够的水(例如一

杯水)。

儿童:本品对 12 岁以下儿童患者的安全和疗效尚未确定,故不推荐使用。

老年人:老年患者应慎重使用本品。

【制剂与规格】 富马酸卢帕他定片:10mg。

富马酸卢帕他定胶囊:10mg。

马来酸右溴苯那敏
Dexbrompheniramine Maleate

【适应证】 ①过敏性鼻炎;②其他上呼吸道过敏病;③感冒(用于复方制剂中)。

【药理】(1)药效学 本品是马来酸溴苯那敏的活性药物右旋异构体,属烷基胺类的第一代抗组胺药物。本品通过与胃肠道、血管和呼吸道上效应细胞的组胺 H_1 受体竞争性结合达到抑制组胺活性的作用。

(2)药动学 马来酸右溴苯那敏口服后经胃肠道吸收良好,清除相半衰期($t_{1/2}$)为 25 小时。主要在肝脏通过细胞色素 P450 系统进行代谢,部分经肾脏代谢。

【不良反应】 包括镇静(例如困倦、头晕),中枢神经系统刺激症状(例如坐立不安、失眠、焦虑、紧张、神经质),眩晕,虚弱,视物模糊,恶心,口干,心悸,颜面充血,气道分泌物黏稠等。

【禁忌证】(1)对本品及其辅料过敏者禁用。

(2)哺乳期妇女禁用。

(3)禁用于单胺氧化酶抑制药治疗期或停药 2 周内。

(4)禁用于闭角型青光眼、尿潴留、消化性溃疡患者。

【注意事项】(1)在眼压升高、支气管哮喘、甲状腺功能亢进、糖尿病、心血管疾病(例如高血压、缺血性心脏病)患者中应慎用。

(2)与其他中枢神经系统抑制剂合用时应注意镇静作用的增强。也可能出现兴奋作用(尤其在儿童中)。

(3)由于存在可能的抗胆碱能作用(例如,重度口鼻咽干、排尿困难、尿潴留等),因此前列腺肥大、幽门十二指肠梗阻或膀胱颈梗阻的患者应慎用。

(4)由于对新生儿或早产儿存在严重反应(例如癫痫)的风险,因此不应用于晚期妊娠。

(5)本品尤其在儿童患者中可能产生反常刺激或兴奋作用(例如,坐立不安、失眠、震颤、欣快、神经质、谵妄、心悸或癫痫等)。

(6)对于 60 岁以上的老年患者,可能会增加困倦、镇静、低血压、过度兴奋或抗胆碱能作用。

【药物相互作用】(1)与中枢神经系统抑制剂(酒精、催眠药、镇静剂、三环类抗抑郁药)合用可能会加重中枢神经系统的抑制作用,且三环类抗抑郁药会延长和加重抗组胺药的抗胆碱能作用,因此应避免合并使用。

(2)单胺氧化酶抑制剂也能延长和加重抗组胺药的抗胆碱能作用,因此应避免合并使用,或单胺氧化酶抑制剂停药小于 2 周内使用。

【用法与用量】 口服,可与食物、水或牛奶同服以减少胃部刺激。成人及 12 岁以上儿童 一次口服 2mg,每 4~6 小时 1 次,每日最多不超过 12mg。

儿童 6~12 岁儿童:一次口服 1mg,每 4~6 小时 1 次,每日最多不超过 6mg。6 岁以下儿童:遵医嘱。

【制剂与规格】 马来酸右溴苯那敏片:2mg。

枸地氯雷他定
Desloratadine Citrate Disodium

【适应证】 用于缓解慢性特发性荨麻疹及常年性过敏性鼻炎的全身及局部症状。

【药理】(1)药效学 本品为地氯雷他定与枸橼酸氢二钠结合形成的一种新的盐类化合物,在体内迅速转化为地氯雷他定。①选择性地拮抗外周 H_1 受体,缓解季节性过敏性鼻炎或慢性荨麻疹的相关症状;②抑制组胺从人体肥大细胞释放,从而抑制组胺释放介导的过敏反应;③本品为水溶性,不易通过血-脑屏障,中枢镇静作用轻微。

(2)药动学 在 I 期临床试验中,男女各 5 名健康志愿者口服本品,每日一次,每次一片。其药代动力学参数如下:C_{max} 分别为 3.172ng/ml 和 3.167ng/ml,t_{max} 分别为 2.5 小时和 2.7 小时。$t_{1/2\alpha}$ 分别为 2.60 小时和 3.50 小时,$t_{1/2\beta}$ 分别为 26.70 小时和 23.58 小时。男性和女性健康志愿者的药代动力学参数相近。

【不良反应】(1)本品主要不良反应为口干、嗜睡、困倦、乏力等。

(2)罕有过敏性反应报道,包括过敏和皮疹。另外罕有心动过速、心悸、肝酶升高及胆红素增加的报道。

【禁忌证】 对本品活性成分及其辅料过敏者禁用。

【注意事项】(1)由于抗组胺药能清除或减轻皮肤对所有变应原的阳性反应,因而在进行任何皮肤过敏性试验前 72 小时,应停止使用本品。

(2)肝功能不良、膀胱颈阻塞或尿潴留、尿道张力过强、前列腺肥大、青光眼患者应遵医嘱用药。

(3)若发生嗜睡或头晕,请避免开车和操作机器。

(4)严重肾功能不全患者慎用。

(5)除非潜在的益处超过可能的风险,妊娠期妇女不应使用枸地氯雷他定。不建议哺乳期妇女使用枸地氯雷他定。

(6) 枸地氯雷他定对 12 岁以下的儿童患者的疗效和安全性尚未确定。

【药物相互作用】 参阅"地氯雷他定"。

【用法与用量】 口服 (1)成人及 12 岁以上的青少年 每日一次，每次 1 片。

(2)2～12 岁儿童 体重>30kg，一日 1 次，一次 1 片；体重≤30kg，一日 1 次，一次半片。

【制剂与规格】 枸地氯雷他定片：8.8mg。

枸地氯雷他定胶囊：8.8mg。

苯磺贝他斯汀 [医保(乙)]
Bepotastine Besilate

【适应证】 ①过敏性鼻炎；②荨麻疹；③皮肤疾病引起的瘙痒(湿疹、皮炎、痒疹、皮肤瘙痒症)。

【药理】 (1)药效学 本品对组胺 H_1 受体具有选择性的抑制作用，对 5-HT_2、α_1、α_2 无亲和性，能够抑制过敏性炎症时嗜酸性粒细胞向炎症部位的浸润，抑制活化嗜酸性粒细胞 IL-5 的生成。药效学试验显示本品能抑制组胺导致的皮肤反应；体外试验可抑制组胺引起的豚鼠离体平滑肌的收缩，抑制 I 型过敏反应模型的被动皮内过敏反应(PCA)，抑制试验性过敏性鼻炎模型的鼻腔抵抗上升和抗原诱发的鼻黏膜血管渗透性亢进，抑制血小板激活因子及抗原引起的嗜酸性粒细胞浸润，抑制抗原诱发的末梢血中嗜酸性粒细胞的增多。

(2)药动学 ①血浆药物浓度：健康成年男子单次给药 10mg，血浆药物浓度达峰时间(t_{max})约为 1.2 小时，峰浓度(C_{max})约为 101.3ng/ml，血浆半衰期($t_{1/2}$)约为 2.4 小时。20mg 每日 2 次 7 天多次给药，没有发现蓄积，用药开始第 2 天血浆的药物浓度变化基本达到稳态，末次给药后的 C_{max} 约为 138.4ng/ml。餐食基本上对血浆中贝他斯汀浓度没有影响。

②代谢和排泄：血浆及尿中几乎没有发现代谢物，用药后 24 小时内，75%～90%以药物原型(贝他斯汀)从尿中排泄。

③血浆蛋白结合率：健康成年男子 10mg 单次给药，1 小时和 2 小时后的血浆蛋白结合率分别为 55.9%和 55.0%。

④肾功能障碍患者的血浆中浓度：对肾功能障碍患者(肌酐清除率 6～70ml/min)以苯磺贝他斯汀 5mg 的剂量单次给药时，与肾功能正常者相比，最高血药浓度有所上升，AUC 明显上升。对肾功能障碍患者多次给药时，

达稳态的最高血药浓度与肾功能正常者相比，预计将增加到 1.2～1.8 倍。

⑤老年人的血浆药物浓度：对老年人(肌酐清除率 61.7～126.7ml/min)以苯磺贝他斯汀 10mg 的剂量 1 日 2 次 3 天多次给药时，末次给药后的最高血药浓度约为 103.8ng/ml。

【不良反应】 (1)主要的不良反应包括困倦、口渴、恶心、胃痛、腹泻、胃部不适感、疲倦感、呕吐等。此外，可能的其他不良反应为 ALT 升高、尿潜血、γ-GTP 升高、AST 升高等。

(2)儿童患者(5 岁以上～不到 15 岁)不良反应 主要包括困倦、口渴、荨麻疹等。

(3)发生率在 0.1%～5%的不良反应 白细胞数量变化，嗜酸性粒细胞增多，头痛，头晕，腹泻，皮疹，LDH、总胆红素升高。

(4)发生率不到 0.1%的不良反应 头重感，口干，舌炎，腹痛，肿胀，尿中出现尿蛋白、尿糖、尿胆原。

【禁忌证】 对本品的成分有过敏史的患者。

【注意事项】 (1)有肾功能障碍的患者应慎重给药，可能使本品的血中浓度上升，并可能持续维持高血药浓度，因此应从低剂量(例如 1 次量 5mg)开始慎重给药，出现异常时采取适当的处置，如减量，停药等。

(2)因可能引起困倦，服用本品的患者，在进行汽车驾驶等伴有危险的机械操作时，应加以注意。

(3)长期接受类固醇疗法的患者，若拟通过本品的使用来减少类固醇剂量时，应严格管理缓慢进行。

(4)对季节性患者，应考虑多发季节因素，最好在发病季节到来之前开始给药，并持续到多发季节结束。

(5)使用本品不见效果时，应注意不要盲目长期服用。

(6)妊娠期妇女慎用，必须用药时，应仅限于在判断其治疗意义大于治疗风险时使用。

(7)哺乳期妇女慎用。

(8)2 岁以下儿童的安全性尚未确立。

(9)本品主要从肾脏排泄，老年人生理机能往往降低，因此可能持续高血药浓度，需注意。

【用法与用量】 口服，成人一次 10mg，一日 2 次。根据年龄、症状适当增减剂量，或遵医嘱。

【制剂与规格】 苯磺贝他斯汀片：10mg。

盐酸安他唑啉 [药典(二)]
Antazoline Hydrochloride

【适应证】 主用于房性、室性早搏，室性心动过速，

房颤等心律失常及过敏性疾病。

【药理】 药效学 具有抗心律失常作用，其作用机制是干扰心肌细胞膜对钠、钾离子的渗透，减慢了心肌的传导；同时有轻度的交感神经阻滞作用，从而增加周围血管的阻力及降低心排血量，对血压和心率无影响，作用时间可维持4~6小时。

【不良反应】 (1)胃肠道 当应用安他唑啉治疗心律失常时，可能会有轻度胃肠不适。

(2)血液系统 ①据报道，长期使用安他唑啉治疗过敏性鼻炎，然后用安他唑啉紧急治疗3次后，因为安他唑啉介导的2型变态反应可导致免疫性溶血性贫血，血红蛋白尿和急性肾功能衰竭。②一位21岁患者应用盐酸安他唑啉治疗后出现免疫性血小板减少。

(3)神经系统 ①安他唑啉可能使中枢神经系统受抑制，导致意识丧失和昏迷。在儿童中，特别是婴儿中，可能会出现明显的体温下降。②一名患者在服用安他唑啉治疗心律失常后出现手臂震颤，当停止使用时症状完全消失。

(4)眼部/视力 ①本品可导致瞳孔扩张，轻度短暂性灼痛，烧伤，流泪，眼压升高或降低，弥漫性上皮混浊。②在慢性过敏性结膜炎的治疗中，患者使用萘甲唑啉和安他唑啉滴眼液每天至少10次，持续7年后，可观察到每个角膜存在弥漫性上皮轮状混浊。停用滴眼液后，症状完全消失。③据报道，安他唑啉可引起短暂刺痛感。④在一项研究中本品的非活性成分可导致过度刺痛和灼烧。

(5)肾毒性 据报道，使用安他唑啉可导致急性肾功能衰竭。

(6)呼吸系统 据报道，一名35岁的女性用盐酸安他唑啉治疗导致过敏性肺炎。

【禁忌证】 器质性心脏病及心输出量不足的病人慎用。

【用法与用量】 口服 一次1~2片，一日3~4次，饭后服用。

【制剂与规格】 盐酸安他唑啉片：0.1g。

第二节 白三烯受体拮抗药

除组胺外，近年来的研究表明白三烯在过敏反应的发生中也起着非常重要的作用。两种介质的不同之处在于：组胺是预先合成并贮存于肥大细胞和嗜碱性粒细胞的颗粒中；白三烯则是在肥大细胞和嗜碱性粒细胞激活后新合成。过敏反应发生时，肥大细胞膜上的磷脂在磷脂酶的作用下降解为花生四烯酸，后者在5-脂氧酶的作用下形成白三烯，其中以 LTC_4、LTD_4、LTE_4 最为重要。现已证明，许多过敏反应的症状与白三烯有关，如过敏性鼻炎，特别是其鼻塞症状主要由白三烯引起，另外非甾体类抗炎药诱发的阿司匹林哮喘、过敏性哮喘及运动性哮喘中的支气管痉挛也主要由白三烯所致。有两种途径可拮抗白三烯的作用，其一为抑制 5-脂氧酶；其二为拮抗半胱氨酰白三烯受体。本节介绍的孟鲁司特钠和扎鲁司特均为白三烯受体拮抗药。

孟鲁司特钠 [药典(二)；药典(三)；国基；医保(甲)；医保(乙)]
Montelukast Sodium

【适应证】 孟鲁司特钠片适用于15岁及15岁以上成人哮喘的预防和长期治疗，包括预防白天和夜间的哮喘症状，治疗对阿司匹林敏感的哮喘患者以及预防运动诱发的支气管收缩。亦适用于减轻过敏性鼻炎引起的症状(15岁及15岁以上成人的季节性过敏性鼻炎和常年性过敏性鼻炎)。孟鲁司特钠咀嚼片适用于2~14岁儿童哮喘的预防和长期治疗。孟鲁司特钠颗粒用于1岁以上儿童哮喘的预防和长期治疗，亦适用于2岁至5岁儿童以减轻季节性过敏性鼻炎和常年性过敏性鼻炎引起的症状。

【药理】 药效学 本品是一种选择性白三烯受体拮抗药，能特异性拮抗半胱氨酰白三烯受体。白三烯是阿司匹林哮喘发生的重要机制，过敏性鼻炎患者的鼻塞症状也与白三烯有密切关系。

其余内容参阅第五章第三节。

扎鲁司特 [医保(乙)]
Zafirlukast

【适应证】 适用于哮喘的预防和长期治疗。

【药理】 药效学 本品具有高度选择性，仅作用于白三烯 D_4 和 E_4 受体，不影响前列腺素、血栓素、胆碱能及组胺受体。阿司匹林哮喘的发病机制主要与白三烯有关，故本品可用于哮喘的预防、治疗。特别是阿司匹林哮喘及过敏性哮喘。

其余内容参阅第五章第三节。

甲磺司特
Suplatast Tosilate

【适应证】 本品用于支气管哮喘的治疗。

【药理】 (1)药效学 甲磺司特为 T 辅助细胞(Th2)抑制剂，抑制 T 细胞生成白细胞介素-4(IL-4)和 IL-5。通过对嗜酸性粒细胞的浸润作用、对 IgE 抗体产生的抑制作用等，发挥抗过敏作用。

(2) 药动学　10 名健康受试者空腹单次口服本品 100mg 后，其血浆中甲磺司特浓度在给药后 3 小时达到高峰，C_{max} 约为 90ng/ml，其半衰期约为 3 小时。本品在体内经肝药酶代谢后主要的活性产物为 M-1，其半衰期 $t_{1/2}$ 为 (5.5 ± 1.4) 小时，$AUC_{0 \sim 36}$ 为 (78.58 ± 11.27)(ng·h)/ml，达峰时间 t_{max} 和达峰浓度 C_{max} 分别为 (3.0±1.3) 小时和 (9.991±2.49)ng/ml。

【不良反应】　根据国外资料，对 7526 例成人服用胶囊剂的不良反应进行了评估，不良反应出现率为 3.8%(284 例)。主要不良反应为消化系统症状(胃部不适 0.4%、恶心 0.4%)，肝功能障碍(AST 上升 0.3%、ALT 上升 0.5%)，嗜睡 0.5%，皮疹 0.2%。

(1) 严重不良反应(发生率不确定)　①肝功能障碍：黄疸、ALT 上升、AST 上升、γ-谷氨酰转移酶(γ-GT)上升、碱性磷酸酶(ALP)上升、乳酸脱氢酶(LDH)上升等肝功能障碍(初期症状：全身倦怠、食欲不振、发热、恶心等)需要进行特别观察，当确定有异常时终止给药，并进行适当的处理。②肾病综合征：因观察到肾病综合征的发生，所以要进行特别的观察，当确定有异常时终止给药，并进行适当的处理。

(2) 其他不良反应　因为观察到有以下的不良反应发生，当确定有异常时需要进行减量、终止给药等适当的处理。另外，当有过敏反应发生时终止给药(表 14-1)。

表 14-1　甲磺司特其他不良反应

分类发生率	0.1%~5%	小于 0.1%	发生率不确定
消化系统	胃部不适、恶心、胃痛、腹泻	口渴、食欲不振、口腔炎、腹痛、呕吐、腹胀、舌炎	
神经系统	困倦	头痛、痉挛、寒战、头晕、麻木	
血液系统	嗜酸性粒细胞增多	白细胞减少	
过敏	皮疹、瘙痒	荨麻疹	
肝脏	AST、ALT、γ-GT、LDH 升高	胆红素、ALP 上升	
泌尿及生殖系统		蛋白尿、尿频	
其他	月经不调、疲倦、无力	水肿、耳鸣、眼睑干燥、发热、灼热感、鼻出血、味觉异常、口臭	心悸、咳嗽、胸部压迫感

【禁忌证】　(1) 对本品或任何组分过敏者禁用。

(2) 严重肝、肾功能异常患者禁用。

【注意事项】　(1) 有别于支气管扩张剂、类固醇类药物，不可用作哮喘发作时的缓解药物。

(2) 在支气管哮喘患者使用甲磺司特的过程中，如哮喘剧烈发作，仍需使用支气管扩张剂或类固醇类药物。

(3) 对于长期接受类固醇疗法的患者，欲通过使用本品减少类固醇的用量时，应在医生指导下逐步进行。

(4) 对于通过使用本品已减少类固醇用量的患者，在停止时，可能会引起原发疾病出现反复。

(5) 若使用本品后未获得满意的疗效，请注意勿随意长期服用。

(6) 当出现过敏症状(皮疹、瘙痒、荨麻疹等)时停止给药。

(7) 轻、中度肝功能障碍患者须慎重给药。有可能导致肝功能恶化。

(8) 甲磺司特会产生甲基硫醚，因此可能会出现口臭。

(9) 使用本品会抑制过敏原皮内反应，妨碍过敏原的确定。因此在实施过敏原皮试前，请勿使用本品。

(10) 妊娠期用药安全尚不明确。

(11) 哺乳期妇女用药期间应停止哺乳。

(12) 使用注意事项　①配置时：本品和食用水混合溶解放置时制剂存在不稳定性，所以应在服用时进行溶解，溶解后应迅速服用。②配伍变化：因为和其他药品联合使用可能使本品的含药量降低，所以在联合使用其他药物时需要注意。现已确认与下列药物发生配伍变化，请勿联合使用。

● 混合后可使本品含药量降低的药物：克拉霉素、头孢泊肟酯、富马酸福莫特罗水合物、盐酸氨茶碱水合物、琥乙红霉素、醋酸麦迪霉素、阿奇霉素水合物。

● 混合后变成块状的药物：盐酸溴己新、替培定、盐酸头孢卡品酯、头孢克肟、盐酸克仑特罗。

● 混合后发生异常情况的药物：普仑司特水合物、吡嘧司特钾、盐酸妥布特洛。

【药物相互作用】　(1) 目前尚未发现药物间的相互作用，对肝药酶无抑制作用。

(2) 应避免与其他颗粒剂合用，以免引起药物沉淀。

【用法与用量】　成人用量为每次 100mg(2 袋)，一日 3 次。饭后服用。每日成人最大用量不得超过 300mg(6 袋)。

【制剂与规格】　本品为白色或类白色颗粒，味甜而芳香。

甲磺司特颗粒：1g:50mg（1g 本品中含甲磺司特 50mg）。

第三节　肥大细胞膜稳定剂

肥大细胞（或嗜碱性粒细胞）脱颗粒是过敏反应的最重要环节。当过敏原再次进入致敏者体内，可与两个或以上的 IgE 分子结合，发生桥联反应，触发肥大细胞膜上的一系列生化反应。由于钙离子向肥大细胞内流动，触发一系列酶促反应。

色甘酸钠是第一个肥大细胞膜稳定剂，很难经胃肠吸收，故需采用吸入、外用等途径。过去曾用粉雾器，由于使用不便，现已改为气雾剂治疗哮喘；也采用点眼滴剂和滴鼻剂治疗过敏性结膜炎和过敏性鼻炎。色甘酸钠可阻滞钙离子内流，还可通过抑制肥大细胞内的磷酸二酯酶，使 cAMP 浓度升高，进一步减少钙离子内流，从而达到稳定肥大细胞膜的作用。酮替芬和曲尼司特是可口服的肥大细胞膜稳定剂，此外酮替芬还有较强的抗组胺作用。

色 甘 酸 钠 [药典(二)；医保(乙)]
Sodium Cromoglicate

【适应证】　(1)CDE 适应证　①气雾剂用于支气管哮喘可预防各型哮喘发作；②滴鼻剂及滴眼剂分别可用于季节性及常年性过敏性鼻炎、过敏性结膜炎。

(2)国外适应证　色甘酸钠口服溶液，用于肥大细胞增多症。使用本品改善腹泻，潮红，头痛，呕吐，荨麻疹，腹痛，恶心和瘙痒症状。

【药理】　(1)药效学　本品为双色酮类，能稳定肥大细胞膜，有组织专一性，只对人肺组织中的肥大细胞有阻释作用。本品对皮肤和血液的嗜碱粒细胞无作用。色甘酸钠可能与肥大细胞膜的特种蛋白质结合，阻断钙离子通道，使细胞内的许多酶促反应难于进行，本品还可抑制肥大细胞内的磷酸二酯酶的活性，使 cAMP 浓度升高，可进一步抑制钙离子内流。本品还可能通过抑制迷走神经兴奋性使气道高反应性降低。本品无支气管扩张作用，无抗组胺作用。本品系抗过敏药物，能稳定肥大细胞的细胞膜，阻止肥大细胞脱颗粒，从而抑制组胺、5-羟色胺、缓激肽及慢反应物质等过敏反应介质的释放，本品还可抑制肥大细胞内的环磷腺苷磷酸二酯酶的活性，使 cAMP 浓度升高，可进一步抑制钙离子内流，从而预防过敏反应的发生。

(2)药动学　本品口服后极少吸收（小于 1%），故应用气雾剂。粉雾吸入 20mg 后，约 8%经肺吸收，清除相

半衰期（$t_{1/2\beta}$）约为 80 分钟。本品以原型排出，50%经过肾脏，50%经过胆汁。喷雾吸入时被吞咽的药物随粪便排出。体内无蓄积。

【不良反应】　本品毒性甚低，不良反应较少。

(1)吸入时可致刺激性咳嗽、胸部紧迫感，甚至诱发哮喘。

(2)对少数患者初次应用滴眼剂时有局部刺激感。

(3)偶见排尿困难。

【禁忌证】　对本品及赋形剂过敏者禁用。

【注意事项】　(1)过敏体质者慎用。

(2)对于支气管哮喘病例应在发病季节之前 2～3 周提前用药，且不要中途停药，以免引起哮喘复发。

(3)极少数人在开始用药时出现哮喘加重，此时可先吸入少许扩张支气管的气雾剂，如沙丁胺醇。

(4)肝损伤　肝功能不全者慎用。

(5)肾损伤　肾功能不全者慎用。

(6)其他　本品起效慢，需连用数日甚至数周后才起作用，故对正在发作的哮喘无效。

【用法与用量】　(1)支气管哮喘　①粉末喷雾吸入：一次 20mg，一日 3～4 次。②气雾吸入：一次 3.5～7mg，一日 3～4 次。

(2)过敏性鼻炎　干粉吸入：一次 5mg，一日 3～4 次。

(3)过敏性结膜炎　滴眼，一次 1～2 滴，一日 4 次，重症可适当增加到 1 日 6 次。在好发季节提前 2～3 周使用。

【制剂与规格】　色甘酸钠气雾剂：(1)每瓶含量 14g，内含色甘酸钠 0.7g，每揿含色甘酸钠 3.5mg；(2)每瓶含量 19.97g，内含色甘酸钠 0.7g，每揿含色甘酸钠 5mg。

色甘酸钠滴眼液：(1)8ml:0.16g；(2)6ml:0.12g。

色甘酸钠滴鼻液：0.20%。

富马酸酮替芬 [药典(二)；医保(乙)]
Ketotifen Fumarate

【适应证】　①可用于预防成人及小儿支气管哮喘发作，预防过敏性、感染性和混合型哮喘；②可用于治疗喘息性支气管炎、过敏性咳嗽、过敏性鼻炎，预防和治疗花粉症、急慢性荨麻疹及药物、食物或昆虫所致的变态反应等其他过敏性瘙痒性皮肤病。

【药理】 (1)药效学 本品为肥大细胞膜稳定药，作用与色甘酸钠相似。本品的特点为兼有 H_1 受体拮抗及拮抗 5-羟色胺和白三烯的作用。本品不仅可作用于呼吸道的肥大细胞，对于皮肤肥大细胞也有作用，此外对于血液中的嗜碱粒细胞也有作用。

(2)药动学 本品口服后经胃肠道可迅速完全吸收，1 小时后即可在血中测得药物的药物原型及其代谢物，3～4 小时达血药浓度峰值。清除相半衰期($t_{1/2\beta}$)为 1 小时。

【不良反应】 (1)常见有嗜睡、困倦、倦怠、恶心、口干等胃肠道反应。

(2)偶见头晕、头痛、迟钝以及体重增加等。

(3)个别患者服药后出现皮疹、皮肤瘙痒、局部皮肤水肿等过敏症状。

富马酸酮替芬滴眼液不良反应：

(1)少数病例出现一过性刺痛感，可见畏光、眼干、眼痛、眼痒、角膜炎、异常流泪、瞳孔放大。

(2)过敏症 有时会出现眼睑炎、眼睑皮肤炎等，当出现这种症状时应中止用药。

(3)有时会出现结膜充血，有刺激感，或者有极少的角膜糜烂等现象，当出现上述症状时应中止用药。

(4)其他 有时会出现困意。

鼻腔喷雾后可见鼻干，减量或停药后可自行消退。还可见轻度鼻炎、呼吸困难。

【禁忌证】 (1)对本品及其辅料过敏者禁用。

(2)6 月龄以下小儿禁用。

【注意事项】 (1)用药期间不得驾驶机、车、船，从事高空作业、机械作业或操作精密仪器，尤其在用药的初期。从事其他需要高度集中注意力的工作的患者慎用。

(2)过敏体质者慎用。

(3)妊娠期妇女及哺乳期妇女慎用。

(4)儿童用置请咨询医师或药师。请将本品放置在儿童不能接触的地方，儿童必须在成人监护下使用。3 岁以下儿童适用本品的安全性和有效性尚不明确。

(5)如正在使用其他药品，使用本品前应咨询医师或药师。

(6)本品不可用于哮喘急性发作以及哮喘持续状态。

(7)本品临床显效缓慢，使用至少保持 2～3 个月才可确定效果，少于 4 周的治疗基本无效。如需停止治疗，应在 2～4 周逐渐减量。

(8)如果溶液变色或者变混浊，如果对成分敏感，不能忍受治疗隐形眼镜相关的刺激，请停止使用。使用本品时，不要将产品的尖端接触任何表面，以免造成污染。佩戴角膜接触镜的患者使用本品滴眼液时，建议患者在滴注药物前取下隐形眼镜，用药至少 10 分钟后方可重新佩戴，每次使用后都应该盖好盖子。如眼睛发红、眼痛、视力改变、瘙痒恶化或持续超过 72 小时，请停止使用并咨询医生是否继续使用。在滴注本品和其他眼部用药时应至少间隔 5 分钟。

(9)请勿将本品吸入除鼻部以外的呼吸道，本品为受压容器，切勿受热，应避免创击或自行拆散。

(10)使用本品出现严重不良反应时，可暂将剂量减半，待不良反应消失后再恢复原剂量(如使用本品口服制剂后困倦明显的患者，仅可于晚上睡前服 1mg)。

(11)用药前后及用药时应当监测嗜酸粒细胞计数。用药 1 个月后应检查嗜酸粒细胞计数。

【药物相互作用】 (1)与抗组胺药物有一定协同作用。

(2)与多种中枢神经抑制剂(如镇静药、催眠药)或酒精、抗组胺药并用，可增强本品的镇静作用，应予避免或合用时应减少剂量。

(3)与激素合用可减少激素的用量。

(4)可增加阿托品类药物的阿托品样不良反应。

【用法与用量】 (1)口服 片剂或胶囊，成人一次 1mg(按酮替芬计)，一日 2 次。一日极量 4mg。

(2)滴鼻 每侧鼻孔一次 1～2 滴，一日 1～3 次。

(3)经眼给药 本品滴眼液滴眼，患侧一次 1～2 滴，一日 4 次(早、中、晚及睡前各 1 次)。

儿童 口服 口服溶液，一次 0.5～1mg，一日 2 次。过敏性鼻炎、过敏性支气管哮喘：4～6 岁儿童，一次 0.4mg；6～9 岁儿童，一次 0.5mg；9～14 岁儿童，一次 0.6mg；均为一日 1～2 次。

【制剂与规格】 富马酸酮替芬片：1mg。

富马酸酮替芬胶囊：1mg。

富马酸酮替芬口服溶液：5ml:1mg。

富马酸酮替芬滴鼻液：10ml:15mg。

富马酸酮替芬滴眼液：5ml:2.5mg。

曲 尼 司 特 [药典(二)]
Tranilast

【适应证】 ①用于预防支气管哮喘和过敏性鼻炎发作；②对荨麻疹、血管性水肿及其他过敏性瘙痒性皮肤疾患有一定疗效。

【药理】 (1)药效学 本品为口服的肥大细胞稳定剂，药理作用与色甘酸钠相似，可稳定肥大细胞和嗜碱粒细胞细胞膜，抑制其脱颗粒，从而阻滞多种过敏反应介质的释放。本品可抑制健康成年男性的人体反应素试验(IgE)的皮肤反应、抑制由螨抗原所致成人过敏性支气管哮喘患者白细胞抗原诱发的组胺释放、抑制吸入性变态反应原诱发的反应、抑制过敏性鼻炎患者鼻涕中异染色细胞抗原诱发的脱颗粒、抑制鼻诱发反应。本品对组胺、乙酰胆碱、5-羟色胺无直接拮抗作用。

(2) 药动学 ①给药后2~3小时，血药浓度达到峰值，半衰期为8.6小时左右，24小时明显降低，48小时后在检出限度之下。给药96小时内主要从尿中排出，体内代谢产物主要是曲尼司特的4位脱甲基与硫酸及葡萄糖醛酸的结合物。②用肝的微粒体及P450表达系统的微粒体，作体外试验的结果证实，曲尼司特氧代谢反应与CYP2C9、CYP2C18、CYP2C8、CYP1A2、CYP3A4、CYP2D6有关，主要是CYP2C9参与代谢。

【不良反应】(1)肝脏 偶尔出现黄疸、AST、ALT、ALP等显著增高等肝功能障碍或发生肝炎，需注意观察，可采取减量、停药并适当处理。

(2)肾脏 偶可出现血尿素氮(BUN)、肌酐的增高等，要仔细观察，确认有异常时应停止使用并适当处理。

(3)泌尿系统 偶见膀胱刺激症状，如尿频、排尿痛、血尿、残尿感等，应停止用药。

(4)血液系统 可有红细胞数和血色素量下降。白细胞减少、血小板减少，嗜酸性粒细胞增多。

(5)胃肠 有时发现食欲不振、嗳气、恶心、呕吐、腹痛、腹胀、便秘、腹泻、胃部不适。偶有胃部不消化感。

(6)神经系统 头痛、嗜睡，偶尔头重、失眠、头昏、全身倦怠感等。

(7)过敏反应 皮疹，偶见全身痒等过敏症状，此时应停药。

(8)其他 偶见心悸、浮肿、面红、鼻出血、口腔炎等症状。

【禁忌证】 对本品及其辅料过敏者禁用。

【注意事项】(1)服用本品出现膀胱刺激症状、肝功能异常时，往往伴有外周血中嗜酸性粒细胞增多，在服用本品期间要定期检查血液以观察其转归。

(2)本品能阻断过敏反应发生的环节，季节性过敏患者在服用本品时，应在好发季节提前开始服用，直到好发季节结束。

(3)本品与支气管扩张剂、糖皮质激素、抗组胺药等不同，不能迅速减轻急性发作及其症状。

(4)激素依赖性患者使用本品时，激素用量应慢慢减

少，不可突然停用。

(5)本品可与其他平喘药并用，以本品作为基础，有规则地服用。

(6)肝、肾功能异常者慎用。

【药物相互作用】 与抗凝血药物华法林合用或终止合用时，可增强或减弱共作用并降低或增高INR(国际标准化比值)化验值，故在临床合用或终止合用时应注意观察凝血功能的变化。

【用法与用量】 成人 口服：每日3次，每次0.1mg(粒)。儿童按照体重计算，每日5mg/kg，分3次服用。

【制剂与规格】 曲尼司特片：0.1g。
曲尼司特胶囊：0.1g。
曲尼司特颗粒剂：1.0g:0.1g。
曲尼司特滴眼液：0.5%。

吡嘧司特钾 [药典(二)；国基；医保(甲)；医保(乙)]
Pemirolast Potassium

【适应证】 滴眼液用于过敏性结膜炎。片剂用于过敏性鼻炎，支气管哮喘。

【药理】(1)药效学 本品为具有肥大细胞膜稳定作用的抗过敏药物，药效学与色甘酸钠相似。本品可抑制肺组织和腹腔内肥大细胞释放组胺、白三烯、血栓素，该作用呈剂量依赖性。本品还可抑制嗜酸粒细胞的活化，但并不抑制结膜肥大细胞释放组胺。本品无直接的支气管扩张作用，它不是H_1受体拮抗药。

(2)药动学 对于健康成人单次(空腹)口服本品2.5mg、5mg、10mg、20mg及40mg时，吸收存在剂量依赖性，血药浓度在口服后1~1.7小时达到峰值，半衰期为4~5小时。对于健康成人单次(空腹)口服本品2.5mg、10mg及40mg，到口服后24小时为止，从尿中排泄总量的83.5%~89.7%，大部分以代谢物葡萄糖醛酸结合体排出，不产生蓄积作用。

【不良反应】(1)中枢神经系统 嗜睡、困倦、头痛。

(2)消化系统 恶心、呕吐、腹痛、便秘、腹泻、口渴、口腔炎、胃痛、消化不良、软便等。

(3)血液系统 偶见血小板增加，血红蛋白减少。

(4)过敏 有时出现瘙痒，偶见皮疹、荨麻疹、面部潮红。

(5)肝脏 偶见ALT和AST升高。

(6)肾脏 偶见蛋白尿。

(7)其他 偶见全身关节痛、鼻腔干燥感、鼻痛。

【禁忌证】(1)对本品过敏者禁用。

(2)妊娠及哺乳期妇女禁用。

【注意事项】(1)本品不同于支气管扩张剂、皮质激素和抗组胺药,不是使已经发作的症状迅速减轻的药物,使用时应注意。

(2)支气管哮喘患者用药过程中如出现大发作,必要时服用支气管扩张剂和皮质激素。

(3)对于长期服用皮质激素治疗的患者,由于服用本品而对皮质激素减量时,须逐步进行。已减量的患者,在终止服用本品后,可能再度复发。

(4)出现副作用时,可减量或停药。

(5)对于季节性发作的患者,应考虑在好发季节之前服用本品,直到好发季节结束。

(6)儿童 小儿支气管哮喘治疗可使用本品。对于小儿,通常按下述年龄组的一次口服量,一日 2 次,早饭后和晚饭后(或就寝前)服用。但可根据年龄及症状适宜地增减。5~11 岁一日口服量 5mg。11 岁以上每日口服量10mg。

(7)老年人 一般情况下,高龄患者生理机能低下,易产生不良反应,发现不良反应时,需减量(例如半量)或停药。

【用法与用量】 过敏性鼻炎:成人一次 5mg,一日 2 次,早饭和晚饭后口服,疗程 4 周。

支气管哮喘:成人一次 10mg,一日 2 次,早饭和晚饭后口服,疗程 6 周。

【制剂与规格】 吡嘧司特钾片:(1)5mg;(2)10mg。吡嘧司特钾滴眼液:5ml:5mg。

第四节 变应原制剂

变应原特异性免疫疗法是用于治疗 IgE 介导的 I 型超敏反应相关的过敏性疾病,可改善或消除患者接触相关变应原后的过敏症状,减少对症药物的使用。变应原特异性免疫治疗的主要适应证包括:过敏性鼻炎,过敏性结膜炎,支气管哮喘,昆虫毒液过敏反应等。

英国学者 Leonard Noon 和 John Freeman 首次给患者皮下注射梯牧草花粉提取物用于治疗花粉引起的过敏性鼻炎。此后,它的使用范围扩大到给患者皮下注射包括室内尘螨、动物皮屑等常年性变应原提取物,治疗常年性鼻炎和支气管哮喘。1997 年世界卫生组织发表的文件中指出,变应原特异性免疫治疗是目前唯一可能影响变应性疾病自然进程,并防止过敏性鼻炎患者发展成哮喘的治疗方法。

变应原特异性免疫治疗的使用的变应原制剂尽管各有不同,但无论选择哪种变应原提取物,患者都开始使用极低剂量的变应原进行皮下注射,然后增加每次注射的剂量,通常每周一次,直到达到维持剂量。此后每隔4~6 周使用一次,通常疗程为3~5 年。但自 1990 年以来,因为使用方便,并且在安全性方面具有一些优势,通过舌下途径进行舌下变应原免疫治疗越来越受到人们的关注。

屋尘螨变应原制剂
Dermatophagoides Pteronyssinus House Dust Mite

【成分】 活性成分:屋尘螨变应原提取物。

辅料:氢氧化铝、氯化钠、碳酸氢钠、苯酚 5mg/ml、注射用水。

【适应证】 用于有屋尘螨致敏史的轻中度过敏性哮喘和(或)过敏性鼻炎患者的脱敏治疗。

【药理】(1)药效学 屋尘螨变应原制剂用于 IgE 介导的过敏性疾病,如过敏性鼻炎和哮喘的治疗。本品作用于免疫系统,是抑制患者对屋尘螨特异性变应原的过敏反应,从而减轻鼻炎和哮喘的症状。抑制 T 淋巴细胞和嗜酸粒细胞在靶器官的聚集,可见 Th2 细胞因子的产生向 Th1 细胞因子的转移。另外 IL-10 的合成增加,这可能导致 T 淋巴细胞无反应性。最后,从周围嗜碱粒细胞释放的组胺减少,是再循环嗜碱粒细胞数目减少的结果。

(2)药动学 屋尘螨变应原制剂是大分子量蛋白的混合物。吸附在氢氧化铝上,从而达到缓慢释放,长久刺激免疫系统的作用。因此维持阶段的注射间隔可以延长至 6~8 周。

【不良反应】(1)局部过敏反应 包括注射部位周围局部肿胀,发红和瘙痒及弥漫的局部肿胀,伴中央皮肤弥漫性发红。

(2)全身过敏反应 轻度可出现眼周发红,肿胀及花粉症症状;中度可出现荨麻疹或哮喘,可给予对症治疗。重度全身过敏反应的特征是全身不适,常常再注射后前 15 分钟出现,需积极治疗。

(3)过敏性休克 是极罕见的严重不良反应,需立即实施抢救。

【禁忌证】(1)患者除了过敏性疾病以外的免疫性疾病或慢性心肺疾病,或肾功能障碍的患者禁用。

(2)接受β受体拮抗药治疗的患者禁用。

【注意事项】(1)本品每次注射后,患者必须观察至少 30 分钟。

(2)关于患者情况的注意事项 ①如果对症抗过敏治疗有变化,患者对本品的耐受水平也可能受影响;②在注射当天,患者应当避免体育运动、热水淋浴或喝酒;③对前一次注射本品出现的任何过敏反应需引起注意并进行评估。

（3）关于治疗的注意事项　①本品仅供皮下注射应避免任何其他使用途径；②每次注射以前必须再次核对变应原、浓度、体积与上次注射的日期（剂量间隔）；③本品只能在配备有完整的心肺复苏设备的医院或门诊注射；④本品注射前的1周以及最后一次注射后的1周不应注射其他疫苗。

（4）治疗期间出现下列情况时应暂停注射　①发热或出现其他感染症状；②注射前有过敏反应发作；③肺功能显著下降；④异位性皮炎发作；⑤最近接触过大量变应原；⑥注射了其他疫苗。

（5）妊娠期妇女及哺乳期妇女用药　由于有出现过敏反应的风险，妊娠期间不应开始治疗。如患者在本品脱敏治疗期间怀孕，在某些特殊的情况下，如病情需要，可考虑继续治疗。哺乳期可使用本品。

（6）儿童用药　按照世界卫生组织的指导文件，5岁以上儿童可以使用。认为5岁以上儿童与成人一样，使用是安全的。

（7）老年人用药　老年患者在使用前应非常慎重评价各项禁忌证。

【药物相互作用】　（1）合并使用对症抗过敏药物如抗组胺药、皮质激素和肥大细胞稳定药可以增加对变应原注射的耐受水平。

（2）本品治疗期间应避免使用大量含铝药物，如一些抗酸药。

【给药说明】　屋尘螨变应原制剂的脱敏治疗是一种基于皮下注射的治疗。本品注射必须在医生指导下或由医生进行。本品治疗分为起始治疗阶段和维持治疗阶段。

【用法与用量】　皮下注射　起始治疗阶段每周注射1次，共15周；第1周～第3周，用第1瓶，剂量分别为0.2ml、0.4ml、0.8ml；第4周～第6周用第2瓶，剂量分别为0.2ml、0.4ml、0.8ml；第7周～第9周用第3瓶，剂量分别为0.2ml、0.4ml、0.8ml；第10周～第15周用第4瓶，剂量分别为0.1ml、0.2ml、0.4ml、0.6ml、0.8ml、1ml；维持治疗阶段：第17周、第21周、第27周、第33周、第39周、第45周、第51周各注射1次维持剂量，用第4瓶，剂量为1ml；之后每4～8周注射1次维持剂量。出现下述情况时应对剂量进行调整。如果需要减小剂量，调整后的剂量可以间隔半小时分2次注射。如果在起始治疗阶段必须减小剂量，则起始治疗阶段应延长。

（1）上次注射出现全身反应　如果出现严重全身反应，只有与患者一起磋商后才能继续治疗。如果引起严重全身反应的原因明确，而且将来可以避免，下次剂量减为

引起反应剂量的1/10。如果原因不明，必须终止治疗。

（2）迟发的大的局部反应　上次注射后注射局部肿胀一日或几日，建议进行如下剂量调整。

5岁以上儿童局部反应肿块的最大直径与相应的剂量调整建议依次是：<5cm，可以增加剂量；5～7cm，剂量不变；7～12cm，剂量退1步；12～17cm，剂量退2步；>17cm，剂量退3步。

成人局部反应肿块的最大直径与相应的剂量调整建议依次是：<8cm，可以增加剂量；8～12cm，剂量不变；12～20cm，剂量退1步；>20cm，剂量退2步。

（3）注射间隔增加　超过了两次注射之间的时间间隔，建议进行如下剂量调整：在初始阶段，距离上次注射时间与相应的剂量调整建议依次是：不到2周，可以增加剂量；2～3周，剂量不变；3～4周，剂量减少50%；>4周，重新开始。

在维持阶段，距离上次注射时间与相应的剂量调整建议依次是：不到8周，剂量不变；8～10周，剂量减少25%；10～12周，剂量减少50%；12～14周，剂量减少75%；14～16周，剂量减少90%；>16周，重新开始。

【制剂与规格】　（1）屋尘螨变应原制剂起始治疗用4瓶/盒。第1瓶（灰盖）：浓度100SQ-U/ml，5.0ml/瓶；第2瓶（绿盖）：浓度1000SQ-U/ml，5.0ml/瓶；第3瓶（黄盖）：浓度10000SQ-U/ml，5.0ml/瓶；第4瓶（红盖）：浓度100000SQ-U/ml，5.0ml/瓶。

（2）屋尘螨变应原制剂维持治疗用　浓度100000SQ-U/ml，5.0ml/瓶。

螨变应原注射液
Dust Mite Extract

【药物过量】　过量使用会引起过敏反应，导致过敏性休克。参阅"过敏反应急救治疗"（过敏反应治疗准则）。

【贮藏】　本品必须保存于2～8℃冰箱中（不得低于零度）。置于儿童不能触及处！

【成分】　本品主要组成成分：螨变应原提取物。辅料：氢氧化铝、氯化钠、苯酚、注射用水。

【适应证】　由尘螨诱发、IgE介导的变态反应性疾病：如过敏性鼻炎、过敏性结膜炎、支气管哮喘。

【药理】　药效学　本品为螨变应原提取物，用于特异性脱敏治疗，通过剂量递增性给予引起患者变态反应的变应原，而改善患者的变态反应症状。

【不良反应】　（1）如果严格遵循建议的注射间隔时间，使用适当的个体递增剂量，过敏反应是罕见的，但是应预见到可能出现严重的局部和（或）全身反应。如果

注射时发生不能耐受性症状，应立即停止治疗。个别患者注射部位会出现迟发型局部反应，可解释为免疫应答体征。过敏性休克，可能在注射变应原后几秒至几分钟，局部反应出现之前发生，其典型的警觉症状是舌头上下、咽部特别是手心和脚底有烧灼感、痒感和热感，因而"休克治疗箱"必须随时在身旁。注射后几小时还可能出现副作用，但罕见；如出现这种情况，患者务必在下一次注射之前告知医师。有疑虑时，特别是出现全身反应时，患者应立即向医师咨询。

（2）曾报道发生皮肤症状（如肉芽肿形成、特应性湿疹）。

（3）注射后偶尔发生嗜睡。

不良反应的治疗：

（1）患者在注射当天，应避免体力活动（以及避免饮酒、桑拿浴、热水沐浴等）。

（2）应准备肾上腺素注射器以应急。

（3）休克病人必须由医生监护24小时。

具体见表14-2。

表14-2　过敏反应急救治疗

症状	强烈局部反应	轻度全身反应	严重全身反应
	应皮丘直径大于 4cm（发红、瘙痒刺激、伪足）	皮丘直径大于 4cm（发红、瘙痒刺激、伪足），经淋巴细胞和血液初期播散，并发鼻炎、结膜炎、哮喘、扩散性皮疹或荨麻疹	警觉综合征，舌上下、咽部、手掌、足底有热感、瘙痒刺激。应开始治疗 严重血管舒缩性虚脱伴发绀，血压下降；心动过速；昏迷、呕吐；大小便失禁 迟发性全身反应：皮丘直径大于 4cm（发红、瘙痒刺激和伪足）；经淋巴细胞和血液初期播散，伴鼻炎、结膜炎、哮喘、扩散性皮疹或荨麻疹，眩晕感，甚至并发严重哮喘和昆克水肿（喉、气管） ↓
局部治疗	（1）变应原注射部位上方扎止血带 （2）用肾上腺素（1:1000）0.01～0.5ml/kg（体重），在变应原注射部位的周围封闭注射 （3）局部用类固醇乳剂	（1）变应原注射部位上方扎止血带 （2）用肾上腺素（1:1000）0.01～0.5ml/kg（体重），在变应原注射部位的周围封闭注射 （3）局部用类固醇乳剂	
全身治疗	（1）口服抗组胺剂 （2）必要时静脉注射抗组胺剂	（1）在未结扎手臂静脉留管 （2）静脉注射抗组胺剂 （3）用肾上腺素（1:1000）0.01～0.5ml/kg（体重）皮下注射，必要时多次注射，每 15 分钟注射一次 （4）使用β_2类肾上腺素能气雾剂；必要时使用氨茶碱 （5）静脉注射水溶性皮质类固醇（相当于 250～500mg 泼尼松龙） 持续监测血压和脉搏	抢救： （1）在变应原注射部位上方扎止血带，在另一手臂上静脉留管 （2）成人：注射 0.9%氯化钠稀释（1:10）的肾上腺素（1:1000）1.0ml（等于 0.1mg 肾上腺素） 儿童：注射 0.9%氯化钠稀释（1:10）的肾上腺素（1:1000）0.01ml/kg（体重） *边监测血压、脉搏，边缓慢静脉注射 *隔几分钟重复注射 *根据实际情况调整剂量 （3）静脉注射抗组胺剂 （4）静脉注射水溶性皮质类固醇（相当于 1000mg 泼尼松龙） （5）使用β_2类肾上腺素能气雾剂；必要时使用氨茶碱 （6）立即用电解溶液或葡萄糖液补充血容量 （7）使患者侧卧，以防窒息 （8）必要时使用心肺复苏术，供氧，人工呼吸，心脏按压等。 持续监测血压和脉搏

【禁忌证】（1）以下情况禁用　呼吸道炎症、哮喘发作状态、反应器官不可逆性病变（肺气肿、支气管扩张等）、严重急性或慢性病、炎症及发热、多发性硬化病、免疫系统疾病（自体免疫病、抗原-抗体复合物所致的免疫病、免疫缺陷等）、活动期肺结核、严重精神紊乱、同时服用β受体拮抗药（包括滴眼剂）或 ACE 抑制药、妊娠（可能引起过敏性休克）。

（2）肾上腺素常用于治疗过敏反应，故应注意肾上腺素禁忌证。

【注意事项】（1）注射前，患者必须无急性病症状，特别是无哮喘症状。每次注射前，要询问并记录患者对上一次注射的耐受情况及其伴随治疗、禁忌证和医嘱隔绝变应原等病史。

（2）必要时测定哮喘患者肺功能（如最大呼气流量）。根据患者治疗期病史数据，决定下次注射剂量。

（3）每次注射前，注射瓶要摇匀，核对制剂瓶上的患者姓名、制剂组成和浓度。

（4）如果变应原组成改变，或患者用过另一种脱敏制剂（包括口服剂），必须从最低浓度重新开始治疗。

（5）注射后偶见疲乏，开车、从事机器操作或悬空作业的患者尤其要注意。虽然对婴儿治疗可能无危险性，但哺乳期仍要权衡利弊，因为对哺乳妇女使用经验不足。

(6) 避免血管内注射(有呼吸困难危险)。

(7) 妊娠期妇女用药尚不明确。

(8) 5 岁以下儿童慎用,特别是因其顺从性和合作性不如成人。依从性好者可用。

(9) 如果同时接种抗病毒或抗细菌疫苗,应在最后一次脱敏注射后 1 周进行;接种疫苗后 2 周,可继续脱敏治疗,使用最后一次脱敏剂量的半量。随后根据剂量准则,每隔 7~14 天递增剂量。

(10) 老年患者用药尚不明确。

(11) 严重的急性或慢性心血管功能不全者慎用。

【药物相互作用】 (1)如果同时使用过敏类药物(如抗组胺药、皮质类固醇、肥大细胞膜稳定剂等)对症治疗,患者的耐受极限会受到影响;停用这些抗过敏类药后,有必要减少本品剂量,以避免过敏反应的发生。

(2) 过量使用脱敏制剂时,体内会释放组胺;而同时使用降压药,会增强组胺的血管扩张作用(相加作用)。

(3) 脱敏治疗期间,尽可能避免接触致敏物和引起交叉反应的变应原。

【用法与用量】 必须根据每个患者的反应确定剂量。以下推荐剂量仅作为参考,需根据患者既往史和试验反应结果,确定其敏感度。

(1) 初始治疗　尽可能在症状轻微时开始。①普通敏感患者依次注射:1 级浓度的 0.1ml、0.2ml、0.4ml、0.8ml,2 级浓度的 0.1ml、0.2ml、0.4ml、0.8ml,3 级浓度的 0.1ml、0.2ml、0.4ml、0.6ml、0.8ml、1.0ml,每次注射间隔时间为 1~2 周。②儿童和高度敏感患者依次注射:0 级浓度的 0.2ml、0.4ml、0.6ml、0.8ml,1 级浓度的 0.05ml、0.1ml、0.2ml、0.4ml、0.6ml、0.8ml,2 级浓度的 0.05ml、0.1ml、0.2ml、0.4ml、0.6ml、0.8ml,3 级浓度的 0.05ml、0.1ml、0.2ml、0.3ml、0.4ml、0.5ml、0.6ml、0.7ml、0.8ml、0.9ml、1.0ml,每次注射间隔时间为 1~2 周。为安全起见,如果初始治疗中断 2~4 周,继续治疗的注射量不得超过上次剂量的一半;如果初始治疗中断 4 周以上,必须以最

低浓度(1 级或 0 级)的最小剂量重新开始。即使间歇期也要谨慎地增大剂量至其耐受量(即各个患者的最大剂量),不得超过,否则可能出现过敏反应,特别是对儿童和高敏患者。虽然绝对最大剂量是 3 级浓度的 1.0ml,但各个患者的最大剂量不同。

(2) 维持治疗　达到个体最大剂量后,逐渐延长注射间隔时间至 4~6 周,1 年内给予此量作为加强剂量。使用新包装首剂量,不得超过上次剂量的 50%,随后增加剂量至个体最大剂量。根据患者的敏感度和对上次剂量的耐受程度,确定注射间隔时间。在维持治疗期间,如果超过预定的注射时间达 2 周注射,继续治疗的剂量不得超过上次剂量的一半;如果超过 2 周以上,剂量不得超过上次剂量的 5%;如果超过 1 年,必须重新开始治疗(见"初始治疗"项下)。在患者很好耐受上次剂量的基础上递增剂量;如果上次剂量不能很好耐受,使用上次剂量或减量。可根据以下准则用药:①强烈局部反应:重复使用上次耐受剂量。②轻微全身反应:把上次剂量降低 2~3 级。③严重全身反应:以 1 级(或 0 级)浓度重新开始。根据变态反应病程和严重程度,做出继续治疗的决定。

(3) 注射方法和疗程　在无菌条件下,由医生在上臂伸侧肘上一手宽处,用短套管针缓慢皮下深部注射。稍提起皮肤皱襞有助于插入皮下深部。注射后压迫注射部位 5 分钟。下次在另一臂注射。注射后,至少要监护患者 30 分钟,随后由医生做出评价。为了改善耐受性,约 0.5~1ml 的剂量可分为 2 次,分别在两臂注射。疗程一般 3 年;可能的话,在症状明显改善或消失后再治疗 1 年。

【制剂与规格】 (1)螨变应原注射液:初始治疗用 3 种浓度,分别为 5TU/ml,50TU/ml,500TU/ml;维持治疗用 1 种浓度:5000TU/ml。

(2) 粉尘螨滴剂:每瓶 2ml。粉尘螨滴剂 1 号:蛋白浓度 1μg/ml;粉尘螨滴剂 2 号:蛋白浓度 10μg/ml;粉尘螨滴剂 3 号:蛋白浓度 100μg/ml;粉尘螨滴剂 4 号:蛋白浓度 333μg/ml;粉尘螨滴剂 5 号:蛋白浓度 1000μg/ml。

第五节　生物制剂

近几十年来,慢性炎症性疾病的病理机制中特定炎症因子、炎症介质的作用机制的揭示以及淋巴细胞谱系的鉴定,明确了这类疾病的免疫靶点,由此产生的炎症性疾病的生物修饰物彻底改变了包括过敏性疾病、自身免疫性疾病和慢性炎症性疾病在内的治疗方法,这些生物制剂的靶向药物虽然较为昂贵,但能为患者提供更好的疾病控制,减少因皮质类固醇激素或其他免疫抑制剂

使用引起的副作用。

免疫球蛋白 E(Immunoglobulin E, IgE)最初由 Ishizaka 于 1967 年发现,IgE 在过敏性疾病如哮喘、过敏性鼻炎、食物过敏和特应性皮炎中的重要性已经得到明确。许多特应性患者的血清总 IgE 普遍升高,当过敏性疾病的易感个体接触变应原后,产生变应原特异性的 IgE,然后 IgE 与肥大细胞和嗜碱性粒细胞表面的高亲和

力 IgE 受体 Fc εRI 结合，当机体再次接触变应原后，变应原与细胞表面 IgE 的 Fab 结合，使相邻的 IgE 分子形成交联，从而启动细胞内信号传导，导致预成的和快速合成介质的释放。多年来，抑制肥大细胞和嗜碱性粒细胞脱颗粒的后果一直是变态反应性疾病的一个重要治疗目标，例如使用白三烯调节剂和抗组胺药物阻断特定介质的作用，或使用皮质类固醇激素减少过敏性疾病的炎症反应。而抗 IgE 的人源化单克隆抗体这种新的生物制剂的出现为变态反应性疾病的治疗提供了一个新的手段。

奥马珠单抗[医保(乙)]
Omalizumab

【特殊说明】 在 2~8℃ 条件下冷藏。不得冷冻。本品必须存放在儿童不可触及的地方。

【成分】 活性成分为奥马珠单抗。奥马珠单抗为采用基因重组技术以中国仓鼠卵巢细胞生产的人免疫球蛋白 E 人源化单克隆抗体。其分子结构由两条 450-或 451 个氨基酸残基组成的重链和两个 218 个氨基酸残基组成的轻链构成。两条重链都含有连接在蛋白骨架的 Asn301 低聚糖链。分子量约为 150000 道尔顿。冻干粉辅料为蔗糖、L-组氨酸、L-盐酸组氨酸一水合物和聚山梨酯 20。稀释液为灭菌注射用水。复溶后，每瓶中奥马珠单抗浓度为 125mg/ml（150mg 溶于 1.2ml 溶剂）。

【适应证】 (1)CDE 适应证 注射用奥马珠单抗仅适用于治疗确诊为 IgE(免疫球蛋白 E)介导的哮喘患者。本品适用于成人和青少年(12 岁及以上)患者，用于经吸入型糖皮质激素和长效吸入型β₂肾上腺素受体激动剂治疗后，仍不能有效控制症状的中至重度持续性过敏性哮喘。本品能降低这些患者的哮喘加重率。

(2) 国外适应证 H₁ 抗组胺治疗仍保留症状性的慢性特发性荨麻疹成年和青少年(12 岁和以上)。

【药理】 (1)药效学 本品治疗受试者在接受过敏原刺激后，其嗜碱性粒细胞的体外组胺释放量与治疗前相比下降约 90%。过敏性哮喘患者的临床研究中，首次给药后 1 小时内血清中游离 IgE 水平呈剂量依赖性下降，两次给药之间维持该水平。应用本品治疗终止一年后，IgE 水平恢复至治疗前水平，本品洗脱后未发现 IgE 水平反弹。

(2) 药动学 在成人和青少年过敏性哮喘患者中研究了本品的药代动力学。

吸收：皮下给药后，本品吸收的平均绝对生物利用度为 62%。成人和青少年哮喘患者接受单次皮下注射本品治疗后，其吸收缓慢，平均在给药后 7 至 8 天达到血清峰浓度。剂量大于 0.5mg/kg 时，本品的药代动力学呈

线性。在哮喘患者中，本品多次给药后，稳态下 0~14 天药-时曲线下面积是首次给药后 0~14 天药-时曲线下面积的 6 倍。

分布：体外研究中，本品与 IgE 结合形成一定大小的复合物。在体外和体内研究中未发现复合物沉淀和分子量大于 100 万的复合物。患者接受皮下注射给药后的表观分布容积为(78±32)ml/kg。

消除：本品消除包括 IgG 清除过程以及通过与靶向配体 IgE 特异性结合和形成复合物进行清除。肝脏消除 IgG 包括网状内皮系统和内皮细胞降解。也可通过胆汁排出完整 IgG。哮喘患者中，本品血清消除半衰期平均为 26 天，表观清除率平均为(2.4±1.1)ml/(kg·d)。体重加倍，表观清除率近似加倍。

有限数据分析提示，哮喘患者中对年龄(6~76 岁)、人种、种族、性别或体重指数不需进行剂量调整。没有肝肾损害患者的药代动力学和药效学数据。

【不良反应】 12 岁和 12 岁以上成人和青少年患者临床试验期间，最常见不良反应为头痛和注射部位不良反应，包括注射部位疼痛、肿胀、红斑和瘙痒。6 至 <12 岁儿童临床试验中，最常见的不良反应为头痛、发热和上腹痛。这些反应多为轻度或中度。见表 14-3。

表 14-3 奥马珠单抗不良反应

感染与侵染	
偶见	咽炎
罕见	寄生虫感染
血液与淋巴系统	
未知	特发性血小板减少症包括重度病例
免疫系统	
常见	过敏反应和其他严重过敏性疾病，产生抗奥马珠单抗的抗体
未知	血清病可包括发热和淋巴结病
神经系统	
常见	头痛*
偶见	晕厥、感觉异常、嗜睡、头晕
血管	
偶见	体位性低血压、潮红
呼吸、胸部和纵隔	
偶见	过敏性支气管痉挛、咳嗽
罕见	咽喉水肿
未知	过敏性肉芽肿性血管炎(即 Churg-Strauss 综合征)
胃肠道	
常见	上腹痛**
偶见	消化不良体征和症状、腹泻、恶心

续表

皮肤和皮下组织	
偶见	光敏性、荨麻疹、皮疹、瘙痒
罕见	血管性水肿
未知	脱发
肌肉骨骼和结缔组织	
罕见	系统性红斑狼疮
未知	关节痛、肌痛、关节肿胀
全身和用药部位不适	
十分常见	发热**
常见	注射部位不良反应,如肿胀、红斑、疼痛、瘙痒
偶见	流感样疾病、胳膊肿胀、体重增加、疲劳

注:*:在 6 至<12 岁儿童中十分常见。

**:6 至<12 岁儿童。

免疫系统 Ⅰ型变态反应:本品治疗时可能出现Ⅰ型局部或全身变态反应(包括过敏性反应和过敏性休克),长期治疗后也可能发生上述反应。大部分反应在第一次和后续注射本品的 2 小时内出现,但有一些反应发生在 2 小时以后,甚至发生在注射 24 小时后。因此,使用本品治疗后,患者应始终有急救用治疗过敏反应的药品。应告知患者可能出现此类反应,如果发生过敏反应,应立即寻求医疗救助。临床试验中极少出现过敏反应。在少量临床试验患者中检出了抗奥马珠单抗的抗体。尚未完全了解抗奥马珠单抗抗体的临床相关性。

血清病:在人源化单克隆抗体(包括奥马珠单抗)治疗患者中,出现血清病和血清病样反应(迟发的Ⅲ型变态反应)。典型发作时间为第一次,或后续注射给药后,或在长期治疗后 1～5 天。血清病症状包括关节炎/关节痛、皮疹(荨麻疹或其他类型皮疹)、发热和淋巴结病。抗组胺药和糖皮质激素可用于预防和治疗该疾病。

Churg-Strauss 综合征和嗜酸性粒细胞增多综合征:重度哮喘患者很少出现全身性嗜酸性粒细胞增多综合征或过敏性嗜酸性肉芽肿性血管炎(Churg-Strauss 综合征),常用全身性糖皮质激素治疗上述症状。在罕见情况下,抗哮喘药物(包括奥马珠单抗)治疗患者存在或出现全身性嗜酸性粒细胞增多和血管炎。这些事件通常与口服糖皮质激素剂量下降有关。在这些患者中,医生应警惕患者出现显著嗜酸性粒细胞增多、血管炎性皮疹、肺部症状加重、鼻旁窦异常、心脏并发症和(或)神经病。重度病例中出现上述免疫系统疾病时,应停止本品治疗。

【禁忌证】 对本品活性成分或者其他任何辅料有过敏反应者禁用。

【注意事项】 (1)一般说明 本品不适用于急性哮喘加重、急性支气管痉挛或哮喘持续状态的治疗。尚未在高免疫球蛋白 E 综合征、过敏性支气管肺曲霉病及预防过敏反应(包括由食物过敏、特异性皮炎或过敏性鼻炎引起的过敏反应)的患者中进行本品研究。因此本品不适用于治疗上述疾病。本品尚未对自身免疫性疾病、免疫复合物介导疾病及已有肾损害或肝损害患者中进行治疗的研究。该患者人群应慎用本品。建议不要在开始本品治疗后突然中断全身或吸入型糖皮质激素治疗。应在医师的直接监督下减少糖皮质激素的用量,可逐渐降低剂量。对操作人员,建议仅可采用皮下注射给药方法,不得采用静脉注射或肌内注射给药方法。

(2)本品对驾驶和操作机械的能力没有影响或影响可以忽略不计。

(3)孕妇及哺乳期妇女用药 关于孕妇应用本品的数据有限。动物研究表明,本品对生殖系统毒性均未产生直接或间接的有害作用。本品可通过胎盘屏障,尚不确定对胎儿是否有潜在伤害。除非确实必须,否则妊娠期间不应使用本品。

(4)本品预计会分泌至人乳汁中。非人类灵长类动物的资料显示本品可分泌至乳汁中,不能排除对新生儿/婴儿的风险。哺乳期妇女如需本品,权衡获益和风险综合考虑。

(5)儿童用药 尚未明确本品在儿童人群(6 岁以下)中应用的有效性和安全性。尚未在 6 岁以下儿童患者中进行本品的临床试验。

(6)老年用药 老年患者(65 岁及以上)使用本品的数据有限,但无证据表明老年患者需要的剂量不同于 65 岁以下成人患者。

【药物相互作用】 (1)由于一些蠕虫感染的免疫应答可能涉及 IgE,本品可能间接降低治疗蠕虫或其他寄生虫感染药物的疗效。

(2)本品的清除不涉及细胞色素 P450 酶、外排转运体和蛋白结合机制,因此药物之间相互作用可能性很小。尚未进行本品与其他药品或疫苗相互作用的研究。没有药理学数据推测哮喘常用治疗药物与本品有相互作用。

(3)临床研究中,本品常与吸入型或口服糖皮质激素、吸入型短效和长效β激动剂、白三烯受体拮抗剂、茶碱和口服抗组胺药联合治疗。现有数据未显示本品与其他常用哮喘治疗药物合用时安全性发生改变。本品与特异性免疫疗法(低敏疗法)联用的数据有限。

【给药说明】 从微生物角度来说,本品复溶后应立即使用。如果复溶后不能立即使用,复溶溶液在 2～8℃不可超过 8 小时。

【用法与用量】 本品应由具有诊断和治疗中至重度持续性哮喘经验的医生使用。

用量：根据基线 IgE（IU/ml，治疗开始前测定）和体重（kg），确定本品合适的给药剂量和给药频率。开始给药前，应采用市售血清总 IgE 测定产品检测患者 IgE 水平，以确定给药剂量。根据上述测定结果，每次给药剂量为 75～600mg，按照需要分 1～4 次注射。IgE 水平低于 76IU/ml 的患者获益不明显。对于 IgE 水平低于76IU/ml 的成人和青少年以及 IgE 低于 200IU/ml 的儿童（6 至<12 岁），在开始治疗前，处方医生应确认体外测定（RAST）结果已明确其对常年性过敏原过敏。表 14-4 为换算表，表 14-5 和表 14-6 为成人和青少年（12 岁及以上）和儿童（6 至<12 岁）的剂量确定表。基线 IgE 水平或体重（kg）在给药剂量表范围外的患者，不应给予本品治疗。本品最大推荐给药剂量为 600mg，每 2 周给药一次。

表 14-4　每次给药时给药剂量与注射次数（瓶数）和总注射体积的换算

给药剂量（mg）	注射次数（瓶数）[a]	总注射体积（ml）
75	1	0.6
150	1	1.2
225	2	1.8
300	2	2.4
375	3	3.0
450	3	3.6
525	4	4.2
600	4	4.8

a. 本品一瓶的最大给药体积为 1.2ml，相当于 150mg 奥马珠单抗；0.6ml 给药体积相当于 75mg 奥马珠单抗。

表 14-5　每 4 周给药一次：以皮下注射方式每 4 周注射本品一次　　（剂量单位：毫克/次）

基线 IgE (IU/ml)	体重（kg）									
	≥20～25	>25～30	>30～40	>40～50	>50～60	>60～70	>70～80	>80～90	>90～125	>125～150
≥30～100	75	75	75	150	150	150	150	150	300	300
>100～200	150	150	150	300	300	300	300	300	450	600
>200～300	150	150	225	300	300	450	450	450	600	
>300～400	225	225	300	450	450	450	600	600		
>400～500	225	300	450	450	600	600				
>500～600	300	300	450	600	600					
>600～700	300		450	600						
>700～800										
>800～900					每两周给药一次：见表 14-6					
>900～1000										
>1000～1100										

表 14-6　每 2 周给药一次：以皮下注射方式每 2 周注射本品一次　　（剂量单位：毫克/次）

基线 IgE (IU/ml)	体重									
	≥20～25	>25～30	>30～40	>40～50	>50～60	>60～70	>70～80	>80～90	>90～125	>125～150
≥30～100	每 4 周给药一次：见表 14-5									
>100～200										
>200～300										375
>300～400									450	525
>400～500							375	375	525	600
>500～600						375	450	450	600	
>600～700		225			375	450	450	525		
>700～800	225	225	300	375	450	450	525	600		
>800～900	225	225	300	375	450	525	600			
>900～1000	225	300	375	450	525	600				
>1000～1100	225	300	375	450	600					
>1100～1200	300	300	450	525	600	禁用：尚未获得推荐给药剂量数据				
>1200～1300	300	375	450	525						
>1300～1500	300	375	525	600						

治疗疗程、监测和剂量调整：本品用于长期治疗。临床试验证明，至少经过12～16周应用本品治疗后，才能显示出有效性。本品治疗16周时，应由患者的主治医师对患者的治疗有效性进行评价，以确定是否继续给药。本品治疗16周后或后续治疗中，应根据总体哮喘控制效果是否出现显著改善，决定是否继续应用本品的治疗。中止本品治疗通常会导致游离IgE水平恢复至较高水平和相关症状的复发。治疗期间总IgE水平升高，且治疗中止一年内总IgE仍维持高水平。因此，不能根据本品治疗期间重新测得的IgE水平重新确定本品的给药剂量。治疗中断不足一年时，给药剂量的确定应以首次剂量确定时测得的血清IgE水平为依据。只有当本品治疗已经中断一年或以上时，才可以根据重新测得的总血清IgE水平确定给药剂量。当体重发生显著变化时，应调整剂量(表14-5和表14-6)。

用法：仅供皮下注射使用。不得采用静脉注射或肌内注射给药方法。在上臂的三角肌区进行皮下注射给药。如果因一些原因不能在三角肌区注射，也可在大腿部注射给药。患者自行注射本品的经验有限。所以，本品仅供医疗保健专业人员给药。使用和处理指导原则参见说明书。从微生物角度来说，本品复溶后应立即使用。

【制剂与规格】　奥马珠单抗冻干粉：150mg/瓶。

第十五章　维生素、矿物质和肠外肠内营养药

对绝大多数患者来说，治疗住院患者的疾病是第一线的，因为患者的营养风险、营养不良或严重营养不良是疾病导致的。这些住院患者的营养不良是属于疾病相关性营养不良（disease related malnutrition，DRM）。

（1）疾病相关营养不良及营养诊疗三步骤流程（图 15-1）。

营养用药是营养支持疗法中的重要组成部分。营养支持疗法包括营养补充、营养支持及营养治疗。

临床医师、护士、药师及营养师实施营养支持疗法需营养诊疗三步骤，即营养风险筛查、营养不良诊断、营养干预（包括干预后监测）。

住院患者的营养不良或严重营养不良是疾病相关营养不良，不能单靠补充营养素，而应把治疗疾病作为首要目标。

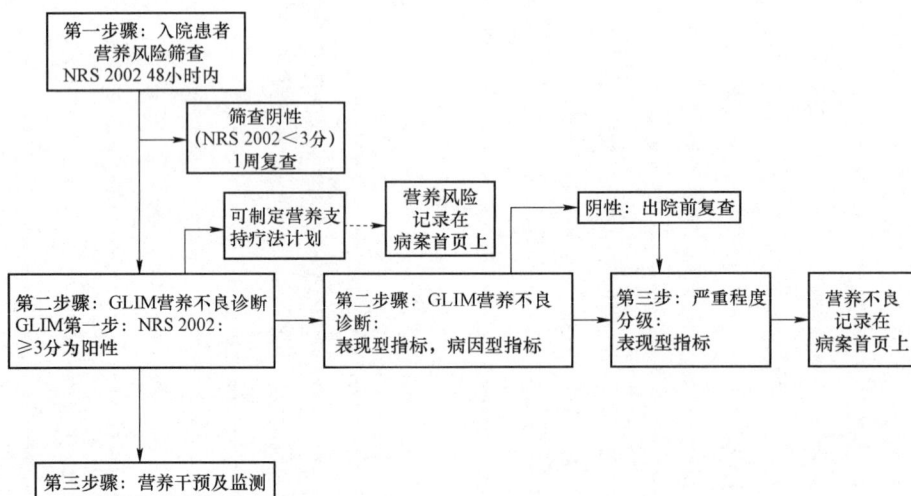

图 15-1　疾病相关营养不良及营养诊疗三步骤流程

（2）应用肠外肠内营养支持疗法，执行营养诊疗第一步为营养风险筛查。

营养风险筛查（NRS 2002）工具，在我国有前瞻性临床有效性验证。2004 年 12 月 4 日，中华医学会肠外肠内营养学分会（CSPEN）成立后一天，分会的常委会组建"营养风险-营养不足-营养支持-临床结局-成本效果比（Nutritional risk-Undernutrition-Support-Outcome-Cost effectiveness ratio，NUSOC）多中心协作组"。17 年以来，中国北京协和医院基本外科、上胃肠病组、肠外肠内营养课题小组-丹麦哥本哈根大学人类营养学系 Kondrup-美国约翰霍普金斯大

学护理学院 Nolan 三方合作制订研究计划，按三阶段临床研究计划开展多中心横断面调查研究与前瞻性队列研究。该协作组提供了为肠外肠内营养有关药物的合理应用、患者受益的中国人的数据资料。

NRS 2002 与临床结局相呼应，包括感染性并发症发生率、病死率、住院时间(实际及理想住院时间)、成本效果比、生活自理能力等复合结局指标。从合理应用、患者受益出发，以改善患者临床结局为目标。

入院患者 48 小时内进行营养风险筛查。营养风险筛查阴性(NRS 2002<3 分)，建议每周复评一次。

近年发表于柳叶刀(The lancet)的实用型随机对照研究显示，营养风险筛查(NRS 2002)为阳性的患者，有营养干预和没有营养干预两组的临床结局有统计学差异。

(3)第二步　营养不良的诊断。

营养不良的诊断应用 GLIM 标准(共识)，GLIM 为 global leadership initiative malnutrition 的简写，中文为：全球(营养)领导层倡议营养不良诊断标准(共识)。2018 年美国肠外肠内营养学会(American Society for Parenteral and Enteral Nutrition，ASPEN)和欧洲临床营养和代谢学会(European Society for Clinical Nutrition and Metabolism，ESPEN)网站全文发表。GLIM 在"全国名词审定委员会-肠外肠内营养学分委员会名词- 2019"及"术语在线"中均有表述。

GLIM 中的某些阈值可能会随着时间的推移而有演变，但是从主观评定营养不良(如：SGA，PG-SGA)，发展到客观诊断营养不良(如：GLIM)的理念不会改变。在中国，GLIM 有待高质量的前瞻性临床有效性验证的论文报告。

2016 年《疾病分类与代码》GB/T(中国 ICD-10 扩充版)、2019 年《关于全国三级公立医院绩效考核通知》〔2019〕及国家医保局信息业务数据库等三个方面文件均收录了营养风险、营养不良和严重营养不良作为疾病名称。

中华医学会肠外肠内营养学分会(Chinese Society for Parenteral and Enteral Nutritional，简称 CSPEN)推荐肠外肠内营养支持疗法需要分出哪些患者应该给予肠外肠内营养支持疗法，以期改善患者的临床结局。

GLIM 的营养不良诊断的第二步即在营养风险筛查阳性基础上，需至少符合表现型指标之一和病因型指标之一，才可诊断营养不良。GLIM 的营养不良诊断第三步是根据表现型指标进行严重程度分级，分出严重营养不良患者。

住院患者发生营养不良与患者的疾病有关，而不是单纯由于缺乏食物供应的营养不良，所以对住院患者的疾病治疗是首要的。

(4)第三步　合理的肠外肠内营养用药干预及监测。

广义的营养干预包括：肠外营养、肠内营养(管饲)、口服营养补充(ONS)和注册营养师咨询。

合理的肠外肠内营养支持疗法与糖电解质输液群体相比，接受合理营养支持疗法群体的感染性并发症发生率降低。

也有研究表明，对于入院 48 小时内有营养风险者，合理的营养支持群体的感染性并发症发生率降低，费用无明显增加。在营养支持疗法的实施过程中，脏器功能、电解质监测和结局评定是必需的。

(5)维生素、矿物质、微量元素。维生素是一类维持机体正常代谢和身体健康必不可少的小分子有机化合物，疾病状态下需要药物制剂补充。

钙、磷参与骨代谢。钙离子与机体许多功能密切相关。磷是体内能量代谢和蛋白质合成必需元素。对原有严重营养不良患者的磷制剂补充，在"再喂养综合征"的治疗中，显示特别重要的功能。如果没有合理的磷补充，患者可能有生命危险。长期接受肠外营养支持疗法的患者可能出现镁缺乏引起的并发症，需注意镁的补充。

微量元素的生理功能包括参与酶的构成与激活，参与激素及维生素的合成，调控自由基的水平等。目前微量元素约有 70 种，长时间的肠外、肠内营养支持疗法时，需补充微量元素。

在肠外营养用药的组成里，也包括静脉多种维生素。目前临床处方的调查研究数据显示，有的处方超量使用静脉多种维生素制剂，也有使用高价格的转化糖注射液顶替价格合理的葡萄糖注射液，导致药费用大大增加。个别医院肠外营养输液的费用有高达 2000 余元/天。所以推广合理用药理念，对肠外营养(包括静脉多种维生素)用药方面来说，特别重要。

第一节　维　生　素

维生素(vitamin)是维持人体生命活动所必需的一类低分子有机化合物，在体内含量极微，但在机体的生长、发育、代谢等过程中起着关键性作用。维生素的种类很多，理化性质各不相同，有着不同的作用机制，但它们有着共同的特点。

维生素的特点有：①维生素或其前体化合物(亦称维

生素原)存在于天然食物中，人体内一般不能合成或合成量少(维生素 D 除外)，不能满足机体需要，须每天由食物供给。即使有些维生素如维生素 K、维生素 B_2 能由肠道微生物合成一部分，但不能替代从食物中获取这些维生素。②维生素在体内不能提供能量，也不是机体组织的结构成分。③许多维生素常以辅酶或辅基的形式参与酶的构成，维持酶的活性，在人体物质代谢过程中起着关键的作用。但至今仍有一些维生素的某些作用尚未完全清楚。④生理需要量少，人体只需要极少量(每日仅以 mg、μg 计)就能满足需要，但不能缺少。缺乏任何一种维生素都能引起疾病，即维生素缺乏症(vitamin deficiency)。有的维生素过量会引起中毒，如维生素 A、维生素 D 等。⑤有的维生素具有几种类似结构、生物活性相近的化合物，如维生素 A_1 与维生素 A_2，维生素 D_2 与维生素 D_3，吡哆醇、吡哆醛、吡哆胺等。

维生素种类很多，从营养学角度按其溶解性分为脂溶性维生素与水溶性维生素两大类。

(1)脂溶性维生素　包括维生素 A、维生素 D、维生素 E、维生素 K。

其共同特点：①溶于脂肪及有机溶剂(如苯、乙醚及三氯甲烷)中，不溶于水；②在肠道随脂肪经淋巴系统吸收，从胆汁少量排出，当脂肪吸收不良时，它们的吸收明显减少；③能在体内积存，主要贮存于脂肪组织与肝脏；④缺乏时症状出现缓慢，有的脂溶性维生素过量摄入可引起中毒；⑤在食物中常与脂类共存，脂肪酸败时，脂溶性维生素易被破坏。

(2)水溶性维生素　包括B族维生素，如维生素 B_1、维生素 B_2、烟酸、维生素 B_6、叶酸、维生素 B_{12}、泛酸、生物素等和维生素C。

它们的共同特点：①溶于水，而不溶于脂肪及脂溶剂；②不易在体内积存，摄入过量时多余的将从尿中排出；③摄入过多时，一般无明显中毒表现，但可干扰其他营养素的代谢；④绝大多数水溶性维生素缺乏症状出现较快，故必须每天经膳食摄入；⑤当组织中维生素耗竭时，摄入的维生素被组织利用，从尿中排出减少，故可利用尿负荷试验鉴定其营养水平。

人体维生素缺乏是一个渐进的过程，开始仅表现在组织中维生素储存量降低，然后出现相关生化指标异常，生理功能降低，继续发展则引起组织病理改变，出现维生素缺乏的临床症状和体征，临床上常发生多种维生素混合缺乏的症状和体征。

一、单剂

维生素 A [药典(二)；医保(乙)]

Vitamin A

【适应证】　用于预防和治疗维生素 A 缺乏症，如夜盲症、眼干燥症、角膜软化、皮肤粗糙等。

【药理】　(1)药效学　维生素 A 是一种较复杂的不饱和一元醇，包括维生素 A_1(视黄醇)和 A_2(3-脱氧视黄醇)。主要存在于动物肝、脂肪、乳汁、蛋黄内。食物中的维生素 A 含量用视黄醇当量(RE)表示，1 单位(U)的维生素 A=0.3μg 维生素 A=0.3RE，凡能转化为视黄醇的类胡萝卜素(存在于有色蔬菜及黄色水果中，主要为β-胡萝卜素)，都称为维生素 A 原，人体约能吸收食物中摄入维生素 A 原的 1/3。1μg 胡萝卜素=0.167RE。维生素 A 具有促进生长、繁殖、维持正常骨骼上皮组织视力和黏液分泌等生理功能。视黄醇在体内可转化为视黄酸和视黄醛。视黄醛与视蛋白合成视紫红质，视紫红质是感光的物质，视网膜中的视紫红质在感光过程中不断分解与再生，维生素 A 缺乏时视紫红质合成减少，暗适应视觉减低，严重时产生夜盲。

(2)药动学　维生素 A 口服易吸收，胆汁酸、胰脂酶、中性脂肪、维生素 E 及蛋白质均促进维生素 A 的吸收，吸收部位主要在十二指肠、空肠。正常情况下，体内维生素 A<5%与血浆脂蛋白结合，大量摄入维生素 A 时，肝内贮存已达饱和，蛋白结合率可达 65%。高脂蛋白血症时维生素 A 与脂蛋白结合量增高。维生素 A 主要贮存于肝内(约含成人 2 年需要量)，少量贮于肾、肺。肝内维生素 A 动员需锌参与。维生素 A 自肝释出后与视黄醇结合蛋白结合进入血循环。维生素 A 在肝内代谢，随粪便、尿液排出。哺乳期妇女有部分维生素 A 分泌于乳汁中。

【不良反应】　摄入过量维生素 A，可致严重中毒，甚至死亡，可以分为急性中毒、慢性中毒，故处方前应评估饮食、保健品与合并用药中维生素 A 的影响。

(1)急性中毒　可发生于口服单剂量摄入维生素 A(成人 100 万～150 万 U，小儿超过 7.5 万～30 万 U)6 小时后，患者出现异常激动或骚动、头晕、嗜睡、复视、严重头痛、呕吐、腹泻、脱皮(特别是唇和掌)，婴儿头部可出现凸起肿块，并有骚动、惊厥、呕吐等颅内压增高、脑积水、假性脑瘤表现。

(2)慢性中毒　可发生于长期服用剂量大于 10 倍推荐剂量人群。可表现为共济失调、脱发、高脂血症、肝毒性、骨头和肌肉疼痛、视觉障碍、肿胀、皮肤瘙痒、口唇干裂、疲劳、软弱、全身不适、发热、头痛、呕吐、颅内压增高、视盘水肿、皮肤对阳光敏感性增高及其他非典型症状。停药后中毒症状多在 1 周内缓解，亦可持续数周，肝脏发生纤维化则不可逆。

【禁忌证】　(1)对维生素 A 药品和辅料有超敏反应者禁用。

(2)维生素 A 过多症时禁用。

【注意事项】　(1)妊娠期对维生素 A 需要量略增多，但不宜大量摄入。妊娠期妇女摄入大量维生素 A 时有报道可能致胎儿畸形，如小头畸形、心脏畸形、泌尿道畸形、生长迟缓、早期骨骺愈合等。维生素 A 能从乳汁分泌，哺乳期妇女摄入增加时，应注意婴儿自母乳中摄取的维生素 A 量。妊娠动物服过量维生素 A 可能致胎仔中枢神经系统、脊柱、肋骨、心脏、眼及泌尿道畸形。维生素 A 过量摄入期间应避孕。妊娠期妇女如有维生素 A 摄入过量中毒，应进行有无胎儿致畸风险的咨询。

(2)儿童　①长期大剂量应用可引起维生素 A 过多症，甚至发生急性或慢性中毒。②婴幼儿对大量或超量维生素 A 较敏感，应谨慎使用。③制剂有胶丸、注射液等。

(3)老年人长期服用维生素 A，可能因视黄基醛廓清延迟而致维生素 A 过量。

(4)大剂量或长期服用维生素 A 可能引起齿龈出血，唇干裂。

(5)肝脏功能不全、肾衰竭、酗酒或者使用某些药物如米诺环素等四环素类时慎用维生素 A。

(6)对诊断的干扰　慢性中毒时，血糖、尿素氮、血钙、血胆固醇和甘油三酯浓度增高。大剂量应用时红细胞和白细胞计数可下降；血沉增快，凝血酶原时间缩短。

(7)监测　维生素 A 主要贮存在肝脏中，血浆中的水平可能无法反映其真实浓度。

(8)随访监测　暗适应试验，眼震颤电动图，血浆胡萝卜素及维生素 A 含量测定。

【药物相互作用】　(1)制酸药氢氧化铝可使小肠上段胆酸减少，影响维生素 A 的吸收。

(2)抗凝药大量维生素 A(25000IU/d，30 日以上)与华法林或肝素合用，可能增加出血风险。

(3)口服避孕药可提高血浆维生素 A 浓度。

(4)降胆固醇树脂如考来烯胺(colestyramine)、矿物油、新霉素、硫糖铝能干扰维生素 A 吸收。

(5)与维生素 E 合用时，可促进维生素 A 吸收，增加肝内贮存量，加速利用和降低毒性，但大量维生素 E

服用可耗尽维生素 A 在体内的贮存。

(6)与米诺环素合用时可能导致假性脑瘤及相关不良反应。

【给药说明】　(1)无肠道吸收障碍时均采取口服给药。

(2)脂肪吸收不良或胆酸缺乏时，起初阶段可用肠外途径给药。

(3)胆酸减少时维生素 A 用量适当增加。

(4)水溶性维生素 A 注射液不得用于静脉注射，误用有发生过敏性休克的危险，严重时可致死。

(5)维生素 A 广泛存在于黄色及绿色果蔬中，肝、黄油、蛋黄中含量较丰富，菜蔬中维生素 A 烹饪不会被破坏，成人长期每日服用维生素 A 过量，凡血中维生素 A 浓度超过 100μg/100ml 时，可考虑为中毒，应立即停用。

【用法与用量】　口服　(1)预防用量　男性青年及成人每日 5000U(1500RE)，女性青年及成人每日 4000U(1200RE)，妊娠期妇女 4000U(1200RE)，哺乳期每日 6000U(1800RE)。

(2)治疗用量　成人维生素 A 缺乏，每日口服 1 万～2.5 万 U(3000～7500RE)，服用 1～2 周；眼干燥症，每日口服 2.5 万～5 万 U(7500～15000RE)，服用 1～2 周。

(3)胃肠道外给药　患者如有呕吐、恶心或手术前后、吸收不良综合征、眼损害较严重时，可给维生素 A 肌内注射，成人每日 6 万～10 万 U(1.8 万～3 万 RE)，连用 3 日，继用每日 5 万 U(1.5 万 RE)，共 2 周。

(4)儿童　①口服：维生素 A 缺乏，维生素 A 胶丸每日 5000U/kg。②肌内注射：伴有眼干燥症及消化道吸收不良时，可肌内注射维生素 A 注射剂，每日 2.5 万～5 万 U(7500～15000RE)，至症状体征好转。③WHO 推荐用量：对营养不良等，6 个月～1 岁口服维生素 A 10 万 U(单剂量)；1 岁以上口服 20 万 U(单剂量)。眼干燥症，6 个月～1 岁首日口服 10 万，第 2 日及 4 周后各服 10 万 U；1 岁以上口服 20 万 U，次日及第 4 周各服 20 万 U。

【制剂与规格】　维生素 A 胶丸：(1)2500 单位；(2)5000 单位；(3)2.5 万单位。

维生素 A 眼用凝胶剂：10g:0.1g。

维生素 AD 滴丸：维生素 A:维生素 D：(1)2000 单位: 700 单位；(2)1500:500；(3)1800:600。

倍他胡萝卜素
Beta Carotene

【适应证】　用于各种原因所致的倍他胡萝卜素不足、

缺乏症或需求增加。

【药理】 (1)药效学 本品是维生素 A 的前体，对日光照射原卟啉所产生的过氧化基有清除作用。在人体内胡萝卜素通过氧化酶的作用，游离出两分子维生素 A，固具有维生素 A 的作用。

(2)药动学 口服本品后，以食物中脂肪为载体，在含胆汁的小肠液中被吸收，大部分以原型贮存在各种组织，特别是贮于脂肪中，小部分在肝脏通过氧合酶的作用，转变为维生素 A，主要经肠道代谢，由粪便排出。

【不良反应】 服药期间可能出现不同程度的皮肤黄染，大便溏薄，个别患者可有瘀斑、关节痛，停药后均可自行消失。

【禁忌证】 对本品过敏者禁用。

【注意事项】 (1)有严重肝、肾功能损害者，妊娠期妇女和哺乳期妇女慎用。

(2)治疗红细胞生成性原卟啉症多在服药 2～6 周起效，如 6 周后未见疗效者，可适当增大剂量，直至掌心皮肤出现黄染，然后逐渐减量。

【药物相互作用】 与奥利司他合用，会降低本品的效用。服用本品期间不宜服用维生素 A。

【用法与用量】 口服 预防维生素 A 缺乏症：6～15mg，每日 1 次。

用于红细胞生成性原卟啉症：每次 60mg，每日 3 次，剂量范围每日 30～200mg，饭后服用，一个疗程 8 周左右。

儿童 口服：一日 30～150mg，分 2～3 次。

【制剂与规格】 咀嚼片：15mg。

软胶囊：15mg。

硬胶囊剂：6mg。

维 生 素 B₁ ^[药典(二)；国基；医保(甲)；医保(乙)]
Vitamin B₁

【适应证】 适用于维生素 B₁ 缺乏所致的脚气病或 Wernicke 脑病的治疗。亦可用于维生素 B₁ 缺乏引起的周围神经炎、消化不良等的辅助治疗。

【药理】 (1)药效学 维生素 B₁ 参与体内糖代谢中丙酮酸和α-酮戊二酸的氧化脱羧反应，是糖类代谢所必需辅酶，维持正常糖代谢及神经、消化系统功能。摄入不足可致氧化受阻形成丙酮酸，乳酸堆积，并影响机体能量供应。其症状主要表现在神经和心血管系统，出现感觉神经和运动神经均受影响的多发性周围神经炎，表现为感觉异常，神经痛，四肢无力，以及肌肉酸痛和萎缩等症状。心血管方面因为血中丙酮和乳酸增多，使小

动脉扩张，舒张压下降，心肌代谢失调，故易出现心悸、急促、胸闷，心脏肥大，肝肺充血和周围水肿等心脏功能不全的症状。消化道方面表现为食欲下降导致衰弱和体重下降等。

(2)药动学 胃肠道吸收，主要在十二指肠。吸收不良综合征或饮酒过多能阻止吸收。吸收后分布于各组织，$t_{1/2}$ 为 0.35 小时。肝内代谢，经肾排泄，正常人每日吸收维生素 B₁5～15mg。

【不良反应】 维生素 B₁ 对正常肾功能者几乎无毒性。过量使用可以出现发绀、坐立不安、消化道出血、恶心、喉部紧缩感、乏力。注射用药时可产生过敏反应如出现皮疹、瘙痒、哮鸣、血管神经性水肿、肺水肿等个别过敏性休克，故仅重症者补充的采用注射用药。

【禁忌证】 对维生素 B₁ 过敏者禁用。

【注意事项】 (1)大剂量应用时，测定血清茶碱浓度可受到干扰，测定尿酸浓度可呈假性增高，尿胆原可呈假阳性。

(2)治疗 Wernicke 脑病注射葡萄糖前，应先应用维生素 B₁。

(3)维生素 B₁ 一般可由正常食物中摄取，较少发生单一维生素 B₁ 缺乏表现，使用复合维生素 B 制剂较宜。

(4)本品常见用法为口服和肌内注射，不宜静脉注射。注射时偶见过敏反应，个别可发生过敏性休克，故除急需补充的情况外，很少采用注射。

(5)肝肾功能不全时无须调整剂量；老年人剂量参照成人用法。

(6)儿童 治疗剂量对正常肾功能几乎无毒性。

【药物相互作用】 维生素 B₁ 在碱性溶液中易分解，与碱性药物如碳酸氢钠、枸橼酸钠配伍，易引起变质。本品不宜与含鞣质的中药和食物合用。

【用法与用量】 (1)预防用量 推荐膳食中每日摄入维生素 B₁ 量，女性青年及成人 1～1.1mg，妊娠期妇女 1.5mg，哺乳期 1.6mg。正常膳食均可达上述需要量。

(2)治疗用量 ①口服：成人维生素 B₁ 缺乏症(轻型或重型维持量)，一次 5～10mg，每日 3 次，至症状改善。妊娠期由于维生素 B₁ 缺乏而致神经炎，每日 5～10mg。嗜酒而致维生素 B₁ 缺乏，每日 40mg。②肌内注射：成人重型维生素 B₁ 缺乏症，一次 50～100mg，每日 3 次。肌内注射或缓慢静脉注射，症状改善后改口服。

(3)儿童 小儿维生素 B₁ 缺乏症：轻型，一日 10mg 口服；重型，一日 10～25mg 肌内注射，症状改善后口服。维生素 B₁ 缺乏症：一日 10～50mg，分次口服。

【制剂与规格】 维生素 B₁ 片：(1)5mg；(2)10mg。

维生素 B$_1$ 注射液：(1)2ml:50mg；(2)2ml:100mg。

维生素 B$_2$ 注射液：(1)2ml:5mg；(2)2ml:10mg。

维 生 素 B$_2$ [药典(二)；国基；医保(甲)；医保(乙)]
Vitamin B$_2$

【适应证】　用于预防和治疗维生素 B$_2$ 缺乏症，如口角炎、唇干裂、舌炎、阴囊炎、结膜炎、脂溢性皮炎等。

【药理】　(1)药效学　维生素 B$_2$ 转化为黄素单核苷酸(flavine mononucleotide，FMN)和黄素腺嘌呤二核苷酸(flavine adenine denucleotide，FAD)均为组织呼吸的重要辅酶，并可激活维生素 B$_6$，将色氨酸转换为烟酸，并可能与维持红细胞的完整性有关。

(2)药动学　由胃肠道吸收，主要在十二指肠，嗜酒可减少维生素 B$_2$ 的吸收，吸收后分布到各种组织及乳汁，仅极少量贮于肝、脾、肾、心组织。蛋白结合率中等，$t_{1/2}$ 为 66～84 分钟。肝内代谢，经肾排泄。血液透析可清除维生素 B$_2$，但比肾排泄慢。

【不良反应】　少见，水溶性维生素 B$_2$ 在正常肾功能状况几乎不产生毒性。

【禁忌证】　对本品过敏者禁用。

【注意事项】　饭后口服吸收较完全，不宜与甲氧氯普胺同服。对诊断的干扰：尿中荧光测定儿茶酚胺浓度可呈假性增加，尿胆原测定呈假阳性。极低体重新生儿慎用。服用时尿呈黄色。妊娠用药几无风险，为 A 类。

【药物相互作用】　(1)肝炎及肝硬化患者同时服用丙磺舒可减少维生素 B$_2$ 的吸收。

(2)长期应用吩噻嗪类及其衍生物、三环类抗抑郁药的患者维生素 B$_2$ 需要量大。

(3)饮酒(乙醇)影响肠道吸收维生素 B$_2$，应用吩噻嗪、三环类抗抑郁药、丙磺舒等药，维生素 B$_2$ 需要量增加。

【用法与用量】　(1)预防用量　推荐每日膳食中摄入量：男性青年与成人 1.4～1.8mg，女性青年与成人 1.2～1.3mg，妊娠期妇女 1.6mg，乳母 1.7～1.8mg。正常膳食均可达上述推荐需要量。

(2)治疗用量　①口服：治疗维生素 B$_2$ 缺乏，成人一次 5～10mg，一日 10～35mg；数日后减为补充膳食所需量，每日 1～4mg。②肌内注射：成人一次 1～10mg，一日 10～30mg。

(3)儿童　①治疗维生素 B$_2$ 缺乏：口服，12 岁以下，一日 3～10mg，分 2～3 次服用。12 岁及 12 岁以上，一次 5～10mg，一日 3 次。肌内注射，一次 2.5～5mg，一日 1 次。②预防维生素 B$_2$ 缺乏：口服，一日 1～2mg。

【制剂与规格】　维生素 B$_2$ 片：(1)5mg；(2)10mg。

维 生 素 B$_6$
Vitamin B$_6$

【适应证】　①适用于维生素 B$_6$ 缺乏的预防和治疗，防范异烟肼等引起的周围神经炎、抽搐、昏迷。②可能减轻部分患者妊娠、抗癌药和放射治疗引起的恶心、呕吐。③全胃肠道外营养及因摄入不足所致营养不良、进行性体重下降时维生素 B$_6$ 的补充。④下列情况对维生素 B$_6$ 需要量增加：妊娠及哺乳期、甲状腺功能亢进、烧伤、长期慢性感染、发热、先天性代谢障碍病(胱硫醚尿症、高草酸盐症、高胱氨酸尿症、黄嘌呤酸尿症)、充血性心力衰竭、长期血液透析、吸收不良综合征伴肝胆系统疾病(如酒精中毒伴肝硬化)、肠道疾病(乳糜泻、热带口炎性肠炎、局限性肠炎、持续腹泻)、胃切除术后。⑤新生儿遗传性维生素 B$_6$ 依赖综合征。⑥其他维生素 B$_6$ 缺乏症患者。

【药理】　(1)药效学　维生素 B$_6$ 在体内与 ATP 经酶的作用，转变成具有生理活性的磷酸吡哆醛及磷酸吡哆胺，它是某些氨基酸的氨基酸转移酶、脱羧酶及消化酶的辅酶，参与糖、蛋白质和脂肪的正常代谢，并与白细胞、血红蛋白的生成有关。

(2)药动学　维生素 B$_6$ 口服后经胃肠道吸收，原型药与血浆蛋白几乎不结合，转化为活性产物磷酸吡哆醛可较完全的与血浆蛋白结合，血浆半衰期可长达 15～20 天。本品在肝内代谢，经肾排出，磷酸吡哆醛可透过胎盘屏障，并经乳汁泌出。

【不良反应】　维生素 B$_6$ 在肾功能正常时几乎不产生毒性。若每天服用 200mg，持续 30 天以上，曾报道可产生维生素 B$_6$ 依赖综合征。每日应用 2～6g，持续几个月，可引起严重永久的周围神经病变，进行性步态不稳至足麻木、手不灵活，停药后可缓解，但仍软弱无力。

【注意事项】　(1)妊娠期妇女接受大量维生素 B$_6$，可致新生儿产生维生素 B$_6$ 依赖综合征和致畸胎。

(2)不宜应用大剂量维生素 B$_6$ 超过 RDA(1980)规定的 10 倍以上量治疗某些未经证实有效的疾病。

(3)维生素 B$_6$ 影响左旋多巴治疗帕金森病的疗效，但对卡比多巴无影响。

(4)对诊断的干扰尿胆原试验呈假阳性。

(5)儿童　在肾功能正常时几乎不产生毒性。

【药物相互作用】　(1)氯霉素、环丝氨酸、盐酸肼酞嗪、免疫抑制药包括肾上腺皮质激素、环磷酰胺、环孢素、异烟肼、青霉胺等药物可拮抗维生素 B$_6$ 或增加维生

素 B_6 经肾排泄，可引起贫血或周围神经炎。

(2) 服用雌激素时应增加维生素 B_6 用量。

(3) 不能与左旋多巴同用，因本品呈多巴脱羧酶的辅酶，可促进左旋多巴在外周即转变成多巴胺，从而减少能通过血-脑屏障的左旋多巴浓度，减弱左旋多巴对中枢的作用。

(4) 大剂量应用时易增加苯巴比妥、磷苯妥英代谢。

【给药说明】 推荐膳食一日摄入量，成人 1.7～2mg（男）或 1.4～1.6mg（女），妊娠期妇女 2.2mg，乳母 2.1mg。

【用法与用量】 成人 (1) 口服 ①维生素 B_6 依赖综合征：开始一日 30～600mg，维持量一日 50mg，终身服用；②维生素 B_6 缺乏症：一日 10～20mg，共 3 周，以后一日 2～3mg，持续数周；③先天性代谢障碍病（胱硫醚尿症、高草酸尿症、高胱氨酸尿症、黄嘌呤酸尿症）：一日 100～500mg；④药物引起维生素 B_6 缺少：预防一日 10～50mg（使用青霉胺），或一日 100～300mg（使用环丝氨酸、乙硫异烟胺或异烟肼）；治疗一日 50～200mg，共 3 周，然后一日 25～100mg；⑤遗传性铁粒幼细胞贫血：一日 200～600mg，共 1～2 个月，然后一日 30～50mg，终生应用；⑥乙醇中毒：一日 50mg。

(2) 肌内或静脉注射 ①药物性维生素 B_6 缺乏：治疗每日 50～200mg，共 3 周，然后根据需要每日 25～100mg；②解毒环丝氨酸中毒：每次 300mg 或 300mg 以上；③异烟肼中毒：每 1g 异烟肼给 1g 维生素 B_6 静脉注射。

儿童 口服 ①维生素 B_6 依赖综合征：婴儿维持量，一日 2～10mg，终生应用，1 岁以上小儿用量同成人。②维生素 B_6 缺乏症：一日 2.5～10mg，共 3 周，然后一日 2～5mg，持续数周。

【制剂与规格】 维生素 B_6 片：10mg。

维生素 B_6 缓释片：50mg。

维生素 B_6 注射液：(1) 1ml:25mg；(2) 1ml:50mg；(3) 2ml:100mg。

注射用维生素 B_6：200mg。

泛 酸 钙
Calcium Pantothenate

【适应证】 用于预防和治疗泛酸缺乏症或维生素 B 族物质缺乏时的辅助治疗。

【药理】 (1) 药效学 泛酸是辅酶 A 的前体，为多种代谢环节中所必需，包括糖类、蛋白质和脂类，参与类固醇、卟啉、乙酰胆碱等物质的合成，以及正常的上皮细胞功能的维持。

(2) 药动学 由胃肠道吸收，肝、肾上腺、心、肾组织中含量丰富。在体内不被代谢，70%以原型随尿排除，30%随粪便排除。

【不良反应】 水溶性泛酸盐在肾功能正常时几乎没有毒性，泛酸无不良反应。

【注意事项】 (1) 患热带口炎性腹泻、乳糜泻或局限性肠炎的吸收不良综合征时，泛酸需求量增加。

(2) 血友病患者用药时应谨慎，因泛酸可延长出血时间。

【给药说明】 泛酸广泛分布在食物中，其缺乏很罕见。通常与其他 B 族维生素一起作为营养补充剂口服给予，但在治疗中没有常规的治疗用途。

【用法与用量】 (1) 泛酸缺乏时根据严重程度给药，一般一次 10～20mg，一日 30～60mg，口服。

(2) 儿童 口服 ①预防用量：出生 1～3 岁，一日 2～3mg；4～6 岁，一日 3～4mg；7～10 岁，一日 4～10mg。②泛酸钙缺乏：一般每次 10～20mg，一日 3 次。

【制剂与规格】 泛酸钙片：(1) 5mg；(2) 10mg。

维 生 素 B_{12} [药典(二); 医保(甲)]
Vitamin B_{12}

【适应证】 主要用于因内因子缺乏所致的巨幼细胞性贫血，也可用于亚急性联合变性神经系统病变，如神经炎的辅助治疗。

【药理】 (1) 药效学 ①维生素 B_{12} 为一种含钴的红色化合物，需转化为甲基钴胺和辅酶 B_{12} 后才具有活性。缺乏时致 DNA 合成障碍而影响红细胞的成熟，引起巨幼细胞贫血。维生素 B_{12} 还间接参与了胸腺嘧啶脱氧核苷酸的合成。②当维生素 B_{12} 缺乏时，可导致甲基丙二酸排泄增加和脂肪酸代谢异常。这很可能是神经系统病变的原因之一。

(2) 药动学 口服本品后 8～12 小时血药浓度达到高峰；肌内注射 40 分钟后，约有 50%吸收入血液。肌内注射维生素 B_{12} 1mg 后，血药浓度在 1ng/ml 以上的时间平均 2.1 个月。维生素 B_{12} 吸收入血后即与转钴胺相结合，进入组织中。转钴胺有三种，其中转钴胺Ⅱ是维生素 B_{12} 转运的主要形式，占血浆中维生素 B_{12} 总含量的 2/3。人体内维生素 B_{12} 贮存总量为 3～5mg，肝脏是其主要贮存部位，约有 1～3mg 贮于肝脏。维生素 B_{12} 口服 24 小时后在肝脏中的浓度达到高峰，5～6 日后仍有口服量的 60%～70%集中在肝脏。除机体需求量外，维生素 B_{12} 几乎皆以原型经肾脏随尿液排出。肌内注射维生素 B_{12}

1mg，72 小时后，总量的 75%以原型从尿液中排出。尿中排出量随注入量增加而增加，肌内注射 5μg 后，8 小时排出 3～4μg；肌内注射 1mg 后，8 小时排出量可达 330～470μg。

【不良反应】　(1)肌内注射偶可引起皮疹、瘙痒以及过敏性哮喘，但发生率很低，罕见超敏反应。

(2)可引起低血钾及高尿酸血症。

(3)长期应用可出现缺铁性贫血。

(4)冠状动脉性心脏病，周围血管疾病、外周血管栓塞。

(5)步态异常、焦虑、头晕、共济失调、头痛、感觉异常、反应迟钝。

(6)腹泻、食欲减低、恶心、呕吐、舌炎、咽痛。

(7)真红细胞增多症。

(8)肌肉与骨骼　背痛、关节炎、肌痛、乏力。

(9)呼吸困难、肺水肿、鼻炎。

(10)注射部位感染。

【禁忌证】　(1)对本品过敏者禁用。

(2)恶性肿瘤患者(本品可促进恶性肿瘤生长)禁用。

(3)家族遗传性球后视神经炎(利伯病)及抽烟性弱视症患者禁用。

【注意事项】　(1)慎用　心脏病患者(注射维生素 B_{12} 可能增加血容量，导致肺水肿或充血性心力衰竭)。

(2)本品对妊娠的影响　尚不明确，水溶性维生素可以透过胎盘，妊娠期间需求量增加。

(3)本品对哺乳的影响　可以进入乳汁。

(4)本品对检验值或诊断的影响　抗生素可影响血清和红细胞内维生素 B_{12} 测定,特别是应用微生物学检查方法时，可产生假性低值，应加注意。

(5)中枢神经系统缺乏维生素 B_{12} 超过 3 个月可以导致不可逆转的中枢神经系统损伤；补充叶酸时需要同时补充维生素 B_{12}，否则神经系统异常不会改善。

(6)治疗严重缺乏维生素 B_{12} 导致的巨幼细胞贫血时，可能会导致严重低血钾，注意补充钾，机制是贫血改善是细胞内钾的转移。

(7)补充过程中可能发生血小板增多。

(8)恶性贫血时皮下或者肌内注射补充维生素 B_{12}；只有当血液学改善并且没有神经系统受损时才可以口服或者经鼻给药。

(9)儿童　①恶性肿瘤、家族遗传性球后视神经炎(利伯病)及抽烟性弱视者禁用。②心脏病患者慎用。

【药物相互作用】　(1)本品与叶酸有协同作用，可同时合用治疗巨幼细胞贫血。

(2)本品可加速核酸降解，导致痛风患者血尿酸升高，诱发痛风发作。

(3)与氯霉素合用，可抵消维生素 B_{12} 具有的造血反应。

(4)氨基糖苷类抗生素、氨基或对氨基水杨酸类药、抗惊厥药(如苯巴比妥、苯妥英钠、扑米酮)及秋水仙碱等可减少维生素 B_{12} 从肠道吸收。

(5)考来烯胺、活性炭与本品合用时可吸附本品，减少其吸收。

(6)维生素 B_{12} 与氯丙嗪、维生素 C、维生素 K、葡萄糖注射液等可发生配伍变化，不能混合给药。

(7)大量饮酒可导致维生素 B_{12} 吸收障碍。

【给药说明】　(1)本品不得静脉注射。

(2)临床常见用量过大现象，不但浪费资源，更易产生不良反应。

(3)恶性贫血者口服普通维生素 B_{12} 无效，必须肌内注射，并终身使用。

(4)与维生素 B_{12} 代谢无关的各种贫血、营养不良、病毒性肝炎、多发性硬化症、三叉神经痛、皮肤或精神疾患等，用本品治疗均无效，不应滥用。

(5)有神经系统损害者，在诊断未明确前不宜应用维生素 B_{12}，以免掩盖亚急性联合变性的临床表现。

【用法与用量】　(1)成人　肌内注射　①维生素 B_{12} 缺乏症：一日 25～100μg 或隔日 50～200μg，共 2 周。②维生素 B_{12} 缺乏伴神经系统表现者：每日用量可增加至 500μg，以后每周肌内注射 2 次，每次 50～100μg，直到血象回复正常；维持量为每月肌内注射 100μg。

(2)儿童　肌内注射　维生素 B_{12} 缺乏症：每次 25～50μg，隔日 1 次，共 2 周；以后每月肌内注射 1 次。

【制剂与规格】　维生素 B_{12} 注射液：(1)1ml:0.05mg；(2)1ml:0.1mg；(3)1ml:0.25mg；(4)1ml:0.5mg；(5)1ml:1mg。

维生素 B_{12} 片：25μg。

维生素 B_{12} 滴眼液：(0.02%)(1)5ml；(2)10ml。

叶　酸 [药典(二)；国基；医保(甲)；医保(乙)]
Folic Acid

【适应证】　①各种原因引起的叶酸缺乏及叶酸缺乏所致的巨幼红细胞贫血。②妊娠期、哺乳期妇女预防给药。③慢性溶血性贫血所致的叶酸缺乏。④预防胎儿先天性神经管畸形。

【药理】　(1)药效学　本品由蝶啶、对氨基苯甲酸和谷氨酸组成的水溶性 B 族维生素，为机体细胞生长和繁殖必需物质。叶酸经二氢叶酸还原酶及维生素 B_{12} 的作用，形成四氢叶酸(THFA)，后者与多种一碳单位(包括 CH_3、CH_2、CHO 等)结合成四氢叶酸类辅酶，传递一碳单位，参与体内很多重要反应及核酸和氨基酸的合成。THFA 在丝氨酸转羟甲酶的作用下，形成 N_5、N_{10} 甲烯基四氢叶酸，能促使尿嘧啶核苷酸(dUMP)形成胸腺嘧啶苷酸(dTMP)，后者可参与细胞的 DNA 合成，促进细胞的分裂与成熟。在 DNA 合成过程中，脱氧尿苷酸转变为脱氧胸苷酸，期间所需的甲基由亚甲基四氢叶酸提供。叶酸缺乏时，DNA 合成减慢，但 RNA 合成不受影响，结果在骨髓中生成细胞体积较大而细胞核发育较幼稚的血细胞，尤以红细胞最为明显，及时补充本品有治疗效应。

(2)药动学　口服后主要以药物原型在空肠近端吸收，5~20 分钟即出现于血中，1 小时后达高峰，其 $t_{1/2}$ 约为 0.7 小时。贫血患者吸收速度较正常人快。叶酸由门静脉进入肝脏，以活性代谢物 N_5-甲基四氢叶酸的形式储存于肝脏中和分布到其他组织器官，在肝脏中储存量约为全身总量的 1/3~1/2。肾清除率 30%。

【不良反应】　(1)心血管　脸红(轻微)。

(2)中枢神经系统　不安(中度)。

(3)皮肤　红斑、皮疹、瘙痒。

(4)呼吸系统　气管痉挛。

(5)其他　在肾功能正常患者中，本品很少发生中毒现象，偶见过敏反应。长期用药可出现畏食、食欲缺乏、恶心、腹胀等胃肠道症状。大量服用叶酸时，可引起黄色尿。

【禁忌证】　(1)对本品或其成分过敏者禁用。

(2)维生素 B_{12} 缺乏引起的巨幼红细胞贫血不能单用本品治疗。

【注意事项】　(1)本品口服可以迅速改善巨幼细胞贫血，但不能阻止由维生素 B_{12} 缺乏所致的神经损害的进展，例如脊髓亚急性联合变性。如果大剂量持续服用叶酸，可进一步降低血清维生素 B_{12} 的含量，反而使神经损害向不可逆转方面发展。因此，在明确排除维生素 B_{12} 缺乏所致恶性贫血前，不宜贸然单独使用本品治疗。

(2)抗生素类药物影响微生物法测定血清或红细胞中叶酸浓度，常出现浓度偏低的假象，用药前应加注意。

(3)某些剂型中含有铝，警惕铝中毒，尤其是大剂量、长期使用或者有肾功能不全的患者。某些剂型中含有苯甲醇及其衍生物，警惕潜在毒性，包括呼吸系统致命性毒性(喘息综合征、代谢性酸中毒、呼吸抑制、呼吸系统痉挛)、中枢神经系统功能障碍(包括抽搐、颅内出血)、低血压、心血管功能衰竭等。

【药物相互作用】　(1)与维生素 C 同服，后者可能抑制叶酸在胃肠中的吸收。

(2)叶酸与苯妥英钠、扑米酮同用，可降低后者的抗癫痫作用。

(3)甲氨蝶呤、乙胺嘧啶等对二氢叶酸还原酶有较强的亲和力，阻止叶酸转化为四氢叶酸，中止叶酸的治疗作用。反之甲氨蝶呤治疗肿瘤、白血病时，如使用大剂量叶酸，也会影响甲氨蝶呤的疗效。

(4)叶酸可以降低镇静安眠药物、柳氮磺胺吡啶血药浓度。

(5)绿茶可以增加叶酸血药浓度。

(6)口服大剂量叶酸，可以影响微量元素锌的吸收。

【给药说明】　遇有口服叶酸片剂出现恶心和(或)呕吐较剧，或处于手术前后禁食期，或胃切除后伴有吸收不良等情况，可选用叶酸钠或亚叶酸钙(甲酰四氢叶酸钙)作肌内注射。

【用法与用量】　成人　口服　治疗用：一次 5~10mg，一日 15~30mg，每一疗程为 14 日，或用到红细胞数量恢复正常为止；维持量一日 2.5~10mg。预防胎儿先天性神经管畸形：育龄妇女从计划怀孕时起至怀孕后三个月末，一次 0.4mg，一日 1 次。妊娠期、哺乳期妇女预防用药：一次 0.4mg，一日 1 次。

儿童　参阅"抗贫血及升细胞药"。

【制剂与规格】　叶酸片：(1)0.4mg；(2)5mg。

注射用叶酸：(1)15mg；(2)30mg。

烟　酸 [药典(二)；医保(乙)]

Nicotinic Acid

【适应证】　(1)①用于烟酸缺乏症的预防和治疗。②扩张小血管。烟酸可缓解血管痉挛症状，改善局部供血。③缺血性心脏病。采用烟酸治疗心肌梗死和心绞痛，多数病人的心绞痛症状得到缓解。④降血脂。应用大剂量烟酸可降低血脂。⑤在单纯进行饮食控制效果不佳时，本品可作为运动和饮食控制的辅助治疗药物以降低原发性高胆固醇血症(杂合子家族性和非家族性)和混合性脂质异常血症(Ⅱa 和 Ⅱb 型)患者升高的总胆固醇(TC)、低密度脂蛋白胆固醇(LDL-C)、载脂蛋白(Apo B)和甘油三酯(TG)的水平，同时升高高密度脂蛋白胆固醇(HDL-C)的水平。

【药理】　(1)药效学　烟酸在体内转化为烟酰胺，再与核糖腺嘌呤等组成烟酰胺腺嘌呤二核苷酸(辅酶Ⅰ)和烟酰胺腺嘌呤二核苷酸磷酸(辅酶Ⅱ)，为脂质氨基酸、蛋白、嘌呤代谢，组织呼吸的氧化作用和糖原分解所必需。烟酸可减低辅酶 A 的利用；通过抑制极低密度脂蛋白(VLDL)的合成而影响血中胆固醇的运载，大剂量可降低血清胆固醇及甘油三酯浓度。烟酸有周围血管扩张作用。

(2)药动学 胃肠道吸收。口服后30~60分钟血药浓度达峰值，广泛分布到各组织 $t_{1/2}$ 约为45分钟。肝内代谢。治疗量的烟酸仅有小量以原型及代谢物由尿排出，用量超过需要时，绝大部分经肾排出。食物中色氨酸通过肠道细菌作用转换为烟酸。

【不良反应】 (1)在肾功能正常时几乎不会发生毒性反应。

(2)静脉注射可有过敏反应。皮肤红斑或瘙痒，甚至出现哮喘。

(3)不良反应有感觉温热、皮肤发红(特别在脸面和颈部)、头痛。缓释片潮红发生率>10%，通常出现在治疗初期和剂量调整阶段。发作表现如发热、发红、瘙痒和(或)麻刺感，在接受治疗数周后将耐受。罕见比较严重的潮红伴有头晕、心跳加速、心悸、呼吸急促、出汗、发冷和(或)水肿，罕见晕厥发生。必要时应给予相应的治疗。

(4)心血管系统 心律失常、心房颤动、水肿、低血压、晕厥(罕见)。

(5)中枢神经系统 颤抖、头晕、头痛、失眠、偏头痛、紧张。

(6)皮肤 黑棘皮病、皮肤灼烧感、皮肤干燥、色素沉着、斑状丘疹、皮肤瘙痒、荨麻疹。

(7)内分泌与代谢 糖耐量减低、高尿酸血症、痛风、低磷血症。

(8)消化系统 腹痛、淀粉酶升高、腹泻、消化不良、恶心、消化性溃疡、呕吐、呃逆、腹胀、肝坏死(罕见)、肝炎、黄疸、氨基转移酶升高(一过性)、PT延长、总胆红素升高。

(9)肌肉骨骼 CPK升高、腿痉挛、肌痛、肌无力、肌病、偏瘫、横纹肌溶解(罕见)、乏力。

(10)眼 视物模糊、黄斑囊样水肿、中毒性弱视。

(11)血液系统 血小板减低。

【禁忌证】 (1)对烟酸、烟酰胺及其辅料过敏者。

(2)活动性肝脏疾病或者持续显著或者无法解释的肝酶升高；活动性消化溃疡；动脉性出血者。

【注意事项】 (1)对诊断的干扰 荧光测定尿中儿茶酚胺浓度呈假阳性，尿糖班氏试剂测定呈假阳性，血尿酸测定可增高(仅在应用大剂量烟酸时发生)。

(2)下列情况应慎用 ①动脉出血；②糖尿病(烟酸用量大可影响糖耐量)；③青光眼；④痛风；⑤高尿酸血

症；⑥肝病；⑦溃疡病(用量大可引起溃疡活动)；⑧低血压。

(3)给药过程中应注意检查肝功能、血糖，避免大量饮酒。

(4)烟酸在儿童中降血脂作用未经临床试验，2岁以下小儿胆固醇为正常发育所需，不推荐应用烟酸降低血脂。

(5)烟酸因不良反应较大，非调血脂应用时，一般可用烟酰胺替代。

(6)缓释片须整片吞服，不可掰开或嚼碎。

(7)儿童 ①动脉出血、糖尿病、青光眼、痛风、高尿酸血症、肝病、溃疡病及低血压者慎用。②大量烟酸可导致腹泻、头晕、乏力、皮肤干燥、瘙痒、眼干燥、恶心、呕吐、胃痛等。

【药物相互作用】 (1)异烟肼可阻止烟酸与辅酶Ⅰ结合，而致烟酸缺少。

(2)烟酸会加强神经节阻滞药(如经皮吸收的尼古丁或血管活性药物如硝酸盐、钙离子通道阻滞药和类肾上腺素的抑制药)的降血压作用，可产生直立性低血压。

(3)与降糖药物合用时，可以降低降糖药的效果。

(4)与胆酸螯合剂应分开服用，因胆汁酸螯合剂可以降低烟酸吸收。

(5)可以增加HMG-CoA抑制剂的不良反应。

【给药说明】 缓释片应在晚餐后睡前服用，应整片吞服，服用前不得折断、碾碎或咀嚼。同时在服药前后应避免摄入酒精或热饮，以免增加潮红和瘙痒症的发生率。

【用法与用量】 (1)糙皮病的治疗 成人：①口服，一次50~100mg，一日500mg，如有胃部不适，宜与牛奶同服或进餐时服，一般同时服用维生素 B_1、维生素 B_2、维生素 B_6 各5mg。②肌内注射，一次50~100mg，一日5次。静脉缓注一次25~100mg，一日2次或多次。

(2)调血脂(一般使用缓释片) 晚餐后睡前服，初始治疗从低剂量开始，随后逐渐增加剂量。较长时间中止本品的治疗或先前接受过其他烟酸制品治疗的患者，也应如此。在治疗期间，不能用烟酸制品替代本品。维持治疗7周后，由医生确定适合个体的用药剂量及用药持续时间。如患者对1000mg/d的应答不足，剂量可增加至2000mg/d。4周内日剂量的增加不得超过500mg，每日的最大用药剂量为2000mg。

(3)儿童 口服：小儿糙皮病常用量为一次25~50mg，一日2~3次。静脉注射：一次25~100mg，一日2次，缓慢静脉注射。

【制剂与规格】 烟酸片：(1)50mg；(2)100mg。
烟酸缓释片：(1)500mg；(2)750mg；(3)1000mg。
烟酸注射液：(1)2ml:20mg；(2)2ml:100mg。
注射用烟酸：(1)25mg；(2)100mg。

烟 酰 胺 [药典(二)；医保(乙)]
Nicotinamide（Niacinamide）

【适应证】 用于防治糙皮病等烟酸缺乏病，冠心病、病毒性心肌炎、风湿性心肌炎及少数洋地黄中毒等伴发的心律失常，有防治心脏传导阻滞的作用。

【药理】 (1)药效学 在体内本品与核糖、磷酸、腺嘌呤形成烟酰胺腺嘌呤二核苷酸(辅酶Ⅰ)和烟酰胺腺嘌呤二核苷酸(辅酶Ⅱ)，为脂质代谢、组织呼吸的氧化作用和糖原分解所必需。本品还有防治心脏传导阻滞和提高窦房结功能的作用。

(2)药动学 胃肠道易吸收，肌内注射吸收更快，吸收后分布到全身组织，$t_{1/2}$ 约为 45 分钟。经肝脏代谢，治疗量仅少量以原型自尿排出，用量超过需要量时排泄增多。

【不良反应】 (1)肌内注射可引起局部疼痛。

(2)个别有头晕、恶心、食欲缺乏等，可自行消失。

【注意事项】 烟酰胺无扩张血管作用，高血压患者需要时可用烟酰胺。

【药物相互作用】 烟酰胺与异烟肼有拮抗作用，长期服用异烟肼时，应适当补充烟酰胺。

【给药说明】 推荐膳食一日摄入量，男性青少年及成人 15～20mg，女性青少年及成人 13～15mg，乳母 20mg。

【用法与用量】 防治糙皮病 ①口服：一次 50～200mg，一日 500mg。②肌内或静脉注射：一次 50～200mg。

【制剂与规格】 烟酰胺片：(1)50mg；(2)100mg。
烟酰胺注射液：(1)1ml:50mg；(2)1ml:100mg。
注射用烟酰胺：(1)50mg；(2)0.1g；(3)0.2g。

维 生 素 C [药典(二)；国基；医保(甲)；医保(乙)]
Vitamin C

【适应证】 ①用于防治坏血病，也可用于各种急慢性传染性疾病及紫癜等辅助治疗，克山病患者发生心源性休克时，可用大剂量本品治疗。②慢性铁中毒的治疗。维生素 C 促进去铁胺对铁的螯合，使铁排出加速。③特发性高铁血红蛋白血症的治疗，维生素 C 有效。④下列情况对维生素 C 的需要量增加：患者接受慢性血液透析，胃肠道疾病(长期腹泻、胃或回肠切除术后)、艾滋病，结核病，癌症，溃疡病，甲状腺功能亢进症，发热，感染，创伤，烧伤，手术后等。因严格控制或选择饮食、接受肠道外营养的患者，营养不良，体重骤降，以及在妊娠期和哺乳期，维生素 C 需要量均需增加。应用巴比妥类、四环素类、水杨酸类、或以维生素 C 作为泌尿系统酸化药时(维生素 C 可提高乌洛托品效应)，维生素 C 需要量增加。

【药理】 (1)药效学 本品参与氨基酸代谢、神经递质、胶原形成、组织细胞间质的合成。可降低毛细血管的通透性，加速血液的凝固，刺激凝血功能，促进铁在肠内吸收，促使血脂下降，增加对感染的抵抗力，参与解毒功能，且有抗组胺的作用及阻止致癌物质(亚硝胺)生成的作用。

(2)药动学 胃肠道吸收，主要在空肠。蛋白结合率低。以腺体组织、白细胞、肝、眼球晶体中含量较高。人体摄入维生素 C 每日推荐需要量时，体内约贮存 1500mg，如每日摄入 200mg 维生素 C 时，体内贮量约 2500mg。肝内代谢，极少量以原型或代谢产物经肾排泄。当血浆浓度>14μg/ml 时，尿内排出量增多。可经血液透析清除。

【不良反应】 (1)长期服用每日 2～3g 突然停药引起停药后坏血病。

(2)长期服用大量维生素 C 偶可引起尿酸盐、半胱氨酸盐或草酸盐结石。

(3)快速静脉注射可引起头晕、晕厥。

(4)大量应用(每日用量 1g 以上)可引起腹泻、皮肤红而亮、头痛、尿频(每日用量 600mg 以上时)、恶心、呕吐、胃痉挛。

(5)过多应用维生素 C 咀嚼片可致牙釉质损坏。

(6)注射用药易出现注射部位疼痛和肿胀。

【注意事项】 (1)本品可通过胎盘，可分泌入乳汁。

(2)对诊断的干扰 大量服用将影响以下诊断性试验的结果：①大便隐血可致假阳性；②能干扰血清乳酸脱氢酶和血清氨基转移酶浓度的自动分析结果；③尿糖(硫酸铜法)、葡萄糖(氧化酶法)均可致假阳性；④尿草酸盐、尿酸盐和半胱氨酸等浓度增高；⑤血清胆红素浓度上升；⑥尿 pH 下降。

(3)下列情况应慎用 ①半胱氨酸尿症；②痛风；③高草酸盐尿症；④草酸盐沉积症；⑤尿酸盐性肾结石；⑥糖尿病(因维生素 C 可能干扰血糖定量)；⑦葡萄糖-6-磷酸脱氢酶缺乏症(可引起溶血性贫血)；⑧血色病；⑨铁粒幼细胞性贫血或地中海贫血(可致铁吸收增加)；⑩镰状

细胞贫血(可致溶血危象)。

(4) 含维生素 C 的肠外营养液贮存及应用时应避光。

(5) 避免快速静脉注射，可以引起一过性头晕或眩晕。

(6) 部分剂型可含有铝或者苯甲醇，警惕铝中毒或者苯甲醇中毒。部分剂型含钠，限制钠摄入患者应用时注意。

(7) 儿童　长期大量服用偶可引起尿酸盐、半胱氨酸盐或草酸盐结石、腹泻、皮肤红而亮、头痛、尿频、恶心、呕吐、胃痉挛等。

【药物相互作用】　(1) 口服大剂量(>10g/d)维生素 C 可干扰抗凝药的抗凝效果。

(2) 与巴比妥或扑米酮等合用，可促使维生素 C 的排泄增加。

(3) 长期或大量应用维生素 C 时，能干扰双硫仑对乙醇的作用。

(4) 水杨酸类能增加维生素 C 的排泄。

(5) 可以降低硼替佐米疗效；降低环孢素的血药浓度。

(6) 铜可以降低维生素 C 的血药浓度。

(7) 可以增加去铁胺的不良反应，尤其警惕左心衰的发生。

(8) 可以增加雄激素衍生物的血清浓度。

(9) 本品注射液与氨茶碱、博来霉素、头孢唑林、右旋糖酐、多沙普仑、红霉素、甲氧西林、青霉素、维生素 K、碳酸氢钠有配伍禁忌。

【给药说明】　(1) 推荐每日摄入量：青少年及成人 50～60mg，妊娠期妇女 70mg，哺乳期 90～95mg，吸烟者 100mg。

(2) 服用泡腾片一般宜用 100～150ml 水浸泡，待药物完全溶解或气泡消失后再饮用；用水不能超过 80℃，现喝现泡，不应让儿童自行服用。严禁直接含服或吞服；储存时应注意密闭，避免受热或受潮。

【用法与用量】　(1) 一般治疗　①口服：饮食补充，一日 50～100mg；慢性透析患者，一日 100～200mg；维生素 C 缺乏，每次 100～200mg，一日 3 次。至少服 2 周。②静脉注射：治疗维生素 C 缺乏时，一次 0.5～1g，临用时宜用 5% 或 10% 葡萄糖注射液稀释后滴注。

(2) 酸化尿　口服：一日 4～12g，分次服用，每 4 小时 1 次。

(3) 特发性高铁血红蛋白血症治疗　一日 300～600mg，分次服用。

(4) 克山病心源性休克　首剂 5～10g，加入 25% 葡

萄糖注射液中缓慢静脉注射，以后视病情 2～4 小时重复 1 次，24 小时总量可达 15～30g。

(5) 儿童　口服：一日 100～300mg。肌内或静脉注射：一日 100～300mg，分次注射。

【制剂与规格】　维生素 C 片：(1) 25mg；(2) 50mg；(3) 100mg。

维生素 C 咀嚼片：(1) 50mg；(2) 100mg。

维生素 C 泡腾片：(1) 1g；(2) 0.5g。

维生素 C 泡腾颗粒：0.2g。

维生素 C 注射液：(1) 2ml:0.1g；(2) 2ml:0.25g；(3) 2.5ml:1g；(4) 5ml:0.5g；(5) 20ml:2.5g。

维生素 C 钠注射液：(1) 2ml:0.5g(含无水碳酸钠 0.125g)；(2) 2ml:1g(含无水碳酸钠)。

维生素 D [药典(二)；国基；医保(甲)]
Vitamin D

【适应证】　维生素 D 缺乏症的预防与治疗。用于慢性低钙血症、低磷血症。手足搐搦症的预防与治疗：维生素 D_2、DHT、骨化三醇可用于治疗急、慢性及潜在手术后手足搐搦症及特发性手足搐搦症。预防及治疗早产婴低钙搐搦。有关各种病理状况时选用维生素 D 及其衍生物，列举如下：①维生素 D 缺乏的预防与治疗：维生素 D_2、骨化二醇、骨化三醇。②维生素 D 依赖性佝偻病的治疗：同①。③家族性低磷血症(抗维生素 D 佝偻病)的治疗：骨化二醇、骨化三醇。④低钙血症伴甲状旁腺功能低下的治疗：骨化二醇、骨化三醇、DHT。⑤慢性肾功能衰竭的治疗：骨化二醇、骨化三醇、DHT。⑥急性、慢性、潜在性手术后及特发性手足搐搦症的治疗：DHT、维生素 D_2。⑦早产婴低钙搐搦的预防及治疗：骨化三醇。

【药理】　(1) 药效学　本品促进小肠黏膜刷状缘对钙的吸收及肾小管重吸收磷，提高血钙、血磷浓度，协同甲状旁腺激素(PTH)、降钙素(CT)，促进旧骨释放磷酸钙，维持及调节血浆钙、磷正常浓度。维生素 D 促使钙沉着于新骨形成部位，使枸橼酸盐在骨中沉积，促进骨钙化及成骨细胞功能和骨样组织成熟。高钙血症时，CT 分泌增多，1-羟化酶活性受抑，使骨化二醇转变成骨化三醇减少，证实骨化三醇代谢受 PTH 和 CT 的调节，磷酸盐、钙亦能调节 1-羟化酶的活性。

(2) 药动学　本品由小肠吸收，维生素 D_3 比维生素 D_2 吸收更迅速、完全。维生素 D_2 的吸收需胆盐与特殊 α-球蛋白结合后转运到身体其他部位，贮存于肝和脂肪。

维生素 D_2 和维生素 D_3 的代谢、活化，首先通过肝脏，其次为肾脏。骨化二醇代谢活化于肾脏，DHT 活化于肝脏，骨化三醇不需代谢活化，部分降解于肾脏。维生素 D_2 $t_{1/2}$ 为 19～48 小时，在脂肪组织内可长期贮存，骨化二醇 10～22 天，平均 16 天，骨化三醇口服 3～6 小时。作用开始时间，维生素 D_2 和维生素 D_3 均为 12～24 小时，治疗效应可持续 10～14 天，骨化三醇(口服)2～6 小时，DHT 数小时(最长 1～2 周后)。血药浓度达峰时间：骨化二醇约 4 小时，骨化三醇口服约 3～6 小时。作用持续时间：骨化二醇 15～20 天，肾功能衰竭时作用时间增长 2～3 倍；骨化三醇 3～5 天；DHT 最长达 9 周，维生素 D_2 最长 6 个月，重复剂量有累积作用。维生素 D 及其代谢物主要经胆汁及粪便排泄，少量经尿液排出。

【不良反应】 (1)短期内摄入超量或长期服用大量维生素 D，可导致严重中毒反应(如成人摄入维生素 D 每日 20 万～60 万 U、小儿每日 20 万～40 万 U 数周或数月可致严重毒性反应)。

(2)维生素 D 中毒引起的高钙血症，可引起全身性血管钙化、肾钙质沉淀及其他软组织钙化，而致高血压及肾功能衰竭，上述不良反应多发生于高钙血症伴有高磷血症时。儿童可致生长停滞，屡见于长期应用维生素 D_2 每日 1800U 后。中毒剂量可因个体差异而不同，但每日应用 1 万 U 超过数月后，对正常人亦可致毒性反应。维生素 D 中毒可因肾、心血管功能衰竭而致死。

(3)治疗中发现下列情况时需高度警惕维生素 D 中毒表现：早期症状食欲缺乏、恶心、呕吐、极度口渴、多尿、便秘和腹泻交替发生，以后逐渐消退，易烦躁，进一步发展至抑郁状态。

【禁忌证】 高钙血症、维生素 D 增多症、高磷血症伴肾性佝偻病禁用。

【注意事项】 (1)全母乳喂养婴儿易发生维生素 D 缺乏，皮肤黝黑母亲婴儿尤易发生。婴儿对维生素 D 敏感性个体间差异大，有些婴儿对小剂量维生素 D 即很敏感。

(2)对诊断的干扰 维生素 D 可促使血清磷酸酶浓度降低，血清钙、胆固醇、磷酸盐和镁的浓度可能升高，尿液内钙和磷酸盐的浓度亦增高。

(3)下列情况应慎用 动脉硬化、心功能不全、高胆固醇血症、高磷血症(可引起钙质转移)；对维生素 D 高度敏感及肾功能不全(肾性佝偻病患者维生素 D 的需要量减小，婴儿可因此引起特发性高钙血症)；非肾脏病用维生素 D 治疗时，如患者对维生素 D 异常敏感，也可产生肾脏毒性。

(4)疗程中应注意检查 血清尿素氮、肌酐和肌酐清除率、血清碱性磷酸酶、血磷、24 小时尿钙、尿钙与肌酐的比值/血钙(用治疗量维生素 D 时应定期做监测，维持血钙浓度 2.00～2.50mmol/L 左右)，以及骨 X 线检查等，治疗家族性低磷血症或甲状旁腺功能低下时，应定期检查上述指标。

【药物相互作用】 (1)含镁的制酸药与维生素 D 同用，特别在慢性肾功能衰竭患者，可引起高镁血症。

(2)巴比妥、苯妥英钠、抗惊厥药、扑米酮等可降低维生素 D 效应(通过诱导肝细胞微粒体酶，促进维生素 D 代谢而致)，因此长期服用抗惊厥药时应补给维生素 D，以防骨软化症。

(3)降钙素(calcitonin)与维生素 D 同用可抵消前者对高钙血症的疗效。

(4)大量钙剂或利尿药与常用量维生素 D 并用，有发生高钙血症的危险。

(5)考来烯胺、考来替泊、矿物油、硫糖铝等，均能减少小肠对维生素 D 的吸收。

(6)洋地黄与维生素 D 同用时应谨慎，因维生素 D 如引起高钙血症，容易诱发心律失常。

(7)大量的含磷药与维生素 D 同用，可诱发高磷血症。

(8)维生素 D_3 可以轻度抑制 CYP2C19，CYP2C9，CYP2D6 代谢。

【给药说明】 (1)用以治疗低钙血症时需定期复查血钙等有关指标；除非遵医嘱，避免同时应用钙、磷和维生素 D 制剂。

(2)治疗低钙血症前，应先控制血清磷的浓度，由于个体差异，维生素 D 用量应依据临床反应作调整；有些婴儿对小量即很敏感，为了防止过量导致高钙血症，并继发高磷血症和高尿钙，用量应慎重酌定，血清钙和磷浓度的乘积 $[Ca]\times[P]$ (mg/100ml)不得大于 60，血液透析时可用碳酸钙控制血磷浓度，维生素 D 疗程中磷的吸收增多，钙制剂的用量可以酌增。

(3)短时间摄入超量或长时间服用大量维生素 D，可导致严重的中毒反应。慢性维生素 D 中毒引起的高钙血症可引起眩晕、呕吐、便秘、腹痛、肌无力、骨痛等，并可导致全身血管钙化、肾钙质沉积、软组织钙化、高血压和肾衰竭、小儿生长发育停止(多见于长期应用维生素 D 后)。出现上述不良反应时，应及时停药，并停止补钙，给予低钙饮食，大量饮水，保持尿液酸性，同时对症支持治疗，如高钙血症危象时需静脉注射氯化钠溶液，增加尿钙排出，必要时应用利尿药、糖皮质激素如泼尼松或降钙素，甚至做血液透析。并应避免暴晒阳光，直至血钙浓度降至正常时才改变治疗方案。

(4)患者胃肠道吸收不良时，应从胃肠道外给药。

(5)在治疗上，维生素 D 不等同于活性维生素 D，前者是一种营养素，仅用于骨质疏松的预防，后者才是有效的治疗药物。临床上，90%的骨质疏松患者并非由单一因素所引起，因此，同时给予维生素 D 和活性维生素 D 也是合理的治疗策略。

【用法与用量】　参阅具体品种项下。

【制剂与规格】　参阅具体品种项下。

维 生 素 D₂ [药典(二);国基;医保(甲)]

Vitamin D₂

【适应证】　①用于维生素 D 缺乏症的预防与治疗。如：绝对素食者、胰腺功能不全伴吸收不良综合征、肝胆疾病(肝功能损害、肝硬化、阻塞性黄疸)、小肠疾病(脂性腹泻、局限性肠炎、长期腹泻)、胃切除等。②用于慢性低钙血症、低磷血症、佝偻病及伴有慢性肾功能不全的骨软化症、家族性低磷血症及甲状旁腺功能低下(术后、特发性或假性甲状旁腺功能低下)的治疗。③用于治疗急、慢性及潜在手术后手足抽搐症及特发性手足抽搐症。

【药理】　(1)药效学　①促进小肠黏膜刷状缘对钙的吸收及肾小管重吸收磷，提高血钙、血磷浓度，协同甲状旁腺激素、降钙素，促进旧骨释放磷酸钙，维持及调节血浆钙、磷正常浓度。②促使钙沉着于新骨形成部位，使枸橼酸盐在骨中沉积，促进骨钙化及成骨细胞功能和骨样组织成熟。③在细胞微粒体中受 25-羟化酶催化生成骨化二醇(25-OHD₃)，经肾近曲小管细胞 1-羟化酶催化生成具有生物活性的骨化三醇[1-25(OH)₂D₃]。

(2)药动学　维生素 D₂ 的代谢、活化，首先通过肝脏，其次为肾脏。维生素 D₂ 半衰期 19～48 小时，在脂肪组织内可长期贮存。治疗作用持续 10～14 天。

【不良反应】　(1)便秘、腹泻、持续性头痛、食欲减退、口内有金属味、恶心、呕吐、口渴、疲乏、无力。

(2)骨痛、尿混浊、惊厥、高血压、眼对光刺激敏感度增加、心律失常、偶有精神异常、皮肤瘙痒、肌痛、严重腹痛(有时误诊为胰腺炎)、夜间多尿、体重下降。

【禁忌证】　(1)对维生素 D 的毒性作用异常敏感禁用。

(2)高钙血症禁用。

(3)维生素 D 增多症禁用。

(4)高磷血症伴有神行佝偻病患者禁用。

【注意事项】　(1)治疗低钙血症前，应先控制血清磷的浓度，并定期复查血钙等有关指标；除非遵医嘱，避免同时应用钙、磷和维生素 D 制剂。血液透析时可用碳酸铝或氢氧化铝凝胶控制血磷浓度，维生素 D₂ 疗程中磷的吸收增多，铝制剂的用量可以酌增。

(2)因为个体差异，维生素 D₂ 用量应依据临床反应作调整。

(3)对诊断的干扰　维生素 D₂ 可促使血清磷酸酶浓度降低，血清钙、胆固醇、磷酸盐和镁的浓度可能升高，尿液内钙和磷酸盐的浓度亦增高。

(4)下列情况应慎用　动脉硬化、心功能不全、高胆固醇血症、高磷血症；对维生素 D 高度敏感及肾功能不全；非肾脏病用维生素 D₂ 治疗时，如患者对维生素 D₂ 异常敏感，也可产生肾脏毒性。

(5)疗程中应注意检查　血清尿素氮、肌酐和肌酐清除率、血清碱性磷酸酶、血磷、24 小时尿钙、尿钙与肌酐的比值、血钙(用治疗量维生素 D₂ 时应定期作监测，维持血钙浓度 2.00～2.50mmol/L)以及骨 X 线检查等。

【药物相互作用】　(1)含镁制酸药与维生素 D₂ 同用，尤其慢性肾功能衰竭病人，可引起高镁血症。

(2)巴比妥、苯妥英钠、抗惊厥药、扑米酮等降低维生素 D₂ 作用，长期服用这类药物应补给维生素 D，以防止骨软化症。

(3)降钙素与维生素 D₂ 同用可抵消前者对高钙血症的疗效。

(4)大量钙剂或利尿药与常用量维生素 D₂ 并用，有发生高钙血症的危险。

(5)洋地黄与维生素 D₂ 同用时应谨慎，因维生素 D₂ 可引起高钙血症，容易诱发心律失常。

(6)大量的含磷药与维生素 D₂ 同用，可诱发高磷血症。

【用法与用量】　(1)预防维生素 D 缺乏　成人，口服，一日 0.01～0.02mg(400～800U)。早产儿、双胎或人工喂养婴儿，一日饮食摄入维生素 D 含量不足 0.0025mg(100U)时，需于出生后 1～3 周起一日口服维生素 D 0.0125～0.025mg(500～1000U)，如不能坚持口服者，可每月或隔月注射维生素 D 5mg(20 万 U)；母乳喂养婴儿，一日 0.01mg(400U)。

(2)治疗维生素 D 缺乏　成人，口服，一日 0.025～0.05mg(1000～2000U)，以后减至一日 0.01mg(400U)。小儿一日 0.025～0.1mg(1000～4000U)，以后减至一日

0.01mg（400U）。

（3）维生素 D 依赖性佝偻病　成人，口服，一日 0.25～1.5mg（1 万～6 万 U），最高量一日 12.5mg（50 万 U）。小儿，口服，一日 0.075～0.25mg（3000～1 万 U），最高量一日 1.25mg（5 万 U）。

（4）骨软化症（长期应用抗惊厥药引起）成人，口服，一日 0.025～0.1mg（1000～4000U）；小儿，一日 0.025mg（1000U）。

（5）家族性低磷血症　成人，口服，一日 1.25～2.5mg（5 万～10 万 U）。

（6）甲状旁腺功能低下　成人，口服，一日 1.25～3.75mg（5 万～15 万 U）；小儿，1.25～5mg（5 万～20 万 U）。

（7）肾功能不全　成人，口服，一日 1～2.5mg（4 万～10 万 U）。

（8）肾性骨萎缩　成人，开始剂量一日口服 0.5mg（2 万 U），维持量一日口服 0.25～0.75mg（1 万～3 万 U）；小儿，一日口服 0.1～1mg（4000～4 万 U）。

【制剂与规格】 维生素 D₂ 软胶囊：（1）0.125mg（5000U）；（2）0.25mg（1 万 U）；（3）400U。

维生素 D₂ 片：（1）0.125mg（5000U）；（2）0.25mg（10000U）。

维生素 D₂ 注射液：（1）1ml:5mg（20 万 U）；（2）1ml:10mg（40 万 U）。

维 生 素 D₃ [药典(二)；医保(甲)]
Vitamin D₃

【适应证】 ①用于维生素 D 缺乏症的预防与治疗。如：绝对素食者、肠外营养病人、胰腺功能不全伴吸收不良综合征、肝胆疾病（肝功能损害、肝硬化、阻塞性黄疸）、小肠疾病（脂性腹泻、局限性肠炎、长期腹泻）、胃切除等。②用于慢性低钙血症、低磷血症、佝偻病及伴有慢性肾功能不全的骨软化症、家族性低磷血症及甲状旁腺功能低下（术后、特发性或假性甲状旁腺功能低下）的治疗。③用于治疗急、慢性及潜在手术后手足抽搐症及特发性手足抽搐症。

【注意事项】 儿童　剂量过大可致中毒。

【用法与用量】 口服　成人与儿童：一日 1～2 粒。

肌内注射：佝偻病（不能口服及重症患者），一次 7.5～15mg（30 万～60 万 U），病情严重者可于 2～4 周后重复注射 1 次。

儿童　口服。

预防维生素 D 缺乏症：母乳喂养的婴儿，一日

0.01mg（400U）。

骨软化症（由于长期服用抗惊厥药引起）：一日 0.025mg（1000U）。

婴儿手足搐搦症：一日 0.05～0.125mg（2000～5000U），1 个月后改为一日 0.01mg（400U）。

甲状旁腺功能减退：一日 1.25～12.5mg（5 万～50 万 U）。

【制剂与规格】 维生素 D₃ 胶丸：（1）0.25μg；（2）1μg。

维生素 D 滴剂：每粒含维生素 D₃ 400U。

维生素 D₃ 注射液：（1）0.5ml:3.75mg（15 万 U）；（2）1ml:7.5mg（30 万 U）；（3）1ml:15mg（60 万 U）。

阿法骨化醇 [药典(二)；国基；医保(乙)]
Alfacalcidol

【适应证】 本品用于治疗内源性 1,25-二羟基维生素 D₃ 产生不足所致的钙代谢紊乱性疾病。例如肾性骨营养不良、术后性或特发性甲状旁腺功能低下症、假性甲状旁腺功能低下症、作为第三性甲状旁腺功能亢进的辅助治疗、抗维生素 D 性佝偻病或骨软化症、维生素 D 依赖型佝偻病、新生儿低钙血症或佝偻病、钙吸收不良症、骨质疏松症、吸收不良性及营养性佝偻病及骨软化症。

【注意事项】 儿童　剂量过大可致中毒。

【用法与用量】 口服　成人开始剂量：一日 0.001mg，每 2～4 周增加 0.0005～0.002mg/d，必要时可增至 0.003mg/d，维持量 0.00025～0.001mg/d。

（1）骨质疏松症　首剂量 0.5μg/d。

（2）其他指征　首剂量成人 1μg/d。老年患者 0.5μg/d。体重 20kg 以上的儿童无肾性骨病者 1μg/d。为防止高血钙的发生，应根据生化指标调节阿法骨化醇的剂量。服药初期须每周监测血钙水平，剂量可按 0.25～0.5μg/d 的增量逐步增加，大多数成年患者的剂量可达 1～3μg/d。当剂量稳定后，每 2～4 周测定一次血钙。对于骨软化症患者，不能因为其血钙水平没有迅速升高而加大阿法骨化醇的用量，其他疗效指标，如血浆碱性磷酸酶水平，可作为调整剂量更有用的指标。

儿童　口服：一日 0.25μg。

【制剂与规格】 阿法骨化醇片：（1）0.25μg；（2）0.5μg。

阿法骨化醇胶囊：（1）0.25μg；（2）0.5μg。

阿法骨化醇软胶囊：（1）0.25μg；（2）0.5μg。

阿法骨化醇注射液：（1）2ml:10μg；（2）1ml:5μg；（3）1ml:2μg。

骨 化 三 醇
Calcitriol

【适应证】①慢性肾功能衰竭病人的肾性骨营养不良，特别是需要长期血液透析的病人。②手术后、自发性及假性甲状旁腺功能低下者。③维生素 D 依赖性佝偻病。④血磷酸盐过少，维生素 D 抗性佝偻病。⑤停经后的骨质疏松症。

【不良反应】小剂量单独使用(<0.5μg/d)一般无不良反应，长期大剂量服用或钙剂合用可能会引起高钙血症和高钙尿症。

【禁忌证】对维生素 D 及其类似物过敏、具有高钙血症、有维生素 D 中毒征象者禁用。

【注意事项】(1)治疗开始时，补钙是必要的。用药过程中应注意检测血钙、血尿素氮、肌酐，及尿钙、尿肌酐。

(2)青年患者只限于青年特发性骨质疏松症及糖皮质激素过多引起的骨质疏松症。

(3)甲状旁腺功能低下者，偶见吸收不佳现象，因此这类患者需要较大剂量。

(4)医生决定对患有甲状旁腺功能低下的妊娠期妇女用本品治疗时，在妊娠后期应加大剂量，在产后及哺乳期应减小剂量。

(5)儿童　剂量过大可致中毒。

【药物相互作用】(1)钙剂　与钙剂合用可能会引起血钙的升高，应检测血钙。

(2)噻嗪类利尿药　可促进肾脏对钙的吸收，合用时有发生高钙血症的危险。

(3)洋地黄类　应用洋地黄类药物者若出现高钙血症易诱发心律失常，故合用应严密监测血钙。

(4)巴比妥类、抗惊厥药　可加速骨化三醇的代谢，降低药效，故同时服用时应适当加大骨化三醇剂量。

(5)胃肠道吸收抑制药　考来烯胺可减少本品吸收，两者不宜同服，应间隔 2 小时后服。

(6)本品可能刺激肠道磷吸收，对服用磷制剂的维生素 D 对抗型佝偻病患者(家族性低磷血症)者，可能诱发高磷血症。应根据血磷浓度(正常值 2～5mg/100ml 或 0.6～1.6mmol/L)调节磷结合剂的用量。

(7)与含镁抗酸药合用，有升高血镁的可能。对透析患者，增加高镁和高磷的风险，应避免和含镁制剂、高磷饮食同服。

【给药说明】出现高钙血症时必须停药，并予处理，待血钙恢复正常，按末次剂量减半给药。肾功能不全无

须调整剂量。开始治疗时，应尽可能使用最小剂量，且在监测血钙水平的情况下增加用量。确定了每日最佳剂量后，应按月复查一次血钙水平。若血钙超过正常范围(9～11mg/100ml 或 2250～2750μmol/L) 1mg/100ml(250μmol/L)，或血肌酐大于 120μmol/L，则须减量或完全中止治疗直至血钙正常。在血钙增高期间，须每日测定血钙及血磷水平。血钙正常后可服用本品，但日剂量应低于前剂量 0.25g。并估计钙日摄入量酌情调整。本品最佳疗效的先决条件是钙摄入量足够但不过量(成人日均钙总摄入量约 800mg，包括从食物和药物来源，不应超过 1000mg)。

【用法与用量】(1)口服　成人用量　①绝经后和老年性骨质疏松：推荐剂量为每次 0.25μg，每日 2 次。服药后分别于第 4 周、第 3 个月、第 6 个月监测血钙和血肌酐浓度，以后每 6 个月监测一次。②肾性骨营养不良(包括透析)：起始阶段日剂量 0.25μg。血钙正常或略有降低的患者隔日 0.25μg。如 2～4 月内生化指标及病情未见明显改善，则每隔 2～4 周日剂量增加 0.25μg(期间至少每周测定血钙 2 次)。多数患者最佳用量为每日 0.5～1.0μg。③甲状旁腺功能低下和佝偻病：推荐起始剂量为每日 0.25μg，晨服。如生化指标和病情未见明显改善，则每隔 2～4 周增加剂量。此间，每周至少测定血钙 2 次。

(2)静脉注射　治疗低钙血症，推荐剂量是 0.5μg(0.01μg/kg)，每周 3 次，隔天一次静脉推注，在透析后从血液透析管给予。必要时每 2～4 周增加 0.25～0.5μg。维持量，一次 0.5～3μg(0.01～0.05μg/kg)，一周 3 次。

(3)儿童　口服，一日 0.25μg，必要时每 2～4 周增加 0.25μg，最高至下列剂量：维生素 D 依赖性佝偻病，一日 1μg；慢性透析患者低钙，一日 0.25～2μg；甲状腺功能低下，一日 0.04～0.08μg/kg；肾性骨萎缩，一日 0.014～0.041μg/kg；患肝病小儿开始一日口服量可提高至 0.01～0.02μg/kg。

【制剂与规格】骨化三醇软胶囊：(1)0.25μg；(2)0.5μg；(3)1μg。

骨化三醇胶丸：0.25μg。

骨化三醇注射液：(1)1ml:1μg；(2)1ml:2μg。

维 生 素 E [药典(二)]
Vitamin E

【适应证】用于心、脑血管疾病及习惯性流产，不育症的辅助治疗，以及棘红细胞增多症或吸收不良综合征。

【药理】 (1)药效学 维生素 E 是一种基本营养素，确切功能尚不明，属于抗氧化剂，可结合饮食中的硒，保护细胞膜及其他细胞结构的多价不饱和脂酸，使其减少自由基损伤。

(2)药动学 维生素 E 约 50%～80%在肠道吸收(十二指肠)，吸收需要有胆盐与饮食中脂肪存在，以及正常的胰腺功能。与血浆β-脂蛋白结合，贮存于全身组织，尤其是脂肪中，贮存量可高达供 4 年所需。在肝内代谢，多量经胆汁排泄，少数从肾脏排出。

【不良反应】 (1)长期应用本品易引起血小板聚集。

(2)长期大剂量服用本品(每日量 400～800mg)，可引起视物模糊、乳腺肿大、腹泻、头晕、流感样综合征、头痛、恶心及胃痉挛、乏力软弱。一日量在 800mg 以上者，可能引起高血压、荨麻疹、糖尿病和加重心绞痛，甚至可导致乳癌和使免疫功能下降。

(3)本品外用可引起接触性皮炎。

(4)国外有报道本品可导致下列临床疾病：严重的肺栓塞，此外尚有阴道出血、肠绞痛、肌无力及肌病(伴有血清肌酐激酶浓度升高及肌酸尿)、创伤痊愈速度减慢(动物实验)。

【禁忌证】 低体重婴儿禁用静脉给药。

【注意事项】 (1)慎用 ①由于维生素 K 缺乏而引起的低凝血酶原血症患者；②缺铁性贫血患者。

(2)药物对检验值或诊断的影响 大量维生素 E 可致血清胆固醇及血清甘油三酯浓度升高。

【药物相互作用】 (1)维生素 E 可促进维生素 A 的吸收，肝内维生素 A 的贮存和利用增加，并降低维生素 A 中毒的发生；但超量时可减少维生素 A 的体内贮存。

(2)香豆素及其衍生物与大剂量维生素 E(大于 300U)合用，可增加出血风险。

(3)考来烯胺和考来替泊、矿物油及硫糖铝等药物可干扰维生素 E 的吸收。

(4)维生素 E 与雌激素并用时，诱发血栓性静脉炎的机会增加。

【给药说明】 (1)肠外用药仅适用于棘红细胞增多症或吸收不良综合征。

(2)缺铁性贫血补铁时对维生素 E 的需要量增加。

(3)应限制大剂量维生素 E 的应用。长期服用，每日剂量不超过 200mg。

(4)维生素 E 活性现以 mg(α-生育酚当量，α-TE)来替代以往用的维生素E单位(U)，维生素E1U相当于1mg合成α-生育酚醋酸酯。

(5)根据《中国居民膳食营养素参考摄入量表》。维生素 E 每日需要量，0.5 岁以内婴儿 3mg，0.5～1 岁为 4mg，1～4 岁的 6mg，4～7 岁的 7mg，7～11 岁的 9mg，11～14 岁的 13mg，14 岁以上及成人为 14mg，乳母一般为 17mg。男性成人 10mg(16.7U)，女性成人 8mg(13U)，妊娠期妇女 10mg(16.7U)，乳母 11～12mg(18～20U)。上述剂量在正常膳食中可供给，但在不平衡饮食中仍有不足的可能。

【用法与用量】 成人 ①口服给药：一般用量，一次 10～100mg，每日 2 次；②肌内注射：一次 5～50mg。

【制剂与规格】 维生素 E 片：(1)5mg；(2)10mg。

维生素 E 胶丸：(1)50mg；(2)0.1g。

维生素 E 软胶囊：(1)5mg；(2)10mg；(3)50mg；(4)100mg；(5)天然型：0.1g。

维生素 E 烟酸酯软胶囊：0.1g。

维生素 E 注射液：(1)1ml:5mg；(2)1ml:50mg。

维 生 素 K [药典(二)；国基；医保(甲)；医保(乙)]

Vitamin K

【药理】 (1)药效学 维生素 K 是肝脏合成因子 Ⅱ、Ⅶ、Ⅸ、Ⅹ 所必需的物质。维生素 K 缺乏可引起这些凝血因子合成障碍或异常，临床可见出血倾向和凝血酶原时间延长。通常称这些因子为维生素 K 依赖性凝血因子。维生素 K 如何促使因子 Ⅱ、Ⅶ、Ⅸ 和 Ⅹ 合成的确切机制尚未阐明。

(2)药动学 天然的维生素 K_1 和维生素 K_2 为脂溶性，口服后必须依赖胆汁或胆盐协助才能被吸收；人工合成的维生素 K_3 和维生素 K_4 为水溶性，口服直接吸收，活性也较强。口服维生素 K_1 后 6～12 小时即发生作用；注射后 1～2 小时起效，3～6 小时止血效果明显，12～14 小时后凝血酶原时间恢复正常。维生素 K_4 注射后约 8～24 小时作用才开始明显。本品在肝内代谢，经肾及胆汁排泄，大多不在体内贮藏。肠道细菌合成的维生素 K_2 可随粪便排出。

维生素 K_1、维生素 K_3 和维生素 K_4 都有止血的作用，但维生素 K_1 的作用较维生素 K_3 和维生素 K_4 强，维生素 K_3 和维生素 K_4 的作用弱，作用时间也短。维生素 K_1 有口服和注射剂型，维生素 K_4 有口服剂型。

【不良反应】 偶见过敏反应，静脉注射过快(超过 5mg/min)可引起面部潮红、出汗、支气管痉挛、心动过速、低血压等，曾有因快速静脉注射致死的报道。即静脉注射时应控制注药速度。肌内注射可引起局部红肿和疼痛。新生儿用药后可能出现高胆红素血症、黄疸和溶血性贫血。口服后可有恶心、呕吐，大剂量时可引起蛋白尿。

【禁忌证】 严重肝脏疾患或肝功不良者禁用。

【注意事项】 (1)新生儿出血症以维生素 K_1 治疗较为合适，因为其他维生素 K 制剂比较容易引起高胆红素和溶血并发症，维生素 K_4 有引起肝毒性危险。新生儿因为肝脏发育不成熟，容易发生维生素 K 缺乏，注意监测、补充。

(2)下列情况应引起注意：①葡萄糖-6-磷酸脱氢酶缺陷者，补给维生素 K_4 时应特别慎重，有诱发溶血的可能；②肝功能损伤时，维生素 K 的疗效不明显，凝血酶原时间极少恢复正常如盲目大量使用维生素 K_1 反易加重肝脏损害；③肝素引起的出血倾向及凝血酶原时间延长，用维生素 K 治疗无效。

(3)用药期间应定期测定凝血酶原时间，以调整维生素 K 的用量及给药次数。

(4)广谱抗生素或肠道灭菌药可杀灭或抑制正常肠道内细菌群落，致使肠道内细菌合成的维生素 K 减少或缺乏。

(5)双香豆素等抗凝药的分子结构与维生素 K 相似，在体内干扰其代谢，使环氧叶绿醌不能被还原成维生素 K，致使体内维生素 K 不能发挥作用，造成与维生素 K 缺乏相类似的后果。

(6)大剂量维生素 A 和维生素 E 可以导致维生素 K 缺乏，具体机制尚不明确。

(7)脂肪营养不良可导致维生素 K 缺乏，比如胆道疾病、胰腺疾病、各种原因所致肠道黏膜损伤或缺如。

【药物相互作用】 (1)口服抗凝药如双香豆素类可干扰维生素 K 代谢。两药同用，作用相互抵消。

(2)较大剂量水杨酸类、磺胺药、奎宁、奎尼丁、硫糖铝、考来烯胺、放线菌素影响维生素 K 效应。

【给药说明】 (1)由于维生素 K 有过敏反应的危险，故不宜与其他维生素制成复合剂。

(2)当患者因维生素 K 依赖因子缺乏而发生严重出血时，短期应用常不足以即刻生效，可先静脉输注凝血酶原复合物、血浆或新鲜血。

(3)肠道吸收不良患者，以采用注射途径给药为宜；如仍采用口服，宜同时给予胆盐，以利吸收。

(4)用于纠正口服抗凝剂引起的低凝血酶原血症时，应先试用最小有效剂量，通过凝血酶原时间测定再加以调整；过多量的维生素 K 可暂时影响以后抗凝治疗。

【用法与用量】 参阅具体品种项下。

【制剂与规格】 参阅具体品种项下。

维 生 素 K_1 [药典(二)；国基；医保(甲)；医保(乙)]
Vitamin K_1

【适应证】 用于维生素 K 缺乏引起的出血，如梗阻性黄疸、胆瘘、慢性腹泻等所致出血，香豆素类、水杨酸钠等所致的低凝血酶原血症，新生儿出血以及长期应用广谱抗生素所致的体内维生素 K 缺乏。

【用法与用量】 (1)低凝血酶原血症：肌内或深部皮下注射，每次 10mg，一日 1~2 次，24 小时内总量不超过 40mg。

(2)预防新生儿出血：可于分娩前 12~24 小时给产妇肌内注射或缓慢静脉注射 2~5mg。也可在新生儿出生后肌内或皮下注射 0.5~1mg，8 小时后可重复。仅病情严重时采用静脉注射，给药速度不应超过 1mg/min。长期使用肠外营养液时，应补充维生素 K，成人每周肌内注射 5~10mg。

【制剂与规格】 维生素 K_1 片：(1)5mg；(2)10mg。维生素 K_1 注射液：1ml:10mg。

维 生 素 K_4
Vitamin K_4

【适应证】 用于维生素 K 缺乏症及低凝血酶原血症。

【用法与用量】 口服，每次 2~4mg，一日 3 次。

【制剂与规格】 醋酸甲萘氢醌片：(1)2mg；(2)4mg。维生素 K_4 片：2mg。

腺 苷 钴 胺 [药典(二)；国基；医保(甲)；医保(乙)]
Cobamamide

【适应证】 用于巨幼细胞性贫血，营养不良性贫血、妊娠期贫血、多发性神经炎、神经根炎、三叉神经痛、坐骨神经痛、神经麻痹，也可用于营养性疾患以及放射线和药物引起的白细胞减少症。

【药理】 (1)药效学 本品是氰钴型维生素 B_{12} 的同类物，为细胞合成核苷酸的重要辅酶，参与体内甲基转换及叶酸代谢，促进甲基叶酸还原为四氢叶酸；也参与三羧酸循环，对神经髓鞘中脂蛋白的形成非常重要，可使巯基酶处于活性状态，从而参与广泛的蛋白质及脂肪代谢。本品能促进红细胞的发育与成熟，为完整形成脊髓纤维和保持消化系统上皮细胞功能所必需的因素。

(2)药动学 ①肌内注射后，吸收迅速而且完全，1 小时后血浆浓度达峰值。贮存于肝脏，成人总贮量为 4~

5mg，主要从肾排出，大部分在最初 8 小时排出。②口服可直接吸收利用，活性强，与组织细胞亲和力强，排泄较慢。

【禁忌证】 对本品过敏者禁用。

【注意事项】 (1)本品注射剂遇光易分解，溶解后要尽快使用。

(2)治疗后期可能出现缺铁性贫血，应补充铁剂。

【药物相互作用】 (1)不宜与氯丙嗪、维生素 C、维生素 K 等混合于同一容器中。

(2)氯霉素减少其吸收。

(3)考来烯胺可结合维生素 B$_{12}$减少其吸收。

(4)与葡萄糖液有配伍禁忌。

(5)与对氨基水杨酸钠不能并用。

【用法与用量】 (1)肌内注射 一次 0.5～1.5mg，一日一次。

(2)口服 成人，每次 0.5～1.5mg，一日 1.5～4.5mg。

【制剂与规格】 注射用腺苷钴胺：(1)0.5mg；(2)1.0mg；(3)1.5mg。

腺苷钴胺片：0.25mg。

二、合剂

复合维生素 B [医保(乙)]

Complex Vitamin B

【适应证】 用于营养不良及因缺乏维生素 B 类所引起疾患的辅助治疗，如厌食、脚气病、糙皮病等。

【药理】 (1)药效学 参阅维生素 B$_1$、维生素 B$_2$、维生素 B$_6$、烟酰胺等。

(2)药动学 参阅维生素 B$_1$、维生素 B$_2$、维生素 B$_6$、烟酰胺等。

【不良反应】 (1)大剂量服用可出现烦躁、疲倦、食欲缺乏等。

(2)偶见皮肤潮红、瘙痒。

【注意事项】 (1)用于日常补充和预防时，宜用最低量；用于治疗时，应咨询医师。

(2)尿液可能呈黄色。

(3)儿童 大剂量服用可出现烦躁、疲倦、食欲缺乏等。

【用法与用量】 片剂：口服，成人，每次 1～3 片，一日 3 次；儿童，每次 1～2 片，一日 3 次。

注射剂：肌内或皮下注射，常用量每次 2ml 或遵医嘱。

【制剂与规格】 复合维生素 B 片：每片含量维生素

B$_1$ 3mg、维生素 B$_2$ 1.5mg、维生素 B$_6$ 0.2mg、烟酰胺 10mg、泛酸钙 1mg。

复合维生素 B 注射液：2ml 含维生素 B$_1$ 20mg、维生素 B$_2$ 2mg、维生素 B$_6$ 2mg、烟酰胺 30mg、右旋泛酸钠 1mg。

维 生 素 AD [药典(二)]

Vitamin A and D

【适应证】 ①治疗佝偻病和夜盲症。②治疗小儿手足抽搐症。③预防维生素 AD 缺乏症。

【药理】 (1)药效学 参阅维生素 A、维生素 D$_2$ 和维生素 D$_3$。

(2)药动学 参阅维生素 A、维生素 D$_2$ 和维生素 D$_3$。

【不良反应】 一次大剂量或长期过量服用可引起中毒反应。参阅维生素 A、维生素 D$_2$ 和维生素 D$_3$。

【注意事项】 一次大剂量或长期过量服用可引起中毒反应。参阅维生素 A、维生素 D$_2$ 和维生素 D$_3$。

儿童 ①慢性肾衰竭、高钙血症、高磷血症伴肾性佝偻病者禁用。剂量过大可致中毒。②大剂量：维生素 A 2000 单位/维生素 D 700 单位；维生素 A 1800 单位/维生素 D 600 单位。小剂量：维生素 A 1500 单位/维生素 D 500 单位。

【用法与用量】 口服。

维生素 AD 胶丸：一次 1 丸，一日 3～4 次。

维生素 AD 糖丸：一次 2 粒，一日 2～3 次。

维生素 AD 软胶囊：成人，一次 1 粒，一日 1～2 次。

维生素 AD 滴剂(胶囊型)：一次 1 粒，一日 1 次。

维生素 AD 滴剂：成人，一次维生素 A 5000～1.5 万单位，维生素 D 500～1500 单位，一日 2～3 次(1g 约相当于 22 滴)。

儿童：口服，一次 1 粒，一日 1 次。

1 岁以下，维生素 A 1500 单位，维生素 D 500 单位；1～3 岁，维生素 A 2000 单位，维生素 D 700 单位；3～6 周岁，维生素 A 2500 单位，维生素 D 800 单位；6 周岁以上酌量增加。

【制剂与规格】 维生素 AD 胶丸：维生素 A 3000 单位与维生素 D 300 单位。

维生素 AD 糖丸：每丸含维生素 A 1800 单位与维生素 D 600 单位；每丸含维生素 A 2000 单位与维生素 D 200 单位。

维生素 AD 软胶囊：(1)每粒含维生素 A 1500 单位与维生素 D 500 单位；(2)每粒含维生素 A 3000 单位与维生素 D 300 单位；(3)每粒含维生素 A 2000 单位与维

生素 D 700 单位；(4)每粒含维生素 A 10000 单位与维生素 D 1000 单位。

维生素 AD 滴剂(胶囊型)：(1)每粒含维生素 A 1500 单位与维生素 D 500 单位；(2)每粒含维生素 A 2000 单位与维生素 D 700 单位。

维生素 AD 滴剂：(1)每粒含维生素 A 1200 单位与维生素 D 400 单位；(2)每粒含维生素 A 1500 单位与维生素 D 500 单位；(3)每粒含维生素 A 1800 单位与维生素 D 600 单位；(4)每粒含维生素 A 2000 单位与维生素 D 700 单位；(5)每 1g 含维生素 A 5000 单位与维生素 D 500 单位；(6)每 1g 含维生素 A 9000 单位与维生素 D 3000 单位；(7)每 1g 含维生素 A 50000 单位与维生素 D 5000 单位。

多 维 元 素
Multivitamin and Elements

【成分】　本品为复方制剂，每片含：维生素 A、β-胡萝卜素、维生素 D、维生素 E、维生素 B$_1$、维生素 B$_2$、维生素 B$_6$、维生素 C、维生素 B$_{12}$、维生素 K$_1$、生物素、叶酸、烟酰胺、泛酸、钙、磷、钾、氯、镁、铁、铜、锌、锰、碘、铬、钼、硒、镍、锡、硅和钒等，不同制剂所含成分和含量略有差异。

【适应证】　用于预防和治疗因维生素与矿物质缺乏引起的各种疾病。

【不良反应】　偶见胃肠不适。

【禁忌证】　慢性肾功能衰竭、高钙血症、高磷血症伴肾性佝偻病患者禁用。对本品过敏者禁用。

【注意事项】　(1)严格按规定的剂量服用，需要大量服用时，请咨询医师或药师。如果服用过量或出现严重不良反应，应停服并立即就医。

(2)本品含维生素 A，可以从乳汁中分泌，哺乳期妇女过量服用可致婴儿产生食欲缺乏、易激动、颅压增高等不良反应。

(3)过敏体质者慎用。

(4)本品性状发生改变时禁止使用。

(5)请将本品放在儿童不能接触的地方。

(6)妊娠期及哺乳期妇女服用本品前请咨询医师或药师。

(7)如正在使用其他药品，使用本品前请咨询医师或药师。

【药物相互作用】　(1)抗酸药可影响本品中维生素 A 的吸收，故不应同服。

(2)不应与含有大量镁、钙的药物合用，以免引起高镁、高钙血症。

(3)如与其他药物同时使用可能会发生药物相互作用，详情请咨询医师或药师。

【用法与用量】　口服。成人和儿童，按照推荐剂量服用。

【制剂与规格】　不同成分和含量略有差异的复方口服制剂。

注射用水溶性维生素
Water-soluble Vitamin Injection

【适应证】　本品系肠外营养的组成部分之一，用以满足成人和儿童每日对水溶性维生素的生理需要。

【不良反应】　对本品中任何一种成分过敏的患者，使用时均可能发生过敏反应。

【禁忌证】　对本品中任何一种成分过敏的患者禁用。

【注意事项】　某些高敏患者可发生过敏反应。本品加入葡萄糖注射液中进行输注时，应注意避光。

【药物相互作用】　(1)本品所含维生素 B$_6$ 能降低左旋多巴的作用。

(2)本品所含叶酸可降低苯妥英钠的血药浓度和掩盖恶性贫血的临床表现。

(3)本品所含维生素 B$_{12}$ 对大剂量羟钴铵治疗某些视神经疾病有不利影响。

【给药说明】成人和体重 10kg 以上儿童，每日 1 瓶；新生儿及体重不满 10kg 的儿童，按千克体重 1ml(用下列溶液 10ml 溶解后)。在无菌条件下，在可配伍性得到保证时，本品可用下列溶液 10ml 加以溶解。

(1)脂溶性维生素注射液(Ⅱ)(供成人和 11 岁以上儿童使用)。

(2)脂溶性维生素注射液(Ⅰ)(供 11 岁以下儿童使用)。

(3)脂肪乳注射液。

(4)无电解质的葡萄糖注射液。

(5)注射用水。用上述方法(1)(2)或(3)配制的混合液须加入脂肪乳注射液后再经静脉输注，而用方法(4)或(5)配制的混合液可加入脂肪乳注射液中也可加入葡萄糖注射液中再经静脉输注。本品溶解后应在无菌条件下立即加入输液中，并在 24 小时内用完。

【用法与用量】　儿童：静脉注射，>10kg 儿童每日 1瓶，新生儿及<10kg 的儿童按体重每千克一日 1/10 瓶。

【制剂与规格】　注射用水溶性维生素(每瓶)：硝酸硫胺 3.1mg、核黄素磷酸钠 4.9mg、烟酰胺 40mg、盐酸吡哆辛 4.9mg、泛酸钠 16.5mg、维生素 C 钠 113mg、生物素 60μg、叶酸 0.4mg、维生素 B_{12} 5.0μg。

脂溶性维生素注射液（Ⅱ）
Fat-soluble Vitamin Injection（Ⅱ）

【适应证】 本品为肠外营养的组成部分，为患者提供脂溶性维生素 A、D、E、K。

【禁忌证】 本品含维生素 K_1，可与香豆素类抗凝血药发生相互作用，不宜合用。

【注意事项】 （1）必须稀释后静脉滴注。

（2）用前 1 小时内配制，24 小时内用完。

（3）儿童 ①偶见体温上升和寒战；经 6～8 周输注后，可能出现血清氨基转移酶、碱性磷酸酶和胆红素升高，减量或暂停药即可恢复正常。②不宜与香豆素类抗凝血药合用。③必须稀释后静脉滴注。④用前 1 小时内配制，24 小时内用完。

【给药说明】 成人一日 1 支（10ml）。在可配伍性得到保证的前提下，使用前在无菌条件下，将本品加入脂肪乳注射液 500ml 内，轻轻摇匀后即可输注，并在 24 小时内用完。本品可用于溶解注射用水溶性维生素。使用前在无菌条件下，将本品 10ml 加入 1 瓶注射用水溶性维生素内，溶解后再加入脂肪乳注射液中。

【用法与用量】 儿童 适用于 11 岁以下儿童及婴儿，一日 1ml/kg，一日最大剂量 10ml。

【制剂与规格】 脂溶性维生素注射液（Ⅱ）：每支（10ml）中组分为：维生素 A 0.99mg、维生素 D_2 5μg、维生素 E 9.1mg、维生素 K_1 0.15mg。

注射用脂溶性维生素（Ⅱ）：每瓶维生素 A 445.0～595.0μg、维生素 D_2 2.25～3.00μg、维生素 E 4.10～5.00mg、维生素 K_1 67.5～90.0μg。

脂溶性维生素注射液（Ⅰ，儿童剂型）：每支（10ml）中组分为：维生素 A 0.69mg；维生素 D_2 10μg；维生素 E 6.4mg；维生素 K_1 0.20mg。

注射用脂溶性维生素（Ⅰ）：每瓶维生素 A 310～415.0μg、维生素 D_2 4.50～6.00μg、维生素 E 2.90～3.50mg、维生素 K_1 90.0～120.0μg。

左 卡 尼 汀 [药典(二)；医保(乙)]
Levocarnitine

【适应证】 适用于慢性肾衰长期血透病人因继发性肉碱缺乏产生的一系列并发症状，临床表现如心肌病、骨骼肌病、心律失常、高脂血症，以及低血压和透析中肌痉挛等。

【药理】 （1）药效学 本品是哺乳动物能量代谢中必需的体内天然物质，为氨基酸衍生物，是脂肪酸代谢中的重要辅助因子。其主要功能是促进脂类代谢。在缺血、缺氧时，脂酰-CoA 堆积，线粒体内的长链脂酰卡尼汀也堆积，足够量的游离卡尼汀可以使堆积的脂酰-CoA 进入线粒体内，减少其对腺嘌呤核苷酸转位酶的抑制，使氧化磷酸化得以顺利进行。左卡尼汀是肌肉细胞尤其是心肌细胞的主要能量来源，脑、肾等许多组织器官亦主要靠脂肪酸氧化供能。卡尼汀还能增加 NADH 细胞色素 C 还原酶、细胞色素氧化酶的活性、加速 ATP 的产生，参与某些药物的解毒作用。对于各种组织缺血缺氧，左卡尼汀通过增加能量产生而提高组织器官的供能。左卡尼汀的其他功能有：中等长链脂肪酸的氧化作用；脂肪酸过氧化物酶的氧化作用；对结合的辅酶 A 和游离辅酶 A 二者比率的缓冲作用；从酮类物质、丙酮酸、氨基酸(包括支链氨基酸)中产生能量，去除过高辅酶 A 的毒性，调节血中氨浓度。

（2）药动学 口服左卡尼汀吸收缓慢且在小肠内容吸收不完全。一次口服本品 0.5g，健康受试者血浆最大浓度为 48.5μmol/L。单一口服或静脉给予左卡尼汀 0.5～2g，对健康受试者，其生物半衰期大约为 2～15 小时。左卡尼汀不与血浆蛋白或白蛋白结合。其排泄途径取决于给药途径，静脉注射 12 小时内从尿中回收大约 70%，24 小时内大约 80%；口服给药，尿中回收 10%。

【不良反应】 （1）用药后可出现胃肠道紊乱状态如恶心、呕吐、腹泻和腹部痉挛等。部分的身体出现特殊气味可能与其代谢物三甲胺有关。严重肾功能障碍者不宜大剂量长期口服本品以防代谢物三甲胺和去氧三甲胺在体内积蓄。

（2）轻度肌无力仅见于接受卡尼汀治疗的尿毒症患者。

（3）口服或静脉注射左卡尼汀可引起癫痫发作，不论先前是否有癫痫病史，先前有癫痫发作的患者，可诱发癫痫或使癫痫加重。

【禁忌证】 对本品过敏者禁用。

【注意事项】 （1）用胰岛素或口服降糖药物治疗的糖尿病患者，由于改善葡萄糖的利用，在服用本品时，可能引起低血糖现象，因此，这些患者在接受治疗中血糖应当保持在经常控制的数值以内。

（2）本品含少量乙醇，对乙醇过敏者慎用。

（3）在胃肠外治疗前，建议先测定血浆卡尼汀水平，并建议每周和每月监测，监测内容包括血生化，生命体征，血浆卡尼汀浓度（血浆游离卡尼汀水平为 35～60mmol/L）和全身状况。

【药物相互作用】 接受丙戊酸的患者需增加左卡尼汀的用量

【给药说明】 临床使用期间，身体可能出现特殊气味，停药后即可消失。通过缓慢给药或稀释后给药可避免胃肠道不良反应。降低给药剂量常可缓解或消除用药相关的体臭或胃肠道症状。用药第一周及每次增加剂量后，应注意观察用药的耐受性。

【用法与用量】 (1)口服，用餐时服用。成人一日1～3g，分2～3次服用，起始剂量应为1g/d(10ml/d)，根据耐受性和治疗反应缓慢提高治疗剂量。在临床和生化角度考虑患者可能获益的情况及谨慎用药的原则下，才可考虑更高的剂量。餐间或餐后服用最佳，口服溶液可单独服用，也可溶于其他饮品或液态食物中服用。服用过

程中应缓慢地小口吞服以达到最大程度的耐受，且用药中应合理安排用药间隔时间(每3～4小时一次)。

(2)每次血透后推荐起始剂量是10～20mg/kg，溶于5～10ml注射用水中，2～3分钟1次静脉推注，血浆左卡尼汀波谷浓度低于正常(40～50μmol/L)立即开始治疗，在治疗第3或第4周时调整剂量(如在血透后5mg/kg)。

儿童：儿童起始剂量为每日50mg/kg，根据需要和耐受性缓慢加大剂量，通常剂量为每千克体重50～100mg(最大剂量一日不超过3g)。

【制剂与规格】 左卡尼汀口服溶液：10ml:1g。

左卡尼汀注射液：(1)5ml:1g；(2)5ml:2g。

注射用左卡尼汀：(1)1.0g；(2)0.5g。

第二节　矿物质与微量元素

自然界存在的各种元素，人体组织中几乎都有，而且与地球表层元素组成基本一致。已发现人体组织由20种左右的元素构成，以维持生命必需的生理功能与生化代谢。除碳、氢、氧和氮主要以有机化合物形式存在外，其余统称为矿物质。根据机体的需求和体内的含量，矿物质可分为常量元素和微量元素。矿物质中含量大于体重0.01%者称为常量元素或宏量元素(macroelements)，其在人体的需要量在100mg/d以上，如钙、磷、钠、钾、氯、镁与硫7种；含量小于体重0.001%者称为微量元素(microelements，trace elements)。1990年，FAO/IAEA/WHO的专家委员会提出了人体必需微量元素的概念，即必需微量元素是人体内的生理活性物质、有机结构中的必需成分，其必需通过食物摄入，当摄入量减少到某一低限值时，便会导致某一种或某些重要功能损伤。现有技术水平在人体内可检出约70种微量元素，其中必需微量元素有14种，分为三类：①人体必需的微量元素，包括铜(Cu)、钴(Co)、铬(Cr)、铁(Fe)、氟(F)、碘(I)、锰(Mn)、钼(Mo)、硒(Se)和锌(Zn)共10种；②人体可能的必需微量元素，包括硅(Si)、镍(Ni)、硼(B)、钒(V)；③有潜在毒性，但低剂量时对人体可能有必需功能的微量元素，包括铅(Pb)、镉(Cd)、汞(Hg)、砷(As)、铝(Al)、锡(Sn)和锂(Li)。未来可能发现更多的人体必需微量元素。

矿物质在体内不能合成，除排泄外也不能在体内代谢过程中消失，在人体新陈代谢时，各种矿物质每天都有一定量随各种途径，如粪、尿、汗、头发、指甲、皮肤及黏膜的脱落排出体外，必须经膳食补充。随年龄增长矿物质在体内增加，但元素间比例变动不大。矿物质

在体内分布不同，如钙、磷主要在骨和牙齿，铁在红细胞，碘在甲状腺，钴在造血器官，锌在肌肉等。在体内，元素间存在拮抗与协同作用。此外，微量元素的摄入量是其生物学效应的关键，具有明显剂量-反应关系(Bertrand曲线)。缺乏和过量都可能对人体产生危害。饮食和饮水中微量元素供应不足、利用率降低、机体对微量元素需要量增高、遗传性疾病致微量元素利用发生障碍，或体内微量元素排出量增加均可致人体微量元素缺乏。某些微量元素在体内的生理剂量与毒性剂量接近，摄入过量不仅无益反而可引起中毒，特别要注意摄入量不宜过大。

矿物质在体内有重要的生理功能，包括：①构成人体组织的重要成分，如骨骼和牙齿中的钙、磷和镁；②在细胞内外液中，无机元素与蛋白质共同调节细胞膜通透性、控制水分，维持正常渗透压、酸碱平衡(酸性元素Cl、S、P；碱性元素Na、K、Mg)，维持神经肌肉兴奋性；③构成酶的辅基、激素、维生素、蛋白质和核酸成分，或参与酶系激活。其中，微量元素在人体内含量虽然极微小，但在机体内具有重要的生理功能，它们通过与蛋白质和其他有机基团结合，形成了酶、激素、维生素、蛋白质和核酸等生物大分子，发挥着重要的生理生化功能，主要表现为协助输送宏量元素；作为酶的组成成分或激活剂；在激素和维生素中起独特作用；影响核酸代谢等。缺少时会引起机体生理功能及结构异常，导致疾病的发生。

根据矿物质在食物中的分布及其吸收、人体需要特点，我国人群比较容易缺乏的有钙、铁、锌。在特殊地理环境或特殊条件下，也可能存在碘、硒及其他元素缺

乏的问题。

氟 化 钠 [药典(二);国基]
Sodium Fluoride

【适应证】 可防龋,也可用于牙颈部过敏时的脱敏。

【药理】 (1)药效学 氟离子结合于牙及骨骼的磷石灰结晶,使其稳定,附着于牙釉质表面,增加抗酸防龋能力。氟化物可使脱钙或钙化不全的釉质再矿化,对牙釉及骨骼的坚度、钙、磷的利用均十分重要。在牙菌斑中,氟能抑制龋菌,有显著抗龋作用。

(2)药动学 溶解于溶液或快速溶解的氟化物盐类,均易在胃肠道吸收,进入机体后贮积于骨骼及生长中的牙齿,经肾由尿液中排泄,少量随粪便、汗中排出。在唾液、头发、指甲中含少量,氟可经胎盘转运。

【不良反应】 单次口服剂量5～10g对于非成人可能是致命的,儿童一次摄入氟离子5mg/kg,可能致死。急性中毒时,经口摄入氟化钠具有腐蚀性,可在胃内形成氟化氢,不良反应包括咸味或肥皂味道,唾液分泌增加,腹痛等胃肠道反应、乏力,更严重的包括低钙血症、低镁血症、高钾血症以及心律失常等。

【注意事项】 (1)本品有一定毒性,配制和使用时须仔细慎重,以防中毒。本品能缓慢腐蚀玻璃,故须密闭避光储存于内壁涂有石蜡层的广口玻璃瓶中。

(2)妊娠期妇女服用氟化物是否可预防小儿龋齿尚有争论,氟化物仅部分经胎盘转运,微量氟化物经乳汁分泌,因量极微,对婴儿补充氟化物无效。

(3)牙齿生长形成期如摄入过量氟,如饮水中含氟量超过百万分之二(2mg/L),可致牙齿氟过量,表现为牙面出现白、黄棕、黑色斑,表面有凹陷损害;饮水中含氟4～14mg/L,致骨骼氟过多而表现肢体僵硬。

(4)对诊断的干扰 可致血清碱性磷酸酶及血清AST假性增高。

(5)氟过量 急性氟过量可表现出黑色柏油样便、血性呕吐物、腹泻、嗜睡、晕厥、唾液分泌增多;因低钙而致手足抽搐、骨痛;胃痉挛、胃痛、震颤;慢性氟过量亦可有上述黑便、呕吐血性物、便秘、食欲缺乏、恶心、呕吐、骨痛、肢体僵硬、体重减轻、牙齿釉缺损出现白、棕或黑色斑点。并偶有过敏性皮疹、口唇黏膜溃疡。氟过量的治疗可给予静脉注射葡萄糖、氯化钠注射液及石灰水洗胃,以沉淀氟化物。如有低钙可静脉注射葡萄糖酸钙,保持充足尿量排泄。

【药物相互作用】 (1)与奶制品同用,氟化物的吸收

会延迟,峰浓度降低,故应避免与牛奶和奶制品同服。

(2)钙离子可减少氟化物的吸收。

【用法与用量】 饮水内含有氟0.7mg/L以上时,不必补充氟化钠,饮水含氟<0.3mg/L地区,出生至3岁小儿一日补给氟离子0.25mg(每2.2mg氟化钠含1mg氟离子)。预防龋齿,5岁以上小儿可用0.02%～0.05%氟化钠溶液口腔含漱1～2分钟,然后吐出。或用小棉球或适当器械蘸取本品75%的糊剂反复摩擦涂布患部1～2分钟,每周1次,每4次为一个疗程。

【制剂与规格】 氟化钠甘油糊剂 20g:氟化钠15g与甘油5g。

氯 化 钙 [药典(二);医保(乙)]
Calcium Chloride

【适应证】 ①治疗钙缺乏,急性血钙过低、碱中毒及甲状旁腺功能低下所致的手足抽搐症,维生素D缺乏症等;②过敏性疾患;③镁中毒时的解救;④氟中毒的解救;⑤心脏复苏时应用,如高血钾、低血钙,或钙通道阻滞引起的心功能异常的解救。

【药理】 (1)药效学 本品参与骨骼的形成与骨折后骨组织的再建以及肌肉收缩、神经传递、凝血机制并降低毛细血管的渗透性等。

(2)药动学 血浆中约45%钙与血浆蛋白结合,正常人血清钙浓度2.25～2.50mmol/L(9～11mg/dl),甲状旁腺素、降钙素、维生素D的活性代谢物维持血钙含量的稳定性。

【禁忌证】 高钙血症、高钙尿症、含钙肾结石或有肾结石病史者禁用。

【注意事项】 (1)氯化钙有强烈的刺激性,不宜皮下或肌内注射;静脉注射时如漏出血管外,可引起组织坏死;一般情况下,本品不用于小儿。

(2)对诊断的干扰 可使血清淀粉酶增高,血清羟基皮质甾醇浓度暂升高。长期或大量应用本品,血清磷酸盐浓度降低。

(3)应用强心苷期间禁止静脉注射本品。

(4)不宜用于肾功能不全低钙患者及呼吸性酸中毒患者。

【药物相互作用】 (1)与雌激素同用,可增加对钙的吸收。

(2)与噻嗪类利尿药同用,增加肾脏对钙的重吸收,可致高钙血症。

【用法与用量】 (1)用于低钙或电解质补充,一次0.5～1g(136～273mg元素钙)稀释后缓慢静脉注射(每分

钟不超过 0.5ml，即 13.6mg 钙），根据病人情况、血钙浓度，1～3 天重复给药。

(2) 甲状旁腺功能亢进术后的"骨饥饿综合征"病人的低钙，可用本品稀释于 0.9%氯化钠注射液或右旋糖酐内，每分钟滴注 0.5～1mg（最高每分钟滴 2mg）。

(3) 用作强心剂时，用量 0.5～1g，稀释后静脉滴注，每分钟不超过 1ml；心室内注射，0.2～0.8g（54.4～217.6mg 钙），单剂使用。

(4) 治疗高血钾时，根据心电图决定剂量。

(5) 抗高血镁治疗，首次 0.5g（含钙量为 136mg），缓慢静脉注射（每分钟不超过 5ml）。根据患者反应决定是否重复使用。

(6) 小儿用量 低钙时治疗量为 25mg/kg（6.8mg 钙），静脉缓慢滴注。

【制剂与规格】 氯化钙注射液：(1)10ml:0.5g；(2)20ml:1g。

葡萄糖酸钙 [药典(二)；国基；医保(甲)]
Calcium Gluconate

【适应证】 注射剂：①治疗钙缺乏，急性血钙过低、碱中毒及甲状旁腺功能低下所致的手足抽搐症。②过敏性疾患。③镁中毒时的解救。④氟中毒的解救。⑤心脏复苏时应用（如高血钾或低血钙，或钙通道阻滞引起的心功能异常的解救）。

口服制剂：用于预防和治疗钙缺乏症，如骨质疏松、手足抽搐症、骨发育不全、佝偻病以及儿童、妊娠和哺乳期妇女、绝经期妇女、老年人钙的补充。

【不良反应】 注射剂：静脉注射可致全身发热，静脉注射过快可产生心律失常甚至心跳停止、呕吐、恶心。可致高钙血症，早期可表现便秘、嗜睡、持续头痛、食欲不振、口中有金属味、异常口干等，晚期征象表现为精神错乱、高血压、眼和皮肤对光敏感、恶心、呕吐、心律失常等。

口服制剂：偶见便秘。

【禁忌证】 (1) 对本品中任何成分过敏者禁用。

(2) 应用强心苷期间禁止使用本品。

(3) 高钙血症、高钙尿症患者禁用。

(4) 含钙肾结石或有肾结石病史患者禁用。

【注意事项】 (1) 静脉注射时如漏出血管外，可致注射部位皮肤发红、皮疹和疼痛，并可随后出现脱皮和组织坏死。若发现药液漏出血管外，应立即停止注射，并用氯化钠注射液作局部冲洗注射，局部给予氢化可的松、1%利多卡因和透明质酸，并抬高局部肢

体及热敷。

(2) 对诊断的干扰 可使血清淀粉酶增高，血清 H-羟基皮质醇浓度短暂升高。长期或大量应用本品，血清磷酸盐浓度降低。

(3) 不宜用于肾功能不全患者与呼吸性酸中毒患者。

(4) 应用强心苷期间禁止静脉注射本品。

【药物相互作用】 (1) 注射剂 ①禁与氧化剂、枸橼酸盐、可溶性碳酸盐、磷酸盐及硫酸盐配伍；②与噻嗪类利尿药同用，可增加肾脏对钙的重吸收而致高钙血症。

(2) 口服制剂 ①本品不宜与洋地黄类药物合用。②大量饮用含酒精和咖啡因的饮料以及大量吸烟，均会抑制钙剂的吸收。③大量进食富含纤维素的食物能抑制钙的吸收，因钙与纤维素结合成不易吸收的化合物。④本品与苯妥英钠类以及四环素同用，二者吸收减少。⑤维生素 D、避孕药、雌激素能增加钙的吸收。⑥含铝的抗酸药与本品同服时，铝的吸收增多。⑦本品与噻嗪类利尿药合用时，易发生高钙血症（因增加肾小管对钙的重吸收）。⑧本品与含钾药物合用时，应注意心律失常的发生。⑨如与其他药物同时使用可能会发生药物相互作用，详情请咨询医师或药师。

【用法与用量】 注射剂：用 10%葡萄糖注射液稀释后缓慢注射，每分钟不超过 5ml。成人用于低钙血症，一次 1g，需要时可重复；用于高镁血症，一次 1～2g；用于氟中毒解救，静脉注射本品 1g，1 小时后重复，如有抽搐可静脉注射本品 3g。如有皮肤组织氟化物损伤，每平方厘米受损面积应用 10%葡萄糖酸钙 50mg。小儿用于低钙血症，按体重 25mg/kg（6.8mg 钙）缓慢静脉注射。但因刺激性较大，本品一般情况下不用于小儿。

口服溶液：口服，一次 10～20ml，一日 3 次。

【制剂与规格】 葡萄糖酸钙注射液：10ml:1g。

葡萄糖酸钙口服溶液：10ml:10%。

乳 酸 钙 [药典(二)]
Calcium Lactate

【适应证】 用于预防和治疗钙缺乏症，如骨质疏松、手足抽搐症、骨发育不全、佝偻病以及儿童、妊娠和哺乳期妇女、绝经期妇女、老年人钙的补充。

【用法与用量】 成人 口服：一次 0.5～1g，一日 2～3 次。

儿童 口服：一日 45～65mg/kg，分 2～3 次服。

【制剂与规格】 乳酸钙片：(1)0.5g；(2)0.25g。

乳酸钙颗粒：0.5g。

碳 酸 钙 [药典(二); 医保(乙)]
Calcium Carbonate

【适应证】 用于预防和治疗钙缺乏症,如骨质疏松、手足抽搐症、骨发育不全、佝偻病以及儿童、妊娠和哺乳期妇女,更年期妇女、老年人等钙的补充。

【药理】 (1)药效学 本品参与骨骼的形成与骨折后骨组织的再建以及肌肉收缩、神经传递、凝血机制并降低毛细血管的渗透性等。

(2)药动学 参阅"氯化钙"。

【不良反应】 嗳气、便秘。偶可发生奶-碱综合征,表现为高血钙、碱中毒及肾功能不全(因服用牛奶及碳酸钙或单用碳酸钙引起)。过量长期服用可引起胃酸分泌反跳性增高,并可发生高钙血症。

【禁忌证】 高钙血症、高钙尿症、含钙肾结石或有肾结石病史者禁用。

【注意事项】 (1)心肾功能不全患者慎用。

(2)长期大量用药应定期测血钙浓度。

【药物相互作用】 (1)本品不宜与洋地黄类药物合用。

(2)大量饮用含酒精和咖啡因的饮料以及大量吸烟,均会抑制钙剂的吸收。

(3)大量进食富含纤维素的食物能抑制钙的吸收,因钙与纤维素结合成不易吸收的化合物。

(4)本品与苯妥英钠及四环素类同用,二者吸收减少。

(5)维生素 D、避孕药、雌激素能增加钙的吸收。

(6)含铝的抗酸药与本品同服时,铝的吸收增多。

(7)本品与噻嗪类利尿药合用时,易发生高钙血症(因增加肾小管对钙的重吸收)。

(8)本品与含钾药物合用时,应注意心律失常的发生。

【用法与用量】 口服 一日 1.5～3.0g,分次进餐时或饭后服用。对维生素 D 缺乏引起的低钙,应同时服用维生素 D。

【制剂与规格】 碳酸钙片:(1)0.5g(相当于钙0.2g);(2)0.3g(以钙计);(3)0.2g(以钙计);(4)0.25g(以钙计)。

碳酸钙胶囊:(1)1.5g;(2)0.5g(以钙计 0.2g);(3)0.25g(以钙计 0.1g)。

碳酸钙咀嚼片:(1)0.125g(以元素钙计);(2)0.5g(以元素钙计);(3)0.1g(以钙计)。

碳酸钙颗粒:5g:0.25g(以元素钙计)。

碳酸钙干混悬剂:0.5g。

碳酸钙口服混悬剂:148ml:11.84g。

碳酸钙维生素 D_3 片:每片含维生素 D_3 125IU,碳酸钙 1.5g(含元素钙 600mg)。

碳酸钙维生素 D 咀嚼片:(1)每片含维生素 D 60IU,碳酸钙 750mg(含元素钙 300mg);(2)碳酸钙 1.25g(相当于钙 0.5g),维生素 D 3200IU。

碳酸钙维生素 D_3 颗粒:(1)每袋含钙 0.25g,维生素 D_3 2.5μg(100IU);(2)每袋含钙 0.5g,维生素 D_3 5μg(200IU)。

小儿碳酸钙维生素 D_3 颗粒:每袋含碳酸钙 0.75g(相当于钙 0.3g),维生素 D_3 2.5μg(100IU)。

硫 酸 锌 [药典(二); 医保(乙)]
Zinc Sulfate

【适应证】 用于锌缺乏引起的食欲缺乏、贫血、生长发育迟缓、营养性侏儒及肠病性肢端皮炎。也可用于异食癖、类风湿关节炎、间歇性跛行、肝豆状核变性(适用于不能用青霉胺者)、痤疮、慢性溃疡、结膜炎、口疮等的辅助治疗。

【药理】 (1)药效学 锌参与多种酶(如碳酸酐酶、DNA 及 RNA 聚合酶、乳酸脱氢酶、胸腺嘧啶核苷脱氢酶、碱性磷酸酶、胰肽酶等)的合成与激活,对蛋白质、核酸合成、肠道蛋白的吸收和消化发挥重要生理功能,促进生长发育;通过对味蕾中味觉素的合成及防止颊黏膜上皮细胞角化不全,维持正常饮食及味觉,增强吞噬细胞吞噬能力,趋化活力及杀菌功能;并通过增加超氧化物歧化酶而减少自由基;发挥杀菌作用,加速创伤、烧伤、溃疡的愈合;锌对维生素 A 的代谢及视觉起重要作用;促进及维持性功能,稳定细胞膜,改善组织能量代谢及组织呼吸,补锌能改善下肢血流灌注,减少乳酸积蓄,是治疗间歇性跛行的生化基础;锌离子能沉淀蛋白,外用有收敛防腐作用,帮助肉芽组织形成。

(2)药动学 锌盐主要由十二指肠与小肠吸收,贮存于红、白细胞及肌肉、骨、皮肤等组织,入血后 60%绝大部分与人血白蛋白结合,主要 90%有由粪便排出,微量由尿、汗、皮肤脱屑及毛发脱落排出。

【不良反应】 本品有胃肠道刺激性,口服可有轻度恶性、呕吐、便秘,服用 0.2～2g 可催吐;超量服用中毒反应表现如急性胃肠炎、恶心、呕吐、腹痛、腹泻。腹泻后症状可迅速消失,偶见严重者有胃肠道出血,为胃液中盐酸与本品生成有腐蚀作用的氯化锌引起,曾有引起肠穿孔的报道。

【禁忌证】 消化道溃疡患者禁用。

【注意事项】 餐后服用,以减少胃肠刺激,外用药按规定浓度用药。本品勿与牛奶同服。

【药物相互作用】　本品与铝、钙、锶、硼砂、碳酸盐和氢氧化物(碱)、蛋白银和鞣酸等有配伍禁忌。锌盐与青霉胺共用可使后者作用减弱。

【用法与用量】　(1)口服　成人治疗量：一次 50～100mg，一日 3 次。长期服用剂量可据血浆锌浓度不高于 30.6μmol/L 进行调整。儿童每日每千克体重口服 2～4mg，分 3 次服，或遵医嘱。溶液或糖浆剂：10 岁以上儿童及成人一日 30ml；1～10 岁儿童一日 20ml；妊娠期妇女一日 40ml；哺乳期妇女一日 50ml。可分次服用。

(2)外用　0.5%～1%硫酸锌溶液，用作伤口冲洗或热敷。

(3)滴眼　一日 3 次。

【制剂与规格】　硫酸锌片：(1)25mg；(2)50mg；(3)0.1g。

硫酸锌颗粒：(1)2g:8mg；(2)5g:20mg。

硫酸锌口服溶液：(1)1%；(2)100ml:0.2g(以 $ZnSO_4 \cdot 7H_2O$ 计)；(3)10ml:20mg。

硫酸锌糖浆：(1)每 100ml 含硫酸锌 0.2g；(2)10ml:20mg；(3)0.2%。

硫酸锌外用溶液：(1)0.5%；(2)1%。

硫酸锌滴眼液：0.25%。

葡萄糖酸锌 [药典(二)]
Zinc Gluconate

【适应证】　用于预防及治疗锌缺乏。

【药理】　(1)药效学　参阅"硫酸锌"。

(2)药动学　参阅"硫酸锌"。

【用法与用量】　口服：成人一日 140～280mg，分次口服。小儿一日 3.5～14mg/kg，预防用量参照生理需要量。

【制剂与规格】　葡萄糖酸锌颗粒剂：(1)每袋含本品 70mg(相当于元素锌 10mg)；(2)0.1g 葡萄糖酸锌 35mg:70mg。

葡萄糖酸锌鼻用喷雾剂：15g:0.3g(120 喷，每喷含葡萄糖酸锌 2.5mg)。

葡萄糖酸锌软膏：30g:0.6g。

葡萄糖酸锌胶囊：174mg。

葡萄糖酸锌糖浆：(1)100ml:0.35g；(2)100ml:0.7g。

葡萄糖酸锌片：(1)35mg；(2)70mg；(3)174mg。

葡萄糖酸锌咀嚼片：35mg(相当于含锌 5mg)。

葡萄糖酸锌口服液：(1)10ml:35mg；(2)10ml:50mg；

(3)100ml:500mg。

枸 橼 酸 锌 [药典(二)]
Zinc Citrate

【适应证】　用于治疗因缺锌引起的儿童生长发育迟缓、营养不良、厌食症、异食癖。

【不良反应】　参阅"硫酸锌"。

【用法与用量】　口服　成人一次 1 片，一日 2～3 次。小儿 2mg/(kg·d)，分 2～3 次服用，或遵医嘱。

【制剂与规格】　枸橼酸锌片：每片含锌(1)39mg；(2)12.5mg(以锌计)。

碘 化 物
Iodides

【制剂与规格】　参见第九章第四节碘与碘制剂。

复合磷酸氢钾
Composite Postassium Hydrogen Phosphates

【成分】　磷酸二氢钾、磷酸氢二钾。

【适应证】　主要用于肠外营养疗法中作为磷的补充剂，如中等以上手术或其他创伤需禁食 5 天以上的病人的磷的补充剂。本品亦可用于某些疾病所致低磷血症。

【药理】　(1)药效学　磷参与糖代谢中的糖磷酸化。构成膜成分中的磷脂质，是组成细胞内 RNA、DNA 及许多辅酶的重要成分之一。磷还参与能量的转换、贮藏、输送及体液缓冲功能调节。

(2)药动学　成人一日约需磷 0.9g，一日排泄量亦为 0.9g。食物中磷主要在空肠吸收。维生素 D、甲状旁腺激素促进磷的吸收。降钙素可抑制磷的吸收。食物中钙、镁、铝等金属离子过多，能与磷酸盐结合成不溶性磷酸盐，影响磷的吸收。肾脏为调节磷平衡的主要器官，一日尿中排出摄入磷的 90%，其余由肠道及皮肤排泄。

【不良反应】　逾量可致高磷血症、低钙血症、肌肉颤动、痉挛、胃肠道不适。出现上述中毒表现时应立即停药。

【禁忌证】　严重肾功能不全、休克和脱水患者禁用。对本品过敏者禁用。

【注意事项】　(1)本品严禁直接注射，必须在医生指导下稀释 200 倍以上，方可经静脉点滴输注，并须注意控制滴注速度。

(2)本品仅限于不能进食的病人使用。

(3)对肾功能衰竭病人不宜应用。

(4)本品与含钙注射液配伍时易析出沉淀，不宜应用。

(5)本品每支含 K⁺ 346mg，限钾患者慎用。

【用法与用量】 肠外营养疗法中，每 1000kcal 热量加入本品 2.5ml（相当于磷酸根 8mmol），控制滴速。对接受肠外营养的患者则应根据其实际需要酌情增减。经周围静脉给药时，在可配伍性得到保证的前提下，本品 10ml 可加入复方氨基酸注射液或 5%、10% 葡萄糖注射液 500ml 中，4～6 小时内缓慢滴注。稀释应在无菌条件下进行，稀释后应在 24 小时内用完，以免发生污染。

【制剂与规格】 复合磷酸氢钾注射液：2ml:磷酸二氢钾 0.4354g 与磷酸氢二钾 0.639g。

多种微量元素
Multi Trace Elements

【适应证】 肠外营养补给，用以添加微量元素。

【药理】 药效学 本品为微量元素的复方制剂，可供应铬、铜、铁、锰、钼、硒、锌、氟和碘的正常每日需要量。

【禁忌证】 (1)对本品成分和辅料过敏者禁用。

(2)本品某成分在使用者血液中浓度过高者禁用。

【注意事项】 (1)胆囊疾病、肾功能障碍者慎用。

(2)本品具高渗透压和低 pH，未经稀释不能输注；外周静脉输注液 500ml 中最多可以加入本品 10ml；输注速率不宜过快，稀释后应于 24 小时内用完。

【给药说明】 成人推荐剂量为一日 1 支（10ml）。10ml 能满足成人每天对铬、铜、铁、锰、钼、硒、锌、氟和碘的基本和中等需要。妊娠期妇女对微量元素的需要量轻度增高，所以本品也适用于妊娠期妇女补充微量元素。

【用法与用量】 成人一日 10ml。体重大于 15kg 的儿童一日 0.1ml/kg，静脉输注。本品 10ml 可加入复方氨基酸注射液或葡萄糖注射液 500ml 内，6～8 小时内输注。

【制剂与规格】 多种微量元素注射液（Ⅰ）：10ml。

多种微量元素注射液（Ⅱ）：(1)10ml；(2)2ml。

多种微量元素注射液：40ml。

谷 氨 酸 钠 [药典(二)]
Sodium Glutamate

【适应证】 用于血氨过多所致的肝性脑病、肝昏迷

及其他精神症状。

【不良反应】 (1)大量谷氨酸钠治疗肝性脑病时，可导致严重的碱中毒与低钾血症，原因在于钠的吸收过多，因此在治疗过程中须严密监测电解质浓度。

(2)输液太快，可出现流涎、脸红、呕吐等症状。

(3)过敏的先兆可有面部潮红、头痛与胸闷等症状出现。

(4)小儿可有震颤。

(5)合并焦虑状态的患者用后可出现晕厥、心动过速及恶心等反应。

【禁忌证】 少尿、尿闭禁用。

【注意事项】 (1)肾功能不全者慎用。

(2)用药期间应注意电解质平衡，可能时测血二氧化碳结合力及钾、钠、氯含量。

(3)用于肝昏迷时，与谷氨酸钾合用，二者比例一般为 3:1 或 2:1，钾低时为 1:1。

【用法与用量】 静脉滴注，一次 11.5g（2 支），一日不超过 23g（4 支），用 5% 葡萄糖注射液稀释后缓慢滴注。

【制剂与规格】 谷氨酸钠注射液：20ml:5.75g。

谷 氨 酸 钾 [药典(二)]
Potassium Glutamate

【适应证】 用于血氨过多所致的肝性脑病、肝昏迷及其他精神症状。

【不良反应】 (1)静脉滴注过快可引起流涎、皮肤潮红和呕吐。小儿可见震颤等。

(2)静脉滴注期间应注意电解质平衡，可能时测血二氧化碳结合力及钾、钠、氯含量。

(3)合并焦虑状态者可有晕厥，心动过速，流泪及恶心等。

【禁忌证】 本品过量可致碱血症，故有碱血症者慎用或禁用。

【用法与用量】 治疗肝昏迷 静脉滴注：将谷氨酸钾 18.9g 溶于 5% 或 10% 葡萄糖注射液 500～1000ml 中缓慢滴注，1 日 1～2 次。低血钾患者适用。为维持电解质平衡，谷氨酸钾常与谷氨酸钠合用，以 1:3 或 1:2 混合应用。

【制剂与规格】 谷氨酸钾注射液：20ml:6.3g。

第三节 肠外营养药物

人体所需要的营养素包括氨基酸或蛋白质、脂肪乳、碳水化合物、维生素(水溶性和脂溶性)、微量元素、电解质和水等七大类。规范的营养支持治疗可改善住院患者的临床结局和节省医疗费用,分为肠外营养和肠内营养。

营养支持治疗对患者的功能表现在以下三方面:①营养补充:一般常用经口营养补充(oral nutrition supplement, ONS),在特殊情况下也可以经静脉途径补充。②营养支持:有营养风险的患者需要营养支持,如大手术后患者、重症感染患者等,一般常用经口途径;经胃肠导管途径;经周围静脉途径或经中心静脉途径来提供平衡营养素或特殊营养素。③营养治疗:如对短肠综合征的患者提供肠外或肠内营养;对先天性苯丙氨酸酶缺乏患者提供不含苯丙氨酸的肠内营养剂;对患者提供药理营养素如谷氨酰胺双肽(glutamine dipeptide)和鱼油脂肪乳剂等。前者是肠黏膜细胞再生的重要燃料、可改善肠黏膜屏障功能;后者具有调控机体炎症反应,维护脏器功能等功效。两者合理应用,均可改善住院患者,特别是重症患者的临床结局(如减少感染并发症和缩短住院时间等)。

目前肠外营养的适应证包括:①合并营养不良或存在营养风险的成年住院患者。国内外指南推荐住院患者应用营养支持前,常规进行营养风险筛查(NRS 2002)。存在营养风险(评分≥3分)的患者,给予营养支持;胃肠道功能如基本正常,首选肠内营养。②肠外营养适用于胃肠道功能严重障碍或不能使用(如肠瘘、短肠综合征、炎性肠病或接受胃肠道手术等)的各类患者。③合并中等或严重的营养不良患者,入院后72小时内无法进行口服或肠内摄入,或摄取不能充分满足患者营养需要。④肠内营养治疗无法满足患者营养需要(<60%)。

国内外指南建议,应用全肠外营养的患者,非蛋白热卡供给量在 25～30kcal/(kg·d);脂肪供热不超过50%;氨基酸在 1～1.5g/(kg·d)。肠外营养处方根据患者病情、营养及代谢状态、静脉输入途径及药物代谢特点等确定,应包括宏营养素(脂肪乳、氨基酸和葡萄糖)和微营养素(维生素和微量元素)等,建议将所需营养素以"全合一"形式,即在规定的场所(如符合标准的静脉用药集中调配中心),按照规范肠外营养液配制顺序,混合在一个容器中,或应用工业化生产的"多腔袋"产品。研究显示,欧洲接受"全合一"肠外营养的患者中80%使用"多腔袋",此举有益于减少肠外营养相关血流感染和缩短住院时间。受药品渗透压影响,多数肠外营养治疗通过中心静脉完成,经周围静脉中心静脉置管技术(PICC)持续输注(16～24h/d 连续使用)是国内外指南推荐的方法。

一、氨基酸类

(一)平衡型氨基酸制剂

复方氨基酸注射液(18AA) [药典(二);国基;医保(甲)]
Compound Amino Acid Injection (18AA)

【成分】 本品为无色或几乎无色的澄明灭菌水溶液制剂,由18种氨基酸及山梨醇配制而成。

【适应证】 用于蛋白质摄入不足、吸收障碍等氨基酸不能满足机体代谢需要的患者。亦用于改善手术后患者的营养状况。

【药理】 药效学 氨基酸参与人体新陈代谢和各种生理功能,在代谢过程中连续不断地合成和分解,保持动态平衡。各种氨基酸都有共同的α-氨基与羧基基团,有相似的代谢过程,脱去氨基生成氨和α-酮酸。氨生成尿素经肾排出;α-酮酸提供能量生成水及二氧化碳,也可转为糖或脂肪。当各种疾病状态导致机体外源性氨基酸摄入不足,内源性氨基酸的产生不够,难以满足体内对氨基酸需求增加的情况下,若外源能量供给充足,则此时输入的氨基酸可迅速进入组织细胞,参与蛋白质合成代谢,有利于获得正氮平衡,并生成酶类、激素、抗体、结构蛋白,促进组织愈合,促进器官生理功能恢复和机体康复。本品可提供完全、平衡的18种必需和非必需氨基酸,用以满足机体合成蛋白质的需要。山梨醇与氨基酸一起输入后,可改善氨基酸的代谢,提供蛋白质合成的能量,抑制氨基酸异生糖原的浪费,促使氨基酸充分利用。因此18种氨基酸山梨醇注射液比单独氨基酸注射液更为合理,对糖尿病患者(尤其是2型)和胰岛素抵抗所致应激性高血糖患者更适宜。

【不良反应】 (1)全身表现 寒战、发冷、发热。

(2)胃肠 恶心、呕吐。

(3)呼吸系统 胸闷、呼吸困难。

(4)神经系统 头晕、头痛。

(5)过敏反应 由于含有抗氧化剂焦亚硫酸钠或亚硫酸氢钠,因此可能会诱发过敏反应(尤其哮喘病人),表现为皮疹、瘙痒等,严重者可发生过敏性休克,如发生应立即停药。

（6）其他 心悸、面部潮红、多汗等。

（7）本品为高渗溶液，从周围静脉输注或滴注速度过快时，有可能导致血栓性静脉炎和注射部位疼痛。过量或快速输注可能引起代谢性酸中毒，可影响肝及肾功能。

【禁忌证】 （1）严重氮质血症、肝性脑病昏迷、有向肝性脑病昏迷发展趋势、严重肝功能不全的患者禁用。本品可能使氨基酸不平衡，并且可能恶化或诱发肝昏迷。

（2）严重肾功能衰竭或尿毒症的患者禁用。由于体内氮含量和水负荷增加，本制剂可能使肾功能进一步恶化。

（3）对氨基酸有代谢障碍的患者禁用。

（4）对本品过敏者禁用。

【注意事项】 （1）用前必须详细检查药液，如发现瓶身有破裂、漏气、变色混浊、发霉、沉淀、变质等异常现象时绝对不应使用。开瓶药液一次用完，剩余药液切勿贮存再用。

（2）遇冷可能出现结晶，可将药液置 50～60℃ 水浴中缓慢摇动，使结晶完全溶解并冷至37℃后再用。

（3）本品输液时必须缓慢，尤其当加入葡萄糖注射液而呈高渗状态，并由外周静脉输注时，必须严格控制滴注速度。

（4）本品含盐酸盐，大量输入可能导致酸碱失衡。大量应用或并用电解质输液时，应注意电解质与酸碱平衡。严重酸中毒患者慎用。

（5）将氨基酸溶液与其他液体或药物混合，会增加理化性不相容和微生物污染的危险。混合过程应在无菌条件下进行，并且混合物之间应是可配伍的。

（6）本品对妊娠期妇女怀孕期安全性的评估尚不明确。哺乳期妇女患者用药的安全性尚不明确。

（7）对儿童安全性评价尚未确立。

（8）由于高龄患者的生理功能通常减退，可减小剂量或减慢给药速度。

（9）密闭置暗处不超过 25℃ 贮藏。

【给药说明】 （1）为使氨基酸注射液在体内被充分利用并合成蛋白质，而非当作能源消耗掉，宜同时给予足量中等浓度葡萄糖注射液或脂肪乳注射液作能源。补充适量电解质、维生素和微量元素等，对于完全依赖静脉营养的危重患者之长期营养尤为必要。

（2）中心静脉滴注适用于需要补充大量高浓度高渗氨基酸注射液、高浓度葡萄糖注射液的重症患者或长期营养支持患者。

（3）本品与其他营养素按照适当的比例混合均匀成"全合一（all in one）"肠外营养液后，经中心或周围静脉连续输注为佳。

（4）根据年龄、病情、症状、体重等情况，决定适当用量。最可靠的每日输入剂量计算基于患者的氮平衡、氨基酸保有率、血中尿素氮（BUN）和体重变化等客观指标的测定数据，加强动态监测。

【用法与用量】 一般情况下，一日输入 1.0～2.0g 蛋白质/千克体重较为适宜，非蛋白热卡和氮之比为（120～150）:1。因为渗透压摩尔浓度高，宜经中心静脉或与其他渗透压摩尔浓度较低的溶液混合后滴注，每分钟 20～30 滴。

【制剂与规格】 复方氨基酸注射液（18AA）：（1）250ml:12.5g（总氨基酸）；（2）500ml:25g（总氨基酸）。

复方氨基酸注射液（18AA-Ⅰ）^[药典(二);医保(甲)]
Compound Amino Acid Injection（18AA-Ⅰ）

【成分】 本品为无色或微黄色澄明灭菌水溶液制剂，由 18 种氨基酸与含钾、钠、钙、镁的无机盐复方配制而成。

【适应证】 用于改善手术前后患者的营养状况及低蛋白血症。

【药理】 药效学 参阅"复方氨基酸注射液（18AA）"。

【不良反应】 参阅"复方氨基酸注射液（18AA）"。

【禁忌证】 参阅"复方氨基酸注射液（18AA）"。

【注意事项】 参阅"复方氨基酸注射液（18AA）"。

【给药说明】 参阅"复方氨基酸注射液（18AA）"。

【用法与用量】 成人一日约 500～750ml。按肠外营养支持的方法，宜与葡萄糖、脂肪乳及其他营养素混合配制成肠外营养液，连续输注 16～24 小时，并应根据年龄、症状、体重等情况，按医嘱适当增减用量。

【制剂与规格】 复方氨基酸注射液（18AA-Ⅰ）：（1）250ml:17.5g（总氨基酸）；（2）500ml:35g（总氨基酸）。

复方氨基酸注射液（18AA-Ⅱ）^[药典(二);医保(甲)]
Compound Amino Acid Injection（18AA-Ⅱ）

【成分】 本品为无色或微黄色澄明灭菌水溶液制剂，由 18 种氨基酸复方配制而成。5%、8.5%和 11.4%注射液每250ml 的含氮量分别为2g、3.5g 和 4.5g。

【适应证】 用于不能口服或经肠道补给营养及营养不能满足需要的患者，以满足其机体合成蛋白质的需要。

【药理】 药效学 参阅"复方氨基酸注射液（18AA）"。

【不良反应】　参阅 "复方氨基酸注射液(18AA)"。

【禁忌证】　参阅 "复方氨基酸注射液(18AA)"。

【注意事项】　参阅 "复方氨基酸注射液(18AA)"。

【给药说明】　参阅 "复方氨基酸注射液(18AA)"。

【用法与用量】　本品 5%与 8.5%可经中心静脉或周围静脉输注;11.4%单独使用须经中心静脉输注。宜配制成肠外营养液使用。余参阅 "复方氨基酸注射液(18AA)"。

【制剂与规格】　复方氨基酸注射液(18AA-Ⅱ):(1)250ml:12.5g(总氨基酸);(2)500ml:25g(总氨基酸);(3)250ml:21.25g(总氨基酸);(4)500ml:42.5g(总氨基酸);(5)250ml:28.5g(总氨基酸);(6)500ml:57g(总氨基酸)。

复方氨基酸注射液(18AA-Ⅲ) [药典(二);医保(甲)]
Compound Amino Acid Injection(18AA-Ⅲ)

【成分】　本品为无色或微黄色的澄明液体,主要成分由十八种氨基酸组成。

【适应证】　参阅 "复方氨基酸注射液(18AA)。"

【药理】　药效学　参阅 "复方氨基酸注射液(18AA)。"

【不良反应】　参阅 "复方氨基酸注射液(18AA)。"

【禁忌证】　参阅 "复方氨基酸注射液(18AA)。"

【注意事项】　本品含 60mEq/L 的醋酸,大量应用或并用电解质输液时,应注意电解质与酸碱平衡。余参阅 "复方氨基酸注射液(18AA)"。

【给药说明】　参阅 "复方氨基酸注射液(18AA)。"

【用法与用量】　参阅 "复方氨基酸注射液(18AA)。"

【制剂与规格】　复方氨基酸注射液(18AA-Ⅲ):250ml:25.90g(总氨基酸)。

复方氨基酸注射液(18AA-Ⅳ) [药典(二)]
Compound Amino Acid Injection(18AA-Ⅳ)

【成分】　本品为无色或微黄色澄明灭菌水溶液制剂,由 18 种氨基酸与葡萄糖复方配制而成。

【适应证】　参阅 "复方氨基酸注射液(18AA)"。

【药理】(1)药效学　氨基酸是维持人类生命的基本物质,为人体合成蛋白质的单体,亦为合成其他组织的氮源。葡萄糖为人体生理需要的热量源,对危重患者有维持热量作用,与氨基酸联用可明显改善氨基酸代谢,提供蛋白质合成的能量,减少氨基酸异生糖原的浪费,促进氨基酸的充分利用。设计肠外营养处方时应考虑本品中葡萄糖含量。

(2)药动学　葡萄糖进入人体内主要参与三羧酸循环提供热量,代谢成水及二氧化碳,经尿及呼吸排出。

氨基酸参与人体新陈代谢和各种生理机能,在代谢过程中连续的分解和合成,保持动态平衡,各种氨基酸都有共同的α-氨基与羧基基团,有相似的代谢过程,脱去氨基生成氨和α-酮酸,氨生成尿素经肾排出,α-酮酸提供能量生成水及二氧化碳,也可转为糖或脂肪。

【不良反应】　参阅 "复方氨基酸注射液(18AA)"。

【禁忌证】　参阅 "复方氨基酸注射液(18AA)"。

【注意事项】　因本品含有葡萄糖(7.5%),糖尿病患者应慎用。余参阅 "复方氨基酸注射液(18AA)"。

【给药说明】　参阅 "复方氨基酸注射液(18AA)"。

【用法与用量】　参阅 "复方氨基酸注射液(18AA)"。

【制剂与规格】　18 种氨基酸葡萄糖注射液(18AA-Ⅳ):(1)250ml:8.70g(总氨基酸);(2)500ml:17.40g(总氨基酸)。

复方氨基酸注射液(18AA-Ⅴ) [医保(甲)]
Compound Amino Acid Injection(18AA-Ⅴ)

【成分】　本品为无色或微黄色澄明灭菌水溶液制剂,由 18 种氨基酸与木糖醇组成。

【适应证】　参阅 "复方氨基酸注射液(18AA)"。

【药理】　药效学　参阅 "复方氨基酸注射液(18AA)"。木糖醇代谢不依赖于胰岛素,可直接透过细胞膜,具有抑制酮体生成、节约蛋白质、提高氨基酸利用率及促进肝糖原蓄积的作用。

【不良反应】　参阅 "复方氨基酸注射液(18AA)"。

【禁忌证】　(1)对木糖醇过敏者。

(2)胰岛素诱发的低血糖症患者。

(3)低渗性脱水患者(使用本品可能导致水量增加,症状恶化)。

(4)肝性脑病或有肝性脑病倾向的患者。

(5)严重肾功能不全者。

(6)血氮过多者。

(7)氨基酸代谢异常患者。

【注意事项】　有报告称大剂量木糖醇快速静脉滴注时,各器官特别是肾和脑内出现草酸钙沉淀。含盐酸盐,大量输入可能导致酸碱失衡。余参阅 "复方氨基酸注射液(18AA)"。

【给药说明】　参阅 "复方氨基酸注射液(18AA)"。

【用法与用量】　参阅 "复方氨基酸注射液(18AA)"。每日输入木糖醇的量不得高于 100g。

【制剂与规格】　复方氨基酸注射液(18AA-Ⅴ):(1)250ml:8.06g(总氨基酸)与 12.5g 木糖醇;(2)500ml:16.12g(总氨基酸)与 25g 木糖醇;(3)100ml:3.224g(总氨

基酸)与 5g 木糖醇。

复方氨基酸注射液(18AA-Ⅸ)
Compound Amino Acid Injection(18AA-Ⅸ)

【成分】 本品为无色或几乎无色的澄明液体，由 18 种氨基酸组成。

【适应证】 用于急、慢性肾功能不全患者出现低蛋白血症、低营养状态和手术前后的氨基酸补充。

【不良反应】 对非透析患者，本品可能引起血浆尿素氮升高和碳酸氢根下降，使用本品时须进行肾功能的监测。余参阅"复方氨基酸注射液(18AA)"。

【禁忌证】 参阅"复方氨基酸注射液(18AA)"。

【注意事项】 本品作为肾功能不全患者的氮源时，有报道出现过高氨血症、意识障碍，因此在给予本品过程中患者出现对唤名和打招呼反应迟钝、自主动作或自主言语异常时应立即停止给药。对慢性肾功能不全非透析患者，每给予本品 200ml，在给药前应相应减少饮食蛋白量 5～10g。余参阅"复方氨基酸注射液(18AA)"。

【用法与用量】 慢性肾功能不全 (1)外周静脉给药：通常成人一日一次，一次 200ml 缓慢滴注。给药速度为每 200ml 应控制在 120～180 分钟滴完(15～25 滴/分钟)，并根据年龄、症状和体重适当增减。透析时在透析结束前 60～90 分钟由透析回路的静脉一侧注入。使用本品时热量给予最好 1500kcal/d 以上。

(2) 中心静脉给药：通常成人一日 400ml 通过中心静脉持续滴注，并根据年龄、症状和体重适当增减。每 1.6g 氮(本品：200ml)应给予 500kcal 以上的非蛋白热量。

急性肾功能不全 通常为成人一日 400ml 通过中心静脉持续滴注，并根据年龄、症状和体重适当增减。

每 1.6g 氮(本品：200ml)应给予 500kcal 以上的非蛋白热量。

【制剂与规格】 复方氨基酸注射液(18AA-Ⅸ)：200ml:12.250g(总氨基酸)。

复方氨基酸注射液(20AA) [医保(乙)]
Compound Amino Acid Injection (20AA)

【成分】 本品由 20 种氨基酸配制而成的，无色至微黄色的澄明液体。

【适应证】 用于严重肝功能不全、即将或已发展为肝性脑病患者的肠外营养，以提供氨基酸。

【药理】 (1)药效学 参阅"复方氨基酸注射液(18AA)"。

(2)药动学 根据肝硬化患者的氨基酸代谢动力学的研究结果确定了本品的氨基酸谱构成。这些患者出现典型的氨基酸失调，表现为支链氨基酸浓度低、芳香氨基酸浓度升高和甲硫氨酸浓度升高。这种失调被认为是肝硬化患者蛋白质耐受降低和肝昏迷发展的原因之一。本品成分中支链氨基酸含量相对较高，适合于肝硬化患者的氨基酸和蛋白质代谢机制。使用本品可以调节病理状态下的氨基酸谱构成。

【不良反应】 参阅"复方氨基酸注射液(18AA)"。

【禁忌证】 参阅"复方氨基酸注射液(18AA)"。

【注意事项】 本品不应用于以下患者：低渗性脱水、低钾血症及低钠血症。除非在给药前以上症状已被纠正。余参阅"复方氨基酸注射液(18AA)"。

【用法与用量】 经中心静脉滴注，标准剂量为一日 7～10ml/kg(相当于氨基酸一日 0.7～1g/kg)，最大剂量为一日 15ml/kg(相当于氨基酸一日 1.5g/kg)。肝性脑病患者最初数小时治疗滴速可加快(如一位 70kg 患者：第 1 至第 2 小时滴速为 150ml/h；第 3 至第 4 小时为 75ml/h；从第 5 小时开始为 45ml/h)。维持治疗滴速为 45～75ml/h 或 0.6～1ml/(kg·h)。

【制剂与规格】 复方氨基酸注射液(20AA)：500ml:50g(总氨基酸)。

复方氨基酸注射液(18AA-Ⅴ-SF) [医保(乙)]
Compound Amino Acid Injection (18AA-Ⅴ-SF)

【成分】 本品为无色或微黄色澄明灭菌水溶液制剂，由 18 种氨基酸与木糖醇组成，不含亚硫酸盐类抗氧化剂。

【适应证】 参阅"复方氨基酸注射液(18AA)"。

【药理】 药效学 参阅"复方氨基酸注射液(18AA)"。木糖醇代谢不依赖于胰岛素，可直接透过细胞膜，具有抑制酮体生成、节约蛋白质、提高氨基酸利用率及促进肝糖原蓄积的作用，对糖代谢无不良影响，未见引起代谢性并发症。

【不良反应】 无因亚硫酸盐类抗氧化剂可能诱发的过敏反应(尤其对哮喘病人)。余参阅"复方氨基酸注射液(18AA)"。

【禁忌证】 参阅"复方氨基酸注射液(18AA-Ⅴ)"。

【注意事项】 参阅"复方氨基酸注射液(18AA-Ⅴ)"。

【给药说明】 参阅"复方氨基酸注射液(18AA-Ⅴ)"。

【用法与用量】 参阅"复方氨基酸注射液(18AA-Ⅴ)"。

【制剂与规格】 复方氨基酸注射液(18AA-Ⅴ-SF)：250ml:8.06g(总氨基酸)与 12.5g 木糖醇。

丙氨酰谷氨酰胺 [药典(二);医保(乙)]

Alanyl Glutamine

【成分】 本品为无色澄明液体,活性成分及其化学名称为:N(2)-L-丙氨酰-L-谷氨酰胺。

【适应证】 适用于需要补充谷氨酰胺患者的肠外营养,包括处于分解代谢和高代谢状况的患者。

【药理】 (1)药效学 谷氨酰胺是机体免疫细胞和黏膜细胞等快速生长细胞的主要能源,但其不能耐受高温高压的灭菌过程。N(2)-L-丙氨酰-L-谷氨酰胺双肽可在体内分解为谷氨酰胺和丙氨酸,使经由肠外营养输液补充谷氨酰胺成为可能。双肽分解释放出的氨基酸作为营养物质各自储存在身体的相应部位,并随机体的需要进行代谢。许多病症可出现体内谷氨酰胺的耗减,应用肠外营养支持时输注本品可减少这一情况的出现。

(2)药动学 本品输注后在体内迅速分解为谷氨酰胺和丙氨酸,其人体半衰期为 2.4～3.8 分钟(晚期肾功能不全患者为 4.2 分钟),血浆清除率为每分钟 1.6～2.7L。此双肽的消失伴随等克分子数的游离氨基酸的增加。它的水解过程可能仅在细胞外发生。当输液量恒定不变时,通过尿液排泄的 N(2)-L-丙氨酰-L-谷氨酰胺低于 5%,与其他输注的氨基酸相同。

【禁忌证】 严重肾功能不全(肌酐清除率<25ml/min)或严重肝功能不全的患者禁用。

【注意事项】 (1)使用时应监测病人的碱性磷酸酶、AST、ALT 和酸碱平衡。

(2)对于代偿性肝功能不全的病人,建议定期监测肝功能。

(3)将本品加入载体溶液时,必须保证它们具有可配伍性、保证混合过程是在洁净的环境中进行,还应保证溶液完全混匀。

(4)不要将其他药物加入混匀后的溶液中。

(5)本品加入其他成分后,不能再贮藏。

【给药说明】 本品连续使用时间不应超过 3 周。

【用法与用量】 (1)一日 0.3～0.4g/kg,最大日剂量为 0.4g/kg。

(2)剂量应根据分解代谢的程度和氨基酸的需要量而定。肠外营养时,供给氨基酸的最大日剂量为 2g/kg(包括本品供给的丙氨酸和谷氨酰胺量在内),经本品供给的氨基酸量不应超过全部氨基酸供给量的 20%。

(3)加入载体溶液时的用量调整:当氨基酸需要量为一日 1.5g/kg 时,其中 0.3g 氨基酸由本品提供,1.2g 氨基酸由载体溶液提供;当氨基酸需要量为一日 2g/kg 时,其中 0.4g 氨基酸由本品提供,1.6g 氨基酸由载体溶液提供。滴速根据载体溶液而定,但不应超过 0.1g/(kg·h)(以总氨基酸计)。

【制剂与规格】 丙氨酰谷氨酰胺注射液:(1)50ml:10g(丙氨酰谷氨酰胺);(2)100ml:20g(丙氨酰谷氨酰胺)。

盐酸赖氨酸注射液

Lysine Hydrochloride Injection

【适应证】 用于赖氨酸缺乏所致的营养不良、食欲缺乏。

【药理】 药效学 盐酸赖氨酸为人体必需氨基酸之一,尤为儿童发育期、病后恢复期、妊娠哺乳期所必需,如缺乏可引起发育不良、食欲缺乏、体重减轻以及低蛋白血症等。

【不良反应】 偶见轻度恶心、呕吐及过敏反应。

【禁忌证】 肝肾功能严重不全者禁用。

【用法与用量】 口服,按照 L-赖氨酸盐酸盐计,一次 0.15g,一日 2～3 次。

【制剂与规格】 盐酸赖氨酸注射液:10ml:3g。

复方氨基酸注射液(14AA-SF) [医保(乙)]

Compound Amino Acid Injection(14AA-SF)

【成分】 本品为无色或几乎无色的澄明液体,由 14 种氨基酸组成,不含亚硫酸盐类抗氧化剂。

【适应证】 参阅"复方氨基酸注射液(18AA)"。

【不良反应】 无因亚硫酸盐类抗氧化剂可能诱发的过敏反应(尤其对哮喘病人)。余参阅"复方氨基酸注射液(18AA)"。

【禁忌证】 严重酸中毒和充血性心力衰竭患者慎用;尿毒症、肝昏迷和氨基酸代谢障碍患者禁用。

【注意事项】 参阅"复方氨基酸注射液(18AA)"。

【给药说明】 参阅"复方氨基酸注射液(18AA)"。

【用法与用量】 一般情况一日 250～500ml,严重消耗性疾病可增至 1000ml。

【制剂与规格】 复方氨基酸注射液(14AA-SF):(1)50ml:4.2g(总氨基酸);(2)250ml:21.2g(总氨基酸)。

小儿复方氨基酸注射液(18AA-Ⅰ) [药典(二);国基;医保(甲)]

Paediatric Compound Amino Acid Injection(18AA-Ⅰ)

【成分】 本品为无色或微黄色的澄明液体,由 18 种氨基酸组成。

【适应证】 ①适用于小儿因消化系统疾病，不能经胃肠摄取食物者。②适用于小儿由各种疾病所引起的低蛋白血症者。③适用于小儿受严重创伤、烧伤及败血症等体内氮平衡失调者。④适用于难治性腹泻、吸收不良综合征。⑤适用于早产儿、低体重儿的肠外营养。

【药理】 (1)药效学 氨基酸在婴幼儿与成人体内有不同的代谢作用。使用普通的氨基酸输液，婴幼儿肝酶系统不健全，体内苯丙氨酸羟化酶的活性低，难以有效代谢成酪氨酸，易产生高苯丙氨酸血症，酪氨酸不足。蛋氨酸是半胱氨酸和牛磺酸的前体，牛磺酸能生成胱氨酸，对小儿神经系统发育有重要作用。但婴幼儿肝酶系统不健全，使胱硫醚酶的活性低，蛋氨酸代谢不全，易产生高蛋氨酸血症、半胱氨酸和牛磺酸不足。组氨酸合成速度慢易产生低组氨酸血症；甘氨酸含量高会出现血氨过高。小儿未成熟的氨基酸代谢特点使酪氨酸和半胱氨酸成为不可缺少的氨基酸，因此小儿使用氨基酸输液应降低苯丙氨酸、蛋氨酸、甘氨酸的用量，增加半胱氨酸、酪氨酸、组氨酸用量，这样才能使血浆氨基酸谱保持正常。本品适应婴幼儿代谢的特点，降低了苯丙氨酸、蛋氨酸、甘氨酸的用量，增加半胱氨酸、酪氨酸、组氨酸用量，满足了小儿营养需要。

(2)药动学 通过脱氨基，生成氨与α-酮酸，氨与二氧化碳生成尿素，经肾脏排出；α-酮酸能供能量，并生成水及二氧化碳排出，也可转变为糖或脂肪。

【不良反应】 参阅"复方氨基酸注射液(18AA)"。

【禁忌证】 参阅"复方氨基酸注射液(18AA)"。

【注意事项】 本品遇冷可能析出结晶，可置于40～50℃水浴中使其溶解后，冷至体温后再用。余参阅"复方氨基酸注射液(18AA)"。

【给药说明】 参阅"复方氨基酸注射液(18AA)"。

【用法与用量】 正常人血浆氨基酸浓度不高，总浓度约为2mmol/L，小儿更低，可能与儿童生长快，氨基酸摄入组织较多有关。因此，小儿按体重对氨基酸的摄取量应高于成人。静脉注射：输注量应以小儿的年龄、体重、病情等不同而定。一般用量，开始时每日15ml/kg体重（相当氨基酸约 1g/kg），以后递增至每日30ml/kg（相当氨基酸 2g/kg）。疗程将结束时应注意逐渐减量，防止产生低血糖症。可根据临床情况进行调整。输注速度：完全依赖静脉营养支持时，若外周静脉输注，可将药液稀释后用，全日用量不少于16小时均匀滴注；需部分静脉营养支持时，外周及中心静脉输注速度遵医嘱。

【制剂与规格】 小儿复方氨基酸注射液(18AA-Ⅰ)：

(1)20ml:1.348g(总氨基酸)；(2)100ml:6.74g(总氨基酸)；(3)250ml:16.85g(总氨基酸)。

小儿复方氨基酸注射液 (18AA-Ⅱ) [药典(二)；国基；医保(甲)]
Paediatric Compound Amino Acid Injection (18AA-Ⅱ)

【成分】 本品为无色或几乎无色的澄明灭菌水溶液制剂，由18种氨基酸配制而成。

【适应证】 参阅"小儿复方氨基酸注射液(18AA-Ⅰ)"。

【药理】 (1)药效学 牛磺酸是甲硫氨酸、半胱氨酸的代谢产物，人乳中含量丰富，有保护细胞膜、促进脑发育、维持视网膜正常功能和防止胆汁淤积及增强心肌细胞功能等作用。余参阅"小儿复方氨基酸注射液(18AA-Ⅰ)"。

(2)药动学 正常人血浆氨基酸浓度不高，总浓度约为2毫克分子/升，绝大部分在细胞内小儿更低，可能与儿童生长快，氨基酸摄入组织较多有关。因此，小儿对氨基酸摄取量应高于成人。

【不良反应】 参阅"复方氨基酸注射液(18AA)"。

【禁忌证】 参阅"复方氨基酸注射液(18AA)"。

【注意事项】 静脉滴速不宜过快，20kg儿童一般不宜超过 20 滴/分钟。如发生混浊或沉淀时，不可使用。遇冷析出结晶，可置 50～60℃水浴中使溶并冷至37℃澄明再用。余参阅"复方氨基酸注射液(18AA)"。

【给药说明】 参阅"复方氨基酸注射液(18AA)"。

【用法与用量】 每日 35～50ml/kg，或遵医嘱。余参阅"小儿复方氨基酸注射液(18AA-Ⅰ)"。

【制剂与规格】 小儿复方氨基酸注射液(18AA-Ⅱ)：(1)100ml:6.0g(总氨基酸)；(2)250ml:15.0g(总氨基酸)。

(二)疾病适用型氨基酸制剂

盐酸精氨酸注射液 [药典(二)；国基；医保(甲)]
Arginine Hydrochloride Injection

【适应证】 用于肝性脑病，适用于忌钠的患者，也适用于其他原因引起血氨增高所致的精神症状治疗。

【药理】 (1)药效学 本品为氨基酸类药，在体内参与鸟氨酸循环，促进尿素形成，使人体内产生的氨，经鸟氨酸循环转变为无毒的尿素，由尿中排出，从而降低血氨水平。

(2)药动学 盐酸精氨酸静脉给药后22～30分钟达血药峰值浓度。本品在肝脏代谢，经肾小球滤过后几乎被肾小管完全重吸收，其清除半衰期为1.2～2小时。

【不良反应】　(1)可引起高氯性酸中毒，以及血中尿素、肌酸、肌酐浓度升高。

(2)静脉滴注太快可引起流涎、皮肤潮红、呕吐等。

【禁忌证】　高氯性酸中毒、肾功能不全及无尿患者禁用。

【注意事项】　用药期间宜进行血气监测，注意患者的酸碱平衡。

【用法与用量】　临用前，用5%葡萄糖注射液1000ml稀释后应用。静脉滴注一次15～20g(3～4支)于4小时内滴完。

【制剂与规格】　盐酸精氨酸注射液：20ml:5g(精氨酸)。

复方氨基酸注射液 （3AA）
Compound Amino Acid Injection （3AA）

【成分】　本品为无色澄明灭菌水溶液复方制剂，其组分为每1000ml含：L-缬氨酸12.6g，L-亮氨酸16.5g，L-异亮氨酸13.5g。

【适应证】　各种原因引起的肝性脑病、重症肝炎以及肝硬化、慢性活动性肝炎。亦可用于肝胆外科手术前后。

【药理】　药效学　缬氨酸、亮氨酸、异亮氨酸均为支链氨基酸，可纠正血浆中支链氨基酸与芳香族氨基酸的失衡，防止因脑内芳香族氨基酸浓度过高引起的肝性脑病；也可促进蛋白质合成，减少蛋白质分解，有利于肝细胞再生和修复，并改善低蛋白血症。此外，以上氨基酸还可直接在肌肉、脂肪、心、脑等组织代谢，产生能量供机体利用。

【不良反应】　参阅"复方氨基酸注射液(18AA)"。

【注意事项】　重度食管静脉曲张患者使用本品时，应控制输注速度和用量，以防静脉压过高而致破裂出血。患者有大量腹水、胸水时，应避免输入量过多。余参阅"复方氨基酸注射液(18AA)"。

【给药说明】　参阅"复方氨基酸注射液(18AA)"。

【用法与用量】　一日250～500ml，可与适量5%～10%葡萄糖注射液混合后缓慢滴注。每分钟不超过40滴。

【制剂与规格】　复方氨基酸注射液(3AA)：250ml:10.65g(总氨基酸)。

复方氨基酸注射液 （6AA） [医保(乙)]
Compound Amino Acid Injection （6AA）

【成分】　本品为无色或微黄色的澄明灭菌水溶液制剂，其组分为每1000ml含：L-缬氨酸12.2g，L-亮氨酸16.6g，L-异亮氨酸11.0g，L-精氨酸22.0g，L-谷氨酸18.6g，L-门冬氨酸4.0g。

【适应证】　用于慢性肝性脑病、慢性迁延性肝炎、慢性活动性肝炎、亚急性及慢性重型肝炎引起的氨基酸代谢紊乱。

【药理】　药效学　本品除支链氨基酸为主外，再加上精氨酸、谷氨酸及门冬氨酸，可以加强去氨作用。余参阅"复方氨基酸注射液(3AA)"。

【不良反应】　参阅"复方氨基酸注射液(18AA)"。

【注意事项】　参阅"复方氨基酸注射液(3AA)"。

【给药说明】　静脉滴注，滴速不超过40滴/分钟。

【用法与用量】　对紧急或危重患者，每日2次，每次1瓶，同时与等量10%葡萄糖注射液稀释后缓慢静脉滴注，1分钟不超过40滴，病情改善后每天1瓶，连用1周为一疗程；对于其他肝病引起的氨基酸代谢紊乱者，每日1次，每次1瓶，加等量10%葡萄糖注射液缓慢静脉滴注。

【制剂与规格】　复方氨基酸注射液(6AA)：250ml:21.1g(总氨基酸)。

复方氨基酸注射液(9AA) [医保(乙)]
Compound Amino Acid Injection （9AA）

【成分】　本品为无色或几乎无色的澄明液体。其组分为每1000ml含L-组氨酸2.5g，L-异亮氨酸5.6g，L-亮氨酸8.8g，L-醋酸赖氨酸9.0g，L-甲硫氨酸8.8g，L-苯丙氨酸8.8g，L-苏氨酸4.0g，L-色氨酸2.0g，L-缬氨酸6.4g，L-盐酸半胱氨酸0.1g。

【适应证】　用于急性和慢性肾功能不全患者的肠外营养治疗；大手术、外伤或脓毒血症引起的严重肾功能衰竭以及急性和慢性肾功能衰竭。

【药理】　(1)药效学　慢性肾衰时，体内大多数必需氨基酸血浆浓度下降，而非必需氨基酸血浆浓度正常或升高。本品补充必需氨基酸，可使体内下降的必需氨基酸血浆浓度恢复，使蛋白质合成增加而可能改善营养状况。如同时供给足够能量，可加强同化作用，使蛋白质无须作为能源被分解利用，不产生或极少产生氮的终末代谢产物，有利于减轻尿毒症症状，亦有降低血磷，纠正钙磷代谢紊乱作用。

(2)药动学　通过血液循环分布于体内各组织。

【不良反应】　参阅"复方氨基酸注射液(18AA)"。

【禁忌证】　氨基酸代谢紊乱、严重肝功能损害、心功能不全、水肿、低血钾、低血钠患者禁用。余参阅"复方氨基酸注射液(18AA)"。

【注意事项】 尿毒症患者宜在补充葡萄糖同时给予少量胰岛素,糖尿病患者应给以适量胰岛素,以防出现高血糖。尿毒症性心包炎、尿毒症脑病、无尿、高钾血症等应首先采用透析治疗。余参阅"复方氨基酸注射液(18AA)"。

【给药说明】 应严格控制滴速,每分钟不超过15滴。

【用法与用量】 常规剂量 一日250～500ml,缓慢滴注。

透析时剂量 进行透析的急、慢性肾衰竭患者一日1000ml,最大剂量为1500ml。

【制剂与规格】 复方氨基酸注射液(9AA):250ml:13.98g(总氨基酸)。

复方氨基酸注射液(15AA) [医保(乙)]
Compound Amino Acid Injection (15AA)

【成分】 本品为无色或几乎无色的澄明液体,由15种氨基酸组成。

【适应证】 能改善血浆蛋白水平和促进肝功能恢复。用于肝硬化、亚急性、慢性重症肝炎及肝昏迷的治疗,并可作为慢性肝炎的支持治疗。

【药理】 药效学 具有促进人体蛋白质代谢正常、纠正负氮平衡、补充蛋白质、加快伤口愈合、促进肝功能恢复的作用。

【不良反应】 参阅"复方氨基酸注射液(18AA)"。

【禁忌证】 严重酸中毒、充血性心力衰竭及肾功能衰竭患者慎用。

【注意事项】 本品遇冷能析出结晶,应微温溶解至37℃,澄明后方可使用。但药液如发生混浊、沉淀时不可使用。余参阅"复方氨基酸注射液(18AA)"。

【给药说明】 本品注射液宜与适量5%～10%葡萄糖注射液混合后缓慢滴注。滴注速度不宜超过每分钟20滴。

【用法与用量】 静脉滴注:一日250～500ml。

【制剂与规格】 复方氨基酸注射液(15AA):(1)100ml:8g(总氨基酸);(2)250ml:20g(总氨基酸);(3)500ml:40g(总氨基酸)。

丙氨酰谷氨酰胺注射液 [药典(二);医保(乙)]
Alanyl Glutamine Injection

【成分】 本品为无色澄明液体,活性成分及其化学名称为:N(2)-L-丙氨酰-L-谷氨酰胺。

【适应证】 用于需要补充谷氨酰胺患者的肠外营养,包括处于分解代谢和高代谢状况的患者。

【药理】 (1)药效学 谷氨酰胺是机体免疫细胞和黏膜细胞等快速生长细胞的主要能源,但其不能耐受高温高压的灭菌过程。而 N(2)-L-丙氨酰-L-谷氨酰胺双肽可在体内分解为谷氨酰胺和丙氨酸的特性,使经由肠外营养输液补充谷氨酰胺成为可能。双肽分解释放出的氨基酸作为营养物质各自储存在身体的相应部位,并随机体的需要进行代谢。许多病症可出现体内谷氨酰胺的耗减,应用肠外营养支持时输注本品可阻遏这一情况的出现。

(2)药动学 本品输注后在体内迅速分解为谷氨酰胺和丙氨酸,其人体半衰期为2.4～3.8分钟(晚期肾功能不全患者为4.2分钟),血浆清除率为每分钟1.6～2.7L。此双肽的消失伴随等克分子数的游离氨基酸的增加。它的水解过程可能仅在细胞外发生。当输液量恒定不变时,通过尿液排泄的 N(2)-L-丙氨酰-L-谷氨酰胺低于5%,与其他输注的氨基酸相同。

【禁忌证】 严重肾功能不全(肌酐清除率<25ml/min)或严重肝功能不全的患者禁用。

【注意事项】 (1)使用时应监测病人的碱性磷酸酶、ALT、AST和酸碱平衡。

(2)对于代偿性肝功能不全的病人,建议定期监测肝功能。

(3)将本品加入载体溶液时,必须保证它们具有可配伍性、保证混合过程是在洁净的环境中进行,还应保证溶液完全混匀。

(4)不要将其他药物加入混匀后的溶液中。

(5)本品加入其他成分后,不能再贮藏。

【给药说明】 本品连续使用时间不应超过3周。

【用法与用量】 (1)一日0.3～0.4g/kg,最大日剂量为0.4g/kg。

(2)剂量应根据分解代谢的程度和氨基酸的需要量而定。肠外营养时,供给氨基酸的最大日剂量为2g/kg(包括本品供给的丙氨酸和谷氨酰胺量在内),经本品供给的氨基酸量不应超过全部氨基酸供给量的20%。

(3)加入载体溶液时的用量调整:当氨基酸需要量为一日1.5g/kg时,其中0.3g氨基酸由本品提供,1.2g氨基酸由载体溶液提供;当氨基酸需要量为一日2g/kg时,其中0.4g氨基酸由本品提供,1.6g氨基酸由载体溶液提供。滴速根据载体溶液而定,但不应超过0.1g/(kg·h)(以总氨基酸计)。

【制剂与规格】 丙氨酰谷氨酰胺注射液:(1)50ml:10g(丙氨酰谷氨酰胺);(2)100ml:20g(丙氨酰谷氨酰胺)。

复方氨基酸(15)双肽(2)注射液[药典(二)]
Compound Amino Acids(15)and Dipeptides(2)Injection

【成分】　本品为无色至微黄色的澄明液体。

【适应证】　参阅"复方氨基酸注射液(18AA)"。

【药理】　药效学　本品含 18 种必需和非必需氨基酸,其中 3 种氨基酸以双肽甘氨酰-谷氨酰胺和甘氨酰-酪氨酸的形式存在。本品有助于蛋白质的合成和氮平衡的改善。

【禁忌证】　先天性氨基酸代谢缺陷(如:苯丙酮酸尿症),肝功能衰竭及肾功能衰竭。余参阅"复方氨基酸注射液(18AA)"。

【给药说明】　(1)本品注射液的渗透压高于800mOsm/L,应采用中心静脉滴注。

(2)推荐滴注速度为每小时 0.6～0.7ml(相当于0.08～0.09g 氨基酸/双肽)/kg,相当于体重 70kg 者 10～12 小时内滴注 500ml 或 20～24 小时内滴注 1000ml。

(3)本品可连续滴注,但尚无超过 2 周以上的使用经验。

【用法与用量】　推荐剂量为一日 7～14ml/kg,或体重 70kg 者一日 500～1000ml,相当于氨基酸/双肽 1～2g/kg(即 0.17～0.34g 氮)。根据患者对氨基酸的需求量调整剂量。肝肾功能不全者应调整剂量。

【制剂与规格】　复方氨基酸(15)双肽(2)注射液:(1)500ml:67g(氨基酸/双肽);(2)1000ml:134g(氨基酸/双肽)。

二、脂肪乳类

(一)长链脂肪乳注射液

脂肪乳注射液(C$_{14～24}$)[药典(二);医保(乙)]
Fat Emulsion Injection(C$_{14～24}$)

【成分】　本品系由注射用大豆油经注射用卵磷脂乳化、均质并加注射用甘油制成的灭菌乳状液体。其中大约 60%的脂肪酸是必需脂肪酸,其粒径大小和生物特性与天然乳糜微粒相似。本品 30%浓度规格中,磷脂与甘油三酯比值低于 10%和 20%。在相等能量情况下,30%者供给磷脂量较少。

【适应证】　①能量补充药。本品是肠外营养的组成部分之一,为机体提供能量和必需脂肪酸,用于胃肠外营养补充能量及必需脂肪酸,预防和治疗人体必需脂肪酸缺乏症,也为经口服途径不能维持和恢复正常必需脂肪酸水平的患者提供必需脂肪酸。②30%脂肪乳注射液(C$_{14～}$

24)更适合输液量受限制和能量需求高度增加的患者。

【药理】　(1)药效学　脂肪酸是人体的主要能源物质,其氧化是体内能量的重要来源。在氧供给充足的情况下,脂肪酸可在体内分解成 CO_2 及 H_2O 并释出大量能量,以 ATP 形式供机体利用。除脑组织外,大多数组织均能氧化脂肪酸,尤以肝及肌肉最活跃。某些不饱和脂肪酸,机体自身不能合成,需主要从植物油中摄取,是机体不可缺少的营养素,故称必需脂肪酸。必需脂肪酸又是前列腺素、血栓烷及白三烯等生理活性物质的前体。本品必需脂肪酸含量较高(约 60%)。

(2)药动学　本品是供静脉输注用的灭菌的脂肪乳剂,其粒径大小和生物特性与天然乳糜微粒相似。但未进行该项实验且无可靠的参考文献。

【不良反应】　(1)可引起体温升高、面部潮红,偶见发冷、畏寒以及恶心、呕吐。

(2)比较罕见的即刻和早期不良反应:高过敏反应(过敏反应、皮疹、荨麻疹)、呼吸影响(如呼吸急促)和循环影响(如高血压、低血压)。溶血、网状红细胞增多、腹痛、头痛、疲倦、阴茎异常勃起等。

(3)比较罕见的迟发不良反应:长期输注本品,婴儿可能发生血小板减少。另外,长期肠外营养时,即使不用本品也会有短暂的肝功能指标的异常。偶可发生静脉炎、血管痛及出血倾向。

(4)比较罕见的不良反应还出现在患者脂肪廓清能力减退时,尽管输注速度正常仍可能导致脂肪超载综合征。脂肪超载综合征偶尔也可发生于肾功能障碍和感染患者。脂肪超载综合征表现为:高脂血症、发热、脂肪浸润、脏器功能紊乱等,但一般只要停止输注,上述症状即可消退。

【禁忌证】　休克和严重脂质代谢紊乱(如高脂血症)患者禁用。

【注意事项】　(1)本品慎用于脂肪代谢功能减退的患者,如肝、肾功能不全、糖尿病酮症酸中毒、胰腺炎、甲状腺功能低下(伴有高脂血症)及败血症患者。这些患者输注本品时,应密切观察血清甘油三酯浓度。

(2)对大豆蛋白、鸡蛋蛋白和蛋黄或处方中任一成分过敏者慎用本品,使用前必须做过敏试验。

(3)新生儿和未成熟儿伴有高胆红素血症或可疑肺动脉高压者应谨慎使用本品。

(4)新生儿,特别是未成熟儿,长期使用本品必须监测血小板计数、肝功能和血清甘油三酯浓度。

(5)采血时,如本品还没有从血流中完全清除,则将干扰其他实验室检测项目(如胆红素、乳酸脱氢酶、氧饱和度、血红蛋白等）。绝大多数患者从血液中清除本品的时间为输注后 5～6 小时。

（6）连续使用本品 1 周以上的患者，必须做脂肪廓清试验以检查患者的脂肪廓清能力。具体操作如下：输注前采血样，离心，如血浆呈乳状，则原定的输注计划应延期实施（此法不适用于高脂血症的患者）。当发现患者脂肪廓清能力降低时，最好再查血清甘油三酯。对于婴儿和儿童，监测脂肪廓清能力的最可靠的办法是定期测定血清甘油三酯水平。

（7）妊娠期妇女及哺乳期妇女用药　已有报道表明，妊娠期妇女使用 10% 和 20% 脂肪乳剂是安全的。理论上30% 与 10% 和 20% 脂肪乳剂一样，也能用于妊娠期妇女，但尚缺乏动物生殖研究的证据。

（8）儿童用药　因缺乏 30% 脂肪乳注射液（C$_{14\sim24}$）用于婴儿和儿童的经验，所以 30% 脂肪乳注射液（C$_{14\sim24}$）暂不推荐给婴儿和儿童使用。

（9）本品一次未使用完的药液应予丢弃，不得再次使用。

（10）如瓶内液体出现油、水分离，则不能应用。

（11）25℃ 以下室温贮藏，不得冷冻。

【药物相互作用】　只有在相容性得到证实的前提下，且所有的添加操作在严格无菌条件下，其他治疗药物或营养药物方可加入到本品中。从用药的安全性出发，从微生物学的角度来看，添加药物后的混合液应立即使用。若不能立即使用，则正常情况下在 2～8℃ 下放置时间不宜超过 24 小时。输注本品可能引起出血时间延长，抑制血小板聚集，因而对于需要抗凝的患者应慎用，或者减少抗凝药的用量。使用抗凝药的患者还应检测出血时间。

【给药说明】　（1）本品虽然可单独输注，但应该用于配制含葡萄糖、脂肪、氨基酸、电解质、维生素和微量元素等的"全合一"营养混合液。

（2）本品也可与葡萄糖注射液或氨基酸注射液通过"Y"型管道混合后输入体内。该法既适用于中心静脉也适用于外周静脉。这三种营养液在进入血管前迅速混合，每一种液体的流量可分别控制，如有输液泵会更方便。

（3）一般来说，脂肪乳剂不宜与电解质药物或其他附加剂在同一瓶内混合。只有在可配伍性得到保证、混合物是相容和稳定的前提下，才能将其他药品加入本品内或可与其他营养素在混合袋内混合。在无菌操作条件下，下列药品可加入本品内：脂溶性维生素注射液（Ⅱ，维他利匹特，成人）、脂溶性维生素注射液（Ⅰ，维他利匹特，儿童）、注射用水溶性维生素（水乐维他），有关配制方法详见产品说明书。

【用法与用量】　患者在使用肠外营养期间均可使用本品，应按患者廓清脂肪的能力来调整剂量。

（1）成人　静脉滴注，按脂肪量计，最大推荐剂量为按体重一日 3g（甘油三酯）/kg。本品提供的能量可占总能量的 70%。10% 和 20% 脂肪乳注射液（C$_{14\sim24}$）开始 10 分钟内输注速度应为每分钟 20 滴，然后逐渐增加，30 分钟后可以稳定在每分钟 40～60 滴，输注时间不能少于 5 小时。30% 脂肪乳注射液（C$_{14\sim24}$）250ml 的输注时间不少于 4 小时。

（2）必需脂肪酸缺乏者　为预防和治疗必需脂肪酸缺乏症（EFAD），非蛋白热卡中至少有 4%～8% 的能量应由脂肪乳注射液（C$_{14\sim24}$）来提供，以供给足够量的亚油酸和亚麻酸。当 EFAD 合并应激时，治疗 EFAD 所需脂肪乳注射液（C$_{14\sim24}$）的量也应相应增加。

用法：本品也可与葡萄糖注射液或氨基酸注射液通过"Y"型管道混合后输入体内。该法既适用于中心静脉也适用于外周静脉。

在无菌操作条件下，脂溶性维生素注射液Ⅱ（成人）/脂溶性维生素注射液Ⅰ（儿童）、注射用水溶性维生素可以加入本品内，有关配制方法详见说明书。

（3）儿童　10%、20% 的脂肪乳一日 0.5～3g（甘油三酯）/kg，输注速度不超过每小时 0.17g/kg。新生儿和婴儿：静脉滴注，按脂肪量计，最大推荐剂量为按体重一日 0.5～4g（甘油三酯）/kg。输注速度按体重不超过一小时 0.17g/kg。最大用量按体重一日不超过 4g/kg。只有在密切监测血清甘油三酯、肝功能、氧饱和度等指标的情况下输注剂量才可逐渐增加至按体重一日 4g/kg。早产儿及低体重新生儿，最好是 24 小时连续输注，开始时为每日 0.5～1g/kg，以后逐渐增加到每日 2g/kg。

【制剂与规格】　脂肪乳注射液（C$_{14\sim24}$）：(1)100ml:10g（大豆油）:1.2g（卵磷脂）；(2)250ml:25g（大豆油）:3g（卵磷脂）；(3)500ml:50g（大豆油）:6g（卵磷脂）；(4)100ml:20g（大豆油）:1.2g（卵磷脂）；(5)250ml:50g（大豆油）:3g（卵磷脂）；(6)500ml:100g（大豆油）:6g（卵磷脂）；(7)100ml:30g（大豆油）:1.2g（卵磷脂）；(8)250ml:75g（大豆油）:3g（卵磷脂）；(9)250ml:25g（大豆油）:1.5g（卵磷脂）；(10)500ml:50g（大豆油）:3g（卵磷脂）。

ω-3 鱼油脂肪乳注射液 [医保(乙)]
ω-3 Fish Oil Fat Emulsion Injection

【成分】　精制鱼油、甘油、精制卵磷脂、油酸钠和注射用水。

【适应证】　补充长链 ω-3 脂肪酸，特别是二十五碳五烯酸（EPA）与二十二碳六烯酸（DHA）。

【药理】(1)药效学　长链ω-3脂肪酸(EPA和DHA)可作为血浆和组织脂质的组成部分。其中DHA是膜磷脂结构中重要的组成成分；EPA则是二十烷类(如前列腺素、血栓烷、白介素及其他脂类介质)合成的前体物质，增加EPA衍生的介质类物质的合成能够促进抗凝和抗炎作用、调节免疫系统。甘油在体内或代谢后进入糖酵解用于产生能量，或与游离脂肪酸结合，重新酯化，主要在肝脏生成甘油三酯。卵磷脂中含有磷，为生物膜的组成成分，可保证膜的流动性和生物学功能。

(2)药动学　本品的乳粒大小、分布情况以及体内清除动力学与生理性乳糜微粒相似。男性健康受试者的数据表明，本品所含甘油三酯在体内的半衰期为54分钟。

【不良反应】使用期间观察到的不良反应见表15-1。

表15-1　ω-3鱼油脂肪乳注射液不良反应

	偶见(≥1/1000 至<1/100)	罕见(≥1/10000 至<1/1000)	十分罕见 (<1/10000)
血液及 淋巴系统		出血时间延长 和血小板聚集 抑制，没有观察 到临床相关的 异常	血小板减少症， 溶血症，网织细 胞过多症
免疫系统			诱发过敏反应
代谢及 营养	高甘油三酯 血症		
神经系统	头痛		
血管			循环的影响(如 高/低血压)
皮肤及 皮下组织			皮疹、荨麻疹
胃肠	腹痛，恶心，呕 吐	鱼腥味	
生殖系统			阴茎异常勃起
全身及给药 部位反应	体温升高，寒战性 发抖，寒战，疲倦		肝功能一过性 升高

【禁忌证】脂质代谢受损、严重出血性疾病、未控制的糖尿病禁用。虚脱与休克、近期心肌梗死、卒中、栓塞、不明原因昏迷等急症及危及生命的状况禁用。由于缺乏临床经验，故暂不能输注于严重肝、肾功能不足的患者、早产儿、新生儿、婴幼儿、儿童、妊娠和哺乳期。胃肠外营养的一般禁忌证：低钾血症、水分过多、低渗性脱水、代谢不稳定、酸中毒。本品不可用于对鱼或鸡蛋蛋白过敏者。

【注意事项】(1)应每日检查血清甘油三酯水平，定期检查血糖、酸碱平衡情况、体液平衡、血清电解质、血细胞计数，接受抗凝治疗的患者还应定期检查出血时间。

(2)因本品有可能延长出血时间，抑制血小板凝集，接受抗凝治疗的患者应慎用。

(3)如有可能，输注过程中应使用不含邻苯二甲酸盐的装置。

(4)本品连续使用时间不应超过4周。

(5)本品开启后应立即在无菌条件下与脂肪乳或含脂溶性维生素的脂肪乳混合。在25℃以下，该混合液的物理与化学稳定性可保持24小时不变。混合液应尽早使用，配制后的混合液应在24小时内完成输注。

(6)开瓶后一次未配制完的药液应予以丢弃，未使用完的已配制的药液也应予以丢弃。

(7)当与其他脂肪乳同时使用或稀释使用时，本品所提供的鱼油应占每日脂肪提供量的10%～20%。

(8)使用前轻摇本品。

(9)只有在溶液均匀和容器未损坏时使用。

(10)应注意代谢超负荷现象，可能有以下症状：肝肿大伴或不伴黄疸、凝血指标改变(如：出血时间、凝血时间、凝血酶原时间、血小板计数)、脾肿大、贫血、白细胞减少、血小板减少、出血及出血倾向、肝功能病理性改变、发烧、高血脂、头疼、胃痛、疲劳、高血糖等。本品与棉子油脂肪乳合用时要特别注意。如果出现这些不良反应，或输入脂肪乳期间甘油三酯浓度超过3mmol/l，应停止输注脂肪乳剂，如果需要继续输注，应减少剂量后再输入。代谢超负荷可能是先天性个体代谢差异或者患者疾病状况下不适宜的输注剂量和输注速度所致。

【药物相互作用】(1)与多价阳离子(如钙离子)混合使用时，可能出现不相容性，尤其是与肝素共用时。

(2)使用本品有可能延长出血时间，抑制血小板凝集，接受抗凝治疗的患者应特别小心，可以考虑减少抗凝剂的使用量。

【给药说明】本品应与其他脂肪乳同时使用。

【用法与用量】按体重一日输注1～2ml/kg，相当于鱼油0.1～0.2g/kg，以体重70kg患者为例，一日用量不超过140ml。最大输注速度按体重不得超过每小时0.5ml/kg，相当于不超过鱼油0.05g/kg。本品应与其他类型脂肪乳剂同时使用，脂肪输入总剂量为按体重一日1～

2g/kg，本品所提供的鱼油应占每日脂肪输入量的 10%～20%。

【制剂与规格】 ω-3 鱼油脂肪乳注射液：(1)50ml；(2)100ml。[每 100ml 含精制鱼油 10g；每 10g 精制鱼油含二十碳五烯酸(EPA)1.25～2.82g、二十二碳六烯酸(DHA)1.44～3.09g]

(二)中/长链脂肪乳注射液

中/长链脂肪乳注射液(C$_{6\sim24}$) [国基；医保(乙)]
Medium and Long Chain Fat Emulsion Injection(C$_{6\sim24}$)

【成分】 大豆油、中链甘油三酸酯、卵磷脂、甘油和注射用水。

【适应证】 用于需要接受胃肠外营养和(或)必需脂肪酸缺乏的患者。

【药理】 (1)药效学 长链甘油三酯(LCT)和可快速转换的中链甘油三酯(MCT)，输入体内既能满足机体能量的需求，LCT 又能保证必需脂肪酸的供给。

脂肪酸是人体的主要能源物质，脂肪酸氧化是人体内能量的重要来源。在氧供给充足的情况下，脂肪酸可在体内分解成 CO_2 及 H_2O 并释出大量能量，以 ATP 形式供机体利用。除脑组织外，大多数组织均能氧化脂肪酸，尤以肝及肌肉最活跃。某些不饱和脂肪酸，机体自身不能合成，需从植物油中摄取，是机体不可缺少的营养素，故称必需脂肪酸，又是前列腺素、血栓烷及白三烯等生理活性物质的前体。

中链甘油三酸酯(MCT)分子量小，在代谢时进入线粒体不需要肉毒碱携带，氧化快而彻底，能以辅酶 A 和酮体的形式供能，中链脂肪酸不易于再酯化，发挥作用完全。因此，中/长链脂肪乳不仅具有长链脂肪乳的优点，同时它进一步改善了脂肪乳的代谢，对有脂代谢障碍的病人尤其有利。

(2)药动学 正常人输注本品后的甘油三酯半衰期是 16 分钟，短于单纯输注长链脂肪乳后的甘油三酯半衰期(约 33 分钟)，表明使用本品后机体能够更快地利用甘油三酯。

【不良反应】 使用本品后可能发生的早期不良反应是：体温轻度升高、发热感、寒冷感、寒战，不正常的热感(红晕)或发绀；食欲下降、恶心、呕吐；呼吸困难；头痛、背痛、骨痛、胸痛、腰痛；血压升高或降低；少见阴茎异常勃起；过敏反应(如过敏性样反应、皮疹)。

【禁忌证】 (1)严重凝血障碍、休克和虚脱、妊娠、急性血栓栓塞、伴有酸中毒和缺氧的严重脓毒血症、脂

肪栓塞、急性心肌梗死和卒中、酮症酸中毒昏迷和糖尿病性前期昏迷者禁用。

(2)输注过程中出现甘油三酯蓄积时，以下也将禁忌脂类代谢障碍、肝功能不全、肾功能不全、网状内皮系统障碍、急性出血坏死性胰腺炎。

(3)胃肠外营养的一般禁忌 各种原因引起的酸中毒、未治疗的水电解质代谢紊乱(低渗性脱水、低血钾、水潴留)、代谢不稳定、肝内胆汁淤积。

【注意事项】 (1)对大豆或其他蛋白质高度敏感的病人慎用。

(2)只有在溶液均匀和容器未损坏时使用。如果有显著的反应性血糖升高，应停止输注。

(3)如果有严重的超剂量，并且没有同时给予碳水化合物，可能会发生代谢性酸中毒。

(4)应注意代谢超负荷现象，可能有以下症状：肝肿大伴或不伴黄疸、凝血指标改变(如：出血时间、凝血时间、凝血酶原时间、血小板计数)、脾肿大、贫血、白细胞减少、血小板减少、出血及出血倾向、肝功能病理性改变、发烧、高血脂、头疼、胃痛、疲劳、高血糖等。代谢超负荷可能是先天性个体代谢差异不同而引起，或者患者疾病状况下不适宜的输注剂量和输注速度所致，发生的快慢不同，发生的剂量也不同。

(5)应定期检查血清甘油三酯、血糖、酸碱平衡、血电解质、液体出入量及血常规，脂肪乳输注过程中，血清甘油三酯浓度不应超过 3mmol/L。

(6)加入多价阳离子(如钙)可能发生不相容，特别当钙与肝素结合时更是如此。只有当可配伍性得到证实时，本品才能与其他注射液、电解质浓缩液或药物混合。本品在加入其他成分后不能继续贮存。

(7)儿童 目前尚无用于新生儿、婴幼儿或儿童的经验。有资料显示，在光照疗法中，同时输入脂肪乳，由光所引起的脂质过氧化物不能被完全消除。因此，作为预防措施，建议对新生儿进行光照疗法期间，输入脂肪乳应避光。

【药物相互作用】 (1)与多价阳离子(如钙离子)混合使用时，可能出现不相容性，尤其是与肝素共用时。

(2)使用本品有可能延长出血时间，抑制血小板凝集，接受抗凝治疗的患者应特别小心，可以考虑减少抗凝剂的使用量。

【给药说明】 本品可单独输注或配制成"全合一"营养混合液进行输注。只有在可配伍性得到保证的前提下，才能将其他药品加入本品内。

通过静脉输注时，如果需要，可与复方氨基酸注射

液和葡萄糖注射液一起输注。本品与氨基酸和（或）糖溶液一起输注时，应使用单独的输注系统和静脉。如本品要通过一个共同的最后输注通道时（旁路，"Y"型管），必须保证所有溶液具有可配伍性。

不能使用孔径为 0.2μm 的终端滤器，因脂肪乳不能通过这些滤器。

【用法与用量】　除非另外规定或根据能量需要而定。建议剂量：按体重一日静脉滴注本品 10% 10～20ml/kg，或本品 20% 5～10ml/kg，相当于 1～2g（2g 为最大推荐剂量）脂肪/kg。

输注速度：最大速度为按体重一小时静脉滴注本品 10% 1.25ml/kg 或 20% 0.625ml/kg（相当于 0.125g 脂肪/kg）。在开始使用本品进行肠外营养治疗时，建议用较慢的速度，即按体重一小时 0.05g 脂肪/kg 进行滴注。

【制剂与规格】　中/长链脂肪乳注射液（$C_{6～24}$）：（1）250ml:12.5g（大豆油）:12.5g（中链甘油三酯）:1.5g（卵磷脂）；（2）250ml:25g（大豆油）:25g（中链甘油三酯）:3g（卵磷脂）；（3）500ml:25g（大豆油）:25g（中链甘油三酯）:3g（卵磷脂）；（4）500ml:50g（大豆油）:50g（中链甘油三酯）:6g（卵磷脂）。

中/长链脂肪乳注射液（$C_{8～24Ve}$）[医保(乙)]
Medium and Long Chain Fat Emulsion Injection（$C_{8～24Ve}$）

【成分】　大豆油（注射用）、中链甘油三酯、蛋卵磷脂、甘油、油酸钠、α-维生素 E。

【适应证】　为需要进行静脉营养的病人提供能源。

【药理】　（1）药效学　中链甘油三酯比长链甘油三酯更快氧化供能，更适合为机体提供能量。尤其是那些因肉毒碱转运酶缺乏或活性降低而不能利用长链甘油三酯的患者。

（2）药动学　参阅"中/长链脂肪乳注射液（$C_{6～24}$）"。

【不良反应】见表 15-2。

表 15-2　中/长链脂肪乳注射液（$C_{8～24Ve}$）不良反应

	十分罕见（<1/10000）	未知*
血液及淋巴系统	高凝状态	白细胞减少症、血小板减少症
免疫系统	过敏反应	
代谢及营养	高脂血症、高血糖症、代谢性酸中毒和酮症酸中毒	
神经系统	头痛、嗜睡	
血管	高/低血压、潮红	
皮肤及皮下组织	红斑、发汗	
呼吸、胸廓和纵隔	呼吸困难、发绀	
胃肠	恶心、呕吐、食欲不振	胆汁淤积
肌肉骨骼和结缔组织	背痛、骨骼痛、胸痛和腰部疼痛	
全身及给药部位反应	体温升高、感觉寒冷、寒颤和脂肪超载综合征	

*通过现有的数据无法评估。

【禁忌证】　（1）禁用于对鸡蛋或大豆蛋白、大豆或花生制品或本品中任一成分过敏者。

（2）禁用于高脂血症、重度凝血障碍、重度肝功能不全、肝内胆汁淤积、未接受肾替代治疗的严重肾功能不全、急性血栓栓塞事件、脂肪栓塞、出血性倾向加剧、代谢性酸中毒者。

（3）其他参见中长链脂肪乳注射液。

【注意事项】　（1）应慎用于肺部疾病，脓毒血症，网状内皮系统疾病，贫血的患者。太快输入会引起液体和（或）脂肪负荷过重，导致血浆中电解质浓度稀释，体内水潴留，肺水肿，肺弥散能力受损。

（2）单纯由脂肪乳剂替代热量会导致代谢性酸中毒。同时输入碳水化合物可以防止出现这种现象。因此，建议除脂肪外应同时输入足够的碳水化合物或含有碳水化合物的氨基酸溶液。

（3）如果需要每天输入大剂量脂肪，应在第一天输注后并在以后适当定期检查血清甘油三酯，也可视情况检查血糖、酸碱状态和电解质状态。对于疑似脂肪代谢障碍的患者，在开始输注前应测定血清甘油三酯值，以避免出现空腹脂血症。在连续输注期间，如果成人的血清甘油三酯浓度超过 3mmol/l，儿童超过 1.7mmol/l，必须降低输注速度或中止输注。输注脂肪结束后 12 小时，如果血清甘油三酯浓度仍超过上述参考值，同样说明存在脂肪代谢障碍。

（4）对于极度早产儿，由于从甘油三酯释放的高浓度游离脂肪酸（FFA）会导致较高的 FFA/白蛋白比率，因此高胆红素血症的风险可能升高。在存在高胆红素血症风险的胃肠外给药婴儿中，应监测血清中甘油三酯和胆红素浓度，并根据需要调节脂质输注速率。输注过程中，应避免光线照射，减少潜在有害甘油三酯氢过氧化物的形成。

(5) 在本品输注过程中，应定期监测血清中甘油三酯浓度，尤其是存在较高风险的高脂血症。建议逐步增加每日剂量。

(6) 根据患儿的不同代谢状况，可能偶发高甘油三酯血症。对于婴儿，如果输注过程中的血浆甘油三酯浓度超过 2.8mmol/L，应考虑降低输注剂量。在大龄儿童中，如果输注过程中的血浆甘油三酯浓度超过 4.5mmol/L，则应考虑降低输注剂量。

(7) 本品为一次性剂量包装，用剩的须丢弃，不可留待下次再用，如瓶内液体出现油、水分离，则不能再用。

(8) 乳剂中包含的脂类可能干扰某些实验室检查结果(如胆红素、乳酸脱氢酶、氧饱和度和血红蛋白)，所输注的脂类物质将在停止给药 5～6 小时后基本从血液中清除。

(9) 注意脂肪超载综合征的发生和潜在损伤。

【药物相互作用】 避免将本品与含有酒精的注射液混合使用。

【给药说明】 可通过中央静脉和外周静脉输入。

【用法与用量】 成人 1～2g 脂肪/(kg·d)，相当于 5～10ml/(kg·d)。原则上应尽可能均匀地缓慢输注脂肪乳剂。特别是在最初的 15 分钟内，脂肪输注速度不应超过 0.05～0.1g 脂肪/(kg·h) [相当于 0.25～0.5ml/(kg·h)]。最大输注速度 0.15g 脂肪/(kg·h) [相当于 0.75ml/(kg·h)]。最大点滴速度 0.25 滴/(kg·min)。

对于体重 70kg 的患者，相当于 50ml/h(点滴速度最多 18 滴/分钟)，24 小时内输注，至少是在 16 小时内输入。

儿童 新生儿：2～3g(最多 4g)脂肪/(kg·d)，相当于 10～15ml(最多 20ml)/(kg·d)。

早产儿和营养不足的新生儿：建议必须在严密监视血清甘油三酯情况下遵守用量规定，以免出现高脂血症。

婴儿和学龄前儿童：5～15ml/(kg·d)。

学龄儿童：同成人。

【制剂与规格】 中/长链脂肪乳注射液($C_{8\sim24}$Ve)：(1)100ml:10g(大豆油):10g(中链甘油三酯)；(2)250ml:25g(大豆油):25g(中链甘油三酯)。

结构脂肪乳注射液($C_{6\sim24}$) [医保(乙)]
Structural Fat Emulsion Injection($C_{6\sim24}$)

【适应证】 作为肠外营养的组成部分，提供能量和必需脂肪酸。

【药理】 (1)药效学 结构甘油三酯是将等摩尔数的长链甘油三酯(LCT)和中链甘油三酯(MCT)混合后，在一定的条件下，进行水解和酯化反应后形成的混合物。其中约 75% 为混合链甘油三酯，即结构脂肪乳中大部分甘油三酯的结构为同一甘油分子，既结合长链脂肪酸(LCFA)又结合中链脂肪酸(MCFA)。LCFA 和 MCFA 呈随机分布，其余少部分为 LCT 和 MCT。本品通过 LCFA 提供亚油酸和亚麻酸，防止必需脂肪酸缺乏症。通过 LCFA 和 MCFA 作为代谢底物，提供能量。

(2) 药动学 对健康志愿者的研究显示，结构脂肪乳的清除速率快于 LCT 脂肪乳剂。对患者研究的回顾分析显示，本品的清除速率快于只含 LCT 以及 LCT 和 MCT 物理混合的脂肪乳剂。

【不良反应】 (1)常见不良反应(发生率>1%) 可见恶心、头痛、体温升高等。也有滴注过程中血清甘油三酯和酮体升高的报道。

(2)罕见不良反应(发生率<1%) 呼吸系统症状、寒战、头昏、腹泻、血压升高、心动过速、呕吐、斑疹等。

【禁忌证】 (1)禁用于对鸡蛋或大豆蛋白高度过敏、严重高脂血症、严重肝功能不全、噬红细胞综合征、严重凝血障碍、急性休克者。

(2)输液治疗的一般禁忌证：急性肺水肿、水中毒、失代偿性心功能不全等。

【注意事项】 (1)慎用于脂质代谢受损的患者，如肾功能不全、糖尿病未控制、胰腺炎、肝功能损害、甲减(若伴有高脂血症)以及败血症等。

(2) 滴注过快，可能引起背部疼痛，原因不明。

(3) 应监测患者血清甘油三酯浓度，若疑有脂质代谢紊乱，应每天监测。滴注过程中，血清甘油三酯浓度不应超过 3mmol/L。血清甘油三酯浓度回到基础值时，才能进行下一次输注。患者清除甘油三酯能力受损后，在过量滴注时，可能发生"脂肪超载综合征"。严重高脂血症患者，如肾功能损害或感染，即使以推荐速度滴注，也可能出现该综合征。但一般只要停止输注，症状即可消退。

(4) 应定期检测血糖、血电解质、肝功能、液体平衡和血象。怀疑或出现酸中毒时，还应进行酸碱平衡监测。为避免代谢性酸中毒，本品应与碳水化合物同时输注。

(5) 滴注本品后，若血清甘油三酯未被廓清之前采血，某些实验室指标(如胆红素，乳酸脱氢酶，氧饱和度，血红蛋白等)的检测可能受到干扰。大多数患者的血清脂肪廓清时间为 5～6 小时。

(6) 只有在保证相容性的情况下，才能将其他药品加入到本品中。添加过程必须保证无菌。

(7) 外袋包装应完整，如包装发生破损，不得使用。滴注后剩余在袋内的输液，不得再用，必须丢弃。

【药物相互作用】 (1) 某些药物，如胰岛素，可能干扰机体脂酶系统，但这种相互作用的临床意义十分微小。

(2) 治疗剂量的肝素引起脂蛋白脂酶一过性释放入血，先导致血浆脂质水解增加而后继以甘油三酯清除能力短暂下降。

(3) 大豆油天然含有维生素 K_1，但本品中因大豆油而含的维生素 K_1 浓度很低，故对香豆素类药物的治疗效果没有明显影响。

【给药说明】 (1) 本品应作为肠外营养混合液的组成部分，与其他成分一起，通过中心静脉或周围静脉滴注。

(2) 每袋直接接触本品的，是由多聚复合材料制成的内袋。内外袋之间有氧吸收剂和外袋完整性指示剂。

【用法与用量】 静脉滴注，用于成年患者。

根据患者临床状况及其清除所输脂肪的能力决定滴注剂量和速度。

推荐剂量：按体重一日静脉滴注本品 5～7.5ml/kg，相当于 1～1.5g 甘油三酯/kg；一般于 10～24 小时内滴注完毕。

滴注速度：不应超过按体重一小时 0.75ml/kg，相当于 0.15g 甘油三酯/kg。

本品应作为肠外营养混合液的组成部分，与其他成分一起，通过中心静脉或周围静脉滴注。

【制剂与规格】 结构脂肪乳注射液($C_{6\sim24}$)：(1) 250ml:结构甘油三酯 50g；(2) 500ml:结构甘油三酯 100g。

多种油脂肪乳注射液($C_{6\sim24}$)
Multi-oil Fat Emulsion Injection($C_{6\sim24}$)

【成分】 精制大豆油、中链甘油三酸酯、精制橄榄油、纯化鱼油。

【适应证】 用于肠外营养，为经口/肠道摄取营养不能、不足或有禁忌时的患者提供能量、必需脂肪酸和ω-3脂肪酸。

【药理】 (1) 药效学 本品中的大豆油含有必需脂肪酸，包括ω-6脂肪酸(亚油酸)和ω-3脂肪酸(亚麻酸)等。中链脂肪酸能够被快速氧化，可以直接向人体提供能量。橄榄油主要以单不饱和脂肪酸的形式提供能量。鱼油含有二十碳五烯酸(EPA)和二十二碳六烯酸(DHA)。DHA是细胞膜结构的重要组成成分；EPA则是二十烷类酸(如前列腺素、血栓烷、白三烯类化合物)合成的前体物质。

(2) 药动学 本品中各甘油三酯具有不同的清除率，其中，橄榄油中甘油三酯的清除率最慢，大豆油中甘油三酯(LCT)次之，中链甘油三酸酯(MCT)则清除最快。

鱼油与 LCT 混合后的清除率与 LCT 相同。

【不良反应】 输注脂肪乳剂可能发生的不良反应见表 15-3。

表 15-3　多种油脂肪乳注射液($C_{6\sim24}$)不良反应

	常见 (≥1/100 至<1/10)	偶见 (≥1/1000 至 <1/100)	罕见 (≥1/10000 至 <1/1000)	十分罕见 (<1/10000)
血管			低血压、 高血压	
呼吸，胸部 和纵隔障碍			呼吸困难	
胃肠道 不适		缺乏食欲， 恶心，呕吐		
生殖系统				阴茎勃起
全身性不 适和输注 部位反应	体温轻度 升高	寒战	过敏反应(急 性过敏反应、 皮疹、风疹)、 冷热过敏，颈 部、背部、骨、 胸和腰部疼痛	

如发生上述不良反应或输注期间甘油三酯水平超过 3mmol/l，应停止本品输注，如有必要继续输注，应减少本品用量。

本品应该作为全肠外营养支持的一部分与氨基酸和葡萄糖联合使用。恶心、呕吐和高血糖等可能由肠外营养引起的症状有时也可能与疾病相关。

为避免甘油三酯和血糖高于正常水平对人体造成伤害，推荐监测该两项指标。

本品过量使用会使甘油三酯廓清能力下降并引起"脂肪超载综合征"发生。临床上必须观察可能发生的代谢超载症状。原因可能是遗传(个体代谢差异)或脂肪代谢受到原有或现有疾病的影响。在严重高甘油三酯血症情况下，即使在推荐输注速率下输注，也有可能发生该综合征，这与患者的临床情况发生突变如肾功能受损或感染有关。脂肪超载综合征的特征症状包括高血脂、发热、脂肪浸润、有或没有黄疸的肝肿大、脾肿大、贫血、白细胞减少、血小板减少、凝血机制障碍、溶血、网织红细胞过多、肝功能检查异常和昏迷。如停止脂肪乳输注，这些症状通常可以逆转。

【禁忌证】 (1) 对鱼蛋白、鸡蛋蛋白、大豆蛋白、花生蛋白或本品中任何成分过敏者禁用。

(2) 严重高脂血症、严重肝功能不全、严重凝血障碍、严重肾功能不全且无法进行血液滤过或透析者、急性休克禁用。

(3)输液的一般禁忌　急性肺水肿，水潴留，失代偿性心功能不全。

(4)疾病非稳定期(如严重创伤后、失代偿性糖尿病、急性心肌梗死、卒中、栓塞、代谢性酸中毒、严重败血症和低渗性脱水)禁用。

【注意事项】(1)本品过量使用会使甘油三酯廓清能力下降并引起"脂肪超载综合征"发生。脂肪超载综合征的特征症状包括高血脂、发热、脂肪浸润、有或没有黄疸的肝肿大、脾肿大、贫血、白细胞减少、血小板减少、凝血机制障碍、溶血、网织红细胞过多、肝功能检查异常和昏迷。如停止脂肪乳输注，这些症状通常可以逆转。

(2)本品慎用于脂质代谢受损的患者，脂质代谢受损会发生在肾功能不全、糖尿病、胰腺炎、肝功能受损、甲状腺功能低下以及败血症患者中。

(3)建议输注本品的同时输注碳水化合物或含有碳水化合物的氨基酸溶液，以免因单独输注中链脂肪酸导致的代谢性酸中毒。

(4)出现过敏症状时，应立即停止输注。

(5)对于伴有高胆红素血症和肺动脉高压的新生儿和早产儿应慎用，长期使用应监测血小板计数、肝功能和血清甘油三酯的浓度。

(6)血浆中的高脂肪含量可能会干扰某些实验室血液检查项目，如血红蛋白。

(7)本品可与氨基酸、葡萄糖和电解质溶液混合配制成肠外营养"全合一"混合液，从微生物学角度考虑，混合液应立即使用。配制前应确认相容性，配制过程需无菌操作。如不立即使用混合液，在受控的和经验证的无菌条件下配制的混合液，在 2～8℃ 下贮藏时间不得超过 24 小时。除非了解药物间的相容性，一般应避免在本品中加入其他药物或物质。

(8)仅在乳液为均匀状态下才可以使用。仅供一次使用，未用完的剩余液应丢弃。

(9)对驾驶和机器操作能力无影响。

【药物相互作用】(1)给予临床剂量的肝素会使释放入血液循环的脂蛋白脂肪酶短暂增加，从而先导致血浆脂解能力增强，随后是短暂的甘油三酯廓清能力降低。

(2)大豆油中含有天然维生素 K₁，但本品中含有的低含量维生素 K₁，不会显著影响接受香豆素衍生物治疗病人的血液凝结过程。

【用法与用量】本品可用于中心或外周静脉输注。根据患者的脂肪廓清能力调整本品的用量和输注速度。

成人　标准剂量为 1.0～2.0g 脂肪/(kg·d)[相当于本品 5～10ml/(kg·d)]。

推荐输注速率为 0.125g 脂肪/(kg·h)[相当于本品 0.63ml/(kg·h)]。最大输注速率不超过 0.15g 脂肪/(kg·h)[相当于本品 0.75ml/(kg·h)]。

儿童　推荐剂量为不超过 3g 脂肪/(kg·d)[相当于本品 15ml/(kg·d)]。在第一周给药期间，每日用量应持续增加。最大输注速率不超过 0.15g 脂肪/(kg·h)。

新生儿和婴儿　起始剂量为 0.5～1.0g 脂肪/(kg·d)，在此剂量基础上持续增加 0.5～1.0g 脂肪/(kg·d)至 3.0g 脂肪/(kg·d)。推荐剂量不超过 3g 脂肪/(kg·d)[相当于本品 15ml/(kg·d)]。最大输注速率不超过 0.125g 脂肪/(kg·h)。在早产和出生体重较轻的新生儿中，应持续 24 小时输注本品。

【制剂与规格】　多种油脂肪乳注射液($C_{6～24}$)：(1)100ml/瓶；(2)250ml/瓶；(3)500ml/瓶。

三、糖类

糖类是肠外营养中的主要能量来源，以葡萄糖最常用。使用中可升高血糖，必要时需加用胰岛素。果糖、山梨醇和木糖醇等在体内代谢不依赖胰岛素的参与，较少升高血糖，但过量应用有可能导致酸碱失衡和肾功能损害。成人每天的用量在 100g 以内是较为安全的。

目前肠外营养中使用最多的糖类是葡萄糖注射液(GS)、葡萄糖氯化钠注射液(GNS)。葡萄糖的代谢阈值为 4mg/(kg·min)，临床应用应注意避免高血糖的发生。

四、多腔袋肠外营养制剂

(一)双腔袋类

氨基酸葡萄糖注射液[药典(二)]
Amino Acids and Glucose Injection

【成分】　氨基酸、葡萄糖、电解质。

【适应证】　肠外营养用药，适用于口服或肠内营养供给不能、不足或禁忌者。对长期肠外营养治疗的患者，可加入脂肪乳以提供热量和必需脂肪酸。

【药理】(1)药效学　作为肠外营养静脉注射液，本品可提供营养支持以维持复杂的氮能量平衡，营养不良和损伤会改变这种平衡。本品可提供生物可利用的氮(L-氨基酸)、碳水化合物(如葡萄糖)和电解质的来源。

(2)药动学　本品中的氨基酸、电解质和葡萄糖与单独静脉输注的氨基酸、葡萄糖和电解质溶液在体内的分布、代谢和排泄的方式相同。

【不良反应】　如使用不当可导致潜在不良反应；如输入剂量过高、输注速度过快。

【禁忌证】　(1)已知对本品中任分成过敏者。

(2)未经血液透析、血液滤过及血液透析滤过治疗的肾功能衰竭患者。

(3)严重的肝脏疾病。

(4)氨基酸代谢紊乱。

(5)代谢性酸中毒及高乳酸血症。

(6)肾上腺功能不足。

(7)高渗性昏迷。

(8)输注治疗的一般禁忌证如肺水肿，水过多及失代偿性心功能不全。

(9)不能用于高钾血症和高钠血症的患者。

【注意事项】　(1)在任何静脉输注开始时都需要特殊的临床监护，若发现任何异常征兆，必须马上停止输注。

(2)如果通过外周静脉输注高渗溶液会引起静脉刺激，根据混合液的量终渗透压选择通过外周静脉或中心静脉输注。外周静脉通常可接受的渗透压限度约为800mOsm/L，但根据患者的年龄、一般情况及外周静脉情况而不同。

(3)输注期间应进行密切的临床评价及实验室检查以正确监测，包括血糖、血电解质及肝、肾功能、体液平衡。

(4)接受输注治疗的患者的电解质需要量应仔细地确定和监测，特别输注不含电解质溶液。

(5)葡萄糖不耐受是严重应激反应患者的代谢并发症，肠外营养输注治疗的患者可能发生高糖血症、糖尿及高渗综合征。应常规监测血糖和尿糖，必要时应调整糖尿病患者的胰岛素剂量。

(6)应注意避免循环负担过重，尤其对心功能不全和(或)心力衰竭患者。

(7)对肝功能不全的患者，除常规肝功检查外，还应控制可能发生的高氨血症。

(8)对血清电解质水平高的患者输注含这些电解质的溶液时要谨慎，特别是肾功能损害的患者。

(9)若不是在24小时内连续输注，应保持合适的输注速度。第一小时内可逐渐增加辅液速度，最后一小时逐渐减慢输液速度，以避免出现异常血糖峰值。

(10)对严重肾功能衰竭的患者，最好给予特殊配方的氨基酸溶液。

(11)应给长期接受肠外营养的患者提供维生素和微量元素。

【给药说明】　(1)氨基酸和葡萄糖溶液应通过中心静脉输注。氨基酸和葡萄糖溶液通常与脂肪乳一起输注。渗透压高于800mOsm/L的溶液或混合液应通过中心静脉给药。

(2)挤破密封条且混合两腔袋的内容物，倒转2～3次混合均匀。请勿连接已部分使用的袋子，请勿多重相连以避免因为初始袋中可能的残余气体而导致的空气栓塞。

(3)加入其他药物时必须检查相容性。

【用法用量】　根据患者的代谢需要、能量消耗及患者的临床状况选择剂量。通常成人氨基酸剂量范围从0.16g氮/(kg·d)［约1g氨基酸/(kg·d)］至0.35g氮/(kg·d)［约2g氨基酸/(kg·d)］。根据患者的营养状况及分解代谢程度，热量的需求范围从25kcal/(kg·d)至40kcal(kg·d)。通常本品中加入脂肪乳以满足患者对能量和必需脂肪酸需求。

输注时间应长于8小时。最大输注速度是3ml(kg·h)或180ml/h至210ml/h(对于一个体重60～70kg的患者来说)。

【制剂规格】　氨基酸葡萄糖注射液：1L：5.5%氨基酸-电解质溶液+16.5%葡萄糖-氯化钙溶液500ml×2

(二)三腔袋类

脂肪乳氨基酸(17)葡萄糖(11%)注射液 [药典(二)；国基；医保(乙)]
Fat Emulsion，Amino Acids(17) and Glucose(11%) Injection

【特殊说明】　本品的包装袋分为内袋和外袋，在内袋与外袋之间放置吸氧剂，内袋由两条可剥离封条分隔成三个独立的腔室，分别装有葡萄糖注射液、氨基酸注射液及脂肪乳注射液。其优点是既能使氨基酸、葡萄糖、脂肪乳注射液长期稳定，不需冷藏地保存在一个容器内，又可使其快速完全混合，并在补充一定的微量元素和维生素等微量营养素后，迅速配制成比较理想的"全合一"营养液，同时避免了配制可能带来的颗粒和微生物污染，能满足多数患者对肠外营养的需求。医院内使用简单、安全、有效，也为家庭肠外营养以及紧急情况下患者的营养补充提供了极大的方便。

【成分】　本品三种不同包装规格所含葡萄糖注射液、氨基酸注射液和脂肪乳注射液的总容积、总能量见表15-4。

表 15-4　脂肪乳氨基酸(17)葡萄糖(11%)
基本组成

	900ml	1440ml	1920ml
葡萄糖(11%)	553ml	885ml	1180ml
氨基酸(17)	188ml	300ml	400ml
脂肪乳	159ml	255ml	340ml
总能量	625kcal	1000kcal	1400kcal

本品辅料为精制蛋黄卵磷脂、甘油(无水)和注射用水,用适量冰醋酸调节氨基酸注射液 pH,适量氢氧化钠调节脂肪乳注射液 pH。

使用前,须拉开腔室间的可分离封条,将三个腔室中的液体混匀。混合均匀后,重量渗透压约 830mOsm/(kg·H$_2$O);容积渗透压约 750mOsm/L,pH 约 5.6。

【适应证】　本品用于不能或功能不全或被禁忌经口/肠道摄取营养的成人患者。

【不良反应】　本品与所有高渗性输液一样,如采用周围静脉输注有可能发生静脉炎。导致静脉炎的因素很多,包括输液管类型、直径与长度、输注时间长短、液体的 pH 和渗透压、感染/静脉被穿刺的次数。因此建议已输注本品的静脉不再用于其他输液或添加剂注射使用,并建议每日更换输液针刺入的位置。

当以超过最大推荐输注速率输注时可能会出现恶心、呕吐、出汗。过量使用还可能会导致液体符合加重、电解质紊乱、高血糖、血渗透压升高。如出现上述症状应减慢输注速率或停止输注。

余参阅"复方氨基酸注射液(18AA)"及"脂肪乳注射液(C$_{14\sim24}$)"。

【禁忌证】　(1)对鸡蛋或大豆蛋白或处方中任一成分过敏者。

(2)重度高脂血症。

(3)严重凝血机制不全。

(4)急性休克。

(5)高糖血症(胰岛素治疗超过 6 单位/小时)。

(6)血电解质(指本品处方中所含有的)水平出现异常升高。

(7)其他的一般禁忌(如急性肺水肿,水潴留,失代偿性心功能不全,低渗性脱水)。

(8)吞噬血细胞综合征。

(9)疾病处于非稳定期(如严重创伤后期,失代偿性

糖尿病,急性心梗,代谢性酸中毒,严重败血症,高渗性昏迷等)。

【注意事项】　(1)当三腔内液体混合均匀后,在 25℃ 下其物理与化学性质能稳定 24 小时。

(2)只有在氨基酸溶液与葡萄糖溶液澄清且无色或微黄,脂肪乳溶液呈白色均质状态方可使用本品。使用前需将本品充分混匀。

(3)鉴于假性凝集作用,禁止本品与输血或血制品同用一根(套)输液管(器)。

(4)须经常检测脂肪廓清能力。推荐检测方法是在输注结束 5~6 小时后进行,输注期间血清甘油三酯不宜超过 3mmol/L。

(5)水、电解质代谢紊乱的患者在使用本品前须对有关指标予以纠正。

(6)对脂质代谢受损,如肾功能不全、失代偿性糖尿病、高糖血症(胰岛素治疗超过 6U/h)、胰腺炎、肝功能损害、甲状腺功能低下(伴有高脂血症)以及败血症患者,应谨慎使用本品。如需使用则应密切观察血清甘油三酯浓度。

(7)应监测血糖、血电解质、血浆渗透压、水、电解质与酸碱平衡,以及肝酶(如碱性磷酸酶、ALT、AST)的情况。如患者出现高糖血症需另外补充胰岛素。

(8)长期输注脂肪,还应检测血细胞计数与凝血状况。

(9)当患者伴有肾功能不全,则应密切监测磷、钾的摄入以防产生高磷血症与高钾血症。

(10)对代谢性酸中毒、乳酸性酸中毒、细胞供氧不足、血浆渗透压增高的患者,应谨慎给予肠外营养。

(11)对有电解质潴留的患者,应谨慎使用本品。

(12)余参阅"复方氨基酸注射液(18AA)"及"脂肪乳注射液(C$_{14\sim24}$)"。

(13)儿童　本品不适宜新生儿与 2 岁以下的婴幼儿使用。

(14)妊娠　未进行该项试验且无可靠参考文献。

(15)哺乳期　未进行该项试验且无可靠参考文献。

【药物相互作用】　只有在相容性得到证实的前提下,且所有的添加操作在严格无菌条件下,其他治疗药物或营养药物方可加入到本品中。

从用药的安全性出发,添加药物后的混合液应立即使用,如需存放,2~8℃下混合液的放置时间不宜超过 24 小时。

【给药说明】　本品混合液在 25℃ 下可放置 24 小时。从中心静脉输注时,由于中心静脉输注可能会增

加感染的机会，因此应注意在无菌条件下进行静脉插管，并且一旦输注过程出现任何异常现象，应即停止输注。

如采用周围静脉输注高渗溶液，有可能发生静脉炎。根据患者电解质实际水平，可另补充电解质，但应密切监测血电解质变化情况。静脉输注氨基酸时可能伴有微量元素尿中排出的增加，尤其是锌。对需要进行长期静脉营养的患者，应注意微量元素的补充。

余参阅"复方氨基酸注射液（18AA）"及"脂肪乳注射液（$C_{14\sim24}$）"。

【用法与用量】　本品可经周围静脉或中心静脉进行输注。

患者总的能量需要量由其实际临床状况决定。通常情况下，普通成人按体重一日 20～30kcal/kg；肥胖患者则根据其理想体重决定。

本品用于老年患者时，其蛋白质与能量的单位体重需要量可能会小于普通成人的需要量。本品输注速率按患者体重不宜超过一小时 3.7ml/kg（相当于 0.25g 葡萄糖/kg、0.09g 氨基酸/kg、0.13g 脂肪/kg）。推荐输注时间为 12～24 小时。为避免可能发生的静脉炎，建议每日更换输液针刺入的位置。本品使用时间长短由患者临床营养状况而定。

【制剂与规格】　脂肪乳氨基酸（17）葡萄糖（11%）注射液（三腔袋装）：（1）900ml；（2）1440ml；（3）1920ml。

脂肪乳氨基酸（17）葡萄糖（19%）注射液[医保(乙)]
Fat Emulsion，Amino Acids（17）and Glucose（19%）Injection

【成分】　本品的包装袋分为内袋与外袋，在内袋与外袋之间放置吸氧剂。内袋由两条可撕裂封条分隔成三个独立的腔室，分别装有葡萄糖注射液、氨基酸注射液及脂肪乳注射液。

本品有四种包装规格，每种规格所含葡萄糖、氨基酸及脂肪乳注射液体积见表 15-5：

表 15-5　脂肪乳氨基酸（17）葡萄糖（19%）注射液基本组成

	1026ml	1540ml	2053ml	2566ml
葡萄糖（19%）	526ml	790ml	1053ml	1316ml
氨基酸（凡命18Novum）	300ml	450ml	600ml	750ml

续表

	1026ml	1540ml	2053ml	2566ml
脂肪乳（英脱利匹特20%）	200ml	300ml	400ml	500ml
总能量	900kcal	1400kcal	1900kcal	2300kcal

本品辅料为精制蛋黄卵磷脂、甘油（无水）和注射用水，用适量冰醋酸调节氨基酸注射液 pH，适量氢氧化钠调节脂肪乳注射液 pH。

使用前，须拉开腔室间的可分离封条，将三个腔室中的液体混匀。混合均匀后，重量渗透压约 1230mOsm/（kg·H_2O）；容积渗透压约 1060mOsm/L，pH 约 5.6。

【适应证】　本品用于不能或功能不全或被禁忌经口/肠道摄取营养的成人患者。

【不良反应】　参阅"脂肪乳氨基酸（17）葡萄糖（11%）注射液"。

【禁忌证】　参阅"脂肪乳氨基酸（17）葡萄糖（11%）注射液"。

【注意事项】　参阅"脂肪乳氨基酸（17）葡萄糖（11%）注射液"。

【药物相互作用】　参阅"脂肪乳氨基酸（17）葡萄糖（11%）注射液"。

【给药说明】　参阅"脂肪乳氨基酸（17）葡萄糖（11%）注射液"。

【用法与用量】　因渗透压较高，本品仅推荐经中心静脉进行输注。输注速率按患者体重不宜超过一小时 2.6ml/kg（相当于 0.25g 葡萄糖、0.09g 氨基酸、0.1g 脂肪/kg）。推荐输注时间为 12～24 小时。余参阅"脂肪乳氨基酸（17）葡萄糖（11%）注射液"。

【制剂与规格】　脂肪乳氨基酸（17）葡萄糖（19%）注射液（三腔袋装）：（1）1026ml；（2）1540ml；（3）2053ml；（4）2566ml。

脂肪乳（20%）氨基酸（15）葡萄糖（30%）注射液[药典(二)；医保(乙)]
Lipid Emulsion（20%）Amino Acids（15）and Glucose（30%）Injection

【成分】　本品为复方制剂，其组分为分装于三腔袋容器中的用于静脉注射的脂肪乳、复方氨基酸和葡萄糖溶液。氨基酸中必需氨基酸占 40.5%；支链氨基酸占 19%。脂肪乳为大豆油来源的长链脂肪酸。

三腔中的内容物混合后，主要营养素的含量见表 15-6：

表 15-6　脂肪乳(20%)氨基酸(15)葡萄糖(30%)注射液基本组成

	1L	1.5L	2L
葡萄糖(30%)	400ml	600ml	800ml
氨基酸(15)	400ml	600ml	800ml
脂肪乳(20%)	200ml	300ml	400ml
氮	5.6g	8.4g	11.2g
氨基酸	34g	51g	68g
非蛋白热量	880kcal	1320kcal	1760kcal
总能量	1016kcal	1524kcal	2032kcal
pH	6	6	6
渗透压	1190mOsm/L	1190mOsm/L	1190mOsm/L

【适应证】　当口服或肠内摄取营养不能、不足或禁忌时用于肠道外营养。

【不良反应】　(1)可能发生由于不正确使用导致的不良反应，如药物过量、输注速度过快。

(2)可能出现并需要停止治疗的不良反应有寒战、呕吐、出汗、高热、头痛、呼吸困难。

(3)长期肠外营养治疗期间，有短暂的碱性磷酸酶、氨基转移酶、胆红素水平增高的报告。一旦剂量减低，这些多数将恢复正常。

(4)肝肿大和黄疸罕见。

(5)输注脂肪乳，儿童血小板减少症罕见。

(6)余参阅"脂肪乳氨基酸(17)葡萄糖(11%)注射液"。

【禁忌证】　本品在下列情况下禁用：

(1)已知的对任何成分的过量。

(2)失代偿的心功能不全、肺水肿和水肿。

(3)严重肝脏功能不全、高脂血症。

(4)未经血液透析和(或)血液滤过治疗的肾功能不全(缺乏相关数据)。

(5)不足 2 岁的儿童、婴儿、新生儿。

【注意事项】　本品不能通过外周静脉输注。余参阅"脂肪乳氨基酸(17)葡萄糖(11%)注射液"。

【药物相互作用】　参阅"脂肪乳氨基酸(17)葡萄糖(11%)注射液"。

【给药说明】　使用前一起挤压三腔使隔离密封条破裂，立即混合三腔的内容物。从裂口垂直撕开外包装，检查药袋和隔离密封条的完整性，确保药袋在室温下保存。水平放置药袋(悬挂小孔朝向操作者)，向上翻转药袋，施加持续的压力使中间密封条沿着一半的长度消失。翻转药袋至少 3 次以上混合药液。需加入其他成分时，如补充含微量营养素(电解质、微量元素、维生素)的溶液，必须在三腔内容物混合之后，在严格无菌条件下通过加药针加入。允许加入溶液内已有的电解质溶液，每1000ml 不能超过下列总量：钠 80mmol，钾 60mmol，镁 5.60mmol，钙 3mmol。三腔药液混合后，无论是否加药应立即使用。然而，在 5℃时可保持稳定 7 天，继以 25℃保存 48 小时。

【用法与用量】　本品仅推荐经中心静脉进行输注。应根据患者的代谢需求、能量消耗和临床状况来确定剂量。成人最大剂量为 40ml/(kg·d)(相当于 1.36g 的氨基酸，4.8g 的葡萄糖和 1.6g 的脂肪)。2 岁以上的儿童平均氮需求在 0.35～0.45g/(kg·d)，氨基酸约 2～3g/(kg·d)，输入量须逐日增加。

推荐的每日液体入量[除肾病患者和(或)心脏病患者]为：体重 11～20kg:1000ml。超过 10kg 每增加 1kg 体重就增加本品 50ml。体重≥21kg:1500ml，超过 20kg 每增加 1kg 体重增加 25ml。实际液体的摄入不可超过100ml/(kg·d)。最大剂量除特殊病例，应避免氨基酸超过 3g/(kg·d)和(或)葡萄糖超过 17g/(kg·d)和(或)脂肪超过 3g/(kg·d)。

必须根据剂量、输注溶液的性质、24 小时摄入的总液量和输注持续时间调节输注速度，最大输注速度 2ml/(kg·h)，相当于每小时每千克体重氨基酸 0.07g、葡萄糖 0.24g 和脂肪 0.06g。为预防高血糖症，输注速度不能超过 0.15g/(kg·h)脂肪和(或)0.25g/(kg·h)葡萄糖。

【制剂与规格】　脂肪乳(20%)氨基酸(15)葡萄糖(30%)注射液(袋装)：(1)2L；(2)1.5L；(3)1L。

脂肪乳(10%)氨基酸(15)葡萄糖(20%)注射液 [药典(二)；医保(乙)]

Lipid Emulsion (10%) Amino Acids (15) and Glucose (20%) Injection

【成分】　本品为复方制剂，其组分为分装于三腔袋容器中的用于静脉注射的长链脂肪乳、复方氨基酸和葡萄糖溶液。氨基酸中必需氨基酸占 40.5%，支链氨基酸占 19%。

三腔中的内容物混合后，主要营养素的含量见表 15-7：

表 15-7　脂肪乳(10%)氨基酸(15)葡萄糖(20%)注射液基本组成

	1L	1.5L	2L
葡萄糖(20%)	400ml	600ml	800ml
氨基酸(15)	400ml	600ml	800ml
脂肪乳(10%)	200ml	300ml	400ml
氮	3.6g	5.5g	7.3g
氨基酸	22g	33g	44g
非蛋白热量	540kcal	810kcal	1080kcal
总能量	628kcal	942kcal	1256kcal
pH	6	6	6
渗透压	810mOsm/L	810mOsm/L	810mOsm/L

【适应证】　参阅"脂肪乳(20%)氨基酸(15)葡萄糖(30%)注射液"。

【不良反应】　参阅"脂肪乳(20%)氨基酸(15)葡萄糖(30%)注射液"。

【禁忌证】　参阅"脂肪乳(20%)氨基酸(15)葡萄糖(30%)注射液"。

【注意事项】　参阅"脂肪乳(20%)氨基酸(15)葡萄糖(30%)注射液"。

【药物相互作用】　参阅"脂肪乳氨基酸(17)葡萄糖(11%)注射液"。

【给药说明】　不可将未经预先检查其溶液相容性的药物加入溶液内。对任何补充剂，建议可加入经检测与混合液相容和稳定的产品(尤其是脂肪乳不稳定性的风险)。不可在输注该溶液之前、之间或之后输注血或血制品，以避免引起假凝集作用。

【用法与用量】　可经中心或外周静脉输注。

仅使用于 2 岁以上的儿童和成人。应根据患者的代谢需求、能量消耗和临床状况来确定剂量，成人和 2 岁以上的儿童用法与用量参阅"脂肪乳氨基酸(17)葡萄糖(19%)注射液"。本品最大输注速度 3ml/(kg·h)，相当于每小时每千克体重氨基酸 0.06g、葡萄糖 0.24g 和脂肪 0.06g。

因为研究数据的缺乏，处方医生给妊娠期妇女和哺乳期妇女输液治疗时，应评估受益和危险的比率。

【制剂与规格】　脂肪乳(10%)氨基酸(15)葡萄糖(20%)注射液(袋装)：(1)2L；(2)1.5L；(3)1L。

第四节　肠内营养用药

肠内营养(EN)制剂用途是对有正常或有部分肠道功能的患者进行基本营养补充及营养支持治疗。EN 制剂按蛋白质来源分为三大类：氨基酸型(amino acid type)、短肽型(peptidel type)和整蛋白型(intact protein type)。近年来，EN 制剂分类按照功能可分为通用型和疾病特异型两大类。通用型(standard，balanced)：满足患者常规代谢需求。疾病特异型(disease specific，disease oriented)：糖尿病型、肿瘤型、肺病型、免疫增强型、蛋白过敏型、胃肠功能障碍型、低蛋白血症型、创伤型等。两型下又各自均包括氨基酸型及短肽型、整蛋白型。EN 制剂有液体制剂(乳剂、混悬剂)和粉剂制剂。粉剂产品有便于运输、保质期较长的特点，但应用较为不方便，调制过程会增加标准化配制难度，容易被污染。液体制剂便于临床使用，减少微生物污染的机会，也减少医护人员的工作量。通用型肠内营养制剂成分见表 15～8，疾病特异型肠内营养制剂成分见表 15～9。

表 15-8　通用型肠内营养制剂成分表

分类	氨基酸型	短肽型	整蛋白型								
药品名称	肠内营养粉(AA)	短肽型肠内营养剂	肠内营养乳剂(TP)	肠内营养混悬液(TP)	肠内营养粉剂(TP)	肠内营养混悬液(TPF)	肠内营养混悬液(TPF)	肠内营养混悬液(TPF)	肠内营养乳剂(TPF)	肠内营养混悬液(TPF-FOS)	整蛋白型肠内营养剂(粉剂)
商品名	爱伦多	百普素	瑞素	纽荃历	安素	能全力1.5	能全力1.0	能全力0.75	瑞先	佳维体	能全素
配置或计算单位	100ml含粉剂26.7g	100ml含粉剂25g	100ml	100ml	100g	100ml	100ml	100ml	100ml	100ml	100ml含粉剂21.5g
能量(kcal)	100	100	100	100	450	150	100	75	150	105	100
渗透压(mOsm/L)	760	470	250	260	379	335	250	188	300		363
碳水化合物(g)	20.1	17.7	13.8	12.3	60.7	18.5	12.3	9.24	17	14.05	12.1
糖(g)		1.5	0.5	1		1.47	0.97	0.75	1		2.2
特殊糖		多糖15.9g 糖0.1g	乳糖0.01g	乳糖<0.02g	不含乳糖	多糖16.6g 乳糖<0.025g	多糖11.1g 乳糖<0.025g	多糖8.28g 乳糖<0.02g	乳糖0.06g		乳糖<0.03g
膳食纤维(g)	0	0		0	—	1.5	1.5	1.5	0	1.06	0
脂肪(g)	0.17	1.7	3.4	3.9	15.9	5.83	3.89	2.92	5.8	3.47	3.9
饱和脂肪酸		1	1.6	1.8		0.44	0.29	0.22	3.5		1.8
必需脂肪酸		0.454	1.3	0.732		1.669	1.113	0.835			0.736
中链甘油三酯(g)		0.8	1.2						3.3		
单不饱和脂肪酸(g)		0.2		2.3		3.47	2.31	1.73			1.4
多不饱和脂肪酸(g)		0.5		1.2		1.84	1.23	0.92	1.6		0.8
ω-3脂肪酸(g)		0.055		0.112		0.287	0.192	0.14			0.112
蛋白质(g)	4.5	3.7	3.8	4	15.9	6	4	3	7.5	4	4
谷氨酰胺(g)	0.64	0.703		1		1.5	1	0.75	1.44		0.951
精氨酸(g)		0.128		0.16		0.24	0.16	0.12			0.152
维生素A	216IU	0.082mg	0.06mg	273IU	1170IU	410IU	273IU	203IU	0.07mg	51μgRE	0.082mg
维生素D$_3$	0.4μg	0.7μg	0.35μg	0.7μg	95IU	1.06μg	0.7μg	0.53μg	0.46μg	0.75μg	0.7μg
维生素E	1.1mg	1.3mg	0.75mg	1.94mg	10.7IU	2.81mg	1.87mg	1.4mg	1mg	2.3mg	1.3mgα-TE
维生素K$_1$(μg)	3	5.3	5	5.3	18	8	5.3	4	6.7	6.2	5.3
维生素B$_1$(mg)	0.65	0.15	0.1	0.15	0.72	0.23	0.15	0.11	0.13	0.17	0.15
维生素B$_2$(mg)	0.08	0.16	0.13	0.16	0.8	0.24	0.16	0.12	0.17	0.2	0.16
维生素B$_6$(mg)	0.09	0.17	0.12	0.17	1	0.26	0.17	0.13	0.16	0.23	0.17
维生素B$_{12}$(μg)	0.2	0.21	0.2	0.21	3.1	0.32	0.21	0.16	0.26	0.39	0.21
烟酸(mg)	0.73	1.8	0.9	0.87	10	1.3	0.87	0.65	1.2	1.8	1.8
叶酸(μg)	14.7	27	10	27	200	40	27	20	13	27	27
泛酸(mg)	0.4	0.53	0.35	0.53	5	0.8	0.53	0.4	0.46	0.93	0.53
生物素(μg)	13	4	10	4	150	6	4	3	13	5	4
维生素C(mg)	2.6	10	4.5	10	68	15	10	7.5	6	10	10
钠(mg)		100	75	100	360	134	100	75	120	93	100
氯(mg)		125	85	125	610	167	125	93.8	184	131	130
钾(mg)		150	125	150	670	201	150	113	234	157	150
钙(mg)		80	60	80	230	108	80	60	80	92	80
镁(mg)		21	20	23	90	34	23	16.9	27	22	23
磷(mg)		66	47	72	230	108	72	54	63	72	72
铁(mg)		1.6	1	1.6	4.37	2.4	1.6	1.2	1.33	1.4	1.6
碘(μg)		13	10	13	34	20	13	10	13.3	13	13
硒(μg)		5.7	3.75	5.7	20	8.6	5.7	4.28	5	5.3	5.7
锌(mg)		1.2	0.75	1.2	5.4	1.8	1.2	0.9	1	1.1	1.2
锰(mg)		0.33	0.2	0.33	1.2	0.5	0.33	0.25	0.27	0.35	0.33
铜(mg)		0.18	0.1	0.18	0.52	0.27	0.18	0.135	0.13	0.15	0.18
钼(μg)		11	7.5	10	38	15	10	7.5	10	11	10
铬(μg)		6.7	5	6.7	20	10	6.67	5	6.67	6.8	6.7
胆碱(mg)	6	37	20	37	136	55	37	27.5	26.7	46	36
左旋肉碱(mg)										8.4	
牛磺酸(mg)		10								10	

表 15-9　疾病特异型肠内营养制剂成分表

分类	氨基酸型	短肽型	整蛋白型						
药品名称	肠内营养粉剂(AA-PA)	肠内营养混悬液(SP)	肠内营养混悬液(TPF-DM)	肠内营养乳剂(TPF-D)	肠内营养混悬液(TPF-D)	肠内营养乳剂(TPF-T)	肠内营养乳剂(TF-HE)	肠内营养混悬液(TP-MCT)	肠内营养混悬液(TPSPA)
商品名	纽英特	百普力	康全力	瑞代	伊力佳	瑞能	瑞高	康全甘	士强
主要适应证	蛋白过敏	胃肠道功能障碍	糖尿病高血糖	糖尿病高血糖	糖尿病高血糖	肿瘤	低蛋白血症	低蛋白血症	免疫增强危重病人
配置或计算单位	100ml 含粉剂15g	100ml	100ml	100ml	100ml	100ml	100ml	100ml	100ml
能量 (kcal)	71	100	75	90	99	130	150	100	125
渗透压 (mOsm/L)	360	455	225	320		350	300	265	380
碳水化合物 (g)	8.1	17.6	8.4	12	8.14g	10.4	17	12.6	14.5
糖 (g)	0.7	1.69	1.79	3.5		0.6	1	1	0.53
特殊糖	多糖 5.9 无乳糖	多糖 14.6g 乳糖 0.1g	多糖 6.52g 乳糖<0.01	木薯及谷物淀粉 7g		乳糖≤0.1g	乳糖 0.06g	多糖 11.2g 乳糖<0.02g	乳糖 0.01g
膳食纤维 (g)		<500ppm	1.5	1.5	1.44	1.3	0	0	0.9
脂肪 (g)	3.5	1.7	3.2	3.2	5.44	7.2	5.8	3.3	4.17
饱和脂肪酸	1	0.96	0.37	0.5		2.9	3.5	2.3	2.09
必需脂肪酸		0.473	0.53	1.9		0.9		0.333	1.261
中链甘油三酯 (g)		0.76				2.3	3.3	2	1.72
单不饱和脂肪酸 (g)	1.6	0.19	2.23					0.6	0.68
多不饱和脂肪酸 (g)	0.6	0.52	0.6				1.6	0.4	1.4
ω-3 脂肪酸 (g)		0.0397	0.0595			0.3		0.0515	0.3
蛋白质 (g)	1.95	4	3.2	3.4	4.18	5.85	7.5	5	7.5
谷氨酰胺 (g)		0.768	0.656				1.44	1.25	1.3
精氨酸 (g)		0.14	0.25					0.2	0.89
维生素 A	0.079mg	273IU	0.06mgRE	0.06mg	546IU	0.2mg	0.07mg	0.08mgRE	223IU
维生素 D₃	1.3µg	0.7µg	0.53µg	0.35µg	28IU	0.46µg	0.46µg	0.7µg	0.5µg
维生素 E	0.5mg α-TE	1.94mg	1.9mg α-TE	0.75mg	3.2IU	2.7mg	1mg	1.3mg α-TE	4.92mg α-TE
维生素 K₁ (µg)	3.2	5.3	4	5	5.6	6.6	6.7	5.3	4
维生素 B₁ (mg)	0.06	0.15	0.11	0.1	0.16	0.13	0.13	0.15	0.1
维生素 B₂ (mg)	0.09	0.16	0.12	0.13	0.18	0.17	0.17	0.16	0.11
维生素 B₆ (mg)	0.08	0.17	0.13	0.12	0.21	0.16	0.16	0.17	0.13
维生素 B₁₂ (µg)	0.19	0.21	0.38	0.2	0.30	0.26	0.26	0.21	0.2
烟酸 (mg)	0.68	0.8	1.35	0.9	1.7	1.2	1.2	1.8	1.2
叶酸 (µg)	5.7	27	28.5	10	42	13	13	27	13
泛酸 (mg)	0.4	0.53	0.4	0.35	0.75	0.46	0.46	0.53	0.4
生物素 (µg)	3.9	4	3	10	4.0	13	13	4	10
维生素 C (mg)	6	10	11	4.5	11	8	6	10	13.3
钠 (mg)	18	100	75	63	93	160/80	120	100	115
氯 (mg)	43.5	125	94	64	125	160/124	184	125	125
钾 (mg)	63	150	113	107	130	240/172	234	150	233
钙 (mg)	49	80	60	60	70	67/52	80	80	67
镁 (mg)	5.1	23	17	20	20	27/22	27	22.6	20
磷 (mg)	35	72	54	47	65	62/52	63	72	67
铁 (mg)	1.05	1.6	1.2	1	1.3	1.3	1.33	16	1
碘 (µg)	7	13	10	10	11	13.3	13.3	13.3	10
硒 (µg)	1.65	5.7	5.6	3.75	4.9	6.7	5	5.7	5
锌 (mg)	0.75	1.2	0.9	0.75	1.2	1	1	1.2	1
锰 (mg)	0.06	0.33	0.25	0.2	0.35	0.27	0.27	0.33	0.3
铜 (mg)	0.06	0.18	0.14	0.1	0.14	0.13	0.13	0.18	0.15
钼 (µg)	2.14	10	7.5	10	10	10	10	10	8
铬 (µg)	1.5	6.7	9	5	7.0	6.6	6.67	6.68	7
胆碱 (mg)	7.5	37	28	20	42	26.6	26.7	37	20
左旋肉碱 (mg)	9.5mg/100g				7.8				
牛磺酸 (mg)	30mg/100g	10			11				

一、通用型肠内营养剂

(一)氨基酸型肠内营养剂

肠内营养粉(AA) [医保(乙)]
Enteral Nutritional Powder (AA)

【成分】 本制剂为白色粉末,稍带特别的气味,有特殊味道。其主要成分为氨基酸、糊精、大豆油、矿物质、维生素和微量元素等。

【适应证】 氨基酸为氮源的肠内营养剂,不需要消化就能被肠黏膜吸收。适用于重症代谢障碍及胃肠道功能障碍的患者的肠内营养支持。但更侧重于消化道仅有部分功能、胰病的患者,如:有营养风险的轻中度胰腺炎、重度胰腺炎的已经有排气者、有营养风险的慢性胰腺功能障碍患者、短肠综合征的患者(小肠的长度短于60cm)、有营养风险的炎性肠道患者(克罗恩病、溃疡性结肠炎)、吻合口瘘(导管顶端在瘘的远侧,咽部瘘、食管瘘、胃瘘、结肠瘘等)、白蛋白低下患者(小于2.5g/100ml)、慢性肾病患者、放射性肠炎的癌症患者以及手术后患者等。

【不良反应】 按标准配制以防高渗性腹泻。少数患者有腹胀、腹痛和腹泻,通过调整给药温度、浓度和速度可以得到改善。极个别患者通过上述措施不能缓解的,暂停给药,待胃肠功能恢复后可继续使用。

【禁忌证】 肠梗阻及肠功能紊乱,氨基酸代谢异常的患者禁用。

【注意事项】 (1)严禁静脉使用。

(2)肠道完全梗阻者、有高血糖倾向者(请以胰岛素或降血糖药物控制)、肾衰未进行透析者都应慎用本品。

(3)渗透压摩尔浓度高于整蛋白肠内营养剂,一般需要2~4天才达到全份需要量。用肠内营养输液泵比较容易控制输入速率,每天总量在22~24小时输完为宜。

(4)不得用50℃以上的热水配制肠内营养剂。大量配制溶液时,溶液应不超过容器的3/4,需更长时间振荡溶液。如需要,可搅拌溶液。本品可室温保存,配制后12小时内使用。

【给药说明】 每瓶(80g)加入室温水或温开水至300ml(瓶凸出部),快速摇匀,溶解。

【用法与用量】 可口服,也可用于管饲喂养。成人每日标准量约480~640g(1800~2400kcal),应根据患者情况增减。初次使用应由低剂量逐渐增加,约4~10天后达到目标量。

【制剂与规格】 肠内营养粉剂(AA):每瓶80g,总能量为300kcal,能量密度为1kcal/ml。

(二)短肽型肠内营养剂

短肽型肠内营养剂 [医保(乙)]
Short Peptide Enteral Nutrition

【成分】 本制剂为微黄色至黄色粉末,略带芳香气味,易溶于水,形成乳状液体,味略苦涩。其主要成分为水解乳清蛋白、麦芽糊精、植物油、矿物质、维生素和微量元素等。

【适应证】 适用于胃肠道功能有损失,而不能或不愿进食足够数量的常规食物以满足机体营养需求的,应进行肠内营养治疗的患者。主要用于胃肠道功能障碍(胰腺炎、感染性肠道疾病、放射性肠炎及化疗、肠瘘、短肠综合征、艾滋病病毒感染/艾滋病)、危重疾病(严重烧伤、创伤、脓毒症、大手术后的恢复期)、营养不良患者的手术前术后喂养、肠道准备。

【药理】 (1)药效学 补充人体日常生理功能所需的营养素。成分均为日常饮食中存在的营养要素。

(2)药动学 其体内吸收代谢过程类似正常食物。

【不良反应】 摄入过快或严重超量时,可能会出现恶心、呕吐、腹泻等胃肠道不适反应。

【禁忌证】 肠道功能衰竭、完全性肠道梗阻、严重腹腔内感染、对本品中任一成分过敏者或有先天性代谢障碍的、顽固性腹泻等需要进行肠道休息处理的患者禁用。

【注意事项】 (1)严禁经静脉输注。

(2)溶解配制时应谨慎操作,以保证产品的卫生。溶解配制好的产品应尽量一次用完。若有剩余,应置于有盖容器中,4℃条件下保存,但不得超过24小时。

(3)严重糖代谢异常、严重肝肾功能不全的患者慎用。

(4)不适用于1岁以内的婴儿和1~5岁儿童的单一营养来源。

【药物相互作用】 本品不宜与其他药物混合使用。

【用法与用量】 口服或管饲在洁净的容器中先注入50ml冷水,加入本品1袋,充分混合。待粉剂完全溶解后,再加冷水至500ml,轻轻搅拌混匀即可。管饲时,先置一根喂养管到胃、十二指肠或空肠上端部分。能量密度是1kcal/ml,正常滴速为每小时100~125ml(开始时滴速宜慢)。剂量和使用方法根据患者的需要,由医师处方而定。

（1）一般患者，每天给予 2000kcal（4 袋）即可满足机体对营养成分的需求。

（2）高代谢患者（烧伤，多发性创伤），每天可用到 4000kcal（500ml 为 8 袋）以适应机体对能量需求的增加。

（3）对初次胃肠道喂养的患者，初始剂量最好从每天 1000kcal（500ml 为 2 袋）开始，在 2～3 天内逐渐增加至需要量。

【制剂与规格】　短肽型肠内营养剂：125g/袋，总能量为 500kcal，能量密度为 1kcal/ml。

（三）整蛋白型肠内营养剂

肠内营养乳剂（TP）[医保（乙）]
Enteral Nutritional Emulsion（TP）

【成分】　本制剂为淡黄色至深黄色乳状液体，具有谷味。其主要成分为蛋白质、麦芽糊精、大豆油、椰子油、矿物质、维生素和微量元素等。

【适应证】　本品适用于有胃肠道功能障碍的营养不良或摄入障碍的患者。由于不含膳食纤维，可用于严重胃肠道狭窄病人、肠瘘病人；术前或诊断前肠道准备。

【药理】（1）药效学　本品为营养成分完全的营养制剂，可提供人体必需的营养物质和能量，满足患者对必需氨基酸、必需脂肪酸、维生素、矿物质和微量元素的需要。

（2）药动学　本品在体内消化吸收过程同正常食物。

【不良反应】　给药速度过快会导致胃肠道相关症状。

【禁忌证】　不可应用于不适于肠内营养的、有严重消化和吸收功能障碍的患者。严禁静脉途径使用。

【注意事项】　对于以本品为唯一营养来源的患者，必须监测其液体平衡。应根据患者不同的代谢状况，决定是否需要另外补钠。本品提供长期营养时，只适用于禁用膳食纤维的患者，否则应选用含纤维的营养制剂。使用前摇匀，有效期内使用。处于妊娠期前 3 个月的妊娠期妇女和育龄妇女，每日摄入维生素 A 不应超过 10000IU。本品与含维生素 A 的其他营养制剂一起使用时，应考虑这一因素。25℃ 以下，不得冰冻，密闭保存，开启后冰箱内（2～10℃）最多保存 24 小时。

【药物相互作用】　本品含维生素 K，对使用华法林等香豆素类抗凝剂的患者应注意药物相互作用。

【用法与用量】　管饲或口服应按照患者体重和营养状况计算每日用量。

（1）以本品为唯一营养来源的患者，推荐剂量为一日 30ml（30kcal）/kg，平均剂量 2000ml（2000kcal）/d。

（2）以本品补充营养的患者，根据患者需要，每日使用 500～1000ml。

（3）管饲给药时，应逐渐增加剂量。第一天的速度约为 20ml/h，以后逐日增加 20ml/h。最大滴速 125ml/h，通过重力或泵调整输注速度。

【制剂与规格】　肠内营养乳剂（TP）：500ml/袋，总能量约为 500kcal，能量密度为 1kcal/ml。

肠内营养混悬液（TP）[医保（乙）]
Enteral Nutritional Suspension（TP）

【成分】　本制剂为灰白色至微黄色乳状混悬液，味微甜。其主要成分为酪蛋白、麦芽糖糊精、植物脂肪、卵磷脂、矿物质、维生素和微量元素等。

【适应证】　适用于有胃肠道功能或有部分胃肠道功能，但不能或不愿仅是足够数量的常规食物以满足机体营养的需求而应进行肠内营养治疗的患者。本品可用于糖尿病患者。本品适用于存在营养不良但有完全或部分胃肠道功能，而不能正常进食的病人的营养治疗。

【不良反应】　输注过快或严重超量时，可能出现恶心、呕吐或腹泻等胃肠道不适反应。

【禁忌证】（1）肠道功能完全衰竭。

（2）完全性肠道梗阻。

（3）严重腹腔内感染。

（4）对本品中任一成分过敏或有先天性代谢障碍的患者禁用。

（5）顽固性腹泻等需要进行胃肠休息处理的患者禁用。

【注意事项】（1）严禁经静脉输注。

（2）应谨慎操作确保产品卫生。产品开启后应尽量一次用完，时间不应超过 8 小时。若有剩余，应在 4℃ 条件下保存，但打开包装 24 小时后的产品应丢弃。

（3）严重糖代谢异常的患者慎用。

（4）严重肝肾功能不全的患者慎用。

【药物相互作用】　本品不应与其他药品混合使用。

【用法与用量】　口服或管饲：管饲时，置入喂养管到胃、十二指肠或空肠上端部分。正常滴速为每小时 100～125ml（开始时滴速宜慢），在进行十二指肠或空肠喂养时应使用肠内营养输注泵以精确控制流速。剂量可根据患者需要，由医生处方而定。一般患者，每天给予

1500～2000kcal 即可。高代谢患者(烧伤、多发性创伤)，每天可用到 4000kcal 以适应机体对能量需求的增加。对初次胃肠道喂养的患者，初始剂量最好从每天 500kcal 开始，在 2～3 天内逐渐增加至需要量。

【制剂与规格】 肠内营养混悬液(TP)：500ml/瓶，总能量约为 500kcal，能量密度为 1kcal/ml。

肠内营养粉剂(TP) [医保(乙)]
Enteral Nutritional Powder (TP)

【成分】 本品为淡黄色粉末，气芳香、味甜。其主要成分为酪蛋白、大豆蛋白、水解玉米淀粉、蔗糖、玉米油、维生素和矿物质，不含麸质。

【适应证】 可作为肠内全营养支持或部分营养补充，适用于成人及 4 岁或 4 岁以上的儿童。可口服或管饲。

【药理】 (1)药效学 本品与水混合后为低渣流质，可作为日常营养补充或完全饮食替代，口服或管饲后能提供均衡的营养供给。

(2)药动学 以化学方法测定的食物所产生的残渣量来比较，本品更适合于需要着重考虑低残渣量的情况。

【不良反应】 参阅"肠内营养乳剂"。

【禁忌证】 参阅"肠内营养乳剂"，半乳糖血症患者及牛乳或大豆蛋白过敏者禁用，4 岁以下儿童不宜服用。

【注意事项】 (1)参阅"肠内营养乳剂"。

(2) 本品的正确混合，对于防止喂养管堵塞和保证全部的营养转运是重要的。

(3) 本品不能静脉注射。

(4) 打开容器后注意防腐以避免污染，贮存于阴凉、干燥处，不用冰箱冷藏。一旦打开，应在 3 星期内用完。

(5) 冲好的本品应该马上服用或加盖冰箱保存，在 24 小时内服用。

【用法与用量】 口服或管饲。

(1)营养补充 每次 250ml，一日 3 次。

(2)全肠内营养 剂量应该根据个体的热量需要。①口服制备 250ml 服用量，在杯中加入本品 55.8g，用凉水（或温开水）200ml，缓慢地搅拌直到溶解为 250ml。400g 粉剂分 7 份。②管饲在医生的指导下服用。根据患者的条件和耐受量调整流速、体积和稀释量。额外需要的液体，应通过每餐和两餐之间的给水来满足。在服用时通过常规的管饲给予，也可通过治疗前后给水来补足所需水分。连续管饲时，胃内的

残留物应每 2 或 4 小时检查一次。间歇管饲时，在每次管饲前检查一次。如患者表现出不能忍受(比如恶心，腹部绞痛，腹胀或腹泻)，给药速度应减至 25ml/h，接着再缓慢地增加至正常速度。此时患者应全浓度供给，速度和浓度不宜同时改变。如患者仍不能忍受，可将配方稀释。在连续进食时，每 3 到 6 小时或每次间歇进食后，用水(如 25～100ml)清洗管道，预防管道堵塞并且提供额外的水分。

【制剂与规格】 肠内营养粉剂(TP)：400g/听，总能量约为 1800kcal，能量密度为 1.06kcal/ml。

肠内营养乳剂(TPF) [医保(乙)]
Enteral Nutritional Emulsion (TPF)

【成分】 本品为浅灰黄色至淡棕色的含有固体混悬物的乳剂，其主要成分为蛋白质、碳水化合物、膳食纤维、脂肪、矿物质、维生素和微量元素等。

【适应证】 参阅"肠内营养乳剂(TP-HE)"。本品含丰富的膳食纤维，有利于维持患者肠道结构和功能，适于长期应用。

【不良反应】 参阅"肠内营养乳剂(TP-HE)"。

【禁忌证】 参阅"肠内营养乳剂(TP-HE)"。

【注意事项】 参阅"肠内营养乳剂(TP-HE)"。

【用法与用量】 参阅"肠内营养乳剂(TP-HE)"。

【制剂与规格】 肠内营养乳剂(TPF)：500ml/瓶(或 500ml/袋)，总能量约为 750kcal，能量密度为 1.5kcal/ml。

肠内营养混悬液(TPF) [医保(乙)]
Enteral Nutritional Suspension (TPF)

【成分】 本品为灰白色至微黄棕乳状混悬液，味微甜。其主要成分为酪蛋白、麦芽糊精、膳食纤维(大豆多糖等)、植物油、矿物质、维生素和微量元素等。

【适应证】 含膳食纤维，适用于有胃肠道功能或部分胃肠道功能，而不能或不愿进食足够数量的常规食物以满足机体营养需求的患者。

【不良反应】 参阅"肠内营养乳剂"。

【禁忌证】 肠道功能衰竭；完全性肠梗阻；严重腹腔内感染；对本品任一成分过敏；对本品中任一成分有先天性代谢障碍；顽固性腹泻等需要进行肠道休息处理的患者。

【注意事项】 (1)不宜用于要求低渣膳食的患者。

(2) 严禁静脉输注。

(3) 在使用过程中，需注意液体平衡，保证足够的液体输入，以补充纤维素排泄所带走的水分。

(4) 严重糖代谢异常患者慎用。

（5）严重肝肾功能不全的患者慎用。

【药物相互作用】 不应将其他药物于本品相混合使用，以免本品因物理化学性质的改变而使稳定性发生变化。

【用法与用量】 参阅肠内营养乳剂。若患者的耐受能力较差，也可从使用 0.75kcal/ml 的低浓度开始，以使机体逐步适应；心、肾功能不全者，可使用能量密度为 1.5kcal/ml 的产品，以达到限制入量的目的。

【制剂与规格】肠内营养混悬液（TPF）：（1）0.75kcal/ml；（2）1.0kcal/ml；（3）1.5kcal/ml。

肠内营养混悬液（TPF-FOS）^[医保(乙)]
Enteral Nutritional Suspension (TPF-FOS)

【成分】 本品为淡黄色不透明液体。其主要成分为乳清蛋白水解物、麦芽糊精、低聚果糖、植物油、矿物质、维生素和微量元素等。

【适应证】 适用于有胃肠道功能或部分胃肠道功能而不能或不愿进食足够数量的常规的食物以满足机体营养需求的患者。主要用于：①胃肠道功能障碍、胰腺炎、肠道炎性疾病、放射性肠炎和化疗、肠癌、短肠综合征、艾滋病病毒/艾滋病；②危重疾病、大面积烧伤、创伤、脓毒血症、大手术后的恢复期；③营养不良患者的手术前后喂养；④肠道准备。本品能用于糖尿病患者。

【不良反应】 少数患者可出现恶心、呕吐、食欲减退、腹泻等消化道反应，一般不影响治疗。偶出现皮疹、斑疹、紫癜等，应立即停药。

【禁忌证】 （1）不适用于肠梗阻、短肠综合征及药物治疗难于缓解的腹泻患者。

（2）不适用于已知对本品任一成分过敏的患者，不适用于半乳糖血症患者和对牛奶或大豆蛋白质敏感的患者。

（3）不适用于 1 岁以下的婴儿，不适用于 1～5 岁儿童的单一营养来源。

【注意事项】 不能经静脉输注。

【用法与用量】 可管饲，正常速度是 100～125ml/h（开始时速度宜慢），剂量根据患者的需要，由医师处方而定。①一般患者，每天给予 2000kcal（4 瓶）可满足机体对营养的需求。②高代谢患者（烧伤，多发性创伤），每天可用到 4000kcal（8 瓶）以适应机体对能量需求的增加。③对初次胃肠道喂养的患者，初始剂量最好从 1000kcal（2 瓶）开始，在 2～3 天内逐渐增加至需要量。本品在室温下使用，打开前先摇匀，适应全浓度喂养者，本品不需要稀释，操作过程须谨慎，以保证无菌。

【制剂与规格】肠内营养混悬液（TPF-FOS）：500ml/瓶，总能量约为 500kcal，能量密度为 1kcal/ml。

整蛋白型肠内营养剂（粉剂）^[国基；医保(乙)]
Intacted Protein Enteral Nutrition Powder

【成分】 本品为微黄色至黄色粉末，味微甜，其主要成分为酪蛋白、麦芽糖糊精、植物油、矿物质、维生素和微量元素等。

【适应证】 参阅"肠内营养乳剂"。本品能用于糖尿病患者。

【不良反应】 参阅"肠内营养乳剂"。

【禁忌证】 肠道功能衰竭、完全性肠道梗阻、严重腹腔内感染、对本品中任一成分过敏或有先天性代谢障碍、顽固性腹泻等需要进行胃肠道休息处理的患者禁用。

【注意事项】 （1）严禁经静脉输注。

（2）应严谨操作确保产品卫生。产品配制好后应尽量一次用完，若有剩余，应置于加盖容器中，在 4℃条件下保存，但不得超过 24 小时。

（3）严重糖代谢异常的患者慎用。

（4）严重肝肾功能不全的患者慎用。

（5）不宜用于 1 岁以内婴儿，不宜作为 1～5 岁儿童的单一营养来源。

【药物相互作用】 本品不应与其他药物混合使用

【用法与用量】 口服或管饲喂养，参阅"肠内营养混悬液"。混合方法：在洁净的容器中注入 500ml 温开水，加入 320g 本品，充分混合。待粉剂完全溶解后，再加温开水至 1500ml，轻轻搅拌混匀。也可用所附的小匙，取 9 平匙，溶于 50ml 温开水中充分混合，待完全溶解后，加温开水至 200ml 以满足少量使用的需求。

【制剂与规格】 整蛋白型肠内营养剂（粉剂）：320g/听，总能量为 1478.4kcal。

二、疾病特异型肠内营养剂

（一）氨基酸型肠内营养剂

肠内营养粉剂（AA-PA）^[医保(乙)]
Enteral Nutritional Powder (AA-PA)

【成分】 本品为白色至微黄色细粉，略有芳香气，其主要成分为：氨基酸、脂肪、碳水化合物、矿物质、维生素和微量元素等。

【适应证】 本品适合于 1 岁以下婴儿使用。本品适用于牛奶过敏、多种食物蛋白不耐受患儿的营养支持，可以作为单一的营养来源。本品也适用于其他需要要素膳食者的营养支持。

【不良反应】 本品对人体一般无严重不良反应，初期使用时偶见胃肠道有不适的反应，一般可以耐受，若不能耐受，则可以通过改变喂养方式(如少量多次)、浓度来逐步适应，停用本品后，上述症状可消失。

【禁忌证】 (1)严禁经静脉注射。

(2)对本品中任一成分过敏的患者禁用。

(3)对本品中任一成分有先天性代谢障碍的患者禁用。

【注意事项】 (1)请在医师和营养师的指导下服用。

(2)始终使用清洁的专用器具配制，以防止被蛋白质污染的风险。

(3)当使用奶瓶喂养时，请注意保持孩子口腔清洁。

(4)请在喂养前配制，使用前振摇或搅拌均匀。配好的溶液在使用前温热不能超过15分钟，请勿煮沸或使用微波炉配置和加热溶液。

(5)对于管饲喂养，悬挂时间不能超过4小时。

(6)为了减少环境和用具对听内营养粉的污染风险，应即开即用和即盖盖子，并在开盖使用后1个月内使用完毕。

【药物相互作用】 不宜将其他药物与本品相混合使用，以免本品因物理化学性质的改变而使稳定性发生变化。

【用法与用量】 口服或管饲喂养。喂养量和稀释度应由医师或营养师决定，并且和年龄、体重以及婴幼儿的身体状况有关。新生儿建议的喂养浓度为15%W/V(15g粉末加水至100ml)，在此浓度时的渗透压为360mOsm/kg，每平勺(5g)用30ml水稀释，可以配制成15%的推荐浓度。如果开始时不能耐受，可以稀释后使用，直至可以耐受。

配制及使用说明：请始终使用清洁的专用器具配制，以防止蛋白质污染的风险。每平勺(5g)需要用30ml水稀释，可以配制成15%的推荐浓度。

(1)清洁双手和清洁配制区域，消毒奶瓶和奶嘴。

(2)取新鲜水煮沸，冷却约30分钟，用手腕感觉水较温和，将需要量的水倒入消毒过的奶瓶中。

(3)使用罐中附带的勺子取出产品，用清洁干燥的小刀刮平，不要按压粉末。

(4)将规定勺数的粉末倒入水中，旋上盖子，振摇至粉末溶解。在喂养前将本品滴数滴于手腕上以确认温度是否合适。

(5)喂养后1小时仍遗留在瓶中的本品应丢弃。

重要提示：①粉状的婴幼儿配方产品没有灭菌。应当在临用前配置，在使用前振摇或搅拌均匀，配好的溶液在使用前温热不能超过15分钟，不能煮沸也不能使用微波炉配制和加热溶液；②本品不能用于静脉注射。

【制剂与规格】 肠内营养粉剂(AA-PA)：400g/听。

(二)短肽型肠内营养剂

肠内营养混悬液(SP) [医保(乙)]
Enteral Nutritional Suspension (SP)

【成分】 本制剂为淡黄色至淡棕黄色乳状混悬液，味微酸。其主要成分为乳清蛋白水解物、麦芽糊精、植物油、矿物质、维生素和微量元素等。

【适应证】 用于有胃肠功能或有部分胃肠道功能有营养风险的住院患者。主要用于：①代谢性胃肠道功能障碍(胰腺炎、肠道炎症性疾病、放射性肠炎和化疗、肠瘘、短肠综合征、艾滋病)；②危重疾病(大面积烧伤、创伤、脓毒血症、大手术后的恢复期)；③营养不良患者的手术前喂养；④肠道准备。

【药理】 (1)药效学 参阅"短肽型肠内营养剂"。

(2)药动学 参阅"短肽型肠内营养剂"。

【不良反应】 使用本品可能会出现腹泻、腹痛等胃肠道不适反应。

【禁忌证】 胃肠道功能衰竭；完全性小肠梗阻；严重的腹腔内感染；对本品中任一成分过敏的患者；对本品中任一成分有先天性代谢障碍的患者；顽固性腹泻等需要进行肠道休息处理的患者禁用。本品不能用于1岁以内婴儿，不能作为1~5岁儿童的单一营养来源。

【注意事项】 (1)不能经静脉输注。

(2)严重糖代谢异常患者慎用。

(3)严重肝肾功能不全的患者慎用。

(4)本品为淡黄色至淡棕色乳状混悬液，久置液体上层有黄色析出，振摇后析出可消失。

【药物相互作用】 参阅"短肽型肠内营养剂"。

【用法与用量】 口服或管饲，打开前先摇匀，不需要稀释。如瓶盖为皇冠盖，则先卸去皇冠盖，插上专用胶塞，插进输液导管；如瓶盖为输液瓶盖，则直接插进输液导管。管饲时正常滴速是100~125ml/h(开始时滴速宜慢)，剂量见短肽型肠内营养剂。

【制剂与规格】 肠内营养混悬液(SP)：500ml/瓶，总能量约为500kcal，能量密度为1kcal/ml。

(三)整蛋白型肠内营养剂

肠内营养混悬液(TPF-DM) [医保(乙)]
Enteral Nutritional Suspension (TPF-DM)

【成分】 本品为微黄色至黄褐色乳状混悬液，味微甜。其主要成分为大豆蛋白、木薯淀粉、果糖、膳食纤维、植物油、矿物质、维生素和微量元素等。

【适应证】　本品适用于有部分胃肠道功能，而不能或不愿进食足够数量常规食物以满足机体营养需求，并且需要控制血糖水平的患者，主要适用人群为糖尿病患者。

【不良反应】　包括恶心、呕吐、腹胀、腹痛、腹泻等胃肠道不适反应。

【禁忌证】　(1)完全性胃肠道功能衰竭的患者。

(2)完全性胃肠道梗阻的患者。

(3)果糖不耐受的患者。

(4)对本品中任一成分过敏的患者。

(5)对本品中任一成分有先天性代谢障碍的患者。

(6)严重腹腔内感染(严重腹腔内脓毒病)的患者。

(7)顽固性腹泻等需要进行肠道休息处理的患者。

(8)不适用于不可摄入膳食纤维的患者。

【注意事项】　(1)仅供肠内使用，严禁静脉输注。

(2)使用前请摇匀。

(3)一旦开启，在无菌输注条件下，请于24小时内使用完毕。

(4)伴有重度胃麻痹的患者，请实施空肠喂养。

(5)在使用过程中，须注意液体平衡，保证足够的液体摄入，以补充由纤维素排泄所带走的水分。

(6)肠道功能衰竭的患者慎用。

(7)严重肝肾功能不全的患者慎用。

【药物相互作用】　不应稀释本品，或将其他药物与本品相混合使用，以免本品因物理化学性质的改变而使稳定性发生变化。

【用法与用量】　本品可以口服或管饲喂养。管饲喂养时，滴速建议从每小时20ml开始，由慢到快；最高不宜超过每小时125ml。剂量应由医师或营养师决定，并且根据患者的个体需要不同而调整。作为单一营养来源时：推荐剂量为平均每日25kcal/kg，平均每日2000ml(1500kcal)；作为营养补充时：根据患者需要使用，推荐剂量为平均每日1000ml(750kcal)。

【制剂与规格】　肠内营养混悬液(TPF-DM)：500ml/瓶(或500ml/袋)，总能量约为375kcal，能量密度为0.75kcal/ml。

肠内营养乳剂(TPF-D) [医保(乙)]
Enteral Nutritional Emulsion (TPF-D)

【成分】　本品为淡黄色或淡棕色乳状液体，其主要成分为：大豆蛋白、木薯淀粉、谷物淀粉、果糖、植物油、膳食纤维、矿物质、维生素和微量元素等。

【适应证】　适用于患有糖尿病或糖耐量异常的患者，可为有以下症状的糖尿病患者提供全部肠内营养：咀嚼和吞咽障碍、食道梗阻、中风后意识丧失、恶病质、厌食或疾病康复期、糖尿病合并营养不良。本品不含牛奶蛋白，适用于对牛奶蛋白过敏的患者。

【不良反应】　参阅"肠内营养乳剂(TP)"。

【禁忌证】　参阅"肠内营养乳剂(TP)"。

【注意事项】　(1)必要时按照本品的用法来适当调节降糖药用量，尤其是本品的用量和给予的时间有变化时。

(2)对非胰岛素依赖的糖尿病患者，最好采用持续管饲，或将每天用量分成几个小部分的方法给药。

(3)对手术后和创伤后的糖尿病患者，应作相应的代谢检查。

(4)应保证足够的液体补充，如饮水或输液。

(5)本品含钠较低，可以满足糖尿病患者的需要，但单用本品补充营养时，应适当补充钠。

【药物相互作用】　参阅"肠内营养乳剂(TP)"。

【用法与用量】　参阅"肠内营养乳剂(TP)"。

【制剂与规格】　肠内营养乳剂(TPF-D)：500ml/瓶(或500ml/袋)，总能量约为450kcal；1000ml/袋，总能量约为900kcal。能量密度为0.9kcal/ml。

肠内营养混悬液(TPF-D) [医保(乙)]
Enteral Nutritional Suspension (TPF-D)

【成分】　本品为浅棕黄色不透明溶液，具牛奶香草样气味。其主要成分为酪蛋白、麦芽糖糊精、大豆多糖、果糖、膳食纤维、植物油、矿物质、维生素和微量元素等。

【适应证】　本品是含有膳食纤维的特殊全营养液体制剂，主要适用于糖尿病患者。

【不良反应】　胃肠道不耐受，包括恶心、呕吐、腹痛、腹胀、腹泻等。

【禁忌证】　本品不适用于半乳糖血症患者和对牛奶或大豆蛋白质敏感的患者。也不适用于不推荐口服或肠内营养的情况，包括肠梗阻、短肠综合征及药物治疗难于缓解的腹泻等。

【注意事项】　不能用于肠外和静脉注射。不恰当的管饲方式可引起疾病，在准备和使用过程中应注意避免细菌污染。使用前应洗手。

在药物治疗前后用饮用水冲洗管饲管道可减少药物-营养物质不相容和管饲管堵塞的可能性。切忌用细菌污染的水冲洗管道。

【药物相互作用】　参阅"肠内营养乳剂(TP)"。

【用法与用量】 选择合适的管饲方法可以帮助确保患者耐受该配方，满足患者对热量和营养素的需求，以控制好血糖。不论使用何种管饲方法，胰岛素和（或）口服降血糖药物的剂量和使用方法须随管饲方法的改变而调整。

应该紧密地监视管饲的高血糖患者，特别是血糖的控制，其液体和电解质的状态。管饲的输入和（或）药物的用法用量要根据需要随之调整。

管饲的方法 间断管饲：这种方法是通过缓慢的重力作用滴下或肠内管饲泵来传输营养素。一次处方的量（通常250～500ml）通常输入的时间为20～40分钟，1天5～8次。采用重力法管饲时，应使用10F或更大的管饲设备。选用管饲泵要优于重力法管饲，因为可能会有胃肠道不耐受的症状的发生，特别是在管饲速度快或管饲容量大时。间断管饲或许有更好的优越性，因为它更像正常饮食的形式。

持续管饲：这种方法是通过长期的连续滴入的方式来传输营养素，一般是持续16～24小时。通常的，一个肠内管饲泵维持一个固定的输入速度。开始管饲时，管饲速率和管饲量取决于患者的身体状况和耐受性。如果没有不良反应发生，管饲速率和数量可逐渐增加直至摄入所需能量。管饲容量、速率、强度在管饲过程中须根据患者的营养需要和耐受性进行相应调整。一般建议在第一个8小时的起始速度为25～30ml/h，可以在随后的8小时增加速度，直到在24～48小时内达到目标。

【制剂与规格】 肠内营养混悬液（TPF-D）：500ml/瓶，总能量约为500kcal，能量密度为1kcal/ml。

肠内营养乳剂（TPF-T） [医保（乙）]
Enteral Nutritional Emulsion（TPF-T）

【成分】 本品为淡黄色至深黄色乳状液体，有淡蘑菇香味（香草口味）、淡水果香味（水果口味）、淡蔬菜香味（蔬菜口味）、淡谷味（中性口味）。其主要成分为大豆蛋白、酪蛋白、麦芽糊精、膳食纤维、植物油、鱼油、矿物质、维生素和微量元素等。

【适应证】 适用于营养不良的肿瘤患者，包括恶病质、食欲缺乏症、咀嚼及吞咽障碍等病症，也适用于脂肪或ω-3脂肪酸需要量增高的其他疾病患者，为患者提供全部营养或营养补充。

【药理】 （1）药效学 本品为高脂肪、高能量、低碳水化合物含量的肠内全营养制剂，特别适用于癌症患者的代谢需要。本品所含ω-3脂肪酸以及维生素A、维生素C和维生素E能够改善免疫功能、增强机体抵抗力；膳食纤维有助于维持胃肠道功能。

（2）药动学 本品体内消化吸收过程同正常食物。

【禁忌证】 （1）胃肠张力下降、急性胰腺炎。

（2）胃肠道功能衰竭、严重消化不良或吸收不良。

（3）肠梗阻、消化道出血。

（4）严重肝肾功能不全。

（5）对本品所含营养物质有先天性代谢障碍。

【药物相互作用】 本品含维生素K，对使用香豆素类抗凝剂的患者应注意药物相互作用。

【用法与用量】 管饲或口服，应按照患者体重和营养状况计算每日剂量。

（1）以本品为唯一营养来源的患者：推荐剂量为20～30ml/（kg·d），平均剂量为1500ml/d。

（2）以本品补充营养的患者：根据患者需要，推荐剂量为400～1200ml/d。

管饲给药时，应逐渐增加剂量，第一天的速度约为20ml/h，以后逐日增加20ml/h，最大滴速为100ml/h。通过重力或泵调整输注速度。

【制剂与规格】 肠内营养乳剂（TPF-T）：200ml/瓶，总能量约为260kcal；500ml/瓶（或500ml/袋），总能量约为650kcal，能量密度为1.3kcal/ml。

肠内营养乳剂（TP-HE） [医保（乙）]
Enteral Nutritional Emulsion（TP-HE）

【成分】 淡黄色至深黄色乳状液体。其主要成分为酪蛋白、麦芽糊精、植物油、矿物质、维生素和微量元素等。

【适应证】 适用于需要高蛋白、高能量、易于消化的脂肪，以及液体入量受限的患者，包括代谢应激患者，特别是烧伤患者、心功能不全的患者、持续性腹膜透析患者和胰纤维性囊肿病。

【药理】 （1）药效学 本品含有小肠容易吸收的中链甘油三酯，为创伤后的代谢提供大量的优质的能量底物。

（2）药动学 本品体内消化吸收过程同正常食物。

【不良反应】 给药速度太快或过量，可能发生恶心、呕吐或腹泻等胃肠道副作用。

【禁忌证】 （1）禁用肠内营养的疾病，如肠梗阻、小肠无力、急性胰腺炎。

（2）严重肝肾功能不全，蛋白质耐量下降。

（3）对本品所含营养物质有先天性代谢障碍。

【注意事项】 以本品提供全部营养的患者，应监测液体平衡。根据个体代谢状态，决定是否需要额外补充钠。以本品提供长期营养时，适用于禁用膳食纤维的患者，否则应选用含膳食纤维的营养制剂。

【药物相互作用】　本品含维生素 K，对使用香豆素类抗凝剂的患者应注意药物相互作用。

【用法与用量】　本品通过管饲或口服使用，应按照患者体重和营养状况计算每日用量。

以本品为唯一营养来源的患者：推荐的平均剂量为按体重一日 20～30ml/kg。

以本品补充营养的患者：一日使用 500ml。

管饲给药时，应逐渐增加剂量，第一天的速度约为一小时 20ml，以后逐日增加一小时 20ml，最大滴速一小时 125ml 或根据患者的耐受程度。通过重力或泵调整输注速度。

【制剂与规格】　肠内营养乳剂（TP-HE）：500ml/瓶，总能量约为 750kcal，能量密度为 1.5kcal/ml。

肠内营养混悬液（TP-MCT）[医保(乙)]
Enteral Nutritional Suspension（TP-MCT）

【成分】　本品为微黄色至黄棕色乳状混悬液，味微甜。其主要成分为酪蛋白、麦芽糊精、植物油、矿物质、维生素和微量元素等。

【适应证】　适用于有部分胃肠道功能同时伴有脂质代谢障碍的，不能或不愿进食足够数量的食物以满足机体营养需求患者。包括胆盐缺乏、胰酶缺乏、淋巴转运异常患者。

【药理】（1）药效学　本品富含中链甘油三酯（MCT），在脂类代谢障碍患者中可以容易、迅速地被消化、吸收和转运，可减少脂肪痢、减少消化不良和改善营养状况。

（2）药动学　本品体内消化吸收过程同正常食物。

【不良反应】　摄入过快或严重超量时可能会出现恶心、呕吐、腹泻和腹痛等胃肠道不适反应。

【禁忌证】（1）不适用于作为 1～6 岁儿童的单一营养来源。

（2）不适用于半乳糖血症患者。

（3）对本品中任一成分（如牛奶蛋白）过敏的患者禁用。

（4）对本品中任一成分有先天性代谢障碍的患者禁用。

（5）完全性胃肠道衰竭患者禁用。

（6）完全性肠梗阻患者禁用。

（7）严重腹腔内感染（严重腹腔内脓毒病）患者禁用。

（8）顽固性腹泻［脂类消化、吸收和（或）转运障碍引起的脂肪痢除外］等需要进行肠道休息处理的患者禁用。

【注意事项】（1）仅供肠内使用，严禁静脉输注。

（2）由于对中链甘油三酯（MCT）不耐受引起的酮症患者慎用。

（3）肠道衰竭的患者慎用。

（4）严重糖代谢异常的患者慎用。

（5）严重肝肾功能不全的患者慎用。

（6）一旦开启，应放在冰箱内，最多可存放 24 小时。

【药物相互作用】　参阅肠内营养乳剂（TP）。

【用法与用量】　本品可以口服或管饲喂养。

使用前请检查外观。请充分摇匀。

剂量应由医师决定，并且根据患者的个体需要不同而不同。

推荐摄入量是每日 1500～2000kcal（1500～2000ml，即 3 瓶/袋～4 瓶/袋）。对初次胃肠道喂养的患者，初始剂量建议从每天 500kcal（500ml，即 1 瓶/袋）开始，在 2～3 天内逐渐增加至需要量。

【制剂与规格】　肠内营养混悬液（TP-MCT）：500ml/瓶（袋），总能量约 500kcal；200ml/瓶，总能量约 200kcal。能量密度为 1kcal/ml。

肠内营养混悬液（TPSPA）[医保(乙)]
Enteral Nutritional Suspension（TPSPA）

【成分】　本品为乳黄色浅黄棕色乳状混悬液。其主要成分为水解小麦蛋白（谷氨酰胺肽）、酪蛋白、中链脂肪酸甘油三酯、麦芽糊精、膳食纤维、L-精氨酸、鱼油、大豆磷脂、植物油、矿物质、维生素和微量元素等。

【适应证】　因危重疾病不能或不愿正常进食，而不能满足机体营养需求的患者，如外科重症患者（外科手术术后及相关并发症，包括腹部手术、瘘口修复术、动脉瘤手术、肿瘤手术、心外科搭桥手术）、内科重症（如肺部感染或慢性阻塞性肺病引起的呼吸衰竭、脑膜炎、败血症、心功能衰竭、急慢性肾功能衰竭、急性感染性多神经炎）、创伤患者如各种事故造成的创伤、中毒、烧伤。

【药理】（1）药效学　本品主要针对重症患者，能促进蛋白质合成，减轻负氮平衡，增强机体细胞和体液免疫力，减少并发症，加快伤口愈合，改善危重患者的预后。

（2）药动学　本品体内消化吸收过程同正常食物。

【禁忌证】　未经肾功能替代治疗的肾功能衰竭、完全性肠道梗阻、存在肝性脑病风险的肝功能衰竭、肝硬化、严重酸中毒禁用。因其胃肠道功能尚未发育完全，不可用于 1 岁以内的婴儿；因对维生素及微量元素的需求量不同，本品不适用于 1～5 岁儿童的单一营养来源。

【注意事项】 本品仅供经胃肠道给药，严禁经静脉使用。

本品应尽量一次用完，若有剩余，则保存在温度为 0～4℃的冰箱内，时间不得超过 24 小时。

【制剂与规格】 肠内营养混悬液(TPSPA)：500ml/瓶（或 500ml/袋），总能量约 625kcal，能量密度为 1.25kcal/ml。

（四）其他

谷 氨 酰 胺 [药典(二)]
Glutamine

【适应证】 (1)CDE 适应证　主要适用于烧伤、创伤、大手术后需要补充谷氨酰胺的病人，也可用于那些处于分解代谢和高代谢状况的病人的辅助治疗。

(2)国外适应证　①与重组人生长激素联用治疗短肠综合征；②镰状细胞性贫血的急性并发症。

【不良反应】 便秘、腹泻、呕吐、偶尔有胃部不适等。

【禁忌证】 谷氨酰胺不能用于严重肾功能不全(肌酐清除率<25ml/min)或严重肝功能不全的病人。对于代偿性肝功能不全的病人，建议定期监控肝功能。

【注意事项】 (1)使用谷氨酰胺颗粒剂，应用温开水溶解，即配即用。

(2)应监测碱性磷酸酶、ALT、AST 和酸碱平衡。

【用法与用量】 口服。成人：一日 10～30g，一日 3次，用温开水溶解后服用。

【制剂与规格】 谷氨酰胺颗粒：2.5g/袋。

盐酸赖氨酸
Lysine Hydrochloride

【适应证】 (1)CDE 适应证　用于赖氨酸缺乏所致的营养不良、食欲缺乏。

(2)国外适应证　作为膳食补充剂使用。

【药理】 药效学　本品所含盐酸赖氨酸为人体必需氨基酸之一，尤为儿童发育期、病后恢复期、妊娠哺乳期所必需，如缺乏可引起发育不良、食欲缺乏、体重减轻以及低蛋白血症等。

【不良反应】 偶见轻度恶心、呕吐及过敏反应。

【禁忌证】 肝肾功能严重不全者禁用。

【注意事项】 (1)儿童用量请咨询医师或药师。

(2)对本品过敏者禁用，过敏体质者慎用。

(3)本品性状发生改变时禁止使用。

(4)请将本品放在儿童不能接触的地方。

(5)儿童必须在成人监护下使用。

(6)如正在使用其他药品，使用本品前请咨询医师或药师。

【药物相互作用】 如与其他药物同时使用可能会发生药物相互作用，详情请咨询医师或药师。

【用法与用量】 口服　成人，一次 0.3g；一日 1～2次，可溶于水、牛奶或稀粥中服用。

【制剂与规格】 盐酸赖氨酸片：(1)100mg；(2)150mg。

第十六章 糖类、盐类与酸碱平衡调节药

糖类、盐类与酸碱平衡调节药是医疗的基础用药，正常人可以通过神经、内分泌等调节作用，维持体液容量、渗透压、各种电解质浓度和酸碱度处于正常范围。但在病理状态下上述平衡无法维持，可能出现相应的临床表现，严重时甚至危及生命，必须及时予以纠治。此外，水、电解质和酸碱平衡失常通常同时存在并相互转化。因此在治疗过程中，首先应明确平衡失常的类型和程度，以决定治疗策略。

常用的糖类、盐类和酸碱平衡调节药有以下几类。

（1）糖类 以葡萄糖最常用，可提供热量、补充体液；与胰岛素合用，可治疗高钾血症。高渗葡萄糖注射液尚有组织脱水作用，可用作脱水药。葡萄糖尚可作为维持和调节腹膜透析液渗透浓度的主要物质。但在临床实际情况调查中发现，有一些疗效不肯定，价格虚高的"糖类制剂"在应用，所以还需要用卫生经济学、成本效果比等方法来考虑糖类的应用。

（2）钠盐 钠是细胞外液最重要的阳离子，是维持恒定体液渗透压和细胞外液容量的主要物质，临床常用的钠盐是氯化钠，根据病情需要可将氯化钠配制成各种复方溶液，适合临床不同需要。

（3）钾盐 钾是细胞内主要的阳离子，对保持正常的神经-肌肉兴奋性有重要作用，临床常用的钾盐有氯化钾、谷氨酸钾、磷酸钾、枸橼酸钾和门冬氨酸钾镁。临床上选择何种钾盐主要根据是否伴随其他电解质紊乱和酸碱平衡紊乱而决定。以氯化钾应用最为广泛，因其口服吸收好。但若患者同时存在高氯血症或代谢性酸中毒时，不宜应用氯化钾，而应改用枸橼酸钾、谷氨酸钾等。

枸橼酸钾能同时纠正酸中毒。肝病伴低钾血症时以选用谷氨酸钾为佳。伴有低磷血症时选用磷酸钾盐。门冬氨酸与细胞亲和力强，有助于 K^+ 进入细胞内，故门冬氨酸钾镁纠正细胞内缺钾较其他钾盐更快，在伴低镁血症时，尚能同时补充镁。

（4）钙盐和磷酸盐 钙磷除参与骨代谢外，钙离子在细胞内作为第二信使与机体许多功能密切相关，如神经肌肉兴奋性；而磷则是体内能量代谢所必须。常用的钙盐和磷酸盐有葡萄糖酸钙、氯化钙、乳酸钙、磷酸钙、磷酸氢二钠和磷酸二氢钾。碳酸钙尚可降低血磷，同时能纠正酸中毒，并作为抑酸药与补钙药。

（5）镁盐 镁是细胞内仅次于钾的重要阳离子，作为很多酶的辅助因子，与肌肉收缩、神经传导等有重要关系。镁的活性常与钙有竞争性。常用镁盐有硫酸镁、氯化镁、氧化镁和三硅酸镁等，后两者仅作为抑酸药。硫酸镁还用于治疗妊娠高血压综合征、抗惊厥、利胆导泻等，并可用于获得性长 Q-T 间期所致的尖端扭转型室性心动过速。

（6）酸碱平衡调节药 治疗代谢性酸中毒推荐用碳酸氢钠和醋酸电解质注射液（即复方电解质注射液）。醋酸电解质注射液含有碳酸氢根前体物质醋酸根和葡萄糖酸根，有助于纠正人体的酸中毒。代谢性碱中毒常由失氯、失钾引起，一般补给足量的 0.9% 氯化钠注射液和氯化钾即可，偶可应用氯化铵口服协助治疗严重的代谢性碱中毒。

纠正水、电解质和酸碱平衡紊乱应避免矫枉过正，治疗过程中需密切监测治疗反应并及时调整治疗策略。

第一节 糖 类

糖类又被称为碳水化合物,其分子结构可用 $C_x(H_2O)_y$ 来表示。糖类物质是生物体能量的重要来源,也是组成人体的重要成分之一。在临床中,糖类最广泛的用途为补充能量及体液,如在肠内肠外营养中,以糖类作为提供能量的主要形式。糖类的种类繁多,按分子结构可分为单糖(如葡萄糖、果糖)、寡糖及多糖。不同糖类产生的热量不同,并在甜度、代谢等特点上各不相同,相应药物的药效和药动学也存在差异。

本节主要介绍临床常用的几种糖类制剂,包括葡萄糖、果糖、混合糖电解质注射液、木糖醇。尽管这些制剂都可提供能量,但因其特性具有各自的适应证、禁忌证和药物不良反应。

葡 萄 糖 [药典(二);国基;医保(甲);医保(乙)]

Glucose

【适应证】 ①补充能量和体液,用于各种原因引起的进食不足或大量体液丢失(如呕吐、腹泻等),肠外营养,饥饿性酮症;②低糖血症;③高钾血症;④高渗溶液用作组织脱水药;⑤配制腹膜透析液、极化液,或静脉用药品稀释剂。

【药理】 (1)药效学 葡萄糖是人体主要的热量来源之一,1g 无水葡萄糖可提供 4kcal(16.7kJ)热量,被用来补充热量,治疗低糖血症。当葡萄糖和胰岛素一起静脉滴注,糖原的合成需利用钾离子,从而钾离子进入细胞内,血钾浓度下降,故被用来治疗高钾血症。高渗葡萄糖注射液快速静脉注射有组织脱水作用,可用作组织脱水药。另外,葡萄糖是维持和调节腹膜透析液渗透压的主要物质。

(2)药动学 静脉注射葡萄糖直接进入血液循环,在体内完全氧化生成 CO_2 和水,经肺和肾排出体外,同时产生能量。口服吸收迅速,进入人体后被组织利用,也可转化成糖原和脂肪贮存。一般正常人每分钟利用葡萄糖的能力为 6mg/kg。

【不良反应】 (1)胃肠道反应 如恶心、呕吐等,见于口服浓度过高、过快时。

(2)静脉炎发生于高渗葡萄糖注射液滴注时。改用大静脉滴注,静脉炎发生率下降。

(3)高浓度溶液注射外渗可致局部肿痛。

(4)反应性低血糖合并使用胰岛素过量、原有低血糖倾向及肠外营养疗法突然停止时易发生。

(5)高血糖非酮症昏迷多见于糖尿病、应激状态、使用大剂量糖皮质激素、尿毒症腹膜透析患者腹腔内给予高渗葡萄糖溶液及肠外营养疗法时。

(6)电解质紊乱长期单纯补给葡萄糖时易出现低钾、低钠及低磷血症。

【禁忌证】 (1)糖尿病酮症酸中毒未控制者。

(2)高血糖非酮症性高渗状态。

(3)葡萄糖-半乳糖吸收不良症(避免口服)。

【注意事项】 (1)分娩时注射过多葡萄糖可刺激胎儿胰岛素分泌,发生产后婴儿低血糖。

(2)下列情况慎用 ①胃大部分切除患者做口服糖耐量试验时易出现倾倒综合征及低血糖反应,应改为静脉葡萄糖试验;②周期性瘫痪、低钾血症患者;③应激状态或应用糖皮质激素时容易诱发高血糖。

【用法与用量】 (1)补充热能 葡萄糖是肠外营养最重要的能量供给物质。在非蛋白质热能中,葡萄糖与脂肪供给热量之比为 2∶1。患者如需肠外营养时,建议使用葡萄糖注射液配制成肠外营养混合液(TNA),宜经锁骨下中心静脉或经外周静脉置入中心静脉的 PICC 导管输入。必要时加胰岛素,每 5~10g 葡萄糖加胰岛素(普通、正规)1U。

(2)低糖血症 轻者口服;严重者可先给予 50%葡萄糖注射液 20~40ml 静脉注射。

(3)饥饿性酮症 轻者口服;严重者则可应用 5%~25%葡萄糖注射液静脉滴注,每日 100g 葡萄糖可基本控制病情。

(4)失水 等渗性失水给以 5%葡萄糖注射液静脉滴注。

(5)高钾血症 一般情况下,可用 10%~25%葡萄糖注射液。每 2~4g 葡萄糖加 1U(普通、正规)胰岛素输注,可降低血清钾浓度。特殊情况下可根据临床情况酌情调整。但此疗法仅使细胞外钾离子进入细胞内,体内总钾含量不变。如不采取排钾措施,仍有再次出现高钾血症的可能。

(6)组织脱水 高渗溶液(一般采用 50%葡萄糖注射液)快速静脉注射 20~50ml,但作用短暂。临床上应注意防止高血糖,目前少用。用于调节腹膜透析液渗透压时,50%葡萄糖注射液 20ml 即 10g 葡萄糖可使 1L 透析液渗透压提高 55mOsm/(kg·H_2O),亦即透析液中糖浓度每升高 1%,渗透压提高 55mOsm/(kg·H_2O)。

(7)葡萄糖耐量试验 无水葡萄糖 75g(或一水葡萄糖 82.5g)溶于 250~300ml 水中,清晨空腹口服。从服糖第一口开始计时,于服糖前和服糖后 0.5、1、2、3 小时抽血测血糖。糖水在 5 分钟之内服完。

【制剂与规格】 葡萄糖注射液:(1)10ml:0.5g;(2)10ml:2g;(3)20ml:1g;(4)20ml:5g;(5)20ml:10g;(6)100ml:5g;(7)150ml:7.5g;(8)250ml:12.5g;(9)250ml:25g;(10)500ml:25g;(11)500ml:125g;(12)1000ml:50g。

葡萄糖氯化钠注射液:(1)100ml:葡萄糖 5g 与氯化钠 0.9g;(2)100ml:葡萄糖 10g 与氯化钠 0.9g;(3)250ml:葡萄糖 12.5g 与氯化钠 2.25g;(4)250ml:葡萄糖 25g 与氯化钠 2.25g;(5)500ml:葡萄糖 25g 与氯化钠 4.5g;(6)500ml:葡萄糖 50g 与氯化钠 4.5g;(7)1000ml:葡萄糖 50g 与氯化钠 9g。

为方便临床应用,减少临时配制时的微粒和微生物污染机会,有市售复方(糖)电解质注射液,如复方电解质葡萄糖注射液 M3A,M3B,MG3,R2A,R4A,葡萄糖钠钾等可供临床选用。

果 糖 [药典(二);医保(乙)]
Fructose

【适应证】 ①注射剂的稀释剂;②用于烧创伤、术后及感染等胰岛素抵抗状态下或不适宜食用葡萄糖时需补充水分或能源的患者的补液治疗。

【药理】 (1)药效学 果糖从胃肠道吸收,但比葡萄糖吸收慢,代谢比葡萄糖快,在肝脏经磷酸化代谢,代谢物为乳酸、丙酮酸和葡萄糖。过量应用时(特别是反复静脉输注时)可导致内源性乳酸酸中毒。

(2)药动学 健康志愿者以 0.1g/(kg·h)的速度输注 10%果糖 30 分钟,停止输注后血药浓度呈一级动力学形式迅速下降。清除速度常数为 3.5;清除率为 750ml/min;$t_{1/2}$ 平均为 18.4 分钟。2 小时左右完全从血浆中清除,尿排泄量平均小于输入量的 4%。

果糖和葡萄糖同为糖源性能量物质,维持血糖水平。和葡萄糖不同的是,果糖磷酸化和转化为葡萄糖不需要胰岛素参与,但其代谢物葡萄糖的代谢需要胰岛素。

【不良反应】 (1)循环和呼吸系统 过量输入可引起水肿,包括周围水肿和肺水肿。

(2)内分泌和代谢 滴速过快[≥1g/(kg·h)]可引起乳酸性酸中毒、高尿酸血症以及脂代谢异常。

(3)电解质紊乱 稀释性低钾血症。

(4)胃肠道反应 偶有上腹部不适、疼痛或痉挛性疼痛。

(5)偶有发热、荨麻疹。

(6)局部不良反应包括注射部位感染、血栓性静脉炎等。

【禁忌证】 遗传性果糖不耐受症、痛风和高尿酸血症患者禁用。

警告:使用时应警惕,本品过量使用可能引起危及生命的乳酸性酸中毒。未诊断的遗传性果糖不耐受症患者,使用本品时可能有致命的危险。

【注意事项】 (1)由于本品过量使用可引起严重的酸中毒,故不宜在一般输液和肠外营养中替代葡萄糖注射液。

(2)肾功能不全者、有酸中毒倾向患者慎用。

(3)使用过程中应监测临床和实验室指标,以评价体液平衡、电解质浓度和酸碱平衡。

(4)慎用于预防水分过多和电解质紊乱。

(5)过量输注无钾果糖可引起低钾血症。本品不用于纠正高钾血症。

(6)本品能加剧甲醇氧化成甲醛,故本品不得用于甲醇中毒的治疗。

(7)一日总量:每日果糖摄入量宜限定 25g 以内。

【药物相互作用】 本品不宜与下列药物配伍:氨基己酸、氨苄西林、呋塞米、硫酸肼屈嗪、硫喷妥、华法林等。

【用法与用量】 缓慢静脉滴注,以不超过 0.5g/(kg·h)为宜。

一般每日 10%果糖注射液 500ml 或 5%果糖注射液 1000ml。

剂量可根据患者的年龄、体重和临床情况适当调整。在合适剂量、合适的输入环境时,本品有改善、维持血糖理想水平的临床价值。

【制剂与规格】 果糖注射液:(1)250ml:12.5g;(2)250ml:25g;(3)500ml:25g;(4)500ml:50g。

果糖氯化钠注射液:(1)250ml:果糖 12.5g 与氯化钠 2.25g;(2)500ml:果糖 25g 与氯化钠 4.5g。

甘油果糖氯化钠注射液:(1)250ml:甘油 25g,果糖 12.5g,氯化钠 2.25g;(2)500ml:甘油 50g,果糖 25g,氯化钠 4.5g。

混合糖电解质注射液
Carbohydrates and Electrolytes Injection

【成分】 混合糖电解质注射液,本品含葡萄糖、果糖和木糖醇等三种糖类。

【适应证】 不能口服给药或口服给药不能充分摄取时,补充和维持水分及电解质,并补给能量。

【药理】 (1)药效学 实验用兔的研究表明,本品与

7.5%葡萄糖电解质输液比较，其血液总酮体明显降低，肝脏糖原升高。本品中混合的葡萄糖、果糖及木糖醇在体内均可有效地被利用。使用手术侵袭负荷中等程度糖尿病大鼠的实验表明，本品与 10%葡萄糖电解质输液比较，手术后的血液葡萄糖浓度及尿液中总糖分排泄率明显降低，即使在耐糖作用降低时糖分的利用也良好。

(2) 药动学　木糖醇为含戊糖和木糖的多元醇聚合物。葡萄糖经过丙酮酸或乳酸途径代谢生成二氧化碳和水并释放能量。果糖在肝脏经磷酸化吸收利用，一部分转化为葡萄糖，其他为乳酸和丙酮酸。

【不良反应】　发现不良反应时，应当采取中止给药等适当的处理措施(表 16-1)。

表 16-1　混合糖电解质注射液的不良反应

种类、频度	5%以上或频度不明	低于 1%~5%
过敏		出疹
大量急速给药	脑水肿、肺水肿、末梢水肿、水中毒、高钾血症、血栓性静脉炎、肝功能障碍和肾功能障碍	
其他	血管痛	

【禁忌证】　(1)有严重肝功能障碍和严重肾功能障碍的患者。

(2) 电解质代谢异常，包括高钾血症(尿液过少、肾上腺皮质功能减退、严重灼伤及氮质血症等)患者、高钙血症患者、高磷血症患者、高镁血症患者。

(3) 遗传性果糖不耐受患者。

【注意事项】　(1)以下患者必须谨慎给药　①肾功能不全的患者；②心功能不全的患者；③因闭塞性尿路疾病引起尿量减少的患者；④有肝功能障碍的患者；⑤糖尿病患者。

(2) 使用注意事项　①对于只能通过使用胰岛素控制血糖的患者(胰岛素依赖型糖尿病)，建议使用葡萄糖制剂。②配置时，磷酸根离子和碳酸根离子会产生沉淀，所以不能混入含有磷酸盐及碳酸盐的制剂。③给药前尿液量最好在每天 800ml 以上。④寒冷季节应注意保持一定体温后再用药。⑤包装启封后应立刻使用。残液绝不能再使用。

【用法与用量】　缓慢静脉滴注。通常成人每天 500~1000ml，给药速度(按葡萄糖计)通常成人每小时不得超过 0.5g/kg，给药量根据年龄、症状及体重的不同可酌量增减。

【制剂与规格】　混合糖电解质注射液：500ml 规格。本品为复方制剂，其组分为每 1000ml 含：葡萄糖(按无水物计)：60g，果糖：30g，木糖醇：15g(糖分合计：105g)，氯化钠：1.460g，乙酸钠：0.820g，氯化钙：0.370g，氯化镁：0.510g，磷酸氢二钾：1.740g，硫酸锌：1.400mg。

木　糖　醇[药典(二)]
Xylitol

【适应证】　用于糖尿病患者的糖代用品。

【药理】　(1)药效学　本品能补充热量，改善糖代谢。此外，本品尚有抑制酮体生成的作用，能使血浆脂肪酸生成减少。

(2)药动学　在体内吸收利用不依赖胰岛素的参与，直接透过细胞参与糖代谢。

【不良反应】　(1)上市后监测中发现的不良反应/事件：寒战、胸痛、发热、恶心、呕吐、皮疹、瘙痒、心悸、头晕、头痛、过敏样反应等。

(2)颗粒剂初服时可有肠鸣、腹胀、腹泻等症状。适当减少剂量，可减少不良反应。

【禁忌证】　(1)对木糖醇或对本品过敏者禁用。

(2)胰岛素诱发的低血糖症患者禁用。

(3)低渗性脱水者禁用(该病是钠缺乏导致血清渗透压变为低渗状态而引起的。这类患者使用本品后可能会导致水量增加，症状恶化)。

【注意事项】　(1)肝肾功能不全者慎用。

(2)尿崩症患者慎用。

(3)不宜过量服用本品。

(4)儿童用量应咨询医师或药师，且必须在成人监护下使用。

【用法与用量】　口服　颗粒剂：成人一次 1 袋(10g，含木糖醇 9.85g)，一日 3~5 次。片剂：一次 10g，一日 3~4 次，嚼碎服，含化服或调和于饮食中服用。

【制剂与规格】　木糖醇片：(1)0.5g；(2)5g。

木糖醇颗粒：每袋 10g:9.85g。

第二节　盐　类

人体体液主要由细胞内液和细胞外液两大部分组成，细胞外液中所含的阳离子主要有 Na^+、K^+、Ca^{2+}、Mg^{2+}等，Na^+是最主要的阳离子。阴离子有 HCO_3^-、Cl^-、HPO_4^{2-}、SO_4^{2-} 及有机酸和蛋白质，Cl^-是主要的阴离子；细胞内液所含的阳离子主要有 K^+、Na^+、Ca^{2+}、Mg^{2+}，K^+是细胞内液最主要阳离子。细胞内液阴离子主要为

HCO_3^-、Cl^-、HPO_4^{2-}、SO_4^{2-}和蛋白质，HPO_4^{2-}和蛋白质是主要的阴离子。正常机体电解质含量对于维持机体体液渗透压、细胞和脏器功能具有重要作用。

盐类电解质是维持生命基本物质的组成部分，是细胞正常代谢所必需的物质。本节中涉及的盐类临床相关药物，主要包括：钠盐、钾盐、钙盐、磷酸盐及镁盐，是维持人体生命、各脏器生理功能的必需物质。电解质紊乱会严重影响机体生理功能，临床用药应依据适应证及临床监测结果选择适宜制剂，并在用药期间应严密监测电解质水平，并根据患者具体情况进行选择。

一、钠盐与钾盐

氯 化 钠 [药典(二);国基;医保(甲)]

Sodium Chloride

【适应证】　①各种原因所致的失水和失盐，包括低渗性、等渗性和高渗性失水。②高渗性非酮症昏迷。应用等渗或低渗氯化钠可纠正失水和高渗状态。③低氯性代谢性碱中毒。④外用可作冲洗剂，冲洗手术创面、冲洗眼部和冲洗伤口等。⑤作为注射剂溶媒和稀释剂。

【药理】　(1)药效学　氯化钠是一种电解质补充药物。钠和氯是机体重要的电解质，主要存在于细胞外液，对维持正常的血液和细胞外液的容量和渗透压起着非常重要的作用。人体正常血清钠浓度为135～145mmol/L，占血浆阳离子的92%，总渗透压的90%，故血浆钠量对渗透压起着决定性作用。正常血清氯浓度为98～106mmol/L。人体中钠、氯离子主要通过下丘脑、垂体后叶和肾脏进行调节，维持体液容量和渗透压的稳定。

(2)药动学　氯化钠静脉注射后直接进入血液循环，在体内广泛分布，但主要存在于细胞外液。钠、氯离子均可被肾小球滤过，并部分被肾小管重吸收。由肾脏随尿排泄，仅少部分从汗排出。

【不良反应】　(1)输注或口服过多、过快，可致水钠潴留，引起水肿、血压升高、心率加快、胸闷、呼吸困难，甚至急性左心衰竭，也可导致具有临床意义的电解质紊乱和酸碱平衡紊乱。

(2)不适当地给予高渗氯化钠可致高钠血症。

(3)过多、过快给予低渗氯化钠可致溶血、脑水肿等。

【禁忌证】　妊娠高血压综合征禁用。

【注意事项】　(1)下列情况慎用　①水肿性疾病，如肾病综合征、肝硬化、腹水、充血性心力衰竭、急性左心衰竭、脑水肿及特发性水肿等；②严重肾功能损害、急性肾功能衰竭的少尿期、慢性肾功能衰竭尿量减少而

对利尿药反应不佳者；③高血压；④低钾血症；⑤高钠血症；⑥高氯血症；⑦代谢性酸中毒；⑧血容量过多；⑨可能引起钠潴留、液体过剩和水肿(中枢性和外周性水肿)的病症；⑩正在接受可能会增加钠潴留和液体潴留的药物治疗(如皮质激素)的患者。

(2)随访检查　①血清钠、钾、氯浓度；②血液酸碱平衡指标；③肾功能；④血压和心肺功能。

(3)药物过量　可致高钠血症和低钾血症，并能引起碳酸氢盐丢失。

(4)老年人和小儿　补液量和速度应严格控制。

【给药说明】　(1)患者因某种原因不能进食或进食减少而需补充每日生理需要量时，一般可给予氯化钠注射液或复方氯化钠注射液等。

(2)治疗失水时，应根据其失水程度、类型等，决定补液量、种类、途径和速度。

【用法与用量】　(1)口服　适用于轻度急性胃肠炎患者恶心、呕吐不严重者。

(2)高渗性失水时　患者脑细胞和脑脊液渗透浓度升高，若治疗使血浆和细胞外液钠浓度和渗透浓度下降过快，可致脑水肿，故一般认为，在治疗开始的48小时内，血浆钠浓度每小时下降不超过0.5mmol/L。

若患者存在休克，应先予氯化钠注射液，并酌情补充胶体。待休克纠正，血钠>155mmol/L，血浆渗透浓度>350mOsm/L时，可予0.6%低渗氯化钠注射液。待血浆渗透浓度<330mOsm/L时，改用0.9%等渗氯化钠注射液。

如果在住院阶段发生水与电解质不平衡，为开医嘱，可以参考K^+和Na^+的平衡资料。即留24小时尿，测尿K^+和Na^+的水平，结合尿总量，就可以得到排出的大概量。与K^+和Na^+的摄入量对比，就能得到临床的K^+和Na^+的平衡，可以帮助开医嘱。

补液总量参考下列公式计算，结合临床实况才能投入使用：所需补液量(L)={[血钠浓度(mmol/L)-142]/血钠浓度(mmol/L)}×0.6×体重(kg)。

其中，0.6为人体的总体液(细胞内液和细胞外液的总和)占体重的一般比例。数据来自北京协和医院外科代谢与营养实验室，用稳定同位素重氢(重水)和其他示踪物测量的人体液研究资料。

因为是以总体液为基础，故第1日补给1/3～1/2的计算量，余量在以后2～3日内补给，并根据心、肺、肾功能酌情调节。

(3)等渗性失水　原则应给予等渗溶液，如0.9%氯化钠注射液或复方氯化钠注射液，但上述溶液氯浓度明

显高于血浆，单独大量使用可致高氯血症，故可将 0.9% 氯化钠注射液和 1.25%碳酸氢钠，或 1.86%(1/6M)的乳酸钠以 7:3 的比例配制后补给。后者氯浓度为 107mmol/L，并可纠正代谢性酸中毒。

补给量可按体重或血细胞比容推算，作为参考。①按体重计算：补液量(L)＝[体重下降(kg)×142]/154。②按血细胞比容计算：补液量(L)＝(实际血细胞比容−正常血细胞比容)×体重(kg)×0.2/正常血细胞比容。正常血细胞比容男性为48%；女性为42%。其中，0.2 为细胞外液占体重的一般性比例，即人体的细胞外液占体重的23%～25%，与方法有关。

(4) 低渗性失水　严重低渗性失水时，脑细胞内溶质减少以维持细胞容积。若治疗使血浆和细胞外液钠浓度和渗透浓度迅速回升，可致脑细胞损伤。一般认为，当血钠低于 120mmol/L 时，治疗使血钠上升速度在每小时 0.5mmol/L，不超过每小时 1.5mmol/L(稀释性低钠血症无须补钠)。当急性血钠低于 120mmol/L 或出现中枢神经系统症状时，可给予 3%～5%氯化钠注射液缓慢滴注。一般要求在 6 小时内将血钠浓度提高至 120mmol/L 以上。补钠量(mmol/L)＝[142−实际血钠浓度(mmol/L)]×体重(kg)×0.2。待血钠回升至 120～125mmol/L 以上时，可改用等渗溶液或等渗溶液中酌情加入高渗葡萄糖注射液或 10%氯化钠注射液。慢性缺钠补钠速度要慢，剂量要小，使血钠浓度逐日回升至 130mmol/L。

(5) 低氯性碱中毒　给予 0.9%氯化钠注射液或复方氯化钠注射液(林格液)500～1000ml，以后根据碱中毒情况决定用量。

(6) 外用　可用 0.9%氯化钠注射液冲洗伤口、冲洗眼部。

(7) 严重颅脑损伤、脑水肿和严重肝脏功能受损的患者，不适用乳酸林格溶液。推荐使用碳酸氢钠注射液或醋酸电解质注射液。

【制剂与规格】　氯化钠注射液：(1)10ml:0.09g；(2)20ml:0.18g；(3)50ml:0.45g；(4)100ml:0.9g；(5)150ml:1.35g；(6)250ml:2.25g；(7)500ml:4.5g；(8)1000ml:9g。

浓氯化钠注射液：(1)10ml:0.3g；(2)10ml:1g；(3)80ml:7.2g；(4)100ml:10g。

复方氯化注射液(林格液)：(1)250ml；(2)500ml；(3)1000ml(内含氯化钠 0.85%、氯化钾 0.03%、氯化钙 0.003%)。各组分浓度，Na^+ 为 145mmol/L；K^+ 为 4mmol/L；Ca^{2+} 为 3mmol/L；Cl^- 为 156mmol/L。

乳酸钠林格注射液：500ml(内含氯化钠 1.5g、氯化钾 0.75g、氯化钙 0.05g、乳酸钠 1.55g)。其各组分浓度

为 Na^+130mmol/L；K^+4mmol/L；Ca^{2+}3mmol/L；Cl^-109mmol/L；乳酸根 28mmol/L。273mOsm/L 为轻低渗(等渗的范围为 280～320mOsm/L)。

复方电解质注射液(即醋酸电解质注射液)：其各组分浓度为 Na^+140mmol/L、K^+5mmol/L、Ca^{2+}0mmol/L、Mg^{2+}3mmol/L、Cl^-98mmol/L、醋酸根 27mmol/L、葡萄糖酸根 23mmol/L。294mOsm/L 为等渗液。

生理氯化钠溶液：(1)250ml:2.25g；(2)500ml:4.5g；(3)1000ml:9g；(4)2000ml:18g；(5)3000ml:27g。

钾　盐
Potassium Salts

临床上应用的钾盐主要有氯化钾、枸橼酸钾、谷氨酸钾和门冬氨酸钾镁。前两者主要应用于低钾血症的治疗和预防，而以氯化钾应用较多，因其胃肠道吸收较好。但在肾小管性酸中毒时，由于常同时存在高氯血症，不能应用氯化钾，需改用其他钾盐。谷氨酸钾主要应用于肝性脑病的治疗，门冬氨酸钾镁则可用于洋地黄中毒引起的心律失常。高钾血症可引起心脏抑制，故使用钾盐时要密切随查血清钾离子浓度。钾盐不可直接静脉注射。

【适应证】　①治疗低钾血症：各种原因引起的低钾血症，如进食不足、呕吐、严重腹泻、应用排钾利尿药、低钾性家族性周期性麻痹、长期应用糖皮质激素和补充高渗葡萄糖等。②预防低钾血症：当患者存在失钾情况，尤其是如果发生低钾血症对患者危害较大时(如洋地黄化的患者)，需预防性补充钾盐，如进食很少、严重或慢性腹泻、长期服用肾上腺皮质激素、失钾性肾病以及 Bartter's 综合征等。③洋地黄中毒引起频发、多源性期前收缩或快速性心律失常。

【药理】　(1)药效学　钾在细胞代谢、维持细胞内液渗透压、保持细胞内外酸碱平衡、神经冲动的传递、肌肉收缩、心肌兴奋性、心肌自律性和传导性及正常脏器功能的维持等方面都起重要作用。钾离子主要分布在细胞内，其浓度为 150～160mmol/L，正常人血清钾浓度为 3.5～5mmol/L(测定方法不同，结果略有不同)。机体主要依靠细胞膜上的 Na^+,K^+-ATP 酶来维持细胞内外的 Na^+、K^+浓度差。体内的酸碱平衡状态对钾代谢有影响：如酸中毒时，H^+进入细胞内，为了维持细胞内外的电位差，K^+释出到细胞外，从而引起或加重高钾血症。

(2) 药动学　钾 90%由肾脏排泄，10%由肠道排泄。排出速度随摄入量的增加而增加，但钾摄入不足时每天仍有相当量的钾排出。

【不良反应】　(1)口服可有胃肠道刺激症状，如恶心、

呕吐、咽部不适、胸痛（食管刺激）、腹痛、腹泻，甚至消化性溃疡及出血。在空腹、剂量较大及原有胃肠道疾患时更易发生。

（2）静脉滴注浓度较高，速度较快或静脉较细时，易刺激静脉引起疼痛。一旦出现高钾血症，应立即处理：①停止补钾、避免应用含钾饮食、药物及保钾利尿药。②静脉输注高浓度葡萄糖注射液和胰岛素，以促进 K^+ 进入细胞内。③若存在代谢性酸中毒，应立即使用 5% 碳酸氢钠注射液；无酸中毒者，特别是 QRS 波增宽者，可使用 11.2% 乳酸钠注射液。④应用钙剂对抗 K^+ 的心脏毒性，给予 10% 葡萄糖酸钙注射液 10ml 缓慢静脉注射（2 分钟）。⑤口服聚苯乙烯磺酸钙以阻滞肠道 K^+ 的吸收，促进肠道排 K^+。聚苯乙烯磺酸钙起效慢，不适用于严重高钾的治疗。⑥伴有肾功能衰竭的严重高钾血症，可行血液透析或腹膜透析，而以血透清除 K^+ 效果好，速度快。⑦应用袢利尿药，必要时同时补充 0.9% 氯化钠注射液。

【禁忌证】　高钾血症时禁用。

【注意事项】　（1）老年人肾脏清除 K^+ 功能下降，应用钾盐时较易发生高钾血症。

（2）下列情况慎用：①代谢性酸中毒伴有少尿时。②肾上腺皮质功能减弱者。③慢性肾功能不全。④急性脱水，严重时可致尿量减少，尿 K^+ 排泄减少。⑤家族性周期麻痹中，低钾性麻痹应予补钾，但须鉴别高钾性或正常血钾性周期性麻痹。⑥慢性或严重腹泻可致低钾血症，但同时可致脱水和低钠血症，引起肾前性少尿。⑦胃肠道梗阻、慢性胃炎、溃疡病、食管狭窄、憩室、肠张力缺乏、溃疡性肠炎者，不宜口服补钾，因此时钾对胃肠道的刺激增加，可加重病情。⑧传导阻滞性心律失常，尤其是应用洋地黄类药物时。⑨大面积烧伤、肌肉创伤、严重感染、大手术后 24 小时内和严重溶血，上述情况本身可引起高钾血症。⑩肾上腺性征异常综合征伴盐皮质激素分泌不足。

（3）用药期间需做以下随访检查　①血钾。②心电图。③血镁、钠、钙。④酸碱平衡指标。⑤肾功能和尿量。

（4）高钾血症在应用过量、滴注速度较快或原有肾功能损害时易发生，表现为软弱、乏力、手足口唇麻木、不明原因的焦虑、意识模糊、呼吸困难、心率减慢、心律失常、传导阻滞，甚至心脏骤停。心电图表现为高而尖的 T 波，并逐渐出现 P-R 间期延长，P 波消失，QRS 波变宽，出现正弦波。

【药物相互作用】　（1）肾上腺糖皮质激素，尤其是具有较明显盐皮质激素作用者、肾上腺皮质激素和促肾上腺皮质激素（ACTH）能促进尿钾排泄，合用时会降低钾盐疗效。

（2）抗胆碱药能加重口服钾盐，尤其是氯化钾的胃肠道刺激作用。

（3）非甾体抗炎药可加重口服钾盐的胃肠道反应。

（4）与库存血（库存 10 日以下含钾 30mmol/L；10 日以上含钾 65mmol/L）、含钾药物和保钾利尿药合用时，发生高钾血症的机会增多，尤其是有肾功能损害者。

（5）血管紧张素转换酶抑制剂和环孢素能抑制醛固酮分泌，尿钾排泄减少，故合用时易发生高钾血症。

（6）肝素能抑制醛固酮的合成，造成尿钾排泄减少，合用时易发生高钾血症。

（7）缓释型钾盐制剂能抑制肠道对维生素 B_{12} 的吸收。

【给药说明】　（1）应密切随查血钾，以免补钾过量引起高钾血症。

（2）正常成人的血钾浓度为 3.5～5mmol/L。新生儿较高，可达 7mmol/L。血清钾浓度在某些情况下不能代表真正的体内钾含量。如在碱中毒和慢性酸中毒时，由于钾的排泄增多和钾进入细胞内，血钾下降。而在急性酸中毒时，细胞内钾释出，血钾升高。

（3）肾功能不全患者易发生高钾血症，故补钾时应了解肾功能情况，密切观察尿量。

（4）在体内缺钾或钾丢失情况未得到纠正，尤其是应用洋地黄类药物治疗时，不应突然停止补充钾盐。

（5）静脉补钾的同时滴注钠盐和高浓度葡萄糖会降低钾的作用。故需迅速纠正低钾血症时，应以 5% 葡萄糖溶液稀释。

（6）静脉补钾浓度一般不超过 40mmol/L，最高不超过 80mmol/L。在使用高浓度治疗体内缺钾引起的严重快速性室性心律失常时，应在心电图监护下静脉滴注。

氯 化 钾 [药典(二)；国基；医保(甲)]

Potassium Chloride

【适应证】　①治疗各种原因引起的低钾血症，如进食不足、呕吐、严重腹泻、应用排钾性利尿药、低钾性家族周期性瘫痪、长期应用糖皮质激素和补充高渗葡萄糖后引起的低钾血症等。②预防低钾血症，当患者存在失钾情况，尤其是如果发生低钾血症对患者危害较大时（如使用洋地黄类药物的患者），需预防性补充钾盐，如进食很少、严重或慢性腹泻、长期服用肾上腺皮质激素、失钾性肾病、Bartter综合征等。③洋地黄中毒引起频发性、多源性早搏或快速心律失常。

【药理】(1)药效学　口服钾盐用于治疗轻型低钾血症或预防性用药,以及无胃肠道反应的病例。口服钾盐的优点是可避免使用葡萄糖或氯化钠注射液静脉滴注时,抵消钾盐的作用。其缺点是易引起腹部不适、恶心等胃肠道反应。静脉使用氯化钾可用于不能口服或严重低钾患者尽快补钾。

(2)药动学　氯化钾缓释制剂体外第2小时、4小时和8小时缓释片的释放量分别为标示量的10%～35%、30%～70%和80%以上。口服后氯化钾缓释片在消化道中缓慢释放,达峰时间较氯化钾溶液迟,服药后1小时,血清钾显著升高;第2小时血钾继续上升至接近血钾最高限。血钾浓度持续保持在较高水平至12小时后才下降,服药后6～8小时尿排钾量逐渐增加。即血钾浓度较稳定,相对生物利用度高。肾功能正常且尿量正常者,口服常用量钾盐不易导致高钾血症。每日2次给药可有效防治长期利尿所致的低血钾,特别适合重症或需长期服用者。

【不良反应】(1)静脉滴注浓度较高,速度较快或静脉较细时,易刺激静脉内膜引起疼痛,甚至发生静脉炎。

(2)高钾血症。应用过量、滴注速度较快或原有肾功能损害时易发生。表现为软弱、乏力、手足口唇麻木、不明原因的焦虑、意识模糊、呼吸困难、心率减慢、心律失常、传导阻滞、甚至心搏骤停。心电图表现为高而尖的T波,并逐渐出现P-R期间延长。P波消失、QRS波变宽,出现正弦波。

【禁忌证】(1)高钾血症患者禁用。

(2)急性肾功能不全、慢性肾功能不全者禁用。

【注意事项】(1)已证实此类药物对胎儿无不良影响。

(2)儿童　氯化钾注射液严禁直接静脉注射。

【用法与用量】　本品每1g氯化钾的含钾量为13.4mmol。目前常用的口服制剂有片剂和口服溶液两种,胶囊剂型已较少用。成人常规剂量为每次0.5～1g(6.7～13.4mmol),每日2～4次,饭后服用,并按病情需要调整剂量。一般成人每日最大剂量为6g(80mmol)。对口服片剂出现胃肠道反应者可改用口服溶液,稀释于冷开水或饮料中内服。氯化钾注射液(忌用直接静脉注射)适用于严重低钾血症或不能口服者。一般用法为将10%氯化钾注射液10～15ml加入5%葡萄糖注射液500ml中滴注。补钾剂量、浓度和速度根据临床病情和血钾浓度及心电图缺钾图形改善等而定。钾浓度不超过3.4g/L(45mmol/L),补钾速度不超过0.75g/h(10mmol/h),每日补钾量为3～

4.5g(40～60mmol)。在体内缺钾引起严重快速室性异位心律失常时,如尖端扭转型心室心动过速、短阵、反复发作多型性室性心动过速、心室扑动等威胁生命的严重心律失常时,钾盐浓度要高(0.5%,甚至1%),滴速要快,1.5g/h(20mmol/h),补钾量可达每日10g或10g以上。如病情危急,补钾浓度和速度可超过上述规定,但需严密动态观察血钾及心电图等,防止高钾血症发生。

儿童　口服:小儿宜用溶液,一日0.075～0.22g/kg(1～3mmol/kg),稀释于冷开水或饮料中,分次服用。静脉滴注:每日0.075～0.22g/kg(1～3mmol/kg),用葡萄糖或葡萄糖盐水稀释,一般氯化钾浓度不超过3g/L。

【制剂与规格】　氯化钾片:(1)0.25g;(2)0.5g。

氯化钾缓释片:(1)0.5g;(2)0.6g。

氯化钾颗粒:(1)1.6g(相当于钾0.524g);(2)每袋1.57g(含氯化钾1.5g);(3)每袋1.05g(含氯化钾1.0g);(4)10g。

氯化钾注射液:(1)10ml:1g;(2)10ml:1.5g;(3)500ml:1g。

谷氨酸钾 [药典(二)]
Potassium Glutamate

【适应证】　适用于伴高氯血症或代谢性酸中毒的低钾血症。用于血氨过多所致的肝性脑病、肝昏迷及其他精神症状伴低钾血症。

【不良反应】(1)静脉滴注过快可引起流涎、皮肤潮红或呕吐。小儿可见震颤等。

(2)静脉滴注期间应注意电解质及酸碱平衡,可监测血二氧化碳结合力及钾、钠、氯含量。

(3)合并焦虑状态者可有晕厥,心动过速,流泪及恶心等。

【禁忌证】　过量可致碱血症,故有碱血症者慎用或禁用。

【注意事项】(1)肾功能不全者或无尿病人慎用谷氨酸。

(2)本品与抗胆碱药合用有可能减弱后者的药理作用。

(3)不与谷氨酸钠合用时注意产生高血钾症。

【用法与用量】　静脉滴注治疗肝昏迷:将谷氨酸钾18.9g溶于5%或10%葡萄糖注射液500～1000ml中缓慢滴注,一日1～2次。为维持电解质平衡,谷氨酸钾常与谷氨酸钠合用,以1:3或1:2的比例混合应用。

【制剂与规格】　谷氨酸钾注射液:20ml:6.3g。

注射用谷氨酸钾：18.9g。

门冬氨酸钾镁 ^[医保(乙)]

Potassium Magnesium Aspartate

【适应证】 电解质补充药。用于预防和治疗低钾血症和洋地黄中毒引起的心律失常（主要是室性心律失常），以及对心肌炎后遗症、充血性心力衰竭和心肌梗死的辅助治疗。

【药理】 (1)药效学 镁和钾是细胞内的重要阳离子，在多种酶反应和肌肉收缩过程中起重要作用。细胞内外钾离子、钙离子、钠离子、镁离子浓度的比例影响心肌收缩性。门冬氨酸是体内草酰乙酸的前体，在三羧酸循环中起重要作用。同时，门冬氨酸也参加鸟氨酸循环，促进氨和二氧化碳的代谢，使之生成尿素，降低血中氨和二氧化碳的含量。门冬氨酸与细胞亲和力强，可作为钾和镁进入细胞内的载体，使钾离子重返细胞内，促进细胞除极化和细胞代谢，维持其正常功能。镁离子是生成糖原及高能磷酸酯不可缺少的物质，可增强门冬氨酸钾盐的治疗作用。

(2)药动学 尚无本品经静脉给药的药代动力学资料。据文献资料报道，动物口服门冬氨酸钾镁后 0.5～1 小时血浆浓度达峰值，1 小时后肝脏药物浓度最高，其次为血、肾、肌肉、心脏和小肠等。

【禁忌证】 高钾血症、急性和慢性肾功能衰竭、艾迪生病、三度房室传导阻滞、心源性休克（血压低于 90mmHg）禁用。

【注意事项】 注射剂型：①不能肌内注射和静脉推注，静脉滴注时速度宜缓慢。②未经稀释不得进行注射。

【用法与用量】 口服须餐后服用。一次 1～2 片，每日 3 次。根据具体情况剂量可增加至每次 3 片，每日 3 次。静脉滴注一次 10～20ml，加入 5%葡萄糖注射液 250ml 或 500ml 中缓慢滴注。如有需要可在 4～6 小时后重复此剂量，或遵医嘱。

【制剂与规格】 门冬氨酸钾镁片：(1)无水门冬氨酸钾 158mg、无水门冬氨酸镁 140mg；(2)无水门冬氨酸钾 79mg、无水门冬氯酸镁 70mg；(3)门冬氨酸 252mg、钾 36.1mg、镁 11.8mg。

门冬氨酸钾镁口服溶液：(1)5ml；(2)10ml。

门冬氨酸钾镁注射液：本品为复方制剂。(1)10ml:400mg 无水门冬氨酸镁与 452mg 无水门冬氨酸钾；(2)10ml:L-门冬氨酸 850mg、钾 114mg、镁 42mg；(3)无水门冬氨酸钾 904mg 与无水门冬氨酸镁 800mg；(4)门冬氨酸钾 1.0g 与门冬氨酸镁 1.0g；(5)无水门冬氨酸钾 0.5g 与无

水门冬氨酸镁 0.5g；(6)20ml:门冬氨酸钾 1g 与门冬氨酸镁 1g；(7)20ml:无水门冬氨酸钾 904mg 与无水门冬氨酸镁 800mg。

注射用门冬氨酸钾镁：(1)L-门冬氨酸 850mg、钾 114mg、镁 42mg；(2)L-门冬氨酸 1.7g、钾 0.228g、镁 84mg；(3)门冬氨酸钾 1g 与门冬氨酸镁 1g；(4)门冬氨酸钾 0.5g 与门冬氨酸镁 0.5g。

其余内容参阅第六章第九节。

二、钙盐与磷酸盐

钙 盐

Calcium Salts

钙盐主要用于治疗和预防急、慢性钙缺乏所致的疾病，也用于钾和镁中毒的解救、过敏性疾病，以及作为抗酸药，治疗消化性溃疡等。目前临床应用的钙剂种类较多，包括氯化钙、葡萄糖酸钙、碳酸钙和乳酸钙、有口服和注射剂，根据临床情况选择不同种类和剂型。

【适应证】 ①治疗急性低钙血症：静脉注射或滴注氯化钙或葡萄糖酸钙，用于治疗急性低钙血症，需要迅速提高血中钙离子浓度，如新生儿低钙性搐搦、甲状旁腺功能低下所致的搐搦；甲状旁腺功能亢进手术后"饥饿骨"综合征(骨的再矿化)所致的低钙血症，以及维生素 D 缺乏症和碱中毒所致的急性低钙血症。②慢性低钙血症的治疗：口服钙剂用于治疗一些因长期慢性钙丢失或钙吸收不良而致的慢性低钙血症，如慢性甲状旁腺功能低下、假性甲状旁腺功能低下、骨软化症、佝偻病、慢性肾功能衰竭和继发于应用抗惊厥药所致的低钙血症。当低钙血症为维生素 D 缺乏所致者，则需同时补充维生素 D。磷酸钙不用于甲状旁腺功能低下或肾功能衰竭所致的低钙血症，因为患上述疾病时同时存在高磷血症。③预防钙缺乏：当某些原因导致机体从日常饮食中得不到足够钙时，应予口服钙剂，以防止低钙血症。当机体对钙的需要增加时，也可酌情口服钙剂，如儿童、妊娠期妇女、青春发育期少年(尤其是女性)、绝经前后的妇女以及老年人，亦应用于大量输血所致的低钙血症。④高钾血症的辅助治疗：氯化钙或葡萄糖酸钙静脉注射用于治疗高钾血症所致的心律失常，提高心肌兴奋性。⑤高镁血症的辅助治疗：氯化钙或葡萄糖酸钙静脉注射治疗硫酸镁中毒等所致的中枢神经抑制等情况。⑥过敏性疾病的治疗如虫咬、药物过敏等。⑦治疗铅中毒所致的肠痉挛。⑧碳酸钙可作为制酸药治疗消化性溃疡等。⑨高磷血症的治疗。近年来口服碳酸钙尚可用于治

疗慢性肾功能衰竭所致的高磷血症，在胃肠道与磷结合为磷酸钙，不被吸收，起到消除磷作用，亦同时纠正轻度代谢性酸中毒。

【药理】（1）药效学 钙离子是保持神经、肌肉和骨骼正常功能所必需的，对维持正常的心、肾、肺和凝血功能，以及细胞膜和毛细血管通透性也起重要作用。另外，钙还参与调节神经递质和激素的分泌和贮存、氨基酸的摄取和结合、维生素 B_{12} 的吸收等。正常人体 99%的钙以羟磷灰石，少量为碳酸钙和非晶体型磷酸氢钙的形式存在于骨。骨钙和血钙不断地交换，保持动态平衡。当机体摄取钙不足或需要突然增加时，骨中的贮存钙释放出来，以满足机体的需要。

（2）药动学 正常时，口服钙剂 1/5～1/3 被小肠吸收。维生素 D 和酸性环境促进钙的吸收；食物中的纤维素和植物酸则减少钙的吸收。当机体存在的钙缺乏或饮食中钙含量低时，钙的吸收增加。老年人对钙的吸收减少。钙的血浆蛋白结合率约45%。口服量的80%自粪便排泄，其中主要为未吸收的钙；20%自肾脏排泄，其排泄量与肾功能及骨钙含量有关。

【不良反应】 易发生于大剂量（每日超过 2000～2500mg）或长期应用，或患者存在肾功能损害时。

（1）常见的不良反应 仅见于静脉用药，尤其是推注速度较快时，包括低血压（仅见于氯化钙），全身发热或皮肤发红、心律失常、恶心、呕吐、出汗、皮肤刺麻感。注射部位皮肤发红、皮疹和疼痛，提示可能有钙剂外渗，并可随后出现脱皮和皮肤坏死，如发现钙剂渗出血管外，应立即停止注射，并用氯化钠注射液作局部冲洗注射，局部予氢化可的松、1%利多卡因和透明质酸，并抬高局部肢体及热敷。

（2）少见的不良反应 包括高钙血症和肾结石。高钙血症的早期表现有严重的便秘、进行性口干、持续头痛、食欲缺乏、烦躁、精神抑郁、口中金属味、肌肉软弱无力；高钙血症的后期表现有嗜睡、意识模糊、高血压、眼睛和皮肤对光的敏感性增高（尤其在血液透析患者）、心律失常、恶心、呕吐，并常有尿量增多和排尿次数增多。在严重的高钙血症，心电图 Q-T 间期可缩短。

【禁忌证】（1）高钙血症和高钙尿症。

（2）含钙肾结石或有肾结石病史。

（3）类肉瘤病（可加重高钙血症）。

（4）洋地黄中毒时禁止静脉应用钙剂。

【注意事项】（1）妊娠期妇女 妇女怀孕时，由于胎儿骨骼形成和母体骨骼内贮存钙增多以备哺乳，故对钙的需要量明显增多。尽管维生素 D 和甲状旁腺

激素分泌增多，肠道吸收钙和肾小管重吸收钙增多，但在某些妊娠期妇女还不能满足机体对钙的需求量，因此需补充钙剂。另外有研究证实，在妊娠第 4 个月开始服用钙剂，还能帮助控制妊娠引起的高血压和先兆子痫。目前尚无钙剂对胎儿影响的动物和人体实验。

（2）某些钙剂（氯化钙和葡萄糖酸钙除外）能经乳汁分泌，但其浓度不足引起新生儿和婴儿出现钙剂的不良反应。

（3）小儿 ①由于氯化钙具有强烈刺激性，静脉注射时外渗可致脱皮和组织坏死，故不应用于小儿；②在婴儿，除非紧急情况，葡萄糖酸钙不作肌内注射，而应静脉注射，因可致组织坏死。

（4）老年人 可能由于活性维生素 D_3 分泌减少，肠道对钙的吸收降低，故口服剂量应相应增大。

（5）对诊断的干扰 长期或大剂量应用钙剂可致血清磷浓度下降。

（6）下列情况慎用 ①脱水或低钾血症等电解质紊乱时应先纠正低钾，再纠正低钙，以免增加心肌应激性；②慢性腹泻或胃肠道吸收功能障碍时钙的吸收较差，而肠道排钙增多，此时对钙剂的需要量增加；③慢性肾功能不全，肾脏对钙排泄减少，注意高钙血症；④胃酸降低或缺乏时，对碳酸钙和磷酸钙的吸收减少，应在进食的同时使用；⑤心室颤动。

（7）随访检查 ①血清钙浓度；②尿钙排泄量；③血清钾、镁、磷浓度；④血压；⑤心电图。

（8）钙剂过量的处理 轻度高钙血症只需停用钙剂和其他含钙药物，减少饮食中钙含量。当血钙浓度超过 2.9mmol/L 时，需立即采取下列措施：①输注氯化钠注射液，并应用高效利尿药，如呋塞米、布美他尼等，以迅速增加尿钙排泄；②测定血清钾和镁浓度。如降低，应予纠正；③监测心电图，并可应用β受体拮抗药，以防止严重的心律失常；④必要时进行血液透析，应用降钙素和肾上腺皮质激素治疗；⑤密切随访血钙浓度。

【药物相互作用】（1）大量饮用含乙醇和咖啡因的饮料以及大量吸烟，会抑制口服钙的吸收。

（2）大量进食富含纤维素的食物可抑制钙的吸收，因钙可与纤维素结合成不易吸收的化合物。

（3）合用苯妥英时，两者结合成不被吸收的化合物，两药的吸收均减少。故两药合用时，间隔最少 2 小时。

（4）与氟化物合用可生成氟化钙，吸收减少。两药合用时，间隔最少 1～2 小时。

（5）维生素 D 能增加钙的吸收。

(6) 避孕药和雌激素增加钙的吸收。

(7) 与含铝的制剂合用时，铝的吸收增多。

(8) 与降钙素合用，后者的降钙作用减弱。但在应用降钙素治疗骨质疏松症和湿疹样癌（Paget 病）时，应常规服用钙剂，以免发生低钙血症。

(9) 碳酸钙或磷酸钙与铁剂合用，铁的吸收降低，故两药合用时，间隔不少于 1～2 小时。但是在多种纤维素和矿物质合剂（含碳酸钙）中，铁的吸收不受影响，此与合剂中的维生素 C 使铁以二价铁存在，便于胃肠道吸收有关。

(10) 钙剂与硫酸镁同时静脉应用时，前者可降低后者的疗效，并形成硫酸钙沉淀。

(11) 与钙通道阻滞药合用，血钙可明显升高至正常以上，而钙通道阻滞药的作用则降低。

(12) 静脉注射钙剂可降低肌松药（琥珀胆碱除外）的作用。

(13) 与其他含钙或含镁药物合用，易发生高钙血症或高镁血症，尤其是肾功能不全时。

(14) 与噻嗪类利尿药合用易发生高钙血症。

(15) 与含钾药物合用时，应注意心律失常。

【给药说明】 (1) 钙剂的治疗作用与剂量有关，表 16-2 是各种钙剂的含钙量。

表 16-2　各种钙剂的含钙量

钙盐	分子量	含钙量（%）
碳酸钙	100	40
醋酸钙	158	25
氯化钙	111	27.2
葡萄糖酸钙	430	9
乳酸钙	308	13

(2) 在补充钙剂的同时，应做其他相应治疗。

(3) 氯化钙刺激性较大，应选择静脉缓慢推注或滴注。

(4) 注射应缓慢，因血钙浓度突然升高可导致心律失常。

(5) 注射后应平卧片刻，以免头晕等。

(6) 当静脉注射出现明显心电图异常或不适时，应立即停止注射，待上述异常消失后再酌情缓慢注射或停用。

(7) 每日人体对钙的需求量成人 800mg；妊娠期妇女和哺乳期妇女 1200～1600mg；绝经前妇女 1000mg；绝经后妇女（不服用雌激素时）和老年男性 1500mg。

氯 化 钙 [药典(二)；医保(乙)]
Calcium Chloride

【适应证】 ①治疗钙缺乏，急性血钙过低、碱中毒及甲状旁腺功能低下所致的手足搐搦症，维生素 D 缺乏症等；②过敏性疾患；③镁中毒时的解救；④氟中毒的解救；⑤心脏复苏时应用，如高血钾、低血钙，或钙通道阻滞引起的心功能异常的解救。

【不良反应】 静脉注射可有全身发热，静脉注射过快可产生恶心、呕吐、心律失常甚至心跳停止。高钙血症早期可表现为便秘、嗜睡、持续头痛、食欲不振、口中有金属味、异常口干等，晚期征象表现为精神错乱、高血压、眼和皮肤对光敏感、恶心、呕吐、心律失常等。

【禁忌证】 禁止将头孢曲松钠注射液用于已接受或预期接受含钙溶液静脉制剂的新生儿。心脏复苏期间发生的心室颤动。

【注意事项】 (1) 对诊断的干扰　可使血清淀粉酶增高，血清羟基皮质甾醇浓度短暂升高。长期或大量应用本品，血清磷酸盐浓度降低。

(2) 应用强心苷期间禁止静脉注射本品。

(3) 由于氯化钙为酸性物质，不宜用于肾功能不全导致的低钙患者及呼吸性酸中毒患者或呼吸衰竭患者。

【给药说明】 氯化钙有强烈的刺激性，不宜皮下或肌内注射；静脉注射时如漏出血管外，可引起组织坏死；一般情况下，本品不用于小儿。

【用法与用量】 成人　①治疗低钙血症：500～1000mg（含 Ca^{2+}136～272mg）缓慢静脉注射，速度不超过每分钟 50mg。根据反应和血钙浓度，必要时 1～3 天后重复；②治疗高钾血症：在心电图监视下用药，并根据病情决定剂量，一般可先应用 500～1000mg 缓慢静脉注射，以后酌情用药；③治疗高镁血症：先静脉注射 500mg，每分钟迅速不超过 100mg，以后酌情用药。

儿童　①治疗低钙血症：按体重 25mg/kg（6.8mg Ca^{2+}）缓慢静脉注射，但一般情况下本品不用于小儿，因刺激性较大；②心脏复苏：心室内注射，一次 10mg/kg，间隔 10 分钟可重复注射。

【制剂与规格】 氯化钙注射液：(1)10ml:0.3g；(2)10ml:0.5g；(3)20ml:0.6g；(4)20ml:1g。

葡萄糖酸钙 [药典(二)；医保(甲)]
Calcium Gluconate

【注意事项】 儿童　①药物渗出血管外会造成局部软组织坏死。②静脉注射速度过快可致心动过缓。

【用法与用量】 成人 口服：一日 0.5～2g，分 3 次服用。静脉注射：注射液浓度为 10%，注射：速度不超过每分钟 5ml。①急性低钙血症和过敏性疾病，首先应用 1g，必要时重复；②高钾血症和高镁血症，首先应用 1～2g，必要时重复。最大剂量每日不超过 10g。

儿童 口服：一日 0.5～1g，分 3 次服用。静脉注射：低钙血症首剂 100mg/kg，以后每日 500mg/kg，缓慢静脉注射。新生儿输血：每 100ml 血（含枸橼酸）加用 97mg 葡萄糖酸钙（9.5mg Ca^{2+}）。

【制剂与规格】 葡萄糖酸钙片：(1) 0.1g；(2) 0.5g；(3) 1.0g。

葡萄糖酸钙含片：(1) 0.1g；(2) 0.15g；(3) 0.2g。

葡萄糖酸钙颗粒：1.0g。

葡萄糖酸钙注射液：10ml∶1g。

乳 酸 钙 [药典(二)]
Calcium Lactate

【适应证】 用于小儿、妊娠期妇女、哺乳期妇女以及钙缺乏及慢性肾功能衰竭患者治疗低钙血症。

【药物相互作用】 (1) 本品不宜与洋地黄类药物合用。

(2) 大量饮用含酒精和咖啡因的饮料以及大量吸烟，均会抑制钙的吸收。

(3) 大量进食含纤维素的食物能抑制钙的吸收，因钙与纤维素结合成不易吸收的化合物。

(4) 本品与苯妥英钠及四环素类同用，二者吸收减少。

(5) 维生素 D、避孕药、雌激素能增加钙的吸收。

(6) 含铝的抗酸药与本品同服时，铝的吸收增多。

(7) 本品与噻嗪类利尿药合用时，易发生高钙血症（因增加肾小管对钙的吸收）。

(8) 本品与含钾药物合用时，应注意心律失常的发生。

(9) 如与其他药物同时使用可能发生药物相互作用，详情请咨询医师或药师。

【用法与用量】 每 1g 乳酸钙含钙量为 130mg。成人口服一日 1～2g，分 2～3 次口服。

儿童：口服根据年龄及膳食钙摄入酌情补充，一次 0.5g，一日 2～3 次。

【制剂与规格】 乳酸钙片：(1) 0.25g；(2) 0.5g。

磷 酸 盐
Phosphate Salts

【适应证】 ①低磷血症的预防和治疗。亦作为肠外营养疗法磷添加剂，预防低磷血症。②尿路感染的辅助用药。本品能使尿液酸化，从而增强杏仁酸乌洛托品和

马尿酸乌洛托品的抗菌活性，并能消除和防治尿路感染时尿液的含氨气味和混浊。③含钙肾结石的预防。本品能酸化尿液，增加钙的溶解度，阻止尿中钙沉积，从而预防含钙肾结石的复发。④高钙血症的治疗。近年来已不常用本品治疗高钙血症，而应用其他更为安全和有效的方法。

【药理】 (1) 药效学 人体内磷以有机和无机两种形式存在，临床上测定的血磷为血液中的无机磷，后者大部分为游离磷，仅 12% 与血浆蛋白结合。正常成年人血磷浓度为 0.87～1.45mmol/L，儿童为 1.45～1.78mmol/L。某些原因导致磷摄入减少或磷需求量增加，可引起低磷血症，并出现相应的临床表现，届时须予补充磷。每日人体对磷的需求量：3 岁以下为 300～800mg；4～10 岁为 800mg；青春期和成年人为 800～1200mg；妊娠期妇女和哺乳期妇女为 1200mg。血磷和血钙浓度有密切关系，正常时两者的乘积维持在一定范围。当血钙浓度升高时，给予磷酸盐可降低血钙浓度。

(2) 药动学 口服吸收率为 70% 左右，吸收部位主要在空肠。维生素 D 能增加磷的吸收。同时进食大量钙或铝时，因形成不溶性的盐而影响磷的吸收。磷 90% 从尿排泄，10% 从粪便排泄。

【不良反应】 (1) 口服时可出现恶心、呕吐、腹痛、大便次数增多或腹泻。

(2) 高钠血症 出现口渴、心率加快、尿量减少、头痛、眩晕及神志改变。

(3) 高钾血症 出现心律失常、口唇麻木或刺痛、四肢乏力等。

(4) 高磷血症并诱发低钙血症 出现手足麻木、搐搦、肌痉挛、呼吸困难等。

(5) 水钠潴留 水肿、体重增加等。

【禁忌证】 (1) 高磷血症。

(2) 肾结石，指感染所致的含磷酸铵镁盐结石。

(3) 严重的肾功能损害，内生肌酐清除率小于正常的 30%。

【注意事项】 (1) 本品对胎儿的影响目前尚缺乏人体和动物研究。

(2) 磷能否经乳汁分泌尚不清楚。

(3) 下列情况慎用 ①可能发生高磷血症的情况，如甲状旁腺功能减退、慢性肾脏疾病；②可能发生低钙血症的情况，如甲状旁腺功能减退、骨软化症、急性胰腺炎、慢性肾脏疾病；③下列情况对磷酸钠盐应慎用：水肿性疾病，如充血性心力衰竭、急性肺水肿、严重的肝病、高血压、高钠血症、肾功能损坏，妊娠高血压综合

征；④下列情况时对磷酸钾盐应慎用：心脏疾患，尤其是应用洋地黄类药物时，以及有高钾血症倾向的患者，如严重的肾上腺皮质功能减退、急性失水、严重的肾功能不全、严重的组织损伤（如重度烧伤或挤压伤）、先天性肌强直。

（4）随访检测 ①肾功能；②血磷、钙、钠、钾等。

【药物相互作用】 （1）同时服用钙盐、氢氧化铝或氧化镁等药物能减少磷的吸收。

（2）与肾上腺皮质激素，尤其是盐皮质激素、促肾上腺皮质激素、雄激素等合用，可增加水钠潴留。

（3）维生素 D 能增加磷的吸收，合用时易发生高磷血症。

【给药说明】 （1）应在餐后立即服用或进餐同时服用，以减少胃肠道反应。

（2）服用本品前应将其完全溶解于水中。

甘油磷酸钠 [药典(二)；医保(乙)]
Sodium Glycerophosphate

【适应证】 用于成人肠外营养的磷补充剂、磷缺乏患者。

【药理】 （1）药效学 人体内磷以有机和无机两种形式存在，临床所测得血磷为血液中无机磷，多以游离磷形式存在，12%与血浆蛋白结合。正常人血磷浓度为0.87～1.45mmol/L，儿童为1.45～1.78mmol/L。磷摄入减少或需求量增加，均可引起低磷血症。血磷和血钙浓度密切相关，钙磷浓度乘积不大于60。当血钙浓度升高时，给予磷酸盐可降低血钙浓度。本品为α-甘油磷酸钠和β-甘油磷酸钠的混合溶液，为肠外营养的磷补充剂，用于满足人体每天对磷的需要。磷参与骨质的形成，以磷脂形式参与细胞膜的组成。同时，磷与许多代谢中的酶活性有关，在能量代谢中的作用至关重要。

（2）药动学 磷约90%由肾脏排泄，10%经粪便排泄。

【不良反应】 长期用药可引起血磷、血钙浓度变化。

【禁忌证】 严重肾功能不全、休克和脱水患者、对本品过敏者禁用。

【注意事项】 肾功能不全患者慎用。本品系高渗溶液，未经稀释不能输注，应加入肠外营养液、复方氨基酸注射液或5%～10%葡萄糖注射液中缓慢滴注。注意控制给药速度。长期用药时应注意血磷、血钙浓度的变化。

【用法与用量】 静脉滴注：本品每天用量通常为10ml。对接受肠外营养治疗的患者则应根据其实际需要酌情增减。通过周围静脉给药时，在可配伍性得到保证

的前提下，本品 10ml 可加入复方氨基酸注射液或 5%、10%葡萄糖注射液 500ml 中，4～6 小时内缓慢滴注。稀释后应在 24 小时内用完，以免发生污染。

【制剂与规格】 甘油磷酸钠注射液：10ml（含无水甘油磷酸钠 2.16g，相当于磷 10mmol，钠 20mmol）。

磷 酸 钾
Potassium Phosphate

本品主要应用的有磷酸二氢钾（potassium dihydrogen phosphate）和磷酸氢二钾（hydrogen phosphate）。前者除用于防治低磷血症外，尚用于酸化尿液。

【制剂与规格】 复方磷酸氢钾注射液：2ml：含磷酸二氢钾 435.4mg、磷酸氢二钾 639mg。

其余内容参阅第十五章第二节。

三、镁盐

镁 盐
Magnesium Salts

【特殊说明】 镁是人体细胞内第二重要的阳离子，是很多酶的辅因子，与肌肉收缩、神经传导等有重要关系。目前常用的镁盐有硫酸镁、氯化镁、氧化镁及三硅酸镁等。后两者仅用作制酸药，详见第六章第一节。硫酸镁和氯化镁则用于治疗低镁血症。硫酸镁还用于导泻、利胆，治疗惊厥、妊娠高血压综合征等。

硫 酸 镁 [药典(二)；国基；医保(甲)]
Magnesium Sulfate

【适应证】 ①低镁血症的预防与治疗，尤其是急性低镁血症伴有肌肉痉挛、手足搐搦时，也用于肠外营养治疗时，以防镁缺乏。②可作为抗惊厥药，用于妊娠高血压，用以降低血压，治疗先兆子痫和子痫。③早产子宫肌肉痉挛的治疗。④口服作为导泻和利胆药。

【药理】 （1）药效学 镁离子可抑制中枢神经的活动，抑制运动神经-肌肉接头乙酰胆碱的释放，阻断神经肌肉连接处的传导，降低或解除肌肉收缩作用，同时对血管平滑肌有舒张作用，使痉挛的外周血管扩张，降低血压，因而对子痫有预防和治疗作用，对子宫平滑肌收缩也有抑制作用。

（2）药动学 肌内注射后 20 分钟起效，静脉注射几乎立即起作用。作用持续 30 分钟，治疗先兆子痫和子痫的有效血镁浓度为 2～3.5mmol/L，个体差异较大。肌内注射和静脉注射药物，均由肾脏排出，排出的速度与血

镁浓度和肾小球滤过率相关。

【不良反应】　（1）静脉注射硫酸镁常引起潮红、出汗、口干等症状，快速静脉注射时可引起恶心、呕吐、心慌、头晕，个别出现眼球震颤，减慢注射速度症状可消失。

（2）肾功能不全，用药剂量大，可发生血镁积聚，血镁浓度达 5mmol/L 时，可出现肌肉兴奋性受抑制，感觉反应迟钝，膝腱反射消失，呼吸开始受抑制。血镁浓度达 6mmol/L 时可发生呼吸停止和心律失常，心脏传导阻滞，浓度进一步升高，可使心跳停止。

（3）连续使用硫酸镁可引起便秘，部分病人可出现麻痹性肠梗阻，停药后好转。

（4）极少数血钙降低，出现低钙血症。

（5）镁离子可自由透过胎盘，造成新生儿高血镁症，表现为肌张力低，吸吮力差，不活跃，哭声不响亮等，少数有呼吸抑制现象。有文献报道，妊娠期间连续应用硫酸镁注射液超过 5～7 天治疗早产，有导致新生儿低钙和骨骼异常的风险，包括骨量减少和骨折。

（6）少数孕妇出现肺水肿。

（7）还可引起皮疹、低血压及休克。

【禁忌证】　（1）心脏传导阻滞。

（2）心肌损害。

（3）严重肾功能不全，内生肌酐清除率低于 20ml/min。

（4）哺乳期妇女。

【注意事项】　（1）使用限制　静脉使用治疗子痫应限于为立即控制危及生命的抽搐。

（2）对胎儿的危害　孕妇在妊娠期间连续使用硫酸镁注射液超过 5～7 天可能导致发育中的胎儿低钙和骨骼异常。骨骼异常包括骨骼的脱矿物质化和骨量减少，并有新生儿骨折的报道。更短时间的治疗所导致的危害还不清楚。怀孕期间只有在确实需要时才可使用硫酸镁。如果硫酸镁被用于早产，应告知孕妇其有效性和安全性还不确定，并且硫酸镁使用超过 5～7 天可能导致胎儿异常。

（3）高镁血症　肾功能不全，用药剂量大，可发生血镁积聚，血镁浓度达 5mmol/L 时，可出现肌肉兴奋性受抑制，感觉反应迟钝，膝腱反射消失，呼吸开始受抑制。血镁浓度达 6mmol/L 时可发生呼吸停止和心律失常，心脏传导阻滞，浓度进一步升高，可使心跳停止。发生高镁血症可应用葡萄糖酸钙注射液 10～20ml 静脉注射。透析疗法可迅速清除体内镁离子，纠正机体低容量状态，增加尿量以促进镁的排泄。

【药物相互作用】　（1）与硫酸镁配伍禁忌的药物有硫酸多粘菌素 B、硫酸链霉素、葡萄糖酸钙、盐酸多巴酚丁胺、盐酸普鲁卡因、四环素、青霉素和萘夫西林（乙氧萘青霉素）。

（2）硫酸镁与含下列成分的溶液合用时，可能形成沉淀：酒精（高浓度）、重金属、碱碳酸盐和碳酸氢盐、氢化可的松琥珀酸钠、碱金属氢氧化物、磷酸钠、砷酸盐、硫酸多粘菌素 B 盐、钡盐、盐酸普鲁卡因、钙盐、水杨酸盐、克林霉素磷酸酯、锶盐、酒石酸盐。

潜在配伍禁忌通常受反应物浓度和溶液 pH 值变化的影响。据报告，镁可降低链霉素、四环素和妥布霉素的抗菌活性。对于肠道外应用的药品，如溶液和包装允许，应在使用前肉眼检测颗粒物质和有无变色。

（3）硫酸镁应慎用于接受洋地黄治疗的患者，因为如果要求给予钙剂治疗镁中毒，则可能发生导致心传导阻滞的严重心传导变化。

（4）中枢神经系统（CNS）抑制剂　当巴比妥类药物、麻醉药或其他的安眠药（或全身麻醉药）或其他 CNS 抑制剂与镁剂同时使用时，应该谨慎调整剂量，由于镁剂可增加对 CNS 的抑制作用。钙可拮抗镁剂产生 CNS 的抑制作用和外周传输缺陷。

【用法与用量】　成人　防治低镁血症：①轻度镁缺乏，1g 硫酸镁（4ml，25%注射液），肌内注射，或溶于 5%葡萄糖注射液 500ml 中静脉滴注，每日总量 2g。②重度镁缺乏，一次按体重 0.25mmol/kg 硫酸镁也可静脉滴注，将 2.5g 硫酸镁溶于 5%葡萄糖注射液或氯化钠注射液中，缓慢滴注 3 小时，严密观察呼吸等生命体征。③全静脉内营养，按体重一日 0.125～0.25mmol/kg 镁。

儿童　低镁血症：20～40mg/kg，配成 20%溶液肌内注射。全静脉内营养：按镁元素计算，一日 0.125mmol/kg。

【制剂与规格】　硫酸镁注射液：（1）10ml:1g；（2）10ml:2.5g。

氯 化 镁
Magnesium Chloride

【适应证】　①防治低镁血症；②用于配制血液透析液和腹膜透析液。

【用法与用量】　（1）静脉滴注　防治低镁血症：①轻度镁缺乏，1g 氯化镁（10.4mmol）溶于 5%葡萄糖注射液 500ml 内缓慢滴注。②重度镁缺乏，2g 氯化镁（20.8mmol）溶于 5%葡萄糖注射液 500ml 内缓慢滴注。

（2）配制腹膜透析液和血液透析液　一般腹膜透析液镁

浓度为0.75mmol/L，血液透析液镁浓度为0.5～0.85mmol/L。

【制剂与规格】氯化镁注射液：（1）3ml:0.5g；

（2）6ml:1g。

其余内容参阅第十五章第二节。

第三节　酸碱平衡调节药

人体的体液必须维持合适的酸碱度才能保证正常的代谢和生理功能。正常状态下，体内稳定的pH是依靠体内各种缓冲系统以及肺和肾脏的调节来实现的。但尽管机体对酸碱具有有效的调节能力，许多因素仍可引起酸碱负荷异常或调节机制障碍引起酸碱平衡紊乱，导致病情更为严重复杂，对患者生命造成威胁。因此酸碱平衡的维持具有至关重要的意义，合理应用酸碱平衡调节药是临床医生日常必备的技能之一。

本节中涉及的酸碱平衡调节药可能没有囊括临床所有的相关药物，但为临床中儿童及成人常用，主要包括：碳酸氢钠、乳酸钠、常用复方（糖）电解质注射液、氯化铵及枸橼酸与枸橼酸盐。该类药物本身为非生理的调节，应用时需谨记适应证及禁忌证，并根据患者具体情况进行选择。该类药物的不适当应用将出现不可避免的副作用，且在药物应用的即刻，就应根据用药目的开始思考撤药指征，做好相关监测。

碳 酸 氢 钠 [药典(二)；国基；医保(甲)]
Sodium Bicarbonate

【适应证】①治疗代谢性酸中毒：用于轻至中度代谢性酸中毒，以口服为宜。重度代谢性酸中毒则应静脉滴注，如严重肾脏病、循环衰竭、体外循环及严重的原发性乳酸性酸中毒、糖尿病酮症酸中毒等。②碱化尿液：用于尿酸性肾结石的预防，减少磺胺类药物的肾毒性及急性溶血，防止血红蛋白沉积在肾小管。③作为制酸药，治疗胃酸过多引起的症状。④静脉滴注对某些药物中毒有非特异性的治疗作用，如巴比妥类、水杨酸类药物及甲醇等中毒。

【药理】（1）药效学　①静脉给药后使血浆内碳酸氢根离子（HCO_3^-）浓度升高，中和氢离子，从而纠正酸中毒；②碱化尿液，由于尿液中HCO_3^-浓度增加后pH升高，使尿酸、磺胺类药物及血红蛋白等不易在尿中形成结晶或聚集；③制酸作用，口服能迅速中和或缓冲胃酸，但不直接影响胃酸分泌，使胃内pH迅速升高，缓解高胃酸引起的症状。

（2）药动学　本品经静脉滴注后直接进入血液循环。血中碳酸氢钠经肾小球滤过，进入尿液排出。部分HCO_3^-与尿液中H^+结合生成碳酸，再分解成CO_2和水。前者可弥散进入肾小管，生成碳酸，解离后的HCO_3^-被重吸收

进入血液循环。血中的HCO_3^-与H^+结合生成碳酸，进而分解生成CO_2和水，前者经肺排出体外。

【不良反应】（1）大剂量静脉注射时可出现心律失常、肌肉痉挛、疼痛、异常疲倦虚弱等，主要由于代谢性碱中毒引起低钾血症所致。

（2）剂量偏大或存在肾功能不全时，可出现水肿、精神症状、肌肉疼痛或抽搐、呼吸减慢、口内异味、异常疲倦虚弱等，主要由代谢性碱中毒所致。

（3）长期应用时可引起尿频、尿急、持续性头痛、食欲缺乏、恶心、呕吐、异常疲倦虚弱等。

（4）口服时，由于在胃内产生大量CO_2，可引起呃逆、胃肠充气等。较少见的有胃痉挛、口渴（细胞外钠浓度过高引起细胞脱水）。

【禁忌证】禁用于吞食强酸中毒时的洗胃，因本品与强酸反应产生大量二氧化碳，导致急性胃扩张甚至胃破裂。

【注意事项】（1）对诊断的干扰　对胃酸分泌试验或血、尿pH测定结果有明显影响。

（2）下列情况慎用　①少尿或无尿，因能增加钠负荷；②钠潴留并有水肿时，如肝硬化、充血性心力衰竭、肾功能不全、妊娠高血压综合征；③高血压，因钠负荷增加可能加重高血压；④阑尾炎或有类似症状而未确诊者及消化道出血原因不明者，不作口服用药，因本品所致的腹胀、腹痛会影响疾病诊断。

（3）下列情况时不作静脉内用药　①代谢性或呼吸性碱中毒；②因呕吐或持续胃肠负压吸引导致大量氯丢失，极有可能发生代谢性碱中毒；③低钙血症，碱中毒可加重低钙表现。

（4）随访检查　①动脉血气分析；②血清HCO_3^-浓度测定；③肾功能；④尿pH。

（5）因可造成代谢性碱中毒，且无明显获益，在心肺复苏中已不推荐常规使用碳酸氢钠，除非合并高血钾或某些药物过量。

（6）儿童　对6岁以下小儿一般不用作制酸药。因小儿对腹部症状不易叙述清楚，而易将本品所致的腹胀、腹痛等与其他腹部疾病混淆。

（7）妊娠　长期或大量应用可致代谢性碱中毒，并且钠负荷过高会引起水肿，妊娠期妇女应慎用。

【药物相互作用】（1）与肾上腺皮质激素（尤其是具

有较强盐皮质激素作用者)、促肾上腺皮质激素、雄激素合用时，易发生高钠血症和水肿。

(2)本品与水杨酸盐、巴比妥类酸性药物合用，后两者经肾脏排泄增多；与苯丙胺、奎尼丁等碱性药物合用，后两者经肾排泄减少，易出现不良反应。本品也可影响肾对麻黄碱的排泄，故合用时麻黄碱剂量应减小。

(3)与抗凝药如华法林和 M 受体拮抗药等合用，后者吸收减少。

(4)与含钙药物、乳及乳制品合用，可致乳-碱综合征。

(5)与西咪替丁、雷尼替丁等 H_2 受体拮抗药合用，后者的吸收减少。

(6)与排钾利尿药合用，发生低氯性碱中毒的危险性增加。

(7)本品可减少口服铁剂的吸收，两药服用时间应尽量分开。

(8)本品可增加左旋多巴的口服吸收。

(9)钠负荷增加使肾脏排泄锂增多，故与锂制剂合用时，锂制剂的用量应酌情调整。

(10)碱化尿能抑制乌洛托品转化成甲醛，从而治疗作用减弱，避免合用。

【给药说明】 (1)口服本品后 1～2 小时内不宜服用任何药物。

(2)本品疗程不宜过长，以免发生代谢性碱中毒和钠大量潴留。

(3)治疗轻至中度酸中毒时，宜作口服；而治疗严重酸中毒时，应静脉内用药。

(4)口服用药还应注意下列问题：①本品制酸作用迅速而强烈，但作用短暂。②成人每日最大用量，60 岁以下者为 16.6g(200mmol 钠)；60 岁以上者为 8.3g(100mmol)。③用作制酸，应用最大剂量时一般不超过 2 周，除非在医生的监护下。④用作制酸药，应于餐后 1～3 小时及睡前服用。

(5)静脉用药还应注意下列问题：①静脉应用的浓度范围为 1.5%(等渗)～8.4%；②应从小剂量开始，根据血pH、碳酸氢根浓度变化决定追加剂量；③短时期大量静脉输注可致严重碱中毒、低钾血症和低钙血症。当用量超过每分钟 10ml 高渗溶液时，可导致高钠血症、脑脊液压力下降甚至颅内出血，在新生儿及 2 岁以下小儿更易发生。故以 5%溶液输注时，速度不能超过每分钟 8mmol 钠。

【用法与用量】 成人 ①制酸：口服一次 0.25～2g，一日 3 次。②碱化尿液：口服首次 4g，以后每 4 小时 1～

2g。静脉滴注 2～5mmol/kg，4～8 小时内滴注完毕。③代谢性酸中毒：口服一次 0.5～2g，一日 3 次。静脉滴注所需剂量按下式计算：补碱量(mmol)=(−2.3−实际测得的 BE 值)×0.25×体重(kg)，一般先给计算剂量的 1/2，4～8 小时内滴注完毕。每 1g 碳酸氢钠相当于 12mmol 碳酸氢根。

儿童 ①制酸：6 岁以下小儿尚无统一剂量，6～12 岁口服一次 0.5g，半小时可重复一次；12 岁以上，一次 0.5～1.0g，一日 3 次。②碱化尿液：口服，一次 1～10mmol/kg。③治疗酸中毒：静脉滴注，所需补碱量(mmol)=(−2.3−BE 值)×0.25×体重(kg)，一般先给计算剂量的 1/3～1/2。

【制剂与规格】 碳酸氢钠片：(1)0.25g；(2)0.3g；(3)0.5g。

碳酸氢钠注射液：(1)10ml:0.5g；(2)100ml:5g；(3)250ml:12.5g。

乳 酸 钠 [药典(二)；医保(甲)]

Sodium Lactate

【适应证】 用于纠正代谢性酸中毒、腹膜透析液中缓冲剂、高钾血症伴严重心律失常、QRS 波增宽者。

【药理】 (1)药效学 人体在正常情形下血液中也有少量乳酸，主要由葡萄糖酵解生成。乳酸可转化为糖原或丙酮酸，或进入三羧酸循环被分解为水及二氧化碳，因此乳酸钠的最终代谢产物为碳酸氢钠，可纠正代谢性酸中毒。高钾血症伴酸中毒时，乳酸钠可纠正酸中毒并使钾离子自血液及细胞外液进入细胞内。降解乳酸的主要脏器为肝及肾脏，当体内乳酸代谢异常或发生障碍时，疗效不佳。

(2)药动学 乳酸钠的 pH 为 6.5～7.5，在 1～2 小时内经肝脏氧化、代谢转变为碳酸氢钠。

【不良反应】 (1)有低钙血症者(如尿毒症)，在纠正酸中毒后易出现手足发麻、疼痛、搐搦、呼吸困难等症状，是由于血清钙离子浓度降低所致。

(2)心率加速、胸闷、气急等肺水肿、心力衰竭表现等。

(3)血压升高。

(4)体重增加、水肿。

(5)逾量时出现碱中毒。

(6)血钾浓度下降，有时出现低钾血症表现。

【禁忌证】 (1)心力衰竭及急性肺水肿。

(2)脑水肿。

(3)乳酸已有堆积的患者。

(4)重症肝功能不全。

（5）严重肾功能衰竭，少尿或无尿。

【注意事项】（1）浮肿及高血压患者，应用时宜谨慎。

（2）给药速度不宜过快，以免发生碱中毒、低钾及低钙血症。

（3）下列情况应慎用　①糖尿病患者服用双胍类药物（尤其是苯乙双胍），阻碍肝脏对乳酸的利用，易引起乳酸中毒；②水肿患者伴有钠潴留倾向时；③高血压患者可增高血压；④心功能不全；⑤肝功能不全时乳酸降解速度减慢；⑥缺氧及休克，组织血供不足及缺氧时，乳酸氧化成丙酮酸进入三羧酸循环，代谢速度减慢，以致延缓酸中毒的纠正速度；⑦酗酒、水杨酸中毒、Ⅰ型糖原沉积病时有发生乳酸性酸中毒倾向，不宜再用乳酸钠纠正酸碱平衡；⑧糖尿病酮症酸中毒时，乙酰乙酸、β-羟丁酸及乳酸均升高，且常可伴有循环不良或脏器血供不足，乳酸降解速度减慢；⑨肾功能不全，容易出现水、钠潴留，增加心血管负荷；⑩老年患者常有隐匿性心、肾功能不全，也应慎用。

（4）用药时应根据临床需要作下列检查及观察　①血气分析及（或）二氧化碳结合力检查；②血清钠、钾、钙、氯浓度测定；③肾功能测定，包括血肌酐、尿素氮等；④血压；⑤心肺功能状态，如水肿、气急、发绀、肺部啰音、颈静脉充盈，肝颈静脉反流等，按需做静脉压或中心静脉压测定；⑥肝功能不全，表现黄疸、神志改变、腹水等，应于用乳酸钠前后及过程中，经常随时进行观察。

（5）妊娠　妊娠期妇女有妊娠中毒症者可能加剧水肿、增高血压，有水肿及高血压患者应用时宜谨慎。

（6）儿童　儿童用量酌减。

（7）老年人　老年患者常有隐匿性心、肾功能不全，应慎用。

【药物相互作用】　乳酸钠与新生霉素钠、盐酸四环素、磺胺嘧啶钠呈配伍禁忌。

【给药说明】（1）轻至中度代谢性酸中毒一般予以碳酸氢钠口服即可，无需静脉输注乳酸钠。

（2）给药速度不宜过快，以免发生碱中毒、低钾及低钙血症。

（3）乳酸钠需在有氧条件下经肝脏氧化代谢称碳酸氢根才能发挥纠正代谢性酸中毒的作用，故不及碳酸氢钠作用迅速和稳定，现已少用。但在高钾血症伴酸中毒时，仍以使用乳酸钠为宜。

（4）制剂为11.2%高渗溶液，临床应用时可根据需要配制成不同渗透压浓度。等渗液浓度为1.86%。

【用法与用量】　高钾血症首次可予静脉滴注11.2%注射液40～60ml，以后酌情给药。严重高钾血症导致缓慢异位心律失常，特别是心电图QRS波增宽时，应在心电图监护下给药，有时需高达200ml才能奏效，此时应注意血钠浓度及防止心衰。

【制剂与规格】　乳酸钠注射液：（1）20ml:2.24g；（2）50ml:5.60g。

复方电解质注射液
Multiple Electrolytes Injection

【成分】　复方电解质注射液见表16-3。

表16-3　复方电解质注射液

名称	用途	电解质浓度(mmol/L)						糖分含量(g/L)
		Na⁺	K⁺	Ca²⁺	Mg²⁺	Cl⁻	乳酸盐	
葡萄糖氯化钠注射液	主要用于细胞外液缺乏时的电解质及水分补充；含糖液体也补充部分热量（目前以醋酸钠林格注射液最接近细胞外液成分）	154				154		50
复方氯化钠注射液		145	4	3		155		
乳酸钠林格注射液		130	4	1.4		109	28	
醋酸钠林格注射液		140	4	1.5	1	114	25	10
复方乳酸钠葡萄糖注射液		130	4	1.4		109	28	50
复方乳酸钠山梨醇注射液		130	4	1.4		109	28	50
复方电解质葡萄糖注射液 M3A	用于经口摄取不足时的热量、水分和电解质补充（葡萄糖氯化钠钾多用于儿童）	60	10			50	20	27
复方电解质葡萄糖注射液 M3B		50	20			50	20	27
复方电解质葡萄糖注射液 MG3		50	20			50	20	100
葡萄糖氯化钠钾注射液		31	20			51		80
复方电解质葡萄糖注射液 R2A	用于脱水（可以补充细胞内液）	60	25		2	49	25	23.5
复方电解质葡萄糖注射液 R2B	用于术后早期及婴幼儿水分、电解质补充	30				20	10	40

【适应证】 应用本品的主要目的是调节体液平衡，同时补充部分电解质及能量。输液总量的计算应根据生理维持量+既往丢失量+预计丢失量×安全系数全面考虑。应根据不同的需要选择处方合理的产品。工业化生产的制剂使用方便、快捷，减少临床配制可能造成的污染及输液差错的发生。此外，近年国内上市了用醋酸代替乳酸的复合电解质溶液，是乳酸林格液的替代产品。对已有乳酸堆积患者，再增加乳酸的输入是有害的。还有含复合糖（包括葡萄糖、果糖、山梨醇等）的复方电解质注射液，对某些临床情况有其适应证。

【不良反应】 （1）快速大量给药时，可能出现水肿、血压升高、心率加快、胸闷、呼吸困难，甚至急性左心衰竭。

（2）静脉滴注浓度较高，速度较快，或静脉较细时，易刺激静脉内膜引起疼痛。

（3）滴注速度较快或原有肾功能损害时，应注意发生高钾血症。

【禁忌证】 （1）乳酸血症患者禁用乳酸盐。

（2）存在高钾血症、高钙血症、高镁血症的患者禁用含有相应电解质的注射液。

（3）少尿、Addison 病、重症烧伤、高氮血症禁用。

【注意事项】 （1）电解质调节机能低下及糖尿病患者应慎用。

（2）最好在患者的尿量为一日 500ml 或每小时 20ml 以上时使用。

（3）用药时根据临床需要可作下列检查及观察：血气分析或血二氧化碳结合力检查；血清 Na^+、K^+、Ca^{2+}、Cl^- 浓度测定；肾功能测定，包括血尿素氮、肌酐等；血压；心肺功能状态，如水肿、气急、发绀、肺部啰音、颈静脉充盈、肝颈静脉反流等，按需做静脉压或中心静脉压测定。

（4）老年人 补液量和速度应严格控制。

（5）儿童 补液量和速度应严格控制。

（6）妊娠 妊娠期妇女用药：有妊娠高血压综合征者应注意避免水钠潴留。

【药物相互作用】复方电解质注射液与其他药物合用，注意药物（如大环内酯类抗生素、生物碱、磺胺类）因 pH 及离子强度变化而产生配伍禁忌。含有钙离子的复方电解质注射液，与含有枸橼酸钠的血液、含磷酸根离子及碳酸根离子的溶液混合时会产生沉淀。

【用法与用量】 静脉滴注：按年龄、体重及症状可适当增减。成人用量一次 500～1000ml，每小时不超过500ml。

儿童 儿童每小时 50～100ml；或按照年龄、体重及病情计算用量。

【制剂与规格】 复方电解质注射液：250ml 或 500ml 复合输液袋装或瓶装。

氯 化 铵 [药典(二)]
Ammonium Chloride

【适应证】 ①干咳以及痰不易咳出等。②酸化尿液。③纠正代谢性碱中毒。

【药理】 （1）药效学 由于对黏膜的化学性刺激，反射性地增加痰量，使痰液易于排出，因此有利于不易咳出的少量黏痰的清除。本品被吸收后，氯离子进入血液和细胞外液使尿液酸化。并可纠正代谢性碱中毒。

（2）药动学 口服后可完全被吸收，在体内几乎全部转化降解，仅极少量随粪便排出。

【不良反应】 服用后有恶心，偶出现呕吐。过量或长期服用可造成酸中毒和低钾血症。

【禁忌证】 （1）肝肾功能严重损害，尤其是肝昏迷、肾功能衰竭、尿毒症患者禁用。

（2）代谢性酸中毒患者禁用。

【注意事项】 （1）肝肾功能不全时慎用，以防高氯性酸中毒。

（2）在镰状细胞贫血患者，可引起缺氧和（或）碱中毒。

（3）氯化铵过量可致高氯性酸中毒，低钾及低钠血症。

【药物相互作用】 与碱性药物、磺胺嘧啶、呋喃妥因等存在药物相互作用。

【用法与用量】 成人 常用量：口服，祛痰，一次0.3～0.6g（1～2 片），一日 3 次。酸化尿液，一次 0.6～2g，一日 3 次。重度代谢性碱中毒，口服，一次 1～2g，一日 3 次。

儿童 口服，每日按体重 40～60mg/kg 或按照体表面积 $1.5g/m^2$ 分 4 次给药。

【制剂与规格】 氯化铵片：0.3g。

有关氯化铵的其他内容，请参见第五章第二节。

枸橼酸与枸橼酸盐
Citric Acid and Citrate Salts

【特殊说明】 临床上应用的枸橼酸与枸橼酸盐类包括枸橼酸、枸橼酸钠和枸橼酸钾。可单独应用，也可两种或三种联合应用。

【适应证】 ①预防和治疗肾结石，如胱氨酸肾结石、尿酸肾结石，枸橼酸可碱化尿液，用于上述两类肾结石的预防和治疗。对于含钙肾结石、低枸橼酸尿症，本品可增加尿枸橼酸的排泄，用于预防和治疗含钙肾结石（磷酸钙和草酸钙）、尿酸肾结石、肾小管酸中毒伴含钙肾结石、任何原因引起的低枸橼酸尿性草酸钙盐结石、尿酸或胱氨酸肾结石伴或不伴含钙结石。②治疗肾小管酸中毒。枸橼酸钾和枸橼酸合用、枸橼酸钠和枸橼酸合用或三种药物合用治疗不同类型的肾小管酸中毒。尤其是Ⅰ型肾小管酸中毒多伴体液缺钾。服用氯化钾因易出现高氯血症，加重代谢性酸中毒，故以枸橼酸钾防治低钾血症。③预防吸入性肺炎。枸橼酸钠和枸橼酸或两药合用可作为麻醉前用药，以中和胃酸，减少酸性胃内容物反流吸入引起的吸入性肺炎。在择期手术时，可应用制酸作用更强的 H_2 受体拮抗药代枸橼酸盐。但在急诊手术时，因枸橼酸盐中和酸的作用快而被更多地选用。

【药理】 （1）药效学 ①碱化尿液：预防和治疗尿酸肾结石和胱氨酸肾结石。枸橼酸钠和枸橼酸钾在体内代谢生成 HCO_3^-，使尿 HCO_3^- 排泄增加，尿 pH 升高，从而使胱氨酸和尿酸溶解度增加，组织尿中胱氨酸和尿酸结晶析出，并使已形成的结石易被溶解。②预防和治疗含钙肾结石。枸橼酸钾一方面可抑制存于低枸橼酸尿的草酸钙和磷酸钙的结晶形成和成核作用，但枸橼酸钾并不影响磷酸钙的饱和度，因其可使游离的磷酸根增多。③治疗代谢性酸中毒。在体内代谢生成 HCO_3^-，使血 HCO_3^- 升高。④中和胃酸，但不抑制胃酸分泌。

（2）药动学 单次口服枸橼酸钾，1 小时内起效。单次口服枸橼酸片剂后作用持续 12 小时，多次给药可长达 3 天。枸橼酸钾和枸橼酸口服液作用持续达 24 小时，每次服 10～15ml，每日 4 次，使尿 pH 维持在 6.5～7.4。每次服 15～20ml，每日 4 次，可使尿 pH 维持在 7.0～7.6。本品从尿液排泄，其中原型药物不到 5%。

【不良反应】 （1）下列不良反应尽管罕见，但应引起重视：①代谢性碱中毒，可见于应用枸橼酸钾和枸橼酸钠时。②肠梗阻和肠穿孔，仅见于应用枸橼酸钾片剂时，因局部钾离子浓度过高所致。③高钾血症，仅见于应用枸橼酸钾时。④高钠血症，仅见于应用枸橼酸钠时。

（2）下列情况较少见，仅在症状持续存在时才需停药或减少剂量：①腹泻或肠蠕动减慢，见于应用枸橼酸钠和枸橼酸钾时。②胃肠道不适，表现为腹痛、恶心、呕吐，见于应用枸橼酸钾时，因局部刺激作用所致。

【禁忌证】 （1）下列情况禁用枸橼酸钾和枸橼酸钠 ①铝中毒：本品可增加铝的吸收，尤其在肾功能不全时。②心力衰竭或严重心肌损害：此时机体对钾的清除减少，易发生高钾血症，而枸橼酸钠则加重钠潴留。③肾功能损害伴少尿或肾小球滤过率<0.7ml/(kg·min)：此时易出现高钾血症、代谢性碱中毒及软组织钙化。④尿路感染未控制时，尤其是由分解尿素的细菌引起者，伴含钙或感染性尿路结石者，细菌分解枸橼酸盐可阻止尿枸橼酸盐升高，而尿 pH 升高还有利于细菌生长。

（2）下列情况禁用枸橼酸钾 ①高钾血症或易发生高钾血症的情况，如肾上腺皮质功能不全、急性失水、慢性肾功能不全，严重的组织分解。②消化性溃疡：本品片剂对胃肠道有损伤作用。

【注意事项】 （1）对妊娠和生殖系统的影响及本品是否可经乳汁分泌尚无有关研究资料。

（2）小儿及老年人应用本品后更应注意电解质和酸碱平衡。

（3）下列情况慎用枸橼酸钾和枸橼酸钠 ①严重的肾小管酸中毒。②慢性腹泻，如溃疡性结肠炎、节段性肠炎、空回肠旁路术后。有这些情况时，尿枸橼酸盐排泄量很低（<100mg/d），此时本品增加尿枸橼酸盐排泄作用很弱，而需应用较大剂量。当肾小管酸中毒、尿 pH 很高时，本品仅能使尿 pH 轻度升高。慢性腹泻时，本品在肠道滞留时间很短，以至片剂降解减少，应使用溶液剂型。

（4）下列情况慎用枸橼酸钠 ①外周水肿或肺水肿。②高血压。③妊娠高血压综合征。

（5）下列情况应用枸橼酸钾片剂时对胃肠道的刺激作用增强 ①胃排空延缓。②食管缩窄。③肠梗阻或肠缩窄。

【药物相互作用】 （1）枸橼酸盐可抑制苯丙胺、麻黄碱、伪麻黄碱和奎尼丁等弱碱性药物从尿的排泄，这些药物作用时间延长。

（2）制酸药，尤其是含铝的制酸药和碳酸氢钠，与枸橼酸盐合用易致代谢性碱中毒；与碳酸氢钠合用可引起高钠血症。尿酸结石患者尚可促进含钙结石的形成，主要是由于钠对抗了枸橼酸碱化尿液使 Ca^{2+} 溶解度增高。枸橼酸盐可促进铝的吸收，引起铝中毒，尤其在肾功能不全的患者。

（3）抗胆碱药可使枸橼酸钾在胃的排空时间延长，从而增加后者的胃肠道刺激作用。

（4）血管紧张素转换酶抑制药、非甾体类抗炎药、环孢素、保钾利尿药、肝素、低盐牛奶中含钾量可达 60mmol/L。含钾药物与枸橼酸钾合用可导致高钾血症。

（5）强心苷类药物，在洋地黄化的患者与枸橼酸钾合用使发生高钾血症的危险性增加。

(6) 肌松药与枸橼酸盐合用肌松作用增强。

(7) 枸橼酸钠可增加锂经肾脏排泄，而降低后者的疗效。

(8) 本品可碱化尿液，使乌洛托品的抗菌作用减弱。

(9) 本品可碱化尿液，使水杨酸盐排泄增多、作用减弱。

(10) 含钠药物与枸橼酸钠合用，发生高钠血症的危险性增加，尤其是肾病患者。

【给药说明】 (1) 为碱化尿液，需限钠的患者应选用枸橼酸钾，而需限钾的患者则选用枸橼酸钠。

(2) 应用本类药物时需使枸橼酸根的排泄率升至正常范围(>320mg/d)，并尽可能接近正常均值(640mg/d)，维持尿 pH 在 6.0～7.0。

(3) 增加尿枸橼酸根排泄量的作用与剂量有关，长期治疗的患者，6.5g/d 枸橼酸钾(60mmol K$^+$)可使尿枸橼酸盐排泄增加约 400mg/d，尿 pH 升高 0.7。

(4) 需在进食时服用或餐后 30 分钟内服用，以减少胃肠道刺激。

(5) 一般需保证尿量每 24 小时在 2.5L 以上，以防止尿过饱和状态的形成。

(6) 出现高钾血症、高钙血症和代谢性碱中毒时需及时停用。

【用法与用量】 每 1g 枸橼酸钾含钾 9.1mmol；每 1g 枸橼酸钠含钠 10.2mmol。

成人 枸橼酸和枸橼酸钠、枸橼酸和枸橼酸钾或三者复方溶液 10～15ml，一日 3 次。①需限钠者：可应用枸橼酸盐和枸橼酸钾复方溶液。②需限钾者：可应用枸橼酸和枸橼酸钠复方溶液。③需补钾者可：应用枸橼酸钾和枸橼酸复方溶液或枸橼酸、枸橼酸钠和枸橼酸钾复方溶液。

儿童 口服 ①碱化尿液枸橼酸和枸橼酸钾复方溶液：开始 5～15ml，一日 4 次，以后可酌情调整。枸橼酸、枸橼酸钠和枸橼酸钾复方溶液：开始 5～15ml，一日 4 次，以后可酌情调整。②治疗代谢性酸中毒：枸橼酸和枸橼酸钠复方溶液，开始 5～15ml，一日 3～4 次，以后可酌情加量。枸橼酸、枸橼酸钠和枸橼酸钾复方溶液，开始 5～15ml，一日 3～4 次，以后酌情加量。

【制剂与规格】 枸橼酸和枸橼酸钾复方溶液：5ml：1.1g 枸橼酸钾、334mg 枸橼酸。

枸橼酸和枸橼酸钠复方溶液：5ml：490mg 枸橼酸钠、640mg 枸橼酸。

枸橼酸、枸橼酸钾和枸橼酸钠复方溶液：5ml：枸橼酸钾 550mg、枸橼酸钠 500mg、枸橼酸 334mg。

枸橼酸钾颗粒剂：2g:1.45g(加适量液体冲服)。临床上可根据需要(如血钾浓度等)配置不同比例的复方溶液。常用者为 1000ml 水溶液中含枸橼酸 100g、枸橼酸钠 140g、枸橼酸钾 50～100g。枸橼酸钾用量可按补钾需要调整。或 1000ml 水溶液内含枸橼酸 140g，枸橼酸钠 98g。

第四节 其 他

本节中涉及的药物为该章糖类、盐类与酸碱平衡调节药其他节中没有囊括临床常用的相关药物，主要包括：口服补液盐、聚苯乙烯磺酸钠、聚苯乙烯磺酸钙、琥珀酰明胶注射液、羟乙基淀粉 130/0.4 电解质和灭菌注射用水。应用时需谨记适应证及禁忌证，并根据患者具体情况进行选择。

口服补液盐 [药典(二)；国基；医保(甲)]
Oral Rehydration Salts（ORS）

【成分】 口服补液盐散 I：NaCl、KCl、NaHCO$_3$、葡萄糖。

口服补液盐散 II：NaCl、KCl、枸橼酸钠、无水葡萄糖。

口服补液盐散 III：NaCl、KCl、枸橼酸钠、无水葡萄糖。

【适应证】 预防和治疗腹泻引起的轻、中度脱水，并可用于补充钾、钠、氯。

【药理】 (1) 药效学 除补充水、钠和钾外，尚对急性腹泻有治疗作用。口服补液盐散中含有葡萄糖，肠黏膜吸收葡萄糖的同时可吸收一定量的钠离子，从而使肠黏膜对肠液的吸收增加。

(2) 药动学 作用达峰时间为 8～12 小时。

【不良反应】 恶心呕吐，多为轻度。常发生于开始服用时，此时可分次少量服用。

【禁忌证】 (1) 少尿或无尿。

(2) 严重失水、有休克征象时应静脉补液。

(3) 严重腹泻，粪便量超过每小时 30ml/kg。此时患者往往不能口服足够量的口服补液盐。

(4) 葡萄糖吸收障碍。

(5) 由于严重呕吐等原因不能口服者。

(6) 肠梗阻、肠麻痹和肠穿孔。

(7) 酸碱平衡紊乱，伴有代谢性碱中毒时。

【注意事项】 (1)一般不用于早产儿。

(2)随访检查 ①血压。②体重。③血电解质(主要为 Na^+ 和 K^+)。④失水体征。⑤粪便量。

(3)严重失水或应用本品后失水无明显纠正者 需改为静脉补液。

(4)孕妇及哺乳期妇女 尚无不良反应报道。

(5)老年人 无特殊注意事项。

【给药说明】 (1)婴幼儿应用本品时需少量多次给予。

(2)重度脱水或严重腹泻应以静脉补液为主,直至腹泻停止。

【用法与用量】 临用前,将一包量溶解于 250ml 温开水中,随时口服。

成人 开始时按体重 50ml/kg,4～6 小时内服完,以后根据患者脱水程度调整剂量直至腹泻停止。

儿童 开始时按体重 50ml/kg,4 小时内服用,以后根据患者脱水程度调整剂量直至腹泻停止。

【制剂与规格】 口服补液盐散(Ⅰ):每包总量为 14.75g。其中 NaCl 1.75g,KCl 0.75g,$NaHCO_3$ 1.25g,葡萄糖 11.0g。

口服补液盐散(Ⅱ):每包总量为 13.95g。其中 NaCl 1.75g,KCl 0.75g,枸橼酸钠 1.45g。

口服补液盐散(Ⅲ):每包总量为 5.125g。其中 NaCl 0.65g,KCl 0.375g,枸橼酸钠 0.7g。

聚苯乙烯磺酸钠
Sodium Polystyrene Sulfonate

【适应证】 用于急、慢性肾功能不全所致轻度高钾血症。

【药理】 (1)药效学 本品为钠型阳离子交换树脂,口服后在胃部酸性环境中,其分子上的钠离子被氢离子取代成氢型树脂。当氢型树脂进入肠内即与肠道中的钾、铵等离子进行交换,吸附钾后随粪便排出体外,从而清除体内钾离子。本品尚可与少量镁、钙离子交换。开始作用时间需数小时至数日。虽然每克干树脂含 4.1mmol 钠,15g 树脂含 46.5mmol 钠可等量交换 46.5mmol 钾,但本品实际有效交换量约为 33%。

(2)药动学 口服不吸收,主要在大肠内与钾离子等交换后,随粪便排出体外。

【不良反应】 恶心、呕吐、腹痛、食欲缺乏、便秘等。长期过量使用可致低钾血症、高钠血症及低钙、低镁血症。对老年病例尚应注意长期服用引起肠腔阻塞、结肠坏死等。

【注意事项】 (1)下列情况慎用 严重高血压、水肿、心力衰竭。

(2)随访检查血钾、钠、钙浓度和酸碱平衡。

(3)本类药物只有在权衡对孕妇的益处大于对胎儿的危害之后,方可使用。

【药物相互作用】 与下列任一药物应用可影响疗效,如抗酸药、缓泻剂、血管紧张素Ⅱ受体拮抗药、血管紧张素转化酶抑制药、潴钾利尿药等。

【给药说明】 适用于轻型高钾血症的治疗与高血钾的预防。对严重高血钾者降低血钾有限,故不适用于严重高钾血症的治疗。

【用法与用量】 成人 ①口服。一次 15～30g 用温水或饮料 20～100ml 调匀,一日 1～3 次。连用 2～3 日,复查血钾后酌情调整剂量。②经直肠给药。若患者呕吐、禁食或上消化道病变不能口服给药,先灌肠清洗肠腔后,将本品 30～60g 溶解于 50～100ml 液体(水或 20%甘露醇),经 Foley 导管注入直肠腔,保留时间从 30～45 分钟至 4～10 小时,愈长愈好。本品经直肠给药,其效果逊于口服。

儿童 ①口服。每日 1g/kg,用温水或饮料 20～100ml 调匀,一日 1～3 次。连用 2～3 日,复查血钾后酌情调整剂量。②经直肠给药,同成人。

【制剂与规格】 聚苯乙烯磺酸钠散:15g。

聚苯乙烯磺酸钙 [医保(乙)]
Calcium Polystyrene Sulfonate

【适应证】 急性及慢性肾功能障碍引起的高钾血症。

【药理】 (1)药效学 经口或灌肠给药后,不被消化和吸收,在肠道内特别是结肠附近,本品的钙离子和肠道内的钾离子交换,聚苯乙烯磺酸树脂本身没有任何变化,以原型从粪便中被排泄,其结果使肠道内的钾被清除至体外。

(2)药动学 在胃部酸性环境中,树脂分子中的阳离子主要被氢离子交换,当树脂进入空肠、回肠及结肠就与其中存在的浓度较高的钠离子、钾离子、铵离子等交换,然后随粪便排除。

【不良反应】 不良反应主要有便秘、恶心、嗳气、胃部不适、食欲不振、低钾血症、皮疹等。此外还有可能引起肠道穿孔、肠梗阻、大肠溃疡(发生率不详),故使用中应密切观察,当出现重度便秘、持续腹痛、呕吐、便血等异常时应停止给药,进行听诊、触诊及影像学诊断,并给予适当处置。

【禁忌证】 (1)肠梗阻患者(有引发肠道穿孔的可能)。

(2) 低血钾、高血钙患者。

(3) 下列患者禁与山梨醇同服：不耐果糖者、1,6-二磷酸果糖缺乏、甲醇中毒等患者。

【注意事项】(1) 以下患者应慎用本品 ①易发生便秘的患者(有可能引发肠梗阻、肠道穿孔)。②有肠道狭窄的患者(有可能引发肠梗阻、肠道穿孔)。③有消化道溃疡的患者(有可能使病情加重)。④甲状旁腺功能亢进患者(离子交换可致血钙浓度升高)。⑤多发性骨髓瘤患者(离子交换可致血钙浓度升高)。

(2) 本品有可能引发肠道穿孔，肠梗阻大肠溃疡。一旦出现严重便秘、持续性腹痛、呕吐、便血等异常时，应停止用药并给予适当处置。

(3) 口服本品时应密切观察排便情况，并应指导患者在出现因便秘引起的持续腹痛、腹胀、呕吐等症状时及时咨询医师。

(4) 病例报告显示，口服聚苯乙烯磺酸钙的山梨醇悬浊液时有引起结肠狭窄、结肠溃疡等的病例发生。

(5) 为避免药物在消化道的蓄积，口服本品时，应注意避免发生便秘。

(6) 有报告显示，本品与海藻酸钠合用时会在消化道内生成不溶性的凝胶。

(7) 孕妇及哺乳期妇女 妊娠中用药的安全性尚未确立

【药物相互作用】 与下列药物并用时应予以注意(表16-4)。

表16-4 与聚苯乙烯磺酸钙存在相互作用的药物

药物名称	临床症状、处理方法	机制、危险因素
洋地黄制剂(地高辛等)	可增强洋地黄的中毒作用	本品可引起血清钾水平下降
含有铝、镁及钙的制酸剂或缓泻剂干燥氢氧化铝凝胶氢氧化镁碳酸钙等	可能减弱本品的疗效	本品可能非选择性与这些药物的阳离子发生离子交换
	有报告显示，本品与这些药物合并用药可引起全身性中毒等症状	妨碍肠道内分泌的碳酸氢盐的中和
甲状腺素	可能降低甲状腺素吸收	

【给药说明】 为防止药物过量，使用中应定期检测血清钾及血清钙水平。发现异常时，应给予减量及停药等适当处置。

【用法与用量】 成人 口服，每日 15～30g，分 2～3 次服用。将 1 次用量混悬于 30～50ml 水中口服，用量应视症状适当增减。

儿童 每日 5～10g。

【制剂与规格】 聚苯乙烯磺酸钙散：(1)5g/袋；(2)10g/袋。

琥珀酰明胶注射液[医保(乙)]
Succinylated Gelatin Injection

【适应证】 用于低血容量性休克，手术创伤，烧伤及感染的血容量补充，手术前后及手术间的稳定血液循环，体外循环(血液透析，人工心肺机)血液稀释，脊髓及硬膜外麻醉后的低血压的预防。

【药理】 (1) 药效学 本品是 4%(*W/V*)的琥珀酰明胶(改性明胶溶液)，在输注后约 3～4 小时内，将产生最大的扩容效应。本品补充了由于血或血浆丢失所造成的血管容量不足。因此平均动脉压、左心室舒张末期压、心搏量、心脏指数、氧供应和利尿均有增加。扩容效应与溶液的输入量相等。本品虽然是血浆代用品，但不具有血浆扩充效应，不能补充丢失的血浆蛋白。

(2) 药动学 ①分布：输液后，本品会迅速分布血管内。没有证据表明本品会储存在网状内皮系统或其他组织中。②代谢/清除：输注的本品大部分通过肾脏排泄。只有少量通过粪便排出，代谢量则不超过 1%。较小的分子是直接由肾小球滤出的，而较大的分子首先在肝脏中进行蛋白降解，最后通过肾脏排出体外。蛋白分解代谢的适应性非常强，以至于在肾功能不全的情况下仍然没有观察到明胶蓄积的现象。③在特殊临床情况下的药代动力学：在血液透析患者中(GFR<0.5ml/min)，本品的血浆半衰期可能会延长。

【不良反应】 (1) 免疫系统 罕见(≥1/10000 至 <1/1000)类过敏样反应(所有等级)。

非常罕见(<1/10000) 严重类过敏样反应(Ⅲ 或 Ⅳ级)。

(2) 消化道 不常见(≥1/1000 至 <1/100)一过性轻度恶心或腹部疼痛。

(3) 一般表现 不常见(≥1/1000 至 <1/100)一过性体温轻度升高。

【禁忌证】 (1) 对本品任何组成成分过敏者。

(2) 血容量过多。

(3) 水分过多。

(4) 严重心功能不全。

(5) 严重凝血功能障碍。

【注意事项】 (1)血清电解质浓度和液体平衡的检查是必要的，特别是对患有高钠血症、低钾血症、脱水或肾功能不全的患者。

(2)尤其要注意低钙血症的出现(如手足抽搐、感觉异常)；一旦出现低钙血症，应该采取相应的纠正措施。

(3)在脱水状态下，首先必须纠正缺失的体液。应根据需要补充电解质。

(4)在严重失血时输注大剂量本品的过程中，必须随时检测红细胞压积。

(5)同样情况下对凝血因子的稀释效应应进行观察，特别是存在凝血障碍的患者。

(6)由于本品不能补充丢失的血浆蛋白，因此最好检查血浆蛋白的浓度。

(7)对实验室检测的干扰　对下列临床化验产生影响，导致检测值偏高：红细胞沉降率、特异性尿比重、非特异性蛋白检测，例如双缩脲法。

(8)对于有过敏样疾病史，例如哮喘的患者，应该谨慎使用本品。明胶血浆代用品很少会引起不同严重程度的类过敏样反应。为了尽早检测类过敏样反应的发生，最开始的20～30ml液体应缓慢输注，并仔细观察患者的反应。

(9)对于如下患者应该谨慎给予本品：老年患者；具有血液循环超负荷风险的患者，例如患有充血性心力衰竭、左右心室功能不全、高血压、肺水肿或者肾功能不全伴少尿或无尿的患者。在这种情况下，给予本品后应该密切监测患者的血流动力学状况。

(10)在输液前，如需要，应将输液加温至体温的温度，但不能过度加热(不能超过40℃)。

(11)如需要通过加压输液(例如通过压力套囊或输液泵)给予本品的时候，在输液前务必将容器和输液管路内的所有空气排出，包括容器空腔内的空气与输液设备中的空气。

【药物相互作用】 本品一般不应与其他输注液混合使用。

【用法与用量】 经静脉输注，输注剂量和时间根据病人脉搏、血压、外周灌注及尿量而定。如果血液或血浆丢失不严重，或术前及术中预防性治疗，一般1～3小时输注500～1000ml。休克时容量补充和维持时，可在24小时内输注10～15L(红细胞压积不应低于25%，年龄大者不低于30%，同时避免血液稀释引起的凝血异常)。

【制剂与规格】 琥珀酰明胶注射液：500ml:20g。

羟乙基淀粉130/0.4电解质 [国基；医保(乙)]
Hydroxyethyl Starch 130/0.4

【特殊说明】 (1)在成人危重症患者，包括脓毒症患者中，羟乙基淀粉的使用会增加以下风险：①死亡；②肾脏替代治疗。

(2)对于成人危重症患者，包括脓毒症患者，禁止使用羟乙基淀粉。

【成分】 羟乙基淀粉130/0.4、醋酸钠、氯化钠、氯化钾、氯化镁。

电解质：Na^+、K^+、Mg^{2+}、Cl^-、CH_3COO^-。

【适应证】 应由医生评估后，方可用于治疗和预防血容量不足，不能替代血浆中的红细胞或凝血因子。

【药理】 (1)药效学　本品是一种含羟乙基淀粉和电解质平衡溶液的胶体血浆代用品。本品未进行毒理学动物实验。据报道，羟乙基淀粉产生的生殖毒性研究显示，对实验动物重复给药可致阴道出血和出现胚胎/生殖毒性及畸胎生成的迹象。这些效果可能与血液稀释、胎儿缺氧和血容量过多所致。出血的部分原因与羟乙基淀粉对血液凝固的直接效应有关。在治疗血容量过低的患者时应避免由于血液循环超载引起的血液稀释。

(2)药动学　羟乙基淀粉的药动学较为复杂，与分子量、摩尔取代度和取代模式(C_2/C_6)相关。当静脉给予羟乙基淀粉130/0.4时，低于肾阈(60000～70000道尔顿)的小分子很容易通过肾脏经尿排泄。大分子羟乙基淀粉在通过肾脏排泄之前，被血浆α淀粉酶降解为小分子。

输注6%羟乙基淀粉130/0.4-0.9%氯化钠注射液，血浆中羟乙基淀粉平均分子量为70000～80000道尔顿，并且在治疗期间保持在肾阈值之上。

在健康志愿者中，静脉给予6%羟乙基淀粉130/0.4-0.9%氯化钠注射液500ml，输注后30分钟的血药浓度达到峰浓度的75%，输注后6小时降至14%。6%羟乙基淀粉130/0.4-0.9%氯化钠注射液的血药浓度在输注后24小时恢复至基线水平。在健康志愿者中，6%羟乙基淀粉130/0.4-0.9%氯化钠注射液给药500ml后的血浆清除率、分布容积和消除半衰期分别为31.4ml/min、5.9L和12小时。在72小时内，约62%的6%羟乙基淀粉130/0.4-0.9%氯化钠注射液以羟乙基淀粉分子形式通过尿液排泄。

6%羟乙基淀粉130/0.4-0.9%氯化钠注射液单剂量和多剂量给药的药代动力学相似。每天给予500ml10%羟乙基淀粉130/0.4溶液。连续给药10天后，没有显著的血浆蓄积。在72小时内，约70%的6%羟乙基淀粉130/

0.4-0.9%氯化钠注射液以羟乙基淀粉分子形式通过尿液排泄。

肾功能损伤：在不同程度的肾功能不全受试者中，单次静脉给予6%羟乙基淀粉130/0.4-0.9%氯化钠注射液（500mL），与肌酐清除率>50ml/min 的受试者比，在肌酐清除率<50ml/min 的受试者中，6%羟乙基淀粉130/0.4-0.9%氯化钠注射液的 AUC 值增加73%，清除率降低42%。然而，肾功能损伤不会影响药物的终末半衰期和羟乙基淀粉峰浓度。6%羟乙基淀粉 130/0.4-0.9%氯化钠注射液的血药浓度在输注后 24 小时恢复至基线水平。在肌酐清除率≥30ml/min 和<30ml/min 的受试者中，72 小时内分别约有 59%和 51%的 6%羟乙基淀粉130/0.4-0.9%氯化钠注射液以羟乙基淀粉分子形式通过尿液排泄。

【不良反应】 在输注过程中，如患者发生不可耐受的反应，应立即终止给药，并给予适当处置。

(1) 血液和淋巴系统异常 罕见（大剂量使用）。与剂量相关的凝血异常。

(2) 免疫系统异常 罕见。过敏/过敏样反应（过敏、类似轻度的流感样症状、心动过缓、心动过速、支气管痉挛、非心源性肺水肿）。使用本品期间，如发生过敏反应，应立即停止输注，并采取适当的救治措施直至症状消失。

(3) 皮肤和皮下组织异常 常见（与剂量有关）。皮肤瘙痒。

(4) 肾脏和泌尿系统异常 频率未知，肾损伤。

(5) 肝胆异常 频率未知，肝损伤。

(6) 实验室检查异常 常见（与剂量相关）。①血清淀粉酶浓度可能升高，干扰胰腺炎的诊断。淀粉酶的升高是由于淀粉酶与羟乙基淀粉形成复合物，从而延缓了淀粉酶的代谢，不应诊断为胰腺炎。②大剂量使用时，因血液稀释效应，相应的血液成分如凝血因子、血浆蛋白及红细胞压积降低。

【禁忌证】 (1) 对本品中任何成分过敏者。

(2) 对于成人危重症患者，包括脓毒症患者，禁止使用羟乙基淀粉产品。因为在这类患者中，羟乙基淀粉的使用会增加死亡和肾脏替代治疗的风险。

(3) 烧伤。

(4) 肾功能不全或肾脏替代治疗（如，接受透析治疗）。

(5) 颅内或者脑出血。

(6) 危重症患者［特别是重症监护（ICU）中的患者］。

(7) 液体超负荷。

(8) 肺水肿。

(9) 脱水。

(10) 高钾血症。

(11) 严重高钠血症或高氯血症。

(12) 严重肝功能损伤。

(13) 充血性心力衰竭。

(14) 既存的出凝血障碍或者出血性疾病。

(15) 器官移植患者。

【注意事项】 一般注意事项 (1) 由于有发生超敏反应（过敏及过敏样反应）的风险，因此应对患者进行密切的监护并且缓慢输注。

(2) 羟乙基淀粉用于容量替代必须经过仔细考虑，并且应使用血流动力学监控进行容量和剂量控制。

(3) 必须保证充足的液体摄取，如果发生重度脱水，应首先给予晶体溶液。

(4) 必须避免由于过量或者输注过快引起的容量过载。使用时应仔细调整剂量，尤其在给有肺和心脏循环系统疾病患者用药时。避免液体负荷过重，对于心功能不全的患者，应调整剂量。

(5) 应严密监测血清电解质、液体平衡和肾功能。根据个人需要进行电解质和液体的替代治疗。

(6) 当出现肾脏损伤的征兆时必须立即停药。建议对肾功能进行监测。对于住院患者应持续监测肾功能至少90 天，因为有输入羟乙基淀粉后，最长至 90 天使用肾脏替代治疗的报道。

(7) 对肝功能损伤的患者或者凝血障碍的患者使用本品应特别谨慎。使用本品，应监测肝功能。

(8) 必须避免低血容量患者大剂量使用羟乙基淀粉溶液而导致的严重血液稀释。

(9) 重复给药时，应密切监测凝血参数。出现凝血功能障碍时立即停药。

(10) 因为增加出血风险，不推荐在体外循环心脏直视手术的患者中使用羟乙基淀粉。

(11) 大剂量使用本品可导致血液稀释，可能会助长外伤性的大出血患者出血。

(12) 电解质异常的患者用药应特别注意，如高钾、高钠、高镁及高氯血症的患者。

(13) 如果患者存在代谢性碱中毒或必须避免发生碱中毒时，推荐使用以盐水为基础的溶液，如羟乙基淀粉130/0.4 氯化钠注射液。

(14) 本品含铝不超过 $25\mu g/L$。

对实验室检测的影响 羟乙基淀粉溶液给药时，可能会引起短暂性的血清淀粉酶的水平升高，这会干扰胰腺炎的诊断。应避免将此种现象误认为胰腺损伤。

其他 (1)如果没有配伍研究，本品不能与其他药品混合使用。如果在特别情况下需要与其他药物混合，要注意相容性(无絮状或沉淀)、无菌及均匀混合。

(2)袋开启后，应立即使用。

(3)超过有效期不能使用，仅供一次使用，未用完的药品应丢弃。

(4)本品在输液容器与输液装置连接后需立即给药，不得重新连接部分使用了的容器。

(5)只有在溶液澄清及容器未损坏时使用。

(6)放在儿童不能接触到的地方。

(7)使用本品期间，如出现任何不良事件和(或)不良反应，应停止输注，并咨询医生。

(8)同时用时其他药品，请告知医生。运动员慎用。

孕妇 (1)未在孕妇中开展羟乙基淀粉随机对照临床试验。

(2)如果接收羟乙基淀粉治疗的孕妇产生过敏/过敏样反应，会对胎儿产生不良影响。

(3)只有在对胎儿的潜在利益大于可能风险时，才能在妊娠时使用本品，尤其是在怀孕前三个月使用本品治疗时。

(4)必须特别注意避免过量引起的高血容量从而导致病理性血液稀释及胎儿缺氧。

哺乳 尚不确定羟乙基淀粉能否通过母乳分泌，对哺乳期妇女应谨慎使用。如果一定要使用本品，可以考虑暂时性停止哺乳。

儿童 不推荐使用。

老年人 一般情况下，老年患者的生理机能下降，应注意降低剂量。

【药物相互作用】 (1)与肾毒性药品合用 羟乙基淀粉溶液和潜在的肾毒性药品，例如氨基糖苷类合用，可能会增强对肾脏的不良反应。

(2)与引起钠潴留药品合用 由于本品本身含电解质，所以当与会引起钾钠潴留的药品共同给药时需慎重考虑。

【用法与用量】 在输注羟乙基淀粉制剂前，医生应对输液应答进行评估，只有在单独使用晶体溶液被认为

不足时，才能使用羟乙基淀粉制剂。

每日剂量及输注速度应根据患者失血量、血流动力学参数的维持或恢复及血液稀释效果确定。治疗血容量不足时，羟乙基淀粉的使用应限于容量复苏的早期阶段，最大持续时间为24小时。

给药方法 静脉给药；通过加压快速输液时，在输注前必须排空塑料容器和输液装置内的所有空气，避免输注期间发生空气栓塞的风险。初始的10~20ml，应缓慢输入，并密切观察患者，以便第一时间发现患者出现的过敏/过敏样反应。

成人最大日剂量 如果确认患者是低血容量，本品最大日剂量可达50ml/kg体重(相当于羟乙基淀粉3.0g/kg体重)。如果不可能监测患者的低血容量状态，剂量应限定在30ml/kg体重。

最大输注速率 最大输注速率与患者临床状态有关，急性休克患者给药速率可达20ml/(kg·h)[相当于0.33ml/(kg·min)或者羟乙基淀粉1.2g/(kg·h)]。在危及生命的情况下，可将500ml的本品通过人工加压给药。

应使用最低有效剂量。应持续进行血流动力学监测以便指导治疗，在达到合适的血流动力学目标时应停止输注。应使用最低有效剂量。禁止超过推荐的每日最大剂量。

【制剂与规格】 羟乙基淀粉130/0.4电解质注射液：(1)250ml；(2)500ml。

灭菌注射用水 [药典(二)；医保(乙)]
Sterile Water of Injection

【适应证】 注射用灭菌粉末的溶剂或注射液的稀释剂或各科内腔镜冲洗剂。

【禁忌证】 不能作为脂溶性药物的溶剂。

【注意事项】 本品不能直接静脉注射。

【用法与用量】 临用前，在避菌操作的条件下，按需要量用无菌注射器吸取加入或量取加入或直接冲洗。

【制剂与规格】 灭菌注射用水：(1)1ml；(2)2ml；(3)3ml；(4)5ml；(5)10ml；(6)20ml；(7)50ml；(8)500ml；(9)1000ml；(10)3000ml(冲洗用)。

第十七章　免疫调节药

免疫系统对抗原的适度应答是机体免疫防御、自我稳定和免疫监视功能必不可少的。当免疫系统对抗原的应答不当，如过高或过低的应答，或对自身成分产生应答，均会导致免疫性疾病，如自身免疫病、超敏反应、免疫缺陷病和移植排异反应等。免疫调节药是通过影响机体的免疫应答和免疫病理反应，从而防治免疫性疾病的一类药物。

根据作用机制的不同，免疫调节药可分为免疫抑制药和免疫增强药两类。免疫抑制药主要用于自身免疫性疾病和过敏性疾病，以及防治器官移植排斥反应，而免疫增强药主要用于免疫缺陷性疾病以及增强抗感染和抗肿瘤能力。

第一节　免疫抑制药

免疫抑制药是一类具有免疫抑制作用的药物，通过抑制免疫病理反应，进而用于自身免疫病、超敏反应和器官移植排异的防治。免疫抑制药主要用于：①移植排斥反应：常采用免疫抑制药合用，如钙调磷酸酶抑制药（环孢素或他克莫司），硫唑嘌呤或吗替麦考酚酯以及皮质激素（氢化泼尼松）2～4种药联合，用于器官和骨髓移植。②自身免疫病或结缔组织病（CTD），如类风湿关节炎、系统性红斑狼疮、自身免疫性溶血性贫血、特发性血小板减少性紫癜、皮肌炎等，可延缓和控制自身免疫病的进展。

免疫抑制药的特点是：①不同免疫抑制剂的作用及其机制各异，体液和细胞免疫反应的抑制程度不同，对不同免疫反应所需的剂量可能不同。②多数免疫抑制药缺乏选择性，既抑制免疫病理反应，也抑制正常免疫反应。③免疫抑制药对正在增殖的免疫细胞的抑制作用强，故免疫应答反应中的抗原递呈、细胞增殖与分化、细胞因子合成阶段对免疫抑制作用最为敏感。对已分化成熟的免疫细胞如记忆细胞、浆细胞作用较弱。④不同类型的免疫病理反应对免疫抑制药敏感性不同，如Ⅰ型过敏反应对细胞毒类药物不敏感，而Ⅳ型过敏反应对免疫抑制药较敏感，前者可能是因为药物对已形成的IgE无效，而后者是由于药物能使致敏淋巴细胞和单核-巨噬细胞减少，因而减轻免疫性炎症反应。⑤一些免疫抑制药还具有非特异性抗炎作用，可抑制免疫性炎症反应。

常用免疫抑制药的不良反应如下：①长期用药降低机体的抗感染能力，导致病原微生物感染，有时还可引起机会性感染。②致畸及不孕，部分免疫抑制药如环磷酰胺，妊娠期用药可致胎儿畸形，还可引起女性卵巢功能降低和闭经等。③长期用药可能增加肿瘤的发病率。此外，不同药物还可能导致不同的不良反应，应用时须严格掌握适应证。

甲 氨 蝶 呤 [药典(二)；国基；医保(甲)]
Methotrexate

【特殊说明】　(1) 仅用于危及生命的肿瘤性疾病，或严重的类风湿关节炎和对其他疗法无明显疗效的重度、顽固性、致残性银屑病。

(2) 甲氨蝶呤曾报道严重不良反应，包括死亡、肺部疾病、肿瘤溶解综合征、致命皮肤反应和卡氏肺囊虫肺炎，密切监测骨髓、胃肠道、肝、肺、皮肤和肾脏的不良反应。酌情停用或停用甲氨蝶呤片。

(3) 甲氨蝶呤已有报道可以引起胎儿死亡和(或)先天性畸形。对于非肿瘤性疾病，甲氨蝶呤片禁用于妊娠期。对于肿瘤性疾病，告知生殖潜能患者对胎儿的潜在风险并使用有效的避孕措施。

【适应证】 (1)CDE 适应证 本品为抗肿瘤药，参见第十二章第一节。

(2) 国外适应证 成人类风湿关节炎，幼年特发性关节炎。

【药理】 (1) 药效学 甲氨蝶呤在治疗类风湿关节炎和银屑病中的作用机制尚不明确，据推测甲氨蝶呤可能通过免疫抑制和(或)抗炎作用对类风湿关节炎产生影响。

(2) 药动学 参阅第十二章第一节。

【不良反应】 甲氨蝶呤的主要毒性反应发生在正常和增殖迅速的组织，特别是骨髓和胃肠道。口腔黏膜溃疡通常是毒性反应的最早期症状。

(1) 胃肠道 口腔炎(2%)，腹痛、腹泻(1%～3%)，恶心呕吐(10%)。

(2) 肝脏 长期使用会发生肝毒性、纤维化和肝硬化。肝功能异常(14%～15%)、肝纤维化(7%)。

(3) 神经系统 头痛(1.2%)，头晕(0.2%～3%)。

(4) 血液系统疾病 白细胞减少(2%)，全血细胞减少(1%～3%)，血小板减少(3%～10%)。

(5) 皮肤及皮下组织类疾病 脱发(0.5%)，光敏反应(3%～10%)，皮疹(0.2%)，灼烧感。

(6) 呼吸系统疾病 间质性肺炎(0.1%～1.2%)。

【禁忌证】 已知对本品高度过敏的患者、妊娠期妇女、哺乳期妇女、严重肝功能损害的患者、严重肾功能损害的患者、酒精中毒或酒精性肝病的患者禁用。甲氨蝶呤治疗过程中不可接种活疫苗。已有甲氨蝶呤和依曲替酯联合用药增加肝炎风险的报道，因此，同样禁止甲氨蝶呤和维甲酸(如：阿维 A 酸)联合使用。接受中枢神经系统放疗的患者不应同时接受甲氨蝶呤鞘内注射。

【注意事项】 (1) 作为免疫抑制药，本品一周只服用一日(一日内可以分次)或一周注射 1 次。

(2) 本品治疗各种关节炎的起效期为 6～8 周，故评价本品疗效必须在 8 周后。对口服吸收不良者可改用肌内注射或静脉注射。

(3) 本品控制关节炎症状，尤其是类风湿关节炎的效果明显，但阻止其骨破坏的作用尚待定。

(4) 肾功能受损、腹水或胸腔积液患者的甲氨蝶呤清除减少。这类患者需要特别仔细地监测毒性，并要求减

少剂量，或在某些情况下停止甲氨蝶呤的给药。

【药物相互作用】 (1) 疫苗 甲氨蝶呤是一种免疫抑制剂，可能会降低接种疫苗后的免疫应答。如果同时接种某种活疫苗，可能会引起严重的抗原反应。尤其应注意禁用于活风疹病毒疫苗、活腮腺炎病毒疫苗、活麻疹病毒疫苗、活水痘病毒疫苗、活带状疱疹疫苗。

(2) 甲氨蝶呤与下述药物合用会增加药物毒性 化疗药物和其他细胞毒药物(如顺铂)、阿糖胞苷、血浆蛋白结合率高的药物(如水杨酸盐、磺胺类药、磺酰脲、保泰松和苯妥英，以及一些抗菌药如青霉素、四环素、氯霉素、丙磺舒)、丙磺舒和减少肾小管分泌的药物(如髓袢利尿剂)、环丙沙星、肝脏毒性药物(如：来氟米特、柳氮磺胺吡啶和酒精)、巯嘌呤、胺碘酮、补骨脂素、茶碱、苯妥英、环孢素。

(3) 甲氨蝶呤与下述药物合用会降低药物疗效 门冬酰胺酶、降血脂化合物(例如考来烯胺)、含有叶酸或其衍生物的维生素制品。

(4) 禁止甲氨蝶呤和维甲酸(如：阿维 A 酸)联合使用。

(5) 质子泵抑制剂(PPI) 如奥美拉唑、艾司奥美拉唑、泮托拉唑等，与甲氨蝶呤(初始采用大剂量)合用，可能会升高并延长甲氨蝶呤和(或)其代谢产物羟基甲氨蝶呤的血清浓度，很可能导致甲氨蝶呤毒性作用。

【给药说明】 给药方案主要依据病情的性质和严重程度及医师自身的经验而定。应事先告知患者所有可能的危险，并在治疗过程中持续监测患者情况。

【用法与用量】 类风湿关节炎：起始剂量方案为 7.5mg，每周一次，逐渐调整优化，剂量一般不能超过每周 20mg。

银屑病：每周口服单药给药方案(FDA 推荐剂量)：每周 10～25mg，直至达到足够的反应；逐渐调整剂量以达到最佳反应，剂量一般不能超过每周 30mg，一旦出现最佳临床疗效，剂量计划表应该减到可能的最低剂量和最长的给药间隔。13 岁以下儿童，每周 0.2～0.3mg/kg，皮下或口服，逐渐增量至每周 1.25～5mg/kg，每周最大剂量不超过 25mg。皮下给药生物利用度优于口服，且胃肠道反应小。13 岁以上儿童每周最大剂量不超过 25mg，同时在不用药那几天给予叶酸，每天 1mg，共 6 天。

幼年特发性关节炎：起始剂量 10mg/m²，每周一次，逐渐调整优化，每周最大剂量不超过 20mg/m²，同时给予叶酸减轻毒性。

【制剂与规格】 甲氨蝶呤片：(1)2.5mg；(2)5mg。
注射用甲氨蝶呤：5mg。

其余内容参阅第十二章第一节。

环 磷 酰 胺 ^[药典(二);国基;医保(甲)]
Cyclophosphamide

【适应证】 (1)CDE适应证 细胞毒类抗肿瘤药。

(2)国外适应证 免疫抑制相关适应证包括：①蕈样肉芽肿；②小儿微小病变肾病综合征患者：活检证实为微小改变性肾病没有充分反应的综合征患者或无法耐受肾上腺皮质激素治疗。

(3)超说明书适应证 ①进行性自身免疫性疾病：类风湿关节炎、银屑病关节炎、系统性红斑狼疮、硬皮病、全身性脉管炎(例如伴有肾病综合征)、某些类型的肾小球肾炎(例如伴肾病综合征)、重症肌无力、自身免疫性溶血性贫血、冷凝集素病；②器官移植时的免疫抑制治疗；③儿童横纹肌肉瘤及骨肉瘤。用于韦格纳肉芽肿病，应根据病情选择不同的方法。通常口服环磷酰胺按体重每日 1～3mg/kg，也可 200mg，隔日一次。对病情平稳的患者按体重每日 1mg/kg 维持。对严重病例静脉给予环磷酰胺按体表面积 0.5～1.0g/m² 冲击治疗，每 3～4 周 1 次，同时还可给予每天口服环磷酰胺 100mg。针对韦格纳肉芽肿病，环磷酰胺可使用 1 年或数年，撤药后患者能长期缓解。

【药理】 (1)药效学 本品在体外无活性，在体内经肝脏中磷酰胺酶或磷酸酶水解成磷酰胺氮芥而发挥作用。DNA 合成也可干扰 RNA 的功能。

(2)药动学 本品口服后吸收完全，血药浓度 1 小时后达高峰，生物利用度为 74%～97%。本品能少量通过血-脑屏障，脑脊液中的浓度仅为血浆浓度的 20%。本品代谢物约 50% 与血浆蛋白结合。静脉注射后血浆半衰期为 4～6.5 小时。50%～70%在 48 小时内通过肾脏排泄，其中 68%为代谢物，32%为原型。

【不良反应】 (1)免疫系统及感染 十分常见：免疫抑制；常见：感染。

(2)血液系统 十分常见：骨髓抑制，白细胞减少，中性粒细胞减少，血小板减少，粒细胞缺乏，贫血，全血细胞减少，血红蛋白减少；常见：发热性中性粒细胞减少，中性白细胞减少性发热。

(3)代谢及营养 常见：厌食。

(4)胃肠 常见：口炎，腹泻，呕吐，便秘，恶心。

(5)肝胆 常见：肝功能损害。

(6)皮肤及皮下组织 十分常见：脱发。

(7)肌肉骨骼和结缔组织 十分常见：显微血尿；常见：出血性膀胱炎，肉眼血尿。

(8)生殖系统 常见：精子发生损伤。

(9)全身表现 十分常见：发热；常见：寒战，无力，疲劳，不适，黏膜炎症。

【禁忌证】 对环磷酰胺及其代谢产物过敏、怀孕和哺乳期，特别是已使用细胞毒性药物治疗和(或)放射治疗的患者，膀胱炎、尿路阻塞、急性感染患者禁用。

【注意事项】 (1)本品可在乳汁中排出，在开始使用本品治疗时必须中止哺乳。

(2)本品可使血中假胆碱酯酶减少，血及尿中尿酸水平增加。

(3)下列情况慎用 骨髓抑制、有痛风病史、肝功能损害、感染、肾功能损害、肿瘤细胞浸润骨髓、泌尿道结石史、曾接受化疗或放射治疗。

(4)用药期间须定期检查白细胞计数及分类、血小板计数、肾功能(尿素氮、肌酐清除率)、肝功能(血清胆红素、ALT)及血清尿酸水平。

【药物相互作用】 (1)与其他药物合用对环磷酰胺有效性和安全性的影响

①降低环磷酰胺活化作用从而降低环磷酰胺治疗有效性的药物有：阿瑞匹坦、安非他酮、白消安、氯霉素、环丙沙星、氟康唑、伊曲康唑、普拉格雷、磺胺类药、塞替派。

②可能使环磷酰胺细胞毒性代谢产物浓度升高，继而导致其副作用发生频率和严重程度增加的药物有：别嘌呤醇、水合氯醛、西咪替丁、双硫仑、甘油醛、人肝脏和肝外微粒体酶(如细胞色素 P450 酶)诱导剂(如利福平、苯巴比妥、卡马西平、苯妥英、圣约翰草和皮质类固醇)、蛋白酶抑制剂。

③昂丹司琼与高剂量环磷酰胺间的药代动力学相互作用会导致环磷酰胺 AUC 降低。

④环磷酰胺与以下药物合用，可能导致血液毒性和(或)免疫抑制作用增加：ACE 抑制剂、那他珠单抗、紫杉醇、噻嗪利尿剂、齐多夫定。

⑤环磷酰胺与以下药物合用，可能导致心脏毒性增加：蒽环类药物、阿糖胞苷、曲妥珠单抗。

⑥环磷酰胺与以下药物合用，可能导致肺毒性增加：胺碘酮、粒细胞集落刺激因子。

⑦环磷酰胺与以下药物合用，可能导致肾毒性增加：两性霉素 B、吲哚美辛。

⑧与硫唑嘌呤合用，肝毒性(肝坏死)风险增加；与白消安合用，肝静脉闭塞症和黏膜炎发病率增加；与蛋白酶抑制剂合用，黏膜炎发生率增加；与别嘌呤醇和氢氯噻嗪合用，骨髓抑制效用增强。

(2) 环磷酰胺对其他药物有效性和安全性的影响

①环磷酰胺可能抑制安非他酮代谢, 使其活化作用降低, 从而降低效用。

②已报告在接受华法林和环磷酰胺治疗的患者中华法林效用增加(出血风险增加)和降低(抗凝作用降低)的情况。

③环磷酰胺和环孢素合用, 可降低环孢素的血清浓度, 此相互作用可能导致移植物抗宿主病发生率升高。

④环磷酰胺治疗会引起显著的持续性胆碱酯酶活性抑制作用, 可能会延长琥珀酰胆碱产生的神经-肌肉阻滞效用。

⑤细胞毒性药物会降低小肠中地高辛、β-乙酰地高辛片剂、维拉帕米的吸收。

⑥环磷酰胺的免疫抑制效应会降低对疫苗接种的反应, 使用活疫苗可导致疫苗相关感染。

⑦环磷酰胺可能增加磺脲类药物的降血糖效用。

(3) 其他相互作用

①在肉芽肿性多血管炎患者中, 在环磷酰胺标准治疗中添加依那西普与非皮肤实体恶性肿瘤发病率升高相关。

②化疗期间他莫昔芬合用治疗可能增加血栓栓塞并发症的风险。

③应格外慎重合用吲哚美辛, 偶有个别报告两药联用后出现急性水中毒。

④由于葡萄柚内含有能与环磷酰胺相互作用的化合物而降低其效用, 患者应避免进食葡萄柚或含有葡萄柚的饮料。

【给药说明】(1) 肝、肾功能不全的患者剂量应适量减少。

(2) 本品在治疗中, 如有明显的白细胞减少(特别是粒细胞减少)或血小板减少应停用, 直至白细胞及血小板恢复至正常水平。

(3) 本品口服一般空腹给予。如发生胃部不适, 可分次或与食物一起给予。

【用法与用量】口服给药:按体重每日 2～4mg/kg, 连用 10～14 天, 休息 1～2 周重复。儿童常用量:口服按体重每日 2～6mg/kg, 连用 10～14 天, 休息 1～2 周重复。

注射给药:对于持续治疗的成人或儿童, 按体重每日 3～6mg/kg(相当于按体表面积每日 120～240mg/m²); 对于间断性治疗, 按体重 10～15mg/kg(相当于按体表面积 400～600mg/m²), 间隔 2～5 天; 对于大剂量的间断性治疗和大剂量冲击治疗(如对于骨髓移植前冲击)按体重 20～40mg/kg(相当于按体表面积 800～1600mg/m²),

间隔 21～28 天。

【制剂与规格】环磷酰胺片:50mg。

注射用环磷酰胺:(1) 0.1g; (2) 0.2g; (3) 0.5g; (4) 1g。

硫 唑 嘌 呤 [药典(二); 国基; 医保(甲)]
Azathioprine

【特殊说明】(1) 使用硫唑嘌呤(嘌呤类抗代谢物)造成的长期免疫抑制会增加人类患恶性肿瘤的风险。有炎性肠病患者发生恶性肿瘤[包括移植后淋巴瘤和肝脾 T 细胞淋巴瘤(HSTCL)]的报道。使用本品的内科医生应熟知此风险及诱发男、女性基因突变的可能和硫唑嘌呤可能的血液系统毒性。

(2) 澳大利亚治疗产品管理局(TGA)于 2017 年 2 月发布安全通报, 警告某些抗肿瘤药、免疫抑制药和免疫调节药有进行性多灶性脑白质病(PML)风险。

【适应证】(1) CDE 适应证 ①器官移植时抑制排斥反应, 如肾移植、心脏移植及肝移植; ②多系统的自身免疫性疾病, 如系统性红斑狼疮、皮肌炎、多肌炎、系统性血管炎、类风湿关节炎、白塞综合征、自身免疫性溶血性贫血、特发性血小板减少性紫癜、慢性活动性肝炎。

(2) 超说明书适应证 ①溃疡性结肠炎、天疱疮和类天疱疮及重症肌无力等。②大动脉炎:每日口服 2mg/kg。

【药理】(1) 药效学 硫唑嘌呤是 6-巯基嘌呤的咪唑衍生物, 在详细的作用机制阐明以前, 几种可能的作用机制如下所述:①释放出的 6-巯基嘌呤是嘌呤代谢的拮抗剂; ②烷基化对官能团-巯基的封闭作用; ③通过多种途径抑制核酸生物合成, 从而阻止参与免疫识别和免疫放大的细胞的增生。④向脱氧核糖核酸(DNA)链内掺入硫代嘌呤类似物, 而导致 DNA 破坏。

基于上述作用机制, 本品在用药治疗数周或数月后方能见效。

(2) 药动学 本品口服吸收良好, 经放射性核素 ³⁵S-硫唑嘌呤测定, 血浆达峰时间为 1～2 小时, $t_{1/2}$ 为 4～6 小时。虽然此半衰期值并非本品的实测值, 但也反映出本品和 ³⁵S-结合代谢物的血浆消除情况。由于本品代谢广泛, 许多代谢产物均有活性, 故仅测本品的血药浓度几无参考价值。硫唑嘌呤在体内迅速断裂为 6-巯基嘌呤和甲基硝基咪唑。6-巯基嘌呤可迅速穿过细胞膜并在细胞内转化为大量的嘌呤类似物, 其中主要的活性物质为硫代次黄苷酸, 转化速率根据个体差异而不同。由于核苷不能穿过细胞膜, 因而无法进入体液循环。6-巯基嘌吟无论是直接使用或由硫唑嘌呤在体内转化而成，都主要是通过代谢为无活性的氧化代谢物——硫脲酸进行消除。该氧化作用经黄嘌呤氧化酶催化，而此酶可被别嘌醇阻断。静脉注射硫唑嘌呤后，其平均血浆 $t_{1/2}$ 为 6～28 分钟，6-巯嘌呤的平均血浆 $t_{1/2}$ 为 38～114 分钟。本品主要以 6-硫脲酸从尿液排泄。在尿中同时还有少量 1-甲基-4-硝基-5-硫代咪唑。仅有少量的硫唑嘌呤以原型经尿排泄。

【不良反应】（1）皮肤及皮肤附件　常见皮疹、脱发。史-约综合征和中毒性表皮坏死松解症等严重过敏反应非常罕见。

（2）血液系统　最常见白细胞减少症，有时为贫血或血小板减少。

（3）消化系统　恶心、呕吐、腹泻、发烧、全身不适和肌痛、过敏性胰腺炎、血清碱性磷酸酶、胆红素和（或）血清氨基转移酶升高、脂肪泻。

（4）易感性　单独接受本品，或与糖皮质激素或其他免疫抑制剂联合使用时，患者对病毒、真菌和细菌等微生物感染的易感性增加。

（5）其他　与其他免疫抑制药相似，发生淋巴瘤和其他肿瘤的危险性增加。

【禁忌证】（1）对本品过敏者禁用；对巯嘌呤过敏者也可能对本品过敏。

（2）患有类风湿关节炎的孕妇。

（3）类风湿关节炎，先前曾使用烷化剂（如环磷酰胺、苯丁酸氮芥、美法仑或其他）治疗，恶性肿瘤风险增加。

【注意事项】（1）为监测本品对血液系统的影响，在患者治疗的前 8 周内应至少每周检查 1 次包括血小板在内的血常规，并根据病情及时调整药物。

（2）接受大剂量药物治疗，或有肝、肾功能异常的患者，在治疗的头 3 个月内，应每半月～1 个月检查 1 次肝肾功能，如有变化应减少药品剂量或停用。

（3）有证据显示，使用本品的男女患者均可出现染色体异常，但停药后可逐渐恢复。除极罕见的病例外，接受本品治疗患者的下一代中，未观察到明显的身体异常的证据。

（4）接受本品治疗的各种疾病患者，用长波紫外线照射会产生协同的致畸作用。

（5）在慎重权衡利弊之前不应给妊娠期妇女使用本品。妊娠期妇女服用本品后，在胎儿血液和羊水中均可测出低浓度硫唑嘌呤和其代谢产物。此外，部分妊娠期服用过本品的妊娠期妇女所产下的新生儿有白细胞或血小板减少。哺乳期妇女服用本品后，在乳汁中可测出 6-巯嘌呤。

（6）有限的证据显示，服用本品对患有次黄嘌呤-鸟嘌呤-磷酸核糖转移酶缺乏综合征（莱施-奈恩综合征，Lesch-Nyhan syndrome）的患者不利，故应慎用本品。

（7）硫嘌呤 S-甲基转移酶（TPMT）缺乏症，严重骨髓毒性的风险增加，建议检测基线 TPMT 基因型或表型；对于 TPMT 活性降低的患者，考虑替代疗法、降低剂量或停药。

（8）老年患者宜采用推荐剂量范围的下限量，并注意观察血常规。

（9）本品过量的表现　不明原因的感染、喉部溃疡、紫癜和出血等，多见于用药 9～14 日，多因骨髓抑制所致，应立即停药；本品尚无有效的解毒药，洗胃、透析对用药过量患者的效果不能确定；对药物过量的患者，应针对所出现的不良反应迅速进行相应的处理。

【药物相互作用】（1）与别嘌醇合用能增加本品的疗效与毒性，故本品剂量应减至原剂量的 1/4。

（2）本品可增强去极化药物如琥珀胆碱的神经-肌肉阻滞作用，及减弱非去极化药物如筒箭毒碱的神经-肌肉阻滞作用。

（3）本品可减弱华法林的抗凝血作用。

（4）使用本品时，尽量避免并用细胞生长抑制药和骨髓抑制药如青霉胺。个案报道指出本品与曲莫沙明或与卡托普利合用可致血液系统异常。

（5）体外试验资料显示，氨基水杨酸衍生物（如柳氮磺吡啶、奥沙拉秦、美沙拉嗪）对硫嘌呤甲基转移酶有抑制作用，故患者正在使用硫唑嘌呤时应慎用上述药物。

（6）本品的免疫抑制作用对活疫苗能够引起一种非特异的潜在性损害。因此，接受本品治疗的患者在理论上是禁止使用活疫苗的。本品可能减弱无活性疫苗的作用。

（7）在体外试验，呋塞米可破坏人体肝细胞对硫唑嘌呤的代谢作用，但其临床意义尚不明确。

【给药说明】　如有恶心、呕吐等胃部不适，可考虑饭后服用。用药期间如出现皮肤、黏膜出血，肤色发白，血细胞减少，肝或肾功能异常，以及过敏反应等，应立即停药。

【用法与用量】（1）成人　①器官移植，首日剂量取决于所采用的免疫治疗方案，通常第一天剂量最大达到 5mg/kg，饭后以足量水送服。维持剂量须按临床需要、患者的个体反应以及血液系统的耐受性调整，通常为一日 1～4mg/kg。②自身免疫性疾病，起始剂量一日 1～3mg/kg，疗效明显时应将剂量减至最小有效维持量，如

3 个月内病情无改善应停用。

（2）儿童 ①器官移植：维持剂量一日 1～3mg/kg，口服，按患者的个体反应、临床需要以及血液系统的耐受性调整剂量，一天总剂量可分两次给药，若无法口服可选择静脉制剂。②系统性红斑狼疮、血管炎、单独使用糖皮质激素无法控制症状的自体免疫性疾病：起始剂量 1mg/(kg·d)，之后根据患者反应调整剂量至 3mg/(kg·d)，如果 3 个月内无改善应考虑停药；最大剂量为 3mg/(kg·d)。③严重溃疡性结肠炎、严重克罗恩病：2～17 岁儿童，起始剂量为 2mg/(kg·d)，一天 1 次给药，如有必要之后可增加至 2.5mg/(kg·d)，一天 1 次给药。

【制剂与规格】 硫唑嘌呤片：（1）100mg；（2）50mg；（3）25mg；（4）75mg。

硫唑嘌呤注射剂：100mg。

环 孢 素 [药典(二)；国基；医保(甲)；医保(乙)]
Ciclosporin

【特殊说明】 警告：只有对全身免疫抑制治疗具有经验的医生才能开具环孢素处方。在用于器官移植时，只有对免疫抑制治疗和移植患者管理有经验的医生才能开具环孢素处方。接受药物治疗的移植患者应该在有充分医疗条件的医院进行治疗。负责维持治疗的医生应该有患者随访必要的完整信息。

环孢素是一种全身免疫抑制剂，可能使患者发生感染和发生肿瘤的风险增加。对于器官移植的患者，环孢素可以与其他免疫抑制剂联合使用。移植患者发生感染和淋巴瘤及其他肿瘤的风险增加可能是由于免疫抑制程度的升高所导致。

乳化型环孢素软胶囊以及口服溶液和非乳化型环孢素软胶囊以及口服溶液不具有生物等效性，在没有医生监测的情况下不能交换使用。如果采用相同的谷浓度，乳化型环孢素制剂中环孢素的暴露量高于后者。如果接受高剂量非乳化型环孢素治疗的患者转换服用环孢素时，要特别小心。

应该对服用环孢素的移植和类风湿关节炎患者的环孢素血液浓度进行监测，以避免由于高浓度导致的毒性反应。对移植患者应该进行剂量调节以减少由于低浓度导致的器官排斥反应。必须在详细了解所用检测方法的情况下，对已发表文献中环孢素的血液浓度与目前试验所获血液浓度进行比较。

对于银屑病患者 之前曾采用光化学疗法(PUVA)治疗的患者，其次是采用甲氨蝶呤或其他免疫抑制剂、中波紫外线(UVB)、煤焦油或放射性治疗的银屑病，患者在服用环孢素时，皮肤恶性肿瘤的发生风险会增加。

本品的活性成分环孢素，在推荐给药剂量下会导致高血压和肾毒性。该风险随着环孢素治疗剂量和疗程增加而升高。环孢素治疗有可能导致肾功能不全，包括肾脏结构性损害，因此在治疗期间必须监测肾功能。

【适应证】 （1）CDE 适应证 ①预防器官移植时异体移植物的排斥反应，包括肾、肝、心、肺、心肺联合和胰腺移植；治疗曾接受其他免疫抑制剂的患者所发生的移植物排斥反应。②预防骨髓移植排斥反应；预防和治疗移植物抗宿主病(GVHD)。③非移植性适应证：包括内源性葡萄膜炎、银屑病、异位性皮炎、类风湿关节炎、肾病综合征等。

（2）超说明书适应证 ①重症肌无力：口服，初始 100mg，每天 2 次；根据需要缓慢增加至 3～6mg/(kg·d)，分 2 次服用。②狼疮肾炎：初始剂量 4mg/(kg·d) 使用一个月(适当减少剂量如果谷浓度大于 200ng/ml)，每两周减少 0.5mg/kg 到维持剂量 2.5～3mg/(kg·d)。③严重的溃疡性结肠炎：静脉注射 2～4mg/(kg·d)，连续输注超过 24 小时，口服：2.3～3mg/kg，每 12 个小时。

【药理】 （1）药效学 本品是一种含 11 个氨基酸的环状多肽，为 T 淋巴细胞功能调节药，免疫抑制剂。它可特异性地抑制辅助性 T 淋巴细胞的活性；抑制 B 淋巴细胞的活性；能选择性抑制 T 淋巴细胞所分泌的白细胞介素-2、干扰素-γ，亦能抑制单核巨噬细胞所分泌的白细胞介素-1；在明显抑制宿主细胞免疫的同时，对体液免疫亦有抑制作用；能抑制体内抗移植物抗体的产生，因而具有抗排斥反应的作用；不影响吞噬细胞的功能，不产生明显的骨髓抑制作用。

（2）药动学 与给予非乳化型环孢素相比，本品可提高环孢素暴露(AUC_B)的剂量线性，具有更一致的吸收曲线，受食物共同服用和昼夜节律的影响较小，故不再需要考虑进餐的时间。与非乳化型环孢素给药后 1～6 小时血药浓度达峰相比，本品吸收更迅速，平均达峰时间提前 1 小时，平均血药峰浓度提高 59%，生物利用度平均提高 29%。分布大大超过血容量。在血液中，33%～47% 分布于血浆，4%～9%分布于淋巴细胞，5%～12%分布于粒细胞及 41%～58%分布于红细胞。在血浆中，约 90% 与蛋白质(主要为脂蛋白)结合。经广泛生物转化为大约 15 种代谢物。主要经胆汁消除，只有 6%口服给药剂量经尿排泄；尿中排泄的原型药物只有 0.1%。其终末半衰期具有很高的变异性，健康志愿者为 6.3 小时，严重肝病患者可延长至 20.4 小时。

【不良反应】 许多与环孢素治疗有关的不良反应呈

剂量依赖性、并在剂量降低后减退。

(1) 血液系统　常见（≥1/100，<1/10）：白细胞减少症。

(2) 代谢及营养　非常常见（≥1/10）：厌食。

(3) 神经系统　非常常见：震颤、头痛；常见：惊厥、感觉异常。

(4) 血管系统　非常常见：高血压；常见：潮红。

(5) 胃肠道　非常常见：恶心、呕吐、腹部不适、腹泻、牙龈增生；常见：消化性溃疡。

(6) 肝胆　常见：肝毒性。

(7) 皮肤和皮下组织　非常常见：多毛症；常见：痤疮、皮疹。

(8) 肾脏与泌尿系统　非常常见：肾功能障碍。

(9) 全身和用药部位反应　常见：发热，水肿。

【禁忌证】　(1) 对环孢素及其任何赋形剂过敏者禁用。

(2) 禁用于 3 岁以下儿童和 18 岁以下类风湿关节炎的患者。

(3) 环孢素不能与他克莫司同时服用。

(4) 肾功能异常、患高血压未得到控制或患有恶性肿瘤的类风湿关节炎患者、银屑病患者禁用。

【注意事项】　(1) 由于本品有肾损害，因此在治疗前应通过至少 2 次测定来确定可靠的血清肌酐基线水平，并在治疗的前 3 个月期间里每隔 2 周以及之后每月 1 次监测血清肌酐水平。若出现异常值时应降低给药剂量。

(2) 对于老年患者，应特别注意肾功能的监测。

(3) 本品可引起血清胆红素及肝酶呈剂量依赖性和可逆性升高。应密切监测肝功能，若出现异常应降低给药剂量。

(4) 测定全血环孢素浓度时，优先选用一种特异性单克隆抗体（测定母体药物），也可使用一种同样测定母体药物的 HPLC 方法。如果使用血浆或血清，应采用一种标准的分离方案（时间和温度）。对于肝移植患者的最初监测，应使用特异性单克隆抗体或采用特异性和非特异性单克隆抗体的平行测定以确保提供充分的免疫抑制剂量。但全血、血浆或血清中的环孢素浓度只是影响患者临床状况的众多因素之一，所以其结果只能与其他临床和实验室参数相结合用以指导给药剂量。

(5) 环孢素可增加发生淋巴瘤和其他恶性肿瘤、特别是皮肤癌的风险。考虑到皮肤恶性病变的潜在危险，应该提醒使用本品的患者，避免过度暴露在紫外线下。

(6) 治疗期间要定期监测血压，如果出现高血压，应进行适当的降压治疗。

(7) 使用本品偶见血脂轻微可逆性升高，建议在治疗前及治疗 1 个月后进行血脂测定。如果发现血脂升高，应考虑限制含脂肪食物或降低给药剂量。

(8) 环孢素可增加镁的清除。导致症状性低镁血症，特别是移植期间。因此建议在移植期间控制血清镁的水平，特别是在出现神经系统症状或体征时。如果认为必要，应补充镁。

(9) 在治疗有高尿酸血症的患者时要谨慎。

(10) 使用环孢素治疗期间可能降低疫苗接种的效果，应避免使用减毒活疫苗。

(11) 与其他免疫抑制药一样，环孢素可使患者易受各种细菌、真菌、寄生虫和病毒感染，并经常伴有条件致病菌。由于这可能导致严重或致命的结果，因此应采取有效的预防和治疗策略，特别是对长期应用多种免疫抑制剂治疗的患者。

(12) 老年人　老年患者使用环孢素治疗的经验有限，但按推荐的剂量用药后尚未报告有特殊的问题。在口服制剂的临床试验中，老年患者（≥65 岁）更容易出现收缩期高血压，且其血清肌酐水平在治疗后 3～4 个月更易发生比基线值高≥50%。通常一般应从给药剂量范围的底端开始给药。

(13) 儿童　儿童患者使用环孢素治疗的经验有限，几项试验中，患儿按体重所需要的和能耐受的非乳化型环孢素剂量要高于成人。除肾病综合征外，不建议患有其他非移植适应证的儿童患者使用本品。

(14) 妊娠　动物实验证明对大鼠和家兔有生殖毒性。正在使用免疫抑制剂治疗的怀孕移植受者早产的风险增加。由于没有足够的孕妇的数据，因此，怀孕期间不应使用环孢素，除非能证明对母体的利益大于对胎儿潜在的风险。

(15) 哺乳期　环孢素可排入母乳。因此正在接受环孢素治疗的哺乳期妇女不应授乳。

【药物相互作用】　(1) 本品与葡萄柚汁同时服用可增加本品的生物利用度。

(2) 与卡马西平、奥卡西平、苯巴比妥、苯妥英、萘夫西林、利福平、奥曲肽、奥利司他、噻氯匹定、磺吡酮、特比萘芬、波生坦、贯叶连翘提取物合用时可降低血中环孢素水平。

(3) 与大环内酯类抗生素（红霉素、阿奇霉素和克拉霉素）、抗真菌药（氟康唑、伊曲康唑、伏立康唑）、钙离子通道阻滞剂（地尔硫䓬、尼卡地平、维拉帕米）、糖皮质激素（甲泼尼龙）、甲氧氯普胺、口服避孕药、达那唑、别嘌醇、胺碘酮、溴隐亭、萘法唑酮、伊马替尼、秋水仙碱、HIV 蛋白酶抑制药(如茚地那韦、奈非那韦、利托那韦和沙奎那韦)合用时可增加血中环孢素水平。

(4)本品与氨基糖苷类抗生素、两性霉素 B、环丙沙星、万古霉素、非甾体抗炎药、H_2 受体拮抗药、甲氨蝶呤、纤维酸衍生物(如苯扎贝特、非诺贝特)、他克莫司合并用药会增加肾毒性发生的概率。

(5)与硝苯地平合并给药可增加牙龈增生的发生率。

(6)环孢素可能会使地高辛、秋水仙碱、泼尼松龙和 HMG-CoA 还原酶抑制药(他汀类药物)和阿利吉仑、瑞格列奈、NSAIDs、西罗莫司、依托泊苷等药物的清除率下降。

(7)类风湿关节炎患者在合用本品和 NSAIDs 时,应密切观察临床病情,严密监测血清肌酐浓度。本品与双氯芬酸合并用药可显著提高双氯芬酸的生物利用度,可能导致可逆性肾功能损害。

(8)环孢素不得与保钾利尿剂合用,以免出现高钾血症。患者使用保钾类药物(如血管紧张素转换酶抑制药、血管紧张素Ⅱ受体拮抗药)、含钾药物或富含钾的饮食,须慎用环孢素。当必须合用时,建议对钾浓度进行控制。

【给药说明】(1)口服给药　①本品软胶囊应整粒吞服,若日剂量不能精确均分为 2 次剂量,可早、晚给予不同剂量,必要时可改用本品口服液。②本品口服液可以用苹果汁或橘汁稀释后服用,但应避免频繁更换稀释液。③应保持始终如一的用药方案,如每日用药时间一致,餐前或餐后用药时间一致。

(2)静脉滴注　①本品应该缓慢滴注,滴注时间为 2~6 小时。②因存在过敏风险,仅在不能口服或胃肠吸收受损时方可静脉滴注方式给药。

(3)经眼给药　本品眼用乳剂使用前应摇匀。佩戴角膜接触者使用眼用乳剂前应将角膜接触镜取下,用药后 15 分钟可重新佩戴。眼用乳剂可与人工泪液联用,但两者的用药时间应间隔 15 分钟。

【用法与用量】　环孢素的一日总用量应分 2 次服用(早上和晚上)。

器官移植　治疗应于移植手术前 12 小时开始,按体重每日 10~15mg/kg,分两次给药。此用量应维持至术后 1~2 周。再根据血药浓度逐渐减量至按体重每日 2~6mg/kg,分两次口服。在肾移植的受者中,当接受低于按体重每日 3~4mg/kg 的较低剂量时,可因环孢素血浓度低于 50~100ng/ml,从而增加发生排斥反应的危险。当本品与其他免疫抑制剂合用时(如与皮质激素合用,作为三联或四联用药的一部分),开始用量为按体重每日 3~6mg/kg,分两次口服。

骨髓移植　移植前一天开始用药,最好采用静脉滴注。如果开始时即准备口服本品,则应于移植前一天给药,推荐用量为按体重每日 12.5~15mg/kg。维持剂量约为按体重每日 12.5mg/kg,应持续 3~6 个月(最好为 6 个月)。然后逐渐减量,直至移植后 1 年停药。胃肠道疾患可能减少药物吸收,该类患者需加大本品剂量或经静脉给药。环孢素的每日总用量应分两次口服(早上和晚上)。部分患者在停用环孢素后可能发生 GVHD,但通常对再次用药反应良好。此时,应给予 10~12.5mg/kg 的首次口服负荷剂量,然后每日服用以前适宜的维持剂量。治疗慢性轻度 GVHD 时,宜采用较小剂量的本品。

非器官移植适应证总论　应遵循下述一般原则:开始治疗前,应至少通过两次测定确定可靠的基线血清肌酐水平,并在治疗期间定期评估肾功能以便实时对剂量进行调整。口服是唯一可接受的给药途径(不能使用静脉输注浓缩液),每日剂量应分两次服用。除了可致视力丧失的内源性葡萄膜炎和患有肾病综合征的儿童患者外,每日总剂量不得超过 5mg/kg。维持治疗的最低有效且耐受性良好的剂量应依个体决定。在给定时间内没有显示出适当的疗效或者有效剂量不符合已确定的安全性指南,应停止本品治疗。在非移植性适应证患者中,暂无不经肠道给药的经验。

内源性葡萄膜炎　开始剂量为按体重每日 5mg/kg,分两次口服,直至炎症缓解和视力改善。疗效不显著者,其短期剂量可增至按体重每日 7mg/kg。如果单用环孢素不能有效地控制病情,可配合皮质激素全身给药(例如泼尼松按体重每日 0.2~0.6mg/kg)。若病情在 3 个月内仍无改善,则停用本品。为维持疗效,环孢素剂量应逐步减至最小有效量。在缓解期内,本品的剂量不应超过按体重每日 5mg/kg。

肾功能监测:若提高本品剂量,则应增加血清肌酐测定次数。若患者的血清肌酐值超过基线值的 30%,即使该值仍属正常范围,亦应将剂量降低 25%~50%。如果在 1 个月内,该肌酐值仍不降低,则停用本品。短时间肌酐值超过基线值 20%~30%,应反复测定以排除暂时性非肾源性血清肌酐增高的可能。若血压明显超过基线值,应给予降压治疗。若无法控制,则应停用。

皮肤病学适应证　银屑病剂量:为缓解病情,推荐的初始剂量为按体重每日 2.5mg/kg,分两次口服。若治疗 4 周后病情无改善,可逐步每月增加 0.5~1.0mg/kg,但不应超过按体重每日 5mg/kg。按体重每日 5mg/kg 的剂量使用 4 周后仍不能改善皮损应停药。

对某些需快速改善病情的病例，可将初始剂量调整至按体重每日 5mg/kg。为了维持疗效，各患者的剂量应分别调整至最小有效量，但不应超过按体重每日 5mg/kg。如果症状持续缓解 6 个月以上，应停用本品，尽管停药后复发可能增加。

异位性皮炎剂量：在成人和 16 岁以上的青年中，推荐剂量范围为按体重每日 2.5～5.0mg/kg，分两次口服。若采用按体重每日 2.5mg/kg 的初始剂量在 2 周内未获得满意疗效，则可迅速提高至按体重每日 5mg/kg 的最高剂量。在非常严重的病例中，可能需用按体重每日 5mg/kg 的初始剂量，才能迅速而有效地控制病情。长期应用环孢素治疗异位性皮炎的经验不多。故建议治疗用期最长不应超过 8 周。若采用按体重每日 5mg/kg 的剂量，在 1 个月内仍未获满意疗效者，则停用。

异位性皮炎和皮肤感染：对活动性单纯性疱疹感染，应先清理皮肤，然后再开始使用本品。若在使用本品期间发生上述情况，除非感染严重，否则不必停药。金黄色葡萄球菌皮肤感染并非本品的绝对禁忌证，但需给予适当的抗生素治疗。但不得口服红霉素，因为它能提高环孢素的血浓度。如果无其他抗生素代替红霉素，则必须对环孢素的血浓度、肾功能、不良反应的症状作密切监测。

类风湿关节炎 剂量：最初 6 周的推荐剂量为按体重每日 3mg/kg，分两次口服。若疗效不明显，剂量可逐渐增加至按体重每日 5mg/kg 的最高量。若调整剂量后，3 个月内疗效仍不显著，则停用本品。此外，必须根据各人的耐受程度，分别调整维持剂量至最低有效剂量。本品可以与小剂量皮质激素和（或）非甾体类抗炎药联合应用。

肾病综合征 剂量：为缓解症状，推荐剂量为：成人按体重每日 5mg/kg，儿童按体重每日 6mg/kg，分两次口服。对肾功能不全却又处于允许程度的患者，其初始剂量不应超过按体重每日 2.5mg/kg（成人血清肌酐超过 200μmol/L，儿童超过 140μmol/L 时，则禁用）。若单用的疗效不够满意，特别是对皮质激素耐受的患者，推荐本品与小剂量皮质激素联合应用。若 3 个月后，疗效仍不满意，则停用本品。患者所用剂量应根据疗效（蛋白尿）和安全性（主要根据血清肌酐）作个别调整。但成人不应超过按体重每日 5mg/kg，儿童不应超过按体重每日 6mg/kg。为维持疗效，剂量应逐渐减至最小有效量。

对肾功能不全却又处于允许程度的患者，其初始剂量不应超过按体重每日 2.5mg/kg，并给予严密的监测。

若成人血清肌酐超过 200μmol/L，儿童超过 140μmol/L 时，则禁用本品。

对原已有肾功能损害的肾病综合征患者，很难判断其肾组织的改变是否由本品所致。故应用本品超过一年的对皮质激素耐受的微小病变型肾病患者，应考虑作肾脏活检。

【制剂与规格】 环孢素滴眼液：（1）3ml:30mg；（2）0.4ml:0.2mg；（3）0.3ml:0.3mg。

环孢素口服溶液：50ml:5g。

环孢素软胶囊：（1）10mg；（2）25mg；（3）50mg；（4）100mg。

环孢素注射液：5ml:250mg。

环孢素胶囊：25mg。

吗替麦考酚酯 [药典(二)；国基；医保(乙)]
Mycophenolate Mofetil

【特殊说明】 会增加感染的易感性，可能促进淋巴瘤和其他肿瘤的发生。只有对免疫抑制治疗和对接受器官移植的患者有经验的专科医师才可以使用本品。

因具有致突变和致畸效应，具有生育能力的女性患者在开始使用本品治疗之前，须证实妊娠试验结果为阴性，并在开始使用本品前至停用本品后 6 周的期间采用避孕措施。在妊娠期间使用本品可能增加流产、先天性畸形等风险。

【适应证】 （1）CDE 适应证 本品与皮质类固醇以及环孢素或他克莫司同时应用，适用于治疗接受同种异体肾脏移植或者肝脏移植的患者中预防器官的排斥反应。此外，本品适用于 Ⅲ～Ⅴ型成人狼疮性肾炎患者的诱导期治疗和维持期治疗。

（2）国外适应证 与其他免疫抑制剂联合用于成人同种异体心脏移植受体器官排异反应的预防：1.5g，每 12 小时 1 次。

（3）超说明书适应证 ①肾病综合征：成人 1.5～2.0g/d，分 2 次服，3～6 个月后开始缓慢减量。维持剂量 0.5～0.75g/d，维持时间 1～2 年；儿童：20～30mg/(kg·d) 或 800～1200mg/(m²·d)，最大剂量 1g，每日 2 次，治疗时间 12～24 个月。②系统性红斑狼疮：1～2g/d，分 2 次口服。

【药理】 （1）药效学 吗替麦考酚酯（MMF）是麦考酚酸（MPA）的 2-乙基酯类衍生物。MPA 是高效、选择性、非竞争性、可逆性的次黄嘌呤单核苷酸脱氢酶（IMPDH）抑制剂，可抑制鸟嘌呤核苷酸的经典合成途径，抑制有丝分裂原和同种特异性刺激物引起的 T 和 B 淋巴细胞增殖,还可抑制 B 淋巴细胞产生抗体,抑制淋巴细胞和单核细胞糖蛋白的糖基化,因此可抑制白细胞进入炎症和移植物排斥反应的部位。MMF 不能抑制外周血单核细胞活化的早期反应,如白介素-1 和白介素-2 的产生等,但可以抑制这些早期反应所导致的 DNA 合成和增殖反应。

(2) 药动学 口服或静脉给药后,本品迅速并完全代谢为活性代谢产物 MPA,进一步代谢为无活性的 MPAG。

吸收:在 12 例健康志愿者中得出口服 MMF 的平均绝对生物利用度为 94%。在肾移植受者中多次给药至每天 3g 时,MPA 血浆浓度 AUC 表现为与剂量成比例的增高。肾移植受者,每次 1.5g,每日 2 次,食物对吸收的程度无影响。但食物使 MPA 的 C_{max} 降低 40%。

分布:在 12 例健康志愿者中静脉注射和口服 MMF 的平均(±标准差)表观分布容积分别为 3.6(±1.5)L/kg 和 4.0(±1.2)L/kg。97%的 MPA 与血浆白蛋白结合。在稳定期肾移植受者中 MPAG 正常浓度下,82%的 MPAG 与血浆白蛋白结合;但 MPAG 的浓度升高时(见于肾功能异常和肾移植术后移植物功能延迟的患者),因为 MPAG 和 MPA 竞争与白蛋白结合,MPA 与白蛋白的结合下降。血和血浆的放射性浓度的平均比值约为 0.6,说明了 MPA 和 MPAG 没有广泛分布到血液的细胞成分。体外研究表明,水杨酸(在人血白蛋白中 25mg/dl 时)和 MPAG(在血浆蛋白中≥460μg/ml 时)可以增加游离 MPA 的比例。在超过临床中能遇到的浓度时,环孢素、地高辛、萘普生、泼尼松、普萘洛尔、免疫抑制剂、茶碱、华法林均不增加游离 MPA 的比例。MPA 的浓度高达 100μg/ml 时对华法林、地高辛和普萘洛尔与蛋白结合无影响,但使茶碱的蛋白结合由 53%降低到 45%,使苯妥英钠的结合由 90%降低到 87%。

代谢:口服或静脉给药后 MMF 完全代谢为活性产物 MPA。MPA 主要通过葡萄糖醛酸转化酶形成酚化葡萄糖醛麦考酚酸(MPAG),后者无药理学活性。在体内,MPAG 通过肝肠循环被转化成 MPA。在服药后 6~12 小时后可观察到血浆 MPA 浓度的第二个峰值。同时服用考来烯胺(4g,每日 3 次),可以使 MPA 的 AUC 大约降低 40%(主要降低了 AUC 曲线的终末部分的药物浓度)。这个现象提示了肝肠循环提高了 MPA 的血浆浓度。肾功能不全患者的 MMF 的代谢物血浆浓度升高,MPA 提高 50% 和 MPAG 提高 3~6 倍。

清除:不足剂量的 1%以 MPA 形式从尿液中排出。口服放射标记的 MMF 后,服用剂量的 93%在尿中回收,6%在粪便中回收。约 87%的药量以 MPAG 的形式从尿液中排出。在临床应用的浓度下,MPA 和 MPAG 通常不能通过血液透析清除。但是 MPAG 的血浆浓度升高(>100μg/ml)时少量 MPAG 可通过血液透析清除。胆酸结合剂,如考来烯胺,通过影响药物的肝肠循环可以降低 MPA 的 AUC。MPA 的半衰期和血浆清除率的平均值(±标准差)在口服给药分别为 17.9(±6.5)小时和 193(±48)ml/min,在静脉给药分别为 16.6(±5.8)小时和 177(±31)ml/min。

【不良反应】 在预防急性器官排斥的关键临床试验中,共 1557 例患者接受本品治疗,其中 991 例患者被纳入到汇总肾脏移植研究 ICM1866、MYC022 和 MYC023 中,277 例患者被纳入到肝脏移植研究 MYC2646 中,以及 289 例患者被纳入到心脏移植研究 MYC1864 中。所有研究组的患者还接受环孢素和皮质类固醇治疗。腹泻、白细胞减少症、脓毒症以及呕吐是关键试验中与本品给药相关的最常见和(或)严重药物不良反应。还有证据表明特定类型感染的发生频率较高,例如,机会性感染等。

在预防肾脏移植排斥反应的 3 项关键试验中,接受每日 2g 本品治疗患者的安全性在总体上优于接受 3g 本品治疗的患者。使用本品治疗难治性肾脏移植排斥反应的患者安全性特征,与预防肾脏排斥反应的关键试验中观察到的特征相似,在该项试验中,使用的剂量为每日 3g。与接受静脉注射皮质类固醇药物治疗的患者相比,在接受本品治疗的患者中,报告频率较高的主要不良事件包括腹泻和白细胞减少症,其次为贫血、恶心、腹痛、脓毒症、呕吐及消化不良。

与本品静脉注射给药有关的不良反应特征与在口服给药中观察到的相似。药物不良反应汇总见表 17-1。

表 17-1 吗替麦考酚酯不良反应

药物不良反应 (MedDRA)系统器 官分类	肾脏移植(n=991)		肝脏移植(n=277)		心脏移植(n=289)	
	发生率(%)	频率	发生率(%)	频率	发生率(%)	频率
感染及侵染类						
各种细菌感染	39.9	十分常见	27.4	十分常见	19	十分常见

药物不良反应(MedDRA)系统器官分类	肾脏移植($n=991$)		肝脏移植($n=277$)		心脏移植($n=289$)	
	发生率(%)	频率	发生率(%)	频率	发生率(%)	频率
各种真菌感染	9.2	常见	10.1	十分常见	13.1	十分常见
各种病毒感染	16.3	十分常见	14.1	十分常见	31.1	十分常见
良性、恶性及性质不明的肿瘤(包括囊状和息肉状)						
良性皮肤肿瘤	4.4	常见	3.2	常见	8.3	常见
肿瘤	1.6	常见	2.2	常见	4.2	常见
皮肤癌	3.2	常见	0.7	偶见	8	常见
血液及淋巴系统						
贫血	20	十分常见	43	十分常见	45	十分常见
瘀斑	3.6	常见	8.7	常见	20.1	十分常见
白细胞增多症	7.6	常见	22.4	十分常见	42.6	十分常见
白细胞减少症	28.6	十分常见	45.8	十分常见	34.3	十分常见
全血细胞减少症	1	常见	3.2	常见	0.7	偶见
假性淋巴瘤	0.6	偶见	0.4	偶见	1	常见
血小板减少症	8.6	常见	38.3	十分常见	24.2	十分常见
代谢及营养类						
酸中毒	3.4	常见	6.5	常见	14.9	十分常见
高胆固醇血症	11	十分常见	4.7	常见	46	十分常见
高血糖症	9	常见	43.7	十分常见	48.4	十分常见
高钾血症	7.3	常见	22	十分常见	16.3	十分常见
高脂血症	7.6	常见	8.7	常见	13.8	十分常见
低钙血症	3.2	常见	30	十分常见	8	常见
低钾血症	7.8	常见	37.2	十分常见	32.5	十分常见
低镁血症	1.8	常见	39	十分常见	20.1	十分常见
低磷酸盐血症	10.8	十分常见	14.4	十分常见	8.7	常见
体重降低	1	常见	4.7	常见	6.2	常见
精神表现						
意识模糊状态	1.4	常见	17.3	十分常见	14.2	十分常见
抑郁	3.7	常见	17.3	十分常见	20.1	十分常见
失眠	8.4	常见	52.3	十分常见	43.3	十分常见
神经系统						
头晕	7.8	常见	16.2	十分常见	34.3	十分常见
头痛	14.8	十分常见	53.8	十分常见	58.5	十分常见
高张力	3.3	常见	7.6	常见	17.3	十分常见
感觉错乱	6.3	常见	15.2	十分常见	15.6	十分常见
嗜睡	2.6	常见	7.9	常见	12.8	十分常见

药物不良反应（MedDRA）系统器官分类	肾脏移植(n=991)		肝脏移植(n=277)		心脏移植(n=289)	
	发生率(%)	频率	发生率(%)	频率	发生率(%)	频率
震颤	9.2	常见	33.9	十分常见	26.3	十分常见
心脏						
心动过速	4.3	常见	22	十分常见	22.8	十分常见
血管与淋巴管						
高血压	27.5	十分常见	62.1	十分常见	78.9	十分常见
低血压	4.9	常见	18.4	十分常见	34.3	十分常见
静脉血栓形成*	4.4	常见	2.5	常见	2.4	常见
呼吸系统、胸及纵隔						
咳嗽	11.4	十分常见	15.9	十分常见	40.5	十分常见
呼吸困难	12.2	十分常见	31	十分常见	44.3	十分常见
胸腔积液	2.2	常见	34.3	十分常见	18	十分常见
胃肠系统						
腹痛	22.4	十分常见	62.5	十分常见	41.9	十分常见
结肠炎	1.6	常见	2.9	常见	2.8	常见
便秘	18	十分常见	37.9	十分常见	43.6	十分常见
食欲下降	4.7	常见	25.3	十分常见	14.2	十分常见
腹泻	30.4	十分常见	51.3	十分常见	52.6	十分常见
消化不良	13	十分常见	22.4	十分常见	22.1	十分常见
食管炎	4.9	常见	4.3	常见	9	常见
肠胃气胀	6.4	常见	18.8	十分常见	18	十分常见
胃炎	4.4	常见	4	常见	9.3	常见
胃肠出血	2.7	常见	8.3	常见	7.6	常见
胃肠溃疡	3.1	常见	4.7	常见	3.8	常见
肠梗阻	2.4	常见	3.6	常见	2.4	常见
恶心	18.4	十分常见	54.5	十分常见	56.1	十分常见
口腔黏膜炎	1.4	常见	1.4	常见	3.5	常见
呕吐	10.6	十分常见	32.9	十分常见	39.1	十分常见
肝胆系统						
血碱性磷酸酶升高	5.2	常见	5.4	常见	9.3	常见
血乳酸脱氢酶升高	5.8	常见	0.7	十分常见	23.5	十分常见
肝酶升高	5.6	常见	24.9	常见	17.3	十分常见
肝炎	2.2	常见	13	常见	0.3	十分常见
皮肤及皮下组织						
脱发	2.2	常见	2.2	常见	2.1	常见
皮疹	6.4	常见	17.7	十分常见	26	十分常见

续表

药物不良反应(MedDRA)系统器官分类	肾脏移植(*n*=991)		肝脏移植(*n*=277)		心脏移植(*n*=289)	
	发生率(%)	频率	发生率(%)	频率	发生率(%)	频率
肌肉骨骼及结缔组织						
关节痛	6.4	常见	6.1	常见	10	常见
肌无力	3	常见	4	十分常见	13.8	十分常见
肾脏及泌尿系统						
血肌酐升高	8.2	常见	19.9	十分常见	42.2	十分常见
血尿素升高	0.8	偶见	10.1	十分常见	36.7	十分常见
血尿	10	十分常见	5.1	常见	5.2	常见
全身及给药部位反应						
乏力	10.8	十分常见	35.4	十分常见	49.1	十分常见
寒战	2	常见	10.8	十分常见	13.5	十分常见
水肿	21	十分常见	48.4	十分常见	67.5	十分常见
疝气	4.5	常见	11.6	十分常见	12.1	十分常见
不适	2.4	常见	5.1	常见	9	常见
疼痛	9.8	常见	46.6	十分常见	42.2	十分常见
发热	18.6	十分常见	52.3	十分常见	56.4	十分常见

*静脉给药后报告的不良事件。

【禁忌证】 (1)禁用于对 MMF 或产品中其他成分有超敏反应的患者。静脉制剂禁用于对聚山梨酯 80 有超敏反应的患者。

(2) 禁用于孕妇,因其可能致突变和致畸。

(3) 禁用于未使用高效避孕方法的育龄期妇女。

(4) 禁用于哺乳期妇女。

【注意事项】 (1)禁止将本品注射液通过静脉快速注射或推注给药。

(2) 由于患者发生皮肤癌的危险性增加,应通过穿防护衣或含高防护因子的防晒霜来减少暴露于阳光和紫外线下。

(3) 使用本品治疗的患者中,有发生与 JC 病毒相关的进行性多灶性白质脑病(PML)病例报道,且部分病例为致死性病例,PML 通常表现为轻偏瘫、冷淡、意识模糊、认知障碍和共济失调。

在肾移植后使用本品治疗的患者中有 BK 病毒相关性肾病的报道,有确诊 BK 病毒相关性肾病迹象的患者应考虑降低其免疫抑制剂的用量。

(4) 如果出现中性粒细胞减少症,应中断本品给药,或降低剂量并密切观察。

(5) 在接受本品联合其他免疫抑制剂治疗的患者中,

有报道发生单纯红细胞再生障碍(PRCA),其机制尚不清楚。在一些病例中,随着本品剂量的减小或中止,PRCA 是可逆的。然而,对于移植受者,降低免疫抑制作用可能使移植物遭受排斥风险增大。

(6) 应告知接受本品治疗的患者,在出现任何感染症状、意外瘀肿、出血、其他骨髓抑制或胃肠道症状时应立即报告。

(7) 患者在治疗期间以及本品停药后至少 6 周内不应献血。

(8) 患者应被告知在本品治疗中进行疫苗接种可能效果欠佳。而且应当避免使用减毒活疫苗。流感疫苗接种是有益的。

(9) 应避免用于有罕见的次黄嘌呤-鸟嘌呤磷酸核糖转移酶(HGPRT)遗传缺陷的患者,如莱-尼综合征和 Kelley-Seegmiller 综合征。

(10) 当转换联合治疗时(例如,从环孢素转换为他克莫司),或者为了确保高免疫风险患者(例如,排斥风险,抗生素治疗,新增或移除相互作用药物)获得充分的免疫抑制时,可能需要对 MPA 进行治疗药物监测。

(11) 不推荐本品和硫唑嘌呤联合使用,因为两者都可能引起骨髓抑制,联合给药没有进行临床研究。

(12)与年轻人相比，老年患者发生不良事件的风险更高，例如某些感染(包括巨细胞病毒组织侵袭性疾病)，和可能的胃肠道出血和肺水肿。

(13)口服混悬液含有阿司帕坦，可产生苯基丙氨酸(每5ml口服混悬液2.78mg)。因此，苯丙酮尿症的患者应慎用本品口服混悬液。

(14)男性患者在治疗期间以及停用后90天内使用避孕套进行避孕且不得捐精。

(15)对驾驶和机器操作能力的影响 可对驾驶和机器操作能力产生中度影响。如果治疗期间出现嗜睡、意识模糊、头晕、震颤或低血压等药物不良反应，应建议患者在驾驶或操作机器时慎用本品。

(16)实验室检验 在治疗的第一个月，应每周完成一次全血细胞计数，在治疗的第二个月和第三个月内，应每月完成两次检验，然后至一年时每月完成一次检验。

【药物相互作用】 阿昔洛韦：同时服用本品和阿昔洛韦，MPAG和阿昔洛韦的血浆浓度均较单独用药时有所升高。

抗酸药和质子泵抑制剂(PPI)：同时服用本品和抗酸药(如氢氧化镁和氢氧化铝)或PPI(包括兰索拉唑和泮托拉唑)时，可以观察到MPA暴露量降低。但对比同时服用PPI的患者和未同时服用PPI的患者，其移植排斥率或移植物丢失率无显著差异。

考来烯胺：正常健康受试者，预先服用考来烯胺4天，每次4g，每日3次，单剂给药本品1.5g，MPA的AUC下降约40%。本品与影响肝肠循环的药物合用时需慎重。

环孢素：合并使用本品和环孢素A，因为环孢素A干扰MPA的肝肠循环，可将MPA降低30%~50%。相反地，患者从环孢素A转为不干扰MPA肝肠循环的免疫抑制剂时，预期MPA的暴露量会发生变化。

合用可抑制MPA葡萄糖苷酸化的药物如艾沙康唑时，可能会增加MPA暴露量，MPA的$AUC_{0~\infty}$增加35%。

与替米沙坦联用，可使MPA的浓度降低大约30%。

与更昔洛韦、缬更昔洛韦联合给药将导致MPAG和更昔洛韦浓度的增加。

利福平：经过剂量校正以后，在单心肺移植的患者合并利福平给药时观察到MPA的暴露($AUC_{0~12h}$)下降了70%。因此建议在合并使用此药的时候，对MPA的暴露水平进行监测，并相应地调整本品的剂量。

抗生素如氨基糖苷、头孢菌素、氟喹诺酮和青霉素类可能会干扰MPAG/MPA肠肝循环，进一步导致MPA全身暴露减少。

在成人和儿童患者中，合并使用司维拉姆和本品可以使MPA的C_{max}和$AUC_{0~12}$分别降低30%和25%。应在服用本品后2小时应用司维拉姆和其他钙游离磷酸盐结合剂，从而将其对MPA吸收的影响降至最低。

【给药说明】 食物对麦考酚酸(MPA)AUC无影响，但使MPA C_{max}下降40%。因此推荐本品空腹服用。但是对稳定的肾脏移植受者，如果需要本品可以和食物同服。

【用法与用量】 (1)肾脏移植 成人推荐口服剂量为每次1g，每日2次。

(2)肝脏移植 成人推荐口服剂量为每次0.5~1g，每日2次。

(3)狼疮性肾炎患者 ①诱导期治疗：成人推荐剂量为每日1.5~2g，分两次口服给药。本品通常应与皮质类固醇联合使用；②维持期治疗：成人推荐剂量为每日0.5~1.5g，分两次口服给药。

肝功能异常的患者 伴有严重肝实质病变的肾脏移植受者不需要做剂量调整。其他原因的肝脏疾病是否需要做剂量调整不清楚。对伴有严重肝实质病变的心脏移植受者和狼疮性肾炎患者尚无数据。

严重慢性肾功能损害的肾移植受者 对于有严重慢性肾功能损害[肾小球滤过率<25ml/(min·1.73m²)]的肾移植受者，在渡过了术后早期后，应避免使用大于每次1g，每日2次的剂量。而且这些患者需要严密观察。肾移植后移植物功能延迟恢复的患者，无需调整剂量。

严重慢性肾功能不全的患者同时接受心脏或肝脏移植的资料暂缺。如果潜在的益处大于潜在的危害，该类患者可以使用本品。

目前对于GFR<30ml/min的狼疮性肾炎患者的数据尚不充分，如需使用本品，建议进行治疗药物浓度监测。

如果出现中性粒细胞减少(绝对中性粒细胞计数<1.3×10⁹/L)，本品应暂停或减量，进行相应的诊断性检查和适当的治疗。

老年患者 合适的肾脏移植受者推荐剂量为每日1g，每日2次，肝脏移植受者为每日0.5~1g，每日2次。狼疮性肾炎老年患者使用本品的数据尚不充分，暂无推荐剂量。

儿童患者 根据肾脏移植后儿童的药代动力学和安全性数据，推荐剂量是吗替麦考酚酯口服每次600mg/m²，每日2次(最大至每次1g，每日2次)。

在接受心脏或肝脏同种异体移植的儿童患者的安全性和有效性尚未确定。

目前狼疮性肾炎儿童患者的安全性和有效性尚不充

分。不推荐儿童使用。

【制剂与规格】 吗替麦考酚酯片剂：(1)250mg；(2)500mg。

注射用吗替麦考酚酯：500mg。

吗替麦考酚酯胶囊剂：250mg。

吗替麦考酚酯干混悬剂：500mg。

他克莫司^[医保(乙)]

Tacrolimus

【特殊说明】 免疫抑制可能导致感染易感性增加和淋巴瘤的发生。

【适应证】 (1)CDE 适应证　预防肾脏或肝脏移植术后的移植物排斥反应。治疗肝脏或肾脏移植术后应用其他免疫抑制药物无法控制的移植物排斥反应。

(2)国外适应证　预防心脏移植术后的移植物排斥反应(与硫唑嘌呤或吗替麦考酚酯联用)：口服初始剂量应为按体重每日 0.075mg/kg，分两次口服。

(3)超说明书适应证　①原发性肾病综合征：口服初始剂量应为按体重每日 0.05mg/kg 或 0.1mg/kg，分两次口服，维持 1～2 年。②狼疮性肾炎的诱导治疗：单药治疗，口服初始剂量应为按体重每日 0.04～0.05mg/kg，每日 2 次，服用 6 个月。联合用药，对于体重大于 50kg 的患者，口服 2mg/d，每日 2 次，同时联用吗替麦考酚酯，服用 6 个月；对于体重小于等于 50kg 的患者，口服 1.5mg/d，每日 2 次，同时联用吗替麦考酚酯，服用 6 个月。

【药理】 (1)药效学　他克莫司是大环内酯类强效免疫抑制药。抑制造成移植物排斥反应的细胞毒淋巴细胞的形成。抑制 T 细胞活化及 Th 细胞依赖型 B 细胞的增殖以及抑制淋巴细胞因子的生成如白细胞介素-2、白细胞介素-3 和干扰素γ，以及白细胞介素-2 受体的表达。在分子水平，他克莫司的作用是由细胞质内与之结合的蛋白 FKBP12 介导。FKBP12 使他克莫司进入细胞内，并形成复合物，该复合物竞争性与钙调素特异性结合并抑制钙调素，后者介导 T 细胞内钙依赖性抑制性信号传递系统，从而阻止一系列淋巴因子基因转录。

(2)药动学　口服吸收不完全，个体差异大。生物利用度 15%～20%，在肝脏移植患者中平均生物利用度约为 21.8%，肾移植患者约为 20.1%。空腹吸收速率和程度最大，当进食中等程度的脂肪食物后再给药，口服生物利用度下降，AUC(全血为 27%，血浆为 35%)和 C_{max}(全血为 50%，血浆为 57%)降低，t_{max}增加(全血和血浆均为 173%)。肾移植患者单次口服 0.10mg/kg、0.15mg/kg 和

0.20mg/kg 的他克莫司，血中最高浓度分别为 19.2ng/ml、24.2ng/ml、47.9ng/ml。血浆蛋白结合率约 99%，血药浓度达峰时间约 1～3 小时。胆汁不会影响他克莫司的吸收。他克莫司半衰期长，差异大，清除率低。在健康受试者全血半衰期($t_{1/2}$)约为 43 小时，成人和儿童肝移植患者平均半衰期分别为 11.7 小时和 12.4 小时，成人肾移植患者为 15.6 小时。他克莫司由肝脏代谢清除，口服或静脉给药后仅有低于 1% 的他克莫司原型在尿中出现。他克莫司能透过胎盘，可通过分泌进入乳汁。

【不良反应】 **心血管**　常见：缺血性冠状动脉疾病、心动过速。

血液系统　常见：贫血、血小板减少症、白细胞减少症、红细胞分析异常、白细胞增多。

神经系统　很常见：头痛、震颤。常见：癫痫发作、意识障碍、外周神经病、头晕、感觉异常和感觉迟钝、书写障碍。

视觉　常见：眼睛不适、视物模糊、畏光。

听觉，前庭及特殊感官　常见：耳鸣。

呼吸系统　常见：实质性肺疾病、呼吸困难、胸腔积液、咳嗽、咽炎、鼻充血和炎症。

胃肠　很常见：腹泻、恶心。常见：胃肠道症状和体征、呕吐、胃肠道和腹部疼痛、胃肠系统炎症、胃肠出血、胃肠溃疡及穿孔、腹水、口腔炎和溃疡、便秘、消化不良症状和体征、胃胀和气胀、便溏。

尿路　很常见：肾脏损害。常见：肾衰竭、急性肾衰竭、中毒性肾病、肾小管坏死、泌尿系统疾病、少尿、膀胱和尿道症状。

皮肤及皮肤附件　常见：皮疹、瘙痒、脱发、痤疮、多汗。

肌肉骨骼　常见：关节痛、背痛、肌肉痉挛、肢体疼痛。

代谢及营养　很常见：糖尿病、高血糖、高钾血症。常见：代谢性酸中毒、其他电解质异常、低钠血症、体液过多、高尿酸血症、低镁血症、低钾血症、低钙血症、食欲下降、高胆固醇血症、高脂血症、高甘油三酯血症、低磷酸血症。

免疫疾病及感染　很常见：如同其他免疫抑制剂，患者使用本品后不断地增加感染(病毒、细菌、真菌和原虫)的风险。已有的感染性疾病可能还会加重，既有全身感染也有局部感染。在使用包括本品在内的免疫抑制剂患者中，已报道有与 BK 病毒有关的肾病，以及 JC 病毒有关的进行性多病灶脑白质病。

肿瘤　接受免疫抑制剂治疗的病人其发展为恶性肿

瘤的风险增加。已报道与他克莫司治疗相关的良性和恶性肿瘤包括 EBV 相关的淋巴组织增生性疾病和皮肤恶性肿瘤。

血管，出血及凝血　很常见：高血压。常见：血栓及缺血性事件、血管低血压疾病、出血、周围血管异常。

全身表现　常见：发热、疼痛和不适、无力、水肿、体温感觉障碍。

肝胆　常见：胆道疾病、肝细胞损伤及肝炎、胆汁淤积及黄疸。

精神表现　很常见：失眠。常见：意识混乱和定向障碍、抑郁、焦虑症状、幻觉、精神障碍、情绪低落、心境障碍和混乱、梦魇。

其他　调查研究：很常见：肝功能检查异常。常见：血液碱性磷酸酶升高、体重增加。

【禁忌证】　对他克莫司或其他大环内酯类药物过敏者、对胶囊中其他成分过敏者禁用。

【注意事项】　(1)应由有免疫治疗经验及对器官移植患者有管理经验的医师调整剂量。

(2)本品口服胶囊中含有乳糖，应特别注意患有伴乳糖不耐症、乳糖酵素缺乏症或葡萄糖-半乳糖吸收障碍等罕见遗传病的患者。

(3)患者应维持他克莫司单一剂型及相应的日给药方案，防止因用药错误导致的用量不足或过量引起的副作用。

(4)他克莫司能降低激素类避孕药的清除率，导致激素暴露增加，因此在选择避孕措施时需特别注意。

(5)口服过量者，在服药后短时间内洗胃及使用吸附剂(如活性炭)可能有帮助，但不能由血液透析清除。

(6)不良反应相关　①在移植术后初期，对下列参数应作常规监测：血压、心电图、神经和视力、血糖、血钾及其他电解质浓度、肝功能和肾功能检查、血液学参数、凝血值、血浆蛋白。若上述参数发生了有临床意义的变化，应重新调整本品的剂量。②腹泻能显著改变血液中他克莫司的浓度，在腹泻阶段要进行血药监测。③他克莫司注射液中含有蓖麻油衍生物，少数患者(0.6%)在使用时发生过敏反应。因此，应至少在开始输注前 30 分钟内进行连续观察，之后应频繁观察。如发生过敏症状或体征，应停止输注。床旁应备有肾上腺素注射液和氧气源。④患皮肤癌风险增加的患者平常应穿着防护性衣物，使用保护系数高的防晒油，以限制阳光和紫外线暴露。

(7)他克莫司可引起视觉和神经紊乱。如与酒精合用，该作用可被加强。因此服用本品的患者不应驾车和操作危险机械。

(8)妊娠　试验数据表明，他克莫司可能穿透入胎盘。只有当对母亲的潜在受益大于对胎儿的潜在危险时，才可以在妊娠期间使用本品。

(9)哺乳期　人体试验数据表明，他克莫司能分泌入乳汁中。因对新生儿的危害性不能排除，服用本品的妇女要停止哺乳。

【药物相互作用】　(1)与甲泼尼龙合用，可以降低或升高他克莫司的血药浓度。

(2)与环孢素同时给药时，他克莫司增加环孢素的半衰期，出现协同或累加的肾毒性。故不推荐他克莫司和环孢素联合应用，且患者由原来环孢素转换为本品时应特别注意。

(3)本品与经肝药酶 CYP3A4 代谢的药物如氟康唑、伊曲康唑、伏立康唑、红霉素、HIV 蛋白酶抑制剂(如利托那韦)发生较强的相互作用，对他克莫司血药浓度进行监测，并适当调整他克莫司剂量。与克霉唑、克拉霉素、交沙霉素、硝苯地平、尼卡地平、地尔硫草、维拉帕米、达那唑、炔雌醇、奥美拉唑、奈法唑酮发生较弱的相互作用。葡萄柚汁能增加他克莫司的血药深度，应避免同时服用。与肝药酶 CYP3A4 诱导剂如利福平、苯妥英钠或贯叶连翘发生较强的相互作用，几乎所有患者可能都需要增加他克莫司的剂量。与巴比妥类(如苯巴比妥)发生有临床意义的相互作用。

(4)本品与血浆蛋白广泛结合。因此可能与血浆蛋白结合率高的药物有相互作用(如口服抗凝剂，口服抗糖尿病药等)。

(5)使用本品时，疫苗的效能会减弱或无效，应避免使用减毒活疫苗。

(6)本品与已知有肾毒性的药物联合应用时应注意，如氨基糖苷类、两性霉素 B、旋转酶抑制药、万古霉素、复方磺胺甲噁唑和非甾体类抗炎药。

(7)本品可增强有潜在神经毒性的化合物(如阿昔洛韦或更昔洛韦)的神经毒性。

(8)本品可能导致高血钾或加重原有的高钾血症，应避免摄入大量钾或服用保钾利尿药(如阿米洛利、氨苯蝶啶及螺内酯)。

【给药说明】　(1)应空腹或至少在饭前 1 小时或饭后 2～3 小时服药。胶囊从泡罩包装取出后应立即用水送服。

(2)他克莫司与 PVC 不相容。用于他克莫司内容物混悬液制备和给药的导管、注射器和其他设备不能含有 PVC。

【用法与用量】　(1)口服一般情况下，他克莫司在肝移植中的起始剂量低于肾移植。成人：肝移植起始剂量为按体重每日 0.1～0.2mg/kg，分两次口服(如早晨和晚上)，给药间隔为 12 小时，术后 6 小时开始用药；肾移植起始剂量为按每日 0.15～0.3mg/kg，分两次口服(如早晨和晚上)，给药间隔为 12 小时，术后 24 小时内开始用药。为达到最大口服吸收率。建议空腹，或餐前 1 小时或餐后 2～3 小时用水送服。如必要可将胶囊内容物悬浮于水，经鼻饲管给药。因本品与 PVC 不相容，用于制备、给药的导管、注射器和其他设备不能含有 PVC。

(2)静脉滴注：若患者不能口服或胃肠内给药才考虑静脉用药，24 小时持续静脉滴注。首剂总量：肝移植为每日 0.01～0.05mg/kg，肾脏移植患者为每日 0.05～0.1mg/kg，根据血药浓度调整剂量。首次剂量于移植后 24 小时内给予。应持续使用以维持移植物的存活，但剂量常可减少，主要依据临床上对排斥的估计和患者的耐受性来调整。但应尽早(一般 2～3 日内)转为口服给药。从静脉转口服时，首次口服剂量应在停止静脉用药后 8～12 小时给予。

(3)他克莫司属于治疗窗狭窄的药物，因此，移植术后应监测全血谷浓度。口服给药时，应在给药后约 12 小时即在下次给药前测定谷浓度。目前最常用的目标全血谷浓度为 5～20ng/ml。①肝移植后第 1 个月内，目标全血谷浓度为 10～15ng/ml；第 2、3 个月，目标浓度为 7～11ng/ml；3 个月以后，目标浓度为 5～8ng/ml 并维持。②肾移植术后 1 个月内目标全血谷浓度为 6～15ng/ml，第 2、3 个月，目标浓度为 8～15ng/ml；第 4～6 个月为 7～12ng/ml，6 个月后为 5～10ng/ml 并维持。国外不同移植中心在移植后早期和维持治疗期的目标谷浓度略有不同。

肝损伤 对于严重肝损伤患者可能需要降低剂量以维持全血谷浓度在推荐的目标范围内。

肾损伤 他克莫司药代动力学不受肾功能影响，因此不需要调整剂量。然而由于他克莫司潜在的肾毒性，推荐对肾功能进行严密监测(包括连续的血肌酐浓度、肌酐清除率计算和尿量监测)。

儿童 对于儿童患者，通常需用成人推荐剂量的 1.5～2 倍才能达到与成人相同的血药浓度。对于肝肾移植的儿童服用剂量为按体重计算一日 0.3mg/kg，如不能口服给药，则应给予持续 24 小时静脉滴注。有证据表明，丙型肝炎患儿平均所需他克莫司剂量，为无丙型肝炎患儿的 1/3。

【制剂与规格】 他克莫司胶囊：(1)0.5mg；(2)1mg；(3)5mg。

他克莫司软膏：(1)0.03%(10g:3mg)；(2)0.1%(10g:10mg)。

他克莫司缓释胶囊：(1)0.5mg；(2)1mg；(3)5mg。

他克莫司注射液：1ml:5mg。

他克莫司滴眼液：0.1%(5ml:5mg)。

他克莫司颗粒：(1)0.2mg；(2)1mg。

巴利昔单抗^[医保(乙)]
Basiliximab

【适应证】 (1)CDE 适应证 预防肾移植术后的早期急性器官排斥。

通常与环孢素和皮质类固醇激素为基础的二联免疫抑制剂治疗方案(成人和儿童)或长期的环孢素、皮质类固醇激素和硫唑嘌呤/吗替麦考酚酯为基础的三联免疫抑制剂治疗方案(仅成人)联合使用。

(2)超说明书适应证 预防肝移植排斥反应(成人和儿童)。

【药理】 (1)药效学 巴利昔单抗是一种鼠/人嵌合的单克隆抗体($IgG_{1\kappa}$)。它能定向拮抗白介素-2(IL-2)的受体α链(CD25 抗原)，CD25 抗原在机体对外来抗原刺激的反应中，表达于 T 淋巴细胞表面。激活的 T 淋巴细胞对 IL-2 具极高的亲和力，巴利昔单抗则能特异地与激活的 T 淋巴细胞上的 CD25 抗原高亲和性(K_D 值为 0.1nM)地结合，从而阻断 IL-2 与 IL-2 受体结合，亦即阻断了 T 细胞增殖信息的传导。

当血清巴利昔单抗浓度维持在 0.2μg/ml(ELISA 法)以上时，就能完全并稳定地阻断循环中 T 淋巴细胞表面的 IL-2 受体。

当血清巴利昔单抗浓度低于 0.2μg/ml 时，CD25 抗原的表达约在 1～2 周内回复到治疗前水平。本品不会造成骨髓抑制。

(2)药动学 成人：已在成人肾移植患者中进行了单剂量和多剂量的药代动力学研究，其累积剂量为 15～150mg。

吸收：在静脉注射巴利昔单抗 20mg 后的 30 分钟内，其血清的峰值浓度为(7.1±5.1)mg/L，在单次剂量不断增加至最高 60mg 的过程中，峰浓度(C_{max})和浓度-时间曲线下面积(AUC)的增加与剂量成正比。

分布：巴利昔单抗的稳态分布容积为(8.6±4.1)L。其向人体各部位分布的范围和程度尚未全面研究。应用人体组织进行的体外研究显示，巴利昔单抗仅与淋巴细胞以及巨噬细胞/单核细胞结合。临床上未发现成年患者的体重或性别对其分布容积或清除的影响。

清除：终末半衰期为(7.2±3.2)天，总人体清除率为

(41±19)ml/h。清除半衰期不受年龄(20～69 岁)、性别和种族的影响。

儿童：婴儿和儿童(年龄 1～11 岁，*n*=25)的稳态分布容积为(4.8±2.1)L，半衰期为(9.5±4.5)天，清除率为(17±6)ml/h。分布容积和清除率均约为成人肾移植患者的 50%。青少年(年龄 12～16 岁，*n*=14)的稳态分布容积为(7.8±5.1)L，半衰期为(9.1±3.9)天，清除率为(31±19)ml/h。在青少年患者中的药代动力学参数与成年患者相似。

【不良反应】　心血管　成人和儿童　十分常见(>20%)：高血压。

代谢及营养　成人　十分常见(>20%)：高钾血症、高胆固醇血症、体重增加、低磷血症。

上市后自发报告：低血钾、糖尿病。

呼吸系统　成人　十分常见(>20%)：上呼吸道感染。

儿童　十分常见(>20%)：上呼吸道感染、鼻炎。

尿路　成人　十分常见(>20%)：泌尿道感染、血肌酐增高。

儿童　十分常见(>20%)：泌尿道感染。

上市后自发报告：白蛋白尿。

免疫及感染　不常见(<2%)：人抗鼠抗体反应。

上市后自发报告：过敏(样)反应，如皮疹、荨麻疹、瘙痒、喷嚏、哮鸣、支气管痉挛、呼吸困难、肺水肿、心力衰竭、低血压、心动过速、呼吸衰竭、毛细血管渗漏综合征。

神经系统　成人　十分常见(>20%)：头痛。

胃肠　成人　十分常见(>20%)：便秘、恶心、腹泻。

儿童　十分常见(>20%)：便秘。

血液系统　成人　十分常见(>20%)：贫血。

儿童　十分常见(>20%)：败血症。

上市后自发报告：白细胞减少、血小板减少。

皮肤及皮肤附件　儿童　十分常见(>20%)：多毛症。

其他　成人　十分常见(>20%)：疼痛、外周性水肿、术后伤口并发症。

儿童　十分常见(>20%)：发热、病毒感染。

上市后自发报告：细胞因子释放综合征。

【禁忌证】　对巴利昔单抗或处方中其他任何成分过敏者均禁用。

【注意事项】　①过敏反应：在首次及再次使用巴利昔单抗后可出现严重急性过敏反应(在 24 小时内出现)。必须立即停用巴利昔单抗并且不能再次使用。如果患者以前使用过巴利昔单抗，当再次使用本品进行治疗时需

谨慎。②肿瘤和感染：器官移植后，患者接受免疫抑制治疗，会增加患淋巴细胞增殖性疾病(LPD)(如，淋巴瘤)和机会性感染(如，巨细胞病毒)的风险。

妊娠　本品是一种免疫球蛋白 G($IgG_{1\kappa}$)抗体，可通过胎盘排出。故妊娠妇女不应使用本品，除非本品对母亲的预期益处超过对胎儿的潜在危险。育龄妇女须采用足够的避孕措施，且须持续至最后一剂巴利昔单抗后 4 个月。

哺乳期　尚无关于巴利昔单抗经动物或人乳汁分泌的资料。根据本品为 IgG_1 的特性，推断其可经乳汁分泌。故应避免进行母乳喂养直至最后一剂巴利昔单抗 4 个月后。

其他　预防接种：尚无有关活疫苗和灭活疫苗接种对接受巴利昔单抗患者的影响或活疫苗接种感染传播的数据资料。建议免疫抑制患者不要接受活疫苗免疫接种。可以接受灭活疫苗免疫接种，免疫应答可能与免疫抑制程度相关。

【药物相互作用】　(1)本品与硫唑嘌呤加环孢素微乳化剂及皮质类固醇激素合用，巴利昔单抗总清除率平均减少 22%。

(2)本品与吗替麦考酚酯加环孢素微乳化剂及皮质类固醇激素合用，巴利昔单抗总清除率平均减少 51%。

(3)使用本品不影响随后继续使用其他鼠抗淋巴细胞抗体制剂的治疗。

【给药说明】　(1)给药方式　本品配制后，可一次性静脉注射，亦可在 20～30 分钟内作静脉滴注。

(2)注射液配制　本品每 10mg 用注射用水 2.5ml 溶解，再用 0.9%氯化钠注射液或 5%葡萄糖注射液稀释至 25ml 或以上(10mg)或稀释至 50ml 或以上(20mg)。通常应使用单独的输液系统给药。配制好的药液应立即使用(可在 2～8℃条件下保存不超过 24 小时或在室温下保存 4 小时)。

【用法与用量】　成人　标准总剂量为 40mg，分两次给予，每次 20mg。首次 20mg 应于移植术前 2 小时内给予，第二次 20mg 应于移植术后 4 天给予。如果术后出现对巴利昔单抗严重的高敏反应或移植物丢失，则应停止第二次给药。

儿童　1～17 岁儿童和青少年的使用剂量如下。

(1)体重<35kg　推荐总剂量为 20mg，分两次给予，每次 10mg。

(2)体重≥35kg　推荐剂量与成人相同，即总剂量为 40mg，分两次给予，每次 20mg。

首次应于移植手术前 2 小时内给予，第二次应于移

植术后 4 天给予。如果术后出现对巴利昔单抗严重的高敏反应或移植物丢失，则应停止第二次用药。

【制剂与规格】 巴利昔单抗：(1)10mg；(2)20mg。

甲 泼 尼 龙 [国基；医保(甲)]
Methylprednisolone

【适应证】 (1)CDE 适应证　用于：①非内分泌失调症，包括器官移植、风湿性疾病、结缔组织疾病(免疫复合物疾病)、皮肤疾病、过敏性疾病、眼部疾病、呼吸道疾病、血液病、肿瘤、神经系统疾病、胃肠道疾病和水肿状态等；②与适当的抗结核治疗合用，用于伴有蛛网膜下腔结核性脑膜炎、累及神经或心肌的旋毛虫病；③内分泌失调疾病，包括原发或继发性肾上腺皮质不全、先天性肾上腺增生、非化脓性甲状腺炎、肿瘤引起的高钙血症等。

(2)超说明书适应证　①乳腺癌；②预防拔管后喉头水肿；③视神经脊髓炎；④重症肌无力。

【药理】 (1)药效学　本品是一种合成的中效糖皮质激素，其高浓度的溶液特别适合治疗一些需要强效并具有快速激素作用的病变。具有强力抗炎、免疫抑制及抗过敏活性。它能扩散透过细胞膜，并与胞质内特异的受体相结合，进入细胞核内，与 DNA(染色体)结合，启动 mRNA 的转录，继而合成各种酶蛋白，并依靠这些酶来发挥其多种全身作用。糖皮质激素不仅影响炎症及免疫过程，亦影响糖类、蛋白质及脂肪代谢，对心血管系统、骨骼肌肉系统及中枢神经系统也有作用。4mg 的甲泼尼龙的糖皮质激素作用(抗炎作用)与 20mg 氢化可的松，5mg 泼尼松龙相同。甲泼尼龙仅有很低的盐皮质激素作用(200mg 甲泼尼龙等价于 1mg 去氧皮质酮)。

(2)药动学　甲泼尼龙的药代动力学呈线性，不受给药途径的影响。在体内，甲泼尼龙琥珀酸钠由胆碱酯酶迅速地水解为游离的甲泼尼龙，与白蛋白及可的松转运蛋白形成弱的、可解离的结合，结合型甲泼尼龙为 40%～90%。以 20 分钟静脉输注本品 30mg/kg 或以 30～60 分钟静脉输注 1g，约 15 分钟后血浆峰浓度接近 20μg/ml。静脉注射本品 40mg 后 25 分钟可测得血浓度峰值为 42～47μg/100ml。肌内注射 40mg 约 120 分钟后可测得血浓度峰值为 34μg/100ml。肌内注射的血浆峰浓度低于静脉注射，但肌内注射后血浆药物水平持续时间较长。本品生物半衰期为 12～36 小时，经肝脏代谢，主要代谢产物为 20-羟基甲泼尼龙和 20-羟基-6-甲泼尼龙，这些代谢产物以葡萄糖醛酸盐、硫酸盐和非结合型化合物的形式随尿液排出。

【不良反应】 (1)体液与电解质紊乱　钠潴留、体液潴留、充血性心力衰竭、低钾性碱中毒和高血压等。

(2)肌肉骨骼系统　肌无力、类固醇性肌病、骨质疏松、压迫性脊椎骨折、无菌性坏死和病理性骨折等。

(3)消化系统　消化道溃疡、消化道出血、胰腺炎、食管炎和肠穿孔等。

(4)皮肤　妨碍伤口愈合、皮肤薄脆、瘀点和瘀斑、皮肤萎缩等。

(5)神经系统　颅内压升高、假性脑肿瘤、癫痫发作和精神紊乱等。

(6)内分泌系统　月经失调、糖耐量降低、糖尿病和抑制儿童生长等。

(7)免疫系统　掩盖感染、潜在感染发作、机会性感染和过敏反应等。

(8)其他　青光眼、眼球突出、负氮平衡、心脏停搏、心律不齐和支气管痉挛等。

【禁忌证】 (1)全身性真菌感染、已知对药物成分过敏者禁用。禁用于鞘内注射途径、硬脑膜外注射途径。

(2)禁忌接种减毒活疫苗。

【注意事项】 (1)对于儿童、糖尿病患者、高血压患者及有精神病史患者应用时，应采取严密的医疗监护并应尽可能缩短疗程。

(2)眼部单纯疱疹患者、非特异性溃疡性结肠炎患者和运动员慎用本品。

(3)为减少因用药而产生的肾上腺皮质功能不全现象，可采用逐量递减用药量。

(4)甲状腺功能减退和肝硬化会增强皮质类固醇作用。

(5)动物研究表明，妊娠期间使用大剂量的皮质类固醇，可能会导致胎儿畸形。已经发现，怀孕期间接受过长期皮质类固醇治疗的母亲所生的婴儿出生时患有白内障。此药可随乳汁分泌。用药时应权衡利弊。

(6)应注意观察长期接受皮质类固醇治疗的婴儿和儿童的生长发育，此类人群还具有颅内压升高的特殊风险，且高剂量的皮质类固醇可能会引发儿童胰腺炎。

(7)由于对骨质疏松症的潜在风险增加，以及对体液潴留伴随可能产生高血压的风险增加，所以建议对老年人采用长期皮质类固醇治疗应谨慎。

(8)对于肾功能衰竭的患者不需要调整剂量，本品可经血透析。

【药物相互作用】 (1)同时服用甲泼尼龙和环孢素会引起惊厥。因为上述两种药物会互相抑制对方的代谢，所以服用任一药物时引起的不良反应在同时服用两种药物时更易发生。

(2) 本品与他克莫司合用时，可以降低或升高他克莫司的血浆浓度。

(3) 与非甾体抗炎药同时服用，可能会增加胃肠道出血和溃疡的发生率。

(4) 本品与排钾药物(利尿剂，两性霉素 B)同时给药时，可能会增加低钾血症的风险。

【用法与用量】 (1)器官移植排斥反应 首剂可在移植物循环再灌注前静脉注射 500～1000mg，术后第 1～5 日以一日 240mg、200mg、160mg、120mg、80mg 分 4 次静脉注射递减，以后可改为口服给药。肝移植可酌情减量。儿童患者：10～20mg/kg，每日 1 次，连用 3 日。

(2) 其他适应证 初始剂量从 10～500mg 不等，依临床疾病而变化。每日 1 次或隔日疗法：大剂量甲泼尼龙可用于短期内控制某些急性重症疾病，如：支气管哮喘、血清病、荨麻疹样输血反应及多发性硬化症急性恶化期等。

【制剂与规格】 甲泼尼龙片：(1)4mg；(2)16mg。

甲泼尼龙琥珀酸钠注射剂：(1)20mg；(2)40mg；(3)125mg；(4)250mg；(5)500mg。

来 氟 米 特 [药典(二)；国基；医保(乙)]
Leflunomide

【特殊说明】 (1)肝毒性 来氟米特治疗只有在预期的治疗效果大于肝毒性和严重肝损伤的风险时才应考虑使用。已报告发生严重的肝损伤，包括致命的肝功能衰竭。对于任何既往患有急性或慢性肝病(包括急性或慢性乙型肝炎或丙型肝炎病毒感染)的患者，不建议进行治疗，因为急性或慢性肝毒性风险增加。对于肝酶升高[定义为丙氨酸氨基转移酶(ALT)]超过正常上限 2 倍的患者，不要开始治疗。与其他肝毒性药物合用时要小心，包括酒精。

(2) 致畸风险 用药前应排除妊娠，治疗期间避孕。怀孕则停药并启动加速清除程序。

【适应证】 (1)CDE 适应证 ①成人类风湿关节炎，有改善病情作用。②狼疮性肾炎。

(2) 超说明书适应证 ①银屑病关节炎，中、重度患者可用 20mg，每日 1 次。

【药理】 (1)药效学 本品的活性代谢产物(A771726)在体内发挥免疫抑制及抗增殖作用，主要作用机制包括以下几方面：①抑制嘧啶的合成途径。本品通过抑制二氢乳清酸脱氢酶的活性，阻断嘧啶的从头合成途径，影响 DNA 和 RNA 的合成，使活化的淋巴细胞停滞在细胞周期的 G_1/S 期交界处。而正常细胞可通过旁路途径获得所需的嘧啶保持正常功能。在治疗浓度下，A771726 对细胞的抑制作用是可逆的，不会引起细胞凋亡。A771726 的抑制作用解除后，增生的细胞可以恢复正常。这种抑制作用可被外源性嘧啶所逆转。②抑制酪氨酸激酶的活性，阻断细胞信号转导过程，以及抑制 T 细胞的激活和增殖。③抑制 NF-κB 的活化及抑制 NF-κB 所调控的基因(如 IL-1 和 TNF)的表达；而 IL-1 及 TNF 等对类风湿关节炎的发生及发展具有重要影响。A771726 通过抑制 NF-κB 进而抑制 TNF 生成，是本品治疗类风湿关节炎的机制之一。④抑制 B 细胞增殖和抗体的产生。A771726 可抑制淋巴细胞和非淋巴细胞的增殖，如 B 淋巴细胞、T 淋巴细胞、上皮细胞、肿瘤细胞和成纤维细胞等，其中以 B 细胞最为敏感，从而减少抗体生成。⑤抑制细胞黏附分子的表达，阻止炎性细胞的附壁和向毛细血管外的游走。⑥抑制金属蛋白酶的表达，减少骨关节破坏。⑦抗病毒特性。A771726 通过干扰病毒颗粒的组装抑制巨细胞病毒和单纯疱疹病毒-1 的生长。

(2) 药动学 本品口服吸收后迅速转化为其主要活性代谢物 A771726 及许多微量代谢物，达峰时间为 6～12 小时。临床中 100mg 负荷剂量连续使用 3 天，可使 A771726 快速达到稳态浓度。如果没有负荷剂量，估计需要 2 个月达到稳态。本品口服的生物利用度达 80%。高脂饮食对活性成分的血浆浓度影响不大。A771726 主要分布在肝、肾和皮肤组织，脑组织中含量低。血浆蛋白结合率达 99.3%。A771726 在体内进一步代谢，43%经肾从尿排泄，48%经胆汁从粪便排出。在尿中的代谢物是葡糖苷酸和 A771726 的苯胺羧酸衍生物，在粪便的主要代谢物是 A771726。以上 2 个代谢途径中，最初 96 小时主要是经肾排泄，以后以粪便排泄为主。使 A771726 半衰期较长的主要原因是药物的肠肝循环，而活性炭和考来烯胺可促进药物消除，使 A771726 的半衰期从大于 1 周减少到大约 1 日。

【不良反应】 治疗剂量下主要表现为：白细胞下降、瘙痒、食欲下降、乏力、头晕、腹泻、轻度肝损伤、皮疹、恶心。

血液系统 常见白细胞减少症，偶见贫血、轻度血小板减少症。

免疫及感染 常见轻度过敏反应。

代谢及营养 常见磷酸肌酸激酶升高，偶见低钾血症、高血脂、低磷酸血症。

精神表现 偶见焦虑。

神经系统 常见感觉错乱、头痛、头晕、外周神经病变。

心血管 常见血压轻度升高。

胃肠 常见结肠炎、胶原性结肠炎、腹泻、恶心、呕吐、口腔黏膜疾病、腹痛，偶见味觉异常。

肝胆 肝脏参数升高。

皮肤及皮肤附件 常见脱发增加、湿疹、皮疹(包括斑丘疹)、瘙痒、皮肤干燥，偶见荨麻疹。

肌肉骨骼 常见腱鞘炎，偶见肌腱断裂。

全身表现 常见厌食、体重下降(通常不显著)、乏力。

【禁忌证】 (1)妊娠期妇女及尚未采取可靠避孕措施的育龄妇女及哺乳期妇女禁用。

(2)对本品及其代谢产物过敏者禁用。

【注意事项】 (1)少数患者服用本品可出现一过性ALT升高。ALT升高在正常值的2倍以内可继续服药；ALT升高在正常值的2～3倍，减半量服药，继续观察；ALT升高超过正常值的3倍应停药观察。ALT恢复正常后可继续用药，同时加用护肝治疗及随访，多数患者氨基转移酶不会再次升高。基于以上情况，接受本品治疗的患者，在用药前及用药期间前3个月内应每2～4周检查一次肝功能，如无不良反应则可延长复查时间。

(2)少数患者在服药期间出现白细胞下降，如白细胞不低于$3.0×10^9$/L，可继续服药观察；白细胞在$(2.0～3.0)×10^9$/L，减半量观察；白细胞低于$2.0×10^9$/L应停止治疗。因此，接受本品治疗者在治疗前及治疗期间的前3个月内应定期复查血常规。

(3)由于本品有较长的半衰期，其潜在的致畸作用可能在停药后继续存在，因育龄期女性在停止治疗后需要等待2年才可怀孕。

目前尚无足够临床资料证实男性服用本品与胎儿畸形的相关性，为降低风险，男性患者应保证在接受来氟米特治疗期间采取可靠的避孕措施，并且停药和药物清洗后间隔至少14天测定浓度，两次测定A771726血浆浓度均须低于0.02mg/L，并等待至少3个月后，则预期致畸风险低。

(4)肾功能受损者用药后总的A771726浓度无变化，但在单一剂量试验中，A771726的浓度可增加一倍。因此对肾功不全者需要监测药物不良反应及调整药物剂量。

(5)如果发生用药过量或毒性反应，建议使用考来烯胺或活性炭加速消除。24小时内3次口服给予8g考来烯胺，或通过口服或鼻胃管给予活性炭24小时内每6小时给予50g，24小时内A771726血浆水平降低约37%～40%，在48小时内降低48%～65%。根据临床需要可以重复该清洗流程。来氟米特的主要代谢产物不可透析。

(6)下列情况应慎用 ①肝脏损害和乙型肝炎或丙型肝炎血清学指标阳性的患者；②免疫缺陷、未控制的感染、活动性胃肠道疾病、肾功能不全及骨髓发育不良的患者。

【药物相互作用】 (1)本品与甲氨蝶呤联合应用治疗类风湿关节炎，ALT升高为主要不良反应，来氟米特(10～20mg/d)和甲氨蝶呤(10～25mg/周)之间未见药代动力学相互作用。

(2)来氟米特和华法林联合用药时，凝血酶原时间延长。临床药理学研究发现A771726与华法林存在药代动力学相互作用。因此，建议密切随访和监测国际标准化比值(INR)。

(3)联合使用多剂量利福平(非特异性细胞色素P450诱导剂)和单剂量来氟米特后，A771726的峰浓度增加了约40%，建议谨慎合用。

(4)来氟米特与肝毒性药物合用时，不良反应增强。

【给药说明】 来氟米特可以随餐服用，因为在进食和空腹状态下吸收程度相当。饭后即刻用水冲服，可减少对肠胃的刺激。

【用法与用量】 口服。

(1)治疗成人类风湿关节炎，每日1次，每次20mg。治疗期间可继续使用非甾体抗炎药或低剂量皮质类固醇激素。

(2)治疗狼疮性肾炎，推荐剂量为一次20～40mg，每日1次，病情缓解后适当减量。可与糖皮质激素联用。

儿童 儿童用药的安全性和有效性尚不明确，故不建议18岁以下儿童使用本品。

老年人 65岁以上患者不需要调整剂量，但不能排除一些老年患者对来氟米特的敏感性可能增加。

【制剂与规格】 来氟米特片：(1)5mg；(2)10mg；(3)20mg。

咪 唑 立 宾 [医保(乙)]
Mizoribine

【适应证】 (1)CDE适应证 抑制肾移植时的排斥反应。

(2)国外适应证 ①原发性肾小球疾病引起的肾病综合征(仅当难以单独使用皮质类固醇治疗时。此外，频繁复发的肾病综合征也被排除在外)；②狼疮性肾炎(仅当存在持续性蛋白尿、肾病综合征或肾功能下降且单独使用皮质类固醇难以治疗时)；③类风湿关节炎(仅限至少一种非甾体抗炎药和至少一种其他抗风湿药物不能获得足够效果时)。

【药理】(1)药效学 通过竞争性地抑制嘌呤合成系统中的次黄嘌呤核苷酸至鸟苷酸途径而抑制核酸合成,从而发挥免疫抑制作用,但不摄入高分子核酸中(体外实验)。

(2)药动学 本品需在细胞内磷酸化后方产生作用。肾功能良好的肾移植患者,口服 100mg 时,t_{max} 为 2 小时,C_{max} 为 2.38μg/ml,$t_{1/2}$ 为 2.2 小时,6 小时内尿中排泄量为口服量的约 80%。肌酐清除率与从血中的消除速率常数高度相关,肾功能损害者排泄延迟。

【不良反应】 主要有腹痛、食欲缺乏等消化系统障碍(4.50%)、白细胞减少等血液系统障碍(2.26%)、皮疹等过敏反应(2.22%)。

(1)严重不良反应 骨髓抑制(2.19%)、感染(1.32%)、肝功能损害或黄疸(1.74%)、其他(间质性肺炎、急性肾衰竭、消化道溃疡/消化道出血/消化道穿孔、严重皮肤障碍、胰腺炎、高血糖/糖尿病)。

(2)其他不良反应 发生率在 0.1%～5%的有肾功能异常(蛋白尿、血尿、尿素氮、肌酐上升等)、肝酶升高、消化系统(食欲缺乏、恶心、呕吐、腹泻、腹痛、便秘、口腔炎、舌炎)、过敏反应(皮疹、皮肤瘙痒、发热)、代谢异常(尿酸值升高、ALP 升高)、皮肤(脱发)、精神神经系统(眩晕、头痛、味觉、麻木)、其他(全身乏力、浮肿、口渴)。

【禁忌证】(1)对本品成分有严重过敏史的患者禁用。

(2)白细胞数 3.0×10⁹/L 以下者(有可能加重骨髓功能抑制,出现严重感染症、出血倾向等)禁用。

(3)妊娠期妇女或可能妊娠的妇女禁用。

【注意事项】(1)慎用于 ①骨髓功能抑制的患者(有可能加重骨髓功能抑制,出现严重感染症、出血倾向等)。②合并细菌、病毒、真菌等感染症患者(因抑制骨髓功能,有可能加重感染)。③有出血因素的患者(因抑制骨髓功能,有可能引起出血)。④肾损害的患者。

(2)有时引起骨髓功能抑制等严重不良反应,故应频繁进行临床检验(血液检查、肝功能及肾功能检查等)。若出现异常,应减量或停药等适当处置。

(3)肾损害患者会延迟排泄,故应考虑肾功能(血清肌酐值等)及年龄、体重等对血药浓度的影响,注意从低剂量开始给药等。

(4)充分注意感染症及出血倾向的出现或恶化。若发现异常,应停药并适当处置。

(5)乙型肝炎病毒携带者使用免疫抑制剂会引发乙型肝炎病毒重新活化而致肝炎。

(6)因抑制嘌呤合成作用,增加尿酸生成而出现尿酸值升高。

(7)小儿及育龄患者用药时,应考虑对性腺的影响。

(8)对临床检验结果所及影响 尿中胆红素试验有时呈现假阳性。

(9)接受免疫抑制剂治疗的患者,有恶性肿瘤(尤其淋巴瘤、皮肤癌等)发生率增高的报告。

【药物相互作用】(1)活疫苗(冻干麻疹减毒活疫苗、冻干风疹减毒活疫苗、口服脊髓灰质炎活疫苗、冻干 BCG 等):有可能增强或持续疫苗由来的感染,故使用本品时,不得接种活疫苗。

(2)合用注意 灭活疫苗(流感疫苗等):有可能得不到疫苗效果。

【用法与用量】 初始使用日剂量 2～3mg/kg,维持使用日剂量为 1～3mg/kg,日剂量分成 1～3 次口服。本品耐药量及有效量随患者而异,必须慎重增减用量。

【制剂与规格】 咪唑立宾片:(1)25mg;(2)50mg。

西罗莫司 [医保(乙)]

Sirolimus

【特殊说明】 肝移植或肺移植患者中西罗莫司的免疫抑制疗效和安全性尚不明确,肝移植患者中增加死亡、移植物失去功能以及肝动脉血栓风险,肺移植增加支气管吻合口处开裂风险,因此,不建议肝移植或肺移植患者使用西罗莫司。使用西罗莫司过程中可能增加感染风险以及患淋巴瘤和其他恶性肿瘤的风险。

【适应证】(1)CDE 适应证 西罗莫司适用于 13 岁或以上的接受肾移植的患者,预防器官排斥。建议西罗莫司与环孢素和皮质类固醇联合使用。

(2)国外适应证 淋巴管平滑肌瘤病。

【药理】(1)药效学 抑制抗原和细胞因子(IL-2、IL-4 和 IL-15)激发的 T 淋巴细胞的活化和增殖,亦抑制 B 细胞增殖和抗体的产生。在细胞中,它与 FK 结合蛋白(FKBP)结合,生成一个免疫抑制复合物。该复合物与哺乳动物的靶分子(mTOR)结合并抑制其活性,从而阻遏了细胞因子活化的 T 细胞的增殖,即抑制细胞周期中 G_1 期向 S 期发展。尚可抑制某些可能会影响血管生成、成纤维细胞增殖和血管通透性的生长因子的产生。

(2)药动学 口服后吸收快,达峰时间 1～2 小时,但生物利用度不高,约为 14%高脂饮食可轻度增加西罗莫司暴露量。西罗莫司广泛分布于血液有形成分,蛋白结合率约为 92%。西罗莫司可被肠壁和肝脏的 CYP3A4

同工酶广泛代谢，并被 P-糖蛋白从小肠上皮逆转至肠腔。91%经粪便排泄。一日 2mg 剂量时，血谷浓度均值为 8.59ng/ml。一日给药 2 次，连续 6 日达到 C_{ss}，此时平均谷浓度增加了 2～3 倍，一次给予负荷量，多数可在一日内接近 C_{ss}。在稳定的肾移植患者中，多剂量给药后，$t_{1/2}$ 平均为 62 小时。

【不良反应】 **血液系统** 血小板减少、贫血、白细胞增多、溶血性尿毒症综合征、淋巴腺瘤。

心血管 高血压、心房颤动、充血性心力衰竭、直立性低血压、心动过速、血栓性静脉炎、血管舒张等。

代谢及营养 低钾血症、高脂血症、高血糖、库欣综合征、糖尿病。

全身表现 外周水肿、寒战、面部水肿、感冒综合征、感染、伤口愈合不良。包括淋巴囊肿和伤口开裂，并与剂量相关，体重指数(BMI)>30kg/m² 的患者，发生风险高。

肌肉骨骼 关节痛、骨坏死、腿部痉挛、骨质疏松等。

胃肠 腹胀、腹泻、食欲缺乏、吞咽困难、食管炎、肠胃炎、牙龈增生、肝功能试验异常、口腔溃疡、口腔炎等。

神经系统 焦虑、抑郁、神经错乱、失眠等。

尿路 蛋白尿、膀胱痛、排尿困难、血尿等。

【禁忌证】 禁用于对本品及其衍生物或本品中任何成分过敏的患者。

【注意事项】 (1)免疫抑制有可能增加对感染的易感性，并有可能增加发生淋巴瘤和其他恶性肿瘤(尤其是皮肤癌)的机会。因此患者应减少在阳光和紫外线下接触，可穿防护衣、使用高保护系数的防晒用品。

(2)西罗莫司可能导致积液发生，包括外周水肿、淋巴水肿、胸腔积液和心包积液。

(3)对已有高脂血症的患者，包括血清胆固醇和甘油三酯升高，应用本品前应权衡利弊，一旦发生血脂升高，应采取相应干预治疗。

(4)建议在移植后进行为期 1 年的预防卡氏肺孢子菌性肺炎的抗微生物治疗；在移植后进行 3 个月的巨细胞病毒预防治疗，特别是对该病毒易感者。

妊娠 基于动物研究及作用机制，给予孕妇西罗莫司可能会对胎儿造成伤害。可导致男性无精症或少精症，告知患者在西罗莫司治疗期间及治疗停止后 12 周内，避免妊娠，采取有效避孕措施。

其他 (1)西罗莫司和环孢素合用较环孢素单用或环孢素与硫唑嘌呤合用组血肌酐值高，应监测肾功能，血肌酐升高者应调整治疗方案。

(2)使用本品时，疫苗的效能会减弱，应避免使用活疫苗。

【药物相互作用】 西罗莫司是 CYP3A4 和 P-糖蛋白的底物，CYP3A4 和 P-糖蛋白抑制剂可增加西罗莫司血药浓度，而 CYP3A4 和 P-糖蛋白诱导剂可降低西罗莫司血药浓度。不推荐西罗莫司与 CYP3A4 和(或)P-糖蛋白强效抑制剂(伏立康唑、伊曲康唑、红霉素、泰利霉素和克拉霉素)及强效诱导剂(利福平和利福布汀)合用。与环孢素合用，或与 HMG-CoA 还原酶抑制药和(或)贝特类药物合用时，应监测横纹肌溶解的发生情况。与 ACE 抑制剂合用，可能会引起血管神经性水肿。

【给药说明】 (1)西罗莫司用于口服，每日 1 次，固定的与或不与食物同服。

(2)西罗莫司口服片不建议压碎、咀嚼或切开后服用，应给不能服用片剂的患者处方口服液剂型。

(3)西罗莫司口服液应避光保存于 2～8℃的冰箱内。药瓶一旦开启，应在 1 个月内用完，如必要，可将药瓶置于室温下(最高 25℃)短期贮存。提供琥珀色给药器和盖帽用于服药，本品贮存于给药器内，置于室温中(最高为 25℃)或 2～8℃的冰箱内，不得超过 24 小时，给药器为一次性使用，用完即弃去，药物稀释后应立即服用。应使用琥珀色口服给药器从瓶中吸取本品口服液的处方量，将给药器中准确量的本品注入一装有至少 60ml 水或橙汁的玻璃或塑料容器中(不可用其他液体，特别是西柚汁稀释)，充分搅拌，立即饮毕。另取水或橙汁至少 120ml，加至同一容器内冲洗，并立即全部饮用。

(4)西罗莫司口服液在冷藏时可能会产生轻度混浊，如有混浊出现，可将本品置于室温中，轻轻振摇直至混浊消失，出现混浊并不影响本品的质量。

(5)推荐对所有接受西罗莫司治疗的患者进行治疗药物血药浓度监测。

【用法与用量】 给药途径：建议与环孢素和糖皮质激素合并使用。本品供口服，每日 1 次。移植后尽早开始服用，首次应服用负荷量。

成人 成人负荷量为 6mg，维持量为 2mg/d。可于服用环孢素后 4 小时服用本品。

儿童 年龄在 13 岁以上但体重不超过 40kg 的患者起始剂量应根据体表面积，按一日 1mg/m² 调整，负荷剂量应为一日 3mg/m²。

肝损伤 肝功能损伤者维持量减少约为 1/3，但不需调整负荷剂量。

肾损伤 肾功能损害患者剂量不需调整。

西罗莫司半衰期较长，一旦维持剂量调整，应至少坚持服用 7～14 天，然后再在血药浓度监测下进行下一步剂量调整。

如与环孢素合用，应在环孢素服用 4 小时后服用本品。

【制剂与规格】 西罗莫司口服溶液：(1)30ml:30mg；(2)50ml:50mg。

西罗莫司胶囊：(1)0.5mg；(2)1mg。

西罗莫司片：1mg。

依 维 莫 司 [医保(乙)]

Everolimus

【特殊说明】 可能导致恶性肿瘤和严重感染、增加肾移植血栓形成发生率；肾毒性；增加心脏移植死亡率。

【适应证】 (1)CDE 适应证 用于既往接受舒尼替尼或索拉非尼治疗失败的晚期肾细胞癌成人患者，不可切除的、局部晚期或转移性的、分化良好的(中度分化或高度分化)进展期胰腺神经内分泌瘤成人患者，无法手术切除的、局部晚期或转移性的、分化良好的、进展期非功能性胃肠道或肺源神经内分泌肿瘤(NET)成人患者，需要治疗干预但不适于手术切除的结节性硬化症(TSC)相关的室管膜下巨细胞星形细胞瘤(SEGA)成人和儿童患者，用于治疗不需立即手术治疗的结节性硬化症相关的肾血管平滑肌脂肪瘤(TSC-AML)成人患者。

(2)国外适应证 ①与依西美坦联合给药治疗来曲唑或阿那曲唑失败治疗失败、激素受体阳性、HER2 阴性的晚期乳腺癌：10mg 口服，每日 1 次。②不可切除的胰腺局部晚期或转移性的神经内分泌瘤：10mg 口服，每日 1 次。③不可切除的胃肠道或肺的局部晚期或转移性的神经内分泌瘤：10mg 口服，每日 1 次。④舒尼替尼或索拉非尼治疗失败的晚期肾细胞癌：10mg 口服，每日 1 次。⑤无需立即手术的伴结节性硬化综合征的肾血管平滑肌脂肪瘤：10mg 口服，每日 1 次。⑥治疗结节性硬化综合征引起的需要治疗干预但无法根治性切除的室管膜下巨细胞星形细胞瘤(SEGA)成年和 1 岁及以上的小儿患者：按体表面积 4.5mg/m² 口服，每日 1 次，调整剂量使依维莫司谷浓度维持在 5～15ng/ml。⑦2 岁及以上的成人和儿童患者的结节性硬化症伴癫痫部分性发作的辅助治疗：按体表面积 5mg/m² 口服，每日 1 次，调整剂量使依维莫司谷浓度维持在 5～15ng/ml。⑧联合治疗以预防肝移植排斥反应：初始剂量 1mg 口服，每日 2 次，移植后 30 天后给药，调整维持剂量使谷浓度维持在 3～8ng/ml。⑨作为联合治疗用药用于预防有中低风险的肾移植排斥反应：初始剂量 0.75mg 口服，每日 2 次，移植

后尽快给药，调整维持剂量使谷浓度维持在 3～8ng/ml。

(3)超说明书适应证 ①用于含曲妥珠单抗的方案的晚期、激素受体阴性、HER2 阳性的乳腺癌治疗。②预防和治疗心脏移植排斥反应。③自体造血干细胞移植失败或不适合自体造血干细胞移植的复发或难治性霍奇金病(含吉西他滨，长春瑞滨或长春碱治疗失败的患者)。④用于复发或难治性的华氏巨球蛋白血症。

【药理】 (1)药效学 与西罗莫司相似，依维莫司通过与细胞中的 FK 结合蛋白(FKBP)结合，抑制 T 淋巴细胞增殖以及抑制细胞因子的信号转导而发挥免疫抑制作用，与环孢素以及他克莫司之间有协同作用。亦可抑制血管内皮细胞增殖。

(2)药动学 口服依维莫司 1～2 小时后，达到血浆峰浓度。血浆蛋白结合率约为 74%。主要在肝脏经 CYP 代谢，部分在胃肠道代谢；大部分代谢产物经粪便排出，少量经尿液排出。

【不良反应】 (1)主要常见不良反应 包括白细胞减少，血小板减少及贫血等。

(2)其他常见不良反应 有高脂血症、高胆固醇血症、高三酰甘油血症、高血压、囊性淋巴管瘤、静脉血栓形成以及胃肠道不适，亦可发生肺炎、肝炎、黄疸、肾小管坏死、肾盂肾炎等；常见痤疮及浮肿。

免疫及感染 (结节性硬化症)十分常见：鼻咽炎，上呼吸道感染，感染性肺炎，尿路感染，鼻窦炎，咽炎；常见：过敏，中耳炎，蜂窝织炎，链球菌性咽炎，病毒性胃肠炎，牙龈炎。

血液系统 (结节性硬化症)常见：贫血，中性粒细胞减少，白细胞减少，血小板减少，淋巴细胞减少。

代谢及营养疾病 (结节性硬化症)十分常见：食欲下降，高胆固醇血症；常见：高甘油三酯血症，高脂血症，低磷血症，高血糖。

精神表现 (结节性硬化症)常见：失眠，攻击性行为，易怒。

神经系统 (结节性硬化症)十分常见：头痛。

心血管 (结节性硬化症)十分常见：高血压。

呼吸系统 (结节性硬化症)十分常见：咳嗽；常见：鼻衄，非感染性肺炎。

胃肠 (结节性硬化症)十分常见：口腔炎，腹泻，呕吐；常见：便秘，恶心，腹痛，腹胀，口痛，胃炎。

皮肤及皮肤附件 (结节性硬化症)十分常见：皮疹，痤疮；常见：皮肤干燥，痤疮性皮炎。

全身表现 (结节性硬化症)十分常见：发热，疲劳。

生殖系统 (结节性硬化症)十分常见：闭经，月经

不规则；常见：月经过多，卵巢囊肿，阴道出血。

尿路 （结节性硬化症）常见：蛋白尿。

血管，出血及凝血 （结节性硬化症）常见：淋巴水肿。

检查异常 （结节性硬化症）常见：血乳酸脱氢酶升高，血黄体生成素升高。

【禁忌证】 对本品及其衍生物或片剂中任何成分过敏的患者禁用。

【注意事项】 (1)肝损伤患者依维莫司清除率明显降低。对于轻度至中度肝损伤患者，用药剂量应减少50%。

(2)使用本品时应进行血药浓度监测。

(3)使用本品时，疫苗的效能会减弱，应避免使用减毒活疫苗。

肾损伤 使用依维莫司治疗的患者中观察到肾衰竭病例，有些可导致死亡。对于存在可能会进一步损害肾功能的其他风险因素的患者，应监测肾功能。

肝损伤 肝功能受损患者中，依维莫司暴露量增加。对于重度肝功能受损(Child-Pugh C 级)的晚期肾细胞癌和晚期胰腺神经内分泌瘤以及结节性硬化症相关的肾血管平滑肌脂肪瘤患者，如果预期利益超过风险，可以减量使用本品。轻度(Child-Pugh A 级)或中度(Child-Pugh B 级)肝功能受损患者，建议降低剂量。对于轻度或中度肝功能受损的室管膜下巨细胞星形细胞瘤患者，基于治疗药物监测来调整，重度肝功能受损则起始剂量需降低约50%，并按治疗药物监测调整后续给药。

疫苗 使用依维莫司期间避免接种活疫苗，避免与接种过活疫苗的人密切接触。

妊娠 动物实验显示依维莫司有生殖毒性，包括胚胎毒性和胎儿毒性。除非潜在获益大于对胎儿的潜在风险，否则不应用于孕妇。

哺乳期 服用依维莫司女性在治疗期间以及最后一次剂量后2周内不应进行母乳喂养。

生育能力 有生育潜能的女性在依维莫司治疗期间以及结束治疗后8周内应采取高效的避孕措施。正在使用依维莫司的男性不得尝试生育。

儿童 用于需要治疗干预但无法通过根治性手术切除的≥1岁的结节性硬化症相关的室管膜下巨细胞星形细胞瘤儿童患者，需要在有经验的专科医生指导下使用。

【药物相互作用】 (1)CYP3A4 抑制剂和 P-gP 抑制剂如红霉素、维拉帕米和环孢素可升高依维莫司血药浓度，避免应用 CYP3A4 强效抑制剂(如伊曲康唑、克拉霉素、阿扎那韦、奈法唑酮、沙奎那韦、泰利霉素、利托那韦、茚地那韦、奈非那韦、伏立康唑)。

(2)CYP3A4 诱导剂如利福平会降低依维莫司血药浓度，圣约翰草会不预期地降低依维莫司暴露量。

(3)依维莫司可升高咪达唑仑、氯巴占、依西美坦、奥曲肽的血药浓度。

【给药说明】 在每天同一时间服用。用一杯水整片送服，不应咀嚼或压碎。对于无法吞咽片剂的患者，用药前将片剂放入一杯水中(约30ml)轻轻搅拌至完全溶解(大约需要7分钟)后立即服用。用相同容量的水清洗水杯并将清洗液全部服用，以确保服用了完整剂量。

【用法与用量】 推荐剂量为10mg 每日一次。处理严重和(或)不可耐受的不良反应时，如需要减少剂量，推荐剂量大约为之前给药剂量的一半。如果剂量减至最低可用片剂规格以下时，应考虑每隔一日给药一次。

【制剂与规格】 依维莫司片：(1)2.5mg；(2)5mg；(3)10mg。

麦 考 酚 钠 [医保(乙)]
Mycophenolate Sodium

【特殊说明】 免疫抑制剂会增加感染的易感性，可能促进淋巴瘤和其他肿瘤的发生。

育龄妇女患者应避孕。妊娠期妇女使用本品可能增加流产和胎儿先天畸形的风险。

【适应证】 本品适用于与环孢素和皮质类固醇合用，用于对接受同种异体肾移植成年患者急性排斥反应的预防。

【药理】 (1)药效学 麦考酚钠是活性成分霉酚酸(MPA)的钠盐。MPA 是选择性的、非竞争性和可逆性的次黄嘌呤单核苷酸脱氢酶(IMPDH)抑制剂，能够抑制鸟嘌呤核苷酸的经典合成途径而不损伤 DNA 的合成，参阅"吗替麦考酚酯"。

(2)药动学 吸收：空腹口服给药后，麦考酚钠被广泛吸收。MPA 达到最高浓度的时间大约在 1.5~2.75 小时，MPA 浓度上升的滞后时间为 0.25~1.25 小时。

在使用以环孢素微乳剂为基础的免疫抑制剂的稳定期肾移植患者中，MPA 经胃肠道吸收为93%，绝对生物利用度为72%。麦考酚钠药代动力学具有剂量相关性，在 180~2160mg 的研究剂量范围内呈线性。

分布：MPA 的平均($\pm$SD)稳态分布容积是 54($\pm$25)L，清除相分布容积是 112(+48)L。麦考酚酸和麦考酚酸葡萄糖醛酸苷都具有高度蛋白结合的特征，分别为>98%和82%。游离的 MPA 浓度可能随着蛋白结合位点的降低(尿毒症，肝功能衰竭，血白蛋白减少)而增加。

生物转化：MPA 主要通过葡萄糖醛酰基转移酶代谢，

生成 MPA 的葡萄糖醛酸苷，其主要代谢物 MPAG，不具有生物活性。在使用以环孢素微乳剂为基础的免疫抑制剂的肾移植患者中，大约 28%口服剂量的麦考酚钠在进入系统前代谢转化为 MPAG。MPA，MPAG 及 MPA 羧酸位的葡萄糖醛酸苷的三者间的稳态暴露量比为 1:24:0.28。麦考酚酸(MPA)平均清除率为 140($\pm$30)ml/min。

清除：在稳定期肾移植患者中，MPA 绝大多数以 MPAG 的形式通过尿清除(>60%)，而只有少量的剂量以麦考酚酸(MPA)的形式在尿中出现(3%)。MPAG 的平均肾清除率为 15.5($\pm$5.9)ml/min。MPAG 也有部分分泌在胆汁中并可以通过肠道菌群分解。分解后的 MPA 可以被再次吸收。在麦考酚钠给药大约 6～8 小时后，可以测量到 MPA 浓度的第二个峰，与分解的 MPA 被重新吸收一致。MPA 和 MPAG 的平均消除半衰期分别为 8～16 小时和 13～17 小时。

食物的影响：与禁食状态比较，伴随高脂肪饮食(脂肪 55g，热量 1000kcal)服用麦考酚钠肠溶片 720mg 对 MPA 的系统暴露(AUC)没有影响。但是，MPA 最大浓度(C_{max})降低 33%，t_{lag} 延迟 3.5 小时(范围，-6～18 小时)，t_{max} 延迟 5.0 小时(范围，-9～20 小时)。为避免各次服药时 MPA 吸收的差异，本品应空腹服用。

【不良反应】　临床试验研究过程中发现的不良反应如下：

(1)最常见(≥10%)的药物不良反应与麦考酚钠、环孢素微乳剂和皮质激素联合用药有关，包括白细胞减少症和腹泻。

(2)接受免疫抑制剂治疗，包括接受麦考酚钠联合用药方案治疗的患者，有增加发生淋巴瘤或其他恶性肿瘤的风险，特别是皮肤癌。

(3)所有接受移植的患者都有增加机会感染的风险；风险随免疫抑制剂的总使用量的增加而增加。在对肾移植患者进行的临床对照研究中，接受麦考酚钠和其他免疫抑制剂治疗的新肾移植患者 1 年后最常见的机会感染是巨细胞病毒(CMV)感染、念珠菌感染和单纯疱疹。在麦考酚钠临床研究中观察到的 CMV 感染(血清学、病毒血症或疾病)总发生率在初次肾移植术后患者中为 21.6%，在维持治疗的肾移植患者中为 1.9%。

(4)其他药物不良反应　非常常见(≥10%)的不良反应包括病毒、细菌和真菌感染，低钙血症，低钾血症，高尿酸血症，高血压，低血压等；常见(≥1 且<10%)的不良反应包括上呼吸道感染、肺炎、贫血、血小板减少症、高钾血症、低镁血症、焦虑、头晕、头痛、高血压加重、咳嗽、呼吸困难、劳力性呼吸困难、腹胀、腹痛、便秘、消化不良、胃肠胀气、胃炎、稀便、恶心、呕吐、肝功能检查异常、关节痛、无力、肌痛、血肌酐升高、疲倦、外周性水肿、发热等。

上市后不良反应(自发和文献报告)如下：

(1)皮肤及皮下组织　皮疹。

(2)胃肠道　结肠炎、食管炎(包括巨细胞病毒引起的结肠炎和食管炎)、巨细胞病毒胃炎、胰腺炎、肠穿孔、胃肠出血、胃溃疡、十二指肠溃疡、肠梗阻。

(3)感染　严重的、有时会威胁生命的感染，包括脑脊髓膜炎，感染性心内膜炎，结核和非典型性分枝杆菌感染。多瘤病毒感染相关肾病(PVAN)，尤其是 BK 病毒感染导致的 PVAN。

(4)血液系统　粒性白细胞缺乏症，中性粒细胞减少症，全血细胞减少症。

【禁忌证】　(1)对麦考酚钠、麦考酚酸和吗替麦考酚酸酯，以及对本品所含任何赋形剂成分过敏者禁用。

(2)禁用于孕妇，因其可能致突变和致畸。

(3)禁用于未使用高效避孕方法的育龄期妇女。

(4)禁用于哺乳期妇女。

【注意事项】　(1)麦考酚钠是次黄嘌呤单磷酸脱氢酶(IMPDH)抑制剂。因此在理论上应当避免用于患有罕见的次黄嘌呤-鸟嘌呤磷酸核糖基转移酶(HGPRT)遗传缺陷的患者，如 Lesch-Nyhan 综合征和 Kelley-Seegmiller 综合征。

(2)暴露在阳光下和紫外光下应该穿着保护衣和使用高防晒指数的防晒霜。

(3)免疫系统的过度抑制增加了感染的易感性，包括机会感染、致命性感染和败血症。致命性感染会出现在接受免疫抑制的患者中。应认真监测接受麦考酚钠治疗的患者。

(4)患者一旦出现任何感染迹象、意外擦伤、流血或骨髓抑制现象应立即报告。应当根据医生的判断调整剂量。

(5)在接受免疫抑制剂，包括麦考酚酸(MPA)衍生物，Myfortic 和 MMF 治疗的患者中，报告了乙肝(HBV)或丙肝(HCV)病毒再活化的病例。建议监控感染了乙肝(HBV)或丙肝(HCV)病毒，并伴有活动性乙肝(HBV)或丙肝(HCV)临床和实验室体征的患者。

(6)使用吗替麦考酚酯(MMF)患者中已有进行性多灶性脑白质病(PML)的病例报道，有时该疾病是致命的，吗替麦考酚酯代谢产物即为本品的活性成分 MPA，故本品可能也存在导致 PML 的潜在危险。医生在对免疫抑制患者报告的神经系统症状鉴别诊断时需考虑 PML 的可能性，并请神经专科医师会诊。应注意发生多瘤病毒相关肾病（PVAN）（可造成严重后果包括肾功能恶化和肾移植失败。患者监测可能会对检查 PVAN 风险的患者有帮助），尤其是 BK 病毒感染所致 PVAN 患者，在使用免疫抑制剂时发生肾功能恶化的鉴别诊断。发生 PML 或 PVAN 的患者需减少免疫抑制剂总量，但降低免疫抑制剂用量可能会增加移植器官排斥反应的风险。

（7）接受麦考酚钠治疗的患者需要注意可能出现的中性粒细胞减症，该病症可能与服用的麦考酚钠、联合给药方案、病毒感染有关或者与以上诱因的综合作用有关。服用麦考酚钠的患者应当在第一个月内每周、第二、三个月内每两周进行完整的血细胞计数检查，然后在第一年内每月进行完整的血细胞计数检查。如果发现中性粒细胞减少症（中性粒细胞绝对计数<1.5×10^6/L）恶化，则需要暂停或停用麦考酚钠。

（8）在服用吗替麦考酚酯（MMF）同时选择其他免疫抑制联合治疗的患者中，有发生单纯红细胞再生障碍性贫血（RPCA）的报告。在一些发生单纯红细胞再生障碍性贫血（RPCA）的病例中发现降低 MMF 使用剂量或者停用 MMF 可以逆转 RPCA 的发展。然而在移植患者中，降低免疫抑制剂的剂量会增加移植排斥反应的风险。为了最大限度降低发生移植排斥反应的风险，只有在适当的监控下才可以改变本品的治疗。

（9）由于已经证明麦考酚钠的衍生物与消化系统不良反应发生的增加有关，包括罕见的胃肠溃疡和出血穿孔，患有严重消化系统疾病的患者应当谨慎使用麦考酚钠。

（10）麦考酚钠在临床研究中已经与以下多种药物联合使用　抗胸腺细胞球蛋白、巴利昔单抗、环孢素微乳剂和皮质激素。尚未研究麦考酚钠与其他免疫抑制剂联合使用的有效性和安全性。

【药物相互作用】（1）硫唑嘌呤　由于尚未进行与该药物联合使用的研究，建议不要将本品与硫唑嘌呤联合使用。

（2）活疫苗　活疫苗不能用于免疫反应低下的患者。对其他疫苗的抗体反应也可能会削弱，应该避免使用减毒活疫苗。

（3）阿昔洛韦　在肾功能不全时可能出现麦考酚酸葡萄糖醛酸苷（MPAG）和阿昔洛韦的血浆浓度升高。因此，可能存在这两种药物的肾小管分泌竞争，导致 MPAG 和阿昔洛韦浓度的进一步升高。在此种情况下，患者应当接受仔细的追踪观察。

（4）含有镁和铝氢氧化物的抗酸剂　联合使用会导致 MPA 整体暴露量降低 37%和 MPA 最大浓度降低 25%，应谨慎使用。

（5）考来烯胺和其他干扰肝肠循环的药物　联合用药时可能会降低麦考酚钠的效果，应谨慎使用。

（6）他克莫司　一项在稳定期肾移植患者中进行的钙调神经磷酸酶交叉研究中，在环孢素及他克莫司治疗过程中测量麦考酚钠的稳态药代动力学参数。MPA 的平均曲线下面积（AUC）提高 19%，最大浓度（C_{max}）降低大约 20%。相反，与使用环孢素治疗相比，使用他克莫司治疗时 MPAG 的 AUC 和 C_{max} 都降低了约 30%。

【给药说明】（1）本品与吗替麦考酚酯片剂或胶囊吸收的速度不同，需在医生指导下方可考虑互换或替换。

（2）本品应空腹服用。

【用法与用量】　麦考酚钠肠溶片推荐的起始剂量为一日 2 次，每次 720mg（总剂量 1440mg/d），在进食前 1 小时或进食后 2 小时空腹服用，随后可根据患者的临床表现及医生的判断进行剂量调整。老年患者（≥65 岁）最大推荐剂量为一日 2 次，每次 720mg。

儿童　稳定期儿童患者中本品的推荐剂量为一日 2 次，每次按体表面积 400mg/m^2（最大剂量 720mg，每日两次给药）。

肾损伤患者　移植术后肾功能延迟恢复的患者，无须调整剂量。严重慢性肾功能衰竭患者［肾小球滤过率<25ml/(min·1.73m^2)BSA］应严密监测游离 MPA 和总麦考酚酸葡萄糖醛酸苷（MPAG）浓度增加而引起的潜在不良反应。

肝损伤患者　对患有肝器质性疾病的肾移植患者，无需调整剂量。

【制剂与规格】　麦考酚钠肠溶片：（1）180mg；（2）360mg。

特立氟胺
Teriflunomide

【适应证】　治疗成人复发型多发性硬化，包括临床孤立综合征、复发缓解型多发性硬化和活动性的继发进展型多发性硬化。

【药理】（1）药效学　特立氟胺是一种具有抗炎作用的免疫调节剂，可抑制二氢乳清酸脱氢酶，确切机制尚不清楚，但可能涉及中枢神经系统中活化淋巴细胞数量的减少。

（2）药动学　特立氟胺是来氟米特的主要活性代谢物。在推荐剂量，特立氟胺片和来氟米特产生的特立氟胺血药浓度范围类似。在健康志愿者和多发性硬化症患者中，基于特立氟胺的群体分析得出，给予重复剂量的 7mg 和 14mg 片剂时，中位 $t_{1/2}$ 分别约为 18 天和 19 天。需要约 3 个月的时间分别达到稳态浓度。给予重复剂量的 7mg 和 14mg 片剂时，AUC 蓄积率估计值约为 30。

吸收：口服特立氟胺时最大血药浓度的中位时间是服药后 1～4 小时。食物对特立氟胺的药代动力学无临床相关效应。

分布：特立氟胺与血浆蛋白广泛结合(>99%)，并且主要分布在血浆中。单次静脉给药后的分布容积是 11L。

代谢：特立氟胺主要生物转化途径是水解，次要途径是氧化。次要代谢途径涉及氧化、N-乙酰化以及硫酸盐结合。

消除：特立氟胺的消除主要通过直接胆汁排泄原型药以及肾排泄代谢物完成。21 天期间，服用的药物中 60.1%通过粪便(37.5%)和尿(22.6%)排泄。

【不良反应】(1)严重不良反应见〔注意事项〕部分，包括肝脏毒性、骨髓效应/潜在免疫抑制/感染、超敏反应和严重皮肤反应、周围神经病变、血压升高及对呼吸系统的影响。

(2)临床试验经验 在对安慰剂对照试验汇总分析中，共有 2047 例服用特立氟胺片(每日一次，7mg 或 14mg)的患者和 997 例安慰剂组患者组成复发型多发性硬化症患者的安全性人群(表 17-2)。

此外，其他需要注意的是：①心血管死亡：上市前数据库中，在大约 2600 例接受特立氟胺片暴露的患者中，发生 4 例心血管疾病死亡，包括 3 例猝死，1 例有高脂血症和高血压病史的患者心肌梗死。上述心血管死亡发生在非对照延伸研究中，在治疗开始后 1～9 年；②急性肾衰竭：在安慰剂对照研究中，7mg 特立氟胺片组的 8/1045(0.8%)患者和 14mg 特立氟胺片组的 6/1002(0.6%)患者、安慰剂组的 4/997(0.4%)患者的肌酐值相对于基线值升高超过 100%。这些升高是一过性的。一些升高伴有高钾血症。由于特立氟胺片使肾脏尿酸清除率升高，因此特立氟胺片可能引起急性尿酸性肾病伴发一过性急性肾衰竭；③低磷血症：临床试验中，接受特立氟胺片治疗的受试者中，18%出现血清磷水平至少为 0.6mmol/L 的低磷血症，接受安慰剂治疗的受试者中该比例为 7%；接受特立氟胺片治疗的受试者中，4%出现血清磷水平≥0.3mmol/L 但<0.6mmol/L 的低磷血症，接受安慰剂治疗的受试者中该比例为 0.8%。没有任何治疗组的受试者血清磷水平<0.3mmol/L。

表 17-2 安慰剂对照试验中的不良反应(发生率≥1%，且特立氟胺 7mg 或 14mg 组发生率高于安慰剂组≥1%)

不良反应	特立氟胺片(7mg, n=1045)	特立氟胺片(14mg, n=1002)	安慰剂(n=997)
头痛	18%	16%	15%
丙氨酸氨基转移酶升高	13%	15%	9%
腹泻	13%	14%	8%
脱发	10%	14%	5%
恶心	8%	11%	7%
感觉异常	8%	9%	7%
关节痛	8%	6%	5%
流行性感冒	7%	9%	7%
鼻窦炎	5%	5%	4%
上腹痛	5%	5%	4%
中性粒细胞减少症	4%	6%	2%
皮疹	4%	5%	3%
高血压	3%	4%	2%
骨骼肌肉疼痛	3%	3%	2%
牙疼	3%	3%	2%
天门冬氨酸氨基转移酶升高	3%	3%	2%
肌痛	3%	2%	2%
病毒性胃肠炎	2%	2%	1%
γ-谷氨酰转移酶升高	2%	2%	1%
体重减轻	2%	2%	1%
嗜中性粒细胞计数降低	2%	2%	1%
血肌酸磷酸激酶升高	2%	2%	1%
白细胞计数降低	2%	1%	0%
心悸	2%	1%	1%
月经量过多	1%	2%	0%

(3)上市后 ①超敏反应，包括一些严重的超敏反应，如过敏反应、血管性水肿；②严重皮肤反应，包括中毒性表皮坏死松解症和史-约综合征；③银屑病；④血小板减少；⑤间质性肺病；⑥胰腺炎；⑦口腔炎(如口疮或溃疡)。

【禁忌证】(1)重度肝损伤患者。

(2)怀孕女性和未使用有效避孕措施的育龄女性。

(3)对特立氟胺、来氟米特或特立氟胺片任意非活性成分有超敏反应史的患者。反应包括全身性过敏反应、血管性水肿和严重的皮肤反应。

准备生育的男性也应停止使用特立氟胺。

【注意事项】 (1)特立氟胺的加速消除程序 特立氟胺从血浆中消除速度缓慢。如不采用加速消除程序，平均需要 8 个月的时间血浆浓度才会降至 0.02mg/L 以下，由于药物清除存在个体差异，有些个体可能需要长达 2 年的时间。停用特立氟胺片后的任意时间均可使用加速消除程序。可通过以下任意程序进行加速消除：①每 8 小时给予 8g 考来烯胺，为期 11 天。如不能耐受每日 3 次每次 8g 考来烯胺的剂量，可每日 3 次给予 4g 考来烯胺。②每 12 小时口服活性炭粉末 50g，为期 11 天。

如以上所有消除程序均耐受性不佳，无需每日连续治疗，除非需要快速达到较低的特立氟胺血液浓度。第 11 天结束时，两种方案均可成功加速消除特立氟胺，使特立氟胺的血药浓度下降 98% 以上。如患者对特立氟胺片治疗有效，采用加速消除程序可能会激活疾病。

(2)骨髓效应/潜在免疫抑制/感染 ①骨髓效应：安慰剂对照试验中，接受 7mg 和 14mg 特立氟胺片治疗的患者，相对于基线，白细胞(WBC)计数大约平均减少 15%(主要是中性粒细胞和淋巴细胞)，血小板计数大约平均减少 10%。WBC 平均计数的减少出现在前 6 周，在整个研究期间 WBC 计数持续较低。据报告有上市后接受特立氟胺片治疗发生血小板减少症的病例。开始接受特立氟胺片治疗前，应获取 6 个月内的全血细胞计数(CBC)。应根据骨髓抑制的体征和症状做进一步监测。

②感染风险/结核病筛查：急性活动性或慢性感染患者在感染控制前不宜开始治疗。如果患者出现严重感染，应考虑暂停特立氟胺片治疗或使用加速消除程序。重新开始治疗前需重新评估获益和风险。不建议罹患重度免疫缺陷、骨髓疾病或重度非控制感染的患者使用特立氟胺片。有报告 1 例服用特立氟胺片 14mg 达 1.7 年的患者出现肺炎克雷伯菌败血症致死。有报告称，在上市后研究中，接受来氟米特的患者出现过致死性感染，尤其是金罗维肺孢子虫肺炎与曲霉病。在使用特立氟胺片开展的临床研究中，曾观察到巨细胞病毒性肝炎的再激活。使用特立氟胺片进行的临床研究中，已观察到结核病病例。开始接受特立氟胺片治疗前，通过结核菌素皮肤试验或血液试验筛查罹患潜伏性结核病感染的患者。

③疫苗接种：建议不要接种活疫苗。如果想在停用特立氟胺片后接种活疫苗，应考虑到特立氟胺的半衰期较长。

④恶性疾病：当使用一些免疫抑制性药物时，会增加罹患恶性疾病，尤其是淋巴增生性疾病的风险。

(3)周围神经病变 包括多神经和单一神经病变(例如腕管综合征)。年龄超过 60 岁、伴随使用神经毒性药物以及罹患糖尿病都会增加周围神经病变的风险。如果服用特立氟胺片的患者出现周围神经病变症状，例如双侧麻木或手、脚麻木或刺痛感，应考虑停用特立氟胺片并采用加速消除程序。

(4)对呼吸系统的影响 曾有在上市后服用特立氟胺片发生间质性肺病(包括急性间质性肺炎)的报告。

【药物相互作用】 (1)特立氟胺是 CYP2C8 的抑制剂。在服用特立氟胺片的患者中，经 CYP2C8 代谢的药物(例如紫杉醇、吡格列酮、瑞格列奈、罗格列酮)的暴露可能增加。

(2)特立氟胺片与华法林联用时，特立氟胺片可能使国际标准化比值(INR)降低约 25%。

(3)特立氟胺片可能使炔雌醇和左炔诺孕酮的全身暴露增加。

(4)特立氟胺可能是体内 CYP1A2 的弱诱导物。在服用特立氟胺的患者中，经 CYP1A2 代谢的药物(例如阿洛司琼、度洛西汀、茶碱、替扎尼定)的暴露可能降低。

(5)特立氟胺在体内抑制 OAT3 的活性。在服用特立氟胺的患者中，为 OAT3 底物的药物(例如头孢克洛、西咪替丁、环丙沙星、青霉素 G、酮洛芬、呋塞米、甲氨蝶呤、齐多夫定)的暴露可能增加。

(6)特立氟胺体内抑制 BCRP 和 OATP1B1/1B3 的活性。对于服用特立氟胺的患者，瑞舒伐他汀的剂量不应超过 10mg 每天一次。对于其他 BCRP 底物(如米托蒽醌)和 OATP 家族中的药物(例如，甲氨蝶呤、利福平)，尤其是 HMG-Co 还原酶抑制剂(如阿托伐他汀、那格列奈、普伐他汀、瑞格列奈和辛伐他汀)，应考虑降低这些药物的剂量，并且当患者服用特立氟胺时，密切监测药物暴露量增加的体征和症状。

【给药说明】 (1)餐前、餐后服用或与餐同服均可。

(2)安全性监测 ①在开始采用特立氟胺片治疗前，应获取 6 个月内的氨基转移酶和胆红素水平数据。在开始服用特立氟胺片后，应每月至少监测一次 ALT 水平，坚持 6 个月。②开始服用特立氟胺片前，应先获取 6 个月内的全血细胞计数(CBC)结果。进一步监测感染体征和症状。③开始服用特立氟胺片前，应采用结核菌素皮肤试验或血液试验筛选潜伏性结核病感染。患者育龄女性在开始特立氟胺片治疗前应排除怀孕。④开始服用特立氟胺片前检查血压，并在此后定期检查。

【用法与用量】　根据患者病情严重程度及耐受情况指导患者使用本品。建议每日口服 1 次，7mg 或 14mg。

【制剂与规格】　特立氟胺片：（1）7mg；（2）14mg。

第二节　免疫增强药

免疫增强剂是指单独或与抗原同时使用时能增强机体免疫应答的药物。这类药物可以激活免疫细胞，增强机体的非特异性或特异性免疫功能；或具有免疫佐剂作用，增强与之合用的抗原免疫原性，加速诱导免疫应答反应；或能代替体内缺乏的免疫活性物质，具有免疫替代作用等。

临床上主要用于：①原发性或继发性免疫缺陷病。此类疾病共同的特点是反复感染，免疫增强药通过增强抗感染免疫力，可增强抗感染药的疗效。对以细胞免疫缺陷为主者，如艾滋病、先天性无胸腺症、重症联合免疫缺陷病等，用胸腺肽、转移因子、干扰素等治疗有一定疗效。对体液免疫缺陷性疾病如先天性无丙种球蛋白血症，人免疫球蛋白（丙种球蛋白）有效。②难治性感染。单用抗感染药难于控制时，可合用免疫增强剂如胸腺肽、转移因子等进行治疗。③肿瘤。免疫增强剂可增强肿瘤患者的抗肿瘤免疫力，减轻或防止放射治疗或化学治疗对免疫系统的损伤，增强其疗效。

免疫增强药按来源可分为微生物来源的药物、人或动物免疫产物、化学合成药物、生物多糖类、中药及其他。微生物来源的药物和人及动物免疫产物的不良反应较多，如注射局部反应、过敏反应、发热等，化学合成药和中药等药物的不良反应相对较少。应注意避免免疫增强药的潜在危险性，如毛细血管渗漏综合征、过敏反应等。

A 群链球菌
Group A Streptococcus

【特殊说明】　参阅第十八章第二节。

【制剂与规格】　注射用 A 群链球菌：（1）1KE；（2）5KE。

卡 介 苗
Bacillus Calmette-Guerin（BCG）Vaccine

【特殊说明】　参阅第十八章第二节。

【制剂与规格】　治疗用卡介苗：（1）60mg/瓶；
皮内注射用卡介苗：（1）0.25ml:0.1mg；（2）0.5ml:0.25mg；（3）1ml:0.5mg。

甘露聚糖肽
Mannatide

【特殊说明】　本品在 2000 年被更名为甘露聚糖肽。

【适应证】　用于恶性肿瘤放、化疗中改善免疫功能低下的辅助治疗。

【药理】　药效学　本品是从 A 型链球菌培养液中提得的α-甘露聚糖肽，能增强巨噬细胞功能，提高脾脏单核-吞噬细胞系统的吞噬功能，促进骨髓中造血干细胞功能，增加外周血细胞。

【不良反应】　（1）过敏反应　瘙痒、皮疹、红斑、风团、寒战、发烧，严重时可引起过敏性休克。

（2）呼吸系统　胸闷、呼吸困难，有发生呼吸骤停的报告。

（3）注射局部　疼痛。

（4）其他　心悸、头晕、颜面部水肿、唇发绀。

【禁忌证】　对本品过敏者、风湿性心脏病、支气管哮喘、气管炎患者禁用，高敏体质者禁用。

【注意事项】　本品有因过敏反应以及因呼吸骤停而死亡的报告，应在医生严密监护并有抢救措施的条件下使用，一旦出现过敏反应有关症状，应立即停药，并给予对症及抗过敏治疗。

【用法与用量】　（1）肌内注射　一次 5～10mg，一日 1～2 次或隔日一次。

（2）静脉滴注　一次 5～10mg，加入 100ml 0.9%氯化钠注射液中静脉滴注，每日一次，7 日为一疗程。

（3）口服　一次 5～10mg，一日 3 次。

【制剂与规格】　甘露聚糖肽片：5mg。
甘露聚糖肽胶囊：（1）5mg；（2）10mg。
甘露聚糖肽口服溶液：10ml:10mg。
甘露聚糖肽注射液：2ml:5mg。
注射用甘露聚糖肽：（1）2.5mg；（2）5mg；（3）10mg。

假 单 胞 菌
Pseudomonas Preparation

【特殊说明】　参阅第十八章第二节。

【制剂与规格】　铜绿假单胞菌注射液：（1）每支 1.0ml，含菌 18 亿个；（2）每支 0.5ml，含菌 9 亿个。

转 移 因 子
Transfer Factor

【适应证】 用于某些抗生素难以控制的病毒性或霉菌性细胞内感染的辅助治疗(如带状疱疹、流行性乙型脑炎、白色念珠菌感染、病毒性心肌炎等);亦可作为恶性肿瘤的辅助治疗剂;本品可用于湿疹、血小板减少、多次感染综合征、慢性皮肤黏膜真菌病等免疫缺陷疾病。

【药理】 药效学 转移因子是从动物脾脏提取的多核苷酸肽,分子量小于5000,可将细胞免疫活性转移给受体以提高后者的细胞免疫功能。本品能特异或非特异地调节机体免疫状态,增强细胞免疫和骨髓造血功能,对机体免疫功能呈双向调节作用,使机体的免疫紊乱获得纠正,具有调节和增强机体细胞免疫的功能。

【不良反应】 注射部位往往有酸、胀、痛感;个别患者使用后出现皮疹、皮肤瘙痒等反应;少数患者可出现短暂发热;个别慢性活动性肝炎患者用药后,偶见一过性肝功能损害加重,但会逐渐自行恢复。

【禁忌证】 对本品过敏者禁用。

【注意事项】 (1)肝病患者慎用。

(2)本品混浊或变色勿用。

【用法与用量】 (1)皮下注射 成人一次3~6mg(多肽),每周1~2次,1个月后改为每2周1次或遵医嘱。对带状疱疹,一般只需注射1次。注射部位以上臂内侧腋窝处或大腿内侧腹股沟下端注射为宜。

(2)口服 口服液一次10~20mg(多肽),每日2~3次;胶囊一次3~6mg(多肽),每日2~3次。

【制剂与规格】 转移因子口服溶液:(1)10ml:10mg(多肽):300µg(核糖);(2)10ml:15mg(多肽):450µg(核糖);(3)10ml:20mg(多肽):600µg(核糖)。

注射用转移因子:(1)3mg(多肽):100µg(核糖);(2)6mg(多肽):200µg(核糖)。

转移因子注射液:(1)2ml:3mg(多肽):100µg(核糖);(2)2ml:6mg(多肽):200µg(核糖)。

转移因子胶囊:(1)3mg(多肽):100µg(核糖);(2)6mg(多肽):200µg(核糖)。

胸 腺 五 肽 [药典(二)]
Thymopertin

【适应证】 恶性肿瘤病人因放疗、化疗所致的免疫功能低下。用于18岁以上的慢性乙型肝炎患者;各种原发性或继发性T细胞缺陷病;某些自身免疫性疾病(如类风湿关节炎、系统性红斑狼疮等);各种细胞免疫功能低下的疾病;肿瘤的辅助治疗。

【药理】 (1)药效学 胸腺五肽是胸腺分泌的一种胸腺生成素的有效部分。胸腺生成素是49个氨基酸的多肽,具有促进胸腺细胞和外周T细胞及B细胞分化发育,调节机体免疫功能等生物活性。胸腺生成素的32~36位氨基酸(TP_5,由精氨酸、赖氨酸、天门冬氨酸、缬氨酸、酪氨酸五种氨基酸组成)是其重要的功能活性部分。动物实验和临床研究表明,对免疫功能低下动物和自身免疫性疾病患者的免疫功能具有调节作用,能使过度或受到抑制的免疫反应趋向正常。TP_5的另一个显著特点是其半衰期短,却能具有较长时间的免疫调节效果。TP_5对因年龄和其他因素造成的胸腺萎缩及功能减退具有重要的调节作用。

(2)药动学 胸腺五肽在人血浆中很快由蛋白酶和氨肽酶降解,半衰期约为30秒,而在腹腔存留时间比血浆长,可达3.5~7分钟,人唾液中10分钟后能保留25%不被降解。尽管胸腺五肽代谢较快,但单次注射后它很快作用于靶细胞。通过第二信使作用,能使体内效应维持数天至数周。

【不良反应】 可见恶心、发热、头晕、胸闷、无力等不良反应,少数患者偶有嗜睡感。

【禁忌证】 对本品有过敏反应者或器官移植初期需免疫抑制者禁用。

【注意事项】 (1)本品通过增强患者的免疫功能而发挥治疗作用的,故而对正在接受免疫抑制治疗的患者(例如器官移植受者)应慎用。

(2)治疗期间应定期检查肝功能。

【药物相互作用】 本品与干扰素合用,对于改善免疫机能有协同作用。

【用法与用量】 肌内注射或加入250ml 0.9%氯化钠注射液静脉慢速单独滴注。每次1mg,每日或隔日一次,一般15日为一个疗程,或者疗程根据病情决定。

【制剂与规格】 胸腺五肽注射液:(1)1ml:10mg;(2)1ml:1mg。

注射用胸腺五肽:(1)1mg;(2)10mg。

胸 腺 法 新 [药典(二);医保(乙)]
Thymalfasin

【适应证】 治疗18岁或以上的慢性乙型肝炎。临床试验提示本品与α干扰素联用时可能比单用本品或单用干扰素增加应答率。

作为免疫损害病者的疫苗免疫应答增强剂——免疫

系统功能受到抑制者，包括接受慢性血液透析和老年病患者，本品增强患者对病毒性疫苗，例如流感疫苗或乙肝疫苗的免疫应答。

【药理】 (1)药效学 本品治疗慢性乙型肝炎或在增进免疫系统反应性方面的作用机制尚未完全查明。在多个不同的活体外试验，本品促使致有丝分裂原激活后的外周血淋巴细胞的T细胞成熟作用，增加T细胞在各种抗原或致有丝分裂原激活后产生各种淋巴因子例如α、γ干扰素，白介素-2和白介素-3的分泌和增加T细胞上的淋巴因子受体的水平。它同时通过对CD4细胞(辅助者/诱导者)的激活作用来增强异体和自体的人类混合的淋巴细胞反应。胸腺法新可能影响NK前体细胞的募集，这前体细胞在暴露于干扰素后变得更有细胞毒性。在活体内，胸腺法新能增强经刀豆球蛋白A激活后的小鼠淋巴细胞增加分泌白介素-2和增加白介素-2受体的表达作用。

(2)药动学 在按体表面积$900\mu g/m^2$剂量下，胸腺法新皮下注射约1小时后血浓度峰值是$25\sim30ng/ml$。峰水平持续2小时而在随后18小时内恢复到基础水平。连续每周两次注射15周后，胸腺法新的血浆基础值只作很轻微的增加。约60%药物经由尿液排出。

【不良反应】 主要是注射部位疼痛。极少情况下有红肿、短暂性肌肉萎缩、多关节痛伴有水肿和皮疹。

慢性乙型肝炎患者接受本品治疗时，可能ALT水平有一过性上升到基础值的两倍(ALT波动)以上，当ALT波动发生时本品通常应继续使用，除非有肝衰竭的症状和预兆出现。

【禁忌证】 本品禁用于那些对胸腺法新或制剂内任何成分有过敏历史的患者。禁用于免疫抑制的患者如器官移植受者。

【药物相互作用】 当本品与其他免疫调节药物同时供药时应告诫，本品不应与任何其他药物混合后作注射用。

【用法与用量】 (1)慢性乙型肝炎 本品治疗慢性乙型肝炎的推荐量是每针1.6mg，皮下注射，每周2次，两剂量大约相隔3～4日。治疗应连续6个月(52针)期间不可中断。假如本品是与干扰素α联合使用，本品一般是早上给药而干扰素是在晚上给药。

(2)作为免疫损害病者的疫苗增强剂 本品作为病毒性疫苗增强剂使用，推荐剂量是1.6mg，皮下注射，每周2次，每次相隔3～4天。疗程应持续4周(共8针)，第一针应在接种疫苗后马上给予。

【制剂与规格】 注射用胸腺法新：1.6mg。

人白介素-2 [医保(乙)]
Human Interleukin-2

【特殊说明】 参阅第十八章第四节。

【制剂与规格】 注射用人白介素-2：(1)10万IU/支；(2)20万IU/支；(3)50万IU/支；(4)100万IU/支；(5)400万IU/支。

人白介素-2注射液：(1)0.4ml:50万IU；(2)0.8ml:100万IU。

人 干 扰 素
Human Interferon

【特殊说明】 干扰素(IFN)是宿主细胞受到病毒感染或干扰素诱生剂等激发后，诱导产生的一类具有多种生物活性的糖蛋白，其分子量2万～16万。它进一步启动另一基因，从而产生抗病毒蛋白，阻止病毒在宿主细胞内繁殖。干扰素不被免疫血清中和，也不被核酸酶破坏，但可被蛋白酶灭活。根据其理化性质及抗原特性，干扰素可分为α、β、γ三种大类型。

人白细胞产生的干扰素为干扰素α(IFN-α)，由于其蛋白分子的变异和肽类氨基酸序列第23位和第34位的不同，又可分为α2a(23位为赖氨酸、34位为组氨酸)、α2b(23位为精氨酸、34位为组氨酸)、α2c(23位及34位均为精氨酸)三种。

人纤维母细胞产生者为干扰素β(IFN-β)，其结构与α相似。

干扰素α和干扰素β又统称为Ⅰ型干扰素。均可由病毒感染或应用多核苷酸后产生。由特异性抗原刺激T淋巴细胞可产生干扰素γ(IFN-γ)，亦称为免疫干扰素或Ⅱ型干扰素，其结构与Ⅰ型不同。

干扰素无抗原性，但有高度种属特异性，只有人的干扰素才对人有效。干扰素也可通过大肠埃希菌，经发酵、分离和高度纯化后获得的人工干扰素制成。

【适应证】 可用于肿瘤、病毒性感染及慢性活动性乙型肝炎等。

【药理】 药效学 干扰素具有抗病毒、抗肿瘤活性和免疫调节作用。它与细胞表面特异性受体结合后发挥作用。多个研究表明，干扰素一旦与细胞膜结合后，就会在细胞间产生一系列复杂的变化，如诱导外周血中单核细胞的2'5'-寡核苷酸合成酶，抑制细胞增殖，阻止受病毒感染细胞中病毒的复制及保护未感染的细胞免遭病毒的攻击，此种免疫调节活性亦可增强NK细胞和巨噬细胞等的吞噬功能，同时增强T淋巴细胞对靶细胞的杀伤作用。最近发现干扰素的抗肿瘤作用还与抑制血管内皮细胞增殖，抑制肿瘤内新生血管的生成有关。干扰素α和干扰素β具有共同的受体，干扰素γ的受体与干扰素α或干扰素β的受体均不同，因此干扰素α和干扰素β二者无协同作用，而干扰素α或干扰素β与干扰素γ均有协同作用。

【不良反应】 常见的不良反应有发热、疲乏、食欲下降、恶性、呕吐、头晕、流感样症状等。偶有嗜睡和精神错乱、呼吸困难、肝功能降低、白细胞减少及过敏反应等。其中皮下注射较肌内注射的发生率相对低。

【禁忌证】 严重心、肝、肾功能不全，骨髓抑制者禁用。

【注意事项】 妊娠及哺乳期妇女慎用。

【药物相互作用】 本品抑制多种肝 P450 同工酶的代谢活性，影响合用药物如茶碱、西咪替丁、地西泮、普萘洛尔、华法林等药物的代谢清除，使其血药浓度增加。

【用法与用量】 人干扰素是一类药品，包括人干扰素α1b、人干扰素α2a、人干扰素α2b、人干扰素β、人干扰素γ等。各具体品种参阅第十八章第四节。

盐酸左旋咪唑 [药典(二)]
Levamisole Hydrochloride

【适应证】 本品搽剂用于多种免疫功能低下的疾病和自身免疫性疾病，如反复上呼吸道感染、过敏性哮喘、过敏性鼻炎、慢性乙型肝炎、乙型肝炎病毒携带者、复发性口腔黏膜性溃疡、恶性肿瘤、类风湿关节炎以及乳头瘤病毒感染等引起的疣类皮肤病的免疫治疗。

【药理】 (1)药效学 本品为免疫调节剂，是生物学应答调节剂(BRM)中最具特征性的化学合成品，通过皮肤吸收，达到全身免疫治疗的目的。对免疫功能缺陷或低下者发挥显著的增强作用，使被压抑的免疫功能恢复正常。主要诱导早期前 T 细胞分化成熟为功能性 T 细胞，激活巨噬细胞和粒细胞移动抑制因子；诱生内源性干扰素，诱导 IL-18 的合成，激活 NK 细胞，从而产生提高免疫作用，它本身无抗微生物作用，但可提高宿主对细菌和病毒的抵抗力。

临床应用研究显示，本品可抑制乙肝病毒的复制，与特异性免疫调节剂(如乙肝疫苗)等药物联用，可增强机体针对乙肝病毒特异性免疫反应，起到协同作用。可提高肿瘤患者免疫力，防止感染和提高抗癌能力；能显著降低哮喘病人免疫球蛋白(IgE)的含量。

(2)药动学 本品搽剂可经皮肤吸收，用药后约 20 小时达稳态血药浓度，其免疫调节有效浓度可维持 36 小时以上。

【不良反应】 偶有皮疹和皮肤发痒等局部过敏现象，停药后可自行消退。

【禁忌证】 对本品过敏者禁用。

【注意事项】 (1)清洗涂药部位皮肤(温湿毛巾擦洗)后涂药有利于透皮吸收。

(2)涂药后，涂药处保持 24 小时不水洗。

(3)药物长时间在皮肤上保留易刺激皮肤，建议涂药后 48 小时内必须清洁涂药部位皮肤。

(4)用后如出现局部皮肤发痒等药物性皮炎时，即停药，并对症处理。

(5)当药品性状发生改变时禁止使用。

【给药说明】 (1)妊娠及哺乳期妇女用药 尚不明确。

(2)儿童用药 按体重每次 10mg/kg 用药为最佳用药剂量。

【用法与用量】 将药液近距离喷搽于双腿、上臂或腹部皮肤，成人每次 1 支(5ml)，隔 1 天喷搽 1 次或每周用药 2 次。用于乙型肝炎的免疫治疗 6 个月为 1 个疗程，其他疾病的免疫治疗 2~3 个月为 1 个疗程，或遵医嘱。

【制剂与规格】 盐酸左旋咪唑搽剂：5ml:500mg。

匹 多 莫 德 [医保(乙)]
Pidotimod

【适应证】 用于慢性或反复发作的呼吸道感染和尿路感染的辅助治疗。

【药理】 (1)药效学 本品是一种人工合成的口服免疫刺激剂，通过刺激和调节细胞介导的免疫反应而起作用。

(2)药动学 本品口服吸收迅速，人体口服生物利用度为 45%，半衰期为 4 小时，以原型经尿液排泄。与禁食状态下给药相比，与食物同时口服时，生物利用度降低 50%，血浆浓度达到最大值时晚 2 小时。

肾功能不全者消除半衰期延长。严重的肾功能不全(血浆肌酐浓度 5mg/dl)，消除半衰期 8~9 小时。

【不良反应】 (1)消化系统损害 偶见恶心、呕吐、腹泻、腹痛、胃部不适、口干、腹胀、食欲异常、胃灼热等，罕见肝脏氨基转移酶升高等。

(2)皮肤及其附件损害 偶见可致皮肤过敏(包括皮疹和瘙痒)、皮肤潮红等；严重者可罕见皮肤、黏膜溃疡。

(3)神经系统损害 偶见头晕、头痛、眩晕等。

(4)其他 偶见胸闷、发热、嗜睡、心悸、面部水肿、唇部水肿等，罕见过敏性紫癜、过敏性休克等。

【禁忌证】（1）对本品或辅料（果糖、葡萄糖-半乳糖）过敏者禁用。

（2）3 岁以下儿童禁用。

（3）妊娠 3 个月内妇女禁用。

【注意事项】先天性免疫缺陷（高 IgE 综合征）患者慎用。

【用法与用量】　空腹口服。

成人　一次 0.8g，一日 2 次，不超过 60 天。

儿童　3 岁及以上儿童及青少年：一次 0.4g，一日 2 次，不超过 60 天。

【制剂与规格】　匹多莫德片：400mg。

匹多莫德颗粒：2g:0.4g。

匹多莫德口服溶液：400mg。

匹多莫德胶囊：400mg。

咪 喹 莫 特[医保(乙)]
Imiquimod

【适应证】　（1）CDE 适应证　外用用于治疗成人外生殖器、肛周疣或尖锐湿疣。

（2）国外适应证　2.5%和 3.75%的乳膏用于免疫功能正常的成人面部或头皮非角化过度、非肥厚性的光化病的局部治疗。

用法用量：治疗日光性角化病，单独用于头、面部病变（面积小于 5cm×5cm），每天睡前用药一次，在疣表面涂上一薄层，然后摩擦直至不再看见乳膏剂为止。乳膏应在皮肤上停留约 8 小时，之后应使用温和的肥皂和水清洗该部位。疗程为两个为期两周的治疗周期，两个周期之间间隔两周的无药期。即使所有光化性角化病都消失了，治疗仍应持续整个疗程。

（3）超说明书适应证

①成人浅表的皮肤基底细胞癌：外用，睡前涂抹患处，每周 5 次，持续 6 周，药物应停留皮肤表面 8 小时。应用注意：仅限于瘤体小于 2.0cm 的躯干部(不包括肛门及生殖器)、颈部、四肢(不包括手足)基底细胞癌，尤其是不适合外科手术治疗的肿瘤患者。

②浅表性婴幼儿血管瘤：患儿睡前薄层均匀外涂于瘤体表面，轻轻按摩，涂药后 6～10 小时后以清水或中性肥皂清洗瘤体表面，每周 3～5 次(隔日外涂或连续外涂 5 天，停用 2 天)，疗程 4～32 周。

【药理】（1）药效学　咪喹莫特亦为人工合成的免疫调节药，可诱导细胞因子如干扰素α、白细胞介素-6、肿瘤坏死因子α等的基因转录；增加肿瘤组织中淋巴细胞、树突细胞、巨噬细胞浸润；显著减少人乳头状瘤病毒(HPV)DNA、mRNA 水平，但并无直接的抗病毒活性。

目前本品活化免疫系统的机制尚未完全清楚。

（2）药动学　6 名健康受试者单次局部给予 5mg ^{14}C 标记的咪喹莫特乳膏研究表明，经皮再吸收很少。局部应用咪喹莫特，在血清中没有检测到放射活性物(最低检出限：1mg/ml)，尿和粪便中的放射活性物小于放射标记量的 0.9%。

【不良反应】　最常报道的不良反应是局部皮肤和用药部位的反应；也有患者有全身反应。每天 1 次疗法的副作用比 1 周 3 次的不良反应更多、更强烈。

应用 5%咪喹莫特乳膏也有远部位的皮肤反应的报道，来自女性的远部位的皮肤反应为红斑(3%)、溃疡(2%)、水肿(1%)；男性为溃烂(2%)，红斑、水肿、硬化、蜕皮各为 1%。

用药部位的异常：疣部位的反应(烧灼、色素减退、刺激、瘙痒、疼痛、潮红、敏感、痛苦、刺痛、触痛)；远部位的反应(流血、烧灼、瘙痒、疼痛、触痛、足癣)；全身反应：疲劳、发热、类似感冒症状；中枢和周围神经系统：头痛；胃肠道：腹泻；肌肉-骨骼：肌痛。

【禁忌证】　对本品过敏者禁用。

【注意事项】　（1）用药期间应尽量避免光照。

（2）若出现过敏反应则需停药。

（3）合并自身免疫性疾病的患者需慎用此药。

（4）妊娠期妇女及哺乳期妇女慎用。

（5）尚未建立 18 岁以下的患者的有效性和安全性。

（6）没有应用其他药物治疗生殖器和肛周疣后，立即应用本品的临床经验，因此在任何先前使用药品或外科手术治疗生殖器/肛周疣后，伤口未愈合之前，并不推荐使用本品。本品有加重皮肤炎症的可能。

【给药说明】　如果患者出现不适或严重的局部皮肤反应，应停用几天，当反应消退后再继续治疗，但不可因期间停药而擅自延长每个用药疗程。当出现反应时应穿透气性的衣物如：棉纱、棉内衣裤。给予适当剂量的治疗可以达到本品的最大治疗效果。建议用药前后要洗手。本品包装在一次性使用的袋内，含有足以覆盖 20cm^2 的乳膏剂，应避免过量使用。在疣表面涂上一薄层，然后摩擦直至不再看见乳膏剂为止。用药部位不必包扎。

【用法与用量】　仅局部使用；不用于口服、眼用、肛门内或阴道内使用。

治疗外生殖器疣：一周用药 3 次，共不超过 16 周。药物应在皮肤上保留时间为 6～10 小时，然后用肥皂或清水清洗用药部位。每周 3 次的使用程式是：星期一、星期三、星期五；或星期二、星期四、星期六，均于睡前使用。

【制剂与规格】5%咪喹莫特乳膏：(1)250mg：12.5mg；(2)2g:100mg；(3)3g:150mg；(4)5g:250mg；(5)10g:500mg。

香菇多糖
Lentinan

【适应证】 ①静脉给药：用于恶性肿瘤的辅助治疗。②口服：用于慢性乙型迁延性肝炎及消化道肿瘤的放、化疗辅助药。

【药理】(1)药效学 本品为香菇子实体或菌丝体提取的多糖(高分子葡聚糖)，分子量约50万。对多种动物移植性肿瘤具有抗肿瘤作用，但无直接细胞毒作用，其抗肿瘤作用是由胸腺依赖性免疫机制介导的。它能增强动物、健康人和肿瘤患者的淋巴细胞增殖反应，促进白细胞介素-1和白细胞介素-2的生成，诱导干扰素产生，使荷瘤小鼠或注射免疫抑制剂所致免疫功能低下小鼠的迟发性过敏反应部分或完全恢复正常。香菇多糖主要影响 Th 和 Tc 细胞，使被抑制的 Th 和 Tc 细胞恢复。此外，它还能增强单核-巨噬细胞和自然杀伤细胞(NK)的功能。

(2)药动学 本品给药后血浓度曲线(大鼠)半衰期 $t_{1/2}$ 为1.9小时，其后72小时呈双指数衰减。主要分布于肝，其次为脾、肺、肾等脏器。绝大部分经尿排出。

【禁忌证】 对本品过敏患者禁用。

【注意事项】(1)应选用最适剂量范围，剂量过大疗效反降低。

(2)虽然临床试验仅有很少数病人发生头晕、胸闷、面部潮红等一过性反应，临床仍应注意过敏反应的可能性。

(3)对于本人或家族中容易发生支气管哮喘、荨麻疹等过敏症状的特异性体质患者应慎用。

(4)本品加入溶剂后要用力振摇使完全溶解即刻使用。

(5)儿童 有出血倾向者慎用。

【药物相互作用】 本品应避免与维生素 A 制剂混用。

【用法与用量】(1)静脉滴注或静脉注射 一次1mg，一周2次。

(2)口服 一次3～5片/粒，一日2次。

(3)儿童 ①口服：儿童一日0.5mg/kg，分2次服。②静脉注射：一次0.01～0.1mg/kg，一周1～2次，一般3个月为一疗程。

【制剂与规格】 香菇多糖片剂：0.1g。

注射用香菇多糖：1mg。

香菇多糖胶囊：0.185g。

香菇多糖注射液：2ml:1mg。

猪苓多糖 [医保(乙)]
Polysaccharide of Polyporus Umbellatus

【适应证】 ①猪苓多糖注射液：本品能调节机体免疫功能，对慢性肝炎、肿瘤病有一定疗效。与抗肿瘤化疗药物合用，可增强疗效，减轻毒副作用。②猪苓多糖胶囊：清热利湿，用于湿热内蕴型慢性乙型肝炎辅助治疗。

【药理】 药效学 本品为由中药猪苓提取的多糖类物质，系以 $\beta(1\to3)$ 糖苷链为主、$\beta(1\to4)$ 糖苷链为辅的葡聚糖。与已知的担子菌类多糖药物相似，主要是提高机体的细胞免疫功能，可明显增强巨噬细胞功能，并能提高 E 玫瑰花结形成率。正常人连续给药10日，可见淋巴细胞增殖率显著上升。实验表明，能增强荷瘤小鼠的免疫功能，使单核-吞噬细胞系统的吞噬活力增高。

【用法与用量】(1)口服 一次0.5g，一日3次；(2)肌内注射 一次40mg，一日1次。

【制剂与规格】 猪苓多糖胶囊：0.25g。

猪苓多糖注射液：2ml:20mg。

云芝多糖 K
Polysaccharide of Coriolus Versicolor

【适应证】 ①用于胃癌、食管癌、结肠癌、直肠癌、肺癌、乳腺癌等，有改善症状的效果，如改善食欲，体重增加，疼痛减轻，有时可见胸、腹水减少。②对食管癌、肺癌、子宫癌、乳腺癌等术后复发有一定预防效果。与小剂量局部放射线合用于治疗子宫颈癌，其效果与大剂量放射线照射治疗效果相同。

【药理】(1)药效学 系由担子菌纲云芝(Coriolus versicolor)CM-101菌株培养的菌丝体中提取的多糖，蛋白质含量占25%。能增强细胞免疫功能，促进淋巴细胞增殖，促进干扰素、白细胞介素、肿瘤坏死因子等生成，增强 NK 细胞、巨噬细胞的活力。与化疗药物合用，能增强其效果。如在放射治疗时使用，则可使肿瘤细胞对放射线更为敏感。

(2)药动学 口服5分钟即在血中出现，同时也出现在骨髓、肝、脾、胰腺及唾液中，以后逐渐消失，72小时后几乎全部排出体外，生物半衰期4小时。

【注意事项】　置密闭、干燥、阴凉处保存。

【用法与用量】　口服　一日 3g，分 1 或 3 次服，连服 3~6 个月后，总量可视症状增减。PS-K 最好用在肿瘤缩小及机体免疫功能有所恢复的时期。多与放疗、化疗合用在 2 个疗程之间，或用在放疗、化疗、手术后免疫反应恢复时，根据病情适当增减剂量。

【制剂与规格】　云芝多糖片：（1）0.1g；（2）0.5g；（3）1g。

静脉注射用人免疫球蛋白
Human Immunoglobulin for Intravenous Injection

【特殊说明】　参阅第十八章第三节。

第十八章 生物制品

生物制品是指以微生物、细胞、动物或人源组织和体液等为起始原材料，用生物学技术制成的用于预防、诊断和治疗人类疾病的制剂，如疫苗、血液制品、生物技术药物、微生态制剂、免疫调节剂、诊断制品等。生物制品不同于一般医用药品，它是通过刺激机体免疫系统，在人体内主要是通过体液免疫、细胞免疫或细胞介导免疫发挥其作用。

本章收录了常用的毒素、类毒素和抗血清，其中以肉毒素、抗蛇毒毒素和抗狂犬病血清为常见。近几年，免疫血制品类发展较快，人血白蛋白使用量大增，乙型肝炎免疫球蛋白是阻断乙肝传播的重要制品，狂犬病免疫球蛋白也比较常用。细胞因子类产品发展也较快，干扰素和白介素有了不少种类。随着心脑血管病发病率的上升，溶栓疗法逐步普及，出现了重组链激酶和尿激酶溶栓药。单克隆抗体未收录在此章。近几年，微生态研究也有发展，双歧杆菌等相应的肠道和阴道微生态制剂应用普遍。体内诊断试剂不多，用量较小，仅有结核菌素等4种收录。疫苗类种类繁多，水痘疫苗、肺炎多糖疫苗、脑膜炎结合疫苗近几年相继研制成功并用于人群，减少了相关疾病负担。我国脊灰SABIN株灭活疫苗的研制成功并广泛使用将彻底消除由于口服减毒脊灰疫苗带来的脊灰相关病例，促进了消灭脊灰进程。2020年后随着新型冠状病毒肺炎的出现，疫苗的研发和生产水平有了一个令人瞩目的飞跃。

现代疫苗除采用传统技术研究开发减毒活疫苗或灭活疫苗，或从病原体提取有效成分制备亚单位疫苗外，随着生物技术的进展，利用DNA重组技术已可研究开发多种基因工程疫苗，出现了多种路径研发的疫苗预防一种疾病的情况。疫苗是针对疾病的致病原或其蛋白、多糖或核酸，以单一实体或通过载体经免疫接种进入机体，诱导产生特异的体液和细胞免疫，使机体获得预防该病的免疫力。目前全球使用的疫苗大约有40余种，预计世界范围内将有更多新的或更为完善的疫苗可以使用。

治疗用生物制品包括各种血液制剂、重组治疗用生物技术产品、免疫制剂。按治疗作用机制又可分为特异性治疗用生物制品（如抗毒素和特异性免疫球蛋白）和非特异性治疗用生物制品（如干扰素和人白蛋白等）。临床上抗毒素及免疫球蛋白制品作为常规治疗用药品，需要时也可用于相关疾病的预防。

诊断用生物制品用于检测抗原、抗体或机体免疫状态，属于免疫学方法诊断。随着免疫学技术的发展，诊断用生物制品的种类不断增多，主要包括诊断血清和诊断抗原。

第一节 毒素、抗毒素及免疫血清

（1）毒素 肉毒毒素是由肉毒梭菌在厌氧环境下产生的一种细菌外毒素，是目前已知毒性最强的生物毒素之一，目前已发现A、B、C、D、E、F和G型，共7个血清型。其毒性机制为通过作用于神经递质，阻断神经经肌肉接头的兴奋传导，造成肌肉迟缓性麻痹。另一方面，利用这一特点，人们尝试将其用于各类肌肉痉挛、强直等相关疾病或症状的治疗和缓解，并获得成功。如今，A型肉毒毒素已经在临床上广泛应用，我国目前批准的适应证主要包括：眼睑痉挛、面肌痉挛、相关局灶性肌张力障碍、斜视、65 岁以下中重度皱眉纹等。美国 FDA 批准的适应证还包括：小儿脑瘫的辅助治疗、原发性腋窝多汗症、成人上肢痉挛（肘部、腕部和手指屈肌痉挛）、预防性治疗成年慢性偏头痛、膀胱过度活动症等。由于注射用 A 型肉毒毒素的特殊性，国家将其纳入毒性药品管理，对生产者、销售者和使用者的资质均有严格规定。

值得一提的是，注射用 A 型肉毒毒素在医疗美容领域有巨大的应用市场，往往存在超说明书范围使用的情况，如"瘦脸""瘦小腿"等，另外也存在未经药监部门许可上市的国外肉毒毒素制剂经非法渠道上市流通的情况，甚至还有不法分子用来历不明的"三无产品"扰乱市场，给人民群众的用药安全造成重大威胁，也给药品监管工作带来了挑战。

（2）抗毒素和抗血清　抗血清（抗毒素、免疫血清）是指用毒素、类毒素、细菌、病毒或其他特异性抗原对动物进行免疫后采集其血浆，经胃酶消化和提纯制成的一类被动免疫制剂，用于特定疾病或中毒（如破伤风梭菌感染、毒蛇咬伤等）的治疗和预防。习惯上，免疫原为细菌毒素、类毒素的，一般称作抗毒素，如破伤风抗毒素、肉毒抗毒素、气性坏疽抗毒素等；免疫原为其他类型抗原的，一般称作抗血清，如抗蛇毒血清、抗狂犬病血清、抗炭疽血清等。制备抗血清的动物可以是马、牛、羊、兔等，其中马最常使用。

国内已批准上市的抗血清产品包括：白喉抗毒素、破伤风抗毒素[马破伤风免疫球蛋白 F(ab′)$_2$]、抗蛇毒血清（蝮蛇、五步蛇、银环蛇、眼镜蛇）、气性坏疽抗毒素、肉毒抗毒素、抗狂犬病血清和抗炭疽血清，上述产品均为马源性，即用特异性抗原免疫马匹后，收集含高效价特异性抗体的马血浆，经胃酶消化、硫酸铵沉淀、明矾过滤、超滤浓缩等工艺制备而成。临床上，抗血清产品主要用于特异性感染及中毒的治疗或预防，如用抗蛇毒血清治疗毒蛇咬伤，用抗狂犬病血清预防犬咬伤引起的狂犬病，用破伤风抗毒素预防污染伤口引起的破伤风等。

由于抗血清制品为动物源性异种蛋白，有引起过敏反应的风险，其抗原决定簇主要位于抗体分子的 Fc 段，而抗原结合位点一般位于 F(ab′)$_2$ 片段。因此现代抗血清产品生产一般采用胃酶消化技术，去除容易引起过敏反应的 Fc 段，而保留具有中和活性的 F(ab′)$_2$ 片段，以提高产品的安全性。此外，临床上使用动物源性抗血清产品前，一般应进行皮试，皮试阴性者可以使用，皮试阳性者应进行脱敏注射，并且还应做好过敏性休克等紧急状况的抢救措施准备。

A 型肉毒毒素 [药典（三）；医保（乙）]
Botulinum Toxin Type A

【适应证】（1）CDE 适应证　适用于治疗原发性眼睑痉挛、面肌痉挛及相关局灶性肌张力障碍、口-下颌肌张力障碍、痉挛性斜颈、痉挛性构音障碍、偏侧面肌痉挛、书写痉挛、扭转痉挛等。用于眼睑痉挛，面肌痉挛等成人患者及某些斜视，特别是急性麻痹性斜视、共同性斜视、内分泌肌病引起的斜视及无法手术矫正或手术效果不佳的 12 岁以上的斜视患者。暂时性改善 65 岁及 65 岁以下成人因皱眉肌和（或）降眉间肌活动引起的中至重度皱眉纹。暂时性改善中至重度眼角侧皱纹（鱼尾纹）。

（2）国外适应证　①用于对抗胆碱能药物应答不充分或不耐受的膀胱功能障碍，包括：膀胱过度活动引起的急性尿失禁、尿急、尿频；神经病变（如脊髓损伤、多发性硬化）相关的逼尿肌过度活动引起的尿失禁（FDA 批准适应证）。②用于预防慢性偏头痛（每月发作时间≥15 日，且发作日的发作时间≥4 小时）（FDA 批准适应证）。③用于治疗上肢痉挛和下肢痉挛（FDA 批准适应证）。④用于治疗颈肌张力障碍（FDA 批准适应证）。⑤用于治疗局部药物难以充分控制的严重原发性腋窝多汗症（FDA 批准适应证）。

【药理】（1）药效学　A 型肉毒毒素是一种神经肌肉拮抗药，注入肌肉终板区后，抑制突触前运动神经释放乙酰胆碱，从而导致肌肉无力。在异常兴奋的肌肉直接注射少量 BTX-A，通过化学性去神经作用，消除或缓解异常及过度的肌肉收缩，重建主动肌与拮抗肌之间的力量平衡，达到减轻症状、矫正姿势、提高和改善运动能力的目的。

（2）药动学　动物实验结果显示肌内注射 A 型肉毒素后，药物在肌肉中弥散较慢，但迅速代谢并随尿液排出。即便少量进入系统循环亦可通过 TCA 沉淀，提示毒素全身暴露量极低。毒素可能由蛋白酶分解，而分子成分则通过正常代谢途径再循环。注射后 24 小时内，60% 的放射性物质随尿液排出。

本品在患者体内的作用特点：治疗剂量的本品全身分布极少。在推荐剂量范围内，肌内或皮内注射后通常不会在外周血液中检测到本品。单纤维肌电图技术可测得远离注射部位的肌肉中出现神经肌肉阻滞作用（如肌颤），但并不伴任何临床症状和体征。

【不良反应】（1）心血管系统　高血压。有肛周血栓形成伴疼痛增加的个案报道。

（2）呼吸系统　支气管炎、上呼吸道感染、鼻溢、鼻充血、咽炎、咳嗽增加、鼻炎、呼吸困难、口咽疼痛。上市后还有肺炎（包括吸入性肺炎）、呼吸抑制、呼吸衰竭的报道。

（3）肌肉骨骼系统　肌无力、肌痉挛、颈痛、肌肉骨骼僵硬、肌肉骨骼疼痛、肌痛、下颌痛、肢体疼痛、关节痛、背痛、重症肌无力加重、韧带扭伤、面肌肌力减弱。上市后还有局部肌肉颤搐、肌萎缩的报道。

（4）泌尿生殖系统　尿失禁、尿路感染、排尿困难、尿潴留、菌尿、血尿、排空后残余尿量。

（5）神经系统　头痛、偏头痛、偏头痛加重、步态异常、面瘫、眩晕、癫痫发作、晕厥、头晕、张力亢进、语言障碍、嗜睡、僵硬、麻木、发声困难、多发性硬化加重、自主神经反射异常、臂神经丛病变、感觉异常。

（6）精神表现　焦虑。

（7）肝胆　胆绞痛。

（8）胃肠道　便秘、吞咽困难、恶心、口干、食欲减退、大便失禁。有反酸的个案报道。

（9）皮肤　多汗、皮肤瘙痒、弥漫状皮疹、皮肤擦伤、瘀斑、红斑、皮肤紧缩感、光敏反应、皮肤干燥。有眉毛变灰的个案报道。

（10）眼　眼睑下垂、眼干、流泪、眼睑水肿、眼部感染、浅层点状角膜炎、眼刺激、复视、角膜炎、睑外翻、睑内翻、畏光、角膜穿孔、角膜暴露、角膜上皮缺损、角膜溃疡、眼球后出血、眼外肌垂向位移、视物模糊、下睑后退、瞬目减少、垂直斜视、瞳孔散大、视力障碍、眼睑炎、眼部疼痛、结膜炎。有眼部带状疱疹的个案报道。

【禁忌证】（1）对本品任何成分过敏者。

（2）过敏性体质者。

（3）拟注射部位感染者。

（4）神经肌肉疾病（如重症肌无力、Lambert-Eaten综合征、运动神经病、肌萎缩性侧索硬化症）患者。

【注意事项】（1）本品的作用可从注射部位扩展，在注射后数小时至数周才能显示。使用本品可引起威胁生命的吞咽困难和呼吸困难，并已有致死的报道。很可能在儿童中使用的风险最大，但在成人中也有发生，尤其是那些有潜在易患因素的患者。

（2）超过推荐剂量使用，眼睑下垂的风险增加。

（3）治疗应遵循个体化原则，注意全面应用药物、心理、外科等综合治疗以谋求最佳疗效。

（4）应备有 1:1000 肾上腺素，以备偶发过敏反应时急救用。患者在注射后应留院内短期观察。

（5）正确选择注射的肌肉、位点及剂量是决定疗效的关键。应尽可能将药物注射于神经肌肉接头处，即不自主肌肉收缩、肌电发放最明显处。一次足量的治疗可以很快减轻或消除肌肉痉挛，纠正姿势异常，而不适当的少量多次则达不到应有的疗效，剂量过大则会使肌肉发生明显无力。

（6）大剂量、频繁注射可以导致抗体形成，故宜尽可能小剂量注射和尽可能长的注射间期，原则上注射间期不应短于 3 个月。

（7）妊娠和哺乳期妇女使用的风险尚不清楚。

（8）儿科患者使用的安全有效性尚未建立。

（9）本品的生物活性单位不能与其他肉毒杆菌毒素的单位作比较或转换。

【药物相互作用】（1）与氨基糖苷类抗生素（如庆大霉素、大观霉素）、其他影响神经肌肉传导的药物（林可酰胺类药、多粘菌素、奎尼丁、硫酸镁、抗胆碱酯酶药、琥珀胆碱、钙离子通道阻滞药、筒箭毒碱）合用可增强本品的作用。禁止本品与上述药物合用。

（2）本品作用消除前给予其他肉毒毒素制剂，可能加重神经肌肉过度无力。

【给药说明】（1）制品稀释　根据瓶、盒签实际标示的单位量，参照表 18-1 进行稀释，按需要选用不同稀释度。

表 18-1　稀释 A 型肉毒毒素时氯化钠注射液加量（ml）举例

0.1ml 稀释毒素含量，U（单位）	每瓶标示量，U（单位）			
	50	100	120	150
10.0	0.5	1.0	1.2	1.5
5.0	1.0	2.0	2.4	3.0
2.5	2.0	4.0	4.8	6.0
1.25	4.0	8.0	9.6	12.0

加氯化钠注射液后，轻轻振荡直至完全溶解。毒素释后立即使用，亦可置 2～8℃冰箱于 4 小时内用完。残液、容器、注射用具等应消毒处理。

（2）本品有剧毒，必须由专人保管、发放、登记造册，按规定适应证使用。

（3）使用本品者，特别是治疗斜视者应为受过专门训练人员。操作者应熟悉眼外肌的解剖位置，熟练掌握肌电放大器使用技术，并尽量做到准确、定量、慢注、减少渗漏。

【用法与用量】 成人　(1)眼睑痉挛的注射部位共注射 6 个点，上下眼睑中内 1/3 段交界处及中外 1/3 段交界处，注射点距眼缘 2～3mm，共 4 个注射点，第 5 个注射点为外眦部颞侧眼轮匝肌，注射点距外眦 1cm，眉弓中央部为第 6 个注射点。每点初始注射剂量 1.25～2.5U。

(2)口-下颌肌张力障碍的注射部位选择咬肌、颞肌、翼内外肌、二腹肌，每块肌肉分 3～5 点注射，严重者可在口腔内上腭部分 5 点注射，还可注射颏下肌，每点注射 6.25U。

(3)痉挛性斜颈的注射部位胸锁乳突肌、斜方肌、头肌、颈后肌、背阔肌及必要时颈部深层肌肉都应在考虑之列。每次选择两三块肌肉进行治疗，每个注射点 6.2～12.5U，一般一次总剂量为 110～220U，不主张超过 280U。

(4)痉挛性构音障碍须经耳鼻喉科医生用纤维喉镜，在 EMG 指导下，选择相应的肌内注射点，如内收肌型选择甲勺肌、外展肌型选择勺后肌，重者尚需选择环甲肌注射。一般每次注射总量为 5～10U。

(5)书写痉挛和其他局限性四肢肌张力障碍书写痉挛最常注射于手和前臂肌肉，因其肌腹薄且肌肉多交叠，要把针置于大块肌肉的终板区注射，需要肌电图仪引导。注射剂量为每块肌肉 10～200U，每次总量 10～300U。

(6)斜视　根据斜视的种类、部位，在 0.5%丁卡因表面麻醉，肌电放大器或肌电仪引导下，用同轴电极针注射不同的眼外肌。对垂直肌和小于 20 三棱镜度(20Δ)的水平斜视，每条肌肉起始量为 1.25～2.5U；对 20～40Δ 的水平斜视，每条肌肉起始量为 2.5U；对 40～50Δ 的水平斜视，每条肌肉的起始量为 2.5U。以后根据药物反应，酌情增至 5.0U/次；对 1 个月或以上的持久性Ⅵ神经麻痹，可向内直肌注射 1.25～2.5U。

每条肌内注射容积应不高于 0.1ml。对低矫者可作重复注射。对病情出现反复者可作不定期的增量或维持量注射，但每条肌肉最大用量不超过 5U。

(7)暂时性改善 65 岁及 65 岁以下成人因皱眉肌和(或)降眉间肌活动引起的中度至重度皱眉纹：用 21G 针头配制/稀释本品(100 单位/2.5ml，50 单位/1.25ml)，然后用 30G 针头注射。5 个注射位点各注射 0.1ml(4 单位)，每侧皱眉肌有 2 个注射位点，降眉间肌有 1 个注射位点，总剂量为 20 单位。

(8)暂时性改善成人中度至重度的眼角侧皱纹(鱼尾纹)，单独治疗或与皱眉纹同时治疗：注射时注射针的斜

面朝上，并且远离眼睛。将 4U/0.1ml 的 A 型肉毒毒素注射到外侧眼轮匝肌，每侧 3 个注射位点(共计 6 个注射位点)，总剂量为 24U/0.6ml(每侧 12 单位)。第一次注射(A)从太阳穴到外眦和从太阳穴到眼眶应大约 1.5～2.0cm。与皱眉纹的同期治疗时，眼角纹的剂量为 24U，皱眉纹的剂量为 20U，总剂量为 44U。

儿童　目前缺乏本品治疗 12 岁以下儿童眼睑痉挛、面肌痉挛和治疗 18 岁以下青少年皱眉纹的安全性和有效性资料。

【制剂与规格】 注射用 A 型肉毒毒素：(1)50U；(2)100U；(3)300U。

白喉抗毒素 [药典(三)；医保(甲)]
Diphtheria Antitoxin

【适应证】 用于预防和治疗白喉。已出现白喉症状者应及早注射抗毒素治疗，白喉患者密切接触者且未接种过白喉疫苗(包括含白喉类毒素的联合疫苗)或免疫史不清者，应及时注射抗毒素进行紧急预防，但也应同时进行白喉疫苗预防注射，以获得持久免疫。

【药理】 药效学　本品含有特异性抗体[包括特异性 IgG 及 F(ab′)$_2$]，具有中和白喉毒素的作用，用于白喉杆菌感染的治疗和被动免疫预防。预防注射是使可疑感染者及时、快速地获得保护水平的抗体，从而起到预防作用，但其效果维持时间不长且可能引发过敏反应(5%～10%)，因此不能代替常规白喉疫苗免疫。

【不良反应】 (1)过敏性休克　可在注射中或注射后数分钟至数十分钟内突然发生。患者突然表现沉郁或烦躁、全身皮肤瘙痒、潮红、荨麻疹、血管性水肿、哮喘、喉头水肿、呼吸困难、窒息、血压下降、心律失常、意识丧失，严重者如不及时抢救可以迅速死亡。治疗的关键是迅速缓解呼吸道阻塞和循环衰竭，并首选肌内注射肾上腺素，同时根据病情辅以输液、吸氧，使用升压药物维持血压及抗过敏药物等。

(2)血清病　多在患者注射后 1～2 周内发病，成延缓型，少数可在 4 天内发生，称加速型。主要症状为广泛性淋巴结肿、皮疹(多数为荨麻疹)、可伴有低热、关节痛及脾肿大等，注射部位可出现红斑、瘙痒及水肿。此外，血检可见中性粒细胞增多和红细胞沉降率加快，常有一过性蛋白尿，个别人有血尿，严重的可发生血管性水肿或器官水肿。多数病例可自愈，严重时可使用钙剂或抗组胺药物等对症治疗，必要时应用肾上腺皮质激素。

【注意事项】 (1)液体或冻干注射剂复溶后应充分

摇匀，如混浊，有摇不散的沉淀、异物或瓶体有裂纹、标签不清或超过有效期均不可使用。

(2) 开瓶后立即使用，如剩余均应废弃。冻干制品应按标签标示量加入灭菌注射用水，轻摇使完全溶解。

(3) 注射前须详细询问既往过敏史(或病史)。凡曾患有支气管哮喘、花粉症、湿疹或血管神经性水肿等病史，或对某种物质过敏，或过去注射过马血清制剂者，均须特别提防过敏反应的发生。

(4) 每次注射时应详细记录，包括姓名、性别、年龄、住址、注射次数、上次注射后的反应情况、本次过敏试验结果及注射后反应情况、所用抗毒素的生产单位名称及批号等。

(5) 如需同时注射类毒素，应在不同部位注射，注射器须分开。

(6) 注射抗毒素后，应观察至少 30 分钟。

【给药说明】 本品系源自动物血清蛋白，给药时应特别注意防止过敏反应。注射前必须先做过敏试验，阴性者方可按【用法与用量】给药，阳性者应采用脱敏注射法。

(1) 过敏试验 用氯化钠注射液将抗毒素稀释 20 倍(取 0.1ml 抗毒素，加 1.9ml 氯化钠注射液混匀)，在前臂掌侧皮内注射 0.05～0.1ml，观察 30 分钟，注射部位无明显反应或皮丘<1cm、红晕<2cm，同时无其他不良反应，即为阴性。即使为阴性，也应先注射 0.3ml 原液，观察 30 分钟无反应，可全量注射本品。如注射局部出现皮丘≥1cm、红晕≥2cm，特别是形似伪足或有痒感者，为弱阳性反应，必须用脱敏法进行注射。如注射局部皮丘≥1.5cm，或除局部反应外，并伴有全身症状，如荨麻疹、鼻咽刺痒、喷嚏等，为强阳性反应，则建议改用白喉人免疫球蛋白；如不能实施，必须使用本品时，则必须采用脱敏注射，并做好一切准备，一旦发生过敏休克，立即抢救。

(2) 脱敏注射法 在一般情况下，可用氯化钠注射液将抗毒素稀释 10 倍，分小量数次作皮下注射，每次注射后观察 30 分钟。第 1 次可注射 0.2ml，观察无发绀、气喘或显著呼吸短促、脉搏加速时，即可注射第 2 次 0.4ml，如仍无反应则可注射第 3 次 0.8ml，如仍无反应即可将瓶中未稀释的抗毒素全量作缓慢地肌内注射。

(3) 无过敏史或过敏试验阴性者，也并非没有发生过敏休克的可能。为慎重起见，可先用小剂量作皮下注射，观察 30 分钟，无异常反应，再将全量注射于皮下或肌内。

【用法与用量】 成人 (1) 预防 皮下或肌内注射，一次 1000～2000IU。皮下注射应在上臂外侧三角肌

下缘附着处，肌内注射应在上臂三角肌处或臀部。

(2) 治疗 肌内注射或静脉注射(应力争早期大量注射，治疗用量见表 18-2)。只有经过皮下或肌内注射未发生异常反应者方可作静脉注射。静脉注射应缓慢，开始每分钟不超过 1ml，以后每分钟亦不宜超过 4ml。一次静脉注射不应超过 40ml，亦可将抗毒素加入葡萄糖注射液、氯化钠注射液等溶液中静脉滴注。静脉注射前应将安瓿在温水中加温至接近体温，注射中如发现异常反应，应立即停止。

儿童 不宜超过 0.8ml/kg，皮下或肌内注射。

表 18-2 白喉抗毒素治疗用量(供参考)

假膜所侵范围	注射与发病相距时间(h)	应注射抗毒素剂量(IU)
一侧扁桃体	24	8000
	48	16000
	72	32000
双侧扁桃体	24	16000
	48	32000
	72	48000
双侧扁桃体、悬雍垂、鼻咽或喉部白喉病变(仅限鼻部)	24	24000
	48	48000
	72	72000
	—	8000～16000

【制剂与规格】 白喉抗毒素注射液：(1)预防用，0.5ml:1000IU；(2)治疗用，2.0ml:8000IU。

破伤风抗毒素 [国基：医保(甲)]
Tetanus Antitoxin

【适应证】 用于治疗和预防破伤风。已出现破伤风或其可疑症状时，应在进行外科处理及其他疗法的同时，及时使用抗毒素治疗。开放性外伤(特别是创口深、污染严重者)有感染破伤风的危险时，应及时注射抗毒素进行紧急预防。凡已接受过破伤风类毒素免疫注射者，应在受伤后再注射 1 针类毒素加强免疫，不必注射抗毒素；未接受过类毒素免疫或免疫史不清者，须注射抗毒素预防，但也应同时开始类毒素预防注射，以获得持久免疫。

【药理】 药效学 本品含有特异性抗体 [包括特异性 IgG 及 F(ab')$_2$]，具有中和破伤风毒素的作用，用于破伤风梭菌感染的治疗和被动免疫预防。作预防注射是使可疑感染者及时、快速地获得保护水平的抗体，从而起到预防作用，但其效果维持时间不长。为避免使个体

受到异体蛋白的致敏或可能引发过敏反应（5%～10%），此种应急预防措施不能用以代替常规的破伤风疫苗免疫。

【不良反应】 (1)过敏性休克 可在注射中或注射后数分钟至数十分钟内突然发生。患者突然表现沉郁或烦躁、全身皮肤瘙痒、潮红、荨麻疹、血管性水肿、哮喘、喉头水肿、呼吸困难、窒息、血压下降、心律失常、意识丧失、严重者如不及时抢救可以迅速死亡。轻者注射肾上腺素后即可缓解；重者需输液输氧，使用升压药维持血压，并使用抗过敏药物及肾上腺皮质激素等进行抢救。

(2)血清病 主要症状为荨麻疹、发热、淋巴结肿大、局部浮肿，偶有蛋白尿、呕吐、关节痛，注射部位可出现红斑、瘙痒及水肿。一般系在注射后 7～14 天发病，称为延缓型。亦有在注射后 2～4 天发病，称为加速型。对血清病应对症疗法，可使用钙剂或抗组胺药物，必要时应用肾上腺皮质激素，一般数日至十数日即可痊愈。

(3)发热反应 主要是抗血清中的非特异性物质和致热原引起的，一般出现于注射后 1 小时至几小时，少数在 5～6 小时发生，以中等热度偏多，亦可见高热。退热较快，大多注射当天即可退去，一般不须特殊处理。

【注意事项】 (1)液体或冻干注射剂复溶后如混浊，有摇不散的沉淀、异物或瓶壁有裂纹，标签不清或超过有效期者均不可使用。

(2)开瓶后应一次用完，如剩余均应废弃。

(3)每次注射时须保存详细记录，包括姓名、性别、年龄、住址、注射次数、上次注射后的反应情况、本次过敏试验结果及注射后反应情况、所用抗毒素的生产单位名称及批号等。

(4)注射器及注射部位须经严格消毒。同时注射疫苗时，注射器须分开。

(5)注射前须详细询问既往过敏史。凡曾患有支气管哮喘、花粉症、湿疹或血管神经性水肿等病史，或对某种物质过敏，或过去注射过马血清制剂者，均须特别提防过敏反应的发生。

(6)患者注射抗毒素后，须观察至少 30 分钟方可离开。

(7)因不能使与神经细胞结合的毒素失活，且可能导致过敏反应及血清病，不建议盲目加大剂量或持续应用。

【给药说明】 本品系源自动物血清蛋白，给药时应特别注意防止过敏反应。注射前必须先做过敏试验，阴性者方可按【用法与用量】给药，阳性者必须采用脱敏注射法。

(1)过敏试验 用氯化钠注射液将抗血清稀释 10 倍（0.1ml 血清加 0.9ml 氯化钠注射液，混匀），在前臂掌侧皮内注射 0.05～0.1ml，观察 30 分钟，注射部位无明显反应或皮丘小于 1cm、红晕小于 2cm，同时无其他不适反应，即为阴性。即使为阴性，也应先注射 0.3ml 原液，观察 30 分钟无反应，可全量注射本品。如注射局部出现皮丘≥1cm、红晕≥2cm，特别是形似伪足或有痒感者，为弱阳性反应，必须用脱敏法进行注射。如注射局部皮丘≥1.5cm，或除局部反应外，并伴有全身症状，如荨麻疹、鼻咽刺痒、喷嚏等，为强阳性反应，则建议改用破伤风人免疫球蛋白；如不能实施，必须使用本品时，则必须采用脱敏注射，并做好一切准备，一旦发生过敏休克，立即抢救。

(2)脱敏注射法 在一般情况下，可用氯化钠注射液将抗血清稀释 10 倍，分小量数次做皮下注射，每次注射后观察 20～30 分钟。第 1 次可注射 0.2ml，观察无发绀、气喘或显著呼吸短促、脉搏加速时，即可注射第 2 次 0.4ml，如仍无反应可第 3 次注射 0.8ml，若仍无反应，则可将全量作缓慢地皮下或肌内注射。

(3)无过敏史或过敏反应阴性者，也并非没有发生过敏休克的可能。为慎重起见，可先用小剂量作皮下注射，观察 30 分钟，无异常反应，再将全量注射于皮下或肌内。

【用法与用量】 成人 (1)预防 皮下或肌内注射，一次 1500～3000IU，伤势严重者可增加用量 1～2 倍。经 5～6 日，如破伤风感染危险未消除，应重复注射。皮下注射应在上臂外侧三角肌下缘附着处，同时注射疫苗时注射部位须分开。肌内注射应在上臂三角肌处或臀部。

(2)治疗 肌内注射或静脉注射，第 1 次肌内或静脉注射 5 万～20 万 IU，以后视病情决定注射剂量与间隔时间，同时还可将适量的抗毒素注射于伤口周围的组织中。只有经过皮下或肌内注射未发生异常反应者方可作静脉注射。静脉注射应缓慢，开始每分钟不超过 1ml，以后每分钟亦不宜超过 4ml。一次静脉注射不应超过 40ml，亦可将抗毒素加入葡萄糖注射液、氯化钠注射液等溶液中静脉滴注。静脉注射前应将容器置温水浴中加温至接近体温，注射中如发现异常反应，应立即停止。

儿童 ①预防：每次 1500～3000IU，创面污染严重者可加倍，5～6 日后可重复。②治疗：儿童每 1kg 体重不应超过 0.8ml，一次静脉注射不应超过 40ml。第一次肌内或静脉注射 5 万～20 万 IU，儿童与成人用量相同。新生儿破伤风，24 小时内分次或 1 次肌内或静脉注射 2 万～10 万 IU。皮下或肌内注射发生异常反应时方可考虑静脉注射。

【制剂与规格】 破伤风抗毒素注射液：(1)预防用：0.75ml:1500IU；(2)治疗用：2.5ml:10000IU。

多价气性坏疽抗毒素 [药典(三)：医保(甲)]
Gas-gangrene Antitoxin (Mixed)

【适应证】 本品用于预防和治疗气性坏疽。当受严重外伤，认为有发生气性坏疽危险或不能及时进行外科处理，应及时注射本品预防。一旦病症出现，要尽快使用大量抗毒素进行治疗。

【药理】 药效学 本品含有特异性抗体 [包括特异性 IgG 及 F(ab')$_2$]，具有中和相应气性坏疽毒素的作用，用于产气荚膜、水肿、败毒、溶组织等梭菌感染的治疗和被动免疫预防。可使可疑感染者及时、快速获得保护水平的抗体，起到预防作用，但其效果维持时间短，且可能引发过敏反应(5%～10%)，因此应急预防措施不能用作常规的免疫预防。

【不良反应】 (1)过敏性休克 可在注射中或注射后数分钟至数十分钟内突然发生。患者突然表现沉郁或烦躁、全身皮肤瘙痒、潮红、荨麻疹、血管性水肿、哮喘、喉头水肿、呼吸困难、窒息、血压下降、心律失常、意识丧失、严重者如不及时抢救可以迅速死亡。治疗的关键是迅速缓解呼吸道阻塞和循环衰竭，并首选肌内注射肾上腺素，同时根据病情辅以输液、吸氧，使用升压药物维持血压及抗过敏药物等。

(2)血清病 多在患者治疗过程 1～2 周内发病，成延缓型，少数可在 4 天内发生，称加速型。主要症状为广泛性淋巴结肿、皮疹(多数为荨麻疹)、可伴有低热、关节痛及脾肿大等，注射部位可出现红斑、瘙痒及水肿。此外，血检可见中性粒细胞增多和红细胞沉降率加快，常有一过性蛋白尿，个别人有血尿，严重的可发生血管性水肿或器官水肿。多数病例可自愈，严重时可使用钙剂或抗组胺药物等对症治疗，必要时应用肾上腺皮质激素。

【注意事项】 (1)液体或冻干注射剂复溶后应充分摇匀。如混浊，有摇不散的沉淀、异物或瓶壁有裂纹，标签不清或超过有效期者均不可使用。

(2)开瓶后立即使用，如剩余均应废弃。冻干制品应按标签标示量加入灭菌注射用水，轻摇使完全溶解。

(3)注射前须详细询问既往过敏史(或病史)。凡曾患有支气管哮喘、花粉症、湿疹或血管神经性水肿等病史，或对某种物质过敏，或过去注射过马血清制剂者，均须特别提防过敏反应的发生。

(4)每次注射时应详细记录，包括姓名、性别、年龄、住址、注射次数、上次注射后的反应情况、本次过敏试验结果及注射后反应情况、所用抗毒素的生产单位名称及批号等。

(5)如需同时注射类毒素，应在不同侧的部位注射，注射器必须分开。

(6)注射抗毒素后，应观察至少 30 分钟。

【给药说明】 本品系源自动物血清蛋白，给药时应特别注意防止过敏反应。注射前必须先做过敏试验，阴性者方可按【用法与用量】给药，阳性者必须采用脱敏注射法。

(1)过敏试验 用氯化钠注射液将抗血清稀释 10 倍(0.1ml 血清加入 0.9ml 氯化钠注射液，混匀)，在前臂掌侧皮内注射 0.05～0.1ml，观察 30 分钟，注射部位无明显反应或皮丘小于 1cm、红晕小于 2cm，同时无其他不适反应，即为阴性。即使为阴性，也应先注射 0.3ml 原液，观察 30 分钟无反应，可全量注射本品。如注射局部出现皮丘≥1cm、红晕≥2cm，特别是形似伪足或有痒感者，为弱阳性反应，必须用脱敏法进行注射。如注射局部皮丘≥1.5cm，或除局部反应外，并伴有全身症状，如荨麻疹、鼻咽刺痒、喷嚏等，为强阳性反应，应尽量避免使用抗毒素。必须使用本品时，则必须采用脱敏注射，并做好一切准备，一旦发生过敏休克，立即抢救。

(2)脱敏注射法 在一般情况下，可用氯化钠注射液将抗毒素稀释 10 倍，分小量数次作皮下注射，每次注射后观察 30 分钟。第 1 次可注射 0.2ml，观察无发绀、气喘或显著呼吸短促、脉搏加速时，即可注射第 2 次 0.4ml，如仍无反应则可注射第 3 次 0.8ml，如仍无反应即可将瓶中未稀释的抗毒素全量作缓慢地肌内注射。

(3)无过敏史或过敏试验阴性者，也并非没有发生过敏休克的可能。为慎重起见，可先用小剂量作皮下注射，观察 30 分钟，无异常反应，再将全量注射于皮下或肌内。

【用法与用量】 成人 (1)预防 皮下或肌内注射，一次 10000IU 左右。在紧急情况下，可增加用量，亦可采用静脉注射。伤口感染危险未消除者，可每隔 5～6 天注射一次。皮下注射应在上臂外侧三角肌下缘附着处，肌内注射应在上臂三角肌处或臀部。

(2)治疗 肌内注射或静脉注射，第 1 次肌内或静脉注射 3 万～5 万 IU，同时还可将适量的抗毒素注射于伤口周围的组织中。以后可根据病情，经适当的间隔时间(如 4～6 或 24～48 小时)反复注射。病情开始好转后，可酌情减量(如减半)或延长间隔时间(例如 24～48 小时)

直至确认无需继续注射为止。只有经过皮下或肌内注射未发生异常反应者方可作静脉注射。静脉注射应缓慢，开始每分钟不超过 1ml，以后每分钟亦不宜超过 4ml。一次静脉注射不应超过 40ml，亦可将抗毒素加入葡萄糖注射液、氯化钠注射液等溶液中静脉滴注。静脉注射前应将安瓿在温水中加温至接近体温，注射中如发现异常反应，应立即停止。

儿童 一次静脉注射不宜超 0.8ml/kg。

【制剂与规格】 多价气性坏疽抗毒素注射液：5.0ml:5000IU。

抗蛇毒血清
Snake Antivenins

【适应证】 用于毒蛇咬伤中毒。

【药理】 药效学 抗蛇毒血清是用某种蛇毒或经减毒处理的蛇毒免疫马，使其产生相应的抗体，采集含有抗体的血清或血浆精制而成。抗蛇毒血清可中和相应的蛇毒，是一种特异性被动免疫反应。

【不良反应】 因马血清为异体蛋白，故可发生过敏反应，即刻表现为胸闷、气短、恶心、呕吐、腹痛、抽搐及血压下降，迟发表现为发热、皮疹、荨麻疹等。

【注意事项】 (1)因本品为经胃酶消化后的马蛇毒免疫球蛋白，故使用前应询问马血清制品注射史和过敏史，并做皮肤过敏试验。过敏试验法：取本品 0.1ml 加0.9%氯化钠溶液 1.9ml，在前臂掌侧皮内注射 0.1ml，经20～30 分钟判定结果。可疑阳性者，预先注射氯苯那敏10mg(儿童酌减)，15 分钟再注射本品。

(2)皮肤试验阴性者，可缓慢静脉注射抗蛇毒血清，但不排除发生严重过敏反应的可能性。如注射过程中发生过敏反应，立即停止注射，并按过敏反应处理原则治疗，如注射肾上腺素、输液、静脉滴注地塞米松 5mg(或氢化可的松 100mg)等。

(3)皮肤过敏试验阳性者，应权衡利弊，作风险与效益分析。对严重毒蛇咬伤中毒、有生命危险者，可作脱敏注射法。脱敏注射法：抗蛇毒血清以氯化钠注射液稀释 20 倍，分次皮下注射，每次观察 20～30 分钟；第一次注射 0.4ml，如无反应酌情增量，3 次以上无反应，即可静脉、肌内或皮下注射。注射前应使本品的温度接近体温，缓慢注射，开始每分钟不超过 1ml，以后不超过4ml。注射时如反应异常，应立即停止，及时处理。

(4)毒蛇咬伤时，应立即作局部处理、服用中成药(蛇药)及对症治疗。

(5)静脉给药前，应做好抗过敏反应的准备。注射过程中，应严密监护患者，有过敏反应立即停止，及时处理。

【给药说明】 (1)本品一般不作首选药物，症状不发展的蛇咬伤不需注射抗蛇毒血清。但亦应根据症状及时作出判断，争取早期注射，最好在 4 小时之内静脉给药。

(2)应详细了解咬伤的毒蛇种类，用单价抗蛇毒血清治疗。如为未知的毒蛇咬伤，则给予多价抗蛇毒血清。

【用法与用量】 稀释后静脉注射或静脉滴注，也可肌内注射或皮下注射。用量根据被咬伤者受毒量及血清效价而定。

抗蝮蛇毒血清 [药典(三)；国基；医保(甲)]
Agkistrodon Halys Antivenin

【适应证】 用于蝮蛇、竹叶青蛇、龟壳花蛇等蝮蛇科毒蛇咬伤。

【药理】 药效学 参阅"抗蛇毒血清"。

【不良反应】 参阅"抗蛇毒血清"。

【注意事项】 参阅"抗蛇毒血清"。

【给药说明】 参阅"抗蛇毒血清"。

【用法与用量】 **成人** 用法：通常采用静脉注射，也可作肌内或皮下注射，一次完成。

用量：抗蝮蛇毒血清 6000U 约可中和一条相应蛇的排毒量。视病情可酌情增减。

注射前必须做过敏试验，过敏试验方法：取 0.1ml抗血清加 1.9ml 0.9%氯化钠注射液，即 20 倍稀释。在前臂掌侧皮内注射 0.1ml，经 20～30 分钟，注射皮丘在 2cm以内，且皮丘周围无红晕及蜘蛛足者为阴性，可在严密观察下直接注射。

(1)阴性者才可全量注射。

(2)若注射部位出现皮丘增大、红肿、浸润，特别是形似伪足或有痒感者，为阳性反应。若阳性可疑者，预先注射氯苯那敏 10mg(儿童根据体重酌减)，15 分钟后再注射本品。

(3)若阳性者应采用脱敏注射法。脱敏注射法：取0.9%氯化钠注射液将抗血清稀释 20 倍。分数次做皮下注射，每次观察 10～20 分钟，第一次注射 0.4ml。如无反应，可酌情增量注射。注射观察 3 次以上，无异常反应者，即可做静脉、肌内或皮下注射。注射前将制品在 37℃水浴加温数分钟。注射时速度应慢，开始每分钟不超过1ml，以后亦不宜超过 4ml。注射时，如有异常反应，应立即停止注射。

儿童　与成人相同,不应减少。

【制剂与规格】 抗蝮蛇毒血清注射液:10ml:6000U。

抗五步蛇毒血清^[药典(三);国基;医保(甲)]

Agkistrodon Acutus Antivenin

【适应证】 用于五步蛇及蝮蛇科的其他毒蛇咬伤。

【药理】 药效学　参阅"抗蛇毒血清"。

【不良反应】 参阅"抗蛇毒血清"。

【注意事项】 参阅"抗蛇毒血清"。

【给药说明】 参阅"抗蛇毒血清"。

【用法与用量】 成人　用法:通常采用静脉注射,也可作肌内或皮下注射,一次完成。

用量:抗五步蛇毒血清8000U约可中和一条相应蛇的排毒量。视病情可酌情增减。

注射前必须做过敏试验,过敏试验方法:取 0.1ml抗血清加1.9ml生理氯化钠注射液,即20倍稀释。在前臂掌侧皮内注射0.1ml,经20～30分钟,注射皮丘在2cm以内,且皮丘周围无红晕及蜘蛛足者为阴性,可在严密观察下直接注射。

(1)阴性者才可全量注射。

(2)若注射部位出现皮丘增大、红肿、浸润,特别是形似伪足或有痒感者,为阳性反应。若阳性可疑者,预先注射氯苯那敏10mg(儿童根据体重酌减),15分钟后再注射本品。

(3)若阳性者应采用脱敏注射法。脱敏注射法:取0.9%氯化钠注射液将抗血清稀释20倍。分数次做皮下注射,每次观察 10～20 分钟,第一次注射0.4ml。如无反应,可酌情增量注射。注射观察 3 次以上,无异常反应者,即可做静脉、肌内或皮下注射。注射前将制品在37℃水浴加温数分钟。注射时速度应慢,开始每分钟不超过1ml,以后亦不宜超过 4ml。注射时,如有异常反应,应立即停止注射。

儿童　与成人相同。

【制剂与规格】 抗五步蛇毒血清注射液:10ml:2000U。

抗银环蛇毒血清^[药典(三);国基;医保(甲)]

Bungarus Multicinctus Antivenin

【适应证】 用于银环蛇咬伤。

【药理】 药效学　参阅"抗蛇毒血清"。

【不良反应】 参阅"抗蛇毒血清"。

【注意事项】 参阅"抗蛇毒血清"。

【给药说明】 参阅"抗蛇毒血清"。

【用法与用量】 成人　用法:通常采用静脉注射,也可作肌内或皮下注射,一次完成。

用量:抗银环蛇毒血清 10000U 约可中和一条相应蛇的排毒量。视病情可酌情增减。

注射前必须做过敏试验,过敏试验方法:取 0.9%0.1ml抗血清加 1.9ml 生理氯化钠注射液,即 20 倍稀释。在前臂掌侧皮内注射 0.1ml,经 20～30 分钟,注射皮丘在 2cm 以内,且皮丘周围无红晕及蜘蛛足者为阴性,可在严密观察下直接注射。

(1)阴性者才可全量注射。

(2)若注射部位出现皮丘增大、红肿、浸润,特别是形似伪足或有痒感者,为阳性反应。若阳性可疑者,预先注射氯苯那敏 10mg(儿童根据体重酌减),15 分钟后再注射本品。

(3)若阳性者应采用脱敏注射法。脱敏注射法:取氯化钠注射液将抗血清稀释 20 倍。分数次做皮下注射,每次观察 10～20 分钟,第一次注射 0.4ml。如无反应,可酌情增量注射。注射观察 3 次以上,无异常反应者,即可做静脉、肌内或皮下注射。注射前将制品在 37℃水浴加温数分钟。注射时速度应慢,开始每分钟不超过 1ml,以后亦不宜超过 4ml。注射时,如有异常反应,应立即停止注射。

儿童　与成人相同。

【制剂与规格】 抗银环蛇毒血清注射液:10ml:10000U。

抗眼镜蛇毒血清^[药典(三);国基;医保(甲)]

Naja Naja (atra) Snake Antivenin

【适应证】 用于眼镜蛇咬伤。

【药理】 药效学　参阅"抗蛇毒血清"。

【不良反应】 参阅"抗蛇毒血清"。

【注意事项】 参阅"抗蛇毒血清"。

【给药说明】 参阅"抗蛇毒血清"。

【用法与用量】 成人　用法:通常采用静脉注射,也可作肌内或皮下注射,一次完成。

用量:抗眼镜蛇毒血清 2000IU 约可中和一条相应蛇的排毒量。视病情可酌情增减。

注射前必须做过敏试验。过敏试验方法:取 0.1ml抗血清加 1.9ml 生理氯化钠注射液,即 20 倍稀释。在前臂掌侧皮内注射 0.1ml,经 20～30 分钟,注射皮丘在 2cm以内,且皮丘周围无红晕及蜘蛛足者为阴性,可在严密观察下直接注射。

（1）阴性者才可全量注射。

（2）若注射部位出现皮丘增大、红肿、浸润，特别是形似伪足或有痒感者，为阳性反应。若阳性可疑者，预先注射氯苯那敏 10mg（儿童根据体重酌减），15 分钟后再注射本品。

（3）若阳性者应采用脱敏注射法。脱敏注射法：取 0.9%氯化钠注射液将抗血清稀释 20 倍。分数次做皮下注射，每次观察 10～20 分钟，第一次注射 0.4ml。如无反应，可酌情增量注射。注射观察 3 次以上，无异常反应者，即可做静脉、肌内或皮下注射。注射前将制品在 37℃ 水浴加温数分钟。注射时速度应慢，开始每分钟不超过 1ml，以后亦不宜超过 4ml。

注射时，如有异常反应，应立即停止注射。

儿童　与成人相同。

【制剂与规格】　抗眼镜蛇毒血清注射液：10ml:1000U。

抗炭疽血清 ^[药典（三）；医保（甲）]
Anthrax Antiserum

【适应证】　用于预防和治疗炭疽。

【药理】　药效学　本品含有特异性抗体〔含特异性 IgG 及 $F(ab')_2$〕，具有中和炭疽杆菌的作用，用于炭疽病的治疗和被动免疫预防。预防注射是使有炭疽感染危险者及时、快速地获得保护水平的抗体，从而达到预防作用，但其效果维持时间不长且可能引发过敏反应（5%～10%），此种应急预防措施不能用以代替常规的炭疽疫苗免疫。

【不良反应】　（1）过敏性休克　可在注射中或注射后数分钟至数十分钟内突然发生。患者突然表现沉郁或烦躁、全身皮肤瘙痒、潮红、荨麻疹、血管性水肿、哮喘、喉头水肿、呼吸困难、窒息、血压下降、心律失常、意识丧失、严重者如不及时抢救可以迅速死亡。治疗的关键是迅速缓解呼吸道阻塞和循环衰竭，并首选肌内注射肾上腺素，同时根据病情辅以输液、吸氧、使用升压药物维持血压及抗过敏药物等。

（2）血清病　多在患者治疗过程 1～2 周内发病，成延缓型，少数可在 4 天内发生，称加速型。主要症状为广泛性淋巴结肿、皮疹（多数为荨麻疹）、可伴有低热、关节痛及脾肿大等，注射部位可出现红斑、瘙痒及水肿。此外，血检可见中性粒细胞增多和红细胞沉降率加快，常有一过性蛋白尿，个别人有血尿，严重的可发生血管性水肿或器官水肿。多数病例可自愈，严重时可使用钙剂或抗组胺药物等对症治疗，必要时应用肾上腺皮质激素。

【注意事项】　（1）液体如混浊，有摇不散的沉淀、异物或瓶壁有裂纹，标签不清或超过有效期者均不可使用。

（2）开瓶后立即使用，如剩余均应废弃。

（3）注射前须详细询问既往过敏史（或病史）。凡曾患有支气管哮喘、花粉症、湿疹或血管神经性水肿等病史，或对某种物质过敏，或过去注射过马血清制剂者，均须特别提防过敏反应的发生。

（4）每次注射时应详细记录，包括姓名、性别、年龄、住址、注射次数、上次注射后的反应情况、本次过敏试验结果及注射后反应情况、所用抗毒素的生产单位名称及批号等。

（5）注射血清后，应观察至少 30 分钟。

【给药说明】　本品系源自动物血清蛋白，给药时应特别注意防止过敏反应。注射前必须先做过敏试验，阴性者方可按【用法与用量】给药，阳性者必须采用脱敏注射法。

（1）过敏试验　用氯化钠注射液将血清稀释 20 倍（0.1ml 血清加 1.9ml 氯化钠注射液），在前臂掌侧皮内注射 0.05～0.1ml，观察 30 分钟，注射部位无明显反应或皮丘小于 1cm、红晕小于 2cm，同时无其他不适反应，即为阴性。即使为阴性，也应先注射 0.3ml 原液，观察 30 分钟无反应，可全量注射本品。如注射局部出现皮丘≥1cm、红晕≥2cm，特别是形似伪足或有痒感者，为弱阳性反应，必须用脱敏法进行注射。如注射局部皮丘≥1.5cm，或除局部反应外，并伴有全身症状，如荨麻疹、鼻咽刺痒、喷嚏等，为强阳性反应，应尽量避免使用抗毒素。必须使用本品时，则必须采用脱敏注射，并做好一切准备，一旦发生过敏休克，立即抢救。

（2）脱敏注射法　一般情况下，可用 0.9%氯化钠注射液将抗毒素稀释 10 倍，分小量数次作皮下注射，每次注射后观察 30 分钟。第 1 次可注射 0.2ml，观察无发绀、气喘或显著呼吸短促、脉搏加速时，即可注射第 2 次 0.4ml，如仍无反应则可注射第 3 次 0.8ml，如仍无反应即可将瓶中未稀释的抗毒素全量作缓慢地肌内注射。

（3）无过敏史或过敏试验阴性者，也并非没有发生过敏休克的可能。为慎重起见，可先用小剂量作皮下注射，观察 30 分钟，无异常反应，再将全量注射于皮下或肌内。

【用法与用量】　（1）预防　皮下或肌内注射，一次 20ml；皮下注射应在上臂外侧三角肌下缘附着处，肌内注射应在上臂三角肌处或臀部。

（2）治疗　根据病情肌内注射或静脉注射。早期应给予大剂量，第 1 天注射 20～30ml。只有经过皮下或肌内注射未发生异常反应者，方可作静脉注射（静脉注射应缓慢，开始每分钟不超过 1ml，以后每分钟亦不宜超过 4ml。一次静脉注射不应超过 40ml，儿童每 1kg 体重不宜超过 0.8ml，亦可将抗毒素加入葡萄糖注射液、氯化钠注射液等溶液中静脉滴注）。待体温恢复正常，水肿消退后，临床医生可根据病情给予维持量。注射中如发现异常反应，应立即停止。

【制剂与规格】 抗炭疽血清注射液：20ml。

抗狂犬病血清 [国基：医保（甲）]
Rabies Antiserum

【适应证】 与人用狂犬病疫苗联合使用，用于对被可疑疯动物严重咬伤（Ⅲ级暴露）的患者进行预防注射。被可疑疯动物咬伤后注射愈早愈好。咬伤后 7 日之内注射本品仍然有效。

【药理】 药效学 本品含有特异性抗体，具有中和狂犬病毒的作用，用于狂犬病的被动免疫预防。伤口局部注射本品可快速、及时中和污染伤口内的病毒，从而降低发生狂犬病的风险。同时，可使可疑感染者及时、快速地获得保护水平的抗体，从而起到预防作用，但本品效果维持时间不长，故应在使用同时联合应用人用狂犬病疫苗，以获得持久性免疫。

【不良反应】 （1）过敏性休克 可在注射中或注射后数分钟至数十分钟内突然发生。患者突然表现沉郁或烦躁、全身皮肤瘙痒、潮红、荨麻疹、血管性水肿、哮喘、喉头水肿、呼吸困难、窒息、血压下降、心律失常、意识丧失、严重者如不及时抢救可以迅速死亡。治疗的关键是迅速缓解呼吸道阻塞和循环衰竭，并首选肌内注射肾上腺素，同时根据病情辅以输液、吸氧，使用升压药物维持血压及抗过敏药物等。

（2）血清病 多在患者治疗过程 1~2 周内发病，成延缓型，少数可在 4 天内发生，称加速型。主要症状为广泛性淋巴结肿大、皮疹（多数为荨麻疹）、可伴有低热、关节痛及脾肿大等，注射部位可出现红斑、瘙痒及水肿。此外，血检可见中性粒细胞增多和红细胞沉降率加快，常有一过性蛋白尿，个别人有血尿，严重的可发生血管性水肿或器官水肿。多数病例可自愈，严重时可使用钙剂或抗组胺药物等对症治疗，必要时应用肾上腺皮质激素。

（3）发热反应 主要是抗血清中的非特异性物质和致热原引起的，一般出现于注射后 1 小时至几小时，少数在 5~6 小时发生，以中等热度偏多，亦可见高热。退热较快，大多注射当天即可退去，一般不须特殊处理。

【禁忌证】 过敏试验为阳性反应者慎用。

【注意事项】 （1）对已有狂犬病症状的患者，注射本品无效。

（2）制品混浊、有摇不散的沉淀、异物或西林瓶有裂纹、标签不清、过期失效者均不能使用。西林瓶打开后应一次用完。

（3）每次注射须保存详细记录，包括姓名、性别、年龄、住址、注射次数、上次注射后的反应情况、本次过敏试验结果及注射后反应情况、所用抗血清的生产单位名称及批号等。

（4）使用抗血清须特别注意防止过敏反应。注射前必须做过敏试验并详细询问既往过敏史。凡本人及直系亲属曾有支气管哮喘、花粉症、湿疹或血管神经性水肿等病史，或对某种物质过敏，或本人过去曾注射马血清制剂者，均须特别提防过敏反应的发生。

（5）门诊病人注射抗血清后，须观察 30 分钟后方可离开。

【给药说明】 本品系源自动物血清蛋白，给药时应特别注意防止过敏反应。注射前必须先做过敏试验，阴性者方可按【用法与用量】给药，阳性者必须采用脱敏注射法。

（1）过敏试验 用氯化钠注射液将抗血清稀释 10 倍（0.1ml 血清加 0.9ml 0.9%氯化钠注射液，混匀），在前臂掌侧皮内注射 0.05~0.1ml，观察 30 分钟，注射部位无明显反应或皮丘小于 1cm、红晕小于 2cm，同时无其他不适反应，即为阴性。即使为阴性，也应先注射 0.3ml 原液，观察 30 分钟无反应，可全量注射本品。如注射局部出现皮丘≥1cm、红晕≥2cm，特别是形似伪足或有痒感者，为弱阳性反应，必须用脱敏法进行注射。如注射局部皮丘≥1.5cm，或除局部反应外，并伴有全身症状，如荨麻疹、鼻咽刺痒、喷嚏等，为强阳性反应，则建议改用狂犬病免疫球蛋白；如不能实施，必须使用本品时，则必须采用脱敏注射，并做好一切准备，一旦发生过敏休克，立即抢救。

（2）脱敏注射法 在一般情况下，可用氯化钠注射液将抗血清稀释 10 倍，分小量数次做皮下注射，每次注射后观察 20~30 分钟。第 1 次可注射 1ml，观察无发绀、气喘或显著呼吸短促、脉搏加速时，即可注射第 2 次 2ml，如注射量达到 4ml 仍无反应，则可将全量作缓慢地皮下或肌内注射。

（3）无过敏史或过敏反应阴性者，也并非没有发生过敏休克的可能。为慎重起见，可先用小剂量作皮下注射，观察 30 分钟，无异常反应，再将全量注射于皮下或肌内。

【用法与用量】 受伤部位应先进行处理。若伤口曾用其他化学药品处理过时，应冲洗干净。先在受伤部位进行浸润注射，余下的血清进行肌内注射（头部咬伤可注射于颈背部肌肉）。

用量：注射量均按体重计算，每 1kg 体重注射40IU（特别严重可酌情增至80～100IU），在1～2日内分次注射，注射完毕后开始注射狂犬病疫苗。亦可同时注射狂犬病疫苗。

【制剂与规格】 抗狂犬病血清注射液：(1)2.0ml:400IU；(2)5.0ml:1000IU。

肉毒抗毒素 [药典(三)；医保(甲)]
Botulinum Antitoxins

【适应证】 用于应急预防及治疗肉毒中毒。凡已出现肉毒中毒症状者，应尽快使用本抗毒素进行治疗。对可疑中毒者亦应尽早使用本抗毒素进行预防。在一般情况下，人的肉毒中毒多为A型、B型或E型，中毒的毒素型别尚未得到确定之前，可同时使用2个型，甚至3个型的抗毒素。

【药理】 药效学 本品为经胃酶消化后的马肉毒（A型、B型、C型、D型、E型或F型）免疫球蛋白，含有特异性抗体，具有中和相应型肉毒毒素的作用，可用于A、B、C、D、E、F型肉毒中毒的预防和治疗。

【不良反应】 可能发生罕见的过敏性休克。

(1)过敏性休克 可在注射中或注射后数分钟至数十分钟内突然发生。患者突然表现沉郁或烦躁、脸色苍白或潮红、胸闷或气喘、出冷汗、恶心或腹痛、脉搏细速、血压下降、重者神志昏迷虚脱，如不及时抢救可以迅速死亡。轻者注射肾上腺素后即可缓解；重者需输液输氧，使用升压药维持血压，并使用抗过敏药物及肾上腺皮质激素等进行抢救。

(2)血清病 主要症状为荨麻疹、发热、淋巴结肿大、局部浮肿，偶有蛋白尿、呕吐、关节痛，注射部位可出现红斑、瘙痒及水肿。一般系在注射后7～14天发病，称为延缓型。亦有在注射后2～4天发病，称为加速型。对血清病应对症治疗，可使用钙剂或抗组织胺药物，一般数日至十数日即可痊愈。

【注意事项】 (1)本品为液体制品。制品混浊、有摇不散的沉淀、异物或安瓿有裂纹、标签不清、过期失效者均不能使用。安瓿打开后应一次用完。

(2)每次注射须保存详细记录，包括姓名、性别、年龄、住址、注射次数、上次注射后的反应情况、本次过敏试验结果及注射后反应情况、所用抗毒素的生产单位名称及批号等。

(3)注射器专用，同时注射类毒素时，注射器须分开。

(4)注射前必须做过敏试验并详细询问既往过敏史，过敏试验为阳性反应者慎用。凡本人及其直系亲属曾有支气管哮喘、花粉症、湿疹或血管神经性水肿等病史，或对某种物质过敏，或本人过去曾注射马血清制剂者，均须特别提防过敏反应的发生。①过敏试验：用氯化钠注射液将抗毒素稀释10倍(0.1ml抗毒素加0.9ml氯化钠注射液)，在前臂掌侧皮内注射0.05ml，观察30分钟。注射部位无明显反应者，即为阴性，可在严密观察下直接注射抗毒素。如注射部位出现皮丘增大、红肿、浸润，特别是形似伪足或有痒感者，为阳性反应，必须用脱敏法进行注射。如注射局部反应特别严重或伴有全身症状，如荨麻疹、鼻咽刺痒、喷嚏等，则为强阳性反应，应避免使用抗毒素。如必须使用时，则应采用脱敏注射，并做好抢救准备，一旦发生过敏休克，立即抢救。无过敏史者或过敏反应阴性者，也并非没有发生过敏性休克的可能。为慎重起见，可先注射小量于皮下进行试验，观察30分钟，无异常反应，再将全量注射于皮下或肌内。②脱敏注射法：在一般情况下，可用氯化钠注射液将抗毒素稀释10倍，分小量数次作皮下注射，每次注射后观察30分钟。第1次可注射10倍稀释的抗毒素0.2ml，观察无发绀、气喘或显著呼吸短促、脉搏加速时，即可注射第2次0.4ml，如仍无反应则可注射第3次0.8ml，如仍无反应即可将安瓿中未稀释的抗毒素全量作皮下或肌内注射。有过敏史或过敏试验强阳性者，应将第1次注射量和以后的递增量适当减少，分多次注射，以免发生剧烈反应。

(5)患者注射抗毒素后，须观察30分钟后，方可离开。

【用法与用量】 皮下注射，上臂三角肌附着处；肌内注射，上臂三角肌中部或臀大肌外上部。同时注射类毒素时，注射部位须分开。只有经过皮下或肌内注射未发生异常反应者方可作静脉注射。静脉注射应缓慢，开始每分钟不超过1ml，以后每分钟不宜超过4ml。一次静脉注射不应超过40ml，亦可将抗毒素加入葡萄糖注射液、氯化钠注射液中静脉滴注。静脉注射前将安瓿在温水中加热至接近体温，注射中发生异常反应，应立即停止。

(1)预防 皮下注射或肌内注射，一次1000～20000U(指1个型)。若情况紧急，亦可酌情增量或采用静脉注射。

(2) 治疗肌内注射或静脉滴注，第一次注射 10000～20000U（指 1 个型），以后视病情决定，可每隔约 12 小时注射 1 次。只要病情开始好转或停止发展，即可酌情减量（例如减半）或延长间隔时间。

儿童　一次静脉注射在儿童不应超过 0.8ml/kg。

【制剂与规格】　肉毒抗毒素注射液（冻干肉毒抗毒素）：(1)A 型，4.0ml:10000IU；(2)B 型，2.0ml:5000IU；(3)C 型，7.0ml:5000IU；(4)D 型，2.0ml:5000IU；(5)E 型，4.0ml:5000IU；(6)F 型，7.0ml:5000IU。

第二节　细菌类制剂

细菌类制剂　本章中所列出的细菌类制剂是指临床上用于非特异主动免疫治疗的一类细菌及其菌体成分制剂。

其在肿瘤免疫治疗和抗感染治疗中的免疫机制尚未完全阐明。

布 氏 菌
Brucella

【适应证】　用于亚急性布氏菌病以及慢性布氏菌病的治疗。

【药理】　药效学　该制剂可提高机体的细胞免疫与体液免疫功能。通过剂量由小到大，浓度由低到高地注射布氏菌制剂，可提高患者对此类特异性过敏物质的耐受性，进行特异性脱敏，起到治疗作用。

【不良反应】　(1)注射布氏菌制剂后，体温可有升高，有的高达 40℃ 左右，个别人伴有休克样反应。

(2)肌内注射部位可出现脓肿，但要注意避免肌肉坏死。

【禁忌证】　(1)有严重心、肝、肾器质性疾病者、活动性结核、妊娠后期等。

(2)极度衰弱及重症贫血者，免疫功能低下者。

(3)消化道及呼吸系统有反复出血者。

(4)重症布氏菌病患者。

(5)有骨骼损害者，布氏菌病性脊椎炎、骨髓炎、髋关节炎、脓瘘者。

【注意事项】　(1)使用前需用力振摇安瓿使疫苗均匀。凡有摇不散的凝块、异物，安瓿有裂纹，标签不清或过期失效者不得使用。

(2)本品不含防腐剂，安瓿开封后一次用不完应予废弃。

(3)患者应住院治疗。治疗室应备有急救药品。

【给药说明】　(1)特异性脱敏疗法适用于慢性期过敏症状较强者，静脉注射法疗法反应较大，应慎重进行。

(2)根据需要按标明的菌液浓度，用氯化钠注射液进行稀释，可采用静脉注射或肌内注射。

【用法与用量】　(1)肌内注射　注射处以臀部为宜。可在臀部两侧肌内交替注射。每个疗程约为 6～10 次，第 1 次可注射含菌 1.0×10^8，渐次增大，最后可用含菌 5.0×10^9。间隔 2 天、3 天或 5 天。如效果不良时，还可考虑加大剂量。

(2)静脉注射　注射部位为肘部正中静脉。每次注射分作两针注入，间隔 1.5～2 小时。如患者可以耐受，可酌情加大下一次注射剂量。例如：第 1 次 1、2 针剂量均为含菌 3.0×10^4，第 2 次 1、2 针可分别加至含菌 1.0×10^5 和 1.5×10^5。但最后 1、2 针的最大剂量分别不应超过含菌 5.0×10^6 和 1.0×10^7。每个疗程包括数次以至十余次注射不等，每次间隔 3 天、5 天或 7 天。所有剂量及注射间隔应视反应及效果决定。

【制剂与规格】　治疗用布氏菌制剂：1ml（含布氏菌 3.0×10^9）。

卡介菌多糖核酸
BCG Polysaccharide and Nucleic Acid

【适应证】　本品系免疫调节剂，主要用于预防和治疗慢性支气管炎、感冒和哮喘。

【药理】　药效学　①该制剂通过调节机体内细胞免疫、体液免疫，刺激网状内皮系统，激活单核-巨噬细胞功能，增强自然杀伤细胞功能来增强机体抗病能力。②通过稳定肥大细胞，封闭 IgE 功能，减少脱颗粒细胞释放活性物质，以及具有抗乙酰胆碱所导致的支气管痉挛作用，达到抗过敏和平喘作用。

【不良反应】　偶见红肿、结节，热敷后一周内自然消退。

【禁忌证】　患急性传染病（如麻疹、百日咳、肺炎等）、急性眼结合膜炎、急性中耳炎及对本品过敏者暂不宜使用。

【注意事项】　(1)不应有摇不散的凝块及异物。

(2)安瓿有裂纹或有异物者不可使用。

【用法与用量】　肌内注射，一次 1ml，一周 2～3 次，3 个月为一疗程。小儿酌减。

【制剂与规格】　卡介菌多糖核酸：1ml［含卡介菌多

糖 0.35mg、核酸不低于 40μg]。

卡 介 苗
Bacillus Calmette-Guerin（BCG）Vaccine

【适应证】 ①用于肿瘤的辅助治疗。②治疗哮喘性支气管炎、预防小儿感冒。③预防结核病，接种对象为出生 3 个月以内的婴儿。④治疗膀胱原位癌和预防复发。

【药理】 药效学　以无毒牛型结核菌悬液制成。具有免疫佐剂作用，能增强抗原的免疫原性，加速诱导免疫应答反应。能增强巨噬细胞的吞噬功能，促进白介素生成。促进 T 细胞增殖，增强 T 细胞功能，增强 T 细胞介导的迟发型超敏反应、宿主抗移植物反应等。也能增强体液免疫反应和天然杀伤细胞（NK）活性。

【不良反应】 （1）皮内接种局部易致红肿，甚至溃疡。淋巴结炎、类狼疮反应、瘢痕。

（2）治疗用卡介苗可能发生全身性反应，包括发热、肺炎、肝炎、泌尿生殖器官机能异常、肉芽肿性炎症或败血症。灌注后膀胱受刺激可出现尿频、尿急、血尿、排尿困难等。少数出现乏力关节疼痛。

（3）严重免疫功能低下者，可见卡介苗播散性感染。

【禁忌证】 （1）活动性结核病的患者禁用。

（2）急性传染病、肾炎、心脏病、免疫缺陷症、湿疹或皮肤病或者使用免疫抑制药的患者禁用。

【注意事项】 （1）皮内注射时避免注射到皮下，否则会引起严重深部脓肿，长期不愈。

（2）活菌苗用时禁止日光暴晒。注射器要专用。

（3）结核菌素反应强阳性的患者慎用。

【用法与用量】 （1）儿童　预防结核：上臂三角肌外侧皮内注射 0.1ml。2～3 个月后再做结核菌素试验，阳性的表示接种成功，阴性的应再补种。

（2）治疗用卡介苗 2 瓶溶于 40～50ml 0.9%氯化钠注射液中，经外科导尿管注入膀胱腔，注入后患者不断变换体位各约 30 分钟，2 小时后自行排出药液。高龄或体弱者药量可减半。

【制剂与规格】 皮内注射用卡介苗：（1）0.2ml（含卡介菌 0.1mg，每 1mg 卡介菌含活菌数不低于 $1.0×10^6$CFU）；（2）0.5ml:0.25mg；（3）1.0ml:0.5mg。

治疗用卡介苗：每支 60mg。

A 群链球菌
Group A Streptococcus

【适应证】 配合手术、放疗或化疗，用于恶性肿瘤的辅助治疗。

【药理】 药效学　经试验证明具有直接杀伤肿瘤细胞，激活宿主细胞免疫的功能，并可提高 T 细胞和 NK 细胞活性；与化疗合用可提高疗效并可能有减轻化疗药物对骨髓抑制的作用；可调节 T 细胞亚群使 T_3、T_4 及 T_4/T_8 比值上升。

【不良反应】 （1）注射部位可出现不同程度疼痛、红肿硬结、水疱等副作用。反复注射应注意避开同一部位，疼痛剧烈时可用 0.2%盐酸利多卡因注射液稀释本品。

（2）可能有发热、过敏反应。必要时对症处理，发生过敏反应时应及时停药。

（3）可能有轻度、暂时性的血红蛋白或红细胞减少，也可能有轻度、暂时性的白细胞增多。

（4）很少有血中碱性磷酸酶、ALT、AST 上升现象。若出现这种现象，应采取停药等适当措施。

（5）有时表现为食欲不振、恶心、呕吐、腹泻等症状。

【禁忌证】 （1）有青霉素过敏史者禁用。

（2）患有心脏病、肾脏病、特别是患过风湿性心脏病的患者禁用。

（3）本人或其直系亲属有容易产生哮喘、皮疹、荨麻疹等情况者禁用。

【注意事项】 妊娠期妇女、哺乳期妇女、婴幼儿，有严重心、脑、肾合并症的老年人慎用。

【给药说明】 （1）本品含有青霉素，注射前应进行皮试。使用时亦应注意观察过敏反应的发生。如发生休克样症状，应立即停药，并对症治疗。停药 1 周以上者，再使用本品须重新做青霉素皮试，给药剂量仍宜从小剂量开始，慎重用药。

（2）每一瓶制品溶解后，应按规定一次用完，不得多次使用。

（3）腔内注射治疗恶性胸水时，应先抽尽胸水。

（4）一日内不要采用两种途径给药，尽量在时间上交错，保证用药开始后每 3 日之内有一次注射。

【用法与用量】 （1）肌内注射或皮下注射　起始剂量为 0.1mg，逐日或隔日递增 0.1mg，第 5 日增至 0.2～0.5mg，第 6 日起每次均用 0.2～0.5mg；视耐受情况，剂量可增至每日 1.0mg（一般皮下注射量不宜超过 0.5ml，充分摇匀后注射）。给药满 30 日为一个疗程，根据患者情况，可考虑第二个疗程，一次 0.2～0.5mg，一周 2～3 次，连续 4 周。

（2）瘤内或肿瘤边缘注射　可先皮下注射，一日或隔日 1 次，起始剂量为 0.1mg，逐次递增 0.1mg，第 5 天增至 0.2～0.5mg；对体表肿瘤病灶视肿瘤大小和患者情况掌握，瘤内或肿瘤边缘多点注射，一次 0.5～2.0mg，一周 1 次，视患者耐受情况可适当加大剂量，4 周为一疗程，两次瘤内注射间隔期间应继续肌内或皮下注射，一次 0.2～1.0mg，一日 1 次。对腔内肿瘤病灶，瘤内注射可由有经验的专科医师借助器官镜慎重进行。稀释液量可根据患者情况由医生掌握。

（3）腔内注射　①胸腔内注射：可先皮内或皮下注射，一日 0.1mg，逐日或隔日递增至一日 0.2～0.5mg 后开始同时腔内注射，一次 0.5～1.0mg，用 10～20ml 0.9%氯化钠注射液将其溶解后注射，一周 1～2 次，4 周为 1个疗程。腔内注射后应让患者变换体位，以增加药液与病灶接触面积。②浆膜腔内注射：第 1 次 0.1mg，第 2次 0.2mg，第 3 次 0.5mg，维持量每次 0.5～1.0mg，用 10～20ml 生理氯化钠溶液溶解，悬浮后进行注射，一周 2～3 次，2 周为一个疗程，或遵医嘱。

【制剂与规格】　注射用 A 群链球菌(1KE=0.1mg A 群链球菌干菌粉)：(1)0.1mg(1KE)；(2)0.5mg(5KE)。

铜绿假单胞菌
Pseudomonas Aeruginosa

【适应证】　用于恶性肿瘤的辅助治疗，改善人体的免疫状况，降低感染的发生。

【药理】　药效学　本品具有免疫调节作用。动物实验表明：本品可提高荷瘤小鼠巨噬细胞和 NK 细胞活性，维持 T 辅助细胞与 T 抑制细胞比值在正常水平，另外可提高小鼠对铜绿假单胞菌、变形杆菌、肺炎杆菌和大肠埃希菌感染致死的存活率。能调整人体体液及细胞免疫的不平衡状态，增加巨噬细胞和 NK 细胞活性，维持 T 细胞的数量和比例，调节白细胞介素-2、干扰素与抗体的协同作用。

【不良反应】　注射后局部有轻度红肿，极少数有低烧症状，无需处理可自行消退。

【禁忌证】　有过敏史者慎用。

【注意事项】　(1)存放后可有少量沉淀，不应有摇不散的凝块或异物。

(2)不得与其他药液混合注射。

(3)一次性预充注射器包装，不得分次使用。

【给药说明】　须将冷藏药液恢复至室温并充分摇匀后使用。

【用法与用量】　上臂皮下注射或局部注射。

成人　成人第 1 次注射 0.5ml，以后一次 1ml，隔日注射 1 次，30 次为一疗程。

儿童　儿童为成人用药量的 1/2，幼儿为成人用药量的 1/4，尚无婴儿使用本品的资料。本品含苯甲醇，禁止用于儿童肌内注射。

老年人　70 岁以上老年患者为成人用量的 3/4。

【制剂与规格】　铜绿假单胞菌注射液：(1)每支 0.5ml，含菌 9.0×10^8 个；(2)每支 1.0ml，含菌 1.8×10^9 个。

金 葡 素 [药典(三)]
Staphylococcal Enterotoxin C

【成分】　主要成分：肠毒素 C、蛋白质、多肽、十八种氨基酸。来源于金黄色葡萄球菌代谢产物。

【适应证】　①本品用于治疗骨折延迟愈合和不愈合，促进骨痂生长，加速骨折愈合。②用于恶性肿瘤患者放、化疗所致白细胞减少的辅助治疗。

【药理】　药效学　其作用机制不清，由于其细菌培养物滤液中有抗原成分，推测可能通过激活机体的免疫调节系统，促进相关因子分泌，从而发挥治疗作用。本品促进毛细血管生长、促进血肿吸收、并加速骨痂形成促进骨折愈合，缓解放、化疗所引起的白细胞减少。

【不良反应】　使用本品可见局部肿胀疼痛、发热(37.5～38.5℃)、皮疹等，一般 6～12 小时左右可自行消退，对严重者或持续不退者应给予对症处理。

【禁忌证】　高过敏体质者禁用。

【注意事项】　(1)局部皮肤条件不好的闭合骨折慎用。

(2)心、肾、肝机能严重不良者慎用。

(3)本品使用过程中，特别是初次使用时，谨防过敏反应的发生。

(4)对陈旧性骨折应用无菌的粗针头刺入骨折断端或造成新创面后再注入药液。

(5)严禁静脉注射。

(6)本品应在有经验的专科医生指导下使用。

【用法与用量】　(1)骨折断端局部注射，一次 1～2ml，每 5 日一次，1 个月为一个疗程，根据病情可适当延长或缩短。

(2)恶性肿瘤放、化疗的辅助治疗，肌内注射，一次 2ml，一日一次，30 日一疗程或遵医嘱，可与放化疗同时使用。

【制剂与规格】　金葡素注射液：(1)1ml(含金葡菌肠毒素 C 10ng)；(2)2ml。

第三节 血液制品

血液制品 指源自人类血液或血浆的治疗产品。如人血白蛋白、人免疫球蛋白和人凝血因子等。

血液制品系由健康人血浆，经低温乙醇蛋白分离法或经批准的其他分离法分离纯化，并经病毒去除和灭活处理制成，含适宜稳定剂，不含抑菌剂和抗生素。但仍要关注不能完全排除人类病原体潜在感染的可能性。应用时注意：①开启后一次用完，不得分次使用或给第二人使用。②如有异物、沉淀时不得使用。③包装如有裂纹、瓶盖松动不得使用。④运输和贮存过程中严禁冻结。⑤需使用单独输液道路，使用前用 0.9%氯化钠注射液冲管。

人血白蛋白 [药典(三)；医保(乙)]
Human Albumin

【适应证】 ①血容量不足的紧急治疗，经晶体扩容后仍不能维持有效血容量或伴有低蛋白血症的情况下使用。②脑水肿及损伤引起的颅压升高。③肾病〔接受类固醇和(或)利尿药治疗〕及肝硬化引起的水肿。④显著的低白蛋白血症(白蛋白≤30g/L)。⑤新生儿高胆红素血症。⑥急性呼吸窘迫综合征。⑦心肺分流术、特殊类型血液透析、血浆置换的辅助治疗。⑧失血创伤、烧伤引起的休克。

【药理】 (1)药效学 本品有增加循环血容量和维持血浆渗透压的作用。白蛋白占血浆胶体渗透压的80%，主要调节组织与血管之间水分的动态平衡。由于白蛋白分子量较大，与盐类及水分相比，透过膜的速度较慢，使白蛋白的胶体渗透压与毛细血管的静力压抗衡，以此维持正常与恒定的血容量；同时，在血循环中，1g白蛋白可保留 18ml 水，每 5g 白蛋白在维持机体内的胶体渗透压方面，约相当于 100ml 血浆或 200ml 全血的功能，从而起到增加循环血容量和维持血浆渗透压的作用。白蛋白能结合阴离子和阳离子，可以输送不同的物质，也可以将有毒物质输送到解毒器官，具有运输和解毒作用。由于组织蛋白和血浆蛋白可互相转化，在氮代谢障碍时，白蛋白可作为氮源为组织提供营养。

(2)药动学 在正常情况下，人体内的白蛋白总量按体重计，为 4～5g/kg，其中血管内占 40%～45%，55%～60%在血管外分布。毛细血管通透性的增高可改变白蛋白的动力学特性，并导致其异常分布，严重烧伤和败血症休克时可引起此分布异常。正常情况下白蛋白的平均半衰期为 15～20 天。白蛋白合成和代谢的平衡主要靠

反馈调节机制实现，最主要的白蛋白代谢依靠细胞内作用，主要是由溶酶体蛋白酶完成。在健康条件下，输注白蛋白 2 小时内，转运出血管的白蛋白量少于 10%。输注白蛋白对血容量的影响个体差异极大。某些患者血容量可在此后数小时保持上升，但对病情严重患者，相当数量的白蛋白可能以某种不可预知的速率漏出血管外。

【不良反应】 偶见寒战、发热、颜面潮红、皮疹、恶心、呕吐等症状和过敏反应。快速输注时可引起血管超负荷，导致肺水肿。

【禁忌证】 (1)对本品过敏者。
(2)急性肺水肿患者。

【注意事项】 (1)输注过程中如发现患者有不适反应，应立即停止输注。
(2)为防止血容量过载引进心力衰竭，输注过程应严格监控患者的生命体征和肺动脉楔压或中心静脉压。
(3)有明显脱水者应同时补液。
(4)本品不宜与血管收缩药、蛋白水解酶、蛋白溶解产物或含酒精溶剂的注射液混合使用。

【给药说明】 (1)本品仅供静脉输注用，输注时应选用有滤网的输液器。
(2)冻干制剂可用 5%葡萄糖注射液或注射用水溶解，输液量根据需要而定。一般根据白蛋白装量加入适量溶解液使成 10%(g/ml)白蛋白溶液，可在 15 分钟内溶解完毕。当需要获得 20%～25%(g/ml)的高浓度白蛋白时，则溶解时间较长。
(3)为防止大量注射本品时导致机体组织脱水，必要时可用 5%葡萄糖注射液适当稀释作静脉滴注。输注的剂量、速度应根据患者的身体和输液反应而定。一般开始滴注速度应不超过 1ml/min(约为 30 滴/分钟)，持续 15 分钟后若无不良反应，可逐渐加快速度，但滴注速度最快不得超过 2ml/min(约为 60 滴/分钟)。
(4)严重贫血、心力衰竭者应严格掌握用量。

【用法与用量】 (1)成人 常规剂量。
①血容量不足：静脉给药，应根据患者的病情和临床治疗需要调整给药剂量。烧伤患者使用白蛋白的目的为将血浆白蛋白浓度保持在(25±5)g/L 范围内，血浆渗透压为 20mmHg(相当于血浆总蛋白浓度为 52g/L)。在烧伤 24 小时后，根据临床反应调整白蛋白剂量，并开始口服或胃肠外补充氨基酸，不应将长期给予白蛋白作为营养来源。用于因严重烧伤或失血等引起的休克时，一次可输注 5～20g，每 4～6 小时重复输注 1 次。

②低白蛋白血症：静脉给药，持续失去白蛋白的严重低白蛋白血症患者可能需要较大的剂量。一般情况下，低白蛋白血症的治疗目标为血浆白蛋白浓度达 30g/L。用于肾病及肝硬化引起的慢性白蛋白缺乏症时，一日 5～10g，直至水肿消失，人血白蛋白含量恢复正常。

③急性呼吸窘迫综合征、心肺分流术、特殊类型血液透析、血浆置换的辅助治疗：静脉给药，根据患者具体情况酌情使用。

(2) 新生儿高胆红素血症　静脉给药，在换血治疗前或换血治疗期间，可给予 1g/kg。若为高血容量婴儿，建议在换血治疗前约 1 小时给药。

【制剂与规格】　人血白蛋白注射液：(1) 2g(10%，20ml)；(2) 2g(20%，10ml)；(3) 5g(10%，50ml)；(4) 5g(20%，25ml)；(5) 10g(10%，100ml)；(6) 10g(20%，50ml)；(7) 12.5g(25%，50ml)；(8) 20g(20%，100ml)。

冻干人血白蛋白：(1) 5g(蛋白质浓度为 20%)；(2) 10g(蛋白质浓度为 20%)。

人免疫球蛋白 [药典(三)；医保(乙)]
Human Immunoglobulin

【适应证】　用于常见病毒感染的被动免疫，主要用于预防麻疹和传染性肝炎。若与抗生素配合使用，可提高对某些严重细菌和病毒感染的治疗效果。

【药理】　药效学　作用机制有两种：一种是"被动免疫"，注射较大剂量的被动抗体后，使受者得到免疫保护而不被感染；另一种是"被动-自动免疫"，注射小剂量后使受者得到部分保护，虽被感染，但在被动抗体的保护下症状轻，甚至没有明显的临床症状而产生自动免疫。

【不良反应】　偶有过敏反应，如荨麻疹、喉头水肿，严重者可见过敏性休克。剂量大或推注速度过快时，可见头痛、心慌、恶心等反应，上述症状大多轻微，24 小时内均可自行恢复。

【禁忌证】　(1) 对本品过敏或有其他严重过敏史者。

(2) 有抗 IgA 抗体的选择性 IgA 缺乏者。

【注意事项】　本品为肌内注射制剂，不可静脉注射。

【用法与用量】　(1) 成人　常规剂量。

①预防麻疹：肌内注射，为预防发病或减轻症状，可在与麻疹患者接触 7 日内注射，一次 0.05～0.15ml/kg。一次注射预防效果通常为 2～4 周。

②预防传染性肝炎：肌内注射，一次 0.05～0.1ml/kg 或一次 3ml。一次注射预防效果通常约为 1 个月。

(2) 儿童　①预防麻疹：5 岁以下儿童一次 1.5～3.0ml，6 岁以上儿童最大注射量为一次 6ml。

②预防传染性肝炎：肌内注射，一次 0.05～0.1ml/kg 或一次 1.5～3ml。

【制剂与规格】　人免疫球蛋白：(1) 150mg(10%，1.5ml)；(2) 300mg(10%，3ml)。

静脉注射用人免疫球蛋白 [药典(三)；医保(乙)]
Human Immunoglobulin for Intravenous Injection

【适应证】　(1) CDE 适应证　①原发性免疫球蛋白缺乏症，如 X 连锁低免疫球蛋白血症，常见变异性免疫缺陷病、免疫球蛋白-亚型缺陷病等。②继发性免疫球蛋白缺陷病，如重症感染、新生儿败血症和艾滋病等。③自身免疫性疫病，如原发性血小板减少性紫癜、川崎病。④其他，如重症系统性红斑狼疮、原发和继发性抗磷脂综合征等。

(2) 超说明书适应证　①复发性阿弗他溃疡。②肾移植后抗体介导的排斥反应。③显微镜下多血管炎。④血友病的免疫耐受诱导治疗。⑤儿童过敏性紫癜。⑥获得性纯红细胞再生障碍(PRCA)，HIV、细小病毒 B19 等病毒感染后的继发 PRCA 或合并低免疫球蛋白血症的 PRCA 患者。⑦热射病。⑧新生儿伴溶血病的高胆红素血症。⑨新生儿黄疸。

【药理】　(1) 药效学　①Fc 受体介导的效应：IgG 分子通过 Fc 段与造血细胞表面的 Fcγ 受体结合，阻断巨噬细胞表面的 Fcγ 受体，被认为是静脉注射免疫球蛋白(IVIG)在特发性血小板减少性紫癜和其他自身介导的血细胞减少症中的主要作用机制。阻断 Fc 受体也可抑制抗体依赖的细胞介导的细胞毒作用。②抗炎症反应：调节补体系统，通过与免疫复合物中的游离或抗体结合，减少免疫复合物的炎症反应活性。③调节细胞因子和细胞因子拮抗物的合成和释放。有报道表明川崎病患者应用 IVIG 后，血浆炎性细胞因子 IL-1 的水平下降而 IL-1 受体拮抗药的水平大大增加。IVIG 中存在大量的抗独特型抗体，能中和致病性自身抗体，调节血浆中自身抗体的自身反应性。

(2) 药动学　经静脉注射后，血浆中 IgG 水平迅速达到峰值(15 分钟)，半衰期 3～4 周。

【不良反应】　(1) 一般反应　少数患者在输注过程中出现中度头痛，或发生寒战、肌痛及胸部不适、恶心、乏力、发热、关节痛和血压升高。减慢输液速度或停止输注可缓解。

(2) 输注 IVIG 可使大多数患者的血黏滞性增加。伴有心血管或肾脏疾病的老年患者，输注者应特别注意减慢速度，保证溶液量充足，以防发生卒中、肺栓塞或心肌梗死。

(3) 无菌性脑膜炎极少数患者在输注 IVIG 后48～72小时内可发生无菌性脑膜炎伴有脑脊液细胞数增多。特别是在高剂量或快速输注时，症状可自行缓解，应用强止痛药有效。

【禁忌证】 (1) 对本品过敏或有其他严重过敏史者。

(2) 选择性 IgA 缺乏而 IgA 抗体阳性者。

【注意事项】 (1) 本品只能静脉输注。严禁加热后使用。

(2) 有严重酸碱代谢紊乱的患者需大剂量输注本品时应慎用。

(3) 本品所含麦芽糖对患者的血糖测定可能产生干扰。

(4) 患者被动接受本品中各种抗体可能干扰某些血清学试验。

(5) 对于肾功能不全或衰竭、有血栓形成风险的患者，要以最小速度输注。

(6) 可能发生溶血性贫血。

【用法与用量】 (1) 用法 直接静脉滴注或以 5% 葡萄糖溶液稀释1～2倍作静脉滴注；冻干制剂按规定量加入灭菌注射用水，轻轻旋摇(避免出现大量泡沫)使完全溶解。使用时，用带有滤网的输液器进行静脉滴注。输注速度：使用本品开始要慢，成人每分钟1ml(10～20滴)；15分钟后，若无不良反应可增加到每分钟 2ml(20～30滴)；30分钟后，每分钟 3～5ml(40～50滴)。在输注过程中要观察患者的血压、脉搏、呼吸及其他症状和体征，特别要注意有无过敏反应的临床表现。

(2) 用量 ①免疫球蛋白缺乏或低下症：按体重一日400mg/kg 静脉滴注，维持剂量按体重一日 200～400mg/kg，用药间隔视血清中 IgG 水平而定。②原发性血小板减少性紫癜：初始剂量按体重一日400mg/kg连续5天，维持剂量按体重一次 400mg/kg，间隔视血小板计数和病情而定，一般每周一次。③川崎病：每日按体重 400mg/kg，连续 5日；或每日按体重 1g/kg，连续 2日；按体重 2.0g/kg 静脉滴注，一次输完。④严重感染：按体重一日 200～400mg/kg连续3～5日。

【制剂与规格】 静注人免疫球蛋白 (pH4)：(1)0.5g(5%, 10ml)；(2)1g(5%, 20ml)；(3) 1.25g(5%, 25ml)；(4)2.5g(5%, 50ml)；(5)5g(5%, 100ml)；(6)10g(5%, 200ml)。

冻干静注人免疫球蛋白(pH4)：(1)1g(5%, 20ml)；(2)1.25g(5%, 25ml)；(3)2.5g(5%, 50ml)；(4)5g(5%, 100ml)。

乙型肝炎人免疫球蛋白[药典(三)]
Human Hepatitis B Immunoglobulin

【适应证】 本品主要配合乙肝疫苗用于乙型肝炎的预防。主要用于：①乙型肝炎表面抗原阳性母亲的新生儿；②预防意外感染人群，如血友病患者、肾透析患者、医务人员或皮肤破损被乙型肝炎表面抗原阳性的血液或分泌物污染的人员等；③与乙型肝炎患者或携带者密切接触的易感人群。④预防乙型肝炎病毒相关疾病肝移植患者术后 HBV 再感染。

【药理】 (1) 药效学 本品含有高效价的乙型肝炎表面抗体，能与表面抗原结合，起到被动免疫作用，提高人体对乙型肝炎病毒免疫功能的作用。注射乙型肝炎免疫球蛋白可在乙型肝炎疫苗主动免疫尚未产生前，为 HBV 感染者提供被动免疫保护作用。

(2) 药动学 乙型肝炎免疫球蛋白在人体的半衰期为 17.5～25 天，一般人在注射 100～200IU/ml 乙型肝炎免疫球蛋白后，血清中表面抗体(抗-HBs)可达 38.9%，7天为 41.7%，14 天为 11.1%，21 天为 8.3%。因为乙型肝炎免疫球蛋白在体内半衰期较短，应多次连续注射，以获得持久的保护作用。一般多次注射后 12 个月内可维持一定水平，以后抗体滴度即迅速下降。

【不良反应】 少数有红肿、疼痛感，无需特殊处理，可自行恢复。

【禁忌证】 (1) 对人免疫球蛋白过敏或有其他严重过敏史者禁用。

(2) 有 IgA 抗体的选择性 IgA 缺乏者禁用。

【注意事项】 (1) 本品应为无色或淡黄色澄清液体，可带乳光。久存可能出现微量沉淀，但一经摇动应立即消散，如有摇不散的沉淀或异物不得使用。

(2) 根据国外资料报道，意外感染者，包括针扎、咬伤等，应在 7 天内(尽可能早，最好在 24 小时内)注射乙型肝炎人免疫球蛋白，剂量为 0.06ml/kg。未曾进行乙型肝炎疫苗接种者，应按程序接种乙型肝炎疫苗者或对乙型肝炎疫苗无应答者，应在一个月后注射第二针乙型肝炎人免疫球蛋白。

【药物相互作用】 注射本品 3 个月后才能接种某些减毒活疫苗，如脊髓灰质炎、麻疹、腮腺炎以及水痘病毒疫苗。基于同样的考虑，在非紧急状态下，已经接种了这类疫苗的患者至少在接种后 3～4 周内使用了本品，则应在最后一次输注本品后 3 个月重新接种。

【给药说明】 肌内注射液：本品冻干制剂临用前以灭菌注射用水溶解，溶解后浓度为100U/ml。

【用法与用量】 使用方法：本品只限肌内注射，不得用于静脉输注，每个患者的最佳用药剂量和疗程应根据其具体病情而定。

推荐的剂量与疗程 （1）儿童 ①母婴阻断：HBsAg阳性母亲所生婴儿出生24小时内注射本品100U；注射乙型肝炎疫苗的剂量及时间见乙肝炎疫苗说明书或按医生推荐的其他适宜方案。②乙型肝炎预防：一次注射量儿童为100U，必要时可间隔3～4周再注射一次。

（2）成人 ①乙型肝炎预防：一次注射量为200U，必要时可间隔3～4周再注射一次。②意外感染者：立即（最迟不超过7天）按体重注射8～10IU/kg，隔月再注射1次。

【制剂与规格】 乙型肝炎人免疫球蛋白：（1）100IU；（2）200IU；（3）400IU。

冻干乙型肝炎人免疫球蛋白：（1）100IU；（2）200IU；（3）400IU。

静注乙型肝炎人免疫球蛋白(pH4) [药典(三)]
Human Hepatitis B Immunoglobulin (pH4) for Intravenous Injection

【适应证】 （1）CDE适应证 本品与拉米夫定联合，用于预防乙型肝炎病毒（HBV）相关疾病肝移植患者术后HBV再感染。

（2）超说明书适应证 阻断乙肝病毒母婴传播。

【药理】 （1）药效学 本品含高效价的抗-HBs，能与HBsAg专一结合，起到被动免疫的作用，其作用机制可能是通过阻断HBV受体来保护肝细胞不受感染，也可能通过免疫复合物的形式中和循环血中的病毒颗粒，触发抗体依赖性白细胞介导的毒性反应后杀伤靶细胞发生溶解。

（2）药动学 尚无完善的人体药代动力学资料。①猕猴的药代动力学显示，以80IU/kg的剂量连续给药后末端相半衰期为(28.1±8.7)天。②本品临床试验观察到110例受试者在术后1个月至6个月的阶段内，用药间隔时间为每月一次，剂量为2000IU连续给药5个月，药物末端相半衰期约为3～4周。由于个体差异较大，不同的病例半衰期可能会有所不同。

IgG和IgG复合物通过网状内皮系统清除。

【不良反应】 （1）个别患者在输注时偶尔可能出现寒战、头痛、发热、呕吐、皮疹、腹泻、恶心、关节痛、低血压和中低程度背痛，但极为少见。可能与输注速度过快或个体差异有关。上述反应大多轻微且常发生在输液开始一小时内，因此建议在输注的全过程密切观察患者的一般情况和生命体征，必要时减慢或暂停输注，一般无需特殊处理即可自行恢复。个别患者可能在输注结束后发生上述反应，一般在24小时内均可自行恢复。

（2）本品可能引起血压的突然下降，但极为少见；在独立的病例可能引发休克，尽管患者以前使用该药时没有发生过敏；一旦发生可疑的变态或过敏反应时要立即中止药物的使用，对休克的病例，遵照标准的休克治疗方法给予及时治疗。

【禁忌证】 （1）对人免疫球蛋白过敏或有其他严重过敏史者。

（2）对同源免疫球蛋白过敏者（尤其是有IgA抗体的选择性IgA缺乏者）。

【注意事项】 （1）本品专供静脉输注用。应在具备急性过敏反应抢救措施的条件下使用，一旦出现低血压或过敏反应立即停止用药，并给予支持性治疗。

（2）血管栓塞性并发症可能与使用静脉注射人免疫球蛋白有关。因此，有血管栓塞危险因素的患者在使用时应特别谨慎。

（3）本品有加重肾功能障碍的可能，肾功能障碍的患者慎用。药物使用后发生肾功能损伤时应减少药物用量或停药。治疗期间注意肾功能监测。

（4）本品使用时可发生频度不明的ALT、AST升高，此时应适当减少药物剂量或延长给药间隔时间。

（5）有严重酸碱代谢紊乱的病人应慎用。

（6）极少数患者因HBV-DNA聚合酶的YMDD变异导致病毒产生对拉米夫定的耐药性，从而引起HBV复发。肝移植术前使用拉米夫定治疗的病人应常规定期监测血清HBV-DNA，如果发现HBV-DNA滴度先降低后明显升高（多数大于10^5copies/ml）则应改换其他抗病毒药物。

（7）本品对抗病毒药物诱生的HBV耐药性变异株无效，长期使用本品可能诱生HBV变异株，使用本品后患者血清HBsAg滴度没有明显下降时提示发生HBV变异的可能，此时应不再继续使用本品。

（8）本品含有的麦芽糖可能会干扰某些血糖检测方法。

【药物相互作用】 （1）本品不得与其他药品混合使用。

（2）注射人免疫球蛋白3个月内，可能会影响机体对风疹、腮腺炎、麻疹和水痘等减毒活病毒疫苗的免疫应答。因此，在注射本产品后，应间隔至少3个月后才能接种减毒活病毒疫苗。

在接种上述减毒活病毒疫苗后，应间隔3～4周再注射乙型肝炎人免疫球蛋白。如果在接种后3～4周内必须注射乙型肝炎人免疫球蛋白，应在注射乙型肝炎人免疫球蛋白之后3个月内再次接种。

【给药说明】　(1)静脉滴注本品时应密切监测患者。首次使用本品或距上次使用间隔时间较长的患者，第1次滴注期间及滴注后1小时内需进行监测，以发现潜在的不良反应。其他患者第1次滴注后应观察至少20分钟。

(2)静脉滴注本品前，需适当补充血容量。同时避免合用利尿药。

【用法与用量】　(1)用法　静脉滴注。开始滴注速度为每分钟1.0ml(约20滴/分钟)持续15分钟后若无不良反应，可逐渐加快速度，最快滴注速度不得超过每分钟3.0ml(约60滴/分钟)。

(2)用量　推荐剂量：术后1周和术后每天使用拉米夫定100mg。静脉注射乙型肝炎人免疫球蛋白给药剂量为无肝期4000IU，术后HBV脱氧核糖核酸(HBV-DNA)与HBV表面抗原(HBsAg)转阴前每天2000IU。HBV-DNA或HBsAg转阴后1次2000IU，给药间隔是4周。由于乙型肝炎人免疫球蛋白的半衰期个体差异较大，建议临床上根据监测的血药浓度调整给药间隔。治疗周期为术后至少持续使用3年。

对术前未使用拉米夫定治疗，手术时HBV-DNA与HBsAg均为阳性的病例应在无肝期至HBV-DNA或HBsAg转阴前适当增加静脉注射乙型肝炎人免疫球蛋白的给药剂量。本品使用时应监测抗-HBs血药浓度，无肝期至术后HBV-DNA与HBsAg转阴前，使患者血清中抗-HBs效价维持在≥500IU/L；HBV-DNA与HBsAg转阴后使患者血清抗-HBs效价维持在≥150IU/L。无效或复发的患者不推荐继续使用静脉注射乙型肝炎人免疫球蛋白。

【制剂与规格】　静注乙型肝炎人免疫球蛋白(pH4)：每瓶含500IU(10ml)、2000IU(40ml)、2500IU(50ml)。

冻干静注乙型肝炎人免疫球蛋白(pH4)：2500IU(50ml)。

狂犬病人免疫球蛋白 [医保(乙)]
Human Rabies Immunoglobulin

【适应证】　(1)CDE适应证　主要用于被狂犬或其他携带狂犬病毒动物咬伤、抓伤及舔过破损伤口或黏膜患者的被动免疫，所有怀疑有狂犬病暴露的病人均应联合使用狂犬病疫苗。

(2)超说明书适应证　职业暴露人群或者狂犬病地方性流行严重地区的高危人群的暴露前预防。

【药理】　(1)药效学　本品含特异性狂犬病抗体，伤口局部注射本品可快速、及时中和污染伤口内的病毒，从而减少狂犬病发生率，同时，可使可疑感染者及时、快速地获得保护水平的抗体，从而起到预防作用，但本品效果维持时间不长，故应在使用同时联合应用狂犬病疫苗，以获得持久性免疫。对已有狂犬病症状的患者，注射本品无效。

(2)药动学　文献表明，狂犬病人免疫球蛋白肌内注射后2～3天进入受者循环，半衰期约3～4周，该半衰期因人而异。IgG和IgG复合物通过网状内皮系统清除。

【不良反应】　少数人在注射部位有红肿、疼痛感，无需特殊处理，可自行恢复。

【禁忌证】　(1)对人免疫球蛋白类制品有过敏史者或其他严重过敏史者禁用。

(2)有抗IgA抗体的选择性IgA缺乏患者。

【注意事项】　(1)本品应尽可能在伤口周围浸润注射，如不能执行，应在远离疫苗注射点的肌内注射。

(2)已单独应用人用狂犬病疫苗者，如未能及时给予抗狂犬病免疫球蛋白，在7天内仍应注射。

(3)与人用狂犬病疫苗同时注射时，注射器械及注射部位须分开。

【药物相互作用】　(1)治疗性疫苗启动后，不再推荐再次使用狂犬病人免疫球蛋白，因为会妨碍主动免疫的充分表达。

(2)使用本品后，3个月内不能接种麻疹等活病毒疫苗，因为抗体干扰疫苗免疫应答。

【给药说明】　本品禁止臀部注射，不得静脉注射。本品肌内注射不需做过敏试验。

【用法与用量】　用法：及时彻底清创后，于受伤部位用本品总剂量的1/2作皮下浸润注射，余下1/2进行肌内注射(头部咬伤者可注射于背部肌肉)。

WHO建议：应尽可能多地在伤口部位注射，如果没有足够量的本品，可用0.9%氯化钠注射液稀释2～3倍后使用。

用量：注射剂量按20IU/kg体重计算(或遵医嘱)，一次注射。如所需总剂量大于10ml，可在1～2日内分次注射。随后即可进行狂犬病疫苗注射，但两种制品的注射部位和器具要严格分开。

【制剂与规格】　狂犬病人免疫球蛋白：(1)100IU(1ml)；(2)200IU(2ml)；(3)500IU(5ml)。

破伤风人免疫球蛋白 [国基：医保(乙)]
Human Tetanus Immunoglobulin

【适应证】 用于预防和治疗破伤风；尤其适用于对破伤风抗毒素(TAT)有过敏反应者。

【药理】 (1)药效学 本品含特异性破伤风抗体，具有中和破伤风毒素的作用。进入机体后，使患者及时、快速的获得高效价的破伤风抗体，从而起到急救治疗和被动免疫预防作用，但作用维持时间不长，可使用吸附破伤风疫苗进行主动免疫，以取得持久的免疫效果。

(2)药动学 本品注射后自注射部位缓慢释放到血液循环系统中，2～4 日达血药峰浓度。半衰期为 3～4 周，免疫球蛋白 G(IgG)和 IgG 复合物通过免疫系统清除。

【不良反应】 严重过敏反应较为罕见，偶有注射部位红肿、疼痛感，少数病例可出现发热，可自行恢复。

【禁忌证】 (1)对人免疫球蛋白类制品有过敏史者。

(2)有抗免疫球蛋白 A(IgA)抗体的选择性 IgA 缺乏者。

【注意事项】 (1)应用本品作被动免疫的同时，可使用吸附破伤风疫苗进行主动免疫，但注射部位和用具应分开。

(2)制品应为澄明或可带乳光液体，可能出现微量沉淀，但一经摇动立即消散。若有摇不散的沉淀或异物。

【药物相互作用】 为了避免免疫球蛋白制品可能干扰活病毒疫苗、减毒活疫苗的作用。注射本品约 3 个月后方能接种活病毒疫苗、减毒活疫苗，如麻疹、腮腺炎、脊髓灰质炎、疱疹活疫苗，风疹、腮腺炎以及水痘病毒疫苗等。基于同样的考虑，在非紧急状态下，已经接种了这类疫苗的患者至少在接种 3～4 周后才能注射本品。但灭活疫苗能与被动抗体同时应用来诱导主动免疫。

【给药说明】 本品肌内注射无需皮试，需臀部肌内注射，不可静脉注射。

【用法与用量】 (1)预防剂量 儿童、成人一次用量 250IU。创面严重或创面污染严重者可加倍。

(2)参考治疗剂量 3000～6000IU，尽快用完，可多点注射。治疗方案遵医嘱。

【制剂与规格】 破伤风人免疫球蛋白：(1)250IU(2.5ml)；(2)500IU(5ml)。

人凝血因子Ⅷ
Human Coagulation Factor Ⅷ

【适应证】 用于防治血友病 A 和获得性因子Ⅷ缺乏

症伴发的出血，包括该类患者手术中及手术后的出血。

【药理】 (1)药效学 本品主要参与内源性凝血途径，与活化的因子Ⅸ(Ⅸa)、Ca^{2+} 结合形成复合物，促使因子Ⅹ转化为活化的因子Ⅹ(Ⅹa)。进而与因子Ⅴ、Ca^{2+} 结合形成内源性凝血酶原激活物。正常血浆因子Ⅷ的活动度定为 100%，来自血浆产品其因子Ⅷ或 vonWillebrand 因子的含量为新鲜血浆的 25～150 倍。因子Ⅷ浓度在 25% 以上即不会出现凝血障碍。轻度血友病甲因子Ⅷ浓度 5%～25%，严重创伤时才引起出血。中度血友病甲因子Ⅷ浓度介于 2%～5%，一般创伤下即可出血。若其浓度低于 2%，可发生自发性出血。补充本品用于替代缺乏的凝血因子，以预防或治疗由此而引起的出血。

(2)药动学 人凝血因子Ⅷ生物半衰期为 8～12 小时。

【不良反应】 注射部位局部反应、寒战、发热、嗜睡、头晕、头痛、血压升高、颜面潮红、恶心、呕吐、便秘、味觉改变、皮疹、瘙痒、中耳炎等。偶见肝功能障碍及过敏反应。大剂量使用可引起罕见的肺水肿、急性溶血性贫血、出血倾向增加或高纤维蛋白原血症。

【禁忌证】 对本品过敏者禁用。有血栓形成倾向或过去有栓塞性疾病的患者禁用。

【注意事项】 (1)本品经过 S/D 法及干热法灭活病毒，可能导致免疫原性改变，少数患者可能出现过敏反应甚至严重过敏反应。故本品应在配备良好急救措施的条件下使用。

(2)本品溶解后，一般为澄清略带乳光的溶液，允许微量细小蛋白颗粒存在，为此用于输注的输血器必须带有滤网装置，如发现有可见不溶物时，则禁止使用。

(3)本品输注速度过快可能出现发绀、心悸，大量给药可能引起血管内栓塞症。应慎重给药，注意出现过敏反应，溶血反应及肺水肿的可能性，并严格观察给药过程中患者的体温、呼吸、脉搏和血压等变化。对有心脏病的患者尤应注意。

(4)本品对于因缺乏凝血因子Ⅸ所致的乙型血友病，或因缺乏凝血因子Ⅺ所致的丙型血友病均无疗效，故在用前应确诊患者系属凝血因子Ⅷ缺乏，方可使用本品。

(5)多次输注可能出现凝血因子Ⅷ抗体，应定期作抗体测定；大量或多次输注，应注意检测血细胞比容变化。

(6)目前尚未对此类人血液制品的原料血浆中人细小病毒 B19 滴度进行检测控制，已进行的灭活验证显示有灭活潜在 B19 的效果，可降低其存在风险。但不能完全排除因给药感染 B19 或其他未知病原体的可能性。孕妇及免疫功能低下或抑制者感染风险高，应慎重使用本品。

【给药说明】　(1)因玻璃注射器可吸附因子Ⅷ,故稀释本品时应用塑料注射器操作。

(2)静脉输入本品应用单独的输液管道。勿与其他静脉输液或药物相混。

(3)患者接受外科或口腔科手术(包括拔牙)时,术中及术后应同时使用抗纤维蛋白溶解药物以减少出血。

【用法与用量】　本品专供静脉输注,应在临床医师的严格监督下使用。用前应先将制品及其稀释液预温至25～37℃,然后将稀释液按瓶签标示量注入瓶内,轻轻摇动,使制品完全复溶(注意勿使产生泡沫),然后用带有滤网装置的输血器进行静脉滴注,滴注速度一般以每分钟60滴左右为宜。制品复溶后应立即使用,并在1小时内输完,不得放置。

用量:给药剂量必须参照体重、是否存在抑制物、出血的严重程度等因素。下列公式可用于计算剂量:

所需因子Ⅷ单位(IU)/次=0.5×患者体重(kg)×需提升的因子Ⅷ活性水平(正常的%)。

例:所需因子Ⅷ单位(IU)/次=0.5×50(kg)×30(%)=750IU。

一般推荐剂量如下:

(1)轻度至中度出血　单一剂量10～15IU/kg体重,将因子Ⅷ水平提高到正常人水平的20%～30%。

(2)较严重出血或小手术　需将因子Ⅷ水平提高到正常人水平的30%～50%,通常首次剂量15～25IU/kg体重。如需要,每隔8～12小时给予维持剂量10～15IU/kg体重。

(3)大出血　危及生命的出血如口腔、泌尿道及中枢神经系统出血或重要器官如颈、喉、腹膜后,髂腰肌附近的出血:首次剂量40IU/kg体重,然后每隔8～12小时给予维持剂量20～25IU/kg体重。疗程需由医生决定。

(4)手术　只有当凝血因子Ⅷ抑制物水平无异常增高时,方可考虑择期手术。手术开始时血液中因子Ⅷ浓度需达到正常人水平的60%～120%。通常在术前按30～40IU/kg体重给药。术后4天内因子Ⅷ最低应保持在正常人水平的60%,接下去的4天减至40%。

(5)获得性因子Ⅷ抑制物增多症　应给予大剂量的凝血因子Ⅷ,一般超过治疗血友病患者所需剂量一倍以上。

【制剂与规格】　人凝血因子Ⅷ:(1)50IU;(2)100IU;(3)200IU;(4)250IU;(5)300IU;(6)400IU;(7)500IU;(8)1000IU。

注射用重组人凝血因子Ⅷ:(1)250IU/瓶;(2)500IU/支(瓶);(3)1000IU/瓶;(4)2000IU/瓶。

人纤维蛋白原 [医保(乙)]
Human Fibrinogen

【特殊说明】　本品经100℃、30分钟干热法处理,可能导致免疫原性改变,少数患者可能出现过敏反应甚至严重过敏反应,故使用本品时应配备良好急救措施。

【适应证】　①遗传性纤维蛋白原减少症,包括遗传性异常纤维蛋白原血症及遗传性纤维蛋白原减少或缺乏症。②获得性纤维蛋白原减少症,主要见于严重肝脏损害所致纤维蛋白原合成不足及局部或弥散性血管内凝血导致纤维蛋白原消耗量增加。

【药理】　(1)药效学　本品亦称凝血因子Ⅰ,是由肝细胞合成的340000的糖蛋白。它参与血液凝固的最后阶段,即纤维蛋白生成阶段。在凝血酶作用下,纤维蛋白原丢失酸性纤维蛋白肽后,其单体先聚合成不稳定的纤维蛋白聚合体,继而在因子ⅩⅢa与钙离子作用下进一步相互交联,形成稳定性纤维蛋白。正常血浆纤维蛋白原含量约1600～4000mg/L。临床血浆纤维蛋白原有效止血浓度约500～1000mg/L。

(2)药动学　通常,未采用100℃、30分钟干热法处理的纤维蛋白原半衰期为3～4日。

【不良反应】　少数病例使用本品出现过敏反应或畏寒、发热。

【禁忌证】　对本品过敏者。

【注意事项】　(1)本品专供静脉滴注,以注射用水溶解后应立即使用。静脉滴注速度一般以每分钟40～60滴左右为宜。

(2)配置前应先将本品与溶解液放至室温,温度过低会造成溶解困难,并导致蛋白变性。

(3)加入溶液后应将瓶轻轻转动直至完全溶解。切忌剧烈摇动以免引起蛋白变性。

(4)本品溶解后为澄清略带乳光的溶液,允许有少量絮状物或蛋白颗粒存在。为此用于输注的输血器应带有滤网装置。但如发现有大量或大块不溶物时,不可使用。

(5)在治疗消耗性凝血疾病时,需注意只有在肝素的保护及抗凝血酶Ⅲ水平正常的前提下,凝血因子替代疗法才有效。

(6)配制时发现制剂瓶内已失去真空,请勿使用。

(7)使用期间,应严密监测患者凝血指标和纤维蛋白原水平,并根据结果调整用量。

【给药说明】　用于弥散性血管内凝血时,最好在肝素化基础上给予本品。

【用法与用量】　静脉滴注,其用量视血浆纤维蛋白原水平及欲达到止血所需的纤维蛋白原水平(>1g/L)而定。由于纤维蛋白原的生物半衰期长达 96～144 小时，故开始时每 1～2 天，以后每 3～4 天滴注一次即可。按每2g纤维蛋白原可使血浆纤维蛋白原水平升至0.5g/L的原则推算所需剂量，一般首次用量 1～2g，必要时可加量。大出血时应立即给予 4～8g。

【制剂与规格】 人纤维蛋白原：(1)0.5g/瓶；(2)1.0g/瓶。

人纤维蛋白粘合剂
Human Fibrin Sealant Kit

【适应证】 局部止血药。用于烧伤创面、普通外科腹部切口、肝脏手术创面和血管外科手术创面渗血的临床辅助治疗。

【药理】 药效学 本品主要由人血浆制备的纤维蛋白原/XIII 因子和凝血酶组成。两种成分混合时，模拟血液凝固过程的最后一步，通过凝血酶对纤维蛋白原的激活作用，使纤维蛋白原逐渐聚合，最终形成纤维蛋白网络，起到术前和术后止血和组织粘合作用。

【不良反应】 据文献报道，反复多次用药，有可能会发生过敏反应。

【禁忌证】 (1)对本品过敏者禁用。

(2)动脉及大静脉的大出血禁用，以免延误处理，应紧急采用其他外科止血措施。

【注意事项】 (1)本品仅供局部使用，严禁血管内注射。

(2)本品所附针头、针管及双联注射系统装置均为一次性使用，使用完毕，应妥善按生物废料处理，不可重复使用。

(3)人纤维蛋白原和人凝血酶两种组分配制后应在4 小时内使用。本品一旦开启，应尽快使用，未用完部分应废弃，不要留作下次使用。

(4)用药时，应尽量使给药部位干燥。涂胶体之前，吸干伤口表面，提供一个干爽的表面，涂胶体后 10 秒内就会开始凝固。涂上胶体后，最少在 60 秒内不要吸干或压迫伤口。

配制和使用时注意事项：

(1)应使用与本品配套的注射器和注射针，分别抽吸冻干人纤维蛋白原溶解液和冻干人凝血酶溶解液。

(2)制备纤维蛋白原溶液的器具绝对不能与制备凝血酶溶液的混用，以免凝胶提前形成。

(3)复溶纤维蛋白原前，先将制品及其溶解液的温度平衡至 30～37℃，注入该溶解液后充分振摇至冻干制剂

完全溶解。

(4)用连接针座牢固地将两个注射器和注射针连接一起。

(5)使用过程中，若发现注射针针管或喷嘴被蛋白凝块阻塞，请更换一个新的注射针或喷嘴。

(6)一旦开始输送胶体，就不能往回拨针管活塞，否则会使胶体回到"Y"型转换器中，堵塞涂药器的尖端，一旦出现堵塞，需要打开一个新的"Y"型转换器。

【药物相互作用】 为避免本品和消毒剂中的酒精、碘或其他重金属接触后引起变性，所以涂两种成分之前应清除伤口表面所有杂质。

【用法与用量】 (1)用法 使用前先将冻干人纤维蛋白原和灭菌注射用水预温 30～37℃，然后按瓶签标示量注入相应的溶解液，用配套注射器将预温的灭菌注射用水注入冻干人纤维蛋白原，充分振摇；用配套注射器将氯化钙溶液注入冻干人凝血酶，轻轻转动。然后用专用注射器分别抽取人纤维蛋白原溶液和人凝血酶溶液，使用双联注射器装置，喷洒或涂布于伤口或创面上。

(2)用量 取决于所需使用的面积和使用方法。

10ml(含凝血酶和纤维蛋白原均为 10ml)可用于80cm² 面积，如果用于喷洒，可用于 250～1000cm²。

5ml(含凝血酶和纤维蛋白原均为 5ml)可用于 40cm² 面积，如果用于喷洒，可用于 125～500cm²。

2ml(含凝血酶和纤维蛋白原均为 2ml)可用于 16cm² 面积，如果用于喷洒，可用于 50～200cm²。

1ml(含凝血酶和纤维蛋白原均为 1ml)可用于 8cm² 面积，如果使用喷洒，可用于 25～100cm²。

0.5ml(含凝血酶和纤维蛋白原均为 0.5ml)可用于4cm²面积，如果用于喷洒，可用于 12.5～50cm²。

【制剂与规格】 人纤维蛋白粘合剂：(1)0.5ml/套；(2)1ml/套；(3)2ml/套；(4)5ml/套；(5)10ml/套。

人凝血酶原复合物 [医保(乙)]
Human Prothrombin Complex

【适应证】 ①凝血因子IX缺乏症(血友病 B)，以及凝血因子II、VII、X缺乏症。②抗凝药过量、维生素 K 缺乏症。③肝病导致的出血患者，纠正凝血功能障碍。④多种原因所致的凝血酶原时间延长而拟作外科手术患者；但对凝血因子V缺乏者可能无效。⑤治疗已产生因子VIII抑制物的血友病 A 患者的出血症状。⑥逆转香豆素类抗凝药诱导的出血。⑦对继发性维生素 K 缺乏的新生儿、

口服广谱抗生素者，仅宜在严重出血或术前准备中使用本品。⑧治疗敌鼠钠盐中毒。⑨发生弥散性血管内凝血（DIC）时，凝血因子Ⅱ、Ⅶ、Ⅸ、Ⅹ被大量消耗，可在肝素化后应用。

【药理】　(1) 药效学　本品包含凝血因子Ⅱ、Ⅶ、Ⅸ及Ⅹ，系由健康人混合血浆提取制成。另含适量肝素、枸橼酸钠、氯化钠。因子Ⅸ参与内源性凝血系统，在因子ⅩⅠa及 Ca^{2+} 存在下，使其转化为因子Ⅸa，进而促进因子Ⅹ转化为Ⅹa。乙型血友病为遗传性因子Ⅸ缺乏症，其轻、中及重型患者血浆因子Ⅸ浓度各大于正常的>5%、1%～5%及小于1%。给予因子Ⅸ使其血浆浓度维持在正常之25%～40%为止血所必需。因子Ⅶ参与外源性凝血系统，在因子Ⅹa和Ⅸa存在下使其转化为因子Ⅶa，并与组织因子共同活化因子Ⅹ。当因子Ⅶ缺乏时，补充本品亦可预防及治疗出血。本品治疗甲型血友病出血的机制尚不清楚，但其中的凝血因子可绕过因子Ⅷ而直接活化因子Ⅹ，进而促进凝血酶的生成。香豆素类药物及茚满二酮抑制维生素K合成，从而影响因子Ⅱ、Ⅶ、Ⅸ及Ⅹ的活化。给予本品可拮抗其抗凝作用。

(2) 药动学　本品静脉注射后达峰时间为10～30分钟。因子Ⅸ的分布半衰期为3～6小时，清除半衰期为18～32小时。

【不良反应】　(1) 少数患者会出现颜面潮红、眼睑水肿、皮疹及呼吸急促等过敏反应，严重者甚至血压下降或过敏性休克。

(2) 快速滴注本品可出现一过性发热、寒战、头痛、耳鸣、嗜睡、冷漠、潮红或刺痛感、恶心、呕吐及气短，减慢输注速度常可缓解。

(3) 本品含红细胞凝集素(抗A、抗B)，A、B或AB型患者大量输注时，偶可发生溶血。

(4) 因大量输注导致弥散性血管内凝血(DIC)，深静脉血栓(DVT)，肺栓塞(PE)等，有血栓形成史患者接受外科手术时应权衡利弊。

【禁忌证】　对本品过敏者。

【注意事项】　(1) 输入过量可出现血管内凝血及血栓与栓塞性疾患，如心肌梗死、肺梗死、深静脉血栓及弥散性血管内凝血。

(2) 本品对人类孕期的安全性及是否由乳汁分泌尚无资料，故妊娠期妇女及哺乳期妇女应慎用。

(3) 婴幼儿对该产品较成人更敏感，易发生血栓性合并症，宜慎用。

(4) 肝功能损害或近期接受过外科手术的患者，易发生血栓、血管内凝血或纤维蛋白溶解，应权衡利弊，斟酌使用。

(5) 用药期间应定期进行活化部分凝血活酶时间、纤维蛋白原、血小板及凝血酶原时间监测，以早期发现血管内凝血等合并症。

(6) 乙型血友病用药期间应每日检测因子Ⅸ血浆浓度，并据此调整用量。

(7) 本品对丙型血友病无效。

(8) 本品仅供静脉使用。用前应先将本品和灭菌注射用水或5%葡萄糖注射液预温至20～25℃，按瓶签标示量注入预温的灭菌注射用水或5%葡萄糖注射液。轻轻转动直至本品完全溶解(切勿用力振摇，以免蛋白变性)。可用氯化钠注射液或5%葡萄糖注射液稀释成50～100ml，然后用带有滤网装置的输液器进行静脉滴注。滴注速度开始要缓慢，15分钟后稍加快滴注速度，配置好的药物不宜再置入冰箱，且应于3小时内开始使用，一般每瓶200单位(IU)在30～60分钟左右滴完。

【药物相互作用】　氨基己酸或氨甲环酸等抗纤溶药与本品同时应用可增加发生血栓性合并症的危险。因此，上述药物宜在给予本品8小时后使用。

【给药说明】　(1) 溶解本品时应用塑料注射器操作，因玻璃空针表面可吸附其中的蛋白以致影响实际输入的药量。

(2) 本品每1IU相当于1ml新鲜血浆因子Ⅱ、Ⅶ、Ⅸ及Ⅹ的含量。

【用法与用量】　静脉滴注，根据患者体重、出血类型及需要提高的凝血因子血浆浓度而定其用量。

(1) 乙型血友病　①预防自发性出血：可给予20～40IU/kg，一周2次。②治疗出血：轻至中度出血者给予25～55IU/kg，或足以将因子Ⅸ血浆浓度提高到正常的20%～40%的量，一日1次，1～2日。严重出血者则需给予60～70IU/kg，或将因子Ⅸ血浆浓度提高到正常的20%～60%的量，每10～12小时1次，连续2～3日。③围手术期止血：拔牙前1小时给予50～60IU/kg，或足以将因子Ⅸ血浆浓度提高到正常40%～60%的剂量。若术后仍有出血，可重复此量。其他手术前1小时给予50～95IU/kg，或足以将因子Ⅸ血浆浓度提高到正常之25%～60%的剂量。术后每12～24小时重复此量，至少持续7日。

因子Ⅸ：每1IU/kg可提高其血浆浓度1%。下列公式可供计算用量参考：

因子Ⅸ剂量(U)=体重(kg)×需要提高的因子Ⅸ血浆浓度(%)×IU/kg。

(2) 甲型血友病已产生因子Ⅷ抗体的患者，预防及控制出血可给予 75IU/kg。必要时 12 小时后再重复使用。

(3) 因子Ⅶ缺乏症为控制围手术期出血，术前可给予足以提高因子Ⅶ血浆浓度到正常的 25%的剂量。术后每4~6 小时重复 1 次，必要时持续 7 日。下列公式可供计算用量参考：

凝血酶原复合物剂量=体重(kg)×需要提高的因子Ⅶ血浆浓度(%)×0.5IU/kg。

(4) 抗凝剂诱发的出血严重病例必要时可给予 1500IU，并同时加用维生素 K。

【制剂与规格】 人凝血酶原复合物：(1)200IU；(2)200IU（Ⅸ因子 200IU、Ⅱ因子 200IU、Ⅶ因子 50IU、Ⅹ因子 200IU）；(3)200IU（Ⅸ因子 200IU、Ⅱ因子 200IU、Ⅶ因子 80IU、Ⅹ因子 200IU）；(4)300IU；(5)300IU（Ⅸ因子 300IU、Ⅱ因子 300IU、Ⅶ因子 75IU、Ⅹ因子 300IU）；(6)300IU（Ⅸ因子 300IU、Ⅱ因子 300IU、Ⅶ因子 120IU、Ⅹ因子 300IU）；(7)400IU（Ⅸ因子 400IU、Ⅱ因子 400IU、Ⅶ因子 100IU、Ⅹ因子 400IU）；(8)400IU（Ⅸ因子 400IU、Ⅱ因子 400IU、Ⅶ因子 160IU、Ⅹ因子 400IU）；(9)1000IU；(10)1000IU（Ⅸ因子 1000IU、Ⅱ因子 1000IU、Ⅶ因子 250IU、Ⅹ因子 1000IU）。

抗人 T 细胞免疫球蛋白
Anti-human T Lymphocyte Glubin

【适应证】 主要用于临床器官移植的免疫排斥预防及治疗，骨髓移植、植物抗宿主反应预防，重型再生障碍性贫血、纯红再生障碍性贫血等的治疗。

【药理】 (1) 药效学　ALG 是人的淋巴样细胞免疫猪或兔所获的抗血清（ALS）精制而成。它可抑制经抗原识别后的淋巴细胞激活过程；特异性破坏淋巴细胞。本品去除淋巴细胞的途径是：直接的淋巴细胞毒性；补体依赖性细胞溶解；调理素作用，然后通过网状内皮系统破坏；抑制免疫应答反应中的酶链以灭活细胞。

(2) 药动学　第一次滴注兔抗人免疫球蛋白 1.25mg/kg 后（肾移植患者），血清兔 IgG 水平可达 10~40μg/ml。在大约 2~3 天清除半衰期后，逐渐降低。IgG 水平在治疗 11 天时，逐渐增高至 20~170μg/ml。停药后逐渐降低。在 2 个月内，80%患者可测出残存兔 IgG。大约 40%的患者表现出对兔 IgG 有显著免疫。绝大多数病例在最初治疗的 15 天内出现免疫。具有免疫力的患者表现为迅速的兔 IgG 水平降低。

【不良反应】 (1) 寒战、发热、头昏、低血压、心动过速、呕吐和呼吸困难。

(2) 输液处局部疼痛及末梢血栓性静脉炎。

(3) 罕见有迟发性过敏反应，以及速发性严重过敏反应。

(4) 中性粒细胞降低和淋巴细胞降低，继发感染。

【禁忌证】 (1) 对本品及异种蛋白过敏者。

(2) 严重病毒感染、寄生虫感染、全身性霉菌感染，免疫功能减退的患者。

(3) 恶性肿瘤及细胞免疫功能减退的患者。

(4) 妊娠期妇女。

(5) 血小板严重缺乏的患者，如血小板小于 50000/mm³。

(6) 本品能诱导产生与其他免疫球蛋白发生反应的抗体，因此接种减毒活疫苗者禁用。

【注意事项】 (1) 本品专供静脉输注用，必须在住院严密监护状态下使用。

(2) 注射期间需对患者进行密切的临床症状及血液学检查，如红细胞、白细胞、血小板等，治疗 1~2 周后需进行肾功能检查。

(3) 初用本品常可见循环淋巴细胞减少，故应特别注意防止患者感染。血小板和红细胞减少的情况不多见。故使用后前几天，发生这些症状时应暂减少剂量。如发生在后期，应考虑是否由本制品引起的症状，严重时应停用。

(4) 注射本品时，应避免同时输用血液、血液制品。

(5) 必须准备急救治疗设备以防治过敏性休克。

(6) 治疗结束后，应继续观察 2 周血细胞计数；血小板计数<8 万/mm³，或白细胞计数<2500/mm³ 时，应考虑减量；当发生严重和持续的血小板降低(<5 万/mm³)，或白细胞减少(<1500/mm³)时，应中止治疗。

【药物相互作用】 与其他免疫抑制药(糖皮质激素、硫唑嘌呤、环孢素)合用，有协同作用，有造成过度抑制的风险。

【给药说明】 (1) 谨慎联合用免疫抑制药，以免发生过度免疫抑制。

(2) 采用周边末梢静脉输注，为了预防局部血栓性静脉炎反应的发生，必须小心监控。在输液前 2 小时给予氢化可的松或抗组胺药，可以改善局部和全身的耐受性。

(3) 使用本品 2 个月内，会干扰与兔抗体相关的ELISA 检测结果。

【用法与用量】 静脉滴注，必须以 250~500ml 氯化钠注射液稀释(幼儿酌减稀释用的氯化钠注射液量)，可通过周边末梢血管(大的静脉和血管通路)或经中心静脉输注。开始速度每分钟 5~10 滴，如 10 分钟后无反应，再逐渐加速，全量在 1~2 小时内输完。①预防移植排斥反应：移植手术当天起 10~14 天使用，一日 2~5mg/kg。

②治疗移植排斥反应和急性移植物抗宿主病：一日 3～5mg/kg，至临床症状和生物学指标改善。

【制剂与规格】 抗人 T 细胞兔免疫球蛋白：25mg。

抗人 T 细胞猪免疫球蛋白：5ml:0.25g。

马破伤风免疫球蛋白 F(ab')₂
Equine anti-Tetanus F(ab')₂

【适应证】 用于预防和治疗破伤风梭菌感染的短期被动免疫。

【药理】 药效学 本品为高效价的破伤风抗体，能特异地中和破伤风毒素，起到被动免疫作用。

【不良反应】 警告：本品为马源血液制品，尽管经过筛检和病毒灭活处理，仍由可能含有病毒等病原体而引起血源性疾病传播，在使用本品时应进行利弊权衡。

(1)过敏性休克 可在注射中或注射后数分钟至数十分钟内突然发生。患者突然表现沉郁或烦躁、脸色苍白或潮红、胸闷或气喘、出冷汗、恶心或腹痛、脉搏细速、血压下降、重者神志昏迷虚脱，如不及时抢救可以迅速死亡。轻者注射肾上腺素后即可缓解；重者需输液输氧，使用升压药维持血压，并使用抗过敏药物及肾上腺皮质激素等进行抢救。

(2)血清病 主要症状为荨麻疹、发热、呼吸困难、淋巴结肿大、局部浮肿，偶有蛋白尿、呕吐、关节痛，注射部位可出现红斑、瘙痒及水肿。肾炎、心肌炎、神经炎、多发性关节炎及葡萄膜炎等极罕见血清病并发症也有报道。一般系在注射后 7～14 天发病，称为延缓型。亦有在注射后 2～4 天发病，称为加速型。对血清病应对症疗法，可使用钙剂或抗组胺药物，一般数日至十数日即可痊愈。

【禁忌证】 如果有破伤风人免疫球蛋白注射剂，应避免使用本品。

【注意事项】 (1)本品为液体制品。制品混浊、有摇不散的沉淀、异物或瓶子有裂纹、标签不清、过期失效者均不能使用。瓶子打开后应一次用完。

(2)每次注射须保存详细记录，包括姓名、性别、年龄、住址、注射次数、上次注射后的反应情况、本次过敏试验结果及注射后反应情况、所用抗毒素的生产单位名称及批号等。

(3)注射用具及注射部位应严格消毒。注射器宜专用，如不能专用，用后应彻底洗净处理，最好干烤或高压蒸汽灭菌。同时注射类毒素时，注射器须分开。

(4)使用抗毒素须特别注意防止过敏反应。注射前必须先做过敏试验并详细询问既往过敏史。凡本人及其直系亲属曾有支气管哮喘、花粉症、湿疹或血管神经性水肿等病史，或对某种物质过敏，或本人过去曾注射马血清制剂者，均须特别提防过敏反应的发生。

①过敏试验：用氯化钠注射液将抗毒素稀释 10 倍(0.1ml 抗毒素加 0.9ml 氯化钠注射液)，在前掌侧皮内注射 0.05ml，观察 30 分钟。注射部位无明显反应者，即为阴性，可在严密观察下直接注射抗毒素。如注射部位出现皮丘增大、红肿、浸润，特别是形似伪足或有痒感者，为阳性反应，必须用脱敏法进行注射。如注射局部反应特别严重或伴有全身症状，如荨麻疹、鼻咽刺痒、喷嚏等，则为强阳性反应，应避免使用抗毒素。如必须使用时，则应采用脱敏注射，并做好抢救准备，一旦发生过敏性休克，立即抢救。无过敏史者或过敏反应阴性者，也并非没有发生过敏性休克的可能。为慎重起见，可先注射小量于皮下进行试验，观察 30 分钟，无异常反应，再将全量注射于皮下或肌内。

②过敏试验为阳性反应者慎用，详见脱敏注射法。脱敏注射法：在一般情况下，可用氯化钠注射液将抗毒素稀释 10 倍，分小量数次作皮下注射，每次注射后观察 30 分钟。第 1 次可注射 10 倍稀释的抗毒素 0.2ml，观察无发绀、气喘或显著呼吸短促、脉搏加速时，即可注射第 2 次 0.4ml，如仍无反应则可注射第 3 次 0.8ml，如仍无反应即可将瓶子中未稀释的抗毒素全量作皮下或肌内注射。有过敏史或过敏试验强阳性者，应将第 1 次注射量和以后的递增量适当减少，分多次注射，以免发生剧烈反应。

(5)门诊病人注射抗毒素后，须观察 30 分钟始可离开。

【药物相互作用】 免疫球蛋白制品中的抗体可能干扰活病毒疫苗(如麻疹、腮腺炎、脊髓灰质炎和疱疹疫苗)的反应，所以建议应在注射破伤风人免疫球蛋白大约 3 个月后才使用这些疫苗。

【用法与用量】 外伤的常规治疗不应使用破伤风抗毒素(马源)，应优先使用破伤风人免疫球蛋白。如果不可获得破伤风人免疫球蛋白，需要使用马源的抗毒素，可参考以下用法用量。

用法：皮下或上臂、臀部肌内注射，不得用作静脉注射。使用前必须先做过敏试验。皮下注射应在上臂三角肌附着处。肌内注射应在上臂三角肌中部或臀大肌外上部。

用量：一次皮下或肌内注射 1500～3000IU，儿童与成人用量相同；伤势严重者可增加用量 1～2 倍。经 5～6 日，如破伤风感染危险未消除，应重复注射。

【制剂与规格】 马破伤风免疫球蛋白 F(ab')₂：预防用 1500IU(0.75ml)/瓶；治疗用 10000IU(2.5ml)/瓶。

第四节　细胞因子

细胞因子是由活化免疫细胞和非免疫细胞，如骨髓或胸腺中的基质细胞、血管内皮细胞、成纤维细胞等分泌的具有调节细胞生理功能、介导炎症反应、参与免疫应答和组织修复等多种生物学效应的小分子蛋白质的统称。目前发现的细胞因子有几十种，包括Ⅰ型干扰素、白细胞介素、集落刺激因子、红细胞生成素、血小板生成素等。

人干扰素 α1b [药典(三)；医保(乙)]
Human Interferon α1b

【适应证】　①治疗慢性乙型肝炎、丙型肝炎和多毛细胞白血病。②治疗病毒性疾病如带状疱疹、尖锐湿疣、流行性出血热和小儿呼吸道合胞病毒肺炎等。③治疗恶性肿瘤如慢性粒细胞白血病、黑色素瘤、淋巴瘤等。④滴眼液可用于眼部病毒性疾病。

【药理】　(1) 药效学　干扰素 α1b 具有广谱的抗病毒、抗肿瘤及免疫调节功能。

(2) 药动学　健康志愿者单次皮下注射本品 60μg，注射后 3.99 小时血药浓度达高峰，吸收半衰期为 1.86 小时，清除半衰期 4.53 小时。本品吸收后分布于各脏器，于注射局部含量最高，其次为肾、脾、肺、肝、心脏、脑及脂肪组织，然后在体内降解。尿、粪、胆汁中排泄较少。

【不良反应】　常在用药初期出现发热、疲劳等反应，多为一过性反应；其他可见头痛、肌痛、关节痛、食欲缺乏、恶心等；少数患者出现颗粒白细胞减少、血小板减少等血象异常，停药后可恢复。如出现上述患者不能忍受的严重不良反应时，应减少剂量或停药，并给予对症治疗。

【禁忌证】　(1) 已知对干扰素制品过敏者禁用。

(2) 有心绞痛、心肌梗死病史以及其他严重心血管病史者禁用。

(3) 癫痫和其他中枢神经系统功能紊乱者禁用。

(4) 有其他严重疾病不能耐受本品的副作用者禁用。

【注意事项】　(1) 过敏体质，特别是对抗生素有过敏者，应慎用。

(2) 本品在妊娠期妇女及哺乳期妇女中使用经验不多，应慎用。在病情十分需要时由医生指导使用。

(3) 本品治疗儿童病毒性疾病是可行的，未发现任何不良反应，但目前经验尚不多，使用时应在儿科医师严密观察下，适当控制剂量。

(4) 年老体衰耐受性差，应在医师严密观察下应用。当使用较大剂量尤应谨慎，必要时可先用小剂量，逐渐加大剂量可以减少不良反应。

(5) 瓶或瓶塞有裂缝、破损，有不能溶解物不可使用。

【药物相互作用】　使用本品时应慎用安眠药及镇静药。

【给药说明】　(1) 使用前应仔细检查瓶子，如瓶或瓶塞有裂缝、破损不可使用。在加入灭菌注射用水后稍加振摇，制品应溶解良好，如有不能溶解的块状或絮状物，不可使用。

(2) 每支制品用灭菌注射用水 1ml 溶解，溶解后应一次用完，不得分次使用或给第二人使用。

【用法与用量】　肌内或皮下注射。

(1) 慢性乙型肝炎　一次 30～50μg，隔日 1 次，疗程 4～6 个月，可根据病情延长疗程至 1 年。可进行诱导治疗，即在治疗开始时，每天用药 1 次，0.5～1 个月后改为每周 3 次，直至疗程结束。

(2) 慢性丙型肝炎　一次 30～50μg，隔日 1 次。治疗 4～6 个月，无效者停用。有效者可继续治疗至 12 个月。根据病情需要，可延长至 18 个月。在治疗的第 1 个月，一日 1 次。疗程结束后随访 6～12 个月。急性丙型肝炎应早期使用本品治疗，可减少慢性化。

(3) 慢性粒细胞白血病　一次 30～50μg，一日 1 次，连续用药 6 个月以上。可根据病情适当调整，缓解后可改为隔日注射。

(4) 多毛细胞白血病　一次 30～50μg，一日 1 次，连续用药 6 个月以上。可根据病情适当调整，缓解后可改为隔日注射

(5) 尖锐湿疣　一次 10～30μg 或一次 10μg，疣体下局部注射，隔日 1 次，连续 3 周为 1 个疗程。可根据病情延长或重复疗程。

(6) 肿瘤　视病情可延长疗程。如患者未出现病情迅速恶化或严重不良反应，应当在适当剂量下继续用药。

【制剂与规格】　人干扰素 α1b 注射液：(1) 10μg:1ml；(2) 20μg:1ml；(3) 30μg:1ml；(4) 50μg:1ml。

注射用人干扰素 α1b：(1) 10μg；(2) 20μg；(3) 30μg；(4) 50μg；(5) 50μg。

人干扰素 α1b 喷雾剂：25 万 IU/5ml。

人干扰素 α1b 滴眼液：20 万 IU/2ml。

人干扰素 α2a [药典(三)；医保(乙)]
Human Interferon α2a

【适应证】　(1)CDE 适应证　①用于病毒性疾病：伴有 HBV-DNA、DNA 多聚酶阳性或 HBeAg 阳性等病毒复制标志的成年慢性活动性乙型肝炎患者、伴有 HCV 抗体阳性和丙氨酸氨基转移酶(ALT)增高但不伴有肝功能代偿失调(Child-Pugh A)的成年急慢性丙型肝炎患者以及尖锐湿疣、带状疱疹、小儿病毒性肺炎和上呼吸道感染、慢性宫颈炎、丁型肝炎等。②用于某些恶性肿瘤：多毛细胞白血病、多发性骨髓瘤、非霍奇金淋巴瘤、慢性白血病以及卡波西肉瘤、肾癌、喉乳头状瘤、黑色素瘤、蕈样肉芽肿、膀胱癌、基底细胞癌等。③本品栓剂用于治疗阴道病毒性感染引起的阴道炎、慢性宫颈炎、宫颈糜烂，预防宫颈癌。

(2)超说明书适应证　①口腔颌面部增殖期血管瘤。②增殖期、危及生命的重症婴幼儿血管瘤以及 Kasabaeh-Merritt 综合征。

【药理】　(1)药效学　人干扰素 α2a 具有广谱抗病毒、抗肿瘤及免疫调节功能。

(2)药动学　肌内注射或皮下注射重组人干扰素 α2a 后吸收大于 80%，肌内注射 3600 万 IU 后，平均达峰时间 3.8 小时，血药峰浓度为 1500～2580pg/ml（平均：2020pg/ml）。皮下注射 3600 万 IU 后，平均达峰时间 7.3 小时，血药峰浓度范围为 1250～2320pg/ml（平均：1730pg/ml）。

肾脏分解代谢为主要清除途径，胆汁分泌与肝脏代谢的清除是次要途径。在健康人静脉滴注重组人干扰素 α2a 后，消除半衰期为 3.7～8.5 小时（平均 5.1 小时）。总体清除率为 2.14～3.62ml/(min·kg)，平均为 2.79ml/(min·kg)。

【不良反应】　(1)多数患者出现流感样症状，包括发热、疲乏及寒战，皮下给药较肌内给药的发生率相对低并与剂量相关。随着用药时间延长，发生率会降低。

(2)胃肠道　恶心、呕吐发生率约 40%，发生率与剂量相关。

(3)神经系统　主要表现为嗜睡和乏力，随给药时间延长，神经系统毒性会降低，对神经系统的影响是可逆的，通常停药 1～2 周后可恢复。

(4)血液学毒性　主要表现为白细胞和粒细胞减少，抑制程度较轻，停药后很快恢复。

(5)其他　轻度脱发也较常见。少数患者用药后出现低血压、心律不齐或心悸等，故对心血管疾病患者应小心使用。极少数出现一过性肝功能损害，表现为 ALT 和 AST 升高，一般不需停药。皮肤干燥及皮疹偶见。

(6)阴道局部用药可有烧灼感，一般无需处理。

【禁忌证】　(1)对本品或该制剂的任何成分有过敏史者禁用。

(2)患有严重心脏疾病或有心脏病史者禁用。

(3)严重的肝、肾或骨髓功能不正常者禁用。

(4)癫痫及中枢神经系统功能损伤者禁用。

(5)伴有晚期失代偿性肝病或肝硬化的肝炎患者禁用。

(6)正在接受或近期内接受免疫抑制剂治疗的慢性肝炎患者禁用。

(7)即将接受同种异体骨髓移植的 HLA 抗体识别相关的慢性髓性白血病患者禁用。

【注意事项】　(1)动物实验提示本品有致畸作用，但尚不能排除其对人类胚胎的伤害性。尚不明确本品能否分泌于人乳中，是否中止哺乳或中止用药应视具体情况而定。

(2)对有心脏病的老年患者，老年癌症晚期患者，在接受本制剂治疗前及治疗期间应作心电图检查，根据需要作剂量调整或停止用药。

(3)干扰素 α2a 治疗已有严重骨髓抑制患者时，应极为谨慎，因为本品有骨髓抑制作用，使白细胞，特别是粒细胞、血小板减少，其次是血红蛋白的降低，从而增加感染及出血的危险。

(4)对儿童的安全性和疗效尚未定论，故不推荐儿童使用。

(5)经期应停用本品栓剂，且用药时禁止坐浴或性生活。

(6)本品软膏用于严重的颜面疱疹和生殖器疱疹时，应与核苷类药合用。

(7)除特殊需要外，局部使用本品软膏处不建议合用其他药物。

【药物相互作用】　本品可能会通过降低肝内微粒体细胞色素 P450 的活性影响氧化代谢过程。有报告证实，用本品后体内茶碱的清除率降低。在以前或近期服用过的药物所产生的神经毒性、血液毒性及心脏毒性，都会由于使用干扰素 α2a 而使毒性增加。与具有中枢作用的药物合并使用时会产生相互作用。

【给药说明】　(1)对血小板减少症患者(血小板计数少于 $50×10^9$/L)或有出血危险的患者，建议皮下注射。

(2)本品冻干制剂为白色疏松体，溶解后为无色透明液体，如遇有混浊、沉淀等异常现象，则不得使用。

(3)以注射用水溶解时应沿瓶壁注入，以免产生气泡，溶解后宜于当日用完，不得放置保存。

【用法与用量】 (1)多毛细胞白血病 一次300万IU，一日1次，连续用药6个月以上。可根据病情适当调整，缓解后可改为隔日注射。

(2)多发性骨髓瘤 应用本品300万IU，一周3次，根据不同患者的耐受性，可将剂量逐周增加至最大耐受量(900万IU)。除病情迅速发展或耐受性极差外，这一剂量可持续使用。

(3)低度恶性非霍奇金淋巴瘤 本品作为化疗的辅助治疗(伴随或不伴随放疗)，可以延长低度恶性非霍奇金淋巴瘤患者的生存期。推荐剂量：在常规化疗结束后(伴随或不伴随放疗)，一周3次，一次300万IU，至少维持治疗12周。

(4)慢性髓性白血病 推荐剂量为300万～900万U。皮下或肌内注射8～12周。由医生推荐逐渐增加剂量。

(5)慢性活动性乙型肝炎 通常以500万IU，一周3次，皮下注射，共用6个月。如用药1个月后病毒复制标志或HBeAg无下降，则可逐渐加大剂量并可进一步将剂量调整至患者能够耐受的水平，如治疗3～4个月后没有改善，则应考虑停止治疗。

(6)急慢性丙型肝炎 本品1次300万～500万IU，皮下或肌内注射，每天1次，连用4周后改为隔日1次，治疗6～12个月。根据病情需要，可延长至18个月。疗程结束后随访6～12个月。急性丙型肝炎应早期使用本品治疗。可减少慢性化。

(7)尖锐湿疣 以本品100万～300万IU，一周3次，皮下或肌内注射，共1～2个月。或于患处基底部隔日注射100万IU，连续3周。

(8)宫颈糜烂 非月经期睡前用手指将1枚栓剂放入阴道贴近子宫颈处，隔日一次，9次为一疗程。如糜烂面尚未完全消失，可再用一疗程。

【制剂与规格】 注射用人干扰素α2a：(1)100万IU；(2)300万IU；(3)500万IU；(4)600万IU。

人干扰素α2a注射液：(1)100万IU；(2)300万IU；(3)500万IU。

人干扰素α2a栓：(1)6万IU；(2)50万IU。

人干扰素α2a软膏：2万IU/5g。

人干扰素 α2b [药典(三)；医保(乙)]
Human Interferon α2b

【适应证】 (1)CDE适应证 ①急慢性病毒性肝炎、带状疱疹、尖锐湿疣。②某些肿瘤，如多毛细胞白血病、慢性髓性白血病、多发性骨髓瘤、非霍奇金淋巴瘤、恶性黑色素瘤、肾细胞癌、喉乳头状瘤、卡波西肉瘤、卵巢癌、基底细胞癌、表面膀胱癌等。

(2)超说明书适应证 ①口腔颌面部增殖期血管瘤。②与乙型肝炎病毒(HBV)感染和复制相关的结节性多动脉炎。

【药理】 (1)药效学 本品具有广谱抗病毒、抗肿瘤、抑制细胞增殖以及提高免疫功能等作用。通过与细胞表面的特异性膜受体结合而产生作用。多项研究提示，干扰素一旦与细胞膜受体结合，便可启动一系列复杂的细胞内过程，其中包括对某些酶的诱导。这一过程至少在某种程度上导致干扰素的多种细胞反应，包括抑制病毒感染和细胞中病毒的复制、抑制细胞增殖及一系列免疫调节作用，如增强巨噬细胞的吞噬作用、增强淋巴细胞对靶细胞的细胞毒性和天然杀伤细胞的功能。

(2)药动学 通过肌内或皮下注射，血液浓度达峰时间为3.5～8小时，消除半衰期为4～12小时。肾脏分解代谢为干扰素主要消除途径，而胆汁分泌与肝脏代谢的消除是重要途径。肌内注射或皮下注射的吸收超过80%。

经皮肤或阴道黏膜给药，可通过皮肤和阴道黏膜上皮吸收，直接在局部发挥抗病毒作用。部分药物经皮肤分泌作用以原型清除。进入体内的药物一部分经蛋白水解酶水解，另一部分以原型随尿液排出体外。

【不良反应】 (1)如出现过敏反应，应立即停用本品，并进行适当治疗。

(2)如出现肝功能异常的症状和体征进展，应停用本品。

(3)肝炎患者如出现ALT升高(≥用药前水平的2倍)，但不伴肝功能不全的症状或体征，可继续使用本品；如出现严重肝功能损害或肝脏失代偿[Child-Pugh分数>6(B级和C级)]，应永久停药。

(4)如出现严重精神疾病(尤其抑郁症)，应停用本品。如出现精神病症状持续存在或恶化、自杀、杀人观念或攻击行为，建议停用本品，采取适宜的精神干预措施。

(5)如出现室上性心律失常，可能与其原有心脏疾病或既往接受过心脏毒性药物相关，通常给予常规治疗有效，但可能需考虑调整本品剂量或停用本品。

(6)如出现眼科症状(包括视觉模糊、视野改变)，应立即进行全面的眼科检查；如出现新发或加重的眼科病变，应停用本品。

(7) 如出现甘油三酯持续升高并具有胰腺炎症状, 应考虑停用本品。

(8) 如出现发热、咳嗽、呼吸困难或其他呼吸系统症状, 应进行胸部 X 线检查。如胸部 X 线检查结果显示肺浸润或存在肺功能受损, 应严密监护, 必要时停用本品。

(9) 大剂量应用可有严重疲劳、衰弱表现。

【禁忌证】 (1) 对本品或其中的任何成分有过敏史者禁用。

(2) 患有严重心脏疾病者禁用。

(3) 严重的肝、肾或骨髓功能不正常者禁用。

(4) 癫痫及中枢神经系统功能损伤者禁用。

(5) 有其他严重疾病对本品不能耐受者禁用。

【注意事项】 (1) 妊娠期妇女用药, 须在病情十分需要, 并由临床医生仔细斟酌后确定。

(2) 儿童应权衡利弊后遵医嘱用药。

(3) 老年心脏病患者、老年晚期癌症患者, 在接受本品治疗前及治疗期中都应做心电图检查, 根据需要做剂量调整或停止用本品。

(4) 治疗期间如白细胞、中性粒细胞计数下降应减量, 必要时停药。

(5) 本品部分注射液含甲酚, 可能引起过敏反应。如出现过敏反应, 应停药, 并立即给予适当治疗。

【药物相互作用】 (1) 干扰素 α2b 可降低细胞色素 P450 的活性, 因此西咪替丁、华法林、茶碱、普萘洛尔等药物代谢受到影响。在与具有中枢作用的药物合并使用时, 会产生相互作用。

(2) 应用对乙酰胺基酚可缓解本品所致的发热和头痛症状。

(3) 与麻醉药、催眠药或镇静药合用应谨慎。

【用法与用量】 成人 常规剂量。

(1) 尖锐湿疣 ①皮下注射: 一次 100 万~300 万 IU, 一周 3 次(每 2 日 1 次), 1~2 个月为一疗程。②肌内注射: 用法一: 一日 100 万~300 万 IU, 连用 4 周。用法二: 一次 100 万~300 万 IU, 一周 3 次(每 2 日 1 次), 1~2 个月为一疗程。③疣体基底部注射: 与激光或电灼等联合治疗, 一次 100 万 IU。④外用: 乳膏、软膏涂患处, 一日 4 次, 连用 6~8 周。喷雾剂喷涂患处, 一次 1~2 喷(如创口面积较大, 亦可喷涂多次以覆盖整个创面为宜), 一日 3 次, 连用 6 周。凝胶涂患处, 一日 4 次, 连用 6 周。每次涂药后按摩患处 2~3 分钟以帮助药物吸收。

(2) 慢性乙型肝炎 ①皮下注射: 用法一: 一次 300 万~500 万 IU, 一日 1 次或每 2 日 1 次, 根据具体情况调整剂量, 3~6 个月为一疗程。用法二: 一次 500 万 IU、一日 1 次, 或一次 1000 万 IU、一周 3 次(每 2 日 1 次), 连用 16~24 周。用法三: 一日 300 万~600 万 IU, 一日 1 次, 连用 4 周后改为一周 3 次, 连用 16 周以上。②肌内注射: 用法一: 一次 300 万~500 万 IU, 一日 1 次或每 2 日 1 次, 可根据具体情况调整剂量。3~6 个月为一疗程。用法二: 一日 300 万~600 万 IU, 一日 1 次, 连用 4 周后改为一周 3 次, 连用 16 周以上。

(3) 慢性丙型肝炎 ①皮下注射: 用法一: 一次 300 万~500 万 IU, 一日 1 次或每 2 日 1 次, 根据具体情况调整剂量, 3~6 个月为一疗程。用法二: 一次 300 万 IU, 一周 3 次(每 2 日 1 次)。通常 12~16 周内 ALT 水平改善。经 16 周治疗后 ALT 达正常水平者, 应延长治疗至 18~24 个月(72~96 周), 经 12~16 周治疗后 ALT 未达正常水平者, 应考虑终止本品治疗。停药后复发时可以先前有效的相同剂量重新给药。用法三: 一日 300 万~600 万 IU, 一日 1 次, 连用 4 周后改为一周 3 次, 连用 16 周以上。②肌内注射: 参见"慢性乙型肝炎"。

(4) 慢性丁型肝炎 皮下注射: 一次 500 万 IU/m², 一周 3 次, 连用至少 3~4 个月, 可根据耐受性调整剂量。

(5) 喉乳头状瘤 皮下注射: 于外科(激光)切除肿瘤组织后开始给药, 一次 300 万 IU/m², 一周 3 次(每 2 日 1 次), 可根据耐受性调整剂量。连用 6 个月以上方可产生应答。

(6) 多毛细胞白血病 ①皮下注射: 用法一: 一次 300 万 IU, 一周 3 次(每 2 日 1 次), 根据具体情况调整剂量。通常治疗 1~2 个月产生疗效, 其后可进行间歇治疗, 以长期缓解病情。用法二: 一次 200 万 IU/m², 一周 3 次(每 2 日 1 次), 可根据耐受性调整剂量。通常治疗 2 个月内出现 1 个或数个血液学指标恢复正常。3 项血液学指标(中性粒细胞计数、血小板计数和血红蛋白水平)均得以改善可能需治疗 6 个月以上。用药期间应定期监测外周血红蛋白、血小板、中性粒细胞、多毛细胞以及骨髓多毛细胞计数, 以确定是否产生疗效。如有效, 则应继续给药直至病情达最大改善, 且实验室指标稳定约 3 个月。如治疗 6 个月无疗效, 则应停药。如未见疾病迅速进展或严重不良反应, 则应维持上述治疗方案。用法三: 一日 200 万~800 万 IU/m², 连用至少 3 月。②肌内注射: 参见"皮下注射"项。

(7) CML 或与 CML 相关的血小板增多 ①皮下注射: 用法一: 一日 300 万~900 万 IU, 连用 3 个月, 可根据具体情况调整剂量。待血象缓解后可进行维持治疗, 改为每 2 日 1 次, 9~10 个月后细胞遗传学指标有所缓解。用法二: 单用, 一日 400 万~500 万 IU/m², 为持续控制白细胞计数，可能需一日 50 万～1000 万 IU/m²。当白细胞计数得以控制时，为维持血液学指标改善，应给予最大耐受量一日 400 万～1000 万 IU/m²，如用药 8～12 周后仍未见部分血液指标缓解或有临床意义的血液学细胞减少，则应考虑停药。与阿糖胞苷联用，本品一日 500 万 IU/m²，2 周后联用阿糖胞苷(皮下注射，一日 20mg/m²，每个月连用 10 日，最大日剂量可达 40mg)，8～12 周后如未取得血液指标部分改善或有临床意义的血液学细胞减少，应停用本品。与羟基脲联用，对新近诊断为 Ph 染色体阳性的 CML 患者，开始治疗时白细胞数计数大于 $10×10^9/L$，则可联用羟基脲。本品起始剂量为一日 600 万～1000 万 IU，羟基脲一日 1.0～1.5g，一日 2 次，持续用药直至白细胞计数小于 $10×10^9/L$ 后停用羟基脲，并调整本品剂量，以使中性粒细胞(带状核和多形核)计数维持在 $(1.0～5.0)×10^9/L$，血小板计数为 $75×10^9/L$ 以上。②肌内注射：用法一：一日 300 万～900 万 IU，连用 3 个月，可根据具体情况调整剂量。待血象缓解后可进行维持治疗，改为每 2 日 1 次，9～10 个月后细胞遗传学指标有所缓解。用法二：一日 300 万～500 万 IU/m²，可与羟基脲、阿糖胞苷等化疗药联用。

(8)多发性骨髓瘤 ①皮下注射：维持治疗：待化疗部分或完全缓解后给药，一次 300 万～500 万 IU/m² 或一次 300 万 IU，一周 3 次(每 2 日 1 次)，直至好转。复发或顽固性疾病治疗：对化疗后复发或对化疗无效者，一次 300 万～500 万 IU/m²，一周 3 次。②肌内注射：待化疗部分或完全缓解后给药，一次 300 万 IU(首选皮下注射)，一周 3 次，直至好转。

(9)非霍奇金淋巴瘤 ①皮下注射：单用，用于低中度非霍奇金淋巴瘤的诱导或维持治疗，一次 300 万～500 万 IU/m²，一周 3 次(每 2 日 1 次)，根据耐受性酌情将剂量逐周增加至最大耐受剂量。8～12 周为一疗程。如未出现病情加剧或严重的不耐受反应，应维持剂量持续治疗至少 12 个月，亦可根据具体情况调整剂量。与环磷酰胺、柔红霉素、长春新碱、泼尼松(CHOP)化疗方案联用，本品一次 500 万 IU，一周 3 次(每 2 日 1 次)。②肌内注射：用于低中度非霍奇金淋巴瘤的诱导或维持治疗，一次 300 万～500 万 IU/m²，一周 3 次(每 2 日 1 次)，根据耐受性酌情将剂量逐周增加至最大耐受剂量。8～12 周为一疗程。如未出现病情加剧或严重的不耐受反应，应维持剂量持续治疗至少 12 个月，亦可根据具体情况调整剂量。

(10)艾滋病相关性 Kaposi 肉瘤 ①皮下注射：最佳剂量尚不明确。单用，一次 3000 万 IU/m²，一周 3～5 次。亦有使用一日 1000 万～1200 万 IU/m² 未明显减效的报道。可根据疗效和耐受性调整剂量。当病情稳定或药物起效时，应持续给药直至肿瘤消失，除非因严重机会性感染或不良反应而停药。与齐多夫定联用，本品一日 500 万～1000 万 IU/m²，齐多夫定一次 100mg，每 4 小时 1 次；或本品一日 300 万～500 万 IU/m²，给药 2～4 周后根据耐药性将剂量增至一日 500 万～1000 万 IU/m²，齐多夫定可增至一次 200mg，每 4 小时 1 次。②肌内注射：参见"皮下注射"项。

(11)肾细胞癌 ①静脉注射：最佳剂量及给药方案尚不明确。一次 300 万～3000 万 IU/m²，一日 1 次、一周 3 次或一周 5 次。②皮下注射：单用，最佳剂量及给药方案尚不明确。一次 300 万～3000 万 IU/m²，一日 1 次、一周 3 次或一周 5 次，其中一周 3 次的应答率更高。联用，一次 300 万～1000 万 IU，一周 3 次，与化疗药物合用。与阿地白细胞介素联用时本品一次 300 万～2000 万 IU/m²，一日 1 次、一周 3 次或一周 5 次，根据需要调整剂量。有报道一次 600 万 IU/m²、一周 3 次的总体应答率最高。③肌内注射：一次 300 万～1000 万 IU(首选皮下注射)，一周 3 次，与化疗药联用。

(12)转移性类癌瘤(胰腺内分泌肿瘤) 皮下注射：一次 300 万～400 万 IU/m²，一日 1 次或每 2 日 1 次。已证明有治疗作用的剂量为一次 200 万 IU/m²，一周 3 次，每 2 周根据耐受性增加剂量至 300 万 IU/m²、500 万 IU/m²、700 万 IU/m² 和 1000 万 IU/m²。

(13)恶性黑素瘤 ①静脉给药/皮下注射：作为诱导治疗，可静脉给予本品一日 2000 万 IU/m²，一周 5 次，连用 4 周，随后皮下注射一次 1000 万 IU/m²，一周 3 次(每 2 日 1 次)，连用 48 周。②肌内注射：一次 600 万 IU，一周 3 次，与化疗药联用。

(14)口唇疱疹、生殖器疱疹 外用：乳膏、软膏涂患处，一日 4 次，连用 1 周。喷雾剂喷涂患处，一次 1～2 喷(如创口面积较大，亦可喷涂多次以覆盖整个创面为宜)，一日 3 次，连用 1 周。凝胶涂患处，一日 4 次，连用 1 周。每次涂药后按摩患处 2～3 分钟以帮助药物吸收。

(15)带状疱疹 外用：凝胶涂患处，一日 4 次，连用 10 日。每次涂药后按摩患处 2～3 分钟以帮助药物吸收。

(16)单纯疱疹病毒性角膜炎 经眼给药：滴于结膜囊内，患侧一次 1～2 滴，一日 6 次，滴后闭眼 1～2 分钟。通常 2 周为一疗程。

(17)病毒感染引起的宫颈糜烂 阴道给药：凝胶，月经干净后第 3 日，用推进器将本品凝胶推入阴道深处至穹隆处，一次 10 万 IU，每 2 日 1 次，6～10 次为一疗程。栓剂，睡前将本品栓剂放置于阴道后穹隆接近宫颈口处，一次 1 枚，每 2 日 1 次，6～9 次为一疗程。阴道泡腾胶囊，睡前将本品阴道泡腾胶囊放置于阴道穹隆处，一次 80 万 IU，一日 1 次，10 日为一疗程。阴道泡腾片，睡前用投药器将本品阴道泡腾片放置于阴道穹隆处，一次 50 万 IU，每 2 日 1 次，9 次为一疗程。

(18)口腔颌面部增殖期血管瘤　瘤内注射：对重症血管瘤，第 1 周一次 100 万～300 万 IU/m²，一日 1 次；之后改为一周 1 次，平均疗程为 8 周。

儿童　慢性乙型肝炎　皮下注射：1～17 岁儿童，第 1 周一次 300 万 IU/m²、一周 3 次（每 2 日 1 次），以后可将剂量增至一次 600 万 IU/m²（最高可达一次 1000 万 IU/m²）、一周 3 次，连用 16～24 周。

【制剂与规格】注射用人干扰素 α2b：(1)100 万 IU；(2)300 万 IU；(3)500 万 IU。

人干扰素 α2b 注射液：(1)100 万 IU；(2)300 万 IU；(3)500 万 IU；(4)600 万 IU。

人干扰素 α2b 栓：50 万 IU。

人干扰素 α2b(假单胞菌)喷雾剂：(1)10ml:100 万 IU；(2)20ml:200 万 IU。

人干扰素 α2b 滴眼液：5ml:100 万 IU。

人干扰素 α2b(假单胞菌)软膏：5g:100 万 IU。

人干扰素 α2b 乳膏：(1)5g:100 万 IU；(2)10g:200 万 IU。

人干扰素 α2b 凝胶：5g:50 万 IU。

人干扰素 α2b 阴道泡腾胶囊：80 万 IU/粒，阴道泡腾片：50 万 IU。

人干扰素 γ
Human Interferon γ

【适应证】(1)CDE 适应证　类风湿关节炎，肝纤维化。

(2)国外适应证　美国 FDA 批准用于治疗转移性肾癌、创伤、异位性皮炎肉芽肿和重度恶性骨硬化病。日本批准用于治疗肾细胞癌和蕈样霉菌病。

【药理】(1)药效学　干扰素γ具有较强的免疫调节功能，能增强抗原递呈细胞功能，加快免疫复合物的清除和提高吞噬异物功能。对淋巴细胞具有双向调节功能，提高抗体依赖的细胞毒反应，增强某些免疫活性细胞 HLA 类抗原表达。对星状细胞(HSC)的活化、增生和分泌细胞外基质具有抑制作用。并能抑制胶原合成，促进胶原降解。本品对类风湿关节炎患者的滑膜纤维母细胞

有抑制作用。

(2)药动学　本品肌内或皮下注射后被缓慢吸收达 89% 以上，皮下注射的消除半衰期 $t_{1/2β}$ 为 9.35 小时，皮下注射后的浓度最高峰出现在 3.4 小时以后，最高峰浓度达 37.4IU/ml。肌内注射或皮下注射的半衰期为 2～8 小时。

【不良反应】常见发热，在注射后数小时出现，持续数小时自行消退，多为低热，偶见高热，发热时患者伴有头痛、肌肉痛、关节痛等流感样症状。一般用药 3～5 天后即不再有发热。其他不良反应有疲劳、食欲缺乏、恶心等。常见的化验异常有白细胞、血小板减少和 ALT 升高，一般为一过性，能自行恢复。如患者出现上述不能耐受的严重不良反应，应减少剂量或停药，并给予对症治疗。

【禁忌证】(1)已知对干扰素制品、大肠埃希菌来源的制品过敏者禁用。

(2)有心绞痛、心肌梗死病史以及其他严重心血管病史者禁用。

(3)有其他严重疾病，不能耐受本品不良反应者禁用。

(4)癫痫和其他中枢神经系统功能紊乱者禁用。

【注意事项】(1)妊娠及哺乳期妇女应在医师严密观察下谨慎使用。

(2)儿童(特别是幼龄儿童)应在儿科医师严密观察下谨慎使用。

(3)对年老体衰者应慎重考虑是否能耐受本品可能发生的不良反应，应在医师严密观察下应用。必要时可先用小剂量，然后逐渐加大剂量可减少不良反应。

(4)有抗生素过敏史者慎用。

【药物相互作用】不能与抑制骨髓造血功能的药物同时使用。

【给药说明】(1)凡有明显过敏体质，应先用本品做皮肤试验(5000IU 皮内注射)，阴性者方可使用。在使用过程中如发生过敏反应，应立即停药，并给予相应治疗。

(2)使用前应仔细检查瓶子，如瓶或瓶塞有裂缝、破损不可使用。在加入灭菌注射用水后稍加振摇，制品应溶解良好，如有不能溶解的块状或絮状物，不可使用。

(3)每瓶制品用灭菌注射用水 1ml 溶解，溶解后应一次用完，不得分次或给第二人使用。

(4)本品应在临床医师指导下使用。

【用法与用量】皮下或肌内注射。开始时每天注射 50 万 IU，连续 3～4 天后，无明显不良反应，将剂量增

到每天 100 万 IU，第 2 个月开始改为隔天注射 150 万～200 万 IU，总疗程 3 个月，如能延长疗程为 6 个月效果更好或遵医嘱。

【制剂与规格】 注射用人干扰素γ：(1) 100 万 IU；(2) 200 万 IU。

人粒细胞刺激因子 [医保(乙)]
Human Granulocyte Colony-stimulating Factor

【适应证】 (1) CDE 适应证 ①各种原因引起的中性粒细胞减少症，如恶性肿瘤和白血病化疗与放疗引起的中性粒细胞减少、造血干细胞或祖细胞移植后髓系造血功能的受抑及延迟植活与移植排斥。②周围血造血干细胞或祖细胞移植前的干细胞或祖细胞动员等。③骨髓增生异常综合征 (MDS)、再生障碍性贫血伴发的中性粒细胞减少，先天性、特发性、周期性中性粒细胞减少症，但远期疗效不肯定。④各种严重感染，包括艾滋病及并发的感染。⑤抗艾滋病药物引起的中性粒细胞减少症。

(2) 国外适应证 ①用于化疗诱导的非髓系恶性肿瘤骨髓抑制。②用于化疗或联合化疗后急性髓系白血病 (AML)。③用于促进骨髓移植后的中性粒细胞计数 (ANC) 增加。④用于急性放射性综合征的造血综合征。⑤用于动员自体造血祖细胞进入外周血以进行白细胞单采。⑥用于严重慢性中性粒细胞减少。

(3) 超说明书适应证 ①酒精性肝炎（严重）。②晚期 HIV 感染中的中性粒细胞减少。③与丙型肝炎治疗相关的中性粒细胞减少症。

【药理】 (1) 药效学 本品系由 174 或 175 个氨基酸组成的蛋白质，分子量分别为 18798.88 及 20000。其通过重组 DNA 技术，分别经中华仓鼠卵巢细胞或大肠埃希菌表达产生。前者为糖基化蛋白，后者为非糖基化蛋白。上述二种产品的药效相同，作用机制为与粒系祖细胞及成熟中性粒细胞表面的特异性受体结合，促进前者的增殖分化，增强后者的趋化、吞噬及杀伤功能。本品属Ⅱ类造血生长因子，有细胞系特异性，仅作用于中性粒细胞及其祖细胞。无种族特异性。

(2) 药动学 皮下注射本品吸收良好，5 分钟内血清中即可测得。血药浓度达峰时间为 2～8 小时（静脉注射为 30 分钟），分布容积为 150ml/kg，血药峰浓度为 (478±66.1) pg/ml。消除相半衰期静脉注射为 1.4 小时，皮下注射为 2.15 小时，曲线下面积分别为 21.6 (ng·h)/ml 及 11.7 (ng·h)/ml。本品起效迅速，静脉注射 5 分钟即出现周围血中性粒细胞减少，4 小时后开始上升，24 小时内

达高峰。连续静脉或皮下注射其血药浓度变化与单次给药相似，表明无蓄积作用。皮下或静脉注射后 24 小时尿中均未测出本品浓度。

【不良反应】 (1) 较常见骨痛、关节肌肉酸痛，发生率为 1%～5%，反应为轻至中度，大多无需临床处理而自行消退。

(2) <1%的患者可出现可逆性 ALT、AST、ALP 及血尿酸升高、一过性低血压及室上性心动过速。

(3) 偶见急性发热性白细胞增多性皮肤病 (Sweets 综合征)，表现为发热伴皮损及疼痛。

(4) 长期用药者有时出现脾肿大，大多经影像学检查才发现。本品过敏反应属罕见，表现为用药后迅速出现的休克、间质性肺炎、呼吸窘迫综合征等严重不良反应，应及时停药和采取紧急抢救措施。

【禁忌证】 (1) 对粒细胞集落刺激因子过敏者以及对大肠埃希菌表达的其他制剂过敏者禁用。

(2) 严重肝、肾、心、肺功能障碍者禁用。

(3) 骨髓中幼稚粒细胞未显著减少的骨髓性白血病患者或外周血中检出幼稚粒细胞的骨髓性白血病患者。

【注意事项】 (1) 对大肠埃希菌蛋白过敏的患者，应用大肠埃希菌重组的 rhG-CSF 后可能出现交叉过敏反应。

(2) 体外研究证实，rhG-CSF 对某些肿瘤细胞，尤其是髓性白血病细胞有刺激增殖作用，故急、慢性髓性白血病化疗后及 MDS 中难治性贫血伴原始细胞增多型 (RAEB) 和转变中的 RAEB (RAEB-t) 患者应慎用，并进行严密监测，如原始细胞明显增多，应及时停药。

(3) 本品在人类孕期的安全性以及是否由乳汁分泌尚未明确，因此妊娠期妇女不宜使用，哺乳妇女应停止哺乳，否则不宜使用。

(4) 早产儿、新生儿及婴儿的用药安全性尚未确认，不宜应用。儿童用药应慎重及严密观察。

【药物相互作用】 若与化疗药同时应用，迅速分化的造血祖细胞对化疗药及放疗敏感，故本品不宜与化疗药同时使用。

【给药说明】 (1) 应在对造血生长因子及肿瘤化、放疗有经验的医师指导下应用本品。

(2) 用药过程中若出现过敏反应，应立即停药并给予适当处理。

(3) 由于本品迅速分化造血祖细胞，增加后者对化疗或放疗的敏感性，故本品不应在化疗或放疗前后 24 小时内使用，更不应与化疗或放疗同时应用。

(4) 为避免造成中性粒细胞过多，用药过程中应定期

监测血象。

(5) 本品用灭菌注射用水溶解后应避免振荡, 否则可起泡致部分药液黏附于瓶壁。若溶液已起泡, 可静置数分钟后再抽取。本品供静脉注射需用 5% 葡萄糖注射液稀释至 ≥15μg/ml, 若 rhG-CSF 终浓度<15μg/ml, 须在加本品之前于 5% 葡萄糖注射液中先加入终浓度为 0.2% 的人血白蛋白, 以避免输液系统对 rhG-CSF 的吸附。本品滴注速度不宜过快, 每次至少持续 1 小时以上, 快速滴注可降低其作用。稀释后的 rhG-CSF 应于 6 小时内用完。

【用法与用量】 静脉注射或皮下注射, 皮下注射血药浓度维持时间较长, 且用药方便。剂量及疗程视适应证与病情而定。

(1) 白血病化疗后及造血干细胞或祖细胞移植 按体重一日 2.5~5μg/kg, 待白细胞升至>2×10⁹/L 即可停用。

(2) 实体瘤化、放疗后, 每日剂量可适当减少, 一日 2~3μg/kg, 待白细胞升至>5×10⁹/L 停用。

(3) 再生障碍性贫血、MDS 等骨髓衰竭性疾病伴中性粒细胞减少 一次 2~5μg/kg, 一日 1 次, 通常以 2 周为一疗程。

(4) 自体外周血造血干(祖)细胞移植前的干(祖)细胞动员, 宜于化疗后白细胞降至最低点(一般为停化疗后 2 周左右)时开始用药, 剂量为一日 5~10μg/kg, 至白细胞升至 ≥5×10⁹/L 时开始采集, 并继续用至采集结束, 异体外周血造血干(祖)细胞移植前的干细胞或祖细胞动员, 每日 5~10μg/kg, 皮下注射, 连续 4~6 天后开始采集血样, 并再持续 1~3 天, 至采集结束。硫培非格司亭不用于此。

(5) 严重感染伴中性粒细胞减少 一日 3~5μg/kg, 用至中性粒细胞 ≥1×10⁹/L, 通常需连用 5~7 天。

(6) 先天性、特发性或周期性中性粒细胞减少症 一日 2μg/kg, 至白细胞 ≥5×10⁹/L 时减量或停药, 仅有近期效果。

【制剂与规格】人粒细胞刺激因子注射液: (1)75μg; (2)150μg; (3)250μg; (4)300μg; (5)100μg。

预充式注射器聚乙二醇化人粒细胞刺激因子注射液: 3.0mg。

硫培非格司亭注射液: 0.6ml:6mg。

人粒细胞巨噬细胞刺激因子 [医保(乙)]
Human Granulocyte-Macrophage Colony-stimulating Factor

【适应证】 (1)CDE 适应证 ①恶性肿瘤、白血病化疗或放疗引起的白细胞减少及其并发的感染。②造血干细胞或祖细胞移植后髓系造血功能受抑及延迟植活与移植排斥。③与 rhG-CSF 等造血生长因子联合或单独应用于外周血造血干细胞或祖细胞移植前的干细胞或祖细胞动员。④再生障碍性贫血等骨髓衰竭性疾患及各种严重感染并发的中性粒细胞减少。⑤也可用于艾滋病本身, 或因药物治疗所致的中性粒细胞减少。⑥外用促进创面愈合, 用于深Ⅱ度烧伤。

(2) 国外适应证 造血放射损伤综合征(急性)。

【药理】 (1)药效学 本品是一种调节造血和白细胞功能的造血生长因子, 主要由 127 个氨基酸组成的非糖基化蛋白质, 通过重组 DNA 技术经大肠埃希菌表达产生, 属 Ⅰ 类造血生长因子, 其作用无细胞系特异性。本品与粒系及单核巨噬细胞前体细胞表面的特异性受体相结合, 促进其增殖、分化, 产生粒细胞及单核-巨噬细胞。体外研究表明, 本品尚可促进单核-巨噬细胞对肿瘤细胞的裂解作用。本品有种族特异性。

(2) 药动学 本品注射后体内分布广泛。皮下注射达峰时间为 3~4 小时, 静脉与皮下注射的 $t_{1/2\beta}$ 分别为 2 小时及 3 小时。以不同剂量分别皮下及静脉注射, 其血药峰浓度和曲线下面积均随剂量增加而增高。用药后外周血粒细胞及单核细胞即有下降, 半小时内达最低点, 继而回升, 2 小时后升至基础值或更高。用药 3~7 日白细胞达高峰。

【不良反应】 (1)常见发热、骨痛及关节肌肉酸痛、皮疹和(或)瘙痒、腹痛、腹泻, 多数患者连续几次用药可逐渐减轻或消失。

(2) 少数患者初次用药可出现首次剂量反应, 表现为面部潮红、出汗及血压下降、血氧饱和度降低, 再次用药则通常不重现。

(3) 罕见的严重不良反应有支气管痉挛、血管神经性水肿、过敏性休克、心功能不全、室上性心动过速、毛细血管渗漏综合征(包括浮肿、多浆膜腔积液、肺水肿等)、脑血管疾病、精神错乱、惊厥、晕厥、高血压或低血压、颅内高压等。

【禁忌证】 (1)对 rhGM-CSF 或该制剂中任何其他成分有过敏史的病人。

(2) 自身免疫性血小板减少性紫癜的病人。

【注意事项】 (1)对酵母制品或大肠埃希菌蛋白过敏的患者, 应用此药可能出现交叉过敏反应。

(2) 接受本品的患者少数情况下可发生急性过敏反应, 表现为过敏性休克、血管神经性水肿及支气管痉挛等, 应立即停药及时应急处理。

(3) 本品对人类孕期的安全性以及是否由乳汁排泌

尚未确认，故妊娠期妇女及哺乳期妇女除非指征十分明确，且病情危重，否则不宜使用，或停止哺乳后再应用。

(4) 体外实验证实，本品对某些肿瘤细胞，尤其是髓性白血病细胞有刺激增殖作用，故急、慢性髓性白血病及 MDS 的 RAEB 及 RAEB-t 型不宜应用，通常首选 rhG-CSF。实体瘤及其他白血病应用本品过程中，也应严密监测，若肿瘤病情进展或外周血原始细胞增多，应及时停用。

(5) 本品多次用药后有时可产生中和抗体，发生率 <4%。重复使用时应注意监测及观察。

【药物相互作用】 (1) 本品若与化疗药同时应用，由于其使造血祖细胞迅速分化，可增加对化疗药的敏感性，有可能影响本品的效果。

(2) 接受细胞毒药物治疗的肿瘤患者，或用抗病毒药物的艾滋病患者，应用本品时有可能出现血小板减少，此可能由于化疗或抗病毒药物对造血的抑制，但尚不能完全排除药物间的相互作用。

(3) 本品可引起血浆白蛋白降低，如同时使用和血浆白蛋白具有高结合力的药物，应注意调整剂量。

【给药说明】 (1) 患者接受本品应在对造血生长因子及肿瘤化、放疗有丰富经验的医师指导下进行。

(2) 由于迅速分化的造血细胞对放疗或化疗敏感，故本品不宜在化疗前后 24 小时及放疗前后 12 小时内应用，更不应与化疗或放疗同时应用。

(3) 为避免造成中性粒细胞及单核细胞过多，用药过程中应定期监测血象。

(4) 本品供静脉注射前先用灭菌注射用水溶解，再以氯化钠注射液或 5% 葡萄糖注射液稀释，其终浓度应不低于 7μg/ml。若低于此浓度，应在加本品前在稀释液中先加入终浓度为 0.1% 的人血白蛋白，以避免输液系统对本品的吸附。本品滴注速度宜慢，每次剂量应持续 4 小时，输注过快易出现不良反应。稀释后的药物宜在 6 小时内用完。

【用法与用量】 (1) 肿瘤放、化疗后 放、化疗停止 24～48 小时后方可使用本品，用规定量的注射用水溶解本品（切勿剧烈振荡），在腹部、大腿外侧或上臂三角肌处进行皮下注射（注射后局部皮肤应隆起约 1cm²，以便药物缓慢吸收），3～10μg/(kg·d)，持续 5～7 天，根据白细胞回升速度和水平，确定维持量。本品停药后至少间隔 48 小时方可进行下一疗程的放、化疗。

(2) 骨髓移植 5～10μg/kg，静脉滴注 4～6 小时每日 1 次，持续应用至连续 3 天中性粒细胞绝对数 ≥ 1000/μl。

(3) 骨髓增生异常综合征/再生障碍性贫血 3μg/(kg·d)，皮下注射，需 2～4 天才观察到白细胞增高的最初效应，以后调节剂量使白细胞计数维持在所期望水平，通常 <10000/μl。

(4) 外用：常规清创后用无菌 0.9% 氯化钠注射液清洗创面，再适量涂凝胶，推荐剂量 100cm² 创面/支，每日一次，疗程 7～28 天。

【制剂与规格】 注射用人粒细胞巨噬细胞刺激因子：(1) 75μg；(2) 100μg；(3) 150μg；(4) 300μg。

外用人粒细胞巨噬细胞刺激因子凝胶：100μg。

人表皮生长因子滴眼液
Human Epidermal Growth Factor Eye Drops

【适应证】 各种原因引起的角膜上皮缺损，包括角膜机械性损伤、各种角膜手术后、轻度干眼症伴浅层点状角膜病变、轻度化学烧伤等。

【药理】 (1) 药效学 本品为局部用重组人表皮生长因子(rh-EGF)。rh-EGF 可促进角膜上皮细胞的再生，从而缩短受损角膜的愈合时间。临床结果显示，本品能加速眼角膜创伤的愈合。致癌性研究文献提示，EGF 有促进某些肿瘤细胞生长的作用，但也有一些动物和体外研究文献提示，EGF 作为一种具有多种功能的细胞因子，可以抑制某些肿瘤细胞的生长。

(2) 药动学 遗传毒性：rh-EGF Ames 试验、CHL 染色体畸变试验、小鼠骨髓细胞微核试验结果均为阴性。生殖毒性：小鼠腹腔注射给予 rh-EGF 2.5mg/kg、5mg/kg，连续 5 天，用药后 28 天取附睾检测，未见精子形态明显改变。SD 大鼠在妊娠后 6～15 天肌内注射给予 rh-EGF 衍生物 500μg/kg、1000μg/kg，对母鼠、胎仔未见明显影响。

【不良反应】 未观察到局部刺激现象及全身性不良反应。

【禁忌证】 对天然和 rh-EGF、甘油、甘露醇有过敏史者禁用。

【注意事项】 (1) 使用前应仔细检查药液，如药液有混浊、絮凝情况，不得使用。

(2) 本品开启后，应在一周内使用。

(3) 应注意不同适应证的其他对症治疗。

【药物相互作用】 未发现与其他药物有协同或拮抗作用。

【给药说明】 使用前应仔细检查瓶子，如有裂缝、破损不可使用。

【用法与用量】 将本品直接滴入眼结膜囊内，每次

1～2滴，每日4次，或遵医嘱。

【制剂与规格】 人表皮生长因子滴眼液（酵母）：5000IU（10µg）/0.5ml。

人表皮生长因子滴眼液：（1）20000IU（40µg）/2ml；（2）30000IU（60µg）/3ml；（3）40000IU（80µg）/4ml。

牛碱性成纤维细胞生长因子[药典(三); 医保(乙)]
Bovine Basic Fibroblast Growth Factor

【适应证】 用于烧伤创面（包括浅Ⅱ度、深Ⅱ度、肉芽创面）、慢性创面（包括体表慢性溃疡）和新鲜创面（包括外伤、供皮区创面、手术伤），以促进创面愈合。

【药理】 药效学 牛碱性成纤维细胞生长因子（bFGF）对来源于中胚层和外胚层的细胞，具有促进修复和再生作用。动物实验结果表明，本品能促进毛细血管再生，改善局部血液循环加速创面的愈合。

【注意事项】 （1）本品为无菌包装，用后请立即盖上瓶盖，操作过程中，尽量保持无污染。

（2）勿将本品置于高温或冰冻环境中。

（3）高浓度碘酒、酒精、过氧化氢、重金属等蛋白变性剂可能会影响本品活性，因此，常规清创后，建议用0.9%氯化钠注射液冲洗后再使用本品。

（4）运动员慎用。

【用法与用量】 外用溶液直接喷于伤患处，凝胶直接涂于伤患处，或在伤患处覆以适当大小的消毒纱布，充分均匀喷湿纱布（以药液不溢出为准），适当包扎。推荐剂量为一次300IU/cm²，一日1次。

【制剂与规格】 牛碱性成纤维细胞生长因子凝胶：5g:2.1万IU。

牛碱性成纤维细胞生长因子外用溶液：（1）3.5万IU；（2）6.3万IU。

外用牛碱性成纤维细胞生长因子：（1）2ml:7000IU；（2）8ml:3.5万IU。

牛碱性成纤维细胞生长因子滴眼液
Bovine Basic Fibroblast Growth Factor Eye Drops

【适应证】 各种原因引起的角膜上皮缺损和点状角膜病变，复发性浅层点状角膜病变、轻中度干眼症、大泡性角膜病变、角膜擦伤、轻中度化学烧伤、角膜手术及术后愈合不良、地图状（或营养性）单疱性角膜溃疡等。

【药理】 （1）药效学 牛碱性成纤维细胞生长因子对来源于中胚层和外胚层的细胞，具有促进修复和再生

作用。动物实验结果表明，本品对家兔碱烧伤角膜上皮的再生、角膜基质层和内皮层的修复均有促进作用；未见增加角膜新生血管的生成。

（2）药动学 健康志愿者单次或多次给药，在房水和血清样本中均未检测到bFGF，表明bFGF局部滴眼给药没有房水吸收和系统吸收。

【注意事项】 （1）本品为蛋白类药物，应避免置于高温或冰冻环境。

（2）对感染性或急性炎症期角膜病患者，须同时局部或全身使用抗生素或抗炎药，以控制感染和炎症。

（3）对某些角膜病，应针对病因进行治疗。如联合应用维生素及激素类等药物。

【给药说明】 使用前应仔细检查瓶子，如有裂缝、破损不可使用。

【用法与用量】 滴眼，每次1～2滴，每日4～6次或遵医嘱。

【制剂与规格】 牛碱性成纤维细胞因子滴眼液/眼用凝胶：21000IU/5ml。

牛碱性成纤维细胞生长因子滴眼液：1680IU/0.4ml。

人 促 红 素[国基; 医保(乙)]
Human Erythropoietin

【适应证】 用于肾功能不全合并的贫血，艾滋病本身或因治疗引起的贫血及风湿性疾病引起的贫血等。另外，为择期手术储存自体血而反复采血的患者，同时应用本品可预防发生贫血。恶性肿瘤伴发的贫血是否采用rhEPO已有诸多争议，有报告rhEPO可促进肿瘤生长，应用者寿命反缩短，故目前主张应慎用。

【药理】 （1）药效学 本品为165个氨基酸组成的糖蛋白，由重组DNA技术产生。其作用机制为刺激红系祖细胞的分化，包括红系爆式集落形成单位（BFUE）、红系集落形成单位（CFUE）及原红细胞。本品亦可促使组织红细胞自骨髓向血中释放，进而转化为成熟红细胞。内源性EPO主要由肾脏产生，少量自肝脏产生。慢性肾功能不全合并贫血，其主要原因为EPO不足。故外源性的补充可矫正肾性贫血。凡体内EPO浓度明显增高的贫血一般无作用。

（2）药动学 慢性肾功能不全患者静脉或皮下注射本品，达峰时间分别为15分钟及5～24小时，峰浓度可维持12～16小时。反复注射其峰浓度不变。清除半衰期平均4～13小时，且随用药时间的延长而缩短，最初用药>7.5小时，7次后为6.2小时，24次后为4.6小时。起效时间分别为：网织红细胞计数升高为7～10

天，而红细胞计数、血细胞比容及血红蛋白回升通常需2～6周。另外，其疗效与剂量及铁储存、血维生素 B$_{12}$、叶酸水平有关，若一次给予 100～150IU/kg，每周 3 次，两月内作用可达高峰，停药后约 2 周血细胞比容开始下降。

【不良反应】 较常见的不良反应为高血压、心动过速、头痛、胸痛、肌痛、骨关节痛、水肿、疲乏、恶心及呕吐。有时尚见气短或流感样症状。包括血红蛋白过度升高，一过性脑缺血或脑血管意外。

【禁忌证】 (1) 对本品或人血白蛋白或哺乳动物细胞来源的产品过敏者禁用。

(2) 未控制的高血压病患者禁用。

【注意事项】 (1) 哺乳期妇女不宜使用。

(2) 本品使用过程中应同时补充铁剂，因血红蛋白的合成可出现铁相对不足，并进而影响 EPO 的作用。

(3) 用药过程中应随时监测血压、血红蛋白、血细胞比容、血清铁、铁蛋白与转铁蛋白饱和度及肾功能等。当血红蛋白>120g/L 时应停用或减量，否则有促发血栓形成的风险。

(4) 本品有升高血压的作用，尤其在血细胞比容迅速升高时。故在 EPO 用药的同时，应加强原有的抗高血压治疗。

(5) 可能会引起高钾血症，适当调节饮食及给药剂量。

(6) 若用药后未达预期的效果，常指示缺铁以致不能支持红细胞造血。首先应补铁。另外，叶酸和(或)维生素 B$_{12}$ 缺乏亦可延迟或减低 EPO 的疗效，有时也需补充上述药物。

(7) 本品用前勿振摇，因振荡可使糖蛋白变性而减低其生物效价。每瓶应一次性应用，剩余部分应弃去。

【用法与用量】 静脉注射、皮下注射。

(1) 初始剂量 按体重一日 50～100IU/kg，一周 3 次。若 8 周后血细胞比容提高不足 5%～6%且仍低于30%～33%，可将日剂量再提高 25IU/kg。亦可开始用较低剂量，一日 40IU/kg，一周 3 次。观察 4 周，不足时再按上述原则调整。若血细胞比容 2 周内提高超过 4%，则需减量。若血细胞比容达到或超过 36%，则需停药。待降至要求的范围后再开始用药，可将原日量减少25IU/kg。

(2) 维持剂量 达到预期疗效后，可将 EPO 逐渐减量。速度每 4 周或更长减少日剂量 25IU/kg，直至维持血细胞比容在 30%～33%、血红蛋白 100～120g/L 的最低剂量。某些患者可将每周剂量一次皮下注射。

【制剂与规格】 注射用人促红素(CHO 细胞)：

(1)1000IU；(2)2000IU；(3)3000IU；(4)4000IU；(5)5000IU。

人促红素注射液(CHO 细胞)1ml：(1)2000IU；(2)3000IU；(3)4000IU；(4)5000IU；(5)6000IU；(6)9000IU；(7)10000IU；(8)0.5ml:12000IU。

预灌封注射器 0.5ml：(1)2000IU；(2)4000IU。

人白介素-2 [医保(乙)]
Human Interleukin-2

【适应证】 ①用于肾细胞癌、黑色素瘤，用于控制癌性胸腹水及其他晚期肿瘤。②用于先天或后天免疫缺陷症，如艾滋病等。③对某些病毒性疾病、细菌性疾病、胞内寄生菌感染性疾病，如乙型肝炎、麻风病、肺结核、白色念珠菌感染等有一定作用。④用于治疗手术、放疗及化疗后的肿瘤，可增强机体免疫功能。⑤用于治疗多种自身免疫疾病，如类风湿关节炎、系统性红斑狼疮、干燥综合征等。

【药理】 (1) 药效学 白介素-2 是由 133 个氨基酸组成的多肽，分子量 15420，可作用于白介素-2 受体而发挥作用。本品能促进 T 细胞的增殖与分化；诱导及增强自然杀伤细胞(NK)的活力；可诱导及增强淋巴因子活化的杀伤细胞；诱导及增强杀伤性 T 细胞、单核细胞、巨噬细胞的活力；增强 B 淋巴细胞的增殖及抗体分泌；诱导产生干扰素，通过以上机制提高患者细胞免疫功能和抗感染能力。

(2) 药动学 白介素-2 在体内主要分布于肾脏、肝脏、脾脏和肺部。肾脏是主要的代谢器官，肾组织细胞的组织蛋白酶 D 分解白介素-2。血清中分布半衰期约为 13 分钟，消除相半衰期约为 85 分钟。

【不良反应】 常见有寒战、发热、乏力、食欲缺乏、恶心、呕吐、腹泻和皮疹。大剂量可致低血压、肺水肿、肾功能损伤、骨髓抑制、嗜睡、谵妄等严重不良反应。本品的不良反应与剂量、输注速度和疗程长短有关，减量可减少不良反应。

【禁忌证】 对本品过敏者禁用。高热、严重心脏病、低血压者、严重心肾功能不全者、肺功能异常或进行过器官移植者。

【注意事项】 (1) 妊娠期妇女、哺乳期妇女、小儿慎用。

(2) 药物过量可引起毛细血管渗漏综合征，表现为低血压、末梢水肿、暂时性肾功能损害等，应立即停用，对症处理。

【给药说明】 (1) 本品必须在有经验的专科医生指导下谨慎使用。

(2) 药瓶有裂缝、破损者不能使用。溶解后如遇有混浊、沉淀等现象，不宜使用。

(3) 药瓶开启后，应一次使用完，剩余量应废弃。

(4) 使用本品从小剂量开始，逐渐增大剂量。应严格掌握安全剂量。使用本品低剂量、长疗程可降低毒性，并且可维持抗肿瘤活性。

(5) 为预防患者发热，可于给药前使用对乙酰氨基酚0.5g，每小时1次，或吲哚美辛栓50mg。

【用法与用量】 (1) 皮下注射 按体表面积一次 20万～40万 IU/m² 用灭菌注射用水 2ml 溶解，一日 1 次，每周连用 4 天，4 周为一疗程。

(2) 肌内注射 慢性乙型肝炎，一次 20 万 IU，隔日1次。

(3) 静脉滴注 按体表面积一次20万～40万IU/m²，加入氯化钠注射液 500ml，一日 1 次，每周连用 4 天，4周为一疗程。

(4) 腔内灌注 先抽去腔内积液，再将本品按体表面积一次 40 万～50 万 IU/m²，加入氯化钠注射液 20ml 溶解后注入，一周 1～2 次，3～4 周为一疗程。

(5) 瘤内或瘤周注射 按体表面积一次 10 万～30 万 IU/m² 加入氯化钠注射液 3～5ml 使溶解，分多点注射到瘤内或瘤体周围，一周 2 次，连用 2 周为一疗程。

【制剂与规格】 注射用人白介素-2：(1) 50 万 IU；(2) 100 万 IU；(3) 200 万 IU；(4) 1800 万 IU。

人白介素-2 注射液：(1) 50 万 IU；(2) 100 万 IU；(3) 200 万 IU；(4) 1800 万 IU。

人白介素-11 [医保(乙)]
Human Interleukin-11

【适应证】 用于实体瘤、非髓系白血病化疗后Ⅲ、Ⅳ度血小板减少症的治疗；实体瘤及非髓性白血病患者，前一疗程化疗后发生Ⅲ、Ⅳ度血小板减少症(即血小板≤$50×10^9$/L)者，下一疗程化疗前使用本品，以减少患者因血小板减少引起的出血和对血小板输注的依赖性。同时有白细胞减少症的患者必要时可合并使用粒细胞集落刺激因子(rhG-CSF)。

【药理】 (1) 药效学 本品是应用基因重组技术生产的一种促血小板生长因子，可直接刺激造血干细胞和巨核祖细胞的增殖，诱导巨核细胞的成熟分化，增加体内血小板的生成，从而提高血液血小板计数，而血小板功能无明显改变。临床前研究表明，体内应用本品后发育成熟的巨核细胞在超微结构上完全正常，生成的血小板的形态、功能和寿命也均正常。

(2) 药动学 文献报道：重组人白介素-11 50μg/kg 单剂量皮下注射给药，血浆药物浓度的峰值(C_{max})为($17.4±5.4$)ng/ml，t_{max} 为($3.2±2.4$)小时，终末半衰期为($6.9±1.7$)小时。25μg/kg 单剂量皮下注射或静脉注射，结果提示男性和女性健康受试者在药代动力学参数上没有差别；皮下注射，生物利用度 65%～80%，未观察到药物体内蓄积或清除率降低的现象。在大鼠模型中，放射标记的重组人白介素-11 给药后从血浆中很快被清除并分布到一些血液灌流量大的组织器官，肾脏是主要的药物清除途径。但尿液中以药物原型排泄的重组人 IL-11 量很少，提示药物在排泄前经过代谢处理。

【不良反应】 上市后监测已收集到本品引起的过敏反应报告，包括面部、舌头或喉部水肿，呼吸急促，喘息，胸痛，低血压(包括休克)，发音困难，意识丧失，精神状态改变，皮疹，荨麻疹，潮红和发热等。过敏反应在本品首次给药或多次给药后均可能发生，一旦发生过敏反应，应永久停用。

(1) 约有 10% 的临床患者在观察期间有下列一些不良事件出现，包括乏力、疼痛、寒战、腹痛、感染、恶心、便秘、消化不良、瘀斑、肌痛、骨痛、神经紧张及脱发等。其中大部分事件的发生率与安慰剂对照组相似，发生率高于安慰剂对照组的临床不良反应如下。①全身性：水肿、头痛、发热及中性粒细胞减少性发热。②心血管系统：心动过速、血管扩张、心悸、晕厥、心房颤动及心房扑动。③消化系统：恶心、呕吐、黏膜炎、腹泻、口腔念珠菌感染。④神经系统：眩晕、失眠。⑤呼吸系统：呼吸困难、鼻炎、咳嗽次数增加、咽炎、胸膜渗出。⑥其他：皮疹、结膜充血，偶见用药后一过性视物模糊。

(2) 弱视、感觉异常、脱水、皮肤褪色、表皮剥脱性皮炎及眼出血等不良反应，治疗组患者中的发生率也高于安慰剂对照组。但统计处理不能确定这些不良反应事件的发生与重组人 IL-11 的作用有关联性。除了弱视的发生治疗组[10 例(14%)]显著高于对照组[2 例(3%)]外，两组间其他一些严重的或危及生命的不良反应事件的发生率大致相当。

(3) 实验室检查中用药组患者最常见的化验指标异常为因血浆容量的扩张引起的血红蛋白浓度降低。血浆容量的扩张还引起白蛋白等其他一些血浆蛋白如铁蛋白和γ球蛋白浓度的降低，血钙浓度也出现相应地降低，但无临床表现。

(4) 每日皮下注射给药，重组人 IL-11 可以引起血浆纤维蛋白原浓度升高 2 倍。其他一些急性期蛋白的血浆浓度也相应升高。停药后这些指标均可回复正常。此外，健康受试者中，观察到重组人 IL-11 可以引起血浆中以正常多聚体形式存在的 VonWillebr 因子(vWF)的浓度升高。

【禁忌证】 本品有严重过敏反应风险。因此，对白介素-11 及本品中其他成分过敏者禁用。

【注意事项】 (1)对血液制品及大肠埃希菌表达的其他生物制剂有过敏史者慎用。

(2)本品应在化疗后使用，不宜在化疗前或化疗疗程中使用。

(3)使用本品过程中应定期检查血象(一般隔日一次)，注意血小板数值的变化，在血小板升至 $100×10^9/L$ 时应及时停药。

(4)器质性心脏病患者，尤其充血性心力衰竭及心房纤颤、心房扑动病史的患者慎用。

(5)使用期间应注意毛细血管渗漏综合征的监测，如体重、浮肿、浆膜腔积液等。

【药物相互作用】 未发现使用重组人白介素-11 的同时使用 G-CSF 对二者疗效产生任何不良影响。目前尚未对重组人白介素-11 与其他一些药物之间的相互作用进行评价，根据已有的体外和动物实验的数据，重组人白介素-11 与 P450 药酶的一些已知底物之间不会有相互作用。

【给药说明】 使用前应仔细检查瓶子，如瓶或瓶塞有裂缝、破损不可使用。在加入灭菌注射用水后，制品应溶解良好，可有少量蛋白絮状物。

【用法与用量】 根据本品临床研究结果，推荐本品应用剂量为 25～50μg/kg，于化疗结束后 24～48 小时开始或发生血小板减少症后应用，用前每支白介素-11 以 1ml 注射用水稀释后立即皮下注射。每天一次，疗程一般 7～14 天。血小板计数恢复后应及时停药。

【制剂与规格】 注射用人白介素-11：(1)0.75mg $(0.6×10^6AU)$/支；(2)1.5mg $(1.2×10^7AU)$/支；(3)3.0mg $(2.4×10^7AU)$/支；2400 万 AU (3mg)/瓶；(4)1.5mg(1200万 AU)/支；(5)1mg(800 万 AU)/支；(6)2mg(1600 万 AU)/支；(7)3mg(2400 万 AU)/支；(8)5mg(4000 万 AU)/支。

重组人血小板生成素^[医保(乙)]
Recombinant Human Thrombopoietin

【适应证】 ①用于防治实体瘤患者化、放疗后血小板的明显减少。②用于血小板低于 $20×10^9/L$、糖皮质激素治疗无效、未接受脾切除治疗的原发免疫性血小板减少症的辅助治疗。

【药理】 (1)药效学 本品为由 332 个氨基酸组成的蛋白质，通过重组 DNA 技术由中国仓鼠卵巢细胞(CHO)表达，再经纯化制成含全长糖基化血小板生成素的无色澄清溶液。rhTPO 和内源性血小板生成素一样，能特异地增加人骨髓单个核细胞 CD41 分化抗原的表达，促进巨核细胞集落(CFU-Meg)形成，并进一步使巨核细胞增殖分化，直至生成血小板。此外，rhTPO 还提高粒-巨噬细胞系集落(CFU-GM)的产率，提示可能扩增造血干/祖细胞。临床试验证实 rhTPO 可减轻肿瘤患者化疗后血小板下降的程度，加速血小板计数的恢复，减少化疗后输注血小板的次数和数量。同时，对血小板形态及功能则无明显影响；也不影响血红细胞及白细胞的数量。临床前研究中未发现本品具致突变毒性。

(2)药动学 正常人按千克体重 0.5μg/kg、1.0μg/kg 及 2.0μg/kg 单剂皮下注射给药后呈线性药动学特征；血浆峰浓度分别为 0.298mg/ml、0.438mg/ml 及 0.831mg/ml；达峰时间分别为 9 小时、10.8 小时及 11.8 小时；血药曲线下面积分别为 17.6(ng·h)/ml、31.7(ng·h)/ml 及 55.6(ng·h)/ml；消除半衰期分别为 46.3 小时、40.2 小时及 38.7 小时；清除率分别为 0.0296L/(h·kg)、0.0398L/(h·kg) 及 0.0414L/(h·kg)。

【不良反应】 TPO 的不良反应发生率低，程度轻，绝大多数无需停药，也无需特殊处理，在连续用药数次后，或疗程结束时消失。Ⅲ期临床试验中 311 例受试者共发生 18 例次不良反应，发生率为 5.8%。其中发热 4 例、寒战 2 例、全身不适 1 例、乏力 2 例、关节痛 2 例、头晕 3 例、血压升高 2 例。

74 例受试者用药后进行抗 TPO 抗体的动态监测，仅 3 例(4%)出现低滴度(1:5)血清抗 TPO 抗体，且经检测均不具有中和 TPO 的活性，即非中和抗体。因此，不会引起用药后体内血小板长期持续减少。

【禁忌证】 (1)对 TPO 及其赋形剂过敏者禁用。

(2)严重心、脑血管疾病患者。

(3)血液高凝状态疾病患者、近期发生过血栓病者。

(4)严重感染者。

【注意事项】 (1)对中国仓鼠卵巢细胞蛋白过敏者，应用 rhTPO 后可能出现交叉过敏反应。

(2)为防止用药后血小板过高，在用药过程中应定期(每 2～3 天 1 次)监测血常规，当血小板回升至 $100×10^9/L$ 或较治疗前上升 $50×10^9/L$ 时，应立即停药，以免血小板过度升高导致血栓性并发症。

（3）本品在人类孕期的安全性，以及是否经乳汁分泌尚无相关资料。因此妊娠期妇女应在权衡利弊后慎重应用，哺乳期妇女使用本品应停止哺乳。

（4）儿童使用本品的安全性尚未确定。

（5）老年患者使用本品的安全性尚未确定，考虑老年人常伴有动脉硬化、糖尿病等易发生血管壁损害的状况，应用本品尤应加强血小板的监测，切勿过度升高而并发血栓性疾病。

（6）本品促使巨核系祖细胞迅速增殖、分化，增加其对化、放疗的敏感性，易被损伤。本品不宜在化疗前后24小时内或放疗前后12小时内使用。

（7）本品仅用于血小板减少且出血风险增加的患者，并非用于升高血小板计数至正常值为目的。

（8）本品对造血细胞表面的 TPO 受体的刺激可能会增加发生恶性血液病的风险，故本品不用于治疗骨髓增生异常综合征或其他原因引起的血小板减少。

【给药说明】　（1）应在对细胞因子及肿瘤化、放疗有经验的医师指导下使用本品。

（2）本品不能和其他注射药物混合后使用。

（3）本品为生物制剂，虽临床试验中未发生过敏反应，在应用中仍应注意，一旦发生过敏反应要立即停用，并给予相应的处理。

【用法与用量】　为预防使用，宜在化疗、放疗结束后 24 小时开始给药。按体重 300U/kg，每日 1 次，皮下注射，连用 14 日。在用药过程中如血小板较疗前增加 50×10^9/L 时，应立即停药。为治疗使用，则当血小板明显减少，且已有明显出血倾向时立即给药，剂量及用法同预防用药。由于本品不能升高白细胞，包括中性粒细胞，故合并粒细胞减少时应同时选用粒细胞集落刺激因子。

【制剂与规格】　重组人血小板生成素注射液：（1）1ml:7500U；（2）1ml:15000U。

鼠神经生长因子
Mouse Nerve Growth Factor

【适应证】　用于治疗视神经损伤。本品通过促进神经损伤恢复发挥作用。

【药理】　（1）药效学　大鼠体内试验结果表明：本品可改善由己二酮和丙烯酰胺造成的大鼠中毒性周围神经病所致的肢体运动功能障碍，缩短神经-肌肉动作电位潜伏期，并提高神经-肌肉动作电位幅度。组织病理学检查结果表明，本品有减轻动物胫神经的髓鞘肿胀发生率和降低变性胫神经纤维数量等作用。以上结果提示本品可能有促进损伤神经的恢复作用。

（2）药动学　小鼠肌内注射给予 NGF，$t_{1/2\beta}$ 为 2.2 小时，t_{max} 为 0.5 小时，平均血浆清除率为 0.3L/（h·kg），表观分布容积为 1.3L/kg。神经节、甲状腺、肾脏、肾上腺等组织分布较高，主要排泄途径为尿液和粪便。

尚无人体药代动力学资料。

【不良反应】　临床试验中发现有注射局部疼痛、偶见荨麻疹及中性粒细胞增加。注射局部疼痛的发生率在对照组为 10.68%，治疗组为 12.38%，停药后可自行缓解，一般不需要特殊处理。荨麻疹可自行恢复，或给予抗过敏治疗。

（1）全身性及给药部位反应　发热、寒战、胸闷、乏力、外周水肿；注射部位疼痛、注射部位皮疹、注射部位硬结、注射部位红肿、注射部位瘙痒、注射侧下肢痛等。

（2）皮肤及皮下组织　瘙痒、斑丘疹、荨麻疹、红斑疹等。有中毒性表皮坏死松解症的个案报告。

（3）神经精神系统　头晕、头痛、局部麻木、肢体震颤、抽搐、失眠、兴奋、睡眠障碍、精神障碍等。

（4）消化系统　恶心、呕吐、腹痛、腹泻等胃肠道反应，氨基转移酶升高、肝功能异常。

（5）肌肉骨骼　肌肉疼痛等。

（6）免疫系统　过敏样反应、过敏性休克等。

（7）其他　结膜充血、心悸、心律失常、呼吸困难、喉水肿、粒细胞增多、血小板增多、肾功能异常等。

【禁忌证】　对本品过敏者禁用。

【注意事项】　过敏体质者、孕妇、围产期及哺乳期妇女慎用。

【给药说明】　使用前应仔细检查瓶子，如瓶或瓶塞有裂缝、破损不可使用。在加入灭菌注射用水后稍加振摇，制品应溶解良好，如有不能溶解的块状或絮状物，不可使用。

【用法与用量】　用前每瓶用 2ml 氯化钠注射液（或灭菌注射用水）溶解。肌内注射，每日 30μg（一瓶），一日 1 次，3～6 周为一疗程。

【制剂与规格】　注射用鼠神经生长因子：（1）18μg（≥9000AU）/2ml；（2）20μg（≥9000AU）/2ml；（3）30μg（生物学活性≥15000AU）/瓶。

第五节 溶 栓 药

急性心肌梗死、脑梗死、肺梗死、外周动脉血栓和深部静脉血栓等心脑血管疾病是危害人类生命和健康的主要疾病之一。在人体正常血液循环系统中，存在着一个完整的处于平衡状态的系统，以保持机体既不出血也不形成血栓的正常生理状况。

溶栓药即纤维蛋白溶解药，使已形成的血栓溶解，达到使闭塞血管再通的目的。目前主要有两类溶栓药：一类是"纤维蛋白特异性"溶栓药，其在纤维蛋白的存在下激活纤维蛋白溶酶原转变为纤溶酶，对血栓内纤溶酶原的作用远大于血浆中游离的纤维蛋白酶原，该类药物主要包括阿替普酶(alteplase, rt-PA)及其突变体瑞替普酶(reteplase)和替奈普酶(tenecteplase)；另一类是"非纤维蛋白特异性"溶栓药，包括链激酶(SK)、尿激酶(UK)等。

"纤维蛋白特异性"溶栓药物的作用机制，是此类药物先与纤维蛋白结合形成复合物，该复合物与纤溶酶原有高度亲和性，因此在血栓表面激活纤溶酶原，使之转化为有活性的纤溶酶，从而特异地将血栓内的纤维蛋白溶解。在纤维蛋白存在时，此类药物对纤溶酶原的亲和力要比无纤维蛋白时强几十倍，其对外周血液中的纤溶酶原基本没有激活作用。"非纤维蛋白特异性"溶栓药物的作用机制，是此类药物不加区别地激活血浆中纤溶酶原转化为纤溶酶，如果生成的纤溶酶量超过α_2-抗纤溶酶，纤溶酶就会降解血浆中纤维蛋白原和其他凝血因子，引起严重出血。不同的溶栓药物血浆半衰期有一定差异，从几分钟到二十几分钟不等。

溶栓疗法的安全性主要在于其导致的出血，通常可分为两类：①内出血：包括颅内和腹膜后或者胃肠内、泌尿生殖器或呼吸系统的出血；②表面出血：主要在血管穿刺和血管入口的位点(如动脉穿刺)或者最新的外科手术切口处观察到。临床使用时应关注其潜在的出血风险。

重组链激酶 [药典(三)；国基；医保(甲)；医保(乙)]
Recombinant Streptokinase

【适应证】 急性心肌梗死等血栓性疾病。

【药理】 (1)药效学 注射用重组链激酶的成分为重组链激酶，重组链激酶与纤溶酶原以 1:1 克分子比结合成复合物，然后把纤溶酶原激活成纤溶酶，纤溶酶催化血栓主要基质纤维蛋白水解，从而使血栓溶解，血管

再通；同时重组链激酶的溶栓作用因纤维蛋白的存在而增强，因此重组链激酶能有效特异的溶解血栓或血块，能治疗以血栓形成为主要病理变化的疾病。

(2)药动学 静脉给药，进入体内后迅速分布全身，15 分钟后主要分布在肝(34%)，肾(12%)，胃肠(7.3%)，在血浆中的浓度呈指数衰减。从血浆中的消除有快慢两个时相，半衰期分别为 5～30 分钟和 83 分钟，主要从肝脏经胆道排出，仍保留生物活性。

【不良反应】 (1)皮肤 过敏性皮疹。

(2)血液系统 出血，穿刺部位出血，皮肤瘀斑，胃肠道、泌尿道或呼吸道出血；重组链激酶用于急性心肌梗死溶栓治疗时，脑出血的发生率为 0.1%～0.3%。

偶可引起溶血性贫血，黄疸及 GPT 升高；溶栓后可发生继发性栓塞，如肺栓塞、脑栓塞或胆固醇栓塞等。

(3)心血管 本品用于急性心肌梗死溶栓治疗时可出现再灌注心律失常，偶见缓慢心律失常、加速性室性自搏性心率、室性早搏或室颤等；本品静脉滴注时可发生低血压，如血压下降应减慢滴注速度。

(4)全身性反应 发热、寒战；过敏性休克罕见。

(5)消化系统 恶心、呕吐。

【禁忌证】 (1)两周内有出血、手术、外伤史、心肺复苏或不能实施压迫止血的血管穿刺等患者禁用。

(2)近两周内有溃疡出血病史、食管静脉曲张、溃疡性结肠炎或出血性视网膜病变患者。

(3)未控制的高血压，血压>180mmHg/110mmHg 以上或不能排除主动脉夹层动脉瘤患者。

(4)凝血障碍及出血性疾病患者。

(5)严重肝肾功能障碍患者。

(6)二尖瓣狭窄合并心房颤动伴左房血栓者(溶栓后可能发生脑栓塞)、感染性心内膜炎患者。

(7)妊娠期妇女。

(8)对链激酶过敏患者。

【注意事项】 (1)本品应严格在临床医师的指导下用药。

(2)急性心肌梗死溶栓治疗应尽早开始，争取发病12 小时内开始治疗。

(3)本品使用前用 5%葡萄糖溶液溶解，溶解液应在4～6 小时内使用。

(4)用链激酶后 5 天至 12 个月内不能用重组链激酶。

(5)用本品治疗血管再通后，发生再梗死，可用其他溶栓药。

【药物相互作用】　与阿司匹林同时使用治疗急性心肌梗死具有良好的效果。同时事先使用抗凝剂或右旋糖酐，可增加出血危险。

【用法与用量】　急性心肌梗死静脉溶栓治疗：一般推荐本品 150 万 IU 溶解于 5%葡萄糖注射液 100ml，静脉滴注 1 小时。急性心肌梗死溶栓治疗应尽早开始，争取发病 12 小时内开始治疗。对于特殊病人（如体重过低或明显超重），医生可根据具体情况适当增减剂量（按 2 万 IU/kg 体重计）。

【制剂与规格】　注射用重组链激酶：(1)10 万 IU/瓶；(2)50 万 IU/瓶；(3)150IU/瓶。

尿 激 酶
Urokinase

【适应证】　(1)CDE 适应证　本品用于血栓栓塞性疾病的溶栓治疗。包括急性广泛性肺栓塞；胸痛 6～12 小时内的冠状动脉栓塞；心肌梗死；症状短于 3～6 小时的急性期脑血管栓塞、视网膜动脉栓塞和其他外周动脉栓塞症状严重的髂-股静脉血栓形成者；人工心瓣手术后预防血栓形成；保持血管插管和胸腔及心包腔引流管的通畅外。溶栓的疗效均需后继的肝素抗凝加以维持。外用：眼科应用于溶解眼内出血引起的前房血凝块。

(2)国外适应证　①胸腔积液。②肺栓塞。

【药理】　(1)药效学　本品为一内源性纤溶物质，直接作用于机体纤溶系统，使纤溶酶原转化为有活性的纤溶酶，从而将纤维蛋白凝块降解为纤维蛋白降解产物，使血栓溶解；另外，本品可提高血管 ADP 酶活性，抑制 ADP 诱导的血小板聚集，预防血栓形成。尿激酶的纤溶作用无特异性，也会使血浆纤维蛋白原和某些其他血浆蛋白质降解。尿激酶为肾脏产生的一种蛋白质，可从尿中提取（国产尿激酶均通过此途径制成），也可经人类肾细胞组织培养技术制成。静脉注射溶栓剂量的本品后，血液纤溶活性增高，停止给药后数小时作用消失，但血浆纤维蛋白原和纤溶酶原水平降低及循环中纤维蛋白降解产物升高可持续 12～24 小时，溶栓效应与药物剂量、给药时间窗明显相关。本品主要用于新鲜血栓，病程超过 7 天者效果不佳。

(2)药动学　本品在人类的药动学研究仍很不全面。静脉注射本品可迅速经肝脏清除，血浆半衰期约 20 分钟。肝功能损害患者预期半衰期延长，小部分药物经胆汁和尿排泄。

【不良反应】　(1)出血可为表浅部位的出血（主要在皮肤、黏膜和血管穿刺部位），也可为内脏出血（消化道出血、咯血、尿血、腹膜后出血、脑出血等），严重者需输血，甚至导致死亡。严重出血的发生率约 1%～5%，其中脑出血的发生率一般<1%。发生严重出血并发症时需立即停止输注，必要时输新鲜血或红细胞、纤维蛋白原等，也可试用氨基己酸等抗纤溶药注射止血，但通常效果不显著。预防出血主要是严格选择适应证和禁忌证，事先建立好静脉通路，开始输注本品后禁止肌内注射给药。

(2)本品为内源性纤溶酶原激活剂，无抗原性，但个别患者可发生轻度过敏反应，如皮疹、支气管痉挛、发热等。

(3)本品可致胸痛、静脉栓塞、室性心律失常、再灌注损伤。

(4)少见恶心、呕吐、食欲缺乏。

【禁忌证】　(1)对本品有过敏史的患者禁用。

(2)活动性内出血：脑血管意外，颅内或脊柱内手术。

(3)创伤，包括心肺复苏。

(4)颅内肿瘤，动静脉畸形或动脉瘤。

【注意事项】　(1)应用本品前，应测定患者红细胞压积、血小板计数、凝血酶时间（TT）、凝血酶原时间（PT）、激活的部分凝血致活酶时间（APTT）。TT 和 APTT 应小于延长时间的 2 倍。

(2)用药期间应密切观察患者反应，如脉率、体温、呼吸频率和血压、出血倾向等，至少每 4 小时记录 1 次。如发现过敏症状如：皮疹、荨麻疹等马上停用。

(3)冠状动脉内血栓的快速溶解，可发生再灌注性心律失常，因此溶栓过程中必须严密监测，并给予相应处理。

(4)静脉给药时，要求穿刺一次成功，以避免局部出血或血肿。

(5)动脉穿刺给药时，给药毕，应在穿刺局部加压至少 30 分钟，并用无菌绷带和敷料加压包扎，以免出血。

(6)下述情况使用本品风险较大，应权衡利弊后慎用　①10 日内分娩、作过组织活检、静脉穿刺、大手术的患者及严重胃肠道出血患者。②极有可能出现左心血栓的患者，如二尖瓣狭窄伴心房纤颤。③亚急性细菌性心内膜炎患者。④继发于肝肾疾病而有出血倾向或凝血障碍的患者。⑤妊娠妇女、脑血管病患者和糖尿病性出血性视网膜病患者。⑥老年用药：本品在老年患者中应用的安全性和有效性尚未见确切报道。但年龄>70 岁者慎用。

【药物相互作用】　急性心肌梗死时，本品与阿司匹林联合应用，可增加溶栓疗效，不显著增加严重出血的发生率。与肝素合用可能轻度减少再梗死发生，但也轻度增加出血的发生。

阿昔单抗：本品与阿昔单抗合用会导致药效相加，禁止同时使用。

【给药说明】 (1)本品仅供静脉注射，用药前应先建立好静脉输液和抽取血标本的通道，用药后不再反复穿刺，若必须穿刺血管需谨慎压迫止血。避免肌内注射。

(2)本品必须在临用前新鲜配制，随配随用。先用灭菌注射用水 5ml 溶解(不可用其他溶液溶解)，制成的药液允许呈浅稻草黄色(色深或不能完全溶解者不能应用)。溶解时应将药瓶轻轻倾斜和转动，切勿用力振荡(因可产生不溶物)。制得的药液要求通过 0.45μm 过滤器或小型赛璐珞过滤器，以除去不溶性颗粒，再按用法要求稀释后应用。

(3)本品应与阿司匹林联合应用(缺血性脑卒中时例外)。溶栓后可给以肝素或低分子量肝素皮下注射，若用肝素静脉输注，需监测 APTT，调整肝素用量。

【用法与用量】 (1)急性心肌梗死 　以本品 150 万 U 溶于 50～100ml 0.9%氯化钠注射液或 5%葡萄糖注射液中，在 30 分钟内静脉滴注，剂量可随体重情况略做调整。冠状动脉内溶栓治疗目前已不主张应用，仅造影或冠状动脉介入治疗时在冠状动脉发生血栓栓塞者，于梗死相关动脉内缓慢注射本品 20 万～100 万 U(每分钟 1 万～2 万 U)。

(2)急性肺栓塞 　仅在大面积肺栓塞，尤其伴血流动力学不稳定者应用，治疗方案有两种：①给予本品负荷量 4400U/kg 在 10 分钟内静脉注入，继之以每小时 2200U/kg 的速率持续静脉滴注 12 小时；②20000U/kg 在 2 小时内静脉注射。目前指南推荐短时间给药法。

(3)深静脉血栓 　可每日给予 20 万～25 万 U，自患肢静脉注射，连续数日。也有人主张采用急性肺栓塞相似的溶栓方案，但给药时间可适当延长，继以肝素和华法林抗凝治疗。近年来已不推荐对深静脉血栓患者常规采用静脉溶栓治疗，仅在巨大髂-股静脉血栓有肢体坏疽危险时建议使用。

(4)缺血性脑卒中超早期(发病 3 小时内)，超过 6 小时可增加颅内出血的危险。100 万～150 万 U 溶于 100～200ml 0.9%氯化钠注射液或 5%葡萄糖注射液，半小时内静脉注入。需注意阿司匹林必须在溶栓治疗 24 小时后使用。

(5)外周动脉血栓 　以 2500 单位/ml 的浓度用 0.9%氯化钠注射液配制本品，4000 单位/分钟的给药速度经导管注入血凝块，每 2 小时夹闭导管 1 次；注入速度可调整为 1000 单位/分钟，直至血块溶解。

(6)防治心脏瓣膜替换术后的血栓形成 　血栓形成是心脏瓣膜术后最常见的并发症之一。可用本品 4400 单位/kg 体重，用 0.9%氯化钠注射液配制后 10～15 分钟滴完。然后以 4400 单位/(kg·h)静脉滴注维持。当瓣膜功能正常后即停止用药；如用药 24 小时仍无效或发生严重出血倾向应停药。

(7)脓胸或心包积脓 　用抗生素和脓液引流术治疗时，常因纤维蛋白形成凝块而阻塞引流管。此时可胸腔或心包腔内注入灭菌注射用水配制本品(5000 单位/ml) 1 万～25 万单位，既可保持引流管通畅，又可防止胸膜或心包粘连或形成心包缩窄。

(8)眼科应用 　用于溶解眼内出血引起的前房血凝块，可使血块崩解，有利于手术取出。常用量为 5000 单位，用 2ml 0.9%氯化钠注射液配制冲洗前房。

【制剂与规格】 注射用尿激酶：(1)1 万 U；(2)5 万 U；(3)10 万 U；(4)20 万 U；(5)25 万 U；(6)50 万 U；(7)100 万 U；(8)150 万 U。

阿 替 普 酶 [医保(乙)]
Alteplase

【适应证】 (1)CDE 适应证 　①急性心肌梗死：本品已被证实可降低急性心肌梗死患者 30 天死亡率。对于症状发生 6 小时以内的患者，采取 90 分钟加速给药法。对于症状发生 6～12 小时以内的诊断明确的患者，采取 3 小时给药法。②血流不稳定的急性大面积肺栓塞：可能的情况下应借助客观手段明确诊断，如肺血管造影或非侵入性手段如肺扫描等。尚无证据显示对与肺栓塞相关的死亡率和晚期发病率有积极作用。③急性缺血性脑卒中：必须预先经过恰当的影像学检查排除颅内出血之后，在急性缺血性脑卒中症状发生后的 3 小时内进行治疗。

(2)超说明书适应证 　下肢动脉栓塞：于脑出血碎吸术后患者促进血凝块排出。利用微创手术将 9 剂的 rt-PA 直接置入脑出血部位，每剂 1.0mg(自发性脑出血量≥30ml，GCS≤14 或 NIHSS≥6，SBP<180mmHg 应持续 6 小时，首剂 DCT 后 76 小时内)。输注治疗下肢动脉栓塞。

【药理】 (1)药效学 　组织型纤溶酶原激活药为内皮细胞合成的一种内源性纤溶酶原激活药，其活性成分为糖蛋白，含 526 个氨基酸。现由基因重组技术制造，称为重组组织型纤溶酶原激活药(rt-PA)。rt-PA 在无纤维蛋白存在时无活性,与纤维蛋白结合后该复合物与纤溶酶原有高度亲和性,从而在血栓表面激活纤溶酶原,使之转化为有活性的纤溶酶,而将血栓内的纤维蛋白溶解,成为纤维蛋白降解产物。其对循环中纤维蛋白原的影响较小,因此 rt-PA 为一选择性溶栓剂。由于 rt-PA 的纤维蛋白特异性,静脉注射 100mg 后 4 小时循环纤维蛋白原水平仅中等度降低至溶栓前水平的 60%,通常在 24 小时后恢复至 80%以上。纤溶酶原和α_2-抗纤溶酶在用药 4 小时后分别减少至 20%和 35%,24 小时增加至 80%以上。

(2) 药动学　rt-PA 在血循环中迅速清除,主要经肝脏代谢(血浆清除率 550~680ml/min),其相对血浆α半衰期为 4~5 分钟,用药后 20 分钟血浆中剩余药量少于总给药量的 10%。

【不良反应】(1)最常见的为出血,可导致红细胞比积和(或)血红蛋白下降。

①很常见:血管损伤处出血(如血肿),注射部位出血(穿刺部位处出血,导管放置部位处出血,导管放置部位处血肿)。

②常见:治疗急性缺血性脑梗死患者时发生的颅内出血(如脑出血,脑血肿,出血性卒中,卒中的出血性转变,颅内血肿,蛛网膜下腔出血),其中症状性颅内出血是主要的不良反应(可达 10%,但不会引起整体死亡率和致残率的增加),呼吸道出血,胃肠道出血,瘀斑,泌尿生殖器出血。

③不常见:治疗急性心肌梗死和急性肺栓塞的患者时发生的颅内出血,心包积血,腹膜后出血。

④罕见:实质性脏器的出血。

⑤非常罕见:眼出血。

(2) 免疫系统　过敏反应(如皮疹,荨麻疹,支气管痉挛,血管原性水肿,低血压,休克,或其他与过敏反应有关的症状)。

(3) 神经系统　非常罕见:如癫痫发作,惊厥,失语,言语异常,急性脑综合征,意识模糊,抑郁,精神病。

(4) 心血管异常　常见:心脏停搏,心源性休克和再梗死;不常见:二尖瓣反流,肺栓塞。

(5) 消化系统　恶心,呕吐。

(6) 其他　血压下降(很常见),体温升高。

【禁忌证】(1)对本品的活性成分和任何其他组成成分过敏者。

(2) 本品不可用于有高危出血倾向者,如:目前或过去 6 个月中有显著的出血疾病;已知出血体质;口服抗凝血药,如华法林;显著的或是近期有严重的或危险的出血;已知有颅内出血史或疑有颅内出血;疑有蛛网膜下腔出血或处于因动脉瘤而导致蛛网膜下腔出血状态;有中枢神经系统病变史或创伤史(如肿瘤、动脉瘤以及颅内或椎管内手术)最近(10 天内)曾进行有创的心外按压、分娩或非压力性血管穿刺(如锁骨下或颈静脉穿刺);严重的未得到控制的动脉高血压。

(3) 细菌性心内膜炎或心包炎。

(4) 急性胰腺炎。

(5) 最近 3 个月有胃肠溃疡史、食管静脉曲张、动脉瘤或动脉/静脉畸形史。

(6) 出血倾向的肿瘤。

(7) 严重的肝病,包括肝功能衰竭、肝硬化、门静脉高压(食管静脉曲张)及活动性肝炎。

(8) 最近 3 个月内有严重的创伤或大手术。

(9) 治疗急性心肌梗死时的补充禁忌　出血性卒中病史或不明起因的卒中病史;过去 6 个月中有缺血性脑卒中或短暂性脑缺血发作(TIA)的病史,3 小时内发生的缺血性脑卒中除外。

(10) 治疗急性肺栓塞时的补充禁忌　出血性卒中病史或不明起因的卒中病史;过去 6 个月中有缺血性脑卒中或短暂性脑缺血发作(TIA)的病史,3 小时内发生的缺血性脑卒中除外。

(11) 治疗急性缺血性脑卒中时的补充禁忌　缺血性脑卒中症状发作已超过 3 小时尚未开始静脉滴注治疗或无法确知症状发作时间;开始治疗前神经功能缺陷轻微或症状迅速改善;经临床(NIHSS>25)和(或)影像学检查评定为严重脑卒中;脑卒中发作时伴随癫痫发作;CT 扫描显示有颅内出血迹象;尽管 CT 扫描未显示异常,仍怀疑蛛网膜下腔出血;48 小时内曾使用肝素且凝血活酶时间高于实验室正常值上限;有脑卒中史并伴有糖尿病;近 3 个月内有脑卒中病史;血小板计数低于 $100\times10^9/L$;收缩压高于 185mmHg 或舒张压高于 110mmHg,或需要强力(静脉内用药)治疗手段以控制血压在限制范围内;血糖低于 50mg/dl 或高于 400mg/dl;儿童及老年患者用药:本品不能用于 18 岁以下及 80 岁以上的急性脑卒中患者治疗。

【注意事项】(1)本品不能用于 80 岁以上的急性脑卒中患者的治疗。老年人颅内出血的危险性增加,在应用本品前应权衡利弊后再决定是否应用。

(2) 妊娠及哺乳时使用本品的经验非常有限,在患危及生命的严重疾病时是否应用,也需权衡利弊,决定是否应用。

（3）本品尚无在儿童应用的经验。

（4）接受溶栓治疗可增加左心血栓高风险患者血栓栓塞风险。

（5）接受本品治疗有超敏反应报道。用药期间及滴注后数小时内应监测超敏反应，如出现超敏反应体征，应停药并立即进行适当治疗。

【药物相互作用】 （1）本品与华法林、血小板聚集抑制剂、肝素和其他影响凝血的药物合用，可增加出血的危险。但在溶栓治疗中本品需与阿司匹林和肝素联合应用（缺血性脑卒中除外），由于本品半衰期短、循环中纤维蛋白原降低较少，与肝素联合应用可降低再梗死发生率，但也轻度增加出血发生率，因此，必须严密监测APTT，调整肝素剂量。

（2）同时使用血管紧张素转换酶抑制剂可能增加过敏样反应的危险。

（3）阿昔单抗　本品与阿昔单抗合用会导致药效相加，禁止同时使用。

【给药说明】 如其他溶栓药物一样，本品注射前应先建立好静脉输液及取血的通路，开始用药后尽量避免不必要的静脉穿刺，并避免肌内注射。

【用法与用量】 应在症状发生后尽快给药。按以下指导剂量给药。

无菌条件下将一小瓶阿替普酶干粉（10mg、20mg或50mg）按照下列表格所示用注射用水溶解为 1mg/ml 或 2mg/ml 的浓度。

使用阿替普酶20mg或50mg包装中的移液套管完成上述溶解操作。如果是阿替普酶10mg，则使用注射器（表 18-3）。

表 18-3　阿替普酶配制方法

注射用阿替普酶规格	10mg	20mg	50mg
终浓度	加入干粉中的注射用水体积（ml）		
a）1mg/ml	10	20	50
b）2mg/ml	5	10	25

配制好的溶液应通过静脉给药。配制的溶液可用0.9%氯化钠注射液进一步稀释至 0.2mg/ml 的最小浓度。但是不能继续使用灭菌注射用水或用碳水化合物注射液如葡萄糖注射液对配制的溶液作进一步稀释。本品不能与其他药物混合，既不能用于同一输液瓶也不能应用同一输液管道（肝素亦不可以）。

（1）心肌梗死　对于在症状发生 6 小时以内的患者，采取 90 分钟加速给药法，见表 18-4。

表 18-4　阿替普酶90分钟加速给药法（发病6小时内）

	终浓度	
	1mg/ml	2mg/ml
15mg 静脉注射	15ml	7.5ml
随后 30 分钟持续静脉滴注 50mg	50ml	25ml
剩余的 35mg 60 分钟持续静脉滴注，直至最大剂量达 100mg	35ml	17.5ml

体重在 65kg 以下的患者，给药总剂量应按体重调整，见表 18-5。

表 18-5　阿替普酶90分钟加速给药法（体重<65kg）

	终浓度	
	1mg/ml	2mg/ml
15mg 静脉注射	15ml	7.5ml
然后按 0.75mg/kg 体重的剂量持续静脉滴注 30 分钟（最大剂量 50mg）	0.75ml/kg	0.375ml/kg
剩余的按 0.5mg/kg 体重的剂量持续静脉滴注 60 分钟（最大剂量 35mg）	0.5ml/kg	0.25ml/kg

对于症状发生 6～12 小时以内的患者，采取 3 小时给药法（表 18-6）。

表 18-6　阿替普酶3小时给药法

	终浓度	
	1mg/ml	2mg/ml
10mg 静脉注射	10ml	5ml
其后 1 小时持续静脉滴注 50mg	50ml	25ml
剩余剂量每 30 分钟静脉滴注 10mg，至 3 小时末滴完，最大剂量为 100mg	10ml/30min	5ml/30min

体重在 65kg 以下的患者，给药总剂量不应超过1.5mg/kg 体重。

本品最大剂量为100mg。

辅助治疗：抗血栓形成药物的辅助治疗需依据目前治疗 ST 段抬高的急性心肌梗死的国际指南上的推荐；除非有禁忌，症状发生后应尽快给予阿司匹林并维持终生使用。

（2）肺栓塞　本品 100mg 应持续 2 小时静脉滴注。最常用的给药方法为：①体重不足 65kg 的患者，给药总剂量不应超过 1.5mg/kg 体重。辅助治疗：静脉滴注本品后，当 APTT 值低于正常上限两倍时，应给予(或再次给予)肝素。肝素剂量应根据 APTT 值调整，需维持 APTT 值在 50～70 秒(参考值的 1.5～2.5 倍)。②急性缺血性脑卒中：治疗必须由神经科医师进行。推荐剂量为 0.9mg/kg 体重(最大剂量为 90mg)，总剂量的 10%先从静脉推入，剩余剂量在随后 60 分钟持续静脉滴注。治疗应在症状发作后的 3 小时内开始。辅助治疗：在症状发生的最初 24 小时内，此治疗方案与肝素和阿司匹林合用的安全性和有效性尚未进行系统研究。在本品治疗后的 24 小时以内应避免使用阿司匹林或静脉给予肝素。若给予肝素以防治其他症状(如防止深静脉栓塞发生)，则剂量不得超过 10000 国际单位，并由皮下注射给药。

【制剂与规格】 注射用阿替普酶：(1)20mg；(2)50mg。

注射用重组人 TNK 组织型纤溶酶原激活剂
Recombinant Human TNK Tissue-type Plasminogen Activator for Injection

【适应证】 用于发病 6 小时以内的急性心肌梗死患者的溶栓治疗。

【药理】 (1)药效学 本品可直接激活纤溶酶原转化为纤溶酶。静脉给药时，在循环系统中表现出相对非活性状态，与纤维蛋白结合后被激活，诱导纤溶酶原转化为纤溶酶，导致纤维蛋白降解和血块溶解。

(2)药动学 健康受试者单剂量静脉注射本品，C_{max}、AUC 与给药剂量间存在明显的线性关系，消除半衰期 $t_{1/2}$ 147～224 分钟，清除率不随剂量改变，具有线性动力学特征。表观分布容积为 3000～4000ml，本品主要由肝脏代谢。

国外文献资料显示，急性心肌梗死患者静脉注射给药，血浆中的分布表现为两个阶段。其在血浆中被清除的初始半衰期为 20～24 分钟，终末半衰期为 90～130 分钟。药物的初始分布情况与患者的体重相关并与血浆体积接近。

【不良反应】 (1)与其他溶栓药物相同，最常见出血，包括颅内出血和其他少量出血不良事件。

(2)美国、欧盟已批准类似产品的临床不良反应：1%或以上的患者的主要出血类型是血肿(1.7%)和胃肠道出血(1%)。1%或以下的患者的主要出血类型是泌尿道出血，穿刺部位处出血(包括心导管处出血)，腹膜后出血，呼吸道出血及未特指部位出血。

(3)<0.1%的患者出现过过敏反应，但因果关系不确定。

(4)其他不良反应：心源性休克，心律失常，房室传导阻滞，肺水肿，心力衰竭，心脏骤停，周期性心肌缺血，心肌梗死再复发，心脏破裂，心包填塞，心包炎，心包积液，二尖瓣关闭不全，血栓形成，栓塞和心脏电机械分离。

【禁忌证】 (1)禁用于对本品任何成分有过敏史的患者。

(2)以下情况禁用 活动性内出血；脑血管意外病史；2 个月内颅内、椎管内手术或创伤；近期头部创伤；颅内肿瘤、动静脉畸形或动脉瘤；已知出血体质；严重的未得到控制的高血压；目前或过去 6 个月中有明显的出血性疾病；在过去 2 个月内有大手术、实质器官活检，或严重创伤(包括与本次急性心肌梗死相关的任何创伤)；近 2 周内曾进行较长时间(>2 分钟)的心肺复苏；急性胰腺炎；活动性消化道溃疡；出血性卒中病史或不明原因的卒中病史；过去 6 个月内缺血性卒中或短暂性脑缺血发作(TIA)病史；动脉瘤性蛛网膜下腔出血或疑有蛛网膜下腔出血。

【注意事项】 (1)如同其他所有溶栓剂，老年患者颅内出血危险增加，应慎重权衡利弊。

(2)超过推荐剂量使用本品可能会增加出血风险。

(3)在应用本品治疗前、同时或治疗后使用抗凝剂(如维生素 K 拮抗剂)和血小板聚集抑制剂(如 GP Ⅱ b/ Ⅲ a 拮抗剂)很可能增加出血风险。

(4)本品治疗过程可能发生新近穿刺位点的出血。治疗过程应尽量避免使用坚硬导管、肌内注射和对患者的非必需的操作。治疗后，动脉和静脉穿刺应最小化。若必须进行动脉穿刺，则最好选择上肢血管进行，因为这一部位方便进行人工按压。按压时间需持续至少 30 分钟，使用加压包扎，且穿刺部位要经常检查是否存在出血的情况。不可按压的动脉穿刺必须避免。本品治疗后，若必须进行静脉穿刺，则要做好重点监护工作。应该避免颈内静脉和锁骨下静脉穿刺，以减少不可按压部位的出血。

(5)发现有潜在的大出血倾向，尤其是颅内出血，则应停止溶栓治疗。

(6)下列情形中，本品治疗风险将会增加，应权衡利弊用药：近期进行过大手术，如 CABG(冠状动脉旁路移植手术)、分娩、活组织检查、无法压迫部位的血管穿刺、肌内注射以及复苏的心脏按压；脑血管疾病；近期有胃肠道或泌尿生殖器官出血(10 天内)；近期有创伤；高血压：收缩压≥180mmHg 和(或)舒张压≥110mmHg；左心腔有血栓的可能性高，如房颤引发的二尖瓣狭窄；急性心包炎；亚急性细菌性心内膜炎；凝血障碍，包括由严重肝病或肾病引起的凝血障碍；动脉瘤或已知的动脉/静脉畸形；具有高出血风险的肿瘤；妊娠；糖尿病出血性视网膜病或其他出血性眼病；严重感染部位的感染性血栓性静脉炎或动静脉套管闭塞；老年患者(>75 岁)；体重<50kg；近期或正在口服抗凝血药如华法林、GPⅡb/Ⅲa 拮抗剂；痴呆。

(7) 直接 PCI 之前不应使用本品进行溶栓治疗。

(8) 尚未对患者再次使用本品进行过系统研究，尽管没有证据显示患者在接受一剂量本品后可持续地产生抗体，但再次用药时应慎重。

【药物相互作用】 同时使用肝素、抗血小板药物可能会增加本品的出血风险。

【用法用量】 本品应由具溶栓治疗经验的医师开具，并应在急性心肌梗死的临床症状发生后尽早开始治疗。

用于 ST 段抬高型急性心肌梗死的溶栓治疗，单次给药 16mg。将本品 1 支用 3ml 无菌注射用水溶解后，静脉推注给药，在 5～10 秒完成注射。

【给药说明】 加入无菌注射用水后轻轻摇动至完全溶解，不可剧烈摇荡，以免 rhTNK-tPA 溶液产生泡沫，降低疗效。溶解后的本品应单次静脉推注，其注射时间应超过 5 秒。本品溶解后应立即使用。如没立即使用，应避光冷藏保存在 2～8℃并在 24 小时内使用。

【制剂与规格】 注射用重组人 TNK 组织型纤溶酶原激活剂：10ml:1.0×10^{7}IU/16mg。

瑞 替 普 酶
Reteplase

【适应证】 适用于成人由冠状动脉硬塞引起的急性心肌梗死的溶栓疗法，能够改善心肌梗死后的心室功能。本品应在症状发生后 12 小时内，尽可能早期使用。发病后 6 小时内比发病后 7～12 小时之间使用，治疗效果更好。

【药理】 (1) 药效学 本品为一重组的具有纤维蛋白特异性的纤溶酶原激活药，是天然组织型纤溶酶原激活药(t-PA)的缺失突变体，可以通过催化裂解纤溶酶原的 Arg560-Val561 肽键，使纤溶酶原激活成为有纤溶活性的纤溶酶，从而将血栓中的纤维蛋白凝块降解为可溶性的碎片，产生溶栓作用。

(2) 药动学 本品静脉给药起效时间为 30 分钟，出现峰反应的时间为 30～90 分钟。血浆活性药物浓度、曲线下面积和峰值血药浓度的增加与剂量呈线性正相关。本品主要经肝、肾清除，血浆清除率为 250～450ml/min，有效半衰期为 13～16 分钟，较天然 t-PA 长 3.3 倍。

【不良反应】 (1) 出血系溶栓治疗最常见的不良反应，可分为两类。①内脏出血：包括颅内、腹膜后或消化道、泌尿道、呼吸道等部位出血。根据国外临床研究报道，INJECT 试验中颅内出血的发生率为 0.8%，与其他溶栓药一样，颅内出血的风险随年龄的增大和血压的升高而增加；除颅内出血外，其他各种类型的出血的总的发生率约为 21.1%。②浅表或体表出血：主要有穿刺或破损部位(如静脉切开插管部位、动脉穿刺部位、新近外科手术部位)。

(2) 过敏反应 过敏反应发生率较低，国外早期临床试验 3856 例患者中无过敏反应发生；INJECT 试验中 3004 例接受本品治疗的患者有 3 例出现严重过敏反应，其中一例出现呼吸困难和低血压；GUSTO Ⅲ结果表明，在 10138 例接受本品治疗的患者中，过敏反应发生率为 0.05%。

(3) 有恶心、呕吐、发热及低血压等其他不良反应的报道。

(4) 罕有胆固醇栓塞的报告。

【禁忌证】 (1) 活动性内出血。

(2) 出血性脑卒中病史及 6 个月内的缺血性脑卒中。

(3) 新近(2 个月内)颅脑或脊柱的手术及外伤史。

(4) 颅内肿瘤、动静脉畸形或者动脉瘤。

(5) 已知的出血体质。

(6) 严重的未控制的高血压。

【注意事项】 (1) 冠状动脉溶栓后可出现再灌注心律失常，对心动过缓和(或)室性心动过速进行抗心律失常治疗(必要时应用起搏器、除颤器)。

(2) 一旦发生严重出血(颅内、消化道、呼吸道、心包及局部无法加压止血部位的出血)，必须立即停用抗凝药；必要时输入新鲜全血或血浆及抗纤溶药物。对抗肝素的作用可使用鱼精蛋白。若出血发生在第 1 次静脉注射后，第 2 次静脉注射应该停用。

(3) 妊娠及哺乳妇女用药 怀孕家兔试验结果表明给予人剂量的 3 倍时可导致流产。对于妊娠期妇女毒性尚无研究报道，妊娠期间用药必须权衡受益及可能引起流产的危险。本品可经乳汁分泌，哺乳期妇女应用需权衡利弊。

(4) 儿童用药 尚无瑞替普酶在儿童使用时的安全性及疗效的研究资料。

(5) 老年用药 对≥70 岁的患者，尤其血压增高者 (收缩压高于 160mmHg)，应慎用。

【药物相互作用】 没有研究本品与其他心脏活性药物的相互作用。在本品治疗前及治疗后使用肝素、维生素 K 拮抗药及抗血小板药(阿司匹林、双嘧达莫等)可能增加出血的危险。

【用法与用量】 本品只能静脉注射。10MU+10MU，分两次静脉注射，每次取本品 10MU 溶于 10ml 注射用水中，缓慢推注 2 分钟以上，两次间隔 30 分钟。本品应该使用单独的静脉通路，若需与其他药物共用一条静脉通路先后注射时，两种药物之间，应该用 0.9% 氯化钠注射液或 5%葡萄糖注射液冲洗管道。在溶栓治疗期间同时使用肝素和阿司匹林。

【制剂与规格】 注射用瑞替普酶：500 万 U/瓶。

第六节 单克隆抗体

单克隆抗体(monoclonal antibody)是通过杂交瘤细胞技术或重组技术获得的由单一细胞克隆产生的细胞系分泌的一种专有的、针对一种特异性抗原决定簇的抗体，简称单抗，包括鼠源性单抗、其他动物来源的单抗、嵌合单抗、人源化单抗、人源性(人)单抗、抗体偶联药物(ADC 抗体)等。

1975 年 Koehler 和 Milstein 用杂交瘤细胞技术研制了第一代单抗——鼠源性单抗，1982 年 Levy 制备了针对 B 淋巴瘤患者瘤细胞的单抗；随后，各国采用重组 DNA 技术研究生产免疫毒副作用相对较低的嵌合单抗、人源化单抗、人源单抗等。1986 年美国 FDA 批准第一个单克隆抗体药物 Orthoclone OKT3 上市，用于抗移植排斥反应；2002 年，第一个人源化抗体 Humira 获准上市，用于类风湿关节炎、强直性脊柱炎和银屑病的治疗。1999 年我国批准第一个单抗药物——注射用抗人 T 细胞 CD3 鼠单抗上市，用于肾脏移植、器官移植病人之急性排斥反应的治疗和预防。截至 2021 年 9 月，我国已批准的各种单抗药物共计 17 种，包括：抗人 T 细胞 CD3 单抗(2015 年版取消，未收载)、抗人白细胞介素-8 单克隆抗体、碘［131I］肿瘤细胞核人鼠嵌合单克隆抗体注射液、碘［131I］美妥昔单抗注射液(利卡汀单抗)、尼妥珠单抗注射液(泰新生单抗)、重组抗 CD25 人源化单克隆抗体注射液、特瑞普利单抗注射液(PD-1 单抗)、利妥昔单抗注射液(生物类似药)、信迪利单抗注射液(全人源抗 PD-1 单抗)、注射用卡瑞利珠单抗(人源化抗 PD-1 单抗)、阿达木单抗注射液、贝伐珠单抗注射液、替雷利珠单抗注射液、注射用曲妥珠单抗、注射用伊尼妥单抗、注射用维迪西妥单抗(ADC 抗体)、注射用英夫利西单抗。

2015 年版《中国药典》三部收入单抗药物各论 1 个：尼妥珠单抗注射液；同时取消了原 2010 年版"注射用抗人 T 细胞 CD3 鼠单抗"各论 1 个，因为其质量标准与新增 "人用重组单克隆抗体产品总论"比较差距较大，而且是鼠源性单抗，易产生免疫毒副作用，不是今后的发展方向。2020 年版《中国药典》三部保留收录单抗药物各论 1 个：尼妥珠单抗注射液。

另外，随着生物技术的进步，还可以研究各种类型的非天然存在的单抗，如双特异性单抗(bispecific monoclonal antibody，BsAb)，该抗体可以同时结合两种不同抗原决定簇，以达到更好的治疗效果，如用于治疗恶性腹水的卡妥索单抗(Removab)，用于治疗复发/难治性急性淋巴细胞白血病的倍林妥莫单抗(Blincyto)，用于治疗含Ⅷ因子抑制物的 A 型血友病出血预防治疗的艾美赛珠单抗(Emicizumab)。

尼妥珠单抗注射液
Nimotuzumab Injection

【适应证】 本品适用于与放疗联合治疗表皮生长因子受体(EGFR)表达阳性的Ⅲ/Ⅳ期鼻咽癌。

【药理】 (1)药效学 本品是人源化单抗，IgG_1 类型；其通过重组技术，由含有高效表达抗人表皮生长因子受体单克隆抗体基因的小鼠骨髓瘤(NS0)细胞表达产生。EGFR 是一种跨膜糖蛋白，分子量为 170kD，其胞内区具有特殊的酪氨酸激酶活性。体内和体外研究显示，尼妥珠单抗可阻断 EGFR 与其配体的结合，并对 EGFR 过度表达的肿瘤具有抗血管生成、抗细胞增殖和促凋亡作用。

(2)药动学 以下数据来自国外研究。对 12 例古巴晚期恶性肿瘤患者进行了药代动力学观察，其中女性 11 例，男性 1 例，平均年龄 59.33 岁，卵巢癌患者 4 例、乳腺癌患者 4 例、肺癌患者 2 例、胃癌患者 1 例、肾癌患者 1 例，静脉注射 50mg、100mg、200mg 和 400mg 尼妥珠单抗，其对应的清除半衰期分别为 62.92、82.60、302.95 和 304.52 小时。用药后 24 小时内，不同剂量尼妥珠单抗经尿排出量占注射剂量(ID)的比例分别为：50mg 排出 21.08%，100mg 排出 28.20%，200mg 排出 27.36%，400mg 排出 33.57%。本品在人体内生物学分布的主要器官为肝脏、脾脏、心脏、肾脏和胆囊，其中肝脏摄取量最高。

动物药代动力学数据证实给药后24小时肿瘤组织药物浓度最高。尚缺乏本品在中国人群中进行药代动力学的研究数据。

【不良反应】 在中国进行的晚期鼻咽癌Ⅱ期临床试验中，共有137例晚期鼻咽癌患者入组，试验组70例用药，尼妥珠单抗注射液每周给药1次，每次100mg，共8周。与本品相关的不良反应主要表现为轻度发热、血压下降、恶心、头晕、皮疹。见表18-7。

表18-7　与药物相关的不良反应发生率

不良反应	发生率(%)Ⅰ/Ⅱ级	发生率(%)Ⅲ/Ⅳ级	总发生率(%)Ⅰ~Ⅳ级	缓解方法/是否影响治疗
发热	4.28%(发热,最高39℃)	—	4.28	用药缓解,未影响治疗
血压下降、头晕	2.86%(最低80/50mmHg)		2.86%	休息后缓解,未影响治疗
恶心	1.43%		1.43%	自行缓解,未影响治疗
皮疹	1.43%		1.43%	自行缓解,未影响治疗

在古巴、德国、加拿大等国家进行了本品单药或联合放化疗治疗头颈部肿瘤、神经胶质瘤、胰腺癌、结直肠癌和非小细胞肺癌的临床试验。尼妥珠单抗的剂量范围为每次100~400mg，用药1~6次，其中86.5%的患者用药6次，每周1次。患者平均年龄55岁(20~75岁)，男性57例，女性32例，共89例。与药物相关的常见和罕见不良反应详见表18-8和表18-9，其中Ⅰ、Ⅱ级不良反应占多数，均可自行缓解或使用常规剂量的镇痛药和(或)抗组胺药对症治疗，未见皮疹和其他皮肤毒性的报告。

表18-8　常见不良反应发生率

不良反应	发生率(%)Ⅰ/Ⅱ级	发生率(%)Ⅲ/Ⅳ级	总发生率(%)Ⅰ~Ⅳ级
发热	14.2%	2.6%	16.8%
寒战	11.6%	5.2%	16.8%
恶心和呕吐	10.9%	2.6%	13.5%
发冷	12.2%	1.3%	13.5%
血压降低	5.2%	2.6%	7.8%
虚弱	7.8%	0.0%	7.8%
头痛	5.6%	0.0%	5.6%
贫血	4.3%	1.3%	5.6%
肢端青紫	3.0%	2.6%	5.6%

表18-9　罕见不良反应发生率

不良反应	总发生率%Ⅰ/Ⅱ级
吞咽困难	1.1%
口干	1.1%
潮红	1.1%
心前区痛	1.1%
嗜睡	1.1%
定向障碍	1.1%
肌痛	1.1%
血尿	1.1%
氨基转移酶升高	1.1%
肌苷升高	1.1%

【禁忌证】 对本品或其任一组分过敏者禁用。

【注意事项】 本品应在具有同类药品使用经验的临床医师指导下使用，并具备相应抢救措施。

(1)多次反复冻融后抗体的大部分活性丧失，故本品在储存和运输过程中严禁多次反复冷冻。本品稀释于0.9%氯化钠注射液后，在2~8℃可保持稳定12小时，在室温下可保持稳定8小时。如稀释后储存超过上述时间，不宜使用。

(2)应由熟练掌握EGFR检测技术的专职人员进行EGFR表达水平的检验。检验中若出现组织样本质量较差、操作不规范、对照使用不当等情况，均可导致结果偏差。

【药物相互作用】 尚缺乏本品与其他药物相互作用的数据。

【给药说明】 (1)应在有经验的医师指导下应用本品。

(2)用药过程中若出现过敏反应，应立即停药并给予适当处理。

(3)妊娠期妇女及哺乳期妇女用药　本品可透过胎盘屏障，研究提示EGFR与胎儿组织分化、器官形成有关，故妊娠期妇女或没有采取有效避孕措施的妇女应慎用。本品属于IgG_1类抗体，由于人IgG_1能够分泌至乳汁，建议哺乳期妇女在本品治疗期间以及在最后一次给药后60天内停止哺乳。

(4)药物过量　在每人每次200~800mg剂量下可以耐受，目前尚未获得使用超过800mg剂量时的安全性数据。

【用法与用量】 将两瓶(100mg)尼妥珠单抗注射液稀释到250ml 0.9%氯化钠注射液中，静脉滴液给药，给药过程应持续 60 分钟以上。在给药过程中及给药结束后 1 小时内，需密切监测患者的状况。首次给药应在放射治疗的第一天，并在放射治疗开始前完成。之后每周给药 1 次，共 8 周，患者同时接受标准的放射治疗。

【制剂与规格】 尼妥珠单抗注射液：50mg/瓶(10ml)。

第七节 微生态活菌制品

微生态活菌制品系指由人体内正常菌群成员或具有促进正常菌群生长和活性作用的无害外籍细菌，经培养、收集菌体、干燥成菌粉后，加入适宜辅料混合制成。可以由一株、多株或几种细菌制成单价或多价联合制剂。用于预防和治疗因菌群失调引起的相关症状和疾病。作为近年来国内外迅速崛起的一类生物制品，它广泛应用于医疗、保健、食品、农业、畜牧业和水产等领域。从生态学观点出发，人体不仅仅是一个生物体，而且是地球生态系中的一员。人类只有在生态系统的能量、物质及信息运转中才能生息繁衍。只有与内外环境统一，才能健康长寿。除了环境因素的影响外，现代医药、农药、兽药和医疗技术都会破坏机体的微生态平衡。维护微生态平衡，调整微生态失调是当前医学面临的新课题。微生态制剂的出现为治疗医学和预防医学提供了一个新的领域。

目前国内外取得较为一致的意见是把微生态制剂分成益生菌(Probiotics)、益生元(Prebiotics)和后生素(Postbiotics)三类。

益生菌作为一种临床应用的活菌制剂与其他化学药物、传统生物制品和中成药有很大不同，其使用环境、作用机制、使用剂量、疗效评定等方面有其显著特点。

(1)益生菌是一种生态调节因子 益生菌发挥作用的位点是在微生态系统内，而微生态系统具有特定的时间性和空间性和开放性的特点，正常情况下中各系统处于动态平衡之中，宿主的生长、发育、繁殖、衰老都会影响肠道的生理活性。摄食、消化、吸收，以及地理环境、心理因素等都会影响到肠道生态系统，肠道生态始终处于不断变化之中。但是这种变化不是杂乱无章的，每一阶段都有一定规律可循，处于相对稳定的变化状态，形成一种动态平衡的关系。肠道菌群的多样性和优势菌群的丰度是维持平衡的关键因素。益生菌作为一种生态调节因子发挥其功效影响肠道微生态系统。

(2)益生菌菌种的采用具有菌株的特异性也具有种属的广泛性 益生菌制剂的最大特点是其作用和疗效的菌株特异性。某些特定的益生菌菌株具有特定作用并不代表所有该菌株种和属的菌种均具有这种作用。即使同一菌种或属的不同菌株起作用也会有很大不同或根本相反。如芽孢杆菌属蜡样杆菌种中只有蜡样芽孢杆菌DM423 菌株具有治疗肠道腹泻作用，其他蜡样芽孢杆菌菌株甚至是有毒菌株。益生菌的种属广泛性是指即使不同种属的益生菌都可能具有同种的作用效果。

(3)益生菌的作用具有剂量依赖性也具有环境依赖性 益生菌制剂的使用要具备足够剂量才能发挥作用，不同的益生菌对宿主发挥的作用不同，其最低有效剂量也不同。同时，益生菌发挥其有效作用易受到环境因素影响，宿主使用抗生素、受到神经压力以及营养(特别是膳食纤维)匮乏等因素都会影响益生菌发挥其最佳作用效果。

(4)益生菌制剂的存活力和繁殖力对发挥其功效非常重要 益生菌制剂要求菌种须以活存状态进入宿主体内特别是进入到结肠部位才能发挥其功效，这需要采用的益生菌菌株须有耐受不良环境的能力，即耐受高温、高氧、高湿环境以及高胃酸 pH、高胆汁酸环境的能力，同时，还需有黏附到肠黏膜细胞上的黏附能力和繁殖能力。所以要在菌种选育、生产工艺、保藏等多方面进行更深入的研究，才能获得性价比更好的产品。

影响益生菌发挥其功效作用的因素很多。如制剂的制备方法、贮藏条件、肠内菌群的状态、服用剂量和次数、宿主的年龄、在肠道中的存活率、饮食变化、精神压抑程度等。了解这些因素对益生菌发挥其功效作用的影响非常重要。

双歧杆菌活菌制剂
Live Bifidobacterium Preparation

【适应证】 用于急慢性腹泻、各种肠炎及肠道菌群失调症的防治；炎症性肠病的辅助用药；便秘、肠功能紊乱的防治；菌群失调所致血内毒素升高有关的疾病(如急慢性肝炎，肝硬化等)的辅助治疗。

【药理】 药效学 本品为双歧杆菌活菌制剂，系革兰阳性无芽孢厌氧菌。双歧杆菌是人体内正常有益的生理性细菌，其在肠道内占有绝对优势，对人体具有营养及保护等功能。双歧杆菌通过脂磷壁酸与肠黏膜上皮细胞结合，与其他厌氧菌共同占据肠黏膜表面，形成生物学屏障，阻止致病菌的入侵和定植。它在代谢过程中产生乳酸和醋酸，降低肠道内 pH 和氧化还原电位(EH)，有利于抑制致病菌生长，维持肠道菌群平衡。临床与 DSS

结肠炎动物模型研究均提示，溃疡炎性结肠炎的患者、动物服用双歧杆菌，通过抑制介导炎症的转录因子NF-κB 表达，减少炎性细胞因子的产生，有利于肠道炎症的改善。

【不良反应】 未见不良反应。

【禁忌证】 对本品过敏史者禁用。

【注意事项】 (1) 本品为活菌制剂，切勿将本品置于高温处。

(2) 避免与抗菌药同服。

(3) 对本品过敏者禁用，过敏体质者慎用。

(4) 本品性状发生改变时禁止使用。

(5) 请将本品放在儿童不能接触的地方。

(6) 如正在使用其他药品，使用本品前请咨询医师或药师。

【药物相互作用】 (1) 抗酸药、抗菌药与本品合用时可减弱其疗效，应分开服用。

(2) 铋剂、鞣酸、药用炭、酊剂等能抑制、吸附或杀灭活菌，故不能合用。

(3) 如与其他药物同时使用可能会发生药物相互作用，详情请咨询医师或药师。

【给药说明】 服用本药期间应停用其他抗生素。

【用法与用量】 口服，一天 2 次，一次 1～2 粒，早晚饭后服用。

【制剂与规格】 双歧杆菌活菌胶囊：0.35g(含活菌不低于 3.3×10^6 CFU)。

双歧杆菌活菌散：1g(含活菌不低于 1.0×10^6 CFU)。

双歧杆菌三联活菌制剂
Live Combined Bifidobacterium, Lactobacillus and Enterococcus

【成分】 本品为复方制剂，其组分为：长型双歧杆菌，嗜酸乳杆菌和粪肠球菌，或者长双歧杆菌、保加利亚乳杆菌、嗜热链球菌。

【适应证】 本品适用于各种原因引起的肠菌群失调所致的腹泻和腹胀，亦可用于治疗轻、中型急性腹泻及慢性腹泻及消化不良、腹胀，以及辅助治疗因肠道菌群失调引起的内毒素血症。

【药理】 (1) 药效学 直接补充人体正常生理细菌，调整肠道菌群平衡，抑制并清除肠道中致病菌，减少肠源性毒素的产生，促进机体对营养物的消化，合成机体所需的维生素，激发机体免疫力。其联合的优点在于：前组菌分别定植在肠道的上、中、下部位，能抑制整个肠道中的有害菌；3 个菌种各有特点：粪链球菌为需氧菌

繁殖速度最快，12 小时达到高峰；嗜酸乳杆菌为兼性厌氧菌，24 小时进入生长稳定期；双歧杆菌为厌氧菌，繁殖速度慢，48 小时进入生长稳定期。这样就组成了一个在不同条件下都能生长，作用快而持久的联合菌群。

(2) 药动学 口服后可完全、迅速地到达肠道，第 2 天从服用者的粪便中可检出内服的菌种，第 4 天菌量达到高峰，第 8 天维持正常。

【禁忌证】 对本品过敏者禁用，对微生态制剂过敏史者禁用。

【注意事项】 本品为活菌制剂，切勿将本品置于高温处。散剂溶解时水温不宜超过 40℃；避免与抗菌药同服；适宜于冷藏保存；过敏体质者慎用。

【药物相互作用】 本品与抗菌药合用可减弱其疗效，应分开服用；铋剂、鞣酸、药用炭、酊剂等能抑制、吸附或杀灭活菌，不应合用。

【用法与用量】 (1) 胶囊剂 成人，口服，一次 2～3 粒，一日 2～3 次。儿童，口服，<1 岁一次半粒，1～6 岁一次 1 粒，6～13 岁一次 1～2 粒，以上均为一日 2～3 次(婴幼儿可剥开胶囊倒出药粉用温水冲服)。

(2) 散剂 口服，用温水冲服。0～1 岁儿童，一次半包；1～5 岁儿童，一次一包；6 岁以上儿童及成人，一次两包；一日 3 次。

【制剂与规格】 双歧杆菌三联活菌胶囊：0.21g。

双歧杆菌三联活菌散：(1) 1g；(2) 2g。

双歧杆菌三联活菌肠溶胶囊：210mg。

双歧杆菌四联活菌片
Combined Bifidobacterium, Lactobacillus, Entercoccus and Bacillus Cereus Tablets, Live

【成分】 本品为复方制剂，主要组分为：婴儿双歧杆菌、嗜酸乳杆菌、粪肠球菌、蜡样芽孢杆菌；或组分为：双歧杆菌、乳杆菌、肠球菌、蜡样芽孢杆菌四联活菌。

【适应证】 用于治疗与肠道菌群失调相关的腹泻、便秘；功能性消化不良。

【药理】 药效学 婴儿双歧杆菌、嗜酸乳杆菌、肠球菌和蜡样芽孢杆菌为健康人肠道正常菌群成员。给药后，通过重建宿主肠菌群间的微生态平衡，治疗由内源性或外袭性微生物引起的感染。其联合的优点在于：4 个菌种分别定植在肠道的上、中、下部位，能抑制整个肠道中的有害菌。4 个菌种各有特点：肠球菌为需氧菌繁殖速度最快，12 小时达到高峰；乳杆菌为兼性厌氧菌，24 小时进入生长稳定期；双歧杆菌为厌氧菌，繁殖速度

慢，48 小时进入生长稳定期；蜡样芽孢杆菌，有利于乳杆菌和双歧杆菌的定植，组成了一个在不同条件下都能生长，作用快而持久的联合菌群，在整个肠道黏膜表面形成一道生物屏障，阻止致病菌对人体的侵袭，抑制有害菌产生的内毒素和致癌物质，维持人体正常的生理功能。

【不良反应】 皮疹、瘙痒、荨麻疹、盗汗、乏力、嗜睡、腹胀、腹痛、呕吐、稀便、腹泻。

【禁忌证】 对本品有过敏史者禁用。

【注意事项】 (1)于 2～8℃保存。

(2)本品真空封装，开袋后应尽快服用。

【药物相互作用】 本品不宜与抗菌药物同用。

【给药说明】 饭后温开水送服；服用本品期间应停用其他抗生素。

【用法与用量】 成人 口服：一次 3 片，一日 3 次。重症可加倍服用。

【制剂与规格】 双歧杆菌四联活菌片：0.5g。

地衣芽孢杆菌制剂
Bacillus Licheniformobiogen Preparation

【适应证】 用于细菌或真菌引起的急、慢性肠炎，腹泻。也可用于其他原因引起的胃肠道菌群失调的防治。

【药理】 药效学 能调整肠道菌群，拮抗致病菌的作用。口服后该菌进入肠道，对葡萄球菌及酵母菌均有抗菌作用，而对双歧杆菌、乳酸杆菌、拟杆菌、粪链球菌的生长，则有促进作用。

【不良反应】 偶见大便干结、腹胀。大剂量服用可发生便秘。

【禁忌证】 对本品有过敏史者禁用。

【注意事项】 (1)本品为活菌制剂，切勿将本品置于高温处，溶解时水温不宜高于 40℃。

(2)服用本品时应避免与抗菌药合用。

(3)过敏体质者慎用。

(4)本品性状发生改变时禁止使用。

(5)请将本品放在儿童不能接触的地方。

(6)儿童必须在成人监护下使用。

(7)如正在使用其他药品，使用本品前请咨询医师或药师。

【药物相互作用】 抗菌药与本品合用时可减低其疗效，故不应同服，必要时可间隔 3 小时服用；铋剂、鞣酸、药用炭、酊剂等能抑制、吸附活菌，不能联合用药。

【给药说明】 不宜同时使用喹诺酮类与亚胺培南西拉司丁钠。

【用法与用量】 胶囊：口服，成人，一次 2 粒；儿童，一次 1 粒；一日 3 次；首次加倍。对吞咽困难者，服用时可打开胶囊，将药粉加入少量温开水或奶液混合后服用。

颗粒：口服，成人，一次 2 袋；儿童，一次 0.5 袋；一日 3 次；首次加倍。服用时将颗粒溶于水或牛奶中混匀后服用。

【制剂与规格】 地衣芽孢杆菌活菌胶囊：0.25g(含 2.5 亿活菌)。

地衣芽孢杆菌活菌颗粒：0.25g(含 2.5 亿活菌)。

蜡样芽孢杆菌活菌
Live Bacillus Cereus

【适应证】 急慢性痢疾、肠炎、腹泻、婴幼儿腹泻引起的肠功能紊乱。

【药理】 药效学 蜡样芽孢杆菌 DM423 菌株系需氧菌，当繁殖时大量吸收肠腔内的氧气，造成厌氧环境，促进正常菌群中厌氧菌的生长繁殖。其作用机制为争夺氧气和营养，调节菌群失调，消除气体，发挥屏障作用和调节生态平衡。

【禁忌证】 对本品有过敏史者禁用。

【注意事项】 (1)本品不宜与抗菌药物同用。

(2)对腹泻严重的婴幼儿应注意采取措施预防脱水。

【药物相互作用】 服用本品期间应停用其他抗生素。

【给药说明】 (1)服用的时间，以在饭前 1 小时为宜，并用温的凉开水服；本品应与果汁或含乙醇的饮料混合后服用。

(2)婴幼儿服用时，可取药粉加入少量温开水或奶液服用。

【用法与用量】 口服 (1)成人一次 1～2 粒，一日 3 次。

(2)儿童减半或遵医嘱。

【制剂与规格】 蜡样芽孢杆菌活菌胶囊：0.25g。

蜡样芽孢杆菌活菌片：0.32g。

枯草杆菌-肠球菌二联活菌制剂
Live Combined Bacillus Subtilis and
Enterococcus Faecium Preparation

【适应证】 治疗肠道菌群失调(抗生素、化疗药物等)引起的肠炎、腹泻、腹胀、便秘、消化不良，食欲缺乏等。

【药理】 药效学 本品含有两种活菌——屎肠球菌

和枯草杆菌，是健康人肠道中的正常菌群。服用本品可直接补充正常生理活菌，抑制肠道内有害细菌过度繁殖，调整肠道菌群。临床研究显示，本品对成人急、慢性腹泻有一定的治疗作用。

【不良反应】 儿童极罕见有服用本品腹泻次数增加的现象，停药后可恢复。

【禁忌证】 对本品有过敏史者禁用。

【注意事项】 (1)治疗1个月，症状仍无改善时，应停止用药，或与医师商议。

(2)3个月以下婴儿用药，应在医师指导下服用，小于3岁的婴幼儿，不宜直接服用；如需直接服用，注意避免呛咳。

(3)请将此药品放在儿童不能接触的地方。

(4)妊娠期妇女及哺乳期妇女用药尚不明确。

【药物相互作用】 服用本品期间应停用其他抗生素。

【用法与用量】 口服 (1)12岁以上儿童及成人，一次1~2粒，一日2~3次。

(2)12岁以下儿童可服用枯草杆菌、肠球菌二联活菌多维颗粒剂。2周岁以下，一次1袋，一日1~2次。2岁以上，一次1~2袋，一日1~2次，用40℃以下温开水或牛奶冲服，也可直接服用。

【制剂与规格】 (1)成人 肠溶胶囊：250mg，含活菌5亿个(含屎肠球菌 $4.5×10^8$ 个，枯草杆菌 $5.0×10^7$ 个)。

(2)儿童 复方颗粒剂活菌冻干粉：37.5mg，含屎肠球菌 $1.35×10^8$ 个，枯草杆菌 $1.5×10^7$ 个和维生素 B_1、维生素 B_2、维生素 B_6、维生素 B_{12}、维生素C及烟酰胺等，以及微量元素锌和矿物质钙。

酪酸梭菌制剂
Clostridium Butyricum Preparation

【适应证】 因肠道菌群紊乱引起的各种消化道症状及相关的急慢性腹泻、消化不良等。

【药理】 药效学 本品为含有酪酸梭菌(芽孢)制剂，能耐受胃酸进入肠道，分泌利于肠黏膜再生和修复的酪酸；修复受损的肠黏膜，消除炎症，营养肠道，并能促进双歧杆菌，乳酸杆菌等肠道有益菌生长并抑制痢疾志贺菌等肠道有害菌的生长，恢复肠道菌群平衡，减少在肠道毒素的产生及对肠黏膜的毒害，恢复肠免疫功能和正常的生理功能。还可产生酶和维生素类有益物质，促进营养物质的消化吸收。

【禁忌证】 对本品有过敏史者禁用。

【药物相互作用】 本品多不宜与抗菌药物同用。但

对氨基糖苷类抗生素、部分β-内酰胺类、大环内酯类抗生素等不敏感，同用不影响其活性。

【给药说明】 本品为活菌制剂，切勿置于高温处。服用本品期间应停用其他抗生素。

【用法与用量】 (1)胶囊 一次3粒，一天2次，急性腹泻，疗程3~7天；慢性腹泻，疗程14~21天。

(2)片 一次2片，一天3次，儿童一次1片，一天2~3次，幼儿可嚼服。

【制剂与规格】 酪酸梭菌活菌片、散：含菌不低于 $1.5×10^7CFU/g$。

酪酸梭菌活菌胶囊：(1)每粒0.2g，含菌 $≥1×10^7CFU$；(2)每粒420mg，含菌不低于 $1.5×10^7CFU/g$。

阴道用乳杆菌活菌胶囊 [药典(二);药典(三);国基;医保(甲);医保(乙)]
Live Lactobacillus Capsules for Vaginal Use

【适应证】 用于菌群紊乱而引起的细菌性阴道病的治疗。

【药理】 (1)药效学 本品可直接补充阴道内正常生理细菌，调节阴道内菌群平衡，抑制并清除阴道内有害细菌。

(2)药动学 本品所含乳杆菌活菌/为健康妇女阴道内正常菌群，可定植于阴道并生长繁殖。其代谢产物乳酸和过氧化氢等物质能保持阴道正常酸性环境，抑制并消除有害菌的生长。

【注意事项】 (1)治疗期间应避免性生活。

(2)勿同时使用抗生素类药物。

(3)用药期间不可冲洗阴道。

(4)本品适宜于冷藏保存。

(5)本品不能用于由滴虫、霉菌、淋球菌、衣原体等引起的阴道感染的治疗。

【药物相互作用】 本品对多种抗生素如β-内酰胺类、大环内酯类、氨基糖苷类等敏感，如使用应错开用药时间。

【用法与用量】 清洁外阴后，戴上指套，将本品放入阴道深部，每次一粒，每晚一次，10天为一个疗程。

【制剂与规格】 阴道用乳杆菌活菌胶囊：0.25g，每粒内含乳杆菌活菌应不低于 $2.5×10^5CFU$。

枯草杆菌活菌胶囊 [医保(乙)]
Live Bacillus Subtilis Capsules

【适应证】 本品适用于急性腹泻、某些肠道致病菌

感染引起的轻、中度腹泻，以及肠道菌群失调所致的腹泻。

【药理】　药效学　本品有抑制肠道致病菌生长、改善肠道微生态环境的作用。

【注意事项】　(1)为保持本品疗效，应按要求连续服用。

(2)对微生态制剂有过敏史者慎用。

(3)勿与热开水同服。

【药物相互作用】　本品为生物制剂，使用期间暂停使用抗生素。

【给药说明】　超量服用时，无特殊反应。如身体出现不适，可对症处理。

【用法与用量】　口服。成人一次 0.5～0.75g(2～3粒)，一日 3 次，首次加倍。儿童酌减或遵医嘱(服用胶囊不便时可将胶囊内药粉倒入温开水中服用)。

【制剂与规格】　枯草杆菌活菌胶囊：0.25g。

凝结芽孢杆菌活菌片^[医保(乙)]
Bacillus Coagulans Tablets, Live

【适应证】　治疗因肠道菌群失调引起的急慢性腹泻、慢性便秘、腹胀和消化不良等症。

【注意事项】　(1)本品为活菌制剂，切勿将本品置于高温处。

(2)儿童、孕妇及哺乳期妇女请在医师指导下服用。

(3)对本品过敏者禁用，过敏体质者慎用。

(4)本品性状发生改变时禁止使用。

(5)请将本品放在儿童不能接触的地方，儿童必须在成人监护下使用。

(6)服药 3 天后症状无改善或加重应咨询医生。

(7)如正在使用其他药品，使用本品前请咨询医师或药师。

(8)瓶内装有干燥剂请勿服。

【药物相互作用】　(1)凝结芽孢杆菌对氨苄西林、新霉素、头孢唑林、头孢呋辛、头孢噻肟、氯霉素、呋喃唑酮(痢特灵)、复方新诺明和诺氟沙星等敏感，故本品不能与此类药物同时服用。

(2)如与其他药物同时使用可能发生药物相互作用，详情请咨询医师或药师。

【用法与用量】　口服　成人，首次服 6 片，以后一次 3 片，一天 3 次，用温开水送服。急性腹泻，连用 3～7 天；慢性腹泻或慢性便秘，连用 14～21 天。

【制剂与规格】　凝结芽孢杆菌活菌片：每片 350mg。

酪酸梭菌肠球菌三联活菌制剂^[医保(乙)]
Streptococcus faecalis T-110
Clostridium butyricum TO-A
Bacillus mesentericus TO-A

【适应证】　改善肠内菌群失调引起的各种症状。包括：腹泻、便秘、腹泻便秘交替症及胃肠炎。

【药理】　(1)药效学　①肠内菌群正常化：对患细菌性腹泻的乳幼儿给药后，粪便内菌群检查结果显示：双歧杆菌增加；作为肠内菌群改善指标的厌氧性总菌与嗜氧性总菌数的比率也有增加。②共生可提高增殖性：本品的酪酸梭菌和乳酸菌(肠球菌)混合培养时，酪酸梭菌的菌株数比单独培养时约增加 10 倍。此外，添加糖化菌培养滤液培养时，乳酸菌(肠球菌)的菌株数约增加 10 倍。③共生对肠道的调整作用：本品由于 3 种活性菌共生，并在人体肠道内增殖，阻止有害菌的生长，从而发挥使肠道菌群正常化的肠道调整作用。④共生对病原性细菌的抑制作用：采用连续流动培养方式，对酪酸梭菌和乳酸菌(肠球菌)混合培养时，已确认对病原性细菌如：大肠埃希菌、肠炎弧菌、Difficile(梭状菌)、肉毒杆菌、MRSA 等有抑制作用。但对双歧杆菌和乳酸菌(Lactobacillus)并不抑制，只维持共生关系；对于沙门菌引起的小儿腹泻，构成本品的 3 种活性菌菌株可通过共生作用对沙门菌发挥抑制作用；对于内分泌系统及风湿性疾患造成的排便异常，服用本品后，可观察到双歧杆菌属(Bifdobacterium)菌株增加、产气荚膜杆菌减少，故可认为是由于肠道菌群正常化而使症状改善。⑤对有用菌的助长作用：本品对双歧杆菌属有助长作用；糖化菌的代谢产物对双歧杆菌属有促进分裂的作用。

(2)药动学　吸收：对口服本品的大鼠进行采血检查，未检出乳酸菌(肠球菌)、酪酸梭菌和糖化菌，表明本品不被肠道吸收。分布：十二指肠以下的肠道。代谢：本品不被肠道吸收，故无对应资料。排泄：随粪便排出体外，排泄率为 100%。

【不良反应】　未见不良反应报道。

【禁忌证】　(1)既往对本品有过敏史的患者禁用。

(2)对牛乳有过敏的患者禁用。

【注意事项】　患者在服用时仔细观察，如出现过敏症状应停止用药。

【药物相互作用】　混合变化：与氨茶碱、异烟肼混合着色，故请勿混合使用。

【用法与用量】 口服。

(1)片剂 成人一次 2 片,一日 3 次;5～15 周岁按成人的半量服用。3 个月以上至 5 岁的小儿请遵医嘱,用温水溶散后服用。

(2)散剂 成人一次 1 包,一日 3 次;3 个月以上、15 周岁以下按成人的半量服用。

【制剂与规格】 酪酸梭菌肠球菌三联活菌片:200mg/片,含酪酸梭菌:1×10^5～1×10^8 个;糖化菌:1×10^5～1×10^8 个;肠球菌:2×10^5～4×10^8 个。

酪酸梭菌肠球菌三联活菌散:1g/包。

第八节　体内诊断试剂

体内诊断制品为生物制品中的一类免疫诊断试剂,由微生物或微生物特定组分组成,随着分子生物学技术发展,微生物特定组分可通过基因重组方式获得。本节收录的四种制品中,布氏菌纯蛋白衍生物与锡克试验毒素已多年未生产,主要上市产品为结核菌素纯蛋白衍生物与卡介菌纯蛋白衍生物。结核菌素纯蛋白衍生物有两种规格,分别为每次人用剂量 0.1ml 含 5IU TB-PPD 与每次人用剂量 0.1ml,含 2IU TB-PPD。卡介菌纯蛋白衍生物只有一种规格,为每次人用剂量 0.1ml 含 5IU BCG-PPD。相同规格的 TB-PPD 与 BCG-PPD 用途完全一致,供结核病的临床诊断、卡介苗接种对象的选择及卡介苗接种后机体免疫反应监测用;而 2IU TB-PPD 专供结核病流行病学调查及临床疑似病人诊断用。鉴于 TB-PPD 与 BCG-PPD 均不能特异性鉴别结核感染与卡介苗接种,目前国内已开发出灵敏度高、特异性好、利于高通量且不受卡介苗接种及非结核分枝杆菌感染影响的重组结核变态反应原——重组结核杆菌 ESAT6-CFP10 变态反应原(EC),并于 2020 年获批上市。体内诊断制品另一主要应用领域为变态反应疾病的诊断,已上市产品有螨变应原体内诊断制品-皮肤点刺制品。

结核菌素纯蛋白衍生物 [药典(三);国基;医保(甲)]
Purified Protein Derivative of Tuberculin

【适应证】 本品 5IU 用于结核病的临床诊断,卡介苗接种对象的选择及卡介苗接种后机体免疫反应的监测。2IU 制品用于结核病的临床诊断及流行病学监测。

【药理】 药效学 本品系由结核杆菌培养物提取的蛋白,经皮内试验对已感染结核菌或已接种卡介苗者可引起特异性局部皮肤变态反应,为迟发型超敏反应。致敏机体注射结核菌素后,24 小时出现红晕,48～72 小时反应明显,表现为血管充血扩张,细胞渗出浸润,主要是淋巴浸润。第一阶段反应是抗原与致敏淋巴细胞结合的阶段,当致敏机体注入结核菌素时,由于其刺激或趋化作用,有大量多核白细胞和淋巴细胞渗出,出现渗出反应的基础是抗原与致敏淋巴细胞结合后致敏淋巴细胞合成释放淋巴因子,其中移动抑制因子(MIF)抑制单核细胞或巨噬细胞的移动,在局部造成细胞积聚。第二反应阶段主要以单核细胞浸润为主。第一阶段反应中致敏淋巴细胞除释放 MIF 外,还释放趋化因子、凝集因子、皮肤反应因子等,由于趋化因子的作用,使单核细胞积极渗出,向反应局部移动,当到达局部时,由于 MIF 作用而停止移动,在局部停留集聚,发育繁殖,形成更多巨噬细胞,使皮肤反应达到可见程度。这一阶段是释放淋巴因子的非特异性作用阶段。由于注射部位血管外组织间隙内纤维蛋白原从血管进入周围组织中后变成纤维蛋白;由于注射部位血管外组织间隙内纤维蛋白的沉积和 T 细胞及单核细胞的聚集而引起组织红肿和硬结。硬结为 DTH 反应的最主要特征。

【不良反应】 曾患过重结核病者或过敏体质者,局部可出现水疱、浸润或溃疡,可出现发热,一般自行消退或自愈。偶有严重者,可作局部消炎或退热处理。偶见过敏反应。进行 PPD 皮试试验时,个别受种者在注射后数分钟可能出现头晕、心慌、脸色苍白、出冷汗等现象,甚至晕倒,失去知觉,大多为精神因素和刺激引起的血管神经性晕厥。

【禁忌证】 患急性传染病(如麻疹、百日咳、流行性感冒、肺炎等),急性眼结合膜炎,急性中耳炎,广泛皮肤病者及过敏体质者禁止使用。

【注意事项】 (1)注射器及针头应当专用,不可作任何其他注射之用。

(2)安瓿有裂纹、制品内有异物者不可使用。

(3)安瓿开启后 30 分钟内使用。

(4)进行学校集体 PPD 皮试时,应加强宣传,解除精神紧张,接种前做好健康咨询与检查工作,避免发生群体性癔症。

【用法与用量】 (1)皮内注射,吸取本品 0.1ml(5IU),皮内注射于前臂掌侧。注射后 48～72 小时检查注射部位反应。

(2)测量硬结的横径及其垂直径,5IU 制品反应平均直径≥5mm 为阳性反应。有水疱、坏死、淋巴管炎或硬结纵、横直径平均≥1.5cm 者均属强阳性反应,应详细注明。

（3）强阳性及硬结直径不低于 20mm 或 3 岁以下未接种过卡介苗的儿童（根据接种史及检查局部卡痕确定）结果反应阳性者，即使胸部透视正常，仍按活动性结核处理。

【制剂与规格】 结核菌素纯蛋白衍生物：（1）20IU/ml；（2）50IU/ml。

卡介菌纯蛋白衍生物 [药典（三）]
Purified Protein Derivative of BCG（BCG-PPD）

【成分】 卡介菌纯蛋白衍生物（BCG-PPD）的稀释制剂，含苯酚防腐剂。

【适应证】 用于结核病的临床诊断、卡介苗接种对象的选择及卡介苗接种后机体免疫反应的监测。

【药理】 药效学 本品系由卡介菌培养物中提取的蛋白制剂，经皮内试验后，对已接种卡介苗或曾受结核菌感染者可引起特异性局部皮肤变态反应，即迟发型超敏反应。其作用机制参阅"结核菌素纯蛋白衍生物"。

【不良反应】 曾患过重结核病者或过敏体质者，局部可出现水疱、浸润、溃疡或淋巴管炎，可出现发热，一般能自行消退或自愈。偶有严重者可作局部消炎或退热处理。

【禁忌证】 患急性传染病（如麻疹、百日咳、流行性感冒、肺炎等），急性眼结合膜炎，急性中耳炎，广泛皮肤病者及过敏体质者禁用。

【注意事项】 （1）注射前具体询问被试者的健康状况、曾否患过结核病、是否接种过卡介苗等。

（2）注射器及针头应当专用。

（3）安瓿有裂纹、内有异物不可使用。

（4）安瓿开启后 30 分钟内使用，剩余量废弃。

【给药说明】 本品由卡介菌培养物中提取，其功能与结核菌素纯蛋白衍生物一致，但免疫原性略低于结核菌素纯蛋白衍生物，对结核菌感染者注射后引起的不良反应也低于结核菌素纯蛋白衍生物。

【用法与用量】 皮内注射 一次 5IU（0.1ml），采取

孟都法皮内注射于前臂掌侧。注射本品后 48～72 小时检查注射部位反应以判定结果。测量硬结的横径及纵径，平均直径不低于 5mm 为阳性反应，出现水疱、坏死、淋巴管炎为强阳性反应。

【制剂与规格】 每安瓿 1ml 或 2ml，每人用剂量 0.1ml 含 5U TB-PPD。

锡克试验毒素 [药典（三）]
Schick Test Toxin

【适应证】 为诊断用药，适用于 7 岁以上儿童和成人注射吸附精制白喉类毒素前的阳性诊断试验。

【药理】 药效学 本品系由白喉杆菌的培养液中提取其外毒素，精制而成。白喉毒素有一定的细胞毒性作用，当人体无白喉毒素抗体或抗体水平很低时，皮试部位产生红肿反应，结果为阳性。抗体水平较高时，抗体可将白喉毒素中和，皮试部位就不会出现红肿反应。

【不良反应】 注射后局部有红肿、硬结、触痛、发痒，一般较轻微，全身反应如低热、嗜睡、不适、呕吐、头痛、休克等偶有发生。

【禁忌证】 严重疾病、发热或有过敏史者禁用。

【注意事项】 （1）注射前具体询问被试者的健康状况、曾否患过白喉、是否接种过白喉疫苗等。

（2）本品如果出现混浊、沉淀、有异物、曾经冻结、标签不清或超过有效期者均不可使用。

（3）应备有 1:1000 肾上腺素，用于罕见休克发生时的急救。

【给药说明】 本品可被白喉抗毒素中和，不得与白喉抗毒素同时使用，亦不需在白喉抗毒素使用后使用。

【用法与用量】 皮内注射，取本品 0.1ml 前臂掌侧下 1/3 处皮内注射，观察注射部位有无小皮丘隆起。注射后 72 小时判定结果，注射部位呈 10mm×10mm 或以上的红肿反应，判为阳性，10mm×10mm 以下或无反应者判为阴性。

【制剂与规格】 锡克试验毒素：每安瓿 1ml，含白喉毒素 0.2MLD。

第九节 疫 苗

疫苗是指为预防、控制疾病的发生、流行，用于人体免疫接种的预防性生物制品，包括免疫规划疫苗和非免疫规划疫苗。其中，免疫规划疫苗是指居民应当按照政府的规定接种的疫苗，包括国家免疫规划确定的疫苗，省、自治区、直辖市人民政府在执行国家免疫规划时增加的疫苗，以及县级以上人民政府或者其卫生健康主管部门组织的应急接种或者群体性预防接种所使用的疫苗。非免疫规划疫苗，是指由居民自愿接种的

其他疫苗。

从研发和生产的技术路线来说，现代疫苗的定义是指针对疾病的致病原或其相关的蛋白（多肽、肽）、多糖或核酸，以一种或多种成分，直接或通过载体经免疫接种进入机体后，能诱导产生特异的体液和（或）细胞免疫，从而使机体获得预防该病的免疫力。

本节所述疫苗系指用于传染病预防的人用疫苗，按其组成成分和生产工艺可分为灭活疫苗、减毒活疫苗、亚单位疫苗、基因工程重组蛋白疫苗、结合疫苗和联合疫苗等。

【注意事项】 (1)用前摇匀。如出现摇不散的凝块、异物、疫苗瓶有裂纹或标签不清者，均不得使用。

(2)应备有肾上腺素等药物，以备偶有发生严重过敏反应时急救用。接受注射者在注射后应在现场观察至少30分钟。

(3)严禁冻结。

伤寒疫苗 [药典(三)]
Typhoid Vaccine

【成分】 有效成分：灭活的伤寒沙门菌菌体。
为乳白色混悬液，含苯酚防腐剂。

【适应证】 用于预防伤寒。

【不良反应】 局部可出现红肿，有时会有寒战、发热或头痛等症状。一般可自行缓解。

【禁忌证】 (1)发热或患严重高血压、心脏疾病、肝脏疾病、肾脏疾病及活动性结核者。

(2)妊娠期、月经期及哺乳期妇女。

(3)有过敏史者。

【药物相互作用】 由于内毒素量的叠加，本疫苗不得与百日咳菌体疫苗和 ACYW135 群脑膜炎球菌多糖疫苗同时注射。

【给药说明】 主要用于部队、港口、铁路沿线工作人员，下水道、粪便、垃圾处理人员，饮食行业、医务防疫人员及水上居民或有本病流行地区的人群。

【用法与用量】 (1)于上臂外侧三角肌下缘附着处皮下注射。

(2)初次注射本疫苗者，需注射 3 针；每针间隔 7～10 天。注射剂量如下：

1～6 周岁：第 1 针 0.2ml，第 2 针 0.3ml，第 3 针 0.3ml。

7～14 周岁：第 1 针 0.3ml，第 2 针 0.5ml，第 3 针 0.5ml。

14 周岁以上：第 1 针 0.5ml，第 2 针 1.0ml，第 3 针 1.0ml。

加强注射剂量与第 3 针相同。

【制剂与规格】 每瓶 5ml。每 1 次人用剂量 0.2～1.0ml（根据年龄及注射针次不同），含伤寒沙门菌 $6.0 \times 10^7 \sim 3.0 \times 10^8$。

伤寒甲型副伤寒联合疫苗 [药典(三)]
Typhoid and Paratyphoid A Combined Vaccine

【成分】 有效成分：灭活的伤寒沙门菌/甲型副伤寒沙门菌菌体。

辅料：苯酚等。

【适应证】 用于预防伤寒及甲型副伤寒。

【不良反应】 局部可出现红肿，有时会有寒战、发热或头痛等症状。一般可自行缓解。

【禁忌证】 (1)发热或患严重高血压、心脏疾病、肝脏疾病、肾脏疾病及活动性结核者。

(2)妊娠期、月经期及哺乳期妇女。

(3)有过敏史者。

【药物相互作用】 由于内毒素量的叠加，本疫苗不得与百日咳菌体疫苗和 ACYW135 群脑膜炎球菌多糖疫苗同时注射。

【给药说明】 主要用于部队、港口、铁路沿线工作人员，下水道、粪便、垃圾处理人员，饮食行业、医务防疫人员及水上居民或有本病流行地区的人群。

【用法与用量】 (1)于上臂外侧三角肌下缘附着处皮下注射。

(2)初次注射本疫苗者，需注射 3 针；每针间隔 7～10 天。注射剂量如下：

1～6 周岁：第 1 针 0.2ml，第 2 针 0.3ml，第 3 针 0.3ml。

7～14 周岁：第 1 针 0.3ml，第 2 针 0.5ml，第 3 针 0.5ml。

14 周岁以上：第 1 针 0.5ml，第 2 针 1.0ml，第 3 针 1.0ml。

加强注射剂量与第 3 针相同。

【制剂与规格】 每瓶 5ml。每 1 次人用剂量 0.2～1.0ml（根据年龄及注射针次不同），含伤寒沙门菌和甲型副伤寒沙门菌各为 $3.0 \times 10^7 \sim 1.5 \times 10^8$。

伤寒甲型乙型副伤寒联合疫苗 [药典(三)]
Typhoid and Paratyphoid A & B Combined Vaccine

【成分】 有效成分：灭活的伤寒沙门菌、甲型副伤寒沙门菌和乙型副伤寒沙门菌菌体。

【适应证】 用于预防伤寒及甲、乙型副伤寒。

【不良反应】 局部可出现红肿，有时会有寒战、发热或头痛等症状。一般可自行缓解。

【禁忌证】 (1) 发热或患严重高血压、心脏疾病、肝脏疾病、肾脏疾病及活动性结核者。

(2) 妊娠期、月经期及哺乳期妇女。

(3) 有过敏史者。

【药物相互作用】 由于内毒素量的叠加，本疫苗不得与百日咳菌体疫苗和 ACYW135 群脑膜炎球菌多糖疫苗同时注射。

【给药说明】 主要用于部队、港口、铁路沿线工作人员，下水道、粪便、垃圾处理人员，饮食行业、医务防疫人员及水上居民或有本病流行地区的人群。

【用法与用量】 (1) 于上臂外侧三角肌下缘附着处皮下注射。

(2) 初次注射本疫苗者，需注射 3 针；每针间隔 7~10 天。注射剂量如下：

1~6 周岁：第 1 针 0.2ml，第 2 针 0.3ml，第 3 针 0.3ml。

7~14 周岁：第 1 针 0.3ml，第 2 针 0.5ml，第 3 针 0.5ml。

14 周岁以上：第 1 针 0.5ml，第 2 针 1.0ml，第 3 针 1.0ml。

加强注射剂量与第 3 针相同。

【制剂与规格】 每瓶 5ml。每 1 次人用剂量 0.2~1.0ml（根据年龄及注射针次不同），含伤寒沙门菌 $3.0×10^7$~$1.5×10^8$，甲型副伤寒沙门菌、乙型副伤寒沙门菌各为 $1.5×10^7$~$7.5×10^7$。

伤寒 Vi 多糖疫苗 [药典(三)]
Vi Polysaccharide Typhoid Vaccine

【成分】 有效成分：伤寒沙门菌 Vi 多糖。

辅料：PBS、硫柳汞。

【适应证】 用于预防伤寒。

【不良反应】 常见：短暂低热，局部稍有压痛感，一般可自行缓解，不需特殊处理。

极罕见：过敏性皮疹，一般接种疫苗后 72 小时内出现，应及时就诊。

【禁忌证】 (1) 已知对本品的任何成分过敏者。

(2) 患急性疾病、严重慢性疾病、慢性疾病的急性发作期和发热者。

(3) 妊娠期妇女。

【注意事项】 (1) 以下情况者慎用 家族和个人有惊厥史者、患慢性疾病者、有癫痫史者、过敏体质者、哺乳期妇女。

(2) 疫苗开启后立即使用，如需放置，应置 2~8℃，并于 1 小时内用完，剩余均应废弃。

【药物相互作用】 由于内毒素量的叠加，本疫苗不得与百日咳菌体疫苗和 ACYW135 群脑膜炎球菌多糖疫苗同时注射。

【给药说明】 主要用于部队、港口、铁路沿线工作人员，下水道、粪便、垃圾处理人员，饮食行业、医务防疫人员及水上居民或有本病流行地区的人群。

【用法与用量】 (1) 上臂外侧三角肌肌内注射。

(2) 注射 1 针，剂量为 0.5ml。

【制剂与规格】 每瓶 5ml（10 次人用剂量）、1ml（2 次人用剂量）、0.5ml（1 次人用剂量）。每 1 次人用剂量 0.5ml，含伤寒 Vi 多糖应不低于 30μg。

重组 B 亚单位/菌体霍乱疫苗（肠溶胶囊） [药典(三)]
Recombinant B-subunit/Whole Cell Cholera
Vaccine (Enteric-coated Capsule)

【成分】 有效成分：重组霍乱毒素 B 亚单位、O1 群霍乱弧菌菌体。

辅料：乳糖、硬脂酸镁。

儿童用包装内抗酸剂：枸橼酸、枸橼酸钠、碳酸钠、碳酸氢钠、糊精，矫味剂。

【适应证】 用于预防霍乱和产毒性大肠埃希菌旅行者腹泻。

【不良反应】 口服本品后一般无反应，有时发生发热、轻度腹痛、荨麻疹、恶心、腹泻、疲乏等，一般不需处理，可自愈。如有严重反应，应及时诊治。

【禁忌证】 (1) 发烧者，患严重高血压，心、肝、肾脏病者以及患严重传染病（获得性免疫缺陷综合征及活动性结核）者禁用。

(2) 孕妇及 2 岁以下婴幼儿禁用。

(3) 对本品过敏或服后发现不良反应者，停止服用。

【注意事项】 (1) 为取得更好效果应于餐后 2 小时服苗，服苗后 1 小时勿进食；与抗酸剂配合使用时，服苗后 1 小时内勿服用饮料。

(2) 服苗后 2 天内忌食生冷、油腻、酸辣食品。

(3) 本品忌冻结，在低温冻结后不能使用。

(4) 胶囊经密封处理，裂开后不能使用。

(5) 任何急性感染或发热性疾病患者都需推迟口服

本品，除非医生认为不接种会导致更大的危险。

(6) 由于肠溶胶囊质地较脆，应从泡罩背面沿椭圆形边缘划开铝箔，将胶囊取出，谨防胶囊破损。

(7) 有胃溃疡、胃酸分泌异常等胃部疾病或不适者，不宜采用抗酸剂冲服方式。

【给药说明】 2 岁或 2 岁以上的儿童，青少年和有接触或传播危险的成人，主要包括以下人员：

(1) 卫生条件较差的地区、霍乱流行和受流行感染威胁地区的人群。

(2) 旅游者、旅游服务人员，水上居民。

(3) 饮食业与食品加工业、医务防疫人员。

(4) 遭受自然灾害地区的人员。

(5) 军队执行野外战勤任务的人员。

(6) 野外特种作业人员。

(7) 港口、铁路沿线工作人员。

(8) 下水道、粪便、垃圾处理人员。

【用法与用量】 (1) 本品制剂供口服用。

(2) 初次免疫者须服本品制剂 3 次，分别于 0、7、28 天口服，每次一粒。

(3) 接受过本品免疫的人员，可视疫情于流行季节前加强一次，方法、剂量同上。

(4) 不能顺利吞咽的儿童可将本疫苗与儿童用包装中所附抗酸剂口服使用，具体方法如下：①用 75ml 温水溶解 1 袋抗酸剂包装内的颗粒。②小心拧开 1 粒重组 B 亚单位/菌体霍乱疫苗(肠溶胶囊)的胶囊壳，将全部内容物倒入新鲜配制的抗酸剂溶液中，充分搅拌至溶解，立即服用。

【制剂与规格】 每粒胶囊装量 240mg，每 1 次人用剂量 1 粒，含灭活霍乱弧菌 5.0×10^{10} 个，重组霍乱毒素 B 亚单位 1mg。

儿童用包装内抗酸剂每袋装量 3g，含枸橼酸 725mg，枸橼酸钠 3mg，碳酸钠 200mg，碳酸氢钠 1800mg。

A 群脑膜炎球菌多糖疫苗 [药典(三)]
Group A Meningococcal Polysaccharide Vaccine

【成分】 有效成分：A 群脑膜炎球菌荚膜多糖。

辅料：乳糖稳定剂。

疫苗稀释剂：无菌、无热原 PBS。

【适应证】 用于预防 A 群脑膜炎球菌引起的流行性脑脊髓膜炎。

【不良反应】 常见不良反应

(1) 接种后 24 小时内，在注射部位可出现疼痛和触痛，注射局部红肿浸润轻、中度反应，多数情况下 2～3 天内自行消失。

(2) 接种疫苗后可出现一过性发热反应。其中大多数为轻度发热反应，持续 1～2 天后可自行缓解，一般不需处理；对于中度发热反应或发热时间超过 48 小时者，可对症处理。

罕见不良反应

(1) 严重发热反应，应给予对症处理，以防高热惊厥。

(2) 注射局部重度红肿或其他并发症，应给予对症处理。

极罕见不良反应

(1) 过敏性皮疹 接种疫苗后 72 小时内可出现皮疹，应及时就诊，给予抗过敏治疗。

(2) 过敏性休克 一般在注射疫苗后 1 小时内发生。应及时抢救，注射肾上腺素进行治疗。

(3) 过敏性紫癜 出现过敏性紫癜反应时应及时就诊，应用皮质固醇类药物给予抗过敏治疗，治疗不当或不及时有可能并发紫癜性肾炎。

(4) 血管神经性水肿、变态反应性神经炎。

【禁忌证】 (1) 已知对该疫苗的任何成分过敏者。

(2) 患急性疾病、严重慢性疾病、慢性疾病的急性发作期和发热者。

(3) 患脑病、未控制的癫痫和其他进行性神经系统疾病者。

【注意事项】 (1) 以下情况者慎用 家族和个人有惊厥史者、患慢性疾病者、有癫痫史者、过敏体质者、哺乳期妇女。

(2) 疫苗开启后应立即使用，如需放置，应置 2～8℃ 于 1 小时内用完，剩余均应废弃。

【给药说明】 6 个月～15 周岁少年儿童。

【用法与用量】 (1) 按标示量加入稀释剂(注射用 PBS)复溶，摇匀立即使用。

(2) 于上臂外侧三角肌附着处皮下注射 0.5ml(含多糖不低于 30μg)。

(3) 基础免疫注射 2 针，从 6 月龄开始，每针间隔 3 个月；3 岁以上儿童只需注射 1 次。应于流行性脑脊髓膜炎流行季节前完成接种。

根据需要每 3 年复种 1 次。在遇有流行情况下，可扩大年龄组做应急接种。

【制剂与规格】 按标示量复溶后每瓶 2.5ml(5 次人用剂量)，含多糖 150μg，每 1 次人用剂量含多糖不低于 30μg。

A 群 C 群脑膜炎球菌多糖疫苗 [药典(三)]
Group A and C Meningococcal Polysaccharide Vaccine

【成分】 有效成分：A 群和 C 群脑膜炎奈瑟球菌荚

膜多糖。

辅料：乳糖、氧化钠、磷酸氢二钠、磷酸二氢钾。

疫苗稀释剂：无菌、无热原 PBS。

【适应证】 用于预防 A 群和 C 群脑膜炎奈瑟球菌引起的流行性脑脊髓膜炎。

【不良反应】 常见不良反应

（1）接种后 24 小时内，注射部位可出现疼痛和触痛，注射局部有红肿、浸润等轻、中度反应，多数情况下 2～3 天内自行缓解。

（2）一般在接种疫苗后可能出现一过性发热反应，其中大多数为轻度发热反应，一般持续 1～2 天后可自行缓解，不需处理；对于中度发热反应或发热时间超过 48 小时者，可给予对症处理。

罕见不良反应

（1）严重发热反应，应给予对症处理，以防高热惊厥。

（2）注射局部重度红肿或出现其他并发症时，应对症处理。

极罕见不良反应

（1）过敏性皮疹 一般接种疫苗后 72 小时内可能出现皮疹，应及时就诊，给予抗过敏治疗。

（2）过敏性休克 一般接种疫苗后 1 小时内发生。应及时抢救，注射肾上腺素进行治疗。

（3）过敏性紫癜 出现过敏性紫癜反应时应及时就诊，应用皮质固醇类药物给予抗过敏治疗，治疗不当或不及时有可能并发紫癜性肾炎。

（4）偶见血管神经性水肿、变态反应性神经炎。

（5）文献报道可出现变态反应性剥脱性皮炎。

【禁忌证】 （1）已知对本品的任何成分过敏者。

（2）患急性疾病、严重慢性疾病、慢性疾病的急性发作期和发热者。

（3）患脑病、未控制的癫痫和其他进行性神经系统疾病者。

【注意事项】 以下情况者慎用：家庭和个人有惊厥史者、患慢性疾病者、有癫痫史者、过敏体质者、哺乳期妇女。

【给药说明】 2 周岁以上儿童及成人。

【用法与用量】 （1）按标示量加入所附本疫苗稀释剂复溶，摇匀立即使用。

（2）于上臂外侧三角肌下缘附着处皮下注射。

（3）接种一次，每 1 次人用剂量 0.5ml。应于流行性脑脊髓膜炎流行季节前完成接种。

【制剂与规格】 按标示量复溶后每瓶 0.5ml，每 1 次人用剂量 0.5ml，含 A 群、C 群多糖各 50μg。

A 群 C 群脑膜炎球菌多糖结合疫苗 [药典(三)]
Group A and Group C Meningococcal Conjugate Vaccine

【成分】 有效成分：A 群和 C 群脑膜炎奈瑟球菌荚膜多糖。

【适应证】 用于预防 A 群和 C 群脑膜炎球菌引起的流行性脑脊髓膜炎。

【不良反应】 接种本品可发生发热、皮疹等不良反应，注射局部可能出现疼痛、红肿或瘙痒，可以自行缓解。极少数的儿童还可能出现头痛、乏力、嗜睡或烦躁、消化道不适等全身反应。

【禁忌证】 有下列情况者，不得使用本品。

（1）患癫痫、脑部疾患及有惊厥、过敏史者。

（2）患肾脏病、心脏病及活动性结核者。

（3）急性传染病及发热者。

（4）对破伤风类毒素过敏者。

（5）已知对疫苗的某种成分过敏，尤其是对破伤风类毒素过敏者，或者先前接种本品过敏者。

（6）HIV 感染者。

【注意事项】 （1）接种所有疫苗均须有合理的监护措施，以防发生罕见的过敏反应。接种本品后若出现过敏反应，应及时到接种地或医院就诊。

（2）本品不得静脉注射，应确保针头未刺入血管内。

（3）使用前检查包装容器、标签、外观、有效期是否符合要求，如包装容器有裂缝、瓶塞有松动、标签有脱落、瓶内有异物颗粒或变色者以及超过有效期等情况均不得使用。

（4）本品一经开启，应立即使用。

（5）任何情况下，疫苗中的破伤风类毒素不能代替常规破伤风类毒素的免疫接种。

（6）接受免疫抑制治疗或免疫缺陷患者注射本疫苗可能影响疫苗的免疫效果。

【药物相互作用】 本品未进行与其他疫苗同时接种的临床试验，与其他疫苗之间是否存在相互干扰未知，应尽量避免同时接种，以免影响疫苗的接种效果。

【给药说明】 3 月龄以上的婴幼儿和儿童。

【用法与用量】 按提示量加入所附疫苗稀释液复溶，摇匀后立即使用。上臂外侧三角肌内注射 0.5ml。根据目前临床试验结果，推荐以下免疫程序，不同厂家的免疫程序有所区别，按照说明书使用。

（1）免疫程序 1 6 月龄至 2 岁婴幼儿，基础免疫接种 2 针，每针间隔 1 月；2 周岁至 15 周岁少年儿童接种 1 针。

(2)免疫程序2 3~12月龄婴儿：从3月龄开始，每隔1月接种1剂，共三剂。13~24月龄婴儿：暂按照3~12月龄免疫程序和剂量。2~5岁儿童：接种1剂。

(3)免疫程序3 3~12月龄儿童：基础免疫3次，间隔1个月注射一次；1~2岁儿童基础免疫注射2次，间隔1个月注射一次；3岁以上儿童或成人基础免疫注射一次。

【制剂与规格】 按提示量复溶后每瓶0.5ml，每1次人用剂量0.5ml，含A群结合多糖10μg，C群结合多糖10μg。

ACYW135群脑膜炎球菌多糖疫苗 [药典（三）]
Group ACYW135 Meningococcal Polysaccharide Vaccine

【成分】 有效成分：A群、C群、Y群、W135群脑膜炎奈瑟球菌多糖抗原。

【适应证】 用于预防A、C、Y及W135群脑膜炎球菌引起的流行性脑脊髓膜炎。

【不良反应】 注射部位的局部反应 接种24小时内，注射部位可能出现轻微疼痛，偶有局部轻度肿胀、发红、瘙痒，一般情况下1~2天内自行缓解。

全身反应 一般在接种疫苗后可能出现一过性发热反应，其中大多数为轻度发热反应（37.5℃以下），一般持续1~2天后可自行缓解，不需处理；对于中度发热反应或发热时间超过48小时者，可给予对症处理；极少数可能出现严重发热反应，应给予对症处理，以防高热惊厥。此外，接种疫苗后偶有头痛、乏力、嗜睡、肌肉痛、腹痛、食欲不振、烦躁、腹泻，极少数可能出现呕吐、皮疹，一般情况下可自行缓解，也可根据具体情况对症处理。

【禁忌证】 (1)对本品的成分过敏者。

(2)癫痫、脑部疾患及有过敏史者。

(3)肾脏病、心脏病、活动性结核患者及HIV感染者。患严重慢性疾病、慢性疾病的急性发作期者。

(4)急性传染病及发热者。

(5)本品未在妊娠妇女中及实验动物中进行生殖毒性试验，是否对胎儿有影响未知。因此，妊娠妇女应禁用此疫苗，尤其是妊娠的前三个月。

【注意事项】 (1)以下情况者慎用：家族和个人有惊厥史者、患慢性疾病者、有癫痫史者、过敏体质者、孕妇、哺乳期妇女。

(2)为预防注射后发生罕见的不良反应，注射本品时需要必要的监护和治疗措施，如备有肾上腺素，以备偶有过敏反应发生时急救用。接种后至少观察30分钟。

(3)使用前应检查本品，如有裂纹、瓶塞松动或疫苗稀释溶解后肉眼观察有异物和（或）变色等现象，均不得使用。

(4)本品溶解后，应按规定剂量一次用完，不得分多次使用。如未立即使用，放置时间不得超过30分钟。

(5)应避免皮内、肌内或静脉注射。

(6)如果本品接种给免疫缺陷者或正在进行免疫抑制剂治疗的患者，则无法获得免疫应答。

(7)本品不能用于已经感染脑膜炎奈瑟球菌者的治疗；不能保护其他感染包括B群脑膜炎奈瑟球菌在内导致的脑脊髓膜炎。

(8)本品不能对婴幼儿和2岁以下的儿童提供短期预防，但对3个月及以上的婴幼儿可提供A群的短期保护。

(9)与其他疫苗一样，本品不可能对易感人群提供100%的保护。

(10)尚未确定本品是否会随乳汁分泌。因为许多药物会随人乳分泌，给哺乳期妇女使用本品需特别谨慎。

【药物相互作用】 由于内毒素量的叠加，本疫苗不得与百日咳菌体疫苗和伤寒菌体疫苗同时注射。

【给药说明】 目前在国内仅推荐在以下范围内的2周岁以上儿童及成人的高危人群使用：

(1)A、C、Y、W135群脑膜炎奈瑟球菌的易感染者。

(2)旅游到或居住到高危地区者，如非洲撒哈拉地区(A、C、Y及W135群脑膜炎奈瑟球菌传染流行区)。

(3)从事实验室或疫苗生产工作可从空气中接触到A、C、Y及W135群脑膜炎奈瑟球菌者。

(4)根据流行病学调查，由国家卫健委和疾病控制中心预测有A、C、Y及W135群脑膜炎奈瑟球菌暴发地区的高危人群。

【用法与用量】 (1)启开疫苗西林瓶，按瓶标示量加入所附稀释液溶解，摇匀后立即使用。

(2)将上臂外侧三角肌附着处皮肤消毒后皮下注射本品。

(3)剂量：2岁以上儿童和成人接种一剂，每次0.5ml。接种应于流行性脑脊髓膜炎流行季节前完成。

(4)再次接种(国外推荐) 传染地区的高危个体，特别是第一次接种小于4岁的儿童，如果持续处于高危状态，应考虑初次免疫2~3年后再次接种；尽管还未确定大龄儿童和成人是否有再次接种的必要，但如果疫苗接种2~3年后抗体水平快速下降，则应考虑初次免疫3~5年内进行再次接种。

本品目前尚无免疫持久性和加强免疫方面的临床研究资料。

【制剂与规格】　复溶后每瓶 0.5ml，每 1 次人用剂量 0.5ml，含 A 群、C 群、Y 群和 W135 群脑膜炎球菌荚膜多糖各 50μg。

23 价肺炎球菌多糖疫苗[药典(三)]
23-Valent Pneumococcal Polysaccharide Vaccine

【成分】　有效成分：含有 1、2、3、4、5、6B、7F、8、9N、9V、10A、11A、12F、14、15B、17F、18C、19A、19F、20、22F、23F 和 33F 型 23 种血清型肺炎链球菌荚膜多糖抗原。

【适应证】　用于预防由本疫苗包含的 23 种肺炎球菌血清型引起的肺炎球菌疾病。

【不良反应】　(1)十分常见　注射部位疼痛(轻度、一过性)。

(2)常见　①注射部位反应：发红、肿胀、瘙痒等。②全身反应：发热、乏力、头痛、腹泻等。

(3)偶见　①注射部位反应：硬结等。②全身反应：呕吐、皮疹、变态反应等。

(4)同类疫苗上市使用过程中还观察到如下不良反应　①注射部位蜂窝织炎：一般在接种疫苗后短时间内发生。②急性过敏反应：包括荨麻疹、过敏性休克、血管神经性水肿等。③神经系统反应：神经根神经炎、格林-巴利综合征、热性惊厥等。④血液/淋巴系统：淋巴结炎/淋巴结肿大、慢性特发性血小板减少性紫癜患者血小板减少症、患有其他血液病患者的溶血性贫血、白细胞增多等。⑤罕见的阿蒂斯型反应(Arthus phenomenon)：多发于体内肺炎链球菌抗体水平较高者，这种反应可以恢复。⑥骨骼肌及结缔组织反应：肌痛、关节痛等。

本品使用中若出现上述未提及的任何不良反应，请及时告知医师。

【禁忌证】　本品在下列情况下严禁使用：

(1)已知对本品的任何成分过敏者。

(2)患脑病、未控制的癫痫以及其他进行性神经系统疾病者。

(3)发热、急性感染或慢性病急性发作期。

(4)除非有特殊原因，否则本品不推荐给 3 年内已接种者再次接种。

【注意事项】　(1)以下情况者慎用本品：家族和个人有惊厥史者、有癫痫史者、过敏体质者、孕期和哺乳期妇女。

(2)本品禁用于静脉和皮内注射。

(3)不应给 2 岁以下儿童使用本品。

(4)正在进行免疫抑制治疗的病人接种本品，则有可能不会出现所期望的免疫应答反应。

(5)严重心脏和肺部疾病患者慎用，并应严密监测全身不良反应的发生。

(6)存在发热性呼吸系统疾病或活动性感染时，应推迟本品的接种。除非医生认为不接种的危险更大。

【药物相互作用】　本品可与其他疫苗，尤其是流感疫苗或属于计划免疫的疫苗进行联合接种，但应选择不同部位进行注射。

【给药说明】　用于 2 岁以上的易感人群，尤其是以下重点人群：

(1)50 岁以上者可作常规接种。

(2)存在肺炎链球菌感染风险的慢性病患者，如心血管疾病、肺部疾患、肝脏及肾脏功能受损者。

(3)免疫缺陷患者，如脾切除或因镰状细胞性疾病等原因引起的脾功能障碍者。

(4)患有其慢性疾病的肺炎链球菌感染高危人群，如糖尿病、慢性脑脊髓液渗漏、免疫抑制患者；或反复发作的上呼吸道疾病以及中耳炎、副鼻窦炎患者等。

(5)霍奇金病患者。

(6)群体接触密切者，如寄宿学校、养老院及其他相似场所的人群。

(7)具有发生流行性感冒并发症特别是肺炎的高危人群。

(8)当疫苗中含有的某型肺炎球菌在社区人群中发生爆发流行时的高危人群。

【用法与用量】　上臂外侧三角肌皮下或肌内注射，每次注射 0.5ml。

(1)霍奇金病患者如需接种疫苗，可在治疗开始前 10 天予以接种。如果进行放疗或化疗，则至少应在治疗前 14 天进行接种。上述治疗开始前若不足 10 天或在治疗期间，则不主张免疫接种。

(2)免疫缺陷患者，应于术前两周接种。

(3)脾切除者，每 5 年加强免疫一次，每次注射剂量 0.5ml。

(4)对 10 岁以下脾切除或患有镰状细胞性贫血的儿童，应每隔 3～5 年加强免疫一次，每次注射 0.5ml。

(5)对其他已接种过本品者，不建议进行系统性再接种。

【制剂与规格】　0.5ml/支，每 1 次人用剂量为 0.5ml，含 23 种肺炎链球菌血清型荚膜多糖各 25μg。

b 型流感嗜血杆菌结合疫苗 [药典(三)]
Haemophilus Influenzae Type b Conjugate Vaccine

【成分】 有效成分：b 型流感嗜血杆菌荚膜多糖。

辅料：氯化钠。

【适应证】 用于预防由 b 型流感嗜血杆菌引起的侵袭性感染(包括脑膜炎、肺炎、败血症、蜂窝组织、关节炎、会厌炎等)。

【不良反应】 注射后一般反应轻微，接种部位可出现轻微红肿、硬结、压痛、偶有局部瘙痒感，一般不需特殊处理，即可自行消退。必要时可对症治疗。

全身反应主要为发热反应(多在 38.5℃以下)，偶有烦躁、嗜睡、呕吐、腹泻、食欲不振，偶见非典型的皮疹，一般可自行缓解。

【禁忌证】 (1)患急性疾病、严重慢性疾病、慢性疾病的急性发作期和发热者。

(2)已知对本品的任何成分过敏，特别是对破伤风类毒素过敏者。

(3)严重心脏疾病、高血压、肝脏疾病、肾脏疾病者。

(4)患脑病、未控制的癫痫、抽风和其他进行性神经系统疾病者。

【注意事项】 (1)以下情况者慎用：家族和个人有惊厥史者、患慢性疾病者、有癫痫史者、过敏体质者。

(2)接受免疫抑制治疗或免疫缺陷患者注射本品可能影响疫苗的免疫效果。

(3)在任何情况下，疫苗中的破伤风类毒素不能代替常规破伤风类毒素的免疫接种。

(4)不得静脉注射，应确保针头未刺入血管内。

(5)本品一经开启，应立即使用，并按规定人次剂量一次性用完。

(6)务必置于儿童不能触及处。

【药物相互作用】 本品如与其他疫苗同时接种，应在不同的部位注射。

【给药说明】 适用于 2 月龄婴儿～5 周岁儿童。

【用法与用量】 接种部位：上臂外侧三角肌处肌内注射。推荐 12 月龄以下婴儿在大腿前外侧(中间 1/3 处)接种。

2～6 月龄婴儿，从 2 或 3 月龄开始，每间隔 1 或 2 月接种 1 次(0.5ml)，共 3 次，在 18 月龄时进行加强接种 1 次(0.5ml)；6～12 月龄婴儿，每间隔 1 或 2 月接种 1 次(0.5ml)，共 2 次，在 18 月龄时进行加强接种 1 次(0.5ml)；1～5 周岁儿童。接种 1 次(0.5ml)。

【制剂与规格】 每瓶（支）0.5ml，每 1 次人用剂量 0.5ml，含 b 型流感嗜血杆菌多糖不低于 10μg。

吸附白喉疫苗 [药典(三)]
Diphtheria Vaccine，Adsorbed

【成分】 有效成分：白喉类毒素。

辅料：氢氧化铝。

【适应证】 用于 6 个月～12 岁的儿童预防白喉。

【不良反应】 常见不良反应

(1)可出现轻度发热反应，一般不需处理；中度发热，应对症处理。

(2)注射部位可出现红肿、疼痛、瘙痒。

(3)全身性反应有不适、疲倦、头痛或全身疼痛等。

罕见不良反应

(1)重度发热反应，应给予对症处理，以防高热惊厥。

(2)局部硬结，1～2 个月即可吸收。

(3)过敏性皮疹 一般在接种疫苗后 72 小时内出现荨麻疹，应及时就诊，给予抗过敏治疗。

极罕见不良反应

(1)过敏性休克 一般在注射疫苗后 1 小时内发生。应及时抢救，注射肾上腺素进行治疗。

(2)过敏性紫癜 出现过敏性紫癜反应时应及时就诊，应用皮质固醇类药物抗过敏治疗，治疗不当或不及时有可能引发紫癜性肾炎。

(3)血管神经性水肿和神经系统反应。

【禁忌证】 (1)已知对本品的任何成分过敏者。

(2)患急性疾病、严重慢性疾病、慢性疾病的急性发作期和发热者。

(3)患脑病、未控制的癫痫和其他进行性神经系统疾病者。

(4)注射白喉类毒素后发生神经系统反应者。

【注意事项】 (1)以下情况者慎用：家族和个人有惊厥史者、患慢性疾病者、有癫痫史者、过敏体质者。

(2)注射后局部可能有硬结，1～2 个月即可吸收，注射第 2 针时应换另侧部位。

【给药说明】 适用于 6 个月～12 岁儿童。

【用法与用量】 (1)上臂三角肌肌内注射。

(2)用量见表 18-10。

表 18-10 吸附白喉疫苗用量

项目	年份	针次	剂量/ml
全程免疫	第 1 年	第 1 针，(间隔 4～8 周)接种第 2 针	0.5
	第 2 年	注射 1 针	0.5
加强免疫	3～5 年后	加强 1 针	0.5

【制剂与规格】　每瓶 0.5ml、1.0ml、2.0ml、5.0ml。每 1 次人用剂量 0.5ml，含白喉类毒素效价应不低于 30IU。

吸附白喉疫苗（成人及青少年用）^[药典(三)]
Diphtheria Vaccine for Adults and Adolescents，Adsorbed

【成分】　有效成分：白喉类毒素。

辅料：氢氧化铝。

防腐剂：硫柳汞。

【适应证】　用于经过白喉疫苗全程免疫后的青少年及成人加强注射和供预防白喉的应急使用。

【不良反应】　参见吸附白喉疫苗。

【禁忌证】　参见吸附白喉疫苗。

【注意事项】　参见吸附白喉疫苗。

【给药说明】　适用于 12 岁以上的人群。

【用法与用量】　(1)上臂外侧三角肌肌内注射。

(2)注射 1 次，注射剂量 0.5ml。

【制剂与规格】　每瓶 0.5ml、1.0ml、2.0ml、5.0ml。每 1 次人用剂量 0.5ml，含白喉类毒素效价不低于 2IU。

吸附破伤风疫苗^[药典(三)]
Tetanus Vaccine，Adsorbed

【成分】　有效成分：破伤风梭状芽孢杆菌。

辅料：氢氧化铝。

【适应证】　用于预防破伤风。

【不良反应】　注射本品后局部可出现红肿、疼痛、瘙痒或有低热、疲倦、头痛等，一般不需处理即自行消退。

【禁忌证】　(1)患严重疾病、发热者。

(2)有过敏史者。

(3)注射破伤风类毒素后发生神经系统反应者。

【注意事项】　注射后局部可能有硬结，1～2 个月即可吸收，注射第 2 针时应换另侧部位。

【给药说明】　主要是发生创伤机会较多的人群，妊娠期妇女接种本品可预防产妇及新生儿破伤风。

【用法与用量】　上臂三角肌肌内注射，每 1 次人用剂量 0.5ml。

(1)无破伤风类毒素免疫史者应按表 18-11 方法进行全程免疫。

表 18-11　无破伤风类毒素免疫史者给药方法

项目	年份	针次	剂量/ml
全程免疫	第 1 年	第 1 针，(间隔 4～8 周)接种第 2 针	0.5
	第 2 年	注射 1 针	0.5
加强免疫	一般每 10 年加强注射 1 针，如遇特殊情况也可 5 年加强 1 针。		

(2)经全程免疫和加强免疫之人员，自最后 1 次注射后 3 年以内受伤时，不需注射本品。超过 3 年者，用本品加强注射 1 次。严重污染的创伤或受伤前未经全程免疫者，除注射本品外，可酌情在另一部位注射破伤风抗毒素或破伤风人免疫球蛋白。

(3)用含破伤风类毒素的混合制剂做过全程免疫者，以后每 10 年用本品加强注射 1 针即可。妊娠期妇女可在妊娠第 4 个月注射第 1 针，6～7 个月时注射第 2 针，每 1 次注射 0.5ml。

【制剂与规格】　每瓶 0.5ml、1.0ml、2.0ml、5.0ml。每 1 次人用剂量 0.5ml，含破伤风类毒素效价不低于 40IU。

吸附白喉破伤风联合疫苗^[药典(三)]
Diphtheria and Tetanus Combined Vaccine，Adsorbed

【成分】　有效成分：白喉类毒素和破伤风类毒素。

辅料：氢氧化铝。

抑菌剂：硫柳汞。

【适应证】　用于经吸附百白破联合疫苗全程免疫后的儿童的白喉和破伤风加强免疫。

【不良反应】　常见不良反应

(1)可出现发热反应，一般不需处理。当出现重度发热反应时，应给予对症处理，以防高热惊厥。

(2)注射部位可出现红肿、疼痛、瘙痒。

(3)全身性反应有疲倦、头痛或全身疼痛等。

罕见不良反应

(1)局部硬结，1～2 个月即可吸收。

(2)过敏性皮疹　一般在接种疫苗后 72 小时内出现荨麻疹，应及时就诊，给予抗过敏治疗。

极罕见不良反应

(1)过敏性休克　一般在注射疫苗后 1 小时内发生。应及时抢救，注射肾上腺素进行治疗。

(2)过敏性紫癜　出现过敏性紫癜反应时应及时就诊，应用皮质固醇类药物给予抗过敏治疗，治疗不当或不及时有可能并发紫癜性肾炎。

(3)血管神经性水肿和神经系统反应。

【禁忌证】　(1)已知对本品的任何成分过敏者。

(2)患急性疾病、严重慢性疾病者，慢性疾病的急性发作期和发热者。

(3)患脑病、未控制的癫痫和其他进行性神经系统疾病者。

(4)注射白喉或破伤风类毒素后发生神经系统反应者。

【注意事项】 (1)以下情况者慎用 家族和个人有惊厥史者、患慢性疾病者、有癫痫史者、过敏体质者。

(2)疫苗开启后应立即使用,如需放置,应置于2～8℃,并于1小时内用完,剩余药液均应废弃。

(3)注射后局部可能有硬结,1～2个月即可吸收,注射第2针时应换另侧部位。

【给药说明】 适用于12岁以下儿童。

【用法与用量】 (1)上臂三角肌肌内注射。

(2)注射1次,注射剂量0.5ml。

【制剂与规格】 每瓶0.5ml、1.0ml、2.0ml、5.0ml。每1次人用剂量0.5ml,含白喉类毒素效价应不低于30IU,破伤风类毒素效价应不低于40IU。

吸附白喉破伤风联合疫苗(成人及青少年用)[药典(三)]

Diphtheria and Tetanus Combined Vaccine for Adults and Adolescents,Adsorbed

【成分】 有效成分:白喉类毒素和破伤风类毒素。

其他成分:氢氧化铝、硫柳汞等。

【适应证】 用于经白喉、破伤风疫苗基础免疫的12岁以上人群作加强免疫及预防白喉的应急接种。

【不良反应】 参见吸附白喉破伤风联合疫苗。

【禁忌证】 参见吸附白喉破伤风联合疫苗。

【注意事项】 参见吸附白喉破伤风联合疫苗。

【给药说明】 适用于12岁以上人群。

【用法与用量】 (1)上臂三角肌肌内注射。

(2)注射1次,注射剂量0.5ml。

【制剂与规格】 每瓶0.5ml、1.0ml、2.0ml、5.0ml。每1次人用剂量0.5ml,含白喉类毒素效价应不低于2IU,破伤风类毒素效价应不低于40IU。

吸附百日咳白喉联合疫苗[药典(三)]

Diphtheria and Pertussis Combined Vaccine,Adsorbed

【成分】 有效成分:灭活的百日咳杆菌全菌体和白喉类毒素。

辅料:氢氧化铝。

【适应证】 用于预防百日咳、白喉,作加强免疫用。

【不良反应】 注射本品后局部可有红肿、疼痛、瘙痒或有低热、疲倦、头痛等,一般不需特殊处理即可消退,如有严重反应及时诊治。

【禁忌证】 (1)患癫痫、神经系统疾病及有惊厥史者。

(2)患急性传染病(包括恢复期)及发热者,暂缓注射。

(3)有过敏史者。

【注意事项】 (1)注射后局部可能有硬结,可逐步吸收。注射第2针时应换另侧部位。

(2)注射第1针后出现高热、惊厥等异常情况者,不再注射第2针。

【药物相互作用】 由于内毒素量的叠加,本品不得与伤寒菌体疫苗和ACYW135群脑膜炎球菌多糖疫苗同时注射。

【给药说明】 适用于3个月～6周岁儿童。

【用法与用量】 (1)臀部或上臂外侧三角肌肌内注射。

(2)注射剂量为0.5ml。

【制剂与规格】 每瓶0.5ml、1.0ml、2.0ml、5.0ml。每1次人用剂量0.5ml,含百日咳疫苗效价应不低于4IU,白喉疫苗效价应不低于30IU。

吸附百白破联合疫苗[药典(三)]

Diphtheria,Tetanus and Pertussis Combined Vaccine,Adsorbed

【成分】 有效成分:灭活的百日咳杆菌全菌体、白喉类毒素及破伤风类毒素。

【适应证】 用于预防百日咳、白喉、破伤风。

【不良反应】 常见不良反应

(1)注射部位局部可出现红肿、疼痛、瘙痒。

(2)全身性反应可有低热、哭闹、烦躁、厌食、呕吐、精神不振等,一般不需处理即自行缓解。

(3)中度发热,应对症处理。

罕见不良反应

(1)重度发热反应,应给予对症处理,以防高热惊厥。

(2)局部硬结,1～2个月即可吸收。严重者可伴有淋巴管或淋巴结炎,应及时就诊。

极罕见不良反应

(1)局部无菌性化脓:一般需反复抽出脓液,严重时(破溃)扩创清除坏死组织,病程较长,最后可吸收愈合。

(2)过敏性皮疹:一般在接种疫苗后72小时内出现荨麻疹,应及时就诊,给予抗过敏治疗。

(3)过敏性休克:一般在注射疫苗后1小时内发生。应及时抢救,注射肾上腺素进行治疗。

(4)过敏性紫癜:出现过敏性紫癜反应时应及时就诊,应用皮质固醇类药物给予抗过敏治疗,治疗不当或不及时有可能并发紫癜性肾炎。

(5)血管神经性水肿,应及时就诊。

(6)神经系统反应,临床表现为抽搐、痉挛、惊厥、嗜睡及异常哭叫等症状，神经炎及神经根炎，变态反应性脑脊髓膜炎。

【禁忌证】 (1)已知对该疫苗的任何成分过敏者。

(2)患急性疾病、严重慢性疾病、慢性疾病的急性发作期和发热者。

(3)患脑病、未控制的癫痫和其他进行性神经系统疾病者。

(4)注射百日咳、白喉、破伤风疫苗后发生神经系统反应者。

【注意事项】 参见吸附白喉破伤风联合疫苗。

【药物相互作用】 由于内毒素量的叠加，本疫苗不得与伤寒菌体疫苗和 ACYW135 群脑膜炎球菌多糖疫苗同时注射。

【给药说明】 适用于 3 月龄～6 周岁儿童。

【用法与用量】 (1)臀部或上臂外侧三角肌肌内注射。

(2)自 3 月龄开始免疫，至 12 月龄完成 3 针免疫，每针间隔 4～6 周，18～24 月龄注射第 4 针。每 1 次注射剂量为 0.5ml。

【制剂与规格】 每瓶 0.5ml、1.0ml、2.0ml、5.0ml。每 1 次人用剂量 0.5ml，含百日咳疫苗效价不低于 4IU，白喉疫苗效价不低于 30IU，破伤风疫苗效价不低于 40IU(豚鼠法)或 60IU(小鼠法)。

吸附无细胞百白破联合疫苗[药典(三)]
Diphtheria, Tetanus and Acellular Pertussis Combined Vaccine, Adsorbed

【成分】 有效成分：百日咳杆菌有效成分、白喉类毒素及破伤风类毒素。

辅料：氢氧化铝，硫柳汞。

【适应证】 用于预防百日咳、白喉、破伤风。

【不良反应】 常见不良反应

(1)注射部位可出现红肿、疼痛、瘙痒。

(2)全身性反应可有低热、哭闹等，一般不需处理即可自行缓解。

罕见不良反应

(1)烦躁、厌食、呕吐、精神不振等。

(2)重度发热反应，应给予对症处理，以防高热惊厥。

(3)局部硬结，1～2 个月即可吸收。严重者可伴有淋巴管或淋巴结炎，应及时就诊。

【禁忌证】 参见吸附白喉破伤风联合疫苗。

【注意事项】 参见吸附白喉破伤风联合疫苗。

【药物相互作用】 由于内毒素量的叠加，本疫苗不得与伤寒菌体疫苗和 ACYW135 群脑膜炎球菌多糖疫苗同时注射。

【给药说明】 适用于 3 月龄～6 周岁儿童。

【用法与用量】 (1)臀部或上臂外侧三角肌肌内注射。

(2)基础免疫：共 3 针，自 3 月龄开始至 12 月龄，每针间隔 4～6 周，每针注射 0.5ml。加强免疫通常在基础免疫后 18～24 月龄内进行，注射剂量为 0.5ml。

【制剂与规格】 每安瓿 0.5ml。每 1 次人用剂量 0.5ml，含无细胞百日咳疫苗效价不低于 4IU，白喉疫苗效价不低于 30IU，破伤风疫苗效价不低于 40IU。

吸附无细胞百白破 b 型流感嗜血杆菌联合疫苗[药典(三)]
Diphtheria, Tetanus, Acellular Pertussis and Haemophilus Influenzae Type b Combined Vaccine

【成分】 (1)吸附无细胞百白破联合疫苗(DTaP)活性成分为：百日咳杆菌有效组分、白喉类毒素及破伤风类毒素；非活性成分为：氢氧化铝、硫柳汞和含有氯化钠、磷酸盐的缓冲液。

(2)b 型流感嗜血杆菌结合疫苗(Hib)活性成分为：b 型流感嗜血杆菌荚膜多糖；非活性成分为：氯化钠缓冲液。

【适应证】 用于预防 b 型流感嗜血杆菌引起儿童的感染性疾病以及百日咳杆菌、白喉杆菌、破伤风梭状芽孢杆菌和引起的百日咳、白喉和破伤风。

【不良反应】 (1)注射部位的局部反应 常见：注射部位红肿、硬结/肿胀、疼痛/触痛。偶见：注射部位硬结/肿胀或红斑直径大于 3.0cm。

(2)全身反应 十分常见：发热。偶见：发热高于 39℃；哭闹(易激惹)。

(3)代谢及营养障碍 偶见：哺乳或进食障碍。

(4)皮肤及皮下组织 常见：局部荨麻疹和瘙痒。

(5)消化系统 常见：腹泻。偶见：恶心/呕吐。

【禁忌证】 (1)已知对本疫苗任何成分过敏者，或以往接种百日咳、白喉、破伤风和 b 型流感嗜血杆菌疫苗有过敏反应者禁用。

(2)有癫痫、神经系统疾病及惊厥史者禁用。

(3)对中度或严重疾病的儿童，包括急性传染病(包括恢复期)及发热者应推迟接种本品。

【注意事项】 (1)与其他疫苗一样，接种本疫苗后，并不是 100%接种对象都能产生具有保护性的抗体反应。

(2)恶性肿瘤患者、正在接受免疫抑制治疗的患者或存在其他免疫功能缺陷者，若接种本疫苗，可能无法获得应有的免疫保护效果。

(3)接种本疫苗后如出现过敏反应，应迅速采取有效的治疗措施，包括使用肾上腺素。

(4)本疫苗禁止静脉注射。

(5)与同类疫苗类似，接种本疫苗一周内，在诱导机体产生针对细菌的保护效应前，仍可能出现 b 型流感嗜血杆菌致病。

(6)使用时应充分摇匀，如出现摇不散之凝块、有异物、安瓿有裂纹、制品曾经冻结、标签不清和过期失效者不可使用。

(7)注射后局部可能有硬结，可逐步吸收。注射第 2 针疫苗时应更换身体另侧部位。

(8)注射第 1 针后若出现高热、惊厥等异常情况者，建议不再注射第 2 针。

(9)有血小板减少症和出血性疾病的患者肌内注射本品时慎用。

【药物相互作用】 目前暂建议本品不要与其他儿童计划免疫疫苗/常规儿童用疫苗同时接种。由于内毒素量的叠加，本疫苗不得与伤寒菌体疫苗和 ACYW135 群脑膜炎球菌多糖疫苗同时注射。

【给药说明】 本品用于 3 月龄以上婴儿。任何季节均可接种。

【用法与用量】 (1)推荐本品常规免疫接种程序：3、4、5 月龄进行基础免疫。18～24 月龄加强免疫。

(2)每 1 次人用剂量的无细胞百白破联合疫苗和 b 型流感嗜血杆菌结合疫苗各 0.5ml，混合后肌内注射。

(3)本疫苗使用前应充分摇匀，将无细胞百白破联合疫苗和 b 型流感嗜血杆菌结合疫苗混合于同一注射器后肌内注射。推荐部位为婴儿的臀部外上方 1/4 处。基础免疫程序为出生后 6 个月内 3 剂接种，于 3 月龄开始接种，每次 1ml，每剂至少间隔 1 个月，18～24 月龄再加强接种 1 剂(与第 3 剂接种至少间隔 6 个月)。

【制剂与规格】 由吸附无细胞百白破联合疫苗和 b 型流感嗜血杆菌结合疫苗两部分完成，用前混合。

皮上划痕用鼠疫活疫苗 [药典(三)]
Plague Vaccine (Live) for Percutaneous Scarification

【成分】 有效成分：鼠疫杆菌的弱毒株经培养后收集菌体。

【适应证】 用于预防鼠疫。

【不良反应】 常见不良反应

(1)接种后 24 小时内，在注射部位可出现疼痛和触痛，注射局部红肿浸润轻、中度反应，多数情况 2～3 天内自行消失。

(2)接种疫苗后可出现一过性发热反应。其中大多数为轻度发热反应，持续 1～2 天后可自行缓解，一般不需处理；对于中度发热反应或发热时间超过 48 小时者，可给予对症处理。

罕见不良反应 严重发热反应，应给予对症处理，以防高热惊厥。

极罕见不良反应 淋巴结肿大，血管神经性水肿。

【禁忌证】 (1)已知对该疫苗的任何成分过敏者。

(2)患急性疾病、严重慢性疾病、慢性疾病的急性发作期和发热者。

(3)免疫缺陷、免疫功能低下或正在接受免疫抑制治疗者。

(4)妊娠期或 6 个月内的哺乳期妇女。

【注意事项】 (1)本品仅供皮上划痕用，严禁注射！

(2)以下情况者慎用：家族和个人有惊厥史者、患慢性疾病者、有癫痫史者、过敏体质者、6 个月以上的哺乳期妇女。

(3)疫苗瓶有裂纹、标签不清或失效者、疫苗复溶后外观异常者均不得使用.

(4)疫苗开启后应立即使用，如需放置，应置 2～8℃，并于 1 小时内用完，剩余均应废弃。

(5)应备有肾上腺素等药物，以备偶有发生严重过敏反应时急救用。接受注射者在注射后应在现场观察至少 30 分钟。

(6)开启疫苗瓶和接种时，切勿使消毒剂接触疫苗。

(7)消毒皮肤只可用酒精，不可用碘酒，并在酒精挥发后再行接种。

(8)本品为减毒活疫苗，不推荐在该疾病流行季节使用。

【药物相互作用】 (1)注射免疫球蛋白者，应至少间隔 1 个月以上接种本品，以免影响免疫效果。

(2)本品与抗生素同时应用时可能影响疫苗的免疫效果。

【给药说明】 本品用于疫区或通过疫区的人员。

【用法与用量】 (1)按标示量加入氯化钠注射液溶解。每瓶 20 次人用剂量者加入 1.0ml，10 次人用剂量者加入 0.5ml，复溶后的疫苗应在 1 小时内用完。

(2)在上臂外侧三角肌上部附着处皮上划痕接种。在接种部位上滴加疫苗，每 1 次人用剂量 0.05ml。用消毒针划成"井"字，划痕长度约 1～1.5cm，应以划破表皮稍见血迹为宜。划痕处用针涂压 10 余次，使菌液充分进入划痕内。接种后局部应裸露至少 5 分钟。

(3) 14 周岁以下儿童，疫苗滴于两处划 2 个"井"字，14 周岁以上者疫苗滴于三处划 3 个"井"字。"井"字间隔 2～3cm。

(4) 接种人员每年应免疫 1 次。

【制剂与规格】 按标示量复溶后每瓶 0.5ml(10 次人用剂量)，含菌 8.0×10^9；按标示量复溶后每瓶 1.0ml(20 次人用剂量)，含菌 1.6×10^{10}。每 1 次人用剂量活菌数不低于 2.0×10^8。

皮上划痕人用炭疽活疫苗 [药典(三)]
Anthrax Vaccine (Live) for Percutaneous Scarification

【成分】 有效成分：炭疽芽孢杆菌弱毒株活菌体。

【适应证】 用于预防炭疽。

【不良反应】 参见皮上划痕用鼠疫活疫苗。

【禁忌证】 (1) 本品仅供皮上划痕用，严禁注射！

(2) 以下情况者慎用：家族和个人有惊厥史者、患慢性疾病者、有癫痫史者、过敏体质者、6 个月以上的哺乳期妇女。

(3) 疫苗瓶有裂纹、标签不清或失效者、疫苗复溶后外观异常者均不得使用。

(4) 疫苗开启后应立即使用，如需放置，应置 2～8℃于 1 小时内用完，剩余均应废弃。

(5) 应备有肾上腺素等药物，以备偶有发生严重过敏反应时急救用。接受注射者在注射后应在现场观察至少 30 分钟。

(6) 开启疫苗瓶和接种时，切勿使消毒剂接触疫苗。

(7) 消毒皮肤只可用酒精，不可用碘酒，并在酒精挥发后再行接种。

(8) 本品为减毒活疫苗，不推荐在该疾病流行季节使用。

【注意事项】 (1) 剩余疫苗、空疫苗瓶及用具，需用 3%碱水煮沸消毒 30 分钟。

(2) 严禁冻结。

余参见皮上划痕用鼠疫活疫苗。

【药物相互作用】 参见皮上划痕用鼠疫活疫苗。

【给药说明】 本品用于炭疽常发地区人群，皮毛加工与制革工人、放牧员以及其他与牲畜密切接触者。

【用法与用量】 (1) 在上臂外侧三角肌附着处皮上划痕接种。用消毒注射器吸取疫苗，在接种部位滴 2 滴，间隔 3～4cm，划痕时用手将皮肤绷紧，用消毒划痕针在每滴疫苗处作"井"字划痕，每条痕长约 1～1.5cm。划破表皮以出现间断小血点为宜。

(2) 用同一划痕针反复涂压，使疫苗充分进入划痕处。接种后局部至少应裸露 5～10 分钟，然后用消毒干棉球擦净。

(3) 接种后 24 小时划痕部位无任何反应者应重新接种。

【制剂与规格】 每支 0.25ml(5 次人用剂量)，含菌 1.0×10^9。每 1 次人用剂量含活菌数应不低于 8.0×10^7。

皮上划痕人用布氏菌活疫苗 [药典(三)]
Brucellosis Vaccine (live) for Percutaneous Scarification

【成分】 有效成分：布氏菌弱毒株活菌体。

【适应证】 用于预防布氏菌病。

【不良反应】 参见皮上划痕用鼠疫活疫苗。

极罕见不良反应 淋巴结肿大，血管神经性水肿。

【禁忌证】 参见皮上划痕用鼠疫活疫苗。

【注意事项】 参见皮上划痕用鼠疫活疫苗。

【药物相互作用】 参见皮上划痕用鼠疫活疫苗。

【给药说明】 (1) 本品用于与布氏菌病传染源有密切接触者，每年应免疫一次。布氏菌素反应阳性者可不予接种。

(2) 注射局部重度红肿或其他并发症，应给予对症处理可用干净的毛巾热敷，每日数次，每次 10～15 分钟。

【用法与用量】 (1) 每瓶加入 0.5ml 生理氯化钠溶液注射液复溶，溶解后的疫苗应在 3 小时内用完，剩余的疫苗应废弃。

(2) 上臂外侧三角肌上部附着处皮上划痕接种。在接种部位滴上疫苗(每 1 次人用剂量 0.05ml)，再用消毒针划痕。10 岁以下儿童及复种者疫苗滴于一处划一个"井"字，10 岁以上初种者疫苗滴于二处划二个"井"字，间隔 2～3cm，划痕长度 1～1.5cm，应以划破表皮微见血迹为宜。划痕处用针涂压 10 余次，使菌液充分进入痕内。接种后局部应裸露至少 5 分钟。

【制剂与规格】 每瓶 10 次人用剂量。每 1 次人用剂量含菌数为 $9.0\sim10.0\times10^9$。

皮内注射用卡介苗 [药典(三)]
BCG Vaccine for Intradermal Injection

【成分】 有效成分：卡介菌。

辅料：蔗糖、谷氨酸钠、氯化钾、明胶。

疫苗稀释剂：灭菌注射用水。

【适应证】 用于预防结核病。

【不良反应】 常见不良反应

(1) 接种后 2 周左右，局部可出现红肿浸润，若随后化脓，形成小溃疡，一般 8～12 周后结痂。一般不需处理，但要注意局部清洁，防止继发感染。脓疱或浅表溃疡可涂 1%甲紫(龙胆紫)，使其干燥结痂，有继发感染者，可在创面撒布消炎药粉，不要自行排脓或揭痂。

(2) 局部脓肿和溃疡直径超过 10mm 及长期不愈(大于 12 周)，应及时诊治。

(3) 淋巴结反应，接种侧腋下淋巴结(少数在锁骨上或对侧腋下淋巴结)可出现轻微肿大，一般不超过 10mm，1～2 个月后消退。如遇局部淋巴结肿大软化形成脓疱，应及时诊治。

(4) 接种疫苗后可出现一过性发热反应。其中大多数为轻度发热反应，持续 1～2 天后可自行缓解，一般不需处理，对于中度发热反应或发热时间超过 48 小时者，可给予对症处理。

罕见不良反应

(1) 严重淋巴结反应，在临床上分为干酪性、脓肿型、窦道型等。接种处附近如腋下、锁骨上下或颈部淋巴结强反应，局部淋巴结肿大软化形成脓疱，应及时诊治。

(2) 复种时偶见瘢痕疙瘩。

极罕见不良反应

(1) 骨髓炎。

(2) 过敏性皮疹和过敏性紫癜。

【禁忌证】 (1) 已知对该疫苗的任何成分过敏者。

(2) 患急性疾病、严重慢性疾病、慢性疾病的急性发作期和发热者。

(3) 免疫缺陷、免疫功能低下或正在接受免疫抑制治疗者。

(4) 患脑病、未控制的癫痫和其他进行性神经系统疾病者。

(5) 妊娠期妇女。

(6) 患湿疹或其他皮肤病患者。

【注意事项】 (1) 严禁皮下或肌内注射。

(2) 接种卡介苗的注射器应专用，不得用作其他注射，以防止产生化脓反应。

(3) 以下情况者慎用：家族和个人有惊厥史者、患慢性疾病者、有癫痫史者、过敏体质者、哺乳期妇女。

(4) 开启疫苗瓶和注射时，切勿使消毒剂接触疫苗。

(5) 疫苗瓶有裂纹、标签不清或失效者、疫苗复溶后出现混浊等外观异常者均不得使用。

(6) 疫苗开启后应立即使用，如需放置，应置 2～8℃，并于半小时内用完，剩余均应废弃。

(7) 应备有肾上腺素等药物，以备偶有发生严重过敏反应时急救用，接受注射者在注射后应在现场观察至少 30 分钟。

(8) 使用时应注意避光。

【药物相互作用】 注射免疫球蛋白者，应至少间隔 1 个月以上接种本品，以免影响免疫效果。

【给药说明】 本品用于出生 3 个月以内的婴儿或用 5IU PPD 试验阴性的儿童(PPD 试验后 48～72 小时局部硬结在 5mm 以下者为阴性)。

【用法与用量】 (1) 5 次人用剂量卡介苗加入 0.5ml 所附稀释剂，放置约 1 分钟，摇动使之溶解并充分混匀。疫苗溶解后必须在半小时内用完。

(2) 用灭菌的 1ml 蓝芯注射器(25～26 号针头)吸取摇匀的疫苗，在上臂外侧三角肌中部略下处皮内注射 0.1ml。

【制剂与规格】 按标示量复溶后每支 0.5ml(5 次人用剂量)，含卡介菌 0.25mg。每 1mg 卡介菌含活菌数应为 $1.0×10^6～8.0×10^6$CFU。

钩端螺旋体疫苗[药典(三)]
Leptospira Vaccine

【成分】 有效成分：灭活的单价或多价钩端螺旋体菌体。

辅料：苯酚抑菌剂。

【适应证】 预防钩端螺旋体病。

【不良反应】 常见不良反应

(1) 接种后可出现短暂发热，注射部位可出现疼痛、触痛和红肿，多数情况 2～3 天内自行消退。

(2) 过敏性皮疹，应及时治疗。

【禁忌证】 (1) 已知对该疫苗的任何成分过敏者。

(2) 患急性疾病、严重慢性疾病、慢性疾病的急性发作期和发热者。

(3) 妊娠期和哺乳期妇女。

(4) 患脑病、未控制的癫痫和其他进行性神经系统疾病者。

【注意事项】 (1) 以下情况者慎用：家族和个人有惊厥史者、患慢性疾病者、有癫痫史者、过敏体质者。

(2) 如出现摇不散的凝块、异物、疫苗瓶有裂纹或标签不清者，均不得使用。

(3) 疫苗开启后应立即使用，如需放置，应置 2～8℃，并于 1 小时内用完，剩余均应废弃。

(4) 月经期妇女暂缓注射。

(5) 应备有肾上腺素等药物，以备偶有发生严重过敏反应时急救用。接受注射者在注射后应在现场观察至少 30 分钟。

（6）严禁冻结。

【药物相互作用】　注射免疫球蛋白者，应至少间隔 1 个月以上接种本品，以免影响免疫效果。

【给药说明】　本品用于流行地区 7～60 岁的人群。

【用法与用量】　（1）上臂外侧三角肌下缘附着处皮下注射。

（2）共注射 2 针，间隔 7～10 天。第 1 针注射 0.5ml，第 2 针注射 1.0ml。

（3）7～13 周岁用量减半。必要时 7 周岁以下儿童可酌量注射，但不超过成人量的 1/4。

（4）应在流行季节前完成注射。

【制剂与规格】　每安瓿 5ml。

乙型脑炎减毒活疫苗 [药典(三)]
Japanese Encephalitis Vaccine，Live

【成分】　有效成分：乙型脑炎减毒株。

辅料：乳糖、蔗糖、人血白蛋白、尿素和明胶。

残留物：牛血清白蛋白和硫酸庆大霉素。

疫苗稀释剂：灭菌注射用水。

【适应证】　预防乙型脑炎。

【不良反应】　常见不良反应

（1）一般接种疫苗后 24 小时内，注射部位可出现疼痛和触痛，多数情况下于 2～3 天内自行消失。

（2）一般接种疫苗后 1～2 周内，可能出现一过性发热反应。其中大多数为轻度发热反应，一般持续 1～2 天后可自行缓解，不需处理，必要时适当休息，多喝开水，注意保暖，防止继发感染；对于中度发热反应或发热时间超过 48 小时者，可给予物理方法或药物对症处理。

（3）接种疫苗后，偶有散在皮疹出现，一般不需特殊处理，必要时可对症治疗。

罕见不良反应　重度发热反应，应采用物理方法及药物对症处理，以防高热惊厥。

极罕见不良反应

（1）过敏性皮疹：一般接种疫苗后 72 小时内出现荨麻疹，出现反应时，应及时就诊，给予抗过敏治疗。

（2）过敏性休克：一般接种疫苗后 1 小时内发生。应及时注射肾上腺素等抢救措施进行治疗。

（3）过敏性紫癜：出现过敏性紫癜反应时应及时就诊，应用皮质固醇类药物给予抗过敏规范治疗，治疗不当或不及时有可能并发紫癜性肾炎。

（4）出现血管神经性水肿，应及时就诊。

【禁忌证】　（1）已知对该疫苗所含的任何成分，包括辅料以及硫酸庆大霉素过敏者。

（2）患急性疾病、严重慢性疾病、慢性疾病的急性发作期和发热者。

（3）妊娠期妇女。

（4）免疫缺陷、免疫功能低下或正在接受免疫抑制治疗者。

（5）患脑病、未控制的癫痫和其他进行性神经系统疾病者。

【注意事项】　（1）以下情况者慎用：家族和个人有惊厥史者、患慢性疾病者、有癫痫史者、过敏体质者、哺乳期妇女。

（2）开启疫苗瓶和注射时，切勿使消毒剂接触疫苗。

（3）疫苗瓶有裂纹、标签不清或失效者、疫苗复溶后出现混浊等外观异常者均不得使用。

（4）疫苗瓶开启后应立即使用，如需放置，应置 2～8℃于 30 分钟内用完，剩余均应废弃。

（5）应备有肾上腺素等药物，以备偶有发生严重过敏反应时急救用。接受注射者在注射后应在现场观察至少 30 分钟。

（6）本品为减毒活疫苗，不推荐在该疾病流行季节使用。

（7）育龄妇女注射本疫苗后，应至少 3 个月内避免怀孕。

（8）严禁冻结。

【药物相互作用】　（1）注射免疫球蛋白者应至少间隔 3 个月以上接种本品，以免影响免疫效果。

（2）使用其他减毒活疫苗与接种本疫苗至少间隔 1 个月。

【给药说明】　本品用于 8 月龄以上健康儿童及由非疫区进入疫区的儿童和成人。

【用法与用量】　（1）按标示量加入所附疫苗稀释剂，待疫苗复溶并摇匀后使用。

（2）于上臂外侧三角肌下缘附着处皮下注射。

（3）8 月龄儿童首次注射 1 次；于 2 岁再注射 1 次，每次注射 0.5ml，以后不再免疫。

【制剂与规格】　复溶后每瓶 0.5ml。每 1 次人用剂量为 0.5ml，含乙型脑炎活病毒应不低于 5.4LgPFU。

冻干乙型脑炎灭活疫苗（Vero 细胞）[药典(三)]
Japanese Encephalitis Vaccine（Vero Cell），Inactivated，Freeze-dried

【成分】　有效成分：灭活的乙型脑炎病毒 P3 株。

辅料：人血白蛋白、右旋糖酐 40、磷酸氢二钠、磷酸二氢钠、氯化钠。

疫苗稀释剂：灭菌注射用水。

【适应证】 用于预防流行性乙型脑炎。

【不良反应】 常见不良反应 一般接种疫苗后 24 小时内，可出现一过性发热反应。其中大多数为轻度发热反应，一般持续 1～2 天后可自行缓解，不需处理，必要时适当休息，多喝开水，注意保暖，防止继发感染；对于中度发热反应或发热时间超过 48 小时者，可采用物理方法或药物对症处理。

罕见不良反应 一过性的重度发热反应，可采用物理方法或药物对症处理。

极罕见不良反应

(1) 过敏性皮疹：一般接种疫苗后 72 小时内出现荨麻疹，出现反应时，应及时就诊，给予抗过敏治疗。

(2) 过敏性休克：一般接种疫苗后 1 小时内发生。应及时注射肾上腺素等抢救措施进行治疗。

(3) 过敏性紫癜：出现过敏性紫癜反应时应及时就诊，应用皮质固醇类药物给予抗过敏治疗，治疗不当或不及时有可能并发紫癜性肾炎。

【禁忌证】 参见乙型脑炎减毒活疫苗。

【注意事项】 (1) 以下情况者慎用：家族和个人有惊厥史者、患慢性疾病者、有癫痫史者、过敏体质者。

(2) 疫苗瓶有裂纹、标签不清或失效者、疫苗复溶后出现混浊等外观异常者均不得使用。

(3) 疫苗开启后应立即使用。

(4) 应备有肾上腺素等药物，以备偶有发生严重过敏反应时急救用。接受注射者在注射后应在现场观察至少 30 分钟。

(5) 严禁冻结。

(6) 运动员慎用。

【药物相互作用】 注射免疫球蛋白者应至少间隔 1 个月以上接种本品，以免影响免疫效果。

【给药说明】 本品用于 6 月龄～10 周岁儿童和由非疫区进入疫区的儿童和成人。

【用法与用量】 (1) 按标示量加入所附灭菌注射用水，待疫苗复溶并摇匀后使用。

(2) 于上臂外侧三角肌下缘附着处皮下注射。

(3) 基础免疫应注射两针，初免后第 7 天注射第 2 针，基础免疫后 1 个月至 1 年内加强免疫 1 次。可根据当地流行情况在基础免疫后的 3～4 年再加强 1 次。每次注射 1 剂。

【制剂与规格】 复溶后每瓶为 0.5ml。每 1 次人用剂量为 0.5ml。

森林脑炎灭活疫苗[药典(三)]
Tick-borne Encephalitis Vaccine，Inactivated

【成分】 有效成分：灭活的森林脑炎病毒。

辅料：人血白蛋白、硫柳汞、氢氧化铝、磷酸缓冲盐(氯化钠、磷酸氢二钠、磷酸二氢钠)。

【适应证】 预防森林脑炎。

【不良反应】 常见不良反应

(1) 接种本疫苗后，注射部位可出现局部疼痛、发痒、轻微红肿。

(2) 全身性反应可有轻度发热反应、不适、疲倦等，一般不需处理可自行消退。

罕见不良反应

(1) 短暂中度以上发热，应采用物理方法或药物对症处理，以防高热惊厥或继发其他疾病。

(2) 局部中度以上红肿，一般 3 天内即可自行消退，不需任何处理，适当休息即可恢复正常；反应较重的局部红肿可用干净的毛巾热敷，每天数次，每次一般 10～15 分钟可助红肿消退。

极罕见不良反应 周围神经炎：应及时就诊。余同冻干乙型脑炎灭活疫苗（VERO 细胞）

【禁忌证】 (1) 对疫苗中的任何成分(包括辅料、甲醛、硫酸卡那霉素、牛血清等)过敏者。

(2) 患过敏性疾病或有生物制品过敏史者。

(3) 患急性疾病、严重慢性疾病、慢性疾病的急性发作期和发热者。

(4) 患未控制的癫痫和其他进行性神经系统疾病者。

(5) 妊娠期及哺乳期妇女。

【注意事项】 (1) 以下情况者慎用：家族和个人有惊厥史者、患慢性疾病者、有癫痫史者、过敏体质者。

(2) 使用时应充分摇匀，如出现摇不散的凝块、异物、疫苗瓶有裂纹、标签不清或失效者均不得使用。

(3) 疫苗瓶开启后应立即使用。

(4) 应备有肾上腺素等药物，以备偶有发生严重过敏反应时急救用。接受注射者在注射后应在现场观察至少 30 分钟。

(5) 严禁冻结。

【药物相互作用】 注射免疫球蛋白者应至少间隔 1 个月以上接种本品，以免影响免疫效果。

【给药说明】 本品用于在有森林脑炎发生地区居住的及进入该地区的 8 周岁以上人员。

【用法与用量】 (1)于上臂外侧三角肌肌内注射。

(2)基础免疫为2针,于0天(第1天,当天)、14天(第15天)各注射1剂疫苗;以后可在流行季节前加强免疫1剂。每剂1.0ml。

【制剂与规格】 每瓶1.0ml。每1次人用剂量为1.0ml。

双价肾综合征出血热灭活疫苗（Vero 细胞）^[药典(三)]

Haemorrhagic Fever with Renal Syndrome Bivalent Vaccine(Vero Cell)，Inactivated

【成分】 有效成分:灭活的Ⅰ型和Ⅱ型肾综合征出血热病毒。

辅料:氢氧化铝、人血白蛋白、硫柳汞。

【适应证】 预防Ⅰ型和Ⅱ型肾综合征出血热。

【不良反应】 参见森林脑炎活疫苗。

【禁忌证】 参见森林脑炎活疫苗。

【注意事项】 参见森林脑炎活疫苗。

【药物相互作用】 参见森林脑炎活疫苗。

【给药说明】 本品用于肾综合征出血热疫区的居民及进入该地区的人员,主要对象为16~60岁的高危人群。

【用法与用量】 (1)于上臂外侧三角肌肌内注射。(2)基础免疫为2针,于0天(第1天,当天)、14天(第15天)各接种1剂疫苗;基础免疫后1年应加强免疫1剂。

【制剂与规格】 每瓶1.0ml。每1次人用剂量为1.0ml。

双价肾综合征出血热灭活疫苗（地鼠肾细胞）^[药典(三)]

Haemorrhagic Fever with Renal Syndrome Bivalent Vaccine(Hamster Kidney Cell)，Inactivated

【成分】 有效成分:灭活的Ⅰ型和Ⅱ型肾综合征出血热病毒。

辅料:人血白蛋白、硫柳汞、氢氧化铝、磷酸缓冲盐(氯化钠、磷酸氢二钠、磷酸二氢钠)。

【适应证】 预防Ⅰ型和Ⅱ型肾综合征出血热。

【不良反应】 参见双价肾综合征出血热。

【禁忌证】 (1)对疫苗中的任何成分(包括辅料、甲醛硫酸卡那霉素、牛血清等)过敏者。

(2)患过敏性疾病或有生物制品过敏史者。

(3)患急性疾病、严重慢性疾病、慢性疾病的急性发作期和发热者。

(4)患未控制的癫痫和其他进行性神经系统疾病者。

(5)妊娠期及哺乳期妇女。

【注意事项】 参见双价肾综合征出血热。

【药物相互作用】 参见双价肾综合征出血热。

【给药说明】 本品用于肾综合征出血热疫区的居民及进入该地区的人员,主要对象为16~60岁的高危人群。

【用法与用量】 (1)于上臂外侧三角肌肌内注射。

(2)基础免疫为2针,于0天(第1天,当天)、14天(第15天)各接种1剂疫苗;基础免疫后1年应加强免疫1剂。

【制剂与规格】 每瓶1.0ml。每1次人用剂量为1.0ml。

双价肾综合征出血热灭活疫苗（沙鼠肾细胞）^[药典(三)]

Haemorrhagic Fever with Renal Syndrome Bivalent Vaccine(Gerbil Kidney Cell)，Inactivated

【成分】 有效成分:灭活的Ⅰ型和Ⅱ型肾综合征出血热病毒。

辅料:人血白蛋白、硫柳汞、氢氧化铝。

【适应证】 预防Ⅰ型和Ⅱ型肾综合征出血热。

【不良反应】 注射后不良反应少,个别有发热、头晕、皮疹者应注意观察,必要时给予适当治疗。因疫苗含有吸附剂,少数人在注射后局部可出现硬结、轻度肿胀和疼痛,一般在1~3天内自行消退。

【禁忌证】 (1)发热、急性疾病、严重慢性病、神经系统疾病。

(2)患过敏性疾病、对抗生素或生物制品有过敏史者。

(3)妊娠期及哺乳期妇女。

【注意事项】 (1)注射前应充分摇匀。

(2)疫苗混浊、变色、有异物及摇不散的块状物或安瓿瓶有裂纹以及已过有效期者,均不得使用。

(3)应备有肾上腺素等药物,以备偶有发生严重过敏反应时急救用。接受注射者在注射后应在现场休息片刻。

(4)严禁冻结。

【给药说明】 本品用于肾综合征出血热疫区的居民及进入该地区的人员,主要对象为16~60岁的高危人群。

【用法与用量】 (1)于上臂外侧三角肌肌内注射。

(2)基础免疫为2针,于第0天、第14天各注射1次;基础免疫后6个月或1年加强免疫1针,每次1.0ml。

【制剂与规格】 每支 1.0ml，每次人用剂量为 1.0ml。

黄热减毒活疫苗 [药典(三)]
Yellow Fever Vaccine，Live

【成分】 有效成分：黄热病毒减毒株。

辅料：山梨醇、乳糖、氨基酸、明胶。

疫苗稀释剂：氯化钠注射液。

【适应证】 预防黄热病。

【不良反应】 常见不良反应

(1) 接种后 24 小时内，在注射部位可能感到疼痛和触痛，多数情况下于 2～3 天内自行消失。少数有耳鸣、失眠、头晕、血压变化、腋下淋巴结肿大、氨基转移酶异常等。应注意观察，必要时给予适当治疗。偶见有嗜神经毒性和嗜内脏毒性病例，如脑炎、格林-巴利综合征、胃肠炎及肝脏损伤等。

(2) 接种者在接种疫苗后 1～2 周内，可能出现一过性发热反应。其中大多数的发热反应为轻度发热反应（37.1～37.5℃），一般持续 1～2 天后可自行缓解，不需处理，必要时适当休息，多喝开水，注意保暖，防止继发感染；对于中度发热反应（37.6～39.0℃）或发热时间超过 48 小时者，可给予物理或药物方法进行对症处理。

(3) 接种者在接种后 6～12 天内，少数儿童可能出现一过性皮疹，一般不超过 2 天可自行缓解，通常不需特殊处理，必要时可对症治疗。

极罕见不良反应 机体免疫功能低下者，接种疫苗后可能出现黄热病样症状。

【禁忌证】 (1) 已知对本疫苗的任何组分过敏者，尤其对鸡蛋过敏者。

(2) 患急性疾病和发热者；严重心、肝、肾等慢性疾病患者，慢性疾病的急性发作期。

(3) 妊娠期妇女。

(4) 免疫缺陷、免疫功能低下或正在接受免疫抑制治疗者。

(5) 对脑病、未控制的癫痫和其他进行性神经系统疾病者。

【注意事项】 (1) 以下情况者慎用：家族和个人有惊厥史者、患慢性疾病者、有癫痫史者、过敏体质者、哺乳期妇女。

(2) 开启疫苗瓶和注射时，切勿使消毒剂接触疫苗。

(3) 疫苗瓶有裂纹、标签不清或失效者、疫苗复溶后出现异常、混浊者均不得使用。

(4) 疫苗开启后应立即使用，如需放置，应置 2～8℃，并于半小时内用完。

(5) 应备有肾上腺素等药物，以供偶有发生的严重过敏反应时急救用。接受注射者在注射后应在现场观察至少 30 分钟。

(6) 本品为减毒活疫苗，不推荐在该疾病流行季节使用。

【药物相互作用】 (1) 接种本品和注射免疫球蛋白应至少间隔 3 个月以后，以免影响免疫效果。

(2) 使用其他减毒活疫苗与接种本疫苗间隔至少一个月。

【给药说明】 本品用于进入或经过黄热病流行地区的人员，但小于 6 月龄幼儿及老年体弱者不宜注射。

【用法与用量】 (1) 按每瓶 0.5ml 加入疫苗稀释剂，待完全溶解摇匀后使用。

(2) 上臂外侧三角肌附着处皮肤用 75%酒精消毒，待干后皮下注射 0.5ml。

【制剂与规格】 本品复溶后每瓶 0.5ml。每 1 次人用剂量为 0.5ml，含黄热活病毒应不低于 4.2LgPFU。

冻干人用狂犬病疫苗（Vero 细胞）[药典(三)]
Rabies Vaccine（Vero Cell）for Human Use，Freeze-dried

【成分】 有效成分：灭活的狂犬病病毒固定毒。

【适应证】 预防狂犬病。

【不良反应】 常见不良反应

(1) 一般接种疫苗后 24 小时内，注射部位可出现红肿、疼痛、发痒，一般不需处理，即可自行缓解。

(2) 全身性反应可有轻度发热、无力、头痛、眩晕、关节痛、肌肉痛、呕吐、腹痛等，一般不需处理，即自行消退。

罕见不良反应 短暂中度以上发热反应：应采用物理方法及药物对症处理，以防高热惊厥。

极罕见不良反应

(1) 过敏性皮疹：一般接种疫苗后 72 小时内出现荨麻疹，出现反应时，应及时就诊，给予抗过敏治疗。

(2) 过敏性休克：一般注射疫苗后 1 小时内发生。应及时注射肾上腺素等抢救措施进行治疗。

(3) 过敏性紫癜：出现过敏性紫癜反应时应及时就诊，应用皮质固醇类药物给予抗过敏治疗，治疗不当或不及时有可能并发紫癜性肾炎。

(4) 出现血管神经性水肿和神经系统反应，应及时就诊。

【禁忌证】 由于狂犬病是致死性疾病，暴露后接种疫苗无任何禁忌证。

暴露前接种时

（1）已知对该疫苗的所含任何成分，包括辅料以及抗生素过敏者。

（2）患急性疾病、严重慢性疾病、慢性疾病的急性发作期和发热者。

（3）患未控制的癫痫和其他进行性神经系统疾病者。

【注意事项】（1）以下情况者慎用：家族和个人有惊厥史者、患慢性疾病者、有癫痫史者、过敏体质者、哺乳期及妊娠期妇女。

（2）疫苗瓶有裂纹、标签不清或失效者、疫苗复溶后出现混浊等外观异常者均不得使用。

（3）疫苗开启后应立即使用。

（4）应备有肾上腺素等药物，以备偶有发生严重过敏反应时急救用。接受注射者在注射后应在现场观察至少30分钟。

（5）忌饮酒、浓茶等刺激性食物及剧烈运动等。

（6）禁止臀部注射，不能进行血管内注射。

（7）暴露后免疫应遵循及时、足量、全程的原则。发生过敏者，可到医院就诊，进行抗过敏治疗，完成全程疫苗的注射。

（8）严禁冻结。

（9）使用前注意检查包装容器、标签、外观、有效期是否符合要求。

（10）运动员慎用。

【药物相互作用】（1）抗狂犬病血清或狂犬病人免疫球蛋白不得与疫苗使用同一支注射器，不得在同侧肢体注射。

（2）使用皮质类固醇或免疫抑制剂治疗时可干扰抗体产生，并导致免疫接种失败。

【给药说明】凡被狂犬或其他疯动物咬伤、抓伤时，不分年龄、性别均应立即处理局部伤口（用清水或肥皂水反复冲洗后再用碘酊或酒精消毒数次），并及时按暴露后免疫程序注射本疫苗；凡有接触狂犬病病毒危险的人员（如兽医、动物饲养员、林业从业人员、屠宰场工人、狂犬病实验人员等）按暴露前免疫程序注射本疫苗。

【用法与用量】（1）按标示量加入所附灭菌注射用水，待疫苗复溶并摇匀后注射。

（2）于上臂三角肌肌内注射，幼儿可在大腿前外侧区肌内注射。

（3）暴露后免疫程序：本品免疫程序分为 2-1-1 免疫程序和五针免疫程序（不同生产厂家的免疫程序参照疫苗说明书）。

2-1-1 免疫程序：一般咬伤者于 0 天（第 1 天，当天）在左右上臂三角肌肌内各注射一剂（共两剂），幼儿可在左右大腿前外侧区肌内各注射一剂（共两剂），7 天（第 8 天，以下类推）、21 天各注射本疫苗 1 剂，全程免疫共注射 4 剂，儿童用量相同。

五针免疫程序：一般咬伤者于 0 天（第 1 天，当天）、3 天（第 4 天，以下类推）、7 天、14 天、28 天各注射本疫苗 1 剂，全程免疫共注射 5 剂，儿童用量相同。其中有下列情形之一的，建议首剂狂犬病疫苗剂量加倍给予：①注射疫苗前一天或更早一些时间内注射过狂犬病人免疫球蛋白或抗狂犬病血清的慢性病人。②先天性或获得性免疫缺陷病人。③接受免疫抑制剂（包括抗疟疾药物）治疗的病人。④老年人。⑤于暴露后 48 小时或更长时间后才注射狂犬病疫苗的人员。

暴露后免疫程序按下述伤及程度分级处理：①Ⅰ级暴露：触摸动物，被动物舔及无破损皮肤，一般不需处理，不必注射狂犬病疫苗。②Ⅱ级暴露：未出血的皮肤咬伤、抓伤，应按暴露后免疫程序接种狂犬病疫苗。③Ⅲ级暴露：一处或多处皮肤出血性咬伤或被抓伤出血，可疑或确诊的疯动物唾液污染黏膜，破损的皮肤被舔应按暴露后程序立即接种狂犬病疫苗和抗狂犬病免疫血清或狂犬病人免疫球蛋白。抗狂犬病血清按 40IU/kg 给予，或狂犬病人免疫球蛋白按 20IU/kg 给予，将尽可能多的抗狂犬病血清或狂犬病人免疫球蛋白做咬伤局部浸润注射，剩余部分肌内注射，抗狂犬病血清或狂犬病人免疫球蛋白仅为单次应用。

（4）暴露前免疫程序：于 0 天、7 天、21 天或 28 天各注射本疫苗 1 剂，全程免疫共注射 3 剂。

（5）对曾经接种过狂犬病疫苗的一般患者再需接种疫苗的建议：①1 年内进行过全程免疫，被可疑疯动物咬伤者，应于 0 天和 3 天各注射 1 剂疫苗。②1 年前进行过全程免疫，被可疑疯动物咬伤者，则应全程接种疫苗。③3 年内进行过全程免疫，并且进行过加强免疫，被可疑疯动物咬伤者，则应于 0 天和 3 天各注射 1 剂疫苗。④3 年前进行过全程免疫，并且进行过加强免疫，被可疑疯动物咬伤者，应全程接种疫苗。

【制剂与规格】不同厂家规格不同，复溶后每瓶 0.5 或 1.0ml。每 1 次人用剂量为 0.5 或 1.0ml，狂犬病疫苗效价应不低于 2.5IU。

冻干人用狂犬病疫苗（人二倍体细胞）[药典（三）]
Rabies Vaccine（Human Diploid Cell）for Human Use, Freeze-dried

【成分】有效成分：灭活的狂犬病病毒固定毒。

辅料：麦芽糖、人血白蛋白。

疫苗稀释液：灭菌 PBS。

【适应证】 预防狂犬病。

【不良反应】 参见冻干人用狂犬病疫苗(Vero 细胞)。

【禁忌证】 参见冻干人用狂犬病疫苗(Vero 细胞)。

【注意事项】 参见冻干人用狂犬病疫苗(Vero 细胞)。

【药物相互作用】 参见冻干人用狂犬病疫苗(Vero 细胞)。

【给药说明】 参见冻干人用狂犬病疫苗(Vero 细胞)。

【用法与用量】 (1) 按标示量加入所附疫苗稀释液，待疫苗复溶并摇匀后注射。

(2) 于上臂三角肌肌内注射，幼儿可在大腿前外侧区肌内注射。

(3) 暴露后免疫程序：一般咬伤者于 0 天(第 1 天，当天)、3 天(第 4 天，以下类推)、7 天、14 天、28 天各注射本疫苗 1 剂，全程免疫共注射 5 剂，儿童用量相同。

有下列情形之一的，建议首剂狂犬病疫苗剂量加倍给予：①注射疫苗前一天或更早一些时间内注射过狂犬病人免疫球蛋白或抗狂犬病血清的慢性病人。②先天性或获得性免疫缺陷病人。③接受免疫抑制剂(包括抗疟疾药物)治疗的病人。④老年人。⑤于暴露后 48 小时或更长时间后才注射狂犬病疫苗的人员。

暴露后免疫程序按下述伤及程度分级处理：①Ⅰ级暴露：触摸动物，被动物舔及无破损皮肤，一般不需处理，不必注射狂犬病疫苗。②Ⅱ级暴露：未出血的皮肤咬伤、抓伤，破损的皮肤被舔及，应按暴露后免疫程序接种狂犬病疫苗。③Ⅲ级暴露：一处或多处皮肤出血性咬伤或被抓伤出血，可疑或确诊的疯动物唾液污染黏膜，应按暴露后程序立即接种狂犬病疫苗和抗血清或免疫球蛋白。抗狂犬病血清按 40IU/kg 给予，或狂犬病人免疫球蛋白按 20IU/kg 给予。将尽可能多的抗狂犬病血清或狂犬病人免疫球蛋白作咬伤局部浸润注射，剩余部分肌内注射。

(4) 暴露前免疫程序：按 0 天、7 天、21 天或 28 天各注射本疫苗 1 剂，全程免疫共注射 3 剂。

(5) 对曾经接种过狂犬病疫苗的一般患者再需接种疫苗的建议：①1 年内进行过全程免疫，被可疑疯动物咬伤者，应于 0 天和 3 天各接种 1 剂疫苗。②1 年前进行过全程免疫，被可疑疯动物咬伤者，则应全程接种疫苗。③3 年内进行过全程免疫，并且进行过加强免疫，被可疑疯动物咬伤者，则应于 0 天和 3 天各接种 1 剂疫苗。④3 年前进行过全程免疫，并且进行过加强免疫，被可疑疯动物咬伤者，应全程接种疫苗。

由于狂犬疫苗接种情况的多样性和复杂性，本说明书所列接种事项的未尽事宜，可在专业医师或者人员指导下，参考国家卫生部门颁布的现行有效的《狂犬病暴露预防处置工作规范》《狂犬病预防控制技术指南》等规定。

【制剂与规格】 本品复溶后每支 1.0ml。每 1 次人用剂量为 1.0ml，狂犬病疫苗效价应不低于 2.5IU。

冻干甲型肝炎减毒活疫苗 [药典(三)]
Hepatitis A (Live) Vaccine，Freeze-dried

【成分】 有效成分：甲型肝炎减毒株。

辅料：海藻糖或乳糖、右旋糖酐 40 或明胶、谷氨酸钠、L-精氨酸等氨基酸、氯化镁、硫酸镁、甘露醇、山梨醇、三羟甲基氨基甲烷、稀盐酸。

疫苗稀释剂：灭菌注射用水。

【适应证】 预防甲型肝炎。

【不良反应】 常见不良反应

(1) 一般接种疫苗后 24 小时内，注射部位可出现疼痛和触痛，多数情况下于 2~3 天内自行消失。

(2) 一般接种疫苗后 1~2 周内，可能出现一过性发热反应。其中大多数为轻度发热反应，一般持续 1~2 天后可自行缓解，不需处理，必要时适当休息，多喝开水，注意保暖，防止继发感染；对于中度发热反应或发热时间一般超过 48 小时者，可采用物理方法或药物对症处理。

(3) 接种疫苗后，偶有皮疹出现，不需特殊处理，必要时可对症治疗。

罕见不良反应 重度发热反应：应采用物理方法及药物对症处理，以防高热惊厥。

极罕见不良反应

(1) 过敏性休克：一般接种疫苗后 1 小时内发生。应及时注射肾上腺素等抢救措施进行治疗。

(2) 过敏性皮疹：一般接种疫苗后 72 小时内出现荨麻疹，出现反应时，应及时就诊，给予抗过敏治疗。

(3) 过敏性紫癜：出现过敏性紫癜反应时应及时就诊，应用皮质固醇类药物给予抗过敏治疗，治疗不当或不及时有可能并发紫癜性肾炎。

【禁忌证】 (1) 已知对该疫苗所含的任何成分，包括辅料以及硫酸庆大霉素过敏者。

(2) 妊娠期妇女。

(3) 患急性疾病、严重慢性疾病、慢性疾病的急性发作期、发热者。

(4) 免疫缺陷、免疫功能低下或正在接受免疫抑制剂治疗者。

(5) 患未控制的癫痫和其他进行性神经系统疾病者。

【注意事项】 (1) 有以下情况者慎用：家族和个人有惊厥史者、患慢性疾病者、有癫痫史者、过敏体质者、哺乳期妇女。

(2) 疫苗瓶有裂纹、标签不清或失效者、疫苗复溶后出现混浊等外观异常者均不得使用。

(3) 开启疫苗瓶和注射时，切勿使消毒剂接触疫苗。

(4) 疫苗瓶开启后应立即使用。

(5) 应备有肾上腺素等药物，以备偶有发生严重过敏反应时急救用。接受注射者在注射后应在现场观察至少30 分钟。

(6) 本品为减毒活疫苗，一般不推荐在该病流行季节使用。

(7) 育龄妇女注射本疫苗后，应至少 3 个月内避免怀孕。

(8) 严禁冻结。

【药物相互作用】 (1) 注射人免疫球蛋白者应至少间隔 3 个月以上接种本疫苗，以免影响免疫效果。

(2) 使用其他减毒活疫苗与接种本疫苗应至少间隔1 个月以上，以免影响免疫效果。

【给药说明】 本品用于 1 岁半以上的甲型肝炎易感者。

【用法与用量】 (1) 按标示量加入所附灭菌注射用水，待疫苗复溶并摇匀后使用。

(2) 于上臂外侧三角肌附着处皮下注射 1 剂。

【制剂与规格】 复溶后每瓶 1ml。每 1 次人用剂量为 1ml，含甲型肝炎减毒活病毒应不低于 $6.50 lgCCID_{50}$。

甲型肝炎灭活疫苗（人二倍体细胞）[药典(三)]
Hepatitis A Vaccine (Human Diploid Cell)，Inactivated

【成分】 主要成分：灭活的甲型肝炎病毒。

辅料：氢氧化铝、磷酸氢二钠、磷酸二氢钠、氯化钠、注射用水等。

不含抑菌剂。

【适应证】 预防甲型肝炎。

【不良反应】 **常见不良反应** 接种疫苗后，少数人可能出现轻度发热反应、局部疼痛、红肿，一般在 72 小时内自行缓解。

偶见不良反应 疲劳乏力，头痛，头晕，呕吐，咳嗽。

罕见不良反应

(1) 局部硬结，1～2 个月即可吸收。

(2) 偶有皮疹出现，不需特殊处理，必要时对症治疗。

(3) 恶心、腹痛、腹泻。

(4) 咽痛。

极罕见不良反应

(1) 过敏性皮疹：一般接种疫苗后 72 小时内出现荨麻疹，出现反应时，应及时就诊，给予抗过敏治疗。

(2) 过敏性休克：一般接种疫苗后 1 小时内发生。应及时注射肾上腺素等抢救措施进行治疗。

(3) 过敏性紫癜：出现过敏性紫癜反应时应及时就诊，应用皮质固醇类药物给予抗过敏治疗，治疗不当或不及时有可能并发紫癜性肾炎。

(4) 血小板减少性紫癜。

【禁忌证】 (1) 已知对该疫苗所含任何成分，包括辅料、甲醛以及硫酸庆大霉素过敏者。

(2) 妊娠期妇女。

(3) 患急性疾病、严重慢性疾病、慢性疾病的急性发作期、发热者。

(4) 患未控制的癫痫和其他进行性神经系统疾病者。

【注意事项】 (1) 注射前充分摇匀。

(2) 有以下情况者慎用：家族和个人有惊厥史者、患慢性疾病者、有癫痫史者、过敏体质者、既往使用本品出现严重过敏反应者。

(3) 疫苗瓶有裂纹、标签不清或失效、疫苗出现混浊等外观异常者均不得使用。

(4) 疫苗瓶开启后应立即使用。

(5) 应备有肾上腺素等药物，以备偶有发生严重过敏反应时急救用。接受注射者在注射后应在现场观察至少30 分钟。

(6) 严禁冻结。

【药物相互作用】 注射人免疫球蛋白者应至少间隔1 个月以上接种本疫苗，以免影响免疫效果。

【给药说明】 本疫苗适用于 1 岁以上甲型肝炎易感者。

【用法与用量】 (1) 上臂三角肌肌内注射。

(2) 16 岁及以上用成人剂量，1～15 岁用儿童剂量。初次免疫接种 1 剂疫苗，间隔 6 个月加强免疫 1剂疫苗。

【制剂与规格】 每支(瓶)0.5ml 或 1.0ml。每 1 次成人用剂量为 1.0ml；每 1 次儿童用剂量为 0.5ml。不同生产厂家的甲肝病毒抗原含量有所差别，以说明书为准。

重组乙型肝炎疫苗(酿酒酵母) [药典(三)]
Recombinant Hepatitis B Vaccine (Saccharomyces cerevisiae)

【成分】 有效成分:乙型肝炎病毒表面抗原。

辅料:氢氧化铝、氯化钠。

【适应证】 预防乙型肝炎。

【不良反应】 常见不良反应:局部反应表现为注射局部疼痛、硬结、红斑、肿胀、皮疹、瘙痒等;全身反应表现为发热、头痛、疲倦乏力、变态反应、肌肉痛;偶见不良反应有恶心、呕吐、腹泻和咳嗽等。一般不需特殊处理,可自行缓解,必要时可对症治疗。

尽管本疫苗临床试验中未发现以下罕见不良反应,但接种时应注意密切观察:过敏性休克、神经脱髓鞘病变、过敏性皮疹、血小板减少性紫癜、神经系统疾病、急性肾小球肾炎和肝、肾疾病。

如出现以上未提及的不良反应,应及时与医生取得联系。

【禁忌证】 (1)已知对本疫苗所含任何成分,包括辅料以及甲醛过敏者。

(2)患急性疾病、严重慢性疾病、慢性疾病的急性发作期和发热者。

(3)患未控制的癫痫和其他进行性神经系统疾病者。

(4)以往接种甲、乙型肝炎联合疫苗或单价乙型肝炎疫苗过敏者。

【注意事项】 (1)以下情况者慎用:家族和个人有惊厥史者、患慢性疾病者、有癫痫史者、过敏体质者。

(2)对于处于乙型肝炎潜伏期的患者尚不明确接种本品能否预防乙型肝炎;本品不推荐用于暴露后的免疫预防(如针刺损伤等)。

(3)由于皮内注射和臀部肌内注射不能达到最佳免疫效果,应避免这些途径接种;但因为肌内注射可使血小板减少症和出血性疾病患者发生出血,在此例外情况下这些患者可皮下注射。本品在任何情况下都不能静脉注射。

(4)使用时应充分摇匀,如果疫苗瓶有裂纹、标签不清或失效者、疫苗瓶内有异物者均不得使用。

(5)疫苗瓶开启后应立即使用。

(6)应备有肾上腺素等药物,以备偶有发生严重过敏反应时急救用。接受注射者在注射后应在现场观察至少30分钟。

(7)注射第1针后出现高热、惊厥等异常情况者,一般不再注射第2针。对于母婴阻断的婴儿,如注射第2、

3针应遵照医嘱。

(8)严禁冻结。

(9)特殊人群的使用 孕妇、哺乳期妇女:目前尚无此人群的相关研究数据,应充分权衡利弊后决定是否使用本品。

【药物相互作用】 (1)与其他疫苗同时接种:本品尚未进行同期(先、后或同时)接种其他疫苗对本疫苗免疫原性影响的临床研究。目前没有数据可以评估本品与其他疫苗同时接种的影响。

(2)免疫抑制药物:包括免疫抑制剂、化疗药、抗代谢药物、烷化剂、细胞毒素类药物、皮质类固醇类药物等,可能会降低机体对本品的免疫应答。

(3)正在接受治疗的患者:为避免可能的药物间相互作用,建议咨询医生。

【给药说明】 10μg 适用于 16 岁以下的乙型肝炎易感者,特别是母亲为 HBsAg 和(或)HBeAg 阳性者的新生儿;20μg 适用于 16 岁及 16 岁以上的乙型肝炎易感者;60μg 适用于对乙型肝炎疫苗常规免疫无应答的 16 岁及以上年龄的乙型肝炎易感者。

以上所述"无应答者"系指按照常规免疫剂量和程序接种 3 剂乙型肝炎疫苗后,经采血确认其抗体水平未达到阳转者(≥10mIU/ml 为阳转标准)。

【用法与用量】 于上臂三角肌肌内注射。

10μg:基础免疫程序为 3 针,分别在第 0、1、6 月接种,每剂 0.5ml(10μg)。新生儿第 1 针在出生后 24 小时内注射。

20μg:基础免疫程序为 3 针,分别在第 0 个月、第 1 个月、第 6 个月接种。

60μg:根据目前临床研究结果,推荐无应答者接种 1 剂(60μg),经采血确认其抗体水平仍未达到阳转者再考虑接种第 2 剂,两剂间隔至少 4 周以上。

【制剂与规格】 重组乙型肝炎疫苗(酿酒酵母)注射剂:(1)每支 0.5ml。含 HBsAg 10μg。(2)每支(或每瓶)1.0ml。

重组乙型肝炎疫苗(汉逊酵母) [药典(三)]
Recombinant Hepatitis B Vaccine (Hansenula polymorpha)

【成分】 有效成分:乙型肝炎病毒表面抗原。

【适应证】 用于预防乙型肝炎。

【不良反应】 常见不良反应 接种后24小时内,在注射部位可能感到疼痛和触痛,多数情况下于2~3天内自行消失。

罕见不良反应

(1) 接种者在接种疫苗后 72 小时内,可能出现一过性发热反应,一般持续 1～2 天后可自行缓解。

(2) 接种部位轻、中度的红肿、疼痛,一般持续 1～2 天后可自行缓解,不需处理。

极罕见不良反应

(1) 接种部位可出现硬结,一般 1～2 个月可自行吸收。

(2) 局部无菌性化脓:一般要用注射器反复抽出脓液,严重时(破溃)需扩创清除坏死组织,病时较长,最后可吸收愈合。

(3) 过敏反应:过敏性皮疹、阿瑟反应。阿瑟反应一般出现在接种后 10 天左右,局部红肿持续时间长,可用固醇类药物进行全身和局部治疗。

(4) 过敏性休克:一般在注射疫苗后 1 小时内发生,应及时注射肾上腺素等抢救措施进行治疗。

【禁忌证】　(1) 已知对该疫苗的任何成分,包括酵母、辅料过敏者。

(2) 患急性疾病、严重慢性疾病、慢性疾病的急性发作期和发热者。

(3) 妊娠期妇女。

(4) 对未控制的癫痫和其他进行性神经系统疾病者。

【注意事项】　(1) 以下情况者慎用:家族和个人有惊厥史者、患慢性疾病者、有癫痫史者、过敏体质者。

(2) 使用时应充分摇匀,如出现摇不散的凝块、异物、疫苗瓶有裂纹或标签不清者,均不得使用。

(3) 疫苗瓶开启后应立即使用。

(4) 应备有肾上腺素等药物,以备偶有发生严重过敏反应时急救用。接受注射者在注射后应在现场观察至少30 分钟。

(5) 注射第 1 针后出现高热、惊厥等异常情况者,一般不再注射第 2 针。

(6) 严禁冻结。

【给药说明】　适用于乙型肝炎易感者,尤其是下列人员:

(1) 新生儿,特别是母亲为 HBsAg、HBeAg 阳性者。(2) 从事医疗工作的医护人员及接触血液的实验人员。

【用法与用量】　(1) 于上臂三角肌肌内注射。

(2) 免疫程序为 3 针,分别在 0、1、6 月接种,新生儿在出生后 24 小时内注射第 1 针,每次注射 1 剂疫苗。

【制剂与规格】　重组乙型肝炎疫苗(汉逊酵母)注射剂:每瓶(支)0.5ml。含 HBsAg (1)10μg;(2)20μg。

重组乙型肝炎疫苗(CHO 细胞)^[药典(三)]
Recombinant Hepatitis B Vaccine(CHO Cell)

【成分】　主要成分:乙型肝炎病毒表面抗原。
辅料:氢氧化铝、氯化钠溶液。

【适应证】　预防乙型肝炎。

【不良反应】　**常见不良反应**　一般接种疫苗后 24 小时内,在注射部位可出现疼痛和触痛,多数情况下于 2～3 天内自行消失。

罕见不良反应

(1) 一般接种疫苗后 72 小时内,可能出现一过性发热反应,一般持续 1～2 天后可自行缓解。

(2) 接种部位轻、中度的红肿、疼痛,一般持续 1～2 天后可自行缓解,不需处理。

(3) 接种部位可出现硬结,一般 1～2 个月可自行吸收。

极罕见不良反应

(1) 过敏反应　过敏性皮疹、阿瑟反应。阿瑟反应一般出现在接种后 10 天左右,局部红肿持续时长,可用固醇类药物进行全身和局部治疗。

(2) 过敏性休克　一般在注射疫苗后 1 小时内发生,应及时抢救,注射肾上腺素进行治疗。

【禁忌证】　参见重组乙型肝炎疫苗(汉逊酵母)。

【注意事项】　参见重组乙型肝炎疫苗(汉逊酵母)。

【给药说明】　参见重组乙型肝炎疫苗(汉逊酵母)。

【用法与用量】　(1) 于上臂三角肌肌内注射。

(2) 全程免疫程序为 3 针,分别在 0、1、6 月接种,新生儿第 1 针在出生 24 小时内注射。一般易感者每剂注射使用每瓶 10μg 或每瓶 20μg,新生儿亦可使用每瓶 20μg,母婴阻断的新生儿每剂注射每瓶 20μg。

【制剂与规格】　重组乙型肝炎疫苗(CHO 细胞)注射剂:(1)10μg;(2)20μg。

甲型乙型肝炎联合疫苗^[药典(三)]
Hepatitis A and B Combined Vaccine

【成分】　主要成分:灭活甲型肝炎病毒抗原和重组酵母菌表达的乙肝表面抗原。

辅料:氢氧化铝、十二水磷酸氢二钠、磷酸二氢钠、氯化钠。

【适应证】　预防甲型肝炎和乙型肝炎。

【不良反应】　常见不良反应为注射部位的反应,包括一过性疼痛、发红和肿胀,偶有硬结。全身不良反应包括发热、头疼、疲乏、恶心、呕吐。这些反应均为一过性轻微反应。接种本品后，不良反应发生频率与接种单价疫苗后的不良反应发生频率没有区别。

全身反应 流感类似症状(如发热、寒战、头痛、肌痛、关节痛)，疲乏、头晕、不适。

罕见不良反应

变态反应：包括过敏和血清病样过敏反应。

皮肤及附属物：皮疹、瘙痒、荨麻疹、多型性红斑。

消化系统：恶心、呕吐、食欲减退、腹泻、腹痛、肝功能异常。

极罕见不良反应

心血管系统：晕厥、低血压、脉管炎。

中枢和周围神经系统：感觉异常、惊厥、多发性硬化、视神经炎；面神经麻痹、多发性神经炎、脑膜炎、脑炎、脑病。

血液系统：血小板减少、血小板减少性紫癜、淋巴结病。

【注意事项】 (1)严禁静脉注射。

(2)严禁冻结。

(3)以下情况者慎用：家族和个人有惊厥史者、过敏体质者请向医生咨询。

(4)使用时应充分摇匀，如出现摇不散之凝块、异物、疫苗曾经冻结、疫苗瓶有裂纹、标签不清或失效者，均不得使用。

(5)疫苗开启后应立即使用。

(6)同其他疫苗一样，急性严重发热疾病患者应推迟接种疫苗。

(7)接种本品与使用免疫球蛋白应至少间隔1个月以上，以免影响免疫效果。

(8)本品不能预防丙型、戊型肝炎病毒及其他已知感染肝脏的病原体导致的感染。

(9)被接种者在接种时可能正处于甲肝或乙肝潜伏期，尚不知本品在这种情况下能否预防甲肝和乙肝。

(10)本品不能与其他疫苗在同一注射器内混合。

(11)应备有肾上腺素等药物，以备偶有发生严重过敏反应时急救用。接受注射者在注射后应在现场观察至少30分钟。

(12)注射第1针后出现高热、惊厥等异常情况者，不再注射第2针。

(13)本品不推荐用于暴露后免疫预防(如针刺损伤)。

(14)尚未对免疫功能不全者进行疫苗试验。对血液透析患者、接受免疫抑制剂治疗患者或免疫系统受损患者，初免可能达不到预期的免疫反应，这些病人需要接受更多剂量免疫。

(15)哺乳期：没有充分的资料证明在哺乳期妇女使用后对婴儿的影响，因此，不推荐使用。

【药物相互作用】 目前没有甲型乙型肝炎联合疫苗与特异性甲肝或乙肝免疫球蛋白联合应用的数据。然而，单价甲、乙肝疫苗与特异性免疫球蛋白联合应用时，虽然可能导致抗体滴度降低，但未见对血清阳转的影响。尚未进行甲型乙型肝炎联合疫苗与其他疫苗联合接种的特别研究，但如果用不同注射器接种于不同部位，可能不会发生交叉反应。接受免疫抑制治疗的患者或免疫缺陷者对疫苗免疫应答效果可能会不理想。

【给药说明】 儿童型甲、乙型肝炎联合疫苗适用于1~15岁(包括15岁)无免疫力和有感染甲型肝炎和乙型肝炎危险的婴幼儿和少年。不得用于新生儿母婴阻断接种。

成人型甲、乙型肝炎联合疫苗适用于无免疫力和有感染甲型肝炎和乙型肝炎危险的成人和16岁以上(包括16岁)青少年。

【用法与用量】 用法 上臂三角肌肌内注射。在任何情况下不能静脉注射。

(1)基础免疫 基础免疫标准接种程序为3剂。首剂于选定日期接种1剂疫苗，1个月及6个月后接种第2、3剂疫苗。

接种开始后，整个基础免疫接种需使用同一种疫苗。

(2)加强免疫 在国外已有接种甲、乙型肝炎联合疫苗后60个月的抗体长期持续性数据；基础免疫后所观察到的抗HBs和抗HAV抗体滴度与接种单价甲肝、乙肝疫苗后所观察到的滴度范围相似。单价疫苗接种的经验可作为联合疫苗加强接种总的指导方针，即多数受试者抗HBs水平可持续5年，抗HAV持续至少10年。因此，可推荐于基础免疫5年后进行联合疫苗的加强接种。

高危人群中的抗体水平可以通过定期检查而测定。如抗体滴度低于最低保护水平(10mIU/ml)，则需要加强接种。

用量 1~15岁人群用儿童剂量，16岁以上人群用成人剂量。

【制剂与规格】 本品规格为每盒一支。儿童规格每支0.5ml，含灭活甲肝病毒抗原250U、HBsAg 5μg。成人规格为每支1.0ml，含灭活甲肝病毒抗原500U、HBsAg 10μg。

麻疹减毒活疫苗[药典(三)]
Measles Vaccine，Live

【成分】 有效成分：麻疹病毒减毒株。

辅料：人血白蛋白、明胶和蔗糖。

【适应证】 预防麻疹。

【不良反应】 注射后一般无局部反应。在 6~10 天内，少数儿童可能出现一过性发热反应以及散在皮疹，一般不超过 2 天可自行缓解，通常不需特殊处理，必要时可对症治疗。

【禁忌证】 患严重疾病，急性或慢性感染，发热或对鸡蛋有过敏史者不得接种。

【注意事项】 (1)启开安瓿(或小瓶)和注射时，切勿使消毒剂接触疫苗。

(2)安瓿有裂纹、标签不清或溶解后不清晰者均不可使用。

(3)安瓿开封后，疫苗应在 1 小时内用完。

(4)注射过免疫球蛋白者，应间隔 1 个月以后方可接种本疫苗。

【药物相互作用】 如与其他药物同时使用可能会发生药物相互作用，详情请咨询医师或药师。

【给药说明】 8 月龄以上的麻疹易感者。全年均适宜接种。

【用法与用量】 (1)按每瓶 1.0ml 加灭菌注射用水，待冻干疫苗完全溶解并摇匀后使用。

(2)于上臂外侧三角肌下缘附着处皮下注射 0.5ml。

【制剂与规格】 复溶后每瓶 0.5ml、1.0ml 或 2.0ml。每 1 次人用剂量 0.5ml，含麻疹活病毒应不低于 $3.0lgCCID_{50}$。

腮腺炎减毒活疫苗[药典(三)]
Mumps Vaccine，Live

【成分】 主要成分：腮腺炎病毒减毒株。

【适应证】 预防流行性腮腺炎。

【不良反应】 注射后一般无局部反应。在 6~10 天内，少数儿童可能出现一过性发热反应，一般不超过 2 天，通常不需特殊处理，必要时可对症治疗。

【禁忌证】 患严重疾病、急性或慢性感染、发热、对鸡蛋有过敏史者、妊娠期妇女禁用。

【注意事项】 (1)开启疫苗安瓿和注射剂，切勿使用消毒剂接触疫苗。

(2)疫苗加入灭菌注射用水后，轻轻振摇应能立即溶解。

(3)疫苗复溶后出现异常混浊、疫苗安瓿有裂纹、标签不清或过期失效者，均不得使用。

(4)疫苗复溶后如不能立即用完，应放置在 2~8℃并于 1 小时内用完，剩余的疫苗应废弃。

(5)本品为减毒活疫苗，不推荐在该疾病流行季节使用。

【药物相互作用】 注射过免疫球蛋白者，应间隔 1 个月以上再接种本疫苗。

【给药说明】 8 月龄以上的腮腺炎易感者。全年均适宜接种。

【用法与用量】 (1)按每支 0.5ml 加灭菌注射用水，待冻干疫苗完全溶解并摇匀后使用。

(2)于上臂外侧三角肌附着处皮下注射 0.5ml。

【制剂与规格】 每 1 次人用剂量为 0.5ml，含腮腺炎活病毒应不低于 $3.7lgCCID_{50}$。

风疹减毒活疫苗(人二倍体细胞)[药典(三)]
Rubella Vaccine(Human Diploid Cell)，Live

【成分】 主要成分：风疹减毒活病毒。

【适应证】 预防风疹。

【不良反应】 注射后一般无局部反应。在 6~11 天内，个别人可能出现一过性发热反应及轻微皮疹，一般不超过 2 天可自行缓解；成人接种后 2~4 周内，个别人可能出现轻度关节反应，一般不需要特殊处理，必要时可对症治疗。

【禁忌证】 (1)患严重疾病、发热者。

(2)有过敏史者。

(3)妊娠期妇女。

【注意事项】 (1)开启疫苗瓶和注射时，切勿使消毒剂接触疫苗。

(2)疫苗加入灭菌注射用水后，轻轻振摇应能立即溶解。

(3)疫苗复溶不完全、疫苗瓶有裂纹、标签不清或过期失效者，均不得使用。

(4)疫苗复溶后如不能立即用完，应放置在 2~8℃并于 1 小时内用完，剩余的疫苗应废弃。

(5)育龄妇女注射本疫苗后应至少避孕 3 个月。

(6)本品为减毒活疫苗，不推荐在该疾病流行季节使用。

【药物相互作用】 (1)注射过免疫球蛋白者，应间隔 1 个月以上再接种本疫苗。

(2)在使用其他活疫苗前后各 1 个月，不得使用本疫苗，但与麻疹和腮腺炎活疫苗可同时接种。

【给药说明】　8月龄以上的风疹易感者。

【用法与用量】　(1)按每瓶 0.5ml 加入灭菌注射用水，待疫苗溶解并摇匀后使用。

(2)于上臂外侧三角肌下缘附着处皮下注射 0.5ml。

【制剂与规格】　复溶后每瓶 0.5ml，含麻疹活病毒不低于 $3.2lgCCID_{50}$。

水痘减毒活疫苗 [药典(三)]
Varicella Vaccine，Live

【成分】　有效成分：水痘-带状疱疹活病毒。

【适应证】　预防水痘。

【不良反应】　常见不良反应

(1)本品接种后 24 小时内，在注射部位可能发生发红、肿胀、疼痛/触痛、瘙痒等，多数情况下于 2～3 天内自动消失。

(2)在接种疫苗后 1～3 周内，可能出现一过性发热不良反应。大多数为轻度(37.1～37.5℃)，一般持续 1～2 天后可自行缓解，不需处理，必要时适当休息，多喝开水，防止继发感染；对于中度发热反应(37.6～39.0℃)或发热时间超过 48 小时者，可给予物理或药物方法进行对症处理。

(3)少数接种者可发生散在皮疹或水痘样疱疹。一般不需特殊处理，必要时可对症治疗，大多发生在接种疫苗后 2 周内。

罕见不良反应　严重发热反应(体温>39℃)，应给予物理及药物方法进行对症处理，以防高热惊厥。

极罕见不良反应

(1)过敏性皮疹：个别接种者在接种疫苗后 72 小时内发生荨麻疹过敏反应时，应及时就诊，给予抗过敏治疗。

(2)过敏性紫癜：极个别接种者可出现过敏性紫癜。发生时应及时就诊，应用皮质固醇类药物给予抗过敏规范治疗，治疗不当或不及时有可能并发紫癜性肾炎。

(3)偶有接种者出现血小板减少性紫癜。

【禁忌证】　(1)已知对该疫苗的所含任何组分，包括辅料以及氨基糖苷类抗生素(抗生素的具体种类参见说明书)过敏者。

(2)妊娠期妇女。

(3)患严重疾病(包括急性或慢性感染)、慢性疾病的急性发作期和发热者。

(4)免疫缺陷、免疫功能低下或正在接受免疫抑制治疗者。

(5)有先天性免疫病史或密切接触的家庭成员中有先天性免疫疾病史者。

(6)患脑病、未控制的癫痫和其他进行性神经系统疾病者。

【注意事项】　(1)慎用　家族和个人有惊厥史者、患慢性疾病者、有癫痫史者、过敏体质者和哺乳期妇女。

(2)应随时准备肾上腺素和其他急救措施，以防注射本品后发生罕见过敏反应。接受注射本品者在注射后应在现场观察至少 30 分钟。

(3)本品用于皮下注射，不应皮内注射，严禁用于静脉注射。

(4)开启疫苗瓶和注射时，切勿使消毒剂接触疫苗。疫苗复溶后应立即使用。

(5)疫苗瓶有裂纹、标签不清或失效、疫苗复溶后出现异常、混浊者均不得使用。

(6)虽然疫苗病毒的传播仅在极罕见的情况下发生，但所有可能感染水痘的人，特别是接种后 2～3 周内出现皮肤反应者，应避免与妊娠妇女以及易患严重水痘的白血病患者和接受免疫抑制剂治疗者接触，尤其是避免接触妊娠期头 3 个月的妊娠妇女。

(7)育龄妇女注射本疫苗后应至少避孕 3 个月。

(8)本品为减毒活疫苗，不推荐在该疾病流行季节使用。使用其他减毒活疫苗与接种本疫苗间隔至少一个月。

(9)接种前 5 个月内或接种后 3 周内给予全血、血浆或免疫球蛋白，可降低本品的效果，应避免使用。

(10)在接种本品后 6 周内避免使用水杨酸盐类药物。

【给药说明】　适用于对 12 月龄以上的健康儿童、青少年及成人、高危人群及其密切接触者。

【用法与用量】　每一剂量疫苗经复溶后含有不少于 103.3 蚀斑形成单位(PFU)的减毒水痘－带状疹病毒。0.5ml 复溶的疫苗含有 1 个免疫剂量。12 月龄～12 周岁用单一剂量；13 周岁及以上用两个剂量，间隔 6～10 周。

【制剂与规格】　本品复溶后每瓶 0.5ml。每 1 次人用剂量 0.5ml，含水痘活病毒不低于 3.3lg PFU/ml。

麻疹腮腺炎联合减毒活疫苗 [药典(三)]
Measles and Mumps Combined Vaccine，Live

【成分】　有效成分：麻疹和腮腺炎病毒减毒株。

辅料：蔗糖、明胶、谷氨酸钠、尿素、人血白蛋白。

疫苗稀释剂：灭菌注射用水。

【适应证】　预防麻疹和流行性腮腺炎。

【不良反应】　常见不良反应

(1)一般接种疫苗后 24 小时内，注射部位可出现疼痛和触痛，多数情况下于 2～3 天内自行消失。

(2)一般接种疫苗后1~2周内,可能出现一过性发热反应,其中大多数为轻度发热反应,一般持续 1~2 天后可自行缓解,不需处理,必要时适当休息,多喝开水,注意保暖,防止继发感染,对于中度发热反应或发热时间超过 48 小时者,可以给予物理方法或药物对症处理。

(3)一般接种疫苗后6~12 天内,少数儿童可能出现一过性皮疹,一般不超过两天可自行缓解,通常不需特殊处理,必要时可对症治疗。

(4)可有轻度腮腺和唾液腺肿大,一般在 1 周内自行缓解,必要时可对症处理。

罕见不良反应 重度发热反应,应采用物理方法及药物对症处理,以防高热惊厥。

极罕见不良反应

(1)过敏性皮疹:一般接种疫苗后 72 小时内出现荨麻疹,出现反应时应及时就诊,给予抗过敏治疗。

(2)过敏性休克:一般接种疫苗后 1 小时内发生,应及时注射肾上腺素等抢救措施进行治疗。

(3)偶有接种者出现睾丸炎。

(4)过敏性紫癜:出现过敏性紫癜反应时应及时就诊,应用皮质固醇类药物给予抗过敏治疗,治疗不当或不及时有可能并发紫癜性肾炎。

(5)血小板减少性紫癜。

(6)感觉神经性耳聋和急性肌炎。

【禁忌证】 (1)已知对该疫苗所含任何成分,包括辅料以及硫酸庆大霉素过敏者。

(2)患急性疾病、严重慢性疾病、慢性疾病的急性发作期和发热者。

(3)妊娠期妇女。

(4)免疫缺陷、免疫功能低下或正在接受免疫抑制治疗者。

(5)患脑病、未控制的癫痫和其他进行性神经系统疾病者。

【注意事项】 (1)以下情况者慎用:家族和个人有惊厥史者、患慢性疾病者、有癫痫史者、过敏体质者、哺乳期妇女。

(2)开启疫苗瓶和注射时,切勿使消毒剂接触疫苗。

(3)疫苗瓶有裂纹、标签不清或失效、疫苗复溶后出现混浊等外观异常者均不得使用。

(4)疫苗开启后应立即使用。

(5)应备有肾上腺素等药物,以供偶有发生的严重过敏反应时急救用,接受注射者在注射后应在现场观察至少 30 分钟。

(6)本品为减毒活疫苗,不推荐在该疾病流行季节使用。

(7)育龄妇女注射本疫苗后,应至少三个月内避免怀孕。

(8)严禁冻结。

【药物相互作用】 (1)注射免疫球蛋白者应至少间隔 3 个月以上接种本疫苗,以免影响免疫效果。

(2)使用其他减毒活疫苗与接种本疫苗至少间隔一个月,但本疫苗与风疹减毒活疫苗可同时接种。

【给药说明】 8 月龄以上的麻疹和流行性腮腺炎易感者。

【用法与用量】 于上臂外侧三角肌下缘附着处皮下注射 0.5ml。

【制剂与规格】 复溶后每瓶 0.5ml,含麻疹活病毒应不低于 $3.0 \lg CCID_{50}$,含腮腺炎活病毒应不低于 $3.7 \lg CCID_{50}$。

麻疹风疹联合减毒活疫苗 [药典(三)]
Measles and Rubella Combined Vaccine,Live

【成分】 有效成分:麻疹和风疹减毒活病毒。

辅料:人血白蛋白、蔗糖、明胶、谷氨酸钠、尿素和精氨酸。

疫苗稀释剂:灭菌注射用水。

【适应证】 预防麻疹和风疹。

【不良反应】 常见不良反应

(1)一般接种疫苗后 24 小时内,在注射部位可出现疼痛和触痛,多数情况下于 2~3 天内自行消失。

(2)一般接种疫苗后 1~2 周内,可能出现一过性发热反应。其中大多数为轻度发热反应,一般持续 1~2 天后可自行缓解,不需处理,必要时适当休息,多喝水,注意保暖,防止继发感染;对于中度发热反应或发热时间超过48小时者,可采用物理方法或药物进行对症处理。

(3)皮疹:一般接种疫苗后 12 天内可能有轻微皮疹出现,出疹时间一般不超过 2 天,通常不需特殊处理,必要时可对症治疗。

罕见不良反应 重度发热反应,应采用物理方法及药物对症处理,以防高热惊厥。

极罕见不良反应

(1)过敏性皮疹:一般接种疫苗后 72 小时内出现荨麻疹,出现反应时,应及时就诊,给予抗过敏治疗。

(2)过敏性休克:一般接种疫苗后 1 小时内发生。应及时注射肾上腺素等抢救措施进行治疗。

(3)过敏性紫癜:出现过敏性紫癜反应时应及时就诊,应用皮质固醇类药物给予抗过敏治疗,治疗不当或不及时有可能并发紫癜性肾炎。

（4）出现血小板减少性紫癜。

（5）成年人接种本疫苗后发生关节炎、大关节疼痛、肿胀。

【禁忌证】 参见麻疹腮腺炎联合减毒活疫苗。

【注意事项】 参见麻疹腮腺炎联合减毒活疫苗。

【药物相互作用】 参见麻疹腮腺炎联合减毒活疫苗。

【给药说明】 8 月龄以上的麻疹和风疹易感者。

【用法与用量】 （1）按标示量加入所附灭菌注射用水，待疫苗复溶并摇匀后使用。

（2）于上臂外侧三角肌下缘附着处皮下注射 0.5ml。

【制剂与规格】 复溶后每瓶 0.5ml。每 1 次人用剂量为 0.5ml。

麻腮风联合减毒活疫苗 [药典(三)]
Measles，Mumps and Rubella Combined Vaccine，Live

【成分】 有效成分：麻疹、风疹和腮腺炎减毒活病毒。

辅料：蔗糖、明胶、谷氨酸钠、尿素、人血白蛋白。疫苗稀释剂：灭菌注射用水。

【适应证】 预防麻疹、腮腺炎和风疹。

【不良反应】 参见麻疹风疹联合减毒活疫苗。

【禁忌证】 参见麻疹风疹联合减毒活疫苗。

【注意事项】 参见麻疹风疹联合减毒活疫苗。

【药物相互作用】 参见麻疹风疹联合减毒活疫苗。

【给药说明】 8 月龄以上的麻疹、腮腺炎和风疹易感者。

【用法与用量】 （1）按标示量加入所附灭菌注射用水，待疫苗复溶并摇匀后使用。

（2）于上臂外侧三角肌下缘附着处皮下注射 0.5ml。

【制剂与规格】 复溶后每瓶 0.5ml。每 1 次人用剂量为 0.5ml。

流感全病毒灭活疫苗 [药典(三)]
Influenza Vaccine（Whole Virion），Inactivated

【成分】 甲型和乙型流行性感冒病毒株。

【适应证】 预防本株病毒引起的流行性感冒。

【不良反应】 注射后可能有轻微的局部胀疼感，个别人可能出现中低度发热，三日后均能恢复。

【禁忌证】 （1）对鸡蛋过敏者或疫苗的其他过敏史者禁止使用本品。

（2）孕期禁止使用。

（3）注射后出现任何神经系统反应，禁止再次使用本品。

（4）发热、急性疾病及感冒者禁止使用本品。

（5）严禁静脉注射。

【注意事项】 （1）疫苗必须在有效期内使用。

（2）注射时，应备好 1:1000 之肾上腺素，以防发生过敏反应时急用。

（3）注射前要充分摇匀。

（4）如安瓿破裂，内有摇不散的块状或絮状物，则不能使用。

【给药说明】 用于 6 岁以上儿童、成人及老年人。

【用法与用量】 上臂三角肌肌内注射 1.0ml。

【制剂与规格】 每瓶 0.5ml 或 1.0ml。每 1 人次用剂量为 0.5ml 或 1.0ml，含各型流感病毒株血凝素应为 15μg。

流感病毒裂解疫苗 [药典(三)]
Influenza Vaccine（Split Virion），Inactivated

【成分】 甲型和乙型流行性感冒病毒株。

【适应证】 预防本株病毒引起的预防流行性感冒。

【不良反应】 常见不良反应

（1）一般接种后 24 小时内，注射部位可出现局部反应：红肿、疼痛、触痛、瘙痒和硬结，或全身反应：发热、头晕、寒战、虚弱、出汗、肌痛、关节痛、头痛、瘙痒、皮疹，疲劳乏力。上述反应无需治疗，多数情况下于 1～2 天内自行消失。

（2）接种疫苗后可能出现一过性发热反应，短期内自行消失，不需处理。

偶见不良反应

（1）胃肠系统症状：食欲下降、恶心、呕吐、腹痛及腹泻。

（2）呼吸系统症状：咳嗽和咽喉痛。

罕见不良反应

（1）可出现一过性感冒症状和全身不适，可自行消失，不需特别处理。

（2）重度发热反应：应采用物理方法及药物对症处理，以防高热惊厥。

极罕见不良反应

（1）过敏性皮疹：一般在接种疫苗后 72 小时内出现荨麻疹，出现反应时，应及时就诊，给予抗过敏治疗。

（2）过敏性紫癜：出现过敏性紫癜反应时应及时就诊，应用皮质固醇类药物给予抗过敏治疗，治疗不当或不及时有可能并发紫癜性肾炎。

（3）过敏性休克：一般在接种疫苗后 1 小时内发生。应及时注射肾上腺素等抢救措施进行治疗。

除了上述常见不良反应，上市后监测也报告了下列不良反应：

(1) 过敏反应：①罕见因循环系统衰竭至器官供血不足(休克)需要进行紧急救治的病例。②极罕见血管性水肿。肿胀通常出现于头颈部，包括面部、嘴唇、舌、咽喉或身体其他部位。

(2) 可能扩散至全身的皮肤反应，包括皮肤瘙痒(瘙痒症、荨麻疹)和皮疹。

(3) 发生皮疹的血管炎症(脉管炎)，极罕见一过性累及肾脏。

(4) 沿神经分布的疼痛(神经痛)、触觉/痛觉/冷热感觉的异常(感觉异常)、伴随发热的惊厥，可能导致颈项强直、意识模糊、麻痹、肢体疼痛无力、失去平衡、反射消失、部分或全身瘫痪的神经异常(脑脊髓炎、神经炎、格林-巴利综合征)。

(5) 短暂血小板数量减少可能导致多处瘀斑或出血(一过性血小板减少)，以及颈部、腋窝或腹股沟腺体肿大(一过性淋巴结肿大)。

【禁忌证】 (1) 已知对鸡蛋或该疫苗所含任何成分，过敏者或有其他过敏史。

(2) 患急性疾病、严重慢性疾病、慢性疾病的急性发作期、感冒和发热者。

(3) 妊娠期妇女。

(4) 未控制的癫痫和患其他进行性神经系统疾病者，有格林-巴利综合征病史者。

【注意事项】 (1) 以下情况者慎用：家族和个人有惊厥史者、患慢性疾病者、有癫痫史者、过敏体质者。

(2) 由于在少数流感疫苗的受种者中出现其他血液检测项目假阳性的情况，因此无论出于何种原因，如果需要在接种本疫苗之后几天内进行其他项目的血液检查，请告知医生。

(3) 本品在接种 2～3 周内可以预防由本疫苗所含三种病毒株引起的流感。由于流感的潜伏期是数天，所以如果在接种前或接种后立即暴露在流感病毒流行的环境中，仍然可能会罹患流感。本疫苗对普通感冒没有保护作用，即使其一些症状与流行性感冒相似。

(4) 疫苗瓶有裂纹、标签不清或失效者、疫苗出现混浊、疫苗变质或有摇不散的块状物等外观异常者均不得使用。

(5) 疫苗瓶开启后应立即使用。

(6) 应备有肾上腺素等药物，以备偶有发生严重过敏反应时急救用。接受注射者在注射后应在现场观察至少 30 分钟。

(7) 注射后出现任何神经系统反应者，禁止再次使用。

(8) 严禁冻结。

(9) 严禁通过血管途径给药。

(10) 请放在儿童不易触及处。

(11) 注射前充分摇匀。

(12) 本品不能与其他疫苗在同一容器内混合后使用。

(13) 本品对驾驶和操作机械能力没有影响或影响忽略不计。

(14) 有下列情况请向医生咨询：免疫功能低下；对本品有其他疑问；哺乳不是本疫苗的禁忌证。

【药物相互作用】 (1) 如正在或近期使用过任何其他疫苗或药物，包括非处方药，请告知医生。

(2) 本疫苗可与其他疫苗同时接种，但应接种于不同肢体。此种情况不良反应可能会加重。

(3) 免疫抑制剂(如皮质类激素、细胞毒性药物或放射治疗)的使用可能削弱机体的免疫应答。注射丙种免疫球蛋白者，应间隔 1 个月以上再接种本疫苗，以免影响免疫效果。

【给药说明】 易感者及易发生相关并发症的人群，如 6 个月以上儿童、老年人、体弱者、流感流行地区人员等。

【用法与用量】 (1) 于上臂外侧三角肌肌内注射。

(2) 于流感流行季节前或期间进行预防接种。成人及 3 岁以上儿童接种 1 针，每次接种剂量为 0.5ml；6 个月至 3 岁儿童接种 2 针，每针接种剂量为 0.25ml，间隔 4 周。

【制剂与规格】 每瓶(支)0.25ml 或 0.5ml。每 1 次人用剂量为 0.25ml(6 个月至 3 岁儿童用)，含各型流感病毒株血凝素应为 7.5μg；或 0.5ml(成人及 3 岁以上儿童)，含各型流感病毒株血凝素应为 15μg。

口服脊髓灰质炎减毒活疫苗(猴肾细胞) [药典(三)]
Poliomyelitis(Live)Vaccine(Monkey Kidney Cell)，Oral

【适应证】 预防脊髓灰质炎。

【不良反应】 口服后一般无副作用，个别人有发热、恶心、呕吐、腹泻和皮疹。一般不需特殊处理，必要时可对症治疗。

【禁忌证】 (1) 发热、患急性传染病者。

(2) 患免疫缺陷症、接受免疫抑制剂治疗者。

(3) 妊娠期妇女。

【注意事项】 本品系活疫苗，应使用 37℃ 以下的温水送服，切勿用热水送服。

【给药说明】 主要为 2 个月龄以上的儿童。

【用法与用量】 基础免疫为 3 次，首次免疫从 2 月龄开始，连续口服 3 次，每次间隔 4～6 周，4 岁再加强免疫 1 次，每 1 次人用剂量为 2 滴（相当于 0.1ml）。其他年龄组在需要时也可以服用。

【制剂与规格】 每瓶 1.0ml。每 1 次人用剂量为 2 滴（相当于 0.1ml），含脊髓灰质炎活病毒总量应不低于 $6.15 \lg CCID_{50}$。其中 I 型应不低于 $6.00 \lg CCID_{50}$，II 型应不低于 $5.00 \lg CCID_{50}$，III 型应不低于 $5.50 \lg CCID_{50}$。

脊髓灰质炎减毒活疫苗糖丸
（人二倍体细胞）[药典（三）]
Poliomyelitis Vaccine In Dragee Candy
（Human Diploid Cell），Live

【适应证】 用于预防脊髓灰质炎。

【不良反应】 参见口服脊髓灰质炎减毒活疫苗（猴肾细胞）。

【禁忌证】 参见口服脊髓灰质炎减毒活疫苗（猴肾细胞）。

【注意事项】 (1)本品只供口服，禁止注射。

(2)本品系活疫苗，应使用 37℃ 以下的温水送服，切勿用热水送服。

(3)本品为减毒活疫苗，不推荐在该疾病流行季节使用。

【给药说明】 主要为 2 个月龄以上的儿童。

【用法与用量】 基础免疫为 3 次，首次免疫从 2 月龄开始，连续口服 3 次，每次间隔 4～6 周。4 岁再加强免疫 1 次，每 1 次人用剂量 1 粒。其他年龄组在需要时也可以服用。

【制剂与规格】 每粒糖丸重 1g。每 1 次人用剂量 1 粒，含脊髓灰质炎活病毒总量应不低于 $5.95 \lg CCID_{50}$，其中 I 型应不低于 $5.8 \lg CCID_{50}$，II 型应不低于 $4.8 \lg CCID_{50}$，III 型应不低于 $5.3 \lg CCID_{50}$。

13 价肺炎球菌多糖结合疫苗[药典（三）]
13-Valent Pneumococcal Polysaccharide
Conjugate Vaccine

【成分】 有效成分：肺炎球菌 1、3、4、5、6A、6B、7F、9V、14、18C、19A、19F 和 23F 型多糖。

【适应证】 预防由肺炎球菌血清型 1、3、4、5、6A、6B、7F、9V、14、18C、19A、19F 和 23F 引起的侵

袭性疾病（包括菌血症性肺炎、脑膜炎、败血症和菌血症等）。

【不良反应】 (1)局部不良反应 红、肿、硬结、疼痛、疹、瘙痒、皮肤黏膜异常。

(2)全身不良反应 发热、哭闹、咳嗽、腹泻、恶心、呕吐、易激惹、食欲下降、疲倦乏力、睡眠增加、睡眠减少、肌肉痛、头疼、过敏性皮炎。

【禁忌证】 对本品所含任何成分过敏者禁用。

【注意事项】 (1)长期静置保存时，注射液呈澄清状且有白色沉淀。此属正常现象不代表产品变质。

(2)将空气从注射针筒中排出前请剧烈振摇疫苗以获得均匀的白色混悬液：注射给药前，请目视检查注射液是否有任何颗粒物质和（或）其他外观异常。如果发现产品外观有任何异样，请勿使用该支疫苗。任何未使用的疫苗或废弃物应依照当地规定处置。

(3)本品严禁静脉注射。不能在臀部注射本品。

(4)同其他疫苗一样，患急性、严重发热性疾病者应暂缓接种本品。

(5)同所有其他注射用疫苗一样，接种本品时，应备有相应的医疗及抢救措施以防接种后出现罕见的超敏反应。

(6)与其他肌内注射一样，血小板减少症、任何凝血障碍或接受抗凝血剂治疗者接种本品时应非常谨慎。

(7)本品只能对该疫苗所含肺炎球菌血清型具有预防保护作用，不能预防本品以外的血清型和其他微生物导致的侵袭性疾病、肺炎或中耳炎。

(8)与其他疫苗一样，本品不能保证所有受种者都不会罹患肺炎球菌性疾病。

(9)尚无免疫功能受损者（如恶性肿瘤、肾病综合征患者）接种本品的安全性和免疫原性数据，因此应根据患者个体情况进行接种。

(10)有限的数据表明：7 价肺炎球菌结合疫苗（3 剂基础免疫）用于镰状细胞病患儿时能诱发适当的免疫应答，且其安全性特征与非高危人群大体相同。

(11)在 ≥24 月龄的镰状红细胞病、无脾、HIV 感染、慢性疾病或其他免疫功能受损的儿童中，使用本品结合疫苗并不能代替 23 价肺炎球菌多糖疫苗（PPV23）。

(12)与所有注射用儿童疫苗一样，早产儿进行基础免疫时应该考虑到有呼吸暂停的潜在风险。按推荐程序接种仍在住院的极早产儿（出生时≤30 孕周）时，接种本品后应考虑进行至少 48 小时的监测。考虑到早产儿接种疫苗的获益，不建议停止接种或推迟接种本品。

(13)疫苗一经开启，应立即使用，并按规定人次剂

量一次性用完。

【药物相互作用】 在中国境内尚未进行本品与其他疫苗同时接种的临床试验,尚无本品与境内其他计划免疫疫苗或常规儿童疫苗同时接种的相关试验研究数据。

国外临床试验进行了本品与其他疫苗同时接种的研究。其中包括以下疫苗(单价或联合):白喉、破伤风、百日咳疫苗(无细胞或全细胞),b 型流感血杆菌疫苗,灭活脊髓灰质炎疫苗,乙型肝炎疫苗,C 群脑膜炎球菌疫苗,麻疹疫苗,腮腺炎疫苗,风疹疫苗,水痘疫苗和轮状病毒疫苗。

【给药说明】 本品适用于 6 周龄~5 岁(6 周岁生日前)婴幼儿和儿童。

【用法与用量】 本品使用前应充分摇匀,仅供肌内注射。首选部位婴儿为大腿前外侧(股外侧肌),幼儿及儿童为上臂三角肌。肌内注射剂量为 0.5ml,注意避免神经和血管中或其附近部位注射本品。

(1)2~6 月龄(最小满 6 周龄)婴儿:共接种 4 剂。推荐首剂在 2 月龄(最小满 6 周龄)接种,基础免疫接种 3 剂,每剂次接种间隔 2 个月;于 12~15 月龄加强接种 1 剂。

(2)7~11 月龄婴儿:共接种 3 剂。基础免疫接种 2 剂,每剂接种间隔至少 1 个月;于 12 月龄以后加强接种 1 剂,与第 2 剂接种至少间隔 2 个月。

(3)12~23 月龄幼儿:接种 2 剂,接种间隔至少 2 个月。

(4)24 月龄~5 岁儿童:接种 1 剂。

【制剂与规格】 每瓶或支 0.5ml。

Sabin 株脊髓灰质炎灭活疫苗(Vero 细胞)[药典(三)]
Inactivated Poliomyelitis Vaccine Made From Sabin Strains (Vero cell)

【成分】 主要活性成分:脊髓灰质炎病毒Ⅰ型、Ⅱ型、Ⅲ型减毒株。

【适应证】 预防脊髓灰质炎。

【不良反应】 十分常见 发热(中度、一过性)。

常见

(1)注射部位反应:触痛、发红。

(2)烦躁、嗜睡、呕吐、腹泻、皮疹。

偶见 注射部位反应:肿胀。

十分罕见(参照已上市同类疫苗)

(1)注射部位局部反应:淋巴结肿大。

(2)疫苗任一成分引起的过敏反应:荨麻疹、血管性水肿、过敏性休克。

(3)可能出现中度、一过性关节痛和肌痛。

(4)可能出现惊厥(伴或不伴发热)。

(5)接种后两周内可能出现头痛、中度和一过性的感觉异常(主要位于下肢)。

(6)接种后最初几小时或几天可能出现兴奋,但很快会自然消失。

(7)广泛分布的皮疹。

【禁忌证】 (1)对本疫苗中的活性物质,任何非活性物质或制备工艺使用的物质过敏者,或以前接种本疫苗出现过敏者。

(2)严重慢性疾病、过敏体质者。

【注意事项】 (1)本疫苗严禁血管内注射。

(2)应备有肾上腺等药物和设备,以备偶有发生严重过敏反应时急救用,接种本疫苗后接种者应在现场观察至少 30 分钟。

(3)下列情况应慎重使用本疫苗 ①患有血小板减少症者或者出血性疾病患者,肌内注射本疫苗可能会引起出血。②正在接受免疫抑制剂治疗或者免疫功能缺陷的患者,接种本疫苗后产生的免疫反应可能会减弱。接种应推迟至治疗结束后或确保其得到了很好的保护。对慢性免疫功能缺陷的患者,即使基础疾病可能会导致有限的免疫反应,也应推荐接种本疫苗。③未控制的癫痫和患其他进行性神经系统疾病者。发热、急性疾病期患者,应推迟接种本疫苗。

(4)同其他任何疫苗一样,接种本疫苗的人群不一定产生 100%的保护效果。

(5)开启疫苗瓶和注射时,切勿用消毒剂接触本疫苗。

(6)疫苗开启后应立即使用。

(7)一旦本疫苗出现混浊、变色(紫色)、疫苗瓶有裂纹均不得使用。

(8)本疫苗须置于儿童不可触及处。

【药物相互作用】 (1)目前尚未提供本疫苗与其他儿童计划免疫疫苗或常规儿童用疫苗联用的临床试验结果。

(2)任何正在服用或近期服用的药物,包括非处方药,都应告知医师。

【给药说明】 本疫苗用于婴幼儿及儿童,主要用于 2 月龄(含 2 月龄)以上的婴幼儿。

【用法与用量】 用法:推荐的接种途径是肌内注射,婴儿注射的最佳部位是大腿前外侧中部,儿童为上臂三角肌。

用量:基础免疫为 3 剂次,首次免疫从 2 月龄开始,连续 3 次,每次间隔至少 1 个月;18 月龄时加强免疫一次。每次 0.5ml。

【制剂与规格】 每瓶 0.5ml,每 1 次人用剂量 0.5ml。

口服 Ⅰ 型 Ⅲ 型脊髓灰质炎减毒活疫苗
(人二倍体细胞)^[药典(三)]
Poliomyelitis(Live)Vaccine Type Ⅰ Type Ⅲ
(Human Diploid Cell),oral

【成分】 有效成分:Ⅰ、Ⅲ型脊髓灰质炎减毒株。
辅料:氯化镁。

【适应证】 预防 Ⅰ 型和 Ⅲ 型脊髓灰质炎。

【不良反应】 十分常见 发热、腹泻

常见 烦躁(易激惹)、呕吐

偶见 本试验样本量有限,未观察到偶见临床症状。

罕见 本试验样本量有限,未观察到罕见临床症状。

十分罕见 本试验样本量有限,未观察到十分罕见临床症状。

国外同类品种上市后不良事件 可能出现皮疹、寒战、无力(疲劳)、肌肉疼痛和关节痛;包括少见的感觉异常(刺痛感、四肢发麻)、局部麻痹(轻度瘫痪)、神经炎(神经性发炎)及脊髓炎,以及极罕见的口服后引起脊髓灰质炎疫苗相关病例(VAPP)。

【禁忌证】 (1)已知对该疫苗的任何组分,包括辅料及硫酸庆大霉素过敏者。

(2)患急性疾病、严重慢性疾病、慢性疾病的急性发作期、发热者。

(3)免疫缺陷、免疫功能低下或正在接受免疫抑制治疗者。

(4)妊娠期妇女。

(5)患未控制的癫痫和其他进行性神经系统疾病者。

【注意事项】 (1)本品只供口服,严禁注射。

(2)有以下情况者慎用:家族和个人有惊厥史者、患慢性疾病者、有癫痫史者、过敏体质者。

(3)本品系活疫苗,如需要应使用 37℃ 以下温水送服,切勿用热水送服。

(4)本品容器开启后,如未能立即用完,应置于 2～8℃,并于当天内用完,剩余均应废弃。一旦本疫苗出现混浊、变色(紫色或黄色)、疫苗瓶有裂纹者均不可使用。

(5)应备有肾上腺素等药物,以备偶有发生严重过敏反应时急救用,接种者在接种后应在现场观察至少 30 分钟。

(6)避免反复冻融和严禁加热融化,以免影响免疫效果。

【药物相互作用】 (1)注射免疫球蛋白者应至少间隔三个月以上再接种本疫苗,以免影响免疫效果。

(2)本品未开展与其他疫苗同时接种的相关研究,使用不同的减毒活疫苗进行预防接种时,建议间隔至少一个月以上。

【给药说明】 本疫苗用于 2 月龄及以上的婴幼儿。

【用法与用量】 用法:本品用于与脊髓灰质炎灭活疫苗(IPV)序贯接种。基于目前临床试验结果推荐序贯程序为 3 剂,间隔 4～6 周。

用量:本品使用前应在室温下于 10 分钟内融化成液体;本品每 1 次人用剂量为 2 滴(相当于 0.1ml),须使用本品所附的专用滴管。

【制剂与规格】 每瓶 1.0ml(10 人份)。每 1 次人用剂量为 2 滴(相当于 0.1ml),含脊髓灰质炎活病毒总量应不低于 $6.12 lgCCID_{50}$,其中 Ⅰ 型应不低于 $6.0 lgCCID_{50}$,Ⅲ 型应不低于 $5.5 lgCCID_{50}$。

第十九章　消毒防腐药

消毒防腐药是指用化学方法来达到杀菌、抑菌和防腐目的的药物，它能杀灭或抑制病原微生物的生长，但不一定能杀灭所有的微生物，而是将微生物降低到符合规定用途的水平，既对健康无害，又对被消毒物的质量无影响。

消毒药可杀灭病原微生物，而防腐药是能抑制病原微生物生长繁殖的药物。两者之间没有严格界限，消毒药低浓度时仅有抑菌作用，而防腐药高浓度时有杀菌作用。

本类药物作用机制多种多样，有的药物能使病原微生物蛋白质凝固变性；有的与微生物酶系统结合，干扰其功能；有的能降低细菌表面张力，增加其细胞膜通透性，造成溃破或溶解，结果使病原微生物生长受到阻抑或死亡。

本类药物的作用与药物本身的理化性质和使用的浓度有关。一般来说，药物浓度越高，其杀菌或抑菌效果越好；但有的药物需选择适宜的浓度，如70%～75%(V/V)浓度的乙醇比90%(V/V)浓度的杀菌效果要好。药物作用的时间亦能影响其效能；药物浓度越高和作用时间越长，对机体组织的刺激性就越大，容易产生不良反应。有时药物的剂型亦能影响其疗效，如苯酚的水溶液有强大的杀菌作用，其甘油剂和油溶液则作用显著降低。此外作用部位存在有机物的多少亦能影响其效果，如使用重金属盐类药物时，病变部位有大量脓血等蛋白质分泌物，则其杀菌效能会减弱。病变部位的pH亦能影响其疗效，如苯甲酸在微酸性环境下比在碱性环境中有效。又如三氯叔丁醇用于防腐时，制剂的pH不能超过5，以免影响效果。病原微生物对本类药物的敏感性亦不相同，如苯酚的杀菌作用强，但对大多数病毒无效；病毒对碱类敏感，对酚类耐药；又如真菌对羟苯乙酯敏感，对氧化剂效果差。有些药物如阳离子表面活性剂和阴离子表面活性剂共用，可使其作用减弱。总之，选用本组药物时，需从多方面考虑，才能达到满意的预期效果。制剂中选择时现在一般要求先进行抑菌效力试验，以建立适宜的浓度范围。

乙　醇 [药典(二)]
Alcohol

【适应证】　(1) CDE适应证　用作注射、穿刺或手术前的皮肤消毒，也用来消毒手和清洁表面。

(2) 超说明书适应证　稀释的乙醇对高热患者可涂擦皮肤，降低体温；对长期卧床患者涂擦皮肤可防止褥疮发生。本品广泛用作外用制剂的溶剂和防腐剂。也用作神经破坏剂，用于治疗严重的和慢性疼痛。本品注射剂作为液态栓塞剂和硬化剂，临床用于肝囊肿、肾囊肿及各种恶性肿瘤和血管畸形等疾病的栓塞硬化治疗。

【药理】　(1) 药效学　本品是常用的消毒防腐药，能作用于菌体使其蛋白质变性。低浓度时为抑菌剂，高浓度时有杀菌作用，但不能破坏细菌芽孢。用于消毒通常是70%～75%(V/V)浓度，过高浓度可使菌体表层蛋白质凝固，从而阻碍乙醇向内渗透而影响杀菌作用。当稀释浓度低于50%(V/V)其杀菌活性迅速下降。乙醇擦拭皮肤能扩张局部血管，增强血液循环，由于乙醇能挥发，有助热量散发。

(2) 药动学　本品通过胃肠道快速吸收并分布到全身体液，吸收速率受食物、乙醇的浓度和摄入的时间长短等多种因素影响。气态乙醇可通过肺吸收;乙醇经完整皮肤的吸收可忽略不计。乙醇的表观分布容积为0.53L/kg,其组织和体液分布与水的含量有关,组织的水分含量越高,乙醇的分布越广;乙醇易于通过胎盘。90%~98%的乙醇经肝脏乙醇脱氢酶(ADH)和 CYP2E1 氧化成乙醛,乙醛经乙醛脱氢酶(ALDH)转化为乙酸,乙酸以乙酰 CoA 的形式进入三羧酸循环,最终氧化成二氧化碳和水排出体外。其余 2%~10%以原型由肾排出,少量可从肺排出(血清浓度的 0.05%),也可经乳汁、汗液、泪液、唾液等排泄。重复大量摄入时,或某些物质如胰岛素,均可加速本品的代谢速率。乙醇的消除符合米氏(Michaelis-Menten)动力学,消除半衰期呈剂量依赖性。

【不良反应】 皮肤消毒时对皮肤有轻微刺激性。

【禁忌证】 对本品过敏者禁用。

【注意事项】 (1)本品易燃,应远离明火。

(2)由于乙醇对细菌芽孢的效力很弱,也不能穿透富含蛋白的物质,因此不能用于外科和牙科器械的消毒。

(3)过敏体质者慎用。

【给药说明】 (1)不得用于皮肤破溃处。

(2)避免接触眼睛和其他黏膜(如口、鼻等)。

(3)乙醇消毒部位如有烧灼感、瘙痒、红肿等情况应停药,并将局部药物洗净,必要时到医院就诊。

(4)勿用本品作大面积涂擦,因本品可引起周围血管扩张,导致热量散失,老年人可发生体温低下。

(5)因本品能使蛋白质凝固,故消毒物品前应擦去有机物。

(6)本品易挥发,使用后将瓶塞塞紧,存放于阴凉处。

【用法与用量】 根据需要使用不同浓度的乙醇溶液。75%(*V/V*)用于杀菌消毒;50%(*V/V*)稀乙醇涂擦用于防压疮;25%~50%(*V/V*)乙醇擦浴用于高热患者的物理退热。此外还可用于小面积烫伤的湿敷浸泡。在配制制剂时做溶剂用。

【制剂与规格】 乙醇:(1)75%(*V/V*);(2)95%(*V/V*)。

甲醛溶液 [药典(二)]
Formaldehyde Solution

本品为含甲醛 36%(g/g)的溶液。

【适应证】 适用于跖疣、多汗症、包虫病、龋齿,器械、房屋等消毒,病理标本防腐保存。

【药理】 (1)药效学 本品为强有力的挥发性广谱杀菌药,能与菌体蛋白质中氨基结合,使其变性而发挥作用。对细菌、真菌和许多病毒均有效,对细菌芽孢和抗酸杆菌作用缓慢,但对细菌芽孢杀灭作用随温度升高而显著增加。与蛋白质结合后可减低其对微生物的活力。在相对湿度 75%时,甲醛气体对微生物的作用最显著。本品外涂能使皮肤硬化、粗糙并发白,产生局部麻醉作用。

(2)药动学 少量自皮肤和黏膜吸收。在组织液特别是肝和红细胞中迅速代谢成甲酸,然后转化为二氧化碳和水排泄,或以甲酸盐从肾排泄。

【不良反应】 (1)皮肤表现 使用浓的甲醛溶液可使皮肤变白、变硬,使用常用浓度或接触残留的甲醛,可发生接触性皮炎及过敏反应。

(2)呼吸系统 甲醛气体对眼、鼻、上呼吸道有刺激性,会引起流泪、咳嗽、吞咽困难、痉挛和喉头水肿、支气管炎、肺炎,罕见的还会出现肺水肿。多次接触甲醛还可能出现哮喘样症状。

(3)胃肠道表现 误服本品可引起口腔、咽喉和消化道剧烈的烧灼痛以及黏膜的炎症、溃疡和坏死,还有恶心、呕吐、呕血、带血的腹泻、血尿、无尿等。

(4)神经系统 大量摄入可出现眩晕、抽搐、意识丧失、循环和呼吸衰竭。摄入相当于 30ml 的甲醛溶液可致死亡。

【禁忌证】 暴露在含本品的工作环境中尚未证明对人胎儿有致畸作用,但发现会引起月经紊乱,故妊娠期妇女禁用。

【注意事项】 短期或长期暴露于甲醛浓度大于 $1×10^{-6}$(1ppm)的环境或工作场所时,会对呼吸道、眼睛和暴露的皮肤产生刺激,使用时务必严格规定浓度,做好防护,避免吸入甲醛蒸气。

【药物相互作用】 (1)甲醛与氨、明胶、苯酚和氧化剂等存在配伍禁忌。

(2)甲醛与蛋白反应而减弱抗菌活性。

【给药说明】 (1)注意本品及各种稀释液的标示浓度,一般市售甲醛即为甲醛溶液,如3%甲醛溶液是指3份体积的甲醛溶液(36%)加水稀释到 100 份体积所得的溶液。应严格按照规定浓度使用。

(2)甲醛污染的皮肤可以用肥皂和水洗净,或以稀氨水中和成乌洛托品。

(3)摄入后可给予水、牛奶、活性炭和(或)缓和剂,应避免洗胃和催吐。

(4)甲醛气体穿透力差,物品消毒宜摊开摆放,充分暴露,不宜包装消毒。

【用法与用量】 成人常用量 ①跖疣，采用 3%甲醛溶液，用药前将病变部位清洁，浸在热水中 15～30 分钟，将松软组织以软刷除去，然后滴药，一日 1 次，直至病损消失。②治疗多汗症，可将 1 份甲醛溶液加 3 份甘油和 5～10 份乙醇外搽，一日 1 次。

苯 酚[药典(二)]
Phenol

【适应证】 用于消毒外科器械和排泄物的处理，也用于皮肤杀菌、止痒及中耳炎。用作生物制剂的防腐剂。

【药理】 (1)药效学 苯酚是原浆毒，能使蛋白质凝固或变性。对革兰阴性菌、革兰阳性菌、分枝杆菌、某些真菌和病毒有效，但对芽孢起效缓慢。苯酚在酸性溶液中活性更强。浓度在 1%以下时有抑菌作用，1%以上则有杀菌作用。0.5%～1%的溶液有局麻作用，用于止痒。1.4%的溶液用于治疗口腔和咽喉的疼痛或刺激。2%浓度用于局部消毒，5%浓度用于排泄物的消毒。

(2)药动学 苯酚从皮肤、黏膜和消化道都能吸收，体内代谢为苯基葡醛酸和硫酸苯，少量氧化成儿茶酚和对苯二酚。代谢产物从尿中排泄，代谢产物醌可使尿液带绿色。

【不良反应】 (1)误服苯酚会引起局部组织腐蚀、疼痛、恶心、呕吐、出汗和腹泻，可出现短暂的兴奋，随后很快意识丧失，中枢神经系统受到抑制，伴有心律失常、循环和呼吸衰竭、肺水肿、心肌损害、肝肾损害致器官衰竭。尿液呈褐色或绿色。

(2)应用于皮肤，会发白并被腐蚀，有时有轻微疼痛。稀释至 10%的水溶液仍具有腐蚀性。如果未采取适当的防止吸收措施，破损的皮肤或伤口吸收苯酚会导致严重或致命的中毒。

(3)苯酚气体从皮肤或肺部吸入也会引起中毒症状，进入咽喉会引起喉咙局部水肿。曾报道在通风较差的场所，以苯酚消毒清洁摇篮和床垫等，引起新生儿高胆红素血症，对婴儿已证实有致命性。

【禁忌证】 尿布皮炎患儿及 6 个月以下婴儿禁用。

【注意事项】 避免用于破损皮肤、大面积皮肤或大的伤口，因为破损皮肤可吸收足量苯酚引起中毒症状。

【药物相互作用】 苯酚与碱性盐类和非离子表面活性剂不相容。与血液或其他有机物结合，苯酚的抗菌活性会降低。

【给药说明】 (1)本品对组织穿透力强，仅在小面积皮肤上使用。水溶液浓度不宜超过 2%，高浓度外用可引起组织损伤，甚至坏死。外用后不加封包。

(2)一般先将苯酚制成液化酚再进一步稀释。

【用法与用量】 (1)器械消毒及排泄物处理 用 1%～5%水溶液。

(2)皮肤杀菌与止痒 用 2%软膏涂患处。

(3)中耳炎 用 1%～2%苯酚甘油，滴耳，一日 3 次。

【制剂与规格】 苯酚软膏：2%。

苯酚甘油：(1)1%；(2)2%。

樟脑苯酚溶液：每 1ml 中含樟脑 0.6g，苯酚 0.3g。

水杨酸苯酚贴膏：每片含药膏量 0.2g，每 1g 含水杨酸 0.78g，苯酚 40mg。

苯甲酸[药典(二)]
Benzoic Acid

【适应证】 局部用药，本品与水杨酸合用治疗成人皮肤真菌病，浅部真菌感染如体癣、手癣及足癣等，但因目前有更多的高效抗真菌药(如咪唑类)，本品可作为二线治疗药。也用作药物制剂的防腐剂，一般浓度为 0.2%，或用 0.5%的苯甲酸钠替代，溶解度更好。

【药理】 (1)药效学 本品抗真菌和抗细菌的机制与未解离的酸有关；因此，使用时必须限定终产品的 pH。在酸性环境中，0.1%浓度即有抑菌作用。通常 pH 低时效果较好，如 pH3.5 时，0.125%的浓度在 1 小时内可杀灭葡萄球菌；在碱性环境下作用减弱，pH>5 时无抗菌活性。将 0.05%～0.1%浓度加入药品制剂作为防腐剂，可阻抑细菌和真菌生长。

(2)药动学 口服迅速从消化道吸收，在肝内与甘氨酸结合形成马尿酸，后者在 12 小时内迅速从尿中排出，在最初 4 小时内即达用量 97%。如口服剂量大，部分可以耦合为苯甲酰基葡萄糖醛酸从尿中排泄。

【不良反应】 口服可发生哮喘、皮疹、唇和舌水肿、鼻炎、荨麻疹及血管性水肿等过敏反应(发生率 3%～7%)。外涂可发生接触性皮炎，还能刺激眼睛和黏膜。较大剂量口服可引起水杨酸盐类样反应。

【注意事项】 外用本品局部可能有轻度刺激。勿用于眼周围及黏膜部位。

【药物相互作用】 苯甲酸及其盐与三价铁盐、钙盐以及重金属盐存在配伍禁忌。非离子型表面活性剂或白陶土会减弱苯甲酸及其盐的活性。

【给药说明】 应用本品时不仅需注意浓度，尚需注意 pH，在微酸性环境下比在碱性环境中有效，pH>5 时无活性。

【用法与用量】 (1)本品常以 6%～12%浓度与水杨酸配制成外用制剂，治疗皮肤浅部真菌感染，一日 1～2 次，治疗周期可根据感染情况为数周或数月。

(2)作为药物制剂的防腐剂，有效浓度为 0.05%～0.3%。

【制剂与规格】 水杨酸苯甲酸松油搽剂：每 1ml 含水杨酸 44ml，苯甲酸 60mg，松馏油 0.3ml。

复方水杨酸苯甲酸搽剂：每 1ml 含水杨酸 30mg，苯甲酸 60mg。

复方苯甲酸酊：每 1ml 含苯甲酸 100mg，水杨酸 80mg，碘 6mg。

乳 酸 [药典(二)]
Lactic Acid

【适应证】 外用治疗手足皲裂症和鱼鳞病，也用于治疗滴虫性阴道炎，常与水杨酸合用制成软膏剂，局部用于治疗疣。可用于空气消毒等。

【药理】 药效学 乳酸为酸性防腐抑菌药。

【不良反应】 高浓度乳酸对皮肤和黏膜有强刺激性和腐蚀性。

【禁忌证】 孕妇禁止使用乳酸溶液阴道灌洗。

【药物相互作用】 本品与氧化剂存在配伍禁忌。

【给药说明】 使用时严格掌握浓度，避免接触眼睛。若高浓度的乳酸接触眼睛和皮肤时速以清水冲洗。本品空气消毒时应避免对金属等的腐蚀。

【用法与用量】 (1)0.5%～2%溶液阴道冲洗治疗滴虫性阴道炎。

(2)乳酸与尿素以 4:5 比例组成的复方乳膏皮肤外用治疗手足皲裂症和鱼鳞病，每日早晚各 1 次，疗程 4 周。

(3)以 1 份本品和 1 份水杨酸加 4 份火棉胶治疗寻常疣，周围正常皮肤涂一薄层凡士林保护，避免刺激。

(4)用于空气消毒时，以 10%溶液 12ml，加水 20ml，放入蒸发皿中加热蒸发 30 分钟，可消毒 100m² 房间。

硼 酸 [药典(二); 医保(乙)]
Boric Acid

【适应证】 (1)CDE 适应证 用作皮肤和黏膜损害的清洁药，包括急性湿疹和急性皮炎伴大量渗液、口腔炎和咽喉炎、外耳道真菌病、阴道炎、脓疱疮、小腿慢性溃疡、褥疮。

(2)国外适应证 国外硼酸有软膏剂、滴耳剂、阴道用栓剂及胶囊剂、眼用溶液剂等剂型，可用于沙眼等的眼部冲洗及唇疱疹、外耳炎。

【药理】 (1)药效学 本品为弱防腐药，对细菌和真菌有弱的抑制作用，刺激性小，常用作皮肤、鼻腔、口腔、膀胱、阴道冲洗以及治疗细菌和真菌感染。

(2)药动学 本品口服可经胃肠道吸收，局部使用不易穿透完整皮肤，但可从破损皮肤、伤口和黏膜等处吸收。阴道途径给药，本品生物利用度为 0.06；主要分布在脑、肝和肾；约有 50%吸收量在 12 小时内从尿中排出，其余在 3～7 天内排泄；血浆置换和腹透可加速消除，半衰期 10.5～21 小时。

【不良反应】 (1)外用一般毒性不大。

(2)用于大面积损害，吸收后可发生急性中毒，早期症状为呕吐、腹痛和腹泻、皮疹、中枢神经系统先兴奋后抑制，可有脑膜刺激症状和肾损伤，严重者发生循环衰竭或(和)休克，于 3～5 天内死亡。

(3)致死量：成人约为 15～20g，小儿为 3～6g。

(4)由于本品排泄缓慢，反复应用可产生蓄积，导致慢性中毒，表现为食欲缺乏、乏力、精神错乱、皮炎、脱发、贫血和月经紊乱。

【禁忌证】 大面积皮肤损害禁用本品。婴儿禁用。对本品过敏者禁用。

【注意事项】 避免用于 3 岁以下的儿童，避免长期大面积应用(包括成人)。硼酸软膏避免接触眼睛和其他黏膜(如口、鼻等)。注意切勿将硼酸粉撒布在小儿破损的皮肤上。

【药物相互作用】 本品与聚乙烯醇和鞣酸呈配伍禁忌，勿与碘苷合用于眼睛，会导致沉积形成，刺激眼睛。

【给药说明】 本品不能口服，特别是幼儿，以免发生中毒。滑石粉中硼酸浓度规定在 0.5%～5%，不得超过。

【用法与用量】 (1)3%～4%溶液用于皮肤、鼻腔、阴道、膀胱以及角膜伤口的冲洗清洁，口腔炎和咽喉炎时含漱，急性湿疹和急性皮炎伴大量渗液时湿敷。

(2)以 3%硼酸乙醇溶液或硼酸甘油作滴耳药，一次 1～2 滴，一日 3 次，治疗外耳真菌病。

(3)以 5%～10%软膏治疗脓疱疮、小腿慢性溃疡和褥疮，一日外涂 1～2 次。

【制剂与规格】 硼酸甘油：含硼酸 31%(g/g)。

硼酸溶液：250ml:7.5g。

硼酸软膏：5%。

硼酸洗液：3%。

硼酸滴耳液：3%硼酸乙醇溶液。

硼酸氧化锌软膏：每 1g 含硼酸 50mg，氧化锌 50mg。

硼酸氧化锌冰片软膏：每支含硼酸 0.2g，氧化锌 1.8g，冰片 50mg。

硼酸氧化锌软膏：每 1g 含硼酸 50mg，氧化锌 50mg。

硼酸冰片滴耳液：硼酸 9%，冰片 0.4%。

妇炎灵栓：每粒含硼酸 120mg。

冻疮膏：每 1g 含樟脑 30mg，硼酸 50mg，甘油 50mg。

鞣柳硼三酸散：每 48g 含鞣酸 18g，水杨酸 18g，硼酸 12g。

硼 砂 [药典(二)；医保(甲)]
Borax

【适应证】 用于口疮、口腔黏膜炎症、扁桃体炎、咽喉炎。

【药理】 药效学 作用与硼酸相似，为一弱防腐药，有弱的抑菌作用。毒性较低。本品甘油、碳酸氢钠反应生成甘油硼酸钠，更有利于主药发挥药效。

【不良反应】 本品误服后可引起局部组织腐蚀，吸收后可发生急性中毒，早期症状为呕吐、腹泻、皮疹以及中枢神经系统先兴奋后抑制等症状，一旦发生应立即就医。

【禁忌证】 新生儿、婴儿禁用。对本品过敏者禁用。

【注意事项】 小儿、老年人、孕妇及哺乳期妇女慎用。

【药物相互作用】 本品与生物碱的盐、氯化汞、硫酸锌和其他金属盐有配伍禁忌。

【给药说明】 含漱后应吐出，不可咽下。

【用法与用量】 含漱，一次 10ml 加 5 倍量的温水稀释后含漱，一日 3～4 次。

【制剂与规格】 复方硼砂含漱液：每 100ml 含硼砂、碳酸氢钠各 1.5g，液化酚和甘油各 0.3ml。

三氯叔丁醇
Chlorobutanol

【适应证】 外用，用于一般灼伤，擦伤，日光晒伤，虫咬等；还用作制剂中的防腐药；牙髓暴露或感染时作杀菌和局部止痛用。

【药理】 (1) 药效学 本品为消毒防腐药，有抗细菌和真菌作用，对革兰阳性菌和革兰阴性菌（包括铜绿假单胞菌）均有效。此外，尚有轻度镇静和局部止痛作用。

(2) 药动学 本品吸收后的 $t_{1/2}$ 为 13.2 天。

【不良反应】 外用偶可引起接触性皮炎。急性中毒可发生中枢神经系统抑制，伴有乏力、意识丧失及呼吸抑制。作为去氨加压素鼻喷剂中的防腐剂，使用后出现瘙痒症。

【注意事项】 用作注射剂、滴眼剂等制剂或化妆品的防腐药时，制剂的 pH 不能超过 5，以免影响效果。

【药物相互作用】 某些化合物和包装材料对三氯叔丁醇的活性有影响，三硅酸镁、膨润土、羧甲纤维素、聚乙烯以及用于软隐形眼镜的材料多羟基-甲基丙烯酸乙酯，都能吸收三氯叔丁醇。

【给药说明】 复方三氯叔丁醇气雾剂对眼结膜有刺激，勿使药液喷入眼内。

【用法与用量】 (1) 复方三氯叔丁醇气雾剂：外用，将药液摇匀倒置对准患处，于适当距离处揿压喷头，使药液喷于患处成一薄层，一日 2～3 次。

(2) 作为注射剂、滴眼剂、化妆品中的防腐剂，浓度为 0.5%。

【制剂与规格】 复方三氯叔丁醇气雾剂：(1)25g；(2)50g；(3)100g。每瓶含三氯叔丁醇 5%、苯佐卡因 2.5%、醋酸氯己定 0.5%、薄荷脑 1%。

碘 [药典(二)]
Iodine

【适应证】 2%碘酊用作完整皮肤消毒，3%、5%用于术野消毒，5%、10%用于毛囊炎、甲癣、传染性软疣。碘甘油、西地碘等含碘制剂用于口腔科疾病参阅第二十八章第三节；复方碘溶液用于甲状腺疾病参阅第九章第四节。

【药理】 (1) 药效学 本品为消毒防腐剂，其作用机制是使菌体蛋白质变性、死亡，对细菌、真菌、病毒均有杀灭作用。但因碘的组织穿透能力弱，只用于组织表面消毒。杀菌力与浓度成正比，对机体的腐蚀性与刺激性也与浓度成正比。

(2) 药动学 少量能经皮肤吸收，口服后迅即转成碘化物，以甲状腺球蛋白等形式贮存在甲状腺内，经弥散可通过胎盘。主要从尿排泄(85%～90%)，少量从粪便、唾液、汗液和乳汁中排出。血透可清除碘。外用碘酊一般杀菌活性可维持在 15 分钟内。

【不良反应】 (1) 长期应用碘和碘化物可发生精神

抑郁、神经过敏、失眠、阳痿和黏液性水肿。

(2)碘中毒或过敏的表现为头痛、唾液腺肿痛、结膜炎、喉头炎、气管炎、发热、乏力,可发生碘疹,呈轻度红斑、痤疮样疹、荨麻疹、化脓性或出血性疹。服用过量碘可产生急性中毒症状,主要是对消化道的腐蚀作用,有呕吐、腹痛、腹泻,1~3天后发生尿闭,可因循环衰竭、喉头水肿而引起窒息、吸入性肺炎或肺水肿死亡。后遗症可发生食管狭窄,致死量约为2~3g。

(3)外用高浓度碘酊可产生皮肤、黏膜损伤。小儿和青年外用碘溶液可发生痤疮加剧或甲状腺肿。

【禁忌证】 对碘过敏者禁用。

【注意事项】 (1)碘对皮肤、黏膜有强烈的刺激作用,吸入碘蒸气对黏膜有刺激。浓度过高可引起皮肤发疱及皮炎。

(2)用碘酊消毒皮肤后常需用70%乙醇脱碘。

(3)外用可能引起刺激和灼伤,因酊剂含44%~50%的乙醇,有被聚维酮碘取代的倾向。

【药物相互作用】 本品与碱、生物碱、水合氯醛、酚、硫代硫酸钠、汞盐、淀粉、鞣酸和植物性收敛药配伍禁忌。与浓氨和许多挥发油形成爆炸性混合物,与丙酮形成的化合物奇臭刺鼻。

【用法与用量】 (1)皮肤消毒 用2%碘酊局部涂擦,作用1分钟,再用70%乙醇脱碘。

(2)口腔科 用法用量参阅第二十八章第三节。

(3)甲状腺疾病 用法用量参阅第九章第四节。

【制剂与规格】 碘酊:(1)含碘2%与碘化钾1.5%;(2)含碘3%与碘化钾1.8%;(3)含碘5%与碘化钾3%。

碘甘油:(1)含碘1%与碘化钾1%;(2)含碘2%与碘化钾2%;(3)含碘5%与碘化钾3%。

西地碘片:1.5mg。

聚 维 酮 碘 [药典(二)]
Povidone Iodine

【适应证】 本品用于皮肤消毒、黏膜冲洗,医务人员刷手、泡手,注射、手术部位皮肤消毒。用于治疗皮肤黏膜细菌性感染,如治疗烫伤、滴虫性阴道炎、真菌性阴道炎、化脓性皮肤炎、皮肤真菌感染等。

【药理】 (1)药效学 本品为消毒防腐剂,是碘以聚乙烯吡咯烷酮(PVP)为载体,经反应生成的聚维酮碘复合物,以干燥体计算含有效碘9%~12%。聚维酮碘复合物能解聚释放出碘而发挥杀菌作用,碘可直接卤化菌体蛋白质,使其变性、死亡,为广谱杀菌药,对细菌、病毒、真菌、原虫和芽孢都有效。本品起效迅速,5%本品在10分钟可使菌落数降低1个log值;且对组织刺激性小,适用于皮肤、黏膜感染。

(2)药动学 完整皮肤外用很少会吸收,但可通过阴道黏膜吸收并在乳汁中浓缩,乳汁中的浓度要比母体血清浓度高8倍。

【不良反应】 (1)聚维酮碘可引起皮肤、黏膜的刺激和过敏反应,但比碘的刺激要轻。尽管严重不良反应罕见,但严重烧伤或皮肤大面积使用聚维酮碘湿敷,可出现碘相关的全身不良反应(见第十九章"碘"项下)、代谢性酸中毒、高钠血症及肾损伤。大量误服或误吸后易发生甲状腺功能亢进。

(2)新生儿、妊娠期妇女、哺乳期妇女外用本品,可能导致碘的明显吸收,导致新生儿甲状腺功能减退。

【禁忌证】 (1)对碘或聚维酮碘过敏者禁用。

(2)妊娠期及哺乳期妇女禁用。

(3)早产新生儿或出生体重低于1.5kg的新生儿禁用。

【注意事项】 (1)本品为外用药,切忌口服;如误服,应立即用淀粉糊或米汤洗胃,并送医院救治。

(2)过敏体质者、婴幼儿应慎用。对使用本品的新生儿应每7~10天测定T_4和TSH。

(3)烧伤面积大于20%者、大的开放性伤口、接受锂治疗的患者、肾衰竭(因本品有代谢性酸中毒和肾毒性等潜在危害)、甲状腺疾病患者不宜常规或长期用。

【药物相互作用】 (1)pH升高时杀菌活性降低。

(2)本品与过氧化氢混合可引起爆炸。

(3)不宜与碱性溶液及还原性物质合用。

(4)有机物能影响本品的消毒,故不应用于含有机物的排泄物消毒。

(5)对铜、铝、银等金属有一定腐蚀作用,对镀锡和不锈钢制品不产生腐蚀,故不应作为相应金属制品的消毒。

【给药说明】 (1)用药部位如有烧灼感、红肿等情况应停药,并将局部药物洗净,必要时向医师咨询。

(2)消毒时,若存在有机物,应提高药物浓度或延长消毒时间。

(3)本品如无特殊标记,一般不得加温使用,因加热可能会导致碘与溶解的氧作用引起碘浓度的降低,也可能由于水分蒸发而导致碘浓度增加。

(4)与室温25℃相比,10%的本品贮于32℃环境中,杀菌效果无差异,但患者对温热状态顺应性更好些,在行无痛麻醉下(经腹壁)羊膜穿刺术时可考虑温热本品。

【用法与用量】 本品的用法与用量见表19-1。

表 19-1　聚维酮碘的用法与用量

消毒对象	有效碘浓度	使用方法
细菌繁殖体污染物品	0.05%	浸泡 30 分钟
外科洗手用	0.25%～0.5%	擦拭 3 分钟
手术区及注射部位的皮肤	0.25%～0.5%	局部擦拭 2 遍,作用共 2 分钟
口腔黏膜及创口黏膜创面	0.05%～0.1%	冲洗或擦拭,作用 3～5 分钟

【制剂与规格】　聚维酮碘溶液:(1)10%;(2)7.5%;(3)5%;(4)2.5%;(5)1%。

聚维酮碘乳膏:10%。

聚维酮碘栓:0.2g(含有效碘 0.02g)。

聚维酮碘含漱液:250ml:2.5g。

聚维酮碘凝胶:(1)5g:0.25g(含有效碘 0.5%);(2)5g:0.5g(含有效碘 1%)。

聚维酮碘阴道泡腾片:0.2g。

聚维酮碘散:每包含聚维酮碘 1g。

过 氧 乙 酸

Peracetic Acid

【适应证】　0.5%～2.5%稀溶液用于消毒室内表面、病房用品、医疗器械、水果、蔬菜、餐具、纺织品、皮肤等。

【药理】　药效学　本品为酸性强氧化性消毒药,遇有机物放出新生态氧而起氧化作用,能杀灭各种病原微生物,包括细菌、孢子、真菌和病毒。

【不良反应】　(1)过氧乙酸的浓溶液对皮肤、黏膜有刺激性。

(2)若吸入挥发的过氧乙酸蒸汽,可引起呼吸道症状,包括肺水肿。

【注意事项】　(1)本品遇热不稳定,加热可发生爆炸,应保存于阴凉处,防止阳光直射,远离火源。

(2)稀溶液易分解,不稳定,宜随配随用。

(3)本品的作用与温度有关系,气温低于 10℃时,应延长消毒时间。

(4)本品不能用金属容器盛装,宜使用清洁的塑料容器,并要加盖;以防分解而达不到有效浓度。

(5)对金属有腐蚀作用,勿用于金属器械的消毒。

【药物相互作用】　本品与还原剂、有机物、可燃物、碱性物和无机氧化剂等混合或接触会发生配伍反应而失活。

【给药说明】　(1)若为二元瓶装,可将 A、B 液混合摇匀后放置 24～48 小时后浓度可达 16%以上。

(2)浓溶液对皮肤、黏膜有腐蚀性,不可直接用手接触。如不慎沾染到皮肤和眼睛时,立即用大量清水冲洗,必要时请医生处理。

【用法与用量】　过氧乙酸浓溶液需稀释使用,可浸泡、喷雾、熏蒸、擦拭。注意使用浓度,随用随配。

【制剂与规格】　过氧乙酸溶液:16%～20%。

冰 醋 酸 [药典(二)]

Glacial Acetic Acid

【适应证】　本品不同浓度用以治疗各种皮肤浅部真菌感染、灌洗创面及鸡眼、疣的治疗。冰醋酸可用作腐蚀药。

【药理】　药效学　不同浓度的冰醋酸具有局部抗细菌和真菌作用。

【不良反应】　可引起接触性皮炎。以 30%的冰醋酸溶液治疗甲癣可引起化学性甲沟炎。也有刺痛或烧灼感。

【禁忌证】　对本品过敏者禁用。

【给药说明】　(1)治疗甲癣,病甲清洁后以刀片将病甲削薄后用药,注意不要接触甲沟,指甲邻近皮肤可涂一薄层凡士林作保护。

(2)高浓度醋酸有腐蚀作用,面部癣病及有浸渍、糜烂的皮肤损害部位勿用本品治疗。

(3)治疗鸡眼和疣,用药前将病变部位清洁,并浸在热水中 15～30 分钟,邻近正常皮肤以凡士林涂抹保护,然后上药。

【用法与用量】　(1)甲癣　以浸有 30%冰醋酸溶液的棉花球放在病甲上,一日 1 次,一次 10～15 分钟,直至病甲去除,继续治疗 2 周。

(2)手、足癣　用 10%冰醋酸溶液浸手足,一日 1 次,一次 10 分钟,连续 10 日,如未痊愈,隔 1 周可重复 1 次。

(3)花斑癣　用 5%冰醋酸溶液外涂,一日 2 次。

(4)体癣　用 5%～10%冰醋酸溶液外擦,一日 2 次。

(5)鸡眼和疣　用 30%冰醋酸溶液滴患处,一日 1 次。

(6)灌洗创面　0.5%～2%溶液。

【制剂与规格】　水杨酸冰醋酸溶液:20ml,10%。

醋酸溶液:30%。

苯 扎 氯 铵 [药典(二)]

Benzalkonium Chloride

【适应证】　用于皮肤和黏膜消毒杀菌,还可用作药用防腐剂。

【药理】 药效学 属季铵类阳离子表面活性剂，是一种快速广谱杀菌药，低浓度对各种革兰阳性菌和革兰阴性菌即有杀菌作用，革兰阳性菌更为敏感，而对革兰阴性菌则需较高浓度。本品对芽孢、结核杆菌和铜绿假单胞菌无效。有抗真菌作用，对某些病毒有效。在中性和弱碱性溶液中抗菌活性最佳，在酸性介质中显著降低，乙醇可加强本品的杀菌效果。因此酊剂比水溶液更有效。能与蛋白质迅速结合，遇有血、纤维素、棉花(如外科纱布或海绵等疏松多孔物质)和有机物存在，作用显著降低。对皮肤无刺激性。

【不良反应】 (1)部分患者反复使用后可发生过敏反应。

(2)滴眼剂中用作防腐剂时，曾报道引起变态反应性结膜炎、视力减退等。含麻醉药的滴眼剂中不宜使用苯扎氯铵，因为麻醉药可减少患者的瞬目反射，延长眼睛与滴眼药的接触时间，而增加防腐剂对眼部的损害。干眼症患者不能产生足够的泪液去稀释滴眼药中的抑菌剂而易造成角膜损害，应避免使用含本品的滴眼药。因此应尽量避免采用本品作为眼药添加剂。

(3)滴鼻剂中添加苯扎氯铵作为防腐剂时，可能出现超敏反应，激发鼻充血及对眼和咽部的刺激；平喘药喷雾剂中添加苯扎氯铵作为防腐剂时，可能引起剂量相关性的支气管收缩，特别是哮喘患者，且支气管收缩程度与呼吸道中的雾滴沉着相关。

(4)本品具有去极化肌松药的特性，服用后毒性症状包括因呼吸肌麻痹引起的呼吸困难和发绀，甚至导致窒息，中枢神经系统抑制、低血压、昏迷和死亡也可发生。

【注意事项】 (1)本品应避免长期、反复使用，以防引起过敏反应。

(2)对于本品中毒反应可采用对症治疗，如有必要可使用一些能缓和胃肠道刺激的药物，但应避免使用催吐药，特别是在吞服了浓溶液后。如服药时间不超过1小时且口腔内无灼伤表现，可考虑洗胃。中枢神经系统兴奋药和胆碱酯酶抑制药不能扭转本品造成的呼吸肌麻痹。皮质激素类药物可减轻口咽部水肿。

【给药说明】 (1)季铵类表面活性剂，其杀菌强度中等，但不宜用于外科手术器械和膀胱镜、眼科器械及合成橡胶的不耐热物品的消毒。

(2)本品溶液剂不能用于软质角膜接触镜的清洗消毒和保存。

(3)勿与肥皂、盐类或其他阴离子表面活性剂同时使用，避免使用铝制容器。消毒金属器械需加0.5%亚硝酸钠防锈。

(4)水溶液不得贮存于聚氯乙烯瓶内，避免与其所含增塑剂起反应，使药效消失。

【用法与用量】 (1)皮肤、黏膜消毒 0.1%溶液。

(2)创面消毒 0.01%溶液。

(3)深部伤口灌洗 0.005%溶液。

(4)阴道灌洗 0.02%～0.05%溶液。

(5)膀胱和尿道冲洗 0.005%～0.02%溶液。

(6)膀胱保留液灌洗 0.0025%～0.005%溶液。

(7)手术器械的消毒和保存 0.1%溶液，可加入亚硝酸钠防锈。

(8)手术前洗手 0.05%～0.1%溶液浸泡5分钟。

【制剂与规格】 苯扎氯铵溶液：(1)150ml:0.15g(0.10%)；(2)500ml:0.05g(0.01%)；(1)500ml:0.25g(0.05%)。

苯扎氯铵贴：每平方厘米吸收垫含苯扎氯铵0.11mg。

苯 扎 溴 铵 [药典(二)]
Benzalkonium Bromide

【适应证】 皮肤、黏膜和小面积伤口的消毒。

【药物相互作用】 参阅"苯扎氯铵"。

【用法与用量】 外用，使用前稀释，即配即用。

(1)皮肤消毒 0.1%溶液。

(2)创面、黏膜消毒 0.01%溶液。

【制剂与规格】 苯扎溴铵溶液：5%。

氯 己 定 [药典(二)；医保(乙)]
Chlorhexidine

【适应证】 口腔感染的消毒，也适用于皮肤、黏膜及伤口、创面的消毒。

【药理】 (1)药效学 本品为阳离子表面活性剂。有广谱杀菌、抑菌作用。抗菌谱包括革兰阳性菌和革兰阴性菌、真菌(如白色念珠菌)以及某些病毒(如HIV、HBV)。对革兰阳性菌的作用较革兰阴性菌更强。对某些葡萄球菌、变形链球菌、唾液链球菌、白色念珠菌、大肠埃希菌和厌氧丙酸菌呈高度敏感；对嗜血链球菌中度敏感，对变形杆菌属、假单胞菌属、克雷伯杆菌属和革兰阴性球菌(如韦永球菌属)低度敏感。室温下对细菌芽孢无效。抗菌作用比苯扎溴铵等消毒药强。即使在有血清、血液等存在时仍有效。在中性及弱酸性溶液中抗菌活性最佳。氯己定吸附于细菌细胞壁后，改变其表面结构和渗透平衡，胞浆成分渗漏，高浓度时可使胞浆凝固，抑制了细胞壁修复，这种作用方式不易产生耐药性。在目前常见的消毒药中，氯己定的有效性和安全性很好。

(2) 药动学 口腔含漱时吸附于带阴性电荷的齿斑块和口腔黏膜表面，所有后吸附的药物从这些部位弥散，逐渐释出，胃肠道吸收很少，90%经粪便排泄。

【不良反应】 (1) 局部外用引起的速发型和迟发性过敏反应都有报道，但发生率很低。应警惕经氯己定浸泡的静脉导管，或含氯己定的尿道润滑剂、敷料或植入性的心脏修补网状织物可能引起的过敏反应。

(2) 含氯己定的牙用凝胶或含漱液可使舌头、牙齿可逆性脱色，且初始使用时可能出现短暂的味觉紊乱和舌头灼热感。有报道含漱液可引起口腔脱屑，偶可致腮腺肿胀，稀释 1 倍后，反应会减轻。

(3) 高浓度溶液对眼结膜或其他敏感性组织刺激性强，长期使用可造成眼部损害。

(4) 误服氯己定的主要反应是黏膜刺激，但因胃肠道吸收很少，全身毒性罕见，误服急性期可考虑洗胃及使用胃肠道保护剂。

(5) 氯己定意外进入静脉可引起溶血。

【注意事项】 (1) 因本品具有刺激性，故建议勿用于脑、脑膜、中耳及其他敏感性组织。

(2) 避免高浓度溶液接触眼睛和其他敏感组织，除非使用专用于眼的稀溶液。本品可被某些软隐形镜片吸收，引起眼部刺激。

(3) 本品不能吞服。

【药物相互作用】 (1) 本品与肥皂等阴离子物质、碘化钾等有配伍禁忌。

(2) 悬浮剂(如藻酸盐、黄蓍胶)、不溶性粉末(如白陶土)及不溶性化合物(如钙、镁和锌)可降低氯己定的药效。

(3) 本品与硼酸盐、碳酸氢盐、碳酸盐、氯化物、枸橼酸盐、硝酸盐、磷酸盐和硫酸盐有配伍禁忌，因可形成低溶解度的盐而沉淀析出。

(4) 本品遇软木(塞)可失去活性。

【给药说明】 (1) 用本品消毒前宜首先洗去物品表面黏附的有机物，不宜用于粪便、痰液等排泄物及分泌物的消毒。

(2) 本品水溶液可被微生物污染，为降低污染发生的危险，应使用灭菌制剂或在使用前再进行稀释，按所需浓度新鲜配制，并在保存和稀释过程中采取适当措施预防污染。

(3) 本品经长时间的热处理可分解，故浓度较高的溶液(1%以上)不能高压灭菌。稀溶液(1%以下)高压灭菌时

间不得超过 115℃、30 分钟。

【用法与用量】 (1) 牙龈炎、口腔溃疡等口腔疾病的治疗 0.008%～0.12%葡萄糖酸氯己定水溶液口腔含漱。

(2) 皮肤或黏膜的消毒 0.05%的醋酸氯己定或葡萄糖酸氯己定水溶液。

(3) 创面或阴道冲洗 0.05%溶液。每日 1～2 次。

【制剂与规格】 葡萄糖酸氯己定含漱液：(1)200ml:16mg；(2)500ml:40mg。

葡萄糖酸氯己定溶液：250ml:50g。

葡萄糖酸氯己定软膏：10g:0.02g(0.2%)。

醋酸氯己定溶液：(1)0.05%:50ml；120ml；720ml。(2)0.02%:20ml；120ml；200ml；250ml；720ml。

醋酸氯己定软膏：15g，0.5%。

醋酸氯己定栓：20mg。

醋酸氯己定散：0.3g。

复方醋酸氯己定喷剂：(1)30ml；(2)100ml。每 1ml 含醋酸氯己定 1mg，冰片 10mg，薄荷脑 10mg。

复方氯己定含漱液：(1)30ml；(2)100ml；(3)150ml；(4)200ml；(5)300ml。每 1ml 含葡萄糖酸氯己定 1.2mg，甲硝唑 0.2mg。

高锰酸钾 [药典(二)；医保(乙)]
Potassium Permanganate

【适应证】 (1) CDE 适应证 用于急性皮炎或急性湿疹，特别是伴继发感染的湿敷，清洗小面积溃疡。

(2) 超说明书适应证 本品可用于口服吗啡、阿片、马钱子碱或有机毒物等中毒时洗胃及蛇咬伤的急救治疗；也用于水果、食具等的消毒。本品可用于腋臭、真菌感染(如运动员脚)以及毒常春藤皮炎。

【药理】 药效学 本品为强氧化剂，对各种细菌、真菌等致病微生物有杀灭作用。杀菌作用较过氧化氢强。本品用后被还原成二氧化锰，产生的亚锰、高锰离子有收敛作用。可与皮肤、黏膜的蛋白结合成复合物，覆盖于皮肤、黏膜的受损面上。体外实验表明，其杀菌效果易被体液干扰而迅速减弱。

【不良反应】 (1) 本品结晶和高浓度溶液有腐蚀性，即使是稀溶液仍对组织有刺激性，可使皮肤发红、疼痛和有烧灼感并可染成棕色，反复多次使用亦可引起腐蚀性灼伤。

(2) 本品可使皮肤、指(趾)甲着色，亦能使衣服染色。

(3) 阴道用药可引起腐蚀性灼伤、严重阴道出血或阴道壁穿孔，进而导致腹膜炎。

(4) 与眼睛接触可造成眼部刺激和灼伤。

(5) 口服本品结晶或浓溶液可致口腔、咽喉、胃肠道和上呼吸道的水肿和坏死，口服稀溶液后可出现口腔及咽喉染色、咽痛、吞咽困难、腹痛、腹泻和呕吐等症状。

(6) 吸入本品可导致咽喉痛、咳嗽和气短气促。长期吸入或服用可导致中枢神经系统症状，如嗜睡、腿软、震颤、痉挛步态和跌倒等。

(7) 中毒症状除恶心、呕吐棕色样物、口腔黏膜腐蚀、水肿等，还包括胃肠出血，甚至肝肾损伤和心血管功能抑制、循环衰竭等多器官功能障碍。致死量为 5～10g，死亡原因多是咽喉水肿及心血管或多器官功能衰竭。死亡时间可延迟到中毒后 1 个月。误服或中毒后可对症处理，禁止催吐，活性炭及糖皮质激素、乙酰半胱氨酸疗效不确切，谨慎服用水或牛奶进行稀释。

【药物相互作用】 与碘化物、还原剂和大多数有机物有配伍禁忌。

【给药说明】 (1) 仅供外用，切忌口服。

(2) 本品水溶液易变质，故应临用前用温水配制，并立即使用。

(3) 需严格掌握用药浓度，针对不同适应证采用不同浓度，浓溶液有腐蚀性，会损伤皮肤和黏膜。

(4) 配制时不可用手直接接触本品，以免被腐蚀或染色，切勿将本品误入眼中。

(5) 长期使用，易使皮肤着色，停用后可逐渐消失。

(6) 用药部位如有烧灼感、红肿等，应停用并洗净。

【用法与用量】 (1) 急性皮炎和急性湿疹时，临用前配制成 1:4000 溶液，用消毒药棉或纱布湿敷，湿敷料放置患处 0.5～1 小时，一日重复 3～5 次，若损害广泛，渗出液多可用本品药浴。

(2) 冲洗溃疡：用 0.1% 溶液。

【制剂与规格】 高锰酸钾外用片：(1) 0.1g；(2) 0.2g。

过 氧 化 氢 [药典(二)；医保(乙)]
Hydrogen Peroxide

【适应证】 用于化脓性外耳道炎和中耳炎、口腔科疾病、扁桃体炎及清洁伤口，也可与其他消毒剂联合用于正常皮肤和黏膜的消毒。

【药理】 药效学 本品为氧化性消毒剂，3% 溶液外用可作为弱抗菌药、伤口清洁药和除臭剂。对病毒有效，包括艾滋病病毒。过氧化氢的杀菌能力相对较弱，用于组织时，在过氧化氢酶的催化下迅速分解，释放出新生态氧，对细菌组分起强氧化作用，干扰其酶系统而发

挥抗菌效果。但对组织和伤口的穿透力差，且作用时间短暂，抗菌作用随氧气的挥散而消失。有机物质存在时杀菌作用降低。局部涂抹或冲洗后能产生气泡，有利于松解和清除伤口上的附着物，如脓块、血块、坏死组织和蘸血的敷料等。本品新生氧的释放和起泡效应在皮肤的伤口、剥脱区域和黏膜表面较正常皮肤更易发生。因此，本品的起泡效应及因之而产生的对坏死组织的清除作用是减轻伤口感染症状的主要原因，而强于药品本身的氧化抗菌作用。本品还具有轻度的止血作用，当涂在出血的细小伤口上时可以止血。稀释至 1% 浓度用于扁桃体炎、口腔炎、白喉等的含漱。

【不良反应】 (1) 高浓度溶液可对皮肤和黏膜产生刺激性灼伤，形成一疼痛"白痂"，但疼痛可在 1 小时后消失。

(2) 本品溶液灌肠时，当含过氧化氢(H_2O_2)浓度≥0.75%，可发生气栓、直肠炎、溃疡性肠炎或肠坏疽甚至穿孔。

(3) 长期用本品漱口，可导致可逆性舌乳头肥大。

【注意事项】 本品遇光、热、搅动易分解变质，应密闭、避光保存。本品不宜长时间存放，如溶液中不含稳定剂，应在 15℃ 下避光保存。本品在略微偏酸情况下相对稳定，浓溶液比稀溶液稳定。

【药物相互作用】 过氧化氢与还原剂，包括有机物和易被氧化的物质，某些金属、金属盐类、碱、碘化物、高锰酸盐和其他较强氧化剂配伍禁忌。

【给药说明】 (1) 避免皮肤和黏膜接触高浓度溶液，包括用手直接接触浓溶液。

(2) 勿用本品灌肠以免发生气栓和肠坏疽。

(3) 勿将本品注入体内的无效腔囊，因释放出的氧无排出渠道。

(4) 浓过氧化氢溶液较稳定，约含 30% H_2O_2，一般稀释成 3% 溶液(以 H_2O_2 计)后直接用于创伤清洗等。

【用法与用量】 (1) 滴耳 用 1.5%～3% 溶液。

(2) 清洁伤口 用 3% 溶液。

(3) 止血 用 5% 溶液。

(4) 口腔炎等的含漱 用 1% 溶液。

【制剂与规格】 浓过氧化氢溶液：26%～28%(g/g)，稀释后使用。

过氧化氢溶液：3%(g/g)。(1) 50ml；(2) 60ml；(3) 90ml；(4) 100ml；(5) 120ml；(6) 250ml；(7) 500ml；(8) 550ml；(9) 1000ml。

乌洛托品 [药典(二)]

Methenamine

【适应证】 本品口服作为下泌尿道感染的预防用药，适用于泌尿道术后及膀胱镜检查后留置导尿管者。外用可用于手足多汗及腋臭(狐臭)。

【药理】 (1)药效学 本品口服吸收后，在酸性尿中缓慢分解成甲醛和氨，甲醛有非特异性杀菌作用，氨易使尿液碱化，服用时需加服酸化尿液药物，如氯化铵。本品对多数革兰阳性菌、革兰阴性菌及真菌有效。在临床应用中尚无对甲醛真正耐药的情况。

(2)药动学 口服经胃肠道迅速吸收，在体内广泛分布，表观分布容积为 0.56L/kg。肝代谢比例较小，有大约 84%的药物以原型化合物的形式在 24 小时内经尿排泄，消除半衰期为 4 小时(2~6 小时)。

在生理 pH 下，本品几乎不水解，因此在体内没有活性。只有在酸性尿中(pH 最好大于 5.5)，有 20%的药物转化成甲醛，它是主要起抗菌作用的成分。由于水解需要一定的时间，因此服药 2 小时后尿中甲醛水平达峰且尿液到达膀胱时才能起到杀菌作用。

【不良反应】 (1)常见不良反应包括胃肠道不适，如腹痛、恶心和呕吐，以及皮疹、瘙痒等皮肤过敏反应；治疗剂量下的不良反应发生率不高，且多数较轻并可恢复。

(2)长期或大量用药后，可产生大量甲醛，对泌尿道特别是膀胱有刺激性，导致疼痛、尿频、血尿或蛋白尿等。

(3)可引起无尿、尿结晶、肝酶升高。

【禁忌证】 (1)本品可造成胃肠道产氨增加，因此肝功能障碍患者禁用。

(2)肾功能不全患者禁用。

(3)严重脱水、代谢性酸中毒、痛风患者应避免使用。

(4)外用时，皮肤破损处禁用。

【注意事项】 (1)本品可干扰尿中儿茶酚胺、17-羟皮质类固醇、雌激素的测定，使测定结果偏高。

(2)本品可透过胎盘并少量分泌进入乳汁。

(3)甲醛的作用可被碱性药物(如碳酸氢钠等)削弱，大量饮水也会减弱其作用。

(4)外用时避免接触皮肤破损处及眼睛、黏膜(如口、鼻等)。

【药物相互作用】 (1)抗酸药、枸橼酸钾、乙酰唑胺及噻嗪类利尿药可降低本品的疗效，因其可碱化尿液，升高尿液的 pH，阻断了本品向游离甲醛的转化，进而降低了抗菌作用。本品应尽量避免与抗酸药合用，如必须合用，则应在服用本品至少几小时后再服用抗酸药。

(2)本品与磺胺类药物合用可增加尿路结晶的危险性，因磺胺及其代谢产物在酸性尿中可形成不溶性沉淀物。

【给药说明】 需要在服用本品前 2 小时服氯化铵 1g 或磷酸二氢钠 0.5g，使尿成酸性。

【用法与用量】 (1)乌洛托品片剂 一次 0.3~1g，一日 3~4 次。

(2)乌洛托品溶液 用于手足多汗，一日 1 次，每次适量，均匀涂于患处；用于腋臭，一周 1 次，每次适量涂搽腋下。

【制剂与规格】 乌洛托品片：(1)0.3g；(2)0.5g。

乌洛托品溶液：(1)39.5%；(2)40%。

戊二醛 [药典(二)]

Glutaral

【适应证】 用于器械消毒，亦可用于治疗寻常疣和多汗症。

【药理】 药效学 本品为消毒杀菌剂，具有广谱、高效杀菌作用，可杀灭细菌繁殖体、真菌和芽孢。

【不良反应】 (1)2%稀溶液可引起接触性皮炎或皮肤过敏反应，浓溶液可造成皮肤变白和变硬。

(2)本品蒸汽对鼻、眼和呼吸道有刺激性，可引起咳嗽、吞咽困难、喉头痉挛和水肿、气管炎或肺炎，甚至导致罕见肺水肿，反复吸入可发生哮喘。

(3)误服可使消化道黏膜产生炎症、坏死和溃疡，引起剧痛、呕吐、咯血、便血、血尿、尿闭、酸中毒、眩晕、抽搐和循环衰竭。误服后可服用水、牛奶、活性炭或其他可缓和胃肠道刺激的药物，但应避免洗胃和使用催吐药，如有必要可进行辅助通气并治疗休克，纠正酸中毒。

【注意事项】 勿用于面部、肛门、生殖器等部位，以免引起黏膜刺激。

【给药说明】 (1)为达到更理想的消毒效果，应在消毒前将器械彻底清洗干净，再浸泡于消毒液中。消毒完成后应用蒸馏水或乙醇冲洗，确保在使用时器械上没有戊二醛残留物。如内镜冲洗不彻底，可引起戊二醛诱导的大肠炎。

(2)工作人员在接触和使用本品时，应采取适当的防护措施，保护皮肤和眼睛，避免吸入本品蒸汽和接触高浓度溶液。

(3) 皮肤接触本品后可用肥皂和水清洗。

(4) 连续使用不得超过 7 天。

【用法与用量】 (1) 器械消毒　将本品的 2%水溶液 pH 调整至 7.5～8.5，可用于内镜、口腔科用器械、体温表、橡胶、塑料制品和其他不能加热的器械的消毒，金属器械需加 0.5%亚硝酸钠以防锈蚀，一般浸泡 1 小时。如是灭菌要完全浸泡 10 小时后，无菌操作取出，用灭菌水冲洗干净，并无菌擦干后使用。

(2) 治疗多汗症　10%溶液，外涂一日，2 次。

(3) 治疗寻常疣　5%或 10%溶液，一日外涂 2 次。

【制剂与规格】 浓戊二醛溶液：(1) 20%；(2) 25%。稀戊二醛溶液：2%。

乳酸依沙吖啶 [药典(二)；国基；医保(甲)；医保(乙)]
Ethacridine Lactate

【适应证】 用于外科创伤、皮肤黏膜感染等的消毒。并可用于化脓性皮肤病。

【药理】 药效学　本品外用为杀菌消毒剂，主要对革兰阳性菌，尤其是对链球菌有效，多用于外科创伤、皮肤黏膜的洗涤和湿敷。

【不良反应】 外用偶见皮肤刺激如烧灼感，或过敏反应如皮疹、瘙痒等。长期外用可能延缓伤口愈合。

【药物相互作用】 本品与含氯溶液、苯酚、碘制剂、碱性药物配伍禁忌。

【给药说明】 (1) 如果用于伤口患处，依沙吖啶溶液应经灭菌处理。

(2) 本品水溶液不稳定，遇光逐渐变色，应避光保存。

【用法与用量】 (1) 外用消毒　0.1%溶液，洗涤、湿敷或涂抹，1%软膏剂，用于小面积创伤、溃烂及感染性皮肤病。适量涂于患处，每日 1 次或数次，亦可用灭菌纱布覆盖固定。用于黏膜湿敷时，浸液棉片要保持药液饱和状态，湿敷后若病损结痂未变软，则应继续湿敷，直至结痂变软。

【制剂与规格】 乳酸依沙吖啶贴：每片药垫含乳酸依沙吖啶 0.4mg。

乳酸依沙吖啶溶液：0.1%。

乳酸依沙吖啶软膏：10g:10mg。

甲　紫 [药典(二)]
Methylrosanilinium Chloride

【适应证】 本品可辅助用于预防和治疗局部皮肤感染，不得用于破损皮肤。

【药理】 药效学　甲紫属三苯甲烷类抗菌性染料，能与微生物酶系统发生氢离子的竞争性对抗，使酶成为无活性的氧化状态，而发挥杀菌作用。甲紫对某些革兰阳性菌，特别是葡萄球菌有杀菌作用。还对一些致病性真菌如念珠菌有效。甲紫对革兰阴性菌作用较差，对抗酸菌或芽孢没有作用。甲紫的抗菌活性随 pH 升高而升高。甲紫能与坏死组织结合形成保护膜，起收敛作用。

毒理研究显示，动物全身性(或系统性)吸收甲紫可致癌。

【不良反应】 本品可引起过敏反应，如皮疹、荨麻疹、红斑疹、瘙痒、红肿、水疱疹，胸闷，呼吸、吞咽或说话困难，声音嘶哑，口唇、面部、舌头或喉头水肿。用药部位可能有皮肤刺激感、烧灼感、局部红肿、疼痛。本品可使皮肤和衣服染色。

有报道本品 1%水溶液外用可造成坏死性皮肤反应。意外的尿道或膀胱用药(1%水溶液)可引起严重出血性膀胱炎。

【禁忌证】 (1) 对本品任何成分过敏者禁用。

(2) 禁用于黏膜和开放性伤口，并避免与眼睛及破损的皮肤接触。

(3) 严禁内服。

【注意事项】 (1) 涂药后不宜加封包。

(2) 使用本品时，应预防误入口和眼睛。

(3) 哺乳期妇女乳房部位用药需防止婴儿经口吸入。

【药物相互作用】 本品的抗菌活性会因不恰当的药物配伍、pH 降低或与有机物相结合而降低，如与皂土悬浮液可形成稳定的复合物，从而抑制了本品的抗菌活性。

【给药说明】 治疗婴儿口腔念珠菌病时，涂药后需将患儿面向下，以减少本品咽下的可能性。

【用法与用量】 外用　用 1%水溶液外涂，一日 2～3 次。

【制剂与规格】 甲紫溶液：1%。

呋 喃 西 林
Nitrofural

【适应证】 本品可局部用于皮肤的创伤、烧伤、溃疡和感染等的冲洗、湿敷及腔道冲洗，还可用于皮肤移植前的创面准备。

【药理】 药效学　本品为硝基呋喃类衍生物，具有广谱抗菌活性，对革兰阳性、阴性菌均有作用，但对假单胞菌属疗效甚微，对真菌和病毒无效，同时本品还具有抗锥虫效果。其作用机制是干扰细菌氧化酶系统而起抑菌作用。对敏感菌的杀菌浓度为 $13\sim20\mu g/ml$，抑菌浓度为 $5\sim10\mu g/ml$。LD_{50} 为 $3g/kg$（小鼠皮下）。

【不良反应】　（1）本品口服具有较大毒性，可导致严重不良反应，如严重周围神经病变，葡萄糖-6-磷酸脱氢酶缺乏的患者还可导致溶血。

（2）外用可致接触性皮炎或皮肤过敏反应。

【禁忌证】　禁用于高血压及对本品过敏的患者。

【注意事项】　（1）葡萄糖-6-磷酸脱氢酶缺乏的患者，如需口服本品时应慎用，因存在溶血的危险。

（2）本品久贮或遇光颜色逐渐变深，不得使用，应避光，密封保存。

【药物相互作用】　有机物如血、脓、血清和氨基苯甲酸能抑制本品的抗菌作用。

【给药说明】　口服毒性较大，目前仅作外用。

【用法与用量】　（1）表面消毒　用 $0.001\%\sim0.02\%$ 水溶液，冲洗、湿敷患处，冲洗腔道或用于滴耳、滴鼻。

（2）外用治疗皮肤感染　$0.1\%\sim0.2\%$ 乳膏或凝胶。

【制剂与规格】　呋喃西林贴：（1）24mm×50mm；（2）50mm×75mm；（3）18mm×70mm；（4）18mm×24mm。

呋喃西林止血膏布：医用橡皮膏 2cm×7cm，呋喃西林止血膏布 2cm×2.5cm。

鱼 石 脂 [药典(二)；国基；医保(甲)]
Ichthammol

【适应证】　用于疖肿。

【药理】　药效学　本品具有温和的抑菌防腐作用。局部外用制剂用于治疗皮肤疾病。

【不良反应】　对皮肤有轻微刺激，偶可引起接触性皮炎，但罕有皮肤过敏反应的报道。

【药物相互作用】　与酸、碱、生物碱、碘化物、羊毛醇、铁和铅盐有配伍禁忌。

【给药说明】　（1）不得用于皮肤破溃处。

（2）避免接触眼睛和其他黏膜。

（3）连续使用不得超过 7 日。

（4）用药部位如有烧灼感、红肿等情况应停药。

（5）过敏体质慎用。

【用法与用量】　疖肿：外涂，一日 2 次。

【制剂与规格】　鱼石脂软膏：10%。

苯 甲 醇 [药典(二)]
Benzyl Alcohol

【适应证】　（1）CDE 适应证　苯甲醇注射液为注射用盐酸大观霉素的溶剂，具有镇痛作用，可减少注射时的疼痛。

（2）超说明书适应证　用作防腐剂，最大用量为 1%。

【不良反应】　（1）苯甲醇可引起超敏反应，包括局部刺激和皮肤反应。

（2）鞘内注射含苯甲醇的药物可致神经毒性。

（3）用含有苯甲醇防腐剂的溶液冲洗静脉导管时，会使早产儿出现致命的中毒综合征（如代谢性酸中毒、进行性脑病、颅内出血、间歇性呼吸抑制），因此限制了苯甲醇在新生儿和幼儿中的应用。

（4）有报道阻塞性肺疾病患者吸入含有苯甲醇作为抑菌剂的氯化钠溶液稀释的沙丁胺醇喷雾剂，时间超过 2 年的，会出现严重的支气管炎和咯血。

【禁忌证】　肌内注射禁用于学龄前儿童。

【制剂与规格】　苯甲醇注射液：5mm:0.1g 2ml:40mg。

甲 酚 [药典(二)]
Cresol

【适应证】　常用甲酚皂溶液用于手、器械、环境消毒及处理排泄物。

【药理】　药效学　甲酚是作用类似于苯酚的消毒剂，常用甲酚皂溶液为消毒剂，但大多被其他低刺激性酚类消毒剂所取代。甲酚用于牙科，单独或与甲醛合用，因其对皮肤有腐蚀性，不适合皮肤、伤口的消毒。非胃肠给药的药物制剂和一些局部用制剂也会添加甲酚作为抗菌性防腐剂。

【不良反应】　（1）外用对皮肤有一定刺激和腐蚀作用。

（2）慢性中毒能引起消化系统及神经系统功能紊乱、昏厥、皮疹或尿毒症。

【注意事项】　误服后会造成严重灼伤，引起休克而致死。

【用法与用量】　用其水溶液浸泡，喷洒或擦抹污染物体表面，使用浓度为 $1\%\sim5\%$，作用时间为 $30\sim60$ 分钟。对结核杆菌使用 5% 浓度，作用 $1\sim2$ 小时。为加强杀菌作用，可加热药液至 $40\sim50\,^{\circ}\!C$。对皮肤的消毒浓度为 $1\%\sim2\%$。消毒敷料、器械及处理排泄物用 $5\%\sim10\%$ 水溶液。

【制剂与规格】　甲酚皂溶液：50%。

加香甲酚皂溶液：20%。

第二十章 解毒药

解毒药（antidote）是拮抗毒物毒性作用的药物，可以通过物理、化学或生物学作用帮助毒物排除，阻止毒物吸收，降低毒物毒性或减轻毒物对机体的损害。根据解毒药物作用机制，解毒药可分为特异性解毒药与非特异性解毒药两大类。特异性解毒药是指对某一类（种）特定毒物有解毒作用的药物，如盐酸纳洛酮是阿片类药物的特异性解毒药。特异性解毒药物的作用特点是针对性强，疗效确定。非特异性解毒药可以通过阻止吸收和促进排泄等发挥解毒作用，可用于各种毒物的中毒，但解毒作用无针对性，多用作辅助治疗，如活性炭通过吸附作用促进口服毒物的排除，是一种常用的非特异性解毒药。

在急性中毒时，特别是在没有明确毒物的种类和性质时，常常使用非特异性解毒药，阻止毒物吸收，促进毒物排除。当明确毒物种类后，应尽快使用特异性解毒药拮抗毒物。

第一节 非特异性解毒药

非特异性解毒药没有特异性解毒作用，也没有专一性。口服毒物中毒时，可根据毒物的物理与化学性质，选用某种物质与其发生理化反应，以达到减少毒物吸收、促进毒物排泄和降低毒物毒性及防止毒物对胃肠道黏膜的直接损伤的目的。这种非特异性解毒作用的种类有：吸附、沉淀、中和及氧化。相应的药品则被称之为吸附剂、沉淀剂、中和剂及氧化剂。广义的非特异性解毒药还包括催吐剂、保护剂、泻剂及利尿剂。

1. 吸附剂 常用的吸附剂是活性炭（药用炭）。活性炭口服后不被人体吸收，无药理活性作用，十分安全，所以它是一个常用的非特异性解毒药。活性炭具有丰富的微孔隙结构，其表面积大，约 $1000\sim3000m^2/g$。活性炭吸收量与微孔的尺寸和数量密切相关，表面积越大，毒物吸收能力越强。活性炭对毒（药）物有吸附作用，不论其为有机物或无机物，大分子或小分子，从而阻止毒物由胃肠道吸收。未解离的盐类和水溶性小的化合物最容易被吸附，离子化和水溶性化合物难以吸附。活性炭对分子量在 $100\sim1000$ 道尔顿的毒物吸收能力最强。1g活性炭能吸附毒物的量见表 20-1。

表 20-1 1g 活性炭可以吸附药物量

毒(药)物名称	吸附量(mg)
氯化汞(升汞)	1800
磺胺	1000
硝酸士的宁	950
盐酸吗啡	800
硫酸阿托品	700
烟碱	700
巴比妥	700
巴比妥钠	150
苯巴比妥钠及异戊巴比妥钠	300~500
水杨酸	550
苯酚	400
乙醇	300
硫酸奎宁	120
氰化钾	35

此外，活性炭还能吸附米帕林、氨基比林、阿司匹林、伯氨喹、苯妥英钠、苯海拉明、碘、格鲁米特、氯丙嗪、氯喹、甲丙氨酯、秋水仙碱、奎尼丁、洋地黄等多种毒（药）物，对对硫磷、马拉硫磷、DDT、硼酸、硫酸亚铁等也有一定的吸附作用。经过肠-肝循环分泌到胃肠道的物质，活性炭能加速它们的清除。

口服中毒时，宜早期使用活性炭，在毒物进入胃肠道 1 小时内使用效果最佳。活性炭多用于清醒患者，采用口服或灌胃。对于昏迷患者，也可采用鼻饲给药的方式。成人每次 50～100g（1～2g/kg 体重），以 300～500ml 水，在催吐或洗胃后让患者饮入或从胃管灌入。儿童剂量也为 1～2g/kg 体重，加水 100～200ml，用法同前。也可将活性炭加入洗胃液中，用量 4～8g，加水 500～1000ml 供洗胃用。有些吸收后又从肠道排泄的毒物，可用活性炭加强其排除；可重复每 4 小时服 50g 或每 2 小时服 25g 重复使用，至血药浓度下降到临床安全水平。活性炭与山梨醇或甘露醇联合服，可减少活性炭引起的小肠梗阻。活性炭也用于血液灌流，帮助清除血液中游离的毒（药）物，每个罐装 200～250g 活性炭，灌流 2 小时可以使碳罐饱和。

活性炭吸附毒物后形成的复合物比较稳定，解吸附过程较慢，至少 24 小时内不会解离。

2. 沉淀剂　最常用的沉淀剂是鞣酸。鞣酸可与部分有机物或无机物结合成难溶性复合物而形成沉淀，但这种结合不牢固，易于解离。沉淀作用受 pH 影响，在胃的酸性环境中作用较强，在肠道碱性环境中，其沉淀作用明显减弱。鞣酸能沉淀的毒（药）物包括：奎宁、奎尼丁、士的宁、洋地黄、铅剂、银剂、铜剂和锌剂等。对毒扁豆碱、阿托品、吗啡、可卡因、烟碱、砷剂、锑剂、汞剂等无沉淀作用。鞣酸及其代谢产物对肝脏有损害，故不应留置胃内以免吸收。与活性炭比较，鞣酸的解毒效果和安全性均不如活性炭，现更多的专家建议以活性炭代替鞣酸。临床上常用 2%～4% 鞣酸溶液洗胃。除鞣酸外，还有一些临床常用的沉淀剂（表 20-2）。

其他用于沉淀剂的制剂包括：氟化物及草酸盐中毒可选择 15% 乳酸钙或 0.5% 氯化钙，产生不溶性的氟化钙或草酸钙；硝酸银中毒可选用 0.9% 氯化钠注射液洗胃，二者反应生成不溶性氯化银；阿片类中毒

可使用氢氧化钙等。

表 20-2　临床常用的沉淀剂

毒物	沉淀剂	不溶性产物	用法用量
氯化钡、硝酸钡	硫酸钠或硫酸镁	硫酸盐	一次口服 30～60g，或以 2%～5% 溶液洗胃
黄磷	硫酸铜	磷化铜	0.2%～0.5% 溶液口服或清洗皮肤
砷	新配制的氢氧化铁溶液	砷酸铁	每 5～10 分钟服 5ml，直至发生呕吐为止
铜盐中毒	0.1% 亚铁氰化钾溶液	亚铁氰化铜沉淀	600ml 洗胃
卤水（主要成分为氯化镁）	10% 葡萄糖酸钙	氯化钙	洗胃
碘中毒	淀粉	作为指示剂（变色）	洗胃

3. 中和剂　通常使用的中和剂为弱酸或弱碱。在摄入强酸性或强碱性毒物时，采用对机体无害的弱碱性或弱酸性物质与其起中和作用，达到降低酸或碱对消化道黏膜直接损伤的目的。口服强酸时，其中和剂为弱碱性溶液，如氢氧化铝凝胶 40～60ml、氧化镁乳 40～60ml，忌用碳酸氢钠，以免形成大量二氧化碳气体引起胃扩张，导致胃穿孔。口服强碱时，中和剂为弱酸性溶液，如 1%～5% 醋酸、淡醋或橘子汁等。

4. 氧化剂　常用的氧化剂为高锰酸钾。使用氧化剂洗胃，可以将毒物氧化而起到解毒的作用。高锰酸钾与有机物相遇即释放氧而将有机物氧化，本身还原为二氧化锰，后者可与蛋白结合成蛋白盐类复合物而起收敛作用。此外由于呈紫红色的高锰酸钾溶液还原为二氧化锰溶液后，呈淡黄色或无色，观察高锰酸钾洗胃液是否变色可作为洗胃是否彻底的标志之一。在巴比妥类、水合氯醛、吗啡、可待因、士的宁、奎宁、毒扁豆碱、印防己毒素、乌头碱等中毒时，高锰酸钾的洗胃效果较好；但对阿托品、可卡因等中毒无效。硫代磷酸酯类有机磷农药（如对硫磷），因可氧化为毒性更大的磷酸酯类（如对氧磷），故禁用高锰酸钾洗胃。建议高锰酸钾洗胃液的浓度以 1:5000，浓度低时氧化作用减弱，浓度高则刺激性增大，可腐蚀胃黏膜。过氧化氢溶液（3% 过氧化氢 10ml 加水 100ml）可用于有机物（如生物碱、阿片、士的宁）、高锰酸钾及黄磷中毒。但过氧化氢对胃黏膜有刺激作用，且可引起胀气，应慎重使用。

第二节　特异性解毒药

特异性解毒药（specific antidote）是指能够解除某一类毒（药）物对机体毒性作用的特效药物，其在毒（药）物

中毒救治过程中有着举足轻重的作用。目前，绝大多数毒(药)物无特效解毒剂。对于有特效解毒剂的毒(药)物中毒，无论是在现场急救还是在院内救治，均应尽快使用。

特异性解毒药无特定的分类方法，本节将常用的特异性解毒药按照其拮抗毒(药)物的类别分为以下几种类型：

(1) 金属、类金属中毒解毒药：包括依地酸钙钠、二巯丙醇、二巯丁二钠等。

(2) 有机磷毒物中毒解毒药：包括碘解磷定、氯解磷定、硫酸阿托品等。

(3) 氰化物中毒解毒药：包括亚硝酸钠、亚硝酸异戊酯、硫代硫酸钠等。

(4) 亚硝酸盐中毒解毒药：亚甲蓝。

(5) 鼠药中毒解毒药：不同鼠药类型有不同类别的解毒药，如乙酰胺、维生素 K_1 等。

(6) 药物中毒解毒药：包括氟马西尼、乙酰半胱氨酸、亚叶酸钙等。

(7) 蛇毒中毒解毒药：包括抗蝮蛇毒血清、抗五步蛇毒血清、抗银环蛇毒血清等。

(8) 肉毒中毒解毒药：肉毒抗毒素。

一、金属、类金属中毒解毒药

依地酸钙钠 [药典(二)；医保(甲)；医保(乙)]

Calcium Disodium Edetate

【适应证】 本品主要用于治疗铅中毒，亦可治疗镉、锰、铬、镍、钴和铜中毒，以及作诊断用的铅移动试验。

【药理】 (1) 药效学 本品能与多种二价和三价重金属离子络合形成可溶性复合物，由组织释放到细胞外液，通过肾小球滤过，由尿排出。其金属络合物在尿中排泄的高峰为用药后 24~48 小时。本品和各种金属的络合能力不同，可用稳定常数来表示(表 20-3)。稳定常数低的金属较易离解，能被其他稳定常数高的金属所替代，例如钙(logK10.8)可被铅(logK18.0)替代；但本品在体内与金属的络合能力不完全与其稳定常数相符合，其中以铅为最有效，其他金属效果较差，而对汞、砷则无效。这可能与汞和砷在体内含巯基(—SH)酶牢固结合，或本品不易与组织内的金、汞和砷络合有关。依地酸钙钠是细胞外液中铅的有效络合剂，经尿排泄速度增加 20~50 倍。铅与依地酸钙钠中的氮和氧元素结合，形成 5 元杂环。

表 20-3 依地酸钙钠-金属络合物的稳定常数(logK)

金属名称	logK	金属名称	logK	金属名称	logK
钠	1.7	锰	14.0	镍	18.6
银	7.3	铁	14.3	铜	18.8
钡	7.8	钴	16.3	汞	21.8
锶	8.6	镉	16.5	钍	23.2
镁	8.7	锌	16.5	钚	24.0
钙	10.8	铅	18.0	铁 $^{3+}$	25.1
钒 $^{2+}$	12.7	钇	18.1	钒 $^{3+}$	25.9

(2) 药动学 本品口服吸收差。静脉注射后，本品在血循环消失很快，半衰期($t_{1/2}$)为 20~60 分钟；肌内注射半衰期($t_{1/2}$)为 90 分钟。存在于血浆，主要在细胞外液；脑脊液中甚微，仅占血浆的 5%。本品在体内几乎不进行代谢，1 小时内从尿排出 50%，24 小时内排出 95%。静脉注射本品 1g，24 小时内可从尿中排出，血浆和肝、脾、肌肉等软组织中可络合铅的 14%，最多可排出铅 3~5mg。

【不良反应】 全身性反应 肌内注射部位疼痛、畏寒、发热、不适、乏力、肌痛、关节痛。

心血管系统 低血压、心律失常和心电图 T 波倒置。

泌尿系统 少数有尿频、尿急、蛋白尿。过大剂量可引起肾小管上皮细胞损害，导致急性肾功能衰竭。肾脏病变主要在近曲小管，亦可累及远曲小管和肾小球。不良反应和肾脏损害一般在停药后恢复。

神经系统 震颤、头昏、前额痛、麻木、刺痛。

胃肠道 唇干裂、食欲缺乏、恶心、呕吐、烦渴。

免疫系统 组胺样反应有鼻黏膜充血、喷嚏、流涕和流泪，皮疹。

肝胆 常见 ALT、AST 轻度升高，终止治疗 48 小时后恢复正常。

血液系统 一过性骨髓抑制、贫血。

代谢相关表现 锌缺乏，有患者应用本品后出现高钙血症，应予以注意。

【禁忌证】 禁用于少尿、无尿、肝炎和肾功能不全的患者。

【注意事项】 交叉过敏反应 本品与乙二胺有交叉过敏反应。

肾损伤 对各种肾脏病患者应慎用本品。

老年人 老年人的肾脏和心脏潜在代偿功能减退，故应慎用本品，并应适当减少剂量和疗程。

儿童 美国注册药品信息建议儿童患者首选肌内注

射给药。如需要静脉注射，避免快速输液。治疗过程监测患儿尿量，若出现严重少尿、无尿，应停止使用依地酸钙钠。注意每日剂量不得超过推荐剂量。

妊娠 孕妇用药安全性尚不明确。

哺乳期 目前未知依地酸钙钠是否在人乳汁中分泌。因大多数药物都能在人乳汁中分泌，因此当哺乳期妇女使用依地酸钙钠治疗时需谨慎哺乳。

不良反应相关 每一疗程治疗前后应检查尿常规和肾功能，多疗程治疗过程中要监测血尿素氮、肌酐、钙和磷。

其他 动物实验证明本品增加小鼠胚胎畸变率，但可通过增加饮食中锌含量而预防。组织培养中加入本品可影响早期鸡胚上皮细胞的发育。本品对正在接触铅的患者不宜口服，因反可增加铅在胃肠道的吸收。本品可络合体内锌、铁、铜等微量金属，但无实际临床意义。

【**药物相互作用**】 本品能络合锌，干扰精蛋白锌胰岛素的作用时间。

【**给药说明**】 注射剂为 20%水溶液，肌内注射可引起局部疼痛。一般用 0.5%～1%盐酸普鲁卡因溶液稀释到 0.5%～1.5%浓度，以减轻疼痛。一日剂量不宜超过 1.5g，每一疗程连续用药不超过 5 天。需要应用第二疗程前应停药间歇 4～7 天。剂量过大和疗程过长不一定成比例地增加尿中金属的排泄量，相反可引起急性肾小管坏死。严重中毒患者不宜应用较大剂量，否则使血浆中金属络合物大量增加，来不及从尿中排出，反而增加对人体的毒性。儿童急性严重铅脑病如不及时治疗，其死亡率高达 65%，存活者常遗留脑损伤后遗症。单独应用本品效果不理想，一般采用本品和二巯丙醇联合治疗，具体用药：二巯丙醇按体重一次 4mg/kg，每 4～6 小时 1 次，同时应用本品按体重 12.5mg/kg，一日 2 次，疗程 3～5 天。

【**用法与用量**】 (1)成人常用量 ①静脉滴注：本品 1g 加入 5%葡萄糖注射液 250～500ml 中，静脉滴注，4～8 小时滴完，每日 1 次。连续用药 3 天，停药 4 天为一疗程。②肌内注射：用本品 0.5g 加 1%盐酸普鲁卡因注射液 2ml，稀释后作深部肌内注射，一日 1 次，疗程参考静脉滴注。

(2)铅移动试验 成人一次使用本品 1g，加入 5%葡萄糖注射液 500ml 中，4 小时静脉滴注完毕。自用药开始起留取 24 小时尿液，24 小时尿铅排泄量超过 2.42μmol (0.5mg)，认为体内有过量铅负荷。

(3)儿童 静脉用药方法参考成人用法，剂量按体重一日 25mg/kg 计算。

【**制剂与规格**】 依地酸钙钠注射液：5ml:1g。
依地酸钙钠片：0.5g。

二 巯 丙 醇 [药典(二);医保(甲)]
Dimercaprol(BAL)

【**适应证**】 (1)CDE 适应证 本品主要用于治疗砷、汞和金中毒，与依地酸钙钠合用治疗儿童急性铅中毒性脑病。

(2)国外适应证 本品对治疗锑、铋等重金属中毒有一定疗效。

(3)超说明书适应证 本品也可用于治疗肝豆状核变性。

【**药理**】 (1)药效学 本品具有两个巯基(—SH)。一个分子的本品结合一个金属原子形成不溶性复合物，两个分子的本品与一个金属原子结合形成较稳定的水溶性复合物。复合物在体内可重新离解为金属和本品。本品被氧化后失去作用。要在血浆中保持本品与金属 2:1 的优势和避免本品过高浓度的毒性反应，需要反复给药，一直用到金属排尽和毒性作用消失为止。本品的巯基与金属的结合能力比细胞酶的巯基强，可预防金属与细胞酶的巯基结合，并可以使已与金属络合的细胞酶复活而解毒，所以在金属中毒后应用越早越好，最好在接触金属后 1～2 小时内给药，4 小时内有用，超过 6 小时再给本品，作用将减弱。因此本品对急性金属中毒有效；对慢性中毒，虽能增加尿中金属排泄量，但已被金属抑制的巯基酶的活性已不能恢复，临床症状常无明显好转。对其他金属的促排效果而言，其排铅不及依地酸钙钠，排铜不及青霉胺，对锑和铋有一定的疗效。本品与铁、镉、硒结合形成复合物，但其毒性反应尤其是肾毒性比原金属大，故应避免使用。

(2)药动学 本品口服不吸收。肌内注射后 30～60 分钟血药浓度达高峰，维持 2 小时。动物研究表明，本品在肝脏和肾脏中的药物浓度最高。本品的消除半衰期很短，4 小时后几乎完全代谢降解和排泄。动物注射本品后尿内中性硫含量迅速增多，其中约 50%是由于注射本品的结果。尿中葡萄糖醛酸含量增多，提示本品部分以葡萄糖醛酸苷形式由尿排出。

【**不良反应**】本品有特殊气味。应用剂量超过 5mg/kg 时会出现心动过速、血压升高、抽搐和昏迷，一过性 ALT 和 AST 增高。持续应用可损伤毛细血管，引起血浆渗出，导致低蛋白血症、代谢性酸中毒、血浆乳酸增高和肾脏损害。儿童不良反应与成人相同，且可有发热和暂时性中性粒细胞减少。一般不良反应常在给药后 10 分钟出现，

30～60 分钟后消失。

全身性反应 头痛、唇和口腔灼热感、咽和胸部紧迫感、腹痛。

胃肠道 恶心、呕吐。

五官 结膜炎、流泪、流涕、流涎、多汗。

肌肉骨骼 肌肉和关节酸痛。

神经系统 肢端麻木和异常感觉。

【禁忌证】 (1) 对花生或花生制品过敏者禁用。

(2) 严重高血压、心力衰竭和肾衰竭的患者禁用。

(3) 严重肝功能障碍者禁用(砷引起的黄疸除外)。

(4) 铁、硒、镉中毒禁用。

(5) 甲基汞和其他有机汞化合物中毒时禁用。

【注意事项】 **不良反应相关** 应用本品前后应测量血压和心率。治疗过程中要检查尿常规和肾功能。大剂量长期应用时应定期检查血浆蛋白。

老年人 老年人心脏和肾脏代偿功能减退,应慎用。

肾损伤 肾脏病患者应慎用。

肝损伤 肝病患者应慎用。

妊娠 尚不清楚本品是否会对胎儿造成损害。故仅当临床明确需要时,妊娠妇女才能使用本品治疗。

哺乳期 尚不清楚本品是否在人乳汁中分泌。但由于大多数药物都可以经人乳汁分泌,故哺乳期妇女采用本品时应谨慎哺乳。

其他 患有心脏病、高血压、营养不良患者应慎用。

【给药说明】 本品与金属结合的复合物,在酸性条件下容易解离,故应碱化尿液,保护肾脏。两次给药间隔时间不得少于 4 小时。本品肌内注射局部可引起疼痛,并可引起无菌性坏死,注射部位应交替进行,并注意局部清洁消毒。

【用法与用量】 **成人** 肌内注射,按体重一次 2～3mg/kg,第 1、2 日每 4 小时 1 次,第 3 日改为 6 小时 1 次,第 4 日后每 12 小时 1 次。疗程一般为 10 日。

儿童 同成人。治疗儿童急性铅中毒性脑病时,与依地酸钙钠合用的剂量,参阅"依地酸钙钠"。

【制剂与规格】 二巯丙醇注射液:2ml:0.2g。

二巯丁二钠 [药典(二);医保(甲)]
Sodium Dimercaptosuccinate

【适应证】 本品用于治疗锑、汞、砷、铅、铜等金属中毒及肝豆状核变性。

【药理】 (1) **药效学** 与二巯丙醇相似,在碳链上带有两个巯基(—SH),能与机体组织蛋白质和酶的巯基竞争结合金属离子,并能夺取已与酶结合的金属离子,从

而保护和恢复酶的活性。本品与金属离子结合形成的复合物主要由尿排出。本品能提高体内金属尿排泄量,解毒效果较好,如在锑中毒时,其解毒作用是二巯丙醇的 10 倍,对汞、砷等中毒的解毒作用亦较好。

(2) **药动学** 雄性小鼠肌内注射用 ^{35}S 标记的本品,血药浓度 5 分钟即达高峰,分布以肾为最高,依次为肺、肝、心、肠、脾等。尿中排泄以最初 1 小时最快,以后逐渐减少,粪便中亦有少量排泄。静脉给药本品血中半衰期($t_{1/2}$)仅 4 分钟。尿中排泄巯基在初始 30 分钟为 40%,4 小时约 80%。应用本品治疗铅中毒患者时,最初 8 小时尿中铅含量占 24 小时尿铅总量的 91.2%。

【不良反应】 不良反应大多与静脉注射速度有关。停用本品后可自行消失。

全身性反应 约有 50%的患者在静脉注射本品过程中出现轻度头昏、头痛、四肢无力、口臭、恶心、腹痛等。

皮肤 少数患者有皮疹,皮疹呈红色丘疹,有瘙痒,以面部、颈部、前胸多见。

肝胆 个别患者有血清 ALT 和 AST 暂时增高。

其他 咽喉干燥、胸闷、食欲缺乏等。

【禁忌证】 严重肝功能不全者禁用。

【注意事项】 **肝损伤** 少数患者应用本品后有血清 ALT 和 AST 一过性增高,因此对有肝脏疾病者应慎用。

在应用本品前和用药过程中,应根据情况定期检查肝功能。

其他 本品应用过程中对血浆蛋白、红细胞、白细胞、血小板、血糖、钾、钠、氯化物、尿素氮、肌酐、尿酸、二氧化碳结合力、胆固醇、钙、磷、碱性磷酸酶、乳酸脱氢酶、肌酐磷酸激酶、铜蓝蛋白以及心电图均无影响。

【药物相互作用】 应用本品治疗重金属中毒过程中,尿中锌和铜排泄量稍有增高,但无临床意义,无需补充锌和铜元素。

【给药说明】 本品为白色至微黄色粉末,变色后不能应用。本品水溶液极不稳定,久放后的溶液可降低药效并出现毒性,故不可静脉滴注。

【用法与用量】 (1) **成人常用量** 本品 1g,于临用时用 0.9%氯化钠注射液或 5%葡萄糖注射液 10ml 溶解,立即缓慢静脉注射,10～15 分钟注射完毕。

(2) **对急性重金属及急性锑中毒引起的心律失常患者** 本品首次剂量为 2g,用 5%葡萄糖注射液 20ml 溶解后,立即静脉缓缓注射。以后每小时 1g,共 4～5 次。

(3) **亚急性金属中毒** 每次 1g,每日 2～3 次,共 3～

5 日。

(4) 慢性金属中毒　每日 1g, 共 5～7 日, 停药 5～7 日; 或每日 1g, 连续 3 日, 停药 4 日为一疗程, 按病情可用 2～4 个疗程。

(5) 儿童　①急性中毒: 首次 30～40mg/kg, 以注射用水配成 5%～10% 的溶液, 于 15 分钟静脉注射, 之后每次 20mg/kg, 每小时 1 次, 连用 4～5 次。②慢性中毒: 每次按体重 20mg/kg 静脉注射, 每周用 3 日停 4 日, 可连用 1 个月, 稀释方法同上。

【制剂与规格】　注射用二巯丁二钠: (1) 0.5g; (2) 1g。

二巯丁二酸 [药典(二); 医保(甲)]
Dimercaptosuccinic Acid(DMSA, Succimer)

【适应证】　本品用于治疗铅、汞、砷、镍、铜等金属中毒。对铅中毒疗效好。可用于治疗肝豆状核变性。

【药理】　(1) 药效学　本品分子中的两个活性巯基(—SH) 能夺取已与组织中酶系统结合的金属, 形成稳定的水溶性螯合物由尿中排出, 使含有巯基(—SH) 的酶恢复活性, 解除重金属引起的中毒症状。本品可特异性地与铅结合, 减少铅从胃肠道吸收和滞留, 降低血铅浓度。但短时间用药后, 易使铅从骨中游离出来重新再分布, 引起血铅反跳性升高, 故应视情况多疗程用药。本品也可与汞、砷等形成螯合物。

(2) 药动学　口服易吸收, 达峰时间 30 分钟。在血中约 95% 与血浆蛋白结合, 分布容积较小, 半衰期($t_{1/2}$)为 48 小时。主要分布在肾脏, 其次为肺、肝、心、肠和脾等。铅中毒儿童服用后有肝-肠循环, 迅速以原型和代谢物经肾排出。经肾消除速度与血铅浓度成正相关。铅中毒儿童和成年人及健康志愿者的肾清除率分别为每分钟 16.6ml/m², 每分钟 (24.7 ± 3.3)ml/m² 和每分钟 77.0ml/m²。无蓄积性。

【不良反应】　胃肠道　十分常见(成人及儿童): 恶心、呕吐、腹泻、食欲缺乏、稀便、口中金属味等。

全身反应　十分常见(成人)、常见(儿童): 背痛、腹痉挛、胃痛、头痛、肋骨痛、畏寒、侧腹痛、发热、流感样症状等。

代谢相关表现　十分常见(成人)、常见(儿童): ALT、AST、碱性磷酸酶、胆固醇增高。

神经系统　十分常见(成人)、常见(儿童): 嗜睡、头晕、感觉异常等。

皮肤　十分常见(成人)、常见(儿童): 皮疹、疱疹、丘疹、瘙痒等。

五官　常见(成人及儿童): 视物模糊、流泪、耳塞、中耳炎。

呼吸系统　偶见(成人)、常见(儿童): 咽痛、流涕、鼻塞、咳嗽。

泌尿系统　常见(成人)、十分罕见(儿童): 排尿减少、排尿困难、蛋白尿增加。

心血管系统　常见(成人)、十分罕见(儿童): 心律失常。

血液系统　常见(成人)、偶见(儿童): 轻至中度中性粒细胞减少、血小板计数增加、间歇性嗜酸性粒细胞增多。

肌肉骨骼异常　常见(成人)、十分罕见(儿童): 髌骨痛、腿痛。

【禁忌证】　(1) 严重肝功能障碍者。

(2) 妊娠期妇女。

【注意事项】　基因相关　对一些缺乏葡萄糖-6-磷酸脱氢酶和镰状细胞性贫血儿童用本品治疗无效。

不良反应相关　应用前和应用过程中, 应根据情况定期检查肝功能。出现血清 ALT 和 AST 增高时停止用药。治疗时应监测血铅浓度。因治疗后血铅浓度降低, 但有些人再次接触铅和治疗时, 血铅反而升高。此外, 经短期治疗后, 可引起血铅反跳性升高, 这是因铅从骨中游离出来重新分布的结果。所以应反复用药, 才能保证疗效。监测尿铅的排出。每周监测全部血细胞计数, 发现有中性粒细胞减少时应停药。服用本品的同时应饮足量水。脱水患者应在水分补足后再用药。

哺乳期　目前还不清楚该药物是否在人乳汁中分泌, 但因为多数药物及重金属都能在人乳汁中分泌, 故哺乳期妇女在使用该药物治疗期间应避免哺乳。

儿童　儿童肾小管易受铅损害, 影响药物经肾排出, 儿童应慎用或适当减少用量。小于 12 个月的儿童患者的安全性和有效性尚未确定。

肝损伤　肝病慎用, 治疗时每周检测血清氨基转移酶。

肾损伤　肾损伤患者慎用。

【药物相互作用】　尚不确定。

【给药说明】　可选用下述三种给药方法之一: ①一次使用本品 0.5g, 一日 3 次, 连服 3 日, 停服 4 日, 7 日为一疗程。②一次使用本品 0.5g, 一日 2 次, 隔日服药, 共 10 日, 停服 5 日, 15 日为一疗程。③按体重每次 10mg/kg 或按体表面积每次 350mg/m², 每 8 小时 1 次, 连服 5 日, 以后每 12 小时 1 次, 连服 14 日, 停服 2 周, 33 日为一疗程。根据病情, 一般应用药 2～3 个疗程。

【用法与用量】 口服

(1)成人 一次 0.5g，一日 2～3 次。

(2)儿童 按体重每次 10mg/kg 或按体表面积每次 350mg/m²，用法同成人。

【制剂与规格】二巯丁二酸胶囊：(1)50mg；(2)0.1g；(3)0.25g。

二巯丙磺钠[医保(甲)]
Sodium 2, 3-Dimercaptopropane Sulfonate

【适应证】 本品常用于治疗汞中毒、砷中毒，为首选解毒药物。对有机汞有一定疗效。对铬、铋、铅、铜及锑化合物(包括酒石酸锑钾)均有疗效。实验治疗观察对锌、镉、钴、镍、钋等中毒，也有解毒作用。

【药理】 (1)药效学 二巯丙磺钠与二巯丙醇的药理作用相似，同为具有 2 个巯基的化合物，能与一些金属或类金属形成不易解离的无毒性的络合物后从尿中排出。重金属或其盐类中毒时，金属离子与体内含巯基的酶及蛋白质结合，使细胞代谢受抑制。二巯丙磺钠对某些重金属的亲和力比酶或蛋白质的巯基更大，能竞争性与金属离子结合，形成稳定、毒性低的络合物，并经尿和胆汁排出。本品比二巯丙醇作用强，全身应用疗效比二巯丙醇好，对砷、汞中毒疗效显著，对汞中毒的疗效比二巯丁二钠强，对铋、铬中毒也有效。此外，二巯基类药物可与毒蘑菇毒素如毒肽(phallotoxin)、毒伞肽(amanitine)结合，阻断其分子中的硫巯键，使其毒性减弱而保护体内含巯基酶的活性，甚至恢复部分已与毒素结合的酶的活性。本品毒性小，只有二巯丙醇的1/8。

(2)药动学 本品水溶液性质稳定，可作肌内及静脉注射，肌内注射后 30 分钟达到血药浓度峰值，24 小时完全排出。

【不良反应】 静脉注射速度快时可引起恶心、呕吐、头晕、面色苍白、口唇发麻、心跳加快等。个别病例有过敏反应如皮疹、寒战、发热或剥脱性皮炎、过敏性休克。

【禁忌证】 对本品过敏的患者。

【注意事项】 (1)本品注射液为无色或微红色的透明液体，混浊、变色时不能使用。

(2)静脉注射速度要慢，应在 5 分钟以上注射完毕。

(3)高敏体质者或对巯基化合物有过敏史的患者，应慎用或禁用，必要时脱敏治疗后密切观察下小剂量使用。

【给药说明】 (1)静脉注射速度快时可引起不良反

应，一般多采用肌内注射。

(2)由于本品与金属形成的络合物仍有一定解离度，如排泄慢，解离出来的二巯基化合物可很快被氧化，而游离出的金属仍能产生中毒现象，故本品在金属中毒时，需反复给予足量的药物。

(3)一旦发生过敏反应，应立即停药，并对症治疗。轻症者可用抗组胺药，反应严重者应用肾上腺素或肾上腺皮质激素。

【用法与用量】 肌内注射

(1)成人 ①急性中毒，使用本品 250mg，第 1 日 3～4 次，第 2 日 2～3 次，以后一日 1～2 次，连用 7 日。严重中毒者可酌情增加剂量并可静脉注射。②慢性中毒，本品一次 125～250mg，一日 1～2 次，连用 3 日，间隔 4 日为一疗程；一般需 2～3 个疗程。

(2)儿童 按体重 5mg/kg。

【制剂与规格】 二巯丙磺钠注射液：2ml:0.125g。

青霉胺[药典(二)；国基；医保(甲)]
Penicillamine

【适应证】 (1)CDE 适应证 用于治疗重金属中毒、肝豆状核变性(Wilson 病)。也用于其他药物治疗无效的严重活动性类风湿关节炎。

(2)国外适应证 用于治疗胱氨酸尿及其结石。

【药理】 (1)药效学 ①络合作用：当用于重金属中毒时，本品能络合铜、铁、汞、铅、砷等重金属，形成稳定、可溶性复合物由尿排出。其驱铅作用不及依地酸钙钠，驱汞作用不及二巯丙醇；但本品可口服，不良反应稍小，可供轻度重金属中毒或其他络合剂有禁忌时选用。针对胱氨酸尿及其结石的治疗，本品能与胱氨酸反应形成半胱氨酸-青霉胺二硫化物的混合物，从而降低尿中胱氨酸浓度。该混合物的溶解度要比胱氨酸大 50 倍，因此能预防胱氨酸结石的形成。持续服用 6～12 个月，可能使已形成的胱氨酸结石逐渐溶解。②抗类风湿关节炎：治疗类风湿关节炎的机制尚未明了。用药后发现有改善淋巴细胞功能，明显降低血清和关节囊液中的 IgM 类风湿因子和免疫复合物的水平，但对血清免疫球蛋白绝对值无明显影响。体外有抑制 T 细胞的活力的作用，而对 B 细胞无影响。本品还能抑制新合成原胶原交叉连接，故也用于治疗皮肤和软组织胶原病。

(2)药动学 口服后约 40%～70%经胃肠道吸收(患胃肠道疾病时可影响本品的吸收)，食物对本品的吸收有较大影响，与空腹比较，食物可降低 52%的本品吸收。另外，含有镁、铝的抗酸药和硫酸亚铁等药物可会降低本品的吸收。血药浓度达峰时间（t_{max}）约为 2 小时。药物吸收后分布至全身各组织，但主要分布于血浆和皮肤，可透过胎盘。本品大部分在肝脏代谢，氧化为二硫化物。一次静脉注射青霉胺，24 小时内可由尿排出 80% 的二硫化物，青霉胺在血浆中的半衰期（$t_{1/2}$）可达 90 小时，由于与蛋白质结合，即使停药 3 个月，体内仍有残留。

【不良反应】 本品不良反应与给药剂量相关，发生率较高且较为严重，部分患者在用药 18 个月内因无法耐受而停药。最初的不良反应多为胃肠道功能紊乱，味觉减退，中等程度的血小板计数减少，但严重者不多见。长期大剂量服用，皮肤胶原和弹性蛋白受损，导致皮肤脆性增加，有时出现穿孔性组织瘤和皮肤松弛。大多数不良反应可在停药后自行缓解和消失。

免疫系统 可出现全身瘙痒、皮疹、荨麻疹、发热、关节疼痛和淋巴结肿大等过敏反应。重者可发生狼疮样红斑和剥脱性皮炎。

胃肠道 可有恶心、呕吐、食欲缺乏、腹痛、腹泻、味觉减退、口腔溃疡、舌炎、牙龈炎及溃疡病复发等。少数患者出现肝功能异常。

泌尿系统 部分患者出现蛋白尿，少数患者可出现肾病综合征。用药 6 个月后，有的患者出现严重的肾病综合征。

血液系统 可导致骨髓抑制，主要表现为血小板和白细胞减少，粒细胞缺乏，严重者可出现再生障碍性贫血。也可见嗜酸性粒细胞增多，溶血性贫血。

神经系统 可有眼睑下垂、斜视、动眼神经麻痹等。少数患者在用药初期可出现周围神经病变。长期服用可引起视神经炎。治疗肝豆状核变性时，易加重神经系统症状，可导致痉挛、肌肉挛缩、昏迷甚至死亡。

代谢相关表现 本品可与多种金属形成复合物。可能导致铜、铁、锌或其他微量元素的缺乏。

呼吸系统 可能加重或诱发哮喘发作。

皮肤 可使皮肤变脆和出血，并影响创口愈合。

其他 据报道，本品可导致狼疮样综合征、重症肌无力、Goodpasture 综合征、多发性肌炎、耳鸣，也可导致 IgA 检验值降低。

【禁忌证】 （1）妊娠期妇女及对青霉素类药过敏者禁用。

（2）肾功能不全者禁用。

（3）粒细胞缺乏症、再生障碍性贫血患者禁用。

【注意事项】 （1）交叉过敏反应：青霉素过敏患者，对本品可能有过敏反应。为防止过敏反应的产生，使用前先进行青霉素皮试。

（2）白细胞计数和分类、血红蛋白、血小板和尿常规等检查应在服药初 6 个月内至少每 2 周检查 1 次，以后至少每月 1 次。肝功能检查应至少每 6 个月 1 次，以便早期发现中毒性肝病和胆汁潴留。

（3）Wilson 患者初次应用本品时应在服药当天留 24 小时尿测尿铜，以后每 3 个月如法测定 1 次。

（4）出现轻微蛋白尿、轻微白细胞减少或皮疹等较轻的不良反应时，常常可以采用"滴定式"方法逐步调整本品的用量，当尿蛋白排出量一日大于 1g，白细胞计数低于 $3×10^9$/L 或血小板计数低于 $100×10^9$/L 时应停药。

（5）出现味觉异常时（肝豆状核变性患者除外），可用 4% 硫酸铜溶液 5～10 滴，加入果汁中口服，一日 2 次，有助于味觉恢复。

老年人 65 岁以上老人服用容易有造血系统毒性反应。

妊娠 本品可影响胚胎发育。动物实验发现有骨骼畸形和腭裂等。患有类风湿关节炎和胱氨酸尿症的妊娠期妇女服用本品曾有报道其新生儿有发育缺陷，因此，妊娠期妇女应禁服。若必须服用，则每日剂量不超过 1g。预计妊娠期妇女需做剖宫产手术者，应在妊娠末 6 周起，到产后伤口愈合前剂量每日限在 0.25g。

哺乳期 尚不明确本品是否可分泌入乳汁，建议哺乳期妇女禁用。

【药物相互作用】 （1）吡唑类药物可增加本品血液系统不良反应的发生率。

（2）本品可加重抗疟药、金制剂、免疫抑制药、保泰松等对血液系统和肾脏的毒性。

（3）与铁剂同服，可使本品的吸收减少 2/3。如患者须使用铁剂，则宜在服铁剂前 2 小时服用本品，以免降低本品疗效。如停用铁剂，则应考虑到本品吸收量增加而可能产生的毒性作用，必要时应适当减少本品剂量。

（4）含有氢氧化铝或氢氧化镁的抗酸药可减少本品的吸收，如本品必须与抗酸药合用时，两药服用时间最好间隔 2 小时。

（5）本品可拮抗维生素 B_6 的作用，长期服用本品者，维生素 B_6 需要量增加。

（6）与地高辛合用时可明显降低地高辛血药浓度。

【给药说明】 本品应每日连续服用。即使暂时停药数日，再次服用时亦可能发生过敏反应，因此又要从小剂量开始。长期服用本品应加用维生素 B_6 每日 25mg，以补偿所需要的增加量。手术患者在创口未愈合时，每日剂量限制在 250mg。出现不良反应要减少剂量或停药。有造血系统和肾功能损害应视为严重不良反应，必须停药。Wilson 病服用本品 1～3 个月才见效。类风湿关节炎服本品 2～3 个月奏效，若治疗 3～4 个月无效时，则应停服本品，改用其他药物治疗。

【用法与用量】 成人常规剂量：一日 1g，分 4 次口服。

（1）重金属中毒 一日 1～1.5g，分 3～4 次服用。5～7 日为一疗程；停药 3 日后，可开始下一疗程，根据体内毒物量的多少一般需 1～4 疗程。

（2）肝豆状核变性、类风湿关节炎 开始时一日 125～250mg。以后每 1～2 月增加 125～250mg，常用维持量为一次 250mg，一日 4 次，一日最大量一般每日不超过 1.5g。待症状改善，血铜及铜蓝蛋白达正常时，可减半量，一日 500～750mg 或间歇用药，治疗 3～4 个月仍无效时，应改用其他药物治疗。

（3）胱氨酸尿及结石 胱氨酸尿患者的本品用量可参考尿中胱氨酸排出量而定，最大量一日为 2g。有结石的患者，每日要求尿中排出胱氨酸 100mg 以下，无结石患者每日尿中排出胱氨酸 100～200mg。

【制剂与规格】 青霉胺片：0.125g。

甲磺酸去铁胺 [医保(甲)]
Deferoxamine Mesilate

【适应证】 本品主要用于治疗：①急性铁中毒。②治疗慢性铁过载。例如：输血所致的铁血黄素沉着症（如重症地中海贫血、铁粒幼细胞性贫血、自身免疫性溶血性贫血及其他慢性贫血）；特发性血色病患者有放血禁忌证；迟发性皮肤型卟啉病引起的铁负荷过载，不能进行静脉切开。③治疗晚期肾功能衰竭（维持透析）患者的慢性铝过载，伴有铝相关性骨病和（或）透析性脑病和（或）铝相关性贫血。④还可用于诊断铁或铝过载。

【药理】 （1）药效学 本品可与游离或蛋白结合的三价铁（Fe^{3+}）和铝（Al^{3+}）形成稳定的水溶性铁胺或铝胺复合物，在 pH 酸性条件下其结合作用加强。本品 1g 可结合铁离子 85mg 或铝离子 41mg。本品能清除铁蛋白和含铁血黄素中的铁离子，而对转铁蛋白中的铁离子清除作用不强，更不能清除血红蛋白、肌球蛋白和细胞色素中的铁离子。对钙离子的亲和力很弱；其他金属在尿中排泄仅微量增加，不增加电解质的排泄。

（2）药动学 本品在胃肠道吸收甚少，可通过皮下、肌内或静脉注射给药，并迅速分布到各组织。体外测定本品与血清蛋白的结合力不超过 10%。在血浆和组织中很快被酶代谢，其代谢机制尚未阐明。本品肌内注射 10mg/kg，30 分钟血药浓度达高峰，为 15.5μmol/L（8.7μg/ml）。注射后 1 小时，血浆铁胺浓度为 3.7μmol/L（2.3μg/ml）。本品血浆半衰期（$t_{1/2}$）为 1 小时，铁胺半衰期（$t_{1/2}$）为 2.4 小时。注射本品后 6 小时，尿中本品排泄量占注射量 22%，铁胺占 1%。血色病患者肌内注射本品 10mg/kg 后，1 小时本品血浆高峰浓度为 7μmol/L（3.9μg/ml），铁胺高峰浓度为 15.7μmol/L（9.6μg/ml）。注射 6 小时后，铁胺血浆浓度先有上升，而后逐渐下降。本品加入透析液中，可在腹膜透析期间吸收。

【不良反应】 免疫系统 罕见：毛霉菌病。

十分罕见：过敏性休克、过敏性反应、血管性水肿、耶尔森菌肠胃炎。

血液系统 十分罕见：血液异常（包括血小板减少症、白细胞减少症）。

神经系统 常见：头痛。

十分罕见：头晕、脑病、周围神经病变、感觉异常。发生频率不详：惊厥发作。

视觉异常 罕见：视力丧失、视力下降、视野缺损、视网膜变性、视神经炎、白内障、视觉敏感度降低、视物模糊、夜盲症、色觉障碍、角膜浊斑。

听觉 偶见：耳聋症、耳鸣。

心血管系统 罕见：低血压、心动过速及休克。

呼吸系统 偶见：哮喘。

十分罕见：急性呼吸窘迫综合征，肺浸润。

胃肠道 常见：恶心。

偶见：呕吐、腹痛。

十分罕见：腹泻。

皮肤 常见：风疹。

十分罕见：全身性皮疹。

肌肉骨骼 十分常见：关节痛、肌痛。

常见：生长迟缓、骨骼疾病。

发生频率不详：肌肉痉挛。

肾损伤 发生频率不详：急性肾衰、肾小管疾病。

用药部位反应 十分常见：注射部位反应、注射部位疼痛、肿胀、渗出、红斑、瘙痒、结痂。

常见：发热。

偶见：注射部位水泡及水肿。

【禁忌证】 （1）对本品过敏的患者禁用。

（2）严重肾功能不全患者禁用。

【注意事项】 机械操作 有头晕或其他中枢神经障碍，或视力或听力损害的患者应禁止驾驶车辆和操作机器。

随访检查 在长期用药过程中要随访血浆铁蛋白和肝肾功能，每 3 个月检查视力和听力。

不良反应相关　注射本品时应注意过敏反应和静脉滴注速度。

肾损伤　肾盂肾炎患者慎用。

儿童　铁过载或本品过量可能会导致生长延缓。如果 3 岁以下儿童开始螯合治疗，应密切观察生长状况，平均每日剂量不能超过按体重 40mg/kg。使用本品的患儿应每 3 个月监测一次体重和身高。

妊娠　动物实验证明本品有生殖毒性和致畸胎作用，故妊娠期妇女尤其妊娠 3 个月内的妇女不应使用，仅在预期受益大于对胎儿的潜在风险时才可在妊娠期妇女中使用去铁胺。

哺乳期　本品在乳汁中分泌的情况不明，哺乳期妇女应用本品要慎重。

【药物相互作用】　每日口服维生素 C 500mg，有增加本品与铁离子的结合的作用和增加去铁胺排泄的作用，但同时增加铁对组织的毒性，尤其可影响心脏的代偿功能。

【给药说明】　(1) 肌内注射时，应在临用前将本品 500mg 加灭菌注射用水 2ml 使其溶解。静脉注射时，临用前将本品 500mg 加灭菌注射用水 5ml 使其溶解，将已溶解的本品用常规输液例如 0.9%氯化钠注射液、5%葡萄糖注射液或林格溶液、腹膜透析溶液等稀释。静脉滴注速度按体重每小时不可超过 15mg/kg。

(2) 维生素 C 的给药时间是在开始应用本品 1 个月以后，每日剂量不超过 200mg。

(3) 慢性铁负荷过量的给药途径以肌内注射或皮下注射为宜。皮下给药效果与静脉注射相似，要比肌内注射效果大 2～3 倍。皮下注射部位可选择腹壁，需用微型泵作为驱动力。

【用法与用量】**成人**　(1) 急性铁中毒　首选持续静脉滴注。滴注速度按体重每小时不可超过 15mg/kg，通常在用药 4～6 小时之后，条件允许时应减慢滴速，使 24 小时总量不超过按体重 80mg/kg。

(2) 慢性铁负荷过载　腹壁皮下注射，平均日剂量按体重 20～60mg/kg，8～24 小时，以微型泵作为动力。

(3) 终末期肾衰竭伴铝负荷过量　腹膜注入，也可肌内注射、皮下注射或缓慢静脉滴注。按体重每次 5mg/kg，每周一次。

(4) 铁负荷试验　成人肌内注射本品 0.5g。注射前排空膀胱内剩余尿，注射后留 6 小时尿。尿铁超过 1mg 时提示有过量铁负荷；超过 1.5mg，对机体可引起病理性损害。

儿童　治疗急性铁中毒、慢性铁负荷过载、终末期肾衰竭伴铝负荷过量的用法用量参照成年人。用于治疗慢性铁负荷过载时，3 岁以下儿童平均日剂量不超过按体重 40mg/kg。

【制剂与规格】　注射用甲磺酸去铁胺：0.5g。

二、有机磷毒物中毒解毒药

碘 解 磷 定 [药典(二)；国基；医保(甲)]

Pralidoxime Iodide（PAM-I）

【适应证】　对急性有机磷杀虫剂抑制的胆碱酯酶活力有不同程度的复活作用，用于解救多种有机磷酸酯类杀虫剂的中毒。但对马拉硫磷、美曲膦酯、敌敌畏、乐果、甲氟磷（dimefox）、丙胺氟磷（mipafox）和八甲磷（schradan）等的中毒效果较差；对氨基甲酸酯杀虫剂所抑制的胆碱酯酶无复活作用。

【药理】　(1) 药效学　有机磷化合物进入机体后，与体内的胆碱酯酶结合形成磷酰化酶，使之失去水解乙酰胆碱的作用，因而体内神经递质乙酰胆碱蓄积，出现一系列中毒症状。碘解磷定等吡啶醛肟类重活化剂都含有季铵基和肟基两个不同的功能基团。季铵基是一个阳离子基团，能通过静电引力与磷酰化酶中的阴离子部位更牢固地结合，促使药物靠近磷酰化酶，也使药物的肟基与磷酰化酶的磷酰基接近。肟基和磷酰化酶的磷原子亲和力较强，结合形成肟类-磷酰化酶复合物。最后，肟基与磷酰基结合而成磷酰肟从磷酰化酶上脱落下来，使胆碱酯酶游离出来，恢复水解乙酰胆碱的活性，从根本上解除有机磷化合物的毒性作用。

(2) 药动学　本品口服吸收不规则，水中溶解度 5%，只能用作静脉注射。静脉注射后 24 小时内完全经肾排出。血中半衰期（$t_{1/2}$）54 分钟。

【不良反应】**胃肠道**　可引起恶心、呕吐。

心血管系统　心电图可出现暂时性 ST 段压低和 Q-T 时间延长。注射速度过快可引心率增快。大剂量或注射速度过快时可引起血压波动。

神经系统　注射速度过快严重时有头痛、眩晕、动作不协调，剂量过大可引起癫痫发作。

视觉异常　注射速度过快可引起视物模糊、复视。

呼吸系统　大剂量或注射速度过快时可引起抑制呼吸等。

用药部位反应　局部刺激性较强，注射时漏至皮下可致剧痛及周围皮肤发麻。

其他　有时可引起咽痛和腮腺肿大等碘反应。药物过量时，亦可抑制胆碱酯酶，加重中毒。

【禁忌证】 对碘过敏的患者禁用。

【注意事项】 **本品的特点** ①只对中毒时间不长的患者疗效较好,因为此时形成不久的磷酰化酶尚可以被重活化。如果经过一定时间,磷酰化酶已脱烷基(老化),酶将不再能被重活化,其活性也将难于恢复。故应用肟类重活化剂治疗有机磷化合物中毒时,用药越早越好。不同有机磷化合物中毒时酶"老化"的时间不同。②不同的重活化药重活化作用强弱不同,即对有机磷的抗毒效价不同。③给药后虽能迅速消除肌肉震颤、肌无力等外周性烟碱样症状,但不能直接对抗乙酰胆碱的大部分效应,即不能消除中枢症状、毒蕈碱样症状及其他烟碱样症状,故对中、重度有机磷中毒患者,必须与抗胆碱药合用。④肟类重活化药都是季铵盐,脂溶性差,不易透过血-脑屏障进入中枢神经系统,对中枢的中毒酶没有明显的重活化作用,故对中毒的中枢症状无明显效果。⑤口服吸收很差且不规则,一般通过静脉注射给药。

不良反应相关 根据病情掌握剂量及间隔时间,用药过程中密切观察病情变化及测定血液胆碱酯酶活性,以作为用药指标。有机磷农药口服中毒时,由于有机磷可在下消化道吸收及排泄较慢,因此这类患者应用本品至少要维持48~72小时。停药指征以烟碱样症状(肌颤、肌无力)消失为主,血液胆碱酯酶活性应维持在50%~60%以上。

老年人 老年中毒患者应适当减少用量和减慢静脉注射速度。

妊娠 对妊娠期或备孕的妇女,只有在确定治疗的益处大于风险时方可应用。

肾损伤 肾损伤患者慎用;必要时,降低剂量。

其他

(1)重症肌无力患者慎用,由于本品可能引发肌无力危象。

(2)因生物半衰期短,给药途径以静脉注射为好,不宜静脉滴注,特别是首次给药忌用静脉滴注。

【药物相互作用】 (1)胆碱酯酶复能药可恢复胆碱酯酶水解乙酰胆碱的能力,直接减少乙酰胆碱的积聚,且对N_2受体(骨骼肌神经-肌肉接头)有拮抗作用,可治疗肌颤、肌无力,而抗胆碱药(如阿托品)直接拮抗积聚的乙酰胆碱对M受体的作用。故二者联合应用有明显的协同作用,联合应用时要适当减少阿托品的用量。

(2)本品在碱性溶液中易分解,禁与碱性药物配伍。

【用法与用量】 **成人** 静脉注射。

(1)轻度中毒 0.4~0.8g 缓慢静脉注射,必要时1小时后重复一次。

(2)中度中毒 首次0.8~1.6g缓慢静脉注射,以后每1小时重复0.4~0.8g,肌颤缓解或血液胆碱酯酶活性恢复至正常的60%以上后酌情减量或停药。

(3)重度中毒 首次1.6~2.4g缓慢静脉注射,以后每1小时重复0.8~1.6g,肌颤缓解或血液胆碱酯酶活性恢复至正常的60%以上后酌情减量或停药。

儿童 用法与成人相同。

(1)轻度中毒 按体重每次15mg/kg。

(2)中度中毒 按体重每次15~30mg/kg。

(3)重度中毒 按体重每次30mg/kg。

【制剂与规格】 碘解磷定注射液:20ml:0.5g。

氯 解 磷 定 [国基;医保(甲)]
Pralidoxime Chloride(PAM-Cl)

【适应证】 (1)CDE适应证 对急性有机磷杀虫剂抑制的胆碱酯酶活力有不同程度的复活作用,用于解救多种有机磷酸酯类杀虫剂的中毒。但对马拉硫磷、美曲膦酯、敌敌畏、乐果、甲氟磷、丙胺氟磷和八甲磷等的中毒效果较差;对氨基甲酸酯杀虫剂所抑制的胆碱酯酶无复活作用。

(2)国外适应证 ①用于具有抗胆碱酯酶活性的化学品(如神经毒剂)中毒的治疗。②用于重症肌无力治疗中抗胆碱酯酶药物过量的控制。

【药理】 (1)药效学 氯解磷定的抗毒机制与碘解磷定相同,但重活化作用较强,本品肟含量为79.5%,而碘解磷定仅51.9%,故本品1g的药效相当于碘解磷定1.5g。对人体的副作用较小。由于其不含碘,可用于对碘过敏者。小鼠腹腔注射LD_{50}为116mg/kg,水中溶解度大于50%,肌内注射易吸收,迅速分布全身,不与血浆蛋白结合,不透过血-脑屏障。因其重活化作用强、疗效好、起效快、副作用小、水溶性高、溶液较稳定、可供肌内注射或静脉注射,是治疗有机磷中毒时酶重活化剂中的首选药物。氯解磷定的有效血药浓度为4mg/L,相当于2.3×10^{-5}mol/L;最高的重活化作用的浓度是17.2mg/L(1×10^{-4}mol/L)。由于排泄快,半衰期短,静脉滴注不能达到有明显疗效的血药浓度,故治疗有机磷中毒时不宜采用静脉滴注方式给药。比较三种给药途径,口服吸收不规则,不能达到有效的血药浓度;剂量相同时,静脉注射较肌内注射能达到更高的血药浓度,较高的血药浓度维持时间也较长;肌内注射吸收迅速,能达到有效的血药浓度,应用比较方便,不易出现副作用;人肌内注射氯解磷定30mg/kg,5分钟血浆浓度为20mg/L,20分钟为15mg/L,90分钟为9mg/L,说明肌内注射效果不低于静脉注射。总结既往有机磷农药中毒的治疗经验，氯解磷定首次用量以 30mg/kg（1.5～2.0g）肌内注射或静脉注射效果较好。

（2）药动学　肌内或静脉注射本品，血中浓度很快升高，高峰可维持 2～3 小时，以后逐渐下降。肌内注射 7.5mg/kg 或 10mg/kg，可达血浆有效治疗浓度 4μg/ml。血中半衰期（$t_{1/2}$）为 77 分钟。在肝脏代谢，4 小时内由肾脏排泄 83%，以原型排出为主，主要通过肾小管排出，在体内无积蓄作用。

【不良反应】　胃肠道　可引起恶心、呕吐。

心血管疾病　可引起心率增快、心电图出现暂时性 ST 段压低和 Q-T 间期延长。

神经系统　注射速度过快严重时有头痛、眩晕、动作不协调，剂量过大可引起癫痫样发作。

视觉异常　注射速度过快可引起视物模糊、复视。

用药部位反应　药物的局部刺激性大，肌内注射局部疼痛，但通常能忍受。

其他　剂量过大可抑制胆碱酯酶，抑制呼吸。

【禁忌证】　对本品过敏者禁用。

【注意事项】　不良反应相关　根据病情掌握剂量及间隔时间，用药过程中密切观察病情变化及测定血液胆碱酯酶活性，以作为用药指标。有机磷农药口服中毒时，由于有机磷可在下消化道吸收及排泄较慢，因此口服患者应用本品至少要维持 48～72 小时。停药指征以烟碱样症状（肌颤、肌无力）消失为主，血液胆碱酯酶活性应维持在 50%～60% 以上。

老年人　老年中毒患者应适当减少用量和减慢静脉注射速度。

妊娠　只有在明确需要的情况下，才给孕妇使用。

哺乳期　目前尚不知道本品是否通过母乳排出体外。由于许多药物可通过乳汁排泄，因此哺乳期妇女应慎用。

肾损伤　氯解磷定通过尿液排出，肾功能下降会引起药物的血药浓度升高。因此肾功能不全的患者应减少氯解磷定的剂量。

其他

（1）口服中毒患者用 2.5% 碳酸氢钠溶液彻底洗胃；眼部用 2.5% 碳酸氢钠溶液和灭菌氯化钠等渗溶液冲洗。

（2）因生物半衰期短，给药途径以肌内注射或稀释后静脉注射为好，不宜静脉滴注，特别是首次给药忌用静脉滴注。

【药物相互作用】　（1）维生素 B_1 能抑制肾小管排出氯解磷定和碘解磷定，延长其半衰期而增加血药浓度。

（2）与抗胆碱药的药物相互作用参阅"碘解磷定"。

（3）本品在碱性溶液中易分解，禁与碱性药物配伍。

【用法与用量】　肌内注射或静脉注射。用于肌内注射时，本品可直接使用；用于静脉注射时，临用前应将本品用氯化钠注射液 20～40ml 稀释后缓慢静脉注射，注射时间 5～10 分钟。

成人

（1）轻度中毒：0.5～0.75g 肌内注射，必要时 1 小时后重复一次。

（2）中度中毒：首次 0.75～1.5g 肌内注射或稀释后缓慢静脉注射，以后每 1 小时重复 0.5～1.0g，肌颤消失或血液胆碱酯酶活性恢复至正常的 60% 以上后酌情减量或停药。

（3）重度中毒：首次 1.5～2.5g 分两处肌内注射或稀释后缓慢静脉注射，以后每 0.5～1 小时重复 1.0～1.5g，肌颤消失或血液胆碱酯酶活性恢复至正常的 60% 以上后酌情减量或停药。

儿童　小儿常用量：按体重 20mg/kg，用法参见成人。

【制剂与规格】　氯解磷定注射液：（1）2ml:0.5g；（2）2ml:0.25g。

复方氯解磷定注射液：2ml。含氯解磷定 0.4g，硫酸阿托品 3mg，盐酸苯那辛 3mg。

硫酸阿托品[药典(二)]
Atropine Sulfate

【适应证】　（1）CDE 适应证　作为解毒药使用时其适应证为解救有机磷酸酯类中毒。

（2）国外适应证　作为解毒药使用时其适应证有：①含毒蕈碱的蘑菇中毒。②副交感神经兴奋剂中毒。③氨基甲酸酯类农药中毒。

（3）超说明书适应证　治疗锑剂引起的阿-斯综合征。

【药理】　（1）药效学　阿托品是选择性毒蕈碱样胆碱受体拮抗药，但对受体亚型无选择性。因此，阿托品能对抗有机磷毒物中毒引起的外周 M 样症状与中枢症状，如腺体分泌增加、平滑肌收缩痉挛、瞳孔缩小、心率减慢、血压下降、呼吸中枢麻痹等。但不能对抗烟碱样作用，对中枢作用弱，抗惊厥作用及兴奋呼吸中枢作用较差，不能对抗外周性呼吸肌麻痹。

（2）药动学　本品肌内注射后 15～20 分钟血药浓度达峰值。吸收后广泛分布全身组织，表观分布容积约为 230.79L。本品能透过血-脑屏障，0.5～1 小时在中枢神经可达显著浓度，静脉注射后 45 分钟和 105 分钟，脑脊液中药物浓度分别是血清浓度的 50%和 29.7%。作用一般持续 4～6 小时，扩瞳时效更长。消除相半衰期（$t_{1/2\beta}$）为 3.7～4.3 小时，主要通过肝细胞酶的水解代谢，约有 13%～50%在 12 小时内以原型随尿排出。

【不良反应】 可参见第六章第三节。

【禁忌证】 青光眼患者禁用。

【注意事项】 不良反应相关

(1) 治疗有机磷毒物中毒及氨基甲酸酯类农药中毒（特别是经口严重中毒时）时，要求达到阿托品化，即：出现口干、皮肤干燥、面色潮红，心率增快至 100 次/分钟左右，体温 37.3～37.5℃，或有小躁动（此为正常的治疗反应，不属于药物不良反应范畴）。但治疗锑剂中毒阿-斯综合征等出现上述表现则为阿托品过量引起的副作用。

(2) 治疗有机磷毒物中毒所需阿托品剂量、维持量及总量与毒物种类、中毒程度、染毒途径、急救时机、伍用复能剂的情况、并发症、年龄及个体差异均有关，使用阿托品期间必须密切观察病情变化，及时调整剂量，既要防止阿托品用量不足又要避免阿托品过量中毒。

妊娠 本品对孕妇的安全性尚不明确，孕妇使用需考虑用药的利弊。

其他

(1) 严重的阿托品过量或中毒可出现谵妄、狂躁、两手抓空、胡言乱语、幻听幻视、定向力丧失、昏迷，心率增快至 120 次/分钟以上，体温高达 38～40℃，甚至可发生肺水肿及脑水肿而危及生命。

(2) 治疗有机磷毒物中毒时，为了获得最好的疗效，阿托品必须与胆碱酯酶复能剂伍用。复能剂不仅能恢复中毒胆碱酯酶的活性起治本作用，且对有机磷毒物引起的外周 N 样症状（肌颤、肌无力、肌麻痹等）有直接对抗作用，弥补了阿托品作用的不足。

【药物相互作用】 治疗有机磷毒物中毒时，阿托品直接拮抗积聚的乙酰胆碱对 M 受体的作用。胆碱酯酶复能剂可恢复磷酰化酶水解乙酰胆碱的能力，直接减少乙酰胆碱的积聚，且对 N_2 受体（骨骼肌神经-肌肉接头）有拮抗作用，可治疗肌颤、肌无力等。故二者联合应用有协同作用，联合应用时要适当减少阿托品的用量。

【用法与用量】 成人

(1) 治疗有机磷毒物中毒 首次用量轻度中毒 2.0～4.0mg，中度中毒 4.0～10.0mg，重度中毒 10.0～20.0mg。重复用药剂量为其半量，重复的次数根据病情而异，达到阿托品化后减量或改用维持量。

(2) 治疗氨基甲酸酯类农药中毒 根据病情给药，首次应给足量，用量范围为 0.5～3.0mg，经口严重中毒可用 5mg；如毒蕈碱样症状未消失，可重复给予 0.5～1.0mg，除经口严重中毒外一般不需达到阿托品化。

(3) 治疗锑剂中毒引起的阿-斯综合征 立即静脉注射 1～2mg，15～30 分钟后再注射 1mg。

儿童 用量可根据体重折算，用法与成人相同。

【制剂与规格】 硫酸阿托品片：0.3mg。

硫酸阿托品注射液：(1)1ml:0.5mg；(2)1ml:1mg；(3)1ml:2mg；(4)1ml:5mg；(5)1ml:10mg；(6)2ml:1mg；(7)2ml:10mg；(8)5ml:25mg。

氢溴酸东莨菪碱 [药典(二)]
Scopolamine Hydrobromide

【适应证】 东莨菪碱主要是消化系统用药，作为解毒药的适应证是有机磷农药中毒的治疗。

【药理】 (1) 药效学 东莨菪碱的药理作用与阿托品相似——具有抗胆碱作用，不但有外周与中枢抗 M 作用，且有中枢性抗 N 作用。其对中枢神经系统的作用是对呼吸中枢有兴奋作用；对大脑皮质有明显的抑制作用。本品小剂量可镇静，大剂量可产生睡眠；其抗震颤作用为阿托品的 10～20 倍。该药的外周作用如扩瞳、抑制腺体分泌等也比阿托品强。因此有专家推荐其作为治疗有机磷农药中毒的首选药物，认为可补充阿托品对中枢抗 N 作用的不足，但由于其中枢作用较强，有时副作用也较大。

(2) 药动学 本品易从胃肠道和结膜吸收。口服后 1 小时达峰值，约 4～6 小时作用消失。该药能透过血-脑屏障，也能透过胎盘。注射给药作用出现较快。半衰期（$t_{1/2}$）约（2.9±1.2）小时。药物主要在肝脏转化，一次口服量仅约 1%以原型从尿中排出。

【不良反应】 神经系统 眩晕，兴奋，烦躁，谵语，惊厥。

皮肤 皮肤潮红。

心血管系统 心跳加快。

视觉异常 严重时瞳孔散大。

其他 常见口干，灼热。

【禁忌证】 (1) 对本品有过敏史者禁用。

(2) 青光眼者禁用。

(3) 严重心脏病，器质性幽门狭窄或麻痹性肠梗阻者禁用。

【注意事项】 儿童用药过量可出现抽搐，严重者致死。药物过量可用巴比妥或水合氯醛解救，或用拟胆碱药如新斯的明等对抗。

妊娠 尚不明确。

哺乳期 尚不明确。

其他 前列腺肥大者慎用。

【用法与用量】 成人 皮下或肌内注射，一次 0.3～0.5mg，极量一次 0.5mg，一日 1.5mg。

儿童 儿童用药的方法剂量目前尚不明确。

【制剂与规格】氢溴酸东莨菪碱注射液：(1)1ml:0.3mg；(2)1ml:0.5mg； (3)1ml:1mg。

氢溴酸东莨菪碱片：0.3mg。

盐酸戊乙奎醚 [国基；医保(乙)]
Penehyclidine Hydrochloride

【适应证】 本品为选择性抗胆碱药。作为解毒药的适应证是用于有机磷毒物(农药)中毒急救治疗和中毒后期或胆碱酯酶(ChE)老化后维持阿托品化。

【药理】 (1)药效学 本品是一种新型的抗胆碱药，其药理作用与阿托品相似，但本品既有较强的中枢抗 M 和抗 N 作用，也有较强的外周抗 M 作用，且选择性作用于 M_1 和 M_3 受体亚型，对 M_2 受体亚型无明显作用，半衰期较长。因此其抗胆碱作用比阿托品强，作用持续时间长，用药量和次数比阿托品少，药物不良反应比阿托品少或发生率低，特别适用于毒理作用持续较长或中毒胆碱酯酶易老化的有机磷农药中毒。

(2)药动学 本品肌内注射后吸收很快，20～30 分钟达到峰值，1 小时后血药浓度缓慢下降，24 小时降至峰值的 13%。24 小时总排泄率约为给药量的 94.17%，主要以无药理活性的代谢产物经尿排出，其次是胆汁，粪便排出最少。本品的临床药代动力学参数为：峰浓度 (C_{max}) (13.203 ± 2.113)μg/L，达峰时间 (t_{max}) (0.561 ± 0.172)小时，曲线下面积(AUC)(133.162±14.753)(μg·h)/L，分布相半衰期 $(t_{1/2\alpha})$ (0.403±0.314) 小时，消除相半衰期 $(t_{1/2\beta})$ (10.345 ± 1.216) 小时，清除率 (CL)(6.289 ± 0.679)L/h。

【不良反应】 与阿托品相同，但口干、皮肤干燥和中枢神经系统症状比阿托品明显，持续时间较长。如用量过大，可出现头晕、尿潴留、谵妄和体温升高等。一般不须特殊处理，停药后可自行缓解。

【禁忌证】 青光眼患者禁用。

【注意事项】 不良反应相关

(1)用本品治疗有机磷毒物中毒时，不能以心跳加快来判断是否"阿托品化"，而应以口干出汗消失或皮肤干燥等症状判断"阿托品化"。

(2)心跳不低于正常值时，一般不需伍用阿托品。

用药过量时，可出现眩晕、口干、视物模糊、谵妄、尿潴留、体温升高、幻觉、定向障碍和昏迷等；一般不须特殊处理，停药后可自行缓解；必要时，对症治疗或给予镇静药物。

老年人 本品对前列腺肥大的老年患者可加重排尿困难，用药时应严密观察。

妊娠 尚不明确。

哺乳期 尚不明确。

其他

(1)本品对心脏 M_2 受体无明显作用，故对心率无明显影响。

(2)因抑制呼吸道腺体分泌，故对于严重的呼吸道感染伴痰少、黏稠者，慎用。

(3)本品消除半衰期较长，每次用药间隔时间不宜过短，剂量不宜过大。

【药物相互作用】 与阿托品相同。与其他抗胆碱药伍用有协同作用，应酌情减量。

【用法与用量】 成人 肌内注射首次用量轻度中毒 1～2mg，必要时伍用氯解磷定 500～750mg；中度中毒 2～4mg，重度中毒 4～6mg，同时伍用氯解磷定分别为 750～1500mg、1500～2500mg。首次用药 45 分钟后，如仅有恶心、呕吐、出汗、流涎等毒蕈碱样症状时只应用本品 1～2mg，仅有肌颤、肌无力等烟碱样症状或全血 ChE 活力低于 50%时只应用氯解磷定 1000mg，无氯解磷定时可用碘解磷定代替。如上述症状均有时重复应用盐酸戊乙奎醚和氯解磷定的首次半量 1～2 次。中毒后期或 ChE 老化后可用盐酸戊乙奎醚 1～2mg 维持阿托品化，每次间隔 8～12 小时。

儿童 尚不明确，但儿童对本品较敏感，应当慎用，特别是伴有高热的患者更应当慎重。

【制剂与规格】 盐酸戊乙奎醚注射液：(1)1ml:0.5mg；(2)1ml:1mg； (3)2ml:2mg。

三、氰化物中毒解毒药
亚 硝 酸 钠 [药典(二)；医保(甲)]
Sodium Nitrite

【适应证】 (1)CDE 适应证 用于治疗氰化物中毒。

(2)国外适应证 用于治疗硫化氢中毒。

【药理】 (1)药效学 亚硝酸钠为氧化剂，能使血红蛋白氧化为高铁血红蛋白。高铁血红蛋白分子中的 Fe^{3+} 与氰离子的亲和力较强，与细胞色素氧化酶竞争与 CN⁻

结合为氰化高铁血红蛋白，使细胞色素氧化酶恢复活性，细胞功能得以恢复，故可用于氰化物及硫化氢中毒的救治。本品形成高铁血红蛋白的量可随剂量而增多，作用比较充分，注射 400mg 形成 10.1%高铁血红蛋白，注射 600mg 可形成 17.5%。短时间内可使血中高铁血红蛋白达到 10%～20%，有效地解除 CN⁻对细胞色素氧化酶的抑制作用。治疗硫化氢中毒的机制与氰化物中毒类似。本品能舒张血管平滑肌，注射速度过快可引起血压下降。

（2）药动学　制剂为水溶液，静脉注射后立即起效，维持药效约 1 小时，60%在体内代谢，代谢产物部分为氨，大部分以原型由尿中排出。

【不良反应】（1）本品有扩张血管作用，注射速度过快时，可致血压下降、心动过速、头痛、出冷汗，甚至晕厥、休克、抽搐。

（2）用量过大时，形成过多的高铁血红蛋白而出现严重发绀、呼吸困难等症状。对儿童要特别注意本品的使用剂量，国外报道曾有儿童氰化物中毒不严重，却因本品用量过大，形成过多的高铁血红蛋白而致死者。必要时应同时抗休克治疗。

【禁忌证】休克患者禁用。

【注意事项】**不良反应相关**　治疗氰化物中毒时，本品与硫代硫酸钠均可引起血压下降，应密切观察血压变化。

（1）出现严重不良反应立即停药。

（2）如用量过大，导致过多的高铁血红蛋白形成，可静脉注射 1%亚甲蓝 5～10ml(0.1～0.2ml/kg)以促进高铁血红蛋白还原为血红蛋白。

老年人　心脏和肾脏潜在代偿功能差，慎用。

妊娠　目前没有足够的本品使用于孕妇的数据。但因为氰化物中毒如不及时得到治疗，对孕妇和胎儿可能是致命的。因此，当孕妇已知或怀疑氰化物中毒的时候，应谨慎使用本品。

哺乳期　在使用本品治疗期间不建议母乳喂养，目前没有足够的数据确定使用本品后何时开始哺乳才安全。

其他

（1）对有心血管和动脉硬化的患者需要应用时，需适当减少剂量和减慢注射速度。

（2）患者出现休克时应当充分抗休克后再使用本品。

【给药说明】（1）本品为 3%水溶液，仅供静脉注射用，每次 10～20ml(6～12mg/kg)，每分钟注射 2～3ml；必要时在 1 小时后可重复半量或全量。

（2）氰化物中毒单用本品时仅可暂时性延迟其毒性。因此要在应用本品后，立即通过原静脉注射针头注射硫代硫酸钠，使其与 CN⁻结合变成毒性较小的硫氰酸盐由尿排出。

（3）必须在中毒早期应用，使用愈早效果愈好。

【用法与用量】成人　3%溶液 10～15ml，缓慢静脉注射，或用氯化钠注射液稀释到 100ml 后静脉注射(5～20 分钟)，随后静脉注射 25%硫代硫酸钠 40ml(硫化氢中毒不需注射硫代硫酸钠)。必要时 0.5～1 小时后可重复给半量或全量。

儿童　按体重 3%溶液 0.15～0.30ml/kg。最好按表 20-4 所示，根据血液中血红蛋白的含量来调整亚硝酸钠的用量。

表 20-4　根据血红蛋白含量调整亚硝酸钠的儿童用量

血红蛋白(g/L)	3%亚硝酸钠用量(ml/kg)
70	0.19
80	0.22
90	0.25
100	0.27
110	0.30
120	0.33
130	0.36
140	0.39

【制剂与规格】亚硝酸钠注射液：10ml:0.3g。

亚硝酸异戊酯[医保(甲)]
Isoamyl Nitrite

【适应证】用于氰化物中毒的急救，并可用于治疗心绞痛急性发作。

【药理】（1）药效学　亚硝酸异戊酯的药理作用与亚硝酸钠相同，为氧化剂和高铁血红蛋白形成剂，使正常的血红蛋白氧化为高铁血红蛋白，而起治疗氰化物中毒的作用，但作用较弱。本品能舒张血管平滑肌，吸入过量可引起血压下降。

（2）药动学　本品以吸入途径给药，吸入后在肺内迅速吸收，10～30 秒后奏效，作用维持 3～5 分钟。

【不良反应】（1）吸入后因血管扩张可致剧烈头痛、暂时性血压下降、心动过速，甚至晕厥。

（2）用量过大时，形成过多的高铁血红蛋白而出现头晕、心悸、气短等缺氧症状。

【禁忌证】（1）休克患者禁用。

(2) 青光眼、近期颅脑外伤或脑出血患者禁用。

【注意事项】 用于氰化物中毒的急救，在静脉注射亚硝酸钠前的应急措施。

(1) 用药过量如发生严重毒性反应，可将患者腿部抬高，采用保暖、活动四肢末端等方法以助静脉回流，给予血浆扩容剂及适当的电解质溶液以维持循环功能，并予以吸氧或人工通气。

(2) 用药过量如发生高铁血红蛋白血症，应静脉注射亚甲蓝。

(3) 如患者吞咽了较多本品，可采用洗胃方式。

老年人 本品可降低血压，故老年人慎用。

其他

本品易燃烧，不可近火。接触本品可导致接触性皮炎。其余参阅"亚硝酸钠"。

【给药说明】 将玻璃管包在一层手帕或纱布内，折断玻璃管，经鼻腔吸入本品，每次 15 秒，2～3 分钟可重复 1 次，总量不超过 1～1.2ml(5～6 支)。

【用法与用量】 经鼻腔吸入

(1) 氰化物中毒 一次 0.2～0.4ml(1～2 支)，直至开始静脉注射亚硝酸钠或肌内注射 4-二甲基对氨基酚为止，总量可用至 5～6 支。

(2) 心绞痛发作 一次 0.2ml(1 支)。

【制剂与规格】 亚硝酸异戊酯吸入剂：0.2ml。

硫代硫酸钠 [药典(二)；国基；医保(甲)]
Sodium Thiosulfate

【适应证】 主要用于氰化物中毒，也可用于砷、汞、铅、铋、碘等中毒。

【药理】 (1) 药效学 硫代硫酸钠具有活泼的硫原子，可作为供硫剂在硫氰酸生成酶的催化下，与体内游离 CN^- 或氰化高铁血红蛋白中的 CN-结合，形成硫氰酸盐排出体外。由于本品透过细胞膜较慢，发挥解毒作用较晚，单独应用疗效不高。在静脉注射亚硝酸钠等高铁血红蛋白形成剂后给药，可相互加强作用，疗效明显提高。氰化物中毒时，氰离子与细胞色素氧化酶结合，细胞失去氧化还原功能而引起内窒息。先注射作用迅速的高铁血红蛋白形成剂后，体内形成一定量的高铁血红蛋白，与氧化型细胞色素氧化酶竞争与氰离子结合生成氰化高铁血红蛋白，细胞色素氧化酶得以恢复活性。但氰化高铁血红蛋白的氰离子在短时间内可逐渐解离出来，重新出现中毒症状。注射硫代硫酸钠作为供硫剂，在酶的参与下，硫原子与氰基生成低毒的硫氰酸盐，由尿排出体外。本品在体内尚能与砷、汞、铋、铅等金属

结合，形成无毒的硫化物排出体外，但疗效不如二巯基化合物及依地酸钙钠类络合剂。

(2) 药动学 本品不易由消化道吸收。静脉注射后迅速分布到全身各组织的细胞外液，血中半衰期($t_{1/2}$)约 15～20 分钟，大部以原型由尿排出。

【不良反应】 全身性反应 晕厥。

呼吸系统 胸闷、憋气等。

心血管系统 血压降低。

免疫系统 过敏性休克。

用药部位反应 注射部位疼痛。

其他 暂时性渗透压改变等。

【注意事项】 不良反应相关 静脉一次量容积较大，应注意静脉注射反应；在静脉滴注过程中应密切监测血压，若提示低血压应调慢滴注速度。

老年人 本品主要由肾脏排出，由于老年患者肾功能下降的可能性较大，在剂量选择上应注意，并应监测肾功能。

妊娠 尚不明确。妊娠妇女如使用应权衡利弊。

哺乳期 尚不明确硫代硫酸钠是否随乳汁排泄。

肾损伤 肾功能不全患者慎用；必须使用时应注意选择剂量，并监测肾功能。

其他

(1) 本品与亚硝酸钠从不同解毒机制治疗氰化物中毒，应先后作静脉注射，不能混合后同时静脉注射。

(2) 口服中毒者，须用 5%溶液洗胃，并保留适量于胃中。

(3) 不能与其他药物混合注射，否则发生沉淀或降低疗效。

【给药说明】 在亚硝酸钠静脉注射后，不需拔出针头，立即由原注射针头注射本品。

【用法与用量】 成人 静脉注射。

(1) 氰化物中毒 注射高铁血红蛋白形成剂后，立即缓慢静脉注射25%溶液40～60ml，每分钟 5ml 以下。必要时，1 小时后再与高铁血红蛋白形成剂联合重复使用半量或全量。

(2) 治疗砷、汞、铋、铅等金属中毒 静脉注射，一次 0.5～1.0g。

儿童 静脉注射。按体重计算 25%溶液 1.0～1.5ml/kg(250～375mg/kg)。

【制剂与规格】 硫代硫酸钠注射液：(1)10ml:0.5g；(2)20ml:1g；(3)20ml:10g。

注射用硫代硫酸钠：(1)0.32g(相当于 $Na_2S_2O_3 \cdot 5H_2O$ 0.5g)；(2)0.64g(相当于 $Na_2S_2O_3 \cdot 5H_2O$ 1g)。

四、亚硝酸盐中毒解毒药

亚甲蓝 [药典(二); 国基; 医保(甲)]
Methylthioninium Chloride

【适应证】 本品对化学物亚硝酸盐、硝酸盐、苯胺、硝基苯、三硝基甲苯、苯醌、苯肼等和含有或产生芳香胺的药物(乙酰苯胺、对乙酰氨基酚、非那西丁、苯佐卡因等)引起的高铁血红蛋白血症有效。对先天性还原型二磷酸吡啶核苷高铁血红蛋白还原酶缺乏引起的高铁血红蛋白血症效果较差。对异常血红蛋白 M 伴有高铁血红蛋白血症无效。对急性氰化物中毒，能暂时延迟其毒性。

【药理】 (1)药效学 本品是氧化还原剂，根据其在体内的不同浓度，对血红蛋白有两种相反的作用。小剂量(1~2mg/kg)、低浓度时，在 6-磷酸葡萄糖脱氢过程中，氢离子经还原型辅酶Ⅱ(NADPH)传递给亚甲蓝，使其转变为还原型的白色亚甲蓝；还原型亚甲蓝又将氢离子传递给带三价铁的高铁血红蛋白，使其还原为带二价铁的正常血红蛋白，而还原型亚甲蓝又被氧化为亚甲蓝。在此反应过程中，亚甲蓝起电子接受体的作用，由还原型转为氧化型，此反应过程可反复进行。大剂量、高浓度时，大量本品进入体内，还原型辅酶Ⅱ生成减少，不能将亚甲蓝完全转变为还原型亚甲蓝，因而氧化型亚甲蓝在体内起氧化剂作用，将正常的血红蛋白氧化为高铁血红蛋白。由于高铁血红蛋白能夺取与组织细胞色素氧化酶结合的氰基，与氰基结合形成氰化高铁血红蛋白，可用以治疗氰化物中毒，其机制与亚硝酸钠相同，但疗效较差，现已不采用。氰化物中毒时应当选 4-DMAP 或亚硝酸钠，只有无亚硝酸钠或 4-DMAP 的情况下，才考虑使用亚甲蓝。

(2)药动学 亚甲蓝静脉注射后作用迅速，基本不经过代谢即随尿排出，口服在胃肠道的 pH 条件下可被吸收。并在组织内迅速还原为白色亚甲蓝。在 6 天内 74%由尿排出，其中 22%为原型，其余为白色亚甲蓝，且部分可能被甲基化。少量亚甲蓝通过胆汁，由粪便排出。

【不良反应】 常见不良反应有肢体疼痛、头痛等。静脉注射过速，可引起头晕、恶心、呕吐、胸闷，腹痛等；剂量过大，除上述症状加剧外，还出现头痛、血压降低、心率加快伴心律失常、大汗淋漓和意识障碍。用药后尿呈蓝色，排尿时可有尿道口刺痛。

【禁忌证】 尚不明确。

【注意事项】 不良反应相关 本品不能皮下、肌内或鞘内注射。

基因相关 葡萄糖-6-磷酸脱氢酶缺乏患者和小儿应用剂量过大可引起溶血。

肾损伤 肾功能不全患者应慎用。

【给药说明】 (1)本品为 1%溶液，应用时需用 25%葡萄糖注射液 40ml 稀释，静脉缓慢注射(约 10 分钟注射完毕)。

(2)对化学物和药物引起的高铁血红蛋白血症，若 30~60 分钟皮肤黏膜发绀不消退，可重复用药。

(3)对先天性还原型二磷酸吡啶核苷高铁血红蛋白还原酶缺陷引起的高铁血红蛋白血症，可每日口服本品 300mg 并给予大剂量维生素 C。

【用法与用量】 成人 静脉注射。亚硝酸盐中毒，一次按体重 1~2mg/kg；氰化物中毒，一次按体重 5~10mg/kg，最大剂量为 20mg/kg。

儿童

(1)氰化物中毒：一次按体重 10mg/kg，加 5%葡萄糖注射液 20~40ml，缓慢静脉注射。至口周发绀消失，再给硫代硫酸钠。

(2)硝酸、亚硝酸盐中毒：一次按体重 1~2mg/kg，缓慢静脉注射(5~10 分钟)。

【制剂与规格】 亚甲蓝注射液：(1)2ml:20mg；(2)5ml:50mg；(3)10ml:100mg。

五、鼠药中毒解毒药

乙酰胺 [药典(二); 国基; 医保(甲)]
Acetamide

【适应证】 用于氟乙酰胺、氟醋酸钠及甘氟中毒特效解毒。

【药理】 药效学 氟乙酰胺与氟乙酸钠等有机氟化合物毒性很大，进入机体后，氟乙酰胺可被酰胺酶分解形成氟乙酸；氟乙酸钠可转化成氟乙酸。氟乙酸与细胞内线粒体的辅酶 A 结合形成氟乙酰辅酶 A，后者和草酰乙酸缩合形成氟柠檬酸，此过程被称为"致死的合成"(正常应是乙酸与辅酶 A 结合生成乙酰辅酶 A)。氟柠檬酸可竞争性抑制乌头酸酶，从而阻断三羧酸循环中柠檬酸经顺乌头酸转变为异柠檬酸及氧化为草酰琥珀酸，破坏正常的三羧酸循环。由于三羧酸循环被阻断，导致三磷酸腺苷合成障碍及柠檬酸积聚，中枢神经系统和心脏首先受害。乙酰胺的化学结构与氟乙酰胺的结构相似，乙酰胺的乙酰基与有机氟产生的氟乙酰基竞争酰胺酶，使氟乙酰胺不能脱胺形成氟乙酸；另一方面，乙酰胺被酰胺酶分解生成乙酸，后者可阻碍已生成的氟乙酸的作用，阻断氟乙酸对三羧酸循环的破坏，恢复组织正常代谢功能。乙酰胺用于氟乙酰胺和氟乙酸钠等有机氟化合物中毒的治疗，可延长中毒潜伏期，减轻症状，控制发病。

【不良反应】　本品毒性较低，使用安全，但可能引起注射局部疼痛，剂量过大或长期用药可引起血尿。

【注意事项】　(1) 所有氟乙酰胺和氟乙酸钠等有机氟化合物中毒患者，包括可疑中毒者，不管发病与否，更不要等待毒物检查结果，应及时给予本品，以免贻误治疗时机。早期应给予足量。

(2) 据临床报道，对有机氟化合物中毒患者，不论病程早晚，给予本品后都有一定作用。早期给药可挽救生命、控制发病，晚期可减少后遗症。有报道迟至中毒后 5～7 天给药仍有一定效果。

【给药说明】　(1) 与 2%普鲁卡因或 4%利多卡因 1～2ml 混合注射，可缓解局部刺激症状，减轻注射局部疼痛及防治有机氟引起的心律失常。

(2) 大量应用可能引起血尿，必要时停药并加用糖皮质激素使血尿减轻。

(3) 与解痉药、半胱氨酸合用，效果较好。

【用法与用量】　肌内注射。成人　一次 2.5～5.0g，一日 2～4 次；或一日总量 0.1～0.3g/kg，分 2～4 次肌内注射；连用 5～7 日。

儿童　按体重一日 0.1～0.3g/kg，分 2～4 次肌内注射；连用 5～7 日。可根据患儿病情严重程度适当调整剂量。

【制剂与规格】乙酰胺注射液：(1) 2ml:1g；(2) 5ml:2.5g；(3) 10ml:5g。

维 生 素 K$_1$ [药典(二)；国基；医保(甲)；医保(乙)]
Vitamin K$_1$

【适应证】　用于维生素 K 缺乏引起的出血，如梗阻性黄疸、胆瘘、慢性腹泻等所致出血，香豆素类、水杨酸钠、抗凝血类杀鼠剂中毒等所致的低凝血酶原血症，新生儿出血以及长期应用广谱抗生素所致的体内维生素 K 缺乏。

【药理】　(1) 药效学　中毒时血液中有活性的凝血酶原浓度显著下降而导致出血，因此维生素 K 可拮抗此类出血。但只有维生素 K$_1$ 作用明显，维生素 K$_3$、K$_4$ 无效。

(2) 药动学　本品静脉注射 4～6 小时可发生作用，维持时间较长。半衰期($t_{1/2}$)为 26～193 小时。

【不良反应】　静脉注射可有过敏反应，如出现面部潮红、出汗、胸闷，严重时有支气管痉挛和血压下降。少数人可出现皮疹。

【禁忌证】　(1) 对本品过敏者禁用。

(2) 严重肝脏疾患或肝功不良者禁用。

【注意事项】　(1) 有肝功能损伤的患者，本品的疗效不明显，盲目加量可加重肝损伤。

(2) 严重的凝血酶原减少并发严重的出血时，维生素 K 的作用延迟，必须同时使用凝血因子或新鲜血浆以迅速止血。

(3) 大剂量注射本品时，可有暂时性抗维生素 K 作用，此时应重新使用抗凝药如肝素等。

(4) 本品对肝素引起的出血倾向无效。外伤出血无必要使用本品。

【给药说明】　(1) 本品静脉注射给药时，静脉注射速度应缓慢，给药速度不超过每分钟 1mg。

(2) 本品遇光快速分解，使用过程中应避光。

(3) 本品应避免冻结，如有油滴析出或分层则不宜使用，但可在避光条件下加热至 70～80℃，振摇使其自然冷却，如澄明度正常则仍可继续使用。

【用法与用量】　静脉注射，一次 10～20mg。

【制剂与规格】　维生素 K$_1$ 注射液：1ml:10mg。

六、药物中毒解毒药

氟 马 西 尼 [药典(二)；国基；医保(甲)]
Flumazenil

【适应证】　用于逆转苯二氮䓬类药物所致的中枢镇静作用：①终止用苯二氮䓬类药物诱导及维持的全身麻醉。②作为苯二氮䓬类药物过量时中枢作用的特效逆转剂。③用于鉴别诊断苯二氮䓬类、其他药物或脑损伤所致的不明原因的昏迷。

【药理】　(1) 药效学　本品为苯二氮䓬受体拮抗药。苯二氮䓬类药物与苯二氮䓬受体结合，出现抗焦虑、抗惊厥、镇静、注意力不集中、记忆缺失、肌肉松弛、催眠和麻醉等中枢神经系统抑制作用。氟马西尼则选择性竞争苯二氮䓬类受体，迅速逆转苯二氮䓬类药物的上述效应，不影响其生物利用度和药物代谢动力学。对地西泮、劳拉西泮、咪达唑仑、替马西泮等苯二氮䓬类药物中毒有特异性解毒作用，还能对抗苯二氮䓬类药物引起的呼吸、循环抑制。对受体的亲和力与咪达唑仑相当，比地西泮强 9 倍，可将激动剂的剂量-效应曲线推向右移。此外，还能部分拮抗丙戊酸钠的抗惊厥作用。

（2）药动学　本品为弱亲脂性碱，口服吸收超过95%，达到血浆浓度峰值（t_{max}）的时间为20～90分钟。但生物利用度（F）低（15%～17%），只能静脉注射。血浆蛋白结合率约50%。在体内迅速经肾排出，代谢物无活性，排泄半衰期（$t_{1/2}$）为53分钟，稳态表观分布容积（V_d）为0.95L/kg。单次注射作用时间为15～140分钟，根据中毒药物种类与剂量而异。

【不良反应】　惊厥为本品最常见的严重不良反应。

胃肠道　十分常见：呕吐。常见：恶心。

全身反应　常见：疲劳、头痛、注射部位疼痛、注射部位反应（血栓性静脉炎、皮肤异常、皮疹）。

神经系统　十分常见：头晕。常见：焦虑、情绪不稳。

皮肤　常见：出汗、潮红。

视觉　常见：视觉异常（视野缺损、复视）、感觉异常、减退。

【禁忌证】　（1）对本品过敏患者禁用。

（2）对使用苯二氮䓬类药物以控制对生命构成威胁的情况（例如用于控制严重头部损伤后的颅内压或癫痫情形）的患者禁用。

（3）严重抗抑郁剂中毒者禁用。

【注意事项】　**妊娠**　尚不明确。妊娠初期3个月内不得使用本品。

哺乳期　哺乳期妇女慎用。

机械驾驶　使用本品最初24小时内，避免操作危险的机器或驾驶机动车。

不良反应相关

（1）不推荐用于长期接受苯二氮䓬类药物治疗的癫痫病人。

（2）使用本品时，应对再次镇静、呼吸抑制及其他苯二氮䓬类反应进行监控，监控的时间根据苯二氮䓬类的作用量和作用时间来确定。

（3）勿在神经肌肉阻断药的作用消失之前注射本品。

（4）不推荐用于苯二氮䓬类的依赖性治疗和长期的苯二氮䓬类戒断综合征的治疗。

（5）对于一周内大剂量使用过苯二氮䓬类药物，以及（或）较长时间使用苯二氮䓬类药物者，应避免快速注射本品，否则将引起戒断症状，如兴奋、焦虑、情绪不稳、轻微混乱和感觉失真。如果出现意外的过度兴奋体征，可静脉注射5mg地西泮或5mg咪达唑仑，并根据患者的反应小心调整用量。

其他　混合性药物中毒慎用。

【药物相互作用】　氟马西尼可阻断经由苯二氮䓬类受体作用的非苯二氮䓬类药物如佐匹克隆和三唑并哒嗪的作用。苯二氮䓬类受体激动剂的药代动力学不受氟马西尼影响。酒精与氟马西尼无相互作用。

【给药说明】　可用5%的葡萄糖、乳酸林格液或0.9%氯化钠溶液稀释后注射，稀释后应在24小时内使用。

【用法与用量】　**成人**　作为苯二氮䓬类药物过量时中枢作用的特效逆转剂：推荐首次静脉注射剂量为0.3mg。如果在60秒内未达到所需的清醒程度，可重复使用直至患者清醒或达总量2mg。如果再度出现昏睡，可以每小时静脉滴注0.1～0.4mg药物，滴注速度应根据所要求的清醒程度进行个体调整。

儿童　0.01mg/kg，静脉注射，最大剂量1mg。

【制剂与规格】　氟马西尼注射液：（1）2ml:0.2mg；（2）5ml:0.5mg；（3）10ml:1.0mg。

乙酰半胱氨酸 [药典（二）；国基]
Acetylcysteine

【适应证】　（1）CDE适应证　参阅第五章第二节。

（2）国外适应证　用于治疗对乙酰氨基酚中毒。

【药理】　（1）药效学　对乙酰氨基酚大部分在肝脏内通过葡糖醛酸化和硫酸化代谢，小部分直接经肾脏排泄，还有少部分被细胞色素P450氧化为有毒的代谢产物N-乙酰-P-苯醌亚胺（NAPQI）。NAPQI迅速被肝脏储存的谷胱甘肽解毒，然后经肾脏排出。对乙酰氨基酚过量中毒时，肝脏的葡萄糖醛酸化和硫酸化代谢能力迅速饱和，大量的对乙酰氨基酚主要在肝小叶中央区被P450代谢为NAPQI，因而使肝脏储存的谷胱甘肽耗竭，NAPQI直接与肝细胞蛋白质结合，导致肝小叶中央区坏死。当肝脏的谷胱甘肽储备降至正常水平的30%以下时，就出现肝脏毒性反应。临床表现肝功能异常、黄疸、肝衰竭和间质性肾炎、肾乳头坏死、肾衰竭等。N-乙酰半胱氨酸（NAC）在对乙酰氨基酚中毒早期可抑制NAPQI与肝细胞蛋白质的结合，并可作为谷胱甘肽的前体或代替物或硫酸盐的前体与NAPQI结合。在中毒的后期，NAC可通过非特异性机制减轻肝细胞坏死，因而对对乙酰氨基酚中毒有解毒作用。

（2）药动学　本品口服后经小肠迅速吸收，口服600mg后的血药浓度峰值（C_{max}）为2.57～2.75mg/L，血药浓度达峰时间（t_{max}）为1～2小时。口服生物利用度（F）为6%～10%，血药浓度峰值（C_{max}）、血药浓度达峰时间（t_{max}）及生物利用度（F）均呈剂量依赖性升高。血浆蛋白结合率约50%，分布容积（V_d）为0.33～0.47L/kg。在进入血液循环前大部分在小肠黏膜及肠腔内去乙酰化，部分在肝脏代谢，主要代谢产物为半胱氨酸和无机硫酸盐。30%经肾脏清除，肾清除率（CL）为 0.19～0.21L/（h·kg）；3%以药物原型随粪便排泄。血浆半衰期（$t_{1/2}$）约为 2 小时。本品静脉注射后分布迅速、广泛，其中以肝、肌肉、肾、肺分布较高，其他组织如心、脾、肾上腺、脑等分布极低。血浆清除率（CL）为 0.84L/（h·kg）。平均消除终末半衰期（$t_{1/2}$）为 5.6 小时。体内主要代谢物为双硫氧化物，大部分随尿排出，未见蓄积现象。

【不良反应】 免疫系统及感染 超敏反应。

神经系统 头痛。

听觉，前庭及特殊感官 耳鸣。

心血管系统 口服偶见心动过速。滴注过快偶见面部潮红、心动过速、低血压及高血压。

呼吸系统 滴注过快可引起支气管痉挛。

胃肠道 恶心、呕吐、腹泻、腹痛等。

皮肤及皮肤附件 皮疹、荨麻疹、血管性水肿、瘙痒。

整体表现 发热。

【禁忌证】 请参阅第五章第二节。

【注意事项】 (1) 严重支气管哮喘及糖尿病患者慎用。

(2) 在中毒后 8～10 小时内使用效果最好，超过 15 小时疗效降低，24 小时后可能无效。

【药物相互作用】 (1) 活性炭可吸附本品，故口服本品时不要再给活性炭。

(2) 本品与铁、铜等金属及橡胶、氧气、氧化物等接触，可发生不可逆结合而失效，应避免相互接触。

(3) 本品易使青霉素、氨苄西林、头孢菌素、红霉素乳糖酸盐、四环素类等抗生素破坏而失效，故不宜混合使用。

【给药说明】 颗粒剂或泡腾片以温开水溶解后口服，首次按体重 140mg/kg，然后每 4 小时给 70mg/kg，共给 17 次（共 68 小时）。注射液首次按体重 150mg/kg，加入 5%葡萄糖 200ml 中缓慢静脉滴注（15 分钟以上）；然后 50mg/kg，加入 5%葡萄糖注射液 500ml 中静脉滴注（历时 4 小时）；继之 16 小时给 100mg/kg，加入 5%葡萄糖 1000ml 中静脉滴注。

【用法与用量】 成人 口服。首次按体重 140mg/kg，然后每 4 小时给 70mg/kg，共给 17 次。

儿童 口服。同成人，按体重给药。

【制剂与规格】 乙酰半胱氨酸片：(1) 200mg；(2) 600mg。

乙酰半胱氨酸胶囊：0.2g。

乙酰半胱氨酸颗粒剂：(1) 0.1g；(2) 0.2g。

乙酰半胱氨酸泡腾片：600mg。

乙酰半胱氨酸注射剂：(1) 20ml:4g；(2) 20ml:8g。

吸入用乙酰半胱氨酸溶液：3ml:0.3g。

亚 叶 酸 钙 [药典(二)；国基；医保(甲)]
Calcium Folinate

【适应证】 (1) CDE 适应证 ①用作叶酸拮抗剂（如甲氨蝶呤、乙胺嘧啶或甲氧苄啶等）的解毒剂。②用于预防甲氨蝶呤过量或大剂量治疗所引起的严重毒性作用。③也可用于叶酸缺乏所引起的巨幼红细胞性贫血的治疗。④与 5-氟尿嘧啶合用，用于治疗晚期结肠、直肠癌。

(2) 超说明书适应证 甲醇中毒的辅助治疗

【药理】 (1) 药效学 请参阅第八章第一节。

(2) 药动学 请参阅第八章第一节。

【不良反应】 静脉注射容易发生不良反应，但肾功能正常者很少发生中毒。

免疫疾病及感染 偶尔发生过敏反应。

胃肠道 个别患者长期应用出现食欲缺乏、腹胀、恶心等。

代谢及营养 大量服用尿呈黄色。

【禁忌证】 请参阅第八章第一节。

【注意事项】 亚叶酸制剂含有防腐剂，偶可致变态反应。对叶酸过敏者，可出现皮疹和支气管痉挛，甚至诱发癫痫。

【药物相互作用】 不宜与甲氨蝶呤同时使用。与氟尿嘧啶合用，可提高氟尿嘧啶的疗效。

【给药说明】 (1) 本品禁止鞘内注射。

(2) 本品含钙离子，静脉注射时每分钟不得超过 160mg。

【用法与用量】 (1) 叶酸拮抗剂治疗后亚叶酸钙"解救"疗法（表 20-5）：根据甲氨蝶呤的血药浓度决定亚叶

表 20-5　甲氨蝶呤治疗后亚叶酸钙用药指导剂量

临床情况	实验室检查	亚叶酸钙剂量和疗程
甲氨蝶呤常规消除	给药后 24 小时，血浆甲氨蝶呤水平大约 10μmol，48 小时后大约 1μmol，72 小时后低于 0.2μmol	60 小时内，肌内注射或静脉注射 15mg，每 6 小时一次（在使用甲氨蝶呤 24 小时后开始，共给药 10 次）
甲氨蝶呤晚期延迟消除	给药后 72 小时，血浆甲氨蝶呤水平大于 0.2μmol，并在给药 96 小时仍大于 0.05μmol	继续肌内注射或静脉注射 15mg，每 6 小时一次，直到甲氨蝶呤水平低于 0.05μmol
甲氨蝶呤早期延迟消除和（或）急性肾损伤	血浆甲氨蝶呤水平在给药后 24 小时大于或等于 50μmol，或 48 小时大于或等于 5μmol 或使用甲氨蝶呤后，血肌酐在 24 小时增加 100%以上	每 3 小时静脉注射 150mg，直到甲氨蝶呤水平低于 1μmol，然后每 3 小时静脉注射 15mg，直到甲氨蝶呤水平低于 0.05μmol

酸钙的剂量。一般静脉注射甲氨蝶呤24小时后，采用本品剂量按体表面积 $9\sim15mg/m^2$，每 $6\sim8$ 小时一次，持续2日，直至血中甲氨蝶呤浓度在 $5\times10^{-8}mol/L$ 以下。作为乙胺嘧啶或乙氧苄啶等的解毒剂，每次肌内注射 $9\sim15mg$，视中毒情况而定。

（2）甲氨蝶呤的过量补救：当不慎超剂量使用甲氨蝶呤时，应尽可能及时使用亚叶酸钙进行急救；排泄延迟时，也应在甲氨蝶呤使用24小时内应用亚叶酸钙。一般每6小时肌内注射或静脉注射亚叶酸钙10mg，直到血中甲氨蝶呤水平低于 $10^{-8}mol/L$（0.01μmol）。出现消化系统反应（如恶心、呕吐）时，亚叶酸钙可胃肠外给药，但不可鞘内注射。治疗前后每24小时监测血清肌酐和甲氨蝶呤水平。用药后24小时血肌酐超过治疗前50%或甲氨蝶呤量大于治疗前 $5\times10^{-6}mol/L$ 或用药后48小时甲氨蝶呤量大于治疗前 $9\times10^{-7}mol/L$，亚叶酸钙的用量增加到 $100mg/m^2$，每3小时一次静脉注射，直到甲氨蝶呤水平低于 $10^{-8}mol/L$。

（3）甲醇中毒：本品50mg，静脉注射，每4小时1次，共2天。

【制剂与规格】 亚叶酸钙注射液（以亚叶酸计）：（1）3ml:30mg；（2）5ml:50mg；（3）10ml:100mg。

注射用亚叶酸钙（以亚叶酸计）：（1）3mg；（2）5mg；（3）25mg；（4）30mg；（5）50mg；（6）100mg；（7）200mg；（8）300mg；（9）350mg。

亚叶酸钙片（以亚叶酸计）：（1）5mg；（2）15mg；（2）25mg。

亚叶酸钙胶囊（以亚叶酸计）：25mg。

亚叶酸钙氯化钠注射液：（1）50ml：亚叶酸钙 50mg 与氯化钠 0.45g；（2）100ml：亚叶酸钙 0.1g 与氯化钠 0.9g；（3）100ml：亚叶酸钙 0.2g 与氯化钠 0.9g。

氢溴酸烯丙吗啡^[药典(二)]
Nalorphine Hydrobromide

【适应证】 ①用于阿片受体激动药急性中毒的解救，如吗啡、哌替啶等镇痛药的过量中毒。②用于复合全麻结束时拮抗阿片受体激动药的残余作用，以恢复自主呼吸。③可激发戒断症状，用于对吗啡类药成瘾的诊断。

【药理】 （1）药效学 镇痛强度与吗啡相似，不产生欣快感，且对 δ 受体有强的激动效应，反可引起烦躁不安等症，故不用于镇痛。烯丙吗啡有拮抗阿片受体激动药的作用，包括镇痛、欣快感、呼吸抑制、缩瞳等作用，但对镇痛作用拮抗不完全，拮抗效价大致是烯丙吗啡 1mg

可拮抗吗啡 $3\sim4mg$。对于麻醉性镇痛药成瘾者，烯丙吗啡激发戒断症状，故可用于麻醉性镇痛药成瘾的诊断。

（2）药动学 本品口服后吸收较差，皮下或静脉注射后可迅速进入脑组织，皮下注射后90分钟脑内浓度为相同剂量吗啡的 $3\sim4$ 倍。一般 $1\sim3$ 分钟内起效。在肝内代谢。经肾排泄，给药量的 2%～6%以原型随尿排出。半衰期（$t_{1/2}$）为 $2\sim3$ 小时，且随用量增加而延长。

【不良反应】 神经系统 大剂量时可见发音困难、倦怠。

皮肤 大剂量时可见多汗。

视觉异常 大剂量时可见缩瞳。

【禁忌证】 妊娠期妇女禁用。

【注意事项】 （1）吗啡类药成瘾诊断的结果判断：注射本品后，阳性时缩小的瞳孔放大，戒断症状提早出现，并可于尿中检测出吗啡类药。

（2）本品对喷他佐辛和其他阿片受体激动-拮抗药引起的呼吸抑制无拮抗作用，对巴比妥类或其他全身麻醉药引起的呼吸抑制亦无拮抗作用，若使用反可使呼吸抑制明显加重，故近年来已被纳洛酮取代。

【药物相互作用】 尚不明确。

【用法与用量】 成人 ①阿片受体激动药急性中毒的解救、复合全麻结束时拮抗阿片受体激动药的残余作用：皮下注射或静脉注射。成人常用量，一次 $5\sim10mg$。极量，一日40mg。②吗啡类药成瘾的诊断：皮下注射一次 3mg 或静脉注射一次 0.4mg。

【制剂与规格】 氢溴酸烯丙吗啡注射液：1ml:10mg。

纳 洛 酮^[药典(二)；国基；医保(甲)]
Naloxone

【适应证】 本品为阿片类受体拮抗剂。①用于阿片类药物复合麻醉术后，拮抗该类药物所致的呼吸抑制，促使患者苏醒。②用于阿片类药物过量，完全或部分逆转阿片类药物引起的呼吸抑制。③解救急性乙醇中毒。④用于急性阿片类药物过量的诊断。

【药理】 （1）药效学 在正常人体内,有恒量的内源性阿片样物质（内啡肽、强啡肽与β-内啡肽等）通过阿片受体及阿片肽系统调节体内的一系列神经-体液系统，如去甲肾上腺素系统、多巴胺系统、5-羟色胺系统、胆碱能系统等，保持体内的正常功能平衡。内源性阿片样物质中最强有力的是β-内啡肽，对痛觉的感知、垂体激素分泌、心血管活动等生理功能均有重要作用。当机体处于应激状态时，下丘脑释放因子促进腺垂体释放β-内啡肽和 ACTH，使其在脑脊液和血液中含量增加。β-内啡肽通过上述系统特别是抑制前列腺素和儿茶酚胺的效应产生病理生理变化。昏迷、缺氧属于应激状态，所以伴有β-内啡肽的释放增加。纳洛酮是阿片受体的纯拮抗药，对神经突触阿片受体的亲和力为 10^{-8} 水平、钠反应比率在 1 以下，其亲和力大于吗啡和内啡肽，能阻断阿片样物质与受体的结合，解除阿片类药物的中毒症状和非常量β-内啡肽产生的病理生理效应。纳洛酮对常量内源性阿片样物质无拮抗作用。纳洛酮可用于以下情况。①阿片药物中毒的治疗：纳洛酮为阿片受体的纯拮抗剂，对中枢神经系统三种阿片受体亚型均能拮抗，阻断外源性阿片样物质与阿片受体结合，是治疗阿片类药物中毒的特效药物。②镇静催眠药中毒的治疗：镇静催眠药中毒导致的昏迷、呼吸抑制等应激状态，使体内内源性阿片样物质释放增加，纳洛酮可阻断内源性阿片样物质（如β-内啡肽）增多产生的效应而起治疗作用。③急性酒精性中毒的治疗：乙醇进入脑内后，一方面激活内源性阿片肽系统产生酒精强化作用和一系列与酒精中毒有关的症状，另一方面乙醇还直接或间接刺激伏隔核释放多巴胺。纳洛酮既可阻断乙醇所激活的内源性阿片肽系统的作用，减弱酒精强化作用，改善酒精中毒症状，又可对抗酒精引起的多巴胺释放效应，阻止酒精正性强化作用的产生。④阿片类及其他麻醉性镇痛剂药物依赖的诊断：阿片类及其他麻醉性镇痛药成瘾者，注射本品时立即出现戒断症状。

(2) 药动学　静脉注射给药时，通常在 2 分钟内起效，当肌内注射或皮下注射给药时起效稍慢。作用持续时间长短取决于给药剂量和给药途径。肌内注射作用时间长于静脉注射。但是否需要反复给药取决于所拮抗的阿片类物质的给药剂量、类型和途径。

非肠道给药时，本品在体内快速分布并迅速透过胎盘。与血浆蛋白结合但发生率低。纳洛酮主要与血浆蛋白结合，还可与血浆中的其他成分结合。还不清楚纳洛酮是否会通过人乳排泄。

本品在肝脏代谢，主要与葡萄糖醛酸苷结合，纳洛酮-3-葡萄糖醛酸化合物为主要代谢产物。在一项研究中，药物在成人体内的血清半衰期（$t_{1/2}$）为 30～81 分钟，平均为（64±12）分钟，新生儿平均血浆半衰期（$t_{1/2}$）为（3.1±0.5）小时。口服或静脉注射后，约 25%～40% 的药物以代谢物形式在 6 小时内通过尿液排出，24 小时排出 50% 左右，72 小时排出 60%～70%。

【不良反应】 新生儿及婴儿　阿片戒断症状可能有：惊厥、过度哭泣、反射性活动过多。

心血管系统　高血压、低血压、潮红；肺水肿、心

脏停搏或衰竭、心悸、心室颤动和室性心动过速。据报道由此引起的后遗症有死亡、昏迷和脑病。

胃肠道　呕吐、恶心。

神经系统　惊厥、感觉异常、癫痫大发作惊厥。

精神异常　激动、幻觉、发抖。

呼吸系统　呼吸困难、呼吸抑制、低氧症。

皮肤及皮肤附件　非特异性注射点反应、出汗。

【禁忌证】 对本品过敏的患者禁用。

【注意事项】 (1) 应根据病情和患者具体情况选用适当的剂量和给药速度。

(2) 密切观察生命体征的变化，如呼吸、心率、血压等，如有变化应及时采取相应措施。

(3) 高血压和心功能不全患者慎用。

(4) 阿片类及其他麻醉性镇痛药成瘾者，注射本品时立即出现戒断症状，因此要注意掌握剂量。

哺乳期　尚不清楚本品是否会通过人乳分泌。因药物可能会分泌到人乳中，因此哺乳期妇女应慎用本品。

儿童　对患儿或新生儿使用本品可逆转阿片类作用。阿片类中毒患儿对本品的反应很强，因此需要对其至少 24 小时的密切监护，直到本品完全代谢。在分娩开始不久给母亲使用本品，对延长新生儿生命的作用只能维持 2 小时。如果需要的话，在分娩后可直接给新生儿使用本品。

老年人　没有足够的 65 岁和 65 岁以上患者使用本品的临床试验，未发现老年患者与年轻患者对纳洛酮反应的差异。一般情况下，老年患者的剂量选择需慎重，考虑到肝脏、肾脏或心脏功能降低和伴随疾病或其他药物治疗的几率较大，应从小剂量开始用药。

【药物相互作用】　本品不能与含有硫酸氢钠、亚硫酸氢钠、长链高分子阴离子或任何碱性的制剂混合。在把药物或化学试剂加入本品溶液中以前，应首先确定其对溶液的化学和物理稳定性的影响。

【给药说明】 (1) 丁丙诺啡与阿片受体的结合率低、分离速度慢决定了其作用时间长，因此在拮抗丁丙诺啡的作用时应使用大剂量纳洛酮，对丁丙诺啡的拮抗作用需要逐渐增强逆转效果，缩短呼吸抑制的时间。

(2) 甲己炔巴比妥可阻断纳洛酮诱发阿片成瘾者出现的急性戒断症状。

(3) 因本品存在明显的个体差异，应用时应根据患者具体情况由医生确定给药剂量及是否需多次给药。本品可静脉滴注、静脉注射、肌内注射或舌下含服给药。静脉注射起效最快，适合在急诊时使用。因为某些阿片类物质作用持续时间可能超过本品，所以，应对患者持续

监护，必要时应重复给予本品。

（4）静脉滴注：静脉滴注本品可用 0.9%氯化钠溶液或葡萄糖溶液稀释。把 2mg 本品加入 500ml 的以上任何一种液体中，使浓度达到 0.004mg/ml。混合液应在 24 小时内使用，超过 24 小时未使用的剩余混合液必须丢弃。根据患者反应控制滴注速度。

【用法与用量】 成人 阿片类药物过量：首次可静脉注射本品 0.4～2mg，如果未获得理想的效果，可隔 2～3 分钟重复注射给药。如果给 10mg 后还未见反应，就应考虑此诊断问题。如果不能静脉给药，可肌内给药。

重度乙醇中毒：0.8～1.2mg，一小时后重复给药 0.4～0.8mg。

术后阿片类药物的抑制效应：通常较小剂量本品即有效。本品给药剂量应依据患者反应来确定。首次纠正呼吸抑制时，应每隔 2～3 分钟，静脉注射 0.1～0.2mg，直至产生理想的效果。

儿童 阿片类药物过量：小儿静脉注射的首次剂量为 0.01mg/kg。如果此剂量没有在临床上取得满意的效果，接下去则应给予 0.1mg/kg。如果不能静脉注射，可以分次肌内注射。必要时可用灭菌注射用水将本品稀释。

术后阿片类药物抑制效应：参考成人术后阿片抑制项下的建议和注意事项。在首次纠正呼吸抑制效应时，每隔 2～3 分钟静脉注射本品 0.005～0.01mg，直至达到理想逆转程度。

新生儿 阿片类药物引起的抑制：静脉注射、肌内注射或皮下注射的常用初始剂量为按体重 0.01mg/kg。可按照成人术后阿片类抑制的用药说明重复该剂量。

【制剂与规格】 注射用盐酸纳洛酮：（1）0.4mg；（2）0.8mg；（3）1.0mg；（4）1.2mg；（5）2.0mg；（6）4.0mg。

盐酸纳洛酮注射液：（1）1ml:0.4mg；（2）1ml:1mg；（3）2ml:2mg；（4）10ml:4mg。

盐酸纳洛酮舌下片：0.4mg。

维 生 素 B$_6$ [药典（二）；国基；医保（甲）]
Vitamin B$_6$

【适应证】 （1）CDE 适应证 适用于维生素 B$_6$ 缺乏的预防和治疗，防治异烟肼中毒。

（2）超说明书适应证 乙二醇中毒的辅助治疗。

【药理】 （1）药效学 维生素 B$_6$ 同系物包括吡多醇、吡多醛和吡多胺，三者可相互转化。在体内与 ATP 作用生成磷酸吡多醛和磷酸吡多胺，是多种酶类（如氨基转移酶、脱羧酶、脱氨酶等）的辅酶，参与许多代谢过程，包括生成神经递质γ-氨基丁酸（GABA）、儿茶酚胺和 5-

羟色胺等。肼类化合物进入体内后，与吡多醛生成腙类，消耗体内的维生素 B$_6$，阻碍磷酸吡多醛生成，导致上述酶类失活，发生代谢紊乱，如不能合成 GABA 等。GABA 为中枢神经系统的抑制性递质，GABA 缺乏使中枢神经系统处于兴奋状态，出现不安、惊厥等中毒症状。给予大剂量维生素 B$_6$ 可拮抗肼类中毒引起的惊厥。此外，维生素 B$_6$ 可以减少乙二醇代谢毒性产物乙二酸（草酸）的生成，故可作为乙二醇中毒的辅助治疗。

（2）药动学 本品口服易吸收，但治疗肼类中毒时多经静脉途径给药。吡哆醇和吡哆胺在体内被转化为吡哆醛，后者约 70%在肝内被氧化为 4-吡哆酸从尿中排出，少数以原型排出。

【用法与用量】 （1）异烟肼中毒：每 1g 异烟肼给 1g 维生素 B$_6$ 静脉注射。

（2）其他毒物中毒引起的恶心、呕吐：口服 10～20mg，一天 3 次；或静脉滴注一次 50～100mg。

儿童 参照成人。

【制剂与规格】 维生素 B$_6$ 片：10mg。

维生素 B$_6$ 注射液：（1）1ml:25mg；（2）1ml:50mg；（3）2ml:100mg。

注射用维生素 B$_6$：（1）50mg；（2）100mg；（3）200mg；（4）300mg。

其余内容参阅第十五章第一节。

硫酸鱼精蛋白 [药典（二）；国基；医保（甲）]
Protamine Sulfate

【适应证】 （1）CDE 适应证 抗肝素药。用于因注射肝素过量所引起的出血。

（2）国外适应证 体外循环、血液透析应用肝素抗凝处置结束时中和体内残存的肝素。

【药理】 （1）药效学 本品具有强碱性基团，在体内可与强酸性的肝素结合，形成稳定的复合物。这种直接拮抗作用使肝素失去抗凝活性。肝素与抗凝血酶Ⅲ结合，加强其对凝血酶的抑制作用。实验证实，本品可分解肝素与抗凝血酶Ⅲ结合，从而消除其抗凝作用。本品具有轻度抗凝血酶原激酶作用，但临床一般不用于抗非肝素所致抗凝作用。

（2）药动学 注射后 30～60 秒即能发挥止血效能。作用持续约 2 小时，半衰期（$t_{1/2}$）与用量相关，用量越大，半衰期（$t_{1/2}$）越长。

【不良反应】 心血管系统 血压降低、心动过缓、肺动脉高压、高血压、不可逆的循环衰竭伴心肌衰竭和心输出量减少。

呼吸系统 呼吸困难、非心源性肺水肿。

肌肉骨骼 有接受心脏插管等手术的清醒患者出现背痛的报道。

免疫系统 过敏反应(如过敏性休克、呼吸窘迫、循环衰竭、毛细血管渗漏)。

胃肠道 恶心、呕吐。

皮肤 短暂的面部潮红伴温热感。滴注过快可见皮肤发红。

其他 疲倦。有接受心脏手术并行心肺旁路术的患者出现与本品相关的高蛋白血症的报道。

【禁忌证】 对本品过敏者禁用。

【注意事项】 硫酸鱼精蛋白可引起急性循环衰竭、非心源性肺水肿、肺动脉高压(严重肺血管收缩导致)。风险因素包括大剂量、快速给药、重复注射、既往使用鱼精蛋白以及当前或既往使用含鱼精蛋白的药物(NPH胰岛素、鱼精蛋白锌胰岛素及某些β受体拮抗剂)。其他风险因素包括对鱼类过敏、既往输精管切除术史、严重的左心室功能不全和术前肺血流动力学异常。对于存在任何上述风险因素的患者,在给予硫酸鱼精蛋白前应仔细权衡用药的风险与获益。应配备即用型血管升压药和复苏设备,以防发生严重的鱼精蛋白反应。

不良反应相关

(1)本品易破坏,口服无效。禁与碱性物质接触。

(2)静脉注射速度过快可致热感、皮肤发红、低血压心动过缓等。

(3)注射器具不能带有碱性。

(4)有鱼类过敏史的患者可能对鱼精蛋白发生超敏反应。使用含鱼精蛋白胰岛素或在肝素中和期间暴露于鱼精蛋白的患者容易发生不良反应。接受大剂量鱼精蛋白静脉注射后可能出现危及生命的反应。有男性不育症或输精管切除术史者的血清中存在抗鱼精蛋白抗体的报告,提示有以上病史或手术史患者在使用硫酸鱼精蛋白时可发生过敏反应。

妊娠 有关孕妇用本品的资料少,孕妇慎用。

哺乳期 有关哺乳期妇女用本品的资料少,哺乳期妇女慎用。

随访检查 对接受心脏手术的患者进行术后密切监测非常重要。

危机处理 因为已有硫酸鱼精蛋白给药后致死性过敏反应和过敏性反应的报告,本品只能在配备复苏设备的条件下使用。

【药物相互作用】 (1)碱性药物可使其失去活性。

(2)硫酸鱼精蛋白已显示与抗生素不相容,包括头孢菌素和青霉素类抗生素。

【给药说明】 (1)本品口服无效,仅限于静脉注射。

(2)给药后可根据凝血酶原时间测定,决定是否再次给药。

(3)由于肝素在体内代谢迅速,与鱼精蛋白给药的间隔时间越长,拮抗所需用量越少;例如肝素静脉注射30分钟后,再用本品,剂量可减少一半。

(4)深部皮下注射肝素过量所致出血,由于肝素吸收时间延长,可先给予本品25~50mg,以后再根据中和所需量注射。

【用法与用量】 **成人** ①静脉注射:用量与最后1次肝素使用量相当(1mg硫酸鱼精蛋白可中和100单位肝素),但一次用量不超过50mg。②缓慢静脉注射:一般以每分钟0.5ml的速度静脉注射,在10分钟内注入量以不超过50mg为度。由于本品自身具有抗凝作用,因此2小时内(即本品作用有效持续时间内)用量不超过100mg。除非另有明确依据,不得随意加大剂量。

儿童 ①静脉滴注:抗自发性出血,每日5~8mg/kg,分2次,间隔6小时,每次以300~500ml灭菌生理盐水稀释后使用,3日后改用半量。一次用量不超25mg;②静脉注射:抗肝素过量。用量与最后1次肝素使用量相当。一般用其1%溶液,每次不超过2.5ml(25mg),缓慢静脉注射,1mg硫酸鱼精蛋白可中和100单位肝素。

【制剂与规格】 硫酸鱼精蛋白注射液:(1)5ml:50mg;(2)10ml:100mg。

盐酸纳美芬 [药典(二);医保(乙)]
Nalmefene Hydrochloride

【适应证】 (1)CDE适应证 ①用于完全或部分逆转阿片类药的作用,包括天然或合成的阿片类药引起的呼吸抑制。②用于已知或疑似阿片类物质过量的治疗,包括呼吸抑制、意识障碍。

(2)超说明书适应证 ①用于戒酒。②用于治疗皮肤瘙痒。

【药理】 (1)药效学 本品为阿片拮抗剂,是纳曲酮的6-亚甲基类似物。本品能抑制或逆转阿片药物的呼吸抑制、镇静和低血压作用。药效学研究显示,在完全逆转剂量下纳美芬的作用持续时间长于纳洛酮。纳美芬无阿片激动活性,不产生呼吸抑制、致幻效应或瞳孔缩小。在无阿片激动剂存在时给予纳美芬未见药理学作用。研究中未见纳美芬的耐受性、躯体依赖性或滥用倾向。在阿片依赖者中,纳美芬可产生急性戒断症状。

(2)药动学 肌内注射或皮下注射纳美芬是生物等

效性的。肌内注射和皮下注射的绝对生物利用度(F)分别为(101.5±8.1)%和(99.7±6.9)%。肌内注射与皮下给药后，血浆达峰时间(t_{max})分别为(2.3±1.1)小时和(1.5±1.2)小时。紧急情况下静脉注射 1mg 纳美芬之后，5～15 分钟内达到治疗性血浆浓度。本品分布迅速，给药后 5 分钟内可阻断 80%以上的大脑阿片类受体。浓度为 0.1～2μg/ml 时，血浆蛋白结合率为 45%。主要在肝脏代谢，转化为无活性的葡萄糖醛酸结合物，少量转化为活性极小的 N-脱烷基化代谢产物。少于给药量的 5%以原型随尿液排出，17%随粪便排出。纳美芬静脉注射后的半衰期($t_{1/2}$)为(10.8±5.2)小时。

【不良反应】 **心血管系统** 常见：心动过速、高血压、低血压、血管扩张。

胃肠道 十分常见：恶心。常见：呕吐。

神经系统 常见：头晕、头痛。

其他 常见：发热、术后痛、寒战。

【禁忌证】 对本品过敏者禁用。

【注意事项】 本品与其他同类药一样，不是治疗呼吸衰竭的首选。在大部分紧急情况下，应首先建立人工气道、辅助通气、给氧和建立循环通道。丁丙诺啡亲和力强，被置换的速度慢，故本品不能完全逆转丁丙诺啡的呼吸抑制作用。

不良反应相关

(1)复发呼吸抑制的危险 长期使用长效阿片类物质［如美沙酮和左-α-醋美沙朵(LAAM)］可能延长呼吸抑制。因为受到麻醉剂、神经肌肉抑制剂和其他药物的作用影响，术后和药物过量后出现的呼吸抑制都很复杂。同时，纳美芬的作用时间较纳洛酮长，应提醒医生注意可能出现呼吸抑制的复发，即使在最初时用了足够的纳美芬治疗后也应注意。使用纳美芬治疗的患者应持续观察，直到医生认为患者复发呼吸抑制的发生率很低时。

(2)麻醉拮抗剂对心血管的危害 据报道，肺水肿、心血管异常、低血压、高血压、室性心动过速和室性纤颤与在术后和紧急情况下使用阿片类抑制剂有关。在多数病例中，这些反应都是阿片类物质作用突然逆转引起的。虽然纳美芬可安全地用于有心脏病史的患者，但对于心血管高危患者或使用了可能有心脏毒性药物的患者应慎用该类药物。

(3)戒断反应的危险 纳美芬像其他阿片类拮抗剂一样，会出现急性戒断反应症状，因此，在对阿片类药物出现躯体依赖或手术中使用了大剂量的阿片类药物的患者用药时应格外谨慎。在术后草率或过量使用阿片类

药物拮抗剂会引起高血压、心动过速，并增加处于心血管系统并发症高危状态患者的死亡率。

【药物相互作用】 在使用苯二氮䓬类、吸入性麻醉剂、肌肉松弛剂及肌肉松弛拮抗剂后使用纳美芬会引起感觉缺失。本品还可用于门诊病人，用于有意识的镇静患者和多种药物过量使用的紧急情况。未观察到有害的药物相互作用。临床前试验显示氟马西尼和纳美芬能诱发动物的癫痫发作。联用氟马西尼和纳美芬产生的癫痫发作比在啮齿动物试验中预计的少，因为单独使用药物就可以达到预期的效果。根据这些数据，不能预计联用这两种药物会产生不良反应，但应注意联用可能引起癫痫。

【给药说明】 本品可通过剂量滴定逆转不期望的阿片类作用。因为不期望逆转痛觉缺失而引起危害或产生戒断反应，一旦达到了足够的逆转效果，就不应继续用药。纳美芬对阿片类药物耐受或躯体依赖的患者能引起急性戒断症状。在初次或持续用药时应密切观察这些患者是否出现戒断症状。至少应在 2～5 分钟后再次用药，以增加剂量达到最大疗效。如果患者不能静脉用药或还未准备好静脉用药的，药代动力学显示单剂纳美芬 1.0mg 可在肌内注射或皮下注射 5～15 分钟后起效。

【用法与用量】 **成人** 一般静脉注射，也可肌内注射或皮下注射。

(1)逆转术后阿片类药的抑制作用 使用 100μg/ml 的剂量浓度。初始剂量为 0.25μg/kg，2～5 分钟后可增加 0.25μg/kg，达预期逆转作用后立即停药。累积剂量大于 1.0μg/kg 后，疗效不增加。

(2)已知或疑似阿片类物质过量 使用 0.5mg/ml 或 1.0mg/ml 的剂量浓度。①非阿片类物质依赖患者：推荐初始剂量为 0.5mg/70kg，必要时可在 2～5 分钟后给予 1.0mg/70kg。如总剂量达 1.5mg/70kg 后无临床反应，再加量亦无临床疗效。用药剂量不能高于使呼吸频率恢复正常的剂量，以降低出现心血管异常和戒断症状的风险。②疑似阿片类物质依赖患者：初始剂量为 0.1mg/70kg。如 2 分钟内未出现戒断反应，可继续使用推荐剂量。

【制剂与规格】 盐酸纳美芬注射液(以纳美芬计)：(1)1ml:0.1mg；(2)1ml:0.5mg；(3)2ml:2mg。

七、蛇毒中毒解毒药

抗蝮蛇毒血清 [药典(三)；国基；医保(甲)]

Agkistrodon Halys Antivenin

参阅第十八章第一节。

抗五步蛇毒血清 [药典(三)；国基；医保(甲)]
Agkistrodon Acutus Antivenin

参阅第十八章第一节。

抗银环蛇毒血清 [药典(三)；国基；医保(甲)]
Bungarus Multicinctus Antivenin

参阅第十八章第一节。

抗眼镜蛇毒血清 [药典(三)；国基；医保(甲)]
Naja Naja（atra）Snake Antivenin

参阅第十八章第一节。

八、肉毒中毒解毒药

肉毒抗毒素 [药典(三)；医保(甲)]
Botulinum Antitoxins

参阅第十八章第一节。

第二十一章　医学影像对比剂用药

人体不同部位因厚度及组织密度不同，X线穿透时，可以在荧光屏或胶片上形成明暗不同或黑白不同的影像，从而为疾病的诊断和鉴别诊断提供重要依据。但是，人体内许多部位，特别是腹腔和颅脑，因构成组织的密度近似，缺乏自然对比，使X线检查的应用受到限制。人工将某些对人体无害的低密度或高密度的物质导入体内，增加正常组织之间或正常组织与病灶之间密度的差异或动态观察器官或病变内对比剂的分布与排泄，以显示形态和观察功能的检查方法，称为造影检查。所采用的提高对比度的物质称为对比剂。

1. X线与电子计算机断层扫描(CT)对比剂　根据原子序数的高低，对比剂主要可分为阴性对比剂(低密度)和阳性对比剂(高密度)两种。

(1)阴性对比剂：传统的阴性对比剂主要是气体，其密度低于人体软组织，在X线片上呈黑色。包括空气、氧气、二氧化碳和二氧化氮(笑气)等，在临床的应用范围已逐渐缩小。胃肠道CT检查时使用的口服对比剂如水和脂肪乳剂，亦可归为阴性对比剂，近年来应用较为广泛。阴性对比剂可以很好地显示增厚的胃肠壁的分层，可以观察到壁间水肿状态，对增强扫描中胃黏膜的观察更加有利，而且具有更好的耐受性。

(2)阳性对比剂：阳性对比剂在检查中应用广泛，可分为钡剂和碘剂。①钡剂是由纯净的医用硫酸钡粉末加水调制成混悬液，主要用于消化道检查。消化道单纯钡剂检查已逐渐为双对比检查技术取代，后者能反映胃肠道功能以及解剖结构，更清晰的显示黏膜表面的细微结构，而达到早期诊断的目的。②碘剂大体分为油脂类和水制剂两类。油脂类碘剂包括早年使用的碘化油(主要用于支气管、瘘管及子宫输卵管造影)和碘苯酯，近年来已经逐渐被非离子型对比剂替代。碘水制剂可分为无机碘剂(如碘化钠)和有机碘剂，后者根据排泄方式不同而分为经肝胆排泄型和经肾脏排泄型。经肝胆排泄的对比剂，依给药方式不同而分为口服型和静脉型两种。多用于逆行肾盂造影，膀胱、尿道造影及T管造影，也可用于窦道和脓肿造影。肝胆排泄型对比剂主要包括胆影酸和碘番酸等，目前其在临床上已逐渐被新型对比剂取代，使用较少。经尿路排泄的水溶性有机碘制剂临床应用最为广泛，依其在水中有无离子化而分为离子型(泛影酸盐)和非离子型(三碘苯甲酸酰胺类)两类。离子型对比剂常用的是三碘苯环化合物，如泛影葡胺、碘肽葡胺、双碘肽葡胺等。离子型对比剂渗透压远高于人体正常血浆渗透压，因此副作用发生率高，机体的耐受性差，可能导致内皮和血-脑屏障的破坏、红细胞损害、高血容量、肾脏毒性、心脏毒性、疼痛及血管扩张以及热感不适。另外，因为离子型对比剂的分子上都有一个羧基($-COOH$)，在水溶液中很容易电离产生一个阳离子(H^+)，和一个三碘苯环阴离子($-COO^-$)，这些电荷对神经组织和心肌传导组织损害也较大。非离子型对比剂为低渗对比剂，因其多个含羟基的侧链使空间分布对称，均匀包绕了碘原子，既保证了水溶性，又有效地屏蔽了化学毒性，较离子型对比剂毒副作用小，机体的耐受性好，应用更为广泛。可以用于各种经血管的造影检查，目前临床上常用的有碘海醇、碘普罗胺、碘曲仑等。

另外，碘对比剂还可以根据渗透压(以人体的血浆渗透压为基准：280～310mOsmol/kg)进行分类。①高渗对比剂，主要是离子型单体对比剂，例如甲基泛影葡胺。②次高渗对比剂，主要是非离子型单体对比剂和离子型二聚体对比剂，例如碘海醇、碘帕醇、碘普罗胺等。③等渗对比剂，主要是非离子型二聚体对比剂，与正常人体的渗透压基本相同。等渗对比剂可以降低渗透压毒性的作用已经被公认，但是近年也有文献表明其引起的迟发型皮肤不良反应发生率较高。

2. 磁共振（MRI）对比剂　组织的 MR 信号强度可因扫描参数和脉冲序列的不同而有差别。为提高 MR 图像组织对比度，利于病变的检出和定性，可用引入磁共振（MRI）对比剂的方式改变组织微环境实现上述目的。目前 MR 对比剂可分为以下数种。

（1）细胞外间隙 MR 对比剂　是目前应用最多的一类。钆喷酸葡胺即磁显葡胺（Gd-DTPA）是这类对比剂的典型代表。其特点及原理为仅分布于细胞外间隙（包性金属离子与较大分子的螯合物）；在常用剂量下明显缩短 T_1 时间，在 T_1WI 上提高信号强度；肾脏是这类对比剂的主要排泄器官；组织增强效应主要与其血流灌注特点和血脑屏障破坏有关。

（2）胃肠道 MR 对比剂　包括口服阳性对比剂和口服阴性对比剂，口服阳性对比剂能提高胃肠道 MR 信号，主要包括顺磁性物质、脂肪和油剂。口服阴性对比剂，能降低胃肠道 MR 信号，主要包括硫酸钡、高岭土铁氧微粒和气体。

（3）器官特异性 MR 对比剂　是指选择性地作用于某一器官（靶器官）的 MR 对比剂。这种对比剂必须主要由靶器官摄取和排泄，而其他器官无或少量摄取和排泄。肝胆系统特异性 MR 对比剂研究最为活跃。这类对比剂中主要用于提高肝脏肿瘤的检出率，对鉴别肿瘤是否为肝细胞来源有较大价值。包括钆整合物、锰螯合物和肝细胞受体性对比剂等多种新型对比剂。

（4）肿瘤靶向性 MR 对比剂　分金属卟啉类和单克隆抗体铬螯合物两类，因技术原因和毒性较大，尚处于动物实验阶段，未能进入临床应用。

（5）网状内皮系统（RES）MR 对比剂　主要包括超顺磁性的氧化铁微粒，并由右旋糖酐外衣包裹。经静脉滴注到体内后被 Kuppfer 细胞吞噬。肝脏和脾脏是体内具有强大吞噬能力的 RES 器官，因此主要用于肝脾疾病的诊断，为 T_2 作用阴性对比剂。

第一节　X 线与 CT 对比剂

（一）X 线与 CT 对比剂分类

由于评价角度不同，对比剂的分类也有不同的方式。

1. 根据对比效果的差异分类

（1）阴性对比剂　这类对比剂是一种密度低、吸收 X 线少、原子序数低、比重小的物质。X 线照片上显示为密度低或黑色的影像。如空气、水、氧气、二氧化碳和二氧化氮（笑气）、油和乳制剂。主要用于胃肠道的充盈。

（2）阳性对比剂　这类对比剂是一种密度高、吸收 X 线多、原子序数高、比重大的物质。X 线照片上显示为密度高或白色的影像。常用的对比剂有硫酸钡、碘化合物。其中钡剂主要用于消化道检查。

①硫酸钡（barium sulfate）是纯净的硫酸钡粉末，白色无臭，性质稳定，耐热，不溶于水或酸性、碱性水溶液中。在消化道内不被吸收，无毒副作用，服用安全。内服后在消化道内的排空时间与食物大致相同。多用于食管、胃、肠管、膀胱、窦道及瘘管检查。用法是根据需要将其制成不同浓度（通常用重量/体积来表示）的混悬剂，采用不同方法导入体内。

②碘化合物：分为两大类。碘化油：是无机碘制剂，为植物油与碘的结合剂。呈透明的淡黄色的油液，似有蒜味。用于瘘管、子宫输卵管造影检查。用法为直接注

入检查部位。注意不使其误入血管。碘化油吸收慢，因此造影完毕后，应尽量将其吸出。碘化油的含碘浓度为40%。水溶性有机碘化合物（参阅分类 3）。

2. 根据应用途径的差异分类

（1）血管内注射对比剂　为水溶性含碘制剂，利用碘的高 X 线吸收的特点，提高组织的对比度。主要是静脉注射，也可以直接用于动脉注射。目前最主要的是 CT 对比剂。

（2）椎管应用　穿刺后注入蛛网膜下隙，用于椎管及脑池造影。

（3）胃肠道应用　口服或自肛门注入，以往的主要目的是充盈胃肠道，X 线胃肠道造影检查用的阳性对比剂主要是钡剂。CT 主要用作标记胃肠道，把胃肠道与其他组织和病变组织区分开来，通过与抑制胃肠道蠕动的低张方法同时应用，也用来进行胃肠道本身病变的评价。

（4）直接腔内注射　如膀胱造影、胸膜腔造影等。

（5）胆系对比剂　碘制剂经过胆系排泄，可使胆管内呈高密度。一种间接显影对比剂，经静脉用，排泄到胆管系统，也可以是经口服，排泄到胆管系统，使其成为高密度易于识别。此外，还可以直接应用，即经 PTC 后直接将对比剂注入胆管。

3. 根据水溶性含碘对比剂的分子结构分类　水溶

性对比剂主要通过血管内注射应用，包括静脉肾盂造影、血管造影和 CT 增强扫描等。

（1）离子型对比剂　溶液中有离子存在的对比剂。离子型对比剂的分子上都有一个羧基（—COOH），在水溶液中很容易电离产生一个阳离子（H^+），和一个三碘苯环阴离子（—COO^-），因而水溶性较强。常用的是三碘苯环化合物，如泛影葡胺、泛影酸钠等。

离子单体（ionic monomer）：每个分子有 3 个碘原子，1 个羧基，没有羟基（ioxith—halamate 例外，有一个羟基），LD_{50}（大白鼠半数致死量）为 5～10gI/kg。在溶液中每 3 个碘原子有 2 个离子（比率为 1.5）。

离子二聚体（ionic dimer）：每个分子内有 6 个碘原子，1 个羧基，1 个羟基，LD_{50} 为 10～15gI/kg。溶液中每 6 个碘原子有 2 个离子（比率为 3）。

（2）非离子型对比剂　溶液中无离子存在的对比剂。非离子型对比剂为低渗对比剂，因其多个含羟基的侧链使空间分布对称，均匀包绕了碘原子，既保证了水溶性，又有效地屏蔽了化学毒性。目前临床上常用的有碘海醇、碘普罗胺、碘佛醇、碘帕醇、碘曲仑等。

非离子单体（non-ionic monomer）：呈非离子状态，每个分子有 3 个碘原子（比率为 3），4～6 个羟基，没有羧基，LD_{50} 为 15～20gI/kg。

非离子二聚体（non-ionic dimer）：呈非离子状态，每个分子有 6 个碘原子（比率为 6），8 个以上的羟基，没有羧基，LD_{50} 为 20gI/kg。

4. 根据渗透压分类　人体的血浆渗透压为 313mOsmol/kg，定义为等渗。

（1）高渗对比剂　主要指离子单体对比剂，例如泛影葡胺。早期的对比剂基本上浓度都在 300mgI/ml，渗透压 1500mOsmol/kg。随着较高浓度的对比剂开发，高渗对比剂的渗透压随着浓度的提高而增加。例如，370mgI/ml 的泛影葡胺渗透压高达 2100mOsmol/kg。目前这类对比剂副作用发生率高，国内基本上已经不再使用这类对比剂而改用非离子型对比剂。

（2）次高渗对比剂　过去称低渗对比剂。主要是非离子单体对比剂和离子二聚体对比剂。

当对比剂浓度为 300mgI/ml 时，渗透压 500～700mOsmol/kg，早期被命名为低渗对比剂。实际上渗透压并没有达到实际意义上的低于人体渗透压，只是相对高渗对比剂而言，与人身体的渗透压相比还是要高得多。

（3）等渗对比剂　主要是非离子二聚体对比剂，渗透压在 300mOsmol/kg 左右。与正常人身体的渗透压基本相同。

常用对比剂的分类及理化性质见表 21-1。

表 21-1　常用对比剂的分类和理化性质

分类	结构	通用名	英文名	分子质量	碘含量(mgI/ml)	渗透压(mOsmol/kg H₂O)
第 1 代（高渗对比剂）	离子型单体	泛影葡胺	Ditriazoate	809	306	1530
第 2 代（次高渗对比剂）	非离子型单体	碘海醇	Iohexol	821	300、350	680、830
		碘帕醇	Iopamidol	777	300、370	616、796
		碘普罗胺	Iopromide	791	300、370	590、770
		碘佛醇	Ioversol	807	320、350	710、790
		碘美普尔	Iomeprol	777	400	726
	离子型二聚体	碘克酸	Ioxaglate	1270	320	600
第 3 代（等渗对比剂）	非离子型二聚体	碘克沙醇	Iodixanol	1550	320	290

（二）药物特点比较

1. 药动学及药效学　静脉注射对比剂后，对比剂自外周静脉流入上腔静脉或下腔静脉，随后进入右心房，通过右心室经肺动脉进入肺组织，经肺静脉回流到左心房后，经过左心室进入主动脉。对比剂进入主动脉后，在动脉期充盈毛细血管床，然后进入腔静脉或者门脉系统，门静脉内对比剂进入肝形成肝的强化，然后先引流到肝静脉，再汇入腔静脉。当对比剂通过不同的途径回到右心后，产生再循环效应。对比剂到达不同器官的时间差别较大，利用这个时间差，给分期扫描带来了便利。

上述离子型对比剂和非离子型对比剂都有高的水溶性及低的血浆蛋白结合力。自静脉注入后，对比剂一般不与或很少与血浆蛋白结合，大量的分布于血管内（不包括脑脊液），进入细胞内的量很少。对比剂主要经肾脏排泄，可通过肾小球滤过膜，几乎很快全由肾小球滤过而排出，很少被肾小管细胞再吸收或分泌；注射剂量少时，血浆浓度很低，肾小管也可分泌少量。对比剂血浆半衰期长短取决于肾小球滤过率的高低，正常情况下半衰期为 1.5～2.0 小时。若肾小球滤过率减少 1/2 或 1/4，则在血浆中的半衰期增加 1/2 或 1/4。上述经尿路排泄的对比剂，除经肾脏排泄外，少量碘对比剂可经其他器官排泄，即所谓异位排泄，其中主要由肝胆排泄，少量（肾小球滤过率正常时，小于 2%）可经胆道系统排泄；还有微量对比剂经小肠、胃、唾液腺、泪腺和汗腺排泄的报道。异位排泄一般临床上难以察觉，然而在肾功能不佳和所用剂量较大时，肝脏排出量可以增多。静脉注射后药物很快与脑脊液以外的细胞外液达到平衡。由于不能通过正常的血-脑屏障，故脑、脊髓和脑脊液中几乎不含对比剂。

2. 用药方式及原则 用药途径：血管内使用；窦道或窦管造影；其他体腔造影，如关节腔造影/子宫输卵管造影、间接淋巴管造影、胆道 T 管造影(T-tube)、逆行胰胆管造影(ERCP)、经皮肝脏穿刺胆道造影(PTC)、消化道口服造影等。

用药原则：尽量选择非离子型对比剂；尽量选择使用等渗或次高渗对比剂，尽量避免使用高渗对比剂；避免大剂量或短期内重复使用碘对比剂；使用碘对比剂时应充分水化。最大对比剂用量公式：推荐最大对比剂用量=5ml×体重(kg)/基础血清肌酐(mg/dl)。

3. 血管内对比剂的应用 对比剂经静脉注射后，血药浓度随时间而变化，注射后约 15 秒，腹主动脉即达最大强化，至 20 秒时迅速下降至峰值的 1/7。此后，由于再循环的作用，血药浓度还有几个小的回升。从注射开始至血管内对比剂达到最高浓度(峰值)的时间，称为峰值时间。对比剂注射的量和速度决定注射所需时间，但对峰值时间的影响很小。对比剂进入血液循环后，与不含对比剂的血液混合，因对比剂很少与血浆蛋白结合，也很少进入细胞内，所以对比剂迅速通过毛细血管壁弥散到细胞外间隙，使血管内浓度下降。

对比剂团注的动力学特征决定了实质脏器的强化特点：脏器的供血动脉及其分支强化显影，称为动脉期(灌注期)；接着脏器均匀强化，实质内结构可辨，称为实质期；由于新的血液流入，使脏器强化减弱，只有静脉保持轻度强化，称为静脉期；最后血液和脏器的对比剂浓度基本一致，称为平衡期。为取得良好的增强效应，提高病变的检出率及鉴别诊断能力，CT 扫描应在实质期或静脉期之前完成。

(1) 对比剂注射流率对增强效果的影响 CT 动脉期的强化效果取决于血管内碘的流量，因此要想提高增强效果，必须提高扫描时血管内碘的浓度(流量)，可取的方法之一就是提高注射流率(velocity)。

增加对比剂注射流率可以提高强化峰值。高流率能够提高增强效果的根本是增加了碘流(iodine delivery rate, IDR)，其计算单位为 gI/s(每秒克碘)。以 300mgI/ml 为例，当流率从 1ml/s 分别增加到 3ml/s 和 5ml/s 时，碘流率分别从 0.3gI/s 增加到 0.9gI/s 和 1.5gI/s。

提高注射流率的另一个结果是在提高了峰值的同时，峰值时间也相应提前。有文献研究结果表明，用浓度 300mgI/ml 的对比剂，容量 90ml，当流率从 3ml/s 提高到 5ml/s 时，峰值时间从(32±2.8)秒提前到(28±2.8)秒。

(2) 对比剂浓度(concentration)对增强效果的影响 为了提高强化效果，可以采取提高注射流率的方法，但是注射流率的提高，有一定的限度，过快会导致对比剂外渗等不良反应的发生。如果用大剂量低浓度对比剂还会有导致水肿的危险。高浓度对比剂的应用不仅可提高血管内碘的浓度、降低注射速度，还可以减少对比剂的总注射剂量，使应用低剂量的对比剂进行成像成为可能。高浓度对比剂是指浓度大于等于 350mgI/ml 的对比剂。

在相同碘含量、相同注射流率的前提下，高浓度对比剂可以起到增强效果。因为增加对比剂的浓度，可以使强化峰值明显升高。同时，对比剂浓度越高，到达峰值的时间也越短。高浓度对比剂的黏稠度(viscosity)比常规浓度对比剂高得多。例如 20℃时，300mgI/ml 碘海醇的黏稠度为 11.8cPs，400mgI/ml 碘迈伦则高达 27.5cPs。后者由于黏稠度太高，不仅注射起来比较困难，注射进血管后，也会由于难以混匀而产生血管内密度不均匀的现象。所以，在注射前一定要加温到 37℃，此时黏稠度会大大降低，例如，400mgI/ml 的碘迈伦会降低到 12.6cPs。

(3) 对比剂总量对增强效果的影响 对比剂总量的改变可以影响到峰值、峰值时间和峰值持续时间三个方面。

即使是用同样的注射流率，当总量差别较大的时候，峰值和峰值时间都会有差别。增加对比剂剂量不仅可以提高峰值，使强化效果更加明显，同时峰值时间也在推迟。后一种现象在多层螺旋 CT 增强扫描中尤其应当引起注意。

对比剂总剂量还决定了峰值持续时间的长短，这个结果对于指导多层螺旋 CT 增强扫描程序的设定有重要意义，多层螺旋 CT 可以在短时间内用亚毫米层厚扫描一个较长的范围，这样与单层螺旋 CT 比较，即使适当减少对比剂的用量，只要延迟时间把握准确，同样能够获得优秀的强化效果。对比剂总量的减少，不仅可以减少对比剂副作用的发生几率，而且可以减少对比剂肾病的发生几率。

4. 口服对比剂的应用

(1) 普通检查用硫酸钡制剂 可根据检查目的，调制成不同的浓度。大致分为三类：①稠钡剂，硫酸钡与水之重量比约为(3~4):1，呈糊状，用以检查食管。②钡餐用混悬液，硫酸钡与水之重量比约为 1:(1～2)。可另加适量辅剂：如胶粉、糖浆等，搅拌而成，用于口服检查胃肠道。③钡灌肠用混悬液，硫酸钡与水之重量比约为 1:4。

(2) 胃肠双重对比造影用硫酸钡制剂　必须达到下列要求：高浓度；低黏度；细颗粒；与胃液混合后不易沉淀和凝集；黏附性强。按其用于不同部位的浓度和用量，大致如下：食管，浓度 200% 左右，口服量 10～30ml。胃和十二指肠，浓度 160%～200%，口服量 50～250ml。小肠和结肠，浓度 60%～120%，灌肠 150～300ml。因其不被吸收，故剂量不受限制。

须注意非医用硫酸钡往往含有氯化钡等有毒物质，绝不可服用。

(三)对比剂反应类型及作用机制

对比剂的不良反应可分为两大类：特异质反应；物理化学反应。前者与对比剂的剂量无关；后者则呈剂量相关性。

1. 特异质反应　目前认为，与对比剂特异质反应有关的病因有四个方面：细胞释放介质如组织胺、血清素（血栓素）；抗原-抗体反应；急性激活系统（补体、凝集素、激肽、溶纤素）；精神因素。

(1) 介质释放　给实验动物和人注射对比剂均可引起组织胺释放，体外实验发现特异质反应与对比剂诱发的组织胺释放之间有着一定的联系。

(2) 抗原-抗体反应　即发生碘过敏反应的患者，血清中对比剂抗体活性高，且与作为抗原的对比剂发生反应并产生症状。对同一患者注射同样剂量的同一种对比剂，有些场合下可能发生意外的急性反应，而在另一场合下则不发生。在临床上，特异质患者，对比剂反应发生率较高，即使较小剂量对比剂也会引起反应。根据半抗原-抗体作用机制，若对比剂半抗原与血液中的白蛋白结合，在抗体间将形成桥梁，即可引起过敏反应。

(3) 激活系统　很多证据表明，注射对比剂，体内和体外均发现补体系统激活，也证实了凝血系统活性和溶纤系统活性升高，补体系统、凝血系统、激肽和溶纤系统都受 C1 酯酶抑制物的调节，与无对比剂反应者相比，有对比剂反应者血清中 C1 酯酶抑制物水平明显偏低，而在有严重反应者血清中的水平特别低。C1 酯酶抑制物有助于阻止激活系统的激活。

(4) 精神因素　可以产生一定的影响，但其机制尚无定论。

2. 物理-化学反应　物理-化学反应的发生率和严重性随对比剂剂量的加大而增强，与对比剂的渗透压、水溶性、电荷和黏稠度有密切关系。

(1) 渗透压　实验室和临床研究证明，碘对比剂的渗透压越高，副作用越多，渗透压降低，副作用减少。离子性对比剂的渗透压可高达 1600～2300mOsmol/kgH$_2$O，静脉注入后可引起下述一系列损害。

①内皮细胞和血-脑屏障损害：当静脉注入高渗溶液时，如比率为 1.5 的对比剂，水分从细胞内排出，使内皮细胞发生损害，如内皮细胞发生渗透性皱缩，细胞间紧密结合变为松散、开放，可导致血-脑屏障的破坏，对比剂分子或离子通过毛细血管壁进入血管外神经组织内，对神经细胞造成损害。毒性作用主要来自对比剂的电荷及化学毒性，但比率 3 和比率 6 的对比剂引起血管内皮损伤较小。

②红细胞损害：高渗透性对比剂使红细胞内水分逸出细胞外，致使红细胞变形、变硬，胞质黏度增加，从而导致红细胞可塑性变小，变硬的红细胞通过细小毛细血管的能力下降而阻滞在毛细血管床内，导致血流循环障碍。

③肺：当大剂量对比剂行静脉团注增强时，对比剂首先到达心脏，接着到达肺。当注射高渗对比剂时，肺动脉压急剧升高。渗透压愈高，导致红细胞僵硬愈明显，促使肺动脉压更高。这对已有肺动脉高压的患者特别危险，应禁忌静脉注射比率 1.5 的高渗对比剂。肺功能不全的患者，为了减少对比剂对肺循环的不良反应，亦应该使用低渗对比剂。此外，对比剂能激活肺内大量的肥大细胞，释放出组织胺及其他物质，作用于血管而成为产生一些常见不良反应的原因之一（如呕吐、荨麻疹）。这些不良反应较多出现于静脉内注射，而较少发生于动脉内注射，这是大剂量静脉内注射对比剂宜选用低渗性对比剂的另一个理由。

④高血容量：注射高渗对比剂后，因渗透作用使细胞外液进入毛细血管床内而致血容量增高，数秒钟内血容量可增加 10%，甚至 15%，并伴红细胞比积（比容）下降，导致心脏负荷增加和每毫升血液的携氧能力降低。但在数分钟内对比剂分子通过毛细血管壁进入组织液，即可阻止血容量的继续增加。

⑤肾毒性：对比剂可诱发肾功能损伤，在糖尿病、动脉硬化、骨髓瘤、高血压病和肾疾病等高危患者，血管造影后肾功能衰竭的发生率可高达 10%～20%。对比剂的剂量越大，注射前肾小球滤过率越小，发生对比剂肾损害的危险性越大。

对比剂肾病（contrast-induced nephropathy，CIN）：是指排除其他引起血清肌酐升高原因，血管内途径应用碘对比剂后 2～3 日内血清肌酐升高至少 44μmol/L 或超过基础值 25%。碘对比剂肾毒性包括化学毒性（离子性、含碘物质），渗透毒性及黏滞度相关毒性。对比剂肾病的危险分层：危险因素：高龄（>75 岁）；伴有肾功能不全；糖尿病；单克隆免疫球蛋白病；大剂量使用碘对比剂；不完全水化。危险因子积分预测：危险因素与 CIN 风险和透析风险的关系见表 21-2，表 21-3。

表 21-2 对比剂肾病危险因素风险评分（分）

危险因素	评分
高血压	5
主动脉内球囊	5
充血性心力衰竭	5
年龄≥75 岁	4
贫血	3
糖尿病	3
对比剂用量（每 100ml）	1
血肌酐浓度>1.5mg/dl（1mg/dl=88.4μmol/L）	4
肾小球滤过率[ml/（min·1.73m²）]	
41～60	2
20～40	4
<20	6

长期糖尿病肾病患者当肾小球滤过率显著降低时，特别容易引起对比剂肾中毒。其临床表现既可呈一过性血清肌酐升高，以后又恢复正常；也可表现为一过性少尿或无尿，需经透析才能完全或部分恢复肾功能，有的甚至需长期透析或做肾移植。也有文献指出，应用钙阻滞剂可减少对比剂引起肾功能不全的危险。大量的临床试验表明，用比率 3 的非离子型对比剂代替比率 1.5 的离子型对比剂，亦可减少肾中毒的危险性。

表 21-3 对比剂肾病风险评分与对比剂肾病和透析风险的关系

风险评分（分）	对比剂肾病风险（%）	透析风险（%）
≤5	7.5	0.04
6～10	14.0	0.12
11～16	26.1	1.09
≥16	57.3	12.60

⑥心脏毒性：除液体转移作用外，高渗透性也可发生直接影响。在选择性冠状动脉造影时，与渗透压不太高的（比率 3）或与血浆等渗的（比率 6）对比剂比较，高渗对比剂（比率 1.5）可引起心脏收缩力明显减弱。如果只能使用离子型对比剂作冠状动脉造影，则应选含钠离子浓度与血浆相同的对比剂，它与只含有葡萄胺盐的对比剂比较，诱发室性纤颤的危险性要低些。如果在使用非离子型对比剂时，适当添加电解质并用氧气饱和，不良反应有可能进一步减少。

（2）亲水性 对比剂的亲水性越高，亲脂性就越低，与血浆蛋白（包括酶类）结合力也就越低，毒性反应尤其是神经系统毒性明显下降。理想的对比剂应是完全亲水性的。然而由于碘原子固有的高度疏水性，实际上很难达到。碘对比剂的水溶性来自阳离子的盐，一般为钠盐或葡胺盐，可形成每毫升含碘 400～500mg 的溶液。葡胺盐比钠盐的水溶性更好，但黏稠度较高。一般来说，极化功能基团可增强水溶性，但较大的侧链可增加黏稠度，而且附着于苯环的羟基虽增加了水溶性，但由于它们的酸性性质，易与体内蛋白质结合，从而引起中毒。单体离子型对比剂（如泛影葡胺等）比单体非离子型对比剂（如碘海醇、碘普罗胺、碘异酞醇等）的水溶性高，这是由于前者存在离子团。然而，新近发展的二聚体非离子型对比剂碘曲仑（伊索显），却显示极高的水溶性，这是由于在其侧链上有多达 12 个羟基所致。

（3）电荷 离子型对比剂在血液内离解为阳离子和阴离子，这些带电荷的离子，可增加人体内体液的传导性，扰乱了人体的电离环境和电解质平衡，影响生物学过程，特别是影响了神经组织的传导，导致患者出现一系列交感和副交感神经功能失调的症状和体征。比如：使用离子型对比剂有时可诱发癫痫，至少部分归因于电荷的作用。因而在脊髓造影（椎管造影）时，必须使用无电荷的非离子对比剂。离子对比剂由电荷所致的另一个不良反应是和钙离子的相互作用，使总钙量被稀释。因钙离子主要作用于肌电耦合过程，使用离子型对比剂可导致负性肌力作用和低血压。

（4）黏稠度 是溶质的颗粒形状、数目、电荷以及溶剂黏稠度的函数，对临床耐受性有很大影响。各种临床应用对比剂的含碘量和黏稠度已成常规化，如 CT 用的经肾排泄的对比剂，常用每毫升含碘 300mg 的溶液。行心脏 CT 扫描或 CT 血管造影时，常用每毫升含碘 370mg 的溶液，而且具有相对低的黏稠度，以利于大量快速团注。椎管内注射时，使用较低浓度（170～280mg/ml），因为剂量小（10～20ml）、注射慢，高黏稠度不是障碍。实际上高黏稠度的水溶性脊髓对比剂可以提供更好的诊断效果。碘的黏稠度随温度的增加而降低，因此，若需快速注射时，则需相应的加温至与体温相当。

(5) 化学毒性　低渗透性对比剂的一个附加优点是减少了化学毒性，但实际作用中化学反应是复杂的。化学毒性是对比剂分子和生物学大分子结合，引起它们的功能紊乱的结果。非离子型对比剂连接有许多亲水的羟基团，均匀地分布于对比剂周围，使对比剂分子中碘原子及脂溶性苯环被有效地屏蔽，增加了非离子型对比剂的水溶性，减少了三碘苯环亲脂区域的裸露，避免其与人体组织接触，降低了对比剂的毒性。有的非离子型对比剂在苯环侧链上去掉了疏水性甲基团(—CH$_3$)，有利于进一步减少毒性，增加安全性。

(四) 对比剂不良反应的临床表现及其预防与处理

1. 对比剂不良反应的临床表现　对比剂可影响全身各个系统，出现程度不同的各类症状。通常将对比剂的不良反应分为轻、中、重三类，其主要症状为：轻度：头痛、头晕、打喷嚏、咳嗽、恶心、呕吐等；中度：全身出现荨麻疹样皮疹，眼睑、面颊、耳垂水肿，胸闷气急，呼吸困难，声音嘶哑，肢体颤动等；重度：面色苍白，四肢青紫，手足厥冷，呼吸困难，手足肌痉挛，血压骤降，心搏骤停，知觉丧失，大小便失禁等。

对比剂不良反应的发生率各家报告不一，但非离子型对比剂的不良反应显著低于离子型这一点已达成共识。Katayama 等在日本进行对比剂不良反应的调查发现，其发生率离子型(高渗)对比剂为 12.66%，而非离子型对比剂为 3.13%。严重和极重不良反应，前者分别为 0.22% 和 0.04%；后者分别为 0.04% 和 0.00%，但两组均各有一例死亡。SPring 等将 1967~1994 年美国 FDA 收集到的有关对比剂引起死亡的病例进行分析，发现随着非离子型对比剂的广泛应用，与对比剂有关的死亡例数并未减少。这说明非离子型对比剂的安全性虽已大为提高，但也绝非安全。

2. 对比剂不良反应的高危因素　大量临床实践表明，某些情况下人群发生对比剂不良反应的几率高于普通人群 5~10 倍，甚至更高，因此要倍加重视。这些高危因素包括：①有肾功能损伤的患者，对比剂注射后约 75% 可出现肾功能损伤加重；②糖尿病；③多发性骨髓瘤；④失水状态；⑤各种心脏病患者，特别是心功能不全、冠心病、心律失常及肺动脉高压患者；⑥婴幼儿及高龄患者；⑦虚弱和恶病质患者、长期接受抗癌和激素

治疗的患者；⑧有对比剂过敏史的患者；⑨过敏体质和其他药物过敏史者，如哮喘、枯草热、荨麻疹、湿疹患者及对其他药物过敏的患者。

3. 对比剂不良反应的预防

(1) 询问病史　对每一例需增强扫描的患者均应详细询问病史，以了解有无高危因素，以便选用合适的对比剂及预防用药。

(2) 做碘过敏试验　使用离子型对比剂者应先做碘过敏试验，在静脉注射前给予皮质激素及抗组胺药物，以减轻对比剂的不良反应。一般可在造影前用皮质激素，如地塞米松 10mg 静脉注射，亦有的医院将地塞米松与泛影葡胺并用，有的在造影前 3 天开始，口服泼尼松龙(强的松龙)，每天 3 次，每次 50mg。为了提高预防效果，对于个别高度可疑的高危患者于静脉注入地塞米松前服用抗组胺药 H$_1$ 受体拮抗剂氯苯那敏(扑尔敏)和 H$_2$ 受体拮抗剂西咪替丁(甲氰咪呱)。

(3) 严格掌握适应证与禁忌证　对有高危因素的患者及语言不通者应选用非离子型对比剂，但非离子型对比剂并非绝对安全，故使用时亦应注意观察，不能麻痹大意，严格控制对比剂用量，掌握注射速度，不应追求高浓度、大剂量和快速度。

(4) 密切观察反应　注射对比剂时应密切观察患者反应，一旦出现不良反应，应立即停止注射，并保留血管内针头或导管。

(5) 做好急救准备工作　检查室应备有急救设备与药物，如血压计、氧气、地塞米松、氢化可的松、肾上腺素、间羟胺、多巴胺、苯海拉明等。掌握常用急救方法，如人工呼吸、体外心脏按压和应用急救药物的剂量与方法。根据对比剂不良反应的轻重程度和表现，立即进行治疗或抢救。

(五) 对比剂不良反应的处理

1. 急性不良反应　为对比剂注射后 1 小时内出现的不良反应。

(1) 轻度不良反应　应使患者安静，密切观察，症状明显者服用抗组胺药物，以防进一步发展。

(2) 中、重度不良反应　应积极进行对症处理。常见中、重度不良反应的主要治疗措施如下。

①全身性荨麻疹和(或)血管神经性水肿：肾上腺素 0.5mg，皮下注射；苯海拉明 50mg，肌内注射；喉头水肿者，加用异丙嗪 25~50mg，肌内注射；地塞米松 10~20mg，静脉注射；给氧。

②喉头支气管痉挛：肾上腺素 0.5~1.0mg，皮下或

肌内注射；地塞米松 10～20mg，静脉注射；氨茶碱 0.5～1.5mg，置于等渗氯化钠溶液或葡萄糖溶液 2000～4000ml 中静脉滴注；异丙嗪 25mg，肌内注射；给氧。

③休克(过敏性休克)：肾上腺素 0.5～1.0mg，皮下、肌内或静脉注射；氢化可的松 200～400mg，静脉滴注；异丙嗪 25～50mg，肌内或静脉注射，或应用其他抗组胺药；补充血容量；血压降低为主者，静脉注射去甲肾上腺素 0.5～1.0mg，或用去氧肾上腺素、多巴胺、间羟胺等；给氧。

2. 迟发性不良反应 对比剂注射后 1 小时至 1 周内出现的不良反应为迟发性不良反应。

对比剂给药后可出现各种迟发性症状(如恶心、呕吐、头痛、骨骼肌肉疼痛、发热)，但许多症状与对比剂应用无关，临床须注意鉴别；与其他药疹类似的皮肤反应是真正的迟发性不良反应，通常为轻度至中度，并且为自限性。

迟发性不良反应处理措施：对症治疗，方法与其他药物引起的皮肤反应治疗相似。

3. 晚迟发性不良反应 为通常在对比剂注射 1 周后出现的不良反应，或可引起甲状腺功能亢进，偶见于未经治疗的 Graves 病或结节性甲状腺肿患者、年老和(或)缺碘者。

经上述初步处理的同时应迅速与有关科室联系，以便做进一步积极处理或准备转科治疗，以防危及患者生命。

一、心、血管造影与血管内给药增强对比剂

(一)离子型含碘水溶性对比剂

泛影酸钠[医保(乙)]
Sodium Diatrizoate

【适应证】 主要用于排泄性尿路造影及各种血管造影。还可用于术中胆道造影、关节腔造影、子宫输卵管造影以及瘘管造影等。

【药理】 (1)药效学 本品为经肾排泄的离子型对比剂，在体内比周围软组织结构吸收较多量的 X 线，从而在 X 线照射下能形成密度对比而显影。当其注入血管或其他腔道后能显出其管腔形态，随后经肾脏排泄时可显示出泌尿道形态。

(2)药动学 血管内注射后，小部分附于血浆蛋白及红细胞上，体内主要分布于各脏器，经肾排泄。

【不良反应】 心血管系统 可见暂时性低血压、损害血管壁通透性。

神经系统 可见眩晕、损害血-脑屏障、脑脊液减少。

胃肠反应 可见恶心、呕吐、流涎。

皮肤及皮肤附件 可见荨麻疹。

其他 偶见过敏性休克、可见损害细胞壁通透性。

【禁忌证】 严重肝、肾功能损伤，活动性肺结核，甲状腺功能亢进和碘过敏者禁用。

【注意事项】 不良反应相关

(1)出现恶心、呕吐、流涎、眩晕、荨麻疹等反应，症状轻时不必处理，中度反应时可给予抗过敏药治疗。

(2)出现过敏性休克、低血压时，可给予肾上腺素治疗。

【用法与用量】 (1)肾盂造影 静脉肾盂造影用 50% 制剂 20～30ml。逆行性肾盂造影则用 50%制剂 20ml 加注射用水 30ml 稀释后，成人 6～7ml。

(2)心血管造影 50%制剂 40ml。

(3)脑血管造影 45%制剂 40ml。45%以下 10ml，连续使用，不能超过 4 次。

【制剂与规格】 泛影酸钠注射液：(1)1ml:0.3g；(2)20ml:10g。

泛影葡胺[国基；医保(甲)]
Meglumine Diatrizoate

【适应证】 (1)CDE 适应证 本对比剂用于静脉和逆行性尿路造影；脑、胸、腹及四肢血管造影，静脉造影及 CT；还可用于关节腔造影，瘘管造影，子宫输卵管造影，内窥镜逆行性胰胆管造影(ERCP)，涎管造影及其他检查。不宜用于选择性冠状动脉造影。

(2)国外适应证 用于逆行性膀胱尿道造影，不适用于血管内注射。

【药理】 (1)药效学 泛影葡胺注射液中产生对比效果的物质是一种泛影酸盐，其中牢固结合的碘可吸收 X 射线。

(2)药动学 本对比剂注入血管后约 5 分钟左右即分布到全身各组织的细胞外液，其浓度与血浆内浓度接近。快速血管内注射后即刻达到峰值，在 5～10 分钟内迅速下降，以后下降速度减慢。$t_{1/2}$ 为 30～60 分钟，严重肾功能损伤者可达 20～140 小时。蛋白结合率很低。主要以原型经肾小球滤过排除。

分布：血管内使用泛影酸后，可快速分布于细胞外间隙，不渗入红细胞，并且不能通过正常的血-脑屏障，血浆蛋白结合的量小于 10%。清除：泛影酸经肾小球滤

过，以化学原型的形式清除，半衰期为 1～2 小时。用于患者时的特点：在肾功能受损的患者，泛影酸盐也能经肝脏异位清除，但清除率明显降低。

【不良反应】 该药物的不良反应和给药途径有关。

体腔内使用时不良反应罕见。由于从给药部位缓慢吸收并且通过扩散控制过程分布到整个机体，因而，大多数反应在使用对比剂后数小时发生。ERCP 后常见淀粉酶水平升高。ERCP 后腺泡变得不透明，已经表明与 ERCP 后胰腺炎的危险性增加有关。罕见的病例曾有坏死性胰腺炎。与子宫输卵管造影有关的血管迷走神经反应不常见。体腔内使用时全身的过敏反应罕见，大多数为轻度的且通常表现为皮肤反应。然而，重度过敏反应的可能性不能完全除外。可参阅血管内使用中过敏样反应部分的内容。

血管内注射使用时不良反应通常是轻至中度、暂时的。但有严重反应和致命性的反应及死亡的病例报道。具体不良反应如下。

过敏样反应 常见轻度的血管神经性水肿、结膜炎、咳嗽、瘙痒、鼻炎、喷嚏和荨麻疹，这些反应可能是休克的先兆，与对比剂的用量及给药方式无关。此时应必须立即停止注入对比剂，必要时，进行针对性的静脉给药治疗。重度反应可表现为伴有外周血管舒张及继发性低血压的循环紊乱，反射性心动过速，呼吸困难，躁动，可能导致意识丧失的意识模糊和发绀，此时需要急救治疗。低血压、支气管痉挛和喉痉挛或水肿的发生不常见。迟发的对比剂反应罕见。

泌尿系统 曾报道在罕见病例中有肾功能损伤或急性肾衰。

皮肤及皮肤附件 常见轻度血管神经性水肿，伴血管舒张的潮红反应，荨麻疹，瘙痒和红斑。罕见病例可能发生毒性皮肤反应如黏膜与皮肤综合征（如 Stevens-Johnson 或 Lyell 综合征）。

用药部位反应 外周血管造影时常出现局部疼痛。对比剂外溢时可引起局部疼痛及水肿，但通常可消无后遗症。在非常罕见的病例中曾发生炎症，甚至组织坏死。血栓性静脉炎和静脉血栓形成不常见。

全身表现 常见热感和头痛。不适、寒战或出汗及血管迷走神经反应不常见。罕见的病例可能发生体温改变和唾液腺肿大。

呼吸系统 常见一过性呼吸速率改变、呼吸困难、呼吸窘迫及咳嗽。呼吸停止和肺水肿罕见。

心血管系统 可出现心率、血压有临床意义的一过性改变，心律或心功能紊乱及心搏骤停不常见。重度反应可表现为伴有外周血管舒张及继发性低血压的循环紊乱，反射性心动过速，呼吸困难，躁动，可能导致意识丧失的意识模糊和发绀，可能需要急救处理。在罕见病例中有引起心肌梗死的严重血栓栓塞事件的报道。

消化系统 常见恶心和呕吐，也有腹痛报道，但不常见。

神经系统 脑血管造影和其他检查时，动脉血流内高浓度对比剂进入脑部可以伴发一过性神经症状，如头晕、头痛、躁动或意识模糊，遗忘，言语、视觉和听觉障碍，惊厥，震颤，轻瘫/瘫痪，畏光，短暂性失明，昏迷和嗜睡均不常见。在非常罕见的病例中，发生过引起中风的严重的血栓栓塞事件，个别病例甚至死亡。

【禁忌证】 （1）对碘过敏者。

（2）明显的甲状腺功能亢进和失代偿性心功能不全的患者。

（3）妊娠或急性盆腔炎症时，禁行子宫输卵管造影。

（4）急性胰腺炎时，禁行内窥镜逆行性胰胆管造影（ERCP）。

（5）本对比剂不能用于脊髓造影，脑室造影或脑池造影，因其可能诱发神经中毒症状。

【注意事项】 **常规** 泛影葡胺注射液为澄明、无色至淡黄色溶液。使用前应仔细检查，不应使用明显变色、出现颗粒物和容器有缺陷的对比剂。操作过程中，如不是立即检查，勿将对比剂吸入注射器或输液瓶。该药物橡胶塞只能穿刺一次，以防止大量颗粒从橡胶塞脱落进入溶液。推荐选用长穿刺套管针穿刺橡胶塞并抽吸对比剂，针径不得超过 18G（针管最好在侧面有一小孔，如 Nocore-Admix 插管）。检查后剩余的对比剂必须废弃。

同时，在使用本对比剂前后必须给予水化，给予充足的水分。尤其对于多发性骨髓瘤、伴肾病的糖尿病、多尿症、水尿症、高尿酸血症的患者，以及新生儿、婴幼儿、幼儿和老年患者。检查前，必须纠正水和电解质平衡紊乱。

此外，由于过度兴奋、焦虑和疼痛可以增加发生不良反应的危险或加重与对比剂有关的反应。可在使用对比剂前给予这些患者镇静剂。

诊断干扰 饮食建议：腹部血管造影和尿路造影时，如肠内无排泄物和气体干扰，可提高诊断效果。患者在检查前 2 天起，应禁食产气食品。检查前一天，患者应于下午 6 时后禁食，当晚宜服轻泻剂。但新生儿、婴幼儿和幼儿在检查前禁忌长时间禁食和使用泻药。

儿童 新生儿（1 个月）和婴幼儿（1 个月～2 岁）：婴儿（<1 岁），特别是新生儿很容易发生电解质失衡和血流

动力学改变。应注意所给对比剂的剂量、检查过程的技术操作和患者的状况。

对于所有的适应证：下列警告和注意事项适用于任何给药方式，但血管内使用时危险性较高。

交叉过敏反应 对含碘对比剂过敏或以前对该药有反应的患者发生重度过敏反应的危险性增加。但是，这种过敏反应是不规律和不可预测的。在用药前应询问患者的过敏史（如海味过敏，枯草热，荨麻疹）、对碘或对放射影像用对比剂的敏感性和支气管哮喘病史，支气管哮喘的患者有发生支气管痉挛或过敏反应的特别危险。有过敏倾向的患者，已知对含碘对比剂过敏或有哮喘病史的患者，可以考虑给予抗组胺药和（或）糖皮质激素作为预防用药。轻度过敏反应常发生在使用对比剂一小时后，通常表现为不严重的呼吸或皮肤症状，如轻度的呼吸窘迫，皮肤发红（红斑），荨麻疹，瘙痒或面部水肿。严重反应如血管神经性水肿、声门下水肿、支气管哮喘和过敏性休克。但个别病例可以发生迟发反应（数小时至数天后）。

如果发生过敏反应，必须立即停止注入对比剂，必要时进行针对性的静脉给药治疗。因此，选用软性留置插管静脉给予对比剂为宜。检查室应配备急救药物、气管插管及呼吸器，以便需要急救时可立即采取治疗措施。

不良反应相关 （1）甲状腺功能障碍 本对比剂中的少量游离无机碘化物可能干扰甲状腺功能。因此，对于潜在性甲状腺功能亢进或甲状腺肿的患者应特别仔细考虑检查的必要性。

（2）心血管疾病 重度的心脏疾病，特别是有心衰和冠状动脉疾病的患者发生重度反应的危险性增加。

以下情况在注射使用时更应注意：心脏瓣膜疾病和肺动脉高压的患者注入对比剂可以引起明显的血流动力学改变。老年患者和以前有心脏疾病的患者发生缺血性心电图改变和严重心律失常的反应更常见。心衰的患者血管内注射对比剂可突发肺水肿。

（3）中枢神经系统疾病 对于急性脑梗死、急性颅内出血及有血-脑屏障受损、脑水肿或急性神经脱髓鞘疾病的患者，血管内注入对比剂应特别谨慎。颅内肿瘤或转移及有癫痫病史的患者，注入含碘对比剂后，惊厥发作的发病率可增加。因脑血管疾病、颅内肿瘤或转移、变性或炎性病变而引发的神经症状可因注入对比剂而恶化。动脉内注射对比剂可引起血管痉挛和继发的脑局部缺血。有症状的脑血管疾病、最近有中风或频发的短暂脑缺血发作的患者，发生神经系统并发症的危险

性增加。

（4）骨髓瘤和副蛋白血症 骨髓瘤或副蛋白血症的患者注入对比剂后容易发生肾功能不全。必须给予充足的水分。

（5）嗜铬细胞瘤 嗜铬细胞瘤的患者血管内使用对比剂后可发生重度的（偶尔为无法控制的）高血压危象。建议检查前预防性给予α受体拮抗剂。

（6）自身免疫性疾病的患者 已经报道在曾患自身免疫性疾病的患者中发生重度脉管炎或 Stevens-Johnson 综合征。

（7）重症肌无力 含碘对比剂的使用可加重重症肌无力的症状。

（8）凝血 在体外，离子型对比剂较非离子型对比剂的抗凝血作用大。但进行血管介入操作的医务人员应考虑除对比剂之外的多种因素，包括检查时间的长短、注射次数、导管和注射器的材料、已有的病情及合并用药均可能引起血栓栓塞事件。因此，进行血管导管介入操作的人员应意识到这些因素并且血管介入操作要细致，并经常用 0.9%氯化钠注射液（如可能，加肝素）来冲洗导管并且尽可能缩短检查时间以减少与检查过程有关的血栓形成和栓塞的危险。已有报道用塑料注射器代替玻璃注射器降低了但并不能消除体外凝血的可能性。由于有引发血栓形成和栓塞的危险，对有高胱氨酸尿的患者需谨慎。

老年人 老年人中常见有血管病变和神经系统疾病，因而发生含碘对比剂不良反应的危险性增加。身体一般状况很差的患者应特别仔细考虑检查的必要性。

肾损伤 罕见病例可能发生暂时性肾衰。注入对比剂后急性肾衰的预防性措施包括识别高危患者，如有下列情况的患者：有肾脏疾病病史、以前患有肾功能不全、以前使用对比剂后发生过肾衰、伴肾病的糖尿病、大量体液丢失、多发性骨髓瘤、年龄超过 60 岁、晚期血管病变、副蛋白血症、重度和慢性高血压、痛风、接受大剂量给药或连续给药的患者。

对比剂注入前确保给予有危险因素的患者充足的水分，检查前后最好维持静脉滴注，直至对比剂从肾脏清除。对比剂完全清除前避免肾脏的额外负荷，包括肾毒性药物、口服胆囊对比剂、动脉固定、肾动脉成形术、有风险的外科手术等。推迟新的对比剂检查，直至肾功能恢复到检查前的水平。

透析的患者可以接受对比剂的放射学检查，因为含碘对比剂能通过透析过程清除。

肝损伤 重度肾功能不全伴重度肝功能不全者，对

比剂的排泄严重延迟,可能需要透析。

危机处理 对比剂意外的治疗建议:备妥急救药品和器械,熟悉急救措施对及时处理对比剂意外至关重要。建议采取以下措施。

(1)静脉注射大剂量水溶性糖皮质激素类药物,如6α-甲基泼尼松龙半琥珀酸钠,按下列剂量注射:所有病例均立即静脉注射 500mg(4 岁以下的儿童 250mg),于 2～3 分钟内注完;危重症可再追加剂量至 30mg/kg 体重(例如体重 70kg 者,约注射 2000mg),于另外的 3～5 分钟内注完。保留静脉插管或导管,维持血管通路。有些医师主张给予糖皮质激素类药物之前或同时及早补充血容量。

(2)给氧,必要时可正压给氧,进一步处理视患者情况及最主要的症状而定。下述制剂的剂量仅适用于成人,儿童剂量必须依年龄酌减。

①循环衰竭和休克:立即置患者于休克体位(头低,足高位),缓慢静脉注射周围血管加压药,注射血液代用品以补充血容量。滴注去甲肾上腺素,将 5mg 溶于 500ml 溶液(如等渗的氯化钠溶液)中,剂量视效果而定,约为 10～20 滴/分。连续监测脉率及血压。

②心脏停搏(心搏停止):快速、有力地叩击胸骨中段之胸壁,如无效,立即进行胸外心脏按压及人工呼吸(口对口,正压给氧,如可能行气管插管)。心内注射奥西那林 0.5mg。使用心脏起搏器。当心脏恢复自主但微弱的收缩后,静脉注射 0.5～1g 葡萄糖酸钙(10%溶液,5～10ml)。使用强心苷的患者慎用钙剂。

③心室纤颤:立即进行胸外心脏按压及人工呼吸,以除颤器除颤,如有必要可重复除颤。若无效或无除颤器,心内注射 0.5g 普鲁卡因胺。每 5～10 分钟静脉注射如 8.4%(即 1mmol/ml)的碳酸氢钠溶液 50ml,以拮抗在心脏停搏或心室纤颤时通常发生的缺氧性酸中毒。检查血 pH 值。

④肺水肿:以血压计袖带阻断静脉,成人可切开静脉放血。静脉注射速效利尿剂,成人滴注 100ml 的 40%葡萄糖溶液用于高渗利尿。如患者未洋地黄化,可给予适当的强心苷使其快速达到饱和量,如成人给予毒毛花苷 0.125～0.25mg,静脉注射(二尖瓣狭窄患者慎用)。正压呼吸,但不能用于休克的患者。

⑤脑症状:如果患者烦躁,应肌内注射或缓慢静脉注射镇静剂(如地西泮),对重度兴奋状态用精神安定剂,可能加用异丙嗪 50mg 臀部肌内注射。对脑器质性惊厥,肌内注射 0.2～0.4g 苯巴比妥;重度惊厥(癫痫持续状态),应静脉注射短效麻醉剂。

⑥过敏症状:对于重度荨麻疹,除注射糖皮质激素类药物外,可注射抗组胺药,亦可给予钙剂(使用强心苷的患者慎用);对于哮喘发作,可非常缓慢地静脉注射茶碱制剂;如必要可非常缓慢地静脉注射奥西那林 0.5mg;对于声门水肿,可缓慢静脉注射抗组胺药(如异丙嗪 50mg);如发生上呼吸道梗阻,可考虑气管切开。

其他 体腔内使用时应注意:进行子宫输卵管造影前,必须除外妊娠。胆管或输卵管炎症可增加胆管造影、内镜逆行性胰胆管造影(ERCP)或子宫输卵管造影检查后发生不良反应的危险性。

【药物相互作用】 (1)二甲双胍治疗 经肾排泄的血管内 X 线对比剂的使用可引起一过性的肾功能损伤。这可导致服用双胍类药物的患者发生乳酸性酸中毒(作为预防,应在对比剂使用前 48 小时停止使用至对比剂使用后至少 48 小时,肾功能恢复正常后才能重新服用)。

(2)接受β受体拮抗剂的患者 特别是有支气管哮喘的患者,过敏反应可能加重。此外,应认识到接受β受体拮抗剂的患者可能对用β受体兴奋剂治疗过敏反应的标准治疗不敏感。

(3)接受白介素治疗的患者 对比剂迟发反应(如发热、皮疹、流感样症状、关节疼痛和瘙痒)的发生率较高。

(4)干扰诊断检查 使用含碘对比剂后,甲状腺组织摄取诊断甲状腺异常的放射性同位素的能力降低可达 2 周,个别病例甚至更长。

(5)酒精中毒 急性或慢性酒精中毒可增加血-脑屏障的通透性。这使得对比剂容易进入脑组织,而可能引发中枢神经系统反应。必须注意酗酒者和药物成瘾者,因为有降低发作阈值的可能性。

【给药说明】 (1)使用前加热 使用前加热至体温,能被更好的耐受,并且由于降低了黏滞度而使注射更容易。使用当日可用恒温箱加热至 37℃。如果避光保存,较长时间加热不会造成其化学纯度的改变,但不应超过 3 个月。

(2)预试验 不推荐使用小剂量对比剂做过敏试验,无预测价值。此外,过敏试验本身偶尔也会引起严重和甚至致命的过敏反应。

(3)血管内使用 应尽可能在患者仰卧时注入血管内。给药后,应继续观察患者至少 30 分钟,可以根据患者的年龄、体重、心输出量和一般状况调整剂量。有明显的肾或心血管功能不全以及一般状况很差的患者,必须使用尽可能低的对比剂剂量。对这些患者,建议检查后监测肾功能至少 3 天。

【用法与用量】 静脉尿路造影:对于注射速度意见

不统一，一般情况下，使用 30ml，注射时间应超过 2～3 分钟。据许多检查者的经验，约 1 分钟的注射时间也能很好耐受。成人：剂量为 30ml。剂量增加至 60ml 可以显著增强诊断效果。在特殊情况下，如必要，还可进一步增加剂量。儿童：婴幼儿的肾单位尚未成熟，肾的浓缩功能在正常生理状况下较差，因此需要相对大剂量的对比剂：1 岁以下 8～12ml；1～2 岁 12～15ml；2～6 岁 15～20ml；6～10 岁 20～25ml；10～15 岁 25～30ml。对于摄片时间：注射本对比剂完毕后立即摄片，显示肾实质最佳。为观察肾盂和输尿管，于注射对比剂后 3～5 分钟摄第一片，10～12 分钟摄第二片。年轻患者应早些摄片，老年患者宜晚些摄片。建议新生儿、婴幼儿和幼儿宜于注射对比剂后约 2 分钟时摄第一片。如对比不佳，则需延迟摄片。

血管造影：剂量大小取决于被检查的血管部位。由于各临床单位设备及使用方法的差异，无法提供检查技术的具体数据。

头颅 CT：本对比剂用于头颅肿瘤及其他病变的 CT 增强检查。剂量为每千克体重 1～2ml（最多 2ml），于 2～6 分钟内静脉注射或输注。扫描开始时间：动静脉畸形、动脉瘤及其他血管性疾病，应在注射结束后即刻至 5 分钟内开始扫描；血管丰富的肿瘤应在 5 分钟后或稍迟的时间开始扫描；血管不丰富的肿瘤应在 10～15 分钟开始扫描。以上时间差异是基于注射后即刻血液中对比剂的最高浓度及在各个不同病变组织内最高浓度的时间不同。

对于慢速扫描机：建议分两步注射 100ml 对比剂（前 50ml 于约 3 分钟内注入，其余 50ml 于约 7 分钟内注入），以使血液内对比剂浓度相对一致（尽管不是最大浓度）。在第一步注射完成后，即应开始扫描。

全身 CT：全身 CT 所需的对比剂剂量和注射速度取决于被检查的器官、诊断需要，尤其是所用扫描机的不同的扫描与重建影像的时间。慢速扫描机宜用滴注，快速扫描机宜用团注。

腹部 CT：腹部检查所需的对比剂剂量差异较大。检查肝脏时需泛影葡胺注射液 80～100ml 于 2～5 分钟内静脉注射，在正常体重的患者可达到良好的对比增强。

体腔使用逆行性尿路造影：用约相同量的注射用水稀释 65% 的泛影葡胺注射液可获得约 30% 的溶液，对于逆行性尿路造影通常已足够。建议将对比剂加热至体温以避免低温刺激和所引起的输尿管痉挛。对于某些特殊的检查，如需要较高的对比，也可使用未稀释的溶液。尽管浓度高，但观察到的刺激症状极其罕见。

其他体腔关节腔造影、子宫输卵管造影，特别是在内镜逆行性胰胆管造影过程中，应通过荧光透视监视对比剂的注射。

【制剂与规格】　泛影葡胺注射液：（1）1ml:0.3g；（2）20ml:12g；（3）20ml:15.2g；（4）50ml:30g；（5）50ml:32.5g；（6）100ml:60g；（7）100ml:65g；（8）200ml:130g。

（二）非离子型含碘水溶性对比剂

碘　海　醇 [药典(二)；国基；医保(甲)]
Iohexol

【适应证】　（1）CDE 适应证　①血管内应用：临床应用本品于成人及儿童的尿路造影和心血管造影，以及成人的大脑血管造影，外周及各种动脉造影、静脉造影、数字减影和 CT 增强扫描。②蛛网膜下应用：适用于成人及儿童的脊髓造影，以及应用于蛛网膜下注射后进行脑池 CT 扫描检查。③体腔内应用：适用于各种体腔检查。如关节造影；内镜逆行胰胆管造影（ERCP）；疝囊造影；尿路造影；子宫输卵管造影；涎管造影以及各种使用口服水溶性对比剂进行的胃肠道检查等。

（2）国外适应证　碘海醇是一种放射线对比剂，适用于鞘内、血管内、口服、直肠、关节内和体腔使用。应特别注意，鞘内注射不慎可能导致死亡、惊厥/癫痫发作、脑出血、昏迷、瘫痪。

【药理】　（1）药效学　本品为 X 线及 CT 检查常用的对比剂，可供血管内、椎管内和体腔内使用。动物试验结果表明本品对犬肝脏、腹主动脉、CT 扫描影像有增强效应。

（2）药动学　通过静脉注射到体内的碘海醇，于 24 小时内几乎全部药物以原型经尿液排出。注射后一小时，尿液中浓度最高。无代谢物产生。本品蛋白结合率少于 2% 或几乎不与蛋白结合。

【不良反应】　常见不良反应(也适用于所有含碘对比剂)　和碘对比剂有关的不良反应一般都为轻至中度且为暂时的，碘海醇是非离子型对比剂，其不良反应要比离子型对比剂少，重度反应和致死反应非常罕见。不同检查和给药方式不同产生的不良反应会略有不同，以下所列的是与造影有关的不良反应。

（1）少数患者可能会产生一些轻微的感觉异常反应，例如：短暂的热感或金属味觉、脸红、腹部不适或疼痛和胃肠道反应如恶心、呕吐和腹泻。过敏反应较少见，通常表现为轻度的呼吸道和皮肤反应，可在注射后立即出现也可在几天后出现。

(2)头痛、恶心及呕吐都是脊髓造影中最常见的不良反应。持续数天的剧烈头痛，可能间断发生。迄今发现的其他轻微不良反应有短暂的头晕、背痛、颈痛或四肢痛以及各种感觉异常现象。也曾发生脑电图记录显示不明确的短暂变化(慢波)。用水溶性对比剂作脊髓造影后曾发现无菌性脑膜炎。使用本品作脊髓造影也曾报道过类似情况，但十分轻微且持续时间短暂。

(3)尚有造影后数小时至数日内出现迟发性不良反应的报道。

(4)严重不良反应甚少出现，但休克、惊厥、昏迷、重度喉头水肿或支气管痉挛、肾功能衰竭、死亡等也有报道。严重甚至毒性的皮肤反应已有报道。过敏样反应可能与剂量和用药途径无关，严重反应的最初症状可能是轻微的过敏症状，必须马上停止继续使用对比剂，必要时应立即通过血管给药进行相应的治疗。使用 受体拮抗剂的患者其过敏反应的症状可能不典型，容易误认为迷走神经反应。迷走神经反应可引起低血压和心律过缓，一般很少见。可能发生头痛或发热。也可能发生高血压，偶可发热伴寒战。碘中毒或"碘中毒性腮腺炎"是一种罕见的与使用碘对比剂有关的并发症，表现为腮腺的肿胀和触痛，可在检查后持续达10天。

血管内注射(动脉和静脉内注射) 可能发生如下症状或反应：严重的呼吸道症状和征兆(包括呼吸困难、支气管痉挛、喉痉挛、非心源性肺水肿)及咳嗽；甲状腺功能亢进；注射部位反应等。

(1)动脉内注射对比剂 不良反应与注射的部位和剂量有关，由于目标器官处于高浓度对比剂状态，可能会引起相应器官的并发症。

(2)外周血管造影 常会引起远端的疼痛和热感。在注射含碘对比剂后短暂性血清肌酐上升也很常见，但通常无临床意义，肾功能衰竭非常罕见。不过在高危患者中可能发生肾衰，并且在这些患者中有致死病例的报道。

(3)冠脉，脑或肾动脉注射 可能会引起动脉痉挛并导致局部缺血。神经系统反应(如癫痫发作或短暂性运动或感觉障碍)非常罕见。偶可在随访的CT扫描时见到碘对比剂通过血-脑屏障为脑皮质摄取，有时可伴随短暂性意识模糊或皮层盲，严重的心脏并发症如心搏停止、心律失常、心功能减退或心肌缺血均很少见。

(4)静脉造影 血栓性静脉炎和静脉内血栓形成很少见，曾有极个别关节痛的病例报道。

椎管内使用 鞘内注射后的不良反应可能在检查后几小时甚至几天后延迟出现。其发生率与单独腰穿相似。头痛、恶心、呕吐和头晕很常见。主要与穿刺点脑脊液渗漏引起蛛网膜下腔压力下降有关。有些患者会有严重的头痛并持续几天。不要抽出太多的脑脊液以避免压力过度下降。轻度的局部疼痛，外周感觉异常和根性疼痛偶可发生在注射的部位(发生率<1:10，但>1:100)。偶见下肢疼痛和痛性痉挛。脑膜刺激所致的畏光和假性脑膜炎偶有发生。症状明显的化学性脑膜炎非常罕见，也应考虑有感染性脑膜炎的可能。非常少见的反应还有短暂性脑功能失调，包括癫痫发作、短暂性意识丧失、运动和感觉障碍。少数患者有EEG的改变。可能发生暂时性失明、颈部疼痛及注射部位反应。

体腔内使用 全身性过敏反应少见。

(1)EACP 淀粉酶水平略有升高比较常见。ERCP检查后偶可在肾脏内见到对比剂。此情况提示ERCP后胰腺炎的危险大为增加。也有发生坏死性胰腺炎的个案报道。

(2)口服对比剂 偶可发生胃肠道不适。

(3)子宫输卵管造影 常有下腹部短暂性轻度疼痛。

(4)关节腔造影 造影术后疼痛比较常见。症状明显的关节炎罕见。此种患者应考虑感染性关节炎的可能。

(5)疝造影 轻度的术后疼痛较常见。

【禁忌证】 (1)有明显的甲状腺病症患者。

(2)对碘海醇注射液有严重反应既往史者。

(3)有癫痫病史者不宜在蛛网膜下腔使用碘海醇。

(4)有严重的局部感染或全身感染，而可能形成菌血症的患者，禁忌腰椎穿刺术。

(5)鉴于妊娠期间应尽量避免接触放射线，故需权衡X线检查的利弊关系。除非医生认为必要，否则妊娠期妇女应禁用。

(6)由于剂量限制，对造影时失败者，也不宜即时进行重复造影。

【注意事项】 (1)有过敏、哮喘和对含碘制剂有不良反应的需特别注意。对这些病例可考虑使用预防用药，如糖皮质激素，H_1、H_2组胺受体拮抗剂等。

(2)碘对比剂可激发过敏样反应或其他过敏反应的表现，要做好急救准备。

(3)体外试验中，非离子型对比剂对凝血系统的影响较离子型对比剂为轻。在施行血管造影术时，应十分小心在血管内的技术操作，不时地用肝素化的氯化钠注射液灌洗导管以减少与操作技术相关的血栓形成和栓塞。

(4)实验性动物研究的结果并不直接或间接表明在

人类生殖、胚胎或胎儿发育中的损害作用。碘海醇不应用于妊娠期妇女，除非临床医生认为利远大于弊时。对比剂在人类的乳汁中排出极少，再者通过胃肠道吸收的量也极少，因此对哺乳期婴儿损害的可能性很小。

（5）使用对比剂可能会导致短暂性肾功能不全，这可使服用双胍类降糖药(二甲双胍)的糖尿病患者发生乳酸性酸中毒。作为预防，在使用对比剂前 48 小时应停服双胍类降糖药，只有在肾功能稳定后再恢复用药。

（6）所有的碘对比剂都会影响甲状腺功能的测定，甲状腺碘结合能力下降会持续几周。

（7）血清和尿中高浓度的对比剂会影响胆红素、蛋白或无机物(如铁、铜、钙和磷)的实验室测定结果。在使用对比剂的当天不应做这些检查。

（8）虽然没有明确的配伍禁忌，碘海醇仍不应与其他药物直接混合使用。应使用单独的注射器。

过敏反应

（1）含碘对比剂可能会引起过敏性反应或其他过敏现象。虽然碘海醇引起剧烈反应的风险甚微，但仍应事先制定紧急救治程序，以便发生严重的反应时能马上进行治疗。

（2）有过敏症或气喘病史，或是曾对含碘对比剂有不良反应的患者，使用此对比剂时需要特别小心。必需造影时，可考虑在造影前使用糖皮质激素类药物及抗组胺剂。

（3）鉴于预试验对由非离子型对比剂引起的过敏反应预测的准确性极低，也可能导致严重过敏反应，因此不建议采用预试验来预测碘过敏反应。

手术相关　一旦发现有大量对比剂进入患者脑内的迹象，可考虑使用巴比妥酸盐进行抗惊厥治疗。

（1）术前护理及术前用药：必要时使用镇静剂。患者若感觉到强烈的痛楚，可服用止痛药。需确保患者在进行检查前有充足的水分。

（2）术后护理及术后用药：患者接受脊髓造影后，须仰卧于病床上，头部保持高抬至少 6 小时，并在 24 小时内不得自行移动。若怀疑患者的癫痫发病阈有所降低，需密切监护。倘若癫痫发作，须马上静脉注射抗癫痫药物，为防止复发，可在停止发病 20～30 分钟后，肌内注射 200mg 苯巴比妥。

鼓励患者进食流质食物和可以接受的固体食物。若发生持续性恶心或呕吐现象，应立即考虑进行静脉输液，以更换体液。必要时，可给予止吐剂。

（3）后备术后护理：在脊髓造影后，患者应休息 1 小时，头、胸抬高 20°，挺身端坐在轮椅上，可能会减少不良反应。这种挺身端坐姿势，可能有助于延迟对比剂向上身散播，并加强腰部蛛网膜的吸收能力。要告诫患者切记在术后 24 小时内不可弯身下俯。同时要指导患者，应尽量避免移动身体，以减少脑脊液泄漏。如仍躺在床上，应保持头、胸抬高位 6 小时。对癫痫发作阈较低的患者在此期间应密切观察。门诊患者最初的 24 小时内不能独处。

不良反应相关

（1）碘对比剂可加重重症肌无力的症状。嗜铬细胞瘤患者进行静脉注射时，应预防性地给予α受体拮抗剂，以避免出现高血压危象。血清肌酐浓度超过 500μmol/L 的糖尿病患者，应避免用此对比剂(除非检查为患者带来的益处明显超过风险)。

（2）确保患者在接受对比剂前后有良好的水电解质平衡。在使用对比剂前后必须保证体内有足够的水分，为了避免发生电解质紊乱和血流动力学失调，对患有多发性骨髓瘤、糖尿病、肾功能不全的患者及婴幼儿和老年人，小于 1 岁的婴儿特别是新生儿，有严重心脏病和肺动脉高压的患者，需要特别的注意。

（3）急性脑病、脑瘤或有癫痫病史的患者要预防癫痫发作并需特别的注意。酗酒和吸毒者其癫痫发作和神经系统反应危险性大为增加。少数患者在椎管造影后发生短暂性听力丧失或耳聋，这可能是腰穿后脑脊液压力下降所致。

（4）为预防使用对比剂后的急性肾功能衰竭，对已有肾功能损伤和糖尿病的患者需要特别的注意，因为他们的危险性较大。异型球蛋白血症(多发性骨髓瘤病和 Waldenstrom 巨球蛋白血症)的患者危险性也较大。

预防措施包括：①鉴别有高危因素的患者。②确保体内有足够的水分。如有必要，可在检查前由静脉维持输液直到对比剂从肾脏清除。③在对比剂清除之前避免任何加重肾脏负担的肾毒性的药物、口服胆囊对比剂、动脉钳闭术，肾动脉成形术或其他大型手术。④延迟重复的造影检查直到肾功能恢复到检查前水平。

（5）为防止乳酸性酸中毒，在对使用二甲双胍的糖尿病患者血管内注射含碘对比剂前，必须测定血清肌酐水平。对于血清肌酐/肾功能正常的患者：在注射对比剂时必须停用二甲双胍并在 48 小时内不能恢复用药，或直至肾功能/血清肌酐达正常值。对于血清肌酐/肾功能不正常的患者：必须停用二甲双胍并将对比剂检查推迟至 48 小时后。只有在肾功能/血清肌酐水平恒定后才能恢复二甲双胍的用药。对有些肾功能不正常或未知的急救病例，医生必须评估使用对比剂检查的利弊，并需采取预防措施：停用二甲双胍、给患者充足的水分、监测肾功能和仔细观察乳酸性酸中毒的症状。存在发生暂时性肝功能紊乱的潜在风险。严重肝肾功能不全的患者需特别注意，因为这些患者清除对比剂的时间明显延长。血透患者可能接受对比剂检查。在注射对比剂后立即进行血液透析不是必须的，因为没有证据表明血液透析能保护肾功能损伤的患者不得对比剂肾病。结节性甲状腺肿的患者在使用碘对比剂后有发展成甲亢的可能。应清楚地认识到早产儿在使用对比剂后有短暂性甲减的可能。

(6)对比剂外渗时偶然会引起局部的疼痛和水肿，疼痛和水肿会逐渐消退，不留后遗症。不过，偶可见发生炎症甚至组织坏死的病例。常规处理方法为抬高患肢和局部冷敷，万一发生隔室综合征需手术减压。

(7)观察时间　使用对比剂后的患者应至少观察30分钟以上，因为大多数的严重不良反应都发生在这段时间。不过，仍有发生延迟反应的可能。

使用时应注意　(1)造影前2小时应禁食。

(2)在整个X线检查过程中应始终保持静脉输液通路畅通。

(3)如所有的非胃肠道药品，本品应在使用前目检，如有变色、微粒、沉淀、容器损坏则不能使用。药品应在使用前才被抽入针筒。

(4)对比剂也不应与其他药物混合，应使用专用的注射针和针筒。

(5)每瓶碘海醇只应供一名患者使用，剩余的部分应弃掉。

(6)体外试验表明非离子型对比剂对止血功能影响

虽然较低，但血管造影也应按标准步骤进行。血管造影导管应经常冲洗并避免血液和对比剂在注射器及导管中长时间接触。在施行血管造影术时，应十分小心在血管内的技术操作，不时地用肝素化的生理盐水灌洗导管以减少与操作技术相关的血栓形成和栓塞。

妊娠　妊娠期妇女应尽量避免使用。虽然动物实验并未显示碘海醇会损害生育能力或导致畸形婴儿，但妊娠期间应尽量减少使用，直至在患者中进行严格控制的研究有明确的结论为止。

哺乳期　哺乳期妇女应尽量避免使用，此对比剂被排入母乳的程度，虽然估计是相当轻微，但实际情况尚未确定。

司机驾驶与操作器械能力　在椎管内注射后24小时内不应驾驶和操作机器。

【药物相互作用】　(1)使用对比剂可能会导致短暂性肾功能不全，这可使服用降糖药(二甲双胍)的糖尿病患者发生乳酸性中毒。作为预防，在使用对比剂前48小时应停服双胍类降糖药，只有在肾功能稳定后再恢复用药。

(2)两周内用白介素-2治疗的患者其延迟反应的危险性会增加(感冒样症状和皮肤反应)。

(3)所有含碘对比剂均可能妨碍甲状腺功能的检查。甲状腺组织的碘结合能力可能会受对比剂影响而降低。并且需要数日甚至两星期才能完全恢复。

(4)血清和尿中高浓度的对比剂会影响胆红素、蛋白或无机物(如铁、铜、钙和磷)的实验室测定结果。在使用对比剂的当天不应做这些检查。

【用法与用量】　(1)本品血管内应用剂量见表21-4。

表21-4　碘海醇血管内应用剂量

应用项目	浓度（mgI/ml）	用量	注释
尿道造影			在大剂量的尿路造影时可用较高浓度的对比剂
成人	300/350	40～80ml	
		40～80ml	
儿童>7kg	240/300	4ml/kg	
		3ml/kg	
<7kg	240/300	3ml/kg	
		2ml/kg(最高40ml)	
动脉造影			在大剂量的尿路造影时可用较高浓度的对比剂
主动脉与血管造影	300	每次注射30～40ml	
选择性大脑动脉造影	300	每次注射5～10ml	
主动脉造影	350	每次注射40～60ml	
四肢动脉造影	300/350	取决于检查的项目	
其他动脉造影	300	20～100ml(四肢)	
静脉造影(四肢)	240/300		

续表

应用项目	浓度（mgI/ml）	用量	注释
心血管造影			在大剂量的尿路造影时可用较高浓度的对比剂
成人			
左心室主动脉根注射	350	每次注射 30～60ml	
选择性冠状动脉造影	350	每次注射 4～8ml	
儿童	300/350	取决于年龄、体重和病种（最高 8ml/kg）	
数字减影			取决于造影部位
动脉内注射	140/240/300	每次注射 1～15ml	
		每次注射 1～15ml	
		每次注射 1～15ml	
静脉内注射	300/350	每次注射 20～60ml	
		每次注射 20～60ml	
CT 增强扫描	140/240/300/350	100～400ml	总碘量通常为 30～60g；低浓度对比剂适宜静脉滴注，高浓度对比剂适宜静脉快速注入，儿童用量酌减
		100～250ml	
		100～200ml	
		100～150ml	

（2）蛛网膜下腔应用　剂量与浓度视检查的类别、所用的技术及蛛网膜下腔的大小而定。一般注射方法是腰椎穿刺术，在腰椎第 3/4 节间穿刺（腰部及胸部脊髓造影），或在颈椎第 1/2 节间作侧颈穿刺（颈部脊髓造影）。若采用腰椎穿刺术作颈脊髓造影，把患者倾倒时要非常小心，以免大量的高浓度对比剂进入脑内。为减少对比剂与脑脊液混合，可采用 1 至 2 分钟的注射速度注入，对比剂用量见表 21-5（总含碘量不应超过 3g，以减低产生不良反应的可能性）。

表 21-5　碘海醇蛛网膜下腔应用剂量

应用项目	浓度（mgI/ml）	用量
腰及胸脊髓造影	180/240	10～15ml
（腰椎穿刺）		8～12ml
颈脊髓造影	240/300	10～12ml
（腰椎穿刺）		7～10ml
颈脊髓造影	240/300	6～10ml
（颈侧面穿刺）		6～8ml
CT 脑室造影	180/240	5～15ml
（腰椎穿刺）		4～12ml
儿科脊髓造影		
<2 岁	180	2～6ml
2～6 岁	180	4～8ml
>6 岁	180	6～12ml

（3）体腔内应用　对比剂剂量见表 21-6。

表 21-6　碘海醇体腔内应用剂量

应用项目	浓度（mgI/ml）	用量
关节造影	240/300/350	5～20ml
		5～15ml
		5～10ml
内镜逆行胰管/胆管及胰管联合造影	240	20～50ml
疝囊造影	240	50ml
子宫输卵管造影	240/300	15～50ml
		15～25ml
涎管造影	240/300	0.5～2ml
		0.5～2ml
胃肠道检查（口服）	180/350	10～200ml
		10～200ml

【制剂与规格】　碘海醇注射液（按碘计）：（1）10ml:3g；（2）20ml:6g；（3）20ml:7g；（4）50ml:7g；（5）50ml:9g；（6）50ml:12g；（7）50ml:15g；（8）50ml:17.5g；（9）75ml:22.5g；（10）75ml:26.25g；（11）100ml:30g；（12）100ml:35g；（13）200ml:70g。

碘普罗胺[医保(甲)]
Iopromide

【适应证】　（1）CDE 适应证　诊断用药。计算机 X 线体层扫描（CT）增强，动脉造影和静脉造影，动脉法/静脉法数字减影血管造影（DSA），静脉尿路造影，内镜逆行胰胆管造影（ERCP），关节腔造影和其他体腔检查，不能在鞘内使用。其中，碘普罗胺注射液 370（370mgI/ml）

特别适用于心血管造影。

(2) 国外适应证 射线照射对比剂,适用于①脑动脉造影和外周动脉造影(300mgI/ml);②冠状动脉造影和左心室造影,内脏血管造影和主动脉造影(370mgI/ml);③外周静脉造影(240mgI/ml);④尿路造影术(300mgI/ml);⑤头部和身体的对比计算机断层扫描(CT)成像(300mgI/ml和370mgI/ml)。

【药理】 (1) 药效学 碘普罗胺注射液中产生对比效果的物质是三碘间苯二酸的一种衍生物,其中牢固结合的碘可吸收 X 射线。

(2) 药动学 本品在生物体中的特点类似于其他高亲水性、生物学惰性、通过肾脏排泄的化合物(例如甘露醇或菊粉)。

吸收和分布:经静脉给药后,由于本品分布于细胞外间隙并随后清除,所以本品的血浆浓度快速下降。稳态时总体分布容积大约为 16L,相当于细胞外间隙容积。蛋白结合可忽略不计(大约 1%)。没有证据表明本品能够通过完整的血-脑屏障。动物研究显示可以少量通过胎盘屏障(在家兔胎儿中发现的剂量≤0.3%)。经内镜逆行胰胆管造影(ERCP)过程中经胆管和(或)胰管给药后,碘对比剂在全身吸收后于给药后 1~4 小时达到峰值血浆浓度。以平均剂量大约为 7.3g 碘给药后最大血清碘水平大约为经静脉给药后达到的最大血清水平的 1/40。

代谢:本品不发生代谢。

清除:不论剂量大小,本品的终末清除半衰期约为 2 小时。在检测剂量范围内,总清除率平均为(106±12)ml/min,与肾脏清除率(102±15)ml/min 相似。因此,本品几乎全部通过肾脏排泄。给药后 3 天内只有大约 2% 的给药量通过粪便排泄。经静脉给药后 3 小时内大约 60% 的剂量通过尿液排泄。12 小时内回收的剂量平均≥93%。24 小时内基本完全排除。ERCP 经胆管和(或)胰管给药后尿碘血清浓度于 7 天内恢复至给药前水平。

线性/非线性:本品的药代动力学参数变化与剂量呈比例关系(如 C_{max}、AUC)或不具有剂量依赖性(如 V_{ss}、$t_{1/2}$)。

用于特殊患者人群时的特点 老年患者(年龄≥65岁):没有明显肾功能损伤的中年患者(49~64 岁)和老年患者(65~70 岁)的总血浆清除率个体半衰期略有降低和缩短,终末半衰期相似,微小的差别是因为肾小球滤过率随年龄的增长而降低引起。

肾损伤患者:本品的血浆半衰期随肾小球滤过率的降低而延长。本品可通过血液透析清除;在 3 小时的透析过程中可清除大约 60%。

肝损伤患者:本品的清除不受影响,因不发生代谢

并且给药 3 天后只有 2% 的剂量通过粪便排泄。

儿童:尚未对儿童进行本品的药代动力学研究。

【不良反应】 视觉异常 视物模糊,视觉障碍。

听觉,前庭及特殊感官异常 听觉异常。

心血管系统异常 胸痛或不适,心动过缓、心动过速、心搏骤停、心肌缺血,心肌梗死、发绀。

免疫系统异常 过敏反应或过敏样反应:过敏样休克、呼吸骤停、支气管痉挛、喉/咽/面部水肿、舌水肿、喉/咽痉挛、哮喘、结膜炎、流泪、喷嚏、咳嗽、黏膜水肿、鼻炎、声嘶、咽喉刺激、荨麻疹、瘙痒、血管性水肿,严重者可危及生命。

内分泌系统异常 甲状腺危象、甲状腺疾病。

精神异常 焦虑。

神经系统异常 常见头晕、头痛、味觉异常。血管迷走反应、意识模糊、坐立不安、感觉异常/感觉减退、嗜睡、昏迷、脑缺血或梗死、卒中、惊厥、意识丧失、情绪激动、遗忘、震颤、言语障碍、轻瘫/麻痹,在血管内使用时有脑水肿、短暂性皮质盲报道。

血管异常 高血压,血管扩张,低血压,休克,血管内使用时可出现血栓栓塞事件、血管痉挛,严重者可危及生命。

呼吸系统异常 呼吸困难、肺水肿、呼吸功能不全、误吸,严重者可危及生命。

消化异常 呕吐、恶心常见,腹痛、腹泻、吞咽困难、唾液腺肿大。

皮肤及皮肤附件 大疱性疾病(如 Stevens-Johnson 或 Lyell 综合征)、皮疹、红斑、多汗。

肌肉骨骼异常 外渗时出现骨筋膜室综合征。

尿路 血管注射时可出现肾损伤、急性肾衰。

全身和用药部位表现 疼痛,注射部位反应(如疼痛、温热感、水肿、外渗时出现炎症和软组织损伤),不适,寒战,皮肤苍白。

检查异常 体温异常。

其他 (1)除上面列出的药物不良反应(ADR)外,用于 ERCP 检查时曾有以下 ADR 报告:胰酶水平升高和胰腺炎,频率不明。

(2)脊髓或体腔造影后发生的不良反应大部分出现在给药后数小时内。

【禁忌证】 (1)对含碘对比剂过敏及明显的甲状腺功能亢进的患者禁用。

(2)妊娠及急性盆腔炎患者禁行子宫输卵管造影。

(3)急性胰腺炎时,禁行 ERCP(内镜逆行胰胆管造影)。

(4)禁用于鞘内注射。鞘内给药也许会导致死亡、惊厥、脑出血、昏迷、瘫痪、蛛网膜炎、急性肾功能衰竭、心搏骤停、抽搐、横纹肌溶解症、高热、脑水肿、化学性脑膜炎、假性脑膜炎。

【注意事项】(1)有过敏倾向的患者应事先预防性的给予抗组胺药或糖皮质激素，但对比剂与预防性药物不可混合注射。

(2)肾功能不全、婴幼儿及老年人使用前应注意避免脱水。

(3)嗜铬细胞瘤患者术前宜给予α受体拮抗剂，以防止高血压危象。

(4)妊娠期妇女使用本品的安全性尚无定论，妊娠期尽量避免使用。

不相容性　对比剂不得与任何其他药物混合使用以避免可能的不相容风险。

过敏反应　本品可与以心血管、呼吸和皮肤系统表现为特征的过敏样/过敏反应或其他特发性反应相关。从轻度至重度包括休克的过敏样反应都是可能发生的。这些反应中大多数发生在给药后的 30 分钟内。但是，延迟反应(在数小时或数天后)也可能发生。患者以往有对比剂过敏史，有支气管哮喘史或其他过敏史者发生过敏的风险性更高。

(1)对于已知对本品或其辅料过敏或以往对任何其他含碘对比剂过敏的患者，由于其发生过敏反应(包括重度反应)的风险性增加，故需进行特别谨慎的风险/收益评估。

(2)对含碘对比剂过敏或以前对含碘对比剂发生过反应的患者，发生重度反应的危险性增加。但是，这种反应是不规律和不可预测的。

(3)有这些反应的患者如同时服用β受体拮抗剂，可能对β受体激动剂的治疗效应有抵抗。

(4)有心血管疾病的患者在严重的过敏反应时，更容易导致严重的或致死性的结果。

(5)因为在给药后有发生严重过敏反应的可能，所以建议给药后对患者进行观察。

(6)紧急措施的建立对所有患者都是必要的。

(7)如果发生了过敏反应，对比剂的给药必须立即停止，如有必要通过静脉通路进行治疗。因此建议使用一个方便的留置管来进行静脉内的对比剂给药。为使紧急抢救措施能得以实行，适当的药品，气管内插管和呼吸器都应该在手边备用。

(8)如果患者为急性过敏样反应的高危人群，患者既往出现过中至重度急性反应、哮喘或需要药物治疗的过

敏反应，则可考虑使用糖皮质激素类药物方案进行预防性用药。

肾损伤　对比剂引起的肾毒性，以肾功能的暂时性损伤为表现，可以发生在血管内给予本品之后。在一些病例中可能发生急性肾功能衰竭。危险因素包括，如：先前存在的肾功能不全、脱水、糖尿病、多发性骨髓瘤/病变蛋白血症、反复和(或)大剂量给予本品。为降低肾损伤，必须确保所有接受本品的患者接受充足的水化。推迟新的对比剂检查，直至肾功能恢复到检查前的水平。

透析患者，如果没有残余肾功能，也可以接受本品进行放射学检查，因为含碘对比剂能通过透析过程清除。

不良反应相关

(1)心血管疾病　在患有严重的心脏病和重度的冠状动脉疾病的患者中，临床相关的血流动力学改变和心律失常的危险性增加。心脏瓣膜疾病和肺动脉高压的患者注入对比剂可以引起明显的血流动力学改变。老年患者和以前有心脏疾病的患者发生缺血性心电图改变和严重心律失常的反应更常见。心衰的患者血管内注射本品可以突发肺水肿。

(2)血栓栓塞事件　非离子型对比剂的特性是对正常的生理功能影响很小。因此，在体外非离子型对比剂较离子型对比剂的抗凝血作用小。除对比剂之外的许多种因素，包括检查时间的长短、注射次数、导管和注射器的材料、已有的病情及伴随用药均可能引起血栓栓塞事件。因此，进行血管导管介入操作的人员应意识到这些因素并在进行血管介入操作时要细致，并经常用 0.9% 氯化钠注射液(如可能，加肝素)来冲洗导管并且尽可能缩短检查时间以减少可能引发血栓形成或栓塞的危险。

(3)已有报道用塑料注射器代替玻璃注射器降低了但并不能消除体外凝血的可能性。

(4)由于有引发血栓形成和栓塞的危险，对于高胱氨酸尿的患者建议谨慎使用。

(5)甲状腺功能不全：对于那些已知或怀疑有甲状腺功能亢进或甲状腺肿的患者，应进行仔细的风险/收益评估，这是因为含碘对比剂有可能在这些人中引起甲状腺功能亢进和甲状腺危象。对于已知或怀疑有甲状腺功能亢进的患者应考虑在给予本品前检测甲状腺功能和(或)预防性应用稳定甲状腺的药物。对于已经在妊娠期间通过母体或在新生儿期暴露于本品的新生儿特别是早产儿，因为暴露于额外的碘，可能会引起甲状腺机能减退，可能需要接受治疗，所以推荐监测甲状腺功能。

老年人　老年人中常见有血管病变和神经系统疾

病，因而发生含碘对比剂不良反应的危险性增加。

身体一般状况很差的患者应特别仔细考虑检查的必要性。

其他 血管内使用：

(1)中枢神经系统疾病 有 CNS 异常的患者发生与本品给药相关的神经系统并发症的风险可能增高。神经系统合并症更常见于脑血管造影和其相关操作中。

对于癫痫阈值降低，如既往有癫痫史或使用某种伴随药物时应该谨慎考虑。

增加血-脑屏障通透性的因素能促使对比剂进入脑组织，可能会引起 CNS 反应。急性或慢性酒精中毒可以增加血-脑屏障的通透性。这使得对比剂容易进入脑组织，而可能引发中枢神经系统反应。必须注意酗酒者和药物成瘾者，因为有降低发作阈值的可能性。

(2)嗜铬细胞瘤 有发生高血压危象的风险，建议预先应用α受体拮抗剂。

(3)自身免疫疾病的患者 已经报道在曾患自身免疫疾病的患者中发生严重的脉管炎或 Stevens-Johnson 综合征。

(4)重症肌无力 含碘对比剂的使用可以加重重症肌无力的症状。

其他体腔内的使用：

(1)进行子宫输卵管造影前，必须除外妊娠的可能性。

(2)胆管或输卵管炎症可以增加内镜逆行胰胆管造影(ERCP)或子宫输卵管造影检查后发生不良反应的危险性。

(3)低渗水溶性对比剂应该常规用于新生儿、婴幼儿和儿童的胃肠道检查，因为这些患者有误吸、肠梗阻或漏入腹腔的特别危险。

危机处理 对比剂意外治疗建议：

(1)备妥急救药品和器械，熟悉急救措施对及时处理对比剂意外至关重要。

(2)严重反应着重于严密观察、及早发现并及时处理和加强现场抢救设施。要求在造影检查室内配备各种处理和抢救造影反应的药品和器械，包括氧气和心肺复苏器械并随时保证可用，在患者注射对比剂后应有掌握造影反应和处理技能的医护人员在场作严密观察。对反应的处理要根据不同症状和轻重程度而决定。一般轻者不需处理，但要密切观察其发展，有时轻度恶心、呕吐等症状可以是严重反应的先兆。重度反应如严重虚脱、知觉丧失、肺水肿、心脏停搏或心室颤动、严重心律失常和心肌梗死等必须立即进行抢救。治疗以对症为主，给

予抗过敏、激素、解痉、升压等药物及输氧，维持生命器官功能。

【药物相互作用】 (1)双胍类(二甲双胍) 急性肾衰竭或重度慢性肾脏疾病患者清除双胍类药物的能力降低，能够引起药物聚积并导致乳酸性酸中毒。使用本品可能引起肾损伤或使肾损伤加重，因此对于接受二甲双胍治疗的患者可能发生乳酸性酸中毒的风险增高，特别是对于已经存在肾损伤的患者。作为一种预防措施，应在使用对比剂前 48 小时停用双胍类药物，并一直持续到给予对比剂后的 48 小时。仅在基线肾功能恢复后才重新使用双胍类药。

(2)与精神安定剂和抗抑郁药合并使用，可以降低癫痫发作的阈值，因而增加与对比剂有关的反应的危险性。

(3)β受体拮抗剂 发生过敏反应的患者如同时服用β受体拮抗剂，可能对β受体激动剂的治疗发生抵抗。

(4)白介素-2 先前白介素-2 的治疗(长达数周)与对碘普罗胺注射液发生迟发性反应风险的增加有关。

(5)干扰诊断检查 放射性同位素：由于放射性同位素摄取的减少，在本品给药后，促甲状腺的放射性同位素对甲状腺异常的诊断和治疗可能被延迟数周。

【给药说明】 (1)饮食建议 至检查前 2 小时可以维持正常饮食。检查前 2 小时以内，患者应该禁食。

(2)水化 血管内使用对比剂前后必须给予充足的水分。尤其对于多发性骨髓瘤、糖尿病、多尿症、少尿症、高尿酸血症的患者，以及新生儿、婴儿、幼儿和老年患者。

(3)焦虑 过度兴奋、焦虑和疼痛可以增加发生不良反应的危险性或加重与对比剂有关的反应。可给予这些患者镇静剂。

(4)使用前加热 使用前加热至体温的对比剂能被更好的耐受，并且由于降低了黏滞度而使注射更容易。仅将检查当日所需瓶数的对比剂用恒温箱加热至 37℃。如果避光保存，较长时间加热未造成其化学纯度的改变。但不应超过 3 个月。

(5)预试验 不推荐使用小剂量对比剂做过敏试验，因为这没有预测价值。此外，过敏试验本身偶尔也会引起严重和甚至致命的过敏反应。

(6)对比剂应尽可能在患者仰卧时注入血管内。

(7)有明显的肾或心血管功能不全以及一般状况很差的患者，必须使用尽可能低的对比剂剂量。对这些患者，建议检查后监测肾功能至少 3 天。

(8)剂量应依据年龄、体重、临床情况和检查技术来

进行调整。

【用法与用量】 下述剂量仅仅是推荐剂量，并且代表平均体重 70kg 的正常成年人的常规剂量。在 1.5gI/kg 体重以下的通常剂量可以被很好地耐受。

分次注射时，机体需有充足的时间完成组织间液的渗透，以使增高的血清渗透压恢复正常。特殊情况下，如果成年人的一次总剂量需要超过 300~350ml，则应该另外补充水和电解质。

单次注射的推荐剂量：

常规血管造影

主动脉弓造影：50~80ml 碘普罗胺注射液 300。

选择性血管造影：6~15ml 碘普罗胺注射液 300。

胸主动脉造影：50~80ml 碘普罗胺注射液 300/370。

腹主动脉造影：40~60ml 碘普罗胺注射液 300。

动脉造影：

上肢 8~12ml 碘普罗胺注射液 300。

下肢 20~30ml 碘普罗胺注射液 300。

心血管造影：

心室 40~60ml 碘普罗胺注射液 370。

冠状动脉内 5~8ml 碘普罗胺注射液 370。

静脉造影：

上肢 15~30ml 碘普罗胺注射液 300。

下肢 30~60ml 碘普罗胺注射液 300。

静脉 DSA 静脉注射 30~60ml 碘普罗胺注射液 300/370（注射速度：肘静脉为 8~12ml/s，腔静脉为 10~20ml/s）仅推荐用于躯干大血管的显影。然后立即注射等渗的 0.9%氯化钠注射液以减少静脉内的对比剂剂量并用于诊断。

动脉 DSA 可以减少常规血管造影的剂量和浓度用于动脉 DSA。

计算机 X 线体层扫描（CT） 碘普罗胺注射液应尽可能地静脉注射，最好使用高压注射器。只有使用慢速扫描机时才注射总剂量的一半，然后将剩余的剂量在 2~6 分钟内注入以确保相对连续的，尽管不是最大的血液水平。

螺旋 CT 的单旋，特别是多旋技术，允许在单次屏气期间数据的快速获取。为了获得兴趣区静脉注射（80~150ml 碘普罗胺注射液 300）的最佳效果（增强的峰值、时间和持续时间），强烈建议使用高压注射器和跟踪推注。

全身 CT CT 所需的对比剂用量和注射速度取决于检查部位、诊断目的，尤其是所用扫描机的不同扫描及重建影像的时间。

头颅 CT 成人：碘普罗胺注射液 300：1.0~2.0ml/kg 体重。碘普罗胺注射液 370：1.0~1.5ml/kg 体重。

静脉尿路造影 婴儿肾脏的肾单位尚未成熟，生理性浓缩功能不足，需要相对较高剂量的对比剂。

推荐剂量如下：

新生儿(<1 个月) 1.2gI/kg 体重

每千克体重 4.0ml 碘普罗胺注射液 300

每千克体重 3.2ml 碘普罗胺注射液 370

婴幼儿(1 个月~2 岁) 1.0gI/kg 体重

每千克体重 3.0ml 碘普罗胺注射液 300

每千克体重 2.7ml 碘普罗胺注射液 370

儿童(2~11 岁) 0.5gI/kg 体重

每千克体重 1.5ml 碘普罗胺注射液 300

每千克体重 1.4ml 碘普罗胺注射液 370

青少年和成人 0.3gI/kg 体重

每千克体重 1.0ml 碘普罗胺注射液 300

每千克体重 0.8ml 碘普罗胺注射液 370

在特殊情况下，如需要，成人可以增加剂量。

体腔使用的剂量 关节腔造影和子宫输卵管造影和 ERCP 过程中，应通过荧光透视监测对比剂的注射过程。单次检查的推荐剂量根据患者的年龄、体重和一般状况而定，也依赖于临床情况、检查技术和检查部位。下面所给的剂量仅作为推荐并且代表一个正常成人的平均剂量。

关节腔造影：5~15ml 碘普罗胺注射液 300/370。

ERCP：剂量通常依赖于临床情况和要显影结构的大小。

其他：剂量通常依赖于临床情况和要显影结构的大小。

【制剂与规格】 碘普罗胺注射液（以碘计）：(1)20ml:6g；(2)50ml:15g；(3)50ml:18.5g；(4)75ml:22.5g；(5)100ml:30g；(6)100ml:37g。

碘 佛 醇 [药典(二)；医保(甲)]
Ioversol

【适应证】 (1)CDE 适应证 碘佛醇 350：适用于成人的外周和冠状动脉造影和左室造影，头部和体部的 CT 增强扫描，静脉排泄性尿路造影，静脉性数字减影血管造影和静脉造影。也适用于儿童心血管造影。

碘佛醇 320：适用于成人心血管系统的血管造影，适用范围包括脑动脉、冠状动脉、外周动脉、内脏和肾脏动脉造影、静脉造影、主动脉造影和左心室造影。也适用于头部和体部 CT 增强扫描及静脉排泄性尿路造影，儿童心血管造影、头部和体部 CT 增强扫描和静脉排泄性尿路造影。

(2)国外适应证 ①动脉内手术：成人：脑动脉造影（300，320mgI/ml）；外周动脉造影（300、320、350mgI/ml）；内脏和肾动脉造影，主动脉造影（320mgI/ml）；冠状动脉造影和左心室造影（320，350mgI/ml）。小儿患者：心血管造影（320，350mgI/ml）。②静脉手术：成人：头部和身体的计算机断层扫描（CT）成像（300、320、350mgI/ml）；静脉造影（300、320、350mgI/ml）；静脉排尿造影（300、320、350mgI/ml）；静脉数字减影血管造影术（350mgI/ml）。小儿患者：头部和身体的 CT 成像，以及静脉排泄性尿路造影术（320mgI/ml）。

【药理】 (1)药效学 血管内注射后流动路径中的那些血管变得不透明，从而可以对内部结构进行射线照相可视化，直到发生明显的血液稀释为止。在人体成像中，碘化对比剂会从血管扩散到血管外空间。在具有完整血-脑屏障的正常大脑中，对比剂没有扩散到血管外空间。在血-脑屏障受损的患者中，对比剂会在破裂区域的间隙内积聚。

(2)药动学 根据 12 名健康志愿者的血液清除曲线（6 名接受 50ml 和 6 名接受 150ml 的碘佛醇 320），两种剂量的生物半衰期均为 1.5 小时。

分布：在体外人体血浆研究中，碘佛醇不与蛋白质结合。成人中的分布体积为 0.26L/kg 体重，与细胞外空间的分布一致。

代谢：不会发生明显的新陈代谢，脱碘或生物转化。

排泄：在最初的 24 小时内，超过 95%的给药剂量会在尿液中排泄，峰值尿液浓度在给药后的前两个小时出现。

【不良反应】 参阅碘普罗胺。

【禁忌证】 (1)有明显的甲状腺疾病患者。

(2)对本品有严重反应的继往史者。

(3)妊娠期妇女。

【注意事项】 不相容性 对比剂不得与任何其他药物混合使用以避免可能的不相容风险。

过敏反应 碘佛醇注射液可以与以心血管，呼吸和皮肤系统表现为特征的过敏样/过敏反应或其他特发性反应相关。从轻度至重度包括休克的过敏样反应都是可能发生的。这些反应中大多数发生在给药后的 30 分钟内。但是，延迟反应（在数小时或数天后）也可能发生。患者以往有对比剂过敏史，有支气管哮喘史或其他过敏史者发生过敏的风险性更高。

(1)对于已知对碘佛醇注射液，或其辅料过敏，或以往对任何其他含碘对比剂过敏的患者，由于其发生过敏反应（包括重度反应）的风险性增加，故需进行特别谨慎的风险/收益评估。

(2)对含碘对比剂过敏或以前对含碘对比剂发生过反应的患者，发生重度反应的危险性增加。但是，这种反应是不规律和不可预测的。

(3)有这些反应的患者如同时服用β受体拮抗剂，可能对β受体激动剂的治疗效应有抵抗。

(4)有心血管疾病的患者在严重的过敏反应时，更容易导致严重的或致死性的结果。

(5)因为在给药后有发生严重过敏反应的可能，所以建议给药后对病人进行观察。

(6)紧急措施的建立对所有患者都是必要的。

(7)如果发生了过敏反应，对比剂的给药必须立即停止，如有必要通过静脉通路进行治疗。因此建议使用一个方便的留置管来进行静脉内的对比剂给药。为使紧急抢救措施能得以实行，适当的药品，气管内插管和呼吸器都应该在手边备用。

(8)如果患者为急性过敏样反应的高危人群，患者既往出现过中至重度急性反应、哮喘或需要药物治疗的过敏反应，则可考虑使用糖皮质激素类药物方案进行预防性用药。

肾损伤 对比剂引起的肾毒性，以肾功能的暂时性损伤为表现，可以发生在血管内给予碘佛醇注射液之后。在一些病例中可能发生急性肾功能衰竭。危险因素包括，如：先前存在的肾功能不全、脱水、糖尿病、多发性骨髓瘤/病变蛋白血症、反复和（或）大剂量给予碘佛醇注射液。为降低肾损伤，必须确保所有接受碘佛醇注射液的患者接受充足的水化。推迟新的对比剂检查，直至肾功能恢复到检查前的水平。

透析患者，如果没有残余肾功能，也可以接受本品进行放射学检查，因为含碘对比剂能通过透析过程清除。

不良反应相关 (1)心血管疾病 在患有严重的心脏疾病和重度的冠状动脉疾病的患者中，临床相关的血流动力学改变和心律失常的危险性增加。心脏瓣膜疾病和肺动脉高压的患者注入对比剂可以引起明显的血流动力学改变。老年患者和以前有心脏疾病的患者发生缺血性心电图改变和严重心律失常的反应更常见。心衰的患者血管内注射本品可以突发肺水肿。

(2)血栓栓塞事件 非离子型对比剂的特性是对正常的生理功能影响很小。因此，在体外非离子型对比剂较离子型对比剂的抗凝血作用小。除对比剂之外的许多种因素，包括检查时间的长短、注射次数、导管和注器的材料、已有的病情及伴随用药均可能引起血栓栓塞事件。因此，进行血管导管介入操作的人员应意识到这些因素，并在进行血管介入操作时要细致，并经常用0.9%氯化钠注射液（如可能，加肝素）来冲洗导管并且尽可能缩短检查时间以减少可能引发血栓形成或栓塞的危险。

(3)已有报道用塑料注射器代替玻璃注射器降低了但并不能消除体外凝血的可能性。

(4)由于有引发血栓形成和栓塞的危险，对于高胱氨酸尿的患者建议谨慎使用。

(5)甲状腺功能不全 对于那些已知或怀疑有甲状腺功能亢进或甲状腺肿的患者，应进行仔细的风险/收益评估，这是因为含碘对比剂有可能在这些人中引起甲状腺功能亢进和甲状腺危象。对于已知或怀疑有甲状腺功能亢进的患者应考虑在给予碘佛醇注射液前检测甲状腺功能和(或)预防性应用稳定甲状腺的药物。对于已经在妊娠期间通过母体或在新生儿期暴露于本品的新生儿特别是早产儿，因为暴露于额外的碘，可能会引起甲状腺功能减退，可能需要接受治疗，所以推荐监测甲状腺功能。

老年人 老年人中常见有血管病变和神经系统疾病，因而发生含碘对比剂不良反应的危险性增加。

身体一般状况很差的患者应特别仔细考虑检查的必要性。

其他 血管内使用：

(1)中枢神经系统疾病 有CNS异常的患者发生与碘佛醇注射液给药相关的神经系统并发症的风险可能增高。神经系统合并症更常见于脑血管造影和其相关操作中。

对于癫痫阈值降低，如既往有癫痫史或使用某种伴随药物时应该谨慎考虑。

增加血-脑屏障通透性的因素能促使对比剂进入脑组织，可能会引起CNS反应。急性或慢性酒精中毒可以增加血-脑屏障的通透性。这使得对比剂容易进入脑组织，而可能引发中枢神经系统反应。必须注意酗酒者和药物成瘾者，因为有降低发作阈值的可能性。

(2)嗜铬细胞瘤 有发生高血压危象的风险，建议预先应用α受体拮抗剂。

(3)自身免疫疾病的患者 已经报道在曾患自身免疫疾病的患者中发生严重的脉管炎或Stevens-Johnson综合征。

(4)重症肌无力 含碘对比剂的使用可以加重重症肌无力的症状。

其他体腔内的使用：

(1)进行子宫输卵管造影前，必须除外妊娠的可能性。

(2)胆管或输卵管炎症可以增加内镜逆行胰胆管造影(ERCP)或子宫输卵管造影检查后发生不良反应的危险性。

(3)低渗水溶性对比剂应该常规用于新生儿、婴幼儿和儿童的胃肠道检查，因为这些患者有误吸、肠梗阻或漏入腹腔的特别危险。

危机处理 对比剂意外治疗建议。

(1)备妥急救药品和器械，熟悉急救措施对及时处理对比剂意外至关重要。

(2)严重反应着重于严密观察、及早发现并及时处理和加强现场抢救设施。要求在造影检查室内配备各种处理和抢救造影反应的药品和器械，包括氧气和心肺复苏器械并随时可用，在患者注射对比剂后应有掌握造影反应和处理技能的医护人员在场作严密观察。对反应的处理要根据不同症状和轻重程度而决定。一般轻者不需处理，但要密切观察其发展，有时轻度恶心、呕吐等症状可以是严重反应的先兆。重度反应如严重虚脱、知觉丧失、肺水肿、心脏停搏或心室颤动、严重心律失常和心肌梗死等必须立即进行抢救。治疗以对症为主，给予抗过敏、激素、解痉、升压等药物及输氧，维持生命器官功能。

【药物相互作用】 有报道，肝功能异常的患者在口服胆囊对比剂后经血管注入含碘对比剂会引发肾脏中毒。因此对最近服用过胆囊对比剂的患者都应推迟血管注入对比剂。

其他药物不应与碘佛醇注射液混合使用。

【给药说明】 (1)对于所有放射摄影对比剂，应仅使用能满足造影要求的最低剂量。较低剂量可以减少发生不良反应的可能性。碘佛醇注射液量和浓度的选择应该结合患者的具体情况，如年龄、体重、血管的大小、血流速度等，并需同时考虑到预期的病理学特征，所需要的显影的程度和范围，待检的结构和部位，病变对患者的影响，所采用的设备和技术等。

(2)在注入血管时，建议含碘对比剂的温度等于或接近体温。

(3)如在注射过程中发生不良反应，应立即停止注射，直至反应消退。

(4)注入碘佛醇注射液前后患者都应充分补足水分。

(5)和其他对比剂一样，碘佛醇注射液不能与其他药物混合使用，因为可能产生化学不相容的情况。

(6)在注射血管对比剂时必须符合无菌操作规定。

(7)如果使用非一次性器械,应注意认真清洗,以防止清洁剂残留的污染。

(8)从容器内吸取对比剂必须在严格的无菌条件下进行并使用灭菌注射器和移液装置进行,移至其他输注系统中的对比剂必须马上使用。

(9)非胃肠道使用的对比剂在使用前应检查是否有颗粒和变色。如果有以上两种情况发生,则不应在继续使用。

(10)碘佛醇注射液采用单次剂量包装,未用完的部分应予丢弃。

【用法与用量】成人 (1)脑血管造影 一般使用碘佛醇 320 进行脑血管造影。①普通颈动脉或椎动脉造影的成人剂量为 2～12ml。如必要,可重复注射。②主动脉弓注射同时显影 4 根血管需 20～50ml。总剂量通常不超过 200ml。

(2)外周血管造影 建议使用碘佛醇320或350。①主动脉、髂动脉及以下分支:60ml(20～90ml)。②髂总动脉、股动脉:40ml(10～50ml)。③锁骨下动脉、肱动脉:20ml(15～30ml)。

如必要,可重复注射。通常总剂量不超过 250ml。

(3)内脏动脉、肾动脉和主动脉造影 建议使用碘佛醇320。①主动脉:45ml(10～80ml)。②腹动脉:45ml(12～60ml)。③肠系膜上动脉:45ml(15～60ml)。④肾动脉或肠系膜下动脉:9ml(6～15ml)。

如需要,可重复注射。总剂量不超过 250ml。

(4)冠状动脉造影和左室造影 建议使用碘佛醇320或350,通常冠状动脉造影和左室造影的单次注射剂量为:①左冠状动脉:8ml(2～10ml)。②右冠状动脉:6ml(1～10ml)。③左室造影:40ml(30～50ml)。

必要时可重复注射,总剂量通常不超过 250ml。

当单次大剂量注射显影剂时,如脑室造影和主动脉造影,建议等候几分钟再注入下一个剂量以便血流动力学紊乱消退。

(5)静脉造影 建议使用碘佛醇320或350。

通常的剂量为 50～100ml,根据情况有所增减。操作后,静脉系统应以氯化钠(美国药典)或 5%葡萄糖溶液冲洗。按摩和抬高下肢也有利于对比剂的廓清。

(6)CT 扫描 ①头部扫描:碘佛醇320或350的一般剂量为50～150ml,扫描通常在静脉注入后立即进行,通常不超过 150ml。②体部扫描:碘佛醇320或350可通过弹丸式注射、快速点滴或两者结合。弹丸式注射使用剂量为 25～75ml,滴注使用剂量为 50～150ml,使用总剂量不得超过 150ml。

(7)静脉数字减影血管造影 ①碘佛醇350可从上下腔静脉或右心房进行中心注入,或通过合适的臂丛静脉进行外周注入。作中心注入时,导管可在肘前窝外插入贵要静脉或由腿部插入股静脉,并进一步流向相应的腔静脉的远侧段。外周注入时,导管可在肘前窝处插入一合适大小的臂静脉。为防止在外周注入时发生外渗,应使用约 20cm 长的导管。②根据扫描部位的不同,每次注射剂量通常为 30～50ml。必要时可重复。总剂量不得超过 250ml。③注入速度决定于导管放置位置和血管大小而变化。中心注射速度通常为 10～30ml/s,外周注射常为 12～20ml/s。由于对比剂会残留于臂静脉一段时间,建议注射后即以适当体积(20～25ml)氯化钠注射液或5%葡萄糖水溶液冲洗静脉。

(8)静脉排泄性尿路造影 碘佛醇建议用于常规和高剂量排泄性尿路造影。①常规排泄性尿路造影的常用剂量为 50～75ml。②当认为使用常规剂量不能得到预期结果时(如老年患者或肾功能不全患者),则可使用高剂量对比剂以获取更好的造影效果,碘佛醇 350 剂量1.4ml/kg(最高剂量为 140ml),碘佛醇 320 剂量1.5～2.0ml/kg(最高剂量 150ml)。

儿童 (1)心血管造影 作此项检查的前提是有专业医务人员参加且有心电图监护设备和足够的设施以便进行抢救和心脏复律。在整个过程中,应不断通过心电图和生命指征监视患者。某些患者对对比剂产生不良反应的危险性比较高,这些患者包括:有哮喘、对药物和(或)致敏原敏感、充血性心力衰竭、血清肌酐>132.6μmd/L或 12 个月以下的婴儿。

建议使用碘佛醇 350 和 320。一般单次心室注射剂量为 1.25ml/kg 体重(1ml/kg～1.5ml/kg),给予多次注射时,总剂量不超过 5ml/kg,总量不超过 250ml。

(2)CT 扫描 ①头部扫描:建议使用碘佛醇 320,剂量为 1ml/kg～3ml/kg。②体部扫描:碘佛醇 320 建议剂量为 1ml/kg～3ml/kg,一般剂量为 2ml/kg。

(3)静脉排泄性尿路造影 0.5ml/kg～3ml/kg 剂量的碘佛醇 320 可使尿路显影满足诊断要求。一般儿童剂量为 1ml/kg～1.5ml/kg。婴儿和儿童剂量应根据年龄和体重比例调整,给予的总剂量不应超过 3ml/kg。

【制剂与规格】 碘佛醇注射液:(1)20ml:12.47g;(2)50ml:31.17g;(3)75ml:46.76g;(4)100ml:62.34g;

(5) 200ml:124.70g；(6) 50ml:38.44g；(7) 100ml:76.89g.

碘曲仑
Iotrolan

【适应证】　脊神经根造影；腰段脊髓造影包括脊髓圆锥；胸段脊髓造影；颈段脊髓造影；全段脊髓造影；脑室造影；用计算机 X 线体层扫描(CT)评价脑脊液循环，特别是在脑积水时；CT 脑池造影以及其他体腔造影。

【药理】　(1) 药效学　该对比剂有极好的亲水性，血浆蛋白结合率极低，抑制酶系和降低血清补体活性作用轻微。分子含碘量 46.82%，在浓度 300mgI/ml 时，其渗透压与血液和脑脊液相等。由于其双体分子量比非离子单体高一倍，所以它的水溶液黏滞度较大，这个特性非常适合于脊髓造影、胃肠造影及其他体腔造影，因为其与体液混合缓慢，显影时间长，但黏滞度大使其不适合血管内注射使用。由于碘曲仑优越的理化特性，使其神经耐受性很高，临床广泛用于脊神经根、颈段、胸段、腰段脊髓及全脊髓造影术，CT 脑室造影术和其他体腔造影。

(2) 药动学　分布：脑池内和腰椎给药后，碘曲仑在蛛网膜下腔内迅速扩散。患者保持坐姿，腰椎注射 10ml 碘曲仑注射液 240 后，血液中对比剂水平通常在注射后约 1 小时达到峰值，在总血浆容积中有 6%～8% 的剂量。碘曲仑自蛛网膜下腔清除至血流中的半衰期为 (5.7±6) 小时。动物实验表明，静脉给药后碘曲仑不会通过正常的血脑屏障。通过胎盘屏障进入胎儿组织的碘曲仑可达母体动物(兔子)血浆浓度的 20%。清除：腰椎注射后 6 小时内，肾脏清除碘曲仑剂量的 32%，24 小时内清除 80% 的剂量，72 小时内清除 90% 的剂量。注射后 72 小时内自患者粪便回收的碘曲仑只占剂量的 0.5%。

【不良反应】　鞘内使用　由于给药途径的关系，脊髓造影后的大多数反应发生于给药后数小时。这是因为，碘曲仑从给药部位缓慢吸收，并主要通过限制性扩散过程向全身分布。

过敏反应　出现伴循环障碍的过敏样反应，如重度血压下降导致意识丧失或心脏停搏以及危及生命的休克罕见，但曾有致死的病例报道。其他过敏反应如荨麻疹、皮肤血管神经性水肿、其他皮肤反应，表现为支气管痉挛的呼吸困难或呼吸窘迫，喉头水肿罕见。

神经系统　头痛、恶心、颈强直和呕吐常见。可能会发生持续几天的重度头痛。引起畏光和脑(脊)膜炎的脑(脊)膜刺激常见。脑脊液(淋巴)细胞增多或症状明显的脑(脊)膜炎罕见。同样的，无菌性或化学性脑(脊)膜炎报道罕见，但是，除非能够肯定地除外细菌感染，否则应将脑(脊)膜炎病例视为细菌性的。

下列多数为一过性的不良反应罕见发生：激动，健忘，无力，皮质盲，耳聋，运动功能紊乱(如言语或运动)，眩晕，幻觉，轻瘫/麻痹，精神病行为，惊厥，晕厥，耳鸣和眼球震颤，震颤，视力障碍，有临床意义的 ECG 轻度改变。

全身整体表现　体温变化、寒战或出汗及不适罕见。

呼吸系统　曾报道有罕见病例发生了呼吸困难、呼吸窘迫和一过性呼吸速率异常。

心血管系统　临床意义的心律或心功能异常以及一过性的心率和(或)血压异常罕见发生。

皮肤及皮肤附件　曾报道有罕见病例发生了血管神经性水肿和荨麻疹。

用药部位表现　轻度的局部疼痛，感觉异常和神经根痛常见。

【禁忌证】　(1) 明显的甲状腺功能亢进。

(2) 妊娠或急性盆腔炎的患者禁行子宫输卵管造影。

(3) 急性胰腺炎时，禁行 ERCP(内窥镜逆行性胰胆管造影)。

【注意事项】　过敏　(1) 对含碘对比剂过敏或以前对含碘对比剂发生过反应的患者，发生重度反应的危险性增加。但是，这种反应实际上是不规律和不可预测的。

(2) 注射任何对比剂之前，应询问患者的过敏史(如海味过敏，枯草热，荨麻疹)、对碘或放射影像用对比剂的敏感性和支气管哮喘，因为据报道有这些情况的患者，对比剂不良反应的发生率较高。支气管哮喘的患者有发生支气管痉挛或过敏反应的特别危险。

(3) 有过敏倾向、已知对含碘对比剂过敏或有哮喘病史的患者，可以考虑给予抗组胺药和(或)糖皮质激素作为预防用药。

(4) 使用非离子型 X 线对比剂如碘曲仑注射液后，曾偶尔观察到过敏样/过敏反应。这些反应通常表现为不严重的呼吸或皮肤症状，如轻度的呼吸窘迫，皮肤发红(红斑)、荨麻疹、瘙痒或面部水肿。严重反应，如血管神经性水肿、声门下水肿、支气管痉挛和过敏性休克罕见。

(5) 如果发生过敏反应，必须立即停止注入对比剂。必要时进行针对性的静脉给药治疗。检查室应配备急救药物、气管插管和呼吸机，以便需要急救时可立即采取治疗措施。

不良反应相关　(1) 甲状腺功能障碍　含碘对比剂中的少量游离无机碘化物可能干扰甲状腺功能。因此，对于潜在性甲状腺功能亢进或甲状腺肿的患者应当特别仔细考虑检查的必要性。

(2)心血管疾病 重度心脏疾病,特别是心衰和冠状动脉疾病的患者,发生重度反应的危险性增加。

(3)老年人 老年人常见有血管病变和神经系统疾病,因而发生含碘对比剂不良反应的危险性增加。

(4)鞘内使用 大脑惊厥性疾病是鞘内使用对比剂的相对禁忌证。如果仔细考虑后仍决定进行检查,那么必须预先准备好所有必要的设备和药品,以处理可能发生的惊厥。有癫痫病史且正在接受抗惊厥治疗的患者,鞘内给予对比剂时必须继续抗惊厥治疗。酗酒者和药物成瘾者,癫痫发作的阈值可能下降,用药时必须谨慎。

其他 用于其他体腔:

(1)进行子宫输卵管造影前,必须除外妊娠的可能性。

(2)胆管或输卵管炎症可以增加 ERCP 或子宫输卵管造影后发生不良反应的危险性。

(3)低渗水溶性对比剂应该常规用于新生儿、婴幼儿和儿童的胃肠道检查,因为这些患者有发生误吸、肠梗阻或漏入腹腔的特别危险。

【药物相互作用】 (1)与精神安定剂和抗抑郁药合并使用,可以降低癫痫发作的阈值,因而增加发生与对比剂有关的反应的危险性。

(2)使用β受体拮抗剂,特别是支气管哮喘的患者,过敏反应可能加重。此外,应认识到使用β受体拮抗剂的患者可能对β受体兴奋剂治疗过敏反应的标准治疗不敏感。

(3)接受白介素治疗的患者,对比剂迟发反应(如发热、皮疹、流感样症状、关节疼痛和瘙痒)的发生率较高。

(4)干扰诊断检查:给予含碘对比剂后,甲状腺组织摄取诊断甲状腺疾病的放射性同位素的能力降低可达 2 周,个别病例甚至更长。

【给药说明】 (1)饮食建议 检查前 2 小时可维持正常饮食。检查前 2 小时以内,患者应该禁食。

(2)水化 鞘内给予对比剂前后必须给予充足的水分。尤其对于多发性骨髓瘤、糖尿病、多尿症、少尿症、高尿酸血症的患者以及新生儿、婴幼儿、幼儿和老年患者。

(3)新生儿(<1 个月)和婴幼儿(1 个月~2 岁) 小婴儿(<1 岁),特别是新生儿很容易发生电解质失衡和血流动力学改变。应注意所给对比剂的剂量,检查过程的技术操作以及患者的状况。

(4)焦虑 过度兴奋、焦虑和疼痛可以增加不良反应的危险性或加重与对比剂有关的反应。可给予这些患者镇静剂。

(5)使用前加热 使用前加热至体温的对比剂能被更好地耐受,并且由于降低了黏滞度而使注射更容易。仅在检查当日将所需瓶数的对比剂用恒温箱加热至37℃。如果避光保存,较长时间加热未显示其化学纯度的改变。但不应超过 3 个月。

(6)预试验 不推荐使用小试验剂量的对比剂做过敏试验,因为其没有预测价值。此外,过敏试验本身偶尔也会引起严重和甚至致命的过敏反应。

(7)鞘内使用的剂量 可以根据临床情况、检查技术和检查部位调整剂量。

【用法与用量】 下述推荐剂量用于一般性指导。根据检查项目及部位而定如果有疑问,首选较高的浓度,而不是较大的体积。

单次检查的推荐剂量:

(1)脊神经根造影(不包括脊髓圆锥) 7~10ml。

(2)腰段脊髓造影 7~10ml。

(3)胸腰段脊髓造影 7~12ml。

(4)胸段脊髓造影 8~12ml。

(5)全段脊髓造影(经腰段注入) 10~15ml。

(6)间接淋巴系造影(如淋巴水肿) 5~20ml。

(6)关节腔造影 2~15ml。

(8)子宫输卵管造影 10~25ml。

(9)乳腺导管造影 1~3ml。

(10)内窥镜逆行性胰胆管造影 10~30ml。

(11)食道-胃-肠(口服) 10~100ml。

颈段脊髓造影:

(1)直接(经颈椎 1~2 间侧方穿刺) 7~10ml。

(2)间接(经腰段注入) 8~15ml。

(3)脑室造影 3~5ml。

(4)CT 脑池造影(经腰段注入) 4~10ml。

【制剂与规格】碘曲仑注射液:(1)10ml:0.9g(每 1ml含碘90mg);(2)10ml:2.4g(每 1ml 含碘 240mg);(3)20ml:4.8g(每 1ml 含碘 240mg);(4)10ml:3g(每 1ml 含碘 300mg)。

碘克沙醇 [医保(乙)]
Iodixanol

【适应证】 (1)CDE 适应证 用于心血管造影、脑血管造影〔常规的与动脉减影数学减影血液造影(i.a.DSA)〕、外周动脉造影(常规的与 i.a.DSA)、腹部血管造影(i.a.DSA)、尿路造影、静脉造影以及 CT 增强检查。

(2)国外适应证 ①动脉内手术:12 岁及以上的成人和儿童患者:动脉内数字减影血管造影(270 和

320mgI/ml）；心血管造影（左心室造影和选择性冠状动脉造影），外周动脉造影，内脏动脉造影和脑动脉造影（320mgI/ml）。小于 12 岁的小儿患者：心脏血管造影，脑动脉造影和内脏动脉造影（320mgI/ml）。②静脉手术：12 岁及以上的成人和儿童患者：头和身体的计算机断层扫描（CT）成像（270 和 320mgI/ml）；排泄性尿路造影（270 和 320mgI/ml）；外周静脉造影（270mgI/ml）；冠状动脉计算机断层血管造影术（CCTA）有助于对疑似冠心病（320mgI/ml）的患者进行诊断评估。小于 12 岁的小儿患者：头部和身体的 CT 成像（碘含量为 270mgI/ml）；排泄性尿路造影（270mgI/ml）。

【药理】（1）药效学　本品为非离子型、双体、六碘、水溶性的 X 线对比剂。注射后有机结合碘可在血管或组织中吸收射线。从邻近的管状细胞释放的酶（碱性磷酸酶和 N-乙酰-β-葡萄糖亚酰胺酶）较注射非离子型单体对比剂少，与离子单体型对比剂比较亦有相同的趋势。本品有很好的肾脏耐受性，对患者肾功能仅产生轻微影响。对心血管参数（如左心室舒张末压、左心室收缩压、心率、Q-T 间期及股血管血流）影响较小。

（2）药动学　碘克沙醇在体内快速分布，平均分布半衰期约为 21 分钟。表观分布容积与细胞外液量（0.26l/kg 体重）相同，这表明碘克沙醇仅分布在细胞外液。没有检测到代谢物。蛋白结合率低于 2%。平均排泄半衰期约为 2 小时。碘克沙醇主要由肾小球滤过经肾脏排泄。健康志愿者经静脉注射后，约 80% 的注射量在 4 小时内以原型从尿中排出，97% 在 24 小时内排出。只有约 1.2% 的注射量在 72 小时内从粪便中排泄。最大尿药浓度在注射后约 1 小时内出现。在所推荐的剂量范围内未观察到有剂量依赖性的动力学特征。

【不良反应】　**心血管系统**　Kounis 综合征、心搏骤停、心跳呼吸骤停、心肌梗死、血管炎、心律不齐（包括心动过缓、心动过速）、心悸、心室运动功能减退、冠状动脉痉挛、冠状动脉血栓形成、心绞痛、潮红、低血压、高血压、缺血、动脉痉挛、血栓形成、血栓性静脉炎、心力衰竭、传导异常（包括房室传导阻滞、束支传导阻滞）。

内分泌系统　甲状腺功能亢进、甲状腺功能减退、短暂性甲状腺功能抑制。

呼吸系统　咳嗽、喷嚏、呼吸困难、咽喉刺激、喉水肿、呼吸停止、呼吸衰竭、支气管痉挛、咽喉缩紧感、咽部水肿、嗅觉异常、哮喘、支气管炎、肺水肿、鼻炎、肺栓塞、呼吸抑制。

肌肉骨骼表现　背痛、肌肉痉挛、关节痛、重症肌无力加重、风湿性多肌痛。

泌尿系统　慢性肾病急性加重、急性肾衰竭、血清肌酐升高、急性肾损伤、肾功能异常、血尿。

免疫系统　超敏反应（如过敏性休克、呼吸困难、皮疹、红斑、荨麻疹、瘙痒、血管神经性水肿、低血压、发热、喉水肿、支气管痉挛、肺水肿）。

神经系统　头痛、头晕、感觉异常、脑血管意外、遗忘、晕厥、短暂性震颤、感觉减退、昏迷、意识障碍、惊厥、对比剂外渗引起的短暂性对比剂脑病（包括失忆症、幻觉、瘫痪、局部麻痹、暂时性言语障碍、失语、构音不良）、意识模糊、失眠、偏头痛。

精神异常　焦虑、神经质。

消化系统　恶心、呕吐、腹痛、腹部不适、腹泻、急性胰腺炎、胰腺炎加重、唾液腺增大、味觉障碍、消化不良、味觉倒错。

血液系统　血小板减少、血肿、出血、弥散性血管内凝血。

皮肤及皮肤附件　皮疹、瘙痒、荨麻疹、血管神经性水肿、红斑、多汗、大疱性皮炎、剥脱性皮炎、Stevens-Johnson 综合征、多形性红斑、中毒性表皮坏死松解症、急性泛发性发疹性脓疱病、伴嗜酸性粒细胞增多和全身症状的药疹。

视觉异常　短暂性皮质盲、视觉损害（包括复视、视物模糊）、眼睑水肿、暗点、视觉异常。

听觉，前庭及特殊感官异常　耳鸣。

其他　胸痛、体温感觉改变、寒战、发热、疼痛、不适、注射部位反应、疲乏、面部水肿、局部水肿、肿胀、碘中毒、休克。药物外渗可引起局部疼痛和水肿。

【禁忌证】（1）未经控制症状的甲亢患者及既往对本品有严重不良反应史的患者。

（2）对本品及所含任何辅料有超敏反应者。

（3）本品禁止鞘内使用。

【注意事项】　用药警示　（1）选择性冠状动脉造影仅在利大于弊时进行。

（2）接受对比剂前后患者体内应保证充足水分，尤其是多发性骨髓瘤、糖尿病、肾功能不全者及婴幼儿、老人。

（3）为预防用药后出现急性肾衰竭，可采取以下措施：①确保体内有充足的水分。如必要，可在检查前由静脉维持输液直至对比剂从肾脏清除。②在对比剂清除之前避免使用任何加重肾脏负担的肾毒性药物、口服胆囊对比剂、进行动脉钳闭术、肾动脉成形术或其他大型手术。③推迟再次造影检查直至肾功能恢复至检查前水平。

(4)用药前可预防性给予抗组胺药或糖皮质激素类药物，以避免过敏反应的发生或降低过敏反应的发生率和严重性。

(5)由于预试验对由非离子型对比剂引起的过敏反应预测的准确性极低，且预试验本身亦可能导致严重过敏反应，故不推荐采用预试验来预测碘过敏反应。

(6)碘对比剂可激发过敏样反应或过敏反应，故应做好急救的准备，且整个X线检查过程中应保持静脉输液通路畅通。

(7)用药后应观察患者至少30分钟，因大多数的严重不良反应发生于此时间段。

不良反应相关 (1)如出现超敏反应，应立即停药，必要时通过静脉给药进行治疗。

(2)如出现药物外渗，应抬高患肢、局部冷敷；如出现隔室综合征，需手术减压。

诊断干扰 (1)碘对比剂可影响甲状腺功能测定，甲状腺碘结合力降低将持续数周。

(2)本品可导致使用尿浸试验检测的尿蛋白出现假阳性结果，但考马斯蓝法不受影响。

【药物相互作用】 (1)所有碘对比剂都可能影响甲状腺的碘结合能力，使甲状腺的碘结合能力可能降低长达数周，因此测量碘摄取(使用放射性碘)的测试将受到影响。使用碘对比剂可能会导致一过性的肾功能损伤，这可能会在服用二甲双胍的糖尿病患者中导致乳酸性酸中毒。

(2)哮喘患者同时接受β受体拮抗剂治疗的风险更高。

(3)接受白细胞介素-2治疗的患者，如果在少于两周的时间后接受碘对比剂注射，其出现延迟反应(流感样症状或皮肤反应)的风险升高。

(4)有证据表明，β受体拮抗剂是X线对比剂类速发过敏反应的一个风险因素(β受体拮抗剂治疗时，X线对比剂给药可引起重度低血压)。

(5)对甲状腺检查的影响：蛋白结合碘和放射性碘摄取研究的结果(取决于碘估值)将无法准确反映碘对比剂给药至少16天后的甲状腺功能。不依赖于碘估值(例如T_3树脂摄取和总甲状腺素或游离甲状腺素T_4测定)的甲状腺功能检查则可能不受影响。

(6)对尿检的影响：与其他对比剂的报道相同，本品会导致使用尿浸试验检测尿液中的蛋白质出现假阳性结果。但考马斯蓝法可准确检测使用本品后的尿液蛋白。此外，如果尿液中含有高水平本品和其他对比剂，应谨慎解释尿比重测量结果。可以替换为折光测定法或尿渗透压法。

(7)配伍禁忌：未发现有配伍禁忌。但是本品不能直接和其他药物混用。必须使用单独的注射器。

【用法与用量】 给药剂量取决于检查的类型、年龄、体重、心输出量和患者全身情况及所使用的技术(表21-7)。与其他对比剂一样，在给药前后应保证充足的水分。

表21-7 碘克沙醇注射液用于动脉内注射的单次推荐剂量

适应证/检查	浓度(mgI/ml)	用量
动脉造影		
选择性脑动脉造影	270/320[1]	一次注射 5～10ml
选择性脑i.a.DSA	150	一次注射 5～10ml
主动脉造影	270/320	一次注射 40～60ml
外周动脉造影	270/320	一次注射 30～60ml
外周 i.a.DSA	150	一次注射 30～60ml
选择性内脏i.a.DSA	270	一次注射 10～40ml
心血管造影		
左心室与主动脉根注射	320	一次注射 30～60ml
选择性冠状动脉造影	320	一次注射 4～8ml
儿童	270/320	根据年龄、体重和病理情况(推荐最大总剂量为按体重10ml/kg)
尿路造影		
成人	270/320	40～80ml[2]
儿童<7kg	270/320	按体重 2～4ml/kg
儿童>7kg	270/320	按体重 2～3ml/kg 所有剂量均根据年龄、体重及病理情况(最大剂量为50ml)
静脉造影	270	50～150ml
CT 增强		
成人头部CT	270/320	50～150ml
成人体部CT	270/320	75～150ml
儿童头、体部CT	270/320	按体重 2～3ml/kg 可至50ml(少数病例可至150ml)

注：(1)两种规格都有文献记载，但是多数病例推荐使用270mgI/ml。

(2)在高剂量的尿路造影中可以使用较高剂量。

老年人 无需调整剂量。

【制剂与规格】碘克沙醇注射液每 1ml 含碘 270mg：（1）20ml:5.4g；（2）50ml:13.5g；（3）100ml:27g。

碘克沙醇注射液每 1ml 含碘 320mg：（1）20ml:6.4g；（2）50ml:16g；（3）100ml:32g。

碘 帕 醇 [医保(甲)]
Iopamidol

【适应证】 （1）CDE 适应证 神经放射学：脊髓神经根造影，脑池造影和脑室造影。血管造影：脑血管造影，冠状动脉造影，胸主动脉造影，腹主动脉造影，心血管造影，选择性内脏动脉造影，周围动脉造影和静脉造影。数字减影血管造影（DSA.）：大脑动脉 DSA.，周围动脉 DSA.，腹部 DSA.。尿路造影：静脉尿路造影。CT 检查中增强扫描。关节造影。瘘管造影。

（2）国外适应证 用于成人整个心血管系统的血管造影，包括脑和外周动脉造影，冠状动脉造影和心室造影，选择性内脏动脉造影和主动脉造影，外周静脉造影（静脉造影）以及小儿患者的心血管造影；适用于成人和儿童静脉注射头部和身体的计算机断层扫描（CT）成像。不可用于鞘内注射。

【药理】 （1）药效学 碘帕醇是非离子型的碘对比剂，其分子中含有亲水性置换基团，溶解性较高。血管内注射碘帕醇后，其不透射线，从而使人体内部结构放射性显影，直到被血液充分稀释。稳态表观分布容积的计算结果显示，碘帕醇分布在血循环和其他细胞外液之间，未见其在组织的明显沉积。碘帕醇在细胞外液均匀分布，因此在静脉给药后，可增强头部和身体的计算机断层成像效果。

（2）药动学 在人体，药量的 90% 以上在 24 小时内通过肾脏排出。血中浓度半衰期，消除相为 90～120 分钟。鞘内注射后在 90～150 分钟内达血浆浓度峰值，并且 24 小时内全部排出。人体内碘帕醇均无明显的代谢。

【不良反应】 应用含碘对比剂可引起不良反应。不良反应通常为轻至中度且为一过性的，但是曾有罕见的重度和危及生命的反应，甚至有时导致死亡的报道。不良反应和使用方法有关。

（1）血管内注射 大多数不良反应在用药后几分钟内出现，但也可有迟发的通常是累及皮肤的反应发生，可出现在对比剂注射后 2～3 天内；极少数病例发生在药物注射后 7 天内。常见的不良反应有头痛、恶心、热感。同其他含碘对比剂一样也可以发生过敏性反应（过敏样

反应/超敏反应）表现为：轻度局限性或弥散性血管（神经）性水肿、舌水肿、喉痉挛、喉水肿、吞咽困难、咽炎以及咽喉发紧、咽喉痛、咳嗽、结膜炎、鼻炎、喷嚏、热感、出汗增加、衰弱（无力）、头晕、皮肤苍白、呼吸困难、喘息（喘鸣）、支气管痉挛和中度低血压。皮肤反应可能表现为多种形式的皮疹、播散性（弥散性）红斑、播散性（弥散性）水疱、荨麻疹和瘙痒。这些反应的发生与给药剂量和给药途径不相关，有可能是休克初期的首发症状。必须立即停止给药，如果必要，通过静脉通路给予相应的治疗。较为严重、累及心血管系统的不良反应，例如血管扩张伴有显著的低血压、心动过速、呼吸困难、焦虑、发绀和意识丧失（昏厥），可导致呼吸和（或）心搏骤停。这些反应可迅速发生，需要急救治疗。循环衰竭可作为唯一和（或）首发表征出现，不伴有呼吸系统症状或其他症状或体征。

（2）鞘内注射 因对比剂从注射部位缓慢的吸收并分布至全身，大多数不良反应延迟数小时后发生。反应通常发生在注射后 24 小时内。头痛十分常见，其他常见不良反应有皮肤发红、恶心、呕吐、背痛、颈痛、肢端痛、沉重感。鞘内注射也可发生过敏性反应（过敏样反应/超敏反应），常伴随循环紊乱，如重度血压降低导致昏厥或心搏骤停和危及生命的休克，远少于血管内注射后。呼吸（呼吸困难或表现为支气管痉挛的呼吸窘迫）和皮肤黏膜反应［荨麻疹、血管（神经）性水肿及其他皮肤反应如皮疹］也不及血管内注射后常见。

（3）体腔应用 大多数不良反应发生在对比剂注射后数小时，这是由于对比剂需从注射区域缓慢吸收并分布至全身脏器。曾有极其罕见的胰腺炎病例报道。关节造影和瘘管造影病例发生的不良反应通常表现为对已有的组织炎症的叠加刺激。全身性过敏性反应罕见，通常为轻度，并表现为皮肤反应。但是，发生重度过敏样反应的可能性不能排除。

【禁忌证】 （1）已知对碘帕醇或其任何辅料过敏的患者。

（2）当怀疑或确定为妊娠时，以及在女性生殖器官急性炎症期间，禁忌对女性生殖器官进行检查。

（3）禁止鞘内同时注射糖皮质激素类药物和碘帕醇。

（4）为避免药物过量，当发生技术操作失误时，不能立即重复进行脊髓造影检查。

【注意事项】 常规 （1）使用前，需检查本品确保容器和密封未破损。当溶液和容器允许的情况下，对注射制剂应在使用前目视检查颗粒物和药物变色。如果溶液变色或出现颗粒物，请勿使用。请于使用前打开药瓶，

一旦开瓶应立即使用，任何未用完的对比剂必须丢弃。必须在无菌条件下使用无菌注射器从瓶中抽取对比剂溶液。血管内注射，鞘内注射和(或)插管和导丝导管引导必须遵守严格的无菌条件。偶尔会发现碘帕醇注射液在瓶内结晶的现象，这是由于容器有缺陷或损坏引起，此时瓶内溶液已不能使用。

(2)本品与其他含碘对比剂相同，可能与含铜的金属表面发生反应(如黄铜)，因此应避免使用产品会与这类金属表面直接接触的仪器。血管内和鞘内注射溶液的橡胶塞只能穿刺一次。推荐使用适宜的套管针刺穿橡胶塞和抽取对比剂。每次检查结束后，应将连接管和注射器系统的所有一次性部件丢弃。同时必须遵循各器械生产公司的其他使用要求。如果未使用一次性设备，必须特别注意防止痕量洗涤剂残留污染。对比剂不能与其他药物混合。

(3)用于血管内和鞘内注射时，将对比剂溶液加热至体温，此方法可提高患者耐受性。

(4)血管造影过程中，非离子型对比剂不得残留于注射器或血管内导管中和血液接触，应频繁冲洗注射器或血管内导管，降低凝血和血栓栓塞事件的风险。检查时间长、导管和注射器材料、基础疾病状态和合并用药等因素均可能导致发生血栓栓塞事件。因此，建议采用严谨的血管造影技术，包括密切注意导丝和导管操作、使用连通板和(或)三通旋塞阀、经常用肝素化盐水溶液冲洗导管和尽量缩短检查时长。

过敏反应 与所有其他对比剂一样，本品可引起过敏性反应或其他过敏表现，如恶心、呕吐、呼吸困难、红斑、荨麻疹和低血压。偶尔报道有导致死亡的重度不良反应。有过敏、哮喘或既往类似检查期间出现过不良反应病史的患者需特别注意；对此类患者，获益应明显大于风险且可考虑在检查前给予抗组胺药或糖皮质激素类药物以预防或使过敏反应发生的可能降至最低。应告知患者，过敏反应可能在造影检查后数日内发生；如果发生过敏反应，应及时就医。由于碘过敏试验不能预测是否会发生严重或致命的对比剂反应，所以建议不进行碘过敏试验。

危机处理 (1)有机碘对比剂应限于那些确切需要造影检查的病例。需要使用任何不透射线对比剂的诊断检查，均应在接受过必要培训并且全面了解该特殊检查的人员指导下进行。应配备适当设施，用于处理检查的各种并发症，以及对比剂本身的重度不良反应的急救治疗。检查期间需要有静脉通路，以用于重度反应的急救治疗。对比剂的使用，必须配备能够实施急救复苏的合格工作人员、相关药物和设备。所有患者均应在造影检查后观察至少30分钟。用于心血管造影检查的对比剂只能在有急救重症监护设施及人员的医院和诊所中使用。

(2)对于使用碘对比剂的其他较常见诊断检查，在进行此类检查的公立或私人诊所放射科，应全天候配备所有必要的复苏设备和治疗药物(简易人工呼吸器[AMBU]、氧气、抗组胺药、血管收缩药、可的松等)。

机械操作 (1)尚无关于本品对驾驶车辆和操作机器能力影响的数据。在驾驶车辆或操作机器前，应至少考虑到使用本品可能发生的副作用如低血压、头晕、意识混乱、呼吸急促。

(2)鞘内注射后6小时内不宜驾驶车辆或操作机器。

不良反应相关 (1)哮喘患者在对比剂给药后发生诱发支气管痉挛反应的风险升高，特别是正在服用β受体拮抗剂的患者。

(2)充血性心力衰竭患者在造影检查后应观察数小时，以发现可能与循环渗透负荷短暂升高相关的迟发性血流动力学紊乱。对比剂注射期间需特别谨慎，以避免发生外渗。

(3)在发生对比剂血管周围浸润时，可出现局部组织刺激。

(4)患者必须在影像检查前、后进行充分水化。重度肝脏或心肌功能损伤、骨髓瘤、糖尿病、多尿或少尿、高尿酸血症的患者和婴儿、老年患者以及患有重度全身疾病者不应发生脱水。不应限制液体摄入，在使用高渗透作用的溶液前应纠正水、电解质平衡紊乱。对于基础疾病可能因液体超负荷而恶化的患者(包括充血性心力衰竭)，在进行水化时应特别注意。尤其不应限制婴儿与儿童的液体摄入，在使用高渗透作用的对比剂前也应纠正液体或电解质平衡异常。

(5)已知患有癫痫或有癫痫病史者应维持抗惊厥治疗。在某些情况下，检查开始前48小时可加强抗惊厥治疗。

(6)特定检查的相关风险可因某些疾病如晚期动脉硬化和高血压而升高。

对于下列所有情况，因严重不良事件的风险升高，建议在用药前谨慎评估风险/获益比。

(1)风险升高的患者包括怀疑既往有对比剂或含碘对比剂反应以及患有过敏性疾病(支气管哮喘、花粉热或食物过敏)者。

(2)患有Waldenström副蛋白血症、多发性骨髓瘤或重度肝、肾损害者还存在特殊风险，应予以充分水化。

(3)对镰状细胞病患者，必须确保充分水化。

(4)对于患有中至重度肾功能损伤者应谨慎。

(5)对于肾功能损伤患者，注射对比剂可引起急性肾功能衰竭发生。

(6)关键预防措施包括识别高危患者；注射对比剂前确保充分水化，最好是在检查前和检查期间维持静脉输液，直到对比剂完全经肾脏清除；避免在对比剂还未经肾脏完全清除前给予患者肾毒性药物或进行大手术或检查(如肾脏血管成形术)；检查后监测肾功能参数；推迟新的使用对比剂的检查，直到肾功能恢复至检查前水平。

(7)除非绝对必要，否则不应对重度肝功能不全、肾功能不全或肝、肾功能不全患者进行检查。

(8)重复给药检查应推迟5～7天后进行。

(9)透析患者可以使用对比剂如本品，因为本品可顺利地通过透析清除。

(10)糖尿病患者伴随的肾损害是血管内注射对比剂后易于出现急性肾损害的因素之一，这可能导致服用双胍类药物的患者出现乳酸性酸中毒。

(11)对患有或怀疑患有甲亢或自主功能性甲状腺结节者进行碘对比剂增强检查时应谨慎，有报道注射碘对比剂后患者出现甲亢危象。

(12)曾接受治疗的 Graves 病患者可再次发生甲亢。对于甲亢患者，仅在医生认为有必要时方可进行放射学检查。对于已预约进行甲状腺检查和(或)放射性碘示踪剂治疗的患者，注射经肾脏清除的碘对比剂后，甲状腺摄取碘的能力会降低达数天，有时甚至达 2 周。使用本品会干扰甲状腺功能检查。

(13)嗜铬细胞瘤患者在血管内注射碘帕醇后可出现重度高血压危象，建议动脉注射前在医生监督下使用α和β受体拮抗剂。

(14)注射碘对比剂可能会加重重症肌无力的体征和症状。

(15)患有高钾血症和脑血管疾病者应慎用对比剂。

(16)有症状的脑血管病、心脏病发作/近期卒中或一过性脑缺血发作(TIA)、血脑屏障通透性异常、颅内压升高、怀疑有颅内肿瘤、脓肿或血肿/出血、既往出现癫痫发作、酗酒的患者应慎用对比剂。

其他　(1)用于神经放射学检查注意事项　脑脊液循环受阻时，应尽可能地清除对比剂。

使用抗惊厥药物治疗的患者，在造影检查前、后应继续用药。

检查期间若有癫痫发作，可静脉注射地西泮或苯巴比妥钠。

(2)用于鞘内注射注意事项　既往有癫痫病史、脑脊液中有血或存在局部或全身性感染(有可能是菌血症)，则需要对风险/获益比进行准确评估，是否需要诊断检查。

在颈椎或腰颈椎检查结束后：将床头抬高至 45°角保持约 2 分钟，以使对比剂流至患者骶部；将担架头侧抬高至少 30°，然后再将患者移动到担架上；避免患者过度的特别是主动的活动或拉伸；密切观察患者，使其保持安静和"头高"位，尤其在最初的数小时内；此期间患者应保持仰卧位，卧床休息；可耐受时，鼓励患者饮水进食。

如果意外鞘内注射了未被批准用于鞘内给药的碘规格，必须在最初的 12 小时密切监测患者的中枢神经系统紊乱症状和体征。

(3)用于血管造影注意事项　与特定检查相关的风险可因某些疾病如晚期动脉硬化、高血压、心力衰竭、严重的全身性疾患、栓塞或近期脑血栓而升高。

严重和慢性高血压患者在对比剂给药后发生肾损害的风险以及与导管检查相关的风险会升高。进行心血管造影检查的患者，应特别注意右心功能及肺循环状况。注射有机碘溶液时，右心功能不全和肺动脉高压可诱发心动过缓和全身性低血压。仅在绝对必要时才进行右心血管造影。

在心腔内和(或)冠状动脉造影中，室性心律失常可偶尔发生。

将对比剂注入心腔时应特别谨慎，特别是对伴有肺动脉高压和心功能受损且出现发绀的新生儿。

充血性心力衰竭患者血管内注射对比剂可导致肺水肿。

进行血管造影检查时，在导管操作和对比剂注射过程中应考虑到斑块脱落、血管壁受损或穿孔的可能性。

推荐进行预注射以确保导管准确定位。

检查主动脉弓时，应小心放置导管头，避免过高的压力由注射泵传入主动脉头臂动脉分枝处而引起低血压、心动过缓和中枢神经系统损伤。

高胱氨酸尿症患者由于血栓形成和栓塞的风险升高，应尽可能避免进行血管造影。

动脉内注射对比剂可引起血管痉挛和随后的脑缺血现象。

即使在腹部血管造影，来自注射泵的过高压力也可引起肾梗死、脊髓损伤、腹膜后出血、心肌和肠坏死。

在外周动脉造影时，370mgI/ml 碘帕醇注射液可引起疼痛反应，而 300mgI/ml 碘帕醇注射液则无此现象。

进行周围血管造影的患者，需要评价注射对比剂动脉的搏动。必要时，血栓闭塞性脉管炎或上行性感染伴严重缺血患者应审慎进行血管造影。

进行静脉造影患者中，对怀疑有静脉炎、严重缺血、局部感染或静脉完全闭塞的患者应特别谨慎。

体外试验观察到，相同浓度的非离子型对比剂与离子型对比剂相比，其对凝血活性的抑制作用较弱。

【药物相互作用】 (1)服用二甲双胍的糖尿病患者同时合并中毒肾功能损伤，在行选择性造影检查时可能发生乳酸性酸中毒，应在对比剂给药前48小时停用双胍类药物，仅在肾功能显示恢复至检查前数值时方可恢复用药。对肾功能受损或肾功能状况不详的急诊患者，医生应权衡使用对比剂进行检查的风险和获益，从对比剂给药时起应停用二甲双胍。在检查后，应对患者进行乳酸性酸中毒迹象监测，48小时后，若患者血清肌酐/eGFR较成像检查前水平无变化时可恢复二甲双胍的使用。肾功能正常患者可照常继续服用二甲双胍。

(2)在使用白介素-2和干扰素治疗的患者中曾报道碘帕醇给药后的非典型不良反应，如红斑、发热和流感症状。

(3)对于已预约进行甲状腺检查和(或)放射性碘示踪剂治疗的患者，注射经肾脏清除的碘对比剂后，甲状腺摄取碘的能力会降低达数天，有时甚至达2周。

(4)有使用罂粟碱后注射碘帕醇发生动脉血栓的病例报道。

(5)血管升压类药物可明显增强对比剂动脉内给药的神经系统影响。

(6)有报道肝功能不全患者口服胆囊造影对比剂后使用血管内对比剂出现肾毒性。但是，近期研究未发现经肾脏清除对比剂与口服胆囊造影对比剂的相互作用。

(7)对比剂可能会干扰胆红素、蛋白质或无机物(如铁、铜、钙和磷酸盐)的实验室检测结果。这些物质不应在对比剂给药后当日进行检测分析。

(8)使用β受体拮抗剂的患者发生更为严重过敏样反应的风险升高。β受体拮抗剂可能会损害治疗对比剂诱发的支气管痉挛的反应。

(9)考虑停用降低癫痫发作阈值的药物治疗，在检查结束24小时以后可重新用药。

(10)酗酒或药物成瘾会增加血脑屏障的通透性，从而使碘对比剂易于进入可能有CNS疾患的脑组织。必须谨记可能降低癫痫发作阈值。

【用法与用量】 根据不同的X线检查需要，选择不同的浓度与剂量。给药剂量和速度根据给药途径、临床问题、检查种类、采用的技术、检查的身体部位、使用的设备以及年龄、体型大小和患者临床状况(肾功能、心输出量、左心室功能等)而有所不同。所用碘浓度和容量通常与放射领域当前使用的其他X线碘对比剂相同。和所有对比剂一样，应采用能够获得充分显影的最低剂量。给药剂量按以下方式表述：总用量(ml)，单次注射时，或每千克(kg)体重(特别是儿童用药)。

神经放射学(表21-8)：

表21-8 碘帕醇用于神经放射学诊断检查的单次推荐剂量

	浓度(mgI/ml)	推荐剂量(ml)
脊髓神经根造影	200～300	5～15
脑池造影和脑室造影	200～300	3～15

血管造影(表21-9)：

表21-9 碘帕醇用于血管造影检查的单次推荐剂量

	浓度(mgI/ml)	推荐剂量(ml)
脑血管造影	300	5～10(每次团注)
冠状动脉造影	370	8～15(每次团注)
心血管造影	370	1.0～1.2/kg
胸主动脉造影	370	1.0～1.2/kg
腹主动脉造影	370	1.0～1.2/kg
选择性内脏动脉造影	300～370	取决于检查需要
周围动脉造影	300～370	40～50
数字减影血管造影	150～370	取决于检查需要
静脉造影	300	30～50

尿路造影：

这类检查的成人推荐剂量为30～50ml。由于370mgI/ml碘帕醇注射液引起的渗透性利尿作用较低，使其特别适用于中度肾功能不全患者和新生儿。甚至对严重肾功能不全患者仍可获取有诊断价值的肾实质造影。

其他诊断检查(表21-10)：

表21-10 碘帕醇用于其他诊断检查的单次推荐剂量

	浓度(mgI/ml)	推荐剂量(ml)
CT检查中增强扫描	300～370	0.5～2.0/kg
关节造影	300	取决于检查需要
瘘管造影	300	取决于检查需要

用于CT检查中增强扫描，对比剂可静脉团注或静脉滴注。亦可二者并用。

滴注给药仅限于老一代 CT 扫描设备。对于螺旋 CT 和新一代多层 CT 扫描仪，首选快速团注给药，特别是对于动脉期对比增强检查。

扫描速度慢的设备首选滴注给药，快速扫描设备应首选快速团注给药。

关节造影和瘘管造影中，给药总剂量取决于患者的局部解剖和局部病理状况以及全身状况。

【制剂与规格】 碘帕醇注射液：(1)30ml:9g(相当碘帕醇 0.6124g/ml)；(2)30ml:11.1g(相当于碘帕醇 0.7553g/ml；(3)50ml:15g(相当于碘帕醇 0.6124g/ml)；(4)50ml:18.5g(相当于碘帕醇 0.7553g/ml)；(5)100ml:30g(相当于碘帕醇 0.6124g/ml)；(6)100ml:37g(相当于碘帕醇 0.7553g/ml)；(7)200ml:60g(相当于碘帕醇 0.6124g/ml)；(8)200ml:74g(相当碘帕醇 0.7553g/ml)。

碘克沙酸葡胺
Meglumine Ioxaglate

【适应证】 ①320mgI/ml 规格的适用于腹部血管造影，周围血管造影，心血管造影，大脑血管造影，数字减数血管造影，尿路造影，输卵管造影，关节造影。②160mgI/ml 规格的适用于动脉数字减数血管造影。③200mgI/ml 规格的用于各种静脉造影。

【药理】 药效学 本品为水溶性含碘对比剂。脉管内给药，分布在脉管与间隙空间中，主要经肾排泄。如肾功能不全，部分从胆汁中排出，少量从唾液、汗腺和结肠排泄。与一般高渗透对比剂相比，具有对血流动力学影响小，对电解质及水平衡影响小，痛楚和灼热感轻。

【不良反应】 静脉用药有时引起急性肾功能衰竭，婴儿尤其在反复给药时易引起惊厥、呼吸困难、心动过缓。老年、氮质血症者、身体衰弱患者使用中易加剧脱水，也有引起休克和死亡的报道，此外，可见恶心、呕吐、头痛、头晕等反应发生。

【禁忌证】 (1)蛛网膜下隙(或硬膜外)禁用。

(2)对碘过敏者、甲状腺功能亢进患者等禁用。

【注意事项】 (1)肝肾功能不全、心脏病、呼吸困难、糖尿病及有过敏史者慎用。

(2)用药期间应监测心率和血压。

(3)对易引起过敏者应先进行过敏试验。

【用法与用量】 (1)血管造影 剂量及注射速度取决于造影部位，但重复注射时，不能超过 4～5ml/kg。

(2)尿路造影 剂量根据体重及肾功能决定。

(3)子宫输卵管造影 10～20ml，根据子宫容积决定。

(4)关节造影 (20±2)ml，根据其部位决定。

【制剂与规格】 碘克沙酸葡胺注射液：(1)50ml:16g(碘)；(2)100ml:32g(碘)。

碘 比 醇 [医保(甲)]
Iobitridol

【适应证】 本品为含碘对比剂，用于：①(X线)尿路静脉造影；②动脉造影；③头颅和全身计算机断层扫描(CT)；④静脉血管数字减影。

【药理】 (1)药效学 静脉用药的毒理学结果显示无作用，或者在比临床应用的推荐条件(剂量、重复次数)更极端的条件下会发生作用。动物研究未显示任何致畸作用。

(2)药动学 静脉注射后，本品分布于血管内系统和间隙中。消除半衰期为 1.8 小时，分布容积为 200ml/kg，总清除率为 93ml/min(平均值)，与血浆蛋白的结合可以忽略(<2%)。药物主要以原型通过肾脏清除(肾小球滤过，肾小管不会重吸收或分泌)。碘比醇 250 所引发的渗透性利尿作用依赖于渗透压和所注射的体积。在肾功能不全的患者中，药物主要通过胆道消除。碘比醇可通过透析清除。

【不良反应】 不良反应一般为轻至中度，均为一过性。最常见的症状为注射部位疼痛、味觉差和恶心。碘比醇应用期间最经常报告的不良反应为注射部位的温觉、疼痛和水肿。过敏反应一般为速发型(注射期间或开始注射后 1 小时内)，有时也会延迟(注射后 1 小时到几天不等)，然后以皮肤方面的不良反应形式发生。速发型反应包括一次或多次连续的或同时发生的作用，一般包括皮肤反应、呼吸和(或)心血管疾病，这也可能是过敏性休克的早期症状，该休克很少致死。严重的心律失常疾病包括心房纤颤，在心脏疾病患者中罕有报告，在过敏反应的情况下也很少报告。

在碘比醇应用中存在与特殊检查相关的不良作用，如，关节造影：临床研究期间报告关节痛(4%)；子宫输卵管造影：临床研究期间报告骨盆疼痛(3%)。

【禁忌证】 (1)对碘比醇或任何辅料过敏者。

(2)对碘比醇 300 注射液有严重的速发型过敏反应或延迟型皮肤反应病史者。

(3)明显的甲状腺毒症。

(4)只与碘比醇300相关 妊娠期间子宫输卵管造影者。

【注意事项】 与所有碘对比剂相关的一般说明。

提醒 (1)因为缺乏相关研究，脊髓造影不是碘比醇的适应证。

(2)所有碘对比剂可以引起轻微或严重的有生命危险的反应。这些反应可能是速发型(60 分钟内)的或迟发型的(最长 7 天)。这些反应一般不可预期。

(3)由于有严重反应的风险,因此必须准备好可以随时使用的紧急复苏设备。

(4)碘对比剂和甲状腺　应用碘对比剂之前,确保患者未进行核素检查或与甲状腺相关的实验室检测,或者正在接受放射性碘的治疗。通过任何途径应用对比剂都会降低激素浓度,降低甲状腺和甲状腺癌转移导致的碘摄入。

(5)外渗是静脉注射对比剂的一个不常见的并发症(0.04%~0.9%)。这种情况更经常见于高渗产品,大多数损伤都是轻微的,然而某些严重损伤,例如皮肤溃疡、组织坏死和肌腔隙综合征,则可能发生于任何碘对比剂。发生风险和(或)严重程度与患者个体有关(很差或脆弱的血管条件),并与应用药品的技术有关(使用强力注射器,大容量注射)。识别这些造成渗漏的因素,选择合适的注射部位和提高应用技术都非常重要,在碘比醇注射前、注射期间和注射之后都应监测注射情况。

过敏反应　(1)无论使用哪种用药途径或剂量,均有过敏反应的风险。

(2)体腔显影而局部用药所发生过敏反应的风险尚不明确　①通过特定的具体途径用药(关节、胆道、鞘内和子宫内等)导致不同程度的全身扩散程度,即可能会观察到全身的反应。②口服或直肠应用一般只产生非常有限的全身扩散。如果肠黏膜正常,则只有 5%以下的剂量通过尿液排泄,剩余的通过粪便排出。相反,如果黏膜被破坏,则吸收会增加。如果发生穿孔,则吸收快速并完全扩散入腹腔,产品通过尿液排出。因此剂量依赖性全身作用的发生取决于肠黏膜状态。③过敏性免疫机制并非是剂量依赖性的,所以免疫过敏反应可能随时会发生,而与用药途径无关。

因此,不良作用的发生频率和严重程度,在以下两个途径上存在着差异:通过静脉途径和特定局部途径应用产品,以及通过胃肠道应用产品(一般情况下只有微量吸收)。

(3)碘比醇可以出现因对比剂所致的速发型 IgE 介导的过敏反应(过敏性反应)。和因细胞类型机制所致的过敏反应(迟发型的皮肤反应)。在应用碘对比剂期间已经发生过过敏反应的患者,在应用另一种相同或不同的碘对比剂后,再次过敏的风险更高,因此被认为是高风险患者。

使用注意事项　(1)对碘对比剂不耐受　检查前:通过精确筛选病史来识别有风险的患者。对于有最高不耐受风险的患者(有碘对比剂不耐受病史),建议使用糖皮质激素类药物和 H_1 型抗组织胺药予以预防。然而该做法并不能阻止严重或致命性过敏性休克的发生。所以操作期间,必须保证具备以下措施:医学监测;保持静脉通路。

检查后:注射对比剂之后,患者必须被监测至少30 分钟,因为大多数最严重的不良反应发生于这个时期。必须告知患者迟发型过敏反应发生的可能性(最多 7 天)。

(2)特定用药途径有明显全身扩散时的提醒和注意事项　只与碘比醇 250 相关:急性胰腺炎期间的内镜逆行胰造影(ERP)。只与碘比醇 300 相关:妊娠期间应用子宫输卵管造影的禁忌证。

(3)特别注意事项　①通过面谈和适当检测全面了解适龄女性可能发生的妊娠。将女性生殖器暴露于 X 射线必须仔细评估收益/风险比。②如果有炎症或急性骨盆感染,则只能在仔细评估收益/风险比后进行子宫输卵管造影。③急性胰腺炎期间的内镜逆行胰造影(ERP)。

肾损伤　碘对比剂可以诱导肾功能一过性改变,或加重现有的肾功能不全。预防性措施包括:

(1)识别有风险的患者,即发生脱水或肾功能不全、糖尿病、严重心脏功能衰竭、单克隆丙种球蛋白病(多发性骨髓瘤、特发性巨球蛋白血症)、碘对比剂应用后的肾功能衰竭病史、年龄低于 1 岁的儿童和发生动脉粥样化症的老年患者。

(2)必要时,使用 0.9%氯化钠注射液补液。

(3)避免与肾毒性药物联合应用。如果不能避免,则必须加强对肾功能的实验室监测。相关药物包括氨基糖苷类、有机铂化合物、高剂量的甲氨蝶呤、喷他脒、膦甲酸钠和某些抗病毒药物(阿昔洛韦、更昔洛韦、伐昔洛韦、阿德福韦、西多福韦、替诺福韦)、万古霉素、两性霉素 B,免疫抑制剂如环孢素、他克莫司、异环磷酰胺等。

(4)二次使用对比剂进行放射学检查的间隔至少要达到 48 小时,或直到肾功能恢复到基线水平。

(5)通过监测血清肌酸酐水平,预防使用二甲双胍的糖尿病患者发生乳酸中毒。正常肾脏功能:对比剂注射之前,必须暂停二甲双胍的使用,至少 48 小时或肾功能恢复后才能使用。异常肾脏功能:禁止应用二甲双胍。如果发生紧急情况:如果射线检查是必须的,则必须采取预防措施,即停用二甲双胍、补液治疗、检测肾功能和检查乳酸中毒的症状。

碘对比剂可以用于血液透析的患者，因为该药可以通过透析清除。但使用前应得到血液透析部门的批准。

肝损伤　当患者有肝、肾功能不全时，需要特别注意，因为在这种情况下，对比剂滞留的风险会增加。肾或肝损伤患者，糖尿病或患有镰状细胞疾病的患者应谨慎使用。对比剂应用前和应用后，所有患者必须确保充分补液，尤其是对于肾功能损伤或糖尿病患者来说，补液可以使肾功能的损害最小化。

对其他疾病的影响

(1)哮喘　注射碘对比剂前，建议稳定哮喘症状。应特别注意在检查前 8 天内发生过哮喘的患者，因其支气管痉挛的发生风险增高。

(2)甲状腺功能障碍　碘对比剂注射后，尤其是发生甲状腺肿的患者，或者有甲状腺功能障碍病史的患者，均有发生甲状腺功能亢进或甲状腺功能减退的风险。对于应用过碘对比剂的新生儿，或其母亲应用过碘对比剂的新生儿，均有甲状腺功能减退的风险。

(3)心血管疾病　在心血管疾病的患者(例如早期或显著的心脏功能衰竭、冠状动脉病、肺动脉高压、甲状腺功能减退和心律失常)中，心血管反应的风险在应用碘对比剂后增高。输精管内注射对比剂可能在初发或明显的心衰患者中引起肺水肿，而应用于肺动脉高压和心脏瓣膜疾病的患者会引起血流动力学的明显改变。不良事件的频率和严重程度与心脏疾病的严重程度相关。如果患有严重的慢性高血压症，则因应用对比剂和动脉插管本身所致的肾脏功能损伤的风险可能会增高。在这些患者中，有必要谨慎衡量收益/风险比。

(4)中央神经系统疾病　以下两种情况均须评估：①一过性缺血性发作、急性脑梗、近期颅内出血、大脑水肿，特发性或继发性(肿瘤和疤痕)癫痫的患者，因其均有神经系统症状加重的风险。②通过动脉途径用于酗酒患者(急性或慢性酒精中毒)和其他药物成瘾的

受试者时。

(5)嗜铬细胞瘤　嗜铬细胞瘤的患者可能会在动脉内应用对比剂后发生高血压危象，必须在检查前进行监测。

(6)肌无力　应用对比剂可能会加重肌无力的症状。

不良反应相关　与碘对比剂应用相关的不良反应可能会在明显激动、焦虑和疼痛的患者中加重。必要是可进行适当的干预，比如应用镇静药物。

辅料影响　本品每 100ml 中含有低于 1mmol 的钠，即基本是"无钠"的。

【药物相互作用】　(1)糖尿病患者应用二甲双胍。

(2)放射性药物　碘对比剂会改变甲状腺在几周内的放射性碘摄取量，这一方面可能会导致甲状腺闪烁扫描术的摄入量降低，另一方面降低 ^{131}I 治疗的有效性。在计划进行需要通过肾小管排除注射的放射性药物的肾脏闪烁扫描术的患者中，最好在注射碘对比剂之前进行该项检查。

(3)β受体拮抗剂　血管作用物质、血管紧张素转换酶抑制剂、血管紧张素受体拮抗剂。这些药品会降低血流动力学疾病中心血管补偿机制的有效性。所以在注射碘对比剂之前，医师必须了解这一点，并准备好适当的重症监护设备。

(4)利尿剂　由于利尿剂所致的脱水风险，必须在检查前使用水和电解质补液，以降低发生急性肾功能衰竭的风险。

(5)白介素-2　如果患者近期使用过白介素-2(静脉注射)，则发生对比剂不良反应的风险会增高，即皮疹，或更罕见的低血压、少尿甚至是肾功能衰竭。

其他形式的相互作用　血浆和尿液中的高浓度碘对比剂可能会干扰胆红素、蛋白质和无机物质(铁、铜、钙和磷酸盐)的体外测定结果。建议在检查后 24 小时内，不要进行这些检查。

【用法与用量】　所使用的剂量必须依据检查的方法、部位、体重及肾功能的情况，尤其是小孩。具体见表 21-11。

表 21-11　不同适应证碘比醇注射液的使用剂量

适应证	碘比醇注射液 250		碘比醇注射液 300		碘比醇注射液 350	
	平均剂量 ml/kg	总量(最小-最大)ml	平均剂量 ml/kg	总量(最小-最大)ml	平均剂量 ml/kg	总量(最小-最大)ml
静脉尿路造影	2.6	150~220			1	50~100
快速静脉注射			1.2	50~100		
慢速静脉注射			1.6	100		
计算机断层扫描						

续表

适应证	碘比醇注射液 250		碘比醇注射液 300		碘比醇注射液 350	
	平均剂量 ml/kg	总量(最小-最大)ml	平均剂量 ml/kg	总量(最小-最大)ml	平均剂量 ml/kg	总量(最小-最大)ml
头颅			1.4	20～100	1	40～100
胸部	2.0	95～170				
全身			1.9	20～150	1.8	90～180
静脉血管数字减影	3.1	75～360	1.7	40～270	2.1	95～250
动脉造影术						
脑部动脉造影			1.8	42～210		
外周动脉造影					2.2	105～205
下肢动脉造影			2.8	85～300	1.8	80～190
腹部动脉造影					3.6	155～330
心血管造影术			1.1	70～125		
成人					1.9	65～270
儿童					4.6	10～130

【制剂与规格】 碘比醇注射液：（1）50ml:15g(I)；（2）50ml:17.5g(I)；（3）75ml:22.5g(I)；（4）100ml:30g(I)；（5）100ml:35g(I)

碘美普尔 [医保(乙)]
Iomeprol

【适应证】 碘美普尔 250：静脉尿路造影(成人和儿童)、外周静脉造影、CT(脑和躯干)、静脉和动脉 DSA、脊髓造影。

碘美普尔 300：静脉尿路造影(成人和儿童)、外周静脉造影、CT(脑和躯干)、海绵体造影、静脉 DSA、常规血管造影、动脉 DSA、心血管造影(成人和儿童)、常规选择性冠状动脉造影、介入性冠状动脉造影、ERCP、关节造影、子宫输卵管造影、瘘管造影、椎间盘造影、乳管造影、胆管造影、泪囊造影、涎管造影、逆行尿道造影、逆行肾盂输尿管造影、脊髓造影。

碘美普尔 350：静脉尿路造影(成人和儿童)、CT(躯干)、静脉 DSA、常规血管造影、动脉 DSA、心血管造影(成人和儿童)、常规选择性冠状动脉造影、介入性冠状动脉造影、关节造影、子宫输卵管造影、瘘管造影、乳管造影、胆管造影、泪囊造影、涎管造影。

碘美普尔 400：静脉尿路造影(成人，包括肾脏损害或糖尿病患者)、CT(躯干)、常规血管造影、动脉 DSA、心血管造影(成人和儿童)、常规选择性冠状动脉造影、介入性冠状动脉造影、瘘管造影、乳管造影、泪囊造影、涎管造影。

注：CT：计算机体层摄影；DSA：数字减影血管造影；ERCP：内镜下逆行胰胆管造影。

【药理】 （1）药效学 本品是一种三碘化非离子型水溶性 X 线对比剂，与其他非离子型对比剂相比具有非常低的渗透压及黏滞度。

（2）药动学 在健康受试者及需要行尿路造影、血管造影、计算机体层摄影(CT)和体腔检查的患者中，对浓度最高达 400mgI/ml 的本品的药代动力学、耐受性和诊断效力进行了研究。在实验室检查和生命体征方面没有发生有临床意义的改变。

血管内注射本品的药代动力学可以用二室模型描述，药物分布迅速，消除缓慢。在 18 名健康受试者中，分布相和消除相的平均半衰期分别为 23 分钟±14 秒和 109 分钟±20 秒，50%在给药后的 2 小时内经尿路排出。

鞘内注射本品后的药代动力学显示本品在 3～6 个小时内可完全从脑脊液吸收。清除半衰期为 8～11 小时，且与剂量无关。93%的患者在 24 小时内都可测到血药浓度。本品全部通过肾脏以原型排泄。肾脏排泄主要发生在给药后的 24 小时内，较少部分发生在给药后的 24～38 小时。

肾功能损伤：本品主要通过肾小球过滤从肾脏排泄。肾功能不全患者药物平均消除半衰期明显延长。

血液透析：单次透析后，透析液中约有 58%的药物。本品不与血清或血浆蛋白结合。

【不良反应】 一般为轻至中度且为一过性的，但也曾有重度和危及生命甚至有时导致死亡的病例报告。

血管注射对比剂后，多数不良反应在几分钟内即可出现，但也有迟发的通常是皮肤过敏反应，多出现在药物注射后的 2～3 天。其中，冠状动脉血栓形成和冠状动脉栓塞是冠状动脉导管检查的并发症。动脉内注射对比剂时，特别是在冠状动脉和脑血管造影后，曾观察到血管痉挛和继发缺血，通常与这些检查的操作相关，可能由于导管头刺激或导管压力过高引发。

鞘内注射后，不良反应多出现在检查完成后的几小时内（3～6 小时），因为对比剂需要经脑脊液循环从给药部位分布至血管内腔。体腔注射后，多数不良反应也发生在数小时后，这是由于对比剂从注射部位吸收缓慢。鞘内注射最常报告的不良反应：十分常见：头痛；常见：头晕、高血压、恶心、呕吐、背痛、四肢疼痛和注射部位反应。不常见：意识丧失、轻瘫、麻木（感觉异常）、感觉减退、嗜睡、低血压、潮红、出汗增加、瘙痒、肌肉僵硬、颈痛、热感和发热；不详：过敏反应、癫痫、皮疹。

体腔注射后，在 ERCP 后较常见淀粉酶水平增高，极其罕见病例报道胰腺炎。关节造影和瘘管造影病例发生的不良反应通常表现为对已有组织炎症的叠加刺激。全身性过敏反应极少见，通常较轻微且多为皮肤反应。但不排除发生重度过敏样反应的可能性。如其他含碘对比剂一样，在子宫输卵管造影后有可能会发生盆腔疼痛或不适。

出现不良反应后必须立即停止给药，如果需要应紧急通过静脉通路给予对症治疗。

过敏反应　过敏样反应/过敏反应可以表现为各种各样的症状，但很少在一个患者身上出现所有症状。通常在 1～15 分钟内（但罕见 2 小时后发生），患者主诉感觉异样、焦虑、潮红、热感、出汗增加、头晕、流泪增加、鼻炎、心悸、感觉异常、瘙痒、头部跳痛、咽喉痛和咽喉发紧、吞咽困难、咳嗽、打喷嚏、荨麻疹、红斑、轻度局部水肿或血管水肿、咽/舌及喉水肿和（或）喉痉挛而导致呼吸困难，表现为喘鸣和支气管痉挛。

消化系统　恶心、呕吐、腹痛和腹泻不常见。

心血管系统　血管扩张，伴有明显的低血压、心动过速、发绀、意识丧失，甚至发展为呼吸和（或）心搏骤停而导致死亡。这些反应可能发生很快，需要立即采取全面积极的心肺复苏治疗。初期循环性衰竭可作为唯一和（或）首发表征出现，不伴有呼吸系统症状或以上所列举的其他体征或症状。

【禁忌证】　（1）已知对本品或其所含任何辅料过敏者。

（2）子宫输卵管造影　当怀疑或确定为妊娠时，以及在急性炎症期间，禁止对女性生殖器官进行放射学检查。

（3）禁止鞘内同时注射本品及糖皮质激素。

（4）为避免药物过量，当发生技术操作失误时，不能立即重复进行脊髓造影检查。

【注意事项】　使用相关　（1）水化　患者必须充分水化，在对比剂注射前、后应纠正任何相关的液体或电解质平衡异常。尤其是患有肾脏、肝脏或心肌重度功能性损害、骨髓瘤或其他副蛋白血症、镰状细胞病、糖尿病、多尿、少尿、高尿酸血症的患者、婴幼儿、老年患者，以及患有重度全身疾病者不应发生脱水。对于基础疾病可能因液体超负荷而恶化的患者（包括充血性心力衰竭），在进行水化时应特别注意。

（2）膳食建议　检查当日可保持正常饮食，或遵医嘱。必须保证摄入足够的液体。但是，在检查前 2 小时内，患者应禁食。

（3）焦虑　明显兴奋、焦虑和疼痛的状态可能诱发不良反应，或者加重与对比剂相关的反应。这些患者可给予镇静剂。

（4）检查前用药　嗜铬细胞瘤患者检查前建议在医生的监督下服用 α 或 β 受体拮抗剂，以防发生高血压危象。

（5）凝血、冲洗导管　非离子型对比剂具有对正常生理功能干扰小的特点，与离子型对比剂相比，非离子型对比剂在体外的抗凝活性较低。进行血管导管检查的医务人员应了解这一特点并谨慎地进行血管造影操作。非离子型对比剂不应残留在注射器中与血液接触，应经常地使用 0.9% 氯化钠注射液溶液（必要时可加用肝素）对血管内导管进行冲洗，以尽量减小凝血的危险，在罕见的情况下，凝血可导致检查后发生严重的血栓栓塞并发症。

（6）对患者的观察　血管内注射对比剂应尽可能在患者卧位时进行。给药后对患者应观察至少 30 分钟。完成颈椎或腰颈椎的直接检查后，需要抬高检查床的头侧，使其倾斜 45° 角约两分钟，以使对比剂存留在脊髓腔内较低水平。避免患者过度和特别是主动的运动或拉伸，在检查后的最初几个小时患者应保持安静和头高位，并应处于严密观察之下。在此期间患者应在床上保持仰卧位休息。

过敏反应　（1）过敏史　对于过敏体质、已知对含碘对比剂过敏和有哮喘病史的患者，检查前可考虑应用抗组胺药物和（或）糖皮质激素类药物，以预防可能发生的过敏样反应。

（2）碘过敏试验　由于患者的病史或碘过敏试验并

不能预测是否会发生对对比剂的严重或致命的反应,所以不建议进行碘过敏试验。

(3) 对含碘对比剂过敏 对含碘对比剂过敏或有既往不良反应史会增高应用非离子型对比剂后再次发生重度不良反应的风险。

(4) 过敏体质 对含碘对比剂的不良反应更常见于具有过敏史者(枯草热、荨麻疹和食物过敏)。

危机处理 外渗 对比剂注射期间需谨慎,以避免发生外渗。这对于严重动脉或静脉疾病患者尤为重要。

司机驾驶 在驾驶或操作机器之前,检查是否出现低血压、头晕、意识模糊、呼吸困难等不良反应。在接受鞘内注射后,建议 24 小时后再驾驶或操作机器。

在患有特殊病情患者中的使用 (1) 哮喘患者 应用对比剂后诱发支气管痉挛的风险较高,特别是服用 β 受体拮抗剂的患者。

(2) 甲状腺功能亢进症、结节性甲状腺肿 对比剂中可能存在少量无机碘,对甲状腺功能可能会有一些影响:在患有甲状腺功能亢进症或结节性甲状腺肿的患者中,这些影响显得更明显。应用碘对比剂后,有发生甲状腺危象的报道。

(3) 肾功能衰竭 原有肾脏损害者在注射对比剂后可能易于发生急性肾功能不全。预防措施包括:识别高危患者;在对比剂给药前保证充分的水化,最好在造影检查前及检查期间维持静脉输液,直至对比剂被肾脏清除;在对比剂被清除之前,尽可能避免应用肾毒性药物、进行大手术或检查如肾血管成形术;将新的造影检查推迟至肾功能恢复到检查前的水平。进行透析治疗的患者可以接受可被透析清除的对比剂,如本品。

(4) 糖尿病 糖尿病患者存在肾脏损害,是对比剂给药后易于发生肾脏损害的因素之一。服用双胍类药物的患者可能会诱发乳酸性酸中毒。

(5) 多发性骨髓瘤、副蛋白血症 患者是对比剂给药后易于发生肾脏损害的人群。建议进行充分水化。

(6) 镰状细胞病 对比剂可引发纯合型镰状细胞病患者发病。建议进行充分水化。

(7) 重症肌无力 含碘对比剂可加重重症肌无力的体征和症状。

(8) 嗜铬细胞瘤 在进行放射学检查时,血管内应用对比剂可引起这些患者发生重度(罕有不能控制的)高血压危象。

(9) 严重肝肾功能障碍 合并严重肝肾功能障碍可延迟对比剂排泄,因而不良反应发生的风险升高。建议进行充分水化。

(10) 严重心血管疾病 在患有严重心脏病、特别是那些患有心力衰竭和冠心病的患者中,发生重度不良反应的危险增高。在患有明显或隐匿的心力衰竭的患者中,血管内注射对比剂可能会诱发肺水肿。在肺动脉高压和心瓣膜疾病的患者中,血管内注射对比剂可能会导致显著的血流动力学改变。在老年患者和有心脏病史的患者中,常见缺血性心电图改变和明显的心律失常,发生的频率和严重程度似乎与心脏损害的严重程度相关。严重和慢性高血压可使对比剂给药后发生肾脏损害的风险及与导管检查相关的风险增高。

(11) 中枢神经系统疾病 在患有急性脑梗死、急性颅内出血、血-脑屏障受损的疾病、脑水肿和急性脱髓鞘病变的患者中,血管内注射对比剂时应特别小心。存在颅内原发或转移性肿瘤及癫痫病史时,出现癫痫发作的可能性增高。退行性、炎症性或脑血管肿瘤病变所引起的神经系统症状可由于应用对比剂而加重。血管内注射对比剂可能造成血管痉挛及其所引起的脑缺血现象。在患有症状性脑血管疾病、近期中风或经常发生 TIA(一过性脑缺血发作)的患者中,发生一过性神经系统并发症的风险增高。

其他 酒精中毒 实验和临床研究均已证实,急性和慢性酒精中毒可增加血脑屏障的通透性。这将促进含碘对比剂通过血脑屏障进入脑组织,并可能导致中枢神经系统疾患。由于癫痫发作的阈值可能降低,在酗酒者中应用时须谨慎。

药物成瘾 由于癫痫发作的阈值可能降低,在药物成瘾者中应用时须谨慎。

特别警告 涉及使用任何不透射线对比剂的诊断检查,均应在接受过必要培训并且全面了解该特殊检查的人员指导下实施。应配备适当设施,用于处理检查的各种并发症,以及对比剂本身重度不良反应的急救治疗。包括但不限于急救设施和受过生命支持和过敏反应治疗培训的人员。不透射线对比剂注射给药后,相应人员和急救设备应保持在场直至检查结束后至少 30 分钟,以治疗检查并发症,并提供发生对比剂重度急性或迟发性反应的急救治疗。

考虑到可能发生严重的不良反应,含碘对比剂应限用于确需增强造影检查者。应根据患者的临床情况评估是否需要进行增强造影检查,特别是与心血管、泌尿系统或肝胆系统病变有关的临床情况。

与特定的检查的相关风险可因某些疾病如晚期动脉硬化、高血压、心力衰竭、主要的全身性疾病和脑血管疾病而升高。

患有 Waldenström 副蛋白血症、多发性骨髓瘤、晚期肝脏和(或)肾脏疾病者对使用对比剂尤其敏感。建议对这些患者予以充分水化。

为进行心血管造影检查而应用对比剂时，应在配备有急诊重症监护设备和人员的医院或诊所中使用。在医疗机构中，在需要使用含碘对比剂进行其他更常见的诊断性造影检查的场所，应备有复苏设备和治疗措施。

【药物相互作用】 药物间相互作用 (1)二甲双胍 二甲双胍治疗患者血管内注射对比剂后可发生乳酸性酸中毒。肾功能正常患者可照常继续服用二甲双胍。为预防正在口服双胍类抗糖尿病药物(二甲双胍)并有中度肾脏损害的糖尿病患者发生乳酸性酸中毒，应在对比剂给药前 48 小时停用二甲双胍，仅在对比剂给药后 48 小时肾功能确实恢复至检查前数值时方可恢复用药。对肾功能受损或肾功能状况不详的急诊患者，医生应权衡使用对比剂进行检查的风险和获益。从对比剂给药时应停用二甲双胍。在检查后，应对患者进行乳酸性酸中毒迹象监测。二甲双胍仅在对比剂给药后 48 小时，若患者血清肌酐/eGFR 较成像检查前水平无变化时方可恢复用药。

同样，使用免疫调节剂如白介素-2(IL-2)治疗的患者发生对比剂过敏样反应的频率更高，可表现为迟发性反应。

(2)β受体拮抗剂可能会降低对对比剂诱发的支气管痉挛治疗的反应。

(3)考虑停用降低癫痫发作阈值的药物治疗，直至检查后 24 小时方可恢复用药。

(4)口服胆囊造影 文献检索未发现经肾脏排泄的对比剂与口服胆囊造影用药物之间发生相互作用的证据。

对检查的影响 所有可能受对比剂影响的检查均应在注射对比剂前进行。

(1)甲状腺功能试验 在应用含碘对比剂后，甲状腺组织摄取用于诊断甲状腺疾病的放射性同位素的能力降低，可持续达 2 周，个别病例甚至时间更长。在注射含碘对比剂后 2 周内，甲状腺"蛋白结合碘"和"放射性碘摄取"检查结果可能不能正确反映甲状腺功能。建议进行"T_3 树脂摄取甲状腺检查"或"总或游离甲状腺素(T_4)测定"。

(2)实验室检查 血清和尿中高浓度的对比剂可干扰胆红素、蛋白或无机物质(如铁、铜、钙、磷)的实验室检查结果。

【给药说明】 (1)当药液变色或有可见微粒时请不要使用。

(2)应在使用前才用注射器抽吸，不能与任何其他药物混合。

(3)建议注射前将药瓶温热至体温温度。

(4)使用前，需检查本品确保容器和瓶盖未破损。必须在无菌条件下使用无菌注射器从瓶中抽取对比剂溶液。

(5)血管内注射和(或)采用导管和导丝注射都必须在无菌条件下进行。

(6)如果未使用一次性设备，必须特别注意防止痕量洗涤剂残留污染。

(7)瓶装对比剂溶液不适用于抽取多份剂量。橡胶塞不得刺穿超过一次。采用注射器针头刺穿橡胶塞并抽取对比剂。药瓶中剩余的未使用对比剂必须和连接管一起丢弃。

(8)碘美普尔注射液与其他含碘对比剂相同，可能与含铜的金属表面发生反应(如黄铜)，因此应避免使用产品会与这类金属表面直接接触的仪器。

【用法与用量】 给药剂量和速度根据临床问题、采用的技术、检查的身体部位、使用的设备，以及年龄、体重、心输出量和患者临床状况而有所不同。见表 21-12。

表 21-12　不同适应证碘美普尔注射液的推荐剂量

适应证	浓度(mgI/ml)	推荐剂量
静脉尿路造影	250/300/350/400	成人：50～150ml 新生儿：3～4.8ml/kg 婴儿：2.5～4ml/kg(<1 岁) 儿童：1～2.5ml/kg(≥1 岁)
外周静脉造影	250/300	成人：10～100ml。必要时重复；剂量通常不得超过 250ml。单次注射用量取决于检查部位(上肢 10～50ml；下肢 50～100ml)
脑 CT	250/300	成人：50～200ml 儿童：根据体重和年龄

适应证	浓度(mgI/ml)	推荐剂量
躯干 CT	250/300/350/400	成人：100～200ml 儿童：根据体重和年龄
海绵体造影	300	成人：最高 100ml
静脉 DSA	250/300/350/400	成人：100～250ml 儿童：根据体重和年龄
常规血管造影		
上肢动脉造影	300/350	成人：剂量通常不得超过 250ml。单次注射用量取决于检查部位
盆腔和下肢动脉造影	300/350/400	成人：剂量通常不得超过 250ml。单次注射用量取决于检查部位
腹部动脉造影	300/350/400	成人：剂量通常不得超过 250ml。单次注射用量取决于检查部位
降主动脉造影	300/350	成人：剂量通常不得超过 250ml。单次注射用量取决于检查部位
肺血管造影	300/350/400	成人：最高 170ml
脑血管造影	300/350	成人：最高 100ml
儿科动脉造影	300	儿童：最高 130ml，根据体重和年龄
介入性血管造影	300/350/400	成人：剂量通常不得超过 250ml。单次注射用量取决于检查部位 儿童：根据体重和年龄
动脉 DSA		
脑血管造影	300/350	成人：用于全面观察时 30～60ml；用于选择性注射时 5～10ml 儿童：根据体重和年龄
胸部	300	成人：用于主动脉时 20～25ml，必要时重复；用于支气管动脉时 20ml
主动脉弓	300/350	成人：通常不得超过 350ml
腹部	250/300	成人：通常不得超过 350ml
主动脉造影	300/350	成人：通常不得超过 350ml
经腰部主动脉造影	300	成人：剂量通常不得超过 250ml。单次注射用量取决于检查部位
外周动脉造影	250/300	成人：用于选择性注射时 5～10ml，最高 250ml 儿童：根据体重和年龄
介入性	300	成人：用于选择性注射时 10～30ml，最高 250ml 儿童：根据体重和年龄
心血管造影	300/350/400	成人：剂量通常不得超过 250ml。单次注射用量取决于检查部位 儿童：3～5ml/kg
常规选择性冠状动脉造影	300/350/400	成人：每支动脉 4～10ml，必要时重复
介入性冠状动脉造影	300/350/400	成人：每支动脉 4～10ml，必要时重复
其他诊断检查		
ERCP	300	成人：最高 100ml
关节造影	300/350	成人：每次注射最高 10ml
子宫输卵管造影	300/350	成人：最高 35ml
瘘管造影	300/350/400	成人：最高 100ml
椎间盘造影	300	成人：最高 4ml
乳管造影	300/350/400	成人：每次注射 0.15～1.2ml
泪囊造影	300/350/400	成人：每次注射 2.5～8ml

适应证	浓度（mgI/ml）	推荐剂量
涎管造影	300/350/400	成人：每次注射 1～3ml
胆管造影	300/350	成人：最高 60ml
逆行尿道造影	300	成人：20～100ml
逆行肾盂输尿管造影	300	成人：每次注射 10～20ml
脊髓造影	250	成人：10～18ml
	300	8～15ml，用于鞘内注射时总量不能超过 4500mgI，浓度不能高于 300mgI/ml

【制剂与规格】 碘美普尔注射液：（1）50ml:12.5g(I)；（2）50ml:15g(I)；（3）50ml:17.5g(I)；（4）50ml:20g(I)；（5）75ml:22.5g(I)；（6）100ml:25g(I)；（7）100ml:30g(I)；（8）100ml:35g(I)；（9）100ml:40g(I)；（10）200ml:60g(I)；（11）200ml:80g(I)。

二、胃肠道对比剂

硫 酸 钡 [药典(二)；国基；医保(甲)；医保(乙)]

Barium Sulfate

【适应证】 适用于食道、胃、十二指肠、小肠、结肠的单双对比造影检查。

【药理】 （1）药效学 钡盐能吸收较多量 X 线，进入体内胃肠道或呼吸道等腔道后与周围组织结构在 X 线图像上形成密度对比，从而显示出这些腔道的位置、轮廓、形态、表面结构和功能活动情况。粗细不均型（Ⅱ型）对胃小区等黏膜相微细结构显示好。

（2）药动学 本品口服或灌入胃肠道后不被吸收，以原型从粪便排出。进入支气管后大部分咳出，小量进入肺泡，沉积于肺泡壁，或被吞噬运送到肺间质和淋巴系统，但速度十分缓慢，故不宜做支气管造影。

【不良反应】 口服钡剂可能引起恶心、便秘、腹泻等症状；使用不当也可发生肠穿孔，继而发生腹膜炎、粘连、肉芽肿，严重者也可致死。钡剂大量进入肺后，可造成机械刺激和炎症反应，早期引起异物巨细胞、上皮样细胞和单核细胞浸润，以后在沉积的钡盐周围发生纤维化，形成钡结节。

【禁忌证】 下列情况禁用本品做口服胃肠道检查：急性胃肠穿孔；食管气管瘘和可疑先天性食管闭锁；近期内食管静脉破裂大出血；结肠梗阻；咽麻痹。

【注意事项】 （1）硫酸钡必须严格按照药典规定检查，不得含有可溶性钡盐。

（2）下列情况慎用本品做口服胃肠道检查 ①急性胃、十二指肠出血；②小肠梗阻；③习惯性便秘。

（3）下列情况慎用本品做结肠灌肠检查 ①结肠梗阻；②习惯性便秘；③巨结肠；④重症溃疡性结肠炎；⑤结肠套叠。

（4）做过结肠活体病理检查后 1～2 周方可进行钡剂灌肠，以免发生结肠穿孔。

【药物相互作用】 检查前 3 天禁用高原子量药如铋剂、钙剂；检查前 1 天禁用对胃肠道有影响药，如阿托品、抗酸药及泻药。

【用法与用量】 将本品加水调制成所需浓度后使用。通常采用的引入方式有口服、小肠和结肠灌肠等。

（1）食道检查 口服钡剂［浓度 60%～250%(w/v)］15～60ml，可立即观察食道及其蠕动情况；在服钡剂前，先服产气药物，可做食道双对比检查。

（2）胃及十二指肠双对比检查 禁食 6 小时以上，口服产气药物，待胃内产生 CO_2 气体 300～500ml 后，可先口服钡剂［200%～250%(w/v)，黏度 150～300mPa·s］70～100ml，令患者转动体位，让钡剂均匀涂布于胃黏膜即可，如有必要可再加服 150ml 的钡剂；如在造影检查前 20 分钟，给患者使用低张药物（如注射山莨菪碱，或口服阿托品等），并口服清胃酶清洗胃液，再行双对比检查，胃黏膜表面结构可更清晰显示。

（3）胃肠单对比随访检查 禁食 6 小时以上，口服浓度 40%～120%(w/v)的钡剂 240～480ml 后可立即观察胃与十二指肠的形态及蠕动情况；15～30 分钟后可观察小肠的形态及蠕动情况；1.5 小时后可观察到所有小肠的形态及蠕动情况；2～6 小时后可观察回盲区和右半大肠。

（4）小肠灌肠检查 禁食 8～12 小时，将浓度 30%～80%(w/v)的钡剂 800～2400ml 经特制导管直接导入十二指肠或近段空肠，行逐段小肠检查。如有必要可不进行单对比检查而直接行双对比检查。

（5）结肠灌肠检查 检查前 1～3 天进流质或半流质饮食，必要时用适量泻剂，并于检查前 1～2 小时清洁肠道。经肛门插管入结肠，注入钡剂充盈整个大肠进行造影。注入浓度 20%～60%（w/v）钡剂后，进行透视和摄片，为单对比造影；然后排出大部分钡剂，再注入气体充盈大肠，为双对比造影。行直接大肠双对比造影时，先通过导管注入浓度 60%～80%（w/v）钡剂 150～300ml，转动体位并注入气体，在注入钡剂之前，肌内或静脉注射高血糖素（Glucagon）或山莨菪碱之类低张药。

【制剂与规格】 硫酸钡（Ⅰ型）干混悬剂：（1）200g；（2）500g；（3）1000g。

硫酸钡混悬剂：（1）100%（w/v）；（2）120%（w/v）；（3）130%（w/v）；（4）140%（w/v）。

硫酸钡（Ⅰ型）混悬液：（1）160%（w/v）；（2）70%（w/v）。

硫酸钡（Ⅱ型）干混悬液：（1）200g；（2）250g；（3）300g。

三、胆道对比剂

胆 影 葡 胺 [药典(二)]
Meglumine Adipiodone

【适应证】 用于胆管和胆囊造影。

【药理】 药动学 静脉内给药后，药物到达肝脏，对比剂在注射后 10～15 分钟内出现在胆汁中，因此即使在胆囊切除术患者中也可以观察到肝脏和胆总管。除肝功能受损的患者外，在给药后 25 分钟内即可看到胆管。注射后一小时内胆囊开始充满；2～2.5 小时后才能达到最大填充量。对比剂最终在粪便中被清除，而不经过肠肝循环，只是静脉内给药剂量的大约 10%通过肾脏排泄。

【不良反应】 （1）给药过快后，可能会出现轻度的短暂症状，如躁动，温暖，打喷嚏，出汗，流涎，潮红，上腹部压力，头晕，恶心，呕吐，发冷，发热，头痛，面色苍白和震颤。注射完成后，这些症状消失。

（2）可能会发生超敏反应。在极少数情况下，尽管进行了最仔细的敏感性测试，但仍可能发生类过敏反应。

（3）肾功能检查可能会改变，并可能发生肾功能衰竭。

（4）成人和儿童患者（包括婴儿）给予碘对比剂后，很少有甲状腺功能低下的甲状腺功能检查报告。一些患者因甲状腺功能减退而接受治疗。

（5）皮肤和皮下组织异常 反应范围从轻度（例如皮疹，红斑，瘙痒，荨麻疹和皮肤变色）到严重，例如史-约综合征和中毒性表皮坏死症（SJS/TEN），急性全身性皮炎性脓疱病（AGEP）和嗜酸性粒细胞增多和全身症状的药物反应。

【禁忌证】 （1）禁止用于鞘膜移植术。

（2）对碘普胺盐过敏或对试验剂量有过敏反应的患者禁用胆影葡胺。同时伴有严重肾和肝功能损伤的患者也禁用本品。

【注意事项】 危机处理 本品使用应在经过必要培训且完全了解要执行的特定操作的人员指导下进行。应该有适当的设施来应对由于该操作而引起的情况，以及对对比剂本身的严重反应进行紧急治疗。在血管内使用不透射线的药物后，由于已知会发生严重的延迟反应，因此，应有足够的人员和急救设施至少 30～60 分钟可用。

过敏反应 严重的、威胁生命的反应可能和药物过敏相关，但目前无有效的预测严重反应的方法。支气管哮喘或过敏史，过敏家族史或对对比剂的先前反应值得特别注意。最常进行的敏感性测试是在注射完整诊断剂量之前，缓慢注射 0.5～1.0ml 不透射线的介质，静脉内使用。应该注意的是，对测试剂量无反应并不排除对全部诊断剂量有反应的可能性。如果测试剂量引起任何不良反应，则应仔细重新评估继续进行检查的必要性；如果认为必要，则应谨慎进行检查。在极少数情况下，对测试剂量的反应可能非常严重。因此，检查时应对患者进行密切观察，并备有抢救药物和设备。

不良反应相关 对于严重虚弱的患者和患有明显高血压的患者，应使用不透射线的介质进行警告。使用静脉注射技术时应牢记血栓形成的可能性。

诊断干扰 对比剂可能会干扰尿液标本的某些化学测定，因此，应在使用对比剂之前或之后两天或更长时间收集尿液。

其他 盐酸苯海拉明注射液与本品混合可能会导致在注射器或导管中形成沉淀。如果同时使用抗组胺药，则不应与对比剂混合使用，而应在其他部位使用。

【用法与用量】 缓慢静脉注射：成人 20ml（50%）；小儿 0.3～0.6ml（50%）/kg。静脉滴注：0.6ml（50%）/kg 加入 5%的葡萄糖注射液 150ml 中，缓慢滴注 30 分钟以上。

【制剂与规格】 胆影葡胺注射液：（1）1ml:0.3g；（2）20ml:6g；（3）20ml:10g。

四、淋巴对比剂

罂粟乙碘油
Ethiodized Oil

【成分】 罂粟籽油与碘结合的一种有机碘化合物，活性成分为碘化罂粟籽油脂肪酸乙酯。

【适应证】 （1）CDE 适应证 ①用于碘缺乏病的治疗。②淋巴造影。

(2)国外适应证　①成人子宫输卵管造影。②成人和小儿患者的淋巴造影。③选择性肝动脉内成像用于成年已知肝细胞癌(HCC)的肿瘤成像。

【药理】　(1)药效学　罂粟乙碘油为 X 线诊断阳性对比剂。作用机制是本品进入体内后能比周围其他软组织结构吸收更多 X 线,从而在 X 线照射下形成密度对比,显示出所在腔道的形态结构。

(2)药动学　①本品经肌内注入后,一部分在肌肉和邻近组织中聚集。另一部分通过代谢途径而脱碘,用以补偿甲状腺中碘的丢失。在注射后的最初几小时内,碘可通过尿液大量、快速排泄,但在接下来的几个月中会持续存在,在3~5年内,尿液中的碘排泄会降到50μg/d。②本品经淋巴内注入后释放入血,由肝脏、肺脏摄取,油状小滴在肺泡、脾脏和脂肪组织中降解。被组织器官摄取、储存后,在一段时间内还会发生碘油再吸收,这将持续几天,几个月或几年。该情况是持续而有规律的,只要在影像中可见对比剂,在尿中就可检测到碘化物的存在。

【不良反应】　大多数不良反应均与剂量相关,因此用药剂量应尽可能小。

排异反应　使用罂粟乙碘油注射液将触发排异反应,表现为巨噬细胞和巨细胞的形成、浆细胞增多症的出现,从而导致淋巴结结缔组织发生变化。健康淋巴结能够耐受其运输能力的下降,但在淋巴结发生病变或发育不全时,该变化可能加剧淋巴淤积。

过敏反应　偶见碘过敏反应,在给药后即刻或数小时发生,主要表现为血管神经性水肿、呼吸道黏膜刺激、肿胀和分泌物增多等症状。

体温升高　检查后的 24 小时内,可能出现 38~39℃的高热。

神经系统　脑栓塞。

呼吸系统　肺动脉栓塞。

胃肠反应　恶心、呕吐、腹泻。

内分泌系统　甲状腺功能亢进。

其他　脊髓损伤。

【禁忌证】　(1)对碘过敏者禁用本品。

(2)甲状腺功能亢进者禁用本品。

(3)本品不可在动脉内、静脉内或鞘内注射。

(4)本品禁用于哺乳期妇女。

(5)放射诊断　①禁用于最近遭受过外伤性损害、溢血或出血(存在溢出或栓塞风险)的患者。②禁用于支气管造影(本品将迅速充斥进细支气管和肺泡)。

(6)内分泌科　①禁用于年龄 45 岁以上的多发性大结节甲状腺肿患者,因其甲状腺功能亢进的风险很高。②禁用于有严重心、肝、肺疾患、急性支气管炎症和发热患者。

【注意事项】　不良反应相关　应注意,本品在进行淋巴造影时仅限于淋巴内注射。接受造影的患者大多会出现肺动脉栓塞,因为部分药品将在肺部毛细血管中暂时形成栓塞,但此种栓塞的临床表现并不常见。一旦栓塞发生,症状将即刻出现(也可能出现在给药后的几个小时甚至几天后),但通常都是暂时性的。出于这个原因,呼吸机能受损、心肺功能不全或已存在右心超负荷的患者,尤其是老年患者,应调整给药剂量或取消此类检查。

癌症化疗或放疗后,也应减少给药剂量,因为此时淋巴结显著减少,只能保留很少量的对比剂。注射本品应依据放射学或透视学指导进行。通过放射手段确认药品的确是通过淋巴注射给药(而非静脉注射),同时,当胸部导管的对比剂可见时,或者在观察到淋巴管闭塞之后,立即终止检查,这样可以尽量减少对肺部的侵入。

过敏反应　此类过敏反应可能是变应性的(如果严重,即为过敏性反应)或非变应性的。也可能立即发生(60分钟之内),也可能出现延迟(推迟至 7 天以后)。急性过敏反应可能致命。此类反应与剂量无关,可能发生在第一次给药期间,且通常是不可预见的。由于存在严重反应的风险,应备有必要的抢救设备。

检查前:仔细询问患者病史,确定其是否为过敏高危患者。对于过敏反应风险最大的患者(已知其对对比剂过敏),建议使用糖皮质激素类药物和 H_1 抗组胺药作为预防性给药。但是,这些药品不能防止严重或致命过敏性休克的发生。

检查期间应确保:医疗监控,留置静脉导管。

检查之后:给予对比剂后,应密切观察患者至少三十分钟,因为大部分严重不良反应均发生在这一时间段。必须将发生迟发过敏反应(七天之内)的可能性告知患者。

使用注意事项　(1)罂粟乙碘油注射液不得以静脉注射、动脉内注射(选择性插管除外)或鞘内注射的形式给药。

(2)本品必须使用玻璃注射器注射。在肌内注射时要注入深部肌肉组织,并避免损伤血管引起油栓。

(3)通过某些瘘管进行注射时,要求极其谨慎,避免血管渗透,并要考虑造成脂肪栓塞的风险。注射时,应小心避免将药品注射到出血或外伤的部位。

(4)本品不宜长久暴露于光线和空气中，如析出游离碘后色泽变棕或棕褐色者不可再使用。

慎用情况 (1)活动性肺结核。

(2)对其他药物、食物有过敏史或过敏性疾病者。

(3)本品不宜用作羊膜囊造影，因可能引起胎儿甲状腺增生。

其他 (1)由于游离碘含量的存在，碘化对比剂可能影响甲状腺的机能，进而使某些易感人群罹患甲状腺功能亢进症。那些具有潜在甲状腺功能亢进症和呈现甲状腺功能自主性的患者为高危患者。与水溶性有机碘衍生物相比，罂粟乙碘油导致碘中毒的几率更大。

(2)淋巴系统造影会使甲状腺浸润碘元素长达几个月的时间。因此，所有的甲状腺功能检查都应在放射检查之前进行。

(3)为防止任何代谢紊乱的发生，必须筛查潜在的甲状腺风险因素。对高危患者进行碘对比剂给药时，必须首先进行甲状腺功能检查。

【药物相互作用】 **与二甲双胍联用时** 糖尿病患者接受罂粟乙碘油注射液动脉内给药，易引起由肾功能衰竭造成的乳酸性酸中毒。因此计划接受栓塞治疗的患者，在检查之前，应终止二甲双胍治疗48小时。同时，放射检查两天以后才可恢复使用二甲双胍。

应慎重的合并用药

(1)β受体拮抗剂、血管舒缩物质、血管紧张素转换酶抑制剂、血管紧张素受体拮抗剂，这些药品将降低心血管补偿机制对于血压失常的效力：在罂粟乙碘油注射液给药之前，应将这一情况告知医师，同时配备相应的抢救设备。

(2)利尿剂 在利尿剂引起脱水的情况下，发生肾功能衰竭的危险性增加，特别是当使用大剂量的碘对比剂时。使用碘对比剂前需再次补水。

(3)白介素-2 近期接受过白介素-2给药(四线)的患者，对对比剂产生反应的风险将加大，可能出现皮疹以及更为罕见的低血压、少尿、甚至肾衰竭。

对实验室诊断实验的干扰 由于罂粟乙碘油注射液将保持在体内几个月的时间，淋巴造影后的两年时间里，甲状腺诊断测试的结果都可能不准。

【用法与用量】 本品用于碘缺乏病的治疗：深部肌内注射。成人及四岁以上儿童每三年1ml；四岁以下儿童每两年0.5ml，总共不超过3ml；伴有甲状腺结节的患者剂量为0.2ml；45岁以上人群不宜使用本品。

淋巴造影：单侧肢体造影者，使用5～7ml进行淋巴

内注射(根据患者高度，相应调整剂量)，双侧肢淋巴造影者，使用10～14ml。

【制剂与规格】 罂粟乙碘油注射液：含碘(I)为37.0%～39.0%(g/g)，10ml。

五、其他

碘 化 油 [药典(二)；国基；医保(甲)]

Iodinated Oil

【适应证】 (1)CDE适应证 X线诊断用阳性对比剂。用于支气管造影、子宫输卵管造影、鼻窦、腮腺管以及其他腔道和瘘管造影，也用于预防和治疗地方性甲状腺肿、地方性克汀病及肝恶性肿瘤的栓塞治疗。

(2)国外适应证 ①用于碘缺乏病的治疗。②淋巴造影。

【药理】 (1)药效学 药理作用：本品属诊断用药，也用于防治地方性甲状腺肿。①本品注入体内后由于其能比周围软组织结构吸收更多X线，从而在X线照射下形成密度对比，显示出所在腔道的形态结构。②碘为合成甲状腺激素的原料。治疗量和预防量碘剂可弥补食物中碘的不足，使甲状腺素的合成和分泌保持或逐渐恢复到正常水平，腺体随之缩小，从而治疗地方性甲状腺肿。

(2)药动学 肌内注射后较长期贮留在局部组织内，持续而均衡地释放碘进入血液，注射含碘30%的本品2ml可维持有效血药浓度(6～8μg/ml)达2年以上。注入支气管和子宫输卵管内几乎不被吸收，绝大部分直接由注入部位排出体外。少量碘化油残留在肺泡内可长达数月到数年之久，引起组织异物反应，形成肉芽肿，部分被吞噬细胞吞噬，但相当缓慢。进入腹腔内的少量碘化油主要被吞噬细胞缓慢吞噬，一般需数月～数年。肌内注射后碘化油主要潴留原处，缓慢释碘进入血液后主要分布在甲状腺和脂肪组织内，并在脂肪组织内形成"第二碘库"。吸收入血液内的碘化油在脂解过程中释放出碘，血浆内每小时脱碘约12%。肌内注射后排泄缓慢，最初3天仅排出给药剂量的0.41%±0.22%，一周左右达排泄高峰，然后迅速减慢，至7～10周趋于稳定，在人体内半衰期约为5.7个月。注入支气管内的碘化油在3～4小时内60%～80%从气管咳出，在1～2日内基本排完。注入子宫输卵管内的碘化油大部分从阴道排出，小部分经输卵管进入腹腔缓慢吸收。

【不良反应】 (1)偶见碘过敏反应，在给药后即刻或数小时发生，主要表现为血管神经性水肿、呼吸道黏膜

刺激、肿胀和分泌物增多等症状。

(2)碘化油对组织刺激轻微,一般不引起局部症状,但进入支气管可刺激黏膜引起咳嗽,析出游离碘后刺激性增大,且易发生碘中毒。

(3)碘剂可促使结核病灶恶化。

(4)本品进入肺泡、腹腔等组织内可引起异物反应,生成肉芽肿。

(5)子宫输卵管碘油造影有可能引起碘化油进入血管,发生肺动脉栓塞和盆腔粘连、结核性盆腔脓肿恶化等。

【禁忌证】 (1)对碘过敏者禁用。

(2)甲状腺功能亢进,老年结节性甲状腺肿,甲状腺肿瘤,有严重心、肝、肺疾病,急性支气管炎症和发热患者禁用。

(3)下列情况禁作支气管造影:近期大量咯血、急性呼吸道感染或肺炎、肺功能严重低下或体质极度衰弱;下列情况禁作子宫输卵管造影:月经期或其他子宫出血的情况、妊娠期(可致流产)。

【注意事项】 下列情况慎用本品 (1)活动性肺结核。

(2)有对其他药物、食物过敏史或过敏性疾病者。

(3)下列情况慎作子宫输卵管造影:子宫癌(有导致扩散可能)、子宫结核(易引起碘化油返流入血管产生肺动脉碘油栓塞)。

(4)本品不宜用作羊膜囊造影,因可能引起胎儿甲状腺增生。

过敏反应 少数患者对碘发生过敏反应。用本品作支气管造影、子宫输卵管造影和肌内注射者,应先做口服碘过敏试验。瘘管、窦道造影等,碘化油不在体内潴留,可免做过敏试验。

诊断干扰 (1)本品含碘,摄入体内可干扰甲状腺功能测定,对疑有甲状腺病变需作甲状腺功能测定者宜在应用本品前进行,但其他如三碘甲状腺原氨酸树脂摄取试验等则不受影响。

(2)支气管碘化油造影后碘油残留肺部可影响 X 线胸部检查,宜在造影前先作胸部 X 线观察;盆腔肿块需要观察钙化者,亦宜在子宫输卵管造影前先摄取盆腔区域 X 线平片,以免进入腹腔的碘化油产生干扰。

其他 (1)支气管造影前要进行支气管表面麻醉。为避免本品进入细支气管以下呼吸单位,干扰诊断和引起肉芽肿,除在灌注时控制用量和灌注速度外,还常在碘

化油内加入研磨成细末的磺胺粉,调匀以增加稠度,一般每 20ml 碘化油中加入 5~10g,视原有制品稠度和室温适当增减,对磺胺制剂过敏者禁用。碘化油对组织刺激轻微,一般不引起局部症状,但进入支气管可刺激黏膜引起咳嗽,析出游离碘后刺激性增大,且易发生碘中毒。造影结束后利用体位引流并鼓励患者咳出对比剂,不能咽下。若有大量碘化油误入消化道宜采用机械刺激催吐或洗胃,以免碘中毒。

(2)子宫输卵管造影时要控制注射量和压力,在透视下进行,避免挤破血窦引起肺血管油栓,对子宫结核宫腔粘连者尤需注意。

(3)肌内注射要注入深部肌肉组织,并避免损伤血管引起油栓。

(4)碘化油注射液较黏稠,注射时需选用较粗大的针头,避免使用塑料注射器。

(5)本品不宜久露于光线和空气中,析出游离碘后色泽变棕或棕褐色者不可再使用。

【用法与用量】 注射剂使用方法 (1)支气管造影 经气管导管直接注入气管或支气管腔内。成人单侧 15~20ml(40%),双侧 30~40ml;小儿酌减。注入宜缓慢,采用体位使各叶支气管充盈。

(2)子宫输卵管造影 经宫颈管直接注入子宫腔内,5~20ml(40%)。

(3)各种腔室(如鼻旁窦、腮腺管、泪腺管等)和窦道、瘘管造影 依据病灶大小酌量直接注入。

(4)防治地方性甲状腺肿 深部肌内注射,成人:1000mg 碘或 3ml(30%);小儿:1 岁以下 125mg 碘,1~4 岁 250mg 碘,5~9 岁 750mg 碘,10 岁以上按成人剂量使用。注射一次可维持药效 5 年。

(5)肝癌栓塞治疗 在肝肿瘤供血动脉作选择性插管,或肝总动脉插管,将与抗癌药混匀的碘化油 5~10ml 注入。

口服滴丸 饭后用温开水冲服,切勿咬破或空腹服用。每 2~3 年服一次,0.4~0.6g。7 岁以下儿童减半。

【制剂与规格】 碘化油注射液:(1)2ml;(2)5ml;(3)10ml。

碘化油软胶囊(按碘计):(1)10mg;(2)20mg;(3)50mg;(4)100mg;(5)200mg。

碘化油胶丸:(1)20mg;(2)50mg;(3)100mg。

碘化油咀嚼片:50mg。

第二节 磁共振显像(MRI)对比剂

磁共振成像对比剂为诊断性药物,其本身不产生信号,信号来源于质子,其主要作用机制是通过影响质子

周围磁场，缩短质子的 T_1 和 T_2 的弛豫时间，间接改变组织的信号强度，增加病变与周围正常组织的对比，提高病变检出率，同时动态增强扫描可获得随时间变化感兴趣区组织的血供及相关的血流动力学信息。

磁共振对比剂的种类有很多。根据磁特性分为顺磁性超顺磁性/逆磁性和铁磁性对比剂；根据对信号强度的影响分为阳性对比剂和阴性对比剂；根据对弛豫的影响分为 T_1 加权对比剂和 T_2 加权对比剂；根据生物分布特点分为细胞内对比剂（特异性对比剂）和细胞外液对比剂（非特异性对比剂）；根据配体结构的不同分为线性对比剂和大环状对比剂，其中大环状对比剂的稳定性高于线性对比剂。

目前磁共振增强扫描中应用最广泛的是非特异性细胞外液顺磁性钆剂，钆剂为螯合物，在一定剂量内能明显缩短 T_1 弛豫时间（阳性对比剂作用），以灌注方式使用时，缩短 T_2 弛豫时间将大于缩短 T_1 弛豫时间（阴性对比剂作用），临床上应用较多的是自 1987 年美国食品及药物管理局（FDA）批准的首个用于 MR 增强检查的钆对比剂钆喷酸葡胺（Gd-DTPA）。肝特异性对比剂可以被肝细胞摄取并通过胆系及肾脏排泄，提高了肝脏良恶性病灶诊断和鉴别的敏感性和特异性，并可定量评估肝脏功能，临床应用价值较高。

虽然磁共振对比剂相对于碘对比剂其不良反应发生率较低，但在临床应用中也有发生，除一些常见的不良反应外，少数患者可引起肾源性系统性纤维化（NSF）。钆沉积问题是目前研究热点，但迄今为止，临床研究与动物实验均未发现钆沉积引起的不良临床后果。

目前磁共振对比剂用于临床成像的种类较多，新的对比剂也在研究中，在基于对比剂安全性的条件下，高弛豫率，高稳定性和特异性（靶向性）的研究已经是一种方向。

一、心、血管造影与血管内给药的顺磁性对比剂

钆喷酸葡胺 [药典(二)；医保(乙)]
Dimeglumine Gadopentetate（Gd-DTPA）

【适应证】 （1）CDE 适应证　用于中枢神经（脑及脊髓）、腹、胸、盆腔、四肢等人体脏器和组织的磁共振成像。

（2）国外适应证　本品是一种钆基对比剂，适合静脉注射使用；适用于成人和儿童（2 岁及以上）的 MRI 诊断，

促进病变部位及异常血管分布的可视化：中枢神经系统：大脑、脊柱及相关组织・颅外/椎管外组织：头颈・身体。

【药理】 （1）药效学　本品是一种用于磁共振成像的顺磁性对比剂，进入体内后能缩短组织中质子的 T_1 及 T_2 弛豫时间，从而增强图像的清晰度和对比度。

本品是一种高度水溶性的亲水化合物，在正丁醇与 pH 7.6 的缓冲液中的分布系数约为 0.0001。在临床相关浓度时，该物质没有表现出与酶（如乙酰胆碱酯酶和溶菌酶）发生显著的抑制性相互作用。本品不会激活补体系统，因此，其诱发过敏样反应的可能性非常低。

在较高浓度并延长孵育时间的条件下，在体外本品对红细胞形态学有轻微的影响。人体静脉内给予本品后，这一可逆过程可能导致微弱的血管内溶血，这也许能够解释在注射后的前几个小时内偶尔观察到血清胆红素和铁有轻微升高。

（2）药动学　本品经静脉注射后迅速分布于细胞外液，约 1 分钟血和组织中浓度已达到高峰，注药后 10 分钟，血浆内药物浓度仅为原来的 20%。消除半衰期（$t_{1/2}$）约 20～100 分钟，24 小时内约 90% 以原型由尿排出。从乳汁等其他途径的排泄率<1%。血液透析可将本品从体内排出。

吸收和分布　静脉注射本品后，其血浆浓度以双指数特征迅速下降，终末半衰期约为 90 分钟。本品快速分布于细胞外间隙；总分布容积约为 0.26L/kg。药物蛋白结合率低，可以忽略。

本品不能通过完整的血-脑屏障和血-睾丸屏障。因此，在正常脑部或血-脑屏障没有异常的损伤例如囊肿、成熟的术后瘢痕等脑部中不会蓄积。但是，血-脑屏障破裂或异常血管性脑组织中，本品在损伤部位蓄积，例如肿瘤、脓肿和亚急性梗死。通过胎盘屏障的少量药物可被胎儿迅速清除。

在哺乳期妇女（年龄 23～38 岁）中，进入母乳的药物量小于给药剂量的 0.04%。

代谢：本品不被代谢。

清除：本品以原型经肾脏肾小球滤过清除。肾外清除的部分不到给药剂量的 1%。

注射后 6 小时内清除平均 83% 的剂量。前 24 小时内在尿中回收的药物约为剂量的 91%。本品的肾清除率约为 120ml/（min・1.73m²），因此与仅通过肾小球排泄的物质（如菊粉或 53Cr-EDTA）的肾清除率相当。

线性/非线性：本品具有线性药代动力学特征，即：药代动力学参数改变剂呈比例（如 C_{max}、AUC）或具有剂量依赖性（如稳态分布容积、终末半衰期），在高达

0.25mmol/kg 体重(0.5ml/kg)时,仍是如此。

【不良反应】 临床试验中的绝大多数药物不良反应为轻至中度,频发的是:注射部位反应;恶心;头痛。

最严重的是:肾源性系统性纤维化;过敏样反应/过敏样休克;迟发性过敏反应/过敏性反应(数小时后至数天)罕见。

血液系统 血清铁升高。

免疫系统 超敏反应/过敏样反应(如:过敏样休克、过敏样反应、超敏反应、休克、低血压、结膜炎、意识丧失、咽喉发紧、打喷嚏、荨麻疹、瘙痒、皮疹、红斑、呼吸困难、呼吸骤停、支气管痉挛、气喘、喉痉挛、喉头水肿、脚部水肿、发绀、鼻炎、血管性水肿、面部水肿、反射性心动过速等)。

精神异常 定向障碍、焦虑、意识错乱。

神经系统 头晕、头痛、味觉障碍、惊厥、感觉异常、灼热感、震颤、昏迷、嗜睡、言语障碍、嗅觉异常。

视觉异常 视力障碍、眼痛、流泪。

听觉、前庭及特殊感官异常 听力受损、耳痛。

心血管 心律失常、心搏骤停、心率下降。

血管,出血及凝血异常 血栓性静脉炎、面部潮红、血管舒张、昏厥、血管迷走反应、血压升高。

呼吸系统 咽喉刺激、咽喉疼痛或咽部不适、咳嗽、呼吸窘迫、呼吸频率升高或呼吸频率降低、肺水肿。

胃肠反应 恶心、呕吐、胃部不适、腹痛、腹泻、牙痛、口干、口腔软组织痛和感觉异常、流涎。

肝胆 血胆红素升高、肝酶升高。

皮肤及皮肤附件 肾源性系统性纤维化(NSF)。

肌肉骨骼 四肢疼痛、背痛、关节痛。

尿路反应 急性肾衰竭、血清肌酐升高、尿失禁、尿急。

全身整体表现 疼痛、热感、冷感、注射部位反应(如:注射部位冷感、感觉异常、肿胀、发热、疼痛、水肿、发炎、出血、红斑、不适、坏死、血栓性静脉炎、静脉炎)、胸痛、外周水肿、不适、疲乏、渴感、虚弱、寒战、出汗、体温升高或体温下降。

【禁忌证】 (1)对本品及所含任何成分过敏者。

(2)慢性重度肾功能损伤患者[肾小球滤过率 GFR<30ml/(min·1.73m²)]。

(3)急性肾功能损伤患者。

【注意事项】 (1)本品不建议鞘内给予。

(2)不相容性 如未作相容性实验,本品不得与其他药物混合使用。

(3)使用/操作说明 非立即检查时,勿将本品抽入注射器内。橡胶瓶塞只能穿刺一次。一次检查未用完的任何对比剂溶液必须废弃(因具有被微生物污染的可能性)。由于对光敏感,小瓶应贮藏于外包装的纸盒中。

(4)含钆对比剂(GBCAs)会增加药物清除功能受损患者发生肾源性系统性纤维化(NSF)的风险。

(5)超敏反应 本品可伴发过敏样/过敏反应或其他的以心血管、呼吸系统和皮肤表现为特征的特发性反应,可以为严重的不良反应包括休克。

(6)肾功能损伤 在给予本品前,应对所有患者进行肾功能筛查,需要获取患者病史和(或)进行实验室检查。

(7)癫痫 有罕见报告,使用本品会增加癫痫或颅内病变患者癫痫发作的风险。

(8)肝损伤患者 本品完全以原型经肾脏排除,因此中度肝损伤患者无需调整剂量。重度肝损伤患者的用药信息尚不明确。

不良反应相关 肾源性系统性纤维化

含钆对比剂(GBCAs)会增加药物清除功能受损患者发生肾源性系统性纤维化(NSF)的风险,对于这些患者,应避免使用 GBCAs,除非必须为提高诊断的可信度且不能通过非对比增强 MBI 或其他方法获得。在慢性、重度肾功能损伤[GFR<30ml/(min·1.73m²)]患者以及急性肾功能损伤患者中,GBCA 引起 NSF 风险最高。这些患者不要给予本品。对于慢性、中度肾功能损伤[GFR30~59ml/(min·1.73m²)]患者的风险较低,对于慢性、轻度肾功能损伤[GFR60~89ml/(min·1.73m²)]患者,即便有风险也很小。NSF 会导致致命的或影响功能的纤维化疾病,还可影响皮肤、肌肉和内脏。

交叉过敏反应 对已知对本品或其任何成分过敏患者必须非常慎重地进行风险/利益比评估。

与其他静脉用对比剂一样,本品可伴发过敏样/过敏反应或其他的以心血管、呼吸系统和皮肤表现为特征的特发性反应,可以为严重的不良反应包括休克。

如果存在下列情况,发生超敏反应的风险会升高:既往有对比剂过敏反应史;支气管哮喘史;或其他过敏性疾病史。

对于有过敏倾向(尤其是有上述病史)的患者,必须在非常慎重地进行风险/收益比评估之后,决定是否使用本品。这些反应大多发生于给予对比剂后至少半小时内。因此,建议对患者进行术后观察。

对于有过敏倾向的患者而言,可考虑预先使用抗组胺药和(或)糖皮质激素。有必要准备好治疗超敏反应的药物及急救措施。

罕见的病例在数小时或数天后可能发生迟发反应。

发生这些过敏反应的患者如同时服用β受体拮抗剂，可能会对β受体激动剂的治疗产生拮抗。

有心血管疾病的患者出现严重超敏反应时更易于出现严重的甚至致死性结果。

如果发生超敏反应，必须立即停止注入对比剂，必要时进行针对性的静脉给药治疗。因此，建议选用软性留置插管静脉给予对比剂为宜。由于静脉内给予对比剂可能会发生严重的超敏反应，为使紧急抢救措施能得以实行，适当的急救药物、气管插管和呼吸器应在手边备用。

肾损伤 在给予本品前，应对所有患者进行肾功能筛查，需要获取患者病史和(或)进行实验室检查。

慢性重度肾功能损伤［肾小球滤过率 GFR<30ml/(min·1.73m^2)］及急性肾功能损伤患者请不要使用含钆对比剂(GBCAs)进行诊断。

在肾功能损伤患者中，曾发生需要透析治疗的急性肾衰竭(急性肾功能损伤)或肾功能恶化，多数在本品注射后48小时内发生。

急性肾衰竭的风险随对比剂剂量加大而增大。

对于慢性肾功能损伤患者在使用本品前必须仔细权衡风险收益比，因为对比剂在这些患者体内清除缓慢。

由于本品是通过肾脏排泄，因此，对于肾功能损伤患者而言，再次给药之前必须确保对比剂有足够的时间从体内清除。

对于轻或中度肾功能损伤患者，药物清除的半衰期为3至4小时。重度肾功能损伤患者药物清除的半衰期约为11小时，两天内尿液中的给药剂量回收率约为75%。

本品可通过血液透析从体内清除。透析3次每次3小时，约97%的给药剂量从体内清除，每次透析约清除体内药物量的70%。

肝损伤 因为本品完全以原型经肾脏排泄，因此中度肝损伤患者无需调整剂量。重度肝损伤患者的用药信息尚不明确。

【药物相互作用】 (1)未进行与其他药品的相互作用研究。

(2)对诊断检查的干扰 由于本品中含有游离的DTPA，因此，在给予本品检查24小时内，采用测定复合物(如红菲绕啉)的方法进行血清铁测定，其结果可能会产生误差。

【给药说明】 (1)必须遵守磁共振成像的常规安全规定，如禁用于心脏起搏器、铁磁性植入物携带者。

(2)本品仅供静脉内注射。

(3)尽可能使用最低剂量。

(4)如未作相容性实验，此药物不得与其他药物混合使用。

(5)新生儿(<1个月)和婴幼儿(1个月～2岁)：由于新生儿和1岁以下婴儿肾功能未发育完全，只有在进行仔细的评估后才可以在1岁以下患者中使用。新生儿和婴幼儿所需的剂量应当手推给予。

【用法与用量】 (1)静脉注射。成人及2岁以上儿童，按体重一次0.2ml/kg(或0.1mmol/kg)，最大用量为按体重一次0.4ml/kg。①颅脑及脊髓磁共振成像：必要时可在30分钟内再次给药。②全身磁共振成像：为获得充分的强化，可按体重一次0.4ml/kg给药。最佳强化时间一般在注射后数分钟之内，不超过45分钟。

(2)将1ml本品(相当于2mmol/L Gd-DTPA)加249ml氯化钠注射液或用1ml Gd-DTPA加49ml氯化钠注射液稀释后，直接用于体腔造影，如关节腔造影或腹腔造影等。

(3)将1ml本品加15g/L甘露醇和25mmol/L缓冲剂枸橼酸钠配成有较佳造影效果、胃肠涂布即穿透能力强、不易产生腔内浓缩的胃肠道阳性磁共振对比剂。尽管本品在大鼠脑池内注射的神经毒性低于一般离子型含碘水溶性对比剂(泛影葡胺)及非离子型含碘水溶性对比剂(碘普罗胺)，但目前仍不主张本品直接鞘内注射造影。

(4)利用本品中Gd元素原子序数高(157.3)有吸收X线的特点，可用于部分碘过敏患者的肾动脉X线造影或肾排泄性造影(即代替X线含碘对比剂)。

成人 一般0.2ml/kg体重的本品即可获得良好的增强效果并满足临床需要。

对于特殊病例，如病变内血管少和(或)细胞外间隙小，特别是采用相对轻度T$_1$加权扫描序列时，可能需要给予0.4ml/kg体重的本品，以便获得足够的对比效果。

为排除成人的病变或肿瘤复发，注射0.6ml/kg体重的本品可以提高诊断的可信度。

为使血管清晰显影，根据检查部位和检查技术，成人可能需要注射0.6ml/kg体重的本品。

最大剂量：0.6ml/kg体重的本品。

儿童 最大剂量：0.4ml/kg体重的本品。

儿童(2岁以下)：应用本品进行"全身MRI"的经验有限。新生儿和婴幼儿所需的剂量应手推给予，不得使用自动注射器，以免造成伤害。

老年人 对老年患者(年龄≥65岁)使用没有特殊限制。由于老年患者对本品的肾清除率下降，确定他们是否有肾功能疾病尤为重要。

【制剂与规格】 钆喷酸葡胺注射液(按钆喷酸双葡甲胺计): (1)10ml:4.69g; (2)12ml:5.63g; (3)15ml:7.04g; (4)20ml:9.38g。

钆 双 胺[医保(甲)]
Gadodiamide (Gd-DTPA-BMA)

【适应证】 (1)CDE 适应证 静脉注射后,头颅、脊髓和身体的一般磁共振成像(MRI)造影。本品能增强对比,有利于全身不同部位包括中枢神经系统异常结构或病灶的显示。

(2)国外适应证 中枢神经系统(CNS):用于静脉注射 MRI,以显示脑(颅内病变)、脊柱和相关组织中血管异常(或被认为引起血脑屏障异常的病变)。

全身[胸内(非心脏),腹腔内,盆腔和腹膜后区域]:用于 MRI 静脉使用,以方便显示胸(非心脏)、腹部、盆腔和腹膜后间隙内血管异常的病变。

【药理】 (1)药效学 本品是顺磁性 MRI 对比剂,与钆喷酸葡胺相似。本品不能通过健全的血脑屏障。注射钆双胺后,疾病所致血脑屏障失常区域可以明显增强。

(2)药动学 给药后,本品很快分布到细胞外液,分布量与细胞外液中水量相等,分布半衰期约为 4 分钟,消除半衰期约为 70 分钟。肾功能不全患者[GFR<30ml/(min·1.73m^2)]消除半衰期的延长程度与 GFR 值成反比。本品通过肾小球过滤而经肾脏排泄。对肾功能正常的患者注射本品 4 小时后有约 85% 的注射剂量通过尿液排出,静脉注射后 24 小时有 95%~98% 被排出。本品的肾脏清除率和其总清除率几乎相同,与其他主要经肾小球滤过的物质相似。注射 0.1~0.3mmol/kg 时,未见与剂量有关的药代动力学特征变化。本品无代谢物测出;未观察到与蛋白结合。

【不良反应】 (1)最常见的自发性不良反应是超敏反应、恶心和呕吐。曾有肾源性系统纤维化(NSF)病例的报道。

(2)常见不良反应有头痛、恶心、呕吐、泄泻、与注射有关的一过性温热感、冷感或局部压力感、注射部位一过性疼痛感。

(3)个别患者有过敏样皮肤和黏膜反应、超敏反应、头晕、潮红、异常感觉、瘙痒症、一过性味觉倒错。

(4)极少数患者有焦虑、惊厥、震颤、嗜睡、一过性嗅觉倒错、视觉障碍、呼吸困难、咳嗽、水肿包括面部肿胀及血管神经性水肿、荨麻疹、皮疹、急性肾脏衰竭、胸痛、发热、寒战性发抖。

【禁忌证】 (1)已知对本品或其组成成分有过敏的患者不能使用。

(2)本品禁用于严重肾功能不全的患者[GFR<30ml/(min·1.73m^2)],进行过或正在接受肝移植的患者,以及不超过 4 周的新生儿。

【注意事项】 (1)肾功能不全与肝移植患者:有报告在严重肾功能不全的患者[GFR<30ml/(min·1.73m^2)],以及进行过或正在接受肝移植的患者中,发生与使用本品及其他含钆对比剂有关的肾源性系统性纤维化(NSF)。因此在这些患者中不应使用本品。

在中度肾功能不全的患者[GFR<60ml/(min·1.73m^2)]中使用本品,也有发生肾源性系统性纤维化(NSF)的病例报道。本品应慎用于这些患者。

(2)所有患者,尤其是 65 岁以上的患者,在使用含钆对比剂前应通过病史和(或)实验室检查来评价其肾功能状况。

(3)部分患者注射本品后血清铁离子浓度有短暂的变化(大多数病例在正常范围)。

(4)本品不应用于妊娠期妇女,除非 MRI 增强检查很有必要且无其他适当方法替代;虽然预计分泌至人乳中的浓度极低,但分泌的程度仍然未知。本品给药前及给药后至少 24 小时内不应哺乳。

(5)本品对通常使用的比色(络合)法测血清钙浓度有影响,对其他电解质的测定也有影响(如铁离子)。因此建议使用钆双胺后 12~24 小时内不要使用以上方法。如必须测定,建议使用其他方法。

(6)本品必须在使用前才开瓶抽入注射器内。一次未用完的药品应丢弃。

(7)应谨慎使用钆对比剂(GBCAs)。当平扫磁共振不能获得相应至关重要的诊断信息时,可使用 GBCAs,尽可能使用最低剂量。

(8)本品是可被透析消除的。接受血液透析的患者,使用本品后马上进行透析可能有助于本品在体内的清除。没有证据支持无需进行血液透析的患者可以用血液透析来预防或治疗 NSF。

(9)为了最大限度地降低钆在脑部沉积相关的潜在风险,必须严格按照适应证和推荐剂量使用,使用满足诊断的最低剂量并在重复给药前进行仔细的收益/风险比和患者知情沟通。

【药物相互作用】 本品不能直接与其他药物混合后使用;必须用单独的针头和针筒。

【给药说明】 (1)患者无需特殊准备。本品必须在使用前才开瓶抽入注射器。一瓶药仅供一名患者使用。一次未用完的药品应弃去。

(2)静脉内注射,成人及儿童的所需剂量必须一次静脉注射。为了保证对比剂完全注射,可以用0.9%氯化钠注射液冲洗静脉注射用导管。

(3)造影增强的MRI应在对比剂注射后的较短时间内开始,而此时间则取决于所用脉冲序列和检查方案。在注射后的最初数分钟(此时间取决于病灶或组织的类型)即可见显著的增强。一般增强持续时间为45分钟。T_1加权成像序列特别适用于本品的造影增强检查。在所研究的0.15~1.5T磁场强度范围内,发现相关的影像对比与所用磁场强度无关。

【用法与用量】 (1)静脉注射。①中枢神经系统:成人和儿童(包括新生儿及婴儿):体重100kg以下者,推荐剂量为按体重每千克0.1mmol(相当于按体重0.2ml/kg)。体重100kg以上者,通常用20ml就足以提供造影诊断所需剂量;仅适用于成人:对怀疑脑中有转移性疾病的成年患者,体重100kg以下者,注射剂量为按体重每千克0.3mmol(相当于按体重0.6ml/kg)。体重100kg以上者,通常用60ml。②全身:体重100kg以下者,成人推荐剂量通常为按体重每千克0.1mmol(相当于按体重0.2ml/kg)或0.3mmol(相当于按体重0.6ml/kg)。体重100kg以上者,通常用20ml或60ml。

6月以上儿童推荐剂量为按体重每千克0.1mmol(相当于按体重0.2ml/kg)。

(2)在注射按体重每千克0.1mmol后进行双重扫描的患者在第一次注射后的20分钟内,进行剂量为按体重每千克0.2mmol(相当于按体重0.4ml/kg)的推注可以加强诊断效果。

(3)尽可能使用最低剂量。一般造影增强持续时间为45分钟。

【制剂与规格】 钆双胺注射液:(1)10ml:2.87g;(2)15ml:4.305g;(3)20ml:5.74g

钆 布 醇 [药典(二);药典(三);国基;医保(甲);医保(乙)]

Gadobutrol

【适应证】 用于诊断,仅供静脉内给药。

用于全身各部位(包括颅脑和脊髓)病变的对比增强磁共振成像(CE-MRI)检查;全身各部位的对比增强磁共振血管造影(CE-MRA)检查。

【药理】 (1)药效学 在临床剂量下,本品能导致组织液中质子的弛豫时间缩短。在pH7,磁场强度为0.47T和40℃,弛豫率(r_1)约为5.61/(mmol sec)—由血浆中质子的自旋-晶格弛豫时间(T_1)所决定,弛豫率(r_2)约

为6.51/(mmol sec)—由自旋-自旋弛豫时间(T_2)的影响所决定。弛豫率仅轻度依赖磁场强度。

本品不能通过完整的血脑屏障,因此不会在健康脑组织或具有完整血脑屏障的病灶中蓄积。如果本品局部组织浓度高,T_2效应可引起信号强度减弱。

(2)药动学 吸收和分布:本品迅速分布到细胞外间隙,血浆蛋白结合可以忽略不计。

本品剂量为0.1mmol/kg体重时,注射2分钟后测得平均血药浓度为0.59mmol/L,注射60分钟后为0.3mmol/L。

代谢:本品不发生代谢。

清除:本品平均终末半衰期为1.81小时(范围为1.33~2.13小时)。

本品以原型经肾排泄。肾外清除可忽略不计。

健康受试者本品的肾脏清除率为1.1~1.7ml/(min·kg),与菊粉的肾脏清除率相当,显示本品主要通过肾小球滤过作用排出。

超过给药剂量50%的本品在给药2小时内经尿液排出。

线性/非线性:本品的药代动力学特征是剂量成比例的(如C_{max},AUC),且为剂量非依赖性的(如V_{ss},$t_{1/2}$)。

【不良反应】 (1)在接受本品的患者中最常(≥0.5%)观察到的是头痛、恶心、注射部位反应、味觉异常和热感。

(2)最严重的有心脏停搏、呼吸停止和过敏性休克。

(3)极少观察到迟发性过敏反应(若干小时后或长达数日后)。

【禁忌证】 对本品及其组成成分过敏者禁用。对其他钆螯合物有过敏反应或可疑过敏反应史的患者禁用。

【注意事项】 (1)过敏反应已在其他含钆对比剂中有过报道,在使用本品后也观察到类似反应。对过敏反应进行医疗处理并备有急救措施是必要的。如果存在下列情况,发生过敏反应的危险性会升高:有既往对比剂过敏反应史;支气管哮喘史;过敏性疾病史。

(2)在有限的临床试验数据中尚未观察到对肾功能的损害。不能排除本品引起肾毒性或加重肾损伤的可能性。

(3)Q-Tc间期延长 本品可能导致心电图的改变(Q-Tc间期延长)。

(4)癫痫 与其他含钆对比剂相同,对于癫痫阈值低的患者,需谨慎使用本品。

(5)除非有明确必须使用的情况,本品不应用于妊娠期妇女。

(6) 应用本品后，母乳喂养至少停止 24 小时。

(7) 对于未接受过心电图检查的儿童，在给予本品之前必须排除先天性长 Q-T 间期综合征的可能。由于缺乏有效性和安全性的数据，不推荐对 2 岁以下的患者使用本品。

【药物相互作用】 本品可能导致心电图的改变(Q-Tc 间期延长)。如果正在接受ⅠA 类(如奎尼丁、普鲁卡因胺)或Ⅲ类(如胺碘酮、索他洛尔)抗心律失常药物，应该避免使用本品。本品可能增加其他药物如西沙必利、红霉素、抗精神病药和三环类抗抑郁药延长 Q-T 间期的作用。

【给药说明】 (1) 使用静脉快速注射方式给予所需剂量，给药后可立即开始 MRI 对比增强扫描(间隔时间取决于所使用的脉冲序列和检查方案)。

(2) 对比增强磁共振血管造影(CE-MRA)在注射本品后的动脉首过期可观察到最佳成像，颅脑和脊髓磁共振成像者在注射本品后大约 15 分钟内可观察到最佳成像效果(间隔时间取决于病灶/组织的类型)。组织增强通常持续到注射本品后 45 分钟。

(3) T₁ 加权扫描序列特别适合于对比增强检查。对比剂血管内注射给药时，如有可能，患者应平卧。注射完成后应对患者进行至少半小时的观察，因对比剂的使用经验显示，大部分不良反应发生在这一段时间内。

【用法与用量】 成人 (1) 颅脑和脊髓磁共振成像　成人推荐给药剂量为 0.1mmol/kg 体重，相当于 0.1ml/kg 体重的 1.0mol/L 溶液。如果 MRI 增强扫描未见异常而临床仍高度怀疑有病灶存在，或需要更精确的信息来指导患者的治疗时，可在第一次给药后的 30 分钟内再注射最多 0.2mmol/kg 体重的本品，提高诊断准确率。

(2) 全身 MRI(除了 MRA)　一般地，给予本品 0.1ml/kg 体重足以满足临床要求。

(3) 对比增强磁共振血管造影(CE-MRA)

一个观察视野的成像：体重<75kg，使用 7.5ml；体重≥75kg，使用 10ml(相当于 0.1～0.15mmol/kg 体重)；

多于一个观察视野的成像：体重<75kg，使用 15ml；体重≥75kg，使用 20ml(相当于 0.2～0.3mmol/kg 体重)。

儿童 (1) 对于未接受过心电图检查的儿童，在给予本品之前必须排除先天性长 Q-T 间期综合征的可能。

(2) 对于上述适应证，在 2 岁及以上的儿童和青少年中本品的推荐剂量为 0.1mmol/kg 体重(相当于 0.1ml/kg 体重)。

(3) 对于儿童和青少年不应给予>0.1ml/kg 体重的剂量。

(4) 由于缺乏有效性和安全性的数据，因此不推荐对 2 岁以下的患者使用本品。

【制剂与规格】 钆布醇注射液：(1) 7.5ml(相当于钆布醇 4.5354g)；(2) 15ml(相当于钆布醇 9.0708g)。

钆塞酸二钠 [药典(二)；药典(三)；国基；医保(甲)；医保(乙)]
Gadoxetate Disodium

【适应证】 (1) CDE 适应证　用于诊断，仅供静脉内给药。

钆塞酸二钠注射液用于检测肝脏局灶性病变，在 T₁ 加权磁共振成像中提供病灶特征信息。

(2) 国外适应证　用于诊断，仅供静脉内给药。

钆塞酸二钠注射液用于检测肝脏局灶性病变，在 T₁ 加权磁共振成像中提供病灶特征信息。

【药理】 (1) 药效学　作用机制：本品是用于磁共振成像的顺磁性对比剂。其对比增强作用是由钆塞酸，一种由钆(Ⅲ)和乙氧基苯甲基二乙烯三胺五乙酸(EOB-DTPA)组成的离子型复合物介导的。在质子磁共振成像中使用 T₁ 加权扫描序列时，钆离子诱导处于激发态的原子核，使其自旋-晶格弛豫时间缩短，导致信号强度增加，进而导致某些组织的图像对比增强。

药效学作用：本品在低浓度也可导致弛豫时间明显缩短。在 0.47T、pH 值为 7、温度为 40℃的条件下的顺磁效应即弛豫率 r_1[取决于对血浆中质子的自旋-晶格弛豫时间 (T_1) 的影响]大约为 8.18L/(mmol·s)，弛豫率 r_2[取决于对血浆中质子的自旋-自旋弛豫时间 (T_2) 的影响]大约为 8.56L/(mmol·s)。在 1.5T、温度为 37℃的条件下在血浆中相应的弛豫率为 r_1=6.9L/(mmol·s)，r_2=8.7L/(mmol·s)。弛豫率与磁场强度呈现轻度的反向依赖。

乙氧基苄基二乙烯三胺五乙酸(EOB-DTPA)和顺磁性的钆离子形成一种稳定化合物，具有极高的体内和体外稳定性(热力学稳定性常数：log KGdl=23.46)。本品是一种高度水溶性的亲水化合物，在 pH7.6 时在正丁醇和缓冲液中的分配系数约为 0.011。

因为本品含有亲脂性的乙氧基苄基，因此表现出双相作用模式：首先，在静脉推注后分布在细胞间隙，然后被肝细胞选择性的摄取，在肝组织中的弛豫率 r_1 为 16.6L/(mmol·s)(0.47T)，导致肝组织的信号强度增加。然后本品从胆汁中排泄。

在临床剂量，本品不显示出对酶类有任何明显的抑制作用。

成像：对成像的视觉评估显示在所有剂量的所有时

间点，肝的造影增强都是同质的。对于 GRE 序列，在注射后的前 2 分钟信号强度急剧增加（以标准品为参照其变化的平均值为 0.3～0.86），然后是一个缓慢的增加（以标准品为参照其变化的平均值为 0.2～0.4），直到注射后 20 分钟，接着在 10μmol/kg 体重剂量组有持续 90 分钟的平台期，在 25～50μmol/kg 体重的剂量组有持续 2 小时平台期。在 10～50μmol/kg 体重剂量范围内，信号呈剂量依赖性增加。从 50～100μmol/kg 体重剂量没有观察到信号的增加。

本品静脉注射后，在包括动脉期、门静脉期及平衡期的动态期成像中，不同肝脏病变在各时间点表现为不同的增强特征，据此进行病变的分类（良性或恶性）和定性。本品可以进一步改善多血管的肝脏病灶的显影。

延迟期（肝细胞期）可在注射后大约 10 分钟（在确证性研究中，大多数数据在注射后 20 分钟获得）进行扫描，成像的时间窗可持续至少 120 分钟。在需要血液透析以及胆红素值升高（>3mg/dl）的患者，成像时间窗缩短到 60 分钟。

肝细胞期内，肝实质的增强有助于确定肝脏病变的数量、叶段分布、病灶显示及边界显影，从而提高了病灶的检出。肝脏病灶的不同增强或洗脱模式有助于动态期成像信息的判断。

本品的肝脏排泄导致胆管结构的增强。

（2）药动学　吸收和分布：静脉注射后，本品的血浆浓度时间特征呈现双指数递减。本品在稳态时的总分布体积约为 0.21L/kg（细胞间隙）。血浆蛋白结合少于 10%。本品不能通过完整的血脑屏障，大鼠实验表明，仅有少量可扩散通过胎盘屏障。在哺乳大鼠中，静脉注射剂量（0.1mmol/kg）的放射性标记的本品后，少于 0.5% 的钆塞酸排泄到乳汁中。在大鼠中，口服后的吸收非常少，为 0.4%。

代谢：本品不被代谢。

清除：本品以相同的量通过肾脏和肝胆途径完全清除。对大鼠和猴静脉注射本品 7 天后，在其体内仅测得低于 1% 的注射剂量，其中肾脏和肝脏中的浓度最高。在健康受试者中给予本品（剂量 0.01～0.1mmol/kg）观察到的平均终末半衰期约为 1 小时。总血浆清除率（CL）为 250ml/min。肾清除率（CLR）大约相当于 120ml/min，该数值与健康受试者的肾小球滤过率相似。

线性/非线性：在高达 100μmol/kg 体重（0.4ml/kg）的范围内，本品呈线性药代动力学特征，即其药代动力学参数变化与剂量成比例（如 C_{max}、AUC），或呈剂量非依赖性（如 V_{SS}，$t_{1/2}$）。

特殊患者人群的特点：在一项采用 25μmol/kg 体重的本品的Ⅲ期试验中，将不同程度肝功能损害、肾功能损害、合并有肝、肾功能损伤的受试者与不同年龄组的健康受试者（包括老年人）进行了比较。

性别：女性受试者（185ml/min）的总清除率大约比男性（236ml/min）低 20%。

老年人群（≥65 岁及以上）：因肾功能随年龄的生理变化，本品的血浆清除率从非老年受试者的 210ml/min 下降到≥65 岁老年受试者的 163ml/min。老年受试者的终末半衰期和全身暴露量（分别为 2.3 小时和 197μmol·h/L）大于对照组（分别为 1.8 小时和 160μmol·h/L）。在所有受试者中，24 小时后肾脏排泄完全，老年与非老年健康受试者之间没有差异。

肾功能损伤和（或）肝功能损伤：在中度肾功能损伤患者中，观察到 AUC 升高至 237μmol·h/L，终末半衰期延长至 2.2 小时。在终末期肾功能衰竭患者中，AUC 升高至大约 903（μmol·h）/L，终末半衰期延长至大约 20 小时。在 6 天的观察中，可在粪便中回收大约 55% 的给药剂量，大部分人可在 3 天内回收到。

与健康受试者相比，观察到轻或中度肝功能损伤患者中的血浆 AUC、半衰期和尿排泄有轻至中度升高，而肝胆排泄下降。在重度肝功能损伤患者中，尤其是在有异常的高血清胆红素水平的患者（>351.3μmol/L）中，AUC 升高至 259（μmol·h）/L，而对照组为 160（μmol·h）/L；清除半衰期延长至 2.6 小时，对照组为 1.8 小时。在这些患者中，肝胆排泄显著下降至给药剂量的 5.7%。

【不良反应】　最常（≥0.5%）观察到的是恶心、头痛、热感、血压升高和头晕。

最严重的是过敏性休克。

在罕见病例中曾观察到数小时至数日后发生的迟发性过敏反应。

绝大多数不良反应为轻至中度。

特定不良反应　对于一些含钆对比剂曾报道有肾源性系统纤维化（NSF）的病例。

使用本品后，在少于 1% 的患者中观察到血清铁和胆红素水平轻度升高，但数值不超过基础值的 2～3 倍，且均在 1～4 天内恢复至原水平，且无任何临床症状。

心血管　房室束支传导阻滞、血压升高、心悸。上市后还有心动过速的报道。

代谢/内分泌系统　血清铁升高。

呼吸系统　呼吸困难、呼吸窘迫。

肌肉骨骼反应　背痛。

神经系统 头晕、头痛、眩晕、感觉异常、嗅觉异常、震颤、静坐不能。

精神异常 上市后有躁动的报道。

肝胆 胆红素水平升高。

胃肠反应 恶心、呕吐、味觉异常、口干、口部不适、唾液分泌过多。

皮肤及皮肤附件 皮肤潮红、瘙痒、皮疹、斑状丘疹、多汗。

眼部反应 眼部瘙痒。

过敏反应 上市后有过敏反应(如过敏性休克、低血压、荨麻疹、鼻炎、结膜炎、腹痛、感觉减退、打喷嚏、咳嗽、面色苍白、咽喉部水肿、面部水肿)的报道。

其他 疲乏、胸痛、寒战、热感、不适、注射部位反应(如疼痛、热灼感、冷感、渗液、刺激感)、NSF。

【禁忌证】 对本品活性成分或相关任何辅料过敏的患者禁用。

【注意事项】 **对驾驶和机械操作能力的影响** 未知。

不相容性 在未作相容性研究的情况下,本品不得与其他药品混合使用。

使用/操作说明 (1)检查 本品在使用前应进行目测。

(2)在本品严重变色、出现微粒物质或容器破损时均不应使用。

(3)预装注射器 使用前方可从包装中取出,并应立即准备注射。

(4)顶帽打开后应立即使用。

(5)一次检查后未用完的溶液必须丢弃。

开封后有效期 本品理化性质稳定,但从微生物学角度,本品开封后应立即使用。

特别警告和注意事项 (1)必须遵守磁共振检查的常规安全规范,如禁用于带有心脏起搏器和铁磁性植入体的患者。

(2)恶心和呕吐是已知的对比剂使用可能出现的不良反应,因此患者在检查前2小时内应禁食,以降低呕吐和误吸的风险。

(3)注射对比剂时,患者应尽可能平卧。患者注射完毕后应观察至少30分钟,因为经验表明大部分不良反应都发生在这段时间内。

过敏 (1)对本品活性成分或相关任何辅料过敏的患者禁用。

(2)与其他静脉内注射对比剂一样,使用本品可能导致类过敏反应/超敏反应或其他特异质反应,以心血管、呼吸及皮肤表现为特征,严重时可导致休克。

(3)在下列情况下发生过敏反应的风险较高:有对比剂过敏史、支气管哮喘病史、过敏性疾病史。对于过敏体质的患者,必须经过非常仔细的风险/收益比方可使用本品。

这些反应大多发生在对比剂注射后半小时内。因此,建议操作结束后对患者进行观察。预先准备针对过敏反应的治疗药物和急救措施是必要的。

(4)在罕见病例中可能在数小时至数日后发生迟发反应。

(5)正在使用β受体拮抗剂的患者对应用β受体激动剂治疗过敏反应会有影响。

肾功能损伤 在健康受试者中,本品通过肾脏和肝脏途径同等清除。

所有患者在使用本品前都应询问病史和(或)进行实验室检查,以了解肾功能不全的情况。

曾有报道,在以下患者中使用某些含钆对比剂与肾源性系统纤维化(NSF)的发生有关:严重的急性或慢性肾功能损伤(肾小球滤过率[GFR<30ml/(min·1.73m^2)])或由于肝肾综合征引起的或在肝移植手术期间出现的任何程度的急性肾功能不全。

肾源性系统纤维化是一种以损害皮肤、肌肉和内脏器官为特征的,影响生命功能,有时也致命的进行性疾病,主要导致皮肤和内脏器官中结缔组织增生,使皮肤变厚、粗糙和僵硬,有时导致致残性挛缩。虽然在本品的诊断剂量下,钆在全身的暴露量很低,同时本品具有双重清除途径(包括肾脏和肝胆系统),但在使用本品时仍有发生NSF的可能性,因此本品应避免用于急、慢性严重肾功能损伤[GFR<30ml/(min·1.73m^2)]和由于肝肾综合征导致的各种程度的急性肾功能不全的患者,除非该诊断信息是必需的,且不能通过非对比增强MRI获得。肝移植手术前后的患者需基于上述考虑,经过慎重的风险/收益比后才可使用本品。

中度肾功能损伤[GFR 30～59ml/(min·1.73m^2)]发生肾源性系统纤维化的风险还不确定。因此本品用于这类患者时要加以警惕。当给予任一含钆对比剂时,不应超过推荐剂量,并且在再次给药前留出足够时间使药物从体内清除。

本品可通过血液透析从体内清除。在给予对比剂1小时后开始进行持续3小时的单次透析能够清除大约30%的注射剂量。在终末期肾功能衰竭患者中,几乎全部剂量的本品可在6天的观察期内通过透析和胆管排泄进行清除,大部分可在3天内清除。

对于应用本品时已经接受血液透析的患者,可考虑在注射本品后短时间内进行血液透析,以加强对比剂的清除。但是对于那些未正在进行血液透析的患者,没有证据支持采用血液透析可以预防或治疗 NSF。

心血管疾病 由于目前获得的数据有限,因此在有严重心血管疾病的患者中使用本品时应谨慎。

局部耐受性 肌内注射本品可能导致局部不耐受反应,包括局灶性坏死,故必须严格避免肌内注射。

【药物相互作用】 有机阴离子转运肽抑制剂(OATP 抑制剂)的干扰 (1)动物实验表明阴离子类药物,如利福平会影响肝脏对本品的摄取,从而降低本品在肝脏的对比增强效果。在这种情况下,本品的诊断效果可能会受到限制。目前动物研究尚无数据表明本品与其他药物的相互作用。

(2)在健康受试者中开展的一项相互作用研究表明同时给予 OATP 抑制剂红霉素不影响本品的有效性和药代动力学特征。未进行过本品与其他药品的临床相互作用研究。

患者胆红素或铁蛋白水平升高造成的干扰 胆红素(>3mg/dl)或者铁蛋白水平升高会降低本品在肝脏的对比增强效果。如果对这些患者使用本品,在给予本品后应在 60 分钟内完成磁共振成像。

对诊断检查的干扰 在使用本品检查后 24 小时内,采用络合滴定法(例如二价铁络合法)进行血清铁测定可能导致结果或高或低不准确,这是因为在对比剂溶液中存在游离的螯合剂卡洛酸三钠。

【给药说明】 本品是一种即用型水溶液,无需稀释,通过大孔的注射针头或留置管(推荐用 18~20G)静脉推注给药,注射速率约为 1~2ml/s。对比剂注射完毕后应使用 0.9%氯化钠溶液冲洗静脉内插管。

【用法与用量】 **成人** 本品 0.1ml/kg 体重(相当于 25μmol/kg 体重)。

儿童 因为缺乏安全性和有效性数据,因此本品不推荐用于 18 岁以下患者。

老年人 年龄≥65 岁的患者无需调整剂量。

肾功能损伤 虽然在临床试验中,未观察到肾功能损伤患者和肾功能正常患者之间存在安全性和有效性的总体差异,但在肾功能损伤的患者中本品的清除时间延长。为保证得到诊断可用的影像,无需调整剂量,但是对于严重肾功能损伤的患者需要谨慎使用。

肝功能损伤 无需调整剂量。

重复使用 目前尚无有关重复使用本品的临床资料。

【制剂与规格】 钆塞酸二钠注射 10ml 预装玻璃注射器,每 1ml 中含钆塞酸二钠 181.43mg。

锰福地吡三钠 [药典(二);药典(三);国基;医保(甲);医保(乙)]
Mangafodipir Trisodium(Mn-DPDP)

【适应证】 诊断用磁共振(MRI)对比剂,用于检查肝脏局灶性病变,鉴别肝细胞性与非肝细胞性病变。用于疑有转移性或肝细胞癌等肝脏病变的检查。也可用于胆道、肾上腺和胰腺检查。

【药理】 (1)药效学 本品是一含金属锰的螯合物,锰有顺磁性并且在磁振造影中具增强造影效果,配体是福地吡(dipyridoxyl diphosphate)。正常的肝实质优先摄取锰,所以能够产生异常组织与正常肝脏组织间的对比增强。

在做磁共振造影时,本品的作用是缩短靶组织的纵向弛豫时间(T_1),加强信号强度(亮度),例如肝脏实质信号强度的加强。肝脏的增强约在注射结束后 4 小时达到最大,对诸如转移性以及肝细胞癌这类与增强相关的病变,可以在 24 小时内检查到。临床研究表明本品有利于患者的肝内病灶的检出,本品与血液和正常体液等渗。

(2)药动学 本品进入体内后,首先经过二步脱磷酸作用,第一步脱磷酸使成 Mn-DPMP(单磷酸化多醛锰);再经第二步脱磷酸使成 MnPLED(双乙酸乙二胺吡多醛锰);其次 Mn^{2+} 被内源性金属元素 Zn^{2+} 置换形成 ZnDPDP、ZnDPMP、ZnPLED。注射本品后 5 分钟内血浆的主要代谢物为 MnPLED,10 分钟时达高峰浓度,2 小时后浓度显著下降,ZnPLED 在注药后浓度逐渐增加,30 分钟时达峰值,40 分钟后成为血中唯一能检出的代谢产物。本品中的 Mn^{2+} 被内源性 Zn^{2+} 置换出来后,血中游离的 Mn^{2+} 会很快与蛋白质结合(98%与巨球蛋白结合,1%~2%与白蛋白结合),然后迅速被肝脏摄取。静脉注射后,本品经去磷酸代谢后,锰离子通过与血浆锌(主要)交换,从锰福地吡中释放出来。锰和配体(福地吡)的药代动力学特征不同,两者通过不同的途径排泄。

锰的初期平均血浆半衰期为 20 分钟或更短,被肝脏、胰腺、肾脏和脾脏大量摄取。螯合体的最初血浆半衰期为 50 分钟左右。锰的分布容积在 0.5~1.5L/kg 之间,福地吡为 0.17~0.45L/kg 之间。随其代谢,几乎所有的配体(福地吡)在 24 小时内通过尿液排出,仅很少部分通过粪便排出。约 15%~20%的锰在最初 24 小时内经尿液排出,其余大多数在随后的 4 天内经粪便排出。

在体外人血中,锰的蛋白结合率约为 27%,而福地吡的蛋白结合可忽略不计。

【不良反应】 大多数报道的副作用是短暂且轻微的。

通常有热感、潮红、头痛、恶心、呕吐、腹痛、腹泻、胃肠胀气和味觉症状。过敏反应（如皮肤反应、鼻炎、咽炎）、眩晕、心悸、胸痛、高血压和注射引起的不适较少发生。很少有视觉紊乱、发热和麻痹的报道。本品能引起短暂的胆红素和肝脏氨基转移酶的上升以及短暂的血浆锌的下降。如果注射速度超过所建议的速度，非重度副作用可能是轻微和中度短暂的热感和潮红。

【禁忌证】 (1)妊娠及哺乳期妇女禁用。对本品或其成分过敏者禁用。

(2)嗜铬细胞瘤；严重肝功能减退(Child-Pugh C 级)，特别是严重的肝胆管阻塞性疾病以及严重的肾功能减退者禁用。

【注意事项】 (1)过敏反应（荨麻疹和其他可能的过敏现象）较少发生。使用其他对比剂时所观察到的过敏反应在使用本品时也不能排除。必须熟悉对过敏反应治疗的操作与技术，应随时准备好适当的药物与设备。

(2)使用本品时须特别关注有严重的心脏病、血脑屏障损伤和严重的脑部疾病的患者。

(3)长期使用非肠道营养，锰补充会引起锰在基底神经节的积聚，当接受这类治疗的患者注射本品时应予以注意。

【用法与用量】 因为尚未对重复剂量使用进行过研究，本品仅供单次静脉内使用。必须作为静脉输液，其注射速率应为 2～3ml/min，输注时间大约 8～20 分钟。

一般可观察到开始给药后的 15～20 分钟正常肝实质增强接近峰值，并且持续约 4 小时。

临床剂量时，本对比剂无 T_2 作用，故增强前后 T_2 加权图像是相同的。已对本品在磁场强度范围从 0.5～2.0T 进行过临床研究。

成人 推荐剂量是 0.5ml/kg 体重(5mmol/kg 体重)。对体重 70kg 者其剂量相当于 35ml。体重超过 100kg 者，50ml 足以得到良好的影像诊断效果。

老年人 尚未对老年人的药代动力学进行研究。然而，迄今为止的临床研究显示，无需调整剂量。

【制剂与规格】 锰福地吡三钠注射液：0.01mmol/ml:50ml。

钆贝葡胺 [药典(二);医保(乙)]

Gadobenate Dimeglumine Multihance(Gd-BOPTA)

【适应证】 (1)CDE 适应证 本品仅供诊断使用。

本品是用于诊断性磁共振成像(MRI)的顺磁性对比剂，可用于：①成人和 2 岁以上儿童脑和脊柱 MRI，可以改善病变的检出，与非增强 MR 相比，可以提供更多的诊断信息。②成人和 2 岁以上儿童全身 MRI，包括头颈部、胸部（包括心脏和女性乳腺）、腹部（胰腺和肝脏）、腹部（胃肠道）、腹膜后（肾脏和肾上腺）、盆部（前列腺、膀胱和子宫）和肌肉骨骼系统，其有利于识别异常结构或病变、并有助于区分正常和病理组织。③成人和 2 岁以上儿童磁共振血管造影(MRA)，用于评估狭窄、闭塞和侧支血管。

(2)国外适应证 对成人和儿科患者（包括足月新生儿）的中枢神经系统(CNS)进行磁共振成像(MRI)，以显示异常的血脑屏障或异常的脑、脊柱及相关组织的血管。磁共振血管造影(MRA)评估成人已知或怀疑肾或主动脉髂股动脉闭塞性血管疾病。

【药理】 (1)药效学 本品 529mg，其中钆贝酸 334mg 加葡甲胺 195mg。本品为钆喷酸葡胺(Gd-DTPA)的衍生物，是一种顺磁性磁共振对比剂。人体在注射 0.1mmol/kg 剂量本品后 1 小时，肝脏强化浓度达到 100%，而肿瘤（特别是转移瘤）却不能像正常肝细胞那样正常转运本品进入肝细胞内，并且不能分泌含有 Gd-BOPTA 的胆汁。因此肿瘤组织的强化不明显，与正常强化的肝实质形成鲜明对比。本品主要缩短人体组织水质子的纵向弛豫时间(T_1)，并在较小程度上同时缩短横向弛豫时间(T_2)。本品在水溶液中的弛豫率为 20MHz 时 r_1=4.4mM^{-1}s^{-1}，r_2=5.6mM^{-1}s^{-1}。本品在血清蛋白溶液中的弛豫率较水溶液有明显的增大。在人类血浆中 r_1 和 r_2 值分别为 9.7 和 12.5mM^{-1}s^{-1}。

(2)药动学 人体药代动力学特征呈 2 指数衰变形式。静脉注射本品，其分布和消除半衰期分别为 0.085～0.117 小时和 1.17～1.68 小时。总的分布容积 0.170～0.248L/kg，化合物分布于血浆及细胞外。钆贝酸离子快速从血浆中清除，并且主要从尿中排出，很少量从胆汁中排出。在 24 小时内，注射剂量 78%～94%的钆贝酸离子以原型从尿中排出。总血浆清除率为 0.098～0.133L/kg，肾脏清除率为 0.082～0.104L/kg，由肾小球过滤排出。给药剂量的 2%～4%可从粪便中检出。钆贝酸离子不能穿过完整的血脑屏障，因此，它不会在正常脑组织或具有正常血脑屏障的损伤脑组织中累积。然而，当血脑屏障遭到破坏或血管不正常时则钆贝酸离子渗入到损伤的部位。

【不良反应】 按照 MedDRA 系统器官分类并依据发生的频度列入了共计 4795 名成人（包括 4658 名患者）和 217 名儿童患者参与的临床试验中发生的不良反应，以及上市后监测所得到的安全性数据。

成人 (1)常见(1/100～1/10)

神经系统异常：头痛。

胃肠道异常：恶心。

全身和注射部位异常：注射部位反应，包括注射部位疼痛、发炎、烧灼感、发热、发冷、不适、红斑、感觉异常和瘙痒。

(2)少见(1/1000～1/100)

血液及淋巴系统异常：嗜碱性粒细胞增多症。

代谢及营养异常：低钙血症。

神经系统异常：感觉异常、感觉减退、头晕、味觉倒错。

心脏异常：Ⅰ度房室传导阻滞。

血管疾病：低血压。

胃肠道异常：荨麻疹、皮疹(包括红疹、斑疹、斑丘疹和丘疹)、瘙痒、多汗。

泌尿系统异常：蛋白尿、糖尿、血尿。

全身和注射部位异常：发热、热感。

检查：血红蛋白降低、血胆红素升高、血铁升高、血清氨基转移酶升高、γ-谷氨酰转移酶升高、乳酸脱氢酶和肌酐升高。

(3)罕见(1/10000～1/10)

血液及淋巴系统异常：白细胞减少症、白细胞增多症。

代谢及营养异常：高钾血症、高血糖、低血糖、高脂血症。

神经系统异常：偏瘫、瘫痪、颅内压增高、抽搐、晕厥、震颤、嗅觉倒错。

眼部异常：眼部发红、视觉障碍。

耳与迷路异常：耳鸣、耳痛。

心脏异常：心房颤动、室性期外收缩、心律不齐、心肌缺血、心悸。

血管疾病：高血压。

呼吸、胸部及纵隔异常：肺水肿、喉头痉挛、呼吸困难、喘鸣、咳嗽、鼻咽炎、鼻炎。

胃肠道异常：坏死性胰腺炎、大便失禁、便秘、消化不良、唾液分泌过多、口腔感觉减退。

皮肤和皮下组织异常：颜面水肿。

骨骼肌肉和结缔组织异常：背痛、肌痉挛、肌炎、肌痛。

泌尿系统异常：尿频、尿失禁、排尿急迫。

生殖系统和乳房异常：未明确说明睾丸异常。

全身和注射部位异常：胸痛、疼痛、注射部位外渗、外周水肿、无力、不适、寒冷感、口渴。

检查：心电图异常(Q-T间期延长、Q-T间期缩短、T波倒置、PR间期延长、QRS波群时间延长)、血白蛋白降低、碱性磷酸酶升高、呼吸频率加快。

(4)上市后监测 频度未知(在临床试验所涉及的4658名受试者中均未观察到这些反应，因此最佳的估计是相对发生率为罕见：1/10000～1/1000)。

免疫系统：过敏性休克、过敏样和类过敏反应、超敏反应。

神经系统：意识丧失。

眼部异常：结膜炎。

心脏异常：心搏骤停、发绀。

血管：颜面潮红。

呼吸、胸部和纵隔异常：呼吸衰竭、喉水肿、缺氧、支气管痉挛。

胃肠道异常：腹痛、口腔水肿。

皮肤和皮下组织异常：血管神经性水肿。

全身和注射部位异常：注射部位肿胀、注射部位水泡。

检查：脉压降低。

上述实验室异常发现，几乎都是发生在已有肝功能损伤或代谢性疾病的患者中。大多数事件为非严重的、一过性的，能够自愈并且无后遗症。与其他钆螯合物相似，亦有过敏、过敏样、超敏反应的报道。这些反应表现的严重程度不同，严重者可至过敏性休克和死亡，并且可累及一个或多个器官系统，最常见为呼吸系统、心血管系统和(或)皮肤黏膜组织。

有癫痫发作、脑部原发或转移肿瘤，或其他脑部疾病病史的患者，在接受本品后有发生惊厥的报告。

曾有相继使用其他含钆对比剂和本品后发生肾源性系统性纤维化的个案报告。

对比剂外渗可导致注射部位反应，表现为局部疼痛、烧灼感、肿胀和起泡，罕见的情况下局部的肿胀非常严重，引起局部坏死。局限性血栓静脉炎也有罕见报告。

总之，关于不良反应发生与年龄、性别或注射剂量的关联，并无有临床意义的证据。

儿童 (1)常见(1/100～1/10)

胃肠道异常：呕吐。

(2)少见(1/1000～1/100)

神经系统异常：头晕。

眼部异常：眼痛、眼睑水肿。

血管异常：潮红。

胃肠道异常：腹痛。

皮肤和皮下组织异常：皮疹、多汗。

全身和注射部位异常：胸痛、注射部位疼痛、发热。

临床试验中使用本品的儿童患者报告的不良反应均为非严重反应。上市后监测发现的不良反应表明儿童和成人的安全性概况相似。

【禁忌证】 对本品的组成成分过敏者禁用。对其他钆螯合物有过敏反应史或不良反应史的患者禁用。

【注意事项】 (1)肾功能损伤　目前尚无本品用于肾功能损伤(肌酐清除率<30ml/min)患者的研究。因此，不建议在此患者群中使用。使用本品前，患者应进行肾功能不全的筛查。目前尚不清楚含钆对比剂在肾源性系统性纤维化的成因中是否有作用。已经有报告在急性或慢性严重肾功能损伤的患者[GFR<30ml/(min・1.73m²)]中使用某些含对比剂后发生了肾源性系统性纤维化(NSF)。目前应当假定所有含钆对比剂都存在这种潜在的相关性。所以本品应避免用于急性肾损伤或严重慢性肾脏疾病患者[GFR<30ml/(min・1.73m²)]和肝移植手术围手术期的患者，除非该诊断信息是必须的，且不能通过非增强MRI检查获得。如果此类患者必须使用本品，注射剂量应不超过说明书的规定。一次扫描只能注射一次，因为缺乏重复给药的相关信息，本品两次使用的间隔应不少于7天。使用本品后马上进行血液透析有助于将本品排出体外。目前没有证据支持在尚未开始血液透析治疗的患者中实施血液透析有助于预防和治疗NSF。

(2)肝功能损伤　因为肝功能损伤对本品的药代动力学特征几乎没有影响，对于肝功能损伤患者，不必考虑对剂量进行调整。

(3)心血管疾病　本品全身和心脏安全性研究是在合并或不合并心肌梗死的冠状动脉疾病患者和健康受试者中进行的，按照0.2mmol/kg的剂量注射本品或安慰剂进行对比研究。与健康受试者组相比，心脏病患者组没有观察到额外的风险。但由于心血管疾病患者发生不良反应的可能性相对较高，对此类患者应谨慎用药。

(4)脑病变　患有癫痫或脑病变的患者在检查期间发生惊厥的可能性会增加。这些患者进行检查时有必要采取预防措施(例如监测患者)，并应配备快速治疗可能的惊厥发作所需的设备和药品。

(5)心律不齐　临床试验中有使用本品后出现心律不齐的报告。应评价患者是否有易导致心律不齐的潜在病情或药物。

(6)外渗和注射部位反应　本品的外渗可能导致注射部位的反应。应注意避免静脉注射本品时导致局部外渗。如果外渗发生，应进行评估，必要时对局部反应进行处理。

(7)过敏反应　与其他钆螯合物相似，应考虑有出现包括严重的、危及生命的或致死性的过敏和过敏样反应的可能性，这些反应可累及一个或多个器官系统，最常见呼吸、心血管系统和(或)皮肤黏膜组织，特别是对于那些有哮喘史或有其他过敏性疾病史的患者。在贮藏过程中，本品会释放微量的苯甲醇，尽管如此，本品也不应该用于有苯甲醇过敏史的患者。诊断性对比剂(如本品)的使用应限制在配有心肺复苏设备及拥有具备处理紧急情况能力的医护人员的医院或诊所内。在使用本品之前，应确认训练有素的医生在场，并确保有治疗过敏反应所需的药物。患者用药后应严密观察15分钟，因为多数的严重不良反应发生在这一时间段内。并且患者在注射后1小时内不能离开医院。

(8)妊娠及哺乳期妇女　尚未在妊娠期妇女和哺乳期妇女中确定本品的安全性和有效性。因此，不建议在妊娠及哺乳期使用本品。

(9)对驾车和操作机器的影响　根据药代动力学和药效学研究资料，本品的使用对驾车和操作机器没有或只有可忽略的微小的影响。至于患者用药后多久可以开车和操作机器，应该由医生针对每一个患者的不同情况，基于对患者的临床状态，特别是检查时是否合并使用诸如镇静剂和抗焦虑等药物进行综合考虑后决定。

(10)钆沉积　当前证据表明，多次使用GBCAs后，痕量钆可残留于脑部及其他身体组织中。研究报道显示，多次使用GBCAs后可引起脑部信号强度增加，特别是在齿状核和苍白球，目前线性GBCAs相关报道较多，大环类GBCAs报道较少。动物实验研究显示在重复使用线性GBCAs之后钆沉积量高于重复使用大环类。脑部钆沉积的临床意义尚不清楚。为了最大限度地降低钆在脑部沉积相关的潜在风险，必须严格按照适应证和批准剂量使用，推荐使用满足诊断的最低批准剂量并在重复给药前进行仔细的收益/风险比和患者知情沟通。

(11)其他　仅在成人中枢神经系统和肝脏检查中研究过同一诊断检查期间连续用药。如果医生确定儿童患者或肾功能正常的患者需要重复给药，两次用药间隔至少7小时，以便使药物从体内正常清除。

MRI检查过程中的通用安全注意事项，特别需要排除铁磁性物体，如心脏起搏器或动脉瘤夹等，在本品使用过程中同样适用。MR检查(使用或不使用对比剂)应仅在植入金属物体已在既往MR成像检查中测试并证实安全的患者中进行。应谨慎使用GBCAs。当平扫磁共振不能获得相应至关重要的诊断信息时，可使用GBCAs，尽可能使用最低批准剂量。

贮藏时切勿冷冻。

【给药说明】 给药方法 (1)本品仅供单次使用。请勿稀释，于使用前即刻将本品抽吸入无菌注射器中。任何未用完、未使用的药品必须丢弃，而不能用于其他的MR检查。

(2)为了使本品软组织外渗的潜在危险降至最低，至关重要的是确保注射针头或插管准确地插入静脉内。

(3)本品应以快速注射(bolus)或缓慢注射(10ml/min)的形式静脉给药，参阅对比剂给药后图像采集项下内容。

(4)注射本品后随之注入0.9%氯化钠注射液进行冲洗。

(5)抽吸前，请检查瓶、盖有无破损。溶液应未变色及无可见颗粒物。

(6)本品不能与其他药物混合注射。

(7)当使用非一次性器具进行本品注射时，应认真仔细地检查以防止由痕量清洗剂所造成的残留污染。

(8)为避免潜在的化学配伍禁忌应该避免将对比剂同合并用药或胃肠外营养制剂混合，也不应该混用同一静脉注射通路注射。

(9)当使用高压注射器进行本品给药时，每例患者检查完应丢弃与患者直接相连的连接管和相关的一次性部件。同时应遵循各器械生产厂家的其他使用要求。

对比剂给药后图像采集 (1)肝脏 ①动态成像：对比剂快速注射(bolus)后即刻进行。②延迟成像：依据对个体的成像需求，可以在注射后40～120分钟之间进行。

(2)脑和脊柱 在给药后60分钟内进行。

(3)MRA 在给药后即刻进行，延迟扫描时间根据快速注射测试(test bolus)或快速注射(bolus)自动检测技术计算。如果不应用自动对比检测脉冲序列进行快速注射(bolus)定时，则应采用药品注射剂量2ml进行快速注射测试(test bolus)，来计算合适的扫描延迟时间。

(4)乳腺 应在对比剂注射前采集T_1加权梯度回波序列，时间分辨率为2分钟或更短，并在对比剂快速静脉注射(bolus)后5～8分钟时间段内重复采集数次。

(5)其他身体部位 动态或静态延迟成像采集T_1加权序列。

【用法与用量】 肝脏造影对成年患者的推荐剂量为0.1mmol/kg，相当于0.5mol/L的溶液0.2ml/kg。对比剂团注后，可以立刻进行动态增强成像。在肝脏，完成早期动态增强成像，可以在注射后40～120分钟之间进行延迟成像。

对于需要应用对比剂的诊断检查，其操作应当在接受过必要培训并且掌握有关检查全面知识的医生指导下进行。

检查场所需配备相应的设施以应对检查过程中出现的任何并发症，包括用于治疗对比剂本身引起的严重反应的急救设施。

剂量

(1)脑和脊柱 0.1mmol/kg体重(相当于0.5mol/L的溶液0.2ml/kg)。

(2)肝脏 成人：0.1mmol/kg体重(相当于0.5mol/L的溶液0.2ml/kg)。

(3)肾脏、尿道、肾上腺 0.05mmol/kg体重(相当于0.5mol/L的溶液0.1ml/kg)。

(4)磁共振血管造影 0.1mmol/kg体重(相当于0.5mol/L的溶液0.2ml/kg)。

(5)头颈部、胸部(包括心脏和女性乳腺)、腹部(包括胰腺在内的胃肠道)盆部(前列腺、膀胱和子宫)和肌肉骨骼系统 0.1mmol/kg体重(相当于0.5mol/L的溶液0.2ml/kg)。

如果需要，肾功能正常的患者在同一检查期间可以重复注射给药。

【制剂与规格】 钆贝葡胺注射液：(1)10ml:5.29g钆贝葡胺(相当于钆贝酸3.34g，葡甲胺1.95g)；(2)15ml:7.935g钆贝葡胺(相当于钆贝酸5.01g；葡甲胺2.925g)；(3)20ml:10.58g钆贝葡胺(相当于钆贝酸6.68g，葡甲胺3.90g)。

钆特酸葡胺[医保(乙)]
Gadoterate Meglumine

【特殊说明】 警告 (1)肾源性系统性纤维化(NSF) 含钆对比剂(GBCA)会增加药物清除功能受损患者发生肾源性系统性纤维化的风险，对这些患者应避免使用含钆对比剂，除非该诊断信息是必须的，且不能用非对比增强磁共振检查或其他的方式获得。NSF会导致致命的或使人丧失能力的系统纤维化，影响到皮肤、肌肉和内脏器官。在以下患者中NSF的发生风险最高：

①慢性、严重肾脏疾病的患者[GFR<30ml/(min·1.73m²)]，或急性肾损伤的患者。②对患者进行筛查以排除急性肾损伤和其他导致肾功能下降的情况。对于有慢性肾功能降低风险的患者(如：年龄>60岁，高血压或糖尿病)，应通过实验室检查估算肾小球滤过率(GFR)。③对于NSF高风险患者，本品注射剂量不应超过说明书的规定，且在下一次给药前应间隔充分时间以便药物从体内能够完全清除。

(2)钆沉积 线性和大环类含钆对比剂(GBCAs)均会在大脑及其他组织中发生痕量钆沉积。动物实验研究显示在重复使用GBCAs之后，线性GBCAs的沉积量比大环类高。本品为大环类 GBCA。

【适应证】 (1)CDE 适应证 用于以下疾病的核磁共振检查：大脑和脊髓病变；脊柱病变；其他全身性病理检查(包括血管造影)。

(2)国外适应证 用于成人和儿童患者(包括足月新生儿)的脑(颅内)、脊柱和相关组织的磁共振成像(MRI)，可用于检测血脑屏障和(或)血管性异常。

【药理】 (1)药效学 本品为顺磁分子，在磁场当中将形成磁矩。磁矩会提高附近水质子的弛豫速率，从而增加组织的信号强度(亮度)。在磁共振成像(MRI)中，正常和病理组织的可视化，部分取决于射频信号强度的变化，影响射频信号强度的因素有：质子的密度、自旋-晶格或纵向弛豫时间(T_1)、自旋-自旋或横向弛豫时间(T_2)。进入磁场后，本品将缩短靶向组织的 T_1 和 T_2 弛豫时间。在推荐剂量下，T_1 加权序列上的敏感度最高。

本品影响质子的弛豫时间，进而影响 MR 信号，对比度的特征取决于钆特酸分子的弛豫度。在临床 MRI 的磁场强度范围内(0.2～15T)，本品的弛豫值大致相同。本品不会透过完整的血脑屏障，因此，不会增强正常大脑或具有正常血脑屏障的病变，如：囊肿、成熟的术后疤痕。但受损的血脑屏障或异常血管状态会产生病变处的钆特酸分布，如：肿瘤、脓肿和梗死。

(2)药动学 经静脉注射后，本品主要分布于体内细胞外液，不与人血白蛋白结合或透过健康的血脑屏障；在肾功能正常时，血浆半衰期约为 90 分钟。本品经肾小球滤过作用，以原型排出体外；肾功能不全患者血浆清除率会变慢；在乳汁中分泌量很少，可以缓慢通过胎盘。

【不良反应】 使用本品有关的不良反应通常是轻度至中度的，且为一过性的。

(1)最常见的是恶心、呕吐、皮肤瘙痒和过敏。

(2)在过敏反应中最常观察到的症状为皮疹，该症状可为局部的、全身性的或扩展性的。这些反应通常会迅速发生(在注射中或者注射后一小时内)，有时会有延迟(注射一小时或数天以后)，呈现为皮肤方面的不良反应。

(3)迅速发生的过敏反应通常由几个连续或者伴随发生的过敏反应组成，包括皮肤过敏，呼吸系统和(或)心血管功能紊乱，可能会出现以下一个或多个症状：血管性水肿、过敏性休克、循环和心脏骤停、低血压、喉水肿、支气管痉挛、喉痉挛、肺水肿、呼吸困难、喘鸣、咳嗽、皮肤瘙痒、鼻炎、打喷嚏、结膜炎、腹痛、胸痛、荨麻疹、皮疹。这些反应可能是过敏性休克的前兆，但极少会致命。

(4)同时使用其他含钆的对比剂有肾源性系统纤维化的报道。

(5)儿童应用本品所造成的不良反应并不常见，应与成人的不良反应基本相同，但程度较轻。

【禁忌证】 (1)对本品及其组成成分过敏者禁用。对其他钆螯合物有过敏反应或可疑过敏反应史的患者也不应使用本品。

(2)与磁共振有关的禁忌：内置心脏起搏器者和内置血管夹的患者。

【注意事项】 应谨慎使用 GBCAs。当平扫磁共振不能获得相应至关重要的诊断信息时，可使用 GBCAs，尽可能使用最低批准剂量。

本品仅供静脉注射。如有血管外渗出，可能会引起局部不耐受反应，这时应做局部处理。禁止本品用于蛛网膜下腔(或硬膜外)注射。

以下情况应采取常规的预防措施：比如筛除带有心脏起搏器、内置血管夹输液泵、神经刺激器、电子耳蜗的患者，以及体内有可疑金属异物的患者，尤其是眼内。

钆沉积 当前证据表明，多次使用 GBCAs 后，痕量钆可残留于脑部及其他身体组织中。研究报道显示，多次使用 GBCAs 后可引起脑部信号强度增加，特别是在齿状核和苍白球，目前线性 GBCAs 相关报道较多，大环类 GBCAs 报道较少。动物实验研究显示在重复使用线性 GBCAs 之后钆沉积量高于重复使用大环类。

脑部钆沉积的临床意义尚不清楚。

为了最大限度地降低钆在脑部沉积相关的潜在风险，必须严格按照适应证和批准剂量使用，推荐使用满足诊断的最低批准剂量并在重复给药前进行仔细的收益/风险比和患者知情沟通。

过敏反应 使用含钆对比剂时会引起或小或大，乃至威胁生命的过敏反应。过敏反应可能是应激性的(当严重时被描述为过敏性休克)或非应激性的；可能是快速的(60 分钟内发生)或延迟的(7 天以后发生)；过敏性休克发生迅速并会致命。过敏反应会在首次使用时发生，且没有任何征兆，与所用剂量无关。为了应对严重过敏反应，必须准备好抢救设备。

在以往使用含钆 MRI 对比剂时发生过敏反应的患者，如果再次使用相同或者不同的对比剂，发生过敏反应的风险会很高。

注射本品有可能加重哮喘的症状。对于那些缺乏应对治疗手段的哮喘患者，本品的使用决定必须建立在由认真评估得出的风险/利益指数上。

碘对比剂使用经验表明，β受体拮抗剂可加重过敏反应，特别是存在支气管哮喘时。这些患者可能对以β受体激动剂治疗过敏反应的标准治疗方法无效。

在注射任何对比剂之前，必须详细了解患者的过敏史(如海产品过敏、花粉过敏、荨麻疹等)、对比剂过敏史和支气管哮喘史。因为这类患者发生对比剂过敏的风险较高，可考虑使用前给予抗组胺类和(或)糖皮质激素的治疗。

在检查过程中，必须有专业医务人员在场。一旦过敏反应发生，必须立即停止注射对比剂，如有必要，立即使用相应的治疗手段。在整个检查过程中应保持静脉通路通畅，为了使应急策略迅速得到施行，应准备好适当的药物(如肾上腺素和抗组胺类药物)、气管内插管和呼吸机等。

肾功能损伤 使用本品之前，建议对所有的患者通过实验室检测进行肾功能损伤的筛查。

据报道，重度肾功能损伤[GFR<30ml/(min·1.73m²)]的患者使用某些含钆对比剂，会造成肾源性系统纤维化(NSF)。肾源性系统纤维化是一种渐进性疾病，其特点是对皮肤、肌肉和内部器官造成损害，影响生理功能，有时甚至是致命的。该病主要导致皮肤和内部器官的结缔组织增生，皮肤增厚粗糙、僵硬，有时导致致残性挛缩。

正在接受肝移植手术的患者风险性也极高，因为这类患者有肾衰竭的危险。由于本品可能导致 NSF，唯有在该诊断信息是必需的，且不能用其他非造影手段获得的情况下，经过仔细评估，才可用于严重肾功能损伤的患者和肝移植手术前后的患者。

对正在接受透析的患者，使用本品后立即进行血液透析可帮助清除体内的药物，但尚不知这样能否终止NSF。

中枢神经系统 使用含钆对比剂时所需要的特殊预防措施同样适用于抽搐阈值较低的患者。应采取比如密切监控之类的特别预防措施，并且必须事先准备所有必要的设备和药品以处理可能出现的抽搐。

【**药物相互作用**】 没有观察到任何与其他医疗产品之间有相互作用现象。尚没有进行正式的药物相互作用研究。

需要考虑的协同用药：β受体拮抗药、血管活性物质、血管紧张素转换酶抑制剂、血管紧张素Ⅱ受体拮抗剂等药物会降低心血管系统紊乱的补偿机制的效率。在注射本品之前必须通知放射科专家，并准备好抢救设备。

【**给药说明**】 玻璃瓶装注射液：准备一个带有针头的注射器。打开塑料瓶盖，用棉球消毒塞子，用针头穿刺塞子抽取所需剂量，然后通过静脉推注。

预灌装注射液：将预灌装对比剂的注射器安装到高压注射器推杆上，然后通过静脉推注所需剂量。

将玻璃瓶上的跟踪标签撕下，并贴到患者的记录中，以准确地记录患者所使用的钆对比剂，患者所用的剂量也应该准确记录。

【**用法与用量**】 用法：本品仅供静脉注射。

用量：成人、儿童和婴儿均按每千克体重 0.1mmol 即每千克体重 0.2ml 注射。血管造影时，根据检查结果的显示情况，如有必要，可进行二次给药。特殊情况下，如脑膜瘤的鉴别或游离性转移灶的确认，可以按每千克体重 0.2mmol 进行第二次注射。

特殊人群 (1)肾功能受损人群 对于重度肾功能损伤[GFR<30ml/(min·1.73m²)]患者和肝移植围手术期间的患者，必须在该诊断信息是必需的，且不能用非对比增强磁共振检查或其他的方式获得时，经过风险利益评估才可使用。当必须使用本品时，剂量不得超过 0.1mmol/kg 体重，也不能在一次扫描中多次注射。因为目前缺乏多次使用的数据，本品重复注射的间隔应在 7 天以上。

(2)未成年人群(0～18 岁) 脑和脊髓 MRI/全身 MRI：推荐的最大剂量为 0.1mmol/kg 体重。一个 MRI 扫描不可重复给药。因初生至四周的新生儿及一岁以内的婴儿肾功能发育不全，必须经过慎重考虑才可对这些患者使用本品，其剂量不能超过 0.1mmol/kg 体重。在一次扫描中仅能按上述要求给药一次。由于缺乏重复给药信息，不应重复给予本品，除非两次给药间隔在 7 天以上。对 18 岁以下的儿童，不推荐使用本品用于血管造影，因为目前缺乏针对该人群的相关有效性和安全性数据。

(3)老年人(≥65 岁) 无需调整剂量但须谨慎使用。

【**制剂与规格**】 钆特酸葡胺注射液：15ml:5.654g (377mg/ml，以钆特酸葡胺计)。

钆 特 醇
Gadoteridol

【**特殊说明**】 警告 (1)肾源性系统性纤维化(NSF) 含钆对比剂(GBCA)会增加药物清除功能受损患者发生 NSF 的风险，对这些患者应避免使用含钆对比剂，除非该诊断信息是必须的，且不能用非对比增强磁共振检查或其他方式获得。NSF 会导致致命的或使人丧失功能的系统纤维化，影响到皮肤、肌肉和内脏器官。

在以下患者中 NSF 的发生风险最高：患慢性、严重肾脏疾病的患者[GFR<30ml/(min·1.73m^2)]，或急性肾损伤的患者。

对患者进行筛查以排除急性肾损伤和其他致肾功能下降的情况。对于有慢性肾功能降低风险的患者(如年龄>60 岁，有高血压或糖尿病)，应通过实验室检查估算肾小球滤过率(GFR)。

对于 NSF 高风险患者，本品的注射剂量不应超过说明书规定，且在下一次给药前应间隔充分时间以便药物从体内能够完全清除。

(2)钆沉积 线性和大环类含钆对比剂(GBCAs)均会在大脑及其他组织中发生痕量钆沉积。动物实验研究显示在重复使用 GBCAs 之后，线性 GBCAs 的沉积量比大环类高。本品为大环类 GBCA。

【适应证】 (1)CDE 适应证 ①用于脑、脊柱和周围组织病变的磁共振(MR)增强扫描检查。②因为本品主要缩短 T$_1$ 弛豫时间，在 T$_1$ 加权图像上，本品对于其可分布区域的组织选择性的信号增强，例如没有任何血脑屏障的脑垂体和脑膜结构、脉络丛和低流速静脉区域以及改变了血脑屏障通透性的中枢神经系统病变。③用于全身磁共振检查，包括头部、颈部、肝脏、乳腺、肌肉骨骼系统和软组织病变的检查。

(2)国外适应证 ①用于中枢神经系统的磁共振成像检查：本品用于成人和儿科患者(包括足月新生儿)的磁共振成像(MRI)，以观察血脑屏障破坏和(或)大脑(颅内病变)、脊柱和相关组织的血管异常病变。②用于颅外及脊柱外的头部和颈部的磁共振成像检查：本品用于成人的磁共振成像，以观察头部和颈部的病变。

【药理】 (1)药效学 本品是一种用于磁共振成像的非离子型顺磁性对比剂。影响质子弛豫时间，从而影响磁共振信号。信号强度受本品的剂量和弛豫性的影响。对于所有钆对比剂，本品的弛豫度随着临床磁共振成像使用的磁场强度(0.2～3.0T)的增加而降低。血脑屏障的破坏或血管异常可导致本品在肿瘤、脓肿和亚急性梗死等病变中积累。

(2)药动学 健康受试者静脉注射本品的药代动力学特征符合二室开放模型，平均分布和消除半衰期分别约为(0.20±0.04)小时和(1.57±0.08)小时。

约94%的本品在注射后 24 小时内经尿液排出体外。未检测到本品的生物转化或分解产物。

本品的肾脏和血浆清除率基本相同[分别为(1.41±0.33)ml/(min·kg)和(1.50±0.35)ml/(min·kg)]，提示

药物在通过肾脏时未发生改变，且药物基本上通过肾脏清除。本品的分布容积[(204±58)ml/kg]与细胞外液体积相等，肾脏清除率则与通过肾小球滤过物质的清除率相似。在大鼠中未检测到本品与血清蛋白的结合。

肾功能损伤：伴肾功能损伤的受试者静脉注射本品的药代动力学特征符合二室开放模型，平均分布和消除半衰期分别约为(0.32±0.06)小时和(9.64±0.50)小时。本品的剂量与其分布或消除半衰期无关。研究发现本品的累积尿排泄与肌酐清除率有良好的相关性，但随肾功能损伤的加重而降低。

血液透析：经过三个透析周期，大约 98%注射剂量的本品从体内被清除。

【不良反应】 常见 恶心和味觉改变(1.4%)。

<1%的不良反应 (1)全身性反应 面部水肿、颈部僵硬、注射部位疼痛、胸痛、头痛、发热、瘙痒、腹痛、咽喉炎、情绪低落、过敏反应(以心血管、呼吸系统和皮肤症状为主)。

(2)心血管系统 低血压、心率加快、房室传导阻滞。

(3)消化系统 舌苔和(或)瘙痒、牙龈炎、口干、腹胀、呕吐。

(4)神经系统 焦虑、头晕、感觉异常、抑郁、手足震颤、癫痫发作、昏厥。

(5)呼吸系统 呼吸困难、鼻炎、咳嗽。

(6)皮肤病变 瘙痒、皮疹、荨麻疹、麻疹、肢体和手指发麻。

(7)特殊感官病变 耳鸣。

(8)特定的不良反应 血管迷走神经反应，急性肾衰，肾源性系统纤维化，过敏或过敏样反应。

【禁忌证】 (1)对本品活性成分或任何辅料过敏者禁用。

(2)2 岁以下儿童禁用。全身磁共振检查适应证不适用于 18 岁以下的儿童。

【注意事项】 仅供诊断使用。应谨慎使用 GBCAs。当平扫磁共振不能获得相应至关重要的诊断信息时，可使用 GBCAs，尽可能使用最低批准剂量。

钆沉积 当前证据表明，多次使用 GBCAs 后，痕量钆可残留于脑部及其他身体组织中。研究报道显示，多次使用 GBCAs 后可引起脑部信号强度增加，特别是在齿状核和苍白球，目前线性 GBCAs 相关报道较多，大环类 GBCAs 报道较少。动物实验研究显示在重复使用线性 GBCAs 之后钆沉积量高于重复使用大环类。

脑部钆沉积的临床意义尚不清楚。

为了最大限度地降低钆在脑部沉积相关的潜在风

险，必须严格按照适应证和批准剂量使用，推荐使用满足诊断的最低批准剂量并在重复给药前进行仔细的收益/风险比和患者知情沟通。

肾功能受损患者　本品给药前，建议对患者进行实验室检查，以对肾功能不全的患者进行筛查。

已有报告在急性或慢性严重肾功能损伤的患者[(GFR<30ml/(min·1.73m²)]中使用钆类对比剂与发生肾源性系统性纤维化(NSF)具有相关性。进行肝移植的患者急性肾功能衰竭的发生率高，因此该人群风险较高。鉴于使用本品后有发生 NSF 的可能性，如果该诊断信息是必须的，且不能通过非对比增强 MR 检查获得，只有在经过详细的收益/风险比后，才能用于急性或严重慢性肾功能损伤的患者和肝移植手术围手术期的患者。

使用本品后马上进行血液透析可能有助于将本品排出体外。目前没有证据支持在尚未开始血液透析的患者中实施血液透析能够预防或治疗 NSF。

尚未研究如何对肾损伤或肝损伤患者进行剂量调整，因此，肾损伤或肝损伤患者在使用时要特别小心。

老年人　由于老年患者本品的肾脏清除能力可能受损，对于≥65 岁的患者进行肾脏功能不全的筛查是非常必要的。

过敏反应　对于有过敏史、药物反应史或其他超敏反应样疾病史的患者，在检查和对比剂给药期间以及医生视患者病情而定的适当时间，应密切观察。

与其他钆螯合物一样，使用本品已报告过敏/类过敏/超敏反应。这些反应的严重程度不同，包括过敏性休克或死亡。可累及一种或多种机体系统，主要是呼吸系统、心血管系统和(或)皮肤黏膜。使用本品后罕见过敏性休克。给予本品前，确保必需的药物、设备和经过急性过敏反应治疗培训的人员在场，以应对过敏反应的发生。

癫痫患者　有癫痫或有脑部病变的患者在检查过程中发生惊厥的可能性会增加。在对这些患者进行检查时，有必要采取预防措施(如监测患者)，并应配备所需设备和药品，以快速治疗可能发生的惊厥。

溶血性贫血患者　对于患有镰形细胞贫血及其他血红蛋白病的患者，本品对他们所能产生的影响目前尚未研究。患有其他溶血性贫血的患者在使用本品后产生的反应尚未得到充分评估，不能排除溶血反应加剧的可能性。

对比剂外渗　注射对比剂时要格外小心，以避免其外渗。

重复使用　仅在成年患者中枢神经系统的同一次检查中进行过重复注射本品的研究。如果放射科医生认为有必要重复注射对比剂，在第一次注射 30 分钟内可以给予第二个 0.2mmol/kg 剂量的本品。此外，在重复磁共振检查前，正常肾功能患者至少要等待 24 小时，肾功能损伤患者至少要等待 7 天，以便将对比剂排出体外。

一般性注意事项　磁共振检查时的安全性要求和措施同样适用于本品的应用。尤其要排除诸如心脏起搏器或动脉瘤夹等铁磁性物体存在的情况。

为保证安全，在进行任何磁共振检查前(注射或不注射对比剂)必须确保植入患者体内的金属器械对这种检查是安全的。

在使用非口服药品前，必须目测检查是否存在颗粒物和变色现象。如果有颗粒物存在或发生变色现象，请停止使用。本品不能被稀释。本品抽入注射器后应立即使用。

当使用非一次性注射器注射本品时，应特别小心以避免残留清洁剂的污染。

为避免化学配伍禁忌的可能性，合并用药或胃肠外营养不能同对比剂混合，同时不能使用相同的静脉注射管路。

在一次检查期间未用完的药液必须连同连接管路一起被丢弃。

对驾车和操作机器的影响　尚不知本品对驾驶和操作机器是否有影响。

【药物相互作用】　本品与其他药物之间无已知的相互作用。在临床研究期间，经血液学、临床化学和尿液参数检查等临床方法进行研究，未见有药物间的相互作用。

【给药说明】　注射使用方法：为了确保对比剂完全注入体内，注射本品后应随之通过同一静脉通路注入 5ml 0.9%氯化钠注射液。磁共振检查应在本品注射后 1 小时内完成。本品不能与其他任何药物混合注射。

【用法与用量】　本品供静脉注射。

成人　通常 0.1mmol/kg(相当于 0.2ml/kg)剂量的本品能够满足脑或脊柱病变的正确诊断。某些病例(如疑似脑转移瘤或标准剂量给药后增强效果不佳的病例)应使用更高剂量，剂量可达 0.3mmol/kg。

全身 MRI 推荐剂量为 0.1mmol/kg。

儿童　2～18 岁儿童患者本品的推荐剂量为 0.1mmol/kg (0.2ml/kg)。

目前尚无儿童患者剂量大于 0.1mmol/kg 或连续使用或(和)重复使用的安全性和有效性数据。

尽可能使用最低批准剂量。

肾功能受损 如果该诊断信息是必须的，且不能通过非对比增强磁共振检查或其他方式获得，只有在对收益/风险比进行详细评估后，才能将本品用于严重肾功能损伤的患者[GFR<30ml/(min·1.73m²)]和肝移植手术围手术期的患者。

如果此类患者必须使用钆特醇，注射剂量应不超过0.1mmkg，一次扫描只能注射一次。因为缺乏重复给药的相关信息，本品两次使用的间隔应不少于7天。

老年人 65岁，不需要对剂量进行调整，但老年患者注射本品时需特别给予关注。

【制剂与规格】 钆特醇注射液：(1)10ml:2.793g；(2)15ml:4.1895g；(3)20ml:5.586g。

二、心、血管造影与血管内给药的微粒型对比剂

超顺磁性氧化铁 [药典(二)；药典(三)；国基；医保(甲)；医保(乙)]
Superparamagnetic Iron Oxide(SPIO)

【适应证】 用于伴有网状内皮系统改变的肝脏病变的检出和定性评价。

【药理】 (1)药效学 超顺磁性氧化铁(SPIO)类对比剂，是一种网状内皮系统(RES)特异性MRI对比剂。注射后主要被体内的网状内皮系统摄取，缩短周围氢质子的弛豫时间，降低正常组织的信号强度，使T_2加权图像信号明显下降。网状内皮系统功能减弱的组织(如转移瘤、原发性肝癌、囊肿和各种良性肿瘤、腺瘤和增生等)保留了自身的信号强度，因此加大了与正常组织的信号对比。

(2)药动学 动物实验表明，本品注射1小时后，83%被肝脏摄取，6%被脾吸收。被细胞吞噬后输送到溶酶体降解，释放出的铁不断被血红蛋白结合。健康受试者按0.56mg/kg静脉注射本品后，受试者血清铁浓度的峰值为(5.5±0.6)μg/ml，半衰期为(2.4±0.2)小时。静脉注射后，0～3.5小时内，肝脏的信号强度无差别。24～48小时后信号强度缺失的程度开始下降。

【不良反应】 (1)发生率≥0.5%的不良反应 恶心、后背痛、腿痛、头痛、胸痛、血管扩张等超敏性反应。

(2)发生率<0.5%的不良反应 ①消化系统：腹痛、腹泻、呕吐、食欲缺乏。②身体疼痛：腹痛、颈痛、乏力、发热。③心血管系统：高血压、低血压、心绞痛。④神经系统：眩晕、感觉异常。⑤皮肤及其附属物：瘙痒、发汗。⑥特殊感官反应：异常的视觉、味觉。⑦呼吸系统：咳嗽、鼻出血、鼻炎。

【禁忌证】 对已知注射用铁剂、右旋糖酐、右旋糖酐铁和多聚糖铁前体过敏或高敏者禁用。

【注意事项】 (1)部分患者注射后会出现过敏或低血压反应，发生率约为0.5%，包括呼吸困难等呼吸系统症状，血管水肿、风疹和低血压等，需要给予治疗。

(2)一些患者发生急性严重的后背、腿部或腹股沟疼痛，发生率约为2.5%。疼痛可单独发生或与呼吸困难、低血压同时发生，应分别给予治疗。

(3)自身免疫性疾病的患者注射铁剂有较高的不良反应发生率。

(4)如果发生高血压或中、重度疼痛，需停止注射，并给予对症治疗。

(5)致畸作用 对鼠的致畸剂量是临床标准体表面积下剂量的6倍，未进行足够和较好设计的妊娠期妇女试验研究。只有在权衡增强后影像的优势大于风险时才进行增强检查。

(6)哺乳期妇女 未知母乳中有无本品分泌，同样只有在权衡增强后影像的优势大于风险时才进行增强检查。

(7)不良反应的处理方法 如有超敏反应或中至重度的疼痛发生，应立即停止注射，并进行对症治疗。

(8)过量的表现 尚无过量使用本品的报道。急性中毒主要与铁超负荷有关，表现为急性背痛及过敏反应。长期用右旋糖酐铁治疗的患者，铁总量超过铁储存所需铁量时可导致含铁血黄素沉着症。

【药物相互作用】 动物实验发现同时给予鼠肝素会延长其血液半衰期。

【给药说明】 本品不经稀释不能给药。

药物准备 (1)本品应在室温下使用，每支上下颠倒10～20次以便混匀。

(2)用无菌注射器抽取适量的本品。

(3)将本品注入100ml 5%的葡萄糖注射液中稀释。

(4)应上下颠倒2～3次，确保稀释液混匀。

(5)本品应在稀释后8小时内使用。

图像 扫描可在给药后即刻进行，也可在给药后不超过3.5小时内进行，T_2加权像序列提供最大对比效果。

【用法与用量】 推荐剂量0.56mg/kg 本品稀释于5%葡萄糖注射液100ml中，放置30分钟，速率为2～4ml/min。增强图像可以在注射本品后即开始采集和注射后的0.5小时开始采集，T_2加权可获得最好的增强效果。

【制剂与规格】 超顺磁性氧化铁注射液：5ml:56mg。

第三节　超声影像对比剂

超声影像对比剂又被称为超声对比剂。目前超声影像对比剂在美国的使用范围仅限于超声心动图和肝脏超声检查。但是，在世界其他地区，超声造影技术被认为是一项有价值的成像技术，有着广阔的应用前景。超声造影可以减少或消除目前超声成像的一些不足，包括灰阶超声对比分辨率低、彩色多普勒成像和脉冲多普勒频谱分析对低速血流和微小血管的敏感性低等。

一、心、血管造影与血管内给药增强对比剂

六氟化硫

Sulphur Hexafluoride

本品为聚乙二醇和磷脂包裹六氟化硫形成的微泡对比剂冻干粉。

【适应证】主要用于超声心动图显示不理想的患者，以改善左心室显影，并改善左心室心内膜边界的描绘。此外，还可以用于乳腺、肝脏、肾脏、胰腺等多种器官局灶性病变的鉴别、诊断。2018 年本品在中国批准用于评估小儿膀胱输尿管反流。

【药理】心、血管造影与血管内给药超声对比剂通常都具有溶解性低、不易被细胞吞噬、在血液中具有较高较长的稳定性的特点。对比剂微泡体积小，可通过毛细血管清楚显示器官及病灶内的微血管血流，并通过瑞利散射产生超声回波。微泡内含有气体，气体的声阻抗高，充满微泡的血管声阻抗增加，显示出与周围组织不匹配，增加超声回波，从而提高与周围组织的对比度。超声对比剂通过肺部代谢。

【禁忌证】对六氟化硫或本品的任何非活性成分过敏、右向左分流型心脏病、严重的肺动脉高压（肺动脉压>90mmHg）、无法控制的全身性高血压、成人呼吸窘迫综合征及使用多巴酚丁胺的患者。

【注意事项】使用前需将本品与 5ml 0.9%氯化钠注射液混合，并充分摇匀 20 秒配制成均匀的混悬液，配制完成后应立即使用。混悬液具有 6 小时的物理化学稳定性。

【用法与用量】成人推荐剂量为 0.030ml/kg 体重。每次注射后，应推注 5ml 0.9%氯化钠注射液冲洗。

【制剂与规格】本品为单人使用的小瓶装 25mg 冻干粉末配 5ml 0.9%氯化钠注射液。

微泡超声对比剂

Optison

本品由人血白蛋白外壳包裹八氟丙烷气体内核组成。

【适应证】主要用于超声心动图显示不理想的患者，以改善左心室显影，并改善左心室心内膜边界的描绘。此外，本品还用于对基线超声心动图不理想的患者进行负荷超声心动图检查、用于肝脏超声造影、儿童患者实性肿瘤的评估及儿童膀胱输尿管反流的检测。

【药理】本品由蛋白质外壳包裹八氟化碳核心气体组成，药理作用原理与前者相似，不同之处在于，由于本品外壳含有白蛋白成分，肝脏 Kupffer 细胞膜上的 CR3 受体能够识别白蛋白并介导吞噬作用，使本品能够被 Kupffer 细胞吞噬，并在超声造影延迟实质期持续显影，这种现象有助于观察病灶内 Kupffer 细胞的数量。Kupffer 细胞的数量对鉴别良性或恶性肝脏实性占位有重要意义。

【不良反应】在给药期间或给药后，患者可能发生严重的心肺反应，甚至死亡。没有接触过含八氟丙烷成分的患者，可能发生严重超敏反应，因此，在给药前，应准备好心肺复苏人员和设备，并监测患者的反应。最常见的不良反应包括头痛、头晕、恶心、呕吐、温热感、皮肤潮红。

【禁忌证】对本品、血液及血液制品或白蛋白过敏者。

【注意事项】若容器损坏、没有白色的液体上层或摇动后没有得到不透明的乳白色混悬液，则不要使用。在得到混悬液后 1 分钟内使用，若超过一分钟，则轻轻摇动注射器，使悬浊液混合均匀。未混合均匀的悬浊液可能会导致图像增强不充分。请勿向瓶内注射空气。

【用法与用量】使用前需倒置本品，并轻柔摇动本品，以得到均匀、不透明的乳白色混悬液。推荐以不超过 1ml/s 的速度缓慢静脉注射本品 0.3～0.5ml，或以 3～5ml/min 的速度连续静脉滴注本品的 10%稀释液。在 10 分钟内，最大剂量不应超过 5ml，最大总剂量不应超过 8.7ml。注射本品后，应静脉注射 5～10ml 0.9%氯化钠注射液，且持续 10 秒以上，以避免产生声影，并使图像采集过程中对比剂微泡浓度稳定。

【制剂与规格】本品为 3ml 的单人使用小瓶装制剂，其中包含透明的液体下层，白色的液体上层和充满八氟

丙烷气体的顶部空间。

二、胃肠道对比剂

胃肠超声造影使用的对比剂主要采用薏苡仁、淮山药、陈皮等中药加工制造而成，为食品型对比剂，服后口感良好，无副作用。

【适应证】胃良性或恶性肿瘤、炎症、胃黏膜病变、幽门狭窄、梗阻性病变、胃肠功能紊乱性病变、胃石症、胃下垂、胃底静脉曲张等。

【药理】胃肠超声对比剂能迅速充填胃肠腔，在超声声像图上产生一种均匀分布的较强回声界面，类似实性组织(肝脏、肾脏、胰腺)的回声，清除了胃肠腔内气体、黏液的干扰，使胃肠壁与肝、胆、胰、脾之间产生明显的对比，清楚地显示胃肠壁的层次和结构，从而使胃肠腔产生最佳的声学造影效果。

【禁忌证】急性胃扩张、上消化道穿孔、上消化道活动性大出血及临床禁食患者。

【注意事项】(1)胃肠超声造影检查前须空腹，故检查前需禁食、禁水8~12小时。

(2)幽门梗阻患者检查前需排空胃内容物。

(3)过度肥胖及大量腹水患者检查效果欠佳。

(4)该对比剂原料为药食两用，因此包装破损、运输或其他原因产生异味，请禁止使用。

【用法与用量】在600ml容器中倒入450ml左右的沸水，再将对比剂均匀倒入容器中，同时不停搅拌成均匀的糊状。待温度合适后口服，即可进行超声检查。儿童按比例减少用水量。

成人：一般为500~1000ml，推荐使用剂量为600ml左右。小儿：3~10岁为200~400ml；10岁以上为400~600ml。显像不满意时，可追加口服剂量至胃腔充盈适度。

注射用六氟化硫微泡 [医保(乙)]
Sulphur Hexafluoride Microbubble for Injection

【适应证】本品仅用于临床诊断。

在超声影像中应用本品可以提高血液回波率，从而提高信噪比。

本品只有在不使用对比剂增强无法得出结论的患者中使用。

超声心动(检查)：本品是一种可以通过肺循环的超声心动图对比剂，在用于已确诊或怀疑为心血管疾病的患者时可以增强心脏腔室的混浊度，从而清楚地描绘出左室心内膜边缘线。

大血管多普勒(检查)：本品可以提高多普勒信噪比，从而提高发现及排除脑动脉、颅外颈动脉或外周动脉疾病的准确性。

本品可以提高多普勒成像质量，在门静脉方面还可以延长有临床意义的信号增强时间。

小血管多普勒(检查)：在多普勒检查时，本品增强肝脏和乳腺病变血管形成的显像效果，从而可以更准确地定性。

【药理】(1)药效学 在冻干粉末中加入注射用生理盐水，随即用力振摇，即可产生六氟化硫微泡。微泡平均直径为2.5米左右，90%的微泡直径低于6米，99%的微泡直径低于11米。SF$_6$微泡与溶液介质的接触界面是超声波的反射介质，这样就可提高血液超声回波率，从而提高血液与周围组织之间的对比度。

回波的信号强度取决于微泡的浓度和超声波的频率。使用临床推荐剂量，本品可以显著地增强B型超声心动图的信号强度(持续时间超过2分钟)，同时也可显著增强大血管和小血管的多普勒信号强度(持续时间为3~8分钟)。

六氟化硫是一种惰性无毒气体，在水溶液中溶解度极低。有文献报道该气体曾用于呼吸生理的研究。

(2)药动学 临床剂量中六氟化硫的含量非常小(2ml微泡中含有16ml SF$_6$气体)，六氟化硫气体溶解在血液中，然后随呼吸呼出。

单次静脉注射剂量为0.03或0.3ml/kg体重的药品(相当于最大临床剂量的1和10倍)给予受试者，六氟化硫气体可很快被排出。

平均消除半衰期为12分钟(范围为2~33分钟)。注射后2分钟内，有80%的六氟化硫气体排出；注射15分钟后，几乎所有的六氟化硫气体都可排出。

对弥漫性肺间质纤维症患者，几乎所有的六氟化硫气体都随呼出的气体排出，其终末半衰期与健康受试者相似。

【不良反应】不良反应为非严重的、短暂的、可自行恢复并无后遗效应。

临床试验中，最常报告的是头痛(1.1%)、注射部位反应(0.8%)和恶心(0.5%)。

有极少数提示为过敏反应的报告，包括注射本品后出现皮肤红斑，心动过缓，低血压、呼吸困难、意识丧失、心搏骤停/呼吸、心搏骤停或过敏性休克。在这些病例中有一部分患者还报告有心肌缺血和(或)心肌梗死，大多原有冠状动脉疾病。

有极罕见死亡病例的报告，其发生与本品的应用在时间上有关联性，但大部分患者在使用本品时本身就已处于可导致死亡的严重心脏并发症的危险中。

【禁忌证】 (1)已知对本品中任何成分过敏者禁用。

(2)伴有右向左分流的心脏病患者、重度肺动脉高压患者(肺动脉压>90mmHg)、未控制的系统高血压患者和成人呼吸窘迫综合征患者禁用。

(3)本品不应与多巴酚丁胺合用于对多巴酚丁胺使用有禁忌的心血管功能不稳定的患者。

(4)尚无本品在妊娠及哺乳期妇女中使用的安全性和有效性数据，因此，妊娠及哺乳期妇女禁用。

【注意事项】 需要强调的是因为负荷超声心动检查模拟了心肌缺血的状态，有可能增加应用本品的风险。所以当患者需要增强负荷超声心动检查时，必须确认患者状态稳定，可以通过在检查前的两天内无心电图改变或无胸痛症状等方法判别。

药物负荷(如用多巴酚丁胺)联合本品增强超声心动图检查时，应进行心电图和血压的监测。同样，对临床确认的高危患者亦应行心电图检测。

当用于缺血性心脏疾患时要非常小心，因为在该类患者身上如果发生过敏样和(或)血管扩张反应，可能导致生命危险。

在使用本品过程中必须备有抢救设备并对相关人员进行培训。

发生过敏反应时，β受体拮抗剂(包括眼用制剂)可加重过敏反应，此时应用治疗过敏反应常规剂量的肾上腺素，患者也许对其没有反应。

对有临床意义的肺部疾患，包括严重的慢性阻塞性肺病的患者应谨慎用药。

建议在注射本品的过程中及注射后至少 30 分钟对患者进行密切医学观察。

在临床试验中本品用于下列患者的数量有限，因此，在使用时应注意：急性心内膜炎、瓣膜修复、急性全身感染和(或)败血症、高凝状态和(或)近期的血栓栓塞以及肝、肾疾病的晚期。

本品不适用于使用呼吸机的患者和不稳定性神经疾病患者。

在动物实验中，超声对比剂经过超声波作用后，可观察到生理性副作用(例如内皮细胞损伤，毛细血管破裂)。尽管没有在人群中产生该副作用的报道，仍建议在应用本品时采用低机械指数。

【药物相互作用】 尚未进行本品药物相互作用的研究。

临床试验中不良反应的发生与患者合并使用的各种常用药物未见明显的关联。

【给药说明】 本品仅供具有超声影像诊断经验的医师使用。使用前需检查药品包装有无破损情况。

在使用前向小瓶内注入 0.9%氯化钠注射液 5ml，然后用力振摇，直至冻干粉末完全分散并得到均一白色乳状液体。否则应丢弃。

将微泡混悬液抽吸至注射器后应马上注入外周静脉。混悬液配制后 6 小时内的任何时候都可将所需容量抽吸到注射器中使用。在使用前，应振摇使微泡重新均匀分散后，抽吸至注射器中立即注射。每次注射本品的混悬液后，应随之应用 0.9%氯化钠注射液 5ml滴注。

【用法与用量】 推荐剂量 心脏 B 型超声成像(常规或负荷检查)时用量为 2ml。

血管多普勒成像时用量为 2.4ml。

在单次检查过程中，如果医生认为有必要，可以第二次注射推荐剂量的本品。

除注射用 0.9%氯化钠注射液外，本品不能与其他药品混合。

【制剂与规格】 59mg。

第二十二章 放射性药物

放射性药物系指能够安全用于诊断或治疗人类疾病的含有放射性核素的制剂或其标记化合物。放射性药物有些是放射性核素的简单无机化合物，如碘［^{131}I/^{123}I］化钠、氯化亚铊［^{201}Tl］、氯化锶［^{89}Sr］等。此类药物大多数由两部分组成：放射性核素和非放射性被标记的部分，后者可以是化合物、抗生素、血液成分、生化制剂(激素、多肽、单克隆抗体和寡核苷酸)等。放射性药物的基本性质取决于两个基本要素：①放射性核素；②药物，利用放射性核素作为示踪剂，结合药物在细胞、组织和脏器中选择性的聚积或参与生理、生化代谢功能来达到诊断和治疗疾病的目的。

1. 放射性药物特点 放射性药物与其他药物不同之处主要有以下几点。

(1) 能够发射射线：主要射线有 3 种。①α射线，即氦原子核流；②β粒子，从放射性核素中发出的高速电子或正电子(β$^-$与β$^+$)；③γ射线，从核中发出的一种电磁辐射，其波长比 X 射线短，能量比 X 射线高。除上述三种以外，常见的还有俄歇电子。上述射线除在疾病诊断或治疗中发挥作用外，有时射线对非标记的药物部分，导致辐射自分解(radioautolysis)，这是高放射性浓度的放射性药物观察其稳定性需考虑的问题。

遵循放射性核素的衰变规律。放射性核素衰变速度常以物理半衰期($t_{1/2}$)来表示，即放射性核素的原子核衰变一半所需要的时间。对于生物体还有生物半衰期(t_b)，指放射性核素由于生物代谢，从体内排除到原来的半数所需要的时间；有效半衰期(t_e)，指放射性核素由于生物代谢和放射性衰变共同的作用减少到原来半数所需要的时间。三者之间关系可由下式表示：

$$t_e=(t_{1/2} \cdot t_b)/(t_{1/2}+t_b)$$

放射性活度反映核素的衰变率，是以单位时间内核衰变数表示。1975 年第 15 届国际计量大会确定的国际单位为贝可勒尔(Becquerel)，简称贝可，符号 Bq。1Bq=1s^{-1}，每秒衰变一次。居里(Ci)为常用的特殊的专用单位。Bq与 Ci 的关系为 1Bq=2.703×10^{-11}Ci，1Ci=3.7×10^{10}Bq。

(2) 化学量少：纳克到毫克水平，并且多是一次性使用，因此对体内聚积而引起的化学危害可不必太多顾虑，但对某些放射性药物因加入载体或标记配体过量，仍需考虑药理、毒理问题。比如来昔决南钐［^{153}Sm］(^{153}Sm-EDTMP)中游离 EDTMP 过多时，很可能将体内微量元素络合排出体外。

(3) 医用放射性核素可制备成密封源(例如 ^{125}I 密封籽源)与开放源两种。无论哪类，若使用不当都会引起不必要的非医疗性的内照射或外照射。在使用放射性药物时必须遵守有关放射性防护的法规。

2. 放射性核素的生产方式 ①核反应堆生产；②加速器生产；③从辐照过的核燃料中提取裂变核素；④放射性核素发生器。

3. 常用放射性药物的种类

(1) 反应堆生产的放射性核素见表 22-1。利用核反应堆强大的中子流轰击靶核，吸收中子后的靶核发生重新排列，变为不稳定(放射性)新核素。核反应可分为(n, p)，(n, α)，(n, γ)及(n, f)等。n 为中子，p 为质子，α 为α粒子或氦核，γ为γ射线，f 表示裂变。目前锝［^{99m}Tc］的应用最为广泛，由钼［^{99}Mo］-锝［^{99m}Tc］发生器得到。由于它在衰变过程中发射单一的能量为 140keV 的γ射线，半衰所受到的辐射剂量。γ射线能量适中，非常适合于现有的γ照相机及单光子发射计算机断层仪(single photon emission computed tomography，SPECT)探测。$^{99m}TcO_4^-$ 的另一个优点是能够标记合成多种供临床使用的脏器显像的放射性药物。20 世纪 70 年代后，^{99m}Tc 的标记化合物已取代了大部分铟［^{113m}In］、^{131}I 的标记化合物。目前 ^{99m}Tc 标记的脏器显像剂已能应用于人体大部分脏器的检查。在核素治疗方面除 ^{131}I 治疗甲状腺功能亢进症(Graves 病)及分化型甲状腺癌有摄 ^{131}I 功能的转移灶外，尚有氯化锶［^{89}Sr］、来昔决南钐［$^{153}Sm-EDTMP$］用于恶性肿瘤骨转移灶的止痛治疗，磷［^{32}P］-$CrPO_4$ 用于腔内治疗，^{125}I、钯［^{103}Pd］密封籽源用于难治性肿瘤的放射性粒子植入治疗等。

表 22-1　核反应堆生产的临床应用的放射性核素

放射性核素	半衰期	核反应
^{32}P	14.3 日	$^{31}P(n, \gamma)^{32}P$
^{51}Cr	27.7 日	$^{50}Cr(n, \gamma)^{51}Cr$
^{89}Sr	50.5 日	$^{88}Sr(n, \gamma)^{89}Sr$
^{99}Mo	2.73 日	$^{98}Mo(n, \gamma)^{99}Mo$
^{131}I	8.04 日	$^{130}Te(n, \gamma)^{131}I$
^{133}Xe	5.24 日	$^{235}U(n, f)^{133}Xe$
^{153}Sm	46.7 小时	$^{152}Sm(n, \gamma)^{153}Sm$
^{186}Re	90.6 小时	$^{185}Re(n, \gamma)^{186}Re$

(2) 回旋加速器生产的放射性核素。回旋加速器是使带电粒子在磁场中得到加速的装置。以足够能量克服靶原子核吸力，引起不同核反应，生成放射性核素，这些核反应可表示为(d, p)、(α, d)、(α, np)、(p, n)等。n 为中子，d 为氘核，p 为质子、α 为氦核。回旋加速器生产医用放射性核素(表 22-2)，大致有两种形式，一是地区性回旋加速器，能量在 30MeV，生产的核素镓［^{67}Ga］、^{111}In、^{201}Tl、^{123}I 供地区范围内医疗机构或全国应用，此类放射性核素半衰期在 13.2～78.4 小时，在运输上有可能；另一是超短半衰期正电子放射性核素，供正电子发射断层(positronemissiontomography，PET)显像用，因其半衰期仅 2～110 分钟之间，长途运输困难，此类医用回旋加速器多安装在医院内、临近 PET 或 PET/CT 显像设备，但氟［^{18}F］因其半衰期 109.8 分钟，$^{18}F-FDG$ 仍有可能供应邻近几家医院 PET、PET/CT 显像用。医用加速器能量多在 10～18MeV 之间，主要生产 ^{18}F、碳［^{11}C］、氮［^{13}N］、氧［^{15}O］四种正电子核素。按原国家食品药品监督管理总局(SFDA)与原卫生部颁布的"关于医疗机构制备超短半衰期正电子放射性药物暂行规定"，

按医院制剂使用，但必须具备原国家食品药品监督管理总局颁发的Ⅳ类放射性药品使用许可证。从 20 世纪 90 年代以来，由于 PET、PET/CT 检查在美国、欧洲、日本纳入医疗保险，其应用逐年增加，特别在肿瘤诊断、分期、再分期、疗效评估、预后估测和辅助精细放疗；神经系统和精神疾病以及冠心病心肌活力检测临床应用。以美国药典为例，正电子放射性药物已有 12 种纳入医疗保险。国内 2019 年调查报告显示目前有 PET/CT404 台，PET/MR 24 台，年检查约 86.4 万例。SFDA 已批准 2 个 30MeV 医用回旋加速器生产的 $^{18}F-FDG$ 新药证书，而医疗机构制备临床应用的正电子药物按 SFDA 等国家有关主管部门规定，必须取得第Ⅳ类放射性药品许可证及制备资格认证。制备的 $^{18}F-FDG$ 要符合 SFDA 制订的正电子类放射性药品质量控制指导原则的要求(国食药监安［2004］324 号)。

(3) 放射性核素发生器：放射性核素发生器是一种从放射性核素母子体系中周期地分离出子体的装置。放射性核素母子体系中，母体核素不断衰变(例如钼［^{99}Mo］-锝［^{99m}Tc］发生器中的母体 ^{99}Mo)，子体核素不断增加(^{99m}Tc)，最后达到母、子体放射性平衡。由于母、子体不是同位素，元素周期表中处于不同位置，易于用放射化学方法分离，一个发生器可反复使用多天，具有经济实用的优点。而且 ^{99m}Tc 发射单能 140keV 射线，最适于 SPECT 显像，而钨［^{188}W］-铼［^{188}Re］发生器用于治疗放射性药物的标记(表 22-3)。

表 22-2　回旋加速器生产的放射性核素

放射性核素	半衰期	核反应	应用范围
^{11}C	20.4 分钟	$^{14}N(p, \alpha)^{11}C$	PET 显像
^{13}N	9.965 分钟	$^{12}C(d, n)^{13}N$	PET 显像
^{15}O	2.37 分钟	$^{14}N(\alpha, n)^{15}O$	PET 显像
^{18}F	109.8 分钟	$^{18}O(p, n)^{18}F$	PET 显像
^{201}Tl	173.2 小时	$^{203}Tl(p, 3n)$ $^{201}Pb \rightarrow ^{201}Tl$	SPECT 显像
^{123}I	13.2 小时	$^{124}Te(P, 2n)^{123}I$	SPECT 显像
^{111}In	2.807 日	$^{109}Ag(\alpha, 2n)^{111}In$	SPECT 显像
^{67}Ga	3.26 日	$^{65}Cu(\alpha, 2n)^{67}Ga$	SPECT 显像

表 22-3　核医学临床应用的部分放射性核素发生器

母体核素	半衰期	子体核素	半衰期	色谱柱洗脱剂
^{99}Mo	67 小时	^{99m}Tc	6 小时	0.9%NaCl
^{188}W	69.4 日	^{188}Re	16.9 小时	0.9%NaCl
^{68}Ge	270.8 日	^{68}Ga	68 分钟	0.005mol/L EDTA

4. 放射性药物的容器包装、领用和贮存要求　放射性核素及其标记物，除应根据不同标记化合物的特性注意防潮、避光、低温、防氧化、防微生物生长以及降低放射性核素辐射自分解外，还必须在包装容器、领用、贮存以及运输过程中采取必要的防护措施，严格遵守国家有关的放射卫生防护法规。

放射性药物溶液应装于盖有胶塞、能供多次抽用的小玻璃瓶内，按放射防护规定，贮存于适当厚度的防护容器内，容器表面剂量应符合规定。

各单位领取放射性核素时，应有主管部门的许可证，领用时必须按标签和说明书逐项核实。使用单位应有专人负责接收和保管，并有相应的记录。

放射性药物应存放在专用的贮存室内，贮存室必须有抽出式通风装置(发生事故时使用，防止空气污染)，或特殊的铅防护装置。有可能产生放射性气体或蒸汽的物质，应存放在通风橱内的密闭容器中。通风橱应有抽风式通风装置，并定期检查贮存场所内空气中的放射性浓度是否超过规定。

5. 有效期　系从标签上标示放射性测定的日期开始计算，一般半衰期在60天以下的放射性核素，有效期不超过6个月。已过有效期的药品应停用。在有效期内产品如有异常情况，亦应停用。

6. 放射性废物处理　放射性废物是指含有放射性核素的固体废物、废液和废气，必须按国务院第449令、放射性同位素及射线装置安全和防护条例以及国家主管部门相应的法规严格妥善处理，使其放射性比度达到国家允许标准。

7. 放射性药物应用原则

(1)放射性药物使用单位应取得《放射性诊疗许可证》《辐射安全许可证》和《放射性药品使用许可证》，使用品种应在放射性药品使用许可证规定的应用范围内。

(2)放射性药物应用场所的洁净度和防护设施应符合放射性药品使用许可证相关类别的规定。

(3)医用内照射剂量必须低于国家有关法规的规定。

(4)遵循放射防护的三个基本原则，即实践的正当化、放射防护最优化和个人剂量限制。在决定是否给患者使用放射性药物进行诊断或治疗时，首先要作出正当性判断，即权衡预期的需要或治疗后的好处与辐射引起的危害，得出进行这项检查或治疗是否值得的结论，即掌握放射性药物的适应证。

(5)对于某些放射剂量较高的放射性药物，可采用必要的保护(如封闭某些器官)和促排措施，以尽量减少不必要的照射。

(6)对小儿、妊娠期妇女、哺乳期妇女、近期准备生育的妇女应用放射性药物要慎重考虑。小儿使用剂量应低于成年人，可根据年龄组估算用药量：1岁以内用成人用量的20%～30%；1～3岁用成人用量的30%～50%；3～6岁用成人用量的40%～70%；6～15岁用成人用量的60%～90%。原则上妊娠期妇女应禁用放射性药物。准备生育的育龄妇女需要进行放射性检查时，要将检查时间安排在妊娠可能性不大的月经开始后的10天内进行，即世界卫生组织提出的"十日法则"。哺乳期妇女应慎用放射性药物，必要时可根据放射性药物的有效半衰期，在用药后5～10个有效半衰期内停止哺乳。

8. 放射性药物不良反应与防治　放射性药物的不良反应系指注射了一般人群皆能耐受而且没有超过一般用量的放射性药物之后发生的异乎寻常的生理反应，包括拿错药物或取量错误，药物质量明显低劣(物理性状、粒度异常、明显的微生物、热原污染)，未掌握好适应证(如心内有右至左分流者，慎用放射性微粒作肺显像，以免较大的微粒直接进入左心而致肾、脑小动脉栓塞)，以及因作负荷试验(药物介入)，例如双嘧达莫、腺苷等心肌灌注显像负荷试验而带来的不良后果不包括在内。放射性药物不良反应的症状，据报告多数具有变态反应的性质、血管迷走反应、热原反应等，多数在给药后数分钟或数小时内发生，亦有少数在10～48小时内发生，绝大多数经对症处理后即行缓解或消除。严重的典型的过敏性休克国内外偶有发生，但近年罕见。防治原则包括：对静脉或鞘内注入的放射性药物严格进行质量控制；医院制备放射性药物时应严格遵守无菌操作；应了解患者有无过敏史并进行记录；注射室及检查室应备有急救箱(车)或必要的抢救设备；除了"弹丸"式注射外，注射速度要慢，并在注射过程中观察患者神态变化；核医学科医护人员应加强心、肺复苏知识培训，若发生不良反应要保持镇静，切勿惊慌，并及时地有条不紊地进行抢救。

随着放射性药物的不断研发，许多放射性新药进入临床研究，并展示出良好的应用前景。其中，镓［68Ga］-前列腺特异性膜抗原(68Ga-prostate specific membrane antigen，68Ga-PMSA)、68Ga-成纤维细胞激活蛋白(68Ga-fibroblast activation protein，68Ga-FAP)、氟［18F］胆碱、镓［68Ga］-轮环藤宁-乙二胺四乙酸-奥曲肽、18F-AV45、18F-FPβCIT、11C-甲基-*N*-2β-甲基酯-3β-(4-*F*-苯基)托烷、［*O*-甲基-11C］雷氯必利、［11C］PIB、氟［18F］-

雌二醇已应用于临床正电子发射断层显像(PET),在单光子放射性药物中,镥[177Lu]-PMSA 用于早期前列腺癌淋巴结转移和骨转移诊断、99mTc-TRODA-1 用于多巴胺转运蛋白显像、99mTc-HL-91 用于乏氧显像等均具有良好的临床应用价值;单光子或正电子放射性核素标记的含精氨酰-甘氨酰-天冬氨酸(RGD)小分子多肽用于肿瘤血管生成显像已进入临床研究,其在肿瘤诊断及疗效评价等方面具有重要作用;在放射性治疗药物中,近年来,177Lu-PSAM 治疗前列腺癌骨转移,177Lu-DOTOOCT 治疗神经内分泌肿瘤已开始临床应用。发射α射线的药物近年来受到重视,其中,223RaCl2 治疗前列腺癌、乳腺癌、肺癌等肿瘤骨转移的临床研究显示出良好的效果,尤其223RaCl2 治疗转移性去势抵抗性前列腺癌骨转移得到临床认可,表明其具有良好的应用前景。

第一节 单光子发射计算机断层(包括γ照相机)显像放射性药物

单光子放射性药物系指发射纯γ射线,用于单光子发射计算机断层显像(single photon emission computed tomography,SPECT)或单光子发射计算机断层显像/计算机成像(single photon emission computed tomography/computed tomography,SPECT/CT)或γ照相机(γ-camera)显像或功能测定的一类放射性药物总称。

单光子放射性药物主要为诊断用放射性药物(diagnostic radiopharmaceuticals),其用于获得体内靶器官或病变组织的影像或功能参数,按用途分为脏器显像用药物和功能测定用药物两类。作为脏器显像用的放射性药物又称为显像剂(imaging agent)。放射性药物通过口服、吸入或注射进入人体内,特异性地集聚于靶器官或组织,经核医学显像或功能测定仪器对其发射的γ射线进行探测,从而获得放射性药物在活体内的行径及分布图像,通过连续动态显像还可捕获得其在活体内不同器官或组织中参与代谢状况及放射性活度随时间变化的信息,用于诊断各种疾病及获得脏器或组织的功能代谢信息。功能测定用放射性药物又称示踪剂(tracer),与显像剂一样都是利用放射性核素示踪技术的原理,采用特定的放射性探测仪器测定有关脏器或血尿粪样本中放射性计数,根据放射性药物在脏器的动态分布变化情况及时间-放射性变化差别获得功能诊断信息。

锝[99mTc]亚甲基二膦酸盐 [药典(二);医保(乙)]

Technetium[99mTc] Methylenediphosphonate(99mTc-MDP)

【特殊说明】 本品仅在具有《放射性药品使用许可证》的医疗单位使用。本品限一次使用。

【成分】 锝[99mTc]标记的亚甲基二膦酸盐

【适应证】 主要用于全身或局部骨显像(平面、断层和骨三相显像),诊断:①转移性骨肿瘤;②原发性骨肿瘤(骨肉瘤、软骨肉瘤、骨软骨瘤、骨巨细胞瘤);③代谢性骨病(骨质疏松、骨软化、畸形性骨炎、Paget's 病、甲状旁腺功能亢进症);④类风湿性关节炎等自身免疫性疾病及骨科疾病等。

【药理】 (1)药效学 99mTc-MDP 是目前公认的较理想的骨显像剂。通过化学吸附结合于骨骼的无机成分中的羟基磷灰石结晶(hydroxypatitecrystal)表面,病变局部由于这些成分的增多而呈现放射性浓聚区。此外骨内未成熟的胶原,也对 99mTc-MDP 有较高的亲和力。影响骨骼浓聚 99mTc-MDP 的主要因素是骨骼的血供状态和新骨的形成速率。此外本品还能够定位于梗死的心肌细胞或钙化的软组织,入肌肉、软骨、血管及脏器。

(2)药动学 99mTc-MDP 注射液静脉注射后,骨骼内的聚集量于 3 小时达峰值,约为注射剂量的 40%~50%,可持续 2 小时以上;软组织内的聚集量于 30 分钟达峰值,然后逐渐下降。所以,最理想的显像时间为静脉注射后 3 小时。它与血浆蛋白和红细胞结合少,从而加速尿排泄与骨骼摄取,增加了骨骼/软组织的比值。注射后 3~6 小时内经尿排出 50%以上,基本不经肠道排泄。血液清除为三室模式,半衰期分别为(6.13±1.06)分钟、(46.8±9.2)分钟及(398±71)分钟。骨的半衰期约为 24 小时。各组织的辐射吸收量估计值见表 22-4。

99mTc-MDP 注射液对炎变的骨生成区具有亲和性,2 小时后血药浓度为 5%,3 小时后为 3%,24 小时后小于 0.5%,血液中药物 70%以上随尿液排泄。体内半衰期因个体差异而有所不同,但均大于 1 年。

表 22-4 99mTc-MDP 在各组织的辐射吸收剂量估计值表

组织	MGy/MBq	Rad/mCi
骨表面	0.061	0.23
膀胱壁	0.034	0.13
骨髓	0.0093	0.034
肾	0.0084	0.031
卵巢	0.0032	0.012
睾丸	0.0022	0.0082
全身	0.0028	0.01

【不良反应】　生殖系统　月经增多。

胃肠反应　纳差。

皮肤及皮肤附件　皮疹。

其他　注射部位反应(红肿、静脉炎)、乏力、全身水肿。

【禁忌证】　以下患者禁用本品：

(1)过敏体质(特异质)者。

(2)血压过低患者。

(3)严重肝、肾功能不全者。

(4)妊娠及哺乳期妇女。

【注意事项】　诊断干扰　本品如发生混浊、变色或沉淀，应停止使用。

其他

(1)心功能不全者慎用。

(2)^{99m}Tc 发生器洗脱液中的铝离子、药盒中亚锡过多，能影响肾脏、肝脏、脾脏对本品的摄取。

(3)避免尿液对患者体表的污染。如发现已经污染，应先清除后再显像，或作断层显像予以鉴别。

(4)显像前患者排空小便。对因病不能排空小便者，如诊断需要，条件许可，可在显像前给患者导尿。

(5)显像前去除身体上的金属物品以防导致伪影。

【药物相互作用】　(1)磷苏打、双磷化合物可使骨摄取减少、肾内放射性增多、血本底增高。

(2)铁盐，如硫酸亚铁、葡萄糖铁可使血池和肾脏放射性增高，放射性蓄积在肌内注射点，弥漫性肝摄取。

(3)阿霉素可使心肌弥漫吸收，肾滞留增加。

(4)含铝药物(氢氧化铝)等可使骨摄取减少，肝、肾摄取增加。

(5)雌激素(己烯雌酚)、口服避孕药、可的松、螺内酯、吩噻嗪类、西咪替丁可使乳房放射性聚集。

(6)局部注射含铁、钙药物可使局部放射性浓聚。

(7)两性霉素 B、环磷酰胺、庆大霉素、长春新碱，由于肾毒性作用可使肾滞留增加(显像在用药一周内)。甲氨蝶呤由于肝脏毒性，可使肝脏呈弥漫性摄取。

(8)硝苯地平、二膦酸盐化合物，如羟基亚乙基膦酸可使骨摄取减少。

(9)维生素 D_3、右旋糖酐铁、碘化抗菌剂能影响软组织摄取。

【给药说明】　(1)注射后多饮水以加速清除非骨组织的显像剂。

(2)对肾脏功能严重受损患者、严重水肿患者，如图像质量差，根据需要，在条件许可下可适当延迟显像时间。

(3)小儿用量按体重计算，老年人按成人用量。

(4)妊娠期妇女通常不应使用 ^{99m}Tc-MDP。如必须使用，建议终止妊娠。哺乳期妇女必须用本品时，应停止哺乳 24～48 小时。

【用法与用量】　成人　**骨显像**：静脉注射 370～740MBq(10～20mCi)后，2～3 小时进行显像，注射后患者应多饮水以加速清除非骨组织的显像剂。取适合的体位检查，检查时应包括对称的健侧，以便与患侧作比较。正常骨浓聚显像剂的量各部位不同，一般扁平及各大关节部位显像清晰。

【制剂与规格】　锝［^{99m}Tc］亚甲基二膦酸盐注射液：A 剂每瓶 5ml，含锝［^{99m}Tc］0.05μg；B 剂每瓶含亚甲基二膦酸 5mg，氯化亚锡 0.5mg。

锝［^{99m}Tc］甲氧异腈[药典(二)]

Technetium［^{99m}Tc］Methoxylsonitrile(`$^{99m}$Tc-MIBI`)

【成分】　锝［^{99m}Tc］甲氧异腈

【适应证】　①冠状动脉疾患如心肌缺血的诊断与鉴别诊断、心肌梗死后心肌活力检测、心肌梗死的定位诊断，并指导治疗，有助于了解冠状动脉血管重建术或溶栓治疗后的效果。采用门电路控制显像软件，可同时进行门控心肌显像和测定左心室和局部射血分数，评估局部室壁运动，较全面地了解心脏功能。②甲状旁腺增生成腺瘤的定位诊断。甲状腺癌的定位(如髓样癌、淋巴瘤、Hurthle 细胞癌)。

【药理】　(1)**药效学**　心肌摄取 ^{99m}Tc-MIBI 为被动扩散过程。被动摄取的过程与药物的膜通透性和血管床的表面积有关，^{99m}Tc-MIBI 主要浓聚在心肌细胞的线粒体中，与线粒体中低分子量(～1040)的蛋白质牢固结合，不参与体内代谢过程，在心肌中分布保持相对稳定，故心肌的摄取主要取决于心肌的血流量和线粒体的功能。心肌的潴留机制仍未完全明了。心肌内的分布基本上与氯化亚铊［^{201}Tl］一致。静态注射后，^{99m}Tc-MIBI 存在于有活性的心肌内，梗死的部位无聚集。负荷试验(运动或药物扩张血管)^{99m}Tc-MIBI 在心肌细胞聚集主要与心肌血流量有关。因此，缺血(如狭窄血管的供应部位)聚集较少。^{99m}Tc-MIB 在 I 甲状旁腺及甲状腺显像的肿瘤定位的详细机制仍不清楚。^{99m}Tc-MIBI 被动性地通过细胞膜,定位于细胞浆和线粒体内,因为癌细胞的代谢率增加,因此增加了细胞内的浓聚。甲亢时,血流量及线粒体数目增多,故 ^{99m}Tc-MIBI 聚集于肿大的甲状腺内,聚集于甲状腺内但清除速率较快,而在甲状旁腺中清除较慢,利用两者清除速率的差异,可诊断甲状旁腺腺瘤和甲状旁腺腺癌。

(2)药动学 本品静脉注射后血液内的清除迅速。血液清除快成分的半衰期为 4.3 分钟(静态)和 1.6 分钟(运动负荷)。注射后 5 分钟约 8%的注入量潴留在血液循环内,心肌内放射性在静脉给药 1.5 小时及 6 小时后,分别占全身剂量的 4%和 2%。心肌无再分布,正常心肌的聚集主要与血流量成正比。注射 1 小时心/肺比值大于 0.5,^{99m}Tc-MIBI 主要从肝胆排泄。在鉴别心肌缺血和梗死进行负荷试验时,必须进行两次注射。静脉注射后其在心肌的生物半衰期为 6 小时,肝脏为 30 分钟,负荷试验时心肌的有效半衰期为 3 小时,肝脏为 28 分钟。

【不良反应】 胃肠反应 口苦。

皮肤及皮肤附件 面部潮红。

其他 一过性异腈臭味,有头痛、呕吐等不良反应的报道;有个别病例报道,第二次注射 ^{99m}Tc-MIBI 后 2 小时发生严重过敏反应,出现呼吸困难、低血压、心悸、无力与呕吐。

【禁忌证】 妊娠期妇女禁用。

【注意事项】 (1)作负荷心肌灌注显像时,必须由有经验的医师执行,并有心电监护及其他急救设备(如除颤器等)。

(2)静脉注射后 30 分钟进食脂肪餐,以排除胆囊内放射性干扰。

(3)本品仅限在具有《放射性药品使用许可证》 的医疗单位使用。

(4)使用本品必须在无菌和放射性防护条件下操作。

危机处理 (1)负荷显像时必须有心脏内科医师在场,并备有急救措施。

(2)作运动和双嘧达莫负荷显像时必须与心脏内科医生共同进行,并备有急救措施。

哺乳期 游离 ^{99m}TcO$_4^-$分泌于乳汁内,故哺乳期妇女应用后应断奶 24 小时。

诊断干扰 (1)应使用新鲜的锝 [^{99m}Tc] 发生器洗脱液制备本品。

(2)本品如发生混浊、变色、沉淀或放化纯低于 90%应停止使用。

(3)沸水浴加热时,水浴面应高于瓶内的液面而低于瓶颈。

(4)静脉注射后 30 分钟进食脂肪餐,以排除胆囊内放射性干扰。

(5)放射治疗可以影响 ^{99m}Tc-MIBI 与细胞内的蛋白质结合,可以减少心肌细胞的摄取。

常规 本品限一次使用,制备后 6 小时内使用,最佳显像时间为注射后 60～90 分钟内进行。

【药物相互作用】 (1)阿霉素由于心肌毒性,可使 ^{99m}Tc-MIBI 在心肌中呈弥漫性摄取。

(2)β受体拮抗药(普萘洛尔等)、亚硝酸盐类,可减少运动试验的灌注缺损区的数量和大小。

(3)加压素可使心肌显像呈假阳性。

【给药说明】 (1)只要患者能耐受检查,心肌灌注显像无绝对禁忌证,但运动与药物负荷试验除外。

(2)使用新鲜洗脱液进行标记,即 ^{99}Mo-^{99m}Tc 发生器是在 24 小时以内淋洗过的,洗脱液室温下放置时间小于 2 小时。

(3)检查前停服抗心律失常药、减慢心律的药物以及硝酸酯类药物。

(4)检查当天患者空腹。

(5)儿童用量按体重计算,老年人按成人用量。

【用法与用量】 成人 静脉注射本品 740～925MBq (20～25mCi)。注射药物后 30 分钟进食脂肪餐,1 小时后显像。心肌显像时如做一天法检查以区别缺血和梗死,第一次检查用小剂量 296～333MBq(8～9mCi)做静息显像,1～4 小时后再注射 814～925MBq(22～25mCi)做运动试验。所得结果与二天法相似。人体内各有关组织辐射吸收量见表 22-5。

表 22-5 ^{99m}Tc-MIBI 人体内有关组织的辐射吸收剂量

组织	负荷显像		静息显像	
	mGy/MBq	rad/mCi	mGy/MBq	rad/mCi
胆囊壁	0.026	0.096	0.022	0.081
小肠	0.025	0.093	0.026	0.096
大肠(上部)	0.042	0.155	0.043	0.159
大肠(下部)	0.029	0.107	0.030	0.111
心壁	0.005	0.019	0.005	0.018
肾	0.015	0.056	0.018	0.067
肝	0.004	0.014	0.005	0.020
肺	0.002	0.009	0.003	0.009

组织	负荷显像		静息显像	
	mGy/MBq	rad/mCi	mGy/MBq	rad/mCi
脾	0.004	0.016	0.005	0.020
甲状腺	0.007	0.027	0.006	0.021
卵巢	0.011	0.041	0.012	0.044
睾丸	0.003	0.010	0.003	0.010
红骨髓	0.006	0.024	0.007	0.026
膀胱壁	0.014	0.052	0.017	0.063
全身	0.004	0.015	0.004	0.016

儿童　用量酌减。

【制剂与规格】　锝［^{99m}Tc］甲氧异腈注射液：0.185～1.11GBq。

高锝［^{99m}Tc］酸钠 [药典(二)]
Sodium Pertechnetate［$Na^{99m}TcO_4$］

【成分】　高锝［^{99m}Tc］酸钠

【适应证】　(1) CDE适应证　①用于甲状腺显像。②膀胱输尿管显像。③用于胃黏膜异位症（梅克尔憩室、肠重复畸形）显像。④用于唾液腺显像。⑤鼻泪管引流系统显像（泪囊显像）。⑥用于脑显像。⑦膀胱输尿管显像（肾动态显像直接法检测膀胱输尿管反流）。⑧用于制备含锝［^{99m}Tc］的放射性药物。

(2) 国外适应证　①成人：唾液腺显像和鼻泪管引流系统显像（泪囊显影）。②成人和儿童患者：甲状腺显像和膀胱输尿管显像（常规肾动态显像直接法检测膀胱输尿管反流）。

【药理】　口服或静脉注射高锝［^{99m}Tc］酸钠后，可被甲状腺所摄取，其摄取方式与碘化物相似，但高锝酸钠不参与碘的有机化，因此$^{99m}TcO_4^-$被甲状腺的摄取率可以反映甲状腺对碘的摄取功能。本品在正常人甲状腺中达到峰值的时间为15分钟至2小时，可通过泌尿系统和消化道两种途径清除，静脉注射后其在正常人血浆和甲状腺中的清除速率常数分别为7.98h^{-1}与0.0246h^{-1}。本品可分泌到乳汁中，故哺乳期妇女应用本品后应停止哺乳。但甲状腺对$^{99m}TcO_4^-$的摄取率易受$^{99m}TcO_4^-$从甲状腺内释放到血液循环中的影响，所以测量20～30分钟时，甲状腺对$^{99m}TcO_4^-$的摄取率可以作为甲状腺功能摄取指标，$^{99m}TcO_4^-$尚可被唾液腺、脉络膜、胃黏膜等摄取，其余分布于循环系统及细胞外空间，所以，用$^{99m}TcO_4^-$可作甲状腺、脑、唾液腺和异位胃黏膜显像等。

【不良反应】　至今尚未发现需要用药物处理的不良反应报告。

【禁忌证】　妊娠和哺乳期妇女禁用。

【注意事项】　(1) 泌乳素瘤可引起乳腺摄取。

(2) 过去曾用过亚锡还原剂显像者影响胃摄取。

(3) 甲氨蝶呤、血液透析及局部充血等能使显像呈假阳性。

本品仅限在具有《放射性药品使用许可证》使用许可证的医疗单位使用。

诊断干扰

(1) 闭经、溢乳影响乳腺摄取。

(2) 含碘药物及高氯酸盐能影响甲状腺及胃的摄取。

(3) 氢氧化铝、地塞米松、糖皮质激素能使显像假阴性。

(4) 轻泻药可导致腹部局部放射性药物摄取，使梅克尔憩室显像呈假阳。

(5) 磺胺类药物可减少梅克尔憩室摄取。

【药物相互作用】　尚不明确。

【给药说明】　(1) 若近期食用含碘量较高的食物（如海带）或含碘药物，一般需在停用该食物或药物1周后进行该检查。

(2) 口服给药患者需空腹；静脉给药无需空腹。

【用法与用量】　(1) 甲状腺功能的快速测定：静脉注射3.7～7.4MBq（0.1～0.2mCi）的$^{99m}TcO_4^-$，随即用闪烁探头自动描记仪，连续描记甲状腺^{99m}Tc曲线3分钟，以甲状腺部位3分钟计数率与0.5分钟计数率之比（R3）作为判断甲状腺功能指标的方法。甲状腺功能亢进患者R3值大于正常值。

(2) 甲状腺显像：静脉注射（或口服）$^{99m}TcO_4^-$18.5～74MBq（0.5～2mCi），20～30分钟（60～90）进行显像。

(3) 脑显像：检查前口服高氯酸钾300～400mg，以封闭甲状腺、唾液腺、脉络膜及胃黏膜。口服或静脉注射$^{99m}TcO_4^-$370～740MBq（10～20mCi），15分钟～6小时后进行多次静态显像。注射后3～6小时显像有利于提高阳性率。连续动态显像有助于脑部病变的鉴别诊断。

(4) 唾液腺显像：先皮下注射阿托品0.6～0.8mg（禁用阿托品者可不用），以延长$^{99m}TcO_4^-$在唾液腺内停留时间，20～30分钟后，静脉注射111～148MBq（3～4mCi），15～20分钟显像。显像应在唾液腺X射线检查前进行，因后者可影响腺体摄取$^{99m}TcO_4^-$的功能。

(5) 胃黏膜异位症（梅克尔憩室、肠重复畸形）显像：禁食4小时以上，空腹静脉注射2.6～3.7MBq（0.07～0.1mCi）$^{99m}TcO_4^-$，30～60分钟内分时进行腹部显像，在有异位胃黏膜的部位可见到放射性浓聚区，较常规X射线检查法的阳性率高。儿童：空腹，按体重静脉注射 2.6～3.7MBq（0.07～0.1mCi）$^{99m}TcO_4^-$。

表 22-6　$^{99m}TcO_4^-$ 的辐射吸收剂量

器官	mGy/MBq	rad/mCi
甲状腺	0.035	0.13
胃肠道		
胃（壁）	0.068	0.25
上部大肠	0.018	0.068
下部大肠	0.016	0.061
睾丸	0.035	0.013
膀胱壁	0.014	0.053
卵巢	0.006	0.022
红骨髓	0.005	0.019
全身	0.004	0.014

【制剂与规格】　高锝［^{99m}Tc］酸钠注射液：(1)18.5GBq（裂变 ^{99m}Tc 发生器）；(2)29.6GBq（裂变 ^{99m}Tc 发生器）；(3)37GBq（裂变 ^{99m}Tc 发生器）。

高锝［^{99m}Tc］酸钠注射液（^{99}Mo-^{99m}Tc）发生器注射剂：(1)18.5GBq；(2)29.6GBq；(3)37GBq。

高锝［^{99m}Tc］酸钠注射液：(1)29.6GBq（裂变 ^{99m}Tc 发生器）；(2)37GBq（裂变 ^{99m}Tc 发生器）；(3)18.5GBq（裂变 ^{99m}Tc 发生器）。

锝［^{99m}Tc］双半胱乙酯 [药典(二)]
Technetium［^{99m}Tc］Ethylcysteinate Dimer（^{99m}Tc-ECD）

【成分】　还原的锝［^{99m}Tc］与配体比西酯形成的中性络合物

【适应证】　本品为脑血流灌注显像剂，用于脑血管疾病（脑梗死、脑出血、短暂性脑缺血发作等）、脑外伤、癫痫、阿尔茨海默病，脑肿瘤等疾病的诊断；亦可用于神经精神疾患的脑功能及正常脑生理活动的研究。

【药理】　(1)药效学　^{99m}Tc-ECD 是中性脂溶性放射性药物，在脑内水解成酸，水溶性增加，成为非扩散性化合物（一价酸和二价酸）而滞留在脑内，聚集在脑组织的量与血流量成正比例，通过对该放射性药物在脑组织内的分布进行体外显像，可用于探测脑局部血流灌注的改变。

(2)药动学　^{99m}Tc-ECD 静脉注射后，能穿透血-脑屏障，其脑内摄取正比于局部血流量，灰质/白质摄取比为

4.5:1。静脉注射 1 分钟达峰值，注射后 5 分钟，脑摄取达注射剂量的 6.5%，10 分钟稳定，15 分钟开始下降 10% 左右，45 分钟时脑摄取率达到 7.4%左右。放射性按双指数方式从脑中清除，半清除期为 1.3 小时（40%）和 42.3 小时（60%）。^{99m}Tc-ECD 能从血中快速清除，注药后 2 小时和 4 小时的放射性量分别是注药后 1 分钟的 28.5%和 2.8%。半清除期约为 0.8 分钟，5 分钟时，保留在血中的放射性低于注射剂量的 10%，而到 1 小时后，血中 90% 的放射性是非脂溶性形式存在。^{99m}Tc-ECD 主要自肾脏清除。在 2 小时和 4 小时以内，分别有 50%和 65%排入尿里。经过 48 小时，约有 11.2%±6.2%排入粪便。本品亦能通过人乳排泌。

【不良反应】　皮肤及皮肤附件　偶见静脉注射后面部轻度潮红，可自行消退。

其他　少见心绞痛、呼吸困难、幻觉、高血压、皮疹、激动或焦虑、眩晕、头痛、恶心、嗜睡和嗅觉倒错等。

【禁忌证】　妊娠期妇女禁用。

【注意事项】　本品应在具有《放射性药品使用许可证》的医疗单位使用。

诊断干扰

(1)制备本品应使用新鲜洗脱的锝［^{99m}Tc］发生器洗脱液。

(2)本品如发生混浊、出现沉淀，应停止使用。

(3)本品采用配体交换法制备，注射用比西酯、注射用亚锡葡庚糖酸钠及洗脱用氯化钠注射液，需在制备前从冰箱中取出，放置至室温，制成锝［^{99m}Tc］葡庚糖酸盐注射液后，必须立即全部转移注入注射用比西酯瓶中。

(4)检查前需服用过高氯酸钾封闭脉络丛、鼻黏膜，若未进行封闭，可见鼻黏膜放射性浓聚，有时可见脉络丛轻度显影，影响影像质量。

(5)检查前视听封闭。

【药物相互作用】　(1)改变脑血流量及血流分布的药物，如烟酸（血管扩张药）、乙酰唑胺、己可可碱等可使脑血流量增加，^{99m}Tc-ECD 摄取增高。

(2)增强胆碱能活性的药物（如毒扁豆碱）可使额叶皮质区和外侧皮质区脑血流量降低，前侧视皮质区脑血流量增高；尼莫地平可使 ^{99m}Tc-ECD 摄取降低。

(3)中药制剂白花猪母菜（具有抗氧化和增强认知功能作用）可增加放射性药物在脑、肝、肺和小肠中的摄取，

降低在心、肾、肌肉和脾中的摄取。

(4) 药物滥用如可卡因滥用者可见皮质区和深部灰质区脑血流量降低,额叶白质和苍白球脑血流量增高;甲基苯异丙胺滥用者可见右侧顶部脑血流降低,左颞顶部白质、左枕部、右后顶部脑血流增加。

【给药说明】 (1) 使用新鲜洗脱液进行标记,即 ^{99}Mo-^{99m}Tc 发生器是在 24 小时以内淋洗过的,洗脱液室温下放置时间小于 2 小时。

(2) 药物标记后在 6 小时内使用。

(3) 注射显像剂前 30 分钟至 1 小时空腹口服过氯酸钾 400mg,以封闭甲状腺、脉络丛、鼻黏膜。

(4) 检查前封闭视听,令受检者闭目带黑色眼罩,用耳塞塞住外耳耳道口,5 分钟后静脉注射显像剂。

(5) 检查后应尽量多饮水,以增加尿排量,减少对膀胱的辐射剂量(表 22-7)。

(6) 发作期癫痫灶的定位,静脉注射最佳在 30 秒内完成,若超过 1 分钟,则因原发灶脑电的播散而影响原发病灶定位的精确性。

【用法与用量】 成人 静脉注射。一次用量为 740~1100MBq(20~30mCi),体积小于 4ml。本品配制后在室温下稳定,6 小时内有效。注药后 30~60 分钟显像。

表 22-7 ^{99m}Tc-ECD 的辐射吸收剂量

器官	mGy/MBq	rad/mCi
脑	0.0055	0.02
膀胱壁	0.073	0.27
胆囊壁	0.025	0.092
胃肠道		
上大肠壁	0.017	0.063
下大肠壁	0.015	0.055
小肠	0.010	0.038
卵巢	0.0080	0.030
肾	0.0074	0.027
肝	0.0054	0.020
睾丸	0.0036	0.013
全身	0.0029	0.011

锝 [^{99m}Tc] 依沙美肟
Technetium [^{99m}Tc] Exametazime (^{99m}Tc-HMPAO)

【成分】 锝 [^{99m}Tc] 标记的 d,l-依沙美肟的无菌溶液

【适应证】 (1) CDE 适应证 脑血流灌注显像剂,用于脑血管疾病、脑外伤、癫痫、阿尔茨海默病等的诊断;亦用于精神疾患的脑功能及正常脑生理活动的研究。本品标记自体白细胞可以诊断隐匿性炎症病灶、大肠炎症疾患等。

(2) 国外适应证 放射性诊断试剂,可用于辅助定位腹腔内感染和炎症性肠病,此外,脑部成像还被批准用于辅助检测中风区域性脑灌注改变。

【药理】 (1) 药效学 ^{99m}Tc-HMPAO 为小分子量、电中性的亲脂络合物。静脉注射后能够透过血脑屏障,被脑组织(主要是脑灰质及基底节)摄取,在正常脑组织的分布与局部脑血流成正比。其摄取机制尚不明确,血浆浓度与成功显像之间的关系尚不清楚,可能与血流及脑组织中的谷胱甘肽含量有关。进入脑组织的药物在代谢作用下失去亲脂性,因此不能通过血脑屏障返回血液。

本品与患者自体白细胞孵育,由于其脂溶性可通过被动扩散穿透白细胞膜,之后变为亲水性,结合在白细胞上,故用于诊断炎症病灶及确定正常白细胞聚集的部位。

(2) 药动学 ^{99m}Tc-依沙美肟注射液:本品静脉注射后迅速从血液中清除,1 分钟内给药量的 3.5%~7%进入脑组织,随后的 2 分钟排出进入量的 15%。以后的 24 小时几乎不再从脑组织内排出。注射后,约 30%的注射剂量立即出现在胃肠道中,其中约 50%在 48 小时内通过肠道排出,48 小时内约 40%的注射剂量通过肾脏和尿液排出。

^{99m}Tc-依莎美肟标记的白细胞:注射 ^{99m}Tc-依莎美肟标记的白细胞后,第一个小时内即可在肺,肝,脾,血液,骨髓,肾脏,胆囊和膀胱出现放射性,注射后 4 小时,肺放射性降低,骨髓放射性升高。在注射后最初的 1~6 小时内肠中可见 ^{99m}Tc。注射后 24 小时,观察到大量结肠活动,表明放射性通过肠道排出。人体内有关组织的辐射吸收剂量估计值见表 22-8 和表 22-9。

表 22-8 ^{99m}Tc-依沙美肟注射液辐射吸收剂量

器官	吸收剂量(μGy/MBq)				
	成人	15 岁	10 岁	5 岁	1 岁
肾上腺	5.3	6.7	9.9	14	24
骨表面	5.1	6.4	9.4	14	24
脑	6.8	11	16	21	37
乳房	2	2.4	3.7	5.6	9.5

续表

器官	吸收剂量（μGy/MBq）				
	成人	15 岁	10 岁	5 岁	1 岁
胆囊壁	18	21	28	48	140
胃肠道					
食管	2.6	3.3	4.7	6.9	11
胃壁	6.4	8.5	12	19	36
小肠壁	12	15	24	36	65
结肠壁	17	22	35	55	100
大肠壁上部	18	24	38	60	110
大肠壁下端	15	19	31	48	90
心	3.7	4.7	6.7	9.7	16
肾	34	41	57	81	140
肝	8.6	11	16	23	40
肺	11	16	22	34	63
肌肉	2.8	3.5	5	7.3	13
卵巢	6.6	8.3	12	17	27
胰腺	5.1	6.5	9.7	14	23
红骨髓	3.4	4.1	5.9	8	14
皮肤	1.6	1.9	2.9	4.5	8.3
脾	4.3	5.4	8.2	12	20
睾丸	2.4	3	4.4	6.1	11
胸腺	2.6	3.3	4.7	6.9	11
甲状腺	26	42	63	140	260
膀胱	23	28	33	33	56
子宫	6.6	8.1	12	15	25
其他器官	3.2	4	6	9.2	17
有效当量剂量	9.3μSv/MBq	11μSv/MBq	17μSv/MBq	27μSv/MBq	49μSv/MBq

表 22-9　^{99m}Tc-依沙美肟标记的
白细胞辐射吸收剂量

器官	吸收剂量（μGy/MBq）				
	成人	15 岁	10 岁	5 岁	1 岁
肾上腺	12	12	18	26	43
骨表面	16	21	34	61	150
脑	2.3	2.9	4.4	7	13
乳房	2.4	2.9	4.9	7.6	13
胆囊壁	8.4	10	16	25	36
胃肠道					
食管	3.5	4.2	5.8	8.6	15

续表

器官	吸收剂量（μGy/MBq）				
	成人	15 岁	10 岁	5 岁	1 岁
胃壁	8.1	9.6	14	20	32
小肠壁	4.6	5.7	8.7	13	21
结肠壁	4.3	5.4	8.4	12	21
大肠壁上部	4.7	5.9	9.3	14	23
大肠壁下端	3.7	4.8	7.3	10	18
心	9.4	12	17	25	44
肾	12	14	22	32	54
肝	20	26	38	54	97
肺	7.8	9.9	15	23	41
肌肉	3.3	4.1	6	8.9	16
卵巢	3.9	5	7.2	11	18
胰腺	13	16	23	34	53
红骨髓	23	25	40	71	140
皮肤	1.8	2.1	3.4	5.5	10
脾	150	210	310	480	850
睾丸	1.6	2.1	3.2	5.1	9.2
胸腺	3.5	4.2	5.8	8.6	15
甲状腺	2.9	3.7	5.8	9.3	17
膀胱	2.6	3.5	5.2	7.8	14
子宫	3.4	4.3	6.5	9.7	16
其他器官	3.4	4.2	6.3	9.5	16
有效当量剂量	11μSv/MBq	14μSv/MBq	22μSv/MBq	34μSv/MBq	62μSv/MBq

【不良反应】　**胃肠反应**　恶心，呕吐。

精神异常　头痛，头晕，感觉异常。

皮肤及皮肤附件　皮疹，全身性红斑，荨麻疹，血管性水肿，瘙痒。

心血管系统　最常见短暂性血压升高。

免疫系统及感染　过敏反应，包括休克，面部浮肿，皮疹，瘙痒或红斑。

【禁忌证】　尚不明确。

【注意事项】　**诊断干扰**　白细胞标记显像的图像解读可能会受病理生理过程的影响（如梗死、肿瘤、创伤、腹膜炎、炎症）。

不良反应相关　配备心肺复苏设备和人员，警惕患者出现超敏反应。

辐射暴露　本品为放射性药物，应小心处理并使用安全措施减少对医务人员和患者的辐射。辐射暴露长期累积可增加患癌症的风险。注意保护患者和医护人员免受意外辐射的伤害。

肾损伤　肾功能受损的患者辐射暴露更大，只要给予足够数量的白细胞，可考虑减少剂量。

对膀胱的辐射影响：鼓励患者增加液体摄入量，并在注射后频繁排尿来减少肾脏及膀胱的辐射暴露量。

老年人　考虑从剂量范围的下限开始给药。

妊娠期　基于辐射剂量和暴露的妊娠时机，放射性药物对胎儿有潜在损害，妊娠期妇女慎用。

哺乳期　游离 $^{99m}TcO_4^-$ 可从乳汁泌出，为减少婴儿的辐射暴露，建议哺乳期妇女用药后 12 至 24 小时暂停哺乳。

儿童　根据成人临床经验推断，本品可用于 2～17 岁儿科患者的白细胞标记显像和脑显像，但 2 岁以下小儿患者使用本品的安全性和有效性尚不明确。

【药物相互作用】　(1) 改变脑血流量及血流分布的药物，如烟酸(血管扩张药)、乙酰唑胺、己可可碱等可使脑血流量增加，^{99m}Tc-HMPAO 摄取增高。

(2) 增强胆碱能活性的药物(如毒扁豆碱)可使额叶皮质区和外侧皮质区脑血流量降低，前侧视皮质区脑血流量增高；尼莫地平可使 ^{99m}Tc-HMPAO 摄取增加。

(3) 药物滥用：可卡因滥用者可见皮质区和深部灰质区脑血流量降低，额叶白质和苍白球脑血流量增高；甲基苯异丙胺滥用者可见右侧顶部脑血流量降低，左颞顶部白质、左枕部、右后顶部脑血流量增加。

【给药说明】　(1) 应使用 24 小时内新鲜洗脱的锝 $[^{99m}Tc]$ 发生器洗脱液，须在 24 小时内进行标记且在标记后 30 分钟内使用。

(2) 本品的标记过程应在 15～25℃常温下进行。

(3) 注射前 30 分钟～1 小时空腹口服过氯酸钾 400mg，以封闭甲状腺、脉络丛、鼻黏膜。

(4) 注射前后保持安静，封闭视听，令受检者闭目带黑色眼罩，用耳塞塞住外耳耳道口，以避免声、光刺激。5 分钟后静脉注射显像剂。

(5) 在整个准备和处理过程应保持无菌。

(6) 本品配制后，若药液出现变色、沉淀或标记率小于 80%，则不得使用。

(7) 给药前立即校准患者剂量。

(8) 根据制造商的说明书使用 ^{99}Mo-^{99m}Tc 发生器新鲜淋洗液。

(9) 室温(15～25℃)保存。

【用法与用量】　**成人**　标记白细胞静脉注射显像：Ceretec 推荐剂量为 185～370MBq(5～10mCi)。

Drax Exametazime(TM)推荐剂量为 259～925MBq(7～25mCi)。

放射性核素脑显像：Ceretec 推荐静脉注射剂量为 555～1110MBq(15～30mCi)。

儿童　标记白细胞静脉注射显像：(Ceretec2～17 岁)推荐剂量为 7.4MBq/kg(0.2mCi/kg)，最低 74MBq(2mCi)，但不超过成人最大推荐量。

放射性核素脑显像：(Ceretec2～17 岁)推荐静脉注射剂量为 14MBq/kg(0.4mCi/kg)，最低 110MBq(3.0mCi)，但不超过成人最大推荐量。

【制剂与规格】　Ceretec 每个包装含 5 个单元，每单元含两个试剂瓶：混合冻干粉(0.5mg d, 1-依沙美肟，4.5mgNaCl)；钴稳定剂(200mg 氯化钴六水合物)。

Drax Exametazime(TM)每个包装有 5 个单剂量样品瓶，每个样品瓶包含：370～2000MBq(10～54mCi)[74～370MBq/ml(2～10mCi/ml)]。

锝［^{99m}Tc］双半胱氨酸 [药典(二)；医保(乙)]
Technetium［^{99m}Tc］L, L-Ethylenedicysteine (^{99m}Tc-EC)

【成分】　锝［^{99m}Tc］双半胱氨酸

【适应证】　用于诊断各种肾脏疾病引起的肾脏血流灌注、肾功能变化和了解尿路通畅性，肾移植的监护和评估。

【药理】　(1) 药效学　本品经静脉注射后约 15 秒腹主动脉显影，双肾清晰可见，肾的首次通过清除率高，在肾中迅速聚积，功能期 3～5 分钟双肾实质内放射性浓聚达峰值，分别为肝及血放射量的 6.6 倍和 2.4 倍，故可用于探测肾局部血流灌注的改变。人体内各有关组织的辐射吸收剂量估计值见表 22-10。

(2) 药动学　本品经静脉注射后，在肾中迅速聚积。注射后 1 分钟，肾、肝、血的放射性摄取(%ID/脏器)分别为 19.14±2.34，2.9±0.28，8.04±0.85。本品排泄快，20 分钟双肾内放射性 70%排出，30 分钟时，肾、肝、血的放射性分别为 0.97±0.21，1.43±0.14，0.18±0.04。其血浆蛋白的结合率为 31%±7%，血液清除率为邻碘[^{131}I]马尿酸钠的 75%±5%。

【不良反应】　尚不明确。

【禁忌证】　妊娠及哺乳期妇女禁用。

【注意事项】　其他

（1）本品仅限在具有《放射性药品使用许可证》的医疗单位使用。

（2）本品如发生混浊，变色或沉淀不得使用。

（3）本品必须在制备后 6 小时内使用。

（4）本品常温（10～30℃）保存。

儿童　儿童慎用。如需使用，剂量酌减。

【药物相互作用】　尚不明确。

【用法与用量】　肾显像，静脉注射，注射后立即显像。用于肾功能动态检查时，宜采用"弹丸"注射，体积应小于 1ml。

表 22-10　本品在人体内有关组织的辐射吸收剂量

组织	mGy/MBq	组织	mGy/MBq
肾上腺	1.6	肺	1.4
膀胱壁	1.4	肌肉	1.1
骨	1.6	心壁	1.4
小肠壁	1.6	胰	1.6
上结肠壁	1.9	脾	1.4
下结肠壁	1.9	睾丸	1.1
肾	1.9	甲状腺	0.8
肝	1.4	全身	1.4

成人　一次用量 148～370MBq（4～10mCi）。

儿童　一次用量酌减，最大注入体积不得超过 6ml。

锝〔^{99m}Tc〕巯替肽

Technetium〔^{99m}Tc〕Mercaptoacetyl Triglycine（^{99m}Tc-MAG$_3$）

【成分】　锝〔^{99m}Tc〕巯乙甘肽。高锝〔^{99m}Tc〕酸钠经氯化亚锡还原后与巯乙甘肽结合形成的络合物。

【适应证】　（1）CDE 适应证　作为动态肾显像剂，观察肾脏灌注、大小、位置、形态及功能。用于肾血管性高血压，各种肾实质病变所致的肾功能损害，肾盂积水，尿路梗阻等多种肾脏疾病的诊断和鉴别诊断；用于肾移植的监护，膀胱显像诊断膀胱输尿管的反流，肾有效血浆流量的测定。

（2）国外适应证　肾显像剂，可提供整个肾脏和肾皮质的肾功能，分裂功能，肾血管造影和肾图曲线，用于

诊断成人和儿科患者先天性和后天性的肾功能异常，肾衰竭，尿路梗阻和结石。

【药理】　（1）药效学　静脉注射后，与血浆蛋白结合率高达 89%，但其结合是可逆的，主要经肾小管分泌，少量由肾小球滤过而被肾脏迅速排泄，被肾脏浓聚和排泄的速度显著高于目前常用的滤过型显像剂 ^{99m}Tc-DTPA。通过监测其在肾脏中的分布、浓度和排泄情况来评估肾功能。

（2）药动学　本品静脉注射后迅速通过肾从血中清除，1 分钟时皮质浓聚达高峰，2 分钟时双肾盂、输尿管显影，20 分钟双肾内放射性大部分排出（右肾排泄率为 88.0%，左肾为 86.0%）。健康受试者血浆清除率约为 0.3L/min，3 小时尿中排泄量约为剂量的 90%。对于肾功能不全的患者，3 小时内血浆清除率和尿液排泄量均降低。

【不良反应】　已报道的不良反应包括恶心、呕吐、喘息、呼吸困难、瘙痒、皮疹、心动过速、高血压、发冷、发热和癫痫发作。

【禁忌证】　尚不明确。

【注意事项】　（1）本品如发生混浊、变色、沉淀以及标记率小于 80% 时不得使用。

（2）MAG$_3$ 及冻干药盒内加入 ^{99m}TcO$_4^-$后续在沸水中加热 5 分钟。

（3）检查后 4～6 小时多饮水，以减少膀胱的辐射吸收。

（4）本品需在无菌环境下制备，并于制备后 6 小时内使用。

（5）室温（15～30℃）下避光保存。

哺乳期　本品可分泌进入乳汁，用药期间停止哺乳。

儿童　30 天以下小儿患者的安全性和有效性尚不明确。

妊娠期　不清楚本品对妊娠期妇女和胎儿的伤害以及对生育能力的影响，妊娠期妇女避免使用。

【药物相互作用】　尚不明确。

【用法与用量】　（1）肾图检查：静脉注射，每次 80kBq/10kg，最大注入量不宜超过 1.0ml。

（2）肾显像：静脉注射，每次 185～555MBq（5～15mCi），弹丸注射，最大注入量不宜超过 1.5ml。

表 22-11　本品在人体内有关组织的辐射吸收剂量

	8 天	1 岁**	5 岁**	10 岁**	15 岁	成人
假定体重(kg)	3.4	9.8	19	32	57	70
剂量	37MBq (1mCi)	72.52MBq (1.96mCi)	140.6MBq (3.8mCi)	236.8MBq (6.4mCi)	370MBq (10mCi)	370MBq (10mCi)
器官	mSv rem	mSv rem	mSv rem	mSv rem	mSv rem	mSv rem
胆囊壁	2.701　0.27	2.466　0.235	1.547　0.160	1.658　0.166	1.961　0.200	1.628　0.160
下大肠壁	1.739　0.17	1.595　0.161	2.250　0.220	2.368　0.237	4.070　0.400	3.256　0.330
小肠	0.518　0.052	0.5439　0.055	1.195　0.122	1.397　0.141	2.035　0.200	1.628　0.160
上大肠壁	0.962　0.096	0.943　0.096	1.828　0.186	2.0365　0.205	2.442　0.250	1.887　0.190
肾脏	1.406　0.14	1.088　0.112	1.308　0.129	1.5155　0.154	1.739　0.180	1.443　0.140
肝	0.3219　0.032	0.3046　0.031	0.394　0.038	0.4262　0.0435	0.481　0.048	0.3626　0.036
卵巢	0.592　0.058	0.6164　0.061	1.322　0.133	1.5392　0.154	3.330　0.330	2.5900　0.260
红骨髓	0.1628　0.016	0.1595　0.0161	0.281　0.0277	0.3552　0.0352	0.629　0.063	0.4810　0.050
睾丸	0.518　0.051	0.5294　0.053	1.0826　0.110	1.1840　0.122	2.368　0.240	1.628　0.160
膀胱壁	11.470　1.1	9.428　0.921	21.090　2.090	23.680　2.368	59.20　6.00	48.1000　4.80
全身	0.2405　0.024	0.2176　0.022	0.3656　0.0365	0.4026　0.0410	0.814　0.081	0.6660　0.065

*成人的辐射吸收剂量是根据健康受试者按照医用内照射剂量委员会(MIRD)方案得出的数据来计算的。

**1 岁，5 岁和 10 岁儿童的辐射吸收剂量基于最大给药剂量 7.4MBq/kg(200μCi/kg)计算的。

成人　成人(70kg)肾功能和影像学剂量范围为 185～370MBq(5～10mCi)。

儿童　推荐剂量范围为 2.6～5.2MBq/kg(70～140μCi/kg)，最小剂量为 37MBq(1mCi)。

【制剂与规格】 锝[99mTc]巯替肽冻干粉(10ml)：1mg 贝替肽，0.05mg(最低)二水合氯化亚锡(SnCl₂·2H₂O)，0.2mg(最大)总锡(以二水合氯化亚锡(SnCl₂·2H₂O)表示)，40mg 酒石酸钠二水合物(Na₂C₄H₂O₆·2H₂O)和 20mg 乳糖一水合物。

锝[99mTc]依替菲宁 [药典(二)；医保(乙)]
Technetium [99mTc] Etifenin (99mTc-EHIDA)

【成分】　核素为：锝[99mTc]

标记物：锝[99mTc]标记的 N-(2，6-二乙基乙酰苯氨基)亚氨二乙酸

【适应证】　用于肝胆系统的显像。对肝脏清除功能、胆道通畅的判断及肝性、胆性黄疸的鉴别，包括肝外胆管阻塞、胆囊炎、胆管炎、胆管闭锁、胆管囊肿及胆系手术后的观察有较大的诊断价值。

【药理】　(1)药效学　静脉注射 99mTc-EHIDA 后，迅速被肝脏实质细胞所摄取并随胆汁排泌入胆道系统。故可用于肝胆系统的显像，对肝外胆管阻塞、胆囊炎、胆管炎、胆管闭锁、胆管囊肿及胆系手术后的观察有较大诊断价值。当胆红素>12mg/dl，本品入肝量和胆汁内浓度明显减少，胆系显影不良。LD₅₀ 为 1200mg/kg，按

体重计算为人用量的 2000 倍左右。

(2)药动学　静脉注射后迅速被肝细胞摄取，正常人静脉注射后血液中的清除为二项指数曲线，血浆清除 $t_{1/2\alpha}$ 和 $t_{1/2\beta}$ 分别为 0.93 分钟和 57.47 分钟。3～5 分钟肝脏清晰显影，左、右肝管于 5～10 分钟后显影，15～30 分钟胆囊、胆总管及十二指肠开始出现放射性，充盈的胆囊在胆囊收缩后或脂餐(内源性胆囊收缩素)作用下迅速收缩，肝影于 10～20 分钟逐渐消退，在正常情况下，胆囊及肠道显影均不迟于 60 分钟。本品可迅速经胆道和肠道排出，在注射后 30 分钟约为注入量的 60%～70%排小肠，注射后 2 小时，70%～80%排大肠。3 小时经尿排出 6%左右。血清胆红素增高时，半衰期将延长，肝脏摄取的高峰时值后延，经胆汁排出率减少，经尿排出的比例增高。

【不良反应】　尚不明确。

【禁忌证】　妊娠及哺乳期妇女禁用。

【注意事项】　其他

(1)本品仅在具有《放射性药品使用许可证》的医疗单位使用。

(2)本品如发生变色或沉淀，应停止使用。

(3)本制剂临用前配制，制备后 1 小时内使用。有效期为 6 小时。

儿童　18 岁以下的青少年尽量减少使用剂量。

【给药说明】　静脉注射，用药前禁食 2～4 小时。

【用法与用量】　肝胆显像时，如胆红素正常，静脉

注射的剂量为 1.11MBq(0.03mCi)/kg；胆红素不正常时，剂量可增至 7.4MBq(0.2mCi)/kg。静脉注射后 1、5、10、15、20、30、40、50 分钟及 60 分钟，用 γ 相机、SPECT 或 SPEC/CT 进行连续动态显像。健康受试者注射 60 分钟内，胆囊和肠道可显像。如 60 分钟后仍无放射性，2～18 小时后需进行延迟显像。本品在人体内各有关组织的辐射吸收剂量估计值见表 22-12。

表 22-12　本品在人体内各有关组织的辐射吸收剂量

器官	mGy/MBq	rad/mCi
胆囊	0.045	0.17
胃肠道		
上部大肠	0.144	0.540
下部大肠	0.059	0.220
小肠	0.072	0.270
卵巢	0.025	0.092
膀胱壁	0.019	0.082
肝	0.011	0.082
肾	0.005	0.020
睾丸	0.001	0.005
全身	0.005	0.018

锝［99mTc］植酸盐 [药典(二)]
Technetium［99mTc］Phytate (99mTc-Phy)

【成分】　核素：锝［99mTc］

标记物：锝［99mTc］六磷酸肌醇

【适应证】　诊断用药，主要用于肝、脾及骨髓显像。

【药理】　(1) 药效学　本品静脉注射后，在血液中与钙离子螯合，形成不溶性的 99mTc-植酸钙胶体颗粒，直径 20～40nm，能被网状内皮细胞所吞噬。植酸盐分子带有高的负电性。99mTc-植酸盐的生物学分布与植酸和亚锡离子的浓度比率有关，当此比率为 5:1 时，注射后 15～30 分钟，90% 聚集在肝脏的库普弗细胞内，2%～3% 进入脾，8% 进入骨髓。因此可使肝显影，肝内的占位性、破坏性或缺血性病变均无法聚集植酸钙胶体颗粒，出现放射性减低区或缺损区，使病变部位得以显示。当肝功能明显减退时，脾和骨髓内代偿性聚集此胶体颗粒，也可显影，有时肺亦可显影。当脾功能亢进时，也可有不同程度的显影。

LD$_{50}$ 为 12mg/kg，约为成人一次用量(按千克体重计算)的 600 倍。

(2) 药动学　本品静脉注射后，与血液中的钙离子螯

合形成 99mTc-植酸钙胶体，正常时约 90% 被肝脏库普弗细胞作为异物吞噬，其余部分被脾、淋巴结、骨髓等部位的单核吞噬细胞吞噬。胶体颗粒被吸收后，不从细胞内排出，未与植酸钠结合的 99mTcO$_4^-$ 和少量从胶体颗粒落下来的 99mTc 经尿排出，24 小时内约排出 11%。

【不良反应】　尚不明确。

【禁忌证】　妊娠期妇女禁用。

【注意事项】　(1) 本品仅限在具有《放射性药品使用许可证》的医疗单位使用。

(2) 本品如发生变色或沉淀应停止使用。

(3) 本品在常温(10～30℃)下保存。

【药物相互作用】　尚不明确。

【给药说明】　99mTc-植酸盐的毒性极低，患者检查时仅需要数毫克植酸盐，正常人血清中钙的含量约为 10～100mg，故消耗的钙是微不足道的，并不影响正常生理功能。

【用法与用量】　静脉注射 99mTc-植酸盐 111～185MBq(3～5mCi)后 5～10 分钟即可开始检查。肝功能受损的患者检查的时间适当推迟。常用前后位、右侧位及后前位检查，必要时可加用斜位及左侧位显像。人体内有关组织的辐射吸收剂量估计值见表 22-13。

表 22-13　本品在人体内有关组织的辐射吸收剂量

年龄(岁)	平均注入量(MBq)	吸收剂量(mGy/MBq)				
		卵巢	睾丸	红骨髓	肝	脾
0	7.8	0.076	0.043		1.200	
1	17	0.026	0.035		0.035	
5	24	0.016	0.032		0.025	
10	33	0.011	0.027		0.015	
15	46	0.0076	0.0062		0.011	
成人	56	0.0015	0.0003	0.0073	0.092 (肝功能正常)	0.057 (肝功能正常)
成人	56	0.0022	0.00057	0.012	0.057 (中度弥漫性病变)	0.076 (中度弥漫性病变)
成人	56	0.0032	0.00086	0.0021	0.043 (重度弥漫性病变)	0.011 (重度弥漫性病变)

锝［99mTc］喷替酸盐 [药典(二)；医保(乙)]
Technetium［99mTc］Pentetate (99mTc-DTPA)

【适应证】　①肾动态显像和肾小球滤过率测定。作

为肾显像剂显示肾脏的大小、位置、形态、功能以及上尿路通畅情况。肾小球滤过率测定是 2 型糖尿病性肾病以及各种肾病和移植肾的肾功能评价、疗效观察的灵敏指标。②脑显像，作为血脑屏障剂诊断颅内病变，主要诊断脑死亡；作为脑脊液显像剂，诊断脑脊液漏（耳漏或鼻漏）。③制备锝［^{99m}Tc］喷替酸盐气溶胶，用于肺通气显像。

【药理】(1)药效学 ①静脉注射本品后，^{99m}Tc-DTPA 迅速从血中转运至细胞外液，然后经肾脏从血循环中清除。体内排出机制主要是通过肾小球滤过，因此可以通过放射性检测并根据经验公式计算肾小球滤过率，在给药初始几分钟，显像所见为肾内血池，然后是集尿系统，通过肾显像显示 ^{99m}Tc-DTPA 经腹主动脉、肾动脉灌注并迅速浓聚于肾实质，然后随尿液逐渐流经肾盏、肾盂、输尿管并进入膀胱的全过程系列影像。②正常人由于血脑屏障的存在，静脉注射 ^{99m}Tc-DTPA 15～20 分钟后，脑皮质不显影，只显示头皮静脉窦影；当脑部罹患病变时，由于血脑屏障功能破坏或损伤，病变部位可出现放射性浓聚区（热区）。

(2)药动学 本品静脉注射后 1 小时，肾中滞留注射剂量的 7%，24 小时内注射剂量的 95%排入膀胱。既不被肾小管排泄，也不被肾小管重吸收，肝胆排泄和清除可忽略。

注射后数分钟内采集的肾显像图代表血池，而后续采集的图像则显示收集系统和肾盂中尿的放射性。

在血浆中，2%～6%的放射性药物与蛋白结合。血浆半衰期为 25 分钟。

如果血脑屏障被破坏，本品在脑损伤部位浓聚，不在脉络丛中浓聚。

【不良反应】 无明确不良反应。

【禁忌证】 妊娠及哺乳期妇女禁用。

【注意事项】哺乳期 哺乳期妇女，游离 ^{99m}Tc 可以由乳汁中排泄，故应在乳汁内无放射性后（>4 小时）才可哺乳。

儿童 小儿慎用。

其他

(1)^{99m}Tc 应在具有《放射性药品使用许可证》的医疗单位使用。

(2)^{99m}Tc 如发生混浊、变色或沉淀，应停止使用。

(3)本品应使用新鲜洗脱的 ^{99m}Tc 发生器洗脱液。

(4)脑脊液显像应慎用，并严格掌握适应证。

(5)脱水导致尿排量减少，可使肾显像不清晰，减少肾小球滤过率。

(6)检查后嘱患者多饮水和排尿，以减少对膀胱的辐射剂量。

【药物相互作用】 (1)乙酰唑胺可使交通性脑积水假阳性。

(2)利尿药、卡托普利可使肾动态显像失真。

(3)阿片类药物、抗胆碱类药物可使胃排空延长。

(4)肾上腺皮质类固醇如糖皮质激素可以减少 ^{99m}Tc-DTPA 在脑肿瘤中的摄取。

【给药说明】 (1)肾动态显像和肾小球滤过率测定时需高质量的静脉"弹丸"式注射。

(2)腰穿鞘内给药应严格保证无菌条件。以 ^{111}In-DTPA 为首选放射性示踪剂，因鞘内给药对细菌内毒素及 pH 要求严格，且现有 ^{99m}Tc-DTPA 内药盒组分 DTPA 含量较高，易与镁、锰等形成络合物，造成对中枢神经系统毒性，药物制备应在层流室内进行。

(3)本品用于脑脊池显像时严禁鞘内注射。

【用法与用量】 (1)肾动态显像患者检查前 30～60 分钟饮水 300～500ml，显像前排空膀胱。患者一般取坐位或仰卧位，背靠γ相机、SPECT 或 SPECT/CT 探头，使脊柱中线对应于探头的中线，置双肾和膀胱于探头视野内（肾移植者取仰卧位，探头前置以移植肾为中心）。静脉"弹丸"式注入 ^{99m}Tc-DTPA 111～185MBq（3～5mCi）。启动γ相机、SPECT 或 SPECT/CT，计算机系统以每帧 1～2 秒速度连续采集 1 分钟，然后以每帧 1 分钟采集 20～30 分钟，分别得到肾动脉灌注与肾功能动态系列影像，必要时可采集延迟影像。应用计算机局部感兴趣区（region of interest, ROI）技术分别勾画出双肾及腹主动脉区，获取双肾血流灌注和实质功能的时间-放射性曲线（time activity curve, TAC）半排时间等肾功能参数。肾小球滤过率（glomerular filtration rate, GFR）测定时，以 1～2 帧/秒，采集 1 分钟，随即以 1 帧/分钟，采集 14 分钟，总采集时间 15 分钟。分别将注射前、后的注射器置于探头中央，测量其放射性计数率，两者相减得到注入体内的总放射性计数率。显像结束后，利用 ROI 技术分别勾画影像中左、右肾轮廓及其本底区，输入受检者身高、体重和检查前、后注射器内示踪剂的活度（MBq 或 mCi），并按照程序提示进行操作，即可自动计算出双肾与分肾 GFR。GFR=CLK–CLBe–0.153（13.2W/H）+0.7+CRK–CRBe–0.153（13.2W/H）+0.7Cpa-Cpt 式中，CLK 和 CRK 分别为左右肾 ROI 计数；CLB 和 CRB 分别为经面积校正后的左右肾"本底"区 ROI 计数率；W 是体重(kg)；H 是身高(m)；Cpa 和 Cpt 分别为注射器注射后的放射性计数率。

（2）脑显像　患者一般取前位，头部靠近探头准直器，"弹丸"式静脉注入 ^{99m}Tc-DTPA 555～740MBq（15～20mCi）/ml，并立即开启γ相机、SPECT 或 SPECT/CT 显像，每帧采集 1～2 秒，连续摄影 30～60 秒。15 分钟后做脑平面静态头位摄影，即前位、后位、左侧位或右侧位及顶位等。必要时进行延迟静态显像，在注射后 3～6 小时进行，可以提高阳性检出率。70kg 成人静脉注射 740MBq（20mCi）^{99m}Tc-DTPA 后，辐射吸收剂量为肾脏 4.400mGy（0.44rad）；全身 1.500mGy（0.15rad）；膀胱壁，2.4 小时排尿 28.000mGy（2.8rad），4 小时排尿 56.000mGy（5.6rad）。

锝［^{99m}Tc］聚合白蛋白 [药典（二）；医保（乙）]
Technetium［^{99m}Tc］Albumin Aggregated（^{99m}Tc-MAA）

【适应证】　①肺灌注显像用于了解局部肺灌注，主要用于肺栓塞诊断及肺部疾患的鉴别诊断；评价肺肿瘤、肺结核和肺气肿时的肺血流情况。②静脉造影用于显示血管系统特定部位的血流情况，特别是诊断下肢深静脉血栓。③腹腔静脉分流的估价用于腹水患者腹腔静脉分流的诊断。④肿瘤动脉内灌注和栓塞治疗可以估计血流量、导管位置、肿瘤的灌注情况和化疗药物的分布区域。

【药理】　（1）药效学　静脉注射 ^{99m}Tc-MAA 后，随血流灌注到肺，绝大部分被肺小动脉和毛细血管捕获，分布取决于颗粒大小，1～10μm 颗粒，被网状内皮系统吞噬，10～90μm 颗粒暂时被肺小动脉或毛细血管捕获，实现肺灌注显像。^{99m}Tc-MAA 注射于足背静脉后，可以沿血流至肺被肺毛细血管床捕获。周围血管疾患时，白蛋白颗粒可以浓聚在病变部位出现"热点"，并且在周围血管内显示出血流异常的部位，如有延缓或侧支循环。^{99m}Tc-MAA 腹腔内注入后，如有腹腔静脉分流，则 ^{99m}Tc-MAA 分流进入体循环内，肺部很快出现放射性浓聚。^{99m}Tc-MAA 动脉内注入后（肿瘤血液供应部位），与化学药物注入的部位相似，即被毛细血管床捕获，可以观察肿瘤的灌注情况及其大小和形态。

（2）药动学　静脉注射 ^{99m}Tc-MAA 后，80%～90%被肺部的小动脉和毛细血管捕获，分布取决于颗粒大小，1～10μm 颗粒存于网状内皮系统；10～15μm 颗粒被小动脉和毛细血管捕获。大部分首次通过肺时从血中清除。阻留在肺中的颗粒，由于呼吸运动，颗粒降解，通过肺毛细血管，进入体循环，被网状内皮系统清除。$t_{1/2}$ 约 3.8 小时，单次注射的颗粒不会产生血流动力学效应。本品 40%～75%的注射量在 24 小时内由肾脏排泄，1.5%～3%

由乳汁分泌。本品在成人和小儿体内各有关组织的辐射吸收剂量见表 22-14 及表 22-15。

【不良反应】　可能出现过敏反应。

　　皮肤及皮肤附件　皮肤发绀（紫色）；经常发生面部潮红；出汗增多。

　　呼吸系统　肺部紧缩感，喘息或呼吸困难。

　　消化系统　恶心。

【禁忌证】　（1）严重的肺动脉高压症患者禁用。

（2）心脏右到左分流患者禁用。

（3）有明显过敏史者或过敏体质者禁用。

（4）妊娠期及哺乳期妇女禁用。

【注意事项】　哺乳期　哺乳期妇女，^{99m}Tc-MAA 分解后游离 ^{99m}Tc 可由乳汁中排泄，母体接受 148MBq（4mCi）^{99m}Tc-MAA，受乳婴儿可接受到接近 20mRem 的辐射剂量。此等情况下小儿可暂时用代乳品喂养。

　　基因相关　长期动物实验观察 ^{99m}Tc-MAA 无致癌和致突变后遗症。

　　其他

（1）^{99m}Tc-MAA 仅限在具有《放射性药品使用许可证》的医疗单位使用。

（2）如有心脏右到左分流者禁用，以免 ^{99m}Tc-MAA 颗粒进入左心，导致脑、肾脏小动脉栓塞。

（3）^{99m}Tc-MAA 容易沉淀，注射前应充分摇匀，如发现有变色，或不能分散的圆块状物，不可使用。

【药物相互作用】　无明确药物相互作用。

【给药说明】　（1）注射时患者应采取仰卧位，注射速度要缓慢。

（2）静脉穿刺后不应抽回血以避免在针筒内形成血块，使肺显像时出现局部放射性浓聚区。

（3）每次注入的颗粒数应控制在 20 万～70 万。儿童或有严重肺血管床损伤的患者，注射颗粒量相应减少。

【用法与用量】　（1）肺灌注显像静脉注射，每次成人注入 MAA 颗粒数应控制在 20 万～40 万，注入放射性活度为 111～185MBq（3～5mCi）。注入前轻轻摇动药瓶，避免抽回血。药物标记后可放置 3 小时。小儿注入量根据体重按成人注入量相应减少。

（2）双下肢深静脉显像患者取仰卧位。自双下肢足背建立三通静脉通路，静脉注射氯化钠注射液。在双膝以下部位用压脉带加>8kPa（60mmHg）的压力，以阻断浅静脉的回流。γ相机、SPECT 或 SPECT/CT 以每分钟 50cm 的速度自足部开始作全身扫描。同时从双下肢静脉滴注管内匀速推入 ^{99m}Tc-MAA 185MBq（5mCi）/4ml，注射后继续静脉注射氯化钠注射液。全身扫描后再作肺部显像。

（3）腹腔内注射和动脉内灌注注入 ^{99m}Tc-MAA 111MBq（3mCi），然后进行γ相机、SPECT 或 SPECT/CT 显像。

成人

表 22-14　本品在成人体内有关组织的辐射吸收剂量

注入方式	受辐射脏器（摄入放射性）	吸收剂量		
		组织	mGy/MBq	rad/mCi
静脉注入	膀胱	肺	0.06	0.22
	肝（4.5%）	膀胱壁		
	肺（80%）	2 小时排尿	0.0081	0.030
		4.8 小时排尿	0.014	0.055
		肝	0.0048	0.018
		脾	0.0045	0.017
		肾	0.0029	0.011
		睾丸		
		2 小时排尿	0.0016	0.0060
		4.8 小时排尿	0.0017	0.0065
		卵巢		
		2 小时排尿	0.00200	0.0075
		4.8 小时排尿	0.0022	0.0085
		全身	0.0040	0.015

儿童

表 22-15　本品在小儿体内有关组织的辐射吸收剂量

注入方法	组织	吸收量［（mGy/MBq）/（rad/mCi）］				
		新生儿体重 3.5kg	1 岁体重 12.1kg	5 岁体重 20.1kg	10 岁体重 33.5kg	15 岁体重 55.0kg
静脉注射	肺	0.19/19	0.006/6.6	0.058/5.8	0.087/8.7	0.077/7.7
新生儿	膀胱	0.021/2.1	0.015/1.5(1)	0.031/3.1(2)	0.039/3.9(2)	0.041/4.1(2)
18.5MBq（500μCi）	肝	0.014/1.4	0.006/0.6	00062/0.62	0.018/1.8	0.012/1.2
（最大剂量）	卵巢	0.0038/0.38	0.002/0.20	0.0019/0.19	0.0044/0.44	0.0041/0.41
儿童 1.85MBq	睾丸	0.003/0.3	0.0013/0.13	0.0019/0.19	0.002/0.2	0.0036/0.36
（50μCi/kg）	全身	0.006/0.6	0.003/0.3	0.0031/0.31	0.0048/0.48	0.0041/0.41

锝［^{99m}Tc］二巯丁二酸 [医保(乙)]
Technetium［^{99m}Tc］Dimercaptosuccinate（^{99m}Tc-DMSA）

【适应证】　肾静态显像。肾皮质显像剂，用于观察肾脏形态、大小、位置及功能。

【药理】　（1）药效学　^{99m}Tc-DMSA 有两种组分，即快成分（复合物 I）占 20%～30%，慢成分（复合物 II）占 70%～80%，静脉注射后大部分与血浆蛋白相结合，在血液中的半衰期分别为 45 分钟及 56～62 分钟。血液中大约有 4%～5%的 ^{99m}Tc-DMSA 连续通过肾脏被清除，经肾小管重吸收 1 小时后约有 50%的 ^{99m}Tc-DMSA 牢固地结合在肾皮质内，而且在肾皮质内的浓度在 1～5 小时内保持平衡，据此进行肾皮质显像。肾皮质的显像甚为清晰，显像结果与汞［^{197}Hg］新醇相似，患者所受的辐射剂量却大为减少，仅为 ^{197}Hg 新醇的 1/10 左右，因此，^{99m}Tc-DMSA 目前显示肾皮质最佳的单光子放射性药物 ^{99m}Tc-DMSA 显像剂。本品在人体内各有关组织的辐射吸收剂量见表 22-16。

表 22-16　本品在人体内有关组织的辐射吸收剂量

平均注入剂量（MBq）	吸收剂量（mGy/MBq）			
	卵巢	睾丸	红骨髓	肾
74	0.0062	0.0038	0.0095	0.200

（2）药动学　大鼠动物实验放射性自显影试验表明，^{99m}Tc-DMSA 主要浓聚在肾皮质远端和近端小管部位，小部分浓聚于肾髓质、肾小球、收集系统和血管中。肾皮质与髓质放射性之比为 22:1，而肾小管与肾小球放射性之比约为 27:1。在大鼠中，注射后 2 小时，^{99m}Tc（V）-DMSA 在肾中浓聚 3.7%，而 ^{99m}Tc（III）-DMSA 在肾中浓聚 19.2%。^{99m}Tc-DMSA 在肾中浓聚可能是由于和金属巯蛋白结合，金属巯蛋白是一种每摩尔约含 50 个巯基的金属结合大蛋白。因为 ^{99m}Tc-DMSA 大部分和血浆蛋白结合（75%～90%），因而和肾小管分泌相比，肾小球滤过可忽略不计。^{99m}Tc-DMSA 肾清除慢，24 小时内仅排泄注射剂量的 37%。

【不良反应】　不良反应轻微。

皮肤及皮肤附件　皮肤发红。

胃肠反应　恶心及胃部疼痛。

听觉，前庭及特殊感官　晕厥。

【禁忌证】　妊娠期妇女禁用。

【注意事项】　肾损伤

(1) 肾功能不全者,适当增加剂量,并延长显像时间。

(2) 脱水及肾衰竭患者,肾显影不佳。

诊断干扰

(1) ^{99m}Tc-DMSA 的 pH,如果大于 3.5 以上时则出现肝影,pH 小于 2.4 以下时,则血液本底较高,两者均影响肾显像的清晰度。本品应按说明书方法制备,pH 应控制在 2.4~3.5 之间。

(2) 检查前应排空小便。

其他

(1) ^{99m}Tc-DMSA 应在具有《放射性药品使用许可证》的医疗单位使用。

(2) ^{99m}Tc-DMSA 如发生混浊、变色或出现沉淀,应停止使用。

(3) ^{99m}Tc-DMSA 制备后在 6 小时内使用。

【药物相互作用】 (1) 肾动脉狭窄患者服用卡托普利后,使 ^{99m}Tc-DMSA 在肾中的定位减少,但不影响尿排泄。

(2) 未标记 DMSA 降低 ^{99m}Tc-DMSA 的肾清除,但不影响尿清除。

【给药说明】 (1) 成人剂量 74~185MBq(2~5mCi),儿童剂量 1.85MBq/kg(最小为 22.2MBq)。

(2) 注射显像剂后,建议患者多饮水,将未与肾小管细胞结合的显像药物排出体外。

【用法与用量】 检查前患者无需特殊准备,静脉注射 ^{99m}Tc-DMSA 74~185MBq(2~5mCi)后 2~3 小时显像,必要时延至 3~6 小时显像。肾影的浓淡与肾实质的功能有关。正常时肾皮质内浓度基本均匀,上下极内侧和肾门有时较淡,两侧基本对称。

锝［^{99m}Tc］焦磷酸盐 [药典(二)]
Technetium［^{99m}Tc］Pyrophosphate（^{99m}Tc-PYP）

【适应证】 ①主要用于心肌"热"区显像,即急性心肌梗死显像。②可用于心肌淀粉样变性疾患。③用于骨显像。

【药理】 (1) 药效学 ^{99m}Tc-PYP 为一亲心肌梗死和淀粉样变性显像剂和骨显像剂,对心肌坏死部分和淀粉样变性病变及骨的无机质部分亲和力较高。

(2) 药动学 ^{99m}Tc-PYP 静脉注射后血液的清除为双指数模型,指数Ⅰ的血液清除是由于骨骼的摄取,半衰期为 13.6 分钟。指数Ⅱ的血液清除是由于泌尿系的排泄,半衰期为 380 分钟。注射后 2 小时,肾脏内的滞留量为 2.6%,软组织的滞留量少于 0.6%。骨骼内的放射性为 12.9%(相当于注入剂量的 40%~50%)。急性心肌梗死

时,每 1g 梗死组织的摄取量为 0.01%~0.02%。本品与血浆蛋白结合率为 84.3%,但结合不牢固,很易与蛋白质解离,迅速被骨骼摄取。血浆蛋白放射性的大部分结合在球蛋白部分。注射后 4 小时,血液放射性为 9.5%,尿液为 31.7%,骨骼及其他组织为 58.8%。24 小时排泄注入量的 40%。本品在人体内各有关组织的辐射吸收剂量见表 22-17。

表 22-17　本品在人体内有关组织的辐射吸收剂量

组织	mGy/MBq	rad/mCi
肺	0.0013	0.0048
胃	0.0012	0.0045
肝	0.0013	0.0048
肾	0.0073	0.027
肾上腺	0.0019	0.007
膀胱壁	0.050	0.19
小肠壁	0.0023	0.0085
上段大肠壁	0.002	0.0074
下段大肠壁	0.0038	0.014
骨表面	0.063	0.23
卵巢	0.0035	0.013
胰腺	0.0016	0.0059
红骨髓	0.0096	0.036
脾	0.0014	0.0052
睾丸	0.0024	0.0089
子宫	0.0061	0.023
有效剂量	0.0058mSv/MBq	0.021

【不良反应】 皮肤及皮肤附件　皮疹、瘙痒、荨麻疹等过敏反应。

心血管系统　低血压。

呼吸系统　支气管痉挛、喘息。

【禁忌证】 妊娠及哺乳期妇女禁用。

【注意事项】 (1) 药盒放置于冰箱内。本品发生变色或沉淀,应停止使用。

(2) 显像时患者体位必须仔细摆放,心脏下横膈和胸骨可作为前后位和左前斜位显像时的参考位置。

(3) 心肌炎、心肌心包病变、心肌淀粉样变性疾患、心脏电转复术后、外科手术后、乳腺疾患、骨骼和骨骼肌损伤及有些不稳定型心绞痛会造成 ^{99m}Tc-PYP 摄取导致假阳性。

【药物相互作用】 (1) 双膦化合物可使心肌梗死显像呈假阴性。

(2) 用盐酸柔红霉素或阿霉素治疗时,有显著的

^{99m}Tc-PYP 心肌摄取。

【给药说明】　心肌梗死灶显像对显像剂要求较高，^{99m}Tc-PYP 须新鲜配制，标记后在 10 分钟内静脉注射。

【用法与用量】　成人　静脉注射 ^{99m}Tc-PYP 550～740MBq(15～20mCi)后 1.5～2 小时进行心前区平面或断层显像。^{99m}Tc-PYP 显像探测急性心肌梗死的灵敏度取决于梗死后显像的时间、心肌坏死组织的数量及局部血流量。^{99m}Tc-PYP 在急性心肌梗死发生 12 小时后方能显影，48～72 小时阳性率最高，5 天内可持续显影，2 周内阳性率为 95%左右，特异性大于 90%，2 周后转阴性。采用 SPECT/CT 断层显像可提高病变阳性检出率。梗死区中央由于血流量最少，^{99m}Tc-PYP 浓聚量少，周边血流量相对多而浓聚量高，可形成"炸面圈"征图形。

儿童　急性心肌梗死病灶显像、骨显像：静脉注射，用量酌减。

锝［^{99m}Tc］右旋糖酐
Technetium［^{99m}Tc］Dextran（^{99m}Tc-DX）

【适应证】　淋巴系统显像剂。用于肢体水肿鉴别，肿瘤部位前哨淋巴结的定位，以及其他淋巴系统受累程度和范围监测等。了解局部引流淋巴结的解剖分布及生理功能，恶性淋巴瘤累及范围及其他恶性肿瘤经淋巴系统转移的途径及程度。用于恶性肿瘤手术、放疗和化疗前后对比。淋巴结清除根治术后效果判断。经淋巴系统转移的恶性肿瘤的临床分期、治疗方案选择和预后判断。其他累及淋巴系统的良性疾病检测。

【药理】　(1)药效学　^{99m}Tc-DX 很难通过毛细血管，主要浓集于淋巴系统。显像速度快，大、小淋巴结和淋巴管显像清晰，甲状腺和胃未见显影，体内稳定性好。

(2)药动学　家兔动物实验在后肢趾间注射本品 37～148MBq(1～4mCi)后 70 分钟左右，淋巴结中放射性摄取达高峰，此时淋巴结与肝、肺、肾、心、脾、肌肉及血液等脏器组织的放射性摄取比值依次为 40、255、490、527、874、408 和 1748。家兔后肢趾间间歇注射本品 37MBq(1mCi)，活动数分钟后每隔 10 分钟显像一次，共 120 分钟。^{99m}Tc-右旋糖酐注射部位清除 95%时约需 6.5 小时。

【不良反应】　无明确不良反应。

【禁忌证】　妊娠期妇女禁用。

【注意事项】　(1)因注射部位特殊，检查前应向患者解释清楚，取得配合。

(2)进针后注药前应回抽针芯，以确认针头不在血管内，不致将显像剂注入体循环。

(3)肢体远端注射给药，患者肢体应做主动运动；其他部位注射给药，应在注射点不断按摩，以促进淋巴回流。

(4)双侧对称分布的淋巴结构显像，原则上应先在患侧注射和显像，然后在对侧同法注射和显像。

(5)如淋巴链不显影者，应观察膈淋巴结(胸骨旁)、耳后淋巴结及肝脏显像情况，以排除注射的技术误差。

【药物相互作用】　氨基糖苷类药物可增强肾毒性。

【给药说明】　(1)下肢、盆、腹腔与上肢、腋部等为趾(指)间向皮下间隙注射，每一注射点小于 37～148MBq(1～4mCi)。

(2)乳内等部位淋巴显像剑突下 3cm，左右旁开 3cm，行腹直肌鞘注射。

(3)颈部等淋巴结显像为头顶皮下或双侧耳后乳突部皮下注射。

【用法与用量】　成人用量 74～222MBq(2～6mCi)。淋巴显像有多种给药方式，如皮下、组织内、黏膜下或皮内等。根据需要可以联合应用不同给药方式，也可以同一部位多点位注射。注射显像剂后 30 分钟可行局部或全身显像，必要时行延迟显像。确定体表标志，有利于淋巴结解剖位置定位。

(1)局部显像探头配置低能通用型或高分辨准直器：能峰，140keV；矩阵，128×128；窗宽 20%。采集计数：一帧 100～200K。对腋窝、锁骨上淋巴显像时，可用针孔准直器采集。

(2)全身显像扫描速度为 10～20cm/min。

(3)动态显像为观察淋巴引流功能，应用小颗粒、淋巴引流快的显像剂，在远端注射后即刻以 30～60 秒/帧的速度进行动态采集，共 20～30 分钟。^{99m}Tc-DX 对乳内注射的辐射吸收剂量为 0.15mGy/MBq(0.555rad/mCi)，有效剂量为 0.0106mGy/MBq(0.0392rad/mCi)。

锝［^{99m}Tc］硫胶体[药典(二)]
Technetium［^{99m}Tc］Sulfur Colloid（^{99m}Tc-SC）

【适应证】　①消化道出血显像对出血部位定性和定位诊断。②食管通过显像诊断贲门失弛缓症；原发性、继发性食管运动障碍性疾病；药物和手术等疗效观察。③胃食管反流显像诊断有无胃食管反流及反流的程度，尤其适合儿童的非创伤性检查。④胃排空试验评价胃正常生理功能；探讨胃排空障碍原因；促胃肠动力药物及手术治疗后的疗效观察。⑤骨髓显像，再生障碍性贫血等血液病的诊断和辅助诊断；观察白血病患者骨髓的分布和活性、化疗后骨髓缓解过程和外周骨髓有无残余病灶。⑥脾显像确定脾脏的位置与大小；异位脾脏或副脾的定位；脾脏功能及损伤程度判断；脾内的占位病变的诊断。⑦淋巴显像用于肢体水肿鉴别，肿瘤部位前哨淋巴结的定位，以及其他淋巴系统受累程度和范围监测等。

【药理】 (1) 药效学 ①静脉注射的 ^{99m}Tc-SC 后，被肝脏、脾脏和骨髓中的单核吞噬细胞吞噬并迅速清除。^{99m}Tc-SC 在血清中的 $t_{1/2}$ 约为 3 分钟。注射后 15 分钟，绝大部分的放射性胶体已从血液中清除。活动性消化道出血时，放射性胶体通过出血部位进入肠道并随肠内容物移行，形成异常的放射性浓聚影。在这过程中，由于血本底被快速清除，因此在出血点可以得到很高的靶/本底摄取比值，从而清晰显示出血部位。

^{99m}Tc-SC 颗粒直径 300～1000nm，胶体颗粒越大，肝脏摄取越多；胶体颗粒越小，脾脏和骨髓摄取越多。该类显像剂可使肝(80%～90%)、脾(5%～10%)和骨髓(5%)同时显影。骨髓单核细胞的吞噬活性在骨髓中与红细胞生成相一致，故可间接反映骨髓的造血功能。利用显像剂在三个组织器官中的不同浓度分布变化来了解和判断各自的功能和结构状态，以及腹部肿物与肝、脾的关系。

②^{99m}Tc-SC 不被食管和胃黏膜吸收，将其与水溶液、酸性饮料、固体或液体食物混合制成显像剂试验餐，动态连续采集显像剂从吞咽由食管到胃的一系列过程的影像，可分别进行食管通过显像、胃食管反流显像和胃排空试验。用计算机 ROI 技术计算出全食管通过时间及各段(上、中、下)通过时间和 5 分钟内食管通过率，以此评价食管运动功能；计算胃内放射性食物排出一半所需要的时间，用以判断胃动力功能有无障碍；显像剂进入胃部后，在上腹部加压，同时对食管下段和胃进行动态连续显像，根据食管下段是否出现放射性及放射性与压力的关系，判断有无胃食管反流及反流的程度。如果贲门上方出现异常放射性，为胃食管反流的典型表现。

③^{99m}Tc-SC 注入机体皮下组织间隙，其不能通过毛细血管基底膜而主要经过毛细淋巴管吸收转运，随淋巴液向心引流至淋巴结与淋巴管，一部分被淋巴窦单核-吞噬细胞吞噬滞留在淋巴结，另一部分随淋巴液归入体循环，被肝脾等处的单核-吞噬细胞系统清除。淋巴显像可以显示各级淋巴(链)的分布、形态及淋巴液流动的功能状态。

本品在人体内各有关组织的辐射吸收剂量见表 22-18。

(2) 药动学 本品静脉注射后，分布于单核-吞噬细胞系统；消除半衰期为 2.5 分钟；皮下注射后，分布于毛细淋巴管，随后进入淋巴结；腹腔内注射后，分布于腹腔液中；口服后，分布于胃肠道，主要随粪便排泄。

【不良反应】 皮肤及皮肤附件 皮疹、荨麻疹。
用药部位 烧灼、变白、红斑、硬化、肿胀。
免疫系统及感染 过敏性休克。
胃肠反应 腹痛、恶心、呕吐。
【禁忌证】 妊娠期妇女禁用。
【注意事项】 (1) 静脉注射时患者应采取仰卧位，注射速度要缓慢。

(2) ^{99m}Tc-SC 作消化道出血显像，只有在注射当时伴有活动性出血时才能被探测到。此外，该方法往往难以判断横结肠脾曲的出血。

(3) 胃食管反流显像成人和婴幼儿的检查方法不完全相同，婴幼儿不用加腹带和增加腹压，因为这是非生理性的，婴幼儿不能忍受，同时也并不能增加检测率。

(4) 试餐的组成是影响胃排空率的首要因素。试餐种类不同，体积不同，所得结果也各不相同。只有尽可能地遵循各实验室制定的常规方法，其数据才与正常值具有可比性。

(5) 淋巴显像注意事项参阅"锝[^{99m}Tc]右旋糖酐"。

【药物相互作用】 影响胃肠道功能的药物均能影响胃食管反流的显像。

表 22-18 本品在人体内各有关组织的辐射吸收剂量

组织	mGy/MBq	rad/mCi
肾上腺	0.002	0.0074
脑	0.00015	0.00056
乳内注射	0.80	2.96
胆囊壁	0.0015	0.0056
肾上腺	0.0019	0.007
上段大肠壁	0.00054	0.002
下段大肠壁	0.00018	0.00067
小肠壁	0.00037	0.0014
胃壁	0.0026	0.0096
心壁	0.011	0.041

续表

组织	mGy/MBq	rad/mCi
肾	0.00083	0.0031
肝	0.0028	0.01
肺	0.0079	0.029
肌肉	0.0017	0.0063
膀胱壁	0.00015	0.00056
甲状腺	0.0013	0.0048
卵巢	0.00018	0.00067
胰腺	0.0024	0.0089
红骨髓	0.0019	0.007
脾	0.0017	0.0063
子宫	0.00019	0.0007
全身	0.0041	0.015
有效当量剂量	0.025mSv/MBq	0.093

【给药说明】 (1)消化道出血显像,患者平卧,探头视野包括整个腹部和盆腔,以"弹丸"注射。

(2)食管通过显像,患者禁食4～12小时。仰卧位,环状软骨部位作放射性标识,练习吞咽动作显像"弹丸剂"式吞咽。

(3)胃食管反流显像,成人空腹8小时以上,48小时内禁服影响胃肠道功能的药物。3分钟内饮完显像剂,再服15～30ml清水去除食管残留放射性物质。

(4)胃排空试验受检者,空腹12小时,5分钟内全部吃完固体或液体试验餐。

(5)骨髓显像,患者取仰卧位,静脉注射。

(6)脾显像,患者取仰卧位,静脉注射。

(7)淋巴显像参阅"锝[99mTc]右旋糖酐"。

【用法与用量】 (1)消化道出血显像 静脉注射99mTc-SC 370MBq(10mCi),血流灌注影像每秒1帧持续1分钟,然后以每1～2分钟/帧的速度连续采集500～750K计数的腹部和盆腔影像,持续20～30分钟。在必要时增加斜位、侧位和后位影像,以确定出血部位。如果未发现出血部位,拍摄1000K计数的斜位影像以避免肝脏和脾脏的干扰;如果仍然没有阳性发现,15分钟后重复下腹部影像,以进一步排除肝、脾的影响。

(2)食管通过显像 99mTc-SC 18.5～37MBq(0.5～1mCi)加入到15ml溶液中。患者将显像剂含入口中,嘱咐患者作一次性"弹丸"吞咽,同时启动SPECT,0.8秒/帧,共240帧。每30秒干吞咽一次。用ROI技术获得时间放射性曲线和连续的动态影像,计算食管通过率

和通过时间。食管通过率(%)=(食管最大计数-T时食管计数)/食管最大计数×100%。

(3)胃食管反流显像 在300ml酸性饮料中加入99mTc-SC 37～74MBq(1～2mCi)制备成酸性显像剂,3分钟内饮完,再服15～30ml清水去除食道残留放射性药物。如食管不出现放射性,可用腹带加压,观察食管内有无放射性出现。以2秒/帧的速度动态显像至1小时。用ROI技术勾出不同压力时胃贲门处的轮廓,获得时间-放射性曲线,并计算胃食管反流指数(GERI)。婴幼儿剂量3.7～37MBq(0.1～1.0mCi)。GERI(%)=(En-EB)/G_0×100%,式中,G_0为压力0时胃内放射性计数;En为不同压力时食管内放射性计数;EB为不同压力时食管周围本底计数。

(4)胃排空试验 各实验室用99mTc-SC 37～74MBq(1～2mCi)建立标准试验餐。患者5分钟内全部吃完固体或液体试验餐,并以1帧/分钟的速度采集1～2小时,用ROI技术计算胃内放射性排出50%所需的时间。

(5)骨髓显像静 脉注射99mTc-SC 555～740MBq(15～20mCi)。20分钟～2小时后,患者取仰卧位,大视野γ照相机或SPECT仪配置低能通用或低能高分辨准直器,能峰140keV,窗宽20%,Zoom 1.0。全身前位和后位显像,矩阵256×1024,局部显像矩阵256×256或128×128。

(6)脾显像 静脉注射99mTc-SC 74～185MBq(2～5mCi)。注射后约15～20分钟开始行脾显像。患者取仰卧位,一般采用多体位局部静态平面显像,如前位、后位和左侧位,必要时加做左前斜位和左后斜位。局部断层显像:能峰140keV,窗宽20%,矩阵128×128,Zoom为1,可用椭圆形或圆形轨迹360°采集,步进5.6°～6.0°,20～30秒/帧,共采集60～64帧图像。所获数据经图像重建处理后得到横断面、矢状面和冠状面影像。脾动脉灌注显像:"弹丸"式静脉注射,即刻以1秒/帧的速度连续采集60秒。

(7)淋巴显像 用量37～74MBq(1～2mCi),方法参阅"锝[99mTc]右旋糖酐"。最佳显像时间:①盆腔、颈部、特殊部位分别在注射后30、60、120分钟显像;②腹膜后、腋窝、胸廓内部位在注射后120、180分钟显像。

(8)前哨淋巴结的定位 ①方案1(不与活性兰联合方法):术前24小时左右,将99mTc-硫胶体18.5～37MBq(0.5～1mCi,体积4～6ml,粒径200nm左右)分4～6点于癌周皮下注射,2～18小时后进行SPECT显像,并在皮肤上作体外标记。22小时左右进行手术,术中用γ探测器探测腋窝等区域的放射性,以放射性计数最高部位淋巴结为前哨淋巴结。②方案2(与活性兰联合方法):术前

2 小时同方案 1 注射 ^{99m}Tc-硫胶体,手术准备时癌周皮下注射活性兰(1%)5ml,术中进行活性兰检查和区域放射性探测,根据显示淋巴引流路径和放射性计数找出前哨淋巴结。

锝[^{99m}Tc]喷替酸盐气溶胶^[药典(二)]
Compound Technetium [^{99m}Tc]
Pentetate Aerosol (^{99m}Tc-DTPA)

【适应证】 肺通气显像,用于了解呼吸道的通畅情况及各种肺疾病的通气功能变化;评价药物或手术治疗前后的局部通气功能,观察疗效和指导治疗;与肺灌注显像配合鉴别诊断肺栓塞(灌注降低,通气正常,呈不匹配显像为特征)和慢性阻塞性肺疾病(COPD);监测患者肺呼吸功能及对治疗的反应等。

【药理】 (1)药效学 ^{99m}Tc-DTPA 雾化吸入(气溶胶吸入),可沿气管及支气管树到肺泡分布,然后呼出,可作肺通气显像,特别是与 ^{99m}Tc-MAA 灌注显像结合应用,有利肺梗死的诊断(灌注降低,通气正常,呈不匹配显像为特征)。

(2)药动学 ^{99m}Tc-DTPA 雾化为直径 1～10μm 的微粒后吸入(气溶胶),可分布于细支气管和肺泡,分布取决于雾粒直径,气溶胶微粒在 3～10μm 时分布于细支气管,1～3μm 的颗粒分布于肺泡中,然后呼出。一次吸入的气溶胶颗粒肺内沉积 5%～10%。其在气道内的有效半衰期为 1～6 小时。本品在人体内各有关组织的辐射吸收剂量见表 22-19。

【不良反应】 无明确不良反应。

【禁忌证】 妊娠期妇女禁用。

【注意事项】 (1)对于哺乳期妇女,由于游离 ^{99m}Tc 可由乳汁分泌,故应在乳汁内无放射性后(>4 小时)才可哺乳。

(2)脱水导致尿排量减少,可使肾显像不清晰,减少肾小球滤过率。

(3)检查后 4～6 分钟内嘱患者多饮水和排尿,以减少对膀胱的辐射剂量。

【药物相互作用】 (1)胺碘酮和某些化疗药物(如 MTX)具有肺毒性,可使 ^{99m}Tc-DTPA 气溶胶的肺消除半衰期延长;哮喘患者吸入甾体类药物后 ^{99m}Tc-DTPA 在肺内分布均匀,清除率加快;肺表面活性剂(如棕榈胆磷)可使 ^{99m}Tc-DTPA 气溶胶的消除半衰期延长。

(2)肾上腺皮质类固醇如糖皮质激素可减少 ^{99m}Tc-DTPA 在脑肿瘤中的摄取。

【给药说明】 (1)受检者要练习空白吸入。受检者吸入气溶胶时要平稳呼吸,使气溶胶均匀分布于末梢肺组织,以免呼吸频率加快,使中央气道沉积增多。

(2)吸入过程中应嘱受检者减少吞咽动作,以免放射性气溶胶进入上消化道,影响图像质量。

(3)如有痰时,应随时咳出后再行吸入气溶胶。

(4)对于哮喘患者,必要时可在雾化剂中加入少量解痉药。

【用法与用量】 将 740～1480MBq(20～40mCi) ^{99m}Tc-DTPA 溶液,体积为 2～4ml,注入雾化器,控制氧气流速为 8～10L/min,使其充分雾化,经过过滤,产生大小合适的气溶胶。患者坐位,吸入气溶胶 5～8 分钟,于大视野γ相机、SPECT 或 SPECT/CT 探头下,常规取前位、后位、左侧位、右侧位、左后斜位、右后斜位、左前斜位、右前斜位多体位显像,每个体位计数 4×10^5。

表 22-19　本品在人体内各有关组织的辐射吸收剂量

组织		2.4 小时排尿		4.8 小时排尿	
		rad/mCi	mGy/MBq	rad/mCi	mGy/MBq
坐位吸入	气管	0.30	0.081	0.30	0.081
	膀胱壁	0.3083	0.022	016	0.043
	肺	0.312	0.032	0.12	0.032
	肾	0.0093	0.0025	0.0094	0.0025
	卵巢	0.0052	0.0014	0.0088	0.0024
	红骨髓	0.0050	0.0014	0.0056	0.0015
	睾丸	0.0035	0.00094	0.0060	0.0016
	甲状腺	0.0036	0.00098	0.0036	0.00098
	全身	0.0063	0.00017	0.0071	0.0019
卧位吸入	气管	0.30	0.081	0.30	0.081
	膀胱壁	0.093	0.025	0.18	0.050
	肺	0.080	0.022	0.080	0.022
	肾	0.0095	0.0026	0.0096	0.0026
	卵巢	0.0058	0.0016	0.0010	0.0027
	红骨髓	0.0041	0.0011	0.0048	0.0013
	睾丸	0.0039	0.0011	0.0069	0.0019
	甲状腺	0.0029	0.00078	0.0029	0.00078
	全身	0.0051	0.0014	0.0061	0.0016

锝[^{99m}Tc]气体^[药典(二)]
Technetium [^{99m}Tc] Technegas

【适应证】 与肺灌注显像配合鉴别诊断肺栓塞和 COPD;COPD 的患者肺减容手术适应证选择、手术部位和范围确定及预测术后残留肺功能；了解呼吸道的通畅情况及各种肺疾病的通气功能变化，诊断气道阻塞性疾病；评估药物或手术治疗前后的局部肺通气功能，观察疗效和指导治疗。

【药理】 药效学　锝气体又称锝粉雾，是一种 ^{99m}Tc 标记纳米级碳粒子形成的超微细悬浮剂。十多年前在国外已成为临床常用的肺通气显像剂。锝气体的制备在特殊设计的锝气体发生器中进行，将高比度的高锝酸钠洗脱液（^{99m}TcO$_4^-$）吸附于石墨碳棒上在充满氩气的密闭装置内通电加温，在 2500℃条件下获得锝气体，即 ^{99m}Tc 标记纯碳微粒的超细分散体。根据测定，锝气体粒子为紧密包被在石墨碳薄层内的金属 ^{99m}Tc 形成的六边形平片，锝气体粒子的大小约 30～60nm，80%的粒子大小低于 100nm。由于其颗粒小且更为均匀，故中央气道沉积较少，肺通气影像质量更佳，尤其适用于老年肺通气显像。人体内各有关组织的辐射吸收剂量见表 22-20。

【禁忌证】 妊娠期妇女禁用。

【注意事项】 （1）严格按照锝气体发生器厂家提供的说明书操作制备锝气体。

（2）长期储存的锝气体能够聚集为大颗粒并迁移至腔室壁上，因此锝气体应在产生后 10 分钟内应用于患者。为防止使用过期的锝气体诊断剂，锝气体发生器 10 分钟后将禁止向患者输送气体，腔室通过过滤系统自动清除剩余气体。

（3）在锝气体发生器制备锝气体时，推荐坩埚高锝酸钠洗脱液，放射性浓度为 4000～9000MBq/ml（100～250mCi/ml），如果没有这样高放射性浓度的洗脱液，可进行多次坩埚灌注。

（4）其他参阅"锝［^{99m}Tc］喷替酸盐气溶胶"。

【给药说明】 检查前无需作特殊准备，但要向患者说明检查的整个过程，以取得患者的配合，尤其是老年患者，在检查前需接受训练。患者取坐位，雾化器各管口被接通，使之处于工作状态。让患者用嘴咬住口管，用鼻夹夹住鼻子，通过雾化器回路进行正常呼吸。

【用法与用量】 严格按照操作说明书将 0.14ml 含 4000～9000MBq（100～250mCi）的高锝酸钠洗脱液灌注到锝气发生器内制备纳米颗粒锝气体。患者应尽可能取仰卧位，通过连接管及口罩吸入 3～5 次［吸入剂量大约是 37MBq（2kcps）］，于大视野 γ 相机、SPECT 或 SPECT/CT 探头下，常规取前位、后位、左后斜位、右后斜位、左侧位、右侧位、左前斜位、右后斜位多体位显像。

表 22-20　本品在人体内各有关组织的辐射吸收剂量（mGy/MBq）

组织	mGy/MBq	组织	mGy/MBq
肾上腺	0.0075±0.0012	卵巢	0.0017
脑	0.00054±0.00026	胰腺	0.0074±0.0019
乳腺	0.0063±0.00046	红骨髓	0.0036±0.00052
胆囊壁	0.0038±0.0017	骨表面	0.0054±0.00095
上段大肠壁	0.0010±0.00048	皮肤	0.0014±0.00024
小肠	0.0013±0.00040	脾	0.0063±0.0012
胃	0.017±0.012	睾丸	0.00047±0.00018
下段大肠壁	0.0015±0.00042	胸腺	0.0075±0.00038
心脏壁	0.012±0.0017	甲状腺	0.0083±0.0059
肾	0.0076±0.0030	膀胱壁	0.0051±0.0013
肝脏	0.0078±0.0028	子宫	0.0020
肺	0.098±0.012	全身	0.0047±0.00074
肌肉	0.0031±0.00057	有效剂量当量	0.016±0.0028

锝［^{99m}Tc］奥曲肽 [药典(二)]
［^{99m}Tc-EDDA-HYNIC-D-Phe1，Tyr3］- Octreotide（^{99m}Tc-EDDA/HYNIC-TOC）

【适应证】 用于神经内分泌肿瘤，如嗜铬细胞瘤或副神经节瘤、垂体瘤、胰岛素瘤、内分泌胰腺癌、小细胞肺癌、类癌、神经母细胞瘤及表达生长抑素受体的非神经内分泌肿瘤，如导致骨软化症的间质肿瘤、甲状旁腺肿瘤、淋巴瘤等肿瘤的阳性显像。

【药理】 （1）药效学　D-Phe1，Tyr3-奥曲肽（D-Phe1，Tyr3-Octreotide，TOC）为生长激素抑制素（somatostatin，SS）的类似物，在神经内分泌肿瘤细胞膜上广泛存在生长抑素受体（somatostatinreceptor，SSR），这种受体有 5 种亚型（SSR1～5）。在 SSR 的 5 种亚型中，TOC 对 SSR2 和 SSR5 有高度的亲和力，对 SSR3 有中度亲和力，对 SSR1 和 SSR4 没有亲和力。通过配体-受体结合，锝［^{99m}Tc］-奥曲肽可用于表达 SSR2、SSR5 和 SSR3 受体的神经内分泌肿瘤和部分非神经内分泌肿瘤的阳性显像。静脉注射 ^{99m}Tc-EDDA/HYNIC-TOC（简称 ^{99m}Tc-HYNIC-TOC）后体内血中放射性迅速降低；双肾放射性分布较高，肝、脾摄取较高，泌尿系统排泄快，注射后 2 小时和 4 小时肌肉和血本底下降至较低水平，肠道排泄不明显，脑垂体影像清晰可见，注射后 1 小时肿瘤部位即可显影，随时间的延长，肿瘤部位放射性摄取逐渐增加，本底放射性逐渐降低，肿瘤与非肿瘤部位的对比度加大，显像清晰易辨，注射后 4 小时肿瘤浓聚最高，显像效果最佳。本品在人体内各有关组织的辐射吸收剂量见表 22-21。

（2）药动学　主要分布在肝脏、脾脏、肾脏、血池与膀胱。^{99m}Tc-奥曲肽进入血液后，短时间内转移到器官组织，分布相半衰期为 9～21 分钟，清除半衰期为170～175 分钟。^{99m}Tc-奥曲肽在正常人体内分布快，排泄慢。

【禁忌证】　对奥曲肽过敏者禁用，妊娠期妇女禁用。

【注意事项】　肾、胰腺功能异常者慎用。

【用法与用量】　成人静脉注射剂量为 298～444MBq（8～12mCi）。

表 22-21　本品在人体内各有关组织辐射吸收剂量（均值±SD）

器官	mGy/MBq	器官	mGy/MBq
双肾	$(2.88\pm0.49)\times10^2$	红骨髓	$(1.43\pm0.24)\times10^{-3}$
肝	$(7.45\pm1.34)\times10^{-3}$	肌肉	$(1.14\pm0.17)\times10^{-3}$
脾	$(3.25\pm0.45)\times10^{-2}$	卵巢（女性）	$(2.42\pm0.36)\times10^{-3}$
肠	$(1.05\pm0.22)\times10^{-2}$	睾丸（男性）	$(4.26\pm0.68)\times10^{-4}$
肺	$(1.67\pm0.15)\times10^{-3}$		

氯化亚铊 [^{201}Tl] $^{[药典(二)]}$
Thallous [^{201}Tl] Chloride

【适应证】　①心肌缺血和心肌存活检测是 ^{201}Tl 心肌血流灌注显像主要的适应证；除判断缺血外，还有助于评估冠状动脉狭窄的范围；评价心肌细胞活力；观察冠状动脉搭桥术（CABG）及介入性治疗后心肌缺血的改善情况。②心肌梗死。③心肌炎、扩张型心肌病与肥厚型心肌病及室壁瘤的辅助诊断。④肿瘤诊断用于乳癌、脑肿瘤、甲状旁腺腺瘤等。

【药理】　（1）药效学　铊 [^{201}Tl] 放射性核素能被心肌细胞摄取，其摄取量与心肌细胞的功能有关，且与局部的血流量呈线性关系。正常的心肌细胞总摄取量约为注入量的 4%，心肌内放射性浓度较邻近脏器高出 1 倍，从而得以显像。心肌梗死和心肌病灶处，由于没有血流或心肌细胞已无功能，可见放射性摄取明显减低或缺损。当冠状动脉某分支只是明显狭窄而未完全阻塞时，它所支配的心肌放射性减低或缺损区有可能不太明显。只有

在心脏负荷量明显增加时，有病的冠状动脉分支不能相应扩张，与正常心肌血流量的差别明显，^{201}Tl 进入缺血区的量会低于正常心肌，出现心肌影像上的明显局部放射性减低区或缺损区。减少心脏负荷量后，经过 2～6 小时，原有心肌影像上的放射性减低区消失，这种现象叫作再分布，是心肌缺血和心肌存活的影像特征，而心肌梗死和心肌坏死区不会发生这种再分布。

（2）药动学　^{201}Tl 虽然不是碱金属，但其生物学分布情况与单价离子很相似，主要分布在细胞内。其早期药物动力学与钾相似，倾向于结合在肌肉纤维内。静脉注射后血液清除曲线呈双指数曲线，分布相半衰期为 5 分钟，消除相半衰期为 40 小时。注射后 10～20 分钟正常心肌的摄取即达到高峰。约为注射剂量的 4%，10 分钟后心肌与血液的放射性比值可达 50:1，^{201}Tl 在心肌内的浓度可保持恒定约 1 小时，然后逐渐减少。^{201}Tl 的心肌摄取取决于冠状动脉血流量、心肌摄取量和存活程度。心肌缺血时，^{201}Tl 的摄取量减少。由于细胞内和细胞间液不断交换的结果，^{201}Tl 在缺血但存活的心肌区域有再分布现象。4 小时后胃肠道及肾脏的放射性增高。^{201}Tl 主要由尿中排出，24 小时约有 20%的 ^{201}Tl 经肾脏排泄；^{201}Tl 能自乳汁分泌。^{201}Tl 自全身排泄出的半衰期约为 10 天。生物半衰期细胞内为 36 小时，正常人全身有效半衰期为 58.8 小时，睾丸为 20 小时。除心脏外，主要浓聚于肝（15%）、肾脏（3.5%）、甲状腺（0.2%）、睾丸（0.15%）、脾、脑、大肠和骨骼肌，注射后初期肺内沉积较多（8%～10%），一般在再分布时放射性清除，但肺部摄取与心肌受损程度和各种类型的冠状动脉缺血，特别是运动时有明显相关。本品在人体内各有关组织的辐射吸收剂量见表 22-22。

【不良反应】　瘙痒、潮红和弥漫性皮疹。

【禁忌证】　妊娠及哺乳期妇女禁用。

【注意事项】　（1）如需重复检查至少相隔 4 天，否则残留的放射性将影响对图像的解释。

（2）负荷试验时，应有心内科医师或在心内科进行过专门培训合格的医师在场，并有心电监护及急救设备。

（3）本品若发生变色或沉淀，应停止使用。

（4）本品仅限在具有《放射性药品使用许可证》的医疗单位使用。

【药物相互作用】　（1）与 CT 和 MR 增强成像对比剂（如胆影酸、碘他拉葡胺等）合用时，毒性可能会增加，妨碍对比剂从肝脏排泄。

（2）与氨基糖苷类（核糖霉素、卡那霉素等）合用或先后应用，将加重肾毒性或耳毒性。

（3）由于与盐酸维拉帕米的心血管作用相似,心血管造影时,可直接抑制传导和心肌收缩力,并引起周围血管扩张。

【给药说明】 心肌静息显像时,直立状态下注射 ^{201}Tl,能降低肝和胃中 ^{201}Tl 的放射性浓度。

【用法与用量】 （1）心肌显像 静脉注射或滴注,儿童按体重 0.74MBq(0.02mCi)/kg,成人按体重 0.74～1.11MBq(0.02～0.03mCi)/kg。静息显像在注射后 5 分钟即可开始。药物负荷或运动负荷试验显像能发现静息时不能探测到的局部的心肌缺血。一般采用次极量运动负荷,达到预期量大心率的 90%或心绞痛发作,尽快注射 ^{201}Tl,注射后继续运动 1 分钟,运动结束后 5 分钟作断层显像或取前后位、30°左前斜位、70°左前斜位和左侧位进行显像,3 小时后重复显像,以观察 ^{201}Tl 在心肌组织内的再分布影像。如运动时显示某一部位缺损,3 小时后静息显像恢复正常,则为心肌缺血的典型表现。如运动时缺损,再分布图像仍然显示该部位缺损则为心肌坏死或心肌瘢痕形成。

（2）甲状旁腺瘤定位诊断 常用 $^{201}Tl/^{99m}TcO_4^-$ 双核素减影法,通过对γ相机、SPECT 或 SPECT/CT 的γ射线能峰设置,分别对 ^{99m}Tc 和 ^{201}Tl 进行采集、显像。静脉注射 $^{99m}TcO_4^-$74MBq(2mCi)10 分钟后,进行甲状旁腺 SPECT 显像。显像结束后,患者颈部位置不移动,再次静脉注射 $^{201}TlCl$ 74MBq(2mCi)5 分钟后γ相机、SPECT 或 SPECT/CT 再次采集图像。^{201}Tl 图像减去 $^{99m}TcO_4^-$ 图像则为甲状旁腺图像,一般甲状腺旁腺腺瘤病变部位呈明放射性浓聚灶。

（3）乳腺等肿瘤显像 静脉注射,一次静脉注射 74MBq,15 分钟后进行早期显像,1～4 小时后进行延迟显像。恶性病变在延迟显像图上一般呈放射性增高或浓聚灶。

【制剂与规格】 氯化亚铊 $[^{201}Tl]$ 注射液:(1)185MBq(5mCi);(2)370MBq(10mCi)。

表 22-22 本品在人体内各有关组织辐射吸收剂量

组织	卵巢	睾丸	红骨髓	肝	肾	大肠	心脏	甲状腺
吸收剂量(mGy/MBq)	0.081	0.081	0.068(全身)	0.140	0.110	0.243	0.54	0.278

枸橼酸镓 $[^{67}Ga]$ [药典(二)]
Gallium $[^{67}Ga]$ Citrate

【适应证】 （1）CDE 适应证 适用于肿瘤和炎症的定位诊断和鉴别诊断。

（2）国外适应证 临床主要应用:霍奇金淋巴瘤和恶性淋巴瘤诊断及疗效评价;支气管鳞状细胞癌辅助诊断;急性炎症相关病变辅助诊断。

【药理】 （1）药效学 正常人体内 ^{67}Ga 可聚集在肝、脾、肾等组织,此外可浓集于增殖活跃的淋巴系统肿瘤和其他软组织肿瘤组织内,经放疗、化疗后肿瘤组织浓集减少或停止,可用于判断治疗效果和评价预后。

（2）药动学 无载体 ^{67}Ga 静脉注射后,大部分与血浆蛋白结合,特别是与血浆中的载铁蛋白、肝球蛋白及白蛋白相结合。然后,^{67}Ga 聚集在活细胞的溶菌体样的胞浆结构内,但其摄取机制尚不清楚,有人使用超离心技术,观察到 ^{67}Ga 与一种特殊的微粒亚细胞的结合比溶菌体更多。^{67}Ga 静脉注射后血液清除曲线为双相,快速清除部分的半衰期为 7 小时,缓慢清除部分的 $t_{1/2}$ 为 6.5 天,有效半衰期为 53～74 小时,生物半衰期为 2～3 周。^{67}Ga 静脉注射后一天,自肾脏排出约 12%,以后随粪便排出,约 10%～15%。注入量的 1/3 在第一周内排出体外;1/3 分布在骨骼包括骨髓(24%)、肝(6%)、肾(2%)、脾(1%)。另外,唾液腺、泪腺及鼻咽部也可见到放射性浓聚现象,其他脏器如肾上腺、肠道及肺部浓聚亦较高。妊娠或哺乳期,可见乳腺有放射性浓聚,哺乳期乳腺对 ^{67}Ga 的摄取量比非哺乳期高 4 倍。注射后服泻药可使结肠内的 ^{67}Ga 排出,这样可以避免或减少肠道内 ^{67}Ga 对显像的干扰,同时静脉注射枸橼酸钠 200mg,可以减少肝脏的放射性浓聚,使 ^{67}Ga 在骨骼及肿瘤组织内的聚集更为明显。肿瘤组织能浓聚 ^{67}Ga 的原理尚不十分清楚,有人用电子显微镜观察发现它主要浓聚在细胞浆中的溶菌体内。^{67}Ga 浓集在肿瘤细胞内的程度与细胞的活性有关,增殖活跃的肿瘤细胞浓集多,坏死的肿瘤组织浓集少,纤维化的组织呈中等程度浓集。本品在人体内各有关组织的辐射吸收剂量见表 22-23。

【不良反应】 皮肤及皮肤附件 罕见发生:皮疹。免疫系统及感染 超敏反应。

【禁忌证】 妊娠期妇女禁用。

【注意事项】 （1）^{67}Ga 显像可以影响抗 DNA 抗体放射免疫分析测定,产生假阳性或假阴性的结果。

（2）下列因素对本品的分布有影响:①化学治疗及血液透析影响骨吸收;②铁缺乏症影响肝摄取;③溢乳及男子女性型乳房影响乳腺摄取;④移植肾排斥影响肾脏摄取;⑤假膜性结肠炎影响结肠摄取;⑥外科病变、放射治疗影响软组织摄取。

儿童 本品含有苯甲醇，新生儿和早产儿应慎用。

肝损伤 本品含有苯甲醇，肝功能不全者应慎用。

哺乳期 本品在哺乳期随母乳排出，因此，应用配方奶代替母乳喂养。

诊断干扰 使用本品显像难以鉴别急性炎症与肿瘤；仍需其他诊断方法以明确病理改变。

辐射暴露 本品具有辐射性；尽量减少患者和医疗保健人员的接触。

老年人 老年患者的剂量选择应该谨慎，通常从剂量范围的下线开始。

其他 育龄期妇女的乳腺能大量浓聚 ^{67}Ga，故本品不能用于乳腺癌的诊断。瓶塞含有干燥的天然乳胶，可能导致乳胶过敏。本品在淋巴细胞淋巴瘤中的累积可能不足以得到明确的成像；不推荐使用。

【药物相互作用】 (1)当使用较大剂量的皮质甾醇类治疗时，中枢神经系统肿瘤的摄 ^{67}Ga 率降低。

(2)下列药物对本品的分布有影响：①硝酸镓影响骨吸收；②苯巴比妥、右旋糖酐铁影响肝摄取；③硫代二苯胺影响乳腺摄取；④淋巴管造影剂影响淋巴摄取；⑤顺铂、博来霉素、长春碱、阿霉素影响肾脏摄取；⑥顺铂、博来霉素、长春碱、阿霉素影响胃脏摄取；⑦克林霉素影响结肠摄取；⑧长春碱、盐酸氮芥、泼尼松治疗 5～7 个月以后恶性肿瘤可有较多放射性滞留。

【给药说明】 (1)静脉注射枸橼酸镓 [^{67}Ga] 55.5～92.5MBq(1.5～2.5mCi)后 24～72 小时显像，随时间延迟，肿瘤内聚集逐渐增多，正常组织逐渐减少。由于 ^{67}Ga 发射出多能量γ射线，因此，单道的窗应选择宽一些，把主要能量均包括进去，一般选 80～310keV 的能量范围。为排除肠道干扰，检查前一天应给予缓泻剂。

(2) ^{67}Ga 对淋巴瘤、肺癌、肝癌等有一定的诊断价值，对炎症病灶的定位诊断，特别是隐匿性炎症的定位诊断亦有一定的价值。但不能鉴别肿瘤和炎症，^{67}Ga 尚缺乏特异性。

(3) ^{67}Ga 对淋巴瘤诊断的灵敏度高，可达 83%以上。对淋巴系统肿瘤的定位诊断和分期均有较大的价值。对淋巴瘤治疗后的疗效观察亦有帮助。

(4)此外，^{67}Ga 亦可用于甲状腺癌、上颌窦及腮腺肿瘤的诊断。

【用法与用量】 静脉注射，成人常用量为 74～185MBq(2～5mCi)。

【制剂与规格】 枸橼酸镓 [^{69}Ga] 注射液：(1)185MBq；(2)370MBq；(3)740MBq。

表 22-23 本品在人体各有关组织的辐射吸收剂量

器官	mGy/MBq	rad/mCi
上部大肠	0.24	0.90
下部大肠	0.15	0.56
小肠	0.097	0.36
胃	0.059	0.22
骨髓	0.156	0.58
脾	0.143	0.53
肝	0.124	0.46
骨和骨髓	0.119	0.44
肾	0.111	0.41
卵巢	0.075	0.28
睾丸	0.065	0.24
全身	0.070	0.26

氙 [^{133}Xe] $^{[药典(二)]}$
Xenon [^{133}Xe]

【适应证】 (1)CDE 适应证 主要用于脑局部血流量测定及肺通气显像。

(2)国外适应证 ①放射性核素脑血流量测定研究：70kg 患者，将 370～1110MBq(10～30mCi)本品同 3 升空气一起吸入。②肺通气显像：70kg 患者，将 74～1110MBq(2～30mCi)本品同 3 升空气一起吸入。

【药理】 药效学 氙 [^{133}Xe] 为惰性气体，化学性质不活泼，在血浆及水中溶解度很低。它不与血中蛋白等物质结合，不参与代谢，为脂溶性，故细胞膜的脂类物质对 ^{133}Xe 不起屏障作用，它可以自由穿过、扩散，均匀分布在肺、脑等组织中。吸入或静脉注射后迅速通过肺部，由肺泡中排出。它能够自由通过血脑屏障扩散至脑组织内，然后再通过血脑屏障自由返回至血液循环中。

【禁忌证】 妊娠期妇女禁用。

【注意事项】 ^{133}Xe 发货后于 5 日内使用。

过敏 本品瓶塞含有干燥的天然橡胶乳胶，所以对乳胶敏感的患者需谨慎使用。

辐射暴露 本品属于放射性药物，因此应用本品时要小心处理并使用相关安全措施来减少医务工作者和患者的放射性暴露。

妊娠 目前尚不确定氙 [^{133}Xe] 是否会对孕妇和胎儿造成伤害。^{133}Xe 应该只在孕妇明显需要时才给予。

哺乳期 目前尚不清楚氙［133Xe］是否自母乳分泌，因此应使用配方奶代替母乳喂养以防有可能产生不良反应。

儿童 儿童的安全性和有效性尚未确定。

老年人 氙［133Xe］气体的临床研究没有包括足够数量的≥65 岁的受试者，以确定他们的反应与年轻受试者是否有差异。一般来说，老年患者的剂量选择应谨慎，通常从剂量范围的下限开始。

其他 因为气体黏附在塑料和橡胶上可能会导致本品的放射性损失，进而可能导致检查评估无法做出诊断；所以本品不应处于管道或呼吸器容器中。

【给药说明】 （1）133Xe 肺通气显像 在γ相机、SPECT 或 SPECT/CT 探头下，吸入 133Xe 气体或自肘静脉以"弹丸式"注入 133Xe 氯化钠注射液的灭菌溶液 370MBq（10mCi），采集分吸入、平衡及清除三个时相进行。

（2）局部脑血流量的测定 受试者采取仰卧位，γ探测器（16～32 个探头）对准各相应的脑区探测放射性或采用γ相机、SPECT 或 SPECT/CT 配低能高分辨率平行孔准直器进行局部脑血流灌注显像。γ探测器（16～32 个探头）探测每侧大脑半球分 16～32 个测量区，获得大脑功能区域放射性分布图。亦可吸入 133Xe 或将 133Xe 185～370MBq（5～10mCi）溶于 2～4ml 氯化钠注射液中，从颈内动脉注入，采用γ相机、SPECT 或 SPECT/CT 配低能高分辨率平行孔准直器，能量选择在 70～90keV。每个测量区测到的数据通过一对模拟数字转换器，变成数字信号，随后再通过微处理器计算即得到相应局部的脑血流量。计算公式如下：rCBF=Hmax-H10A100.λ 式中，rCBF 为局部平均脑血流量，ml/（100g.min）；H_{max} 为清除曲线的最高放射性计数率，min^{-1}；H_{10} 为时间为 10 分钟时测得的放射性计数率，min^{-1}；A 为曲线与基线之间的面积，即从 t_0 到 t_{10} 范围内积分的总放射性；λ 为 133Xe 在血液中和脑中的分配系数。

【用法与用量】 （1）吸入给药注入通气装置 133Xe 溶液 555～740MBq（15～20mCi）。

（2）静脉注射 18.5～370MBq（0.5～10mCi）。

（3）颈内动脉注射 185～370MBq（185～370mCi），临床上很少应用。

【制剂与规格】 氙［133Xe］注射液：1ml:37～740MBq。

第二节 正电子发射断层显像放射性药物（正电子放射性药物）

正电子放射性药物是指发射正电子的放射性核素标记的化合物，正电子核素绝大多数为超短半衰期核素，主要包括医用回旋加速器生产的 11C、13N、15O 和 18F，配备固体靶的医用回旋加速器还可生产 64Cu、68Ga、89Zr、124I，其中 18F 为最常用的正电子放射性核素，半衰期为 110 分钟，15O 半衰期仅有 2 分钟。放射性核素发生器生产的正电子核素包括 68Ga（68Ge/68Ga）、82Rb（82Sr/82Rb）。正电子放射性药物的获得通过配置医用回旋加速器和核素发生器的医院自行制备或者通过药物生产企业购买。正电子核素衰变过程中产生的正电子，与物质中的负电子相结合，转化为一对能量均为 511keV、运动方向相反的γ光子，这种现象称为湮没辐射，这是 PET 探测的基本原理。正电子放射性药物主要用于 PET/CT 和 PET/MR 显像，国内正电子放射性药物临床检查量以 18F-FDG 为主（99%），其他包括 68Ga、11C 标记药物、13N-NH3、H2O 等，在肿瘤、神经系统和心血管疾病和炎性等病变的诊断、临床治疗决策及脏器功能研究中具有重要价值。

氟［18F］脱氧葡萄糖
Fludeoxyglucose［F-18］（18F-FDG）

【成分】 氟［18F］氟代脱氧葡萄糖

【适应证】 作为正电子发射断层显像（PET）的显像剂使用，用于 18F-FDG PET、PET/CT、PET/MR 显像。①恶性肿瘤的葡萄糖代谢：临床怀疑或证实为恶性肿瘤，有必要了解葡萄糖代谢是否异常，18F-FDG PET、PET/CT 显像可用于恶性肿瘤的诊断、分期、再分期、疗效监测、放射治疗生物靶区确定和预后评估。②探测心肌代谢，配合心肌灌注显像，进行血流-代谢匹配（flow-metabolism match）检查，测定心肌存活，用于冠心病血管重建术前及术后随访评估。③脑局部葡萄糖代谢，如难治性癫痫术前定位和阿尔茨海默病的诊断等。④炎症、感染性疾病评估。⑤其他与葡萄糖代谢异常相关疾病的评估。

【药理】 （1）药效学 18F-FDG 是放射性标记的葡萄糖类似物，静脉给药后，迅速分布于全身各器官。18F-FDG 通过与葡萄糖相同的转运载体 Glut-1～Glut-5 转运入细胞，在胞浆内经己糖激酶 II 催化生成 6-磷酸-18F-FDG 后，与葡萄糖代谢途径不同的是，其不被果糖-1-激酶识别和催化，无法生成相应的二磷酸己糖参加有氧和无氧糖代谢而停留聚集在胞浆，因此 18F-FDG 的摄取和清除反映了该组织器官中葡萄糖转运蛋白和己糖激酶活性。肿瘤组织因乏氧，葡萄糖转运蛋白和己糖激酶活性增高，表现为 18F-FDG 摄取增加，同样炎症细胞也会摄取 18F-FDG，但通常两者的 18F-FDG 利用率和随时间变化过程有所不同；心肌缺血时，游离脂肪酸的氧化代谢降低，外源性葡萄糖成为心肌的主要能量底物，表现为心肌对 ^{18}F-FDG 摄取增加；正常情况下，葡萄糖是脑的主要能量来源，癫痫发作期病灶可呈葡萄糖代谢增加，而发作间期病灶葡萄糖代谢相对减低。

(2) 药动学　本品静脉注射后，血中放射性以三指数模型清除，有效清除时间 $t_{1/2\alpha}$、$t_{1/2\beta}$ 和 $t_{1/2\gamma}$ 分别为 0.2～0.3 分钟、10～13 分钟和 80～95 分钟，在心肌中的清除需 96 小时以上，肝、肺和肾清除快，并大多以药物原型从尿中排出，^{18}F-FDG 不能被肾小管重吸收。注射后 33 分钟，尿中放射性为注射剂量的 3.9%，注射后 2 小时，膀胱中放射性为注射剂量的 20.6%。本品与血浆蛋白的结合程度尚不明确。本品在人体内各有关组织的辐射吸收剂量见表 22-24。

【禁忌证】　妊娠期妇女禁用。

【注意事项】　(1) 注射 ^{18}F-FDG 一般要求至少禁食 4～6 小时以上(除水和治疗用药外)，以减少人体正常组织器官的葡萄糖生理利用(如心脏、肌肉等)，并保证肿瘤组织对 ^{18}F-FDG 的优先摄取。如果怀疑患者心脏周围存在原发癌病灶或关键性的转移病灶，可建议患者禁食 12 小时以上，以减少心肌摄取的可能性。高血糖水平不仅会降低肿瘤组织对 ^{18}F-FDG 的摄取率，而且会增加正常组织(如肌肉、心脏等)对 ^{18}F-FDG 的生理性摄取和利用，因此在注射 ^{18}F-FDG 时要使患者的空腹血糖浓度在正常范围内。注射 ^{18}F-FDG 20 分钟后，患者可适量饮水。

(2) 若必要可在注射 ^{18}F-FDG 前采用指尖采血一次法测定患者血糖。血糖在 120mg/100ml 以下最佳，若>150mg/100ml，则考虑应用胰岛素。但一般情况尽量不用胰岛素，因为胰岛素会引起肌肉摄取 FDG 增加，增加本底噪声，对肿瘤病变的检出有一定影响，糖尿病患者血糖水平需稳定至少 2 天。

(3) 注射 ^{18}F-FDG 前后，嘱咐患者尽量保持放松体位和静息状态，避免不必要的运动和言谈。

(4) 疼痛需用药者，PET、PET/CT 检查前应继续用药，预约 PET、PET/CT 检查时应向患者说明携带检查当日所需的镇痛药。

(5) 注射 ^{18}F-FDG 一般取病灶的对侧上肢静脉或下肢静脉作为注射点。上肢静脉有静脉导管者，也应取对侧上肢静脉或下肢静脉作为注射点。

(6) 诊断癫痫时，儿童推荐剂量为 3.7MBq/kg (0.10mCi/kg)。

(7) ^{18}F-FDG 用于心肌活性的评价多在葡萄糖负荷状态下进行。

(8) 本品如发生混浊、变色或沉淀，应停止使用。

【用法与用量】　静脉注射。剂量大小一般取决于患者的年龄和体重、PET、PET/CT 显像仪的固有特性。一般认为在采用专用型 PET 仪或 PET/CT 行肿瘤显像时，成人 ^{18}F-FDG 的剂量范围宜在 370～550MBq(10～15mCi)之间，不超过 15mCi。^{18}F-FDG 的剂量过高或过低均会影响图像质量。成人推荐剂量为 3.7～7.4MBq/kg (0.10～0.20mCi/kg)。

表 22-24　本品在人体内各有关组织的辐射吸收剂量
(mGy/MBq)

组织	新生儿 (3.4kg)	1 岁 (9.8kg)	5 岁 (19kg)	10 岁 (19kg)	15 岁 (57kg)
膀胱壁	0.116	0.046	0.025	0.016	0.011
心肌壁	0.065	0.032	0.019	0.012	0.008
胰腺	0.059	0.018	0.009	0.007	0.004
脾	0.059	0.023	0.012	0.008	0.005
肺	0.026	0.010	0.005	0.004	0.002
肾	0.022	0.008	0.005	0.004	0.0025
卵巢	0.022	0.022	0.005	0.003	0.002
子宫	0.021	0.010	0.005	0.003	0.002
大肠下段肠壁	0.019	0.008	0.004	0.003	0.002
肝	0.019	0.008	0.005	0.003	0.002
胆囊壁	0.019	0.007	0.004	0.003	0.002
小肠	0.018	0.008	0.004	0.003	0.002
大肠上段肠壁	0.018	0.007	0.004	0.002	0.002
胃壁	0.018	0.007	0.004	0.002	0.002
肾上腺	0.018	0.007	0.004	0.003	0.002
睾丸	0.017	0.007	0.004	0.003	0.001
红骨髓	0.017	0.007	0.004	0.002	0.002
胸腺	0.016	0.007	0.004	0.0024	0.002
甲状腺	0.016	0.007	0.004	0.002	0.001
肌肉	0.016	0.007	0.004	0.002	0.001
骨表面	0.015	0.006	0.003	0.002	0.001
乳腺	0.015	0.006	0.003	0.002	0.001
皮肤	0.013	0.005	0.003	0.002	0.001
脑	0.008	0.004	0.002	0.002	0.002
其他组织	0.016	0.007	0.004	0.002	0.001

氟［¹⁸F］氟化钠
Sodium Fluoride F-18（¹⁸F-NaF）

【适应证】 作为 PET 显像剂，用于全身或局部骨显像，也可用于血管斑块显像。①原发或转移性骨肿瘤全身或局部骨显像。②骨关节疾病诊断。③骨良性病变评价。④颈动脉或冠状动脉粥样硬化不稳定斑块检测。

【药理】 （1）药效学 ^{18}F 离子能浓聚于骨组织中，在椎骨和盆骨中的沉积量高于四肢骨，在骨关节周围的积累高于长骨。当发生关节炎、骨损伤、骨折、骨髓炎、结核性脊椎炎、Paget's 病、额骨内板增生症、骨化性肌炎、骨原发和转移肿瘤时，^{18}F 离子在骨中的摄取增加，病灶部位放射性浓聚。

（2）药动学 本品静脉注射后，不与血浆蛋白结合，在血中分布很快达平衡并清除。^{18}F 离子随血流迅速沉积于骨中，放射性通过肾排泄。注射后 2 小时，尿中放射性占总注射剂量的 20%以上。本品在人体内各有关组织的辐射吸收剂量见表 22-25。

【禁忌证】 妊娠期妇女禁用。

【注意事项】 患者在给予本品时需适量饮水排尿，以降低辐射。

【用法与用量】 静脉注射。推荐成人一次用量为 $16.5\sim74.0$MBq（$0.5\sim2$mCi），最大不得超过 148.0MBq（4mCi）。注射后 $1\sim2$ 小时显像。

表 22-25　本品在人体内各有关组织的辐射吸收剂量

器官	mGy/MBq	rad/mCi	器官	mGy/MBq	rad/mCi
肾上腺	0.0062	0.023	肌肉	0.0060	0.022
脑	0.0056	0.021	卵巢	0.011	0.039
乳腺	0.0028	0.010	胰腺	0.0048	0.018
胆囊壁	0.0044	0.016	红骨髓	0.028	0.010
大肠下段肠壁	0.012	0.043	骨表面	0.060	0.22
小肠	0.0066	0.025	皮肤	0.004	0.015
胃	0.0038	0.014	脾	0.0042	0.015
大肠上段肠壁	0.0058	0.021	睾丸	0.0078	0.029
心肌壁	0.0039	0.015	胸腺	0.0035	0.013
肾	0.019	0.071	甲状腺	0.0044	0.016
肝	0.0040	0.015	膀胱壁	0.25	0.91
肺	0.0041	0.015	子宫	0.019	0.070

氟［¹⁸F］-2-羟基丙基-2-硝基咪唑
¹⁸F-Fluoromisonidazole（¹⁸F-FMISO）

【适应证】 检测肿瘤组织内的肿瘤细胞乏氧程度和分布，为制定优化的肿瘤生物靶区（biologicaltumorvolume，BTV）实行个体化放疗提供依据。①预测头颈部肿瘤放疗的疗效。②准确区分存活（缺血）和坏死（梗死）的心肌及诊断脑血管疾病。③测定乏氧感染。

【药理】 药效学 ^{18}F-FMISO 为一种硝基咪唑化合物，可选择性与肿瘤乏氧细胞结合，主动扩散通过细胞膜进入细胞，在硝基还原酶的作用下硝基被还原，在非乏氧细胞内，硝基还原产物可立即被氧化并排出细胞；而在乏氧细胞内，硝基还原产物不能发生再氧化，还原产物与细胞内大分子物质发生不可逆结合，滞留于乏氧细胞中，其浓聚程度与乏氧程度成正比。本品在人体内各有关组织的辐射吸收剂量见表 22-26。

【不良反应】 无明显不良反应。

【禁忌证】 妊娠期妇女禁用。

【注意事项】 （1）患者在注射前需适量饮水排尿，以降低辐射。

（2）哺乳期妇女用药后应停止授乳 $4\sim6$ 小时。

（3）本品在正常组织内清除相对较慢，脂溶性较高，具有一定的神经毒性，临床使用需慎重。

【用法与用量】 静脉注射本品 $74\sim370$MBq（$2\sim10$mCi），45 分钟后开始显像。

表 22-26　本品在人体内各有关组织的辐射吸收剂量

靶器官	mGy/MBq	靶器官	mGy/MBq
肾上腺	0.0166	卵巢	0.0176
脑	0.0086	胰腺	0.0179
乳腺	0.0123	红骨髓	0.0109
胆囊壁	0.0148	骨表面	0.0077
大肠下段肠壁	0.0143	皮肤	0.0048
小肠	0.0132	脾	0.0163
胃	0.0126	睾丸	0.0146
大肠上段肠壁	0.0140	胸腺	0.0155
心肌	0.0185	甲状腺	0.0151
肾	0.0157	膀胱壁	0.0210
肝脏	0.0183	子宫	0.0183
肺	0.0099	晶体	0.0154
肌肉	0.0142	全身	0.0126

氟［¹⁸F］胸腺嘧啶脱氧核苷
3′-Deoxy-3′-¹⁸F-Fluorothymidine（¹⁸F-FLT）

【适应证】 ①¹⁸F-FLT 在肿瘤组织有比较高的摄取，而在炎性组织无明显摄取，与 ¹⁸F-FDG 相比可能具有更高的肿瘤特异性，可用于肺癌、乳腺癌、食管癌、脑肿瘤、结肠癌、淋巴转移癌等多种恶性肿瘤的诊断。②预测肿瘤放化疗的疗效。

【药理】 药效学 核酸的合成和代谢可反映细胞分裂增殖状况。3′-脱氧-3′-¹⁸F-氟代胸苷（3′-Deoxy-3′-¹⁸F-Fluorothymidine，¹⁸F-FLT）作为一种胸腺嘧啶类似物，在核苷转运蛋白作用下进入细胞，作为内源性胸腺嘧啶核苷激酶 1（TK-1）底物，发生磷酸化生成 ¹⁸F-FLT-磷酸盐，因 3 位缺少参与 DNA 合成必需的羟基而滞留在细胞内。TK-1 是 DNA 补救合成途径中一种重要的酶，在静止细胞中无酶活性，但在肿瘤增殖细胞的 G₁ 期后期和 S 期活性明显增高。¹⁸F-FLT 通过反映细胞质内 TK-1 的活性而间接反映肿瘤细胞的增殖状况。本品在人体内各有关组织的辐射吸收剂量见表 22-27。

【不良反应】 无明显不良反应。

【禁忌证】 妊娠期妇女禁用。

【注意事项】 (1)患者在注射前需适量饮水排尿，以降低辐射。

(2)哺乳期妇女用药后应停止授乳 4～6 小时。

【用法与用量】 静脉注射。推荐成人一次用量为 370～740MBq（10～20mCi）。静脉注射后 60 分钟采集，采集时间 15～20 分钟。

表 22-27　本品在人体内各有关组织的辐射吸收剂量

靶器官	mGy/MBq	靶器官	mGy/MBq
肾上腺	0.0207	肌肉	0.0168
脑	0.00339	胰腺	0.0230
乳腺	0.00839	红骨髓	0.0240
胆囊壁	0.0169	骨表面	0.0158
大肠下段肠壁	0.0129	皮肤	0.00444
小肠	0.0142	脾	0.0171
胃	0.0141	睾丸	0.0132
大肠上段肠壁	0.0124	胸腺	0.0111
心肌	0.0167	甲状腺	0.0104
肾	0.0356	膀胱壁	0.0791
肝脏	0.0454	晶体	0.0105
肺	0.0101	全身	0.0126

O-(2-［¹⁸F］氟代乙基)-L-酪氨酸
O-(2-［¹⁸F］Fluoroethyl)-L-Tyrosine（¹⁸F-FET）

【适应证】 脑肿瘤显像，主要用于低级别胶质瘤复发的鉴别；肺癌和乳腺癌的诊断。

【药理】 药效学 ¹⁸F-氟乙基酪氨酸在肿瘤细胞内的摄取受 L-氨基酸转运系统的调节，依其浓度差在细胞膜上进行交换转运进入细胞，能与肿瘤组织快速结合，靶/本比高，由于其不与蛋白质结合，在骨髓、肾和胰腺组织中摄取相当低。本品在人体内各有关组织的辐射吸收剂量见表 22-28。

【不良反应】 无明显不良反应。

【禁忌证】 妊娠期妇女禁用。

【注意事项】 (1)患者在注射前需适量饮水排尿，以降低辐射。

(2)哺乳期妇女用药后应停止授乳 4～6 小时。

【用法与用量】 静脉注射。推荐成人一次用量为 185～740MBq（5～20mCi）。静脉注射后 10～15 分钟开始显像，采集时间 15～20 分钟。有效吸收剂量为 0.0165mSv/MBq。

表 22-28　本品在人体内各有关组织的辐射吸收剂量

靶器官	mGy/MBq	靶器官	mGy/MBq
肾上腺	0.0141	卵巢	0.0161
脑	0.0097	胰腺	0.0139
乳腺	0.0087	红骨髓	0.0116
小肠	0.0166	骨表面	0.0080
大肠上段肠壁	0.0143	皮肤	0.0096
大肠下段肠壁	0.0156	脾	0.0139
心肌	0.0175	睾丸	0.0132
肾	0.0204	甲状腺	0.0131
肝脏	0.0147	膀胱壁	0.0600
肺	0.0160	子宫	0.0215
肌肉	0.0121	全身	0.0119

氟［¹⁸F］L-多巴注射液
6-［¹⁸F］Fluorolevodopa Injection（6-［¹⁸F］-L-DOPA）

【适应证】 评价体内突触前多巴胺能神经元的功能；帕金森病及帕金森综合征等的早期诊断和鉴别诊断；脑垂体肿瘤的诊断；神经内分泌肿瘤的诊断和生长抑素受体显像剂的重要补充。

【药理】 药效学 ¹⁸F-FDOPA 为 L-多巴的类似物，是多巴胺能神经递质前体，它能透过血脑屏障进入脑内，通过 L 型氨基酸转运体(L-type amino acid transporten)进入嗜铬细胞(chromaffin cell)，并被 L-氨基酸酶脱羧变成 ^{18}F-氟代多巴胺。此过程受卡比多巴(脱羧酶抑制药)所抑制，^{18}F-氟代多巴胺通过囊泡单胺转运体(vesicular monoamine transporten)进入囊泡中，在多巴胺-β-水解酶作用下最终产生 ^{18}F-氟代去甲肾上腺素(^{18}F-fluoro-orepinephrine)。囊泡多分布在黑质、纹状体内，正常生理情况下囊泡内多巴胺的摄取、储存和释放保持动态平衡。^{18}F-FDOPA 诊断脑胶质瘤的主要机制是由于脑瘤细胞氨基酸转运体的高表达，从而导致摄取增加。对于神经内分泌瘤及胰腺 B 细胞瘤(局限型胰岛素瘤)，^{18}F-FDOPA 经氨基酸转运体进入神经内分泌肿瘤细胞内系通过 ATP 敏感的 K$^+$ 通道机制(ATP-sensitive potassium channel)，并受 L-芳香氨基酸脱羧酶(L-aromatic amino acid decarboxylase)活性的调节。故 ^{18}F-FDOPA 是一个多靶点的分子显像剂。本品在人体内各有关组织的辐射吸收剂量见表 22-29。

【不良反应】 无明显不良反应。偶见静脉注射后面部轻度潮红，可自行消退。

【禁忌证】 妊娠期妇女禁用。

【注意事项】 (1)显像前常规服用卡比多巴(200mg，注射前 90 分钟服用)，以增加脑内摄取。

(2)注射 6-氟[^{18}F]-DOPA 前禁食 6 小时，否则天然氨基酸会影响脑对 6-氟[^{18}F]-DOPA 的摄取。

(3)患者需适量喝水，以降低血本底放射性。

(4)^{18}F-FDOPA 用于脑瘤诊断，推荐静脉注射后 15～30 分钟内显像，此时纹状体内聚集较少，随时间增加，易受纹状体高放射性干扰。

【用法与用量】 静脉注射。推荐成人一次用量为 74～555MBq(2～15mCi)。静脉注射后 90 分钟开始显像。采集时间 20～30 分钟。

表 22-29 本品在人体内各有关组织的辐射吸收剂量

靶器官	mGy/MBq	靶器官	mGy/MBq
肾上腺	0.0150	红骨髓	0.0105
膀胱壁	0.150	肌肉	0.0089
骨	0.0107	卵巢	0.0141
胃壁	0.0121	胰腺	0.0197
小肠	0.0141	皮肤	0.0085
大肠上段肠壁	0.0140	脾	0.0117
大肠下段肠壁	0.0160	睾丸	0.0148
肾	0.0274	甲状腺	0.0103
肝脏	0.0154	子宫	0.0186
肺	0.0127	全身	0.0105

碳[^{11}C]蛋氨酸
[^{11}C] Methionine (^{11}C-MET)

【适应证】 原发、复发脑肿瘤，特别是低级别胶质瘤的诊断、放疗效果的评价及预后评价；软组织肿瘤的分级、分期和良性、恶性肿瘤鉴别；肺癌诊断。

【药理】 药效学 注射 ^{11}C-MET 后，在体内发生 ^{11}C-甲基的转移，被转化为 S-腺苷蛋氨酸，主要反映氨基酸的转运和吸收利用及代谢过程，但难以准确反映蛋白质的合成速率。静脉注射后在胰腺、肝和膀胱中摄取最高，清除很快。本品在人体内各有关组织的辐射吸收剂量见表 22-30。

【禁忌证】 妊娠期妇女禁用。

【注意事项】 患者在注射前需适量饮水排尿，以降低辐射。

【用法与用量】 静脉注射。推荐成人一次用量为 555～740MBq(15～20mCi)。

表 22-30 本品在人体内各有关组织的辐射吸收剂量

组织	mGy/MBq	组织	mGy/MBq
膀胱壁	0.027	肾	0.011
肺	0.0074	骨盆	0.0024
肝	0.018	心肌壁	0.0076
小肠	0.0045	脊骨	0.0028
大肠上段肠壁	0.0033	乳腺	0.002
大肠下段肠壁	0.0025	甲状腺	0.0021
胸腺	0.0024	肾上腺	0.0037
脾	0.0079	脑	0.0034
睾丸	0.0022	胰腺	0.019
胃壁	0.0029	鼻腔	0.0034
骨表面	0.0011	肋骨	0.0024
红骨髓	0.00084		

碳[^{11}C]乙酸钠
[^{11}C] Sodium Acetate (^{11}C-Acetate)

【适应证】 ①前列腺癌及其转移灶的诊断。②原发性肝细胞癌及肾脏肿瘤的诊断。③评价心肌组织活性和心脏代谢贮备功能。

【药理】 药效学 乙酸盐作为三羧酸代谢循环(TCAC)的直接底物，在线粒体内被合成酶转变为 ^{11}C-

乙酰辅酶 A，然后经 TCAC 氧化，产生 $^{11}C\text{-}CO_2$，其量反映 TCAC 流量，与心肌氧耗量成正比。^{11}C-乙酸盐可用于肿瘤显像的机制：①作为代谢中间体进入三羧酸循环。②酯化成乙酰辅酶 A 作为脂肪酸β氧化的主要前体。③与甘氨酸结合生成血红素。④通过枸橼酸参与胆固醇合成、其中参与脂肪酸合成可能是组织结合的最主要方式。本品在人体内各有关组织的辐射吸收剂量见表 22-31。

【禁忌证】 妊娠期妇女禁用。

【用法与用量】 静脉注射。推荐成人一次用量为 555～740MBq（15～20mCi）。患者空腹 6 小时，PET、PET/CT 或 PET/MR 显像宜在注射后 10～20 分钟进行。有效吸收剂量为 0.0049mSv/MBq，有效剂量当量为 0.0062mSv/MBq。

表 22-31 本品在人体内各有关组织的辐射吸收剂量

组织	mGy/MBq	组织	mGy/MBq
肾上腺	0.0034	卵巢	0.0036
脑	0.0021	胰腺	0.0017
乳腺	0.0022	红骨髓	0.0057
胆囊壁	0.0037	骨表面	0.0044
大肠下段肠壁	0.0100	腮腺	0.0034
小肠	0.0100	皮肤	0.0020
胃	0.0033	脾	0.0092
大肠上段肠壁	0.0110	睾丸	0.0023
心肌	0.0066	胸腺	0.0026
肾	0.0092	甲状腺	0.0024
肝脏	0.0060	膀胱壁	0.0028
肺	0.0046	子宫	0.0033
肌肉	0.0025	全身	0.0029

碳 [^{11}C] 胆碱
^{11}C-Choline

【适应证】 ^{11}C-胆碱是一种非常重要的肿瘤 PET、PET/CT 显像剂，可用于脑瘤、肺癌、食道癌、结肠癌、前列腺癌及膀胱癌等诊断。在脑瘤显像方面优于 ^{18}F-FDG。

【药理】 药效学 在肿瘤细胞内，胆碱的代谢途径是参与膜磷脂的合成，胆碱通过特异性转运载体进入肿瘤细胞，入胞后的代谢途径为：胆碱→磷酸胆碱→胞嘧啶二磷酸胆碱→磷脂酰胆碱，作为终末代谢产物的磷脂酰胆碱最终整合到细胞膜上，即"化学滞留"。许多肿瘤细胞膜上的磷酸单酯（主要是磷脂酰胆碱和磷脂酰乙醇

胺）成分增多，胆碱摄取速率反映细胞膜的合成速率，因而也是肿瘤细胞增殖的指标。^{11}C-胆碱于注射后 20 分钟显像，瘤/本底比值较高。本品在人体内（70kg 体重患者）各脏器辐射吸收剂量见表 22-32。

【不良反应】 无明显不良反应。

【禁忌证】 妊娠期妇女禁用。

【注意事项】 （1）患者在注射前需适量饮水排尿，以降低辐射。

（2）哺乳期妇女用药后应停止授乳 4～6 小时。

【用法与用量】 静脉注射，推荐成人一次用量为 370～740MBq（10～20mCi），静脉注射后 10～15 分钟开始显像，采集时间 15～20 分钟。

表 22-32 ^{11}C-胆碱在人体内各脏器的辐射吸收剂量

靶器官	mGy/MBq	靶器官	mGy/MBq
肾上腺	0.00388	卵巢	0.00274
脑	0.00146	胰腺	0.01330
乳腺	0.00210	红骨髓	0.00283
胆囊壁	0.00474	骨骼表面	0.00311
大肠下段壁	0.00237	皮肤	0.00193
小肠壁	0.00431	脾	0.00803
胃壁	0.00561	睾丸	0.00204
大肠上段壁	0.00315	胸腺	0.00236
心肌壁	0.00408	甲状腺	0.00229
肾脏	0.01803	膀胱壁	0.00262
肝	0.01731	子宫	0.00272
肺	0.00234	全身	0.00279
肌肉	0.00208		

氮 [^{13}N] 氨水
Ammonia [^{13}N]

【适应证】 ①冠状动脉疾病诊断，联合 ^{18}F-FDG 心肌代谢显像，进行血流代谢匹配显像，以评价心肌活力。②冠状动脉血流储备测定。③局部脑血流测定。

【药理】 （1）药效学 本品静脉注射后，迅速从血液中清除并滞留于心肌，$^{13}N\text{-}NH_3$ 经细胞膜以被动扩散方式被心肌细胞摄取，心肌首次通过提取几乎为 100%。

（2）药动学 静脉注射氮 [^{13}N] 氨水注射液后，很快分布于全身各组织。$^{13}N\text{-}NH_3$ 在细胞内通过谷氨酸-谷胺途径被代谢。本品在心肌中生物半衰期小于 2 分钟，脑中生物半衰期小于 3 秒，血中生物半衰期约 2.84 分钟。

氮［¹³N］氨水与血浆蛋白结合率尚不明确，注射后 6～8 分钟内肝的摄取与心肌摄取相同，但迅速排入尿中。血清除快，在注射后 1 分钟内大约 85% 的放射性从血中清除。本品在人体内各有关组织的辐射吸收剂量见表 22-33。

【不良反应】 无明显不良反应。

【禁忌证】 妊娠期妇女禁用。

【注意事项】 （1）患者在注射前需适量饮水排尿，以降低辐射。

（2）哺乳期妇女用药后应停止授乳 4～6 小时。

【用法与用量】 静脉注射

（1）静息显像推荐成人一次用量为 370～740MBq（10～20mCi），注射后 3 分钟采集，采集时间 10～15 分钟。

（2）负荷显像注射氮［¹³N］氨水注射液后 40 分钟，给负荷药物，8 分钟再注射 370～740MBq，采集 10～15 分钟。

表 22-33　本品在人体内各有关组织的辐射吸收剂量
（mGy/mCi）

器官	1 岁	5 岁	10 岁	15 岁	成人
肾上腺	0.048	0.025	0.016	0.0096	0.0085
膀胱壁	0.17	0.089	0.056	0.037	0.030
骨表面	0.037	0.019	0.011	0.007	0.0059
脑	0.027	0.019	0.017	0.016	0.016
乳腺	0.033	0.017	0.010	0.0067	0.0067
胃壁	0.037	0.019	0.012	0.0078	0.0063
小肠	0.041	0.021	0.013	0.0081	0.0067
大肠上段肠壁	0.037	0.021	0.013	0.0078	0.0067
大肠下段肠壁	0.037	0.020	0.013	0.078	0.0070
心	0.041	0.023	0.015	0.0096	0.0078
肾	0.089	0.048	0.031	0.021	0.017
肝	0.085	0.044	0.029	0.018	0.015
肺	0.056	0.029	0.018	0.011	0.0093
卵巢	0.041	0.021	0.014	0.0085	0.0063
胰腺	0.041	0.021	0.014	0.0085	0.0070
红骨髓	0.037	0.020	0.012	0.0078	0.0063
脾脏	0.056	0.030	0.019	0.011	0.0093
睾丸	0.035	0.018	0.011	0.0070	0.0067
甲状腺	0.041	0.021	0.013	0.0081	0.0063
子宫	0.041	0.023	0.014	0.0089	0.0070
其他组织	0.035	0.018	0.011	0.0070	0.0059

氧［¹⁵O］水
¹⁵O-H₂O

【适应证】 局部心肌血流量（rMBF）测定和局部脑血流量（rCBF）测定；脑认知激活试验。

【药理】 药效学　本品是接近理想的 PET 血流显像剂，静脉注射后通过被动扩散进入心肌组织和细胞，在体内不被代谢和滞留；由于毛细血管对其有足够大的通透性，因此其首次通过摄取分数接近于 1，且不受心肌血流量变化的影响，故心肌对本品的净摄取与心肌血流量呈正比。本品在人体内各有关组织的辐射吸收剂量见表 22-34。

【不良反应】 无明显不良反应。

【禁忌证】 妊娠期妇女禁用。

【注意事项】 患者需适量喝水，以降低血本底放射性。

【用法与用量】 推荐剂量 925MBq（25mCi）。通常采用静脉连续输注或"弹丸式"注射方式给药，静脉注射后即刻显像。

表 22-34　本品在人体内各有关组织的辐射吸收剂量

组织	mGy/MBq×10⁻⁴	组织	mGy/MBq×10⁻⁴
肾上腺	5.4	肾脏	51
膀胱	4.6	肝	7.3
骨皮质	4.3	肺	19
骨小梁	4.3	骨髓	4.6
脑	0.68	肌肉	2.6
眼睛	0.017	胰腺	6.2
脂肪	2.5	皮肤	4.1
胃	5.7	脾	4.9
小肠	13	睾丸	1.6
大肠上段肠壁	6.7	甲状腺	4.3
大肠下段肠壁	7.0	全身	4.3
心脏	35		

铷［⁸²Rb］氯化铷
Rubidium-82［⁸²Rb］

【适应证】 冠心病诊断；冠状动脉血流储备测定；与 ¹⁸F-FDG PET、PET/CT、PET/MR 显像联合评价心肌活力。

【药理】 药效学　⁸²Rb 由 ⁸²Sr-⁸²Rb 发生器产生，是单价阳离子 K⁺ 的类似物，通过 Na⁺，K⁺-ATP 酶泵以主动转运的机制被心肌细胞摄取。在正常血流情况下，^{82}Rb 首次通过心肌的提取分数为 65%～70%。本品在人体内各有关组织的辐射吸收剂量见表 22-35。

【不良反应】 无明显不良反应。

【禁忌证】 妊娠期妇女禁用。

【注意事项】 (1)隔夜禁食，检查前 24 小时禁用含咖啡因的饮料和含茶碱的药物，检查当日早上停用抗心绞痛药物(β 受体拮抗药、钙通道阻滞药、硝酸酯类药物)。

(2)患者在注射前需适量饮水排尿，以降低辐射。

(3)哺乳期妇女用药后应停止授乳 4～6 小时。

【用法与用量】 静脉注射。推荐成人一次用量为 1480～2220MBq(40～60mCi)。本品静脉注射后 90～120 秒开始门控采集，采集模式多采用列表模式，时间 5～8 分钟。药物负荷显像，常用药物为腺苷 [0.14mg/(kg·min)，6 分钟] 和双嘧达莫 [0.142mg/(kg·min)，4 分钟]。

表 22-35 本品在人体内各有关组织的辐射吸收剂量

组织	mGy/MBq×10⁻⁴	组织	mGy/MBq×10⁻⁴
肾上腺	5.4	肾脏	51
膀胱	4.6	肝	7.3
骨皮质	4.3	肺	19
骨小梁	4.3	骨髓	4.6
脑	0.68	肌肉	2.6
眼睛	0.017	胰腺	6.2
脂肪	2.5	皮肤	4.1
胃	5.7	脾	4.9
小肠	13	睾丸	1.6
大肠上段肠壁	6.7	甲状腺	4.3
大肠下段肠壁	7.0	全身	4.3
心脏	35		

氟 [^{18}F] 胆碱
^{18}F-Fluorocholine

【适应证】 ^{18}F-胆碱(FCH，氟甲基胆碱)作为正电子发射计算机断层(PET)显像剂使用，主要用于脑瘤、前列腺癌的诊断、分期及疗效评估，亦可用于肺癌、食管癌、头颈部肿瘤、膀胱癌、肝癌等诊断。

【药理】 (1)药效学 胆碱是一种具有季铵盐结构的化合物，所有的细胞都利用胆碱作为前体，参与细胞膜的重要组成成分膜磷脂的生物合成。胆碱通过特异性转运载体进入细胞，入胞后的代谢途径为：胆碱→磷酸胆碱→胞嘧啶二磷酸胆碱→磷脂酰胆碱，作为终末代谢产物的磷脂酰胆碱最终整合到细胞膜上，即"化学滞留"。许多肿瘤细胞膜上的磷酸单酯(主要是磷脂酰胆碱和磷脂酰乙醇胺)成分增多，细胞的恶性转化与细胞内胆碱激酶活性增加有关，胆碱摄取速率反映细胞膜的合成速率，因而也是肿瘤细胞增殖的指标。

(2)药动学 ^{18}F-胆碱的代谢途径与 ^{11}C-胆碱极为相似，在脑内本底摄取低，在肾脏、肝脏及脾脏具有较高的摄取，多种肿瘤的瘤/本底比值较高。^{18}F-胆碱半衰期较长(110 分钟)，有利于克服 ^{11}C-胆碱半衰期短的不足。本品在人体内各脏器辐射吸收剂量见表 22-36。

【不良反应】 无明显不良反应。

【禁忌证】 妊娠期妇女禁用。

【注意事项】 (1)患者空腹 6 小时以上，检查前需适量饮水排尿，以降低辐射。

(2)哺乳期妇女用药后应停止授乳 4～6 小时。

【用法与用量】 静脉注射。推荐成人一次用量为 4MBq/kg。本品静脉注射后 15 分钟开始显像，采集时间 15～20 分钟。

表 22-36 本品在人体内各脏器的辐射吸收剂量

靶器官	mGy/MBq×10⁻²	靶器官	mGy/MBq×10⁻²
肝脏	8.49	胆囊壁	2.27
脾脏	4.07	结肠壁	0.91
胰腺	6.29	胃壁	1.15
肾脏	9.66	大肠上段肠壁	1.23
小肠	1.92	心肌壁	1.07
肺	1.42	骨	1.23
睾丸	1.02	皮肤	0.52
睾丸	1.18	胸腺	0.74
膀胱壁	2.77	甲状腺	0.65
肾上腺	1.76	红骨髓	1.42
脑	0.42	唾液腺	4.2
乳腺	0.58	全身	1.25

镓 [^{68}Ga]-轮环藤宁-乙二胺四乙酸-奥曲肽
^{68}Ga-DOTATATE

【适应证】 作为正电子发射计算机断层(PET)显像剂使用，主要用于胃、肠道、胰腺肿瘤、小细胞肺癌、嗜铬细胞瘤、副神经节瘤、甲状腺髓样癌等神经内分泌肿瘤(NETs)的诊断和定位、转移、复发探测及疗效评估，表达生长抑素受体的非神经内分泌肿瘤，如导致骨软化症的间质肿瘤、甲状旁腺肿瘤、淋巴瘤等肿瘤的阳性显像。对于 NETs 肿瘤，灵敏度优于 ^{18}F-FDG，与 ^{18}F-FDG 联合应用有助于鉴别肿瘤分化程度。

【药理】 药效学　神经内分泌肿瘤是起源于神经嵴的一大类肿瘤性病变，其特征是可高水平表达生长抑素受体(SSTR)。生长抑素及其类似物能通过与细胞膜上的生长抑素受体结合发挥抑制肿瘤细胞增殖等作用。SSTR 目前发现有 6 亚种亚型，即 SSTR1、SSTR2A、SSTR2B、SSTR3、SSTR4、SSTR5。DOTATATE 是生长抑素的类似物，在肿瘤内主要同 SSTR2 亚型特异性结合。研究表明不仅能够探测肿瘤 SSTR 的表达，还能提供预后信息，还可以了解肿瘤组织 SSTR 的表达量，有助于判断奥曲肽和 SST 类似物治疗的效果。人体各脏器 ^{68}Ga-DOTATATE 的辐射吸收剂量见表 22-37。

表 22-37　本品在人体各脏器的辐射吸收剂量

靶器官	mGy/MBq×10⁻²	靶器官	mGy/MBq×10⁻²
肾上腺	1.46	垂体	4.16
脑	0.98	造血细胞	0.96
乳腺	0.99	成骨细胞	1.55
胆囊壁	1.49	唾液腺	1.17
胃壁	1.38	皮肤	0.96
大肠上段肠壁	1.29	脾脏	2.28
心肌壁	1.23	睾丸	1.12
肾脏	9.21	胸腺	1.09
肝脏	4.50	甲状腺	1.87
肺	1.15	膀胱壁	1.25
肌肉	1.13	子宫	1.47
卵巢	1.31	全身	1.34
胰腺	1.67		

【不良反应】　无明显不良反应。

【禁忌证】　妊娠期妇女禁用。

【注意事项】　(1)必要时检查前给予呋塞米促进药物排泄、口服泛影葡胺等对比剂增加肠道对比。

(2)哺乳期妇女用药后应停止授乳 4～6 小时。

【用法与用量】　静脉注射。推荐成人一次用量为 111～185MBq(3～5mCi)。本品静脉注射后 45～60 分钟开始显像，采集时间 15～20 分钟。

F-18 注射液(^{18}F-AV45)
Florbetapir，Amyvid

【适应证】　本品是一种靶向β-淀粉样斑块的 PET 显像剂，用于阿尔茨海默病(Alzheimer's disease，AD)或其他认知障碍疾病的诊断和疗效监测。

【药理】 药效学　β-淀粉样斑块是 AD 和其他认知下降的主要原因。本品可与淀粉样斑块特异结合，通过监测斑块的变化,实现对 AD 患者认知损伤的评估及疾病进展的预测。本品在人体内主要脏器的辐射吸收剂量见表 22-38。

表 22-38　本品在人体内主要脏器的辐射吸收剂量

靶器官	mGy/MBq
肾上腺	0.014
骨髓	0.014
骨	0.028
脑	0.010
乳腺	0.006
小肠	0.066
胃	0.012
心	0.013
肾	0.014
肝	0.064
肺	0.009
肌肉	0.009
胰	0.014
脾	0.009
胆	0.143
甲状腺	0.007
全身	0.012
有效剂量	0.019μSv/MBq

【不良反应】　无明显不良反应，少数人可出现头痛、肌肉骨骼痛、疲乏和恶心。

【禁忌证】　妊娠期妇女禁用。

【注意事项】　(1)患者在注射前需适量饮水，以降低辐射。

(2)哺乳期妇女应停止授乳 4～6 小时。

【用法与用量】　静脉注射，受试者在检查前排尿。成人 ^{18}F-AV45 剂量 370MBq(10mCi)。推荐在给药后 30～50 分钟行 PET 静态显像，采集 10 分钟。

^{18}F-N-(3-氟丙基)-2β-甲酯基-3β-(4′-碘苯)去甲基托烷(^{18}F-FPβCIT)
N-(3-^{18}F-Fluoropropyl)-2β-Carbomethoxy-3β-(4-Iodophenyl) Nortropane

【适应证】　神经系统放射性诊断用药，为多巴胺转运蛋白显像剂,用于多巴胺转运蛋白相关疾病 PET 显像,包括帕金森病(PD)的早期诊断、分型、严重程度判断,以及帕金森病的鉴别诊断,帕金森病治疗后的随访。

【药理】 药效学 多巴胺转运蛋白(DAT)是位于多巴胺能神经末梢细胞膜上的单胺特异转运蛋白,其功能是将突触间隙的多巴胺运回突触前膜,是控制脑内多巴胺水平的关键因素。因此这类转运蛋白的变化要比受体的变化更为敏感、直接。本品人体 PET 显像结果显示纹状体/小脑比值高,在显像过程中出现短暂的平衡,可用于 DAT 的定量。本品在人体内各有关组织的辐射吸收剂量见表 22-39。

表 22-39 本品在人体各脏器的辐射吸收剂量

靶器官	mGy/MBq×10⁻²	靶器官	mGy/MBq×10⁻²
膀胱壁	5.86	骨表面	0.674
肺	1.92	大肠下段肠壁	0.663
肝脏	1.86	红骨髓	0.511
小肠	1.84	肾脏	0.482
大肠上段肠壁	1.84	卵巢	0.329
脾	1.02	睾丸	0.329
心肌壁	0.820	全身	0.440
脑	0.811	有效剂量当量	0.012mSv/MBq

【不良反应】 无明显不良反应。

【禁忌证】 (1)妊娠期妇女禁用。

(2)酒精过敏者禁用。

【注意事项】 本品为乙醇水溶液,注射时有疼痛感。

【用法与用量】 一次静脉注射 185～370MBq(5～10mCi),本品注射体积应小于 10ml,1～2 分钟内静脉缓注,注射后 60 分钟显像。

[N-甲基-¹¹C]-2-[4′-(甲氨基)苯基]-6-羟基苯并噻唑

[N-Methyl-¹¹C]-2-(4′-Methylaminophenyl)-6-Hydroxybenzothiazole([¹¹C]PIB)

【适应证】 神经系统放射性诊断用药,为一种 Aβ 淀粉样斑块特异性的 PET 显像剂,评价脑内淀粉样蛋白沉积,用于 AD 的早期诊断、痴呆鉴别诊断及严重程度的判断,评价治疗药物疗效和随访病情进展情况。

【药理】 药效学 [¹¹C]PIB 对 Aβ 有很好的结合力,在有 Aβ 斑沉积的区域保留值显著升高,而在 Aβ 斑沉积较少区域如白质、脑桥和小脑保留值减低。AD 临床早期的 Aβ 沉积已达到一个平台期,此后才出现 rCMRGlc 和

认知的下降,因此与传统的 FDG PET 相比,[¹¹C]PIB PET 对 AD 的诊断更为灵敏,特异性也更好。本品在人体内各脏器的辐射吸收剂量见表 22-40。

【不良反应】 无明显不良反应。

【禁忌证】 妊娠期妇女禁用。

【注意事项】 (1)必要时检查前给予呋塞米促进药物排泄,口服泛影葡胺等造影剂增加肠道对比。

(2)哺乳期妇女用药后应停止授乳 4～6 小时。

【用法与用量】 静脉注射。推荐成人一次用量为 185～370MBq(5～10mCi),本品注射体积应小于 10ml,1～2 分钟内静脉缓注。静脉注射后 60 分钟开始显像,采集时间 15～20 分钟。

表 22-40 本品在人体各脏器的辐射吸收剂量

靶器官	mGy/MBq×10⁻³	靶器官	mGy/MBq×10⁻³
肾上腺	3.97	卵巢	3.24
脑	3.10	胰腺	4.06
乳腺	2.33	红骨髓	2.84
胆囊壁	41.5	骨表面	2.71
大肠下段肠壁	3.00	皮肤	2.10
小肠	3.46	脾脏	4.31
胃壁	3.46	睾丸	2.44
大肠上段肠壁	9.00	胸腺	2.54
心肌壁	4.76	甲状腺	2.35
肾脏	12.6	膀胱壁	16.6
肝脏	19.0	子宫	3.52
肺	3.39	全身	2.83
肌肉	1.83	有效剂量当量	4.74Sv/MBq

氟[¹⁸F]-雌二醇

16α-[¹⁸F]-Fluoro-17β-Estradiol(¹⁸F-FES)

【适应证】 放射性诊断用药,用于体内雌激素受体表达和分布的 PET/CT 检测,常用于乳腺癌的 PET/CT 显像诊断、疗效预测。

【药理】 药效学 本品为雌二醇类似物,静脉注射后能够特异性靶向雌激素受体,可反映体内雌激素受体的表达水平和分布情况。本品在人体内各有关组织的辐射吸收剂量见表 22-41。

【不良反应】 无明显不良反应。

【禁忌证】 (1)妊娠期妇女禁用。

（2）酒精过敏者禁用。

【注意事项】　患者在注射前需适量饮水排尿，以降低辐射。

【用法与用量】　一次静脉注射 111～222MBq（3～6mCi），用 0.9%氯化钠注射液稀释至 25ml 后注射，1～2 分钟内静脉缓注，注射后 60 分钟显像。

表 22-41　本品在人体各脏器的辐射吸收剂量

靶器官	mGy/MBq	靶器官	mGy/MBq
肾上腺	0.023	大脑	0.010
乳房	0.009	胆囊壁	0.102
下大肠	0.012	小肠	0.027
胃	0.014	上大肠	0.030
心脏壁	0.026	肾	0.035
肝	0.126	肺	0.017
肌肉	0.021	卵巢	0.018
胰腺	0.023	红骨髓	0.013
骨表面	0.014	皮肤	0.005
甲状腺	0.012	脾	0.015
膀胱壁	0.050	睾丸	0.012
子宫	0.039	胸腺	0.014
晶状体	0.009		

［O-甲基-^{11}C］雷氯必利
^{11}C-Raclopride

【适应证】　本品作为 PET 多巴胺 D_2 受体显像剂，显示 D_2 受体的分布、密度及变化情况，主要用于帕金森病、精神分裂症、垂体腺瘤、酗酒、缺氧缺血脑损伤等。

【药理】　药效学　本品是一种苯甲酰胺类精神安定类药物，为多巴胺 D_2 受体的特异性拮抗剂，由于其低分子量及高亲脂性，本品可自由通过血-脑屏障。本品的结合可以阻断 D_2 受体对腺苷环化酶的抑制作用。本品对多巴胺 D_2 受体具有高度的选择性和亲和力。本品在人体内各脏器的辐射吸收剂量见表 22-42。

表 22-42　本品在人体内各脏器的辐射吸收剂量

靶器官	mGy/MBq×10^{-2}	靶器官	mGy/MBq×10^{-2}
肝脏	1.36	胆囊壁	2.46
脾脏	0.281	结肠壁	0.151

续表

靶器官	mGy/MBq×10^{-2}	靶器官	mGy/MBq×10^{-2}
胰腺	0.343	胃壁	0.265
肾脏	4.06	大肠上段肠壁	1.09
小肠	0.342	心肌壁	0.238
肺	0.214	骨	0.262
睾丸	0.207	皮肤	0.161
肌肉	0.216	甲状腺	0.176
膀胱壁	2.52	红骨髓	0.318
肾上腺	0.361	纹状体	0.306
脑	0.155		

【不良反应】　无明显不良反应。

【禁忌证】　妊娠期妇女禁用。

【注意事项】　（1）患者空腹 6 小时以上，检查前需适量饮水排尿，以降低辐射。

（2）哺乳期妇女用药后应停止授乳 4～6 小时。

【用法与用量】　静脉注射。推荐成人一次用量为 222～370MBq。本品静脉注射后 60～120 分钟开始显像，采集时间 15～20 分钟。

^{11}C-甲基-N-2β-甲基酯-3β-（4-F-苯基）托烷
2β-Carbomethoxy-3β-（4-Fluorophenyl）-（N-^{11}C-Methyl）Tropane（^{11}C-CFT）

【适应证】　^{11}C-CFT 为神经系统放射性诊断用药，为多巴胺转运蛋白显像剂，用于多巴胺转运蛋白相关疾病 PET 显像，包括帕金森病（PD）的早期诊断、分型、病情严重程度判断以及帕金森病的鉴别诊断、帕金森病治疗后的随访、监测疾病进展等。

【药理】　（1）药效学　本品为 ^{11}C-β-CFT 的乙醇水溶液。静脉注射后，经多巴胺转运体（DAT）转运至脑纹状体内，1 小时达到最大值。与 ^{18}F-FPCIT 相比，^{11}C-CFT 与 DAT 的亲和力低［Ki=（14.7±2.9）nmol/L］，与 5-羟色胺、去甲肾上腺素受体结合率更低。

（2）药动学　实验表明本品是无毒、安全的显像剂。本品在人体内各脏器的辐射吸收剂量见表 22-43。

表 22-43　本品在人体内各脏器的辐射吸收剂量

靶器官	mGy/MBq×10^{-2}	靶器官	mGy/MBq×10^{-2}
肝脏	0.999	胆囊壁	0.259
脾脏	5.66	胃壁	2.15
胰腺	5.43	心肌壁	0.436

靶器官	mGy/MBq×10⁻²	靶器官	mGy/MBq×10⁻²
肾脏	2.92	肾上腺	0.154
小肠	0.840	脑	0.692
肺	0.361	全身	0.514
膀胱壁	6.32		
有效剂量当量(mSv/MBq)	1.74	有效剂量(mSv/MBq)	0.889

（上表为"续表"，位于表右上角）

【不良反应】 无明显不良反应。

【禁忌证】 妊娠期妇女禁用。

【注意事项】 （1）哺乳期妇女用药后应停止授乳4～6 小时。

（2）本品为乙醇水溶液，注射时有疼痛感，乙醇过敏者慎用。

【用法与用量】 静脉注射。推荐成人一次用量为 185～370MBq（5～10mCi），本品注射体积应小于 10ml。静脉注射后 45～60 分钟开始显像，采集时间 15～30 分钟。

第三节 放射性核素治疗用放射性药物

放射性核素治疗（radionuclide therapy）是利用放射性核素在衰变过程中发射的核射线（主要是 α、β 射线）作用于机体靶器官或组织，通过辐射生物效应抑制或破坏病变组织达到治疗疾病目的的一种治疗方法。

用于治疗的放射性核素根据发射射线的不同，可以分为三类，一是发射 β 射线的核素，分为长（>1mm）、中（200μm～1mm）、短程（<200μm），如 ^{131}I、^{32}P、^{89}Sr；二是发射俄歇电子或内转换电子，射程多为 10nm，如 ^{125}I；三是 α 发射线，射程 50～90μm，如镭 [^{223}Ra]、锕 [^{225}Ac] 等。

放射性核素可以密封或不密封的形式给予患者进行治疗。未密封的放射性核素可口服、静脉注射或直接放入体腔（如膝关节或胸、腹膜）。密封放射性核素以胶囊形式或 ^{125}I 放射性粒子组织间植入、钇 [^{90}Y]-玻璃微球等给患者进行局部内照射治疗。

碘 [^{131}I] 化钠 [药典(二)：医保(乙)]
Sodium Iodide [^{131}I]

【适应证】 （1）CDE 适应证 主要用于诊断和治疗甲状腺疾病及制备碘 [^{131}I] 标记化合物。

（2）国外适应证 用于治疗甲状腺功能亢进及部分类型的甲状腺癌。

【药理】 （1）药效学 碘是甲状腺合成甲状腺素的主要原料，因而碘 [^{131}I] 能被甲状腺滤泡上皮摄取和浓聚，摄取量及合成甲状腺激素的速度与甲状腺功能有关。用甲状腺功能仪体外测量口服本品后 2、4、24 小时甲状腺摄 ^{131}I 率，判断甲状腺功能。口服本品后 24 小时，大部分 ^{131}I 由尿排出体外，存留在体内部分几乎全部浓集在有功能的甲状腺组织中，因此本品是具有很高特异性的有功能甲状腺组织的显像剂。正常情况下，碘 [^{131}I] 被吸收后进入血液内，10%～25% 被甲状腺摄取。甲状腺内碘化物与血液内碘化物能自由交换，甲状腺内的浓度可达血浆浓度的 25～500 倍。促甲状腺激素（TSH）及促甲状腺激素受体抗体（TRAb）等刺激时可使摄取量增加。大部分碘在甲状腺内参与甲状腺素的合成。甲状腺每天大约需要用 70～100μg 碘合成甲状腺激素。

（2）药动学 在正常情况下，口服碘 [^{131}I] 化钠后，3～6 分钟即开始被胃肠道所吸收，1 小时后可吸收 75%，3 小时则几乎全部被吸收。一般成年人每日自胃肠道吸收的碘化钠约为 100～300μg。碘 [^{131}I] 被吸收后进入血液内，10%～25% 能被甲状腺摄取，甲状腺内碘量约占全身总碘量的 1/5（约 8mg），其他组织如唾液腺、胃黏膜、乳腺、脉络膜丛、皮肤、骨骼和肌肉也含有极少量的碘。甲状腺内碘的有效半衰期为 7.6 天。口服后，未被甲状腺摄取的碘 [^{131}I] 由尿排出体外。

【不良反应】 （1）碘 [^{131}I] 治疗甲状腺功能亢进症后，大多数患者无不良反应，少数人在 1 周内有甲状腺肿胀感、乏力、食欲缺乏、恶心等轻微反应，一般在数天内即可消失。服碘 [^{131}I] 后，由于 β 射线破坏甲状腺组织，释放出较多的甲状腺激素进入血液，2 周左右可能出现甲状腺功能亢进症状加剧的现象，个别患者甚至发生甲状腺危象，其原因可能是在电离辐射作用下甲状腺球蛋白大量释放至血液以及精神刺激、诱发感染等之故。但据国内 20 多年的临床经验观察，只要做好治疗前准备，可以避免发生严重反应及甲状腺危象。国内外 30～50 多年的研究资料表明，碘 [^{131}I] 治疗的患者中，甲状腺癌和白血病的发生率并不高于它们的自然发生率。碘 [^{131}I] 治疗后对生育能力也无影响。

（2）碘 [^{131}I] 治疗后可能发生永久性甲状腺功能低下症。随时间延长，发生率越高，每年约递增 2%～3%，10 年后可高达 30%～70%。

（3）碘 [^{131}I] 治疗甲状腺癌转移灶，由于剂量较大可能出现下列的不良反应：放射病、骨髓抑制、放射性唾液腺炎、急性白血病、贫血、染色体异常、甲状腺危象、再生障碍性贫血、白细胞减少或血小板减少。治疗后 3 天左右可发生颈部疼痛和肿胀、吞咽时疼痛、喉部疼痛及咳嗽，且用止痛药后往往不易生效，2～3 个月可能发生头发脆性增加或部分变细，或者脱落等。

【禁忌证】 儿童、妊娠或哺乳期妇女、伴发急性心肌梗死或急性肝炎的患者禁用。

【注意事项】 服用碘 [131I] 后需停用影响甲状腺摄碘 [131I] 率的药物、食物和其他制剂。

(1) 含碘中草药、化学药及食物(如海带、紫菜、海蜇)等，可以阻止或抑制甲状腺对碘 [131I] 的摄取。一般饮食中含碘每天超过 0.5mg 即可影响甲状腺对碘[131I] 的摄取，故服用本品后需停服上述食物及药物 2～6 周，复方碘溶液需停服 4～5 周。

(2) 硫氰酸盐和硝酸盐，小剂量服用后数小时能增加甲状腺的摄取功能，大剂量服用后能抑制甲状腺的摄取功能，需停服 3～7 天。

(3) 甲状腺素片及含甲状腺素的药物可以抑制甲状腺对碘 [131I] 的摄取，需停服 2～8 周；三碘甲状腺原氨酸应停服 3～7 天。

(4) 抗甲状腺药物，如甲硫氧嘧啶、丙硫氧嘧啶、甲巯咪唑(他巴唑)和卡比马唑等，应停药 2～4 周；碘[131I]治疗前至少需停药 3～4 天。

(5) 肾上腺皮质激素等激素类药物应停药 1～4 周。

(6) 溴剂应停药 2～4 周。

(7) 含钴的补血药和抗结核药物应停药 2～4 周。

(8) 乙酰唑胺需停药 2～3 天。

(9) 20 岁以下患者慎用本品治疗。

【药物相互作用】 胺碘酮同本品合用时可能降低本品的摄取和疗效。

【给药说明】 (1) 甲状腺吸碘 [131I] 试验方法：空腹口服碘 [131I] 74～370kBq(2～10μCi)，服药后 2 小时方可进食，以免因进食而影响碘 [131I] 的吸收；服药后 3 小时(或 2、4、6 小时)及 24 小时用闪烁探头(距离颈部 15～20cm)测量甲状腺部位的计数率；然后取与服用量相等的碘 [131I] 标准源进行比较，计算出甲状腺摄碘 [131I] 率，以判断甲状腺的功能状态，如下式所述：甲状腺摄碘 [131I] 率(%)=(甲状腺部位的计数率/此刻标准源的计数率)×100%。

(2) 甲状腺摄碘 [131I] 率的正常值范围各地区、各实验室的测量结果有所差异，这是因为各地区饮水、食物和食盐中含碘量不同。所用的测量方法不同，所测得的正常值亦不相同，故各实验室应建立自己的正常值。甲状腺摄碘 [131I] 功能是根据甲状腺摄碘 [131I] 率和摄

碘 [131I] 率到达高峰的时间来判断的。甲状腺功能正常者，其摄碘 [131I] 率到达高峰的时间常在服药后 24 小时。

(3) 甲状腺功能亢进(甲亢)时摄碘 [131I] 率高，高峰常前移。

(4) 碘 [131I] 治疗甲状腺功能亢进适应人群 ①最好年龄在 25 岁以上。②甲亢患者有心脏、肝脏等合并症。③甲状腺功能亢进、不愿手术或有手术禁忌证或术后复发者。④对甲状腺治疗无效或有药物过敏者。⑤患者合并有其他的内分泌疾病，如糖尿病等。禁忌证为：妊娠或哺乳期妇女，白细胞过低者；伴发肝肾功能不全者，一般可按每 1g 甲状腺组织实际摄取 2590～3700kBq(70～100μCi) 计算。有效剂量为 40～50Gy(4000～5000rad)。结节性甲状腺肿时，剂量相应加大。患者服碘 [131I] 前至少空腹 3 小时，一次口服，服药后至少 2 小时方可进食。有条件尽可能住院治疗，门诊治疗的患者 2～3 天内勿接触婴儿及妊娠期妇女，不到公共场所活动。

(5) 碘 [131I] 治疗甲状腺癌转移灶适应证 ①滤泡性或乳头状甲状腺癌手术未能全部切除者用碘 [131I] 去除残留甲状腺组织。②转移性病灶有吸碘 [131I] 功能者；尿排碘 [131I] 试验证明碘 [131I] 在体内有滞留现象。禁忌证：①原发灶可以手术全切除。②甲状腺全切除术后，用各种方法刺激或诱导转移灶都不能浓聚碘 [131I] 者。③白细胞计数低于 3×10^9/L 以下者。

(6) 口服碘 [131I] 化钠后，约 40% 的有效半衰期为 0.34 天，60% 的有效半衰期为 71.6 天。根据此参数计算出 70kg 成年人口服碘 [131I] 化钠 370MBq(10mCi) 后，辐射吸收量为：甲状腺 350Gy(35000rad)、睾丸 0.092Gy(9.2rad)、卵巢 0.093Gy(9.3rad)、全身 0.16Gy(16.0rad)。

【用法与用量】 空腹口服 (1) 甲状腺功能测定 74～333kBq(2～9μCi)，服用时应用 50～150ml 温开水送下。

(2) 甲状腺功能亢进 治疗用药剂量一般可按每 1g 甲状腺组织实际摄取 2590～3700kBq(70～100μCi) 计算。结节性甲状腺肿时，剂量相应加大。患者服碘 [131I] 前至少空腹 3 小时，一次口服，服药后至少 2 小时方可进食。

(3) 甲状腺癌治疗 甲状腺手术后尚有残余正常甲状腺组织，先用碘 [131I] 去除正常甲状腺组织，然后再用碘 [131I] 治疗甲状腺癌转移灶。剂量为每疗程 2775～7400MBq(75～200mCi)，3～6 个月左右复查以后再确定

治疗方案。大多数患者总剂量约为 14800MBq(400mCi) 左右，其转移病灶可望消失。一般首次治疗后如仍有功能性转移病灶存在，则可进行再次碘 [131I] 治疗，如无吸碘 [131I] 功能或出现明显黏液性水肿，则不必要再用碘 [131I] 治疗。

【制剂与规格】 碘 [131I] 化钠胶囊：333kBq(9μCi)。

碘 [131I] 化钠口服溶液：(1)925MBq(25mCi)；(2)1850MBq(50mCi)；(3)3700MBq(100mCi)；(4)7400MBq(200mCi)。

氯化锶 [89Sr] [药典(二)；医保(乙)]
Strontium [89Sr] Chloride

【适应证】 治疗由前列腺癌、乳腺癌及其他癌症骨转移灶引起的疼痛。

【药理】 (1)药效学 锶和钙是同族元素，有相似的化学性质，体内过程也类似。锶参与骨骼代谢，聚集在成骨活性增加的区域，但不进入骨髓细胞。原发骨肿瘤和骨转移癌的部位有反应性骨生成，锶能够大量进入这些部位，聚集量高于周围正常骨组织(2~25 倍)，而且锶滞留在病灶部位可达 100 天。^{89}Sr 衰变类型是β-(100%)，物理半衰期 50.5 天，β射线最大能量 1.463MeV，其β射线射程短。因此，含 ^{89}Sr 区域的细胞和组织将受到很高剂量的照射，从而达到姑息治疗作用。锶在血中清除较快，以磷酸锶的形式选择定位在骨组织中。根据骨累及程度不同，广泛转移的患者可以聚集注入量的 50%~100%，排泄较无骨转移者的时间长。全身滞留时间与尿、血浆流量和转移病变有关，12%~90%的摄入量可以滞留三个月。给药后 7~21 天疼痛可以缓解。每次给药后疼痛缓解的有效时间为 4~12 个月，平均 6 个月。本品在人体内各有关组织的辐射吸收剂量见表 22-44。

(2)药动学 报道显示，健康受试者静脉注射 1.2mmol 的氯化锶后，非房室模型中，平均半衰期(标准差)为 7.2(2.3)天，平均 AUC 为 2049(558)μmol/(L·h)，平均驻留时间为 5.2(1.0)天，平均清除率为 9.6(2.7)ml/min，稳态表观分布容积为 70.7(18.6)L，四房室模型中，药代动力学参数同非房室模型接近，食物对静脉注射氯化锶的药代动力学行为影响较小。骨转移的患者注入本品后，其 2/3 由肾小球滤过排泄，1/3 由粪便排出。治疗后 2 天内由尿中排出最多。正常骨初期的生物半衰期为 14 天，其在转移病灶内聚集时间较长。

【不良反应】 (1)有轻度的骨髓抑制现象，部分患者注射后出现血红蛋白、血小板、白细胞、红细胞等降低，一般是一过性的，可逐渐恢复。根据病情发展，可能观

察到一些患者的血小板水平出现较严重地降低。对出现严重骨髓毒性反应的患者宜特殊处理。

(2)部分患者注射后出现恶心、便秘、多尿。少数患者注射后出现疼痛加剧("反跳痛"或"闪烁现象")，一般持续时间短于 1 周。这是一过性反应，可暂时用止痛药或遵医嘱治疗。

(3)个别患者给药后 12 小时有发冷和发热症状出现。应及时观察，注意有无合并感染。

【禁忌证】 (1)肾功能障碍患者禁用。

(2)妊娠期妇女禁用。

【注意事项】 (1)对于有严重骨髓损伤症状，特别是中性粒细胞和血小板计数低的患者，不推荐使用本品，除非认为治疗的益处大于风险。

(2)对于由于脊柱转移引起的脊髓压迫，可能需要更快速的治疗，本品不能作为主要治疗手段。

(3)有关本品治疗及相关注意事项均须以书面形式告知患者、家属和医护人员。

(4)本品不适用于无骨转移癌的患者，故治疗前应对骨转移进行确认。建议通过进行 ^{99m}Tc-MDP 骨显像进行确认。

表 22-44　本品在人体内各有关组织的辐射吸收剂量

组织	mGy/MBq	rad/mCi	组织	mGy/MBq	rad/mCi
骨表面	17.0	62.96	肺	0.78	2.89
红骨髓	11.0	40.74	卵巢	0.78	2.89
结肠壁(下段)	4.7	17.41	胰腺	0.78	2.89
结肠壁(上段)	1.8	6.67	腺	0.78	2.89
膀胱壁	1.3	4.81	睾丸	0.78	2.89
乳腺	0.96	3.55	甲状腺	0.78	2.89
肾上腺	0.78	2.89	子宫	0.78	2.89
胃壁	0.78	2.89	小肠	0.023	0.085
肾	0.78	2.89	其他	0.78	0.89
肝	0.78	2.89			
有效剂量 2.9mSv/MBq(10.73rem/mCi)					

(5)注射本品前，应停止使用钙剂至少 2 周。

(6)在使用本品后 8 周内，应注意定期监测血常规，特别要注意血小板的水平。治疗期间至少每隔一周检测一次血细胞计数。对于已接受过大剂量骨放射治疗和(或)接受过另一种亲骨性放射性核素治疗的患者，也应在使用本品前进行谨慎评估。

（7）对于已接受过放射治疗或化疗的患者，由于存在骨髓抑制效应累积的可能，在使用本品时应注意。

（8）注射本品后，可能会出现某种程度的骨髓抑制，偶尔会达到严重程度，故本品不适用于骨髓严重抑制的患者，对血小板低于 $140\times10^9/L$，白细胞低于 $60\times10^9/L$ 的患者慎用本品。一般情况下，相对于给药前水平，血小板将下降30%（95%置信区间，10%～55%）。大多数患者的血小板下降的低谷出现在本品注射后4～6周内。此后，除非患者疾病进展或使用其他治疗方法，血常规在6个月内会逐渐恢复，但往往只是部分地恢复，且恢复缓慢。白细胞计数也会出现不同程度下降，有导致严重继发性感染的潜在危险。骨髓受到病变累及的患者更容易出现严重的血小板和白细胞计数的降低。对需要进行重复注射本品的患者，应详细评估其血常规，并考虑最初剂量、当前血小板及血细胞水平和骨髓检查结果等因素的影响。

（9）锶主要经肾脏与肝胆系统排泄。本品注射后几天内，尿液及粪便将带有放射性。患者、家属和工作人员应采取适当的防护措施，以减少对其自身的辐射危害。

（10）对于患有明显大小便失禁的患者，在注射本品后应采取特殊的预防措施，如插导尿管，以尽量减少放射性物质污染衣物、床单及环境等风险。尤其在注射本品后48～72小时内，更应注意防护。

（11）在评价本品疗效时应注意，由于在骨转移癌性骨痛患者中，存在一定的安慰剂效应（最高可达30%～50%），注射后很快出现的疼痛缓解很有可能是安慰剂效应。非安慰剂效应应出现在注射后10～20天。在10%～20%的患者中疼痛可以完全消失。

（12）少数患者的疼痛在注射本品后36～72小时内出现短暂加重的"反跳"现象。这种疼痛一般较轻，通常可用止痛剂缓解。

（13）目前尚未进行过重复给药的临床对照研究。如果患者出现复发，并且血小板计数已经基本恢复，可以考虑重复给药，但给药间隔不少于3个月。对于首次使用本品无效者，不适合再次给药。

（14）使用本品前后，使用局部放射治疗止痛是可行的，但没有足够的临床研究数据支持这一方案。密切监测血常规变化是至关重要的。

（15）接受本品的患者可以接受细胞毒药物，前提是血常规稳定，并在正常范围内。建议两种治疗间隔至少12周。

（16）肝功能障碍患者慎用本品。

（17）致癌和致突变性动物实验报道，40只大鼠每月按体重给予 ^{89}Sr 9.25MBq（250μCi）/kg 或 2.95MBq（350μCi）/kg，33只发生骨肿瘤，潜伏期约9个月。

【给药说明】（1）使用本品的单位必须获得放射性药品使用许可证。使用人员必须经专业技术培训并持有放射性工作人员证。

（2）操作者应注意韧致辐射防护（与 ^{32}P 类似），用低密集的材料作为屏蔽材料（玻璃或塑料）。

【用法与用量】　静脉缓慢注射（1～2分钟）。成人 1.5～2.2MBq（40～60μCi）/kg 或总量148MBq（4mCi）。可以重复给药，但一般间隔应不少于3个月。

【制剂与规格】　氯化锶［^{89}Sr］注射液：（1）111MBq；（2）148MBq；（3）222MBq；（4）296MBq。

来昔决南钐［^{153}Sm］[药典(二)]
Samarium［^{153}Sm］Lexidronam（^{153}Sm-EDTMP）

【适应证】（1）CDE适应证　用于缓解肿瘤骨转移性疼痛。

（2）国外适应证　用于治疗前列腺癌和乳腺癌引起的骨转移和骨源性肉瘤。

【药理】（1）药效学　静脉注射 ^{153}Sm-EDTMP 后，摄取进入骨的羟基磷灰石晶体。注射后2～3小时，50%～66%的注射剂量定位并长期保留在骨中，2%以下的注射剂量存在于非骨组织，主要在肝脏。^{153}Sm-EDTMP 血中清除快，在注入后2小时和4小时，血中放射性分别为5.2%和2.1%，^{153}Sm-EDTMP 主要通过肾排泄，注入后24小时后经肾排泄量为（56.0±10.5）%；大量排泄出现在注射后8小时，为（53.4±16.4）%。本品在人体内各有关组织的辐射吸收剂量见表22-45。

表 22-45　本品在人体内各有关组织的辐射吸收剂量

组织	mGy/MBq	rad/mCi
骨表面	6.757	25.000
肺	0.008	0.031
睾丸	0.005	0.019
肾	0.018	0.065
红骨髓	1.540	5.700
膀胱壁	0.973	3.600
卵巢	0.009	0.032

（2）药动学　来昔决南钐［^{153}Sm］在体内不发生代谢，以原型排泄，静脉注射 ^{153}Sm-EDTMP 主要由尿液排出。骨转移病灶的数目与排泄量成反比，$t_{1/2\,pi}$=1.1分钟，$t_{1/2\alpha}$=8.2分钟，$t_{1/2\beta}$=80.4分钟，0～0.5小时内经尿排出

16.9%,0~3 小时内排出 51.6%,0~6 小时内排出 59.1%,6 小时以后全身存留稳定在 40%左右,其中 90%(即总量的 36%左右)为骨摄取,10%(即总量的 4%左右)为肌肉摄取,肝摄取很少(<1%),其他脏器和组织摄取更微。

【不良反应】 (1)对血液的毒副作用 静脉注射 ^{153}Sm-EDTMP 后,外周血中的白细胞和血小板计数都会有所下降,在一定程度内这种下降与剂量有关。一般在 3~4 周时血象降至低点,并可持续 8 周,在 6~8 周后恢复至治疗前水平,在多次注射时应密切观察。骨髓吸收剂量与血小板减少相关。

(2)对骨髓的作用 ^{153}Sm-EDTMP 对骨髓的作用轻、时间短,多见于伴广泛多发的骨转移灶的前列腺癌患者。

(3)其他反应 ^{153}Sm-EDTMP 注射后发生急性毒性不良反应较少见。个别患者偶见潮红、恶心、呕吐、蛋白尿或血尿、皮疹、发热等,及时对症处理可迅速缓解。

【禁忌证】 妊娠期妇女禁用。

【注意事项】 (1)患者有血管内栓塞,新近有脊髓压迫,软组织有广泛转移,骨转移灶骨显像呈阴性,或在做一次治疗后完全无效的,应慎用。

(2)白细胞及血小板计数低的患者应慎用。

(3)因放、化疗后严重骨髓抑制者,或已截瘫者,应慎用。

(4)由于 ^{153}Sm-EDTMP 主要通过肾排泄,肝也有少量摄取,肝、肾功能不全者应慎用。

(5)哺乳期妇女应慎用或停止授乳。未成年儿童慎用。

(6)对骨髓的抑制应在多次注射期间严密观察。

【药物相互作用】 尚不明确。

【用法与用量】 静脉缓慢注射。推荐剂量按体重 18.5~37MBq/kg(0.5~1.0mCi/kg)。

【制剂与规格】 来昔决南钐注射液:1.85~5.55GBq(50~150mCi)。

胶体磷 [^{32}P] 酸铬 [药典(二);医保(乙)]
Colloidal Chromium Phosphate [^{32}P]

【适应证】 用于控制癌性胸、腹水和某些恶性肿瘤的辅助治疗。

【药理】 (1)药效学 在体内的分布主要依靠单核-吞噬细胞系统吞噬细胞的机械传送,如注射于肿瘤组织内,大部分停留在注射部位,小部分被吞噬细胞吞噬,沿淋巴管进入血液内。如将其注入体内腔道(如胸腔、腹腔、膀胱或心包腔等),则大部分较均匀地分布在相应的

腔道内,小部分流入淋巴管及血液内。静脉注入后,即迅速地被单核-吞噬细胞系统吞噬细胞所吞噬,主要聚集在肝脏,小部分聚集在脾脏、淋巴结及骨髓内。胶体磷 [^{32}P]酸铬注入体腔内后即附着于体腔内脏层表面或停留在肿瘤转移灶旁。β射线不但对体腔内游离的癌细胞有直接致死作用,而且能直接破坏浆膜表面粟粒样转移灶,使其趋向纤维化。此外,还可促使内皮下层纤维化,局部血管和淋巴管闭塞,浆膜脏层和壁层黏合而使渗出液减少。胶体本身则被巨噬细胞和单核-巨噬细胞所吞噬。

(2)药动学 胶体磷 [^{32}P]酸铬注入体内后不被吸收,1 小时内基本滞留在注射部位,后可被吞噬细胞吞噬及经淋巴液及血液循环而浓度迅速下降,24 小时后,仅有 10%的药物停留在注射部位,大多数聚集于肝脏、脾脏内,尿中排出。

【不良反应】 腔内放射胶体治疗很少出现全身反应,偶尔有乏力、食欲缺乏、头晕或恶心等胃肠道反应,并发症有白细胞减少,误入肠道和粘连包裹腔时可引起放射性肠炎或局部放射性炎症。

【禁忌证】 癌肿晚期极度恶病质者;胸、腹腔术后已有一定时间,形成局限性粘连或包裹性积液者;伤口渗出液或因引流无法暂时关闭体腔者;白细胞、血小板明显下降,肝脏功能极度不良者;妊娠期妇女禁用。

【注意事项】 (1)治疗前检查血常规(白细胞、血小板等);肝、肾功能;用 ^{99m}Tc-胶体显像,以确定有无腹腔内粘连。

(2)尽量减少腔内积液以免使注入的放射性胶体被稀释,此外,治疗后短期内不要抽液。

(3)如误注入血管内,可使肝、脾及骨髓受到有害的照射。

【药物相互作用】 尚不明确。

【给药说明】 (1)胸腔内注入的操作方法基本上与胸腔穿刺放液相同。

(2)腹腔内注入有三种情况,即手术后立即注入,手术后 2 周内注入和手术 2 周后注入。最好在手术中于腹腔内放置并保留塑料导管,然后注入放射性胶体,如患者有腹水,则应抽液后注入放射性胶体。

(3)本法疗效显现缓慢。预防性治疗时,早期卵巢癌的 5 年生存率可达 82%。粟粒样转移灶可全部消失,对晚期患者,存活率亦有所提高,但对癌性胸、腹水仅为姑息治疗。

(4)膀胱腔内灌注治疗,对膀胱的表面肿瘤、多发性小乳头瘤和弥漫性恶性乳头瘤有效。

(5)关节腔内注射疗法,可治疗骨性关节炎和类风湿

关节炎等引起的顽固性或复发性的滑膜渗出液。

【用法与用量】　(1) 腔内注射一次 296～444MBq (8～12mCi)，用氯化钠注射液稀释后注入。注射后 24 小时内必须经常变动体位，以使放射性胶体在体腔内均匀分布。

(2) 胸腔注射一次 148～222MBq (4～6mCi)，用氯化钠注射稀释后注入。一般 4～6 周后可重复注射。

【制剂与规格】　胶体磷 [^{32}P] 酸铬注射液：(1) 185MBq (5mCi)；(2) 370MBq (10mCi)。

磷 [^{32}P] 酸钠 [药典(二)]
Sodium Phosphate [^{32}P]

【适应证】　①治疗真性红细胞增多症，红细胞>6.0×10^{12}/L，血红蛋白>180g/L，或同时伴有白细胞增多 (>11.0×10^9/L) 和血小板增多 (3400×10^9/L) 等疾病。②外用敷贴治疗皮肤病等。

【药理】　(1) 药效学　^{32}P 在细胞内聚集的程度与细胞分裂的速度成正比，恶性肿瘤分裂较正常细胞迅速，因此聚集 ^{32}P 较多，故可用于治疗恶性肿瘤。用 ^{32}P 治疗血液病和恶性肿瘤的基础，就是病态或肿瘤组织对 ^{32}P 具有选择性的吸收能力，而且病态和恶性肿瘤组织对β射线的敏感性也高于正常组织。因此，利用 ^{32}P 的局部照射可以破坏和抑制肿瘤组织的生长，缓解症状，甚至消除病灶，以达到治疗的目的。^{32}P 治疗皮肤病在原理上与 X 线或γ线外照射没有区别，所不同的只是作用方式，X 线和γ线是外照射治疗，而 ^{32}P 是敷贴照射治疗。

(2) 药动学　口服后，胃肠道平均吸收 73.8%。静脉注射后，在最初 24 小时内有 5%～10%随尿排出，4～6 天内约 25%从尿排出，粪便内排出极少，其有效半衰期约为 8 天。当进入人体内无机磷代谢库以后，开始数天内均匀分布于体内，以后则主要聚集在骨、骨髓、肝、脾和淋巴结内，其浓度可较其他组织高 10 倍。本品在人体内各有关组织的辐射吸收剂量见表 22-46。

表 22-46　本品在人体内各有关组织的辐射吸收剂量

组织	mGy/MBq	rad/mCi
骨表面	11.00	40.70
红骨髓	11.00	40.70
乳腺	0.92	3.41
肾上腺	0.74	2.63
膀胱壁	0.74	2.63
胃壁	0.74	2.63

续表

组织	mGy/MBq	rad/mCi
小肠	0.74	2.63
上段大肠壁	0.74	2.63
肾	0.74	2.63
肝	0.74	2.63
肺	0.74	2.63
头发	0.74	2.63
胰	0.74	2.63
脾	0.74	2.63
睾丸	0.74	2.63
甲状腺	0.74	2.63
子宫	0.74	2.63

【不良反应】　一般无特殊反应。体质较差者可有头晕、恶心、呕吐和食欲不佳等，可对症处理。一般疗效出现较为缓慢，2～4 周后才见到症状改善，一个月后才出现白细胞明显下降，白细胞和血小板的抑制较红细胞明显。

【禁忌证】　(1) 白细胞计数低于 3.0×10^9/L，血小板低于 100×10^9/L。

(2) 脑出血急性期。

(3) 严重肝、肾功能不全者。

(4) 活动性肺结核。

(5) 妊娠期妇女。

【注意事项】　(1) 由于 ^{32}P 抑制骨髓造血功能，因此，使用治疗剂量的 ^{32}P 时，可引起再生障碍性贫血、白细胞减少症及血小板减少性紫癜等，应用大剂量 ^{32}P 治疗真性红细胞增多症时，急性白血病的发病率增加。但是由疾病本身转化还是 ^{32}P 引起，目前尚无定论。有些病例也可出现放射病的症状。

(2) 用 ^{32}P 治疗白血病时，如红细胞计数少于 3.0×10^9/L 应特别注意。当网织细胞低于 0.2%、白细胞低于 3.0×10^9/L 或血小板少于 100×10^9/L 时，应禁用。

【药物相互作用】　尚不明确。

【给药说明】　(1) 治疗真性红细胞增多症，^{32}P 可口服或静脉注射，口服量比静脉注射量多 1/5～1/3 左右。治疗前后 1～2 周食用低磷饮食。一个疗程总活度为 148～296MBq (4～8mCi)，分 2～3 次给药，隔 2～7 天给药 1 次。

(2) 给药方式有一次给药和分次给药两种。分次给药较为安全。由于 ^{32}P 作用比较缓慢，并有持续作用，如真性红细胞增多症的红细胞已降至 $5.0×10^{12}/L$ 左右，慢性白血病的白细胞已降至 $3.0×10^9/L$ 左右，原发性血小板增多症的血小板下降至 $(300\sim400)×10^9/L$ 左右，即应及时停药，以防血细胞进一步下降。若治疗后细胞已恢复正常，应定期随访。如血细胞有所上升，一定时间间隔内给予小剂量的维持量可得到满意的效果。治疗原发性血小板增多症的注意事项同真性红细胞增多症。活度 $74\sim148MBq(2\sim4mCi)$，观察 $2\sim4$ 周如无明显疗效再给予 $74\sim111MBq(2\sim3mCi)$。

(3) 治疗效果以真性红细胞增多症和原发性血小板增多症为佳，对慢性淋巴性白血病效果尚可，对其他慢性白血病、淋巴瘤、霍奇金病和多发性骨髓瘤效果较差，只能起一定的缓解作用，但骨髓抑制应加以注意。

【用法与用量】 治疗真性红细胞增多症

(1) 口服 每一疗程 $148\sim222MBq(4\sim6mCi)$。

(2) 静脉注射 第 1 次 $111\sim185MBq(3\sim5mCi)$，2 周~3 个月后根据病程需要可再给予 $111\sim148MBq(3\sim4mCi)$。

【制剂与规格】 磷 $[^{32}P]$ 酸钠口服溶液：(1) 370MBq；(2) 740MBq；(3) 1850MBq；(4) 3700MBq。

磷 $[^{32}P]$ 酸钠注射液：(1) 185MBq(5mCi)；(2) 370MBq(10mCi)；(3) 925MBq(25mCi)；(4) 1850MBq(50mCi)。

碘 $[^{125}I]$ 植入密封籽源 [药典(二)；医保(乙)]
Iodide $[^{125}I]$ Seeds

【适应证】 ①用于永久性植入治疗浅表腹腔和胸腔肿瘤，以及局部生长速度慢，并对放射治疗的敏感度为低至中等的肿瘤，如：早期前列腺癌、头颈部癌、肺癌、胰腺癌。②用于临时性植入治疗局部不可切除，对放射治疗的敏感度为中等强度的肿瘤。③用于外照射放射治疗后，对残存肿瘤以及复发肿瘤的植入治疗。

【药理】 药效学 碘 $[^{125}I]$ 植入籽源通过将其植入组织中发射电离辐射而起治疗作用。钛合金包装配合银条具有很好的组织兼容性，自身吸收可达到 35%。^{125}I 密封籽源的表观活度从 $0.1\sim6.0mCi$。主要发射 27.4 及 31.4keV 的 X 射线和 35.5keV 的 γ 射线。它长期、间歇地作用于无法切除、未浸润、生长速率慢及对低中度放射线敏感的肿瘤，通过射线杀伤肿瘤细胞。

【不良反应】 (1) 在治疗前列腺癌时，偶见刺激尿路疾病综合征，包括尿频、尿急和尿路不畅，以及并发症，包括膀胱炎、尿道炎、血尿、尿失禁和阳痿。

(2) 文献报道，少数病例(约 1%的患者)植入 ^{125}I 密封籽源后，因在植入时可能伤及肿瘤组织的静脉，籽源随静脉回流进入循环，形成肺的栓子，宜在治疗中注意(可采用 X 线胸片或 CT 观察其变化)。

(3) 植入部位可有短时烧灼感。

【禁忌证】 妊娠期妇女禁用。

【注意事项】 (1) 与其他近距离放射治疗源相同，本品不适用于治疗局部情况不佳(如有溃疡形成)时的肿瘤。

(2) ^{125}I 密封籽源系长期植入。

(3) 不要强行放入或从植入用的管子、针头或籽源夹中拿出籽源，这样会损坏籽源的外壁或焊接处，可造成 ^{125}I 释放到周围环境或进入人的体液。损坏的籽源不能植入人体内。为了保证籽源的密封性不受破坏，建议使用者在使用之前用擦拭实验来检验。步骤为：用一张干的滤纸彻底地擦拭其表面，然后测量一下滤纸的活度。如果小于 $185kBq(5μCi)$，说明籽源没有泄漏。如果对擦拭实验的方法有疑问，可与供应商联系。

(4) 本品的钛合金包壳在正常使用情况下有很好的防腐性能。但籽源不能接触浓度超过 $1mol/L$ 的酸或碱溶度。籽源不受一般溶剂的影响(如丙酮、乙醇或温和的去污剂)。

(5) ^{125}I 密封籽源的消毒 ^{125}I 密封籽源在出厂时，是未经消毒的。所有的籽源和器具在使用前应该消毒。推荐使用干热高压灭菌法。高压蒸汽灭菌温度：121℃，102.9kPa，15~30 分钟；或快速高压蒸汽灭菌：133℃，205.8kPa，3 分钟。严禁将碘 $[^{125}I]$ 植入籽源置于温度高于 138℃，压力大于 241.1kPa 的环境。高压灭菌器应配有防止籽源落入排水或排气孔的装置。

(6) 操作人员安全注意事项 ①碘 $[^{125}I]$ 密封籽源有放射性，操作时必须有适当的防护。只有经过培训，有安全使用放射物质的经验，并通过国家政府机构认证有资格操作放射性同位素的人员才能够操作碘 $[^{125}I]$ 密封籽源。②植入程序的所有步骤要事先设计好，使之对人的辐射影响减小到最低。对操作人员要进行辐射剂量监测，必须佩戴放射剂量计。③碘 $[^{125}I]$ 密封籽源的操作应该在足够厚的屏蔽条件下进行。铅对 ^{125}I 射线的屏蔽半厚层为 0.025mm，组织为 20mm。因此 0.25mm 厚的铅层能够屏蔽 99%以上的辐射。用镊子操作时，操作者和籽源应保持一定的距离。轻轻夹取以使籽源不被破坏。籽源不能直接用手拿取。如果不能用防护隔离，操作者必须保持一定的距离且用最快的速度完成，将辐射减小到最低程度。④操作碘［^{125}I］密封籽源时，应该配备能检查到 30keV 的放射线探测器，如发生籽源掉落，可及时找到。如发生籽源遗失或其他意外事故，应立即通知相关部门。⑤碘［^{125}I］密封籽源的偶然损坏会使籽源释放出 ^{125}I。如果发生了这种情况，要把损坏的籽源放入密封的容器中，要限制人员的走动，防止放射污染扩散，有关人员和区域按制定的程序去除污染。如有必要，应对事故现场及周围人员进行甲状腺检查。

(7) 治疗的防护　所有的患者、家属应被告知植入的碘［^{125}I］密封籽源的特性和采取适当辐射防护措施的必要性。并应告知，在治疗的过程中由于肿瘤萎缩变小，一粒或几粒的籽源可能会脱离。无论何时何地发现了籽源，必须使用工具把它捡起来，放在密封的罐子或其他容器中，然后放到家中不易碰到的地方。并立即通知医院负责治疗的医师。

(8) 未使用 ^{125}I 密封籽源的处置　对未使用的剩余碘［^{125}I］密封籽源，如果需要处理，应该运送到授权的放射性废物处理部门，而不能当普通的垃圾处理。

【用法与用量】　应按照有关专业学会或卫生主管部门制定的技术操作规程进行，严格、合理地掌握适应证和禁忌证。^{125}I 密封籽源可通过 18 号注射针(或使用配有 18 号或更大规格注射针的植入器)经皮植入或手术中放置于肿瘤内达到治疗目的。治疗剂量取决于肿瘤的体积、肿瘤的位置以及接受过放射治疗的历史。实际操作时，其植入量的计算应建立在植入的总活度、组织内植入的确切部位和放射剂量的分布评价的基础上。每个籽源的剂量分配并非相同，这种差别应该在计算用量时加以考虑。同时应考虑 ^{125}I 的半衰期(60.1 天)。

【制剂与规格】　碘［^{125}I］植入密封籽源(粒)：18.5MBq(500μCi)。

碘［^{131}I］肿瘤细胞核人鼠嵌合单克隆抗体
Iodine［^{131}I］Tumor Necrosis Therapy Monoclonal Antibody

【成分】　本品为放射性碘［^{131}I］标记的用基因工程方法由 NS0 细胞生产的嵌合型肿瘤细胞核人鼠嵌合单克隆抗体(chTNT)注射液，TNT 分子量约为 150000。辅料包括 0.02mol/L 磷酸缓冲液(pH7.4)、0.15mol/L 氯化钠、4%人血白蛋白，^{131}I-chTNT 放射性浓度约为 370MBq/ml (10mCi/ml)。

【适应证】　用于放化疗不能控制或复发的晚期肺癌的放射免疫治疗。

【药理】　(1) 药效学　本品是一种用于实体瘤放射免疫治疗的 ^{131}I 标记的人鼠嵌合型单抗，该单抗靶向作用于肿瘤坏死区中变性、坏死细胞的细胞核，将其荷载的放射性 ^{131}I 输送到实体瘤坏死部位，通过其局部放射性电离辐射而对实体瘤组织细胞产生杀伤作用。毒理：SD 大鼠每周一次静脉注射，连续给药 4 周，主要毒性反应为骨髓抑制所致的白细胞下降，主要毒性靶器官为甲状腺、脾脏和骨髓。无明显毒性反应剂量为 1.0mCi/200g (按体表面积折算，相应的人用剂量为 0.80mCi/kg)；当剂量≥8.0mCi/200g 时，可产生严重的毒性反应，且不能完全恢复。

(2) 药动学　动物实验表明，本品经静脉注射后，在血液内以二室模型分布和清除。荷瘤动物模型显像研究表明，^{131}I-chTNT 对多种实体瘤均有亲和性，定位良好，肿瘤病灶中有放射性摄取。给药 3 天后，肿瘤/非瘤比值可达 5～30 左右，正常器官无放射性抗体积聚。用本品治疗 21 例晚期肺癌患者，其中，10 例静脉注射给药，11 例局部给药。结果，两种给药途径的条件下，本品在人体血液中均符合二室模型。静脉注射给药 $t_{1/2\alpha}$ 为 4.43 小时，$t_{1/2\beta}$ 为 78.37 小时；局部给药有明显的吸收过程，其 $t_{1/2\alpha}$ 为 0.891 小时，$t_{1/2\beta}$ 为 86.88 小时。经高效液相分析，本品在血液中呈结合态，游离 ^{131}I 主要由尿排出。经静脉注射或局部给药后，对部分肺癌患者进行动态显像，结果显示，肺癌患者静脉给药后肿瘤部位逐步浓聚放射性，并保持相当长时间；肿瘤局部给药后，放射性药物持续浓聚于肿瘤组织，肿瘤/非瘤比值较静脉注射给药更高。内辐射吸收剂量 9 例静脉给药患者肿瘤组织的平均吸收剂量为(8.45±3.60)Gy(4.26～14.5Gy)；5 例肿瘤局部注射患者肿瘤组织的平均吸收剂量是(30.0±14.4)Gy (13.7～46.3Gy)；静脉给药患者肺组织的平均吸收剂量小于肿瘤局部注射患者，前者为 1.69mGy/MBq，后者为 2.49mGy/MBq。此外，静脉给药患者的其他正常组织器官的平均吸收剂量均为大于肿瘤局部注射患者。其中，静脉给药患者红骨髓的平均吸收剂量为(0.37±0.07)mGy/MBq；肿瘤局部注射患者红骨髓的平均吸收剂量为(0.19±0.11)mGy/MBq(表 22-47)。

【不良反应】　(1) 骨髓抑制是 ^{131}I-chTNT 最主要的不良反应，两种给药途径出现的所有严重不良反应(Ⅲ、Ⅳ)均为骨髓抑制，对于局部给药途径来说发生率在 5%

以上的不良反应均为骨髓抑制。

表 22-47　本品两种给药途径的骨髓抑制情况

不良反应		全身给药(n=62)		局部给药(n=45)	
		例数	%	例数	%
血红蛋白	I	21	33.9	6	13.3
	II	3	4.8	2	4.4
	III	2	3.2	1	2.2
	IV	0	0	0	0
白细胞	I	10	16.1	13	28.9
	II	6	9.7	4	8.9
	III	8	12.9	0	0
	IV	0	0	0	0
粒细胞	I	6	9.7	12	26.7
	II	5	8.1	2	4.4
	III	5	8.1	1	2.2
	IV	1	1.6	0	0
血小板	I	17	27.4	9	20
	II	8	12.9	0	0
	III	7	11.3	2	4.4
	IV	5	8..1	0	0

【禁忌证】　(1)肝、肾功能异常者、心肌损害或有充血性心衰者。

(2)妊娠期妇女禁用。

(3)碘过敏患者或抗 TNT 抗体反应阳性者。

(4)曾用过鼠源性抗体者。

(5)造血功能不良者。近期化疗、放疗患者,需要依靠造血恢复药物维持外周血患者。白细胞、血小板等血细胞计数低于正常范围者。

(6)有明显胸、腹水者,或者肿块表面红、肿、热、痛并伴有白细胞>10×10^9/L 者。

(7)各种急性或慢性炎症患者。

【注意事项】　(1)妊娠及哺乳期妇女、儿童及 80 岁以上患者不宜使用本品。

(2)本品必须在有开放性核素工作许可证和核医学医师执业证的单位使用。

(3)患者停用本品后应随访甲状腺功能。

【药物相互作用】　尚无本品与放、化疗联合使用的临床试验资料,本品不得与放、化疗同时使用,亦不可在放、化疗或其他因素造成的血常规下降未完全恢复时使用。

【用法与用量】　(1)用药前处理　每次治疗前 3 天开始口服复方碘溶液,一次 10 滴,一日 3 次,直到治疗结束后 7 天,以封闭甲状腺,减少放射性对甲状腺的损伤。为防止过敏反应发生,可在治疗前半小时肌内注射地塞米松 5mg、异丙嗪 25mg。

(2)给药方法　①静脉注射给药:本品可直接注射,或用 0.9%氯化钠注射液建立静脉通道后注射或滴注。②局部给药:在影像学(CT、X 射线透视或 DSA)引导下经肺穿刺将药物注入瘤体。

(3)用量　每疗程用药 2 次,之间间隔 2～4 周。①静脉注射:剂量按体重为 29.6MBq(0.8mCi)/kg。②局部给药:每次剂量为按瘤体大小为 18.5～37.0MBq(0.5～1mCi)/cm³,最大给药剂量为 1850MBq(50mCi)。

【制剂与规格】　碘[131I]-chTNT 注射液:1850MBq(50mCi):5ml。

碘[131I]美妥昔单抗注射液
Iodine [131I] Metuximab Injection

【适应证】　不能手术切除或术后复发的原发性肝癌,以及不适宜作动脉导管化学栓塞(TACE)或经 TACE 治疗后无效、复发的晚期肝癌患者。

【药理】　(1)药效学　本品是一种用于导向放射治疗肝癌的碘[131I]标记的单抗。美妥昔单抗-HAb18F (ab')2 可与分布在肝癌细胞膜蛋白中的 HAb18G 抗原结合,将其荷载的放射性碘[131I]输送到肿瘤部位,从而产生抗肿瘤作用。在肝癌移植术后,应用本品可降低一年后总体复发率 30.4%(P=0.0174),提高一年总体生存率 20.6%(P=0.0289)。一项多中心研究结果表明,肝癌术后使用本品可显著延长总体无复发概率[43.4%vs 21.7%(14.2-33.1)(HR 0.49 [95%CI0.34-0.72];Z=2.96,P=0.0031)],且总体不良反应可以耐受。

(2)药动学　在 24 例原发性肝癌患者中进行了本品药代动力学研究,经肝动脉插管注入本品 18.5MBq/kg、27.75MBq/kg、37.0MBq/kg 三种剂量,5～10 分钟内给药完毕,结果显示本品代谢符合二室模型,所获得的药代动力学参数见表 22-48。

表 22-48 ^{131}I 美妥昔单抗注射液的药代动力学参数

	K_{10} (L/h)	V_d (L/kg)	$t_{1/2\alpha}$ (h)	$t_{1/2\beta}$ (h)	CL [L/(h·kg)]	AUC$_{(0\sim tn)}$ [h/(min·L)]	AUC$_{0\sim\infty}$ [h/(min·L)]
18.5MBq/kg	0.0292	0.2503	5.942	90.56	0.0020	1.021×10^{11}	1.428×10^{11}
27.75MBq/kg	0.0271	0.3120	6.829	80.9	0.0027	1.124×10^{11}	1.456×10^{11}
37.0MBq/kg	0.0326	0.3264	5.402	63.93	0.0038	1.501×10^{11}	1.847×10^{11}

代谢产物主要以游离碘[^{131}I]的形式通过肾脏排泄，注入本品后 120 小时内尿液的放射性占注入剂量的 47.70%～51.16%。生物学分布研究显示，碘[^{131}I]美妥昔单抗明显被肝癌组织摄取，早期主要浓聚于肝癌组织及肝组织中，体内其他组织的浓聚甚少；随着时间的延长，肝癌组织的放射性浓聚持续增强，而肝脏摄取的放射性逐渐减少；在显像期间(8 天)，除肝外的其他正常组织的 T/NT 值为 1.04～3.79，而肝脏的 T/NT 值随时间推延而增加，至第 8 天时为 1.09。

【不良反应】 在 29 例原发性肝癌患者进行的 I 期临床耐受性研究中，分别给予本品 9.25MBq/kg、18.5MBq/kg、27.75MBq/kg、37MBq/kg 四个剂量。在整个试验中，未见因严重不良事件中止试验者，未见过敏、发热、寒战、乏力等。受试者体重与基线比较有所下降，差异有统计学意义。血液学检查显示，随剂量的增加，血液学毒性略有增加，个别病例在给药后一度达到 WHOⅢ级毒性，但 28 天时均恢复到正常或 I 级水平。肝功能检查其毒性也随剂量增加而有所增加，以 37MBq/kg 最为明显。本品对肾脏功能未见明显影响。对甲状腺功能检查显示，在用药前 3 天至用药后 7 天在使用复方碘溶液封闭甲状腺的前提下，药物对甲状腺功能的影响并不十分明显。对于血电解质检查、心肌酶谱检查均未发现药物的明显影响。对于患者的免疫功能检查发现，用药后患者的免疫功能有明显好转，表现为 CD$_4$、CD$_3$、CD$_8$ 较用药前明显上升，且有显著性差异。在 103 例原发性肝癌患者中进行的 Ⅱ 期临床研究中，观察到主要不良反应为 PLT 减少(25.24%)、ALT 升高(21.36%)、AST 升高(21.36%)、WBC 降低(18.45%)、直接胆红素升高(14.56%)、血红蛋白减少(13.59%)、中性粒细胞减少(8.74%)、蛋白尿(8.74%)、总胆红素升高(8.74%)、HAMA 反应(3.88%)、体温升高(2.91%)。该临床研究中仅考察了单独使用本品 1～2 次的安全性，对于 2 次以上以及与其他治疗方法联合使用的安全性未予以考察。上市后使用中观察到极少数患者出现皮炎、心率减慢和血压下降等症状。尚缺乏大规模的随机对照临床研究安全性数据。

【禁忌证】 妊娠期妇女禁用。

【注意事项】 (1)应按严格的适应证和用法用量范围使用本品，不得随意更改适应证和用法用量。

(2)本品使用过程应严格按照 GB/8703-88 辐射防护规定有关条款进行。

【药物相互作用】 尚不明确。

【用法与用量】 (1)用药前处理 ①治疗前 3 天开始口服复方碘溶液，一次 0.5ml，一日 3 次，连续 10 天，以封闭甲状腺。②用药前，需先进行皮试，阴性者方可使用。方法：取皮试制剂 1 瓶，加入 0.9%氯化钠注射液 1ml 溶解后，抽取溶解液 0.1ml，于前臂皮内注射，15 分钟后观察结果，注射点皮丘红晕直径>0.5cm 或其周围出现伪足者为阳性。

(2)给药方法 经肝动脉插管达固有动脉或肿瘤供血动脉后注入指定剂量的碘[^{131}I]美妥昔单抗注射液，5～10 分钟内完成注射，立即用 0.9%氯化钠注射液 10ml 冲洗插管，以确保治疗药物全部进入。

(3)用量 按患者体重计算，一般推荐剂量为 27.75MBq/kg(0.75mCi/kg)，每次用药时间至少间隔 4 周以上。I 期临床耐受性研究中，29 例原发性肝癌患者给予 9.25MBq/kg、18.5MBq/kg、27.75MBq/kg、37MBq/kg 四个剂量，结果患者在最大剂量 37MBq/kg 时仍可耐受。Ⅱ 期无对照开放的临床研究用药剂量：如肿瘤直径小于 8cm，则用药剂量为 27.75MBq/kg；肿瘤直径大于 8cm 时，用药剂量为 37MBq/kg。用药周期为 28 天，若患者病情稳定或部分缓解，且全身情况允许，则增加一次用药。本品最佳用药次数尚不明确。已完成的 Ⅱ 期临床研究结果表明，多数患者第二周期时在瘤体缩小方面与第一周期相比未见明显变化。第一周期和第二周期的核素显像、AFP 定性变化、KPS 评分也基本一致。

【制剂与规格】 碘[^{131}I]美妥昔单抗注射液：1 人份/瓶。

锝[^{99m}Tc]亚甲基二膦酸盐 [药典(二)；医保(乙)]
Technetium[^{99m}Tc] Methylenediphosphonate (^{99m}Tc-MDP)

【适应证】 用于治疗类风湿关节炎等自身免疫性疾

病及骨科疾病。临床上用于治疗类风湿关节炎、银屑病关节炎、强直性脊柱炎、骨性关节炎、痛风、骨质疏松、大骨节病、骨转移癌以及甲亢伴浸润性突眼等。这些疾病大多数都具有免疫功能亢进、免疫复合物增加、容易引起不同程度的骨质破坏等相似病理。

【药理】 (1) 药效学 本品为类风湿关节炎治疗药物，具有抗炎、镇痛、免疫调节及破骨修复作用。采用萘普生为阳性对照药开展随机双盲双模拟试验，每天静脉注射一次，20 天为一个疗程，治疗类风湿关节炎。主要疗效观察指标为症状和体征(包括休息痛、晨僵、肿胀关节数、关节压痛指数、握力、25 米行走时间及关节功能)。试验结果表明，在改善晨僵、减少肿胀关节数、压痛关节数、增加握力、减轻关节肿胀程度上，试验组疗效优于对照组；在改善休息痛、关节压痛指数及 25 米行走时间上，两组疗效相当。实验室指标主要有血常规、尿常规(包括血小板计数及尿糖)、肝功能(SALT)、肾功能 (BUN，Cr)、AKP 和大便隐血试验，以及血沉 (Westergren 法)、C-反应蛋白(CRP)，血清类风湿因子 (RF) 和 X 线检查等，两组对实验室指标的改善显著 ($P<0.01$)，疗效相似。不良反应主要有过敏性皮疹、恶心、呕吐、注射局部红肿、静脉炎、食欲缺乏、乏力、月经增多及罕见全身水肿等，两组耐受性均好。试生产期间的补充单盲试验进行了三个剂量组(5mg、10mg、20mg)和两个不同治疗疗程(20 天、40 天)的对比试验，结果表明，随着剂量增加疗效有所提高，不良反应变化不大，疗程延长能明显提高显效率。因此在临床使用中，可根据病情需要，适当增加剂量和延长疗程。上市后进一步的基础和临床研究证实，本品可抑制 RA 患者 PBMC 中 IL-1 和 IL-6 的表达和分泌，可抑制实验性关节炎的关节肿胀和骨质破坏，可抑制实验性关节炎大鼠血清的 TNFα 和 IL-1 水平，可减轻 MMP-3 与 TIMP-1 之间的失衡，能在 mRNA 和蛋白质水平抑制 RANKL 的表达；可能通过抑制 HMGB1 在胞浆中的表达和降低血清 HMGB1 水平，抑制 MAPK 信号通路而发挥治疗作用。临床试验研究还证明，本品显著抑制白介素 1(IL-1)和肿瘤坏死因子(TNFα)等免疫调节因子，明显抑制破骨细胞活性并促进成骨细胞分裂增殖，可用于治疗类风湿关节炎等自身免疫性疾病和骨科疾病。

(2) 药动学 本品对于炎变的骨生成区有亲和性，注射后 2 小时血中含药物为注药量的 5%，3 小时为 3%，24 小时小于 0.5%。血液中 70%以上药物由尿液排泄。被骨吸收的药物体内半衰期因个体差异而有所不同，但都大于 1 年。

【不良反应】 偶见皮疹、注射局部红肿、静脉炎、食欲缺乏、乏力、月经增多及罕见全身水肿。上述不良反应多为一过性，严重时需停药并对症处理。

【禁忌证】 (1) 过敏体质(特异质)、血压过低、肝、肾功能异常患者禁用。

(2) 妊娠期妇女禁用。

【注意事项】 (1) 本品如发生变色或沉淀，应停止使用。

(2) 本品不应与 0.9%氯化钠注射液之外的其他药物在同一容器、同一时间给予。

(3) 心功能不全者慎用。

【药物相互作用】 联合钙剂使用能够使显效时间有效提前，避免低血钙的产生，同时有效提高骨质疏松的治疗效果。在使用本品的治疗中，推荐将 10%葡萄糖酸钙 10～20ml 加入 5%葡萄糖注射液 100ml 中静脉滴注，每日 1 次，但给药时间应该与本品给药时间间隔 3 小时以上，并更换输液管。

【给药说明】 药物配制完成后放置时间不应超过 2 小时，超过时间药物应做失效处理。

【用法与用量】 临用前，在无菌操作条件下，将 A 剂 5ml 注入 B 剂瓶中，充分振摇，使冻干物溶解，室温静置 5 分钟，即制得锝 [^{99m}Tc] 亚甲基二膦酸钠注射液。静脉注射，每天 1 次，20 天为一个疗程。也可根据病情，适当增加剂量和延长疗程，或遵医嘱。

(1) 根据上市后临床使用统计，成人常用量为一次使用 3 套，加入到 0.9%氯化钠注射液 200ml 中，缓慢静脉滴注(大于 1 小时)，每天 1 次，连续使用 15 天为一个疗程；间隔 10～15 天进行下一个疗程，至少连续使用 3 个疗程。

(2) 儿童常用量为一次使用 2 套，加入到 0.9%氯化钠注射液 100ml 中缓慢静脉滴注(大于 1 小时)，每天 1 次，连续使用 21 天为一个疗程；间隔 10 天进行下一个疗程，至少连续使用 3 个疗程。

(3) 建议从治疗次年开始，每年进行一个疗程的治疗，以维持疗效。

【制剂与规格】 锝 [^{99m}Tc]-亚甲基二膦酸盐注射液：A 剂每瓶 5ml，内含锝 [^{99m}Tc] 0.05μg。

B 剂冻干粉，每瓶内含亚甲基二膦酸 5mg、氯化亚锡 0.5mg。

第四节　其他药物

除了第一节至第三节介绍的放射性药物外，一些碘 [^{123}I]、碘 [^{131}I]、铬 [^{51}Cr]、碳 [^{14}C] 等标记的放射性药物在核医学诊断、治疗以及功能测定中仍发挥着不可替代的作用。放射性碘（包括 ^{123}I、^{131}I 等）具有易于标记、对被标记化合物的化学结构改变较小等优点。^{123}I 核物理性质优越，其发射纯γ射线，射线能量为 159keV，适合单光子成像；^{123}I 的半衰期为 13.2 小时，既适合于体内清除较快的药物分子标记，又适合体内清除较慢的药物分子（如单克隆抗体）标记，在临床应用及新型放射性药物研发中具有一定优势，因此，其放射性药物仍具有广阔的发展空间。在目前临床应用的 ^{123}I 标记的放射性药物中，^{123}I 化钠可被甲状腺组织特异摄取，与目前临床广泛应用的高锝酸钠相比，^{123}I 化钠不仅可显示原位甲状腺，还可显示异位甲状腺，对异位甲状腺进行定位。另外，^{123}I 化钠还可被分化型甲状腺癌组织摄取，用于分化型甲状腺癌转移灶的诊断与摄碘能力评价。邻 ^{123}I 马尿酸钠主要经肾小管分泌清除，可用于肾图测定及肾功能成像。^{123}I 间碘苄胍是去甲肾上腺素的类似物，可被嗜铬细胞摄取，临床应用于肾上腺髓质显像、嗜铬细胞瘤显像与神经母细胞瘤显像。^{131}I 既可发射γ射线用于单光子成像，又可发射β射线用于放射性核素治疗，其中 ^{131}I-间碘苄胍在嗜铬细胞瘤与神经母细胞瘤治疗中具有重要的应用价值。在单光子成像方面，^{131}I 标记药物与 ^{123}I 标记药物具有相同的体内分布与代谢性质，但其能量较高（365keV），影像质量不及 ^{123}I，然而，由于 ^{131}I 易于获取，价格便宜，在目前国内 ^{123}I 供应量不足的情况下，^{131}I 标记的放射性药物单光子成像仍在临床中广泛应用。^{51}Cr 半衰期较长（27.8d），可发射γ射线，^{51}Cr 酸钠可标记红细胞，测定红细胞寿命，并可采用γ计数器在体表测定体内放射性分布情况，判断红细胞破坏的部位。^{14}C 为发射低能β射线的长半衰期放射性核素（半衰期为 5730y），尿素 -^{14}C 可被幽门螺杆菌产生的尿素酶分解放出 $^{14}CO_2$，通过体外测定 $^{14}CO_2$ 的放射性可诊断幽门螺杆菌感染。此方法具有灵敏、无创伤的优点，已成为幽门螺杆菌感染诊断的"金标准"。

碘 [^{123}I] 化钠
Sodium Iodide [^{123}I]

【适应证】　用于甲状腺疾病的诊断及制备 ^{123}I 标记化合物。

【药理】　药效学　参阅"碘 [^{131}I] 化钠"。^{123}I 物理半衰期为 13.2 小时，发射纯γ射线，没有β辐射，故对受检者辐射剂量小，允许用量较 ^{131}I 大。而且 ^{123}I 的γ射线能量为 159keV，可以更有效地被γ照相机或单光子发射计算机断层扫描仪（SPECT）探测，因此显像质量较好。本品在人体内各有关组织的辐射吸收剂量见表 22-49。

【不良反应】　参阅"碘 [^{131}I] 化钠"。

【禁忌证】　妊娠期妇女禁用。

【注意事项】　参阅"碘 [^{131}I] 化钠"。

【用法与用量】　成人

（1）甲状腺功能检查　口服碘 [^{123}I] 化钠 185～370kBq（5～10μCi）。

（2）甲状腺显像　静脉注射 740～1850kBq（20～50μCi）（按甲状腺实际摄取量计）后 16～19 小时进行显像。

表 22-49　本品在人体内各有关组织的辐射吸收剂量

甲状腺最高吸碘率	甲状腺		卵巢		睾丸		红骨髓	
	mGy/MBq	rad/mCi	mGy/MBq	rad/mCi	mGy/MBq	rad/mCi	mGy/MBq	rad/mCi
0%	0.0015	0.019	0.0098	0.036	0.0069	0.026	0.0094	0.035
5%	0.63	2.33	0.012	0.044	0.0055	0.020	0.0092	0.034
15%	1.9	7.12	0.012	0.044	0.0053	0.020	0.0093	0.034
25%	3.2	11.84	0.011	0.041	0.0052	0.019	0.0098	0.036
55%	7.0	25.9	0.011	0.041	0.0046	0.017	0.011	0.041

【制剂与规格】　碘 [^{123}I] 化钠注射液：（1）37MBq（1mCi）；（2）111MBq（3mCi）；（3）185MBq（5mCi）。

邻碘［^{131}I］马尿酸钠[药典(二)]
Sodium Iodohippurate［^{131}I］

【适应证】 主要用于肾功能检查。

【药理】 药效学 本品静脉注射后，立即随血液进入肾脏并迅速被肾脏清除。其中 80%由肾小球分泌，无重吸收，20%由肾小球滤过，通过肾单位的本品经集合管随尿液进入肾盏及肾盂，经输尿管流入膀胱，静脉注射后 30 分钟，尿中本品可达注入剂量的 70%。由于碘［^{131}I］发射γ射线，故本品从血液流经肾尿路的全过程，可用体外放射性探测仪器追踪记录，并以时间放射性曲线(肾图)反映这一过程。

【不良反应】 应注意有过敏反应发生的可能性，使用本品后偶有恶心、呕吐、皮肤发红、发痒及偶有晕厥等病例报告。

【禁忌证】 妊娠期妇女禁用。

【注意事项】 常规 本品的放射化学纯度应不低于95%。

【药物相互作用】 近期内曾使用过磺胺类药物、肾盂对比剂、扩张及收缩血管的药物及利尿剂者，其肾图结果将受到影响。

【用法与用量】 成人 静脉注射本品 185～370kBq(5～10μCi)，用肾图仪描计 15～20 分钟。70kg 患者，静脉注射 1295kBq(35μCi)本品后机体各有关组织的辐射吸收量：甲状腺 40.600mGy(4.06rad)，肾脏 0.028mGy(0.002rad)，膀胱壁 0.100mGy(0.01rad)，睾丸 0.040mGy(0.004rad)，全身 0.039mGy(0.0039rad)。

【制剂与规格】 邻碘［^{131}I］马尿酸钠注射液：(1)37MBq(1mCi)；(2)111MBq(3mCi)；(3)185MBq(5mCi)；(4)370MBq(10mCi)。

碘［^{123}I］邻碘马尿酸钠
Sodium Iodohippurate［^{123}I］

【适应证】 用于泌尿系统功能的检查。

【药理】 药效学 参阅"邻碘［^{131}I］马尿酸钠"。^{123}I 物理半衰期为 13.2 小时，发射纯γ射线，没有β辐射，故对受检者辐射剂量小，允许使用剂量较邻碘［^{131}I］马尿酸钠大。^{123}I 的γ射线能量为 159keV，可以更有效地被γ相机或单光子发射计算机断层仪探测，因此显像质量较好。本品在人体内各有关组织的辐射吸收剂量见表 22-50。

【不良反应】 参阅"邻碘［^{131}I］马尿酸钠"。

【禁忌证】 妊娠期妇女禁用。

【注意事项】 参阅"邻碘［^{131}I］马尿酸钠"。

【用法与用量】 成人 静脉注射

(1)肾功能检查 一次 37～74MBq(1～2mCi)。

(2)肾动态显像 一次 148～222MBq(4～6mCi)。

表 22-50 本品在人体内各有关组织的辐射吸收剂量

器官	mGy/MBq	rad/mCi
肾	0.0064	0.024
膀胱壁	0.200	0.74
子宫	0.017	0.063
卵巢	0.0073	0.027
胃壁	0.0008	0.003
小肠	0.0032	0.012
大肠上部	0.0025	0.009
大肠下部	0.0075	0.028
睾丸	0.0046	0.017
红骨髓	0.0025	0.009
骨表面	0.0013	0.005
肾上腺	0.0009	0.003
胰腺	0.0009	0.003
脾	0.0008	0.003
肝	0.0007	0.003
乳腺	0.0004	0.001
甲状腺	0.0004	0.001

儿童 肾功能检查：静脉注射，婴儿，0.2MBq(5.4μCi)/kg；儿童，0.5MBq(13.5μCi)/kg。

【制剂与规格】 碘［^{123}I］邻碘马尿酸钠注射液：185MBq(5mCi)。

铬［^{51}Cr］酸钠[药典(二)]
Sodium Chromate［^{51}Cr］

【适应证】 用于标记红细胞，进行红细胞、血小板寿命、脾功能和血容量测定。

【药理】 药效学 六价铬［^{51}Cr］(^{51}CrO)能透过红细胞膜很快与血红蛋白的球蛋白牢固结合，红细胞破坏后释出的 ^{51}Cr 已还原成三价正离子，不透过红细胞膜，不会再标记。因此，静脉注入的 ^{51}Cr 标记红细胞在血液内混合均匀后，浓度很稳定，一次取血测定放射性，即可计算出全血容量，根据红细胞压积再计算红细胞容量。^{51}Cr 标记红细胞静脉注入后，观察红细胞在血液循环中消失的情况测定标记红细胞生存数随时间的变化曲线，即可计算出红细胞寿命。红细胞外表半生存时间的正常值为 20～29 天。^{51}Cr 标记红细胞注入血循环后，可因被破坏而将 ^{51}Cr 释放；^{51}Cr 就在破坏部位积聚。脾脏是红细胞破坏的主要场所，若在脾区体表逐日测定积聚在脾内 ^{51}Cr 的浓度，可以判断脾脏有无过度破坏的情况，以判断脾脏功能。未结合的三价 ^{51}Cr 由尿中排泄。正常人粪便中每日约排泄 1%。^{51}Cr 标记血小板静脉注入后，观察 ^{51}Cr 血小板自血中的消失情况可以计算血小板寿命。正常人血小板的寿命为 (9.5±0.6) 天。利用体表测定脏器放射性的方法，可以确定血小板的破坏部位。

【禁忌证】 妊娠期妇女禁用。

【注意事项】 **常规**　本品如发生沉淀，应停止使用。

诊断干扰　抗坏血酸的使用：$Na_2{}^{51}CrO_4$ 标记过程中加入抗坏血酸，使六价 ^{51}Cr 还原成三价 ^{51}Cr，以终止红细胞摄取 ^{51}Cr。此法有两个缺点：①抗坏血酸可影响红细胞代谢，使测定结果产生误差。②三价铬主要沉积在肝内，使体表测定脏器放射性比值受到干扰。

输血问题：在检查过程中应避免输血，否则可因红细胞浓度被稀释而影响测定结果的准确性。

【给药说明】 (1) 抗凝剂　常用 ACD 溶液抗凝。血液与 ACD 溶液的比例应为 10:15，此比例降低可以损伤红细胞活力。

(2) ^{51}Cr 的比活度　铬是一种潜在的毒性物质，每毫升红细胞的铬量应小于 2μg，否则将影响红细胞的活性，故 ^{51}Cr 的比活度应大于 1.85～3.7MBq/μg (50～100μCi/μg)。

(3) 某些溶血性疾病标记红细胞时需特殊操作　如遗传性球型红细胞增多症，由于红细胞脆性增加，需用高渗盐水洗涤，以防止标记中产生溶血。

【用法与用量】 **成人**

(1) ^{51}Cr 标记红细胞方法　①取被检查者静脉血 10～15ml，用 ACD 溶液（由含双结晶水的枸橼酸三钠 2.2g、枸橼酸 0.8g 和葡萄糖 2.5g 加水至 100ml 制成）抗凝。②加入 3.7～4.7MBq (0.1～0.2mCi) $Na_2{}^{51}CrO_4$，$Na_2{}^{51}CrO_4$ 的放射性浓度大于 37MBq (1mCi)/ml，在 37℃ 下放置 30 分钟，每 15 分钟轻摇一次，使充分混匀。③加入适量抗坏血酸，每 3.7MBq (0.1mCi) ^{51}Cr 加 30mg 抗坏血酸，混匀并在室温下放置 15 分钟，使六价 ^{51}Cr 还原成三价，中止对红细胞的标记。④将上述全部标记血液注入被检查者静脉内。⑤注射后 30 分钟于另一侧静脉取血 2.5ml，测定其放射性，即可计算出全血容量及红细胞容量。24 小时后取血，注射后第 3 天再次取血，以后每隔 3～5 天取血一次，直至血样中放射性减少至开始时的一半为止。各次血样均用肝素抗凝。取其中 1ml 全血做血

细胞比容测定，另取 1ml 于测定器中封口置冰箱内保存，待抽取最后一次血样后，一次完成血样的放射性测量，这样需作 ^{51}Cr 的衰变校正。⑥利用血细胞比容将每毫升全血放射性换算成每毫升红细胞放射性（放射性计数/分）。⑦以 0 天血样（本法即第 24 小时血样）的每毫升红细胞放射性为 100%，按下式计算出任何一天 ^{51}Cr 红细胞生存百分率。^{51}Cr 红细胞生存百分率=×100%。⑧以 ^{51}Cr 红细胞生存百分率为纵坐标，时间为横坐标，将测得数据描绘成红细胞生存曲线。如果在普通坐标纸上呈直线，则将该直线外推到时间轴，交点的时间即代表红细胞的平均寿命。如果在半对数的坐标纸上呈直线，则推求出红细胞外表半生存时间。

(2) ^{51}Cr 脾功能的测定方法　①用 $Na_2{}^{51}CrO_4$ 标记红细胞。②被检查者静脉注射 3.7～7.4MBq (0.1～0.2mCi) ^{51}Cr-红细胞。③静脉注射后 20～30 分钟，用具有张角型准直器的闪烁探头在心前区（胸骨左侧第 3 肋间）、肝区（右锁骨中线肋骨缘上 2～4cm）和脾区（左腋中线第 2 肋间）体表分别进行放射性计数测量。以后每隔 2～3 天测定一次，直到心前区放射性减少一半或测至红细胞外表半生存时间为止。④数据处理和诊断标准：脾/心、肝/心、脾/肝比值法，每次测得的心前区和脾区放射性减去本底后计算比值。正常时，脾/心比值小于 1.5，肝/心比值小于 1.0，脾/肝比值小于 2。脾功能亢进时，脾/心、脾/肝比值增大。

【制剂与规格】 铬 [^{51}Cr] 酸钠注射液：(1) 37MBq (1mCi)；(2) 185MBq (5mCi)。

尿　素 [^{14}C]
Urea [^{14}C]

【适应证】 作为尿素 [^{14}C] 呼吸试验 (^{14}C-UBT) 的试剂，诊断幽门螺杆菌感染。

【药理】 (1) 药效学　口服 [^{14}C] 尿素后，如果胃中有幽门螺杆菌，其产生的尿素酶能迅速将尿素分解为二氧化碳和氨气，二氧化碳经血液进入肺而排出体外，将排出的 $^{14}CO_2$ 收集后在仪器上测量，即可判断胃内有无感染幽门螺杆菌。

(2) 药动学　口服 [^{14}C] 尿素吸收迅速，0.11 小时即可达峰，清除较快，清除相半衰期为 5.15 小时，肾脏清除率为 0.617L/(kg·h)。排泄很快，以泌尿系统排泄为主，24 小时粪便及尿液排出达 65%。

【禁忌证】 妊娠期妇女禁用。

【注意事项】 **其他**

(1) 受试者应在早上空腹或进食两小时以后受试，受

试前漱口。

(2) CO_2 集气剂在使用前不得开启，以免因吸收空气中 CO_2 而影响测量结果。

(3) 每次取胶囊后应随即盖紧盖子，避免造成胶囊潮解粘连。

(4) 胶囊如有破损，不得使用。

(5) 集气剂如有渗漏，不得使用。

(6) 集气剂变为无色，不得使用。

(7) CO_2 集气剂与闪烁液有一定毒性，严禁内服。

(8) 装有闪烁液的液闪瓶需集中回收处理。

(9) 集气剂从冰箱取出后，须放至室温后方可使用，以免水汽进入。

(10) 吹气管在使用时要注意方向，滴斗内有突出吸管的一端(较短)插入液面。

(11) 吸收剂如有少量吸入口中，应立即吐出，并用清水漱口。

危机处理 如在试验操作中将闪烁液洒到眼睛的敏感部位，请立即用大量清水冲洗。

诊断干扰 以下因素可能影响该试验的诊断结果：①上消化道急性出血可能造成试验假阴性，应予注意。消化道出血 1 周以上，不影响诊断。②部分胃切除手术可能造成同位素从胃中快速排空或患者胃酸缺乏。

【**药物相互作用**】 1 个月以内使用过抗生素、铋制剂、质子泵抑制药等幽门螺杆菌敏感药物，可影响该试验的诊断结果。

【**用法与用量**】 成人

(1) 用约 20ml 温水送服尿素 [14C] 胶囊 1 粒后，静坐 25 分钟。

(2) 开启 CO_2 集气剂一瓶，插入一洁净的有防倒流装置的气体导管，导管下端应浸入集气剂液内，受试者通过导管吹气，力度适中以免液体溅出，严禁倒吸！当 CO_2 集气剂由紫红色变为无色时停止吹气(约 2～3 分钟)，若超过 3 分钟颜色不变，亦停止吹气，此时 CO_2 集气剂饱和，但因唾液等进入干扰非水滴定系统而影响变色，并不影响测试结果。

(3) 气体样本收集完毕，在瓶盖上做好标记编号(不可在瓶壁标记)，用洁净吸管(甲醇冲洗)向样本瓶内加入稀释闪烁液 4.5ml。加盖密封，用洁净卫生纸擦净瓶底。若加入闪烁液后出现分层不溶现象，再加数滴甲醇即可溶解。

(4) 测定每个样本瓶之前用随测定机器配备的本底瓶测量本底瓶每分钟计数(dpm)。

(5) 溶解摇匀后于液闪仪上测定样本碳 [14C] 放射性计数 2 分钟。

(6) 阳性判断值：14C-UBT$\geqslant$100dpm/mmolCO_2 时，可判定受试者为幽门螺杆菌阳性。

【**制剂与规格**】 尿素 [14C] 胶囊：(1) 37kBq(1μCi)；(2) 27.8kBq(0.75μCi)。

碘 [131I] 间碘苄胍
[131I] Meta-iodobenzyl Guanidine(131I-MIBG)

【**适应证**】 ①嗜铬细胞瘤的定位诊断。②确定恶性嗜铬细胞瘤转移灶的部位及范围。③嗜铬细胞瘤术后残留病灶或复发病灶的探测。④肾上腺髓质增生的辅助诊断。⑤CT 或超声显像有可疑的肾上腺病变，需进一步提供病变性质和功能状态者。⑥神经母细胞瘤、副神经节细胞瘤及其转移病灶的辅助诊断。⑦不明原因高血压的鉴别诊断。⑧心肌病和心脏移植排异反应的诊断。⑨恶性嗜铬细胞瘤本品治疗及治疗后随访观察。治疗适应证：不断手术切除者或术后仍有残余病灶，症状不能改善且经诊断性显像证实病灶摄取本品者，有远端转移病灶或骨转移、疼痛、药物治疗无效者或化疗、放疗无效者。治疗禁忌证：病灶或转移灶不摄取本品者，预计生存期少于一年者，骨髓严重抑制者，妊娠期妇女。

【**药理**】 (1) 药效学 间碘苄胍是一种胍乙啶衍生物，结构上类似于去甲肾上腺素，其转运、潴留与释放机制均与去甲肾上腺素相似。它能与肾上腺素能受体结合，聚集于受交感神经支配的富含肾上腺素能神经元的组织和器官中。进入血液后经过与去甲肾上腺素相同的摄取机制被髓质细胞摄取并进入到囊胞内贮存，因此应用放射性碘标记的 MIBG 就可使肾上腺髓质显像。与去甲肾上腺素不同，MIBG 不被单胺氧化酶和儿茶酚-O-甲基转移酶降解，而滞留在肾上腺髓质的囊泡中。MIBG 显像对嗜铬细胞瘤、神经母细胞瘤等的诊断有特异性。

本品的作用机制有特异性主动摄取和非特异性被动扩散两种。主动摄取是通过去甲肾上腺素跨膜转运蛋白运输的过程，具有高亲和力和饱和性，而且是能量和温度依赖性的，该主动摄取对毒毛花苷敏感，并可被拟交感神经药物如丙米嗪竞争性阻滞。而非特异性摄取是非能量依赖性的，对毒毛花苷不敏感，而且在浓度小于 5mmol/L 时不会饱和。

本品心肌显像的原理：心肌对本品的摄取过程包括神经元性和非神经元性摄取过程。由于本品不被体内单胺氧化酶和儿茶酚-O-甲基转移酶所代谢，从而滞留在交感神经末梢内，因此，其分布代表了心脏交感神经末梢的分布，并且本品从非神经元部分消除的速度比从神经元部分消除得快，注射本品后 3～4 小时获得的图像可以代表心脏神经元的分布。故本品显像能显示局部心肌交感神经分布，从而评价病变心肌交感神经受损的部位、范围及程度。

（2）药动学 静脉注射本品后血清除较慢，30分钟～72小时血中浓度基本保持不变。正常分布在24小时可见唾液腺、肝、脾和膀胱显影。心脏摄取强度随血浆和尿中的儿茶酚胺量增加而减少。在儿茶酚胺含量正常时显影，肺中部和下部、结肠、鼻咽部等显影不够清晰或较少显影，肺上部、肾和其他部位很少显影。正常肾上腺髓质在注射本品48小时后显影者低于20%。本品在肝脏中摄取通常在24小时达到最大，72小时基本清除。本品由肾脏排泄，前24小时内约有40%～60%注射剂量的放射性由尿中排泄，4天内达到70%～90%。4天内注射剂量的1%～4%由粪便排泄。本品在人体内各有关组织的辐射吸收剂量见表22-51。

【不良反应】 **心血管** 治疗过程中可出现高血压危象。

血液系统 远期骨髓抑制。

【禁忌证】 妊娠期妇女禁用。

【注意事项】 **常规**

（1）给药前1天至给药后4天（显像）或28天（治疗），每天给患者口服复方碘溶液，每天2次，每次3滴。

（2）治疗前3天常规封闭甲状腺。

（3）先作本品诊断性显像，证实有本品摄取者才能治疗。

（4）要有监护装置（心电，血压、儿茶酚胺生化测定），进行本品治疗要有符合放射防护要求的专用病房；发生高血压危象后及时有效抢救措施及人员配置。

【用法与用量】 **成人 显像**：静脉注射37～74MBq（1～2mCi），于注射后24、48和（或）72小时显像。

治疗：每次静脉滴注3.7～7.4GBq（100～200mCi），两次治疗间隔时间一般为4～12个月，根据病情和患者身体状况可缩短治疗间隔时间。

表22-51 本品在人体内各有关组织的辐射吸收剂量

器官	吸收剂量	
	mGy/MBq	rad/mCi
肾上腺髓质	0.027	100
甲状腺	0.0095	35
脾	0.00043	1.6
卵巢	0.00027	1.0
心壁	0.00019	0.7
肝	0.00011	0.4
全身	0.00003	0.1

【制剂与规格】碘［131I］间碘苄胍注射液：（1）37MBq（1mCi）；（2）111MBq（3mCi）。

碘［123I］间碘苄胍
［123I］Meta-iodobenzyl guanidine（123I-MIBG）

【适应证】 ①嗜铬细胞瘤的定位诊断。②确定恶性嗜铬细胞瘤转移灶的部位及范围。③嗜铬细胞瘤术后残留病灶或复发病灶的探测。④肾上腺髓质增生的辅助诊断。⑤CT或超声显像有可疑的肾上腺病变，需进一步提供病变性质和功能状态者。⑥神经母细胞瘤、副神经节细胞瘤及其转移病灶的辅助诊断。⑦不明原因高血压的鉴别诊断。⑧心肌病和心脏移植排异反应的诊断。⑨恶性嗜铬细胞瘤131I-MIBG治疗后随访观察。

【药理】 （1）药效学 参阅"碘［131I］间碘苄胍"。123I的γ射线能量为159keV，可以更有效地被γ照相机或单光子发射计算机断层仪探测，因此显像质量较好。

（2）药动学 参阅"碘［131I］间碘苄胍"。123I物理半衰期为13.2小时，没有β辐射，故对受检者辐射剂量小，允许使用剂量较碘［131I］间碘苄胍大。本品在人体内各有关组织的辐射吸收剂量见表22-52。

【不良反应】 参阅"碘［131I］间碘苄胍"。

【禁忌证】 参阅"碘［131I］间碘苄胍"。

【注意事项】 参阅"碘［131I］间碘苄胍"。

【用法与用量】 **成人** 静脉注射，注射剂量370MBq（10mCi），下午3时左右注射，间隔18小时后（即第二天上午）显像。

表22-52 本品在人体内各有关组织的辐射吸收剂量

器官	吸收剂量	
	mGy/MBq	rad/mCi
肾上腺髓质	0.00022	0.8
甲状腺	0.00059	2.2
脾	0.00004	0.14
卵巢	0.00002	0.06
心壁	0.00001	0.03
肝	0.00001	0.05
全身	0.000005	0.02

【制剂与规格】 碘［123I］间碘苄胍注射液：370MBq（10mCi）。

亚锡焦磷酸钠 [药典(二)]
Sodium Pyrophosphate and Stannous Chloride

【成分】 焦磷酸钠和氯化亚锡

【适应证】 ①本品制备的锝 [^{99m}Tc] 焦磷酸盐注射液为放射性诊断药物。主要用于心肌"热"区显像,即急性心肌梗死显像与心肌淀粉样病变显像。②用于锝 [^{99m}Tc] 体内法标记红细胞,进行血池显像。

【药理】 (1)药效学 本品经锝 [^{99m}Tc] 标记,可制备得到锝 [^{99m}Tc] 焦磷酸盐注射液,该注射液可被骨浓集,也可选择性地浓集于急性坏死心肌组织,其对骨和急性坏死心肌组织的浓集机制尚不完全明确。利用本品总的氯化亚锡静脉注入后,可将随后静脉注入的高锝 [^{99m}Tc] 酸钠还原,完成锝 [^{99m}Tc]-红细胞的体内标记,实现血池显像。其标记机制目前仍不清楚。

(2)药动学 对于本品与锝直接标记得到的锝 [^{99m}Tc] 焦磷酸盐注射液,经静脉给药后,在血液中以三项指数方式清除,其半衰期分别为 0.03 小时(74%ID)、10.64 小时(18.3%ID)和 53.7 小时(7.4%ID);给药后约 40%~50%ID 沉积在骨中,但清除较快,24 小时后经尿排泄的累积放射性达到 40%~60%。对于利用本品进行的锝 [^{99m}Tc]-红细胞体内标记法,在静脉注射高锝 [^{99m}Tc] 酸钠 30~60 分钟内,与体内红细胞结合的放射性达到最高水平,未与红细胞结合的放射性锝 [^{99m}Tc] 及标记红细胞上洗脱的锝 [^{99m}Tc] 主要经尿排出,24 小时内的放射性累积排泄量约 21%ID。

【不良反应】 偶有皮疹、瘙痒、荨麻疹等过敏反应。

【禁忌证】 妊娠及哺乳期妇女禁用。

【注意事项】 常规 本品不得作为处方直接开给患者。

本品制备的锝 [^{99m}Tc] 焦磷酸盐注射液应在制备后6 小时内使用,如发生变色、沉淀或放射性化学纯度低于95%,应停止使用。

要取得满意的放射化学纯度,要求使用的高锝 [^{99m}Tc]酸钠注射液为 ^{99}Mo-^{99m}Tc 发生器 24 小时内淋洗,放置时间不超过 4 小时的新鲜淋洗液。

诊断干扰 由于体内其他血液成分与红细胞竞争 ^{99m}TcO$_4^-$,部分游离的 ^{99m}TcO$_4^-$ 迅速扩散入血管外空间,易被胃黏膜、唾液腺和甲状腺所浓集,因为体内标记红细胞的标记率容易受到各种因素的影响,出现较大波动。

【给药说明】 锝 [^{99m}Tc] 焦磷酸盐注射液在使用前应进行放射化学纯度测定,方法如下:取本品适量(约20000 计数/分钟),点于硅胶板上,加入展开剂展开约10cm,取出,晾干。用适宜的放射性检测器测定每一系统中硅胶板上的放射性分布。

展开系统一:以 0.9%氯化钠注射液展开剂,锝 [^{99m}Tc]焦磷酸盐和高锝 [^{99m}Tc]酸盐的 R_f 值为 0.9~1.0,胶体锝 [^{99m}Tc] 的 R_f 值为 0。计算出胶体锝 [^{99m}Tc] 的含量(%)。

展开系统二:以甲醇-丙酮(1:1)为展开剂,锝[^{99m}Tc]焦磷酸盐和胶体锝[^{99m}Tc]的 R_f 值为 0~0.1,高锝[^{99m}Tc]酸盐的 R_f 值为 0.9~1.0。计算出高锝 [^{99m}Tc]酸盐的含量(%)。

锝 [^{99m}Tc] 焦磷酸盐的放射化学纯度(%)=100%-胶体锝[^{99m}Tc]的含量(%)-高锝[^{99m}Tc]酸盐的含量(%)。

锝[^{99m}Tc]焦磷酸盐的放射化学纯度应不低于 90%。

【用法与用量】 成人 制备锝 [^{99m}Tc] 焦磷酸盐注射液,取本品 1 支,在无菌操作下,将高锝 [^{99m}Tc] 酸钠注射液 4~6ml 注入本品装置瓶中,充分振摇,使本品冻干物溶解,室温静置 5 分钟即制得 ^{99m}Tc-PYP 注射液。

用于标记红细胞:取本品 1 支,在无菌操作下,将0.9%氯化钠注射液 2~5ml 注入本品装置瓶中,充分振摇,使本品冻干物溶解,给预先口服了 400mg 高氯酸钾的受检者静脉注射。20~30 分钟后,再静脉高锝 [^{99m}Tc]酸钠注射液 370~740MBq(10~20mCi)。20~30 分钟后,即完成锝 [^{99m}Tc] 标记红细胞(体内法)。

用于心肌梗死显像:静脉注射锝 [^{99m}Tc] 焦磷酸盐注射液 550~740MBq(15~20mCi)后 1.5~2 小时进行心前区平面或断层显像。

用于心肌淀粉样病变显像:静脉注射锝 [^{99m}Tc] 焦磷酸盐注射液 481~740MBq(13~20mCi)后 1 小时进行胸部前位及左侧位显像。

【制剂与规格】 注射用亚锡焦磷酸钠:每瓶内含焦磷酸钠 10mg 与氯化亚锡 1.0mg。

亚锡聚合白蛋白 [药典(二)]
Albumin Aggregated and Stannous Chloride

【成分】 氯化亚锡(SnCl$_2$·2H$_2$O) 0.15mg 和人血白蛋白 2mg

【适应证】 本品仅用于制备锝 [^{99m}Tc] 聚合白蛋白注射液,系放射性诊断用药。主要用于诊断肺栓塞和肺癌等,了解肺心病等病变的肺血流情况。

【药理】 药动学 本品静脉注射后随血流灌注到肺血床,得到肺部血流灌注的影像。本品 80%~90%被肺部的小动脉和毛细血管捕获。其分布取决于颗粒的大小,1~10μm 颗粒位于网状内皮系统,10~15μm 颗粒被肺小动脉和毛细血管捕获,本品经过一段时间后分解的小分子流过毛细血管被单核细胞吞噬。肺内药物的生物半衰期为2～9小时,40%～75%的注射剂量在24小时内由肾排出。

【不良反应】 少数患者在静脉注射本品后10～30分钟可感到胸闷、气短,一般在给氧或给予镇静剂及平卧后症状消失。

【禁忌证】 过敏体质者禁用;严重肺动脉高压及肺血管床极度受损者、肺功能衰竭者禁用;对心脏右到左分流的患者禁用。

【注意事项】 常规 本品为冻干品,在加入高锝[99mTc]酸钠注射液后,若颗粒分散不均匀或出现结块,应停止使用。

不良反应相关 静脉注射本品时,应稍见回血即缓慢注射,患者取仰卧位,遇有不良反应,应停止注射。

注射锝[99mTc]聚合白蛋白注射液时,由于可能发生过敏反应,注射场所应备有肾上腺素、抗组胺药和皮质激素类药物。

为减少不良反应,患者注射聚合白蛋白量应少于0.7mg。

【给药说明】 临用前,在无菌操作条件下,依高锝[99mTc]酸钠注射液的放射性浓度,取1～5ml(74～222MBq)注入注射用亚锡聚合白蛋白瓶中,充分振摇,使颗粒均匀分散使成悬浮液,即得锝[99mTc]聚合白蛋白注射液,制备后3小时内使用;静脉注射,注射时应轻摇小瓶,重新悬浮颗粒,但应避免产生泡沫。

【用法与用量】 成人 静脉注射本品111～185MBq(3～5mCi)。注射时应缓慢,避免抽回血,以防在针筒内形成血栓,导致肺显像时形成"热点"。

成人一次注入约20万～60万颗粒。注射后5～10分钟显像。

【制剂与规格】 注射用亚锡聚合白蛋白瓶:每瓶内含人血白蛋白2mg,氯化亚锡0.15mg。

亚锡喷替酸 [药典(二)]
Pentetate Acid and Stannous Chloride

【成分】 氯化亚锡0.13mg和喷替酸2.1mg

【适应证】 仅用制备锝[99mTc]喷替酸盐注射液。主要用于肾动态显像、肾功能测定、肾小球滤过测量和检测移植肾等。

【药理】 利用本品中的氯化亚锡将高锝[99mTc]酸钠注射液中的锝[99mTc]还原成低价态,在一定的pH值下,与喷替酸螯合制成锝[99mTc]喷替酸盐注射液,经静脉注射后,迅速进入肾脏,约95%以上被肾小球滤

过,且不被肾小管重吸收,经肾盂输尿管排入膀胱。

本品静脉注射后,迅即进入双肾,约95%以上被肾小球滤过,且不被肾小管重吸收,经肾盂、输尿管、膀胱后排泄。本品注入1小时后,体内分布测定证实锝[99mTc]喷替酸盐在肾内通过迅速。正常情况下,静脉注射后2～3分钟,肾区放射性达高峰,5分钟时膀胱区开始出现放射性,25分钟时膀胱区放射性高于肾区,1小时内任何时相肾区放射性均高于其他脏器(膀胱除外)。

【不良反应】 通常与变态反应和热原反应有关。

【禁忌证】 对本品过敏者禁用。妊娠及哺乳期妇女禁用。

【注意事项】 本品溶解后如发现白色混浊、变色或沉淀,应停止使用。

【给药说明】 锝[99mTc]喷替酸盐注射液在标记后须进行放射化学纯度测定,方法如下:

采用双溶剂系统薄层色谱法,取本品适量(约20000计数/分钟),点于支持物上,加展开剂展开约10cm,取出,晾干。用适宜的放射性检测器测定每一系统中支持物上的放射性分布。

展开系统一:以0.9%氯化钠注射液为展开剂,硅胶板为支持物,锝[99mTc]喷替酸盐的R_f值为0.9～1.0,胶体锝[99mTc]的R_f值为0。计算出胶体锝[99mTc]的含量(%)。

展开系统二:以丙酮为展开剂,滤纸为支持物,锝[99mTc]喷替酸盐的R_f值为0.0～0.1,高锝[99mTc]酸盐的R_f值为0.9～1.0。计算出高锝[99mTc]酸盐的含量(%)。

锝[99mTc]喷替酸盐注射液的放射化学纯度(%)=100%-胶体锝[99mTc]的含量(%)-高锝[99mTc]酸盐的含量(%)

锝[99mTc]喷替酸盐的放射化学纯度应不低于95%。

【用法与用量】 成人 取本品1瓶,在无菌操作条件下,按高锝[99mTc]酸钠注射液的放射性浓度取2～4ml(放射性浓度应不低于555MBq/ml)注入注射用亚锡喷替酸瓶中,充分振摇,使冻干物溶解,室温静置5分钟,即制得锝[99mTc]喷替酸盐注射液,pH值应为4.0～7.5。进行肾、脑血流测定时,锝[99mTc]喷替酸盐注射液应以弹丸式注入静脉,用量为185～555MBq,体积不超过1ml。

儿童 用量酌减。

【制剂与规格】 注射用亚锡喷替酸:每瓶内含喷替酸2.1mg,氯化亚锡0.13mg。

亚锡亚甲基二膦酸盐 ^[药典(二)]
Methylenediphosphonate and Stannous Chloride

【成分】 氯化亚锡 0.5mg 和亚甲基二膦酸 5mg

【适应证】 用本品制备的锝 [^{99m}Tc] 亚甲基二膦酸盐注射液系放射性诊断药物，作为骨显像剂，用于全身骨显像，转移性骨肿瘤的早期诊断等。

【药理】 (1) 药效学 本品经锝 [^{99m}Tc] 标记后，可制备得到锝 [^{99m}Tc] 亚甲基二膦酸盐注射液。锝 [^{99m}Tc] 亚甲基二膦酸盐的骨浓集机制为骨骼的无机成分中有一种六角形的羟基磷灰石结晶(hydroxypatite crystal)，该结晶的表面能对锝 [^{99m}Tc] 亚甲基二膦酸盐有很高的亲和力，病变局部由于这些成分的增多而呈现放射性浓聚区。

(2) 药动学 由本品制备得到的锝 [^{99m}Tc] 亚甲基二膦酸盐注射液经静脉给药后由血流迅速清除，注射后 1 小时血中保留的 10%ID，2 小时为 5%ID，4 小时<2%ID，24 小时<1%ID，注射后 3～4 小时骨摄取约 50%～60%ID，其在 24 小时后由尿液的累积排泄量为(79.2±7.25)%ID，基本不经肠道排泄。

【不良反应】 未见明显不良反应。

【禁忌证】 妊娠及哺乳期妇女禁用。

【注意事项】 不得作为处方直接开给患者。

制备得到的锝 [^{99m}Tc] 亚甲基二膦酸盐注射液应在制备后 6 小时内使用。

本品溶解后如发生混浊、变色或沉淀，应停止使用。

为取得满意的放射化学纯度，要求使用的高锝 [^{99m}Tc]酸钠注射液为 ^{99}Mo-^{99m}Tc 发生器 24 小时内淋洗，放置时间不超过 4 小时的新鲜淋洗液。

【给药说明】 锝 [^{99m}Tc] 亚甲基二膦酸盐注射液 (^{99m}Tc-MDP) 标记后应进行放射化学纯度测定。

采用双溶剂系统色谱法，取本品适量(约 20000 计数/分钟)，点于支持物上，分别以 0.9%氯化钠溶液或 85%甲醇溶液为展开剂，上行展开约 10cm，取出，干燥，用合适的仪器测定每一系统支持物上的放射性分布。

展开系统一：以 0.9%氯化钠溶液为展开剂，硅胶板为支持物，锝 [^{99m}Tc] 亚甲基二膦酸盐与高锝 [^{99m}Tc] 酸盐的 R_f 值为 0.9～1.0，胶体锝 [^{99m}Tc] 的 R_f 值为 0。计算出胶体锝 [^{99m}Tc] 的含量(%)。

展开系统二：以 85%甲醇为展开剂，滤纸为支持物，锝 [^{99m}Tc] 亚甲基二膦酸盐与胶体锝 [^{99m}Tc] 的 R_f 值为 0～0.1，高锝 [^{99m}Tc] 酸盐的 R_f 值为 0.9～1.0。计算出高锝 [^{99m}Tc] 酸盐的含量(%)。

锝 [^{99m}Tc] 喷替酸盐注射液的放射化学纯度

(%)=100%−胶体锝 [^{99m}Tc] 的含量(%) −高锝 [^{99m}Tc] 酸盐的含量(%)

锝 [^{99m}Tc] 亚甲基二膦酸盐的放射化学纯度应不低于 90%。

【用法与用量】 成人 取本品 1 瓶，在无菌操作条件下，依高锝 [^{99m}Tc] 酸钠注射液的放射性浓度，取 4～6ml 注入注射用亚锡亚甲基二膦酸盐冻干品瓶中，充分振摇使冻干物溶解，静置 5 分钟，即得锝 [^{99m}Tc] 亚甲基二膦酸盐注射液，pH 值为 5.0～7.0，供静脉注射。成人一次用量 555～925MBq(15～25mCi)。最大注入量不得超过 10ml，给药后尽量饮水排尿，注射后 2～3 小时内进行骨显像。

儿童 用量酌减。

【制剂与规格】 注射用亚锡亚甲基二膦酸盐：每瓶内含亚甲基二膦酸 5mg 与氯化亚锡 0.5mg。

亚锡依替菲宁 ^[药典(二)]
Etifenin and Stannous Chloride

【成分】 依替菲宁 40.0mg 和氯化亚锡 0.4mg

【适应证】 用于制备锝 [^{99m}Tc] 依替菲宁注射液，主要用于肝胆系统的显像，对肝外胆管阻塞、胆囊功能、胆管炎、胆管闭锁、胆管囊肿及胆系手术后的观察有较大的诊断价值。

【药理】 本品静脉注射后迅速在肝脏实质细胞内浓聚，然后排泄至胆管及胆囊，进入肠道内，正常人静脉注射后血液中的清除为二项指数曲线，快速清除成分的半衰期为 0.93 分钟，慢速清除成分为 57.47 分钟。黄疸患者快速清除成分的半衰期为 1.53 分钟，慢速清除成分为 86.2 分钟，肝脏摄取的高峰时值，正常人为(12.43±5.90)分钟，黄疸患者为(16.00±10.02)分钟。由此可见本品被肝细胞摄取快，并且迅速地被排入胆道和肠道，约为注入量的 60%～70%，在注射后 30 分钟排至小肠，注射后 2 小时，70%～80%排至大肠内。

【不良反应】 无明显不良反应。

【禁忌证】 妊娠期妇女禁用。

【注意事项】 (1)应使用新鲜洗脱的锝 [^{99m}Tc] 发生器洗脱液制备本品。制得的锝 [^{99m}Tc] 依替菲宁注射液应在制备后 6 小时内使用。

(2)用药前禁食 2～4 小时。

(3)黄疸病人使用剂量酌情增加。

(4)血清胆红素>12mg/dl 时，不宜使用本品诊断。

(5)本品如变色或潮解，溶解后变色或出现沉淀应停止使用。

【用法与用量】 成人 在无菌操作条件下，按高锝 [^{99m}Tc] 酸钠注射液的放射性浓度，取 1～8ml(185～370MBq)注入注射用亚锡依替菲宁瓶中，充分振摇，使冻干物溶解，室温静置 5～10 分钟即得。用药前禁食 2～4 小时。肝胆显像时，如胆红素正常，静脉注射的剂量按体重 1.11MBq(0.03mCi)/kg。胆红素不正常时，剂量可增至 7.4MBq(0.2mCi)/kg。本品静脉注射后 1、5、10、15、20、30、40、50 及 60 分钟，用γ照相机进行连续动态显像。正常人注射 60 分钟后，胆囊及肠道可显像，如60 分钟后胆囊及肠道仍无放射性，2～18 小时后需进行延迟显像。

【制剂与规格】 注射用亚锡依替菲宁：每瓶含依替菲宁 40.0mg，氯化亚锡 0.4mg。

亚锡植酸钠[药典(二)]
Sodium Phytate and Stannous Chloride

【成分】 植酸钠(以植酸计为 9mg)，氯化亚锡 (SnCl$_2$·2H$_2$O) 0.12mg

【适应证】 用于制备锝 [^{99m}Tc] 植酸盐注射液，该注射液主要用于肝脏病变的诊断和鉴别诊断。

【药理】 利用本品中的氯化亚锡将高锝 [^{99m}Tc] 酸钠注射液中的锝 [^{99m}Tc] 还原成低价态，在一定的 pH 值下，与植酸螯合制成锝 [^{99m}Tc] 植酸盐注射液。经静脉注射后，与血 Ca^{2+} 螯合形成不溶性锝 [^{99m}Tc] 植酸钙胶体颗粒，被网状内皮细胞吞噬。主要分布于肝和脾，其次为骨髓和肺。人体接受 1MBq 的锝 [^{99m}Tc] 植酸盐后，肝接受的吸收剂量(Gy)为 8.64×10^{-5}，全身的吸收剂量为 3.78×10^{-6}。

【禁忌证】 妊娠及哺乳期妇女禁用。

【注意事项】 本品如发生白色混浊、变色或沉淀，应停止使用。

【给药说明】 锝 [^{99m}Tc] 植酸盐注射液在标记后须进行放射化学纯度测定，方法如下：

取本品适量(约 20000 计数/分)，点于新华 1 号纸层析条一端，以 85%甲醇溶液作展开剂，照上行纸色谱法试验，试验后，取出，干燥，用合适的仪器测定层析条上的放射性分布。锝 [^{99m}Tc] 植酸盐的放射化学纯度应不低于 95%。

【用法与用量】 成人 在无菌操作条件下，临用前按高锝 [^{99m}Tc] 酸钠注射液的浓度取适量(不大于6ml)(放射性浓度应不低于 12MBq/ml)注入注射用亚锡植酸钠瓶中，充分振摇，使冻干物溶解，静置 5 分钟即得。静脉注射，一次 37～111MBq(1～3mCi)，体积不超

过 6ml。

儿童 用量酌减。

【制剂与规格】 注射用亚锡植酸钠：每瓶内含植酸钠(以植酸计)9mg，氯化亚锡(SnCl$_2$·2H$_2$O)0.12mg。

磷 [^{32}P] 酸钠盐口服溶液/磷 [^{32}P] 酸钠
Sodium Phosphate [^{32}P] Oral Solution

【成分】 主要为磷 [^{32}P] 酸氢二钠

【适应证】 用于治疗真性红细胞增多症、原发性血小板增多症等疾病，并可外用敷贴治疗皮肤病等。

【药理】 (1) 药效学 本品只发射β射线，其平均能量为 0.695MeV，在组织中的平均射程为 4mm，其能量皆在浓聚局部吸收，对局部组织产生辐射损伤。本品在细胞内的聚集量与细胞分裂速度成正比，血液恶性肿瘤细胞分裂迅速，浓聚量较正常造血细胞高 3～5 倍，加上肿瘤细胞对射线又较敏感，故若给予足够量的本品，肿瘤细胞可以接受足够的辐射剂量而受到破坏和抑制，而正常造血细胞尚不受明显影响。当本品用量过大时，正常造血细胞也将受到明显抑制。因此，利用本品的局部照射可以破坏和抑制肿瘤组织的生长，缓解症状，甚至消除病灶，以达到治疗目的。

(2) 药动学 口服本品后，胃肠道平均吸收 73.8%，静脉注射后，在最初 24 小时内约有 5%～10%随尿排出，4～6 日内约 25%从尿排出，粪便内排出极少，其有效半衰期约为 8 日。当 ^{32}P 进入人体内无机磷代谢库以后，开始数日内均分布于体内，以后则主要聚集在骨、骨髓、肝、脾和淋巴结内，其浓度可较其他组织多 10 倍。

【不良反应】 血液系统 治疗剂量过大时，可引起再生障碍性贫血、白细胞减少症及血小板减少性紫癜等。应用大量 ^{32}P 治疗真性红细胞增多症时，可能造成急性白血病的发病率增加。用药 2～4 周后才见到症状改善，一个月后才出现血细胞的明显下降，白细胞和血小板的抑制较红细胞明显。

消化系统 一般无特殊反应。体质较差者可有恶心、呕吐和食欲不佳等，可对症处理。

【禁忌证】 (1)脑出血急性期、活动性肺结核者禁用。

(2)严重肝、肾功能不全者禁用。

(3)网织细胞低于 0.2%、白细胞低于 3.0×10^9/L 或血小板低于 8.0×10^9/L 者禁用。

(4)儿童、妊娠及哺乳期妇女禁用。

【注意事项】 如红细胞计数少于 2.5×10^9/L 应特

别注意。

【用法与用量】 治疗真性红细胞增多症：口服，每一疗程 148～222MBq（4～6mCi）；2 周至 3 个月后根据病程需要可再给 111～148MBq（3～4mCi）。外敷贴治疗根据病灶性质及大小，遵医嘱实施（表 22-53）。

表 22-53 Na_2H^{32}PO_4 人体内各有关组织的辐射吸收剂量

器官	mGy/MBq	rad/mCi
骨表面	11.0	40.70
红骨髓	11.0	40.70
乳房	0.92	3.41
肾上腺	0.74	2.63
膀胱壁	0.74	2.63
小肠	0.74	2.63
大肠上部	0.74	2.63
大肠下部	0.74	2.63
肾	0.74	2.63
肝	0.74	2.63
肺	0.74	2.63
卵巢	0.74	2.63
胰腺	0.74	2.63
脾	0.74	2.63
睾丸	0.74	2.63
甲状腺	0.74	2.63
子宫	0.74	2.63

【制剂与规格】 磷［^{32}P］酸钠盐口服溶液：925MBq。

氯化镭［^{223}Ra］
Radium［^{223}Ra］Chloride

【特殊说明】 本品应在特定的临床环境下，由专业人员接收、使用和给药。其接收、保存、使用、运输及处置需按照相关条例执行和（或）得到监管机构的许可。使用者在处理本品时，应既能确保辐射安全，又能满足药品质量要求。应采取相应的防范措施。

本品可能对其他人员（例如医疗人员、看护和患者家属）具有潜在风险，包括辐射或外溢的体液，如尿液、粪便或呕吐物中造成的污染。因此，必须遵照国家法规采取放射防护措施。

遵照放射性药物处理的正常操作规程，并在处理和给药时采取全面防护措施（例如在处理血液和体液时穿戴手套和隔离服以防止污染）。

剩余药品和配药或给药过程中使用过的任何材料都应作为放射性废弃物处置，并按照国家法规销毁。

【成分】 主要成分为氯化镭［^{223}Ra］，辅料有氯化钠、枸橼酸钠、盐酸和注射用水。

【适应证】 本品是一种发射α粒子的放射性药物，用于治疗伴症状性骨转移且无已知内脏转移的去势抵抗性前列腺癌患者。

【药理】 （1）药效学 氯化镭［^{223}Ra］的活性部分为可发射α粒子的同位素 ^{223}Ra，^{223}Ra 可模拟钙，在骨转换增强（如：骨转移）的区域与骨矿物质羟磷灰石形成复合物，发射α粒子所生成的高线性能量转移（80KeV/μm）可导致邻近细胞 DNA 的双链断裂，在骨转移灶产生抗肿瘤作用。氯化镭［^{223}Ra］发射α粒子的范围小于 100 微米（小于 10 个细胞直径），对周围正常组织的损害有限。

（2）药动学 在研究的剂量范围内（51～276kBq［1.38～7.46μCi］/kg 体重），本品在血液中的药代动力学呈剂量线性且与时间不相关。

分布：静脉注射后，镭［^{223}Ra］从血液中快速清除，主要分布在骨骼或分泌进入肠道。注射 15 分钟后，血液中残留的放射性活度大约为 20%。4 小时后，血液中残留的放射性活度大约为 4%，注射 24 小时后降至 1% 以下。注射 10 分钟后在骨骼和肠道中检测到放射性活度。注射 4 小时后，骨骼和肠道中的放射性活度百分比分别约为 61% 和 49%。注射 4 小时后其他器官没有明显摄取，如心脏、肾脏、膀胱和脾脏。

代谢：镭［^{223}Ra］是一种可衰变但不可代谢的同位素。

消除：全身检测表明，注射 7 天后从体内排出的放射性活度大约为 63%（衰变校准后）。经粪便排泄是从体内消除的主要途径。注射 48 小时后，累积的粪便排泄量为 13%（范围为 0～34%），累积的尿液排泄量为 2%（范围为 1%～5%）。基于影像学数据，尚无证据表明本品经肝脏-胆汁排泄。本品从胃肠道中的排泄率受群体间肠道运动速度变异性较大的影响。肠道运动速度较慢的患者接收到的放射剂量可能更多。尚不清楚这样是否会导致胃肠道毒性增加。

预计肝功能、肾功能不全、患者种族对本品的药代动力学没有影响。

【不良反应】 消化系统 十分常见：腹泻、恶心、呕吐。

血液系统 十分常见：血小板减少症。

常见：中性粒细胞减少症、全血细胞减少症、白细胞减少症。

偶见：淋巴细胞减少症。

用药部位 常见：注射部位各种反应。

肿瘤 本品可增加患者的总体长期累积辐射暴露。长期累积辐射暴露可能与癌症和遗传性缺陷的风险增加相关，特别是可能会增加骨肉瘤、骨髓增生异常综合征和白血病的风险。

【禁忌证】 妊娠或哺乳或可能妊娠或哺乳的女性禁用。

【注意事项】 **随访检查** 必须在基线以及本品每次给药之前，对患者进行血液学评估。在本品首次给药之前，中性粒细胞绝对计数（ANC）应≥1.5×10^9/L，血小板计数应≥100×10^9/L，并且血红蛋白水平应≥10.0g/dl。在进行后续给药前，ANC 应≥1.0×10^9/L，且血小板计数应≥50×10^9/L。如果接受了标准治疗，但本品末次给药后 6 周内这些数值仍未恢复，则仅应在进行谨慎的收益/风险比之后，才能继续进一步给予本品治疗。

不良反应相关 骨折患者必须在开始或恢复本品治疗前进行骨折的整形外科固定。对于急性炎症性肠道疾病患者，仅在进行仔细的收益/风险比后方可进行本品治疗。

司机驾驶 几乎无影响。

机械操作 几乎无影响。

其他 建议男性在本品治疗期间和完成治疗后 6 个月内使用避孕套，其育龄女性伴侣在本品治疗期间和完成治疗后 6 个月内采用高效避孕法，本品可能损害育龄男性的生育力。

危机处理 若皮肤和眼睛接触到药物应立即用清水冲洗。如果本品溢出应立即联系当地放射性安全管理人员，采取必要的措施和规定流程以清除污染。推荐使用络合剂［比如 0.01mol/L 的乙二胺四乙酸（EDTA）溶液］去除污染。条件允许的话，患者应使用抽水马桶，每次使用后需冲洗数次。护理人员在处理体液时应戴手套并洗手。被本品、患者的粪便或尿液污染的衣物应立即单独清洗。

【药物相互作用】 本品禁止与醋酸阿比特龙和泼尼松/泼尼松龙联合使用。化疗药与本品联合使用可对骨髓抑制产生叠加效应。

【给药说明】 在溶液和容器允许的情况下，给药前应观察注射药品是否含有微粒物和变色。本品为即用型溶液，不能稀释或与任何溶液混合。每瓶仅供单次使用。

【用法与用量】 **成人** 本品的剂量方案为每千克体重 55kBq（1.49μCi），每 4 周注射 1 次，缓慢静脉注射 1 分钟以上，注射前后用 0.9%氯化钠注射液冲洗静脉导管或套管。全疗程共计注射 6 次。

老年人 无需调整剂量。

肾损伤 轻度或中度肾功能不全患者无需调整剂量。

肝损伤 轻度肝功能不全患者无需调整剂量。

【制剂与规格】 氯化镭［^{223}Ra］注射液：总的放射性活度为每瓶 6600kBq（178μCi）/6ml。

第二十三章　妇产科用药

妇科用药根据女性不同年龄阶段的病理生理特点，有其特殊性，如药理学靶器官或作用部位主要是女性生殖器官，用药途径有女性生殖道给药等。产科用药更是涉及女性妊娠、分娩、哺乳等特殊时期。本章内容主要包括作用于子宫、宫颈、阴道等女性内外生殖器官的药物，也包括部分妇科内分泌治疗药物。孕产妇全身或局部应用其他种类的任何药物都既要考虑药物对母体的作用，也要考虑对生殖细胞、胚胎、胎儿、新生儿的影响，故明确用药安全性也是各科临床工作的重要内容。另外

妇产科用药也要注意考虑患者局部与整体的辩证统一关系，例如月经不调不是一个单纯的子宫局部疾病，除了先天发育因素外，下丘脑-垂体-卵巢轴（HPO）对其调节发挥关键作用，各种内外病因对大脑皮层的影响以及全身神经内分泌系统的变化，都会影响HPO轴进而影响月经。常用的雌激素、孕激素类药物见内分泌系统用药及计划生育用药等章节。虽然妇科肿瘤的治疗也有特殊性，但相关药物见抗肿瘤药物章节。

第一节　子宫收缩药及引产药

这是一类能选择性地兴奋子宫平滑肌的药物，有垂体后叶制剂、麦角制剂、前列腺素等。由于药物的品种不同、用药的剂量不同和子宫所处的生理状态不同，对子宫产生的效应也不同，可使子宫产生节律性收缩或强直性收缩，可用于引产和分娩时的催产，也可用于流产和产后止血或产后子宫复旧。

常用的子宫兴奋药有以下三类。

1. 缩宫素　由丘脑下部某些神经细胞合成后从垂体后叶分泌的多肽类激素，对子宫平滑肌有较强的兴奋作用，可引起子宫收缩。目前用于产科临床的含缩宫素制剂的来源有人工合成和从牛（或猪）的脑垂体后叶中分离提纯两种。缩宫素提取制品仅有少量的加压素，而化学合成品内无加压素，目前常用。

缩宫素作用于子宫收缩的强度和性质，取决于子宫的生理状态和用药剂量。妊娠早期的子宫对缩宫素不甚敏感；随着孕龄增大，子宫对它的反应也逐渐增强；临产时达高峰，产后又逐渐减弱。小剂量缩宫素可激发并

增强子宫的节律性收缩，其性质和正常分娩相似，故可用于引产和临产后子宫收缩乏力时加强宫缩；大剂量则引起子宫强直性收缩，压迫子宫肌肉内的血管而止血，可用于产后出血或难免流产及不全流产后的出血。缩宫素能促使乳腺的腺泡导管周围的肌上皮细胞收缩，使乳汁排出，是一种特异和敏感的反应。

缩宫素的一般治疗剂量对心血管系统和水电解质的代谢影响不大。大剂量应用时可能引起血压升高、脉搏增快，也可能因抗利尿作用出现水潴留。因此应用时需掌握好适应证与禁忌证。

2. 麦角制剂　麦角中含有多种生物碱，重要的有麦角新碱、麦角胺和麦角毒，其药理作用各不相同。

麦角新碱难溶于水，甲基麦角新碱的分子较小且易溶于水。它们对子宫平滑肌有强大的兴奋作用，产生长时间的强直性收缩，因而机械地压迫肌纤维间的血管而止血，并促进破裂血管内血栓的形成。临床上多用于治疗产后出血、产后子宫复旧不良等，也适用于月经或流

产时出血过多。麦角胺和麦角毒对子宫的选择性作用不强，产科临床不用。

麦角新碱吸收快、作用强，但有使胎儿因供血障碍引起死亡和危害母体的可能，现已不作为引产和催产用药。其主要不良反应有呕吐、血压升高等，偶有过敏反应。大量使用麦角新碱可产生急性中毒，发生呕吐、腹泻和昏迷等。

使用时应注意适应证和禁忌证。患妊娠期高血压疾病的妊娠期妇女慎用；妊娠期妇女有血管硬化、冠状动脉疾病者禁用。

3. 前列腺素(PG) 前列腺素(PGs)是一类广泛存在于组织与体液中的不饱和脂肪酸，它的种类很多，具有广泛的生理作用。不同的组织细胞分泌不同种类的PGs，并有不同种类的PG受体，PGs与其受体结合可以激发不同的下游信号通路，引发不同的生物学效应。PGs类药物按照是否人工合成可以分为天然PGs和PGs衍生物，二者的区别主要在于药代动力学方面。天然PGs(地诺前列素、地诺前列酮)在体内失活快、作用短暂，且给药方式通常为连续静脉点滴或羊膜腔内滴注给药，所需药量大、副作用大，临床应用受限。PGs衍生物代谢较慢，且作用有高度选择性，副作用较轻，且给药方式多样，可局部应用、口服或肌内注射。目前作为子宫兴奋药应用的前列腺素类药物主要包括PGE$_1$衍生物(米索前列醇)和PGF$_{2\alpha}$衍生物(卡前列素)。PGs对妊娠各期子宫都有兴奋作用，对分娩前的子宫更为敏感。PGs引起子宫收缩的特性与生理性的阵痛相似，在增强子宫平滑肌节律性收缩作用的同时，尚能使子宫颈松弛。可以用于终止早期或中期妊娠，还可以用于足月或过期妊娠引产。

缩　宫　素 [药典(二)；国基；医保(甲)]

Oxytocin

【特殊说明】 FDA黑框警告

选择性引产(Elective induction of labor)是指在没有医学适应证的怀孕个体发动分娩，由于现有数据不足以评估利益-风险因素，因此催产素不适用于选择性引产。

【适应证】 缩宫素注射液：①用于引产、催产、产后及流产后因宫缩无力或缩复不良而引起的子宫出血。②了解胎盘储备功能(催产素激惹试验)。

缩宫素鼻喷雾剂：具有加强子宫收缩和可促使乳腺腺泡周围的平滑肌细胞收缩，促进排乳作用，可用于协助产妇产后乳腺分泌的乳汁排出。

【药理】 (1)药效学　本品为多肽类激素子宫收缩药。①刺激子宫平滑肌收缩，模拟正常分娩的子宫收缩作用，导致子宫颈扩张，子宫对缩宫素的反应在妊娠过程中逐渐增加，足月时达高峰。②刺激乳腺的平滑肌收缩，有助于乳汁自乳房排出，但并不增加乳腺的乳汁分泌量。

(2)药动学　口服极易被消化液所破坏，故口服无效；滴鼻经黏膜则很快吸收，作用时效约20分钟；肌内注射在3～5分钟起效，作用持续30～60分钟；静脉滴注立即起效，15～60分钟内子宫收缩的频率与强度逐渐增加，然后稳定。滴注完毕后20分钟，其效应逐渐减退。半衰期($t_{1/2}$)一般为1～6分钟。本品经肝、肾代谢，经肾排泄，极少量是原型。

【不良反应】 偶有恶心、呕吐、心率增快或心律失常。大剂量应用时可引起高血压或水滞留。

胃肠道 (母体)恶心，呕吐。

心血管系统 (母体和胎儿)心律失常，胎心过缓，(母体)高血压发作，(母体和胎儿)室性期前收缩。

内分泌系统及代谢 水中毒综合征。

血液系统 (母体和胎儿)低纤维蛋白原血症。

肝脏 新生儿黄疸。

神经系统 新生儿抽搐，(新生儿)永久性中枢神经系统或脑损害，(母体)昏迷，(母体)蛛网膜下出血。

眼 (新生儿)视网膜出血。

肾脏 (母体)盆腔血肿。

生殖系统 (母体)产后出血，(母体)子宫破裂。

其他 (母体)死亡，新生儿5分钟时的Apgar评分低。

【禁忌证】 (1)骨盆过窄，产道受阻，明显头盆不称及胎位异常，有剖腹产史，子宫肌瘤剔除术史者及脐带先露或脱垂、前置胎盘、胎儿窘迫、宫缩过强、子宫收缩乏力长期用药无效、产前出血(包括胎盘早剥)、多胎妊娠、子宫过大(包括羊水过多)、严重的妊娠期高血压疾病。

(2)对本品过敏者禁用。

(3)如果有服用过前列腺素类的药物，因为两种药物的作用会增强，在阴道用前列素类药物的6个小时内禁用。

【注意事项】 (1)下列情况应慎用：心脏病、临界性头盆不称、曾有宫腔内感染史、宫颈曾经手术治疗、宫颈癌、早产、胎头未衔接、孕妇年龄已超过35岁者，用药时应警惕胎儿异常及子宫破裂的可能。

(2)骶管阻滞时用缩宫素，可发生严重的高血压，甚至脑血管破裂。

(3)用药前及用药时需检查及监护：子宫收缩的频率、持续时间及强度；孕妇脉搏及血压；胎儿心率；宫缩间歇期子宫肌张力；胎儿成熟度；骨盆大小及胎先露下降情况；出入液量的平衡（尤其是长时间使用者）。

(4)本品只能在医院有医护监测时才能给药。产前使用时禁止快速静脉注射和肌内注射。

【药物相互作用】 (1)环丙烷等碳氢化合物吸入全麻时，使用缩宫素可导致产妇出现低血压，窦性心动过缓或（和）房室节律失常。恩氟烷浓度>1.5%，氟烷浓度>1.0%吸入全麻时，子宫对缩宫素的效应减弱。恩氟烷浓度>3.0%可消除反应，并可导致子宫出血。

(2)其他宫缩药与缩宫素同时用，可使子宫张力过高，产生子宫破裂或（和）宫颈撕裂。

【给药说明】 (1)用于引产或催产加强宫缩，必须稀释后作静脉滴注，不可肌内注射。因肌内注射时用量难以调节，可造成子宫收缩过强及胎儿窘迫。

(2)静脉滴注时需使用滴速调节器控制用量。

(3)滴速应根据患者的具体情况而定。

(4)有心脏病、肾脏病或高血压患者，用量要减小。

(5)不能同时多途径给药及并用多种宫缩药。

(6)遇有子宫收缩乏力，注药时间不宜超过 6～8 小时。

(7)当出现宫缩过强或胎儿窘迫时必须立即停药。

(8)静脉滴注时出现胎儿心率明显下降，则表示子宫胎盘储备不足，应终止妊娠。

【用法与用量】 缩宫素注射液：①引产或催产静脉滴注，一次 2.5～5U，用 5%葡萄糖注射液或 0.9%氯化钠注射液稀释至每 1ml 中含有 0.005～0.01U。静脉滴注开始时每分钟不超过 0.001～0.002U，每 15～30 分钟增加 0.001～0.002U，至达到宫缩与正常分娩期相似，最快每分钟不超过 0.02U，通常为每分钟 0.002～0.005U。②控制产后出血每分钟静脉滴注 0.02～0.04U，胎盘排出后可肌内注射 5～10U。③24 小时用药量不宜超过 80U。

缩宫素鼻喷雾剂：在开始哺乳前 2～3 分钟，采用坐姿，向两侧鼻孔各喷入一次，每喷 0.1ml（相当 4U）。

【制剂与规格】 缩宫素注射液：(1)0.5ml:2.5U；(2)1ml:5U；(3)1ml:10U。

缩宫素鼻喷雾剂：5ml:200U，每喷 0.1ml（相当 4U）。

卡贝缩宫素 [医保(乙)]
Carbetocin

【适应证】 卡贝缩宫素用于选择性硬膜外或腰麻下剖宫产术后，以预防子宫收缩乏力和产后出血。对于急诊剖宫产，产妇有明显的心脏病、高血压史、已知的凝血疾病或肝、肾和内分泌病（不包括妊娠期糖尿病）的情况使用卡贝缩宫素还没有进行研究。经阴道分娩后给予卡贝缩宫素治疗也没进行适当的研究，其剂量还未确定。

【药理】 (1)药效学 卡贝缩宫素是一种合成的，具有激动剂性质的长效缩宫素九肽类似物。硬膜外或腰麻下剖宫产术后可以立即单剂量静脉给药，其与子宫平滑肌的缩宫素受体结合，引起子宫的节律性收缩，在原有的收缩基础上，增加其频率和增加子宫张力。在非妊娠状态下，子宫的缩宫素受体含量很低，在妊娠期间增加，分娩时达高峰。因此卡贝缩宫素对非妊娠的子宫没有作用，但是对妊娠的子宫和刚生产的子宫具有有效的子宫收缩作用。

(2)药动学 静脉或肌内注射卡贝缩宫素后，子宫迅速收缩，可在 2 分钟内达到一个明确强度。单剂量静脉注射卡贝缩宫素对子宫的活性作用可持续大约 1 小时。卡贝缩宫素从体内的清除和分布容积没有剂量依赖。其分布和清除半衰期分别为(5.5±1.6)分钟和(41±11.9)分钟。主要由非肾脏途径清除，极少量(0.7%)以原型通过肾脏清除。

【不良反应】 静脉注射卡贝缩宫素后常发生(10%～40%)的是恶心、腹痛、瘙痒、面红、呕吐、热感、低血压、头痛和震颤。不常发生(1%～5%)的不良事件包括背疼、头晕、金属味、贫血、出汗、胸痛、呼吸困难、寒战、心动过速和焦虑。

心血管 潮红(2%～25%)，低血压(2%～21%)，胸痛(4%)，心动过速(1%)。

胃肠道 腹痛(40%)，恶心(3%～27%)，金属味(1%～6%)，呕吐(3%～8%)。

血液学 贫血(23%)。

神经系统 头痛(13%～26%)，局部温热感(19%)，焦虑、发冷、头晕(1%～4%)、疼痛(4%)。

神经肌肉和骨骼 震颤(1%～12%)，背痛(4%)。

皮肤科 发汗(1%)，瘙痒(10%)。

呼吸 呼吸困难(1%～10%)。

其他 发热(9%)。

【禁忌证】 相对于缩宫素，卡贝缩宫素的作用时间长，由此而产生的子宫收缩就不能简单地通过终止给药而停止。所以在婴儿娩出前，不论任何原因都不能给予卡贝缩宫素，包括选择性或药物诱导的分娩。在妊娠期间不恰当地使用卡贝缩宫素，理论上可出现类似缩宫素过量时的症状，包括子宫过度刺激后出现强的(高张)和持续的(强直性)收缩、分娩过程紊乱、子宫破裂、宫颈和阴道的撕裂、产后出血、子宫-胎盘血流灌注降低和各种胎心减慢、胎儿供氧不足、高碳酸血症，甚至死亡。

卡贝缩宫素不能用于对缩宫素和卡贝缩宫素过敏的患者。

卡贝缩宫素不能用于有血管疾病的患者，特别是冠状动脉疾病，若用则必须非常的谨慎。

卡贝缩宫素也不能用于儿童。

【注意事项】 单剂量注射卡贝缩宫素后，在一些患者可能没有产生足够的子宫收缩。对于这些患者，不能重复给予卡贝缩宫素，但用附加剂量的其他子宫收缩药物比如缩宫素或麦角新碱进行更进一步的治疗是允许的。对持续出血的病例，需要排除胎盘胎膜残留、凝血疾病或产道损伤。

【药物相互作用】 还没报道有与卡贝缩宫素相互作用的特别药物。但是，因为卡贝缩宫素的结构与缩宫素非常相近，因此类似药物的某些相互作用有可能发生。

已报道，在骶管阻滞麻醉的同时预防性给予血管收缩剂后3~4小时给予缩宫素，有严重的高血压发生。环丙烷麻醉剂可以影响缩宫素的心血管效应，因此可能产生不能预料的结果比如低血压。已注意到当缩宫素与环丙烷麻醉剂同时使用时，母亲发生了伴有异常房室节律的窦性心动过缓。

【用法与用量】 单剂量静脉注射100μg(1ml)卡贝缩宫素，只有在硬膜外或腰麻下剖宫产术完成婴儿娩出后，缓慢地在1分钟内一次性给予。卡贝缩宫素可以在胎盘娩出前或娩出后给予。

【制剂与规格】 注射液：1ml:100μg。

麦 角 新 碱 [药典(二)；国基；医保(甲)]
Ergometrine

【特殊说明】 麦角新碱为易制毒化学品，应按照《药品类易制毒化学品管理办法》管理。《药品类易制毒化学品管理办法》已于2010年2月23日经卫生部部务会议审议通过、发布，自2010年5月1日起施行。

【适应证】 (1)CDE适应证 ①主要用在产后或流产后预防和治疗由于子宫收缩无力或缩复不良所致的子宫出血。②用于产后子宫复旧不全，加速子宫复原。

(2)超说明书适应证 血管痉挛性心绞痛的药物激发试验。

【药理】 (1)药效学 直接作用于子宫平滑肌，作用强而持久。大剂量可使子宫肌强直收缩，能使胎盘附着处的子宫肌内血管受到压迫而止血，在妊娠后期可使子

宫对子宫收缩药的敏感性增加。

(2)药动学 肌内注射后吸收快而完全。肌内注射2~3分钟，宫缩开始生效，作用持续3小时，静脉注射立即见效，作用约45分钟，节律性的收缩可持续达3小时。本品在肝内代谢，经肾脏随尿排出。

【不良反应】 (1)由于产后或流产后子宫出血的用药时间较短，药物的某些不良反应较其他麦角生物碱少见。但静脉给药时，可出现头痛、头晕、耳鸣、腹痛、恶心、呕吐、胸痛、心悸、呼吸困难、心率过缓；也有可能突然发生严重高血压，在用氯丙嗪后可以有所改善甚至消失。

(2)如使用不当，可能发生麦角中毒，表现为持久腹泻、手足和下肢皮肤苍白发冷、心跳弱、持续呕吐、惊厥。

【禁忌证】 在胎盘未剥离娩出前不用，否则可使胎盘嵌留宫腔内。如胎儿娩出前使用本品，可能发生子宫强直收缩，以致胎儿缺氧或颅内出血，应禁用。

【注意事项】 (1)交叉过敏反应。患者不能耐受其他麦角制剂，同样也不能耐受本品。

(2)本品能经乳汁排出，又有可能抑制泌乳，在婴儿可出现麦角样毒性反应，虽临床上尚未发现明显危害，但哺乳期妇女应用时应权衡利弊。

(3)下列情况应慎用：冠心病。血管痉挛时可造成心绞痛或心肌梗死；肝功能损害；严重的高血压，包括子痫前期；低血钙；可能加重闭塞性周围血管病；肾功能损害；脓毒血症。

【药物相互作用】 (1)避免与其他麦角碱同用。

(2)不得与血管收缩药(包括局麻药液中含有的)同用。

(3)与升压药同用，有出现严重高血压甚至脑血管破裂的危险。

(4)禁止吸烟过多，因可致血管收缩或痉挛。

【给药说明】 (1)用量不得过大和时间过长，超量时可发生麦角样中毒及麦角性坏疽。

(2)用药期间不得吸烟，因烟碱(尼古丁)可使本品的血管收缩加剧。

(3)如有感染存在，用药应慎重，因感染可增强本品的敏感性。

(4)遇有低钙血症，麦角新碱的效应减弱，应谨慎静脉注射钙盐，以恢复宫缩。

(5)患者在用本品时勿用洋地黄。

【用法与用量】 肌内或静脉注射一次 0.2mg，必要时可2~4小时重复注射1次，最多5次。静脉注射时需

稀释后缓慢注入，至少 1 分钟。

【制剂与规格】 马来酸麦角新碱注射液：(1)1ml：0.2mg；(2)2ml：0.5mg。

甲麦角新碱
Methylergometrine

【适应证】 (1)CDE 适应证 产后或流产后子宫收缩无力或复旧不良引起的子宫出血。

(2)国外适应证 促进子宫收缩以及预防和治疗子宫出血。

用于胎盘分娩前后子宫收缩乏力出血；子宫复旧不良；剖宫产术；流产；人工流产。

【药理】 (1)药效学 ①对子宫平滑肌有收缩作用。②缩短第三产程，减少子宫出血量。

(2)药动学 口服或肌内注射吸收快而完全。口服后 6～15 分钟起效，作用持续约 3 小时；肌内注射后 2～5 分钟起效持续约 3 小时；静脉注射几乎立即起效，持续 45 分钟。节律性收缩可持续达 3 小时。半衰期为 0.5～2 小时。本品经肝脏代谢失效仅少量(低于 5%)经肾随尿排出。

【不良反应】 过敏症状；血压上升/降低；头晕、困倦、耳鸣、幻觉、兴奋；口干、恶心、呕吐、腹泻、腹痛；注射部位疼痛等。

【禁忌证】 (1)孕妇或有可能怀孕的女性。

(2)产前。

(3)对本品或麦角生物碱过敏的患者。

(4)重度缺血性心脏病。

(5)败血症患者。

(6)正在使用 HIV 蛋白酶抑制剂的患者。

【注意事项】 参阅“麦角新碱”。

【药物相互作用】 参阅“麦角新碱”。

【给药说明】 参阅“麦角新碱”。

【用法与用量】 (1)口服 一次 0.2～0.4mg，一日 2～4 次，直到纠正宫缩乏力和流血停止。一般 48 小时为一疗程。

(2)肌内或静脉注射 一次 0.2mg，必要时每 2～4 小时注射 1 次，最多注射 5 次。静脉给药用于子宫大出血时，需稀释后缓慢注入，至少 1 分钟。

【制剂与规格】 马来酸甲麦角新碱片：0.2mg。

马来酸甲麦角新碱注射液：1ml：0.2mg。

地诺前列酮(前列腺素 E_2)
Dinoprostone (PGE$_2$)

【适应证】 ①中期妊娠及足月妊娠的引产；过期妊娠、先兆子痫以及胎儿宫内生长迟缓时的引产。②促宫颈成熟。本药栓剂用于妊娠足月时(孕 38 周后)，其宫颈 Bishop 评分≤6 分。本品凝胶用于有内科或产科并发症而需引产的足月或近足月妊娠期妇女。

【药理】 (1)药效学 可直接作用于子宫平滑肌，刺激妊娠的子宫平滑肌产生类似足月临产后的子宫收缩，致使流产，也可直接使宫颈变软，有利于宫颈扩张。

(2)药动学 阴道栓放入阴道后，10 分钟开始宫缩，作用持续 2～3 小时，平均流产时间约为 17 小时(12～24 小时)。控释阴道栓剂(10mg)，每小时释放 0.3mg。本品在肺、肾、脾及其他组织中经酶的降解而失活，代谢物主要由肾脏排泄，少量自粪便排出。

【不良反应】 (1)常见的有腹泻、恶心、呕吐、发热(常在用药后 15～45 分钟出现，停药或药栓取出后 2～6 小时恢复正常)。

(2)少见的有畏寒、头痛、发抖；流产发生后第 3 天出现畏寒或发抖、发热。

(3)用量过大或同时用其他宫缩药都可致子宫痉挛及张力过高，甚至挛缩，因而导致宫颈撕裂、宫颈后方穿孔、子宫破裂或(和)大出血。

(4)约 10%用药妇女舒张压可降低 20mmHg，也可伴有血压升高。

【禁忌证】 (1)临产时。

(2)正在给催产素时。

(3)当病人不能有持续强而长的宫缩时，如有子宫大手术史、有宫颈手术史、严重头盆不称、胎先露异常、可疑胎儿宫内窘迫、难产或创伤性生产史、三次以上足月产。

(4)正在患盆腔炎，除非在使用本品前已接受足够的治疗。

(5)在对地诺前列酮或任何赋形剂成分过敏时。

(6)在本次妊娠期内有前置胎盘或无法解释的阴道出血。

【注意事项】 (1)动物实验表明，某些前列腺素对胎仔有致畸作用，故用前列腺素阴道栓终止妊娠失败后，必须改用其他方法终止妊娠。

(2)同时使用宫缩药或缩宫素，可使宫缩过强或张力过大，使子宫破裂或宫颈撕裂，尤其当子宫颈扩张不全时更容易发生。不建议本药与催产药合用。

(3)下列情况应慎用：贫血史、哮喘史、活动性肺病、癫痫病史、活动性心脏病、心血管病史、高血压史、宫颈硬化、子宫肌瘤、胎膜早破、宫颈炎或阴道炎、糖尿病史、青光眼、肝病及肾病史者。

（4）用药时需注意严密观察：子宫收缩的频率、时间、张力和强度等；临产或出现强直宫缩、胎儿窘迫等，应立即取出。测量体温、脉搏、血压等。

（5）在用药前或同时服用止吐药和止泻药，可降低胃肠道副作用。

（6）流产或分娩后常规查宫颈，及时发现宫颈裂伤，予以修补。

【药物相互作用】　已经接受静脉注射给予催产药物的患者，仅在特殊情况下并谨慎使用前列腺素 E_2，因为前列腺素可增强催产药物的药效。若两种药物同时使用或连续使用，应仔细监测患者子宫活动，防止子宫收缩过强的发生。不建议使用其他催产药物的患者同时使用本品。

【给药说明】　（1）胎膜已破者，选用本品控释阴道栓。

（2）避免同时使用非甾体类抗炎药，包括阿司匹林。

（3）患者放置栓剂或凝胶后应保持卧位 2 小时，药物吸收后再下地活动。

【用法与用量】　（1）宫颈给药，促宫颈成熟通过导管将本品凝胶（含 0.5mg 地诺前列酮）注入宫颈管，低于宫颈内口。如无反应，可在 6 小时后重复给药 1 次，24 小时累积量不超过 1.5mg。

（2）栓剂用于促宫颈成熟或足月引产。如引产前宫颈不成熟，于前一日晚阴道内置入 10mg 的控释阴道栓剂，以促宫颈成熟。足月引产首次剂量为 10mg，如 8～12 小时，无效可重复 10mg。通常 10～20mg 即有效。第 2 枚放置时间不超过 12 小时，一个疗程不超过 20mg。

【制剂与规格】　地诺前列酮阴道栓：（1）10mg，控释；（2）10mg，非控释。

卡前列甲酯 [药典（二）；国基；医保（乙）]

Carboprost Methylate

【适应证】　（1）CDE 适应证　①用于终止早期或中期妊娠。②扩张宫颈，用于早期人工流产和终止 12～14 周妊娠钳刮术前。③预防和治疗子宫收缩乏力所引起的产后出血。

（2）超说明书适应证　①用于防治产后、腹腔镜手术后尿潴留、腹部胀气。②宫腔检查、诊断性刮宫手术前软化宫颈。阴道、直肠用药或舌下含服均可。

【药理】　（1）药效学　对子宫平滑肌有直接引起收缩的作用。与抗孕激素药物米非司酮或丙酸睾酮合并使用，有协同抗早孕作用。

（2）药动学　吸收、代谢快，静脉和肌内给药，半衰期（$t_{1/2}$）约为 30 分钟，停药后血药浓度迅速下降。栓剂给

药直接到达作用部位，部分通过阴道黏膜吸收进入循环系统，血药浓度低，给药后约 6～9 小时主要由尿中排出。

【不良反应】　常见的胃肠反应为恶心、呕吐、腹泻，但较天然前列腺素轻。少数妊娠期妇女宫缩强，宫口扩张不良，可导致宫颈阴道部裂伤，胎儿由此排出。

【禁忌证】　（1）前置胎盘及宫外孕，急性盆腔感染，胃溃疡者禁用。

（2）糖尿病，高血压，严重心、肝、肾功能不全者慎用。

（3）有使用前列腺素禁忌的情况，如：哮喘及严重过敏体质、心血管疾病、青光眼患者禁用。

（4）本品不能用作足月妊娠引产。

【注意事项】　本品应在医师监护下使用。如发现不可耐受性呕吐、腹痛或阴道大出血，应立即停用。必须戴无菌手套将药品置入阴道，以免发生继发感染。

【药物相互作用】　尚不明确。

【给药说明】　单独用本品抗早孕，完全流产率较低，用药量较大，胃肠道不良反应较重。目前多与抗孕激素药物米非司酮或丙酸睾酮联合序贯用药，明显升高完全流产率，用药量减少，胃肠不良反应也减轻。但妊娠停经天数不能超过 49 天。

【用法与用量】　置于阴道后穹窿处

（1）中期引产　一次 1mg，2～3 小时重复 1mg，直至流产（平均用量约为 6mg）。

（2）抗早孕　①与米司非酮联合用药：第 1 日服米非司酮 200mg，第 3 日放置本品 1mg。或第 1 日服米非司酮 25～50mg，一日 2 次，连续服用 2～3 日，总量 150mg。第 3～4 日放置本品 1mg。②与丙酸睾酮联合用药：第 1 日肌内注射丙酸睾酮注射液 100mg，连续 3 日，总量 300mg。第 4 日放置本品 1mg，2～3 小时后重复 1mg，直至流产（平均用量约为 4mg）。

（3）产后出血于胎儿娩出后，立即戴无菌手套，将卡前列甲酯栓 1 枚（0.5～1mg）放入阴道，贴附于阴道前壁上 1/3 处，约 2 分钟。

【制剂与规格】　卡前列甲酯栓：（1）0.5mg；（2）1mg。

卡前列素氨丁三醇 [医保（乙）]

Carboprost Tromethamine

【特殊说明】　卡前列素氨丁三醇注射液与其他宫缩剂一样，必须严格遵循用法与用量，并由专业医务人员使用，且医院有能力提供及时的医疗监护和紧急手术设备。

本品不会直接影响胎儿胎盘单位，故使用本品分娩

的胎儿可能仍有暂时的生命迹象。若子宫中的胎儿已有生存能力,则不可使用本品。

本品不能被用作为堕胎剂。动物实验显示某些前列腺素具有致畸作用,尽管没有研究表明本品有此作用,但如用本品终止妊娠失败时,应以其他方法终止妊娠。

本品含有苯甲醇,据报道苯甲醇与早产儿致死性的"呼吸窘迫综合征"有关。

美国黑框警告

卡前列素需严格按照推荐剂量使用。

【适应证】 ①适用于妊娠期为 13～20 周的流产,此妊娠期从正常末次月经的第 1 天算起。②亦适用于下述与中期流产有关的情况:其他方法不能将胎儿排出;采用宫内方法时,由于胎膜早破导致药物流失,子宫收缩乏力;需要进行子宫内反复药物灌注的流产;胎儿尚无生存活力时出现意外的或自发性胎膜早破,但无力将胎儿排出。③本品适用于常规处理方法无效的子宫收缩乏力引起的产后出血现象。常规处理方法应包括静脉注射缩宫素、子宫按摩以及肌内注射无禁忌证使用的麦角类制剂。研究显示在这些病例中,本药的使用可满意地控制出血。但此效果是否与先前使用缩宫素的后继作用有关尚不明确。在大多数病例中,以此种方式给药可终止致命性的出血,且可避免进行紧急手术。

【药理】 (1)药效学 肌内注射卡前列素氨丁三醇可刺激妊娠子宫肌层收缩,类似足月妊娠末的分娩收缩,尚无法确定这些收缩是否由于卡前列素直接作用于子宫肌层而引起。尽管如此,大多数情况下,这些收缩均可使妊娠产物排出。产后妇女使用后,子宫肌肉收缩可在胎盘附着部位发挥止血作用。

(2)药动学 不同的研究人员从 10 例流产患者中采集末梢血液样本,用放射性免疫方法测定药物血浆浓度,患者每隔 2 小时肌内注射 250μg 的卡前列素。第 1 次注射后半小时达到血药峰浓度 2060pg/ml,于第 1 次注射后 2 小时(正好在第 2 次注射前)平均血药浓度降至 770pg/ml。第 2 次注射后半小时的平均血药峰浓度 (2663pg/ml),比第 1 次注射后半小时的稍高些,且在第 2 次注射后 2 小时平均浓度再次降至 1047pg/ml。连续注射前列腺素后,从 10 例患者中收集 5 例的血浆样本。每次前列腺素注射后药物的平均峰浓度都略微升高,但注射 2 小时后的浓度总是降至比前次峰浓度低。5 例足月自然分娩的妇女产后立即注射 250μg 的卡前列素氨丁三醇,治疗后 4 小时内数次收集末梢血样,并用放射性免疫方法测定卡前列素氨丁三醇的浓度。其中 2 例患者在 15 分钟时卡前列素氨丁三醇达到最高浓度(3009 和 2916pg/ml);2

例患者在 30 分钟时达到最高浓度(3097 和 2792pg/ml);1 例患者在 60 分钟时达到最高浓度(2718pg/ml)。

【不良反应】 本品不良反应一般为暂时性的,治疗结束后可恢复。最常见的不良反应多与本品对平滑肌的收缩作用有关。使用本品中约 2/3 患者出现呕吐和腹泻,1/3 有恶心,1/8 体温上升超过 1.1℃,1/14 出现面部潮红,子宫内膜炎、胎盘部分残留、子宫大出血的发生率为 2%。

胃肠道 呕吐、腹泻、恶心、呃逆、呕血、上腹痛、干呕。

皮肤 面部潮红或红热、皮疹

神经系统 头痛、感觉异常、嗜睡、眩晕、血管-迷走神经综合征、昏睡、神经质、睡眠障碍、窒息感、焦虑、轻微头痛。

心血管 高血压、心动过速、心悸、胸痛。

生殖系统 子宫内膜炎、宫内节育器引起的子宫内膜炎、子宫颈后壁穿孔、子宫穿孔、胎盘部分残留、子宫破裂。

内分泌/代谢 寒战或颤抖、乳房触痛、口干、味觉改变、过度口渴、喉干、喉部充塞感、虚弱、发汗、甲状腺危象、晕厥。

呼吸系统 咳嗽、哮喘、通气过度、呼吸窘迫、肺水肿、呼吸困难、胸部紧迫感、喘息、窒息感、上呼吸道感染、呼吸急促。

肌肉骨骼 背痛、肌肉痛、肌张力障碍、斜颈、小腿痉挛。

耳 耳鸣。

泌尿系统 尿路感染。

血液系统 败血症性休克。

鼻 鼻衄。

眼 眼痛、目眩、视觉模糊、眼睑抽搐。

其他 痛经样疼痛、注射部位疼痛。使用本品流产,可引起短暂的体温升高,其原因可能是下丘脑体温调节中枢受到影响所致。在推荐剂量下,约 1/8 的患者会出现体温升高超过 1.1℃。所有的患者在治疗结束后体温均可恢复正常。用于治疗产后出血,4%的患者报道有血压升高。高血压呈中等程度升高,其是否源于本品的直接作用或起因于纠正与妊娠有关的低血容量性休克,至今仍未定论。

【禁忌证】 (1)过敏体质或对本品过敏患者。

(2)急性盆腔炎患者。

(3)有活动性心肺肾肝疾病及肾上腺皮质功能不全患者。

(4) 带宫内节育器妊娠或怀疑宫外孕者。

(5) 严重哮喘患者。

(6) 青光眼患者。

(7) 胃肠功能紊乱患者。

(8) 癫痫患者。

(9) 高血压患者。

(10) 镰形细胞贫血患者。

【注意事项】 (1) 动物试验显示，在持续数周高剂量使用前列腺素 E 和 F 类物质可导致骨质增生。该作用亦可在长期使用 PGE₁ 后产下的新生儿身上出现。至今仍无证据显示，短期使用本品会引起类似的骨质增生现象。

(2) 哮喘、低血压、心血管病、贫血、黄疸、糖尿病应慎用本品。

(3) 与其他缩宫剂一样，本品应慎用于瘢痕子宫。

(4) 绒毛膜羊膜炎可能抑制子宫对本品的反应。

(5) 大约有 20%的患者在使用本品时可造成不完全流产，用药后 8～15 日必须复查，以确定是否完全流产，必要时配合 B 超检查及人绒毛膜促性腺激素(HCG)测定。

(6) 因可能发生白细胞增多，应检测白细胞计数。本品引起的发热，无子宫内感染征象的患者，应鼓励其多饮水。

(7) 尽管宫颈损伤的发生率极低，流产后仍需及时仔细检查宫颈的情况。

(8) 应区别流产后子宫内膜炎引起的体温升高与使用本品引起的体温升高。本品引起的发热通常发生在第一次注射后 1～16 小时内，恶露正常、无炎症和子宫触痛，停药后恢复，不需治疗。

【药物相互作用】 (1) 本品可能会加强其他宫缩药的活性，故不推荐与其他宫缩药合用。

(2) 本品与丙酸睾酮素或孕三烯酮等合用，可提高抗早孕成功率。

(3) 本品大剂量与棉酚合用有协同性抑制生精作用；而小剂量与棉酚合用可降低棉酚的抑精作用。

(4) 与非甾体类抗炎药合用有拮抗作用，一般不宜合用。

(5) 右旋糖酐可抑制本品引起的过敏反应。

【用法与用量】 (1) 流产：起始剂量为 250μg，用结核菌注射器做深部肌内注射。此后根据子宫反应，间隔 1.5 至 3.5 小时再次注射 250μg。开始时可使用选择性的测试剂量 100μg。多次间隔注射 250μg 剂量后子宫收缩力仍不足时，剂量可增至 500μg。使用本品总剂量不得超过 12mg，且不建议连续使用超过 2 天。

(2) 产后子宫出血：起始剂量为 250μg，做深部肌内

注射。73%的患者对单次注射即有反应。如果需要，个别患者间隔 15～90 分钟多次注射，也可得到良好的疗效。注射次数和间隔时间，应由专职医师根据病情决定。总剂量不得超过 2mg(8 次剂量)，或遵医嘱。

【制剂与规格】 卡前列素氨丁三醇注射液：1ml:250μg。

米索前列醇[国基；医保(甲)]
Misoprostol

【特殊说明】 妊娠妇女服用米索前列醇可引起流产、早产或出生缺陷。用于妊娠 8 周以上妇女引产或流产时，有子宫破裂的报告。米索前列醇不应在妊娠妇女用于降低非甾体类抗炎药(NSAID)所致溃疡风险，除非患者处于 NSAID 所致胃溃疡合并症的高风险状态或处于发生胃溃疡的高风险状态。必须告知用于流产或引产目的的患者，不要将药物给予他人。这些高风险患者在以下情况可以使用米索前列醇：

(1) 治疗前 2 周内血清妊娠试验阴性。

(2) 能够采取有效的避孕措施。

(3) 已经被口头和书面警告米索前列醇对妊娠的危害、可能避孕失败的风险以及将药物给予其他可能妊娠妇女误服的危险。

(4) 只能在下一个正常月经周期的第二天或第三天开始用米索前列醇。

【适应证】 (1) CDE 适应证 ①与抗孕激素药物米非司酮序贯应用，用于终止早期妊娠。②用于治疗十二指肠溃疡和胃溃疡，包括关节炎患者因为服用 NSAID 所引起的十二指肠溃疡和胃溃疡，保障其仍可继续使用 NSAID 治疗。③还可用于预防使用 NSAID 所引起的溃疡。

(2) 超说明书适应证 孕 28 周内胎死宫中、胎儿畸形且有子宫瘢痕的孕妇促宫颈成熟引产。

【药理】 (1) 药效学 终止早孕药。本品具有宫颈软化，增强子宫张力及宫内压作用。与米非司酮序贯合用可显著增高或诱发早孕子宫自发收缩的频率和幅度。本品具有前列腺素 E 的药理活性，对胃肠道平滑肌有轻度刺激作用，大剂量时抑制胃酸分泌。

(2) 药动学 本品口服吸收迅速，可于 1.5 小时吸收完全。其血浆活性代谢产物米索前列醇酸达峰值时间为 15 分钟，口服 200μg，平均峰浓度为 0.309μg/L，消除半衰期为 36～40 分钟。主要经尿排出。

【不良反应】 部分早孕妇女服药后有轻度恶心、呕吐、眩晕、乏力和下腹痛。极个别妇女可出现面部潮红、发热及手掌瘙痒，甚至过敏性休克。

【禁忌证】 (1)心、肝、肾疾病患者及肾上腺皮质功能不全者。

(2)有使用前列腺素类药物禁忌者,如青光眼、哮喘及过敏体质者。

(3)宫内节育器妊娠和怀疑宫外孕者。

【注意事项】 (1)本品用于终止早孕时,必须与米非司酮配伍,严禁单独使用。

(2)本品配伍米非司酮终止早孕时,必须有医生处方,并在医生监管下有急诊刮宫手术和输液、输血条件的单位使用。本品不得在药房自行出售。

(3)服药前必须向服药者详细告知治疗效果,及可能出现的副作用。服用本品时必须在医院观察4~6小时,治疗或随诊过程中,如出现大量出血或其他异常情况应及时就医。

(4)服药后,一般会较早出现少量阴道出血,部分妇女流产后出血时间较长。少数早孕妇女服用米非司酮后,即可自然流产,但仍然必须按照常规服完本药品。约80%的孕妇在使用本品后,6小时内排出绒毛胎囊。约10%孕妇在服药后一周内排出妊娠物。

(5)服药后8~15天应去原治疗单位复诊,以确定流产效果。必要时作B超检查或血HCG测定,如确认为流产不全或继续妊娠,应及时处理。

(6)使用本品终止早孕失败者,必须进行人工流产终止妊娠。

【药物相互作用】 服用本品1周内,避免服用阿司匹林和其他非甾体类抗炎药。

【用法与用量】 与抗孕激素药物米非司酮序贯应用,用于终止早期妊娠:服用米非司酮36~72小时后,顿服米索前列醇0.6mg。治疗十二指肠溃疡和胃溃疡,用法用量请参考"消化系统用药"。

【制剂与规格】 米索前列醇片:0.2mg。

米 非 司 酮 [药典(二);国基;医保(甲)]
Mifepristone

【适应证】 (1)CDE适应证 ①用于无保护性生活后或避孕措施失败(如避孕套破损、滑脱,体外排精失败,安全期计算失误等)后72小时以内,预防妊娠的临床补救措施。②米非司酮片与前列腺素药物序贯合并使用,可用于终止停经49天内的妊娠;可用于终止8~16周(50~112天)内的妊娠。

(2)超说明书适应证 库欣综合征(伴高血糖的不能耐受手术或手术失败者)。

【药理】 (1)药效学 本品为孕激素受体水平的拮抗

剂,具有终止早孕、抗着床、诱导月经和促进宫颈成熟的作用。抗早孕机制主要是通过与孕酮竞争受体,使孕酮维持蜕膜发育的作用受到抑制,胚囊从蜕膜剥离。米非司酮能明显增加妊娠子宫对前列腺素的敏感性。米非司酮和前列腺素类药物序贯用药,可提高完全流产率,与糖皮质激素受体亦有一定结合力。

(2)药动学 本品吸收迅速,半合成和全合成米非司酮血药浓度达峰值时间分别为1.5小时和50分钟,血药峰值分别为0.8μg/ml和2.34μg/ml,但有明显个体差异。本品体内消除缓慢,消除半衰期约20~34小时。非妊娠期妇女一般达峰时间较快,血药浓度较高,消除半衰期较长。在人的生物利用度为40%。人血清中α1-酸性糖蛋白与米非司酮有高度亲和力,结合达到饱和状态后,其剩余部分和人血白蛋白结合,导致药物动力学发生相应变化。

【不良反应】 部分妊娠期妇女有恶心、呕吐、眩晕、乏力和下腹痛。个别妇女可出现一过性肝功能异常。偶可有皮疹。

【禁忌证】 (1)有心、肝、肾疾病及肾上腺皮质功能不全者禁用。

(2)因本品必须与前列腺素序贯用药,故有前列腺素类药物禁忌证,如青光眼、哮喘、过敏体质时不宜使用。

(3)异位妊娠。

【注意事项】 (1)米非司酮有强效抗早孕作用,并可导致妊娠终止。开始此药治疗前,或者有生育能力的妇女中断治疗超过14天后必须排除妊娠。除非患者已进行手术避孕,否则药物治疗期间以及停止治疗1个月后应使用可行的非激素药物进行避孕。

(2)使用米非司酮流产后极少出现严重的、有时致命的感染和出血。①感染的非典型表现:严重细菌感染和败血症的患者可表现为非发热的菌血症,盆腔检查也可无显著发现。②出血:大出血时间延长可能是不全流产或其他并发症的一个征象,且可能需要立即进行药物或手术干预。③开具米非司酮前,应告知患者这些严重风险,确保患者如果出现这些并发症的症状时知道如何处理。

(3)早孕有严重反应,恶心、呕吐频繁者不宜用本品,以免加重反应。

(4)服药后,一般会出现少量阴道流血。少数妇女在用前列腺素药物前发生流产;约80%妊娠期妇女在使用前列腺素类药物后6小时内排出绒毛胎囊;约10%妊娠期妇女在服药后1周内排出胎囊。流产后一般出血时间较长,约2周左右。出血量多时,需及时就诊。

(5)服药后8~15天应就诊,确定流产效果,必要时可超声检查或测定血绒毛膜促性腺激素(HCG)。如确诊为流产失败或不全流产,应作负压吸宫术终止妊娠或清理宫腔。如患者出现发热、腹痛、血常规异常,则需排除感染。

【给药说明】 空腹或进食后 2 小时服药,服药后禁食 1~2 小时。

【用法与用量】 (1)停经≤49 天的健康早孕妇女,空腹或进食 2 小时后,口服 25~50mg 米非司酮片,一日 2 次,连服 2~3 天,总量 150mg,每次服药后禁食 2 小时,第 3~4 天清晨口服米索前列醇 600μg 或于阴道后穹窿放置卡前列甲酯栓 1 枚(1mg)。卧床休息 1~2 小时,门诊观察 6 小时。注意用药后出血情况,有无妊娠产物排出和副作用。

(2)在无保护性性生活或避孕措施失败后 72 小时以内,服药越早,预防妊娠效果越好。

【制剂与规格】 米非司酮片:(1)10mg;(2)25mg;(3)200mg。

米非司酮胶囊:(1)5mg;(2)12.5mg;(3)25mg。

米非司酮软胶囊:5mg。

乳酸依沙吖啶 [药典(二);国基;医保(甲)]
Ethacridine Lactate

【适应证】 中期妊娠引产药,用于终止 12~26 周妊娠。

【药理】 (1)药效学 本品经羊膜腔内给药和宫腔内给药。药物可引起子宫内蜕膜组织坏死而产生内源性前列腺素,引起子宫收缩。依沙吖啶直接对子宫肌肉也有兴奋作用。

(2)药动学 尚不明确

【不良反应】 (1)中毒时表现为少尿、无尿及黄疸、肝肾功能严重损害。

(2)约有 3%~4%妊娠期妇女发热达 38℃以上。

(3)本品引产容易发生胎盘滞留或部分胎盘胎膜残留而引起大量出血。

(4)软产道损伤发生率为 0.5%~3%,常见为宫颈撕裂或宫颈管前壁或后壁穿孔。

(5)极个别妊娠期妇女有过敏反应。

【禁忌证】 有肝肾功能不全者严禁使用本品。对本品过敏者禁用。

【注意事项】 (1)羊膜腔内给药:不良反应轻,但必须在妊娠 16 周以后,经腹壁能注入羊膜腔内者才能使用此种给药途径。

(2)妊娠小于 16 周,常用宫腔内注药,将导管经阴道放入宫腔内羊膜腔外,经导管将药物注入,这种途径不良反应较大,感染发生率也较高,故现已少用。

(3)本品的安全剂量为 50~100mg,极量 120mg,中毒剂量为 500mg,一般用量为 100mg 以内,故目前将药分装为 100mg 一安瓿,以免过量。

(4)用本品引产同时,慎用其他引产药(如催产素静脉滴注),以免导致软产道损伤。

(5)如出现体温 39℃以上,白细胞计数超过 20×10^9/L 时,应给予抗生素。

(6)粉针剂临用前,以注射用水 10ml 溶解,不可用氯化钠注射液。

【药物相互作用】 尚无本品与其他药物相互作用的信息。

【用法与用量】 (1)羊膜腔内给药 排空膀胱后,妊娠期妇女取仰卧位,选择宫体最突出部位,羊水波动明显处为穿刺点,用纱布持 7 号腰穿针垂直刺入腹壁,进入羊膜腔时有落空感,再继续进针 0.5~1cm 后拔出针芯,有羊水涌出后,将装有本品 100mg 溶液的注射器接在穿刺针上,再回抽羊水证实无误后将药液缓缓注入,拔针前须回抽羊水。拔针前将针芯插入针内,快速拔针后,敷盖消毒纱布,轻压针眼。

(2)宫腔内羊膜腔外注药 妊娠期妇女排空膀胱后取膀胱截石位,常规外阴、阴道、宫颈消毒后,用宫颈钳夹住宫颈前唇,将橡皮导管沿宫颈向宫腔送入,将已配制的本品溶液(内含 100mg 药物)100ml 注入导管。导管下端双折用线扎紧,卷折在阴道内,塞纱布一块以固定,术后 24 小时取出纱布和导管。

【制剂与规格】 注射用乳酸依沙吖啶:100mg。

硫酸普拉睾酮钠 [药典(二)]
Sodium Prasterone Sulfate

【特殊说明】 使用本品可能引起胎儿心动过缓或胎儿宫内窘迫,且已有胎儿死亡病例报告。在使用该药品期间应对孕妇和胎儿进行密切观察,如有任何异常情况,应采取适当的措施应对。

【适应证】 妊娠足月引产前使宫颈成熟。

【药理】 (1)药效学 本品为脱氢表雄酮,在体内代谢成雌二醇,该激素可促进宫颈组织成纤维细胞增生和平滑肌细胞增大,在脱氢表雄酮和雌二醇共同作用下,使颈管组织血管通透性增加,水分增多,同时细胞基质酸性黏多糖增加。激素又增强组织胶原蛋白酶活性,促使胶原纤维分解,使纤维间隙扩大,以及组织纤维断裂,最终导致宫颈管组织软化,伸展性增强,宫口松弛。

（2）药动学　药物经静脉注射进入体内，经肝脏分解成脱氢表雄酮，再经 $\Delta^{5,4}$ 异构酶作用后转化为雄烯二酮，然后再经卵巢内芳香化酶作用转化成雌酮及雌二醇。雌激素和雄激素在血中 95% 与性激素结合球蛋白（SHBG）特异结合。游离部分才具生物活性，与靶细胞特异受体结合后形成"活化"复合体，产生生物效应。

【不良反应】　偶见恶心，眩晕，行走乏力，胸闷或注射部位血管痛等轻度一过性反应。使用本品可引起眩晕、耳鸣、恶心、呕吐、口干、皮疹、手肿、手指麻木、行走乏力、注射部位血管痛、阴道分泌物多等，偶见过敏性休克、畏寒等。使用本品还可能引起胎儿心动过缓或胎儿窘迫，且已有死亡病例的报告。

【禁忌证】　动物实验中发现有胎仔致死作用，故妊娠初期禁用。

【注意事项】　（1）本品必须在医生指导下使用。

（2）本品常温下较难溶解，可于 30～40℃温水中，不断振摇，充分溶解后方可注射。

（3）本品溶解后应立即使用。

（4）缓慢静脉注射，注射时间不少于 1 分钟。

（5）心功能不全、肝肾功能损害者慎用。

（6）在使用该药物期间应对孕妇和胎儿进行密切观察，如有任何异常情况，应采取适当的措施应对。

【给药说明】　（1）宜在应用缩宫素、麦角新碱、前列腺素 E 等子宫兴奋剂之前使用。

（2）不能用 0.9%氯化钠注射液或 5%葡萄糖氯化钠注射液溶解（可混浊）。本品低于 20℃时难以溶解，可加温至 30～40℃，并充分振荡。溶液不稳定，应临用时配制，且于溶解后尽快使用。

【用法与用量】　0.2g 溶于 20ml 5%葡萄糖注射液，静脉注射，每日 1 次，连用 3 日，或遵医嘱。

【制剂与规格】　注射用硫酸普拉睾酮钠：100mg。

垂体后叶注射液 [药典（二）]
Posterior Pituitary Injection

【成分】　系由猪、牛、羊等动物的脑神经垂体中提取的水溶性成分，内含催产素及加压素。

【适应证】　用于产后出血、产后子宫复原不全、促进宫缩引产（由于有升高血压作用，现产科已少用）；肺、支气管出血（如咯血）消化道出血（呕血、便血）；对于腹腔手术后肠道麻痹等亦有效；对尿崩症有减少排尿量的作用。

【药理】　（1）药效学　本品含有催产素，小剂量可增强子宫的节律性收缩，大剂量能引起强直性收缩，使子宫肌层内血管受压迫而起止血作用。所含加压素有抗利尿和升压作用。由于有升高血压作用，现产科已少用。加压素能直接收缩小动脉及毛细血管（尤其对内脏血管），可降低门静脉压和肺循环压力、有利于血管破裂处血栓形成而止血，还能使肾小管和集合管对水分的重吸收增加。

（2）药动学　肌内注射吸收良好，3～5 分钟开始生效，维持时间为 20～30 分钟；静脉注射或静脉滴注起效更快，但维持时间很短。本品不与血浆蛋白结合，大部分经肝和肾代谢，少量以结合形式从尿排出。$t_{1/2}$ 约 1～15 分钟。

【不良反应】　（1）消化系统　腹痛、腹泻、恶心、呕吐、腹胀、腹部不适、呃逆等。

（2）心血管系统　血压升高、心悸、心律失常、心绞痛、心动过缓、血压下降，心动过速等。

（3）精神神经系统　头晕、头痛、烦躁、抽搐、麻木、食欲异常、意识障碍、精神异常、精神障碍等。

（4）代谢和营养障碍　主要表现为低钠血症，也有血钾、血氯、血钙、血镁降低等电解质异常的报道。低钠血症如纠正过快可出现渗透性脱髓鞘溶解综合征。

（5）呼吸系统　胸闷、呼吸困难、呼吸急促等。

（6）全身性反应　面色苍白、乏力、发热、寒战、全身不适、严重过敏样反应、过敏性休克等。

（7）皮肤及附件　多汗、皮肤潮红、红肿、皮疹、瘙痒、局部皮肤坏死、血管性水肿等。

（8）其他　静脉炎、注射部位红肿、注射部位疼痛、尿量减少、停药后多尿、血尿。有肾功能异常的个例报告。

【禁忌证】　（1）对本品及所含成分过敏者禁用。

（2）本品对患有心肌炎、血管硬化等患者禁用。

（3）禁用于剖宫产史患者。催产时禁用于骨盆狭窄、双胎、羊水过多、子宫膨胀过度、产道梗阻、产前出血（前置胎盘、胎盘早剥）的患者。禁用于子宫口未开的晚期妊娠的引产和催产。

（4）中、重度肾功能不全者禁用。

【注意事项】　（1）医务人员应密切关注患者用药后生命体征，如出现心悸、胸闷、过敏性休克等，应立即停药。

（2）用药后注意电解质监测，尤其注意低钠血症的发生。在纠正低钠血症时补钠速度不宜过快，以避免出现渗透性脱髓鞘综合征。

（3）静脉给药时，避免药液外渗导致皮肤坏死的发生。

（4）高血压、冠状动脉病、脑血管疾病患者。

（5）老年患者慎用，如需使用，应严格掌握适应证，加强监测。一旦出现不良反应要立即停药，积极抢救。

【药物相互作用】（1）环丙烷等碳氢化合物吸入全麻时，使用缩宫素可导致产妇出现低血压、窦性心动过缓或（和）房室节律失常。恩氟烷浓度>1.5%，氟烷浓度>1.0%吸入全麻时，子宫对缩宫素的效应减弱。恩氟烷浓度>3.0%可消除反应，并可导致子宫出血。

（2）其他宫缩药与缩宫素同时用，可使子宫张力过高，产生子宫破裂或（和）宫颈撕裂。

【用法与用量】　肌内、皮下注射或稀释后静脉滴注。

（1）产后出血　静脉滴注，将本品 3～6 单位加入氯化钠注射液或5%葡萄糖注射液250ml内稀释后缓慢静滴，每分钟 0.02～0.04 单位。胎儿和胎盘娩出后方可肌内注射

3～6 单位。

（2）肺出血　可静脉注射或静脉滴注，静脉滴注：将本品 6～12 单位加入氯化钠注射液或 5%葡萄糖注射液 500ml 内稀释后缓慢静滴；静脉注射：将本品 6～10 单位加入氯化钠注射液或 5%葡萄糖注射液 20ml 内稀释后缓慢静注。极量为每次 20 单位。

（3）消化道出血　本品对食管静脉曲张出血及结肠憩室出血有效，对胃或小肠黏膜损伤出血效果较差。可用本品静脉滴注，其用量和溶媒同肺出血，每分钟 0.1～0.5 单位。

【制剂与规格】　垂体后叶注射液：（1）1ml:6 单位；（2）0.5ml:3 单位；（3）2ml:6 单位；（4）2ml:3 单位。

第二节　子宫松弛药

这是一类能选择性地抑制子宫平滑肌收缩的药物，临床常用于抑制宫缩，延长孕周。对于早产临产者，宫缩抑制剂能延迟分娩，以期完成促胎肺成熟治疗，并为将孕妇转诊到有早产儿救治条件的医疗机构赢得时间。目前临床常用的宫缩抑制剂有：β受体激动剂、钙通道阻滞剂、前列腺素合成酶抑制剂和缩宫素受体拮抗剂。

利托君^[医保(乙)]
Ritodrine

【适应证】　治疗先兆早产。预防妊娠 20 周以后的早产。

【药理】（1）药效学　本品为 β₂ 肾上腺素受体激动剂，可激动子宫平滑肌中的 β₂ 受体，抑制子宫平滑肌的收缩频率和强度，减少子宫的活动，而延长妊娠期。同时由于本品可使腺苷酸环化酶的活性增强（cAMP 增多）而产生保胎作用。临床用于延长孕期，防止早产。临床上静脉滴注 0.05～0.30mg/min 盐酸利托君，可降低子宫收缩的强度和频率。此作用可被肾上腺素β受体拮抗药所对抗。

（2）药动学　单次口服本品 10mg，t_{max} 为 30～60 分钟，C_{max} 为 5～15ng/ml，生物利用度约为 30%。口服后分两期消退，分布半衰期为 1.3 小时，消除半衰期为 12 小时。静脉滴注盐酸利托君 0.15mg/min，t_{max} 为 1 小时，C_{max} 为 32～52ng/ml，分布半衰期为 6～9 分钟，消除半衰期为 1.7～2.6 小时。无论何种途径给药，90%的盐酸利托君在 24 小时内由尿液排出。药物能透过胎盘到达胎儿血液循环。

【不良反应】（1）本品对 β₂ 受体的激动作用选择性不强，用药者出现母亲和胎儿心率增快（分别平均为 130 次/分和 164 次/分），母亲血压升高。滴注速率宜控制，

避免母亲心率超过 140 次/分，减少剂量或停止输注心率很快恢复正常。

（2）用本品可出现：①心悸、心动过速、胸闷胸痛、面红、发汗及心律失常等反应，严重者应中断治疗。②震颤、恶心、呕吐、头痛、神经过敏、心烦意乱、焦虑不适及红斑、皮疹等。③有升高血糖和降低血钾的作用。④罕见的严重不良反应：肺水肿、肺水肿合并心功能不全、白细胞减少、粒细胞缺乏、横纹肌溶解症、过敏性休克、呼吸困难、溶血性黄疸、肝功能损害等。

【禁忌证】（1）小于 20 周妊娠。
（2）产前出血需立即结束妊娠。
（3）子痫或严重先兆子痫。
（4）死胎。
（5）妊娠期妇女有心脏病、肺性高血压。
（6）妊娠期甲状腺功能亢进。
（7）未控制的糖尿病、未控制的高血压。
（8）心律不齐伴有心动过速或洋地黄中毒。
（9）其他：绒毛膜羊膜炎、嗜铬细胞瘤、支气管哮喘。

【注意事项】（1）早产（宫颈开大超过 4cm 或宫颈消失超过 80%）：有效性和安全性尚未确定。

（2）与糖皮质激素联用时应谨慎用药，观察肺水肿的症状和体征，如孕妇心动过速持续大于 140 次/分，为肺水肿先兆，应停止用药。一旦发生肺水肿，应积极常规处理。

（3）必须在有抢救条件的医院住院。应在熟悉本药可能发生的不良反应和正确处理的医生密切观察下使用。

（4）严格观察水分出入量，避免摄入液体过多。

（5）如胎膜早破，要在推迟分娩和可能发生绒毛膜羊膜炎之间权衡利弊后再用药。

（6）用药过程中应严密监测宫缩情况、母亲心率、血压和胎儿心率。

【药物相互作用】 （1）同时使用皮质激素易发生肺水肿。

（2）与以下药物同时使用容易发生心脏问题，特别是心律不齐和高血压，如硫酸镁、二氮嗪、哌替啶、强效的全身麻醉药、阿托品等抗交感神经药物。

【给药说明】 （1）如药液变色、出现沉淀或颗粒则不能用于静脉注射。

（2）一旦诊断确定并除外禁忌证后应立即用药。

（3）药物制备后应立即使用，不得超过48小时。

（4）给药期间应保持左侧卧位以减少高血压的危险。

（5）为准确调节静脉滴注速度（按每分钟滴数计算），需用可控的点滴装置。其静脉滴注微型药室（可达60滴/分）可提供方便的用药量计算。

（6）药物稀释液应尽量避免用含氯化钠的液体，减少发生肺水肿危险。

（7）如用药过程中需静脉给其他药，可从"三通"装置给药，不能影响利托君的滴注速度。

【用法与用量】 诊断为早产并适用本品，最初用静脉滴注随后口服维持治疗，密切监测子宫收缩和副作用，以确定最佳用量。

（1）静脉滴注：根据孕妇情况，滴注时要经常监测妊娠子宫收缩频率、心率、血压和胎儿的心率。取本品2支共100mg用静滴溶液500ml稀释为100mg/500ml的溶液，静滴时应保持左侧卧位姿势，以减少低血压危险。密切观察滴注速度，使用可控制的输注装置或调整分钟滴数。开始时应控制滴速使剂量为0.05mg/min（5滴/分，每毫升20滴），每10分钟增加0.05mg/min（增加5滴/分），直至达到预期效果，通常保持在0.15～0.35mg/min（15～35滴/分），待宫缩停止，继续输注至少12～18小时。输注液应用5%葡萄糖溶液，对糖尿病患者可用0.9%氯化钠注射液稀释液。配制输注液变色、有沉淀物、颗粒物或配制超过48小时，不得使用。

（2）静脉滴注结束前30分钟开始口服治疗，最初24小时口服剂量为每2小时1片（10mg），此后每4～6小时1～2片（10～20mg），每日总量不超过12片（120mg）。每天常用维持剂量在80～120mg（8～12片）之间，平均分次给药。只要医生认为有必要延长妊娠时间，可继续口服用药。或遵医嘱。

【制剂与规格】 盐酸利托君注射液：（1）5ml:50mg；（2）10ml:150mg。

盐酸利托君片：10mg。

硫 酸 镁 [药典(二)；国基；医保(甲)]
Magnesium Sulfate

【特殊说明】 药物过量，急性镁中毒时可引起呼吸抑制，可很快达到致死的呼吸麻痹，此时应即刻停药，进行人工呼吸，并缓慢注射钙剂解救。

【适应证】 硫酸镁注射液可作为抗惊厥药，常用于妊娠期高血压疾病，降低血压，治疗先兆子痫和子痫，也可用于治疗早产。

【药理】 （1）药效学 镁离子可抑制中枢神经的活动，抑制运动神经-肌肉接头乙酰胆碱的释放，阻断神经-肌肉连接处的传导，降低或解除肌肉收缩作用，同时对血管平滑肌有舒张作用，使痉挛的外周血管扩张，降低血压，因而对子痫有预防和治疗作用。对子宫平滑肌收缩也有抑制作用，可用于治疗早产。

（2）药动学 肌内注射后20分钟起效；静脉注射几乎立即起效，作用时间持续30分钟。治疗先兆子痫和子痫的有效血镁浓度为2～3.5mmol/L；治疗早产的有效血镁浓度为2.1～2.9mmol/L，个体差异比较大。肌内注射和静脉注射，药物均由肾脏排出。排出的速度与血镁浓度和肾小球滤过率相关。

【不良反应】 （1）静脉注射硫酸镁常引起潮热、出汗、口干等症状。快速静脉注射时可引起恶心、呕吐、心慌、头晕，个别出现眼球震颤，减慢注射速度症状可消失。

（2）肾功能不全、用药剂量大，可发生血镁积聚。血镁浓度达5mmol/L时，可出现肌肉兴奋性受抑制，感觉反应迟钝，膝腱反射消失，呼吸开始受抑制。血镁浓度达6mmol/L时，可发生呼吸停止和心律失常，心脏传导阻滞，浓度再升高，可使心跳停止。

（3）连续使用硫酸镁可引起便秘。部分患者可出现麻痹性肠梗阻，停药后好转。

（4）极少数血钙降低，出现低钙血症。

（5）镁离子可自由透过胎盘，造成新生儿高镁血症，表现为肌张力低，吸吮力差，不活跃，哭声不响亮等，少数有呼吸抑制现象。

（6）少数妊娠期妇女出现肺水肿。

【禁忌证】 （1）哺乳期妇女。

（2）伴有心肌损害或心脏传导阻滞者。

【注意事项】 （1）应用硫酸镁注射液前须查肾功能。肾功能不全应慎用，用药量应减少。

（2）老年患者尤其年龄在60岁以上者慎用本品。

（3）每次用药前和用药过程中，定时做膝腱反射检查，测定呼吸次数，观察排尿量，抽血查血镁浓度。如出现膝腱反射明显减弱或消失，或呼吸次数每分钟少于14～16次，每小时尿量少于25～30ml，或24小时少于600ml，应及时停药。

(4)用药过程中突然出现胸闷、胸痛、呼吸急促，应及时听诊，必要时胸部X线摄片，以便及早发现肺水肿。

(5)如出现急性镁中毒现象，可用钙剂静脉注射解救。常用的为10%葡萄糖酸钙注射液10ml缓慢注射。

(6)保胎治疗时，不宜与肾上腺素β受体激动药，如利托君同时使用，否则容易引起心血管的不良反应。

【药物相互作用】 与硫酸镁配伍禁忌的药物有硫酸多黏菌素B、硫酸链霉素、葡萄糖酸钙、盐酸多巴酚丁胺、盐酸普鲁卡因、四环素、青霉素和萘夫西林(乙氧萘青霉素)。

【用法与用量】 (1)治疗中、重度子痫前期和子痫首次剂量为2.5～4g，用25%葡萄糖注射液20ml稀释后5分钟内缓慢静脉注射。以后根据膝腱反射、呼吸次数和尿量监测，每小时1～2g静脉滴注维持。24小时总量为30g。

(2)治疗早产与妊娠期高血压疾病用药剂量和方法相似。首次负荷量为4g，用25%葡萄糖注射液20ml稀释后5分钟内缓慢静脉注射，以用25%硫酸镁注射液60ml，加入5%葡萄糖注射液1000ml中静脉滴注，速度为每小时2g，直到宫缩停止后2小时。以后口服β肾上腺受体激动药维持。

【制剂与规格】 硫酸镁注射液：(1)10ml:1g；(2)10ml:2.5g；(3)20ml:2g。

阿 托 西 班 [医保(乙)]
Atosiban

【特殊说明】 在不能排除有胎膜早破的妇女中，使用阿托西班时，应权衡推迟分娩与绒毛膜炎潜在风险之间的利弊关系。对宫内生长迟缓的病例，继续和重新开始给予阿托西班治疗要取决于对胎儿成熟度的评估。

在给予阿托西班治疗期间应监测子宫收缩和胎儿心率。

作为缩宫素的拮抗剂，阿托西班理论上可以促进子宫的松弛，因此可能出现产后子宫收缩不良并引起产后出血，所以应该监测产后失血量。

【适应证】 阿托西班适用于有下列情况的妊娠妇女，以推迟即将来临的早产：①每次至少30秒的规律子宫收缩，每30分钟内≥4次。②宫颈扩张1～3cm(未经产妇0～3cm)和子宫软化度/变薄≥50%。③年龄≥18岁。④妊娠24至33足周。⑤胎心率正常。

【药理】 (1)药效学 阿托西班是一种合成的肽类物质，可在受体水平对人催产素产生竞争性抑制作用。大鼠和豚鼠的动物实验结果显示本品与催产素受体结合后可降低子宫的收缩频率和张力，抑制子宫收缩。本品也与加压素受体结合抑制加压素的作用。动物实验中未见本品对心血管有影响。在人早产时，使用推荐剂量的阿托西班可抑制子宫收缩，使子宫安静。给予本品后子宫很快发生松弛，10分钟内子宫收缩显著降低，并维持子宫安静状态(≤4次收缩/小时，达12小时)。

(2)药动学 药代动力学资料来自国外临床研究数据。

健康非妊娠妇女静脉滴注阿托西班(10～300μg/min，持续12小时以上)，稳态血浆浓度与剂量成比例升高。早产妇女静脉滴注阿托西班后(300μg/min，6～12小时)1小时内达到稳态血浆浓度[平均(442±73)ng/ml，范围298～533ng/ml]。妊娠妇女阿托西班血浆蛋白结合率为46%～48%。阿托西班可以通过胎盘。健康足月孕妇以300μg/min静脉滴注后，胎儿与母体中的阿托西班浓度比率是0.12。尚不清楚母体和胎儿体内的游离阿托西班是否有本质上的区别。阿托西班不能进入红细胞。阿托西班分布容积与剂量无关，分布容积的平均值是(18.3±6.8)L。

静脉滴注结束后，阿托西班血浆浓度迅速下降，清除率的平均值为(41.8±8.2)L/h。阿托西班起始半衰期(t_α)(0.21±0.01)小时，终止半衰期(t_β)(1.7±0.3)小时。阿托西班清除率和半衰期与剂量无关。

在人血浆和尿中可鉴定出两种代谢物。体外试验中，主要代谢物M1在抑制由催产素诱导的子宫收缩方面的效力大约是阿托西班的十分之一。代谢物M1可从乳汁分泌。静脉滴注阿托西班的第2小时和结束时，主要代谢物M1(des-(Orn^8，Gly-NH2^9)-[Mpa^1，D-Tyr(Et)^2，Thr^4]-oxytocin)与阿托西班的血浆浓度比率分别是1.4和2.8。尚不清楚M1是否在组织中蓄积。阿托西班尿中含量很少，其浓度比M1低50倍。尚不清楚粪中阿托西班含量。

对有肝脏或肾脏功能不全的病人在使用阿托西班治疗方面还没有经验。

【不良反应】 母体的不良反应一般都较轻。临床试验中有48%患者出现不良反应。母体不良反应如下：

很常见(>10%) 恶心。

常见(1%～10%)

(1)中枢和周围神经系统：头痛，头晕。

(2)胃肠系统：呕吐。

(3) 全身性：潮热。

(4) 心血管：心动过速，低血压。

(5) 局部：注射部位反应。

(6) 代谢和营养：高血糖。

不常见 (0.1%～1%)

(1) 全身性：发热。

(2) 精神方面：失眠症。

(3) 皮肤及其附件：瘙痒，皮疹。

罕见 (<0.1%)

(1) 有子宫出血和子宫张力缺乏的意外病例报道。临床试验中的发生率不高于对照组。

(2) 有一例认为可能与阿托西班相关的过敏反应的报道。

(3) 对于新生儿，临床试验未显示阿托西班有任何特殊的不良反应。婴儿期的不良事件在正常变异范围内，不良事件发生率与安慰剂和 β 受体激动剂的相似。

(4) 上市后已有呼吸系统不良反应发生的报道，如呼吸困难和肺水肿，特别是与其他宫缩抑制剂(如钙离子拮抗剂和 β 肾上腺素能受体激动剂)伴用相关，和(或)于多胎妊娠时使用相关。

【禁忌证】 (1) 孕龄小于 24 周或大于 33 足周。

(2) >30 孕周的胎膜早破。

(3) 胎儿宫内生长迟缓和胎心异常。

(4) 产前子宫出血需要立即分娩。

(5) 子痫和严重的先兆子痫需要立即分娩。

(6) 胎死宫内。

(7) 怀疑宫内感染。

(8) 前置胎盘。

(9) 胎盘早期剥离。

(10) 任何继续妊娠对母亲或胎儿有害的情况。

(11) 已知对活性物质或任何其他赋型剂过敏。

【注意事项】 (1) 尚无肝肾功能不全的患者使用阿托西班的经验。

(2) 尚缺乏胎盘位置异常患者使用阿托西班的经验。

(3) 多胎妊娠或孕龄在 24～27 周使用阿托西班的临床经验有限，阿托西班对于这类患者的益处尚不能肯定。

(4) 可以重复使用阿托西班，但是多次重复应用阿托西班(达 3 次)的临床经验有限。

(5) 在给予阿托西班治疗期间应监测子宫收缩和胎儿心率。

(6) 多胎妊娠和宫缩抑制剂(如钙通道阻滞剂和 β 肾上腺素能受体激动剂)与肺水肿发生风险的增加相关。因此，阿托西班应慎用于多胎妊娠和(或)与其他宫缩抑制剂一起使用。

【药物相互作用】 (1) 体外研究表明，阿托西班不是细胞色素 P450 系统的底物，也不抑制药物代谢的细胞色素 P450 酶，因此阿托西班不参与由细胞色素 P450 介导的药物相互作用。

(2) 临床研究表明，在健康女性中，阿托西班与倍他米松间无药物相互作用。阿托西班与拉贝洛尔同时给药时，拉贝洛尔的血药峰浓度降低 36%，达峰时间延长 45 分钟，但拉贝洛尔的生物利用度没有改变，拉贝洛尔不影响阿托西班的药代动力学。

(3) 尚无阿托西班与抗生素类、麦角生物碱类以及除拉贝洛尔外的抗高血压类药物的相互作用的研究。

【给药说明】 (1) 使用和操作规程　给药前需要查看小瓶内是否有颗粒物质和变色。

(2) 首次静脉注射的准备　从标有 0.9ml 的 7.5mg/ml 醋酸阿托西班小瓶中抽取 0.9ml 液体用于注射，在产科病房内在医生的严格监测下将一次剂量经静脉缓慢地注入(多于 1 分钟)。用于注射用的 7.5mg/ml 醋酸阿托西班应该立即使用。

(3) 由于缺乏配伍禁忌研究资料，本品不应与其他药物混合使用。

【用法与用量】 阿托西班必须由有治疗早产经验的医生使用。

静脉给予阿托西班有三个连续的步骤：用 7.5mg/ml 的醋酸阿托西班注射液(0.9 毫升/瓶)首次单剂量推注 6.75mg，随即输注连续 3 小时的高剂量已稀释醋酸阿托西班注射液(5 毫升/瓶，300 μg/min)，随后再低剂量给予已稀释醋酸阿托西班注射液(5 毫升/瓶，100 μg/min)持续 45 小时。治疗时间不应超过 48 小时。在一个完整的阿托西班治疗疗程中，给予阿托西班总剂量最好不要超过 330mg。

一旦确诊为早产后，应尽早开始首次单剂量静脉推注的治疗，单剂量推注完成后，即进行静脉滴注治疗。如果在阿托西班治疗过程中，还有持续的子宫收缩，则应该考虑其他治疗。

对有肾功和肝功不全的患者，还没有关于进行剂量调整的资料。

重复治疗：

若需要用阿托西班重复治疗，也应该开始用 7.5mg/ml 的醋酸阿托西班注射液(0.9 毫升/瓶)单剂量推注，随后再用 7.5mg/ml 的醋酸阿托西班注射液(5 毫升/瓶)进行静脉滴注。

【制剂与规格】 醋酸阿托西班注射液：(1) 0.9ml：6.75mg；(2) 0.9ml：7.5mg/ml；(3) 5ml：7.5mg/ml；(4) 5ml：37.5mg。

第三节　产科特殊用药

除常见的产科专科用药以外，还有一些全科药物在产科专业发挥了特殊的临床用途。比如，地塞米松已在产科领域成为促进胎肺成熟的经典用药。因此全面了解这些特殊用药的药理药效，将有利于产科的临床工作。

氨 甲 环 酸 [药典(二)；国基；医保(甲)；医保(乙)]
Tranexamic Acid

【适应证】　本品主要用于急性或慢性、局限性或全身性原发性纤维蛋白溶解亢进所致的出血。弥散性血管内凝血所致的继发性高纤溶状态，在未肝素化前，慎用本品。本品尚适用于：①人工流产、胎盘早剥、死胎和羊水栓塞引起的纤溶性出血。②病理性宫腔内局部纤溶性增高的月经过多。

【用法与用量】　静脉注射或静脉滴注：一般成人 0.25～0.5g，必要时可每日 1～2g，分 1～2 次给药。根据年龄和症状可适当增减剂量或遵医嘱。

为防止手术前后出血，可参考上述剂量。治疗原发性纤维蛋白溶解所致出血，剂量可酌情加大。

其余内容参阅血液系统用药章节。

【制剂与规格】　注射用氨甲环酸：每瓶(1)0.4g；(2)1.0g。

氨甲环酸注射液：(1)2ml:0.1g；(2)5ml:0.25g；(3)5ml:0.5g；(4)10ml:1g。

蔗 糖 铁 [医保(乙)]
Iron Sucrose

【适应证】　本品适用于口服铁剂效果不好而需要静脉铁剂治疗的缺铁性贫血患者，如口服铁剂不能耐受的患者或口服铁剂吸收不好的患者。

【用法与用量】　(1)本品只能与 0.9%氯化钠注射液混合使用。以静脉滴注或缓慢注射的方式静脉给药，或直接注射到透析器的静脉端。本品不适合肌内注射，或按照患者需要铁的总量，一次全剂量给药。在新患者第一次治疗前，应按照推荐的方法先给予一个小剂量进行测试。

(2)本品必须根据患者的血红蛋白水平和体重计算给药量。如果总需要量超过了最大单次给药剂量 500mg 铁，则应分次给药。

其余内容参阅血液系统用药章节。

【制剂与规格】　蔗糖铁注射液：(1)5ml:100mg(铁)；(2)10ml:200mg(铁)。

第四节　子宫颈局部用药

子宫颈局部用药是妇科用药的一种特殊途径用药，即通过阴道将药物放置在宫颈阴道部表面或深入宫颈管，使药物通过宫颈表面黏膜上皮吸收或宫颈管受机械力而扩张而达到一定的治疗目的。宫颈局部用药有些药物是患者自行将药物制剂放置入阴道深处即可，有些药物需要医护人员将患者阴道窥开后准确地将药物放置在宫颈阴道部表面或宫颈管内。本节主要介绍局部应用治疗宫颈炎和宫颈人乳头瘤病毒(HPV)感染的药物，不包括宫颈管扩张棒之类的局部用药。

聚甲酚磺醛 [医保(乙)]
Policresulen

【适应证】　①适用于治疗宫颈慢性炎症、宫颈柱状上皮外移(旧称糜烂)。②也可用于阴道感染(细菌性阴道病、滴虫性阴道炎和念珠菌性外阴阴道炎的治疗。③宫颈取活检或息肉后止血。④外科皮肤伤口或肢体溃疡的局部治疗。⑤外阴尖锐湿疣的治疗。

【药理】　(1)药效学　聚甲酚磺醛是一种高酸性物质，对坏死或病变组织有选择性凝固和排除作用，能使病变组织易于脱落，使局部收敛止血，促进组织再生和上皮重新覆盖。而对正常生育年龄妇女鳞状上皮组织基本无作用(老年妇女阴道鳞状上皮菲薄，本品可致其上皮被腐蚀)，在阴道内可杀死多种病原微生物，如厌氧菌、滴虫和念珠菌，又能维持阴道酸性环境。

(2)药动学　本品直接作用于宫颈局部组织，仅少量被全身组织系统吸收。

【不良反应】　用药时，可能会发生轻度局部刺激症状，阴道烧灼感和肛门下坠感，一般不需处理，大多继续用药症状自行消失。

【注意事项】　(1)本品只能局部用药，严禁内服。

(2)阴道用药时，会发生大片白色坏死组织脱落，为治疗后正常现象。老年患者可致阴道溃疡，应慎用。

(3)治疗期间避免性交。

(4)月经期间停止治疗。

(5)妊娠期间不宜阴道局部用药。

(6) 治疗时避免在局部同时使用其他药物。

【给药说明】 (1) 用阴道栓时，应放入阴道深部贴近宫颈处。

(2) 如为皮肤伤口，不宜用刺激性肥皂清洗。

(3) 本品有刺激性，注意避免接触到眼睛。

(4) 因本品为高酸性，所有织物沾上药后应立即用水洗净。治疗用具用完后应浸泡在水中。

(5) 阴道栓剂如出现斑点，是其基质产生的自然现象，不影响药物使用。

【用法与用量】 (1) 宫颈慢性炎症、宫颈柱状上皮外移(糜烂)先用 1:5 稀释水溶液阴道冲洗，然后用浸有稀释液的长棉棒伸入宫颈管 1 分钟后取出，再用浸有稀释液的棉片贴在宫颈糜烂(柱状上皮外移)局部，待局部变白色后取下棉片，大约需 2~3 分钟，隔 1~2 日上药 1 次，共 3 次，以后改为隔日用阴道栓 1 枚，共 6 枚。如糜烂面尚未完全消失，可再用 1 疗程。

(2) 阴道感染用阴道栓 1 枚放入阴道深部贴近宫颈，隔日 1 次，共 6 次为 1 个疗程。

(3) 尖锐湿疣将浸有本品原液的药棉直接敷贴在疣体上，待疣体变白，约需 5 分钟，再将药棉移至湿疣根部加压涂搽，一日 1 次，至疣体完全脱落。

(4) 宫颈或皮肤伤口止血或肢体溃疡将浸有本品原液的纱布直接贴在伤口或溃疡上 1~2 分钟，血止后擦干药液。

【制剂与规格】 聚甲酚磺醛溶液：每瓶 36%(g/g，10ml)。

聚甲酚磺醛栓：每枚 90mg。

干扰素 α2a [药典(三)]

Interferon α2a

【适应证】 治疗宫颈慢性炎症、柱状上皮外移(糜烂)及宫颈、阴道 HPV 感染。

【药理】 药效学 干扰素是由机体某些细胞产生的一类诱生性蛋白质，具有广谱抗病毒、免疫调节及抗肿瘤功能。其抗病毒作用是通过诱导细胞产生抗病毒蛋白来发挥活性的。自然干扰素是含有不同型别和亚型的多种干扰素混合体。基因工程干扰素大幅提高了产量、纯

度和生物活性。重组人干扰素 α2a 和 α2b 栓为两种不同型别干扰素的制剂。宫颈慢性炎症中的宫颈糜烂，由于糜烂覆盖面为宫颈管内膜的柱状上皮层，比较薄，抵抗力弱，病原体易于侵入或潜藏在此，常见的病毒有人乳头状瘤病毒(HPV) 6，11，16，18 等亚型，单纯疱疹病毒(HSV)-2 型，巨细胞病毒等。干扰素可治疗由病毒引起的宫颈病变。

【不良反应】 (1) 用药时可能有轻度外阴阴道烧灼感，一般不需处理。

(2) 极少数病人初次用药后出现轻微腰腹酸痛，偶见一过性低热，外阴、阴道不适，可自行消失，不影响治疗。

【禁忌证】 儿童、孕妇禁用。

【注意事项】 (1) 治疗期间避免性交。

(2) 月经期间停止治疗。

(3) 妊娠期间不宜阴道局部用药。

【给药说明】 (1) 本品只能局部用药。

(2) 本品需储存在 2~8℃。

【用法与用量】 于非月经期睡前用手指将 1 枚栓剂放入阴道贴近宫颈处，隔日 1 次，6~10 次为一疗程。如糜烂面尚未完全消失，可再用一疗程。

【制剂与规格】 人干扰素 α2a 栓：(1) 6.0×10^4U/枚；(2) 50×10^4U/枚。

干扰素 α2b [药典(三)]

Interferon α2b

【适应证】 治疗宫颈糜烂；治疗尖锐湿疣，也可用于治疗带状疱疹、口唇疱疹及生殖器疱疹。

【药理】 药效学 参阅"干扰素 α2a"。

【不良反应】 参阅"干扰素 α2a"。

【注意事项】 参阅"干扰素 α2a"。

【给药说明】 参阅"干扰素 α2a"。

【用法与用量】 参阅"干扰素 α2a"。

【制剂与规格】 人干扰素 α2b 凝胶：每支(1) 5g(1.0×10^5IU/g)；(2) 10g(1.0×10^5IU/g)。

重组人干扰素 α2b 阴道泡腾胶囊：80 万 IU/粒。

其余内容参阅生物制品章节。

第五节 阴道局部用药

阴道局部用药包括用药途径为阴道内给药来达到不同治疗目的多种药物。治疗目的包括：抗微生物(细菌、滴虫、真菌、病毒等)，改变阴道酸碱度、菌群、局部雌激素水平，另外还包括杀精避孕、促宫颈成熟等。临床

用药需注意维护阴道内环境微生态，避免经常冲洗阴道或长期局部或全身应用抗菌药物等。有些下生殖道炎症容易上行感染或反复发作，如滴虫性阴道炎、复发性外阴阴道假丝酵母菌病、淋菌性宫颈炎等，除阴道局部用

药外，应注意全身用药系统治疗。

一、抗滴虫药

甲 硝 唑 [药典(二)；国基；医保(甲)；医保(乙)]

Metronidazole

【适应证】　治疗滴虫性阴道炎和细菌性阴道病。

【药理】　(1)药效学　本品为硝基咪唑衍生物，对大多数厌氧菌具有良好抗菌作用，但对需氧菌和兼性厌氧菌活性较差。此外，本品对滴虫有很强的作用。甲硝唑对兼性厌氧菌阴道加德菌亦有杀菌活性，但此杀菌效果远低于对专性厌氧菌。

甲硝唑的氧化代谢产物亦有抗菌活性，而研究报道表明，甲硝唑羟基代谢产物的抗阴道加德菌活性比甲硝唑强。

(2)药动学　采用阴道栓剂给药则吸收不良，据报道甲硝唑的生物利用度仅为 20%～25%。阴道给药 500mg 后，经逐渐吸收产生的血浆药物浓度峰值约为 2μg/ml。采用甲硝唑阴道凝胶给药，甲硝唑剂量为 37.5mg，用药 8h 后血浆浓度峰值为 300ng/ml，生物利用度为 56%。

【不良反应】　阴道上药时有轻度外阴阴道烧灼感，一般不需处理，个别对本品过敏。

【禁忌证】　对本品或吡咯类药物过敏患者以及有活动性中枢神经系统疾病和血液病患者禁用。

【注意事项】　(1)滴虫性阴道炎和细菌性阴道病治疗期间需严格遵守个人卫生，避免性生活，以免交叉感染，否则使用避孕套或男方口服甲硝唑一次 200mg，一日 3 次，连续 7 日。

(2)因在月经后容易复发，故下次月经后需再治疗一疗程预防复发。其他参阅第十章第十三节。

【药物相互作用】　本品大量使用经黏膜吸收后，也可产生与全身用药相似的药物相互作用，如抑制华法林和其他口服抗凝药的代谢使凝血酶原时间延长；干扰双硫仑代谢及血清氨基转移酶和乳酸脱氢酶测定结果；与肝微粒体酶诱导剂或抑制剂合用，可加快或减慢本品在肝内的代谢等。

【给药说明】　阴道用药时为避免药物流出最好在睡前用药，应放在阴道后穹窿处。

【用法与用量】　(1)全身用药甲硝唑 2g 顿服，或一次 200mg，一日 3 次，共 7 日。

(2)局部用药月经后睡前用手指将一枚 0.2g 药物放入阴道后穹窿处，一日 1 次，7 次为一疗程。

【制剂与规格】　甲硝唑片：(1)0.2g；(2)0.5g。

甲硝唑胶囊：0.2g。

甲硝唑阴道泡腾片：0.2g。

甲硝唑阴道栓：0.2g。

其余内容参阅第十章第十三节。

二、抗厌氧菌药

克 林 霉 素

Clindamycin

【特殊说明】　克林霉素阴道制剂可导致腹泻、血性腹泻和结肠炎(包括假膜性结肠炎)。使用阴道制剂后出现腹泻的患者诊断很重要。

【适应证】　治疗细菌性阴道病。

【药理】　(1)药效学　细菌性阴道病为阴道生态系统平衡失调而造成阴道内正常存在的多种细菌(主要为厌氧菌)过度繁殖，发生无阴道黏膜炎症表现的综合征。克林霉素为林可霉素类抗生素，口服吸收迅速，生物利用度高达 90%，对大多数厌氧菌有良好的抗菌作用。体外抑菌试验证明，它对阴道内常见的厌氧菌有良好的抑菌作用。

(2)药动学　本品可通过黏膜吸收入血。本品的蛋白结合率高，为 92%～94%。阴道内给药约 5%剂量可被全身吸收。阴道栓剂给药后可吸收约 30%。

【不良反应】　阴道用药时有轻度外阴阴道烧灼感，一般不需处理。个别患者对本品过敏。口服用药参阅第十章第八节。

【禁忌证】　有对克林霉素、林可霉素或该阴道制剂的任何成分有过敏反应史的患者禁用。对于有局部肠炎、溃疡性结肠炎或"抗生素相关"结肠炎病史的患者禁用。

【注意事项】　(1)治疗期间注意个人卫生，不宜性生活，避免使用避孕套。

(2)因细菌性阴道病在月经后容易复发，故下次月经后最好再治疗一疗程预防复发。

(3)早期妊娠 3 个月内慎用本品。其余参阅第十章第八节。

【药物相互作用】　(1)大剂量的克林霉素具有神经肌肉阻滞活性并且可与其他具有该活性的药物发挥协同作用，具有潜在呼吸抑制危险。

(2)本品与抗蠕动止泻药、含白陶土止泻药合用，可使结肠内毒素延迟排出，从而导致腹泻延长或加剧，在治疗时或治疗后数周有引起伴严重水样腹泻的伪膜性肠炎可能。另外，与含白陶土止泻药合用时，本品的吸收将显著减少。

(3) 因在核糖体上的结合位点上相近,克林霉素可能会竞争性抑制红霉素和氯霉素的作用;与庆大霉素合用对链球菌有协同抗菌作用。

【给药说明】 阴道用药在非月经期使用,为避免药物流出最好在睡前用药。外阴清洁后,应放在阴道后穹窿处。

【用法与用量】 (1) 阴道用药:将克林霉素阴道泡腾片,或阴道凝胶,或阴道用乳膏 1 枚(支)0.1g 或 0.2g,放置在阴道后穹窿处,一日 1 次,7 次为一疗程。

(2) 口服 成人,一次 0.15~0.3g,每 6 小时一次,7 日为一疗程。

【制剂与规格】 盐酸克林霉素阴道泡腾片:(1)0.1g;(2)0.2g。

克林霉素磷酸酯阴道凝胶:0.1g。

克林霉素磷酸酯阴道用乳膏:0.1g。

盐酸克林霉素片(胶囊):(1)0.15g;(2)0.3g。

克林霉素磷酸酯片:0.15g。

盐酸克林霉素棕榈酸酯分散片:75mg。

替 硝 唑 [药典(二);国基;医保(甲);医保(乙)]
Tinidazole

【适应证】 治疗细菌性阴道病、滴虫性阴道炎。

【药理】 (1) 药效学 本品为硝基咪唑衍生物,具有抗厌氧菌及抗原虫感染的作用。在体内外抗厌氧菌及原虫的活性较甲硝唑高、起效快,毒副作用比甲硝唑低。

(2) 药动学 本品药动学与甲硝唑的药动学相似,但其半衰期较长。

【不良反应】 阴道给药偶有疼痛、刺激、瘙痒等局部反应。

【禁忌证】 对硝基咪唑类药物(如甲硝唑)过敏者禁用。

【注意事项】 妊娠期妇女(特别是妊娠早期)慎用;哺乳期妇女慎用。

【药物相互作用】 本品和甲硝唑相似,可与乙醇发生双硫仑反应。还可能存在以下的潜在相互作用,如本品可抑制华法林及其他口服香豆素类抗凝药的代谢,使其作用加强,引起凝血酶原时间延长。替硝唑可能会提高血清锂水平,二者同时使用应检测血清锂和肌酐水平,以检测潜在的锂中毒情况。替硝唑与肝微粒体酶诱导药(苯妥英钠、苯巴比妥等)合用可加速本品消除,使血药浓度降下降;而苯妥英钠的排泄减慢,血药浓度升高。替硝唑有可能增加环孢素和他克莫司的水平,二

者合用应监测患者钙调神经磷酸酶抑制剂相关毒性的体征。

【给药说明】 阴道用药时为避免药物流出最好在睡前用药,应放在阴道后穹窿处。

【用法与用量】 (1) 口服 滴虫性阴道炎:单次口服 2g,饭时服用。性伴侣应以相同剂量同时治疗。细菌性阴道病:非妊娠成年妇女的推荐剂量是一日 2g,饭时服用,服用 2 天;或一日 1g,饭时服用,服用 5 天。

(2) 阴道用药 在非月经期,将 1 枚 0.2g 药栓或泡腾片置于阴道后穹窿部。药栓为一次 1 枚,一日 2 次;泡腾片每晚 1 枚,连用 7 日为 1 个疗程。

【制剂与规格】 替硝唑片:500mg。

替硝唑栓:(1)0.2g;(2)1g。

替硝唑阴道泡腾片:0.2g。

奥 硝 唑 [药典(二);医保(乙)]
Ornidazole

【适应证】 阴道栓用于细菌性阴道病、滴虫性阴道炎。

【药理】 (1) 药效学 为第三代硝基咪唑类衍生物,局部使用 500mg 阴道栓剂后 12 小时,最大血浆浓度为 5μg/ml。

(2) 药动学 本品药动学与甲硝唑的药动学相似,但其半衰期较长。参见本章第一节甲硝唑。

【不良反应】 阴道给药偶见外阴灼痛、肿胀、瘙痒、丘疹、发红、白带增多等。

【禁忌证】 (1) 禁用于对本品及其他硝基咪唑类药物过敏的药物。

(2) 禁用于脑和脊髓发生病变的患者及癫疯患者。

(3) 禁用于器官硬化症、造血功能低下、慢性酒精中毒患者。

【注意事项】 (1) 妊娠期妇女(特别是妊娠早期)慎用。

(2) 哺乳期妇女慎用。

【药物相互作用】 (1) 同其他硝基咪唑药物相比,奥硝唑对乙醛脱氢酶无抑制作用。

(2) 奥硝唑能抑制抗凝药华法林的代谢,使其半衰期延长,增强抗凝药的药效,当与华法林同用时,应注意观察凝血酶原时间并调整给药剂量。

(3) 巴比妥类药、雷尼替丁和西咪替丁等药物可使奥硝唑加速消除而降效并可影响凝血,因此应禁忌合用。

(4) 同时应用苯妥英钠、苯巴比妥等诱导肝微粒体酶的药物,可加强奥硝唑代谢,使血药浓度下降,而苯妥英钠排泄减慢。

(5)奥硝唑可延缓肌肉松弛剂维库溴铵的作用。

【给药说明】　(1)月经期间不宜阴道给药。

(2)治疗阴道疾病期间应避免性生活。

(3)储存不当可引起阴道栓软化或融化，可放入冰箱或冷水中使其冷却成型后使用，不影响疗效。

【用法与用量】　(1)口服　①细菌性阴道病：一次500mg，一日2次，连用3～5日。②滴虫性阴道炎：一次500mg，一日2次，疗程5日。滴虫性阴道炎患者的性伙伴应接受同样的治疗，避免重复感染。

(2)阴道用药　每晚睡前阴道给药，将外阴洗净，用干净手将栓剂置入阴道深处。一次500mg，每晚1次，连续5～7日。可与口服用药联合治疗。

【制剂与规格】　奥硝唑片：(1)100mg；(2)250mg；(3)500mg。

奥硝唑分散片：250mg。

奥硝唑胶囊：(1)100mg；(2)250mg。

奥硝唑阴道栓：500mg。

三、抗真菌药

克 霉 唑 [药典(二)；国基；医保(甲)；医保(乙)]

Clotrimazole

【适应证】　治疗念珠菌性外阴阴道炎(外阴阴道假丝酵母菌病)。

【药理】　(1)药效学　念珠菌性外阴阴道炎的病原体为念珠菌属，是条件致病菌。正常健康妇女阴道分泌物培养可发现此病原体。其中以白念珠菌最常见。其他菌种中以光滑念珠菌和热带念珠菌较多见。克霉唑为咪唑类抗真菌药，对白念珠菌作用强，对其他念珠菌效果差。阴道用药后吸收量甚微。

(2)药动学　克霉唑局部使用时通过表皮深入，但吸收极少。据报道，阴道内给药后吸收3%～10%。克霉唑在肝脏被代谢为无活性物质，通过粪便和尿液排出体外。

【不良反应】　用药时有轻度外阴阴道烧灼感，一般不需处理。个别患者对本品过敏。

【禁忌证】　对克霉唑或任何其他成分过敏时禁用。

【注意事项】　(1)因念珠菌性外阴阴道炎容易复发，治疗期间需遵医嘱完成治疗疗程。

(2)广谱抗生素可诱发本品，应停用。

(3)妊娠期可选择局部用药。

(4)对首次感染者首选局部用药。

(5)对反复发作者应除外糖尿病。

(6)疗效不良者应做阴道分泌物培养，除外非白色念

珠菌感染。

(7)急性期应避免性生活。

(8)对多次复发患者的性伴侣应同时检查，必要时给予治疗。

(9)有滴虫混合感染者应同时治疗。

【药物相互作用】　(1)不得与其他抗真菌药同用，如制霉菌素等。

(2)阴道内给药可能影响损害乳胶避孕等工具，故使用避孕套或阴道隔膜时需注意。

【给药说明】　为避免药物流出，最好在睡前阴道用药，应放在阴道深部。

【用法与用量】　局部用药在非月经期使用，睡前外阴清洁后，将1枚药片或药栓放入阴道后穹窿处。如为每枚含0.15g的栓剂，一日1枚，7日为一疗程；如为含0.5g片剂，单次使用。外阴病变较重时，可同时使用1%或3%软膏涂抹外阴。克霉唑药膜阴道给药。使用前洗净外阴，将手洗净擦干，从包装的二层彩纸中取出药膜1片或2片，将其对折或揉成软的小团，用食指或中指(戴指套)推入阴道深处。一次1～2片，每晚1次，连续7日为一疗程。

【制剂与规格】　克霉唑片：0.5g。

克霉唑栓：0.15g。

克霉唑阴道栓：0.1g。

克霉唑阴道片：500mg。

克霉唑药膜：0.05g。

克霉唑软膏：(1)1%；(2)3%。

咪 康 唑

Miconazole

【适应证】　治疗外阴阴道假丝酵母菌病(念珠菌性外阴阴道炎)。

【药理】　(1)药效学　咪康唑是咪唑类广谱抗真菌药物，对多种真菌，尤其是念珠菌有抗菌作用。对某些革兰阳性菌也有抗菌力。其作用机制是抑制真菌细胞膜的合成，以及影响其代谢过程。

(2)药动学　局部使用咪康唑硝酸盐时，皮肤和黏膜都吸收甚少。咪康唑几乎不能通过血液透析消除。

【不良反应】　局部使用咪康唑硝酸盐时可能出现局部刺激症状和光敏反应。接触性皮炎也有报道。

【禁忌证】　对本品或咪唑类药过敏者。

【注意事项】　(1)用药部位如有烧灼感、瘙痒、红肿等情况应停药，并将局部药物洗净。

(2)孕妇及哺乳期妇女慎用。

(3) 阴道内给药可能损害乳胶避孕工具,因此有必要采取其他避孕方式。

【药物相互作用】 (1)咪康唑阴道内给药能够增强香豆素抗凝剂的活性。口服使用抗凝剂的患者应慎用,并监测抗凝效应。

(2) 咪康唑类药物与其他药物如口服降糖药或苯妥英同时服用,可增加其他药物的作用及其副作用,应慎用。

【给药说明】 为避免药物流出,最好在睡前阴道用药,应放在阴道深部。

【用法与用量】 局部用药:非月经期睡前外阴清洁后,将 1 枚药栓放入阴道深部。如为每枚含 0.2g 栓剂,一日 1 枚,7 日为一疗程;如为含 0.4g 栓剂,3 日为一疗程。如为 1.2g 栓剂,单次使用;如外阴病变较重时,可同时使用 2%乳膏涂抹外阴。

【制剂与规格】 咪康唑栓: (1)0.2g; (2)0.4g; (3)1.2g。

咪康唑乳膏:2%。

制 霉 菌 素 [国基;医保(甲);医保(乙)]
Nystatin

【适应证】 治疗念珠菌性外阴阴道炎(外阴阴道假丝酵母菌病)。

【药理】 本品具有广谱抗真菌作用,对念珠菌最敏感,对隐球菌、曲霉菌、毛霉菌、小孢子菌和滴虫也有抑制作用。

【不良反应】 偶有过敏反应,灼烧感及发痒。

【注意事项】 (1)因念珠菌性外阴阴道炎容易复发,治疗期间需严格遵守完成治疗疗程。

(2) 广谱抗生素可诱发本病,应停用。

(3) 早期妊娠 3 个月内慎用本品。妊娠期选择局部用药。

(4) 对反复发作者应除外糖尿病。

(5) 急性期应避免性生活。

(6) 对多次复发患者的性伴侣应同时检查,必要时给予治疗。

(7) 有滴虫混合感染者应同时治疗。

【给药说明】 阴道用药为避免药物流出,最好在睡前用药,应放在阴道深部。

【用法与用量】 (1)口服 一日 1 次,一次 10 万 U,连续用 14 天。

(2) 阴道用药 在非月经期,睡前外阴清洁后,将一枚药片或药栓放入阴道深部,一日 1 枚,14 天为

一疗程。

【制剂与规格】 制霉菌素片: 10 万 U。

制霉菌素阴道栓: 10 万 U。

制霉菌素泡腾片: 10 万 U。

布 康 唑
Butoconazole

【适应证】 治疗念珠菌性外阴阴道炎(外阴阴道假丝酵母菌病)。

【药理】 (1)药效学 作用机制与其他咪唑类药物类似,可能通过抑制真菌细胞膜类固醇-麦角固醇的生物合成,破坏真菌细胞膜,并改变其通透性,使细胞内物质外泄,导致真菌死亡。硝酸布康唑体外能够抑制念珠菌属,临床上证实对白色念珠菌引起的阴道感染有效。

(2) 药动学 本品局部阴道给药后,有微量药物吸收,平均吸收量为 1.7%(1.3%~2.2%);阴道给药后,12~24 小时达到最大血浆浓度 13.6~18.6ng/ml。

【不良反应】 偶见在用药区域出现瘙痒、刺痛、肿胀,鲜有盆腔、腹部疼痛等反应发生。

【禁忌证】 (1)对硝酸布康唑有过敏史者禁用。

(2) 儿童用药的安全性和有效性评价尚未建立,故儿童禁用。

【注意事项】 (1)禁止非阴道途径使用。

(2) 本品配方中含有的矿物油能够降低乳胶产品(如避孕套和女性用避孕袋)以及阴道杀精剂的功效和安全性,建议在应用本品 72 小时内尽量避免使用上述产品。

(3) 妊娠期、哺乳期妇女慎用。无研究证实可否用于妊娠期妇女;无研究证实是否分泌至乳汁。

【药物相互作用】 本品含矿物油,能使避孕套或阴道避孕膜等橡胶产品的作用减弱。

【给药说明】 本品仅限阴道局部用药。

【用法与用量】 晚上临睡前用投药器将乳膏(5g)放入阴道深处。一日 1 次,一次 5g,连续 3 日给药。

【制剂与规格】 硝酸布康唑乳膏:20g。

四、其他

硝 呋 太 尔 [医保(乙)]
Nifuratel

【适应证】 治疗由细菌、滴虫、霉菌和念珠菌引起的外阴、阴道感染和白带增多。

【药理】 (1)药效学 硝呋太尔为硝基呋喃类衍生物,具有广谱抗微生物作用。硝呋太尔对导致女性生殖

系统感染的细菌、原虫和霉菌等具有杀灭作用，但对维持阴道正常生态平衡的乳酸菌抑制作用却不强，很少产生急、慢性不良反应。硝呋太尔对抑制阴道滴虫、大肠埃希菌、念珠菌都有效。体外抗溶组织内阿米巴的疗效与盐酸依米丁，克痢酰胺和甲硝唑相比，最小有效剂量分别为：1.2、36.0、0.8 和 6.0μg/ml。

(2) 药动学　硝呋太尔口服后经胃肠道吸收。吸收迅速，口服 200mg 后 2 小时即达血药峰浓度，为 9.48μg/L。血浆半衰期 2.75 小时。大部分通过肾脏排泄。在血、尿、生殖器组织中的浓度较高，其代谢产物仍有抗菌活性，且自尿中排出。硝呋太尔体外给药不通过皮肤和阴道黏膜吸收。

【不良反应】　大量临床使用本品很少发生急、慢性不良反应。

【禁忌证】　对硝呋太尔过敏者禁用。

【注意事项】　(1)为获得良好疗效，请尽量将阴道片置入阴道深处。

(2)为防止阴道片折碎，请小心拿放，并用剪刀沿线剪开包装材料。

(3)治疗期间应避免性生活。

(4)使用硝呋太尔治疗期间勿饮用酒精饮料。酒精会引起不适或恶心，但这种反应会自行消失。

【药物相互作用】　尚不明确。

【给药说明】　为避免药物流出，最好在睡前阴道用药，应放在阴道深部。

【用法与用量】　阴道感染：于每晚休息前将硝呋太尔阴道片放于阴道深部，连续使用 10 天；或硝呋太尔片，一次 1 片(0.2g)，一日 3 次，连续口服 7 天，饭后服用。如外阴同时有感染，可用 2～3g 油膏涂于外阴和肛门周围。

【制剂与规格】　硝呋太尔阴道片：0.25g。

硝呋太尔胶囊：(1)0.1g；(2)0.2g。

硝呋太尔片：0.2g。

硝呋太尔制霉素 [医保(乙)]
Nifuratel and Nysfungin

【适应证】　细菌性阴道病、滴虫性阴道炎、念珠菌性外阴阴道炎、阴道混合感染。

【药理】　(1)药效学　硝呋太尔制霉素为硝呋太尔和制霉素的复方制剂。硝呋太尔为硝基呋喃类衍生物，具有广谱抗微生物作用，对滴虫、细菌、白色念珠菌等均具有活性。制霉菌素为多烯类抗真菌药，对念珠菌属具较强活性。硝呋太尔制霉素在体外具有抗真菌、抗滴虫、抗细菌的广谱活性。两种成分之间无负性相互作用，在

治疗混合性阴道感染(念珠菌、滴虫及细菌)，无法和不能及时明确诊断病原体，防止出现霉菌二重感染以及其他药物治疗后的复发时，可提供更安全的作用。

(2) 药动学　尚无人体内药代动力学研究资料。体外试验表明，本品不通过皮肤和黏膜吸收。

【不良反应】　临床使用本品后可能出现轻度外阴灼热、阴道干涩和恶心。

【禁忌证】　对硝呋太尔过敏者禁用。

【注意事项】　(1)本品仅供阴道给药，切忌口服。

(2)为获得较好的疗效，尽量将本品置入阴道深处。

(3)连续使用本品 1～2 个疗程后，如症状未缓解或消失，应明确病因。

(4)妊娠期妇女应在医师指导下使用，哺乳期妇女慎用。

(5)无性生活史的女性应在医师指导下使用。

(6)使用本品期间勿饮用酒精饮料。酒精会引起不适或恶心，但这种反应会自行消失。

(7)给药时应洗净双手或戴指套或手套。

(8)用药期间注意个人卫生，防止重复感染，避免性生活。

(9)用药部位如有烧灼感、红肿等情况应停药，并将局部药物洗净，必要时酌情抗过敏治疗。

(10)使用本品时应避开月经期。

(11)过敏体质者慎用。

(12)本品性状发生改变时禁止使用。

(13)将此药品放在儿童不能接触的地方。

(14)如正在使用其他药品，使用本品前应停用其他药品。

【药物相互作用】　尚不明确。

【给药说明】　阴道用药为避免药物流出，最好在睡前用药，应放在阴道深部。

【用法与用量】　阴道给药，每日一次，于晚上临睡前清洗外阴后，将本品 1 粒放入阴道深处，连用 6 天为一个疗程。

【制剂与规格】　硝呋太尔制霉素阴道软胶囊：硝呋太尔 500mg，制霉素 20 万单位。

乳杆菌活菌 [医保(乙)]
Living Preparation of Lactobacillus

【适应证】　用于由菌群紊乱而引起的细菌性阴道病的治疗。

【药理】　(1)药效学　本品为阴道用活菌制剂，其所含乳杆菌活菌为健康妇女阴道内正常菌群，可定植于阴道并生长繁殖。其代谢产物乳酸和过氧化氢等物质

能保持阴道正常酸性环境，抑制并消除阴道中有害菌的生长。

(2) 药动学　尚不明确。

【不良反应】　尚不明确。

【禁忌证】　尚不明确。

【注意事项】　(1) 治疗期间不宜性生活。

(2) 用药期间不可冲洗阴道。

(3) 适宜于 2～8℃ 冷藏、避光、干燥处保存。

(4) 本品不能用于由滴虫、霉菌、淋球菌、衣原体等引起的非细菌性阴道病的治疗。

【药物相互作用】　本品对多种抗生素如 β-内酰胺类、大环内酯类、氨基糖苷类等敏感，如使用宜错开用药时间。

【给药说明】　阴道用药，为避免药物流出，最好在睡前用药。应放在阴道深处。

【用法与用量】　清洁外阴后戴上指套，将本品放入阴道深处，每次 1 粒，每晚 1 次，连用 10 天为一个疗程。

【制剂与规格】　阴道用乳杆菌活菌胶囊：0.25g，每粒内含乳杆菌活菌应不低于 $0.25×10^6$CFU。

莪 术 油
Zedoary Turmeric Oil

【适应证】　用于治疗霉菌性阴道炎、滴虫性阴道炎、老年性阴道炎、宫颈炎等。

【药理】　(1) 药效学　本品为含有莪术油的复方制剂。莪术油具有行气活血、消积止痛、活血化瘀、去腐生肌、增强机体免疫能力之功效。对细菌、霉菌、滴虫、病毒等病原微生物具有杀灭作用，并有利于修复病变组织，促进创面愈合。

(2) 药动学　尚不明确。

【不良反应】　个别患者有恶心、局部瘙痒、烧灼感、冰凉感或下腹冷痛等，停药即消失。

【禁忌证】　(1) 对本品过敏者禁用。

(2) 妊娠 3 个月内妇女及哺乳期妇女禁用。

【注意事项】　(1) 如遇天热，栓剂变软，切勿挤压。可在用药前将药放入冰箱内或冷水中冷冻 5～10 分钟，即可使用。外形改变不影响疗效。

(2) 月经期间不宜使用本品。

(3) 各种阴道炎症，如霉菌性、滴虫性、老年性、细菌性等，可使用 2 个疗程。

(4) 宫颈炎呈中、重度宫颈糜烂者，可适当增加至 3～6 个疗程。

【药物相互作用】　尚不明确。

【给药说明】　阴道用药为避免药物流出，最好在睡前用药。应放在阴道深部。

【用法与用量】　阴道给药，一次 1 粒，每日 1 次；重症每日 2 粒。6～8 次为一疗程。

【制剂与规格】　复方莪术油栓：100mg(硝酸益康唑 50mg、莪术油 0.21ml、冰片 3mg)。

保妇康栓(莪术油、冰片)：1.74g。

氯喹那多普罗雌烯
Chlorquinaldol-Promestriene

【成分】　氯喹那多、普罗雌烯。

【适应证】　除淋球菌感染外，任何阴道感染引起的白带增多。

【药理】　(1) 药效学　本品成分之一氯喹那多为一种卤代羟喹，对滴虫、细菌、真菌、衣原体和支原体有杀灭作用的接触性广谱抗菌药，可用于皮肤局部感染和阴道感染性疾病。普罗雌烯为雌二醇的衍生物，局部用药对下生殖道黏膜起雌激素样作用，可恢复下生殖道的滋养特性，抗阴道或宫颈黏膜萎缩。

(2) 药动学　阴道用药后，氯喹那多经阴道黏膜吸收量很少，在阴道内不被代谢。皮肤给药后，少于 1% 的普罗雌烯进入人体，半衰期小于 24 小时。

【不良反应】　治疗期间偶可出现局部刺激、瘙痒、灼烧感或过敏反应。

【禁忌证】　(1) 雌激素依赖性肿瘤患者。

(2) 孕妇。

(3) 哺乳期妇女。

【注意事项】　(1) 月经期也应连续用药。

(2) 用药方法亦可根据医嘱加以调整。

【药物相互作用】　尚不明确。

【给药说明】　将本品阴道片润湿后放入阴道深部，以晚上睡前用药为宜。

【用法与用量】阴道给药每日一片，连续应用 18 天。

【制剂与规格】　氯喹那多-普罗雌烯阴道片：每片含氯喹那多 200mg，普罗雌烯 10mg。

双 唑 泰 栓
Metronidazole，Clotrimazole and Chlorhexidine Acetate Suppositories

【成分】　本品为复方制剂，每粒含主要成分甲硝唑 200mg，克霉唑 160mg，醋酸氯己定 8mg。

【适应证】　用于细菌性阴道病、念珠菌性外阴阴道炎、滴虫性阴道炎以及细菌、真菌、滴虫混合感染性阴道炎。

【药理】(1)药效学　本品所含甲硝唑为抗厌氧菌与抗滴虫药；克霉唑为广谱抗真菌药，对浅表、深部的多种真菌均有抗菌作用，其作用机制是抑制真菌细胞膜的合成和影响其代谢过程；醋酸氯己定为季铵盐类阳离子表面活性剂，对革兰阳性细菌有杀菌作用。三药合用具有协同作用，不仅适用于单纯真菌、细菌或滴虫感染，也适用于混合感染。

(2)药动学　尚不明确。

【不良反应】(1)皮肤系统　偶见阴道灼烧感、瘙痒等。

(2)胃肠道系统　长期大量使用可能出现恶心、食欲缺乏、呕吐、腹泻、腹部不适、味觉改变、口干、口腔金属味等。

(3)中枢神经系统　长期大量使用可能出现癫痫发作、肢端麻木和感觉异常、头痛、眩晕、晕厥共济失调和精神错乱等。

(4)过敏反应　皮疹、荨麻疹、瘙痒等。

(5)泌尿系统　长期大量使用可出现膀胱炎、排尿困难、尿液发黑等。

(6)其他　可逆性粒细胞减少、血清氨基转移酶升高、发热等。

【禁忌证】(1)对吡咯类(咪唑类)药物过敏患者禁用。

(2)有活动性中枢神经疾病和血清病患者禁用。

(3)孕妇禁用。

【注意事项】(1)本品仅供阴道给药，切忌口服。

(2)使用本品时应避开月经期。

(3)无性生活史的女性应在医师指导下使用。

(4)用药部位若有灼烧感、红肿等情况应停药，并将局部药物洗净，必要时向医师咨询。

(5)治疗期间应避免性生活。

(6)哺乳妇女应用本品应停止哺乳。

(7)老年人及肝、肾功不全者慎用。

(8)使用中若出现过敏症状或中枢神经系统不良反应，应立即停药。

(9)治疗阴道滴虫时，需同时治疗其性伴侣。

(10)使用本品期间不得饮酒或含有乙醇的饮料。

【药物相互作用】(1)氯己定与肥皂、碘化钾等有配伍禁忌。与硼砂、碳酸氢盐、碳酸盐、氧化物、枸橼酸盐、磷酸盐和硫酸盐也有配伍禁忌。

(2)本品与土霉素合用时，后者可干扰甲硝唑消除阴道滴虫的作用。

(3)长期大量使用经黏膜吸收后，也可产生与全身用药相似的药物相互作用，如抑制华法林和其他口服抗凝药的代谢、干扰双硫仑代谢及血清氨基转移酶和乳酸脱氢酶测定结果、与肝微粒酶诱导剂或抑制剂合用，可加快或减慢本品在肝内的代谢。

【给药说明】　阴道用药应放入阴道深部，睡前用药为宜。

【用法与用量】　阴道给药。睡前洗净双手，取栓剂，除去外包装后，戴上指套，将本品送入阴道深处(后穹窿部)，每次1枚，连用7日为1个疗程，停药后第一次月经净后再重复一疗程。

【制剂与规格】　双唑泰栓：每粒含甲硝唑200mg，克霉唑160mg，醋酸氯己定8mg。

第六节　促性腺激素释放激素类似物

促性腺激素释放激素(GnRH)是由九种不同的氨基酸残基组成的十肽，序列为COOH-焦谷-组-色-丝-酪-甘-亮-精-脯-甘-NH₂，但GnRH的半衰期很短。戈那瑞林为合成的GnRH，主要用于垂体兴奋试验。通过对GnRH化学结构进行改性，置换或者去除部分氨基酸，可得到一些化学结构与GnRH相似，但药效显著提升的化合物，称为GnRH类似物，依据它们对垂体促性腺激素释放激素受体的作用性质而分为GnRH激动剂(GnRH-a)与GnRH拮抗剂。促性腺激素释放激素激动剂(GnRH-a)为人工合成的十肽类化合物，作用与天然的GnRH相似，但对GnRH受体亲和力强，对肽酶分解的稳定性好，半衰期长，效价约是GnRH的100倍。应用GnRH-a后在短期内促进垂体促黄体生成素(LH)和促卵泡素(FSH)释放，之后则持续抑制垂体分泌促性腺激素，导致卵巢激素水平明显下降，出现暂时性闭经，此疗法又称"药物性卵巢切除"(medical oophorectomy)，对雌激素依赖性疾病有治疗作用。目前常用的GnRH-a类药物有：亮丙瑞林、戈舍瑞林等。

醋酸丙氨瑞林 [药典(二)；医保(乙)]
Alarelin Acetate

【适应证】　治疗子宫内膜异位症。

【药理】(1)药效学　本品为人工合成的GnRH的九肽类似物，用药初期可刺激垂体释放LH和FSH，引起卵巢内源性甾体激素短暂升高；重复用药可抑制垂体释放LH和FSH，使血中的雌二醇水平下降。

(2)药动学　动物实验表明，本品与血浆蛋白结合率为27%~35%，组织分布中以肾脏最高，其次是肝脏、性腺和垂体，药物可从胆汁分泌，24 小时内在体内完全代谢分解，并全部从尿和粪中排出，其中 80%由尿中排出。

【不良反应】 可出现因低雌激素状态引起的症状，如潮热、出汗、阴道干燥、性欲改变、情绪改变、乳房缩小或胀痛，以及口干、头晕乏力、胸闷、恶心、皮疹、注射部位硬结等。停药后症状消失。

【禁忌证】 妊娠期、哺乳期妇女禁用；原因不明阴道出血者禁用；对 GnRH 或类似物过敏者禁用。

【注意事项】 (1)撤药时除因子宫内膜异位症引起的不孕症患者可采用突然停药外，其余患者均需采用逐步撤药的方法。

(2)如用药期间出现淋漓出血，应咨询医生调整剂量，剂量可调至每日 200μg，皮下注射或肌内注射。

(3)用药期间应采取有效的避孕措施(但禁用甾体激素避孕药)。

(4)如疗程超过 6 个月以上应注意可能发生骨质丢失。

(5)对于有抑郁症的患者，使用本品应密切注意情绪的变化。

(6)出现全身性皮疹应马上停药。

【药物相互作用】 尚不明确。

【给药说明】 本品仅有短效剂型，须每日注射，连续时间较长，应注意每次变换注射部位。

【用法与用量】 皮下或肌内注射，从月经来潮的第 1～2 天开始治疗，每次 150μg，每天一次，或遵医嘱。制剂在临用前用 2ml 0.9%氯化钠注射液溶解。3～6 个月为一个疗程。

【制剂与规格】 注射用醋酸丙氨瑞林：(1)25μg；(2)150μg。

醋酸曲普瑞林[药典(二)；医保(乙)]
Triptorelin Acetate

【适应证】 ①治疗子宫内膜异位症。②子宫肌瘤。③性早熟。④也可用于辅助生育技术。⑤晚期前列腺癌的姑息治疗。

【药理】 (1)药效学 曲普瑞林系合成的 GnRH 的类似物，其结构的改良是将天然分子结构物中的第六个左旋氨基酸(甘氨酸)，以右旋色氨酸取代。曲普瑞林作用与 GnRH 相同，但其血浆半衰期延长且对 GnRH 受体的亲和力更强，因此曲普瑞林成为 GnRH 受体的强力激动剂。曲普瑞林注射后，最初会刺激垂体释放 LH 及 FSH。当垂体经过长期的刺激后，会进入不应期。这个时候，

促性腺激素的释放会减少，因而使性类固醇(睾酮或雌激素)降低至去势水平。上述作用是可逆转的。

(2)药动学 肌内注射缓释剂型后，药物首先经历一个初始释放阶段，随后进入有规律的均匀释放阶段，持续释放 28 天。药物在注射一个月内的生物利用度为53%。

特殊临床情况的动力学：肾功能损害会降低曲普瑞林的总清除率。

【不良反应】 (1)用药初期会使原有症状加重。

(2)卵巢不应期主要出现雌激素低下症状，潮热、出汗、外阴阴道萎缩引起的阴道干燥、性欲减退和性交困难。

(3)治疗超过 6 个月会造成骨量丢失。少数妇女出现头痛、虚弱、情绪变化等症状。

(4)极个别出现瘙痒、皮疹、高热、过敏症。

【禁忌证】 (1)曲普瑞林不可用于非激素依赖性的前列腺癌或前列腺切除手术后患者。

(2)对本品任何成分过敏或对 GnRH 及其类似物过敏的患者禁忌。

(3)妊娠期禁用。因孕期用药可引起流产，用药前应除外妊娠。

(4)儿童渐进性脑瘤者禁用。

【注意事项】 如因雌激素低下引起的症状难以坚持治疗时，可补充少量雌激素(反向添加疗法)缓解症状。

【药物相互作用】 曲普瑞林与影响垂体分泌促性腺激素的药物同时应用时应检测患者的激素水平，如枸橼酸他莫昔芬、尿促性素、尿促卵泡素、他莫昔芬、重组促卵泡素 β。

由于雄激素剥夺治疗可能延长 Q-T 间期，同时使用已知能延长 Q-T 间期的药物或能诱发扭转性室速的药物如 I A 类(如奎尼丁、普鲁卡因胺)或 III 类(胺碘酮)抗心律失常药物时，应仔细进行评估。

【给药说明】 本品有多种不同商品名的控释注射剂，其控释材料、所用的注射稀释液成分和用量各不相同，可按说明书制备和应用。

用药盒内提供的溶剂复溶药物粉末，复溶后立即注射。复溶后得到的悬浮液不得与其他药品混合。

【用法与用量】 缓释制剂：子宫内膜异位症和子宫肌瘤的术前治疗；肌内注射，应在月经周期的前 5 天开始治疗，一次 3.75mg，每 4 周注射 1 次。

短效制剂：女性不孕症的辅助治疗：皮下注射，从月经周期的第 2 天或第 21 天开始每天注射 1 次直到确定取卵日前夜，常用剂量为每天 1 次，皮下注射 0.5mg，连

续 7 天，然后每天 1 次皮下注射 0.1mg，作为维持剂量。

【制剂与规格】 注射用酸酸曲普瑞林：(1)0.1mg；(2)3.75mg。

醋酸曲普瑞林注射液：1ml:0.1mg。

醋酸亮丙瑞林 [药典(二)；医保(乙)]
Leuprorelin Acetate

【特殊说明】 醋酸亮丙瑞林缓释制剂复溶操作不当及给药途径错误将影响临床疗效，复溶后，产品的黏性会逐渐增加，因此必须在混合后 30 分钟之内完成给药。如果没能在规定时间内使用，则应弃用。

【适应证】 ①治疗子宫内膜异位症。②子宫肌瘤。③中枢性性早熟。④也可用于辅助生育技术。⑤前列腺癌，雌激素受体阳性的绝经前乳腺癌。

【药理】 (1)药效学 醋酸亮丙瑞林是高活性的促性腺激素释放激素衍生的类似物，亮丙瑞林的 LH 释放活性约为天然 GnRH 的 100 倍，它的抑制垂体-性腺系统功能的作用也强于天然 GnRH。由于它对蛋白分解酶的抵抗力和对 GnRH 受体的亲和力都比内源性 GnRH 强，所以能有效地抑制垂体-性腺系统的功能。重复给予大剂量亮丙瑞林，在首次给药后能立即产生一过性的垂体-性腺系统兴奋作用(急性作用)，然后抑制垂体生成和释放促性腺激素。它还进一步抑制卵巢和睾丸对促性腺激素的反应，从而降低雌二醇和睾酮的生成(慢性作用)。

(2)药动学 口服无效，皮下注射吸收良好。

对子宫内膜异位症、子宫肌瘤或绝经前乳腺癌患者，每 4 周 1 次皮下注射醋酸亮丙瑞林，共 6 次，原型药物和代谢物的血浓度无蓄积，尿中原型药物及代谢物 M-l 的排泄率分别为 1.1% 和 1.3%。

对中枢性早熟者用药至第 28 天止，尿中原型药物及代谢物 M-l 的排泄率分别为 1.8% 和 7.1%。

【不良反应】 (1)用药初期会使原有症状加重。

(2)卵巢不应期主要出现雌激素低下症状，潮热、出汗、外阴阴道萎缩引起的阴道干燥、性欲减退和性交困难。

(3)治疗超过 6 个月会造成骨量丢失。

(4)少数妇女出现头痛、虚弱、情绪变化等症状。

(5)极个别出现发痒、皮疹、高热、过敏。

(6)极个别妇女停药后仍持续闭经。

【禁忌证】 妊娠期妇女禁用。

【注意事项】 (1)如因雌激素低下引起的症状难以坚持治疗时，可补充少量雌激素(反向添加疗法)缓解症状。

(2)因孕期用药可引起流产，用药前应除外妊娠。

【药物相互作用】 与性激素类化合物合用，本品的疗效将降低。

【给药说明】 (1)给药前需用附加的溶媒将瓶内药物充分混合，注意勿起泡沫。临用时配制，必须在混合后 30 分钟之内完成给药，否则应弃用。

(2)只供皮下注射给药，注射部位选择上臂、腹部、臀部，注射部位应每次变更，注射后不得按摩注射部位。

(3)首次给药的初期，可能导致临床症状的一过性加强，通常会在用药过程中消失。

(4)对中枢性性早熟患者，应用过程中应定期检测 LH-RH，当未达到抑制血中 LH 和 FSH 水平的作用时，应终止用药。

【用法与用量】 (1)子宫内膜异位症：通常成人每 4 周 1 次，每次 3.75mg，皮下注射。当患者体重低于 50kg 时，可以使用 1.88mg 的制剂。初次给药应从月经周期的 1～5 日开始。

(2)子宫肌瘤：通常成人每 4 周 1 次，皮下注射醋酸亮丙瑞林 1.88mg。但对于体重过重或子宫明显增大的患者，应皮下注射 3.75mg。初次给药应从月经周期的 1～5 日开始。

(3)前列腺癌、闭经前乳腺癌：通常成人每 4 周 1 次，每次 3.75mg，皮下注射。

(4)中枢性性早熟症：通常，每 4 周 1 次，皮下注射醋酸亮丙瑞林 30μg/kg，根据患者症状可增量至 90μg/kg。

【制剂与规格】 注射用醋酸亮丙瑞林缓释微球：3.75mg。

注射用醋酸亮丙瑞林微球：(1)1.88mg；(2)3.75mg。

醋酸戈舍瑞林 [药典(二)；医保(乙)]
Goserelin Acetate

【适应证】 (1)CDE 适应证 ①前列腺癌。②乳腺癌。③子宫内膜异位症。

(2)国外适应证 ①子宫内膜发育不全。②与氟他胺联合治疗局限性 B2-C 期前列腺癌。

【药理】 (1)药效学 本品是 GnRH 的一种合成类似物，初期用药时可暂时增加男性血清睾酮和女性雌二醇的浓度，长期使用可抑制垂体促性腺激素的分泌，从而引起男性血清睾酮和女性血清雌二醇的下降，停药后这一作用可逆。男性患者在第一次注射此药后 21 天左右血清睾酮浓度下降至去势水平，并在以后每 28 天的治疗中维持此浓度，使大多数患者的前列腺肿瘤消退，症状有所改善。女性患者在初次给药后 21 天左右血清中雌二醇浓度受到抑制，并在以后每 28 天的治疗中维持在绝经后水平。

(2) 药动学　本品具有几乎完全的生物利用度，每4周用药一次，在无组织蓄积的情况下保持有效的血药浓度，与蛋白的结合能力较弱，在肾功能正常情况下血清消除半衰期为2～4小时，对肾功能不全的患者其半衰期将会增加，此改变在每月一次的治疗中影响很小，故不需要调整剂量，在肝功能不全的患者中其药代动力学无明显变化。

【不良反应】　(1) 可能出现皮疹，偶见注射部位轻度瘀血。

(2) 男性患者可有潮红，性欲下降、乳房肿胀及触痛、骨骼疼痛暂时性加重、尿道梗阻、脊髓压缩等反应。

(3) 女性患者有潮红、出汗、性欲下降、头痛、抑郁、阴道干燥、出血、乳房大小变化。子宫内膜异位症患者可出现不可逆的闭经。

【禁忌证】　(1) 妊娠期、哺乳期妇女禁用。

(2) 已知对本品活性成分或其他 GnRH 类似物及本品其他任一辅料过敏者禁用。

【注意事项】　(1) 有尿道阻塞或脊髓压迫危险的男性患者慎用。

(2) 对女性患者可能引起骨密度丢失。

【药物相互作用】　戈舍瑞林与已知可延长 Q-T 间期药物或可能会诱导尖端扭转型室性心动过速的药物如Ⅰ A 类(如奎尼丁、丙吡胺)或Ⅲ类抗心律失常药物(如胺碘酮、索他洛尔、多非利特、伊布利特)、美沙酮、莫西沙星、抗精神病药物等合用时，应谨慎评估。

【给药说明】　本品为白色或乳白色圆柱形含药的、可降解的乳酸-乙醇酸交酯皮下埋植剂，故必须用特殊的皮下埋植推进器推入腹壁皮下。推注时注意将埋植物完全推出，否则拔出针头时易将埋植物带出。

【用法与用量】　腹部皮下注射，每次 3.6mg，每 28 天 1 次，对肾或肝功能不全者或老年病人不需调整剂量。子宫内膜异位症的治疗不应超过 6 个月。

【制剂与规格】　醋酸戈舍瑞林缓释植入剂：每支 3.6mg。醋酸戈舍瑞林缓释植入剂：每支 10.8mg。

戈 那 瑞 林 [医保(乙)]
Gonadorelin

【特殊说明】　运动员慎用。

【适应证】　鉴别诊断男性或女性由于下丘脑或垂体功能低下所引起的生育障碍，性腺萎缩性的性腺功能不足、乳溢性闭经、原发和继发性闭经、绝经和早熟绝经、垂体肿瘤、垂体的器官损伤和事实上的下丘脑功能障碍等。

【药理】　(1) 药效学　本品为人工合成的 GnRH，又称促黄体素释放素(LHRH)，与垂体促性腺激素分泌细胞膜的特异性受体结合后，促进促性腺激素的生物合成及释放，以此可测定垂体促性腺激素储备功能。正常人用后，LH 的升高明显高于 FSH。青春期前女性 FSH 反应高于 LH。GnRH 不足者注射本品后可出现延迟反应，如模拟生理状况时下丘脑分泌 GnRH 的分泌节律(脉冲式释放 GnRH)，小剂量脉冲式给药，可以治疗下丘脑疾病所致的青春期发育迟缓、闭经和不育；如采用大剂量连续给药，则在短期兴奋垂体促性腺激素，使血浆中 LH、FSH 的生成和释放呈一过性增强，继而抑制垂体-性腺功能，对女性则阻断雌激素的合成与分泌，达到相当于切除卵巢的效果，治疗子宫内膜异位症。

(2) 药动学　本品静脉注射经 3 分钟血浓度达峰值，$t_{1/2}$ 约为 6 分钟，经肾迅速代谢后排泄，其对血浆中 LH 的升高作用较快、较强，而对 FSH 的升高作用较慢、较弱。

【不良反应】　注射部位瘙痒、疼痛或肿胀及全身性或局部性过敏；腹部或胃部不适；骨质疏松；血栓性静脉炎及性欲减退等。

【禁忌证】　(1) 对本品过敏者。

(2) 腺垂体瘤患者。

(3) 因卵巢囊肿或非下丘脑性不排卵者。

(4) 患有激素依赖性肿瘤者，以及其他任何可由于性激素增加而导致病情恶化的疾病患者。

(5) 妊娠期妇女。

(6) 本品可分泌入乳汁，哺乳者禁用。

【注意事项】　(1) 本品注入后，先后出现 LH 峰，后出现 FSH 峰，LH 峰值远强于 FSH 峰值。

①正常反应：注入后 25～45 分钟 LH 峰上升至其基值的 3 倍以上，FSH 增加 2 倍以上。②延迟反应：注入后 120～180 分钟 LH 值才达峰值。③低弱反应：注入后 LH 的峰值仅 2 倍或不足 2 倍基值。④无反应：注入前后 LH 峰值不变或变化甚微。

(2) 在正常经期的卵泡期给药，应做好避孕措施。

(3) 同时使用直接影响垂体促性腺激素分泌药物的患者不应进行戈那瑞林试验，这些药物包括雄激素、雌激素、孕激素、糖皮质激素、螺内酯、左旋多巴、口服避孕药、地高辛、吩噻嗪类和多巴胺拮抗剂等导致催乳素水平生成的药物。

【药物相互作用】　氯米芬与本品合用，可引起卵巢过度刺激综合征。

【给药说明】　(1) 给药前目视检查药品是否有颗粒物

质和变色。

(2)使用前马上准备溶液，溶解后在室温下保存并在一天内使用。

【用法与用量】 静脉注射。临用时每支用 2ml 0.9% 氯化钠注射液溶解，女性一次 25μg，男性一次 100μg，

在注入前 0 分钟及注入后 25 分钟、45 分钟、90 分钟、180 分钟时各抽血 3ml，取血清保存，进行放免试法测定 LH 及 FSH 值，从而进行鉴别诊断。

【制剂与规格】 注射用戈那瑞林：（1）25μg；（2）100μg。

第七节 促性腺激素

促性腺激素(Gn)是腺垂体分泌的卵泡刺激素(FSH)和促黄体生成素(LH)，FSH 和 LH 都是糖蛋白激素，它们的 α 亚基结构相同，β 亚基结构不同。FSH 促使卵泡发育和雌激素的合成与分泌。LH 则促使卵母细胞成熟与排卵，维持黄体功能，促进雌激素与孕激素的合成与分泌。人绒毛膜促性腺激素(HCG)是胎盘合体滋养细胞合成与分泌的一种由 α、β 亚基组成的糖蛋白激素，α 亚基与 LH 类似，但 β 亚基有一个独特的由 28～30 个氨基酸片段组成的尾部结构。HCG 的主要功能有使月经黄体增大成为妊娠黄体，增加甾体激素分泌以维持妊娠。

人绒促性素（人绒毛膜促性腺激素）[药典(二)；医保(甲)]
Human Chorionic Gonadotropin (HCG)

【特殊说明】 运动员慎用。

【适应证】 ①垂体促性腺激素功能不全所致的无排卵性不孕症，本品需与尿促性腺素联合应用以促进排卵。②体外受精，也需与尿促性腺素联合应用。③黄体功能不全。

【药理】 (1)药效学 本品含有 HCG，具有 LH 活性。对女性能促进和维持黄体功能，使黄体合成孕激素；可促进卵泡生成和成熟，并可模拟生理性的促黄体生成素 LH 的高峰而触发排卵。

对男性能使垂体功能不足者的睾丸产生雄激素，使睾丸下降和男性第二性征发育。

(2)药动学 肌内注射，半衰期 $t_{1/2}$ 为双相，分别为 11 和 23 小时。血药浓度达峰时约 12 小时，120 小时后降至稳定的低浓度，给药 32～36 小时内发生排卵。24 小时内 10%～12% 的原型经肾随尿排出。

【不良反应】 (1)用于促排卵时，较多见者为诱发卵巢囊肿或轻到中度的卵巢肿大，伴轻度胃胀、胃痛、盆腔痛，一般可在 2～3 周内消退，少见严重的卵巢过度刺激综合征。可增加多胎率或新生儿发育不成熟、早产等。

(2)较少见的不良反应有乳房肿大、头痛、易激动、精神抑郁、易疲劳。

(3)偶有注射局部疼痛、过敏性皮疹。

【禁忌证】 怀疑有垂体增生或肿瘤，前列腺癌或其他与雄激素有关的肿瘤患者禁用(有促进作用)。性早熟者、诊断未明的阴道流血、子宫肌瘤、卵巢囊肿或卵巢肿大、血栓性静脉炎、对促性腺激素有过敏史患者均禁用。

【注意事项】 诱导排卵后多胎妊娠的危险增加；可能引起卵巢过度刺激；对于输卵管畸形的妇女异位妊娠发生率可能增加；进行辅助生殖技术(ART)治疗的女性流产率要高于正常女性。

【药物相互作用】 与脑垂体促性腺激素合并用药时(如 HMG)，可能使不良反应增加，应慎用。

【给药说明】 (1)注射本品 18 小时后常可发生排卵，故须每日或隔日试行受孕，如用本品治疗 3～6 周期而仍不出现有排卵月经，应重新考虑治疗方案。发现卵巢过度刺激综合征及卵巢肿大，胸水、腹水等合并症时应停药。

(2)本品在水溶液中易失效变质，应在临用前新鲜配制。

【用法与用量】 (1)促排卵 氯米芬末次给药后 5～7 日，或尿促性素末次给药后一日，一次肌内注射 5000～10000U，可连续治疗 3～6 个周期。如无效应停药。

(2)黄体功能不全 于排卵之日开始隔日肌内注射 1500U，连用 5 次，剂量可根据患者的反应调整。妊娠后，须维持原剂量直至 7～10 孕周。

【制剂与规格】 注射用人绒促性素：250μg(6500IU)。人绒促性素注射液：250μg:0.5ml。

尿 促 性 素 [药典(二)；医保(乙)]
Menotrophin (HMG)

【特殊说明】 如出现重度卵巢过度刺激综合征，应马上停药。病人必须住院，以便严密观察。

【成分】 本品为绝经期妇女尿中提取精制的糖蛋白促性腺激素，含 FSH 和 LH 两种生物活性成分，两者的比值约为 1。

【适应证】 与绒促性素合用，用于促性腺激素分泌不足所致的原发性或继发性闭经、无排卵所致的不

孕症等。

【药理】 (1)药效学 本品是促性腺激素类药。主要具有 FSH 的作用，而 LH 作用甚微。促进卵巢中卵泡发育成熟和睾丸生成并分泌甾体性激素。使女性子宫内膜增生，男性促进曲细精管发育、造精细胞分裂和精子成熟。

(2)药动学 本品肌内注射能吸收，血药浓度达峰时间为 4~6 小时，给药后血清雌二醇在 18 小时达峰，升高 88%，静脉注射 150U 后，药物的 C_{max} 为 24U/L，在 15 分钟达峰，消除为双相，主要经肾脏排泄。

【不良反应】 过量可致卵巢过度刺激综合征，表现为下腹不适或胀感、腹痛、恶心、呕吐、卵巢增大。严重可致胸闷、气急、尿量减少、胸水、腹水，甚至卵泡囊肿破裂出血等。也可导致多胎妊娠和早产等。常可增加发生动脉栓塞的危险性。

【禁忌证】 有原因不明的异常阴道出血、子宫肌瘤、卵巢囊肿或增大、肾上腺功能不全、甲状腺功能不全及原发性卵巢功能衰竭患者禁用。妊娠期妇女、儿童禁用。

【注意事项】 (1)用药期间定期进行全面检查：B 型超声波(监测卵泡发育)、宫颈黏液检查、雌激素水平测定和每日基础体温测量。与绒促性素合用时，若每日尿排泄雌激素>100μg 或雌三醇>50μg 时，应停用绒促性素，故在治疗中要检查卵巢过度刺激综合征的表现。

(2)要从用绒促性素和排卵前一大开始每日性交。如有卵巢明显增大，要避免性交，以免增加卵巢囊肿破裂的机会。

(3)尿促卵泡素可能与尿促性素合用，合用时两药起始剂量总量不得超过 225 单位。

(4)哮喘、心脏病、癫痫、肾功能不全、垂体肿瘤或肥大、甲状腺或肾上腺皮质功能减退患者慎用。

【药物相互作用】 尚不明确。

【用法与用量】 溶于 1~2ml 氯化钠注射液，肌内注射。起始(或周期第五天起)1 次 75~150 单位，一日 1 次。七日后根据患者雌激素水平和卵泡发育情况调整剂量。增加至每日 150~225 单位。

卵泡成熟后肌内注射绒促性素(HCG)3000~10000 单位，诱导排卵。对注射三周后卵巢无反应者，则停止用药。

【制剂与规格】 注射用尿促性素[以卵泡刺激素(FSH)效价计]：(1)75U；(2)150U。

第八节 退 乳 药

退乳，或称回奶，是产后或晚期流产后因各种原因需使乳腺停止乳汁分泌而采取的干预处理。目前常用的退乳药物有溴隐亭、中药等。溴隐亭是一种多巴胺受体激动剂，它作用于垂体前叶抑制泌乳素的分泌，从而防止或抑制乳汁的分泌，它用于预防或抑制已生育妇女的产奶，一般需要 2~3 周时间才能完全终止泌乳。应用溴隐亭期间产妇不需要限制液体摄入，不影响子宫复原，不增加血栓栓塞风险。口服溴隐亭有恶心的副作用，还有血压升高的风险，用后应监测血压，尤其是用药的第一天应仔细监测血压，必要时停止用药。注意禁忌用于未控制的高血压、妊娠期高血压疾病、严重心血管病史或严重精神病史的患者。

甲磺酸溴隐亭
Bromocriptine Mesylate

【特殊说明】 本品有罕见、严重甚至致命的不良反应的报告，尤其是心血管系统不良反应(如心脏病发作和中风)、神经系统不良反应(如癫痫)和精神紊乱(如幻觉和躁狂发作)。注意评估其受益和风险。

溴隐亭应只在医学上有适应证时(例如分娩期失子、幼儿死亡或目前感染 HIV)以最多每次 2.5mg 的剂量口服抑制泌乳，规格为 5mg 或 10mg 的产品不适用于此类用途。

【适应证】 ①内分泌系统疾病：泌乳素依赖性月经周期紊乱和不育症(伴随高或正常泌乳素血征)、闭经(伴有或不伴有溢乳)、月经过少、黄体功能不足和药物诱导的高泌乳激素症(抗精神病药物和高血压治疗药物)。②非泌乳素依赖性不育症：多囊性卵巢综合征，与抗雌激素联合运用(如：氯底酚胺)治疗无排卵症。③高泌乳素瘤：垂体泌乳激素分泌腺瘤的保守治疗，在手术治疗前抑制肿瘤生长或减小肿瘤体积，使切除容易进行；术后可用于降低仍然较高的泌乳素水平。④肢端肥大症：单独应用或联合放疗、手术等可降低生长激素的血浆水平。⑤抑制生理性泌乳：仅用于医疗原因而不能哺乳的情况，如死产、新生儿死亡、母亲感染人免疫缺陷病毒(HIV)等情况。⑥良性乳腺疾病：缓和或减轻经前综合征及乳腺结节(或囊性)乳腺疾病相关性乳腺疼痛。⑦神经系统疾病：用于各期自发性和脑炎后所致帕金森病的单独治疗，或与其他抗帕金森病药物联合使用。

【药理】 (1)药效学 甲磺酸溴隐亭片为下丘脑和垂体中多巴胺受体的激动剂。它可以降低泌乳激素的分泌，恢复正常的月经周期，并且能够治疗与高泌乳素症有关的生育机能障碍。甲磺酸溴隐亭片还可以阻止和减少乳汁的分泌。

(2) 药动学　甲磺酸溴隐亭片口服之后,消化道只能吸收大约 30%,因为首过效应,生物利用度只有 6%左右,甲磺酸溴隐亭片在肝脏主要经过水解代谢成麦角酸和肽类,然后主要通过胆汁排泄到大便中,少量经尿排泄。

报道显示甲磺酸溴隐亭片在体内的人血白蛋白结合率可达 90%～96%。

血药浓度峰值和血药浓度-时间曲线下面积(AUC)与剂量均线性相关:口服 1mg 放射性标记的甲磺酸溴隐亭片后的 1～2 小时之内血药浓度达到峰值(2ng Eq/ml),血浆放射性呈双相衰减(α 相和 β 相的半衰期分别为 6 小时和 50 小时)。

【不良反应】(1) 许多患者服药后头几天可能会发生恶心、呕吐、头痛、眩晕或疲劳,但不需要停药。在服用甲磺酸溴隐亭片 1 小时前服用某些止吐药如乘晕宁、吐来抗、胃复安等可抑制恶心、头痛。

(2) 极少数病例中服用本品发生体位性低血压,因此建议对于能够行走的患者应测量站立位血压。

(3) 在大剂量治疗时,可能会发生幻觉、意识精神错乱、视觉障碍、运动障碍、口干、便秘、小腿痉挛等,这些副作用均为剂量依赖性,减量就能够使症状得到控制。

【禁忌证】(1) 已知对溴隐亭及本品任何成分或其他麦角碱过敏者。

(2) 控制不佳的高血压,妊娠期高血压相关疾病(包括子痫、子痫前期或妊娠高血压综合征),分娩后及产褥期高血压患者;冠状动脉疾病或其他严重的心血管疾病患者。

(3) 有严重精神疾病的症状和(或)病史的患者。

(4) 已有瓣膜病的患者。

【注意事项】(1) 流产后、死胎、新生儿死亡等特殊情况下,在医生指导下用于抑制产褥期泌乳,不推荐作为抑制生理性泌乳的常规用药。

(2) 用药后应当对患者血压进行密切监测,尤其是治疗的第一天。如果出现高血压、提示性胸痛、重度进行性或不间断的头痛(伴或不伴视觉障碍)或者中枢神经系统毒性的迹象,则应当终止治疗并立即对病人进行评价。

(3) 患有高血压、冠心病和(或)有严重精神病史的产后或产褥期妇女不可使用本品。产后妇女应用甲磺酸溴隐亭片抑制泌乳时,注意抗高血压药物治疗并且避免同时应用其他麦角碱衍生物,已罕见发生高血压、心肌梗死、癫痫发作或脑卒中以及精神疾病等。

(4) 治疗与高泌乳素血症无关的女性患者时,应当给予最低有效剂量,以避免发生血浆泌乳素水平低于正常水平,否则将有可能引起黄体功能障碍。绝经后妇女应每半年检查一次,月经正常的妇女应每年检查一次。

(5) 服用甲磺酸溴隐亭片后可能发生视觉障碍,因此在驾驶或操控机器时应特别小心!

(6) 上市前临床试验和已发表的文献证据提示,溴隐亭在预防和抑制泌乳方面是有效的。然而现有的数据不能得出有关溴隐亭在乳腺炎、乳房肿胀和疼痛性乳房肿胀方面疗效的结论。

【药物相互作用】使用本品时,请慎用下列药物

(1) 红霉素(甲磺酸溴隐亭片的血清浓度可能升高)。

(2) 多巴胺拮抗剂,如苯丙甲酮和吩噻嗪(可能降低甲磺酸溴隐亭片的效应)。

(3) 抗精神病药物(高泌乳素血症拮抗剂)。

(4) 平滑肌解痉药"异美汀"(增加甲磺酸溴隐亭片的毒性)。

(5) 大环内酯类抗生素(可能提高甲磺酸溴隐亭片的血浆浓度,从而可能增加其毒性)。

(6) 生长抑素八肽(提高甲磺酸溴隐亭片的浓度)。

(7) 苯丙醇胺(增加甲磺酸溴隐亭片的毒性)。

(8) 避免与其他麦角碱衍生物同时应用。

【给药说明】应在就餐时口服。

【用法与用量】(1) 抑制泌乳:一日 2 片(以甲磺酸溴隐亭计 5mg),早晚各 1 片,连服 14 天。为预防泌乳,应尽早开始治疗,但不应早于分娩或流产后 4 小时。治疗停止后 2～3 天,偶尔会有少量泌乳,此时可以再用原剂量重复治疗 1 周即可停止泌乳。

(2) 良性乳腺疾病:从一日 1/2 片(以甲磺酸溴隐亭计 1.25mg),一日 2～3 次,逐渐增至每日 2～3 片。

(3) 高泌乳激素症:根据需要一次 1/2 片(以甲磺酸溴隐亭计 1.25mg),每日 2～3 次,逐渐增至一日 4～8 片(以甲磺酸溴隐亭计 10～20mg),具体方案应依据临床疗效和副作用而定。

【制剂与规格】甲磺酸溴隐亭片:2.5mg。

第九节　雌激素、孕激素与有关药物

详见第九章第三节。

第十节 乳腺增生用药

乳腺增生有多种命名，如乳腺囊性增生病（breast cystic hyperplasia）、乳腺病、乳腺小叶增生症、乳腺结构不良症等，是妇女的多发病，常见于中年妇女。其病理形态呈多样性表现，增生可发生于腺管周围并伴有大小不等的囊肿形成；或腺管内表现为不同程度的乳头状增生，伴乳管囊性扩张，也有发生于小叶实质者，主要为乳管及腺泡上皮增生。本病病因主要是由于雌、孕激素比例失调所致，使乳腺实质增生过度和复旧不全。部分乳腺实质成分中女性激素受体的质和量异常，使乳房各部分的增生程度参差不齐。临床表现主要为一侧或双侧乳房胀痛和肿块，部分患者具有周期性。乳房胀痛一般于月经前明显，月经后减轻，严重者整个月经周期都有疼痛。体检发现一侧或双侧乳房内可有大小不一，质韧的单个或为多个的结节，可有触痛，与周围分界不清，亦可表现为弥漫性增厚。少数患者可有乳头溢液，多为浆液性或浆液血性液体。本病病程较长，发展缓慢。诊断上要特别注意乳腺癌与本病有同时存在的可能，必要时予局部切除并作病理检查。本病的治疗主要是对症治疗，并应嘱患者每隔 3～6 个月复查。

门 冬 酰 胺

L-Asparagine

【适应证】 用于乳腺小叶增生的辅助治疗。

【药理】 (1) 药效学 本品未进行该项试验且无可靠参考文献。

(2) 药动学 本品未进行该项试验且无可靠参考文献。

【不良反应】 偶有胃部不适，恶心、头晕。

【禁忌证】 尚不明确。

【注意事项】 尚不明确。

【药物相互作用】 本品未进行该项试验且无可靠参考文献。

【用法与用量】 口服。一次 0.25～0.5g，一日 2～3 次，2～3 月为一疗程。

【制剂与规格】 门冬酰胺片：0.25g。

第二十四章 计划生育用药

生殖是一个复杂的过程，包括精子和卵子的形成、成熟、受精、着床及胚胎发育等许多环节，阻断其中任何一个环节，都可以达到避孕或终止妊娠的目的。目前女性避孕方法中，甾体类避孕药是应用最广的避孕方法之一。此外还有供避孕用的杀精子药，如壬苯醇醚等。

应根据育龄妇女具体情况，选择安全、有效、可接受的避孕方法。注意口服避孕药，尤其是含屈螺酮的第四代口服避孕药，对于年龄大于 35 岁、肥胖、吸烟、饮酒、心血管疾病史、有基因缺陷或静脉血栓栓塞症(VTE)家族史等高危因素者，VTE 发生的风险增加。

第一节 复方短效口服避孕药

复方短效口服避孕药(combination oral contraceptive, COC)：是雌、孕激素组成的复合制剂。雌激素成分主要为炔雌醇，孕激素成分各不相同，构成不同配方及制剂。随着激素避孕的发展，复方短效口服避孕药中的炔雌醇从 35μg 降低到 20μg，孕激素结构更接近天然孕酮，使药物的活性增加，提高避孕效果，降低副作用。但应注意口服避孕药 VTE 的发生风险，尤其是含屈螺酮的第四代口服避孕药，对有静脉血栓高危因素者应提高警惕。

炔 诺 酮 [药典(二)；医保(乙)]
Norethisterone

【适应证】 ①单方或与雌激素联用能抑制排卵，作避孕药。②用于月经不调、子宫功能出血、子宫内膜异位症等。

【药理】 (1)药效学 有较强的孕激素样作用，能使子宫内膜转化为分泌期或蜕膜样变，并有一定的抗雌激素作用，具有较弱的雄激素活性和蛋白同化作用。避孕机制与炔诺孕酮相同。

(2) 药动学 口服可从胃肠道吸收，0.5～4 小时达血药峰浓度，作用持续至少 24 小时，血浆蛋白结合率为

80%，吸收后大多与葡萄糖醛酸结合，由尿排出。

【不良反应】 **泌尿生殖系统** 突破性出血、阴道不规则出血。

免疫系统 过敏反应。

神经系统 头晕。

胃肠道 恶心、食欲减退。

其他 倦怠。

【禁忌证】 (1)对本品过敏者。

(2)血栓性疾病患者。

(3)严重肝病患者。

(4)严重肾病患者。

(5)乳房肿块患者。

(6)妊娠期妇女。

【注意事项】 (1)妊娠初始 4 个月内慎用，不宜用作早孕试验。

(2)心血管疾病、高血压、肾功能损害、糖尿病、哮喘、癫痫、偏头痛、未明确诊断的阴道出血、有血管病史(晚期癌症治疗除外)、胆囊疾病和有精神抑郁史者慎用。

(3)长期用药需注意检查肝功能，特别注意乳房检查。

【药物相互作用】 与利福平、氯霉素、氨苄西林、苯巴比妥、苯妥英钠、扑米酮、甲丙氨酯、氯氮䓬、对乙酰氨基酚及吡唑酮类镇痛药(如保泰松)等同服可能产生肝脏微粒体酶效应,加速炔诺酮在体内的代谢,导致避孕失败、突破性出血发生率增高,应予以注意。

【用法与用量】 避孕作用:口服给药。

(1)片剂 于探亲前一日或当日中午使用 0.625mg,此后每晚使用 0.625mg,至少连用 10～14 日,必要时随后可改为短效口服避孕药。

(2)滴丸 于同房当晚开始使用,每晚 3mg。如同房不超过 10 日,须连用 10 日;如同房 14 日,须连用 14 日;如同房超过 14 日,应改为短效口服避孕药。1 年内不得使用超过 2 个周期。

【制剂与规格】 炔诺酮滴丸:3mg。

炔诺酮片:0.625mg。

甲地孕酮 [药典(二);医保(甲)]

Megestrol

【适应证】 ①复方制剂用于女性避孕。②治疗月经不调、功能失调性子宫出血、子宫内膜异位症。③用于晚期乳腺癌和子宫内膜腺癌激素依赖性患者的姑息性治疗。

【药理】 (1)药效学 本品对垂体促性腺激素的释放有一定抑制作用,但比左炔诺孕酮和炔诺酮为弱。不具有雌激素和雄激素样活性,但有明显抗雌激素作用。本品为孕激素衍生物,可阻止受精卵着床,并使宫颈黏液稠度增加,阻止精子穿透。与雌激素合用,抑制排卵,用于女性避孕。

(2) 药动学 口服后生物半衰期明显比左炔诺孕酮和炔诺酮为短,吸收半衰期为 2.5 小时。大部分代谢产物以葡萄糖醛酸酯形式经肾脏排出,消除半衰期为 32.5 小时。

【不良反应】 **心血管系统** 心力衰竭、高血压、血栓栓塞(包括血栓性静脉炎、肺动脉栓塞)。

内分泌系统 体重增加(常伴食欲增加;为体内脂肪和体细胞体积增加所致,不一定伴体液潴留)、高血糖、库欣式面容、肾上腺功能减退(可能为本药的糖皮质激素样活性所致)、乳房疼痛、溢乳。

呼吸系统 呼吸困难。

肌肉骨骼 腕管综合征。

泌尿生殖系统 阴道流血、月经失调、子宫出血(包括子宫突破性出血)。

神经系统 头晕。

精神 情绪改变。

胃肠道 恶心、呕吐。

皮肤及皮肤附件 颜面潮红、秃发、皮疹。

其他 倦怠、水肿、肿瘤复发(伴或不伴高钙血症)。

【禁忌证】 (1)对本品过敏者。

(2)严重肝、肾功能不全者。

(3)血栓栓塞性疾病(包括严重血栓性静脉炎)患者。

(4)因肿瘤骨转移而产生的高钙血症患者。

(5)有乳房肿块患者。

【注意事项】 (1)育龄妇女在服用本品期间应避免怀孕。

(2)建议对接受治疗的病人进行常规的密切观察。

(3)具有血栓性静脉炎病史的患者应慎用。

(4)本品不可替代通常的手术、放疗和化疗。

【药物相互作用】 利福平、苯巴比妥、氨苄西林、非那西丁、吡唑酮类镇痛药(如保泰松)等可诱导肝微粒体酶,加速本品的体内代谢,合用可导致子宫内膜突破性出血。

【用法与用量】 (1)用做短效口服避孕药:复方醋酸甲地孕酮片,口服,于每次月经第 5 天开始,一日 1 片,连服 22 日。停药后 3～7 天内月经来潮,于月经的第 5 天再服下一周期的药。产后或流产后在月经来潮再服。服药一个月可以避孕 1 个月,因此需要每个月服药。一般在睡前服,可减少不良反应。

(2)乳腺癌:每日 160mg,一次或分次服用。子宫内膜癌:根据疾病情况,一日 40～320mg,一次或分次服用或遵医嘱。

【制剂与规格】 醋酸甲地孕酮片:(1)2mg;(2)160mg;(3)4mg。

复方醋酸甲地孕酮片:1mg(醋酸甲地孕酮):35μg(炔雌醇)。

醋酸甲地孕酮分散片:(1)40mg;(2)160mg。

醋酸甲地孕酮胶囊:80mg。

醋酸甲地孕酮软胶囊:40mg。

复方甲地孕酮注射液:25mg(醋酸甲地孕酮):3.5mg(雌二醇)。

去 氧 孕 烯

Desogestrel

【特殊说明】 使用口服避孕药的患者吸烟可增加严重心血管事件的风险,该风险将随吸烟量和年龄(尤其是大于 35 岁的女性)增加而增加,故本品不应用于 35 岁以上吸烟女性。

【适应证】 去氧孕烯与炔雌醇组成复方制剂,临床用于女性避孕。

【药理】(1)药效学　去氧孕烯为孕激素,有强效的抑制排卵作用,60μg 即能 100%地抑制排卵。去氧孕烯通常与炔雌醇组成复方制剂,主要通过抑制排卵,诱发排卵期宫颈黏液的异常变化,使精子不易通过,而发挥避孕作用。

(2)药动学　去氧孕烯经口服吸收迅速且完全,口服相对生物利用度约 84%,口服后 1.5 小时后达血药峰值。去氧孕烯在体内迅速经肝脏代谢转变为具有生物活性的3-酮去氧孕烯,3-酮去氧孕烯的药动学呈非线性。去氧孕烯消除半衰期为(38±20)小时,经代谢与硫酸盐及葡萄糖醛酸盐结合后随尿液排出。

【不良反应】(1)较常见　①胃肠道反应,胃纳差。②痤疮。③液体潴留和水肿。④体重增加。⑤过敏性皮肤炎症。⑥精神压抑。⑦乳房疼痛。⑧女性性欲改变。⑨月经紊乱、不规则出血或闭经。

(2)少见　①头痛。②胸、臀、腿部,特别是腓肠肌处疼痛。③手臂和足无力、麻木或疼痛。④突发原因不明的呼吸短促。⑤突发失语或发音不清。⑥突然视力改变、复视,不同程度失明等。

(3)长期应用可能发生　①肝功能异常。②缺血性心脏病发病率上升。

(4)早期妊娠时应用可能发生　①某些雄激素活性高的孕激素可引起女性后代男性化。②后代发生泌尿生殖道畸形,多见尿道下裂。

【禁忌证】有下述任一情况者禁用:有或曾有血栓(静脉或动脉)、栓塞前驱症状(如心绞痛和短暂性脑缺血发作)、存在一种严重的或多个静脉或动脉血栓栓塞的危险因子、伴血管损害的糖尿病、严重高血压、严重异常脂蛋白血症、已知或怀疑的性激素依赖的生殖器官或乳腺恶性肿瘤、肝脏肿瘤(良性或恶性)、有或曾有严重肝脏疾病、肝脏功能未恢复正常、不明原因的阴道出血、已妊娠或怀疑妊娠、哺乳期妇女。

【注意事项】(1)妊娠初始 4 个月内慎用,不宜用作早孕试验。

(2)有精神抑郁史者慎用。

(3)长期用药需注意检查肝功能,特别注意乳房检查。

【药物相互作用】(1)可与诱导肝微粒体酶(尤其是细胞色素 CYP450 酶)的药物或中药发生相互作用,从而导致性激素清除率增加,进而可能导致突破性出血或避孕失败。

(2)文献报道的增加去氧孕烯炔雌醇清除率的酶诱导剂如下:苯妥英、苯巴比妥、扑米酮、波生坦、卡马西平、利福平、某些人类免疫缺陷病毒(HIV)蛋白酶抑制剂(例如利托那韦)和非核苷类逆转录酶抑制剂(例如依法韦仑、奈韦拉平),以及可能还包括奥卡西平、托吡酯、利福布汀、非尔氨酯、灰黄霉素和含有中药圣约翰草(或贯叶连翘)的制剂。

(3)文献报道的降低去氧孕烯炔雌醇的酶抑制剂如下:与强效(如伊曲康唑、克拉霉素)或中效(如氟康唑、地尔硫草、红霉素)CYP3A4 抑制剂合用可能升高雌激素或孕激素包括依托孕烯的血清浓度。

【给药说明】注意按指示的顺序服用。

【用法与用量】在月经周期的第 1 天,即月经来潮的第 1 天开始服用去氧孕烯炔雌醇片。也可以从月经来潮的第 2~5 天开始服用,但建议在第一个服药周期的最初 7 天,同时采用屏障避孕法。按照箭头所指的方向每天约同一时间服药片去氧孕烯炔雌醇片,连续服 21 天,随后停药 7 天,在停药的第 8 天开始服用下一板。

【制剂与规格】去氧孕烯炔雌醇片:(1)30μg(炔雌醇):150μg(去氧孕烯);(2)20μg(炔雌醇):150μg(去氧孕烯)。

环 丙 孕 酮 [医保(乙)]
Cyproterone

【适应证】与炔雌醇组成复方片剂,用于避孕或治疗妇女雄激素依赖性疾病及拮抗多囊卵巢综合征的高雄激素症状。

【药理】(1)药效学　醋酸环丙孕酮是一种抗雄激素制剂,可抑制雄激素的作用(女性机体也可产生微量的雄激素),并表现出孕激素和抗促性腺激素的作用。环丙孕酮与炔雌醇组成复方制剂,通过抑制排卵和改变宫颈分泌,从而起到避孕作用。

(2)药动学　口服醋酸环丙孕酮后吸收迅速而完全,单次服药 2mg 约 1.6 小时后达到血清峰浓度 15ng/ml。环丙孕酮通过多种途径代谢,包括羟基化和结合反应,一部分剂量以原型随胆汁液排泄,大部分剂量以代谢物形式排泄,肾和胆排泄的半衰期为 1.8 天。生物利用度约为 88%。

【不良反应】乳腺及生殖系统　乳房触痛、疼痛、增大;阴道分泌物改变。

中枢神经系统及精神　头痛、偏头痛、性欲改变、情绪抑郁。

消化系统　恶心、呕吐,其他胃肠道反应。

皮肤　多种皮肤疾病,如:皮疹,结节性红斑,多形性红斑。

眼睛　不耐受隐形眼镜。

其他　体液潴留，体重变化，过敏反应，肝功能异常，血清甘油三酯升高。

【禁忌证】　(1)有雌激素或孕激素禁忌证者禁用。

(2)如果使用这些制剂期间，首次出现下列任何一种情况，必须立即停药：①出现血栓形成(静脉或动脉)或有血栓形成的病史(如：深静脉血栓形成、肺栓塞、心肌梗死、脑血管意外)；②存在血栓形成的前驱症状或曾有相关病史(如：短暂脑缺血发作、心绞痛)；③累及血管的糖尿病；④存在静脉或动脉血栓形成的严重或多重危险因素也为禁忌证；⑤存在或曾有严重的肝脏疾病，只要肝功能值没有恢复正常；⑥存在或曾有肝脏肿瘤(良性或恶性)史；⑦已知或怀疑生殖器官或乳腺存在受性甾体激素影响的恶性肿瘤；⑧未确诊的阴道出血；⑨已知或怀疑妊娠；⑩哺乳。

【注意事项】　(1)应在医生指导下应用，用药前应做全面体格检查。

(2)如长期使用，应每半年做一次体检，重点检查乳房和子宫内膜厚度。

(3)如首次出现偏头痛和发作频繁的头痛，突发的视觉或听觉障碍，首次出现血栓性静脉炎或血栓栓塞性疾病的症状，出现黄疸、全身瘙痒、血压明显升高应立即停药。

【药物相互作用】　巴比妥酸盐、扑米酮、卡马西平和利福平可导致性激素清除率增加的药物相互作用，引起突破性出血和口服避孕失败。最大的酶诱导作用一般在2～3周后见到，但停药后可能持续至少4周。

【给药说明】　停药7天后，立即开始下一个疗程，不必考虑出血与否。

【用法与用量】　每日一片，连服21天，停药7天后开始下一盒药。

【制剂与规格】　炔雌醇环丙孕酮片：(醋酸环丙孕酮)2mg：(炔雌醇)0.035mg。

醋酸环丙孕酮片：50mg。

屈　螺　酮
Drospirenone

【特殊说明】　美国FDA于2011年5月31日对医务人员和患者发布安全警告：含屈螺酮(drospirenone)的避孕药可能增加血栓的风险。

因屈螺酮具有抗盐皮质激素活性(利尿作用)，含屈螺酮的短效避孕药，即使低剂量制剂屈螺酮炔雌醇(Ⅱ)，也应高度警惕仍存在发生静脉血栓栓塞的风险。

【适应证】　屈螺酮与雌激素(如炔雌醇)组成复方制剂，用于女性避孕。

【药理】　(1)药效学　屈螺酮属于螺旋内酯衍生物，具有抗盐皮质激素活性，对抗与雌激素相关的钠潴留，具有抗雄激素活性。

屈螺酮并不对抗与炔雌醇相关的性激素结合球蛋白(SHBG)增高，后者有利于与内源性雄激素的结合并使其失活。屈螺酮与雌激素组成复方甾体激素类口服避孕药，主要通过抑制排卵和改变宫颈黏液性状发挥避孕作用。

(2)药动学　屈螺酮的表观分布容积为4L/kg。单次给药和多次给药后，屈螺酮的终末半衰期约为30小时。屈螺酮经CYP450 3A4氧化代谢。

【不良反应】　**心血管系统**　动静脉血栓栓塞事件(包括深部外周静脉阻塞或凝块、静脉中移动的凝块、由血栓导致的心脏病发作、因阻塞流入脑部或脑部内的血液而导致的脑卒中)、高血压(包括高血压危象)。

代谢及内分泌系统　糖耐量改变或影响外周胰岛素抵抗、乳腺癌、乳房触痛、乳房疼痛、血甘油三酯升高。

泌尿生殖系统　性欲减退或丧失、月经不规律(包括月经过多、子宫不规则出血、阴道出血)。

免疫系统　超敏反应(如皮疹、风疹)、系统性红斑狼疮。

神经系统　头痛、偏头痛、头晕。

精神　情绪不稳、抑郁。

肝脏　肝功能异常、良恶性肝脏肿瘤、胆囊疾病。

胃肠道　炎性肠病、恶心、呕吐、腹痛。高甘油三酯血症妇女使用COC可能增加发生胰腺炎的风险。

皮肤　结节性红斑、黄褐斑、多形性红斑。有遗传性血管神经性水肿的妇女使用外源性雌激素可诱导或加重遗传性血管神经性水肿的症状。

其他　类早孕反应。

【禁忌证】　(1)对本品任一成分过敏者。

(2)静脉血栓疾病(如深静脉血栓、肺栓塞)或有其病史者。

(3)动脉血栓疾病(如脑血管意外、心肌梗死)、栓塞前驱症状(如心绞痛、短暂性脑缺血发作)或有上述病史者。

(4)有静脉或动脉血栓形成倾向(如活化蛋白C抵抗、抗凝血酶Ⅲ缺乏症、蛋白C缺乏症、蛋白S缺乏症、高同型半胱氨酸血症、抗磷脂抗体)的患者。

(5)有一种严重的活多种静脉或动脉血栓栓塞风险因素的患者。

(6)伴血管损害的糖尿病患者。

(7) 严重高血压患者。

(8) 严重异常脂蛋白血症患者。

(9) 有严重或频繁偏头痛且伴局部神经症状病史者。

(10) 与严重高甘油三酯血症相关的胰腺炎或有其病史者。

(11) 严重肝病或有其病史(且肝功能未恢复正常)者。

(12) 肝脏肿瘤(良性或恶性)或有其病史者。

(13) 重度肾功能不全或急性肾衰竭患者。

(14) 肾上腺功能不全者。

(15) 确诊或疑似的性激素依赖性恶性肿瘤(如生殖器官肿瘤、乳腺肿瘤)的患者。

(16) 子宫内膜增生患者。

(17) 不明原因的阴道出血患者。

(18) 35 岁以上吸烟女性。

(19) 妊娠期妇女或疑似妊娠的妇女。

(20) 哺乳期妇女。

【注意事项】 用药警示

(1) 以下情况可增加发生动静脉血栓形成、血栓栓塞事件或脑血管意外的风险:①年龄增加、肥胖、阳性家族史(兄弟姐妹或父母曾患动脉血栓栓塞)、个人或直系亲属患有或曾患有高胆固醇或高甘油三酯血症、异常脂蛋白血症、高血压、偏头痛、心脏瓣膜病或心律失常。②长期制动、大型手术、腿部手术、重大创伤。这些情况下，建议停用避孕药(择期手术前至少先停药 4 周)，直至完全恢复活动 2 周后再用药。③用药期间饮水过少。

(2) 在 7 日停药期通常出现撤退性出血。如漏服，并在停药期无撤退性出血，则应考虑妊娠的可能性。

不良反应的处理方法

(1) 如出现动静脉血栓栓塞事件，应停药。

(2) 如出现原因不明的视力下降、眼球突出、复视、视神经乳头水肿或视网膜血管病变，应停药进行评估。

(3) 如出现偏头痛发作频率或疼痛程度增加，可能为脑血管意外的先兆，应立即停药。

(4) 如出现急性或慢性肝功能异常，应停药，直至肝功能指标恢复正常。

(5) 如妊娠期或既往使用性激素期间曾出现胆汁淤积性黄疸和(或)胆汁淤积性瘙痒，且在使用本药期间复发，应停药。

(6) 如出现听力障碍、持续血压升高、胸部锐痛或突然气短、乳房肿块、癫痫发作次数增加、严重腹痛或腹胀，应停药。

服药前后及用药时应当检查或监测 首次或再次用药前，应进行全面体格检查，并定期复查。重点包括血压、乳腺、腹部和盆腔器官(包括宫颈细胞学检查)。

【药物相互作用】 有些药物或食物可能影响血液中屈螺酮炔雌醇浓度水平，可能使其避孕的有效性降低或导致非预期的出血。在合并使用这些药物期间及停药后的 28 天内，应加用屏障避孕法。如果加用屏障避孕方法的合并用药期超过包装中的最后一片药物，则应该直接开始服用下一盒药物而没有通常的停药期。

药物-药物相互作用

(1) 唑类抗真菌药(如伊曲康唑、伏立康唑、氟康唑)、大环内酯类药(如克拉霉素、红霉素)、钙通道阻滞药(如维拉帕米、地尔硫䓬)、依托考昔。

结果:合用可降低 COC 的清除率。

(2) 其他可升高血钾浓度的药物(如血管紧张素转换酶抑制药、血管紧张素 II 受体拮抗药、保钾利尿药、醛固酮拮抗药)。

结果:合用可能使血钾升高。

处理:合用时应谨慎。长期合用时应在本品的第 1 个治疗周期中监测血清钾浓度。

(3) 奥比他韦-帕立瑞韦-利托那韦

结果:本品与奥比他韦-帕立瑞韦-利托那韦(与或不与达塞布韦联用)合用可能导致丙氨酸氨基转移酶(ALT)升高。

处理:禁止合用。停用奥比他韦-帕立瑞韦-利托那韦约 2 周后可重新使用本品。

(4) 扑米酮、苯妥英、巴比妥类、卡马西平、奥卡西平、托吡酯、非尔氨酯、利福平、含圣约翰草的药物、灰黄霉素

结果:合用可增加 COC 的清除率，可能导致意外出血和(或)避孕失败。

处理:在合用期间及停止合用后的 28 日内，应加用屏障避孕法。如合用期超过本品一个用药周期的最后 1 日，则应直接开始本品的下一个周期而无通常的停药期。

(5) 蛋白酶抑制药、非核苷类逆转录酶抑制药

结果:以上药物可影响 COC 的清除率。

(6) 拉莫三嗪

结果:COC 可显著降低拉莫三嗪的血浆浓度，减弱拉莫三嗪的抗癫痫作用。

机制:可能因 COC 诱导拉莫三嗪的葡萄糖醛酸结合。

处理:合用时可能需调整拉莫三嗪的剂量。

(7) 环孢素、褪黑激素、咪达唑仑、茶碱、替扎尼定

结果:本品可能改变以上药物在血浆和组织中的浓度。

(8) 甲状腺激素

处理:COC 可升高甲状腺结合球蛋白的血清浓度，正接受甲状腺激素替代疗法的女性可能需增加甲状腺激素的剂量。

药物-酒精/尼古丁相互作用 吸烟

结果：使用 COC 时吸烟可增加发生动静脉血栓形成、血栓栓塞事件或脑血管意外的风险，且风险随吸烟量及年龄的增加而升高，尤其是 35 岁以上女性。

处理：35 岁以上女性使用本药期间应停止吸烟。

药物-食物相互作用

（1）食物

结果：高脂肪餐可减慢屈螺酮和炔雌醇的吸收速度，两种成分的血清峰浓度（C_{max}）降低约 40%，但屈螺酮的吸收量无变化，炔雌醇的吸收量减少约 20%。

处理：本品可与或不与食物同服。

（2）葡萄柚汁

结果：葡萄柚汁可降低 COC 的清除率。

【用法与用量】 月经来潮后第一天开始服药，按照包装所标明的顺序，每天大约在同一时间服一片，连续服 21～28 天。

【制剂与规格】 屈螺酮炔雌醇片：每片含屈螺酮 3mg，炔雌醇 0.03mg。

屈螺酮炔雌醇片（Ⅱ）：每片含屈螺酮 3mg，炔雌醇 0.02mg。

第二节 长效避孕药

长效避孕药多为孕激素与长效雌激素配伍或通过剂型改变而达到长效避孕的目的。

口服长效避孕药：炔诺孕酮、氯地孕酮或次甲氯地孕酮与炔雌醚配伍，均可作为每月口服一次的长效避孕药，其中常用三合一炔雌醚片。新药甲孕环酯与炔雌醚配伍，由于雌激素用量少，副作用相对较小。

注射长效避孕药：每月一次的复方己酸孕酮临床应用已久。单用庚炔诺酮或甲羟孕酮大剂量注射可相应避孕 2 个月或 3 个月，但不规则出血和闭经较常见；新的复方庚炔诺酮、复方甲羟孕酮以及甲孕雌醇避孕针（含甲地孕酮和雌二醇）均为每月注射一次的避孕药。

炔 诺 孕 酮 [药典(二)]
Norgestrel

【适应证】 主要以单方或与雌激素合用，用于女性口服避孕药。

【药理】 （1）药效学 主要作用于下丘脑和垂体，使月经中期的促卵泡激素和促黄体生成激素水平高峰降低或消失，卵巢不排卵。有明显的抗雌激素活性，可使子宫内膜变薄，分泌功能不良，不利于孕卵着床。炔诺孕酮为消旋体，其右旋体无活性，左旋体有活性，现国内外已广泛使用左炔诺孕酮（levonorgestrel），剂量为消旋体的一半。消旋体炔诺孕酮已很少使用。

（2）药动学 口服易被胃肠道吸收。单次口服消旋炔诺孕酮 1mg，2 小时、8 小时及 24 小时测定血药浓度依次为 11.1ng/ml、3.3ng/3ml 及 1.1ng/ml，消旋体的半衰期（$t_{1/2}$）为 3.4～10.3 小时。在肝内代谢，代谢产物主要为 3α,5β-四氢甲基炔诺酮，由尿及粪便排出，排出的代谢产物大多为葡萄糖醛酸及硫酸的结合物。

【不良反应】 神经系统 头晕。

胃肠道 恶心、呕吐、食欲缺乏。

皮肤及皮肤附件 痤疮、过敏性皮炎。

其他 倦怠。

【禁忌证】 患有心血管疾病、肝肾疾病、糖尿病、哮喘病、癫痫、偏头痛、血栓性疾病、胆囊疾病、精神病患者及孕妇禁用。

【注意事项】 （1）应按规定用法服药，不可漏服。

（2）过敏体质者慎用。

【用法与用量】 与炔雌醚配伍用作长效口服避孕药。口服：于月经来潮的当日算起第 5 天口服 1 片，第 25 天服第 2 片，或于月经第 5 天或第 10 天各服 1 片，以后均以第 2 次服药日期为每月的服药日期，每月口服 1 片。

【制剂与规格】 炔诺孕酮片：3mg。

复方炔诺孕酮片：每片含炔诺孕酮 0.3mg，炔雌醇 0.03mg。

炔诺孕酮炔雌醚片：每片含炔诺孕酮 12mg，炔雌醚 3mg。

甲 羟 孕 酮 [国基；医保(甲)；医保(乙)]
Medroxyprogesterone

【适应证】 ①用于月经不调、功能失调性子宫出血及子宫内膜异位症等。②注射剂可用作长效避孕药。③亦可用于绝经期后乳腺癌、子宫内膜癌、前列腺癌、肾癌。

【药理】 （1）药效学 参阅"黄体酮"。作用于子宫内膜，促进增殖期内膜的分泌改变。通过对下丘脑的负反馈作用，抑制垂体前叶促黄体生成激素的释放，使卵泡不能发育成熟，抑制卵巢的排卵过程。抗癌作用可能与抗雌激素作用有关。

（2）药动学 口服在胃肠道吸收，在肝内降解。肌内注射后 2～3 天血药浓度达峰值。血药峰值越高，药物清除也快。肌内注射 150mg 后 6～9 个月，血中才无法检出药物。血中醋酸甲羟孕酮水平超过 0.1mg/ml 时，黄体生成素(LH)和雌二醇均受到抑制而阻止排卵。

【不良反应】 个别妇女有不规则出血。治疗肿瘤时，治疗剂量偏大可出现类库欣综合征。长期应用可导致肝功能异常。

【禁忌证】 肝、肾功能不全者，脑梗死、心肌梗死、血栓性静脉炎等血栓病史患者，未确诊的性器官出血，尿路出血，对本品过敏者均禁用。

【注意事项】 用药警示

(1)本品禁用于妊娠试验。

(2)具有骨质疏松风险因素［长期饮酒和(或)吸烟、长期使用可降低骨量的药物(如抗惊厥药、皮质类固醇)、低体重指数或进食障碍(如神经性厌食、神经性贪食)、代谢性骨病、骨质疏松家族史］的患者应使用其他避孕方法。

(3)使用本品时应补充足量的钙和维生素 D。

不良反应的处理方法

(1)如用于避孕时出现大量或持续出血，通常可每日口服或肠外使用炔雌醚 0.05～0.1mg，连用 7～21 日，可进行 1～2 个周期的治疗，但不应作为长期治疗。

(2)如出现视力突然部分或完全丧失、突发眼球突出、复视、偏头痛，应立即停药并检查；如检查提示视神经盘水肿、视网膜血管病变，则应停药。

(3)如出现静脉血栓栓塞、黄疸、急性或慢性肝功能异常，应停药。

(4)如出现过敏反应，应给予急救治疗。

药物对检验值或诊断的影响

(1)本品可能使血浆或尿液中类固醇(如皮质醇、雌二醇、孕二醇、黄体酮、睾酮)、促性腺激素［如黄体生成素(LH)或促卵泡激素(FSH)］、性激素结合球蛋白降低。

(2)本品可能使蛋白结合碘和丁醇可萃取的蛋白结合碘水平升高，使三碘甲状腺原氨酸(T_3)-摄入值减小。

(3)本品可能使凝血酶原和凝血因子Ⅶ、Ⅷ、Ⅸ、Ⅹ升高。

(4)本品可能使磺溴酞和其他肝功能试验值升高。

(5)本品可能使总胆固醇、甘油三酯、低密度脂蛋白(LDL)、高密度脂蛋白(HDL)升高或降低。

用药前后及用药时应当检查或监测

(1)每年进行体检［如血压、乳腺、腹部、盆腔检查(包括宫颈细胞学和其他相关检查)］。

(2)长期持续使用本品，应评估骨密度。

制剂注意事项 本品片剂可能含乳糖，故半乳糖不耐症、Lapp 乳糖酶缺乏症、葡萄糖-半乳糖吸收不良

患者应避免使用。

【药物相互作用】 (1)甲羟孕酮主要经 CYP3A4 代谢，强效细胞色素 CYP450 3A 抑制药(如伊曲康唑、克拉霉素、阿扎那韦、茚地那韦、奈法唑酮、奈非那韦、利托那韦、沙奎那韦、泰利霉素、伏立康唑)，合用可导致甲羟孕酮血药浓度升高，应避免合用。

(2)与强效 CYP3A 诱导剂(如苯妥英、卡马西平、利福平、利福布汀、利福喷汀、苯巴比妥、圣约翰草)合用，可能减低甲羟孕酮的血药浓度，应避免合用。

(3)与肾上腺皮质激素合用可促进血栓形成，应避免合用。

(4)与氨鲁米特合用，可显著降低甲羟孕酮的生物利用度，应避免合用。

【用法与用量】 (1)用于避孕，肌内注射，一次 150mg，每 3 个月深部肌内注射一次，正常月经者首次注射须于正常月经的前 5 日进行，母乳喂养的产妇于产后 6 周或 6 周后注射。

(2)其他给药方式参照"孕激素"章节。

【制剂与规格】 醋酸甲羟孕酮注射液：(1)1ml:150mg；(2)3ml:150mg。

醋酸甲羟孕酮分散片：(1)100mg；(2)250mg。

醋酸甲羟孕酮片：(1)2mg；(2)4mg；(3)5mg；(4)250mg；(5)500mg。

醋酸甲羟孕酮胶囊：(1)100mg；(2)250mg。

庚酸炔诺酮
Norethisterone Enanthate

【适应证】 本品与戊酸雌二醇组成复方制剂，临床用于女性避孕。

【药理】 (1)药效学 本品为长效孕激素，肌内注射后贮存在肌肉组织中逐步缓慢释放而发挥长效避孕作用。其主要作用为抑制排卵，尚能影响宫颈黏液稠度和抑制子宫内膜生长发育，发挥避孕作用。

(2)药动学 本品肌内注射后主要通过肝脏代谢及肾脏排泄。单次肌内注射本品，活性产物炔诺酮 4～6 日后达血药峰浓度，表观消除半衰期为 4～7 日。连续用药 1 年后，本品在体内无蓄积。

【不良反应】 少数使用者可发生月经改变，如周期缩短、经量减少、不规则出血及闭经。偶有恶心、头晕、乳胀等，一般均轻微，不需处理。

【禁忌证】 急、慢性肝炎、肾炎、高血压及有乳房肿块者禁用。

【注意事项】 (1)必须按时注射，并注意将药液抽取

干净完全注入，作深部肌内注射。

(2)本品在气温低流动性差时，可置热水中温热，待恢复流动性后即可使用。

【用法与用量】 复方庚酸炔诺酮注射液，用于肌内注射，每月 1 次可避孕 1 个月。首次给药时，可于月经来潮第 5 天同时注射 2ml。自第 2 个月起，均在月经第 10～12 天注射 1ml。

【制剂与规格】 复方庚酸炔诺酮注射液：每 1ml 含庚酸炔诺酮 50mg，戊酸雌二醇 5mg。

己酸羟孕酮
Hydroxyprogesterone Caproate

【成分】 己酸羟孕酮一般与戊酸雌二醇组成复方制剂应用，其灭菌油溶液每 ml 中含己酸羟孕酮 250mg 与戊酸雌二醇 5mg。

【适应证】 本品为女用长效避孕药。

【药理】 (1)药效学 ①本品为雌激素孕激素配伍的长效避孕药。肌内注射后局部沉积储存，缓慢释放，发挥长效作用，维持时间 1～2 周以上。②己酸羟孕酮与戊酸雌二醇配伍，具有抑制排卵作用。③对少数仍有排卵者的避孕作用，是由于药物改变宫颈黏液的理化性质和对子宫内膜的影响，干扰了子宫内膜和受精卵发育的同步作用，从而影响卵子的受精和受精卵的着床过程。

(2)药动学 妇女肌内注射复方己酸羟孕酮后，血中雌二醇水平迅速上升，4～5 天后可达峰值(C_{max})，己酸孕酮在体内的半衰期约为 10 天左右，在注射局部可潴留 40 天左右。

【不良反应】 (1)少数患者在用药后有恶心、呕吐、头昏、有乳房胀痛、乏力、疲乏等反应，一般反应较轻，不须处理。个别可发生高血压，停药后多可恢复正常。

(2)使用过程中，如乳房有肿块出现，应即停止；个别可有过敏反应，不可再注射。

【禁忌证】 肝肾病患者、心血管疾病和血栓史、高血压、糖尿病、甲状腺功能亢进、精神病或抑郁症、高血脂、子宫肌瘤、乳房肿块患者及孕妇禁用。

【注意事项】 (1)需按时注射，以免影响避孕效果和引起月经的改变。

(2)为防止过敏性休克，注射后应留看观察 15～20 分钟。

(3)定期体检，包括乳腺、肝功能、血压和宫颈刮片的检查，发现异常者应即停药。

(4)子宫肌瘤、高血压患者慎用。

(5)注射后，一般维持 14 天左右月经来潮，如注射后闭经，可隔 28 天再注射一次。如闭经达 2 月，应停止注射，等待月经来潮，闭经期间要采用其他方法避孕，待月经来后再按第一次方法，重新开始注射。

(6)注射后，有人可出现月经改变，如经期延长，周期缩短，经量增多及不规则出血等，其发生率在用药半年后明显下降。当发生此种副作用时，可及时按以下方法处理。①经期延长 出血较多日期时，可口服复方炔诺酮片或复方甲地孕酮片，每日 1～2 片，连服 4 日，即可止血，在下次经前 7 天依同法连服 4 天，可预防出血，如此应用 3 个月后即停药，如再出血，可依上法再用。②月经后出血 每天服炔诺酮 0.0125～0.025mg，直到下次注射日期为止。但若已接近下次注射日期者，可不必处理。③月经周期缩短 注射后 10 天开始加服复方炔诺酮片或复方甲地孕酮片，每日 1～2 片，连服 4～6 天。④注射后长期出血不止，可口服复方炔诺酮片或复方甲地孕酮片 4 天，出血停止后一周，注射本品一支，于注射第 11 天，口服复方炔诺酮片或复方甲地孕酮片，每日 1～2 片，连服 4 天，可预防出血。

【用法与用量】 深部肌内注射，在第一次在月经周期的第 5 天肌内注射 2ml，或分别于月经来潮第 5 天及第 15 天各肌内注射 1 支，以后于每个月月经周期的第 10～12 天注射 1ml。(若月经周期短，宜在月经来潮第 10 天注射，即药物必须在排卵前 2～3 天内注射，以提高避孕效果)。必须按月注射，注射液若有固体析出，可在热水中温热溶化后摇匀再用。

【制剂与规格】 复方己酸羟孕酮注射液：己酸羟孕酮 250mg:戊酸雌二醇 5mg。

第三节　紧急避孕药

紧急避孕(emergency contraception)为无保护性生活后或避孕失败后几小时或几日内妇女为防止非意愿性妊娠的发生而采用的补救避孕法。其包括放置含铜宫内节育器和口服紧急避孕药。适应证：①避孕失败，包括阴茎套破裂、滑脱；未能做到体外排精；错误计算安全期；漏服短效口服避孕药；宫内节育器脱落。②性生活未使用任何避孕措施。③遭受性暴力。

紧急避孕药种类主要有雌孕激素复方制剂，单孕激素制剂及抗孕激素制剂 3 大类。①雌、孕激素复方制剂：我国现有复方左炔诺孕酮片，含炔雌醇 30μg、左炔诺孕酮 150μg，剂量显著降低。②单孕激素制剂：现有左炔诺孕酮片，含左炔诺孕酮 0.75mg。正确使用的妊娠率 4%。

③抗孕激素制剂：目前国内使用的抗孕激素制剂为米非司酮片。于 1993 年用于紧急避孕。在无保护性生活 120 小时之内服用米非司酮 10mg 即可。有效率达 85% 以上，妊娠率 2%。副作用：服药后可能出现恶心、呕吐、不规则阴道流血及月经紊乱，一般不需处理。若月经延迟 1 周以上，需除外妊娠。米非司酮片副作用少而轻。紧急避孕仅对一次无保护性生活有效，避孕有效率明显低于常规避孕方法，且紧急避孕药激素剂量大，副作用亦大，不能替代常规避孕。

米 非 司 酮 _[药典(二)；国基；医保(乙)]

Mifepristone

【适应证】　(1) CDE 适应证　①用于无避孕措施的性交后或避孕失败后 72 小时内预防妊娠的补救措施(又称紧急避孕)。②米非司酮与前列腺素序贯联合使用，用于终止停经 49 天内的妊娠。③米非司酮配伍米索前列醇终止 8～16 周妊娠。

(2) 超说明书适应证　库欣综合征(伴高血糖的不能耐受手术或手术失败者)。

【药理】　(1) 药效学　本品为孕激素受体拮抗剂，具有终止早孕、抗着床、诱导月经和促进宫颈成熟的作用。抗早孕机制主要是通过与孕酮竞争受体，使孕酮维持蜕膜发育的作用受到抑制，胚囊从蜕膜剥离。米非司酮能明显增加妊娠子宫对前列腺素的敏感性。米非司酮和前列腺素类药物序贯用药，可提高完全流产率，与糖皮质激素受体亦有一定结合力。

(2) 药动学　本品口服吸收迅速，在体内存在明显的首过效应，主要在肝脏经 CYP3A4 代谢，半合成和全合成米非司酮血药浓度达峰值时间分别为 1.5 小时和 50 分钟，血药峰值分别为 0.8μg/ml 和 2.34μg/ml，但有明显个体差异。本品体内消除缓慢，消除半衰期约 20～34 小时。非妊娠期妇女一般达峰时间较快，血药浓度较高，消除半衰期较长。人血清中 α_1-酸性糖蛋白与米非司酮有高度亲和力，结合达到饱和状态后，其剩余药物可与人血白蛋白结合，导致药物动力学发生相应变化。

【不良反应】　(1) 部分妊娠期妇女有恶心、呕吐、眩晕乏力和下腹痛。

(2) 个别妇女可出现一过性肝功能异常。

(3) 偶可有皮疹。

【禁忌证】　(1) 对本品过敏者。

(2) 有心、肝、肾疾病及肾上腺皮质功能不全者。

(3) 因本品必须与前列腺素序贯用药，故有前列腺素类药物禁忌证，如青光眼、哮喘、过敏体质时不宜使用。

【注意事项】　(1) 如服药后 2 小时内发生呕吐，应立即补服 1 片。

(2) 事后避孕不能作为长期避孕措施。

(3) 紧急避孕服药会使下次月经提前或错后，如推后超过一周应检查是否妊娠。

(4) 服药后到下次月经来潮期间，如再有性生活，必须使用有效避孕措施。

【给药说明】　无避孕措施的性交或避孕失败后 72 小时内越早服用本品，效果越好，最长不得超过 120 小时。

【用法与用量】　(1) 紧急避孕　在无防护性性生活或避孕措施失败 72 小时以内，服药越早，预防妊娠效果越好，空腹或进食 2 小时后口服 25mg(1 片)，服药后禁食 1～2 小时。

(2) 终止妊娠　停经 ≤49 天的健康早妊娠期妇女，于空腹或进食后，2 小时服用米非司酮，服用方案有两种：①顿服 200mg。②每次 25～50mg，每天 2 次，连续 2～3 天，总量 150mg。服药后禁食 2 小时。第 3 或第 4 天清晨口服米索前列醇片 400～600μg(2～3 片)，或于阴道后穹窿放置卡前列甲酯栓 1mg(1 枚)，放置卡前列甲酯栓后卧床休息 1 小时后再起床，以免药物流出。如使用米索前列醇片，则在门诊观察 6 小时，注意用药后出血情况，有无胎囊排出。

【制剂与规格】　米非司酮胶囊：(1) 12.5mg；(2) 10mg；(3) 5mg。

米非司酮片：(1) 0.2g；(2) 25mg；(3) 10mg。

米非司酮软胶囊：5mg。

第四节　缓释避孕药

缓释避孕药是以具备缓慢释放性能的高分子化合物为载体，一次给药，在体内通过持续、恒定、微量缓慢释放甾体激素，主要是孕激素，达到长效避孕目的。目前常用的有皮下埋植剂、阴道药环、避孕贴片及含药的宫内节育器。

(1) 皮下埋植剂　是一种缓释系统的避孕剂，内含孕激素，有效率达 99% 以上。含左炔诺孕酮皮下埋植剂，又分为左炔诺孕酮硅胶棒 I 型和 II 型，I 型每根硅胶棒含左炔诺孕酮(LNG)36mg，总量 216mg。使用年限 5～7 年。II 型每根含左炔诺孕酮 75mg，总量 150mg，使用年限 3～5 年。含依托孕烯单根埋植剂内含依托孕烯 68mg，其放置简单，副作用小，埋植一次放置 3 年。由于其为单孕激素制剂,点滴出血或不规则流血为主要副作用,少数出现闭经,随放置时间延长逐步改善,一般不需处理。少数妇女可出现功能性卵巢囊肿、情绪变化、头痛等。

(2) 缓释阴道避孕环 以硅胶或柔韧塑料为载体,内含激素的阴道环,每日释放小剂量的激素,通过阴道壁吸收入血液循环而达到避孕。甲地孕酮硅胶环内含甲地孕酮 200mg 或 250mg,每日释放 100μg,一次放置,避孕 1 年,经期不需取出。妊娠率为 0.6%一年。其副作用与其他单孕激素制剂基本相同。依托孕烯炔雌醇阴道避孕环内含依托孕烯 11.7mg,炔雌醇 2.7mg。环直径 54mm,横截面直径 4mm。月经第 1 天放置,3 周后取出,停用 1 周后再放下一个环,有效率 98%~99%。

(3) 避孕贴片 避孕药放在特殊贴片内,粘贴在皮肤上,每日释放一定剂量避孕药,通过皮肤吸收达到避孕目的。

(4) 左炔诺孕酮宫内节育器(LNG-IUD) 又称左炔诺孕酮宫内节育系统,以聚乙烯作为 T 形支架,纵管储存人工合成的孕激素-左炔诺孕酮,纵管外包有含聚二甲基硅氧烷的膜控制药物释放。左炔诺孕酮宫内节育器分两种剂型,一种支架尺寸 32mm×32mm,内含左炔诺孕酮 52mg,每日释放 20μg。放置时间为 5 年。另一种支架尺寸为 28mm×30mm,内含左炔诺孕酮 13.5mg,每日释放 8~12μg,放置时间 3 年,此型宫内节育器尺寸较小比较适合年轻未育的妇女应用。左炔诺孕酮宫内节育器的主要作用是使子宫内膜变化不利于受精卵着床,宫颈黏液变稠不利于精子穿透,一部分妇女的排卵受到抑制,有效率达 99%以上。主要副作用为月经变化,表现为点滴出血,经量减少甚至闭经,取器后恢复正常。

左炔诺孕酮 [药典(二)]
Levonorgestrel

【适应证】 (1)CDE 适应证 ①本品口服制剂用于事后紧急避孕。②本品硅胶棒和宫内节育系统用于女性长期避孕。③本品宫内节育系统亦可用于特发性月经过多。

(2)超说明书适应证 用于功能失调性子宫出血、子宫内膜增生、子宫内膜异位症和子宫腺肌症等。

【药理】 (1)药效学 本品可通过抑制卵泡发育和排卵,影响子宫内膜正常发育而干扰孕卵的埋入和着床等环节避免妊娠。

(2) 药动学 口服左炔诺孕酮 1mg,2 小时、8 小时及 24 小时测定血药浓度依次为 8.1ng/ml、3.8ng/ml 及 1.3ng/ml。半衰期($t_{1/2}$)为 5.5~10.4 小时。在肝内代谢,

代谢产物主要为 3α,5β-四氢甲基炔诺酮,由尿及粪便排出,排出的代谢产物大多为葡萄糖醛酸及硫酸的结合物。

【不良反应】 胃肠道反应 恶心、呕吐、食欲缺乏、腹泻、腹痛、口干、复发性节段性回肠炎。

皮肤及皮肤附件 皮疹、荨麻疹、血管神经性水肿、痤疮、多毛症、脱发。

代谢及营养 体重增加、乳房触痛、乳腺癌。

精神异常 抑郁。

生殖系统 月经不调、子宫异常出血、痛经、不规则出血、性欲改变、月经量增多。

神经系统 头痛、眩晕、头晕、偏头痛。

心血管系统 血压升高。上市后有动脉血栓形成、静脉血栓栓塞事件(包括肺栓塞、深静脉血栓形成、脑卒中)的报道。

【禁忌证】 (1)心血管疾病(如高血压、静脉血栓栓塞疾病)、脑血管意外、高脂血症患者。

(2)肝、肾功能异常者。

(3)糖尿病患者。

(4)哮喘患者。

(5)癫痫患者。

(6)偏头痛患者。

(7)不明原因的异常子宫出血患者。

(8)有血栓栓塞病史(晚期癌瘤治疗除外)患者。

(9)胆囊疾病患者。

(10)妊娠期妇女或疑似妊娠的妇女。

(11)抑郁患者。

(12)乳腺癌、生殖器官恶性肿瘤或其他孕激素依赖性肿瘤患者。

【注意事项】 (1)如服药后 2 小时内发生呕吐,应立即补服 1 片。

(2)本品口服制剂不能作为常规避孕药,不推荐频繁使用,服药后至下次月经前应采取其他可靠的避孕措施。

(3)紧急避孕服药会使下次月经提前或延期,如推后超过 1 周月经仍未来潮,应进行妊娠检测。

(4)使用避孕药的患者不应吸烟,因可增加发生心血管不良反应的风险。

(5)服药后 3~5 周内,如果出现阴道不规则出血或严重下腹疼痛,应及时就诊进行相关检查,以排除宫外孕。

【药物相互作用】 如与其他药物(尤其是苯巴比妥、苯妥英钠、利福平、卡马西平、大环内酯类抗生素、咪唑类抗真菌药、西咪替丁以及抗病毒药等)同时使用可能会发生药物相互作用,可能使本品的血药浓度降低。

【用法与用量】 (1)女性紧急避孕口服制剂 左炔诺

孕酮片，在无防护性性生活或避孕失败72小时内服用左炔诺孕酮片1.5mg；或首次服用左炔诺孕酮片0.75mg，间隔12小时再服0.75mg。

(2)女性长期避孕 ①左炔诺孕酮皮下植入硅胶棒：于月经周期的第1～5日，局麻后，在上臂或股内侧皮肤作长为0.2～0.3cm的切口，用埋植针将硅胶棒呈扇形植入皮下，随后外敷创可贴，用纱布包扎即可。36mg规格，一次216mg；75mg规格，一次150mg，有效避孕期4年。

②左炔诺孕酮宫内节育系统：月经周期的前7日内或妊娠早期流产后立即放入宫腔。产后放置应推迟至子宫完全恢复(不应早于分娩后6周，如子宫恢复时间严重推后，应考虑产后12周再放置)。更换新的宫内节育系统可在月经周期的任何时间进行。左炔诺孕酮宫内节育系统，52mg规格，可维持5年有效；13.5mg规格，可维持3年有效。

(3)特发性月经过多 左炔诺孕酮宫内节育系统：月经周期的前7日内或妊娠早期流产后立即放入宫腔内。产后或妊娠中期流产后放置应推迟至子宫完全恢复(至少6周)。

【制剂与规格】左炔诺孕酮片：(1)0.75mg；(2)1.5mg。

左炔诺孕酮肠溶片：(1)0.75mg；(2)1.5mg。

左炔诺孕酮肠溶胶囊：1.5mg。

左炔诺孕酮分散片：1.5mg。

左炔诺孕酮滴丸：1.5mg。

左炔诺孕酮宫内节育系统(曼月乐)，每个含左炔诺孕酮：(1)52mg；(2)含左炔诺孕酮13.5mg(20微克/24小时)。

左炔诺孕酮胶囊：0.75mg。

左炔诺孕酮硅胶棒(Ⅰ)：36mg。

左炔诺孕酮硅胶棒(Ⅱ)：75mg。

依托孕烯
Etonogestrel

【适应证】 女性避孕。

【药理】 (1)药效学 依托孕烯是一种19-去甲睾酮衍生物类孕激素，与靶器官的孕激素受体有高度亲和力，通过抑制排卵、增加宫颈黏液的黏度和改变子宫内膜来发挥避孕作用。

(2)药动学 本品植入剂皮下植入后，在循环系统迅速吸收，1天之内达到抑制排卵的浓度。1～13天之内达到最大血清药物浓度(472～1270pg/ml之间)。植入剂的释放率随着时间的推移而逐渐降低。到第一年末，平均药物浓度约为200pg/ml(范围为150～261pg/ml)，第3

年末缓慢下降到156pg/ml(范围为111～202pg/ml)。本品中95.5%～99%的依托孕烯与血清蛋白结合，主要为白蛋白，其次为性激素球蛋白。本品经羟基化和降解后，代谢物与硫酸盐和葡萄糖苷酸结合，动物研究表明肝肠循环对依托孕烯中的孕激素活性没有影响，其排泄物和代谢产物以游离类固醇或结合状态随尿和粪便排出(比例为1.5:1)。静脉给药后，依托孕烯的血清清除率约为7.5L/h，平均消除半衰期约为25小时。

【不良反应】 生殖系统 月经出血频率(无月经、月经稀发、更频繁或持续)、出血量(减少或增多)或出血时间改变，有约占1/5的妇女出现闭经；另1/5妇女出血较为频繁和(或)延长。偶尔报告严重出血。其他可见阴道感染、泌尿道感染、性欲减退、排尿困难、月经不规则、痛经、卵巢囊肿、阴道分泌物异常、阴道不适、外阴瘙痒、性交困难、阴道炎。

心血管系统 潮热。

代谢/内分泌系统 乳房疼痛、溢乳、乳房肥大、体重增加或减轻、性激素结合球蛋白降低、甲状腺激素水平降低。

呼吸系统 咽炎、鼻炎。

肌肉骨骼 背痛、关节痛、肌痛、肌肉骨骼疼痛。

免疫系统 过敏反应。

神经系统 失眠、头痛、头晕、偏头痛、嗜睡。

精神异常 情绪不稳、抑郁、神经质、焦虑。

消化系统 天门冬氨酸氨基转移酶(AST)升高、乳酸脱氢酶(LDH)升高、γ-谷氨酰转移酶升高、血清胆红素升高。胃肠道可见食欲增强、腹痛、恶心、胃肠胀气、呕吐、便秘、腹泻。

其他 流感样症状、疼痛、疲劳、水肿、发热、植入部位反应(红斑、血肿、发绀、疼痛、肿胀、淤伤、局部刺激感、瘙痒、纤维化、感觉异常、瘢痕、脓肿)。

【禁忌证】 在以下情况存在时，不应使用单纯孕激素避孕。在使用本品期间，如第一次出现以下任何一种情况，应立刻停止使用：

(1)已知或可疑妊娠。

(2)活动性静脉血栓栓塞性疾病。

(3)现有或曾患有严重肝病，肝功能未恢复正常。

(4)已知或可疑的对性激素敏感的恶性肿瘤。

(5)现患肝肿瘤或有肝肿瘤病史(良性或恶性)。

(6)不明原因阴道出血。

(7)对本品任一成分过敏。

【注意事项】 用药警示

(1)本品植入剂植入前，应排除妊娠，且在证实植入剂是否存在之前，建议使用非激素避孕法(如避孕套)。

(2)如无法确定植入剂是否存在，可使用以下方法：二维 X 射线、CT 扫描、超声扫描［高频线阵换能器(10MHz 或 10MHz 以上)］、磁共振成像(MRI)。如以上成像仍无法定位，可监测本药血药浓度以核实是否存在。如需移除植入剂，亦可通过以上方法定位，定位后考虑使用超声引导移除植入剂。

(3)本品的血药浓度与体重成反比，且随时间的推移而降低，故超重妇女使用本药的效果可能较差。

(4)本品植入剂可于任何时间移除，但同一支植入剂植入时间不超过 3 年。如需继续本品避孕，可于同切口处使用新的植入剂代替；反之，推荐使用其他避孕方法。

(5)如本品植入剂按推荐的时间植入，无需备用避孕措施。但如与推荐的植入时间有偏差，应排除妊娠，并于植入后 7 日内采取屏障避孕法。

(6)如出现下腹痛，应警惕发生异位妊娠的可能。

(7)本品无法预防 HIV 感染和其他性传播疾病。

(8)有黄褐斑倾向的妇女使用本品时应避免暴露于阳光或紫外线下。

不良反应的处理方法

(1)如出现血栓形成事件、黄疸、明显抑郁，应将本品移除。

(2)如出现持续血压升高或对抗高血压治疗无充分应答的血压明显升高，应将本品移除。

(3)如出现阴道异常出血，应进行评估，排除病理状态和妊娠。如出现未确诊的持续或复发性阴道异常出血，应排除恶性肿瘤。

药物对检验值或诊断的影响

(1)本品植入后的 6 个月可能出现性激素结合球蛋白水平降低，之后逐渐恢复。

(2)本品植入后初期可能出现甲状腺素水平轻微降低，之后逐渐恢复至用药前水平。

用药前后及用药时应当检查或监测

(1)用药前评估妊娠状态。

(2)监测血压。

(3)用药前和用药期间监测体重。

(4)监测肝功能、视力。

(5)糖尿病患者监测血糖；高脂血症患者监测血脂。

【药物相互作用】 (1)依托孕烯与强效细胞色素 CYP450 3A4 抑制药(如伊曲康唑、克拉霉素)、中效

CYP 3A4 抑制药(如氟康唑、地尔硫、红霉素)合用，可能升高血浆孕激素水平。

(2)依托孕烯与细胞色素 CYP3A4 诱导药(如苯巴比妥、卡马西平、苯妥英、利福平、扑米酮、波生坦、奥卡西平、托吡酯、非尔氨酯、灰黄霉素、圣约翰草等)合用，可减弱依托孕烯的疗效或增加突破性出血。

(3)依托孕烯与人类免疫缺陷病毒(HIV)蛋白酶抑制药(如奈非那韦)、非核苷类逆转录酶抑制药(如奈韦拉平)、丙型肝炎病毒(HCV)蛋白酶抑制药(如波普瑞韦、替拉瑞韦)合用，可升高或降低血浆依托孕烯的水平。

【给药说明】 皮下植入给药。

(1)本品植入剂仅在皮下浅表层植入，如植入深度超过皮下，可能导致神经或血管损伤，还可导致定位和(或)取出困难。

(2)本品植入剂应植入在非惯用上臂内侧皮下。植入点在肱三头肌上，距肱骨内上髁 8~10cm，位于肱二头肌和肱三头肌之间沟后(下方)3~5cm 处。此位置可避开肌沟内及周围的大血管和神经。植入后立即触摸植入剂(两端间距为 4cm)，以保证植入正确。

(3)推荐植入时间 ①上个月未用激素类避孕药：于行经的第 1~5 日的其中一日植入。②从复方激素类避孕药改用本品：在服用原口服复方激素类避孕药最后一片活性药片的次日植入，最晚不超过原复方口服避孕药最后一日停药期(或原复方口服避孕药最后一片非活性片)的次日；如已使用阴道环或透皮贴剂，应在阴道环或透皮贴剂被移除的当日植入，最晚不超过下一次应使用阴道环或透皮贴剂的当日。③从单用孕激素避孕改用本品：服用仅含孕激素的避孕药片者，可于任意时间改用本品，但应在停用避孕药片 24 小时内植入本品；使用其他植入剂或宫内节育系统者，应在被移除当日改用本品；使用注射剂者，应在下次应注射的当日改用本品。④妊娠早期流产后：应于流产后 5 日内植入。⑤妊娠中期流产后：应于流产后第 21~28 日植入。⑥产后：未哺乳者，应于产后第 21~28 日植入；哺乳者，应于产后第 4 周后植入，且应于植入后 7 日内采取屏障避孕法。

【用法与用量】 皮下植入给药 一次 68mg，避孕效果可维持 3 年。本品的释放率在植入后 5~6 周内为一日 60~70μg，第 1 年末下降至一日 35~45μg，第 2 年末下降至一日 30~40μg，第 3 年末下降至一日 25~30μg。

【制剂与规格】 依托孕烯植入剂：每支 68mg。

第五节 外用杀精药

阴道用杀精药物避孕方法是在性交前将杀精剂放入阴道内以杀灭精子或削弱精子活力而达到避孕目的。目前常用的有避孕栓、胶冻、片剂(泡腾片)和避孕药膜。均以壬苯醇醚为主药,加惰性基质制成。壬苯醇醚具有快速高效的杀精能力,最快 5 秒钟内使精细胞膜产生不可逆改变。一般含主药 50mg,但其 1/30 剂量即足以杀灭一次射精中的全部精子。

壬 苯 醇 醚 ^[药典(二)]
Nonoxinol

【适应证】 用于女性外用短期避孕。

【药理】 药效学 本品系非离子型表面活性剂,通过降低精子细胞膜表面活性,改变精子渗透性而杀死精子或使它们不能游动,难于穿过宫颈口而无法使卵受精,从而达到避孕效果。本品避孕膜放入阴道深处后溶解成凝胶体(约 5 分钟),作用保持 2 小时。栓剂经 10 分钟生效,作用维持 2～10 小时。含药海绵放置后即可生效,作用维持 24 小时。

【不良反应】 (1)偶见过敏反应,可使女性外阴或阴道,甚至男性阴茎发生较严重的刺激症状,如局部瘙痒、疼痛等。

(2)少数患者局部有轻度刺激症状,阴道分泌物增多。

【禁忌证】 可疑生殖道恶性肿瘤者及有不规则阴道出血者禁用。

【注意事项】 (1)本品仅供阴道给药,切忌口服。

(2)必须放入阴道深处,否则易导致避孕失败。

(3)本品放入约 10 分钟后,方可进行房事;若放入 30 分钟内未进行房事,再进行房事时,必须再次放药;重复房事者,需再次放药。

(4)房事后 6 小时方可冲洗。

(5)给药时应洗净双手或戴指套或手套。

(6)对本品过敏者禁用,过敏体质者慎用。

(7)本品性状发生改变时禁止使用。

(8)请将本品放在儿童不能接触的地方。

【药物相互作用】 如与其他药物同时使用可能会发生药物相互作用。

【用法与用量】 阴道内给药 (1)膜剂:于房事前 10 分钟,取药膜一张,对折 2 次或揉成松软小团,以食指(或中指)戴指套将其推入阴道深处,10 分钟后可行房事。最大用量每次不超过 2 张。

(2)栓剂:一次 1 粒,于房事前 5 分钟放入阴道深处。

(3)凝胶剂:在每次房事前,将一管药 3g 全部注入阴道深处。

【制剂与规格】 壬苯醇醚膜:50mg。

壬苯醇醚栓:(1)50mg;(2)80mg;(3)100mg。

壬苯醇醚凝胶:4%(每支 3g)。

第二十五章 皮肤科用药

皮肤病发生在身体表面，外用药物可以直接接触到皮肤损害部位而发挥治疗作用，故外用药物是治疗皮肤病的重要手段。有的皮肤病可针对病因处理：如皮肤化脓性感染可以选用消毒防腐药或抗感染药治疗；皮肤浅部真菌感染可采用抗真菌药物治疗。有的皮肤病可作对症处理：如以瘙痒为主要症状的可选外用止痒药；皮肤过度角质增生可选用角质剥脱类药物治疗。有些皮肤病的发生和发展与机体系统状态有密切关系，治疗应从整体着手，需要系统用药。有的皮肤病病因各异，甚至诊断不清楚，如果皮肤损害的形态和症状相同，临床上可进行相应的对症治疗，例如接触性皮炎和湿疹，在急性阶段都可以出现红斑、丘疹、水疱，渗液，伴明显瘙痒，尽管它们的病因各异，但针对共同的皮肤损害，例如渗出，都可以 3%硼酸溶液作湿敷；如渗出少或没有渗出，则可用具有收敛、止痒的药物如炉甘石洗剂。

皮肤科外用药物的选择和应用需从三个方面考虑：首先，是药物的性质和作用，如清洁剂、保护剂、止痒药、消毒抗菌药、抗真菌药、抗病毒药、杀虫剂、收敛剂、角质促成剂、角质剥脱剂、腐蚀剂、遮光剂和刺激剂等。其次，是药物的剂型，如溶液、洗剂、撒布剂(或粉剂)、酊剂、醋剂、油剂、乳膏、软膏、糊膏、硬膏、凝胶剂、气雾剂等。第三是药物治疗的原则。以上三者必须互相结合，才能获得良好的治疗效果。

皮肤科用药品种繁多，本章涉及的药物分为抗感染药、糖皮质激素类药物、抗角化药及其他四类。有些系统用药物如抗真菌药、抗组胺药等，由于临床应用并不仅仅限于皮肤科，请参阅有关章节。近年来生物制剂在治疗皮肤病领域取得了明显的进展，本次修订将某些仅限于或主要用于皮肤病治疗的生物制剂及系统用药物在本章第四节"其他"中予以介绍。

第一节 抗感染药

抗微生物药物的恰当选择取决于明确感染的微生物以及明确其对抗微生物药物的敏感性。某些特定的微生物感染患者会表现出特异的临床症状和体征，在有条件的情况下，应该在治疗前进行相关的微生物学检查。皮肤科常用的外用抗感染药包括抗细菌药物、抗真菌药物、抗病毒药物及抗寄生虫药物。

外用抗细菌药物主要用于治疗浅表细菌感染、寻常痤疮、玫瑰痤疮以及预防手术或外伤后感染等。外用抗细菌药物治疗原则：①选择敏感的抗菌药物；②为了减少耐药菌的发生，尽量选择不作系统使用或已不再作系统使用的抗菌药物，或消毒防腐剂。③具有不易过敏、不具刺激性或刺激性小、无毒性、稳定的特性；④局部抗菌活性高，不受局部环境因素对其影响；⑤抗菌药物及其基质不影响创面的愈合；⑥抗菌同时，能有效维护皮肤微生态；⑦外用抗菌药物也应注意不良反应，如新霉素，可能引起过敏，而且与其他氨基糖苷类药物如庆大霉素有交叉过敏性，若大面积使用应注意吸收后可能的系统毒性，如庆大霉素、多黏菌素类药物吸收可引起耳毒性和(或)肾毒性，特别是对于儿童、老人以及有肾功能受损者。⑧皮肤感染比较深时，应选择系统用药。对于急性感染的患者，早期需应用广谱抗菌药物进行经验性治疗，同时要考虑局部耐药的模式。一旦确定细菌的种类，应根据其对抗菌药物的敏感性调整用药方案。

外用抗真菌药物主要用于治疗浅表皮肤真菌病，如皮肤癣菌病（手足癣、体股癣等）、皮肤黏膜念珠菌病（皮肤念珠菌病、外阴阴道念珠菌病、念珠菌性包皮龟头炎）及马拉色菌相关疾病（花斑糠疹、马拉色菌毛囊炎及脂溢性皮炎）。常用的外用抗真菌药物包括咪唑类（克霉唑、咪康唑、酮康唑、益康唑、舍他康唑、联苯苄唑、卢立康唑等）、丙烯胺类（萘替芬、特比萘芬、布替萘芬）、利拉萘酯、阿莫罗芬、环吡酮胺等，对皮肤癣菌、马拉色菌及念珠菌均具有较强抗菌活性，部分药物还具有抗细菌作用及抗炎作用。外用抗真菌药物后在表皮角质层吸收较多，真皮层较少；部分药物可进入深层的皮脂腺和毛囊；部分药物在指趾甲表面涂用后，可渗入甲板下，进入甲床。常见的不良反应为用药局部皮肤刺激，如烧灼感、针刺感、瘙痒等。外用抗真菌药物的治疗原则：①对于浅表皮肤真菌病，需要足剂量，足疗程治疗。一般对于体癣、股癣、皮肤念珠菌病、花斑糠疹的疗程为2～4周；手癣和足癣的疗程为4～6周；②对于发生在腹股沟的股癣或念珠菌间擦疹患者，特别要注意外用剂型的选择，避免刺激反应；在外用乳膏剂时可同时外用粉剂（如痱子粉）；勿穿紧身内衣裤；③对于足癣患者，洗浴后应将足部皮肤擦干，特别是趾间；宜穿棉纱袜，每天更换；鞋应透气；外用粉剂或抗真菌粉剂涂于趾间、足、袜和鞋中，每日1～2次；④对于真菌感染波及毛发、甲板、皮损泛发或外用药物治疗无效的患者通常需要系统性抗真菌药物治疗，常用的药物包括灰黄霉素、特比萘芬、伊曲康唑或氟康唑。

外用抗病毒药物主要用于治疗单纯疱疹、带状疱疹等。常用的外用抗病毒药物包括阿昔洛韦、喷昔洛韦等，应在临床症状和体征出现后尽早使用，早期外用可以缩短疱疹病毒排出的持续时间，加快皮损愈合时间。建议应用手套或棉花棒涂抹局部，以防止手指感染。本章还包括用于治疗人乳头瘤病毒感染所致的尖锐湿疣的细胞毒药物如鬼臼毒素及氟尿嘧啶（5-FU）、免疫调节剂如咪喹莫特、重组人干扰素 α2b 等。

外用抗寄生虫药物主要用于治疗疥疮和虱病，常用的外用抗寄生虫药物包括升华硫、林旦、克罗米通等。目前临床上常用 5%～10%硫黄软膏，需连用 3 晚；硫黄有难闻的气味，且可以刺激皮肤，染污衣物；有效率可达 60%～96%。林旦的潜在神经毒性、相对疗效差、耐药性的增加及对环境的污染使其成为治疗疥疮的二线药物。克罗米通与其他杀疥药相比，效果较差。治疗疥疮的原则：①推荐隔周外用两次抗疥药物，多数患者在 3

天内瘙痒症状即可消失，第二次外用药物治疗是为了减少可能被污染物再次传染，且确保杀死所有可在卵的半保护环境下存活并随之孵出的若虫；②婴儿和老年人应从头到足趾全身皮肤过夜使用，在其他年龄群体中，头皮及面部不需要涂药，但须特别着重在指趾缝、臀沟、脐及指甲下的区域涂药；③为避免被污染物再次传染，每次治疗时，患者在此前 1 周内使用过的衣物、毛巾等用热水清洗，并高温烘干或装在袋子中密封保存 10 天；④由于无症状带虫者在家庭中较常见，因此，必须同时治疗所有即使无瘙痒或临床症状的家庭成员和其他密切接触者；⑤若疥疮继发细菌感染则需给予合适的抗菌药物治疗；⑥在成功治疗疥疮后，瘙痒和皮损可持续存在 2～4 周，甚至更长时间，尤其是婴儿肢端的水疱、脓疱和结节，成人外生殖器部位结节（疥疮结节），应告知患者这种反应并不是治疗失败，而是机体对死亡疥螨的反应，死亡的疥螨会在 2 周内随着正常表皮的剥脱而排出，必要时外用糖皮质激素治疗；⑦宠物不会携带人型疥螨，不需要治疗。

莫匹罗星[国基；医保(乙)]
Mupirocin

【适应证】 局部外用抗生素。适用于各种细菌性皮肤感染，主要用于革兰阳性球菌引起的皮肤感染，如脓疱疮、疖肿、毛囊炎等，以及湿疹、各型溃疡合并感染和创伤等基础上的继发性细菌感染。

【药理】 (1)药效学　本品是由荧光假单胞菌产生的假单胞菌酸 A，其抗菌作用是通过可逆性结合于异亮氨酸转移 RNA 合成酶，阻止异亮氨酸渗入，从而使细胞内异亮氨酸的所有蛋白质合成停止而起到杀菌和抑菌作用。对与皮肤感染有关的各种革兰阳性球菌，尤其对葡萄球菌和链球菌高度敏感，对耐药金黄色葡萄球菌亦有效。对某些革兰阴性菌有一定的抗菌作用。与其他抗生素无交叉耐药性。

(2)药动学　本品外用经皮穿透和吸收极少，即使进入循环，通过副链与核之间的醋键的去酯化作用转变为无活性的单孢菌酸的形式而失活并迅速从肾脏排出，因此本品只适于局部外用。

【不良反应】 局部应用一般无不良反应，偶见局部烧灼感、蜇刺感及瘙痒等，一般不需停药。偶见对本品或本品软膏基质产生皮肤过敏反应，如皮疹、肿胀（有时出现在面部或口腔，严重者可引起呼吸困难）或虚脱。已有报道显示本品引起全身性过敏反应，但非常罕见。

【禁忌证】 对本品或含聚乙二醇等成分过敏者禁用。

【注意事项】 (1)本品仅供皮肤给药，请勿用于眼、鼻、口等黏膜部位。

(2)误入眼内时要用水冲洗。

(3)有中度或重度肾损害者慎用。

(4)过敏体质者慎用。

(5)虽然实验证实本品无致畸性，但孕妇宜慎用。哺乳期涂药应防止药物进入婴儿眼内。

【用法与用量】 局部涂于患处，必要时患处可用敷料包扎或敷盖，每日2～3次。5日为1疗程，必要时可重复1疗程。

【制剂与规格】 莫匹罗星软膏：2%5g:0.1g。

夫西地酸 [医保(乙)]
Fucidic Acid

【适应证】 本品外用治疗由葡萄球菌、链球菌、痤疮丙酸杆菌、极小棒状杆菌及其他对夫西地酸敏感的细菌引起的皮肤感染。主要包括：脓疱疮、疖、痈、甲沟炎、创伤感染、须疮、汗腺炎、红癣、毛囊炎、寻常性痤疮。用于面部和头部等部位的感染时无碍外观。

【药理】 (1)药效学　本品由一种真菌胭脂色梭链孢菌产生，为窄谱抗革兰阳性细菌抗生素，对本品敏感的致病菌为金黄色葡萄球菌，包括产β-内酰胺酶金黄色葡萄球菌、耐甲氧西林金黄色葡萄球菌(MRSA)与表皮葡萄球菌(MRSE)。多数革兰阴性菌(包括流感嗜血杆菌、肠杆菌如大肠埃希菌、肺炎克雷伯菌和假单胞菌属)均对本品固有耐药。与其他抗生素无交叉耐药性。作用机制为抑制细菌蛋白质合成，导致细菌死亡。主要作用是抑菌，高浓度下可能有杀菌作用。

(2)药动学　通常本品渗透进入皮肤深层的量很少，在皮肤病理条件下，易透入深层皮肤，进入感染病灶部位。

一旦发生全身吸收，药物大部分经肝脏代谢，并由胆汁排泄消除。主要代谢物为葡萄糖醛酸结合物，二羧基代谢物，羟基代谢物，3-酮基代谢物等，部分代谢物具有一定程度的抗葡萄球菌活性。

【不良反应】 用药局部皮肤反应，常见的包括接触性皮炎、湿疹、红斑、斑丘疹、瘙痒、皮肤过敏反应等。偶尔会有轻微的刺激感，对腿部深度溃疡的治疗会伴有疼痛，但通常无须停药。罕见黄疸、紫癜、表皮坏死、血管性水肿，如出现此类症状须立即停药，并进行相应治疗。

【禁忌证】 对本品或本品赋形剂过敏者禁用。

【注意事项】 (1)本品可出现金黄色葡萄球菌耐药，

长期或反复使用可增加耐药的风险。

(2)本品不宜长时间、大面积使用。

(3)实验证明夫西地酸经吸收后能透过胎盘屏障并能分泌入乳汁。哺乳期妇女，应注意勿用于乳房部位的皮肤感染。

【用法与用量】 每日2～3次，涂于患处，一般疗程为7日。本品治疗痤疮时可根据病情需要适当延长疗程。

【制剂与规格】 夫西地酸乳膏：2%(1)5g:0.1g；(2)15g:0.3g。

磺胺嘧啶银 [药典(二)；国基；医保(甲)；医保(乙)]
Sulfadiazine Silver

【适应证】 外用于预防或治疗Ⅱ、Ⅲ度烧伤继发的创面感染。除控制感染外，还可促使创面干燥、结痂和促进愈合。

【药理】 (1)药效学　本品为磺胺类抗菌药，具有磺胺嘧啶和银盐的双重作用。抗菌谱较广，对多数革兰阳性菌和革兰阴性菌均有抗菌活性，阳性菌如链球菌、葡萄球菌，阴性菌如铜绿假单胞菌、大肠埃希菌等，对酵母菌及其他真菌也有良好的抗菌作用。

(2)药动学　本品与创面渗出液接触后缓慢代谢，部分药物可自局部吸收入血，一般吸收量低于给药量的1/10，磺胺嘧啶血药浓度可达10～20mg/L，当创面广泛，用药量大时，吸收增加，血药浓度可更高。一般情况下本品中银的吸收量不超过其用量的1%。本品对坏死组织的穿透性较差。吸收的药物主要经肾滤过随尿排出。

【不良反应】 (1)局部有轻微刺激性，偶可发生短暂性疼痛。

(2)本品自局部吸收后可发生与磺胺药全身应用时相同的不良反应，包括　①过敏反应。较为常见，如药物性皮炎，严重者可表现为重症多形红斑型、剥脱性皮炎型和大疱表皮松解萎缩坏死型皮炎；也可表现为光敏反应，药物热、关节及肌肉疼痛、发热等血清病样反应。②中性粒细胞减少或缺乏症、血小板减少症及再生障碍性贫血。③溶血性贫血及血红蛋白尿，通常缺乏葡萄糖-6-磷酸脱氢酶患者应用磺胺药后易发生，新生儿和小儿较成人多见。④高胆红素血症和新生儿核黄疸。由于磺胺药与胆红素竞争蛋白结合部位，可致游离胆红素增高。新生儿肝功能不完善，对胆红素处理能力差，较易发生高胆红素血症和新生儿黄疸，偶可发生核黄疸。⑤肝脏损害。可发生黄疸、肝功能减退，严重者可发生急性重型肝炎。⑥肾脏损害。可发生磺胺结晶尿、血尿和管型尿，偶有患者发生间质性肾炎或肾小管坏死的严重不良反应。⑦恶心、呕吐、胃纳减退、腹泻、头痛、乏力等。一般症状轻微，不影响继续用药。偶有患者发生艰难梭菌肠炎，此时需停药。⑧偶有发生甲状腺肿大及功能减退。⑨中枢神经系统毒性反应偶可发生，表现为精神错乱、定向力障碍、幻觉、欣快感或抑郁感。一旦出现均需立即停药。

【禁忌证】 （1）对磺胺类药物过敏者禁用。

（2）妊娠及哺乳期妇女禁用。

（3）2个月以下婴儿禁用。

（4）肝、肾功能不良者禁用。

【注意事项】 （1）本品可自局部分吸收，其注意事项包括药物相互作用与系统用磺胺嘧啶相同（参阅"磺胺嘧啶"）。

（2）以下患者应慎用：缺乏葡萄糖-6-磷酸脱氢酶、血卟啉症、失水、休克、艾滋病患者和老年患者。

（3）使用本品后可见局部刺激性、皮疹、皮炎、药物热、肌肉疼痛、血清病样反应等过敏反应。对其他磺胺药过敏的患者不应使用本品。

（4）交叉过敏反应：对呋塞米、砜类、噻嗪类利尿药、磺脲类、碳酸酐酶抑制药呈现过敏的患者，对磺胺药亦可过敏，不应使用本品。

（5）外用本品期间应多饮水，保持高排尿量，以防结晶尿的发生，必要时亦可服药碱化尿液。

（6）在用药治疗过程中须注意定期做以下检查：①血常规检查，对接受较长疗程的患者尤为重要。②尿液检查，以发现长疗程或高剂量治疗时可能发生的结晶尿。③肝、肾功能检查。

（7）老年患者应用磺胺药发生严重不良反应的机会增加。如严重皮疹、骨髓抑制和血小板减少等，因此老年患者确有应用指征时需权衡利弊后决定是否应用本品。

（8）磺胺血药浓度不应超过 200mg/L，如超过此浓度，不良反应发生率增高，毒性增强。

（9）本品应避光保存。

（10）本品乳膏剂应于 20～25℃阴凉处存放。

【用法与用量】 局部外用。将乳膏剂直接涂于创面，厚度约 1.5mm，也可用混悬液制成油纱布敷用，1～2日换一次药。乳膏剂每日最大用量为 30g。

【制剂与规格】 磺胺嘧啶银软膏：1%（1）10g:0.1g；（2）500g:5g。

磺胺嘧啶银乳膏：（1）10g:0.1g；（2）20g:0.2g；（3）50g:0.5g；（4）500g:5g。

磺胺嘧啶银混悬液：2%。

磺胺嘧啶银散：20%。

磺胺嘧啶锌 [药典(二)；医保(乙)]
Sulfadiazine Zinc

【适应证】 外用于预防及治疗Ⅱ、Ⅲ度烧伤继发创面感染，包括对该药敏感的肠杆菌科细菌、铜绿假单胞菌、金黄色葡萄球菌、肠球菌属，以及念珠菌等真菌所致的感染。

【药理】 （1）药效学 本品属局部应用磺胺药，具有磺胺嘧啶和锌两者的作用，磺胺嘧啶具有抑菌作用，锌因能破坏细菌的 DNA 结构，亦具有抑菌作用。本品对多数革兰阳性菌、革兰阴性菌、酵母菌和其他真菌均有良好抗菌作用，且不为对氨基苯甲酸所拮抗。烧伤患者体内锌大量丢失，使用本品可补偿锌损失，从而增强机体抵抗感染的能力和促进创面愈合。

（2）药动学 本品与创面渗出液接触时缓慢代谢，部分药物可自局部吸收入血，磺胺嘧啶药动学见"磺胺嘧啶银"；用药后血清锌浓度逐渐增加，4～8 小时血药浓度达峰值，而后逐渐下降，从尿中排出，在 18～24 小时内尿中锌排出明显，48 小时后排出呈下降趋势。

【不良反应】 部分患者可引起接触性皮炎，表现为短暂性疼痛和皮疹。本品自局部吸收后可发生与磺胺药全身应用时相同的各种不良反应，详见"磺胺嘧啶银"。

【禁忌证】 对磺胺类药物过敏者禁用。

【注意事项】 本品可自局部部分吸收，其注意事项同磺胺药全身应用。以下患者应慎用：缺乏葡萄糖-6-磷酸脱氢酶、血卟啉症、失水、休克和老年患者。对一种磺胺药呈现过敏的患者对其他磺胺药亦可能发生过敏。如使用本品面积过大、时间过长，需注意检查肾功能。

【用法与用量】 用消毒溶液清洁创面后，将本品直接涂于创面，然后用无菌纱布覆盖包扎；或将本品涂于无菌纱布上，贴于创面，再覆盖无菌纱布包扎；或将涂有本品的无菌纱布直接放入脓腔引流脓液，外加纱布包扎，视脓液量的多少，1～3日更换一次。对于烧伤创面，采用半暴露疗法，每日检查有无积液、积脓。如有积液或积脓，则需更换敷料，否则不需更换。采用包扎疗法的，如为新鲜创面，1～2日后检查，如无感染征象，可延长换药时间，直到创面愈合；如有感染，则需 1～2日更换一次，直到感染控制再延长换药时间；如为感染创面，则需每日换药一次，以后视分泌物的多少，逐步延长换药时间，直至创面愈合为止。对于供皮区创面，在切取皮片后，即将涂有软膏的纱布贴于创面，外用无菌纱布加压包扎，待创面愈合，纱布会自行脱落。切勿强行剥离，以免损伤新生上皮，软膏用量随创面的大小及感染情况而定，一日不超过 500g。

【制剂与规格】 磺胺嘧啶锌软膏：5%10g:0.5g。

过氧苯甲酰 ^[药典(二)；医保(乙)]
Benzoyl Peroxide

【适应证】 局部外用治疗寻常痤疮。

【药理】 (1)药效学 本品为氧化剂，外用于皮肤后，能缓慢释放出新生态氧，对痤疮丙酸杆菌具有抗菌作用。本品还具有轻度的角质溶解作用、脱屑作用及降低毛囊皮脂腺内游离脂肪酸的作用。

(2)药动学 本品可通过皮肤吸收，代谢成苯甲酸，以苯甲酸盐形式经尿排出。

【不良反应】 用药后局部可有轻度痒感或灼热感，也可发生轻度红斑，脱皮和皮肤干燥等。偶有接触性皮炎发生。

【禁忌证】 (1)皮肤急性炎症或破溃者禁用。

(2)对本品过敏者禁用。

(3)妊娠期妇女禁用。

【注意事项】 (1)皮肤高度敏感者慎用。

(2)若用药后局部出现明显的刺激症状，应暂停用药，并给予相应处理。反应消退后降低药物浓度，减少用药次数，大多能继续用药。

(3)勿接触眼睛、口唇及其他部位黏膜。不慎接触后，应立即清洗。

(4)本品能漂白头发，故不要用在毛发部位。接触衣物后，衣物也可因氧化作用而脱色。

(5)哺乳期妇女慎用。

(6)儿童患者应用本品的安全及有效性尚未确立，儿童用药需由医生权衡利弊后谨慎使用。

(7)本品应遮光密闭保存。

【用法与用量】 均匀涂搽于患部皮肤，每日早晚各1次。用药前应将病变部位以肥皂和清水洗净，擦干。

【制剂与规格】 过氧苯甲酰乳膏：(1)5%10g:0.5g；(2)10%10g:1g。

过氧苯甲酰凝胶：5%(1)10g:0.5g；(2)15g:0.75g；(3)18g:0.9g。

二 硫 化 硒 ^[药典(二)；医保(乙)]
Selenium Sulfide

【适应证】 外用于去头屑及头皮脂溢性皮炎、花斑糠疹的治疗。

【药理】 药效学 本品具有抗皮脂溢出、抗真菌及抑制表皮细胞生长的作用。

【不良反应】 (1)偶可引起接触性皮炎。

(2)对黏膜有刺激作用。

【禁忌证】 (1)皮肤有急性炎症、糜烂渗出时禁用；外生殖器部位禁用。

(2)对本品过敏者禁用。

【注意事项】 (1)本品使用前应充分摇匀。

(2)染发和烫发后两天内不得使用本品。

(3)本品不能与金属物品接触。在使用期间，所有银器首饰、发夹和其他金属物品应除去。

(4)使用本品后，应仔细洗手。

(5)本品不得直接接触眼睛。

【用法与用量】 (1)去头屑及治疗头皮脂溢性皮炎，先用温水浸湿头发及头皮，然后将药液洒于头部，用手轻轻搓擦使起泡沫，保留3~5分钟后用水洗净，1周2次。皮损控制后每1~2周1次。

(2)治疗花斑糠疹 将药液均匀涂于患部，加少量水使起泡沫，保留5~10分钟后彻底冲洗全身，每日1次，连续7日。

【制剂与规格】 二硫化硒洗剂：2.5%(1)50ml:1.25g；(2)100ml:2.5g。

间 苯 二 酚 ^[药典(二)]
Resorcinol

【成分】 本品多制成复方制剂使用：

(1)复方间苯二酚乳膏，成分：间苯二酚、醋酸曲安奈德。

(2)复方间苯二酚水杨酸酊，成分：水杨酸、间苯二酚、水杨酸甲酯。

【适应证】 外用于脂溢性皮炎、痤疮、浅部皮肤真菌感染、胼胝、鸡眼及寻常疣的治疗。

【药理】 (1)药效学 本品为杀菌剂，具有抗细菌、抗真菌和角质促成作用，高浓度(20%以上)具有角质溶解作用，能使角质层剥脱。

(2)药动学 本品可经皮肤或溃疡面吸收。

【不良反应】 可引起接触性皮炎，因本品可以经皮肤或溃疡面吸收，婴儿和幼儿不宜高浓度、大面积使用；中毒症状有腹泻、恶心、呕吐、胃痛、头晕、剧烈或持续头痛、疲乏或软弱、易激动或烦躁、昏沉嗜睡、盗汗、心动过缓、呼吸短促；儿童在伤口上应用本品可发生正铁血红蛋白血症。

【注意事项】 避免接触眼睛。本品可使淡色发染黑，用药后数天内可使皮肤发红和脱屑。

【药物相互作用】　本品与肥皂、清洁剂、治痤疮制剂、含有酒精制剂或维 A 酸等共用，可引起皮肤刺激或干燥。

【给药说明】　(1)本品有抗甲状腺作用；长期应用(特别应用在溃疡面上)可导致黏液性水肿。

(2)本品可刺激色素生成，故肤色偏深患者需慎用本品。

【用法与用量】　局部外用洗剂或软膏。

【制剂与规格】　间苯二酚洗剂：3%。

间苯二酚软膏：2%～20%。

复方间苯二酚水杨酸酊：(1)20ml:1g；(2)100ml:5g。

酞 丁 安
Ftibamzone

【适应证】　外用治疗带状疱疹或单纯疱疹；对尖锐湿疣也有一定的治疗作用；也可用于治疗浅部真菌感染，如体癣、股癣、手癣、足癣等。

【药理】　药效学　能抑制单纯疱疹病毒复制，而对正常细胞 DNA 合成影响甚微，因此是一种选择性较高的低毒药物。本品具有一定的抗真菌作用。

【不良反应】　偶见局部刺激症状，如皮肤红斑、丘疹及刺痒感。

【禁忌证】　(1)对本品过敏者禁用。

(2)妊娠期妇女禁用。

【注意事项】　(1)育龄妇女慎用。

(2)使用时注意勿入口及眼内。

【用法与用量】　用于带状疱疹、单纯疱疹和尖锐湿疣时，外涂于患处，一日 3 次。用于浅部真菌感染时，外涂于患处，早晚各 1 次，体癣、股癣连续外用 3 周，手癣、足癣连续外用 4 周。

【制剂与规格】　酞丁安搽剂：(1)5ml:25mg；(2)10ml:50mg。

酞丁安乳膏：(1)10g:0.1g；(2)10g:0.3g。

鬼 臼 毒 素 [医保(乙)]
Podophyllotoxin

【适应证】　局部外用治疗男、女外生殖器或肛门周围的尖锐湿疣。

【药理】　药效学　本品为细胞毒性药物，活性成分为足叶草酯毒素，是一种容易穿过细胞膜的脂溶性化合物，能抑制正常皮肤角质形成细胞的分裂增殖，抑制细胞对核苷酸的摄取和去氧核糖核酸(DNA)的合成。外用时，通过抑制被人乳头瘤病毒(HPV)感染上皮细胞的分

裂增殖，使之坏死脱落，起到治疗尖锐湿疣的作用。

【不良反应】　局部外用后常有灼热、疼痛。疣体脱落后可出现浅表溃疡或糜烂面。男性包皮部位少数患者外用药后出现明显水肿、糜烂，应暂停用药，局部作冷湿敷处理。误服可引起系统性毒性作用。大面积、过量涂搽亦可发生吸收中毒，产生肝脏毒性及肾脏毒性，还可出现中枢神经系统中毒症状。一旦误服，应立即催吐并洗胃，对症处理，危及生命时应行血液透析。

【禁忌证】　妊娠及哺乳期妇女禁用。

【注意事项】　(1)本品仅供外用，不可口服。

(2)药液应避免接触正常皮肤、黏膜和眼睛，若不慎接触，应立即用大量流动水冲洗。

(3)目前尚无儿童用药数据，不建议儿童使用。

(4)疣体直径大于 2cm 或病损巨大、范围广泛者不宜使用。

【用法与用量】　(1)涂药前先用消毒、收敛溶液(如高锰酸钾溶液等)清洗患处、擦干；以牙签、棉签或玻璃棒蘸药液后，均匀涂布于疣体表面，等待 2～3 分钟使药液挥发干燥。尽量减少本品接触正常皮肤与黏膜。

(2)每日用药 2 次，连续 3 日，然后停药观察 4 日为 1 个疗程。若疣体未消退，可同法重复治疗，最多不超过 3 个疗程。

(3)对复发病例，仍可按上法外用治疗。

【制剂与规格】　鬼臼毒素酊：(1)3ml:15mg；(2)5ml:25mg；(3)8ml:40mg。

鬼臼毒素软膏：0.5%5g:25mg。

鬼臼毒素溶液：3.5ml:17.5mg。

升 华 硫 [药典(二)；医保(乙)]
Sublimed Sulfur

【适应证】　外用于疥疮、头癣、痤疮、脂溢性皮炎、酒渣鼻、单纯糠疹及慢性湿疹的治疗。

【药理】　药效学　本品对疥虫、细菌、真菌有杀灭作用，并能去除油脂及软化表皮、溶解角质。作用机制是硫黄与皮肤及组织分泌物接触后，生成硫化氢和连五硫酸(pentathionicacid，$H_2S_5O_6$)等产生作用。

【不良反应】　可引起接触性皮炎；高浓度时对皮肤有刺激性。

【禁忌证】　对本品过敏者禁用。

【注意事项】　(1)不得与其他外用药物合用。与其他外用痤疮制剂及含汞制剂合用数天后皮肤可能会发红和脱屑。

(2)避免接触眼部和其他黏膜(如口、鼻等)。

(3) 用药部位如有烧灼感、红肿等情况应停药，并将局部药物洗净。

(4) 过敏体质者慎用。

(5) 儿童应使用 5%软膏，若浓度高，对儿童刺激性大。

【药物相互作用】 (1)本品与肥皂或清洁剂、含有酒精制剂、维 A 酸等合用，可过度刺激皮肤或使皮肤更为干燥。

(2) 与汞制剂合用可引起化学反应，释放有臭味的硫化氢，对皮肤有刺激性且能形成色素，使皮肤变黑。

【用法与用量】 外用，涂于洗净的患处，一日 1~2 次。

(1) 用于疥疮，将药膏涂于颈部以下的全身皮肤，尤其是皮肤褶皱处，包括指、趾部；每晚 1 次，3 日为一疗程，之后换洗衣服、洗澡。需要时停用 3 日，再重复第二个疗程；儿童用 5%软膏，成人用 10%软膏。

(2) 用于脂溢性皮炎或溶解角质，外涂 5%或 10%软膏，每日 1~2 次。

【制剂与规格】 硫软膏：(1)5%；(2)10%。

林　旦 [药典(二)；医保(乙)]

Lindane

【适应证】 疥疮、阴虱病。

【药理】 药效学 本品是杀灭疥虫的有效药物，亦有杀灭虱和虱卵的作用。本品与疥虫和虱体体表直接接触后，透过体壁，引起其神经系统麻痹而致死。

【不良反应】 (1)少数患者皮肤局部可有轻度刺激。

(2) 搽药后偶见头晕，1~2 天后消失。

【禁忌证】 (1)4 岁以下婴幼儿禁用。

(2) 妊娠及哺乳期妇女禁用。

(3) 有癫痫病史者禁用。

【注意事项】 (1)不用于皮肤破损处。

(2) 避免与眼和黏膜接触。

【用法与用量】 (1)疥疮 自颈部以下将药均匀涂搽全身，无皮疹处亦需搽到，尤其是皮肤的褶皱部位。成人一次不超过 30g(儿童酌减)。擦药 12 小时后洗澡，同时更换衣被及床单。首次治疗 1 周后，如未治愈，可再用药作第 2 次治疗。

(2) 阴虱病 剃去阴毛后涂搽本品，一日 3~5 次。

【制剂与规格】 林旦乳膏：1% 30g:0.3g。

克 罗 米 通 [药典(二)；医保(乙)]

Crotamiton

【适应证】 外用于疥疮及皮肤瘙痒的治疗。

【药理】 药效学 本品作用于疥虫的神经系统，使疥虫麻痹而死亡。此外尚有轻微的局部麻醉作用而可止痒。

【不良反应】 偶可引起接触性皮炎。

【禁忌证】 有急性炎症性、糜烂或渗出性皮肤损害者禁用。对本品过敏者禁用。

【注意事项】 (1)勿接触眼和黏膜。用药部位如有烧灼感、红肿等症状应停药，并将局部药物洗净，必要时向医师咨询。

(2) 婴幼儿慎用。

(3) 若误服本品，需立即洗胃。

【用法与用量】 治疗前洗澡，揩干后将本品从颈部以下涂搽全身皮肤，特别是褶皱部位如腋下和腹股沟、手、足、指趾间；24 小时后涂第 2 次，再隔 48 小时洗澡将药洗去，换上干净衣服，更换床单等；配偶和家中患者应同时治疗。必要时，1 周后重复用药 1 次。

【制剂与规格】 克罗米通乳膏：10%(1)10g:1g；(2)30g:3g。

克罗米通洗剂：10%。

苯甲酸苄酯

Benzyl Benzoate

【适应证】 外用治疗疥疮；涂于皮肤上可防止血吸虫尾蚴入侵体内，亦可用于防止虱虫等叮咬。

【药理】 药效学 高浓度时杀灭疥虫，作用较硫黄优。

【不良反应】 偶可引起接触性皮炎。

【禁忌证】 对本品过敏者禁用。

【注意事项】 (1)本品不得用于破溃处。

(2) 避免本品接触眼睛和其他黏膜(如口、鼻等)。

(3) 用药部位如有烧灼感、红肿等情况应停药，并将局部药物洗净，必要时去医院就诊。

(4) 过敏体质者慎用。

(5) 婴幼儿及儿童应慎用或忌用，必须应用时，应稀释后再用，以免刺激皮肤。

(6) 妊娠及哺乳期女性应慎用。

【用法与用量】 外用治疗疥疮，可用 25%乳剂均匀涂于颈以下全身皮肤，并保持 24 小时后洗去，必要时可重复 1~3 次。

【制剂与规格】 苯甲酸苄酯乳剂：25%100ml:25g。

苯甲酸苄酯凝胶：28%(g/g)。

克霉唑 [药典(二)；国基；医保(甲)；医保(乙)]

Clotrimazole

【适应证】 外用于治疗由皮肤癣菌如红色毛癣菌、须癣毛癣菌、絮状表皮癣菌和犬小孢子菌等所致的浅表皮肤真菌感染，如手癣、足癣、体癣、股癣，亦可用于头癣。外用于由念珠菌如白念珠菌等所致的皮肤念珠菌感染和念珠菌性甲沟炎。外用于由马拉色菌属所致的花斑糠疹。

【药理】 药效学 本品为咪唑类广谱抗真菌药，可作用于真菌细胞膜，使细胞内容物外漏而产生抗真菌作用。局部应用后可渗入表皮，仅微量吸收至全身。

【不良反应】 外用后偶可引起皮疹、皮肤烧灼感、瘙痒或其他皮肤刺激症状。使用阴道栓剂者，少数可发生局部烧灼感等刺激症状。偶见过敏反应。

【禁忌证】 对咪唑类药物过敏或对本品过敏者禁用。

【注意事项】 (1)用药过程中一旦局部皮肤过敏，皮疹加重，瘙痒，应立即停用。

(2)动物实验未发现有致癌和精子染色体诱变发生。

(3)尚缺乏妊娠期妇女使用的安全性研究数据。妊娠期妇女使用需评估利弊，如必须使用，则不要长期或大面积用药。

(4)哺乳期外用后有可能少量分泌进入乳汁。

【给药说明】 (1)避免本品接触眼睛。

(2)治疗念珠菌病，需避免封包，否则可促使酵母菌生长。

(3)念珠菌感染、股癣和体癣治疗2周，手癣、足癣治疗4周，以免复发。

【用法与用量】 外用，将本品适量均匀地涂于患处及周围皮肤，轻轻搓揉，每日早晚各1次。

【制剂与规格】 克霉唑乳膏：(1)1%10g:0.1g；(2)3%10g:0.3g。

克霉唑溶液：(1)1%；(2)1.5%。

克霉唑喷雾剂：1.5%。

克霉唑倍他米松乳膏：5g:克霉唑50mg与二丙酸倍他米松3.215mg(以倍他米松计2.5mg)。

硝酸咪康唑 [药典(二)；国基；医保(甲)]

Miconazole Nitrate

【适应证】 外用于治疗由皮肤癣菌、酵母菌及其他非皮肤癣菌性霉菌引起的皮肤、指(趾)甲感染，如体癣、股癣、手癣、足癣、花斑糠疹(花斑癣)、头癣、须癣、甲癣；皮肤、指(趾)甲念珠菌病、念珠菌性口角炎；真

菌性外耳炎。由于本品对革兰阳性菌有抗菌作用，可用于此类细菌引起的继发性感染。

【药理】 (1)药效学 属于咪唑类广谱抗真菌药物，其作用机制是抑制真菌细胞膜的麦角固醇生物合成，以及影响其代谢过程，影响真菌细胞膜的通透性，抑制真菌生长，并致真菌死亡。对皮肤癣菌、念珠菌等有抗菌作用。此外，对某些革兰阳性细菌的感染也有一定疗效，如葡萄球菌、链球菌和炭疽杆菌等感染。

(2)药动学 硝酸咪康唑外用后可穿透表皮，进入皮肤角质层，且保持数日，仅微量吸收至全身。

【不良反应】 偶见过敏、水疱、烧灼感、充血、瘙痒或其他皮肤刺激症状。非常罕见的不良反应有：超敏反应(包括速发过敏反应和类速发过敏反应)、血管性水肿、荨麻疹、接触性皮炎、皮疹、红斑、给药部位反应(包括给药部位刺激)。

【禁忌证】 已知对本品或其他咪唑类衍生物过敏者禁用。

【注意事项】 (1)避免本品接触眼睛和其他黏膜(如口、鼻等)。

(2)用药部位如有烧灼感、红肿等情况以及出现局部敏感或过敏反应，应立即停药，并将局部药物洗净。

(3)妊娠及哺乳期妇女慎用。

【药物相互作用】 本品局部给药的全身吸收有限，具有临床意义的药物相互作用非常罕见。口服抗凝药(如：华法林)的患者应慎用本品，并监测抗凝效应。

【给药说明】 (1)治疗念珠菌病，需避免密封包扎，否则可促进致病菌生长。

(2)对念珠菌感染、股癣和体癣治疗2周，手癣和足癣治疗4周，以免复发。

【用法与用量】 (1)皮肤感染 外用，涂擦于洗净的患处，早晚各一次，症状消失后，应继续用药10天，以防复发。

(2)指(趾)甲感染 涂擦于患处，一日1次，患甲松动后，应继续用药至新甲开始生长，一般需7个月左右显效。

【制剂与规格】 硝酸咪康唑乳膏：2%20g:0.4g。

硝酸咪康唑搽剂：2%20ml:0.4g。

硝酸咪康唑散剂：2%1g:20mg。

硝酸咪康唑凝胶：2%15g:0.3g。

硝酸益康唑 [药典(二)；国基；医保(甲)]

Econazole Nitrate

【适应证】 外用于皮肤念珠菌病的治疗；亦可用于治疗体癣、股癣、手癣、足癣、花斑糠疹等皮肤真菌感染。

【药理】 (1)药效学 本品为吡咯类抗真菌药，为咪康唑的去氯衍生物，其抗菌作用与咪康唑相似，体外可以抑制白念珠菌及皮肤癣菌，对球孢子菌、新生隐球菌、荚膜组织胞浆菌、皮炎芽生菌等菌也有抑菌活性。作用机制是抑制真菌细胞膜的合成，影响其代谢过程。

(2)药动学 外用后大部分进入表皮层，也可到达真皮层，仅1%吸收入血。

【不良反应】 个别患者可出现局部刺激，如红斑、烧灼感；偶见过敏反应。

【禁忌证】 对咪唑类药物过敏或对药品中其他成分过敏者禁用。

【注意事项】 (1)用药部位如有皮肤过敏、皮疹加重、瘙痒、烧灼感及红肿等情况，应立即停药，并将局部药物洗净。

(2)避免本品接触眼睛和其他黏膜(如口、鼻等)。

(3)妊娠及哺乳期妇女应在医师指导下使用。

【给药说明】 (1)治疗念珠菌病，需避免封包，否则可促进酵母菌生长。

(2)为避免复发，皮肤念珠菌病及各种皮肤癣菌病的治疗要采用足疗程。念珠菌感染、花斑糠疹、股癣和体癣治疗2周，手癣和足癣治疗4周。

(3)在阴凉处(不超过20℃)保存。

【用法与用量】 局部外用于患处，每日2次。

【制剂与规格】 硝酸益康唑乳膏：1%10g:0.1g。

硝酸益康唑溶液：1%20ml。

硝酸益康唑喷雾剂：1%30g。

硝酸益康唑气雾剂：6.25%(1)30g:1.875g；(2)40g:2.5g。

酮 康 唑 [药典(二);医保(乙)]

Ketoconazole

【适应证】 外用于治疗由皮肤癣菌如红色毛癣菌、须癣毛癣菌、絮状表皮癣菌和犬小孢子菌等所致的浅表皮肤真菌感染，如手癣、足癣、体癣、股癣，亦可用于头癣；外用于治疗由念珠菌如白念珠菌等所致的皮肤念珠菌感染；外用于治疗由马拉色菌属所致的花斑糠疹及脂溢性皮炎。

【药理】 (1)药效学 属咪唑类广谱抗真菌药物，通过抑制细胞色素P450氧化酶而抑制真菌麦角固醇生物合成，并改变细胞膜其他脂类化合物的组成，对皮肤癣菌、酵母菌(念珠菌、马拉色菌)、双相真菌有抑菌和杀菌作用。

(2)药动学 在正常人胸、背和臂部，外涂1次，72小时内血液检测未发现有系统吸收(5ng/ml的敏感水平)。

【不良反应】 (1)可见刺痛或其他刺激症状，偶见瘙痒等过敏反应。

(2)罕见出现过敏反应，如灼热感、皮肤刺激、局部湿疹。

(3)极罕见出现过敏反应、皮疹、荨麻疹、瘙痒、皮肤红肿和其他局部皮肤反应。

【禁忌证】 对咪唑类药物过敏或对本品过敏者禁用。

【注意事项】 (1)本品动物实验未发现有致癌和诱变发生。

(2)本品可通过胎盘屏障，给大鼠每日口服10mg/kg，发现鼠仔有缺指畸变。

(3)外用未见本品分泌进入乳汁。

(4)儿童和老年人外用未发现有特殊异常。

【给药说明】 (1)避免本品接触眼睛。

(2)治疗念珠菌病，需避免封包，否则可促使酵母菌生长。

(3)对念珠菌感染、股癣和体癣治疗2周，手癣、足癣治疗4周，以防复发。

(4)头皮脂溢性皮炎至少需用药4周，或至临床治愈。

【用法与用量】 (1)乳膏 用于体癣、股癣、花斑糠疹、皮肤念珠菌病，每日1~2次；脂溢性皮炎，每日2次；头癣和手癣、足癣，每日3次。

(2)洗剂 用于花斑糠疹，每日1次，洗澡时将洗剂均匀涂于患处，轻擦使起泡沫，保留5~10分钟后彻底冲洗，连续5天。用于头皮脂溢性皮炎，每周洗头2~3次，应使药液在头皮上起泡沫数分钟后洗去，连续4~6周。

【制剂与规格】 酮康唑乳膏：2%10g:0.2g。

酮康唑洗剂：(1)2%50ml；(2)1%。

联 苯 苄 唑 [药典(二);医保(乙)]

Bifonazole

【适应证】 外用于治疗由皮肤癣菌如红色毛癣菌、须癣毛癣菌、絮状表皮癣菌和犬小孢子菌等所致的浅表皮肤真菌感染，如手癣、足癣、体癣、股癣，亦可用于头癣。外用于由念珠菌如白念珠菌等所致的皮肤念珠菌感染及由马拉色菌属所致的花斑糠疹。

【药理】 (1)药效学 属咪唑类广谱抗真菌药物，具有抗皮肤癣菌、酵母菌、丝状菌和双相真菌的作用，并具有较强的抗真菌活性，对马拉色菌属和革兰阳性球菌亦有效。和其他唑类药物一样，此药有抑制真菌细胞色素P450所介导的14α-甾醇去甲基作用，使之不能形成麦角固醇。还可减少甲羟戊酸的产生，使之不能形成角鲨烯，而影响麦角固醇的合成。

（2）药动学 本品外用在皮肤存留时间长，每日用药一次即可。仅供外用，吸收很少。

【不良反应】 少数患者有局部红斑、烧灼感或刺痛感等刺激症状，偶可发生接触性皮炎。

【禁忌证】 对咪唑类药物过敏或对本品过敏者禁用。

【注意事项】 用药过程中一旦局部皮肤过敏、皮疹加重、瘙痒，应立即停用。

【给药说明】 （1）避免本品接触眼睛。

（2）治疗念珠菌病，需避免封包，否则可促使酵母菌生长。

（3）对念珠菌感染、股癣和体癣治疗 2 周，手癣、足癣治疗 4 周，以免复发。

【用法与用量】 涂于患处，每日 1 次。

【制剂与规格】 联苯苄唑乳膏：1%15g:0.15g。

联苯苄唑溶液：1%10ml:0.1g。

联苯苄唑洗剂：1%10ml:0.1g。

联苯苄唑粉剂：1%10g:0.1g。

舍 他 康 唑
Sertaconazole Nitrate

【成分】 硝酸舍他康唑

【适应证】 外用于治疗由皮肤癣菌所致的浅表皮肤癣菌感染，由念珠菌所致的皮肤念珠菌感染，由马拉色菌属所致的花斑糠疹。

【药理】 （1）药效学 属于人工合成的咪唑类广谱抗真菌药物，其作用机制是抑制真菌细胞膜的麦角固醇生物合成，影响真菌细胞膜的通透性，抑制真菌生长，导致死亡。在 4μg/ml 以下的浓度可抑制大部分临床分离的真菌，对皮肤癣菌、念珠菌、曲霉菌等具有抑制和杀灭作用。此外，本品对革兰阳性球菌有较强抗菌作用，如金黄色葡萄球菌和链球菌等。

（2）药动学 皮肤局部给予本品后全身系统吸收很少，血、尿中无法测出，但在皮肤角质层浓度高，吸收多，给药 2 小时即达给药量的 50%，24 小时达 71.7%。

【不良反应】 个别患者可出现局部刺激，如红斑、烧灼感；偶见过敏反应。

【禁忌证】 （1）对咪唑类药物过敏或对药品中其他成分过敏者禁用。

（2）禁用于眼科治疗。

【注意事项】 （1）用药过程中一旦局部皮肤过敏，皮疹加重、瘙痒，应立即停用。

（2）妊娠及哺乳期妇女、儿童和老年人应用的研究数据少，临床应用未发现有特殊异常。

【给药说明】 （1）避免本品接触眼睛。

（2）治疗念珠菌病，需避免封包，否则可促进酵母菌生长。

（3）对念珠菌感染、股癣和体癣治疗 2 周，手癣和足癣治疗 4 周，以免复发。

【用法与用量】 涂于患处每日 2 次。

【制剂与规格】 硝酸舍他康唑乳膏：2%(1)10g:0.2g(以硝酸舍他康唑计)；(2)20g:0.4g(以硝酸舍他康唑计)。

卢 立 康 唑
Luliconazole

【适应证】 适用于敏感真菌所致的手癣、足癣、体癣、股癣等浅表真菌感染，也可用于皮肤念珠菌病和花斑糠疹。

【药理】 药效学 本品对于皮肤癣菌(毛癣菌、小孢子菌和表皮癣菌)有良好的体外抗真菌活性，其 MIC 介于 0.00012～0.004μg/ml 之间。

本品对其他的病原性真菌，如念珠菌及马拉色菌等酵母类真菌以及曲霉菌和暗色真菌等，也有强抗真菌活性。

本品通过抑制真菌细胞膜麦角甾醇的合成来发挥抗真菌作用。

【不良反应】 主要发生在用药局部，表现为瘙痒感、红斑、刺激感、疼痛感及接触性皮炎、湿疹等。发生率小于 0.1%的不良反应有皮肤局部发热、灼热感，BUN 上升和尿蛋白增加等。

【禁忌证】 禁用于已知对本品活性成分或其中任何赋形剂成分过敏者。

【注意事项】 （1）仅限于皮肤局部使用，不可用于角膜、结膜。

（2）不能用于高度溃烂的皮肤表面。

（3）涂布部位如出现瘙痒、发红、刺激感、疼痛、皮疹等症状，应停止用药，必要时去医院就诊。

【用法与用量】 局部外用，每天 1 次涂于患处。体、股癣用药 1～2 周，手、足癣用药 2～4 周。

【制剂与规格】 卢立康唑乳膏：1%(1)5g:0.05g；(2)10g:0.1g。

利拉萘酯

Liranaftate

【适应证】 适用于敏感真菌所致的手癣、足癣、体癣、股癣等浅表真菌感染。

【药理】 (1)药效学 本品能够抑制真菌细胞的角鲨烯环化反应，抑制细胞膜的构成成分麦角甾醇的生物合成，从而发挥抗真菌作用。

(2)药动学 有试验结果显示，成人每天涂抹 2%利拉萘酯乳膏 5g，给药后 36 小时在血浆和尿液中均未检出原型药物。

【不良反应】 临床安全性评价表明不良反应发生率约为 1.86%，主要为局部用药的刺激反应，如接触性皮炎(1.06%)、瘙痒(0.25%)、发红(0.19%)、红斑、疼痛和刺激感均为(0.12%)。

【禁忌证】 (1)对本品及本品所含其他成分过敏者。

(2)对其他外用抗真菌药物有过敏史者。

(3)角膜、结膜等部位禁用。

(4)禁用于有明显糜烂的部位。

【注意事项】 本品不慎入眼时，用大量水冲洗，并立即到医院就诊。

【给药说明】 密闭，在阴凉处(不超过 20℃)保存。

【用法与用量】 外用每天 1 次涂于患处。体癣、股癣用药 2 周，手癣、足癣用药 4 周。

【制剂与规格】 利拉萘酯乳膏：2%10g:0.2g。

利拉萘酯凝胶：2%10g:0.2g。

利拉萘酯喷雾剂：2%。

环 吡 酮 胺 [药典(二);医保(乙)]

Ciclopirox Olamine

【适应证】 外用于治疗由皮肤癣菌如红色毛癣菌、须癣(趾间)毛癣菌、絮状表皮癣菌和犬小孢子菌等所致的浅表皮肤癣菌感染，如手癣、足癣(尤其是角质增厚型)、体癣、股癣、头癣；也适用于治疗甲真菌病。外用于由念珠菌如白念珠菌等所致的皮肤念珠菌感染和念珠菌性外阴阴道炎及由马拉色菌所致的花斑糠疹。

【药理】 (1)药效学 本品为人工合成的吡啶酮类化合物，主要作用于真菌细胞膜。高浓度使细胞膜的渗透性增加，钾离子和其他内容物漏出，细胞死亡。本品渗透性强，可透过甲板。体外抑菌试验显示本品对皮肤癣菌、酵母菌及其他真菌均有较强的抑制作用，对放线菌、球菌、杆菌和阴道滴虫亦有抑制作用。

(2)药动学 本品 1%霜剂外用于受试者后背，仅有

给药量的 1.3%吸收入血。本品半衰期为 1 小时。表皮角质层吸收较多，真皮层较少，但仍高于最小抑菌浓度。甲表面涂用本品，可渗入甲下，部分可进入甲床。

【不良反应】 少数患者出现局部发红、瘙痒、刺痛或烧灼感等刺激症状。偶可发生接触性皮炎。

【禁忌证】 (1)儿童禁用。

(2)对本品过敏者禁用。

【注意事项】 (1)不可用于眼睛。

(2)用药过程中若局部皮肤过敏、皮疹加重、瘙痒，应立即停用。

(3)妊娠及哺乳期妇女慎用。

【用法与用量】 (1)外用乳膏剂和溶液剂治疗皮肤癣菌病，每日 1～2 次，疗程 2～4 周。

(2)治疗甲真菌病，先用温水泡软甲板，尽可能把病甲削薄，将药膏用胶布包扎固定在患处，每日 1 次，需坚持治疗 3～6 个月。

(3)甲涂剂外涂治疗甲真菌病，先用温水泡软甲板，尽可能把病甲削薄，涂于病甲表面，第 1 个月，每日 1 次，第 2 个月，隔日 1 次，第 3 个月每周 1 次，一般需用药 6～12 个月，治疗期间应定期锉薄病甲，同时治疗手癣、足癣。

【制剂与规格】 环吡酮胺溶液：1%10ml:0.1g。

环吡酮胺甲涂剂：8%10g:0.8g。

环吡酮胺乳膏：1%(1)10g:0.1g；(2)15g:0.15g。

萘 替 芬 [药典(二)]

Naftifine

【适应证】 外用于治疗由皮肤癣菌如红色毛癣菌、须癣毛癣菌、絮状表皮癣菌和犬小孢子菌等所致的浅表皮肤真菌感染，如手癣、足癣(尤其是角质增厚型)、体癣、股癣及头癣。外用于由念珠菌如白念珠菌等所致的皮肤念珠菌感染及由马拉色菌属所致的花斑糠疹。

【药理】 药效学 属丙烯胺类外用抗真菌药物。作用机制是抑制角鲨烯环氧化酶，使角鲨烯在真菌细胞内聚集，导致细胞死亡。体外抗真菌实验显示本品对毛癣菌属、小孢子菌属和表皮癣菌属均有较强的抑制作用。对曲霉菌、孢子丝菌、念珠菌也有一定的抑制作用。

【不良反应】 少数患者有局部轻度烧灼感、瘙痒感等刺激症状，偶可发生过敏，引起接触性皮炎。

【禁忌证】 对本品过敏者禁用。

【注意事项】 (1)用药过程中一旦局部皮肤过敏、皮疹加重、瘙痒，应立即停用。

（2）避免本品接触眼睛。

【用法与用量】　外用于患处，每日 2 次，3～4 周为一疗程。

【制剂与规格】　盐酸萘替芬溶液：1%10ml:0.1g。

盐酸萘替芬乳膏：1%10g:0.1g。

盐酸萘替芬软膏：1%10g:0.1g。

布 替 萘 芬 [药典(二)；医保(乙)]
Butenafine

【适应证】　外用于治疗由皮肤癣菌所致的浅表皮肤真菌感染，如手癣、足癣(尤其是角质增厚型)、体癣、股癣及头癣。外用于由念珠菌所致的皮肤念珠菌感染及由马拉色菌属所致的花斑糠疹。

【药理】　药效学　本品属于苄甲胺衍生物，是在萘替芬基础上研发的广谱抗真菌药物，其化学结构和作用模式类似于丙烯胺类抗真菌药，兼具抑菌和杀菌作用，抗真菌活性与萘替芬和特比萘芬相似或略强，同时有较强的抗炎作用。作用机制是抑制角鲨烯环氧化酶活性，使真菌麦角固醇的合成受抑制。过多的角鲨烯聚集于真菌细胞内，杀灭真菌。同时，高浓度的角鲨烯也可干扰细胞膜的功能和细胞壁的合成。本品对皮肤癣菌有杀菌作用，对念珠菌酵母相不如菌丝相敏感，为抑菌作用。使用本品一次后在皮肤尤其在角质层产生杀真菌浓度可维持至少 72 小时，由于本品具有强大的杀菌活性并可持续滞留于皮肤角质层，故停药后具有抗菌后效应，治愈后复发率低。

【不良反应】　少数患者可出现局部轻度烧灼感、瘙痒感等刺激症状。偶可发生接触性皮炎。

【禁忌证】　对本品过敏者禁用。

【注意事项】　(1)用药过程中一旦局部皮肤过敏、皮疹加重、瘙痒，应立即停用。

（2）避免本品接触眼睛。

【用法与用量】　外涂于患处，治疗体癣、股癣，每日 1 次，连用 1～2 周。手癣、足癣、花斑糠疹，每日 1 次，连用 2～4 周。

【制剂与规格】　盐酸布替萘芬乳膏：1%(1)10g:0.1g；(2)15g:0.15g。

盐酸布替萘芬凝胶：1%(1)6g:0.06g；(2)10g:0.1g；(3)15g:0.15g。

盐酸布替萘芬搽剂：1%10ml:0.1g。

盐酸布替萘芬喷剂：1%10ml:0.1g。

特 比 萘 芬 [药典(二)；医保(乙)]
Terbinafine

【适应证】　外用于治疗由皮肤癣菌如红色毛癣菌、须癣毛癣菌、絮状表皮癣菌和犬小孢子菌等所致的浅表皮肤真菌感染，如手癣、足癣(尤其是角质增厚型)、体癣、股癣及头癣。外用于由念珠菌如白念珠菌等所致的皮肤念珠菌感染及由马拉色菌属所致的花斑糠疹。内服可用于治疗皮肤癣菌病，特别是甲真菌病及头癣等，还可用于孢子丝菌病及着色芽生菌病等。

【药理】　药效学　本品分子结构中有烯丙胺结构，能抑制真菌麦角固醇合成过程中角鲨烯环氧化酶的作用，致使角鲨烯在真菌细胞中蓄积而起抗菌作用。

【不良反应】　少数患者可出现局部轻度烧灼感、瘙痒感等刺激症状或局部皮肤干燥。偶可引起接触性皮炎。

【禁忌证】　对本品过敏者禁用。

【注意事项】　(1)用药过程中一旦局部皮肤过敏、皮疹加重、瘙痒，应立即停用。

（2）避免本品接触眼睛。

【用法与用量】　外涂于患处治疗体癣、股癣，每日 2 次，连用 1～2 周。手癣、足癣、花斑糠疹，每日 2 次，连用 2～4 周。

【制剂与规格】　盐酸特比萘芬乳膏：1%10g:0.1g。

盐酸特比萘芬凝胶：1%(1)5g:50mg；(2)10g:0.1g。

盐酸特比萘芬溶液：1%(1)5ml:50mg；(2)10ml:0.1g。

盐酸特比萘芬搽剂：15ml:0.15g。

阿 莫 罗 芬 [医保(乙))]
Amorolfine

【适应证】　外用于治疗由皮肤癣菌如红色毛癣菌、须癣毛癣菌、絮状表皮癣菌和犬小孢子菌等所致的浅表皮肤真菌感染，如手癣、足癣、体癣、股癣、头癣；也适用于治疗甲真菌病。外用于由念珠菌如白念珠菌等所致的皮肤念珠菌感染及由马拉色菌属所致的花斑糠疹。

【药理】　药效学　本品的抑菌作用主要是通过改变构成真菌细胞膜的脂类的生物合成，作用机制为干扰真菌细胞膜麦角固醇的合成而导致真菌死亡。阿莫罗芬为广谱高效抗真菌药，对多种致病真菌有抗菌活性，如皮肤癣菌、念珠菌、皮炎芽生菌、荚膜组织浆胞菌、孢子丝菌，对曲霉属也有不同的抗菌活性。由于全身给药无活性，因此本品只限于局部应用治疗浅表真菌感染。

【不良反应】　轻微，仅见一过性局部瘙痒、轻微烧灼感等。

【禁忌证】 (1)对本品过敏者禁用。

(2)儿童(尤其是婴幼儿)应避免使用本品。

【注意事项】 (1)用药过程中一旦局部皮肤过敏、皮疹加重、瘙痒,应立即停用。

(2)避免本品接触眼睛。

(3)避免本品接触黏膜(如口腔、鼻腔)且不得吸入鼻腔。

(4)如果不慎将搽剂误入眼内或耳内,立即用水冲洗。

(5)不应大面积用于妊娠及哺乳期妇女的严重腐蚀或炎症明显的皮肤。哺乳期妇女不应将本品用于胸部。

【给药说明】 不要包封涂抹本品的患处。

【用法与用量】 外用乳膏涂于患处,治疗体癣、股癣,每日1次,连用1~2周。手癣、足癣,每日1次,连用2~4周。治疗甲真菌病,先用温水泡软甲板,尽可能把病甲削薄,将药膏用胶布包扎固定在患处,每日1次,需坚持治疗6~12个月。甲搽剂外涂治疗甲真菌病,先用温水泡软甲板,尽可能把病甲削薄,涂于病甲表面,每周1~2次,一般需要6~12个月,治疗期间应定期锉薄病甲,同时治疗手癣、足癣。甲搽剂还可为甲真菌病治愈后的预防用药,推荐用法:5%阿莫罗芬搽剂,每周1~2次,外用,连续48周。

【制剂与规格】 盐酸阿莫罗芬搽剂:5%2.5ml:0.125g(以阿莫罗芬计)。

盐酸阿莫罗芬乳膏:0.25%5g。

制 霉 菌 素
Nystatin

【适应证】 适用于由念珠菌属引起的皮肤、口腔及阴道感染。近年来几乎没有本品的皮肤科外用制剂,皮肤科已较少使用。

【不良反应】 偶见局部刺激,可引起接触性皮炎。

【用法与用量】 皮肤念珠菌病 软膏外涂,每日2次。

【制剂与规格】 制霉菌素软膏:1g:10万U。

制霉菌素水混悬液:1ml:10万U。

更多内容查阅第十章第十六节。

两性霉素 B^[药典(二);国基;医保(甲)]
Amphotericin B

【适应证】 外用于着色芽生菌病、灼烧伤后皮肤真菌感染、呼吸道念珠菌、曲霉或隐球菌感染、真菌性角膜溃疡。

近年来几乎没有本品的皮肤科外用制剂,皮肤科已较少使用。

【不良反应】 可有局部刺激等。

【用法与用量】 灼烧伤后皮肤真菌感染,以0.1%溶液外涂;呼吸道真菌感染,以5~10mg配成0.2~0.3mg/ml溶液,每日分2次喷雾,疗程1个月;真菌性角膜溃疡,用1%眼膏或0.1%滴眼液外涂,每日2次。

【制剂与规格】 两性霉素B溶液:3%。

两性霉素B软膏:3%。

两性霉素B滴眼液:0.1%;0.25%。

两性霉素B眼膏:0.25%;0.5%;1%。

更多内容查阅第十章第十六节。

十 一 烯 酸^[药典(二)]
Unecylenic Acid

【适应证】 外用于治疗头癣、体癣、股癣、手癣、足癣等浅表皮肤真菌感染。

【药理】 药效学 本品具有中等强度的杀菌及抑制真菌作用。只有在高浓度、长时间作用下才能杀灭真菌。十一烯酸锌抗真菌作用与十一烯酸相似,两者常合用。十一烯酸锌中的锌起收敛作用,可帮助减轻炎症和刺激。

【不良反应】 少数患者可出现局部轻度烧灼感、瘙痒感等刺激症状。偶可引起接触性皮炎。可出现过敏反应。

【禁忌证】 (1)对本品过敏者禁用。

(2)禁用于用纱布或绷带包裹的部位。

【注意事项】 (1)本品不可接触眼、口、鼻及外阴,不慎接触后,立即用冷水洗净。

(2)治疗部位不能同时使用其他药物,包括化妆品。

(3)本品需用药4周才能起效。

【给药说明】 (1)症状消失后继续用药2周,如治疗4周未见好转,应去医院就诊。

(2)对持久的真菌感染,白天使用撒布剂,晚上使用软膏。

(3)感染缓解、消失后,可继续使用撒布剂,以防止再次感染。

(4)本品应贮于阴凉处并远离火源。

【用法与用量】 外用于患处,每日2次。

【制剂与规格】 十一烯酸酊:10%。

复方十一烯酸锌软膏:含十一烯酸5%及十一烯酸锌20%。

复方十一烯酸锌乳膏:含十一烯酸3%及十一烯酸锌20%。

复方十一烯酸锌撒布剂:含十一烯酸2%、十一烯酸锌 20%及硼酸 1%。

氯 碘 羟 喹 [药典(二)]
Clioquinol

【适应证】　用于治疗阿米巴感染和真菌、细菌导致的皮肤感染。适用于细菌感染化脓性皮肤病如脓疱疮、毛囊炎、传染性湿疹样皮炎或湿疹类炎症性皮肤病；真菌性皮肤病如手癣、足癣、体癣、股癣及皮肤擦烂型念珠菌病；对于皮炎湿疹类疾病继发细菌感染以及真菌和细菌所致混合感染的皮肤病也有一定疗效。

【药理】　药效学　本品为卤代 8-羟喹啉衍生物，可直接杀灭阿米巴滋养体，局部外用对细菌、真菌也有杀灭作用。有防腐、收敛、消毒、刺激肉芽组织新生及上皮修复等作用。皮肤和阴道局部应用能抗真菌、抗细菌和抗毛滴虫。

【不良反应】　偶有轻度皮肤刺激，表现为局部红斑、灼痛感和痒感。

【禁忌证】　对碘过敏者以及甲状腺肿大者禁用。

【注意事项】　(1)本品可引起衣物染色。

(2)本品过量吸收可能引起碘中毒。

(3)妊娠及哺乳期女性慎用。

(4)儿童及老年患者的应用数据尚不明确。

【给药说明】　应清洁皮损后涂药。

【用法与用量】　局部外用，一日 2～3 次。

【制剂与规格】　氯碘羟喹乳膏：3%10g:0.3g。

氟 尿 嘧 啶 [药典(二);国基;医保(乙)]
Fluorouracil(5-FU)

【适应证】　外用于治疗光线性角化、日光性唇炎、鲍温病、表浅性基底细胞癌、Queyrat 红斑增殖病、鲍温样丘疹病、着色性干皮病、尖锐湿疣、寻常疣、扁平疣、白癜风、皮肤淀粉样变病、播散性表浅性汗孔角化症、银屑病等。

【药理】　(1)药效学　本品在体内先转变为 5-氟-2-脱氧尿嘧啶核苷酸，抑制胸腺嘧啶核苷酸合成酶，阻断脱氧尿嘧啶核苷酸转变为脱氧胸腺嘧啶核苷酸，从而抑制 DNA 的生物合成。此外，还能掺入 RNA，通过阻止尿嘧啶和乳清酸掺入 RNA 而达到抑制 RNA 合成的作用。本品为细胞周期特异性药，主要抑制 S 期肿瘤细胞。

(2)药动学　用 ^{14}C 同位素标记进行人的经皮吸收研究结果表明，整个面颈部单次涂药 5%制剂 1g(含药 50mg)并保留 12 小时，约有用药剂量 5.98%的药物被吸收；如每日涂药两次(共含药 100mg)，其进入循环系统

的药量为 5～6mg。

【不良反应】　(1)局部的不良反应有：接触性皮炎、皮肤红肿、糜烂、炎症后色素沉着、刺激、疼痛、光敏、瘙痒、瘢痕、皮疹、溃疡、甲床变黑(可恢复)。

(2)本品口服用药最常见的不良反应是血液学方面白细胞减少。

【禁忌证】　(1)对本品过敏者禁用。

(2)在妇女妊娠初期三个月内禁用；用药期间准备怀孕的妇女禁用。

(3)应用本品期间禁止哺乳。

(4)本品禁用于皮肤破溃处。

【注意事项】　(1)面部损害部位涂药时可引起色素沉着。

(2)用药期间应定期检查血象。

(3)肝肾功能不全、感染、水痘、心脏病等患者慎用。

(4)本品不可用于黏膜。

(5)用药期间出现毒性反应，应立即停药。

【给药说明】　角化明显的疾病可提高给药浓度。

【用法与用量】　局部外用，一日 1～2 次。

【制剂与规格】　氟尿嘧啶乳膏：(1)0.5% 4g:20mg；(2)2.5% 4g:100mg。

硫 软 膏
Sulfur Ointment

【特殊说明】　本品为升华硫的软膏剂，具体内容见本节中"升华硫"。

咪康唑氯倍他索
Compound Miconazole Nitrate

【成分】　本品为复方制剂，其成分为硝酸咪康唑、丙酸氯倍他索。

【适应证】　用于真菌引起的皮炎、湿疹、手癣、足癣、股癣及过敏性皮炎。

【药理】　(1)药效学　硝酸咪康唑为咪唑类抗真菌药，具有抑菌作用，浓度高时也可具杀菌作用；硝酸咪康唑可抑制真菌麦角固醇等固醇的生物合成；作用于真菌细胞膜，损伤真菌胞膜和改变其通透性，致胞内重要物质漏失；抑制真菌的甘油三酯和磷脂的生物合成；抑制氧化和过氧化酶的活性，引起过氧化物在胞内过度积聚，导致真菌亚细胞结构变化和坏死；对白念珠菌可抑制其芽孢转变为具有侵袭性的菌丝。丙酸氯倍他索为高效外用糖皮质激素，具有毛细血管收缩作用和抗炎作用。

(2) 药动学　硝酸咪康唑外用后可穿透表皮，进入皮肤角质层，且保持数日，仅微量吸收至全身；丙酸氯倍他索外用后可经完整皮肤吸收，主要经肝脏代谢，自尿中排出。

【不良反应】　用药部位可产生水疱、红斑、充血、灼热、瘙痒等刺激症状；毛囊炎、皮肤萎缩变薄、毛细血管扩张；还可引起皮肤干燥、多毛、萎缩纹、增加感染的易感性等。长期大面积用药可引起肾上腺皮质功能亢进症，表现为多毛、痤疮、满月脸、骨质疏松等症状。偶可引起变态反应性接触性皮炎。

【禁忌证】　(1) 对糖皮质激素类药物及咪唑类药物过敏者禁用。

(2) 面部、眼部、腋部及腹股沟等皮肤褶皱部位禁用。

(3) 妊娠期妇女禁止长期、大面积使用。

【注意事项】　(1) 本品含糖皮质激素，长期、大面积局部外用或采用封包治疗，因全身性吸收作用，可造成可逆性下丘脑-垂体-肾上腺 (PHA) 轴的抑制，部分患者可出现库欣综合征、高血糖及尿糖等表现，故本品不能长期、大面积使用，亦不能采用封包治疗。

(2) 使用时如发生刺激反应或过敏反应，应停药并进行适当的治疗。

(3) 若伴有皮肤感染，须同时使用抗感染药物，如感染症状没有及时改善，应停用本品直至感染得到控制。

(4) 老年患者慎用。

【给药说明】　大面积使用本品不能超过 2 周；用药面积仅占体表 5%～10%，连续用药 4 周且每周用量均不能超过 50g，不易发生全身性不良反应。

【用法与用量】　外用。一日 1～2 次，均匀涂敷患处。

【制剂与规格】　咪康唑氯倍他索乳膏：硝酸咪康唑2%、丙酸氯倍他索 0.05%(1)10g；(2)15g；(3)20g。

第二节　糖皮质激素

外用糖皮质激素制剂有抗炎、抗过敏、免疫抑制和抗增生等药理机制，根据外用糖皮质激素的药理作用强度大致可分为弱效、中效、强效和超强效四类，但药物浓度的不同和基质成分不同，其作用强度也会改变。

外用糖皮质激素主要用于过敏性或与变态反应相关的非感染性炎症性皮肤病，如皮炎、湿疹类皮肤病中的特应性皮炎、湿疹、接触性皮炎、昆虫叮咬引起的皮炎等；也用于自身免疫性或免疫相关性皮肤病，如银屑病、白癜风、扁平苔藓、红斑狼疮皮肤损害等。

外用糖皮质激素作用强度、剂型和浓度不同，治疗皮肤病的适应证也不同。应根据皮肤病的性质、皮损类型、发病部位、患者年龄等因素选择用药。如面部、外阴、腋窝、腹股沟等皮肤薄嫩或皱褶部位，应使用弱效或中效制剂；慢性肥厚性苔藓样变皮损或掌跖部皮损需使用强效或超强效制剂，甚至封包治疗；婴幼儿皮肤薄嫩，一般用弱效或中效制剂，且使用时间不要过长。但对婴幼儿严重的特应性皮炎，皮损肥厚，可短期使用中效或强效制剂 1 周左右，皮损改善后改用较弱效的制剂。对并发细菌或真菌感染的皮肤病，可选择含有抗细菌或抗真菌成分的外用复方制剂。

外用糖皮质激素制剂禁用于对糖皮质激素或其赋形剂过敏者，也不能用于皮肤溃疡或有皮肤萎缩的部位。对于皮损局部有明显细菌、真菌及病毒感染的疾病也不能使用。任何外用糖皮质激素制剂，即使是弱效制剂，也不应长期、大面积使用。尤其是强效及超强效外用糖皮质激素制剂不能大面积使用。

外用糖皮质激素制剂的不良反应主要有皮肤感染、皮肤萎缩、毛细血管扩张、接触性皮炎、口周皮炎、痤疮、色素沉着和多毛等。长期外用糖皮质激素，特别是强效制剂，可引起激素依赖性皮炎，多见于面部，表现为红斑、毛细血管扩张、色素沉着、痤疮样或酒渣鼻样皮损。停用激素后，面部会出现红肿，原有疾病皮损也会加重。

氢化可的松 [药典(二); 国基; 医保(甲)]
Hydrocortisone

【适应证】　外用适于对糖皮质激素有效的非感染性、炎症性及瘙痒性皮肤病，如特应性皮炎、湿疹、神经性皮炎、接触性皮炎及脂溢性皮炎等。

【药理】　药效学　本品外用为弱效糖皮质激素，具有抗炎、抗过敏、抗增生及止痒作用。外用后可经皮肤吸收，尤其在皮肤破损处吸收更快。可以减轻和防止组织对炎症的反应，能消除局部非感染性炎症引起的发热、发红及肿胀，从而减轻炎症的表现。本品经皮吸收后的药代动力学与全身给药相似(查阅第九章第七节)。

【不良反应】　可有烧灼感、皮肤刺激感。偶可引起接触性皮炎，长期外用局部可出现毛细血管扩张、多毛、皮肤萎缩，并使皮肤容易发生继发感染，如毛囊炎及真菌感染；长期外用于面部可出现痤疮样疹、口周皮炎等。

【禁忌证】　(1) 对本品及所含基质成分过敏者或对其他糖皮质激素过敏者禁用。

(2) 有原发性细菌性、真菌性及病毒性皮肤病者禁用。

【注意事项】 (1)本品不宜长期、大面积使用。因长期大量使用,由于全身性吸收作用可造成可逆性下丘脑-垂体-肾上腺(PHA)轴的抑制,部分患者可出现库欣综合征、高血糖等表现。

(2)若用药部位发生局部皮肤过敏,皮疹加重、瘙痒,应立即停用。

(3)妊娠及哺乳期妇女应考虑用药利弊,慎重使用。

【用法与用量】 涂于患处,成人一日2~3次;儿童一日1~2次。

【制剂与规格】 氢化可的松乳膏:(1)0.25%10g:25mg;(2)0.5%10g:0.05g;(3)1%10g:0.1g。

醋酸氢化可的松 [药典(二);国基;医保(甲)]
Hydrocortisone Acetate

【适应证】 用于治疗过敏性、非感染性和一些增生性皮肤病,如皮炎、湿疹、神经性皮炎、脂溢性皮炎及瘙痒症等。

【药理】 (1)药效学 本品外用为弱效糖皮质激素,具有抗炎、抗过敏、抗增生、止痒及减少渗出作用;可以减轻和防止组织对炎症的反应,能消除局部非感染性炎症引起的发热、发红及肿胀,从而减轻炎症的表现;可起到免疫抑制作用,防止或抑制细胞介导的免疫反应,延迟性的过敏反应,并减轻原发免疫反应的扩展。

(2)药动学 本品可经皮肤吸收,尤其在皮肤破损处吸收更快。本品主要经肝脏代谢,转化为四氢可的松和四氢氢化可的松。大多数代谢产物结合成葡萄糖醛酸酯,极少量以药物原型经尿排泄(具体请参阅"内分泌系统用药章肾上腺皮质激素节")。

【不良反应】 长期使用可引起局部皮肤萎缩,毛细血管扩张、色素沉着、毛囊炎、口周皮炎以及继发感染。

【禁忌证】 (1)对本品及所含基质成分过敏者或对其他糖皮质激素过敏者禁用。

(2)有原发性细菌性、真菌性及病毒性等感染性皮肤病者禁用。

【注意事项】 (1)不宜长期、大面积使用。因长期大量使用,由于全身性吸收作用可造成可逆性下丘脑-垂体-肾上腺(PHA)轴的抑制,部分患者可出现库欣综合征、高血糖等表现。

(2)用药1周后症状未缓解,应去医院就诊。

(3)涂布部位如有灼烧感、瘙痒、红肿等,应停止用药并洗净。必要时去医院就诊。

【用法与用量】 局部外用,一日2~4次。

【制剂与规格】 醋酸氢化可的松乳膏:1%10g:0.1g。

醋酸泼尼松龙 [药典(二);国基;医保(乙)]
Prednisolone Acetate

【适应证】 外用治疗过敏性、非感染性和一些增生性皮肤病,如皮炎、湿疹、神经性皮炎、脂溢性皮炎及瘙痒症等。

【药理】 (1)药效学 本品外用为中效糖皮质激素,具有抗炎、抗过敏、抗增生、止痒及减少渗出作用;可减轻和防止组织对炎症的反应,能消除局部非感染性炎症引起的发热、发红及肿胀,从而减轻炎症的表现。

(2)药动学 本品的软膏剂可经皮肤吸收,尤其在皮肤破损处吸收更快。本品无需经肝脏代谢即可发挥作用(具体请参阅内分泌系统用药章肾上腺皮质激素节)。

【不良反应】 长期使用可引起局部皮肤萎缩,毛细血管扩张、色素沉着、毛囊炎、口周皮炎以及继发感染。

【禁忌证】 (1)对本品及所含基质成分过敏者或对其他糖皮质激素过敏者禁用。

(2)有原发性细菌性、真菌性及病毒性等感染性皮肤病者禁用。

【注意事项】 涂布部位如有灼烧感、瘙痒、红肿等,应停止用药并洗净。必要时去医院就诊。

【给药说明】 本品不宜长期使用,并避免全身大面积使用。用药一周后症状未缓解,应去医院就诊。

【用法与用量】 局部外用,一日2~4次。

【制剂与规格】 醋酸泼尼松龙乳膏:0.5%(1)4g:0.02g;(2)10g:0.05g。

丁酸氢化可的松 [药典(二);国基;医保(乙)]
Hydrocortisone Butyrate

【适应证】 外用适用于接触性皮炎、特应性皮炎、湿疹、脂溢性皮炎、湿疹、神经性皮炎、银屑病等瘙痒性及非感染性炎症性皮肤病。

【药理】 药效学 本品为不含氟的中效糖皮质激素。外用能降低毛细血管通透性,抑制角质生成和细胞增殖,具有抗过敏、抗炎症的作用。由于其化学结构中不含氟,局部外用的不良反应发生率低,可用于儿童及面部皮肤损害。

【不良反应】 偶可出现瘙痒、干燥及烧灼感。用药部位如有烧灼感、红肿等症状应停药,并将局部药物洗净,必要时去医院就诊。本品长期局部外用,可引起糖皮质激素类的不良反应,如痤疮样皮炎、毛细血管扩张、色素脱失或沉着、增加对感染的易感性等。

【禁忌证】 (1)对本品及所含基质成分过敏者或对其

他糖皮质激素过敏者禁用。

(2) 有原发性细菌性、真菌性及病毒性等感染性皮肤病者禁用。

【注意事项】 (1) 婴儿及儿童勿长期、大面积使用或采用封包治疗,以免抑制下丘脑-垂体-肾上腺轴,产生继发性肾上腺功能不足。

(2) 妊娠及哺乳期妇女应考虑用药的利弊,慎重使用。

(3) 本品避免与眼接触。

(4) 本品久用可产生耐受性。

(5) 可适于儿童及面部皮损患者。

【用法与用量】 外用均匀涂于患处,用后轻轻揉搽,每日 2～3 次。对顽固、肥厚性皮损可采用封包疗法。

【制剂与规格】 丁酸氢化可的松乳膏:0.1%10g:10mg。

地 塞 米 松 [药典(二);国基;医保(甲);医保(乙)]
Dexamethasone

【适应证】 外用适于非感染性、炎症性及瘙痒性皮肤病,如特应性皮炎、湿疹、神经性皮炎、接触性皮炎、脂溢性皮炎及局限性瘙痒症等。

【药理】 (1) 药效学 本品外用为中效糖皮质激素,具有抗炎、抗过敏、抗增生及止痒作用。

(2) 药动学 本品外用后可经皮肤吸收,尤其在皮肤破损处吸收更快。经皮吸收后的药代动力学与全身给药相似(具体请参阅内分泌系统用药章肾上腺皮质激素节)。

【不良反应】 (1) 可有局部烧灼感、皮肤刺激感;偶可发生接触性皮炎。

(2) 本品长期外用局部可出现毛细血管扩张、多毛、皮肤萎缩、创伤愈合障碍等。

(3) 本品长期外用于面部可出现痤疮样疹、酒渣样皮炎、颜面毛细血管扩张、口周皮炎等。

(4) 本品长期外用于皮肤皱褶部位,如股内侧可出现萎缩纹,青少年尤易发生。

【禁忌证】 (1) 对本品及所含基质成分过敏者或对其他糖皮质激素过敏者禁用。

(2) 有原发性细菌性、真菌性及病毒性等感染性皮肤病者禁用。

【注意事项】 (1) 本品不宜长期、大面积使用。因长期大量使用,由于全身性吸收作用可造成可逆性下丘脑-垂体-肾上腺(HPA)轴的抑制,部分患者可出现库欣综合征、高血糖等表现。

(2) 面部、腋窝及皮肤褶皱部位如腹股沟,连续使用不应超过 2 周。儿童连续使用不应超过 2 周。

(3) 若用药部位发生烧灼感、瘙痒、局部红肿,应立即停药。

(4) 本品不可用于眼部。

(5) 妊娠及哺乳期妇女应考虑用药利弊,慎重使用。

【给药说明】 (1) 并发细菌感染时,应与抗菌药物合用。

(2) 运动员慎用。

【用法与用量】 涂于患处,一日 1～2 次。

【制剂与规格】 醋酸地塞米松乳膏:0.05%(1)4g:2mg;(2)5g:2.5mg;(3)10g:5mg。

复方醋酸地塞米松乳膏:(1)10g:7.5mg;(2)20g:15mg。

醋酸氟氢可的松 [药典(二)]
Fludrocortisone Acetate

【适应证】 外用适用于接触性皮炎、特应性皮炎、脂溢性皮炎、湿疹、皮肤瘙痒症、银屑病、神经性皮炎等。

【药理】 (1) 药效学 本品外用为中效糖皮质激素。具有抗炎、抗过敏、止痒、抑制免疫等作用。局部应用能降低毛细血管壁和细胞膜的通透性,减少炎性渗出,并能抑制组胺及其他炎症介质的形成和释放。

(2) 药动学 本品可经皮肤吸收,尤其在皮肤破损处吸收更快。本品经皮吸收后的药代动力学特征与全身给药相似(请参阅内分泌系统用药章肾上腺皮质激素节)。

【不良反应】 (1) 可有烧灼感、皮肤刺激感。偶可发生接触性皮炎。

(2) 本品长期局部外用,可出现毛细血管扩张、多毛、皮肤萎缩,增加对感染的易感性等,封包治疗时更多见。

(3) 本品长期外用于面部可出现痤疮样疹、酒渣样皮炎、颜面红斑、口周皮炎等。

(4) 本品长期、大面积使用可因药物的累积吸收作用出现皮质功能亢进征(库欣综合征),表现为多毛、痤疮、满月脸、高血压、骨质疏松、精神抑郁、伤口愈合不良等。

(5) 儿童长期使用本品可抑制生长和发育。

(6) 本品具较强的钠潴留作用,外用时偶见钠潴留及水肿。

【禁忌证】 (1) 对本品及所含基质成分过敏者或对其他糖皮质激素过敏者禁用。

(2) 禁用于由细菌、真菌、病毒等所致的原发性感染性皮肤病,如脓疱疮、体癣、股癣等。

【注意事项】 (1)本品不能长期或大面积使用，以免由于全身性吸收作用，造成可逆性下丘脑-垂体-肾上腺(HPA)轴的抑制。

(2)皮肤有化脓感染和真菌感染时须同时使用抗感染药物，如同时使用后，感染的症状没有及时改善，应停用本品直至感染得到控制。

【用法与用量】 外用涂于患处，一日2次。

【制剂与规格】 醋酸氟氢可的松乳膏：0.025% 10g:2.5mg。

地奈德[医保(乙)]
Desonide

【适应证】 外用适于对糖皮质激素有效的非感染性、炎症性及瘙痒性皮肤病，如特应性皮炎、神经性皮炎、脂溢性皮炎、湿疹、银屑病、扁平苔藓等的治疗。

【药理】 (1)药效学 本品外用为中效糖皮质激素，具有抗炎、抗过敏、止痒及减少渗出作用；可以减轻和防止组织对炎症的反应，能消除局部非感染性炎症引起的潮红及肿胀，从而减轻炎症的表现；具有防止或抑制细胞免疫反应及抑制初次免疫应答的作用。

(2)药动学 本品经正常和患处皮肤均可吸收，皮肤炎症或皮肤破损能增加经皮吸收，封包治疗也可使吸收增加。吸收后本品的代谢途径与系统给药相同，主要在肝脏代谢，经肾脏排泄，部分原药和代谢产物也可分泌入胆汁排泄。

【不良反应】 (1)可有烧灼感、皮肤刺激感。偶可发生接触性皮炎。

(2)本品长期外用局部可出现毛细血管扩张、多毛、皮肤萎缩及创伤愈合障碍，并使皮肤容易发生继发感染，如毛囊炎及真菌感染。

(3)本品长期外用于面部可出现痤疮样疹、酒渣样皮炎、颜面红斑、口周皮炎等。

【禁忌证】 (1)对外用糖皮质激素或本品中含有的其他成分过敏的患者禁用。

(2)有原发性细菌性、真菌性及病毒性等感染性皮肤病者禁用。

【注意事项】 (1)本品仅供外用并避免接触眼睛。

(2)长期、大面积外用糖皮质激素的系统吸收可导致出现下丘脑-垂体-肾上腺皮质(HPA)轴功能可逆性的抑制、库欣综合征、高血糖和糖尿等表现。如果出现HPA轴的抑制应停药，或换用作用较弱的糖皮质激素。儿童由于体表面积和体重的比值比成人大，外用糖皮质激素治疗时吸收率更高，增加了发生系统性毒性的可能性。

HPA轴功能通常在停药后可较快地完全恢复正常。

(3)如果出现局部接触性皮炎症状，应停药并采取相应的治疗措施。

(4)若用药后继发感染性皮肤病，应停用糖皮质激素至感染被完全控制。

(5)封包疗法只适用于掌跖及肥厚的皮损。封包后若出现毛囊炎等不良反应，则应停用。

(6)妊娠及哺乳期妇女应考虑用药利弊，慎重使用。妊娠期妇女不应大剂量和大面积长期使用本品。

儿童

(1)儿童长期、大面积使用可导致生长发育迟缓。外用于尿布覆盖区域不宜使用紧束的尿布和塑料裤。

(2)儿童使用本品应在有效前提下选择最低剂量。

【用法与用量】 均匀涂搽于患处，每日2～4次。发生在掌跖及肥厚的皮损可采用封包治疗。

【制剂与规格】 地奈德乳膏：0.05%15g:7.5mg。
地奈德洗剂：0.05%。

丁酸氯倍他松
Clobetasone Butyrate

【适应证】 用于短期治疗和控制各种湿疹和皮炎，包括特应性皮炎、原发刺激性和过敏性皮炎。

【药理】 (1)药效学 本品为糖皮质激素类药物，外用具有抗炎、抗过敏、止痒及防止渗出作用，能迅速有效地消除和改善局部非感染性炎症引起的红斑、瘙痒、干燥、发热及发红等症状。

(2)药动学 本品乳膏基质具有持久保湿作用，作用长达24小时。

【不良反应】 (1)可有烧灼感、皮肤刺激感。偶可发生接触性皮炎。

(2)本品长期局部外用，可出现皮肤毛细血管扩张、多毛、皮肤萎缩，增加对感染的易感性等，封包治疗时更多见。

(3)本品长期外用于面部可出现痤疮样疹、酒渣样皮炎、颜面红斑、口周皮炎等。

(4)本品长期、大面积使用可因药物的累积吸收作用出现皮质功能亢进征(库欣综合征)，表现为多毛、痤疮、满月脸、高血压、骨质疏松、精神抑郁、伤口愈合不良等。儿童长期使用本品可抑制生长和发育。

【禁忌证】 (1)对本品任一成分过敏者禁用。

(2)禁用于由病毒、真菌或细菌引起的原发性皮肤感染，如单纯疱疹、水痘、皮肤浅表癣菌病和脓疱疮等。

(3)痤疮患者禁用。

【注意事项】 (1)使用本品7天内症状消除，即可停止治疗；若7天后症状缓解但仍需继续治疗时或7天后症状未缓解或加重，请去医院就诊。若症状复发，除非得到医生的建议，同一部位的治疗用药不应超过两次。

(2)用于眼皮治疗时，注意不要让本品进入眼内，因糖皮质激素类外用药可能导致青光眼；本品不要用于腹股沟、阴部和趾间等易受真菌感染的部位。

(3)本品不用于脂溢性皮炎的治疗。

(4)使用本品时，请勿封包，因为封包可增加皮肤对药物的吸收；勿合用其他糖皮质激素类外用药，合用可能会增加不良反应的发生率。

(5)本品不宜长期、全身大面积使用。

(6)12岁以下儿童使用本品前请咨询医师。儿童必须在成人监护下使用。将本品放在儿童不能接触的地方。

(7)不建议妊娠及哺乳期妇女使用本品。

【用法与用量】 外用。成人及12岁以上儿童用量：一日2次，轻涂于患处。连续使用最长为7日。

【制剂与规格】 丁酸氯倍他松乳膏：0.05%(1)5g:2.5mg；(2)10g:5mg；(3)15g:7.5mg。

曲安奈德 [药典(二)；医保(乙)]
Triamcinolone Acetonide

【适应证】 外用适用于接触性皮炎、脂溢性皮炎、神经性皮炎、湿疹、银屑病、盘状红斑狼疮等糖皮质激素外用治疗有效的皮肤病。

局部注射可用于瘢痕疙瘩、肥厚性瘢痕等皮肤病的治疗。

【药理】 (1)药效学　本品为中效糖皮质激素类药。外用能降低毛细血管通透性，抑制角质生成，抑制角质形成细胞增殖，具有抗过敏、抗炎症的作用。作用时间较长，抗炎作用为氢化可的松的5倍。

(2)药动学　本品可经皮肤吸收，尤其在皮肤破损处吸收更快。经皮吸收后的药代动力学与全身给药相似，在肝、肾和组织中代谢为无活性产物，经肾脏排出(参阅内分泌系统用药章肾上腺皮质激素节)。

【不良反应】 (1)可有烧灼感、皮肤刺激感。偶可发生接触性皮炎。

(2)本品长期外用局部可出现毛细血管扩张、多毛、皮肤萎缩、创伤愈合障碍，并使皮肤容易发生继发感染，如毛囊炎及真菌感染，封包治疗时更多见。

(3)本品长期外用于面部可出现痤疮样疹、酒渣样皮炎、颜面红斑、口周皮炎等。

(4)本品长期、大面积使用可因药物的累积吸收作用

出现皮质功能亢进征(库欣综合征)，表现为多毛、痤疮、满月脸、高血压、骨质疏松、精神抑郁、伤口愈合不良等。儿童长期使用可抑制生长和发育。

(5)皮损内局部注射可引起局部皮肤萎缩，凹陷。

【禁忌证】 (1)对本品及所含基质成分过敏者或对其他糖皮质激素过敏者禁用。

(2)有原发性细菌性、真菌性及病毒性等感染性皮肤病者禁用。

(3)作局部注射时有高血压、心脏病、糖尿病、溃疡病、骨质疏松症、青光眼、肝、肾功能不全等的患者视病情慎用乃至禁用。

【注意事项】 (1)本品不宜大面积或长期局部外用。因长期大量使用，由于全身性吸收作用可造成可逆性下丘脑-垂体-肾上腺(HPA)轴的抑制。

(2)面部、腋下、腹股沟等皮肤细嫩部位慎用，本品长期使用，可发生皮肤萎缩变薄和毛细血管扩张等。

(3)患处涂药后不需封包。封包疗法只适于掌跖及肥厚的皮损，并应在医务人员指导下使用。

(4)本品不可用于眼部。

(5)皮肤有化脓感染和真菌感染时须同时使用抗感染药物。如同时使用后，感染的症状没有改善，应停用本品直至感染得到控制。

(6)妊娠及哺乳期妇女应考虑用药利弊，慎重使用。

(7)儿童慎用，婴儿不宜使用。

【用法与用量】 外用软膏：涂于患处每日2~3次。注射液：皮损局部注射每次10~40mg。每3~4周一次。注射剂局部使用前应充分摇匀。

【制剂与规格】 醋酸曲安奈德乳膏：(1)0.1%4g:4mg；(2)0.025%10g:2.5mg；(3)0.05%10g:5mg。

曲安奈德注射液：(1)1%5ml:50mg；(2)4%1ml:40mg；(3)4%5ml:200mg。

糠酸莫米松 [国基；医保(乙)]
Mometasone Furoate

【适应证】 外用适用于对糖皮质激素外用治疗有效的皮肤病，如接触性皮炎、特应性皮炎、湿疹、神经性皮炎及银屑病等瘙痒性及非感染性炎症性皮肤病。

【药理】 (1)药效学　本品外用为中强效糖皮质激素药，具有抗炎、抗过敏、止痒及减少渗出作用。

(2)药动学　局部外用经皮吸收率仅0.4%(乳膏)~0.7%(软膏)，因此全身不良反应的发生率极低。吸收后与其他糖皮质激素在体内的代谢一样，主要在肝脏代谢，在肾脏排泄。

【不良反应】　偶见烧灼感、瘙痒、刺痛等刺激反应。长期局部外用可发生皮肤萎缩、毛细血管扩张、增加对感染的易感性等。长期外用于面部可发生痤疮样皮炎、口周皮炎。

【禁忌证】　(1)对本品及所含基质成分过敏者或对其他糖皮质激素过敏者禁用。

(2)有原发性细菌性、真菌性及病毒性等感染性皮肤病者禁用。

【注意事项】　(1)大面积、长期外用或采用封包使用本品，可能抑制下丘脑-垂体-肾上腺轴，会增加药物的全身吸收，同时会增加造成肾上腺皮质抑制不良后果的危险性，必须加以注意。

(2)如伴有皮肤感染，必须同时使用抗感染药。如临床症状没有及时得到改善，应停用本品直至感染得到控制。

(3)本品不可用于眼部。

(4)本品使用过程中发生刺激和过敏反应时，应停止用药并适当治疗。

(5)对于婴儿及儿童，由于其体表面积相对较大，使用本品对下丘脑-垂体-肾上腺轴抑制及发生库欣综合征的可能性大于成年人，且可影响儿童的生长发育，因此对于儿童，使用本品应注意尽可能减少药物的用量。

(6)本品对妊娠期妇女的安全性尚未确定，对于妊娠期妇女需考虑用药的利弊，慎重使用。尚不知糖皮质激素局部使用是否可从乳汁中排出。对于哺乳期妇女使用本品仍需考虑停止哺乳或停止用药。

【用法与用量】　外用均匀涂于患处，每日1次。可短期外用于面部、皮肤皱褶部位及儿童，时间不应超过2周。

【制剂与规格】　糠酸莫米松乳膏：0.1%(1)5g:5mg；(2)10g:10mg。

糠酸莫米松凝胶：0.1%5g:5mg。

醋酸氟轻松 [药典(二)；国基；医保(甲)]
Fluocinolone Acetonide

【适应证】　本品外用适用于接触性皮炎、特应性皮炎、脂溢性皮炎、湿疹、皮肤瘙痒症、银屑病、神经性皮炎等瘙痒性及非感染性炎症性皮肤病。

【药理】　(1)药效学　本品是一种含氟糖皮质激素，其0.01%外用制剂为中效、0.025%外用制剂为强效糖皮质激素。可使真皮毛细血管收缩，抑制表皮细胞增殖或再生，抑制结缔组织增生，稳定细胞内溶酶体膜，减少炎性渗出，并能抑制组胺及其他炎症介质的形成和释放，具有抗过敏、抗炎及止痒作用。

(2)药动学　本品外用后可通过完整皮肤吸收，吸收后与系统给予糖皮质激素在体内的代谢一样，主要在肝脏代谢，经肾脏排出。

【不良反应】　长期或大面积应用，可引起皮肤萎缩、毛细血管扩张、毛囊炎，增加对感染的易感性等。应用于面部可发生痤疮样皮炎、口周皮炎等。偶可引起接触性皮炎。

【禁忌证】　(1)对本品及所含基质成分过敏者或对其他糖皮质激素过敏者禁用。

(2)本品禁用于由细菌、真菌、病毒等所致的原发性感染性皮肤病，如脓疱疮、体癣、股癣等。

【注意事项】　(1)对于强效糖皮质激素外用制剂，不能长期、大面积应用。若长期、大面积应用或采用封包治疗，由于全身性吸收作用，可造成可逆性下丘脑-垂体-肾上腺(HPA)轴的抑制，部分患者可出现库欣综合征、高血糖等表现。

(2)本品应用于面部及皮肤皱褶部位，应慎重权衡利弊，因为即便短期应用也可造成皮肤萎缩，毛细血管扩张等不良反应。

(3)如伴有皮肤感染，必须同时使用抗感染药物。如同时使用后，感染的症状没有改善，应停用本品直至感染得到控制。

(4)本品不可用于眼部。

(5)由于儿童及婴儿体表面积相对较大，使用本品对HPA轴抑制的可能性大于成人。应权衡利弊后慎用。应尽可能减少药物的用量，且不能采用封包治疗。

(6)妊娠及哺乳期妇女应权衡利弊后慎用。妊娠期妇女不能长期、大面积或大量使用。

【用法与用量】　外用均匀涂于患处，一日2次。封包仅适于慢性肥厚或掌跖部位的皮损。

【制剂与规格】　醋酸氟轻松乳膏：(1)4g:1mg；(2)10g:2.0mg；(3)20g:5mg。

丙酸倍他米松 [药典(二)；医保(乙)]
Betamethasone Dipropionate

【适应证】　本品外用适于对糖皮质激素有效的非感染性、炎症性及瘙痒性皮肤病，如特应性皮炎、湿疹、神经性皮炎、接触性皮炎、脂溢性皮炎及寻常型银屑病等。

【药理】　(1)药效学　本品外用为强效糖皮质激素，具有抗炎、抗过敏、抗增生及止痒作用。可以降低毛细血管壁和细胞膜的通透性，减少炎性渗出，减轻组织对炎症的反应。能消除局部非感染性炎症引起的潮红及肿胀，从而减轻炎症的表现。本品还有免疫抑制作用，能抑制细胞介导的免疫反应。

(2) 药动学　本品可经皮肤吸收，尤其在皮肤破损处吸收更快。经皮吸收后的药代动力学特征与全身给药相似(参阅内分泌系统用药章肾上腺皮质激素节)。

【不良反应】 (1)可有烧灼感、皮肤刺激感。偶可发生接触性皮炎。

(2) 长期外用局部可出现毛细血管扩张、多毛、皮肤萎缩、创伤愈合障碍，并使皮肤容易发生继发感染，如毛囊炎及真菌感染，封包治疗时更多见。

(3) 长期外用于面部可出现痤疮样疹、酒渣样皮炎、颜面红斑、口周皮炎等。

(4) 长期外用于皮肤皱褶部位如股内侧，可出现皮肤萎缩纹，青少年尤易发生。

【禁忌证】 (1)对本品及所含基质成分过敏者或对其他糖皮质激素过敏者禁用。

(2) 有原发性细菌性、真菌性及病毒性皮肤病者禁用。

【注意事项】 (1)本品不宜大面积或长期局部外用。因长期大量使用，由于全身性吸收作用可造成可逆性下丘脑-垂体-肾上腺(HPA)轴的抑制，部分患者可出现库欣综合征、高血糖等表现。

(2) 面部、腋下、腹股沟等皮肤细嫩部位慎用。

(3) 妊娠及哺乳期妇女应考虑用药利弊，慎重使用。

(4) 儿童慎用。

(5) 患处涂药后不需封包。封包疗法只适于掌跖及肥厚的皮损，并应在医务人员指导下使用。

(6) 本品不可用于眼部。

【用法与用量】 外用：一日1～2次，涂于患处，并轻揉片刻。

【制剂与规格】 丙酸倍他米松软膏：0.05%10g:5mg。

丙酸氟替卡松 [药典(二)；医保(乙)]
Fluticasone Propionate

【适应证】 本品外用适于对糖皮质激素有效的非感染性、炎症性及瘙痒性皮肤病，如特应性皮炎、湿疹、神经性皮炎、接触性皮炎、脂溢性皮炎及寻常型银屑病等。

【药理】 (1)药效学　本品外用为强效糖皮质激素，具有抗炎、抗过敏、抗增生及止痒作用。

(2) 药动学　外用后可经皮肤吸收，尤其在皮肤破损处吸收更快。

【不良反应】 较轻，可有瘙痒、干燥及烧灼感。偶

可引起接触性皮炎。长期外用局部可出现毛细血管扩张、多毛、皮肤萎缩、创伤愈合障碍，并使皮肤容易发生继发感染。如毛囊炎及真菌感染；长期外用于面部可出现痤疮样疹、酒渣样皮炎、颜面红斑、口周皮炎等。封包治疗时更多见。

【禁忌证】 (1)对本品及所含基质成分过敏者或对其他糖皮质激素过敏者禁用。

(2) 有原发性细菌性、真菌性及病毒性皮肤病者禁用。

【注意事项】 (1)本品仅供外用，避免接触眼睛。

(2) 患处涂药后不需封包。

(3) 本品不宜大面积或长期局部外用。因长期大量使用，由于全身性吸收作用可造成可逆性下丘脑-垂体-肾上腺(HPA)轴的抑制，部分患者可出现库欣综合征、高血糖等表现。

(4) 面部、腋下、腹股沟等皮肤细嫩部位慎用。

(5) 儿童慎用。

(6) 妊娠及哺乳期妇女应考虑用药的利弊，慎重使用。

【用法与用量】 涂于患处，一日2次。

【制剂与规格】 丙酸氟替卡松乳膏：0.05%10g:5mg。

哈西奈德 [药典(二)；医保(乙)]
Halcinonide

【适应证】 本品外用适用于低效或中效糖皮质激素治疗无效的亚急性或慢性非感染性皮肤病，如接触性皮炎、特应性皮炎、脂溢性皮炎、神经性皮炎、湿疹、银屑病、盘状红斑狼疮等。

【药理】 (1)药效学　本品浓度0.025%为强效、0.1%为最强效外用糖皮质激素制剂，具有较强的抗炎、抗过敏、止痒、抑制免疫等作用。局部应用能降低毛细血管壁和细胞膜的通透性，减少炎性渗出，并能抑制组胺及其他炎症介质的形成和释放。

(2) 药动学　本品可经皮肤吸收，尤其在皮肤破损处吸收更快。经皮吸收后的药代动力学特征与全身给药相似(参阅内分泌系统用药章肾上腺皮质激素节)。

【不良反应】 (1)少数患者在涂药部位可出现局部烧灼感、刺痛、暂时性瘙痒，偶可发生接触性皮炎。

(2) 长期外用局部可出现毛细血管扩张、多毛、皮肤萎缩、紫癜、创伤愈合障碍，并使皮肤容易发生继发感染，如毛囊炎及真菌感染，封包治疗时更多见。

(3) 长期外用于面部可出现痤疮样疹、酒渣样皮炎、颜面红斑、口周皮炎等，长期外用于皮肤皱褶部位，如

股内侧可出现皮肤萎缩纹，青少年尤易发生。

（4）长期大面积使用、皮肤破损或封包治疗，可由于全身性吸收作用出现库欣综合征、高血糖等表现。

【禁忌证】　（1）禁用于由细菌、真菌、病毒等所致的原发性感染性皮肤病，如脓疱疮、体癣、股癣等。

（2）对本品及所含基质成分过敏者或对其他糖皮质激素过敏者禁用。

（3）溃疡性病变者禁用。

（4）痤疮、酒渣鼻患者禁用。

【注意事项】（1）本品应避免接触眼睛及其周围部位。

（2）不宜大面积或长期局部外用。

（3）面部、腋下、腹股沟等部位慎用。

（4）妊娠及哺乳期妇女应考虑用药的利弊，慎重使用。

（5）婴幼儿及儿童皮肤细薄，外用易被吸收，应慎用，1岁以内儿童尽量不用。

（6）若用药部位发生烧灼感、瘙痒，局部红肿，应立即停药。

【用法与用量】　涂于患处，一日1～2次。

【制剂与规格】　氯氟舒松乳膏：（1）0.1%10g:10mg；（2）0.05%。

氯氟舒松软膏：0.1%10g:10mg。

氯氟舒松溶液剂：（1）0.1%10ml:10mg；（2）0.025%。

丙酸倍氯米松 [药典(二)；医保(甲)；医保(乙)]
Beclomethasone Dipropionate

【适应证】　本品外用适用于对糖皮质激素外用有效的各种非感染性炎症性皮肤病，例如：亚急性和慢性湿疹、脂溢性皮炎、接触性皮炎、特应性皮炎、局限性神经性皮炎、寻常型银屑病、盘状红斑狼疮、掌跖脓疱病和扁平苔藓等。

【药理】　（1）药效学　本品是外用强效糖皮质激素，具有较强的抗炎、抗过敏、止痒、抑制免疫等作用。局部应用能降低毛细血管壁和细胞膜的通透性，减少炎性渗出，并能抑制组胺及其他炎症介质的形成和释放。抑制细胞介导的免疫反应，延迟性过敏反应，并减轻原发免疫反应的扩展。局部抗炎作用强，是氟轻松和曲安奈德的5倍。亲脂性较强，易渗透，涂于患处30分钟后即生效，软膏剂的 $t_{1/2}$ 约为3小时。

（2）药动学　本品可经皮肤吸收，尤其在皮肤破损处吸收更快。经皮吸收后的药代动力学特征与全身给药相似（参阅内分泌系统用药章肾上腺皮质激素节）。

【不良反应】　（1）少数患者在涂药部位可出现局部烧灼感、刺痛、暂时性瘙痒，偶可发生接触性皮炎。

（2）长期外用局部可出现毛细血管扩张、多毛、皮肤萎缩、紫癜、创伤愈合障碍，并使皮肤容易发生继发感染，如毛囊炎及真菌感染，封包治疗时更多见。

（3）长期外用于面部可出现痤疮样疹、酒渣样皮炎、颜面红斑、口周皮炎等。长期外用于皮肤皱褶部位，如股内侧可出现皮肤萎缩纹，青少年尤易发生。

（4）长期大面积使用、皮肤破损或封包治疗，可由于全身性吸收作用出现库欣综合征、高血糖等表现。

【禁忌证】　（1）禁用于由细菌、真菌、病毒等所致的原发性感染性皮肤病，如脓疱疮、体癣、股癣等。

（2）对本品及其基质成分过敏者或对其他糖皮质激素过敏者禁用。

【注意事项】　（1）本品不宜长期、大面积应用，亦不宜采用封包治疗，大面积使用不能超过2周。

（2）治疗顽固、斑块状银屑病。若用药面积仅占体表面积的5%～10%，可连续应用4周，每周用量均不能超过50g。

（3）不宜用于溃疡、二度及以上烫伤、冻伤、湿疹性外耳道炎等。

（4）本品不能用于眼部。

（5）妊娠期妇女及婴儿慎用。

【用法与用量】　涂于患处，一日2～3次，必要时予以封包。

【制剂与规格】　丙酸倍氯米松乳膏：0.025%10g:2.5mg。

卤 米 松 [医保(乙)]
Halometasone

【适应证】　本品外用适用于对糖皮质激素外用有效的各种非感染性炎症性皮肤病，例如：亚急性和慢性湿疹、脂溢性皮炎、接触性皮炎、特应性皮炎、局限性神经性皮炎、寻常型银屑病和扁平苔藓等。

【药理】　药效学　本品为含卤素的最强效外用糖皮质激素，具有较强的抗炎、抗过敏、止痒、收缩血管降低血管通透性和抗表皮增生作用。对于非感染性炎症性皮肤病，能迅速减轻和消除如瘙痒等症状。本品的透皮吸收率平均为所用剂量的1.2%。

【不良反应】　（1）可有烧灼感、皮肤刺激感。偶可发生接触性皮炎。

（2）长期外用局部可出现毛细血管扩张、多毛、皮肤萎缩、创伤愈合障碍，并使皮肤容易发生继发感染，如毛囊炎及真菌感染，封包治疗时更多见。

（3）长期外用于面部可出现痤疮样疹、酒渣样皮炎、颜面红斑、口周皮炎等。

(4) 长期外用于皮肤皱褶部位，如股内侧可出现皮肤萎缩纹，青少年尤易发生。

【禁忌证】 (1) 有原发性细菌性、真菌性及病毒性等感染性皮肤病者，如脓疱疮、体癣、股癣、单纯疱疹、皮肤结核等禁用。

(2) 对本品及其所含基质成分过敏者或对其他糖皮质激素过敏者禁用。

(3) 玫瑰痤疮、口周皮炎、寻常痤疮患者禁用。

【注意事项】 (1) 本品长期应用可出现皮肤萎缩、毛细血管扩张、色素沉着及毛发增生等。对于慢性皮肤疾患 (如银屑病或慢性湿疹)，使用本品时不应突然停用，应交替换用润肤剂或药效较弱的另一种皮质类固醇，逐渐减少本品用药剂量。

(2) 大面积使用，或用于皮肤破损处以及封包治疗可造成药物大量吸收，而引起全身性反应，继发急性肾上腺功能不全。

(3) 不可用于眼部，勿接触眼结膜。

(4) 慎用于面部或皱褶部位如腋窝、腹股沟，且只能短期使用。

(5) 用药的皮肤面积不应超过体表面积的 10%，不应使用封包疗法。

(6) 如伴有皮肤感染，必须同时使用抗感染药物。如同时使用后，感染症状没有改善，应停用本品直至感染得到控制。

(7) 2 岁以下儿童慎用，治疗不应超过 7 日。

(8) 妊娠及哺乳期妇女慎用。

【用法与用量】 将本品薄薄地涂敷于患处，轻轻揉擦，每日 1～2 次。对顽固、肥厚的皮损，可采用封包治疗。封包应限于短期和小面积皮损。

【制剂与规格】 卤米松乳膏：0.05%10g:5mg。

卤米松三氯生乳膏：卤米松一水合物 (0.05%)，三氯生 (1%)。

丙酸氯倍他索 [药典(二)；医保(乙)]
Clobetasol Propionate

【适应证】 外用适用于慢性顽固性湿疹和神经性皮炎、斑块状银屑病、掌跖脓疱病、扁平苔藓、盘状红斑狼疮等糖皮质激素外用治疗有效的瘙痒性及非感染性炎症性皮肤病。

【药理】 (1) 药效学 本品作用迅速，是最强效糖皮质激素外用制剂。外用能降低毛细血管通透性，抑制角质生成，抑制角质形成细胞增殖，具有抗过敏、抗炎症

作用。具有较强的毛细血管收缩作用，抗炎作用为氢化可的松的 112.5 倍，氟轻松的 18.7 倍。

(2) 药动学 外用后可通过完整皮肤吸收。吸收后与系统给予糖皮质激素在体内的代谢一样，主要在肝脏代谢，经肾脏排出。

【不良反应】 (1) 可在用药部位产生红斑、灼热、瘙痒等刺激症状，偶可引起接触性皮炎。

(2) 本品长期外用局部可出现毛细血管扩张、多毛、皮肤萎缩、创伤愈合障碍，并使皮肤容易发生继发感染，如毛囊炎及真菌感染，封包治疗时更易发生。

(3) 本品长期外用于面部可出现痤疮样疹、酒渣样皮炎、颜面红斑、口周皮炎等。

(4) 本品长期外用于皮肤皱褶部位，如股内侧可出现皮肤萎缩纹，青少年尤易发生。

(5) 本品长期、大面积使用可因药物的累积吸收作用，出现糖皮质激素所致的全身性反应，出现库欣综合征，表现为多毛、痤疮、满月脸、高血压、骨质疏松、精神抑郁、伤口愈合不良等。儿童长期使用可抑制生长发育。

【禁忌证】 (1) 有原发性细菌性、真菌性及病毒性等感染性皮肤病，如脓疱疮、体癣、股癣、单纯疱疹等禁用。

(2) 对本品及所含基质成分过敏者或对其他糖皮质激素过敏者禁用。

【注意事项】 (1) 本品不宜大面积或长期局部外用。大面积使用，不能超过 2 周，以免全身性吸收而造成可逆性下丘脑-垂体-肾上腺 (HPA) 轴的抑制。

(2) 不能应用于面部、腋下、腹股沟等皮肤细嫩部位。即便短期应用也可造成皮肤萎缩等不良反应。

(3) 本品不可用于眼部。

(4) 如伴有皮肤感染，必须同时使用抗感染药物。如同时使用后，感染症状没有改善，应停用本品直至感染得到控制。

(5) 妊娠及哺乳期妇女应考虑用药利弊，慎重使用。妊娠期妇女不能长期、大面积或大量使用。

(6) 婴儿及儿童不宜使用。

【用法与用量】 外用，薄薄一层均匀涂于患处，一日 1～2 次。除手掌、足跖及角化肥厚的皮损外，一般不宜采用封包治疗。每周软膏用量不能超过 50g。

【制剂与规格】 丙酸氯倍他索乳膏：(1) 0.05%10g:5mg；(2) 0.02%10g:2mg。

丙酸氯倍他索搽剂：(1) 5ml:1mg；(2) 10ml:2mg；(3) 20ml:4mg。

第三节 抗角化药

抗角化药用于治疗角化异常性皮肤病，本类药主要包括角质剥脱药和角质促成药。角质剥脱药也称角质分离剂或角质溶解剂，能够去除过度增厚的角质层和鳞屑；角质促成药也称角质还原剂，能使皮肤的角化不全或角化过度等角化异常转化为角化正常。角质剥脱药与角质促成药不能截然分开，许多角质剥脱药兼有角质促成作用。一些药物低浓度时具有角质促成作用，高浓度时具有角质溶解作用。例如，1%～3%水杨酸有角质促成作用，5%～10%水杨酸则具有角质溶解作用。本节抗角化药包括传统经典药物如水杨酸和各种煤焦油制剂及其衍生物、维 A 酸类以及近年新增的维生素 D₃ 衍生物类卡泊西醇和他卡西醇等。外用抗角化药的不良反应主要是对皮肤黏膜的刺激引起的红斑，局部灼热或瘙痒等，也可有光敏感；维 A 酸类药物内服引起的不良反应较多，需要引起特别重视的是其致畸作用，目前，在欧洲服用阿维A 的避孕期已延长至 2 年。

水 杨 酸 ^[药典(二)；国基；医保(甲)]

Salicylic Acid

【适应证】 用于寻常痤疮、脂溢性皮炎、银屑病、皮肤浅部真菌病、寻常疣、鸡眼、胼胝及局部角质增生。

【药理】 药效学 本品浓度不同药理作用各异，1%～3%具角质促成和止痒作用，5%～10%具角质溶解作用，能将角质层中细胞间黏合质溶解，从而使角质松开而脱落，由此亦可产生抗真菌效能。本品尚有助于其他药物在皮肤的渗透，并能抑制细菌生长。25%～60%具有腐蚀作用。

【不良反应】 可引起接触性皮炎。大面积使用吸收后可出现水杨酸全身中毒症状，如头晕、神志模糊、精神错乱、呼吸急促、持续性耳鸣、剧烈或持续头痛、刺痛。

【注意事项】 (1)使用本品高浓度、具有腐蚀作用的制剂，应注意对周围正常皮肤的保护。有糖尿病、四肢周围血管疾病患者应慎用，因可引起急性炎症和溃疡。

(2) 本品避免接触眼睛和其他部位黏膜。

(3) 本品可经皮肤吸收，不宜长期使用，特别是年轻患者，不宜大面积应用。

(4) 涂药后应洗手。

儿童

(1) 本品不能用于破溃皮肤。

(2) 儿童不宜长期、大面积使用本品。

(3) 本品慎用于皮肤皱褶部位。

(4) 本品大面积使用吸收后可出现水杨酸全身中毒症状。

【药物相互作用】 本品与肥皂、清洁剂、痤疮制剂、含酒精制剂、维 A 酸共用，可引起附加的刺激或干燥作用。

【给药说明】 (1)治疗脂溢性皮炎和银屑病，采用2%～10%浓度。

(2) 治疗浅表真菌病，采用本品 3%～6%浓度，甲癣采用 15%浓度。

(3) 治疗寻常疣、跖疣，采用本品 5%～15%浓度，用药前将病变部位清洁，并浸在热水中 5 分钟，组织松软后以小刀刮除其上的角质层后，涂上药物，周围邻近正常皮肤涂一薄层凡士林保护。

(4) 治疗鸡眼或胼胝，采用本品 15%或更高浓度，用药前将病变部位清洁，并浸在热水中 15 分钟，邻近正常皮肤涂抹凡士林保护，然后将本品涂上，每日 1 次，直至病变去除；如连续治疗 14 日后仍不见效，可改用本品硬膏剂，剪成与病损同等大小后覆盖贴 48 小时。若病损尚未去除，可重复上面步骤。但在 14 日内不能超过 5 次用药，硬膏剂贴 5～7 日后去掉，再以小刀轻轻刮除其上松软组织。

(5) 本品 25%～60%软膏仅在医师指导下使用，必要时可加封包，应避免接触周围正常皮肤。

【用法与用量】 (1)角质促成和止痒 以 1%～3%软膏，每日外涂 1～2 次。

(2) 角质溶解 以 5%～10%软膏，15%硬膏，每日外涂 1～2 次。

(3) 腐蚀作用 以 25%～60%软膏或 40%硬膏外涂。

(4) 浅表真菌病 以 3%～6%酊剂、软膏，每日外涂 1～2 次。

(5) 痤疮 以 0.5%～2%溶液外涂。

(6) 甲癣 以 15%软膏外涂。

【制剂与规格】 水杨酸酊剂：(1)3%；(2)6%。

水杨酸软膏剂：(1)2%；(2)2.5%；(3)5%；(4)10%；(5)15%；(6)25%；(7)60%。

水杨酸硬膏剂：40%。

煤 焦 油 ^[医保(乙)]

Coal Tar

【适应证】 适用于治疗头屑增多、脂溢性皮炎、特应性皮炎、湿疹及银屑病等。也可与紫外线联合治疗银屑病。

【药理】 药效学 煤焦油是含有多种成分的芳香类化合物的混合物。在某些增生性疾病中能抑制皮肤增生，具防腐、抗菌、止痒、角质促成、抗棘层增生和血管收缩作用。

【不良反应】 较常见的有局部轻度刺激感。不常见的有接触性皮炎、毛囊炎等。

【禁忌证】 (1)对煤焦油或其他焦油过敏者禁用。

(2)婴幼儿禁用。

【注意事项】 (1)对任何焦油不耐受者对本品往往亦不耐受。

(2)动物实验显示本品能增加表皮癌的发生率和角化棘皮瘤，但在银屑病患者以煤焦油治疗未发现增加皮肤癌的发生率。

(3)未发现有致畸作用。

(4)对急性炎症、开放性伤口或皮肤感染，使用本品应权衡利弊。

(5)光敏感皮肤病患者应慎用。

【药物相互作用】 与光敏药物如甲氧沙林共用，可增强光敏感作用。

【给药说明】 (1)本品可暂时将头发染色，皮肤或衣服着色。

(2)避免本品接触眼睛。

【用法与用量】 用于治疗银屑病，先涂煤焦油制剂，1～2 小时后接受紫外线(UVB)照射，照射前应对每一患者先测定最小红斑量(MED)，开始照射不应超过最小红斑量，以后逐渐增大照射剂量。使用软膏剂，将本品涂在病变部位，继以轻擦，每日 1～2 次。使用洗剂，可将本品直接涂在皮损上。用于皮肤时，先以温水将头发和头皮浸湿，涂药，轻揉，使起泡沫，保留 3～5 分钟后，冲洗干净。每周 2～3 次。

【制剂与规格】 煤焦油洗剂：1%。

煤焦油软膏剂：5%～20%。

浓煤焦油溶液剂：8%(按苯酚计)。

地 蒽 酚 [药典(二)；医保(乙)]
Dithranol

【适应证】 外用治疗寻常型银屑病、斑秃等。

【药理】 (1)药效学 本品通过抑制酶代谢、降低增生表皮的有丝分裂活动，使表皮细胞增殖恢复正常。

(2)药动学 本品外用后能通过皮肤少量吸收，代谢后从尿中排出。

【不良反应】 较常见的是在用药部位出现皮肤发红、

灼热及瘙痒等刺激症状，一般不妨碍继续用药。本品接触眼后能发生严重结膜炎，乃至角膜炎。

【禁忌证】 (1)对本品及其制剂所含基质过敏者禁用。

(2)急性皮炎、有糜烂或渗出的皮损部位禁用本品。

(3)面部、外生殖器部位和皱褶部位禁用本品。

【注意事项】 (1)本品勿接触眼和其他黏膜。

(2)本品与内服具有光敏感性的药物合用，能引起光敏感作用。

(3)本品可将皮肤、头发、衣服、床单、浴缸染成红色。

(4)本品外用后应立即洗手。

(5)肝功能障碍者慎用本品。

【给药说明】 首次用药，应从本品低浓度(如 0.1%)、小面积开始，以后根据皮肤的耐受性及皮损的反应逐渐提高浓度(如 0.5%，1.0%)，并扩大使用范围。若皮损或邻近的正常皮肤出现明显的红斑、灼热，提示药物浓度、涂药次数和药物保留时间需缩减。

【用法与用量】 (1)银屑病 涂药于患处，每日 1 次，以晚上为宜，过夜，第 2 日清晨或在第 2 次涂药前洗去。对短期接触治疗，以 0.1%～1.0%药膏涂在皮损上，保留20～30 分钟后洗去。

(2)斑秃 涂药于患处，每日 1 次。

【制剂与规格】 地蒽酚软膏：(1)0.1%10g:10mg；(2)0.5%10g:50mg；(3)1%10g:100mg。

地蒽酚蜡棒：(1)0.5%10g:50mg；(2)1%10g:100mg。

维 胺 酯
Viaminate

【适应证】 口服适用于中、重度痤疮，对鱼鳞病、银屑病及某些角化异常性皮肤病也有一定疗效。

【药理】 药效学 为维 A 酸衍生物，结构式近似全反式维 A 酸，作用机制与 13-顺维 A 酸及芳香维 A 酸较相似，但副作用较全反式维 A 酸轻。口服具有调节和控制上皮细胞分化与生长，抑制角化，减少皮脂分泌，抑制角质形成细胞的角化过程，使角化异常恢复正常；具有抑制痤疮丙酸杆菌生长，有抗炎作用。

【不良反应】 (1)本品的不良反应与维生素 A 过量的临床表现相似，常见的副作用包括皮肤干燥、脱屑、瘙痒、皮疹、皮肤脆性增加、掌跖脱皮、瘀斑、继发感染等；口腔黏膜干燥、结膜炎、严重者角膜混浊、视力障碍、视乳头水肿、头痛、头晕、精神症状、抑郁、良性脑压增高。

(2)骨质疏松、肌肉无力、疼痛、胃肠道症状、鼻出血等。

(3) 内服有致畸作用。妊娠服药可导致自发性流产及胎儿发育畸形。

(4) 实验室检查可引起血沉快、肝酶升高、血脂升高、血糖升高、血小板下降等。

(5) 上述不良反应与异维A酸引起的不良反应相似，但相对较轻，且大多为可逆性，停药后可逐渐得到恢复。不良反应的轻重与本品的剂量大小、疗程长短及个体耐受有关。

(6) 轻度不良反应可不必停药，或减量使用，重度不良反应应立即停药，并去医院就诊。

【禁忌证】 (1) 内服禁用于 ①肝肾功能不全者。②妊娠期妇女。③患脂代谢障碍和重症糖尿病者。④禁与维生素A同服。

(2) 外用禁用于急性和亚急性皮炎、湿疹类皮肤病患者。

【注意事项】 (1) 内服 ①服药期间应定期作血、尿常规、血脂、肝功能等检查。②服药期间应避免过度日光照晒。③酗酒者慎用。

(2) 外用 ①不宜用于皮肤皱褶部位如腋窝、腹股沟等。②避免本品接触眼和黏膜。③用药部位应避免强烈日晒。

(3) 对儿童的安全性尚不清楚，过量服药可产生骨骼改变，如儿童骨骺盘的早熟融合。

(4) 育龄女性患者服药期间及停药后半年内应采取严格避孕措施。

(5) 老年患者用药 肝、肾功能不全者慎用。

【药物相互作用】 (1) 与四环素类抗生素合用时，可导致"假性脑瘤"引起脑压增高，头痛和视力障碍。

(2) 与维生素A合用时，可产生维生素A过量的相似症状。

(3) 与甲氨蝶呤合用时，可使甲氨蝶呤的血药浓度升高而加重肝脏的毒性。

【用法与用量】 (1) 内服 一日按体重1.0～2.0mg/kg分2～3次服用，或成人一次25～50mg，一日2～3次。治疗痤疮疗程为6周。

(2) 外用 涂搽于患处，每日1次，宜夜间使用。

【制剂与规格】 维胺脂胶囊：(1)25mg；(2)50mg。

维胺脂乳膏：每100g含维胺脂3g、维生素E 5g。

维 A 酸 [药典(二)；国基；医保(甲)]

Tretinoin

【适应证】 本品外用治疗寻常痤疮、鱼鳞病及银屑病；亦可用于其他角化异常性皮肤病，如扁平苔藓、黏膜白斑、毛发红糠疹及毛囊角化病的辅助治疗。

【药理】 (1) 药效学 本品可调节表皮细胞的有丝分裂和表皮的细胞更新，使病变皮肤的增生和分化恢复正常。能促进毛囊上皮的更新，抑制角蛋白的合成，防止角质栓的形成。

(2) 药动学 本品外用可有少量经皮吸收，吸收后与维生素A在体内的主要代谢产物和活性形式相同，主要是在葡萄糖醛酸转移酶的催化下生成葡萄糖醛酸酯代谢物而排出体外。

【不良反应】 治疗最初几周，可能会出现红斑、灼痛、瘙痒或脱屑现象，待皮肤适应之后这些现象将消失。若红斑、脱屑等持续存在，应降低药物浓度或减少用药次数。

【禁忌证】 (1) 妊娠期妇女禁用。

(2) 急性和亚急性皮炎、湿疹类皮肤病患者禁用。

【注意事项】 (1) 不宜使用于皮肤皱褶部位如腋窝、腹股沟等。

(2) 避免本品接触眼、鼻和黏膜。

(3) 日光可加重本品对皮肤的刺激导致本品分解，用药部位应避免强烈日晒或同时采用光照治疗。本品宜夜间睡前使用。

(4) 使用本品后应洗手。

(5) 儿童应考虑用药利弊，慎用。

(6) 晒伤、酒渣鼻患者不宜使用。

(7) 避免用于大面积严重痤疮。

【药物相互作用】 (1) 与光敏感药物合用有增加光敏感的危险性。与过氧苯甲酰在同一时间、同一部位外用有物理性配伍禁忌证。

(2) 避免同时使用含乙醇的制剂及碱性强的肥皂，以免加剧皮肤干燥和刺激作用。

【给药说明】 (1) 治疗痤疮，起初可能会出现红斑、灼痛或脱屑现象，继续治疗，效果在2～3周后出现，一般需6周以上达到最大疗效。

(2) 开始治疗时宜采用低浓度(如0.025%)的制剂，耐受后改用较高或高浓度(0.1%)的制剂。

(3) 与过氧苯甲酰合用时，应早晚交替使用，即夜间睡前用维A酸制剂，晨起洗漱后用过氧苯甲酰制剂。

(4) 本品不宜大面积使用，日用量不应超过20g。

【用法与用量】 外用，涂于患处。寻常痤疮：一日1次，于睡前用手将药轻轻涂于患处。鱼鳞病、银屑病等：一日1～2次。

【制剂与规格】 维A酸乳膏或凝胶：(1)0.025% 10g:2.5mg；(2)0.05%10g:5mg；(3)0.1%10g:10mg；

(4)0.1%20g:20mg。

阿 达 帕 林 [医保(乙)]

Adapalene

【适应证】 本品外用适用于以粉刺、丘疹和脓疱为主要表现的寻常痤疮。

【药理】 (1)药效学 本品是一种维A酸类化合物,同全反式维A酸一样与特异的维A酸细胞核受体结合,与全反式维A酸不同的是本品不与维A酸细胞浆受体(CRABP)结合。

小鼠动物研究模型证明,本品对粉刺具有治疗作用,作用机制是通过使毛囊上皮细胞分化正常化,而减少微粉刺形成。在体内与体外的标准抗炎分析中,阿达帕林可抑制多形核白细胞的趋化反应,可缓解细胞介导的炎性反应。人体临床研究表明本品可缓解痤疮的炎性反应(如脓疱和丘疹等)。

(2)药动学 本品很少经皮吸收:临床试验中,对大面积粉刺患处的皮肤长期用药,血浆中本品浓度水平低至无法测出(敏感度为 0.15ng/ml)。本品在动物体内主要是通过 O-脱甲基、羟基化和结合反应而代谢,主要通过胆汁排泄。

【不良反应】 用药初期部分患者会出现红斑、灼热、脱屑等反应。当减少用药次数或停止用药后,不良反应将消失。

【禁忌证】 (1)妊娠期妇女禁用。

(2)有显著渗出的皮肤损害、有创伤的皮肤、湿疹及皮炎部位禁用本品。

【注意事项】 (1)避免本品接触眼睛、口腔黏膜或其他部位的黏膜。如果本品接触以上黏膜,应立即用温水冲洗。

(2)使用表皮剥脱剂的患者,应待皮肤刺激反应完全消退后再使用本品。

(3)不能同时使用酒精或香水。

(4)使用本品时应避免强烈日晒。

(5)不宜用于外伤、湿疹、晒伤或十分严重的痤疮患者。

(6)治疗最初的 2～4 周内可有局部刺激症状,严重时应减少用药次数或暂停用药。

(7)哺乳期妇女应慎用本品,必须使用时,请勿涂抹于胸部。

【药物相互作用】 目前尚未发现与其他化学物质存在相互作用。但不宜同时使用其他维A酸类药物。与角质剥脱剂、收缩剂或刺激性物质同时使用时可导致额外

的刺激反应。

【给药说明】 睡前清洗痤疮患处,待干燥后涂一薄层本品,注意避免接触眼、口唇。对于必须减少用药次数或暂停用药的患者,当证实患者已恢复对本品的耐受时可恢复用药次数,严禁同时使用可导致粉刺产生和有收缩性的化妆品。

【用法与用量】 局部外用,每日晚上将本品轻轻涂于患处,使之成为一薄层,一日 1 次。使用本品时,要保证皮肤干燥。

【制剂与规格】 阿达帕林凝胶:0.1%(1)15g:15mg;(2)30g:30mg。

他 扎 罗 汀 [药典(二);医保(乙)]

Tazarotene

【适应证】 本品外用治疗寻常性斑块型银屑病及寻常痤疮。

【药理】 (1)药效学 本品具有调节表皮细胞分化和增殖以及减少炎症等作用;在动物和人体中通过快速的脱酯作用而被转化为他扎罗汀酸,该活性产物可相对选择性地与维A酸受体的β和γ亚型结合,但其治疗银屑病和寻常痤疮的确切机制尚不清楚。

(2)药动学 外用他扎罗汀,其结构中的酯被水解生成活性代谢物他扎罗汀酸,在血浆中几乎不能检测出原药。他扎罗汀酸与血浆蛋白高度结合(>99%)。他扎罗汀和他扎罗汀酸最终代谢为砜、亚砜以及其他极性化合物,所有这些代谢物均通过尿和粪便排泄。无论健康人、银屑病、寻常痤疮患者外用他扎罗汀时,他扎罗汀酸的半衰期相似,均为 18 小时。

【不良反应】 (1)银屑病 本品外用后主要不良反应为瘙痒、红斑和灼热,少数患者(10%以下)有皮肤刺痛、干燥和水肿,有的出现皮炎、湿疹和银屑病恶化。

(2)寻常痤疮 本品外用后的主要不良反应有脱屑、皮肤干燥、红斑、灼热,少数患者(1%～5%)出现瘙痒、皮肤刺激、疼痛和刺痛。

【禁忌证】 (1)妊娠及哺乳期妇女及近期有生育愿望的妇女禁用。

(2)对本品或其他维A酸类药物过敏者禁用。

【注意事项】 (1)避免药物与眼睛、口腔等处黏膜接触,并尽量避免药物与正常皮肤接触。如果与眼接触,应用水彻底冲洗。

(2)外用部位若出现瘙痒、灼热、红斑、肿胀等皮肤刺激现象,可涂少量润肤剂,改为隔日用药;严重时,应停用本品。

(3) 本品不宜用于急性湿疹、皮炎类皮肤病。

(4) 本品治疗期间，要避免在阳光下过多暴露。

(5) 由于本品有致畸作用，育龄妇女在开始用他扎罗汀乳膏治疗前 2 周内，必须进行血清或尿液妊娠试验，确认为妊娠试验阴性后，在下次正常月经周期的第 2 天或第 3 天开始治疗。在治疗前、治疗期间和停止治疗后一段时间内，必须使用有效的避孕方法。治疗期间，如发生妊娠，应考虑中止妊娠。

(6) 18 岁以下银屑病患者及 12 岁以下痤疮患者慎用。

【药物相互作用】 (1) 患者同时服用具有光敏性药物时(例如四环素、氟喹诺酮、吩噻嗪、磺胺)，应小心使用，因为该类药物增加光敏性。

(2) 应避免同时使用能使皮肤变干燥的药物和化妆品。

【用法与用量】 (1) 银屑病　外用，每晚临睡前半小时将适量本品涂于患处。用药前，先清洗患处；待皮肤干爽后，将药物均匀涂布于皮损上，形成一层薄膜；涂药后应轻轻揉擦，以促进药物吸收；之后再用肥皂将手洗净。

(2) 痤疮　清洁面部，待皮肤干爽后，取适量($2mg/cm^2$)他扎罗汀乳膏涂于患处，形成一层薄膜，每日 1 次，每晚用药。

【制剂与规格】 他扎罗汀乳膏：0.1%(1)15g:15mg；(2)30g:30mg。

他扎罗汀凝胶：0.05%(1)15g:7.5mg；(2)30g:15mg。0.1%30g:30mg。

他扎罗汀倍他米松乳膏：15g:他扎罗汀 7.5mg 与二丙酸倍他米松(以倍他米松计)7.5mg。

异 维 A 酸 [药典(二)；医保(乙)]
Isotretinoin

【适应证】 本品口服适用于重型痤疮，尤其是结节囊肿型痤疮，聚合性痤疮，重症酒渣鼻。亦可用于毛发红糠疹、掌跖角化症等角化异常性皮肤病。外用适于粉刺、寻常痤疮的治疗。

【药理】 (1) 药效学　本品具有缩小皮脂腺，抑制皮脂腺活性，减少皮脂分泌，以及减轻上皮细胞角化和减少毛囊中痤疮丙酸杆菌的作用。内服后，皮肤，尤其是头面部的油脂分泌会明显减少。

(2) 药动学　本品口服后迅速由胃肠道吸收，2~4 小时达血浓度高峰，药物的消除半衰期为 10~20 小时，在肝脏或肠壁代谢，以原型及代谢产物由肾脏和胆汁排出。

【不良反应】 口服后常见口唇干燥、皮肤干燥、脱屑、瘙痒等。少见精神抑郁、皮肤对日光敏感性增加、掌跖脱皮、眼干、胃不适、疲乏等。可引起血脂升高。偶见肝、肾功能受损。局部外用常见皮肤刺激现象，如发红、灼热及脱屑等。

【禁忌证】 (1) 妊娠及哺乳期妇女禁用。

(2) 儿童禁用。

(3) 肝、肾功能不全，维生素 A 过量及高脂血症患者禁用。

【注意事项】 (1) 服药期间应定期作血、尿常规，血脂，肝功能等检查。

(2) 可发生光敏感反应，在服药期间应避免日晒。

(3) 本品有致畸作用，育龄期妇女或其配偶服药期间及服药前、后三个月内应严格避孕。接受治疗前 2 周应作妊娠试验，以后每月 1 次，确保无妊娠。

【药物相互作用】 ①本品应避免与四环素同时服用。②与阿维 A、维胺酯或维 A 酸类共用，可增加不良反应的发生率及严重程度。③与光敏感药物共用，可发生加剧的光敏反应。

【用法与用量】 本品应在医生指导下使用。口服一次 10~20mg(按体重每日 0.5~1.0mg/kg)，一日 2~3 次。一个月后视病情可减为一日 1~2 次，一次 10~20mg。饭后服用。疗程一般为 3 个月。视病情遵医嘱增减。

【制剂与规格】 异维 A 酸胶丸：10mg。

异维 A 酸凝胶：0.05%10g:5mg。

阿 维 A [药典(二)；医保(乙)]
Acitretin

【适应证】 ①严重的银屑病，包括红皮病型银屑病、脓疱型银屑病。②其他角化性皮肤病，如毛发红糠疹、毛囊角化病、严重鱼鳞病等。

【药理】 (1) 药效学　本品具有促进表皮细胞分化和增殖等作用，但其对银屑病及其他角化性皮肤病的作用机制尚不清楚。

(2) 药动学　健康受试者一次口服 50mg 本品，最大血浆浓度范围为 196~728ng/ml(平均 416ng/ml)，达峰时间为 2~5 小时(平均 2.7 小时)。服多次剂量后，其血浆浓度在 2 周内可达到一个稳定的水平。银屑病患者服用本品(10~50mg/d)8 周，血浆浓度稳定在低浓度状态，范围在 6~25ng/ml 之间。患者每日多次口服本品 9 个月以上，半衰期($t_{1/2}$)为 33~92 小时(平均为 48 小时)。而顺式异构体为 28~123 小时(综合平均为 64 小时)。对健康受试者和老年受试者的多剂量研究中，发现老年受试者的血浆药物浓度增加。其终末半衰期范围，老年受试者为 37～96 小时(平均 54 小时)，青年受试者为 39～70 小时(平均 53 小时)。口服吸收后，本品经过代谢和简单的同分异构化转变为 13-顺式异构体，通过代谢分解成短链产物和结合物，从身体中排出。本品 98%以上主要与血浆白蛋白结合。

服用本品后，患者血浆中可发现有少量的阿维 A 酯，阿维 A 酯是其活性产物。在这些患者中，酒精的应用可能是造成阿维 A 酯存在的一个因素。对健康受试者作两种方法的交叉研究，在有酒精存在后，单独口服 100mg 本品后，10 例受试者均有阿维 A 酯存在(乙醇 1.4g/kg，时间超过 3 小时)，阿维 A 酯的峰值浓度范围在 22～105ng/ml 之间(平均 55ng/ml)。在此研究中，无酒精存在前，服用本品，则检测不出阿维 A 酯。阿维 A 酯半衰期长，把它用作主要治疗药物时，一些患者在停止治疗 2.9 年后，其血液中仍可发现阿维 A 酯。本品与食物同服，口服吸收最佳。

【不良反应】 (1)皮肤　瘙痒、感觉过敏、光过敏、红斑、干燥、鳞屑、甲沟炎等。

(2)黏膜　唇炎、鼻炎、口干等。

(3)眼　眼干燥、结膜炎等。

(4)肌肉骨骼　肌痛、背痛、关节痛、骨增生等。

(5)神经系统　头痛、步态异常、颅内压升高、耳鸣、耳痛等。

(6)消化系统　食欲改变、恶心、腹痛等。

(7)实验室检查异常　可见 AST、碱性磷酸酶、三酰甘油、胆红素、尿酸、网织红细胞等短暂性轻度升高；也可见高密度脂蛋白及磷、钾等电解质减少。继续治疗或停止用药，以上改变可逐渐恢复正常。

【禁忌证】 (1)两年内有生育愿望的妇女、妊娠及哺乳期妇女禁用。

(2)对阿维 A 或其他维 A 酸类药物过敏者禁用。

(3)严重肝、肾功能不全者、高脂血症者、维生素 A 过多症或对维生素 A 及其代谢物过敏者禁用。

【注意事项】 (1)服药期间或治疗后 2 个月内，应避免饮用含酒精的饮料，并忌酒。

(2)在服用本品前和治疗期间，应定期检查肝功能。若出现肝功能异常，应每周检查。若肝功能未恢复正常或进一步恶化，必须停止治疗，并继续监测肝功能至少 3 个月。

(3)对有脂代谢障碍、糖尿病、肥胖症、酒精中毒的高危患者和长期服用本品的患者，必须定期检查血清胆固醇和三酰甘油。

(4)对长期服用本品的患者，应定期检查有无骨异常。

(5)正在服用维 A 酸类药物治疗及停药后 2 年内，患者不得献血。

(6)治疗期间，不要使用含维生素 A 的制剂或保健食品；避免在阳光下过多暴露。

(7)如发生过量服用，应立即停药，采取将本品从体内排出的措施，并密切监视颅内压升高的体征。

(8)育龄妇女在开始阿维 A 治疗前 2 周内，必须进行血液或尿液妊娠试验，确认妊娠试验为阴性后，在下次正常月经周期的第 2 天或第 3 天开始用本品治疗。在开始治疗前、治疗期间和停止治疗后至少 2 年内，必须使用有效的避孕方法。治疗期间，应定期进行妊娠试验，如妊娠试验为阳性，应立即就诊，共同讨论对胎儿的危险性及是否继续妊娠等。

(9)本品在儿童应用的疗效和安全性尚未确认，因而本品只用于患有严重角化异常性疾病、脓疱型银屑病，且尚无有效替代疗法的儿童。

【药物相互作用】 本品不能与四环素、甲氨蝶呤、维生素 A 及其他维 A 酸类药物合用。

【用法与用量】 本品个体差异较大，剂量需要个体化才能取得最大临床治疗效果，同时不良反应最小。常用剂量是一日 0.5～1.0mg/kg，分次服用。

开始治疗：本品应为一日 25mg 或 30mg，作为一个单独剂量与主餐一起服用。如果经过 4 周治疗效果不满意，又没有毒性反应，一日最大剂量可逐渐增至 60～75mg。

维持治疗：治疗开始有效后，可给予一日 20～30mg 的维持剂量，维持剂量应以临床效果和耐受性作为根据。一般来说，当皮损已充分消退，治疗应该停止。如果复发可按开始治疗时的方法再次治疗。

其他角化性疾病：角化性疾病的维持剂量为一日 10mg，最大为一日 50mg。

【制剂与规格】 阿维 A 胶囊：(1)10mg；　(2)25mg。

喜 树 碱
Camptothecin

【适应证】 外用治疗寻常性银屑病。

【药理】 (1)药效学　本品为广谱抗癌药，主要抑制 DNA 的合成，使癌细胞停止于 S 期(DNA 合成期)，抑制进一步分裂，而对 G_0 期细胞无作用。本品外用治疗银屑病的机制是能抑制分裂较快角质形成细胞的有丝分裂，使增生的棘细胞层变薄，角化不全消失，颗粒层恢复形成而达到治疗作用。

(2) 药动学 大鼠腹腔注射本品后,15 分钟血药浓度达到峰值,药物迅速分布于消化道、肝、肾、骨髓、脾等组织,以肠中分布最高,停留时间最长。脑中未被检出本品。本品主要经胆道排泄,也从尿中排泄。本品外用后,在血液、肝、肾、骨髓、脾、脑等组织中均未被检出,仅在表皮层中被检出。

【不良反应】 主要是局部刺激症状,在用药部位可出现红斑、水肿、糜烂、瘙痒、疼痛等,必要时应停药。待症状消退后可继续使用。皮损消退后,常遗留暂时性色素沉着。

【禁忌证】 (1)禁用于阴囊、外阴、腋下、腹股沟等皮肤皱褶部位和头面部。

(2)妊娠及哺乳期妇女禁用,儿童禁用。

(3)禁用于黏膜部位。

(4)禁用于皮肤破损部位。

(5)有严重肝、肾、血液系统疾病者禁用。

【注意事项】 (1)长期反复和大面积使用时,应注意对肝、肾的毒性,并需定期检查肝、肾功能及血尿常规等,若有异常则应及时停用。

(2)慎用于有生育要求的青年男女,尤其需大面积使用时,更应注意。

【给药说明】 本品应在医生指导下使用。尽可能避免涂在正常皮肤上。用药时勿用力摩擦。用药后应及时洗手。

【用法与用量】 将软膏薄涂于病损处,一日 1 次,一日用量不超过 10g,一疗程不超过 6 周。

【制剂与规格】 喜树碱软膏:0.03%(1)10g:3mg;(2)30g:9mg。

卡 泊 三 醇 [医保(乙)]

Calcipotriene

【适应证】 本品外用于寻常性银屑病。

【药理】 (1)药效学 本品是合成的、在侧链上带有双键和环结构的 1,24-二羟维生素 D_3 类似物,能抑制皮肤角质形成细胞的过度增生和诱导其分化,从而使银屑病表皮细胞的增生及分化异常得以纠正。钙泊三醇较 1,25-二羟维生素 D_3 类安全有效,它在引起高尿钙症和高血钙症的作用较 1,25-二羟维生素 D_3 弱 200 倍,而对维生素 D 受体的亲和力与 1,25-二羟维生素 D_3 相当。

(2)药动学 动物药代动力学研究表明口服给药经肝脏代谢,半衰期很短。人肝脏匀浆体外实验显示人的代谢途径与鼠、豚鼠、兔相似,主要代谢物无药理活性,钙泊三醇经皮肤吸收为给药剂量的 1%～5%。

本品外用于银屑病患者的皮损后,约 6%被全身吸收,吸收后 24 小时内在体内转变成无活性的代谢物。

【不良反应】 常见皮肤刺激症状,如红斑、烧灼感和瘙痒。

【禁忌证】 (1)对本品或其基质过敏者禁用。

(2)钙代谢性疾病禁用。

【注意事项】 (1)本品不宜全身大面积、长期使用。

(2)本品不宜用于面部,在擦伤部位使用也应谨慎。

(3)本品勿用于眼及其他黏膜部位。

(4)用药后应洗手。

(5)在用药期间,有发生一过性、可逆性血钙升高的报告。如果血钙高于正常水平,则应暂停用药直至恢复正常。

儿童

(1)儿童应慎用。

(2)避免用于面部。

(3)不能与水杨酸制剂合用。

(4)可有局部皮肤刺激症状,还可引起过敏反应。

妊娠及哺乳期妇女 动物试验未发现本品有任何致畸作用,但妊娠及哺乳期妇女应慎用。

【给药说明】 每周使用本品制剂不应超过 100g,否则可能导致血钙升高,停药后可恢复正常。

【用法与用量】 外用,将软膏涂于患处皮肤,轻轻揉搓,一日 1～2 次。有效后可减为一日 1 次。治疗头部银屑病,将少量搽剂涂于头部患处皮肤,早晚各一次,每周用量不超过 60ml。

【制剂与规格】 钙泊三醇软膏:0.005% (1)15g:0.75mg; (2)30g:1.5mg。

钙泊三醇搽剂:0.005%30ml:1.5mg。

他 卡 西 醇

Tacalcitol

【适应证】 本品外用于寻常性银屑病。

【药理】 药效学 本品是 1α,24(R)-二羟维生素 D_3 类衍生物,能抑制皮肤角质形成细胞的过度增生和诱导其分化,从而使银屑病表皮细胞的增生及分化异常得以纠正。对表皮培养细胞及正常人或银屑病患者患部取材的人表皮培养细胞的研究表明,他卡西醇对 DNA 合成及细胞增殖有抑制作用。对表皮细胞 1,25-二羟维生素 D_3 的受体,他卡西醇有强的亲和性。

【不良反应】 主要是皮肤刺激症状,包括红斑、烧灼感和瘙痒。

【禁忌证】 (1)对本品或其基质过敏者禁用。

(2)患有钙代谢性疾病者禁用。

【注意事项】 (1)因本品为活性型维生素 D_3 制剂,大量涂抹有使血清钙值上升的可能性。尚未有血清钙值上升的临床报告,如果血钙高于正常水平,则应暂停用药直至恢复正常。在症状未得到改善的情况下停止使用。

(2)可有局部皮肤刺激症状,避免入眼。

(3)不宜全身大面积、长期使用。

(4)高龄者注意不要过量使用。

(5)对小儿使用的安全性尚未确立,应慎用。

第四节　其　　他

本节药物中收录了多种类的皮肤科用药。如经典的外用收敛、止痒和保湿药物;光敏剂和光动力药物;局部和系统的免疫调节剂等。目前一些经典的药物,如传统的光敏药物,因其不良反应突出,在临床的应用逐渐减少,将会被逐渐淘汰。但也有一些老药随着临床广泛应用,不断发现一些新的功效,如沙利度胺在治疗瘙痒性皮肤病及自身免疫性皮肤病方面的超说明书适应证应用。特别需要强调的是,近年来随着皮肤病免疫学相关发病机制和生物工程技术的研究进展,一些在炎症性皮肤病发病中发挥重要调控作用的生物制剂不断问世,是皮肤病治疗领域的重大进展和突破,在皮肤病的治疗领域中发挥了重要作用,代表着未来治疗的发展方向。其中在国内获批的比较有代表性的生物制剂包括治疗银屑病的抗 TNF-α 和抗 IL-17 抗体以及治疗特应性皮炎的 IL-4/IL-13 受体抗体等。这些生物制剂在治疗炎症性皮肤病领域的应用愈来愈广,临床证据不断积累和丰富,其疗效和安全性已得到国内外指南和专家共识的充分肯定。本节中主要增加了对这些生物制剂治疗皮肤病的适应证和应用情况及不良反应等的介绍,有关这些药物的全面介绍请参考其他相关章节。此外,本章对于具有我国独立知识产权的Ⅰ类新药光动力药物海姆泊芬和治疗银屑病的外用药物本维莫德也进行了专门介绍。

樟　脑 ^[药典(二);医保(乙)]
Camphor

【适应证】 外用适用于瘙痒性皮肤病、冻疮、纤维组织炎、神经痛。

【药理】 (1)药效学　本品为皮肤刺激药,可增进局部血液循环以缓解肿胀,并有止痛、止痒作用。

(2)药动学　本品系统给药(注射)在肝内羟化形成樟脑代谢产物,与葡萄糖醛酸结合,经肾脏排出。本品可透过胎盘屏障。

局部用药后可被机体吸收。

(6)有关妊娠期妇女的安全性尚未确立。妊娠期妇女或可能怀孕的妇女、哺乳期妇女应慎用。

【给药说明】 (1)在擦伤部位使用应谨慎,因可导致刺激。

(2)用药后应洗手。

【用法与用量】 外用　将软膏涂于患处皮肤,轻轻揉搽,每日 2 次。有效后可减为每日 1 次。

【制剂与规格】 他卡西醇软膏:2μg/g 10g:0.02mg。

【不良反应】 (1)偶见皮肤过敏反应;可引起接触性皮炎。

(2)误服外用樟脑油或樟脑搽剂可引起恶心、呕吐、腹绞痛、头痛、头晕、发热感、谵妄、肌肉颤搐、癫痫样抽搐、中枢神经系统抑制和昏迷,亦可有呼吸困难、尿闭,偶见呼吸衰竭,并可导致死亡。小儿服 1g 可致死。

【禁忌证】 (1)婴幼儿禁用。

(2)对本品过敏者禁用。

【注意事项】 (1)不得用于皮肤破溃处。

(2)避免接触眼睛和其他黏膜(如口、鼻等)。

(3)用药部位如有烧灼感、瘙痒、红肿等情况应停药,并将局部药物洗净。

(4)过敏体质者慎用。

妊娠及哺乳期妇女　本品吸收后可透过胎盘屏障,妊娠及哺乳期妇女慎用。

儿童

(1)面部避免应用。

(2)小儿避免使用高浓度,避免大面积用药,特别在寒冷天气。

老年人　避免高浓度、大面积使用,特别在寒冷天气。

【给药说明】　本品有挥发性,用后拧紧瓶盖。

【用法与用量】　软膏:涂于洗净的患处,一日 1~2 次。

醑或搽剂:涂搽于患处,并轻轻揉搓,一日 2~3 次。

【制剂与规格】　樟脑软膏:10%20g:2g。

樟脑醑:10%(乙醇溶液)20ml:2g。

樟脑搽剂:20%(辅料为花生油)(1)100ml:20g;(2)500ml:100g。

炉　甘　石 ^[国基;医保(甲)]
Calamine

【适应证】　外用于急性皮炎、急性湿疹、荨麻疹等急性瘙痒性皮肤病。

【药理】 药效学 本品具有收敛、止痒作用。

【不良反应】 较强的收敛作用可使皮肤变得干燥。本品对完整皮肤的刺激性不大，用药后可能引起短暂的轻微疼痛，一般不会引起剧痛，如果患处皮肤有破损或渗液，可能会引起明显的疼痛，此时应慎用。

【注意事项】 涂抹时应注意：皮肤有破损处不能使用。对有显著渗出的皮肤损害，不宜使用本品。

【给药说明】 寒冷季节不宜大面积涂用。

【用法与用量】 用前需振荡混匀，外搽于皮损处，每日可多次使用。

【制剂与规格】 炉甘石洗剂：每 100ml 炉甘石洗剂中含炉甘石 8～15g，氯化锌 5g，甘油 5ml。

薄 荷 脑
Menthol

【适应证】 外用于各种原因引起的皮肤瘙痒和瘙痒性皮肤病。

【药理】 药效学 具有止痒、清凉和局部扩张血管作用。常与樟脑合用，以增强止痒效果。

【不良反应】 偶有局部刺激性。

【禁忌证】 (1)妊娠期妇女禁用。婴幼儿禁用。

(2)对本品中任一成分及其所含辅料过敏者禁用。

【注意事项】 (1)本品仅供外用，切忌口服。

(2)不得用于皮肤破溃处。

(3)用药部位如有烧灼感、红肿等情况应停药，并将局部药物洗净。

(4)避免接触眼睛和其他黏膜(如口、鼻等)。

(5)不宜大面积使用。

(6)过敏体质者慎用。

【用法与用量】 薄荷脑：外搽于皮肤瘙痒处，每日可多次使用。

薄荷麝香草酚搽剂：外用，一日 2～3 次，涂于患处。

【制剂与规格】 薄荷脑粉剂、软膏、醑剂：1%～2%。

复方薄荷脑软膏：每克含水杨酸甲酯 3.33mg，樟脑 90mg，薄荷脑 13.5mg，松节油 0.83mg。

薄荷麝香草酚搽剂：20ml；每毫升含薄荷脑 15mg，麝香草酚 10mg，苯酚 10mg，樟脑 5mg。

无极膏：每 10g 含薄荷脑 0.35g，合成樟脑 0.56g，水杨酸甲酯 0.3g，冰片 50mg，麝香草酚 25mg，丙酸倍氯米松 1mg。

氧 化 锌 [药典(二)；医保(乙)]
Zinc Oxide

【适应证】 外用于皮炎、湿疹、痱子、皮肤溃疡等。

【药理】 药效学 本品有弱的收敛和抗菌作用，对皮肤既有消炎和保护作用，又有轻度收敛及干燥性能，常与硼酸、滑石粉等配制成撒布剂、混悬剂、糊剂或软膏剂。

【注意事项】 本品置于空气中可缓慢吸收二氧化碳并潮解。本品可与油脂中的脂肪酸生成油酸锌、硬脂酸锌团块，配制时如先用少量液状石蜡研成糊状后再混入软膏中，即可避免。

【用法与用量】 (1)撒布剂 用于患处，一日数次。

(2)洗剂 外涂，一日数次。

(3)糊剂、软膏剂 外涂，一日 2 次。

【制剂与规格】 氧化锌软膏：15%(1)20g:3g；(2)500g:75g。

氧化锌油：40%。

复方氧化锌糊：含氧化锌 25%。

复方氧化锌撒布剂：每 100g 含氧化锌 25g，硼酸 5g，淀粉 35g 及滑石粉 35g。

尿 囊 素
Allantion

【适应证】 外用于皮肤干燥、手足皲裂、鱼鳞病、老年性皮肤瘙痒症等皮肤病。

【药理】 药效学 本品外用能增强皮肤角质形成细胞的吸湿能力，同时也直接作用于角质层的蛋白，增强其结合水的能力，以吸收更多的水分，使角质蛋白分散、鳞屑松解、脱落，使皮肤变得润泽、光滑。本品还具有局部麻醉作用，减轻疼痛，缓和刺激；还能刺激上皮增生，促进肉芽组织生长，加速创伤愈合。

【不良反应】 罕见皮肤刺激症状。

【禁忌证】 对本品及制剂中其他成分过敏者禁用。

【注意事项】 外用时，注意勿进入眼内。

【用法与用量】 外用涂于患处，一日 2～3 次。

【制剂与规格】 尿囊素乳膏或软膏：1%20g:0.2g。

复方肝素钠尿囊素凝胶：每 10g 含尿囊素 0.1g，肝素钠 500IU，洋葱提取物 1g。

尿 素 [药典(二)；国基；医保(甲)]
Urea

【适应证】 用于手足皲裂以及角化型手足癣所引起的皲裂。也用于鱼鳞病、皲裂性湿疹、老年性皮肤瘙痒症以及掌跖角化症、毛发红糠疹等角化性皮肤病。

【药理】 药效学 本品外用能增加皮肤角质层蛋白质的水合作用，使皮肤润泽、光滑，并有止痒、抗菌等作用。高浓度尿素(30%以上)可溶解角蛋白，用以治疗角化异常性皮肤病。此外，本品能增加药物的经皮吸收。

【不良反应】 偶见皮肤刺激和过敏反应。

【禁忌证】 (1)对本品及制剂中其他成分过敏者禁用。

(2)大面积外用可增加血中非蛋白氮，肾功能不全者禁用。

【注意事项】 (1)避免接触眼睛和其他黏膜(如口、鼻等)。

(2)用药部位如有烧灼感、瘙痒、红肿等情况应停药，并将局部药物洗净。

【给药说明】 若皮损部位合并细菌或真菌感染，应注意同时应用抗细菌或抗真菌药物。

【用法与用量】 外用，涂于患处后轻轻搓擦，每日2～3次。

【制剂与规格】 尿素乳膏：(1)2%10g:0.2g；(2)10%10g:1g；20g:2g；40g:4g；(3)20%10g:2g。

尿素软膏：10%(1)20g:2g；(2)50g:5g。

二 氧 化 钛
Titanium Dioxide

【适应证】 外用防晒药。光敏性皮肤病患者暴露于日光时涂于外露部位。

【药理】 药效学 本品具有吸收紫外线的作用，是物理遮光剂。

【不良反应】 偶有轻度皮肤刺激性。

【禁忌证】 对本品及制剂中其他成分过敏者禁用。

【注意事项】 有显著渗出的皮肤损害，不宜使用本品。

【给药说明】 本品为防晒药，应在外出前外搽于日光暴露部位，如面颈部及前臂等。尤其适用春夏季节及对日晒敏感者。

【用法与用量】 外用，每日1～2次。

【制剂与规格】 二氧化钛乳膏或软膏：5%。

复方二氧化钛软膏：含二氧化钛5%。

他 克 莫 司 ^[医保(乙)]
Tacrolimus

【适应证】 (1)CDE适应证 外用于对常规治疗反应较差或不能耐受的儿童(年龄≥2岁)和成人中至重度特应性皮炎的治疗。

(2)超说明书适应证 文献表明本品还用于局限性白癜风、硬化性苔藓、黏膜扁平苔藓、面部激素依赖性皮炎等的治疗。

【药理】 (1)药效学 本品外用治疗特应性皮炎的作用机制尚不清楚。本品是一种钙调磷酸酶抑制剂，已证实全身用药可以抑制T淋巴细胞活化，该药首先与细胞内蛋白FKBP-12结合，形成由他克莫司-FKBP-12、钙、钙调蛋白和钙调磷酸酶构成的复合物，从而抑制钙调磷酸酶的活性，阻止活化T细胞核转录因子(NF-AT)的去磷酸化和易位，NF-AT会启动基因转录形成细胞因子(IL-2和干扰素γ等)。本品还可抑制编码IL-3、IL-4、IL-5、GM-CSF和TNF-α的基因转录，所有这些因子都参与早期阶段的T细胞活化。此外，还可抑制皮肤肥大细胞和嗜碱性粒细胞内已合成介质的释放，降低从正常人体皮肤分离出的朗格罕斯细胞表面FCεRI的表达。

(2)药动学 外用本品软膏后其血药浓度很低。成人和儿童(6～13岁)特应性皮炎患者药代动力学研究结果表明，单次或多次局部应用0.1%浓度的本品后，血中他克莫司峰浓度介于检测不出至20ng/ml之间，其持续时间非常短暂。间歇性局部应用本品长达一年未见在全身蓄积。以静脉注射给药的历史数据对比，特应性皮炎患者局部应用相对生物利用度低于0.5%。在平均治疗体表面积(BSA)达53%的成人中，局部应用的吸收量(即AUC)比口服给药的吸收量约低30倍。系统使用本品主要在肝脏经CYP3A4代谢。反复外用本品(软膏)平均半衰期成人为75小时，儿童为65小时。

【不良反应】 约有半数患者会出现用药部位皮肤刺激症状，最常见的有轻至中度皮肤烧灼感(灼热感、刺痛、疼痛)或瘙痒，治疗开始1周内趋于消退。局部症状常于用药的最初几天，通常会随特应性皮炎受累皮肤好转而消失。应用0.1%的本品，90%的皮肤烧灼感持续2分钟至3小时(中位时间为15分钟)，90%的瘙痒症状持续3分钟至10小时(中位时间为20分钟)。其他常见的皮肤刺激征包括皮肤敏感性增加、皮肤刺痛感、红斑痤疮。酒精不耐受(饮用含酒精饮料后出现面部潮红或皮肤刺激)也较常见。

【禁忌证】 (1)对本品及制剂中任何其他成分有过敏史者禁用。

(2)2岁以下婴幼儿禁用。

(3)妊娠期妇女禁用。

【注意事项】 (1)慎用于黏膜部位。避免与眼睛黏膜接触，若不小心接触，应将其彻底擦除并用水冲洗。本品避免进入口中。

(2)治疗期间应尽量减少暴露在日光下，避免使用紫外线灯、UVB或PUVA治疗。需采取适当的日光防护措施，避免强烈日晒，外用防晒品并穿适当衣服遮盖皮肤。

(3)保湿剂可与本品一起使用。特应性皮炎患者皮肤可能很干燥，保持良好的皮肤护理很重要。如果要用保湿剂，需在涂抹本品后使用。

（4）如果不是用于手部治疗，患者用药后应洗手。

（5）采用能控制特应性皮炎症状和体征的最小量，当特应性皮炎的症状和体征消失时应停止用药。

儿童

（1）儿童应使用 0.03%的软膏，在患处皮肤涂一薄层，轻轻擦匀并完全覆盖。

（2）约有半数患者出现皮肤刺激症状，治疗开始 1 周内趋于消退。

哺乳期妇女　哺乳期不推荐使用。已知本品全身性用药可分泌至乳汁。

【药物相互作用】　（1）本品全身吸收后经 CYP3A4 代谢，虽然外用他克莫司软膏的系统吸收水平很低（小于 1.0ng/ml），对皮损广泛或红皮病患者同时系统性使用已知的 CYP3A4 抑制剂（如红霉素、伊曲康唑、酮康唑、氟康唑、钙通道阻滞剂和西咪替丁等）时应当谨慎。

（2）尚未见有关疫苗与本品软膏间潜在的相互作用的研究。疫苗接种应在本品治疗开始前，或在治疗间歇期内进行，最后一次外用本品与疫苗接种之间应间隔 14 天。若为减毒灭活疫苗，间隔时间应延长至 28 天或考虑使用其他疫苗。

【给药说明】　（1）本品软膏应避免用于可能恶化的皮肤病和恶性皮肤病。

（2）因可能会增加本品的全身性吸收，弥漫性红皮病患者应用本品安全性尚不确定。

（3）特应性皮炎患者易发生浅表皮肤感染。外用本品可能会增加发生单纯疱疹病毒感染［包括单纯疱疹和疱疹性湿疹（Kaposi 水痘样疹）］的风险。对特应性皮炎合并感染患者开始使用本品前，应先清除治疗部位的感染灶。

（4）用药期间出现淋巴结病或同时患有急性传染性单核细胞增多症患者，应中断本品治疗。

（5）本品不推荐使用封包治疗。

（6）本品应短期使用，必要时可间断性重复使用。若治疗 2 周后仍未见任何改善征象，应考虑采取其他治疗措施。

【用法与用量】　将本品涂抹于受累的皮肤区域，如面部、颈部和屈侧部位等。在受损皮肤处涂薄薄一层。通常在开始治疗 1 周内即出现病情改善。若临床情况允许，应尽量减少用药次数。应治疗至皮损痊愈后再停药。间歇性长期治疗，应根据医生指导用药。

（1）成人可用 0.03%和 0.1%的软膏。治疗开始时应使用 0.1%的软膏，每日 2 次，持续 3 周，然后改为 0.03%软膏，每日 2 次。

（2）儿童（年龄≥2 岁）应用 0.03%的软膏，开始时每日用药 2 次，持续 3 周，然后应减少用药次数至每日 1 次，直至病变痊愈。

【制剂与规格】　他克莫司软膏：（1）0.03%30g:9mg；10g:3mg；（2）0.1%30g:30mg；10g:10mg。

吡 美 莫 司 [医保(乙)]
Pimecrolimus

【适应证】　（1）CDE 适应证　外用治疗无免疫受损的 2 岁及 2 岁以上儿童轻至中度特应性皮炎（湿疹）。短期治疗改善疾病的症状和体征，长期间歇治疗以预防病情加重。

（2）超说明书适应证　文献表明本品还用于局限性白癜风、硬化性苔藓、黏膜扁平苔藓、面部激素依赖性皮炎等的治疗。

【药理】　（1）药效学　本品是一种钙调磷酸酶抑制剂。它是 β-内酰胺类子囊霉素衍生物。本品与 macrophilin-12（FKBP-12）有高亲和性，抑制钙调神经磷酸酶。可通过阻断 T 细胞的早期细胞因子转录而抑制 T 细胞的活化，特别是毫微克水平的本品即可抑制 T 细胞的 IL-2 和 IFN-γ（Th1 细胞来源）合成，还可抑制 IL-4 和 IL-10（Th2 细胞来源）的合成。此外，在体外实验中，本品还可抑制抗原或 IgE 刺激的肥大细胞释放炎症性细胞因子和炎症介质。

（2）药动学　外用本品乳膏后血药浓度很低，一般在检出值以下，或刚刚达到检出值（<0.5ng/ml）。没有随时间出现药物蓄积现象。

【不良反应】　最常见的是用药局部刺激症状，如烧灼感。这些反应通常发生于治疗早期，一般为轻度或中度，且持续时间短。常见的有用药局部反应（刺激、瘙痒、红斑），皮肤感染（毛囊炎）。不常见的有脓疱病、病情加重、单纯疱疹、传染性软疣、用药局部不适，如皮疹、疼痛、麻木、脱屑、干燥、水肿等。

【禁忌证】　对本品或其他 β-内酰胺类药物过敏或对其赋形剂过敏者禁用。

【注意事项】　（1）不能用于急性皮肤病毒感染部位（单纯疱疹、水痘）。

（2）特应性皮炎的患者易患浅表皮肤感染，包括疱疹性湿疹（Kaposi 水痘样疹），本品治疗也许会使皮肤单纯疱疹病毒感染或疱疹性湿疹（表现为水疱和糜烂快速播散）发生的危险性增加。当出现皮肤单纯疱疹病毒感染时，应暂时中止在感染部位使用本品，待病毒感染清除后方可重新使用。

(3) 用药局部会发生轻度和一过性反应。如果用药局部反应严重，则暂停使用。

(4) 应避免药物接触眼睛黏膜。如果不慎接触，应彻底擦去乳膏并用水冲洗。

儿童

(1) 不建议 2 岁以下婴幼儿使用。

(2) 用药局部有刺激症状。

【药物相互作用】 本品全部通过细胞色素酶 P450 代谢。由于外用时吸收很少，不会发生与其他系统用药之间的相互作用。由于资料缺乏，不推荐将本品乳膏用于接种部位。本品可与抗生素、抗组胺药和糖皮质激素合用。

【给药说明】 (1) 本品不推荐采用封包疗法。

(2) 如果用药 6 周后病情仍然没有缓解，或疾病有加重，应停用本品，并考虑采用其他治疗方法。

【用法与用量】 (1) 在受累皮肤局部涂一薄层，轻柔地充分涂擦，每日 2 次，直到症状和体征消失。停药后若症状和体征再次出现，应立即重新开始使用，以预防病情加重。本品乳膏可用于全身皮肤的任何部位，包括头面部、颈部和擦破的部位，但不能用于黏膜。使用本品乳膏后，可立即使用润肤剂。

(2) 由于本品乳膏吸收量很少，对每日用药量、用药面积或治疗持续时间没有限制。

【制剂与规格】 吡美莫司乳膏：1%(1)15g:0.15g；(2)30g:0.3g。

咪喹莫特
Imiquimod

【适应证】 (1) CDE 适应证　外用于治疗外生殖器及肛周的尖锐湿疣。

(2) 超说明书适应证　文献表明本品还用于日光性角化症、浅表基底细胞癌、鲍温病、鲍温样丘疹病等的治疗。

【药理】 (1) 药效学　本品是局部免疫反应调节剂。在体内、外均能有效地诱导局部产生包括 α-干扰素(α-IFN)和肿瘤坏死因子(TNF-α)、IL-1、IL-6、IL-8 及 IL-10 等细胞因子，从而产生抗病毒、抗增生及调节皮肤局部炎症反应的作用。

(2) 药动学　本品外用通过皮肤吸收进入体内的量极微。

【不良反应】 主要是局部反应，包括用药部位烧灼感、发红、肿胀、瘙痒、刺痛、脱屑；少见的有糜烂、溃疡、疼痛。以上反应多为轻至中度，常发生在用药的第 2～5 周，且持续时间短。停药 2 周后一般可恢复正常。

动物试验研究尚未发现 5%乳膏具有致畸作用。

【禁忌证】 对本品及其乳膏基质过敏者禁用。

【注意事项】 (1) 本品仅供外用，不可口服，应在医生指导下使用。

(2) 局部破损处应避免使用本品；经药物或激光等治疗后的尖锐湿疣，并出现了破损的部位，应等待伤口愈合后再用药。

(3) 不可将药物涂入眼、口、鼻等处。

(4) 不得用于尿道、阴道内、子宫颈和肛管内尖锐湿疣的治疗。

(5) 用药期间避免性生活，使用避孕套时，应先将局部的本品冲洗干净，因为本品可使避孕套变脆弱。

(6) 对包皮内侧用药的男性患者，在用药期间应每日将包皮翻起，清洗用药部位。若包皮黏膜面出现糜烂、溃疡、水肿导致包皮翻起有困难时，应立即停止治疗。

(7) 妊娠及哺乳期妇女尚未发现用药禁忌证，但应慎用。

【给药说明】 用药后不要封包。

【用法与用量】 涂药前，先用清水或中性肥皂清洗患处，擦干；用棉签将药物在疣体上均匀涂抹一层薄膜，保留 6～10 小时后用清水或中性肥皂将药物从疣体上洗掉。睡前涂抹，一日 1 次，每周用药 3 次(星期一、三、五或二、四、六)。一般疗程为 8～12 周，最多不超过 16 周。

【制剂与规格】 咪喹莫特乳膏：5%(1)250mg:12.5mg；(2)3g:0.15g；(3)5g:0.25g。

氨 苯 砜 [药典(二);国基;医保(甲)]
Dapsone

【适应证】 ①麻风(参阅第十章第十五节)。②无菌性脓疱性皮肤病、大疱性类天疱疮、坏疽性脓皮病、环状肉芽肿及囊肿性和聚合性痤疮等。③以中性粒细胞浸润为主的非感染性炎症性皮肤病，如白细胞碎裂性血管炎、持久性隆起性红斑、急性发热性嗜中性皮肤病、疱疹样皮炎、线状 IgA 大疱性皮病等。

【药理】 (1) 药效学　本品属砜类抗菌药，对麻风杆菌有较强的抑菌作用，大剂量时显示杀菌作用。是治疗麻风病的首选药物。

本品的抗菌作用与磺胺药相同，为对氨基苯甲酸

(PABA)的竞争性抑制剂，作用于二氢叶酸合成酶，使细菌不能正常利用 PABA，干扰叶酸合成，进而阻止 DNA 合成，产生抗菌作用。DDS 还可抑制溶酶体酶的活性，并干扰中性粒细胞中的髓过氧化酶。临床上，DDS 对在组织病理上以嗜中性粒细胞浸润为主的炎症性皮肤病有效，用药后见效快，但停药易复发，需用一定剂量维持。

(2) 药动学　本品口服后吸收迅速而完全。蛋白结合率为 50%～90%。吸收后广泛分布于全身组织和体液中，以肝、肾的浓度为高，病损皮肤的浓度比正常皮肤高 10 倍。本品在肝内经 N-乙酰转移酶代谢。患者可分为氨苯砜慢乙酰化型和快乙酰化型，前者服药后其血药峰浓度(C_{max})较高，易产生不良反应，尤其血液系统的不良反应，但临床疗效未见增加；快乙酰化型患者用药时可能需要调整剂量。口服后数分钟即可在血液中测得本品，达峰时间(t_{max})为 2～6 小时，有时为 4～8 小时，本品存在肠肝循环，所以排泄缓慢，血消除半衰期($t_{1/2\beta}$)为 10～50 小时(平均为 28 小时)。停药后本品在血液中仍可持续存在达数周之久。约 70%～85%的给药量以药物原型和代谢产物自尿中排出，少量经粪便、汗液、唾液、痰液和乳汁排泄。

【不良反应】 (1)血液　①溶血性贫血，与用药剂量有关，剂量超过 200mg/d 容易发生。轻者不须停药，可给予铁剂和复合维生素 B，严重者(红细胞低于 3.0×10^{12}/L)应停药。②粒细胞减少。

(2) 全身表现　药疹，呈全身性发疹。少见的为氨苯砜综合征：多发生在服药 5～6 周时发生，表现为发热，恶心，呕吐，黄疸，周身麻疹样或猩红热样皮疹，严重者为剥脱性皮炎，患者浅表淋巴结肿大，肝脏肿大，肝酶明显增高，一旦出现应立即停药，给予泼尼松(强的松)及其他对症处理。

(3) 消化系统　恶心，呕吐，食欲减退及肝功能异常等。

(4) 药物过量及中毒抢救　大剂量服用(常为误服或企图自杀而超量服用)可产生急性中毒，药物与氧合血红蛋白结合形成高铁血红蛋白。由于高铁血红蛋白不能与氧结合，患者出现组织缺氧的表现，如头痛，胸闷，呼吸短促，口唇及指甲青紫等，严重者可死亡。一旦发生高铁血红蛋白血症，应立即抢救，吸氧，催吐，输液，解毒剂是 1%亚甲蓝注射液，按 1～2mg/kg 静脉滴注或注射。

【禁忌证】 (1)重度贫血、葡萄糖-6-磷酸脱氢酶缺乏(G-6-PD)者禁用。

(2) 对砜类及磺胺类药物过敏者禁用。

(3) 有精神障碍者禁用。

【注意事项】 (1)长期服用本品者应定期查血、尿常规，并注意肝、肾功能的检查。若血红蛋白下降，出现溶血性贫血应立即停药。如有肝脏损害，应停药。

(2) 肾功能减退患者用药时需减量，如肌酐清除率低于 4ml/min 时需测定血药浓度，无尿患者应停用本品。

(3) 下列情况应慎用本品　变性血红蛋白还原酶缺乏症，肝、肾功能减退，胃与十二指肠溃疡及有精神病史者。

(4) 交叉过敏　砜类药物之间存在交叉过敏现象。此外，对磺胺类、呋塞米、噻嗪类、磺酰脲类以及碳酸酐酶抑制药过敏的患者亦可能对本品发生过敏。

(5) 用药过程中若出现瘙痒性、泛发性皮疹，应立即停药。用药数周后，不明原因出现发热、皮疹，应及时停药，以判断是否发生了氨苯砜综合征。可以通过检查氨苯砜综合征风险因子 HLA-B*1301 对其易感性进行预测。

【药物相互作用】 (1)与丙磺舒合用可减少肾小管分泌砜类，使砜类药物血浓度高而持久，易发生毒性反应。因此在应用丙磺舒的同时或以后需调整砜类的剂量。

(2) 利福平可诱导肝微粒体酶的活性，使本品血药浓度降低，故服用利福平的同时或以后应用氨苯砜时需调整后者的剂量。

(3) 本品不宜与骨髓抑制药物合用，因可加重白细胞和血小板减少的程度，必须合用时应密切观察对骨髓的毒性。

(4) 本品与其他溶血药物合用时可加剧溶血反应。

(5) 与甲氧苄啶合用时，两者的血药浓度均可增高，其机制可能为抑制氨苯砜在肝脏的代谢。两者竞争在肾脏中的排泄，本品血药浓度增高可加重其不良反应。

(6) 与去羟肌苷合用时可减少本品的吸收，因为口服去羟肌苷需同时服用缓冲液以中和胃酸，而本品则需在酸性环境中增加吸收，因此如两者必须合用时应至少间隔 2 小时。

【用法与用量】 口服　成人用量为一次 50mg，一日 2～3 次。治疗疱疹性皮炎等：①成人开始剂量为一日 50mg，逐渐递增至病情控制，有时可达一日 200～300mg。以后渐减至最小有效维持量。②小儿　开始一日 2mg/kg，顿服，如症状未完全控制，可逐渐增加剂量。一旦症状控制，应即将剂量减至最小有效量。

【制剂与规格】 氨苯砜片：50mg。

沙 利 度 胺 [药典(二)；医保(乙)]

Thalidomide

【适应证】 (1)CDE 适应证 主要用于控制瘤型麻风反应。用于中至重度麻风结节性红斑的急性期治疗。也用于各型麻风反应如发热、结节红斑、淋巴结肿大、关节肿痛等。本品还可以作为维持治疗以预防和控制麻风结节性红斑的复发。

(2)超说明书适应证 文献表明本品可用于光敏性皮肤病如多形性日光疹、日光性痒疹；结节性痒疹、盘状红斑狼疮、白塞病、泛发扁平苔藓、坏疽性脓皮病；系统性红斑狼疮及成人斯蒂尔病等的治疗。

【药理】 (1)药效学 本品是一种免疫抑制剂。其作用机制尚不完全明了，主要作用包括免疫调节、抗炎和抗血管新生等。可影响白细胞、内皮细胞及角质形成细胞等，可改变黏附分子的浓度进而影响炎症组织的白细胞外渗并抑制炎症反应；通过对单核细胞因子的抑制和对 T 淋巴细胞活化的共刺激效应的正负协调来发挥作用。抗炎作用最基本的机制是通过作用于单核细胞来抑制 TNF-α 的释放，并促进 TNF-α mRNA 降解，从而抑制细胞因子 TNF-α 在单核细胞和巨噬细胞的产生。体外实验证实本品可通过抑制和下调 β-FGF、VEGF、VCAM-A 和 E-selectin 等促进血管生长的细胞因子来发挥其抗血管新生作用。其抑制血管生成的可能的细胞机制是抑制内皮细胞的增殖。

现有的体外研究和临床试验数据显示：在不同条件下，本品的免疫效应差异很大，可能与抑制 TNF-α 的过度合成和下调白细胞游走相关的特定表面黏附分子有关。例如，麻风结节性红斑(ENL)患者服用本品后，血循环中 TNF-α 水平会降低；但是，HIV 阳性的患者服药后，血浆中 TNF-α 水平则会升高。本品的其他抗炎和免疫调节作用还包括抑制巨噬细胞参与的前列腺素合成和调节外周血单核细胞 IL-10 及 IL-12 的分泌。多发性骨髓瘤患者服用本品后，会导致血液中自然杀伤细胞的数量增加，血浆中 IL-2 和 IFN-γ 的水平升高。

本品对麻风病并无治疗作用，可与麻风药合用以减少反应。

(2)药动学 临床所用本品通常为消旋混合物，口服生物利用度较高，血药浓度峰值时间(t_{max})为 2.9～5.7 小时。本品口服吸收程度(以 AUC 计算)随给药剂量的增加呈等比增加，但峰浓度(C_{max})并不呈等比增加，上述现象可能与本品水溶性差，影响机体对药物的吸收有关。本品血浆蛋白结合率较低，沙利度胺 R-(+)和 S-(-)两种异构体的平均血浆蛋白结合率分别为 55%与 66%。本品无明显肝脏代谢，主要在血浆中非酶水解为多个代谢成分。清除半衰期为 5～7 小时。肾脏清除率为 1.15ml/min，<0.7%的药物以原型经尿液排泄。其药物分布及代谢的个体差异甚微。

【不良反应】 (1)致畸作用 有强的致畸作用，妊娠早期服用可致胎儿畸形，成为短肢的海豹儿。

(2)胃肠道 胃肠道不适，口干、口苦、便秘、食欲减退。

(3)皮肤及皮肤附件 偶有过敏而发生药疹。

(4)神经系统 中枢神经系统可出现头晕、嗜睡、震颤、眩晕、倦怠。外周神经病变有多发性神经炎，表现为手足麻木感、麻刺感、疼痛或灼热感，肌肉紧缩及下肢无力感，一旦出现应立即就医。

【禁忌证】 (1)妊娠及哺乳期妇女禁用。未采取可靠避孕措施的具有生育能力的女性禁用。

(2)儿童禁用。

(3)对本品过敏者禁用。

(4)本品可导致倦怠和嗜睡，从事危险作业者禁用，如驾驶员、机器操纵者等。

【注意事项】 本品有严重的致畸作用。如果在怀孕期间服用本品，对未出生的胎儿会引起严重的出生缺陷和死亡。妊娠期妇女即使在孕期仅服用单次剂量的本品也会引起严重的出生缺陷。

(1)对于育龄妇女，服药前 4 周就应采取有效的避孕措施，妊娠试验阴性方可服药。患者停药至少 4 周后方可怀孕。服药期间不允许母乳喂养。

(2)男性患者服药期间性生活时应使用避孕套。

(3)用于心血管疾病患者时，注意患者心衰及血栓形成情况。若患者同时服用 β 受体拮抗药，则更要注意。必要时停药及对症治疗。

(4)多发性骨髓瘤患者服用本品增加静脉血栓或栓塞(如深静脉血栓形成和肺栓塞)的风险，用于多发性骨髓瘤的治疗时，需密切观察血栓栓塞的症状和体征。如果患者出现呼吸急促、胸痛，或者上下肢肿胀等症状，应立即就诊。

(5)应避免同时服用可能引起困倦的药物和食物(酒精等)。

(6)应用本品的同时应慎用治疗周围神经病变的药物。

(7)用药期间定期检查血常规，中性粒细胞的绝对值低于 0.75×10^9/L 的患者不要服用。

(8)应用本品期间，患者不应献血或捐献精子。

【药物相互作用】 本品能增强其他中枢抑制剂，如：巴比妥类药物、乙醇、氯丙嗪及利血平的镇静作用，尤其是巴比妥类药的作用。

【给药说明】 合并中至重度神经炎的患者不建议单独使用本品治疗麻风结节性红斑。对于这类患者，在使用本品时可同时使用糖皮质激素，其用量可以随着神经炎的好转而逐渐减量或停药。

【用法与用量】 (1)一般用量 每日 100～300mg，分 2～3 次服用，餐后至少 1 小时后和(或)睡前服用。应从小剂量开始，逐渐递增。好转后减量维持。

(2)系统性红斑狼疮(用于轻型) 每日 50～100mg，分 2 次服用，白塞病 75～150mg，分 2～3 次服用。

【制剂与规格】 沙利度胺片：(1)25mg；(2)50mg。

硫 酸 锌 [药典(二)；医保(乙)]
Zinc Sulfate

【适应证】 本品为补锌药、外用药。口服用于锌缺乏引起的肠病性肢端皮炎、口疮及慢性溃疡等。

【药理】 (1)药效学 锌是许多酶系统如碳酸酐酶、乙醇脱氢酶和碱性磷酸酶等的组成部分，锌缺乏可导致酶功能异常。口服硫酸锌可纠正锌缺乏，恢复酶系统的功能。锌离子能沉淀蛋白质，外用有收敛防腐作用，且有助于肉芽组织的形成。

(2)药动学 锌在十二指肠与小肠吸收，胃吸收少，入血后绝大部分与血清蛋白结合，主要由粪便排出，微量经尿、汗、皮肤脱屑、毛发脱落排出。

【不良反应】 本品有胃肠道刺激性，口服可有轻度恶心，呕吐、便秘、服用 0.2～2g 可催吐；超量服用中毒反应表现如急性胃肠炎、恶心、呕吐、腹痛、腹泻。偶见皮疹、胃肠道出血，罕见肠穿孔。超量有腐蚀黏膜的可能。

【禁忌证】 消化道溃疡患者禁用。

【注意事项】(1)需餐后服用，以减少对胃肠道刺激。

(2)外用按照规定的浓度用药。

【药物相互作用】 (1)本品与铝、钙、锶盐，硼砂，碳酸盐和氢氧化物(碱类)，蛋白银和鞣酸有配伍禁忌。

(2)本品与青霉胺共用可使后者作用减弱。

【给药说明】 儿童用药应注意

中国营养学会制定的锌生理需要量为：1～6 月小儿每日元素锌 3mg；7～12 月小儿每日元素锌 5mg；1～10 岁小儿每日元素锌 10mg；>10 岁儿童每日元素锌 15mg，可以作为参考制定儿童给药剂量。

【用法与用量】 成人

(1)1%硫酸锌溶液 口服一次 10～15ml，一日 3 次，餐后服。

(2)硫酸锌片 口服治疗肠病性肢端皮炎或缺锌症，一次 50～100mg，一日 3 次，症状减轻后改为小量、每日或隔日 50mg。儿童应减量服用。

(3)外用硫酸锌溶液 0.5%～1%，伤口冲洗或湿敷。

儿童 0.2%硫酸锌口服溶液或 0.2%硫酸锌糖浆：饭后口服，每日每千克体重 1～2ml，分 3 次服用。

【制剂与规格】 口服硫酸锌溶液：1%。

硫酸锌糖浆：0.2%(1)10ml:20mg；(2)100ml:0.2g。

硫酸锌片：(1)25mg；(2)50mg。

硫酸锌颗粒：0.4%(1)2g:8mg；(2)5g:20mg。

硫酸锌口服溶液：0.2%100ml:0.2g。

外用硫酸锌溶液：(1)0.5%；(2)1%。

甲 氧 沙 林 [医保(乙)]
Methoxsalen

【适应证】 口服或外用后与长波紫外线(UVA)合用(称为 PUVA 疗法)，治疗银屑病、白癜风、蕈样肉芽肿，亦可用于掌跖脓疱病、湿疹、特应性皮炎、扁平苔藓等的治疗。

【药理】 (1)药效学 本品为光敏剂。与表皮细胞结合的 8-MOP 可被波长在 320～400nm 的长波紫外线激活，最大作用波长为 365nm。在长波紫外线的作用下，8-MOP 与表皮细胞 DNA 双螺旋上的胸腺嘧啶发生光化学反应，形成光加合物，产生光毒反应，使表皮角质形成细胞 DNA 合成及丝状分裂受到抑制，表皮细胞更新速度减缓，从而对银屑病起治疗作用。光敏反应的结果还使黑素细胞中的酪氨酸酶活力增加，促使黑素形成；促使毛囊中的黑素细胞向表皮中移动，从而使皮肤上出现色素沉着。

(2)药动学 口服约 95%从胃肠道吸收，与血浆白蛋白结合，与表皮细胞有较强的结合力。光敏作用在服药后 1.5～3 小时达到高峰，可持续 8 小时。药物在肝脏代谢，24 小时内 95%的代谢物从肾脏排出。

【不良反应】 (1)口服后最常见的是上消化道不适，如恶心，有的患者可呕吐。有的可出现头晕、头痛、精神抑郁。

(2)配合 UVA 照射后常见的反应是红斑，多在照射 24～48 小时后出现。可有皮肤色素沉着、瘙痒。若照射剂量过大或时间过长，照射部位皮肤上可出现红肿、水疱、疼痛、脱屑。

(3)口服 8-MOP 偶可致肝功能损害。

【禁忌证】(1)12 岁以下儿童禁用。

(2)妊娠期妇女禁用。年老体弱者禁用。

(3) 有光敏性疾病如红斑狼疮、皮肌炎、卟啉症、多形性日光疹、着色性干皮病等患者禁用。

(4) 严重肝病患者禁用。

(5) 白内障或其他晶体疾病患者禁用。

【注意事项】 (1) 以下情况应慎用：有皮肤癌病史，因动物实验发现本品能诱发 UVA 的致癌作用；有日光敏感家族史；新近接受放射线或细胞毒药物治疗；有胃肠道疾病者。

(2) 治疗期间不得服用含有呋喃香豆素的食物，如酸橙、无花果、香菜、芥、胡萝卜、芹菜等。

(3) 照射紫外线时及照射后至少 8 小时内应戴墨镜。

【药物相互作用】 不得同时服用其他光敏性药物；与吩噻嗪类药物同用可加剧对眼脉络膜、视网膜和晶体的光化学损伤。

【给药说明】 为减少服药对胃肠道的刺激，本品应与食物或牛奶一起服用。治疗银屑病，需 8～10 次治疗后出现较明显疗效。治疗白癜风则疗效出现更慢。

【用法与用量】 (1) 口服或外用本品，然后照射紫外线，每日或隔日 1 次。口服剂量为每次 0.5mg/kg，外搽药物浓度为 0.1%～0.2%，用药后 1.5～2 小时接受长波紫外线照射。治疗前应测试最小光毒量(MPD)，首次照射用 MPD 或稍小的剂量照射，如未测试，应从较小剂量开始(0.5～1.0J/cm²)，以后根据反应情况增减量，一般每隔 1～2 次增加 0.2～0.5J/cm²。1 个疗程一般为 1 个月。治愈后，每周或隔周照射 1 次以巩固治疗。如未治愈应继续治疗，如 2 个疗程结束，皮损无明显消退，应停止治疗。治愈后如有复发，重新治疗仍然有效。

(2) 局限性白癜风或初起的白癜风患者，一般外用本品即可，但外用药液后，应照射紫外线，具体方法同上。

【制剂与规格】 甲氧沙林片：(1)5mg；(2)10mg。
甲氧沙林溶液：(1)0.1%；(2)0.2%；(3)0.4%；(4)0.5%；(5)1%。

三 甲 沙 林
Trioxysalen (Trioxsalen)

【适应证】 口服与长波紫外线(UVA)合用治疗白癜风、银屑病。

【药理】 (1) 药效学 本品为一种合成的补骨脂素衍生物，活性较甲氧沙林强，但毒性亦较强。引起红斑、黑素和表皮细胞毒反应的确切机制尚不清楚，但能使黑素细胞中酪氨酸酶活力增加，并可抑制 DNA 合成、细胞分裂和表皮更替。当黑素细胞的活性存在时才能有效地形成色素。在白化病中虽不形成黑素，但能增加皮肤对

日光的耐受性，这是由于角质层增厚和黑素的潴留形成一层增厚、黑素化的角质层。

(2) 药动学 本品口服从消化道吸收，可被 320～400nm 的 UVA 激活，最大作用的波长为 365nm。用药后皮肤对日光的敏感性增加约需 1 小时，晒黑需数天；皮肤对日光敏感达峰时间约需 2～3 小时。皮肤对日光敏感作用可持续约 8 小时。本品在肝脏代谢，8 小时内经肾排泄 80%～90%。

【不良反应】 (1) 有发生白内障及皮肤癌的可能。

(2) 本品产生的红斑和胃肠道反应较甲氧沙林要少。

(3) 长期 PUVA 治疗可发生皮肤早老现象。

(4) 超剂量或超时间照射紫外线可使皮肤起疱、脱屑、发红和疼痛以及下肢肿胀。

(5) 亦可发生头晕、头痛、皮肤瘙痒、精神抑郁、恶心、神经质和失眠。

(6) 偶可致肝功能损害。

【禁忌证】 (1) 12 岁以下儿童禁用。年老体弱者禁用。

(2) 妊娠期妇女禁用。

(3) 有光敏性疾病如红斑狼疮、皮肌炎、卟啉症、多形性日光疹、着色性干皮病等患者禁用。

(4) 严重肝病患者禁用。

(5) 白内障或其他晶体疾病患者禁用。

【注意事项】 (1) 有以下情况者应慎用：皮肤癌病史，因动物实验发现本品能诱发 UVA 的致癌作用；日光敏感家族史；新近接受放射线或细胞毒治疗；胃肠道疾病。

(2) 治疗期间不得食用含有呋喃香豆素的食物，如酸橙、无花果、香菜、芥、胡萝卜、芹菜等。

(3) 照射紫外线时及照射后至少 8 小时内应戴墨镜。

【药物相互作用】 不得同时服用其他光敏性药物；与吩噻嗪类药物同用可加剧对眼脉络膜、视网膜和晶体的光化学损伤。

【给药说明】 为减少本品对胃肠道的刺激，本品应与食物或牛奶一起服用。治疗银屑病，需 8～10 次治疗后出现较明显疗效。治疗白癜风则疗效出现更慢。

【用法与用量】 口服，每次 0.3～0.5mg/kg，服药后 1.5～2 小时接受长波紫外线照射，每周 2～3 次。治疗前应测试最小光毒量(MPD)，首次照射用 MPD 或稍小的剂量照射，如未测试，应从较小剂量开始(0.5～1.0J/cm²)，以后根据反应情况增减量，一般每隔 1～2 次增加 0.2～0.5J/cm²。1 个疗程一般为 1 个月。治愈后，每周或隔周照射 1 次以巩固治疗。如未治愈应继续治疗，如 2 个疗程结束，皮损无明显消退，应停止治疗。治愈后如有复发，重新治疗仍然有效。

【制剂与规格】 三甲沙林片：5mg。

肝 素 钠 [药典(二)]
Heparin Sodium

【适应证】 本品为抗凝血药。外用于早期冻疮、皲裂、溃疡、湿疹及浅表性静脉炎和软组织损伤。

【药理】 药效学 本品系自猪肠黏膜中提取的硫酸氨基葡萄糖的钠盐，是由不同分子量的糖链组成的混合物，具有延长血凝时间的作用。(参阅第八章第三节)

【不良反应】 罕见皮肤刺激如烧灼感及过敏反应如皮疹、瘙痒等。

【禁忌证】 有出血性疾病或烧伤患者禁用。

【注意事项】 (1)妊娠及哺乳期妇女慎用。

(2)用药部位出现皮疹、瘙痒、红肿等，应停止用药并冲洗干净。

【给药说明】 不可长期、大面积使用；儿童必须在成人监护下使用。

【用法与用量】 局部外用，一日2～3次。

【制剂与规格】 肝素钠乳膏：(1)20g:5000U；(2)20g:7000U；(3)25g:8750U。

复方肝素钠尿囊素凝胶：10g(含500U肝素钠，0.1g尿囊素，1g洋葱提取物)。

盐酸氨酮戊酸
Aminolevulinic Acid Hydrochloride

【适应证】 (1)CDE适应证 外用配合光照治疗(光动力治疗)尖锐湿疣，尤其适用于发生在尿道口的尖锐湿疣，且单个疣体直径最好不超过0.5cm。

(2)超说明书适应证 文献表明本品配合光照治疗(光动力治疗)还用于日光性角化症、浅表基底细胞癌、鲍温(Bowen)病、鲍温样丘疹病等的治疗。

【药理】 (1)药效学 本品的代谢是人体内亚铁血红素合成的生化途径的第一步。应用ALA后病灶的光敏性与特定波长和能量的光照是本品光动力治疗的基础。本品自身不是光敏剂，而是光敏剂原卟啉Ⅸ(PpⅨ)的代谢前体。皮肤应用本品外用溶液后因本品转化为PpⅨ并累积而产生光敏性。当暴露在一定波长和能量的光照下，累积的PpⅨ就会产生光动力效应，产生高度活性的单线态氧和自由基，进而破坏增生活跃的细胞。

(2)药动学 本品为皮肤局部用药，剂量低，吸收少，治疗量的本品在机体组织和体液中的浓度无法测出。因此对其药动学特征了解较少。本品静脉或口服给药后，主要以原型从尿中排泄；大部分6小时内从体内排泄，

原卟啉Ⅸ 24小时内即可从体内清除。

【不良反应】 常见为病灶及邻近组织的局部反应，如疼痛和或烧灼痛、红斑、红肿、糜烂、出血、溃疡、色素沉着等，照射过程中及此后数天内可能出现局部疼痛，病灶发生于尿道的患者治疗后可能出现尿痛。这些反应通常是轻至中度的，无需处理可自行缓解或消退。偶有瘢痕形成。未见治疗相关的全身不良反应。

【禁忌证】 (1)光敏性皮肤病及卟啉症患者禁用。

(2)对局部用本品溶液或其中任何成分过敏者禁用。

【注意事项】 (1)仅外用于患处，尽量避免用于周围正常皮肤。应避免与眼接触。

(2)应用本品后，患处在光照治疗前应避免暴露于日光或明亮的可见光下(如手术灯、太阳床或近距离光源)；应用本品后如不能进行光照治疗，患处应至少在40小时内避光或避免暴露于上述光源。

(3)瘢痕体质者慎用。

(4)本品不推荐用于疣体过大的尖锐湿疣。

(5)与光敏性药物，如灰黄霉素、噻嗪类利尿剂、磺脲类、吩噻嗪类、磺胺类药物和四环素等合并使用，可能会增加本品光动力治疗患处局部的光敏反应。

(6)本品需遵医嘱，在专业医护人员指导下使用。

(7)妊娠及哺乳期妇女慎用。

【给药说明】 (1)本品溶液应新鲜配制，并在4小时内使用。

(2)本品应在遮光、密封、阴凉(不超过20℃)处贮存。

【用法与用量】 临用前加入注射用水溶解(每瓶118mg加入注射用水0.5ml；每瓶354mg加入1.5ml)，配制成浓度为20%的溶液。

清洁患处并干燥后，将配制的20%的本品溶液滴于棉球上并覆盖于疣体表面，每隔30分钟左右重复将溶液滴于棉球上，持续敷药于患处不少于3个小时(整个敷药过程应处于避光环境中，敷药后患处避免强光直射)。然后用氦氖激光照射，输出波长632.8nm，激光能量100～150J/cm²，治疗光斑应完全覆盖病灶。

治疗后1周复查，若皮损未消退可再次治疗，在三周内，治疗次数最多不超过3次。

【制剂与规格】 盐酸氨酮戊酸外用散：(1)118mg；(2)354mg。

人表皮生长因子 [医保(乙)]
Human Epidermal Growth Factor

【适应证】 (1)CDE适应证 本品外用于烧、烫伤创面(包括浅Ⅱ度或深Ⅱ度烧烫伤)，残余小创面，供皮

区创面及慢性溃疡创面(包括血管性、放射性、糖尿病性溃疡)等新鲜或陈旧的皮肤创面的治疗。也可用于褥疮、窦道、肛门会阴部创面及其他难以愈合的创面的治疗。

(2)超说明书适应证 ①切口愈合障碍的治疗,如切口感染、切口脂肪液化、切口张力过大、术后使用糖皮质激素、化疗药物、合并低蛋白血症、贫血以及重要脏器功能障碍。②预防和减少手术瘢痕。

【药理】(1)药效学 本品能促进皮肤创面组织修复过程中的 DNA、RNA 和羟脯氨酸的合成,诱导分化成熟的表皮细胞逆转化为表皮干细胞,加速创面肉芽组织的生成和上皮细胞的增殖,从而缩短创面的愈合时间。①趋化作用:促进上皮细胞、成纤维细胞等多种细胞向创面迁移,提供组织再生与修复的基础,缩短创面愈合时间。②增殖作用:促进 RNA 及 DNA 的复制和蛋白质的合成;调节细胞糖酵解及 Ca^{2+} 浓度;促进创面细胞再上皮化,加速创面愈合速度。③重建作用:促进胞外基质如透明质酸、纤维连接蛋白、胶原蛋白等的合成;调节胶原的降解及更新、增强创面抗张强度;提高上皮细胞的完全再生度和连续性,预防和减少疤痕形成,提高创面修复质量。

(2)药动学 本品体表局部外用机体极微量吸收,并很快通过肾脏清除,对体内 EGF 水平几乎无影响,无积蓄作用。

【不良反应】 偶见用药局部轻度刺激症状,如刺痛、灼热感。

【禁忌证】 对天然和重组 hEGF、甘油、甘露醇过敏者禁用。

【注意事项】(1)应注意清创、除痂。

(2)本品无抗菌作用,但不会增加创面感染的机会。对感染创面,在进行创面清创的前提下,可考虑联合使用抗菌药物控制感染,可感染创面局部使用,也可系统使用抗生素。

(3)给药操作过程中应避免污染。

(4)避免在高温环境长期存放。本品凝胶剂应于 4~25℃避光保存和运输。

(5)妊娠及哺乳期妇女用药尚不明确。已知人乳汁和婴幼儿唾液、尿液中含有天然 EGF,对于体表局部外用本品对胎儿及婴幼儿有无潜在危害性尚不明确。

【药物相互作用】(1)本品遇酒精、碘酒等,可能会变性,而使活性降低,因此使用酒精、碘酒等消毒后,应再用生理盐水清洗创面,然后使用本品。

(2)不宜与蛋白变性剂或蛋白水解酶类外用药物同时使用。

【给药说明】(1)对于各种慢性创面,如溃疡、褥疮等,用本品前应先行彻底清创去除坏死组织,有利于本品与创面肉芽组织的充分接触,提高疗效。

(2)感染性创面,可联合使用抗菌药物,可同时外敷 1%磺胺嘧啶银霜纱布,或与其他合适的抗感染药物联合使用。

(3)供皮区创伤创面,使用本品同时可外敷凡士林油纱。

【用法与用量】(1)外用冻干粉:用 0.9%氯化钠注射液溶解本品,配制成浓度约为 5000IU/ml 的药液,每毫升药液湿透约 10cm² 的双层干纱布,敷于清创后的创面上并常规包扎。每日换药一次或遵医嘱。

(2)外用溶液 常规清创后,用本品局部均匀喷湿创面,一日 1 次,约 40000IU/10×10cm²(每喷次约 200IUrhEGF)。再根据创面情况需要作相应处理。

(3)凝胶 常规清创后,用 0.9%氯化钠注射液清洗创面,取本品适量,均匀涂于患处。需要包扎者,同时将本品均匀涂于适当大小的内层消毒纱布,覆盖于创面,常规包扎,一日 1 次或遵医嘱。推荐剂量为每 100cm² 创面使用本品 10g(以凝胶重量计)。

【制剂与规格】外用人表皮生长因子(冻干粉):(1)2万 IU;(2)5 万 IU;(3)7.5 万 IU;(4)10 万 IU。

人表皮生长因子外用溶液(Ⅰ):(1)2000IU/ml,5ml;(2)2000IU/ml,15ml。

人表皮生长因子凝胶:(1)5g:2.5 万 IU(50μg);(2)10g:5 万 IU(100μg);(3)20g:10 万 IU(200μg)。

海 姆 泊 芬
Hemoporfin

【适应证】 本品静脉滴注配合激光照射用于鲜红斑痣的治疗。

【药理】(1)药效学 本品是一种卟啉类光动力药物,以被动运输的方式通过血管内皮细胞膜,经过一定波长和能量的激光照射激活,产生光动力效应,可选择性地破坏真皮浅层扩张畸形的毛细血管网,消除病变部位的异常红色。临床前药效学试验显示,本品的光动力效应在体外表现为对血管内皮细胞有杀伤作用,在动物模型上体现为能选择性破坏鸡冠皮肤浅层毛细血管网,使光动力作用区的红色鸡冠变白。

(2)药动学 健康受试者 20 分钟内单次静脉滴注本品 5mg/kg,C_{max} 平均为 46.7μg/ml;$AUC_{0\sim tn}$ 平均为 29.8μg/(ml·h);血浆消除半衰期为 5 小时左右。给药后血浆、尿液和粪便中共检测到 10 种代谢产物,其含量均远低于原型药物。本品以原型通过粪便排泄达 40%以上。给药后 96 小时内，原型药物在尿中累积排泄百分比为 1.32‰。

健康受试者 20 分钟内分别单次静脉滴注本品 2.5、5、7.5mg/kg 后，在 2.5～5mg/kg 剂量范围内，暴露量和最大血浆药物浓度与注射剂量成比例，在 5～7.5mg/kg 剂量范围内，呈非线性药代动力学特征。7.5mg/kg 剂量下，女性 AUC、C_{max} 均明显高于男性，2.5 和 5mg/kg 剂量组未见此性别间差异特征。

【不良反应】（1）光动力治疗过程中及治疗后，会发生治疗局部不同程度的光动力治疗反应，其中常见的有瘙痒、烧灼感、疼痛、红斑、肿胀、结痂，少见的有水疱、紫癜等，大多为轻至中度，患者能耐受，无需特殊处理，短期内可自行恢复。

（2）很常见的不良反应为色素沉着，发生率约 31.6%，大多可在 3～6 个月内自行恢复。

（3）常见的不良反应如下（发生率 1%～3%），程度多为轻至中度 ①治疗局部：局部感染、色素减退。②消化系统：恶心，肝、胆功能指标异常。③光敏反应：通常出现在用药后皮肤暴露于日光下，主要表现为皮肤灼伤、畏光等。若给药后数小时内全身非病灶部位受到强光照射，可能产生严重光敏反应，如全身性荨麻疹、呼吸急促等。

（4）可能与本品相关的少见的不良反应如下，程度多为轻至中度 ①治疗局部：炎症性红斑、渗液、皮肤粗糙、萎缩性瘢痕。②心血管系统：心电图异常。③眼部：眼部刺激、干涩、发红、结膜红肿。④泌尿系统：尿隐血、尿白细胞增多、尿素氮升高。⑤呼吸系统：胸闷、气促。⑥消化系统：胃不适、腹痛、呕吐。⑦神经系统：头痛、头昏、眩晕、嗜睡。⑧血液系统：白细胞升高。⑨皮肤：皮疹、湿疹、出汗增多。⑩其他：全身乏力，甘油三酯升高，牙髓炎。

【禁忌证】（1）皮肤光过敏患者、卟啉症或对卟啉过敏者禁用。

（2）对本品及其所含任何成分过敏者禁用。

（3）妊娠期妇女禁用。

【注意事项】 警告

（1）本品治疗后 2 周内，应避免皮肤和眼部直接暴露于阳光或强室内光源下。光敏反应通常出现在用药后皮肤暴露于日光下，主要表现为皮肤灼伤、畏光等，因此须严格避光。一旦发生此种情况须保持避光并对症治疗。

（2）若给药后数小时内全身非病灶部位受到强光照射而发生严重光敏反应，如全身性荨麻疹、呼吸急促等，

需立即进行抗过敏治疗。

（3）本品滴注过程中一旦出现药液外渗，必须立即停止输注并局部冷敷，外渗局部必须完全避光，直到局部肿胀等渗出反应完全消失，以免引起严重局部灼伤。

（4）如果治疗后 52 小时内需要行急诊手术，大多数体内组织应该尽可能避免接受强光照射。

（5）若首次治疗后皮损未完全消退可考虑第二次治疗，同一部位两次治疗应至少间隔 8 周。目前尚缺乏同一部位超过两次治疗的临床试验证据。

（6）应用不匹配照射光源，不能提供本品光活化所需的条件，可能会由于本品不完全活化，引起治疗不完全，或本品过度活化引起治疗过量或周围正常组织损伤。

一般注意事项

（1）在开始输注本品前要先建立静脉通道，并时刻注意通道的通畅性。尽量选择手臂较大的静脉滴注，如肘正中静脉。避免选用手背小静脉。

（2）本品慎用于过敏体质、患有过敏性疾病、癫痫、精神病、器质性心脏病、瘢痕体质、凝血功能异常者。

（3）中至重度肝功能损害或胆道阻塞患者慎用。

（4）应避免在麻醉患者中使用，因尚无相关临床研究资料。

（5）输注过程中，应密切监测胸闷、呼吸急促等不良反应。

（6）如患者在治疗后最初 2 周内需要在白天去户外，必须穿保护性服装（如宽檐帽、长袖衣裤、手套等）并佩戴墨镜，以保护全部皮肤和眼睛。紫外线防护剂不能有效防止光敏反应，因皮肤残留药物可通过可见光活化。

（7）患者可将皮肤暴露于正常室内光线下，这有利于使皮肤残留药物失活。

哺乳期 尚不明确本品或其代谢产物是否会进入母乳，哺乳期妇女应充分权衡利弊后慎用。

儿童 本品对 14 岁以下儿童患者用药的有效性和安全性尚不明确。

老年人 尚不明确。

【药物相互作用】 尚无本品与其他药物的相互作用研究。但根据本品作用机制，与许多药物联合使用会影响本品的疗效。如：其他光敏剂（如四环素，磺胺类药物，吩噻嗪，磺脲类降血糖药，噻嗪类利尿药、喹诺酮类、维 A 酸类及灰黄霉素）可增加皮肤光敏反应性。可消除活性氧类或清除自由基的复合物，如二甲基亚砜、β-胡萝卜素、乙醇、甲酸盐可能会降低本品的活性。减少凝血、血管收缩和血小板聚集的药物如血栓素 A_2 抑制剂，也可降低本品的疗效。

【给药说明】 (1)本品使用时应注意 ①每次治疗时,药液必须新鲜配制。配制好的药液呈暗红色,必须避光保存,并在 4 小时内使用。②药物在配制和输注过程中均需避免被强光直射。③药物输注时要避免出现局部药液外渗,一旦发生,必须马上停止输注并局部冷敷。外渗局部必须完全避光,直到局部肿胀等渗出反应完全消失。

(2)激光能量、激光强度的设置等是形成理想光斑的重要参数。具体的设置和操作应严格按照激光系统操作手册。

激光系统必须能产生波长在(532±5)nm 且能量恒定的光。激光通过光导纤维在皮损表面形成单一均匀的圆形光斑。

(3)光照时应注意 根据病变大小和部位,治疗区尽量取平面,有毛发遮盖处(眉、须和发际边缘)需剃除干净,以免影响照光。病变周围非治疗区特别是鼻唇沟、鼻翼等薄弱处,应用胶布仔细贴盖,并以双层黑布严加遮盖。激光照射时,必须使照射光斑的直径始终保持恒定,准确掌握照射时间,以免治疗不完全或治疗过量增加不良反应发生的风险。

【用法与用量】 本品治疗分为两个步骤,需要药物和激光配合治疗。第一步为静脉滴注本品,第二步用 532nm 波长的激光活化本品(照射病灶局部)。

第一步:本品的应用 临用前将本品 1 支(100mg)用 0.9%氯化钠注射液 10ml 配制成浓度为 10mg/ml 的药液,按 5mg/kg 剂量,取上述药液稀释于 0.9%氯化钠注射液至 50ml,用合适的注射泵,以每分钟 2.5ml 的速度,经静脉 20 分钟滴注完毕。

第二步:光照射 静脉滴注开始后 10 分钟,用波长为 532nm 的连续激光照射患处。

本品光活化程度由所接受的光剂量决定。治疗鲜红斑痣时,在病灶局部照射推荐使用的激光剂量为 96~115J/cm²,激光强度为 80~95mW/cm²,此剂量在同一光斑 20 分钟照射完毕。如皮损面积较大或较分散,可进行多光斑照射。

若首次治疗后皮损未完全消退可给予第二次治疗,同一部位第二次治疗需与第一次治疗之间间隔至少 8 周。

【制剂与规格】 注射用海姆泊芬:100mg(避光,2~10℃保存)。

司库奇尤单抗
Secukinumab

【适应证】 皮肤科用于治疗符合系统治疗或光疗指征的中至重度斑块状银屑病的成年患者。

【药理】 (1)药效学 参阅第十三章第三节"司库奇尤单抗"。

(2)药动学 参阅第十三章第三节"司库奇尤单抗"。

老年患者:年龄≥65 岁受试者中本品的表观清除率与 65 岁以下者相似。

肝、肾功能损伤者:肾、肝功能损伤者目前无药代动力学数据。但已知本品原型药物的肾脏清除率较低;本品不经肝脏代谢,肝损伤不会影响其清除率。

体重对药代动力学的影响:研究显示,本品清除率和表观分布容积随体重增加而升高。

【不良反应】【禁忌证】 参阅第十三章第三节"司库奇尤单抗"。

【注意事项】 参阅第十三章第三节"司库奇尤单抗"。

儿童 尚未确定本品在 18 岁以下患者中的安全性和有效性。

老年人 无需调整剂量。

【药物相互作用】【给药说明】 参阅第十三章第三节"司库奇尤单抗"。

【用法与用量】 用法:皮下注射给药。如可能,应避免在银屑病皮损部位进行注射。

用量:银屑病,每次 300mg,分别在第 0、1、2、3、4 周进行皮下注射初始给药,随后维持该剂量每 4 周给药一次;300mg 剂量分 2 针给药,每针 150mg。体重低于 60kg 的患者,给药剂量可以考虑每次 150mg。

【制剂与规格】 司库奇尤单抗注射液:1ml:150mg。预装试自动注射笔。

喷 昔 洛 韦 [医保(乙)]
Penciclovir

【适应证】 外用于口唇及面部单纯疱疹、生殖器疱疹。

【药理】 (1)药效学 本品为核苷类抗病毒药,体外对 Ⅰ 型和 Ⅱ 型单纯疱疹病毒有抑制作用,在病毒感染细胞中,病毒胸腺嘧啶脱氧核苷激酶将本品磷酸化为喷昔洛韦单磷酸盐,然后细胞激酶将喷昔洛韦单磷酸盐转化为喷昔洛韦三磷酸盐。体外实验表明,喷昔洛韦三磷酸盐与脱氧鸟嘌呤核苷三磷酸盐竞争性抑制单纯疱疹病毒多聚酶,从而选择性抑制单纯疱疹病毒 DNA 的合成。耐本品的单纯疱疹病毒突变株的产生是由于病毒胸腺嘧啶核苷激酶或 DNA 多聚酶性质发生了改变,耐阿昔洛韦的病毒突变株最常见原因就是缺乏胸腺嘧啶核苷激酶,因此对本品也耐药。

(2)药动学 健康受试者单次或多次使用 1%本品乳

膏(每次 180mg，约为临床常用剂量的 67 倍)，血浆或尿中未检出喷昔洛韦。

【不良反应】　未见全身不良反应，偶见用药局部灼热感、疼痛、瘙痒等。

【禁忌证】　对本品及其制剂中其他成分过敏者禁用。

【注意事项】　(1)不推荐用于黏膜；因刺激作用，勿用于眼内及眼周。

(2)严重免疫功能缺陷患者(如艾滋病或骨髓移植患者)应在医生指导下应用。

(3)妊娠及哺乳期妇女应经医生权衡利弊后慎用。

【给药说明】　本品乳膏和凝胶应置阴凉处(不超过20℃)保存。

【用法与用量】　外用：涂于患处，每天 4～5 次，应尽早开始治疗(如有先兆或损害出现时)。

【制剂与规格】　喷昔洛韦乳膏：1%10g:0.1g。
喷昔洛韦凝胶：1%10g:0.1g。

软 皂
Soft Soap

【成分】　氢氧化钾皂，为适宜的植物油用氢氧化钾皂化制成。

【适应证】　外用于慢性鳞屑性皮肤病(如银屑病)去除痂皮和头皮鳞屑，清洁皮肤。目前，皮肤科已较少使用。此外还可在扭伤和挫伤时作温和抗刺激剂。

【药理】　药效学　本品是一种去污剂，浓集在水油界面，具有乳化性能，故有清洁功能。

【不良反应】　局部皮肤干燥。

【禁忌证】　皮肤破溃者禁用。

【注意事项】　使用皂液过频或浓度过浓，阴离子去污剂将天然皮肤油脂去除后可刺激皮肤，出现红、脱屑、皲裂和疼痛。

【用法与用量】　(1)取本品适量加适量温水用于患处。

(2)软皂搽剂作为温和抗刺激剂外搽扭伤和挫伤部位每日 2～3 次。

【制剂与规格】　软膏：500g。

本 维 莫 德
Benvitimod

【适应证】　外用于适合局部治疗的成人轻至中度稳定期寻常型银屑病。

【药理】　(1)药效学　本品是非激素类治疗性芳香烃受体调节剂(TAMA)，可特异性结合并激活芳香烃受体(AHR)，发挥生物学效应。本品通过激活 AHR 抑制 Th17

反应，针对银屑病发病的前炎症因子的过度表达、表皮细胞异常角化、血管新生以及免疫级联反应等环节起作用。动物实验显示，局部使用本品可以减轻皮肤炎症，降低 IL-17A、IL-17F、IL-19、IL-22、IL-23A 和 IL-1β 的表达。能够抑制炎症因子如 IFN-γ、TNF-α、白细胞介素等的合成与释放，从而发挥抗炎作用。本品可以诱导人外周血单核细胞的早期凋亡和晚期凋亡；可以作用于活化的 T 细胞，通过负向调节 T 细胞 NF-κB 通路，进而调控 T 淋巴细胞介导的免疫级联反应。此外，本品可抑制 STAT1 磷酸化，促进皮肤屏障功能的修复。本品通过对银屑病的多个致病环节的抑制作用，包括抑制前炎症因子的表达、直接对角质细胞的作用、抑制新生血管生成和毛细血管扩张以及调控 T 细胞活化，而发挥治疗作用。

(2)药动学　本品乳膏局部吸收良好，系统吸收极低，外用后患者血清中本品检出率为 3.8%，且浓度很低(0.21～2.93ng/ml)，多次给药未见蓄积；与正常皮肤比较，银屑病皮疹对本品的吸收无明显变化。注册临床研究显示，轻至中度银屑病患者使用本品乳膏 1.8mg/cm^2(每日使用 0.7～3g)，每日 2 次，持续 42 天全身吸收有限。大鼠皮下注射本品 9mg/kg 后，脏器中肝、肾、脾、胃、甲状腺、卵巢、胰腺、皮肤中均有分布，给药后 120 小时，尿液和粪便中原型药物累积排泄量为 20.2%，代谢产物主要通过粪便、胆汁和尿液排出，大部分药物以结合形式存在。体外试验结果显示，本品血浆蛋白结合率高达 90.5%。

【不良反应】　临床试验结果显示，约 38.7%的患者出现了与药物相关的不良反应。

常见不良反应主要为用药部位皮肤反应，包括瘙痒(最常见)、接触性皮炎、毛囊炎、角化性丘疹、疼痛、红斑、皮肤水肿、色素异常、皮肤干燥等，多为轻至中度、一过性反应。多发于用药后 14 天之内，多数皮肤局部不良反应不需用药可自行好转。

其他组织器官和系统性不良反应少见。临床试验期间观察到的系统不良反应包括感染(如流感、尿路感染、上呼吸道感染、鼻咽炎、发热、皮肤感染等)、氨基转移酶升高、腹泻、上腹痛、胸闷、哮喘、频发室早、频发房早等。这些不良反应与外用本品的相关性尚不确定。

临床试验期间报告的与本品有关或可能有关的严重不良反应发生率<0.5%，为 2 例接触性皮炎。

【禁忌证】　(1)对本品或其制剂中其他任何成分过敏者禁用。

(2)计划妊娠、妊娠及哺乳期妇女禁用。

(3) 红皮病型银屑病、泛发性脓疱型银屑病患者禁用。

【注意事项】 (1) 用药前应叮嘱患者本品每日使用最大剂量不超过 6g, 治疗皮损面积不应超过体表面积的 10%。用药后请立即洗手。

(2) 涂布本品后应避免暴露于自然光或人工光照下, 应采用避光措施。

(3) 本品仅限皮肤局部外用, 勿用于头面部、口周及眼睑、腹股沟、肛门、生殖器等部位; 不能用于表面破损的皮肤以及伴有溃疡的黏膜和皮肤褶皱处, 不能封包。

(4) 本品连续使用超过 12 周的有效性及安全性尚未确立, 临床用药总时间最长不得超过 12 周。因病情需要使用超过 12 周时应向患者说明。

(5) 部分患者可产生一过性皮肤刺激, 如皮肤瘙痒、灼热感、刺痛感、红斑等, 多在用药后 2 周内发生, 大多数无需处理, 随用药时间延长可逐渐消失。如果皮肤刺激反应程度较重或用药 2 周后仍未消退, 应暂停使用。

(6) 有接触性皮炎史者慎用。

(7) 年龄≥65 岁老年患者用药后的反应尚无研究资料。

【给药说明】 (1) 皮疹消退后可逐渐停药, 停药后复发可再用。

(2) 本品可与糖皮质激素、维生素 D_3 衍生物等外用药物进行交替及序贯治疗。

【用法与用量】 皮肤局部外用, 每日 2 次, 早晚各一次, 均匀涂抹于患处, 形成一薄层即可。

【制剂与规格】 本维莫德乳膏: 1%10g:0.1g。

度普利尤单抗
Dupilumab

【适应证】 用于治疗外用药控制不佳或不建议使用外用药的年龄≥12 岁青少年和成人中至重度的特应性皮炎。

【药理】 (1) 药效学 本品是全人源单克隆抗体(IgG4 型), 可通过与白介素-4(IL-4)和白介素-13(IL-13)受体复合物共享的 IL-4Rα 亚单位特异性结合而抑制 IL-4 和 IL-13 的信号传导, 通过 I 型受体抑制 IL-4 信号传导, 通过 II 型受体抑制 IL-4 和 IL-13 信号传导。

炎症是哮喘和特应性皮炎发病机制的重要组成部分。炎症涉及可表达 IL-4Rα 的多种细胞类型(如肥大细胞、嗜酸性粒细胞、巨噬细胞、淋巴细胞、上皮细胞、杯状细胞)和炎性介质(如组胺、类花生酸、白三烯、细胞因子、趋化因子)。本品通过阻断 IL-4Rα, 可抑制 IL-4 和 IL-13 细胞因子诱导的炎性反应, 包括促炎细胞因子、趋化因子、一氧化氮和 IgE 的释放; 但本品对哮喘的作用机制尚未明确。

(2) 药动学 吸收: 中国健康受试者单次皮下注射 200、300 和 600mg 后, 达到血清峰浓度的中位时间为 7~8.5 天。血清中功能性度普利尤单抗的平均最大浓度 (C_{max})分别为 25.4、37.2 和 77.3μg/ml, 且随剂量增加近似成比例增加。AUC 和 AUC_{last} 以大于剂量比例的方式增加。起始给药剂量 600mg, 随后每 2 周给药 300mg, 第 16 周达到稳态浓度, 稳态谷浓度平均值为 73.3~79.9μg/ml。

分布: 本品分布容积大约为 4.6L, 表明其主要分布在血液系统中。

生物转化: 本品是一种蛋白质, 预计会降解为小肽和单个氨基酸。

消除: 本品可通过平行线性和非线性途径消除。较高浓度时, 主要通过非饱和的蛋白水解途径消除, 较低浓度时, 非线性饱和 IL-4Rα 靶点介导的消除占优势。在末次稳态剂量给药后, 300mg 剂量每 2 周给药 1 次方案, 浓度降至低于检测下限的中位时间为 10 周, 300mg 每周给药 1 次方案为 13 周。

老年患者: 与年轻成人患者之间的安全性或有效性没有差异。

肝功能损害患者: 本品是一种单克隆抗体, 预计不会经肝脏代谢、消除。

肾功能损害患者: 本品预计不会经肾脏排泄。现有研究资料未见轻、中度肾损害对本品全身暴露有影响, 严重肾功能损害患者的资料非常欠缺。

青少年患者: 当年龄在 12~17 岁特应性皮炎患者接受 200mg(小于 60kg)或 300mg(≥60kg)每 2 周 1 次给药(Q2W)时, 其稳态谷浓度均值(±SD)为(54.5±27.0)μg/ml。

体重影响: 在体重较高的受试者中本品谷浓度较低, 对疗效未产生有意义的影响。

【不良反应】 (1) 十分常见 注射部位反应、结膜炎、睑缘炎和口腔疱疹。

(2) 常见 ①感染及侵染: 结膜炎、口腔疱疹; ②血液及淋巴系统: 嗜酸性粒细胞增多症; ③神经系统疾病: 头痛; ④眼器官疾病: 过敏性结膜炎、眼部瘙痒、睑缘炎。

(3) 偶见 严重感染、蠕虫感染, 若有发生应密切观察并停用本品及给予治疗。

(4) 非常罕见 ①免疫系统: 血清病或血清病样反

应；②全身性超敏反应（速发型或迟发型），一旦发生应立即停用本品并给予治疗。

(5) 其他 疱疹性湿疹。

(6) 本品可能具有免疫原性。

【禁忌证】 (1) 对本品或其所含其他任何辅料有超敏反应者禁用。

(2) 本品用药期间，不得同时接种活疫苗和减毒活疫苗。本品治疗前，患者应根据当前免疫指南完成活疫苗和减毒活疫苗接种。

【注意事项】 (1) 若发生全身性超敏反应（速发型或迟发型），应马上停药并进行适当的治疗。

(2) 若患者在接受本品治疗期间感染蠕虫，并对抗蠕虫治疗无反应，则应停药，治疗直至感染消除。

(3) 接受本品治疗的患者，如果发生结膜炎且经标准治疗不能缓解，应进行眼科检查治疗。

妊娠期 本品可透过胎盘屏障，只有证明其潜在获益大于对胎儿的潜在风险时，才可在妊娠期间使用。

哺乳期 尚不清楚本品是否在人乳中分泌或摄入后是否全身吸收，但已知母体 IgG 存在于母乳中。是否停药须平衡利弊后决定。

青少年患者 本品在年龄为 12～17 岁青少年患者中观察到的安全性特征与成人相似。

【药物相互作用】 (1) 本品用药期间，不得同时接种活疫苗和减毒活疫苗。

(2) 配伍禁忌 本品不得与其他药品混合使用。

【给药说明】 (1) 本品可与或不与外用糖皮质激素联合使用。可使用外用钙调神经磷酸酶抑制剂用于患处，如面部、颈部、褶皱区域和生殖器部位。

(2) 合并哮喘的特应性皮炎患者接受本品治疗时不应调整或停止哮喘治疗方案。停用本品后，应对合并哮喘患者进行密切监测。

(3) 特殊人群如老年患者（≥65 岁）、轻至中度肾功能损害患者不建议调整剂量，成年患者不建议根据体重调整剂量。

(4) 经过专业人员培训，患者或看护人员可自行注射给药。

【用法与用量】 剂量：成人初始剂量为 600mg（300mg 注射 2 次），继以 300mg 每 2 周 1 次给药。治疗特应性皮炎 16 周后无效的患者应停止治疗。若治疗必须中止，患者仍能接受重新治疗。年龄 12～17 岁特应性皮炎患者，体重在 30kg 至小于 60kg 者初始给药剂量为 400mg（200mg 注射 2 次），继以 200mg 每 2 周 1 次给药；体重 ≥60kg 者初始剂量为 600mg（300mg 注射 2 次），继以

300mg 每 2 周 1 次给药。

给药方法：皮下注射。注射至大腿或腹部，肚脐周围 5 厘米以内的区域除外；也可注射于上臂。给予 600mg（或 400mg）初始剂量，应在不同的注射部位接连注射 2 次 300mg（或 200mg）。建议每次注射时轮换注射部位。不应注射至脆弱、受损或有瘀伤、疤痕的皮肤上。

错过用药：如果错过一次用药，应尽快给药。此后，恢复在规定时间内定期给药。

【制剂与规格】 度普利尤单抗注射液：(1) 1.14ml: 200mg；(2) 2.0ml:300mg。（预充式注射器）

重组人碱性成纤维细胞生长因子 [医保(乙)]
Recombinant Human Basic Fibroblast Growth Factor

【适应证】 外用，促进创面愈合。可用于烧伤创面（浅Ⅱ度、深Ⅱ度、肉芽创面）、慢性创面（慢性肉芽创面、溃疡和褥疮等）和新鲜创面（外伤和手术伤等）。

【药理】 (1) 药效学 本品对于中胚层和外胚层的细胞具有促进修复和再生的作用。

(2) 药动学 本品局部外用，几乎无体内吸收。

【不良反应】 本品长期反复使用，不排除其潜在的致瘤性。

【禁忌证】 (1) 对本品过敏者禁用。

(2) 给药部位患有恶性肿瘤或有其既往史者禁用。

【注意事项】 (1) 运动员慎用。

(2) 勿将本品置于高温或冰冻环境中。

(3) 妊娠及哺乳期妇女使用本品的疗效和安全性尚未确立。

【给药说明】 (1) 本品使用面积超过 10% 体表面积时的安全性尚未确定。

(2) 高浓度碘酒、乙醇、过氧化氢、重金属等蛋白变性剂可能会影响本品活性，建议常规清创后用生理盐水冲洗后再使用本品。

【用法与用量】 外用冻干粉剂：将安瓿或西林瓶中的本品冻干粉用注射用水或生理盐水溶解后直接涂抹于（或用喷雾器喷于）清创后的伤患处，或在伤患处覆以适当大小的消毒纱布，将药液均匀滴加于纱布上，适当包扎即可。

凝胶剂：取适量，直接涂抹于清创后创面，适当包扎即可。

用药间隔为隔日 1 次，直到新鲜肉芽长出、创面愈合，一般每疗程用药 7～14 次。本品最适用量约为 150IU/cm² 创面面积。

【制剂与规格】 外用重组人碱性成纤维细胞生长因

子(冻干制剂):(1)20000IU;(2)35000IU;(3)70000IU。

重组人碱性成纤维细胞生长因子凝胶剂:5g:25000IU。

重组人酸性成纤维细胞生长因子 [医保(乙)]
Recombinant Human Acidic Fibroblast Growth Factor

【适应证】 外用促进深Ⅱ度烧伤创面及慢性溃疡创面(外伤后残余创面、糖尿病溃疡、血管性溃疡和褥疮)愈合。

【药理】 (1)药效学 本品系成纤维细胞生长因子(FGF)家族成员之一,是一种多功能细胞生长因子,对中胚层和外胚层来源的多种细胞具有促增殖和促分化作用。本品的作用机制尚不明确。

(2)药动学 本品尚无系统的药代动力学数据。

【不良反应】 部分患者应用后出现瘙痒、皮疹、轻微发热和创面疼痛,停药并加抗过敏药物治疗,症状和体征均可消失。

【禁忌证】 对本品中任何成分过敏者禁用。

【注意事项】 (1)运动员慎用。

(2)本品包装瓶有破损时不可使用。

(3)若出现不良反应,应马上停止使用。

(4)妊娠及哺乳期妇女用药的安全及有效性尚未确立。

(5)儿童用药的安全及有效性尚未确立。

【给药说明】 (1)本品溶解过程中应避免被污染。

(2)碘酒、乙醇、过氧化氢、重金属等蛋白变性剂可能会影响本品活性。所以,常规清创后,建议以0.9%氯化钠注射液冲洗后再使用本品。

(3)对于烧伤创面,用药时间最长不宜超过3周;对于慢性溃疡创面,用药时间最长不宜超过6周。

【用法与用量】 用法:将本品包装中所配置的10ml稀释剂加入本品冻干粉的瓶中,盖(卡)上包装中所配置的喷雾剂泵后,即可开始使用。将药液直接喷于清创后的伤患处,或在伤患处覆以适当大小的消毒纱布,将药液均匀滴加于纱布上,适当包扎即可。

用量:本品最适用量约为100U/cm²创面。每日换药1次。

【制剂与规格】 外用冻干重组人酸性成纤维细胞生长因子:每瓶25000U(冻干粉)。

氢 醌
Hydroquinone

【适应证】 外用于黄褐斑、雀斑及炎症后色素沉着

斑的治疗。

【药理】 药效学 本品为皮肤褪色剂。其作用机制是通过抑制酪氨酸转化为3,4-二羟苯丙氨酸(多巴)的酶的氧化作用和抑制其他的黑色素细胞代谢过程而产生可逆性的皮肤褪色。

【不良反应】 有烧灼感;偶见有局部过敏反应,一旦发生应立即停药,并给予治疗。

【禁忌证】 (1)对本品过敏者禁用。

(2)12岁以下儿童禁用。妊娠期妇女禁用。

【注意事项】 (1)每次使用面积不宜过大。

(2)不可用于眼部和伤口周围的斑变。

(3)用药后避免阳光照射,照射过多会发生雀斑。

(4)只可用于病变部位,勿涂抹于正常皮肤。

(5)用药期间忌食鱼、虾、酒、绿豆、西红柿等食物,以免影响疗效。

(6)本品乳膏一旦变色,应禁止使用。

【给药说明】 (1)开始治疗前,可对本品的敏感性进行皮试,在无损皮肤处涂用24小时,如出现少量红斑,则不必禁用该药。但如用药部位出现瘙痒,水疱或特殊的炎症反应,则停用。

(2)当斑变颜色恢复至正常肤色时,应渐渐减少用药。如治疗2个月后仍未出现祛斑或色素变浅效果,应停用。

【用法与用量】 每天早晚各一次,取适量外涂斑处,一般要涂用数周,色素斑才会减轻;如果病变无改善仍应持续用药几周。

【制剂与规格】 氢醌乳膏:2%35g:0.7g

古塞奇尤单抗
Guselkumab

【适应证】 适用于适合系统性治疗的中至重度斑块状银屑病成人患者。

【药理】 (1)药效学 本品是一种人源单克隆IgG1λ抗体,可选择性结合白介素23(IL-23)的p19亚单位并抑制其与IL-23受体的相互作用。IL-23是一种天然存在的细胞因子,参与正常的炎症和免疫反应。本品抑制促炎细胞因子和趋化因子的释放。基于药效学标记物的探索性分析,相对于治疗前水平,本品可降低银屑病受试者的血清IL-17A、IL-17F和IL-22水平。这类药效学标记物与本品发挥临床效应的机制之间的关系尚不完全清楚。

(2)药动学 吸收:本品单次皮下注射100mg,约5.5天平均($\pm$SD)血清峰浓度(C_{max})为8.09μg/ml。第0周和第4周以及之后每8周一次皮下注射100mg,至第

20 周时血清浓度达到稳态。平均(±SD)稳态血清谷浓度为 1.15μg/ml 和 1.23μg/ml。单次皮下注射 100mg，绝对生物利用度约为 49%。

分布：本品单次静脉给药后，终末期分布容积(Vz)均值范围约为 7～10L。

生物转化：本品的确切代谢途径尚未确定。作为人源化 IgG 抗体，预计其通过与内源性 IgG 相同的分解代谢途径降解成小肽和氨基酸。

消除：本品单次静脉给药，全身清除率(CL)均值范围 0.288～0.479L/d。健康受试者半衰期($t_{1/2}$)约为 17 天，斑块状银屑病患者约为 15～18 天。

线性/非线性：本品单次皮下注射 10～300mg 后，全身暴露量(C_{max} 和 AUC)的增加比例接近于剂量的增加比例。

老年患者：研究分析表明，<65 岁患者相比≥65 岁患者的 CL/F 估值无明显变化，老年患者无需调整剂量。

肝、肾功能损伤者：本品肾脏清除率较低且为非重要清除途径；IgG 抗体主要经细胞内分解代谢清除，肝损伤不会影响清除率。

【不良反应】　最常见的是上呼吸道感染。

(1)感染　十分常见上呼吸道感染；常见胃肠炎、单纯疱疹感染、皮肤癣菌感染。胃肠炎多不严重，可不停药。

(2)对检查的影响　常见氨基转移酶升高。

(3)免疫系统　偶见超敏反应，且有严重超敏反应发生，部分病例发生在用药几天后，包括荨麻疹和呼吸困难。一旦发生严重超敏反应，应立即停药，并给予适当治疗。

(4)神经系统　常见头痛。

(5)胃肠道　常见腹泻。

(6)皮肤及皮下组织　常见荨麻疹，偶见皮疹。

(7)肌肉骨骼及结缔组织　常见关节痛。

(8)给药部位反应　常见注射部位红斑，偶见注射部位疼痛，通常为轻至中度。

(9)本品具有免疫原性。

【禁忌证】　(1)对本品及所含任何辅料有严重超敏反应者禁用。

(2)有重要临床意义的活动性感染者禁用(如活动性结核病)。

(3)尚缺乏配伍性研究，本品禁止与其他药物混合使用。

【注意事项】　(1)本品可能有增加感染的风险。活动性感染患者，在充分治疗且感染痊愈后方可开始本品治疗。患者治疗中若出现慢性或急性感染，在感染治疗痊愈前不应使用。

(2)开始本品治疗前，应评估患者是否存在隐性或活动性结核(TB)感染，若有需要则应先进行抗结核治疗。活动性 TB 感染患者不能接受本品治疗。

(3)接受本品治疗的患者不应同时接种活疫苗。本品末次给药后至少停药 12 周，方可接种活病毒或活细菌疫苗；接种疫苗至少 2 周后，才可重新开始本品治疗。

(4)有严重超敏反应报告。注意是否有超敏反应。一旦发生，应立即停药，并予治疗。

(5)对驾驶和使用机器的能力几乎没有影响。

妊娠　(1)有生育能力的女性在治疗后至少 12 周内，应采取有效的避孕措施。

(2)尚无妊娠期妇女用药数据。已知人 IgG 抗体可透过胎盘屏障，为防止意外，妊娠期间最好避免使用。

(3)对人类生育能力的影响尚不明确。动物研究未发现对生育能力的有害作用。

哺乳期　尚不清楚本品是否会分泌至人乳汁。已知人类 IgG 产后几天会分泌至乳汁，不久后浓度降低；不排除本品对母乳喂养婴儿的风险，应权衡婴儿和母亲的利弊做出决定。

儿童　18 岁以下儿童和青少年的安全性和疗效尚未确定。

老年人　年龄≥65 岁者无需调整给药剂量。

【药物相互作用】　(1)本品治疗期间应避免接种活疫苗。

(2)不排除本品与经 CYP2D6 代谢的药物间存在相互作用的可能性。对于合并使用 CYP450 底物(特别是治疗指数窄的药物)的患者，开始使用本品前，应考虑监测药物治疗效果或药物浓度，并考虑调整剂量。

【给药说明】　(1)注意生物药品可追踪性，用前应明确记录药品批号。

(2)操作时应先将本品放置至室温(约需 30 分钟)再予以注射，不得振摇。本注射液若出现混浊或变色，或颗粒较大，勿用。

(3)经过适当的皮下注射技术培训后，患者可自行注射本品。期间应进行适当医学随访。

【用法与用量】　剂量：第 0 周和第 4 周皮下注射 100mg，之后每 8 周接受一次相同剂量维持治疗。治疗 16 周后仍未应答的患者应考虑停止用药。

给药方法：皮下注射。应尽量避免在出现银屑病症状的皮肤区域注射。

【制剂与规格】　古塞奇尤单抗注射液：1ml:100mg。

预充式注射器装。

依奇珠单抗
Ixekizumab

【适应证】 用于适合系统治疗或光疗的中至重度斑块型银屑病成人患者的治疗。

【药理】 (1)药效学 本品是一种由 CHO 细胞生产的重组人源化的 lgG4 单克隆抗体,能够与细胞因子白介素 17A(IL-17A)发生特异性结合并抑制后者与 IL-17 受体的相互作用。IL-17A 是一种参与正常炎症及免疫应答的天然细胞因子。本品对促炎细胞因子与趋化因子的释放都具有抑制作用。

(2)药动学 吸收:银屑病患者在 5～160mg 剂量范围内单次皮下注射,4～7 天内达到平均峰浓度。160mg 起始剂量给药,平均(±SD)最大血浆浓度(C_{max})为 19.9μg/ml。160mg 起始剂量,80mgQ2W 给药方案在第 8 周达到稳态,平均(±SD)C_{max},ss 和 C_{trough},ss 估算值为 21.5μg/ml 和 5.23μg/ml,第 12 周从 80mgQ2W 转换为 80mgQ4W 给药方案,约 10 周后达到稳态。平均(±SD)C_{max},ss 和 C_{trough},ss 估算值为 14.6μg/ml 和 1.87μg/ml。皮下注射平均生物利用度为 54%～90%。

分布:本品稳态的平均总体分布容积为 7.11L。

生物转化:本品是一种单克隆抗体,预计其通过与内源性免疫球蛋白相同的分解代谢途径降解为小肽和氨基酸。

消除:平均血清清除率为 0.0161L/h。清除率与剂量无关。斑块型银屑病患者的平均消除半衰期为 13 天。

线性/非线性:在 5～160mg 剂量范围内皮下注射后,本品的暴露水平(AUC)与剂量成比例增加。

老年人群:老年患者与 65 岁以下患者的清除率相似。

肾脏或肝脏功能不全患者:尚未见专门研究评估肾损伤或肝损伤时对 PK 的影响。预计肾脏对原型依奇珠单抗的消除很低且非主要途径,IgG 单抗主要通过细胞内分解消除,肝功能损伤不会影响本品的清除。

【不良反应】 最常见的是注射部位反应和上呼吸道感染(鼻咽炎最为常见)。

(1)感染及侵染 十分常见:上呼吸道感染(包括鼻咽炎);常见:癣菌感染、单纯疱疹(皮肤黏膜);偶见:流感、鼻炎、口腔念珠菌病、结膜炎、蜂窝织炎。大多数感染为轻至中度,1.6%发生严重感染。

(2)血液和淋巴系统 偶见中性粒细胞减少症、血小板减少症;可能是持续的,波动的或一过性的。

(3)免疫系统 偶见血管性水肿;罕见速发过敏反应。

(4)呼吸系统 常见口咽痛。

(5)胃肠道 常见恶心。

(6)皮肤及皮下组织 偶见荨麻疹、皮疹、湿疹。

(7)肌肉骨骼及结缔组织 常见关节痛。

(8)给药部位反应 注射部位反应十分常见。最常见的是红疹和疼痛,主要为轻至中度。

(9)应注意本品具有免疫原性,少数患者会产生中和抗体。

【禁忌证】 (1)对本品及其任何辅料存在严重超敏反应者禁用。

(2)具有重要临床意义的活动性感染(如活动性结核病)患者禁用。

【注意事项】 (1)超敏反应 已有严重超敏反应的报告,包括某些速发过敏反应、血管性水肿、荨麻疹,以及较少见的迟发(注射后 10～14 天)严重超敏反应,包括广泛性荨麻疹、呼吸困难和高抗体滴度。一旦发生严重超敏反应,应马上停药并予适当治疗。

(2)炎症性肠病(包括克罗恩病和溃疡性结肠炎) 有炎症性肠病的新发或恶化病例的报告。不推荐炎症性肠病患者使用本品。如果患者出现炎症性肠病的体征和症状或出现原有炎症性肠病恶化,应停药并予治疗。

(3)感染 可致感染发生率增高,如上呼吸道感染、口腔念珠菌病、结膜炎和癣菌感染。有重要临床意义的慢性感染或有复发性感染史的患者应慎用。如果出现提示感染的症状或体征,应及时就医。若患者对抗感染标准治疗无应答或感染加重,应停用本品,且在感染康复前切勿恢复使用。

(4)用药前,应对患者结核病(TB)感染进行评估。活动性 TB 患者不得使用本品。有潜伏性或活动性 TB 既往史患者开始用药前应先进行抗结核病治疗。本品治疗期间及治疗后,应密切监测患者活动性结核病的症状和体征。

(5)本品不应与活疫苗一起使用。尚缺乏影响活疫苗应答的数据。未发现灭活疫苗的安全性问题,对其应答相关数据不足。

妊娠 育龄女性治疗期间及治疗后至少 10 周内,应采用有效的避孕措施避孕。妊娠期妇女使用本品的数据有限。作为预防措施,最好避免在妊娠期间使用。

哺乳期 尚不清楚本品是否在人乳汁中分泌或摄入后是否全身吸收,应综合考虑乳儿和母亲的利弊,决定是否停止母乳喂养或停用本品。

儿童 对 6～18 岁的儿童和青少年的安全性和有效

性尚未建立,6 岁以下儿童中没有使用本品治疗中至重度斑块型银屑病的经验。

老年人　年龄≥65 岁患者无需调整剂量,≥75 岁患者的信息有限。

【药物相互作用】　(1)本品与甲氨蝶呤(MTX)和(或)糖皮质激素联合使用时未发现相互作用。

(2)慢性炎症期间某些 CYP450 酶的形成因细胞因子水平增加而受到抑制,抗感染治疗可能导致 CYP450 水平正常化,致使合并使用的 CYP450 代谢药物的暴露量降低。不能排除对治疗窗较窄,需要个体化剂量调整的 CYP450 底物(如华法林)的影响,正在使用此类药物的患者开始本品治疗时,应进行治疗药物的监测。

【给药说明】　(1)如果可能,应避免将银屑病受累皮肤作为注射部位。

(2)本品不得剧烈振摇,不可冷冻。自动注射器仅供一次性使用。注射液中出现颗粒或混浊或变色,不应使用。

(3)经过适当的皮下注射技术培训后,患者可自行皮下注射,但应进行适当医学随访。

【用法与用量】　剂量:第 0 周皮下注射 160mg(80mg 注射 2 次),之后分别在第 2、4、6、8、10 和 12 周各注射 80mg(注射 1 次),然后维持剂量 80mg(注射 1 次)每 4 周 1 次。

给药方法:皮下注射。应注意更换注射部位。

【制剂与规格】　依奇珠单抗注射液:1ml:80mg。

克 立 硼 罗
Crisaborole

【适应证】　(1)CDE 适应证　适用于年龄≥2 岁儿童及成人轻至中度特应性皮炎的局部外用治疗。

(2)国外适应证　美国 FDA 批准 2%克立硼罗软膏的补充新药申请,批准用于年龄≥3 个月轻至中度特应性皮炎患者的局部外用治疗。

【药理】　(1)药效学　本品是一种磷酸二酯酶 4(PDE-4)抑制剂。PDE-4 受抑制可使细胞内环腺苷酸(cAMP)水平升高。以人体正常生理学,T 细胞及其他免疫细胞中的高水平 cAMP 可抑制炎症介质的产生,因此抑制 PDE-4 可降低促炎性细胞因子的释放。但本品治疗特应性皮炎的具体作用机制尚不明确。

(2)药动学　本品局部外用可产生全身吸收。受试者涂抹约 3mg/cm^2 的 2%克立硼罗软膏(剂量范围每次约 6g 至 30g),每日 2 次,连续 8 天,本品最大血浆浓度(C_{max})为 127ng/ml 左右,给药后 0~12 小时的血药浓度-时间曲线下面积(AUC_{0-12})为 949ng·h/ml 左右,第 8 天血药浓度达到稳态。体外研究表明,97%的本品与人血红蛋白结合。本品通过水解方式代谢,主要代谢物为 5-(4-氰基苯氧基)-2-羟基苄醇(代谢物 1),该代谢物进一步代谢,其中经氧化形成的主要代谢物为 5-(4-氰基苯氧基)2-羟基苯甲酸(代谢物 2)。代谢物主要经肾脏消除。

【不良反应】　(1)常见给药部位疼痛,如灼烧感、刺痛感;发生率≥1%。

(2)少见过敏反应,包括接触性荨麻疹;发生率<1%。

【禁忌证】　对本品或其制剂中任何成分过敏的患者禁用。

【注意事项】　当给药部位或远处出现严重瘙痒、肿胀和红斑时,应怀疑过敏。若出现过敏反应的体征或症状,应立即停药并予适当治疗。

【给药说明】　(1)仅限皮肤外用,不可口服、眼内使用或阴道内给药。

(2)涂药前先用清水清洁皮肤,并涂用低敏配方的保湿剂后,再使用本品以降低皮肤的刺激感。

【用法与用量】　外用,将一薄层涂于皮肤患处,每日 2 次。

【制剂与规格】　克立硼罗软膏:2%(1)30g:0.6g;(2)60g:1.2g。

乌 司 奴 单 抗
Ustekinumab

【适应证】　本品适用于对环孢素、甲氨蝶呤(MTX)或 PUVA(补骨脂素和紫外线 A)等其他系统性治疗不应答、有禁忌或无法耐受的成年中至重度斑块状银屑病患者。

【药理】　(1)药效学　本品是一种人源化 IgG1κ 单克隆抗体,可与人白细胞介素 IL-12 和 IL-23 的 p40 蛋白亚单位以高亲和力特异性结合。IL-12 和 IL-23 是天然产生的细胞因子,参与炎症和免疫应答过程,例如自然杀伤细胞的活化和 CD4$^+$T 细胞的分化和激活。体外模型显示,本品可通过阻断与细胞表面受体链 IL-12Rβ1 的相互作用,从而破坏 IL-12 和 IL-23 介导的信号传导和细胞因子级联反应。IL-12 和 IL-23 对慢性炎症有重要贡献,本品通过作用靶点蛋白亚单位的遗传学缺失或抗体阻断发挥抗炎作用。

(2)药动学　吸收:单次皮下注射 45mg 或 90mg 本品,血清浓度达峰时间(t_{max})中位值为 8.5 天。银屑病患者单次皮下注射后的绝对生物利用度为 57.2%。

分布:银屑病患者单次静脉给药,终末期分布容积(V_z)中位值范围为 57~83ml/kg。

生物转化：本品的代谢途径尚不明确。

清除：银屑病患者单次静脉给药，全身清除率（CL）中位值范围为 1.99～2.34ml/(kg·d)；体内半衰期（$t_{1/2}$）中位值约为 3 周，范围为 15～32 天；表观清除率（CL/F）和表观分布容积（V/F）分别为 0.465L/d 和 15.7L，表观清除率不受性别影响。研究显示，本品抗体检测阳性患者的药物清除率趋向较高。

剂量线性关系：银屑病患者单次静脉给药（剂量范围：0.09～4.5mg/kg）或单次皮下给药（剂量范围：约 24～240mg），全身药物暴露（C_{max} 和 AUC）大致随剂量呈线性比例升高。

单次给药与多次给药比较：单次或多次皮下给药，药物血清浓度-时间曲线可检测。在第 0 周初次和第 4 周及之后每 12 周一次皮下给药后，银屑病患者的药物血清浓度在第 28 周达到稳态。稳态血清谷浓度中位值范围分别为 0.21～0.26μg/ml（45mg）和 0.47～0.49μg/ml（90mg）。每 12 周皮下给药，未见本品血清浓度随时间有明显蓄积。

体重对药代动力学影响：体重是影响本品药物清除率最显著的协变量。体重>100kg 患者的 CL/F 中位值比体重≤100kg 患者高约 55%。体重>100kg 患者的 V/F 中位值比体重≤100kg 患者高约 37%。90mg 剂量组中体重较重的患者（>100kg）血清谷浓度中位值与 45mg 剂量组中体重较轻患者的（≤100kg）相当。

特殊人群：尚未获得肾损伤或肝损伤患者药代动力学数据。老年患者（≥65 岁）CL/F 和 V/F 估算值未出现明显改变。亚洲及非亚洲银屑病患者药代动力学总体相似。未见烟草或酒精对本品药代动力学产生影响。12～17 岁银屑病儿童受试者接受基于体重的推荐剂量治疗后，血清浓度与接受成人剂量的成人基本相当，而银屑病儿童受试者接受一半的基于体重的推荐剂量治疗后，药物血清浓度一般低于成人。

CYP450 酶的调节作用：体外研究显示，10ng/ml 的 IL-12 和（或）IL-23 不会改变人 CYP450 酶（包括 CYP1A2、2B6、2C9、2C19、2D6 或 3A4）的活性。

【不良反应】 最常见的（>5%）是鼻咽炎和头痛。其中大多为轻度，不需终止治疗。已报告最严重的是严重超敏反应，包括速发过敏反应。本品具有免疫原性。可能会增加恶性肿瘤的风险。

（1）感染及侵染 常见上呼吸道感染、鼻咽炎、鼻窦炎；少见蜂窝织炎、牙齿感染、带状疱疹、下呼吸道感染、上呼吸道病毒感染、外阴阴道真菌感染。有严重感染的报告，但发生率很低，包括肛门脓肿、蜂窝织炎、感染性肺炎、憩室炎、胃肠炎和病毒感染。

（2）免疫系统 少见超敏反应（包括皮疹、荨麻疹）；罕见严重超敏反应（包括速发过敏反应、血管性水肿）。

（3）精神异常 少见抑郁。

（4）神经系统 常见头晕、头痛；少见面瘫。

（5）呼吸系统 常见口咽疼痛；少见鼻充血；罕见过敏性肺泡炎、嗜酸粒细胞性肺炎。

（6）消化系统 常见腹泻、恶心、呕吐。

（7）皮肤及皮下组织 常见瘙痒；少见脓疱性银屑病、皮肤剥脱、痤疮；罕见剥脱性皮炎、红皮病型银屑病。

（8）肌肉骨骼及结缔组织 常见背痛、肌痛、关节痛。

（9）全身性及给药部位反应 常见疲乏、注射部位红斑、注射部位疼痛；少见注射部位各种反应（包括出血、血肿、硬结、肿胀和瘙痒）。

【禁忌证】 （1）对本品及所含任何辅料存在超敏反应者禁用。

（2）有临床上重要的活动性感染者禁用（如活动性结核病）。

【注意事项】 （1）感染 本品可能会增加感染和再度激活潜伏性感染的风险，具有慢性感染或复发性感染史者慎用。如出现严重感染，在感染痊愈前不应使用本品。

（2）用药前，应评估患者是否存在结核感染。本品治疗前应先治疗潜伏性结核感染，活动性结核病患者严禁使用。有潜伏性或活动性结核病史者，若不能确认是否已得到足够疗程治疗，也应在给药前进行抗结核病治疗。治疗期间及治疗后，应密切监测活动性结核病。

（3）恶性肿瘤 本品可能会增加恶性肿瘤的风险。临床研究时部分患者出现了皮肤及非皮肤恶性肿瘤。对用药者尤其是 60 岁以上、有长期接受免疫抑制剂治疗史或有 PUVA 治疗史的患者，应监测是否出现非黑素瘤皮肤癌。

（4）超敏反应 本品有发生严重超敏反应的报告，其中一些发生在治疗数天后。也有速发过敏反应和血管性水肿发生。一旦发生，应立即停药并给予适当治疗。

（5）疫苗接种 使用本品时不能同时接受活病毒或活菌疫苗接种（如卡介苗［BCG］）。本品末次给药后至少停药 15 周，方可接种活病毒或活菌疫苗；接种疫苗至少 2 周后，才可重新开始本品治疗。接受本品治疗的患者可同时接种非活性或灭活疫苗。长期使用本品治疗不会抑制对肺炎球菌多糖或破伤风疫苗的体液免疫应答。

（6）乳胶过敏 本品预充式注射器的针头保护帽由干天然橡胶（一种乳胶衍生物）制成，可能会引起乳胶过敏人群发生过敏反应。

（7）合并免疫抑制治疗 当考虑本品联用其他免疫抑

制剂或从其他免疫抑制性生物制剂换用本品时，需慎重。

(8) 严重的皮肤症状　有使用本品治疗后出现剥脱性皮炎的报告。作为疾病自然进程的一部分，斑块状银屑病患者可能发展为红皮病型银屑病，在临床上其症状与剥脱性皮炎可能较难区分。作为监测患者银屑病的一部分，应警惕红皮病型银屑病或剥脱性皮炎的症状。如果出现这些症状，应给予适当的治疗。如果怀疑为药物反应，应立即停用。

妊娠

(1) 治疗期间及治疗后至少 15 周内，应采取有效避孕措施。

(2) 妊娠期妇女使用的数据尚不充足。为防止意外，妊娠期间最好避免使用。

哺乳期　可能会对哺乳婴儿产生不良反应，需权衡对婴儿及哺乳期患者的利弊，决定是否治疗期间及治疗后 15 周内停止哺乳或终止本品治疗。

儿童　18 岁以下儿童患者的安全性和疗效尚未确定。

老年人　(年龄≥65 岁者)无需调整剂量。老年人群感染发生率总体较高，使用本品应慎重。

【给药说明】　(1) 用药前，应检查溶液是否出现悬浮微粒或变色。若变色或混浊，或出现异物颗粒，则不可使用。

(2) 本品注射液应避免振摇。

(3) 注射前应使本品温度达到室温(约需半小时)。

(4) 预充式注射器和针头为一次性使用，不能重复使用。

(5) 注射器中剩余的未用尽药液或废料应按要求妥当处理。

(6) 患者或其看护人在经过适当的皮下注射方法培训后，可进行注射使用。但应适当做医学随访。

【用法与用量】　用法：皮下注射给药。应尽量避免在出现银屑病症状的皮肤区域注射。用量：斑块状银屑病，首次 45mg，4 周后及之后每 12 周给予一次相同剂量。体重>100kg 的患者，推荐剂量为首次 90mg，4 周后及之后每 12 周给予一次相同剂量。治疗 28 周仍未应答的患者应考虑停止用药。

【制剂与规格】　乌司奴单抗注射液：(1)0.5ml:45mg；(2)1ml:90mg。

英夫利西单抗

Infliximab

【适应证】　本品皮肤科适应证为用于需系统治疗且对环孢素、甲氨蝶呤或光化学疗法等其他系统治疗无效、禁忌或耐受的慢性重度斑块型银屑病成年患者。

【药理】　(1) 药效学　本品为人-鼠嵌合性单克隆抗体，可与 TNF-α 的可溶形式和跨膜形式以高亲和力结合，抑制 TNF-α 与受体结合，从而使 TNF 失去生物活性。经本品治疗的银屑病型关节炎患者，其 T 细胞和滑膜内血管的数量下降，银屑病皮肤病变和滑膜内巨噬细胞的数量下降。可改变斑块型银屑病组织病理学特征。能降低皮肤厚度和炎症细胞的渗入，下调淋巴细胞抗原(CLA)阳性的表皮活化炎症细胞的表达，包括 CD3、CD4 和 CD8 阳性的淋巴细胞，下调 CD1 阳性的表皮黑色素细胞的表达。

(2) 药动学　成人单次静脉滴注 3～20mg/kg，最大血清药物浓度与剂量呈线性关系。稳态时的分布容积与剂量无关，主要分布于血管腔内。斑块型银屑病 3～5mg/kg 单剂量给药终末半衰期中位值为 7.7～9.5 天。出现对本品的抗体时，药物清除率增加。给予 3～10mg/kg 维持剂量治疗 8 周后,血清浓度中位值约为 0.5～6μg/ml，患者呈本品抗体阳性时无法再检测到本品浓度(<0.1μg/ml)。肝损伤或肾损伤患者的药物清除率和分布容积数据尚不清楚。

【不良反应】　最常见的是上呼吸道感染。与本品使用相关的最严重的不良反应包括乙型肝炎病毒(HBV)再激活、充血性心力衰竭(CHF)、严重感染(包括败血症、机会性感染和结核病)、血清病(迟发性超敏反应)、血液系统反应、系统性红斑狼疮或狼疮样综合征、脱髓鞘性疾病、淋巴瘤、肝脾 T 细胞淋巴瘤(HSTCL)、肠道或肛周脓肿(克罗恩病)和严重的输液反应。其中有致住院或死亡报告。

输液反应发生率约 18%，停药一段时间后再次给药输液反应发生率高于常规的维持治疗。中至重度银屑病患者的临床试验中间歇给药组严重输液反应发生率高于维持治疗组。上市后报告的不良反应具体包括：中性粒细胞减少、间质性肺病(包括肺纤维变性或间质性肺炎和极为罕见的快速进展性疾病)、特发性血小板减少性紫癜、血栓性血小板减少性紫癜、心包积液、全身和皮肤脉管炎、多形性红斑、史-约综合征、中毒性表皮坏死溶解、外周脱髓鞘病(如吉兰-巴雷综合征、慢性炎性脱髓鞘性多发性神经病变和多灶性运动性神经病变)、新发的和加重的银屑病(包括脓疱样的所有亚型，主要见于掌跖)、横贯性脊髓炎和神经病变(也观察到其他神经病学反应)、急性肝功能衰竭、黄疸、肝炎和胆汁淤积、严重感染和恶性肿瘤(包括黑色素瘤和 Merkel 细胞癌)。

其余内容参阅第六章第七节及第十三章第三节。

【禁忌证】　参阅第十三章第三节。

【注意事项】　(1)活动性感染患者不应使用本品,包括临床上重要的局部感染。年龄>65 岁、存在合并疾病和(或)同时服用免疫抑制剂的患者,发生感染的风险会增高。

(2)本品有致结核病复发或新发结核感染的病例。开始治疗前及治疗期间应定期评估患者结核病发生的风险,并考虑是否接受抗结核治疗。亦有增加侵袭性真菌感染的风险。如果发生严重感染或败血症,应停用本品。

(3)在接受本品治疗的儿童、青少年和年轻成人中有出现恶性肿瘤[主要有淋巴瘤、肝脾 T-细胞淋巴瘤(HSTCL)、皮肤癌等]及致死病例。临床试验显示中至重度慢性阻塞性肺病(COPD)患者中更多发生恶性肿瘤病例,大多为肺部或头颈部,中至重度 COPD 患者使用本品应谨慎。

(4)曾出现乙型肝炎病毒(HBV)复活的病例,对慢性病毒携带者应谨慎使用本品。

(5)有重度肝脏毒性反应的报告(罕见),包括急性肝功能衰竭、黄疸、肝炎和胆汁淤积,其中某些病例为自身免疫性肝炎。如果出现黄疸和(或)显著的肝酶升高,应停用本品。

(6)可出现过敏反应(包括过敏性休克和迟发性超敏反应)、自身免疫疾病、神经系统及血液系统毒性反应,一旦出现,应立即停药并予以救治。

其余内容参阅第十三章第三节。

【药物相互作用】　参阅第十三章第三节。

(1)应避免与托珠单抗合用,因感染和潜在发生免疫抑制的风险增高。

(2)与甲氨蝶呤(MTX)合用可能会减少本品抗体的产生,使本品浓度升高。

【给药说明】　参阅第十三章第三节

【用法与用量】　用法:静脉滴注。

用量:斑块型银屑病。首次给予 5mg/kg,之后在首次给药后的第 2 周和第 6 周及以后每隔 8 周各给予一次相同剂量。若患者在第 14 周后(即 4 次给药后)没有应答,不应继续给予本品治疗。相隔 20 周后再次单次给药的经验有限,与最初的诱导治疗相比,本品的有效性降低,且轻至中度输液反应增加(包括严重反应)。如维持治疗中断,不推荐再次启动诱导治疗,应按照维持治疗再次给药。

【制剂与规格】　注射用英夫利西单抗:100mg。

阿达木单抗
Adalimumab

【适应证】　皮肤科适应证:用于需要进行系统治疗或光疗,并对其他系统治疗(包括环孢素、甲氨蝶呤或光化学疗法)不敏感,或具有禁忌证,或不能耐受的成人中至重度慢性斑块状银屑病患者。

本品皮肤科疾病之外的适应证的内容查阅其他相关章节。

【药理】　参阅第十三章第三节。

【不良反应】　因本品影响免疫系统,故影响人体对于感染和癌症的防御功能,可发生严重不良反应,包括可引起致死和威胁生命的感染(包括脓毒症、机会感染和结核),在临床试验中也发现了其他严重感染,包括肺炎、肾盂肾炎、脓毒性关节炎和败血症;乙型肝炎复发以及多种恶性肿瘤(包括白血病、淋巴瘤和肝脾 T 细胞淋巴瘤);也有严重血液系统反应、神经系统反应和自身免疫性反应的报告。

其他内容参阅第十三章第三节。

【禁忌证】　参阅第十三章第三节。

【注意事项】　警告　严重感染和恶性肿瘤。本品有增加严重感染的风险,可能导致住院或死亡;已有报告使用本品治疗出现淋巴瘤和其他恶性肿瘤,有些是致命的。

其他注意事项

(1)感染甚至严重感染　本品不能用于活动性感染包括局部感染的患者。年龄>65 岁、伴有合并症、同时使用免疫抑制剂(如糖皮质激素或甲氨蝶呤等)发生感染的可能性更大,以下患者用本品需慎重评估:慢性或复发性感染、曾暴露于结核、有机会性感染史、有地方性真菌病(如组织胞浆菌病、球孢子菌病或芽生菌病)地区旅居及有易患感染的潜在因素。本品的清除可长达 4 个月,在此期间应持续监测是否出现感染。肺功能受损可能增加感染发生的风险。注意监测侵袭性真菌感染等机会性感染。当患者出现新的严重感染或脓毒症时,应中断本品治疗,采用适当的抗菌药或抗真菌药治疗,直到感染得到控制。

(2)结核　已有结核病再激活和新发结核病例的报道,包括肺结核和肺外结核(即播散性结核)。在本品治疗前和治疗期间应进行结核病危险因素评估、患者筛查和定期检测潜伏性结核感染。活动性结核患者禁用。使用本品前需对潜伏性结核感染进行治疗。

(3)恶性肿瘤　使用本品治疗应充分考虑其风险和获益。

（4）长期用药　本品用于中至重度慢性斑块状银屑病患者超过一年的安全、有效性尚未进行临床研究。

妊娠　妊娠期妇女用药期间及停药后至少 5 个月内应避免怀孕。现有资料未表明新生儿畸形率增加。妊娠期妇女使用会对新生儿的正常免疫反应产生影响。本品可透过胎盘，可增加出生婴儿感染的风险。妊娠期间仅在明确需要时慎重使用。不推荐妊娠期间最后一次注射本品后的 5 个月内对婴儿接种活疫苗（如卡介苗）。

哺乳期　目前尚不确定本品是否可泌入母乳，或经口摄入是否会被吸收。由于乳汁中分泌有人体免疫球蛋白，因此至少在结束本品治疗后 5 个月内不能哺乳。

老年人　年龄≥65 岁的患者发生严重感染和恶性肿瘤的频率高于<65 岁者，其中一些还会出现致命性后果。因此，老年患者应特别注意感染风险。

儿童　目前尚没有本品在儿童患者中有效性研究资料。上市后资料有起始治疗年龄≤18 岁的患者中已有发生恶性肿瘤的报告，其中一些是致命的，约一半的病例是淋巴瘤，其余的病例为各种不同的恶性肿瘤，包括在儿童和青少年中不常见的通常与免疫抑制和恶性疾病相关的罕见恶性肿瘤。

生育力　建议具有生育可能的女性患者采用适当的避孕措施，避免妊娠，并且在结束本品治疗后至少继续避孕 5 个月。

驾驶和机械操作　本品对驾驶和操作机械有轻微的影响。接受本品治疗可能会引起头晕（包括眩晕、视觉障碍和疲劳）。

【药物相互作用】　（1）使用本品时不应同时使用其他生物类抗风湿药物（如阿那白滞素和阿巴西普等）、其他 TNF 拮抗剂，因可能增加感染包括严重感染和其他潜在药物相互作用的风险。

（2）避免与活疫苗同时使用。

（3）在慢性炎症过程中升高的细胞因子（如 TNF-α、IL-6）水平可能会抑制 CYP450 酶的生成。正在使用治疗指数窄的 CYP450 底物治疗的患者，开始或停止本品治疗时，建议进行药物监测并个体化调整剂量。

【给药说明】　（1）在使用本品期间，需要对其他联合治疗用药，如糖皮质激素或免疫调节剂进行优化。

（2）应在大腿前部或下腹部皮下注射。每次注射选择不同的部位，不要在疼痛、瘀青、发红、发硬、有瘢痕或妊娠纹的皮肤区域注射。银屑病患者，不要在任何凸起、增厚、发红或鳞屑斑块病变区域注射。

（3）治疗 16 周内未出现临床应答的患者，应慎重考虑是否继续治疗。治疗超过 16 周，应答不充分的患者可增加给药频率至每周 40mg。给药频率增加后，对于应答仍不充分的患者，应当仔细评估是否继续每周 1 次 40mg 治疗。如果因给药频率增加而获得了充分应答，则后续频率减至每两周 40mg。

（4）用药期间应密切监测患者并定期医学随访。

（5）不能与其他药物混合注射。

（6）正确注射技术培训后患者可自行注射用药。

（7）注射前将本品室温放置约 15～30 分钟，在达到室温前不要取下灰色帽和紫红色帽。注射前仔细检查预填充式注射笔中的注射液有无颗粒物或变色，如发现有，则不要使用。

【用法与用量】　银屑病：成人患者用量第一次皮下注射 80mg，然后自首次给药后一周开始每两周皮下注射 40mg。

老年患者无需进行剂量调整。

【制剂与规格】　阿达木单抗注射液：0.8ml:40mg。

硝　酸　银
Silver Nitrate

【适应证】　外用，主要用于防治浅Ⅱ度烧伤创面的感染。

【药理】　（1）药效学　本品为消毒防腐药。具有杀菌、收敛和促进创面愈合的作用，作用强度与浓度和作用时间成正比。淋病奈瑟菌对本品特别敏感，本品对化脓性肺炎球菌、金黄色葡萄球菌、铜绿假单胞菌、变形杆菌、流感杆菌及沙眼衣原体均具有较强的作用。其作用机制可能是通过银离子抑制细菌的酶系统，使细菌蛋白质凝固而死亡。

（2）药动学　本品局部外用几乎不吸收入体循环。

【不良反应】　可出现局部红斑、充血、烧灼感等皮肤和黏膜刺激症状。

【禁忌证】　对本品过敏者禁用。

【注意事项】　（1）本品不能涂于眼内。

（2）如刺激性强烈且持久应停止使用本品。如出现荨麻疹等过敏反应症状，应马上停药。

（3）长期使用可产生银沉着症。

（4）本品腐蚀性较强，使用时勿与健康皮肤和组织接触。

（5）本品见光易析出金属银，故应避光保存。

【给药说明】　换药前必须将创面上原有的药膏清除干净。

【用法与用量】　外用，均匀涂布于创面，厚 0.2～0.4cm，一日 1～2 次，一次不超过 500g。

【制剂与规格】　硝酸银软膏：0.1%50g。

第二十六章　眼科用药

眼科药物为用于治疗或诊断眼病的用药。眼科用药常采用滴眼剂，给药的主要途径是结膜囊局部滴药，经由角膜吸收进入眼内。理想的眼用药物应同时具备水溶性和脂溶性。眼病涉及的疾病谱广泛，许多用于其他疾病的治疗药物也可以用于眼病的诊断和治疗，眼科用药有数百种之多，但并非眼病专用。本章主要介绍收载于《中华人民共和国药典》以及临床常用的眼科药物。

第一节　降眼压药

根据房水生成和流出途径，目前的降眼压药物无非就分以下两种：促进房水流出和减少房水生成。

降眼压药通过促进房水流出或减少房水生成到达降低眼压的作用。促进房水流出的有：胆碱能受体激动药、前列腺素类似物。减少房水生成的有：β肾上腺素能激动剂、碳酸酐酶抑制药。兼有促进房水流出和减少房水生成的有：肾上腺素受体激动药、高渗剂。

一、胆碱能受体激动药

胆碱能受体激动药又被称为胆碱能拟似药或副交感神经拟似药，其生物效应类似乙酰胆碱类药物。本类药物按作用机制的不同可分为直接作用和间接作用两类。直接作用类通过直接激活位于神经-肌肉接头处神经突触后膜的胆碱能受体而发挥作用，这类药物包括毛果芸香碱和卡巴胆碱；间接作用类通过抑制胆碱酯酶，使神经突触中的乙酰胆碱不发生水解，延长乙酰胆碱的作用。间接作用类药物根据对胆碱酯酶作用方式的不同又可分为可逆性和不可逆性两类。可逆性药物与酶结合形成易于解离的复合物，不破坏胆碱酯酶，经过一段时间后释放出胆碱酯酶恢复其活性，如毒扁豆碱；不可逆性药物与胆碱酯酶牢固结合，使酶老化失活，如依可碘酯（ecothiopateiodide）。

胆碱能受体激动药眼部使用时，靶器官为瞳孔括约肌和睫状肌，引起睫状肌、瞳孔括约肌收缩，从而使瞳孔缩小，虹膜舒展，房角牵拉及晶状体增厚，同时可部分减少房水分泌。胆碱能受体激动药通常用于原发性青光眼的治疗，也用于眼科检查后及手术的缩瞳。

硝酸毛果芸香碱 [药典(二)；国基；医保(甲)；医保(乙)]
Pilocarpine Nitrate

【适应证】　①原发性闭角型和开角型青光眼，及某些继发性青光眼。②激光虹膜造孔术之前，使虹膜伸展便于激光打孔，以及防止激光手术后的反应性眼压升高。③眼科手术后或检眼镜检查后，以抵消睫状肌麻痹剂或散瞳药的作用。注射液可用于白内障人工晶体植入手术中缩瞳。

【药理】　(1)药效学　本品直接作用于中枢和外周的毒蕈碱样受体，对眼和腺体的作用最为明显。引起缩瞳，眼压下降，并有调节痉挛等作用。通过激动瞳孔括约肌的M胆碱受体，使瞳孔括约肌收缩。缩瞳引起前房角间隙扩大，房水易回流，使眼压下降。由于睫状肌收缩，悬韧带松弛，使晶状体屈光度增加，故视近物清楚，看远物模糊，称为调节痉挛。

(2)药动学　本品具有水溶与脂溶的双相溶解性，角膜对其溶液具有良好通透性。使用 1%溶液滴眼后 10～30 分钟出现作用，降眼压作用的达峰时间约 75 分钟。缩瞳持续时间为 4～8 小时，降眼压作用持续（和浓度有关）时间为 4～14 小时。眼药膜等缓释剂型药物降眼压作用的达峰时间为 1.5～2 小时。

【不良反应】 滴眼后可见眼部和全身不良反应表现。本品滴眼后引起的全身副作用并不多见，但有引起死亡的报告，必须高度重视。

（1）视觉异常 ①调节痉挛。因睫状肌收缩所致，可持续 2～3 小时。临床表现为暂时性近视、轻度头痛和眼眶痛，因难以耐受终止用药者约占 20%。②瞳孔缩小。瞳孔括约肌收缩所致。因减弱进入眼内的光线，导致视物变暗。晶状体核硬化和后囊下混浊的患者视力下降比较明显。③瞳孔阻滞。晶状体虹膜隔前移所致。对于房角狭窄伴有白内障膨胀期的患者，滴用本品后可导致瞳孔阻滞，眼压升高，类似发作期急性闭角型青光眼的临床过程。④视网膜脱离。长期滴用本品，可能引起黄斑裂孔形成、视网膜脱离、玻璃体积血。患有近视、无晶状体眼或人工晶状体眼者为高危人群。⑤滤泡性结膜炎。长期滴用毛果芸香碱可刺激结膜组织，引起结膜慢性滤泡性炎症。⑥过敏性睑结膜炎。⑦刺激症状。包括眼刺痛、烧灼感、结膜充血等，常常在停药数日或数周内消退。长期滴用本品，可因慢性虹膜炎症而加重房角进行性粘连和关闭。

（2）胃肠反应 偶见特别敏感的患者，局部常规用药后出现流涎、出汗、胃肠道反应和支气管痉挛等毒蕈碱样中毒症状，表现为胃肠系统出现恶心、呕吐、腹痛和腹泻等。

（3）呼吸系统 偶见呼吸系统出现支气管痉挛和肺水肿，引起呼吸困难。

（4）心血管 偶见心血管系统出现心动过缓、血管扩张、血压下降、心肌收缩力减弱和传导阻滞等。

【禁忌证】 （1）对本品过敏者禁用。

（2）滴眼液禁用于 ①任何不应缩瞳的眼病患者，如虹膜睫状体炎、急性虹膜炎、急性结膜炎、角膜炎或其他活动性眼内炎症、瞳孔阻滞性青光眼等。②新生血管性和葡萄膜炎性青光眼患者禁用。本品破坏血-房水屏障，使葡萄膜充血和毛细血管通透性增加，引起出血并加重炎症。③可疑视网膜脱离患者禁用。本品可能加重视网膜脱离，并妨碍观察眼底及治疗。尤其对高度近视眼、无晶状体眼以及人工晶状体眼的青光眼患者。

【注意事项】 （1）儿童慎用，在确有应用指征时，应权衡利弊后决定是否使用。小儿用量酌减。

（2）妊娠期妇女慎用。

（3）哺乳期妇女服药期间宜暂停哺乳，或改用其他相宜的治疗青光眼药物。

（4）长期滴用本品会引起瞳孔括约肌纤维化和瞳孔开大肌功能减退，从而导致持续性瞳孔缩小，影响视野及暗视力。应告知需在夜间开车或从事照明不好的危险职业的患者特别小心。

（5）长期滴用本品可能导致房角狭窄、前房变浅、晶状体前移和变厚。滴药 15 分钟后出现这种反应，持续 1小时，一般在 2 小时后消失。

（6）部分病例使用该药后出现视物模糊，调节力减低。

（7）如意外出现毛果芸香碱毒性反应，如流涎、发汗、恶心、呕吐、腹泻等，应及时就诊，并给予阿托品类抗胆碱药治疗。

【药物相互作用】 本品可与其他缩瞳药、β 受体拮抗药、碳酸酐酶抑制药、拟交感神经药物或高渗脱水剂联合用于治疗青光眼。本品和噻吗洛尔联合用于原发性青光眼、剥脱综合征、色素性青光眼、混合性青光眼、高眼压症等各种青光眼比单独使用某一类药物的降眼压效果更好。本品与拉坦前列素联合使用时，可加强降低眼内压效果。同时使用阿托品或环喷托酯类药物，可干扰本品的抗青光眼作用。同样毛果芸香碱会影响阿托品类药的散瞳效果。

【给药说明】 （1）滴药后用手指压迫泪囊部 1～2 分钟，以免全身吸收过多。

（2）当眼压处于 8.00kPa（60mmHg）以上，或长时间高眼压，导致瞳孔括约肌缺血或萎缩时，组织对本品的反应不良，此时应同时联合使用其他抗青光眼药物；

（3）眼前节短的患者，应联合使用高渗剂等药物，可减轻本品引起晶状体前移、造成前房过浅等作用。

【用法与用量】 （1）硝酸毛果芸香碱滴眼液 ①慢性青光眼：0.5%～4%溶液，滴入结膜囊，一次 1 滴，一日 1～4 次。②急性闭角型青光眼急性发作期：1%～2%溶液，滴入结膜囊，一次 1 滴，5～10 分钟 1 次，3～6 次后改为 1～3 小时 1 次，直至眼压下降到预期水平；如效果不明显，应及时改用其他药物。同时，对侧眼（如临床前期或前驱期），一次 1 滴，每 6～8 小时 1 次，以预防对侧眼闭角型青光眼的发作。③缩瞳：手术前缩瞳，2%溶液，滴入结膜囊，一次 1 滴，4～6 分钟 1 次，致效果满意，一般滴 4 次。对抗胆碱药的散瞳作用，1%溶液，滴入结膜囊，一次 1 滴，4～6 分钟 1 次。

（2）硝酸毛果芸香碱眼用凝胶 涂入结膜囊内一次

适量，一日 1 次，晚睡前用。

（3）硝酸毛果芸香碱注射液　皮下注射一次 2～10mg，术中稀释后注入前房或遵医嘱。

【制剂与规格】　硝酸毛果芸香碱滴眼液：（1）5ml:25mg；（2）5ml:50mg；（3）5ml:100mg；（4）10ml:100mg；（5）10ml:200mg；（6）8ml:40mg。

硝酸毛果芸香碱眼用凝胶：5g:0.2g。

硝酸毛果芸香碱注射液：1mg:2g。

卡 巴 胆 碱 [药典(二)]
Carbachol

【适应证】　（1）CDE 适应证　用于人工晶体植入，白内障摘除，角膜移植等需要缩瞳的眼科手术。

（2）国外适应证　术后眼高压症。

（3）超说明书适应证　毛果芸香碱耐药或耐受时，可替代毛果芸香碱治疗青光眼。

【药理】　（1）药效学　本品为人工合成的季胺类拟胆碱药，能直接作用于瞳孔括约肌并产生即刻的缩瞳效果，同时具有抗胆碱酯酶作用，作用时间比乙酰胆碱长，能维持相对较长的缩瞳时间。局部滴眼能够通过增加房水的排出，从而降低眼压。

（2）药动学　眼科手术中前房注射 2 秒钟后瞳孔即开始缩小，2～5 分钟内达到最大缩瞳效果，缩瞳作用可维持 24～48 小时。

【不良反应】　（1）眼部一过性视物模糊、眼刺痛及烧灼感、头痛、眼睑颤搐，眼前出现纱幕样暗影。

（2）全身面部潮红、胸闷、出汗、流涎、恶心、呕吐、腹泻、肌肉震颤，严重者可致呼吸困难、尿失禁、心律不齐。

【禁忌证】　（1）严重心血管疾病，包括心律不齐、心动过缓、低血压。

（2）迷走神经兴奋、癫痫、帕金森病、甲状腺功能亢进、支气管哮喘、消化道溃疡和尿路梗阻。

【注意事项】　（1）对本品及其制剂所含成分过敏者慎用。

（2）滴药后瞳孔缩小，在夜晚或暗光下视力下降。因此，在夜晚和暗光下开车和使用机器有危险，要特别注意。

（3）用药后视力调节下降或一过性消失。

（4）孕妇慎用。

（5）建议哺乳期妇女慎用，或暂停哺乳。

（6）儿童用量酌减。

【药物相互作用】　本品不宜与阿司匹林、氟比洛芬、环氟拉嗪和酮咯酸等非甾体类抗炎药同时使用。眼局部

与非甾体类抗炎药同时使用时，卡巴胆碱失效。

【给药说明】　本品禁用于口服、肌内及静脉注射。

【用法与用量】　眼科手术前房内注射，一次 0.2～0.5ml。

【制剂与规格】　卡巴胆碱注射液：1ml:0.1mg。

二、肾上腺素受体激动药

酒石酸溴莫尼定 [药典(二)；医保(乙)]
Brimonidine Tartrate

【适应证】　用于降低开角型青光眼、高眼压症和眼前节激光手术后的眼压。

【药理】　（1）药效学　本品为高度选择性的 α_2 肾上腺素受体激动药。用本品滴眼，可使实验动物和人眼的房水生成减少和葡萄膜巩膜外流增加，从而使眼压下降。对青光眼和正常眼都有降眼压作用，心血管系统和呼吸系统的影响很小。可作为局部 β 受体拮抗剂的替代或辅助治疗。也用于不能被单一前列腺素类似物如拉坦前列素和曲伏前列素控制的眼压升高的辅助治疗。目前也有溴莫尼定噻吗洛尔、布林佐胺溴莫尼定等复方滴眼剂。

正常人滴药 5 天后眼压降低 16%～22%。开角型青光眼和高眼压症患者滴药 4 周，眼压降低 0.77kPa（5.8mmHg），下降率为 30.1%。连续用药 1 年，降眼压作用稳定。研究结果显示，0.2%和 0.15%的溴莫尼定滴眼液有相似的降眼压效果。

（2）药动学　本品滴眼后，1～4 小时达血浆峰浓度。$t_{1/2}$ 约为 3 小时。主要经肝脏代谢，原型和代谢产物大部分由尿排出。可有效地穿透房水，并有一定程度的全身吸收。口服用放射性物质标记大约 87%在 120 小时内从体内消除，其中的 74%出现于尿液中。

【不良反应】　（1）眼部充血、睑退缩和散瞳，烧灼感、干燥感、刺痛感、瘙痒感、结膜滤泡、视物模糊等。大多可耐受。一些患者眼内压急剧下降，常规滴眼可发生眼不耐受反应，表现为充血、眼痒、流泪增加、眼不适、睑结膜水肿，如果这些症状出血，必须停止治疗。

（2）少数患者有口干、头痛头晕、全身乏力和倦怠感、神经衰弱、嗜睡（约有 16%的患者因嗜睡的原因而停用）、超敏反应等。

【禁忌证】　（1）对酒石酸溴莫尼定或本品中任何成分过敏者。

（2）使用苯乙肼、丙卡巴肼等单胺氧化酶抑制药患者禁用。

(3)新生儿和婴儿(<2 岁的儿童)禁用。

(4)复方滴眼液需参照所含成分相应的用药禁忌。

【注意事项】 (1)对使用降眼压药物的患者,应按常规定期监测眼内压。

(2)曾对降眼压药(如毛果芸香碱、乙酰唑胺)反应较重者慎用。

(3)虽然用本品滴眼,吸收入体内的量非常少,但是,有心血管疾病或低血压的患者的血压可能受到影响。

(4)精神抑郁,大脑或冠状动脉功能不全,雷诺现象,直立性低血压。血栓闭塞性脉管炎的患者,使用本品均应谨慎。研究期间某些患者使用本品的作用减弱。

(5)肾功能不全或肝功能不全患者,因溴莫尼定血药浓度较高可引起情绪低沉,如继续用药可能使这种状况恶化,应慎用。

(6)由于可引起产生疲劳和(或)困倦感,因此须提醒从事危险活动的患者使用本品有精神警觉性下降的可能。

老年人 65 岁以上患者单剂量使用溴莫尼定后的 C_{max},AUC 以及半衰期与年轻人相同,表明溴莫尼定的全身吸收和消除不受年龄影响。

妊娠 未进行妊娠妇女的研究,但动物致畸研究表明无影响。

哺乳期 本品是否会进入人的乳液尚不清楚,但动物实验证实,本品可以进入乳液,故哺乳期妇女不宜使用,或暂停哺乳。

儿童 因为嗜睡的发生率和严重度较高,儿童(≥2 岁),特别是体重≤20kg 的儿童慎用,使用时进行密切监测。

【药物相互作用】 与其他降眼压药物联合应用有加强作用。单独使用本品降眼压幅度达 20.2%,联合用药眼压进一步下降 16.9%。本品和噻吗洛尔联合应用的降眼压效果比与多佐胺和噻吗洛尔联合应用强,而不及拉坦前列素和噻吗洛尔联合应用的效果。

与中枢神经系统抑制药(酒精、巴比妥类、阿片制剂、镇静剂或麻醉剂),需考虑产生叠加作用或使之强化的可能性应予以考虑。在同时使用 α 受体拮抗剂(眼局部用或全身用),抗高血压药和(或)强心苷药物时,亦应予以注意。滴用本品后是否影响循环中的儿茶酚胺水平亦无资料可寻。然而,当患者服用能影响循环中胺类的代谢或摄取的三环类抗抑郁药时,应慎用本品。

【给药说明】 本品若与其他滴眼液同时使用,每种滴眼液使用至少间隔 5 分钟。为减少全身吸收,滴眼后立即按压内眦部的泪囊区(泪道阻断)或闭合眼睑 2 分钟,

从而减少全身性不良反应并增加药物的局部活性。

【用法与用量】 酒石酸溴莫尼定滴眼液 滴入患眼,每日 3 次,每次 1 滴,间隔约 8 小时。如果与其他滴眼液同时使用,每种滴眼液使用至少间隔 5 分钟。

【制剂与规格】 酒石酸溴莫尼定滴眼液:(1)5ml:10mg; (2)5ml:7.5mg。

地 匹 福 林
Dipivefrin

【适应证】 ①用于治疗开角型青光眼、高眼压症、色素性青光眼、新生血管性青光眼和手术时止血,以及与麻醉剂合用以延长麻醉时间。②用于散瞳和患者瞳孔散大的鉴别诊断。③用于闭角型青光眼虹膜切除后的残余青光眼,以及其他类型的继发性开角型青光眼和青光眼睫状体炎综合征。

【药理】 (1)药效学 本品结构为肾上腺素异戊酯,是肾上腺素的前药。自身没有药理活性,在角膜和前房中被脂酶水解,迅速转化为肾上腺素发挥药理作用,主要是降低小梁网的房水流出阻力和增加葡萄膜巩膜房水流出量,引起散瞳和眼压下降。本品具有高度脂溶性,滴眼液滴眼后极易透过角膜屏障进入眼内。本品眼内通透性比肾上腺素强 10~17 倍。0.1%地匹福林的降眼压作用与 1%肾上腺素相当,散瞳作用与 2%肾上腺素相当。0.1%地匹福林溶液一滴滴眼后,30 分钟开始降眼压,1~2 小时获最大作用,维持约 10~12 小时。

(2)药动学 0.1%地匹福林滴眼药滴眼后 30 分钟开始眼压降低,1~5 小时达峰值,眼压降低 0.78kPa(5.9mmHg),眼压下降率为 20%~27%,降眼压作用持续 12 小时。代谢的最终产物为 3-甲氧基肾上腺素、二羟基扁桃酸和二羟基苯基乙二醇,代谢物大部分由尿排除,小部分由粪便排出。

【不良反应】 地匹福林滴眼液的使用浓度仅为肾上腺素的 1/10~1/20,因此不良反应的发生率比肾上腺素少得多。

(1)眼部烧灼感、刺激感、畏光感、瞳孔轻度扩大、视物模糊、额部疼痛、结膜血管收缩后反跳性充血、结膜炎、滤泡性结膜炎和角结膜色素沉着。无晶状体眼滴用可能发生黄斑囊样水肿。

(2)全身一般不发生副作用,偶有一过性头痛、枕部疼痛、心律失常、心悸、心率增快、血压增高、脸色苍白、发抖和出汗等。

【禁忌证】 (1)未经手术治疗的闭角型青光眼及窄房角患者禁用。

(2)严重高血压、动脉硬化、冠状动脉供血不全、心律不齐、糖尿病、甲状腺功能亢进患者禁用。

(3)对本品过敏者禁用。

【注意事项】 (1)哺乳期妇女不宜使用，或用药期间宜暂停哺乳。

(2)小儿慎用，在确有应用指征时，应权衡利弊后决定是否使用。

(3)老年患者慎用，在确有应用指征时，应权衡利弊后决定是否使用。

(4)用药时应监测眼内压。

【药物相互作用】 (1)与毛果芸香碱或 β 肾上腺素受体拮抗药合用有相加作用。

(2)与拉坦前列素合用有明显的相加作用。

【给药说明】 与其他滴眼液合用时，应相互间隔 15 分钟。滴后用手指压迫内眦泪囊部 3～5 分钟。

【用法与用量】 滴入结膜囊。一次 1 滴，一日 1～2 次。

【制剂与规格】 盐酸地匹福林滴眼液：8ml:8mg。

三、β 肾上腺素受体拮抗药

马来酸噻吗洛尔 [药典(二)；国基；医保(甲)]

Timolol Maleate

【适应证】 ①用于治疗原发性开角型、闭角型青光眼和多种继发性青光眼等各种青光眼和高眼压症。②用于防治眼科激光手术引起的眼压升高和白内障手术后的高眼压反应。

【药理】 (1)药效学 本品为非选择性 β 肾上腺能受体拮抗剂。作用强度为普萘洛尔的 8 倍，但无选择性及膜稳定作用，无内在拟交感活性，无直接抑制心脏作用，无局部麻醉作用。其降低眼压的主要机制是减少房水生成，通过直接作用于睫状体中的 β_2 受体，抑制睫状体非色素上皮细胞中线粒体的氧化磷酸化作用，减少房水分泌。

一般在滴药后 3～4 周眼压平稳下降，停药后作用可维持 2 周。部分患者用药后可出现短期"脱逸"现象，即在开始用药数日内，降眼压效果减弱，持续用药 1～3 周后恢复降眼压效力。也有部分患者发生长期"漂移"现象，即在用药 3～12 个月，降眼压效果逐渐减弱，眼压有所上升，停药一段时间后，患眼恢复对噻吗洛尔降压的敏感性。这两种现象的出现可能由于反应性眼内 β 肾上腺素受体数量增加及药物和受体之间亲和力减弱有关。

本品与其他降眼压药联合可以达到进一步降低眼压的作用，目前有复方滴眼液制剂：如噻吗洛尔/毛果芸香碱、溴莫尼定/噻吗洛尔、拉坦前列素/噻吗洛尔、曲伏前列素/噻吗洛尔、贝美前列素/噻吗洛尔、布林佐胺/噻吗洛尔等，用于降低对 β 受体拮抗剂或前列腺素类似物等单一治疗效果不佳的开角型青光眼及高眼压症患者的眼压。

(2)药动学 噻吗洛尔滴眼液滴眼，每 12 小时 1 次。滴药后 30 分钟起效，经 1～2 小时，降眼压作用达峰值，药效可持续 12 小时以上。滴眼给药，血浆浓度很低。

口服起效时间 15～45 分钟，几乎完全从肠道吸收(约 90%)，1～2 小时达峰浓度，分布容积 1.7L/kg，血浆蛋白结合率 60%，由 CYP 2D6 代谢，原型及代谢产物有尿排出，半衰期 4 小时。能透过胎盘和进入乳汁。

【不良反应】 视觉异常 有轻度的局部刺激症状，如暂时性烧灼感、刺痛和视物模糊；泪液分泌减少、角膜知觉减退、浅层点状角膜病变、过敏性结膜炎；偶可发生视网膜脱离、黄斑出血等。

心血管异常 滴眼后如过量吸收，可引起心率减慢，心收缩力减弱，导致心动过缓、心律失常、低血压、晕厥、充血性心力衰竭和房室传导阻滞等。

呼吸系统 可引起支气管平滑肌收缩，导致支气管痉挛、哮喘发作、肺活量减少、呼吸困难和呼吸暂停等。

【禁忌证】 (1)有严重心血管系统和呼吸系统疾病患者禁用。如支气管哮喘、严重慢性阻塞性肺疾病、窦性心动过缓、Ⅱ 或Ⅲ度房室传导阻滞、明显心衰、心源性休克者禁用。

(2)1 岁以下婴幼儿禁用。

(3)对本品过敏者禁用。

【注意事项】 (1)下述情况应立即停药 当出现呼吸急促、脉搏明显减慢、脑供血不足、无心衰史患者出现心衰症状或药物过敏等症状时。

(2)心功能损害者，使用本品时应避免服用钙离子拮抗剂。

(3)正在服用儿茶酚胺耗竭药(如利血平)者，使用本品时应严密观察。

(4)冠状动脉疾患、糖尿病、甲状腺功能亢进和重症肌无力患者，用本品滴眼时需遵医嘱。

(5)慎用于自发性低血糖患者及接受胰岛素或口服降糖药治疗的患者，因 β 受体拮抗剂可掩盖低血糖症状。

(6)本品不宜单独用于治疗闭角型青光眼。

(7)定期检测眼压，并根据眼压的变化调整用药方案。

(8)哺乳期妇女用药期间宜暂停哺乳。已有证据显示，口服β肾上腺素拮抗药可以进入乳液。目前虽无滴眼液引起哺乳婴儿出现不良反应的报告，但为慎重起见哺乳期妇女使用本品时最好停止哺乳。

【药物相互作用】 (1)本品和拉坦前列素合用，降眼压作用加强。

(2)本品和毛果芸香碱合用，降眼压作用优于单独用药。本品作用机制是减少房水生成，毛果云香碱的作用机制是增加房水排出，两者合用有相加作用。

(3)本品和布林佐胺两者合用，有相加的降眼压作用。前者是非选择性β受体拮抗药，后者是碳酸酐酶抑制药，两者都能减少房水生成。

(4)两种β肾上腺素受体拮抗药合用，不会增加降眼压效果，反而会增加药物不良反应发生的概率。

【给药说明】 (1)与其他滴眼液使用间隔至少10分钟。

(2)用前应摇匀，避免容器尖端接触眼睛，防止滴眼液污染。

【用法与用量】 马来酸噻吗洛尔滴眼液：滴入结膜囊。先用0.25%滴眼液，一次1滴，一日2次；如眼压已控制，可改为一次1滴，一日1次。如眼压不能控制，改用0.5%滴眼液，一次1滴，一日2次；如眼压已控制，可改为一次1滴，一日1次。

【制剂与规格】 马来酸噻吗洛尔滴眼液：(1)5ml:12.5mg；(2)5ml:25mg；(3)10ml:50mg；(4)0.4ml:1mg(以噻吗洛尔计)。

拉坦噻吗滴眼液：(1)0.3ml:拉坦前列素15μg与马来酸噻吗洛尔2.049mg；(2)2.5ml:拉坦前列素50μg与马来酸噻吗洛尔6.8mg。

复方噻吗洛尔滴眼液：5ml:噻吗洛尔25mg和硝酸毛果芸香碱100mg。

左布诺洛尔
Levobunolol

【适应证】 对原发性开角型青光眼具有良好的降低眼内压疗效。对于某些继发性青光眼，高眼压症，手术后未完全控制的闭角型青光眼以及其他药物及手术无效的青光眼，加用本品滴眼可进一步增强降眼压效果

【药理】 (1)药效学 本品为非选择性β肾上腺素受体拮抗药。左布诺洛尔的阻断作用比它的右旋异构体强60倍。左布诺洛尔降低眼压最可能的主要机制是降低房水的产生量，降低眼压的同时不伴有缩瞳作用。

(2)药动学 本品滴眼后，1小时内眼压开始降低，作用达峰时间为2～6小时，作用维持时间为24小时。

【不良反应】 视觉异常 眼部有轻度的局部刺激症状，如暂时性烧灼感、刺痛和视物模糊；泪液分泌减少、角膜知觉减退、浅层点状角膜病变、过敏性结膜炎；偶可发生视网膜脱离、黄斑出血等。

其他 全身性反应：一过性心率减缓，偶可发生血压降低；呼吸困难；头痛、嗜睡、一过性共济失调、头晕；瘙痒和荨麻疹。

【禁忌证】 (1)未能良好控制的心脏疾病、窦性心动过缓、房室传导阻滞(Ⅱ、Ⅲ度)、心源性休克、肺源性右心衰及充血性心力衰竭等患者禁用。

(2)支气管哮喘、支气管痉挛等患者禁用。

(3)对本品过敏者禁用。

【注意事项】 (1)已知是全身β肾上腺素受体拮抗药禁忌的患者，包括异常心动过缓，Ⅰ度以上房室传导阻滞患者慎用。先天性心衰应得到适当控制后，才能使用本品。

(2)对有明显心脏疾病患者应用本品应监测脉搏。

(3)对其他β肾上腺素受体拮抗药过敏者慎用。

(4)已有肺功能低下的患者慎用。

(5)本品慎用于自发性低血糖患者及接受胰岛素或降糖药治疗的患者，因β受体拮抗药可掩盖低血糖症状。

(6)本品不宜单独用于治疗闭角型青光眼。

(7)使用中若出现脑供血不足症状时应立即停药。

(8)重症肌无力患者，用本品滴眼时需遵医嘱

【药物相互作用】 (1)本品与全身应用的β肾上腺素受体拮抗药合用，在降低眼压方面有相加作用。

(2)本品与全身应用的降血压药在降血压方面有相加作用，可致直立性低血压、心动过缓、头晕和晕厥。

(3)与肾上腺素合用可引起瞳孔扩大。

【给药说明】 与其他滴眼液联合使用时，请间隔10分钟以上。

【用法与用量】 滴入结膜囊。一次1滴，一日1～2次。

【制剂与规格】 盐酸左布诺洛尔滴眼液：5ml:25mg。

盐酸卡替洛尔 [药典(二)；医保(乙)]
Carteolol Hydrochloride

【适应证】 青光眼、高眼压症。

【药理】 (1)药效学 本品为非选择性β肾上腺素受体拮抗药，具有内源性拟交感活性，有极小表面麻醉作

用。对肾上腺素受体的拮抗作用为普萘洛尔的20～30倍。本品溶液滴入结膜囊后，通过抑制房水的生成降低眼压，而不影响房水流出阻力和经葡萄膜巩膜外流，对高眼压和正常眼压均具有降低作用。临床研究显示，1%盐酸卡替洛尔与0.5%噻吗洛尔的降眼压作用相当，而前者对心率没有影响。本品具有的内源性拟交感特性，可对β受体产生促效作用，减弱对心肌收缩和支气管及血管平滑肌舒张的抑制，因此，减少了由用药引起的心率迟缓、支气管痉挛、哮喘和周围血管阻力增高等不良反应的发生。对血压、心率、瞳孔直径和泪液分泌均无明显影响。

（2）药动学 ①健康志愿者，滴用本品1%或2%溶液30～60分钟眼压降低0.59kPa（4.4mmHg）；4～5小时达峰值，此时眼压降低0.69kPa（5.2mmHg）。本品滴眼后24小时，滴入量的16%由尿排出，半衰期为5小时。②青光眼患者，滴用本品1小时后眼压开始降低；4小时眼压下降达峰值，此时眼压降低0.75～1.32kPa（5.6～9.9mmHg），下降率为7%～22%，药效持续8～24小时。连续用药4～32周，降眼压作用稳定。80.7%的高眼压和青光眼患者用药后眼压可控制在2.80kPa（21mmHg）以下。

【不良反应】 视觉异常 本品与其他β肾上腺素受体拮抗药比较，眼部刺激症状轻，但有中度角膜麻醉作用。偶有刺痛感、痒感、干涩感、烧灼感、结膜充血和视物模糊、角膜着色、畏光及流泪。长期连续用于无晶状体眼或有眼底病变者，偶可发生黄斑部水肿、混浊，故需定期测定视力、眼底检查。

其他 全身反应：偶有头痛、头晕、恶心、倦怠、心率减缓、呼吸困难、无力。罕见恶心。

【禁忌证】 （1）有未满意控制的心脏疾病，如窦性心动过缓、房室传导阻滞（Ⅱ、Ⅲ度）、心源性休克、心衰等患者禁用。

（2）支气管哮喘者或有支气管哮喘史、未满意控制的慢性阻塞性肺疾病患者禁用。

（3）对本品过敏者禁用。

【注意事项】 （1）孕妇、哺乳期妇女慎用，在确有应用指征时，应权衡利弊后决定是否使用。

（2）自发性低血糖患者和接受胰岛素治疗的糖尿病患者慎用。由于易引起低血糖症，同时易掩盖症状，因此要注意血糖值。

（3）不宜单独用于治疗闭角型青光眼。

【药物相互作用】 （1）本品和拉坦前列素合用，降眼压作用加强。

（2）本品和毛果芸香碱合用，降眼压作用优于单独用药。

（3）本品和布林佐胺两者合用，有相加的降眼压作用。两者都能减少房水生成。

（4）两种β肾上腺素受体拮抗药合用，不会增加降眼压效果，反而会增加药物不良反应发生的概率。

【给药说明】 与其他滴眼压联用时，应间隔10分钟以上。

【用法与用量】 成人 滴入结膜囊。1%溶液，一次1滴，一日1～2次；如眼压控制不满意，可改用2%溶液，一次1滴，一日1～2次。

【制剂与规格】 盐酸卡替洛尔滴眼液：（1）5ml:50mg；（2）5ml:100mg；（3）0.6ml:12mg。

倍他洛尔
Betaxolol

【适应证】 本品可有效降低眼压，用于慢性角型青光眼和（或）高眼压症患者的治疗。可以单独使用，也可以同其他降低眼压的药物联合使用。

【药理】 （1）药效学 本品为选择性β_1肾上腺素受体拮抗药，几乎不阻断β_2肾上腺素受体。无细胞膜稳定作用，故不影响角膜的敏感性，也没有内源性拟交感活性。倍他洛尔通过抑制房水的生成降低眼压。它的降眼压效果不及噻吗洛尔和左布诺洛尔，大约相差0.27kPa（2mmHg）。此外，本品有钙离子拮抗作用，能直接扩张血管，增加眼血流，改善视乳头的血循环，对青光眼患者的视神经有保护作用。本品脂溶性强，具有较强的角膜穿透力，因全身吸收引起的不良反应小。长期滴用（连续4年），期间眼压控制稳定，无漂移现象，80%的患者可获得有效的眼压控制。本品对支气管平滑肌的收缩作用较弱，故哮喘等慢性阻塞性肺病患者可以使用。

（2）药动学 本品脂溶性较高，角膜的通透性好，药物的眼内浓度高。结膜囊内滴用后30分钟眼压开始降低，降压作用2小时达峰值，眼压下降率为24%，降眼压作用可持续12小时。药物在体内分布广泛，大部分代谢为无活性产物随尿排出，尿中原型药物仅有15%。

由于倍他洛尔本身的极性可产生明显的眼部刺激。在本品滴眼剂中，倍他洛尔通过离子结合于离子交换树脂。滴眼后，倍他洛尔分子离子的作用被分散开形成一层泪膜。这种分散过程可持续几分钟，可增加眼部的舒适感。

【不良反应】 视觉异常 常见：眼部不适，眼睛刺激，眼睛充血。不常见：眼睛瘙痒、异物感、视物模糊、畏光、流泪增加。少见：点状角膜炎，上睑下垂，睫毛脱落，干燥性角膜结膜炎。

其他 全身性反应少见。抑郁；失眠、头痛；心动过缓、呼吸困难、哮喘、脱发、肌无力、肌痛。

【**禁忌证**】 窦性心动过缓、Ⅰ度以上的房室传导阻滞及明显心衰患者禁用。

【**注意事项**】 (1)用于使用噻吗洛尔出现呼吸困难、心动过缓等不良反应的患者，改用本品可取得良好疗效。

(2)哮喘、慢性阻塞性肺病患者慎用，如用药，应严密监测肺功能。

(3)孕妇慎用。

(4)小儿慎用，在确有应用指征时，应权衡利弊后决定是否使用。

【**药物相互作用**】 (1)本品与肾上腺素、缩瞳剂或碳酸酐酶抑制剂合用降眼压作用增加。

(2)本品与其他β肾上腺素受体拮抗药合用，不良反应增加。

【**给药说明**】 用前充分摇匀。

【**用法与用量**】 滴入结膜囊。一次1滴，一日2次。

【**制剂与规格**】 盐酸倍他洛尔滴眼液：5ml:12.5mg。

四、碳酸酐酶抑制药

乙 酰 唑 胺 [药典(二)；国基；医保(甲)]
Acetazolamide

【**适应证**】 (1)CDE适应证 ①用于各种类型的青光眼。②用于内眼手术前后的降低眼压和青光眼-虹膜睫状体炎综合征等的降低眼压。

(2)国外适应证 用于药源性水肿和急性高山病(FDA批准适应证)。

【**药理**】 (1)药效学 乙酰唑胺为碳酸酐酶抑制剂，能抑制房水分泌过程，使眼压下降。

(2)药动学 本品口服易吸收。蛋白结合率很高。口服本品500mg后，1～1.5小时眼压开始下降，2～4小时血药浓度达峰值，可维持4～6小时，血药峰浓度为12～27mg/L，消除相半衰期2.4～5.8小时。在24小时内给药量的90%～100%将以原型由肾脏排泄。

【**不良反应**】 **视觉异常** 眼部局部不良反应较少，包括暂时性药物性近视、睫状体水肿引起晶状体-虹膜隔前移所致的晶状体前移和前房变浅。

其他 ①感觉异常：常见口周、手指和足趾等神经末梢部位的麻木及刺痛感，有些患者出现异常的金属样味觉。②一般症状：全身不适、恶心、食欲缺乏、困倦、

体重减轻、抑郁、腹泻及多尿等，偶有听力减退。③水、电解质紊乱：长期用药可引起电解质紊乱及代谢性酸中毒等症状，加重低钾血症、低钠血症。血钾下降可减弱本品的降眼压作用。④尿路结石：代谢性酸中毒使尿中枸橼酸盐排出减少，影响钙的溶解性，使钙易于析出，加上青光眼患者限制饮水，故易导致形成结石。⑤呼吸系统：严重慢性阻塞性肺疾病患者由于肺泡通气不能代偿，本品引起的酸碱失衡，可导致急性呼吸衰竭。⑥肝脏：肝硬化患者对本品产生的毒性反应敏感；碱性尿液使肾脏排胺减少，导致血氨浓度增加，加重肝性脑病的发展。⑦血液系统：长期使用本品可使血小板、粒细胞减少，严重者发生再生障碍性贫血。⑧中枢神经系统：本品大剂量长期服用可引起耳鸣、眩晕、嗜睡、定向障碍等症状。⑨特异性反应：主要表现为骨髓抑制、剥脱性皮炎和过敏性肾炎等。

【**禁忌证**】 (1)酸中毒、肾功能不全、肝功能不全、肝硬化和肝性脑病患者禁用。

(2)肾上腺功能衰竭及原发性肾上腺皮质功能减退症患者禁用。

(3)有尿道结石、菌尿和膀胱手术史患者禁用。

(4)严重糖尿病患者禁用。

(5)对磺胺类药物或磺胺衍生物过敏或不能耐受者禁用。

【**注意事项**】 (1)不能耐受磺胺类药物或其他磺胺衍生物利尿药的患者，也不能耐受乙酰唑胺。

(2)对于青光眼患者，用药前后及用药时应当检查或监测：①急性发作时每天应测眼压，慢性期应定期测量眼压，并定期检查视力、视野。②眼压控制后应根据青光眼类型、虹膜角膜角改变等情况，调整用药剂量及选择适宜的抗青光眼手术。③使用缩瞳剂或噻吗洛尔滴眼剂联合乙酰唑胺控制眼压仍不理想的晚期开角型青光眼、先天性青光眼及需延期施行抗青光眼手术的患者，除应加服钾盐外，在治疗前还需有24小时眼压曲线、视力、视野、血压、血常规及尿常规等记录，以便在治疗过程中评价疗效及发现可能产生的不良反应。

(3)对于闭角型青光眼，在急性期使用乙酰唑胺后，原则上应根据虹膜角膜角及眼压描记情况选择适宜的抗青光眼手术，否则眼压降低会给人以安全的假象，从而使房角粘连进一步发展，延误手术时机。

(4)不耐受乙酰唑胺不良反应或久服乙酰唑胺无效者，可改用其他碳酸酐酶抑制药(如双氯非那胺)。

(5)为预防肾脏并发症的发生，除按磺胺类药物一般预防原则外，还应加服钾盐、镁盐等，高钙尿患者应进

低钙饮食。

(6) 对肾结石(含钙为主)患者,乙酰唑胺可诱发或加重病情。如出现腹绞痛和血尿应立即停药。

(7) 服用期间多饮水,长期服用应加服钾盐,不宜与钙、碘及广谱抗生素合用。

(8) 肺心病、心力衰竭、艾迪生病、肝功能衰竭、代谢性酸血症及伴有低钾血症水肿患者不宜用。慢性非充血性闭角型青光眼患者不宜用。

(9) 乙酰唑胺能引起近视、眼调节功能丧失、晶状体向前移位、视网膜水肿等症,出现时应及时停药。

(10) 老年患者长期使用更易产生耐药性,并易引起代谢性酸中毒和低钾血症。

(11) 动物实验证实,给予啮齿类动物 10 倍于成人常规剂量的乙酰唑胺,有较高的致畸率,因此妊娠妇女不宜使用乙酰唑胺,尤其是妊娠的前 3 个月。

【药物相互作用】 (1) 口服本品时,同时使用拉坦前列素滴眼液,药效相加。

(2) 口服本品时,同时服用等量或二倍量的碳酸氢钠,能够减轻患者的感觉异常和胃肠道症状,还能缓冲电解质失调,减轻酸中毒和低钾血症的发生。

(3) 本品和枸橼酸钾合用,不仅能控制眼压,而且能防止尿结石的发生和复发。

(4) 本品与甘露醇或尿素合用,在增强降低眼压作用的同时可增加尿量。

(5) 本品与促肾上腺皮质激素、糖皮质激素,尤其与盐皮质激素合用,可以导致严重的低血钾,在联合用药时应注意监护血清钾的浓度及心脏功能。长期同时使用有增加低血钙的危险,导致骨质疏松,因为这些药都能增加钙的排泄。

(6) 本品与苯丙胺、抗 M 胆碱药,尤其是和阿托品、奎尼丁等合用时,由于形成碱性尿,本品排泄减少,会使不良反应加重或时间延长。

(7) 本品与胰岛素等抗糖尿病药合用时,可以减少低血糖反应。但本品可以造成高血糖和尿糖,合用时应调整抗糖尿病药物的剂量。

(8) 本品与苯巴比妥、卡马西平或苯妥英等合用,可引起骨软化发病率上升。

(9) 本品与洋地黄苷类合用,可提高洋地黄的毒性,并可发生低钾血症。

(10) 本品与维生素 C 等酸性药物合用,增加副作用的发生。

(11) 本品与噻嗪类排钾利尿药合用,增加低钾血症发生的危险性。

【给药说明】 (1) 口服给药时,首先要除外患者有磺胺过敏史。

(2) 鼓励与食物同服以减少胃肠道反应。

【用法与用量】 成人 口服 开角型青光眼,一次 250mg,一日 1～4 次,首量加倍;维持量,应根据患者对药物的反应决定,尽量使用较小的剂量达到控制眼压的目的,一般一次 250mg,一日 2 次。继发性青光眼和手术前降眼压,一次 250mg,每 8 小时 1 次,一般一次 250mg,一日 2 次,可控制眼压。闭角型青光眼急性发作,一次 125～250mg,每 8 小时 1 次,首次 500mg。

儿童 抗青光眼:口服,5～10mg/kg,一日 2～3 次。

【制剂与规格】 乙酰唑胺片:250mg。

醋 甲 唑 胺^[医保(乙)]
Methazolamide

【适应证】 适用于:①慢性开角型青光眼。②继发性青光眼。③急性闭角型青光眼的术前治疗。

【药理】 (1) 药效学 本品为碳酸酐酶抑制剂,药理作用及作用机制与乙酰唑胺相同。又因醋甲唑胺的结构设计减少了电离作用,故眼内透性较乙酰唑胺增强。本品穿透血-房水和血-脑屏障的功能亦较乙酰唑胺强(人脑脊髓液的浓度比乙酰唑胺高 50 倍)。因本品降眼压的同时对酸碱平衡影响较少,故对于患有严重阻塞性肺疾病的患者本品优于乙酰唑胺。醋甲唑胺对尿枸橼酸分泌的影响较乙酰唑胺小,适用于需口服碳酸酐酶抑制剂治疗但又易引起肾结石形成的患者。

(2) 药动学 本品口服后吸收迅速,给药后 1～2 小时即可达到最高血药浓度。血液浓度和给药剂量存在线性关系。一日 2 次 25mg、50mg、100mg 血药浓度峰值分别为 2.5μg/ml、5.1μg/ml 和 10.7μg/ml。其药-时曲线下面积(AUC)分别为 1130(μg·min)/ml、2571(μg·min)/ml 和 5418(μg·min)/ml。本品分布到全身各组织,包括血浆、脑脊液、房水、红细胞、胆汁、细胞外液。平均表观分布容积为 17～23L。约 55%的本品与血浆蛋白结合。本品达到稳定后,血浆消除半衰期为 14 小时,约 25%在给药期间以原型从尿中排出。

【不良反应】 视觉异常 眼部短暂性的近视有报道,当减少或停止本品治疗后这种现象会减退。

其他 ①感觉异常:口周及四肢末端的麻木感。②一般症状:疲劳、不适、食欲缺乏、味觉失常。③听力障碍或耳鸣。④胃肠功能紊乱如恶心、呕吐和腹泻。⑤长期用药可能会出现代谢性酸中毒和电解质紊乱。⑥间断性的嗜睡和意识模糊。⑦结晶尿和肾结石。⑧另有一些不良反应：包括荨麻疹、黑粪症、血尿、糖尿、多尿、肝功能不全、软瘫、光敏感、惊厥。

【禁忌证】（1）血清钾、钠水平偏低，严重肾、肝疾病或功能不全，肾上腺衰竭以及高血氯性酸中毒。在肝硬化的患者中，使用本品将会加速肝性脑病的发生。

（2）患有闭角型青光眼的患者应禁止长期服用醋甲唑胺，因为即使降低眼内压，器质性的闭角也会发生。

【注意事项】（1）本品为磺胺类药对磺胺少见的严重反应会造成死亡，包括史-约综合征，表皮溶解性死亡，暴发性肝坏死，粒细胞缺乏，再障以及恶病质。再次服用磺胺时，可能发生过敏反应。如果过敏反应或其他严重的反应出现，该药应停止服用。

（2）慎用于有代谢性酸中毒及低血钾危险的患者。

（3）闭角型青光眼不应用醋甲唑胺代替手术治疗，否则可引起永久性粘连性房角关闭。

（4）本品不能长期用于控制眼压。

（5）老年人和成年人对本品有很好的耐受性，故本品适用于老年患者。

（6）因本品可引起啮齿类动物畸形，故妊娠期妇女应避免服用。

（7）尚不清楚本品是否分泌至乳液中，哺乳期妇女使用本品治疗，应停止哺乳。

【药物相互作用】（1）碳酸酐酶抑制剂与高剂量阿司匹林合用可引起严重的代谢紊乱，因此，本品与水杨酸制剂合用要慎重。

（2）低剂量醋甲唑胺本身不引起低血钾，但碳酸酐酶抑制剂可增加其他药物的排钾作用。

（3）与促肾上腺皮质激素、糖皮质激素联合使用，可以导致严重的低血钾，在联合用药时应注意监测血清钾的浓度及心脏功能。亦应估计到长期同时使用有增加低血钙的危险，可以造成骨质疏松，因为这些药增加钙的排泄。

【用法与用量】成人口服初始用药时，每次25mg，一日2次，早晚饭后各服一次。如用药后降眼压效果不理想，每次剂量可加为50mg，一日2次。

【制剂与规格】醋甲唑胺片：（1）25mg；（2）50mg。

双氯非那胺 [药典（二）]
Diclofenamide

【适应证】①用于治疗各种类型的青光眼，对各种类型青光眼急性发作时的短期给药控制眼压增高，是一种有效的辅助药物。特别适用于急性闭角型青光眼急性发作期、急性眼压升高的继发性青光眼及对乙酰唑胺不敏感的病例。②用于抗青光眼手术术前的眼压即刻降压。

【药理】（1）药效学　本品为碳酸酐酶抑制药，与乙酰唑胺有相似的性质。其分子中含有2个类似碳酸的结构，这可能是其具有较强的碳酸酐酶抑制功能的原因。本品通过抑制眼睫状体细胞中的碳酸酐酶、干扰碳酸氢钠的生成，破坏眼内的等渗平衡，减少房水生成而降低眼内压。本品50mg的疗效与250mg乙酰唑胺相当。本品使用后可减少39%的房水生成量，从而使眼压下降。无论正常眼及青光眼均可使其眼压降低，正常眼平均下降0.32kPa（2.4mmHg），青光眼平均下降1.08kPa（8.1mmHg）。本品没有增加房水排出的作用。

（2）药动学　本品口服吸收迅速，用药后0.5~1小时眼压开始下降，2~4小时达峰值，维持6~12小时。

【不良反应】常见的不良反应参阅"乙酰唑胺"，但其全身副作用的发生率和严重性均大于乙酰唑胺。在患者对其他碳酸酐酶抑制药过敏或不能耐受时，方可使用本品替代。

【禁忌证】肝、肾功能不全致低钠血症、低钾血症、高氯性酸中毒，肾上腺衰竭及肾上腺皮质功能减退症（Addison，艾迪生病），肝昏迷患者禁用。

【注意事项】（1）询问患者有否磺胺过敏史，不能耐受磺胺类药物或其他磺胺衍生物利尿药的患者，也不能耐受本品。

（2）与食物同服可减少胃肠道反应。

（3）下列情况应慎用　①因本品可增高血糖及尿糖浓度，故糖尿病患者应慎用；②酸中毒及肝、肾功能不全者慎用。

诊断干扰　对诊断的干扰　①尿17-羟类固醇测定，因干扰Glenn-Nelson法的吸收，可产生假阳性结果。②尿蛋白测定，由于尿碱化，可造成如溴酚蓝试验等一些假阳性结果。③血氨浓度、血清胆红素、尿胆素原浓度都可以增高。④血糖浓度、尿糖浓度均可增高，非糖尿病者不受影响。⑤血浆氯化物的浓度可以增高，血清钾的浓度可以降低。

妊娠　动物实验证实应用高于成人剂量10倍对啮齿动物胎仔有较高的致畸发病率。已有报告指出将要分娩的和妊娠期的妇女不宜使用，尤其是妊娠的前3个月。

【药物相互作用】（1）与促肾上腺皮质激素、糖皮质激素尤其与盐皮质激素联合使用，可以导致严重的低血钾，在联合用药时应注意监护血清钾的浓度及心脏功能。亦应估计到长期同时使用有增加低血钙的危险，可以造成骨质疏松，因为这些药都能增加钙的排泄。

(2) 与苯丙胺、抗 M 胆碱药，尤其是和阿托品、奎尼丁联合应用时，由于形成碱性尿，本品排泄减少，会使不良反应加重或延长。

(3) 与抗糖尿病药(如胰岛素)联合应用时，可以减少低血糖反应。因为本品可以造成高血糖和尿糖，故应调整剂量。

(4) 与苯巴比妥、卡马西平或苯妥英等联合应用，可引起骨软化发病率上升。

(5) 洋地黄苷类与本品合用，可提高洋地黄的毒性，并可发生低钾血症。

(6) 与甘露醇或尿素联合应用，在增强降低眼内压作用的同时，可增加尿量。

【给药说明】 本品宜进食时服用，以减少胃肠道不良反应。

【用法与用量】 口服首次 100～200mg，以后一次 100mg，每 12 小时 1 次，直至获得满意的效果后改为维持量。维持量，一次 25～50mg，一日 2～4 次。

【制剂与规格】 双氯非那胺片：25mg。

布 林 佐 胺 [医保(乙)]

Brinzolamide

【适应证】 ①高眼压症。②开角型青光眼。③可用作对 β 肾上腺素受体拮抗药无效或有禁忌证的患者单用的治疗药物，也可作 β 肾上腺素受体拮抗药的协同治疗药物。

【药理】 (1) 药效学 本品通过抑制眼部睫状突的碳酸酐酶可以减少房水的分泌，也可能是通过减少碳酸氢盐离子的生成而减少钠和水的转运而降低眼压。

(2) 药动学 本品局部滴用后被吸收进全身循环。由于它和碳酸酐酶-II(CA-II)同工酶有高度亲和力，因此广泛分布于红细胞中，在全血具有较长的半衰期(平均接近 24 周)。与血浆蛋白结合率不高，约 60%。本品通过肾脏排出，其中约 60% 以原型排出，6% 以 N-去乙基-布林佐胺形式排出，其他以 O-去甲基-布林佐胺和 N-去甲氧基-布林佐胺形式排出。停药后，在全血中布林佐胺的半衰期为 1 周或更短，N-去乙基-布林佐胺的半衰期为 1～2 周。

【不良反应】 视觉异常 眼部一过性雾视，持续几秒到几分钟(4.8%)、短暂灼热感和刺痒感、异物感和充血。通常不需要停药。常见：视物模糊，眼部不适(滴药时灼烧感或者刺痛)，异物感和眼部充血。少见：眼干、眼疼、眼分泌物增多、瘙痒、角膜炎、睑炎、结膜炎、睑缘硬结、发黏感、流泪、眼疲劳、角膜病变、结膜滤泡和视力异常。本品与噻吗洛尔联合使用：少见：角膜糜烂。

其他 ①滴眼后可全身吸收，常见副作用有味觉异常和头痛。25% 的用药者出现暂时性口苦，包括苦味、酸味和其他异味。②本品滴眼后可能产生磺胺类药物的副作用。③一般很少出现明显电解质紊乱或其他全身性不良反应。

【禁忌证】 (1) 有严重肝肾功能不全患者、高氮性酸中毒者禁用。

(2) 对本品和磺胺类药物过敏者禁用。

【注意事项】 (1) 为避免增加全身副作用，本品不要和口服碳酸酐酶抑制剂同时使用。

(2) 本品若需长期使用，应定期检查血常规、尿常规和肝功能。

(3) 当用本品替代另外一种同类抗青光眼药物时，停用该药物。并在第 2 天开始使用本品。

(4) 因为碳酸酐酶抑制剂影响角膜的水化过程，因此佩戴角膜接触镜可能增加角膜病变的风险。

(5) 18 岁以下使用安全性资料缺乏，儿童慎用。在确有应用指征时，应权衡利弊后决定是否使用。

(6) 孕妇慎用。

(7) 哺乳期妇女不宜使用，或用药期间宜暂停哺乳。

【药物相互作用】 与布林佐胺代谢相关的细胞色素 P450 同工酶包括：CYP3A4(主要的)、CYP2A6、CYP2C8、和 CYP2C9。因此 CYP3A4 的抑制剂，例如酮康唑、伊曲康唑、克霉唑、Ritonavir 和醋竹桃霉素，通过 CYP3A4 来抑制布林佐胺的代谢。因此如果同时使用了 CYP3A4 抑制剂应该小心。

【给药说明】 (1) 滴眼液滴眼后应压迫鼻泪道或闭上眼睛以减少全身的吸收量，从而减少全身副作用。

(2) 若同时应用不止一种抗青光眼药物时，每种药物的滴用时间应至少间隔 10 分钟。

(3) 当用本品替代另外一种抗青光眼药物时，停用该药物，并在第二天开始使用本品。

(4) 复方制剂用于对单一药物疗效不佳的患者。

【用法与用量】 滴入结膜囊。一次 1 滴，一日 2～3 次。

儿童 抗青光眼：滴入结膜囊。一次 1 滴，一日 2 次。

【制剂与规格】 布林佐胺滴眼液(1%)：5ml:50mg。

布林佐胺噻吗洛尔滴眼液：5ml(布林佐胺 50mg；马来酸噻吗洛尔 25mg)。

布林佐胺噻吗洛尔

Brinzolamide and Timolol Maleate

【适应证】 用于降低成人开角型青光眼或高眼压症

患者的眼内压（IOP）。

【药理】（1）药效学　布林佐胺噻吗洛尔滴眼液为布林佐胺与马来酸噻吗洛尔组成的复方制剂。布林佐胺通过抑制眼部睫状突的碳酸酐酶可以减少房水的分泌，也可能是通过减少碳酸氢盐离子的生成从而减少了钠和水的转运，最终降低眼压。马来酸噻吗洛尔是一种非选择性β肾上腺能受体拮抗剂，对高眼压患者和正常人均有降低眼内压作用。

本品对原发性开角型青光眼具有良好的降低眼内压疗效。对于某些继发性青光眼，高眼压症，部分原发性闭角型青光眼以及其他药物及手术无效的青光眼，加用本品滴眼可进一步增强降眼压效果。

（2）药动学　局部滴用后，布林佐胺和噻吗洛尔被角膜吸收后进入全身循环。

【不良反应】　本品含布林佐胺和噻吗洛尔，使用时可能发生与使用单个成分相关的其他不良反应，参见布林佐胺滴眼剂和噻吗洛尔滴眼剂。

【禁忌证】（1）有下述过敏者禁用　对药品活性成分或辅料过敏者；对其他β受体拮抗剂过敏者；对磺胺类药物过敏者。

（2）有下述病症者禁用　反应性气管疾病，包括支气管哮喘或有支气管哮喘史，或重度慢性阻塞性肺疾病；窦性心动过缓、病态窦房结综合征、窦房阻滞、Ⅱ度或Ⅲ度房室传导阻滞、明显心衰或心源性休克；严重过敏性鼻炎；严重肾损害；高氯性酸中毒。

【注意事项】（1）因为含有β受体拮抗剂噻吗洛尔和碳酸酐酶抑制剂布林佐胺，注意事项参见噻吗洛尔滴眼液和布林佐胺。发生严重药物反应，立即停用。

（2）本品用于治疗假性剥脱性青光眼或色素性青光眼的经验有限。治疗这些患者时应谨慎，建议密切监测眼内压。

（3）本品未进行用于闭角型青光眼患者的研究，不推荐用于这些患者。

（4）处方成分含有盐酸苯扎氯铵防腐剂，由于苯扎氯铵有文献报道可导致点状角膜病变和（或）毒性溃疡性角膜病变。因此在频繁使用或长期使用时，需要密切观察。应避免与软性角膜接触镜接触。因此在使用本品滴眼前应将角膜接触镜片摘除。在滴入 15 分钟后再重新佩戴镜片。

（5）对驾驶和操作机器能力的影响　短暂的视物模糊或其他视觉异常会影响驾车或操作机器的能力。如果在滴药时出现视物模糊，患者必须等到视力恢复后再进行驾车或操作机器。

（6）本品局部用药过量，可以用温水冲洗眼睛。

（7）如果意外摄入，应立即进行对症和支持治疗。

（8）没有关于眼用布林佐胺或噻吗洛尔用于孕妇的充足数据。动物研究证明，布林佐胺全身给药后存在生殖毒性。当β受体拮抗剂口服给药时，流行病学研究未发现有致畸作用，但显示有子宫内生长迟缓的风险。另外，当分娩前一直服用β受体拮抗剂时，观察到新生儿出现β受体拮抗作用的症状和体征（如心动过缓、低血压、呼吸窘迫和低血糖）。除非明确需要，妊娠期间不应使用本药。如果分娩前一直使用本品，在出生后的前几天应密切监测新生儿。

【药物相互作用】　参见布林佐胺滴眼剂和噻吗洛尔滴眼剂。

【给药说明】（1）使用前摇匀。

（2）点眼药后压迫鼻泪道或闭合眼睑 2 分钟可使药物的全身吸收减少。

（3）如果正在同时使用多种局部眼科药品，每种药物的给药时间间隔至少 5 分钟。眼膏应后给药。

（4）为避免污染药瓶口和混悬液，使用时注意不要使瓶口接触眼睑、周围区域或其他表面。

【用法与用量】　成人（包括老年人）：每日 2 次，每次 1 滴，滴入患眼结膜囊内。剂量不应超过每日 2 次，每次 1 滴。

当遗漏 1 次点药时，应按计划好的下次用药时间继续点药。替代之前用的其他降眼压药物，本品应在被替代药物停用后的次日使用。

【制剂与规格】　布林佐胺噻吗洛尔滴眼液：每 1ml 含布林佐胺 10mg 和马来酸噻吗洛尔 5mg（以噻吗洛尔计）。

布林佐胺溴莫尼定
Brinzolamide and Brimonidine

【适应证】　降低成人开角型青光眼或高眼压症患者的眼内压（IOP），用于对单一药物疗效不佳的患者。

【药理】　药效学　本品为布林佐胺与溴莫尼定组成的复方制剂。临床研究显示其减低眼压的作用较布林佐胺滴眼液（10mg/ml）或溴莫尼定滴眼液（2mg/ml）单药使用增强。

【不良反应】　最常见的不良反应为眼部充血、眼部过敏反应以及味觉障碍（滴药后口腔有苦味或异味），有大约 6%～7%的患者会发生眼部充血和眼部过敏，有大约 3%的患者会发生味觉障碍。本品的安全性与单一成分滴眼液（布林佐胺滴眼液 10mg/ml 和布林佐胺滴眼液

2mg/ml)的安全性相似。具体参见布林佐胺滴眼液和酒石酸溴莫尼定滴眼液。

【禁忌证】 ①对本品活性成分或任一辅料或磺胺过敏的患者；②使用单胺氧化酶(MAO)抑制剂治疗的患者；③使用影响去甲肾上腺素能传输的抗抑郁药(如三环类抗抑郁药和米安色林)治疗的患者；④重度肾功能损伤患者；⑤高氯性酸中毒患者；⑥新生儿和年龄小于 2 岁的婴儿。

【药物相互作用】 参见布布林佐胺和溴莫尼定单方滴眼液。

【给药说明】 (1)在使用前摇匀，滴入后压迫鼻泪道或闭合眼睑 2 分钟，可使药物的全身吸收减少

(2)本品可与其他局部眼科药品合并使用，以降低眼内压。如果正在同时使用多种局部眼科药品，每种药品的给药时间间隔至少 5 分钟。

(3)当使用本品代替另外一种抗青光眼药物时，应停用其他抗青光眼药物，并在次日开始使用本品。

(4)如果遗漏一次给药，应按照计划继续进行下一次给药治疗。

(5)没有药物超量的报道。超量后应该进行对症和支持治疗。可能发生电解质失调、酸中毒和神经系统的问题。应该监测血电解质水平(特别是钾)和血 pH 值。

【用法与用量】 滴入患眼结膜囊。推荐剂量，一次 1 滴，每日 2 次。如眼压已控制，可改为一日 1 次。

【制剂与规格】 布林佐胺溴莫尼定滴眼液：每 5ml 滴眼液含布林佐胺 50mg 和酒石酸溴莫尼定 10mg。

五、前列腺素类似物

拉坦前列素[医保(乙)]

Latanoprost

【适应证】 用于降低开角型青光眼和高眼压症患者升高的眼压，包括对其他降眼压内压药物不能耐受或疗效不佳的患者。

【药理】 (1)药效学 本品为前列腺素 $F_{2\alpha}$ 的类似物，是一种选择性前列腺素 FP 受体激动药。

通过松弛睫状肌，增宽肌间隙，使房水通过葡萄膜巩膜途径外流增加使眼压下降。由于葡萄膜巩膜外流不受上巩膜静脉压高低的影响，故降眼压作用较强。本品对房水的产生无明显影响，对血-房水屏障无任何作用。本品对视力调节、瞳孔直径、泪液分泌均无影响，亦不影响全身的血压和心率。

(2)药动学 本品为异丙酯化的前药，无活性。当水解转化为拉坦前列素酸以后具有生物活性。本品滴眼后可通过角膜很好地吸收，进入房水的药物在透过角膜时已全部被水解。本品房水中药物在局部用药后约 2 小时达到峰浓度。眼压下降约从给药后 3~4 小时开始，8~12 小时达到最大作用，降眼压作用至少可维持 24 小时。猴子局部用药后，拉坦前列素先分布于前房、结膜和眼睑，只有很少量的药物到达眼后房。拉坦前列素酸在眼内几乎没有代谢。代谢主要发生在肝脏。人血浆中消除相半衰期为 17 分钟。主要代谢产物 1,2-二去甲和 1,2,3,4-四去甲代谢物，在动物试验中没有或仅有微弱的生物活性，且主要从尿中排出，代谢物也可经胆道主动排泄。本品常规用药 6 个月后，白天的眼压下降幅度为 33.7%。本品夜间的降眼压作用强于其他降眼压药物，如布林佐胺、噻吗洛尔。

【不良反应】 视觉异常 ①偶见视物模糊、烧灼痛、刺痛、结膜充血、短暂点状角膜糜烂和异物感。②可引起虹膜的棕色色素加深(6 个月后有 7%，12 个月后达 16%)，在虹膜混色(如蓝棕色，灰棕色，绿棕色，黄棕色)患者尤其明显，这是由于虹膜基底的黑素细胞中黑色素含量增加；虹膜单色患者，很少发生虹膜色素变化。停药后即可停止进展，但色素沉着不能逆转。③睫毛变黑、变长、变粗和增多。④增加黄斑囊样水肿发生率和病毒性角膜炎复发率。

其他 无明显全身不良反应，少数患者感到身体多个部位疼痛和呼吸道感染。

【禁忌证】 对本品过敏者禁用。妊娠及哺乳期妇女禁用。严重哮喘或眼睛发炎充血期间等患者禁用。

【注意事项】 (1)本品能引起色素组织改变，最常报道的改变是增加虹膜和眼睑的色素，增加眼睫毛的色素和生长，这些改变是永久的。

(2)本品不适用于治疗闭角型或先天性青光眼，色素沉着性青光眼以及假晶状体症的开角型青光眼。

(3)本品与其他抗青光眼药物联合使用具有协同作用，所用其他滴眼药，应至少间隔 5 分钟滴用。

(4)佩戴角膜接触镜者应先摘掉镜片，滴入药物 15 分钟后才能戴上镜片。

(5)如忘记用药，应在想起来时马上补用，以后仍按常规用药，不要下次点双倍剂量的药物。

(6)儿童安全性尚未建立，故不推荐使用。

【药物相互作用】 本品与噻吗洛尔、毛果芸香碱、地匹福林、碳酸酐酶抑制药(口服乙酰唑胺或用多佐胺滴眼)合用，降眼压作用增强。

【给药说明】　最好于晚间滴于患眼。

【用法与用量】　滴入结膜囊。一次1滴，一日1次，推荐睡前用。

儿童　抗青光眼：滴入结膜囊。一次1滴，一日1次。

【制剂与规格】　拉坦前列素滴眼液：2.5ml:0.125μg。

拉坦噻吗洛尔滴眼液：见噻吗洛尔。

曲伏前列素 [医保(乙)]
Travoprost

【适应证】　降低开角型青光眼或高眼压症患者升高的眼压，这些患者对使用其他降眼压药不耐受或疗效不佳（多次给药后不能达到目标眼压）。

【药理】　(1)药效学　本品是一种前列腺素 $F_{2\alpha}$ 类似物，是一种高选择性和高亲和力的前列腺素 FP 受体完全激动剂，通过增加经由小梁网和葡萄膜巩膜通路的房水外流的机制降低眼内压。

(2)药动学　本品是一种脂类前体药。其在角膜内通过异丙酯水解过程形成活化的游离酸。在家兔的研究中，局部给予本品1～2小时后，房水中游离酸的浓度峰值为20ng/g。房水浓度下降的半衰期为1.5小时。健康受试者眼部局部给予本品后，可见活性游离酸全身分布量低。用药后10～30分钟，观察到活性游离酸血浆浓度峰值为25pg/ml或更低。此后，在用药后1小时内，血浆水平快速降低至含量定量限 10pg/ml 以下。本品游离酸及其代谢产物主要通过肾脏排泄。人眼内压的降低开始于用药后2小时，并在12小时后达到最大效果。单次用药可达到超过24小时的眼内压持续显著降低。

【不良反应】　视觉异常　①很常见：眼充血。②常见：点状角膜炎、眼痛、畏光、眼部不适、干眼、眼部瘙痒。③不常见：视力下降、流泪增加、眼睑红斑、睑缘结痂。④上市后观察：黄斑水肿。

本品可能会通过增加虹膜黑色素细胞中的黑素体（色素颗粒）的数量进而逐渐引起眼睛颜色改变。在治疗之前，应该告知患者可能出现的眼睛颜色的永久变化。单眼治疗会导致永久的异色症。眼部颜色的改变主要见于多色素虹膜患者中，如，棕-蓝、棕-灰、棕-黄和棕-绿；然而这种改变也出现于棕色眼睛的患者。典型表现为棕色素从患眼的瞳孔周围向外层呈向心性分布，但是整个或部分虹膜的棕色可能会变深。终止治疗后，未观察到棕色虹膜色素的继续增加。在对照临床试验中，有报道0.4%使用本品的患者，其眶周和（或）眼睑皮肤变黑。本品可能会逐步改变治疗眼的睫毛，临床试验中约一半的患者观察到了这些变化，包括睫毛变长、变密、色素沉着和（或）睫毛数量增长。

其他　①常见：皮肤色素沉着过度、皮肤褪色。②不常见：头痛、口干。③上市后观察：心动过缓、心动过速、哮喘加重、眩晕、耳鸣、前列腺抗原升高、毛发生长异常。

【禁忌证】　对曲伏前列素、本品所含有的任何其他成分如聚季铵盐-1等过敏者禁用。

【注意事项】　(1)前列腺素 $F_{2\alpha}$ 类似物在治疗期间有引起黄斑水肿包括黄斑囊样水肿的报道。这些主要见于无晶状体、晶体后囊膜破裂的假晶体眼或前房型人工晶状体眼，以及其他有囊样黄斑水肿危险因素的患者。这些患者使用本品时应慎重。

(2)应避免皮肤接触本品，因为已在家兔中证实曲伏前列素可以透皮吸收。本品中含有的丙二醇可能引起皮肤刺激性、聚氧乙烯40氢化蓖麻油可能引起皮肤反应。怀孕或准备怀孕的女性应采取适当的预防措施以避免与瓶中的内容物直接接触。万一不慎接触到瓶中大部分内容物，应立即彻底清洗接触区域。

(3)对可能有眼部感染（虹膜炎/葡萄膜炎）风险的患者应谨慎使用本品。

(4)在使用本品之前摘去隐形眼镜，并且应在用药15分钟后再次戴入。

妊娠　育龄妇女/避孕：除非采取充分的避孕措施，否则育龄妇女不得使用本品。妊娠：本品对妊娠期妇女和（或）胎儿/新生儿存在有害的药理作用。除非有明确的必要性，否则妊娠期妇女不应使用本品。

哺乳期　尚不清楚本品是否会在乳汁中分泌。动物实验表明，本品及其代谢产物会在乳汁中分泌，不推荐哺乳期妇女使用本品。

儿童　低于十八周岁的患者使用本品的有效性和安全性尚未建立，在获得进一步的数据之前，不建议使用本品。

【药物相互作用】　临床试验中收集的本品联合使用0.5%噻吗洛尔的数据，以及联合使用 0.2%溴莫尼定或者联合使用1%布林佐胺滴眼液的数据表明，本品联合使用这些青光眼治疗药物具有附加降眼压效果。

【给药说明】　剂量不能超过每天1次，因为频繁使用会降低药物的降眼压效应。同时使用不止一种眼药时，每一种药物的滴用时间至少间隔5分钟。

【用法与用量】　滴入结膜囊。一日1次，一次1滴。推荐每晚用药。

【制剂与规格】曲伏前列素滴眼液：(1)2.5ml:0.1mg；(2)1.5ml:0.06mg。

贝美前列素[医保(乙)]

Bimatoprost

【适应证】 用于降低开角型青光眼及高眼压症患者的眼压，用于降低对其他降眼压制剂不能耐受或不够敏感者(多次用药无法达到目标眼内压值)。

【药理】 (1)药效学 本品为一种合成的前列酰胺，是具有降低眼内压活性的前列腺素结构类似物。本品被认为是通过增加房水经小梁网及葡萄膜巩膜两条外流途径而降低眼内压。首次滴用本品约 4 小时后眼内压开始降低，约于 8~12 小时之内作用达到最大。对平均基线眼压水平为 26mmHg 的开角型青光眼患者和高眼压症患者进行的临床研究显示，每天滴 1 次(晚上)本品，可以降低眼压 7~8mmHg。

(2)药动学 给 15 名健康受试者双眼每天 1 次，每次各一滴本品，连续 2 周，给药后 10 分钟内药物达到血药浓度峰值，且大多数受试者给药后 1.5 个小时内血药浓度降至检测限(0.025ng/ml)以下。第 7 天和第 14 天时的 C_{max} 和 $AUC_{0~24h}$ 的平均值相似，分别约为 0.08、0.09(ng·h)/ml，表明药物在给药后的第 1 周就达到了稳态。贝美前列素无明显全身蓄积现象。本品主要分布在血浆中。约有 12% 的贝美前列素游离存在于血浆中。近 67% 的药物通过尿液排出，25% 的药物可以在粪便中回收。

【不良反应】 视觉异常 ①常见：结膜充血、睫毛增生、眼部瘙痒。大约有 3% 的患者因结膜充血而中断治疗。②较常见：眼睛干涩、视觉障碍、眼部烧灼感、异物感、眼睛痛、眼周皮肤色素沉着、睑缘炎、白内障、浅层点状角膜炎、眼睑红斑、眼部刺激和睫毛颜色变深。③据报道约有 1%~3% 的患者曾有：眼睛分泌物、流泪、畏光、过敏性结膜炎、视疲劳、虹膜色素沉着增加和结膜水肿。④报道有不到 1% 的患者曾出现眼内炎症，如虹膜炎。

本品可能逐渐增加虹膜的色素沉着。眼睛颜色的改变是因为黑色素细胞中的黑色素增多，而不是黑色素细胞数量的增加。这种变化可能在数月至数年内都不明显。典型的褐色素沉着以瞳孔为中心向外围扩散，且整个虹膜或部分虹膜的褐色也会加深。虹膜上的痣和斑点不受治疗的影响。对于虹膜色素沉着显著增加的患者可以继续用本品治疗，但应定期进行检查。在临床研究中，停止用药后虹膜的褐色素不会再增加，但已改变的颜色可能是永久性的。使用此类药物产品 5 年的研究结果显示，大多数患者在治疗的第一年内出现了明显的虹膜色素沉着增加。在 5 年的研究期间，患者虹膜色素沉着持续增加。

其他 全身反应：①主要为感冒和上呼吸道感染。②有 1%~5% 的患者曾出现头痛、肝功能异常、乏力和多毛症。

【禁忌证】 本品禁用于对本品及其任何成分过敏者。

【注意事项】 (1)在临床研究中，停止用药后虹膜的褐色素不会再增加，但已改变的颜色可能是永久性的。使用此类药物产品 5 年的研究结果显示，大多数患者在治疗的第一年内出现了明显的虹膜色素沉着增加。在 5 年的研究期间，患者虹膜色素沉着持续增加。

(2)已有报道，与使用本品有关的眼睑皮肤颜色加深在治疗停止后可能是可逆的。

(3)使用本品可能逐渐改变治疗眼的睫毛和毳毛，包括长度、浓密度和数量的增加。治疗停止后睫毛的变化通常是可逆的。

(4)患有活动性内眼炎症(如葡萄膜炎)的患者须慎用本品。

(5)曾有报道，有患者使用本品后出现了黄斑水肿包括囊样黄斑水肿。无晶状体患者、晶状体后囊撕裂的假性无晶状体患者或已知有黄斑水肿危险的患者应慎用本品。

(6)本品中含有的苯扎氯铵会被软性隐形眼镜吸收。使用本品前应当摘下隐形眼镜，并在滴药 15 分钟后再佩戴。

(7)如果同时还使用其他眼用制剂，每两种药物的使用至少应间隔 5 分钟。

(8)妊娠期妇女在使用本品的益处远远大于其带给胎儿的危险性时，方可使用。

(9)哺乳期妇女使用本品应谨慎。

(10)儿童患者使用本品的安全性和有效性尚未确立。

肝损伤 有肝病史或 ALT、AST 和(或)胆红素基线值异常的患者，使用本品 48 个月对其肝功能无不良影响。

【药物相互作用】 本品与 β 肾上腺能受体拮抗剂如噻吗洛尔合用，可以增加降压效果。

【给药说明】 每日使用本品的次数不得超过一次，因为有资料表明频繁使用本品可导致其降眼压效果减弱。

【用法与用量】 滴入结膜囊。一日 1 次，每晚 1 滴。

【制剂与规格】 贝美前列素滴眼液：(1)3ml:0.9mg；(2)5ml:1.5mg。

贝美素噻吗洛尔滴眼液：3ml:贝美前列素 0.9mg 与噻吗洛尔 15mg(相当于 20.4mg 马来酸噻吗洛尔)。

他氟前列素
Tafluprost

【适应证】 用于降低开角型青光眼患者或高眼压症患者升高的眼内压。

【药理】 (1)药效学 他氟前列素为前列腺素类似物,是一种选择性 FP 前列腺素类受体激动剂,可通过增加葡萄膜巩膜途径房水流水量来降低眼压。其确切机制尚不明确。

(2)药动学 ①血药浓度:将 0.0025%或 0.005%他氟前列素滴眼液分别给予健康成人各 7 名双眼一次 1 滴,一天 1 次,总共 7 天连续滴眼时,他氟前列素及其活性代谢产物他氟前列素羧酸体的血药浓度,除了 0.0025%组中 1 例在第 1 天滴眼 15 分钟后检出他氟前列素羧酸体 0.144ng/ml 以外,在所有测定时点均未超过含量测定限度(他氟前列素:0.2ng/ml、他氟前列素羧酸体:0.1ng/ml)。②在动物的眼组织内分布:将 0.005% ^{3}H-他氟前列素滴眼液对猴单次滴眼时,放射能立刻在组织内分布,滴眼后 5~15 分钟在角膜和结膜,滴眼后 2 小时在房水、虹膜、睫状体和晶状体,分别显示最高放射能强度,之后快速消失。

【不良反应】 主要不良反应结膜充血、睫毛异常、眼刺激感、虹膜色素沉着。上市后主要不良反应为眼睑色素沉着、结膜充血、角膜糜烂、眼睑多毛症、睫毛异常等。

【禁忌证】 对滴眼剂中任何成分有既往过敏史禁用。

【注意事项】 (1)已报道引起色素组织的变化。最常见的变化是虹膜色素沉着增加,色素的变化是由于黑素细胞的黑素含量增加而不是增加的黑素细胞数。停药后,虹膜色素沉着可能是永久性的,眶周组织和睫毛的变化在一些患者中是可逆的。

(2)可能逐渐改变治疗眼的睫毛和毳毛。这些变化包括增加长度,颜色,厚度,形状和数量的睫毛。睫毛变化通常是可逆的停药治疗。

(3)眼内炎症患者慎用(如葡萄膜炎,虹膜炎),因为可能引起眼压升高。

(4)黄斑水肿包括黄斑水肿,黄斑囊样水肿,慎用。

(5)支气管哮喘患者慎用,可能加重或诱发哮喘发作。

(6)滴眼后可能出现暂时性视物模糊,症状恢复前应注意不要从事机械操作或驾车。

【给药说明】 打开包装后放入遮光药袋,储存在 2~8℃,在 6 个月内使用。当在室温下储存,1 个月内可以使用。

【用法与用量】 滴眼:每天一次,每次一滴,晚上用药。

【制剂与规格】 他氟前列素滴眼液(1)2.5ml:37.5μg(0.0015%);(2)0.3ml:4.5μg(0.0015%)。

第二节 散 瞳 药

散瞳药,抗胆碱药为主,主要起扩大瞳孔及睫状肌麻痹作用。常用的散瞳药有硫酸阿托品、氢溴酸后马托品、托吡卡胺及复方托吡卡胺。

不同散瞳药有不同的特点,应根据患者的年龄以及病情选用不同的散瞳药物。

硫酸阿托品 [药典(二);国基;医保(甲);医保(乙)]
Atropine Sulfate

【适应证】 ①用于葡萄膜炎,包括虹膜睫状体炎。②用于治疗弱视和斜视的压抑疗法。③用于眼底检查及验光前的散瞳。④用于眼底等眼科手术术前后散瞳。⑤用于治疗继发性青光眼和睫状环阻滞性青光眼的辅助药物。

【药理】 (1)药效学 本品为抗胆碱药,可阻断眼内肌 M 胆碱能受体,使瞳孔括约肌和睫状肌松弛,导致去甲肾上腺素能神经支配的瞳孔扩大肌的功能占优势,从而使瞳孔散大。瞳孔散大把虹膜根部推向虹膜角膜角。减少通过小梁网排入巩膜静脉窦的房水量,增加眼内压。阿托品使睫状肌松弛,拉紧悬韧带使晶状体变扁平,减低其屈光度,同时造成调节麻痹。本品松弛瞳孔括约肌和睫状肌,使之充分休息,有利于炎症的消退;同时还可预防虹膜与晶状体的粘连。

(2)药动学 本品引起的瞳孔散大和睫状肌麻痹作用,在局部用药后 30 分钟起效,持续时间 12~14 天。一般 1%凝胶,点眼后扩瞳作用持续 7~10 天,调节麻痹持续 7~12 天;约 30%以原型经肾排出,其余为水解和与葡萄糖醛酸结合为代谢物。

【不良反应】 (1)眼部视物模糊,短暂的烧灼感和刺痛,畏光和眼睑肿胀等。

(2)全身其症状依吸收量不同而有差别:0.5mg,轻微心率减慢,略有口干及乏汗;1mg,口干,心率加速,瞳孔轻度扩大;2mg,心悸,显著口干,瞳孔扩大,有时出现视近物模糊;当吸收量达到 5mg 时,除上述症状加重以外,还表现为语言不清,烦躁不安,皮肤干燥发热，小便困难，肠蠕动减少；当 10mg 以上时，上述症状更为严重，同时出现脉速而弱、中枢兴奋现象严重、呼吸加快加深，并出现谵妄、幻觉、惊厥等。本品中毒时，中枢可由兴奋转入抑制，发生昏迷和呼吸麻痹等。

【禁忌证】 (1)未经治疗的闭角型青光眼患者禁用。

(2)前列腺肥大患者禁用。

(3)痉挛性瘫痪患者禁用。

(4)21-三体综合征患者禁用。

(5)儿童脑外伤患者禁用。

(6)对本品过敏者禁用。

【注意事项】 (1)滴眼后用手指压迫内眦泪囊部，以减少药物的全身吸收，防止或减轻副作用。

(2)出现眼睑过敏反应或接触性皮炎应该立即停药。

(3)角膜穿孔或者即将穿孔的角膜溃疡患者慎用。

(4)用药后调节力丧失，此时应该避免开车、使用机器和进行其他任何有危险的活动。

(5)用药后瞳孔散大畏光，应避免强光刺激。

(6)本品特别对虹膜混色(如蓝色、绿色等)的婴儿和儿童作用更敏感，发生不良反应的概率更大，故用量酌减。

(7)本品用于验光时，宜选用作用持续时间较短的合成代用品。

(8)本品的最低致死量在成人约为 80～130mg，儿童约为 10mg。

(9)本品滴眼引起吸收中毒时，可用新斯的明、毒扁豆碱或毛果芸香碱等解救。

(10)妊娠期妇女慎用，在确有应用指征时，应权衡利弊后决定是否使用。

(11)哺乳期妇女不宜使用，或用药期间宜暂停哺乳。本品可以少量进入乳汁，使婴儿出现心跳加快、发热或皮肤干燥。

(12)老年患者慎用，在确有应用指征时，应权衡利弊后决定是否使用。

【药物相互作用】 三环类抗抑郁药，H_1 受体拮抗药，抗胆碱类的抗帕金森病、吩噻嗪类抗精神病药等均有抗胆碱作用，合用后可加重尿潴留、便秘、口干等阿托品样不良反应。

【用法与用量】 用于验光或检查时，于验光或检查前 1～3 日用。

(1)眼膏 涂于结膜囊，一次适量，一日 1～2 次。

(2)眼用凝胶 滴入结膜囊，一次 1 滴，一日 1～3 次。

【制剂与规格】 硫酸阿托品眼膏：2g:20mg。

硫酸阿托品眼用凝胶：5g:50mg。

托 吡 卡 胺 [药典(二)；医保(甲)]
Tropicamide

【适应证】 用于散瞳和调节麻痹。

【药理】 (1)药效学 本品为抗胆碱药，能阻滞乙酰胆碱引起的瞳孔括约肌及睫状肌的兴奋作用，使瞳孔括约肌和睫状肌松弛，出现散瞳和调节麻痹。其 0.5%溶液可使瞳孔散大；1%溶液可使睫状肌麻痹，调节能力丧失。

(2)药动学 托吡卡胺系托品酸的合成衍生物。具有较低的解离常数，绝大部分是以具有脂溶性的未解离型分子形式存在，因而眼内通透性良好，组织扩散力强，这可能是其起始迅速及维持时间短的原因。

本品 0.5%、1%溶液滴眼后 5～10 分钟出现散瞳作用及调节麻痹，20～30 分钟作用达峰值。随后作用逐渐降低，调节麻痹(残余的)2～6 小时，散瞳(残余的)约 7 小时。本品的睫状肌调节麻痹作用强度与剂量密切相关，其 0.25%、0.5%、0.75%和 1%四种浓度均有调节麻痹作用。滴眼后，最大残余调节度数分别为 0.25%溶液 3.17 屈光度、1%溶液 1.30 屈光度。残余调节度数能保持在 2.0 屈光度或以下者，0.75%和 1%溶液可维持 40 分钟，0.5%约为 15 分钟。1%溶液 1 滴滴眼后隔 5～25 分钟再滴第 2 次，能获得更满意的睫状肌麻痹作用约 20～30 分钟。经 2～6 小时能阅读书报，调节功能于 6 小时内恢复至滴药前水平。

【不良反应】 (1)0.5%溶液滴眼 1～2 次，每次 1 滴，罕见不良反应；1%溶液可能产生暂时性刺激症状。

(2)因本品为类似阿托品的药物，故可使闭角型青光眼眼压轻度升高，也可能激发未被诊断的闭角型青光眼。

(3)婴幼儿对本品极为敏感，滴眼液吸收后可引起眼局部皮肤潮红、口干等。

【禁忌证】 (1)未经治疗的闭角型青光眼患者禁用。

(2)婴幼儿有脑损伤、痉挛性麻痹及 21-三体综合征对本品反应强烈患者禁用。

(3)对本品过敏者禁用。

【注意事项】 (1)孕妇慎用。

(2)为避免药物经鼻黏膜吸收，滴眼后应压迫泪囊部 2～3 分钟。

(3)如出现口干、颜面潮红等阿托品样毒性反应应即停用，必要时予拟胆碱类药物解毒。

(4)高龄患者容易产生类阿托品样毒性反应，也有可能诱发未经诊断的闭角型青光眼，一经发现应即停药。

（5）出现眼压升高应及时停用。

【给药说明】　为避免本品吸收入体内，滴眼时注意先压住眼内眦鼻泪管通道，滴药量控制在1～2滴内，轻轻拉动下眼睑，让药物在结膜囊内充分作用2～3分钟，然后擦掉多余药物。

【用法与用量】　滴入结膜囊一次1滴，间隔5分钟滴第2次，即可满足散瞳检查之需要。

【制剂与规格】　托吡卡胺滴眼液：（1）0.4ml：1mg；（2）0.4ml：2mg；（3）5ml：12.5mg；（4）5ml：25mg；（5）6ml：15mg；（6）6ml：30mg；（7）8ml：40mg。

复方托吡卡胺 [国基；医保(乙)]
Compound Tropicamide

【适应证】　用于诊断及治疗目的的散瞳、调节麻痹。

【药理】　药效学　本品由托吡卡胺及去氧肾上腺素组成。同时具阿托品样的副交感神经抑制作用和去氧肾上腺素具有的交感神经兴奋作用。药物吸收后可引起散瞳、调节麻痹及局部血管收缩。

【不良反应】　（1）严重不良反应　休克、过敏样症状，所以需要充分进行观察，发现红斑、皮疹、呼吸困难、血压降低、眼睑浮肿等症状时应停止给药，予以妥善处置。

（2）其他不良反应　发现不良反应时应停药并妥善处理。①过敏症：眼睑炎（眼睑发红、肿胀等）、眼睑皮肤炎、瘙痒感、发疹、荨麻疹；②眼：结膜炎（结膜充血、结膜浮肿、分泌物等）、角膜上皮功能障碍、眼压上升；③消化器官：口渴、恶心、呕吐；④其他：颜面潮红、心率加快、血压上升、头痛。

【禁忌证】　（1）青光眼和具有房角狭窄、前房较浅等眼压上升因素的患者（有可能诱发急性闭角型青光眼）。

（2）对本制剂的成分有过敏既往史的患者。

第三节　抗过敏药

过敏性结膜炎以局部治疗为主，根据过敏性结膜炎的发病机制及抗过敏药物的作用途径，可将眼局部抗过敏药分为六类。

1. 抗组胺药　在眼过敏时，眼组织中的肥大细胞释放的组胺与组胺受体结合产生眼痒、眼红及水肿，同时使血管扩张、组织充血水肿、分泌物增多、成纤维细胞增殖，并可影响细胞因子和趋化因子释放以及黏附分子表达。抗组胺药与组胺同时竞争组胺受体，从而迅速解除组胺引起的症状和体征。此类药物起效快、止痒作用强。

【注意事项】　（1）因可引起散瞳及调节麻痹，使用本品的患者在散瞳及调节麻痹的作用消失之前应注意不要从事驾车等具有危险性的操作机械的工作。

（2）使用本品后，由于瞳孔变大，在4～5小时内有视物模糊、较平常刺眼的感觉，可以自然恢复。

（3）使用本品后，出现下述症状时应立即与担任检查的医师进行联系或就近眼科医师诊疗。①检查之后突然出现头痛、眼痛者；②检查的次日仍有下述症状者：瞳孔较平常为大（左右瞳孔不等大）、视物模糊不见好转、较平常刺眼、头痛及眼痛（除外感冒等已知原因）。

（4）小儿慎用。因为儿童使用时易发生全身性不良反应，特别是在早产儿有过心动徐缓、呼吸停止的报道，应充分进行观察，发现异常时应立即停药，并予以妥当的处理。

（5）高血压、动脉硬化、冠心病或心衰等心脏病患者、糖尿病、甲状腺功能亢进患者慎用。

【药物相互作用】　与单胺氧化酶抑制剂、三环类及四环类抗抑郁剂合用可引起急剧的血压上升。

【给药说明】　（1）仅用于滴眼。

（2）使用方法　滴眼时原则上患者应仰卧，翻开患者的眼睑滴入结膜囊内，闭眼并压迫泪囊部1～5分钟后睁开眼睛。为了防止污染药液，滴眼时应注意避免容器前端直接接触眼部。

（3）当药液变色或有沉淀时不得使用。

【用法与用量】　用于散瞳时，通常为一次1～2滴滴眼，或一次1滴，间隔3～5分钟，共滴眼2次。用于调节麻痹，通常为一次1滴，间隔3～5分钟，共滴眼2～3次。可以根据症状适当增减。

【制剂与规格】　复方托吡卡胺滴眼液：（1）1ml：（托吡卡胺5mg，盐酸去氧肾上腺素5mg）；（2）5ml（托吡卡胺25mg，盐酸去氧肾上腺素25mg）。

2. 肥大细胞稳定剂　该类药物通过阻止抗原与肥大细胞膜上IgE结合，从而抑制肥大细胞释放组胺、抑制嗜酸性粒细胞趋化因子的释放、阻止已形成介质的释放以及阻止新介质的合成，但对已经释放的组胺等无法发挥作用，因而起效较慢。通常5～7天才起效，所以主要用于预防或维持治疗。

3. 双效作用药物　（抗组胺/肥大细胞稳定）该类药物具有抗组胺和稳定肥大细胞的双重作用，既可以竞争性抑制组胺与不同组胺受体结合又可以抑制肥大细胞脱颗粒，从而达到快速控制眼痒、眼红等过敏症状和作用持续稳定的特点。通常 5 分钟内起效果，疗效可维持 8 小时以上。

4. 糖皮质激素 糖皮质激素在眼部的抗过敏作用可能是多途径的，对参与眼过敏的 I 型和 IV 型变态过程均可发挥作用。糖皮质激素可减少中性粒细胞在炎症部位的聚集，同时通过抑制肥大细胞增殖和聚集而调节肥大细胞的反应。糖皮质激素还可以减少结膜中肥大细胞及嗜酸性粒细胞的数量，抑制磷脂酶 A_2，从而阻止花生四烯酸及其代谢产物的产生，减轻炎症反应。

5. 非甾体抗炎药 非甾体抗炎药的主要作用机制是抑制环氧化酶，阻断花生四烯酸形成前列腺素（Prostaglandins，PG），尤其是 PGD_2 的产生及嗜酸性粒细胞的趋化等，对缓解眼痒、结膜充血、流泪等眼部症状及体征均有一定的治疗效果。但总体而言，该类药物抗过敏作用较弱，并对眼表有刺激性，长期应用对角膜上皮有一定的毒性。

6. 免疫抑制剂 用于眼部抗过敏的局部免疫抑制剂主要有环孢素和他克莫司。两者均通过抑制钙调神经磷酸酶活动，抑制 T 细胞中 IL-2 的生成，以及控制细胞免疫系统，从而发挥免疫抑制效果。

洛度沙胺[医保(乙)]
Lodoxamide

【适应证】 ①用于过敏性眼病，如春季卡他性角结膜炎、过敏性结膜炎、巨乳头性角结膜炎、过敏性或特异反应性角结膜炎等，解除其症状和体征。②I 型速发型变态反应（或肥大细胞）引起的非感染性炎性眼疾。

【药理】 （1）药效学 本品是一种肥大细胞稳定药，在动物和人体内可抑制 I 型速发性过敏反应，以及减轻由反应素、免疫球蛋白 E 及抗原介导反应所产生的皮肤血管通透性增加。体外试验表明，本品能稳定肥大细胞，通过阻止钙离子内流，从而阻止特异性抗原所导致的组胺释放；此外，本品还可阻止白三烯等其他肥大细胞炎性介质的释放及嗜酸性粒细胞的趋化性。

（2）药动学 滴眼后仅局部作用。本品经眼给药后，72 小时后眼部症状可得到改善。经眼给药吸收入血量极少。

【不良反应】 常见 眼部不适感，视物模糊，干眼，眼睛瘙痒，流泪增加，眼充血。

不常见 头痛头晕，眼痛，眼睛水肿，视疲劳，眼分泌物，眼刺激，热感。

罕见 药物过敏，嗜睡，味觉障碍，角膜糜烂，角膜瘢痕，角膜擦伤，角膜上皮缺损，角膜炎，睑缘炎，

视力受损，鼻腔干燥，打喷嚏，皮疹，腹部不适，心悸。

【禁忌证】 本品中任何成分过敏者禁用。

【注意事项】 （1）本品含苯扎氯铵，可能对眼睛产生刺激，并可使软性隐形眼镜变色，应用本品前，必须取下隐形眼镜。

（2）滴药时如果出现视物模糊，患者应在恢复视力后驾车或操作机器。

（3）本品仅限眼部滴用，不得注射或内服。

【给药说明】 如果使用多种眼用制剂，每次使用应间隔至少 15 分钟。

【用法与用量】 成人 滴入结膜囊，一次 1～2 滴，一日 4 次。一般需持续用药，改善症状常需连续用药 7 天左右，症状减轻后需要用药至进一步改善，有时需持续使用 4 周。治疗需要可以合用肾上腺皮质激素类药物。

儿童 2 岁以上儿童，一次 1～2 滴，一日 4 次。

【制剂与规格】 洛度沙胺氨丁三醇滴眼液（0.1%）：5ml:5mg。

色甘酸钠[药典(二)；医保(乙)]
Sodium Cromoglicate

【适应证】 用于春季卡他性结膜炎、花粉症结膜炎及其他过敏性结膜炎。

【药理】 （1）药效学 本品系抗过敏药物，其作用机制是稳定肥大细胞膜，制止肥大细胞释放组胺、白三烯、5-羟色胺、缓激肽及慢反应物质等致敏介质，从而预防过敏反应的发生。

（2）药动学 外用点眼吸收甚微。

【不良反应】 偶有轻微刺痛感和过敏反应。

【禁忌证】 对本品成分过敏者禁用。

【注意事项】 （1）过敏体质慎用。

（2）儿童在成人监护下使用。

【用法与用量】 滴入结膜囊，一次 1～2 滴，一日 4 次，重症患者一日 5～6 次。在好发季节，可提前 2～3 周使用。

【制剂与规格】 色甘酸钠滴眼液：8ml:0.16g。

富马酸酮替芬[药典(二)；医保(乙)]
Ketotifen Fumarate

【适应证】 过敏性结膜炎。

【药理】 （1）药效学 本品为抗变态反应药物，其特点是兼有很强的组胺 H_1 受体拮抗作用和抑制过敏反应介质释放的作用。其抗组胺作用较马来酸氯苯那敏强

约 10 倍，且长效。此外，本品不仅抑制黏膜下肥大细胞释放组胺、慢反应过敏物质，而且也抑制血液中嗜酸性粒细胞释放组胺、慢反应物质等，产生很强的抗过敏作用。

（2）药动学 本品作用迅速，滴眼数分钟后生效，但全身吸收极少。

【不良反应】 （1）发生率为 10%～25%的不良反应 结膜充血、头痛、鼻炎（流鼻涕）。这些不良反应通常很轻微。

（2）发生率低于 5%的不良反应 ①眼部反应，包括过敏反应、滴药后眼部暂时性烧灼感和刺痛、结膜炎、眼部分泌物、眼干、眼痛、眼睑肿胀、瘙痒、角膜炎、流泪、瞳孔散大、畏光、皮疹；②非眼部反应，包括流感综合征、咽炎。

（3）其他 有时会出现困意。

【禁忌证】 对本品过敏者禁用。

【注意事项】 （1）妊娠期妇女及哺乳期妇女慎用。

（2）不可用本品治疗接触镜引起的眼部充血和刺激。

（3）用药期间不得驾驶机、车、船、从事高空作业、机械作业及操作精密仪器。

（4）本品性状发生改变时禁止使用。

（5）儿童必须在成人监护下使用。

【药物相互作用】 （1）与多种中枢神经抑制剂或酒精并用，可增强本品的镇静作用，应予避免。

（2）不得与口服降血糖药并用。

【用法与用量】 滴入结膜囊，一次 1～2 滴，一日 4次（早、中、晚及睡前），或遵医嘱。

【制剂与规格】 富马酸酮替芬滴眼液：5ml:2.5mg（按酮替芬计）。

盐酸萘甲唑啉 ^[药典(二)]
Naphazoline Hydrochloride

【适应证】 用于过敏性结膜炎；用于角膜炎、结膜炎、眼干等眼病。

【药理】 （1）药效学 本品为咪唑啉类衍生物，可直接激动血管 α_1 受体而引起血管收缩，从而减轻炎症所致的充血和水肿。

（2）药动学 本品滴眼后在 10 分钟内起效，20～30分钟即达到峰值浓度，持续 2～6 小时。主要分布于血液中，半衰期在不同患者间个体差异较大，代谢后药物由肾脏滤过排出。

【不良反应】 （1）心血管 心率加快。

（2）免疫系统 过敏反应。

（3）神经系统 头痛、头晕。

（4）眼 偶见眼部疼痛、流泪。长期连续滴眼可见反跳性结膜充血。

【禁忌证】 （1）青光眼或其他严重眼病患者禁用。

（2）对本品过敏者禁用。

【注意事项】 （1）对其他拟交感药过敏者，对本品也可能过敏。

（2）高血压、冠心病和甲状腺功能亢进患者慎用。

（3）儿童、老年人、孕妇慎用，哺乳期妇女用药期间应停止哺乳。

（4）在使用过程中，如发现眼红、疼痛等症状应停药就医。

【药物相互作用】 单胺氧化酶抑制药或拟交感药不能与本品合用。

【给药说明】 轻拉下眼睑，将药液滴于下眼睑；闭眼休息 1～2 分钟；闭眼同时可用手压住眼内角，以使药液留在眼内。

【用法与用量】 滴入结膜囊，一次 1 滴，一日 4 次。可根据年龄、症状调整滴眼次数。

【制剂与规格】 盐酸萘甲唑啉滴眼液：（1）1ml:0.12mg；（2）8ml:0.96mg。

富马酸依美斯汀 ^[医保(乙)]
Emedastine Difumarate

【适应证】 用于暂时缓解过敏性结膜炎的体征和症状。

【药理】 （1）药效学 本品是一种相对选择性的组胺 H_1 受体拮抗剂。

（2）药动学 在人眼中滴用本品后，可被全身吸收。以 0.05%依美斯汀滴眼液对健康志愿者（10 人）进行每日2 次滴眼，持续 15 天，药物原形的血浆浓度一般低于可测试值（<0.3ng/ml）。可测量的样本中，依美斯汀的量为0.30～0.49ng/ml。局部给药依美斯汀的消除半衰期为 10小时。

【不良反应】 最常见的不良反应是眼部疼痛 ①眼部反应，常见眼部刺激、视物模糊、眼痒、眼干、角膜染色、结膜充血。②非眼部反应，常见头痛；不常见皮疹、异梦。

【禁忌证】 对本品和本品中任何成分过敏者禁用。

【注意事项】 （1）给药方式 仅限滴眼。

（2）不能应用本品治疗由隐形眼镜引起的眼部刺激症状。

（3）有报道称眼角膜浸润与使用本品有关。一旦出现角膜浸润，应停止用药并适当处理。

(4) 3 岁或 3 岁以上儿童患者的用药剂量与成人相同。

(5) 妊娠期妇女只有明确需要时才能使用。

(6) 哺乳期妇女慎用。

【给药说明】 (1) 若与其他眼科用药同时使用，两次用药之间应间隔 10 分钟。

(2) 戴用软隐形眼镜且眼部不充血的患者，在滴药至少 10 分钟后才能戴用隐形眼镜。

【用法与用量】 滴眼。一次 1 滴，一日 2 次，如需要可增加到每日 4 次。

【制剂与规格】 富马酸依美斯汀滴眼液：5ml:2.5mg(0.05%)(按依美斯汀计)。

吡嘧司特钾 [医保(乙)]
Pemirolast Potassium

【适应证】 过敏性结膜炎，春季卡他性结膜炎。

【药理】 (1) 药效学 抑制化学介质释放的作用。①通过抑制肥大细胞膜的磷脂代谢来抑制化学介质的释放(大鼠)。②抑制由人肺、人末梢血白细胞、大鼠腹腔渗出细胞及豚鼠肺的抗原或抗 IgE 抗体刺激而产生的组胺、SRS-A 等的释放。

(2) 药动学 ①血中浓度 一日滴眼试验：以 0.1% 及 0.5% 的吡嘧司特钾滴眼液对健康成年男性(5 人)进行一次 2 滴、一日 4 次滴眼时，吡嘧司特钾的血药峰浓度(C_{max})和达峰时间(t_{max})如下所示。②$t_{1/2}$ 为(4.5±0.2)小时，眼局部给药后约 10%～15%以原型药物从尿液排出。

	0.1%	0.5%
C_{max} (ng/ml)	2.8±0.7	9.7±2.2
t_{max} (h)	1.0	1.0

【不良反应】 眼干、眼刺激感、眼睑瘙痒感、眼分泌物、结膜充血等。眼睑炎。

【禁忌证】 (1) 对吡嘧司特有超敏反应者禁用

(2) 孕妇或可能怀孕的妇女禁用。

【注意事项】 (1) 给药途径 仅用于滴眼。

(2) 滴眼时如眼药粘到眼睑皮肤等处时，请马上擦去。

(3) 能分泌进入乳汁，哺乳期妇女慎用。

【给药说明】 在滴药至少 10 分钟后才能戴用隐形眼镜。

【用法与用量】 滴眼。一次 1 滴，一日 2 次(早、晚)滴眼。

【制剂与规格】 吡嘧司特钾滴眼液：(1)5ml:5mg；(2)10ml:10mg(0.1%)。

第四节 组织粘连与干眼治疗药

关于不同类型以及严重程度的干眼有不同的治疗方案，临床最常用的是泪液替代物如人工泪液来补充局部眼表受损的天然泪膜。根据药物的作用机制以及中国及国际指南将干眼治疗药分为两大类：泪液成分分泌不足的治疗以及抗炎的治疗。

1. 泪液替代治疗

(1) 眼表润滑剂 临床上传统认为使用眼表润滑剂进行泪液替代治疗是治疗眼干燥症的最主要方法，由此出现了大量的眼表局部制剂，多被称为"人工泪液"，试图用来替代和(或)补充受损的天然泪膜。市面上有各种各样种类繁多的泪液替代类产品，旨在替代或补充泪膜的某一层或多层。主要成分为水样人工泪液：虽然各种眼表润滑剂在渗透压、黏度和 pH 值等方面不大相同，但是绝大多数的产品还是具有类似的主要成分。眼表润滑剂的最主要成分都是水液成分。为了增强滴眼液的润滑效果和延长在眼表停留的时间，最常见的做法是在滴眼液中加入各类黏度增强剂，人工泪液中的常见的黏度增强剂主要包括羧甲基纤维素(CMC)、透明质酸(HA)、羟丙基甲基纤维素(HPMC)、葡萄糖酸酐、聚乙烯醇(PVA)、卡波姆 940(聚丙烯酸)、聚维酮(PVP)和聚乙二醇(PEG)等。一系列的研究表明，黏度增强剂有利于增加泪膜厚度、防止眼表干燥、延长药剂在眼表的作用时间、保护眼表。

(2) 生物泪液替代品 比如自体血清。自体血清的优点是其许多生化特征，包括维生素、纤连蛋白，生长因子如上皮生长因子(EGF)或神经生长因子(NGF)的含量，营养成分、pH 值都与人的泪液成分相似。但自体血清的应用推广受到许多因素的限制。

2. 眼表抗炎药物

(1) 糖皮质激素药物 被广泛地用于治疗多种疾病，包括干眼。其滴眼液可用于缓解眼前段的炎症，而且有多项研究结果显示短期使用这些药物对干眼具有一定的治疗价值。但是需要警惕糖皮质激素在眼部的并发症，如白内障，青光眼等。

(2) 非糖皮质激素的免疫调节剂 近年来发现炎症在干眼下游反应中起作用，在免疫性眼表疾病及干眼中通过免疫调节改善眼表损伤。

玻 璃 酸 钠 [医保(乙)]
Sodium Hyaluronate

【适应证】 (1)CDE适应证 ①玻璃酸钠注射液为眼科手术辅助用药，用作白内障摘除手术、人工晶状体植入手术、青光眼手术、角膜移植术和视网膜手术等各类眼科手术中的房水和玻璃体的临时代用品；眼科手术中用于抗组织粘连。②玻璃酸钠滴眼液用于干眼症，替代泪液，缓解干眼造成的眼表组织损伤。

(2)超说明书适应证 玻璃酸钠滴眼液用于儿童干眼症的治疗

【药理】 (1)药效学 玻璃酸钠为广泛存在于动物和人体内的生理活性物质，是由 N-乙酰氨基葡萄糖和葡萄糖醛酸组成的高分子黏多糖，一般分子量 $>8 \times 10^5$，黏度 $>4000mm/s$，pH7.0，在人皮肤、关节滑膜液、脐带、房水、眼玻璃体中均有分布。本品具有较好的保水作用，在水中形成黏稠的透明液体，其黏稠度比房水或0.9%氯化钠溶液高20万倍，有防治体液及细胞外物质扩散的作用。本品具有生理性的酸碱度和离子强度，无毒，无色，抗原性低，不引起炎症反应。

在眼科手术中使用，可涂布于角膜内皮、虹膜、晶状体和视网膜等眼组织表面，并可填充眼内解剖空间，维持前房深度和高清晰度手术野空间，便于操作。眼科手术中填充，可用于止血、分离部分组织粘连，防止组织瘢痕形成，减少术后并发症，提高手术成功率。

滴眼液滴入结膜囊内，对眼表组织起到润滑、保湿的作用。泪液稀释后随泪液自泪道排出。

(2)药动学 玻璃酸钠注射液为眼科手术局部辅助用药，用量仅为0.2ml左右，而且术后大部分仍被冲出或抽出，残余少量药液很快从房角随房水排出。

玻璃酸钠滴眼液吸收极微。研究表明，6名健康男性志愿者外用玻璃酸钠滴眼液9天，在外用玻璃酸钠前及治疗第3天、第9天(给药最后一天)及第10天测定体内的玻璃酸钠血药浓度，所有的血药浓度都低于检测限。注入前房的玻璃酸钠在局部的代谢很少，主要经扩散至血浆内在肝脏降解成小分子产物而排泄。外源性玻璃酸钠在眼前房内的半衰期长短与注入前房玻璃酸钠的量和分子量密切相关。本品在眼内逐渐由房水稀释，从房角排出。

【不良反应】 (1)注射液 个别患者可出现一过性眼压升高，对症治疗，即可很快恢复。

(2)滴眼液 ①有时可能会发生眼睑炎、眼睑皮肤炎等过敏症状。②有时可能会出现瘙痒感、刺激感、充血、弥散性表层角膜炎等角膜症状。

【禁忌证】 对本品过敏者禁用。

【注意事项】 (1)注射液 ①本品应保存在4℃避光环境中，使用前，必须先和室温平衡。②不要向眼内注入过量本品。③对无晶状体的糖尿病患者，施行手术时，禁止使用大剂量本品。④本品为手术填充物，手术结束时清除本品。⑤如果手术后眼压升高，可短期用噻吗洛尔滴眼和口服乙酰唑胺，或重新冲洗清除眼内残留的本品。⑥本品勿与含苯扎氯铵药物接触，以免产生混浊。

(2)滴眼液 ①当使用高浓度的本品溶液滴眼时，因药物涂布角膜表面，可能会造成视物模糊，用泪液或人工泪液稀释可缓解。②本品使用前须先和室温平衡，使用中勿与苯扎溴铵的药物接触。眼内不能注入过量的本品。对无晶状体的糖尿病患者，施行后房手术时，禁止大量使用本品。③给药途径：只可做滴眼用。④给药时：为了防止污染药液，滴眼时应注意避免容器的前端直接接触眼部；不要在佩戴隐形眼镜时滴眼。

【用法与用量】 (1)注射液 前房内注射，一次0.5~0.75ml，根据手术方式选择剂量。

(2)滴眼液 滴入结膜囊，一般一次1滴，一天5~6次，可根据症状适当增减。一般用0.1%的制剂，在病症严重等效果不好的情况下，使用0.3%的制剂。

儿童 干燥综合征、史-约综合征、干眼综合征：一次1滴，一日5~6次。

【制剂与规格】 玻璃酸钠滴眼液：(1)0.4ml:0.4mg(0.1%)；(2)0.4ml:1.2mg(0.3%)；(3)0.8ml:0.8mg(0.1%)；(4)0.8ml:2.4mg(0.3%)；(5)5ml:5mg(0.1%)；(6)7ml:7mg(0.1%)；(7)10ml:10mg(0.1%)。

玻璃酸钠注射液：(1)0.55ml:5.5mg；(2)2ml:20mg；(3)2.5ml:25mg；(4)3ml:30mg。

甲基纤维素
Methyl Cellulose

【适应证】 为眼科手术辅助用药，用作白内障摘除手术、人工晶状体植入手术、青光眼手术、角膜移植术和视网膜手术中的房水和玻璃体的临时代用品。可作为房角镜及眼底接触检查时的介质。

【不良反应】 本品难与房水混合，难以从前房角排出，引起眼压升高的概率较高。

【禁忌证】 对本品过敏者禁用。

【注意事项】 参阅"玻璃酸钠"。

【用法与用量】 前房内注射，一次0.5~0.75ml，根据手术方式选择剂量。

【制剂与规格】 甲基纤维素注射液：1ml:22mg。

硫酸软骨素 [药典(二)]
Chondroitin Sulfate

【适应证】用于角膜炎(干燥型,创伤型,药物毒性)、角膜溃疡、角膜损伤或其他化学因素所致的角膜损伤等。

【药理】 药效学 硫酸软骨素是从动物组织提取、纯化制备的酸性黏多糖类物质,是构成细胞间质的主要成分,对维持细胞环境的相对稳定性和正常功能具有重要作用。可加速伤口愈合,减少瘢痕组织的产生,通过促进基质的生成,为细胞的迁移提供构架,有利于角膜上皮细胞的迁移,从而促进角膜创伤的愈合。硫酸软骨素可以改善血液循环,加速新陈代谢,促进渗出液的吸收及炎症的消除。

【不良反应】 偶尔有发痒、红肿等过敏现象发生。

【禁忌证】 对硫酸软骨素钠及本品任何组分过敏者禁用。

【注意事项】 当眼部伴有感染时,要同抗生素同时使用。

【用法与用量】 滴眼。一次1~2滴,一日6~8次。

【制剂与规格】 硫酸软骨素滴眼液：(1)5ml:0.15g;(2)8ml:0.24g。

聚 乙 烯 醇
Polyvinyl Alcohol

【适应证】 可作为一种润滑剂预防或治疗眼部干涩、异物感、眼疲劳等刺激症状或改善眼部的干燥症状。

【药理】 药效学 本品为高分子聚合物。具有亲水性和成膜性,在适宜浓度下,能起类似人工泪液的作用。

【不良反应】 偶有眼部刺激症状和过敏反应。

【禁忌证】 对本品过敏者禁用。

【注意事项】 (1)滴眼后若觉眼痛、视物模糊、咽部持续充血或刺激症状或病情加重,且持续时间超过72小时,应停止使用或向医生咨询。

(2)过敏体质者慎用。

(3)儿童必须在成人监护下使用。

【用法与用量】 滴眼。每次1滴,滴于患眼。

【制剂与规格】 聚乙烯醇滴眼液：(1)0.4ml:5.6mg;(2)0.5ml:7mg;(3)0.8ml:11.2mg。

氯 化 钠 [药典(二);国基;医保(甲)]
Sodium Chloride

【适应证】 用于暂时性缓解眼部干涩症状。

【药理】 药效学 本品主要成分为等渗氯化钠液体,通过液体滴入,可缓解眼部干涩症状。

【禁忌证】 对本品任何成分过敏者禁用。

【注意事项】 (1)本品仅用于滴眼。滴眼时,请勿使容器前端触及睫毛,避免污染。

(2)本品不得作为隐形眼镜的冲洗液使用。

(3)眼部充血、红肿、瘙痒者应咨询医师或药师后再用。

(4)使用本品1周后症状未缓解应停药就医。

(5)过敏体质者慎用。

(6)儿童必须在成人监护下使用。

(7)使用本品时如有明显刺激症状,应停止使用。

【药物相互作用】 如与其他药物同时使用可能会发生药物相互作用,详情请咨询医师或药师。

【用法与用量】 将本品滴入患眼眼睑内,每次1~2滴,每日5~6次。或遵医嘱。

【制剂与规格】 氯化钠滴眼液：(1)0.55%(按Cl计);(2)10ml:55mg;(3)0.4ml:2.2mg(按Cl计);(4)复方氯化钠滴眼液：0.55%(按Cl计)。

玻 璃 酸 酶 [药典(二)]
Hyaluronidase

【适应证】 ①用于促使眼局部积贮的药液、渗出液或血液的扩散,促使玻璃体混浊的吸收、预防结膜化学烧伤后睑球粘连,并消除有关的炎症反应。②用于骨关节炎的治疗。

【药理】 药效学 玻璃酸是存在于人体组织间基质中的黏多糖,能限制细胞外液的扩散。玻璃酸酶作用于玻璃酸分子中的葡萄糖胺键,使之水解和解聚,降低体液的黏度,使细胞间液易流动扩散,故可使局部积贮的药液、渗出液或血液扩散,加速药物吸收,减轻局部组织张力和疼痛,并有利于水肿、炎性渗出物的吸收、消散。

【不良反应】 个别情况下可致过敏反应,包括瘙痒、荨麻疹以及其他较严重的过敏反应。

【禁忌证】 (1)恶性肿瘤患者禁用,以防止本品促进肿瘤的扩散。

(2)心衰或休克患者禁用。

(3)本品有导致感染扩散的危险,不得注射于感染炎症区及其周围组织。其他部位有感染者应慎用。

【注意事项】 (1)不可作静脉注射。

(2)不能直接应用于角膜。

(3)不能用于被虫叮蛰引起的肿胀。

(4)水溶液极不稳定，宜临用前配制。剩余溶液可在30℃以下保存2周，但若有变色或沉淀则不可再用。

【药物相互作用】　(1)加到麻醉药液中，可使麻醉开始加快，并减轻局部肿胀。同时也加速了局麻药的吸收，缩短麻醉时间，并可引起意外的全身反应。

(2)在使用本品时如联用其他药物，应考虑到所联用药物的吸收加速而致作用加强。

(3)水杨酸盐类药物可抑制本品的扩散作用，不宜同时使用。

【给药说明】　本品以适量0.9%氯化钠注射液溶解，制成150单位/ml或适宜浓度的溶液。

皮试：取上述药液，皮内注射约0.02ml。如5分钟内出现具有伪足的疹块，持续20～30分钟，并有瘙痒感，示为阳性。但在局部出现一过性红斑，是由于血管扩张所引起，则并非阳性反应。

【用法与用量】　(1)促进局部组织中药液、渗出液或血液的扩散，以上述药液注射于肿胀或其周围部位，用量视需要而定，但一次用量不超过1500单位。

(2)促进皮下输液的扩散：在皮下输液每1000ml中添加本品150单位，可根据输液品种的不同(黏度和刺激性等)适当增加。

(3)球后注射促进玻璃体混浊及出血的吸收，每次100～300单位/ml，每日1次。

(4)结膜下注射促使结膜下出血或球后血肿的吸收，每次50～150单位/0.5ml，每日或隔日一次。

(5)滴眼预防结膜化学烧伤后睑球粘连，治疗外伤性眼眶出血、外伤性视网膜水肿等：浓度为150单位/ml，每2小时滴眼1次。

【制剂与规格】　注射用玻璃酸酶：1500单位。

第五节　表面麻醉药

一般外眼手术和简单的内眼手术如眼睑成形术、周围虹膜切除、晶体摘除等，可在局麻浸润和球后神经阻滞下完成。

盐酸奥布卡因 [药典(二)；医保(乙)]
Oxybuprocaine Hydrochloride

【适应证】　用于眼科手术，或眼压测量、虹膜角膜角镜检查以及取角膜异物等眼部处理前的眼表面麻醉。

【药理】　(1)药效学　表面麻醉剂。对结膜、角膜、巩膜、虹膜和睫状体均可有麻醉作用。不影响瞳孔直径、调节功能、光觉及眼压。对角膜上皮的毒性和损伤小。

(2)药动学　本品滴眼1滴后，麻醉效果显效平均时

复方门冬维甘滴眼液 [药典(二)]
Compound Aspartate, Vitamin B$_6$ and Dipotassium Glycyrrhetate Eye Drops

本品为复方制剂，每10ml含门冬氨酸78mg、维生素B$_6$ 5mg、甘草酸二钾10mg、盐酸萘甲唑啉0.3mg、甲硫酸新斯的明0.5mg、马来酸氯苯那敏1mg。

【适应证】　抗眼疲劳，减轻结膜充血症状。

【药理】　药效学　本品所含门冬氨酸、维生素B$_6$在糖、蛋白质、脂肪代谢中起重要作用，可维持角膜与虹膜、睫状体的新陈代谢。甘草酸二钾具有抗炎、抗过敏作用。盐酸萘甲唑林为血管收缩剂，可减轻炎症和充血。马来酸氯苯那敏为抗组胺药，可缓解过敏反应症状。甲硫酸新斯的明为抗胆碱酯酶药，具有拟胆碱作用，可降低眼压，调节视力以及解除眼肌疲劳。

【不良反应】　偶见一过性刺激症状，不影响治疗。

【禁忌证】　对本品过敏者禁用。

【注意事项】　(1)本品仅供眼用，切忌口服。

(2)闭角型青光眼慎用。

(3)滴眼时，瓶口勿接触手和眼睛，避免污染。

(4)在使用过程中，如发现眼红、疼痛等情况，应停药就医。

(5)使用后应将瓶盖拧紧以免污染药品。

(6)过敏体质者慎用。

(7)本品性状发生改变时禁止使用。

(8)请将本品放在儿童不能接触的地方。

【用法与用量】　滴眼，一次1～2滴，一日4～6次。

间为16秒，麻醉持续时间约10～20分钟。药物滴眼后，穿过角膜基质到达前房，随房水回流进入血液循环，被血浆或肝脏胆碱酯酶迅速代谢。体外试验结果表明，本品在人血浆中的消除半衰期不超过2～3分钟。

【不良反应】　眼部刺激症状，偶尔会出现角膜糜烂等，也可能发生过敏反应，均应立即停止使用。严重不良反应为休克，一旦出现恶心、面色苍白等症状时应立即停止使用并采取适当的救治措施。

【禁忌证】　对本品的成分或对苯甲酸酯(除可卡因外)类局部麻醉剂有过敏史者禁用。

【注意事项】　(1)不可单纯作为镇痛剂使用，不可用作注射剂。

(2)使用时忌频繁使用(有可能引发角膜损伤等不良反应)。为了防止药液污染,滴眼时要注意避免容器前部直接接触眼部。

(3)勿将本品交给患者。

【药物相互作用】 (1)高血压、动脉硬化、心功能不全、甲状腺功能亢进、糖尿病、血管痉挛等病的患者使用本品时同用血管收缩药如肾上腺素、去甲肾上腺素等,可能会引起上述症状的加剧,应禁用。

(2)含卤素的吸入麻醉药(如环丙烷、氟烷等)与血管收缩药同用的情况下,使用本品可能会增大发生心律不齐的可能性,应慎用。

(3)三环类抗精神病药与血管收缩药同用的情况下使用本品可能会引起急性血压升高,应慎用。

【用法与用量】 一般成人滴眼1~4滴。可根据年龄、体质适当增减。

【制剂与规格】 盐酸奥布卡因滴眼液:(1)0.5ml:2mg;(2)1ml:4mg;(3)20ml:80mg。

第六节 抗感染药

眼部感染是眼科常见的病变,可以发生在眼睑、眼表和眼内等不同部位,引起睑缘炎、结膜炎、沙眼、角膜炎和眼内炎等疾病。睑缘炎、结膜炎等会造成严重不适,角膜炎可以导致角膜混浊,产生严重的视力下降,眼内炎可以破坏眼球,如不及时控制,会导致失明。引起眼部感染的微生物有细菌、衣原体、真菌和病毒等。眼科常用的抗感染药物包括抗生素、化学合成抗菌药,以及抗真菌药、抗病毒药等。

一、抗生素

妥 布 霉 素 [药典(二);医保(乙)]
Tobramycin

【适应证】 适用于外眼及附属器敏感菌株感染的局部抗感染治疗。

【药理】 (1)药效学 妥布毒素为氨基糖苷类抗生素。抗菌谱与庆大霉素近似,对大肠埃希菌、产气杆菌、克雷伯杆菌、奇异变形杆菌、某些吲哚阳性变形杆菌、铜绿假单胞菌、某些奈瑟菌、某些无色素沙雷杆菌和志贺菌等革兰阴性菌有抗菌作用;本品对铜绿假单胞菌的抗菌作用较庆大霉素强3~5倍,对庆大霉素中度敏感的铜绿假单胞菌对本品高度敏感。革兰阳性菌中,金黄色葡萄球菌(包括产β-内酰胺酶株)对本品敏感;链球菌(包括化脓性链球菌、肺炎球菌、粪链球菌等)均对本品耐药。厌氧菌(拟杆菌属)、结核杆菌、立克次体、病毒和真菌亦对本品耐药。

妥布霉素的作用机制是与细菌核糖体30S亚单位结合,抑制细菌蛋白质的合成。

(2)药动学 本品中妥布霉素的高浓度使得感染部位(外眼表面)的妥布毒素浓度基本上远高于最耐药的分离菌的最低抑菌浓度(MIC)[MIC>64μg/ml;在本品单次给药后,人眼中的妥布每系浓度为(848±674)μg/ml,这是给药后1分钟的检测结果]。

在本品给药后,在健康人泪液中的妥布霉素浓度保持在高于 MIC90(根据眼部的分离菌的检测结果,为16μg/ml)的水平至少44分钟。

【不良反应】神经系统 罕见(0.01%~0.1%):头痛。

皮肤及皮肤附件 罕见(0.01%~0.1%):荨麻疹、皮炎、睫毛脱落、白斑病、瘙痒、皮肤干燥。

不详:皮疹、红斑、史-约综合征、多形性红斑。

免疫系统及感染 罕见(0.01%~0.1%):超敏反应。

不详:过敏反应。

用药部位表现 常见(1%~10%):眼睛过敏、眼睛瘙痒、眼睑瘙痒、眼睑水肿、眼睛充血、流泪增多、眼部不适。

罕见(0.01%~0.1%):眼睑红斑、眼睛分泌物、结膜水肿、眼睛刺激、角膜炎、角膜磨损、视觉损害、视物模糊、眼睛疼痛、干眼。

不详:眼睛异物感。

【禁忌证】 对本品及其他氨基糖苷类抗生素过敏者禁用。

【注意事项】 使用本品期间不要佩戴隐形眼镜。

老年人 慎用,目前无可靠参考文献。

儿童 (1)年龄≥1岁的儿童剂量可以与成人剂量相等。

(2)年龄<1岁的儿童慎用,安全性和疗效尚未建立。

哺乳期 哺乳期妇女在用药期间宜暂停哺乳。

司机驾驶或机械操作 如果在使用时出现视物模糊,患者必须等待视物清晰后才能驾驶或操作仪器。

肾损伤 慎用。

肝损伤 慎用。

交叉过敏反应 对其他氨基糖苷类抗生素过敏的患者,对本品也可能过敏。

【给药说明】 (1)在使用妥布霉素滴眼液之后,以下方法有助于减少全身吸收：闭上眼睑，保持 2 分钟；用手指按住泪管 2 分钟。

(2) 为了避免滴管顶部和滴眼液/眼膏被污染，必须小心避免滴管顶部接触眼睑、周围区域，或其他表面。在不使用时，药瓶/滴管应保持密闭。

(3) 合并其他眼部药物治疗，两种治疗之间应间隔 5～10 分钟。

(4) 开封后最多使用 4 周。

【用法与用量】 成人 滴入结膜囊内：①轻、中度感染：一次 1～2 滴，4 小时 1 次。②重度感染：一次 2 滴，1 小时 1 次。

1 岁以上儿童 滴入结膜囊内：①轻、中度感染：一次 1～2 滴，4 小时 1 次。②重度感染：一次 2 滴，1 小时 1 次。

【制剂与规格】 妥布霉素滴眼液：(1)5ml:15mg；(2)8ml:24mg；(3)8ml:40mg。

妥布霉素眼膏：0.3%。

氯替泼诺妥布霉素滴眼液：5ml(氯替泼诺 25mg，妥布霉素 15mg)。

妥布霉素地塞米松滴眼液/眼膏：(1)5ml(妥布霉素 15mg 与地塞米松 5mg)；(2)3g(妥布霉素 9mg 与地塞米松 3mg)；(3)3.5g(妥布霉素 10.5mg 与地塞米松 3.5mg)。

硫酸庆大霉素 [药典(二)；国基；医保(甲)；医保(乙)]
Gentamicin Sulfate

【适应证】 用于结膜炎、眼睑炎、睑腺炎。

【药理】 (1)药效学 本品为氨基糖苷类抗生素，作用机制是抑制细菌蛋白质的合成。对眼部常见革兰阴性菌有抗菌作用。

(2)药动学 本品结膜囊内滴入后极少吸收进入眼组织亦不进入全身血液循环。

【不良反应】 (1)轻微刺激感。

(2)偶见过敏反应，出现充血、眼痒、水肿等症状。

【禁忌证】 对本品或其他氨基糖苷类抗生素过敏者禁用。

【注意事项】 (1)滴眼时请勿使管口接触手和眼睛。

(2)过敏体质者慎用。

(3)本品不宜长期连续使用，使用 3～4 日症状未缓解时，应停药就医。

(4)本品性状发生改变时禁止使用。

(5)滴眼前轻摇药瓶，勿使瓶口接触皮肤以免污染，启用后最多可使用 4 周。使用后请拧紧瓶盖，以防污染。

【用法与用量】 滴入眼睑内，一次 1～2 滴，一日 3～5 次。

【制剂与规格】 硫酸庆大霉素滴眼液：8ml:40mg。

硫酸阿米卡星 [药典(二)；国基；医保(甲)]
Amikacin Sulfate

【适应证】 用于结膜炎、角膜炎、巩膜炎等。

【药理】 (1)药效学 本品为半合成氨基糖苷类抗生素，抗菌作用比卡那霉素强。

(2)药动学 本品滴入结膜囊后很少吸收进入眼内组织，也不能通过血-眼屏障。临床上多用作治疗外眼感染性炎症。

【不良反应】 (1)本品有轻微的刺激性。

(2)偶见过敏反应，出现充血、眼痒、水肿等情况。

【禁忌证】 对本品过敏者禁用。

【用法与用量】 滴入结膜囊，一次 1～2 滴，一日 3～5 次。

【制剂与规格】 阿米卡星滴眼液：0.25%。

硫酸卡那霉素 [药典(二)]
Kanamycin Sulfate

【适应证】 用于治疗敏感大肠埃希菌、克雷伯菌属、变形杆菌属、淋病奈瑟菌及葡萄球菌属等细菌所致结膜炎、角膜炎、泪囊炎、睑缘炎、睑腺炎等感染。

【药理】 (1)药效学 本品是一种氨基糖苷类抗生素。

(2)药动学 本品滴入结膜囊后很少吸收进入眼内组织或进入全身血液循环。有研究报道，本药结膜下注射后前房水中浓度较高。

【不良反应】 偶有眼部轻度刺激不适，无全身不良反应。

【禁忌证】 对本品或其他氨基糖苷类过敏者禁用。

【注意事项】 (1)本品不得直接注入球结膜下或眼前房内。

(2)滴眼前轻摇药瓶，滴眼时瓶口勿接触眼睛，使用后应将瓶盖拧紧，勿使瓶口接触皮肤以免污染。

(3)本品在启用后最多可使用 4 周。

不良反应相关 泪囊感染(泪囊炎)常发生于泪囊管闭塞的儿童，除用本品滴眼外，可同时辅以局部热敷。

妊娠及哺乳期 本品滴眼后虽很少吸收进入全身血液循环，但妊娠及哺乳期妇女仍应注意不可过量使用，以免影响胎儿及婴儿的生长发育。

【药物相互作用】 (1)与其他氨基糖苷类合用或先后

局部应用，可增加耳毒性、肾毒性以及神经肌肉阻滞作用。

(2) 其他肾毒性药物及耳毒性药物与本品合用或先后应用应慎重，以免加重肾毒性或耳毒性。

【用法与用量】 滴入结膜囊内，一次 1～2 滴，一日 3～5 次。

【制剂与规格】 硫酸卡那霉素滴眼液：8ml:40mg。

硫酸新霉素 [药典（二）；医保（乙）]
Neomycin Sulfate

【适应证】 用于敏感细菌所致外眼感染，如结膜炎、角膜炎、泪囊炎、睑缘炎、睑腺炎等。

【药理】 (1) 药效学　本品是一种氨基糖苷类抗生素，属于静止期杀菌药。本品对葡萄球菌属（甲氧西林敏感株）、棒状杆菌属有良好作用，对大肠埃希菌、克雷伯菌属、变形杆菌属等肠杆菌科细菌亦有良好作用，对各组链球菌、肺炎链球菌、肠球菌属等活性差，铜绿假单胞菌、厌氧菌等对本品耐药。细菌对链霉素、新霉素、卡那霉素和庆大霉素间有部分或完全交叉耐药。

(2) 药动学　本品滴入结膜囊后很少被吸收入眼组织或全身血液循环。

【不良反应】 偶有眼部轻度刺激不适，无全身不良反应。

【禁忌证】 对本品或其他氨基糖苷类抗生素过敏的患者禁用。

【注意事项】(1) 本品不得直接注入球结膜下或眼前房内。

(2) 滴眼时瓶口勿接触眼睛，使用后将瓶盖拧紧，以免污染药液。

【用法与用量】滴入结膜囊，一次 1～2 滴，一日 3～5 次。

【制剂与规格】 硫酸新霉素滴眼液：8ml:40mg（4 万 U）。

硫酸小诺霉素 [药典（二）]
Micronomicin Sulfate

【适应证】 用于对硫酸小诺霉素敏感的葡萄球菌、溶血性链球菌、肺炎双球菌、结膜炎杆菌、铜绿假单胞菌所引起的外眼部感染，如眼睑发炎、睑腺炎、泪囊炎、结膜炎、角膜炎等。

【药理】 (1) 药效学　本品属氨基糖苷类抗生素，对各种革兰阴性杆菌和金黄色葡萄球菌有抗菌作用，经体外抑菌实验显示本品对伤寒杆菌、肺炎杆菌和变形杆菌

的最低抑菌浓度均小于 1.46μg/ml，对铜绿假单胞菌、金黄色葡萄球菌等为 2.93μg/ml，又经本品对家兔实验性感染铜绿假单胞菌的角膜炎和结膜炎的治疗，显示有较明显的疗效。另经家兔眼睛的局部刺激实验，未见本品有明显刺激作用。

(2) 药动学　本品滴眼液在家兔正常眼内 2 小时后前房水浓度达到最高浓度为 0.54μg/ml，然后渐渐降低。眼组织内、眼睑、球结膜等也有较高浓度。眼有炎症时，比正常眼的渗透浓度高，角膜内可达到甚高浓度，对角膜疾病有效。

【不良反应】 (1) 少数患者可能出现皮疹等过敏反应。

(2) 局部可出现瘙痒、眼痛等刺激症状，偶见表层角膜炎、雾视及分泌物增加。

【禁忌证】 对氨基糖苷类抗生素及杆菌肽过敏者禁用。

【注意事项】(1) 听力减退或重听患者慎用。

(2) 儿童慎用。

(3) 老年人慎用。

(4) 妊娠期妇女慎用。

(5) 哺乳期妇女慎用。

(6) 肾损伤慎用。

(7) 肝损伤慎用。

【用法与用量】 滴入眼睑内，一次 1～2 滴，一日滴 3～4 次。

【制剂与规格】 硫酸小诺霉素滴眼液：8ml:24mg。

氯 霉 素 [药典（二）；国基；医保（甲）]
Chloramphenicol

【适应证】 用于治疗由大肠埃希菌、流感嗜血杆菌、克雷伯菌属、金黄色葡萄球菌、溶血性链球菌和其他敏感菌所致眼部感染，如沙眼、结膜炎、角膜炎、睑缘炎等。

【药理】(1) 药效学　本品在体外具广谱抗微生物作用，包括需氧革兰阴性菌及革兰阳性菌、厌氧菌、立克次体属、螺旋体和衣原体属。对下列细菌具杀菌作用：流感嗜血杆菌、肺炎链球菌和脑膜炎奈瑟菌。对以下细菌仅具抑菌作用：金黄色葡萄球菌、化脓性链球菌、草绿色链球菌、B 组溶血性链球菌、大肠埃希菌、肺炎克雷伯菌、奇异变形杆菌、伤寒沙门菌、副伤寒沙门菌、志贺菌属、脆弱拟杆菌等厌氧菌。下列细菌通常对氯霉素耐药：铜绿假单胞菌、不动杆菌属、肠杆菌属、黏质沙雷菌、吲哚阳性变形杆菌属、甲氧西林耐药葡萄球菌和肠球菌属。

本品属抑菌剂，通过弥散进入细菌细胞内，并可逆性地结合在细菌核糖体的 50S 亚基上，使肽链增长受阻（可能由于抑制了转肽酶的作用），因此抑制肽链的形成，从而阻止蛋白质的合成。

(2) 药动学　本品脂溶性高，具有良好的眼内通透性。

【不良反应】　可有眼部刺激、过敏反应。

【禁忌证】　(1) 对本品过敏者禁用。

(2) 新生儿和早产儿禁用。

【注意事项】　如果用药数日后症状没有改善，要立即停药，并且到医院复诊。

不良反应相关　大剂量长期使用（超过 3 个月）可引起视神经炎或视神经乳头炎（特别是小儿）。长期应用本品的患者，应事先做眼部检查，并密切注意患者的视功能和视神经炎的症状，一旦出现异常立即停药。同时，服用维生素 C 族和 B 族维生素。

妊娠和哺乳期　本品虽是局部用药，但因氯霉素具有严重的骨髓抑制作用，孕妇及哺乳期妇女使用后可能导致新生儿和哺乳婴儿产生严重的不良反应，故孕妇及哺乳期妇女宜慎用。

【药物相互作用】　与林可霉素类或红霉素类等大环内酯类抗生素合用可发生拮抗作用，因此不宜联合应用。

【用法与用量】滴入眼睑内，一次 1～2 滴，一日 3～5 次。

【制剂与规格】　氯霉素滴眼液：(1) 8ml:20mg；(2) 8ml:40mg。

氯霉素眼膏：(1) 1%；(2) 3%。

盐酸四环素 [药典(二)]
Tetracycline Hydrochloride

【适应证】　用于敏感病原菌所引起的结膜炎、眼睑炎、角膜炎、沙眼等。

【药理】　(1) 药效学　本品为广谱抑菌剂，高浓度时具杀菌作用。许多立克次体属、支原体属、衣原体属、螺旋体对本品敏感。肠球菌属对其耐药。本品对淋病奈瑟菌具一定抗菌活性，但耐青霉素的淋球菌对四环素也耐药。多年来因为四环素类的广泛应用，临床常见病原菌对四环素耐药现象严重，葡萄球菌等革兰阳性菌及多数肠杆菌科细菌耐药，本品与四环素类不同品种之间存在交叉耐药。本品作用机制为药物能特异性地与细菌核糖体 30S 亚基的 A 位置结合，抑制肽链的增长和影响细菌蛋白质的合成。

(2) 药动学　本品为眼局部用药，全身很少吸收。

【禁忌证】　对本品及四环素类药物过敏者禁用。

【用法与用量】　涂于眼睑内，一次适量，一日 1～2 次。

【制剂与规格】　盐酸四环素眼膏：2g:10mg。

四环素可的松眼膏：(1) 2.5g（四环素 0.25%，醋酸可的松 0.25%）；(2) 2.5g（四环素 5000 单位，可的松 5mg）。

盐酸金霉素 [药典(二)；医保(甲)；医保(乙)]
Chlortetracycline Hydrochloride

【适应证】　①用于敏感金黄色葡萄球菌、化脓性链球菌、肺炎链球菌等革兰阳性菌及流感嗜血杆菌等敏感革兰阴性菌所致浅表眼部感染，如细菌性结膜炎、睑腺炎及细菌性眼睑炎等。②用于沙眼衣原体所致沙眼。

【药理】　(1) 药效学　本品为四环素类抗生素，许多革兰阳性菌及立克次体属、支原体属、衣原体属、非结核性杆菌属、螺旋体对本品敏感。肠球菌属对其耐药。本品与四环素类不同品种之间存在交叉耐药。

本品作用机制为特异性与细菌核糖体 30S 亚基的 A 位置结合，抑制肽链的增长和影响细菌蛋白质的合成。

(2) 药动学　本品为局部用药，很少吸收。药物吸收后可广泛分布于体内组织和体液中，蛋白结合率为 47%，平均半衰期为 5.5 小时。70% 以上药物随胆汁排泄，另有 15%～20% 随尿排泄。

【不良反应】　(1) 轻微刺激感。

(2) 偶见过敏反应，出现充血、眼痒、水肿等症状。

【禁忌证】　对本品及四环素类药物过敏者禁用。

【注意事项】　急性或慢性沙眼的疗程应为 1～2 个月或更长，眼膏可作为夜间治疗用药，以保持感染部位与药物接触较长时间。

(1) 本品仅限眼部使用。

(2) 涂眼前，注意清洁双手，管口勿接触手和眼睛，防止损伤和污染。

(3) 本品不宜长期连续使用，使用 5 日症状未缓解，应停药就医。

(4) 本品性状发生改变时禁止使用。

(5) 请将本品放在儿童不能接触的地方。

(6) 儿童必须在成人监护下使用。

(7) 如正在使用其他药品，使用本品前请咨询医师或药师。

不良反应相关　(1) 若出现充血、眼痒、水肿等症状，应停药就医。

(2) 过敏体质者慎用。

妊娠　孕妇避免使用。

哺乳期　慎用，在确有应用指征时，应权衡利弊后决定是否使用。

【用法与用量】　涂于下眼睑内，一次适量，一日1～2次，最后1次宜在睡前使用。

【制剂与规格】　盐酸金霉素眼膏：0.5%。

红霉素 ^[药典(二)；国基；医保(甲)]
Erythromycin

【适应证】　①用于沙眼、结膜炎、角膜炎、睑缘炎及眼外部感染。②预防新生儿淋球菌及沙眼衣原体眼部感染。

【药理】　(1)药效学　本品为大环内酯类抗生素。作用于细菌细胞核糖体，通过阻碍细胞蛋白质合成发挥抗菌作用，为作用于细菌生长期的药物。对革兰阳性细菌、沙眼衣原体、支原体和螺旋体等有抗菌作用。

(2)药动学　本品局部用药后很少吸收入血。

【不良反应】　偶见眼睛疼痛，视力改变，持续性发红或刺激感等过敏反应。

【禁忌证】　对本品过敏者禁用。

【注意事项】不良反应相关　用药部位如有烧灼感、搔痒、红肿等情况应停药，并将局部药物洗净，必要时向医师咨询。

儿童　必须在成人监护下使用。

妊娠　孕妇避免使用。

哺乳期　哺乳期妇女应在医师指导下使用。

【用法与用量】　涂于下眼睑内，一次适量，一日2～3次，其中1次宜在睡前使用。

【制剂与规格】　红霉素眼膏：0.5%。

盐酸林可霉素 ^[药典(二)；医保(甲)；医保(乙)]
Lincomycin Hydrochloride

【适应证】　用于敏感菌感染所致的外眼感染，如结膜炎、角膜炎、睑缘炎、泪囊炎等。

【药理】　药效学　本品对革兰阳性菌如葡萄球菌属(包括耐青霉素株)，链球菌等有较高抗菌活性。对阴性菌也有良好抗菌活性。本品系抑菌药，高浓度时，对高度敏感细菌也有杀菌作用。作用机制是与敏感菌核糖体的50S亚基结合，阻止肽链的延长，从而抑制细菌细胞的蛋白质合成。本品与氯霉素、四环素类间无交叉耐药，与大环内酯类有部分交叉耐药，与克林霉素有完全交叉耐药性。

【不良反应】　(1)偶可有皮疹、瘙痒等过敏反应。

(2)过量使用并吸收可致中性粒细胞减低，血小板减

低、念珠菌感染等，尚有耳鸣、眩晕等副作用。

【禁忌证】　(1)对本品过敏者禁用。

(2)1个月以内的婴儿禁用。

【注意事项】　交叉过敏反应　患者对林可霉素过敏时有可能对其他林可霉素类也过敏。

哺乳期　慎用，在确有应用指征时，应权衡利弊后决定是否使用。

【药物相互作用】　(1)林可霉素与新生霉素、卡那霉素有配伍禁忌。

(2)氯霉素或红霉素在靶位上均可置换林可霉素，或阻抑后者与细菌核糖体50S亚基的结合，故本品不宜与氯霉素或红霉素合用。

【用法与用量】　滴入结膜囊，一次1～2滴，一日3～5次。

【制剂与规格】　盐酸林可霉素滴眼液：(1)8ml:200mg；(2)0.8ml:20mg。

二、喹诺酮类药

氧氟沙星 ^[药典(二)；医保(甲)；医保(乙)]
Ofloxacin

【适应证】　用于敏感细菌所致的眼睑炎、泪囊炎、睑腺炎、结膜炎、睑腺炎、角膜炎(含角膜溃疡)以及用于眼科围手术期的无菌化疗法。

【药理】　(1)药效学　本品具有抗菌谱广、抗菌活性强的特点，对革兰阴性菌、阳性菌群均有较强的抗菌作用。对葡萄球菌、化脓性链球菌、溶血性链球菌、肠球菌、肺炎球菌、大肠埃希菌、柠檬酸细菌属、肺炎杆菌、肠菌属、沙雷菌属、变形杆菌属、铜绿假单胞菌、流感嗜血杆菌、不动杆菌属、弯曲杆菌属、衣原体属敏感性菌种等感染有效。本品与其他类抗菌药未见交叉耐药性。

本品通过抑制细菌拓扑异构酶Ⅳ及脱氧核糖核酸螺旋酶(均为Ⅱ型拓扑异构酶)的活性，阻碍细菌脱氧核糖核酸的复制而达到抗菌作用。

(2)药动学　局部点眼后的眼内通透性良好。滴眼后1小时角膜浓度达最大值$3.22\mu g/g$，房水浓度30分钟达峰值0.71mg/L。

【不良反应】　(1)眼部　眼刺激感、眼睑瘙痒感、眼睑炎、结膜充血、眼痛和眼睑肿胀。

(2)严重不良反应　休克，偶然会引起休克样症状(恶心，四肢发冷，呼吸困难等)，发现异常时应停止给药，予以妥善的处置。

【禁忌证】 对本品或喹诺酮类药物过敏者禁用。

【注意事项】 本品不可长期使用。为了防止耐药菌的出现等，原则上应确认敏感性，将用药期限限制在治疗疾病所需的最少时间以内。

老年人 通常，老年人的生理机能有所降低，应注意予以减量等。

儿童 FDA 和 EMA 批准 0.3%氧氟沙星滴眼液用于治疗≥1 岁儿童及成人的细菌性结膜炎。国外资料显示在 1 岁以下的 496 例使用者中发现有不良反应的为 2 例（眼睑炎、眼睑肿胀），在 1 岁至 15 岁的 1657 例使用者中发现有不良反应的为 2 例 3 件（眼睑肿胀、结膜充血、瘙痒感）。

妊娠 孕妇慎用，尤其是妊娠早期。

哺乳期 慎用，使用期间停止哺乳。

常规 （1）本品仅用于滴眼。

（2）为了防止污染药液，滴眼时应注意避免容器的前端直接接触眼部。

【药物相互作用】 本品与头孢噻肟、甲硝唑、克林素、环孢素等合用后，各药物的药动学过程均无明显改变。长期大量使用经局部吸收后，可产生与全身用药相同的药物相互作用。

【用法与用量】 （1）氧氟沙星滴眼液 滴入结膜囊，一般一次 1 滴，一日 3 次。根据症状可适当增减。

（2）氧氟沙星眼膏 涂于结膜囊内，一般一次适量，一日 3 次，根据症状可适当增减。

【制剂与规格】 氧氟沙星滴眼液：（1）5ml:15mg；（2）8ml:24mg；（3）10ml:30mg；（4）0.4ml:1.2mg。

氧氟沙星眼膏：（1）2g:6mg；（2）3.5g:10.5mg。

左氧氟沙星 [药典(二)；国基；医保(甲)；医保(乙)]
Levofloxacin

【适应证】 （1）CDE 适应证 用于治疗眼睑炎、睑腺炎、泪囊炎、结膜炎、睑腺炎、角膜炎以及用于眼科围手术期的无菌化疗法。

适应菌种：对左氧氟沙星敏感的葡萄球菌属、链球菌属、肺炎球菌、细球菌属、肠球菌属、棒状杆菌属、假单胞菌属、铜绿假单胞菌、嗜血杆菌属［流感嗜血杆菌、结膜炎嗜血杆菌（科威杆菌）］、莫拉（布兰）卡他菌、莫拉杆菌、莫拉阿杆菌、沙雷菌属、克雷伯菌属、变形杆菌属、不动杆菌属、肠杆菌属、厌氧菌属（丙酸杆菌）。

（2）超说明书适应证 FDA 批准 0.5%的左氧氟沙星滴眼液用于治疗≥6 岁儿童及成人的细菌性结膜炎。EMA 批准 0.5%的左氧氟沙星滴眼液用于治疗年龄≥1 岁儿童及成人由敏感菌引起的外眼部感染（如结膜炎等）。

【药理】 （1）药效学 本品是消旋体氧氟沙星的光学活性部分（左旋体），主要作用机制是阻碍 DNA 旋转酶的活性，其强度为氧氟沙星的 2 倍。其最小抑菌浓度（MIC）与最低杀菌浓度（MBC）无显著差异，其作用为杀菌型。从菌的形态学观察证实了在 MIC 浓度下出现溶菌现象。

（2）药动学 将本品以一次 2 滴、一日 4 次给健康成人连续滴眼 2 周，最终滴眼 1 小时后的血中浓度为定量界限（0.01μg/ml）以下。

【不良反应】 （1）主要的不良反应 弥漫性表层角膜炎等角膜障碍、眼睑炎、眼刺激感等。

（2）严重不良反应 有可能引起休克、过敏样症状，应充分进行观察。当发现红斑、皮疹、呼吸困难、血压降低、眼睑浮肿等症状时应停止给药，予以妥善的处置。

【禁忌证】 （1）对本品的成分、氧氟沙星及喹诺酮类抗菌制剂有过敏既往史的患者。

（2）孕妇禁用，尤其是妊娠早期。

（3）哺乳期妇女慎用，使用期间停止哺乳。

【用法与用量】 滴眼液：一般一天 3 次，每次 1 滴，根据症状可适当增减。对角膜炎的治疗在急性期每 15～30 分钟滴眼 1 次，对严重的病例在开始 30 分钟内每 5 分钟滴眼 1 次，病情控制后逐渐减少滴眼次数。治疗细菌性角膜溃疡推荐使用高浓度的抗生素滴眼制剂。

眼用凝胶：涂于眼下睑穹窿部，每日 3 次（早、中、晚各一次）。

儿童滴眼，一次 1 滴，一日 3 次。

【制剂与规格】 左氧氟沙星滴眼液：（1）0.4ml:1.952mg；（2）0.6ml:2.928mg；（3）5ml:24.4mg（以左氧氟沙星计）。

乳酸左氧氟沙星滴眼液：5ml:15mg。

盐酸左氧氟沙星眼用凝胶：5g:0.015g（以左氧氟沙星计）。

诺氟沙星 [药典(二)；医保(乙)]
Norfloxacin

【适应证】 用于敏感细菌所致的外眼感染，如结膜炎、角膜炎、角膜溃疡等。

【药理】 （1）药效学 本品为氟喹诺酮类抗菌药，具广谱抗菌作用，尤其对需氧革兰阴性杆菌抗菌活性高，对下列细菌在体外具良好抗菌作用：肠杆菌科的大部分细菌，包括枸橼酸杆菌属、阴沟肠杆菌、产气肠杆菌等肠杆菌属、大肠埃希菌、克雷伯菌属、变形杆菌属、沙门菌属、志贺菌属、弧菌属、耶尔森菌等。

诺氟沙星体外对多重耐药菌亦具抗菌活性。对青霉素耐药的淋病奈瑟球菌、流感嗜血杆菌和卡他莫拉菌亦有良好抗菌作用。诺氟沙星为杀菌剂，通过作用于细菌 DNA 螺旋酶的 A 亚单位，抑制 DNA 的合成和复制而导致细菌死亡。

（2）药动学　本品 2 滴点眼后，5 分钟结膜囊内浓度为 $1340\mu g/ml$，然后迅速下降，半衰期 $10\sim15$ 分钟，3 小时后浓度为 $6.1\mu g/ml$。

【不良反应】　轻微一过性局部刺激，如刺痛、痒、异物感等。

【禁忌证】　对本品及氟喹诺酮类药物过敏者禁用。

【注意事项】　儿童　一般不用于婴幼儿。

妊娠　孕妇慎用，尤其是妊娠早期。

哺乳期　应用时应停止哺乳。

肾损伤　严重肾功能不全者慎用。

【用法与用量】　滴入结膜囊，一次 $1\sim2$ 滴，一日 $3\sim6$ 次。

【制剂与规格】　诺氟沙星滴眼液：8ml:24mg（0.3%）。

依 诺 沙 星 [药典(二)]
Enoxacin

【适应证】　用于敏感菌引起的结膜炎、角膜炎等眼部感染。

【药理】　（1）药效学　本品具广谱抗菌作用，尤其对需氧革兰阴性杆菌抗菌活性高，对下列细菌在体外具良好抗菌作用：肠杆菌科的大部分细菌，包括枸橼酸杆菌属、阴沟、产气肠杆菌等肠杆菌属、大肠埃希菌、克雷伯菌属、变形杆菌属、沙门菌属、志贺菌属、弧菌属、耶尔森菌等。常对多重耐药菌也具有抗菌活性。对青霉素耐药的淋病奈瑟菌、产酶流感嗜血杆菌和莫拉菌属均具有高度抗菌活性。对铜绿假单胞菌等假单胞菌属的大多数菌株具抗菌作用。

本品对甲氧西林敏感葡萄球菌具抗菌活性，对肺炎链球菌、溶血性链球菌和粪肠球菌仅具中等抗菌活性。对沙眼衣原体、支原体、军团菌具良好抗微生物作用，对结核杆菌和非结核性杆菌也有抗菌活性。对厌氧菌的抗菌活性差。

本品为杀菌药，通过作用于细菌脱氧核糖核酸螺旋酶的 A 亚单位，抑制脱氧核糖核酸的合成和复制而导致细菌死亡。

（2）药动学　本品为局部用药，只有少量吸收。

【不良反应】　少数患者可有用药部位轻微刺激感。

【禁忌证】　（1）对本品及喹诺酮类药过敏者禁用。

（2）妊娠期妇女、婴幼儿禁用。

（3）18 岁以下患者禁用。

【注意事项】　参见诺氟沙星滴眼液。

【用法与用量】　滴入结膜囊，一次 $1\sim2$ 滴，一日 $4\sim6$ 次。

【制剂与规格】　依诺沙星滴眼液：8ml:24mg。

环 丙 沙 星 [药典(二)；医保(乙)]
Ciprofloxacin

【适应证】　用于敏感菌引起的外眼部感染（如结膜炎等）。

【药理】　（1）药效学　本品具广谱抗菌作用，尤其对需氧革兰阴性杆菌的抗菌活性高，对下列细菌在体外具良好抗菌作用：肠杆菌科的大部分细菌，包括枸橼酸杆菌属、阴沟、产气肠杆菌等肠杆菌属、大肠埃希菌、克雷伯菌属、变形杆菌属、沙门菌属、志贺菌属、弧菌属、耶尔森菌等。常对多重耐药菌也具有抗菌活性。对青霉素耐药的淋病奈瑟菌、产酶流感嗜血杆菌和莫拉菌属均具有高度抗菌活性。对铜绿假单胞菌等假单胞菌属的大多数菌株具抗菌作用。本品对甲氧西林敏感葡萄球菌具抗菌活性，对肺炎链球菌、溶血性链球菌和粪肠球菌仅具中等抗菌活性。对沙眼衣原体、支原体、军团菌具良好抗微生物作用，对结核杆菌和非结核性杆菌也有抗菌活性。对厌氧菌的抗菌活性差。

环丙沙星为杀菌剂，通过作用于细菌 DNA 螺旋酶的 A 亚单位，抑制 DNA 的合成和复制而导致细菌死亡。

（2）药动学　本品滴眼只有少量吸收。多次滴眼后的血药峰浓度小于 $5\mu g/L$，平均浓度一般低于 $2.5\mu g/L$。

【不良反应】　（1）偶有局部一过性刺激症状。

（2）可产生眼部灼伤感和刺痛感。

（3）少见眼睑水肿、流泪、畏光、视力减低。

（4）少见严重过敏反应。

【禁忌证】　（1）对本品及喹诺酮类药过敏者禁用。

（2）婴幼儿禁用。

【注意事项】　（1）只用于滴眼。

（2）使用过程中若出现皮疹等过敏症状或其他严重不良反应，应马上停药。

（3）妊娠期妇女慎用。

【药物相互作用】　长期大量使用经局部吸收后，可产生与全身用药相同的药物相互作用，如可使茶碱类、环孢素、华法林等作用增强，干扰咖啡因的代谢等。

【用法与用量】　（1）环丙沙星滴眼液　滴入结膜囊，一次 $1\sim2$ 滴，一日 $3\sim6$ 次，疗程为 $6\sim14$ 日。

（2）环丙沙星眼膏　一次约 0.1g，一日 2 次，或遵医嘱。

【制剂与规格】　乳酸环丙沙星滴眼液：（1）5ml:15mg（按环丙沙星计）；（2）8ml:24mg（按环丙沙星计）。

盐酸环丙沙星滴眼液：5ml:15mg（按环丙沙星计）。

盐酸环丙沙星眼膏：2.5g:7.5mg（按环丙沙星计）。

三、磺胺类药

磺胺醋酰钠 [药典(二)；医保(乙)]
Sulfacetamide Sodium

【适应证】　用于结膜炎、睑缘炎；也可用于沙眼衣原体感染的辅助治疗。

【药理】　(1)药效学　本品为广谱抑菌剂。其作用机制是与细菌体内的对氨基苯甲酸(PABA)竞争，抑制二氢叶酸合成酶，从而阻碍细菌的生长、繁殖。

(2)药动学　本品水溶液呈中性，刺激性小，滴眼后穿透力强，药物可渗入眼部晶状体及眼内组织而达较高浓度。30%溶液滴眼，经5分钟后角膜的药物浓度可达0.1%。角膜上皮缺损时，则眼内吸增加，房水浓度可高达0.95g/L。

【不良反应】　偶见，眼睛刺激或过敏反应。

【禁忌证】　对磺胺类药物过敏者禁用。

【注意事项】　(1)用药部位如有烧灼感、瘙痒、红肿等应停药，并将局部药物冲净。

(2)过敏体质者慎用。

【给药说明】　(1)滴眼时瓶口勿接触眼睛。

(2)使用后应将瓶盖拧紧，以免污染药品。

(3)当药品性状发生改变时禁止使用。

(4)儿童必须在成人监护下使用。

【用法与用量】　滴入结膜囊，一次1~2滴，一日3~5次。

【制剂与规格】　磺胺醋酰钠滴眼液：(1)10%；(2)15%。

复方磺胺甲噁唑(SMZ-TMP)
Compound Sulfamethoxazole

【适应证】　主要用于敏感菌所引起的细菌性结膜炎、睑腺炎(麦粒肿)及细菌性眼睑炎。

【药理】　药效学　本品为复方制剂。其中磺胺甲噁唑钠为广谱抗菌药；氨基己酸具有抗炎、抗过敏作用；甘草酸二钾具有类皮质激素作用，可抗炎症和抗过敏；马来酸氯苯那敏为抗组胺药，可缓解过敏反应症状。

【不良反应】　偶见眼睛刺激或过敏反应。

【禁忌证】　对本品及磺胺类药物过敏者禁用。

【注意事项】　(1)本品不宜长期连续使用，若连续使用3~4日后而症状未有改善时，应停用并咨询医师。

(2)使用本品后，若出现充血、眼痒、水肿等症状时，应停药就诊。

【给药说明】　(1)本品仅限眼用，切勿内服。

(2)滴眼时，瓶口勿接触手和眼睛，避免污染。

(3)使用后应将瓶盖拧紧以免污染药品。

【用法与用量】　滴入结膜囊，一次1~2滴，一日4~6次。

【制剂与规格】　复方磺胺甲噁唑钠滴眼液：10ml(磺胺甲唑钠0.4g，氨基己酸0.2g，甘草酸二钾10mg，马来酸氯苯那敏2mg)。

磺胺嘧啶(SD) [药典(二)；国基；医保(甲)；医保(乙)]
Sulfadiazine

【适应证】　适用于结膜炎、沙眼眼内敏感菌感染等。

【药理】　药效学　本品为磺胺类广谱抑菌药。结构上类似对氨基苯甲酸(PABA)，可与PABA竞争性作用于细菌体内的二氢叶酸合成酶，从而阻止PABA作为原料合成细菌所需的叶酸，减少了具有代谢活性的四氢叶酸的量，而后者则是细菌合成嘌呤、胸腺嘧啶核苷和脱氧核糖核酸的必需物质，因此抑制了细菌的生长繁殖。

【不良反应】　主要为局部过敏性反应，如睑、球结膜红肿等。

【禁忌证】　对本品及磺胺类药物过敏者禁用。

【注意事项】　其他　细菌对本品易产生耐药性，为减少耐药性的产生及提高疗效，应与其他抗菌药物滴眼液交替使用。

【用法与用量】　涂于下眼睑内，一次适量，一日2次，其中1次于睡前用。

【制剂与规格】　磺胺嘧啶眼膏：5%。

四、抗病毒药

利巴韦林 [药典(二)；国基；医保(甲)]
Ribavirin

【适应证】　用于单纯疱疹病毒性角膜炎。

【药理】　(1)药效学　抗病毒药。体外具有抑制呼吸道合胞病毒、流感病毒、甲肝病毒、腺病毒等多种病毒生长的作用，其机制不全清楚。本品并不改变病毒吸附、侵入和脱壳，也不诱导干扰素的产生。药物进入被病毒感染的细胞后迅速磷酸化，其产物作为病毒合成酶的竞争性抑制剂，抑制肌苷单磷酸脱氢酶、流感病毒RNA多聚酶和mRNA鸟苷转移酶，从而引起细胞内鸟苷三磷酸的减少，损害病毒RNA和蛋白合成，使病毒的复制与传播受抑。对呼吸道合胞病毒也可能具免疫作用及中和抗体作用。

(2) 药动学 本品为局部用药，但可自黏膜部分吸收。

【不良反应】 偶见局部轻微刺激。

【禁忌证】 (1)对本品过敏者禁用。

(2) 妊娠期妇女禁用。

【注意事项】 (1)不宜用于其他病毒性眼病。

(2) 本品若长期大量使用，可能会对肝功能、血象等造成损害。

(3) 有严重贫血、肝功能不全者慎用。

(4) 哺乳期妇女应用时应暂停授乳。

(5) 老年人不推荐应用。

【药物相互作用】 大量使用本品可能会产生与全身用药相似的药物相互作用，如与齐多夫定合用时有拮抗作用，因本品可抑制齐多夫定转变成活性型的磷酸齐多夫定。

【用法与用量】 滴入结膜囊，一次 1～2 滴，1 小时 1 次，好转后改为每 2 小时 1 次。

【制剂与规格】 利巴韦林滴眼液：(1)0.5ml:0.5mg；(2)8ml:8mg；(3)10ml:10mg；(4)10ml:50mg。

阿昔洛韦 [药典(二)｜国基｜医保(甲)｜医保(乙)]
Aciclovir

【适应证】 用于单纯疱疹性角膜炎。

【药理】 (1)药效学 本品对Ⅰ、Ⅱ型单纯疱疹病毒和水痘-带状疱疹病毒的作用，是由于本品能被病毒编码的胸苷激酶磷酸化为单磷酸无环鸟苷，后者再通过细胞酶的催化形成二磷酸、三磷酸无环鸟苷；三磷酸无环鸟苷是单纯疱疹病毒脱氧核糖核酸聚合酶的强抑制剂，它作为病毒脱氧核糖核酸聚合酶的底物与酶结合，并掺入病毒脱氧核糖核酸中去，因而终止病毒脱氧核糖核酸的合成。

(2) 药动学 本品具有良好的眼内通透性，0.1%溶液滴眼30分钟后，角膜浓度达 30.94μg/g，房水为 6.39mg/L；6 小时后，分别为 12.53μg/L 和 0.15mg/L。3%眼膏涂用，房水浓度可达 17mg/L。

通过在体内可转化为无活性物质经肾脏代谢。

【不良反应】 眼痛、滤泡性结膜炎、点状角膜炎、眼睛刺痛。结膜充血、睑缘炎、眼睑过敏、泪点闭塞。

【禁忌证】 对本品过敏者及有严重并发症者禁用。

【注意事项】 本品如有结晶或粉末状物析出，温热溶解后使用。

儿童 使用本品的安全性尚未确立，应慎用。

妊娠 孕妇慎用，眼科用药后血液中未检测到阿昔洛韦，有限的全身吸收将限制潜在的胎儿暴露

哺乳期 哺乳期妇女慎用本品，在用药期间宜暂停哺乳。

【给药说明】 使用时注意避免污染容器前端。使用完毕后请将瓶塞拧紧，以防污染。

【用法与用量】 (1)阿昔洛韦滴眼液 滴入结膜囊，一次 1～2 滴，每 1～2 小时 1 次，或一日 4～6 滴

(2) 阿昔洛韦眼膏 涂于眼睑内，一日 4～6 次。

【制剂与规格】 阿昔洛韦滴眼液：(1)0.1%(5ml:5mg)；(2)0.1%(8ml:8mg)。

阿昔洛韦眼膏：3%(2.5g:75mg)。

羟苄唑 [医保(甲)]
Hydrobenzole

【适应证】 用于急性流行性出血性结膜炎。

【药理】 药效学 本品能选择性抑制被感染细胞的微小核糖核酸病毒聚合酶。在组织培养中，本品 50mg/L 能有效地抑制人类肠道病毒、柯萨奇病毒和脊髓灰质炎病毒等多种株型；本品 10mg/L 能抑制急性流行性出血性结、角膜炎（俗称"红眼病"）病毒（沪-17 株，属微小核糖核酸病毒）。本品抗微小核糖核酸病毒作用机制，一般认为是在感染细胞内抑制病毒编码的依赖核糖核酸的核糖核酸聚合酶，使病毒核糖核酸合成受阻，从而发挥抑制病毒作用。

【不良反应】 滴眼后可能有眼部轻微刺激症状。

【禁忌证】 对本品过敏者禁用。

【注意事项】 本品防止阳光直射。

【用法与用量】 滴入结膜囊，一次 1～2 滴，每小时滴 1～2 次，病情严重者每小时 3～4 次。

【制剂与规格】 盐酸羟苄唑滴眼液：8ml:8mg；

酞丁安 [药典(二)]
Ftibamzone

【适应证】 ①用于各型沙眼。②用于单纯疱疹病毒Ⅰ型与Ⅱ型及水痘-带状疱疹病毒引起的角膜炎。

【药理】 (1)药效学 本品为抗病毒药。具有抗沙眼衣原体和抗疱疹病毒活性。其作用机制主要是抑制病毒 DNA 和早期蛋白质合成。酞丁安不能直接抑制疱疹病毒Ⅱ型 DNA 多聚酶，也不能直接灭活疱疹病毒。本品对皮肤癣菌具有一定抗真菌作用。

(2) 药动学 本品滴眼后很少吸收。

【不良反应】 偶见过敏反应

【禁忌证】 (1)对酞丁安过敏者禁用。

(2) 妊娠期妇女禁用。

【注意事项】 (1)本品不得口服。

(2)用药部位如有烧灼感、瘙痒、红肿等情况应停药,并将局部药物洗净、必要时向医师咨询。

(3)哺乳期妇女慎用。

(4)儿童用药尚缺乏资料,一般不用于婴幼儿。

【用法与用量】 滴眼前先振摇药瓶,使药液混匀后滴入眼内,一次1～2滴,一日3～4次。

【制剂与规格】 酞丁安滴眼液:8ml:8mg。

更 昔 洛 韦 [药典(二);国基;医保(乙)]
Ganciclovir

【适应证】 单纯疱疹病毒性角膜炎。

【药理】 (1)药效学 更昔洛韦(GCV)对疱疹病毒具有广谱抑制作用,对巨细胞病毒作用最强,对Ⅰ、Ⅱ型单纯疱疹病毒(HSV-Ⅰ、HSV-Ⅱ)、水痘-带状疱疹病毒(VZV)和EB(Epstein-Barr)病毒有效。更昔洛韦对HSV-Ⅰ、HSV-Ⅱ和VZV的抑制作用是由于GCV能被病毒编码的胸苷激酶(TK)磷酸化为单磷酸更昔洛韦,后者再通过细胞酶的催化作用形成二磷酸、三磷酸更昔洛韦。三磷酸更昔洛韦是单纯疱疹病毒DNA聚合酶的强抑制剂,它作为病毒DNA聚合酶的底物与酶结合并掺入病毒DNA中去,因而终止病毒DNA的合成。

(2)药动学 文献报道0.15%更昔洛韦眼用凝胶在健康受试者眼部应用的药代动力学及安全性评价结果。按双盲、随机、交叉方式进行试验,受试者每日点药5次,连用7天。第7天时测血中药物浓度。结果表明,血浆最低药物浓度:$(11.5\pm3.7)\mu g/ml$。

对6例受试者双眼使用更昔洛韦眼用凝胶,每间隔3小时用药1次,一日4次,取泪液测药物浓度。结果表明,不同泪液中平均药物浓度为$[(0.92\sim6.86)\mu g/ml]$,均高出对HSV-Ⅰ的半数抑制浓度(平均ED_{50}:$0.23\mu g/ml$)。表明泪液中浓度为有效治疗浓度

【不良反应】 常见(1%～10%):视物模糊(60%),眼睛刺激(20%),点状角膜炎(5%)和结膜充血(5%)。

【禁忌证】 对更昔洛韦过敏者禁用。

【注意事项】 (1)妊娠期和哺乳期妇女慎用。

(2)尚未确定2岁以下儿童的安全性和有效性,建议儿童慎用。

【给药说明】 (1)10℃以上密闭保存。打开药管后其保存期不得超过4周。

(2)隐形眼镜佩戴者:在治疗过程中或任何患有疱疹性角膜炎征兆/症状的患者中,不应佩戴隐形眼镜。

【用法与用量】 更昔洛韦眼用凝胶:滴入结膜囊一次1滴,一日4次,疗程3周。

更昔洛韦滴眼液:滴入眼睑内,一次2滴,每2小时一次,一日给药7～8次。

【制剂与规格】 更昔洛韦眼用凝胶剂:5g:7.5mg。

更昔洛韦滴眼液:8ml:8mg。

五、抗真菌药

那 他 霉 素 [药典(二);医保(乙)]
Natamycin

【适应证】 用于对本品敏感的微生物引起的真菌性外眼感染,如真菌性眼睑炎、结膜炎和角膜炎,包括腐皮镰刀菌角膜炎。

【药理】 (1)药效学 那他霉素是一种从纳塔尔链霉菌中提取的四烯多烯类抗生素。在体外具有抗多种酵母菌和丝状真菌,包括念珠菌,曲霉菌,头孢子菌,镰刀霉菌和真霉菌的作用。其作用机制是通过药物分子与真菌细胞膜中的固醇部分分子结合,形成多烯固醇复合物,改变细胞膜的渗透性,使真菌细胞内的基本细胞成分衰竭。虽然这种抗真菌作用与药物剂量相关,但那他霉素仍是作用明显的杀真菌剂。局部应用那他霉素可以在角膜基质层内达到有效浓度,但在眼内液中却不能达到。如同其他多烯烃类抗生素,通过胃肠道吸收该药的量非常微小。

(2)药动学 经眼给药的生物利用度为2%。真菌性角膜炎患者用药后48小时起效,1～3周达最大效应。局部给药可于角膜基质内达有效浓度,前房内注射(家兔)未见药物渗透进玻璃体。

【不良反应】 (1)过敏反应,视力改变,角膜混浊,眼睛不适,眼睛浮肿,眼充血,眼刺激,眼痛,异物感,感觉异常,流泪。

(2)胸痛、呼吸困难。

【禁忌证】 对本品过敏者禁用。

【注意事项】 使用本品7～10天后,若角膜炎没有好转,则提示引起感染的微生物对那他霉素不敏感。应根据临床再次检查和其他实验室检查结果决定是否继续治疗。本品也经常涂于上皮溃疡处或滴于穹窿部。

妊娠 尚未以那他霉素进行生殖方面的动物研究,也不知道在孕妇中使用那他霉素是否会损害胎儿或影响生殖力。只限在必要时给孕妇使用本品。

哺乳期 尚不清楚本品是否会通过人乳分泌,但因许多药物都能通过人乳分泌,所以哺乳期妇女应慎用。

儿童患者的安全性和有效性尚未确立。

尚未观察到老年人和其他人群在安全性和有效性方

面的整体差异。

隐形眼镜佩戴者：含有苯扎氯铵，软性隐形眼镜可能会吸收该物质。服用前应摘除镜片。在眼科感染(包括真菌性睑缘炎，结膜炎和角膜炎)的治疗期间，不应佩戴隐形眼镜。

【用法与用量】 使用前充分摇匀。滴入结膜囊。

(1)真菌性角膜炎 初始剂量，一次 1 滴，每 1～2 小时 1 次。3～4 天后改为一次 1 滴，一日 6～8 次。治疗一般要持续 14～21 天，或者一直持续到活动性真菌性角膜炎消退。

(2)真菌性眼睑炎和结膜炎 初始剂量，一次 1 滴，一日 4～6 次。其他同真菌性角膜炎。

【制剂与规格】 那他霉素滴眼液：(1)5ml:250mg；(2)10ml:500mg；(3)15ml:750mg。

氟 康 唑 [药典(二)；国基；医保(甲)；医保(乙)]

Fluconazole

【适应证】 抗真菌药。适用于治疗白色念珠菌、烟曲霉菌、隐球菌及球孢子菌属等引起的真菌性角膜炎。

【药理】 (1)药效学 氟康唑属三唑类广谱抗真菌药，通过高度选择性地抑制真菌细胞色素 P450 甾醇 C-14-a-脱甲基作用，使真菌内的 14-a-甲基甾醇堆积，从而抑制真菌的繁殖和生长。

体外试验表明，本品对新型隐球菌和念珠菌属有抑菌活性。动物经口和静脉注射氟康唑，对以下动物真菌感染模型有效：念珠菌属感染(包括免疫缺陷动物的全身性念珠菌病)；新型隐球菌感染(包括颅内感染)；小孢子菌属和毛癣菌属感染等。氟康唑还对皮炎芽生菌感染和

粗球孢子菌感染(包括颅内感染)有效；对荚膜组织胞浆菌引起的正常动物和免疫抑制动物的感染也有效。

(2)药动学 文献报道，人用氟康唑滴眼液点眼，5 分钟达角膜峰值浓度(1.6～8.2μg/ml)，15 分钟达房水峰值浓度(1.6～9.4μg/ml)，消除半衰期 15～30 分钟。

【不良反应】 (1)偶见轻微眼一过性刺激。

(2)如药物局部吸收过多，可能会出现胃肠道的某些不良反应，如恶心。呕吐、腹痛或腹泻等。

(3)可能会出现过敏反应，如皮疹，偶可发生严重的剥脱性皮炎、渗出性多形红斑。

【禁忌证】 (1)妊娠期及哺乳期妇女禁用。

(2)对氟康唑或其他三唑类药物过敏者禁用。

(3)对任何一种吡咯类药物过敏者禁用。

【注意事项】 (1)重度真菌性角膜炎应以全身抗真菌药治疗为主，本品局部治疗为辅。

(2)使用过程中发现异常，应立即停药。

(3)用药前需就诊，以明确是否需先进行清创处理。

(4)滴眼前轻摇药瓶，滴眼时瓶口勿接触眼睛，使用后应将瓶盖拧紧，勿使瓶口接触皮肤以免污染。

(5)本品在启用后最多可使用 4 周。

(6)肝、肾功能严重障碍者慎用。

(7)儿童使用本品资料有限，不推荐儿童使用本品。

(8)老年人尚不明确。

【用法与用量】 滴入结膜囊，一次 1～2 滴，一日 4～6 次，重症每 1～2 小时 1 次。

【制剂与规格】 氟康唑滴眼液：(1)5ml:250mg；(2)10ml:500mg；(3)15ml:0.75g。

其余内容参阅第十章第十六节。

第七节 激素类药物

糖皮质激素滴眼液具有抗炎、抗过敏及免疫抑制作用，一般用于治疗非感染性炎症，如过敏性结膜炎、自身免疫相关的角膜炎、前葡萄膜炎、角膜移植术后抗排异反应、各种眼表及内眼手术后的抗炎；对于感染性炎症，如疱疹病毒所致角膜基质炎，需要在抗病毒治疗基础上应用糖皮质激素滴眼以减轻感染后的免疫反应及组织水肿。

糖皮质激素滴眼液根据药物抗炎效价、角膜穿透能力及到达前房的药物浓度分为强效糖皮质激素(如醋酸泼尼松龙)、弱效糖皮质激素(如氟米龙)。

糖皮质激素种类及滴眼频率的选择需要根据眼表或前房的炎症程度而定，随着炎症的减轻逐渐减量；在应用糖皮质激素滴眼液时，需要告知患者药物的不良反应，如激素性高眼压、并发性白内障及角膜上皮毒性等，并

嘱患者定期监测。

醋酸氢化可的松 [药典(二)；国基]

Hydrocortisone Acetate

【适应证】 适用于过敏性结膜炎、虹膜炎、虹膜睫状体炎等。

【药理】 药效学 本品为肾上腺皮质激素类药，具有抗炎、抗过敏和抑制免疫等多种药理作用。①抗炎作用：糖皮质激素减轻和防止组织对炎症的反应，从而减轻炎症的表现；②抗过敏、免疫抑制作用：防止或抑制中介的免疫反应，延迟性的过敏反应，并减轻原发免疫反应的扩展。

【不良反应】 (1)长期频繁用药可引起青光眼、白

内障。

(2)可加重上皮性角膜炎。

【禁忌证】 上皮型单纯疱疹性角膜炎或角膜溃疡患者禁用。

【注意事项】 (1)若眼部有感染时,不宜单独使用本品,应在医师指导下与抗感染药物合用。

(2)青光眼患者慎用。

(3)妊娠期及哺乳期妇女不宜频繁、长期应用。

(4)本品不宜长期使用,若症状未缓解应及时就医。

【药物相互作用】 使用本品时,不能同时使用其他糖皮质激素类滴眼剂。

【用法与用量】 (1)滴眼液使用前充分摇匀。滴入结膜囊一次1～2滴,一日3～4次。

(2)眼膏涂于下眼睑内,一次适量,多于睡前滴用或遵医嘱。

【制剂与规格】 醋酸氢化可的松滴眼液:(1)3ml:15mg;(2)5ml:25mg。

醋酸氢化可的松眼膏:0.5%。

醋酸泼尼松[药典(二)]
Prednisone Acetate

【适应证】 适用于过敏性结膜炎、角膜炎、结膜炎、睑炎、眼红、泪囊炎等眼部创伤。

【药理】 (1)药效学 肾上腺皮质激素类药。本品具有抗炎及抗过敏作用,能抑制结缔组织的增生,降低毛细血管壁和细胞膜的通透性,减少炎性渗出,并能抑制组胺及其他毒性物质的形成与释放。

(2)药动学 本品滴眼给药后,可快速穿透角膜。滴药后在房水的达峰时间为30～45分钟,在房水中的半衰期为30分钟。

【不良反应】 长期使用可引起青光眼、白内障。

【禁忌证】 上皮型单纯疱疹性角膜炎或溃疡性角膜炎患者禁用。

【注意事项】 (1)眼部细菌性或病毒性感染时应与抗感染药物合用。

(2)长期使用应定期检查眼压和有无疱疹性或霉菌性角膜炎早期症候。

(3)妊娠期及哺乳期妇女不宜频繁、长期用药。

【药物相互作用】 与其他糖皮质激素类滴眼液联合应用时,注意监测眼压。

【用法与用量】 涂于下眼睑内一次适量,多于睡前滴用或遵医嘱。

【制剂与规格】 醋酸泼尼松眼膏:0.5%。

氟米龙[医保(乙)]
Fluorometholone

【适应证】 外眼部的炎症性疾病(眼睑炎、结膜炎、角膜炎、巩膜炎、表层巩膜炎等)。

【药理】 (1)药效学 本品为糖皮质激素。糖皮质激素抑制机械、化学或免疫性刺激因子所致炎症的这种作用尚未被普遍接受。一般认为,皮质类固醇是通过诱导磷脂酶 A_2 的抑制蛋白而起作用,后者被称为脂皮质素。人们认为这些抑制蛋白是通过抑制炎症介质,如前列腺素和白三烯的共同前体花生四烯酸的释放,从而控制这些炎症介质的生物合成。磷脂酶 A_2 的作用是使膜磷脂释放花生四烯酸。糖皮质激素及其衍生物可能引起眼压升高。临床研究表明,患者眼部使用氟米龙和地塞米松,氟米龙对眼压的影响比地塞米松小。

(2)药动学 本品局部应用后可能产生全身吸收,滴眼后30～60分钟达峰浓度。半衰期短,易于代谢。

【不良反应】 本品可能引起眼压升高,甚至青光眼,可致视神经损害、后囊膜下白内障、继发性眼部感染、眼球穿孔及延缓伤口愈合。

【禁忌证】 (1)急性单纯疱疹病毒性角膜炎、眼组织的真菌感染、牛痘、水痘及大多数其他病毒性角膜、结膜感染、眼结核患者禁用。角膜上皮剥离或角膜溃疡者禁用。

(2)对本品过敏者禁用。

【注意事项】 (1)有单纯疱疹病毒感染病史者慎用。

(2)长期使用时,个别敏感患者可能导致眼压升高,甚至诱发青光眼而损害视神经,影响视力和视野,也可能致后囊下白内障形成,以及继发眼组织真菌和病毒感染。

(3)已知多种眼部疾病及局部长期使用本品可能致角膜和巩膜变薄,因此,在角膜和巩膜组织较薄的患者中用药可能引起眼球穿孔。

(4)未行抗菌治疗的眼部急性化脓性感染,用药后可能掩盖病情或使病情恶化。

儿童 (1)2岁以下儿童慎用。

(2)用前充分摇匀。

【药物相互作用】 使用本品不能同时使用其他糖皮质激素类滴眼剂。

【用法与用量】 成人 使用前充分摇匀。滴入结膜囊,一次1～2滴,一日2～4次。治疗开始的24～48小时可酌情增加至每小时2滴。

儿童 滴眼液 一次1～2滴,一日2～4次。

【制剂与规格】 氟米龙滴眼液:(1)5ml:5mg;

(2)5ml:1mg。

醋酸可的松 [医保(甲)]
Cortisone Acetate

【适应证】 用于过敏性结膜炎。

【药理】 药效学 本品为糖皮质激素类药物。具有抗炎、抗过敏作用。

【不良反应】 (1)长期或大量使用可致眼压升高或青光眼、视神经损害、视野缺损以及白内障;过量使用可引起全身性不良反应。

(2)长期使用可导致继发性眼部感染。

【禁忌证】 单纯性或溃疡性角膜炎患者禁用。

【注意事项】 (1)滴眼时请勿将瓶口接触手及眼睛。

(2)孕妇及哺乳期妇女不宜频繁、长期应用。

(3)青光眼患者应在医师指导下使用。

(4)本品不宜长期使用,连用2周若症状未缓解,应及时就医。

(5)若眼部有感染时,不宜单独使用本品,应在医师或药师指导下与抗感染药物合用。

(6)过敏体质者慎用。

(7)儿童必须在成人监护下使用。

【药物相互作用】 使用本品时,不能同时使用其他糖皮质激素滴眼剂。

【用法与用量】 滴眼。将本品滴入结膜囊内,一次1～2滴,一日3～4次。用前摇匀。

【制剂与规格】 醋酸可的松滴眼液:3ml:15mg。

氯 替 泼 诺
Loteprednol

【适应证】 ①当使用皮质类固醇可以安全的减轻水肿和炎症的情况下,本品可以适用于治疗眼睑和球结膜炎、葡萄膜炎、角膜和眼前节的炎症等对皮质类固醇敏感的炎症。(例如季节性过敏性结膜炎、带状疱疹性角膜炎、虹膜炎、睫状体炎、特异反应性角结膜炎等)。②本品也适用于治疗各种眼部手术后的术后炎症。

【药理】 (1)药效学 皮质类固醇可以抑制对不同刺激物的炎症反应,推迟和延缓愈合,并可以抑制水肿、纤维蛋白的沉积、毛细血管的扩张、白细胞的迁移、毛细血管的增生,成纤维细胞的增殖,胶原的沉积及与炎症相关的瘢痕的形成。对用于眼部的皮质类固醇作用机制,还没有被广泛接受的解释。但是皮质类固醇可以通过诱导磷脂酶A_2抑制蛋白发挥作用,所以被称为脂皮质素。这些蛋白可以有效地控制炎症介质的生物合成,例

如通过抑制它们相同前体物质花生四烯酸的释放,从而抑制前列腺素和白三烯的生物合成。花生四烯酸是通过磷脂酶从细胞膜的磷脂中被释放出来的。皮质类固醇能够升高眼内压。

氯替泼诺在结构上与其他皮质类固醇类相似,但是其在20号位置上没有酮基且有高脂溶性,可以增强对细胞的渗透性。由于氯替泼诺是通过对泼尼松龙类化合物进行结构改造的基础上合成的,因此会经过一个可预测的转变而成为一种没有活性的代谢产物。基于体内和体外的临床前代谢研究,被广泛代谢为无活性的羧基代谢产物。

(2)药动学 用0.5%的氯替泼诺在每只眼中滴1滴,每天8次持续2天或每天4次持续42天。这项研究提示,在所有取样时间,血浆中本品及无活性代谢产物的浓度均低于定量检测限(1ng/ml)。

【不良反应】 局部症状 可能会引起眼内压增高、视力和视野的缺损、后囊下白内障的形成,包括单纯疱疹病毒在内的病原体引起的继发眼部感染,以及角膜或者巩膜变薄部位的眼球穿孔。在临床研究中发现少数(5%～15%)使用本品治疗的患者出现视力异常/视物模糊,滴眼时产生烧灼感、球结膜水肿、分泌物、干眼、溢泪、异物感、瘙痒、刺痛和畏光。极少数(5%以下)病例出现结膜炎、角膜异常、眼睑发红、角膜结膜炎、眼部刺激或疼痛或不适、巨乳头性结膜炎和葡萄膜炎。

一般症状 少数(15%以下)患者出现头痛、鼻炎、咽炎等症状。

【禁忌证】 (1)禁用于大多数病毒性角膜和结膜疾病,包括上皮单纯疱疹病毒性角膜炎(树枝状角膜炎)、牛痘、水痘以及在眼部支原体感染和眼部的真菌性疾病。

(2)对本品中含有的任何成分和其他的皮质类固醇过敏者禁用。

【注意事项】 (1)本品只能用于眼部。初次处方和用药超过14天的患者,应由医生用放大设备如裂隙灯和合适的荧光染色的帮助下检查后方可使用。

(2)如果本品使用时间达到10天或者更长时间,应监测眼内压。

(3)本品在包装时已灭菌。应指导患者不要让滴管的尖部接触任何表面,因为这样可能会污染滴液。如果疼痛加重、发红、瘙痒或者炎症恶化,患者应去咨询医生。由于本品是含有苯扎氯铵的眼部制剂,应指导患者在使用本品时不要佩戴隐形眼镜。

(4)长期局部使用类固醇,特别易于发生角膜真菌感染。对于曾经用过或正在使用类固醇时,对任何顽固的

角膜溃疡都必须考虑到真菌的侵入，适当的时候应进行真菌培养。

(5)长期使用皮质类固醇可能会抑制宿主反应，因此增加眼部继发感染的危险。在那些可以引起角膜或者巩膜变薄的疾病中，已发生过局部使用类固醇而引起穿孔的情况。当眼部有急性化脓性感染时，类固醇可能掩盖感染或加重已存在的感染。

(6)长期使用皮质类固醇可能导致损害视神经的青光眼、视力和视野的缺损、后囊下白内障的形成，因此在患青光眼时应慎用类固醇药物。

(7)眼部类固醇的使用可能会延长许多眼部病毒感染(包括单纯疱疹病毒)的病期，还可能加重其严重程度。对于有单纯疱疹病毒感染史的患者，在使用皮质类固醇进行治疗时应特别注意。

(8)在白内障手术后使用类固醇可能会延迟伤口愈合。

(9)对急性前葡萄膜炎的临床研究发现，本品疗效比1%醋酸泼尼松龙差。因此对于需要更有效的皮质激素治疗急性前葡萄膜炎的患者，不应使用本品。

【用法与用量】　成人　(1)本品在使用前应用力摇匀。

(2)对皮质类固醇敏感性疾病的治疗：在患眼结膜囊中滴入1～2滴本品，每日4次。在最初用药的第一周，

剂量可以增加；如果需要可以增加到每小时1滴。注意不要过早的停止用药。如果在用药两天后症状和体征没有改善，患者应该重新接受检查。

(3)对术后炎症的治疗：在做过手术的眼结膜囊中滴入1～2滴本品，每日4次，在术后24小时就开始使用并持续到术后2周。

儿童　眼用凝胶：对术后炎症的治疗：在做过手术的眼结膜囊中滴入1～2滴本品，每日4次，在术后2天就开始使用并持续到术后2周。

妊娠期　眼科给药后氯替泼诺的全身吸收量未知，但预计<1ng/ml。如果在怀孕期间需要眼科药物，最小有效剂量应与泪点闭塞联合使用，以减少对胎儿的潜在暴露。

哺乳期　目前尚不清楚眼科给药后母乳中是否存在氯替泼诺，然而，预计全身吸收是有限的。在治疗期间进行母乳喂养的决定应考虑婴儿暴露的风险、母乳喂养对婴儿的益处以及治疗对母亲的益处。

【制剂与规格】　氯替泼诺混悬滴眼液：0.2%(5ml:10mg; 10ml:20mg); 0.5%(2.5ml:12.5mg，5ml:25mg)。

氯替泼诺妥布霉素滴眼液：1ml含氯替泼诺5mg，妥布霉素3mg。

第八节　收敛腐蚀与促进吸收药

玻璃体混浊是许多眼病或全身疾病的共同表现，除针对引起玻璃体混浊的具体病因进行抗炎或止血等对症治疗之外，还可使用收敛腐蚀与促进吸收药作为辅助治疗，促进组织内病理沉着物的吸收和慢性炎症的消散。

普 罗 碘 铵 [药典(二); 医保(甲)]
Prolonium Iodide

【适应证】　用于晚期肉芽肿或非肉芽肿性虹膜睫状体炎、视网膜脉络膜炎，眼底出血、玻璃体混浊、半陈旧性角膜白斑、斑翳，亦可作为视神经炎的辅助治疗。

【药理】　(1)药效学　本品为有机碘化物，促进病理性混浊物吸收的辅助治疗药。能促进组织内炎症渗出物及其他病理沉着物的吸收和慢性炎症的消散。

(2)药动学　注射后吸收缓慢，大部分存在于脂肪组织与神经组织中，在体内逐渐分解成为游离碘，分布于全身。

【不良反应】　久用可偶见轻度碘中毒症状，如恶心、发痒、皮肤红疹等。出现症状时可暂停使用或少用。

【禁忌证】　(1)对碘过敏者禁用。

(2)严重肝肾功能减退者、活动性肺结核、消化道溃疡隐性出血者禁用。

(3)甲状腺肿大及有甲状腺功能亢进家族史者慎用。

【注意事项】　因本品能刺激组织水肿，一般不用于病变早期。

【药物相互作用】　本品不得与甘汞制剂合用，以防生成碘化高汞毒性物。

【用法与用量】　(1)结膜下注射　一次0.1～0.2g，2～3日1次，5～7次为一疗程。

(2)肌内注射　一次0.4g，每日或隔日1次，10次为一疗程。

【制剂与规格】　普罗碘铵注射液：(1)1ml:0.2g; (2)2ml:0.4g。

注射用普罗碘铵：0.4g。

氨 碘 肽
Amiotide

【适应证】　用于早期老年性白内障、玻璃体混浊等眼病。

【药理】　本品能改善眼部血液循环和新陈代谢，促进玻璃体混浊吸收，促进组织修复再生，阻止白内障发展，提高视觉功能。

【不良反应】 (1)少数患者滴眼后有局部刺激感和(或)结膜囊分泌物增多,一般在继续用药过程中症状会减退或消失。

(2)极少数特异性过敏体质患者使用本品后可能出现结膜、眼睑充血和严重不适感。

【禁忌证】 (1)对本品过敏者禁用。

(2)眼部有严重炎症或溃疡者应禁用。

(3)与汞制剂无论是内服或眼用均应禁用。因二药配伍使用后可产生对眼部组织有强烈腐蚀性的二碘化汞。

【注意事项】 (1)患者应严格遵照本说明书规定的用法与用量,切勿过量使用。

(2)甲状腺功能亢进者和低血压或其他内分泌紊乱者慎用。

(3)如用药后有持续性结膜充血或刺痛不适感,应停药就诊。

(4)眼部有慢性炎症使用本药或合并使用其他药物,请咨询医生。

(5)为维持疗效,本品宜长期使用。

(6)本品开启使用后要避免污染,如发现药液混浊,切勿再用。用毕后密闭存放于阴凉避光处。

【药物相互作用】 本品与汞制剂配伍,可生成腐蚀性强的二碘化汞。

【用法与用量】 滴入结膜囊。一次1滴,一日3次。

【制剂与规格】 氨碘肽滴眼液:5ml。

卵磷脂络合碘
Iodized Lecithin

【适应证】 治疗中心性浆液性脉络膜视网膜病变、中心性渗出性脉络膜视网膜病变、玻璃体积血、玻璃体混浊、视网膜中央静脉阻塞等。

【药理】 (1)药效学 卵磷脂络合碘可促进兔视网膜的组织呼吸,增进视网膜的新陈代谢。可加速成年白兔

的ERG(视网膜电流图)节律样的微小波动,在给碘剂量为18μg/(kg·d)时这种作用最为明显,且连续治疗三个月作用增强。对兔的过敏性眼色素层(葡萄膜)炎或暴发性眼色素层炎的两种实验中,都有明显的抗炎作用和改善ERG的作用。

(2)药动学 口服的卵磷脂络合碘大部分由消化道无机碘的形式吸收到血液中。服药4小时后,均可见药物从血液中向甲状腺转移,24～120小时之间达到最高值,336小时后甲状腺内仍有较高的分布。血中的碘被摄取进入甲状腺,合成甲状腺激素、向血中释放。过剩的碘以碘化物的形式由尿排出。未被吸收的卵磷脂络合碘由粪中排出的量为10%以下。

【不良反应】 (1)过敏反应:偶见皮疹。

(2)消化道反应 偶见胃肠道不适。

【禁忌证】 对碘过敏患者禁用。

【注意事项】 (1)患有慢性甲状腺疾病的患者慎用。

(2)曾患突眼性甲状腺肿的患者慎用。

(3)内源性甲状腺素合成不足的患者慎用。

(4)因卵磷脂络合碘药物过量而引起不良反应未见报道。最大使用量:24片/天(碘量2400μg)无不良反应。

妊娠 对妊娠妇女的安全性尚未确立,对妊娠妇女或疑为妊娠的妇女,只有在治疗价值大于可能带来的风险时,方可使用。

儿童 对于早产儿、新生儿、婴儿、幼儿及儿童的安全性尚未确立(无使用经验)。

老年人 由于老年人生理机能降低,应在使用时适当减量并对服用此药者小心监护。

【用法与用量】 口服,成人一次1～3片,一日2～3次。

【制剂与规格】 卵磷脂络合碘片:1.5mg。

卵磷脂络合碘胶囊:0.1mg(以碘计)。

第九节 生物制品与生化药品

1. 促角膜修复类药物 是一种多功能细胞生长因子,能刺激来源于中胚层和神经外胚层细胞的生长,具有广泛的生物活性,对角膜上皮、角膜基质层和内皮层的修复均有促进作用,适用于角膜溃疡、疱疹性角膜炎、浅层点状角膜炎、角膜挫伤、干眼症等眼科疾病。代表药物是重组牛碱性成纤维细胞生长因子和重组人表皮生长因子。

2. 抗病毒类药物 具有广谱抗病毒、抑制细胞增殖以及提高免疫功能等作用。提高免疫功能包括增强巨噬

细胞的吞噬作用,增强淋巴细胞对靶细胞的细胞毒性和天然杀伤细胞的功能,用于治疗疱疹病毒性角膜炎。代表药物有人干扰素α1b和人干扰素α2b。

3. 抗VEGF药物 是一类抗血管内皮生长因子的药物,主要通过阻断由VEGF介导的信号传递,抑制病变新生血管的生长,从而治疗多种眼底新生血管疾病,其中包括湿性年龄相关性黄斑变性,糖尿病黄斑水肿,视网膜静脉阻塞,新生血管性青光眼及虹膜新生血管等。代表药物有雷珠单抗和康柏西普。

牛碱性成纤维细胞生长因子[医保(乙)]
Bovine Basic Fibroblast Growth Factor

【适应证】 各种原因引起的角膜上皮缺损和点状角膜病变，复发性浅层点状角膜病变、轻中度干眼症、大疱性角膜炎、角膜擦伤、轻中度化学烧伤、地图状(或营养性)单疱性角膜溃疡等。

【药理】 (1)药效学 本品具有促进修复和再生作用。动物实验结果表明，本品对家兔碱烧伤角膜上皮的再生、角膜基质层和内皮层的修复均有促进作用。未见增加角膜新生血管的生成。

(2)药动学 bFGF局部滴眼给药没有房水吸收，亦无循环系统吸收。

【不良反应】 个别患者经眼给药后可能出现轻微刺痛感，不影响治疗。

【禁忌证】 对本品过敏者禁用。

【注意事项】 (1)本品为蛋白类药物，应避免置于高温或冰冻环境。且过敏体质者慎用。

(2)对感染性或急性炎症期角膜病患者，须同时局部或全身使用抗生素或抗炎药，以控制感染和炎症。

(3)对某些角膜病，应针对病因进行治疗。如联合应用维生素及激素类等药物。

(4)本品与泪液等渗，渗透压摩尔浓度为260～320mOsmol/kg。

(5)运动员慎用。

【用法与用量】 滴眼液：滴眼，每次1～2滴，每日4～6次，或遵医嘱。

凝胶：涂于眼部伤患处，每日早晚各1次，或遵医嘱。

【制剂与规格】 牛碱性成纤维细胞生长因子滴眼液：5ml:21000U。

牛碱性成纤维细胞生长因子凝胶：5g:21000IU。

人干扰素 α1b[医保(乙)]
Human Interferon α1b

【适应证】 用于治疗眼部病毒性疾病，对单纯疱疹性眼病，包括眼睑单纯疱疹，单疱性结膜炎，角膜炎(树枝状，地图状，盘状，实质性角膜炎)单疱性虹膜睫状体炎疗效显著；对带状疱疹性眼病(如眼睑带状疱疹、带状疱疹性角膜炎、巩膜炎、虹膜睫状体炎)、腺病毒性结膜角膜炎、流行性出血性结膜炎等也有良好效果。

【药理】 (1)药效学 本品具有广泛的抗病毒及免疫调节功能。干扰素与细胞表面受体结合，诱导细胞产生多种抗病毒蛋白，从而抑制病毒在细胞内的复制；可通过调节免疫功能增强巨噬细胞、淋巴细胞对靶细胞的特异细胞毒作用，有效遏制病毒侵袭和感染的发生(增强自然杀伤细胞活性，抑制肿瘤细胞生长，清除早期恶变细胞等)。

(2)药动学 健康志愿者单次皮下注射本品60μg，注射后3.99小时血药浓度达最高峰，吸收半衰期为1.86小时，清除相对半衰期4.53小时。本品吸收后分布于各脏器，于注射局部含量最高，其次为肾、脾、肺、肝、心脏、脑及脂肪组织，然后在体内降解。尿、粪、胆汁中排泄较少。

【不良反应】 偶见一过性轻度结膜充血、少量分泌物、黏涩感、眼部刺痛、痒感等症状，但可耐受继续用药。

【禁忌证】 过敏体质者谨慎使用。

【注意事项】 (1)本品为无色或淡黄色液体，如遇有混浊、异物等异常现象，则不宜使用。

(2)启用后，最多可用4周。

【用法与用量】 滴眼：结膜囊内滴本品一滴，滴后闭眼1～2分钟。急性炎症期，每日滴用4～6次，随病情好转逐渐减为每日2～3次，基本痊愈后改为每日1次，继续用药一周后停药。有多次复发史的单疱性角膜炎患者，每遇感冒、发热或其他诱因，如疲劳，生活不规律可滴用本品，一日2次，连续三日，以预防复发。

【制剂与规格】 人干扰素α1b滴眼液：2ml:20万IU。

人干扰素 α2b[医保(乙)]
Human Interferon α2b

【适应证】 用于治疗单纯疱疹病毒性角膜炎。

【药理】 药效学 本品具有广谱抗病毒、抑制细胞增殖以及提高免疫功能等作用。提高免疫功能包括增强巨噬细胞的吞噬作用，增强淋巴细胞对靶细胞的细胞毒性和天然杀伤性细胞的功能。

【不良反应】 少数患者可能会出现眼部刺痛、轻度眼痒等症状，但多为一过性反应，停药后症状一般会自行消失。

【禁忌证】 对本品过敏者禁用。

【注意事项】 (1)对干扰素有过敏史者慎用。

(2)本品为无菌制剂，打开瓶盖后，应尽快用完，不得长时间贮存后再用，每次用药后应将瓶盖旋紧。

【药物相互作用】 单疱性眼病最佳治疗方案为本品联合无环鸟苷(ACG)或碘苷(IDU)、环胞苷(CC)等有加强协同作用。

【用法与用量】 滴眼：滴于患眼的结膜囊内，每日6次，每次1~2滴，滴后闭眼1~2分钟。一般二周为一疗程，必要时可遵医嘱。

儿童 一次1滴，急性炎症期一日4~6次，好转后逐渐改为每日2~3次，基本痊愈后改为每日1次，继续用药一周后停药。

【制剂与规格】 人干扰素α2b滴眼液：5ml:100万IU。

人表皮生长因子 ^[医保(乙)]
Human Epidermal Growth Factor

【适应证】 各种原因引起的角膜上皮缺损，包括角膜机械性损伤、各种角膜手术后、轻度干眼症伴浅层点状角膜病变、轻度化学烧伤等。

【药理】 (1)药效学 重组人表皮生长因子(rh-EGF)，可促进角膜上皮细胞的再生，从而缩短受损角膜的愈合时间。

(2)药动学 I^{125}-EGF注射入活兔眼前房，测得其在角膜中的半衰期为(1.3 ± 0.6)小时；在组织中的分布量由大到小依次为：晶状体>角膜>虹膜>房房水。

【注意事项】 本品应在开启后一周内用完。

【用法与用量】 滴眼，每次1~2滴，每日4次，或遵医嘱。

【制剂与规格】 重组人表皮生长因子衍生物滴眼液：每支15000IU/3ml。

人表皮生长因子滴眼液(酵母)：每支5000IU(10μg)/0.5ml。

雷 珠 单 抗 ^[医保(乙)]
Ranibizumab

【适应证】 治疗湿性(新生血管)年龄相关黄斑变(AMD)、糖尿病性黄斑水肿(DME)引起的视力损害、糖尿病视网膜病变(DR)，增殖性糖尿病视网膜变(PDR)和中重度至重度非增殖性糖尿病视网膜变(NPDR)，治疗继发视网膜静脉阻塞(RVO)、视网膜分支静脉阻塞(BRVO)或视网膜中央静脉阻塞(CRVO)的黄斑水肿引起的视力损害。治疗脉络膜新生血管(CNV)，即继发于病理性近视(PM)和其他原因导致的视力损害。

雷珠单抗注射液适用于早产儿：用于治疗Ⅰ区(1⁺、2⁺、3或3⁺期)、Ⅱ区(3⁺期)早产儿视网膜病变(ROP)和AP-ROP(急进性后极部ROP)。

【药理】 (1)药效学 本品是一种人源化的重组单克隆抗体片段(Fab)，靶向抑制人血管内皮生长因子A(VEGF-A)。它与VEGG-A亚型(即VEGF110、

VEGF121、VEGF165)以较高的亲和力，从而抑制了VEGF-A与其受体VEGFR-1和VEGFR-2的结合。VEGF-A与其受体结合，可导致血管内皮细胞增殖和新生血管形成，以及增加血管渗漏，所有这些被认为与新生血管性年龄相关性黄斑变性(AMD)，糖尿病性黄斑水肿导致的视力损害以及脉络膜新生血管(CNV)，包括继发于病理性近视(PM)的CNV的进展相关。

(2)药动学 新生血管性AMD患者每月接受本品玻璃体内注射后，本品的血清浓度通常较低，血清浓度峰值(C_{max})一般低于可50%抑制VEGF的浓度(11~27ng/ml，根据体外细胞增殖检测的评估)。在0.05~1.0mg/眼的剂量范围内血清C_{max}与剂量成比例。DME和RVO患者中的雷珠单抗血清浓度与新生血管性AMD患者中观察到的相似。

基于群体药代动力学分析和在接受本品0.5mg剂量的AMD患者的血清中消除，估算本品在玻璃体内的平均半衰期约为9天。每月玻璃体内注射本品0.5mg/眼后，在给药后约1天达血清C_{max}，预期一般范围在0.79~2.90ng/ml之间，预期C_{min}一般范围在0.07~0.49ng/ml之间。本品的血清浓度比玻璃体中的浓度低90000倍。

肾功能损伤患者：尚未在肾功能受损患者中进行本品药代动力学的正式研究。在患者群体药代动力学分析中，48%(520/1091)为肾功能受损患者(为肾功能受损患者(35%为轻度，11%为中度，2%为重度)。在肾功能受损患者中，本品清除率的下降无临床显著意义。因此不需要进行剂量调整

肝功能损伤：尚无有关本品在害患者中药代动力学的正式研究。

儿科人群(ROP早产儿患者)：对ROP早产儿患者按0.2mg(单眼)剂量进行(单眼)剂量进行雷珠单抗玻璃体内给药后，其血液中的雷珠单抗浓度高于在接受眼0.5mg治疗的新生血管性AMD成人患者中观察到的浓度。根据群体药代动力学分析，C_{max}和AUC_{inf}的差异分别约为高出的差异分别约为高出16倍和高出12倍。表观全身性半衰期约为6天。PK/PD分析显示，雷珠单抗全身给分析显示，雷珠单抗全身给药浓度与全身VEGF浓度之间无明确关系。

【不良反应】 (1)感染和传染 很常见：鼻咽炎；常见：流感，泌尿道感染。

(2)血液和淋巴系统 常见：贫血。

(3)精神异常 常见：焦虑。

(4)神经系统 很常见：头痛；常见：卒中。

(5)眼部异常 很常见：眼内炎、玻璃体炎、玻璃体

脱离、视网膜出血、视觉障碍、眼痛、玻璃体漂浮物、结膜出血、眼部刺激、眼异物感、流泪增加、睑缘炎、干眼、眼充血、眼瘙痒；常见：视网膜变性、视网膜异常、视网膜脱离、视网膜撕裂、视网膜色素上皮脱离、视网膜色素上皮撕裂、视力下降、玻璃体积血、玻璃体异常、眼葡萄膜炎、虹膜炎、虹膜睫状体炎、白内障、后囊下白内障、后囊膜混浊、点状角膜炎、角膜上皮擦伤、前房闪辉、视力模糊、注射部位出血、眼部出血、结膜炎、过敏性结膜炎、眼分泌物、闪光幻觉、畏光、眼部不适、眼睑痛与眼睑水肿、结膜充血。

(6) 呼吸、胸廓和纵隔反应　常见：咳嗽。

(7) 胃肠道反应　常见：恶心。

(8) 皮肤和皮下组织　常见：过敏反应（皮疹、荨麻疹、瘙痒和红斑）。

(9) 肌肉骨骼和结缔组织　很常见：关节痛。

(10) 检查发现　很常见：眼内压升高。

【禁忌证】 (1) 对本品或本品成分中任何一种辅料过敏者禁用。

(2) 活动的或怀疑的眼部或眼周感染的患者。

(3) 活动期眼内炎症的患者。

【注意事项】 (1) 玻璃体内注射，包括本品与眼炎、感染孔源性视网膜脱离、视网膜撕裂和医源性外伤白内障有关。本品注射时必须采用合格的无菌注射技术。此外，注射后一周内应监测患者的情况，从而早期发现感染并治疗。应指导患者在出现任何提示有眼内炎的症状或上述提到的事件时，应立即报告给医生。

(2) 本品注射后 60 分钟内在成人中可观察到短暂性的眼内压升高 (IOP)。也曾有持续性也曾有持续性 IOP 升高的报道。因此须同时对眼内压。因此须同时对眼内压和视神经乳头的血流灌注进行监测和适当治疗。

(3) 玻璃体内使用血管皮生长因子 (VEGF) 抑制剂后，存在潜的动脉血栓事件的风险。在临床 3 期研究中，动脉血栓塞事件的发生率在本品和对照期之间是相近的。接受本品 0.5mg 的患者与本品的患者与本品 0.3mg 或对照相比，卒中的发生率在数值上较高，不过此差异并无统计学显著性。卒中率的差异在具有已知卒中风险因子的患者，包括既往卒中病史或短暂性脑缺血发作更大。因此主治医生应对这些患者谨慎评价本品疗是否合适，以及益处是否超过了潜在的风险。

(4) 与所有治疗用蛋白质药物相似，本品有潜在发生免疫原性反应的可能。

(5) 现有有限的数据未提示双眼同时治疗（包括于一天内给药）会增加发生全身不良事件的风险。

(6) 尚未在有活动性全身感染的患者或诸如视网膜脱离黄斑裂孔眼部合并症的患者中对雷珠单抗注射液进行过研究。

(7) 本品不得与其他抗血管内皮生长因子 (VEGF) 药物同时使用（全身或局部使用）

(8) 出现下述情况，应暂停给药，且不得在下次计划给药时间之前恢复：与上次的视力检查相比，最佳矫正 (BCVA) 的下降≥30 字母；眼内压≥30mmHg；视网膜撕裂；涉及中心凹央的视网膜下出血，或出血面积占病灶的 50% 或更多；在给药前后的 28 天已接受或计划眼内手术。

(9) 接受抗 VEGF 治疗湿性治疗湿性（新生血管性）AMD 之后，视网膜色素上皮撕裂的风险因素包括大面积的和（或）高度隆起的视网膜色素上皮脱离。在具有这些网膜色素上皮撕裂风险因的患者中开始本品治疗时应谨慎。

(10) 在孔源性视网膜脱离或 3 或 4 级黄斑裂孔患者中应断治疗。

(11) 本品治疗可引起短暂的视觉障碍，这能影响驾驶或机械操作力。出现这些症状的患者在暂时性视觉障碍副作用消退前不能驾驶或进行机械操作。

妊娠　本品不得用于妊娠期妇女，除非预期利益超过对于胎儿的潜在风险时才可考虑使用。

有生育能力的妇女应在治疗期间采取效避孕措施。

哺乳期　不清楚本品是否分泌入人乳汁中。作为预防性措施，建议患者在治疗期间不要哺乳。

儿童　除早产儿视网膜病变外，尚未确定童和 18 岁以下青少年在其他适应证使用雷珠单抗的安全与有效性。对于 CNV 导致的视力损导致的视力损害，目前只有关于年龄 12 至 17 岁的青少年患者有限数据。

老年人　在临床试验中，大约 76%（2449/3227）的随机接受本品治疗患者年龄≥65 岁，大约 51%（1644/3227）的患者年龄≥75 岁。在这些试验中，随着年龄增加，本品的有效性或安全未出现显著差异。在人群药代动力学分析中经过。

(12) 患者立即向其医生报告任何出现的眼内炎的症状。每瓶注射液仅用于治疗一只眼的单次注射。使用同一瓶进行 1 次以上注射可能导致产品污染以及随后的眼部感染。如果对侧眼也需要治疗，必须使用新的一瓶注射液，并在向另一只眼注射本品前更换无菌区、注射器、手套、手术单、开睑器、滤过针头和注射针头。

【给药说明】 本品应在有资质的医院和眼科医生中使用，并具有丰富的玻璃体内注射经验。

【用法与用量】 本品经玻璃体内注射给药。成人适应证推荐剂量为每次 0.5mg(相当于 0.05ml 的注射量),每月一次给药。

(1)湿性(新生血管)年龄相关黄斑变:

也可在初始 3 个月连续每月注射一次后按每 3 个月注射给药一次。

(2)糖尿病性黄斑水肿(DME)及糖尿病糖尿病视网膜病变(视网膜病变 DR)[增殖性糖尿病视网膜变(PDR)和中重度至重度非增殖性糖尿病视网膜变(NPDR)]:

初始治疗时,连续每月注射 1 次,直至获得最佳视力和(或)没有疾病活动的表现。最初可能需要连续注射 3 次。

(3)脉络膜新生血管(CNV)导致的视力损害:应根据每位患者的疾病活动性进行个体化治疗。一些患者在第一年可能仅需要 1 次注射,其他患者可能需要更高频率的治疗,包括每月注射 1 次。对于继发于 PM 的 CNV 导致的视力损害,许多患者在第一年可能仅需要 1 次或 2 次注射。

(4)早产儿 ROP 治疗以单剂量开始早产儿的治疗。如出现疾病活动的迹象,可给予进一步的治疗。雷珠单抗的早产儿推荐剂量为 0.2mg,通过单次玻璃体内注射给药。这相当于 0.02ml 的注射体积。ROP 治疗以单剂量开始,可在同一天内对双侧眼给药。如出现疾病活动迹象,可进行进一步治疗。同一只眼两次注射给药之间的时间间隔不应短于 1 个月。

【制剂与规格】 雷珠单抗注射液:(1)10mg/ml(每支装量 0.165ml);(2)10mg/ml(每瓶装量 0.20ml)。

康柏西普 [国基;医保(乙)]
Conbercept

【适应证】 (1)CDE 适应证 ①新生血管性(湿性)年龄相关性黄斑变性(nAMD);②继发性病理性近视的脉络膜新生血管(mCNV)引起的视力损伤;③继发于糖尿病黄斑水肿(DME)引起的视力损伤;④继发于视网膜静脉阻塞(RVO)的黄斑水肿引起的视力损伤。

(2)超说明书适应证 体重 1500g 以下的 Type 1 型早产儿视网膜病变(ROP):Ⅰ区 1+、2+、3+ 和 3 期病变,Ⅱ区 2+/3+,以及急进型 ROP(A-ROP)。

【药理】 (1)药效学 康柏西普是利用中国仓鼠卵巢(CHO)细胞表达系统生产的重组融合蛋白(由人血管内皮生长因子 VEGF 受体 1 中的免疫球蛋白样区域 2 和 VEGF 受体 2 中的免疫球蛋白样区域 3 和 4,与人免疫球蛋白 Fc 片段经过融合而成)。是一种 VEGF 受体-抗体重组融合蛋白,能竞争性抑制 VEGF 与受体结合并阻止 VEGF 家族受体的激活,从而抑制内皮细胞增殖和血管新生。

(2)药动学 康柏西普眼用注射液通过玻璃体腔内注射主要在局部发挥作用。玻璃体腔内的康柏西普剂量很低,而且作为 142kD 的生物大分子,很难透过正常的血眼屏障,因此在绝大多数患者的大多数采血点,均无法检出药物。

在单次给药 I 期试验中,0.5mg、1.0mg 和 2.0mg 剂量组检测到外周血的 t_{max} 分别为(19.0±15.4)小时、(68.0±62.9)小时、(75.5±59.8)小时,C_{max} 分别为(5.9±7.2)ng/ml、(10.3±8.1)ng/ml、(13.9±11.1)ng/ml,$t_{1/2}$ 分别为(109.7±85.0)小时、(101.3±81.8)小时和(118.2±129.0)小时,$AUC_{(0\sim\infty)}$ 分别为(583.8±129.0)ng/(ml·h)、(1804.5±577.4)ng/(ml·h)和(2522.6±1235.3)ng/(ml·h)。

在多次给药的药代动力学研究中,0.5mg 和 2.0mg 组受试者单次和多次玻璃体腔内给药后,主要药动学参数基本无差异。

【不良反应】 新生血管性(湿性)年龄相关性黄斑变性(nAMD) (1)常见不良反应 注射部位出血、眼内压增高和结膜充血,这 3 种不良反应均由玻璃体腔内注射引起,且程度较轻,大多数无需治疗即可恢复。

(2)偶见不良反应 结膜炎、视觉灵敏度减退、玻璃体飞蛾症、白内障、视网膜出血、玻璃体混浊、术后炎症、角膜上皮缺损等,极少数患者出现视物变形症、眼炎症、干眼症、过敏性结膜炎、黄斑水肿、注射部位损伤、虹膜睫状体炎、虹膜炎、葡萄膜炎、视网膜破裂、眼充血、眼内炎、眼痛等。

继发于病理性近视的脉络膜新生血管(mCNV)引起的视力损伤 (1)常见不良反应 同上。

(2)偶见不良反应 眼内炎、非传染性(非感染性)眼内炎、眼痛、角膜沉积物、眼压降低、眼炎症等,极少数患者出现注射部位水肿、视网膜出血、玻璃体积血、玻璃体飞蛾症、玻璃体疾病、结膜炎、前房炎症、视觉灵敏度减退等。

继发于糖尿病黄斑水肿(DME)引起的视力损伤 (1)常见不良反应 同上。

(2)偶见不良反应 视物模糊角膜上皮缺损视觉灵敏度减退眼内炎,极少数患者出现结膜炎、玻璃体积血、玻璃体飞蚊症、干眼症、内白内障葡萄膜炎、前房炎、视网膜剥离、眼充血、眼痛和超敏反应,眼部过敏等。

【禁忌证】 (1)对于本品及其成分中任何一种辅料过敏的患者禁用。过敏反应可引发严重的眼内炎症反应。

(2)眼部或眼周感染的患者禁用。

(3) 活动性眼内炎症患者禁用。

【注意事项】 (1) 玻璃体腔内注射，包括本品注射，与眼内炎、眼内感染、孔源性视网膜脱离、视网膜撕裂和医源性外伤性白内障有关。本品注射时必须采用合格的无菌注射技术。此外，注射后一周内应监测患者的情况，以便早期发现感染并治疗。眼科医师应指导患者在出现任何提示有眼内炎的症状或任何上述提到的事件时，马上报告给医师。

(2) 本品注射后 60 分钟内可观察到眼内压升高。所以须同时对眼内压和视神经乳头的血流灌注进行监测和适当治疗。

(3) 同所有治疗性蛋白药物一样，接受康柏西普治疗的患者中有潜在发生免疫原性反应的可能。

(4) 尚未开展双眼同时使用本品治疗的安全性和有效性研究。如果双眼同时接受治疗，可能会使全身暴露量升高，从而导致全身不良事件的风险升高。

(5) 本品不得与其他抗血管内皮生长因子(VEGF)药物同时使用(全身或局部使用)。

(6) 出现下述情况，应暂停给药，且不得在下次计划给药时间之前恢复给药：①与上次的视力检查相比，最佳矫正视力(BCVA)的下降≥30 字母；②眼内压≥30mmHg；③视网膜撕裂；④涉及中心凹中央的视网膜下出血，或出血面积占病灶面积的 50%或更多；⑤在给药前后的 28 天已接受或计划接受眼内手术。

(7) 接受抗 VEGF 治疗新生血管(湿性)年龄相关性黄斑变性(nAMD)之后，视网膜色素上皮撕裂的风险因素包括大面积的和(或)高度隆起的视网膜色素上皮脱离。在具有这些视网膜色素上皮撕裂风险因素的患者中开始本品治疗时应谨慎。

(8) 孔源性视网膜脱离，3 期/4 期黄斑裂孔患者应中断治疗。

(9) 本品治疗可引起短暂的视觉障碍，这可能影响驾驶或机械操作的能力。出现这些症状的患者在这些暂时性的视觉障碍副作用消退前不能驾驶或进行机械操作。

(10) 2～8℃避光保存和运输，不得冷冻。

(11) 每支康柏西普眼用注射液只能用于一只眼的单次治疗。尽量避免同一患者双眼同时治疗，如果必须进行，应当重新消毒，更换药物和注射器具。

(12) 注射结束时结膜囊内可滴入抗生素。注射后一周内应对患者进行监测；叮嘱患者出现眼部疼痛或不适、眼红加重、畏光或视力下降等症状时，及时向医师报告。

【给药说明】 本品应在有资质的医院和眼科医师中使用。医院应具备该疾病诊断和治疗所需的相关仪器设备和条件，医生应具有丰富的玻璃体腔内注射经验。

【用法与用量】 本品仅用于经玻璃体腔内注射给药。

治疗期间应关注患者视力变化情况，如果出现显著的视力下降，患者应根据眼科医师的评估进一步接受本品注射治疗。两次注射之间的间隔时间不得小于 1 个月。

具体用法用量

(1) 新生血管性(湿性)年龄相关性黄斑变性(nAMD) 推荐剂量为每次每眼 0.5mg(相当于 0.05ml 的注射量)，初始 3 个月，每个月玻璃体腔内给药 1 次，之后每 3 个月玻璃体腔内给药 1 次。或者，在初始 3 个月连续每月玻璃体腔内给药 1 次后按需给药。

(2) 继发性病理性近视的脉络膜新生血管(mCNV) 引起的视力损伤 推荐剂量为每次每眼 0.5mg(相当于 0.05ml 的注射量)，初始 3 个月，每个月玻璃体腔内给药 1 次，之后按需给药。

(3) 继发于糖尿病黄斑水肿(DME)引起的视力损伤 推荐剂量为每次每眼 0.5mg(相当于 0.05ml 的注射量)，初始 3 个月，每个月玻璃体腔内给药 1 次，之后按需给药。

【制剂与规格】 康柏西普眼用注射液：10mg/ml，每支 0.2ml。

阿 柏 西 普 [医保(乙)]
Aflibercept

【适应证】 治疗成人的：①新生血管(湿性)年龄相关性黄斑变性(nAMD)；②糖尿病性黄斑水肿(DME)。

【药理】 (1) 药效学 血管内皮生长因子-A(VEGF-A)和胎盘生长因子(PlGF)属于血管生成因子 VEGF 家族成员，是内皮细胞的促有丝分裂因子、趋化因子和血管通透性因子。VEGF 通过内皮细胞表面的 VEGFR-1 和 VEGFR-2 两种酪氨酸激酶受体发挥作用。PlGF 仅与 VEGFR-1 结合，VEGFR-1 亦在白细胞的表面表达。VEGF-A 对这些受体的过度激活将导致病理性新生血管形成和血管通透性增加。阿柏西普是一种可与 VEGF-A、PlGF 结合的可溶性诱骗受体，可抑制内源性 VEGF 受体与 VEGF-A 和 PlGF 的结合和激活。

(2) 药动学 阿柏西普玻璃体内注射后，在眼部缓慢吸收并进入体循环，主要以稳定的无活性的复合物(与 VEGF 结合)形式存在于体循环中；然而只有"游离阿柏西普"能够与内源性 VEGF 结合。静脉内给予阿柏西普后，游离阿柏西普的分布容积约为 6 升。游离阿柏西普结合 VEGF 以形成稳定的惰性复合物。类似其他大分子蛋白，游离和结合阿柏西普预计均由蛋白质水解分解而清除。静脉内给予 2～4mg/kg 后，血浆游离阿柏西普终末消除半衰期($t_{1/2}$)约为5～6天。由于本品是一种治疗用蛋白质药物，因此未开展代谢研究。

【不良反应】 (1)非常常见(≥1/10)的不良反应 视力下降、结膜出血、眼痛。

(2)常见(≥1/100，<1/10)的不良反应 视网膜色素上皮撕裂、视网膜色素上皮脱离、视网膜变性、玻璃体积血、白内障、皮质性白内障、核性白内障、囊内性白内障、角膜糜烂、角膜磨损、眼内压升高、视物模糊、玻璃体飞蚊症、玻璃体脱离、注射部位疼痛、眼部异物感、流泪增加、眼睑水肿、注射部位出血、点状角膜炎、结膜充血、眼部充血。

(3)少见(≥1/1000，<1/100)的不良反应 超敏反应、眼内炎、视网膜脱离、视网膜破裂、虹膜炎、葡萄膜炎、虹膜睫状体炎、晶体混浊、角膜上皮缺损、注射部位刺激、眼感觉异常、眼睑刺激、前房性闪光、角膜水肿。

(4)罕见(≥1/10000，<1/1000)的不良反应 盲、外伤性白内障、玻璃体炎、前房积脓。

【禁忌证】 (1)对活性成分阿柏西普或本品中任一辅料过敏。

(2)活动性或疑似眼部或眼周感染。

(3)严重的活动性眼内炎症。

【注意事项】 (1)与玻璃体内注射相关的反应 使用本品时，必须始终使用合格的无菌注射技术。此外，注射后一周内应对患者进行监测，以便在出现感染时能够及早给予治疗。应指导患者在出现任何提示有眼内炎的症状、视网膜脱离或上述任何事件的情况下及时进行报告。

(2)眼内压升高 玻璃体内注射后的60分钟内，包括玻璃体内注射本品，曾观察到眼内压升高。既往有报道过反复玻璃体内给予血管内皮生长因子(VEGF)抑制剂后眼内压持续增加。对于青光眼控制不佳的患者，需要采取特殊预防措施(当眼内压大于等于30mmHg时，不得注射本品)。因此，在所有情况下，必须监测眼内压和视神经乳头的血流灌注，并进行恰当处理。

(3)免疫原性 作为治疗用蛋白质药物，本品有潜在的免疫原性。

(4)全身反应 曾有玻璃体内注射VEGF抑制剂之后出现全身不良事件的报告，包括非眼部出血和动脉血栓栓塞事件(动脉血栓栓塞事件定义为非致死性卒中、非致死性心肌梗死或血管性死亡，包括不明原因的死亡)。因此对这些患者的治疗应谨慎。

(5)对驾驶能力和使用机器能力的影响 由于可能存在与注射或眼睛检查相关的暂时性视觉障碍，注射本品可对驾驶和使用机器的能力产生轻微影响。在视功能获得充分恢复之前，患者不得驾驶或使用机器。

哺乳期 尚无乳汁分泌数据，不推荐哺乳期妇女使用。

妊娠 在妊娠兔中在器官形成期给予静脉剂量3至60mg/kg时，阿柏西普产生胚胎胎儿毒性。在胎畜中观察到一系列外部，内脏，骨骼畸形。母体无观察到不良效应水平(NOAEL)是3mg/kg，而胎畜NOAEL低于3mg/kg。在这个剂量，基于游离阿柏西普C_{max}和AUC的全身暴露，当与在人中玻璃体内剂量2mg观察到相应数值比较时分别较高约2900倍和600倍。

在妊娠妇女中无适当和对照良好研究。尽管眼部给药后全身暴露量极低，妊娠期间只有如潜在获益超过对胎儿潜在风险时才应使用。

【药物相互作用】 因为缺乏配伍研究资料，该药品不能与任何其他药品混合使用。

【给药说明】 每瓶注射液仅供单眼单次使用。由于瓶中所含注射液(100µl)超过了推荐剂量(50µl)，因此在给药前必须将多余的液体排掉。给药之前，须目检溶液是否存在任何异物和(或)变色或物理外观是否存在任何改变。如果观察到了任何改变，则弃用本品。应使用30G x½英寸的针头进行玻璃体内注射。

【用法与用量】 剂量

(1)新生血管(湿性)年龄相关性黄斑变性 推荐剂量为2mg(相当于50µl)。初始3个月，连续每月注射一次，然后治疗间隔延长至每两个月注射一次。根据医生对视力和(或)解剖学结果的判断，维持两个月的治疗间隔或进一步延长治疗间隔，可按照治疗和延长给药方案，将治疗时间间隔在原两个月间隔的基础上，按2周或4周的增量延长以维持稳定的视力和(或)解剖学结果，最长不超过16周。如果视力和(或)解剖学结果出现恶化，则应缩短治疗时间间隔至前12个月治疗的最短间隔每两个月注射一次。

(2)糖尿病性黄斑水肿(DME) 推荐剂量为2mg(相当于50µl)。初始5个月连续每月注射一次给药，然后每两个月注射一次。注射间期内无需进行监测。本品治疗12个月后，可根据视力和(或)解剖学结果延长治疗间隔。如按照治疗和延迟给药方案，可将治疗时间间隔逐步延长以维持稳定的视力和(或)解剖学结果，但目前还没有足够的数据支持在此类给药间隔时长方面所得出的结论。如果视力和(或)解剖学结果出现恶化，则应缩短治疗时间间隔。因此，应由治疗医生确定监测时间安排，而且可能比既定的注射时间更频繁。如果视力和解剖学结果提示患者没有从继续治疗中获益，则需要终止治疗。

【给药说明】　本品须由具备丰富玻璃体内注射经验的医生按照医学标准和相关指南执行玻璃体内注射。一般而言，必须确保充分麻醉和无菌，包括使用局部广谱抗生素（如：在眼周皮肤、眼睑和眼表面使用聚维酮碘）。推荐使用外科手术的手部消毒、无菌手套、无菌手术单和无菌开睑器（或类似器具）。

玻璃体内注射之后应立刻监测患者的眼内压是否升高。适宜的监测措施可包括视神经乳头灌注检查或眼压测量。如必要，应配有无菌设备进行穿刺。

玻璃体内注射后，应告知患者及时报告提示眼内炎的任何症状（如：眼痛、眼睛红肿、畏光、视物模糊）或视网膜脱离的任何症状。

每瓶注射液仅可用于单眼单次治疗。每瓶注射液中含有的剂量超出了推荐使用剂量（2mg）。瓶中的可抽取体积（100μl）不会全部用完，注射之前应排出多余液体。缓慢推动柱塞可以将气泡与多余药品一同排出，此时圆顶柱塞的圆柱体基底与注射器上的黑色给药线对齐（相当于 50μl，即：2mg 阿柏西普）。注射之后，必须丢弃任何未使用的产品。

【制剂与规格】　阿柏西普眼内注射溶液 40mg/ml。

第十节　眼科检查用药

眼科检查用药包括造影剂和功能测定用药两类。造影剂是指在透视检查中，向体内特定部位引入某种高密度或低密度物质，从而产生密度上的差异，使得有关结构或器官显示。功能测定用药是指检查器官功能的药物和辅助用药，毒性比较小，在体内一般不参与代谢过程。某些具有诊断率高、毒副作用低、操作简便的诊断用药，对提高疾病的诊断率大有裨益。

吲 哚 菁 绿 ^[药典(二)；医保(乙)]
Indocyanine Green

【适应证】　用于脉络膜血管造影，确定脉络膜疾患的位置。

【药理】　(1)药效学　在眼科临床中应用吲哚菁绿的波长特征，即：吲哚菁绿在血液中的最大吸收波长及最大荧光波长，都在近红外区域。近红外区域的波长容易透过视网膜色素上皮层达到脉络膜，在脉络膜中的眼科用吲哚菁绿被激发产生荧光，所以不仅对网膜色素上皮和黄斑部的叶黄素（胡萝卜醇）的眼内组织，对网膜下浆液、出血及渗出斑等也有良好的透过性。因此可作为眼科检查专用的眼底造影剂。

(2)药动学　静脉注入体内后，吲哚菁绿立刻和血浆蛋白结合，随血循环迅速分布于全身血管内，高效率、选择地被肝细胞摄取，又从肝细胞以游离形式排泄到胆汁中，经胆道入肠，随粪便排出体外。由于排泄快，一般正常人静脉注射 20 分钟后约有 97% 从血中排泄，不参与体内化学反应，无肠肝循环和淋巴逆流，也不从肾等其他肝外脏器排泄。静脉注射后 2～3 分钟瞬即形成均一单元达到动态平衡，约 20 分钟血中浓度被肝细胞以一级速率消失，即成指数函数下降。当肝脏病变，肝有效血流量和肝细胞总数降低时，血浆 ICG 消除率 K 值明显降

低，血中 ICG 滞留率 R 值明显升高。

【不良反应】　(1)本品可能引起休克、过敏样症状，所以从注射开始到检查结束的过程中要进行密切观察，并做好处置准备工作。

(2)本品不完全溶解时，可能发生恶心、发热、休克等反应。

(3)其他不良反应　①消化系统：恶心、呕吐，发生率不详。打嗝（0.1%～5%以下）。②过敏症：荨麻疹，发生率不详。③其他：发热，发生率不详。

【禁忌证】　(1)对本品有过敏既往史的病人。

(2)有碘过敏既往史的患者（本制剂含碘，故有引起碘过敏的可能性）。

【注意事项】　(1)为防止过敏性休克，要充分问诊，对过敏性体质者慎重使用。用药前应预先备置抗休克急救药及器具，注射 ICG 后要注意观察有无口麻、气短、胸闷、眼结膜充血、浮肿等症状，一旦发生休克反应立即终止 ICG 试验，迅速采取急救措施，如输液，给升压药、强心剂、肾上腺素，确保呼吸道畅通、吸氧、人工呼吸、心脏按压，保持适当体位等。

(2)一定要用附带的灭菌注射用水溶解 ICG，促使其完全溶解。不得使用其他溶液如 0.9%氯化钠注射液等。可用注射器反复抽吸、推注，使其完全溶解后，水平观察玻璃壁确证无残存不溶药剂，方可使用。

(3)临用前调配注射液，如必须保存，应尽量选择阴凉处、遮光保存，并不得超过 4 小时。

脉络膜血管造影：25mgICG 用灭菌注射用水 2ml 溶解，迅速地肘静脉注射。

【制剂与规格】　注射用吲哚菁绿：(1)10mg；(2)25mg。

荧 光 素 钠 [药典(二); 医保(乙)]

Fluorescein Sodium

【适应证】 用于诊断性眼底和虹膜血管的荧光素血管造影检查。

【药理】 (1)药效学 本品是一种染料,为诊断用药。对正常角膜等上皮不能染色,但能对损伤的角膜上皮染成绿色,从而可显示出角膜损伤、溃疡等病变。本品流经小血管时,能在紫外线或蓝色光激发下,透过较薄的血管壁和黏膜呈现绿色荧光,从而显示小血管行经和形态,据此可供眼底血管造影和循环时间测定。

(2)药动学 本品静脉注射后,约60%与血浆清蛋白结合;在体内不参与代谢,也不与组织牢固结合;主要经肾脏从尿液中排出,小部分经肝从胆汁排出,24小时内从体内基本排尽。

【不良反应】 (1)免疫系统 过敏性休克、过敏反应和超敏反应。已报道有全身荨麻疹和瘙痒、支气管痉挛和过敏反应。已报道有死亡的罕见病例。

(2)神经系统 脑血管意外、晕厥、意识丧失、抽搐、感觉异常、感觉减退、头晕、头痛和味觉障碍、语言障碍、椎基底动脉功能不全、震颤。

(3)心脏 心肌梗死、心脏骤停、心动过缓和心动过速,心绞痛,基底动脉缺血。

(4)血管 休克、血栓性静脉炎、低血压、高血压和面色苍白、血管痉挛、血管舒张、潮热。

(5)呼吸、胸廓和纵隔 呼吸骤停、肺水肿、哮喘、喉头水肿、呼吸困难、咳嗽、咽部紧缩感、咽部刺激和打喷嚏、支气管痉挛、鼻水肿。

(6)胃肠道反应 呕吐、干呕、恶心和腹痛、腹部不适、胃肠道紊乱、强烈的味觉改变。

(7)皮肤和皮下组织 皮疹、冷汗、红斑、荨麻疹、瘙痒、多汗和皮肤变色、湿疹。

(8)全身和给药部位反应 胸痛、水肿、疼痛、不适、乏力、感觉热和寒战、液体外渗。

(9)皮肤颜色可能变黄,但通常可在6~12小时内消失。尿液也可能表现为亮黄色,但可在24~36小时后恢复正常。

【禁忌证】 对本品任何成分过敏者禁用。

【注意事项】 (1)荧光素钠可能会诱发严重的不耐受反应。这些反应通常难以预测,更多发生于既往荧光素钠注射后出现不良反应的患者(恶心和呕吐的症状除外)、有过敏史的患者(如食物或药物诱发的荨麻疹、哮喘、湿疹和过敏性鼻炎)或有支气管哮喘史的患者。应权衡荧光素血管造影的收益与严重过敏反应的风险(某些情况下,可能会引起致命的结局)。

(2)皮试对于荧光素严重不耐受反应的预测作用有限。即使皮试阴性也有可能发生荧光素不耐受反应,应当详细了解病史来做出判断是否进行皮试。倘若疑似过敏,可在静脉给药前进行皮试,即在皮内注射本品0.05ml并在注射后30~60分钟观察结果。

(3)对于有心血管疾病、糖尿病或多药物合并治疗(尤其是β受体拮抗剂)的患者,需要考虑血管造影的受益风险比。如果患者被认定有发生超敏反应的风险,但必须做荧光素血管造影,造影过程中需要有急救人员在场。

(4)血管造影之前,医生需了解患者的既往病史,包括心肺疾病、过敏反应或伴随药物等。

(5)如存在荧光素钠引起超敏反应的风险,则要求:①应当在具有紧急救护条件的医疗场所给予荧光素钠,应具备经心肺复苏培训的医护人员以及适当的救护设备和仪器。应及时为患者搭建第二条静脉通路,用于恢复血容量、静脉注射肾上腺素和其他急救药物;②眼科医生在实施检查中要密切监测患者,检查结束后至少监测30分钟;③注射针管(静脉通路)至少保留5分钟,一旦发现严重不良反应,立即治疗;④此外,若发现患者有发生超敏反应的风险,但认为其仍然需要进行荧光素钠血管造影,建议在具有心肺复苏仪器和专业医护人员的治疗场所进行。

(6)静脉注射时应避免药液外渗,防止因荧光素溶液碱性高造成局部组织的严重损伤。荧光素溶液外渗可发生如下并发症:皮肤坏死脱落、浅层静脉炎、皮下肉芽肿、肘前区域的中毒性神经炎。因荧光素溶液外渗所致的并发症会引起手臂长达数小时的剧烈疼痛。如果出现明显的药液外渗情况,应及时停止注射,采取措施治疗损伤组织,解除疼痛。

(7)通常静脉注射后前几分钟内可能发生恶心和(或)呕吐以及胃肠道不适。这些反应通常在10分钟内减弱。

(8)对驾驶和器械操作的影响:在给药后以及视力恢复至正常前,应告知患者不应驾车或操作危险器械。

儿童 前臂静脉注射,1秒钟内快速注入。

【药物相互作用】 (1)个别病例报告本品与有机阴离子转运子(OAT)之间有潜在相互作用,并干扰某些实验室检查。荧光对血液和尿液参数分析的影响可能持续3至4天。对于那些治疗窗窄的药物,如地高辛、奎尼丁进行用药监测时要注意。抑制有机阴离子(如:丙磺舒)主动转运或与其竞争的化合物可能影响荧光素的全身分布。

(2)10%荧光素钠注射液与 β 受体拮抗剂(包括滴眼剂)合并使用时偶有严重过敏反应的发生。β 受体拮抗剂能降低对过敏性休克的血管补偿性反应,并可降低肾上腺素对于心血管性虚脱的疗效。

(3)因无法排除相互作用的发生,故应避免与其他溶液同时静脉注射或将荧光素10%注射液与其他溶液混合。

【给药说明】 (1)在使用前,以肉眼对本品进行检查,注意有无颗粒物和变色。仅当溶液澄清且不含颗粒物时方可使用此溶液。

(2)不要在注射器内将本品与其他药液混合或稀释。在注射药液以前和以后要冲洗静脉注射套管,避免与注射针头不配套。

(3)仅供一次性使用,一旦开瓶必须立即使用。

(4)应根据当地要求处置未使用产品或废料。如发现药瓶破裂或损坏,请勿使用荧光素钠注射液

【用法与用量】 静脉注射:在小心避免药液外渗的情况下,将药瓶内或事先装在注射器内的药液快速地(通常建议每秒注射 1ml)注入肘前静脉内。将装好荧光素钠的注射器连接于透明导管和 23 号头皮静脉针。将针头扎入静脉,回抽患者的血液进入注射器内,此时套管内有一小空气泡将患者的血液与荧光素钠分开。在室内灯光下,缓慢地将血液注回静脉内,同时观察针尖上的皮肤,如果针尖不在静脉内,就会看到患者的血将皮肤隆起,应在荧光素注入前停止继续注射。如果肯定针尖在静脉内,关掉室灯,将荧光素钠完全注入。在注射本品后 7 至 14 秒,用标准的设备观察,可发现视网膜和脉络膜血管呈现荧光。

剂量:如采用高度敏感成像系统(比如:扫描激光检眼镜),可将剂量从 5ml 降至 2ml。

儿童 儿童以 7.7mg/kg 体重荧光素钠的用量来计算剂量。

【制剂与规格】 荧光素钠注射液:(1)3ml:0.3g;(2)3ml:0.6g;(3)5ml:0.5g。

第十一节　眼科其他用药

羟苯磺酸钙[药典(二);医保(乙)]

Calcium Dobesilate

【适应证】 (1)CDE 适应证 ①微血管病的治疗糖尿病性微血管病变:视网膜病及肾小球硬化症(基-威综合征);微血管损伤:伴有毛细血管脆性和通透性增加,毛细血管病,手足发绀。②慢性静脉功能不全(静脉曲张综合征)及其后遗症(栓塞后综合征,腿部溃疡,紫癜性皮炎等淤积性皮肤病,周围血管淤积性水肿等)的辅助治疗。

(2)国外适应证 用于外周循环系统疾病,包括糖尿病视网膜病变和痔疮。

【药理】 (1)药效学 本品能调整和改善毛细血管壁的通透性和柔韧性,拮抗诱导血管通透性增加的活性物质(如组胺、5-羟色胺、缓激肽、透明质酸酶、前列腺素、血小板激活因子)及防止胶原的改变。对血液高黏稠度,本品通过降低大分子血浆蛋白、纤维蛋白原和球蛋白的水平,调节清蛋白与球蛋白的比值,增强红细胞的柔韧性和降低它们的高聚性。此外,还能激活纤维蛋白溶解,从而使血液黏滞性降低。对血小板高聚性,本品可减少血小板聚集因子的合成和释放,明显抑制多种聚集因子(如 β-凝血蛋白、血栓素 A_2、血小板激活因子等)引起的聚集反应和血小板自发性聚集反应,还能抑制二磷酸腺苷诱导的血栓形成。此外还能改善淋巴液的回流。

(2)药动学 口服给予 500mg 羟苯磺酸钙后,在第 3 和第 10 小时期间的血药浓度水平为 6μg/ml 以上,6 小时后(t_{max})血药浓度(C_{max})达最大值,平均 8μg/ml。用药后 24 小时的血药浓度约为 3μg/ml。蛋白结合率为 20%～25%。动物试验表明羟苯磺酸钙不会通过血脑屏障或胎盘屏障,但是在人体是否具有同样的情况尚不明确。母乳中可微量存在(在一项研究中观察到,给药 1500mg 后母乳中含 0.4μg/ml)。

羟苯磺酸钙不会进入肠肝循环,主要以原型排泄,仅有 10%以代谢产物排泄。在用药后 24 小时内,大约有口服剂量的 50%从尿中排泄,约 50%从粪便排泄。

血浆半衰期在 5 小时左右。

特殊临床情况下的动力学:目前尚不明确什么程度的肾功能障碍会影响羟苯磺酸钙的药代动力学特性。

【不良反应】 长期服用本品通常耐受性较好。

(1)较大剂量时,极少数患者可有胃部不适、灼热、恶心、食欲缺乏等胃肠道反应。

(2)可见皮肤过敏反应,如荨麻疹。

(3)偶见发热、出汗、面部红热、心脏不适等。

(4)罕见粒细胞缺乏。

【禁忌证】 对本品过敏者禁用。

【注意事项】 (1)使用本品需结合降糖药进行治疗,第一次使用本品前应咨询医师。

(2)治疗期间应定期到医院检查。

(3) 妊娠前 3 个月及哺乳期妇女不推荐使用。

(4) 胃肠功能障碍者慎用。

(5) 老年患者慎用。

【用法与用量】 糖尿病性视网膜病变：一次 0.5g，一日 3 次。其他适应证，一次 0.5g，一日 2 次。

【制剂与规格】 羟苯磺酸钙片：0.5g。

羟苯磺酸钙胶囊：(1)0.25g；(2)0.5g。

双氯芬酸钠 [药典(二)；医保(乙)]
Diclofenac Sodium

【适应证】 ①用于治疗葡萄膜炎、角膜炎、巩膜炎，抑制角膜新生血管的形成，治疗眼内手术后、激光滤帘成形术后或各种眼部损伤的炎症反应，抑制白内障手术中缩瞳反应；②用于准分子激光角膜切削术后止痛及消炎；③春季结膜炎、季节过敏性结膜炎等过敏性眼病；④预防和治疗白内障及人工晶体术后炎症及黄斑囊样水肿，以及青光眼滤过术后促进滤过泡形成等。

【药理】 (1)药效学 本品为非甾体类抗炎药。双氯芬酸钠滴眼液对机械、化学、生物等刺激引起的血-房水屏障崩溃有较强的抑制作用。临床研究显示，0.1%双氯芬酸钠治疗白内障术后炎症，可降低前房的闪辉和细胞数；应用于角膜放射状切开术或激光屈光角膜切削术的患者，能缓解术后疼痛和畏光，优于安慰剂。

本品通过减少前列腺素及白三烯的合成而发挥抗炎作用。动物实验证实，前列腺素是引起眼内炎症的介质之一，能导致血-房水屏障崩溃、血管扩张、血管通透性增加、白细胞趋化、非胆碱能机制性瞳孔缩小等。

(2)药动学 用 0.1%双氯芬酸钠 50μl 滴入眼后，10 分钟在房水中即可检测到药物，2.4 小时达到峰值，为 82μg/L；浓度保持在 20μg/L 以上的持续时间超过 4 个小时，而维持在 3～16μg/L 水平超过 24 小时；房水平均药物滞留时间为 7.4 小时。如果多滴同时滴眼，房水药物水平将增加，达峰时间可提前至 1 小时左右。

人两眼同时滴 0.1%双氯芬酸钠各 2 滴后，4 个小时内血浆内未检测到药物(最低检测限为 10μg/L)，表明滴眼后药物的全身吸收非常有限。

【不良反应】 (1)滴眼有短暂烧灼、刺痛、流泪等，极少数可能有结膜充血、视物模糊。

(2)不足 3%患者可出现乏力、困倦、恶心等全身反应。

【禁忌证】 对本品过敏者禁用。

【注意事项】 (1)对乙酰水杨酸类、苯乙酸类的衍生物及其他非甾体类抗炎药过敏者，对本品也可能过敏。

(2)本品可妨碍血小板凝聚，有增加术中或术后眼组织出血的倾向。建议有出血现象的外科手术患者，或正在使用其他可能延长出血时间药物的患者在应用本品时应予以注意。

(3)戴接触镜者禁用本品，但角膜屈光术后暂时佩戴治疗性亲水软镜者除外。

(4)妊娠期妇女慎用，在确有应用指征时，应权衡利弊后决定是否使用。

(5)本品在儿童的安全性和作用尚未考察。

【用法与用量】 滴入结膜囊。

(1)常用量 一次 1 滴，一日 4～6 次。

(2)眼科手术 术前 3、2、1 和 0.5 小时各滴眼 1 次，一次 1 滴。

(3)白内障手术 术后 24 小时开始用药，一次 1 滴，一日 4 次，持续 2 周。

(4)角膜屈光手术 术后 15 分钟即可用药，一次 1 滴，一日 4 次，持续 3 天。

【制剂与规格】 双氯芬酸钠滴眼液：5ml:5mg。

注射用维替泊芬
Verteporfin for Injection

【适应证】 (1)CDE 适应证 适用于继发于年龄相关性黄斑变性，病理性近视或可疑眼组织胞浆菌病的，以典型性为主型中心凹下脉络膜新生血管形成的患者。

对于隐匿性中心凹下脉络膜新生血管为主的患者，尚无充分证据支持维替泊芬治疗。

(2)超说明书适应证 用于皮肤癌的治疗：非黑色素瘤/转移癌。

【药理】 药动学 静脉输注维替泊芬后，维替泊芬以二次指数形式清除，终末消除半衰期大约为 5～6 小时。剂量在 6～20mg/m² 之间时，暴露量和最大血药浓度均与注射剂量成比例。在一定的剂量范围内，药物的药代动力学参数不受性别影响。维替泊芬经过肝和血浆酯酶代谢终产物苯卟啉衍生双酸。NADPH 依赖的肝酶系统(包括细胞色素 P450 同工酶)不参与维替泊芬代谢。药物通过粪便排泄，只有不到 0.01%的药物剂量可以在尿液中发现。在一项轻度肝功能不全患者中(入选时有两项肝功能指标异常)进行的研究中，AUC 和 C_{max} 与对照组相比无明显差异，但是半衰期明显延长，大约增加 20%。

【不良反应】 本品治疗报道最多的(10%～30%)不良反应为头疼，注射局部反应(包括药液外渗和皮疹)和视力障碍(视物模糊，视敏度下降，视野缺损)。1%～10%的患者出现如下不良反应。

(1) 眼部　睑缘炎、白内障、结膜炎/结膜充血、干眼、眼痒、伴或不伴视网膜下或玻璃体积血的严重视力丧失。

(2) 全身　衰弱、背痛(主要在药物输注时)、发热、流感样综合征、光敏反应。

(3) 心血管　房颤、高血压、外周血管异常、静脉曲张。

(4) 皮肤　湿疹。

(5) 消化系统　便秘、胃肠癌、恶心。

(6) 血液/淋巴　贫血、白细胞计数减少、白细胞计数增加。

(7) 肝脏　肝功能检验指标异常。

(8) 代谢/营养　蛋白尿、肌酐升高。

(9) 骨骼肌　关节痛、关节病、肌无力。

(10) 神经系统　感觉减退、睡眠障碍、眩晕。

(11) 呼吸系统　咳嗽、咽炎、肺炎。

(12) 特殊感觉　白内障、听力障碍、复视、流泪障碍。

(13) 泌尿系统　前列腺障碍。

已报告 1%～5% 的患者在治疗后 7 天内出现严重视力下降，相当于视力下降 4 行或以上。某些患者视力能部分恢复。光敏反应通常出现在治疗后皮肤暴露于日光下，以皮肤灼伤为表现形式。维替泊芬治疗组背痛的发生率较高，主要出现在输注时。

【禁忌证】禁用于卟啉症患者及已知对本品制剂中任何成分过敏者。

【注意事项】(1) 本品治疗后 5 天内，避免皮肤或眼部直接暴露于阳光或强的室内光源。一旦在输注过程中出现药液外渗，外渗局部必须完全避光，直到局部肿胀和变色完全消失，否则会出现严重局部灼伤。如果治疗后 48 小时内需要行急症手术，大多数体内组织应该尽可能避免接受强光照射。

如果患者在治疗后最初 5 天必须在白天去户外，必须穿保护性衣服，佩戴墨镜以保护全部皮肤和眼睛。紫外线防护剂不能有效防止光敏反应，因为皮肤残留药物可以通过可见光活化。

患者也不应完全处于黑暗状态，应该鼓励患者将皮肤暴露于周围的室内光线，这样可以通过光漂白过程使皮肤残留药物失活。

(2) 在维替泊芬开始输注前要先建立静脉通道，并时刻注意通道的通畅性。由于某些老年患者的静脉壁脆性较大，尽量选择手臂最大的静脉比如肘前静脉输注。避免选用手背小静脉。

如果出现药液外渗，必须立即停止输注并局部冷敷。

(3) 只有当用药可能的益处远高于给胎儿带来的风险时，才考虑在妊娠期进行本品治疗。由于许多药物会进入母乳，哺乳期妇女进行维替泊芬治疗必须谨慎。

(4) 乙醇可能会降低维替泊芬的功效，在治疗期间避免使用乙醇。

【药物相互作用】许多药物联合使用会影响维替泊芬的疗效。比如：钙通道阻滞药，多黏菌素 B 或放疗会增加血管内皮细胞摄取维替泊芬。其他光敏剂(如四环素，磺胺类药物，吩噻嗪，磺脲类降血糖药，噻嗪类利尿药和灰黄霉素)可以增加皮肤光敏反应性。可以消除活性氧类或清除自由基的复合物，如二甲基亚砜，β-胡萝卜素，乙醇，甲酸盐和甘露醇可能会降低维替泊芬的活性。减少凝血、血管收缩和血小板聚集的药物如血栓素 A_2 抑制剂，也可以降低维替泊芬的疗效。

【给药说明】(1) 对照研究只允许每位患者治疗一只眼。如果患者双眼病灶都适合治疗，医生应权衡双眼同时治疗的利弊。如果患者以往有维替泊芬单眼治疗史，治疗的安全性已经得到证实，就可以采用一次注射维替泊芬治疗双眼。在开始后 15 分钟，首先治疗病情进展较快的眼。在第一眼光照后立即调整第二眼治疗的激光参数，采用同第一眼相同的激光剂量和强度，在输注开始后不晚于 20 分钟开始治疗。

(2) 如果患者首次出现双眼可以治疗的病灶，以往无维替泊芬治疗史，最好先治疗病情进展较快的眼。如果第一只眼治疗后 1 周，未出现明显的安全性问题，可以采用第一眼的治疗方案，再输注维替泊芬进行第二只眼治疗。大约三个月后检查双眼，如果双眼病灶都出现渗漏，需要重复治疗，可以重新输注维替泊芬进行治疗。

(3) 注意防止出现注射局部药液外渗。一旦发生要注意注射局部避光。自输注开始后 15 分钟，用波长 689nm 激光照射患者。在病灶局部推荐使用激光剂量为 $50J/cm^2$，激光强度 $600mW/cm^2$。此剂量在 83 秒内照射完毕。

(4) 外渗处理：停止输液。为了减少严重灼伤的机会，请保护外溢区域免受直射光照射，直到肿胀和变色消失为止。在注射部位涂抹冷敷。在准备和给药期间，避免与皮肤和眼睛接触；如果发生接触，请保护接触区域免受强光照射。任何溢出物都应该用湿布擦拭(建议使用橡胶手套)；妥善处理所有材料。

【用法与用量】维替泊芬治疗分为两个步骤，同时需要药物和激光。第一步静脉注射维替泊芬，第二步用非热性二极管激光活化维替泊芬。

每隔 3 个月医生需要检查患者，一旦荧光血管造影出现脉络膜新生血管渗漏就应该重复治疗。

每支维替泊芬用 7ml 无菌注射水配置成 7.5ml 浓度为 2mg/ml 的注射液，配置好的溶液必须遮光保存。并在 4 小时内使用。建议在注射前观察配置好的溶液是否出现沉淀或变色现象，配置好的溶液是一种深绿色的透明液体。

按 6mg/m² 体表面积剂量配制维替泊芬，溶解于 5% 的葡萄糖溶注射液，配成 30ml 溶液。用合适的注射泵和过滤器，以每分钟 3ml 的速度在 10 分钟完全经静脉输注完毕。临床研究中应用的是 1.2μm 的过滤器。

老年人参考成人剂量。≥75 岁的患者在临床试验中不太可能受益于治疗。

【制剂与规格】 注射用维替泊芬：每支 15mg。

环孢素 ^[药典(二)；医保(乙)]
Ciclosporin

【适应证】 (1)CDE 适应证 ①用于预防和治疗眼角膜移植术后的免疫排斥反应。②与角结膜干燥症相关的眼部炎症所导致的泪液生成减少的患者。③春季角膜结膜炎。

(2) 国外适应证 干燥性角结膜炎。

【药理】 药动学。人眼连续局部给予 0.05%环孢素滴眼液，每日 2 次，连续给药 12 个月，在采集到所有血液样本中，环孢素的血药浓度均低于定量限 0.1ng/ml。12 个月的给药期间，未检测出血液中的药物蓄积。

【不良反应】 多剂量包装滴眼液的临床试验过程中有部分患者出现眼部轻微刺激征或结膜轻度充血，有报道偶见睫毛脱落、角膜上皮缺损、眼周皮炎、过敏症、角膜上皮点状病变等症状，但停药后可自愈。

单剂量包装滴眼液最常见的不良反应是眼灼烧。常见不良反应包括结膜充血、溢液、溢泪、眼痛、异物感、瘙痒、刺痛及视觉障碍(多视力模糊)。

【禁忌证】 对环孢素过敏者、对滴眼液中其他成分过敏者。

【注意事项】 (1)角膜移植术后如发生植片排斥反应，临床医生可视排斥反应的轻重不同适当增加本品滴眼次数。

(2)与糖皮质激素联合应用时请注意逐渐调整糖皮质素的给药剂量。

(3)本品不具有抗感染功效，若发生感染，应立即抗感染治疗。

(4)本品应避光密闭 2～8℃存放。药品包装开启后应在 2 周内用完。本品低温贮存时，有凝固倾向，可呈轻微凝固状或有轻微烟雾状或见少量絮状物，如果出现这些情况，使用时将本品放置在室温下(25～30℃)，并轻微振摇直至其消失成溶液状。本品发生凝固状或烟雾状或少量絮状物并不影响药物质量。

(5)滴眼液滴眼后，血清浓度低于检测极限(<0.1ng/ml)，眼科给药后不会引起胎儿暴露。

【给药说明】 因本品为油溶液，使用时旋开瓶盖，将滴眼瓶与眼部垂直，轻轻挤压滴眼瓶，使药液滴入眼内，避免药液挂流瓶口造成污染，用完后立即盖好瓶盖。

【用法与用量】 滴眼，一次 1 滴，一日 2 次，需间隔 12 小时；本品也可与人工泪液联合应用，两药使用间隔时间应为 15 分钟。

【制剂与规格】 环孢素滴眼液：3ml:30mg。
环孢素滴眼液(Ⅱ)：0.4ml:0.2mg。
环孢素滴眼液(Ⅲ)：0.3ml:0.3mg。

普拉洛芬 ^[医保(乙)]
Pranoprofen

【适应证】 外眼及眼前节炎症的对症治疗(眼睑炎、结膜炎、角膜炎、巩膜炎、浅层巩膜炎、虹膜睫状体炎、术后炎症)。

【药理】 (1)药效学 药理作用：①对兔实验性葡萄膜炎的抗炎作用本品对注射牛血清白蛋白而引起的兔实验性葡萄膜炎具有抗炎作用。②对大鼠实验性结膜炎的抗炎作用：本品对角叉菜胶、花生四烯酸等引起的大鼠实验性急性结膜水肿以及由制霉菌素、芥子引起的实验性持续性结膜水肿具有明显的抗炎作用。另外，对于抗体血清引起的实验性过敏性结膜炎也具有明显的抗炎作用。

(2)药动学 对兔双眼滴入 0.1%¹⁴C-普拉洛芬滴眼液，每次 0.01ml，滴眼 4 次，每次间隔 3 分钟。30 分钟、1、2、4、6、8 小时后测定放射活性。滴眼 30 分钟后眼组织的放射活性测定结果浓度递减顺序排列为：角膜、结膜、前部巩膜、外眼肌、房水、虹膜、睫状体、后部巩膜。另一方面，视网膜、脉络膜、晶状体、血液、肝脏中药物的分布很少，玻璃体中几乎未发现。

【不良反应】 在批准时及使用结果调查的共计 5843 例中 79 例(1.35%)发生了不良反应。主要的不良反应为刺激感 29 件(0.50%)，结膜充血 16 件(0.27%)，瘙痒感 14 件(0.24%)，眼睑发红、肿胀 11 件(0.19%)，眼睑炎 7 件(0.12%)，分泌物 6 件(0.10%)，流泪 5 件(0.09%)，弥漫性表层角膜炎 4 件(0.07%)，异物感 3 件(0.05%)，结膜水肿 3 件(0.05%)，接触性皮炎 1 件(0.02%)(审查结束时）。

【禁忌证】 （1）对本品中任何成分过敏者禁用。

（2）本品禁用于服用阿司匹林或其他非甾体抗炎药后诱发哮喘、荨麻疹或过敏反应的患者。

【注意事项】 应注意本品的治疗是对症疗法，而不是病因疗法。本品可能掩盖眼部感染的症状，因此用于治疗感染引起的炎症时，要充分观察，慎重给药。

【用法与用量】成人 一次1～2滴，一日4次滴眼。根据症状可以适当增减次数。

孕妇及哺乳期 对于孕妇、可能妊娠的妇女或哺乳期妇女，只有在判断用药的有益性超过危险性时，才可给药。

儿童 对低体重出生儿、新生儿和婴儿的安全性尚未确定（使用经验少）。

【制剂与规格】 普拉洛芬滴眼液：5ml:5mg。

维生素A棕榈酸酯^[医保(乙)]
Vitamin A Palmitate

【适应证】 作为角膜保护的辅助治疗：各种原因引起的干眼症（例如：Sjögren综合征、神经麻痹性角膜炎，暴露性角膜炎）。由于泪膜保护缺乏造成的结膜和角膜刺激症状。

【药理】 （1）药效学 由于存留时间长，本品适合于作为泪液的替代物应用于泪液分泌不足和"干眼症"的治疗，后者是由于泪液质量低下造成的泪膜不稳定继而产生高分泌。较高的黏度通过物理润滑增强了凝胶体的保护作用。添加的维生素A消除角膜上皮脱水症状，增强治疗作用。

（2）药动学 局部应用维生素A的良好局部渗透性已在健康兔眼证实，无法进行人眼渗透程度或分布和存留方面的研究。

【不良反应】 滴用后偶有短暂轻微的烧灼感，眼睑黏着及（或）视力模糊，极少发生过敏反应。

【禁忌证】 已知对本品的任何成分过敏者。

【注意事项】 （1）应用本品时，应先取下隐形眼镜，用后30分钟方可佩戴。

（2）使用后请即盖上管盖。不要触及管口。

（3）应用本品后出现暂时性视力模糊的患者，在视力恢复前最好避免驾驶车辆或者操作机械装置。

【用法与用量】 成人根据个体病情调整剂量，通常一次1滴，一日3次或每1小时1滴。

【制剂与规格】 维生素A棕榈酸酯眼用凝胶：5g:5000IU（以维生素A计）。

溴芬酸钠^[医保(乙)]
Bromfenac

【适应证】 外眼部及前眼部的炎症性疾病的对症治疗疗法（结膜炎、巩膜炎、术后炎症）。

【药理】 （1）药效学 抑制环氧酶1和2，从而阻断炎症介质前列腺素的合成。溴芬酸钠在很多眼炎症动物模型中，能够起到抑制角膜水肿、房水蛋白浓度增加、缩瞳等的炎症反应。

（2）药动学 在用0.1%^{14}C-溴芬酸钠水合物滴眼液给家兔的两眼滴眼一次（0.05ml），15、30分钟，1、2、4、8、12、24、48、72小时后测定放射活性的试验中，角膜、结膜和前部巩膜出现了较高的值。

滴眼后72小时，除水晶体以外的所有眼组织都在检出限（0.1ng eq./g或ml）以下。

【不良反应】 主要的不良反应为角膜糜烂16例（0.42%），结膜炎（包括结膜充血、结膜滤泡）11例（0.29%），眼睑炎9例（0.23%），刺激感8例（0.21%），眼痛（暂时性）8例（0.21%），表层点状角膜炎6例（0.16%），瘙痒感6例（0.16%），角膜上皮剥离1例（0.03%），发热（眼睑）1例（0.03%）。

【禁忌证】 对本品中任何成分过敏者禁用。

【注意事项】 （1）有角膜上皮障碍的患者，有可能恶化为角膜糜烂，进而发展为角膜溃疡，角膜穿孔，应慎用。

（2）用药时 滴眼时，注意瓶端不要直接接触眼部。

（3）请注意采用本品所进行的治疗时对症疗法，而不是病因疗法。

（4）使用该药有可能隐藏眼部感染的症状，因此用于治疗感染引起的炎症时，要充分观察，慎重使用。

【用法与用量】成人 通常一次1～2滴，一日2次。

【制剂与规格】 溴芬酸钠滴眼液：5ml:5mg。

第二十七章 耳鼻咽喉科用药

药物治疗是耳鼻咽喉疾病诊治过程中十分重要的组成部分，可以单独应用或配合其他治疗方法应用。耳鼻咽喉各器官结构与功能不同，药物的品种、剂型也各不相同。从使用方法上，可分为全身应用和局部应用药物两类。本章介绍耳鼻咽喉的局部用药。

第一节 局部麻醉药

本节介绍局部麻醉药物，这些药物在耳鼻喉科多用于局部浸润麻醉和表面麻醉，常需要在局麻手术、内窥镜操作时使用。使用这些药物时，应关注药物半衰期，以更好满足手术及操作的麻醉需求。

盐酸普鲁卡因 [药典(二)；医保(乙)]
Procaine Hydrochloride

【适应证】 (1)CDE适应证 用于浸润麻醉、阻滞麻醉、腰椎麻醉、硬膜外麻醉及封闭疗法。

(2)国外适应证 浸润麻醉、阻滞麻醉、硬膜外麻醉。

【药理】 (1)药效学 ①本品为酯类局麻药，能暂时阻断神经纤维的传导而具有麻醉作用，本品对皮肤、黏膜穿透力弱，不适于表面麻醉。本品弥散性和通透性差，其盐酸盐的结合形式在组织中释放出游离碱而发挥局部麻醉作用。②本品对中枢神经系统常量抑制，过量兴奋。首先引起镇静、头昏，痛阈提高，继而引起眩晕、定向障碍、共济失调，中枢抑制继续加深，出现知觉迟钝、意识模糊，进而进入昏迷状态。剂量继续加大，可出现肌肉震颤、烦躁不安和惊厥等中枢兴奋的中毒症状。③本品小剂量有兴奋交感神经的作用，使心率加快、血压上升，剂量加大，由于心肌抑制，外周血管扩张、神经节轻度阻断而血压下降，心率增快。④本品抑制突触前膜乙酰胆碱释放，产生一定的神经-肌肉阻断，可增强非去极化肌松药的作用，并直接抑制平滑肌，可解除平滑肌痉挛。

(2)药动学 本品进入体内后迅速吸收、分布，药效可持续30～60分钟，大部分与血浆蛋白结合，并蓄积在骨骼肌、红细胞等组织内，当血浆浓度降低时再分布至全身。本品易通过血-脑及胎盘屏障。在血循环中大部分迅速被血浆中假性胆碱酯酶水解，生成对氨基苯甲酸及二乙氨基乙醇，前者80%以原型及结合型排除，后者仅30%经肾脏排出，其余经肝酯酶水解，后随尿排除。

【不良反应】 本品可有高敏反应和过敏反应，个别病人可出现高铁血红蛋白血症；剂量过大，吸收速度过快或误入血管可致中毒反应。

【禁忌证】 心、肾功能不全，重症肌无力等患者禁用。

【注意事项】 (1)给药前必须作皮内敏感试验，遇周围有较大红晕时应谨慎，必须分次给药，有丘肿者应作较长时间观察，每次不超过30～50mg，证明无不良反应时，方可继续给药；有明显丘肿者主诉不适者，立即停药。

(2)除有特殊原因外，一般不必加肾上腺素，如确要加入，应在临用时即加，且高血压患者应谨慎。

(3)药液不得注入血管内，给药时应反复抽吸，不得有回血。

(4)本品的毒性与给药途径、注速、药液浓度、注射部位、是否加入肾上腺素等有关，应严格按照说明书给药。营养不良、饥饿状态更易出现毒性反应，应予减量。

（5）给予最大剂量后应休息 1 小时以上方准行动。

（6）脊椎麻醉时尤其需调节阻滞平面，随时观察血压和脉搏的变化。

（7）注射器械不可用碱性物质如肥皂、煤酚皂溶液等洗涤消毒，注射部位应避免接触碘，否则会引起普鲁卡因沉淀。

（8）药物过量：过量中毒的症状如头昏、目眩，继之寒战、震颤、恐慌、多言，最后可致惊厥和昏迷，为了防止过量中毒，最大剂量不要超过 1.0g，宜用最低有效浓度，应严格控制单位时间内的用量，按 20 分钟计，局部注射按体重不宜超过 20mg/kg；气管系黏膜表面麻醉时，按体重 5～10mg/kg；脊椎麻醉时，按体重 34mg/kg。

【药物相互作用】 （1）可加强肌松药的作用，使肌松药作用时间延长，与肌松药合用宜减少肌松药的用量。

（2）与其他局部麻醉药合用时应减量。

（3）本品可削减磺胺类药物的药效，不宜同时应用磺胺类药物。

（4）本品可增强洋地黄类药物的作用，合用可导致其毒性反应。

（5）新斯的明等抗胆碱酯酶药物可干扰本品代谢，使本品毒性增强，忌联合应用。

（6）本品可加深麻醉性镇痛药对呼吸的抑制及致低血压的作用。

（7）本品忌与下列药品配伍：碳酸氢钠、巴比妥类、氨茶碱、硫酸镁、肝素钠、硝普钠、甘露醇、甲基硫酸新斯的明、氢化可的松、地塞米松等。

【给药说明】 对过敏体质患者用药前做皮内试验。

【用法与用量】 （1）局部浸润麻醉 用 0.25%～0.5%溶液，一次 0.05～0.25g，1 小时不可超过 1.5g。

（2）阻滞麻醉 用 1.0%～2.0%溶液，1 小时不超过 1g。

（3）硬膜外麻醉 用 2%水溶液，每小时不得过 0.75g。

【制剂与规格】 盐酸普鲁卡因片：100mg。

盐酸普鲁卡因注射液：（1）2ml:40mg；（2）10ml:100mg；（3）20ml:50mg；（4）20ml:100mg。

注射用盐酸普鲁卡因：（1）150mg；（2）0.5g；（3）1g。

盐酸利多卡因 [药典(二)；国基；医保(甲)；医保(乙)]
Lidocaine Hydrochloride

【适应证】 利多卡因气雾剂：适用于皮肤和黏膜的局部麻醉，可用于口、鼻腔黏膜小手术，口腔科拔牙手术、脓肿切开术，可使咽喉气管等部位表面麻醉以降低反应性，使气管镜、喉镜、胃镜的导管易于插入。

盐酸利多卡因注射液：主要用于浸润麻醉、硬膜外麻醉、表面麻醉及神经传导阻滞。

盐酸利多卡因胶浆：主要用于表面麻醉。

【药理】 （1）药效学 利多卡因为酰胺类中效局麻药。

气雾剂是以喷雾的形式直接喷在局部皮肤和黏膜上，因此它的起效时间与黏膜吸收的速度相一致，喷用本品后 1～2 分钟即产生局部麻醉作用，持续时间为 15～20 分钟。

血液吸收后或静脉给药，对中枢神经系统有明显的兴奋和抑制双相作用，且可无先驱的兴奋，血药浓度较低时，出现镇痛和嗜睡、痛阈提高；随着剂量加大，作用或毒性增强，亚中毒血药浓度时有抗惊厥作用；当血药浓度超过 5μg/ml 可发生惊厥。在低剂量时，可促进心肌细胞内 K+ 外流，降低 4 相斜率，减慢舒张期自动去极化，降低心肌的自律性，而具有抗室性心律失常作用；在治疗剂量时，对心肌细胞的电活动、房室传导和心肌的收缩无明显影响；血药浓度进一步升高，可引起心脏传导速度减慢，房室传导阻滞，抑制心肌收缩力和使心排血量下降。

（2）药动学 利多卡因吸收后，组织分布快而广，能透过血-脑屏障和胎盘。本品麻醉强度大、起效快、弥散力强，药物从局部消除约需 2 小时，加肾上腺素可延长其作用时间。大部分先经肝微粒酶降解为仍有局麻作用的脱乙基中间代谢物单乙基甘氨酰胺二甲苯，毒性增高，再经酰胺酶水解，经尿排出，约用量的 10%以原型排出，少量出现在胆汁中。

【不良反应】 神经系统 引起嗜睡、感觉异常、肌肉震颤、惊厥昏迷及呼吸抑制等不良反应。剂量过大、吸收太快可导致中毒反应，表现为耳鸣、激动、烦躁等中枢神经兴奋症状，并可迅速发展为抽搐、昏迷血压下降等。

心血管 可引起低血压及心动过缓。血药浓度过高，可引起心房传导速度减慢、房室传导阻滞、抑制心肌收缩力和心输出量下降、室颤和心搏骤停。

呼吸系统 对呼吸道高敏患者，可引起支气管痉挛。

其他 偶可引起高敏反应和过敏反应。

【禁忌证】 （1）下列情况应禁用：①对有药物过敏史及特异质反应者。②严重心脏阻滞，包括Ⅱ或Ⅲ度房室传导阻滞，双束支阻滞。③严重窦房结功能障碍。

（2）原有室内传导阻滞者禁用或慎用。

【注意事项】 防止误入血管，注意局麻药中毒症状的诊治。

不良反应相关 (1)肝肾功能障碍、肝血流量减低、充血性心力衰竭、严重心肌受损、低血容量及休克等患者慎用。

(2)对其他局麻药过敏者，可能对本品也过敏，但利多卡因与普鲁卡因胺、奎尼丁间尚无交叉过敏反应的报道。

(3)本品严格掌握浓度和用药总量，超量可引起惊厥及心搏骤停。

(4)其体内代谢较普鲁卡因慢，有蓄积作用，可引起中毒而发生惊厥。

危机处理 用药期间应注意检查血压、血清电解质、血药浓度及监测心电图，并备有抢救设备；心电图 P-R 间期延长或 QRS 波增宽，出现其他心律失常或原有心律失常加重者应立即停药。

诊断干扰 某些疾病如急性心肌梗死病人常伴有 α_1-酸性蛋白及蛋白率增加，利多卡因蛋白结合也增加而降低了游离血药浓度。

妊娠 本品透过胎盘，且与胎儿蛋白结合高于成人，孕妇用药后可导致胎儿心动过缓或过速，亦可导致新生儿高铁血红蛋白血症。

儿童 新生儿用药可引起中毒，早产儿较正常儿半衰期长(3.16 小时:1.8 小时)，故应慎用。

老年人 老年人用药应根据需要及耐受程度调整剂量，>70 岁患者剂量应减半。

【药物相互作用】 利多卡因如被吸收或静脉给药后与下列药物产生相互作用：

(1)与西咪替丁以及与 β 受体拮抗剂如普萘洛尔、美托洛尔、纳多洛尔合用，利多卡因经肝脏代谢受抑制，利多卡因血浓度增加，可发生心脏和神经系统不良反应。应调整利多卡因剂量，并应心电图监护及监测利多卡因血药浓度。

(2)巴比妥类药物可促进利多卡因代谢，两药合用可引起心动过缓，窦性停搏。

(3)与普鲁卡因胺合用，可产生一过性谵妄及幻觉，但不影响本品血药浓度。

(4)异丙基肾上腺素因增加肝血流量，可使本品的总清除率升高；去甲肾上腺素因减少肝血流量，可使本品总清除率下降。

(5)与下列药品有配伍禁忌 苯巴比妥，硫喷妥钠，硝普钠，甘露醇，两性霉素 B，氨苄西林，美索比妥，磺胺嘧啶钠。

【用法与用量】 注射液 (1)成人常用量 ①表面麻

醉 2%~4%溶液一次不超过 100mg。注射给药时一次量不超过 4.5mg/kg(不用肾上腺素)或 7mg/kg(用 1:200000 浓度的肾上腺素)。②硬脊膜外阻滞：胸腰段用 1.5%~2.0%溶液，250~300mg。③浸润麻醉或静注区域阻滞：用 0.25%~0.5%溶液，50~300mg。④一次限量，不加肾上腺素为 200mg(4mg/kg)，加肾上腺素为 300~350mg(6mg/kg)；静注区域阻滞，极量 4mg/kg；治疗用静脉注射，第一次初量 1~2mg/kg，极量 4mg/kg，成人静脉滴注每分钟以 1mg 为限；反复多次给药，间隔时间不得短于 45~60 分钟。⑤外周神经阻滞：臂丛(单侧)用 1.5%溶液，250~300mg；牙科用 2%溶液，20~100mg；肋间神经(每支)用 1%溶液，30mg，300mg 为限；宫颈旁浸润用 0.5%~1.0%溶液，左右侧各 100mg；椎旁脊神经阻滞(每支)用 1.0%溶液，30~50mg，300mg 为限；阴部神经用 0.5%~1.0%溶液，左右侧各 100mg。⑥交感神经节阻滞：颈星状神经用 1.0%溶液，50mg；腰麻用 1.0%溶液，50~100mg。

(2)小儿常用量 随个体而异，一次给药总量不得超过 4.0~4.5mg/kg，常用 0.25%~0.5%溶液，特殊情况才用 1.0%溶液。

气雾剂 使用时，请将本品除去帽罩壳，装上带有导管的喷头，倒置竖直握住喷雾瓶，按需对准给药部位揿压喷头。口、鼻腔、咽喉部小手术：局部喷雾二次，二次间隔 1~2 分钟，每次 3 揿，每揿 4.5mg，总量 27mg。喷后 1~2 分钟施术。胃镜、喉镜镜检插管：咽喉部喷雾二次，二次间隔 3 分钟，每次 2 揿，每揿 4.5mg，总量 18mg。气管镜镜检插管：咽喉部喷雾 3 次，每次间隔 1~2 分钟，每次 2 揿，每揿 4.5mg。总量 27mg。本品成人一次用量不得超过 100mg(22 揿)。

胶浆剂 2%胶浆剂成人常用来涂抹于食管、咽喉、气管或尿道等导管的外壁；妇女做阴道检查时可用棉花签蘸 5~7ml 涂于局部；尿道扩张术或膀胱镜检查时用量 200~400mg。

【制剂与规格】 盐酸利多卡因注射液：(1)1.8ml:36mg；(2)2ml:20mg；(3)2ml:40mg；(4)3.5ml:35mg；(5)5ml:50mg；(6)5ml:0.1g；(7)10ml:0.2g；(8)20ml:0.4g。

盐酸利多卡因注射液（溶剂用）：(1)2ml:4mg；(2)5ml: 10mg。

盐酸利多卡因胶浆：(1)10g:0.2g；(2)20g:0.4g。

盐酸利多卡因凝胶：(1)10g:0.2g。

利多卡因气雾剂：(1)每瓶 8g，含利多卡因 450mg，每揿含利多卡因 4.5mg，每瓶 100 揿；(2)50g:1.2g。

利多卡因凝胶贴膏：700mg。

盐酸丁卡因 [药典(二)；医保(甲)；医保(乙)]
Tetracaine Hydrochloride

【适应证】 (1)CDE 适应证　盐酸丁卡因注射剂：用于硬膜外阻滞、蛛网膜下腔阻滞、神经传导阻滞以及黏膜表面麻醉。

盐酸丁卡因胶浆：用作腔道表面润滑麻醉剂，主要用于咽喉部插管镜检或手术时的局部润滑麻醉。

盐酸丁卡因凝胶：用于静脉穿刺或静脉插管前的皮肤局部麻醉。

(2)国外适应证　①表面麻醉。②硬膜外麻醉。③脊髓麻醉。④传导麻醉。⑤浸润麻醉。

【药理】 (1)药效学　盐酸丁卡因为长效酯类局麻药。本品的脂溶性比普鲁卡因高，渗透力比普鲁卡因强，局麻作用及毒性较普鲁卡因大 10 倍。麻醉部位不同，药物起效和维持时间不同。

(2)药动学　本品脂溶性高，能穿透黏膜。由血浆胆碱酯酶代谢，代谢速度较慢，消除半衰期较长。代谢产物为对丁氨基苯甲酸和二甲氨基乙醇，由肾脏排泄。

【不良反应】 (1)毒性反应　本品药效强度为普鲁卡因的 10 倍，毒性也比普鲁卡因高 10 倍，毒性反应发生率也比普鲁卡因高，常由于剂量大、吸收快或操作不当引起，如误注入血管使血药浓度过高等。用药过量的中毒症状表现为：头昏、目眩、继之寒战、震颤、恐慌、最后可致惊厥和昏迷，并出现呼吸衰竭和血压下降，需及时抢救。

(2)变态反应　偶见过敏反应。对过敏患者可引起猝死，即使表面麻醉时也需注意。

(3)皮肤及皮肤附件　可产生皮疹或荨麻疹。

(4)其他　颜面、口或(和)舌、咽区水肿等。

用药部位常见轻微红斑、水肿或瘙痒，罕见用药部位有水疱。

【禁忌证】 注射用盐酸丁卡因　(1)对本品过敏者或严重过敏体质者禁用。

(2)心、肾功能不全、重症肌无力等患者禁用。

(3)禁用于浸润局麻、静脉注射和静脉滴注。

盐酸丁卡因凝胶　(1)酯类局麻药过敏史者禁用。

(2)早产婴儿和年龄不足 1 月以内儿童禁用。

(3)破损皮肤、黏膜、眼、耳禁用。

盐酸丁卡因胶浆　过敏体质者、腔道破裂血管外露者禁用。

【注意事项】 盐酸丁卡因注射剂　(1)本品为酯类局麻药，过敏反应罕见。

(2)大剂量可致心脏传导系统和中枢神经系统出现抑制。

(3)药液不得注入血管内，注射时需反复抽吸，不可有回血。

(4)对小儿、年老体弱、营养不良、饥饿状态易出现毒性反应，应减量。

(5)皮肤或黏膜表面损伤、感染严重的部位需慎用。

(6)椎管内麻醉时尤其须调节阻滞平面，并随时观察血压和脉搏的变化。

(7)神经传导阻滞、硬膜外阻滞以及蛛网膜下腔阻滞，由于使用不当致死已屡见；为了防止中毒、死亡，在用药期间即使表面黏膜麻醉也应监测：①呼吸与循环系统的功能状态，包括心血管情况。②中枢神经活动，兴奋或抑制。③胎儿心率。同时对呼吸和循环等方面的意外，应做到有预见，觉察及时，防治和抢救得法，没有时间上延误。

(8)本品的毒性与给药途径、给药速度、药液浓度、注射部位、是否加入肾上腺素等有关，必须严格操作和管理，控制单位时间内的用量，按本说明书的介绍给药。

(9)给予最大用量后应休息 3 小时以上方准行动。

(10)注射器械不可用碱性物质如肥皂、煤酚皂溶液等洗涤消毒。

盐酸丁卡因凝胶　(1)仅用于完整、正常皮肤。

(2)不能内服。

(3)反复使用本品可增加丁卡因过敏反应发生的危险。

(4)本品和其他的局部麻醉药类似，具有耳毒性，不能用于滴注中耳或用于可能导致药物渗入到中耳的相关操作。

(5)本品为局部麻醉药，应由医务人员使用。且在敷用和清除本品时，医务人员应注意尽量减少与本品的直接接触。

盐酸丁卡因胶浆　(1)本品不适用于需做细菌培养的患者。

(2)本品的最小包装仅供一次性使用，以免交叉感染。

老年人　60 岁以上酌情减量。

儿童　5 岁内慎用。

妊娠　硬膜外阻滞时用量需减少。

哺乳期　尚未见药物进入乳汁的报道。

肝损伤　减量使用。

其他　血浆胆碱酯酶活动减弱时应减量。

交叉过敏反应　与普鲁卡因可能有交叉过敏反应。

故对普鲁卡因或具有对氨基苯甲酸结构的药物过敏者慎用。

【药物相互作用】 **盐酸丁卡因注射剂** (1)本品水溶液为酸性,不得与碱性药液合用;如合用某些酸性药液,由于 pH 不同,也可影响本品的解离值,以致局麻减效或起效时间迟延。

(2)不宜同时服用磺胺类药物。

(3)与其他局麻药合用时,本品应减量。

(4)本品可与肾上腺素合用,一般浓度为 1:200000,即 20ml 药液中加 0.1%肾上腺素 0.1ml。其作用使血管收缩、血流量减少、药液吸收减慢、作用持续时间延长等。但这种合用不适用于心脏病、高血压、甲亢、外周血管病等患者。

(5)注射部位不能遇碘,以防引起本品沉淀。

盐酸丁卡因胶浆 本品与普鲁卡因、肥皂、碘化钾、硼砂、碳酸、碳酸氢盐、碳酸盐、氧化物、枸橼酸盐、磷酸盐和硫酸盐配伍禁忌。

【给药说明】 缓慢给药,切忌注入静脉。

【用法与用量】 **盐酸丁卡因注射剂** (1)硬膜外阻滞 常用浓度为 0.15%~0.3%溶液,与盐酸利多卡因合用,最高浓度为 0.3%,一次常用量为 40~50mg,极量为 80mg。

(2)蛛网膜下腔阻滞 常用其混合液(1%盐酸丁卡因 1ml 与 10%葡萄糖注射液 1ml,3%盐酸麻黄素 1ml 混合使用),一次常用量为 10mg,15mg 为限量,20mg 为极量。

(3)神经传导阻滞 常用浓度 0.1%~0.2%,一次常用量为 40~50mg,极量为 100mg。

(4)黏膜表面麻醉 常用浓度 1%,眼科用 1%等渗溶液,耳鼻喉科用 1%~2%溶液,一次限量为 40mg。

盐酸丁卡因胶浆 一次 2~5g,插管、镜检或手术前用。

(1)用于做胃镜检查或食管扩张时,可将本品 2g 左右滴于患者舌根部,令患者做吞咽动作,立即起麻醉作用;同时将本品适量涂于胃镜管或扩张器的表面(起润滑作用)即可操作。

(2)用于做喉或声带检查时可按上述方法进行。

(3)用于男性尿道时(如尿道扩张、膀胱镜检查、逆行肾盂造影、经尿道进行前列腺切除术、导尿术等),先将尿道口洗净消毒,将软管插入尿道,将本品挤入(约 5g),以阴茎夹夹住,2 分钟后即可插入膀胱镜等器械,进行镜检或手术。

(4)用于女性尿道时基本方法同(3)。

(5)用于妇科阴道检查时,将软管插入阴道,挤入本品约 3g,同时可在扩张器或其他器械上涂上本品少许以增加润滑减少阴道损伤。

(6)用于人工流产时,可将本品挤在宫颈口上,2 分钟左右宫颈松弛,即可手术。

(7)用于直肠镜检可将软管插入肛门,挤出本品约 3g,同时在扩张器或其他器械上涂上本品少许,即可进行检查。肛门直肠镜检需扩肛时本品不能达到肛门括约肌的松弛目的。

(8)用于肛门或肛裂时,直接将本品涂在肛门上即可。

盐酸丁卡因凝胶 将管中本品涂敷于需要麻醉的皮肤上,并用敷贴覆盖,每管(1.5g)可挤出的内容物足以涂布并麻醉 30cm^2 面积的皮肤。静脉穿刺者敷药 30 分钟后,静脉插管者敷药 45 分钟后,除去敷贴,用纱布擦掉药物并按常规消毒,即可进行穿刺或插管。本品用药时间不必超过 30~45 分钟,单次给药后,对大多数患者的麻醉作用可达 4~6 小时。

【制剂与规格】 盐酸丁卡因注射剂:5ml:50mg。

注射用盐酸丁卡因:(1)25mg;(2)50mg。

盐酸丁卡因胶浆:5g:0.05g。

盐酸丁卡因凝胶:1.5g:70mg。

盐酸达克罗宁 [医保(乙)]
Dyclonine Hydrochloride

【适应证】 局部麻醉药。用于上消化道内窥镜检查时的喉头麻醉和润滑,同时祛除腔道内泡沫,使视野清晰。

【药理】 (1)药效学 盐酸达克罗宁胶浆为局部麻醉药,对黏膜有表面麻醉作用,具有穿透性强和作用持久的特点,一般 2~10 分钟起效,可维持 2~4 小时。本品毒性较普鲁卡因低。

(2)药动学 未进行该项实验且无可靠参考文献。

【不良反应】 使用过程中,因患者对本品耐受力的差异,偶见轻度头痛、焦虑、冷热感觉、麻木等不良反应。

【禁忌证】 对达克罗宁过敏者禁用。

【注意事项】 急性病患者及消化道黏膜严重损伤患者应酌情减少剂量。

孕妇及哺乳期妇女 孕妇应慎用。

儿童 应酌情减少剂量。

老年人 应酌情减少剂量。

药物过量 急性症状通常是由于大剂量使用局麻药,引起血药浓度过高所致。急性症状的处理,在每次使用本品时应结合监测心血管、呼吸系统症状和意识状态，防止不良反应的发生，在控制惊厥症状时，应保持供氧和呼吸畅通，并注意注射抗惊厥药对循环系统的抑制作用。如果惊厥持续，可小剂量注射速效巴比妥类如硫喷妥、硫戊巴比妥或苯二氮䓬类如地西泮。临床医师应熟悉局部麻药和抗惊厥药的使用。如果处理不及时，惊厥和心血管抑制能导致缺氧、酸中毒、心动过缓、心律失常、心

脏骤停。如果出现心脏骤停，应及时进行心肺复苏术。

【药物相互作用】 勿与碘造影剂合用，因为碘沉淀物干扰视野。

【用法与用量】 用时振摇，于胃镜检查前将本品8～10ml含于咽喉部，片刻后慢慢吞下，约10～15分钟后可行胃镜检查。

【制剂与规格】 盐酸达克罗宁胶浆：10ml:0.1g。

第二节 鼻部用药

本节所涉及的鼻科用药都是鼻部外用药物，包括鼻部血管收缩药、鼻部抗过敏药等。这些药物都是鼻部用药，主要作用部位是鼻腔；但有些药物还是有少量的全身效果。

一、血管收缩药

盐酸麻黄碱 [药典(二)；国基；医保(甲)]

Ephedrine Hydrochloride

【适应证】 盐酸麻黄碱滴鼻液用于缓解鼻黏膜充血肿胀引起的鼻塞。

【药理】 药效学 本品为拟肾上腺素药，可直接激动血管平滑肌的 α、β 受体，使皮肤、黏膜以及内脏血管收缩。用于鼻部可作为减鼻充血剂，缓解因感冒等引起的鼻塞症状。

【不良反应】 偶见一过性轻微烧灼感、干燥感、头痛、头晕、心率加快，长期使用可致心悸、焦虑不安、失眠等。

【禁忌证】 (1)鼻腔干燥、萎缩性鼻炎。

(2)对本品过敏者禁用。

【注意事项】 高血压、冠心病、甲状腺功能亢进、糖尿病、闭角型青光眼患者慎用。

特殊人群，儿童 慎用。必须在成人监护下使用。

孕妇 慎用。

运动员 慎用。

【药物相互作用】 (1)不能与单胺氧化酶抑制剂、三环类抗抑郁药同用。

(2)如与其他药物同时使用可能会发生药物相互作用，详情请咨询医师或药师。

【给药说明】 (1)滴鼻时应采取立式或坐式。

(2)本品仅供滴鼻，切忌口服。

(3)连续使用不得超过3日。否则，可产生"反跳"现象，出现更为严重的鼻塞。

(4)使用后应拧紧瓶盖，以防污染。

(5)如使用过量或出现严重不良反应，应立即就医。

(6)过敏体质者慎用。

(7)本品性状发生改变时禁止使用。

(8)请将本品放在儿童不能接触的地方。

(9)如正在使用其他药品，使用本品前请咨询医师。

【用法与用量】 成人 滴鼻。一次每鼻孔2～4滴，一日3～4次。

儿童 滴鼻。浓度0.5%，一次3～4滴，一天3次。

【制剂与规格】 盐酸麻黄碱滴鼻液：1% 10ml:0.1g。

盐酸羟甲唑啉 [药典(二)；国基；医保(乙)]

Oxymetazoline Hydrochloride

【适应证】 盐酸羟甲唑啉滴鼻液、喷雾剂用于急慢性鼻炎、鼻窦炎、过敏性鼻炎、肥厚性鼻炎。

【药理】 药效学 本品为咪唑啉类衍生物，具有直接激动血管 α_1 受体而引起血管收缩的作用，从而减轻炎症所致的充血和水肿。

【不良反应】 (1)用药过频易致反跳性鼻充血，久用可致药物性鼻炎。

(2)少数人有轻微烧灼感，针刺感、鼻黏膜干燥以及头痛、头晕、心率加快等反应。

(3)罕见过敏反应。

【禁忌证】 (1)萎缩性鼻炎及鼻腔干燥者禁用。

(2)孕妇及2周岁以下儿童禁用。

(3)正在接受单胺氧化酶抑制剂(如帕吉林、苯乙肼、多塞平等)治疗的患者禁用。

(4)对本品过敏者禁用。

【注意事项】 高血压、冠心病、甲状腺功能亢进、糖尿病等患者慎用。

儿童 3～6岁儿童应在医师指导下使用。儿童必须在成人监护下使用。

【药物相互作用】 (1)使用本品时不能同时使用其他收缩血管类滴鼻剂。

(2)如与其他药物同时使用可能会发生药物相互作

用,详情请咨询医师或药师。

【给药说明】 (1)严格按推荐用量使用,连续使用不得超过 7 天,如需继续使用,应咨询医师。

(2)如使用过量或出现严重不良反应,应立即就医。

(3)过敏体质者慎用。

(4)本品性状发生改变时禁止使用。

(5)请将本品放在儿童不能接触的地方。

(6)如正在使用其他药品,使用本品前请咨询医师或药师。

【用法与用量】 **成人** 滴鼻液:滴鼻。一次一侧 1～3 滴,早晚各一次。

喷雾剂:喷鼻。一次一侧 1～3 喷,早晨和睡前各一次。

儿童 滴鼻液:滴鼻。2～6 岁,使用 0.0125%浓度,6 岁以上使用 0.025%浓度。一次一侧 1～3 滴,早晚各一次。

喷雾剂:喷鼻。6 岁以上儿童,一次一侧 1～3 喷,早晨和睡前各一次。

【制剂与规格】 盐酸羟甲唑啉滴鼻液:0.05%;(1)10ml:5mg;(2)5ml:2.5mg;(3)3ml:1.5mg。

盐酸羟甲唑啉喷雾剂:(1)0.05%(150 喷。每 1 喷含盐酸羟甲唑啉 0.033mg);(2)10ml:5mg;(3)5ml:2.5mg;(4)5ml:1.25mg。

赛 洛 唑 啉 [医保(乙)]
Xylometazoline

【适应证】 用于减轻急、慢性鼻炎、鼻窦炎、过敏性鼻炎、肥厚性鼻炎等疾病引起的鼻塞症状。

【药理】 药效学 盐酸赛洛唑啉为咪唑啉类衍生物,具有直接激动血管 α_1 受体而引起血管收缩的作用,从而减轻炎症所致的充血和水肿。

【不良反应】 (1)用药过频易致反跳性鼻充血,久用可致药物性鼻炎。

(2)少数人有轻微烧灼感、针刺感、鼻黏膜干燥或刺激以及头痛、头晕、恶心、心率加快等反应。

(3)与其他同类药物相似,极罕见全身过敏反应,如呼吸或吞咽困难,血管神经性水肿(面部、唇、舌或喉肿胀),心律失常,轻微或暂时视觉障碍(视物模糊)。

【禁忌证】 (1)萎缩性鼻炎及干燥性鼻炎禁用。

(2)高血压、冠心病、甲状腺功能亢进、糖尿病、闭角型青光眼等患者禁用。

(3)正在接受或在过去两周内曾接受过单胺氧化酶(MAO)抑制剂(如异卡波肼、苯乙肼、异烟肼等)或三环类和四环类抗抑郁药治疗的患者禁用。

(4)与其他血管收缩药物相似,禁用于接受经蝶骨垂体切除术或暴露硬脑膜手术的患者。

(5)妊娠期妇女禁用。

(6)对本品过敏者禁用。

【注意事项】 (1)对肾上腺素类反应强烈的患者,若出现失眠、头晕、震颤、心律不齐或血压升高等症状时请慎用。

(2)前列腺肥大、嗜铬细胞瘤患者慎用。

儿童 6～12 岁请用 0.05%的滴鼻液或鼻用喷雾剂。3 岁以下儿童不推荐使用,3～6 岁儿童应在医师指导下使用。儿童必须在成人监护下使用。

哺乳期 哺乳期妇女使用本品前请咨询医生。

司机驾驶、操作机器 本品不会影响患者的驾驶和操作机器的能力。

【药物相互作用】 (1)使用本品时不能同时使用其他收缩血管类滴鼻剂。

(2)如与其他药物同时使用可能发生药物相互作用详情请咨询医师或药师。

【给药说明】 (1)本品 2 分钟内缓解鼻塞,药效持续长达 12 小时,请不要超过推荐剂量使用,尤其是老人。

(2)严格按推荐用量使用,连续使用不得超过 7 天,如需继续使用,应咨询医师。长期或过度用药可能会导致鼻塞反复或者恶化。

(3)过敏体质者慎用。

(4)本品性状发生改变时禁止使用。

(5)请将本品放在儿童不能接触及视线之外的地方。

(6)如正在使用其他药品,使用本品前请咨询医师或药师。

(7)如过量或意外服用本品,请立即联系医生或药师。

(8)如果忘记使用本品,请不要使用双倍剂量来弥补漏掉的一次用药。

(9)定量喷雾剂使用方法 首先去除保护盖,首次使用前,来回按压几次直至有液体喷出,然后将喷嘴插入鼻孔中,用力按压,在松开之前将喷嘴从鼻孔中抽出,松开,盖上保护盖。

【用法与用量】 **成人** 滴鼻液滴鼻:成人滴用 0.1%溶液,一次 2～3 滴,一日 2 次。

鼻用喷雾剂喷鼻:本品为定量喷雾剂,成人喷用 0.1%溶液一次一侧 1 喷,每日用量不超过 4 次。

儿童 滴鼻液滴鼻:6～12 岁儿童滴用 0.05%溶液,一次 2～3 滴,一日 2 次。

鼻用喷雾剂喷鼻:6～12 岁儿童喷用 0.05%溶液一次一侧 2～3 喷,早晨和睡前各 1 次。

【制剂与规格】　盐酸赛洛唑啉滴鼻液：（1）10ml：5mg（儿童用），10ml：5mg；（2）10ml：10mg（成人用），10ml：10mg；（3）5ml：2.5mg；（4）5ml：5mg。

盐酸赛洛唑啉鼻用喷雾剂：（1）10ml：5mg；（2）10ml：10mg。

呋　麻 [医保（乙）]
Ephedrine Hydrochloride and Nitrofurazone

【成分】　成分：每 10ml 含呋喃西林 2mg，盐酸麻黄碱 100mg。

【适应证】　用于缓解急、慢性鼻炎的鼻塞症状。

【药理】　药效学　本品中呋喃西林对革兰阳性、阴性菌均有抑制作用；盐酸麻黄碱为拟肾上腺素药，可直接激动血管平滑肌的 α、β 受体，使皮肤、黏膜以及内脏血管收缩。用于鼻部则可收缩鼻黏膜血管，因此可作为鼻用减充血剂，缓解鼻黏膜充血、水肿、鼻塞。

【不良反应】　偶见一过性轻微烧灼感、干燥感、头痛、头晕、心率加快，长期使用可致心悸、焦虑不安、失眠。

【禁忌证】　（1）鼻腔干燥、萎缩性鼻炎患者禁用。

（2）对本品过敏者禁用。

【注意事项】　（1）频繁使用可产生"反跳"现象，出现更为严重的鼻塞，长期使用可造成鼻黏膜损伤。

（2）冠心病、高血压、甲状腺功能亢进、糖尿病、闭角型青光眼患者慎用。

（3）使用后拧紧瓶盖，以防污染。

（4）过敏体质者慎用。

（5）本品性状发生改变时禁止使用。

（6）请将本品放在儿童不能接触的地方。

（7）如正在使用其他药品，使用本品前请咨询医师或药师。

妊娠　慎用。

运动员　慎用。

儿童　小儿慎用。儿童必须在成人监护下使用。

【药物相互作用】　（1）不能与单胺氧化酶抑制剂如呋喃唑酮、三环类抗抑郁剂如阿米替林同用。

（2）如正在使用其他药品，使用本品前请咨询医师或药师。

（3）如与其他药物同时使用可能会发生药物相互作用，详情请咨询医师或药师。

【用法与用量】　滴鼻用。一次 1～3 滴，一日 3～4 次。

【制剂与规格】　呋麻滴鼻液：10ml。

二、鼻用抗过敏药

盐酸左卡巴斯汀 [医保（乙）]
Levocabastine Hydrochloride

【适应证】　盐酸左卡巴斯汀鼻喷雾剂用于过敏性鼻炎的症状治疗。

【药理】　（1）药效学　本品是一种强效、长效、速效、具有高度选择性的组胺 H_1 受体拮抗剂。

（2）药动学　局部应用于鼻部，几乎立刻起效，消除过敏性鼻炎的典型症状（喷嚏、鼻痒、流涕），作用可维持数小时。

【不良反应】　（1）偶有使用本品后，出现暂时而轻微的局部刺激（鼻刺痛和烧灼感）的报道。≥1%的受试者报告的不良反应有：恶心、疲乏、疼痛、鼻窦炎、头痛、嗜睡、头晕、咽喉疼痛、鼻出血、咳嗽。<1%的受试者报告的不良反应有：给药部位刺激、给药部位疼痛、给药部位干燥、给药部位灼伤、给药部位不适、鼻腔不适、鼻塞。

（2）上市以来，以下药物不良反应有很少的报告：超敏反应、过敏、呼吸困难、支气管痉挛、心悸、心动过速、鼻塞、鼻出血、头痛、眼睑水肿、疲乏、全身不适和用药部位反应（包括鼻部水肿和鼻腔不适）。

【禁忌证】　对本品中的成分过敏者禁用。

【注意事项】　过敏体质者慎用。

司机驾驶、机械操作　本品无镇静作用，对精神运动性活动亦无影响。故汽车驾驶员和机械操作患者可以使用本品。需警告的是嗜睡仍可能发生，如发生该情况，应停止驾驶机、车、船、从事高空作业、机械作业及操作精密仪器。

肾损伤　肾功能不全患者应在医师指导下使用。

老年人　老年人应在医师指导下使用。

妊娠　除非特别需要，孕妇不宜使用本品。

儿童　3 岁以下儿童应在医师指导下使用。儿童必须在成人监护下使用。

【药物相互作用】　（1）临床试验中没有本品与酒精或任何其他药物产生相互作用的报告。在一次特殊设计的精神作用研究中，未见与地西泮有相互作用，但不能排除与酒精有轻微的相互作用。

（2）如与其他药物同时使用可能会发生药物相互作用，详情请咨询医师或药师。

【给药说明】　（1）本品在用前必须摇匀。

（2）患者在用药前必须清洗鼻道（如擤鼻涕等），喷药时将药物吸入。第一次喷药前使气雾泵源充满，直至能很好地喷出气雾，然后再开始使用。

(3) 本品性状发生改变时禁止使用。

(4) 请将本品放在儿童不能接触的地方。

(5) 如正在使用其他药品，使用本品前请咨询医师或药师。

【用法与用量】 成人 常规剂量：每鼻孔每次喷 2 揿，每日 2 次。也可增加至每次每鼻孔喷 2 揿，每日 3～4 次，连续用药直至症状消除。

儿童 常规剂量：每鼻孔每次喷 2 揿，每日 2 次。也可增加至每次每鼻孔喷 2 揿，每日 3～4 次，连续用药直至症状消除。

【制剂与规格】 盐酸左卡巴斯汀鼻喷雾剂：10ml:5mg(按左卡巴斯汀计)。

盐酸氮䓬斯汀 [医保(乙)]
Azelastine Hydrochloride

【适应证】 盐酸氮䓬斯汀鼻喷雾剂可用于季节性过敏性鼻炎(花粉症)，常年性过敏性鼻炎。

【药理】 (1)药效学 盐酸氮䓬斯汀为一种新结构 2,3-二氮杂萘酮的衍生物，为潜在的长效抗过敏化合物，具有 H_1 受体拮抗剂特点、动物实验数据表明，高浓度的盐酸氮䓬斯汀可以阻止过敏反应中某些化学介质的合成和释放(例如：白三烯，组胺、5-羟色胺)。

(2)药动学 一般特点：口服药物后，盐酸氮䓬斯汀迅速被人体吸收，绝对生物利用度为 81%。食物对吸收无影响。容量分布结果表明分布主要在周围组织(80%～90%)，蛋白结合水平相对较低。单次给予盐酸氮䓬斯汀后，血浆清除半衰期盐酸氮䓬斯汀为 20 小时，治疗性的活性代谢产物 N-去甲氮䓬斯汀大约 45 小时。排泄主要经粪便排除。粪便中少量药物的持久排泄表明药物可以进行肠肝循环。反复每天鼻喷应用 0.56mg 的盐酸氮䓬斯汀(相当于 1 喷/鼻孔，2 次/天)，健康志愿者盐酸氮䓬斯汀 C_{max} 稳态血浆浓度为 0.27ng/ml，其活性代谢产物 N-去甲氮䓬斯汀在定量限或低于定量限的水平可以被检测到 (0.12ng/ml)。

患者特点：过敏性鼻炎患者反复鼻腔应用药物后，与健康人相比血浆盐酸氮䓬斯汀水平略高，从而表明药物的全身吸收水平高(主要可能由于药物可以较好穿透发炎的鼻黏膜，便于吸收)。每日用药总剂量 0.56mg 的盐酸氮䓬斯汀后(例如：1 喷/鼻孔，2 次/日)用药 2 小时观察到氮䓬斯汀平均血浆浓度大约为 0.65ng/ml。盐酸氮

䓬斯汀用药剂量每日加倍至 1.12mg(例如：2 喷/鼻孔，2 次/日)氮䓬斯汀的平均血浆稳态浓度为 1.09ng/ml。由此表明用药浓度与用药剂量是成比例的。尽管患者吸收药物水平相对较高，经计算鼻腔用药全身药物暴露水平比口服用药暴露水平低大约 8 倍(治疗过敏性鼻炎的口服用药剂量为每日 4.4mg 盐酸氮䓬斯汀)。

【不良反应】 免疫系统 十分罕见：过敏反应。

神经系统 常见：若给药方法不正确(如头部后仰)会有苦味的感觉，偶尔会产生恶心的症状。十分罕见：眩晕。

呼吸系统 偶见：喷药时可能会对发炎的鼻黏膜产生刺激(例如刺痛、发痒)、打喷嚏和流鼻血。

胃肠反应 罕见：恶心。

全身性反应 十分罕见：疾病本身导致的疲乏(疲倦、筋疲力尽)、头晕或虚弱。

皮肤 十分罕见：皮疹、发痒、荨麻疹热。

【禁忌证】 (1)对本品活性成分和乙二胺四乙酸过敏者禁用。

(2)哺乳期妇女禁用。

【注意事项】 驾车和操作机器 非常罕见：疲乏、疲倦、筋疲力尽、头晕或虚弱可能由疾病本身引起，也可能当使用本品时出现，这些情况可能会使驾驶和使用机械的能力下降。因此当跟酒精或者其他降低反应力的药物合用时，应该特别注意。

孕妇 尽管对动物进行超大剂量的药物试验并没有产生与药物相关的致畸反应，但妊娠前 3 个月妇女治疗上不推荐使用该药物。

儿童 5 岁及 5 岁以下儿童不推荐使用。

【药物相互作用】 未发现与其他药物有相互作用。

【给药说明】 (1)仅限于鼻腔内局部使用，避免接触口腔、眼部等。

(2)用药期间应尽量避免服用含乙醇的饮料。

(3)如正在服用或最近使用过某种药物，应告知医生。

(4)应放置于儿童接触不到的地方。

【用法与用量】 成人 1 喷/鼻孔，早晚各 1 次，每日 2 次(相当于每日 0.56mg 盐酸氮䓬斯汀剂量)或遵医嘱。在症状消失前应坚持使用本品，但连续使用不超过 6 个月。

儿童 6 岁及 6 岁以上儿童用药同成人用法用量。

【制剂与规格】 盐酸氮䓬斯汀鼻喷剂：(1)10ml:10mg，60 喷，每喷 0.14mg；(2)10ml:10mg，70 喷，每喷 0.14mg；(3)10ml:10mg，140 喷，每喷 0.07mg。

富马酸酮替芬 [药典(二)；医保(乙)]
Ketotifen Fumarate

【适应证】 富马酸酮替芬滴鼻液、喷雾剂、鼻吸入气雾剂用于过敏性鼻炎。

【药理】 药效学 本品兼有组胺 H_1 受体拮抗作用和抑制过敏反应介质释放作用。

【不良反应】 (1)常见有嗜睡、乏力、口干、鼻腔干燥、恶心。

(2)偶见头痛、头晕、反应迟钝及体重增加。

【禁忌证】 (1)服用降糖药的糖尿病患者禁用。

(2)对本品过敏者禁用。

【注意事项】 (1)对镇静药、催眠药、抗组胺药及乙醇等有增强作用。

(2)过敏体质者慎用。

妊娠 慎用。

哺乳期 哺乳期妇女应在医师指导下使用。

司机驾驶、高空作业、机械操作 服药期间不得驾驶机、车、船、从事高空作业、机械作业、操作精密仪器。从事其他需要高度集中注意力的工作的患者慎用。

【药物相互作用】 (1)与多种中枢神经抑制药(如镇静药、催眠药)或乙醇、抗组胺药并用，可以增强本品的镇静作用。

(2)不得与口服降血糖药并用。

(3)如与其他药物同时使用可能会发生药物相互作用，详情请咨询医师或药师。

【给药说明】 (1)本品性状发生改变时禁止使用。

(2)请将本品放在儿童不能接触的地方。

(3)如正在使用其他药品，使用本品前请咨询医师或药师。

【用法与用量】 滴鼻液：每次 1~2 滴，一日 1~3 次。

鼻喷雾剂：鼻腔喷雾，一次 1~2 喷(0.15~0.30mg)，一日 1~3 次。

鼻吸入气雾剂：用前摇匀即成混悬状，揿压喷头阀门即有相当量药物微粒喷出。用时将装在气雾剂上的鼻腔专用喷头对准鼻腔孔倒喷，在吸气时揿喷一次，喷时须将另一鼻孔用手堵住，一次 1~2 揿，一日 2~3 次。

【制剂与规格】 富马酸酮替芬滴鼻液：10ml:15mg(按 $C_{19}H_{19}NOS$ 计)。

富马酸酮替芬鼻喷雾剂：15ml:16.7mg(按 $C_{19}H_{19}NOS$ 计)，每瓶 100 喷，每喷含酮替芬 0.15mg。

富马酸酮替芬鼻吸入气雾剂：每瓶 14g，含酮替芬 25.5mg。

丙酸倍氯米松 [药典(二)；医保(甲)；医保(乙)]
Beclomethasone Dipropionate

【适应证】 丙酸倍氯米松鼻气雾剂可用于预防和治疗常年性及季节性过敏性鼻炎，也可用于血管舒缩性鼻炎。

【药理】 药效学 本品为糖皮质激素类药物.具有强效的局部抗炎与抗过敏作用。

【不良反应】 (1)少数患者可出现鼻、咽部干燥或烧灼感、打喷嚏、味觉及嗅觉改变以及鼻出血等。

(2)偶见过敏反应如皮疹、荨麻疹、瘙痒、皮肤红斑以及眼、面、唇以及咽喉部水肿。

(3)罕见眼压升高、鼻中隔穿孔。

【禁忌证】 (1)严重高血压、糖尿病、胃十二指肠溃疡、骨质疏松症、有精神病史、癫痫病史以及青光眼患者禁用。

(2)对丙酸倍氯米松过敏者禁用。

【注意事项】 (1)使用全身性糖皮质激素转而使用本品者，应在医师指导下使用。

(2)如鼻腔伴有细菌感染，应同时给予抗菌治疗。

(3)本品不可过量使用，如使用过量或发生严重不良反应，应立即就医。

(4)过敏体质者慎用。

特殊人群，儿童 儿童(尤其 6 岁以下小儿)应用时应咨询医师或药师。儿童必须在成人监护下使用。

运动员 应慎用。

【药物相互作用】 如与其他药物同时使用可能会发生药物相互作用，详情请咨询医师或药师。

【给药说明】 (1)本品仅为鼻腔用药，不得接触眼睛，若接触眼睛，请立即用水清洗。

(2)使用本品 14 天后，症状仍未改善，请咨询医师。

(3)自我治疗时间不得超过 3 个月，如需要超过 3 个月，应在医师指导下使用。

(4)注意避免以下诱因 花粉、尘螨、动物毛屑、真菌、气味烟雾、温湿变化、情绪变化、饮食刺激等。

(5)本品性状发生改变时禁止使用。

(6)请将本品放在儿童不能接触的地方。

(7)如正在使用其他药品.使用本品前请咨询医师或药师。

【用法与用量】 鼻腔喷入：左手喷右侧鼻孔，右手喷左侧鼻孔，避免直接喷向鼻中隔。成人一次每鼻孔 2 揿，一日 2 次；也可一次每鼻孔 1 揿(50μg)，一日 3~4 次。一日总量不可超过 8 揿(400μg)。

6 岁以上儿童：一次一侧 2 喷，一日 2 次。

【制剂与规格】 丙酸倍氯米松鼻气雾剂：每瓶 200 揿，每揿含丙酸倍氯米松 50μg。

糠酸莫米松^[国基; 医保(乙)]
Mometasone Furoate

【适应证】 糠酸莫米松鼻喷雾剂适用于治疗成人、青少年和 3～11 岁儿童季节性或常年性鼻炎，对于曾有中至重度季节性过敏性鼻炎症状的患者，主张在花粉季节开始前 2～4 周用本品作预防性治疗。

【药理】 (1)药效学　糠酸莫米松是一种局部用糖皮质激素，在发挥局部抗炎作用的剂量下并不引起全身作用。糠酸莫米松的作用机制尚不明确，很可能通过抑制过敏反应介质的释放产生抗过敏和抗炎效应。糠酸莫米松显著抑制过敏患者白细胞中白三烯的释放。在体外细胞试验中，糠酸莫米松能高效抑制 IL-1、IL-5、IL-6 和 TNF-α 合成及释放；也能高效抑制人 CD4$^+$ T 细胞生成 Th$_2$ 细胞因子、IL-4 和 IL-5。与丙酸氯地米松相比，糠酸莫米松能更有效地抑制过敏患者混合白细胞体外培养时白三烯的生成。

在非临床研究中，糠酸莫米松具有降低嗜酸性粒细胞的作用，特别是在过敏反应发生部位。另外，糠酸莫米松能降低淋巴细胞的数目以及 IL-4 和 IL-5 的信使 RNA 水平。

(2)药动学　吸收：鼻喷雾给药后，使用较低定量检测限(LLOQ)(0.25pg/ml)的灵敏分析方法检测，本品血浆中的系统生物利用度<1%。

分布：糠酸莫米松 5～500nl/ml 浓度范围内，体外蛋白结合率为 98%～99%。

代谢：研究表明糠酸莫米松经鼻部吸收及吞咽的所有药物经历强代谢后代谢为多种代谢物。在血浆中未检测出主要代谢物，在体外培养中，次要代谢物之一为 6β-羟基-糠酸盐。在人肝微粒体中，本品的代谢物受细胞色素 P450 3A4(CYP3A4)的影响。

清除：静脉给药后，糠酸莫米松有效血浆清除半衰期是 5.8 小时。吸收的药物大部分作为代谢物通过胆汁排泄，少数通过尿液排泄。

【不良反应】 包括头疼(8%)，鼻出血如明显出血、带血黏液和血斑(8%)，咽炎(4%)，鼻灼热感(2%)，鼻部刺激感(2%)及鼻溃疡(1%)。

在小儿患者中，不良反应如头疼(3%)，鼻出血(6%)，鼻部刺激感(2%)及流涕(2%)的发生率均与安慰剂(4%)相当。

鼻腔吸入糠酸莫米松一水合物很少发生即刻过敏反应，极少有过敏反应和血管性水肿的报道。

罕有味觉及嗅觉干扰的报道。

有视物模糊的报道。

【禁忌证】 对本品中任何成分过敏者禁用。

【注意事项】 (1)对于涉及鼻黏膜的未经治疗的局部感染，不应使用本品。

(2)由于糖皮质激素具有抑制伤口愈合的作用，因而对于新近接受鼻部手术或受外伤的患者，在伤口愈合前不应使用鼻腔用糖皮质激素。

(3)应定期检查鼻黏膜，如果鼻咽部发生局部真菌感染，则应停用本品或需给予适当治疗，持续存在鼻咽部刺激可能是停用本品的一项指征。

(4)对于活动性或静止性呼吸道结核感染、未经治疗的真菌、细菌、全身性病毒感染或眼单纯疱疹的患者慎用本品。

(5)长期使用本品后未见下丘脑-垂体-肾上腺(HPA)轴受到抑制，但对于原先长期使用全身作用糖皮质激素而换用本品的患者，需加仔细注意。这些患者可因停止全身用糖皮质激素而造成肾上腺功能不全，需经数月后 HPA 轴功能才得以恢复。如果这些患者出现肾上腺功能不全的症状和体征时，应恢复全身应用糖皮质激素，并给予其他治疗和采取适宜措施。

(6)在全身用糖皮质激素换用本品时，某些患者尽管鼻部症状有所缓解，但可发生全身用药时糖皮质激素的停药症状如最初的关节和(或)肌肉痛、乏力及抑郁，这时需鼓励患者继续使用本品治疗。此外全身用激素转为鼻腔局部应用时亦可暴露出原先存在的过敏性疾病，如过敏性结膜炎和湿疹，这些病症在全身用药时受到抑制。

(7)接受糖皮质激素治疗的患者，免疫功能可能受到抑制，故应警惕面临某些感染(如水痘、麻疹)的危险，如果发生这种情况，得到医生指导是重要的。

(8)在鼻腔内气雾吸入糖皮质激素后，罕有报道鼻中隔穿孔或眼内压升高的病例。

(9)在全身和局部(包括鼻内、吸入和眼内)使用皮质类固醇后可能会报告视觉障碍。

孕妇和哺乳期妇女用药　对于孕妇尚未进行足够或良好的对照研究。

如同其他鼻腔用糖皮质激素制剂，对于孕妇、乳母或育龄妇女，只有在用药后对母体、胎儿或婴儿的益处超过可能产生的危害时才可使用本品。对母亲在孕期接受糖皮质激素诊治的婴儿需注意观察是否存在肾上腺功能减退。

儿童用药　临床对照研究表明鼻腔用糖皮质激素可能导致儿童患者生长速度减慢。在缺乏下丘脑-垂体-肾上腺(HPA)轴抑制实验室证据的情况下，观察到的此种现象提示，对于儿童患者全身糖皮质激素暴露，与通常所采用的HPA轴功能测试相比，增长速度是更敏感的指示剂。这种与鼻腔用糖皮质激素相关的生长速度减慢的长期影响(包括对成年后身高的影响)还是未知的。停止鼻腔用糖皮质激素治疗后对生长的潜在影响还未进行充分的研究。对接受鼻腔用糖皮质激素的儿童患者(包括本品50μg)应进行例行检测(如身高检查)。延长治疗对生长的潜在影响应与获得的临床益处和可替代的非糖皮质激素治疗的安全性和有效性相衡量。为减少鼻腔用糖皮质激素给药(包括本品50μg)的全身影响，应测定每位患者的最低有效量。

在临床对照研究中，720名3～11岁的过敏性鼻炎患者使用本品50μg治疗(100μg/d给药)。在另一项临床对照研究中，对28名2～5岁的过敏性鼻炎患者使用本品50μg治疗(100μg/d给药)以评价安全性。小于2岁的过敏性鼻炎患者的安全性与有效性还没有建立。

一项对过敏性鼻炎儿童患者(3～9岁)进行的为期一年的临床研究评价本品50μg(100μg/d)用药对增长速度的影响。与安慰剂相比，没有观察到本品50μg对增长速度有显著的影响。30分钟替可克肽(Cosyntropin)灌输后，未观察到与HPA轴抑制相关的临床迹象。

本品50μg或更高剂量对免疫缺乏患者的生长抑制的潜在影响未被排除。

老年用药　总计203名64岁以上(64～86岁)患者接受本品治疗，50μg共3个月。此人群中被报道的不良反应在类型和影响范围上与年轻患者群中报道的不良反应类似。

【药物相互作用】　(1)本品与氯雷他定合用，对氯雷他定及其主要代谢物的血浆浓度未见明显影响。试验采用定量限(LLOQ)为50pg/ml的试验方法未能检出糠酸莫米松的血浆浓度，两药合用的耐受情况良好。

(2)糠酸莫米松被CYP3A4代谢　与强的CYP3A4抑制剂(如：酮康唑、伊曲康唑、克拉霉素、利托那韦、含可比司他产品)合并用药可能导致糖皮质激素血浆浓度增加，并增加全身糖皮质激素副作用的潜在风险。考虑合并用药的益处与全身糖皮质激素副作用的潜在风险，在适用的情况下，应监测患者全身糖皮质激素的副作用。

【给药说明】　禁止刺穿喷嘴。

鼻喷雾器的清洁：常规清洁鼻喷雾剂非常重要，否则将影响鼻喷雾剂的正常工作。

首次给药前，充分振摇瓶体，手揿喷雾器10次作为启动，直至看到均匀的喷雾，然后鼻腔给药，每揿喷出糠酸莫米松混悬液约100mg，内含糠酸莫米松一水合物，相当于糠酸莫米松50μg，如果喷雾器停用14日或14日以上，则应在下一次应用前手揿2次，直到看到均匀的喷雾后重新启动。

【用法与用量】　成人(包括老年患者)和青年　用于预防和治疗的常用推荐量为每侧鼻孔2揿(每揿为50μg)，一日1次(总量为200μg)，一旦症状被控制后，剂量可减至每侧鼻孔1揿(总量100μg)，即能维持疗效。

如果症状未被有效控制，可增加剂量至每侧鼻孔4揿的最大每日剂量，一日1次(总量400μg)，在症状控制后减小剂量。

在首次给药后12小时即能产生明显的临床效果。

儿童　3至11岁儿童：常用推荐量为每侧鼻孔1揿(每揿为50μg)，一日1次(总量为100μg)。

【制剂与规格】　糠酸莫米松鼻喷雾剂：(1)每瓶60揿，每揿含糠酸莫米松50μg，药物浓度为0.05%(g/g)；(2)每瓶140揿，每揿含糠酸莫米松50μg，药物浓度为0.05%(g/g)。

布 地 奈 德 [国基；医保(乙)]
Budesonide

【适应证】　布地奈德鼻喷雾剂治疗季节性和常年性过敏性鼻炎，常年性非过敏性鼻炎；预防鼻息肉切除后鼻息肉的再生，对症治疗鼻息肉。

【药理】　(1)药效学　布地奈德是一种具有高效局部抗炎作用的糖皮质激素。

糖皮质激素在鼻炎治疗中的确切机制尚不完全清楚。糖皮质激素的抗炎作用，如抑制炎性介质的释放和抑制细胞因子介导的免疫反应可能在其中起重要作用。以对糖皮质激素受体的亲和力大小来比较，布地奈德的活性比泼尼松龙高约15倍。

预防性使用布地奈德对鼻刺激引起的嗜酸性细胞迁移和过敏反应有保护作用。

使用推荐剂量的本品，患者的基础血浆皮质醇水平及对ACTH(促肾上腺皮质激素)刺激的反应不发生有临床意义的改变。然而，在对健康志愿者短期使用本品的观察中发现血浆及尿皮质醇水平的降低与剂量成相关性。

(2)药动学　吸收：相对于标示的每喷剂量，本品中布地奈德的全身利用度为33%。

在临床剂量，药代动力学是与剂量成比例的。在成人，用本品喷入布地奈德 256μg 后，血药峰浓度为 0.64nmol/L，在 0.7 小时内达峰，其成人 AUC(曲线下面积)为 2.7nmol·h/L，在儿童为 5.5nmol·h/L，这表明儿童的糖皮质激素全身暴露量更高。

分布和代谢：布地奈德分布容积约 3L/kg，血浆蛋白结合率为 85%～90%。布地奈德经肝脏首过代谢的程度很高(约 90%)，代谢物的糖皮质激素活性较低。主要代谢物 6β-羟布地奈德和 16α-羟泼尼松龙的糖皮质激素活性不到布地奈德的 1%。在鼻中，布地奈德无局部代谢。

消除：布地奈德主要通过由 CYP3A4 酶催化的代谢途径而消除。代谢物以其原型或结合的形式主要经肾排泄。尿中检测不到原型布地奈德。布地奈德的全身清除率高(0.9～1.4L/min)，静脉注射给药的血浆半衰期平均约 2～3 小时。

【不良反应】约 5%的患者会发生局部刺激的不良反应。

呼吸系统、胸廓和纵隔 常见(≥1/100，<1/10)：局部刺激、鼻出血、鼻腔出现轻度出血性分泌物；非常罕见(<1/10000)：鼻中隔穿孔、鼻黏膜溃疡。

免疫系统 不常见(≥1/1000，<1/100)：红斑、血管性水肿、荨麻疹、皮炎、皮疹和瘙痒。非常罕见(<1/10000)：速发型过敏反应。

速发(Ⅰ)或迟发(Ⅳ)型过敏反应，包括红斑、荨麻疹、皮疹、皮炎、血管性神经水肿和瘙痒已有报道。极少数患者在鼻腔内给予类固醇后出现黏膜溃疡和鼻中隔穿孔。这些不良反应的原因(类固醇、这些疾病或其他因素)尚不清楚。

【禁忌证】对布地奈德或处方中任一成分有过敏史者。

【注意事项】(1)长期使用高剂量，可能发生糖皮质激素的全身作用，如：皮质醇增多症、肾上腺抑制和(或)儿童生长迟缓。鼻腔用类固醇对儿童的长期作用尚未建立。使用含皮质激素的药品可导致生长迟缓。对长期接受皮质类固醇治疗的儿童和青少年，无论所用药品为何种剂型，都建议定期监测他们生长状况。如果疑有生长迟缓，应研究调查情况。应权衡使用糖皮质激素的利益和可能抑制生长的风险。

(2)治疗伴有鼻部真菌感染和疱疹的患者应谨慎。

(3)对从使用全身性糖皮质激素转而使用本品，且疑有下丘脑-垂体-肾上腺轴失调的患者，治疗时需慎重。对这些患者，全身性的类固醇应小心减量，应考虑检测下丘脑-垂体-肾上腺功能。在伴有应激如手术、创伤等时还可加用全身性类固醇。

(4)重度的肝功能损害影响口服布地奈德的药代动力学，导致清除率降低和全身利用率升高。说明需要考虑可能的全身作用。

(5)对患有肺结核的患者应特别警惕。

(6)布地奈德鼻喷雾剂不可接触眼睛，若接触眼睛，立即用水冲洗。

(7)应避免与酮康唑或其他强效的 CYP3A4 抑制剂合用。若无法避免，给药间隔应尽可能长。同时使用吸入性布地奈德和细胞色素 P450 抑制剂，特别是同工酶 CYP3A4(即含可比西他的产品，酮康唑，利托那韦，阿扎那韦，克拉霉素，茚地那韦，伊曲康唑，奈法唑酮，奈非那韦，沙奎那韦，泰利霉素)增加了布地奈德在血浆中的浓度，导致全身副作用的风险增加，如库欣综合征和肾上腺抑制。如果使用，建议密切监测患者的全身作用。除非该益处大于风险，否则，应避免结合使用。酮康唑伴随布地奈德的短期使用(1～2 周)与临床上显著的药物相互作用无关。

(8)可能发生鼻腔皮质类固醇的全身效应，特别是长时间服用高剂量的处方。与口服皮质类固醇相比，这些效应发生的可能性要小得多，并且在个别患者和不同的皮质类固醇制剂之间可能有所不同。潜在的全身效应可能包括库欣综合征，库欣外貌特征，肾上腺抑制，儿童和青少年发育迟缓，白内障，青光眼等，以及更罕见的一系列心理或行为效应，包括精神运动功能亢进，睡眠障碍，焦虑，抑郁或攻击性行为(特别是儿童)。

(9)本品与其他糖皮质激素类药物联合使用时，可能会降低某些儿童的生长速度。

儿童 6 岁以下儿童使用本品的经验有限。

6 岁至 12 岁以下儿童如果每年需要使用本喷雾剂超过两个月请与医生联系。

妊娠 来自孕妇的临床经验有限。与其他糖皮质激素一样，在动物试验中，布地奈德引起各种类型的畸形(腭裂、骨骼畸形)。但是，动物实验的资料与人的关联性尚未显现。在获得更多的经验前，孕妇不应使用本品，除非有特别的考虑。

哺乳期 布地奈德可以分泌入乳汁。但是治疗剂量的布地奈德鼻喷雾剂预期对乳儿没有影响。研究布地奈德在女性哮喘患者服用普米克吸入剂进行维持治疗的过程中从血浆到乳汁的转移以及乳儿的暴露量，采集患者在吸入布地奈德后 8 小时之内的血浆和乳汁样本。8 名婴儿中有 5 人接受了采样。研究结果显示，药物在乳汁和血浆中的 PK 参数非常接近，布地奈德在乳汁中的浓度总是低于它在母亲血浆中的浓度。

老年人 老年患者用量与成人相同。

司机驾驶和操作机器　布地奈德不影响驾驶及使用机器能力。

运动员　慎用。

【**药物相互作用**】（1）口服酮康唑 200mg 一日 1 次平均增加同时口服的布地奈德（3mg 单剂）的血药浓度 6 倍。

（2）在给布地奈德 12 小时后给予酮康唑，布地奈德的血药浓度平均增加 3 倍。尚无鼻用布地奈德发生这种相互作用的报道，但可以预期其血药浓度明显增加。因缺乏鼻用布地奈德与酮康唑合用时许可的推荐剂量的资料，故应避免两药合用。若无法避免合用，两药的给药间隔应尽可能长。同时应考虑减少布地奈德的用量。其他强效的 CYP3A4 抑制剂可能也会引起布地奈德血药浓度的明显升高。

【**给药说明**】（1）如正在使用糖皮质激素类药物治疗哮喘、过敏或皮疹等疾病，使用本品前请咨询医生。

（2）如曾被诊断为青光眼、白内障，或患有眼部感染、糖尿病，在使用本品前请咨询医生。

（3）如视力有任何变化，请停止使用本品并咨询医生。

（4）如患有或曾接触过结核病、水痘或麻疹患者，在使用本品前请咨询医生。

（5）如出现感染的症状或体征，如持续发热，请咨询医生。

（6）如有严重或频繁地流鼻血，近期鼻溃疡，鼻部手术或有未愈合的鼻损伤，请咨询医生。

（7）如症状持续或恶化，或出现新症状，请停止使用并咨询医生。

（8）请将本品放置在儿童不能接触的地方。

（9）如果服用过量，请立即就医。

【**用法与用量**】　剂量应个体化。

鼻炎　成人：推荐起始剂量为一日 256μg，此剂量可于早晨一次喷入或早晚分二次喷入。即，早晨每个鼻孔内喷入 128μg（2×64μg）；或早晚两次，每次每个鼻孔内喷入 64μg。一日用量超过 256μg，未见作用增加。

在获得预期的临床效果后，减少用量至控制症状所需的最小剂量。临床试验表明，一些患者每天早晨每个鼻孔喷入 32μg 作为维持剂量是足够的。

一些患者在开始治疗后 5～7 小时即可缓解症状，而达到最大疗效通常需要连续数天的治疗（少数患者可能需要 2 周才能达到最大疗效）。因此，治疗季节性鼻炎，如果可能的话，最好在接触过敏原前开始使用。

伴有严重的鼻充血时可能需要配合使用缩血管药物。

为控制过敏所致的眼部症状有时可能需要同时给予辅助治疗。

治疗或预防鼻息肉　推荐剂量为一日 256μg，此剂量可于早晨一次喷入或早晚分二次喷入。在获得预期的临床效果后，减少用量至控制症状所需的最小剂量，以此作为维持剂量。

儿童　6 岁和 6 岁以上儿童用法用量同成人。

【**制剂与规格**】　布地奈德鼻喷雾剂：每瓶 120 喷，每喷含布地奈德 64μg，药液浓度为 1.286mg/ml。

丙酸氟替卡松 [药典（二）；医保（乙）]
Fluticasone Propionate

【**适应证**】　丙酸氟替卡松鼻喷雾剂可用于预防和治疗季节性过敏性鼻炎（包括枯草热）和常年性过敏性鼻炎。

【**药理**】　药效学　本品为糖皮质激素类药，具有强效的局部抗炎与抗过敏作用。

【**不良反应**】（1）非常常见　鼻出血。

（2）常见　与其他鼻部吸入剂一样，使用后有令人不愉快的味道和气味，头痛并可引起鼻、喉部干燥、刺激等。

（3）非常罕见　过敏或过敏样反应、支气管痉挛、皮疹、面部或舌部水肿、鼻中隔穿孔、青光眼、眼压升高及白内障等。

【**禁忌证**】　对本品过敏者禁用。

【**注意事项**】（1）虽然在大多数病例中本品可控制季节性过敏性鼻炎，但是在夏季过敏原水平可异常增高，在某些病例中需要给予额外的治疗。

（2）鼻用糖皮质激素的全身性作用曾经报道过，尤其是在长期大剂量使用时。与口服糖皮质激素相比，发生这些作用的可能性要小得多，且在不同个体和不同糖皮质激素制剂之间有差异。

儿童　12 岁以下儿童应在医生指导下使用本品，如需长期使用应规律地监测身高。

儿童必须在成人监护下使用。

妊娠　孕妇应用时应咨询医师或药师

哺乳期　哺乳期妇女应用时应咨询医师或药师

运动员　慎用。

【**药物相互作用**】（1）应避免本品与利托那韦合用。

（2）如与其他药物同时使用可能发生药物相互作用，详情请咨询医师或药师。

【**给药说明**】（1）应在接触过敏原之前使用本品，以防止过敏性鼻炎症状的发生。

（2）必须规律地用药才能获得最大疗效，最佳疗效会在连续治疗的 3～4 天后才能达到。

(3) 如果连续使用 7 天，症状仍无改善或虽然症状有改善但不能完全控制，则需停药并去医院检查。

(4) 未经医生许可连续使用本品不得超过 3 个月。

(5) 正在服用其他糖皮质激素药物的患者使用前应咨询医师或到医院检查。

(6) 糖尿病患者请咨询医生。

(7) 鼻孔感染或感冒发热的患者应在医师指导下使用。

(8) 过敏体质者慎用。

(9) 如正在使用其他药品，使用本品前请咨询医师或药师。

(10) 本品性状发生改变时禁止使用。

(11) 请将本品放在儿童不能接触的地方。

【用法与用量】 鼻腔喷入。左手喷右侧鼻孔，右手喷左侧鼻孔，避免直接喷向鼻中隔。

成人 每个鼻孔各 2 喷，每日 1 次（每日 200μg），以早晨用药为好。某些患者需每个鼻孔各 2 喷，每日 2 次，早晚各 1 次直至症状改善。当症状得到控制时，维持剂量为每个鼻孔 1 喷，每日 1 次。每日最大剂量为每个鼻孔不超过 4 喷。

儿童 12 岁以上儿童用法用量同成人。

【制剂与规格】 丙酸氟替卡松鼻喷雾剂：(1) 每瓶 60 喷；每喷含丙酸氟替卡松 50μg，药液浓度为 0.05%(g/g)；(2) 每瓶 120 喷；每喷含丙酸氟替卡松 50μg，药液浓度为 0.05%(g/g)。

色甘萘甲那敏 [医保(乙)]

Sodium Cromoglicate，Naphazoline hydrochloride and Chlorphenamine Maleate

【成分】 色甘酸钠、盐酸萘甲唑啉、马来酸氯苯那敏。

【适应证】 对症治疗由花粉、室尘等引起的过敏性鼻炎症状：流鼻涕、鼻塞、打喷嚏。

【药理】 药效学 色甘酸钠为一种优良的抗过敏药，能稳定肥大细胞的细胞膜，阻止肥大细胞脱粒，抑制组胺、5-羟色胺、慢反应物质等过敏反应介质的释放。

盐酸萘甲唑啉为拟肾上腺素药，具有较强的收缩血管作用，可使鼻黏膜血管收缩，具有止血、减轻充血、缓解鼻塞等作用。

马来酸氯苯那敏为第一代抗组胺药，有较强的竞争性阻断变态反应靶细胞上组胺 H_1 受体的作用，可拮抗胆碱 M 受体，产生抗胆碱作用，故有较好的抗过敏作用。

【不良反应】 (1) 使用本品罕见有如下症状的报告，即使用后立刻出现呼吸困难、浮肿（咽喉、眼睑、鼻黏膜、嘴唇等）、荨麻疹等。

(2) 使用本品可能出现鼻刺激不适、皮疹、皮肤肿胀、鼻出血、头痛等症状。

(3) 使用本品可能发生困倦。

【禁忌证】 (1) 高血压、冠心病、糖尿病、甲亢、青光眼等患者慎用（马来酸氯苯那敏、盐酸萘甲唑啉可能引起这些疾病病情恶化）。

(2) 既往病史中，曾因滴鼻药引起过敏症状（如出现皮疹、皮肤发红、肿胀、鼻刺激感等）的患者慎用。

【注意事项】 (1) 正在接受医师治疗者，接受脱敏疗法、抗过敏治疗者以及不明确是过敏还是其他原因引起症状的患者使用前应向医师或药师咨询。

(2) 使用本品三天症状还未见改善或症状改善而使用超过两周，应向医师或药师咨询。

(3) 请务必按使用方法用药，不要滴眼和滴耳，放在儿童不能拿到的地方。

(4) 为防止误用和保持质量，不要装入其他容器中，为避免污染，不要与他人共用。

(5) 包装盒上有使用期限，过期不要使用。

司机驾驶和机械操作 因使用本品发生困倦时，请不要开车或操作机械。

妊娠 孕妇或推测是怀孕的妇女在使用前应向医师或药师咨询。

儿童 请监护人指导用药。

药物过量 长期不断使用或过度频繁使用，有时反而造成鼻塞加重。

【给药说明】 (1) 使用本品前，先清除鼻腔中的堵塞物。

(2) 取下药瓶上的外保护帽与内保护帽。

(3) 用拇指托住瓶底，将喷嘴夹在两指间拿住药瓶。

(4) 初次使用前，先将药瓶垂直拿好，揿压几次，直到可喷出雾状液体。

(5) 将药瓶喷嘴顶端略插入鼻孔约 3mm，喷嘴在鼻孔内略向外倾斜，每个鼻孔各喷一次即可。

(6) 喷药后，轻轻捏住每个鼻孔外部约 5 秒钟。

(7) 每次使用后擦净喷嘴，盖上内保护帽，再扣上外保护帽。

【用法与用量】 成人和 7 岁以上儿童 鼻孔内喷雾给药，每次每侧鼻孔喷 1 下，每日 3～5 次。每次的间隔时间为 3 小时以上。

老年人 使用量及方法与成人一致。

【制剂与规格】 色甘萘甲那敏鼻喷雾剂：每 1ml 含

色甘酸钠 10mg，盐酸萘甲唑啉 0.25mg，马来酸氯苯那敏 2.5mg；每喷 0.1ml。

三、硬化药

鱼肝油酸钠^[药典(二)]
Sodium Morrhuate

【特殊说明】 鱼肝油酸钠注射液含苯甲醇，禁止用于儿童肌内注射。

【成分】 本品为鱼肝油中各种脂肪酸钠盐的灭菌溶液。

【适应证】 本品局部注射后，刺激血管内膜，促进其增生，逐渐闭塞血管，使之硬化，作为血管硬化剂，用于血管瘤、静脉曲张、内痔、颞颌关节病(脱位或半脱位者)，也用于妇科、外科等创面渗血和出血。

【药理】 (1)药效学 本品属硬化剂，为鱼肝油的脂肪酸钠盐，局部注射具有较强的刺激作用，导致血管内皮损伤，成纤维化增生，而使血管闭塞。

(2)药动学 未进行该项实验且无可靠参考文献。

【不良反应】 注射区疼痛、肿胀不适。

【禁忌证】 本品含苯甲醇，禁止用于儿童肌内注射。

【注意事项】 本品遇冷有固体析出，微热即溶解。

老年人 未进行该项实验且无可靠参考文献。

儿童用药 未进行该项实验且无可靠参考文献。

妊娠及哺乳期妇女用药 未进行该项实验且无可靠参考文献。

【药物相互作用】 未进行该项实验且无可靠参考文献。

【用法与用量】 第一次注射 5%溶液(内含 2%苯甲醇作为局部止痛剂)0.5～1ml 于静脉曲张腔内，如无不良反应，24 小时以后可继续注射，一次 0.5～2ml(一般为 1ml)，一日不超过 5ml，每隔 3～5 日在不同部位注射。治疗内痔时，以 5%溶液 0.5ml 注射于痔核上部，每周一次。

常用量：局部注射一次 0.5～5ml，

极量：局部注射一次 5ml。

【制剂与规格】 鱼肝油酸钠注射液：2ml:0.1g。

第三节 耳部用药

本节所涉及的药物均为耳局部使用，主要作用部位为外耳及中耳。虽然为局部用药，但不能排除这些药物吸收后的全身效果，因此孕妇及哺乳期妇女均应慎用。

氯 霉 素^[药典(二);国基;医保(甲)]
Chloramphenicol

【适应证】 氯霉素滴耳液：用于治疗敏感细菌感染引起的外耳炎、急慢性中耳炎。

氯霉素耳丸：用于急、慢性化脓性中耳炎及乳突根治术后流脓者。对病原微生物引起的外耳道炎亦有效。

【药理】 (1)药效学 在体外具广谱抗微生物作用，包括需氧革兰阴性菌及革兰阳性菌、厌氧菌、立克次体属、螺旋体和衣原体属。对下列细菌具杀菌作用：流感嗜血杆菌、肺炎链球菌和脑膜炎奈瑟菌。对以下细菌仅具抑菌作用：金黄色葡萄球菌、化脓性链球菌、草绿色链球菌、B 组链球菌、大肠埃希菌、肺炎克雷伯菌、奇异变形杆菌、伤寒、副伤寒沙门菌、志贺菌属、脆弱拟杆菌等厌氧菌。下列细菌通常对氯霉素耐药：铜绿假单胞菌、不动杆菌属、肠杆菌属、黏质沙雷菌、吲哚阳性变形杆菌属、甲氧西林耐药葡萄球菌和肠球菌属。

本品属抑菌剂。氯霉素为脂溶性，通过弥散进入细菌细胞内，并可逆性地结合在细菌核糖体的 50S 亚基上，使肽链增长受阻(可能由于抑制了转肽酶的作用)，因此抑制肽链的形成，从而阻止蛋白质的合成。

(2)药动学 本品为局部用药，吸收较少。

【不良反应】 偶见过敏反应，局部可致接触性皮炎。

【禁忌证】 对本品及氯霉素类药物过敏者禁用。

【注意事项】 (1)如耳内分泌物过多，应先清除，再使用本品。

(2)无脓者，耳丸不能溶解，请勿使用。

(3)换药时检查耳丸是否溶解完，未溶解完请勿再放入。

(4)长期大量应用后也可因吸收而引起类似于全身用药的不良反应(如再生障碍性贫血)，长期、反复使用氯霉素耳丸者应定期检查血常规。

孕妇及哺乳期妇女 本品虽是局部用药，但因氯霉素具有严重的骨髓抑制作用，孕妇及哺乳期妇女使用后亦可能引致新生儿和哺乳婴儿产生严重的不良反应，故孕妇及哺乳期妇女宜慎用

儿童 新生儿或早产儿禁用滴耳液；不宜使用耳丸。

【药物相互作用】 与林可霉素类或红霉素类等大环内酯类抗生素合用可发生拮抗作用，因此不宜联合应用。

【用法与用量】 氯霉素滴耳液：滴于耳道内，一次 2～3 滴，一日 3 次。

氯霉素耳丸：先用 3%双氧水洗净耳内分泌物，根据外耳道及鼓膜穿孔大小，选用适宜规格的耳丸，经鼓膜穿孔处置入中耳腔，鼓膜穿孔小的也可以放在鼓膜外，任其自行缓缓溶解吸收。患者若将耳丸带回，可嘱患者换药前清洗耳内分泌物之后，将耳丸置入外耳道口，再

用细棉签将药丸慢慢推至鼓膜外即可。

根据药丸溶解情况每日或隔日换药一次,每次为1～2粒,5～7日为一疗程。

【制剂与规格】 氯霉素滴耳剂: (1)10ml:0.25g;(2)10ml:0.5g。

氯霉素耳丸: (1)7mg; (2)17mg。

盐酸金霉素 [药典(二);医保(甲);医保(乙)]
Chlortetracycline Hydrochloride

【特殊说明】 由于刺激性强,现仅作为外用药。

【适应证】 盐酸金霉素软膏可用于耳部脓疱疮。

【药理】 药效学 金霉素为四环素类广谱抗生素,对金葡菌、化脓性链球菌、肺炎球菌及淋球菌,以及沙眼衣原体等有较好抑制作用。适用于浅表皮肤感染。

【不良反应】 外用偶见皮肤红肿、皮疹等过敏反应。

【禁忌证】 (1)对金霉素或四环素类中的任何药物有过敏反应者禁用。

(2)对本品过敏者禁用。

【注意事项】 (1)孕妇、哺乳期妇女和小儿避免使用。

(2)避免接触眼睛和其他黏膜(如口、鼻等)。

(3)用药部位如有烧灼感、瘙痒、红肿等情况应停药,并将局部药物洗净,必要时向医师咨询。

(4)久用易产生耐药性。使用不宜超过7日,如未见好转,应咨询医师。

(5)过敏体质者慎用。

(6)本品性状发生改变时禁止使用。

(7)请将本品放在儿童不能接触的地方。

(8)儿童必须在成人监护下使用。

(9)如正在使用其他药品,使用本品前请咨询医师或药师。

【药物相互作用】 如与其他药物同时使用可能会发生药物相互作用,详情请咨询医师或药师。

【用法与用量】 局部外用。取本品适量,涂于患处,每日2～3次。

【制剂与规格】 盐酸金霉素软膏剂:1%。

氧 氟 沙 星 [药典(二);国基;医保(甲);医保(乙)]
Ofloxacin

【适应证】 氧氟沙星滴耳液用于治疗敏感菌引起的中耳炎、外耳道炎、鼓膜炎。

【药理】 (1)药效学 本品具有广谱抗菌作用,尤其对需氧革兰阴性杆菌的抗菌活性高。对下列细菌在体外

具良好抗菌作用:肠杆菌科的大部分细菌,包括枸橼酸杆菌属、阴沟、产气肠杆菌等肠杆菌属、大肠埃希菌、克雷伯菌属、变形杆菌属、沙门菌属、志贺菌属、弧菌属、耶尔森菌等。常对多重耐药菌也具有抗菌活性。对青霉素耐药的淋病奈瑟菌、产酶流感杆菌和莫拉菌属均具有高度抗菌活性。对铜绿假单胞菌等假单胞菌属的大多数菌株具抗菌作用。本品对甲氧西林敏感葡萄球菌具抗菌活性,对肺炎链球菌、溶血性链球菌和粪肠球菌仅具中等抗菌活性。对沙眼衣原体、支原体、军团菌具有良好抗微生物作用,对结核杆菌和非结核分枝杆菌也有抗菌活性。对厌氧菌的抗菌活性差。

氧氟沙星为杀菌剂,通常作用于细菌DNA螺旋酶的A亚单位,抑制DNA的合成和复制而导致细菌死亡。

(2)药动学 据文献报道,成人患者在中耳腔内点滴0.3%的氧氟沙星溶液。一次10滴,一日2次,总计14次。耳浴30分钟后的血药浓度很低,为$0.009～0.012\mu g/ml$。小儿患者在中耳腔内一次滴耳,耳浴0.3%的氧氟沙星水溶液5滴,120分钟后血清中浓度较低,不超过$0.013\mu g/ml$。

【不良反应】 偶有中耳痛及瘙痒感。

【禁忌证】 对氧氟沙星及氟喹诺酮类药物过敏者禁用。

【注意事项】 (1)一般适用于中耳炎局限在中耳黏膜部位的局部治疗。若炎症已漫及鼓室周围时,除局部治疗外,应同时服用口服制剂。

(2)出现过敏症状时应立即停药。

(3)使用本品的疗程以4周为限。若继续给药时,应慎用。

(4)耳用制剂在启用后最多可使用4周。

儿童 一般不用于婴幼儿。

妊娠 慎用。

【药物相互作用】 长期大量使用经局部吸收后,可产生与全身用药相同的药物相互作用,如可使环孢素、丙磺舒等药物血药浓度升高,干扰咖啡因的代谢等。

【给药说明】 使用本品时若药液温度低,可能会引起眩晕,因此,所使用的滴耳液的温度应接近体温。点耳时,注意不要将药瓶尖端直接接触耳朵。

【用法与用量】 滴耳。成人一次6～10滴,一日2～3次。滴药后进行约10分钟耳浴。根据症状适当增减滴耳次数。

儿童 对小儿滴数酌减。

【制剂与规格】 氧氟沙星滴耳液: (1)5ml:15mg;(2)8ml:24mg; (3)10ml:30mg。

环丙沙星 [药典(二); 国基; 医保(甲); 医保(乙)]
Ciprofloxacin

【适应证】 盐酸环丙沙星滴耳液用于敏感菌所致的下述感染症：中耳炎、外耳道炎、鼓膜炎、乳突腔术后感染等。

【药理】 (1)药效学 本品具广谱抗菌作用，尤其对需氧革兰阴性杆菌的抗菌活性高，对下列细菌在体外具良好抗菌作用：肠杆菌科的大部分细菌，包括枸橼酸杆菌属、阴沟肠杆菌、产气肠杆菌、大肠埃希菌、克雷伯菌属、变形杆菌属、沙门菌属、志贺菌属、弧菌属、耶尔森菌等。常对多重耐药菌也具有抗菌活性。对青霉素耐药的淋病奈瑟菌、产酶流感杆菌和莫拉菌属均具有高度抗菌活性。对铜绿假单胞菌等假单胞菌属的大多数菌株具抗菌作用。本品对甲氧西林敏感葡萄球菌具抗菌活性，对肺炎链球菌、溶血性链球菌和粪肠球菌仅具中等抗菌活性。对沙眼衣原体、支原体、军团菌亦具良好作用，对结核杆菌和非结核分枝杆菌也有抗菌活性。对厌氧菌的抗菌活性差。

环丙沙星为杀菌药，通过作用于细菌 DNA 螺旋酶的 A 亚单位，抑制 DNA 的合成和复制而导致细菌死亡。

(2)药动学 盐酸环丙沙星滴耳液为局部用药，只有少量吸收。

【不良反应】 偶有中耳痛及瘙痒感。

【禁忌证】 对本品及喹诺酮类药过敏的患者禁用。

【注意事项】 (1)只用于滴耳。

(2)本品一般适用于中耳炎局限在中耳黏膜部位的局部治疗。若炎症已漫及鼓室周围时，除局部治疗外，应同时给予口服制剂等全身治疗。

(3)出现过敏症状时应立即停药。

(4)使用本品的疗程以 4 周为限。若继续给药时，应慎用。

儿童 一般不用于婴幼儿。

孕妇及哺乳期妇女 动物实验尚未证实喹诺酮类药物有致畸作用，但对孕妇用药所做研究尚无明确结论。鉴于本品可引起未成年动物关节病变，故孕妇、哺乳期妇女应慎用。

【药物相互作用】 长期大量使用经局部吸收后，可产生与全身用药相同的药物相互作用，如可使茶碱类、环孢素、丙磺舒等药物的血药浓度升高，增强抗凝药华法林的抗凝作用，干扰咖啡因的代谢等。

【给药说明】 使用本品时若药温过低，可能会引起眩晕。因此，所使用药液的温度应接近体温。

【用法与用量】 成人一次 6~10 滴，一日 2~3 次。滴耳后进行约 10 分钟耳浴，根据症状适当增减滴耳次数。

儿童 小儿适当减少滴数。

【制剂与规格】 盐酸环丙沙星滴耳液：(1)5ml:15mg（按环丙沙星计）；(2)8ml:24mg（按环丙沙星计）；(3)10ml:30mg（按环丙沙星计）。

第四节 咽喉部用药

本节介绍咽喉药物，这些咽喉药物是咽、喉疾病以及其他全身疾病累及咽、喉的重要治疗手段和方法；需要强调的是虽然这些药物都是局部作用药物，但是都可能会部分或全部进入消化道吸收，因此要注意全身作用。

西 地 碘 [药典(二)]
Cydiodine

【适应证】 用于慢性咽喉炎、口腔溃疡、慢性牙龈炎、牙周炎。

【药理】 药效学 本品活性成分为分子碘，在唾液作用下迅速释放，直接卤化菌体蛋白质，杀灭各种微生物。

【不良反应】 (1)偶见皮疹、皮肤瘙痒等过敏反应。

(2)长期含服可导致舌苔染色，停药后可消退。

(3)胃肠反应 恶心、腹痛、口干、呕吐、胃不适、腹泻。

【禁忌证】 对本品过敏者或对其他碘制剂过敏者禁用。

【注意事项】 (1)连续使用 5 日症状未见缓解应停药就医。

(2)甲状腺疾病患者慎用。

(3)如服用过量或出现严重不良反应，应马上就医。

(4)过敏体质者慎用。

(5)本品性状发生改变时禁止使用。

(6)请将本品放在儿童不能接触的地方。

(7)如正在使用其他药品，使用本品前请咨询医师或药师。

孕妇及哺乳期妇女 慎用。

儿童 请在医师指导下，在成人监护下使用。

【药物相互作用】 如与其他药物同时使用可能会发生药物相互作用，详情请咨询医师或药师。

【用法与用量】 成人含化一次 1.5mg，一日 4.5~7.5mg，或遵医嘱。

【制剂与规格】 西地碘含片：1.5mg。

薄荷喉片^[药典(二)]
Menthol Throat Tablets

【成分】 本品为复方制剂，每片含活性成分为：薄荷脑 2mg、苯甲酸钠 5mg、三氯叔丁醇 0.6mg、桉油 0.6mg、八角茴香油 0.8mg。

【适应证】 有清凉、止痛、防腐作用，用于咽喉炎、扁桃体炎及口臭等。

【药理】 (1)药效学 本品活性成分薄荷脑，为局部刺激药。用于局部能选择性地作用于黏膜的冷觉感受器，产生冷觉反射，引起黏膜血管收缩，产生治疗作用。用于黏膜有清凉作用；用于炎症期黏膜，可使血管收缩，水肿减轻。

(2)药动学 本品口服迅速，从消化道吸收，经肾脏排泄。

【不良反应】 少见，偶可发生哮喘；荨麻疹和血管性水肿等过敏反应。

【禁忌证】 对本品中成分过敏者禁用。

【注意事项】 本品应逐渐含化，勿嚼碎口服。

【药物相互作用】 本品与铁盐和重金属配伍禁忌。

【用法与用量】 每隔 0.5～1 小时含 1 片。

【制剂与规格】 薄荷喉片：本品为复方制剂。每片重 0.42g，含活性成分为：薄荷脑 2mg、苯甲酸钠 5mg、三氯叔丁醇 0.6mg、桉叶油 0.6mg、八角茴香油 0.8mg。

度 米 芬^[药典(二)]
Domiphen Bromide

【适应证】 度米芬含片及滴丸用于咽炎、鹅口疮和口腔溃疡。

【药理】 药效学 为阳离子表面活性剂，具有广谱杀菌作用。

【不良反应】 偶见过敏反应。

【禁忌证】 对本品过敏者禁用。

【注意事项】 (1)连续使用本品 3 日后，若症状未缓解应停药就医。

(2)如服用过量或出现严重不良反应，应马上就医。

(3)过敏体质者慎用。

(4)本品性状发生改变时禁止使用。

(5)请将本品放在儿童不能接触的地方。

(6)儿童必须在成人监护下使用。

(7)如正在使用其他药品，使用本品前请咨询医师或药师。

【药物相互作用】 如与其他药物同时使用可能会发生药物相互作用，详情请咨询医师或药师。

【用法与用量】 度米芬含片：口含，一次 1～2 片，每隔 2～3 小时含服 1 次。

度米芬滴丸：口含，一次 1 粒，一日 3～4 次。

【制剂与规格】 度米芬含片：0.5mg。

度米芬滴丸：20mg。

第五节 纤毛激动药与黏液促排药

黏液促排药与纤毛激动药是耳鼻咽喉科常用药物。盐酸氨溴索具有黏液促排和溶解分泌物的重要作用，糜蛋白酶可以将痰等分泌物中的纤维蛋白和黏蛋白分解，使痰液便于咳出。

盐酸氨溴索^[药典(二);国基;医保(甲);医保(乙)]
Ambroxol Hydrochloride

【适应证】 吸入用盐酸氨溴索溶液适用于急慢性呼吸道疾病，如急慢性支气管炎、肺炎等引起的痰液黏稠、排痰困难。

【药理】 (1)药效学 盐酸氨溴索具有黏液排除促进作用及溶解分泌物的特性。它可促进呼吸道内黏稠分泌物的排除及减少黏液的滞留，因而显著促进排痰，改善呼吸状况。

(2)药动学 吸收：盐酸氨溴索经口服后在消化道迅速吸收，并在有效剂量范围内与剂量呈线性；血药浓度达峰时间在速释剂型约 1～2.5 小时，在缓释剂型平均为 6.5 小时。

分布：盐酸氨溴索自血液向组织迅速分布，以肺活性成分浓度最高，预估口服后的分布容积是 552L；在有效剂量范围，血浆蛋白结合率 90%。

代谢和消除：首过效应可减少口服剂量的 30%。盐酸氨溴索主要在肝经葡萄糖醛酸化代谢，并裂解为双溴扁桃酸（约为剂量的 10%）。研究显示盐酸氨溴索经细胞色素酶系 CYP3A4 代谢为双溴扁桃酸。口服给药 3 日后，盐酸氨溴索经肾消除约 6% 的原型、约 26% 的代谢物。盐酸氨溴索的末端消除半衰期约为 10 小时，总清除率在 660ml/min，肾清除率约占 8%。给药 5 日后，约总给药剂量的 83%（放射性标记）由尿排泄。

特殊人群：肝功能异常的患者，盐酸氨溴索消除下降，导致血药浓度水平约升高 1.3～2 倍。因活性成分的有效剂量范围宽，因此无需调整剂量。

盐酸氨溴索的药代动力学无年龄和性别差异影响，无需改变推荐剂量。

饮食对盐酸氨溴索的生物利用度无影响。

【不良反应】 免疫系统 罕见：超敏反应。未知：过敏反应引起的过敏性休克、血管神经性水肿和瘙痒。

皮肤和皮下组织异常 罕见：皮疹、荨麻疹。未知：严重的皮肤反应（包括多形性红斑、Stevens-Johnson 综合征/中毒性表皮坏死松解症和急性泛发性脓疱型银屑病）。

神经系统异常 常见：味觉紊乱。

消化系统异常 常见：恶心、口腔麻木。偶见：呕吐、腹泻、消化不良、腹痛、口干。罕见：咽干。十分罕见：多涎。曾报告胃灼烧。

呼吸、胸廓和纵隔异常 常见：咽喉麻木。十分罕见：呼吸困难和支气管痉挛（常见于呼吸系统高过敏性患者）。未知：呼吸困难（超敏反应症状）。

肾和泌尿道异常 罕见：排尿困难。

全身和给药部位异常 偶见：发热、黏膜反应。

【禁忌证】 对本品的主要成分（盐酸氨溴索）或是其他组分有过敏的患者禁用。

【注意事项】（1）有报道使用氨溴索时有严重的皮肤反应，如多形性红斑、Stevens-Johnson 综合征（SJS）/中毒性表皮坏死松解症（TENS）和急性泛发性脓疱型银屑病（AGEP）。若出现渐进性皮疹症状（有时伴有水疱或黏膜损伤），请停止使用本品，立即就医。大部分这些反应可以由潜在疾病或其他并发症的严重程度解释。Stevens-Johnson 综合征或中毒性表皮坏死松解症初期，患者最初可能会出现类似流感的非特异性症状，如发热、寒战、鼻炎、咳嗽和咽喉痛，由于这些误导性症状，可能采用针对咳嗽和感冒治疗的对症治疗。

（2）原则上吸入有支气管痉挛反应的危险，本品不应用于已知气管系统有过敏性和(或)过敏体质的患者。

（3）建议支气管哮喘患者吸入给药前使用支气管解痉药。

（4）若支气管运动功能受损、分泌物较多（如罕见的恶性纤毛综合征），应慎用本品以防分泌物堵塞。

（5）肾功能不全或患有严重肝病的患者，应遵医嘱使用本品。作为由肝代谢肾清除的药物，当肾功能严重不全时，肝内生成的氨溴索代谢物会蓄积。

（6）有消化性溃疡患者应慎用盐酸氨溴索。

（7）若在吸入给药 4～5 日后症状恶化或无改善，需咨询医师。

（8）在气溶胶深度吸入时可能出现咳嗽刺激，因此吸入期间需正常吸气和呼气。

（9）未见影响驾驶和机械操作的证据，尚无相关研究。

孕妇及哺乳期妇女 妊娠：本品可通过胎盘屏障，非临床研究尚无证据显示对、胚胎/胎儿发育、围产期发育或生育力有直接或间接危害。妊娠 28 周后的拓展性临床经验表明对胎儿无有害影响。然而孕期用药均应遵守常规预防措施，妊娠期尤其头 3 个月内不推荐本品。

哺乳：动物试验显示氨溴索可进入母体乳汁。哺乳期不推荐使用。

生育力：临床前研究未显示对生育力有直接或间接有害影响。

儿童 尚无 6 个月以下儿童有效性安全性数据。

老年人 盐酸氨溴索的药代动力字未见年龄差异影响，老年用药无需改变推荐剂量。

【药物相互作用】（1）当本品与镇咳药合用时，可能因咳嗽反射减少而出现分泌物危险，应慎重权衡风险获益后合用。

（2）本品与红霉素、头孢氨苄、土霉素、阿莫西林、头孢呋辛、多西环素等抗生素同时服用，可导致抗生素在支气管肺分泌物和咳痰中浓度升高。

【给药说明】 使用指导（1）本品只能配合雾化设备吸入，不能口服或注射。

（2）本品应与 0.9%氯化钠注射液按 1:1 比例混合使用以获得最佳加湿空气。

（3）可与 β-拟交感神经药、吸入用异丙托溴铵溶液混合使用，但不得与色甘酸钠混用。

（4）本品应避免与导致混合溶液 pH 高于 6.3 的药物混合使用，以防止 pH 升高导致游离氨溴索失效或溶液混浊。

【用法与用量】（1）12 岁以上儿童及成人 每次 2～3ml，一日吸入 1～2 次（15～45mg/d）。

（2）2～12 岁儿童 每次 2ml，一日吸入 1～2 次（15～30mg/d）。

（3）6 个月～2 岁儿童 每次 1ml，一日吸入 1～2 次（7.5～15mg/d）。

（4）本品推荐用药周期为 7 天，具体使用时间可遵医嘱，根据患者的症状延长或者缩短。

（5）肝功能不全患者和老年患者，使用本品无需调整剂量。

【制剂与规格】 吸入制剂：2ml:15mg。

糜 蛋 白 酶 [药典(二)；医保(乙)]
Chymotrypsin

【成分】 本品主要成分为糜蛋白酶。系自牛或猪胰中提取的一种蛋白分解酶。

【适应证】 注射用糜蛋白酶为蛋白分解酶类药。能促进血凝块、脓性分泌物和坏死组织等的消化清除，用于眼科手术以松弛睫状韧带，减轻创伤性虹膜睫状体炎；也可用于创口或局部炎症，以减少局部分泌和水肿。

【药理】 (1)药效学 本品具有肽链内切酶作用，使蛋白质大分子的肽链切断，成为分子量较小的肽，或在蛋白分子肽链端上作用，使分出氨基酸。本品尚有脂酶作用，使某些脂水解。因此可消化脓液、积血、坏死组织，起创面净化、消炎、消肿作用。此外，尚能松弛睫状韧带及溶解眼内某些组织的蛋白结构。

(2)药动学 未进行该项实验且无可靠参考文献。

【不良反应】 (1)肌内注射偶可致过敏性休克，用前应先做皮肤过敏试验。

(2)本品可引起组胺释放，招致注射局部疼痛、肿胀。

(3)眼科局部应用可引起短期性的眼内压增高，导致眼痛和角膜水肿，青光眼症状可持续一周后消退。

(4)尚可致角膜线状混浊、玻璃体疝、虹膜色素脱落、葡萄膜炎，以及创口开裂或延迟愈合等。

(5)本品对视网膜有较强的毒性，应用时勿使药液透入玻璃体，因可造成晶状体损坏。

【禁忌证】 (1)严重肝病或凝血功能不正常者禁用。

(2)眼内压高或伴有角膜变性的白内障患者，以及玻璃体有液化倾向者禁用。

(3)20 岁以下患者，由于晶状体囊膜玻璃体韧带相连固。眼球较小，巩膜弹性强，应用本品可使玻璃体脱出，故禁用。

【注意事项】 (1)本品不可静脉注射。

(2)本品遇血液迅速失活，因此在用药部位不得有未凝固的血液。

(3)如引起过敏反应，应立即停止使用，并用抗组胺类药物治疗。

(4)本品溶解后不稳定，宜用时新鲜配制。

【药物相互作用】 (1)不能与青霉素合用，不能与肾上腺素、过氧化氢配伍。

(2)对本品引起的青光眼症状，于术后滴入 β 受体拮抗药(如噻吗洛尔)，或口服碳酸酐酶抑制剂(如乙酰唑胺)，可望得到减轻。

【用法与用量】 用前将本品以氯化钠注射液适量溶解。

(1)肌内注射 一次 4000 单位。

(2)眼科注入后房 一次 800 单位，3 分钟后用氯化钠注射液冲洗前后房中遗留的药物。

(3)喷雾吸入 用于液化痰液，可制成 0.05%溶液雾化吸入。

【制剂与规格】注射剂(冻干)：(1)800 单位；(2)4000 单位。

第二十八章 口腔科用药

口腔科临床用药分为全身用药和局部用药。由于口腔疾病的局部性病变特点，全身用药时，所需剂量大，而药物达到病变部位的浓度低，药物难以发挥疗效，有时还会引起明显的不良反应。口腔和外界直接相通，局部用药十分方便，局部用药还具有用药量小、局部药物浓度高、能降低全身用药所致药品不良反应的优点。因此，局部用药在口腔疾病治疗中发挥着重要的作用，是本章的重点内容。本章主要叙述口腔科用药应用的特点。关于药物的药理、不良反应、禁忌证、药物相互作用、注意事项等项内容，另见有关章节。

第一节 局麻药和抗炎镇痛药

口腔治疗控制疼痛最常用的药物是局麻药。常用的方式有表面麻醉、浸润麻醉、阻滞麻醉等。通过麻醉药物的离子渗透作用，抑制或阻断周围神经或分支神经的冲动和传导，起到止痛的作用。口腔表面麻醉用于黏膜破溃引起的疼痛、黏膜脱落细胞学检查、黏膜下脓肿切开、松动牙拔除、上颌窦手术前的下鼻道黏膜麻醉、咽部及舌根软腭治疗时防止患者恶心、呕吐等。可将麻醉药物溶于液体中，令患者含漱数分钟后吐出；也可加入赋形剂，如甘油、矿物油、纤维素等，混合制成凝胶或糊剂，以延长局部停留时间。在表面麻醉反复涂抹和喷雾时，要注意药量，尤其丁卡因不要过量。表浅的浸润麻醉用于脓肿切开、外伤清创缝合、黏膜小肿物切除或取活检等手术。骨膜上浸润麻醉用于上颌前牙、上颌前磨牙、下颌前牙和乳牙的牙髓治疗、牙槽骨手术和某些牙周手术。浸润麻醉法也可用于颞下颌关节的封闭治疗。阻滞麻醉用于牙齿的拔除、牙周手术和牙槽外科手术、牙髓治疗等。局麻药中加入1:10万或1:20万肾上腺素可延长麻醉时间、减少手术区出血和麻药的吸收。当单纯用黏膜下浸润或阻滞麻醉对牙髓的镇痛效果不全时，可加用牙周膜注射法。

盐酸利多卡因 [药典(二)；国基；医保(甲)；医保(乙)]
Lidocaine Hydrochloride

【适应证】 用于表面麻醉、浸润麻醉和阻滞麻醉。①表面麻醉：口腔大面积溃疡或糜烂、黏膜疼痛患者，极松动的乳牙拔除等。②浸润麻醉：软组织手术、牙槽外科小手术、颞下颌关节封闭治疗等。③阻滞麻醉：拔牙、牙槽突手术、牙周手术、牙髓治疗、原发性三叉神经痛等。

【注意事项】 (1)浸润麻醉时，注射针头不要穿过感染区或肿瘤区，以防炎症扩散和肿瘤种植；或改用阻滞麻醉。

(2) 有心血管疾病的患者慎用加肾上腺素的局麻药，推入药物前应回吸，确保针头不进入血管。

(3) 儿童局部注射，新生儿早产儿慎用。

【用法与用量】 (1)表面麻醉 黏膜疼痛或拔除极松动的牙齿，取医用棉球，蘸取2%本品溶液成饱和状态，贴敷于患区表面，1分钟后起效，约可持续15分钟；或用2%本品溶液含漱，一次10ml，含漱2～3分钟，一日3次，餐前使用。

(2)浸润麻醉 软组织和牙槽突小手术，用0.25%～

0.5%的浓度，一次适量；拔牙、牙髓治疗、牙槽突手术、牙周治疗等，骨膜浅面注射，用 1%～2%的浓度，一次0.5～2ml。

(3) 阻滞麻醉　拔牙、牙槽突手术、牙髓治疗，用2%的浓度，一次 2ml；原发性三叉神经痛，一次 2%利多卡因 1ml 加维生素 B_{12} 0.5mg，封闭三叉神经分支，一周1～2次，连续5～7次。

(4) 儿童　浓度 0.25%，一次 4～4.5mg/kg。

【制剂与规格】　盐酸利多卡因注射液：(1)2ml:20mg；(2)2ml:40mg；(3)3.5ml:35mg；(4)5ml:50mg；(5)5ml:100mg；(6)10ml:200mg。

盐酸利多卡因注射液（溶剂用）：(1)2ml:4mg；(2)5ml:10mg。

盐酸利多卡因胶浆剂：(1)10g:0.2g；(2)20g:0.4g。

盐酸利多卡因凝胶剂：(1)10ml:0.2g；(2)20ml:0.4g。

复方盐酸阿替卡因 [医保(乙)]
Compound Articaine Hydrochloride

【成分】　复方制剂，组分为盐酸阿替卡因与肾上腺素。

【适应证】　口腔用局部麻醉剂，用于拔牙、牙髓治疗及牙周治疗时的浸润麻醉或阻滞麻醉。

【药理】　(1) 药效学　本品为酰胺类局麻药，与利多卡因相比，易在组织内扩散，局麻效能强，毒性低于利多卡因。适于浸润麻醉，可阻断沿注射部位神经纤维的传导。添加 1:10 万肾上腺素可延缓麻醉剂进入全身循环，手术部位出血少。在黏膜下注射后 2～3 分钟出现麻醉效果，可持续 60 分钟。动物实验研究表明阿替卡因具有良好的耐受性。动物研究中未发现致畸因素。

(2) 药动学　颊黏膜注射后 30 分钟内，可达血药峰浓度，半衰期约 110 分钟。盐酸阿替卡因主要由肝脏代谢，5%～10%剂量的药物以原型方式从尿液排出。

【不良反应】　(1) 患者有可能出现晕厥。

(2) 用药过量或某些敏感的患者可能出现以下临床症状　①中枢神经系统：神经质、激动不安、哈欠、震颤、忧虑、眼球震颤、多语症、头痛、恶心、耳鸣。如出现以上症状，应要求患者过度呼吸，严密监视以防中枢神经抑制造成病情恶化伴发癫痫。②呼吸系统：呼吸急促，然后呼吸过缓，可能导致呼吸暂停。③心血管系统：心动过速、心动过缓、心血管抑制伴随动脉低血压，可能导致虚脱，心律失常（室性早搏、室颤）、传导阻滞（房室传导阻滞）。可能导致心脏停搏。

【禁忌证】　(1) 严重房室传导障碍而未安置起搏器患者禁用。

(2) 经治疗未控制的癫痫患者及卟啉病患者禁用。

【注意事项】　(1) 4 岁以下儿童慎用。

(2) 本品含肾上腺素，严重高血压、心律失常、糖尿病患者慎用。

(3) 严重肝功能不全、代谢性酸中毒、高钾血症、缺氧患者需降低使用剂量。

(4) 阿替卡因极微量分泌于乳汁。麻醉结束后，可继续哺乳。

(5) 运动员使用时，需注意本品的活性成分可引起兴奋剂尿检结果阳性。

(6) 缓慢注射，严禁注射于血管中，注射前必须抽回血检查。

(7) 儿童局部注射最大用量不超过 5mg/kg。

【药物相互作用】　(1) 与胍乙啶类药物合用，可能会导致血压大幅度升高。

(2) 与挥发性卤代麻醉剂合用，可能会导致严重的室性心律失常（增加心脏反应）。

(3) 与 5-羟色胺和去甲肾上腺素能类抗抑郁药(如丙米嗪、西酞普兰及文拉法辛等)类抗抑郁药合用，可能会导致阵发性高血压或伴发心律失常。

(4) 与非选择性或 A 型选择性单胺氧化酶抑制药(前者如苯乙肼，后者如吗氯贝胺、托洛沙酮等)类抗抑郁药合用，可能会增加肾上腺素的升压作用。

【用法与用量】　局部浸润麻醉或神经阻滞麻醉，口腔内黏膜下注射给药。

成人　在患牙近根尖处(或术区)的黏膜进针达骨膜上。注射前须抽回血以检查是否误入血管，尤其行神经阻滞麻醉时。回吸无血后，缓慢注射药液，注射速度不得超过每分钟 1ml。注射剂量必须根据手术需要酌定。对于一般性手术，通常给药剂量为 0.85～1.7ml。盐酸阿替卡因最大用量按体重不得超过 7mg/kg。

在下颌磨牙的牙髓治疗时，如局部浸润的镇痛效果不完全，可将本品约 0.2～0.3ml 直接注入患牙的牙周膜间隙，以增强镇痛效果。

老年人　使用成人剂量的一半。

儿童　4 岁以上 1.33mg/kg。

【制剂与规格】　复方盐酸阿替卡因注射液：1.7ml:盐酸阿替卡因 68mg 与肾上腺素 0.017mg。

阿替卡因肾上腺素注射液：1.7ml:盐酸阿替卡因 68mg 与肾上腺素 0.017mg。

盐酸普鲁卡因 [药典(二)]
Procaine Hydrochloride

【适应证】 用于表面麻醉、浸润麻醉、阻滞麻醉及封闭疗法等。①表面麻醉：黏膜疼痛、极松动的乳牙拔除等。②浸润麻醉：软组织手术、牙槽突小手术。③阻滞麻醉：拔牙、牙槽突手术、牙周手术、牙髓治疗、原发性三叉神经痛。④封闭疗法：颞下颌关节紊乱症的局部注射，以解除咀嚼肌群的痉挛和疼痛。

【不良反应】 (1)本品可有高敏反应和过敏反应，个别患者可出现高铁血红蛋白血症。

(2)剂量过大，吸收速度过快或误入血管可致中毒反应。

【禁忌证】 心、肾功能不全，重症肌无力等患者禁用。

【注意事项】 (1)局部浸润和传导阻滞麻醉时，注射前请抽回血以检查是否误入血管。

(2)局部浸润和传导阻滞麻醉时，若需加肾上腺素，每毫升药液中一般加入肾上腺素 0.002~0.004mg，总量不得超过 0.5mg。

(3)营养不良、饥饿状态更易出现毒性反应，应予减量。

(4)注射器械不可用碱性物质如肥皂、煤酚皂溶液等洗涤消毒，注射部位应避免接触碘，否则会引起普鲁卡因沉淀。

【用法与用量】 表面麻醉、浸润麻醉、阻滞麻醉及封闭疗法。注射液可直接使用；注射用粉针于临用前用灭菌注射用水适量溶解，制成规定浓度的溶液后使用。

(1)表面麻醉 黏膜疼痛，用 2%本品溶液含漱，一次 10ml，一日 3 次，饭前用；松牙拔除，取医用棉球，蘸取本品溶液成饱和状态，贴敷于患牙处。

(2)浸润麻醉 软组织手术等，用 2%本品溶液，成人量一次不超过 500mg，极限量 1.0g。

(3)阻滞麻醉 拔牙、牙槽突手术、牙周手术、牙髓治疗等，用 2%本品溶液，一次 2ml；原发性三叉神经痛，用 1%或 2%本品溶液，一次 2ml。

(4)封闭疗法 颞下颌关节局部注射，用 0.5%或 1%本品溶液，一次 3~5ml。

【制剂与规格】 盐酸普鲁卡因注射液：(1)2ml：40mg；(2)10ml：100mg；(3)20ml：50mg；(4)20ml：100mg。

注射用盐酸普鲁卡因：(1)0.15g；(2)1g。

盐酸丁卡因 [药典(二)；医保(甲)；医保(乙)]
Tetracaine Hydrochloride

【适应证】 口腔黏膜表面麻醉。

【注意事项】 (1)本品为酯类局麻药，过敏反应罕见，与普鲁卡因可能有交叉过敏反应，对普鲁卡因或具有对氨基苯甲酸结构的药物过敏者慎用。

(2)黏膜表面损伤需慎用。

【用法与用量】 黏膜表面麻醉。

(1)注射液可直接使用，注射用粉针于临用前用灭菌注射用水适量溶解制成 1%~2%的溶液后使用。取医用棉球，蘸取 1%~2%本品溶液成饱和状态，贴敷于病变局部 1~3 分钟，药效可维持 30~60 分钟。一次限量为 40mg。

(2)胶浆剂可直接涂于口腔黏膜表面。

【制剂与规格】 盐酸丁卡因注射液：5ml：50mg。

盐酸丁卡因胶浆：1%。

注射用盐酸丁卡因：(1)10mg；(2)25mg；(3)50mg。

盐酸甲哌卡因 [药典(二)；药典(三)；国基；医保(甲)；医保(乙)]
Mepivacaine Hydrochloride

【适应证】 用于口腔局部浸润麻醉或神经阻滞麻醉。

【药理】 (1)药效学 本品是一种酰胺类局部麻醉药。它作用于感觉及运动神经纤维，见效快，药效持续时间长，能有效阻碍神经传导。在局麻药中加入肾上腺素可收缩给药部位血管，延缓局麻药的全身吸收，维持活性组织浓度，并在一定程度上减少局麻药用量，同时可减少手术野出血。本品与利多卡因或普鲁卡因相比，毒性更小。

(2)药动学 本品局部注射后，迅速吸收，血药浓度达峰时间为 30 分钟。吸收后分布于整个机体，血浆蛋白结合率 60%~78%，血浆半衰期一般为 90 分钟左右。本品起效迅速，上颌一般 30~120 秒，下颌 1~4 分钟，可使上颌得到 20 分钟的有效麻醉，下颌则是 40 分钟。本品吸收速度取决于很多因素，比如注射位置以及是否存在血管收缩剂。本品代谢速度很快，肝脏是主要的代谢器官，超过 50%的代谢产物排泄到胆汁。大部分代谢物可能被肠再吸收，从尿液排出，一小部分从粪便排出。主要的排泄经由肾脏。大部分的麻醉剂和其代谢物在 30 小时内可排泄完成，超过 16%的药物以原型从尿液排出。

【不良反应】 (1)与其他酰胺类局部麻醉剂类似，偶见惊厥、肌肉抽搐、虚脱和低血压，并可能致死。

（2）罕见正常心率减慢、Ⅰ度房室传导阻滞及过敏反应。

【禁忌证】 （1）对酰胺类麻醉剂过敏者禁用。

（2）严重心血管疾病（如心肌梗死）患者或心律失常者禁用。

（3）严重肝病和肾病患者禁用。

（4）3 岁以下儿童禁用。

【注意事项】 （1）使用前必须了解患者病情，身体现况及药物过敏史。

（2）避免在已受感染或红肿的部位进行注射。

（3）注入药液前回吸以确保针头不在血管内，注射过程要缓慢，不间断。

（4）每次进行麻醉时必须准备好镇静剂（苯二氮䓬类药物、巴比妥酸盐）。

（5）患者在局部感觉恢复前不能咀嚼口香糖，也不能进食。

（6）运动员慎用。

（7）若患者因过敏引发心肌梗死，应先立即在其静脉注射（肾上腺）皮质激素类抗组胺类药，然后再进行急救。

（8）用尽量少的剂量达到有效的麻醉效果来避免严重的不良反应。

（9）儿童局部注射，一次不超过 1.8ml（3%），一周不超过 1 次。

【药物相互作用】 （1）如果使用了抗抑郁镇静药，就应减少麻醉药的剂量。因为局部麻醉药和镇静药混合使用可能会产生附加的效果。

（2）应避免与以下药物合用：血管紧张剂、β 受体拮抗药、抗心律失常药、麦角类催产药等。

【给药说明】 成人一次最高限量为 162mg，如果患者体重为 60kg，则相当于每公斤体重 2.7mg 盐酸甲哌卡因。切忌一次用量超过 300mg。

【用法与用量】 区域注射。

成人 一次 1.8～5.4ml（3%，1～3 支），推注速度不超过每分钟 1ml。具体情况视麻醉范围及所用麻醉技术而定。一周不超过 1 次。

儿童 浓度 3%，剂量为 0.025ml/kg，1 次不能超过 1.8ml。

【制剂与规格】 盐酸甲哌卡因注射液：（1）1.8ml：54mg；（2）20ml：0.4g。

盐酸甲哌卡因肾上腺素注射液：1.8ml：盐酸甲哌卡因 36mg 与肾上腺素 18μg。

双氯芬酸钠 [药典（二）；国基；医保（甲）；医保（乙）]
Diclofenac Sodium

【适应证】 用于复发性阿弗他溃疡局部止痛。

【不良反应】 （1）少数患者口腔溃疡局部有一过性刺激痛，很快即可消失。

（2）偶见头晕。

【禁忌证】 （1）对本品成分及其他非甾体类抗炎药过敏者禁用。

（2）妊娠或即将妊娠患者禁用。

【用法与用量】 局部喷雾，2～3 小时一次，每次 3～4 揿（每揿含双氯芬酸钠 0.5mg）。

【制剂与规格】 双氯芬酸钠喷雾剂：（1）8ml：80mg（每揿含双氯芬酸钠 0.5mg）；（2）20ml：200mg（每揿含双氯芬酸钠 0.5mg）。

复方甘菊利多卡因凝胶
Compound Chamomile and Lidocaine Hydrochloride Gel

【成分】 本品为复方制剂，其主要组分为每克凝胶中含：盐酸利多卡因 20mg、麝香草酚 1mg、洋甘菊花酊（1：5.5）200mg。

【适应证】 ①用于牙龈、唇以及口腔黏膜的炎症性疼痛。②可以缓解乳牙和智齿萌出过程中所出现的局部症状及由于佩戴正畸矫治器所致的局部症状等。③可作为佩戴义齿后所出现的疼痛不适及刺激性和（或）过敏性反应的辅助性治疗。

【药理】 （1）药效学 ①盐酸利多卡因：通过阻断神经冲动的产生和传导而发挥局麻或止痛作用。②麝香草酚：属酚类消毒防腐药，对多种细菌、真菌及病毒有效，杀菌能力是苯酚的 30 倍，而毒性只是后者的 1/4。③洋甘菊花酊：洋甘菊花提取物具有抗炎、解痉、促进伤口愈合、抗菌及促进皮肤代谢等多种作用。洋甘菊花提取物能减少花生四烯酸生成，抑制环加氧酶活性，从而减少前列腺素的生成，具有抗组胺、炎症介质的活性；还有清除氧自由基的作用；10mg/ml 浓度的洋甘菊花提取物，对多种细菌均有抑制作用，尤其对口腔常见的病原菌金黄色葡萄球菌特别敏感。

（2）药动学 本品是一种用于（口腔）黏膜及炎症或损伤皮肤的水凝胶制剂。各种活性成分的药代动力学资料如下：

盐酸利多卡因：当浓度为 0.5%～4% 时，对缺乏免疫力的皮肤有效，其作用通过在皮肤表面形成游离基质而起到缓冲作用。由于浓度梯度的作用，其游离基质可快速扩散至皮肤深层，进入毛细血管网。经全身吸收的利多卡因在肝内代谢灭活。

麝香草酚：麝香草酚外用时其吸收程度非常有限，少量吸收物经体内完全生物转化。与硫酸根或葡萄糖醛酸结合，由尿液中排出。

洋甘菊花酊：单剂量局部外用 6mg［^{14}C］-没药醇(洋甘菊花酊的主要活性成分)于雌性裸鼠颈部皮肤，1 小时后测 75%的标记物到达皮肤深度 120μm，5 小时后测得50%的标记物达皮肤深度 90~180μm。提示本品对皮肤有恒定的穿透力。

【不良反应】 本品一般无不良反应，但大剂量使用时可能在特殊部位吸收。如：1 名 11 个月大的儿童由于牙齿萌出不适，在疼痛部位使用 2%的利多卡因溶液，使用 6 倍于每日推荐剂量后一周，儿童的利多卡因血药浓度为 10μg/ml，出现惊厥，通常血药浓度高于 6μg/ml 易于产生毒性症状，尚不知儿童是否意外吞咽了利多卡因溶液。因此本品仅用于年龄较大的儿童以缓解恒牙萌出时的不适，应避免意外吞咽。

利多卡因可触发迟发变态反应和速发变态反应，可与其他酰胺类药物发生交叉过敏反应，频繁地局部使用利多卡因，特别是用于黏膜，可触发变态反应。

【禁忌证】 对本品中各种成分已知有过敏反应的患者禁用。

【注意事项】 将本品置于儿童不可触及处，避免意外吞咽。

【给药说明】 用于缓解幼儿或学龄儿童因出牙所致不适时，每次凝胶的用量长度不应超过 0.5cm，24 小时内不应超过 3 次。大剂量使用本品时，特别是利多卡因血浆浓度大于 6μg/ml 时，可产生毒性反应。本品更适用于年龄较大的儿童，以防误吞。

【用法与用量】 (1)牙龈或口腔黏膜炎症性疼痛：每日 3 次，每次涂约 0.5cm 凝胶于疼痛或发生炎症的牙龈区，稍加按摩。

(2)治疗与佩戴义齿有关的症状或病损：可用约豌豆大小的凝胶，按摩患处。

【制剂与规格】 复方甘菊利多卡因凝胶：10g(每10g 中含盐酸利多卡因 200mg，麝香草酚 10mg，洋甘菊花酊 2g)。

第二节 抗感染药

口腔内两大主要疾病牙周病和龋齿都是慢性感染性疾病，它们的预防和治疗都需要除去感染源，除了用机械方法去除牙菌斑、感染坏死的牙髓组织等局部治疗外，有些情况下还需要辅助使用抗感染药物；此外，口腔黏膜及软组织的感染性疾病，以及某些口腔内手术的前后也常需通过全身或局部途径使用抗感染药物。

口腔感染的局部治疗是非常重要的治疗途径。由于全身用药经血分布到口腔局部的浓度很低，因此许多口腔感染无需全身用药，仅局部治疗即可。不同的抗感染药可制成溶液剂、膜剂、片剂、喷雾剂、凝胶剂等不同的剂型，以满足口腔科治疗之需。

由于口腔环境复杂，许多因素影响抗感染药物的疗效。牙菌斑生物膜因其结构的关系，使生存于其中的微生物对药物和宿主的防御机制有较高的抵抗性。因此在用药时，应先尽可能彻底地去除感染部位的微生物，如菌斑、牙石、感染坏死的牙髓组织、溃疡表面的渗出物等，使药物直接作用于感染部位并达到微生物，否则就难以达到满意的抗感染效果。

抗感染药物不宜长期使用。口腔是有菌环境，牙菌斑在牙面上不断形成，如果不定时清除菌斑，一旦停药，疾病还会复发；长期用药还易导致细菌耐药。

盐酸四环素 [药典(二)]
Tetracycline Hydrochloride

【适应证】 用于牙周袋内的牙根表面涂布(手术时)，可促进牙周组织再生。

【药理】 药效学 抑制牙周可疑致病菌，低浓度的四环素有抑制胶原酶及其他金属蛋白酶的作用。

【注意事项】 临用前，将本品用灭菌注射用水适量溶解，制成 2.5%的溶液后使用。

【用法与用量】 在翻瓣手术中，根面平整后，用医用棉球蘸 2.5%盐酸四环素溶液涂布牙根面 1~2 分钟，然后用 0.9%氯化钠注射液冲洗，缝合龈瓣。

【制剂与规格】 盐酸四环素片剂：(1)0.125g；(2)0.25g。

盐酸四环素胶囊剂：0.25g。

注射用盐酸四环素：(1)0.125g；(2)0.25g；(3)0.5g。

盐酸多西环素 [药典(二)；国基；医保(甲)；医保(乙)]
Doxycycline Hydrochloride

【适应证】 用于牙周炎的辅助治疗。

【药理】 药效学 本品与其他四环素族抗生素均有抑制胶原酶(尤其是中性粒细胞产生的胶原酶)的作用。

在低于抑菌浓度的剂量下(如 20mg)即可抑制胶原酶,尤其对合并糖尿病的患者效果明显。该低剂量并无抗菌作用,故长期服用不会改变牙周袋内的菌群,也不导致耐药菌的产生。

【禁忌证】 (1)有四环素类药物过敏史者禁用。

(2)8 岁以下儿童禁用。

【用法与用量】 口服 每次 20mg,一日 2 次。

【制剂与规格】盐酸多西环素片(按 $C_{22}H_{24}N_2O_8$ 计):(1)50mg;(2)100mg。

盐酸多西环素分散片(按 $C_{22}H_{24}N_2O_8$ 计):100mg。

盐酸多西环素胶囊(按 $C_{22}H_{24}N_2O_8$ 计):100mg。

盐酸米诺环素 [药典(二);国基;医保(乙)]
Minocycline Hydrochloride

【适应证】 ①中、重度牙周炎在龈下刮治后,牙周袋内放入本品,可提高疗效,减少复发。②急性冠周炎在局部清洗后,盲袋内放入本品。

【药理】 (1)药效学 本品对葡萄球菌、肺炎杆菌等革兰阳性菌以及大肠埃希菌、克雷伯菌等革兰阴性菌具有广谱抗菌作用,本品还能明显抑制与破坏牙周组织和形成牙周袋有关的胶原酶的活性水平。

(2)药动学 将本品制成牙周袋内局部使用的缓释软膏制剂,随着基质的缓慢降解,使米诺环素缓慢释放,可使局部药物浓度保持较高且持久(一般维持 1 周)。

【不良反应】 少见放药后短时间有局部胀痛、不适,数分钟内可自动缓解。

【注意事项】 (1)一旦出现过敏征兆(瘙痒,发红,肿胀,丘疹,水疱等)即停止用药。

(2)用药前去除软垢,龈上菌斑及牙石。

(3)为了使药物充满牙周袋,需将注射器的头部轻插至牙周袋底部,边退注射器,边将药物注满牙周袋。

(4)注药后不得立即漱口及进食。

(5)注药时,患部可能出现一时刺激或疼痛,缓慢注药可明显减轻此症状。

【用法与用量】 洁治或龈下刮治后,将本品注入牙周袋内,直至充满,一周 1 次,连用 4 周。

【制剂与规格】 盐酸米诺环素软膏:0.5g。

制 霉 菌 素 [药典(二);药典(三);国基;医保(甲);医保(乙)]
Nystatin

【适应证】 用于口腔黏膜念珠菌病,如鹅口疮(雪口)、义齿性口炎、正中菱形舌、念珠菌性口角炎、念珠菌性唇炎和增殖型念珠菌感染等。

【不良反应】 有特殊味道,可能引起患者不适,出现恶心等消化道症状。

【注意事项】 (1)制霉菌素口服后胃肠道不吸收,治疗口腔真菌感染须口含。

(2)对深部真菌感染无效。

(3)治疗后症状消失且念珠菌培养阴性时可停药,停药 1 周后复查,并做念珠菌培养,视培养结果决定是否继续用药。

【用法与用量】 口含 一次 50 万 U,一日 3 次,饭后含化并咽下,连用 14~30 日。如不能耐受该药的特殊味道,或出现消化道症状,可在含化后将药吐出。

【制剂与规格】 制霉菌素片:(1)10 万 U;(2)25 万 U;(3)50 万 U。

氟 康 唑 [药典(二);国基;医保(甲);医保(乙)]
Fluconazole

【适应证】 用于口腔念珠菌病口腔黏膜念珠菌感染。

【禁忌证】 对本品或其他吡咯类药物有过敏史者禁用。

【注意事项】 (1)由于本品主要自肾排出,因此治疗中需定期检查肾功能。用于肾功能减退患者需减量应用。

(2)本品目前在免疫缺陷者中的长期预防用药,已导致念珠菌属等对氟康唑等吡咯类抗真菌药耐药性的增加,故需掌握指征,避免无指征预防用药。

(3)治疗过程中可发生轻度一过性血清氨基转移酶升高,偶可出现肝毒性症状。因此用本品治疗开始前和治疗中均应定期检查肝功能,如肝功能出现持续异常,或出现肝毒性临床症状时均需立即停用本品。

(4)本品与肝毒性药物合用、需服用本品两周以上或接受多倍于常用剂量的本品时,可使肝毒性的发生率增高,故需严密观察,在治疗前和治疗期间每两周进行一次肝功能检查。

【用法与用量】 口服 首次剂量 200~400mg,以后一次 100~200mg,一日 1 次,晚上服,连服 7~21 天。

【制剂与规格】 氟康唑片:(1)50mg;(2)100mg;(3)150mg。

氟康唑胶囊:(1)50mg;(2)100mg;(3)150mg。

氟康唑颗粒:(1)1g:50mg;(2)2g:100mg。

克霉唑 [药典(二)；国基；医保(甲)；医保(乙)]
Clotrimazole

【适应证】　用于口腔念珠菌病，最常用于真菌性口角炎。

【注意事项】　用药部位如有烧灼感、红肿等情况应停药。

【用法与用量】　外用，涂布于病损处，一日 4 次，饭后睡前使用。

【制剂与规格】　克霉唑乳膏：(1)1%；(2)3%。

咪 康 唑
Miconazole

【适应证】　用于念珠菌性口角炎的治疗。

【注意事项】　妊娠期及哺乳期妇女慎用。涂药部位如有灼烧感、瘙痒、红肿等，应停止用药。

【用法与用量】　外用　涂布于病损处，一日 4 次，饭后睡前使用。

【制剂与规格】　硝酸咪康唑乳膏：2%。

硝酸咪康唑搽剂：2%。

阿 昔 洛 韦 [药典(二)；国基；医保(甲)；医保(乙)]
Aciclovir

【适应证】　用于病毒感染性口炎，如带状疱疹、疱疹性龈口炎、手足口病、疱疹性咽峡炎等。

【注意事项】　涂搽本品时，应注意用防护指套或橡皮手套涂搽，以免感染身体其他部位或感染他人。用药部位如有烧灼感、瘙痒、红肿等情况应停药。

【用法与用量】　(1)口服　一次 200mg，一日 5 次，连服 7 日。

(2)外用　涂搽患处并覆盖，每次用量适中，每 3 小时 1 次，每日 6 次，连用 7 天。

【制剂与规格】　阿昔洛韦片：(1)0.1g；(2)0.2g；(3)0.4g。

阿昔洛韦咀嚼片：0.4g。

阿昔洛韦颗粒：200mg。

阿昔洛韦胶囊：200mg。

阿昔洛韦乳膏：(1)3%；(2)5%。

泛 昔 洛 韦 [药典(二)；医保(乙)]
Famciclovir

【适应证】　用于单纯疱疹、水痘、带状疱疹等。

【注意事项】　肾功能不全患者应注意调整用法与用量。

【用法与用量】　口服　成人每次 0.25g，每日 3 次，连用 7 天。

【制剂与规格】　泛昔洛韦片：(1)0.125g；(2)0.25g。

泛昔洛韦分散片：(1)0.125g；(2)0.25g。

泛昔洛韦颗粒：0.125g。

泛昔洛韦胶囊：0.125g。

更 昔 洛 韦 [药典(二)；国基；医保(乙)]
Ganciclovir

【适应证】　用于单纯疱疹、水痘、带状疱疹、多形红斑、毛状白斑等。

【注意事项】　绝对中性粒细胞计数少于 500 个细胞/µl 或血小板计数少于 25000 个细胞/µl 不能使用。

【用法与用量】　口服　每次 1g，每日 3 次，与食物同服。

【制剂与规格】　更昔洛韦片：0.5g。

更昔洛韦胶囊：0.25g。

更昔洛韦分散片：0.25g。

甲 硝 唑 [药典(二)；国基；医保(甲)；医保(乙)]
Metronidazole

【适应证】　①与阿莫西林合用，口服用于重度慢性牙周炎或侵袭性牙周炎的辅助治疗。②口服用于急性坏死性溃疡性牙龈炎。③局部用于牙周脓肿、急性冠周炎。④局部用于口腔内的慢性窦道(源于根尖周围炎或牙周病变等)。

【药理】　药效学　对口腔内，尤其是牙周袋内的革兰阴性厌氧菌有很强的杀灭作用。甲硝唑棒为细棒状，放入牙周袋后，局部药物浓度较高，龈下菌群中产黑色素拟杆菌群、牙密螺旋体、具核梭杆菌等明显减少或消失。

【不良反应】　(1)部分患者口服有恶心、胃肠不适。

(2)甲硝唑棒放入深牙周袋当时可有轻度胀感。

(3)药物进入口内可有苦味。

【注意事项】　(1)服药期间应忌酒，否则可能会出现腹部痉挛、恶心、呕吐、头痛和潮红等。

(2)作为牙周炎的辅助治疗，应在龈下刮治后再放甲硝唑棒，否则药物不易作用到细菌。急性脓肿及冠周炎也应先进行局部冲洗、排脓后再放本品。

(3)儿童　治疗厌氧菌感染。

【药物相互作用】　甲硝唑能增强华法林和其他口服香豆素抗凝血剂的抗凝血作用，导致凝血酶原时间延长。

【用法与用量】　(1)含片　口含，每次连续含 3～4

片，每日 3～4 次。

（2）口腔粘贴片　用棉签擦干黏膜后，黏附于口腔患处，一次 1 片，一日 3 次，饭后使用，溶化后可咽下。

（3）含漱液　含漱。一次 10～20ml，先含 30 秒再漱口，一日 3～4 次，一周为一疗程。

（4）甲硝唑棒　以镊子将药棒插入患牙的牙周袋内，一次 1～2cm，1～2 日一次，共放置 2～3 次。

（5）片剂、胶囊剂　口服，一次 200mg，一日 3 次，用药 3～7 天。

儿童　含漱液，一次 1ml 加温水 50ml 稀释，一日 3 次含漱。

【制剂与规格】　甲硝唑片：(1)0.1g；(2)0.2g；(3)0.25g。

甲硝唑含片：2.5mg。

甲硝唑口颊片：3mg。

甲硝唑口腔粘贴片：5mg。

甲硝唑棒：每 100g 含甲硝唑 22g。

甲硝唑胶囊：(1)0.2g；(2)0.4g。

甲硝唑含漱液：0.5%。

替 硝 唑 [药典(二)；国基；医保(甲)；医保(乙)]
Tinidazole

【适应证】　用于重度慢性牙周炎、侵袭性牙周炎的辅助治疗。

【注意事项】　(1)可单独服用或与阿莫西林合用。

（2）儿童治疗厌氧菌感染。局部制剂可。

【用法与用量】　(1)浓替硝唑含漱液　取本品 2ml，加入温开水 50ml 稀释后含漱，约 1 分钟后吐弃。一日 3 次。儿童剂量减半。

（2）含片：口腔局部含用，一次 1 片，每次口腔滞留时间为 20～30 分钟，一日 4 次，连用 3 日。或遵医嘱。

（3）片剂、胶囊剂：厌氧菌感染：第 1 天起始剂量为 2g，以后一日 1 次，一次 1g；或者一日 2 次，一次 0.5g，一般疗程 5～6 日。

【制剂与规格】　替硝唑片：0.5g。

替硝唑胶囊：(1)0.25g；(2)0.5g。

替硝唑含片：(1)2.5mg；(2)5mg。

替硝唑口腔贴片：5mg。

浓替硝唑含漱液：100ml:0.2g。

糠 甾 醇 [医保(甲)]
Rice Bran Sterol

【适应证】　用于牙周病引起的牙龈出血，牙周脓肿等病症。

【药理】　药效学　本品系米糠油未皂化物。含本品未皂化物总量不少于 90%，其中甾醇量不少于 60%，另含有烃、高级脂肪酸、三萜烯醇及维生素等。本品中甾醇能防氧化及抑制牙周细菌生长，从而起到改善牙齿病理性松动、抗牙龈出血作用。

【禁忌证】　对本品过敏者禁用。

【注意事项】　(1)牙周炎症状控制后需继续服用一定时期的维持量以巩固疗效。

（2）本品须与牙周病局部治疗同时进行，方能根治牙周病。

（3）药品性状发生改变时禁止使用。

【用法与用量】　口服治疗量：一次 6～8 片，一日 3 次。维持量：每次 2～4 片，一日 3 次。

【制剂与规格】　糠甾醇片：40mg。

第三节　消毒防腐药

消毒防腐药主要用于牙髓及根管的消毒、牙髓失活、牙周病和口腔黏膜病局部用药、感染部位及软组织创面的清洁和消毒等。

当口腔发生感染，尤其是牙齿表面堆积的牙菌斑造成牙周病、龋齿、牙髓和根尖周围感染时，通常不需全身应用抗感染药物。因为全身用药，药物到达病灶局部的量和浓度很低，治疗效果难如人意，而口腔局部使用消毒防腐药，通过使病原微生物蛋白质凝固或变性、干扰细菌代谢、改变细胞膜通透性等机制，从而达到杀灭或抑制局部病原微生物的目的，一般可以取得较好的疗效。

麝 香 草 酚
Thymol

【适应证】　①用于窝洞或根管消毒。②用于牙本质敏感症时脱敏。

【药理】　药效学　本品防腐作用大，而刺激性小，能渗入牙本质小管内。对坏死组织有分解作用。有轻微的镇痛作用。

【用法与用量】　外用。

（1）窝洞消毒　用医用棉球蘸取本品，涂布窝洞，然后吹干。

(2) 根管消毒 根管预备后，拭干根管，用棉捻蘸药，封入根管内。

(3) 牙本质敏感症时脱敏 用医用棉球蘸取本品，置于敏感的牙面上，用灼热的充填器熨烫，同时嘱患者向外呵气，以免吸入麝香草酚蒸气。

【制剂与规格】 麝香草酚乙醇溶液：10ml:2.5g。

丁 香 油
Clove Oil

【适应证】 ①与氧化锌调合成硬糊剂，用于牙髓充血时的安抚治疗、深龋洞的垫底和窝洞暂封剂。稀糊剂可作为根管充填剂。②与氧化锌及松香等调合成硬糊剂，用于牙周手术后创面的保护(牙周塞治剂)，有止痛、压迫和固定龈瓣、止血、防感染等作用。③急性牙髓炎开髓后，于穿髓孔处放丁香油棉球，可迅速止痛。可放于开放引流的窝洞。④化学性或机械性刺激所致的根周膜炎，可将丁香油棉捻封入根管止痛。

【药理】 药效学 本品具有良好的抗细菌、抗真菌效果，而且对主要致龋菌(变形链球菌)细胞外葡聚糖的合成有很好的抑制作用，从而达到清除牙菌斑，清洁口腔，预防龋齿的作用。加之还有麻醉止痛的功效，因此被广泛用于牙科疾病的治疗。

【注意事项】 (1)用作暂封剂或开放引流药时，口腔内有药味，但能忍受。

(2)国内曾有个别文献报道丁香油引起过敏性休克。过敏体质者慎用。

【用法与用量】 (1)急性牙髓炎开髓后的迅速止痛 于穿髓孔处放置丁香油棉球,亦可放于开放引流的窝洞。

(2)化学性或机械性刺激所致的根周膜炎的止痛 用丁香油棉捻封入根管。

(3)根管充填 与氧化锌调合成稀糊剂,作为根管充填材料使用。

(4)牙髓充血患牙的安抚治疗、近髓窝洞的垫底和窝洞暂时封闭 与氧化锌调合成硬糊剂使用。

【制剂与规格】 丁香油：20ml。

氢 氧 化 钙
Calcium Hydroxide

【适应证】 ①用于直接或间接覆盖牙髓，活髓切断后可覆盖根髓的断面。②根尖孔未完全形成的死髓牙(或不完全坏死)可在充分的根管预备和消毒后，以氢氧化钙糊剂充填根管，有一些牙的根尖部可继续发育完成，即"根尖诱导成形术"。③可单独或与其他成分(如碘仿等)配成合剂用于根管充填，可使根尖周围的肉芽组织纤维化，防止或停止内吸收，促进牙本质和骨质的修复。④近牙颈部的根管侧穿，可将氢氧化钙放于侧穿处，促使形成钙化屏障，封闭侧穿处。

【药理】 药效学 本品为强碱性(pH 9～12)，并可释放氢氧离子和钙离子。作为盖髓剂时，与其接触的牙髓组织形成一坏死层，其下方有炎症反应。过后在坏死层下方形成新的修复性牙本质(牙本质桥)，将穿髓孔或根髓断面封闭。

本品可促进牙髓细胞表达和激活碱性磷酸酶，诱导牙髓细胞分化出成牙本质细胞，并促进牙本质基质的形成。本品的强碱性有利于钙化过程，对细菌也有抑制生长作用。对于本品中的钙离子是否参与了牙本质桥的形成，尚有不同看法。

【注意事项】 使用药物时切勿加压，以免对牙髓造成新的损伤。

【用法与用量】 散剂和溶液剂临用时调成糊剂，取适量置穿髓孔或根髓断面上，外封氧化锌丁香油糊剂。

【制剂与规格】 氢氧化钙糊剂：5g。

樟脑苯酚溶液
Camphor and Phenol Solution

【适应证】 ①用于窝洞及根管消毒。②用于逆行性牙髓炎时放入牙周袋内减轻疼痛。③急性根尖周围炎开放引流时，窝洞内暂时放置蘸本品的棉球。

【药理】 药效学 本品为樟脑与苯酚的混合制剂。樟脑有镇痛作用和弱的防腐作用，与苯酚合用可减轻酚的腐蚀作用，加强渗透作用。本品中苯酚是原浆毒，使细菌蛋白变性，起杀菌作用，对革兰阳性和革兰阴性菌有效。对真菌亦有杀灭作用，但对芽孢、病毒无效。本品有止痛作用。

【注意事项】 (1)本品对黏膜有强腐蚀性，可能损伤根尖组织。

(2)深龋近髓的窝洞慎用，以免刺激牙髓。

(3)用医用棉球蘸药置龋洞或根管中时，注意药液不可过多，勿加压，避免使药液流出根尖孔。

(4)颜色变成棕红色，不宜使用。

【用法与用量】 (1)窝洞及根管消毒 用医用棉球蘸药置龋洞或根管中。在根管消毒时，可以用小棉球蘸药放在根管口，用暂封剂密封3～5日；也可用消毒纸捻或棉捻蘸药封入根管内。

(2)用于减轻逆行性牙髓炎时的疼痛 用医用棉球蘸药置入牙周袋内。

【制剂与规格】 樟脑苯酚溶液：每 ml 含樟脑 0.6g，苯酚 0.3g。

多聚甲醛
Paraformaldehyde

【适应证】 用于牙髓失活。

【药理】 药效学 多聚甲醛为甲醛的聚合物，在接触组织中的水分后，可缓慢释放甲醛，起到消毒杀菌和凝固组织的作用。

【注意事项】 (1)不得用于感染、坏死的根髓。

(2)对于局麻下切除冠髓、根髓尚存活力者，放多聚甲醛时不可加压，以免引起疼痛。有些病例因失活不全，可能导致残髓炎。

【用法与用量】 用本品封在牙髓创面上，封药时间约 2 周左右。

【制剂与规格】 多聚甲醛牙髓失活剂：3g(多聚甲醛 0.9g，盐酸普鲁卡因 0.9g，丁香油 0.6g)。

复方硼砂溶液
Compound Borax Solution

【成分】 本品为复方制剂，每 100ml 含硼砂、碳酸氢钠各 1.5g，液化酚和甘油各 0.3ml。

【适应证】 用于口腔炎、咽炎等的口腔消毒防腐。

【药理】 药效学 本品中硼砂与低浓度液化酚具有消毒防腐作用；甘油除对口腔黏膜具有保护作用外，还能与硼砂、碳酸氢钠发生反应生成甘油硼酸钠，更有利于主药发挥药效。

【用法与用量】 含漱 一次 10ml，加 5 倍量的温开水稀释后含漱，一次含漱 5 分钟后吐出，一日 3~4 次。

【制剂与规格】 复方硼砂含漱液：(1)200ml：硼砂 3.0g，碳酸氢钠 3.0g，甘油 7.0ml，液化苯酚 0.6ml；(2)500ml：硼砂 7.5g，碳酸氢钠 7.5g，甘油 17.5ml，液化苯酚 1.5ml。

碳 酸 氢 钠 [药典(二)；国基；医保(甲)]
Sodium Bicarbonate

【适应证】 ①用于口腔黏膜念珠菌感染。②用于预防及抑制义齿或奶瓶等表面真菌生长。③用于口腔、颜面部等酸性物质或有机溶剂灼伤。

【注意事项】 (1)碳酸氢钠溶液宜现用现配制，可用碳酸氢钠片或碳酸氢钠注射液加温开水稀释配成所需浓度使用。

(2)饭后含漱。

【用法与用量】 (1)口腔黏膜念珠菌感染 3%~5% 碳酸氢钠溶液，饭后含漱，一次 10ml，一日 3 次。

(2)预防及抑制义齿或奶瓶表面真菌生长 3%~5%碳酸氢钠溶液：①每晚浸泡义齿。②浸泡奶瓶、奶嘴等哺乳用具。

(3)洗涤母亲的乳头 4%碳酸氢钠溶液，哺乳前洗涤母亲的乳头，再用清水洗净。

(4)口腔、颜面部酸性物质或有机溶剂灼伤 ①酸性物质灼伤，1%~3%碳酸氢钠溶液，冲洗口腔黏膜、颜面皮肤等灼伤病损；②有机溶剂灼伤，5%碳酸氢钠溶液，冲洗灼伤部位。

儿童 治疗口腔黏膜念珠菌 3%~5%碳酸氢钠溶液，饭后含漱，一次 10ml，一日 3 次。

【制剂与规格】 碳酸氢钠片：(1)0.3g；(2)0.5g。

碳酸氢钠注射液：(1)10ml:0.2g；(2)10ml:0.5g；(3)20ml:1g；(4)100ml:5g；(5)250ml:12.5g；(6)500ml:25g。

次 氯 酸 钠
Sodium Hypochlorite

【适应证】 用于根管的冲洗和消毒。

【药理】 药效学 本品与水作用生成次氯酸。次氯酸分解产生新生态氧，通过氧化和抑制细菌的巯基，破坏其代谢，起杀菌作用。与水生成的氢氧化钠对有机组织有较强的溶解作用，能溶解坏死的牙髓组织，起到清洗和消毒根管的效果。次氯酸钠在酸性环境下杀菌能力增强。提高溶液的温度，可增强其杀菌作用和溶解有机物碎屑的作用。次氯酸还对牙齿有漂白作用。

【注意事项】 (1)冲洗用溶液的浓度为 1%~5%，浓度高时对黏膜有刺激。

(2)冲洗时不可加压，针头不可堵住根管，以免溶液超出根尖孔，损伤根尖周围组织。为了使药液达到根尖 1/3 处的根管，应在根管预备充分通畅后使用。

(3)冲洗用溶液应新鲜配制，避光、避热、密闭保存。

【用法与用量】 冲洗根管，一次 1~2ml，边冲洗边吸引。

【制剂与规格】 1%次氯酸钠消毒液：2500ml:25g。

5%次氯酸钠消毒液：2500ml:125g。

氯 己 定
Chlorhexidine

【适应证】 ①用于机械清除牙菌斑有困难者，预防和减少牙菌斑的形成，如口腔内手术前和手术后、颌间结扎患者、正畸患者、龋易感者、全身疾病(如白血病)

预防发生口腔感染、弱智和残障者、刷牙不彻底者等。②作为辅助用药用于义齿性口炎，也可将义齿浸泡于氯己定溶液中。③用于复发性阿弗他溃疡的发作期。④用于超声波洁牙前含漱 1 分钟或冲洗龈缘，可减少气雾中的微生物，避免诊室空气污染和减少治疗过程中的菌血症。⑤用于牙周袋内冲洗或缓释制剂放入袋内，加强刮治的效果。

【药理】（1）药效学 本品为消毒防腐药。某些葡萄球菌、变异链球菌、唾液链球菌、白念珠菌、大肠埃希菌和厌氧丙酸菌对本品高度敏；嗜血链球菌中度敏感；变形杆菌属、假单胞菌属、克雷伯杆菌属和革兰阴性球菌（如韦永球菌属）低度敏感。本品对革兰阳性和阴性菌的抗菌作用，比苯扎溴铵等消毒药强。本品在血清、血液等存在时仍有效。本品的作用机制为吸附于细菌胞浆膜的渗透屏障，使细胞内容物漏出而发挥抗菌作用。低浓度有抑菌作用，高浓度则有杀菌作用。

0.12%或 0.2%氯己定每天 2 次含漱，可显著抑制牙菌斑的形成，减少唾液中的细菌达 80%，减轻牙龈的炎症。在抑制牙菌斑方面为已知各种局部用药物的金标准。长期含漱 6 个月，口腔细菌的敏感性略有降低，停药后可恢复，不引起耐药菌株和机会性感染。使用 2 年后，血尿常规、血沉等与对照组无区别，不改变口腔菌群的生态系统。口腔科主要作为含漱剂。

（2）药动学 0.2%溶液 10ml 含漱后约有 30%与口腔黏膜、牙齿表面和唾液蛋白结合，在 8～12 小时内以活化方式缓慢释出，24 小时后仍能测出低浓度。

【不良反应】（1）长期含漱可使牙齿和修复体着色。停药后，经洁治或喷砂可清除牙面和树脂类充填体等着色。舌苔也可呈黑褐色，停药后自行消失。饮茶、饮酒等可加重。

（2）味苦，含漱后可使味觉有短时的改变，停药后恢复。宜在饭后使用。

（3）少数患者用 0.2%溶液含漱后有牙龈表面上皮轻度剥脱、发红、轻度不适或疼痛，停药后自愈。用 0.12%溶液可避免发生此现象。

（4）长期使用可使牙石易于堆积。

【注意事项】（1）醋酸盐不易溶解，现多用氯己定的葡萄糖酸盐。

（2）含漱可一定程度地减轻牙龈炎症，但对牙周袋内的菌群无作用，故不能替代正规的牙周治疗。

【用法与用量】（1）葡萄糖酸氯己定含漱液 饭后含漱，成人一次 10ml，儿童一次 5ml，每次含漱 2～5 分钟后吐弃。

（2）稀葡萄糖酸氯己定溶液、葡萄糖酸氯己定溶液临用前，将本品用纯化水适量稀释至规定浓度的溶液后使用。①防止或减少牙菌斑形成：0.2%溶液，一次 10ml，含漱 1 分钟，一日 2 次；或 0.12%溶液，一次 15ml，一日 2 次。2%溶液，涂布牙面，一日 1 次。②口腔黏膜炎：0.05%溶液，一次 10ml，含漱 1 分钟，一日 2 次。

（3）复方氯己定地塞米松膜 用于口腔黏膜溃疡。用时先洗净手指剥去涂塑纸，取出药膜，视口腔溃疡面的大小贴于患处，一次 1 至数片，一日 4 次，连用不得超过 1 周。

【制剂与规格】 葡萄糖酸氯己定含漱液：0.008%。
葡萄糖酸氯己定溶液剂：250ml:50g。
葡萄糖酸氯己定软膏剂：0.20%。
醋酸氯己定溶液剂：（1）0.05%；（2）0.02%。
醋酸氯己定软膏剂：0.5%。

复方氯己定含漱液
Compound Chlorhexidine Gargle

【适应证】 用于牙龈炎、急慢性冠周炎、口腔黏膜炎等引起的牙周脓肿、牙龈出血、牙周肿痛、牙槽部炎症、溢脓、口臭、口腔黏膜溃疡等。

【药理】 药效学 本品为复方制剂。其中所含葡萄糖酸氯己定具有广谱抗菌作用；甲硝唑具有抗厌氧菌作用。

【不良反应】（1）偶见过敏反应或口腔黏膜浅表脱屑。

（2）长期使用能使口腔黏膜表面与牙齿着色，舌苔发黄，味觉改变。

【禁忌证】 对本品成分过敏者禁用。

【注意事项】（1）本品连续使用不宜超过 3 个疗程。

（2）含漱时在口腔内停留 2～5 分钟。

（3）本品仅供含漱用，含漱后吐出，不得咽下。

（4）用时应避免接触眼睛。

（5）本品性状发生改变时禁止使用。

（6）使用本品期间，如使用其他口腔含漱液，应至少间隔 2 小时。

（7）低龄儿童可患处局部少量涂布漱口液。

【用法与用量】 含漱 一次 10～20ml，一日 2 次，早、晚于刷牙后含漱。5～10 日为一个疗程。

儿童 漱口，一次 5～10ml，一日 2 次。

【制剂与规格】 复方氯己定含漱液：（1）100ml:葡萄糖酸氯己定 120mg 与甲硝唑 20mg；（2）150ml:葡萄糖酸氯己定 180mg 与甲硝唑 30mg；（3）200ml:葡萄糖酸氯己定 240mg 与甲硝唑 40mg。

地喹氯铵
Dequalinium Chloride

【适应证】 用于急性咽喉炎、慢性咽喉炎、口腔黏膜溃疡和牙龈炎。

【药理】 药效学 本品为阳离子表面活性剂,具有广谱抗菌作用,对口腔和咽喉部的常见致病细菌和真菌感染有效。

【不良反应】 (1)罕见皮疹等过敏反应。

(2)偶见恶心、胃部不适。

【禁忌证】 对本品过敏者禁用。

【注意事项】 本品应逐渐含化,勿嚼碎口服。

【用法与用量】 口含 一次 0.25～0.5mg,每 2～3 小时 1 次,必要时可重复用药。

儿童 含化,一次 1～2 片,每 2～3 小时 1 次。

【制剂与规格】 地喹氯铵含片:0.25mg。

西 吡 氯 铵 [药典(二);医保(乙)]
Cetylpyridinium Chloride

【适应证】 ①用于口腔白念珠菌感染,减少或抑制牙菌斑形成。②用于口腔日常护理及清洁口腔。

【药理】 药效学 本品为阳离子季铵化合物,作为表面活性剂,主要通过降低表面张力而抑制和杀灭细菌。体外试验结果表明本品对多种口腔致病菌和非致病菌有抑制和杀灭作用,包括白念珠菌。含漱后能减少或抑制牙菌斑的形成,具有保持口腔清洁、清除口腔异味的作用。

动物实验结果表明本品对口腔黏膜无明显刺激性。

【不良反应】 (1)可能出现皮疹等过敏反应。

(2)口腔、喉头偶可出现刺激感等症状。

【禁忌证】 对本品过敏者禁用。

【注意事项】 (1)含漱液 含漱后吐出,不得咽下。

(2)含片 ①6 岁以下儿童不宜使用;②本品应逐渐含化,勿嚼碎口服。

【药物相互作用】 本品为阳离子型表面活性剂,与含有阴离子型表面活性剂的药物或产品合用时,有配伍禁忌,可能降低其杀菌效果。

【用法与用量】 (1)西吡氯铵含漱液 含漱用,刷牙前后或需要使用时,一次 15ml,强力漱口 1 分钟,一日至少使用 2 次。

(2)西吡氯铵含片 口含,使其徐徐溶化,一次 2mg,一日 3～4 次。

【制剂与规格】 西吡氯铵含漱液:(1)120ml:120mg;(2)200ml:0.2g。

西吡氯铵含片:2mg。

碘 仿
Iodoform

【适应证】 ①用于根尖区组织有大量渗出物、叩痛经久不消的患牙。②用于干槽症、脓腔以及术后的无效腔填塞。③用于砷制剂引起的牙龈或根尖区组织坏死。④用于根尖周围的化学性坏死。

【药理】 药效学 本品具有消毒、杀菌、收敛和止痛作用。实验研究表明,碘仿糊剂对需氧菌和厌氧菌均有较好的抑制作用和杀灭作用,尤其是厌氧菌作用更强。在当前认为牙髓病和尖周病是需氧菌及厌氧菌的混合感染,应用碘仿糊剂治疗,无疑是针对性措施。本品对组织无刺激作用,并能吸收渗出液,使创面干燥,还能促进肉芽组织新生和创口愈合。

【注意事项】 (1)避光、密闭保存。久贮可使碘逐渐释放,色泽呈灰黄,效果减退。

(2)与碱类、氧化剂、铅、银、汞、铁等盐类为配伍禁忌。

【用法与用量】 (1)根尖区组织有大量渗出物、叩痛经久不消的患牙 棉捻蘸碘仿糊封入根管中,或将糊剂直接封入根管中,留置 10～14 日。

(2)干槽症、脓腔以及术后的无效腔 碘仿纱条填塞,留置,也可隔数日至 1 周后换药。

(3)砷制剂引起的牙龈或根尖区组织坏死 碘仿糊敷于坏死的牙龈处。

(4)根尖周围的化学性坏死 碘仿糊封入根管中。

【制剂与规格】 碘仿糊:碘仿 3.0g,氧化锌 3.1g,凡士林 3.7g,丁香油 0.2ml。

碘仿纱条:(1)碘仿 100g,乙醇 500ml,甘油 500ml,乙醚 500ml;(2)碘仿 100g,纯化水 300ml。

碘 甘 油 [药典(二)]
Iodine Glycerol

【适应证】 用于牙龈炎、牙周炎及冠周炎等。

【药理】 药效学 本品具有防腐、收敛和轻微腐蚀作用。其中的碘能氧化细胞质的活性基团,并与蛋白质的氨基结合,使之变性,从而杀死细菌。本品对细菌、真菌、病毒均有杀灭作用。

【不良反应】 偶见过敏反应和皮炎。

【禁忌证】 对本品过敏者禁用。

【注意事项】 (1)新生儿慎用。

(2)本品仅供口腔局部使用。如误服中毒,应立即用淀粉糊或米汤灌胃，并送医院救治。

（3）用药部位如有烧灼感、瘙痒、红肿等情况应停药，并将局部药物洗净。

（4）如果连续使用 5 日无效，应去医院就诊。

【药物相互作用】　不得与碱、生物碱、水合氯醛、苯酚、硫代硫酸钠、淀粉、鞣酸同用或接触。

【用法与用量】　用 0.9%氯化钠注射液冲洗牙周袋，擦干后，用探针蘸药液送入牙周袋内，然后用干的医用棉球擦去多余药液，避免刺激邻近黏膜组织。

儿童　外用，棉签蘸取少量涂患处，一日 2～4 次。

【制剂与规格】　碘甘油：1%。

西 地 碘 [药典(二)]
Cydiodine

【适应证】　用于治疗慢性咽喉炎、白色念珠菌感染性口炎、口腔溃疡、慢性牙龈炎、牙周炎症以及糜烂型扁平苔藓等。

【药理】　药效学　本品为口腔、咽喉局部的消毒抗感染药物，在唾液作用下可迅速释放出碘分子，直接氧化和卤化菌体蛋白质，对多种微生物包括细菌繁殖体、真菌、芽孢、病毒等均有杀灭作用。

临床验证结果表明西地碘片的杀菌抗感染作用可靠，并具有收敛、消除黏膜水肿、止痛作用快、清除口腔臭味、促进口腔溃疡黏膜愈合等功能，供口腔、咽喉局部用药，对口腔黏膜无刺激性。

【不良反应】　（1）个别口腔溃疡较重者含药后可出现一过性刺激感，但不影响疗效。

（2）极少数患者可出现过敏症状，如血管神经性水肿、上呼吸道黏膜刺激症状，甚至喉头水肿引起窒息。

（3）长期应用可出现口内铜腥味、喉部烧灼感、鼻炎、皮疹等，长期含服可导致舌苔染色，停药后即可消退。

【禁忌证】　对碘过敏者、妊娠期妇女、哺乳期妇女禁用。

【注意事项】　药物对检验值或诊断的影响：正在测试甲状腺吸收 ^{131}I 功能的患者，应考虑吸收的碘可能对结果造成的影响。

【用法与用量】　成人　含化，一次 1.5mg，一日 3～5 次。

【制剂与规格】　西地碘含片：1.5mg。

聚 维 酮 碘 [药典(二)]
Povidone Iodine

【适应证】　①用于口腔炎，咽喉炎，口腔溃疡，牙周炎、冠周炎等口腔疾病。②用于口腔手术前的消毒，以及日常的口腔消毒保健。

【禁忌证】　对本品及其他碘制剂过敏者禁用。

【用法与用量】　临用前，将本品用纯化水适量稀释至规定浓度的溶液后使用。

（1）口腔炎，咽喉炎，口腔溃疡，牙周炎、冠周炎等①外用：1%溶液，直接涂于患处，一日 1 次，为了治疗重症或为了强化治疗，也可增加为一日 2 次，一般疗程为 5～14 日。②含漱：0.5%溶液，一次 10ml，饭后含漱 1 分钟，一日 3 次。

（2）牙周袋内冲洗　1%溶液，直接用于牙周袋内冲洗，也可放在超声洁牙机附带的冲洗药盒内，在洁治的同时冲洗牙周袋。

（3）口腔手术前消毒　0.5%溶液，涂搽皮肤 2 次。

（4）义齿消毒　将义齿浸泡于 0.05%溶液中。

【制剂与规格】　聚维酮碘含漱液：1%。

聚维酮碘溶液：1%。

过 氧 化 氢 [药典(二)；医保(乙)]
Hydrogen Peroxide

【适应证】　①用于口腔厌氧菌感染、口腔黏膜感染和坏死、牙周炎、坏死溃疡性龈炎/龈口炎、冠周炎、干槽症，以及感染根管的冲洗。②用于根管冲洗。③用于顽固性的局限性龈缘充血，反复牙周基础治疗后消炎效果不佳者。④用于超声洁治术前、龈上洁治和龈下刮治术后清洁口腔或治疗区。⑤用于四环素牙、氟牙症的脱色和变色的无髓牙漂白。

【药理】　药效学　本品为氧化剂，遇到组织中的过氧化氢酶时，立即分解而释出新生态氧，具有杀菌、消毒、防腐、除臭和除污的作用。本品对革兰阳性菌和某些螺旋体有效，特别是专性厌氧菌对其敏感。此外，由于氧化发泡形成的缓和机械力，使血块、坏死组织、刮除的肉芽组织松动，从而易被清除；另外，新生态氧形成的气泡压迫毛细血管，起到止血和减轻充血的作用。

过氧化氢溶液有 3% 和 30% 两种浓度，前者为常用的消毒防腐药，后者有强腐蚀性，具氧化脱色作用。

【不良反应】　（1）高浓度溶液对皮肤及黏膜有刺激性灼伤。

（2）3%溶液对口腔及舌黏膜有一定刺激性。

【注意事项】　（1）长期含漱会引起牙釉质脱钙，舌乳头肥大等，应与碳酸氢钠含漱液交替含漱，以中和过氧化氢溶液的酸性。

（2）3%过氧化氢溶液冲洗细窄的根管时，压力不可过大，以免大量气泡进入根尖孔外的组织，引起疼痛和感染扩散。

【用法与用量】 临用前，将本品用纯化水适量稀释至规定浓度的溶液后使用。

(1) 口腔抗感染 ①坏死性龈口炎：用 3%过氧化氢溶液拭洗坏死区，再嘱患者用 1%过氧化氢溶液含漱，一次 10ml，一日 3 次。②牙周炎、冠周炎：用 1%过氧化氢溶液反复冲洗牙周袋和冠周袋。③干槽症：用 1%～3%过氧化氢溶液擦拭拔牙窝的感染创面，直至臭味消除。

(2) 根管冲洗 将 3%过氧化氢溶液 5ml 灌入带弯头的注射器，将针头对准或插入根管口，以适度的压力注入本品，根据情况可重复数次。

(3) 超声波洁牙 超声洁治术前，3%过氧化氢溶液 10ml，口腔鼓漱 1 分钟后，清水漱口。

(4) 龈上洁治和龈下刮治 龈上洁治和龈下刮治术后，3%过氧化氢溶液冲洗治疗区。

(5) 四环素牙、氟牙症的脱色和变色的无髓牙漂白 ①四环素牙、氟牙症的脱色：将蘸有 30%溶液的与牙面着色区大小相应的滤纸片贴敷于牙面上。治疗过程中需用该药液保持滤纸湿润，但要防止接触牙龈和黏膜软组织。②变色的无髓牙漂白：取小的医用棉球蘸 30%过氧化氢溶液于饱和状态，置于已根管充填的窝洞内，表面加热，2～3 分钟后用氧化锌丁香油糊严密封闭。3～5 次为一疗程，每次间隔 3～7 日。

【制剂与规格】 过氧化氢溶液：3%。

乳酸依沙吖啶 [药典(二)；国基；医保(甲)；医保(乙)]
Ethacridine Lactate

【适应证】 ①用于糜烂、水肿、充血等范围较大、渗出较多的口腔黏膜溃疡。②用于牙龈炎、牙周炎的辅助治疗。③用于各种唇炎、扁平苔藓、盘状红斑狼疮、渗出性多形性红斑、药物过敏等唇部有厚痂糜烂病损需

要湿敷者。

【药理】 药效学 本品为一种具消毒防腐作用的碱性染料，能抑制革兰阳性菌和少数革兰阴性菌的繁殖，在治疗浓度时对人体组织无毒，无刺激性。

【注意事项】 (1)用于湿敷的医用纱布或棉球，应剪成病损大小；湿敷过程中，纱布、棉球要保持药液饱和状态；湿敷后若病损结痂未变软，则应继续湿敷，直至结痂变软。

(2) 药液遇光后色泽加深，不可再用。

【用法与用量】 (1)含漱 一次 10ml，一日 3 次，饭后口腔鼓漱 1～3 分钟。

(2) 湿敷 唇部有厚痂糜烂需要湿敷者，用医用纱布或棉球蘸药液至饱和状态覆盖于病损处，一次 20～30 分钟，一日 1～3 次。如湿敷用纱布或棉球所蘸药液因蒸发而干燥，则须更换新蘸药纱布或棉球。

【制剂与规格】 乳酸依沙吖啶溶液：0.1%。

枸 橼 酸
Citric Acid

【适应证】 用于牙周手术中处理暴露的牙根面。

【药理】 药效学 牙周手术中，用饱和枸橼酸溶液处理暴露的牙根面，使牙面轻度脱矿，暴露穿通纤维 (sharpey fibers)，这将有助于与龈瓣内新生的胶原纤维发生新的连接；它还可以降解根面的内毒素，有利于牙周膜来源的成纤维细胞贴附根面生长。

【注意事项】 因枸橼酸饱和溶液的 pH 值很低，操作中应避免药液接触牙槽骨和软组织。

【用法与用量】 先将小的医用棉球蘸上本品，然后再将蘸有本品的小的医用棉球放置于手术区已刮治过的牙根面上，2～3 分钟后除去棉球，牙根面用等渗氯化钠溶液冲洗后缝合龈瓣，或进行其他操作如植骨、引导组织再生术等。

【制剂与规格】 枸橼酸饱和溶液：100ml:50g。

第四节　免疫调节药

因免疫功能紊乱而引起的口腔疾病，常见为自身免疫性疾病及变态反应性疾病。治疗药物包括免疫抑制剂、免疫增强剂和免疫调节剂，治疗包括全身及局部用药。

(1) 全身用药 适用于天疱疮、类天疱疮、盘状红斑狼疮、白塞病等自身免疫性疾病；渗出性多形性红斑、药物过敏性口炎等过敏性疾病。

(2) 局部用药 主要用于腺周口疮、糜烂型扁平苔藓、慢性盘状红斑狼疮等长期糜烂不愈的病损。

常用方法为含漱、喷雾、局部涂布、病损基底部局部注射等。

曲 安 奈 德 [药典(二)；医保(乙)]
Triamcinolone Acetonide

【适应证】 用于口腔黏膜的急、慢性炎症，包括复发性阿弗他溃疡、糜烂型口腔扁平苔藓，药物过敏性口炎、接触性口炎、多形红斑、天疱疮、类天疱疮、创伤

性损害等。

【药理】 药效学 本品是一种糖皮质激素,具有显著的抗炎、止痛及抗过敏作用,可以迅速缓解口腔疼痛、炎症和溃疡。本品软膏基质具有黏附作用,可使药物与病损长时间紧密接触,保护覆盖创面,并使糖皮质激素更好地发挥药效。

【不良反应】 (1)对本品不耐受者非常少见,短期外用无明显不良反应。

(2)长期局部使用,可能出现短暂灼烧感或刺痛感的不良反应,个别患者可能出现口腔真菌感染。

【禁忌证】 (1)口腔、咽部的真菌和细菌感染性疾病禁用。

(2)由病毒引起的口腔疱疹,如疱疹性龈口炎、疱疹性咽峡炎等禁用。

【注意事项】 (1)接受本品治疗时,口腔的正常防御反应受到抑制,口腔抗感染能力降低,有利于口腔细菌、真菌生长、繁殖而出现感染征兆。用药过程中应注意病情的变化及是否有诱发感染的现象,及时调整治疗方案。如用药7天后,如果病损没有显著修复、愈合时,建议做进一步检查。

(2)由于体表面积较大,儿童患者可能比成人患者表现出更强烈的局部不良作用。儿童使用本品应减少到可以达到有效治疗的最小给药使用面积。

【用法与用量】 (1)曲安奈德口腔膏:挤出少量药膏(大约 1cm),轻轻涂抹在病损表面使之形成薄膜,不要反复揉擦。最好在睡前使用,这样可以使药物与患处整夜接触。如果症状严重,每日涂2～3次,以餐后为宜。

(2)曲安奈德注射液:1ml:40mg,病损区黏膜下注射,根据病情严重程度选择注射频次(2～4次),注射时可局部同时给予0.5～1ml 麻醉剂溶剂(如利多卡因注射液)。

【制剂与规格】 曲安奈德口腔软膏:0.1%。

醋酸曲安奈德乳膏:(1)4g:4mg; (2)10g:2.5mg;
(3)10g:5mg。

曲安奈德注射液:1ml:40mg。

他 克 莫 司 [医保(乙)]
Tacrolimus

【适应证】 用于非免疫受损的因潜在危险而不宜使用传统疗法,或对传统疗法反应不充分或无法耐受传统疗法的中到重度特应性皮炎患者,可作为短期或间歇性长期治疗。

据国内外文献报道该药还可用于糜烂型扁平苔藓、盘状红斑狼疮、天疱疮、类天疱疮的口腔局部损害。

【禁忌证】 (1)对他克莫司或大环内酯类药物或制剂

中任何其他成分有过敏史的患者禁用。

(2)免疫受损的成人和儿童禁用。

(3)2 岁以下儿童禁用。

【注意事项】 (1)不能长期连续应用。

(2)使用前、后需洗手。

(3)治疗过程中,患者应最大限度减少或避免自然或人工阳光暴露。

【用法与用量】 患处涂上一薄层本品,轻轻擦匀,并完全覆盖,一天两次。

【制剂与规格】 他克莫司软膏:(1)10g:3mg;
(2)10g:10mg。

磷 酸 氯 喹 [药典(二);国基;医保(甲)]
Chloroquine Phosphate

【适应证】 用于光化性唇炎、糜烂型扁平苔藓及长期糜烂不愈的盘状红斑狼疮。

【不良反应】 (1)氯喹不良反应以胃肠道和皮肤最为常见。胃肠道不良反应主要表现为呕吐、恶心、胃痛、腹泻、食欲不振以及体重降低,通常出现在用药初期。皮肤不良反应主要表现为皮疹、瘙痒(可持续48～72小时,且对抗组胺药物无反应)和脱发。

(2)会引起心脏、视网膜、癫痫及锥体外系毒性反应和低血糖等严重甚至致死性的不良反应。

【注意事项】 (1)长期和(或)大剂量使用氯喹和某些特殊人群服用氯喹均会增加发生不良反应的风险,要及时鉴别高风险人群,并尽早不良反应,如眼、心血管系统等不良反应,并进行针对性的处置和治疗。

(2)长期服用该药前,患者应进行眼部检查,用药期间每 6～12 个月复查 1 次,以避免氯喹相关的视网膜炎和角膜病变。

(3)建议服药期间定期监测患者的血糖,一旦出现低血糖症状因立即停药并就医。

(4)服药期间如果出现心跳加速、气短、突发性眩晕、肌无力或协调能力变差等症状时,要及时就医。

【用法与用量】 口服 开始一次 0.25～0.5g,一日 1次;1～2 周后改为一次 0.125～0.25g,一日 1 次;以后每1～2 周减至前量的 1/2,最多使用 8 周。

【制剂与规格】 磷酸氯喹片:(1)0.075g; (2)0.1g;
(3)0.25g。

羟 氯 喹
Hydroxychloroquine

【适应证】 用于盘状红斑狼疮、口腔扁平苔藓、光化性唇炎、干燥综合征等疾病。

【不良反应】 （1）视觉影响 可出现角膜混浊、视网膜损伤、视力障碍、畏光等。

（2）皮肤及皮肤附件 头发变白、脱发、瘙痒症、皮肤黏膜色素变化、光过敏和皮损。

（3）血液系统 多种血液系统异常，如再生障碍性贫血、粒细胞缺乏、白细胞减少、贫血、血小板减少（在G-6-PD缺陷的患者出现溶血）。

（4）胃肠 可出现厌食、恶心、呕吐、腹泻、腹部痉挛。有肝功能异常，国外文献甚至有暴发性肝衰竭的个例报道。

（5）过敏反应 荨麻疹、血管性水肿和支气管痉挛。

（6）其他 体重下降，倦怠，卟啉病。

【禁忌证】 （1）4-氨基喹啉类化合物过敏患者禁用。

（2）眼睛黄斑病变患者禁用。

（3）6岁以下儿童禁用。

【注意事项】 （1）使用本品治疗前，所有患者均应进行眼科学检查。检查包括视力灵敏度、眼科镜检、中心视野和色觉等。此后，应每年至少检查1～2次。

（2）如果出现视力障碍（视觉灵敏度、色觉等），应立即停药，并密切观察患者异常情况的进展。甚至在停止治疗后，视网膜病变（和视力障碍）仍可能进一步发展。

（3）肝脏、肾脏疾病患者，或那些正在服用已知可影响这些器官的患者。

（4）患有严重的胃肠疾患，血液或神经系统疾病的患者慎用。

（5）长期治疗患者应定期检查骨骼肌功能和腱反射。如果出现骨骼肌功能和腱反射降低，应停药。

【用法与用量】 饭后服，每次100～200mg，每日2次，2～4周为一疗程或视病情轻重而定。

【制剂与规格】 硫酸羟氯喹片：（1）0.1g；（2）0.2g。

沙利度胺 [药典(二)；医保(乙)]
Thalidomide

【适应证】 用于重度复发性阿弗他溃疡、坏死性黏膜腺周围炎、盘状红斑狼疮、糜烂型扁平苔藓、白塞病、肉芽肿性唇炎等。

【不良反应】 对胎儿有严重的致畸性，常见的不良反应有口鼻黏膜干燥、倦怠、嗜睡、眩晕、皮疹、便秘、恶心、腹痛、面部浮肿，可能会引起多发性神经炎、过敏反应等。

【禁忌证】 （1）孕妇、哺乳期妇女、儿童禁用。

（2）对本品有过敏反应的患者禁用。

（3）从事危险工作者禁用，如驾驶员、机器操纵者等。

【注意事项】 （1）患者在使用沙利度胺前应被告知本品对育龄期妇女存在的风险。

（2）因在怀孕期间服用沙利度胺会对未出生胎儿引起严重的出生缺陷和死亡，所以在怀孕期间不应服用本品。

（3）如果在治疗期间怀孕，必须立即停止使用沙利度胺，并咨询医生对胎儿作相应的处理。

（4）服用本品可能会引起外周神经病变，其早期有手足麻木、麻刺感或灼烧样痛感，出现上述情况应及时告知医师。

（5）患者在服用本品期间不可以献血。

（6）老年患者慎用。

【用法与用量】 口服 一次50～100mg，一日1次，连服2～3个月。

【制剂与规格】 沙利度胺片：（1）25mg；（2）50mg。
沙利度胺胶囊：25mg。

胸 腺 肽
Thymopolypeptides

【适应证】 用于伴有细胞免疫功能低下的复发性阿弗他溃疡、口腔扁平苔藓、带状疱疹、口腔念珠菌病等。

【药理】 药效学 具有调节和增强人体细胞免疫功能的作用。

【不良反应】 少数病人可产生寒战、发热、多汗、皮疹、瘙痒、心悸、恶心、呕吐、头晕、头痛、腹痛等。极少数病人出现严重不良反应。严重不良反应主要涉及全身性损害，包括过敏样反应、过敏性休克、高热等；其次是呼吸系统损害，包括呼吸困难、喉水肿、哮喘、胸闷、窒息；皮肤及其附件损害，主要为严重皮疹。

【禁忌证】 皮内敏感试验阳性反应者禁用。

【注意事项】 对于过敏体质者，注射前或治疗终止后再用药时，需做皮内敏感试验（配成25μg/ml的溶液，皮内注射0.1ml），阳性反应者禁用。

【用法与用量】 （1）肌内注射 一次5～20mg，每日或隔日1次，连续注射4周～1年。

（2）口服 每次20mg（1片），一日1～3次或遵医嘱。

【制剂与规格】 胸腺肽注射液：（1）2ml:5mg；（2）2ml:10mg；（3）2ml:20mg；（4）10ml:70mg；（5）10ml: 80mg。

注射用胸腺肽：（1）10mg；（2）20mg；（3）60mg。

胸腺肽肠溶片：20mg。

转 移 因 子 [药典(二); 药典(三); 国基; 医保(甲); 医保(乙)]
Transfer Factor

【适应证】　用于复发性阿弗他溃疡、口腔扁平苔藓、盘状红斑狼疮、白塞病、干燥综合征等。

【不良反应】　注射部位疼痛。

【禁忌证】　过敏者禁用。

【用法与用量】　皮下注射　一次 2～4ml，一周或两周 1 次。注射部位以淋巴回流较丰富的上臂内侧或大腿内侧腹股沟下端为宜，也可注射于上臂三角肌处。

【制剂与规格】转移因子注射液：(1)2ml：多肽 3mg，核糖 100μg；(2)2ml：多肽 6mg，核糖 200μg。

注射用转移因子：多肽 3mg，核糖 100μg。

盐酸左旋咪唑 [药典(二)]
Levamisole Hydrochloride

【适应证】　用于复发性阿弗他溃疡、白塞病、口腔扁平苔藓。

【不良反应】　(1)有恶心、呕吐、腹痛等，少数可出现味觉障碍、疲惫、头晕、头痛、关节酸痛、脉管炎、皮疹、光敏性皮炎等，个别可见粒细胞减少、血小板减少，少数甚至发生粒细胞缺乏症。

(2)神经系统　可发生脱髓鞘性脑病或脑炎，锥体外系反应，帕金森病、吉兰-巴雷综合征等

(3)个体病例可出现心律失常，视力障碍、暂时性失明等。

【禁忌证】　妊娠早期或原有血吸虫病者禁用。

【用法与用量】　口服　一次 50mg，一日 3 次，每周服 3 日停 4 日，2～3 个月为 1 个疗程。

【制剂与规格】　盐酸左旋咪唑片：(1)25mg；(2)50mg。

盐酸左旋咪唑肠溶片：(1)25mg；(2)50mg。

盐酸左旋咪唑颗粒：10g:50mg。

盐酸左旋咪唑糖浆剂：(1)10ml:20mg；(2)100ml:0.8g；(3)500ml:4.0g；(4)2000ml:16.0g。

第五节　其他常用药

口腔科临床用药还包括一些常用药，针对口腔黏膜病损和牙体硬组织病损进行局部使用。

维 A 酸 [药典(二); 国基; 医保(甲)]
Tretinoin

【适应证】　用于斑块型口腔扁平苔藓和口腔白斑。

【禁忌证】　(1)对维生素 A 衍生物过敏者禁用。

(2)孕妇禁用。

【注意事项】(1)本品适用于病损孤立面积较小的白斑，或病损面积较大并局限的斑块样扁平苔藓；除斑块状病损外，本品不得用于网状、丘疹状等其他类型的扁平苔藓。

(2)避免将药涂于斑块样病损之外，以免引起黏膜充血溃疡。

(3)哺乳期妇女用药期间应停止哺乳。

(4)育龄妇女用药期间严禁受孕。

【用法与用量】　擦干局部病损，并隔离唾液，将本品适量涂于病损表面，一日 1 次。

【制剂与规格】　维 A 酸乳膏：(1)10g:10mg；(2)10g:5mg；(3)20g:20mg。

氟 化 钠
Sodium Fluoride

【适应证】　①用于预防龋齿。②用于牙本质敏感症。

【药理】(1)药效学　适量的氟能置换牙齿羟磷灰石的羟基，形成不易被酸溶解的氟磷灰石结晶；较高浓度的氟可抑制致龋细菌合成胞内、胞外多糖及其产酸的能力；抑制糖蛋白在釉质表面的黏附，从而阻碍牙菌斑的形成。因此低浓度的氟对增强发育中的牙齿结构、萌出后的预防龋齿均有疗效。

(2)药动学　氟离子与牙齿中的羟基磷灰石形成氟羟基磷灰石，从而达到防龋和脱敏作用。

【注意事项】(1)用药后，应清水漱口。

(2)氟化钠有一定毒性，使用时必须慎重。

【用法与用量】(1)龋齿　牙面用乙醇脱水，吹干，用医用小棉球蘸药涂搽 2～3 分钟，每周 1 次，4 次为 1 个疗程，每年 1 个疗程。也可将牙齿干燥后，将本品涂于牙面，以橡皮轮研磨牙面使生热并渗透药物。

(2)牙本质敏感症　清洁牙面后，隔湿吹干牙面，用医用小棉球蘸药在敏感处涂搽 2～3 分钟，可隔数日后重复应用。

【制剂与规格】　氟化钠甘油糊剂：20g(氟化钠 15g，甘油 5g)。

硝 酸 钾
Potassium Nitrate

【适应证】　治疗牙本质敏感。

【药理】　药效学　封闭阻塞牙本质小管，隔绝外界刺

激，达到治疗牙本质敏感的目的，对牙髓刺激小。

【注意事项】 本品1%～15%溶液对牙本质敏感均有效，但以饱和溶液效果最佳。

【用法与用量】 清洁并吹干敏感处的牙面，以小的医用棉球蘸本品涂搽。

【制剂与规格】 硝酸钾饱和溶液：100ml:33g。

氨来呫诺
Amlexanox

【适应证】 用于免疫系统正常的阿弗他口腔溃疡。

【药理】 (1)药效学 氨来呫诺局部治疗阿弗他口腔溃疡，可加速溃疡愈合，减少溃疡面积，缩短病变导致的疼痛时间。动物实验提示，本品具有抗过敏和抗炎作用，可抑制速发型和迟发型过敏反应。体外研究表明，本品可潜在性地抑制肥大细胞、嗜碱性粒细胞和中性粒细胞释放组胺和白细胞介素，可能是通过增加炎性细胞内环磷酸腺苷的含量而产生膜稳定效应，或抑制钙离子内流。本品的这些活性与其对口腔溃疡治疗作用的相关性尚未明确。

(2)药动学 给予单剂量100mg 5%氨来呫诺糊剂后，平均最高血药浓度C_{max}为(120±70)μg/L，达峰时间(t_{max})于(2.4±0.9)小时达到。血药浓度-时间曲线，从零时间至24小时下区域($AUC_{0～24}$)变异大，30～973(μg·L)/h，平均为(360±240)(μg·L)/h。这种个体间变异很可能是由于个体间吸收氨来呫诺糊的时间及每个溃疡与糊剂接触时间有差异。单一氨来呫诺剂量的平均消除相半衰期为(3.5±1.1)小时。在用药24小时后，(17±12)%的氨来呫诺剂量，在尿液中作为氨来呫诺及其偶联物、羟基代谢物等被排出体外。

【不良反应】 (1)氨来呫诺糊剂用药后可能出现瞬时疼痛、用药部位刺激或烧灼感，发生率为1%～2%。还可能发生接触性黏膜炎、恶心、腹泻，发生率<1%。

(2)国外临床试验中，使用氨来呫诺口腔贴片患者(n=409)，出现的不良反应包括用药局部疼痛(7.1%)、灼烧感(2.7%)、刺激感(1.5%)、非特异反应(1.2%)和异样感(0.7%)，出现的全身不良反应包括恶心(1.0%)、头痛(1.5%)、咽喉痛(0.2%)，个别患者出现肝功能异常(2.0%)。国外上市后应用报道，有9.8%的患者用药后出现用药部位疼痛和烧灼感，小于2%患者出现用药部位刺激性和异样感。

【禁忌证】 对本品过敏者禁用。

【注意事项】 (1)尽可能在口腔溃疡一出现就使用本品。

(2)用药前，将手洗净并擦干，特别是直接接触溃疡的指尖，然后将贴片类白色面贴于溃疡处，并轻压，以使贴片紧贴溃疡处。

(3)为保证药物分散至患处，同时避免误吸贴片，用药1小时内避免进食；睡前80分钟内不能用药。

(4)用药后20～80分钟内，药物会完全分散至口腔的溃疡处。由于贴片贴的位置不同，以及贴后口腔的活动情况不同，药物完全分散至患处的时间会有所不同。当药物分散至患处时，患者会感觉到口腔中有微小的颗粒，这些颗粒可安全地吞咽。

(5)如持续用药10日后仍无明显的愈合或疼痛减轻，应及时就医。

(6)如果出现皮疹或接触性黏膜炎症应停止用药。

(7)由于存在误吸的危险，不推荐在12岁以下的患者中使用口腔贴片。

【用法与用量】 (1)氨来呫诺口腔贴片 一次2mg，一日4次，持续用药至溃疡愈合，但用药不超过10日。最好于三餐后和睡前80分钟清洁口腔后贴用。当患有多处溃疡的情况下，一次最多用6mg。

(2)氨来呫诺糊剂 挤出少量糊剂于棉棒上，涂在溃疡表面，用药量以覆盖溃疡面为准。一日4次，一疗程3日。最好于三餐后和睡前80分钟清洁口腔后用药。

【制剂与规格】 氨来呫诺口腔贴片：2mg。

氨来呫诺糊剂：(1)2g:100mg；(2)5g:250mg。

第二十九章　儿科用药

儿童处于生长发育阶段，与成人相比，其脏器结构、生理和生化有很大不同，使得儿童有其特殊的药代动力学特点，药物在体内的吸收、分布、代谢和排泄与成人相比有较大区别，而且儿童发育不同阶段其药物代谢特点不尽相同。比如出生 2 周内的新生儿肝脏清除药物的能力显著低于成人，仅为成人的20%～30%。2 周后新生儿肝脏代谢药物的能力逐渐成熟，至 3 岁达到高峰，可达到成人的数倍，以后又逐渐下降至成人水平。因此按体重计算的儿童用药剂量可能大于成人剂量。只有掌握了儿童的药物代谢特点，才能做到安全用药。

第一节　新生儿的药物应用

新生儿安全有效的用药应建立在掌握其药物代谢特点的基础之上，但受伦理等因素影响目前对新生儿药代动力学(pharmacokinetics，PK)和药效学(pharmacodynamics，PD)研究很少，绝大部分新生儿用药是基于儿童甚至成人的用药经验，新生儿超说明书用药非常普遍。新生儿不是小大人，其器官及功能尚未发育成熟，且新生儿器官发育存在个体差异，尤其是早产儿，因此新生儿有其独特的药物代谢特点。新生儿在药物吸收、组织分布、代谢等方面与成人不同，新生儿血脑屏障发育不完善，有利于游离的药物透过血脑屏障。新生儿皮肤薄，体表面积相对较大，皮肤用药时局部吸收较多，易发生中毒；新生儿口服不同的药物肠道吸收特点差异大，如氯霉素吸收慢，磺胺可完全吸收；新生儿脏器功能发育不全，各种酶系统发育不成熟，药物代谢及排泄速度慢，容易造成药物中毒，如新生儿肝脏缺乏二磷酸尿苷葡萄糖醛酸转移酶，氯霉素剂量过大时可致中毒，导致灰婴综合征。因此了解新生儿药代动力学特点对安全用药具有积极意义。

一、新生儿药物动力学特点

1. 吸收　吸收速率取决于给药方式及药物的性质。

(1)口服给药　刚出生的足月新生儿胃液接近中性，pH 为 6～8，出生后24～48 小时 pH 下降至 1～3，然后又回升到 6～8，直到出生后 2 周左右其胃液仍接近中性。早产儿出生后胃液 pH 没有下降的过程，而且出生后 1 周内几乎没有胃酸分泌，随着胃黏膜的发育，胃酸分泌才逐渐增多，2 岁后达成人水平。新生儿胃排空时间延长，达 6～8 小时(约 6～8 个月才接近成人水平)，小肠液的 pH 也较高，肠蠕动不规则，因此很难估计新生儿口服给药的吸收量。有的新生儿存在胃食管反流或不同的喂养方式(如持续胃管滴注等)，这些因素均可影响药物的吸收，改变药物的生物利用度。

(2)直肠给药　不可能达到预期的吸收效果，对新生儿的治疗作用有限。

(3)肌内或皮下注射　由于新生儿肌内组织和皮下脂肪少、局部血流灌注不足而影响药物的吸收，尤其在低体温、缺氧或休克时，肌内注射药物的吸收量更少。早产儿肌内注射药物易形成局部硬结或脓肿。此外，由于药物吸收缓慢，可在局部逐渐蓄积而产生"储库效应(depot effect)"，使血药浓度在较长一段时间内缓慢升高。因此，应尽量避免给新生儿尤其是早产儿行肌内或皮下注射。但此方式给药并非不能用，如出生后免疫接种时卡介苗采用的是皮内注射，乙肝疫苗采用的是肌内注射。

(4)经皮吸收　由于新生儿体表面积相对较大，皮肤角化层薄，故药物经皮肤吸收较成人迅速而广泛，尤其在皮肤有炎症或破损时，吸收更多。有的药物(如碘酊、硼酸、类固醇激素等)经皮吸收过多可发生中毒反应。经皮吸收作为一种给药方式，应用很有限。

(5)静脉给药　药物可直接进入血液循环，对危重新生儿是较可靠的给药途径。

2. 分布　药物的分布与局部组织或器官的血流量、体液的 pH、体重与体液的比例、细胞内液与细胞外液的比例、药物与血浆蛋白结合的程度及药物的理化特征(脂溶性、分子量和离子化程度)等密切相关。

新生儿体液占体重的百分率高，足月儿为 75%～80%，极低出生体重儿高达 85%～87%，新生儿细胞外液亦较多，水溶性药物可在细胞外液被稀释，而使药物浓度降低。由于药物首先在细胞外液均匀分布才到达有效作用部位，因此新生儿较多的细胞外液量会使作用部位的药物浓度降低。

新生儿脂肪含量低，足月儿占体重的 12%～15%，早产儿仅占体重的 1%～3%，因此脂溶性药物(如地高辛)不能充分与之结合，导致血中游离药物浓度升高。

影响药物分布最重要的因素是药物与血浆蛋白的结合。由于新生儿血浆总蛋白和白蛋白浓度均较低，加之新生儿的白蛋白为胎儿白蛋白，其与药物的亲和力较低，因此当血中药物的总浓度不变时，游离药物量增加而使药物作用强度增加，且药物半衰期缩短。影响药物与白蛋白结合的因素很多，如酸中毒、高胆红素血症等均可降低药物与白蛋白的结合，增高游离型药物血浓度，导致药物中毒。

3. 代谢　大多数药物在排泄之前有两种主要的生物转化过程，包括Ⅰ相代谢(非合成性)和Ⅱ相代谢(合成或结合)。Ⅰ相代谢反应包括氧化、还原、水解反应和羟化反应。由于新生儿，尤其是早产儿，催化Ⅰ相代谢的酶活性普遍降低，如细胞色素 P450 和 NADPH 细胞色素 C 还原酶的活性明显低于成人，而水解主要是在这两种酶的催化下进行的，因此新生儿肝脏羟化、水解功能及酯酶的活性很差。Ⅱ相代谢反应主要包括葡萄糖醛酸化、硫酸化、甲基化、乙酰化、氨基酸结合等途径，由于新生儿葡萄糖醛酸转移酶的量及活性不足，使药物与葡萄糖醛酸的结合显著减少。但与硫酸及甘氨酸的结合反应速率类似成人。

出生 2 周内的新生儿肝脏清除药物的能力显著低于成人，仅为成人的 20%～30%，且常常由于能量摄入不足、黄疸及心、肺功能不全等病理情况存在，清除能力进一步降低。因此早期新生儿的药物剂量不宜过大，否则易引起中毒；出生 2 周后的新生儿肝脏药物代谢能力逐渐成熟，至 3 岁时是药物代谢最迅速的阶段，其代谢率高于成人的 2～6 倍，3 岁后又逐渐下降到成人水平。

对多数药物而言，与婴幼儿相比，新生儿缓慢的代谢反应导致药物半衰期延长，易造成药物的蓄积中毒。因此对新生儿尤其是低出生体重儿，给药剂量需按照血药浓度动态监测结果进行调整。

4. 排泄　未经代谢和已经代谢的药物形式均可排泄。大多数药物经肾脏排泄，少部分通过胆道、肠道及肺排出。

新生儿血流量只有成人的 20%～40%，肾小球滤过率仅为成人的 30%～40%，肾小管的排泄能力也仅为成人的 20%～30%，早产儿则更低，因此新生儿肾脏对药物的清除能力明显低于婴幼儿，许多主要从肾脏排泄的药物如地高辛、抗生素等容易发生蓄积中毒，出生体重越低、日龄越小，药物半衰期越长。因此新生儿尤其是早产儿用药剂量宜小、给药的间隔时间宜长。一般出生 1 周内的新生儿尤其是早产儿多主张延长给药间隔，出生 1 周后的新生儿其肾小球滤过率迅速增加，肾脏对药物的排泄能力已经改善，且随日龄的增加，药物的半衰期也缩短，因此 1 周后的新生儿给药间隔可适当缩短，如仍用原给药间隔则疗效降低。

二、新生儿药物剂量的计算

近年来多主张通过监测药物的血中浓度指导药物的剂量，根据药物半衰期决定给药的间隔时间，尤其是对那些治疗量与中毒量接近的药物及毒副作用较大的药物来说则有更大的临床意义。根据给药前或给药后特定时间点的血药浓度和药物动力学参数，计算出安全有效的首次负荷量、维持量及给药间隔时间，这样才能使其在体内既可达到有效的治疗浓度，又避免发生严重的不良反应。

1. 计算药物剂量的基本公式　$D = \Delta C \times V_d$

式中 D：药物剂量(mg/kg)。

ΔC：血浆药物浓度差(mg/L)，ΔC=预期的药物血浓度−起初的药物血浓度，首次剂量计算时，起初的药物血浓度为 0，以后的剂量计算，ΔC 为本次剂量所预期的高峰血浓度(峰浓度)与首次剂量的低峰血浓度(谷浓度)之差。

V_d：分布容积(L/kg)。

2. 负荷量和维持量的计算方法　给予首剂负荷量的目的是为了迅速达到预期的有效血浓度。给予维持量持续恒速滴注是为了维持稳态血浓度。

(1) 首次负荷量计算公式 $D = \Delta C \times V_d$

式中 ΔC 为预期达到的血药浓度。

(2) 维持量和输注速度计算公式 $K_0 = K \times C_{ss}$

式中 K_0：滴注速率 $mg/(kg \cdot min)$；

K：药物消除速率常数；

C_{ss}：稳态血药浓度 (mg/L)。

三、关于新生儿抗生素使用的注意事项

新生儿自母体娩出后，为适应外界的生存环境，其生理功能与解剖结构方面发生了重要变化，新生儿用药不能当作缩小版的儿童对待，应在准确了解抗菌药物的特点及其适应证的基础上，选择与其年龄相符的、最为有效和安全的药物治疗方案。

制订新生儿抗菌药物给药方案时，应重点关注三个要点：①抗菌药物的应用时机；②抗菌药物的种类选择；③抗菌药物的使用方法。

1. 抗菌药物的应用时机 目前尚无成熟的决策工具来预测抗菌药物的应用时机，必须综合考虑产妇的危险因素和新生儿的临床表现，决定是否起始经验性抗菌治疗。需要考虑的因素包括：胎龄、产妇产前体温、破膜时间、产妇 B 组链球菌定植状态、分娩时使用的抗菌药物等等。除此要密切注意各种新生儿感染，如肺炎、败血症、中枢神经系统感染等，做到早诊断早治疗。

2. 抗菌药物的种类选择 在制订经验性抗菌治疗方案时，应根据预期的病原体及其耐药特征，同时考虑药物在新生儿中的不良反应做出选择；应根据微生物培养结果对经验性方案进行修正。由于目前新生儿可选择的抗菌药较多，已经很少使用氨基糖苷类药物；第三代头孢菌素或碳青霉烯类药物的使用可能导致真菌感染的风险增加。新生儿期禁用的抗菌药物包括四环素类、磺胺类、呋喃类、第一代和第二代喹诺酮类、耳毒性较大的氨基糖苷类、林可酰胺类等。

3. 抗菌药物的使用方法 新生儿体内抗菌药物的药效学特征与成人类似，因此应根据抗菌药的 PK/PD 特点给药。静脉给药是住院新生儿最常用的给药途径。

四、新生儿复苏常用药及常用抗生素的参考剂量

1. 新生儿复苏常用药 常用的新生儿复苏药包括肾上腺素和容量扩充剂(推荐 0.9%氯化钠注射液)，分娩现场新生儿复苏时一般不推荐使用碳酸氢钠，对于肾上腺素使用后无法恢复心率的患儿，往往存在严重的酸中毒，在保证有效通气的情况下，可使用 5%碳酸氢钠。药物的具体用法见表 29-1。

表 29-1 新生儿复苏常用药

药物	适应证	剂量	用法	作用	副作用
肾上腺素 (epinephrine)	45～60 秒的正压通气和胸外按压后，心率仍低于 60 次/分	浓度：1∶10000；静脉用量 0.1～0.3ml/kg，气管内用量 0.5～1ml/kg。必要时 3～5 分钟重复一次	首选脐静脉给药。如脐静脉插管操作尚未完成或没有条件做脐静脉插管时，可气管内快速注入，若需重复给药，应选择静脉途径	增加心率、血压、心排血量	高血压，心室颤动
0.9%氯化钠注射液 (0.9% sodium chloride)	低血容量、怀疑失血或休克的新生儿，对其他复苏措施无反应	首次 10ml/kg，必要时可重复扩容 1 次	脐静脉或外周静脉 5～10 分钟缓慢推注	扩充血容量，纠正休克	过快可能导致颅内出血
碳酸氢钠(sodium bicarbonate)	使用肾上腺素后仍无法恢复心率，存在严重代谢性酸中毒	一次 3ml/kg(约 2mmol/kg)	以等量注射用水稀释，按 1mmol/(kg·min)速率经脐静脉推注，2 分钟以上推毕	纠正代谢性酸中毒，扩充血容量	高钠血症，颅内出血

2. 新生儿常用抗菌药物 新生儿常用的抗菌药物以 β-内酰胺类药物为主，有时也会经验性使用万古霉素、氨基糖苷类药物等。新生儿常用抗菌药物的用法用量和注意事项见表 29-2。

表 29-2 新生儿常用抗生素

药物	给药途径	体重<2000g		体重≥2000g		注意事项
		日龄 0～7 日	>7 日	日龄 0～7 日	>7 日	
青霉素 G (penicillin G) 脑膜炎	静脉注射	一次 5 万 U/kg，12 小时 1 次	一次 5 万 U/kg，8 小时 1 次	一次 5 万 U/kg，8 小时 1 次	一次 5 万 U/kg，6 小时 1 次	①

续表

药物	给药途径	体重<2000g		体重≥2000g		注意事项
		日龄 0～7 日	>7 日	日龄 0～7 日	>7 日	
其他疾病	静脉注射	一次 2.5 万 U/kg，12 小时 1 次	一次 2.5 万 U/kg，8 小时 1 次	一次 2.5 万 U/kg，8 小时 1 次	一次 2.5 万 U/kg，6 小时 1 次	
氨苄西林(ampicillin)						①
脑膜炎	静脉注射	一次 50mg/kg，12 小时 1 次	一次 50mg/kg，8 小时 1 次	一次 50mg/kg，8 小时 1 次	一次 50mg/kg，6 小时 1 次	
其他疾病	静脉注射、肌内注射	一次 25mg/kg，12 小时 1 次	一次 25mg/kg，8 小时 1 次	一次 50mg/kg，8 小时 1 次	一次 50mg/kg，6 小时 1 次	
苯唑西林(benzathine)	肌内注射	5 万 U(仅用 1 次)	5 万 U(仅用 1 次)	5 万 U(仅用 1 次)	5 万 U(仅用 1 次)	
哌拉西林(piperacillin)	静脉注射、肌内注射	一次 50mg/kg，12 小时 1 次	一次 75mg/kg，8 小时 1 次	一次 75mg/kg，8 小时 1 次	一次 75mg/kg，6 小时 1 次	①
替卡西林(ticarcillin)	静脉注射、肌内注射	一次 75mg/kg，12 小时 1 次	一次 75mg/kg，8 小时 1 次	一次 75mg/kg8 小时 1 次	一次 75mg/kg，6 小时 1 次	①
氯唑西林(cloxacillin)	静脉注射	一次 25mg/kg，12 小时 1 次	一次 25mg/kg，8 小时 1 次	一次 25mg/kg，8 小时 1 次	一次 25mg/kg，6 小时 1 次	①
头孢噻肟(cefotaxime)	静脉注射、肌内注射	一次 50mg/kg，12 小时 1 次	一次 50mg/kg，12 小时 1 次	一次 50mg/kg，12 小时 1 次	一次 50mg/kg，8 小时 1 次	①
头孢他啶(ceftazidime)	静脉注射、肌内注射	一次 50mg/kg，12 小时 1 次	一次 50mg/kg，8 小时 1 次	一次 50mg/kg，8 小时 1 次	一次 50mg/kg，8 小时 1 次	①
克林霉素(clindamycin)	静脉注射	一次 5mg/kg，12 小时 1 次	一次 5mg/kg，8 小时 1 次	一次 5mg/kg，8 小时 1 次	一次 5mg/kg，6 小时 1 次	②⑤⑥
红霉素(erythromycin)	口服、静脉注射	一次 10mg/kg，12 小时 1 次	一次 10mg/kg，12 小时 1 次	一次 10mg/kg，12 小时 1 次	一次 10mg/kg，8 小时 1 次	①②⑦
利福平(rifampicin)	口服	一次 10mg/kg，12 小时 1 次	一次 10mg/kg，12 小时 1 次	一次 10mg/kg，12 小时 1 次	一次 10mg/kg，12 小时 1 次	②⑤⑥
万古霉素(vancomycin)	静脉注射	受孕后周数	一次剂量(mg/kg)	给药间隔		①③④⑧ 于 60 分钟输完，以避免红人综合征
		<27 周	18	36 小时 1 次		
		27～30 周	16	24 小时 1 次		
		31～36 周	18	18 小时 1 次		
		≥37 周	15	12 小时 1 次		

注意事项：①肾功能不全时增加给药间隔；②肝功能受损时减少剂量；③应监测血药浓度；④核对特殊的应用方案；⑤密切监测与剂量有关的毒副作用；⑥有关新生儿的药物代谢动力学资料不足，仅在特殊情况下应用；⑦禁与西沙必利共用，因其可抑制西沙比利的代谢而引起心律不齐；⑧治疗 3 日后宜测血药浓度，理想峰值 20～30μg/ml。

牛肺表面活性剂 [国基；医保(乙)]
Calf Pulmonary Surfactant

【适应证】 用于治疗新生儿呼吸窘迫综合征(RDS)，以及预防早产婴儿呼吸窘迫综合征。

【药理】 药动学 由于肺表面活性物质是动物体内固有的，是成分十分复杂的物质，且主要在肺泡表面起作用，难以在动物体内进行药代动力学研究。据文献资料，肺泡池表面活性物质的清除途径有多种可能，其中相当部分为肺泡Ⅱ型细胞摄取，进入板层小体重新利用，

其生物半衰期在不同情况下差异较大，肺泡池卵磷脂全部更新时间为 3～11 小时。本品滴入气管后，部分在肺泡发挥作用，其他则进入肺组织进行再循环，再利用。其代谢主要在肺内，基本上不进入体内其他部分进行代谢。本品的肺内清除按一级动力学进行。

【不良反应】 临床上给药过程中由于一过性气道阻塞可有短暂的血氧下降和心率、血压波动，发生不良反应时应暂停给药，给以相应处理，病情稳定后再继续给药。

根据临床试验，本品给药操作过程中由于气道部分

阻塞发生临床症状者共占 33.3%，其中发生一过性发绀 21.1%，呛咳 8.8%，呼吸暂停 3.5%，以上症状在药液注毕，手控通气 1 分钟，药物分布于肺泡内后即消失，未见过敏反应及其他不良反应。

给药后肺顺应性可在短时间内好转，应及时调低呼吸机通气压力，以免发生肺通气过度或气胸；吸入氧浓度也要根据血氧变化相应调整。

根据本品临床试验结果，用药三天后血液生化检查，对肝、肾功能无重要影响。

根据国外文献报道，同类品种临床试验结果显示给药操作相关的常见不良反应还包括：心动过缓（34%），表面活性物质反流至气管导管（21%），需要手控通气（16%）以及重新气管插管（3%）。这些事件通常为短暂发生且不会伴随有严重的并发症或死亡。此外，随着给药操作技术的进展，国内同类品种很少报道有心动过缓、低血压、低氧饱和度、暂时性的脑电活动减弱。肺出血罕见，但有时是早产儿致命的并发症，发育越不成熟的早产儿发病率越高；无任何证据表明使用肺表面活性物质能增加该事件的危险性。

【禁忌证】 本品无特殊禁忌，有气胸患儿应先进行处理，然后再给药，以免影响呼吸机的应用。

【注意事项】 (1)本品仅可用于气管内给药，用药前患儿需进行气管插管。

(2)本品的应用要在有新生儿呼吸急救经验的医师指导下进行，并严格遵守有关新生儿急救规范的操作规程。本品的应用只有在完善的新生儿综合治疗和有经验的呼吸急救工作基础上才能成功，特别是呼吸机的应用。

(3)为使本品的混悬液均匀，加水后有时需振荡较长时间（10 分钟左右），但勿用强力，避免产生过多泡沫，但有少量泡沫属正常现象。注意勿将混悬液中的小颗粒注入气管。

(4)给药前要确保气管插管的位置适中，勿插入过深，以防药液只流入右侧，同时要保持气道插管的通畅，必要时予以吸引。

(5)应保证婴儿的一般状态稳定。纠正酸中毒、低血压、贫血、低血糖和低体温。给药期间患儿可能会发生心动过缓、肺表面活性物质反流至气管插管、气道阻塞、发绀、气管插管移出或换气不足。如果发生上述任何事件，可中断治疗并采取适当的措施。等患儿情况稳定后仍可以在适当监护下使用本品。

(6)准备用本品治疗的患儿，给药前应用呼吸机的参数宜偏低，注意压力勿过高，因表面活性物质缺乏的肺，很容易因肺强制扩张而损伤。给药后呼吸机的调节视病情而定，大致呼吸频率在 40～60 次/分，吸气时间 0.5 秒左右。

(7)给药后氧合作用和肺顺应性（几分钟到 1 小时）很快好转，应及时检查血气，调整呼吸机参数（压力、氧浓度），以免通气过度或血氧过高。在认真监护下，氧疗和通气支持可以根据呼吸状态的变化而进行调整。

(8)使用表面活性物质可以减轻 RDS 的严重程度，或降低其发病率。但是早产婴儿可能因发育不全而有其他合并症，因此不可能完全消除与早产有关的病死率和发病率。影响疗效的因素较多，据统计，应用肺表面活性剂治疗的 RDS 患儿 50%～75%有即刻持久反应，10%～20%有暂时效果，另外 15%～25%对治疗无反应。特别是极低体重儿，肺成熟度除肺表面活性物质外尚有肺血管和肺结缔组织等方面问题，窒息患儿常见仅具有暂时效果。婴儿如果在长时间破膜（超过 3 周）后分娩，可能肺部发育不良和对外源性表面活性物质反应不佳，所以应特别小心。此外，给药开始的时间、剂量、呼吸机的调节，产前母亲是否应用激素都会影响治疗效果。

给药后病情改善不明显时要考虑呼吸窘迫的其他原因，如气胸，动脉导管重新开放等。

(9)肺表面活性物质的灭活（Inactivation）：肺表面活性物质的灭活或抑制是治疗失败的一个重要原因。在 RDS 病程中，特别在后期，各种原因产生的肺损伤可导致肺表面活性物质的灭活。灭活可由肺上皮损伤时血浆内渗出成分（如血浆蛋白、纤维蛋白原），炎性产物，胎粪等引起。它们可干扰肺表面活性物质的磷脂或蛋白的功能，其中有些可逆，有些不可逆。灭活的机制是多样的，可破坏肺表面活性物质在肺泡表面形成的单分子层，可改变磷脂与蛋白的协同作用，可将磷脂分解或造成蛋白溶解（Proteolysis）。含有蛋白的肺表面活性物质制剂，有一定的抵抗抑制能力，由于不同肺表面活性物质制剂蛋白成分的差异，其抵抗抑制能力不同。在肺表面活性物质治疗中，当抑制现象发生时，可通过增加肺表面活性物质治疗的剂量和次数，以减轻抑制的影响。

(10)肺表面活性剂治疗的远期效果：根据国外临床报告，应用肺表面活性剂（动物制剂）后 2 年以上临床追踪的结果，与对照相比，应用肺表面活性剂患儿未发现有更多的过敏性疾患（湿疹、哮喘、牛奶过敏等）；在体格、神经、智力的发育及患呼吸道感染的次数，均与对照组无差别。

(11)根据国外资料，应用牛肺表面活性物质的新生儿，有 2.6%产生特异蛋白抗体，但其中 1/3 在用药前即已存在。抗体产生机会不多的原因与牛和人肺表面活性物质蛋白氨基酸序列极为相近有关。通过大量临床观察，至今没有应用肺表面活性剂引起严重过敏的临床报告。

【药物相互作用】　早产儿的母亲产前应用糖皮质激素，可促进肺结构和功能的成熟，增加肺表面活性物质的分泌，提高本品的治疗效果。

【用法与用量】　本品仅能用于气管内给药。

给药时间

(1)预防性用药　适用于胎龄小于 29 周和(或)存在新生儿呼吸窘迫综合征风险的早产儿，在出生后应尽早给药，最好在出生后 30 分钟内；

(2)治疗性用药　要在出现 RDS 早期征象后尽早给药，通常在患儿出生后 12 小时以内，不宜超过 48 小时，给药越早效果越好。

剂量　70mg/kg 出生体重，给药剂量应根据患儿具体情况灵活掌握，首次给药范围可在 40～100mg/kg 出生体重，多数病例如能早期及时用药，70mg/kg 即可取得良好效果；病情较重，胸片病变明显，动脉血氧分压较低，或有合并症的病例，偏大剂量可有更好效果。

用法　应用前检查药品外观有无变色，每支加 2ml 注射用水，将药品复温到室温(可在室温放置 20 分钟或用手复温)，轻轻振荡，勿用力摇动，使成均匀的混悬液，若有少量泡沫属正常现象。按剂量抽吸于 5ml 注射器内，以细塑料导管经气管插管注入肺内，插入深度以刚到气管插管下口为宜。总剂量分 4 次，按平卧、右侧卧、左侧卧、半卧位顺序注入。每次注入时间约为 10～15 秒，注入速度不要太快，以免药液呛出或堵塞气道，每次给药间隔加压给氧(频率40～60次/分)1～2分钟左右(注意勿气量过大以免发生气胸)，注药全过程约 15 分钟。给药操作应由 2 名医务人员合作完成，注药过程中应密切监测患儿呼吸循环情况，肺部听诊可有一过性少量水泡音，不必做特殊处理。给药后 4 小时内尽可能不要吸痰。

给药次数　多数通常只应用 1 次即可，如患儿呼吸情况无明显好转，需继续应用呼吸机，明确呼吸衰竭是由 RDS 引起，必要时在第一次用药后12～24小时(至少6小时)可应用第 2 次，重复给药最多应用 3 次，剂量与首次给药相同。

【制剂与规格】　注射用牛肺表面活性剂：70mg。

猪肺磷脂 [医保(乙)]
Poractant Alfa

【成分】　猪肺磷脂是一种天然提取物，磷脂占干重的 90%，大部分为磷脂酰胆碱(PC)，具有表面活性的 PC 为二棕榈酸磷脂酰胆碱，其余的磷脂还包括磷脂酰乙醇胺、磷脂酰丝氨酸、膦脂酰肌醇和鞘磷脂。此外，还有 SP-B 和 SP-C 两种表面活性物质(PS)特异性蛋白质。

【适应证】　治疗和预防早产婴儿的呼吸窘迫综合征(RDS)。

【药理】　(1)药效学　肺表面活性物质是以磷脂和特异性蛋白质为主要成分的混合物质，分布于肺泡内表面。其主要功能是降低肺表面张力。

猪肺磷脂制剂作为外源性表面活性物质，经气管内滴入，可替代性弥补内源性肺表面活性物质的缺乏。

猪肺磷脂的表面活性有助于其在肺内均匀分布，沿肺泡的气液交界面展开。本品治疗表面活性物质缺乏的生理和治疗作用已经在不同的动物模型上得到了证实。

早产新生儿用单剂量(100～200mg/kg)，氧合有快速明显的提高，吸入的氧浓度(FiO_2)降低，而 PaO_2、PaO_2/FiO_2 和 a/APO_2 之比提高；病死率和主要肺部合并症的发生率降低。

第二或第三次给药 100mg/kg，可以进一步降低气胸的发生率和病死率。

(2)药动学　气管内给药后，猪肺磷脂注射液主要存留在肺内，用 ^{14}C 标记的二棕榈酰磷脂酰胆碱测定其在新生兔体内的半衰期为 67 小时。

给药后 48 小时，在血浆和肺以外的器官中仅有微量的表面活性磷脂。

【不良反应】　肺出血罕见，但有时是早产儿致命的并发症，发育越不成熟的早产儿发病率越高。无任何证据表明使用本品能增加该事件的危险性。

很少报道有心动过缓、低血压、低氧饱和度、暂时性的脑电活动减弱。

至今国内共收到 6 例可疑严重的不良反应报告，5 例来自医院的报告，1 例来自文献的报告，包括：1 例过敏性休克、3 例肺出血、2 例新生儿休克。

【禁忌证】　至今尚未发现任何特殊禁忌。

【注意事项】　(1)猪肺磷脂只能在医院内，由对早产婴儿的护理和复苏训练有素，经验丰富的医生使用。院内应该有适当的通气和 RDS 婴儿的监护设备。

(2)婴儿如果在长时间破膜(超过 3 周)后分娩，可能肺部发育不良和对外源性表面活性物质反应不佳，所以应特别小心。

(3)应保证婴儿的一般状态稳定。纠正酸中毒、低血压、贫血、低血糖和低体温。

(4)用药后偶然会出现气管内插管被黏液阻塞；很少报道有心动过缓、低血压、低氧饱和度。出现这些症状需要中断治疗并采取适当的措施。等患者情况稳定后仍可以在适当监护下使用本品。

(5)用药后胸部扩张很快得到改善，需要及时减少吸入峰压，而不必等待血气分析的结果。

(6)预防用药只有在有完善的新生儿监护措施在持续监控和护理下给予，并符合下列条件的情况：①妊娠小于 26 周的新生儿推荐预防用药。②妊娠在 26～28 周之间的新生儿：出生前未使用过皮质激素：推荐立即预防应用；出生前使用过皮质激素：只有在 RDS 发生的情况下使用本品。考虑到妊娠小于 28 周的危险因素，在有以下 2 项或多项 RDS 危险因素存在的情况下也推荐使用预防用药：围产期窒息、出生时需要气管插管、母亲糖尿病、多胎妊娠、男性、家族有 RDS 易患因素、剖腹产。③妊娠在 29 周或以上：只有在 RDS 发生的情况下使用本品。

(7)使用外源性表面活性剂治疗后，如果肺功能改善，可以在有足够设施的情况下使用经鼻的持续气道正压（nCPAP）。

(8)使用表面活性物质可以减轻 RDS 的严重程度，或降低其发病率，但是早产婴儿可能因发育不全而有其他合并症，因此不可能完全消除与早产有关的病死率和发病率。

【药物相互作用】　未见。

【用法与用量】　抢救治疗　推荐剂量为一次 100～200mg/kg 体重。如果婴儿还需要辅助通气和补充氧气，则可以每隔 12 小时再追加 100mg/kg（最大总剂量：300～400mg/kg）。建议一经诊断为 RDS，尽快开始治疗。

预防　出生后（15 分钟内）尽早一次给药 100～200mg/kg。第一次给药后 6～12 小时可以再给 100mg/kg，然后如果发生了 RDS 需要机械通气，就隔 12 小时给药（最大总剂量：300～400mg/kg）。

猪肺磷脂注射液的用法

(1)本品开瓶即用，贮藏在 2～8℃冰箱里。使用前将药瓶升温到 37℃。轻轻上下转动，勿振摇，使药液均匀。

(2)用无菌针头和注射器吸取药液，直接通过气管内插管将药液滴注到下部气管，或分成 2 份分别滴注到左右主支气管。

(3)为有利于均匀分布，手工通气约 1 分钟，氧气百分比和给药前相同。然后将婴儿与呼吸机重新连上，根据临床反应和血气的变化适当调整呼吸机参数。以后给药也按同样的方法。

(4)给予本品后不需要辅助通气的婴儿可以不连到呼吸机上。

(5)给药后一般会观察到动脉血氧分压（PaO_2）或氧饱和度立即升高，因此建议密切观察血气。

(6)建议连续监测经皮氧分压或氧饱和度以避免高氧血症。

【制剂与规格】　猪肺磷脂注射液：(1)1.5ml:0.12g；(2)3ml:0.24g。

第二节　小儿的药物应用

从新生儿、婴幼儿、儿童至青少年，其在不同发育阶段的身体器官结构与以及代谢能力随年龄增长而变化，且为非线性变化，所以药物在不同年龄段儿童的体内代谢特点差异也较大，例如新生儿时期（出生后 28 天内），胃黏膜尚未发育完全，胃酸分泌量少；周围血循环不足，皮下或肌内注射时影响药物的吸收和分布。婴儿时期（出生后 28 天至 3 岁），生长发育迅速，应更加关注药物对生长发育的影响；人类的血-脑屏障 3 岁时才能形成，因此应关注婴幼儿使用的药物通过血-脑屏障而导致神经系统不良反应。儿童至少年时期（3～18 岁）新陈代谢旺盛，对水、电解质调节能力差，易受药物影响引起平衡失调；此外，这个阶段的儿童内分泌功能随年龄变化大，也可能影响药物的使用；同时，不同年龄段儿童的药动学特点也有差异。因此，对于儿童用药，要全方位考虑，在达到治疗效果的同时，尽量减少不必要的不良反应。

一、小儿药代动力学特点

(一)吸收

婴幼儿对药物的吸收与成人不尽相同，口服药物的吸收主要与婴幼儿胃肠道生理特点有关。婴幼儿胃内酸度低于成人，3 个月左右才能达到成人的胃液 pH 水平。胃容积虽较新生儿时期有增加，但仍小于成人。6～7 个月胃肠开始蠕动，胃排空时间较新生儿时期缩短，在十二指肠吸收的药物吸收时间快于新生儿。

另外，婴幼儿吞咽能力比较差，吞服片剂有一定困难，大多不愿意服药。如口服片剂应用不慎可误入气管，故可以用糖浆剂、合剂等代替片剂，注意色、香、味等有助于克服婴幼儿不愿用药的情况，并应注意喂药时药物的溅洒、量取误差等实际的问题。值得注意的是，婴幼儿易发生消化功能紊乱，应注意与药物引起腹泻的区别。对于危重病儿，应采用注射法给药以快速达到有效血药浓度。

（二）分布

婴幼儿的机体组成与成人不同。成熟新生儿的体液占体重的 70%～75%，早产儿高于新生儿达 85%，1 岁时降到 70%，但仍高于成人（50%～60%）。细胞外液从新生儿的 45%，到 1 岁时 35%，也高于成人（20%），因此，水溶性药物在细胞外液浓度仍将被稀释。早产儿的脂肪含量仅占体重的 1%，足月婴儿约为 15%，随年龄的增长而有所增加，婴幼儿时期脂溶性药物分布容积较新生儿时期大。另外，婴幼儿体液调节能力较差，细胞外液比重大，水、电解质代谢平衡易被疾病、外界因素所干扰。又由于婴幼儿易发生脱水，故应注意脱水时对药物分布和血药浓度的影响。

新生儿血浆蛋白含量较低（早产儿约为 1%），随生长而逐渐增高。婴幼儿血-脑脊液屏障功能仍然较差，某些药物仍可进入脑脊液。上述这些因素都影响到药物的分布。

各种药物在体内的分布（范围大小）以表观分布容积（V_d）表示。每种药物，在状况相同的人群中其 V_d 是相对固定的。不同的年龄组，由于机体组成的不同而 V_d 值有差异。

氨基糖苷类药物的水溶性强，主要分布于细胞外液。庆大霉素在新生儿（出生～28 天）的 V_d 为 0.52～0.65L/kg。随年龄增长，此值相对下降，婴儿（2～12 月龄）平均为 0.5L/kg；儿童（2～12 岁）V_d 值为 0.22～0.35L/kg，而成人则为 0.28～0.31L/kg。青霉素类、短效磺胺（磺胺异噁唑）等也有类似表现。地高辛的 V_d 在婴儿和儿童也明显超过成人，但新生儿有时与成年人相近。

（三）代谢

肝脏是婴幼儿期进行药物代谢的重要器官。由于婴幼儿期肝脏相对重量仍为成人的 2 倍，因此，婴幼儿期对药物的肝代谢速率会高于成人，使很多以肝代谢为主要消除途径药物的半衰期短于成人。

由于肝药酶、葡萄糖醛酸转移酶等主要药物代谢酶的活性在婴幼儿期已趋成熟，因此，婴幼儿期对药物的肝代谢速率会高于新生儿期，特别是促进药物与体内葡萄糖醛酸结合反应的葡萄糖醛酸转移酶系已由胎儿时期的无活性，到新生儿期的迅速完善，再到婴幼儿期的活性接近成人水平；同时，其他酶系（如氧化、水解等酶）的活性也随着年龄的增长而逐步接近成人水平。因此，婴幼儿期的年龄和成长速度对药物代谢过程影响较大，在服用需要在体内转化（代谢）的药物时，应根据婴幼儿的成长状况（按千克体重计算）综合考虑用药剂量。

（四）排泄

许多药物以原型排泄，而那些经过代谢的药物则以水溶性较强的代谢物形式排泄。排泄途径中，经肾排泄是最主要的。新生儿和婴儿的肾小球滤过和肾小管分泌的功能都未发育成熟，肾脏的浓缩功能和重吸收功能也未完善。随年（月）龄的增长，肾功能也迅速发育。婴儿时期肾小球滤过率和肾血流量迅速增加，6～12 个月可超过成人，肾小管排泄能力在 7～12 个月时接近成人水平。肾脏在全身的比例，婴幼儿时期为 0.7%，1～2 岁为 0.74%，略高于成人（成人肾脏占全身重量的 0.42%）。

由于婴幼儿药物肝代谢速率与肾排泄较快，一些以肝代谢为主要消除途径的药物的总消除率也较成人快，使不少药物的半衰期短于新生儿，如庆大霉素的半衰期，新生儿为 5～11 小时，婴幼儿时期 1.2～2.5 小时，而成人为 2～3 小时。

（五）用药建议

在药物选择方面，由于小儿正处于不断发育成长的时期，新陈代谢旺盛，血液循环时间较短，肝肾功能尚不成熟，一般对药物的排泄较快；同时随着年龄增长，对药物的吸收、分布、代谢、排泄等功能日趋完善，因此不同年龄段的儿科用药具有不同的特点：

（1）新生儿由于其皮肤薄，皮肤局部用药吸收较多，应注意不要引起中毒。药物由于肠胃吸收的差别很大，应区分使用，并且由于新生儿身体功能发育不完全还应慎用磺胺药、氯霉素等药物，否则容易发生不良反应。

（2）婴幼儿的吞咽能力差，口服给药应注意不要误入气管；止泻剂、吗啡、哌替啶（度冷丁）等药物易引起中毒，一般不应使用；但对苯巴比妥、水合氯醛等镇静药的耐受性都较大，年龄愈大，剂量也相对偏大。

（3）儿童阶段，儿童正处于生长发育阶段，但机体尚未成熟，对药物的反应与成人有所不同。对于镇静药、阿托品、磺胺类药、激素等的耐受性较大，而在使用酸碱类药物、利尿药、抗生素时则易发生不良反应。因此，在用药时，必须熟悉使用方法和注意事项，发生不良反应及时采取措施。

（4）儿童期代谢速率快，代谢产物排泄快，但对水、电解质调节能力差，易受到外界或疾病影响而引起平衡失调，如利尿剂可引起低钠、低钾，应间歇给药，药量不宜过大，低氧血症、酸中毒时可加强异丙肾上腺素的毒性反应，发生室性心动过速。特别是药物对听力、注意力、营养吸收会有影响。长期给药对生长发育会有影响，如长期使用某些激素类药物对生长发育会产生影响。学龄期及学龄前期的儿童，恒齿尚未更换，不宜用四环素，否则可引起釉质发育不良和牙齿着色变黄。

（5）儿童对不同药物的敏感性与成年人不一致，这是由儿童生理状况所决定的，儿童较敏感的药物有各种兴奋剂、阿片类、利尿药、肾上腺素类等，儿童使用这些药物应特别谨慎。儿童相对较不敏感的药物有中枢镇静药、阿托品类、洋地黄等，这些药物的儿童用量（按千克体重计算）常较成人用量大。

（6）可以说服患儿主动服药，对一般病症口服给药均能达到治疗目的，尽量避免注射给药，以减少患儿的痛苦与恐惧。注意防止药物误入气管或误用药品等意外事件的发生。

二、小儿药物剂量的换算

剂量不当是儿科药物不良反应发生的另一主要原因。儿科用药剂量是一个复杂的问题，儿童药物剂量计算方法包括折算法、体重法、体表面积法等，各有其优缺点，可根据具体情况及临床经验适当选用。

（一）按月/年龄计算

儿童用药量应根据成人剂量，按规定的年龄比例计算，以下是各个年龄段的儿童按成人剂量的折算（表29-3）。

表29-3 儿童用药量按年龄折算表

月龄或年龄	成人剂量的分数	月龄或年龄	成人剂量的分数
0~1月龄	1/24	4~7岁	1/4~1/3
1~6月龄	1/24~1/12	7~11岁	1/3~1/2
6月龄~1岁	1/12~1/8	11~14岁	1/2~2/3
1~2岁	1/8~1/6	14~18岁	2/3~全量
2~4岁	1/6~1/4		

按年龄折算的缺点是，由于个体的差异，剂量会有较大的偏差。多数药物按上式计算后的剂量偏小。亦有以新生儿按1个月计算为0.04，超过1个月，按2个月计算，其余各月类推，按月递增0.01，1周岁为0.15，以后每岁递增0.05，到18岁为1，以此数乘以成人剂量，

即为该年龄儿童剂量。

或简化为：

[0.01×（14+月龄）]×成人剂量（适用于1岁内小儿）

[0.04×（5.5+年龄）]×成人剂量（适用于1~14岁内儿童）

但上述方法存在个体差异，个体间差距较大。所以，只适用于一般药物的计算，而且初次应用，剂量宜偏小。

（二）按儿童体重计算法

1岁以下儿童体重：

1~3个月儿童体重（g）=3000g（出生时体重）+月龄×700，

4~6个月儿童体重（g）=3000g（出生时体重）+月龄×600，

7~12个月儿童体重（g）=3000g（出生时体重）+月龄×500，

1岁以上儿童体重：

1岁以上儿童体重（kg）=实足年龄×2+8

药物用量=儿童剂量×体重

（注：应视儿童营养状态适当增减。如Ⅰ度营养不良应减少15%~25%，Ⅱ度营养不良应减少25%~40%，Ⅲ度营养不良应减少40%以上。）

如果已知儿童的体重（经过称重），可按下列方法计算。即，以两倍成人剂量与儿童体重数（kg）乘积的百分之一为儿童剂量。

儿童剂量=成人剂量×2×儿童体重（kg）/100

这个公式是以成人体重平均为50kg为基础，考虑到多数药物的儿童剂量（g/kg计算）较成人略大，因此可以适用。本公式可适用于各个年龄段的儿童，且不论何种剂量单位或剂型（包括针剂、粉剂）都可以进行计算（除了少数必须考虑年龄特点的药物外）。

（三）按体表面积计算

按体表面积计算用药剂量目前认为是比较科学的方法，适用于各年龄包括新生儿及成人的整个阶段。成人的体表面积（按70kg计算）为1.7m²。其余年龄的体表面积按下面公式计算：

体表面积（m²）=体重（kg）×0.035+0.1

此公式用于计算体重在30kg以下者。体重在30kg以上者每增加体重5kg，体表面积增加0.1m²。

儿童用药量=儿童体表面积（m²）×儿童剂量/m²

按年龄（月龄）和体重折算体表面积可见表29-4。

表 29-4 各月龄、年龄儿童体重及体表面积换算表

月龄	出生	1	3	6	7～8	9～10	11～12
体重(kg)	3	4	5	6	7～8	8～9	9～10
体表面积(m²)	0.21	0.24	0.28	0.32	0.34～0.38	0.38～0.41	0.41～0.45

年龄	1	2	3	4	5	6	7	8	9
体重(kg)	10	12	14	16	18	20	22	24	26
体表面积(m²)	0.45	0.52	0.59	0.66	0.73	0.8	0.89	0.94	1.0

年龄	10	11	12	13	14	16	18		成人
体重(kg)	28	30	33	36	40	50	60	65	70
体表面积(m²)	1.08	1.15	1.19	1.26	1.33	1.5	1.6	1.65	1.7

可能影响剂量选择的因素包括：①经肝脏代谢或肾脏排泄的药物，用于有严重肝、肾疾病的患儿时，应减少剂量。②药理过程和其他潜在疾病等均可改变药物的动力学过程，需注意药量增减。③联合用药时，应注意药物浓度较单一用药时有无改变，及时调整用量。

索 引

中文药品名称索引

C

Z

英汉药品名称索引